鲁克皮肤病学

Rook's Textbook of Dermatology

第9版

第3册

原著者 Christopher Griffiths Jonathan Barker
Tanya Bleiker Robert Chalmers
Daniel Creamer

总主译 李 强 刘 玮 王 刚 李承新

主 译 刘 玮 朴永君

副主译 魏爱华 许德田 许 阳

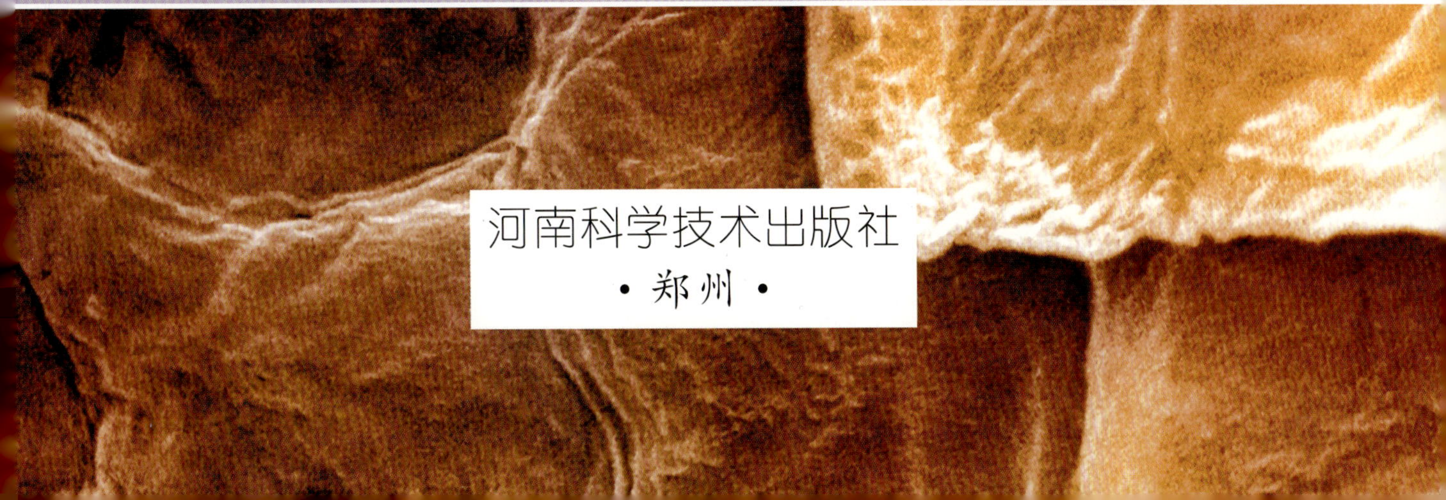

河南科学技术出版社

·郑州·

内容提要

《鲁克皮肤病学》(*Rook's Textbook of Dermatology*)约880万字，被誉为皮肤病学圣经级巨著。本书由曼彻斯特大学萨尔福德(Salford)皇家NHS基金会皮肤病中心克里斯托弗·格里菲斯(Christopher Griffiths)等5位教授领衔主编，汇集了150名世界顶级皮肤病学专家参与编写而成。本书特点：①基础理论深入完整；②理论与临床相结合；③临床实用性突出；④约5000幅清晰彩图，每种疾病均用清晰的彩色图片展示相关皮肤病损害；⑤病种约4000种。全书内容包括皮肤科基础、皮肤科临床、性传播感染、皮肤外科学、皮肤美容等部分。对具体疾病逐项介绍了定义、病因、病理、临床表现、基础检查、诊断与鉴别诊断、治疗方法等。本书完整地介绍了皮肤科学的基础理论，基本操作技能及方法，世界皮肤科学新进展等。本书适合皮肤科医师、全科医师及皮肤科技术人员阅读参考。

图书在版编目（CIP）数据

鲁克皮肤病学/（英）克里斯托弗·格里菲斯（Christopher Griffiths）等主编；刘玮，朴永君主译. —9版. —郑州：河南科学技术出版社，2022.7

ISBN 978-7-5725-0817-2

Ⅰ.①鲁… Ⅱ.①克… ②刘… ③朴… Ⅲ.①皮肤病学 Ⅳ.①R751

中国版本图书馆CIP数据核字（2022）第085025号

Rook's Textbook of Dermatology，9th Edition，ISBN 978-1-1184-4119-0

This edition first published 2016

备案号：豫著许可备字-2021-A-0234

出版发行：河南科学技术出版社

北京名医世纪文化传媒有限公司

地址：北京市丰台区万丰路316号万开基地B座115室　　邮编：100161

电话：010-63863186　010-63863168

策划编辑：焦万田

文字编辑：郭春喜　杨永岐　韩　志　陈　鹏

责任审读：周晓洲

责任校对：龚利霞

封面设计：中通世奥

版式设计：崔刚工作室

责任印制：程晋荣

印　　刷：河南瑞之光印刷股份有限公司

经　　销：全国新华书店、医学书店、网店

开　　本：889 mm×1194 mm　1/16　　**总印张**：281.5　　**总字数**：8870千字

版　　次：2022年7月第9版　　2022年7月第1次印刷

定　　价：3398.00元（1、2、3、4册）

如发现印、装质量问题，影响阅读，请与出版社联系并调换

原著主编简介

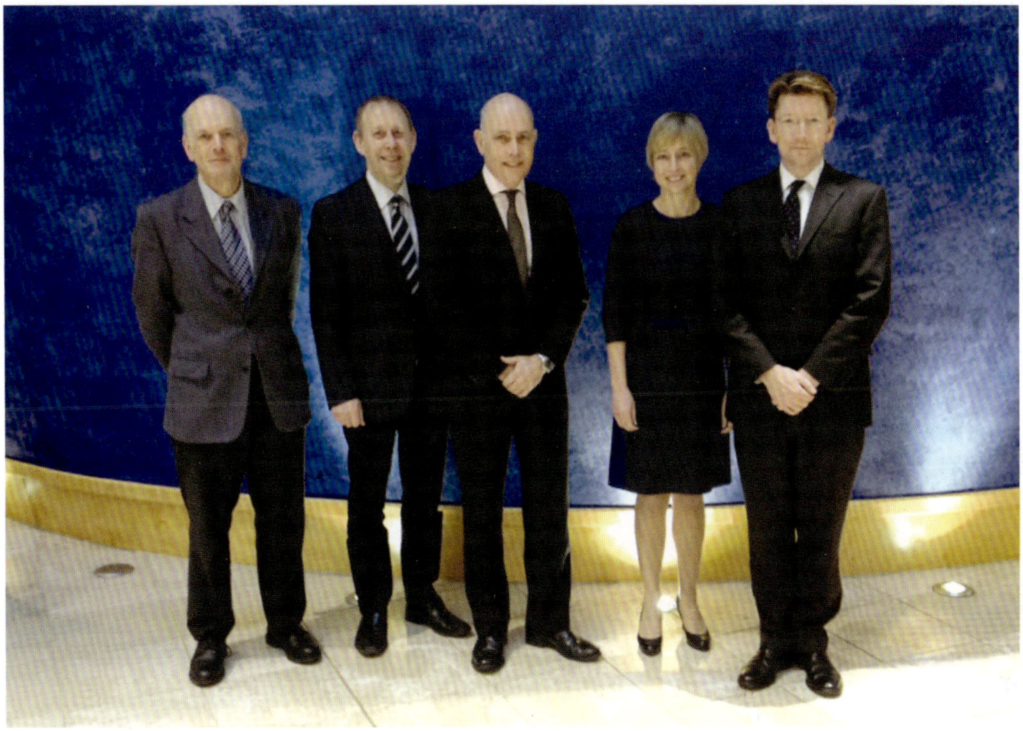

克里斯托弗·格里菲斯(Christopher Griffiths)教授,萨尔福德(Salford)皇家 NHS 基金会皮肤病中心,曼彻斯特大学(左 3)

乔纳森·巴克(Jonathan Barker)教授,伦敦国王学院(左 2)

塔尼娅·布莱克(Tanya Bleiker)教授, NHS 基金会德比教学医院(左 4)

罗伯特·查尔默斯(Robert Chalmers)教授, 萨尔福德(Salford)皇家 NHS 基金会皮肤病学中心,曼彻斯特皇家医院(左 1)

丹尼尔·克里默(Daniel Creamer)教授,伦敦国王学院附属医院(左 5)

总主译简介

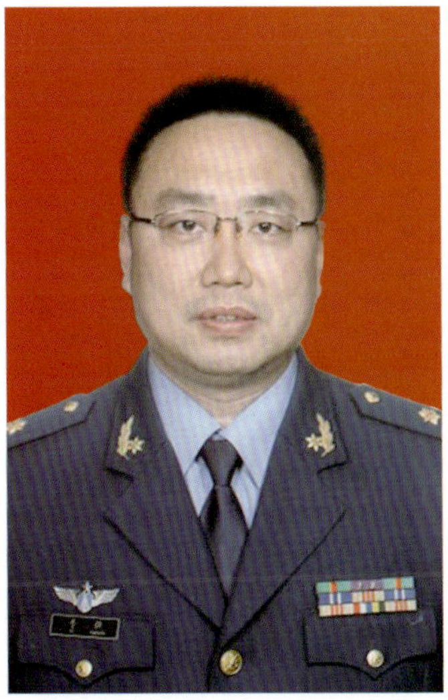

李　强　医学博士、博士后(日本),副主任医师,硕士研究生导师,空军特色医学中心皮肤科副主任。兼任中华医学会医学美学与美容学分会第八届委员会皮肤美容学组委员,中国医师协会皮肤科分会委员,中华医学会白癜风研究中心委员,中西医结合皮肤病分会青年委员。2007 年 9 月至 2009 年 12 月赴日本北海道大学医学研究科皮肤科分野做博士研究员工作。先后负责 2 项国家自然科学基金、1 项北京市自然基金、1 项军队后勤科研重点项目、1 项军医大学人才基金科研项目。以第一作者发表 SCI 论文 20 篇、统计源期刊文章 40 余篇,主编专著 4 部、副主编 3 部、参编 10 余部。

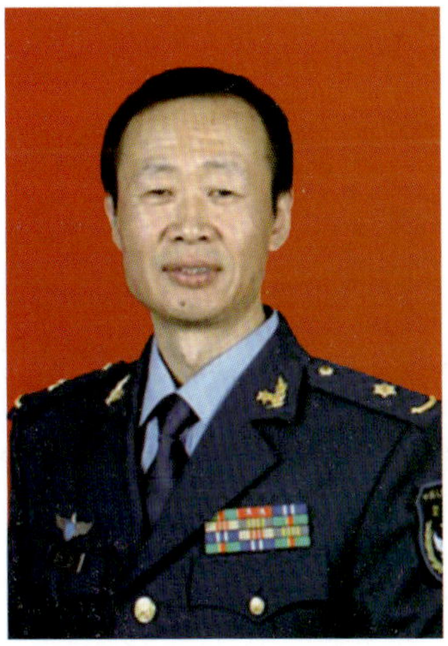

刘　玮　主任医师、教授、博士研究生导师,空军特色医学中心皮肤病医院院长、皮肤科主任。现任中央军委保健委员会会诊专家。兼任中国医师协会皮肤科医师分会顾问,中华医学会医学美学与美容学分会副主任委员,中国整形美容协会标准委员会会长,中国照明学会光生物及光化学委员会主任委员等。2019 年被评为国之名医(卓越建树)。《中华皮肤科杂志》《临床皮肤科杂志》《中国皮肤性病杂志》《中华医学美容杂志》等十余种期刊编委。长期从事皮肤病性病专业的医疗、科研和教学工作,主要研究方向为皮肤光生物学、化妆品皮肤不良反应及化妆品功效性评价,编写《化妆品皮肤病诊断标准及处理原则》等 7 项强制性国家标准。在国内外专业期刊上发表学术论文 100 余篇,主编及主译著作 20 余部,代表著作《现代美容皮肤科学基础》《皮肤科学与化妆品功效评价》。

总主译简介

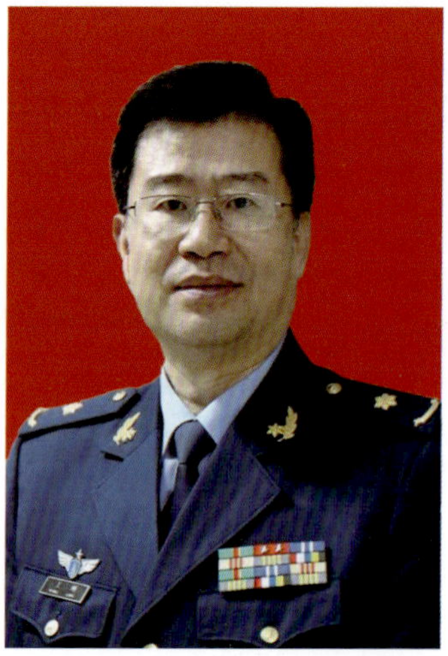

王 刚 医学博士、主任医师、教授、博士研究生导师，空军军医大学西京皮肤医院院长、西京医院皮肤科主任。兼任中华医学会皮肤性病学分会副主任委员、实验学组组长，中国医师协会皮肤科医师分会会长，亚洲银屑病学会副理事长，*Eur J Dermatol* 和 *JID Innovations* 副主编。2005 年和 2007 年先后赴日本北海道大学和美国托马斯杰弗逊医学院做访问学者，从事合作研究工作。先后负责国家自然科学基金重点项目等国家级课题 16 项，以第一和通讯作者发表 SCI 论文 86 篇，主编专著 6 部，获得国家和省部级科技进步奖 7 项，入选第二届国之名医。

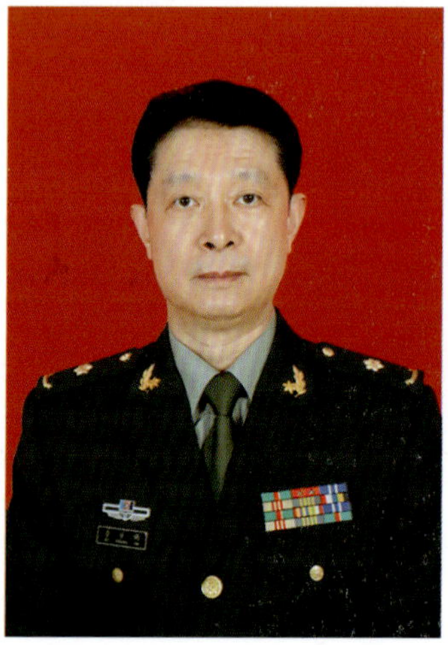

李承新 医学博士、博士后(美国)、主任医师、教授、博士研究生导师，解放军总医院第一医学中心皮肤科主任。兼任中国整形美容协会医疗美容继续教育分会会长，中国中西医结合学会变态反应专业委员会候任主任委员，中国整形美容协会激光美容分会副会长，全军皮肤病专业委员会副主任委员，北京市医学会皮肤性病学分会副主任委员等。曾获“教育部新世纪优秀人才”“中国人民解放军总后勤部科技新星”等称号。先后承担国家“863”计划课题 3 项、国家自然科学基金课题 6 项等十余项科研课题。发表论文 300 余篇，其中 SCI 收录 40 余篇。获国家科技进步三等奖 1 项、陕西省科技进步一等奖 2 项。

原著副主编名单

Anthony Bewley
BA(Hons), MB ChB, FRCP
Consultant Dermatologist, Department of Dermatology, Barts Health NHS Trust, London; and Senior Lecturer, Queen Mary College of Medicine, University of London, London, UK

Eduardo Calonje
MD, DipRCPath
Consultant Dermatopathologist, St John's Institute of Dermatology, Guy's and St Thomas' NHS Foundation Trust, London, UK

Tamara Griffiths
MD, FRCP, FAAD
Consultant Dermatologist, The Dermatology Centre, Salford Royal Hospital, Manchester, UK

Gregor B. E. Jemec
MD, DMSc
Professor and Clinical Lead, Department of Dermatology, Roskilde Hospital; Health Sciences Faculty, University of Copenhagen, Copenhagen, Denmark

Nick J. Levell
MD, FRCP, MB ChB, MBA
Clinical Director of Dermatology, Norwich Medical School, Norfolk and Norwich University Hospital, Norwich; National Specialty Lead Dermatology, National Institute for Health Research, London; Clinical Vice-President, British Association of Dermatologists, London, UK

John A. McGrath
MD, FRCP, FMedSci
Professor of Molecular Dermatology, St John's Institute of Dermatology, Division of Genetics and Molecular Medicine, Faculty of Life Sciences and Medicine, King's College London, London, UK

Graham Ogg
DPhil, BM BCh, FRCP
Professor of Dermatology, MRC Human Immunology Unit, Weatherall Institute of Molecular Medicine, University of Oxford; and Consultant Dermatologist, Oxford University Hospitals NHS Trust, Oxford, UK

Nick J. Reynolds
BSc, MB BS, MD, FRCP
Professor of Dermatology, Department of Dermatology, Royal Victoria Infirmary and Institute of Cellular Medicine, Newcastle University, Newcastle upon Tyne, UK

Robert P. E. Sarkany
FRCP, MD
Consultant Dermatologist and Head of Photodermatology, St John's Institute of Dermatology, Guy's and St Thomas' NHS Foundation Trust, London, UK

Eli Sprecher
MD, PhD
Professor and Chair, Department of Dermatology, Tel Aviv Sourasky Medical Center; and Department of Human Molecular Genetics and Biochemistry, Sackler Medical School, Tel Aviv University, Tel Aviv, Israel

Jane C. Sterling
MB BChir, MA, FRCP, PhD
Senior Lecturer and Honorary Consultant Dermatologist, Department of Dermatology, University of Cambridge, Addenbrooke's Hospital, Cambridge, UK

Hensin Tsao
MD, PhD
Head, Skin Cancer Genetics Laboratory/Wellman Center for Photomedicine; Director, MGH Melanoma and Pigmented Lesion Center/Department of Dermatology; Director, MGH Melanoma Genetics Program/MGH Cancer Center Massachusetts General Hospital, Boston, MA; Professor of Dermatology, Harvard Medical School, Boston, MA, USA

原著者名单

Christina Antoniou
MD
Professor of Dermatology, Department of Dermatology, University of Athens Medical School, Andreas Sygros Hospital, Athens, Greece
Chapter 132

Michael R. Ardern-Jones
BSc, MB BS, DPhil, FRCP
Dermatoimmunology, University of Southampton, Southampton General Hospital, Southampton, UK
Chapters 12, 41, 118

H. Ruth Ashbee
PhD
Principal Clinical Scientist, Mycology Reference Centre, Leeds Teaching Hospitals NHS Trust, Leeds, UK
Chapter 32

Matthias Augustin
MD
Director and Professor of Dermatology and Health Economics, Institute for Health Services Research in Dermatology and Nursing, University Medical Center Hamburg-Eppendorf, Hamburg, Germany
Chapter 6

Robert Baran
University of Franche-Comté, Nail Disease Centre, Cannes, France
Chapter 95

Richard J. Barlow
MD, FRCP
Consultant Dermatologist, St John's Institute of Dermatology, Guy's and St Thomas' NHS Foundation Trust, London, UK
Chapter 23

Saqib J. Bashir
BSc(Hons), MB ChB, MD, FRCP
Consultant Dermatological Surgeon, King's College, Hospital, London, UK
Chapters 123, 125

Tanya N. Basu
MA, PhD, MRCP
Consultant Dermatologist, King's College Hospital, London, UK
Chapter 38

Jürgen C. Becker
MD, PhD
Head of Department, Translational Skin Cancer Research (TSCR), German Cancer Consortium (DKTK), University Clinic of Essen, Essen, Germany
Chapter 145

Emma C. Benton
MB ChB, MRCP
Consultant Dermatologist, St John's Institute of Dermatology, Guy's and St Thomas' NHS Foundation Trust, London, UK
Chapter 4

John Berth-Jones
FRCP
Consultant Dermatologist, University Hospital, Coventry, UK
Chapter 18

Anthony Bewley
BA(Hons), MB ChB, FRCP
Consultant Dermatologist, Department of Dermatology, Barts Health NHS Trust, London; and Senior Lecturer, Queen Mary College of Medicine, University of London, London, UK
Chapters 84, 86

Balbir S. Bhogal
BMS, BSc, MSc
Head, Immunodermatology Laboratory, St John's Institute of Dermatology, Guy's and St Thomas' NHS Foundation Trust, London, UK
Chapter 3

Michael Bigby
MD, FAAD
Associate Professor of Dermatology, Harvard Medical School and Beth Israel Deaconess Medical Center, Boston, MA, USA
Chapter 17

Laurence M. Boon
MD, PhD
Coordinator, Center for Vascular Anomalies, Cliniques Universitaires Saint-Luc; Professor, Division of Plastic Surgery, Cliniques Universitaires Saint-Luc; Professor of Human Genetics, Human Molecular Genetics, de Duve Institute, Université catholique de Louvain, Brussels, Belgium
Chapter 73

Elena Borzova
DMedSci
Associate Professor of Allergy, Russian Medical Academy of Postgraduate Education, Moscow, Russian Federation
Chapter 44

Johnny Bourke
MD, FRCPI
Consultant Dermatologist, South Infirmary-Victoria University Hospital, Cork; Clinical Senior Lecturer, University College, Cork, Ireland
Chapters 61, 64, 97

Stephen M. Breathnach
MA, MB BChir, MD, PhD, FRCP, DipDerm(USA)
Consultant Dermatologist, St John's Institute of Dermatology, Guy's and St Thomas' NHS Foundation Trust, London, UK
Chapter 37

Aparna Briggs
MA, MB BChir, MRCP, DipGUM, DFSRH, DipHIV
Specialist Registrar in Genitourinary Medicine, Sheffield Teaching Hospitals NHS Foundation Trust, Sheffield, UK
Chapter 30

Christine Bundy
PhD, CPsychol, AFBPS
Senior Lecturer in Behavioural Medicine and Honorary Consultant Health Psychologist, Institute of Inflammation and Repair, University of Manchester, Manchester, UK
Chapter 11

Christopher B. Bunker
MA, MD, FRCP
Consultant Dermatologist, University College London Hospitals and Chelsea & Westminster Hospitals, London, UK; Professor of Dermatology, University College and Imperial College, London, UK
Chapters 31, 111

A. David Burden
MD, FRCP
Consultant Dermatologist, Western Infirmary, Glasgow; Professor of Dermatology, University of Glasgow, Glasgow, UK
Chapter 35

Nigel Burrows
MD, FRCP
Consultant Dermatologist, Department of Dermatology, Addenbrooke's Hospital, Cambridge University Hospitals NHS Foundation Trust, Cambridge, UK
Chapter 72

Eduardo Calonje
MD, DipRCPath
Consultant Dermatopathologist, St John's Institute of Dermatology, Guy's and St Thomas' NHS Foundation Trust, London, UK
Chapters 3, 137, 138

Rino Cerio
BSc, MB BS, LRCP, MRCS, FRCP(Lond), FRCP(Edin), FRCPath, DipRCPath, ICPath
Consultant Dermatologist and Director of Dermatopathology, The Royal London Hospital, Bart's Health NHS Trust, London; Queen Mary's Medical and Dental School, University of London, London, UK
Chapter 47

Kelly B. Cha
MD, PhD
Assistant Professor of Dermatology, Department of Dermatology, University of Michigan Health System, Ann Arbor, MI, USA
Chapter 143

Amy Y.-Y. Chen
MD, FAAD
Assistant Professor of Dermatology, Department of Dermatology, University of Connecticut School of Medicine, Canton, CT, USA
Chapter 100

Ai-Lean Chew
MB ChB, MRCP
Consultant Dermatologist, Guy's and St Thomas' NHS Foundation Trust, London; King's College Hospital, London, UK
Chapters 123, 125

Fiona Child
MD, FRCP
Consultant Dermatologist, St John's Institute of Dermatology, Guy's and St Thomas' NHS Foundation Trust, London, UK
Chapters 135, 140

Olivier Chosidow
MD, PhD
Professor and Chairman, UPEC-Université Paris-Est Créteil Val de Marne, Department of Dermatology, Hôpital Henri Mondor, Créteil, France
Chapter 34

Anthony C. Chu
FRCP
Professor of Dermatology, Hammersmith Hospital, Imperial College Healthcare NHS Trust, London, UK
Chapters 36, 87

Derek H. Chu
MD
Resident, Department of Dermatology, Children's Hospital of Philadelphia, Philadelphia, PA, USA
Chapter 63

Lis Cordingley
PhD, CPsychol
Senior Lecturer in Health Psychology, Institute of Inflammation and Repair, University of Manchester, Manchester, UK
Chapter 11

Ian H. Coulson
BSc, MB BS, FRCP
Consultant Dermatologist, Burnley General Hospital, East Lancashire NHS Trust IHC, Burnley, UK
Chapters 4, 94

Daniel Creamer
MD, FRCP
Consultant Dermatologist, Department of Dermatology, King's College Hospital, London, UK
Chapters 53, 119, 121

Robert Dawe
MB ChB, MD, FRCPE
Consultant Dermatologist and Honorary Reader, Photobiology Unit, University of Dundee, Ninewells Hospital and Medical School, Dundee, UK
Chapter 127

David A. R. de Berker
BA, MB BS, MRCP
Consultant Dermatologist, Bristol Dermatology Centre, Bristol Royal Infirmary, Bristol, UK
Chapters 89, 95

Pascal Delaunay
PharmD, PhD
Professor and Chairman, Department of Parasitology-Mycology, Centre Hospitalier Universitaire de Nice, Hôpital de l'Ardet, Nice, France; INSERM, Centre Méditerranéen de Médecine Moléculaire, Université de Nice-Sophia Antipolis, Nice, France
Chapter 34

Christopher P. Denton
PhD, FRCP
Professor of Experimental Rheumatology, Division of Medicine, University College London, London; Consultant Rheumatologist, Royal Free London NHS Foundation Trust, London, UK
Chapter 56

Nemesha Desai
MB BS(Hons), BSc(Hons), FRCP, PGCHE
Consultant, St John's Institute of Dermatology, Guy's and St Thomas' NHS Foundation Trust, London, UK
Chapter 92

Anne Dompmartin
MD, PhD
Coordinator, Consultation of Vascular Anomalies, Université de Caen Basse Normandie, Caen; Department of Dermatology, CHU Caen, Caen, France
Chapter 73

Christopher Downing
MD
Dermatologist, University of Texas Health Science Center, Houston, TX, USA
Chapters 33, 131

Reinhard Dummer
MD
Professor, Department of Dermatology, University Hospital Zurich, Zurich, Switzerland
Chapter 143

Alison B. Durham
MD
Assistant Professor of Dermatology, Department of Dermatology, University of Michigan Health System, Ann Arbor, MI, USA
Chapter 143

Jan Dutz
MD, FRCPC
Professor, Skin Care Centre, Vancouver General Hospital, Vancouver, BC, Canada
Chapter 51

E. Anne Eady
PhD
Principal Research Fellow, Department of Dermatology, Harrogate and District NHS Foundation Trust, Harrogate, UK
Chapter 90

David J. Eedy
MD, FRCP
Consultant Dermatologist, Department of Dermatology, Craigavon Area Hospital, Craigavon, UK
Chapter 85

Lennart Emtestam
MD, PhD
Professor, Department of Medicine Huddinge, Karolinska Institutet, Stockholm; Department of Dermatology, Karolinska University Hospital, Stockholm, Sweden
Chapter 147

Robyn Evans
MD, CCFP
Director, Wound Healing Clinic, Women's College Hospital; Lecturer, University of Toronto, Toronto, Ontario, Canada
Chapter 124

Khaled Ezzedine
MD, PhD
Doctor and Consultant, Service de Dermatologie et Dermatologie Pédiatrique, Hôpital St André, Bordeaux, France
Chapter 70

Paul Farrant
MB BS, BSc(Hons), FRCP
Consultant Dermatologist, Brighton and Sussex University Hospitals, Brighton, UK
Chapters 89, 107

Hiva Fassihi
MA, MD, MRCP
Consultant Dermatologist and Clinical Lead for the National XP Service, St John's Institute of Dermatology, Guy's and St Thomas' NHS Foundation Trust, London, UK
Chapter 78

Louise Fearfield
MA, DM, FRCP
Consultant Dermatologist, Chelsea & Westminster and The Royal Marsden Hospitals, London, UK
Chapter 120

Andrew Y. Finlay
CBE, FRCP(Lond, Glasg)
Professor of Dermatology, Department of Dermatology and Wound Healing, Cardiff University School of Medicine, Cardiff, UK
Chapter 16

Gary Fisher
PhD
Professor of Dermatology, University of Michigan Medical Center, Ann Arbor, MI, USA
Chapter 155

Carsten Flohr
FRCP, FRCPCH, MA, MPhil, DLSHTM, MSc, PhD
Reader and Consultant, St John's Institute of Dermatology, Guy's and St Thomas' NHS Foundation Trust, London, UK
Chapter 41

Paul D. Flynn
PhD, FRCP
Consultant Physician, Acute and Metabolic Medicine, Addenbrooke's Hospital, Cambridge; Associate Lecturer, Department of Medicine, University of Cambridge, Cambridge, UK
Chapter 62

John Frew
MB ChB, MRCP, FRCR
Consultant Clinical Oncologist, Northern Centre for Cancer Care, Freeman Hospital, Newcastle upon Tyne, UK
Chapter 24

Amit Garg
MD, FAAP
Associate Professor and Founding Chair, Department of Dermatology, Hofstra NSLIJ School of Medicine, Manhasset, NY, USA
Chapter 100

Caroline Gaudy-Marqueste
MD, PhD
Assistant Professor of Dermatology, Service de Dermatologie et Cancérologie Cutanée, Hôpital de la Timone, Marseille, France
Chapter 143

Andrew R. Gennery
MD, FRCPCH, MRCP
Reader in Paediatric Immunology and HSCT, Institute of Cellular Medicine, Newcastle University, Newcastle upon Tyne, UK
Chapter 82

Sam Gibbs
FRCP
Consultant Dermatologist, Great Western Hospital, Swindon, UK
Chapter 15

Mary T. Glover
MA, FRCP, FRCPCH
Consultant Dermatologist, Great Ormond Street Hospital for Children NHS Foundation Trust, London, UK
Chapter 117

Robert Gniadecki
MD, PhD
Consultant and Clinical Professor of Dermatology, Department of Dermatology, Bispebjerg Hospital and University of Copenhagen, Copenhagen, Denmark; and Division of Dermatology, University of Alberta, Alberta, Canada
Chapter 148

Chee-Leok Goh
MD, MB BS, MRCP(UK), MMed, FRCPE
Senior Consultant Dermatologist and Clinical Professor, National Skin Centre, National University of Singapore, Singapore
Chapter 159

Simone M. Goldinger
MD
Senior Physician, Department of Dermatology, University Hospital Zurich, Zurich, Switzerland
Chapter 143

Portia C. Goldsmith
MD, FRCP
Consultant Dermatologist, Barts Health and Homerton University Hospital, London, UK
Chapter 103

Mark Goodfield
MD, FRCP
Professor and Consultant Dermatologist, Department of Dermatology, Chapel Allerton Hospital, Leeds, UK
Chapters 51, 52, 54, 55

Kristiana Gordon
MB BS, MRCP, MD(Res)
Consultant in Dermatology and Lymphovascular Medicine, St George's Hospital, London, UK
Chapter 105

Patrick Gordon
FRCP, PhD, MB BS
Consultant Rheumatologist and Honorary Senior Lecturer, Department of Rheumatology, King's College Hospital, London, UK
Chapter 53

Michael Gossop
BA, PhD
Emeritus Professor, National Addiction Centre, King's College London, London, UK
Chapter 121

Clive E. H. Grattan
MA, MD, FRCP
Consultant Dermatologist, Norfolk and Norwich University Hospital, Norwich; and St John's Institute of Dermatology, Guy's and St Thomas' NHS Foundation Trust, London, UK
Chapters 42, 43, 44, 45, 46

Malcolm Greaves
MD, PhD, FRCP
Emeritus Professor of Dermatology and Honorary Consultant in Dermatology, Cutaneous Allergy Clinic, St John's Institute of Dermatology, Guy's and St Thomas' NHS Foundation Trust, London, UK
Chapter 83

Jean Jacques Grob
MD
Professor of Dermatology, Head of Dermatology and Skin Cancers, Service de Dermatologie et Cancérologie Cutanée, Hôpital de la Timone, Marseille, France
Chapter 143

Richard Groves
MB BS, FRCP
Head, Clinical Immunodermatology, St John's Institute of Dermatology, Guy's and St Thomas' NHS Foundation Trust, London, UK
Chapter 50

Girish Gupta
MB ChB, FRCP
Consultant Dermatologist and Skin Cancer Lead, Department of Dermatology, Monklands Hospital, Airdrie, UK
Chapter 142

Nadi K. Gupta
MB ChB, MRCP, DipGUM, DFFP, DipHIV
Honorary Senior Clinical Lecturer, University of Sheffield, Sheffield; Consultant Physician in Genitourinary Medicine, Sheffield Teaching Hospitals NHS Foundation Trust, Sheffield; Rotherham Hospital NHS Foundation Trust, Rotherham, UK
Chapter 30

Richard H. Guy
MA, PhD
Professor of Pharmaceutical Sciences, Department of Pharmacy and Pharmacology, University of Bath, Bath, UK
Chapter 13

Jürg Hafner
MD
Professor, Dermatologist, Angiologist and Phlebologist (SIME/FMH) and Senior Staff, Department of Dermatology, University Hospital of Zurich, Zurich, Switzerland
Chapter 104

Philip J. Hampton
MB BS, BMedSci, PhD, FRCP
Consultant Dermatologist, Newcastle Hospitals NHS Trust, Newcastle Upon Tyne, UK
Chapter 49

Catherine A. Harwood
MA, PhD, FRCP
Professor of Dermatology and Consultant Dermatologist, Department of Dermatology, The Royal London Hospital, London; Centre for Cutaneous Research, Blizard Institute, Barts and the London School of Medicine and Dentistry, Queen Mary University of London, London, UK
Chapter 146

Roderick J. Hay
DM, FRCP, FRCPath, FMedSci
Professor of Cutaneous Infection, Dermatology Department, King's College Hospital, London, UK
Chapters 26, 32, 93

Elisabeth M. Higgins
MA, FRCP
Consultant Dermatologist, King's College Hospital, London, UK
Chapter 117

Colin A. Holden
BSc, MD, FRCP
Consultant Dermatologist, Department of Dermatology, Epsom & St Helier NHS Trust, St Helier Hospital, Carshalton, UK
Chapter 41

S. Walayat Hussain
BSc(Hons), MB ChB, MRCP(UK), FRACP, FACMS
Consultant Dermatological Surgeon, Leeds Centre for Dermatology, Chapel Allerton Hospital, Leeds Teaching Hospitals NHS Trust, Leeds, UK
Chapter 20

Sally Ibbotson
MB ChB, MD, FRCPE
Clinical Senior Lecturer in Photobiology and Honorary Consultant Dermatologist, Photobiology Unit, University of Dundee, Ninewells Hospital and Medical School, Dundee, UK
Chapters 21, 22, 127

John R. Ingram
MA, MSc, DM, MRCP(Derm), FAcadMEd
Senior Lecturer and Consultant Dermatologist, Department of Dermatology & Wound Healing, Cardiff University, Cardiff, UK
Chapter 39

Alan D. Irvine
MD, FRCP, FRCPI
Consultant Dermatologist, Our Lady's Children's Hospital, Crumlin; St. James's Hospital, Dublin; and Trinity College, Dublin, Ireland
Chapters 76, 77, 79, 80

Peter Itin
MD
Professor for Dermatology and Venerology, Head of Department of Dermatology, University Hospital Basle, Basle, Switzerland
Chapter 67

Natalia Jaimes
MD
Attending Physician, Dermatology Service, Universidad Pontificia Bolivariana and Aurora Skin Cancer Center, Medellín, Colombia
Chapter 144

Gregor B. E. Jemec
MD, DMSc
Professor and Clinical Lead, Department of Dermatology, Roskilde Hospital; Health Sciences Faculty, University of Copenhagen, Copenhagen, Denmark
Chapters 92, 93

Melinda V. Jen
MD
Assistant Professor, Department of Dermatology, Children's Hospital of Philadelphia, Philadelphia, PA, USA
Chapter 63

Marc G. Jeschke
MD, PhD, FACS, FCCM, FRCSC
Professor, Ross Tilley Burn Centre, Sunnybrook Health Sciences Centre, Toronto; Department of Surgery, Division of General Surgery, Plastic Surgery, Department of Immunology, University of Toronto, Toronto; Sunnybrook Research Institute, Toronto, Ontario, Canada
Chapter 126

Timothy M. Johnson
MD
Lewis and Lillian Becker Professor of Dermatology, Professor of Otolaryngology and Surgery (Division of Plastic Surgery), Department of Dermatology, University of Michigan Health System, Ann Arbor, MI, USA
Chapter 143

Charles G. Kelly
MB ChB, MSc, FRCP, FRCR, FBIR, DMRT
Consultant Clinical Oncologist and Lead for Radiotherapy, Northern Centre for Cancer Care, Freeman Hospital, Newcastle upon Tyne; Deputy Degree Program Director and Honorary Clinical Senior Lecturer, Northern Institute for Cancer Research, Newcastle University, Newcastle upon Tyne, UK
Chapter 24

Cameron Kennedy
MA, MB BChir, FRCP
Consultant Dermatologist, Bristol Royal Infirmary and Bristol Royal Hospital for Children, Bristol; Honorary Clinical Senior Lecturer, University of Bristol, Bristol, UK
Chapter 108

Alexandra B. Kimball
MD, MPH, FAAD
Department of Dermatology, Massachusetts General Hospital, Boston, MA, USA
Chapter 156

George R. Kinghorn
OBE, MD, FRCP
Honorary Professor and Consultant Physician in Genitourinary Medicine, Sheffield Teaching Hospitals NHS Foundation Trust, Sheffield, UK
Chapters 29, 30

Veronica A. Kinsler
MA, MB BChir, MRCPCH, PhD
Consultant Paediatric Dermatologist and Academic Lead Clinician, Paediatric Dermatology, Great Ormond Street Hospital for Children NHS Foundation Trust, London, UK
Chapter 75

Brian Kirby
MD, FRCPI
Consultant Dermatologist, St Vincent's University Hospital, Dublin; Associate Clinical Professor, University College, Dublin, Ireland
Chapter 35

Eubee Koo
BS
Department of Dermatology, Massachusetts General Hospital, Boston, MA, USA
Chapter 156

Magdalene Krensel
MSc
Project Manager in Health Economics, Institute for Health Services Research in Dermatology and Nursing, University Medical Center Hamburg-Eppendorf, Hamburg, Germany
Chapter 6

Alison M. Layton
MB ChB, FRCP
Consultant Dermatologist, Department of Dermatology, Harrogate and District NHS Foundation Trust, Harrogate, UK
Chapter 90

John T. Lear
MD, FRCP
Consultant Dermatologist, Department of Dermatology, Manchester Royal infirmary, Manchester, UK
Chapters 133, 134, 141, 142

Laurence Le Cleach
MD
Consultant Dermatologist, Service de Dermatologie, Satellite Français du Cochrane Skin Group, Hôpital Henri Mondor, Créteil, France
Chapter 37

Haur Yueh Lee
MB BS, MRCP(UK), MMed(IntMed), FAMS(Derm)
Head of Department and Consultant Dermatologist, Department of Dermatology, Singapore General Hospital; Adjunct Assistant Professor, DUKE-NUS Graduate Medical School, Singapore
Chapters 118, 119

Jonathan N. Leonard
BSc, MD, FRCP
Consultant Dermatologist, Department of Dermatology, Imperial College Healthcare NHS Trust, London, UK
Chapter 109

Tabi A. Leslie
BSc(Hons), MB BS(Hons), FRCP(Lond)
Consultant Dermatologist, Royal Free Hospital, London, UK
Chapter 101

Nick J. Levell
MD, FRCP, MB ChB, MBA
Clinical Director of Dermatology, Norwich Medical School, Norfolk and Norwich University Hospital, Norwich; National Specialty Lead Dermatology, National Institute for Health Research, London; Clinical Vice-President, British Association of Dermatologists, London, UK
Chapters 1, 102

Fiona Lewis
MD, FRCP
Consultant Dermatologist, Wexham Park Hospital, Frimley Health; St John's Institute of Dermatology, Guy's and St Thomas' NHS Foundation Trust, London, UK
Chapter 112

Joyce Teng Ee Lim
MB BS, FRCPI, FAMS(Derm)
Senior Consultant Dermatologist, National Skin Centre, National University of Singapore, Singapore
Chapter 159

Dan Lipsker
MD, PhD
Professor, Faculté de Medicine, Université de Strasbourg, Strasbourg, France
Chapter 45

Diana N. J. Lockwood
BSc, MD, FRCP
Professor of Tropical Medicine, London School of Hygiene & Tropical Medicine, London; Consultant Leprologist, Hospital for Tropical Diseases, University College Hospital NHS Trust, London, UK
Chapter 28

Christopher R. Lovell
MB ChB, MD, FRCP
Consultant Dermatologist, Department of Dermatology, Royal United Hospital and Royal National Hospital for Rheumatic Diseases, Bath, UK
Chapters 45, 96, 154

Nicholas J. Lowe
MB ChB, MD, FRCP, FACP, FAmAcadDerm
Consultant Dermatologist, The Cranley Clinic, London, UK; Clinical Professor of Dermatology, UCLA School of Medicine, Los Angeles, USA
Chapter 158

Calum Lyon
FRCP
Dermatologist and Honorary Clinical Lecturer, York Hospital NHS Trust, York; Salford Royal Hospital NHS Trust, Salford, UK
Chapter 114

Vishal Madan
MD, FRCP
Consultant Dermatologist, Laser and Mohs Surgeon, Dermatology Centre, Salford Royal NHS Foundation Trust, Salford, UK
Chapters 23, 133, 134, 141, 142

Eleanor Mallon
MB BS, MD, FRCP
Consultant Dermatologist, Croydon University Hospital, Croydon; Honorary Senior Lecturer in Dermatology, St John's Institute of Dermatology, Guy's and St Thomas' NHS Foundation Trust, London, UK
Chapter 113

Juan Mañá
MD, PhD
Associate Professor of Medicine and Internal Medicine Clinical Chief, Department of Internal Medicine, Bellvitge University Hospital, Barcelona University, Barcelona, Spain
Chapter 98

Joaquim Marcoval
MD, PhD
Associate Professor and Consultant Dermatologist, Department of Dermatology, Bellvitge University Hospital, Barcelona University, Barcelona, Spain
Chapter 98

Ashfaq A. Marghoob
MD
Attending Physician, Dermatology Service, Memorial Sloan-Kettering Cancer Center, New York, NY, USA
Chapter 144

Alexander M. Marsland
BSc(Hons), MB ChB, FRCP
Consultant Dermatologist and Honorary Senior Lecturer, Salford Royal Foundation Trust and University of Manchester, Manchester, UK
Chapter 42

Marcus Maurer
MD
Professor of Dermatology and Allergology, Charité, Berlin, Germany
Chapter 43

Collette McCourt
MB, BCH
Clinical Fellow in Immunodermatology, Skin Care Centre, Vancouver General Hospital, Vancouver, BC, Canada
Chapter 51

John A. McGrath
MD, FRCP, FMedSci
Professor of Molecular Dermatology, St John's Institute of Dermatology, Division of Genetics and Molecular Medicine, Faculty of Life Sciences and Medicine, King's College London, London, UK
Chapters 2, 7, 71

Jane M. McGregor
MA, MB BChir, MRCP, MD
Senior Lecturer and Consultant Dermatologist, Department of Dermatology, The Royal London Hospital, London; Centre for Cutaneous Research, Blizard Institute, Barts and the London School of Medicine and Dentistry, Queen Mary University of London, London, UK
Chapter 146

Kevin McKenna
MD, FRCP
Consultant Dermatologist, Dermatology Department, Belfast Trust, Belfast, UK
Chapters 21, 22

Jemima E. Mellerio
BSc, MD, FRCP
Consultant Dermatologist and Honorary Senior Lecturer, St John's Institute of Dermatology, Guy's and St Thomas' NHS Foundation Trust, London, UK
Chapters 76, 77, 79, 80

Andrew G. Messenger
MB BS, MD, FRCP
Professor of Dermatology, Department of Dermatology, Royal Hallamshire Hospital, Sheffield, UK
Chapter 89

Dieter Metze
MD
Professor, Department of Dermatology, University Hospital Münster, Münster, Germany
Chapter 65

George W. M. Millington
PhD, FRCP
Consultant Dermatologist, Dermatology Department, Norfolk and Norwich University Hospital, Norwich, UK
Chapter 74

Sonja Molin
MD
Assistant Professor, Department of Dermatology and Allergology, Ludwig Maximilian University, Munich, Germany
Chapters 150, 151, 152, 153

Gentiane Monsel
MD
Professor and Chairman, UPEC-Université Paris-Est Créteil Val de Marne, Department of Dermatology, Hôpital Henri Mondor, Créteil, France
Chapter 34

Fanny Morice-Picard
MD, PhD
Doctor and Consultant, Service de Dermatologie et Dermatologie Pédiatrique, Hôpital St André, Bordeaux, France
Chapter 70

Andrew Morris
BM BCh, MA, PhD, FRCPCH
Consultant in Paediatric Metabolic Medicine, Manchester Centre for Genomic Medicine, Central Manchester University Hospitals NHS Foundation Trust, Manchester, UK
Chapter 81

Rachael Morris-Jones
BSc, MB BS, MRCP, FRCP, PhD, PCME
Dermatology Consultant, Dermatology Department, King's College Hospital, London, UK
Chapters 26, 93

Peter S. Mortimer
MD, FRCP
Professor of Dermatological Medicine, St George's Hospital, London, UK
Chapter 105

Richard J. Motley
MA, MD, FRCP, FAcadMEd
Consultant in Dermatology and Cutaneous Surgery, Welsh Institute of Dermatology, University Hospital of Wales, Cardiff, UK
Chapter 20

Megan Mowbray
BSc(Hons), FRCP, MD
Consultant Dermatologist, Department of Dermatology, Queen Margaret Hospital, NHS Fife, Dunfermline, UK
Chapter 107

Chetan Mukhtyar
MB, MSc, MD, FRCP, FRCP(Edin)
Consultant Rheumatologist, Norwich Medical School, Norfolk and Norwich University Hospital, Norwich, UK
Chapter 102

Colin S. Munro
MD, FRCP(Glasg)
Honorary Consultant Dermatologist, Queen Elizabeth University Hospital, Glasgow, UK
Chapter 66

Rabindranath Nambi
MD, DD, DNB
Consultant Dermatologist, Royal Derby Hospitals Foundation NHS Trust, Derby, UK
Chapter 122

Janakan Natkunarajah
MRCP(Derm)
Consultant Dermatologist, Kingston Hospital, London, UK
Chapter 120

Tim Niehues
MD
Professor of Paediatrics, Centre for Child Health and Adolescence, HELIOS Klinikum, Krefeld; Academic Hospital, RWTH, Aachen; Immunodeficiency and Rheumatology Centre, Krefeld, Germany
Chapter 82

Síona Ní Raghallaigh
MRCPI, MD
Clinical Research Fellow in Dermatology, Charles Institute of Dermatology, University College Dublin, Dublin, Ireland
Chapter 106

Stephanie Ogden
MRCP, PhD
Consultant Dermatologist and Honorary Senior Lecturer, Salford Royal Hospital, Greater Manchester, UK
Chapter 4

Vinzenz Oji
MD
Private Lecturer, Department of Dermatology, University Hospital Münster, Münster, Germany
Chapter 65

Rasha Omer
MB BS, MRCP, DTM&H, DipGUM, DipHIV
Specialist Registrar in Genitourinary Medicine, Sheffield Teaching Hospitals NHS Foundation Trust, Sheffield, UK
Chapter 29

Anthony D. Ormerod
MB ChB, FRCP(Edin), MD, FRCP(Lond)
Emeritus Professor of Dermatology, University of Aberdeen, Foresterhill, Aberdeen, UK
Chapter 49

Catherine H. Orteu
MB BS, BSc, MD, FRCP
Consultant Dermatologist, Department of Dermatology, Royal Free London NHS Foundation Trust, London, UK
Chapters 56, 57

David Orton
BSc(Hons), MSc(Allergy), MB BS, FRCP
Consultant Dermatologist, Hillingdon Hospitals NHS Foundation Trust, Uxbridge; Honorary Consultant Dermatologist, Royal Free London NHS Foundation Trust, London, UK
Chapter 128

Edel A. O'Toole
MB, PhD, FRCP
Professor of Molecular Dermatology and Honorary Consultant Dermatologist, Centre for Cutaneous Research, Barts and the London School of Medicine and Dentistry and Barts Health NHS Trust, London, UK
Chapter 10

Carol Ott
MD, FRCPC
Physician, Wound Healing Clinic, Women's College Hospital, Toronto; Geriatrics and Wound Care Clinics, Baycrest Hospital, Toronto, Ontario, Canada
Chapter 124

David G. Paige
MB BS, MA, FRCP
Consultant Dermatologist, Department of Dermatology, Barts Health NHS Trust, London, UK
Chapter 116

Amy S. Paller
MS, MD
Walter J. Hamlin Professor and Chair of Dermatology, Professor of Pediatrics, Departments of Dermatology and Pediatrics, Northwestern University, Chicago, IL, USA
Chapter 69

Ralf Paus
MD, FRSB
Professor of Cutaneous Medicine and Director of Research, Centre for Dermatology Research, Institute of Inflammation and Repair, University of Manchester, Manchester, UK; Head, Laboratory of Hair Research and Regenerative Medicine, Department of Dermatology, University of Münster, Münster, Germany
Chapter 149

Vincent Piguet
MD, PhD, FRCP
Clinical Professor of Dermatology, Department of Dermatology, Cardiff University; Consultant Dermatologist, University Hospital of Wales, Cardiff, UK
Chapters 31, 37

Elena Pope
MD, MSc, FRCP(C)
Staff Dermatologist and Associate Professor, Hospital for Sick Children, Toronto, Ontario, Canada
Chapter 136

William M. Porter
BSc, MB BS, MRCP
Consultant Dermatologist, Gloucestershire Hospitals NHS Foundation Trust, Gloucester, UK
Chapter 111

Frank C. Powell
FRCPI
Professor and Consultant, Charles Institute of Dermatology, University College Dublin, Dublin, Ireland
Chapters 91, 106

Charlotte M. Proby
MA, FRCP
Professor of Dermatology and Consultant Dermatologist, Skin Tumour Laboratory, Division of Cancer Research, Medical Research Institute, Jacqui Wood Cancer Centre, Dundee, UK
Chapter 146

Deepti H. Radia
BSc(Hons), MRCPI, FRCPath, MSc(MedEd)
Haematology Consultant, St John's Institute of Dermatology; Department of Haematology, Guy's and St Thomas' NHS Foundation Trust, London, UK
Chapter 46

Madhuri Reddy
MD, MSc
Director, Wound Healing Program, Hebrew Senior Life Instructor, Department of Medicine, Harvard Medical School, Boston, MA, USA
Chapter 124

Luis Requena
MD, PhD
Chairman of Dermatology and Professor of Dermatology, Department of Dermatology, Fundación Jiménez Díaz, Madrid, Spain
Chapter 99

Nicole Revencu
MD, PhD
Consultant Clinical Geneticist, Center for Human Genetics and Center for Vascular Anomalies, Cliniques Universitaires Saint-Luc, Université catholique de Louvain, Brussels, Belgium
Chapter 73

Nick J. Reynolds
BSc, MB BS, MD, FRCP
Professor of Dermatology, Department of Dermatology, Royal Victoria Infirmary and Institute of Cellular Medicine, Newcastle University, Newcastle upon Tyne, UK
Chapter 41

Bertrand Richert
MD, PhD
Clinical Professor, Dermatology Department, Brugmann – St Pierre and Children's University Hospitals, Université Libre de Bruxelles, Brussels, Belgium
Chapter 95

Franco Rongioletti
MD
Professor of Dermatology, Section of Dermatology, Department of Health Sciences (DISSAL), University of Genova, Genoa; Consultant in Dermatopathology, University of Genova, Genoa, Italy
Chapter 59

Adam Rubin
MD
Assistant Professor of Dermatology, Pediatrics, and Pathology and Laboratory Medicine, Hospital of the University of Pennsylvania, the Children's Hospital of Philadelphia and Perelman School of Medicine at the University of Pennsylvania, Philadelphia, PA, USA
Chapter 69

Malcolm Rustin
BSc, MD, FRCP
Consultant Dermatologist, Royal Free London NHS Foundation Trust, London, UK
Chapter 47

Thomas Ruzicka
MD
Professor and Chairman, Department of Dermatology and Allergology, Ludwig Maximilian University, Munich, Germany
Chapters 150, 151, 152, 153

Berthold Rzany
MD, ScM
RZANY & HUND, Private Practice for Dermatology and Aesthetic Medicine, Berlin, Germany
Chapter 157

Dana L. Sachs
MD
Professor of Dermatology, University of Michigan Medical Center, Ann Arbor, MI, USA
Chapter 155

Nazanin Saedi
MD
Assistant Professor, Department of Dermatology and Cutaneous Biology, Thomas Jefferson University, Philadelphia, PA, USA
Chapter 160

Robert P. E. Sarkany
FRCP, MD
Consultant Dermatologist and Head of Photodermatology, St John's Institute of Dermatology, Guy's and St Thomas' NHS Foundation Trust, London, UK
Chapter 60

Karin Sartorius
MD, PhD
Consultant Dermatologist, Department of Clinical Sciences and Education, Karolinska Institutet, Stockholm; Department of Dermatology, Södersjukhuset, Stockholm, Sweden
Chapter 147

Valerie P. J. Saw
MB BS(Hons), FRANZCO, PhD
Consultant Ophthalmologist, Moorfields Eye Hospital NHS Foundation Trust and UCL Institute of Ophthalmology NIHR Biomedical Research Centre, London, UK
Chapter 109

Enno Schmidt
MD, PhD
Consultant, Department of Dermatology, Lübeck Institute of Experimental Dermatology, University of Lübeck, Lübeck, Germany
Chapter 50

David Schrama
PhD
Group Leader, General Dermatology Department, University Clinic of Würzburg, Würzburg, Germany
Chapter 145

Stephan Schreml
MD, PhD
Attending at the Department of Dermatology, University Medical Centre Regensburg, Regensburg, Germany
Chapter 58

Crispian Scully
CBE, MD, PhD, MDS, MRCS, BSc, FDSRCS, FDSRCPS, FFDRCSI, FDSRCSE, FRCPath, FMedSci, FHEA, FUCL, FSB, DSc, DChD, DMed(HC), Dr.h.c.
Co-Director, WHO Collaborating Centre for Oral Health-General Health; Council Member and Examiner, Royal College of Surgeons of Edinburgh; and Emeritus Professor, University College London, London, UK
Chapter 110

Neil J. Sebire
BSc, FRCPath, MD
Professor of Paediatric Pathology, Paediatric Pathology Department, Great Ormond Street Hospital for Children NHS Foundation Trust, London, UK
Chapter 75

Rodney D. Sinclair
MB BS, MD, FACD
Professor of Medicine (Dermatology), University of Melbourne, Melbourne; Director of Dermatology, Epworth Healthcare, Richmond, Victoria; Director, Sinclair Dermatology, Research and Clinical Trials Centre, Melbourne, Australia
Chapters 89, 107

Catherine H. Smith
MD, FRCP
Professor of Dermatology and Therapeutics and Consultant Dermatologist, Skin Therapy Research Unit, St John's Institute of Dermatology, Guy's and St Thomas' NHS Foundation Trust, London, UK
Chapters 14, 19

Reinhart Speeckaert
MD, PhD
Dermatologist, Department of Dermatology, Ghent University Hospital, Ghent, Belgium
Chapter 88

Eli Sprecher
MD, PhD
Professor and Chair, Department of Dermatology, Tel Aviv Sourasky Medical Center; and Department of Human Molecular Genetics and Biochemistry, Sackler Medical School, Tel Aviv University, Tel Aviv, Israel
Chapter 68

Sonja Ständer
MD
Dermatologist and Dermatopathologist, Department of Dermatology, University Hospital Münster, Münster, Germany
Chapter 83

Irene Stefanaki
MD
Dermatologist, Department of Dermatology, University of Athens Medical School, Andreas Sygros Hospital, Athens, Greece
Chapter 132

Martin Steinhoff
MD, PhD, MSc
Professorial Chair, Department of Dermatology; and Director, UCD Charles Institute of Dermatology, University College Dublin, Dublin, Ireland
Chapter 8

Jane C. Sterling
MB BChir, MA, FRCP, PhD
Senior Lecturer and Honorary Consultant Dermatologist, Department of Dermatology, University of Cambridge, Addenbrooke's Hospital, Cambridge, UK
Chapter 25

Alexander Stratigos
MD
Professor of Dermatology, Department of Dermatology, University of Athens Medical School, Andreas Sygros Hospital, Athens, Greece
Chapter 132

Alain Taïeb
MD, PhD
Professor and Head of Department, Service de Dermatologie et Dermatologie Pédiatrique, Hôpital St André, Bordeaux, France
Chapter 70

Ruth E. Taylor
MRCPsych, PhD
Consultant Liaison Psychiatrist, Department of Liaison Psychiatry, Barts Health NHS Trust, London; and Senior Lecturer, Queen Mary College of Medicine, University of London, London, UK
Chapter 86

Fernanda Teixeira
MD, PhD
Consultant Dermatologist, Imperial College Healthcare Trust, London, UK
Chapter 87

Michael J. Tidman
MD, FRCP(Edin), FRCP(Lond)
Consultant Dermatologist, Department of Dermatology, Royal Infirmary of Edinburgh, Edinburgh, UK
Chapter 19

Thai Hoa Tran
MD, FRCP(C), FAAP
Research Fellow, Hospital for Sick Children, Toronto, Ontario, Canada
Chapter 136

Heiko Traupe
MD
Assistant Professor, Department of Dermatology, University Hospital Münster, Münster, Germany
Chapter 65

Kenneth Y. Tsai
MD, PhD, FAAD
Assistant Professor, Departments of Dermatology and Translational Molecular Pathology, University of Texas MD Anderson Cancer Center, Houston, TX, USA
Chapters 137, 139

Stephen Tyring
MD, PhD
Clinical Professor, University of Texas Health Science Center, Houston, TX, USA
Chapters 33, 131

Jouni Uitto
MD, PhD
Professor and Chair of Department of Dermatology and Cutaneous Biology, Thomas Jefferson University, Philadelphia; Director, Jefferson Institute of Molecular Medicine, Sidney Kimmel Medical College, Thomas Jefferson University, Philadelphia, PA, USA
Chapter 2

Hessel H. van der Zee
MD, PhD
Department of Dermatology, Erasmus Medical Center, Rotterdam, the Netherlands
Chapter 92

Nanja van Geel
MD, PhD
Dermatologist, Department of Dermatology, Ghent University Hospital, Ghent, Belgium
Chapter 88

Samantha Vaughan Jones
MD, FRCP
Consultant Dermatologist, Department of Dermatology, St Peter's Hospital, Ashford; and St Peter's Foundation Trust, Chertsey, UK
Chapter 115

Miikka Vikkula
MD, PhD
Coordinator, Center for Vascular Anomalies, Cliniques Universitaires Saint-Luc; Professor of Human Genetics, Human Molecular Genetics, de Duve Institute; Principal Investigator, Walloon Excellence in Lifesciences and Biotechnology (WELBIO), Université catholique de Louvain, Brussels, Belgium
Chapter 73

John J. Voorhees
MD, FRCP
Duncan and Ella Poth Distinguished Professor of Dermatology and Chair of Department of Dermatology, University of Michigan Medical Center, Ann Arbor, MI, USA
Chapter 155

Shyamal Wahie
MB BS, MD, FRCP
Consultant Dermatologist, University Hospital of North Durham, Durham, UK
Chapter 52

Sarah Wakelin
BSc, MB BS, FRCP
Consultant Dermatologist and Honorary Senior Lecturer, Imperial College Healthcare Trust, London, UK
Chapter 40

Stephen L. Walker
PhD, MRCP(UK), DTM&H
Clinical Lecturer, Faculty of Infectious and Tropical Diseases, London School of Hygiene and Tropical Medicine, London, UK
Chapter 27

Sarah Walsh
MB BCh, BAO, BMedSci, MRCP
Consultant Dermatologist and Clinical Lead, Department of Dermatology, King's College Hospital, London, UK
Chapter 119

Timothy S. Wang
MD
Associate Professor, Department of Dermatology, and Director, Cutaneous Surgery Unit and Micrographic Surgery and Dermatologic Oncology (Mohs) Fellowship Program, Johns Hopkins Health System, Baltimore, MD, USA
Chapter 20

Molly Wanner
MD, MBA, FAAD
Department of Dermatology, Massachusetts General Hospital, Boston, MA, USA
Chapter 156

Sheila Weitzman
MB BCh, FCP(SA), FRCP(C)
Senior Staff Oncologist and Professor, Hospital for Sick Children, Toronto, Ontario, Canada
Chapter 136

Jonathan M. L. White
BSc, MRCP(UK)
Consultant Dermatologist, Department of Cutaneous Allergy, St John's Institute of Dermatology, Guy's and St Thomas' NHS Foundation Trust, London, UK
Chapters 129, 130

Sean J. Whittaker
MD, FRCP
Professor of Cutaneous Oncology, Division of Genetics and Molecular Medicine, King's College London, London; St John's Institute of Dermatology, Guy's and St Thomas' NHS Foundation Trust, London, UK
Chapters 135, 140

Mark Wilkinson
MD, FRCP
Consultant Dermatologist, Leeds Teaching Hospitals NHS Trust, Leeds, UK
Chapter 128

Hywel C. Williams
DSc, FRCP, FMedSci
Professor of Dermato-Epidemiology and Director, Centre of Evidence-Based Dermatology, Nottingham University Hospitals NHS Trust, Nottingham, UK
Chapters 5, 17

Niall J. E. Wilson
BSc(Hons), MB ChB, FRCP, FRCPI
Consultant Dermatologist, Royal Liverpool and Broadgreen University Hospitals, Liverpool, UK
Chapter 94

Albert C. Yan
MD, FAAP, FAAD
Section Chief, Associate Professor, Department of Dermatology, Children's Hospital of Philadelphia, Philadelphia, PA, USA
Chapter 63

Victoria M. Yates
MB ChB, FRCP, DTM&H
Honorary Consultant Dermatologist, Formerly at The Dermatology Centre, Salford Royal NHS Trust, Manchester, UK
Chapter 27

Antony R. Young
BSc, MSc, PhD
Professor of Experimental Photobiology, St John's Institute of Dermatology, Division of Genetics and Molecular Medicine, Faculty of Life Sciences and Medicine, King's College London, London, UK
Chapter 9

Christopher B. Zachary
FRCP
Professor and Chairman, Department of Dermatology, University of California, Irvine, Irvine, CA, USA
Chapter 160

Joanna M. Zakrzewska
MD, FDSRCS, FFDRCSI, FFPMRCA
Consultant and Lead for Facial Pain, Facial Pain Unit, University College London Hospitals NHS Foundation Trust, London, UK
Chapter 84

Mozheh Zamiri
MD, MRCP
Consultant Dermatologist, Queen Elizabeth University Hospital, Glasgow, UK
Chapter 66

Christos C. Zouboulis
Prof.Dr.med., Prof.h.c., Dr.h.c.
Director and Professor of Dermatology and Venereology, Departments of Dermatology, Venereology, Allergology and Immunology, Dessau Medical Center, Dessau, Germany
Chapters 48, 90

Axel zur Hausen
MD
Chair, Department of Pathology, Maastricht University Medical Center, Maastricht, the Netherlands
Chapter 145

译委会名单（以姓氏笔画为序）

丁　明　空军特色医学中心皮肤科医师
王　刚　空军军医大学西京医院皮肤医院院长、主任医师、教授
王兴旺　南部战区总医院主治医师
冉玉平　四川大学华西医院皮肤科教授、博士生导师
朴永君　大连医科大学附属第一医院皮肤科主任医师、教授
刘　玮　空军特色医学中心皮肤病医院院长、主任医师
许　阳　南京医科大学第一附属医院主任医师
许德田　同济大学附属上海市皮肤病医院助理研究员
牟宽厚　西安交通大学第一附属医院皮肤科主任、主任医师
李　强　空军特色医学中心皮肤科副主任、副主任医师
李承新　解放军总医院第一医学中心皮肤科主任、主任医师
陈玲玲　江苏省苏州市立医院皮肤科副主任、主任医师
陈爱军　重庆医科大学附属第一医院皮肤科主任、副主任医师
单士军　厦门大学附属翔安医院主任医师
侯麦花　江苏省人民医院（南京医科大学第一附属医院）皮肤科教研室副主任、主任医师
施　辛　苏州大学附属医院皮肤科主任、主任医师
高　敏　安徽医科大学第一附属医院-医院教育处临床实践教育科科长、主任医师
高天文　空军军医大学西京医院主任医师
崔　勇　中日友好医院副院长、主任医师
蔡　宏　空军特色医学中心皮肤科副主任、副主任医师
魏爱华　首都医科大学附属北京同仁医院皮肤科、主任医师

秘书

丁　明　空军特色医学中心
王　涛　空军特色医学中心
王一宇　空军特色医学中心
池佼妮　空军特色医学中心
李智敏　空军特色医学中心
王姚俊　空军特色医学中心

译者名单（以姓氏笔画为序）

丁　明　空军特色医学中心
丁　薇　浙江中医药大学附属第三医院
于春水　四川省遂宁市中心医院
马　彦　山西医科大学第二医院
马　莉　厦门医学院附属第二医院
马一平　中国医学科学院皮肤病医院
马小莹　空军第九八六医院
马慧敏　首都医科大学电力教学医院
王　千　空军特色医学中心
王　月　民航总医院
王　刚　空军军医大学西京医院
王　伟　安徽省阜阳市人民医院
王　涛　空军特色医学中心
王　娟　陆军军医大学第一附属医院
王　颖　中国医科大学附属盛京医院
王　睿　解放军总医院第一医学中心
王　蕊　北京市鼓楼中医医院
王一宁　空军特色医学中心
王大光　南京医科大学第一附属医院
王子仪　中日友好医院
王文菊　成都市第二人民医院
王兴旺　南部战区总医院
王红梅　天津市中医药研究院附属医院
王明科　海军军医大学特色医学中心
王忠杰　北京泰美丽格医疗美容诊所
王春花　河南省南阳市第一人民医院
王思佳　南方医科大学南方医院
王姚俊　空军特色医学中心
王彦晰　空军特色医学中心
王艳青　山西医科大学第二医院
王晓露　中国科学院大学宁波华美医院
王清玉　武警北京总队医院
王毅侠　空军特色医学中心
云　晴　空军特色医学中心
巴　伟　解放军总医院第一医学中心
牛建荣　空军特色医学中心
毛　宁　安徽省太和县人民医院
方　圣　重庆医科大学附属第一医院
方润平　江西省上犹县人民医院
尹利莎　烟台芝罘医院
尹晓雅　空军特色医学中心
甘钊炎　首都医科大学附属北京同仁医院
石　航　深圳市儿童医院
石　琼　空军军医大学西京医院
叶张章　澳门科大医院
叶莉华　海口市人民医院
田洪青　山东第一医科大学附属皮肤病医院
田金兰　四川省遂宁市中心医院
史冬梅　济宁市第一人民医院
冉　昕　四川大学华西医院
冉玉平　四川大学华西医院
冉立伟　首都医科大学附属北京朝阳医院
丛　林　北京市美莱医疗美容医院
付　俊　橙蝶医美集团上海中心
冯仁洋　首都医科大学电力教学医院
冯文莉　山西医科大学第二医院
宁小荔　中日友好医院
宁静茹　空军特色医学中心
司佳薇　河南省南阳市第一人民医院
邢晓婧　解放军总医院第一医学中心
朴永君　大连医科大学附属第一医院
毕世鹏　空军特色医学中心
毕晓东　河南省南阳市第一人民医院
吕亚萍　山西白求恩医院
朱龙飞　西安交通大学第二附属医院
朱丽萍　苏州大学附属第一医院
朱晓玲　哈尔滨市第一医院
朱婷婷　苏州大学附属第一医院
乔　丽　空军特色医学中心
乔建军　浙江大学医学院附属第一医院
向　娟　重庆医科大学附属儿童医院
庄凯文　四川大学华西医院
刘　丹　空军特色医学中心
刘　方　首都医科大学附属北京朝阳医院
刘　玮　空军特色医学中心
刘　玲　空军军医大学西京医院

刘　艳　西安交通大学第二附属医院
刘　莎　南阳市第一人民医院
刘　腾　首都医科大学附属北京同仁医院
刘　毅　中国医学科学院皮肤病医院
刘子君　广州中医药大学第一附属医院
刘付倩　中山大学附属第一医院
刘仲荣　南部战区总医院
刘军麟　海南医学院第二附属医院
刘丽琴　中国科学院大学宁波华美医院
刘海霞　空军特色医学中心
刘建彬　空军特色医学中心
刘思萌　空军特色医学中心
刘梦茜　南京医科大学第一附属医院
刘鹏月　中国医科大学附属盛京医院
齐显龙　齐显龙医疗美容诊所
江　维　空军特色医学中心皮肤激光医学中心
池佼妮　空军特色医学中心
汤自洁　解放军总医院第一医学中心
汤庄力　浙江大学医学院附属第二医院
许　阳　南京医科大学第一附属医院
许丛丛　南阳市第一人民医院
许灿龙　空军特色医学中心
许静凯　中日友好医院
许德田　同济大学附属上海市皮肤病医院
孙　欣　首都医科大学附属北京佑安医院
孙中斌　新疆军区总医院
孙东杰　昆明医科大学第一附属医院
孙明强　沈阳市第七人民医院
孙晓颖　上海中医药大学附属岳阳中西医结合医院
牟宽厚　西安交通大学第一附属医院
严冬梅　空军特色医学中心
杜　娟　河北医科大学第三医院
李　凡　四川大学华西医院
李　鸣　95876部队医院
李　欣　上海中医药大学附属岳阳中西医结合医院
李　峥　广西壮族自治区皮肤病防治研究所(皮肤病医院)
李　娟　首都医科大学附属北京佑安医院
李　菲　空军特色医学中心
李　琳　中国医科大学附属盛京医院
李　琛　中山市人民医院
李　强　空军特色医学中心
李力翠　石家庄市藁城人民医院
李小红　郑州大学第一附属医院
李可可　中日友好医院
李永荷　空军特色医学中心
李安琪　解放军总医院第一医学中心
李志强　解放军总医院第三医学中心
李泓馨　首都儿科研究所附属儿童医院
李承旭　中日友好医院
李承新　解放军总医院第一医学中心
李晓欣　空军特色医学中心
李智敏　空军特色医学中心
李清扬　空军军医大学西京医院
杨　帆　中国医科大学附属盛京医院
杨　军　江苏省无锡市人民医院
杨　青　山东第一医科大学附属皮肤病医院
杨　枫　宁波大学医学院附属医院
杨　怡　解放军总医院第一医学中心
杨　静　山西医科大学第二医院
杨　璐　中国医学科学院皮肤病医院
杨庆琪　空军特色医学中心
杨宇光　解放军总医院第四医学中心
杨闰平　解放军总医院第六医学中心
杨京润　解放军总医院第一医学中心
杨宝琦　山东第一医科大学附属皮肤病医院
杨桂兰　深圳禾正医院
杨晓雯　苏州明基医院
肖学敏　福建医科大学附属协和医院
吴伟伟　海南省第五人民医院
吴良才　中山大学附属第六医院
吴朋娟　河南省南阳市第一人民医院
吴盼倩　昆明市儿童医院
何晓玥　四川省遂宁市中心医院
狄正鸿　中国医科大学附属盛京医院
应为红　浙江中医药大学附属第三医院
汪　奕　海南省第五人民医院
沙　爽　空军特色医学中心
沈　雪　成都市第二人民医院
沈长兵　北京大学深圳医院
宋冰冰　首都医科大学附属北京康复医院
宋育瑶　空军特色医学中心
张　龙　陆军军医大学陆军特色医学中心
张　松　空军特色医学中心
张　明　首都医科大学附属北京佑安医院
张　悦　中国医科大学附属盛京医院

张　悦　空军特色医学中心
张　萍　空军特色医学中心
张　敏　空军特色医学中心
张　斌　山东第一医科大学第一附属医院
张士德　福建中医药大学附属福鼎医院
张天骄　首都医科大学附属北京同仁医院
张伟刚　空军军医大学西京医院
张延浩　北京希诺谷生物科技有限公司
张江安　郑州大学第一附属医院
张希萌　中国医科大学附属盛京医院
张春韶　深圳市龙岗中心医院
张莉莉　同济大学附属同济医院
张继刚　火箭军特色医学中心
张朝霞　山东第一医科大学附属皮肤病医院
张燕飞　西安交通大学第二附属医院
陆捷洁　海南省第五人民医院
陈　垚　空军特色医学中心
陈　杰　空军特色医学中心
陈　鑫　96717 部队医院
陈玉欣　首都医科大学附属北京佑安医院
陈向齐　解放军第九〇〇医院
陈红清　广州和睦家医院
陈秀峰　空军特色医学中心
陈玲玲　江苏省苏州市立医院
陈柳青　武汉市第一医院
陈思倩　厦门大学附属福州第二医院
陈莹莹　河南省南阳市第一人民医院
陈爱军　重庆医科大学附属第一医院
陈晶晶　空军特色医学中心
陈嘉雯　上海交通大学医学院附属新华医院
范　星　安徽医科大学第一附属医院
范秀针　清远市人民医院
林志鹏　陆军军医大学陆军特色医学中心
罗　杨　海南医学院第二附属医院
罗　翔　成都市第二人民医院
罗玲玲　中国医学科学院皮肤病医院
罗娅珺　联合利华研究发展中心
岳红红　解放军总医院第三医学中心
周　艳　西安交通大学第一附属医院
周　蜜　上海中医药大学附属岳阳中西医结合医院
周春丽　陆军军医大学第二附属医院
周炳荣　南京医科大学第一附属医院
周琼艳　宁波大学医学院附属医院
周澜华　解放军总医院第一医学中心皮肤科
庞晓文　空军特色医学中心
郑力强　陆军第 81 集团军医院
郑思婷　浙江大学医学院附属第一医院
郑智心　中山大学附属第六医院
郑锦芬　深圳市慢性病防治中心，深圳市皮肤病防治研究所
郑新瑶　南方医科大学南方医院
单士军　厦门大学附属翔安医院
孟　晓　中国中医科学院广安门医院
孟如松　空军特色医学中心
赵　洋　北京市顺义区妇幼保健院
赵敏玲　广州贝漾美天医疗美容门诊部
赵敬军　同济大学附属同济医院
胡小平　北京大学深圳医院
胡莉芳　杭州市第三人民医院
钟剑波　浙江大学医学院附属杭州市第一人民医院
侯麦花　南京医科大学第一附属医院
施　辛　苏州大学附属第二医院
宫　姝　北京大学第一医院
费文敏　中日友好医院
贺　赞　解放军总医院第一医学中心
骆彦霏　海南省人民医院
秦　思　广东省第二人民医院
袁　超　上海市皮肤病医院
晋　亮　空军特色医学中心
夏　旋　中部战区总医院
夏艾婷　空军特色医学中心
夏汝山　南京医科大学附属无锡第二医院
顾　华　昆明医科大学第一附属医院
顾伟杰　空军特色医学中心
党　林　深圳市人民医院
徐　劲　空军特色医学中心
徐刚林　湖北省荆门市第二人民医院
翁文佳　首都医科大学附属北京佑安医院
奚志琴　山西医科大学第二医院
栾兴宝　首都医科大学附属北京佑安医院
高　敏　安徽医科大学第一附属医院
高天文　空军军医大学西京医院
高方铭　海南省人民医院
高金平　安徽医科大学第一附属医院
高艳青　首都医科大学附属北京佑安医院
郭　杰　空军特色医学中心

郭伟楠　空军军医大学西京医院
郭运达　61889 部队门诊部
唐利利　安徽医科大学第一附属医院
唐教清　四川大学华西医院
竞　艳　中日友好医院
涂　颖　昆明医科大学第一附属医院
涂云华　昆明医科大学第一附属医院
涂瑶筠　四川大学华西医院
陶　冶　空军特色医学中心
陶安琪　北京大学口腔医学院
黄　也　空军特色医学中心
黄　晨　南京医科大学第一附属医院（江苏省人民医院）
黄巧荣　北京同仁医院
黄显琼　陆军军医大学陆军特色医学中心
黄谢平　湖北省荆门市第二人民医院
崔　勇　中日友好医院
崔丽霞　海南医学院第二附属医院
符文好　海南省人民医院
梁齐飞　同济大学医学院
彭智鹏　南宁市第四人民医院
葛　格　解放军总医院第七医学中心
董海玲　空军特色医学中心
韩　科　海南省人民医院
韩　洋　中日友好医院
韩向春　天津市北辰区中医医院
韩秀萍　中国医科大学附属盛京医院
焦　彬　武警北京总队医院
焦　婷　中国科学院大学宁波华美医院
游　弋　陆军军医大学第一附属医院
雷　霞　陆军军医大学陆军特色医学中心
虞亦武　上海市同济医院
路雪艳　北京大学第三医院
鲍　丽　空军特色医学中心
解　方　解放军总医院第一医学中心
慕珍珍　中国医科大学附属盛京医院
蔡　宏　空军特色医学中心
裴晨晨　空军军医大学西京医院
廖宁馨　海南省人民医院
廖培羽　广东省深圳市人民医院
谭伟华　广州市第一人民医院
翟瑞洁　中国中医科学院广安门医院
樊　仪　北京市第六医院
樊一斌　浙江省人民医院
樊建勇　南部战区总医院
潘　之　甘肃省中医院
潘　芸　重庆医科大学附属第一医院
潘　毅　德国波恩大学
薛　珂　中日友好医院
薛亚东　哈尔滨医科大学附属第一医院
穆　欣　西安交通大学第一附属医院
穆　潺　重庆医科大学附属第一医院
戴韵佳　昆明市盘龙区人民医院
魏　萌　首都医科大学附属北京同仁医院
魏爱华　首都医科大学附属北京同仁医院

序　一

作为一门历史悠久的临床科学，皮肤病学具有临床病种多、皮疹表现千变万化等特点。许多全身性的系统疾病可以通过皮疹等外在表现“窥一斑而知全豹”，同一疾病在不同患者或不同时期又有不同表现，具有很大的不典型性和不确定性，皮肤科医师在临床实践中时刻要面临着如何正确诊断和处理。“工欲善其事，必先利其器”，一名好的皮肤科医师，面对复杂的皮肤病要做到诊断正确，除了要有扎实的基本功外，迫切需要有一部优秀的参考书作为指导。

《鲁克皮肤病学》（第 9 版）（*Rook's Textbook of Dermatology*）由美国威立出版社（Wiley-Blackwell）于 2016 年正式出版，曾荣获 2017 年度 PROSE 图书奖，被评为皮肤病学领域最权威的多卷本教学参考书。本书由全球 150 余位皮肤病专家联合编辑，全书共 14 部分，160 章节，880 多万字，涵盖病种约 4000 种、彩色图约 5000 幅，是全球最权威的皮肤病学教科书之一，具有极高的临床参考价值，其内容可为很多学者提供学术研究参考。本书第 1 至第 9 版已有法文、日文等多种语种版本，但至今尚无中文版面世。

作为我国皮肤病学科的一支重要力量，以空军军医大学为代表的军队皮肤病学科队伍近年来不断发展壮大并逐渐形成了独特的专科特色，其在学科发展、师资力量、科学研究等方面，一直位居国内本专业发展领域的第一梯队，在国内外专业领域具有较大的影响。在 2018 年中国医师协会皮肤科分会年会上，由空军军医大学、解放军总医院等单位牵头，联合全国 127 所大学附属医院的 280 余名资深皮肤科医师、博士研究生参与，启动了《鲁克皮肤病学》（第 9 版）的翻译工作，经过 3 年的艰苦努力，终于完成了这部书的中文翻译、互审、二审、修订、润色、编辑、校稿等一系列工作。该书将由河南科学技术出版社北京名医世纪文化传媒有限公司付梓出版，相信本书一定会成为广大皮肤科医师的一部重要的参考书。

出于对青年皮肤科同仁的欣赏，当本书的主译人员找到我时，“吾乐而序之”！

中国工程院院士　陈洪铎

二〇二一年八月八日

序　二

随着科技的进步和信息化的发展，现代皮肤病学进入了知识“大爆炸”时期，不仅内容快速增加而且变化日新月异，同时皮肤科临床医师也面临着日益繁重的医疗服务工作。在如此背景下，如何能更快速、便捷和高效地获取皮肤科的重要信息并准确地应用到临床实践中，就显得尤为重要。为顺应这一临床需求，由空军军医大学、解放军总医院等多家单位牵头，组织全国近 300 名专家、学者，历时 3 年共同编译完成的皮肤病专业著作《鲁克皮肤病学》(第 9 版)终于与读者见面了。

《鲁克皮肤病学》(*Rook's Textbook of Dermatology*)是全球皮肤科学界的经典专著，它以体量大、病种多、图文并茂而著称。本书的主译是目前活跃在我国皮肤科科研、临床诊疗一线的中坚力量，他们年富力强，经验丰富，是当代皮肤科领域的著名专家。参加本书翻译的有全国 127 所大学 280 余名中青年皮肤病专家和博士研究生，他们是我国皮肤科领域的后起之秀，是我国皮肤科未来的希望之星。好马配好鞍，这部集皮肤病之大成的专著的编译饱含了国内众多皮肤病专业机构和专业医务人员集体协作和集体智慧的结晶，体现了我国年轻一代皮肤科学工作者团结协作的精神。本书的翻译全程遵循了“忠于原著、精益求精”的思想，3 年时间里，大家集思广益，按照国人的阅读习惯对版式进行不断优化，对文字进行反复润色，翻译、互审、二审、中文润色、文字修订……每一步都精雕细琢，每一个环节都是再学习、再创作、再提高的过程。“千淘万漉虽辛苦，吹尽狂沙始到金”，今天，当我们手捧这部装帧精美、有面子又有里子的好书，我们由衷地感谢全体编译人员的辛勤劳动。

一部好书能升华我们的思想、开豁我们的心智，它能让我们学会思考，使我们思想深厚、知识增长；一部好的专业书更是很多专业人士长期经验的总结，它能指导我们的实践，让我们在专业探索的过程中少走很多弯路。《鲁克皮肤病学》(第 9 版)正是这样一部好书，它基础理论完整、与临床结合紧密、实用性强，又有国内一流的专业队伍精心编译，相信一定能成为广大皮肤科医师得心应手的参考书。同时，我也要为我们专业的编译队伍点赞，有这样朝气蓬勃的专业队伍，相信这部书的编译出版只是万里长征的第一步，假以时日，他们一定会在皮肤科科研、诊疗等领域带给我们更多的惊喜，我国皮肤病学科的明天必将会更加美好！

中国工程院院士

二〇二一年五月八日

第 9 版前言

大家亲切地将第 9 版 *Rook's Textbook of Dermatology* 谓之“教材”，这标志着本书的结构和格式有别于传统。第 9 版的编辑团队发生了较大的变化，Tony Burns，Stephen Breathnach 已经退休了，Neil Cox 英年早逝，幸运的是，Chris Griffiths 成为团队中唯一保留下来的成员。我们谨向 3 位作者致以崇高的敬意，他们用自己的智慧、热情为本书前几版的成功发行倾注了大量的精力。

Rook's Textbook of Dermatology 是一部内容丰富、规模宏大的教科书，4 名主编远远不够，因此第 9 版成立了一个由 5 名主编及 12 名副主编组成的团队。本书的整体篇幅变化不大，但内容被重新改编成 14 个部分，共 160 章。皮肤学基础是新设立的内容，它不仅提供了一个全面的主题介绍，还有一个扩展的部分——皮肤美容。作者团队也得到了壮大，在保留了前一版本作者的基础上，又有新作者的加入。其中，有许多作者来自英国以外的国家，这为英国“本土化”的 *Rook's Textbook of Dermatology* 增加了非常重要的“国际范”。

本版最重要的一个变化是将其成功带入 21 世纪的出版界，这就要求将本书设计成既可用于传统印刷的图书，也可用于在线使用的电子书。因此，本书的模板将被分为两个层次，全部模板须进行重新编辑和格式修订。印刷版本与在线版本基本类似，主要区别在于，前者只打印关键的参考文献列表，而后者可获取完整的参考书目。这使我们能够增加图形和图片的数量，而且所有这些内容都可以下载为 PPT。我们还吸纳了关于第 8 版索引只在一册中印刷造成阅读不便的意见，确保第 9 版的每一册都有索引。

作为英国皮肤病学学会成员，很荣幸我们主编 *Rook's Textbook of Dermatology* 一书，并认识到自己需要承担的责任。因此，我们会非常谨慎地对待本书任何一部分的任何修改。皮肤病学作为一门不断发展的学科，正处于一个重要而激动人心的发展阶段。正如 Arthur Rook，Darrell Wilkinson，John Ebling 在 1968 年第 1 版 *Rook* 序言中所期盼的那样，尽快实现基础研究成果的转化，以对皮肤病学基础病理、发病机制有更充分的理解，让更多的患者得到更高质量的医疗救助。我们在第 9 版本中也将继续贯彻这一理念。

非常感谢来自 Wiley 的 Jenny Seward，Catriona Cooper，Nick Morgan，Charlie Hamlyn，Oliver Walter 和 Martin Sugden 等组成的优秀团队，他们为实现新版 *Rook* 出版做出了不懈的努力！还要感谢我们杰出的项目经理 Lindsey Williams 和编辑 Jane Andrew，Karen Stephenson，Jill Halliday，以及美工师 David Gardner 等。

Chris Griffiths
Jonathan Barker
Tanya Bleiker
Robert Chalmers
Daniel Creamer

第1版前言

近10年来，全球一直没有出版一部全面的、综合性的英文皮肤病学专著；近25年，英国也没有出版类似的著作。虽然，近期出版了很多最新的篇幅较短的皮肤病学文献和专著，但并不能完全满足读者需求。长期以来，以英文为母语的皮肤科医师需要一部既可用于日常工作参考，又可为其他专题专著和期刊文献提供指导的专著，于是本书就诞生了。本书不仅能用于皮肤科医师的临床培训、指导临床实践，也能满足其他医学领域对皮肤毒理学、皮肤美容学感兴趣的研究者的需求。

本书整合了大量最新的皮肤生理学、病理学的基础知识，为解决临床实际问题做了一些有益的探索，但离解决所有临床实际问题仍有较大的差距，因此，还需要我们付出更多的辛苦和努力。由于篇幅限制，本书仅保留部分密切相关的基础科学知识，确保这些章节的相对完整性，方便临床医师和其他工作者阅读。为了便于大家学习，本书重复使用了一些与各章节密切相关的资料，确保每个章节的独立性、完整性及可读性。

到目前为止，皮肤疾病的发病机制、发病诱因尚不完全清楚，无法根据病因做到皮肤疾病更为科学、更为合理的精确分类，因而本书仍然采用了传统的、实用的疾病分类方式。因为某些临床综合征会涉及多种病因，如果过分强调某一病因而忽视了其他病因，则容易产生误导。例如，大部分皮肤疾病在某种程度上会受到遗传因素的影响，还有很多皮肤疾病会由患者的情绪变化而诱发，如果简单地将上述的数百种疾病归类为遗传性皮肤病，将其他的数十种由情绪变化诱发的疾病归类为心身疾病，临床医师并不能从此分类中获益。

目前，人们会通过统计某疾病的发病率来揭示其发病因素，但是，现在报道的疾病发病率数据往往不是完全可靠，据此找到的疾病发病因素也不完全准确。因此，为了对种族及环境因素的评估更加科学，本书做了更细致的设计。

医师临床实践的有效性取决于其对疾病临床诊断的准确度。本书对疾病的临床表现和疾病的诊断、鉴别诊断进行了非常详尽的论述。组织病理学检查作为一种主要的辅助检查，可为疾病的最终确诊提供更全面的参考依据。

治疗方法非常关键，也必须实用。许多经验性疗法证明是有效的，我们不能因为其有效性未得到科学的解释而弃用。本书略去许多熟知的老药和新药，因为临床试验证实这些药物疗效不确切，或者其已被其他更有效、更安全的药物所取代。

本书附900余幅图片，但并没有为每种疾病提供插图。否则，本书的体量和价格都会大幅增加，而实用价值却没有多少提升。选用插图目的是为文字描述提供补充。个别病例没有加入插图的原因，可能是未找到合适的未出版的图片。

为方便读者查阅，我们提供了参考文献列表。本书省略了很多只具有历史意义的重要文章，简化了病史对现有概念和术语的理解。星号标记处提示该处提供了较多的参考文献和书籍。

我们写作团队的全体成员及特邀专家仔细阅读完全部章节，在此需要特别感谢 Wilson Jones 教授、R. S. Wells 博士及 W. E. Parish 博士在组织病理学、遗传学、免疫学相关问题上给予的巨大帮助。还有许多专家，分别在不同的章节中为我们提供过巨大的支持，一并予以致谢！书中如有未勘正的错误均由本书的编辑和作者负责。

我们非常希望本书能帮助到所有对皮肤病学感兴趣的人，无论您是临床医师还是研究工作者。本书如有不妥之处，欢迎读者提出宝贵的批评意见和建议，以使其再版时更加完善。

Arthur Rook，Darrell Wilkinson，John Ebling

译者前言

《鲁克皮肤病学》(第9版)，被誉为皮肤病学圣经级巨著。本书由英国伦敦国王学院附属医院等多家医院，邀请150名世界顶级专家编写而成，由全球知名出版机构 Wiley-Blackwell 于2016年出版发行，先后历经8次修订再版，对近年来皮肤医学领域的新进展进行了补充与更新，是世界最权威的皮肤病学教科书。本书第1至第9版已有法文、日文等多种语种版本，但至今尚无中文版面世。因此，能够将这部内容丰富、实用性强、彩图精美的皮肤病学圣经级巨著向中国医师引荐，是我们翻译本书的初衷。

本书是一部百科全书式的著作，全书分为4册共160章，其特点：①基础理论深入完整；②理论与临床相结合；③临床实用性突出；④约5000幅彩图，每种疾病均用清晰的彩色图片展示相关皮肤病损害；⑤病种多，全书涵盖近4000种；⑥引用参考文献多，对日新月异的医学研究进展进行了跟进，使得我们对皮肤病的认识不断深入。本书完整地介绍了皮肤科学的基础理论、基本操作技能及方法，世界皮肤科学的进展等，内容包括皮肤科学基础、皮肤科临床、性传播感染、皮肤外科学、皮肤美容等部分，并逐项介绍了疾病定义、病因、病理、临床表现、基础检查、诊断与鉴别诊断、治疗方法等。

译者们采用分章节翻译，然后交叉校对的方式，要求符合汉语的表达习惯，并努力达到医学专著的“信、达、雅”标准，对每章节反复审校，包括翻译、一审、二审、终审、文字润色等。本书既适合年轻医师的系统学习，也适合高年资医师的知识扩充和资料查阅。尽管经过多轮校对，鉴于东西方文化、语言结构的不同，加上参编作者较多，各自对问题的见解及水平的差异，在翻译上可能会有疏漏或不准确之处，恳请各位专家、同行斧正。

由于本书内容涉及面广，与多个学科相关，故我们特邀全国皮肤科专家、教授、相关学者对专业问题给予了指导。本书的译作完成，凝聚了许多专家和同仁的心血，为此表示诚挚的感谢。

在本书的翻译过程中，我们得到了河南科学技术出版社北京名医世纪文化传媒有限公司的大力支持，在此深表感谢。希望这部宏伟译著出版后，能够对每一位从事皮肤病与性病的工作者有所帮助。

刘　玮
空军特色医学中心皮肤病医院院长
全军皮肤病研究所所长
2021年2月

目 录

第一册

第二册

第三册

第四册

第8部分　特殊皮肤结构相关性皮肤病

87

第 87 章

获得性表皮角化性疾病

Anthony C. Chu[1], Fernanda Teixeira[2]

[1] Hammersmith Hospital, Imperial College Healthcare NHS Trust, London, UK

[2] Imperial College Healthcare NHS Trust, London, UK

获得性鱼鳞病

定义和术语

获得性鱼鳞病是一种发生在成年人的疾病，临床和组织病理学类似于遗传性寻常型鱼鳞病。此病罕见，应高度警惕伴发相关内科疾病，特别是恶性肿瘤、内分泌疾病、某些感染性疾病、自身免疫性疾病或药物反应等[1]。

同义名

- 获得性鱼鳞病

概述

获得性鱼鳞病通常发生在成人，临床表现与遗传性鱼鳞病相似，但不遗传，而是与系统性疾病相关。

流行病学

发病率和患病率

获得性鱼鳞病是一种罕见病。目前尚无流行病学数据资料。

年龄

获得性鱼鳞病主要发生于成人，但也有发生于伴有系统性疾病的儿童的报道[2]。

相关疾病

见框图 87.1。

框图 87.1 获得性鱼鳞病相关疾病

- 肿瘤：特别是霍奇金病、蕈样肉芽肿、多发性骨髓瘤、卡波西肉瘤和其他肉瘤、癌症（肺癌、乳腺癌、卵巢癌、宫颈癌，见第 147 章）[3-8]
- 药物：他汀类药物、烟酸、西咪替丁、氯法齐明[9]
- 内分泌疾病：糖尿病[10]、甲状腺疾病[2]、甲状旁腺功能亢进症[11]和垂体功能减退症[12]
- 传染病：麻风、结核、艾滋病[13]和 HTLV-1 相关脊髓病[14]
- 自身免疫性疾病：皮肌炎、系统性红斑狼疮和硬皮病/狼疮重叠综合征[15-17]
- 慢性代谢紊乱：包括营养不良[18]、吸收不良综合征[19]、必需脂肪酸缺乏症[20]和胰腺功能不全（Shwachman 综合征）[21]
- 神经性厌食症
- 其他：结节病、骨髓移植和慢性肾衰竭[22]

病理生理学

获得性鱼鳞病的发病机制尚不完全清楚，取决于伴发的相关疾病。

在与糖尿病相关的病例中，皮肤的变化被推测是由非酶糖基化导致的蛋白质结构异常所致[23,24]。而控制良好的糖尿病患者也会出现鱼鳞病样改变，据此，有人提出这可能是一种针对颗粒细胞层成分的异常宿主免疫反应[10]。同样的推测也被用来解释自身免疫性疾病相关的获得性鱼鳞病[17]，而肿瘤相关的获得性鱼鳞病可能是由于肿瘤细胞分泌转化生长因子 α(TGF-α)，该因子可能会促进角质形成细胞的有丝分裂[25]。

病理学

组织学上，表皮呈致密角化过度，颗粒细胞层变薄或消失。

环境因素

炎热潮湿的气候可能会掩盖丝聚蛋白缺乏的临床表现[26]。在从潮湿环境如东南亚移民至欧洲的具有特应性体质的人群中，可以观察到类似于获得性鱼鳞病的严重干燥症。在他们的祖国时干燥症表现并不明显，但欧洲低湿度的气候可促进皮肤出现鱼鳞样改变。

临床特征

病史

典型的获得性鱼鳞病最初常常先突然发生于下肢，然后逐渐蔓延至全身。

临床表现

双腿对称性的深色厚层鳞屑，如同蜥蜴的皮肤。也可累及上肢和躯干，尤其是背部(图 87.1)，皱褶部位因湿度大，很少累及。颜面因有大量皮脂腺，亦很少累及。头皮可有大量细鳞屑。有明显瘙痒。伴掌跖角化过度、皲裂和感染[1]。

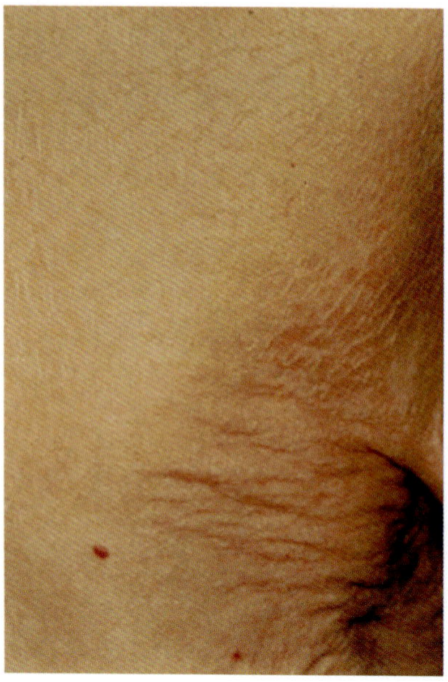

图 87.1 继发于淋巴瘤的获得性鱼鳞病

鉴别诊断

- 皮肤干燥症
- 乏脂性湿疹
- 特应性湿疹
- 药疹
- 遗传性鱼鳞病

病程与预后

控制原发病或停用致病药物，获得性鱼鳞病可缓解。

检查

获得性鱼鳞病的诊断主要依据临床表现，无需确诊试验。确诊后，应仔细查找病因，特别是潜在的恶性肿瘤，尤其是淋巴瘤。除详细病史外，还需临床检查、胸部 X 线检查和详细的用药史。进行适当检查可以发现其他潜在病因。

治疗

获得性鱼鳞病治疗的主要目的是查找病因。治疗原发病可有效改善皮损。

获得性鱼鳞病的治疗主要是对症治疗，包括应用维 A 酸类和角质软化剂类药物。

一线治疗

外用维 A 酸类药物，主要是维 A 酸和他扎罗汀，可降低角质形成细胞的黏着性[27]。

二线治疗

β-羟基酸(水杨酸)有助于溶解角质细胞。

三线治疗

每天两次外用 α-羟基酸(乳酸或羟基乙酸)，可松解和剥离角质细胞。10%～20%尿素保湿效果较佳。含 20%丙二醇的水性乳膏可水化角质层。

黑棘皮病

定义

黑棘皮病(AN)是一种表现为无症状对称性色素沉着的皮肤病，好发于皮肤皱褶部位，特别是腋窝、腹股沟、乳腺下缘和颈部。皮损处皮肤增厚，呈天鹅绒样，可伴有皮赘。主要与肥胖和胰岛素抵抗有关。

概述

黑棘皮病是一种独立的皮肤病，但可能与肥胖、内分泌疾病和内脏肿瘤等密切相关。

流行病学

发病率和患病率

良性黑棘皮病多见，影响到多达 20%的成人和 7%的儿童；若只考虑肥胖儿童，这一比例可增加 3 倍[1-3]。恶性黑棘皮病罕见。

年龄

该病可发生于任何年龄。良性黑棘皮病在成人中最常见，也可发生于幼儿期，肥胖儿童多见。罕见的恶性黑棘皮病好发于中老年人，但也见于伴有肾母细胞瘤和成骨肉瘤的儿童[3]。

性别

男女比例均等。

种族

肤色较深的患者多见。一项研究显示，AN 见于 1%的白人、5.5%的拉丁裔人和 13.3%的非裔美国人[4]。

伴发疾病

肥胖与 AN 密切相关（既往称为假性黑棘皮病），皮损可随体重下降而消退[5]。

多种综合征与 AN 相关（框图 87.2），通常涉及内分泌系统或伴发自身免疫性疾病。

恶性 AN（详见第 147 章）与许多内脏肿瘤相关，90%以上见于胃肠癌患者，其中 2/3 是胃癌[6-8]。框图 87.3 中列出了与 AN 相关的其他肿瘤。恶性 AN 可伴有其他皮肤副肿瘤现象，特别是红色皮肤乳头状瘤病，躯干和四肢迅速出现许多疣状丘疹，在临床上难以与病毒疣区分（见第 147 章）。

病理生理学

与良性 AN 最密切相关的是肥胖[2,9]和胰岛素抵抗[1,10-12]。伴有高胰岛素血症和胰岛素抵抗的肥胖患者存在胰岛素诱导生长因子（IGF-1）受体的过度表达[13]。IGF-1 可刺激角质细胞和真皮成纤维细胞的增生。表皮生长因子受体和成纤维细胞生长因子受体（FGFR）也参与其中。在 Beare-Stevenson 综合征中已鉴定出 *FGFR2* 基因突变，在 Crouzon 综合征和致死性侏儒症中鉴定出 *FGFR3* 基因突变[14]。在家族性 AN 中也已鉴定出 *FGFR3* 基因突变[15]。

药物可诱导 AN 发生：干细胞移植中使用的某些药物，如帕利夫明，可促进 FGFR 活化[16]，而胰岛素可通过激活 IGF 受体促进注射部位 AN 的发生。

框图 87.2　黑棘皮病相关疾病

- 肢端肥大症和巨人症
- Alström 毛细血管扩张症
- Bloom 综合征
- Bartter 综合征
- Beare-Stevenson 综合征
- 良性脑病

（续框图）

- Capozucca 综合征
- 伴有侏儒症的软骨营养不良
- Costello 综合征
- Crouzon 综合征[26,27]
- 皮肌炎
- 糖尿病
- 家族性松果体肥大
- 巨人症
- HAIR-AN 综合征
- 桥本甲状腺炎
- Hirschowitz 综合征
- Laurence-Moon-Bardet 综合征
- Lawrence-Seip 综合征
- 脂质萎缩性糖尿病
- 狼疮样肝炎
- 红斑狼疮
- 运动束变性
- 苯丙酮尿症
- 多囊卵巢综合征
- 原发性性腺功能低下
- 假肢端肥大症
- Prader-Willi 综合征
- 锥体束变性
- Rud 综合征
- 系统性硬化病
- 致死性侏儒症
- Werner 综合征
- Wilson 综合征

框图 87.3　黑棘皮病相关的内脏恶性肿瘤

- 胃癌
- 胆囊和胆管癌
- 膀胱癌
- 乳腺癌
- 妇科恶性肿瘤
- 霍奇金病
- 肾癌
- 肝癌
- 肺癌
- 胰腺癌
- 前列腺癌
- 睾丸癌
- 甲状腺癌
- 成骨肉瘤和肾母细胞瘤（儿童）

恶性 AN 可产生肿瘤衍生的刺激因子，尤其是可被表皮生长因子受体所识别的 TGF-α。TGF 水平可随肿瘤的切除而降低，副肿瘤现象也可随之消退[17]。

发病诱因

AN 与许多良性和恶性疾病相关，通过循环因素，通过共同途径促进角质形成细胞和成纤维细胞的增殖。汗液和(或)摩擦等机械因素，导致 AN 在皱褶部位特征性分布。

病理学

虽然名为黑棘皮病，AN 在显微镜下见不到或极少见到棘层肥厚或色素沉着。组织学表现为真皮乳头层大量指状向上突出的角化过度和乳头瘤样增生。色素沉着是由于角化过度，并无黑素细胞数量或黑素生成增加。可出现假角囊肿。在黏膜病变中，可出现角化不全[3]。

遗传学

AN 的家族遗传形式呈常染色体显性遗传。在家族性 AN 中，已鉴定出 *FGFR3* 基因突变[15]。

临床特征

病史

AN 通常先是颈、腋窝和腹股沟等处皮肤颜色加深，无其他症状。随着时间推移，皮损变厚，局部可伴发皮肤赘生物。瘙痒不常见。

临床表现

AN 表现为对称性天鹅绒样深色斑片，常见于腋窝、腹股沟和颈后及两侧(图 87.2)。儿童最常发生于颈后。可伴发皮赘(软垂疣)。AN 可广泛分布，黏膜表面可呈细腻的天鹅绒样突起，触之柔软，可累及眼睑及结膜。相关甲改变包括白甲病和甲下角化过度。

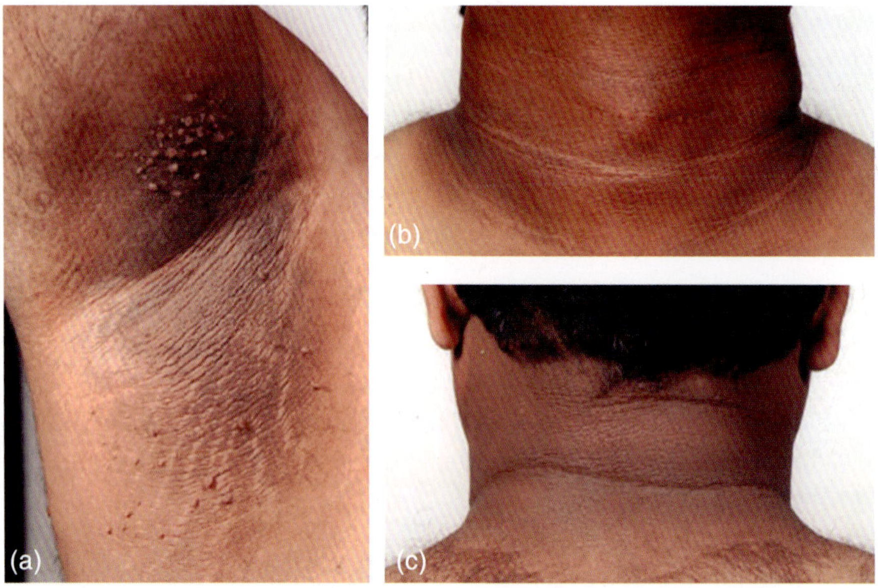

图 87.2 (a－c)一位 41 岁患有 2 型糖尿病的肥胖南亚裔男性的典型黑棘皮病。注意腋下相关的皮纹和皮赘(a)，以及颈根部和颈背部变黑且呈天鹅绒样增厚的皮肤(b,c)

临床变异

HAIR-AN 是一种家族性综合征，表现为高雄激素血症、胰岛素抵抗和黑棘皮病。多见于年轻的黑人女孩，伴有多囊卵巢、多毛症、阴蒂肥大和血浆睾酮水平增高。也称为 A 型胰岛素抵抗综合征，详见第 90 章和第 149 章。

AN 伴有糖尿病、高雄激素血症或自身免疫性疾病(包括系统性红斑狼疮、系统性硬化症病、桥本甲状腺炎和干燥综合征)，称为 B 型胰岛素抵抗综合征。

家族性 AN 是一种罕见的外显率可变的常染色体显性遗传病，常幼年发病，直至青春期趋于稳定。某些患者可随年龄增长逐渐好转。

药物所致 AN 与多种药物有关，特别是激素类、胰岛素、系统用类固醇皮质激素、睾酮和外源性雌激素(包括口服避孕药)[18,19]。最常见的药物之一是烟酸。停药物后皮损可逐渐消退。

全身性 AN 罕见，仅见于儿童。皮肤出现全身性色素沉着和天鹅绒样增厚，进一步检查无任何相关的系统性异常[20-22]。

肢端型 AN 在光分型为 5 型和 6 型的皮肤中更常见。它与全身性疾病无关，表现为手背和足背皮肤呈天鹅绒样增厚和色素沉着，尤其是指关节[23]。

单侧 AN(或痣样 AN)非常罕见，目前认为是由胚胎发生过程中体细胞突变引起。该病可发生于出生时、儿童期或成年期。临床上表现为色素斑块，单发或沿 Blaschko 线分布，相似于表皮痣。病理组织学上，可见典型的 AN 改变。皮损可发生于颜面、头皮、胸部、腹部、背部和大腿[24]。

恶性或副肿瘤 AN(图 87.3)与多种内脏肿瘤相关(见上文和框图 87.3)。

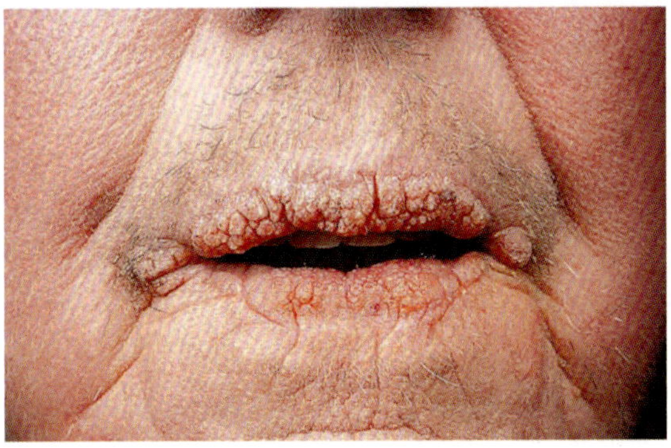

图 87.3 恶性黑棘皮病：乳腺癌患者的口唇边缘出现疣状增厚

鉴别诊断

主要鉴别诊断如下：

- 艾迪生病
- 糙皮病
- 血色素沉着症

简单检查即可排除上述诊断。

病程与预后

良性 AN 与全身性疾病无关，但常持续存在，有碍美容。

与代谢异常和胰岛素抵抗相关的 AN，可随基础疾病的治疗而改善。与肥胖相关的 AN，限制饮食和减肥可缓解。

恶性 AN 患者预后差，确诊后平均生存期仅 2 年。

检查

在成年发作的 AN 中，应筛查患者潜在的内分泌疾病或恶性肿瘤。血清胰岛素是检测胰岛素抵抗的敏感指标，其水平可在糖尿病发病前或糖化血红蛋白升高前升高。

治疗

应治疗潜在疾病。家族性 AN 或不伴有潜在疾病的 AN，治疗目的主要是改善美容外观。

> **阶梯治疗**
>
> **一线治疗**
> - 外用维 A 酸类药物，可减轻角化过度
>
> **二线治疗**
> - 外用 α-羟基酸和水杨酸等角质软化剂，可通过减轻角化过度改善皮肤外观
>
> **三线治疗**
> - 皮损泛发者，口服异维 A 酸部分有效[25]

融合性网状乳头瘤病

定义和术语

融合性网状乳头瘤病(CARP)是一种罕见的表皮角化性疾病，其特征为躯干出现过度角化的丘疹，逐渐融合，在局部形成网纹状斑块。推测其病因是机体对共生微生物的一种异常反应。

> **同义名**
> - 无名色素性乳头瘤病
> - 融合性网状色素性乳头瘤病
> - Gougerot-Carteaud 综合征

概述

Gougerot 和 Carteaud 于 1927 年首次描述了该病[1]。但尚有争议，很多人认为该病是 AN 的一种特殊类型[2]。CARP 诊断标准已确立，目前认为是皮肤乳头状瘤的一种特殊类型[3,4]。

流行病学

发病率和患病率

CARP 是一种罕见病，目前尚无患病率数据。

年龄

CARP 主要发生于年轻人，平均发病年龄为 19 岁[2]。

性别

男女发病率相近，但有报道显示白人中女性多见，日本人中男性多见。来自梅奥诊所[4]和近期黎巴嫩的研究表明男女发病率均等[5]。

种族

CARP 在所有种族中均有报道。

病理生理学

CARP 的发病机制尚不清楚。部分患者可能与对马拉色菌的异常宿主反应有关[6,7]，也有人认为与放射菌有关[8]。这些假说后面会详细讨论。然而，抗生素的抗炎特性可能是这种反应的真正原因。

在透视显微镜和免疫组化研究中发现，CARP 的角质形成细胞分化异常，内披蛋白、角蛋白 16 和 Ki-67 表达增加[9]。由此可解释本病在部分家族中聚集的现象[10,11]。Odland 小体增多，这与表皮角质形成细胞更替加速有关，如银屑病中所见[12]。新陈代谢异常在 CARP 发展中的作用得到越来越多的认可[2]。CARP 与肥胖、胰岛素抵抗[13]、甲状腺功能不全和库欣病有关[14]。

病理学

可见角化过度和乳头瘤样增生，颗粒细胞层变薄或消失。基底细胞层和角质层黑素可能增加，并反映为斑块的颜色。真皮层可见轻度非特异性炎症浸润[15]。

真菌染色常在表皮表面见显现马拉色菌。

致病微生物

大量研究发现 CARP 中存在马拉色菌。由此推测 CARP 是由于宿主对马拉色菌的异常反应所致。然而，研究表明仅约半数 CARP 患者在受累皮肤上有大量酵母菌[2,6,7]。虽然部分 CARP 患者对外用咪唑类药物或其他抗真菌药有反应，但仍有约半数的患者无反应[5-7]，这些患者仅在皮肤表面检测到少量孢子。

部分 CARP 患者对四环素和大环内酯类抗生素有反应，由此推测皮肤细菌感染可能是其病因。2005 年，从一例 CARP 患者皮肤中分离出一种此前未知的 Dietzia 属的放射菌。药敏研究显示其对四环素和红霉素敏感，该患者服用四环素后皮损消退。这一随后被命名为 Dietzia 乳头瘤病的生物体涉及一例败血症病例，但是迄今为止尚无其与 CARP 相关的进一步报道[8]。然而，有人提出，抗生素的这种作用可能是缘于它们的抗炎特性而不是抗菌特性。

遗传学

虽然家族形式的 CARP 已有报道[10,11]，但由于非常罕见，无法假定其遗传性。

临床特征(图 87.4)

病史

CARP 患者通常是青春期后发病的年轻人。皮损斑块主要位于躯干，尤其是胸骨前、肩胛间和上腹部。通常无自觉症状。

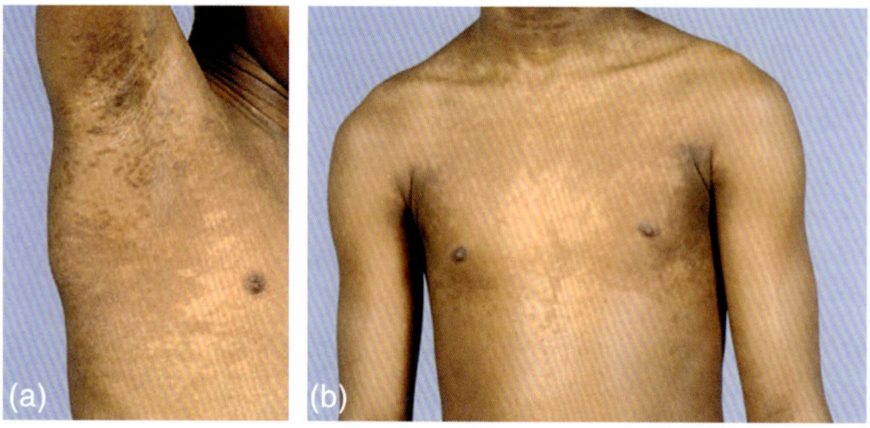

图 87.4 (a,b)融合性网状乳头瘤病：12 岁男孩 6 个月前颈周出现无症状皮疹，随后播散至腋窝和躯干上部。抗真菌药物治疗无效

临床表现

患者首先注意到躯干上出现直径 1～2mm 的色素沉着性角化性丘疹。皮损中央融合成灰蓝色斑块，边缘呈网状。数周或数月后，这些斑块可扩散至下腹部和耻骨区[2]。颜面和四肢可受累。也有报道皮损仅累及面部或耻骨区[16,17]。黏膜不受累。已报道了多种不同类型的皮肤受累模式[18]。

鉴别诊断

CARP 的最常见的鉴别诊断如下：

- 黑棘皮病
- 斑状淀粉样变
- 毛囊角化病
- 表皮痣
- 扁平疣
- 花斑糠疹
- 脂溢性角化病
- 潴留性角化过度(个人卫生不佳)

病程与预后

CARP 是一种慢性病，可缓解也可加重。当 CARP 对治疗有反应时，若停止治疗，常复发。

第8部分

治疗

CARP 是一种慢性病，仅影响美观。如患者不受其困扰，可无需治疗。过度肥胖患者，减肥可缓解病情。部分女性妊娠或口服避孕药期间病情也可缓解。

一线治疗

口服广谱抗生素可有效治疗 CARP[21]；最有效的是米诺环素[4,19,20]。部分病例外用莫匹罗星软膏有效[21]。

二线治疗

局部和全身应用抗真菌药，包括硫化硒洗发剂，部分病例有效[2,22]，但疗效差异较大。外用维 A 酸和维生素 D 衍生物类药物，疗效不一[23-25]。

三线治疗

高剂量和低剂量的异维 A 酸类药物已用于 CARP 的治疗，疗效不一[26,27]。

正圆形糠疹

定义和术语

正圆形糠疹（PR）[1]是一种原因不明的皮肤病，表现为完全圆形的略有红斑或色素沉着的斑块，伴有细小鳞屑，常出现于躯干或者臀部、手臂以及腿部。

> **同义名**
> - 连圈状秕糠疹
> - 获得性假性鱼鳞病

概述

PR 是一种罕见病，文献少有报道。1 型 PR 最常见，通常见于亚洲或非洲老年人，常伴发潜在的系统性疾病或恶性肿瘤[2]；随着潜在疾病的治疗可消退[2,3]。2 型 PR 通常为家族性，常见于年轻的白人患者；与潜在疾病无关。

流行病学

发病率和患病率

PR 罕见，大多数报道来自南非、撒丁岛或日本。

年龄

1 型 PR 常见于 60 多岁的患者。2 型 PR 常见于 40 多岁的患者。

性别

PR 的男女发病率相同。

种族

大多数关于 PR 的病例报道是来自南非的黑人人群，少数来自英国的报道涉及非洲裔患者[4]。1 型 PR 也见于东亚患者，大多数报道来自日本，白人罕见[5]。2 型 PR 主要来自于撒丁岛。

伴发疾病

1 型 PR 与肝细胞癌相关。在南非 10 名黑人 PR 患者中，70%伴发肝细胞癌[6]。来自南非的一项肝细胞癌检查的进一步研究中，63 名患者中 15.9%患有 PR[7]。在南非黑人人群中，PR 可伴发多种系统性疾病，见框图 87.4。

在亚洲人群中，PR 与潜在的恶性肿瘤有关，但与肝细胞癌无关[8]。

> **框图 87.4　非洲黑人中与正圆形糠疹相关的疾病**
> - 肝细胞癌
> - 慢性髓样白血病
> - 硬腭鳞状细胞癌
> - 肺结核
> - 肝病
> - 心脏病
> - 营养病
> - 其他恶性肿瘤
> - 肺病
> - 慢性肾衰竭
> - 骨炎
> - 慢性腹泻
> - 系统性硬化病

病理生理学

PR 的发病机制尚不清楚。组织学上，PR 与寻常型鱼鳞病存在许多共同特点，一些作者认为它是鱼鳞病的一种变种[9]。在南非患者中，PR 与营养不良有关，但这一病因未被普遍认可。

病理学

组织学变化仅限于表皮角化过度和颗粒细胞层消失。

遗传学

2 型 PR 呈常染色体显性遗传。

临床特征

病史

PR 是一种无症状疾病，患者通常在检查其他疾病时偶然被诊断出。

临床表现

PR 表现为躯干、臀部、手臂和腿部的无症状的直径在 0.5～20 cm 以上的细薄鳞屑性斑块，数量从数个到 100 多个不等，边界清晰，可互相融合成多环状。皮损在浅色皮肤中呈粉红色，在 5 型和 6 型光分型皮肤中呈深棕色（图 87.5）。

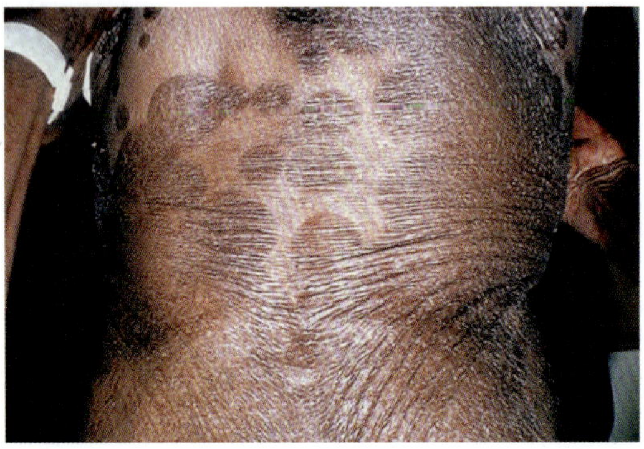

图 87.5 正圆形糠疹

临床变异

1 型和 2 型 PR 分别为散发性和家族性(参见上文)。

鉴别诊断

鉴别诊断包括固定性药疹后的炎症后色素沉着、红癣、体癣、花斑癣和银屑病。

病程和预后

2 型 PR 通常持续终生。1 型 PR 与潜在疾病有关,治疗原发病可消退。

检查

PR 诊断为排除性诊断,皮肤活检有助于排除其他疾病。

皮肤刮片和真菌学检查有助于排除皮肤癣菌病和花斑癣。

治疗

众所周知,PR 的皮损治疗效果不佳,但局部治疗已取得一些进展。

阶梯治疗

一线治疗

- 外用维 A 酸类药物,如维 A 酸、异维 A 酸或他扎罗汀

二线治疗

- 外用 10%乳酸

三线治疗

- 5%水杨酸软膏

毛发角化病

定义和术语

毛发角化病(KP)是一种遗传性角化异常性疾病,累及毛囊孔,伴有不同程度的毛囊角栓、毛囊周围红斑和毛囊萎缩。

同义名

- 毛囊角化病
- 毛发苔藓

概述

KP[1,2]是一种常见皮肤病,特征为毛囊角化性丘疹和毛囊周围红斑。由于多达半数的人群在某种程度上存在这种情况,因此可将其视为一种正常的变异而非疾病。

流行病学

发病率和患病率

KP 非常常见,影响 50%～80%的青少年和约 40%的成年人。

年龄

KP 通常 10 岁之前发病,并可在青春期前后加重。在部分患者中,该疾病随着年龄增长而改善,但可影响从幼年到老年的任何年龄段。

性别

女性可能比男性更易受累。

种族

KP 在任何种族中都不普遍。

伴发疾病

KP 可能与寻常型鱼鳞病和特应性湿疹有关[3]。但因寻常型鱼鳞病和特应性湿疹很常见,这种联系可能是种巧合。框图 87.5 中列出了部分 KP 伴发的其他疾病。最近,已经注意到 BRAF 阳性的肿瘤患者使用维莫非尼和索拉非尼治疗会出现 KP 的不良反应[4]。

病理生理学

由于角质细胞黏附缺陷导致在毛囊口形成多余的角蛋白栓,阻碍毛发长出。毛发向内生长,导致炎症反应[18]。

病理学

KP 的组织病理表现为角化过度、颗粒层增厚和毛囊堵塞,以及真皮浅层血管周围轻度淋巴细胞浸润。

遗传学

KP 呈外显率可变的常染色体显性遗传[18]。已有报道,在严重 KP 和眉部瘢痕性红斑患者中鉴定出 18 号染色体短臂的部分单体[19]。

环境因素

KP 可伴有季节性变化,夏季有所改善[20]。

临床特征

病史

KP 通常在儿童期发病，最常见于上臂伸侧，可在青春期前后加重。

框图 87.5 与毛发角化病和毛囊角化过度症有关的疾病

- 寻常型鱼鳞病[3]
- 特应性湿疹[3]
- 肥胖[5]
- 胰岛素依赖型糖尿病(见 1 和 2 型)[5]
- Noonan 综合征[6]
- 心-面-皮肤综合征[7]
- 氨酰基脯氨酸二肽酶缺乏症[8]
- 唐氏综合征[9]
- Fairbanks 综合征[10]
- Olmsted 综合征[11]
- 肾功能衰竭和维生素 A 过多症[12]
- 念珠状发[13]
- 先天性甲肥厚[14]
- 外胚层发育不良[15]
- 系统使用类固醇皮质激素[16]
- 锂[17]
- 维莫非尼和索拉非尼[4]

临床表现

四肢伸侧可见角化性小丘疹，尤其是手臂(图 87.6)和大腿[20]。臀部和腰部也常受累。这些部位呈现“鸡皮疙瘩”样外观和粗糙的纹理。衣物摩擦可诱发受累毛囊形成表浅脓疱。臀部可形成更深的炎症病变和结节。

临床变异

面颈部毛囊红斑黑变病被认为是 KP 的一种亚型[21-23]，见于印度及其他远东和中东国家。表现为毛囊角化过度，伴有红斑和色素沉着。顾名思义，该病累及颜面部，尤其是颊部和颈部(图 87.7)。

萎缩性 KP 是一种炎症更重的 KP 类型，可导致毛囊纤维化和萎缩，并进展为瘢痕性脱发。有以下 3 种亚型：

1. 面部萎缩性 KP：又称眉部瘢痕性红斑[24]或面部萎缩性红色毛发角化病，累及颊部和外侧眉毛(图 87.8)。伴有固定性红斑、毛囊堵塞、凹陷性瘢痕和毛发脱落。可能伴随常见的 KP，可能呈常染色体显性遗传[25]。

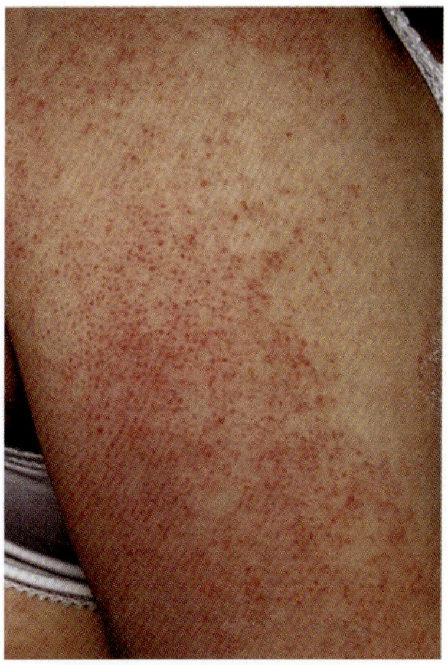

图 87.6 上臂伸侧的毛发角化病

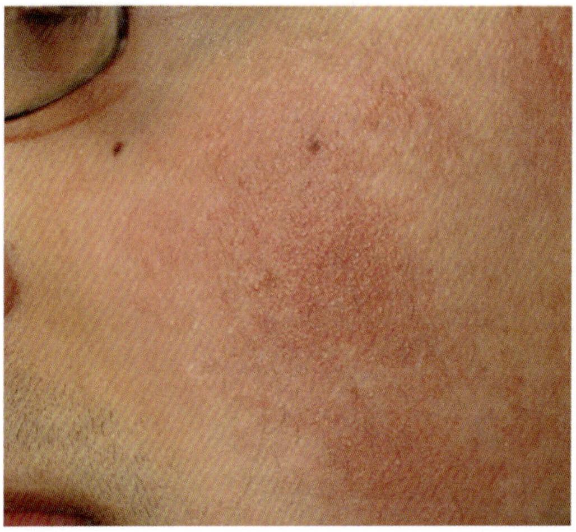

图 87.7 一位亚裔青年男性的面颈部毛囊红斑黑变病

2. 脱发性棘状毛囊角化病：始发于婴儿期，累及颊部和鼻部[26]。毛囊堵塞导致毛囊萎缩。头皮也可能受累，造成瘢痕性脱发。可能伴随掌跖角化过度。

3. 虫蚀状皮肤萎缩：发生于儿童后期，累及颊部和耳前皮肤。毛囊堵塞发展为皮肤网状萎缩(图 87.9)[27]。

鉴别诊断

KP 可与多种皮肤病混淆，包括：

- 毛囊角化病(Darier 病)
- 毛发红糠疹
- 特应性湿疹
- 光泽苔藓
- 发疹性毳毛囊肿

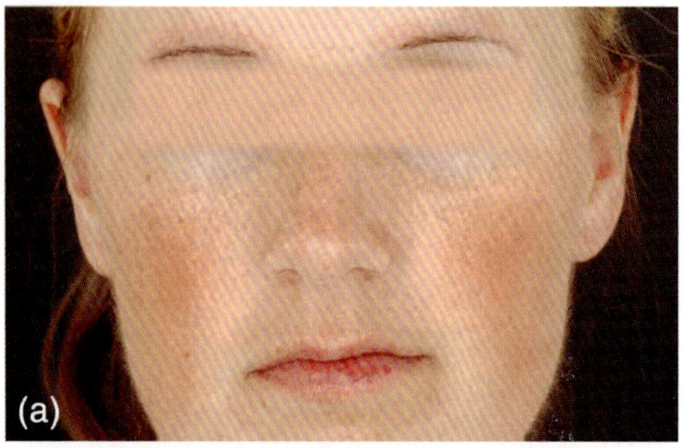

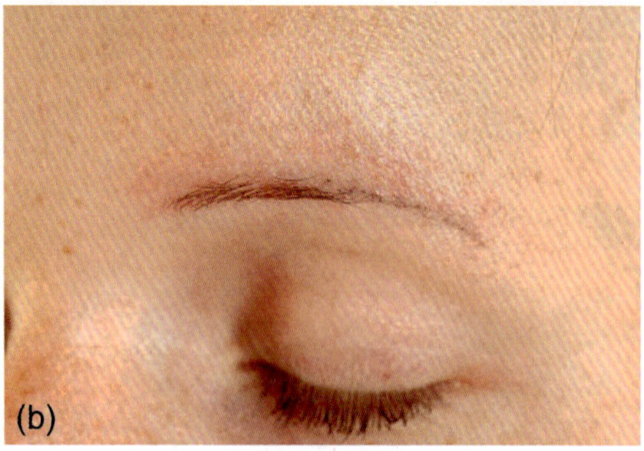

图 87.8 面部萎缩性毛发角化病（眉部瘢痕性红斑）

注意面颊和残留的稀疏眉毛上界限清楚的对称性红斑(a)；外侧的一半眉毛完全脱落，已用眉笔修饰(b)。

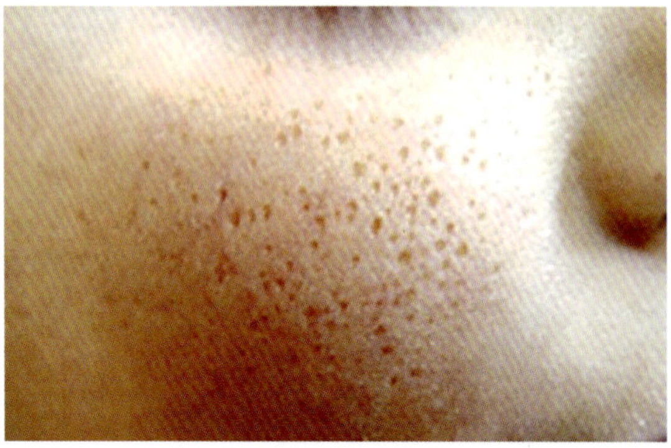

图 87.9 10 岁男孩面颊部的虫蚀状皮肤萎缩

源自：http://www.ncbi.nlm.nih.gov/pmc/articles/PMC3163348/from Apalla et al. J Dermatol Case Rep 2009[32] copyright 2009 Specjalisci Dermatolodzy.

若毛囊皮损发炎，KP 可能与以下疾病混淆：

- 痤疮
- 毛囊炎

面部萎缩性 KP 可与酒糟鼻混淆。

病程与预后

在大多数患者中，KP 是一种轻度的美容性疾病，可随年龄增长而改善。可能出现色素减退、色素沉着和瘢痕形成。

检查

KP 是一种临床诊断，通常不需要做任何检查。

治疗

KP 主要影响美观，许多人并未意识到有此问题。如患者不受困扰，则无需治疗。局部治疗效果有限，许多患者难以坚持。

一线

角质软化剂，特别是水杨酸。乳酸和乙醇酸制剂也能改善皮肤粗糙。治疗需持续多年。

二线

外用维 A 酸类药物可减轻角化过度，与含 10% 尿素的保湿剂联合应用，疗效更佳。外用维 A 酸类药物对面部萎缩性 KP 尤其有效[28]。

三线

口服异维 A 酸已成功应用于严重 KP 的治疗，但停药后易复发[29]。

四线

应用脉冲染料激光已成功治疗有严重固定性红斑的面部萎缩性 KP 患者[30,31]。

小棘苔藓

定义和术语

小棘苔藓（LS）[1-3]是一种罕见的特发性疾病，其特征为呈大斑块排列的角化性毛囊丘疹。

> 同义名
> • 棘状角化病

概述

1908 年[4] Adamson 首次描述 LS 为急性突发的形成斑块的簇集角化性丘疹。皮损突然出现，对称分布于四肢伸侧、躯干和颈部[1-3]，触之粗糙，直径通常为 2～5cm。

流行病学

发病率和患病率

LS 是一种罕见病。自首次记载[4]以来，没有关于该病进一步的研究报道，直到 1990 年，Friedman 在对菲律宾一家皮肤病诊所就诊的 7435 名患者进行的一项调查中记载了 35 名 LS 患者，占被调查患者总数的 0.5%[3]。

年龄

LS 多见于儿童和年轻人，平均发病年龄为

16.2+10.1 岁[3]。

性别

病例报告显示 LS 在男性和女性中分布均等。

种族

LS 可发生于任何种族。

伴发疾病

LS 通常与潜在的系统性疾病无关。目前已有 LS 伴发 HIV 感染、克罗恩病、酒精中毒、霍奇金病和梅毒等的病例报道[5-7]。在此之前，LS 被认为与某些药物有关，包括铊、金和白喉毒素。

病理生理学

LS 的病因尚不清楚。由于 LS 和 KP 具有相同的组织学特征，部分学者认为 LS 是 KP 的一种变体。

病理学

厚层角质栓导致毛囊扩张，毛囊周围轻至中度慢性炎症浸润。

临床表现

病史

LS 通常突然发作而无症状。

临床表现

单个毛囊性丘疹直径 2～3mm，高出皮肤表面 1mm，每个丘疹顶端有一尖细角质小棘。丘疹聚集成直径 2～5cm 的斑块。斑块对称性分布于躯干、臀部（图 87.10）、颈部、膝盖和肘部。通常不累及面部、手和足。斑块突然分批出现，迅速生长，之后保持稳定。

临床变异

面部棘突病表现为面颊部位的细小角化刺，可能是 LS 的一种变异型。

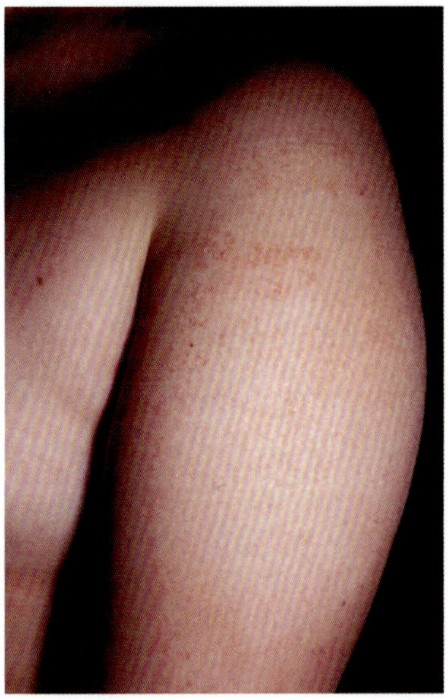

图 87.10 一名 8 岁女孩在背部、肩部和上臂无症状突发的长达 18 个月的小棘苔藓

鉴别诊断

需考虑引起毛囊性丘疹的所有其他病因，包括 KP、光泽苔藓、蟾皮病和毛发红糠疹。

病程和预后

LS 是一种慢性病，但纯粹是美容性疾病。可持续多年，但大多数患者在 1～2 年内可自然消退。

检查

LS 的诊断依据临床，组织病理可辅助诊断。

治疗

LS 的治疗目的是改善美容外观。主要治疗方法是外用维 A 酸类药物和角质软化剂[8]。

阶梯治疗

一线治疗

- 角质软化剂，包括乳酸（5%～12%）、水杨酸（3%～5%）和尿素（10%～20%）

二线治疗

- 外用维 A 酸类药物可有效治疗 LS[9]

三线治疗

- 据报道，两例具有不典型表现的颏下 LS 患儿外用他卡西醇后取得良好疗效[10]

局限性角化病

定义

局限性角化病（KC）是一种罕见病，其特征是局限性毛囊角化过度。

概述

Shrank 于 1966 年在尼日利亚约鲁巴部落的 10 名成员中首次描述了 KC[1]。该病罕见，是否是一种独立的皮肤病尚有争议。在一份报道和文献综述中，作者认为 KC 实际上是受环境因素影响的一种银屑病[2]。还有人提出，本病与Ⅳ型幼年局限型毛发红糠疹相同（见第 36 章）。而一份来自肯尼亚的 10 例 KC 患者的病例报告支持 Shrank 的发现[3]，也有其他作者证实 KC 是一种独立疾病[4,5]。

流行病学

发病率和患病率

KC 是一种罕见病。

年龄

KC 首发于儿童期，之后持续存在。

种族

KC 最初被描述是在一个非洲部落中，在 6 型光分型皮肤中更为常见。

病理生理学

KC 的发病机制尚不清楚。

病理

组织学表现为毛囊堵塞和中度角化过度。不累及真皮。

遗传学

KC 疑似散发，但在个别种族群体的聚集病例支持其遗传倾向。

临床特征

病史

KC 通常在 3—5 岁发病，皮损在 2～3 周内迅速发展。

临床表现

KC 皮损表现为界限清楚的弥漫性毛囊角化过度，常见于手臂、腿部伸侧和躯干（图 87.11）。Shrank 在最初的报道中描述，皮损累及所有患者的肘部和膝部，臀部有 4～5cm 圆盘状毛囊角化过度。偶尔累及手背和足背，手掌和足底很少受累。皮损可增厚、过度色素沉着或呈紫罗兰色。

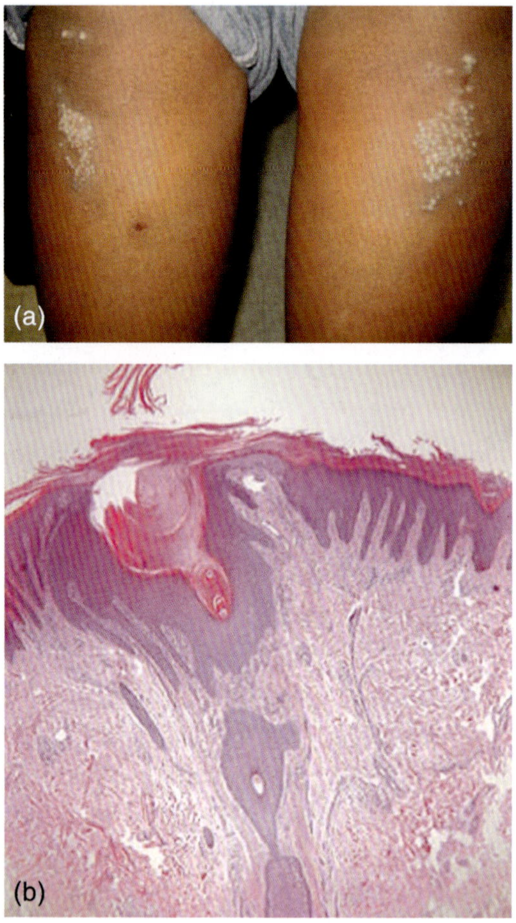

图 87.11 局限性角化病

10 岁非裔美国女孩大腿聚集角化过度性丘疹（a）；伴有明显毛囊堵塞的银屑病样皮炎，但无中性粒细胞（b）。（引自 Shams et al，2011 年[5]。经 Wiley 授权使用）

鉴别诊断

KC 可与多种皮肤病混淆，但临床可鉴别。包括：

- Ⅳ型幼年局限性毛发红糠疹（见第 36 章）
- 小棘苔藓
- 银屑病（见第 35 章）

病程和预后

KC 一旦发生，会持续存在。患者一般不会出现新皮损，但原有皮损可能会逐渐增大，并变得更加角化。

治疗

KC 对治疗反应不佳，外用皮质类固醇类药物、维 A 酸类药物或传统的角质软化剂常常难以改善。1 例 KC 患者外用含 40%尿素的凡士林后，外观得到明显改善[3]。

蟾皮病

定义

蟾皮病，字面之意为蟾蜍皮肤，是维生素 A 缺乏的皮肤表现之一，也可能与其他营养缺乏有关，表现为毛囊角化过度。详见第 63 章。

概述

Nicholls 于 1933 年首次在非洲劳工中描述了蟾皮病，认为是维生素 A 缺乏的一种表现[1]。该病常见于经济贫困国家的儿童。

流行病学

发病率和患病率

蟾皮病常发生于营养不良现象普遍的国家，也可见于欧洲患有肝硬化、吸收不良综合征、神经性厌食症的患者、酗酒者或流浪者[2]。在经济贫困国家，<5%的儿童和青少年患有此病[3]。近年来发现，减肥术[4,5]后可并发蟾皮病。

年龄

蟾皮病常见于经济贫困国家 5—15 岁的儿童。

性别

无性别差异。

种族

无相关数据。

伴发疾病

- 肝硬化

- 吸收不良综合征
- 神经性厌食症
- 酗酒
- 减肥术后营养缺乏

病理生理学

最初蟾皮病被认为只是由于维生素 A 缺乏所致。维生素 A 是细胞正常生长、分裂和维持免疫反应所必需的物质。维生素 A 缺乏会导致表皮角化异常和免疫抑制[6-8]。维生素 A 水平正常者也可患蟾皮病，可能与其他营养缺乏有关，包括复合维生素 B、核黄素、维生素 C、维生素 E、必须脂肪酸等的缺乏以及营养不良[1]。

病理

毛囊扩张，可见致密角栓，部分角化不全，真皮不受累。

临床特征(图 87.12)

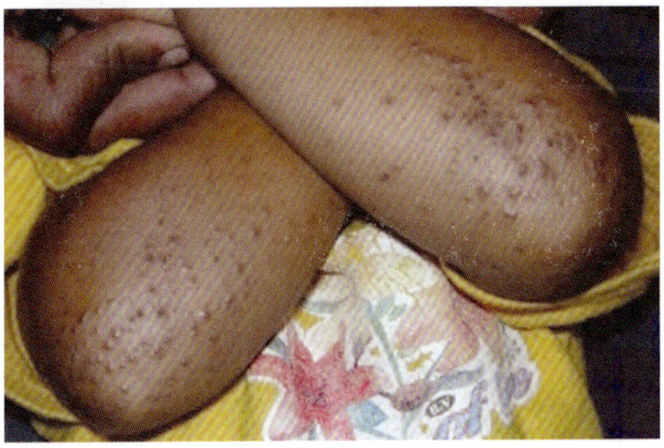

图 87.12 蟾皮病：一名患有夜盲症的 3 岁印度女童，前臂伸侧角化性丘疹，伴毛囊口堵塞。夜盲和蟾皮症状在补充维生素 A 后的 1 个月内均有所改善

源自：Murthy and Prabhakaran 2010[14] http://www.ncbi.nlm.nih.gov/pmc/articles/PMC 2854467/last accessed October 2015 copyright of the Indian Journal of Ophthalmology.

病史

蟾皮病多为始发于肘部的无瘙痒性皮损。

临床表现

蟾皮病表现为簇集性丘疹，每个丘疹直径为 3～4mm，中央有角栓[9-11]。丘疹分布与毛囊一致，触之坚实。最常累及肘部和膝部，臀部和四肢伸侧也可受累，泛发时可累及躯干和面部。丘疹呈肤色或伴色素沉着。常伴眼部症状，如夜盲症、结膜干燥和溃疡[12]。

鉴别诊断

蟾皮病的鉴别诊断包括：

- 毛发角化症
- 光泽苔藓
- 小棘苔藓
- 穿通性疾病
- 毛发红糠疹

并发症和伴发疾病

蟾皮病可伴发眼部受累，包括 Bitot 斑、结膜干燥和失明。

检查

所有蟾皮病患者都应检测维生素 A 水平。血清维生素 A 水平低于 35μmol/dl 表明维生素缺乏。部分营养缺乏的患者会出现低蛋白血症。这种情况下，尽管维生素 A 储备充足，其值也会出现下降。

治疗

治疗包括纠正不良饮食习惯和服用含维生素 A 的多种维生素制剂，因为不良的饮食习惯往往会导致并发其他营养不良的问题。口服给药优于肠外给药。8 岁以上儿童及成人每日给予 10 万 U 维生素 A，连续 3d；然后每日 5 万 U，连续 2 周；再每日 1 万 U，连续 2 个月，直至肝脏储备充足[13]。

> **阶梯治疗**
>
> **一线治疗**
>
> - 改善营养，补充维生素，治疗潜在疾病

棘状毛发发育不良

定义和术语

棘状毛发发育不良(trichodysplasia spinulosa，TS)发生于免疫功能低下的患者，是由多瘤病毒感染毛囊内毛根鞘所致的一种罕见的损容性皮肤病。

> **同义名**
>
> - 多瘤病毒相关性毛发发育不良
> - 免疫抑制性毛发发育不良

概述

该病罕见，1999 年在免疫功能低下患者中首次被描述[1]，是由新型多瘤病毒感染毛囊内毛根鞘的角质形成细胞所致。

流行病学

发病率和患病率

棘状毛发发育不良是一种罕见病，全世界只有少数病例报道。

年龄

所有年龄段的免疫抑制患者都有棘状毛发发育不良的报道[2]。

种族

所有种族均可受累。

伴发疾病

大多数棘状毛发发育不良患者的免疫功能在器官移植术后受到抑制[3]。据报道，曾有一例淋巴细胞白血病患者并发此症[4]。有罕见报道称，棘状毛发发育不良与系统性红斑狼疮相关[5]。

病理生理学

发病诱因

棘状毛发发育不良多瘤病毒(TSPyV)是一种机会性病毒：由疾病或药物引起的机体免疫抑制是发病的前提条件。

病理

皮损处毛囊发育异常成熟，毛囊漏斗部被含大量毛透明蛋白颗粒的角化嗜酸性角质形成细胞堵塞而扩张(见第 89 章)。电子显微镜显示，细胞内 28nm 大小的病毒颗粒与多瘤病毒一致。毛透明蛋白和 TSPyVVP1 蛋白抗体免疫荧光研究表明，该病毒仅存于毛囊内毛根鞘细胞的细胞核内[6]。而利用分子技术在一名肾移植患者的体内也检测出了该病毒[7]。

致病微生物

棘状毛发发育不良是由 TSPyV 所致。TSPyV 是一组Ⅰ型双链 DNA 病毒，属于多瘤病毒科和正多瘤病毒属，与梅克尔细胞多瘤病毒有关。荷兰[8]的一项研究表明，该病毒在普通人群中常见，血清阳性率达 70%，只有当携带者免疫功能低下时才会出现症状。与梅克尔细胞多瘤病毒不同，TSPyV 引起非典型增生而不是瘤变。

临床特征(图 87.13)

病史

Haycox 等[1]首次描述的患者是一名心脏移植受者，先是眉毛脱落，随后出现多发性疼痛性毛囊丘疹，伴棘状突起，迅速融合形成狮面样面容。

临床表现

面部皮肤出现有光泽的毛囊性丘疹，丘疹中央角化性棘状突起。病情进展迅速，伴多发毁容性皮损。眉毛、头发可脱落。通常无症状，也可有轻度瘙痒。

鉴别诊断

棘状毛发发育不良是一种非常独特的疾病，早期需与其他毛囊角化性皮肤病鉴别，包括：

- 毛发角化症
- 光泽苔藓

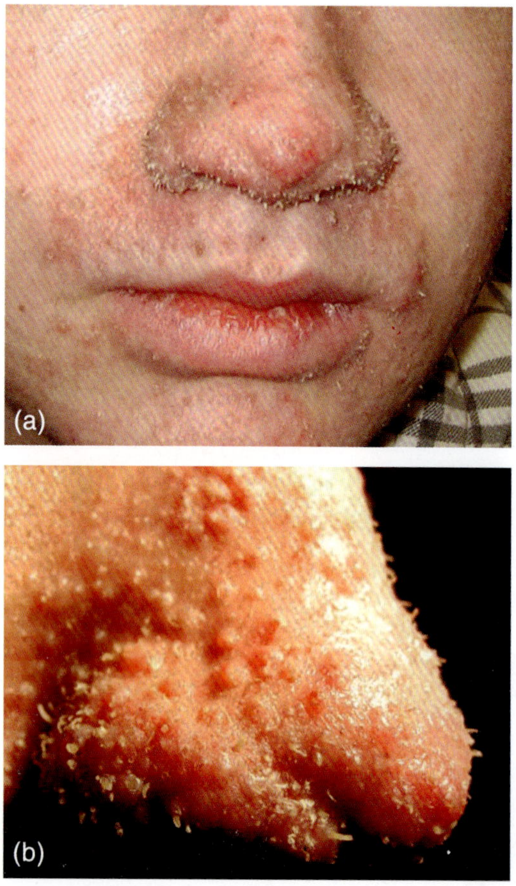

图 87.13 (a,b)棘状毛发发育不良：心脏移植受者鼻部的多发角化性棘状突起

源自：PLOS Pathogens. http://journals.plos.org/plos-pathogens/article? id=10.1371/journal.ppat.1001024 last accessed October 2015, courtesy and coyright of E. van der Meiden et al., University of Michigan, USA © 2010 van der Meijden et al.

- 毛囊黏蛋白沉积症

并发症和伴发疾病

患者都有免疫功能低下。

病程与预后

棘状毛发发育不良若不进行特殊治疗或解除免疫抑制，病情会逐步进展。无有关长期预后的相关报道，长期预后尚不明确。

检查

皮肤活检显示毛囊有特征性改变。分子或免疫荧光技术可鉴定病毒。

治疗

棘状毛发发育不良可持续存在。减少器官移植受者的免疫抑制可缓解病情。部分患者抗病毒治疗获得成功[9,10]，一例患者术后局部外用他扎罗汀有效[11]。由于缺乏病例报道，无法提供严格的治疗指导。口服抗病毒药物可能是首选治疗方法。

阶梯治疗

一线治疗

- 尽可能减少免疫抑制
- 口服缬更昔洛韦：已报道 4 例患者有效
- 外用西多福韦：5 例接受治疗的患者中 4 例病情得到改善[10]

二线治疗

- 外用他扎罗汀：一名患者局麻下刮除皮损后，外用他扎罗汀得到改善[11]

三线治疗

- 一名患者联合外用阿昔洛韦、2-脱氧-D-葡萄糖、表没食子儿茶素(绿茶提取物)治疗，皮损改善[12]

Flegel 病

定义和术语

Flegel 病(Flegel disease，FD)是一种罕见病，由 Flegel 于 1958 年首次报道[1]。其特征是小腿和足背扁平状角化过度性丘疹。好发于老年人，偶见于年轻人。

同义名

- 持久性豆状角化过度病

概述

FD 是一种罕见的皮肤病，以小腿和足背扁平状角化过度性丘疹为特征。好发于老年人，偶见于年轻人。丘疹直径 1～5mm，顶部有角质化鳞屑，去除鳞屑可出血。病变最常见于小腿和足背，尤其是老年患者。

流行病学

发病率和患病率

FD 是一种罕见病，文献无流行病学数据报道。

年龄

FD 最常见于中老年人，但也有儿童病例报道[2]。

种族

FD 可见于所有种族，在白人中更为常见。

伴发疾病

大量报道表明内分泌疾病和 FD[3] 有关，尤其是糖尿病。

病理生理学

FD 的病因尚不清楚。有许多假说。部分作者认为紫外线可能与 FD 有关[4]。电镜显示，颗粒层中缺少或缺乏 Odland 小体，提示局部角化过度的可能机制[5,6]。免疫学研究表明，FD 真皮的浸润以 T 细胞为主，并且这些细胞被激活，表明本病可能是细胞介导的针对角质形成细胞的免疫反应的结果[7]。

病理

显微镜观察一个发育良好的丘疹，可见其典型的组织学特征。角质层显著增厚、嗜酸、致密，下方棘层压缩，可出现灶状角化不全；中间颗粒层变薄或消失；周围表皮可呈乳头瘤样增生；受累表皮下的真皮层淋巴细胞带状浸润[5]。

遗传学

FD 可以是家族性或非家族性的变异。部分 FD 病例，以常染色体显性遗传方式遗传[8]。

环境因素

有人认为 FD 的发病可能与在阳光暴露有关。

临床特征(图 87.14)

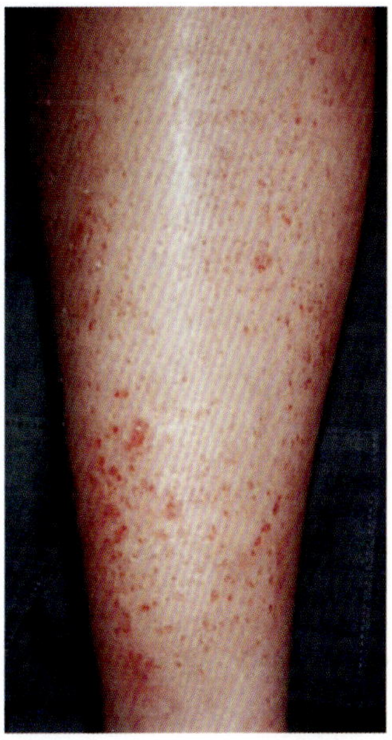

图 87.14 Flegel 病
小腿皮肤多发微小的棘状角化丘疹。

病史

中老年人下肢出现微小的角化性丘疹，并逐渐向上扩展至双腿。皮损无症状。

临床表现

皮损为红色/褐色非毛囊性角化丘疹，直径 1～5mm。外耳垂、手臂、手掌、足底和口腔黏膜少见[9]。去除痂皮后遗留红色基底，有点状出血。很少累及躯干，但有泛发病例的报道[10]。

鉴别诊断

FD 需和其他局限性角化过度性疾病相鉴别(框

图 87.6)。

> 框图 87.6 Flegel 病的鉴别诊断
> - 光化性角化病
> - 砷角化病
> - Darier 病
> - 获得性反应性穿通性皮肤病(Kyrle 病)
> - 汗孔角化病
> - 灰泥角化病

检查

皮肤活检可显示特征性改变,有助于确定临床诊断。

治疗

FD 治疗困难,需长期持续治疗。

一线治疗

取得共识的治疗方案:5%氟尿嘧啶(需持续数月)[11-13]、皮肤磨削术和局部切除术[14]。

二线治疗

系统使用维 A 酸类药物,多种药物,疗效不一。停药后皮损易复发[15]。

三线治疗

外用维生素 D 衍生物疗效不一[16,17]。局部外用维 A 酸类药物和角质软化剂疗效不佳[12]。

多发性微指状角化病

定义和术语

多发性微指状角化病(MMDK)是一种罕见的临床独特但在病因上异质的成人表皮角化病。

> 同义名
> - 多发性微指状角化过度症
> - 棘状角化过度症
> - 指状角化病
> - 播散性棘状角化过度症
> - 家族性播散性丝状角化过度症
> - 丝状角化病
> - 微聚集性角化病

概述

多发性微指状角化过度症由 Goldstein 于 1967[1] 年首次提出,Ramselaar 和 Toonstra 于 1999[2] 年将这一罕见的角化病更充分地描述为发生于成年人的多发性微刺状皮肤角化病。以多发性微指状角化病(MMDK)来命名更加贴切[3]。

流行病学

发病率和患病率

MMDK 是一种罕见病。

年龄

好发于 20—30 岁。与恶性肿瘤或其他系统性疾病有关的 MMDK 出现在生命后期,通常在 60 岁以后[4]。

性别

男性略多于女性[1]。

种族

尚未发现有种族差异。

伴发疾病

继发于炎症反应后的 MMDK 可能与日光性损伤、放疗有关,或者与阿维 A、辛伐他汀和环孢素等药物有关[5]。

散发性 MMDK 病例可能与系统性疾病或副肿瘤有关。

病理生理学

尽管已提出三种 MMDK 类型,但这些分类并不一定准确。

可能呈常染色体显性遗传,在二十和三十岁年龄段左右临床症状会更加明显。

MMDK 与多种药物、放疗或长期日光暴露有关。

散发性 MMDK 可能是一种副肿瘤现象,但因罕见,无法确定其与已发现的潜在肿瘤之间的相关性是否只是一种巧合[6]。

病理

组织学上,MMDK 显示棘皮毛囊间表皮散在柱状的致密性角化过度,颗粒细胞层完整,真皮不受累。电镜下,透明角质小体比正常小,但存在 Odland 小体,角蛋白形态正常[9]。

遗传学

早发性家族性 MMDK 呈常染色体显性遗传。

临床特征

病史

患者主诉皮肤突然出现无症状的微小棘状角化病。

临床表现

MMDK 通常位于躯干和肢体近端,数量可达数百个(图 87.15)。它们呈微小的肉色棘刺,长度可达 2mm,非毛囊性。有报道描述患者皮损可仅局限于手掌和足底[7,8]。

鉴别诊断

其他指状角化病,包括 LS、蟾皮病、多发性丝状

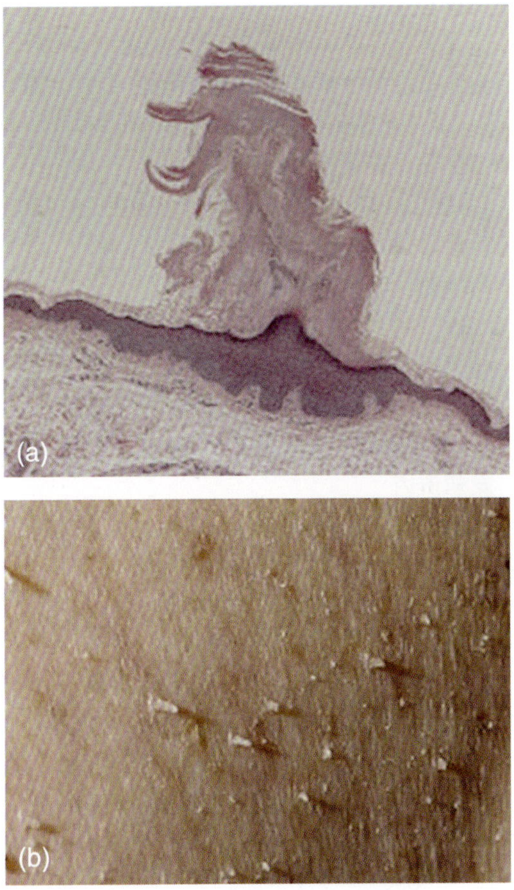

图 87.15　多发性微指状角化病

角化过度性棘刺的显微照片(a)；背部棘刺的特写视图(b)。(源自：Caccetta et al. 2012[10] © 2010American Academy of Dermatology，Inc. 经授权 Mosby 许可使用)

病毒疣、棘状毛发发育不良和砷角化病[10]。

检查

散发性 MMDK 病例应筛查与年龄相关的潜在恶性肿瘤。

治疗

MMDK 的治疗尚无有效证据。有报道显示了 MMDK 对部分治疗方法的反应。

> **阶梯治疗**
>
> **一线治疗**
> - 水杨酸和乳酸等角质软化剂联合润肤剂
>
> **二线治疗**
> - 外用维生素 A 类药物，联合使用润肤剂和含尿素的保湿剂
>
> **三线治疗**
> - 外用氟尿嘧啶

汗孔角化病

定义和术语

汗孔角化病是一种角质形成细胞的克隆增生，可异常分化但并非真正的肿瘤。其特征表现为角化不全细柱，即角质样板层，为皮损的活动边界。皮损内可发展为鳞状细胞癌。

> **同义名**
> - Mibelli 汗孔角化病
> - 播散性浅表光线性汗孔角化病(DSAP)
> - 线状汗孔角化病
> - 点状汗孔角化病
> - 播散性光线性汗孔角化病
> - 播散性掌跖汗孔角化症病

概述

汗孔角化病是一种角质形成细胞的克隆增生，分化异常但不过度增殖。皮损单发或多发，局限或播散。所有类型的汗孔角化病都显示角化不全薄柱，即圆锥形板层，为皮损的活动边界[1,2]。

Mibelli 于 1893 年以其名字命名了经典型汗孔角化病。Respighi 于 1893 年描述了浅表播散性汗孔角化病，1918 年描述了线状汗孔角化病，Chernosky 于 1966 年描述了 DSAP，Guss 于 1971 年描述了播散性掌跖汗孔角化病，Rahbari 于 1977 年描述了点状汗孔角化病。

关于汗孔角化症的临床分类见框图 87.7[1,2]。皮损初起为丘疹或斑块，渐发展为环形皮损，边缘薄，通常呈堤状隆起。组织学检查发现特定的圆锥形板层即可确诊(图 87.16)。不同类型之间可能具有相关性，有报道同一名患者有不止一种类型的汗孔角化病[3]，还有报道在同一家族的不同成员中有不同类型的汗孔角化病[4]。皮损可恶变发展为鳞状细胞癌。

流行病学

发病率和患病率

汗孔角化病被列为罕见病，并由 Orphanet 和美国国立卫生研究院的罕见病办公室分类。DSAP 是最常见类型[5]。

年龄

经典的 Mibelli 汗孔角化病和线状汗孔角化病通常于婴儿期或儿童期发病。点状掌跖汗孔角化病和播散性掌跖汗孔角化病多见于青春期，而 DSAP 多见于成人期。

第8部分

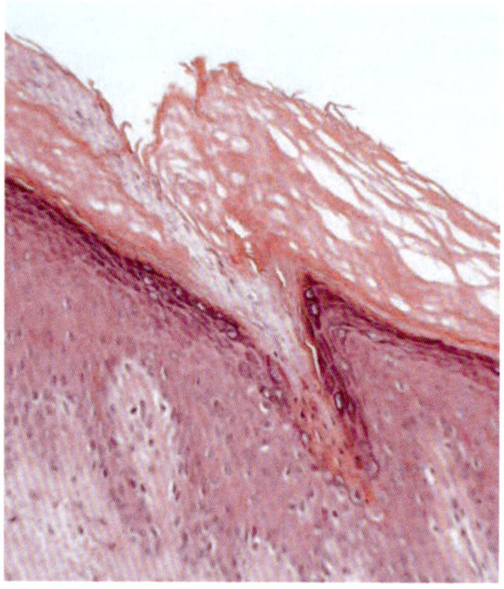

图 87.16 汗孔角化病边缘的圆锥形板层
可见角质形成细胞角化不全柱，由下层表皮内陷引起。

性别

Mibelli 汗孔角化病、生殖器汗孔角化病和点状汗孔角化病多见于男性，而 DSAP 多见于女性。线状汗孔角化病男女发病率相等。

> **框图 87.7 汗孔角化病的临床分类**
>
> **局限形式**
> - Mibelli 汗孔角化病
> - 线状汗孔角化病
> - 点状掌跖汗孔角化病
> - 生殖器汗孔角化病
> - 肛周汗孔角化病
>
> **播散形式**
> - 播散性浅表光线性汗孔角化病
> - 播散性浅表汗孔角化病
> - 系统性线状汗孔角化病
> - 播散性掌跖汗孔角化病
>
> 改编自：Sertznig et al，2012[1] 和 Ferreira et al，2013[2]。

种族

各型汗孔角化病主要见于浅肤色种族。

伴发疾病

- HIV 感染[6]
- 克罗恩病[7]
- 糖尿病[8]
- 肝病[9]
- 慢性肾功能衰竭[10]
- 血液肿瘤和实体瘤[11]

病理生理学

汗孔角化病是一种角质形成细胞的克隆增生，分化异常但不过度增殖[13]。圆锥形板层是汗孔角化病的标志，由角化不全的角质形成细胞组成，这些角化异常细胞是由表皮发育不良或生成加快所致。研究表明，圆锥形板层下的角质形成细胞兜甲蛋白和丝聚蛋白表达减少，角质形成细胞异常过早凋亡，提示终末分化异常[1]。此外，已经证实角质形成细胞中的 DNA 倍性异常[14]。DSAP 已鉴定出 *SART3* 和 Me-Valonate Kinase（*MVK*）基因突变[5]：*MVK* 在角质形成细胞分化中起作用，可保护角质形成细胞，使其免受紫外线损伤而凋亡[15]。

发病诱因

在包括器官移植在内的各种疾病中，药物诱导的免疫抑制可诱发汗孔角化病[16]。自然或治疗性紫外线照射是 DSAP 和 Mibelli 汗孔角化病公认的触发因素。

病理

识别圆锥形板层对于诊断汗孔角化病至关重要。圆锥形板层代表的是皮损的堤状边缘，活检取材时包括这部分边界至关重要。组织学上，圆锥形板层是一列紧密排列的角化不全的角质形成细胞薄柱，由角蛋白填充的表皮穿过角质层内陷而形成（见图 87.16）[1]。圆锥形板层下方的颗粒层可能消失或变薄，病变其他部分正常。有血管周围或苔藓样淋巴细胞浸润。有报道，DSAP 和肛周汗孔角化病（疣状斑块型汗孔角化病）的擦烂部位有淀粉样物质沉积。皮损中央部位可见表皮萎缩和液化变性。

遗传学

据报道，所有类型的汗孔角化病都有家族聚集性，呈常染色体显性遗传，但外显率不同。在 DSAP 中已鉴定出多个不同的染色体位点，包括 12q23.2～24.1，1p31.3～p31，16q24.1～24.3 和 18p11.3[17]。线状汗孔角化病沿 Blaschko 线分布，也可全身分布，提示遗传镶嵌。

环境因素

紫外线照射是浅表光线性汗孔角化病和 Mibelli 汗孔角化病的发病诱因。

临床特征

病史

汗孔角化病表现为单发或多发的丘疹或斑块，渐发展为环形皮损，边缘薄而隆起。通常无症状，可有瘙痒，疣状皮损受压时可有不适。

临床表现

局限形式

Mibelli 汗孔角化病初起表现单个或小群角化性

丘疹，可有色素沉着。逐渐向周围扩展生长，形成一个或多个不规则角化性斑块，边缘薄，边界清晰。皮损中央可出现萎缩、色素沉着或色素减退、无毛和无汗(图 87.17)。皮损通常分布于四肢，也可发生于身体其他部位。偶尔会出现巨大的疣状病变[18]。

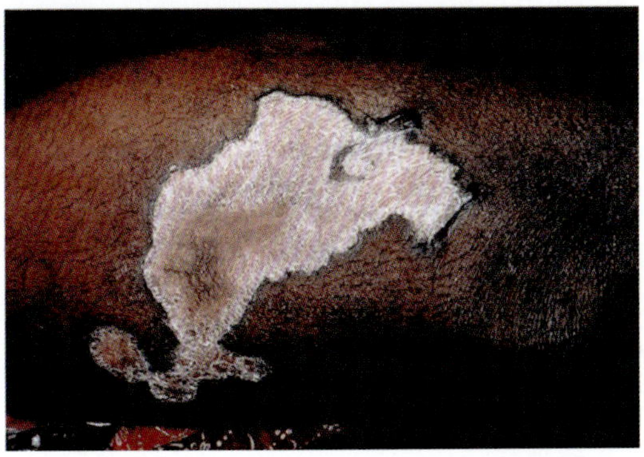

图 87.17　Mibelli 汗孔角化病

线状汗孔角化病通常发生于婴儿期，在四肢、躯干、头部或颈部出现单侧红棕色丘疹，沿 Blaschko 线呈条索状或斑块分布，提示潜在的体细胞镶嵌现象(图 87.18)。该型相较其他类型具有更高的恶变风险[19]。

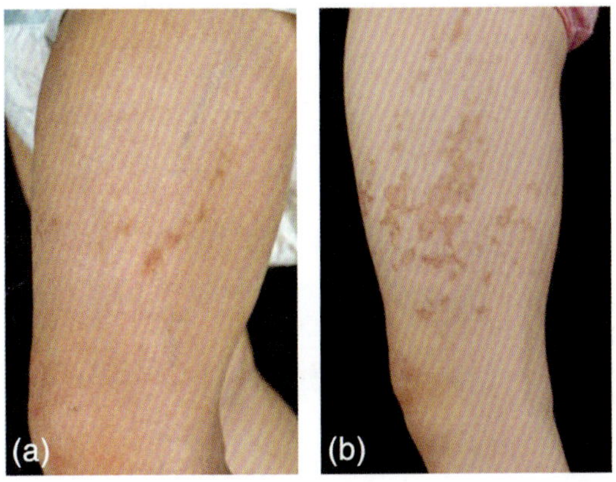

图 87.18　线状汗孔角化病

大腿上不规则的线形和多边形“汉字”斑块，沿 Blaschko 线分布，图为患者皮损从 23 个月到 5 岁的进展。

点状掌跖汗孔角化病罕见，表现为成人手掌和足底部种子样点状角化[1]。

生殖器汗孔角化病是一种罕见的局限型汗孔角化病，临床常被误诊，应引起高度重视。几乎只发生于男性，常累及阴囊，不累及阴茎(图 87.19)[20]。女阴汗孔角化病更罕见[21]。

肛周汗孔角化病又被称为疣状斑块型汗孔角化病[22]，极为罕见，炎症明显，因此在进行适当的活检之前难以诊断(图 87.20)。

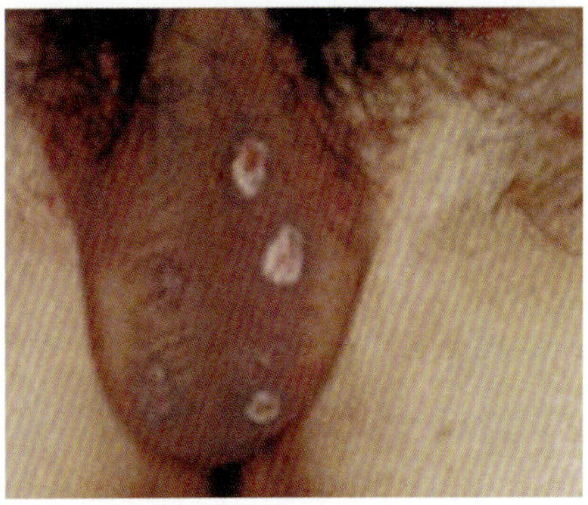

图 87.19　生殖器汗孔角化病

局限于阴囊的多发性皮损。(Chen et al, 2006 年，经 Wiley 授权使用[20])

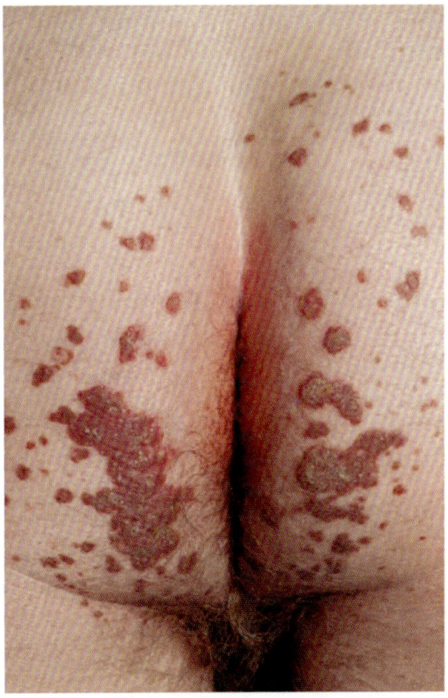

图 87.20　肛周汗孔角化病

摘自：Dr P. Laws，Chapel Allerton Hospital，Leeds，UK.

播散形式

播散性浅表光线性汗孔角化病(DSAP)是最常见的类型[1,5]，占 50%以上。这种类型常被忽略，因为该型皮损对不经意的观察者来说并不明显。发生于青年人，初起表现为几个或多个肉色、粉色或红棕色细小鳞屑斑疹，边缘薄，边界隆起清晰，最常累及小腿和手臂(图 87.21)。手掌和足底不受累。皮疹一般较小，直径<1cm，通常无症状。患者常诉暴晒后病情加重。

第8部分

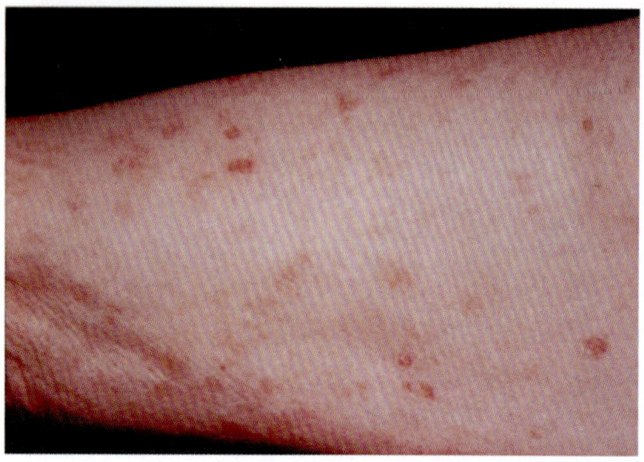

图 87.21　播散性浅表光线性汗孔角化病：上臂视图

播散性浅表汗孔角化病不一定与暴晒有关，可同时出现于日晒和遮蔽部位，有时可累及口腔黏膜和生殖器。该型可能与免疫缺陷（如器官移植、恶性肿瘤及 HIV 感染）有关，偶尔发生在儿童期[1]。

系统性线状汗孔角化病是线状汗孔角化病的播散变异型，可单侧分布，也可沿 Blaschko 线广泛分布[1,23]。

播散性掌跖汗孔角化病（散发性掌趾汗孔角化病）是一种罕见的泛发性点状掌跖汗孔角化病，在生命的第三个十年首先在掌跖部出现皮损，继而在日晒和遮蔽部位（包括口腔黏膜和生殖器）出现多个广泛散布的疣状角化性皮疹，常沿 Blaschko 线分布[1,24]。

临床变异

CDAGS 综合征是一种罕见的常染色体隐性遗传病，表现为狭颅症、囟门迟闭、颅骨缺损、耳聋、肛门异常、泌尿生殖系统异常和皮疹（通常是汗孔角化病）[25]。

鉴别诊断

Mibelli 汗孔角化病和播散性掌跖汗孔角化病主要与银屑病鉴别。播散性浅表光线性汗孔角化病需与光线性角化病或灰泥角化病鉴别。线状汗孔角化病的鉴别诊断包括线状疣状表皮痣、线状苔藓和色素失调症。点状掌跖汗孔角化病可被误诊为病毒疣。

并发症和伴发疾病

可发生皮肤恶性肿瘤，尤其是鳞状细胞癌。以线状汗孔角化病最为常见[19]。该类型患者，特别是免疫抑制者，需定期体检以便发现和治疗皮肤恶性肿瘤。

病程和预后

所有类型汗孔角化病均为慢性病程，无自愈倾向。

检查

突发汗孔角化病的患者应排查免疫抑制的原因，包括 HIV 和血液恶性肿瘤。

治疗

对许多患者来说，需要定期检查可能发生的皮肤癌。对免疫抑制的患者、恶变率增加的线状汗孔角化病患者或有治疗需求的患者，可采取以下两种方法：

1. 使用与光线性角化病相同的方法，靶向治疗潜在的异常克隆细胞。

2. 外用或系统应用维 A 酸类药物，靶向治疗异常角化。

一线治疗

已成功用于治疗汗孔角化病的方法有：冷冻疗法、氟尿嘧啶[26]、咪喹莫特[27]、刮除术和烧灼术，光动力疗法，二氧化碳激光[28]，外用双氯芬酸[29]和维生素 D 衍生物如卡泊三醇[30]等，疗效不一。

二线治疗

免疫抑制或线状汗孔角化病患者，建议口服维 A 酸，包括异维 A 酸和阿维 A，以降低恶变风险[31]。

暂时性棘层松解性皮肤病

定义和术语

暂时性棘层松解性皮肤病（TAD）是一种较常见的暂时或持续性的单形性丘疱疹，主要累及躯干，可伴有瘙痒或无症状。Grover 于 1970 年首次报道该病[1]。

同义名
- Grover 病
- 丘疹性棘层松解性皮肤病

概述

术语 TAD 可能有误导性[2]，部分患者具有自限性，但也有可能持久存在。医师需要高度怀疑才能诊断该病，因其临床表现与许多炎症性皮肤病类似，组织学上则类似于其他几种皮肤病。

流行病学

TAD 是一种较为常见的炎症性皮肤病，目前尚无有关发病率的数据。瑞士的一项研究显示[2]，在 3 万例活检样本中，仅发现 24 例 TAD。美国和法国在对医院转诊患者的研究中显示，TAD 的发病率约为 0.1%[3]。

年龄

TAD 是老年患者的一种疾病，诊断的平均年龄为 61 岁，但可在整个成人期都有表现[3]。

性别

本病以男性为主，男女比例为 2.4∶1[3]。

种族

TAD 在白人中最常见。

伴发疾病

TAD 可与许多其他炎性皮肤病同时发生，包括银屑病、乏脂性湿疹、接触性变应性皮炎和接触性刺激性皮炎。在一项研究中，11% 的 TAD 患者伴发炎症性皮肤病。

TAD 也可能与包括皮肤癌和血液系统恶性肿瘤在内的恶性疾病有关[4]。

病理生理学

TAD 的病因尚不清楚。最近的一项研究表明，利用蛋白质组微阵列分析免疫球蛋白 A(IgA) 和 IgG 自身抗体，发现自身抗体可以对抗参与角质形成细胞的发育、活化、生长、黏附和运动的一系列蛋白[5]。目前尚不清楚这些自身抗体是致病原因还是对角质形成细胞损伤的一种反应。

发病诱因

TAD 与自然紫外线辐射、高温和出汗有关，因此产生一种假说，TAD 病因与小汗腺有关。然而，TAD 与人造紫外线照射无关，一些报告显示 TAD 冬季更为常见[6]。很多系列病例报告了 TAD 与住院和卧床患者之间的关系[7]。

病理

TAD 的主要组织学特征为小的棘层松解灶，伴有角化不良、表皮内裂隙，有时形成囊泡（图 87.22）。棘层松解有五种模式，可单独存在或合并存在。在三个最大的 TAD 研究中观察到这些模式的发生率依次是：寻常型天疱疮样(47%)，毛囊角化病样(18%)，海绵样(9%)，落叶型天疱疮样(9%)和家族性良性天疱疮样(8%)[2]（表 87.1）。

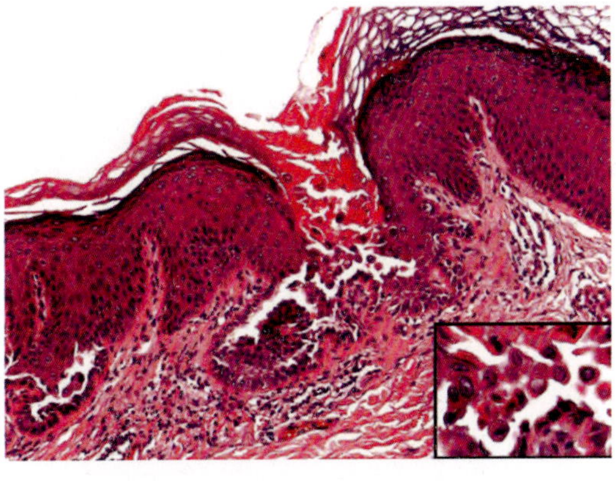

图 87.22　暂时性棘层松解性皮肤病

一个丘疹的组织病理学图像，显示表皮内裂隙和棘层松解细胞。（插图）（经西班牙马德里自治大学 Luis Requena 教授许可转载）

表 87.1　暂时性棘层松解性皮肤病的组织学类型[2]

毛囊角化病样	基底层上棘层松解伴散在表皮角化不良和凋亡细胞（圆体和谷粒）
家族性良性天疱疮样	棘层松解，伴表皮增生，无显著角化不良
寻常型天疱疮样	基底层上棘层松解伴有大量嗜酸粒细胞
海绵样	表皮水肿导致角质形成细胞和突出的桥粒分离
落叶型天疱疮样	上表皮的浅层裂隙

临床变异

真皮内血管周围有稀疏淋巴组织细胞浸润。可有苔藓样改变伴基底空泡化，可见嗜酸性粒细胞和中性粒细胞[8]。

环境因素

据报道，TAD 在冬季更为常见，但紫外线照射和出汗可能会加重 TAD。

临床特征

病史

患者通常有躯干突然出现瘙痒性丘疹的病史。

临床表现

常见表现为中老年白人男性躯干出现丘疹水疱性红斑。起初为小丘疹和小水疱，迅速结痂并发展为角化性糜烂（图 87.23）。皮疹通常瘙痒剧烈，多发抓痕，部分患者可无瘙痒。在其他情况下，皮疹分布可延伸至近端肢体。多数患者病程较为短暂，犹如其名，持续 2～4 周；然而有些患者可能持续数月或数年，或慢性反复发作。

部分作者使用“持久性和复发性棘层松解”这一

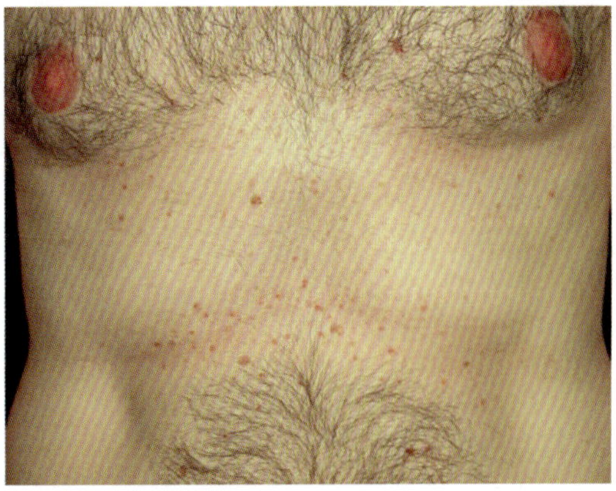

图 87.23　暂时性棘层松解性皮肤病腹部的典型表现

（经西班牙马德里自治大学 Luis Requena 教授许可转载）

第8部分

术语以涵盖那些不能迅速消退的病例。

鉴别诊断

TAD具有非常典型的临床特征，不难诊断。TAD可能与毛囊炎、丘疹性荨麻疹、疥疮和带状疱疹相混淆。Galli-Galli 病是一种罕见的 Dowling-Degos 病的棘层松解变异，发病年龄和临床表现均与 TAD 相似，但分布更广，累及手部和腹股沟，可有 Dowling-Degos 病的网状结构[9]。

并发症和并存疾病

TAD 被证明与皮肤癌相关，有 8%的 TAD 患者伴有血液系统恶性肿瘤[3]。

病程与预后

TAD 可在数周、数月或持续数年后自行消失。无临床或组织学预后征象。

检查

皮肤活检可确定临床诊断。鉴于本病患者血液恶性肿瘤的发病率较高，建议进行血液病学检查。

治疗

建议患者避免阳光照射、剧烈运动和高温，否则可能会加重病情。

一线治疗

很多患者的皮损在几周后会自行消退，只需外用强效皮质类固醇药物缓解症状。外用维生素 D 衍生物和钙调神经磷酸酶抑制药已应用于 TAD 的治疗。系统应用抗组胺药可控制瘙痒。

二线治疗

严重患者短疗程系统使用类固醇皮质激素类药物可持续改善，但可能会反弹。更严重和顽固病例，可系统应用维 A 酸类药物[10]、光疗法[11]和甲氨蝶呤。

三线治疗

最近有病例报告显示，依那西普治疗有效[12]。一例顽固性 TAD 患者，应用光动力治疗有效[13]。

剥脱性角质松解症

定义和术语

剥脱性角质松解症是年轻人中常见的一种疾病，表现为手掌不连续的表皮剥脱，初发时为气疱，继而形成环状或不规则环状脱屑。可能与局部多汗症有关。

> **同义名**
> - 剥脱性角质松解症
> - 板层状出汗不良性干燥症
> - 局灶性手掌脱屑
> - 复发性局灶性手掌脱屑
> - 脱屑

概述

剥脱性角质松解症是一种获得性非炎症性皮肤剥脱性疾病，由 Wende 于 1919 年首次报道[1]。

流行病学

发病率和患病率

剥脱性角质松解症是一种常见疾病，但目前尚无流行病学数据。

年龄

剥脱性角质松解症通常见于年轻人。

性别

无性别差异。

种族

无相关资料。

伴发疾病

剥脱性角质松解症可能与局部多汗症有关。

病理生理学

病因尚不清楚，但最近的一项研究表明过早的角质溶解是其主要病理机制[2]，与特应性和丝聚蛋白突变无关。

病理

组织学和电镜显示角质层内裂解或部分降解的角质桥粒[2]。无炎性浸润。

环境因素

剥脱性角质松解症常见于气候较暖的夏季。洗涤剂、溶剂和刺激物会加重病情。

临床特征(图 87.24)

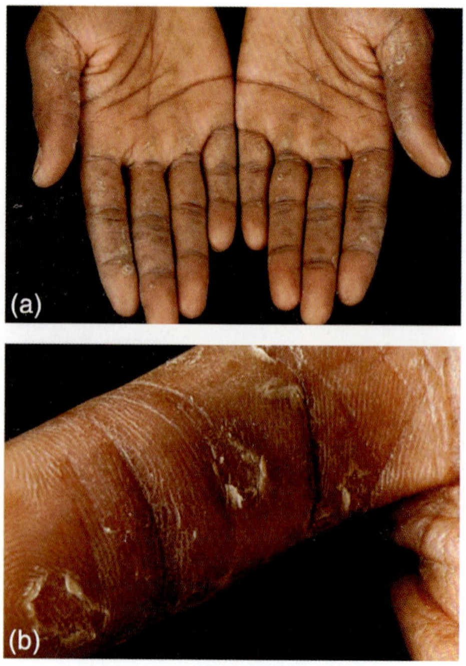

图 87.24 剥脱性角质松解症
手掌照片(a)与右手示指特写(b)。

病史

剥脱性角质松解症初起为手掌突然出现不连续脱屑。

临床表现

剥脱性角质松解症最初表现为手掌和手指掌面内表浅气疱,偶见于足部。这是由于角质层的表层角质细胞局部分离的结果。气泡顶部中央在离心扩张时会破裂,在不规则的表浅干燥侵蚀面留下残余鳞屑的参差不齐的边缘。无刺激性,无小水疱。皮肤剥落区缺乏正常屏障功能,会变得干燥,形成裂隙,尤其指尖部位。

鉴别诊断

剥脱性角质松解症是一种非常独特的疾病,可能与汗疱疹、银屑病、手癣、单纯型大疱性表皮松解症或肢端皮肤剥脱综合征相混淆(见第 65 章)。

并发症和伴发疾病

剥脱性角质松解症可能与局部多汗症有关。

病程和预后

剥脱性角质松解症通常具有自限性,但每年夏季可能会复发。

检查

无须检查。

治疗

剥脱性角质松解症通常是一种自限性疾病,可不需要治疗。建议患者避免接触洗涤剂和其他刺激物。

一线治疗

润肤霜和保湿霜,尤其是含有尿素或水杨酸等成分的保湿霜。局部外用固醇类药物可能会加剧皮肤干燥,加重病情。

皮肤干燥症和皮脂缺乏症

定义和术语

皮肤干燥症(皮肤干燥)和皮脂缺乏症(皮脂缺乏)是描述皮肤获得性异常的替代性术语,指皮肤失去了正常的柔软光滑表面,触之干燥粗糙。这可能由一系列内源性和外源性因素造成,尤其是老化和低环境湿度,还与表皮屏障功能受损有关。皮肤干燥症可伴有瘙痒(冬季瘙痒),易患湿疹性炎症(皲裂性湿疹或乏脂性湿疹)。

同义名

- 干皮病
- 冬季瘙痒
- 干性皮肤

概述

皮肤干燥症常见于老年人,几乎都是生理性的。皮肤干燥症(干性皮肤)和皮脂缺乏症(皮脂缺乏)是描述皮肤获得性异常的替代性术语,指皮肤失去了正常的柔软光滑的表面,触之干燥粗糙。该病与角质层的屏障功能受损有关,表现为经皮水分丢失(TEWL)增加和含水量减少。而通过临床检查可以更准确地评估干燥症[1]。

干燥症也是湿疹类皮肤病的常见症状,如特应性湿疹(特应性干皮病)。详见第 41 章。

流行病学

发病率和患病率

皮肤干燥症非常常见,在老年人中几乎普遍存在。

年龄

本病通常在生命的第七个十年开始出现,随年龄增长而加重。

性别

本病在男性中更常见。

种族

皮肤干燥症常见于老年人。撒哈拉以南的非洲地区常见于儿童,可能由于经常使用肥皂和当地高温所致;与其他皮肤类型相比,皮肤光分型 6 型皮肤的经皮水分丢失率更高[2]。

伴发疾病

本病可能与消瘦、营养不良、糖尿病、肾功能衰竭和肾透析有关。

病理生理学

皮肤干燥症最初被认为是由于皮脂分泌随年龄增长而减少。然而,皮肤干燥的主要因素可能是角质层功能和脂质的改变[3]。所有角质层脂质缺乏,内披蛋白过早表达,角质桥粒持续存在[4-7]。兜甲蛋白的表达无明显变化[5]。干性皮肤显示角蛋白 1 和 10 降低而角蛋白 5 和 14 增加。在女性中,雌激素替代可改善皮肤干燥,提示性激素有一定作用[18]。

发病诱因

冬季湿度较低时较为常见,集中供暖易使病情加重。尽管有研究显示,泛发性乏脂性湿疹患者和对照组之间,并无洗浴习惯上的差异,提示存在其他未知因素的作用[9],但过度接触肥皂或洗涤剂或频繁长时间洗浴对角质层造成的损害,被认为是加重因素之一。绝经后妇女雌激素下降被认为是发病诱因之一[8]。

病理

除了角质层轻微不规则外,无组织学异常。

环境因素

冬季湿度低和集中供暖所致的干燥效应会加重皮肤干燥。医院病房内普遍干燥的环境增加了体弱老年患者延长住院的风险。靶向抗癌治疗可能会诱导皮肤干燥[10]。

临床特征

病史

该病常首先表现为皮肤干燥和鳞屑，其次是瘙痒。

临床表现

皮肤干燥症最常累及胫骨，可不影响皮肤其他任何地方。病变范围也可广泛，但不累及面部、颈部、手掌和足底。在活动不便的老年住院患者中，常累及腹部和女性乳房前表面，不累及乳房背面和下表面。

受累皮肤晦暗、干燥，覆有易脱落的细薄鳞屑。由于角质层密集的纵横交错的浅表裂纹，致表皮呈现不规则的碎石样外观（图87.25）。

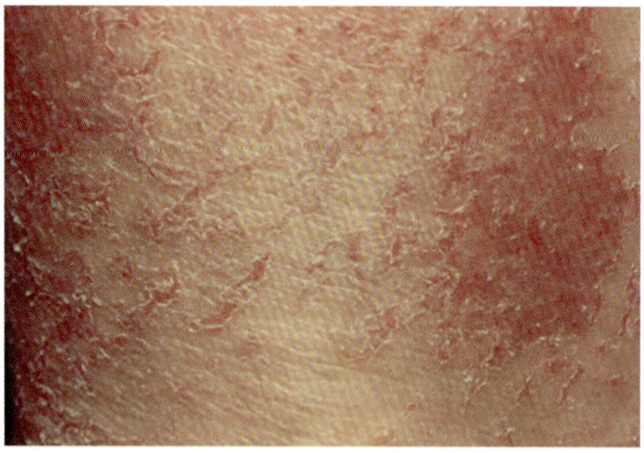

图87.25 皮肤干燥症

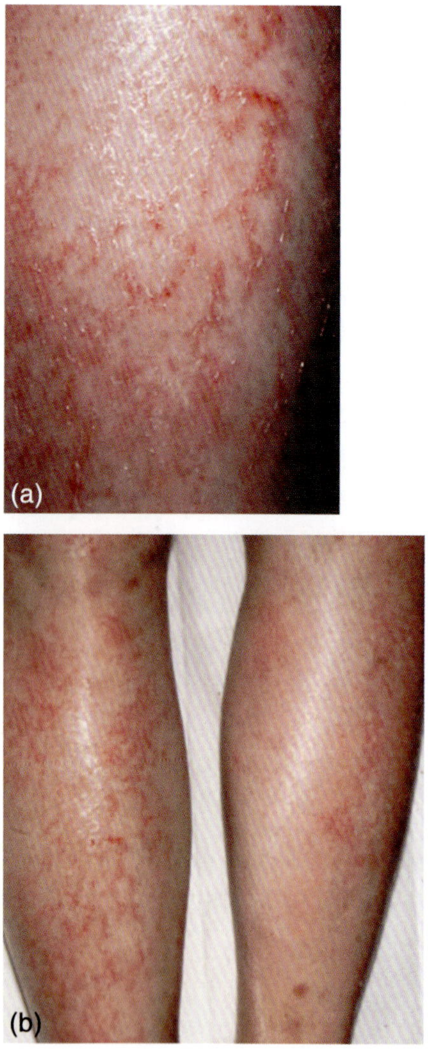

图87.26 乏脂性湿疹

临床变异

乏脂性湿疹（皲裂性湿疹）。皮肤干燥症可进展为湿疹性炎症，皮肤表面的裂隙变红、发炎和瘙痒（图87.26）。皲裂性湿疹有时会在急性皮肤肿胀后出现，通常是由于急性水肿所致（图87.28）。

鉴别诊断

干性鳞屑状皮肤可见于许多种炎症性皮肤病。这些疾病包括特应性湿疹（见第41章）、遗传性疾病（见第65章）和获得性鱼鳞病（见前文）。除获得性鱼鳞病外，均通常于幼年发病。

病程和预后

皮肤干燥症通常呈季节性，冬季发生或加重，随年龄增长而加重并会变得更加顽固。

治疗

去除发病诱因，嘱患者避免皮肤使用潜在刺激物。采取简单的措施来增加集中供暖房间的湿度（例如在靠近散热器的地方放一碗水）可能会有所帮助。

一线治疗

润肤剂和保湿剂是治疗的首选，通常能迅速改善皮损。

二线治疗

发生乏脂性湿疹，可使用弱效皮质类固醇软膏进行抗炎治疗，但应避免长期局部使用皮质类固醇，因为可能进一步破坏皮肤屏障。外用他克莫司和吡美莫司也已被用于乏脂性湿疹的治疗[11,12]。

急性表皮肿胀和急性水肿性水疱

定义和术语

在某些情况下，表皮无法承受不破坏其完整性的外力。在没有表皮完整性异常的情况下，无炎症皮肤的急性肿胀可能会导致表皮分离或破坏。最常见的是，这归因于急性充血性心力衰竭引起的急性依赖性水肿，可导致大疱，可能被误诊为大疱性类天疱疮。或者，这种皮肤肿胀可能导致表皮凝聚力破坏，表现为皲裂性湿疹。

同义名

- 急性水肿性水疱
- 急性皮肤肿胀引起的皲裂性湿疹

概述

表皮下水疱是多种皮肤病的症状，由于遗传性或获得性异常，影响表皮与真皮间的正常黏附。也是一种对高温或摩擦创伤的正常反应。

由于水肿迅速发生，正常皮肤也可出现大疱。急性水肿的发生速度是比水肿程度更为重要的危险因素。水肿减轻，水疱可随即缓解[1]。已有报道，血管性水肿发作之后，以及老年人在水肿突然出现或加重时，比如在急性充血性心力衰竭后，可出现水疱[1-4]。

流行病学

发病率和患病率

仅有病例报道，无相关研究可用。

年龄

可能出现于任何急性水肿的人，但更易累及老年人。

病理生理学

本病的病理生理学尚不清楚。对急性水肿的超声研究表明，与淋巴水肿或慢性淤积(可能是一个促成因素)相比，液体在真皮中积聚得更浅[5,6]。

病理

活检显示有明显的表皮海绵水肿，并有轻度淋巴组织细胞炎性浸润。直接免疫荧光阴性[2]。

临床特征

病史

水肿急性发作，无瘙痒。

临床表现

急性水肿区出现张力性单房非瘙痒性大疱(图 87.27)。

临床变异

急性皮肤肿胀也可能导致表皮破裂，如乏脂性湿疹，表皮出现龟裂和裂隙，水肿液渗漏到表面(图 87.28)[1,7,8]。

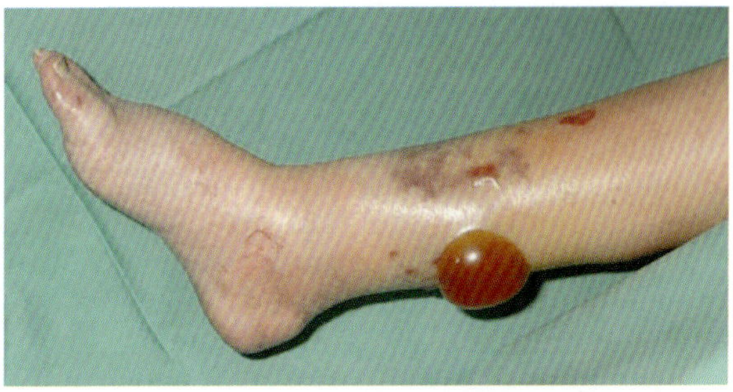

图 87.27　老年女性急性水肿性水疱

停用利尿药治疗充血性心力衰竭后，下肢出现急性肿胀(并发蜂窝织炎，对抗生素反应迅速，但遗留紫癜)。

鉴别诊断

老年人需与自身免疫性大疱病，尤其是大疱性类天疱疮鉴别。与急性水肿密切的时间联系、无瘙痒、不向身体其他部位扩散，这些是诊断的重要线索。

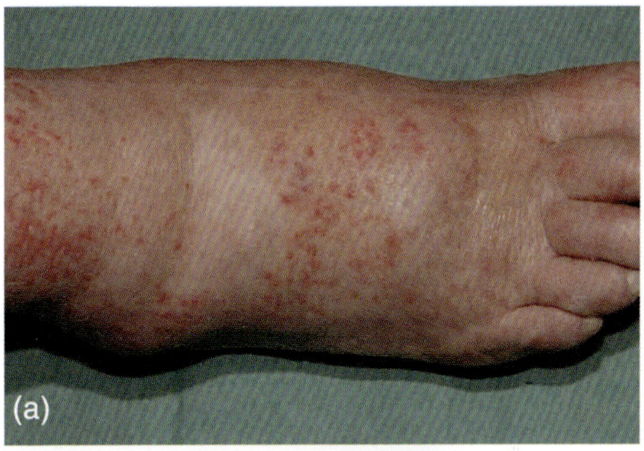

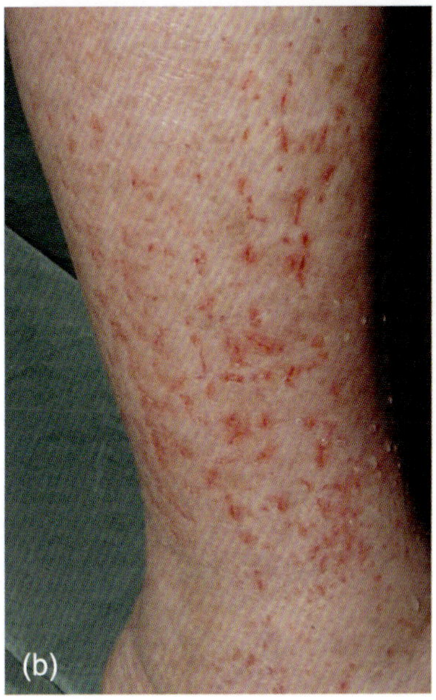

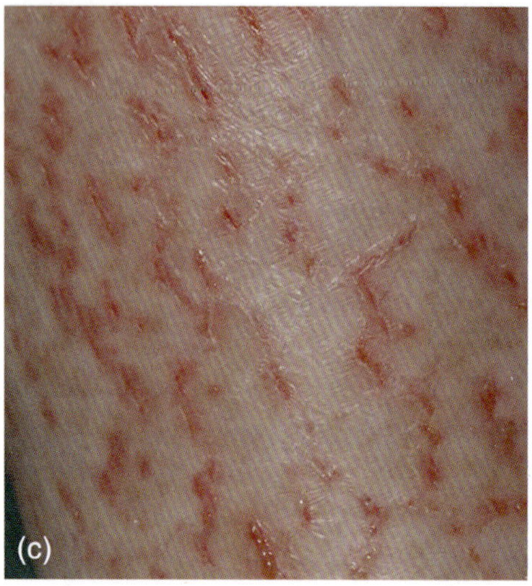

图 87.28 (a～c)皲裂性湿疹，在充血性心衰引起急性水肿后出现

糖尿病性大疱(见第 64 章)可类似急性水肿性水疱，但一般疱壁不太紧张，与急性水肿无关(图 87.29)。

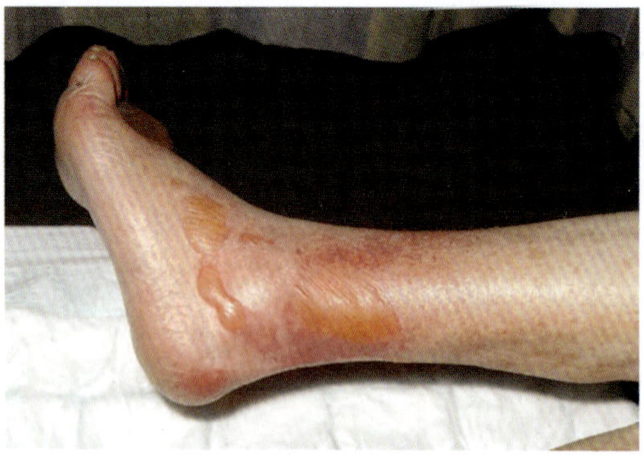

图 87.29 糖尿病性大疱
长期患有糖尿病的患者，在没有炎症或水肿的情况下，小腿及足部广泛出现大的水疱：这种大疱张力较小，形态不规则，无水肿。

病程和预后

随着水肿消退，皮损迅速消失，不留瘢痕。

检查

本病是一种临床诊断的疾病，无已知的特殊检查。在某些情况下，皮肤科医师可能会通过直接免疫荧光或识别循环抗体，以排除自身免疫性大疱性疾病。

治疗

一线治疗

通过适当治疗潜在疾病减轻水肿。无菌穿刺个别病灶可减少溃疡形成风险。

(译者：朱晓玲 一审：叶张章 二审：魏爱华 黄巧荣 三审：许灿龙 润色：李强)

参考文献

所有文献请查阅网址：www. rooksdermatology. com.
以下列出的是重要参考文献。

Acquired ichthyosis

[1] Patel N, Spencer LA, English JC III, *et al*. Acquired ichthyosis. *J Am Acad Dermatol* 2006;55:647-56.

[4] Berrady R, Baybay H, Khammar Z, *et al*. Acquired ichthyosis and haematological malignancies: five cases. *Ann Dermatol Vénéréol* 2012;139:9-14.

[12] Dykes PJ, Marks R. Acquired ichthyosis: multiple causes for an acquired generalized disturbance in desquamation. *Br J Dermatol* 1977;97:327-34.

[18] Kutting B, Traupe H. Acquired ichthyosis-like skin disease: a challenge for diagnostic evaluation. *Hautarzt* 1995; 46: 836-40.

Acanthosis nigricans

[1] Brickman WJ, Binns HJ, Jovanovic BD, Kolesky S, Mancini AJ, Metzger BE. Acanthosis nigricans: a common finding in overweight youth. *Pediatr Dermatol* 2007;24:601-6.

[2] Otto DE, Wang X, Garza V, Fuentes LA, Rodriguez MC, Sullivan P. Increasing body mass index, blood pressure, and acanthosis nigricans abnormalities in school-age children. *J Sch Nurs* 2013;29:442-51.

[6] Krawczyk M, Mykala-Ciesla J, Kolodziej-Jaskula A. Acanthosis nigricans as a paraneoplastic syndrome. Case reports and review of literature. *Pol Arch Med Wewn* 2009;119:180-3.

[10] Sadeghian G, Ziaie H, Amini M, *et al*. Evaluation of insulin reistance in obese women with and without acanthosis nigricans. *J Dermatol* 2009;36:209-12.

[13] Cruz PDJ, Hud JA. Excess insulin binding to insulin like growth factor receptors: proposed mechanism for acanthosis nigricans. *J Invest Dermatol* 1992;98:82S-85S.

[15] Berk DR, Spector EB, Bayliss SJ. Familial acanthosis nigricans due to K650T FGFR3 mutation. *Arch Dermatol* 2007; 143:1153-6.

[17] Koyama S, Ikeda K, Sato M, *et al*. Transforming growth factor alpha-producing gastric carcinoma with acanthosis nigricans: an endocrine effect of TGF alpha in the pathogenesis of cutaneous paraneoplastic syndrome and epithelial hyperplasia of the esophagus. *J Gastroenterol* 1997;32:71-7.

[20] Piccolo V, Russo T, Picciocchi R, *et al*. Generalised idiopathic benign acanthosis nigricans in childhood. *Ann Dermatol* 2013;25:375-7.

Confluent and reticulated papillomatosis

[2] Scheinfeld N. Confluent and reticulated papillomatosis: a review of the literature. *Am J Clin Dermatol* 2006;7:305-13.

[4] Davis MD, Weenig RH, Camilleri MJ. Confluent and reticulate papillomatosis (Gougerot-Caryeaud syndrome): a minocycline-responsive dermatosis without evidence for yeast in pathogenesis. A study of 39 patients and a proposal of diagnostic criteria. *Br J Dermatol* 2006;154:287-93.

[7] Yesudian P, Kamalam S, Razack A. Confluent and reticulated papillomatosis (Gougerot-Carteaud). An abnormal host reac-

tion to *Malassezzia furfur*. *Acta Derm Venereol* 1973;53:381-4.

[8] Natarajan S, Milne D, Jones AL, *et al*. *Dietzia* strain X: a newly described Actinomycete isolated from confluent and reticulated papillomatosis. *Br J Dermatol* 2005;153:825-7.

[10] Inalöz HS, Patel G, Knight AG. Familial confluent and reticulated papillomatosis. *Arch Dermatol* 2002;138:276-7.

[12] Jimbow M, Talpash O, Jimbow K. Confluent and reticulated papillomatosis: clinical, light and electron microscopic studies. *Int J Dermatol* 1992;31:480-3.

Pityriasis rotunda

[1] Zur RL, Shapero J, Shapero H. Pityriasis rotunda diagnosed in Canada: case presentation and review of literature. *J Cutan Med Surg* 2013;17:426-8.

[2] Findlay GH. Pityriasis rotunda in South African Bantu. *Br J Dermatol* 1965;77:63-4.

[3] Grimalt R, Gelmetti C, Brusasco A, *et al*. Pityriasis rotunda: report of a familial occurrence and review of the literature. *J Am Acad Dermatol* 1994;31:866-71.

[7] Berkowitz I, Hodkinson HJ, Kew MC, DiBisceglie AM. Pityriasis rotunda as a cutaneous marker of hepatocellular carcinoma: a comparison with its prevalence in other diseases. *Br J Dermatol* 1989;120:545-9.

Keratosis pilaris

[1] Thomas M, Khopkar US. Keratosis pilaris revisited: is it more than just a follicular keratosis? *Int J Trichol* 2012;4:255-8.

[2] Hwang S, Schwartz RA. Keratosis pilaris: a common follicular hyperkeratosis. *Cutis* 2008;82:177-80.

[3] Mevorah B, Marazzi A, Frenk E. The prevalence of accentuated palmoplantar markings and keratosis pilaris in atopic dermatitis, autosomal dominant ichthyosis and control dermatological patients. *Br J Dermatol* 1985;112:679-85.

[4] Wang CM, Fleming KF, Hsu S. A case of vemurafinib-induced keratosis pilaris like eruption. *Dermatol Online J* 2012;18:7.

[20] Poskitt L, Wilkinson JD. Natural history of keratosis pilaris. *Br J Dermatol* 1994;130:711-13.

[27] Luria RB, Conologue T. Atrophoderma vermiculatum: a case report and review of the literature on keratosis pilaris atrophicans. *Cutis* 2009;83:83-6.

Lichen spinulosus

[1] Boyd AS. Lichen spinulosus: case report and overview. *Cutis* 1989;43:557-60.

[3] Friedman SJ. Lichen spinulosus. Clinicopathologic review of thirty-five cases. *J Am Acad Dermatol* 1990;22:261-4.

Keratosis circumscripta

[1] Shrank AB. Keratosis circumscripta. *Arch Dermatol* 1966;93:408-10.

[4] Brumwell EP, Murphy SJ. Keratosis circumscripta revisited: a case report and review of the literature. *Cutis* 2007;79:363-6.

[5] Shams M, Blalock TW, Davis LS. Keratosis circumscripta: a unique case and review of the literature. *Int J Dermatol* 2011;50:1259-61.

Phrynoderma

[3] Ayyangar MC. Phrynoderma and nutritional deficiency. *Indian J Dermatol Venereol Leprol* 1967;33:13-24.

[4] Ocón J, Cabrejas C, Altemir J, Moros M. Phrynoderma: a rare dermatologic complication of bariatric surgery. *J Parenter Enteral Nutr* 2012;36:361-4.

[9] Ragunatha S, Kumar VJ, Murugesh SB. A clinical study of 125 patients with phrynoderma. *Indian J Dermatol* 2011;56:389-92.

[11] Nakjang Y, Yuttanavivat T. Phrynoderma: a review of 105 cases. *J Dermatol* 1988;15:531-4.

Trichodysplasia spinulosa

[1] Haycox CL, Kim S, Fleckman P, *et al*. Trichodysplasia spinulosa: a newly described folliculocentric viral infection in an immunocompromised host. *J Investig Dermatol Symp Proc* 1999;4:268-71.

[2] Schwieger-Briel A, Balma-Mena A, Ngan B, *et al*. Trichodysplasia spinulosa: a rare complication in immunocompromised patients. *Pediatr Dermatol* 2010;27:509-13.

Flegel disease

[1] Flegel H. Hyperkeratosis lenticularis perstans. *Dermatologica* 1958;9:362-4.

[5] Kanitakis J, Hermier C, Hokayem D, *et al*. Hyperkeratosis lenticularis perstans (Flegel's disease). A light and electron microscope study of involved and uninvolved epidermis. *Dermatologica* 1987;174:96-101.

[8] Bean S. Hyperkeratosis lenticularis perstans: a clinical, histopathologic, and genetic study. *Arch Dermatol* 1969;99:705-9.

[9] Price ML, Wilson Jones E, MacDonald DM. A clinicopathological study of Flegel's disease (hyperkeratosis lenticularis perstans). *Br J Dermatol* 1987;116:681-91.

[13] Pearson LH, Smith JG Jr, Chalker DK. Hyperkeratosis lenticularis perstans (Flegel's disease). Case report and literature review. *J Am Acad Dermatol* 1987;16:190-5.

Multiple minute digitate keratoses

[1] Goldstein N. Multiple minute digitate hyperkeratoses. *Arch Dermatol* 1967;96:692-3.

[2] Ramselaar C, Toonstra J. Multiple minute digitate hyperkeratoses: report of two cases with an updated review and proposal for a new classification. *Eur J Dermatol* 1999;9:460-5.

[3] Wilkinson SM, Wilkinson N, Chalmers RJG. Multiple minute digitate keratoses: a transient, sporadic variant. *J Am Acad Dermatol* 1994;31:802-3.

[9] Balus L, Donati P, Amantea A, *et al*. Multiple minute digitate hyperkeratosis. *J Am Acad Dermatol* 1988;18:431-6.

[10] Caccetta TP, Dessauvagie B, McCallum D, Kumarasinghe SP. Multiple minute digitate hyperkeratosis: a proposed algorithm for the digitate keratoses. *J Am Acad Dermatol* 2012;67:e49-55.

Porokeratoses

[1] Sertznig P, von Felbert V, Megahed M. Porokeratosis: present concepts. *J Eur Acad Dermatol Venereol* 2012;26:404-12.

[2] Ferreira FR, Nogueira Santos LD, Nogueira Mendes Tagliarini FA, Lanzoni de Alvarenga Lira M. Porokeratosis of Mibelli: literature review and a case report. *An Bras Dermatol* 2013;88(6 Suppl. 1):179-82.

[3] Dover JS, Phillips TJ, Burns DA. Disseminated superficial actinic porokeratosis: coexistence with other porokeratotic variants. *Arch Dermatol* 1986;122:887-9.

[15] Zhang SQ, Jiang T, Li M, *et al*. Exome sequencing identifies MVK mutations in disseminated superficial actinic porokeratosis. *Nat Genet* 2012;44:1156-60.

[17] Luan J, Niu Z, Zhang J, *et al*. A novel locus for disseminated superficial actinic porokeratosis maps to chromosome 16q24.

第8部分

1-24. 3. *Hum Genet* 2011;129:329-34.

[19] Happle R. Cancer proneness of linear porokeratosis may be explained by allelic loss. *Dermatology* 1997;195:20-5.

[20] Chen TJ, Chou YC, Chen CH, Kuo TT, Hong HS. Genital porokeratosis: a series of 10 patients and review of the literature. *Br J Dermatol* 2006;155:325-9.

[23] Hong J-B, Hsiao C-H, Chu C-Y. Systematized linear porokeratosis: a rare variant of diffuse porokeratosis with good response to systemic acitretin. *J Am Acad Dermatol* 2009;60:713-15.

[25] Chouery E, Guissart C, Mégarbané H, *et al*. Craniosynostosis, anal anomalies and porokeratosis (CDAGS syndrome): case report and literature review. *Eur J Med Genet* 2013;56:674-7.

Transient acantholytic dermatosis

[1] Grover RW. Transient acantholytic dermatosis. *Arch Dermatol* 1970;101:426-34.

[2] Streit M, Paredes BE, Braathen LR, *et al*. [Transitory acantholytic dermatosis (Grover disease). An analysis of the clinical spectrum based on 21 histologically assessed cases.] *Hautarzt* 2000;51:244-9.

[4] Davis MD, Dinneen AM, Landa N, *et al*. Grover's disease: clinicopathologic review of 72 cases. *Mayo Clin Proc* 1999;74:229-34.

[5] Phillips C, Kalantari-Dehaghi M, Marchenko S, *et al*. Is Grover's disease an autoimmune dermatosis? *Exp Dermatol* 2013;22:781-4.

[8] Fernandez-Figueras MT, Puig L, Cannata P, *et al*. Grover disease: a reappraisal of histopathological diagnostic criteria in 120 cases. *Am J Dermatopathol* 2010;32:541-9.

Keratolysis exfoliativa

[1] Wende GW. Keratolysis exfoliativa. *J Cutan Dis* 1919;37:174.

[2] Chang YY, van der Velden J, van der Wier G, *et al*. Keratolysis exfoliativa (dyshidrosis lamellose sicca): a distinct peeling entity. *Br J Dermatol* 2012;167:1076-84.

Xerosis cutis and asteatosis

[1] Berry N, Charmeil C, Goujon C, *et al*. A clinical, biometrological and ultrastructural study of xerotic skin. *Int J Cosmet Sci* 1999;21:241-52.

[3] Jensen JM, Förl M, Winoto-Morbach S, *et al*. Acid and neutral sphingomyelinase, ceramide synthase, and acid ceramidase activities in cutaneous aging. *Exp Dermatol* 2005;14:609-18.

[5] Engelke M, Jensen JM, Ekanayake-Mudiyanselage S, Proksch E. Effects of xerosis and ageing on epidermal proliferation and differentiation. *Br J Dermatol* 1997;137:219-25.

Acute epidermal distension and acute oedema blisters

[1] Cox NH, Chalmers RJG, Bhushan M. The acute edema/cutaneous distension syndrome. *Arch Dermatol* 2003;139:224-5.

[2] Bhushan M, Chalmers RJ, Cox NH. Acute oedema blisters: a report of 13 cases. *Br J Dermatol* 2001;144:580-2.

第 88 章

88

获得性色素异常

Nanja van Geel, Reinhart Speeckaert

Department of Dermatology, Ghent University Hospital, Ghent, Belgium

皮肤色素沉着和黑素细胞

皮肤色泽[1-7]

正常的皮肤色泽是由许多色团决定的，其中最重要的是黑素。除了黑素以外，血红蛋白（含氧化态和还原态）和类胡萝卜素都对皮肤颜色有显著影响。肤色在种族和民族之间的差异与黑素小体的数量、大小、形状、分布和降解有关。黑素小体由黑素细胞产生（图 88.1），并可转移至周围的表皮角质形成细胞。人类黑素沉着可分为两种类型[1]。一种是构成性肤色，在没有日光照射和其他影响因素的情况下，由遗传决定。另一种是选择性（诱导性）肤色或“棕褐色”，由日光照射引起。色素的增加也可由内分泌、旁分泌和自分泌因素引起[1,2]。

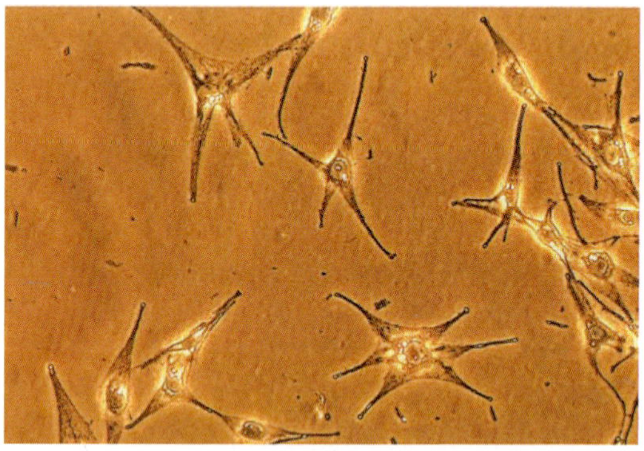

图 88.1　培养中的黑素细胞

人类最浅的肤色几乎为白色，与白化病相似。相比之下，最深的肤色是深棕色或黑褐色。世界上大多数人的肤色都处于这两个极端之间，为适中的棕色或黄棕色。欧洲高加索人的肤色为浅棕色，日晒后肤色可加深。地中海和中东地区民族更容易晒成棕褐色。与此相反，北欧西部的一些民族皮肤白皙，头发发红，日晒后易发生红棕色雀斑。客观测量肤色的确定方法是适用于反射率读数的记录分光光度计[3]。反射式色度计在临床上的应用包括皮肤颜色的测量、紫外线引起的色素沉着的测量以及脱色剂漂白效果的量化[3]。

在一些民族中，可以看到着色的皮肤之间或多或少有明显的分界线[4]。这种现象在日本人和美国黑人中得到了最广泛的研究，在深肤色个体中最常见（图 88.2）。框图 88.1 总结了皮肤中天然色素分界线的六种主要形式（A～F）。

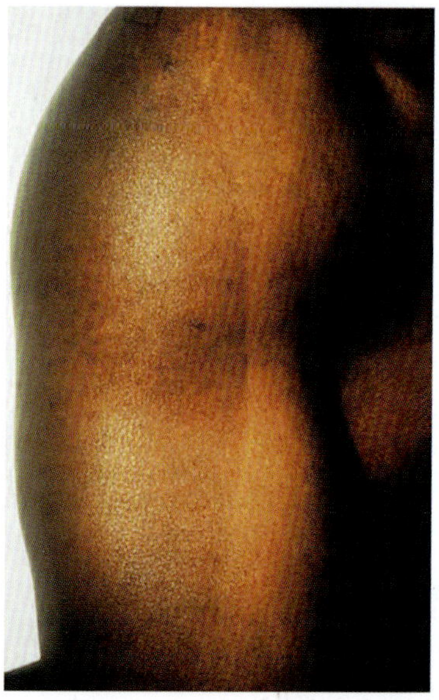

图 88.2　Voigt-Futcher 线（由已故英国布里斯托尔皇家医务室 R. R. M. Harman 医师提供）

蓝色色素沉着可出现在被称为“蒙古斑”的先天性疾病中，是一种可发生在身体任何部位的皮肤黑素细胞增多症，最常见于骶骨区[5,6]。色素沉着斑片多在出生后逐渐消失，但可在某些部位持续存在，如太田痣（见第 132 章）。蓝痣是一种皮肤获得性蓝色色素沉着。在上述两种疾病中，皮肤呈现蓝色是由于光学效应引起，这种光学效应会改变真皮中褐色色素所感知的颜色。分散在真皮中的黑素吸收入射可见光，从而减少较长波长（红色）的漫反射，使得着色部位呈现蓝色。

类胡萝卜素是脂溶性的黄色至橙红色色素，由外源产生，只能从胡萝卜和西红柿等植物中获取。类胡萝卜素在绿色植物中起到光保护作用，但在人类皮肤中的光保护作用很小，即使过量摄入也是如此[7]。类胡萝卜素存在于表皮和皮下脂肪中。当摄入过量时，类胡萝卜素会使皮肤呈现黄色[7]。

框图 88.1　色素性分界线[4]（A～F）

- A：位于上臂的前外侧部分（Voigt-Futcher 线）（见图 88.2）
- B：位于腿的后内侧部分
- C：位于胸骨中线或胸骨旁区域的色素减退带或细线
- D：位于脊柱后中线
- E：从锁骨延伸至乳晕周围的色素减退斑
- F：位于面部的分界线

第 8 部分

黑素细胞[1-3]

表皮黑素单元

体内所有色素细胞的质量约为 1.5g。其中大部分是位于表皮内的黑素细胞[1]。黑素细胞产生黑素的过程分为三个阶段，不仅包括黑素细胞内黑素小体的产生，即黑素生成，还包括通过黑素细胞的树突将这些色素颗粒运输和转移至周围的表皮角质形成细胞。每个黑素细胞连同其作用的表皮细胞，形成 1 个"表皮黑素单元"，由 Fitzpatrick 和 Breathnach 于 1963 年首次描述[2,3]。虽然活跃的表皮黑素单元的数量在身体不同区域差异较大(图 88.3)，但每个黑素细胞给固定数量的角质形成细胞提供色素。据估计，一个黑素细胞可向周围 36 个有功能的角质形成细胞提供黑素。皮肤中黑素细胞的数量因身体位置而异[4]。黑素细胞与其提供色素的角质形成细胞之间错综复杂的相互作用对皮肤色素沉着至关重要。皮肤的充分色素沉着情况取决于黑素小体向角质形成细胞的成功运输和转移，就像它依赖于细胞器本身的形成一样。

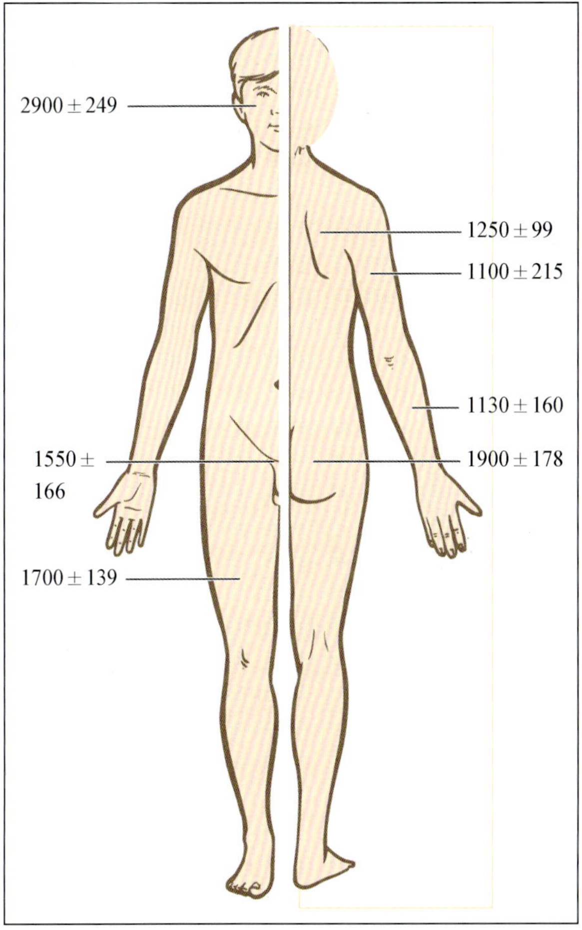

图 88.3 表皮黑素细胞分布的区域差异

图中的数字表示每平方毫米的平均值±标准差。(摘自 Rosdahl & Rorsman，1983[1]，经版权所有者 Nature Publishing Group 许可转载)

黑素细胞的分布[1-3]

黑素细胞位于表皮基底层(图 88.4)。其数量在不同种族或性别之间几乎无变化。然而，无论是在基础状态(构成性肤色)还是在日光刺激后(选择性肤色)，黑素细胞合成黑素的能力在不同肤色中都有很大的差异。深色或深褐色皮肤中的黑素细胞合成黑素并将其转移到周围角质形成细胞的能力较强。相反，白皙、日晒较少的皮肤合成黑素的能力则非常有限。几乎所有组织中均有黑素细胞，但以表皮、毛囊和眼睛等处为多[1,2]。随着年龄的增长，黑素细胞数量逐渐减少，其密度每 10 年减少 6%～8%[3]。曝光部位皮肤中黑素细胞密度比未曝光部位高约 2 倍[2]。

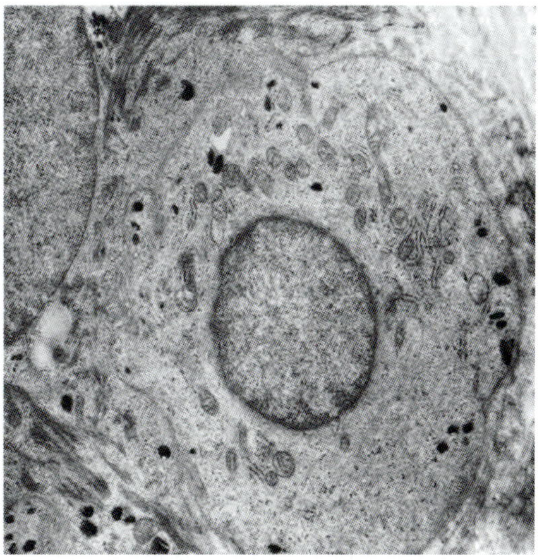

图 88.4 表皮基底层的黑素细胞

黑素细胞的迁移和分化

色素细胞起源于胚胎神经板边缘外胚层的神经嵴[1]，在神经板形成管状中枢神经系统时出现。通过克隆分析、细胞移植实验和谱系特异性标记研究等多种方法对神经嵴细胞的发育潜能进行了研究。这些研究一致表明，大多数早期的神经嵴细胞具有多能性，随着时间的推移，其分化潜能受到限制[2-4]。黑素母细胞起源于神经嵴，向外首先迁移到真皮，然后至

第8部分

表皮基底层。使用黑素细胞特异性 HMB-45 抗体进行免疫细胞化学标记的研究表明，黑素细胞在妊娠 7 周时出现在表皮，其细胞密度约为出生时的 50%[4]。对早期人类胚胎的超微结构研究发现，含有黑素小体的黑素细胞存在早期黑素化[5]。HMB-45 染色显示，在妊娠 10～14 周期间，黑素细胞数量增加了约 2 倍，可能是由于原位处细胞有丝分裂，而非其他细胞的迁移所致。与毛囊相关的黑素细胞在毛囊发育过程中随表皮细胞的下降而到达最终位置[6]。

对小鼠的研究表明，黑素细胞谱系分离从神经嵴发育早期开始，黑素细胞分化发生于其从神经管中迁出之前或迁出之时[7]。黑素细胞系的初始分离涉及 Wnt/β-连环蛋白信号途径[8]。转录因子 *mi* 对黑素细胞分化相对特异，这首次发现于小眼畸形（*mi*）突变体中。*Mi* 编码小眼畸形相关转录因子（Mitf），调节多种黑素细胞特异性基因[9,10]。人类 *mi* 的突变与 Waardenburg 综合征 2A 型有关，这是一种表现为耳聋和片状色素沉着异常的常染色体显性遗传病[11]。*Sox*10 和 *Pax*3 是另外两个与 Waardenburg 综合征相关的基因，可能通过调节 Mitf 蛋白的表达而致病[12]。*Pax*3 似乎是细胞分化的原动力，而 *Wnt* 信号可允许细胞继续沿上述通路分化[13]。

关于人类黑素细胞发育的大部分知识来源于对小鼠色素突变体的研究[11]。广义上来讲，小鼠皮毛颜色突变体主要有三大类：影响黑素细胞亚细胞结构的突变体、破坏黑素正常合成的突变体和改变正常黑素细胞发育与分化的突变体。本章将重点介绍遗传性疾病中色素异常的分子和生化机制。

黑素小体的转运[1-10]

黑素小体从黑素细胞中心运输到细胞边缘。黑素小体的转运依赖于黑素细胞有效的树突形成。紫外线照射、黑素细胞刺激素都可激发此过程[1]。黑素细胞树突形成需要肌动蛋白聚合，后者受鸟苷三磷酸（GTP）结合蛋白 Rac 和 Rho 的活性调节[2-4]。它们自身由相关调节蛋白调控。通过视频显微镜直接观察到的黑素小体运输显示，黑素小体沿树突转移发生于微管上[5,6]，是一种由动力蛋白（负端微管马达）和驱动蛋白（正端微管马达）驱动的过程[7,8]。动力蛋白结合微管和三磷酸腺苷并产生沿着微管移动动力蛋白和黑素小体复合物的力。动力蛋白和驱动蛋白仍与黑素小体结合，其调节改变了黑素小体沿微管运动的方向[9]。一旦黑素小体到达黑素细胞的边缘区域，三种不同蛋白质就会在黑素小体运输的最后阶段发挥协同作用。其中，肌球蛋白 Va 促进在富含肌动蛋白的树突顶端“捕获”黑素小体[7]。另外，Rab 蛋白，即 Rab27A，与黑素细胞膜结合后，再与肌球蛋白 Va 和第三种蛋白-黑素蛋白形成复合物。黑素蛋白与肌动蛋白结合的能力，以及与 Rab27A 和肌球蛋白 Va 结合的能力，引出了一个假设，即黑素小体从微管转移到黑素细胞树突顶端的肌动蛋白微丝是黑素小体转移之前运输过程的最后一步[10]。Rab27a-Mlph-Myo5a 三元复合物各成分之间的蛋白质-蛋白质相互作用已经得到了广泛研究，其中一个基因的突变可导致遗传性色素沉着异常（如 Griscelli 综合征）[11,12]。

黑素小体转移至角质形成细胞[1-7]

黑素小体成功合成并运输到树突顶端，随后转移至角质形成细胞。紫外线照射和黑素细胞刺激素（MSH）都能刺激促进此过程，而烟酰胺则产生抑制作用[1]。然而，黑素小体转移至角质形成细胞的确切机制尚不清楚。一种可能是树突顶端对黑素小体进行胞吐，随后角质形成细胞通过内吞作用摄取。胞外分泌相关蛋白可溶性 N-乙基马来酰亚胺敏感因子附着蛋白受体（SNARE）和 Rab3a 都在黑素小体上被发现[2-4]，也支持了这一观点。此外，体内高分辨率延时数字图像已识别由黑素小体填充的黑素细胞树突顶端产生的长动态丝状体[4]。丝状体可与角质形成细胞膜发生附着和分离；已经观察到黑素细胞在基底膜内双向运动[4]。研究表明，在黑素细胞-角质形成细胞相互作用过程中，凝集素及其糖化配体可能作为受体-配体对发挥作用[5-7]。近年来，电子显微镜分析提供了新的证据，证明胞吐和内吞是黑素转移的主要机制。尽管如此，其他假设依然存在[8]。在细胞吞噬理论中，黑素细胞树突状尖端含黑素小体的突起破坏了角质形成细胞的细胞膜。随后，这些突起被角质形成细胞的细胞膜闭合作用所吞噬，致使角质形成细胞吸收黑素颗粒。在融合假说中，黑素细胞膜和角质形成细胞之间形成连接孔或通道，促进黑素小体的转运。还有假说提出，黑素细胞可释放含有黑素小体球的膜泡[9]。随后这些颗粒与角质形成细胞膜融合或被其吞噬。然而，直到现在，这些假说均未得到充分验证[10]。

黑素细胞培养[1-8]

黑素细胞在皮肤成纤维细胞或角质形成细胞培养基中不能生长，甚至死亡。与许多其他类型的细胞相比，黑素细胞不产生任何已知的刺激其自身的生长因子[1]。经过深入研究，碱性成纤维细胞生长因子（现称 FGF2）被认为是第一个高效、天然的黑素细胞有丝分裂原[2]。随着越来越多的黑素细胞有丝分裂原被发现,需要一种协同生长因子组合来刺激培养中静止或垂死的黑素细胞[1,3]。其他刺激性多肽包括肥大细胞生长因子/干细胞因子(M/SCF,即 Kit 配体和 Steel 因子)、肝细胞生长因子/分散因子(HGF/SF)、内皮素,以及作用较轻的 MSH。在有 FGF2、佛波酯和环磷酸腺苷存在的情况下,这些多肽对培养中的黑素细胞起协同作用[1,4]。最近黑素细胞有丝分裂原名单中增加了白血病抑制因子(LIF)[5]。除了 FGF2,上述大多数分裂原也促进黑素细胞的分化[6,7]。内皮素 1(ET1)还可以在没有其他生长因子的情况下维持人类黑素细胞的活性,并刺激其树突的形成和延伸[4,8]。

黑素合成的生物化学过程[1-5]

黑素通常被分为两大类:棕色至黑色不溶性真黑素和黄色至红棕色碱溶性棕黑素(框图 88.2)。这两种色素均来源于多巴胺,由酪氨酸酶氧化 L-酪氨酸形成。上述两种黑素的颗粒大小、形状和包装都不同。真黑素小体的形状更接近于椭圆形,而棕黑素小体则为圆形。产生真黑素或棕黑素主要由黑素皮质素 1 受体决定,黑素皮质素 1 受体本身受 α-MSH 和刺鼠信号蛋白的调控[1,2]。

框图 88.2　表皮黑素的主要类型

真黑素

- 棕色或黑色含氮色素,不溶于任何溶剂,由来自酪氨酸的 5,6-二羟吲哚氧化聚合而成

棕黑素

- 碱溶性色素,由黄色到红色,其中大多数除含氮外还含有硫,半胱氨酰多巴通过 1,4-苯并噻嗪中间体的氧化聚合反应生成

毛发色素

- 一种结构明确的含硫褐色素,以 $\Delta^{2,2'}$ bi(1,4-苯并噻嗪)发色团为特征

经版权所有者 Wiley 许可转载,由 Prota,1988[4] 提供。

真黑素形成

多巴胺是一种高活性的中间体,在没有巯基化合物的情况下可形成环多巴。环多巴和多巴胺之间的氧化还原交换产生红色中间产物、多巴色素和多巴。多巴色素重新排列为 5,6-二羟基吲哚(DHI),小部分重新排列为 5,6-二羟基吲哚羧酸(DHICA)。DHI 和 DHICA 被氧化并聚合而产生真黑素。多巴色素互变异构酶和色氨酸(DHICA 氧化酶)在调节和促进真黑素生成中与酪氨酸酶共同发挥作用[3]。

棕黑素形成

与真黑素不同的是,除氮外,棕黑素还含有硫,由半胱氨酰多巴形成(图 88.5)。硫醇加合物的进一步氧化通过苯并噻嗪中间体生成棕黑素。皮肤中的大多数黑素是真黑素和棕黑素的混合物或共聚物。然而,也有些例外,某些类棕黑素可能是真黑素的结构变异型[4]。在存在金属离子的情况下,黑色不溶性真黑素可通过化学或光化学方式氧化成颜色较浅的可溶性形式(游离黑素酸)[5,6]。

毛发色素

更复杂的是,除了棕黑素外,人类的红色头发还含有少量颜色明显的色素,称为毛发色素[5,7]。最初从新罕布什尔州母鸡的红色羽毛中分离出来的毛发色素是一种结构明确的含硫色素,迄今为止已鉴定出六种变异型(图 88.6)。

紫外线及内分泌、旁分泌和自分泌因子对人体色素的调节

人类黑素细胞的调节比较复杂,除了紫外线照射的直接刺激作用外,还有内分泌、旁分泌和自分泌因子介导的作用。基本黑素含量由黑素细胞的合成速率和黑素小体传递到角质形成细胞的速率和方式决定。培养的黑素细胞对紫外线照射的反应包括生长停滞和黑素生成增加。Ⅰ型或Ⅱ型皮肤的黑素细胞与Ⅴ型或Ⅳ型皮肤的黑素细胞反应有所不同,前者生长停滞时间更长,环丁烷嘧啶二聚体增多,黑素生成减少。皮肤暴露在紫外线照射下可诱导多种表皮细胞因子和生长因子,进而诱导黑素细胞增殖和(或)黑素生成。许多日光喜好者意识到,有意过度暴晒后,随后发生的炎性晒伤比可耐受的、不灼伤的方法更能有效地诱导晒黑。

黑素细胞对紫外线的反应

对于同一个体,曝光部位的皮肤与防晒的皮肤相比,活跃的黑素细胞数量增加。Friedmann 和 Gilchrest[1] 在培养的黑素细胞中首次证明了这种直接反应,发现模拟太阳紫外线照射可导致细胞增殖的

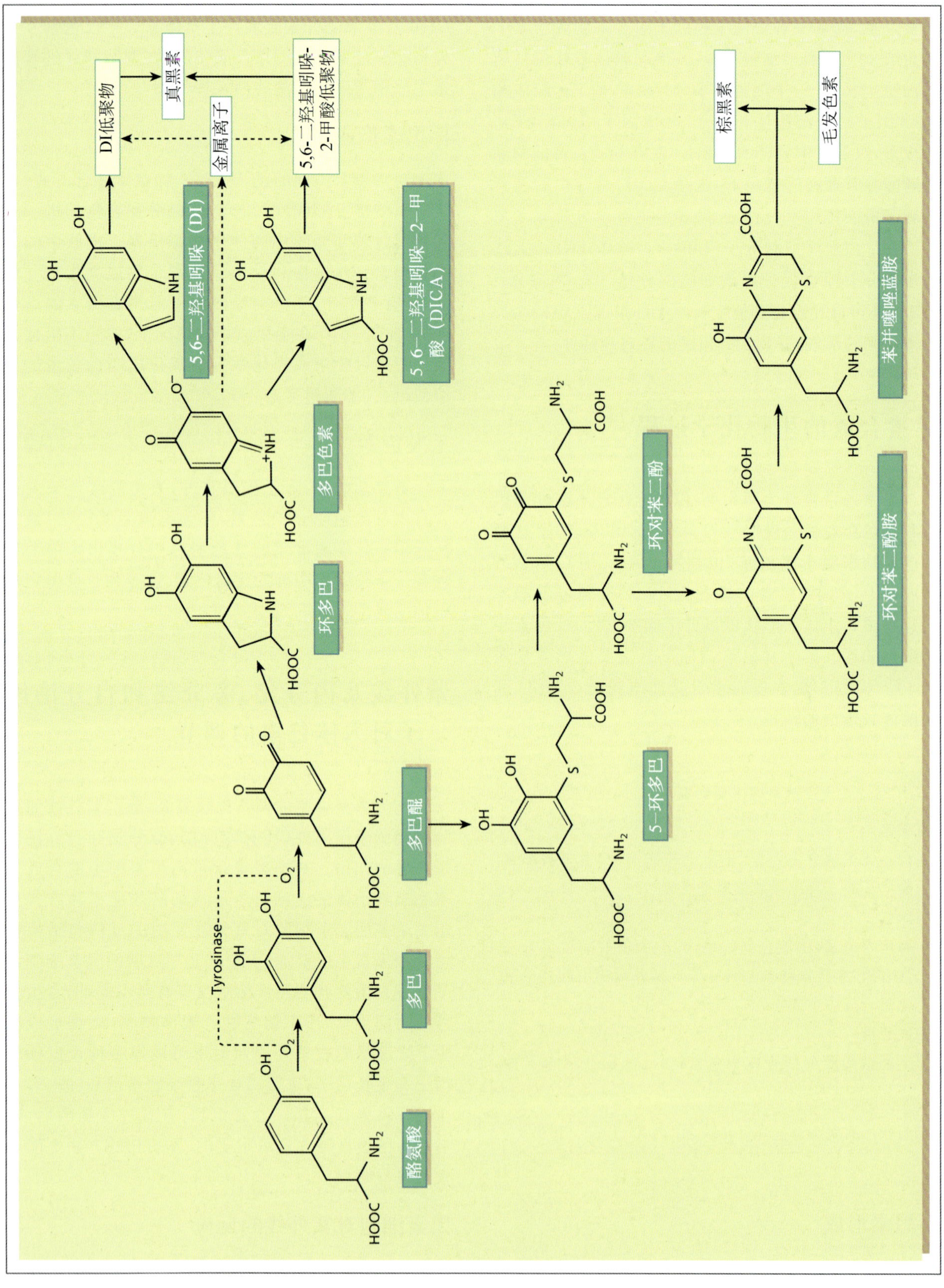

图 88.5 黑素和毛发色素合成中主要代谢途径的简化概述(摘自 Prota,1988[4],经版权所有者 Wiley 许可转载)

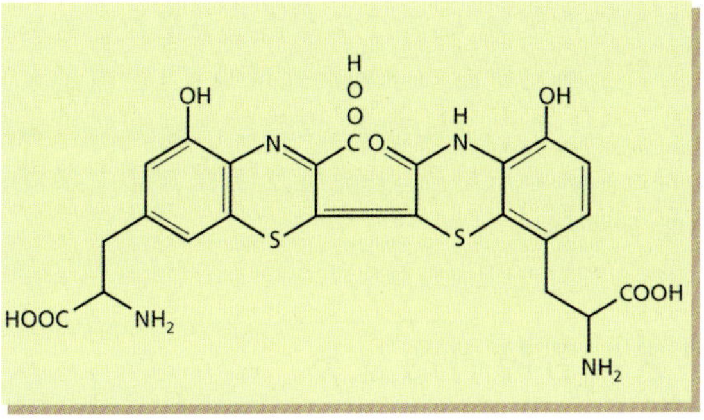

图 88.6 目前已确定的六种毛发色素之一——毛发色素B的结构

剂量依赖性降低和色素生成增加。最近，通过使用亚致死剂量的 UVB 研究发现，由于细胞周期 G2 期阻滞而抑制了黑素细胞增殖，酪氨酸酶活性和黑素含量增加[2]。不同皮肤类型的黑素细胞均表现出相似的反应模式[2]。后续研究证实，这种紫外线诱导的黑素细胞生长停滞与肿瘤抑制基因产物 p53 水平的增加有关，与深色黑素细胞相比，浅色黑素细胞的生长停滞时间更长，p53 蛋白的持续增加更为持久[3]。此外，浅色黑素细胞在紫外线照射后比深色黑素细胞出现更多的环丁烷嘧啶二聚体（紫外线诱导 DNA 损伤的可靠标志物）。除了黑素细胞酪氨酸酶活性增加外，日晒过度还会增加黑素细胞树突的伸长和分支，增加黑素体的数量和大小。

内分泌因子对黑素细胞的调控

人们认识到雌激素对皮肤色素沉着的影响已 60 多年[4,5]。妊娠期间雌激素的高水平与面部、乳晕、中下腹部和生殖器的色素沉着增加有关。黑素细胞表达雌激素受体，增加的雌二醇刺激参与黑素生成的酶（如酪氨酸酶、酪氨酸酶相关蛋白 1 和酪氨酸酶相关蛋白 2）[6]。

在 Addison 病中，弥漫性棕褐色色素沉着过度是由脑垂体产生的黑素皮质素的促黑素作用引起的。黑素皮质素都来源于前体分子阿片黑素皮质素。在 Addison 病中，垂体释放的其他促肾上腺皮质激素增加，包括促肾上腺皮质激素（ACTH）、β-促脂酶、α-MSH、β-MSH 和 γ-MSH。这些多肽都对黑素细胞有刺激作用[7]，在没有抑制其分泌的负反馈调节情况下，产生的色素沉着过度呈潜伏性、进行性发展（图 88.7）[8]。库欣综合征也有类似机制，色素沉着过度是由促肾上腺皮质腺瘤或异位非垂体瘤分泌过多 ACTH 引起的[9]。人类黑素细胞表达黑素皮质素 1 受体（MC1R），与 α-MSH 和 ACTH 具有相同的亲和力[10]。α-MSH 可引起环磷酸腺苷（cAMP）小幅度升高，但对人类黑素细胞的基础黑素生成或紫外线刺激的黑素生成没有影响[11]。

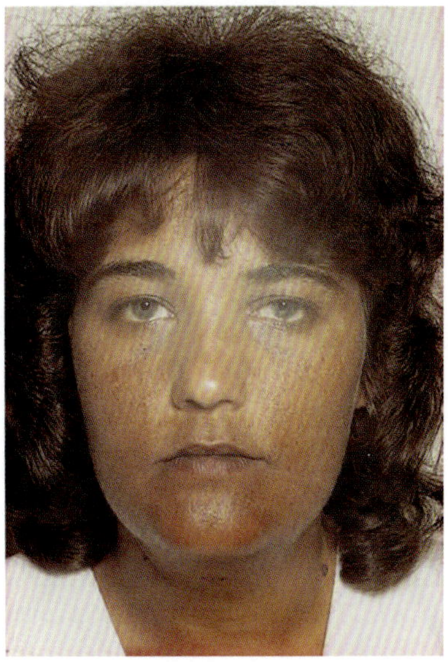

图 88.7 一名女性纳尔逊综合征患者双侧肾上腺切除术后弥漫性色素沉着过度伴头发和黏膜变黑

旁分泌和自分泌因子对黑素细胞的调控

炎症后色素沉着过度被认为是由免疫炎症递质介导的，包括 IL-1α、IL-1β、IL-6 和 TNF-α[12]。研究已发现人类黑素细胞对 IL-1α 和 IL-1β 有反应并可合成 IL-1α 和 IL-1β，表明它具有自分泌和旁分泌调节作用[13]。作用于人类黑素细胞的其他炎症递质包括花生四烯酸代谢产物——类花生酸类。黑素细胞对 PGE_2 的反应使黑素生成和树突形成增加[14]。Scott 等证明了人黑素细胞对 PGE_2 和 $PGF_{2\alpha}$ 的反应增强[15]。前列腺素、白三烯和血栓烷是酪氨酸酶的主要诱导剂[16]。碱性成纤维细胞生长因子是第一个被发现的人黑素细胞旁分泌因子。它通过结合黑素细胞上表达的酪氨酸激酶受体而发挥作用[17]。与 IL-1α、IL-1β、IL-6、TNF-α 以及类花生酸类不同，碱性成纤维细胞生长因子并不由角质形成细胞分泌，而黑素细胞和角质形成细胞之间的直接接触是其发挥生物学效应所必需的[18]。此外，白三烯 C_4 和 D_4 已被证明在培养的人类新生儿黑素细胞上起到显著的促进细胞分裂的作用[19]。

内皮素是以旁分泌方式作用于黑素细胞的另一组重要多肽[20]。ET1 对表达 ET1 受体的人黑素细胞既有促进有丝分裂又有促进黑素生成的作用[21]。ET1 与 α-MSH 和碱性成纤维细胞生长因子具有协同作用，从而刺激人黑素细胞的增殖[22]。ET3 与 ET1 作用相似，两种多肽以同等亲和力结合黑素细胞上的内皮素受体[23]。并且内皮素似乎对黑素细胞具有一定的保护作用，Kadekaro 等证明使用 ET1 处理人黑素细胞可减少紫外线诱导的细胞凋亡，并可延长黑素细胞存活时间[24]。

黑素的生物学意义

黑素的主要生物学功能是保护皮肤下层免受紫外线损伤。人类色素具有适应作用，我们可能会发现，在世界各种族中，色素的地理分布与太阳强度有关。一般来说，热带地区的色素沉着最严重，温带地区的色素沉着减少，而在受到长时间雪光照射的北方种族中，在一定程度上色素沉着会重新出现[1]。然而，也有例外，例如美洲印第安人，他们的肤色在极地和热带地区之间变化不大，塔斯马尼亚人虽然生活在温和的气候中，肤色却比较黑。

过度暴露于日光下的欧洲人表皮癌的高发病率很好地说明紫外线的破坏作用。色素沉着的进化作用可能是双重的。一方面，它可以防止晒伤。另一方面，由于它能有效地吸收紫外线辐射，并且很容易被入射光激活成自由基，可通过光毒性机制消除基因受损的细胞。

并非所有色素沉着的作用都是有利的。黑素已被证实在 UVA 辐射后与 DNA 发生反应，产生活性氧[2]。毫无疑问，在炎热的气候中，色素沉着会增加热负荷，因此黑种人可比白种人多吸收 30% 以上的阳光热量，尽管其可能会被更多的大量出汗所抵消[3,4]。此外，在寒冷的气候中，白皙的皮肤具有减少辐射热损失的优势。

色素沉着的另一个的缺点是阻碍维生素 D 的合成，所以在营养不良和阳光照射有限的地区，黑人儿童比白人儿童更容易罹患佝偻病。因此，色素脱失可能有助于温和气候下维生素 D 的合成。可以推断，由于北极纬度地区的高脂肪饮食，只有经自然选择才能在这些地区保留色素，同时提供防雪眩光的保护。

由于色素沉着对热带地区的生活似乎并不是完全有利的，关于其生物学意义的其他假设也被提出。例如，Wassermann[5,6] 指出，黑人对热带非洲的主要适应体现在强烈日光辐射和营养不良的危害下，能够在疟疾、多种寄生虫和热带疾病中生存。他认为主要的选择因素是疾病，而非气候条件，并列举了证据：非洲黑人与白人相比，表现出网状内皮细胞活性增加、血清 γ-球蛋白组分增加。这些特征与肾上腺皮质的大小和活性成反比，表明黑人分泌的 MSH 和 ACTH 增加，以及随之而来的黑素生成和色素沉着的增强，可能继发于相对肾上腺皮质功能不足。

黑素沉着障碍的分类

黑素沉着障碍从形态学上可分为两类。一类是黑素过度病，皮肤中黑素含量增加。当皮肤呈现出深于正常肤色的颜色时，这种色素沉着可能局限于表皮；当色素沉着存在于真皮，则呈现出灰白色或蓝色外观。另一类是黑素减少病，由于皮肤中缺乏色素，呈现出白色或比正常肤色浅的颜色。黑素缺失症是指皮肤中完全没有黑素。黑素过度病和黑素减少病可以是泛发性和弥漫性的，也可以是局部性和局限性的。有时，局部皮损可能呈现节段性或皮节模式。"色素脱失"用于描述皮肤失去原有的色素。白斑病是一种先天性或后天性的皮肤白斑，可能由多种病因所致。使用长波紫外线光源检查皮肤，如伍德灯，有助于定位皮肤黑素沉着的异常变化，可用于辅助诊断多种色素疾病[1]。

色素沉着改变可通过多种方式产生，也可由多种遗传和环境因素引起。正如本章最后所讨论的，非黑素沉着也是引起皮肤颜色变化的一个重要原因。

黑素增多症也可由多种因素引起，包括遗传因素和后天因素等。可能源于皮肤中黑素细胞数量的增加，如真皮黑素细胞增加引起的太田痣、伊藤痣和蒙古斑。许多黑素增多症是由于遗传因素引起的黑素生成增加所致。有些可能是由紫外线、激素和化合物诱导所致。最后，黑素小体的降解可能在不同的色素沉着异常中有所不同。

色素沉着构成、人体色素沉着及对日光照射的反应

遗传因素是决定个体正常色素沉着程度的主要因素。皮肤色素沉着的变化不是由于黑素细胞数量的不同，而是由黑素细胞结构和功能的不同；黑素生成活性、黑素小体的大小和数量、沉积在黑素小体上的黑素类型以及成熟黑素小体向邻近角质形成细胞的释放都会影响皮肤颜色，且由遗传决定[1]。因此，

皮肤的基础颜色以及在阳光照射下肤色的改变，都是由基因决定的，并且在不同的种族群体内差异较小。然而，从白色人种（以前称为"高加索人"），到浅色人种（亚洲人和东方人），再到黑色人种（以前称为"黑种人"和"澳大利亚土著居民"以及一些亚洲种族），人类皮肤的颜色在各大种族之间却存在显著的差异。黑素细胞的形态和功能存在明显的种族差异，但在特定的皮肤部位，黑素细胞的密度在各种族间几乎没有差异。超微结构研究表明，白人皮肤中的黑素小体很小，往往在角质形成细胞内形成三个或三个以上的膜结合复合体[2]。土著居民和黑人的椭圆形黑素小体较大，长约 1μm，呈单体分布，而不是聚集分布。这些较大的黑素小体可以在角质层中被完整地发现。高加索人的黑素小体复合物甚至在表皮的基底层也表现出降解性变化，可能被溶酶体酶分解[3]。黑素小体是单独分散还是聚集在黑素小体复合物中似乎取决于黑素小体的大小[2]。

皮肤中的黑素通过降低紫外线在表皮的穿透力，以及抑制活性氧自由基的产生而发挥其光保护作用，而活性氧自由基可导致日光诱导的 DNA 损伤[4]。黑人表皮的良好光防护作用不仅是因为黑素含量增加，还与黑素生成活性、黑素小体的大小和数量、黑素沉积到黑素小体中的类型以及成熟黑素小体向邻近角质形成细胞的释放有关。根据晒伤和晒黑历史可对日光反应性皮肤进行分型，此分类方法目前已得到广泛应用（表 88.1）[5]。日光照射后，人类皮肤会出现两种类型的色素沉着。第一种是速发型色素沉着（IPD），有时也称为 Meirowsky 现象，在肤色较深的人群中最为明显，并且可以最有效地被长波紫外线（UVA）诱导。这种色素沉着是短暂的，虽然很快被诱发，但很快趋于消失。第二种色素沉着随着红斑反应增加而增加。这是一种延迟的晒黑反应，可以在皮肤暴露于紫外线 48～72h 后观察到。

表 88.1 日光反应性皮肤分型

皮肤类型	日光敏感性	色素反应
Ⅰ	很敏感，总是容易灼伤	很少或从不晒黑
Ⅱ	很敏感，总是灼伤	最浅的棕色
Ⅲ	敏感，中度灼伤	逐渐晒黑（浅棕色）
Ⅳ	中度敏感，轻度灼伤	容易晒黑（棕色）
Ⅴ	轻度敏感，极少灼伤	棕褐色（深棕色）
Ⅵ	不敏感，无灼伤	深着色（黑色）

获得性黑素过度病

生理性黑素过度病（紫外线照射下晒黑）

引言和总则

晒黑被用来描述皮肤在紫外线照射下的色素反应。可分为三个不同的阶段：IPD、持续色素加深期（PPD）和延迟晒黑期。IPD 在接受低剂量的 UVA 后发生，表现为灰褐色色素沉着。多出现在紫外线照射的几分钟内，通常在 10～20min 内消失。IPD 被认为是已存在的黑素被氧化和再分布的结果。较高剂量的 UVA 可诱导持续 2～24h 的 PPD，表现为棕色色素沉着，也是由已存在的黑素被氧化和重新分布引起。由于黑素细胞数量及活性的增加，延迟晒黑期可生成新的黑素。UVA 和 UVB 都能诱导延迟晒黑，但 UVB 更有效。在紫外线照射 72h 后即可出现延迟晒黑，并持续 1～2 周，随着角质形成细胞从皮肤表面脱落而逐渐消失。

晒黑和 DNA 损伤密切相关。反复接受亚红斑剂量的紫外线会引起晒黑，但也会引起 DNA 损伤[1]。日晒暴露已被证明可以诱导表皮角质形成细胞中的环丁烷嘧啶二聚体和 p53 蛋白的表达，这些变化与皮肤癌变的早期阶段有关[2]。非专业人员普遍认为，晒黑可以有效防止晒伤[3]。然而，与构成性色素沉着相比，晒黑的皮肤抵抗 DNA 光产物形成的作用更弱[3]，防晒系数最多为 3～5。以人口为基础的调查显示，晒黑目前仍然很流行，尤其是在年轻人中，晒伤的情况也很普遍[4,5]。令人不安的是，对于 UVB 含量较高的新日光浴床，其致癌性明显高于主要放射 UVA、几乎不放射 UVB 的旧日光浴床[6,7]。

面部黑变病

主要累及面部和颈部的色素沉着症相对比较常见，并且较难诊断。几种定义明确的临床综合征或多或少可以被识别出来，但很多过渡型表现难以分类。色素沉着的原因往往不甚清楚。

遗传和种族因素很重要，色素沉着增加在深色皮肤的人中更常见，特别是中东或亚洲血统的人。内分泌因素在黄褐斑中起主要作用，且在一定程度上与其他黑变病有关。外部因素（光和光动力化学物质）是职业性黑变病的重要因素，也与光接触性皮炎（里尔黑变病）、红斑黑变病和西瓦特皮肤异色病有关。因存在广泛的个体易感性差异，其他未知的因素肯定也参与其中。

化妆品有时也会引起面部黑素沉着。当然，面部黑素沉着也是艾迪生型色素沉着的一个显著特征。

黄褐斑

定义和术语

黄褐斑(Melasma)是面部黑素沉着最常见的原因，表现为面部色素沉着斑，在紫外线照射后更加明显(图 88.8a,b)[1,2]。

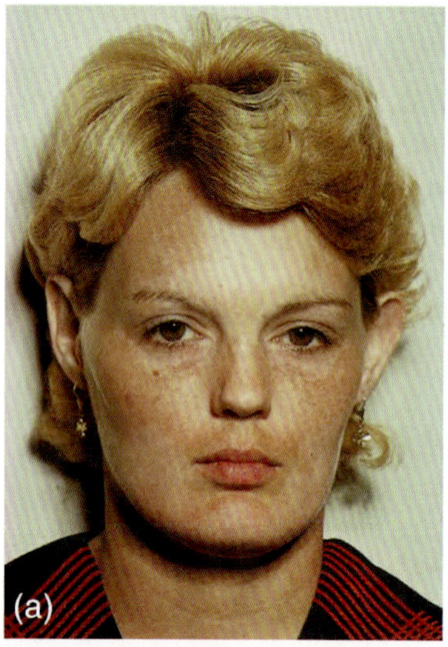

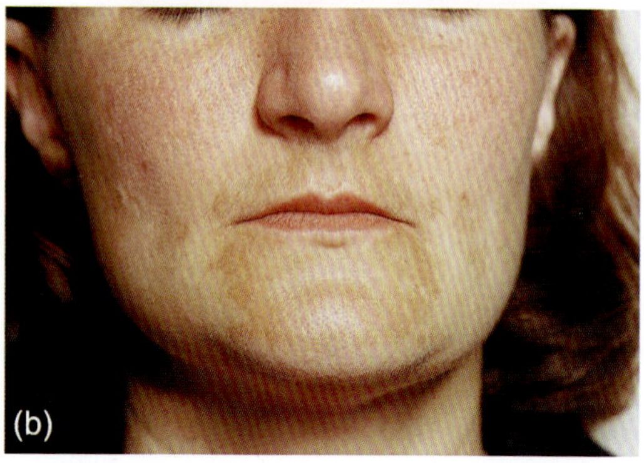

图 88.8　(a,b)两名女性患者的黄褐斑

> **同义名**
> • 妊娠面斑
> • 黄褐斑(Chloasma)

流行病学

发病率和患病率

本病较常见。妊娠期增加的色素沉着几乎是不变的，在黑头发的女性中最为明显。常见于口服避孕药的妇女。

年龄

大多始发于 20—40 岁之间。与怀孕或口服避孕药有关[3,4]。

性别

女性多于男性。高达 10％的黄褐斑发生在男性(图 88.9)。

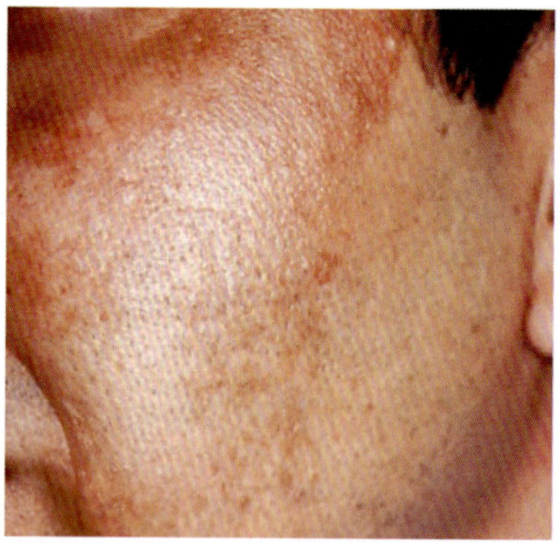

图 88.9　印度次大陆成年男性的黄褐斑

种族

更多见于浅棕肤色人种，尤其是拉丁美洲和中东或亚洲人群。

病理生理学

发病诱因

有多种因素与黄褐斑发生有关，其中紫外线照射和激素因素最为重要。可能由于激素因素影响，可见到部分女性出现局部或弥漫性色素沉着过度。妊娠和口服避孕药与皮肤色素沉着增加有关。据推测，本病可能与雌激素和孕酮水平的增加刺激了黑素细胞的活性有关[5]。黄褐斑常见于妊娠晚期雌激素、孕酮和 MSH 水平升高时。

许多黄褐斑的发生与妊娠或联合口服避孕药有关[3,4]。在妊娠期间，伴随着乳头和乳晕的变黑，黄褐斑的出现被认为是一种正常的生理变化。黄褐斑在生殖活动年中并不少见，在没有确切证据的情况下，它被归因于多种卵巢疾病。绝经后接受雌激素替代疗法的妇女中黄褐斑罕见以及偶尔也会累及男性的事实表明，雌激素本身并不是致病因素。

病理学

该病发生机制尚未完全阐明，虽然可能与 MSH 有关，但它仅起了很小的作用。无论是特发性黄褐斑[6]还是口服避孕药引起的黄褐斑[7]，患者血浆 MSH 浓度均正常。雌激素和孕酮参与色素沉着过程，但也与其他因素有关[8]。黑素细胞无增殖，但黑素细胞树突明显增大，表明其功能活跃，后者反映在表皮和真皮中沉积的黑素增加[8,9]。

尽管进行了光镜、超微结构和免疫荧光的研究，但本病的发病机制仍然是个谜[1]。内分泌机制仍是一个假说，黄褐斑病因目前仍不清楚。

遗传学

目前还没有确定与黄褐斑发病相关的具体基因，但家族史比较常见（约 30%）。散发和具有家族史的患者的临床表现相同，尤其是那些暴露于日光下容易晒黑的患者[10]。

环境因素

暴露在日光下、口服避孕药和其他激素治疗可使病情加重。

临床特征

临床表现

黄褐斑主要见于女性。黑素沉着主要累及上唇、颧骨、前额和下颌，可能与乳头变黑、腹白线形成黑线和生殖器皮肤色素增加有关。皮损呈棕褐色。通常双侧出现，对称发生。

鉴别诊断

参见框图 88.3。

框图 88.3　获得性色素沉着过度的鉴别诊断

a. 获得性弥漫性色素沉着过度

- 内分泌疾病
- 代谢状态
- 金属诱导的非黑素沉着
- 肿瘤或肿瘤状态
- 营养状况
- 物理因素
- 进行性系统性硬化症
- 毒素或药物诱发

b. 获得性局部色素沉着过度

- 局限的
  - 雀斑[a,b]
  - 面颈部毛囊性红斑黑变病[a]
  - 外源性褐黄病[a]
  - 固定型药疹[a]
  - 摩擦性黑变病[a]
  - 医源性因素[a]
  - 雀斑样痣[a]
  - 黄褐斑[a]
  - 西瓦特皮肤异色病[a]
  - 里尔黑变病[a]

（续框图）

- 继发性色素沉着过度（感染后、炎症后、创伤后）
  - 湿疹[a,b]
  - 扁平苔藓[a,b]
  - 红斑狼疮[a,b]
  - 斑状淀粉样变性[b]
  - 局限性硬皮病[a]
  - 持久性红斑[b]
  - 花斑糠疹[b]
- 散在的
  - 内源性褐黄病[a,b]
  - 特发性斑状色素沉着[b]
  - 色素性扁平苔藓[b]
  - 肥大细胞增生[a,b]
  - 植物日光性皮炎[a]

[a] 皮疹范围局限。

[b] 皮疹范围较大。

严重程度分级

美观问题。

病程及预后

病程不定。色素沉着通常在分娩后消失，但可能持续数月或数年。部分女性月经期前更为明显[11]。停服避孕药后，色素沉着需要很长时间才能消失；在妊娠之后，它可能永远不会完全消失。

检查

不需要检查。

伍德灯检查有助于确定黑素沉着的深度及黄褐斑的类型（表皮型、真皮型或混合型）。表皮型黄褐斑通常呈浅棕色，伍德灯下表现为颜色对比增强。真皮型黄褐斑通常在肉眼检查时呈浅灰色或蓝色，伍德灯下的颜色对比减小。对黄褐斑进行分类，有助于指导治疗方案的选择和患者的预期，因为真皮型黄褐斑通常对治疗反应较差，特别是局部治疗[1]。

治疗

由于黄斑病的难治性和复发性，治疗起来很困难。

可使用含一种或几种活性化合物的不同的皮肤脱色配方。氢醌是目前研究最广泛的治疗黄褐斑的脱色剂。它可抑制黑素细胞色素生成途径中的关键酶——酪氨酸酶。局部外用维 A 酸也被用作黄褐斑治疗的单一疗法，但疗效一般[12,13]。

由氢醌、维 A 酸和皮质类固醇组成的三联疗法是治疗黄褐斑的一种高效、安全的方法。在这种治疗方案中加入了皮质类固醇以减少氢醌、维 A 酸所产生的炎症不良反应。除此之外，它还可以抑制黑素细胞代谢[13]。

妊娠相关的黄褐斑往往会在产后逐渐改善，可能不需要治疗。

一线治疗

多种治疗方案可淡化黄褐斑。推荐方案为局部外用含氢醌、维 A 酸和皮质类固醇的三联制剂（如 4%氢醌、0.01%氟轻松和 0.05%维 A 酸）[13,14]。也可以考虑使用二联疗法（如 2%氢醌加 10%乙醇酸），但会引起严重刺激[13]。单一疗法的疗效一般不佳。

阶梯治疗

一线治疗

- 防晒/广谱防晒霜（SPF>30）
- 将口服避孕药改为其他低雌激素制剂，或改为其他避孕方法
- 避免使用有香味的化妆品和光毒性药物
- 局部外用对苯二酚、维 A 酸和皮质类固醇复合霜的三联疗法

二线治疗

- 单独化学剥脱或结合局部治疗[15,16]
- 壬二酸（15%～20%）单药治疗或 20%壬二酸联合 0.05%维 A 酸[17,18]

三线治疗

- 激光治疗[15]
- 强脉冲光疗法，辅助局部治疗
- 皮肤磨削术
- 局部外用甘草苷[19]
- 局部外用云香酚[20]
- 曲酸，单药治疗或与氢醌联合治疗[17,21]

Resources

Patient resources

Patient information leaflet http://www. bad. org. uk/for-the-public/patientinformation-leaflets/melasma (last accessed November 2015).

光接触性面部黑变病

定义和术语

皮肤接触光敏剂引起光毒性反应所致的面部黑变病。

同义名

- 里尔黑变病
- 中毒性黑皮炎
- 色素性化妆品皮炎

流行病学

年龄

中年。

性别

女性更常见。

发病诱因

与接触焦油衍生物和香料有关[1]。在日本，一种光接触性面部黑变病的暴发被认为是由于化妆品成分引起的接触性皮炎，并由此产生了“色素性化妆品皮炎”一词[2]。

病理学

早期病理表现为表皮基底层液化变性，血管周围、真皮层色素失禁呈带状浸润，后期表皮正常，但真皮上层可见较多噬黑素细胞[3]。超微结构检查显示，角质形成细胞和多层基底膜的细胞间和细胞内水肿，真皮中较多噬黑素细胞[3]。

环境因素

化妆品和纺织材料。

临床特征

病史

1916—1920 年间，Riehl 医师首次在维也纳描述了一种独特的灰棕色面部色素沉着疾病[4]。他将这种色素沉着归因于接触有毒物质或战时的生活条件。随后在第二次世界大战期间及欧洲和亚洲也发现了这种情况，在阿根廷[5]和南非班图[6]也有发现。

临床表现

表现为面部大部分区域的棕灰色色素沉着，前额和太阳穴处皮疹发展迅速且严重。较小的色素斑，通常在毛囊周围，边界不清。色素沉着可延伸至胸部、颈部和头皮，偶尔侵犯手和前臂。角质栓充满毛囊，可能伴有鳞屑。

鉴别诊断

见框图 88.3。

病程及预后

避免接触诱因后，皮疹可逐渐改善。

检查

斑贴试验。

阶梯治疗

一线治疗

- 确定诱因，并避免接触后，几个月内皮疹会慢慢改善
- 防晒

二线治疗

- 使用 2%～5% 的氢醌联合维 A 酸或乙醇酸，可能会使皮疹逐渐改善[7]

三线治疗

- 强脉冲光[8]

Civatte 皮肤异色病

定义和术语

Civatte 皮肤异色病表现为网状色素沉着斑（萎缩、毛细血管扩张、色素沉着和色素减退），通常出现在多年反复紫外线照射后的面部、颈部及上胸部（图 88.10a，b）[1]。

同义名

- 颈部毛囊间黑变病

流行病学

发病率和患病率

尚不明确，报告病例不足。

年龄

30－50 岁。

性别

女性多见。

种族

皮肤白皙者多见。

发病诱因

光暴露及接触含有光动力物质的化妆品[2]。

病理

Civatte 皮肤异色病在组织病理学上表现为棘层变薄、基底细胞层液化变性、真皮乳头层可见噬黑素细胞及毛细血管扩张。上述病理表现在所有皮肤异色病中均较为常见[3]。

环境因素

- 日光辐射。
- 对香水或化妆品中化学物质的光毒性或光敏反应。

临床特征

病史

这种面部和颈部网状色素沉着的特征由 Civatte 于 1923 年首次报道[1]。

临床表现

皮肤异色改变对称发生于面部、颈部和上胸部，伴色素沉着、毛细血管扩张和皮肤萎缩。颌下区和颏下区不受累，提示日光与本病的发病机制有关（图 88.10b）。多数患者病情较轻，少有患者就医。多数无症状，有些患者可能会出现瘙痒、灼热和潮红。

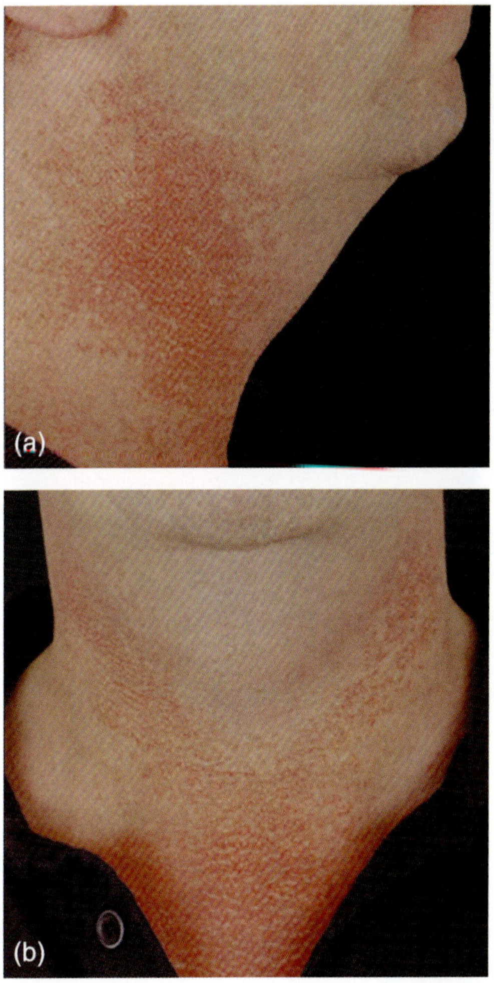

图 88.10 （a，b）Civatte 皮肤异色病：43 岁男子颈部的下颌区和颏下区不受累

鉴别诊断

- 面颈部毛囊性红斑黑变病。
- 黄褐斑。

严重程度分类

美观问题。

病程及预后

缓慢进展，不可逆。

检查

若有可疑的过敏原，可行斑贴试验[3,4]。

第8部分

> **阶梯治疗**
> **一线治疗**
> - 用高 SPF 防晒霜光保护
> - 避免接触香水
>
> **二线治疗**
> - 强脉冲光[5]
> - 使用可调谐染料激光器进行激光治疗[6]

面颈部毛囊性红斑黑变病

定义和术语

面颈部毛囊性红斑黑变病(erythromelanosis follicularis of the face and neck)表现为耳前及上颌区红棕色斑片,在某些情况下可蔓延至太阳穴周围、颈侧及躯干,分布对称,边界清楚。

> **同义名**
> - 面颈部毛囊性红斑黑变病(erythromelanosis follicularis faciei et colli)

流行病学

发病率和患病率

尚不清楚,因轻度病例没有被识别和报道。

年龄

发病高峰期在 10—20 岁。

性别

两性均可发病,男性多见。

种族

各种族均可发病,亚洲人多见。

伴发疾病

可能与毛发角化病有关。

病理生理学

病理学

组织学表现为基底层轻度角化过度和色素沉着过度。毛囊扩大,含有层状角质团块。皮脂腺也扩大。覆盖在受累毛囊上的表皮呈现扁平状,含有过量黑素。在真皮中,扩张的血管周围有轻度淋巴细胞浸润。

遗传学

少有家族性病例的报道。

临床特征

病史

该综合征起源不明,由日本 Kitamura 等于 1960 年首次报道[1]。

临床表现

特征性临床表现为色素沉着过度、毛囊堵塞和红斑三联征,伴或不伴毛细血管扩张,累及脸颊侧面和颈部(图 88.11)[1-5]。本病被认为是毛发角化病的一种亚型[6]。在红棕色色素沉着和毛细血管扩张基础上布满浅色毛囊性丘疹。大多数受累毛囊出现毛发脱落,但头皮和胡须的末端毛囊受影响较小。色素沉着区域从耳前、耳下和耳后皮肤,一直延伸到侧颈部。皮疹播散缓慢而持久,不受治疗影响。根据皮损分布、临床有无毛囊角化或瘢痕形成,很容易将红斑黑变病与其他类型的毛发角化病及其他面部黑变病区分开来。

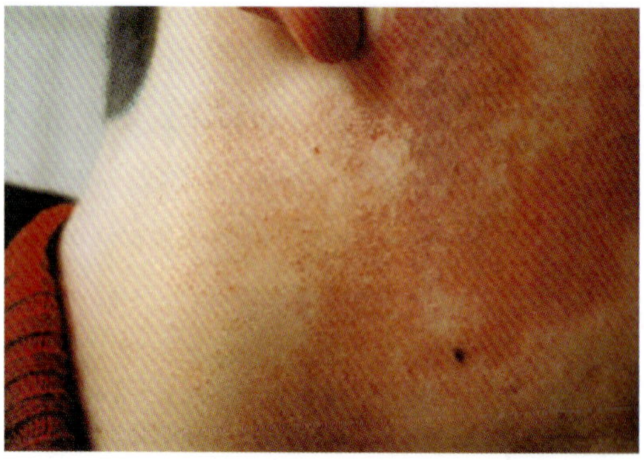

图 88.11 面颈部毛囊性红斑黑变病(经版权所有人 John Wiley 和 Sons 许可,摘自 Ermertcan, et al, Erythromelanosis follicularis faciei et colli associated with keratosis pilaris in two brothers. *Pediatr Dermatol*. 2006 Jan-Feb;23(1):31-4.)

鉴别诊断

- 毛发角化病及其变异型(见第 87 章)。
- 红色毛发角化病。
- 黄褐斑。
- 西瓦特皮肤异色病。
- 皮质类固醇所致酒渣鼻。
- 光化学性毛细血管扩张。
- 对治疗的反应常较差,易复发。

> **阶梯治疗**
> **一线治疗**
> - 建议使用多种外用角质软化剂疗法,包括尿素乳膏(10%～20%)、乳酸铵洗剂(12%)和维 A 酸乳膏(0.05%～0.1%)[5,7]
>
> **二线治疗**
> - 水杨酸剥脱和乙醇酸剥脱

（续）

三线治疗
- 异维 A 酸[0.1～1mg/(kg·d)]
- 激光治疗基础红斑或色素沉着过度

Brocq 口周色素沉着

定义和术语

Brocq 口周色素沉着是一种口周的弥漫性棕红色色素沉着，但保留一狭窄的口周环[1-3]。

同义名
- 色素性口周红斑
- 面中部色素性红斑

流行病学

年龄

中年。

性别

本病主要累及中年妇女，男性病例较少。

发病诱因

可能由化妆品中的光动力物质引起。

临床特征

病史

1923 年，Brocq 首次报道了一例口周色素沉着过度的临床病例，现以他的名字命名。

临床表现

口周对称性弥漫性棕红色色素沉着，但保留一个狭窄的口周环。皮疹可以向上延伸到前额，有时下颌角和两鬓部位可见清晰的色素沉着斑(图 88.12)。

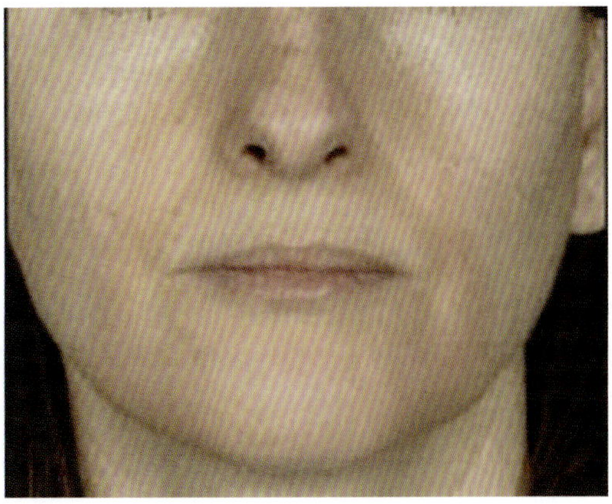

图 88.12　Brocq 口周色素沉着(由意大利热那亚的 Luciano Schiazza 博士授权使用)

鉴别诊断

一些口周皮炎的患者也出现类似的炎症后色素沉着过度，可能是局部类固醇治疗的结果[2]。

严重程度分类

美观问题。

病程及预后

红斑成分及色素沉着程度可在短时间内有变化。色素沉着常较持久，但在去除病因后通常逐渐消退。

雀斑

同义名
- freckles

雀斑(ephelides)很常见，最早在 5 岁左右出现，为浅棕色斑点，出现在皮肤白皙人群的曝光的皮肤上，典型代表是凯尔特人(苏格兰、爱尔兰及威尔士血统)，有红色或金色的头发、白皙的皮肤和蓝色的眼睛(图 88.13a，b)[1]。雀斑与皮质激素 1 受体基因的一些多态性显著相关[2,3]，并以常染色体显性方式遗传。一些色素性皮肤病与雀斑有关，包括遗传性对称性色素异常症、着色性干皮病和皮肤恶性黑素瘤[4]。

雀斑是许多遗传性和获得性疾病的特征之一，包括着色性干皮病[5]、神经纤维瘤病和早老症。需要与各种类型的雀斑样痣(见下文)进行鉴别。应注意皮疹的分布是否与曝光有关。详见第 132 章。

阶梯治疗

一线治疗
- 广谱防晒霜

雀斑样痣

雀斑样痣的组织学和临床特征以及黑素细胞数量增加的其他病变详见第 132 章。雀斑样痣是一种黑素细胞数量增加的良性色素斑。“雀斑样痣”一词既适用于雀斑样痣数量特别多的情况，也适用于皮疹以独特的分布形式出现的情况。雀斑样痣相关的遗传综合征详见第 70 章。下面主要介绍孤立或散发形式的雀斑样痣。

泛发性雀斑样痣

雀斑样痣通常多发，但是从婴儿期开始以无规律

第8部分

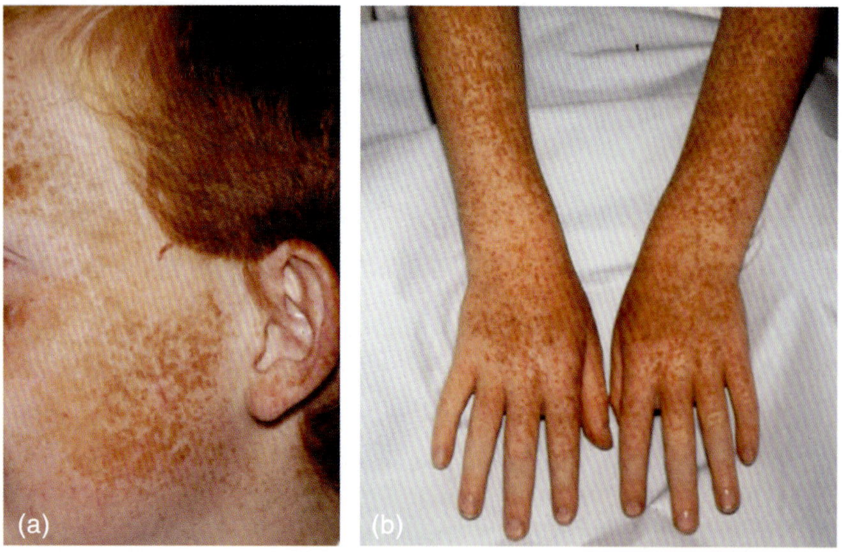

图 88.13 (a,b)一名 11 岁男孩的雀斑

间隔的单个或小批出现。发病机制不明,多数无遗传因素。

单侧雀斑样痣(带状疱疹样雀斑样痣)

雀斑样痣发生在身体的一侧[1]。报道的病例中,伴有或不伴有相关神经系统异常[2-4]。雀斑样痣可以表现为带状疱疹样,沿皮节或 Blaschko 线分布[5-8]。通常无中枢神经系统异常,呈痣样病变。在痣样色素减退病例中也有报道[8]。已有一例单侧雀斑样痣合并对侧脱色素痣病例的报道[9]。

黑人遗传性雀斑样痣[1]

O'Neill 和 James 报道了 10 例儿童期发病的成年黑人泛发性雀斑样痣,其中 7 例有家族聚集性,为常染色体显性遗传[1]。雀斑样痣的分布范围包括面部、唇部、四肢、臀部、手掌和足底,黏膜不受累。本病在肤色浅的黑人中很常见,尤其是红棕色头发的黑人[2]。无已知相关异常表现。

发疹性雀斑样痣[1,2]

发疹性雀斑样痣的典型特征表现为数月到数年内迅速发展的大量雀斑样痣(图 88.14)。在无系统性异常的青少年和年轻人中较易诊断,但也与癌症化疗药物和免疫抑制有关,特别是在移植受者中。1956 年,Degos 和 Carteaud 描述了毛细血管扩张性丘疹,这些丘疹变暗并演变为凹陷性鳞屑性雀斑样痣[1],Eady 等报道了 2 例在 2 年多时间里出现了大量雀斑样痣的患者,尽管报告标题有误导性,但组织学和电子显微镜均证实了发疹性雀斑样痣的诊断[2]。

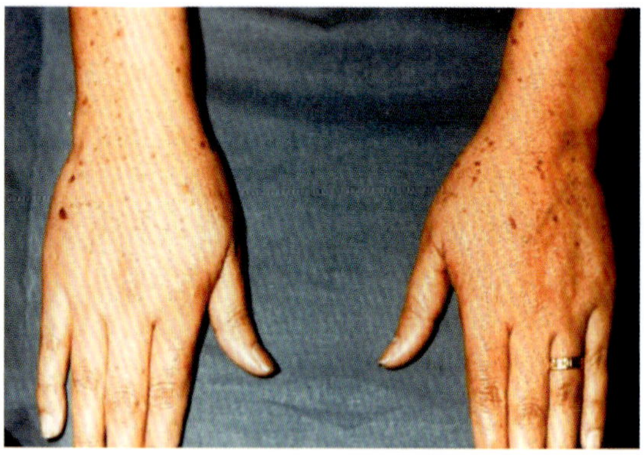

图 88.14 发疹性雀斑样痣

一名 49 岁健康女性有 4 个月颈部、躯干和四肢广泛暴发雀斑样痣的病史。注意图中处在不同病程阶段的雀斑样痣,尤其是右手腕和前臂部位。

PUVA 雀斑样痣[1-5]

本病的色素斑是 PUVA 治疗后的常见并发症,发生在接受治疗的皮肤上[1-3],详见第 132 章。存在一定的剂量效应,接受更多次治疗的患者,雀斑样痣的数量更多[3]。本型皮疹表现不尽相同,数目多、体积小。偶尔可见到较大的、不规则的雀斑样痣,有些具有星状结构[3](见图 132.7)。PUVA 雀斑样痣通常是永久性的,几乎无减轻趋势。一种较不常见的临床模式是,雀斑样痣出现在先前的银屑病皮疹部位,形成一种类似于斑痣的外观[2]。组织学是雀斑样痣的表现。表现为黑素细胞肥大,有些可能在细胞学上不典型[3]。有报道在使用日光浴床后出现类似的黑素细胞斑[4]。PUVA 雀斑样痣有时看起来很可怕,应该与黑素瘤区分开来。黑素瘤病灶内的颜色密度变化往往比雀斑样痣更大。据报道，PUVA 也会导致指甲色素沉着过度[5]。

内分泌失调引起的黑素过度病

关于内分泌失调对皮肤影响的详见第 149 章。本文简要介绍可能引起黑素过度病的内分泌失调。

原发性慢性肾上腺皮质功能减退症(艾迪生病，Addison 病)

引言和概述

色素沉着过度可能是艾迪生病的一种皮肤表现，通常呈弥漫性，日光暴露区域加重(图 88.15)[1-4]。

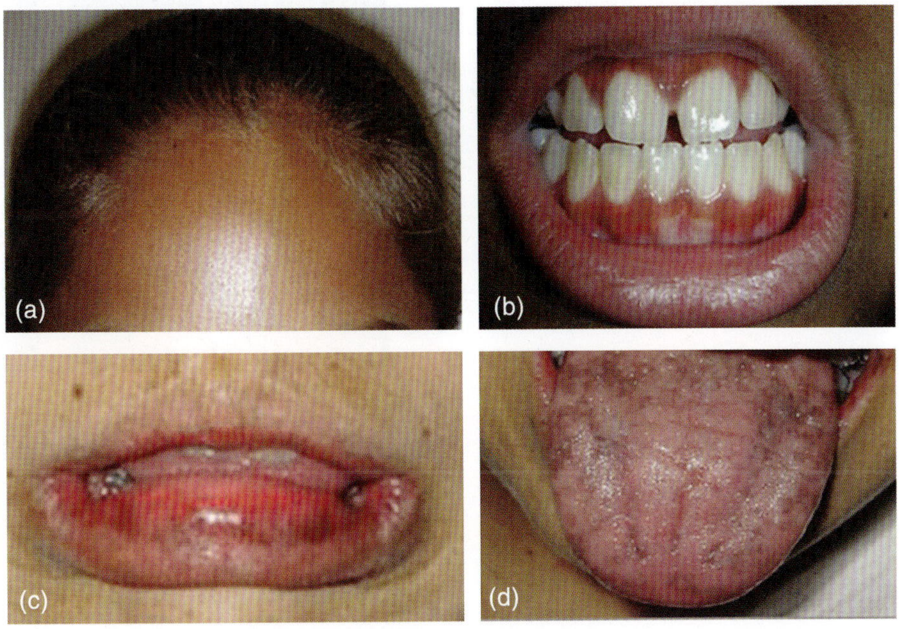

图 88.15　艾迪生病

一名 13 岁女孩的皮肤(a)和牙龈(b)以及一名 15 岁女孩的唇黏膜(c)和舌头(d)的弥漫性黑素过度病。两名女孩都表现出疲劳、虚弱、恶心和体重减轻[7]。(经版权所有人 John Wiley 和 Son，Burk 等人许可转载。Addison's disease，diffuse skin，and mucosal hyperpigmenation with subtle "flu-like" symptoms—a report of two cases. *Pediatr Dermatol*. 2008;25:215-18.)

病理生理学

病理学

这种黑素过度病是垂体分泌促黑素激素增多的结果。受累患者血浆 β-MSH 样免疫反应活性水平升高[5]。在一个艾迪生病病例中未出现黑素过度沉着，被认为是由次级溶酶体中黑素小体的高度降解所致。

临床特征

病史

1855 年，Thomas Addison 首次描述了艾迪生病。

临床表现

色素沉着增加是艾迪生病一个众所周知的特征，若缺乏该表现可能会大大延误诊断并危及生命[1,2]。艾迪生病的典型色素沉着呈弥漫性，且在曝光部位最为明显[3]。在屈曲部位、压力和摩擦处以及手掌和足底的皱痕处也比较明显[3]。通常色素沉着的部位变黑，如乳头和生殖器皮肤。口腔黏膜常有色素沉着，也可能累及结膜和阴道黏膜[3]。然而，不太明显的色素沉着也不除外，在任何不明原因的黑素过度病的病例中，应仔细评估肾上腺功能。同样，没有色素沉着过度但有其他特征提示艾迪生病的患者也应该进行肾上腺功能评估。艾迪生病可能与泛发性白癜风有关[3,6]。

鉴别诊断

- 获得性弥漫性色素沉着过度：见框图 88.3a。
- 获得性口腔黏膜色素紊乱。
- 医源性。
- 刺激性(如吸烟者的黑变病)。
- 增生性或肿瘤形成过程中的黑素沉着。

Resources

Patient resources

www.addisons.org.uk (last accessed October 2015).

第8部分

肢端肥大症

定义

肢端肥大症是由于生长激素分泌过多导致身体逐渐畸形的一种后天性疾病。

临床特征

某些肢端肥大症的患者会出现艾迪生病样色素沉着，这可能是一个显著的特征[1,2]。

鉴别诊断

获得性弥漫性色素沉着过度：见框图 88.3a。

治疗

皮疹对激素反应迅速，部分皮疹可恢复。

局部治疗包括维 A 酸和阿达帕林乳膏可以用来改善皮肤症状。

Resources

Patient resources

http://www.acromegalycommunity.com (last accessed October 2015).

库欣综合征

定义

库欣综合征是由过量的皮质醇引起的肥胖、满月脸和颈部脂肪沉积增加。如果是由于内源性皮质醇分泌过多，则称为库欣病。

病理生理学

病理学

库欣综合征是垂体促肾上腺皮质腺瘤或异位非垂体肿瘤过度分泌促肾上腺皮质激素(ACTH)所致。

环境因素

皮质醇摄入过多。

临床特征

临床表现

在报道的库欣综合征患者中，有 10% 的患者出现艾迪生病样色素沉着。它是垂体分泌 ACTH 和 β-MSH 的征兆，提示可能存在垂体肿瘤。肾上腺切除术后，尽管有足够的激素替代疗法，但仍有约 10% 的患者出现进行性黑素过度沉着。只有一半患者的蝶鞍增大[1,2]。这些纳尔逊综合征患者[3]表现出明显的黑素过度沉着(见图 88.7 和图 88.16)，亦可累及黏膜。头发通常颜色较深，有时指甲上有多个褐色和纵向的色素沉着带。血浆中 β-MSH 和 ACTH 含量均较高，临床色素沉着过度程度与血浆中 β-MSH 含量密切相关[4]。

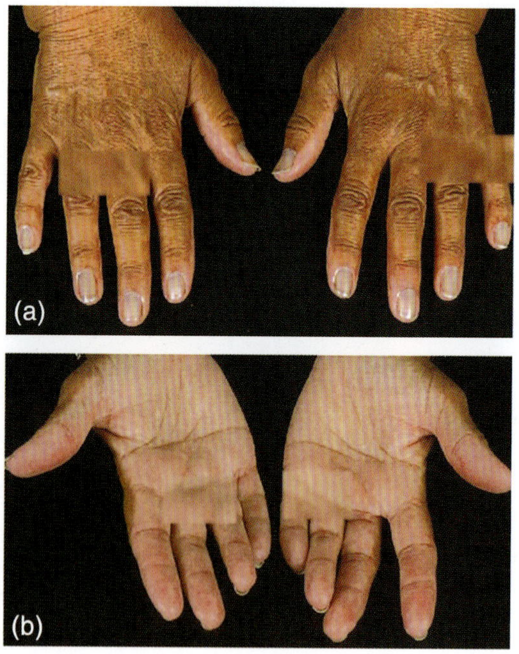

图 88.16 纳尔逊综合征

手背和手掌纹处的黑素过度病。

鉴别诊断

获得性弥漫性色素沉着过度：见框图 88.3a。

促肾上腺皮质激素治疗

一小部分接受大剂量促肾上腺皮质激素(ACTH)(120U/d)治疗的患者出现艾迪生病样色素沉着[1,2]。色素沉着伴艾迪生病样及库欣病样症状，随着剂量的减少而消退。接受合成促皮质素治疗的患者黑变病的发病率似乎更高[2]。

甲状腺功能亢进

定义

甲状腺功能亢进是指甲状腺激素的过度分泌。

流行病学

发病率和患病率

2%～40% 的甲状腺功能亢进症患者会出现甲状腺功能亢进引起的色素沉着过度[1-3]。

病理生理学

病理学

据推测，甲状腺功能亢进的皮肤改变可能是由于垂体促肾上腺皮质激素释放增加，以代偿皮质醇的加速降解[4]。

临床特征

临床表现

约 10% 的原发性甲状腺毒症患者会出现色素沉

着[1]。通常为弥漫且广泛的艾迪生病样色素沉着，很少累及黏膜，乳头和生殖器皮肤的色素沉着亦不明显。眼睑部位皮肤偶尔会出现明显的色素沉着(Jellinek 征)。有些患者表现为黄褐斑样而非弥漫性色素沉着。白癜风的发生率增加。患甲状腺毒症的母亲生育的婴儿出生时即出现弥漫性色素沉着[2]。色素沉着过度对治疗的反应较差。

鉴别诊断

获得性弥漫性色素沉着过度：见框图 88.3a。

其他系统性疾病引起的黑素过度病

肿瘤性疾病

定义

色素沉着增加是多种系统性疾病的非确定特征，可能与恶性疾病有关[1]。虽然在多数情况下其发病机制并不清楚，但在某些情况下，发现了 β-MSH 样免疫反应性水平升高。遗传倾向可能存在于受累人群中。黑素过度病可呈弥漫性或局部性。当皮肤呈棕色，它可能局限于表皮，或者通常当皮肤为灰色或蓝色，它可能位于真皮。也可能存在除黑素之外的色素。

实体恶性肿瘤：通常支气管燕麦细胞癌分泌的 ACTH 样肽可能导致广泛的黑素过度病[2]。弥漫性皮肤黑变病是转移性黑素瘤的罕见并发症[3-5]。

类癌综合征：神经内分泌肿瘤谱，最常起源于消化道。出现面部潮红、腹泻、心力衰竭和支气管收缩等症状，是由类癌瘤中血清素等激素分泌过多引起的(见第 106 章)[6]。

淋巴瘤：来源于成熟 B 或 T 细胞、B 或 T 细胞祖细胞或自然杀伤细胞的恶性肿瘤谱(见第 140 章)。

嗜铬细胞瘤：由肾上腺或肾上腺外嗜铬细胞组织分泌高水平的儿茶酚胺所引起的一种神经内分泌肿瘤。

流行病学

发病率和患病率

实体恶性肿瘤：罕见。

类癌：见第 106 章。

淋巴瘤：色素沉着是淋巴瘤的罕见表现，发生在 10%的霍奇金病病例和 1%或 2%的非霍奇金淋巴瘤和淋巴细胞性白血病病例中。

嗜铬细胞瘤：罕见。

病理生理学

病理学

实体恶性肿瘤：机制尚不清楚。异位 ACTH 综合征可出现于支气管燕麦细胞癌患者身上，并常见色素沉着。这种肿瘤已被证明可产生一种独特的 MSH 样化合物[2]。弥漫性黑变病是转移性黑素瘤的一种罕见并发症，通常与广泛的内脏转移相关。据认为，游离黑素是从黑素瘤转移灶的细胞溶解中释放到循环，并在被真皮噬黑素细胞摄取之前，沉积在真皮血管周围的细胞外[3]。

类癌综合征：未知。

淋巴瘤：未知。

嗜铬细胞瘤：色素沉着可能是由于 ACTH 及其前体异位分泌的 MSH 样活性所致。释放与 α-MSH 或黑皮质素 1 受体结合的类似物。

遗传学

大约 1/3 的嗜铬细胞瘤是遗传综合征的一部分。

临床特征

临床表现

实体恶性肿瘤：在恶病质状态下，可能存在皮肤弥漫性色素沉着过度，如艾迪生病。在成人中，获得性黑棘皮病很少与内脏恶性肿瘤相关，几乎都是腺瘤。黑素过度病累及腋窝、乳头和脐，也表现为疣状乳头瘤病。这些皮肤变化以后可能会泛发全身，常累及黏膜。患有晚期黑素瘤的患者可出现具有石板蓝色的弥漫性皮肤黑变病，可能与黑尿症相关[3-5]。

类癌综合征：面部、颈部和上躯干经常出现潮红。许多患有该综合征的患者皮肤会出现弥漫性色素沉着过度[6]。在光暴露部位的皮肤上，也会出现糙皮病样皮炎。

淋巴瘤：色素沉着属艾迪生病型，但据报道未累及黏膜。营养不良可能是色素沉着的因素之一，而搔抓后的炎症后色素沉着可能会改变其临床类型。弥漫性进行性色素沉着过度也可能是蕈样肉芽肿的一种表现[7,8]。

嗜铬细胞瘤：在某些恶性嗜铬细胞瘤病例中会出现艾迪生病型色素沉着。由于血管收缩可出现脸色苍白。由异常的血浆儿茶酚胺引起的高血压、头痛、大量出汗、心悸和恐惧将提示诊断。

鉴别诊断

获得性弥漫性色素沉着过度：见框图 88.3a。

风湿性疾病中的色素沉着过度病(见第 154 章)

在类风湿关节炎中偶尔会见到黑素过度病，这是斯蒂尔病的一个较常见的特征。然而，类风湿关节炎患者中的大多数色素沉着过度病例是由米诺环素等药物引起的[1]。据报道，一名类风湿关节炎患者使用甲氨蝶呤后出现色素沉着过度[2]。鉴别诊断请参见框图 88.3a。

系统性硬化病和硬斑病

定义

系统性硬化病和硬斑病(见第 56 章和第 57 章)包括一系列自身免疫介导的疾病,其病因不明,累及结缔组织。系统性硬化症也可累及内脏器官,包括心脏、肺、肾脏和胃肠道。

病理生理学

发病诱因

系统性硬化症的色素沉着过度最常见于有色人种患者,在白种人中较少见[1]。

病理学

角质形成细胞内皮素 1 的产生被认为在系统性硬化症皮肤色素沉着的发病机制中起着主要作用[2],其作用与干细胞因子的局部表达和全身释放有关[3]。系统性硬化症伴弥漫性色素沉着过度患者可溶性细胞表面 l-选择素水平升高[4]。

临床特征

临床表现

系统性硬化病和硬斑病中的泛发性色素沉着可能是剧烈的,呈弥漫性,也可能是艾迪生病型的,皮损通常在暴露部位或受压处加重,但不累及黏膜。可能主要累及面部和四肢,但通常比硬皮病本身更为广泛(图 88.17)。慢性硬化症区域也可同时发生黑素过多和黑素过少。

色素沉着也可能是硬斑病的一个显著特征[5,6],有时会是主要症状(图 88.18)。色素沉着过度有时是 Pasini-Pierini 特发性皮肤萎缩的一个特征[7],并且在 Moulin 线状皮肤萎缩中也有报道[8]。

鉴别诊断

- 获得性弥漫性色素沉着过度:见框图 88.3a。

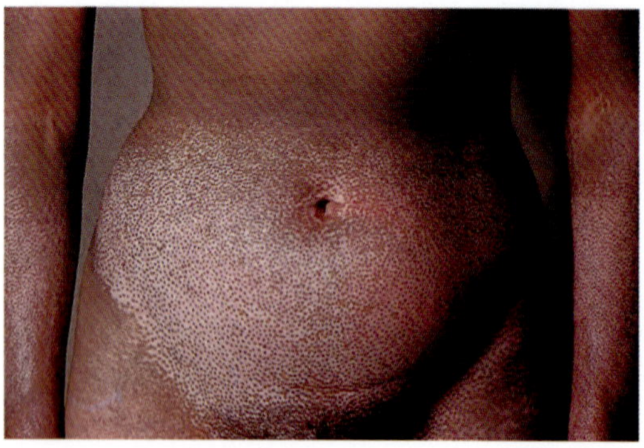

图 88.17 患有系统性硬化症的 33 岁女性患者的泛发性色素沉着

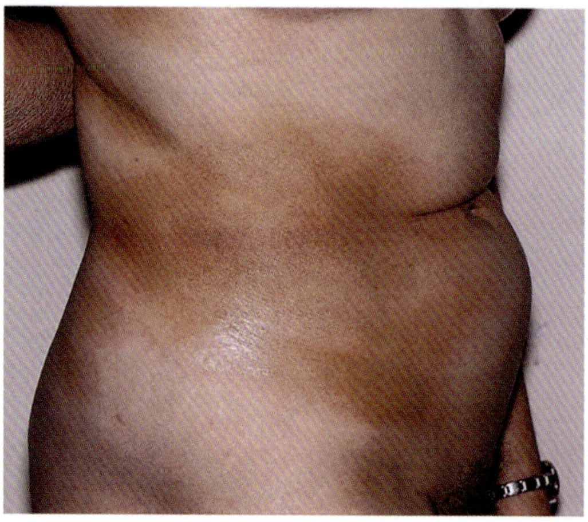

图 88.18 硬斑病
主要症状是色素沉着过度。

- 获得性局限性色素沉着过度:见框图 88.3b。

皮肌炎和红斑狼疮

定义

皮肌炎:是一种以近端肌无力和皮疹为特征的特发性炎症性肌病。

红斑狼疮:是一种累及皮肤等多种器官的慢性特发性炎症性疾病。

临床特征

临床表现

在皮肌炎和红斑狼疮中,弥漫性色素沉着可能伴随或继发于皮肌炎的皮损出现[1]。黑棘皮病也与皮肌炎有关[2]。在系统性红斑狼疮中,约 10% 的病例发生光暴露皮肤弥漫性色素沉着。纵行黑甲有时可能是系统性红斑狼疮的一个特征[3]。系统性红斑狼疮的色素沉着过度也可能继发于抗疟药的治疗。

鉴别诊断

获得性弥漫性色素沉着过度:见框图 88.3a。

病程和预后

在系统性红斑狼疮中,即使疾病通过治疗得到控制,皮肤也可能逐渐变黑。

神经系统疾病

定义

符合艾迪生病类型的色素沉着通常发生在神经系统的某些疾病中,特别是累及间脑和黑质的疾病。重度色素沉着是希尔德病的一个特征[1],但在肝豆状核变性[2]和室管膜瘤中,也常见色素沉着增加。在慢性精神分裂症中偶尔可见色素沉着。脑炎后帕金森病中的色素沉着可呈弥漫性,也可呈黄褐斑样。色素沉着有时会在强烈和长期的情绪压力后出现[3]。

临床特征

临床表现

大多数为弥漫性色素沉着过度符合艾迪生病类型。

鉴别诊断

获得性弥漫性色素沉着过度：见框图 88.3a。

多器官功能衰竭、肾衰竭和原发性胆汁性肝硬化

前言和概述

多器官功能衰竭：存活时间长的多器官功能衰竭患者容易出现色素沉着过度。肾衰竭、肝衰竭和多药联用都可能导致这种情况。一个罕见的多器官衰竭病例中，液体饲管中的染料导致患者出现皮肤绿染[1]。

肾衰竭：有氮潴留的慢性肾脏疾病经常伴有皮肤色素沉着增加。这种黑素过度病为弥漫性，呈棕色。日光暴露部位表现最严重，包括手和脸。色素沉着过度斑常见于手掌和足底[2]。

在这些患者的血浆中发现 β-MSH 水平升高[1,3]，导致皮肤中黑素的过量产生。β-MSH 样免疫反应性水平的升高是由于肾脏清除缓慢，并非垂体生成增加所致。沉积在皮肤上的脂色素和类胡萝卜素也可能起一定作用。矛盾的是，色素减退伴获得性发色变浅有时是慢性肾功能衰竭的一个特征[4]。

原发性胆汁性肝硬化：由于多种病因，肝硬化患者可见弥漫性黑素过度病，在原发性胆汁肝硬化患者中尤其显著[1,2]。色素沉着过度在日光暴露部位尤为明显。过量的黑素广泛分布于表皮[1]。MSH 样肽水平与正常对照组相比无显著性差异[1]。

病程和预后

皮肤病症状随着肾脏疾病持续时间和严重程度的增加而增加。

> **阶梯治疗**
> 一线治疗
> • 病因治疗
> • 防晒

血色素沉着病

定义

血色素沉着病是由于肠道对铁吸收过度而引起的一种遗传性疾病。最常见和最轻微的形式是常染色体隐性遗传，约占 90%，因 *HFE* 基因的突变所致（*HFE* 相关的遗传性血色素沉着症）。皮肤表现为弥漫性色素沉着。

前言和概述

血色素沉着病是一种遗传性疾病，原因是肠道中铁的过量吸收，导致一生中铁逐渐在组织中沉积[1,2]。约 75%的患者无症状，直至 50 岁或更晚才出现临床症状，表现为皮肤弥漫性青铜色色素沉着。其他临床表现包括肝硬化、糖尿病、心力衰竭、阳痿和关节炎。

流行病学

发病率和患病率

据估计，约 1/200 至 1/300 的高加索人有纯合 *HFE* 突变[4]，然而只有 50%的受累者表现出该疾病的临床特征[4]。

年龄

50 岁以后。

性别

男性>女性。

种族

高加索人常见。

相关疾病

过量饮酒会加速肝硬化的发展[5]。

病理生理学

血色素沉着病的常见形式是由于 *HFE* 基因的突变[6]。

临床特征

病史

血色素沉着病由 Troisier、Hanot 和 Chauffard 于 1865 年首次描述[1]，随后由 von Recklinghausen 于 1899 年创造了“血色素沉着病”这个术语，以表明这种皮肤色素沉着源于血液[1]。

临床表现

青铜色或蓝灰色的色素沉着最初累及暴露部位，但随后可泛发全身（图 88.19）[7,8]。大多数病例均可出现[9]，但可能不易察觉。黏膜和结膜的色素沉着过度发生率为 15%～20%。当这种模式的色素沉着发生在伴有肝脏肿大和糖尿病的中年男性时，应考虑这一诊断[10]。

鉴别诊断

获得弥漫性色素沉着过度：见框图 88.3a。

检查与检验

如果空腹转铁蛋白饱和度>45%，则应进行 *HFE* 基因突变分析。

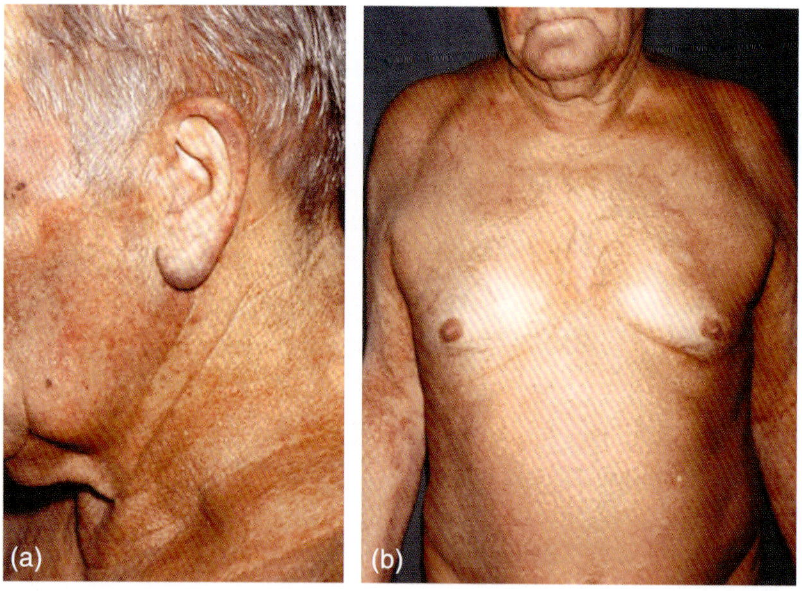

图 88.19 (a,b)血色素沉着病:74 岁男性,皮肤色素沉着逐渐加重 5 年。除了组织学黑素过度沉着外,还有广泛的斑点状皮肤色素沉着与明显的铁沉积相融合。注意男性乳房发育(b)

治疗

静脉切开术可逆转色素沉着过度[11]。

皮肤淀粉样变性

定义

皮肤色素沉着是皮肤淀粉样变性的常见特征[1,2],详见第 58 章。

病理生理学

病理学

真皮乳头可见噬黑素细胞。这些真皮细胞所含的黑素来源于退化的基底角质形成细胞和黑素细胞[1,3]。

临床特征

临床表现

在淀粉样变苔藓和斑状淀粉样变性中均可见到局部色素沉着,通常对称,位于上背部、大腿前部和前臂[1,2]。

临床变异

斑状淀粉样变性最常见于上背部(肩胛间区)、胸部、臀部、前臂和胫部。

鉴别诊断

斑状淀粉样变性可能被误诊为炎症后色素沉着过度,但前者通常具有独特的“波纹”表现(图 88.20),且组织学研究显示存在淀粉样蛋白(见框图 88.3a)。

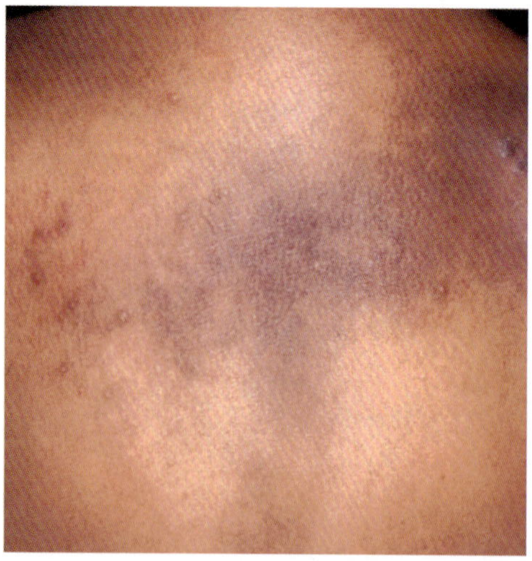

图 88.20 斑状淀粉样变
一名 40 岁印度妇女背部典型的“波纹状”黑素过度沉着。

营养不良

定义

营养缺乏对皮肤的影响详见第 63 章。这里简要讨论与色素变化有关的部分。

营养吸收障碍综合征

维生素 A 缺乏病:最常见的原因是饮食摄入不足。

维生素 B_{12} 缺乏病：最常见的原因是吸收不足。

叶酸盐缺乏病：通常由饮食所致，孕妇更易患病。

糙皮病：烟酸（维生素 B_3）缺乏的典型临床表现。

流浪者病：皮肤病通常发生在饮食不佳、个人卫生不良和感染体虱的老年患者身上。

流行病学

发病率和患病率

在营养吸收障碍综合征中，如热带口炎性腹泻和 Whipple 病（见第 152 章），色素沉着很常见，有时可能很显著[1-3]。

病理生理学

维生素 B_{12}：维生素 B_{12} 缺乏引起色素沉着过度的确切机制尚不清楚。维生素 B_{12} 的缺乏可能引起细胞内还原型谷胱甘肽水平降低，导致其对黑素生成中酪氨酸酶活性的抑制功能降低，诱导黑素生成增加。另一种假设是，维生素 B_{12} 缺乏与黑素转运及黑素进入角质形成细胞的缺陷有关，导致色素失禁[4]。

糙皮病：由于膳食中色氨酸的供应不足导致细胞烟酸缺乏（维生素 B_3，烟酸）所致。糙皮病曾是一种地方病，饮食以玉米为主，只含少量动物蛋白[5]。尽管早在 17 世纪人们就认识到该病，但直到 20 世纪初，Goldberger 才认识到该病是由于营养缺乏引起的[6]，随后 Elvehjem 证明烟酸缺乏可导致该病发生[7]。

流浪者病：这种情况经常发生在那些饮食不良又缺乏清洁，并且严重感染虱子的人群中[8,9]。

临床表现

概述

营养缺乏引起的色素沉着过度可能是艾迪生病型，但不累及黏膜，也可出现在面、颈部界限清晰的斑块上，偶尔累及躯干[1]。在这些综合征中可能会出现鳞状炎性斑块，通常伴随着严重的色素沉着（另见第 63 章）。

维生素 A 缺乏病：维生素 A 严重缺乏的患者通常也缺乏其他维生素。表现为眼部和皮肤异常，其中干眼症和蟾皮病（见第 87 章）是最具特征性的，尤见于儿童，可能与面部和四肢的色素沉着过度有关。在成人中，可见皮肤干燥、脱屑和全身色素沉着过度。结膜色素沉着症在亚洲人种中尤为明显，尤见于下穹窿和球结膜。

维生素 B_{12} 缺乏病：与 B_{12} 缺乏相关的色素沉着通常呈斑驳样，主要累及面部、手足背[10-12]，但可能仅限于指尖和指甲[13]，或者可能泛发全身（罕见）（图 88.21）[4,14,15]。还可出现黏膜表面境界不清的色素沉着过度和头发色素减退。

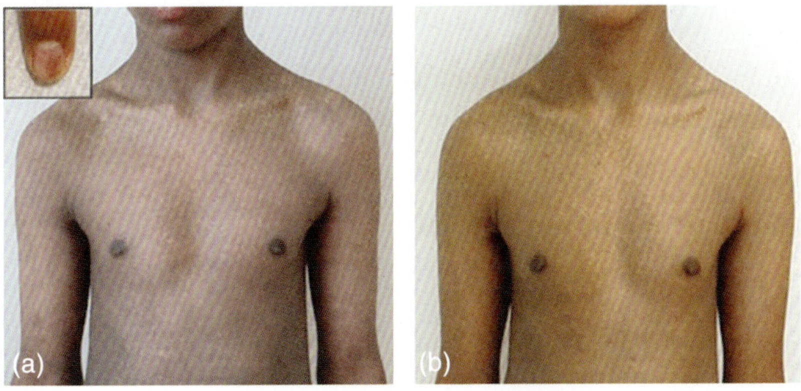

图 88.21 维生素 B_{12} 缺乏症

（a）一名患有恶性贫血的 16 岁男孩，以全身斑驳状黑素过度沉着为特征。皮肤进行性变黑和指甲条纹状色素沉着 4 年（插图）。（b）维生素 B_{12} 治疗 9 个月后色素沉着明显减少。（摘自 Diamantino et al，2012[4]，经 John Wiley & Sons Ltd. 授权转载）

叶酸缺乏病：由于叶酸缺乏，巨幼红细胞性贫血患者偶尔也会出现弥漫性褐色色素沉着，尤其是在妊娠期间[16,17]。

糙皮病：受累皮肤坚硬、干燥和皲裂，严重者呈黑色[5]。可累及面、颈、手足背等暴露部位的皮肤，偶尔累及前臂。也可累及黏膜部位[18,19]。

流浪者病：色素沉着基本呈艾迪生病类型，可能累及黏膜。发病机制尚不清楚，但黑素过度沉着可能是炎症后的，与虱感染引起的搔抓有关。发生黑素减少的区域，黑素细胞数量减少，呈现退行性改变[1]。肾上腺功能大多正常[8,9]。

鉴别诊断

获得性弥漫性色素沉着过度：见框图 88.3a。

获得性口腔黏膜色素紊乱：包括以下几种。

- 医源性。
- 刺激性(如吸烟者的黑变病)。
- 增生性或肿瘤形成过程中的黑素沉着。

病程和预后

色素沉着通常随着缺乏症的治疗而趋于正常。

POEMS 综合征

定义

伴有肢端发绀、多毛和皮肤增厚的黑素过度沉着是该复杂综合征的皮肤表现之一。POEMS 综合征的术语源于其主要特征,即多发性神经病变、脏器肿大、内分泌疾病、单克隆丙种球蛋白病和皮肤改变。详见第 148 章。

临床表现

色素沉着过度是 POEMS 综合征常见的皮肤表现,累及四肢、躯干、乳晕及头颈部,也可能泛发全身[1]。

药物源性黑素过度病

药物性色素沉着过度

定义

局限性或泛发性色素沉着过度可由多种药物和化学物质引起。

前言和概述

皮肤色素沉着可能由多种药物诱发[1-3]。药物诱导的皮肤色素沉着变化涉及几种机制,包括黑素合成增加、脂褐素合成增加、药物相关物质沉积和炎症后色素沉着过度。例如吩噻嗪类,特别是氯丙嗪,可与黑素反应形成药物-色素复合物。与黑素相反,氯丙嗪-黑素复合物不会被人体代谢。很多药物会诱发黑素过度病,是易感人群的一种非特异性炎症后变化。固定性药疹后的色素沉着就属于这种类型。有些药物可更加直接地诱导色素沉着:比如砷,被认为与表皮细胞中的巯基基团紧密结合并增加酪氨酸酶的活性。在药物诱导的苔藓样反应消退后,可见皮肤炎症后色素沉着过度。雌激素可刺激黑素合成,使用复方口服避孕药人群可见药物诱导的色素沉着过度。艾滋病患者的色素沉着过度可能是药物治疗的并发症,最明显的为齐多夫定,可引起指甲、皮肤和口腔黏膜的色素沉着。

胺碘酮

胺碘酮用于治疗室性和室上性心动过速。据报道,胺碘酮在 50% 以上的患者中会引起光敏和光毒性反应[1-3]。只有不到 5% 的患者出现药物引起的皮肤变色,其特征是暴露部位为主的皮肤,尤其是面部,呈石板灰色或紫色变色,主要累及鼻子,有时可累及耳朵(图 88.22)[4-6]。非暴露部位也可受累。这种变色是由真皮巨噬细胞中胺碘酮和脂褐素的紫外线积累引起的。Ⅰ型皮肤患者更容易发生这种变色。色素沉着过度与每日剂量(剂量>800mg/d 则高风险)和疗程有关。

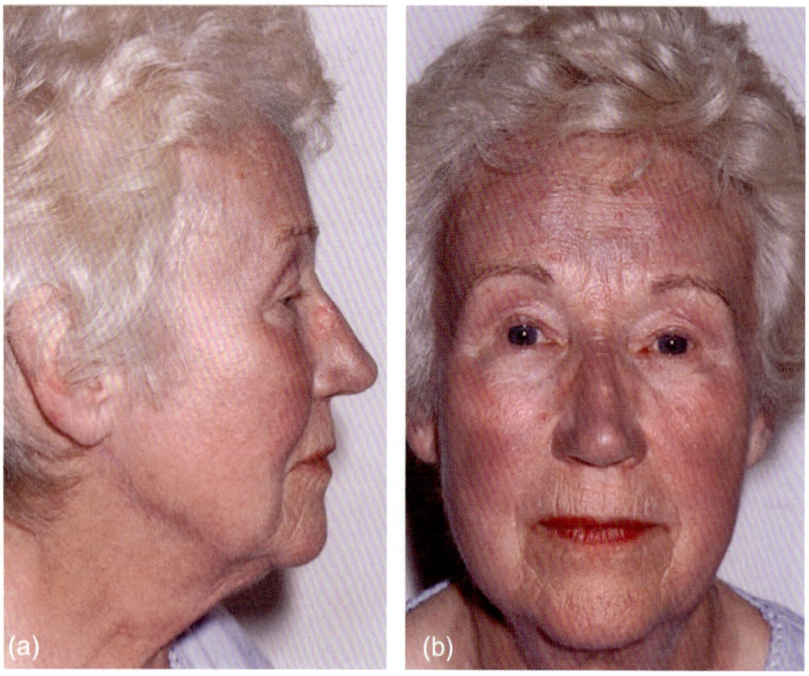

图 88.22 (a,b)胺碘酮治疗 5 年后色素沉着:注意前额、鼻子、脸颊和耳垂的石板蓝色色素沉着异常

抗疟药

氯喹已被证明对皮肤黑素具有亲和力[1]。米帕林常引起皮肤黄色色素沉着[2]。这种色素沉着似乎是由黑素、含铁血黄素和米帕林的复合物与硫结合引起的[3]。奎宁和奎尼丁也可能引起全身性色素沉着[2,4]。

蓝灰色色素沉着主要出现在暴露部位，包括面部、颈部、下肢伸侧及前臂（图 88.23）。可累及甲床，呈弥漫性或横带状，硬腭可呈蓝灰色。也可累及口腔黏膜（尤其是硬腭）。当发生头发颜色褪色并伴皮肤色素沉着时，应提示诊断[5]。色素沉着最初表现为孤立的卵圆形斑点，后逐渐扩散并融合成大的斑片或弥漫性色素沉着[2-5]。

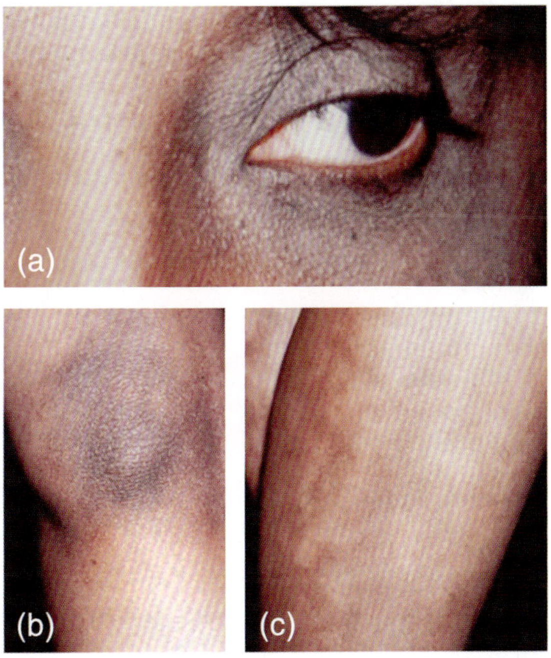

图 88.23　(a～c)氯喹色素沉着：患者因类风湿关节炎服用氯喹 9 年，出现眶周皮肤和四肢色素沉着增加 4～5 年

氯法齐明

这种用于治疗麻风病的合成性氯法齐明染料，由于药物的积累，起初会引起皮肤发红。经过长时间的治疗，病灶皮肤会呈现明显的紫褐色[1]。据报道，一名红斑狼疮患者的瘢痕区域内出现红蓝色色素沉着[2]。组织化学研究表明，巨噬细胞吞噬溶酶体内含有蜡状脂褐素色素和氯法齐明[2,3]。

细胞毒药物

色素沉着过度是抗肿瘤药物在癌症治疗中常见的不良反应。皮肤变色可发生于治疗开始后的 1 周到数月。色素沉着过度可局限，也可弥漫，并可累及皮肤的所有部位，包括黏膜、毛发和指甲[1]。

长期服用白消安（busulphan）会产生弥漫性褐色色素沉着，尤见于深肤色非高加索人群。偶可类似于艾迪生病。光学和电子显微镜研究表明，白消安对黑素细胞既有刺激作用，也有毒性作用[4]。白消安和多柔比星都会引起黏膜色素沉着。其他细胞抑制药物包括环磷酰胺、博来霉素、氟尿嘧啶、羟基脲、柔红霉素、氨甲蝶呤、普卡霉素、丝裂霉素、塞替派和阿霉素，也可引起皮肤色素沉着过度[5,6]。指甲色素沉着可由多种细胞毒性药物引起，如顺铂、多柔比星、依达比星、氟尿嘧啶、博来霉素、多西紫杉醇、达卡嗪、羟基脲等。局部细胞抑制药物包括卡莫司汀、氮芥和氟尿嘧啶可产生局部色素沉着过度。氨甲蝶呤可引起毛发色素沉着，环磷酰胺可引起牙齿色素沉着。

乙内酰脲

苯妥英（二苯乙内酰脲）是乙内酰脲衍生物的原型。有研究表明，除了增加基底表皮的色素沉着外，乙内酰脲对黑素细胞有直接作用，诱导表皮黑素颗粒分散。一名服用该药的患者出现了艾迪生病型的色素沉着和肾上腺功能减退的其他迹象[1]。

抗惊厥药如乙内酰脲、苯妥英和巴比妥类药物可能引起皮肤色素沉着，乙内酰脲可引起黄褐斑，巴比妥类药物可引起发疹后弥漫性褐色变色[1,2]。

精神药物（例如三氟拉嗪、丙咪嗪）

该机制尚不确定，但可能与药物-黑素复合物有关。黑素样物质广泛沉积于整个网状内皮系统和内脏器官的实质细胞。真皮细胞中发现的色素和黑素一样[1,2]。电子显微镜研究[3]显示表皮中黑素增加，真皮的血管周围巨噬细胞中含有电子致密颗粒。发现放射性标记的氯丙嗪定位于含有黑素的组织中[4]。研究认为，这种药物或某些代谢产物可与组织中的黑素结合[5]。这些患者血浆中的 β-MSH 免疫反应性水平在正常范围内[6]。也曾报告，使用三氟拉嗪和丙咪嗪的患者中，曝光部位皮肤出现蓝灰色色素沉着[7,8]。

一小部分长期接受高剂量氯丙嗪治疗的患者可在曝光部位皮肤出现蓝灰色色素沉着（图 88.24）[1,2]。色素沉着逐渐累积，部分发展成紫色。相关的吩噻嗪类药物可能会产生类似的作用，但通常与氯丙嗪有关[9]。某些患者也可能出现白内障、角膜混浊和结膜色素沉着[10]。严重时可累及甲床[2]。

四环素类

色素改变的病理机制尚不清楚。这可能与药物对黑素细胞的直接作用引起黑素过度产生的同形反应有关，特别是在炎性或曝光部位皮肤。米诺环素诱导的Ⅰ型和Ⅱ型色素沉着过度被认为是由米诺环素-

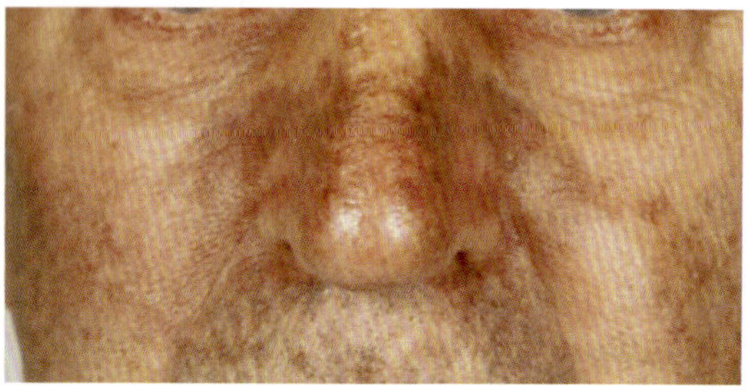

图 88.24 氯丙嗪色素沉着

一名接受氯丙嗪长期治疗的老年男性患者，可见从鼻部延伸到鼻侧和耳前皮肤的斑驳带状色素沉着。

铁螯合产物引起的。Ⅲ型色素沉着过度被认为是由米诺环素诱导的黑素化或米诺环素-黑素复合物引起的，而Ⅳ型是由钙-米诺环素或黑素-米诺环素复合物引起的[1,2]。

四环素引起的皮肤变色不常见，报道主要是米诺环素，极少数报道为多西环素或第一代分子[1,2]。米诺环素诱导的色素沉着过度可影响各种解剖位置，包括皮肤、指甲、口腔、巩膜、结膜、骨骼和软骨，以及内脏和体液。不论治疗剂量或持续时间如何，均可引起皮肤或口腔色素沉着[3]，但治疗持续时间越长或累积剂量越高，色素沉着的风险越高(图 88.25)。

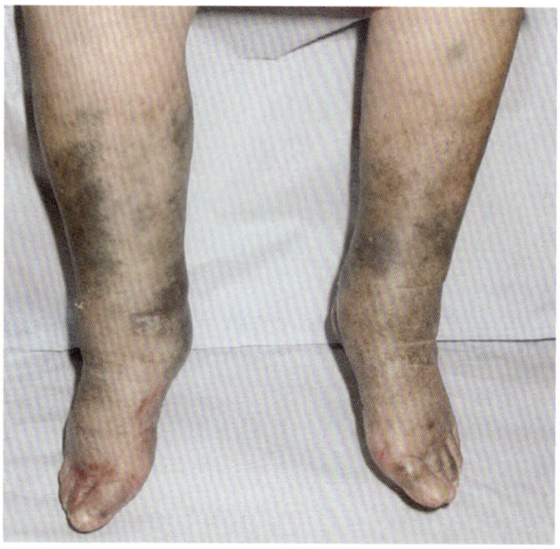

图 88.25 米诺环素诱导的皮肤色素沉着

因2年前开始使用米诺环素辅助治疗大疱性类天疱疮导致双小腿明显色素沉着异常。

米诺环素诱导的皮肤变色有四种独特的类型[4-6]。它们具有相似的形态，痤疮瘢痕区域界限明显的蓝灰色斑点(Ⅰ型)，位于远离炎症或感染部位的既往炎症部位，主要影响暴露部位如胫、踝和手臂(Ⅱ型)，或位于下唇的唇红部位(Ⅳ型)。Ⅲ型被称为"斑驳皮肤综合征"，其特征是弥漫性对称性褐灰色变色，有光照加重的趋势。电镜显示真皮巨噬细胞中含有电子致密物质，X射线显微分析证实了铁的存在[7]。停药后色素沉着可部分消退[8]。用4-喹诺酮类抗生素培氟沙星治疗[9]和四环素类抗生素美他环素治疗[10]可引起腿部出现相似的蓝黑色色素沉着。

流行病学

发病率和患病率

药物性色素沉着过度占所有获得性色素沉着过度的10%～20%。

抗疟药：约25%患者在接受四种最常用的抗疟药[氯喹、羟氯喹、米帕林(奎纳克林)和甲氟喹]之一至少4个月，会出现皮肤变色。

乙内酰脲：接受乙内酰脲制剂治疗的患者中，大约10%会出现面部和颈部色素沉着，类似于黄褐斑，停药数月后会消退。

四环素类：接受米诺环素治疗的患者，尤其是长疗程患者，高达15%可出现色素沉着过度，最易受累部位是口腔骨骼。总体发病率估计在3%～5%之间。

临床特征

鉴别诊断

见框图 88.3a。

病程和预后

在停用致病药物后，变色大多是可逆的。在少数患者中，色素沉着过度甚至在长期停药后仍然存在。

胺碘酮：在大多数情况下，色素沉着是缓慢可逆的，在停药数月至数年后逐渐消退。减少胺碘酮剂量或停用可致色素沉着完全消失。

抗疟药：停药后变色会缓慢消退，但可能需要数月才能消失，而且很少能完全消失。随着治疗的继续，病变部位变黑，尤其是胫部的卵圆形斑片，面积增大。可能会出现蓝黑色色素沉着。这些斑片在光暴露部位色素沉着更加明显。

> **阶梯治疗**
>
> **一线治疗**
>
> • 尽可能停用致病药物
>
> • 避光/防晒
>
> **二线治疗**
>
> • 激光治疗(例如Q开关激光治疗米诺环素诱导的色素沉着过度[1])

细胞毒药物：停药后，色素沉着通常会消退，至少部分消退，但在停止治疗后可能会持续很长一段时间（如博来霉素）。色素沉着过度很少不可逆。

四环素类：米诺环素诱导的Ⅰ型和Ⅱ型色素沉着过度可完全消退，但可能需要在停止治疗数月到数年后。Ⅲ型和Ⅳ型似乎不会随着时间的推移而消失。

固定性药疹

定义

固定性药疹是药物诱导性皮疹最常见的形式之一。急性皮疹的特点是可残留色素沉着过度，多见于深肤色人群[1,2]。详见第 118 章。

病理生理学

免疫组织学研究结果表明，皮损在同一部位复发的特征，可能是因病灶中的角质形成细胞中的细胞间黏附分子 1（ICAM-1）表达延长所致，并且与表皮 T-抑制细胞毒性细胞的残留程度有关。研究表明皮疹可能是由Ⅳ型超敏反应介导的[3]，虽然与皮试结果不一致且受到包括致病药物在内的一系列因素的影响。

发病诱因

固定性药疹在黑人中尤为常见。

病理学

固定性药疹的板岩棕色是由于真皮上层噬黑素细胞的色素失禁引起[4]。

环境因素

已知多种致病药物与固定性药疹有关。报告最多的药物包括四环素类、非甾体抗炎药、磺胺类和镇静药。

临床特征

临床表现

界限清晰的板岩棕色色素沉着通常出现在固定性药疹的红斑和大疱期之后（见第 118 章），但几乎所有的褐色色素沉着都是在长期持续摄入酚酞之后[5]。通常可见或多或少对称的不连续的斑片，但黑素沉着可能呈弥漫性或黄褐斑样，并且可累及黏膜[6,7]。虽然皮疹可累及皮肤表面任何部位，但常累及生殖器和肛周区域。特征是每次服用同样药物后病变在同一部位复发，伴随新受累部位的发展。

临床变异

罕见情况下，固定性药疹可能由食物或紫外线引起[8]。

鉴别诊断

见框图 88.3b。

病程和预后

病变的大小和（或）数量可随着致病药物服用时间的延长而增加，遗留更深的色素沉着（图 88.26）。

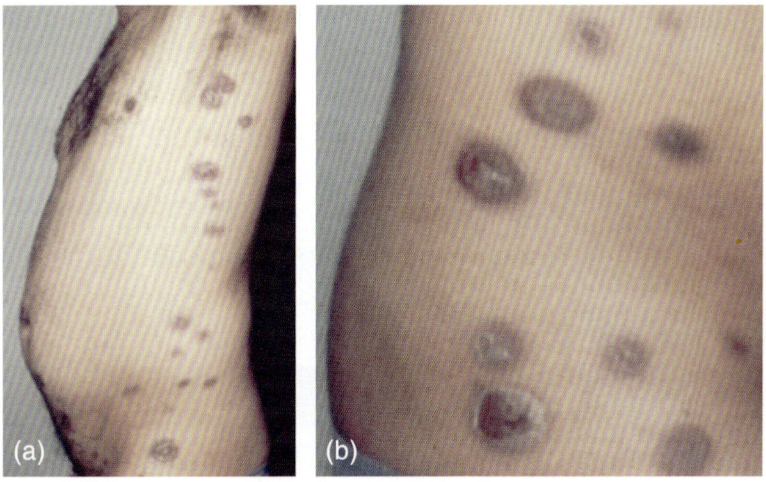

图 88.26　(a,b)色素性固定性药疹：反复四环素治疗后泛发皮疹

急性光动力和光毒性反应引起的色素沉着

定义和术语

具有光动力和光毒性活性的药物和其他化学物质可能诱发皮肤色素沉着过度（参见光接触性面部黑变病，第 88.12 页）。如果光动力剂直接应用于皮肤，色素反应的强度就会大大增强，如下所述的两种情况：

（1）植物日光性皮炎：植物中的呋喃香豆素增强了皮肤对光的炎症和色素反应（图 88.27）[1-5]。

（2）香料皮炎：由香料引起的皮肤光毒性反应导致的皮肤色素沉着（图 88.28）[6-9]。

同义名
- 植物日光性皮炎：草地皮炎、割草机皮炎、杂草皮炎
- 香料皮炎：对香料的光毒性反应

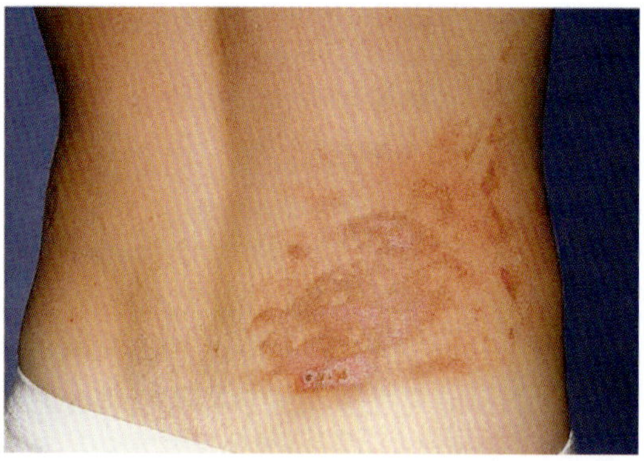

图 88.27 植物日光性皮炎：豕草和日光引起急性水疱反应后导致线状、条纹状色素沉着

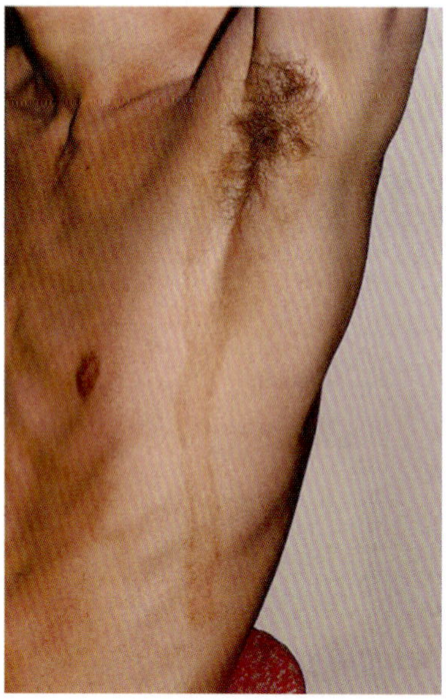

图 88.28 香料皮炎

流行病学

发病率和患病率

尚不完全明确，夏季比较常见。

年龄

任何年龄。

性别

男性＝女性。

种族

无种族优势。

易感性

植物日光性皮炎：在易感性方面，存在一些个体差异，但足够暴露后，大多数会发生反应[1,2]。

香料皮炎：在易感性方面存在着很大的差异，只有少数暴露者会发生这种反应[6]。这种变化取决于佛手柑内酯被吸收的速度、使用量以及紫外线暴露的强度和持续时间。角质层剥脱会增加易感性。湿热的环境有利于吸收。色素沉着发生在使用香料后暴露在光线下的易感人群中[7,8]。

病理生理学

植物日光性皮炎：据可靠记录，诱导人体产生该反应的所有植物都含有呋喃香豆素：包括峨参（*Anthriscus sylvestris*）和大豕草（*Heracleum sphondylium*）[1,2]。这种反应发生在与这些植物接触后暴露在阳光下的皮肤，特别是当植物被碾碎后。

香料皮炎：含有佛手柑油的香料中 5-甲氧基补骨脂素（佛手柑内酯）增强紫外线刺激黑素的生成从而引发香料皮炎。

临床特征

临床表现

在光动力和光毒性反应后，黑素过度沉着有时可能很严重并持续存在。植物日光性皮炎[1-5]和香料皮炎[6-9]是两个不同的临床综合征。如果炎症期严重，会形成大疱[4,5]。较轻的病例则表现为色素改变而无炎症。

植物日光性皮炎：最初可能表现为不规则状和交叉线状条纹的丘疱疹样病变，伴有剧痒。可能形成多个不规则的大疱（图 88.29）。通常病变迅速演变成深色色素沉着斑（见图 88.27）。

植物日光性皮炎的常见临床类型包括腿或手臂上的不规则的色素条纹网（草地皮炎），以及前臂和腿上在割草期间与植物接触时产生的细斑点和小条纹（割草机皮炎）。阳光充足时，在户外挤压酸橙制备冷饮时手部会起水疱。在阳光直射下收割或售卖芹菜

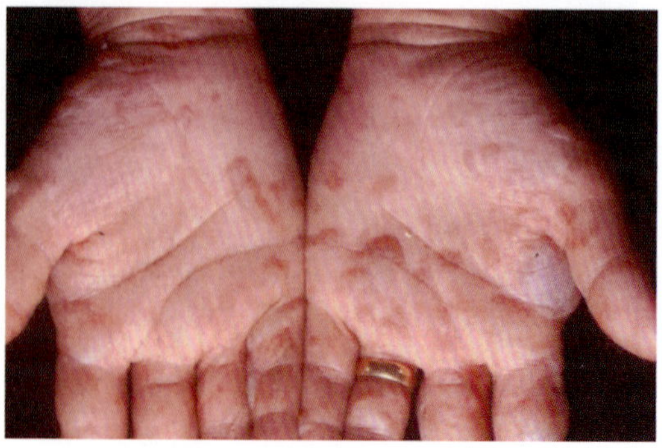

图 88.29 植物日光性皮炎
抓大豕草后手掌出现的急性不规则水疱。

第8部分

时会导致指尖的植物日光性皮炎[4]。在晴朗的天气里处理大豕草尤其危险(见图 88.29)。

香料皮炎:皮损的分布是可变的,但其形态通常具有特征性。深褐色色素沉着沿着由香水滴在皮肤上形成的图案分布(见图 88.28)。色素沉着可在数周或数月后逐渐消退。尽管这是一个持续存在的美容问题,但这种情况现已不常见[9]。

鉴别诊断(参见框图 88.3b)

变应性光接触性皮炎。

药物诱导的光毒性-光敏性皮炎。

病程和预后

如避免致病因素,预后良好。

检查

在特殊情况下,需要对补骨脂素进行连续稀释来区分光变态反应和光毒性[3]。

阶梯治疗

一线治疗

- 预防:避免接触光动力或光毒性药物、植物和香料
- 口服抗组胺药
- 在发生过敏反应时胃肠外注射肾上腺素

炎症后黑素过度病

定义

炎症后黑素过度病是由先前皮肤炎症引起的残留色素沉着斑。

流行病学

发病率和患病率

常见。

年龄

任何年龄均可发生。

性别

男性=女性。

种族

深色皮肤更常见。

病理生理学

发病诱因

在深色皮肤人群中,黑素过度病的强度和持续性更大。

病理学

黑素过度病通常在急性或慢性皮肤炎症后出现。表皮基底层被破坏的疾病,如扁平苔藓或红斑狼疮等,经常发展成石板褐色黑素过度病。同样,在固定型药疹中,基底层细胞的损伤可引起色素沉着过度。真皮上层可见噬黑素细胞的色素失禁[1]。在慢性移植物抗宿主反应的晚期,可见皮肤异色伴色素沉着过度[2,3]。

皮肤炎症可能引起表皮的黑素过度病,但更常见的是表皮黑素色素沉着减少。这可以解释为角质形成细胞的有丝分裂速度增加,黑素小体从黑素细胞向角质形成细胞的转移减少,并且后者从基底层转移到皮肤表面的时间缩短。在炎症性皮肤病中,黑素过度病和黑素减少病常同时存在,由于真皮上层存在噬黑素细胞而呈现石板蓝色。皮肤中可能会有相关黑素细胞功能的丧失[4]。

色素沉着的原因通常很明显,尽管患者没有注意到先前的皮损改变。或有时皮损只是暂时性,或临床上难以察觉。

临床特征

临床表现

根据色素沉着的类型和分布有时可以进行回顾性诊断,如扁平苔藓、带状疱疹、疱疹样皮炎和丘疹性荨麻疹。苔藓样药疹后色素沉着通常很明显(图 88.30)。感觉异常性背痛是一种背侧脊神经的感觉神经病变,伴有强烈的局部瘙痒或感觉异常,皮损特征为肩胛骨底部局限性色素沉着(参见第 85 章),这种色素沉着可能是由慢性摩擦和搔抓所致(图 88.31)[5]。火激红斑表现为与血管网相对应的网状色素沉着(参见第 126 章),近来发现该病的原因是笔记本电脑的热量而不是明火或热水瓶的缘故[6]。感染原因包括晚发二期梅毒(颈部梅毒性白斑),表现为颈项两侧、颈背部和肩部弥漫性黑素过度沉着(见第 29 章),[7]品他病也可能出现石板蓝色色素沉着异常(见第 26 章)。炎症后色素沉着过度也可能发生在皮肤创伤后,包括皮肤磨削术等手术,尤见于深色皮肤。

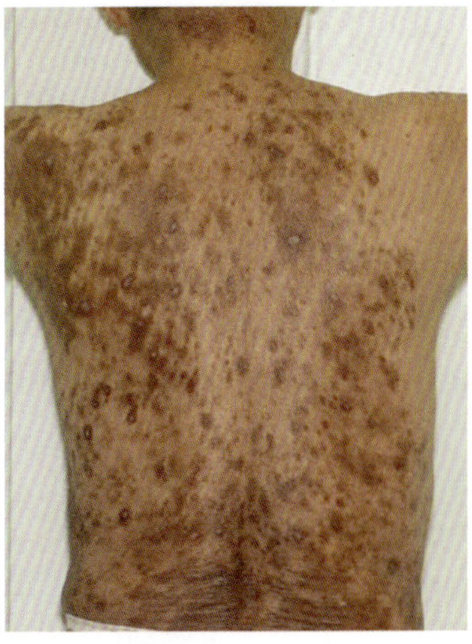

图 88.30 普萘洛尔引起苔藓样药疹而导致背部炎症后黑素过度病

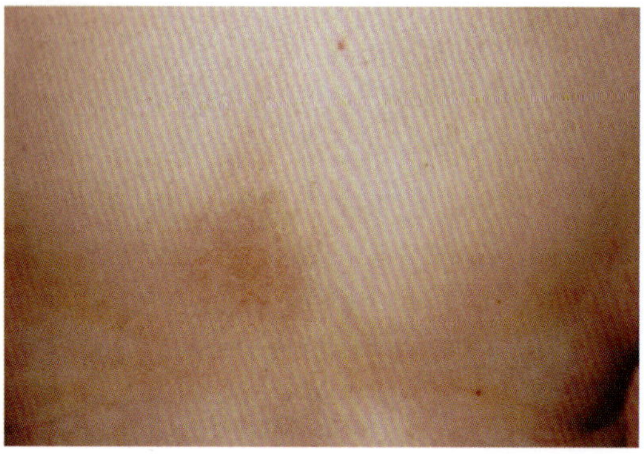

图 88.31 感觉异常性背痛

注意左肩胛骨底部附近的局限性黑素过度沉着。

鉴别诊断

获得性弥漫性色素沉着过度：见框图 88.3a。

严重程度分级

炎症程度在决定色素反应方面，不如皮肤病的性质那么重要，因为炎症在某些情况下可能是频繁和严重的，而在其他情况下可能是轻微的。

病程和预后

随时间推移，皮损可自发缓解或通过治疗逐渐缓解，通常是 6～12 个月，但也可能需要数年。

> **阶梯治疗**
>
> **一线治疗**
> - 预防炎症，无论病因如何
> - 治疗潜在病因
> - 防晒
>
> **二线治疗**
> - 多种局部治疗可能有效，包括 2%～4%氢醌、维 A 酸类、壬二酸和 α-羟基酸，联合治疗效果更佳
>
> **三线治疗**
> - 激光治疗（Q 开关红宝石，翠绿宝石，Nd：YAG），但效果有限。色素能完全清除的很少，有报道在 6～12 个月内复发[8]

灰皮病和持久性色素异常性红斑

定义和术语

该病是一种以持续性灰蓝色黑素过度沉着斑为特征的病因不明的色素性皮肤疾病[1-5]。已有建议用灰皮病命名所有此类病例，但是持久性色素异常性红斑仅限于已经观察到红斑炎症期的那些病例[1]。

> **同义名**
> - 灰皮病
> - 灰色皮病
> - 持久性色素异常性红斑
> - 慢性黑皮病性图状红斑
> - 特发性多发性斑状色素沉着

流行病学

发病率和患病率

取决于地理区域。

年龄

可发生于任何年龄段，最常见于青年。

性别

男女均可发病，但女性多于男性。

种族

主要见于中间类型皮肤。大多数已报道的病例来自中南美洲或东亚[4,5]。

病理生理学

灰皮病的潜在原因尚不清楚，可能是异质性。伴发红斑的病例与扁平苔藓有许多共同特征，包括组织病理上表现为基底膜区损伤和 T 淋巴细胞浸润的苔藓样炎症[6,7]。在基底膜损伤部位观察到皮肤淋巴细胞抗原（CLA）阳性细胞的胞外分泌，表明抗原刺激反应可能在其发生发展中起一定作用[7]。

病理学

慢性持久性红斑的活动边界可见基底细胞空泡变性。其表皮含有大量色素，存在色素性失禁；真皮血管周围有淋巴细胞和组织细胞浸润，并有许多噬黑素细胞[6]。超微结构研究显示，基底和上基底角质形成细胞的胞质内存在空泡，其中含有许多黑素小体复合物。

遗传学

在墨西哥人群中，HLA-DR4 与持久性色素异常性红斑有关[8]。

临床特征

病史

1957 年，萨尔瓦多的 Ramirez 首次使用术语“los cenicientos”（the ashy ones）报道了这种原因不明的临床综合征，因其皮肤呈灰色变色。1961 年，委内瑞拉的 Convit、Kerdel-Vegas 和 Rodriguez 报道了另一组病例，疾病初期出现隆起性红斑边缘，并提出了“持久性色素异常性红斑”这一术语[3]。然而，临床或组织学上，初期炎症并非都很明显[1]。

临床表现

临床上，灰皮病的特征是具有许多深浅不一的灰

色斑点（图 88.32），最初可能有炎症迹象，边缘呈红色、轻微隆起和明显浸润（持久性色素异常性红斑）。在最近一篇对 68 名来自韩国患者的回顾中，不到 1/5 的患者病变周围有红斑边界[5]。在这项研究中，躯干受累患者占 2/3，面部、颈部和上肢受累患者各占 1/3 以上，1/4 的患者下肢受累。斑疹大小不一，躯干、四肢和面部大片融合。泛发性灰色皮损中可同时存在黑素减少斑和黑素过度斑，呈持久性，且缓慢扩展。患者多无症状，但有些可伴轻度瘙痒。不累及黏膜。

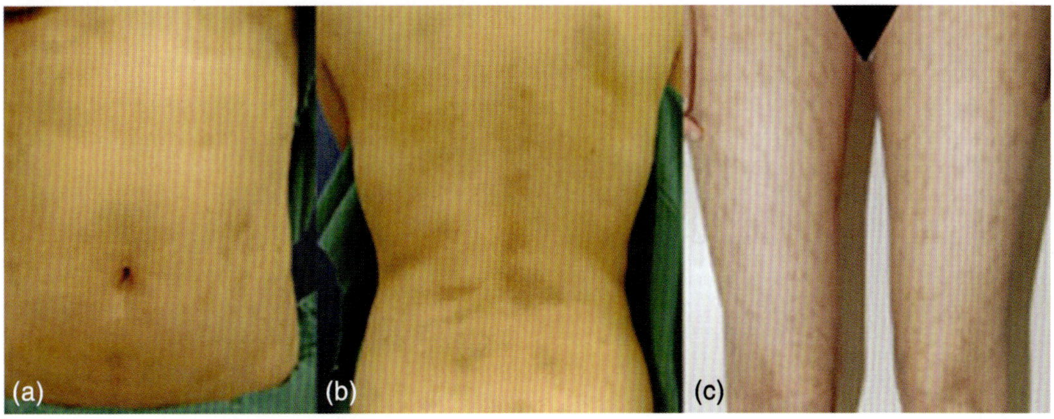

图 88.32　灰皮病图为两位年龄分别为 31 岁(a,b)和 15 岁(c)的女性皮肤上多发的暗灰色非炎症性斑疹（引自 Chang et al,2015[5]）

鉴别诊断（见框图 88.3b）

- 色素性扁平苔藓。
- 继发于已知病因的炎症后黑素过度病。
- 品他病晚期，流行地区应排除。

病程和预后

最初的红斑期在几个月后趋于稳定[1]。色素沉着持续存在，并有逐年扩展的趋势。

阶梯治疗

- 没有持续有效的治疗方法

一线治疗

- 化妆品：伪装霜和化妆品
- 氯法齐明 100mg/d，炎症期服用 3 个月（有效率 66%～87%）

二线治疗

- 氨苯砜 100mg/d，持续 3 个月
- 口服皮质类固醇治疗
- 紫外线疗法

黑素过度病的治疗

黑素过度病，尤其累及面部时，可导致明显的美容残疾，并引起许多精神困扰。主要采取病因治疗，尽可能逆转导致黑素过度病的疾病。暴露于阳光下通常可加剧色素沉着，UVA 和 UVB 可加重皮损，因此应在阳光充足的天气里，准备并使用光保护剂。还可以使用化妆品遮盖。有些困扰于美容问题的患者会要求使用皮肤漂白制剂进行治疗，但在大多数情况下局部治疗没有作用。

许多化合物已被用于皮肤脱色剂中。研究最充分的用于治疗黄褐斑和其他黑素过度沉着疾病的减色剂是氢醌。冷霜或水醇碱中含 4% 外用氢醌。氢醌的急性不良反应包括罕见的过敏反应、炎症后色素沉着过度和短暂性色素减退[1]。它可以单独使用，也可以广泛应用于由 4% 氢醌、维 A 酸和皮质类固醇组成的三联乳膏中。外用氢醌或这种三联乳膏非常有效、安全，可以作为治疗黄褐斑的一线药物。由于担心类固醇引起的面部皮肤萎缩、毛细血管扩张和酒渣鼻样痤疮样皮疹，三联乳膏的使用限制为每天不超过 2 次，疗程不超过 6 个月，并不推荐用于黄褐斑的维持治疗[1,2]。外用氢醌和维 A 酸也可有效治疗炎症后色素沉着过度，但需要长期治疗[3]。氢醌的单苄基醚仅用于泛发性白癜风患者色素残留部位的脱色[4]。其他几种取代酚可以引起皮肤脱色，例如 4-异丙基邻苯二酚，但该化合物及其他化合物具有刺激性，可能会致敏[5]。

对于局部用药难以治疗的色素病如黄褐斑，可考虑结合剥脱或激光等方法。

含乙醇酸或水杨酸的化学剥脱术可作为这些局部治疗的有效辅助手段，尽管治疗效果往往不能令人

满意且尚未发现普遍有效的化学剥脱方法[1]。由于这些化学剥脱术可引起相关不良反应，如烧灼感、出血和增加色素沉着过度的风险，它们被视为治疗黄褐斑的二线药物，应被限用于局部治疗无效的病例，并应谨慎用于炎症后色素沉着过度风险较高的深肤色患者[6]。

激光或光疗法用于治疗黄褐斑越来越流行。与化学剥脱术一样，由于直接损伤皮肤，其导致不良反应的风险增加。尽管存在风险，但在使用激光或光疗法的随机对照试验中可以看到一些满意效果[3,7]。连续治疗的强脉冲光（IPL）疗法在黄褐斑中已被证明是有效的，并可适用于特定的病例。用Q开关（QS）Nd：YAG激光治疗黄褐斑的疗效参差不齐，治疗后复发率高。由于相对有限的激光治疗经验及常出现的不良反应，需要更多的研究来评估这种治疗的安全性和有效性。激光被视为治疗黄褐斑的三线治疗，应谨慎使用，尤其是在深色皮肤的患者中[2,6]。

获得性黑素减少病（图 88.33）

白癜风

定义

白癜风是一种常见的局限性色素脱失。它是由于黑素细胞的逐渐缺失而引起的一种后天性疾病。特征是边界清晰的乳白色斑疹[1]。

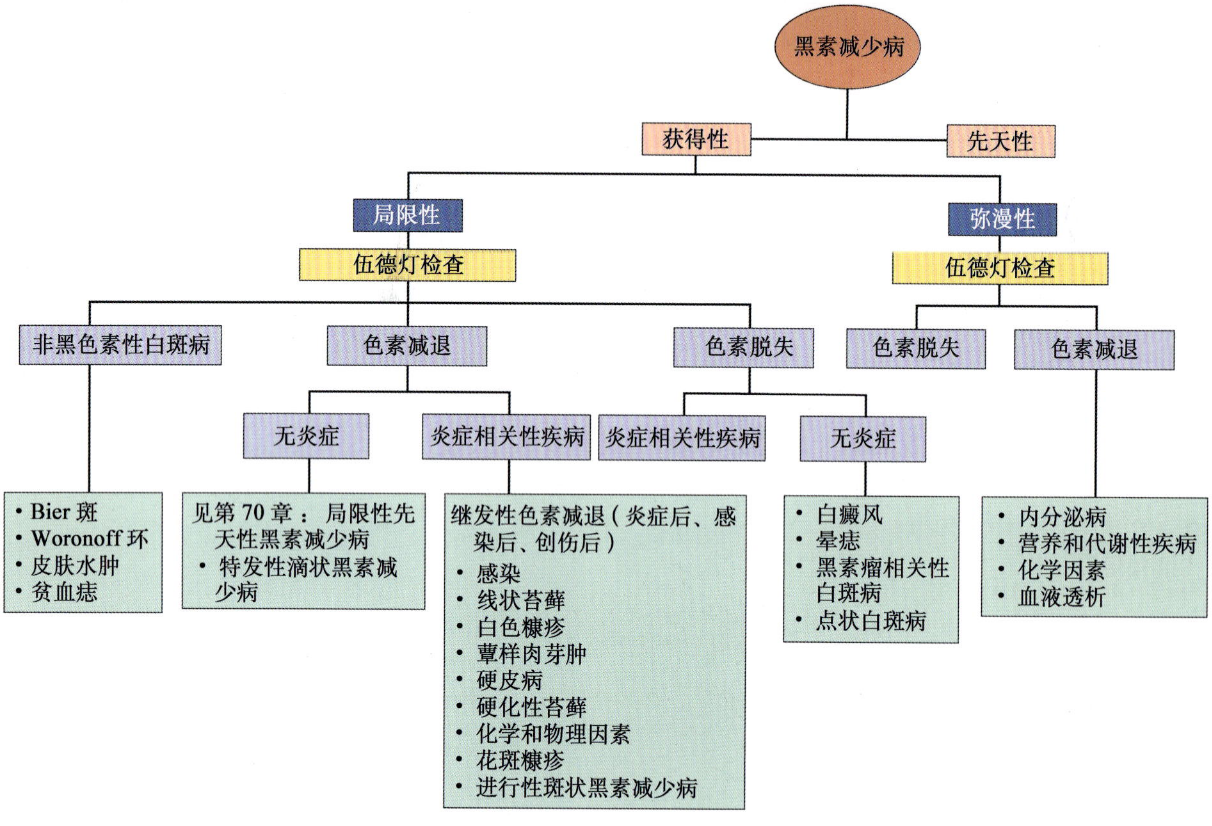

图 88.33 黑素减少病的鉴别诊断流程

白癜风主要分为两种类型：节段型白癜风（通常为节段/带状分布的单侧白斑）和非节段型白癜风（双侧白斑，常分布于头面部或对称分布于躯干四肢）。根据最近的白癜风全球问题共识会议，“vitiligo”这一术语可用作所有非节段性白癜风的总称（包括几种类型：头面型、黏膜型、泛发型、全身型、混合型和罕见型白癜风）[2]。节段型白癜风（单、双或多节段）单独分类。局灶性病变（1～2 年后未演变成非节段型白癜风的小而孤立的脱色病变）和一个部位的孤立性黏膜病变被认为是未确定型/未分类型白癜风。

流行病学

发病率和患病率

据估测，白癜风累及世界人口的 0.5%～1%[2]。

年龄

白癜风可以在任何年龄发病，大多在 20 至 30 岁之间表现明显。

性别

男女的患病率几乎相同[2]，尽管在门诊就诊的患者中女性占多数。

种族

白癜风可发生于所有种族。

相关疾病

与白癜风相关的疾病列在框图 88.4。

在自身免疫性疾病中，白癜风与甲状腺疾病的相关性最强。白癜风与晕痣之间的关系已经被很好地证实：有几篇报道记录了在晕痣出现之时或之后不久出现白癜风；最近的一项研究发现，31.1%白癜风患者存在晕痣[3]。黑素瘤患者有时会出现色素脱失[3]：可发生在患处或远处。白癜风伴有葡萄膜炎、中枢神经系统受累和毛发过早变白见于伏格特-小柳-原田综合征（见后文）。

框图 88.4 与白癜风相关的疾病

- 甲状腺疾病[a]（甲状腺功能亢进和甲状腺功能减退[7]）
- 恶性贫血[a]
- 艾迪生病[a][8]
- 糖尿病[a][9]
- 甲状旁腺功能减退症[a]
- 重症肌无力[a]
- 斑秃
- 硬斑病和硬化性苔藓
- 晕痣[a]
- 恶性黑素瘤[a][10]

[a]自身抗体可证明。

病理生理学

病理学

组织化学研究[4]显示表皮基底层缺乏多巴染色阳性黑素细胞（图 88.34）。大量抗体的免疫组化研究显示，皮损中偶有黑素细胞[5]。电子显微镜研究[6,7]证实了黑素细胞的缺失。在白斑边缘的表皮中，可见角质形成细胞异常[8,9]以及黑素细胞退化。在炎症期可观察到白斑边缘有隆起性红斑，伴有淋巴细胞和组织细胞浸润。这种浸润也存在于一些活检组织的边缘区域，主要是在疾病的进展期[7]。

发病机制

白癜风的病因有多种学说，不同型别的发病机制可能不同。此外，白癜风中黑素细胞的缺失也可能是不同致病机制共同作用的结果（"融合"或"整合"理论）[8,9]。

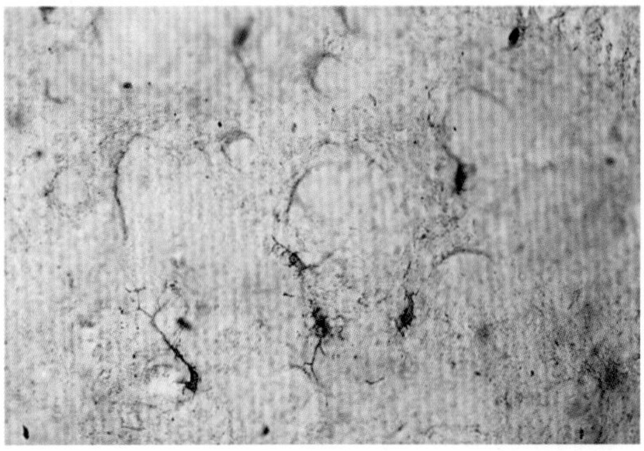

图 88.34 白癜风脱色区边缘的表皮切片显示黑素细胞数量明显减少

- 自身免疫/自身炎症理论是目前最主要的假说，有强有力的证据支持。它是基于白癜风与许多也被认为是自身免疫或自身炎症性疾病的临床联系（见框图 88.4）。已证明白癜风与其他相关的自身免疫性疾病具有共同的潜在遗传易感性[10]。
- 有学者提出了关于固有免疫和适应性免疫失调可联合致病的假说。有趣的是，已发现固有免疫系统的几个组成部分与白癜风有关（例如 NLRP-1、XBP-1）。此外，热休克蛋白 70（hsp70）和 LL37（细胞损伤后释放）也被认为有重要的作用[11-13]。
- 也有人提出，氧化应激增强可能通过增加酪氨酸酶的替代底物水平而触发"半抗原化"过程，从而导致白癜风高免疫原性新抗原的形成[14]。
- 使用特异性免疫沉淀试验可检测到正常人黑素细胞的抗体[15,16]，可能对黑素细胞具有细胞溶解作用[17]。这些黑素细胞抗体的存在与疾病活动性有关[18]。目前尚不清楚这些抗体是在白癜风的发展中起着始动作用还是疾病的继发性结果[19]。
- 越来越多的证据支持在进展期白癜风中黑素细胞特异性细胞毒性 T 细胞在协调靶向自身免疫组织破坏黑素细胞中的主要致病作用[20,21]。来自进展边缘的辅助性 T 细胞和细胞毒性 T 细胞主要产生 1 型细胞因子。该理论得到以下事实的支持：白癜风的各种有效治疗方案对 T 细胞的活化和成熟具有免疫抑制作用（例如外用类固醇和外用免疫调节剂）。

许多其他假说也被提出。Lerner 的自毁理论认为，黑素细胞自我毁灭是由于一种天然保护机制的缺陷，这种机制可以清除有毒的黑素前体[22]。这个假说是基于白癜风的临床特征和用对功能性黑素细胞具有选择性致死作用的化合物导致皮肤色素脱失的实验研究[23]：这些化合物可引起与特发性白癜风难以区分的白斑病。白癜风其他发病机制包括表皮中低过氧化氢酶水平的角质形成细胞代谢缺陷[24]，四氢生物蝶呤和儿茶酚胺生物合成缺陷[25]，以及黑素细胞因细胞外基质分子抑制其与纤维连接蛋白的黏附而导致黑素细胞的损失[26]。在体内，对非节段型白癜风的皮损周围皮肤反复摩擦损伤已被证明可诱导黑素细胞脱落和死亡(melanocytorrhagy)[27]。此外，有学者提出了神经源性机制，推测皮肤周围神经末梢释放的化合物可能对黑素细胞具有毒性作用。少数关于白癜风神经肽和神经元标志物的研究结果表明，神经肽 Y 可能起一定的作用[28]。然而，到目前为止，支持这一假说的证据很少。

遗传学

遗传因素无疑与白癜风有关。白癜风被认为是多基因遗传，大约 30%的患者具有阳性家族史[22]，单卵双胞胎中有白癜风的报道[29]。

全基因组关联研究已经确定了泛发型白癜风的几个易感位点，每个位点都对应一小部分遗传风险。几乎所有在这些位点识别的基因都编码免疫系统的组成部分。例外的是编码酪氨酸酶的 *TYR* [30]，虽不是免疫系统的组成部分，但能在黑素细胞内催化黑素生物合成，并且是泛发型白癜风中的主要自身抗原。

环境因素

Koebner 现象是白癜风中一个众所周知的现象，也称为同形反应(图 88.35)。它被定义为患者未受累皮肤的创伤部位出现皮损的发展[31]。为了建立一个普遍接受的评估白癜风 Koebner 现象的特异性评价体系，欧洲白癜风特别工作组(VETF)引入了一种新的评估和分类方法[31]。Koebner 现象被建议可作为一项评估和预测白癜风临床特征和病程的临床参数[32]。

图 88.35 白癜风患者划痕部位的同形或 Koebner 现象

临床特征

临床表现[22](图 88.36 和图 88.37)

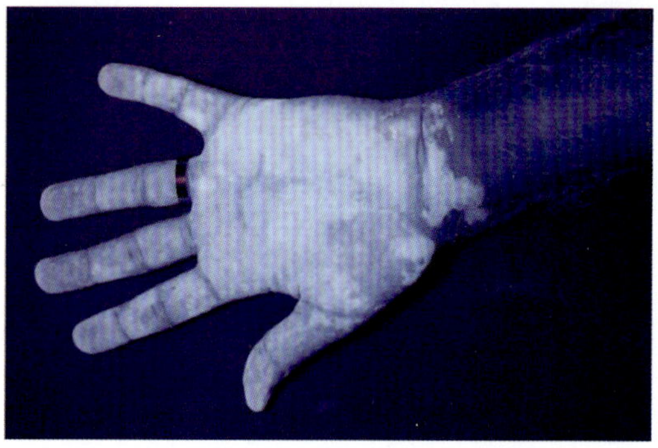

图 88.36 伍德灯下白癜风在手腕和手掌表面的典型分布

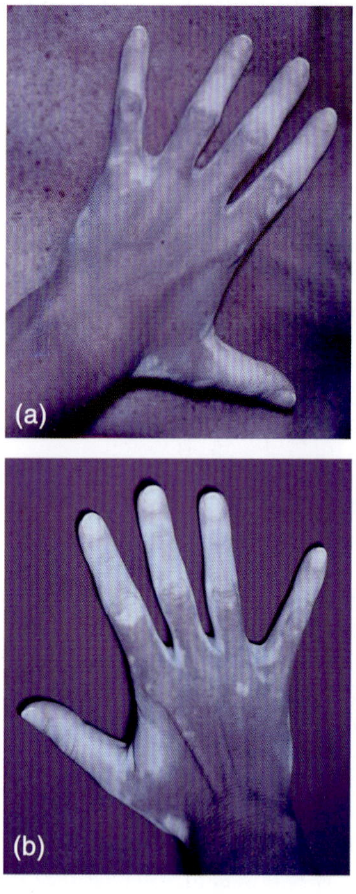

图 88.37 (a,b)伍德灯下白癜风在手背的典型分布

白癜风的脱色斑片多见于反复摩擦、长期受压或创伤部位，例如臀、手背/指背、足、肘、膝和踝[31]。皮损易被晒伤，在先前没有日光照射或晒伤的情况下可能会出现瘙痒，但很少见。皮损通常对称分布，但节段型多为单侧带状分布(图 88.38)。很少有完全性

白斑(全身性),大多数情况下少数色素沉着区域长期存在(图 88.39)。色素脱失可呈部分性或完全性,或二者同时存在于同一区域(三色白癜风)(图 88.40)。白斑轮廓常呈凸形,大小不规则地增加,并与邻近的病灶融合形成复杂的图案。白斑内毛发可保持正常色素,但也可在一段时间后脱色(灰发/白发)。白斑边缘可伴有色素沉着。主要症状是美容缺陷,尽管有些患者的脱色区域是晒伤后出现的。白癜风也可始发于儿童,儿童出现节段型的比例高[33]。

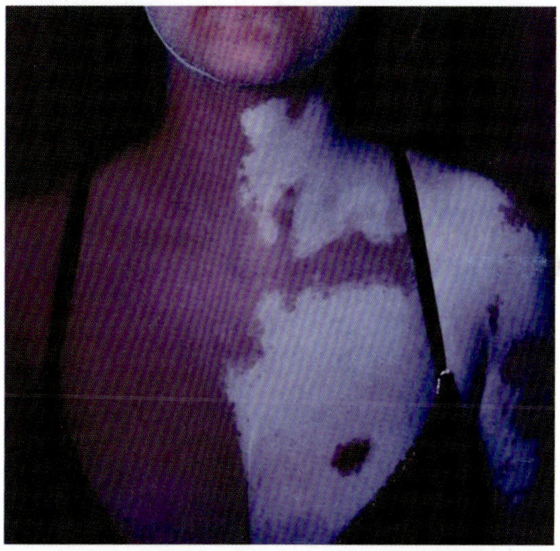

图 88.38 伍德灯下的躯干部节段型白癜风。注意皮损中央有先天性退行性痣

临床变异

混合型白癜风:非节段型白癜风与节段型白癜风并存称为混合型白癜风,属于白癜风(NSV)的一个亚型[2]。

浅色白癜风(轻度白癜风):白癜风(NSV)的一种形式,似乎仅存在于深肤色患者[34]。"minor"一词是指色素沉着的部分缺陷(图 88.41)。病理检查及其与传统白癜风斑片的并存证实了其与真性白癜风的关系。作为鉴别诊断,需要反复活检以排除早期皮肤淋巴瘤[2]。

晕痣相关白斑病:类似于黑素瘤相关性白斑病的一种黑素减少病,在晕痣周围出现散在色素脱失斑(见后文),尤其出现在多发晕痣的个体中[35]。其与典型白癜风的不同之处在于,前者色素脱失斑通常更加局限,与正常皮肤的界限不像后者那样清晰,并且通常不会发展。该病可能是一种与晕轮现象直接相关的暂时性自身免疫过程[35]。

鉴别诊断[36]

1. 晕痣。
2. 无色素痣。
3. 贫血痣。
4. 遗传或基因诱导的黑素减少病(通常是先天的)。
   - 斑驳病。
   - Waardenburg 综合征。

第8部分

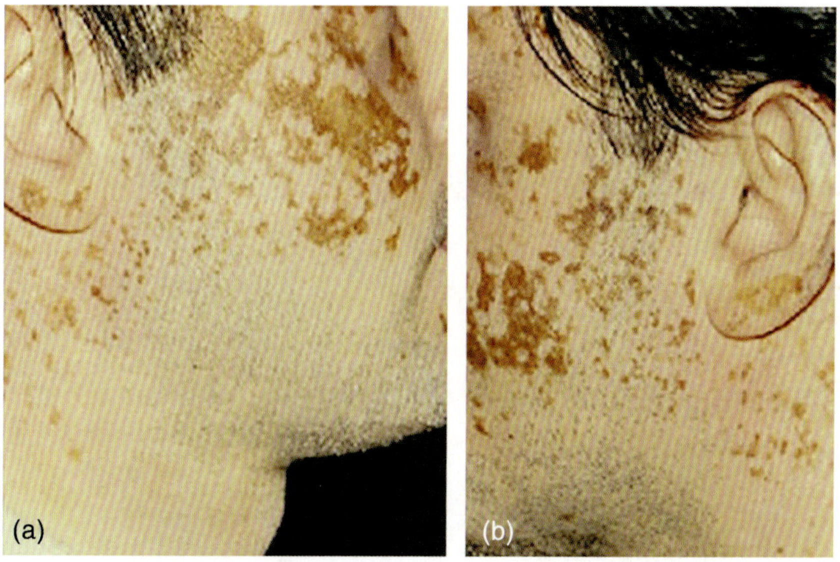

图 88.39 (a,b)一名南亚男子广泛的白癜风:脸部侧面的视图,显示了乳白色皮肤的凸出的扩张边缘,"吞噬"了少数残留的正常色素沉着区域。注意头皮和胡须的色素沉着不受影响

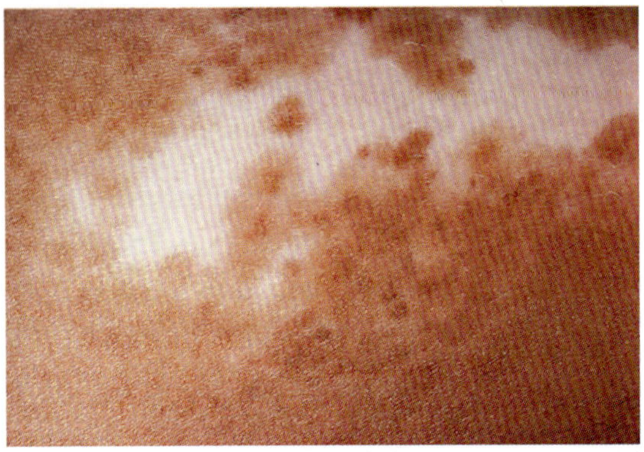

图 88.40　三色白癜风

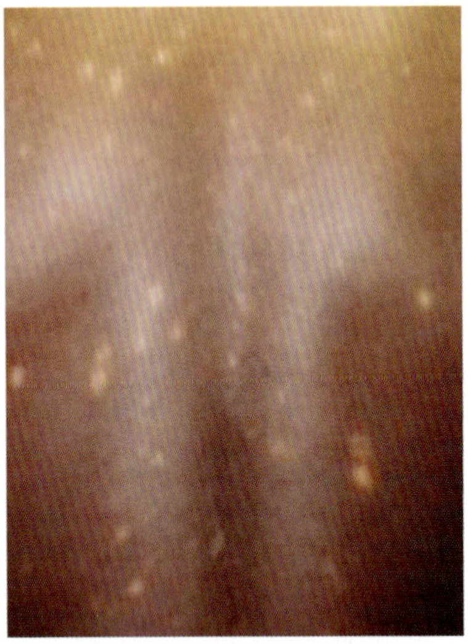

图 88.41　背部浅色白癜风(转自 Ezzedine et al,2015[44],经版权所有者 Wiley 许可转载)

- 结节性硬化症。
- 色素镶嵌现象（伊藤色素减少症）。

5. 进行性斑状黑素减少病。
6. 继发性黑素减少病。
   - 炎症后黑素减少病(例如白色糠疹、硬化性苔藓、硬斑病)。
   - 创伤后黑素减少病。
   - 感染后黑素减少病(例如花斑癣、麻风病)。
   - 皮肤淋巴瘤。

严重程度分级

受累面积通常用于评估疾病的严重程度。

并发症和伴随症状

参见“相关疾病”。

病程和预后

大多数情况下,白癜风逐渐进展,有时在几个月的时间内迅速蔓延,然后保持静止多年。有时在阳光照射的暴露部位发现自发性复色,并且可出现典型的毛囊周围外观[22]。节段型白癜风通常比非节段型白癜风发病更早,并且通常在发病的第一年内稳定[33]。

检查

由于白癜风皮损具有典型外观,其诊断主要基于临床检查。若皮损分布不典型,则可能与其他黑素减少性疾病相混淆。借助伍德灯进行检查可能会有所帮助。白癜风家族史、Koebner 现象、白发或相关自身免疫性疾病如甲状腺疾病的存在有助于白癜风的临床诊断[36]。

治疗

白癜风的治疗反应个体差异大,效果往往不佳,尤其是肢端皮损。建议患者采用遮盖疗法(图 88.42)并使用防晒霜。此外,应向患者解释日常活动引起同形反应的风险。一些作者认为,成功的复色主要是多种干预措施(包括光疗)联合的结果,表明这是

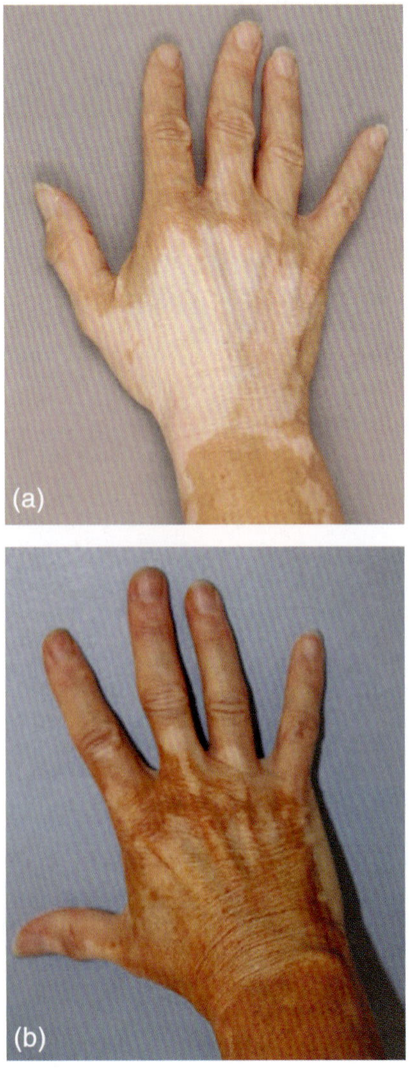

图 88.42　(a,b)白癜风:手部遮盖疗法前后

第8部分

一种针对泛发型白癜风有效但未必持久的治疗。在白癜风无法治愈的情况下，提供治疗方法也可能对患者是有益的[37]。

一线治疗

在某些患者中，每日一次外用强效的皮质类固醇制剂（例如 0.1%戊酸倍他米松或 0.05%丙酸氯倍他索）可有效诱导白斑复色。最好采用间歇方案（例如每月 15 天，持续 6 个月）以避免局部不良反应（皮肤萎缩、毛细血管扩张、皮纹、多毛症和痤疮样皮疹）[38]。最近，已有外用钙调神经磷酸酶抑制药（吡美莫司、他克莫司）成功治疗白癜风的报道，主要用于面、颈部的皮损[38]：建议每日使用两次，首次使用 6 个月。

二线治疗

系统性补骨脂素光化学疗法（PUVA）对一部分患者有效[37]。治疗方案指南见第 21 章和欧洲皮肤病学论坛指南[36]。局部应用补骨脂素的危险性更大，可能导致皮肤起水疱。建议使用包括凯林在内的替代光敏剂，但由于存在肝毒性方面的担忧，尚未被广泛采用[39]。

UVB 疗法还可以选择性地使用局部靶向光疗设备（峰值波长为 308nm 的准分子灯或激光器）[37]。关于光疗的最佳治疗持续时间尚未达成共识。如果在治疗的前 3 个月内没有出现复色，则大多数情况下会停止照射。

三线治疗

移植技术[38,40]

手术方法被认为是治疗稳定期白癜风（例如节段型白癜风）的一种选择。这些手术技术基于一个共同的基本原则：将自体黑素细胞从正常着色皮肤移植到受累脱色皮肤。不同的白癜风复色手术技术已逐渐被设计出来，包括组织移植（全厚层钻孔移植、刃厚皮片移植、负压吸疱移植）和细胞移植（培养的黑素细胞移植、培养的表皮片移植和非培养的表皮细胞悬液移植）。近年来，引入了毛囊外根鞘细胞的应用[41]。三种组织移植方法（全厚层钻孔移植、刃厚皮片移植、负压吸疱移植）可能在诱导复色方面成功率较高。一般来说，细胞移植技术几乎是同样有效的，尽管实现复色的患者比率略低于组织移植技术[42]。但与组织移植相比，细胞移植可用于治疗面积更大的皮损，且总体上具有更好的美容效果（图 88.43）[43]。此外，细胞移植的不良事件发生率似乎低于钻孔或皮片移植。

脱色治疗

对于白癜风范围广且仅有少量色素残留的患者，可使用激光疗法（例如 Q 开关翠绿宝石 755nm、Q 开关红宝石 694nm）、冷冻疗法或乳膏（例如 20%对苯二酚单苄基醚）进行皮肤漂白[44]。

> **阶梯治疗**
>
> **一线治疗**
>
> • 外用皮质类固醇、外用钙调磷酸酶抑制药[38]
>
> **二线治疗**
>
> • 光疗

Resources

Further information

Guidelines: references[38] and[42].

Patient resources

Vitiligo Society UK www. vitiligosociety. org. uk (last accessed October 2015).

第8部分

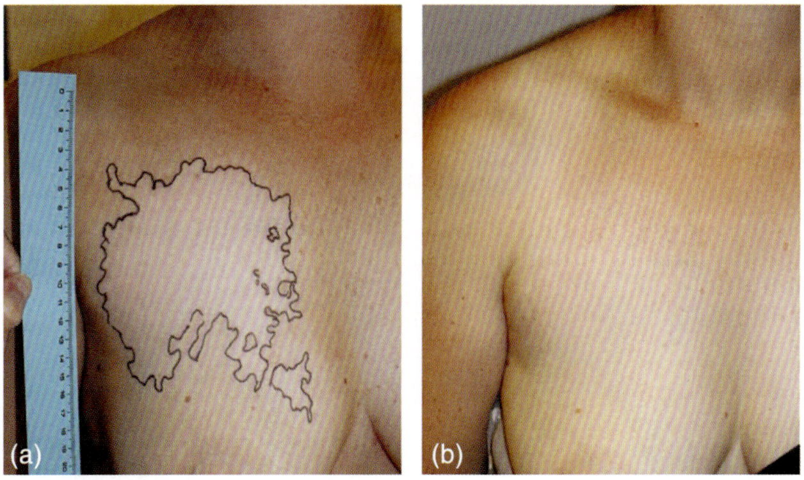

图 88.43 (a,b)节段型白癜风在用非培养的表皮细胞悬液移植治疗之前(a)和之后(b)

晕痣

同义名
- Sutton 痣
- 离心性后天性白斑病

概述

离心性后天性白斑病是指在中央皮肤肿瘤周围形成的一种黑素减少晕[1-10]。这种肿瘤通常是良性黑素细胞痣，但也可能是神经痣、蓝痣、神经纤维瘤或原发性或继发性恶性黑素瘤[1]。

流行病学

发病率和患病率

据估计，白人中晕痣的患病率约为 1%[9]。

年龄

晕痣可发生于任何年龄段，但通常见于年轻人。

性别

性别不限。

种族

未知。

相关疾病

晕痣在白癜风患者中的发生率增高(见前文)[9]。晕痣与皮肤恶性黑素瘤的免疫学和临床关联已有描述。在晕痣患者的血清中发现了针对恶性黑素瘤细胞胞质的抗体[3]。在一项针对 72 例特纳综合征患者的研究中发现，晕痣的患病率为 18%，而对照组为 1%；作者推测生长激素治疗可能起了一定作用[10]。

病理生理学

病理学

大多数晕痣是复合痣，少数为交界痣或皮内痣。先天性痣和后天性痣均可受累。这种痣常有淋巴细胞浸润，并且可能出现组成细胞损伤。超微结构研究显示单核细胞与痣细胞并存，显示细胞毒性改变[5]。在脱色的晕圈中，黑素细胞缺失，但朗格汉斯细胞可存在[6]。真皮中可见噬黑素细胞[1,7]。

发病机制

晕痣的发生通常不存在触发因素，尽管偶尔被提及与日光照射和晒伤有关，但因果关系从未得到证实。

遗传学

未知。

临床特征

病史

白斑可存在于个人或具有家族病史。

临床表现

色素痣周围可见圆形黑素减少区域，主要发生于躯干，较少累及头部，四肢少见。病变常常多发，晕宽 0.5～2.0cm，同时或间隔地在发生于几个(但不是全部)痣周围(图 88.44)。

临床变异

黑素瘤周围可能会形成类似于晕痣的色素减退晕(参见图 88.44c)。

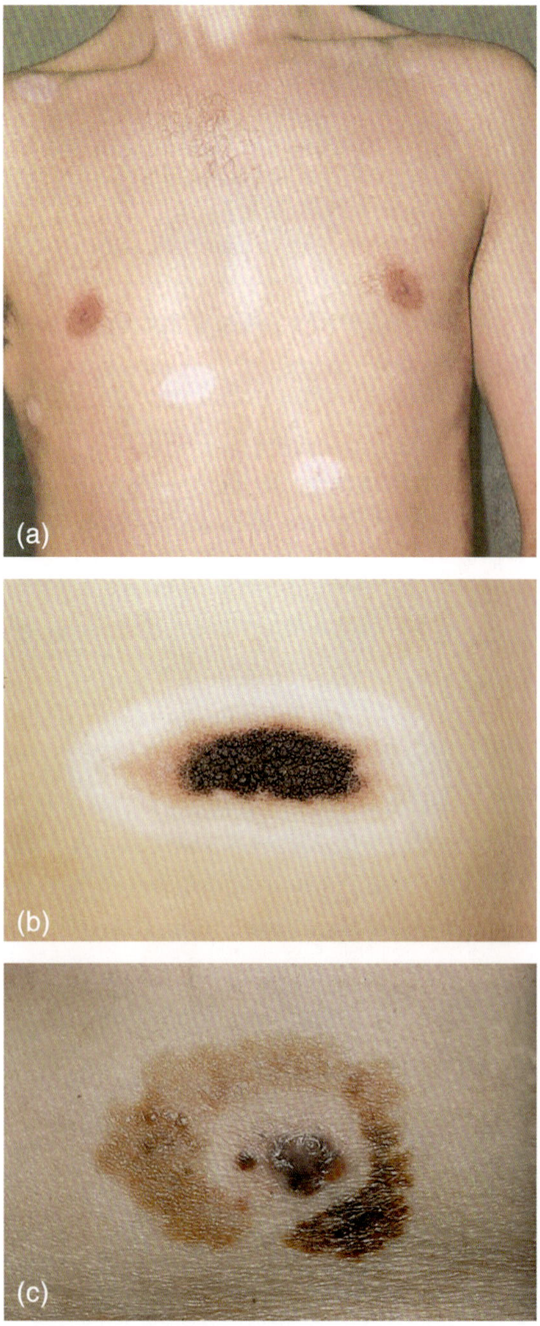

图 88.44 (a)一名年轻白癜风男性患者的多发晕痣。(b)异乎寻常的大晕痣。(c)恶性黑素瘤正在发展的晕轮现象，后来证明是致命的

并发症和伴随症状

晕痣可伴或不伴有白癜风。

鉴别诊断(框图 88.5)

白癜风。

病程和预后

痣趋于扁平并可能完全消失(图 88.45)。脱色区域通常会持续存在,但多年后可能会复色。

框图 88.5 获得性色素减退和色素脱失的鉴别诊断

a. **获得性弥漫性色素减退或色素脱失**
- 色素脱失
  - 白癜风
- 色素减退
  - 化学物质诱导的色素减退
  - 内分泌疾病
  - 营养状况
  - 炎症后
- 非色素性白斑
  - 贫血

b. **获得性局限性色素减退或色素脱失**
- 色素脱失
  - 白癜风[a,b]
  - 晕痣[a]
  - 点状白斑病[b]
  - 黑素瘤相关性白斑病[a,b]
- 色素减退
  - 进行性斑状黑素减少病[b]
  - 特发性点状黑素减少病[b]
  - 继发性色素减退(感染后、炎症后、创伤后)
    - 扁平苔藓[a,b]
    - 硬化性苔藓[a]
    - 线状苔藓[a]
    - 红斑狼疮[a,b]
    - 硬斑病[a]
    - 白色糠疹[a]
    - 慢性苔藓样糠疹[b]
    - 花斑糠疹[a,b]
    - 银屑病[a,b]
    - 结节病[a,b]
- 非色素性白斑病
  - Bier 斑[b]

[a]受影响的体表区域有限。

[b]受影响的体表区域大。

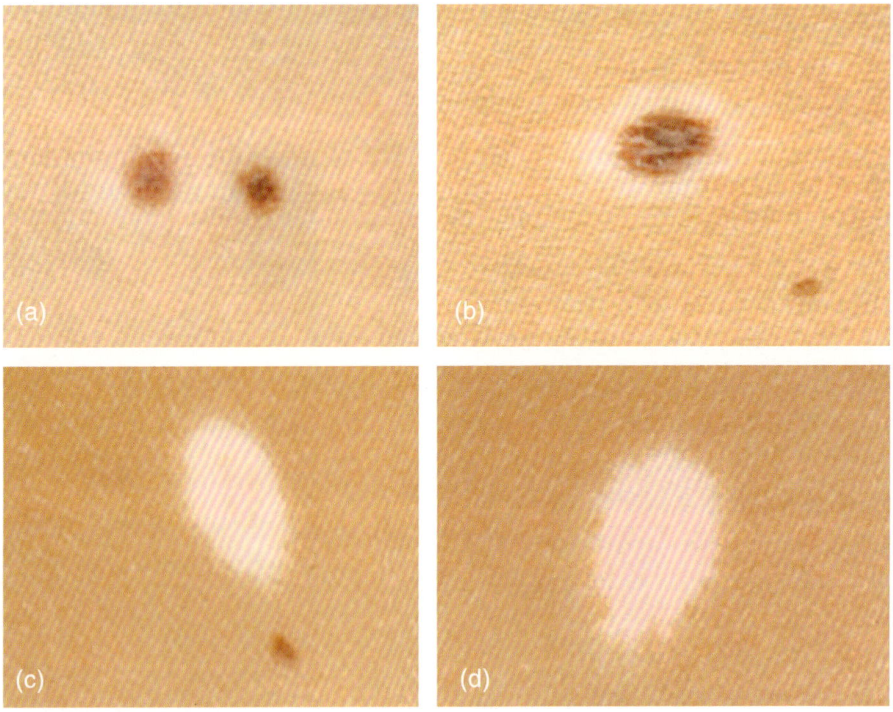

图 88.45 **一名 13 岁女孩同时出现不同进化阶段的晕痣**

(a)早期色素脱失;(b)形成晕痣;(c)在黑素减少斑中心可见的淡粉红色的痣残体;(d)痣完全破坏后残留的黑素减少斑。

检查

若怀疑其良性性质，则需要切除。

治疗

通常无需治疗。若怀疑中心肿瘤恶变，则必须采用通常的诊断标准。良性痣周围的晕是比较常见的，而恶性黑素瘤罕见，被晕环绕的黑素瘤更是极为罕见。在未经经验丰富的病理学家进行初步组织学检查的情况下，切勿行破坏性手术。

获得性综合征性黑素减少病

伏格特-小柳-原田综合征(Vogt-Koyanagi-Harada 综合征)

1906 年，Vogt 报道了一例非创伤性特发性葡萄膜炎，伴有白发和脱发，这种综合征后来以他的名字命名[1]。1926 年，Harada 报道了 5 例双侧后葡萄膜炎合并视网膜脱离[2]。1929 年，Koyanagi 报道了 16 例头痛、发热、吞咽困难、白癜风、白发、脱发、双侧前葡萄膜炎合并间歇性渗出性视网膜脱离的病例[3]。已使用各种同义组合来命名此病，现通常使用上述三个名称来命名，并缩写为 VKHS。

病理生理学

VKHS 的病因尚不清楚。可能和对病毒的异常反应和免疫因素有关。

病理学

脱色部位的电子显微镜显示，白斑处缺乏黑素细胞，如白癜风[4]。真皮-表皮交界处可见胶质-淀粉样体[5]。炎症性皮损的特征是慢性混合炎细胞浸润[6]。

临床特征[7,8]

VKHS 主要影响深色皮肤的人或有深色色素沉着的高加索人。此病罕见，但分布很广。大多数病例发生在 30—40 岁，但也可发生于儿童。它累及皮肤、眼睛、内耳和脑膜。诊断标准如下：

- 葡萄膜炎发生前无眼部外伤或手术史。
- 没有临床或实验室证据表明存在眼部疾病。
- 双眼受累：早期征象为弥漫性脉络膜炎；晚期症状是眼色素脱失。
- 神经和听觉表现：脑膜炎、耳鸣、脑脊液细胞增多。
- 皮肤和头发的变化：脱发、白斑、白发。

该病通常由眼科医师首先诊断，因为初始症状和体征表现为葡萄膜炎。

诊断

白斑与眉毛、睫毛色素的脱失以及残留的眼部缺陷之间的关系，能清楚地将这种综合征和其他疾病区分开来。

Alezzandrini 综合征(眼-皮肤-耳综合征)[1-4]

在 20 世纪 50 年代末和 60 年代初，Alezzandrini 曾在三篇文章中描述此病，该综合征现以他的名字命名[1-3]。

病因学

该综合征的病因尚不清楚。

临床特征

Alezzandrini 综合征仅在少数病例中有报道[1-4]。其特征是单侧面部白斑，伴有单侧视网膜变性、白发和耳聋。它与 VKHS 有相似之处，在 VKHS 中也可以观察到皮肤、眼睛和听觉的变化。

炎症后黑素减少病[1-17]

同义名

- 炎症后/继发性色素减退

前言和概述

黑素减少区在湿疹和银屑病皮损消退后出现(图 88.46)。在苔藓样糠疹和皮肤 T 细胞淋巴瘤中也可见黑素减少[1]。

浅表湿疹称为白色糠疹(见第 39 章)，皮损通常呈白色，少许鳞屑，边界不清，在深肤色儿童面颊最明显(图 88.47)。

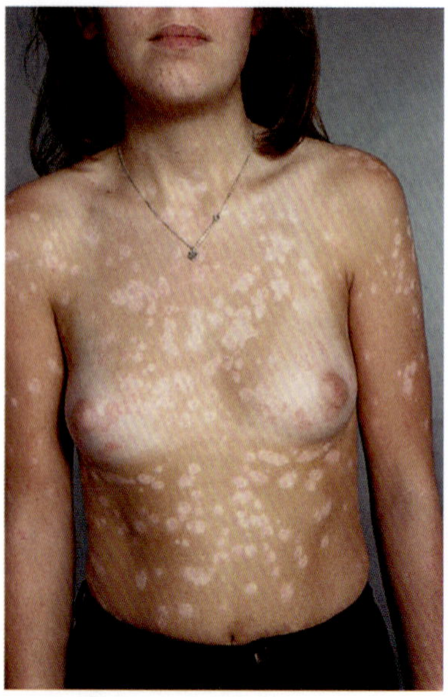

图 88.46 一名女性银屑病患者痊愈后出现色素减退

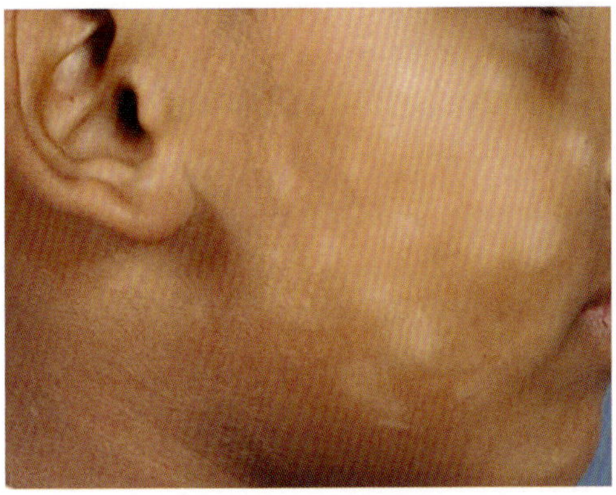

图 88.47　白色糠疹

色素减退斑片也发生在浅表真菌感染的花斑糠疹中，常被误诊为白癜风(图 88.48)。也可存在色素沉着过度。在许多其他的炎症性皮肤疾病中，存在黑素减少区，这些区域黑素细胞功能丧失。红斑狼疮和扁平苔藓也有这种黑素细胞功能的丧失。结节病[7,8]、线状苔藓、麻风病[9]和梅毒均出现黑素减少病。

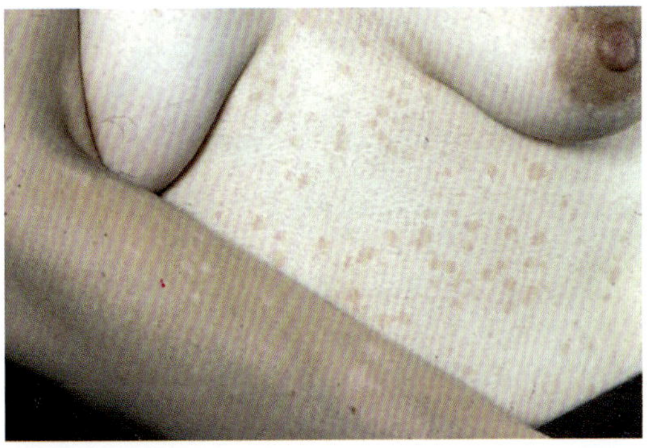

图 88.48　一名女性花斑糠疹患者：手臂曝光部位的黑素减少斑与腹部非曝光部位的棕褐色斑疹的对比

流行病学

性别

无性别差异。

病理生理学

色素减退可能是由于炎症过程中黑素向角质形成细胞的转移受损，也可能是局部使用强效类固醇的结果。在许多其他炎症性皮肤疾病中，由于表皮基底层的破坏，可能会导致黑素细胞功能丧失(如红斑狼疮和扁平苔藓)。

花斑糠疹是最常见的与色素改变有关的酵母菌感染之一。它是由马拉色菌属的双态亲脂性生物引起的[3,4]。共鉴定出 11 种酵母分类，其中球形马拉色菌、合轴马拉色菌和斯洛菲马拉色菌是花斑糠疹[4]分离出来的优势菌种。这些酵母菌是正常皮肤菌群的一部分，其中的一个或几个菌种始终在人类的皮脂溢出区域(头皮、面部及胸背部)定居。当它们转变成致病的菌丝形态时，就会引起疾病。导致这种转变的因素包括遗传易感性、温暖潮湿的环境、免疫抑制和营养不良[4,5]。

环境因素

见致病微生物。

临床特征

临床表现

炎症后黑素减少病通常表现为中度至界限清楚的色素损失区域。

白色糠疹的特征是色素减退，表现为淡白色、边界清晰至中等、有轻微鳞屑的斑块。病变通常发生在面部和上臂[1,2]。

皮肤 T 细胞淋巴瘤有时可表现出明显的色素减退。在异色性蕈样肉芽肿中，临床病变的特点是广泛的皮肤异色，而不是斑块或结节。临床检查可见与表皮萎缩有关的交替性色素增加和减退。色素减退性蕈样肉芽肿易出现于深色皮肤的个体中，其色素减退区比异色性蕈样肉芽肿表现更明显[1,2]。

花斑糠疹：临床检查可见界限清楚的细鳞屑斑片，伴有色素沉着过度或色素减退。

线状苔藓：是一种无症状的线状皮肤病，有报道称沿 Blaschko 线分布。原发性病变(小的、扁平的、肤色至粉红色的丘疹)可在数月或数年后自行消失，通常留下线状斑片状色素减退(炎症后)[3]。

鉴别诊断

见框图 88.5 b。

并发症和伴随症状

均与潜在疾病有关。

病程与预后

若黑素生成及其向角质形成细胞转移恢复正常，炎症后黑素减少病通常是可逆的。

检查

皮肤活检有助于发现可能的潜在疾病，特别是蕈样肉芽肿。在疑似花斑糠疹的病例中，伍德灯下显示黄绿色荧光有助于确诊。

进行性斑状黑素减少病

定义

进行性斑状黑素减少病(PMH)是一种常见的获得性皮肤病，其特征是边界不清的圆形斑疹，主要累及躯干。

流行病学

发病率和患病率

PMH 的真实患病率尚不清楚，但它是 种常见的皮肤疾病，经常被误诊。

年龄

主要累及青少年和年轻人。

种族

尽管 PMH 被描述见于混合种族血统的人（被称为“克里奥尔异色症”），但在所有种族中都可以见到。

病理生理学

致病微生物

据推测，PMH 可能与丙酸杆菌属的不同亚型有关[2,3]。

临床特征

临床表现

PMH 是一种累及躯干的皮肤病，可见边界不清的圆形无鳞屑色素减退斑。通常发生在皮脂腺丰富的部位。皮损常集中在中线及其周围（图 88.49）。少累及四肢近端和头、颈部。

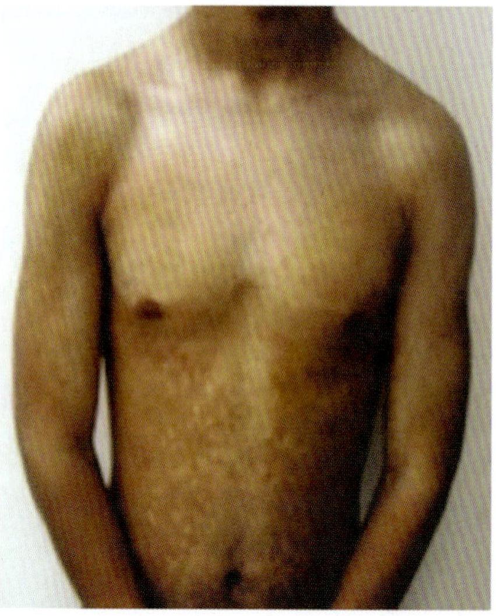

图 88.49　一名 18 岁男性进行性斑状黑素减少病（版权所有：施普林格出版公司，转载自 Relyveld 等[5]，Progressive macular hypomelanosis: an overview. Am J Clin Dermatol 2007;8:13-19.）

鉴别诊断

见框图 88.5 b。

病程与预后

随时间推移，PMH 可趋于稳定，也可缓慢进展。极少自愈，但也有自愈可能。

检查

伍德灯检查：橙红色荧光。

治疗

在最近的一项研究中，对 45 例患者进行两种治疗策略的比较，一种用 5%过氧苯甲酰凝胶/1%克林霉素洗剂结合 UVA 照射治疗，另一种用 0.05%丙酸氟替卡松乳膏结合 UVA 照射治疗。结果发现抗菌治疗效果更佳（光度测量、患者评估和皮肤科医师评估）[3]。据报道，在少数病例中 PUVA 和 UVB 治疗至少在短时间内得到了改善[2,4]。PMH 可在几年内自行消退。

化学性色素脱失

许多化学物质应用于皮肤时可以引起皮肤色素脱失[1,2]。有些接触取代酚的工人可产生职业性白斑病（另见第 130 章）。其中，对叔丁基苯酚最为显著[2-4]。接触对苯二酚单苄基醚[5]的工人可发生职业性白斑病；这种化合物被用来治疗黑素过度病，在治疗区域可引起五彩碎纸样色素脱失[6]（图 88.50）。对苯二酚单甲醚可诱发类似的白斑病[7]。几种酚类杀菌制剂可引起皮肤色素脱失[4]。4-叔丁基邻苯二酚也是职业性白斑病[8]的原因之一，这可能与接触致敏[9]有关。职业性白斑病最易累及手背（图 88.51），

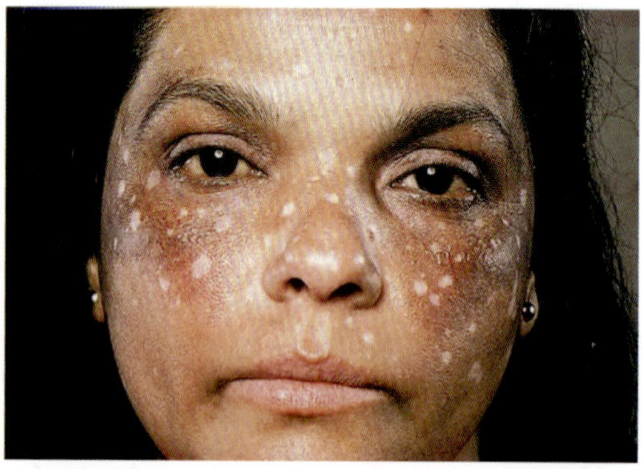

图 88.50　对苯二酚单苄醚治疗黄褐斑后面部色素脱失（英国伦敦圣约翰皮肤病中心提供）

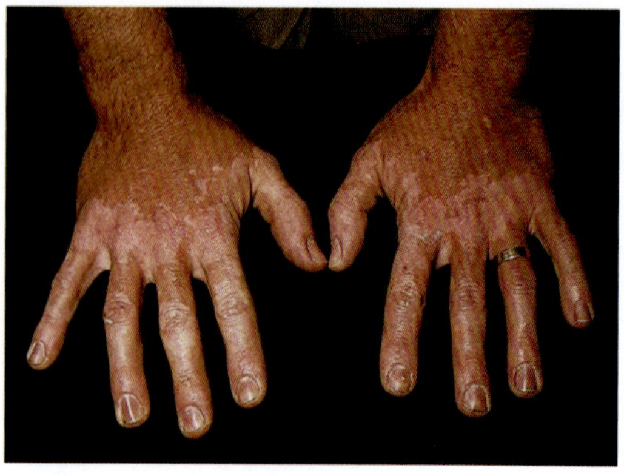

图 88.51　叔丁基苯酚所致职业性白癜风

第8部分

但也可累及其他不与化学品接触的部位。脱色区域常扩大，甚至不再接触化学品后还会出现新的皮肤脱色。这些区域可能会复色也可能不会复色。补骨脂素治疗通常无效。在黑素减少和无黑素区域通常缺乏黑素细胞[3,4]。实验研究[1,10]表明，这些取代酚对功能性黑素细胞具有选择性致死作用。

特发性滴状黑素减少病

定义和术语

特发性滴状黑素减少病（IGH）是一种获得性白斑病，表现为散在圆形或椭圆形瓷白色斑点，直径2～5mm，随年龄增长而增多[1-6]。

> **同义名**
> • 播散性豆状白斑病

流行病学

发病率和患病率

常见。70 岁以上的人群中多达 80%患有此病。

年龄

患病率随年龄增长而增加。

性别

女性＞男性。

男性和女性发病率可能相等，但由于女性对外观缺陷的主观感知较敏感，报道的女性 IGH 病例可能更多。

种族

常见于浅肤色人群。

病理生理学

病理学

组织学上，IGH 病变的特点是轻度篮网状角化过度伴表皮萎缩和乳头层变平。组织化学和超微结构研究显示，受累表皮黑素细胞和黑素含量下降，色素颗粒呈不规则分布[5,6]。

致病微生物

尽管存在争议，IGH 仍被推测是由紫外线诱发。有人认为 IGH 可能反映了正常老化或光老化过程。

环境因素

高加索人的病变最常发生在四肢曝光部位。在这些病例中，光损伤是一种环境致病因素。

临床特征

临床表现

临床上表现为瓷白色斑点，大小常为 2～6mm，有时可更大（图 88.52）。白斑边界清晰，有棱角且不规则。皮肤纹路正常。

易感部位包括小腿胫骨前侧和前臂。其他长期曝光部位，包括面部、颈部和肩部，也可能受累。非光化性病变发生于黑人，可能位于躯干非曝光部位[1]。

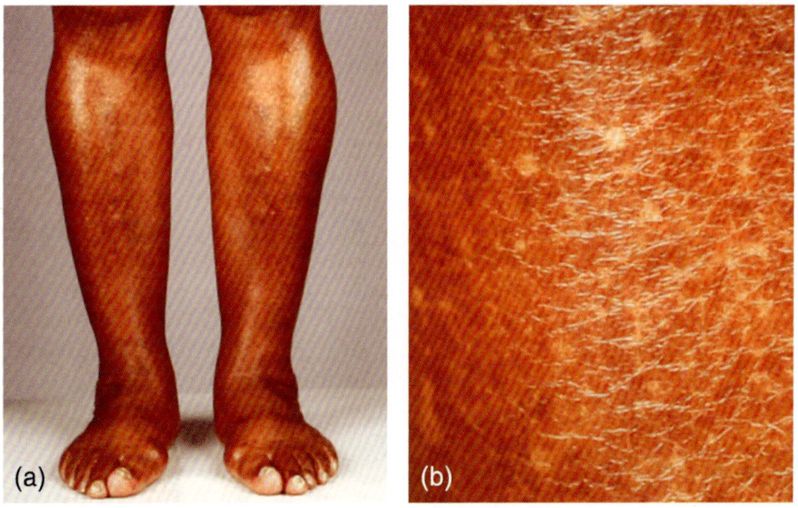

图 88.52 一名 57 岁的非洲裔加勒比女性患者小腿胫前典型外观(a)，近距离观察可见散在滴状黑素减少斑(b)

鉴别诊断

见框图 88.5。

并发症和伴随症状

这可能是紫外线损伤皮肤的指征。

病程与预后

皮损数量随年龄增长而增加。不会自发性复色。

治疗

通常不需要治疗。治疗方法多种多样，包括全身和局部使用维 A 酸、外用类固醇、冷冻治疗、外用他克莫司和浅表皮肤磨削术(如二氧化碳激光)。均无法预测疗效[7-9]。

点状白斑病

定义和术语

点状白斑病(punctate leukoderma)最初见于经 PUVA 治疗数月的患者,出现多个点状色素减退斑和无色素斑[1]。后来,UVB 治疗银屑病后和局部和系统 PUVA 治疗节段型白癜风后也出现了类似的情况[2-4]。

> 同义名
> • 点状白斑病(leukoderma punctata)
> • 对称性进行性白斑病

流行病学

年龄

点状白斑病发生于年轻人。

种族

日本和巴西曾报道过该病,在这两个国家相对常见。

病理生理学

病理学

从超微结构上看,点状白斑病表现为角质形成细胞和黑素细胞轻度至重度损伤,这在 IGH 中未报道过。

致病微生物

研究表明,对角质形成细胞和黑素细胞的光毒性损伤是一种致病因素。

环境因素

阳光照射,紫外线治疗。

临床特征

病史

Falabella 等于 1988 年首次报道该病[5]。

临床表现

多个圆形或椭圆形、直径 0.5～1.5 mm 的小而界限清晰的点状斑点,对称分布于小腿前面和手臂伸侧,较少累及腹部和肩胛间区。斑点的分布与毛囊无关。

鉴别诊断(见框图 88.5)

IGH:点状白斑病的临床和组织学特征与 IGH 不同,前者斑点较小,可能发生复色。

病程与预后

病程持久,尽管有自发性复色现象[5]。

非黑素性色素沉着

内源性非黑素性色素沉着

身体的各种正常成分如果过多或以不正常的形式或部位存在,就会引起皮肤颜色改变。代谢缺陷形成的物质也可能产生色素改变。组织学标本的特殊染色,或光谱等技术,可帮助识别外源性和其他非黑素的色素性质。

皮肤含铁血黄素沉着症

定义和术语

由含铁血黄素沉积在皮肤中引起的褐色色素沉着。含铁血黄素刺激黑素生成,且许多与含铁血黄素沉着症相关的色素异常可能实际上是由于黑素而不是含铁血黄素。最常见的原因包括反复轻度创伤和静脉功能不全。

> 同义名
> • 含铁血黄素性色素沉着

前言和概述

含铁血黄素是一种含铁质的棕色色素,主要存在于巨红细胞。含铁血黄素的沉积通常是红细胞局部被破坏的结果,但也发生在血色素沉着病(见前文)[1]。含铁血黄素刺激黑素生成。真皮中含铁血黄素的沉积和随之发生的黑素过度沉着导致皮肤呈褐色或铜色。除了含铁血黄素和表皮黑素外,其临床表现可能部分归因于由色素失禁甚至是真皮黑素细胞引起的真皮黑素沉着[2]。

皮肤含铁血黄素沉着症可通过多种不同的机制发生,其中最重要的机制如下:

- 创伤:尤其是下肢轻微创伤引起的反复瘀斑(图 88.53)。
- 淤积性含铁血黄素沉着症:伴慢性下肢静脉高压(图 88.54)。
- 毛细血管炎(色素性紫癜)(图 88.55)。
- 先天性溶血性贫血:包括多种溶血性疾病,如镰状细胞贫血。
- 血色素沉着病:由于其他原因引起的紫癜反复发作沉积于皮肤的结果,例如由衣服或药物引起的皮炎。

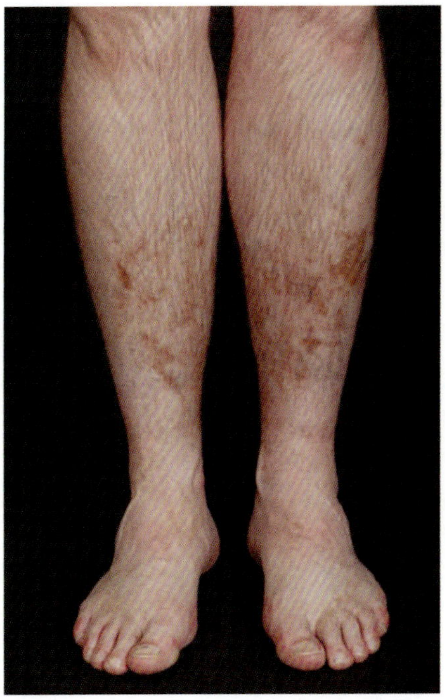

图 88.53　一名 41 岁橄榄球运动员因反复轻微创伤引起小腿胫部含铁血黄素沉着

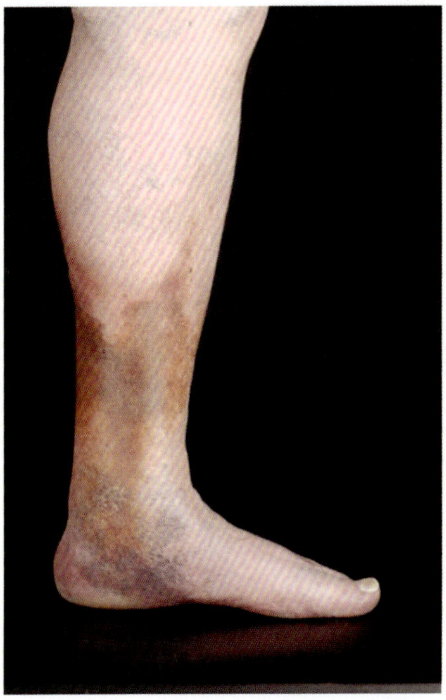

图 88.54　一名患有长期静脉功能不全的 98 岁男性，绑腿部位可见含铁血黄素沉着症：注意内踝上方的白色萎缩

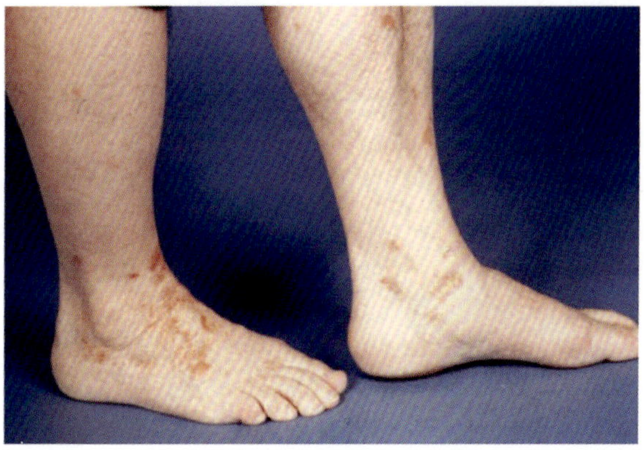

图 88.55　一名 57 岁男性的含铁血黄素沉着症，继发于 6 个月前首次暴发的毛细血管炎

临床特征

临床变异

淤积性含铁血黄素沉着症（见第 103 章）。在慢性静脉高压中，血细胞从小血管渗漏到组织中。外溢的红细胞被组织巨噬细胞分解，释放出的铁质被血黄素吸收，而血黄素主要保留在巨红细胞内。起初受累部位显示成群的红色皮疹，由于红细胞的反复外溢和黑素过度沉着的加重，很快产生或多或少的均匀的深棕色或铜色（见图 88.53）。

通过对接受静脉曲张手术的静脉高压患者腿部的色素沉着和无色素沉着皮肤的活检，研究了含铁血黄素和黑素对慢性静脉功能不全患者色素沉着异常的相对贡献。对照活检取自接受整形外科手术的患者。毫无疑问，色素沉着部位的皮肤样本较无色素沉着部位的皮肤含有更多的黑素。然而，仅在色素沉着最深的皮肤中检测到含铁血黄素。这提示黑素过度沉着可能是由慢性静脉功能不全本身引起的，不需要破坏血管外红细胞和含铁血黄素[3]。

有趣的是，在一项针对 46 名患有各种类型的腿部溃疡患者所做的研究中显示，所有患者的皮肤活检均可检测到含铁血黄素，24 例静脉性溃疡患者中有 22 例可检出尿含铁血黄素，而所有缺血性溃疡患者均未检出[4]。然而，皮肤沉积量与尿液检测量之间没有相关性。

毛细血管炎（色素性紫癜）（见第 101 章）。无明显黑素过度沉着的含铁血黄素沉着症见于 Schamberg 毛细血管炎。下肢可见红棕色斑块，边缘伴有辣椒粉样皮疹，有时可累及手臂（见图 88.55）

先天性溶血性贫血。镰状细胞贫血患者在第三个十年或更早下肢可能出现明显的色素沉着。

血色素沉着病。含铁血黄素刺激黑素生成，黑素过度沉着可能在临床和组织学特征中占主导地位，如血色素沉着病（见上文）。

皮炎。躯干含铁血黄素沉着症是对纺织品产生某些反应的一个特征。可见小块含铁血黄素沉着斑片，大多累及小腿，但可逐渐累及大腿和臀部，这是对具有酰基脲结构的抗惊厥药的药物反应特征，是大多数抗惊厥药物的共同特性。

病理生理学

环境因素

偶尔可继发于药物反应或由衣物引起的接触性皮炎。

临床特征

临床表现

色素沉着一开始呈橘红色，后来逐渐褪成赭色和黄褐色。皮疹分布根据潜在疾病呈局部性（如静水性血色素沉着病）或泛发性（如血色素沉着病）。

毛细血管炎最初表现为点状鲜红色紫癜性斑疹，可发展成不规则的橙色或棕色色素沉着斑块。病变为慢性和持续性[3]。

鉴别诊断

见框图 88.3。

病程与预后

淤积性含铁血黄素沉着症：即使静脉功能不全得到缓解，色素沉着通常也会持续存在。在一个案例报道中，IPL 设备成功治疗了这种情况[5]。

毛细血管炎：这是一种慢性疾病，可能会在数月到数年的时间内自行消退，但也可能复发，且并不少见。

血色素沉着病：见上文。

其他：对于继发性含铁血黄素沉积的其他疾病，预后取决于对主要病因的成功治疗。

治疗

尽可能治疗潜在疾病。

黄疸和青铜婴儿综合征

定义和术语

黄疸：由于胆色素沉积而引起的皮肤、眼睛和黏膜黄染[1]。

青铜婴儿综合征：临床黄疸患儿光疗后皮肤、黏膜和尿液的棕色-青铜色变色[2-5]。

> **同义名**
> • 黄疸（icterus）

病理生理学

病理学

黄疸是由胆红素沉积于组织中引起的。临床上，由于胆红素对弹性组织有亲和力，黄疸常首先出现于巩膜。胆绿素的存在可改变胆红素产生的黄染程度，增加绿色色调。黑素色素沉着增加可引起青铜色，常见于长期黄疸。

青铜婴儿综合征：色素的性质和来源尚不明确。变色可能是由于胆红素的光致同分异构体异常积聚、肝功能异常导致铜-卟啉复合物被光破坏或胆绿素积聚所致。

临床特征

临床表现

黄疸：呈黄绿色。

青铜婴儿综合征：新生儿高胆红素血症光疗后皮肤呈显著灰褐色改变，往往与肝功能障碍有关。血清也呈褐色。

鉴别诊断（见框图 88.3a）
- 胡萝卜素血症
- 灰婴综合征（高剂量氯霉素治疗后）

病程与预后

黄疸：预后取决于基础疾病的治疗。

青铜婴儿综合征：除非存在潜在的慢性肝脏疾病，否则这种改变是可逆的。

治疗

治疗潜在疾病。

青铜婴儿综合征：由于光疗停止后色素沉着是可逆的，因此无需治疗。

> **阶梯治疗**
> **一线治疗**
> • 新生儿黄疸常规使用 460 ～ 490nm 可见光治疗[6]

胡萝卜素黄皮病

定义和术语

胡萝卜素黄皮病是一种良性皮肤病，由于血液中的胡萝卜素水平升高引起皮肤呈淡黄色[1]。可由饮食引起，也可由肝脏疾病引起。

> **同义名**
> • 高胡萝卜素血症
> • 胡萝卜素血症

病理生理学

发病诱因

原发性胡萝卜素黄皮病在过食橙子或胡萝卜人群中最为显著。但现在更常见于急剧减肥并食用高胡萝卜素含量食物的年轻女性[2,3]。

医源性高胡萝卜素血症发生于口服β胡萝卜素作为光保护剂[4,5]的红细胞生成性原卟啉病患者，不论有无角黄素。当β胡萝卜素浓度超过 250μg/dl 或每日摄入超过 30mg 时，通常会发生胡萝卜素黄皮病[6]。

在高脂血症、糖尿病、肾炎或甲状腺功能减退导致的继发性高胡萝卜素血症中，可看到患者皮肤发黄。如果胡萝卜素向维生素 A 的转化受到先天代谢障碍[7]或肝病的影响，也可发生此病。

病理学

胡萝卜素是一种脂色素，构成正常皮肤颜色的黄色成分。当血液中胡萝卜素水平过高时，这种黄色成分就会增加。

临床特征

临床表现

在手掌和足底等角质层较厚的地方，黄色最为明显(图 88.56)。巩膜不会变色。

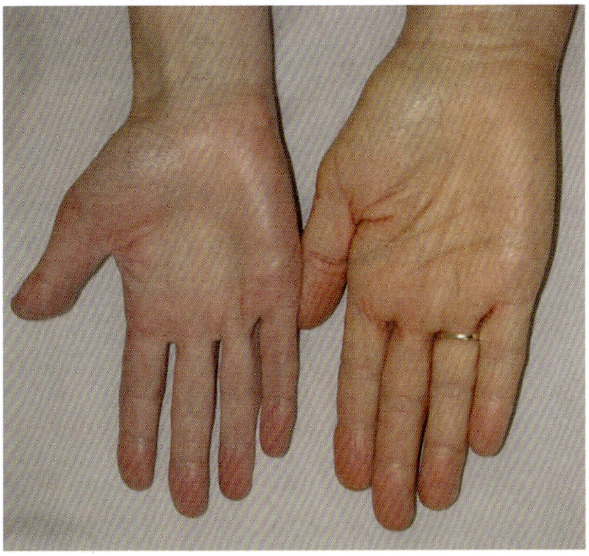

图 88.56 胡萝卜素黄皮病：注意比较右侧黄色手掌与左侧正常手掌(转载自英国南安普顿大学版权所有者 Barbara Leppard 教授)

鉴别诊断

见框图 88.3a。

病程与预后

低胡萝卜素饮食有助于症状消退。

> **阶梯治疗**
>
> **一线治疗**
>
> - 治疗潜在疾病
> - 低胡萝卜素饮食

褐黄病

定义

内源性褐黄病是用于描述尿黑酸尿症患者结缔组织发生色素改变的术语[1]。

外源性褐黄病：局部使用对苯二酚后皮肤变色，使用苯酚或间苯二酚也可导致[2]。

流行病学

发病率和患病率

内源性褐黄病：存在于大约 75% 的尿黑酸尿症患者(见第 81 章)。

外源性褐黄病：确切发病率未知。

年龄

尿黑酸尿症：先天发生(见第 81 章)。

性别

男性=女性。

种族

尿黑酸尿症：尽管在某些国家如斯洛伐克和多米尼加共和国更常见，但可发生于所有种族。

外源性褐黄病：见于广泛使用对苯二酚或苯酚/间苯二酚的人群。据报道，南非的发病率很高。

病理生理学

发病诱因

- 外源性褐黄病：常与使用美白化妆品有关。
- 最常见于严重色素沉着的皮肤，但可发生于所有类型的皮肤中。

病理学

内源性和外源性褐黄病的组织病理学检查均以逗号状或香蕉状褐黄色胶原束为特征。两者在组织病理学表现上难以区别[2]。

在尿黑酸尿症中，尿黑酸氧化酶的缺乏导致尿黑酸在全身积聚[3]。

外源性褐黄病可由尿黑酸氧化酶的抑制和尿黑酸(L-苯丙氨酸和 L-酪氨酸分解代谢的中间产物)的累积引起，其在乳头状真皮中聚合形成赭色(棕黄色)色素[2]。在显微镜下，可以看到赭色色素的沉积[2]。

遗传学

尿黑酸尿症是一种常染色体隐性遗传病。

第8部分

环境因素

- 外源性褐黄病：阳光暴晒。
- 长期使用浓度高于 3%的对苯二酚（>6 个月）。但有报道称，在 2%或更低浓度下使用对苯二酚也会导致变色。

临床特征

病史

该术语是 Virchow 在 1866 年创造的，指的是在显微镜下观察结缔组织时呈赭色（淡黄色）。

临床表现

内源性褐黄病：最常表现为耳软骨、巩膜和结膜发黑。面部（有时呈蝴蝶状分布）、颈部和躯干可见褐色斑驳状色素沉着，腋窝皮肤色素沉着较少见。色素沉着很少累及手掌和足底皮肤[4]。

外源性褐黄病：与对苯二酚接触的皮肤呈灰色-棕色或蓝色-黑色斑点，通常累及面、颈、背和四肢伸侧。无软骨、巩膜或结膜色素沉着[2,5]。

鉴别诊断

面部黑变病：如下：

- 内分泌疾病：艾迪生病、库欣综合征、甲状腺功能亢进。
- 代谢疾病：迟发性皮肤卟啉病、血色素沉着病。
- 西瓦特皮肤异色病。
- 炎症后色素沉着过度。
- 毒素和药物引起的色素沉着过度或变色（如胺碘酮、多西环素）。

检查

尿黑酸尿症可通过尿液有机酸分析确诊，而外源性褐黄病可通过患者病史确诊。

治疗

一线治疗

尿黑酸尿症：无明确的治疗方法。尼替西农、抗坏血酸 1g/d 分次服用以及限蛋白饮食[1.3g/(kg·d]可能有效。

外源性褐黄病：停止使用对苯二酚，严格防晒/避光。

变色治疗困难。三氯乙酸和冷冻疗法已被证明无效。维 A 酸可能会有一些改善，但也可能发生短暂的色素沉着过度。外用短效皮质类固醇结合光保护可能有效[2]。

二线治疗

外源性褐黄病：浅表皮肤病使用 CO_2 激光、乙醇酸换肤或 Q-开关激光治疗可能改善变色[2]，但效果不一。

外源性色素沉着

各种各样的化学物质，无论是职业接触还是药物接触，都可能导致皮肤变色。有些化学物质沉积在真皮不仅可产生色素沉着，还会导致皮肤黑素含量增加。其中最重要的是金属银、金、汞和铋，它们在真皮中累积，可以产生永久性损容性色素沉着。许多药物能使皮肤变色，如抗疟药、吩噻嗪、氯法齐明和米诺环素。其次是苦味酸、二硝基苯酚和化学染料引起的皮肤短暂染色。

金属

前言及概述

银质沉着病

银质沉着病可由身体吸收或外部接触银引起[1,2]。可通过服用含有银盐的药物[3-5]或工业暴露[2]而使银在皮肤中沉积。局部银质沉着最常见的原因是职业暴露相关的机械浸渍[2]。

大多数报道的泛发性银质沉着病发生在摄入胶体银后。胶体银作为一种民间偏方被广泛用于治疗各种疾病，包括糖尿病、艾滋病、癌症和感染，其产生临床症状需要 4～5g 的累积剂量[6]。光学和电子显微镜研究[1,2,7-9]显示真皮中的银颗粒比外分泌汗腺基底层和真皮弹性纤维更多。此外，在汗腺分泌部上皮细胞的细胞质和肥大细胞内可见游离的银颗粒[9,10]。银颗粒在暗视野下易被观察到。X 射线分散微区分析证实颗粒中含有银[2,10]。银广泛地沉积在组织和皮肤中。银质沉着病通过皮肤活检确诊。

色素沉着通常呈板岩灰色，在使用银盐数个月后方才显现，但通常需要多年的发展，并取决于暴露的程度。色素沉着过度最明显的部位是在曝光部位的皮肤，尤其是前额、鼻和手（图 88.57）。某些患者全身皮肤可呈蓝灰色。此外，色素沉着过度也可累及巩膜、指甲和黏膜。

针灸针刺部位可出现蓝色斑点。使用银盐冲洗鼻、口腔和尿道黏膜以及过量使用含醋酸银的口服吸烟药物均可导致该病的发生[1,10]。“食品补充剂”也可能含有胶体银[8]。

色素沉着通常长期存在，脱色剂治疗无效。防晒可以限制病情进一步发展[9]。

砷

长期摄入无机砷可能导致弥漫性色素沉着，躯干部位最为严重。色素沉着过度的特征表现为色素沉着区域内出现斑点状色素脱失，呈现独特的“雨滴”样

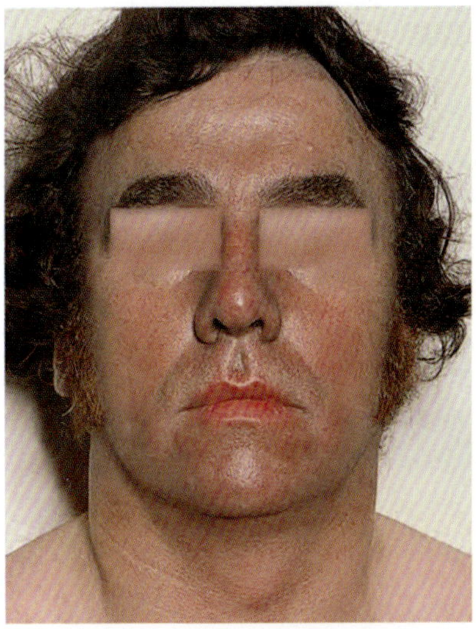

图 88.57　职业性银质沉着病

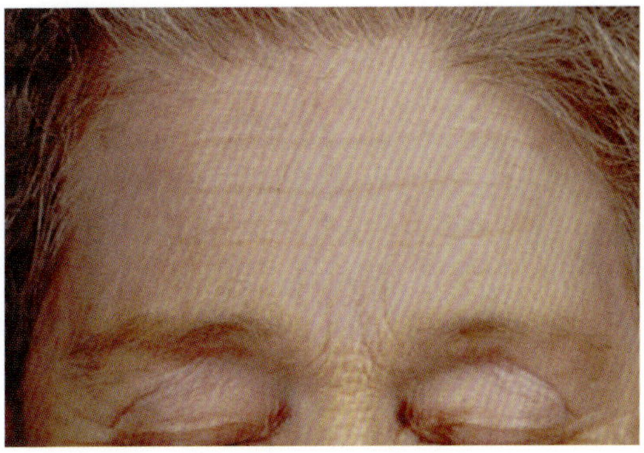

图 88.58　金质沉着病

一名 64 岁女性风湿性关节炎患者，8 年前接受了 2 年以上的肠道外金制剂的治疗，额头和眼睑出现轻微淡紫色变色，与鼻梁和眉毛的弹性皮肤的黄色形成鲜明对比。

外观。四肢和躯干部位皮肤呈弥漫性深褐色斑点或弥漫性暗沉[1,2]。许多病例也表现为砷角化病，通常表现为双侧手掌和足底增厚。结节性角化病手掌和足底也可出现多个隆起性角化性皮损灶[2]。

铋

一段时间内定期服用铋多年来一直在实践，但泛发性色素沉着极为罕见。弥漫性灰色色素沉着类似于银质沉着病，也累及巩膜、口腔，有时累及阴道黏膜[1]。在牙龈边缘可见一条独特的蓝-黑线。这是由于铋的沉积与口腔中细菌形成的硫化氢反应[2]。

金质沉着病和金沉着性皮变色

这些术语用来描述因静脉注射金盐而引起的永久性皮肤色素沉着。

过量摄入金会导致其沉积在结缔组织中。组织学上在显微镜下用暗视野照射和在电子显微镜下通过电子探针微量分析可确诊[1]。金颗粒比银颗粒更大且不规则。

在服用硫代硫酸金少于 50mg/kg 的患者中，均未观察到金质沉着病，当服用剂量超过 150mg/kg 时，即可发生此病。可于数月或更长时间后发生。色素沉着为蓝灰色或略带紫色，仅限于曝光部位的皮肤和巩膜（图 88.58）[2]。口腔黏膜不受累。变色是永久的。

汞

反复使用含汞化合物可在治疗部位产生局部色素沉着过度[1-3]。色素可见于真皮上部毛细血管周围，与胶原蛋白和弹性纤维有关。电子显微镜显示黑素沉积增加，在真皮巨噬细胞中呈颗粒状[1,3]。

汞全身给药会导致牙龈色素沉着。曾报道过 1 例杀人的皮下注射金属汞致皮肤广泛损伤的病例，远离放射线可见的汞；这些症状在 40d 时出现，6 个月时开始清除[4]。

鉴别诊断

见框图 88.3a。

药物

见药物性色素沉着过度。

文身

爆炸性粉粒沉着症

色素颗粒可能作为伤口的污染物意外进入体内，也可高速渗入完整的皮肤。

表面擦伤被化学惰性颗粒污染后可产生毁容性文身。这种不规则的色素斑在交通事故和爆炸伤害后很常见。部分色素颗粒可被排出，但这种损容常是永久性。这些文身通常对 Q 开关 Nd：YAG 激光反应良好（图 88.59）[1]。小范围皮损也可切除。

Colliers 条纹

这是煤矿工人中一个非常独特的职业性标志[2]。在磨损处出现浅蓝灰色、线状或角状条纹。最常累及前额、鼻梁、手腕和肘。组织学上，真皮各层都可见直径 100μm 的煤尘颗粒，往往聚集在血管周围。

治疗剂

铁盐。使用硫酸铁和氯化铁溶液治疗皮炎后，可出现红褐色文身[3,4]。色素沉着可能在数月后消失或终身存在[5]。

一名从事盐酸酸洗金属工作的男性在接触铁盐后，前臂出现毛囊周围红棕色点状色素沉着[6]。

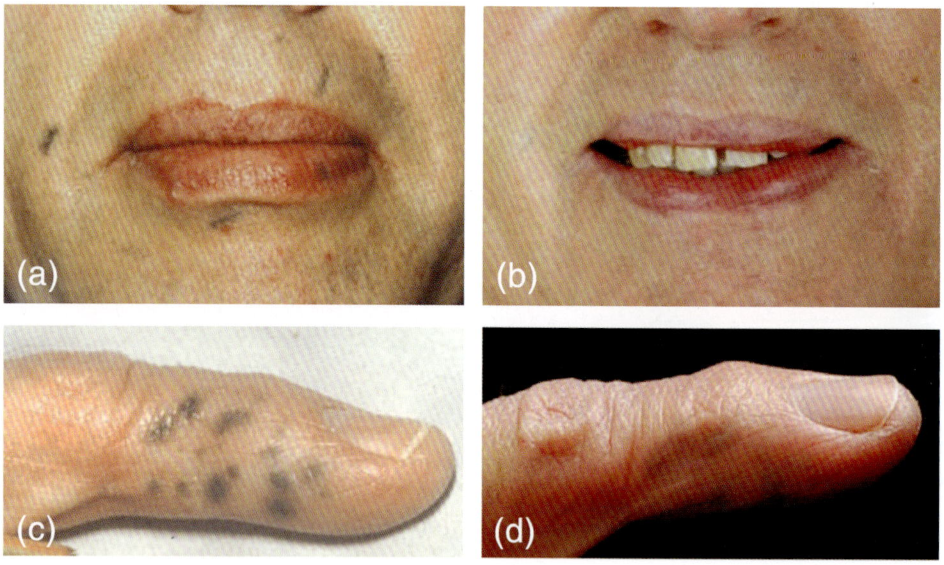

图 88.59 (a～d)创伤性文身：学校化学实验爆炸后意外文身，对 Nd:YAG 激光反应良好

结晶紫(龙胆紫；六甲基碱性副品红氯化物)治疗可产生文身，尤其是应用于面部伤口时[7]。

装饰文身(另见第 23 章和第 123 章)

历史和流行

自古以来，文身的习俗就在大多数文化中或多或少地平行发展。传统上文身是基于审美考虑，即强调美，或作为更具社会性或文化背景的永久性装饰。文身在某些社会文化背景下可突出攻击性或丑陋性，使文身者更具威慑力。用文字或名字文身作为奉献象征或奉献的方式一直很受欢迎。文身也可有更邪恶的目的。在第二次世界大战中，纳粹把文身当作识别集中营、劳改营及党卫军成员身份的手段。先前与宗教仪式、生育和婚姻仪式相关联的文身在当代西方文明中起着多种多样的作用，并因此得以生存和繁荣。

文身在当代比以往任何时候都更受欢迎[8]，甚至在精英阶层中也是如此[9]。文身不再是街头帮派、囚犯和武装部队成员的专属[8,9]。文身被许多人视为一种可接受的时尚配饰，在西方社会越来越受年轻人和女性的欢迎，也得到更传统刻板男性的青睐[8,9]。现在文身和身体穿孔非常普遍，即使是面对意想不到的文身[10]，仍建议医护人员对文身保持一种非评判性的态度[8]。文身的决定可能是在一个人无法承担终身承诺的情况下做出的，例如醉酒、同辈压力或精神不适[11,12]。文身也可能是故意自我伤害的表现[11,12]。

另一种当代潮流是使用临时的黑色指甲花"文身"[13,14]。这些并不是真正的文身，而是一种黑色染料产生的文身样表现，可持续数天。不幸的是，这些"文身"中通常含有众所周知的高浓度接触致敏剂对苯二胺，具有导致接触性过敏的风险[13,14]。

技术和材料

专业文身师使用电针将色素颗粒导入真皮内(见第 23 章)。业余爱好者(常为孩子)，用任意尖锐的物体将烟灰或印度墨水颗粒刺入皮肤。常用的颜料包括：

- 蓝黑色(碳)。
- 红色(朱砂和植物染料)。
- 浅蓝色(铝酸钴)。
- 绿色(氧化铬或三氧化铬)。
- 黄色(硫化镉)。
- 棕色(赭石、氧化铁)。

文身的并发症

文身最常见的并发症是感染、对文身色素过敏(图 88.60)和其他疾病(尤其是结节病)的同形反应。文身中的结节肉芽肿可能是全身性结节病的表现[15]。然而，肉瘤样异物肉芽肿在装饰文身后非常罕见，但在赭石文身中有报道，因为赭石文身含有高二氧化硅含量[16]。瘢痕疙瘩也可能使文身复杂化(图 88.61)。文身的并发症详见第 123 章。

去除文身

虽然大多数选择文身的人对它们感到满意，但也有很多人希望去除文身[17]。最近丹麦一家性健康诊所对 154 名文身者进行的一项研究中，21 名(13.6%)对自身一个或多个文身表示后悔[18]。幸运的是，近年来去除文身的技术有了很大的改进。小范

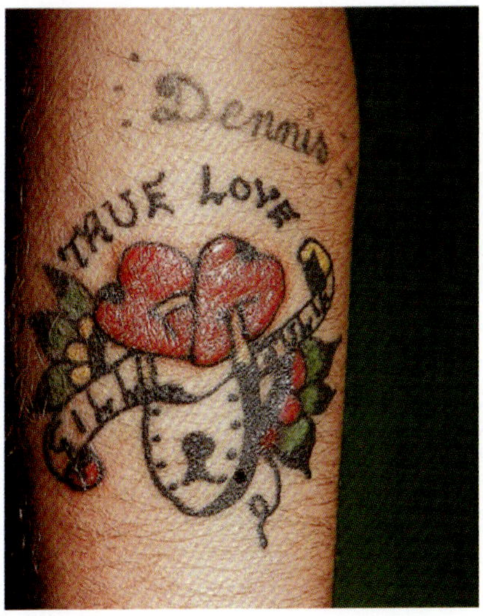

图 88.60　文身红色区域的苔藓样反应

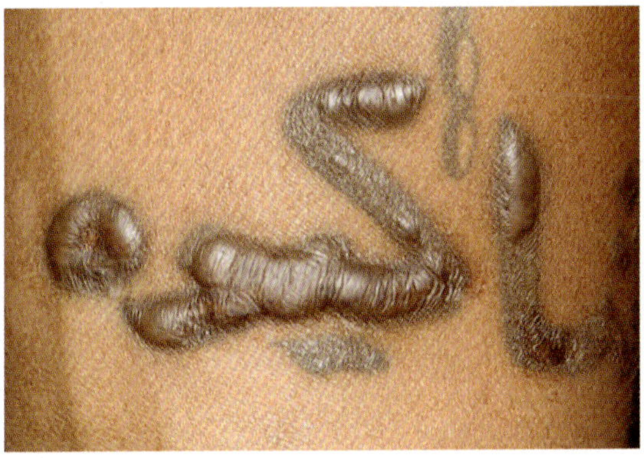

图 88.61　对装饰性文身的瘢痕疙瘩反应：扁平区域是已对曲安奈德注射有反应

围文身可以通过简单的外科手术去除。激光也被广泛用于去除文身。详见第 23 章。

（译者：唐利利　许灿龙　周琼艳　一审：高金平　汤庄力　梁齐飞　二审：魏爱华　黄巧荣　三审：许灿龙　润色：李强）

参考文献

所有文献请查阅网址：www. rooksdermatology. com.
以下列出的是重要参考文献。

Skin pigmentation and the melanocyte

The colour of the skin

[1] Abdel-Malek Z, Kadekaro AL. Human pigmentation: its regulation by ultraviolet light and by endocrine, paracrine, and autocrine factors. In: Nordlund JJ, Boissy RE, Hearing VJ, *et al.*, eds. *The Pigmentary System*, 2nd edn. Oxford: Blackwell Publishing, 2006: 410-20.

The melanocyte

[4] Brenner M, Hearing VJ. The protective role of melanin against UV damage in human skin. *Photochem Photobiol* 2008; 84: 539-49.

Biochemistry of melanogenesis

[1] Hearing VJ. Determination of melanin synthetic pathways. *J Invest Dermatol* 2011; 131: E8-11.

[2] Rees JL. The genetics of human pigmentation disorders. *J Invest Dermatol* 2011; 131: E12-13.

[3] Hearing VJ. Invited editorial: unraveling the melanocytes. *Am J Hum Genet* 1993; 52: 1-7.

Constitutive pigmentation, human pigmentation and the response to sun exposure

[5] Fitzpatrick TB. The validity and practicality of sun-reaction skin types I through VI. *Arch Dermatol* 1988; 124: 869-71.

Acquired hypermelanosis

Physiological hypermelanosis

Melasma

[13] Gupta AK, Gover MD, Nouri K, Taylor S. The treatment of melasma: a review of clinical trials. *J Am Acad Dermatol* 2006; 55: 1048-65.

[17] Picardo M, Carrera M. New and experimental treatments of cloasma and other hypermelanoses. *Dermatol Clin* 2007; 25: 353-62.

Photocontact facial melanosis

[7] Pérez-Bernal A, Monoz-Pérez MA, Camacho F. Management of facial hyperpigmentation. *Am J Clin Dermatol* 2000; 1: 261-8.

Poikiloderma of Civatte

[2] Pérez-Bernal A, Monoz-Pérez MA, Camacho F. Management of facial hyperpigmentation. *Am J Clin Dermatol* 2000; 1: 261-8.

Neoplastic diseases

[1] Wright TS. Cutaneous manifestations of malignancy. *Curr Opin Pediatr* 2011; 23: 407-11.

[3] Sebaratnam DF, Venugopal SS, Frew JW, *et al.* Diffuse melanosis cutis: a systematic review of the literature. *J Am Acad Dermatol* 2013; 68: 482-8.

[6] Bell HK, Poston GJ, Vora J, Wilson NJ. Cutaneous manifestations of the malignant carcinoid syndrome. *Br J Dermatol* 2005; 152: 71.

Hypermelanosis of drug origin

Drug-induced hyperpigmentation

[1] Dereure O. Drug-induced skin pigmentation. Epidemiology, diagnosis and treatment. *Am J Clin Dermatol* 2001; 2: 253-62.

[2] Lerner EA, Sober AJ. Chemical and pharmacologic agents that cause hyperpigmentation or hypopigmentation of the skin. *Dermatol Clin* 1988; 6: 327-37.

Tetracyclines

[1] Dereure O. Drug-induced skin pigmentation. Epidemiology, diagnosis and treatment. *Am J Clin Dermatol* 2001; 2: 253-62.

Ashy dermatosis and erythema dyschromicum perstans

[1] Zaynoun S, Rubeiz N, Kibbi A-G. Ashy dermatoses: a critical review of the literature and a proposed simplified clinical classification. *Int J Dermatol* 2008; 47: 542-4.

Treatment of hypermelanosis

[1] Picardo M, Carrera M. New and experimental treatments of cloasma and other hypermelanoses. *Dermatol Clin* 2007; 25:

353-62.
[3] Cestari TF, Dantas LP, Boza JC. Acquired hyperpigmentations. *An Bras Dermatol* 2014;89:11-25.

Vitiligo

[1] Bologna J, Pawelek JM. Biology of hypopigmentation. *J Am Acad Dermatol* 1988;19:217-55.
[2] Ezzedine K, Lim HW, Suzuki T, *et al*. Revised classification/nomenclature of vitiligo and related issues: the Vitiligo Global Issues Consensus Conference. *Pigment Cell Melanoma Res* 2012;25:E1-13.
[11] van Geel N, Speeckaert R, Taieb A, *et al*. Koebner's phenomenon in vitiligo: European position paper. *Pigment Cell Melanoma Res* 2011;24:564-73.
[12] Richmond JM, Frisoli ML, Harris JE. Innate immune mechanisms in vitiligo: danger from within. *Curr Opin Immunol* 2013;25:676-82.
[31] van Geel N, Speeckaert R, Taieb A, *et al*. Koebner's phenomenon in vitiligo: European position paper. *Pigment Cell Melanoma Res* 2011;24:564-73.
[33] van Geel N, Mollet I, Brochez L, *et al*. New insights in segmental vitiligo: case report and review of theories. *Br J Dermatol* 2012;166:240-6.
[36] van Geel N, Speeckaert M, Chevolet I, *et al*. Hypomelanoses in children. *J Cutan Aesthet Surg* 2013;6:65-72.
[37] Whitton ME, Pinart M, Batchelor J, *et al*. Interventions for vitiligo. *Cochrane Database Syst Rev* 2015;(2):CD003263.
[38] Taieb A, Alomar A, Böhm M, *et al*. Guidelines for the management of vitiligo: the European Dermatology Forum consensus. *Br J Dermatol* 2013;168:5-19.

Chemical depigmentation

[2] Lerner EA, Sober AJ. Chemical and pharmacologic agents that cause hyperpigmentation or hypopigmentation of the skin. *Dermatol Clin* 1988;6:327-37.

Non-melanin pigmentation

Endogenous non-melanin pigmentation

Cutaneous haemosiderosis

[1] Jeghers H. Pigmentation of the skin. *N Engl J Med* 1944;231:88-100.
[2] Kim D, Kang WH. Role of dermal melanocytes in cutaneous pigmentation of stasis dermatitis: a histopathological study of 20 cases. *J Korean Med Sci* 2002;17:648-54.
[3] Caggiati A, Rosi C, Franceschini M, Innocenzi D. The nature of skin pigmentations in chronic venous insufficiency: a preliminary report. *Eur J Vasc Endovasc Surg* 2008;35:111-18.
[5] Sardana K, Sarkar R, Sehgal VN. Pigmented purpuric dermatoses: an overview. *Int J Dermatol* 2004;43:482-8.

Jaundice and bronze baby syndrome

[5] Kar S, Mohankar A, Krishnan A. Bronze baby syndrome. *Indian Pediatr* 2013;8:624.
[6] Maisels MJ, McDonagh AD. Phototherapy for neonatal jaundice. *N Engl J Med* 2008;358:920-8.

Carotenoderma

[6] Jen M, Yan AC. Syndromes associated with nutritional deficiency and excess. *Clin Dermatol* 2010;28:669-85.

Ochronosis

[1] Lubics A, Schneider I, Sebok B, Havass Z. Extensive bluish gray skin pigmentation and severe arthropathy. Endogenous ochronosis(alkaptonuria). *Arch Dermatol* 2000;136:548-52.
[2] Martins VM, Sousa AR, Portela N de C, *et al*. Exogenous ochronosis: case report and literature review. *An Bras Dermatol* 2012;87:633-6.
[3] Turgay E, Canat D, Gurel MS, *et al*. Endogenous ochronosis. *Clin Exp Dermatol* 2009;34:865-8.
[5] Jain A, Pai SB, Shenoi SD. Exogenous ochronosis. *Indian J Dermatol Venereol Leprol* 2013;79:522-3.

Exogenous pigmentation

Argyria

[1] Pariser RJ. Generalized argyria. *Arch Dermatol* 1978;114:373-7.
[2] Bleehen SS, Gould DJ, Harrington CI, *et al*. Occupational argyria: light and electron microscopic studies and X-ray microanalysis. *Br J Dermatol* 1981;104:19-26.
[4] Marshall JP II, Schneider RP. Systemic argyria secondary to topical silver nitrate. *Arch Dermatol* 1977;113:1077-9.
[6] Park SW, Shin HT, Lee KT, Lee DY. Medical concern for colloidal silver supplementation: argyria of the nail and face. *Ann Dermatol* 2013;25:111-12.

Arsenic

[2] Majumdar KK, Guha Mazumder DN. Effect of drinking arsenic-contaminated water in children. *Indian J Public Health* 2012;56:223-6.

Bismuth

[1] Dummett CO. Oral mucosal discolorations related to pharmacotherapeutics. *J Oral Ther* 1964;1:106-10.
[2] Lueth HC, Sutton DC, McMullen CJ, *et al*. Generalized discoloration of skin resembling argyria following prolonged oral use of bismuth. *Arch Intern Med* 1936;57:1115-24.

Chrysiasis

[1] Smith RW, Leppard B, Barnett NL, *et al*. Chrysiasis revisited: a clinical and pathological study. *Br J Dermatol* 1995;133:671-8.
[2] Leonard PA, Moatamed F, Ward JR, *et al*. Chrysiasis: the role of sun exposure in dermal hyperpigmentation secondary to gold therapy. *J Rheumatol* 1986;13:58-64.

Mercury

[2] Kennedy C, Molland EA, Henderson WJ, Whiteley AM. Mercury pigmentation from industrial exposure. *Br J Dermatol* 1977;96:367-74.
[4] Burge KM, Winkelmann RK. Mercury pigmentation. *Arch Dermatol* 1970;102:51-61.

第8部分

89

第 89 章 获得性毛发病

Andrew G. Messenger[1], Rodney D. Sinclair[2], Paul Farrant[3], David A. R. de Berker[4]

[1] Department of Dermatology, Royal Hallamshire Hospital, Sheffield, UK

[2] University of Melbourne, Melbourne; Epworth Healthcare, Richmond, Victoria; and Sinclair Dermatology, Research and Clinical Trials Centre, Melbourne, Australia

[3] Brighton and Sussex University Hospitals, Brighton, UK

[4] Bristol Dermatology Centre, Bristol Royal Infirmary, Bristol, UK

毛发生物学

临床皮肤科医师及美容品从业者在日常工作中发现,相对于生理功能,毛发对人们心理的影响更为重要。具有遗传易感性的男性勉强能接受不可避免的脱发,但女性则更为脱发感到苦恼,尤其当体毛或头发的生长超出文化习俗所接受的范围。

哺乳动物可能是由2亿多年前的三叠纪晚期的兽孔目爬行动物进化而来的。关于哺乳动物毛发来源的最早直接证据是化石遗迹以及内蒙古晚古新世河床的粪化石[1]。目前至少鉴定出四类已灭绝的哺乳动物的毛发,其均保留了明显的表皮鳞片,尤其是尖齿兽。三种现存的哺乳动物类群,包括单孔目动物、有袋类动物及胎盘哺乳动物,均有毛发覆盖,提示毛发的出现早于单孔目动物分化为兽亚纲哺乳动物的时间,发生于1.7亿至2.3亿年前[2,3]。多尖齿兽谱系可以追溯到三叠纪时期,表明毛发很早就已出现,且可能为哺乳动物所特有。无论毛发起源如何,温血哺乳动物的进化,很大程度上归功于拥有可作为热绝缘体的皮毛。然而,与此矛盾的是,人类从原始森林迁移到地球的行为,与其回归相对少毛的状态和保持凉爽的能力有关。此外,毛发尚有其他作用:在与异性交往和社交中具有修饰作用,如雄狮的“鬣”毛或男人的胡须;毛发还可以协助散发皮脂腺与顶泌汗腺分泌的气味。

由于这些进化的原因,毛囊并非全部处于相同的调控机制下。动物凭借蜕皮及毛发更替以适应周围温度的四季变化和环境的改变。此过程与毛囊内在节律密切相关,受褪黑素、泌乳素、雄激素或甲状腺素等循环激素调控,而这些激素的分泌与传导至松果体、下丘脑和垂体的环境信号有关。

对性毛生长的调控,需与毛发周期的调控区分开来。由于雄激素的作用,无论男女,阴毛、腋毛和其他体毛一般是青春期开始发育。“雄性”激素也是雄激素性秃发表现的先决条件,尽管这一点迄今尚未得到充分的解释。

除外了美利奴绵羊与贵宾犬,包括人类在内的所有哺乳动物的毛囊均呈现为间歇性活跃状态。每根头发生长到最大长度后,会保留一段时间而不再进一步生长,最终会脱落并被替换。

毛发类型

不同类型的毛发由不同的毛囊生发,任何特定毛囊的毛发均可受年龄和激素的影响。动物通常具有外层坚硬的防御性被毛以及内层纤细的绒毛[4]。许多物种亦可有粗大的触须或窦毛,此类毛发由含勃起组织的特殊毛囊生发,具有感觉功能,而人类没有这种毛囊。在人类妊娠的8~9个月,子宫中的胎儿被覆细软的、无髓质和无色素的胎毛。出生后的毛发则分为截然不同的两类:一种为毳毛,细软、无髓质、偶有色素且长度不超过2cm;另一种为终毛,较长、较粗、含有髓质和色素。此外,亦有介于两者之间的毛发。青春期前,终毛往往局限于头皮、眉毛和睫毛。青春期后,在雄激素的作用下,毳毛发育为与第二性征相关的终毛。

毛囊生长与分布

人类的毛囊首先出现于约9周龄胚胎的眉、上唇和下巴,其他部位的毛囊于胚胎4月龄左右时出现[5]。几乎所有毛发在子宫中会经历一个完整的周期并发生脱落,出生时此部位的毛发再次进入新的生长期。枕部的毛发休止期延迟至出生后,形成临床上所见到的新生儿期枕后斑片状脱发。关于胚胎期毛发发育，见第 2 章。

人类毛囊在出生时发育完全。胎儿时期毛囊密度最高，且周身皮肤表面毛囊密度相似。由于发育过程中皮肤表面积进行性增长，毛囊密度进行性降低，这种情况持续到成年时期（表 89.1）。

表 89.1　人类胚胎期及成年毛囊密度。成年人中头皮毛囊密度最高，躯干及四肢毛囊密度明显降低。孕 24 周时前额与股部皮肤的毛囊密度相似。成年人股部毛囊密度显著降低，而前额毛囊密度仅轻微降低

	胚胎皮肤（毛囊数目/cm²）				成年人（毛囊数目/cm²）	
	24 周		足月			
	平均值	±标准差	平均值	±标准差	平均值	±标准差
面颊					830	40
前额	1060		1060	110	765	20
头皮					350	50
前臂					95	15
大腿	1010	250	480	40	55	5
小腿					45	10
腹部					70	15
胸部					75	25

改编自 Szabo[6]。

躯干和四肢皮肤面积增长比头皮部位快，所以头皮毛囊密度减小的速度明显低于其他部位[6]。毛囊密度最大的部位是前额和面颊，为 800/cm²，年轻成年男女额部及女性面颊可见毳毛的比例均相当低，为 400～450/cm²[7]。胸背部毛囊密度更低，为 50～100/cm²[7-8]，股部及腿部毛囊密度接近 50/cm²[6]。文献报道，白人平均头皮毛囊密度介于 250～320/cm² 之间[9-12]。人群中头皮毛囊密度呈正态分布，且数值跨越范围较大[12]。头皮毛囊密度具有种族差异：非洲人及非裔美洲人平均毛囊密度分别为 187/cm²[13] 和 171/cm²[14]，均低于白种人；朝鲜人则更低，平均毛囊密度为 128/cm²[15]。

毛囊解剖

毛发为毛囊角化产生的管状结构，其末端呈延伸于表皮（图 89.1）。毛囊倾斜进入真皮，较大的毛囊延伸至皮下。立毛肌是一种平滑肌，由表真皮交界的真皮乳头层发出，延伸至毛囊中部。在立毛肌上部，有一个或多个皮脂腺，部分区域含有顶泌汗腺，二者均开口于毛囊。毛发结构分为三层，外层毛小皮、皮质（在大多数毛发类型中构成纤维的主体）以及中轴的髓质，这三层结构均来源于毛囊底部毛球中的高度增殖的细胞。毛球部细胞可分化为包绕毛发纤维的内毛根鞘，后者在毛发突出皮肤之前崩解。内毛根鞘外绕以外毛根鞘，后者在毛球与表皮之间连续存在，其功能及显微结构随毛囊的长度不同有所区别。毛囊毛母质还具有特殊的真皮成分，包括包绕毛囊的真皮或结缔组织鞘，以及凹入毛球部的毛乳头。

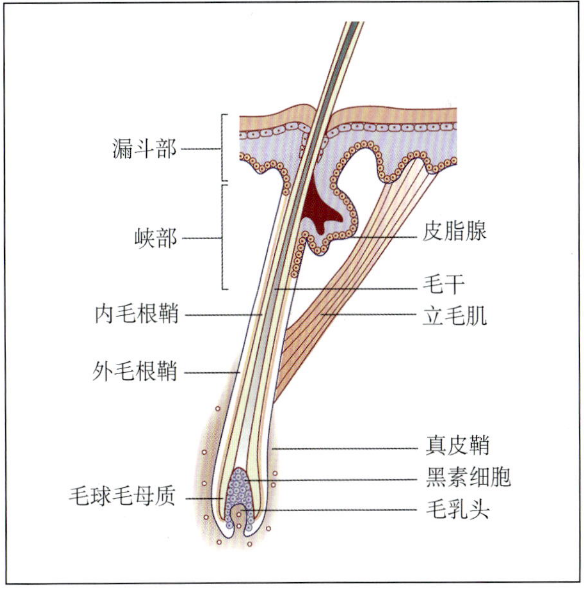

图 89.1　生长期毛囊

毛囊通常分为两部分：上部的漏斗部、峡部以及下部的毛球和球上部区域。上部毛囊为相对恒定的结构，下部毛囊会随着毛囊周期的变化而反复发生退化和再生。头皮和皮肤的一些其他区域，毛囊以毛囊单位的形式存在，每个毛囊单位包含三个或多个毛囊（图 89.2）。同一个毛囊单位内的几个毛囊可发生融合而共用一个毛囊漏斗部。

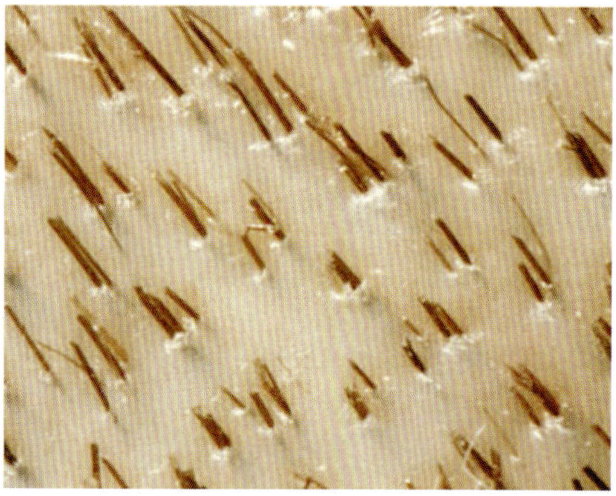

图 89.2 人类头皮毛囊单位分布的毛发。部分区域数根毛发共用一个毛囊开口

毛囊漏斗部。毛囊漏斗部自表皮延伸至皮脂腺导管开口处，与峡部相连。漏斗部上皮与表皮分化方式相同，产生颗粒层与角质层，延伸进入管腔。

毛囊峡部。毛囊峡部自皮脂腺导管开口部延续至立毛肌附着点，由复层外毛根鞘构成，与漏斗部相连，但结构与之不同。最内层缺少颗粒层并且发生毛膜角化。角化的内毛根鞘紧贴外毛根鞘内层，在皮脂腺导管水平或其附近发生分解。立毛肌像吊索一样环绕毛囊[16]。一个毛囊单位由一个立毛肌单独支配，立毛肌在毛囊单位内分裂并独立包绕每一个毛囊[17]。

毛囊干细胞位于峡部下部，邻近立毛肌附着点处[18]。在胚胎期及其他物种的成年毛囊，此区域呈现特殊的膨大结构，但在人类成年毛囊中此现象不明显。人类毛囊干细胞表现为独特的生化特性，其更替周期缓慢，仅在生长期增殖。所形成的子细胞，作为一种扩充细胞，向下生长融入毛囊下部的外毛根鞘。进入毛母质后，毛囊干细胞增殖并最终分化形成毛干及内毛根鞘[19]。毛囊干细胞亦可以向远隔部位移行形成皮脂腺，甚至在伤口愈合等特殊情况时形成表皮。

毛球上部。包括峡部以下至毛球以上区域，由外至内包括三层结构：外毛根鞘、内毛根鞘和毛干（图 89.3）。外毛根鞘由包绕内毛根鞘的复层上皮构成，此处毛根鞘为完全角化的结构。毛囊中心部位的毛干细胞，在毛球上部中心角化区域内经历终末分化。内毛根鞘的角化先于毛干，表明内毛根鞘有助于毛干纤维“塑形”。

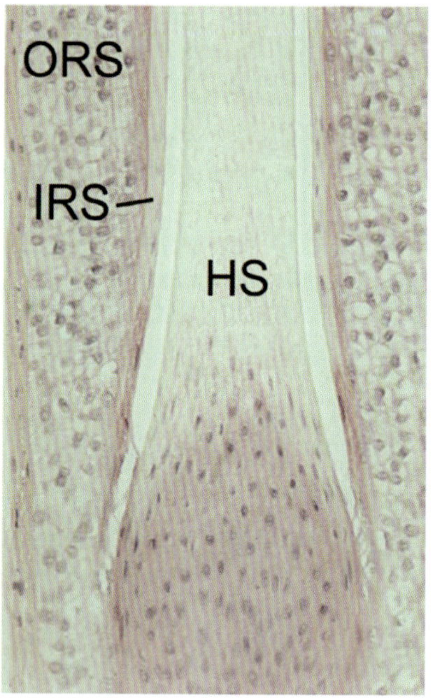

图 89.3 生长期毛球上部纵切片，显示毛干角质形成区（HS）。内毛根鞘（IRS）在此水平发生角化。ORS，外毛根鞘

毛球。在大的终毛毛囊，最深部的毛囊其毛球位于皮下脂肪层中（图 89.4）。毛球底部内陷处的毛乳头与毛囊周围真皮鞘以狭窄的茎样结构相连。毛干与内毛根鞘均来源于真皮乳头周围的上皮细胞，该区

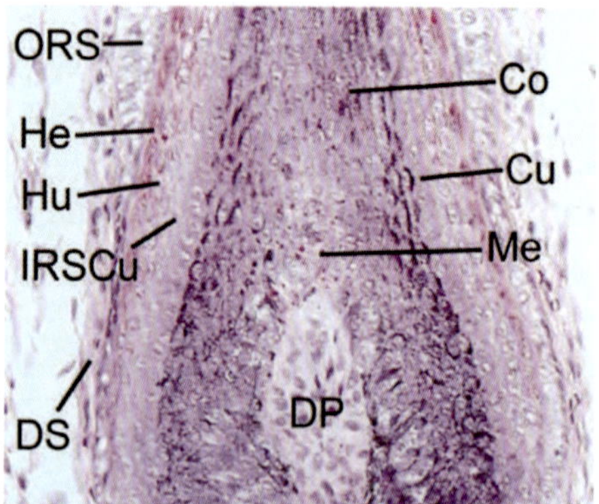

图 89.4 生长期毛球

Co，毛皮质；Cu，毛小皮；DP，毛乳头；DS，真皮鞘；He，亨氏层；HM，毛母质；Hu，赫胥黎层；IRSCu，内毛根鞘；Me，黑素细胞；ORS，外毛根鞘

域被称为毛球基质或生发上皮。这些细胞的有丝分裂率很高，细胞更新率与骨髓类似。子细胞向上迁移并高度有序地分化，形成内毛根鞘与毛干的同心圆结构。内毛根鞘来源于基质下部更外侧部分的细胞，而毛干由上部居中的细胞形成。在有色素毛囊，高度黑素化的黑素细胞位于形成毛皮质的细胞间。外毛根鞘包绕内毛根鞘，在毛球水平由单层细胞构成，延续至毛囊底部尖端。

毛乳头。生长期毛乳头为凹入毛囊基底部的烧瓶样结构。毛乳头由特殊的成纤维样细胞组成，这些细胞嵌入富含基底膜蛋白和蛋白聚糖的额外细胞基质中，在大的毛囊，毛乳头通常包含毛细血管丛。其以狭窄的茎样结构与围绕毛囊的毛根鞘相连。毛乳头与真皮鞘是由毛囊胚胎发生早期的间充质乳突细胞聚合形成。组织重组研究表明，毛乳头在诱导和维持毛囊上皮分化中起至关重要作用[20-23]。毛乳头决定毛囊类型，培养的大鼠触须毛囊毛乳头细胞移植入耳部皮肤可以诱导形成触须样毛囊[24]。毛乳头的体积也可能决定毛囊的大小及毛干纤维的粗细[25,26]。毛乳头可能是雄激素作用于毛囊的主要靶点，其与雄激素依赖的毛囊生长变化密切相关。

真皮鞘。真皮或结缔组织鞘形构成的胶原层包绕毛囊下部。与毛乳头细胞一样，真皮鞘的成纤维细胞呈现特定的功能。在实验条件下，这些成纤维细胞可以重建毛乳头并诱导在成年人的皮肤诱导形成新毛囊[27]。沿着立毛肌附着点向毛囊上端移动，真皮鞘的结构功能逐渐模糊，最终真皮鞘融入周围真皮。

内毛根鞘。内毛根鞘由三层细胞构成，由外至内分别为：亨氏层、赫胥黎层及鞘小皮。内毛根鞘细胞聚集了 7nm 厚的纤维，与毛皮质相比，其胞质含有无定形的毛透明蛋白。随着细胞由毛囊向表面移动，其纤维结构更加丰富，颗粒增多增大。内毛根鞘的三层结构均迅速发生角化，每层角化模式一致，但角化程度不甚相同。在固缩硬化的胞质中则仅可见纤维细丝。角化首先出现于最外层的亨氏层，随后在最内层毛小皮，最后发生于中间的赫胥黎层。内毛根鞘与毛小皮细胞扁平重叠，其游离缘向毛囊深部延伸，与毛干角质层细胞交错，以此锚定毛。内毛根鞘的硬化早于其内部毛干，因此认为它可以控制毛干成型。

外毛根鞘。外毛根鞘包绕内毛根鞘，构成毛囊的最外层上皮。在毛球最底部，外毛根鞘为单层立方细胞，在毛球上部过渡为复层细胞。外毛根鞘细胞质富含糖原，常规组织学染色清晰可见。在某些毛囊，尤其是粗大的胡须部毛囊，内外毛根鞘之间有一层特殊的细胞，称为伴随层[28]。伴随层细胞缺乏糖原，沿毛囊长轴平铺，与内毛根鞘细胞紧密相连，共同向上移行至峡部。外毛根鞘移行方向尚不明确，可能沿着毛球向下移行。伴随层在内外毛根鞘之间形成滑动板。毛球以上的外毛根鞘与峡部融合，最内层细胞发生成膜角化。

毛小皮。毛小皮最初由单层细胞构成，在外围逐渐呈现叠瓦状。毛小皮细胞扁平并与毛囊长轴形成直角，细胞外缘逐渐向上弯曲一定角度。扁平细胞相互交叠，游离的边缘指向毛干尖端（图 89.5），与内毛根鞘连结。在成型的毛干，毛小皮由交叠的 5～10 层细胞构成，每层厚度为 350～450nm（图 89.6）。毛小皮有重要的保护作用：作为防止理化因素侵害的屏障，并维持毛干的完整性。磨损（例如整容手术造成的磨损）会导致毛小皮逐渐降解（“风化”），游离缘的细胞被破坏，最终导致皮质暴露，毛干断裂。

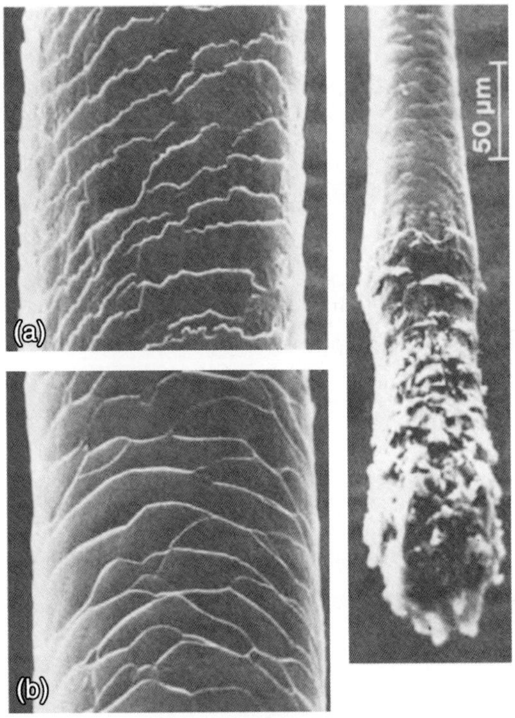

图 89.5　(a)毛干远端风化的毛发表皮。(b)毛干近端未损坏的毛发表皮（由英国谢菲尔德大学 Dr D. Jackson 提供）

毛皮质。毛皮质细胞自毛球向上移行过程中逐渐变为梭形，在毛球上部表现为致密的丝状细胞骨架，至毛球以上区域（角质形成区）完全透明化（图 89.7）。坚硬的 α-角蛋白中间丝（α-KIF）是哺乳动物毛皮质的主要组分。α-KIF 是一种富含Ⅰ型与Ⅱ型多肽链的专性聚合物[29-31]，其中右手 α-螺旋链与其左手螺旋形式互相包绕形成一种杆状二聚体结构（“线

第 8 部分

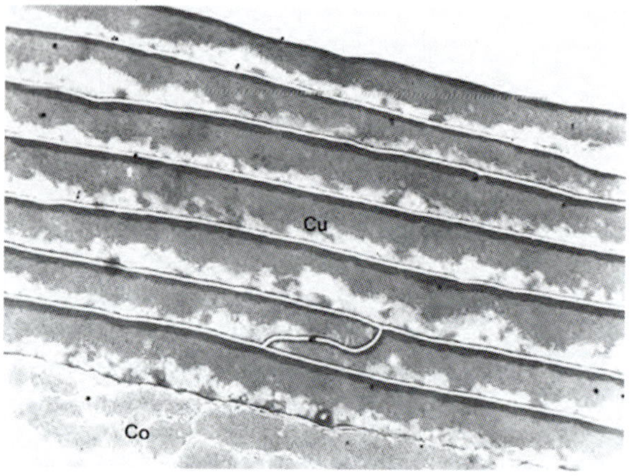

图 89.6 毛干横截面显示包绕中心皮质(Co)的毛小皮层(Cu)。透射电子显微镜成像,六胺银染色

圈")(图 89.8)。8nm 的角蛋白丝(微纤维)由多个 α-KIF 分子构成,平均每个横截面包含 16 个分子或 32 条链[32]。角蛋白丝交联形成角蛋白相关蛋白,后者在纤维细丝间形成基质。不同物种间共发现了 60 多种与毛发角蛋白相关的蛋白质。它们被分为三大类:高硫蛋白、超高硫蛋白及高甘氨酸-酪氨酸蛋白[33]。在某些物种,尤其是绵羊,皮质可以分为两个区域:正皮质区和副皮质区,二者在 KIF 排列方式和角蛋白相关蛋白的比例上有所不同。在人类,毛皮质似乎在每个细胞中都包含 KIF 排列的混合物[34]。

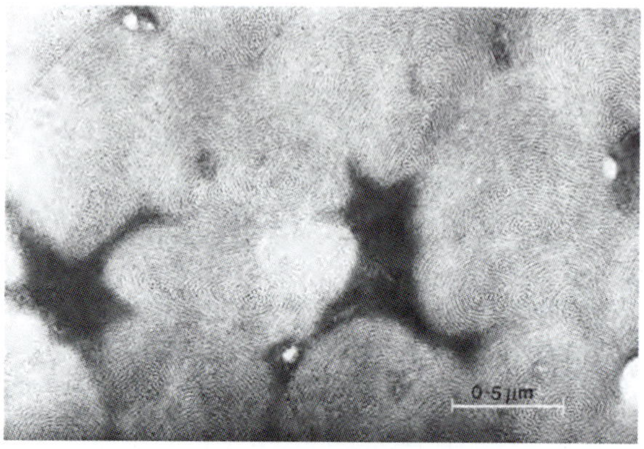

图 89.7 人类毛发毛皮质细胞横截面。相对透明的细丝位于致密的富硫基质中,呈同心层样(粗纤维),具有特征性的指纹样结构

髓质。髓质为人类毛发的可变结构,可以是连续的、不连续的或缺失的。尽管毛发直径与髓质之间的关系尚不清楚,但大直径的毛发中更可能含有髓质。

毛囊神经分布。纵向的感觉神经纤维围绕峡部分布。细小的神经纤维亦可以环形排列于纵向纤维外。人类毛囊中存在不同类型的神经末梢,包含游离

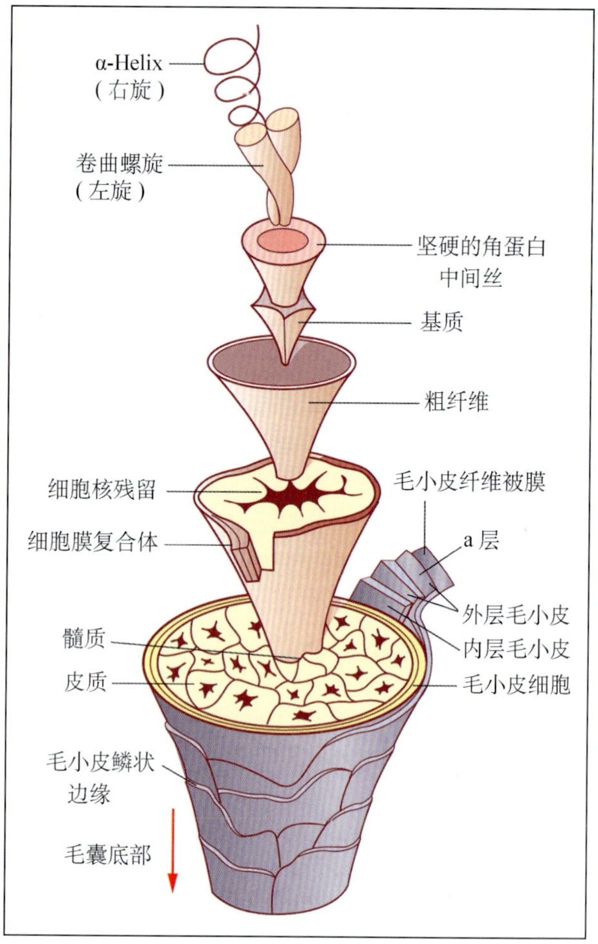

图 89.8 构成人类毛发纤维主要结构成分的分解图。通常分散于整个皮质的色素颗粒不包括在内(引自 Jones 2001[34]。经 Elsevier 许可转载)

神经末梢、pilo-Ruffini 神经末梢以及 Merkel 神经末梢[35,36]。在其他物种,在神经支配丰富的窦毛囊(例如触须毛囊)中发现了层状神经末梢,它们具有特殊的感觉功能[36]。

毛囊周期

毛囊呈现重复地序列性的生长与静息状态,称为毛囊周期(图 89.9)。毛囊周期进入各阶段的时间节点与总时长因物种不同而有差异,同一物种不同部位皮肤的毛囊周期亦存在差异。在某些动物,同一部位不同类型的毛囊,如外层粗毛和内层软毛,毛囊周期也不同。

毛发生长活跃的时期被称为生长期,此期的时长决定了毛发的最终长度。大多数动物的大多数毛囊生长期相对较短,最多持续数周。在某些毛囊,如人

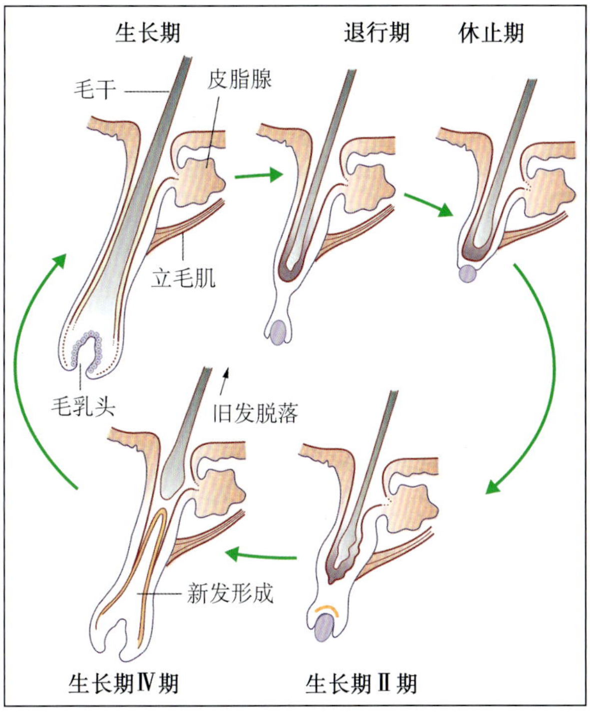

图 89.9 毛囊周期
引自 Olsen,1994。经 McGraw-Hill 许可转载。

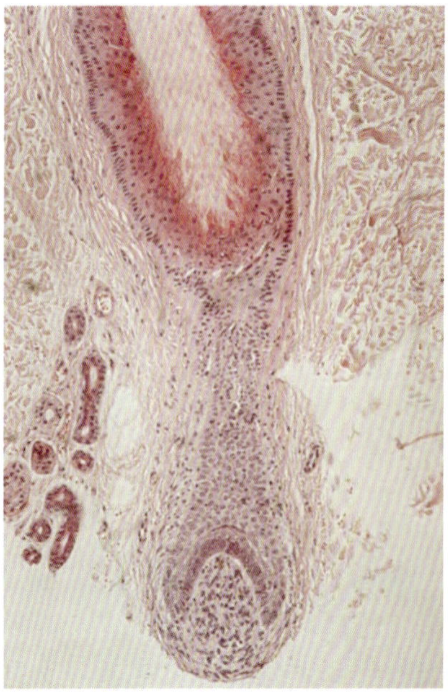

图 89.10 生长期Ⅱ期头皮毛囊。毛囊中仍存有前一周期中形成的杵状发(由英国谢菲尔德皇家哈拉姆森医院 A. J. G. McDonagh 医师提供)

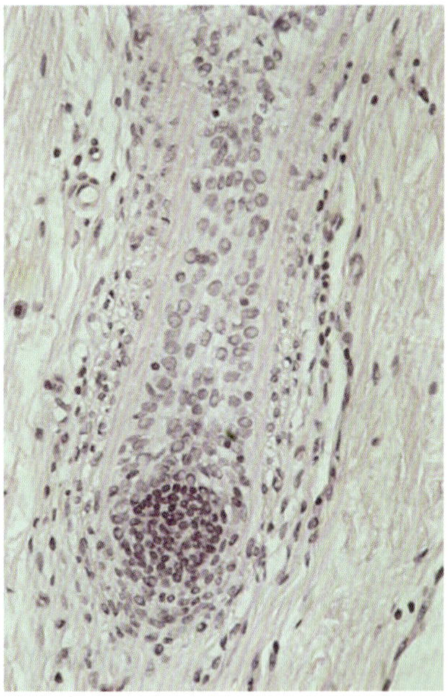

图 89.11 人类退行中期毛囊。显著的透明膜包绕退行的柱状上皮。毛乳头聚集呈圆形(由 McGraw-Hill 提供)

类头发、马尾和美利奴羊毛,生长期可持续数年,因此会产生很长的毛发。正常情况下,任何时间段,人类头皮都有 80%~90%的毛囊处于生长期。

位于毛囊底部覆盖于毛乳头的上皮细胞(次级上皮胚芽)发生有丝分裂,提示静息状态的毛囊进入生长期。除须毛囊外,多数类型的毛囊峡部沿着预先形成的真皮管道(中柱)向下延长。发育的毛球部分包绕毛乳头,上皮细胞开始分化形成内毛根鞘与毛干(图 89.10)。毛乳头细胞被富含蛋白多糖和基底膜蛋白的细胞外基质分隔,由紧凑的细胞球膨大形成烧瓶样结构。在较大的毛囊中,毛细血管网环绕毛囊生长延伸至毛乳头中。在发育完全的生长期毛囊,毛球部上皮细胞增殖活跃,形成的子细胞向远隔部位有序地移动分化,形成内毛根鞘和毛干。

在生长末期末,上皮细胞的分裂逐渐衰退直至停止,毛囊逐渐退化,进入退行期。在退行期,近端毛干角化形成杵状结构,毛囊下部因细胞凋亡而卷曲消失(图 89.11)。毛囊周围基底膜增厚、皱缩形成“透明膜”。毛囊基底与毛乳头共同上移,最终至立毛肌附着点处。从毛囊完全退化至下一个生长期开始的阶段称为休止期。杵状发依靠与毛囊外根鞘蛋白的黏附而暂时附着于毛囊内,并最终通过称为“毛干外排期”的过程彻底脱落。在许多物种,杵状发脱落后,毛囊重新进入生长期,因此直到毛囊完全进入下一个生长期,旧毛才脱落。人类毛囊的杵状发有时可以维持至生长中期,但这种情况少见。在人类头皮,杵状发脱落后的较长一段时间,毛囊保持空的状态,也称为空毛囊期[37]。

毛发周期调控

毛发周期主要是在单个毛囊内进行调控，但可能会受到局部和系统因素的调节。包括人类在内的大多数新生哺乳动物中，新生阶段的毛发周期在整个皮肤区域中呈波浪状调节（脱毛波）。脱毛波在皮肤内被调控，同时伴随着皮肤其他结构的改变，如表皮和真皮厚度的变化。温带及更高纬度自然环境下生存的哺乳动物，其脱毛波持续至成年期并发生季节性更替，通过调节被毛的厚度及颜色以适应冬夏不同气候条件的变化（图 89.12）。

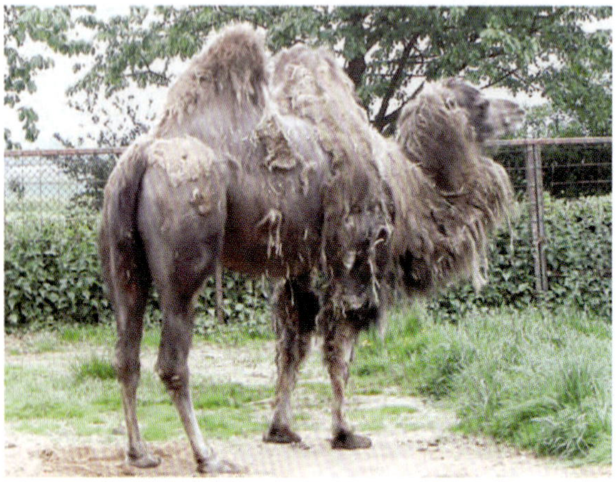

图 89.12 双峰驼春季脱毛

季节性脱毛受环境信号影响下的内分泌系统调节。其中最重要的是白昼时长的变化（光周期）[38,39]。松果体产生的可转导视觉信号的褪黑激素、垂体分泌的催乳素在内分泌调控季节性毛发生长的过程中起着关键作用[40-42]。人类也存在毛发季节性更替的迹象[43]，但程度较小，容易被忽略。

尽管局部和系统因素调节了某些物种的毛发周期，但在成年人类和其他一些哺乳动物中，毛发周期是不同步的。皮肤不同区域的毛发周期也可能不同。例如，人类头皮毛发的生长期可长达数年，而眉毛的生长期则非常短暂。即使在表现出季节性毛发生长的动物中，同一皮肤区域不同毛囊类型的毛发周期也不一定是同相的。当头皮毛囊移植到皮肤的其他区域时，能保持供体部位的周期性生长特性，表明毛发生长周期受毛囊或其周围组织环境的调控。毛囊中两个关键细胞群之间的相互作用（外毛根鞘中的上皮干细胞与真皮乳头和真皮鞘中的间充质干细胞）被认为是毛发周期调控的内在基础，并且此过程中涉及大量分子成分的参与[44]。

骨形成蛋白的抑制性作用及 Wnt/β-连锁蛋白通路的刺激作用在毛发生长周期干细胞活性的调控中扮演重要角色。虽然也涉及多种其他信号分子，包括毛发生长激活因子（如滤泡抑素）、转化生长因子 β_2（TGF-β_2）、成纤维生长因子（FGF-7，FGF-10）和抑制因子（如 Dkk1，FGF-18，17-β-雌二醇），但由于其复杂性，尚未构建出一个完整的毛发周期调控模型[45]。

毛发生长

毛发生长速度

毛发生长速度在不同物种，同一物种的不同部位，或不同性别与年龄之间存在差异。文献报道，人类毛囊生长速度为 0.3～0.5mm/d，成年女性比成年男性略快，但青春期前男孩比女孩略快。据记载，男性胡须的生长速度为 0.27～0.38mm/d。毳毛生长更为缓慢：一项研究表明额部毳毛生长速度为 0.03mm/d[8]。

雄激素与毛发生长

雄激素以多种方式影响毛发的生长。首先，毛发呈季节性生长的动物，雄激素参与其的内分泌调控[46]。其次，某些哺乳动物中，雄激素刺激性成熟后特定部位的毛囊生长。再者，在人类及某些其他灵长类动物头皮秃发的进展中，雄激素的作用必不可少。

雄激素促进毛囊发生长

男性面部、躯干、四肢毛发，以及两性阴毛和腋毛的生长，均依赖于雄激素。

从广义上讲，至少在最初阶段，青春期毛发的发育与睾丸、肾上腺皮质、卵巢产生的雄激素增长水平同步，男性和女性均存在此现象，男性更明显。睾丸间质细胞产生的睾酮调控青少年男性胡须、体毛的生长，睾酮活性受脑垂体分泌的促性腺激素的调控。研究发现，生长激素缺乏的男孩和女孩，雄激素的应答反应低于正常水平。生长激素作为一种增效因子，具有促进睾酮对毛发的生长作用[47]，以及促进蛋白合成代谢和促进生长的作用，由此表明垂体激素也具有更直接的作用。睾丸雄激素作用的直接证据为去势可抑制人胡须的生长[48]，而睾酮可刺激去势者及老年男性胡须的生长。应用抗雄激素药物醋酸环丙孕酮治疗女性多毛症，可减少大腿毛发的长度、生长速度、直径以及髓质化程度，进一步证明了雄激素的作用[50]。

青春期，会阴部的终毛逐渐取代毳毛。最初，两性的阴毛稀疏，长而柔软，含少量色素，垂直生长。青春期开始后阴毛逐渐变黑、变浓密、卷曲，分布范围扩展呈倒三角形。英国的一项研究表明，男孩首次出现阴毛的平均年龄为 13.4 岁，呈现完全成年“男性”形态为 15.2 岁，较青春期性器官开始发育约晚 3.5 年[51]。女孩相应的时间较早，分别为 11.7 岁和 13.5 岁[52]。近大约 80% 的男性和 10% 女性阴毛持续增多，直到二十多岁或更晚，男女阴毛仅生长程度不同，生长模式无绝对区别。

腋毛的出现比阴毛晚 2 年。通过评估称量全部腋毛重量发现，成年男女腋毛均持续增长至二十八九岁[48]。日平均生长速率从青春后期至 20 多岁逐渐增长，之后趋于稳定减少。

男孩面部毛发的出现时间与腋毛大致相同，先在双上唇角出现，然后向中间扩展，形成胡须，再向面颊及下颌部蔓延伸展，形成络腮胡须。

终毛发育顺序依次为小腿、股部、前臂、腹部、臀部、背部、上肢和肩部[53]。终毛的范围在性成熟期逐渐扩大，其余大部分毛发模式的发生的年龄跨度较大。随着雄激素水平逐渐减少，毛发生长在四十岁左右逐渐定型。此外，耳毛在中年后期出现。一项研究显示，男性胸毛的长度和数量自青春期至五六十岁持续增长。

雄激素依赖的毛发增长具有种族差异。欧洲男性比中国男性面部和体毛生长快[48]。欧洲人种族内部也存在差异，南欧比北欧男性毛发更浓密[54]。

雄激素性秃发

见“雄激素性秃发和模式脱发”章节部分。

雄激素合成与代谢

循环中的雄激素主要是睾酮，除腋毛和阴毛以外的身体大部分区域，睾酮对毛发生长的作用是由其更有效的代谢产物 5α-二氢睾酮(DHT)介导的。5α-还原酶催化睾酮向 DHT 的转化。5α 还原酶有三种亚同工型，分别由不同基因编码[55,56]。1 型 5α-还原酶广泛分布于皮肤，2 型仅分布于雄激素靶组织，如前列腺和附睾。对 2 型-5α-还原酶缺陷男性的研究以及对非那雄胺(一种 2 型 5α-还原酶抑制药)治疗雄激素性秃发和女性多毛的效果的研究证据表明，2 型 5α-还原酶对雄激素相关的毛发生长起关键作用。3 型 5α 还原酶表达广泛[57]，但尚不清楚是否对皮肤中雄激素应答具有调控作用。

雄激素受体

雄激素通过结合细胞内的雄激素受体介导其组织学效应。雄激素受体为细胞核激素受体[58]，与其他细胞核激素受体超家族成员一样，通过与配体结合，发挥基因转录因子作用。雄激素受体基因突变导致雄激素不敏感综合征[59]。完全表现此综合征的个体，功能性雄激素受体表达障碍，患者出现睾丸回缩，呈女性外生殖器样外观，乳腺发育和社会心理发育障碍。青春期后，循环睾酮水平正常或升高，阴毛或腋毛发育受损，无胡须生长，且不发生秃顶。

雄激素对毛囊的作用机制

毛囊对雄激素反应的特异性是由皮肤决定的。枕部毛囊对雄激素几乎无应答，将其移植到前部秃发区后可保持原有部位的生物学特性[60]。反之，秃发区毛囊移植到前臂后会继续退化[61]。显微移植技术的成功应用表明：雄激素的反应性由毛囊来源以及其周围的组织环境决定。以下三条证据提示，毛乳头是毛囊中雄激素作用的主要靶点。

1. 毛囊下部雄激素受体的表达仅局限于毛乳头细胞[62,63]。

2. 毛乳头体积可能决定毛囊大小[25,64]。

3. 毛乳头表达 2 型 5α-还原酶，而毛囊上皮表达 1 型 5α-还原酶[65]。

雄激素可能通过改变毛乳头细胞数目及细胞外基质对毛囊生长起作用[64]。培养自人胡须毛乳头的细胞释放生长因子，以响应雄激素的反应，促进角质形成细胞增殖[63,66]。培养的完整毛乳头细胞的雄激素代谢模式与原发部位的预期一致[67,68]。据报道，秃发区头皮毛囊的毛乳头细胞在睾酮的作用下可分泌 TGF-β[69]，后者是一种毛囊生长抑制性因子[70]。因此，毛发生长对雄激素的不同反应，表明毛乳头产生的不同种类的生长因子具有部位差异性。

脱发的治疗

毛发具有重要的修饰作用。在包括人类在内的众多哺乳动物中，毛发是重要的社交与性交流工具。因此，尽管很少有毛发疾病造成身体残疾，但其对外貌的影响会给患者及其家人带来更多的困扰。鉴于许多毛发疾病治疗选择有限，需要医师认识并解决这一问题。

病史

主诉：大部分成年脱发患者往往自诉毛发逐渐变细或脱落的毛发数目急剧增多，枕头上、地毯上、洗澡时及梳头发时尤其明显。详细询问病史，如遗传因素、年龄等，有助于寻找和明确头发变细、脱落或毛发周期失常的原因。以上两种情况均常见或同时存在。遗传性脱发疾病中，毛发生长期缩短，休止期毛发比例增多，毛发脱落增多。斑片状脱发往往提示斑秃。

除外以上主诉，患者可出现毛发断裂，局限性脱发伴瘢痕样改变，发际线后退，或伴身体其他部位的毛发脱落，如眉毛脱落。瘙痒、烧灼感及疼痛常提示存在可引起瘢痕的炎症。

背景资料：毛发逐渐变细的患者，其父母或其他家庭成员往往患有男性型或女性型脱发。女性患者多伴有激素水平异常、月经周期紊乱、多毛及其他雄性化表现。避孕药的使用情况应予以记录。

患者常表现为休止期脱发，应询问脱发出现前数月是否发生任何特别事件及用药情况。严重的精神应激、生理疾病、新药物治疗及节食减肥均可能与脱发相关。急性休止期脱发多有发病诱因，病情自限。慢性或周期性脱发者往往很难确定诱因。除了节食过度、进食障碍、炎症性肠病或肠道手术，发达国家极少因严重营养不良引起脱发。应详细询问日常饮食情况，包括是否摄入足够的蛋白质和铁，尽管铁储备与脱发的关联仍存在争议[1-4]。

相关症状：多数脱发无伴随症状。瘙痒、烧灼感或疼痛往往提示炎症，可引发瘢痕性脱发。头虱与头癣可能出现头皮瘙痒。

临床检查

临床评估应包括脱发类型和脱发程度的视觉评估。患者是否有临床可见的脱发？脱发是散发的还是斑片状的？脱发分布是否具有明显特点（模式型脱发还是前额纤维性脱发）？影响毛发生长或毛发纤维特性的因素可能会改变毛发的颜色、光泽、质地和“毛发表现”。在处置斑片状脱发时，应评估毛囊开口是否明显可见或消失，后者是瘢痕形成的重要特征[5]。

应注意头皮是否有炎症，包括毛周红斑、毛囊角化过度、毛囊角栓、脓疱或肿胀。使用带光源的放大镜进行精细检查，有助于评估毛发直径的变化、感叹号发、断发（头皮表面黑点为毛发残根），头皮血管异常或毛干异常。

拉发试验：拉发试验是一种粗略的检查手段，受检查者影响较大，可用于门诊评估弥漫性脱发及局部脱发的病情活动度。用非优势手拇指和示指聚拢 60 根左右的毛发，用优势手将头发松散地束起，以除去杂散的毛发，然后用优势手的拇指和示指，从贴近头皮处轻捏住这些头发，沿远离头皮方向轻轻拉动。拉掉的头发数目与类型可为诊断提供线索。拉发试验可以在头皮上的多个部位重复进行，但应避开发际线（表 89.2）。

表 89.2 脱发性疾病拉发试验特征性结果

疾病	阳性拉发试验结果
休止期脱发	所有区域休止期毛发均增多
斑秃	病变区域休止期及营养不良性生长期毛发增多
原发性瘢痕性脱发	生长期毛发增多（有色毛球，有毛根鞘）
生长期毛发松动综合征	发育不良的生长期毛发可无痛拔出，多缺少毛根鞘

脱发区局部边缘拉掉数根头发，可以表明疾病活跃。斑秃脱发斑周围可以拔出休止期毛发。瘢痕性脱发的活动区域生长期毛发易拔出。

改良的拉发试验可以评估毛发断裂情况。用非优势手贴近头皮捏取少量毛发，用优势手按上述方法做拉发试验。如果毛发破坏或断裂，表明脆性增加或头发断裂，这可能是毛干异常的典型表现。

毛发显微相：用橡胶钳或者持针器在近头皮表面处夹取 60～80 根毛发。检查者紧握持针器，并沿垂直方向快速将持针器从头皮拉出，以提取所有毛发样本。然后在显微镜下分析毛发，计算休止期和生长期的毛发比例。此技术已在一些国家广泛应用，主要用于评估休止期脱发和模式型脱发，但这种方法费时、应用价值不确定。

毛发镜：正如使用皮肤镜可以检查色素沉着性皮损一样，具有放大功能的光源设备同样也可以用于毛发研究。大多数情况下，此方法可以确认或突出临床体征，而不是显示证实个体疾病的具体特征。皮肤镜下容易观察到感叹号发及黑点征等。黄点代表空毛囊开口内的皮脂，是活跃性斑秃的特征性表现[6,7]。毛发镜图像示例见图 89.13。

虽然不能代替显微镜，但可以使用手持式皮肤镜来识别一些常见的毛干异常。

儿童脱发

儿童的脱发以休止期脱发与斑秃相对多见，但实际处置过程中需要考虑更多鉴别诊断，尤其是幼年即出现的脱发。儿童脱发可能是遗传综合征的表现之一，可伴有毛干异常，外胚层发育异常，甲或牙齿或排

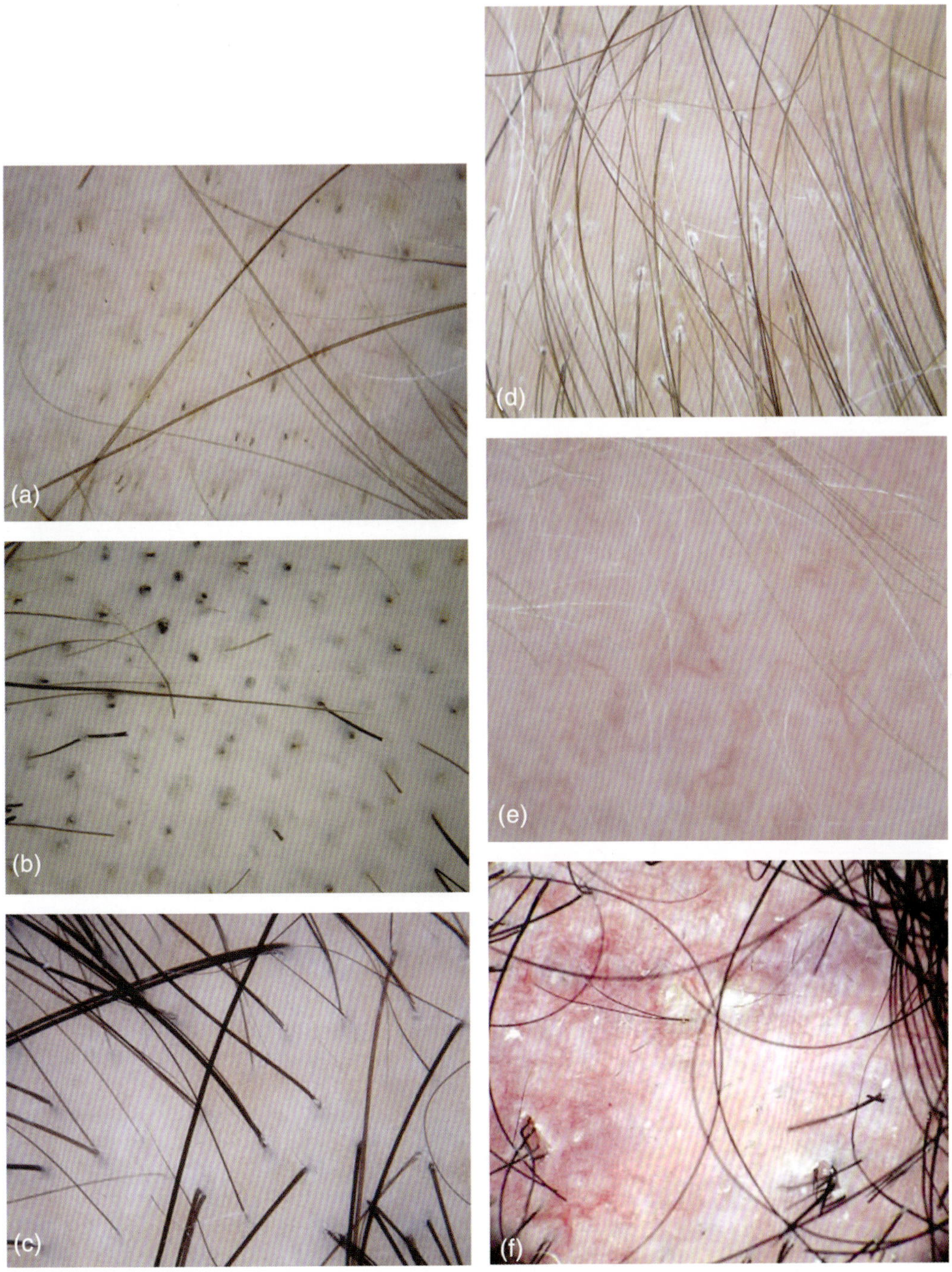

图 89.13　**毛发镜图像**

(a)斑秃黄点征。(b)斑秃黑点征与断发。(c)女性型脱发毛发纤维直径的变化。(d)毛发扁平苔藓毛囊角化过度。(e)盘状红斑狼疮树枝状血管。(f)秃发性毛囊炎簇状发及炎症。

汗异常。儿童的社会心理亦与成人不同。毛发疾病容易引起成年人焦虑,但儿童并不在意明显。治疗的痛苦及潜在毒性、反复拜访皮肤科医师,有可能改变儿童的心态,最好避免。年龄较大的儿童可能因毛发疾病受到戏弄或欺凌,这可能需要学校的支持,有时甚至需要儿科临床心理专家的帮助。

由于毛发最初可以表现正常,仅在婴儿后期变为终毛时才开始出现明显异常,因此,病史的采集需要包括出生时毛发表现以及出生后一年的变化。如果怀疑外胚层发育不良,应记录牙齿与甲的发育情况以及不耐受高温的问题,可能提示无汗症。该年龄段任何毛发疾病家族史都可能与该病有关。毛发生长不超过一定长度，提示毛干异常导致毛发断裂(如念珠状发)、生长期毛发松动综合征导致的脱发增多，或短生长期综合征引起的生长期缩短。

早期出现脱发斑可能提示毛囊未发育(如表皮发育不全)，或终毛发育障碍致毳毛持续存在(如三角形脱发)。儿童获得性斑片状脱发更多见于感染性疾病，如头癣，应当对毛发样本常规进行真菌学检查。

临床照相

如果没有某种形式的照相记录，则无法记录患者在某个时间段的病情变化，从而无法对病情进行客观评估。理想情况下，应对拍摄对象及其发型的放大倍数，光线和位置等进行标准化的设定。立体设备是最优选择，但仅用于研究。头顶部大体照相用于模式型脱发。记录瘢痕性脱发斑片是非常困难的。

显微镜检查

应使用光学显微镜检查可能的毛干疾病。重要的是，发干异常可能是局部的，应提供足够的毛发进行分析以提高检出率。毛发应从基底部剪取而非拔取。毛发镜可用于鉴别异常毛发，以改进取样，提高检出率。可能需要对毛干进行极化以显示某些特征，如毛发低硫营养不良所致的虎尾征。扫描电子显微镜可展示毛干细节，但其实用性、费用及需要专业人士操作等限制了其应用。显微镜有助于发现生长期松动综合征毛发根部经典的"皱皮"征。

头皮活检

组织病理是评估毛发疾病的一项重要手段。活检技术、活检部位的选择、标本的处理及组织有经验的毛发病理专家阅片对结果判断至关重要。目前普遍应用环钻进行两处 4mm 的取材。在评估瘢痕性脱发时，垂直方向进行一次活检，水平方向进行第二次活检(图 89.14)。非瘢痕性脱发，进行两次横切则更为有益(图 89.15)。对头皮标本进行横切处理，使标本中所有的毛囊均清晰可见，每个 4mm 环钻标本含有 30～40 根毛发。在活检毛发标本的毛球、峡部和漏斗部的不同水平切片，可以检测集中在毛囊特定区域的异常[8]。活检取材应沿着毛发生长的方向，以减少毛囊离断，且取材应到达皮下脂肪层(图 89.16)。

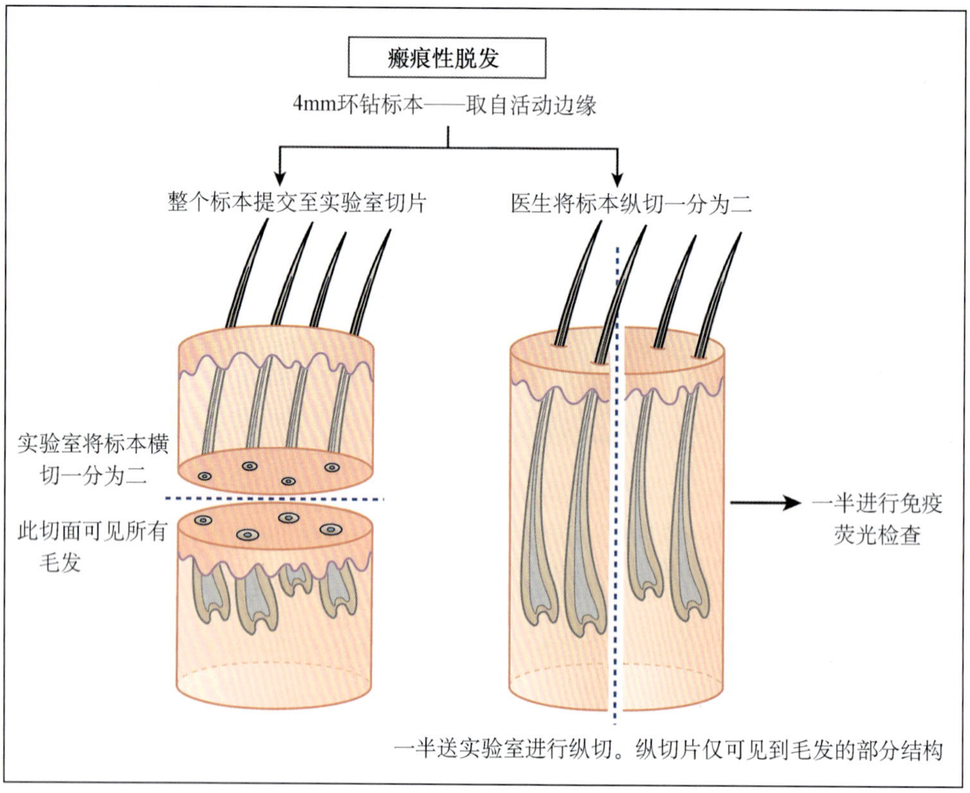

图 89.14 瘢痕性脱发活检步骤

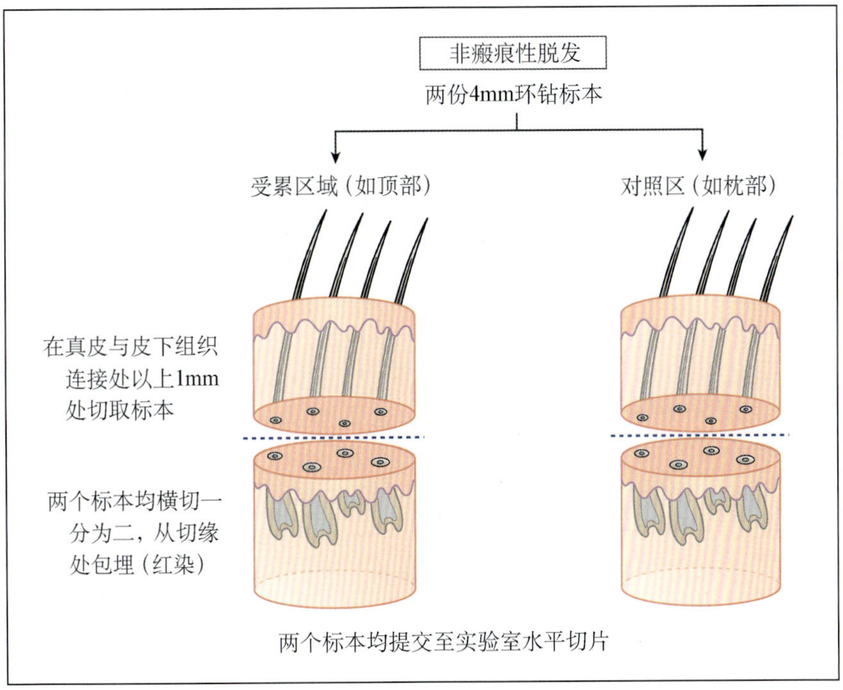

图 89.15　非瘢痕性脱发活检步骤

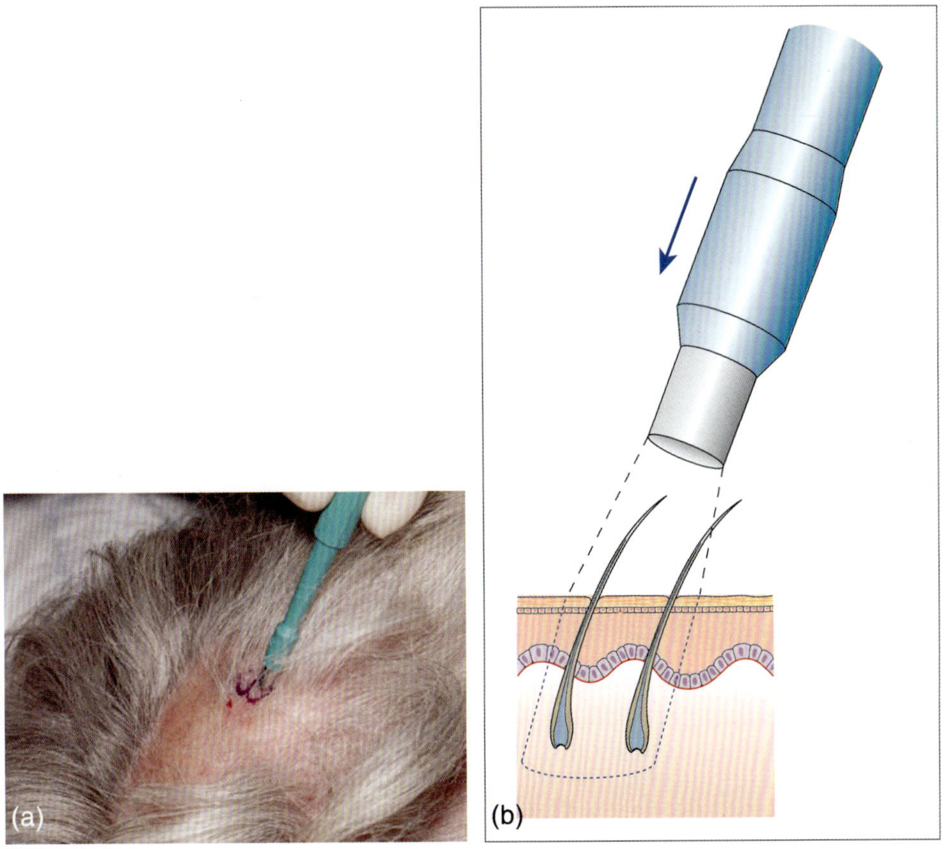

图 89.16　(a,b)环钻活检取材沿着毛囊生长的方向进行

活检取材部位：活检部位的选择取决于需要获取何种资料，尤其对于瘢痕性脱发患者。从拟诊瘢痕性脱发患者脱发区中央取材，可确定或排除毛囊是否被破坏，但无法明确病因。从活动性皮损的边缘取材更有价值，但可能会遗漏瘢痕部位。自斑秃患者的脱发区域边缘取材，可以见到经典的毛球周围炎症浸润，而中央区域病理表现轻微，需要借助毛囊周期评估及特殊 T 细胞染色。非瘢痕性脱发，标本应取自脱发区和正常对照区，例如，从拟诊雄激素性秃发患者顶部和枕部取材。

以下情况时，头皮活检至关重要：

- 确定可疑瘢痕性脱发是否存在毛囊破坏，鉴别原发性瘢痕性脱发类型（如盘状红斑狼疮、毛发扁平苔藓及其变异型、中性粒细胞浸润性脱发）。
- 鉴别斑秃与拔毛癖。
- 评估脱发严重但无临床毛发密度减少者是否存在毛囊微小化（如早期男性型脱发或休止期脱发）。
- 诊断病因不明的脱发（如斑秃、系统性红斑狼疮）。
- 诊断脱发的罕见病因，如二期梅毒、肉芽肿性疾病、皮肤淋巴瘤以及其他恶性肿瘤等。

非瘢痕性脱发类疾病

雄激素性秃发和模式型脱发

同义名
- 普通型秃发
- 男性型秃发
- 女性型脱发

概述

术语“脱发模式”与“普通型秃发”描述了一种特定脱发形式，其特征表现为头发进行性减少，最终微小化。男性与女性脱发模式不同，因此使用术语男性型脱发和女性型脱发，但女性亦可出现“男性”模式，反之亦然[1]。男性型脱发的主要原因是遗传易感性和雄激素作用，因此命名为雄激素性秃发（AGA）。长期以来，女性型脱发也被称为女性 AGA。然而，尽管类似的内分泌和遗传因素可能导致某些女性脱发，但与男性相比，这些因素在大多数女性型脱发患者中的作用还不确定。关于术语，尚无统一意见。在此，我们使用男性秃发或雄激素型脱发 AGA 和女性型脱发（FPHL）。

流行病学

发病率、患病率和种族差异

几乎所有白人男性在青少年时期即发生部分额部发际线的后退。青春期后不久，额部发际线可能会出现明显后退或头顶秃发，但大部分男性发病年龄较晚。70 岁时，50%～60%的男性脱发会发展为秃头。小部分男性（15%～20%），除青春期后的衰退外，到老年也不会秃顶。部分学者认为老年脱发可能与雄激素无关（老年性脱发），但这种说法尚未得到证实。

目前已报道的秃发患病率有明显差异，东亚男性秃头较少见。日本的一项研究表明，日本男性脱发的发生比白人男性晚 10 年，以每 10 岁为一个年龄组评估，日本男性秃头患病率比白人男性低 30%[3]。40—70 岁年龄段，韩国男性秃头频率比白人男性低 20%～40%，虽然随着年龄增长，这种差异会缩小[4]。一项针对中国男性的大型研究报告表明，70 岁以上男性 41.4%患有 AGA[5]。在韩国的系列报道中描述，前额发际线保留是韩国脱发患者的普遍特征：11.1%的韩国男性 AGA 患者表现为“女性型脱发”，而在中国人的研究中，这种情况并不常见（3.7%）。关于非洲男性秃头频率的公开信息较少。一项既往的研究表明，非裔美国男性的秃头率为白人男性的 1/4[6]。

女性脱发的频率和严重程度比男性低，但仍会影响相当一部分女性。两项针对英国和美国白人女性的研究表明，年龄在 30 岁以下的女性患病率为 3%～6%，在 70 岁及以上的女性中患病率上升为 29%～42%[7,8]。与东亚男性一样，亚洲女性脱发的情况较少见，尽管近 25%的 70 岁以上的韩国女性表现出脱发的迹象[4]。临床经验表明，非洲女性患病率与其他种族相似，但尚无公开数据。

年龄

男性秃头的发病年龄变化很大。如果将早期秃发定义为 Hamilton-Norwood Ⅱ 期的头发（图 89.17），则 40%的人会在 18 至 29 岁之间开始秃发，另外 24%的人在 30 多岁时开始出现秃发。40 多岁发病者占 3%，50 多岁者占 5%，60 多岁者占 9%，70 多岁者占 2%，80 多岁或更大年龄者占 1%[9]

在男性秃顶中，脱发进展的个体差异很大。少数男性在20多岁时达到 Ⅴ 型或 Ⅵ 型脱发，这表明其

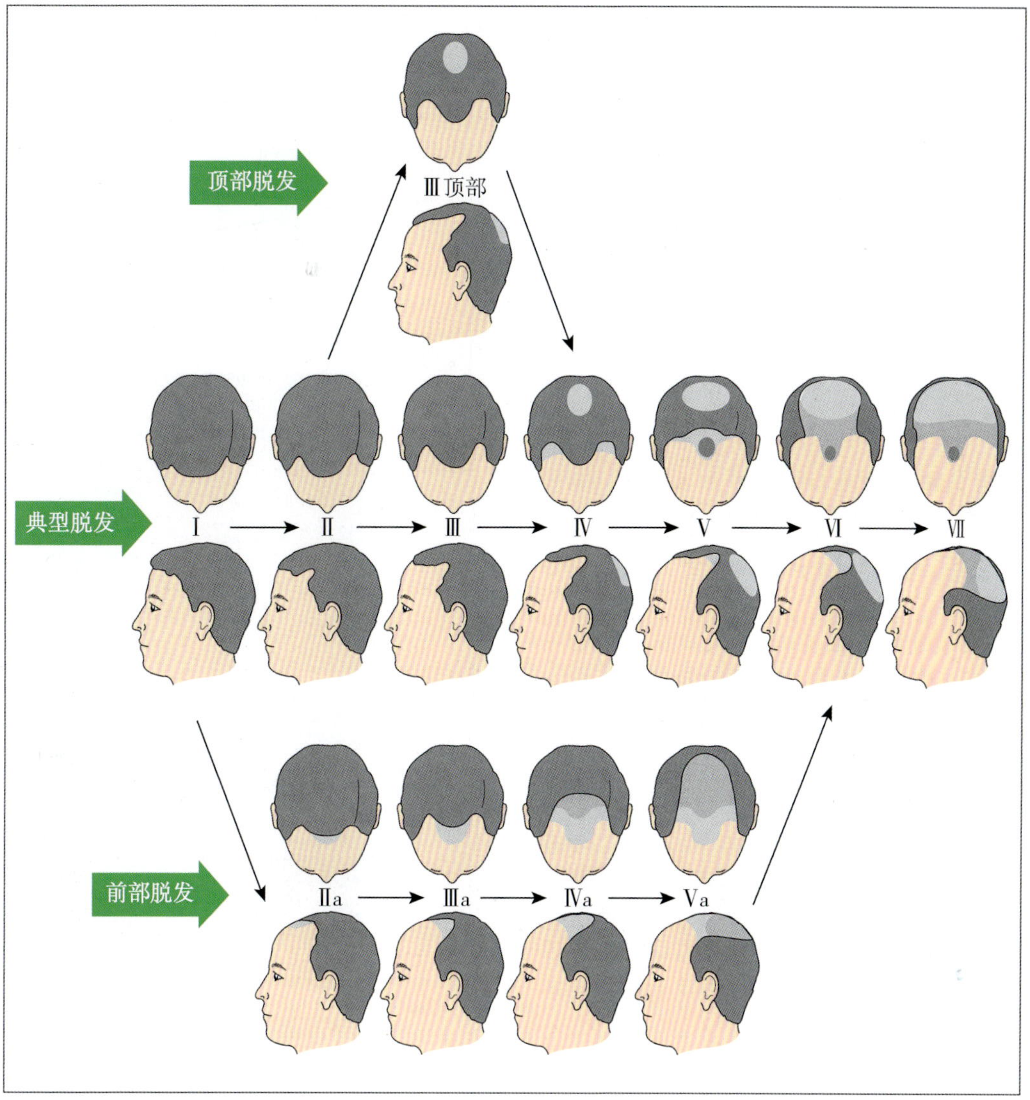

图 89.17　男性型秃发 Hamilton-Norwood 分级(引自 Norwood, 1975[9]. 经 Wolters Kluwer Health 许可转载)

进展迅速。相比之下,大约 25%的秃头男性在 5 年的标准临床照片中不会显示出明显的脱发进展[10]。发病较早的雄性秃发发展更快。二十多岁时秃发的男性每十年进展一到两个阶段,而发病晚的 AGA 男性可能需要二十年才能进入下一阶段[9]。并非所有 AGA 患者都会秃顶。尽管 40%男性在 20 多岁时开始脱发,但只有 30%的男性达到Ⅵ级和Ⅶ级。因此,即使发病年龄早,完全秃发并非不可避免。

男性双胞胎的研究表明,易感性、发病年龄、脱发模式及 AGA 的进展速度均受遗传因素的影响[11,12]。

性别

女性会发生模式型脱发,但其易感性、发病年龄、进展速度及模式与男性不同。80 岁及以上的女性中有 32%没有可见的 FPHL 证据。FPHL 的发病年龄晚于男性。29 岁的女性中只有 3%的女性在 29 岁时出现临床可见的脱发,49 岁时,此比例增长 13%,69 岁时增长 8%,70 岁以后再增长 6%[7,13]。

许多女性留有长发,她们会更容易意识到每天头发脱落的变化。FPHL 相关脱发,通常在女性头顶部头发体积减少之前就发生了,这使其早期诊断成为问题。

不到 1%的女性会进展为 Hamilton-Norwood Ⅳ级以上(相当于 Ludwig Ⅲ级)。严重的双颞部发际线后退(Hamilton-Norwood Ⅲ级)不常见,正如 Ludwig 所述,女性最常见的脱发类型为顶部毛发密度弥漫稀疏,额部发际线几乎不受累[14]。Olsen 提出圣诞树样模式，即头发中央分界线变宽，尤其是前额中央更加明显。同时 Olsen 指出，女性脱发并非局限于头顶，可扩展至双耳部(图 89.18 与图 89.19)[15]。

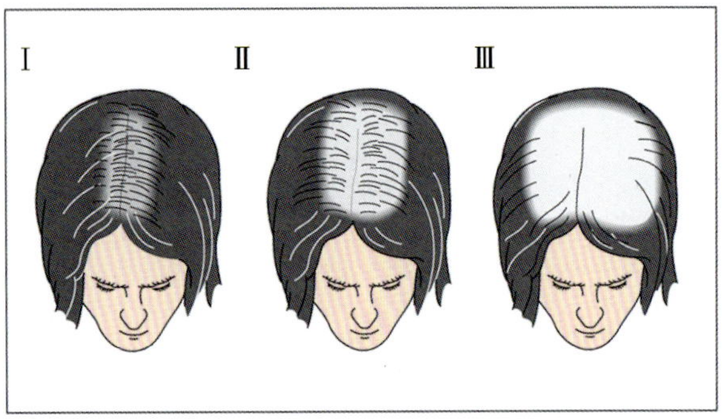

图 89.18 女性型脱发的 Ludwig 分级(引自 Ludwig 1977[14]，经 John Wiley 许可转载)

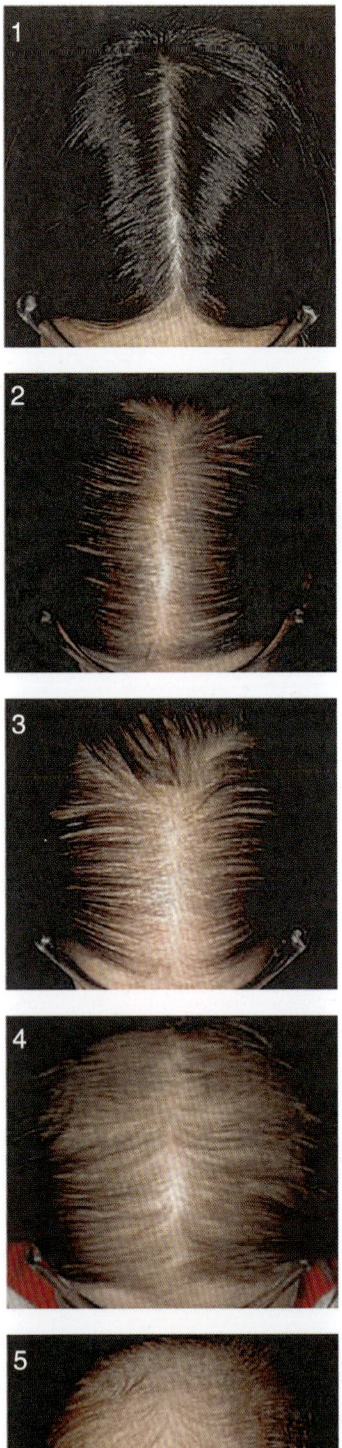

图 89.19 女性型雄激素脱发的额顶部脱发模式。1 期为正常表现

伴发疾病

AGA 可伴发毛痛症或头皮疼痛(见第 107 章)。疼痛往往发生于头顶部毛发脱落增多的区域，AGA 治疗后可得到缓解。

尽管已经确定头顶秃发与前列腺癌存在正相关的关系[16,17]，但男性秃发与躯干毛发密集程度、生殖能力[19]或子女的数目[20]之间并无明确关联[18]。男性型秃发者被认为吸引力小，其一生中性伴侣较少[19]。几项研究表明，男性脱发可能与冠脉疾病相关[21-23]。其中针对 22 071 名美国男性内科医师所进行的最大的一项回顾性研究表明，顶部秃发与冠心病之间有较弱的关联性[22]。

神经肌肉性疾病肯尼迪病(X 连锁脊髓延髓肌肉萎缩症)与雄激素受体基因的功能变异有关，因部分雄激素不敏感，其发生 AGA 的风险降低[24]。

FPHL 与醛固酮增多症、高血压[25]、高雄激素血症及多囊卵巢综合征相关。这些女性患者胆固醇水平增高，发生迟发性糖尿病的风险增加[26]。

病理生理学

病因学

激素作用

美国解剖学家 James Hamilton 明确了雄激素在男性秃发发病机制中的关键作用，他指出，除非经过睾酮治疗，否则在青春期前被阉割的男性不发生秃发[27]。尽管雄激素对于男性秃发的发生是必需的，但更有效的是其代谢产物双氢睾酮(DHT)，DHT 可引起毛囊退化。5α-还原酶催化睾酮转化为 DHT。5α-还原酶 2 型同工型基因突变的男性(假阴道会阴阴囊尿道下裂)不发生秃发，其胡须和体毛稀疏，生殖器发育受损[28]。患者血中睾酮水平正常，而 DHT 比

第8部分

正常值下降约 70%。2 型 5α-还原酶仅在雄激素的靶组织有表达，包括生殖道和毛囊毛乳头。由不同基因编码的 1 型 5α-还原酶，在人体的分布更为广泛，其生物学作用尚不清楚。

尽管雄激素在男性型秃发病因学中的作用已经得到充分认可，但雄激素在 FPHL 中的作用尚存有争议。一方面，女性雄激素增多症的特征表现为头皮脱发和多毛，事实上，雄激素分泌瘤的女性发生脱发的报道先于 Hamilton 对于男性脱发的观察[29,30]。几位研究人员指出，脱发的女性比无脱发的女性雄激素水平更有可能升高，尽管通常程度较小轻，或更易表现出雄激素过多的其他特征[31-33]。另一方面，研究者未能找到 FPHL 女性患者雄激素水平升高的证据[34]，并且在所有研究中，脱发女性中有一定比例的患者并无雄激素过多的临床或生化表现。目前尚不明确后者头皮毛囊对雄激素敏感性是否较正常增加，或是否另有其他非雄激素机制。

局部激素作用

雄激素对不同毛发的作用不同。青春期，雄激素可促进阴毛、体毛、面部毛发的生长，抑制头皮毛发生长，对眉毛生长基本无影响。头皮不同部位的毛发对雄激素的敏感性也不同，鬓角前部的头发先脱落，随后头发依次发生微小化，出现模式型秃发。同样，男性胡须先出现于上唇的侧缘，逐渐依次扩展至面部其他部位。胸毛先从中部出现，然后是乳晕周围，继而扩展至躯干其他部位。

在男性，循环中的雄激素不足以最大限度地刺激毛囊，因此，毛囊局部因素决定了个体的易感性和秃发的严重程度。这种内在调节在毛发移植实验中得到了很好的验证：枕部毛囊移植至顶部后保持了其对 AGA 的抵抗[35]；头顶部毛发移植至前臂后，微小化速度与邻近毛发的速度相同[36]。

近期发现，作为一种毛发生长抑制剂前列腺素 D_2（PGD_2）在 AGA 男性患者头皮秃发区水平升高[37]，与非秃发区的枕部相比，PGD_2 合酶在 mRNA 和蛋白质的水平也有所升高。PGD_2 可抑制移植入人体的毛囊的毛发生长，并且局部应用于小鼠时也是如此。毛发生长抑制由 PGD_2 受体 G 蛋白(异三聚体鸟嘌呤核苷酸)偶联受体 44(GPR44)介导，而非 PGD_2 1 型受体。

毛发周期动力学

AGA 患者，毛发生长期的持续时间随着每一连续周期而减少，而休止期的持续时间相对稳定或延长。休止期延长往往发生在休止期的潜伏期(亦称空白期)，随后杵状发脱出(外生期)，头皮空毛囊比例增加，并进一步导致秃发过程[38]。

由于头发的生长速度相对稳定，生长期的持续时间决定了头发的长度，因此毛干的长度随毛发周期进行性缩短而变短。最终，生长期持续时间缩短至新生毛发的长度不足以到达皮肤表面，从而留下空的毛囊孔。

毛囊微小化

头皮单位面积的毛囊密度并不因秃发而发生改变。由于终毛毛囊向毳毛样毛囊转变，毛囊逐渐缩小。毛囊微小化导致毛发变细，颜色变浅。在头皮秃发区，过渡区的毛发表现介于成熟终毛和微小化终毛之间[1]。

毛乳头对维持和调控头发的生长至关重要，可能是雄激素导致毛囊微小化和毛发周期改变的作用靶点[39]。毛乳头与毛母质尺寸比例的稳定几何关系提示毛球的大小由毛乳头大小决定，并最终决定毛干的形成[40,41]。

单个毛干的横截面积在整个生长期保持恒定，表明毛囊及其毛乳头大小在整个周期的每个生长期中均保持不变。因此，微小化过程发生在生长周期各时期之间而非之中。传统认为，毛囊微小化是逐步发生的，尽管也有认为是迅速发生的，可能是在单个毛发周期内发生的[7]。

毛囊微小化后只残留毛囊条索。这些条索，亦称为纤维束或条带，从皮下组织发出，沿着旧毛囊束向微小化的毛发延伸，标记了原始终毛的位置。弹力染色可发现毛囊条里有 Arao-Perkins 小体。Arao-Perkins 小体最初为毛乳头颈部的一小簇弹力纤维。这些纤维在退行期聚集成簇的过程中，一直位于毛囊条索的最下部。随着 AGA 生长期毛发的进行性缩短，条索中可见到更多的弹性团块，形成阶梯结构[42]。

与胡须和身体上的毛发单独从每个毛孔中逐渐出现不同，头皮毛发成群存在，称为毛囊单位。同一个毛囊单位内的毛囊可共用一个漏斗部，从单个毛孔出来。FPHL 的弥漫性脱发模式是由于每个毛囊单位终毛数目减少，而非整个毛囊单位微小化[43]。只有毛囊单位中所有毛囊发生微小化才发生秃发，男性发病相对较早，女性发病相对较晚。因此，FPHL 通常不如男性秃头严重，且发生较晚，表现为毛发弥漫性变细而非秃头。这种先于秃发的弥漫变细现象亦见于早期 AGA 男性患者，仔细的头皮检查可容易地识别。

病理

男性和女性 AGA 的主要病理表现均为终毛减少、毳毛增多伴血管纤维条索，休止期和退行期毛发增多，轻至中度毛囊周围淋巴细胞浸润，伴或不伴同心层样的毛囊周围胶原沉积(图 89.20)[2]。

第8部分

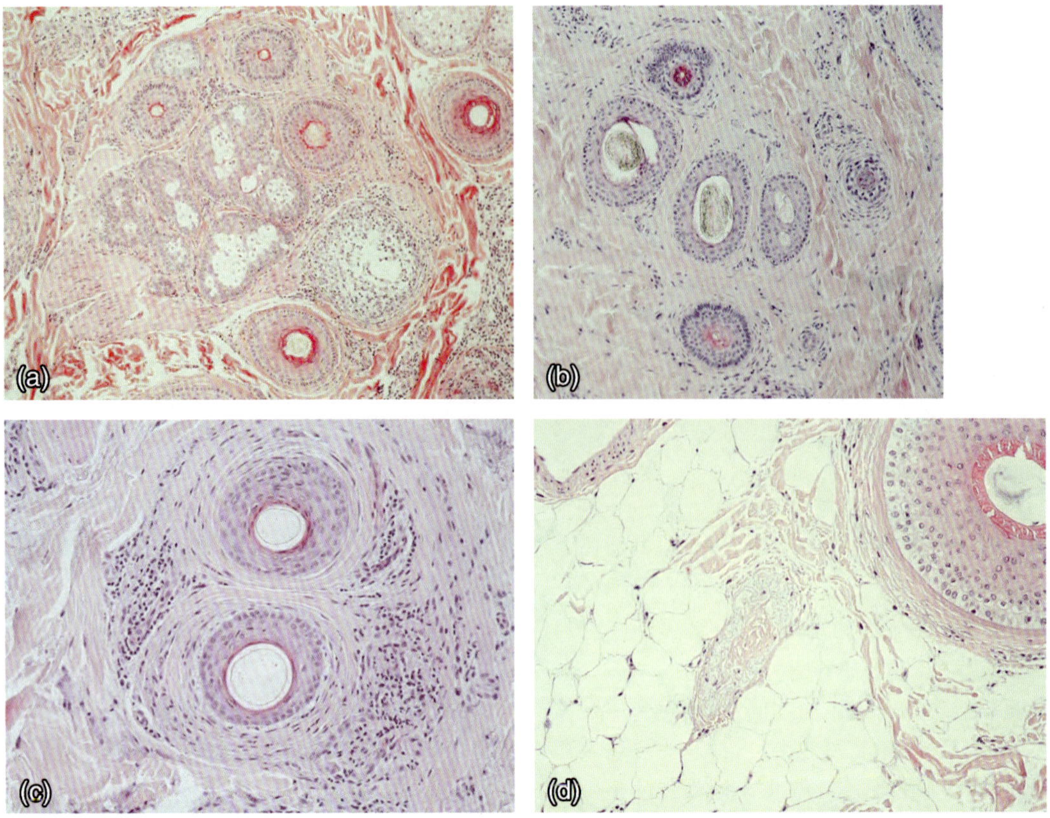

图 89.20 女性型脱发的组织病理表现

(a)休止期毛发增多——一个毛囊单位每 5 个毛囊中的 3 个处于休止期。(b)毛囊微小化——一个毛囊单位每 5 个毛囊中的 3 个发生微小化。(c)毛囊周围"洋葱皮样"纤维化及漏斗部轻度炎症浸润。(d)终毛周围的纤维条索。

研究表明，约 1/3 的男性 AGA 伴轻度淋巴细胞浸润，与对照组无明显差异，表明为非特异现象。相比之下，在另外 1/3AGA 病例中发现了中度的淋巴细胞组织细胞性炎症，但在对照组中仅为 10%[44]。偶可见到嗜酸性粒细胞与肥大细胞。某些情况下，在下部毛囊周围也会发生细胞炎症改变，偶有毛囊条索。炎症程度的诊断和预后意义尚不清楚。

上述变化多数可在头皮活检横切面中观察到。横切面可以显示真皮乳头层的毛囊毳毛样改变，呈现微小化过程。大部分患者毛囊数目并未真正减少，在不到 10%的患者中可以见到毛囊纤维化。立毛肌与血管纤维条索的存在便于将其与真正的毳毛区别开来。终毛与毳毛的比例从大于 8∶1减少至不到 4∶1。生长期与休止期毛发之比由 12∶1降低至 5∶1[45]。退行期与休止期毛发比例的增加反映了生长期缩短，休止期延长。

秃顶的头皮失去头发保护性的覆盖，可以发生日光性退化。

遗传学

针对双胞胎的研究证实了一直以来关于男性 AGA 具有遗传倾向的观点[12,46]。维多利亚家庭心脏研究组在对 54 对父子的研究中发现，81.5%秃发患者的父亲亦有明显秃发[47]。男性秃顶发生率很高，与年龄相关的秃顶发生率存在种族差异。这些发现表明随着家族中受累人数增多，秃发患病风险增大，秃发患者的父辈秃发发生率高，都可以用多基因遗传来解释[48]。

基因关联与候选基因研究，比较了年轻秃发男性与老年非秃发男性的 DNA，已鉴定出一个 X 染色体上的雄激素受体（*AR*）基因与外胚层发育不良蛋白 A2 受体（*EDA2R*）基因。据认为，*AR*/*EDA2R* 基因座的遗传变异，通过增加头皮组织中雄激素受体的数量来增强雄激素的作用[47,49]。*AR* 遗传变异占男性 AGA 遗传可能性的 40%，剩下 60%遗传风险尚不明确。此基因座的多态性是 AGA 发生的必要条件，但是其亦存在于非脱发男性，表明其单独存在并不足以促进 AGA 的发展[50,51]。

两项全基因组关联研究分别独立地鉴定出与男性 AGA 相关的第二个基因座 20p11.22[52,53]。研究之一发现，14%的男性在 AR 和 20p11 位点都有风险等位基因，这与脱发风险增加了 7 倍有关[52]。据报道，另外有 10 个基因座分散在基因组中，与男性秃顶有关，其中一些可能与调节 WNT 信号有关[54,55]。

在女性中，*AR*/*EDA2R* 位点与早期 FPHL 之间的有较弱的关联性[56]。而 FPHL 与其他 11 个增加男性秃发易感性的位点无关联[56-58]。两项病例对照研究发现 FPHL 与雌激素受体基因 *ESR2* 存在微弱联系[59,60]，表明雌激素可能与 FPHL 的发病机制有关。一项针对老年女性双胞胎的研究发现，额颞部发际线后退与毛发变灰白可能具有很强的遗传性，但毛发变细无强遗传性，表明至少在此年龄的群体，毛发变细主要由非遗传因素决定[61]。

环境因素

环境因素对 AGA 影响的证据仍然较少。在一项大型研究中，未发现青春期生长加速或痤疮、调查时记录的成人体型、泌尿系症状评分、婚姻状况、是否吸烟及烟龄等因素，与任何形式的 AGA 风险之间有关联。大量饮酒可以增加额顶部 AGA 的患病风险，但并非全部如此。以往关于 AGA 与饮酒和良性前列腺肥大的关联性的报道或假说未被证实[21]。

临床表现

男女秃发的基本临床特征为头顶部脱发。终毛逐渐被更短、更细且颜色变浅的毛发取代。此过程可发生于肾上腺功能初现后的任何年龄，并且可以在青春期之前发生。

男性特征

大部分男性脱发的临床表现易于辨识。Hamilton 定义了男性脱发的渐进模式，并提出了第一个有用的分级量表[62]。Norwood 对该分类方法进行了修正[9]，补充了Ⅲa 级、顶部Ⅲ级、Ⅳa 级和Ⅴa 级（见图 89.17）。尽管这种分级对于男性脱发的连续评估并不精确，但有助于临床诊断与脱发范围的分级。

脱发较少累及枕部及侧缘，仅见于晚期的老年患者。双胞胎一致性研究表明，脱发类型及进展速度至少部分受遗传因素的控制[46]。

头发的主要意义与其社会化功能有关——头发是个人自我形象的基本组成部分。因此，AGA 明显影响人的心理。尽管性能力相同，但秃发男性一生中性伴侣的数目少于非秃发男性，提示秃发外表对潜在伴侣的吸引力降低[21]。几项研究表明，秃发患者产生的消极自卑感，东西方[63,64]文化对此的认知似乎是一致的[65]。AGA 的负面影响常被非秃发人群所轻视或忽略[66]。但是，有证据表明，他人的感知会加重秃发患者的心理问题。韩国一项有关女性和非秃发男性对于秃发男性认知的研究表明，他们对男性 AGA 的负面感知与患者自身报告的社会心理效应相似[65]。值得注意的是，90%被调查者认为秃发男性魅力降低。重要的是，这种观点在女性中比在非秃发男性中更为普遍。这种负面认知可能会进一步妨碍秃发男性的社会能力。

重要的是，大多数男性可以很好地应对 AGA，不会产生严重的社会心理影响。寻求帮助者往往是因为存在较严重的情感上的痛苦或对治疗效果不满意。最苦恼的是那些发病年龄早、脱发广泛、认为脱发是不断进展的（通常是观察到父亲的脱发表现）以及被他人关注到的患者[63]。

女性特征

女性型脱发的临床表现与男性型脱发不同。女性表现为偶发或持续的毛发脱落，而发量无明显变化，亦可表现为进行性毛发脱落伴顶冠部发量减少，或顶冠部毛发弥漫变细而无脱发史[67]。

最有价值的病史是脱发女性发辫厚度的变化。女性可以此估量脱发程度。将顶部头发梳向两边来评估顶部发量是否减少变薄。头皮中缝变宽呈圣诞树样，据此对脱发程度进行分级[68]。

女性型脱发于 1977 年由 Ludwig 首先命名[14]。FPHL 表现为额中部头皮毛发弥漫稀疏（毛发数量减少），无或仅伴轻度颞部发际线后移，极少发生秃顶。Ludwig 将 FPHL 分为三级（图 89.18）。Sinclair 分级法将其分为五级，用来评价临床严重程度及观察治疗反应（图 89.19）[69]。1 级：毛发密度正常；2 级：头皮中缝变宽；3 级：中线两侧毛发明显稀疏；4 级：前发际线远端出现秃发斑片；5 级：脱发严重。

并非所有 FPHL 女性都能保留发际线。13%的绝经前女性和 37%的绝经后女性两颞部发际线后退[70]。大部分女性脱发只局限于顶部，但有相当一部分女性，脱发表现为头顶部毛发的弥漫性脱落。由于弥漫性脱发患者后枕部毛囊供区缩小，因而无法进行毛发移植。

大部分脱发的女性无其他男性化表现。然而，如果脱发突然发生、进展迅速，应详细询问病史、全面体格检查及内分泌系统检查，以排除女性男性化，部分男性化由罕见的男性化相关肿瘤引起。研究表明，FPHL 缓慢发生的患者常伴有月经紊乱、多毛或复发性痤疮。

相比于男性脱发，女性脱发更不易被社会接受和理解，对于女性生活质量的不利影响远远大于男性。

与因其他非可见皮肤病就诊的女性相比，因脱发就诊的女性通常表现为对自身外在形象的不自信，存在更严重的社交焦虑，自尊心及社会心理遭受打击，对自己的头发不满意。生活质量研究表明，与客观或临床评估相比较，脱发的个人反应更多地与自我认知有关，因脱发而焦虑的女性自我调节能力差，更容易在外貌方面花费资金[71,72]。

鉴别诊断

早期 FPHL 的主要鉴别诊断是慢性休止期脱发(CTE)[73]。女性 CTE 患者表现为慢性弥漫性脱发，无明显发缝增宽。她们可能形容马尾辫的发量减少多达 1/3，常伴颞部发际线轻度后退。有此表现的女性头皮活检约 60％为模式型脱发，40％为 CTE[69]。仅出现发量减少或脱发增加的女性无需进行头皮活检。

其他可能的鉴别诊断包括极少见的假性斑秃和系统性红斑狼疮等。

检查

诊断技术

拉发试验、手持式发光显微镜和大体照相有助于本病的诊断和管理。拉发试验(本章前半部分已述)常用于评估毛发周期是否紊乱，如休止期脱发。模式型脱发拉发试验多为阴性。但活动性模式型脱发患者，松动易拔出的休止期毛发数量增加。

模式型脱发早期皮肤镜提示额中部与枕部毛发密度差异明显。枕部头皮可见两三根相同直径的终毛从同一个毛囊漏斗出现。相比之下，在额中部，每个漏斗部终毛的数量减少至一两根，随着时间的推移，毛囊漏斗的总数也会减少。当额中部两二根毛发从同一个毛囊漏斗部出现时，通常会有一根毛比正常头发纤细，表明毛囊发生了微小化。这被描述为头发直径的异质性[74]。严重脱发时，皮肤镜检查有助于判断脱发过程中有无瘢痕特征。

男性检查

除非无法明确诊断，男性 AGA 通常无需检查。

女性检查

如果缺乏高雄激素血症的临床证据，无需过度地进行代谢及内分泌疾病的相关检查。有月经紊乱、生育能力受损或雄激素过多迹象的女性应进行高雄激素血症检查(如多囊卵巢综合征、雄激素分泌肿瘤)。女性 FPHL 患者应筛查高血压、高胆固醇血症及迟发性糖尿病(框图 89.1)。

> 框图 89.1 女性型脱发检查
>
> - 全血细胞计数
> - 血清铁测定
> - 甲状腺功能测定
> - 空腹血脂
> - 空腹血糖
>
> 如有男性化或多毛症表现：
>
> - 血清睾酮
> - 硫酸脱氢表雄酮(月经周期第 1～5 天清晨取样，确保患者未口服避孕药)
> - 17-羟孕酮
> - 雄烯二酮
> - 卵巢超声
> - 肾上腺影像学检查

头皮活检

模式型脱发的诊断极少需要头皮活检。头皮活检可辅助鉴别早期 FPHL 和伴过度脱发及毛发密度轻度减少的女性慢性休止期脱发。4mm 环钻活检，横切面中终毛与毳毛的比例用于诊断：<4∶1诊断为 FPHL，>8∶1提示慢性休止期脱发；比例介于二者之间者，诊断不明确[69]。头顶部取 3 处活检比单一横切面活检更有助于准确诊断。

治疗

因模式型脱发不威胁生命且发病率有差异，大部分人不会寻求治疗。一些患者仅仅是来寻求诊断，拒绝接受当前可采用的治疗方法。如果不进行治疗，脱发会渐进性发展，尽管进展速度差异极大。25％的男性 5 年后也察觉不到疾病进展。部分患者在 5 年内可达到 Norwood-Hamilton Ⅶ级，而其他人可能需要 50 年。

治疗前，患者应当认真咨询并知晓持续治疗对维持效果的重要性。许多未经证实的“治疗”被广泛推广和宣传，特别是通过互联网，应该建议患者避免使用此类产品。

掩饰和假发

掩饰是处理轻度脱发最简单、最容易和最便宜的方法。当头发稀疏显露头皮时，秃发极易被察觉。掩饰疗法包括在患处以静电固定一小束纤维，或把头皮染成和头发一样的颜色，制造浓密头发的假象。有多种品牌、多种颜色的染料。虽然许多新试剂是防水的，但若头发在雨中变湿，染料仍可能会流淌。

假发是头皮外科手术的替代选择。对很多女性来说，除全套假发外的另一选择是假发片，假发片既可以与现有的头发交织在一起，也可以覆盖在现有的头发之上。因为交织的假发会随着下面头发的生长而向上翘起，所以它们需要定期调整。假发由耐磨性能优良的合成丙烯酸纤维或天然纤维（通常是亚洲或欧洲人的头发）组成。天然纤维假发更加美观，更易设计造型且持续更久，但也更加昂贵。假发可以定型和洗涤，现代假发的覆盖效果良好，看起来很自然。假发的缺点是夏天头部可能很热，有些患者觉得难以佩戴。

有关假发的建议，可从英国、美国和澳大利亚的脱发患者援助团体获得。

药物治疗

明确的模式型脱发，药物治疗包括抗雄激素药物、5α-还原酶抑制药和局部外用米诺地尔。可单独或联合使用。用药 4 个月后可见改善，但需要 1 年的治疗才能产生明显的临床疗效。坚持治疗对维持疗效至关重要。临床疗效的观察可能会有问题。患者常因担心脱发经常对其检查。患者常对细微的波动有过度的反应，他们对头发密度的主观评估常常不可靠。连续摄影（每隔 6～12 个月一次），可提高患者对中长期治疗的依从性[6]。

男性型脱发的治疗

米诺地尔液。米诺地尔是一种哌啶嘧啶衍生物，和一种有效的血管扩张药。口服米诺地尔可有效治疗严重的高血压。当以洗液或泡沫为媒介局部应用时，米诺地尔可增加多达 30% 的个体的终毛密度[75,76]。终毛在边缘部位再生，但不到 10% 治疗有效者的终毛可完全覆盖秃发区域。De Villez[77] 认为处于秃发早期、秃发区域最大直径小于 10cm 和治疗前头发密度超过 20 根/cm^2 的患者对米诺地尔的反应最佳。如果药物浓度增加到 5%，疗效略有增加。治疗效果在最开始的 6 个月最显著，之后的效果不明显。

局部使用米诺地尔似乎是一种安全的治疗方法，不良反应仅有局部刺激、太阳穴部位多毛及少见的接触性皮炎[78]。如果停止治疗，患者 6 个月内会回退为脱发状态[79]。为了维持疗效，应提醒患者坚持用药，每日一次或最好两次。

非那雄胺。非那雄胺是一种人工合成的氮杂类固醇，是一种强效的选择性 2 型 5α-还原酶抑制药，抑制睾酮转化为双氢睾酮（DHT）。AGA 患者头皮活检研究发现，非那雄胺治疗 12 个月后，终毛增加，毳毛减少，说明非那雄胺具有逆转毛囊微小化进程及促进终毛生长的作用[80]。

每天 1mg 非那雄胺的口服剂量可使头皮 DHT 降低 64%，血清 DHT 降低 68%[81]。临床试验数据表明，与基线计数相比，接受非那雄胺治疗的患者，1 年后顶部头皮终毛数目平均可增加 10%[82]。连续治疗 5 年后，顶部毛发计数仍接近第一年的水平，但服用安慰剂组的患者，毛发计数减少了 30%。采用全头摄影技术评估毛发覆盖情况，1 年后，48% 服用非那雄胺的患者顶部毛发密度增加，而安慰剂组患者仅为 7%。2 年后，非那雄胺组患者毛发覆盖范围继续扩大，66% 患者毛发密度增加，而安慰剂组患者毛发覆盖率仅增加 7%。5 年时后，非那雄胺组 10% 患者毛发密度减少，42% 无明显变化，中等改善、显著改善和极大改善患者占比分别为 22%、21% 和 5%[83]。相反，安慰剂组患者严重、显著或中等加重的占比分别是 19%、31% 和 25%。然而，安慰剂组中有 25% 的患者在 5 年内无加重，提示男性患者秃发进展速率存在可变性。以上数据表明对非那雄胺有反应的毛囊在 1 年后全部被激活，并且头皮覆盖率的临床改善是由于头发长度、直径和色素沉着增加所致。

接受非那雄胺治疗前服用 12 个月安慰剂的受试者，比服用安慰剂前接受 12 个月非那雄胺治疗的受试者长出的头发少。提示随着 AGA 的进展，毛发再生潜能降低，尽早治疗效果更明显。非那雄胺也可有效治疗额中部秃发，尽管毛发再生幅度小于顶部[84]。非那雄胺可以阻止双颞部毛发退化但不能将其逆转。

非那雄胺普遍耐受性较好[82,83]。每天 1mg 的口服剂量，出现性欲降低的比例为 1.8%，勃起功能障碍的比例为 1.3%。安慰剂组也有类似事件报道，但比例更低，分别为 1.3% 和 0.7%。这些不良反应停药后或继续治疗时均可消失。有人认为这些数据夸大了性功能障碍的真实发生率[85]。目前尚且无法解释文献报道的停止治疗后持续性性功能障碍，因对照组中类似情况的发生率同样很高。

服用非那雄胺的老年男性血清前列腺特异性抗原水平可能会降低 50%，这可能会导致低估前列腺癌的患病风险。这种情况下，评估时该值应加倍以纠正非那雄胺的作用。

非那雄胺有可能损害男性胎儿的生殖器发育。药物可以通过精液排泌，在性接触中通过阴道吸收。因此最初主张服用非那雄胺的男性应避免与孕妇发生无保护的性行为。实际上，精液中非那雄胺的浓度远远低于最小有效剂量，而且产品信息说明书中没有关于避孕套使用的建议。目前尚无伴侣服用非那雄胺而致女性不良妊娠结局的报道[86]。非那雄胺不影响精子发育或精液产生[87]。

非那雄胺已广泛应用了 10 多年。很多服用者是老年男性，每天服用 5 mg 治疗前列腺增生。观察到的不良反应极少[88]。

度他雄胺是一种 1 型和 2 型 5α 还原酶的联合抑制药，以剂量依赖方式降低血清和头皮 DHT 水平，降低程度比非那雄胺更大，比非那雄胺更有效地刺激男性型秃发的毛发再生[89]。目前，市场上度他雄胺剂量为 0.5mg，用于治疗良性前列腺肥大，同时也超适应证广泛应用于 AGA。度他雄胺性功能的不良反应比非那雄胺更常见，呈剂量相关性。曾报道有逆行射精的不良反应，但停药后可逆。因其生物半衰期长，不良反应可能需要数月才可逆转。

女性型脱发的治疗

米诺地尔溶液。局部使用米诺地尔可阻止脱发或诱导约 60％轻度至中度 FPHL 患者的毛发再生[90]。一项比较局部应用 5％和 2％米诺地尔疗效的临床试验发现，48 周后非毳毛平均计数分别增加了 18％和 14％[91]。需坚持治疗以维持疗效。

抗雄激素类药。口服抗雄激素药物如醋酸环丙孕酮、螺内酯、非那雄胺或氟他胺被广泛用于治疗 FPHL。然而，缺乏高质量的对照试验证实其疗效，其应用主要基于临床经验和病例报告。

螺内酯耐受性最好，最常应用。螺内酯是一种合成类固醇，结构上与醛固醇相关，通过竞争性阻断雄激素受体发挥作用，对雄激素的生物合成也有轻度抑制作用。它主要作为利尿药和降压药发挥效应，许多不良反应和药物相互作用都与此有关。尚无应用于 FPHL 的对照试验研究。有一篇病例报道，应用螺内酯治疗 1 年的女性较未治疗的女性脱发少[92]。药物剂量范围为 50～300mg/d。不良反应呈剂量相关性，包括月经紊乱、绝经后出血、乳房触痛或肿大以及疲倦。螺内酯有使男性胎儿女性化的潜在风险，妊娠女性禁用。同时使用口服避孕药将减少激素的不良反应。抗醛固酮效应可引起血清钾增高和血压轻度降低，但在无肾损害时不明显。一项大型队列研究发现，并无证据表明服用螺内酯的女性乳腺癌发病率增加，该研究招募近 1300 万名 55 岁及以上的女性，随访时间为 840 万患者年[93]。

醋酸环丙孕酮。是一种雄激素受体阻滞药和强效孕激素，也具有抗促性腺激素的作用。一项醋酸环丙孕酮和局部米诺地尔液疗效的对比研究表明，用药 1 年后，醋酸环丙孕酮组头发密度下降，而米诺地尔组头发密度则有所改善[94]。但亚组分析显示高雄激素血症的女性口服醋酸环丙孕酮后毛发密度增加，说明抗雄激素药物可能对伴高雄激素血症的女性更为有效。目前尚无应用剂量的研究，一般在月经周期的前 10 天使用，50～100mg/d。绝经后妇女，可连续使用醋酸环丙孕酮，可单独或与雌激素联用。不良反应呈剂量依赖性，包括疲乏、体重增加、乳腺胀痛、性欲减退、抑郁和恶心。可能出现男性胎儿女性化，建议患者备孕前停药。醋酸环丙孕酮和口服雌激素联合应用可有效避孕和稳定月经周期。

氟他胺是一种非甾体抗雄激素药物，可通过抑制雄激素摄取和抑制靶组织内雄激素的核结合而发挥效应。一项小样本比较研究表明，伴有高雄激素血症的 FPHL，服用非那雄胺或醋酸环丙孕酮无反应，服用氟他胺后症状改善[95]。高剂量氟他胺产生的肝毒性虽然少见但可致命，因此氟他胺的应用受到了限制。

关于非那雄胺的一项涉及近 100 名 FPHL 的绝经后妇女的双盲、安慰剂对照研究发现，1mg 非那雄胺的疗效并不优于安慰剂[96]。随后的系列病例报告报道了非那雄胺在绝经期前和绝经期后患者中的有效性，但因其致畸性仍是绝经前女性使用的相对禁忌证[97,98]。

手术

男性秃发的外科治疗，包括重新分配终毛以覆盖秃发的头皮—头皮上的终毛毛囊数量保持不变。主要方法是从枕部头皮移植毛囊至脱发区域。其他如切除变秃的皮肤（头皮缩小）和旋转皮瓣移植技术现已较少应用。外科治疗可以达到非常满意的效果，但必须仔细筛选患者，与头皮毛发生长美学相结合的外科手术技能是必不可少的。关键考虑因素如下[99]：

- 有足够的供区，如毛发密度良好的枕部头皮。
- 年龄：小于 25 岁的男性术后效果很不确定。年轻男性的手术可能引起发际线错位或 20～30 年后因脱发进展，出现不自然的外观。
- 额部脱发比头顶脱发效果好，后者往往会随时间推移而进展。
- 粗径毛发比细径毛发覆盖效果更好。金发比黑发具有更自然的外观（黑发增加了头皮皮肤颜色的对比度）。

患者由经验丰富的外科团队治疗 1～2 个疗程后，症状会显著改善，最终效果 5～6 个月才能显现出来。

手术并发症包括头皮红斑、结痂以及面部水肿。感染、术后出血、瘢痕和动静脉瘘的形成等并发症少见。

毛发移植较少应用于治疗 FPHL，但选择适合的病例可以取得良好的效果[99]，明显脱发但程度有

第8部分

限的女性，若供区毛发密度良好，适合采取手术治疗。轻度脱发者和累及枕部的脱发者不适合手术治疗。

Resources

Patient resources

Alopecia UK，Wigs：http://www.alopeciaonline.org.uk/wigs.asp.

Macmillan Cancer Support，Wigs and hairpieces：http://www.macmillan.org.uk/information-and-support/coping/changes-to-appearance-and-body-image/dealing-with-hair-loss/wigs-and-hair-pieces.html.

NHS Choices，Wigs and fabric supports：http://www.nhs.uk/NHSEngland/Healthcosts/Pages/Wigsandfabricsupports.aspx.（All last accessed April 2015.）

休止期脱发

定义和术语

休止期脱发指因毛发周期的生长期提前终止而引起的休止期杵状毛发脱落增加。

同义名

- 休止期脱落

概述

1961 年 Kligman 提出休止期脱发这一术语[1]。指因毛囊病变引起的杵状（休止期）毛发脱落。Kligman 认为无论脱发的病因为何，毛囊均表现出生长期提前终止。“毛囊迅速进入退行期并转入类似休止期的阶段”。休止期毛发脱落增加并不能推断出原因。查明病因需要回顾病史，明确已知的发病诱因；血生化检查排除内分泌、营养或自身免疫性等因素。持续性脱发的患者需行组织病理排除早期 AGA。脱发持续的时间，有助于预测那些进一步检查会有更多发现的患者。

在婴儿期，同一解剖区域的毛囊周期是同步的，即相邻的毛发同步生长、退化及脱落，从而产生周期性的脱毛。在许多哺乳动物中，周期性脱毛一直持续存在；而在人类，毛发的同步生长在儿童期即消失。成年人 10 万根头发不会在几个月内全部脱落，而是每天脱落约 100 根[2]。

头皮拔发显示，拔除的毛发平均 86% 处于生长期，1% 处于退行期，13% 处于休止期。头皮活检横向切片显示，93% 毛囊处于生长期，7% 毛囊处于休止期[3]。据此推测，若头皮平均有 10 万根头发，则在任一时间都有 7000 根头发处于休止期。休止期持续时间约为 100d，因此，每天应有 70 根毛发脱落。然而，大部人并未观察到每天脱落如此多头发，每天有多少头发脱落时能被注意到，以及如何提升脱发的自我察觉能力有待探讨[4]。当人们注意到他们正在脱发后，会更加仔细观察并发现更多的脱发数量。此外，头发长度影响脱发的察觉。

发病机制

Headington[5] 根据毛囊周期的不同阶段将休止期脱发分为 5 种功能型：

1. 快速生长期中断是一种快速启动的休止期脱发，毛囊受刺激后结束生长期提前进入休止期，2～3 个月后，休止期末，毛发脱落增加。常见于应激后，如严重疾病、药物治疗诱导的脱发等。此型脱发在毛发周期的恢复后得以逆转。

2. 延迟生长期中断是产后脱发的原因。妊娠期毛囊生长期延长，进入休止期的毛囊数量减少。产后大量的毛囊一同进入休止期，数月后出现脱发增加。

3. 短生长期综合征由毛囊生长期缩短引起，可引发某些个体持续性休止期脱发[5]。也可见于雄激素性秃发，在头皮可见秃发之前出现休止期脱发。

4. 快速休止期启动由于脱发期提前出现引起。或与休止期缩短有关。毛干外生并不必然启动生长期，相反，其后的毛囊可以保持空白期数周之久。空的休止期毛囊期称为空白期。休眠期延长可见于雄激素性秃发。药物如米诺地尔可促进毛干外生，这也是米诺地尔治疗脱发 4～6 周后出现暂时性脱发增多的原因。

5. 延迟休止期启动发生于延长的休止期，随后进入生长期。见于毛囊生长周期同步的动物冬季覆毛脱落时，也可能季节性地发生在某些人群。

急性休止期脱发

急性休止期脱发是一种急性发作的头发脱落，发生于高热、手术创伤、突然饥饿或出血等发病诱因 2～3 个月后[1,4-6]。大约 1/3 急性休止期脱发患者无明确发病诱因。急性休止期脱发常见于精神压力，但证据不足，尚无证据证明日常生活压力足以诱发弥漫性脱发。这类脱发的机制是快速生长期中断。

患者常发现梳头或洗发时脱发增加。每日脱发量 100 根以内至 1000 根以上不等。若脱发量小，持续时间短，秃发可不明显，而若脱发量大，则头发密度弥漫性显著降低(图 89.21)。急性休止期脱发不会出现完全秃发。

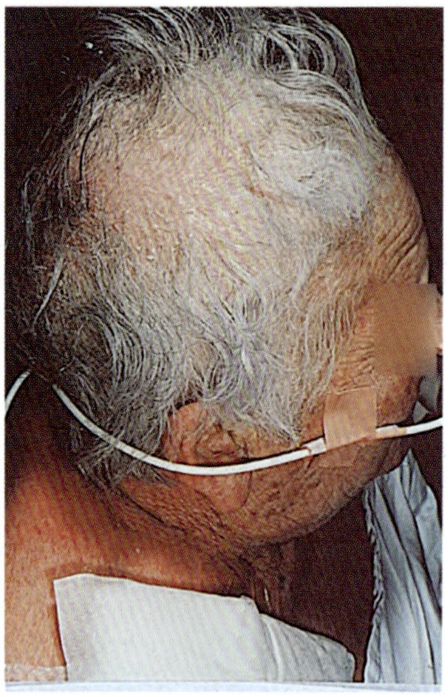

图 89.21　急性休止期脱发

除非发病诱因反复刺激，否则 3～6 个月内患者毛发可自发性完全恢复。毛囊受累的比例及随后秃发的严重程度，部分取决于发病诱因的持续时间和严重程度，以及难以解释的个体敏感性差异。

产后脱发

产后脱发指在分娩后 2～3 个月出现的休止期脱发[7,8]。机制是延迟生长期中断。本病常见，但严重程度不等，临床症状常不明显。大多数产后脱发可自行缓解。小部分女性可能会经历持续弥漫性或局限性脱发，说明妊娠期间毛发同步生长，随后同步脱落[9]。类似情况常见于口服避孕药停药后出现的休止期脱发[8,10]。

检查

突发的休止期脱发可能与 6～12 周之前的特定事件或触发因素有关。拉发试验阳性，有正常的杵状发。脱发常呈弥漫性，不会全部脱落。渐进性或持久性脱发更难以评估。杵状发脱落增加是早期 AGA 的一个可变但通常是非常明显的症状。其他鉴别诊断在本章慢性弥漫性休止期脱发部分讨论。

众所周知，拉发试验很难解释。急性休止期脱发，顶部和头皮边缘拉发试验强阳性。但拉发试验阴性并不能排除休止期脱发的诊断。急性休止期脱发，毛发镜下观察拔取的头发样本，休止期毛发比例大于 25%[1]。若新发的休止期脱发有明确原因，可进行期待治疗和观察。一般 3～6 个月后脱发停止，随后完全恢复。组织病理检查，除休止期毛囊比例增加外，无其他异常改变。

慢性休止期脱发

短期的损害往往导致 6～12 周后毛发突然出现弥漫性脱落。如果损害时间延长或反复，脱发可以隐匿性进展。慢性弥漫性休止期脱发指休止期脱发持续超过 6 个月。它可能是毛发周期动力学特发性改变的结果(原发性慢性休止期脱发)或继发于多种其他原因，包括女性型脱发等。

在明确一个潜在的触发因素是导致慢性弥漫性休止期脱发的真正原因之前，致病因素和脱发的发生应完全吻合：脱发可在致病因素被纠正后逆转，而诱因再介入时脱发也再次出现。需除外其他已知的诱因，雄激素性秃发也尤其需要排除。

公认的慢性弥漫性脱发的常见病因包括甲状腺疾病(图 89.22)、严重的缺铁性贫血、肠病性肢端皮炎和营养不良[6]。甲亢和甲减(包括药物性甲减)都可导致弥漫性休止期脱发[11,12]。甲状腺疾病引发休止期脱发的机制尚不清楚[13]。除长期甲状腺功能异常外，通常甲状腺功能恢复正常后脱发可恢复。如果甲状腺素替代治疗不能纠正脱发，应考虑其他病因，如雄激素性秃发[14]。

严重的缺铁性贫血可引起弥漫性休止期脱发，补充铁可纠正脱发。然而，铁缺乏症(无贫血或仅有轻度贫血)与慢性弥漫性脱发之间的关系比较复杂，尚有存争议[15-17]。育龄女性体内铁贮备量普遍较低(取决于铁贮备量如何定义)，可出现休止期脱发，但此年龄段也好发模式型脱发。FPHL 的早期，脱发弥漫或偶发，类似于休止期脱发。模式型脱发呈慢性复发性，通常不能完全恢复。额中部头皮环钻活检可明确诊断。

肠源病性肢端皮炎和长期肠外营养所致的获得性锌缺乏，可引起严重的休止期脱发(图 89.23)[6,18]。然而，接受弥漫性休止期脱发调查研究的患者，常规血液生化检查中只偶然发现低锌。食源性锌缺乏症，不会仅表现为弥漫性脱发而无其他症状或体征[17]。

严格限制蛋白质和热量的摄入可引发脱发[19,20]。慢性营养不良，尤其是消耗性疾病，导致的弥漫性休止期脱发常伴有毛干异常[21]。代谢性和摄入性低蛋白血症均可引起脱发[6]。胰腺疾病和各种原因导致的吸收不良[22]或长期肠外营养和维生素 A 过多症导致的必需脂肪酸缺乏[23]可引发弥漫性休止期脱发。新陈代谢紊乱，如肝脏疾病[6,24]和慢性肾脏疾病，可伴发头发稀疏[25]。晚期恶性疾病引起的脱发可能由

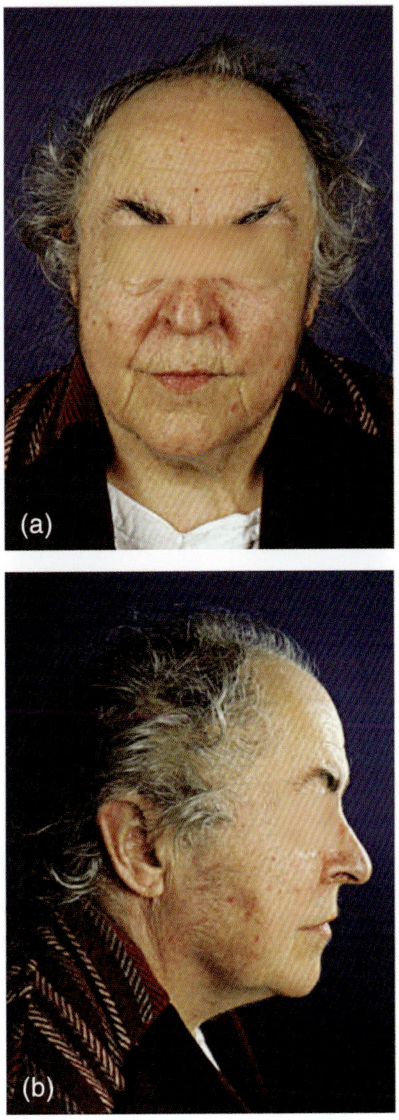

图 89.22 弥漫性脱发合并甲状腺功能减退

低蛋白血症而并非恶性疾病本身引发，霍奇金病早期可伴发脱发[26]。系统性红斑狼疮（图 89.24）和皮肌炎也可引起休止期脱发[27]。除外特征性的虫蚀样外观，二期梅毒可表现为弥漫性脱发[28]。

弥漫性脱发可发生于 Cronkhite-Canada 综合征，后者是一种罕见的特发性疾病，表现为胃肠息肉病、腹泻、蛋白丢失性肠病及体重减轻。组织学数据提示毛发病理为非炎症性，并且早期出现生长期—休止期转化[29]。也有报道可有毛囊微型化表现[30]。

药物诱发的休止期脱发

药物诱发的弥漫性休止期脱发通常发生于服药 6～12 周后，随药物持续使用而进行性加重[31,32]。主要是由于快速生长期中断的结果[5]。若用药和脱发同时发生，并排除其他类型脱发后，可做出本病诊断。

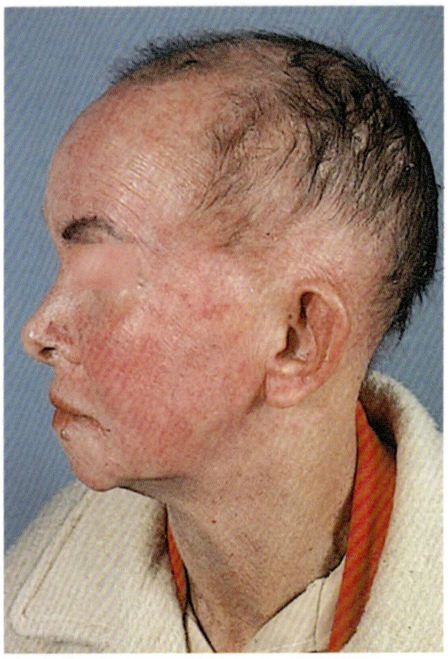

图 89.23 长期肠外营养及补锌不足引起的获得性锌缺乏

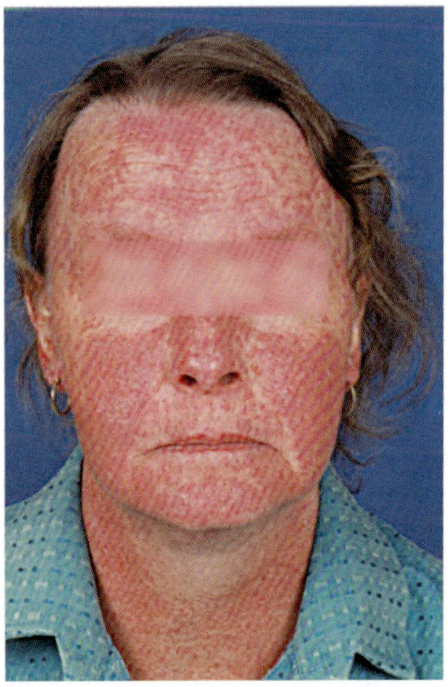

图 89.24 系统性红斑狼疮引起的脱发及光敏感

某些患者改服无相似化学结构的其他药物仍引起脱发复发，说明真正的交叉反应罕见，而且患者对药物诱发的休止期脱发存在个体易感性。慢性休止期脱发和 AGA 是重要的鉴别诊断。若怀疑药物诱发脱发，应停药至少 3 个月进行评判。停药后头发再生，再次用药后重新脱发，则证实药物引起脱发的推测。很多药物可诱发弥漫性休止期脱发，但很少达到上述评判标准。剂量相关的弥漫性休止期脱发常见于阿维 A[33] 而相对少见于异维 A 酸。维 A 酸可以引发休止期固着缺陷并缩短毛囊生长期。停用维A酸后休止期脱发仍持续存在，提示患者可能并发AGA。米诺地尔因快速休止期启动引发短暂的休止期毛发脱落[34]。

治疗

诱因消除后可在3个月内终止脱发，而毛发密度完全恢复可能需要6个月。若3个月后头发持续脱落，或6个月后恢复不完全，则可能并发AGA。

原发性慢性休止期脱发

原发性慢性休止期脱发(CTE)是一种原发性自限性脱发性疾病，常发生于中年女性。该病不同于雄激素性脱发和继发于器质性病变的慢性弥漫性休止期脱发[3]。临床表现为女性突然出现持续性脱发，至少持续6个月。头皮中线无明显变宽，头皮活检无毛囊微型化。与急性休止期脱发不同，该病少见，且病程迁延波动。CTE主要发生于30－50岁的女性。短发男性的脱发更不明显，长发男性很少出现脱发量增加，原因未明[35]。部分CTE发生于急性休止期脱发之后，或伴有明确的诱因，如妊娠或系统性疾病等，但大多数患者无明确诱因。所有功能性休止期脱发都可引起CTE，这与生长期长短的波动减少有关，而毛发生长期平均时长无明显变化[36]。

CTE可伴有头皮疼痛或感觉异常，但机制不明。本病治疗困难，但很多病例对减少脱发的治疗措施有反应，例如米诺地尔[37]。

检查

诊断CTE需排除其他原因引起的弥漫性休止期脱发。深入了解病史，包括详细的用药史和饮食史。全面体格检查，包括头皮检查和拉发试验。常规检查包括全血计数和甲状腺功能检查。必要时行梅毒血清学、抗核抗体滴度、血清锌水平及其他营养状况检查。

患病女性表现为持续性严重脱发，病程持续波动数年(图89.25)[5]。患者常诉脱发前头发密度很高，儿童时期头发能够长得很长，表明当时毛囊生长期较长[14,15]。患者通常无AGA家族史。临床检查提示双侧颞部发际线后移，但中线发缝不增宽(若头皮中线增宽提示AGA)。这些诊断标准并不绝对，AGA也可以出现类似的表现。CTE患者头顶和枕部拉发试验常为阳性，并主诉发辫量明显减少，甚至减至原来的50%[5]。一次拉发试验阴性不能排除CTE。头皮皮肤镜检查不显示缩小的头发纤维。每个毛孔有2～3个纤维的复合毛囊是正常的。

通过病史和临床检查可初步诊断CTE，但须借

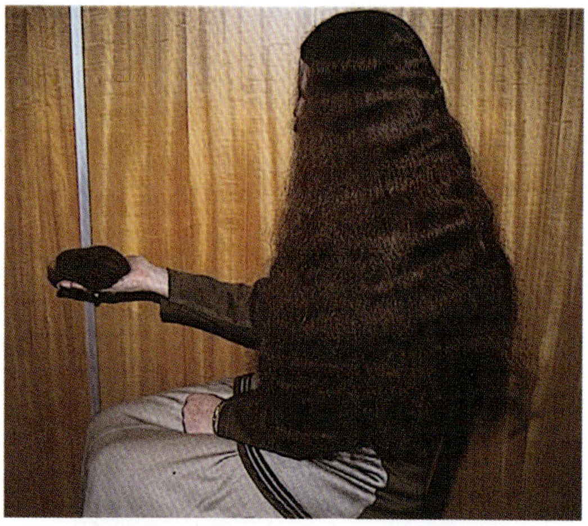

图 89.25 原发性慢性休止期脱发

助头皮活检与早期AGA区分以最终确诊[3]。推荐用4mm的环状活检，样本水平切片。终毛和毳毛比值低于8:1提示AGA。

虽然已明确CTE是一种自限性疾病且不进展为AGA，但其自然进程仍缺乏特征性，目前仅见一篇已发表的纵向研究文献[38]。

慢性休止期脱发临床上应与AGA鉴别，部分女性早期AGA可出现周期性的脱发量增加，而无典型女性型脱发的表现。600例仅有轻度或无肉眼可见的毛发密度降低的慢性弥漫性休止期脱发的女性中，60%患者头皮活检提示毛囊微小化，诊断为AGA，仅40%诊断为CTE[39]。

治疗

头发持续脱落时无需治疗，此时毛发更替不会导致秃发。抗雄激素对慢性休止期脱发基本无效。米诺地尔可以减少脱发。

斑秃

定义和术语

斑秃是一种常见的慢性炎症性疾病，引起非瘢痕性脱发。病变程度由斑片状脱发至全秃不等，前者通常可自行恢复，后者毛发再生预后差。可累及指(趾)甲。当前证据表明，斑秃是由遗传易感个体中的T细胞介导的自身免疫机制引起的。环境因素可能是引发该病的诱因。

同义名

- 全秃
- 普秃

引言和概述

罗马医师 Celsus(公元前 25 年—公元 50 年)首次描述。在"areae"的标题下,他描述了两种秃发类型:第一种为"秃发","以不确定的形式扩散,累及头发和胡须"。第二种为"匍匐行性脱发","开始于枕部……沿两侧蔓延至耳部……"。斑秃的术语最早于 1763 年由 Sauvages 提出(被 Hebra 和 Kaposi 引用[1])。在英文文献中,Robert Willan 在标题"porrigo decalvans"下描述斑秃,以托马斯·贝特曼 1819 年绘制的地图集的 XL 版为例(图 89.26)。Hebra 和 Kaposi 近年来首次详细描述斑秃,他们对斑秃的临床特征、自然病史及治疗反应等的许多描述都可以在现代教科书中找到。

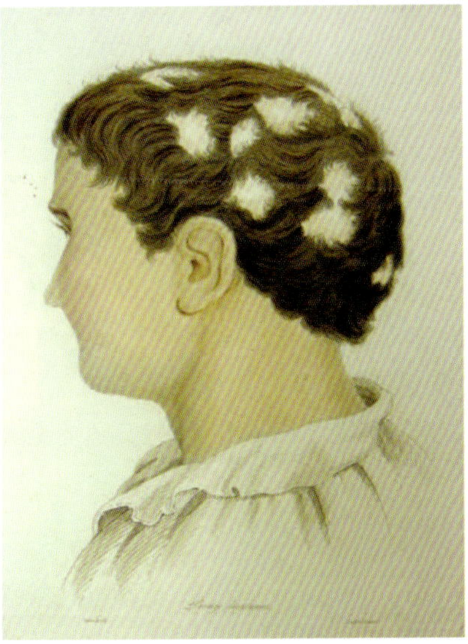

图 89.26 "porrigo decalvans"(斑秃) 插图 XL 版,1819 年,Thomas Bateman, Practical Synopsis of Cutaneous Diseases 图谱。

早期关于病因有很多观点,包括感染性、代谢性、血管性、神经性和营养神经病理论等。目前认为斑秃是一种自身免疫性疾病,这种观点最早在 Van Scott 的文章讨论中由 Rothman 提出[2]。

流行病学

发病率和患病率

美国明尼苏达州奥姆斯特德县人群中,斑秃发病率为 0.1%～0.2%,并预测 1.7%的人一生中有罹患斑秃的风险[3]。斑秃可发生于所有种族。欧洲[4]、北美[5,6]和亚洲[7,8],已报道了斑秃的数个大型系列病例,但这些病例通常来自医院的临床医护人员,没有关于人群间发病率变化的准确提示。

年龄

斑秃可发生于任何年龄。大多数患者首次发生于 40 岁之前。20—40 岁之间的几十年是发病高峰。

性别

男女患病率相近。

种族

斑秃见于所有种族,尚无研究评估发病率是否存在种族差异。

伴发疾病

斑秃可伴发其他自身免疫性疾病,包括甲状腺炎、红斑狼疮、白癜风和银屑病等。斑秃患者 1 型糖尿病的发病率较常人无异,但其亲属糖尿病发病率增高,提示糖尿病基因型的保护作用。特应性疾病,尤其特应性皮炎,在斑秃中比预期的更为常见,且与早发型和重型斑秃相关。

病理生理学

大量的证据间接证明斑秃是一种自身免疫疾病(摘自参考文献[9])

- 斑秃患者其他自身免疫疾病的患病率增加。
- 斑秃患者的器官特异性自身抗体和针对毛囊组织的血清抗体表达增加,尽管这些抗体在体内似乎不与毛囊结合并且其致病意义尚不清楚。
- 病理特征为毛球部被活化的 T-淋巴细胞浸润。
- 在斑秃的动物模型中,CD4 和 CD8T 细胞的耗竭引起毛发再生[10]。
- 斑秃与多种自身免疫性疾病具有基因相关性,尤其是主要组织相容性复合体(MHC)基因。

免疫豁免

毛囊上皮下部 MHC Ⅰ类蛋白(HLA-A,-B,-C)表达下降甚至无表达。毛囊和眼球前房、睾丸等均属于免疫豁免部位,毛囊是具有这种特性的组织,能吸引自身反应性细胞毒性 $CD8^+$ T 细胞(识别Ⅰ类 MHC 相关抗原)的风险降低。$CD8^+$ T 细胞下调 MHC Ⅰ可能会导致自然杀伤(NK)细胞的攻击,因为活化的 NK 细胞可消除 MHC Ⅱ类阴性细胞。毛囊似乎可以通过下调刺激 NK 细胞受体激活的配体的表达以及分泌抑制 NK 细胞和 T 细胞活化的分子以避免上述情况的发生。有人提出,斑秃遗传易感性人群中,促炎信号如 γ 干扰素(IFN-γ)上调毛囊中 MHC 蛋白以及 NK 细胞活化配体的表达,如 MICA 和 ULBP3,这导致免疫豁免破坏和 $CD8^+$ 细胞攻击[11]。

细胞毒性 $CD8^+$ $NKG2D^+$ T 细胞是斑秃发病的关键因素,也是最早观察到的毛囊内淋巴细胞。这些

CD8⁺ T 细胞产生 IFN-γ，诱发毛囊角质形成细胞释放白介素 15(IL-15)和 IL-15Rα，促进和维持 CD8⁺ T 细胞自身反应活性。IFN-γ 和 γ-C 细胞因子(IL-2、IL-7、IL-15、IL-21)的参与表明此过程的下游信号经由 Janus 激酶(JAK)通路。此观点在一项研究中得到证实，该研究表明，JAK 抑制剂促进斑秃动物模型和小样本临床试验人群的毛发生长[12]。

发病诱因

斑秃具有遗传易感性。

病理学

斑秃特征性病理表现为皮损边缘毛囊及其周围炎性细胞浸润，炎性细胞集中于在毛球及其周围(图 89.27)。炎性浸润的主要是活化的 T 淋巴细胞组成，多数为 CD4 细胞，混合巨噬细胞、朗格汉斯细胞、表达 NK 细胞标记的细胞[13-15]。与炎性瘢痕性脱发相反，含有毛囊干细胞的毛囊峡部周围没有或很少有炎性浸润[16]，这可以解释斑秃毛囊为何未被破坏。毛乳头和球部上皮淋巴细胞浸润可伴有 HLA Ⅰ类和Ⅱ类抗原及细胞内黏附分子-1(ICAM-1)的表达增加[17-19]。斑秃和普秃患者毛囊数目正常，生长期和休止期毛囊同时存在，但休止期的毛囊较正常头皮比例更高。其毛囊比正常的毛囊小，毛囊生长期不会超过开始形成毛干的Ⅲ～Ⅳ期(图 89.9)[2]。炎性浸润不如早期皮损明显，主要与生长期毛囊相关。

斑秃引起毛发周期动力学紊乱。生长期毛囊进入休止期。可以以离心波形式出现，类似于退毛波[20]。毛囊能够重新进入生长期，当疾病活跃时，毛囊在生长期Ⅲ～Ⅳ阶段停止发育[2]。研究表明这些毛囊会提前进入休止期，缩短的毛发周期持续存在，直到疾病活动性减弱(图 89.28)[21]。

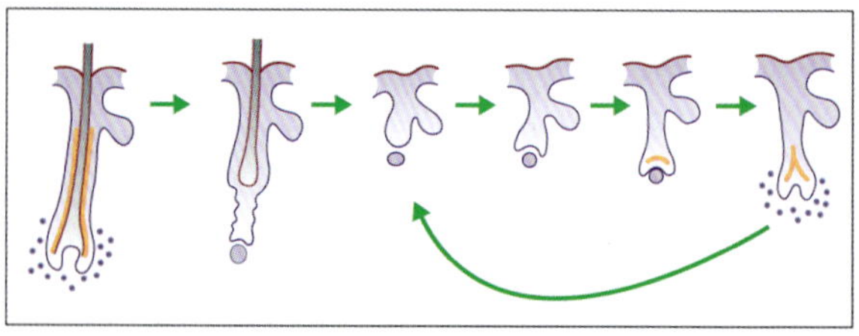

图 89.28　斑秃的动态病理变化
炎症攻击使生长期毛囊进入休止期。毛囊可重新进入生长期，但在生长期Ⅲ～Ⅳ阶段发育停止，提前进入休止期。

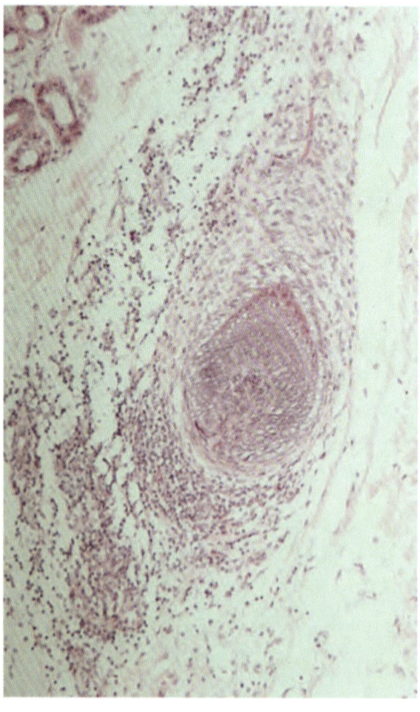

图 89.27　斑秃生长期毛球周围淋巴细胞浸润

毛球细胞具有多种类型及分化途径，但其中哪一种是病理学关注的重点尚不清楚。毛球基质中的滋养细胞经历早期皮质分化可出现空泡变性(图 89.29)[22,23]，它也是表达异常 MHC 的主要细胞。但而毛囊上皮间的改变可能继发于毛乳头功能障碍。斑秃有时出现白发的表现，增加了该病是毛球黑素细胞疾病的可能性。斑秃可表现出其他色素性特征，包括再生毛发色素沉着减少、与白癜风有关。但黑素细胞假说不能解释为什么保留的白发通常是一种相对的现象，有时也会缺失。

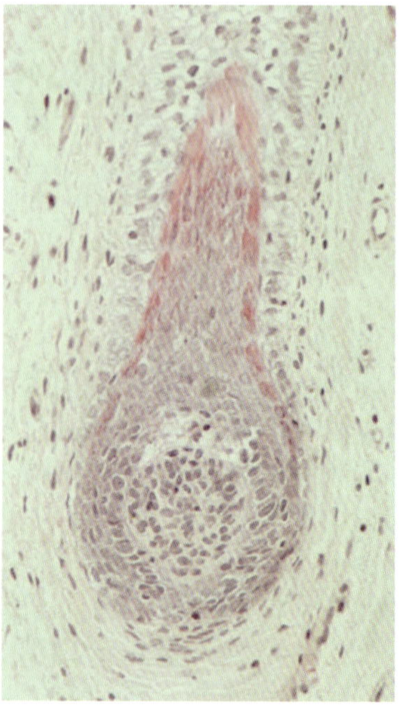

图 89.29　全秃初期的毛囊生长期，可见毛乳头上极周围的毛基质上皮空泡化

遗传学

斑秃患者家族史阳性率高，说明遗传因素在斑秃发病中的重要性[24]。在大多数报告中，家族史阳性病例占 10%～20%，然而轻型病例经常被忽略或隐瞒，实际数字可能更大。先证者子女罹患斑秃的风险为 6%[25,26]。30 岁以前发病的人群中斑秃家族史阳性者更为常见（37%，30 岁以后发病患者占 7.1%）。已有双胞胎同患斑秃的病例报道[27-29]。一项同卵双生和异卵双生的小样本研究发现，同卵双生子发生斑秃的一致性为 55%，异卵双生不存在一致性[30]。除个别家系，斑秃并非以简单的孟德尔方式遗传，其遗传基础可能是多因素的。

基因关联性。有病例对照研究发现，斑秃和多种涉及调节免疫和炎症反应的基因的相关性[31]。迄今为止，本病 MHC 基因关联性最强，尤其是Ⅱ类等位基因 *HLA-DQB1** 0301[32-34] 和 *HLA-DQB1** 1104[34,35]。全基因组关联研究已证实 MHC 基因的相关性，也鉴定出与斑秃相关的其他几个基因组区域。这些基因包括控制激活和增殖的调节性 T 淋巴细胞基因，部分基因在毛囊表达。这些基因与编码激活 NK 细胞受体配体 NKG2D 的 ULBP 簇中的基因有明显的相关性，证实 NK 细胞在发病机制中发挥作用[36]。

环境因素

斑秃由直接感染或远隔“感染灶”感染引起的观点由来已久。直到 20 世纪，仍陆续有关于斑秃与感染因素之间关系的研究报告。心理压力是触发斑秃最常见的“外部”因素[37-39]。由于难以进行对照研究二者之间联系的重要性很难确定。已发表的证据也相互矛盾，某些研究未能证实压力和脱发之间的关联性[40,41]，无法得出确切的结论。

尽管很多证据没有得到证实，但对某些患者来说，环境因素的确可以触发斑秃。如果是这样，似乎多种因素可以这种方式起作用。

临床特征表现

斑秃初期，皮损呈圆形、无毛、光滑的斑片（图 89.30a）。表面正常或轻微发红。短的易折断的感叹号样头发，常见于疾病活动期秃发区边缘（图 89.30b）。随后初发斑片可能在几个月内长出头新发，或者不时出现更多的脱发斑片。分散的斑片可融合成大面积脱发。部分患者头发完全脱落（全秃）或所有体毛脱落（普秃）。偶有脱发初期呈弥漫性，而非分散的秃发区。新生毛发最初通常细小且缺乏色素，随后逐渐恢复正常。一个头皮区域毛发再生的同时，其他秃发区域可能在扩展。

大多数病例首先累及头皮，任何有毛皮肤均可受累。男性毛发颜色较深者，新发皮损易被察觉（图 89.30c）。很多病例眉毛、睫毛脱落，眉毛、睫毛也可作为唯一受累部位。沿枕后头皮边缘延伸的条带状脱发称为匍行性斑秃（图 89.30d）。

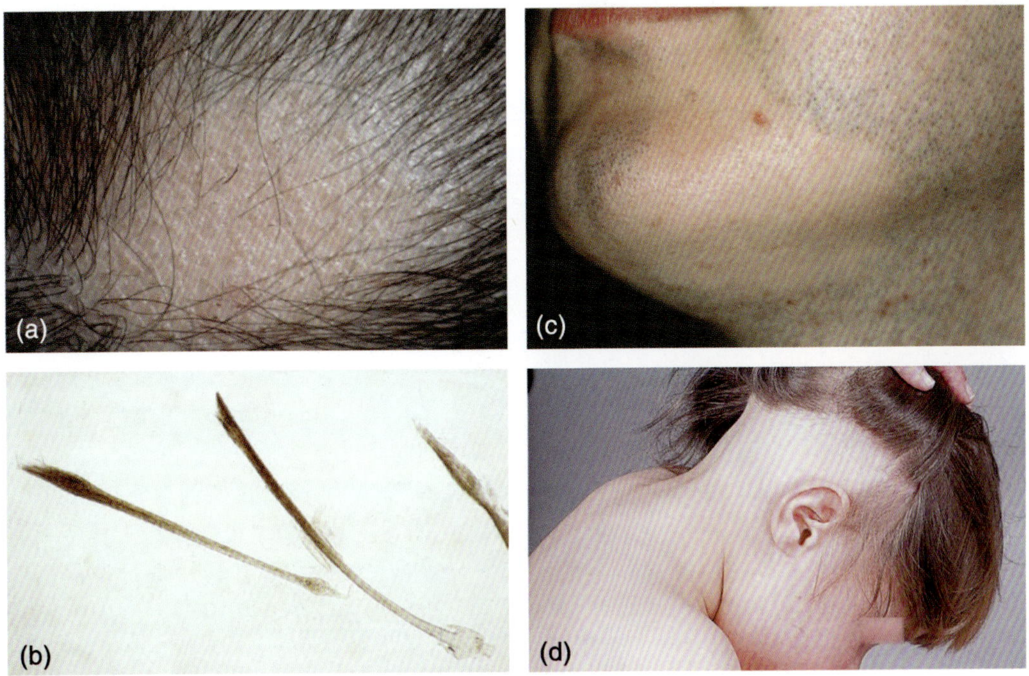

图 89.30　斑秃
(a)斑秃边缘存在断裂的“感叹号发”。(b)感叹号发。(c)斑秃累及胡须。(d)匍行性斑秃。

斑秃的一个有趣特征是保留了白发(图 89.31a)。对于混杂有色头发和无色头发白发患者，斑秃首先累及有色毛发，无色毛发或白发得以保留。若脱发进展迅速，可能会导致头发颜色的急剧变化，这可以解释历史记载的“一夜白头”现象。虽然白发不易受影响，但并非完全不受累，保留白发是一种相对现象。新生毛发可无色素或色素减退(图 89.31b)，随后毛发色素通常会完全恢复。若新生毛发持续无色素，应考虑并发白癜风的可能。

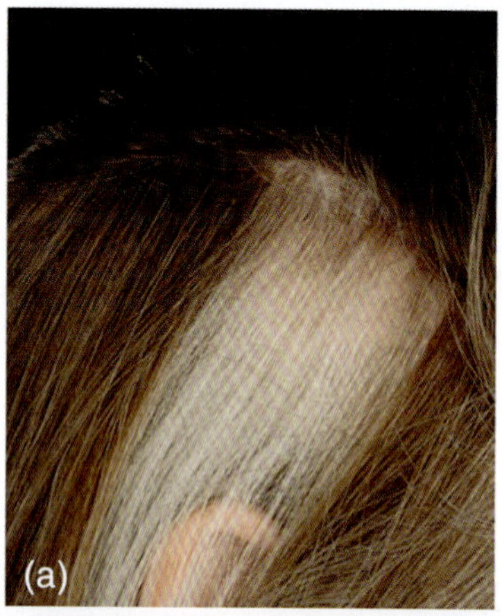

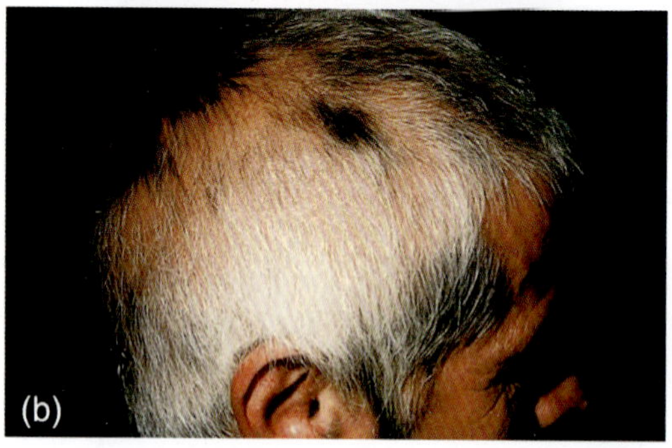

图 89.31 (a)斑秃的秃脱发斑上保留的白发。(b)斑秃的浅新生毛发

10%～15%斑秃患者指甲受累，通常发生于严重脱发的情况下。典型的斑秃甲表现为细小的点状凹陷(图 89.32)，部分患者甲板粗糙不平(指甲粗糙脆裂)，或出现非特异性萎缩性甲营养不良，后者是部分患者最苦恼的临床表现。

鉴别诊断

儿童斑秃主要的鉴别诊断包括头癣和拔毛癖。儿童斑片状脱发应考虑头癣，常表现为头皮炎症，或仅表现为轻微的鳞屑。拔毛癖脱发区形状不对称或呈人为形状，断发常覆盖症整个脱发区，与感叹号发不同，断发质地坚硬，附着牢固。大多数情况下，诊断会随时间推移变得明显；诊断不明确时，活检有助于

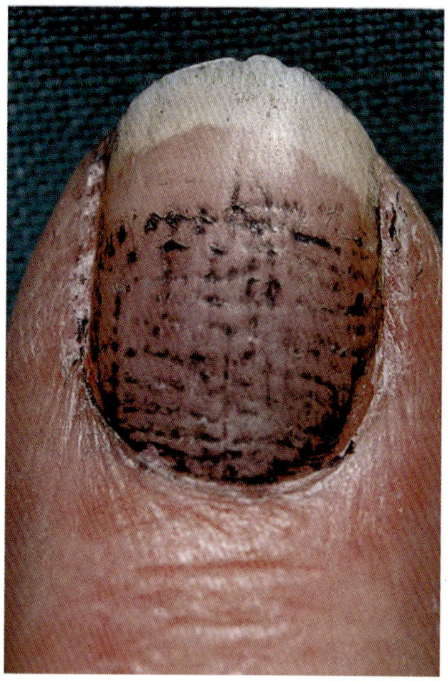

图 89.32 斑秃发病前 8 个月所有指甲出现点状凹陷。涂抹睫毛膏凸显凹陷

诊断。有时，早期瘢痕性脱发可类似于斑秃。弥漫型斑秃可能最难识别。既往脱发、甲营养不良、脱发进展迅速等病史，可提供诊断线索，但其他原因如系统性红斑狼疮等引起的弥漫性脱发，可能需要借助系统的血清学检查和头皮活检。二期梅毒有时表现为弥漫性或斑片状脱发。

严重程度分级

斑秃通常被分类为片状斑秃、全秃和普秃。除此之外，更详细的分类还应考虑疾病持续时间及片状斑秃的脱发程度。对脱发形式的描述应考虑是否呈匍行性脱发、躯干四肢毛发是否受累，是否伴甲病。评分系统采用脱发严重程度评分工具(SALT)[42]。

病程及预后

斑秃不破坏毛囊，头发再生潜力可保留多年甚至终生。某些患者片状脱发间断发生，伴长时间的正常毛发生长期。部分患者斑秃持续存在，旧脱发斑毛发再生的同时出现新脱发斑。少部分患者脱发累及所有头皮(全秃)或全身皮肤的毛发(普秃)。在这些病例中，自主恢复的概率很低。

来自二级和三级转诊中心的数据表明，34%～50%斑秃患者可在 1 年内康复，但几乎都会经历一次以上的斑秃发作，14%～25%的患者进展为全秃或普秃，小于 10%患者可完全康复[4,5,43]。日本的一项研究报道表明，80%伴少量局限性脱发斑片的患者 1 年内自行缓解[7]。儿童期发病[38,43]和匍行性脱发[38]

者，预后较差。据报道，合并特应性疾病与预后不良有关[7,38]，但印度的一项研究未发现这一现象[44]。

检查

大多数情况下，斑秃可直接诊断，通常不需要辅助检查。诊断不明确时可能需要活检，其组织学特征不典型，需要有经验的病理医师学进行阅片解读。活检有助于弥漫性脱发和早期瘢痕性脱发的鉴别诊断。某些病例，一些诊断性检查可能包括：

- 真菌培养。
- 红斑狼疮血清学。
- 梅毒血清学。

常规的"一次性"筛查其他自身免疫性疾病是否合适仍存在争议。因为这种情况风险小且终身存在，除非出现相关症状和体征。

治疗

一般原则

许多治疗方法均可诱导毛发生长，但都均无法改变疾病的过程，而且广泛脱发的患者对治疗的反应率很低。很少有治疗方法经过随机对照试验，而且关于长期结果的公开数据很少。这些困难意味着患者及其家庭的相关咨询至关重要。咨询内容包括疾病的自然病程、可采取的治疗方法以及成功率。一些患者在应对斑秃时有很大的困难，需要大量的支持。支持的来源可能包括医师、其他患者、正规的患者支持团体，以及在某些情况下的专业咨询机构。

对许多患者来说，不治疗是一个合理的选择。病程短于 1 年的局限性斑片状斑秃患者，自发缓解率可高达 80%[7]。可给予这些患者安抚治疗，告知不要预期任何秃脱发斑在 3 个月内再生。长期广泛性脱发的患者预后较差。所有的治疗失败率都很高，对于不愿意接受治疗的患者，必要时可佩戴假发。

一线治疗

局限性脱发斑片，将皮质类固醇激素(如氯倍他索)加入到乳液、泡沫或洗发配方中，治疗可加速毛发恢复。治疗应至少持续 3 个月。毛囊炎是偶发性并发症。局部皮质类固醇治疗全秃(或)普秃无效。

病灶内应用皮质类固醇可能是斑片状脱发最有效的治疗方法。长效类固醇（醋酸氢化可的松 25mg/ml 或醋酸曲安奈德 5～10mg/ml)，通过细针或无针装置注射到上层皮下组织，可刺激患者注射部位的毛发生长(图 89.33)。通常需要多次注射。局部萎缩是常见的不良反应，可在几个月内可复。病灶内应用皮质类固醇不会阻止其他部位的脱发，此方法也不适用于快速进展性脱发或全秃/普秃患者。

其他治疗方法，如局部使外用米诺地尔和地蒽酚

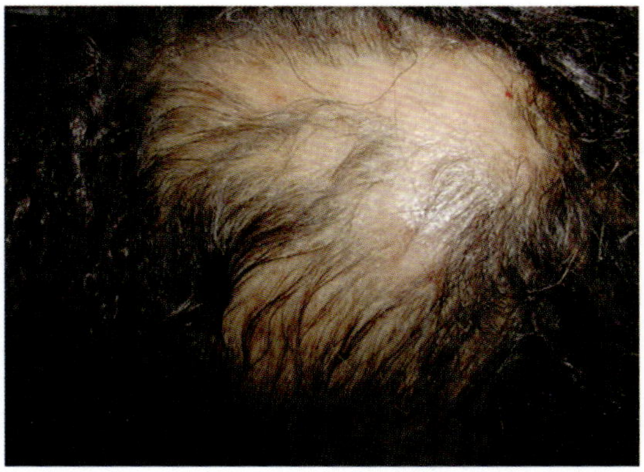

图 89.33 斑秃皮损内注射皮质类固醇(曲安奈德)后毛发再生

(蒽林)，被建议用于局限斑片状脱发患者，但其疗效尚不确定。

二线治疗

泛发性进展迅速的斑秃，长期每日口服皮质类固醇激素可促进部分患者毛发再生。一项小规模部分对照的研究报告称，接受为期 6 周口服泼尼松龙(起始量 40mg/d)逐渐减量疗程治疗的患者中，有 30%～47%毛发再生超过 25%[45]。但多数患者需要持续治疗以维持毛发生长，而其疗效通常不足以平衡风险。系列病例报告显示，对大剂量皮质类固醇激素(口服或静脉给药)的冲击治疗方案反应良好[46-48]。在唯一一项对照试验中，连续 3 个月，每周接受 200mg 泼尼松龙治疗的患者，6 个月时的毛发再生效果优于服用安慰剂的患者[49]，但无统计学显著意义[50]。

三线治疗

接触免疫疗法是斑秃最有效和最成熟的治疗方法。通过将强效变应原施加于头皮小部分区域，使患者对强效变应原敏感。随后使用相同的过敏原(浓度足以诱发轻度接触性皮炎)，以同样的操作方法，通常每周一次进行治疗。用于治疗斑秃的接触性过敏原包括二硝基氯苯(DNCB)、方形酸二丁酯(SADBE)和二苯基环丙酮(DPCP)。目前大多数中心使用 DPCP[51]。对所有已发表的接触式免疫疗法研究的评论总结认为，50%～60%患者有反应，但反应率波动幅度很大(9%～87%)[52]。严重脱发的患者几乎无反应[53,54]。文献报道预后不良的特征包括出现甲改变、早期发病和有阳性家族史[52]。在大多数研究中，若治疗 6 个月后无反应，则停止治疗。加拿大的一个病例系列中，经过 6 个月的治疗，约 30%的患者临床上有显著的毛发再生，经过 32 个月的治疗，比例

第8部分

增加到78%，这表明更长时间的治疗是有益的。全秃和普秃患者的治疗反应率较差，为17%，治疗超过9个月仍无改善。治疗后或治疗期间可能会复发。加拿大的系列病例报道中，62%的患者在治疗成功后复发。有两个病例系列报告，接触性免疫疗法治疗儿童斑秃，缓解率分别为33%[56]和32%[57]。第三项研究发现重度斑秃患儿的短期缓解率相似，但持续获益的患儿少于10%[58]。

大多数患者在接触免疫治疗期间发生枕部和（或）颈部淋巴结增大。通常呈暂时性的或持续整个治疗期。严重皮炎是最常见的不良反应，但可通过细化滴定浓度将风险降至最低。罕见的不良反应包括荨麻疹[59]和白癜风[60]。接触免疫疗法用于有色人种，可能引发色素沉着和减退（包括白癜风）等影响美观的色素性疾病并发症。此治疗方法已应用了30年，尚无长期不良反应的报告。参与接触免疫疗法的专业医疗人员（医师、护士、药房技术人员）的致敏是值得注意的问题，操作者必须小心避免皮肤接触过敏原。

接触免疫疗法的作用方式尚不明确。Happle认为，接触性变应原竞争CD4细胞，使其远离毛囊周围区域（“抗原竞争”）[61]。其他潜在机制包括非特异性刺激局部抑制性T细胞应答[18]和增加皮肤中TGF-β表达，从而抑制免疫应答[62]。

几项关于光化学疗法治疗斑秃的无对照研究表明，应用各种类型的PUVA（口服或局部应用补骨脂素、局部或全身紫外线照射）[63-65]，治疗成功率高达60%～65%。两项回顾性无对照研究提示：光化学疗法反应率低[66]或其疗效并不优于疾病的自然病程[67]。治疗后的复发率很高，通常需要持续治疗以维持毛发生长，这可能导致难以接受的高UVA累积剂量。

非医学性药物疗法治疗

弥漫性脱发的女性通常选择戴假发、发片或头巾。有一些勇敢的患者并不介意别人看到自己的脱发。男性倾向于剃光头或戴假发。半永久性文眉有助于掩饰眉毛的缺失。

Resources

Further information

Messenger AG, McKillop J, Farran P, McDonagh AJ, Sladden M. British Association of Dermatologists' guidelines for the management of alopecia areata. *Br J Dermatol* 2012; 166: 916-26. http://www.bad.org.uk/librarymedia%5Cdocuments%5CAlopecia_areata_guidelines_2012.pdf.

Patient resources

Alopecia UK: http://www.alopeciaonline.org.uk.
British Association of Dermatologists, patient information leaflet: http://www.bad.org.uk/shared/get-file.ashx?id=68&itemtype=document.
National Alopecia Areata Foundation: http://www.naaf.org. (All last accessed February 2015.)

瘢痕性毛发生长疾病

多种原因可引发瘢痕性脱发，分为几大类（表89.3）[1]。本章详细讨论部分类型，其他原因和症状将在相应的章节中讨论。

获得性瘢痕性脱发

定义和术语

瘢痕性脱发指毛囊永久破坏后发生的脱发斑片，其病因可能是毛囊自身疾病（原发性瘢痕性脱发），或外部因素（继发性瘢痕性脱发）。可累及任何有毛皮肤，最常累及头皮。

同义名
- 瘢痕性脱发

概述

瘢痕性脱发最早由Brocq在1885年描述[2]。后来人们称之为Brocq假性斑秃[3]，现在被认为是一种综合征，以毛囊破坏导致永久性斑片状秃发为表现，不伴明显的炎症病理表现。Quinquaud认为秃发性毛囊炎是一种瘢痕性脱发[4]，显著特征为脱发瘢痕边缘出现毛囊炎性脓疱。

瘢痕性脱发中，外毛囊根鞘靠近立毛肌附着点处（隆突区）的毛囊干细胞被损伤，破坏了毛发再生的潜在可能。组织学上，毛囊最终消失或被纤维柱取代，未见瘢痕组织。与一般无症状的非瘢痕脱发患者不同，瘢痕性脱发患者可伴瘙痒、灼热、疼痛、脱屑或分泌物。原发性瘢痕性脱发通常呈慢性、渐进性，最终影响美观。其进展速度和最终的严重程度极其多变，难以预测。

表 89.3 瘢痕性脱发的分类

	病因	疾病
原发性瘢痕性脱发	炎症：	
	淋巴细胞性	慢性皮肤型红斑狼疮
		毛发扁平苔藓(LPP)：
		经典 LPP
		Graham-Little 综合征
		额部纤维化秃发
		Brocq 假性斑秃
		中央离心瘢痕性脱发
		黏蛋白性脱发
		棘状秃发性毛囊炎
	中性粒细胞性	秃发性毛囊炎(包括簇状毛囊炎)解剖蜂窝织炎/毛囊炎
		瘢痕疙瘩性痤疮
	混合性	坏死性痤疮
		糜烂性脓疱性皮病
	非特异性	非特异性或终末期瘢痕性脱发
继发性瘢痕性脱发	创伤	放射性皮炎
		机械创伤
		术后(如皮瓣坏死)
		烧伤
		偶然性脱发
		人工性皮炎
		牵引性脱发
		热梳脱发
	硬化性疾病	硬斑病
		硬皮病
		硬化性萎缩性苔藓
		硬皮病样迟发性皮肤卟啉病
		慢性移植物抗宿主病
	肉芽肿性	结节病
		类脂质渐进性坏死
		感染性肉芽肿
	感染：	
	细菌性	毛囊炎
		痈/疖
	真菌性	脓癣
		黄癣
		头癣(很少形成瘢痕)
	病毒性	带状疱疹
		水痘
		人类免疫缺陷病毒(HIV)
	原虫的	利什曼病
	梅毒螺旋体	梅毒
	分枝杆菌	肺结核
	肿瘤：	
	良性	圆柱瘤
		其他附属器的肿瘤
	恶性	基底细胞癌
	原发性	鳞状细胞癌
		皮肤 T 细胞淋巴瘤
	恶性，继发性	肾，乳腺，肺，胃肠肿瘤
		淋巴瘤、白血病
发育缺陷及遗传病		皮肤发育不全
		颜面偏侧萎缩(Romberg 综合征)
		表皮痣
		毛囊错构瘤
		色素失禁症
		Goltz 局灶性真皮发育不良
		Mibelli 汗孔角化病
		鱼鳞病
		大疱性表皮松解症
		多骨纤维发育不良
		Conradi-Hünermann 综合征(点状软骨发育不良)

瘢痕性脱发可能由毛囊本身疾病或外部继发性损害引起。继发性原因包括创伤(如烧伤、放射性皮炎)、感染(如黄癣、肺结核、梅毒)、良性或恶性肿瘤。用于拉直或卷发的化学物质也可引发易感人群继发性瘢痕性脱发。炎症性疾病，如硬皮病，毛囊并非其靶组织，也可能导致继发性瘢痕性脱发。

随着病程的进展，临床和组织学特征也不断变化，因此瘢痕性脱发的主要病因难以分类。欧洲后裔中最常见的明确病因是扁平苔藓(LPP)、秃发性毛囊炎和盘状红斑狼疮。北美和欧洲的黑种人最常见的原因是中央离心性脱发。肿瘤，尤其是肾癌、乳腺癌和肺癌的转移性结节，其作为瘢痕性脱发常见而重要

第8部分

的病因,应予以重视。

流行病学

发病率和患病率

瘢痕性脱发并不罕见。约占专科脱发门诊患者的 7%[1]。

年龄、性别和种族

欧洲裔最常见的原因是 LPP,若欧洲和非洲裔结合统计,则中央离心性脱发比所有其他形式的瘢痕性脱发更常见。白人比深色皮肤的人种更容易受到影响。大多数 LPP 见于 30—50 岁的女性。盘状红斑狼疮在女性中的发病率是男性的 2 倍,在非洲人中的发病率是白人的 3 倍,发病率约为 1/2000。家族性病例约占 10%。发病高峰期约为 40 岁。

中央离心性脱发好发于 40 岁左右的非洲裔女性,女性和男性的比例为 3∶1。前额纤维性脱发几乎完全发生在绝经后女性。30 岁后秃发性毛囊炎男女发病率相同。分割性蜂窝织炎最常见于 20 多岁男性。瘢痕疙瘩性毛囊炎(瘢痕疙瘩性痤疮;见第 93 章)多发于 30 岁左右的非洲裔黑人。糜烂性脓疱性皮病最常见于皮肤白皙、秃顶的 70 多岁欧洲男性和女性。

伴发疾病

在就诊或随访期间,多达 40% 的头皮扁平苔藓患者和 30% 的头皮盘状红斑狼疮患者会伴发其他部位的皮肤疾病。虽然盘状红斑狼疮可见于系统性红斑狼疮患者,但极少数局限头皮的盘状红斑狼疮患者发展为系统性红斑狼疮。约 10% 的前额纤维化性脱发患者头皮伴发扁平苔藓。线状硬斑病可能与面部偏侧萎缩有关。分割性蜂窝织炎可能与毛囊闭锁四联症有关。脱发性小棘毛囊角化病可能与身体其他部位的毛囊角化症有关。毛囊黏蛋白沉积症可能与皮肤 T 细胞淋巴瘤有关。头皮转移呈孤立性或与播散性转移性疾病有关。

检查

一旦初步诊断出瘢痕性脱发,就应检查头皮,寻找导致脱发的其他线索,例如毛囊炎、毛囊堵塞或断发,或者皮肤镜检查提示毛囊口消失。以上征象有助于明确瘢痕性脱发的病因,但不具特异性,通常需要进行临床病理的相关性分析才能做出具体诊断。脓疱强烈提示秃发性毛囊炎,但也可见于扁平苔藓和慢性皮肤狼疮。即使从外观看是非常正常的头发,也应从秃发边缘拔出进行显微镜观察和培养。任何脓疱的疱液均应进行拭子采集并培养。还应仔细检查皮肤、指甲和口腔黏膜:在就诊或随访期间,多达 40% 的头皮扁平苔藓患者和 30% 的头皮盘状红斑狼疮患者,有其他部位的皮肤病。

大多数情况下,需进行诊断性活检。必须仔细选择活检部位:早期病变部位更佳。多点钻取活检比单处椭圆形活检更为适合,这样可以沿着毛囊对活检标本进行定位,并且可以研究疾病过程的不同阶段。理想情况下,应在活动性皮损区域至少进行一次取样大小为 4mm 的活检,准备水平切片并用苏木精和伊红染色。若需垂直切片或免疫荧光检测,应从临床活动性相似的区域另取第 2 个、第 3 个 4 mm 大小的活检标本。在某些情况下,还要在脱发斑片的中心进行其他活检,以评估毛囊是否消失及其再生潜力以及特殊染色的进一步活检[如弹性蛋白、黏蛋白、高碘酸 Schiff 染色(PAS)][1]。

治疗

多为经验性治疗,无法获得随机对照试验资料。治疗的目的是减轻症状,减缓或阻止脱发进程,但毛囊脱落部位毛发无法再生。早期治疗是预防永久性脱发的关键。长期以来,术语不一致,临床终点不确定及高质量临床试验的缺乏,使疾病治疗具有很大挑战性[5]。

对于继发性瘢痕性脱发,一般建议采用头皮缩减术和毛发移植术结合的手术方法。针对原发性瘢痕性脱发患者的头发移植和头皮缩减术更为复杂,因其常呈渐进性,缺乏足够的供体,或由于受体皮肤持续炎症而可能出现移植排斥反应。

因为需要周围的头发来掩盖瘢痕性脱发斑,所以任何相关的脱发疾病(例如雄激素性秃发)都应被重视。另外,装饰粉和喷雾剂以及假发对于掩盖瘢痕性脱发斑都是有用的。

进行了多次检查仍始终无法做出特定诊断时,最好的诊断是瘢痕性脱发。此时,可以考虑口服皮质类固醇或抗疟药物试验治疗,以评估毛发再生的可能性。对于小面积瘢痕性脱发,若潜在的疾病已消除,可以考虑毛囊移植或切除皮损区域来治疗。面积较大的区域则需要术前使用组织扩张器[6]。

非特异性瘢痕性脱发

流行病学

这是目前瘢痕性脱发患者中最常见的诊断。在 Whiting 的 358 例因瘢痕性脱发而进行活检的患者中,32% 被诊断为本病[7]。非特异性瘢痕性脱发常被称为假性斑秃,但应避免使用这个术语,因其易与 Brocq 假性斑秃混淆,后者是一种特殊的临床疾病。这种非特异性瘢痕性脱发包括一系列特发性、非炎症性、无规律性、永久性的脱发，通常进展缓慢。多数原发性瘢痕性脱发最终消退，表现为头皮不规则瘢痕性脱发，不伴明显的临床或组织学特征。各种权威数据表明，15%～90%的非特异性瘢痕性脱发病例由 LPP 引起，但无法证实这一点。少数最初被诊断为非特异性瘢痕性脱发的患者后来发展为相关的皮肤扁平苔藓，这说明这种情况与 LPP 之间存在明显的重叠。

病理生理学

组织学表现是多变的和非特异性的。在瘢痕斑片边缘有毛头皮上进行的头皮活检可能完全正常，或在毛囊漏斗部和中部周围出现非特异性淋巴细胞浸润，伴或不伴轻度浅表血管周围浸润。毛囊可能受损，被纤维束取代，皮脂腺和毛囊单位被破坏。脱发区中心毛囊消失或数量显著减少，表皮萎缩。残余毛囊周围可见同心圆状板层状纤维化和毛囊萎缩。邻近的真皮硬化。毛囊破裂可产生毛发肉芽肿或脓疱，而被误诊为秃发性毛囊炎。

临床特征

脱发斑片常初发于头顶，但也可发生在头皮任何地方。病变呈椭圆形，部分融合形成不规则的秃发区。斑片光亮、轻度萎缩，常无红斑。皮损内常持续存在少量终毛，通常不规则扭曲状，容易拔出。毛囊炎很少见。即使在再生长期中，秃发斑边缘的毛发也常不规则地扭曲并且容易拔出，提示病变活动进展。

预后

预后多变，难以预测。一些斑块在多年内会出现无法察觉地进展，而其他斑块可能迅速进展。目前无法确定是皮损停止进展，还是进展缓慢而未引起注意。

治疗

已尝试许多经验性治疗，均无效。

毛囊性扁平苔藓

概述

扁平苔藓是一种可引发皮肤、毛发及甲改变的特发性炎症性疾病（见第 37 章）。少数累及毛囊，导致瘢痕性脱发。毛囊成为炎症靶点的原因尚不明确。

毛囊性扁平苔藓可分为三类，下面将对每一类进行更全面的讨论：经典扁平苔藓（LPP）、前额纤维性脱发（FFA）和 Graham-Little 综合征，均可导致瘢痕形成和脱发。

扁平苔藓患者头皮明显受累的情况相对较少[8]，在一个 807 例患者系列中只确诊 10 例。但实际发病率可能比上述数据要高得多，因为报告者倾向于排除以脱发（被归类为假性脱发）为该病唯一表现的患者。

毛发扁平苔藓

概述

毛发扁平苔藓是毛囊性扁平苔藓最常见的类型，典型表现为头皮渐进性瘢痕性脱发。常仅限于头皮，也可累及身体其他部位。另见第 37 章。

病理生理学

病因

Karnik 等利用微阵列分析研究发现，LPP 的分子基础是脂代谢和过氧化物酶生物合成相关基因表达下降[9]。免疫组织化学分析显示，在毛囊皮脂腺单位被破坏之前，就已出现过氧化物酶体进行性丢失、促炎脂质堆积和炎性细胞浸润。过氧化物酶体增殖物激活受体 γ（PPARγ）是调节上述过程的转录因子，在 LPP 中表达显著降低。在小鼠模型中，毛囊干细胞 PPARγ 靶向敲除可导致皮肤和毛发 LPP 样表型。研究者认为毛囊 PPARγ 功能的丧失会触发 LPP。

病理[9]

最初的异常发生在表皮。基底细胞纤维化改变导致胶质体形成，并且在病变早期的真皮中可以见到含有色素的巨噬细胞。进行免疫荧光检测，可在真皮上层检测到纤维蛋白和免疫球蛋白 M（IgM），并在基底膜区域检测到各种补体成分。受损的基底细胞不断被邻近的正常表皮细胞迁移取代。皮损中，角质层和颗粒层增厚，棘层不规则增厚。表皮突变平并呈锯齿状。基底细胞液化变性。真皮浅层致密的淋巴细胞浸润，组织细胞散在。许多视野可见胶样小体。病变延续，炎症侵及毛囊周围，毛发被角质栓替代。毛囊最终可被完全破坏（图 89.34）。组织学上，雄激素性秃发伴纤维变性可与 LPP 混淆，尤其在 AGA 伴轻度到中度淋巴组织细胞炎症时[10]。

临床特征[11]

新发皮损可表现为紫色丘疹、红斑和鳞屑（图 89.35a）。丘疹很快被毛囊角栓和瘢痕所取代（图 89.35b）。最终，瘢痕区角栓脱落，瘢痕区呈现为白色的光滑皮肤，且伴有萎缩。脱发区内无毛囊口。若皮损扩展，其边缘毛囊内仍可见毛囊角栓，皮损边缘拉发试验阳性，生长期毛发呈卷曲状，稍用力即可拔出。

患者常表现为非特异性的假性斑秃样瘢痕斑片。此时，只有其余部位存在典型皮损或借助扁平苔藓组织学表现方可做出扁平苔藓的诊断。可能的表现形式如下：大疱性扁平苔藓伴甲脱落[12]，大疱性皮损伴皮肤黏膜典型扁平苔藓，或如仅累及甲的非常局限的

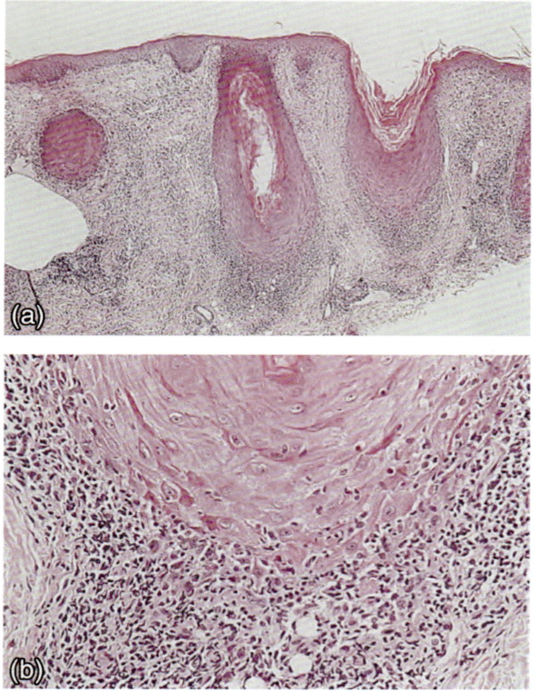

图 89.34　扁平苔藓

(a)低倍镜下见毛囊角栓和附属器周围炎症细胞浸润。(b)毛囊根部基底层液化变性和苔藓样单个核细胞浸润。

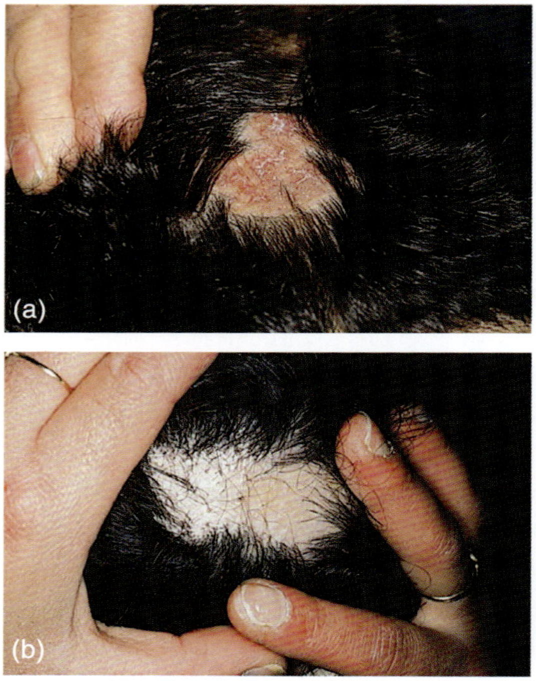

图 89.35　(a)扁平苔藓所致瘢痕性脱发，活动期病损。(b)进展期扁平苔藓示毛囊角栓和瘢痕

扁平苔藓。

除头皮外，LPP 的好发部位包括腋窝、腹股沟皱褶、骶骨部和肢体弯曲部位。表现为成群的或散在的毛囊性的、扁平、隆起或半球性红斑丘疹或点状角化[13]。与头皮相比，这些部位的脱发易被患者忽略。

预后

部分患者头皮 LPP 病程缓慢，多年后仅表现为不明显斑片。但 LPP 可迅速发展，引发弥漫性永久性秃发。症状缓解和炎症减轻并不意味着脱发已经停止。脱发可隐匿进展多年[5]。

治疗

初期可能需要短期的系统性皮质类固醇治疗以稳定病情。部分情况下，皮损内注射糖皮质激素有一定疗效，但仅限于伴活动性炎症的阶段[5]。每天一次局部外用强效皮质类固醇，如丙酸氯倍他索软膏或洗发水，常可缓解如瘙痒或疼痛等并发症，轻度抑制疾病进展[14]。羟氯喹和阿维 A 的应用均取得不同程度的成功。环孢素对皮肤扁平苔藓非常有效，据报道另有环孢素[15]、沙利度胺[16,17]用于治疗 Graham-Little 综合征有效的报道。

病史不明确、脱发持久、缺乏任何有效的方法阻止疾病的进展以及难以监测临床反应等问题，令医患双方都对治疗效果非常不满意。目前，特异性 PPARγ 靶向治疗药物，如吡格列酮，已被证实无效[18]。

前额纤维性脱发

概述

1994 年，由 Kossard 首次描述[19]。常发生于绝经后妇女，也可更早发病或发生于男性。已有家族性发病的报道[20]，与盘状红斑狼疮相关[21]。曾认为本病罕见，但近 20 年来逐渐增多。有人推测由环境因素所致，但对此的解释尚不清楚。

病理生理学

组织病理学与 LPP 相同。

临床特征

前额发际线后退是前额纤维性脱发的主要特征(图 89.36)[22]。与雄激素性秃发不同，本病表现为前额发际线以一条直线向后退，而非颞部和鬓角的发际线消失。后发际线也可发生退行性改变。本病可伴瘙痒和疼痛，但不常发生。疾病早期普遍会发生眉毛脱落。也可发生体毛脱落。近观可见毛囊口消失、毛囊周围红斑和发际边缘角化过度。部分患者累及毳毛毛囊，脸颊和太阳穴出现小丘疹。

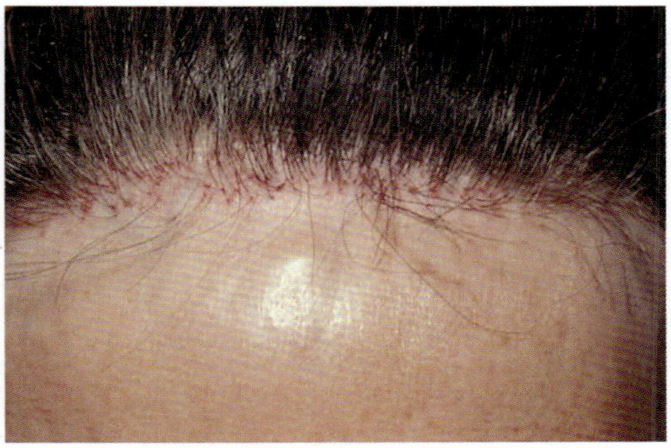

图 89.36 前额纤维性脱发影响前额发际线，伴有毛囊红斑和脱屑

预后

本病多缓慢进展[22,23]。大多数患者发际线后移最终停止，但无法预知，偶有患者发际线后移至头顶部。

治疗

治疗方法多样，包括局部外用或皮损内注射皮质类固醇激素、羟氯喹、多西环素和非那雄胺等，但均缺乏有效证据。

Graham-Little 综合征

概述

1915 年，Graham-Little 报道一名 55 岁的女性，发生缓慢进展的瘢痕性脱发 10 年，伴群集角化丘疹 5 个月[24]。此后报道了多例患者。尽管典型病例的免疫荧光检测强烈提示扁平苔藓，但尚不明确这种综合征是否为扁平苔藓的一种类型[25]。无论其原因如何，该综合征是独特存在的，被命名为 Graham-Little、Lassueur-Graham-Little 或 Piccardi-Lassueur-Little 综合征。

病理生理学

头皮可见毛囊角栓。毛囊下部进行性破坏，最终表皮萎缩，覆盖在硬化的真皮上方。腋窝和阴部毛囊可被破坏，但无临床可见的皮肤萎缩。

临床特征

大多数患者为 30—70 岁女性。基本特征是头皮进行性瘢痕性脱发、阴毛和腋毛脱落（临床上无明显瘢痕）及迅速进展的毛周角化症[26]。

大多数患者最早表现为头皮片状瘢痕性脱发。一般来说，头皮脱发比弥漫性毛周角化症的发生早数月或数年[27]。有时脱发和毛周角化症同时发生，或毛发角化病先于脱发发生[28]。头皮病变可仅有瘢痕性脱发斑。有些作者特别提到可伴发头皮毛囊角栓[28]，另有些作者提到可有“红色鳞状斑片”。

毛周角化症早期被称为小棘苔藓，强调角化性丘疹伴有明显棘突。多在数周或数月内迅速发展为斑块，通常累及躯干或四肢，偶尔累及眉毛和面颊。在一些病例报告中已注意到部分患者时有发生瘙痒[5]。大多患者阴毛和腋毛稀疏并最终完全脱落。

治疗

通常无有效治疗方法。短期口服泼尼松龙可以使快速进展的病情稳定下来。据报道，环孢素仅在一例患者有效[14]。可局部应用强效皮质类固醇激素、口服羟氯喹和沙利度胺。

慢性皮肤型红斑狼疮

同义名

- 盘状红斑狼疮

概述

红斑狼疮是一种自身免疫性结缔组织病，特征表现为存在针对细胞核抗原的循环性非器官特异性自身抗体（见第 51 章）。包括三种不同形式：系统性红斑狼疮（SLE）、亚急性皮肤型红斑狼疮（SCLE）和慢性皮肤型红斑狼疮（CCLE）。但只有 CCLE 可常规诱发瘢痕性脱发。富含干细胞的毛囊漏斗部的炎症是 CCLE 诱发瘢痕性脱发的基础，但这不能解释为何相同的炎症反应在 SLE 患者不会引发瘢痕。SLE 伴发的弥漫性脱发被认为是一种急性休止期脱发。

病理生理学[7]

组织学上，CCLE 与 SLE 共同表现为角化过度伴毛囊角栓、血管及附属器周围淋巴细胞浸润（呈轻度、中度或重度）和局灶性基底层空泡变性（图 89.37）。这可能与胶样小体形成、色素失禁、真皮乳头层水肿、基底膜增厚、淋巴细胞进入表皮和毛囊上皮的胞吐作用有关。真皮中广泛分离的胶原束之间可见淡蓝色的黏蛋白。瘢痕仅发生在 CCLE，胶原纤维均质化，与皮肤表面平行，附属器消失，残存孤立的立毛肌。弹力蛋白染色显示瘢痕中弹力纤维消失。

在狼疮中并无颗粒层增厚、锯齿状表皮突、毛囊周围纤维化和裂隙，这有助于其与扁平苔藓的鉴别诊断。但常规组织学检查时常无法区分，需借助免疫荧光检测。超过 80%红斑狼疮患者的基底膜上有补体（C3）、IgM 和 IgG 线状沉积，但这些在扁平苔藓中并不存在。50%～75%的 SLE 患者的非病变部位皮肤的直接免疫荧光也呈阳性，这取决于样本来源于日光

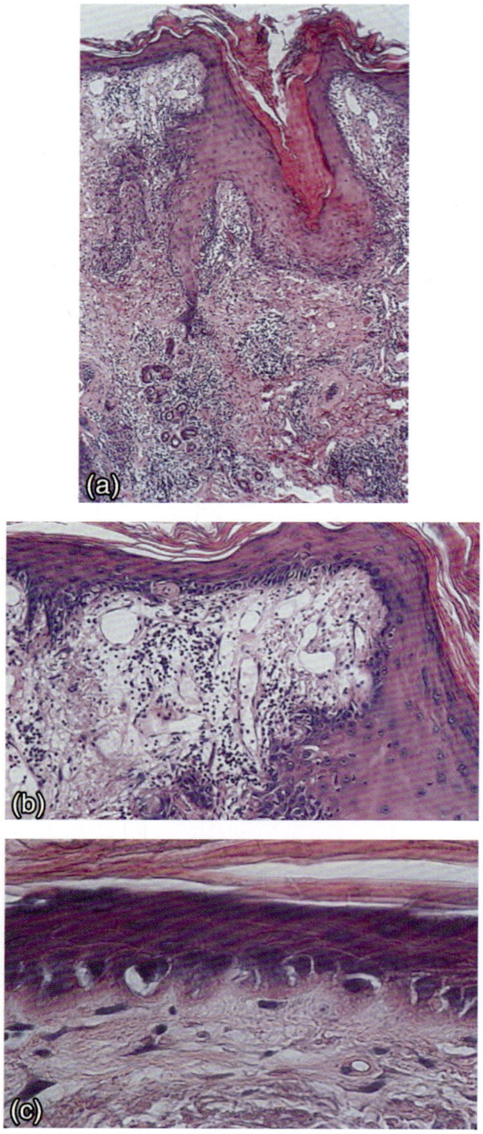

图 89.37　盘状红斑狼疮

(a)低倍镜下可见毛囊角栓、浅及深层血管及附属器周围淋巴细胞浸润。(b)高倍镜下可见基底层液化变性和单核细胞浸润。(c)高倍镜下基底层的液化变性。(由澳大利亚墨尔本 G. Mason 博士提供)

暴露部位皮肤还是非日光暴露部位皮肤。仅约 20% 的 CCLE 患者会出现未受累皮肤的免疫荧光反应阳性。头颈部可出现 IgM 轻度假阳性免疫荧光反应而引起混淆。只有 IgG 阳性或 IgM 强阳性(图 89.38)才可作为头皮狼疮的支持证据,因为无狼疮存在时很少会出现 IgG 阳性或 IgM 强阳性。陈旧性消退期皮损通过组织学和免疫荧光检测无法定论,此时可给予如瘢痕性脱发等非特异性诊断。

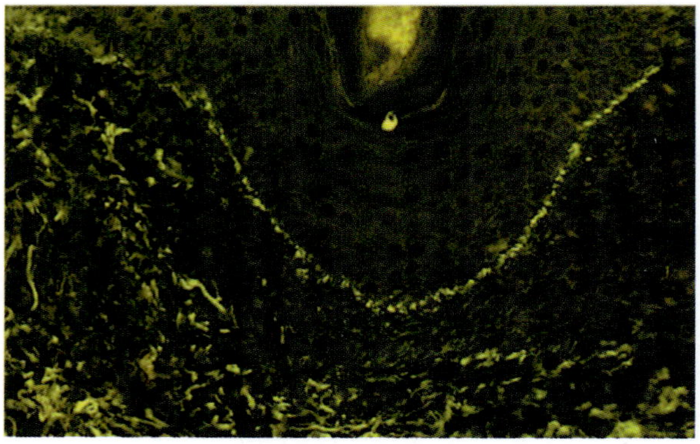

图 89.38　IgG 免疫荧光呈线状沉积:狼疮带试验阳性

(由澳大利亚墨尔本 G. Mason 博士提供)

临床特征[7]

瘢痕性脱发见于 20% 的男性和 50% 的女性 CCLE 患者中,头皮常为唯一受累区域。头皮皮损常伴瘙痒。头皮红斑和毛囊角栓鳞屑不规则扩展,产生瘢痕(图 89.39)。可伴瘙痒、灼痛或头皮压痛。脱发区的中央炎症活动最明显。部分瘢痕性脱发斑几乎不伴发炎症,类似于 Brocq 假性斑秃。最终可形成大面积脱发。部分皮损 1～2 年后逐渐消失,或持续数年。

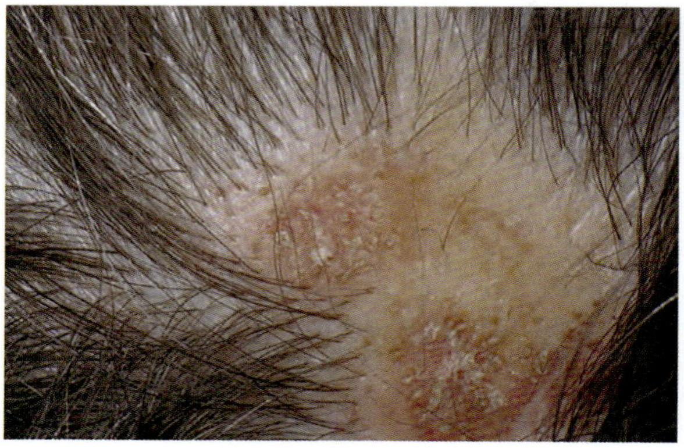

图 89.39　盘状红斑狼疮,瘢痕性脱发伴头皮红斑和毛囊角栓

常见色素紊乱,特别是在深肤色人群中。斑片中基本不伴发钙化。已有报道显示,头皮慢性瘢痕性红斑狼疮可并发鳞状细胞癌[29]。

CCLE 患者的抗核抗体(ANA)阳性率约为 35%。抗-Ro 抗体阳性率为 10%。CCLE 可单独发生或也可与 SLE 相关。若早期 CCLE 局限在头颈部,则风险为 1%～2%,若病变广泛,则风险为 22%。在 10%的 SLE 病例中首先出现 CCLE,在 SLE 过程中的某个阶段发生 CCLE 的病例占 33%。

治疗[5]

紫外线辐射可加重 CCLE，应做好日常防护，如戴帽子或使用广谱防晒霜。局部外用强效皮质类固醇激素，皮损内注射曲安奈德或系统应用泼尼松龙（1mg/kg）可阻止活动性 CCLE 的进展。抗疟药物主要用于局部应用皮质类固醇类药物无效的慢性病例。羟氯喹用量为 200～400mg/d，大多数患者 3 个月内可缓解，随后剂量可逐渐减少。瘢痕是永久性的，但令人惊讶的是，早期治疗可能会使其出现再生长。氯喹可作为一种替代性的抗疟药物，但其眼毒性的风险更大。针对阿维 A 等口服类维生素 A 药物的随机对照试验研究发现，其与抗疟药物的疗效相似。氨苯砜、沙利度胺、维生素 E、口服金制剂、氯法齐明及局部吡美莫司等药物单用或联合使用，可能对难治性病例有效。环磷酰胺、氨甲蝶呤和环孢素可应用于以上治疗均无效的快速进展的严重病例。

Brocq 假性斑秃

概述

Brocq 假性斑秃是一种慢性、特发性、进展缓慢的片状瘢痕性脱发，无炎症反应[3]，皮损主要表现为萎缩性而非炎症性的毛囊炎。Brocq 首先使用“假斑秃（pseudopelade）”一词与“真斑秃（the ‘pelade’ of alopecia areata）”相区别。“斑秃（pelade）”是法语，由单词 pelage（哺乳动物的毛皮、毛发、羊毛等）衍生而来，已经沿用 200 多年。近年来，“假性斑秃”一词通常被用来描述一类瘢痕性脱发，特指多种不同病理过程的最终结果，文献中“假性斑秃”和“假性 Brocq 斑秃”的交互使用导致了概念的混淆。

病理生理学[30]

病变早期可有毛囊上 2/3 段（包括毛囊隆突部）周围轻度淋巴细胞浸润，累及毛囊壁和皮脂腺，但不累及表皮和汗腺，最终破坏整个毛囊皮脂腺单位[31]。受累区域可能有单根头发持续生长多年。

晚期皮损表面平滑、柔软、轻微凹陷，组织病理显示表皮萎缩变薄，覆盖在硬化的真皮上方，纤维化条索（毛囊残留物）延伸至皮下。此阶段无明显炎性浸润。这些纤维化条索是毛囊残留物，可见立毛肌插入纤维化的残留毛囊中。弹性蛋白染色是鉴别假性 Brocq 斑秃与扁平苔藓、慢性皮肤型红斑狼疮及其他瘢痕性脱发的重要方法。使用酸-乙醇地衣红染色后，在毛囊下部周围可见弹力纤维，而其他瘢痕性脱发的瘢痕组织由不含弹力蛋白的胶原组成。

临床特征

Brocq 假性斑秃男女中均可患病，任何年龄均可发病，但好发于 40 岁以上女性，儿童病例罕见。病因和发病机制尚不清楚。散发于孪生兄弟的案例提示其发病可能与遗传因素有关。由于扁平苔藓可引发类似皮损，基于临床和组织病理学的改变认为，90% 的假性斑秃是由扁平苔藓导致的[32]。

脱发斑无症状，常偶然发现，始终局限于头皮。最初的脱发斑常位于头顶部，但也可出现于其他部位（图 89.40）。斑片进展早期均可伴发红斑。受累头皮光滑、柔软、轻微凹陷。皮损较小、圆形或卵圆形，多个皮损可融合成不规则的脱发斑。未受累部位头皮毛发正常，进展期皮损边缘毛发易被拔出。

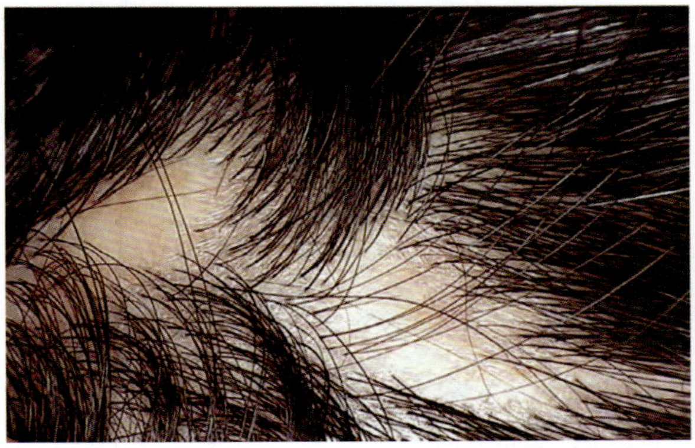

图 89.40 Brocq 假性斑秃

病程多样。经多年缓慢发展，小而圆的脱发斑最终常融合成更大的不规则脱发区域。未受累头皮部位毛发正常，病情进展极其缓慢，即使经过 15～20 年，患者仍可通过梳理头发巧妙地遮盖脱发区。病情可在任何阶段自行缓解，只留下相对较小的脱发区域。

Braun-Falco 等[3]基于 Headington 组织学标准制定的诊断标准[33]见框图 89.2，诊断应完全满足此标准，否则应诊断为瘢痕性秃发。

框图 89.2 Brocq 假性斑秃诊断标准

临床标准

- 边界不规则的融合性斑片状秃发
- 中度萎缩（晚期）
- 轻度毛囊周围红斑（早期）
- 发病率，女∶男为3∶1
- 慢性病程（2 年以上）
- 进展缓慢，可自发终止

（续框图）

组织学标准
- 无明显炎症
- 无大面积瘢痕(弹性蛋白染色最佳)
- 无明显毛囊角栓
- 皮脂腺减少或消失
- 表皮正常(仅偶发萎缩)
- 纤维化条索延伸入真皮

直接免疫荧光
- 阴性(或仅日光暴露部位 IgM 弱阳性)

摘自 Braun-Falco et al,1986[3].

治疗

脱发不可逆,外用或病灶内注射皮质类固醇激素无效。目前尚无有效方法阻止病情发展。如严重毁容且无明显炎症改变,可考虑将未受累的头皮自体移植到头皮瘢痕部位[34],严重病例可采取皮肤扩张术治疗。

中央离心性瘢痕性脱发

同义名
- 毛囊退化综合征
- 热梳性脱发
- 头皮中央假性斑秃

概述

中央离心性瘢痕性脱发(central centrifugal cicatricial alopecia,CCCA)是一种慢性炎症性瘢痕性脱发,主要发生于非洲女性[35]。患者首先于头顶出现单灶性脱发斑,逐渐向四周离心性扩大,但始终保持单病灶。男女发病比例约为 1∶3。发病机制尚不清楚,但可能是多因素的,遗传因素和环境因素都参与发病。长期以来,各种类型的创伤性头发护理一直被认为是其致病因素,所以,最初被称为热梳性脱发,但这一理论难以证实。有人提出“毛囊退化综合征”的名称,重点关注内毛根鞘过早退化的组织学特征,但这种变化可逆且并非完全特异[7]。现名称“中央离心性瘢痕性脱发”则反映了该病的临床特征。

病理生理学

活动期皮损可见浅表血管周围和毛囊周围淋巴细胞浸润,无界面改变。病变早期皮脂腺即消失,但汗腺未受影响。内毛根鞘过早退化是重要特点,但并非总能观察到。毛囊破坏严重且广泛,残存板层状纤维化,毛发碎片释放到真皮中可导致肉芽肿性炎症。

临床特征

脱发呈进行性对称性缓慢发展,主要自头顶冠状区向前发展,类似于女性型脱发。临床证据显示进展期脱发区的边缘可有炎症。少数进展迅速或继发细菌、真菌感染的患者中可出现脓疱和结痂。通常无症状,也可伴发如针刺样、瘙痒、压痛、敏感等感觉异常。脱发部位皮肤光滑发亮、柔软,无炎症反应。脱发发生的不完全,可在瘢痕形成区域内留有许多毛发,这种情况最终会自发消退。

治疗

建议减少修剪头发,但许多患者难以做到。建议对隐匿性头癣者行真菌培养。外用强效皮质类固醇激素可阻止皮损进展,多西环素或米诺环素可用于伴有脓疱的病例。Olsen 推测本病与伴纤维化的女性型脱发之间存在重叠,并主张外用米诺地尔。许多患者会选择佩戴适合的假发片[36]。

秃发性毛囊炎和簇状毛囊炎

概述

秃发性毛囊炎是一种不常见的进行性化脓性毛囊炎,可累及任何有毛部位,最好发于头顶[37]。通常先累及单个毛囊,病程迁延数年,逐渐累及多个毛囊。受累的毛囊漏斗上皮在愈合过程中融合并形成一个大的共同的漏斗时,就会发生簇状毛囊,多达 30 根头发可从一个普通扩大的毛孔中出现。簇状发最常见于秃发性毛囊炎,但也可见于其他类型的瘢痕性秃发,如中央离心性瘢痕性秃发和寻常型天疱疮。

流行病学

秃发性毛囊炎的病因尚未完全阐明。脓疱可培养出金黄色葡萄球菌。绝大多数患者头皮的细菌性毛囊炎是暂时性的,抗生素即可治愈,不遗留瘢痕。但部分患者毛囊炎持久存在,炎症蔓延至毛囊深部,抗生素治疗成功后也可在原部位反复发作,形成瘢痕性秃发。炎症扩散往往局限于邻近毛囊,因此表现为缓慢扩大的孤立性的瘢痕性秃发区域。虽然经历数年后可发生新的秃发斑,但皮损常孤立存在。

可能是由于细菌蛋白酶破坏了内根鞘提供的保护性屏障,无法将金黄色葡萄球菌限制在毛囊的漏斗部并从峡部根除。在秃发性毛囊炎患者中,未发现细胞免疫缺陷与内毛根鞘角化异常。

家族性发病极为罕见，Douwes 等报道了同卵双生子同时发病的案例，无明显免疫异常[38]。

病理生理学[7,33,37]

组织学表现为毛囊脓肿，毛囊周围致密的中性粒细胞浸润，毛囊上部可见散在的嗜酸性粒细胞和浆细胞浸润，部分或全部上皮破坏。毛囊破裂后形成异物肉芽肿继而形成瘢痕，最后毛囊残留物大量纤维化，包绕扩张的毛囊漏斗部，形成多毛和簇状毛。

临床特征[37]

男性常在青春期发病，而女性往往到 30 岁才出现症状。早期特征是疼痛性毛囊性脓疱并继发结痂，以毛囊为中心逐渐向四周扩大形成秃发区，逐渐形成瘢痕。与慢性皮肤性红斑狼疮和毛发扁平苔藓不同的是，早期阶段的瘢痕表面呈凹凸不平的沼泽状而非萎缩，在一个普通扩张的毛囊开口中出现多根簇状毛发，类似洋娃娃的头发。

进展期患者的头顶常表现为一片或偶发多片的圆形脱发斑，周围是结痂和一些毛囊性脓疱，继而脓疱不断出现，受累毛囊逐渐被破坏，脱发面积扩大（图 89.41）。部分病例的毛囊炎沿头皮边缘呈冠状分布。炎症时轻时重，病情迁延不愈。

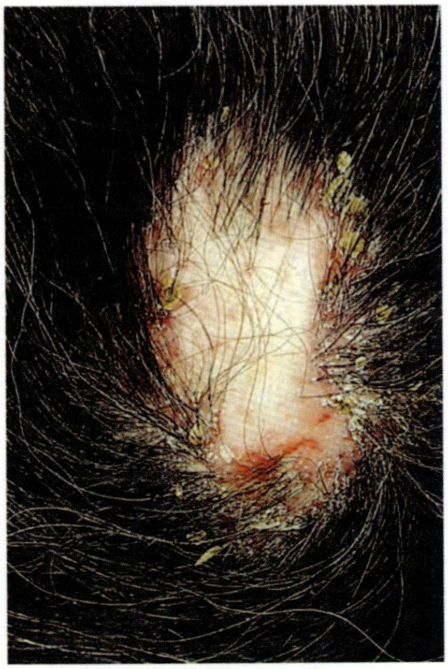

图 89.41　秃发性毛囊炎表现为脓疱和瘢痕

簇状毛囊炎是秃发性毛囊炎的变异型，头皮炎症区愈合后留下瘢痕，其特征是单个毛孔出现多达 30 根毛发（图 89.42）[39-41]。簇状发由休止期毛发围绕生长期毛发组成，每个毛发都来自独立的毛囊，这些毛发汇聚于同一个扩张的毛囊漏斗中，也有簇状毛发仅由生长期毛发组成的情况。簇状毛囊炎需行头皮活检明确诊断，任何脓疱都应该取拭子。一般不提倡行细胞免疫缺陷检查，除非有免疫低下的其他证据。由于脓癣类似于秃发性毛囊炎，因此应拔发行真菌培养，并在头皮活检时行 PAS 染色。

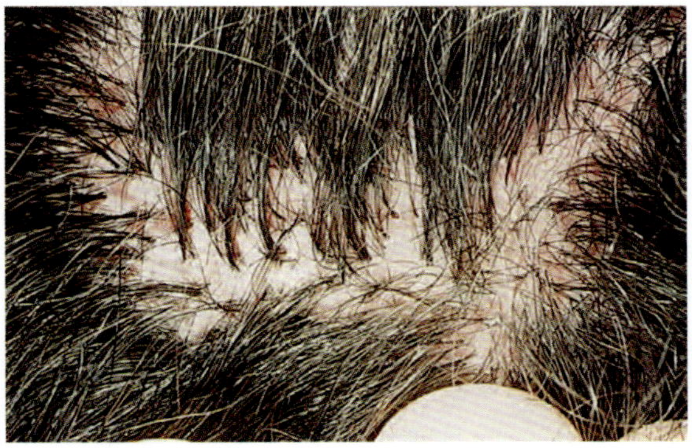

图 89.42　簇状毛囊炎

治疗[37]

治疗目的主要是清除头皮金黄色葡萄球菌感染。抗菌洗发剂和局部外用克林霉素可有效治疗轻症患者。延长疗程服用双氯西林或氟氯西林均可缓解病情，但停用抗生素后会复发。通常服用四环素也有效。异维 A 酸用于改变毛囊环境，使其不适合金黄色葡萄球菌定植，但可能会增加皮肤金黄色葡萄球菌的携带并使病情恶化。唯一能延长缓解期的药物是利福平，使用剂量为 300mg，2 次/日[42]，同时应联合使用其他抗生素，以防止耐药菌产生。常用的联合用药包括克林霉素 300mg，2 次/日，夫西地酸 150mg，3 次/日，以及环丙沙星、多西环素或克拉霉素。

可通过减少鳞屑的方式来减少簇发，如使用焦油香波和局部角质溶解剂。

其他的治疗方法包括口服氨苯砜、锌制剂、激光脱毛和手术切除等[5]。

人为脱发

化妆品性脱发

化妆品会损伤毛干或头皮。湿头发加热（例如用烫发钳）可由于发干中形成气泡而导致头发断裂（“泡沫状发”）[1]。过度使用化学处理，如烫发和使用蓬松剂，可引起毛干大量断裂。

牵拉性脱发

牵拉性脱发是由某种发型持续牵拉发根引起。该综合征的各种临床特征包括：毛囊炎、毛发管型[2]、患区毛发密度降低伴毳毛及断发，最终形成瘢痕性秃发。可伴头痛，头发放松时可缓解[3]。脱发的模式通常是独特的，反映了牵引力的分布（图 89.43）。

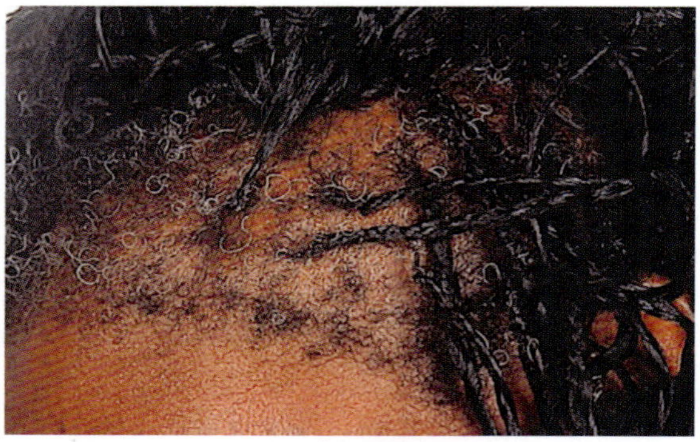

图 89.43 编发引起的牵拉性脱发

牵拉性脱发特别常见于非洲女性。南非的一项人口研究报告显示，17.1% 女学生和 31.7% 成年女性患有牵拉性脱发。在头发疏松及有着如编发等牵引发型的女性中更为常见[4,5]。脱发通常开始于颞部、耳前和耳上，但也可累及头皮其他部位，尤其是梳排样发辫时（图 89.43）。脱发常于幼年开始，早期可逆[6]。对于不存在牵拉的患者，一定程度的颞部毛发稀少可能与遗传相关。

马尾辫、锡克族男孩的扭曲发（图 89.44）[7] 和头巾过紧都会导致脱发[8]。

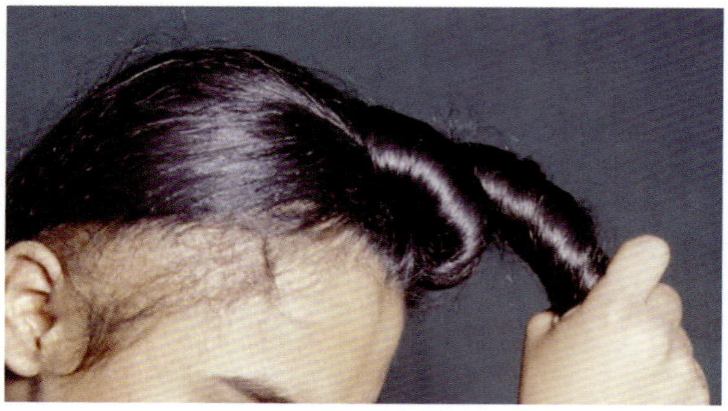

图 89.44 一名锡克族男孩的牵拉性脱发

治疗

牵拉性脱发早期可逆。叮嘱患者或患童父母，发型牵拉不宜过紧[9]。在并发炎症的部位使用弱效类固醇制剂有效，但这不可替代患者将发型改为非牵拉式的方法。一旦牵拉性脱发形成，毛囊消失，即为永久性脱发。

医源性脱发

有医疗干预导致头皮损伤，形成瘢痕性秃发的实例。头皮电极或输液，或新生儿产钳助产均可能导致头皮损伤[10]。有报道表明，子宫环也可导致婴儿头皮问题[11]。上述因素导致的头皮损伤需要与可能本已存在的头皮发育不全相鉴别[12]。

成年患者头皮和脑部的直接手术或者间接的局部栓塞术，可导致瘢痕形成。Adler 等[13] 描述了巨大脑膜瘤栓塞联合手术治疗后，枕部头皮缺血性坏死的案例。

压力性缺血可发生于重症特护患者或采取头低足高仰卧位的妇科手术过程中[14]。一项为期 3 年的临床研究发现，60 例实施心脏开放手术的患者术后出现枕部压力性脱发[15]，其中有 29 例为永久性脱发，头皮长时间受压会导致暂时性脱发，使用泡沫橡胶圈有预防作用[16]。

拔毛癖

概述

拔毛癖是一种以强迫性扯拉头发为特征的行为障碍，表现为一种怪异模式的脱发，无明确的可作为解释的生物学因素或明显的创伤[1]。强迫性揉搓头发（搓毛癖[2]）和强迫性剪发（剪发癖[3]）属于同一类问题。参见第 86 章。

流行病学与精神病理学

拔毛癖主要有两种形式。婴幼儿中，常表现为一种类似吸吮拇指和咬甲的习惯，男孩更常见，可自发或轻度干预后缓解，未关注到孩子拔毛行为的父母可能会否认这一诊断。在青少年和成人中，女性患者占绝大多数，与男性发病比高达 7∶1，与某些心理或行为压力明确相关[4]。美国精神疾病协会将拔毛癖归类为一种冲动控制障碍，即一种不可克制的拔毛欲望。当拔除毛发时，会有如释重负的满足感。诊断标准详见《精神疾病诊断与统计手册》第四版（DSM-Ⅳ），列于框图 89.3，但并非所有拔毛癖患者均符合这些标准。

框图 89.3 DSM-Ⅳ 拔毛癖的诊断标准

- 反复拔除头发而导致明显的脱发
- 在拔除头发或者试图抵抗这种行为前紧张感增加
- 拔除头发时感觉到愉快、满足或解脱
- 行为问题不能用其他心理障碍更好地解释，也非其他身体疾病所致（如皮肤疾病）
- 该行为障碍可引起临床上明显的痛苦，或影响工作、社会和其他功能领域

第8部分

拔毛癖与强迫症有一些共同特征，一些权威人士认为它可能与某些精神疾病有关，如强迫症、人格障碍、强迫性神经官能症、智力发育迟缓和精神分裂症。关于拔毛癖有大量的精神病学文献，但存在一定的偏倚性，因为并非所有在皮肤科就诊的患者都会承认精神问题，而只有认识到精神问题的患者，才有可能寻求心理学方面的帮助。

病理生理学

对头发、头皮组织活检行显微镜检查。病损区包含长短不齐的头发。当拔发的外力损伤发干时，头发可能折断，而当拔发的外力着重于拔毛时，头发可能变细。除非可能有擦伤或抓伤，头皮一般表现正常。即便头皮问题完全是人为造成的，拔毛癖往往也会被当作头皮疾病而就诊；摩擦头发后即便发干无特异性损伤，也可以导致头发折断或干扰正常毛发生长周期。

头皮皮肤镜检查有助于鉴别拔毛癖和斑秃，斑秃毛孔处有黄点征[5]。

头皮组织学改变因拔毛严重程度和持续时间而异：共同点为均出现大量空毛囊。部分毛囊损伤严重；毛基质出现裂隙，毛囊上皮与结缔组织鞘分离，上皮内及毛囊周围出血，并毛囊内色素沉着（图 89.45）[6]。受损毛囊只再生柔软扭曲的毛发，该现象被称为毛软化症[7]。绝大多数毛囊处于生长期，极少或无休止期毛囊，一些扩张的毛囊漏斗部含有角质栓[8]。

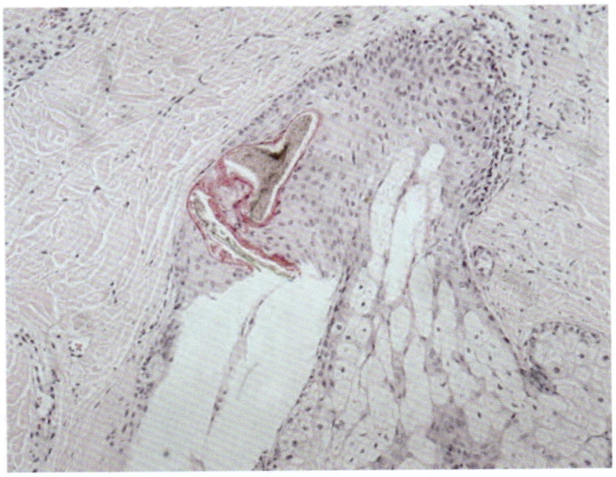

图 89.45 拔毛癖组织学表现为毛干断裂

临床特征

幼儿时期，拔毛癖逐渐无意识发展，拔发最常从额顶部开始，最终引起脱发斑片，脱发区奇形怪状，头发可从距离正常头皮的不同距离处扭曲折断。老年患者表现为脱发区毛发退化，呈长 2.5～3mm 均匀一致的粗短发茬。拔毛区不对称，累及除边缘外的大部分头皮（图 89.46）。受累区域罕见头发全部脱落（与斑秃形成对比），头皮皮肤正常。随着时间的推移，脱发的程度可能会有所不同，头发可重新长出。

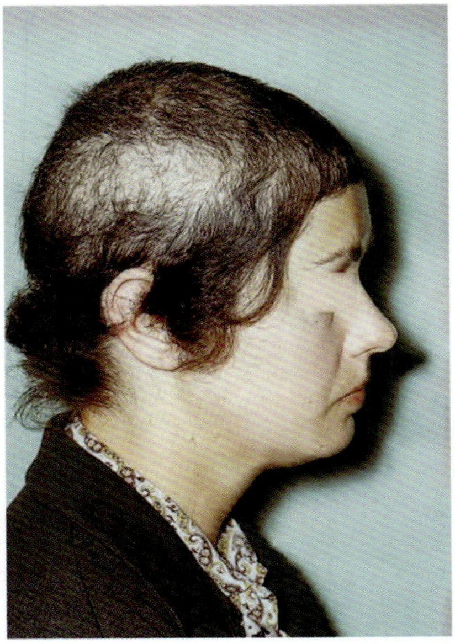

图 89.46 拔毛癖表现为保留头皮边缘头发的特殊“剃发”形状

也可累及头皮以外的毛发，如睫毛、眉毛和胡须。有时患者会拔除其他部位的毛发，如阴阜和肛周部位的毛发。毛团（毛粪石）是指拔毛癖患者进食拔下的毛发（毛团）后伴发的罕见情况[9]。

鉴别诊断

幼儿较小的皮损易与头癣或斑秃混淆。皮肤癣菌感染的毛发质地异常，头皮表面可覆有鳞屑。初诊时较难排除斑秃，但病程有助于鉴别诊断。与斑秃不同，拔毛癖患者少有毛发全部脱落。不同于斑秃的感叹号样发，拔毛癖患者的断发牢固生长于头皮。必要时皮肤镜检查[5]或者皮肤活检可明确诊断。但也有斑秃和拔毛癖并发的报道[4,10]。极少数情况下，拔毛癖需与遗传性疾病，如念珠状发鉴别，其特征是毛发的脆性进行性增加，可借助毛发显微镜检查排除。

治疗

治疗拔毛癖的重要环节是建立医师与患者或与患儿父母的联系。明确诊断非常重要，但有时可能需要长时间的观察，必要时需借助头皮活检。幼儿的拔发习惯有自限性，但儿科心理学家的指导意见会很有帮助。青少年及成年人的拔毛癖则更难以纠正[11]，拒绝承认拔毛问题者应转诊精神病专家或临床心理专家。可采用多种心理学治疗方法，特别是习惯反转的行为疗法，以及氯米帕明或选择性 5-羟色胺再摄取抑制药(SSRIs)等药物疗法，但疗效不确定。系统回顾性研究表明，习惯反转疗法优于药物治疗[12]。氯米帕明比安慰剂更有效，但 SSRIs 疗效仍不明确。一份来自 Cochrane 的研究显示，拔毛癖尚无特效治疗药物，但有小样本研究证明氯米帕明、奥氮平和谷氨酸能药物 N-乙酰半胱氨酸(NAC)有效[13]。一项随机对照试验显示：56%服用 NAC 的成人拔毛癖患者有改善，而安慰剂组改善率为 9%[14]，但 NAC 对儿童拔毛癖患者无效[15]。

部分患者通过与同类患者沟通交流获得帮助，一些帮助拔毛癖患者的团体和网站已建立。无法接受疾病为人为因素引起的拔毛癖患者，其治疗相当困难，因为他们拒绝接受心理科接受精神干预治疗，且如人工皮炎患者一样，他们也会拒绝接受对抗疗法。治疗旨在帮助患者认识自身问题，这是一个漫长而曲折的过程，需要医师的沟通技巧和同情心。

Resources

Patient resources

NHS Choices, trichotiomania information sheet: http://www.nhs.uk/conditions/trichotillomania/Pages/introduction.aspx.

Trichotillomania Support Online: http://www.trichotillomania.co.uk. (Both last accessed April 2015.)

感染

头癣

见第 32 章。

头虱

见第 34 章。

梅毒

大约 4%的二期梅毒患者可发生脱发，并可能是就诊的主要症状[1,2]。典型的表现为虫蚀样脱发，或呈弥漫性分布[3]。大多数二期梅毒可伴其他表现，特别是淋巴结增大和肝肿大，但脱发可为二期梅毒的唯一临床症状[4]。组织学特征主要为退行期和休止期毛囊增加，毛囊周围淋巴细胞浸润，类似于斑秃的病理改变[3]。其他病理学特征包括毛囊峡部淋巴细胞浸润，毛球周围淋巴细胞聚集，散见浆细胞。

三期梅毒的匍行性鳞状结节性梅毒疹可累及头皮，梅毒树胶肿可能导致瘢痕性秃发。

人类免疫缺陷病毒感染

我们已经描述了在 HIV 感染患者中毛发生长的各种变化(参见第 31 章)，休止期脱发常见[5]。其原因包括慢性 HIV-1 感染、继发性感染、营养不良和药物。已报道几种抗逆转录病毒药物，特别是印地那韦[6]及其他蛋白酶抑制药，会导致头皮或全身毛发脱落。也有艾滋病患者并发斑秃的报道[7-9]。

有多例关于 HIV 感染患者睫毛多毛症(睫毛过长)的报道[9-11]。这种罕见而奇怪的特征，原因尚不明确，通常见于疾病晚期，且在抗逆转录病毒治疗后逆转[11]。

头发变直是黑人 HIV 感染的常见特征[12]。

在 HIV 感染中可见多种不同类型的毛囊炎，包括痤疮样药疹、葡萄球菌性毛囊炎和嗜酸性脓疱性毛囊炎。

麻风

瘤型麻风患者眉毛和体毛可能脱落，但头皮很少受累。

棘状毛囊发育不良

这种罕见疾病是由一种新型人多瘤病毒引起[13-17]。主要见于使用免疫抑制药的患者，在 HIV 感染和红斑狼疮患者中也有报道(参见第 87 章)。表现为小的肤色毛囊性丘疹，最常发生在鼻部和面中部，也可发生于身体其他部位皮肤(图 89.47)。特征性的组织病理学表现为内毛根鞘的异常角化(图 89.48)，内毛根鞘细胞含有病毒包涵体，免疫组织化学染色多瘤病毒呈阳性。局部使用西多福韦有效。

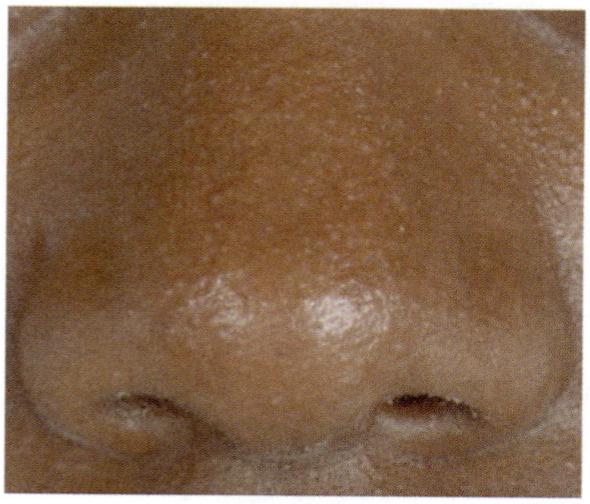

图 89.47 棘状毛囊发育不良

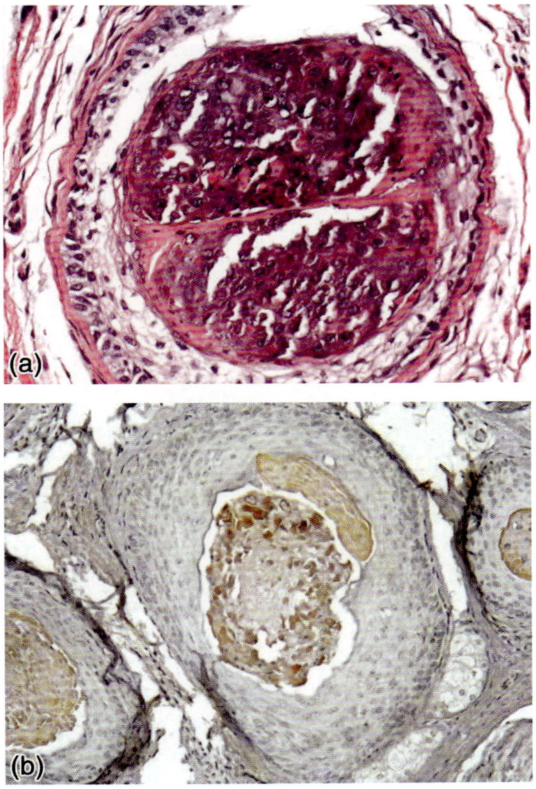

图 89.48　棘状毛囊发育不良的组织病理学：(a)内毛根鞘异常角化；(b)内毛根鞘免疫组化染色多瘤病毒阳性（由 Dr Misha Rosenbach and Dr Karolyn A. Wanat 提供）

其他毛发生长疾病

化疗性脱发

概述

脱发是使用抗肿瘤化疗药物常见且令人痛苦的并发症。脱发常在化疗开始后 1～3 周内出现，并于 1～2 个月内结束。在大多数情况下，脱发呈暂时性，停止化疗后的数月内完全恢复[1]。多种抗癌药物可导致脱发，根据脱发发生的频率分为四类，其中抗微管药物（如紫杉醇）超过 80%，拓朴异构酶抑制药（如盐酸吡柔比星）为 60%～100%，烷基化剂（如环磷酰胺）超过 60%，抗代谢物（如氟尿嘧啶）为 10%～20%（表 89.4）。化疗药物引起脱发的风险也与特定的治疗方案有关，联合使用两种或两种以上的抗肿瘤药物，脱发风险更大[2]。

病理生理学

生长期的毛球部细胞大量增殖，表明毛发生长特别容易受抗菌药物的影响。生长期突然终止，导致毛发因营养不良或碎裂而脱落（生长期脱发），残存毛发可表现为毛干萎缩[3]。最近的一项研究也显示，化疗后休止期毛发增加，提示生长期毛囊对化疗药物的反应决定于即刻所处的生长阶段[1]。

临床特征

急性、弥漫性脱发导致毛发大量脱落。不同化疗方案和接受相同方案的不同患者，导致脱发程度有所不同。

治疗

目前已采用多种方法预防化疗性脱发。最广泛使用的是冰袋或定制的冷却帽冷却头皮。疗效不确定，但已证明对部分患者有效[4]。没有证据表明冷却头皮可增加头皮肿瘤的转移风险[5]。

一项小型试验表明，外用米诺地尔可加快化疗后脱发的恢复[6]。

如果脱发面积较大，需要戴假发或使用其他掩饰手段。

表 89.4　引起脱发的化疗药物

常引起脱发的药物	有时引起脱发的药物	不常引起脱发的药物
环磷酰胺	安吖啶	卡铂
柔红霉素	博来霉素	卡培他滨
多烯紫杉醇	白消安	卡莫司汀
阿霉素	阿糖胞苷	顺铂
表柔比星	氟尿嘧啶	氟达拉滨
依托泊苷	吉西他滨	氨甲蝶呤
异环磷酰胺	环己亚硝脲	丝裂霉素 C
伊立替康	美法仑	米托蒽醌
紫杉醇	塞替派	甲基苄肼
拓扑替康	长春花碱	雷替曲塞
长春地辛	长春新碱	6-巯基嘌呤
长春瑞滨		链脲霉素

引自 Trueb，2007[2]。

化疗永久性脱发

化疗药物引起的脱发通常可逆，但并非总是如此。持续性或永久性脱发与骨髓移植前的预处理方案及紫杉醇治疗乳腺癌相关。

骨髓移植。骨髓移植前预处理引起的永久性脱发通常仅影响头发，但也有导致睫毛、眉毛、腋毛和阴

第8部分

毛脱落的报道[7]。在同种异体或自体骨髓移植患者中广泛使用的白消安，最有可能导致永久性脱发[7-10]。脱发的程度与药物剂量有关，但无明确的临界阈值，即超过该阈值的患者都将发展为永久性脱发。已有接受高剂量环磷酰胺、卡铂和塞替派方案化疗的骨髓移植患者头发不能完全再生和永久性脱发的报道[11]。永久性脱发与接受一个疗程以上的化疗有关，移植物抗宿主病可能是促发因素[12]。

紫杉醇疗法。使用紫杉醇类药物（紫杉醇、多烯紫杉醇）治疗乳腺癌，可出现持续性脱发[13]。临床和组织学类似于严重的女性型脱发[14,15]。

抗雌激素药物

脱发被列为乳腺癌治疗药物——雌激素受体拮抗药他莫昔芬和芳香酶抑制药的不良反应。癌症内分泌疗法文献 meta 分析结果显示：6.4%患者因服用他莫昔芬而脱发[16]，但一项详细的毛发显微图研究显示，服用他莫昔芬的患者毛发生长参数无变化[1]。目前尚不清楚脱发是抗雌激素药物的真正不良反应，抑或仅是年龄相关的弥漫性脱发的发病率相对增加的结果。

先天性局限性脱发

如果病史可靠，先天性局限性脱发的鉴别诊断并不困难[1,2]。否则就需要与斑秃和获得性瘢痕性秃发进行鉴别。

皮脂腺痣（器官样痣）。皮脂腺痣在儿童期通常表现为头皮无毛发的斑片，呈线状分布，患部皮肤可呈淡黄色（见第75章）。

皮肤发育不良。是一种以出生时局部皮肤缺失为特征的异质性疾病，多为发生于头顶部的单一斑片，但也可多发，也可累及身体其他部位皮肤。出生时，受累部位呈现浅表或深度溃疡，或愈合后遗留的萎缩性瘢痕。皮肤发育不良通常是独立的缺陷，但也可能与多种畸形综合征有关（见第75章）。

闭合线脱发。颅骨闭合线上多处脱发是 Hallermann Streiff 综合征的特征之一，该综合征还包括面部畸形、骨骼异常、小眼畸形、先天性白内障和牙齿发育不全。

三角性脱发。通常在儿童阶段发生，虽然被认为是先天性，但出生时一般不易发觉[3-5]。通常以额角前发际线为基底、与额颞闭合线两侧组成完全无毛发或被稀疏胎毛覆盖的三角形区域（图89.49），可单侧或双侧分布。组织学表现为正常毳毛毛囊。这种脱发可采用外科治疗，单纯手术切除或毛发移植。

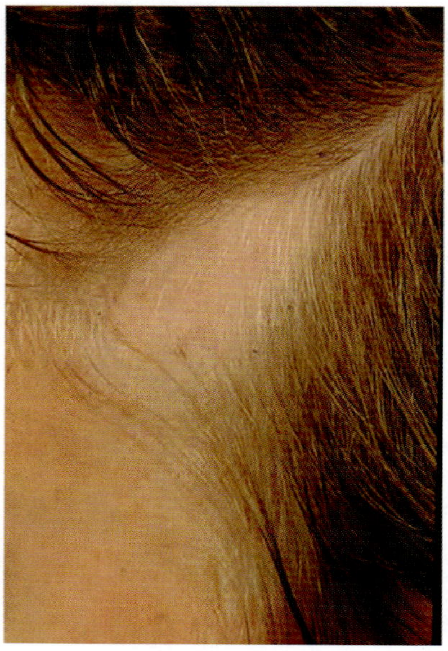

图 89.49 三角形脱发

毛干异常

毛干结构缺陷或轻微创伤即可损伤毛干，造成外观缺陷。毛发显微镜可作为实用的临床辅助检查手段[1]，发现特异性毛干改变，为某些疾病提供诊断线索，包括一系列遗传性或后天性代谢性疾病（表89.5）[2,3]。皮肤镜（10×）[4]、视频皮肤镜（20×或160×）[5]可作为评估头发及头皮的工具，为毛发取样和显微镜检查筛选样本。有人提议通过测量头发中酶洗脱蛋白质的速率和范围，定量评估美容和遗传因素导致的毛发损伤程度[6]。毛干缺陷一般分为脆性增加性毛干缺陷和非脆性增加性毛干缺陷，本节使用此分类法。

增加毛发脆性的毛干结构缺陷

念珠状发

同义名
- 串珠发（beaded hair）

概述

Smith 最初将这种情况称为“头发罕见结节”[7]。后来 Radcliffe Crocker 提出念珠状发概念。尽管如

表 89.5　用于定义毛干病理的术语

术语	含义	关联
结节性脆发症（图 89.56a)	毛发角质层的轴向断裂，皮质纤维从断裂处挤出	因理化损伤引起，损伤的严重程度取决于发龄和脆性，可见于正常头发
刷状发根	当脆发节点破裂时，其近端看上去像烟囱刷	同上
毛结节病	毛发的一种“青枝”状断裂，角质层部分剥离，断口处仍然相连	创伤与毛发中度脆弱性
毛发纵裂症	发梢分叉，分叉起点相连	梳发和化学创伤累积的结果
圈状发	男性大腿和腹部圈状和螺旋状毛发，被卡压在角质层下	多毛男性的正常现象，和坏血病不同
毛发软化	头皮毛囊口含软化的毛发及角质	拔毛癖
裂发	清洁头发时横向断裂	典型的毛发硫营养不良伴毛发硫含量不足
Pohl-Pinkus 缩窄	毛干内收缩区，可能缘于毛发生长生理性短暂中止，类似于甲 Beau 线	身体健康欠佳或细胞毒性药物治疗期间，不足以引起休止期或生长期脱发
锥形毛发	生长期新长出毛发的尖端逐渐变细	见于脱落后重新长出的头发或生长期较短的毛发，如眉毛
枪刺状发	锥形头发尖端内 1～2 mm 蜷缩	毛发的正常变异
结毛症	头发打结	见于头发易摩擦部位或明显卷曲易打结部位，导致头发脆弱。非洲人头发常见
泡沫状发(图 89.64)	毛干内有泡沫	因高热或烧焦引起，由于毛发近火或热处理过程中温度控制失误
管型发	角蛋白柱自内根鞘上部出现，在近端毛干上自由移动	可能与头皮过紧或张力发型有关，被称为“假头虮”
虎尾状发(图 89.57)	偏振光下，毛干可见横向亮、暗条纹，在组织中观察更清晰	硫缺乏头发发质变脆，失去纵向硬度，易卷曲，折光性改变
头虮	头虱的卵壳附着在发干上	卵壳可能是空的或含有头虮，只有发干近端含有头虮才代表感染，需要鉴定头虱是否存活
扭曲发(图 89.52)	头发沿长轴旋转 180°	虽然只是一种症状，但有时可用于诊断；与 Menkes 综合征的特异性诊断有关；也可为孤立性常染色体显性遗传

此，既往的报道，甚至最近的文献报道中，混淆了念珠状发与其他“风化”严重的毛干缺陷（如结节性脆发症)。

病理生理学

毛干呈串珠状，容易折断（图 89.50）。椭圆形结节间距 0.7～1mm，结节间隙较窄，结节的宽度和节间在个体和同一家族其余成员之间存在差异[8]。部分结节和节间呈正常的叠瓦状模式，但大多数呈纵向脊状排列。念珠状发需要与假念珠状发鉴别，后者是由毛发被人为镊夹压缩重叠导致。

组织学上，可见与结节和节间对应的宽窄区域。有学者将结节形成与毛发生长的日变化速率相联系以研究其机制，但未得出结论。间断给予抗有丝分裂剂，毛发可出现缩窄区与正常区交替现象。

临床特征

念珠状发的始发年龄、严重程度及病程在同一家族中存在明显差异。脱发或断发伴毛周角化病，最常见于后颈部和枕骨部位毛发（图 89.51)，部分患者可累及眉毛、睫毛、阴毛、腋毛，甚至全身毛发。

多数患者终身病情无明显变化。已有自发缓解或完全康复的病例，包括妊娠和使用某些药物的患者。

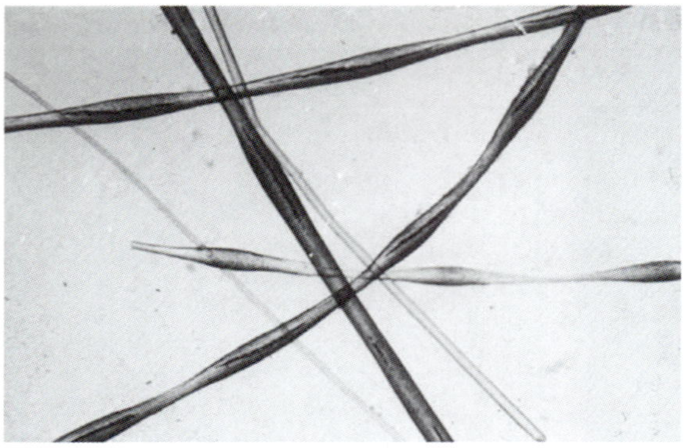

图 89.50 念珠状发毛干膨大(节点)和狭窄(节间)交替呈波浪状

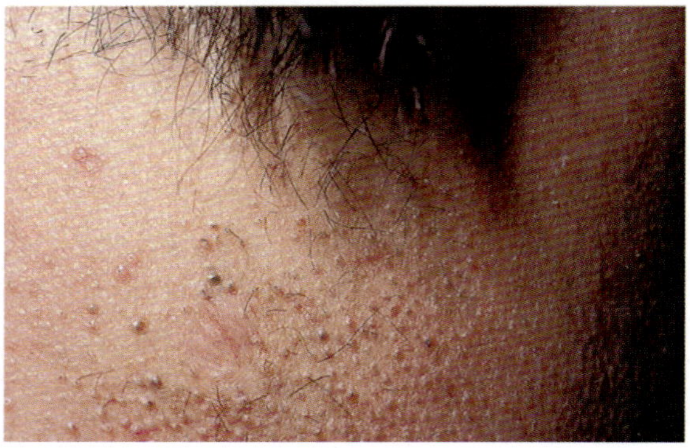

图 89.51 颈后的念珠状发,毛囊角化和短碎毛发

扭曲发

同义名

- 扭发

概述

在扭曲发中,毛发扁平并以无规则间隔围绕长轴完全旋转 180°(图 89.52a)。这种扭曲要经过 3~5 次旋转才能使毛干恢复正常[9]。Menkes 综合征的真性扭曲发和分离自无其他症状者的扭曲发,存在相同情形的显著扭转(图 89.52 b,c)。扫描电镜已经明确扭曲发可以有多种不同的形式,并非所有扭曲的毛发都是扭曲发,偶发的不同角度扭曲的毛发不应该归属于遗传特异性扭曲发的范畴,营养不良和毛囊区角化变形均可导致毛干起始部位改变,有时出现 180°以内的不规则扭转。利用皮肤镜可发现异常毛发及明确头皮取样部位。然而,Menkes 病患者的头发稀疏,常不易采集到,使用光镜评估更佳。

许多综合征的特征之一是头发扭曲(表 89.6)(参见第 68 章)。Menkes 综合征、伴感音神经性聋的 Björnstad 综合征、Crandall 综合征均有扭曲发[10-12]。基于对"扭曲发"一词的不规范理解,文献报道的其他"扭曲发"的诊断可能有误:呈单个扭曲、轻度扭曲或中心轴非头发长轴的螺旋。以上可发生于一系列综合征或是口服维 A 酸类等药物的不良反应。

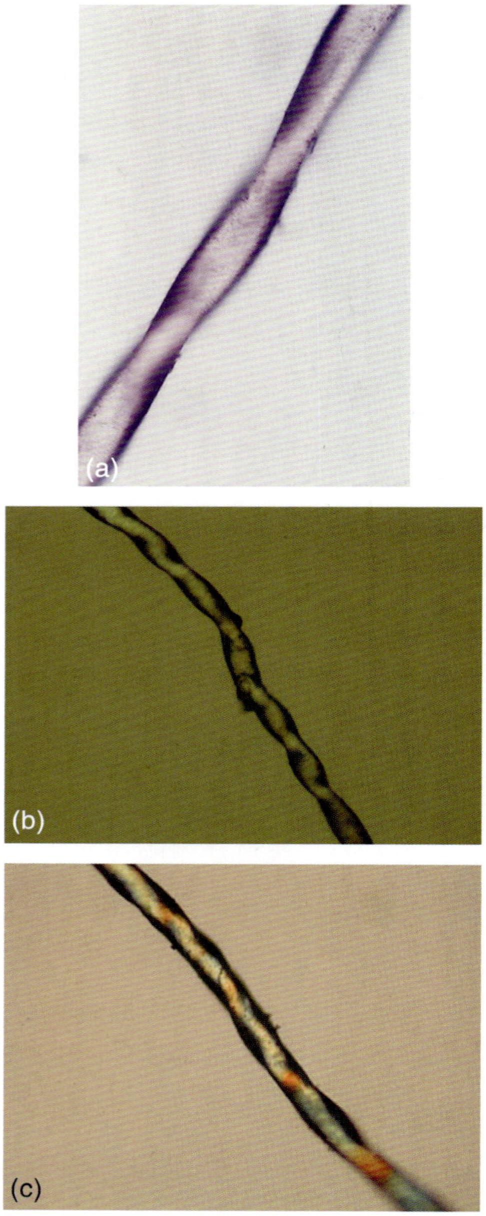

图 89.52 扭曲发

(a)光镜显示毛发 180°扭转。(b)一名 6 个月男性 Menkes 综合征患者的头发。(c)一名 27 岁女性的头发,个人及家族中无相关疾病。

表 89.6 伴有扭曲发及其他类型发扭曲异常的疾病

疾病名称	遗传学	发病机制	临床特征
孤立性扭曲发[9]	显性和隐性	不详	发扭曲，毛发脆弱，有时伴有牙釉质发育不全；女性可能是 Menkes 综合征的携带者
Menkes 综合征[10]	Xq12-q13X 染色体连锁隐性遗传	编码 Cu^{2+} 转运 ATP 酶、α 蛋白的基因突变	男孩，金发，新生儿发育不良，随着铜代谢异常的累积，出现癫痫持续状态和脑损伤
女性 Menkes 综合征携带者	同上	同上	Menkes 综合征女性中，43%有扭曲发
Björnstad 综合征[11,69]	2q33 上 *BC1SL* 基因突变引起的常染色体隐性遗传病	线粒体呼吸蛋白功能改变，影响内耳神经感觉毛发反应的传递	感觉性耳聋，可伴有性腺功能减退症（Crandall 综合征）
头发扭曲但扭曲发诊断证据不足疾病			
Bazex 综合征[70,71]	Xq24-q27X 染色体连锁显性遗传	由 *UBE2A* 基因编码合成的 DNA 修复蛋白可能失效	毛发减少、毛囊萎缩和多发性基底细胞肿瘤，少汗症也有报道
假念珠状发[72]	假设的显性遗传	可能因人为拔发或扭发造成	毛干间断性结节，类似念珠状发，但模式可能是扁平螺旋
毛发硫营养障碍[73]	19q13.2-q13.3，6p25.3，2q21 常染色体隐性遗传	转录因子Ⅱ H 等缺陷的转录综合征	存在多种表型和亚型，有可扭曲的扁平易碎头发，共同因素是头发氨基酸成分中的硫缺乏
神经性厌食症[74]	后天获得	可能因缺乏维生素 C 所致	头发刚硬
维 A 酸类药物性头发[41,75]	后天获得	继发于系统维 A 酸治疗	头发刚硬伴脱发，皮肤干燥
瘢痕脱发[76]	后天获得	继发于瘢痕性炎症，最常见于秃发性毛囊炎	活动性瘢痕性毛囊炎，边缘的头发刚硬
结节性硬化症[77]	常染色体显性遗传	16p13.3，12q14，9q34	螺旋状毛发，多发性错构瘤，肾囊肿和癫痫

流行病学

早发扭曲发为唯一症状的患者可呈常染色体显性遗传和隐性遗传。

病理生理学

既往报道中强调患发扁平，并以不规则间隔沿毛发长轴扭转 180°，患发的形状异常导致其更易受到理化因素的影响而更加脆弱。

临床表现

出生时头发可正常，生后数月内发生变化。在不同的病例中，头发的脆性有很大差异，因此临床表现也不一致。受影响的毛发易碎且可能在 5cm 或更短的长度处断裂，或在不易受到创伤的区域生长更长。因此，整个头皮可能是短而粗糙的碎发，或可能是枕部局限性片状秃发，受累头发在反射光中显现出光亮的外观。随着童年向成年早期的过渡，孤立的扭曲发的外观可有很大的改善。

Netherton 综合征

同义名

- 竹节样发

概述

Netherton 在一位有红斑鳞屑性皮损的女性患者易断的毛发中，发现了竹节样发[13]。迂回线状鱼鳞病（ichthyosis linearis circumflexa，ILC）和“竹节样毛发（套叠性脆发症，trichorrhexis invaginata）”（图 89.53）是 Netherton 综合征的两大特征，此外，患者具有特应性体质，皮肤反复感染，且具有癌变倾向（参

第8部分

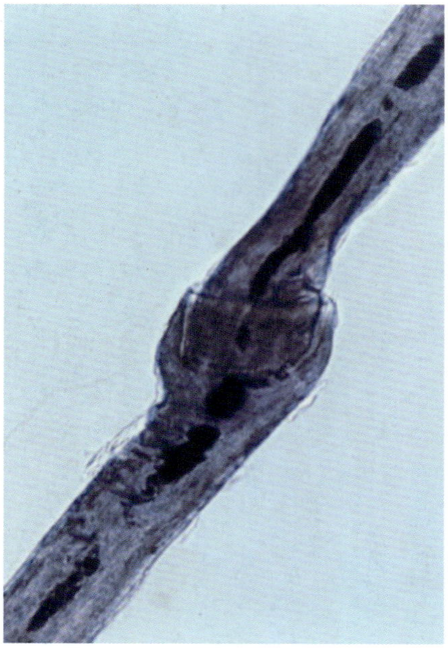

图 89.53 Netherton 综合征的套叠脆发

见第 65 章）。大多数 Netherton 综合征患者患有 ILC，但部分患有寻常型鱼鳞病，或两种鱼鳞病同时出现，或伴有红皮病样鱼鳞病[14]。ILC 的特征可见于银屑病的变异型。尚不明确 ILC 是否可以独立于 Netherton 综合征而存在，或者是由于毛干变化的波动而导致在某些 Netherton 综合征患者中 ILC 和竹节样发两种特征性病变非同时发生。

Netherton 综合征头发易断，取材时应贴近头皮，以避免毛发在有诊断价值的病变部位断裂，从而导致诊断更为困难。光镜是观察 Netherton 综合征头发病变的最好工具。尽管某些患者的毛发样本存在多根特征性病变头发，但数月后再次取样可能无特征性改变。因此，明确排除本病之前，至少仔细检测取自头皮多个部位的至少 100 根头发的样本。反之，一根头发中检出一个套叠脆发结节即可判定为阳性(图 89.54)。

要评估如此多的头发，必须使用光学显微镜，因为电子显微镜只能评估较小长度的毛发。可使用部分交叉的偏光滤镜增强表面的细微特征。组织学切片可观察皮质的解剖结构。扫描电镜可显示局部细微改变，从而区别扭转结节、凹陷结节（套叠性脆发症）和结节性脆发症。

当诊断困难时，眉毛取样可提供证据。皮肤镜或视频皮肤镜检查有助于诊断[15,16]。皮肤镜放大 10 倍尚难以区分套叠性脆发症与结节性脆发症，但套叠性结节有类似高尔夫球座的近端凸出，而结节性脆发症无此征象，可帮助鉴别。

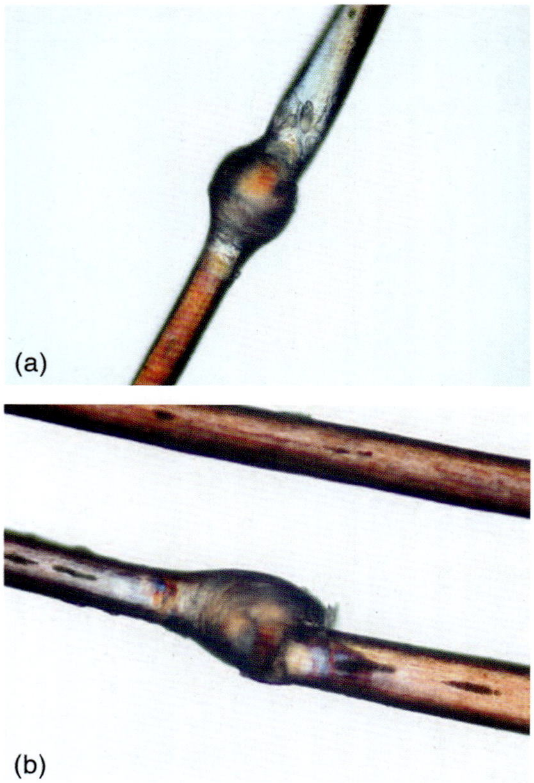

图 89.54 Netherton 综合征

(a)一个套叠性结节样损害，在结节上端可见毛发扭曲；(b)毛干套叠性结节部位为毛干脆弱区域。

临床特征

患者因皮肤异常或毛发稀疏易折断就诊。在出生后或婴儿早期出现全身脱屑和红斑，但红斑的严重程度、范围和持续时间存在较大差异。部分病例症状轻微，且持续时间较短，而大部分病例会有特应性皮炎的特点，并伴外周血 IgE 水平增高。躯干和四肢可见多环形、匍行性皮疹，覆细小、干燥鳞屑，皮疹边缘角化移行。

部分病例毛发损害需要仔细检查才可发现异常，但大多数患者头发有明显异常，毛发短而干燥、无光泽、易碎，眉毛和睫毛稀疏或消失。

治疗

Netherton 综合征的管理见第 65 章。除了避免理化损害之外，对于毛发营养不良尚无特效治疗方法。

结节性脆发症

概述

脆发被认为是毛发对损伤的特异性反应。角质层细胞脆裂，若损害强度或频率足够，正常毛发也可脆裂，这也是最常见毛发损伤表现。角质层细胞被破坏，皮质向外凸出形成结节[17]。如果毛发异常脆弱，则轻微损伤即可导致毛发脆裂，脱发也随之发生。美发是毛发易断的常见原因，例如非洲人对头发不适当的梳理[18]或使用陶瓷扁铁。脆发也可见于毛囊移植后。搔抓可以导致阴毛易断、脱落。洗发水刺激、梳理、海水浸泡、日晒等损伤的累积效应可引起症状在夏季反复。结节性脆发症是一种极端的头发损伤方式（见本章后续毛干损伤部分）。

先天性和遗传性毛干缺陷导致的毛发脆弱，易于发生结节性脆发症。

先天性结节性脆发症是一种罕见的伴有智力障碍[19]和精氨酸琥珀酸尿症的结节性脆发症，因精氨酸琥珀酸酶代谢酶缺陷所致。患者毛发干燥、易断、无光泽，可表现为结节性脆发症，但并非所有结节性脆发症患者都表现出上述代谢障碍。在其他疾病中，例如生物素酶缺乏症和 trichohepato-enteric 综合征也可伴有结节性脆发症。

某些家族中，结节性脆发症可作为一种孤立性毛发损伤出现，出生后数月内出现，轻微损伤即导致毛发结节、折断。Wolff 等将此类现象称之为“遗传性脆发”，出生即伴有局限于头皮的结节性脆发，牙齿和甲正常[20]。

局限性常染色体隐性遗传性少毛症

本病表现为毛发干枯、易折断，出现大量脱发[21]，毛发异常僵硬，毛发显微镜检查表现为结节性脆发，可伴有念珠状发。由桥粒芯糖蛋白 4（*dsg*4）基因突变引起（图 89.55）。

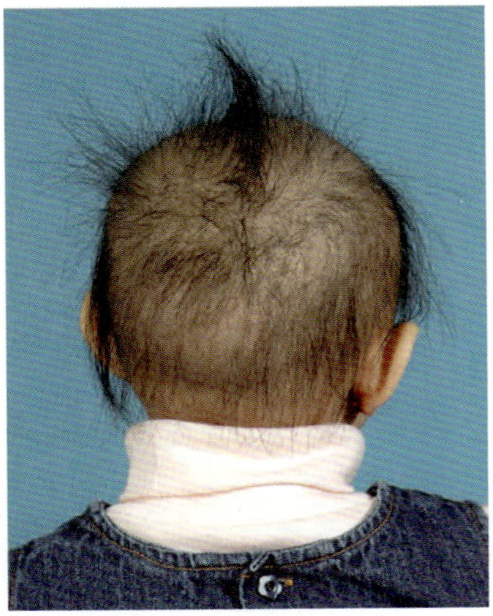

图 89.55 由 *dsg*4 基因突变引起的局限性常染色体隐性遗传性少毛症

病理生理学

在进行光镜或电镜检查时，除结节部位可发现病变外，在结节性脆发症的毛发样本中，毛干其他部分可能表现正常，或在距头皮约 1cm 处的毛干发现异常磨损撕裂。在结节部位，毛小皮隆起，与毛干长轴平行的裂纹导致毛发劈裂（图 89.56a）。当断裂横向发生于节点（毛发结节）部位时，头发断端像一把小油漆刷。

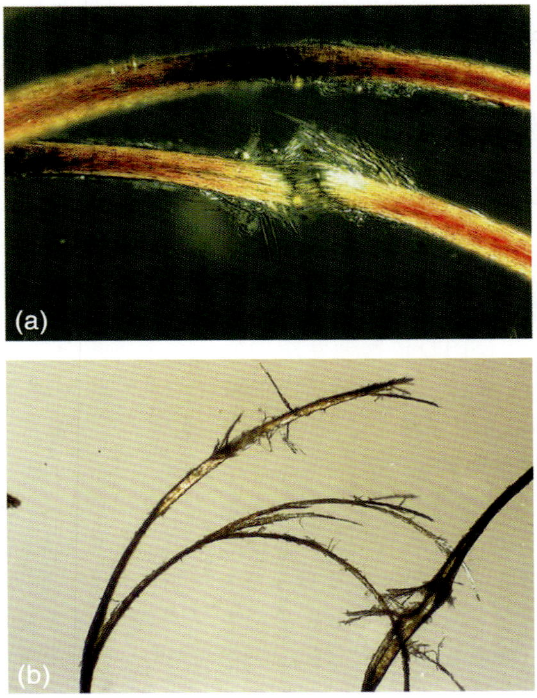

图 89.56 结节性脆发症

（a）偏振光检查显示皮质纤维自毛干脆发结节横断面向外散布；（b）一名非洲裔加勒比女性结节性脆发症患者的脆发结节近端及劈裂的远端。

临床特征

结节性脆发症存在毛干的先天缺陷，头发极易断裂，以致头皮出现头发残根，甚至出现或大或小的明显秃发斑。然而，创伤依然是引起断发的主要因素，遗传易感性影响相对较小。主要有以下 3 种主要临床表现形式：

1. 远端结节性脆发症可发生于所有种族。常为偶然发现，仅表现为某些松散的头发末端存在少量的白色结节。如果影响到较多头发，患者可主诉为毛发干燥、暗淡无光泽或脆弱易断。头发越长，越易出现。

2. 近端结节性脆发症常见于非洲裔加勒比女性。患者头发普遍较短，且易折断，光镜下表现为严重的毛发干枯倾向（图 89.56b），可能与毛囊退化综合征有关，后者主要症状为无明显炎症的中央瘢痕性秃发[22]。

3. Sabouraud 描述了第三种临床类型，但十分罕见[23]。部分病例表现为头发或胡须断裂，部分头发伴 1 个至 5 到 6 个结节。

鉴别诊断

先天性结节性脆发需与其他原因引起的毛干缺陷鉴别。获得性远端结节性脆发可与头皮屑、甚至头虱病相混淆。所有患者的诊断依据均为显微镜下的仔细观察。除避免过度洗发，还应避免过度的物理或化学（化妆品）损伤。

毛发硫营养障碍症

概述

毛发硫营养不良症（trichothiodystrophy，TTD）用于描述因硫含量过低导致的毛发易碎[24]，包含一系列亚型，低硫引发的毛发易碎是核心定义标准[25,26]，TTD 依据毛发病变的一系列特征分类。是一组具有重叠特征及病因的核苷酸剪切修复障碍性疾病，可通过阅读第 68 章进一步了解。

病理生理学

TTD 患者毛发干枯易碎[27]，严重程度与硫含量呈反比。TTD 毛发改变与化学松弛剂处理过的非洲人毛发的远端相似，硫氨基酸减少引发的毛发异常与自闭症患者相似，外伤可致毛发明显横向断裂（裂发），或形成类似结节性脆发症的结节。毛发扁平，扭曲成如丝带或鞋带一样的各种形状，这些病变细节电镜扫描可见[28]，毛小皮片状缺失，毛干不规则，凹凸不平。透射电镜发现毛干和毛小皮外层细胞中高硫蛋白染色减少。

利用交叉偏振滤光器在光镜下观察，毛发可呈现出明暗交替带（图 89.57），该特征对 TTD 敏感，但不具有特异性[29]。这种异常可发生于一系列遗传性或获得性异常中，其中毛发皮质纤维纵向组织因硬度丢失而呈正弦波模式。可作为一种症状在婴儿期的不同阶段出现。有着对宫内胎儿的眉毛活检而确诊的案例，可推测此现象可发生于出生前，但部分病例表明症状在出生后数月才表现出来。

临床特征

TTD 不同亚型具有多种不同的表型。毛发稀疏、短且易碎，秃发程度各异。可伴板层状鱼鳞病、甲营养不良。智力和身体发育可正常，其中之一或两者都可呈轻微、中度或严重的迟缓。毛发的特征表现是诊断的关键。相关症状之间的内在联系机制有待进一步阐明。

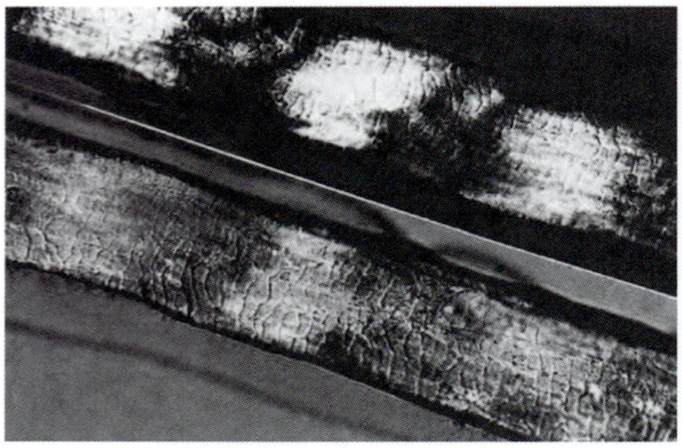

图 89.57 硫营养不良毛发在偏振光显微镜下呈现出明暗交替带（由 D. Van Neste，Brussels 提供）

不增加脆性的毛干结构缺陷

环纹发

同义名

- 环状发（ringed hair）

概述

环纹发的特征为沿毛发长轴呈现交替的明暗带[1,2]。光镜下明带代表毛皮质的分裂，损伤严重时毛发脆性增加。本病属于常染色体显性遗传，其分子机制依然不确切，但致病基因已定位于染色体 12q 上[30,31]。

病理生理学

光镜下异常的暗带与正常的明带交替存在。异常区域的光泽源于皮质中气泡的反射光（图 89.58）[32]。由于病变增加了毛发的透光性，将毛发置于组织递质中观察可更好地展现出皮质缺损。尽管病理学提示毛发结构缺陷，但临床上很少出现毛发脆性增加。由于环纹发的诊断很大程度上依赖光的穿透而不是光的反射，所以皮肤镜对于环纹发的诊断不如在其他营养障碍性毛发疾病中可靠[4]。

电镜观察表明：异常条带毛皮质中小气泡无序分布，存在于皮质细胞内，或皮质细胞与微纤维之间，较大的气泡可取代皮质细胞[33,34]。

临床特征

环纹发常偶然发现，或因毛发闪烁光亮进一步检查而确诊。已报道过数例环纹发与斑秃相关，但无法明确二者是否确实相关。抑或对现存疾病详细检查时恰巧发现环纹发。脆发偶可成为环纹发的一种特征，可能是沿长轴的纵向裂纹削弱了毛皮质而导致毛

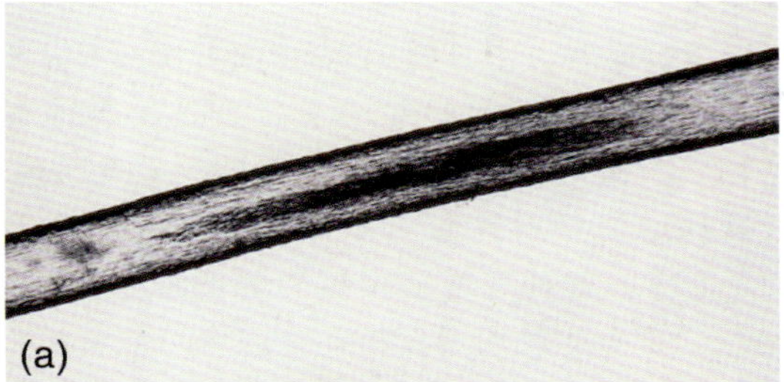

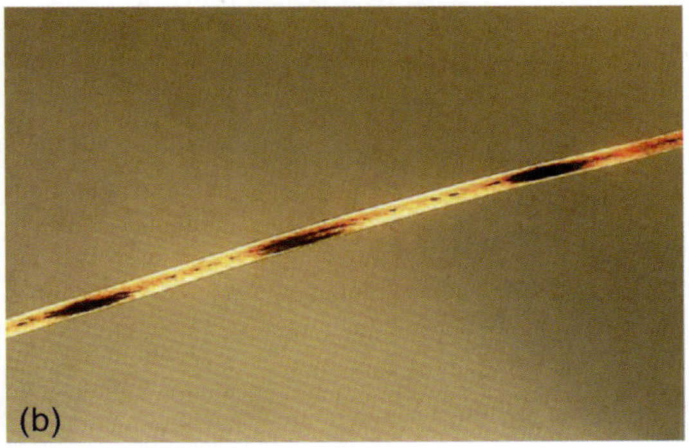

图 89.58 环纹发

(a)毛干透射光显示异常暗带(中央部分)由皮质内多个气腔组成,对应于反射光下的明亮区域。(b)这种异常间隔存在,呈珠状或环状外观。

发易于断裂,是疾病比较严重的表现。腋毛偶可受累。

对患发行显微镜检查,易确诊。某种毛干部分扭曲缺陷的毛发横断面呈椭圆形,类似于明暗带交替,被称为假环纹发[35]。

预后

缺陷不会随年龄而加重,预后良好。

羊毛状发

羊毛状发指毛发或多或少地紧密地盘绕在整个或部分头皮上。在非洲血统中,羊毛状发为正常表型,紧密盘绕、容易打结和断裂;在非洲裔个体中,羊毛状发可弥漫分布于整个头皮或局限于部分头皮。弥漫性羊毛状发可能与遗传有关。Hutchinson 等的调查对于羊毛状发的分型具有重要意义[36]。

羊毛状发的显微镜检查显示所有的羊毛状发均有一致的非特异性特征,即羊毛状、僵硬的毛发表型。这种特征的出现通常与毛发凹槽、毛发扭曲及毛孔不规则有关,有时也是毛发损伤的特征。当毛干形状不规则且质地僵硬时,毛发更易被损伤。这些变化常表现细微,为了更好地诊断,应检查 20～50 根甚至更多的头发。一些个案报道常常仅描述单根头发,而忽略了毛发总体特征,主要原因是其将电镜当作主要工具,而非辅助工具。电镜可很好地显示少量毛发的细节变化,但在显示决定表型的毛发总体特征方面意义有限。

常染色体显性遗传性羊毛状发:请参考第 68 章。

常染色体隐性遗传性羊毛状发:Naxos 病和 Carvajal 病的特点是羊毛状发、其他皮肤损害及包括心肌病变的系统性损害(请参考第 68 章)。

羊毛状发痣:表现为毛发颜色和质地改变的局限性斑片(图 89.59),局部毛发在婴儿期很细,并随年龄增长逐渐变粗,至青春期后尤为明显。通常伴发身体其他部位的黑素痣或表皮痣。已有报道提示羊毛状发可与眼、耳缺陷、指(趾)异常以及性早熟伴发[37-39]。

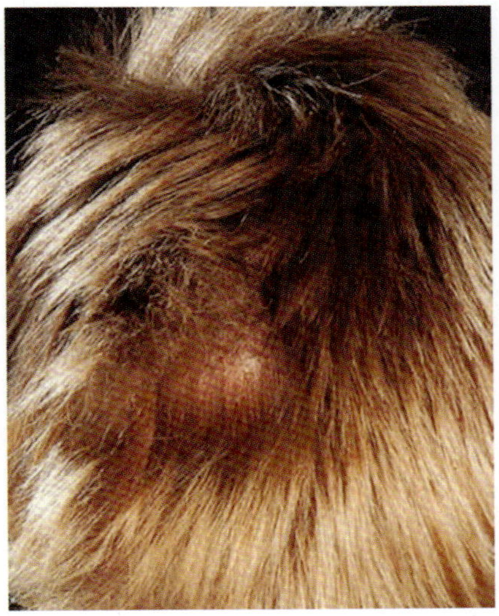

图 89.59 羊毛状发痣

获得性羊毛状发:表现具有异质性,在图案状脱发(获得性进行性发扭结)中最常见[40],也可能由一些药物如丙戊酸钠和维 A 酸类所引起[41,42]。

蓬发综合征

同义名
- 玻璃丝发
- 金属丝发
- 三角微管发

概述

蓬松发综合征临床表现为明显的毛干缺陷[43],由 Dupré 和 Bonafe 首先报道[44],随后陆续报道,一些报道描述为“玻璃丝发”，另一些则用术语“三角小管发”描述，均强调了在显微镜下毛发的三角形横断面和存在有沿着长轴的凹槽。可能呈常染色体显性遗传[45]。

病理生理学

光镜显示僵硬发干的特征是：三角形横断面（图 89.60a）和沿长轴的凹槽（图 89.60b）。扭转较少发生，是导致毛发僵硬的次要因素。扫描电子显微镜观察毛发样本有助于诊断（图 89.60c），在所有病例中均有小管发，大多数病例可见到三角毛发，少部分病例有毛发扭曲。

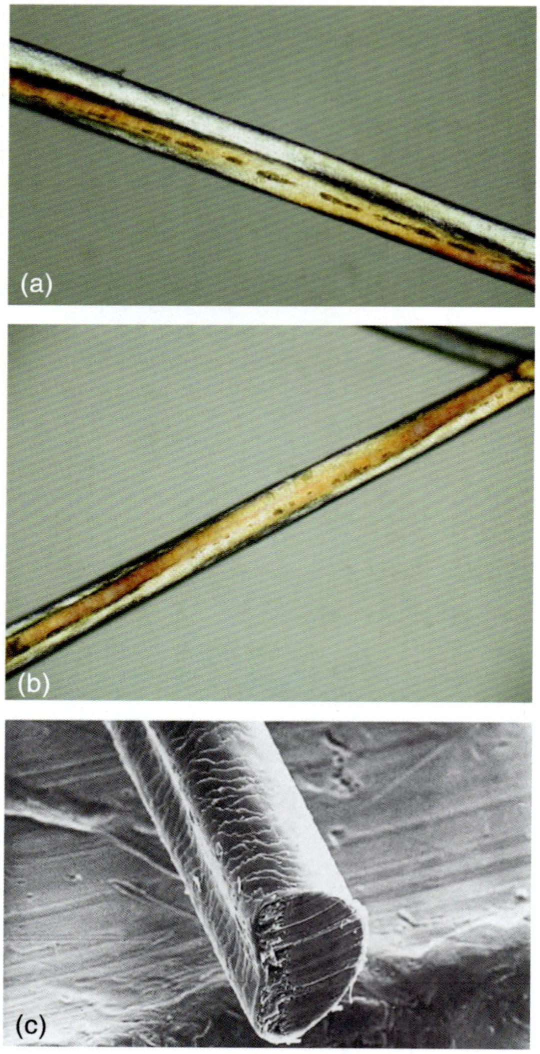

图 89.60 蓬发综合征

（a）三角形的横断面使毛发僵硬；（b）借助部分交叉偏振滤波器，光镜下显示毛发凹槽；（c）扫描电子显微显示三角形横断面和单侧走行的小管状凹陷或沟槽。

临床特征

毛发异常在 3 个月到 12 岁之间首次凸显。毛发数量正常，有时长度也正常，但是毛发外观杂乱无序，无法理顺。在一些病例中，梳理会导致毛发断裂，但毛发脆性增加并不常见[46]。头发常呈银白色，眉毛和睫毛正常。这种表现随着年龄增长而逐渐变得不明显[47]。部分生长期毛发松动症患者可能有类似的头发表现，已在一例患者中报道了这种毛发异常与 I 型神经纤维瘤有关。

由于难以建立毛干的三维图像，光镜下的诊断依赖于显微镜工作者的经验。尽管已提出口服生物素的治疗方法，但目前尚无有效治疗方法。这种毛发特征在成年后常会逐渐减轻。获得性蓬发综合征可由化疗或长期服用药物，如丙戊酸钠所引起[48]。

生长期头发松动综合征

主要表现为生长期头发松垮地附着于头皮上，易拔除[49-51]。大多数报道的病例为 2—9 岁的金色头发儿童，多为女孩，但在肤色和毛发颜色较深的印度和埃及儿童中也有报道。头发通常凌乱，且长短不一，质量参差不齐，毛发无法变长，无需剪发。临床症状多变，部分患者诉头发僵硬、不易梳理，或主诉头发过度脱落，同一家族中可能存在上述全部特征。有些患儿出现片状无发区而被误诊为斑秃，可能是头发受到一定程度的牵拉而被拔除的结果。

拉发试验时，头发易被无痛性拔除，但结果不稳定呈非特异性，在显微镜下，被拔出的头发显示，结合于生长期毛乳头部位的毛小皮褶皱呈现出“松遢袜子”样（图 89.61）。毛干扭曲并且有凹槽，横截面呈三角形，毛根鞘消失或呈小的外翻残留物。头皮活检可见不规则角化及角化不良的毛根鞘上皮细胞。无论其余检查结果如何，若拔发试验无头发松动表现，本病诊断即不成立。但如果拔发试验提示头发松动，则需要与休止期脱发和斑秃相鉴别。

病理检查发现在赫胥黎层（Huxley layer）和亨利层（Henle layer）的内毛根鞘过早角化。毛发图分析显示 98%～100%的毛发处于生长期。角蛋白 K6irs 被认为是调控这种表型的一种内毛根鞘角蛋白[52]。在一例报道中显示编码角蛋白 K6irs 的基因发生了突变，也支持了这种观点[53]。

随着年龄增长，头发逐渐恢复正常，但直到成年，拉发试验依然发现大量的异常毛发。患儿一般情况良好，极少伴有其他异常。也有生长期头发松动综合征与少汗性外胚层发育不全、眼部缺损、大疱性表皮

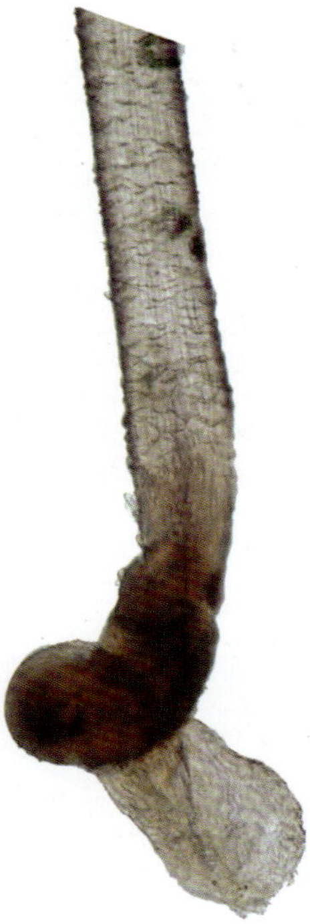

图 89.61 **生长期头发松动综合征患者拔出的生长期头发,显示毛根鞘退化和上皮褶皱**

松解症、Noonan 综合征等伴发的报道,表现为面部先天畸形、身材矮小和先天性心脏病等。

治疗方面,建议温和护理头发,头发可随年龄增长逐渐恢复正常。

小棘毛壅症

流行病学

可能是一种与年龄相关、容易被忽视的正常变异,主要表现为皮脂腺毛囊中聚集成簇的休止期毛发[54]。

小棘状毛壅症最常见于中、老年人,大多数学者认为本病主要发生在面部及鼻部。但他们可能疏漏了其他部位,因为发生于躯干、四肢及肩胛间区的报道并不少见[55]。已报道本病与外用米诺地尔[56]或糖皮质激素、面部瘙痒、慢性肾功能衰竭、病理性汗管瘤及表皮囊肿有关。

发病机制

累及的毛囊中包含多达 50 根左右的毛发,嵌入同一个角质栓,常伴轻度毛囊周围炎。需要与弗莱明-焦万尼尼(Flemming-Giovannini)的“多根毛发”区别,后者在一个普通外根鞘的聚合毛囊中最多生长 7 根毛发,受累毛囊中可能存在马拉色菌和痤疮丙酸杆菌。

临床特征

各个年龄阶段的成年人都可以发生本病,但老年人更常见。皮损与黑头粉刺极为相似,主要分布在鼻、前额和面颊,也可不累及面部,而以颈部、背部、肩部、上臂和胸部为主。受累的毛囊数差异较大。皮肤镜有助于评价严重程度,可见显著的粉刺样皮损,有些病例可见到角质栓中穿出的簇状毛发。

治疗

常推荐应用角质溶解制剂,但我们发现价值不大。最有效的治疗是外用维 A 酸制剂,使用方法同痤疮治疗[57]。也可采用蜡脱毛、专用清洁垫、多种激光治疗[58]。

多生毛

同义名
- 毛发分叉

概述

多生毛为一种罕见的毛发融合性发育缺陷[59]。许多毛发穿出于一个融合的毛囊皮脂腺导管。应区别于独立毛囊中生长的毛发在漏斗部融合后,自单个毛孔中穿出的案例。文献报道一例锁骨颅骨发育不全的患者的大量毛囊中出现多生毛,并在其背部痣样模式分布[60]。

发病机制

累及 2～8 个毛基质和毛乳头,各有其内毛根鞘,形成的毛发通常呈扁平、卵圆形或三角形,或形成凹槽。在毛囊中邻近的毛发可黏附、分叉、再黏附。

临床特征

多生毛的毛囊主要累及面部,沿下颌缘分布[61]。一些毛囊中长出簇状发。簇状发常为偶然发现,但患者可诉反复出现的炎性结节,并留有瘢痕。

毛干风化(包括毛发纵裂症)

在脱落之前,所有处于休止期或生长期早期的毛发,都将经历不同程度的毛小皮损伤,继而出现自发根至发梢的皮质剥离。术语“毛干风化”即描述此现象。体内外研究表明,梳理、擦拭、漂白、紫外线照射和长时间烫发均可引起这种损伤[62]。与其他部位的毛发相比,病变毛发生长期更长,因而受到更多的摩擦刺激和美发损伤,比其他部位毛发的毛小皮增厚和皮质退化更为明显。

有关头发风化的研究比其他部位毛发更为详细。在毛发根部，毛小皮细胞与深层组织紧密相连，离开头皮数厘米后，这些毛小皮细胞的游离边缘翘起、不规则断裂，头屑的脱落增加导致了毛小皮裸露，发梢完全丧失重叠的鳞片(图 89.62)，在发梢经常受到磨损的长发中尤为常见。暴露的皮质细胞可能存在自发根至发梢沿长轴分布的裂纹，受到较多摩擦的毛发可伴发横裂或似结节性脆发症的结节[17]。经漂白或烫过的头发可能会出现毛干扭曲，正常头发中损害最严重的部位是发梢。毛发打结和编辫子是造成毛干损伤的重要原因，导致毛小皮的丢失及皮质纤维的损伤(图 89.63)。

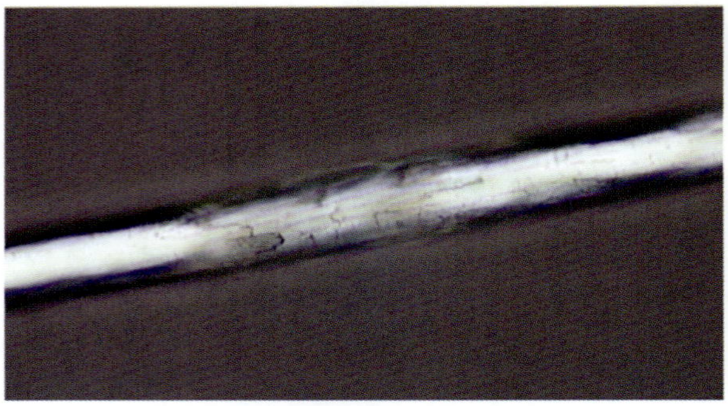

图 89.62 风化毛发中局灶性毛小皮缺失

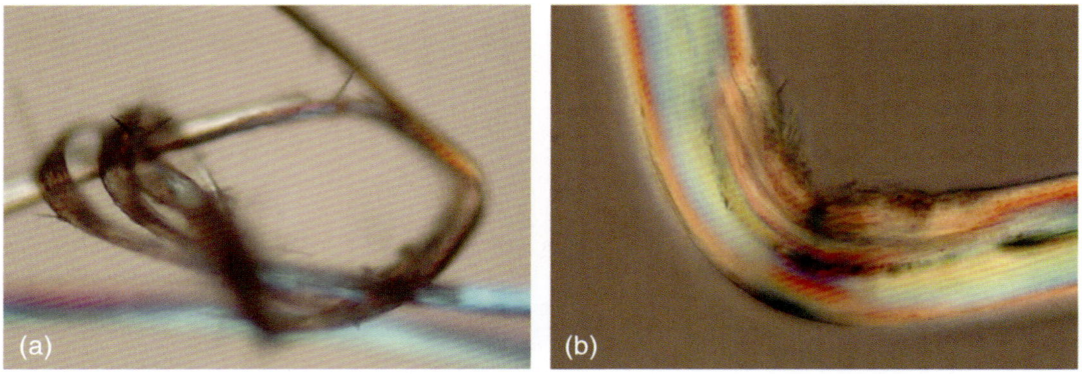

图 89.63 (a)单发和多发打结导致毛干损伤；(b)编辫子导致毛皮质损伤

毛发纵裂症描述的是“毛发末端分叉”的现象，是毛发风化的一种常见表现。通常，毛发越长越容易出现，只有短发出现才为病理性的，但除外非洲人，因为非洲人种任何长度的头发均可出现末端分叉，且与毛发风化无明显关系。毛发纵裂症可以表现为毛干一端呈现肉眼或皮肤镜可见的白色模糊。已在儿童中有报道，此现象与使用发胶有关，但在成人中更常见，且和其他毛发风化同时出现，尤其与发型或者药物治疗有关[63]。

结节性脆发症是毛干风化中最严重的形式。许多正常头发的发梢出现损伤，可出现于先天脆弱毛发的近头皮端[64]，结节性脆发症与过度美发有关[65]。念珠状发、扭曲发等某些毛发结构异常中，可见到特定模式的毛干风化。

泡沫状发

泡沫状发是由毛发受热引起的改变，吹风器故障或高温钳导致的局部损害(图 89.64)[66]。毛发潮湿可能是原因之一，但并非必要条件[67,68]。泡沫状发可由明火或热传导的方式人为地在任何头发中引发。

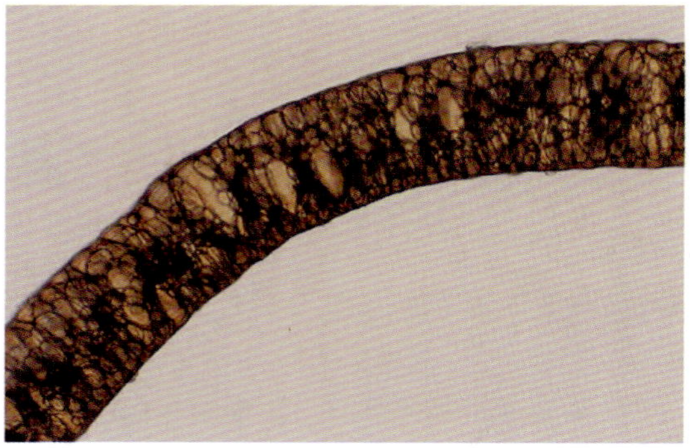

图 89.64 正常头发暴露于明火后的外观，皮质内产生气泡

光镜和电镜评估发现泡沫状发的气泡中充满气体而非液体，这在毛发镜检查中不能明确，因为需要光透过病变部位才可以发现气泡的存在[4]。相反，DPX 液体封固剂通过减少头发表面的反射，有利于泡沫状发的评估。

治疗

带加热的美发电器都应该及时维修或更换。受影响的头发需要修剪，剪除损伤部分，促进正常头发生长。

毛发过度生长

毛发过度生长指特定部位毛发的粗细、长度和密度超过同年龄、同性别和同种族个体。多毛症限指雄激素依赖性毛发(典型者如终毛)的过度生长;而毛发增多症则指其他类型毛发的过度生长。毛发增多症分为局限型和泛发型,或先天性和获得性,其中先天性可笼统解释为婴儿期即出现症状。

毛发增多症

先天性泛发性毛发增多症

定义和术语

在先天性泛发性毛发增多症中,胎毛不被毳毛和终毛取代,而是会持续存在,过度生长并终身不断更替(图 89.65)。此病与多个不同基因突变和染色体畸变有关。某些类型与牙龈增生以及其他畸形有关。详细描述见第 68 章。

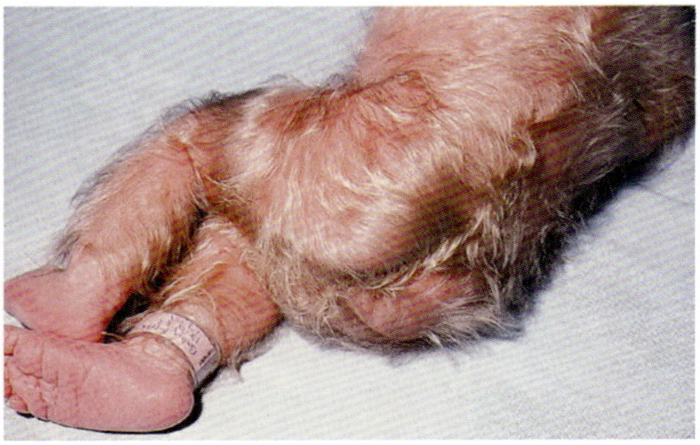

图 89.65 先天性胎毛增多症(由 Dr Partridge,Leamington,UK 提供)

> **同义名**
> • 毳毛增多症

相关综合征

先天性毛发增多症可与其他综合征相关,包括:

Hurler 综合征和其他黏多糖症。毛发增多症通常发生于婴儿早期或幼童期,特征表现为面部、躯干、四肢多毛,眉毛常浓密而融合。在顿挫型中,毛发增多可首发于青春期后,程度有限。

Cornelia de Lange 综合征。轻度小颅畸形和智力受损的儿童发际线较低,眉毛过度生长,前额覆有细长毛发。亦可见腰部或全身毛发增多。

Winchester 综合征。这种罕见遗传病特征表现为侏儒症、关节毁损和角膜混浊。身体多个部位皮肤增厚、色素沉着和毛发增多[1,2]。

Berardinelli 综合征。患者自幼出现脂肪萎缩和肌肉肥厚,成年后症状加剧,其余常见症状包括肝脏肿大和高脂血症。皮肤粗糙伴毛发增多[3]。

胎儿酒精中毒综合征在这种致畸综合征中,慢性酒精中毒孕妇所生的婴儿可出现智力和身体发育迟缓[4]。皮肤改变包括毛发增多和毛细血管瘤。

先天性局部毛发增多症

定义和术语

患者出生时即出现毛发生长旺盛以及临床症状可能延迟出现的错构瘤。错构瘤可仅发生于毛发茂密区域,或合并先天性黑素痣、Becker 痣、脊柱裂或神经纤维瘤。

> **同义名**
> • 痣样毛增多症

特定解剖部位的先天性局部毛发增多症

许多先天性疾病可出现特定解剖部位的毛发增多,如肘部多毛症,或称多毛肘综合征。这些疾病均有明确的遗传模式。虽然这种多毛症在出生时即可发生,但在儿童期或青春期后期变得明显。

痣样毛增多症指局部区域毛发增多。多毛境界清楚。表现为局部终毛纤维密度明显增高。当出现在有毛皮肤(如头皮),或无终毛的部位时,易导致美容问题。皮损通常孤立,或多发斑片。毛发颜色正常、灰色、白色,或伴发过早白发[5]。

先天性黑素细胞痣和神经纤维瘤先天性黑素细胞痣常伴明显终毛生长,可在婴儿期或青春期后出现。丛状神经纤维瘤也与毛发增多症有关。

腰骶部多毛症或农牧神尾痣表现为腰骶部簇状毛发,常与脊柱裂或脊髓纵裂有关(图 89.66)。

Becker 痣。Becker 痣或者色素性毛表皮痣是一种错构瘤,常表现为上背部、肋腹部或上胸部的色素沉着,青春期后常出现局部终毛生长。另见第 75 章。

恶性获得性泛发性毛发增多症

定义和术语

本病表现为成人突然出现泛发性毳毛或非雄激

第8部分

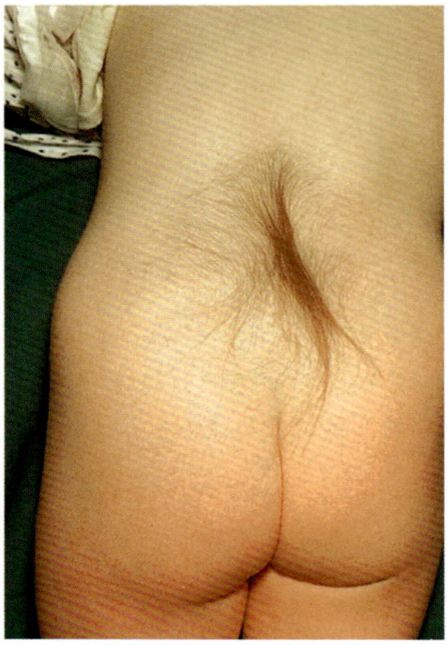

图 89.66 与脊髓纵裂相关的腰骶部毛发增多症(农牧神尾痣)

素依赖性毛发增多，常提示潜在肿瘤，但亦可由如药物等其他因素引起。这是一种罕见症状，常与消化道、肺或乳腺恶性肿瘤有关[6-9]。毛发增多症可在肿瘤诊断前数年发生。

同义名
- 获得性胎毛增多症
- 恶性肿瘤相关的获得性胎毛增多症
- 副肿瘤性胎毛增多症
- 药物性毛发增多症

临床特征

本病轻型(“低度恶性”)，患者毛发局限于脸部，因在鼻部、眼睑及其他无毛区域出现毛发而被注意[10]。随毛发继续生长，可累及掌跖外的全身各部位。头发、胡须、阴毛等现有终毛可能无法替换，其与新生的细小、白色或金色胎毛在颜色和质地上形成对比。毛发生长旺盛，即使在既往秃顶的头皮上，也可大量生长，生长速度可达 2.5cm/周，总长度可超 10cm。

检查

泛发性毳毛增多常先于肿瘤出现，应对患者行放射性检查以筛查肿瘤，尤其肺和消化道。

非恶性获得性泛发性毛发增多症

定义

泛发性毛发增多可由系统疾病和药物引起。通常毛发较粗，但不如恶性肿瘤相关毳毛生长旺盛。

相关疾病

药物性毛发增多症、获得性毛发增多症最常见原因为系统用药。可引起毛发增多的药物包括环孢素[11]、苯妥英钠[12]和米诺地尔[12,13]，后者已具有了一定的商业价值。二氮嗪[12]和补骨脂素[14]也有类似报道(表 89.7)。

甲状腺功能减退：一些甲状腺功能减退患儿的背部和四肢伸侧可出现毛发生长旺盛[15]。

表 89.7 医源性毛发增多症

药物	注释
激素-系统、注射及局部应用[27]	类似库欣综合征，注射或者局部使用时发生局部效应
苯妥英钠[12]	服用 2～3 个月后出现明显毛发增多
补骨脂[14]	可能与光敏感程度有关，毛发增多时间略长于治疗时间
二氮嗪[12]	
米诺地尔[12,13]	系统和局部作用；数周有效，头皮用药可能累及前额
环孢素[28,29]	与皮脂腺增生有关
拉坦前列腺素和比马前列腺素[25,26]	当用作滴眼液时可促进眼睫毛和邻近毳毛生长；前列腺素 F2α 类似物

饮食障碍。据报道，在 20%～77% 的神经性厌食症成人患者脸部、躯干和手臂的细绒毛的生长增加，有时程度严重[16,17]，儿童也可能出现[18]。另据报道，在暴食症患者中毛发增多症的发生率是厌食症的一半，两者均伴约 60% 的脱发发病率[16]。

皮肌炎毛发生长旺盛主要发生于儿童前臂、腿和颞部，也可全身泛发[19]。

大疱性表皮松解症。与营养不良型大疱性表皮松解症相关的毛发增多症较为少见，主要发生于面部和四肢(见第 71 章)。

获得性局限性毛发增多症

相关疾病

卟啉病(见第 60 章)，先天性红细胞生成性卟啉病较罕见，常见特征包括暴露部位皮肤毛发增多，首先出现在前额，延伸至颊部和下颏，并轻度累及其他暴露部位。也存在于一些更常见的红细胞生成性原卟啉病的病例中[20]。

毛发增多症是迟发性皮肤卟啉病[21]的常见表现，其可为患者首诊主诉。主要累及颊部、眉毛、发际线和前臂(图 89.67)。常伴有其他的皮肤表现，包括暴露部位的色素沉着、水疱和皮肤脆性增加。在变异性卟啉病中也可出现类似的毛发增多。据报道，一名患有迟发性皮肤卟啉病的白发患者在疾病初期头发变黑[22]。

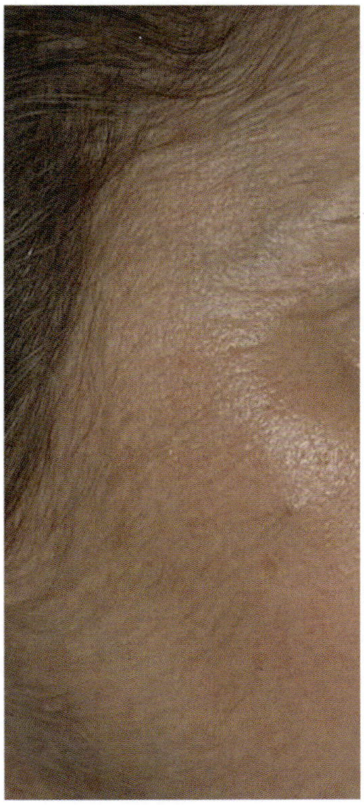

图 89.67　迟发性皮肤卟啉病患者面部毛发增多

最严重的毛发增多见于六氯苯或者其他化学品引起的肝卟啉症患儿。

外用药物局限性毛发增多症可见于外用皮质类固醇药物、硬化剂治疗[23]或外用他克莫司[24]的部位。前列腺素类似物拉坦前列腺素[25]和比马前列腺素[26]治疗青光眼时可促进睫毛生长。

Graves 病。粗糙终毛的生长是 Graves 病相关的胫前黏液水肿斑块的一个常见特征。

其他局限型毛发增多可发生于慢性皮肤创伤、摩擦和皮肤肿瘤周围(图 89.68)。

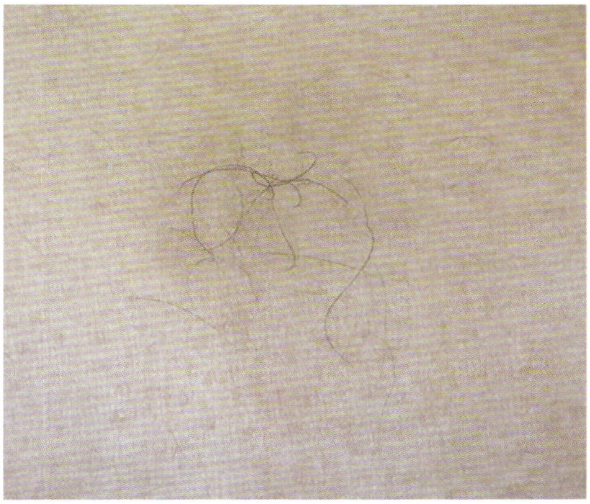

图 89.68　脂膜炎部位皮肤表面局限性毛发增多症

多毛症

定义

“多毛症”指的是女性多毛，呈男性特征，累及胡须、络腮和胸部等部位。男性这些部位毛发通常受雄激素影响，青春期后出现。女性多毛症可伴或不伴可检测到的雄激素水平增高。另见第 149 章。

简介及概述

多毛症定义为女性终毛呈男性模式分布。其严重程度和接受度取决于种族、文化和社会因素。Ferriman 和 Gallwey 在研究中采用的方案已经成为标准分级体系，并在定量基础上定义妇女多毛症[1]。在临床实践中，常有人认为“真正”的多毛症仅仅是咨询的女性患者自认为毛发过多的症状。针对就诊的多毛症女性心理负担的研究表明，多毛症严重影响患者生活质量[2]。

流行病学

发病率和患病率

用于诊断多毛症的量表各有不同，且不同患者的种族和社会因素相异，因此很难准确统计其发病率，但据估计女性发病率为 5%～10%。

年龄

自青春期开始表现明显。若伴有雄激素水平异常，则任何年龄均可出现症状。

性别

如定义所述，多毛症发生于女性。

种族

与白人相比，亚洲、非洲和美洲土著人群中面部毛发和体毛不太常见。即使在白人中也存在差异；地中海人群毛发比北欧血统人群生长旺盛。不同种族群体中多毛症的毛发生长的模式相同。

相关疾病

多毛症是多囊卵巢综合征(polycystic ovary syndrome，PCOS)的特征之一。也是内分泌紊乱导致雄激素过量的一个特征。

病理生理学

男性的终毛受血循环中的雄激素控制。女性雄激素源于卵巢和肾上腺。女性产生雄激素的第一个征象出现于月经初潮前 2～3 年，由肾上腺分泌。肾上腺分泌的雄激素主要是雄烯二酮、脱氢表雄酮(dehydroepiandrosterone, DHEA)和硫酸脱氢表睾酮(DHEA sulphate, DHEAS)。卵巢雄激素的产生在青春期黄体生成素(luteinizing hormone, LH)影响下开始，于卵泡膜细胞中产生。育龄女性卵巢分泌的雄激素主要为雄烯二酮，绝经后为睾酮。

正常女性中，绝大部分睾酮的产生(50%～70%)源自皮肤雄烯二酮的外周转化，其余部分则由肾上腺和卵巢直接分泌。非妊娠妇女中，大部分循环雄激素与一种高亲和力 β-球蛋白，即性激素结合球蛋白(sex hormone-binding globulin, SHBG)结合，20%～25% 与白蛋白松散结合运输，约 1% 游离存在。游离的类固醇被认为是有活性的，因此结合蛋白是至关重要的。

虽然在以高雄激素血症为特征的内分泌疾病中常出现异常的毛发生长现象，但许多多毛症女性，雄激素水平在其年龄和种族中都处于正常范围内。客观上被归类为多毛症的患者中，许多人有潜在的 PCOS。其他大多数患者检测激素水平并无异常，通常被归类为“特发性”多毛症。除循环雄激素水平增高外，也与个体对正常水平雄激素或终末器官(毛囊真皮乳头)的代谢敏感性增加有关。

临床特征

表现

多毛症女性表现出男性特有区域的局部终毛增粗并颜色加深(图 89.69)。亦可见油脂溢出、痤疮和女性型脱发。患者常采用剃除等方法处理多余毛发，因此常仅见毛发残茬。

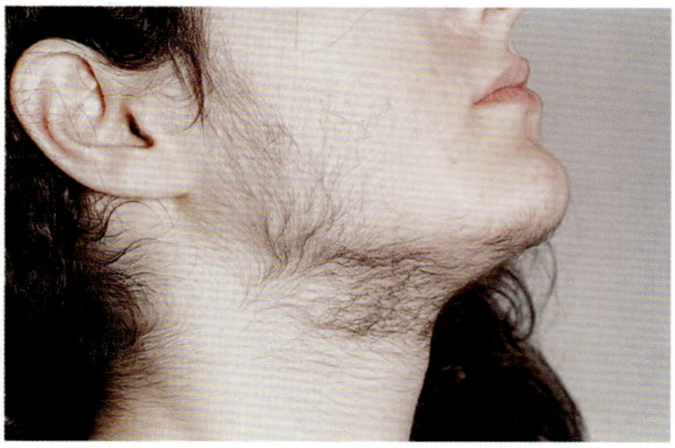

图 89.69 面部多毛症：本例患者无系统疾病及可测及的生化内分泌异常

临床变异

SAHA 综合征。常用“SAHA 综合征”来描述皮肤男性化的一系列特征，4 个缩写字母分别代表油脂溢出、痤疮、多毛症和雄激素源性秃发。该术语并不特指病因；临床提示本病时需考虑所有多毛症的病因。

多囊卵巢综合征。2003 年 Rotterdam 共识明确诊断 PCOS 需具有以下两个及两个以上标准[3]：

1. 临床(痤疮或多毛症)和(或)生化高雄激素血症(可测及的雄激素水平增高)。
2. 月经失调。
3. 超声检查示多囊卵巢。

需排除其他特定疾病，如非典型肾上腺素 21-羟化酶缺乏症、Cushing 综合征、高泌乳素血症和雄激素分泌性肿瘤。

正常女性可出现多囊卵巢，月经正常但伴多毛的女性亦可出现轻度多囊卵巢；患有 PCOS 代谢综合征的女性在超声下可能呈现形态正常的卵巢。据估计，英国 1/3 女性罹患多囊卵巢(即超声下每个卵巢的卵泡数目达 10 个以上)，其中 1/3 为 PCOS。这些特征的表现方式取决于皮肤、内分泌或妇科不同方面的主诉。Conway 等对 556 例妇科就诊患者总结发现，PCOS 临床特征包括多毛(61%)、痤疮(24%)、脱发(8%)、黑棘皮病(2%)、肥胖(35%)、月经过多(1%)、月经减少(45%)、闭经(26%)和不孕(>29%)[4]。而首诊于皮肤科的患者大都表现为痤疮和(或)多毛。

PCOS 实验室检查示 LH 水平增高，常伴有 LH/卵泡刺激素比例增加。睾酮、雄烯二酮和雌二醇水平常高于正常范围[4]，但这些检查敏感度、特异度均很低。

除睾酮升高外，超过 50% 的患者可出现不同程度的高胰岛素血症。这些患者可能是典型的肥胖和非肥胖型 PCOS。胰岛素可抑制 SHBG 生成，促进合成卵巢睾酮，这两种效应均加剧了 PCOS 的雄性特征。胰岛素分泌过多与 PCOS 外周胰岛素抵抗增加的反馈回路有关，这是 2 型糖尿病的特征，也是 PCOS 中常见的现象。与此相关，PCOS 患者血脂异常和冠状动脉疾病风险较高。糖耐量改变、高胰岛素血症和多毛症都因肥胖而加重。

PCOS 家系研究提示其具有遗传特性。迄今为止，已鉴定了 70 个候选基因，但尚无定论[5]，可能与疾病多因素机制和变异性有关。

卵巢肿瘤多毛症是卵巢肿瘤的普遍特征。这类导致男性化的功能性肿瘤仅占卵巢肿瘤的 1%。所有此类肿瘤的绝经前患者都可出现闭经或月经过少，约 50%患者出现脱发、阴蒂肿大、声音深沉和男性外形。大多数男性化卵巢肿瘤患者的血浆睾酮水平升高，且一般超正常上限两倍，结合表现日益严重的临床症状，可将之与 PCOS 鉴别。

先天性肾上腺增生症。胆固醇经复杂通路在肾上腺皮质代谢成醛固酮、皮质醇、雄激素和雌激素。皮质醇合成缺陷导致其前体重新分配到其他通路，使得其他激素合成过多。约 95%的病例出现 21-羟基化受损，因此 17-羟基孕酮(17-hydroxyprogesterone，17-OHP)不能被转化为 11-脱氧皮质醇。由于皮质醇合成缺陷，促肾上腺皮质激素水平升高，导致皮质醇前体(尤其 17-OHP)生成过多并蓄积，进而引起雄激素合成过多，患者表现为男性化。

先天性肾上腺皮质增生症(congenital adrenal hyperplasia，CAH)分为四类：

1. 失盐型，婴儿期出现脱水。

2. 单纯男性化型，儿童出现性早熟和身材矮小。

3. 非典型、衰减型或获得型：该变异型可仅表现为女性不同程度的多毛，而无其他异常。

4. 隐匿型。

非经典迟发型 CAH(non-classical late-onset CAH，LO-CAH)不能临床诊断，需动态检测内分泌指标，用于鉴别诊断 PCOS 和特发性多毛症。这些女性可能仅有轻度多毛，她们体格正常且月经规律，无皮质醇通路变化所致的代谢后遗症。然而，约 80%的患者可出现多囊卵巢。21-羟化酶缺乏症是 LO-CAH(>90%)最常见的缺陷，3%～6%多毛症女性为该类型。

获得性肾上腺皮质疾病肾上腺癌常伴腹部肿胀或疼痛，10%的腺瘤和癌可仅表现为男性化。同时出现男性化和库欣综合征强烈提示存在恶性肿瘤，其睾酮水平通常明显升高。

Cushing 综合征患者，可同时出现毛发增多症(高皮质醇血症所致细小毛发的广泛生长)和雄激素诱导的男性型毛发粗密。

特发性多毛症。用于诊断无潜在内分泌疾病的多毛症女性。25%～60%多毛症女性及 80%月经周期正常的女性总睾酮值可在正常范围，这可能与 SHBG 的作用或多毛症女性血浆睾酮波动较大有关，或反映了雄激素受体敏感性的作用。许多被归类为特发性多毛症的女性可能有轻度 PCOS，但无其他异常表现。

严重程度分级

临床严重程度可根据检查毛发的范围和分布、相关特征(痤疮、皮脂溢出、脱发模式)、男性化征象(阴蒂肿大、声音低沉)以及对生活质量的影响来评估。Ferriman-Gallwey 系统是目前诊断多毛症的标准，记录身体不同部位毛发的生长及程度后累计积分，总分大于 8 即可诊断多毛症(表 89.8)。

表 89.8 多毛症 Ferriman-Gallwey 评分

分布	评分
唇髭	0～4
络腮胡	0～4
胸部	0～4
腹部	0～4
耻骨上-延伸至脐	0～4
上臂	0～4
大腿	0～4
上背部	0～4
下背部	0～4
总分	X/36

每个部位按 0(无终毛生长)到 4(广泛终毛生长)计分。总评分≥8 分提示显著多毛。

检查

短期内毛发出现显著变化应积极排查潜在的雄激素分泌肿瘤(表 89.9)。正常的月经周期突然出现不规律则尤其需要注意。但不伴有内分泌症状的正常月经是多毛症的典型表现，终身月经不规律与 PCOS 密切相关。

是否需要对无明显症状或病史的多毛症女性进行系统检查仍有争议。如旨在排查分泌雄激素的肿瘤，血清睾酮是一种良好的筛查指标，可进一步测定 DHEAS 予以补充。明确 PCOS 的诊断是适合的，或与初级保健医师、内分泌学家或妇科医师合作安排进一步的检查。

治疗

多毛症的治疗主要包括两方面，去除多余毛发及降低促进毳毛-终毛转变的雄激素(表 89.10)。需解决月经紊乱、不孕、心脏病风险、2 型糖尿病和肥胖等问题，而这些问题超出皮肤科范畴，本章不讨论。

物理方法脱毛

多种脱毛方法可用于多毛症治疗：

- 最广泛使用的方法是剃毛和拔毛。剃须为男性行为，不易被女性接受。拔毛方法包括镊子、涂蜡、用糖以及线程脱毛。毛发漂白可隐藏多余的深色毛发，但可能使之变黄。
- 脱毛膏含有硫代乙醇酸盐，能溶解角蛋白分子中的硫键，软化毛发。具有刺激性，需注意预处理强度和暴露时间。

表 89.9 多毛症的检查

严重程度	检测	相关性
轻度多毛症，月经正常	是否需要进行睾酮测试，仍存有争议	排除雄激素分泌肿瘤（若睾酮超过正常上限两倍，则应考虑进行更广泛的以下检查：PCOS 中常轻度升高）
中度多毛症，伴或不伴月经失调	黄体生成素（LH）	月经周期第 1～3 天检测最佳
	卵泡刺激素（FSH）	LH：FSH 比例增高提示多囊卵巢
	盆腔超声检查	PCOS 超声诊断标准是不少于 10 个直径 2～8mm 的囊肿
重度多毛症，发病迅速，睾酮升高	晨间 17-羟基孕酮	迟发性先天性肾上腺增生
	硫酸脱氢表雄酮（DHEAS）	肾上腺雄激素分泌的标志物，特别是肾上腺分泌过量
	24h 尿皮质醇	库欣综合征
	地塞米松抑制试验	膨胀纹、向心型肥胖和满月脸是诊断重点
	泌乳素	高泌乳素血症
	卵巢和肾上腺影像	鉴别肿瘤

表 89.10 多毛症的治疗

目的		花费	评价和不良反应
遮盖	漂白	低	有助于隐藏少量毛发，但可使毛发变黄色
脱毛	剃	低	毛囊炎；残茬；需定期重复，通常每天重复
	蜡、蜜蜡	中等	可以处理的皮损面积更大，疼痛明显；需等毛发长长后再次处理
	脱毛膏	中等	刺激性皮炎；敏感部位需小心
	电解	高	长期治疗；毛囊炎和瘢痕
	强脉冲光（IPL）	高	数次治疗，在随后数年中可补充治疗；可致疼痛、灼伤和色素沉着，尤其深肤色人群
	激光	高	如上所述，IPL 和激光目标均为深色终毛，不适用于浅色毛发
抑制毛发生长	依氟鸟氨酸霜	中等	毛囊炎；可与激光或 IPL 联合
抑制雄激素分泌或活性	口服避孕药（OCP）	中等	Dianette®（乙烯雌二醇 35μg，醋酸环丙孕酮 2mg）导致血栓栓塞风险较高
	抗雄激素类：醋酸环丙孕酮（第 1～10 日每日 50～100mg），与口服避孕药、螺内酯（50～200mg/d）和氟他胺联用	中等	月经紊乱；妇科疾病；男性乳房女性化，乳腺组织疼痛；肝毒性；可导致男性胎儿女性化，用药期间应避孕
	5α-还原酶抑制药	中等	未经许可；可导致男性胎儿女性化，用药期间应避孕；性欲下降；乳房组织疼痛

- 电脱毛（“电解”）是一种更持久的脱毛方法。借助电流电解、热解或二者结合（“混合”）来破坏毛囊。电脱毛耗时，最适合于小面积皮损，技术娴熟的治疗师予以的治疗效果明显。
- 激光热解脱毛技术应用广泛。尽管其长期疗效尚不清楚，但激光辅助脱毛已使用了足够长的时间，可合理评估其疗效和安全性。Cochrane 一项综述指出，激光和强脉冲光（intense pulsed light，IPL）治疗数据有限，翠绿宝石激光和半导体激光效果优于其他激光器。缺点是缺乏随访数据[6]。大多数医师会选择浅肤色、深色毛发患者，这样可使激光能量被毛发吸收最大化而皮肤吸收最小化。尽管如此，治疗后仍有可能出现疼痛和结痂，深肤色

人群中还可能出现炎症后色素沉着。激光热解脱毛至少需要三次治疗，每次间隔数周。这反映了毛囊的生物学特性，在生长期时对治疗最敏感。治疗间隙，休止期毛发则进入生长期。宽谱IPL更便宜，对操作者的许可限制更少，这可能是激光治疗的一些益处[7]。

局部治疗

外用依氟鸟氨酸乳膏是通过抑制鸟氨酸脱羧酶来减缓毛发生长。较有限的临床试验证据表明，约1/3女性外用依氟鸟氨酸有效，减缓毛发生长速度约20%。需维持治疗以保持疗效[8]。有证据表明，依氟鸟氨酸乳膏与激光联合使用，较单一治疗相比起效更快、疗效更好[9]。

口服药物治疗

多毛症的主要系统疗法为抗雄激素治疗[10]。抗雄激素治疗逆转现有终毛生长的作用有限，但可预防毳毛进一步转化为终毛。停药后几个月疗效将不再持续[11]。故医患在开始治疗时均需了解以下问题：

- 所有药物均有潜在不良反应，需行血液学检测或其他检查监测。
- 服药禁忌证包括怀孕，故治疗期间需有长期的避孕计划。
- 并非所有人均治疗有效，因此需要讨论评估疗效的半客观标准和时间尺度，例如治疗前和治疗后6个月使用脱毛辅助工具的频率或照片。
- 预计在什么时候停止治疗？
- 谁将负责长期处方和监测？药物超适应证应用于哪些方面？

当多毛症女性合并PCOS时，需同时治疗疾病的其他症状，因此治疗可能跨学科，需与其他专业医师合作。

醋酸环丙孕酮。醋酸环丙孕酮(cyproterone acetate，CPA)是一种合成孕激素，可抗雄激素及抑制促性腺激素分泌[12]。它可减少雄激素合成、促进睾酮代谢清除并与雄激素受体结合。此外，长期使用CPA可降低皮肤5α-还原酶活性。尽管CPA是一种强效孕激素，但它不能有效抑制排卵。它常与周期性雌激素一起给药，以维持正常月经及达到避孕的作用，以防出现男性胎儿女性化。

一项Cochrane综述指出，尽管有一些主观评估有效的数据，但CPA的总体临床应用证据不足[12]。其治疗方案多样。低剂量疗法(Dianette®；Schering AG)是使用一种口服避孕药，其含35μg乙炔雌二醇和2 mg CPA，在28d周期中每天服用共21d。然而，许多剂量范围和疗效研究使用的都是含50μg乙炔雌二醇的制剂。这可能与仅高剂量雌激素提高SHBG水平相关。目前CPA的推荐治疗剂量常为每天50mg或100mg，每个月经周期口服10d(如第1～10天或第5～15天)。然而，现已有许多关于剂量范围研究表明，该药并无剂量效应。客观研究比较了使用低剂量疗法与不使用CPA的情况，尽管使用环丙孕酮的获益率更快，但总体多毛症等级的降低并无差异[13]。

CPA不良反应包括体重增加、疲劳、性欲减退、乳房触痛、恶心、头痛和抑郁。不良反应随剂量增加而增加。与所有应用于美容问题的药物一样，对于那些需要长期治疗的人来说，安全性可能是一个问题。其禁忌证与口服避孕药相同，静脉血栓是具有最重要医学意义的一种不良反应。一项病例对照研究表明，口服含CPA作为孕激素的口服避孕药的女性发生静脉血栓的风险，比口服含左炔诺孕酮避孕药的女性高4倍[14]。

一项回顾性研究涉及188名CPA服用量为50～100mg的女性，不良反应发生率为23%，9%的受试者因此中断了治疗，但很难确定问题是由CPA引起的还是由许多人也服用的乙炔雌二醇引起的。大多数问题与情绪、体重或月经紊乱有关。其中24名患者接受了5年或更长时间的治疗，9名患者接受了10年或更长时间的治疗，2名患者接受了15年的治疗[15]。

螺内酯。螺内酯是一种应用广泛、相对安全的治疗多毛症的药物。尽管Cochrane综述认为其具有一定疗效，但证据级别未达到最高标准[16]。螺内酯有如下抗雄激素的药理特性：通过干扰睾酮合成来降低其生物利用度，并增加其代谢清除率。与CPA类似，螺内酯可与雄激素受体结合，长期治疗可降低皮肤中5α-还原酶活性。已有关于不同治疗方案疗效的研究，使用每天或周期性(每4周中前3周的每天)服用螺内酯50～200mg的治疗方案，依据多毛症的严重程度选择合适剂量。周期性服药方案与口服避孕药类似，可在第4周出现停药后的出血。螺内酯不能作为避孕药，服药期间必须注意避免受孕。

5α-还原酶抑制药。非那雄胺可抑制5α-还原酶的2型同工酶。其疗效在小型安慰剂对照试验中进行了评估，治疗6个月后有一定益处。因其可使男性胎儿女性化，不适合育龄女性治疗，因此无法获得治疗多毛症的药物许可。

二甲双胍。二甲双胍是一种最初用于治疗2型糖尿病的双胍类药物，亦可用于治疗高胰岛素血症和胰岛素抵抗相关的多毛症。二甲双胍可降低胰岛素水平，增加胰岛素敏感性，尤其是在低热量饮食的情况下，可导致体重减轻。而上述问题也是 PCOS 的部分表现，二甲双胍还有助于月经正常化和改善脂质水平。二甲双胍广泛的代谢学效应，使其可以有效治疗除多毛外，还伴有其他问题的患者，但二甲双胍非皮肤科医师处方的药物。

氟他胺。通过与雄激素受体结合而起单纯抗雄激素作用，但无抗促性腺激素作用，其与中枢雄激素受体结合后，抑制了睾酮负反馈作用，从而使雄激素水平升高。氟他胺有潜在的肝毒性，需密切监测以避免肝脏并发症。英国未批准使用该药物。

减重

多囊卵巢综合征常与肥胖有关。减重有助于减少胰岛素抵抗和降低循环睾酮水平以及抑制毛发过度生长。

毛发色素沉着

毛发颜色是哺乳动物最显著的特征之一。人类毛发颜色是由毛干中的黑素、真黑素（黑棕色）和褐黑素（黄红色）的相对比例，以及黑素体的数量和黑素化程度所决定的。其他结构因素，如毛发纤维的直径、髓质和角质层的完整性也可影响其视觉感知[1-3]。

毛发色素形成生物学

头发黑素由位于毛球上皮周围上半部的黑素细胞产生，这些细胞形成毛皮质。黑素合成途径在第 88 章已有细述。超微结构显示，毛球黑素细胞可比表皮黑素细胞产生更多的黑素，其细胞密度远超表皮（毛球上部黑素细胞与基底角质形成细胞数目之比为 1∶4，而表皮中为 1∶25）[4]。人类毛球黑素细胞几乎完全只向早期分化参与形成毛皮质的细胞提供黑素体（图 89.70）。因此，毛球黑素细胞与色素受体细胞（皮质角质形成细胞）之间存在着密切的空间和功能关系。虽然在人鼻腔毛发的毛小皮以及许多动物的皮毛中检测到了色素颗粒，但尚未发现色素可转移至毛小皮及内毛根鞘细胞中[5]。

黑素细胞也存在于毛囊漏斗基底层和外毛根鞘中，呈无色素性，但表达黑素细胞标志物 NK1beteb。在永久毛囊的下部，发现具有干细胞特征的黑素细胞，与毛囊上皮干细胞分布相似[6]。如上皮干细胞一样，这些细胞代谢缓慢，仅在生长期初期才增殖，在毛发周期的其余阶段均保持静息。

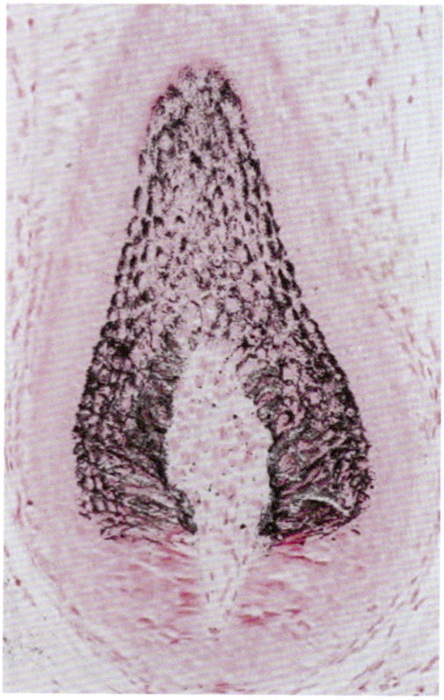

图 89.70 人类生长期毛囊，显示向毛皮质提供黑素。真皮乳头可见色素失禁。Masson-Fontana 染色

毛囊中的黑素生成活性与毛发周期密切相关。在早期生长期，黑素细胞干细胞被激活，子细胞迁移到发育中的毛球部，聚集于生长期的毛球上部，形成毛皮质。上皮细胞增殖后色素即开始合成，与皮质分化的形态学表现相吻合。在生长期的第 3 阶段，酪氨酸酶活性增强，而色素向皮质上皮的转移始于生长期的第 4 阶段[7,8]。有色毛囊中色素合成持续整个生长期阶段（生长期第 5 和 6 阶段），于休止期开始时停止。毛球黑素细胞与色素受体细胞（形成毛皮质的细胞）之间在解剖和功能上的紧密联系表明，这两种细胞类型之间的相互作用在调节色素活性方面起关键作用。休止期毛球黑素细胞的结局不明。在人类休止期毛囊退行的上皮柱中可观察到非黑素化的黑素细胞[9]，但在正常毛发生长周期的这一阶段也有毛囊黑素细胞的凋亡缺失[10]。

人类毛发颜色变化

人类毛发颜色多样性主要见于欧洲人群。非欧洲人群中，毛发颜色主要呈深棕色至黑色，某些地区呈浅色[4]。头发、皮肤和眼睛的颜色由多个基因决定，MIM 将其分类为 *SHEP* 基因（227220），包括

OCA2、*MC1R* 和 *TYRP*。冰岛人的金发和棕色毛发与 *OCA2* 基因的多态性有关[11]，美拉尼西亚人的金发与 *TYRP1* 基因变异有关[12]。影响人类毛发颜色的基因目前尚未完全确定。已知参与调节小鼠毛发颜色的基因已超过 100 个。

红发

红发的发生率从德国北部的 0.3%到苏格兰部分地区的最高 11%不等。褐黑素是某些红发个体的主要色素，或可能是真黑素和褐黑素的混合物。褐黑素化的毛囊中的黑素细胞含有球形的黑素体。而在含有真黑素和褐黑素混合物的个体中，黑素细胞包含球形黑素小体或椭圆形的褐黑素小体[13]。

小鼠中，活化或阻断黑素皮质素受体-1（melanocortin receptor-1，MC1R）可决定产物为真黑素或褐黑素。该受体可被 α-黑素细胞生成素激活，并被真皮乳头来源的刺豚鼠信号蛋白阻断。目前尚不明确人类是否存在与刺豚鼠相似的蛋白。然而，高度多态性的人类 *MC1R* 基因中的变异区域会降低受体的功能，并与红发形成有关[14,15]。大多数红发个体是 *MC1R* 基因多态性的纯合子或复合杂合子。

白发（白发症）

白发常是衰老过程的一种表现。在白人中，白发最早年龄为 34.2±9.6 岁，到 50 岁时，有 50%的人至少有 50%的白发[16]，有研究认为该比例被高估[17]。黑人出现灰发年龄为 43.9±10.3 岁，日本人的发病年龄为男性 30—34 岁，女性 35—39 岁。下颌和络腮区域的胡须常早于头发或体毛变白。头发中，颞部头发先白，然后是一批灰发出现于顶部至枕部。一项针对女性双胞胎的研究表明，白发主要是由遗传因素所决定[18]。

头发花白的视觉效果来源于有色毛发和白发的混合。与正常着色头发相比，灰色头皮上着色头发的黑素化可能会降低，但不清楚是否沿着头发轴（即在一个生长周期内）出现了色素沉着的减少，或在生长周期早期色素减少或缺失的程度即已确定。毛发色素的减少与相应毛球内酪氨酸酶活性降低并最终缺失有关[19]。白发外毛根鞘中存在无色素的黑素细胞，但毛球中无黑素细胞[20-22]。头发变白的机制尚未明确，可能与黑素细胞干细胞储备库的耗竭有关；或与毛囊中过氧化氢的蓄积损伤黑素细胞有关[23]。

“一夜白头”的故事在文学、医学和人类学界传说了几个世纪[24]。历史案例包括在被处决前一夜白头的 Thomas More 和 Marie Antoinette 爵士。迅速变白的机制可能是在弥漫性脱发区域中选择性脱落色素毛发，保留无色素毛发（图 89.71）。

通常，头发变白的过程呈渐进性且永久性，但偶有无色素性头发重新出现色素的报道[25-27]。

第8部分

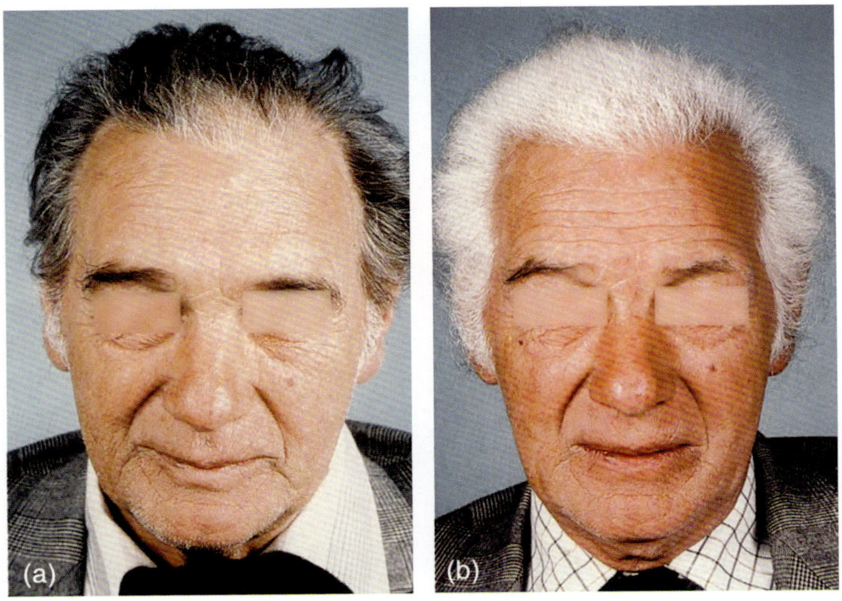

图 89.71 斑秃引起的头发迅速变白

（a）该患者有少些白发；（b）同一患者 1 周后的表现。（由英国伦敦圣托马斯医院 D. Fenton 提供）

早白

尽管相关发表的数据有限，但多认为早白与特定器官特异性自身免疫性疾病相关。在一项纳入 125 名恶性贫血患者的对照研究中，11%的患者在 20 岁之前出现了早白，而对照组中仅为 2%[28]。早白是许多遗传性疾病的特征之一。发生在 Werner 和 Rothmund-Thomson 综合征等早衰性疾病中，早白是由于 DNA 解旋酶的缺陷所致[29]。早老症患者早在 2 岁时即可出现早白与显著脱发。在 Böök 综合征（一种常染色体显性特征疾病）中，早白与前磨牙发育不全和掌跖多汗症有关[30]。1/3 的染色体 5p 综合征（猫叫综合征）患者可出现早白[31]。

白发症

白发症指因相邻毛囊中无黑素或色素较少引发的局部片状白发。色素缺乏可能是先天性或后天获得性的。先天性色素缺失由出生时黑素细胞生理性或功能性缺陷，或在胚胎形成时期移行异常所致。这种移行缺陷可能仅限于皮肤，或发生于其他器官（如耳或眼），其中黑素细胞或相关的神经嵴细胞具有重要作用。

后天性白发症由白癜风或斑秃后无色素毛发的再生引起。

遗传性色素障碍

以下疾病可影响头发颜色，于第 88 章讨论：

- 白化病。
- 斑驳病。
- Waardenburg 综合征。
- 结节性硬化症：见第 80 章。
- “银发”综合征：见第 68 章。

获得性色素障碍

详见于第 88 章。

白癜风白斑区域内的毛发可呈白色，白癜风儿童的头皮可出现散在白发。斑秃区域的新生毛发常为白色，多数情况下可恢复色素，但也可持续存在。Vogt-Koyanagi-Harada 综合征是一种发热性疾病，可出现双侧葡萄膜炎、耳聋、耳鸣、白癜风、白发症和斑秃[32,33]。它可能是一种针对黑素细胞、酪氨酸酶或酪氨酸酶相关蛋白的自身免疫性疾病。

Alezzandrini 综合征与 Vogt-Koyanagi-Harada 综合征有些相似，合并单侧面部白癜风、视网膜炎、听力减退、眉毛和睫毛的局限型白发症[34]。炎症过程（如带状疱疹）可损伤黑素细胞，导致永久性头发颜色脱失。X 射线辐射常可导致永久性脱发，强度较低的治疗可引起头发色素减退，极少数情况下可致色素沉着。

药物和其他化学物质引起的颜色变化

一些外用制剂会暂时改变毛发的颜色。地蒽酚和柯桠素使浅色或灰色头发染成红木棕色。曾用于多种皮肤病治疗的间苯二酚（雷锁辛），可使黑色或白色头发染成黄色或黄棕色。

氯喹和羟氯喹偶可引起头发可逆性脱色。酪氨酸激酶抑制药伊马替尼可抑制 c-kit 和血小板衍生生长因子受体，影响色素合成，可导致色素脱失[35]及白发着色[36]。前列腺素生长因子 2α 类似物，如拉坦前列素，被用于治疗青光眼，但可导致虹膜和睫毛变黑[37]。

营养缺乏引起的颜色变化

特定的营养缺乏在人类中较为罕见，因此大多数有关其影响的临床知识来自实验室和动物研究。铜是酪氨酸酶的辅基，人体内的铜缺乏可导致白毛症，人类的 Menkes 卷发综合征也是同样机制。在蛋白质营养不良的患者中，尤其是 kwashiorkor 病患者（恶性营养不良病），头发颜色的改变是该病的一个显著特征，正常黑发变成棕色或红色，棕色头发变成黄色[38]。间歇性蛋白质摄入不足可致恶性营养不良的“旗”征（斑纹征），即单根头发交替出现白色（异常）和黑色条纹。在严重溃疡性结肠炎和广泛肠切除术后，头发颜色可有类似恶性营养不良病的变化。

代谢紊乱疾病的毛发颜色

- 苯丙酮尿症：见第 60 章。
- 高胱氨酸尿症：见第 60 章。
- 卟啉病：见第 63 章。

偶发头发变色

头发暴露于某些物质后，可与许多无机元素结合，导致头发颜色变化。偶然接触工业、自来水或游泳池中高浓度的铜可导致绿发，尤见于金发人群[40]。重度吸烟的白或灰发人群中可见烟草煤焦油导致的黄发。苦味酸和地蒽酚也可能导致黄发。

物理现象导致的发色

当黑素缺乏时头发呈白色，这是一种由入射光在反射率不同的界面上产生反射和折射而形成的光学效应。一般而言，髓质较多的无色素毛发比无髓质的头发颜色更浅。同样，头发随着增长出现正常"风化"，末端毛发皮质和毛小皮被破坏形成多个界面，光内部反射和折射可致毛发末端颜色比其余部分更浅。这种现象也可出现于结节性脆发症（过度"风化"），患者常观察到脆性增加的毛发及白色环纹状发的颜色更浅。因为这些光学发光效应是由入射光的反射和折射引起的，所以当用透射光显微镜下观察这类头发时，则看起来很暗。Findlay 的研究表明，人感知到的颜色主要受毛干物理特性影响，而与发干的真实色度关系不大[41]。

暴露部位的毛发在阳光照射下可脱色。

美发产品

人们一直关注自己的头发，并试图通过梳理、染发、剪发和佩戴假发来改善外观[1-3]。在埃及纸莎草画中就有提到整理头发对吸引他人的重要性[4,5]。如今护发用品和美发产品拥有庞大的市场，许多进展源自化妆品科学实验室[6,7]。某些美发方法可能会导致头皮和毛干的问题。

洗发液

洗发液是一种用于清洗头发并使之处于良好状态的洗涤剂[8-13]。洗发液必须除去油脂，因为后者会吸引灰尘和其他微粒物质。清洁剂的极性基团通过去除头发表面油脂来发挥清洁作用。评估洗发剂的去污力困难而复杂。消费者倾向于将洗涤效果与起泡能力等同。在西方社会，洗发液必须有良好的起泡能力才有市场。目前已有了一些基于仪器的评估方法，但仍缺乏评估包括洗发液在内的清洁剂的效果的单一标准。效果评估仅基于消费者的主观印象。

洗发液配方

洗发液配方多样，但基本成分包括水、清洁剂和脂类物质。由植物或动物脂质制成的皂质洗发液去除污垢和油脂的能力与清洁剂等同，但遇硬水会形成浮渣。大多数洗发液将清洁剂作为主要的洗涤成分；清洁剂是由石油产品合成制备的。洗发液包含以下成分：

- 用于去污和起泡的主要表面活性剂。
- 用于改善和"调理"头发的次要表面活性剂。
- 调节 pH 和黏度的功能性添加剂，如焦油或抗真菌剂等。
- 防腐剂。
- 美容添加剂，如着色剂和香料。
- 硅调理剂。

洗发液的安全性

洗发液必须无毒，在消费者使用的浓度下不刺激皮肤或眼睛。新的洗发液配方在上市前会经系统测试，特别是评估是否刺激眼睛、有无引起瘢痕或角膜混浊的倾向。眼部刺激性低的洗发液通常无皮肤刺激。一般来说，清洁剂中对眼睛刺激性从大到小的成分依次为阳离子、阴离子及非离子成分。但亦有例外，表明洗发液的刺激性受清洁剂以外的其他特性影响，包括表面活性、pH 值、润湿力、发泡力（Ross-Miles 试验）以及润湿和发泡的综合能力。事实上，大部分洗发液可有刺激性但并不危险。由美容添加剂、防腐剂或杀菌剂引起的过敏性接触性皮炎确有发生（见第 128 章）。

护发素

干燥的头发缺乏光泽且难于定型，这是自然风化造成的，且因物理、化学处理而加剧。护发素具有亮泽、减少静电、防紫外线辐射及增加头发强度等一系列特性。护发素由脂肪酸和醇类组成：包括天然甘油三脂（如杏仁、牛油果、玉米、橄榄油）；蜡（如蜂蜡、霍霍巴油、水貂油、羊毛脂）；磷脂（如蛋黄、大豆）；维生素 A、B 和 E、丝水解蛋白、胶原蛋白、角蛋白（角和蹄）、明胶和其他蛋白质及阳离子聚合物。护发素有多种形式，应用广泛，可使头发润滑有光泽、易于梳理和造型。最常使用的是与洗发液组合的二合一制剂。这些阳离子化学物质与带负电区及风化区的头发相结合，通过电中和来减少头发静电，并通过聚二甲基硅氧烷等物质为毛干受损区域提供物理保护层。其他形式的护发素可单独使用，霜和乳液制剂在洗发后涂抹，并在数分钟后冲洗。深层护发素需涂抹持续30min，涂抹过程中常需保持湿热的状态。液体、凝胶和气溶胶泡沫有助于头发造型。发油是传统的护发素，男士可使用润发油、润发膏及发油来使头发光泽顺滑[10]。

头发明显干燥或受损，抑或头皮存在炎症或湿疹时，护发素可用以替代洗发液，这与湿疹患者用润肤剂替代肥皂的方法相同。护发素与水混合后可去除头发表面污垢和气味，但不会使头发和头皮受到洗发液强效溶剂的影响。

美容染发

从法老时代起，人们(尤其女性)采用染发剂来遮盖白发。在过去 50 年里，染发剂的使用量大大增加，如今男性也开始使用，或者说也可能一直在用。

染料渗透入头发的过程取决于分子大小和使用时头发的遇水溶胀性，染料的碱性也很重要。相对较小的分子染料最有效[14]。染发剂最常见不良反应为过敏性接触性皮炎，致敏源常是对苯二胺(*p*-phenylenediamine，PPD)。一项国际研究发现，湿疹患者行斑贴试验提示 PPD 阳性率达 4%～6%[15]。染发剂毒性不明，人们担心染发剂可能会导致膀胱癌等一系列肿瘤的发生。芳胺和氨基硝基苯酚的使用更增加了人们在这方面的担忧，但系统综述表明，这些成分用于头发时并无危害[16]，但对理发师可能存在影响[17]。有人提出染发剂的使用可增加实体瘤[18]和再生障碍性贫血[19]的发病率，但仍尚存争议[20]。这些报道均不足以证明需禁止使用这些染料。

除漂白剂外，染发材料可被分为三类：植物类、金属类和有机合成类。一般认为，有机合成染料比使用植物和金属染发剂染出的颜色更自然。

植物染料

海娜提取自北非和中东的灌木 *Lawsoniaalba*、*L. spinosa* 和 *L. inermis*，可用以提供红褐色颜色。在植物开花前摘取叶子，经干燥后提取染料，其有效成分为酸性萘醌(lawsone)。通常以糊状厚涂在头发上并保留 5～60min。染色效果可持续长达 10 周。这一过程无毒，但不整洁，且指甲可能会被染色。海娜洗发液是海娜和靛蓝叶粉的混合物，呈蓝色。很多产品中都含有复合海娜成分[8]。

罗马或德国洋甘菊在地表的头状花序可提取黄色染料 1,3,4-三羟基黄酮(芹菜素)，它不仅可以染色毛小皮，还可使头发亮白有光泽。其他植物染料还包括洋苏木和核桃壳的提取物，可供对苯二胺的过敏者使用。“黑色海娜”含有少量 PPD，具有致敏风险[21]。中医药店和美容店均有上述产品。

金属盐染料

男性染发剂常为该类型，这种染发剂所导致的颜色变化不那么迅速，也不像氧化染料那样明显。常用的为无机盐类。角蛋白将金属盐降解形成氧化物，或角蛋白中硫作用于金属形成硫化物并覆于毛发表面，可使头发呈现黯淡(金属感)色泽，使用过于频繁可致头发脆弱、损伤。

醋酸铅与硫沉淀或硫代硫酸钠混合可呈现棕至黑色色调，白发染色后可经黄色变为棕或黑色。单用硝酸银产生黑绿色，邻苯三酚被用作显色剂。将硝酸银和铜、钴和镍混合可以将头发染成白金色至黑色，但其最大缺点在于会将皮肤染成棕黑色。铋盐可使头发变为棕色。有关纺织纤维染色和染发剂的新型专利中包括一些含有金属和有机配体的染料。去除金属染料的过程可导致头发损失，故金属染料应在头发上保留至新生头发长出。

有机合成染料

此类染发剂已经被使用超过了 60 年。因为可以得到的“自然”颜色的色度较全，故有机合成染料是最为重要的染料类型。大部分有机合成染料可穿透毛小皮，故多为永久染色，但近来新出的永久性染发剂在逐渐减少。

有机合成染料包括以下 3 种类型。

1. 暂时性：经洗发液清洗后持续时间不超一周。多数暂时性漂洗剂属于此类，包括前卫派及团体所选择的时髦的非主流色。多与聚乙烯吡咯烷酮(polyvinylpyrrolidone，PVP)等透明聚合塑料制成气溶胶喷雾；缺点是易掉落到衣服上。

2. 半永久性：在英国此类染发剂最受欢迎。可家用或美发沙龙使用，用以增亮或修饰原发色、改变自身或漂白后的发色，或改变灰发或白发的发色。此类染发剂分子较小，足以穿透皮质。其自身带有颜色，故无需显色剂再处理。此类染发剂较易被含氨的洗发水洗净，而其他洗发液则需清洗 6～10 次才能清除。一些半永久染料与对巯基乙酸烫出的卷发的亲和力好。现很多彩色洗发液中都含有半永久性染料。

3. 永久性(显色或氧化染料)：此类染发剂不依

赖于单一的化学染料的天然颜色，需氧化显影剂过氧化氢的处理以产生最终颜色：

对苯二胺(PPD)和(或)对甲苯二胺(PTD)
+
过氧化氢
↓
涂抹于头发
↓
醌二胺(小分子)
↓
穿透头发(达皮质)
↓
产生大分子
(通过二胺“自”缩合和改性剂，如邻苯三酚)

其他物质也会被加入特定的配方中以使染发剂具有更高的染色度(如间苯二酚和多元酚)。

氧化染料具有潜在的危害性。过氧化氢可使色调更浅，但如果使用中不注意就可能造成头发的结构性损伤。包括邻苯三酚和间苯二酚在内的添加剂都是潜在的刺激物。最严重的问题是 PPD(PTD 则较少)可能导致过敏性皮炎，多达 10%的使用者可出现Ⅳ型过敏反应[22]。故出售这类染发剂时都会附有使用染料 24～48h 前进行斑贴试验的销售说明，在一侧耳后或前臂皮肤进行斑贴试验，出现红斑、肿胀或水疱均提示过敏，不建议使用。而斑贴试验阴性并不意味以后不会发生过敏，只是表明受试者在测试时无过敏反应。如出现过敏，除停用氧化染料外，尚需警惕可能存在与其他芳香族苯(如磺胺和一些局部麻醉剂)的交叉过敏，且均需终身避免使用。现代配方的染料似乎导致过敏情况较少[23]。永久性染料可持续使用数月，但由于可能会损伤头发，使用频率不能超过每 2～3 周一次。因此，需待永久染色的头发自行生长。如已染为浅色头发需改染更深颜色，可使用较为安全的临时漂洗液，这些漂洗液仅会覆盖头发表面，而不会造成头发结构的损伤。

漂白

漂白既可以使头发变亮，也可以使其吸收染发剂[24,25]。漂白是一种氧化碱性处理，可氧化和漂白黑素。经漂白的头发颜色变浅，呈现为红色或黄色调(取决于原发色)，最终变为铂金色。漂白对头发非常有害，会使头发干燥、多孔且易缠结。过度使用可导致头发破坏和断裂[26-28]。因此建议在漂白前进行永久性烫发。家用漂白常用 6%过氧化氢(20 份体积)加氨水进行，以加快反应速度，否则需要 12h。沙龙使用更强效的漂白霜、粉剂或糊剂，起效更快。漂白常用在挑染头发时，周围未处理的头发颜色也助于掩盖发根较深的颜色。洗发液或酸性漂洗剂可终止漂白。当漂白的头发用蓝或淡紫色着色剂处理后，可呈现视觉效果更美观的金发(“铂金”金发)。

永久性烫发

永久性卷发常被称为“烫发”，定义为改变头发形状后经数次洗涤仍可保持的过程[2,29]。通过重组头发中的二硫键氨基酸来实现[30]。在过去 70 年中，随着对角蛋白化学的了解不断增长，半永久化学方法得以发展。无论使用何种工艺，卷发均涉及三个步骤：

1. 头发的物理或化学软化。
2. 重新塑形。
3. 纤维硬化以保持新形状。

软化

水可以延长角蛋白分子相邻多肽之间的氢键，可使头发暂时塑形，高湿度或再湿润可立即逆转该过程。为了获得更持久的效果，可以使用蒸汽，在有限的程度下破坏二硫键。现代女性很少能接受单独使用加热和蒸汽，因为其作用是暂时的，过程也不舒服。氢氧化铵及亚硫酸钾或三乙醇胺可破坏二硫键，在使用过程中结合加热使得效果更明显。此过程对使用者的技能要求较高，因对使用的化学物质和加热时间判断的失误可造成头发的严重损伤。

自 1945 年以来，硫代硫酸盐替代物(巯基乙酸盐)冷烫技术已在很大程度上取代了热烫。巯基乙酸盐是角蛋白分子二硫键的强效还原剂：

$$—S═S→2—SH$$

经典冷烫洗剂含有巯基乙酸、氨水或乙醇胺。

近来美发沙龙中开始流行酸性永久烫发技术。制剂中含有单巯基乙酸甘油酯，可形成更柔软的卷发，可用于受损及漂白后头发。但缺点在于常常导致理发师过敏，偶也可致顾客过敏[31]。

塑形

理发师所受的训练和顾客想要的造型决定了在软发后采用何种类型卷发器来塑形。头发卷曲或松紧程度取决于所用卷发器的直径和缠绕在单个卷发器上发量的多少。将与烫发液接触时间延长至20min可增加头发的卷曲度，但再延长时间卷曲程度也不再增加。根据头发类型、质地和以前的漂白效果，选择不同强度的烫发液。家用永久烫发器效力较弱，不能使头发达到与永久性卷发同样的卷曲度。温热烫发则是使用较弱的硫代乙酸溶液结合加热来完成的。在去除卷发器之前和之后均需进行一次中和。因此，塑形阶段是对美发师技巧和经验的考验。

硬化(中和或定型)

一般而言，该过程是软化(还原)阶段的逆转：

2—SH→ —S=S—

需注意的是，不可能完全将预软化的"强度"逆转，因较多游离SH基团已经脱离了可再氧化的位置，如：

2—SH → —S—C—S—(C=碳)

2—SH → —S—Ba—S—(Ba=钡)

空气氧化也可有效中和烫发过程，该方法缓慢，卷发器需在头发上保持数小时甚至过夜保持。目前常规使用的是化学氧化。理发师一般使用过氧化氢，而家用烫发液则含有过硼酸钠或过碳酸钠盐(英国)或溴酸钠或溴酸钾(美国)。这就是永久性烫发后头发颜色变浅的原因。一些中和剂中含有虫胶，可与醇基反应使头发变色。

第8部分

实践操作

热烫

如下四个步骤，已基本不再使用：

1. 洗发。
2. 分发，在一定张力下将头发缠绕于卷发器。
3. 使用卷发液。
4. 加热。

加热程度取决于所使用溶液或所需的波浪类型。可以使用电动卷发器和放热反应性化学物质，后者使用过程中头部可自由活动。该过程的技巧在于头发分束、判断适当的溶液量、使用合适的卷曲张力和蒸气加热的时间。

冷烫

步骤包括洗发、头发分束、烫发液湿润头发以及使用卷发器。也可能会进一步使用强化溶液。软化时间为10～20min。偶有使用放热反应性化学物质，或塑料袋封包头皮后，从头部获取自然热量(包括轻微热量)以进行温和的加热，可提高舒适度。漂洗后使用氧化溶液中和10min。去除卷发器后，通常进一步使用"硬化"溶液。"松散"卷发的持续时间不超过数周，但"紧密"的卷曲风格可使卷发持续4～12个月。

头发拉直(松卷)

总体而言，拉直头发的方法类似于永久性烫发[32,33]。常用以拉直非洲人的头发，也被称为松卷。一项调查发现，45%的非裔美国女性会使用直发配方[34]。但该过程可引起一系列问题，可导致瘢痕性秃发[35]。

润发香脂

润发香脂的使用人群主要是头发相对较短的男性，质地较油腻，达到对头发"抹膏"定型的目的。

热梳法

洗发后用毛巾擦干头发，外抹一些油(如凡士林、液状石蜡)作为热传导剂，接着使用加热梳(64～126℃，148～260℉)热压头发，导致二硫键断裂和重组，从而可以拉直头发。该过程中头发结构常出现损伤(和断裂)，热蜡进入毛囊可能会导致瘢痕性脱发。出汗和雨水可以逆转该过程。

冷法

该化学方法中使用了碱性还原剂(苛性碱)、硫乙醇酸盐、碳酸铵或亚硫酸氢钠。苛性钠制剂通常是乳膏，需要使用保护头皮的油或蜡。用该乳膏梳理头发并留置15～20min，再梳理并拉直头发，最后漂洗并中和。因其可能导致刺激性皮炎和头发损伤，故这些制剂仅在美发沙龙中使用。硫乙醇酸盐乳膏是最常用的制剂，将大量乳膏涂抹于头发，梳理至头发变直，然后洗掉乳膏后使用中和剂(氧化剂)。其他一些直发剂("松卷剂")不含硫乙醇酸盐(如亚硫酸氢钠和碳酸铵、酸性乙二醇或1,3-丙二醇)。亚硫酸氢盐直发剂与碱性稳定剂联用可在家庭中使用。

头发定型

近年来定型乳液的变化显著[36]。基于水溶性树胶(如黄芪胶、刺梧桐胶、阿拉伯胶)的传统半液体凝胶已被各种合成聚合物所取代，后者剂型多样，包括气溶胶泡沫、喷雾、液体及凝胶，大多都基于凝胶水溶液中的 PVP,可使毛发光泽鲜亮不油腻[37]。有些制剂还掺入了其他成分,以调节或增加头发的抗静电作用和光泽度。

(译者:张斌 黄也 许阳 潘之 杨桂兰 一审:尹利莎 朱婷婷 刘仲荣 周炳荣 杨桂兰 二审:魏爱华 黄巧荣 刘腾 三审:王毅侠 润色:尹晓雅)

参考文献

所有文献请查阅网址:www. rooksdermatology. com.
以下列出的是重要参考文献。

Hair biology

[4] Dry FW. The coat of the mouse(*Mus musculus*). *J Genet* 1925;16:287-340.

[5] Pinkus H. Embryology of hair. In:Montagna W,Ellis RA, eds. *The Biology of Hair Growth*. New York:Academic Press,1958:1-32.

[18] Cotsarelis G,Sun TT,Lavker RM. Label-retaining cells reside in the bulge area of pilosebaceous unit:implications for follicular stem cells,hair cycle,and skin carcinogenesis. *Cell* 1990;61:1329-37.

[22] Oliver RF. The induction of hair follicle formation in the adult hooded rat by vibrissa dermal papillae. *J Embryol Exp Morphol* 1970;23:219-36.

[23] Jahoda CA,Horne KA,Oliver RF. Induction of hair growth by implantation of cultured dermal papilla cells. *Nature* 1984;311:560-2.

[24] Jahoda CA,Reynolds AJ,Oliver RF. Induction of hair growth in ear wounds by cultured dermal papilla cells. *J Invest Dermatol* 1993;101:584-90.

[27] Reynolds AJ,Lawrence C,Cserhalmi-Friedman PB,Christiano AM,Jahoda CA. Trans-gender induction of hair follicles. *Nature* 1999;402:33-4.

[31] Schweizer J,Langbein L,Rogers MA,Winter H. Hair follicle-specific keratins and their diseases. *Exp Cell Res* 2007;313:2010-20.

[34] Jones LN. Hair structure anatomy and comparative anatomy. *Clin Dermatol* 2001;19:95-103.

[37] Courtois M,Loussouarn G,Hourseau C. Aging and hair cycles. *Br J Dermatol* 1995;132:86-93.

[46] Ebling FJ. The hormonal control of hair growth. In:Orfanos CE,Happle R,eds. *Hair and Hair Diseases*. Berlin:Springer Verlag,1990:267-99.

[48] Hamilton JB. Age,sex and genetic factors in the regulation of hair growth in men:a comparison of Caucasian and Japanese populations. In:Montagna W,Ellis RA,eds. *The Biology of Hair Growth*. New York:Academic Press,1958:399.

[55] Jenkins EP,Andersson S,Imperato McGinley J,Wilson JD, Russell DW. Genetic and pharmacological evidence for more than one human steroid 5-alpha-reductase. *J Clin Invest* 1992;89:293-300.

[60] Orentreich N. Autografts in alopecias and other selected dermatological conditions. *Ann NY Acad Sci* 1959;83:463-79.

Approach to the patient with hair loss

[7] Miteva M,Tosti A. Hair and scalp dermatoscopy. *J Am Acad Dermatol* 2012;67:1040-8.

[8] Sperling L,Cowper S,Knopp E. *An Atlas of Hair Pathology with Clinical Correlations*, 2nd edn. London:Informa Healthcare,2012.

Non-scarring disorders of hair growth

Androgenetic alopecia and pattern hair loss

[1] Sinclair R. Male pattern androgenetic alopecia. *BMJ* 1998;317:865-9.

[7] Birch MP,Messenger JF,Messenger AG. Hair density,hair diameter and the prevalence of female pattern hair loss. *Br J Dermatol* 2001;144(2):297-304.

[9] Norwood OT. Male pattern baldness:classification and incidence. *South Med J* 1975;68:1359-65.

[11] Nyholt DR,Gillespie NA,Heath AC,Martin NG. Genetic basis of male pattern baldness. *J Invest Dermatol* 2003;121:1561-4.

[14] Ludwig E. Classification of the types of androgenetic alopecia (common baldness) occurring in the female sex. *Br J Dermatol* 1977;97:247-54.

[27] Hamilton JB. Male hormone stimulation is prerequisite and an incitant in common baldness. *Am J Anat* 1942; 71: 451-80.

[28] Imperato-McGinley J. 5alpha-reductase-2 deficiency and complete androgen insensitivity:lessons from nature. *Adv Exp Med Biol* 2002;511:121-31;discussion 31-4.

[35] Orentreich N. Autografts in alopecias and other selected dermatological conditions. *Ann NY Acad Sci* 1959;83:463-79.

[38] Courtois M,Loussouarn G,Hourseau C. Aging and hair cycles. *Br J Dermatol* 1995;132:86-93.

[45] Whiting DA. Scalp biopsy as a diagnostic and prognostic tool in androgenetic alopecia. *Dermatolog Ther* 1998;8:24-33.

[47] Ellis JA,Stebbing M,Harrap SB. Polymorphism of the androgen receptor gene is associated with male pattern baldness. *J Invest Dermatol* 2001;116:452-5.

[73] Whiting DA. Chronic telogen effluvium:increased scalp hair shedding in middle-aged women. *J Am Acad Dermatol* 1996;35:899-906.

[75] Rietschel RL,Duncan SH. Safety and efficacy of topical minoxidil in the management of androgenetic alopecia. *J Am Acad Dermatol* 1987;16:677-85.

[82] Kaufman KD,Olsen EA,Whiting D,,*et al*. Finasteride in the treatment of men with androgenetic alopecia. *J Am Acad Dermatol* 1998;39:578-89.

[91] Lucky AW,Piacquadio DJ,Ditre CM,*et al*. A randomized, placebo-controlled trial of 5% and 2% topical minoxidil solutions in the treatment of female pattern hair loss. *J Am Acad Dermatol* 2004;50:541-53.

Telogen effluvium

[1] Kligman AM. Pathologic dynamics of human hair loss. I. Telogen effuvium *Arch Dermatol* 1961;83:175-98.

[2] Kligman AM. The human hair cycle. *J Invest Dermatol* 1959;33:307-16.

[5] Headington JT. Telogen effluvium. New concepts and review. *Arch Dermatol* 1993;129:356-63.

[7] Schiff BL,Kern AB. Study of postpartum alopecia. *Arch Dermatol* 1963;87:609-11.

[39] Sinclair R,Jolley D,Mallari R,Magee J. The reliability of horizontally sectioned scalp biopsies in the diagnosis of chronic diffuse telogen hair loss in women. *J Am Acad Dermatol* 2004;51:189-99.

Alopecia areata

[3] Safavi KH,Muller SA,Suman VJ,Moshell AN,Melton LJ.

Incidence of alopecia areata in Olmsted County, Minnesota, 1975 through 1989. *Mayo Clin Proc* 1995;70:628-33.

[5] Walker SA, Rothman S. Alopecia areata: a statistical study and consideration of endocrine influences. *J Invest Dermatol* 1950;14:403-13.

[11] Paus R, Bertolini M. The role of hair follicle immune privilege collapse in alopecia areata: status and perspectives. *J Investig Dermatol Symp Proc* 2013;16:S25-7.

[15] Ito T, Ito N, Saatoff M, *et al.* Maintenance of hair follicle immune privilege is linked to prevention of NK cell attack. *J Invest Dermatol* 2008;128:1196-206.

[17] Messenger AG, Bleehen SS. Expression of HLA-DR by anagen hair follicles in alopecia areata. *J Invest Dermatol* 1985;85:569-72.

[21] Messenger AG, Slater DN, Bleehen SS. Alopecia areata: alterations in the hair growth cycle and correlation with the follicular pathology. *Br J Dermatol* 1986;114:337-47.

[36] Petukhova L, Duvic M, Hordinsky M, *et al.* Genome-wide association study in alopecia areata implicates both innate and adaptive immunity. *Nature* 2010;466:113-17.

[43] Tosti A, Bellavista S, Iorizzo M. Alopecia areata: a long term follow-up study of 191 patients. *J Am Acad Dermatol* 2006;55:438-41.

[51] Happle R, Hausen BM, Wiesner-Menzel L. Diphencyprone in the treatment of alopecia areata. *Acta Derm Venereol* 1983;63:49-52.

[52] Rokhsar CK, Shupack JL, Vafai JJ, Washenik K. Efficacy of topical sensitizers in the treatment of alopecia areata. *J Am Acad Dermatol* 1998;39:751-61.

Scarring disorders of hair growth

Acquired cicatricial alopecia, Non-specific cicatricial alopecia, Follicular lichen planus, Chronic cutaneous lupus erythematosus, Pseudopelade of Brocq, Central centrifugal cicatrical alopecia, Folliculitis decalvans and tufted folliculitis

[1] Olsen EA, Bergfeld WF, Cotsarelis G, *et al.* Summary of North American Hair Research Society (NAHRS)-sponsored workshop on cicatricial alopecia, Duke University Medical Center, February 10 and 11, 2001. *J Am Acad Dermatol* 2003;48:103-10.

[5] Harries MJ, Sinclair RD, Macdonald-Hull S, Whiting DA, Griffiths CE, Paus R. Management of primary cicatricial alopecias: options for treatment. *Br J Dermatol* 2008; 159: 1-22.

[9] Karnik P, Tekeste Z, McCormick TS, *et al.* Hair follicle stem cell-specific PPARgamma deletion causes scarring alopecia. *J Invest Dermatol* 2009;129:1243-57.

[11] Mehregan DA, Van Hale HM, Muller SA. Lichen planopilaris: clinical and pathologic study of forty-five patients. *J Am Acad Dermatol* 1992;27:935-42.

[19] Kossard S. Postmenopausal frontal fibrosing alopecia. Scarring alopecia in a pattern distribution. *Arch Dermatol* 1994;130:770-4.

[24] Graham-Little EG. Folliculitis decalvans et atrophicans. *Br J Dermatol* 1915;27:183-5.

[35] Sperling LC, Sau P. The follicular degeneration syndrome in black patients. 'Hot comb alopecia' revisited and revised. *Arch Dermatol* 1992;128:68-74.

[42] Powell J, Dawber RP. Successful treatment regime for folliculitis decalvans despite uncertainty of all aetiological factors. *Br J Dermatol* 2001;144:428-9.

Artefactual alopecia

[1] Gummer CL. Bubble hair: a cosmetic abnormality caused by brief, focal heating of damp hair fibres. *Br J Dermatol* 1994;131(6):901-3.

[4] Khumalo NP, Jessop S, Gumedze F, Ehrlich R. Hairdressing and the prevalence of scalp disease in African adults. *Br J Dermatol* 2007;157(5):981-8.

[9] Wilborn WS. Disorders of hair growth in African Americans. In: Olsen E, ed. *Disorders of Hair Growth*, 2nd edn. New York: McGraw-Hill, 2003:497-518.

Trichotillomania

[1] Hautmann G, Hercogova J, Lotti T. Trichotillomania. *J Am Acad Dermatol* 2002;46:807-21; quiz 22-6.

[7] Muller SA. Trichotillomania: a histopathologic study in sixty-six patients. *J Am Acad Dermatol* 1990;23:56-62.

[12] Bloch MH, Landeros-Weisenberger A, Dombrowski P, *et al.* Systematic review: pharmacological and behavioral treatment for trichotillomania. *Biol Psychiatry* 2007;62:839-46.

[13] Rothbart R, Amos T, Siegfried N, *et al.* Pharmacotherapy for trichotillomania. *Cochrane Database Syst Rev* 2013; Issue 11: CD007662.

[14] Grant JE, Odlaug BL, Kim SW. N-acetylcysteine, a glutamate modulator, in the treatment of trichotillomania: a double-blind, placebo-controlled study. *Arch Gen Psychiatry* 2009;66:756-63.

Infections

[13] Haycox CL, Kim S, Fleckman P, *et al.* Trichodysplasia spinulosa-a newly described folliculocentric viral infection in an immunocompromised host. *J Investig Dermatol Symp Proc* 1999;4:268-71.

[15] Van der Meijden E, Janssens RW, Lauber C, Bouwes Bavinck JN, Gorbalenya AE, Feltkamp MC. Discovery of a new human polyomavirus associated with trichodysplasia spinulosa in an immunocompromized patient. *PLOS Pathog* 2010;6:e1001024.

Other disorders of hair growth

Chemotherapy alopecia

[1] Kanti V, Nuwayhid R, Lindner J, *et al.* Analysis of quantitative changes in hair growth during treatment with chemotherapy or tamoxifen in patients with breast cancer: a cohort study. *Br J Dermatol* 2014;170:643-50.

[2] Trueb RM. Chemotherapy-induced alopecia. *Semin Cutan Med Surg* 2009;28:11-14.

[3] Van Scott EJ, Reinertson RP, Steinmuller R. The growing hair roots of the human scalp and morphologic changes therein following amethopterin therapy. *J Invest Dermatol* 1957;29:197-204.

[4] Grevelman EG, Breed WP. Prevention of chemotherapy-induced hair loss by scalp cooling. *Ann Oncol* 2005;16:352-8.

[8] Baker BW, Wilson CL, Davis AL, *et al.* Busulphan/cyclophosphamide conditioning for bone marrow transplantation may lead to failure of hair regrowth. Bone Marrow Transplant 1991;7:43-7.

[13] Prevezas C, Matard B, Pinquier L, Reygagne P. Irreversible and severe alopecia following docetaxel or paclitaxel cytotoxic therapy for breast cancer. *Br J Dermatol* 2009;160:883-5.

Circumscribed alopecia of congenital origin

[5] Tosti A. Congenital triangular alopecia. Report of fourteen cases. *J Am Acad Dermatol* 1987;16:991-3.

Abnormalities of the hair shaft

[1] Whiting DA, Dy LC. Office diagnosis of hair shaft defects.

Semin Cutan Med Surg 2006;25:24-34.

[3] Smith VV, Anderson G, Malone M, Sebire NJ. Light microscopic examination of scalp hair samples as an aid in the diagnosis of paediatric disorders: retrospective review of more than 300 cases from a single centre. *J Clin Pathol* 2005;58:1294-8.

[5] Rakowska A, Slowinska M, Kowalska-Oledzka E, Rudnicka L. Trichoscopy in genetic hair shaft abnormalities. *J Dermatol Case Rep* 2008;2:14-20.

[10] Menkes JH, Alter M, Steigleder GK, Weakley DR, Sung JH. A sex-linked recessive disorder with retardation of growth, peculiar hair, and focal cerebral and cerebellar degeneration. *Pediatrics* 1962;29:764-79.

[13] Netherton EW. A unique case of trichorrhexis nodosa; bamboo hairs. *Arch Dermatol* 1958;78:483-7.

[24] Price VH, Odom RB, Ward WH, Jones FT. Trichothiodystrophy: sulfur-deficient brittle hair as a marker for a neuroectodermal symptom complex. *Arch Dermatol* 1980; 116: 1375-84.

[34] Price VH, Thomas RS, Jones FT. Pili annulati. Optical and electron microscopic studies. *Arch Dermatol* 1968;98:640-7.

[36] Hutchinson PE, Cairns RJ, Wells RS. Woolly hair. Clinical and general aspects. *Trans St Johns Hosp Dermatol Soc* 1974;60(2):160-77.

[40] Mortimer PS, Gummer C, English J, Dawber RP. Acquired progressive kinking of hair. Report of six cases and review of literature. *Arch Dermatol* 1985;121:1031-3.

[50] Price VH, Gummer CL. *Loose anagen syndrome*. *J Am Acad Dermatol* 1989;20:249-56.

Excessive growth of hair

Hypertrichosis

[7] Hensley GT, Glynn KP. Hypertrichosis lanuginosa as a sign of internal malignancy. *Cancer* 1969;24:1051-6.

[13] Burton JL, Marshall A. Hypertrichosis due to minoxidil. *Br J Dermatol* 1979;101:593-5.

[21] Grossman ME, Bickers DR, Poh-Fitzpatrick MB, Deleo VA, Harber LC. Porphyria cutanea tarda. Clinical features and laboratory findings in 40 patients. *Am J Med* 1979;67:277-86.

[25] Demitsu T, Manabe M, Harima N, Sugiyama T, Yoneda K, Yamada N. Hypertrichosis induced by latanoprost. *J Am Acad Dermatol* 2001;44:721-3.

Hirsutism

[1] Ferriman D, Gallwey JD. Clinical assessment of body hair growth in women. *J Clin Endocrinol Metab* 1961; 21: 1440-7.

[3] Rotterdam ESHRE/ASRM Sponsored PCOS Consensus Workshop Group. Revised 2003 consensus on diagnostic criteria and long-term health risks related to polycystic ovary syndrome(PCOS). *Hum Reprod* 2004;19:41-7.

[6] Haedersdal M, Wulf HC. Evidence-based review of hair removal using lasers and light sources. *J Eur Acad Dermatol Venereol* 2006;20:9-20.

[8] Wolf JE, Jr, Shander D, Huber F, , *et al*. Randomized, double-blind clinical evaluation of the efficacy and safety of topical eflornithine HCl 13. 9% cream in the treatment of women with facial hair. *Int J Dermatol* 2007;46:94-8.

[12] Van der Spuy ZM, le Roux PA. Cyproterone acetate for hirsutism. *Cochrane Database Syst Rev* 2003; Issue 4:CD001125.

[13] Barth JH, Cherry CA, Wojnarowska F, Dawber RP. Cyproterone acetate for severe hirsutism: results of a double-blind dose-ranging study. *Clin Endocrinol(Oxf)* 1991;35:5-10.

[16] Farquhar C, Lee O, Toomath R, Jepson R. Spironolactone versus placebo or in combination with steroids for hirsutism and/or acne. *Cochrane Database Syst Rev* 2003; Issue 4:CD000194.

Hair pigmentation

[1] Slominski A, Wortsman J, Plonka PM, Schallreuter KU, Paus R, Tobin DJ. Hair follicle pigmentation. *J Invest Dermatol* 2005;124:13-21.

[6] Nishimura EK. Melanocyte stem cells: a melanocyte reservoir in hair follicles for hair and skin pigmentation. *Pigment Cell Melanoma Res* 2011;24:401-10.

[7] Kukita A. Changes in tyrosinase activity during melanocyte proliferation in the hair growth cycle. *J Invest Dermatol* 1957;28:273-4.

[11] Sulem P, Gudbjartsson DF, Stacey SN, *et al*. Genetic determinants of hair, eye and skin pigmentation in Europeans. *Nat Genet* 2007;39:1443-52.

[13] Jimbow K, Ishida O, Ito S, Hori Y, Witkop CJ, King RA. Combined chemical and electron microscopic studies of pheomelanosomes in human red hair. *J Invest Dermatol* 1983;81:506-11.

[14] Valverde P, Healy E, Jackson I, Rees JL, Thody AJ. Variants of the melanocytestimulating hormone receptor gene are associated with red hair and fair skin in humans. *Nat Genet* 1995;11:328-30.

[16] Keogh EV, Walsh RJ. Rate of greying of human hair. *Nature* 1965;207:877-8.

[18] Gunn DA, Rexbye H, Griffiths CE, *et al*. Why some women look young for their age. *PLOS One* 2009;4:e8021.

[22] Commo S, Gaillard O, Bernard BA. Human hair greying is linked to a specific depletion of hair follicle melanocytes affecting both the bulb and the outer root sheath. *Br J Dermatol* 2004;150:435-43.

[39] Goldschmidt H. Green hair. *Arch Dermatol* 1979;115:1288.

Hair cosmetics

[1] Draelos ZD. The biology of hair care. *Dermatol Clin* 2000; 18:651-8.

[2] Bolduc C, Shapiro J. Hair care products: waving, straightening, conditioning, and coloring. *Clin Dermatol* 2001; 19: 431-6.

[14] Morel OJ, Christie RM. Current trends in the chemistry of permanent hair dyeing. *Chem Rev* 2011;111:2537-61.

[15] Thyssen JP, White JM; European Society of Contact Dermatitis. Epidemiological data on consumer allergy to p-phenylenediamine. *Contact Dermatitis* 2008;59:327-43.

[35] Wilborn WS. Disorders of hair growth in African Americans. In: Olsen E, ed. *Disorders of Hair Growth*, 2nd edn. New York: McGraw-Hill, 2003:497-518. Classification links

90

第 90 章
痤　疮

Alison M. Layton[1], E. Anne Eady[1], Christos C. Zouboulis[2]

[1] Department of Dermatology, Harrogate and District NHS Foundation Trust, Harrogate, UK

[2] Departments of Dermatology, Venereology, Allergology and Immunology, Dessau Medical Center, Dessau, Germany

寻常痤疮

定义和术语

寻常痤疮是一种慢性炎症性毛囊皮脂腺疾病。临床表现为非炎症性开放性和闭合性粉刺（图 90.1）和（或）不同炎症程度及浸润深度的丘疹、脓疱和结节（图 90.2）。好发于面部、背部和（或）胸部。愈后常遗留炎症后斑疹、色素改变（图 90.3）和瘢痕（图 90.4a,b）。

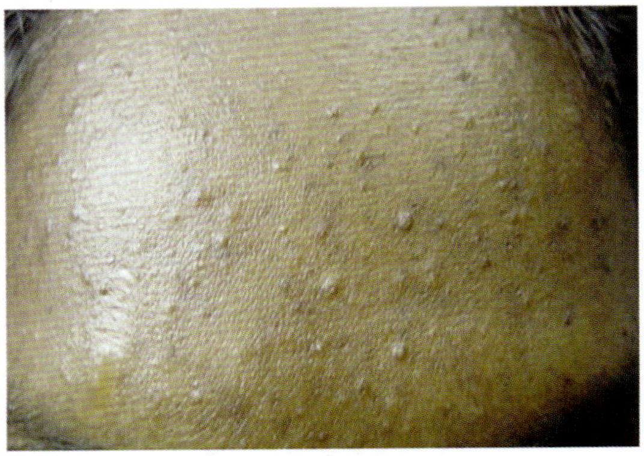

图 90.1　以粉刺为主的痤疮（由马来西亚吉隆坡皮肤中心 S. Chow 医师提供）

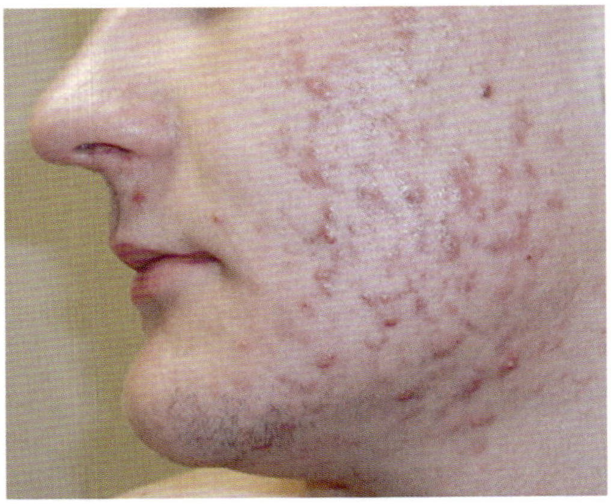

图 90.2　中重度炎症性痤疮，包括非炎症性和炎症性脂溢性皮损

同义名
- 痤疮（寻常痤疮）
- 粉刺型痤疮（痤疮性粉刺）
- 青春期前痤疮
- 结节囊肿型痤疮（聚合性痤疮）
- 暴发性痤疮

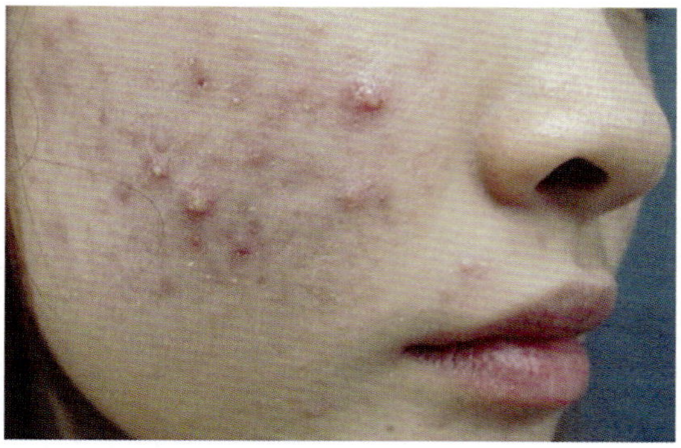

图 90.3 炎症后斑疹和色素改变，其中散在部分炎症性痤疮皮损（由马来西亚吉隆坡皮肤中心 S. Chow 医师提供）

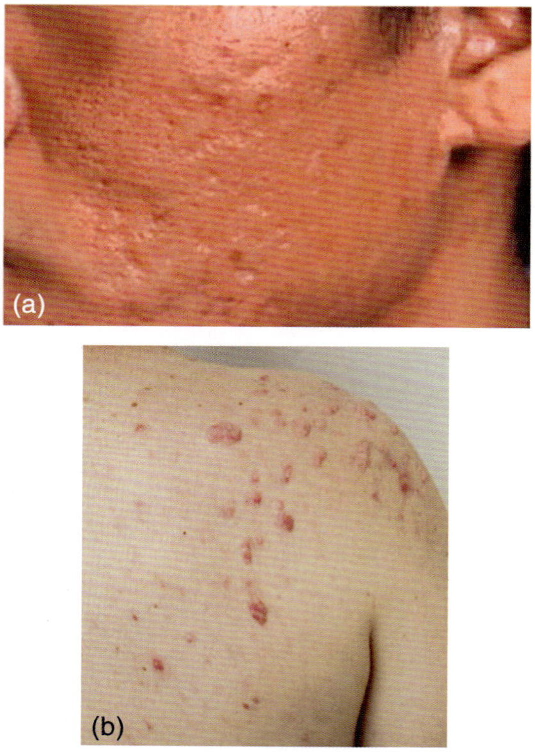

图 90.4 痤疮瘢痕

（a）面颊部萎缩性瘢痕（由新加坡国家皮肤病中心 C. L. Goh 医师提供）。（b）躯干部肥厚性瘢痕疙瘩。

概述

寻常痤疮是全球范围内最常见皮肤病之一[1-3]。本病最常见于青春期男性和女性，流行病学数据显示 80％的青少年患过痤疮。近年来，痤疮的发病年龄随提早进入青春期而有所提前[4,5]。痤疮通常病程较长，常呈急性或隐匿性复发，或长时间反复发作。临床表现包括面部、躯干非炎症性和（或）炎症性皮损。炎症性皮损的特征是不同程度的皮脂溢出伴有明显不适。痤疮可能会引发患者社会心理问题。多数患者痤疮治愈成功后心理问题也随之改善[6]。若痤疮治疗不及时则很可能形成痤疮瘢痕（图 90.5），因此，提倡及早治疗[7]。尽管随着年龄增长痤疮病情逐渐减轻，但成年人的痤疮患病率仍很高[8]。

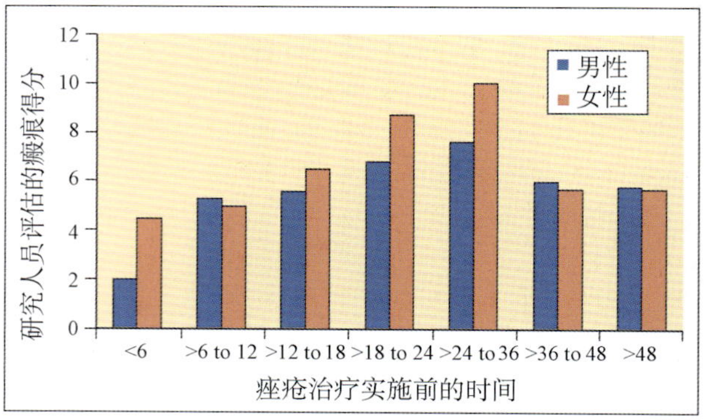

图 90.5 痤疮瘢痕的发生与痤疮的持续时间有关，未及时治疗的痤疮更容易形成瘢痕（经 Wiley 同意改编于 Layton et al，1994[7]）

流行病学

年龄和性别

既往痤疮被认为是一种发生在青少年的短暂性皮肤病，目前研究数据表明，痤疮发病年龄更早[9]、病程持续更长[3,10]。痤疮发病年龄提前与青少年提早进入青春期有关，后者与饮食习惯、肥胖以及其他生活习惯相关[11,12]。此外，疾病的早期诊断也可能是发病年龄提前的原因之一。痤疮最常发生于 10－13 岁。一些大型社区调查以及详细的小规模研究均表明，女性的发病年龄比男性早，可能与女性进入青春期年龄更早有关[13-15]。

粉刺型痤疮可见于部分尚未出现明显青春期迹象的儿童[16,17]。这些男孩和女孩的肾上腺脱氢表雄酮（DHEAS）产生增加，刺激雄激素易感毛囊分泌皮脂增加，这与痤疮的病理生理过程一致[17,18]。

女孩肾上腺功能早现是代谢综合征、多囊卵巢综合征和胰岛素抵抗的一个公认危险因素[19]。女孩较早出现粉刺型痤疮可能是后期一些严重疾病的预兆。顽固性或迟发性青春期后痤疮，女性较男性多见[15,20,21]。一项大型多国横断面研究发现，26％的 31－40 岁女性和 12％（范围为 7％～22％，取决于不同的种族）的 41－50 岁女性患有痤疮[4,22]。在所有种族中，发生痤疮的峰值年龄为 15－20 岁。关于女性的研究数据未单独列出，但 40 岁前青春期后痤疮的发病率很低[16,17,23]。

一项回顾性研究[13]发现，青春期后期男性比女性更易患重型痤疮。另一项最近的研究也有类似报道[15,24-27]。长期追踪痤疮流行病学改变是不现实的，但相关数据表明，其患病年龄分布跨度大（图 90.6），任何性别均可发生，但 40 岁以上女性痤疮较男性明显[17]。

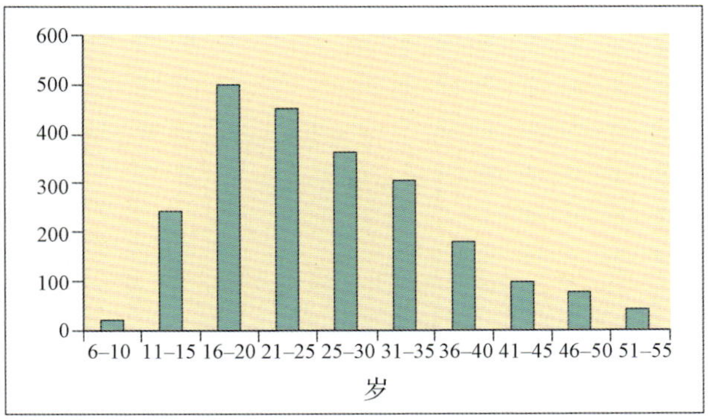

图 90.6 男女痤疮的患者年龄分布

种族

痤疮目前是全世界公认的十种最常见的疾病之一[28]。流行病学研究表明，要阐明种族、社会经济学和文化因素对痤疮的影响是一项巨大挑战。即使考虑社会经济学及文化因素的影响，种族之间也的确存在不同的痤疮发病率。美国《全国门诊医疗调查》显示，痤疮是所有种族人群（包括亚洲太平洋岛居民）就诊于皮肤科的首要或次要原因[29]。

相关疾病

痤疮可能与多种疾病有关，其中，包括雄激素代谢紊乱、胰岛素抵抗和生长因子受体 2（$FGFR_2$）信号的增加、或有炎症倾向。表 90.1 总结了可诱发或减轻痤疮的疾病，并强调了与每种病症相关的异常现象，这些异常可能影响痤疮的病程。

尽管痤疮是一种雄激素介导的皮肤病，但大部分痤疮患者并没有潜在的内分泌异常。痤疮通常是雄激素代谢异常疾病的一种症状[30,31]。术语“内分泌性”痤疮应被保留用于伴有明显内分泌紊乱，如多囊卵巢综合征（PCOS）、迟发型肾上腺生殖器综合征和库欣综合征等疾病的患者。其中，多囊卵巢综合征最为常见。

表 90.1 可诱发或减轻痤疮的疾病（缩略语见正文）

疾病	痤疮相关性疾病的异常指标	影响/评价
PCOS	血清中脱氢表雄酮（DHEAS）总睾酮和（或）游离睾酮、雄烯二酮升高；性激素结合球蛋白（SHGB）水平下降；黄体生成素、胰岛素、血清胰岛素样生长因子-1（IGF-1）、胰岛素样生长因子结合蛋白-1（IGFBP-1）水平升高	诱发和（或）加重；受体重指数（BMI）的影响（或更准确地说受肥胖症影响）
SAHA 综合征：PCOS 的亚型	血清雄激素水平时常但不总是升高。根据血清中异常的激素不同可分为不同亚型	诱发。根据 Orfans 等的报道[100]，SAHA 综合征有四种类型：特发型、卵巢型、肾上腺型、高催乳素型。卵巢型 SAHA 与高胰岛素抵抗有关
HAIR-AN 综合征：PCOS 的亚型	显著的胰岛素抵抗及血清胰岛素水平明显升高	诱发。可能是 SAHA 综合征的第五种亚型。胰岛素抵抗的程度与 BMI 指数成比例。常于青春期开始发病
肾上腺功能早现	血清中脱氢表雄酮（DHEA）、DHEAS 及雄烯二酮水平升高；常伴有胰岛素抵抗	女性较男性常见。可诱发 PCOS 及痤疮过早发病。胰岛素水平升高，胰岛素样生长因子-1（IGF-1）可能增加肾上腺对促肾上腺皮质激素（ACTH）的敏感性，导致雄激素分泌增加
青春期早熟	血清雄激素水平升高（根据发病原因不同，激素水平变化较大）	诱发。可由肾上腺功能早现或肿瘤（垂体瘤或肾上腺肿瘤）诱发
胰岛素抵抗	胰岛素样生长因子-1（IGF-1）、胰岛素样生长因子结合蛋白-1（IGFBP-1）降低	诱发

（续 表）

疾病	痤疮相关性疾病的异常指标	影响/评价
高胰岛素血症	血清胰岛素、胰岛素样生长因子-1(IGF-1)升高，胰岛素样生长因子结合蛋白-3(IGFBP-3)降低	诱发
非典型先天性肾上腺皮质增生：常见 21-羟化酶缺乏症（特别是轻型和基因杂合型患者）；较少见 11β-羟化酶或 3β-羟基类固醇脱氢酶缺乏症	血清 17-羟孕酮(17-OHP)、黄体酮、促肾上腺皮质激素释放激素、促肾上腺皮质激素(ACTH)升高	可诱发，尤其是导致痤疮早发。可能延长病程；降低对治疗的反应性
Apert 综合征	与*FGFR*2 基因点突变有关，可引发痤疮	可引起皮脂溢出及上臂、前臂的痤疮样皮损；口服异维 A 酸治疗有效
神经性厌食症	血清生长激素升高，伴 IGF-1 降低	诱发
Turner 综合征	染色体为 45,X。卵巢退化，伴青春期雄激素分泌低下从而导致血清睾酮及雄烯二酮水平低见于青春期的女性中	只见于女性。可减少皮脂分泌，减轻痤疮。肾上腺功能初现时血清雄激素水平可正常
Laron 综合征	胰岛素样生长因子-1(IGF-1)先天缺乏	减轻
无 WNT4 突变的 Mayer-Rokitansky-Küster-Hauser 综合征	血清雄激素水平正常	保护。减轻痤疮和 PCOS 发病率低，但卵巢正常
伴 WNT4 突变的 Mayer-Rokitansky-Küster-Hauser 综合征（可能明显不同）	血清睾酮水平升高	无法抑制卵巢雄激素合成而易感
Cushing 综合征（医源性或内源性）	血清皮质醇、促肾上腺激素和促肾上腺皮质激素释放激素水平升高	易感。可在肾上腺功能未现的儿童中引起痤疮
异位 ACTH 综合征	血清 ACTH 水平升高	诱发。可在肾上腺功能未现的儿童中诱发痤疮
PAPA 综合征	*PSTPIP*1 基因突变。IL-1β 和血清中的循环中性粒细胞酶水平升高。IL-10 生成受损和 GM-CSF 生成增加	痤疮是其 3 个诊断标准之一，其他是无菌性化脓性关节炎和坏疽性脓皮病
PASH 综合征	？IL-1β 水平升高（全身性或局部）或细胞因子的功能突变	痤疮是其 3 个诊断标准之一，其余为化脓性汗腺炎和坏疽性脓皮病
PASS 综合征	？TNF-α 水平升高（全身性或局部）或细胞因子的功能突变	同PASH 综合征，但同时伴有中轴型脊柱关节炎
SAPHO 综合征	骨组织可发现痤疮丙酸杆菌	痤疮为五个诊断标准之一，其余为滑膜炎、脓疱病、骨肥厚和骨髓炎。本病与痤疮丙酸杆菌的关系可能大于痤疮本身
肾上腺和卵巢肿瘤	仅有血清雄激素水平升高或伴其他激素水平升高	易感
男性假两性畸形	3 型 17β-羟类固醇脱氢酶缺乏、2 型 5α-还原酶缺乏	青春期发育正常，皮脂分泌正常，无患痤疮风险

（续 表）

疾病	痤疮相关性疾病的异常指标	影响/评价
完全型雄激素不敏感综合征	雄激素受体突变	保护。此类患者不分泌皮脂，不患痤疮
肾上腺皮质功能亢进	成年患者肾上腺皮质网状带分泌的肾上腺素水平升高；DHEAS 和雄烯二酮对 ACTH 的刺激反应增强	易感

多囊卵巢综合征

多囊卵巢综合征（PCOS）依据鹿特丹评分标准诊断[32]，必须包含以下其中两项：

- 高雄激素血症［多毛症、痤疮和（或）脱发］。
- 排卵功能障碍（月经周期不规则或延长）。
- 多囊卵巢。

美国国立卫生研究院（NIH）目前使用的是另一项替代诊断标准，见表 90.2。按照鹿特丹标准，5%～10%成年女性可诊断为多囊卵巢综合征。PCOS 几乎明确包含卵巢相关的内分泌疾病谱，且分出多种亚型（表 90.3）。PCOS 女性患者通常但不一定超重，血清中一种或多种雄性激素水平增高或游离雄激素指数增高，同时伴胰岛素抵抗，均可引发痤疮。PCOS 患者卵巢较非 PCOS 患者对胰岛素更敏感，导致雄激素分泌增加。高胰岛素血症也是导致肾上腺合成雄激素过多的因素之一。流行病学调查数据显示，成年女性痤疮患者 PCOS 发病率差异明显（表 90.4）。总的来说，痤疮非常常见，但也有例外，患有 PCOS 的太平洋岛成年女性很少或不患痤疮[61]，这与岛屿整体人群中没有痤疮是一致的。越来越多的青少年被诊断为 PCOS[62]，已将其与肥胖流行联系起来[63-65]。在青少年人群中，PCOS 的发病年龄与痤疮开始的年龄部分重叠，在此期间，短暂的胰岛素抵抗非常普遍，因此很难将痤疮个别病例归因于与青春期不符的 PCOS[66]。很多研究者表明，PCOS 女性中痤疮的患病率较高[67-69]。但在研究女性痤疮患者 PCOS 或多囊卵巢的患病率时，发现后者更高[70,71]。PCOS 成年女性患者常有高雄激素血症的其他表现，包括雄激素性秃发和多毛症（图 90.7）。

表 90.2 多囊卵巢综合征的诊断标准

鹿特丹标准-至少包含以下两项	NIH 诊断标准
1. 排卵过少或不排卵	1. 排卵过少和（或）不排卵
2. 临床和（或）生化检查有雄激素过多的表现	2. 临床和（或）生化检查有雄激素过多的表现
3. 多囊卵巢	附：排除其他病因，如先天性肾上腺增生、雄激素分泌性肿瘤和 Cushing 综合征
附：排除其他病因，如甲状腺功能亢进、高泌乳素血症、先天性肾上腺增生症、雄激素分泌性肿瘤和 Cushing 综合征	

表 90.3 PCOS 亚型

	Ⅰ型典型 PCOS	Ⅱ型	Ⅲ型	Ⅳ型
高雄激素血症	有	有	正常	有
月经周期	月经过少	不规律	不规律	规律
卵巢囊肿	有	无	有	有
心血管疾病风险	高代谢综合征风险增高 3 倍； BMI 指数明显增高； 胰岛素抵抗； 血脂异常伴有少量增加的低密度 LDL 和脂蛋白升高		低心血管疾病风险，程度可能与非 PCOS 接近	低BMI 指数； 低雄激素水平； 与其他类型相比，代谢综合征风险最低； CVD 风险高于非 PCOS 者

BMI，体重指数；CVD，心血管疾病；LDL，低密度脂蛋白。

第8部分

表 90.4 PCOS 患者的痤疮流行病学情况

各国(地区)女性患者数量	年龄范围；平均数±标准差	痤疮发病率(%)	备注	参考文献
87 名英国人(南亚人种 47 名,欧洲人种 40 名)	南亚人种 26±4;欧洲人种 30.1±5	南亚人种 66,欧洲人种 30		[33]
716 名墨西哥人	27.7±7.3	15	发病率很低,文中并未明确痤疮的定义	[34]
316 名美国人	3 组:26.3±6.9;27.3±6.9;30±7.8	19	美国 PCOS 患者的痤疮发病率非常低	[35]
德国人	28	50	非 PCOS 女性的痤疮发病率为 33%	[36]
273 名中国大陆人	24.83±5.31	45		[37]
295 名中国台湾人	14—40 岁;26.7±5.4	48	年龄匹配的非 PCOS 女性的痤疮发病率为 18%	[38]
32 名坦桑尼亚人	29.3±4.5	41	68 名非 PCOS 女性的痤疮发病率为 17.6%	[39]
103 名美国人	13—20 岁	33		[40]
70 名美国人	11—22 岁;16.2	70		[41]
49 名印度人	12—19 岁	67		[42]
51 名印度人	15—32 岁 22.2±5.4	55		[43]
42 名印度人	17—31 岁 22.4±5.53	54		[44]
62 名沙特阿拉伯人	29—43 岁	39		[45]
115 名土耳其人	15—41 岁	53	35%患者伴有脂溢性皮炎	[46]
210 名伊朗人	17—18 岁	27	仅为严重痤疮	[47]
58 名美国人	9—18 岁	74	5 名初潮前女性	[48]
318 名中国台湾人	24.5±5.0	39		[49]
74 名希腊人				[50]
365 名克罗地亚人	26.1±5.9	30		[51]
136 名印度女性:49 名 PCOS,87 名非 PCOS	18.8±8.5PCOS;19.8±0.67 非 PCOS	33	非 PCOS 为 14.9%	[52]
100 名印度人	20—38 岁	13	非常低	[53]
133 名土耳其人	17—36 岁	26 名为中重度;65 名为轻度	使用痤疮综合分级系统评分。由于使用了不太严格的评价方法,轻度的女性痤疮患者可能被错误地归为非痤疮患者	[54]
196 名美国人	11—20 岁;15.7±1.7	18 名为中重度;53 名为轻度		[55]
10 名巴勒斯坦女性	18—24 岁	80	非PCOS 者痤疮发病率为 37.2%	[56]
149 名美国人(欧洲人种 121 名,亚洲人种 28 名)	28±5.4 欧洲人种;29.6±5.9 亚洲人种	欧洲人种 68,亚洲人种 74	无显著差异	[57]

（续 表）

各国(地区)女性患者数量	年龄范围；平均数±标准差	痤疮发病率(%)	备注	参考文献
40 名韩国人	2 组：24.7±5.1；25.7±8.2	95	45%患者伴有脂溢性皮炎	[58]
254 名美国人	2 组：28.8±5.67 27.8±6.10	61		[59]
59 名土耳其人	21.49±4.18	46		[60]

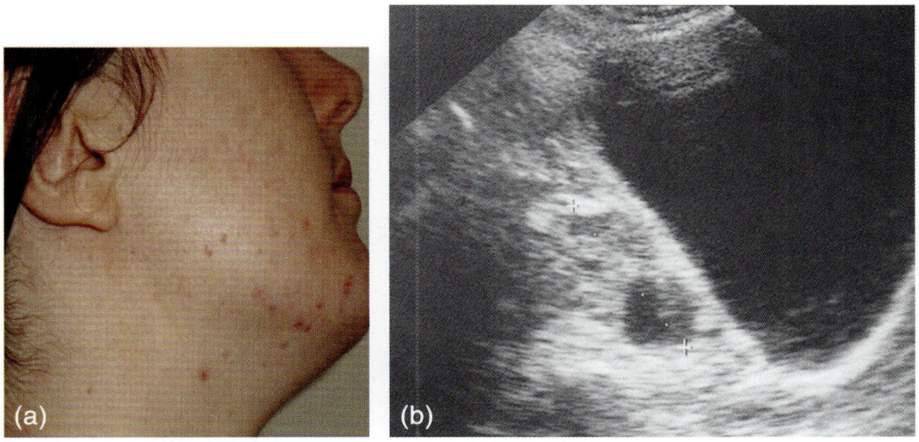

图 90.7 (a)伴有多毛症和皮脂溢出的 PCOS 成年女性患者的痤疮表现。(b)超声下可见卵巢囊肿

迟发型先天性肾上腺皮质增生症

非典型或迟发型肾上腺皮质增生症(NCAH)是一种常见的常染色体隐性遗传病，白种人发病率为 1∶(500～1000)。NCAH 是由染色体 6p21 的 *CYP21A2* 基因突变导致 21-羟化酶缺乏，从而引起肾上腺皮质增生。21-羟化酶是机体从黄体酮和 17-羟孕酮合成盐皮质激素和糖皮质激素(包括皮质醇)的关键酶。缺乏时，患者体内 21-羟化酶催化的中间产物堆积；通常还能检测到 17-OHP、孕酮和雄烯二酮浓度升高(图 90.8)。促肾上腺皮质激素(ACTH)刺激导致血清 17-羟化酶升高是 NCAH 的一个诊断要点，但对 *CYP21A2* 基因突变携带者并非 100%敏感。表 90.5 列出了 NCAH 的临床特征，痤疮并非必有特征。据报道，雄激素过多的女性患病率为 0.6%～9%[72]。高度流行在某些犹太人、地中海人、中东及印度人群中。该病最常在儿童晚期或成年早期被诊断出来，可能表现为青春期性早熟。严重的顽固型或非典型的痤疮可能是迟发型先天性肾上腺皮质增生症的表现[73-77](图 90.9a，b)。如果病情较轻，本病临床表现可不明显，直到顽固的痤疮、经期不规律等疾病征兆出现。大量 NCAH 被漏诊，尤其是男性患者[78]。框图 90.1 列出了男性 NCAH 的评估标准。

框图 90.1 男性患者先天性肾上腺增生症(CAH)的评估指标

病史
- 痤疮或不孕不育

体格检查
- 睾丸检查

生化指标
- 17-羟孕酮的基线水平(>6.1nmol/L 作为筛选非典型先天性肾上腺皮质增生症的标准)
- 促肾上腺皮质激素激发血浆 17-羟孕酮(17-羟孕酮基线水平或促肾上腺皮质激素激发水平>260ng/dl)
- 血清黄体生成素和卵泡刺激素
- 睾酮、硫酸脱氢表雄酮、雄烯二酮和 21-脱氧皮质醇

睾丸超声检查

精液分析

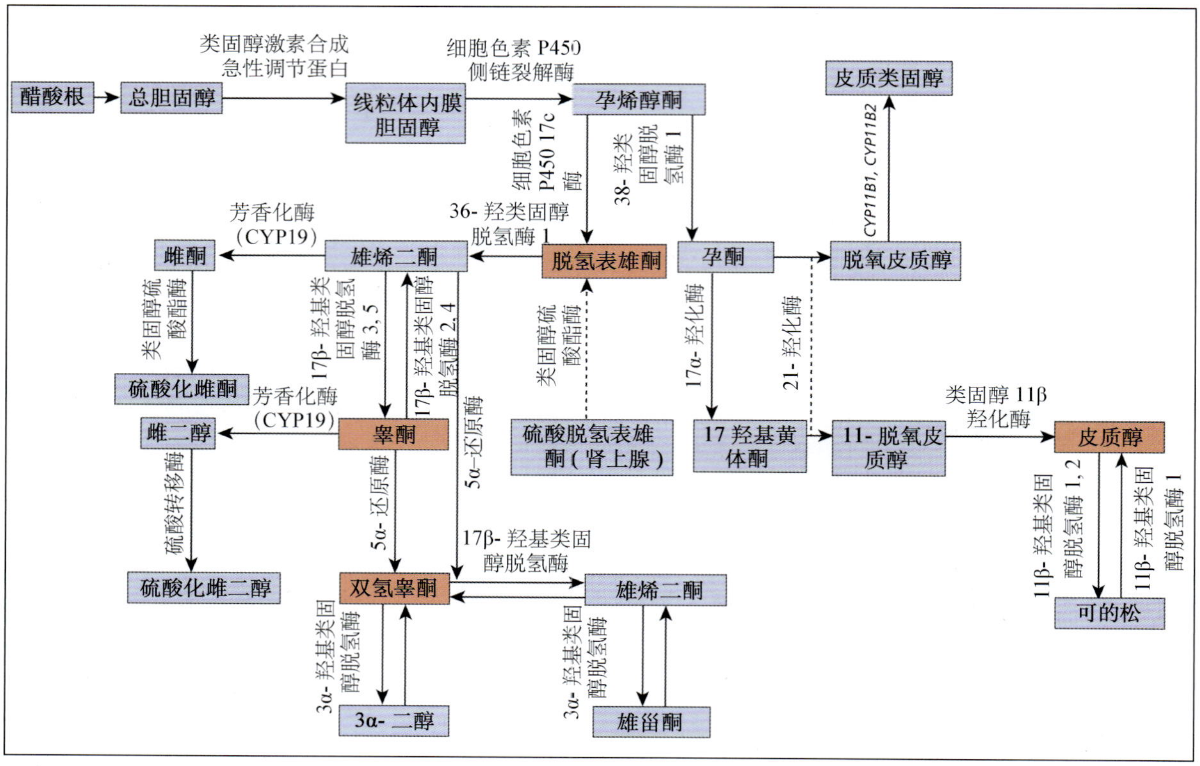

图 90.8 21-羟化酶在肾上腺合成分泌激素中的作用示意图

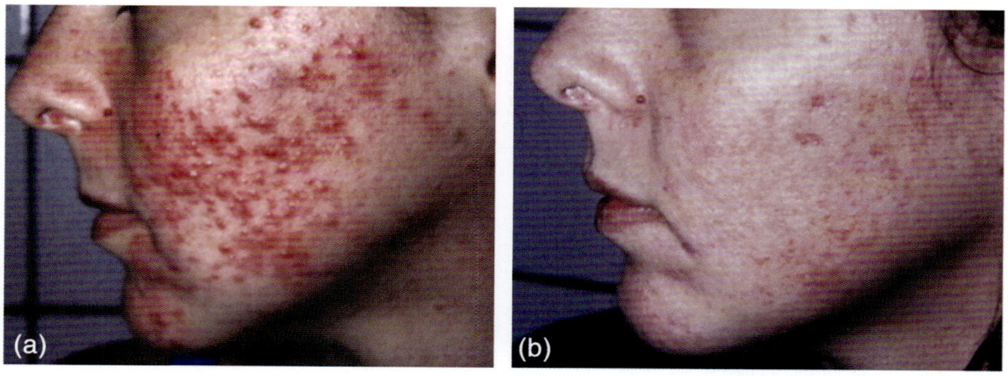

图 90.9 (a)16 岁非典型肾上腺皮质增生症患者伴月经过少的预治疗。(b)口服泼尼松 2mg/d 治疗后(由阿根廷布宜诺斯艾利斯大学医学院 P. Troielli 医师提供)

表 90.5 21-羟化酶缺乏的非典型肾上腺皮质增生的临床特征

成人	儿童
身材矮小	身材高大
多毛症	假性性早熟
痤疮	囊肿性痤疮
男性睾丸过大	阴毛过早出现
精子减少	
月经不规律	
不孕不育	

对于伴 NCAH 的男性痤疮患者，治疗以口服糖皮质激素为主。可口服低剂量泼尼松(2.5～5mg/d)或地塞米松(0.25～0.75mg/d)，尽管后者引起肾上腺皮质功能抑制风险可能较高[79]。

皮质醇增多症

本病指机体因长期处于高皮质醇水平或由库欣病而导致的临床症状和体征。

库欣病

库欣病继发于皮质垂体腺瘤，其可分泌过量

ACTH 而导致皮质醇增多。库欣综合征中的促肾上腺皮质激素水平通常较低。对于原发性皮质醇增多症，请参见框图 90.2，其中概述了与库欣病有关的症状和体征。

框图 90.2 库欣(Cushing)综合征的相关症状和体征

C-向心性肥胖，胶原纤维减少和黑头粉刺
U-尿中游离皮质醇和糖耐量减低
S-皮肤条纹，免疫功能受抑
H-皮质醇增多，高血压，高血糖，高胆固醇
I-医源性(糖皮质激素治疗量增加)
N-非医源性(肿瘤)
G-葡萄糖耐受不良，生长迟缓

肢端肥大症

肢端肥大症与产生过量生长激素有关，前者参与痤疮发生[80]。生长激素和胰岛素样生长因子-1(IGF-1)刺激皮脂腺分化和雄激素介导的皮脂生成[81-83]。患者皮脂分泌增加[83]，有时痤疮是唯一症状[80]。

滑膜炎-痤疮-脓疱病-骨肥厚-骨炎综合征(SAPHO 综合征)

本病的缩写简称首见于 1987 年，指脓疱性皮肤病同时伴无菌性骨关节炎的一种疾病，包括滑膜炎、痤疮、脓疱病、骨肥厚和骨炎[84,85]。典型病例可表现为面部和躯干部暴发型出血性和溃疡性痤疮，掌跖部位无菌性脓疱以及疼痛(尤其是前胸)。轻型病例常被漏诊。成人的皮肤表现比儿童普遍，并且严重的痤疮性皮肤病，包括暴发性痤疮，聚合性痤疮和(或)化脓性汗腺炎(HS)，主要见于男性。本病可能与一种对未知特定抗原的免疫反应有关。某些病例的骨质病变中，已分离出痤疮丙酸杆菌，而骨质病变对抗生素无反应，表明此为原发性血源传播[86]。有报道证实，双膦酸盐类药物可改善骨病变，但对皮损无效[87,88]。已发现患者肿瘤坏死因子-α(TNF-α)水平升高。单独应用英夫利昔单抗[89]和乌司奴单抗[90]治疗有效。TNF-α 抗体(关节改善/皮肤退化)和异维 A 酸(皮肤改善/关节退化)对皮肤和骨组织病变则产生相反的影响[91]。

HAIR-AN 综合征(高雄激素-抗胰岛素-黑棘皮病综合征)

HAIR-AN 综合征是指同时伴有高雄激素血症(HA)，胰岛素抵抗(IR)和黑棘皮病(AN)的一种综合征[92]。患者有典型的高雄激素血症、油脂分泌过多、多毛、痤疮、月经不规律和雄激素性脱发症状。也可能同时伴有声音低沉、阴蒂肥大和肌肉质量增加[93]。与本综合征可能相关的自身免疫性和内分泌性疾病有 Graves 病、桥本甲状腺炎、Cushing 综合征、Cohen 综合征、肢端肥大症、先天性肾上腺皮质增生症和胰岛素瘤[93-95]。最早出现的异常即高胰岛素血症，常表现为睾酮和雄烯二酮血症水平升高或达上限。胰岛素水平升高与雄激素水平升高直接相关[96]。高胰岛素血症和高雄激素血症刺激表皮细胞增殖和黑素积累，导致色素沉着。在某些 HAIR-AN 患者，已证实有胰岛素受体减少和(或)受体基因突变[97]。胰岛素与 IGF 受体以及角质形成细胞和成纤维细胞上的胰岛素受体的结合导致表皮厚度增加，可诱发黑棘皮病样皮损[93,98]。

SAHA 综合征(皮脂溢出-痤疮-多毛症-雄激素性脱发综合征)

1982 年，女性多毛和(或)雄激素性脱发同时伴有皮脂溢出和痤疮被首次命名为 SAHA 综合征(图 90.10)[99]。该综合征分为特发型、卵巢型、肾上腺型和高催乳素型。约 20%的患者同时有以上四种临床表现，皮脂溢出常见，10%的患者有痤疮[100]。

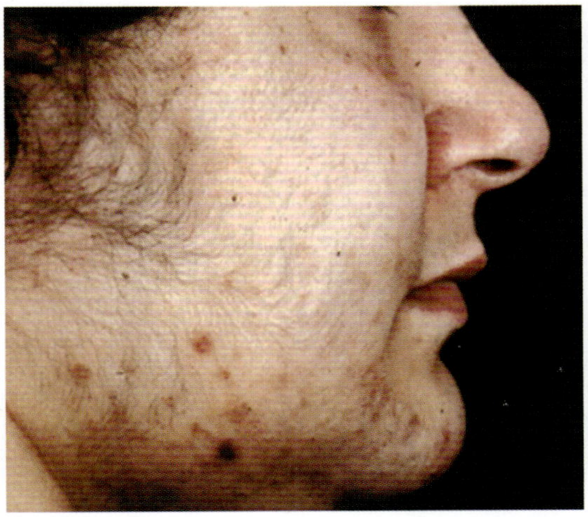

图 90.10 皮脂溢出-痤疮-多毛-雄激素性脱发(SAHA)综合征

PAPA 综合征(无菌性化脓性关节炎-坏疽性脓皮病-痤疮综合征)

PAPA 综合征于 1997 年首次被报道，是一种罕见的常染色体显性自体炎症性疾病，与脯氨酸/丝氨酸/苏氨酸磷酸酶相互作用蛋白 1(PSTPIP1；也被称作 CD2BP1)的基因发生突变有关。PSTPIP1 是一种与骨架相关的衔接蛋白，主要在造血细胞中表达，可以调节 T 细胞的活化[101]和白介素-1β 的释放[102]。

PAPA 综合征的典型表现为轻度创伤后自然发生的儿童复发性无菌性侵蚀性关节炎，偶尔导致关节

破坏。进入青春期关节症状逐渐消退，皮肤症状开始出现。皮肤症状包括病理反应，注射部位出现脓肿，青春期出现严重的结节囊肿性痤疮伴反复发作的无菌性溃疡，后者又常被诊断为坏疽性脓皮病[103]。坏疽性脓皮病和痤疮一旦存在可能会存在数十年。系统性和局部使用糖皮质激素通常可改善炎症症状。TNF-α 阻断药已被证明可有效治疗某些 PAPA 综合征的部分皮肤症状[104]。

Apert 综合征[尖头并指(趾)综合征]

Apert 综合征也称为尖头并指(趾)畸形，于 1906 年首次被报道[105]。最近的一项人口出生调查研究发现，该综合征的出生发病率为 15/100 万[106]。Apert 综合征的临床特征是颅缝早闭和骨骺早闭，可导致头颅和手足畸形。面部畸形的典型特征表现为眼距过宽，枕骨平直，眼眶浅引起眼球突出，下颌前突，鹦鹉喙鼻和手指融合缩短。也会出现牙齿萌出严重延迟、铲形门齿和咬合不正。上下呼吸道异常包括软腭裂开和悬雍垂裂开[107]。Apert 综合征的一个重要特征为青春期早期出现中度至重度痤疮[108-110]。痤疮通常出现在躯干和面部，也可蔓延至特殊部位，如前臂和臀部(图 90.11 和图 90.12)[111]。

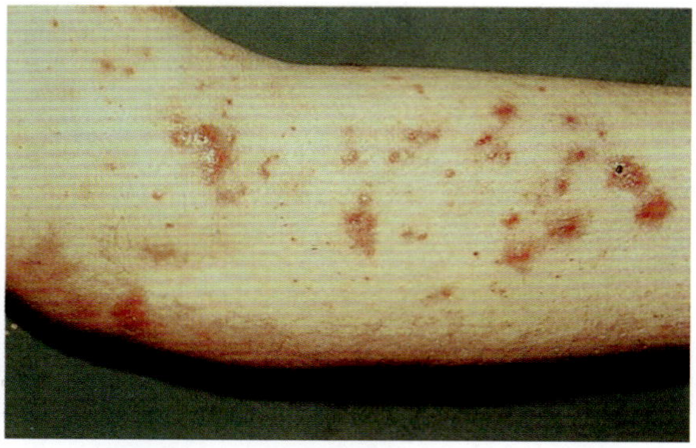

图 90.11 Apert 综合征患者痤疮的异常程度

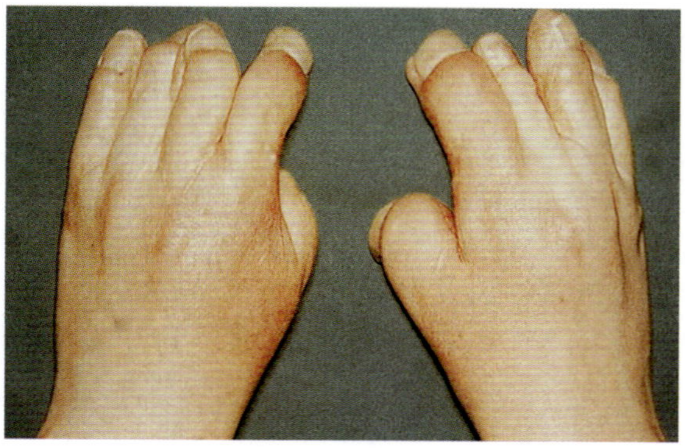

图 90.12 Apert 综合征患者手指的典型表现

骨骺早闭是一种雄激素介导的症状。Apert 综合征患者雄激素受体表达正常，表明存在未知的潜在因素导致机体对正常水平的雄激素敏感性异常升高[112-114]。其他的皮肤变化还包括皮脂溢出增多、多汗症、甲营养不良、足跖角化过度、眼和皮肤色素沉着增加[115]。Apert 综合征可能呈常染色体显性遗传或者父源性基因新突变所致。已经鉴定了生殖细胞中 *FGFR2* 基因的两个特异性杂合错义突变：*FGFR2* 相邻的两个氨基酸残基的突变(S252W 或 P253R)，位于 FGFR2 配体结合域的 D2 和 D3 免疫球蛋白样区域之间的连接部位。*FGFR2* 主要有两种亚型。*FGFR2b* 仅在上皮细胞中表达，而 *FGFR2c* 则只在真皮和间充质细胞中表达。两种亚型的受体和特异性配体均参与间充质上皮信号的传导，活化的 FGFR2 信号传导引起毛囊角质形成细胞增殖、皮脂腺生成和炎性细胞因子反应[116]。Apert 综合征的痤疮经常需要口服异维 A 酸[117,118]，阿维 A 酯对难治性病例也很有效[119]。

药物性痤疮

有些药物可能引起痤疮样反应，大约占所有药物性皮炎的 1%。药物性痤疮皮损形态单一，无黑头粉刺表现，通常会在不易出现痤疮的部位发生急性症状。面部和躯干上部最易受累。药物性痤疮的发作和致病药物起作用的时间间隔很大程度上取决于引起反应的药物。几位研究者提供了与痤疮或痤疮性皮疹有关的药物清单[120-122]。表 90.6 列出了与痤疮样皮疹相关的药物。

表 90.6 加重或诱发痤疮的药物分类

药物	举例
糖皮质激素	
外用	倍他米松
口服	泼尼松
吸入	布地奈德
ACTH	ACTH，合成 ACTH
合成代谢类固醇/合成雄激素	达那唑，苯丙酸诺龙，司坦唑醇
抗惊厥药	卡马西平、苯妥英钠、苯巴比妥、三甲双酮、加巴喷丁、托吡酯
抗抑郁药	锂、舍曲林
其他镇静药或抗精神病药物	哌咪清、利培酮
抗结核药	异烟肼、吡嗪酰胺
抗肿瘤药/EGFR 拮抗药	放线菌素 D、喷司他丁、西妥昔单抗

（续 表）

药物	举例
抗病毒药	利托那韦、更昔洛韦
钙拮抗药	尼伐地平、尼莫地平
卤素	氟化钠、碘化钾
人类生长激素	基因工程人类生长激素
维生素	维生素 B_{12}，其他维生素 B 类药物
其他	布舍瑞林、卡麦角林、环孢素、西罗莫司、他克莫司、氯法齐明、丹曲林、二硫龙、法莫替丁、促卵泡激素-α、单硝酸异山梨酯、甲羟孕酮、美沙拉嗪、奎宁、雷米普利、硫磺、硫脲嘧啶、硫脲

ACTH，促肾上腺皮质激素；EGFR，表皮生长因子受体。

皮质类固醇药物

无论采用哪一种给药途径，皮质类固醇均可引起痤疮样皮疹[123-128]（图 90.13），其具体作用机制尚不清楚。类固醇激素性痤疮皮损表现较寻常痤疮更为单一，但面部、背部和胸部也可见炎症性和非炎症性皮损[129]。雄激素合成代谢类固醇（AAS）、睾酮及其衍生物的滥用会加重寻常痤疮（图 90.14），引起暴发性痤疮或聚合性痤疮[130]。部分痤疮发病机制是雄激素受体被结合后刺激皮脂腺增生，皮脂分泌增加，痤疮丙酸杆菌的种群密度随之增加。然而，并非所有 AAS 都与雄激素受体结合，提示药物引发痤疮可能存在其他机制[131,132]。据估计，多达 43% 的皮质类固醇药物使用者会出现痤疮不良反应[133]。

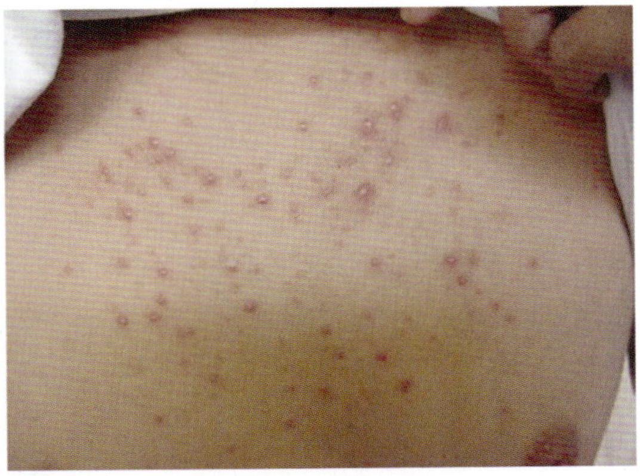

图 90.13 皮质类固醇激素引起的单一炎症性丘疹和脓疱（由马来西亚吉隆坡皮肤中心 S. Chow 医师提供）

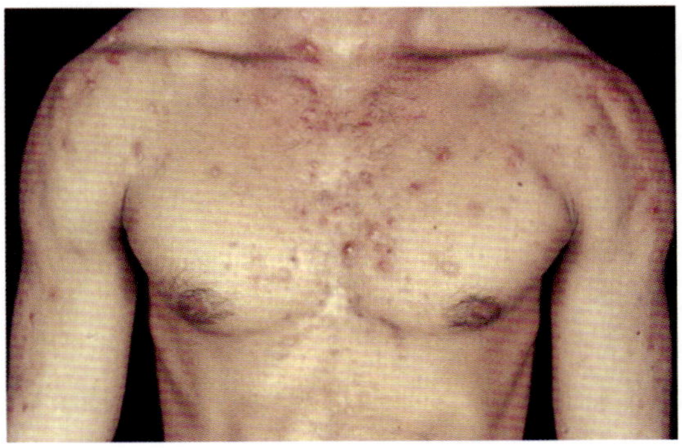

图 90.14 一名男性健美运动员的严重痤疮

免疫抑制药

应用环孢素 2～3 个月可引起粉刺型痤疮，且与用药剂量无关。多达 25% 的应用免疫抑制药的移植患者出现痤疮样皮损[134]。皮损可能会超出面部和躯干，结节样皮损也很常见。有研究报道，应用西罗莫司数周后即可出现头皮毛囊炎[135]。这种情况下，痤疮可对患者生活质量造成影响，导致患者不愿服药，尤其是那些青春期女性[136]。口服他克莫司不易引起痤疮样反应，推测可能与其在皮肤中的低积累量有关。但已有报道，一名白癜风患者在外用他克莫司治疗 3 个月后出现痤疮[137]。此类痤疮的治疗以常规治疗方法为主，病情较重且顽固者，应调整免疫抑制治疗的用药方案。

抗精神病类药物

某些抗精神病药物，包括锂（图 90.15）和安咪奈丁，可诱发痤疮[138-141]。此类痤疮通常发生在使用药

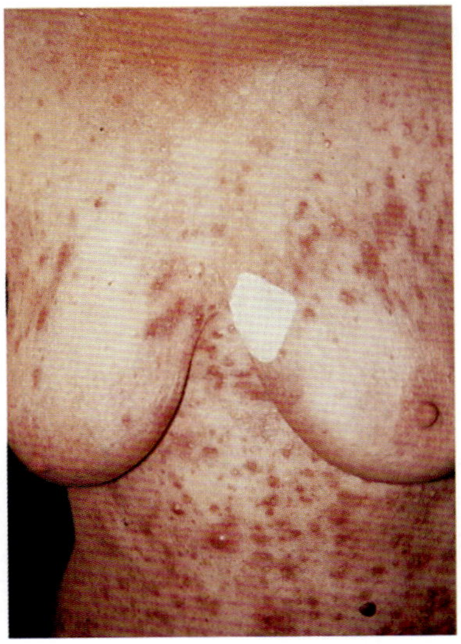

图 90.15 锂相关痤疮（由英国皇家博尔顿医院 V. M. Yates 医师提供）

物 2～3 个月后，病情严重者可出现聚合性痤疮[142]。男性患者似乎更多见[143]。锂诱导的痤疮被认为是通过中性粒细胞趋化和脱颗粒，引起炎症级联反应的发生，同时直接作用于毛囊角质形成细胞，导致毛囊堵塞所致。这种情况下，如果可能，建议停用锂。此外，四环素可增加锂的含量。

大部分应用安咪奈丁后出现痤疮的是成年女性。粉刺最常见，很少出现炎症性皮损。据推测，其机制是通过选择性降低多巴胺的摄取，导致体内多巴胺升高，增强了多巴胺对催乳素的抑制作用，最终导致睾酮的分泌增加。一旦诱发了“痤疮”，应停用安咪奈丁，停药后病情反应各异，应系统性药物联合物理方法治疗粉刺。

孕激素类药物

不同的孕激素类药物具有不同的雄激素作用（框图 90.3）。左炔诺孕酮宫内节育器、植入物和微小药丸均可加重痤疮[144]。

框图 90.3　孕激素在常用联合口服避孕药中的相对雄激素作用

通用名	雄激素
去氧孕烯	逐渐增强雄激素作用（↓）
诺孕酯	
炔诺酮	
双醋炔诺醇	
左炔诺孕酮	
甲基炔诺酮	
炔诺酮	

异烟肼

异烟肼慢灭活剂可以起的痤疮样皮损[145]。

抗癫痫药

有文献报道抗癫痫药物可诱导痤疮暴发，但另一项研究表明，使用了包括苯妥英钠在内的多种抗癫痫药物的严重癫痫住院患者与正常人群的对照组比较，其发生痤疮的风险并没有增加[146]。

碘化物和溴化物

碘化物和溴化物很常见，可迅速引发毛囊性小脓疱[129,147]。碘化物可能存在于平喘化痰药、海带和茶等的非处方制剂中。镇静药和感冒药中常含有溴化物。氯痤疮（图 90.16）是职业环境中最常见的一种全身性中毒症状（参见之后的职业性痤疮章节）。

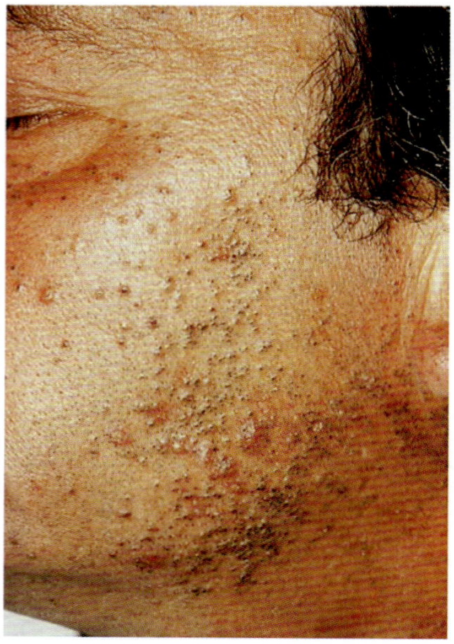

图 90.16　氯痤疮——面部大量的黑头粉刺

维生素 B_2、B_6 和 B_{12}

有报道，前额、下颌、上臂和躯干部单一的毛囊性炎症小丘疹与每日应用 5～10mg 维生素 B_{12} 有关[148]。常见于女性，皮损常于注射药物后的前两周出现。维生素 B_6 诱发痤疮的剂量尚未明确。最近一项研究揭示了维生素 B_{12} 诱发痤疮的可能机制，在痤疮丙酸杆菌的培养物中加入维生素 B_{12}，可促进卟啉的生成，而卟啉已被证实可加重痤疮炎症反应[149]。常规的痤疮治疗手段效果不佳，停药 10d 内病情即可缓解。

表皮生长因子受体拮抗药

已有报道称，超过 50% 的癌症患者应用表皮生长因子受体拮抗药（EGFR）治疗后数周内可引起痤疮样皮损暴发（图 90.17）[150,151]。临床表现为面部及躯干上部毛囊性丘疹和无菌性脓疱，严重病例皮损可蔓延至四肢，黑头粉刺少见[152]。组织病理学检查可见真皮浅层毛囊漏斗部扩大，炎细胞浸润。研究表明 EGFR 引起的痤疮严重程度与其治疗癌症的效果呈

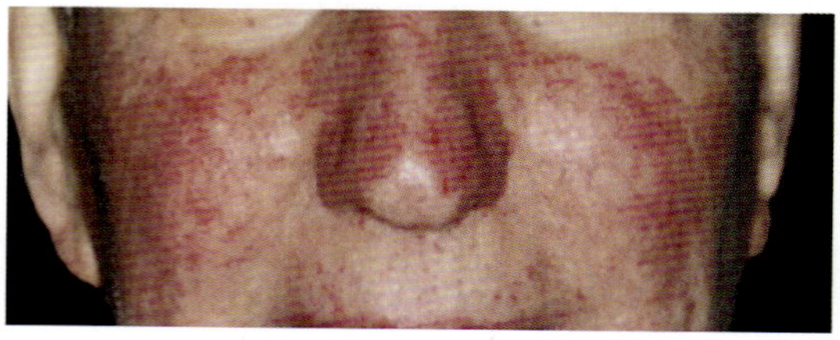

图 90.17　结肠癌患者接受表皮生长因子拮抗药治疗后于面部暴发毛囊性痤疮样皮损

正相关。大部分研究者认为外用药物、口服四环素和外用或口服激素治疗均有效，口服异维 A 酸治疗亦有效[153]。

表 90.7 提供了药物性痤疮的诊断要点。

表 90.7　药物性痤疮的诊断

病史	详细询问病史： • 初始用药时间 • 给药方案 • 治疗持续时间
加重因素	排除以下因素： • 应用激素治疗 • 职业相关 • 化妆品相关 • 环境因素
治疗与病情的时间关系	注意两者的联系： • 初始用药与临床症状体征的关系 • 停药时间与病情改善的关系

发病诱因

遗传因素

研究表明，遗传因素会影响单卵双生的痤疮表型，而对双卵双生的影响较小[154]。大型队列研究表明，痤疮患者的一级亲属患痤疮的风险比其他人高 4～5 倍[155-157]。另一项研究结果同时表明，年龄在 25 岁或以上的痤疮患者的一级亲属，患成人痤疮（顽固型或迟发型）的风险也比其他人高 4～5 倍[158]。一些其他研究同样提示，青少年和成人痤疮在痤疮患者一级和二级亲属的发病率比未患痤疮人群的亲属高[21,156,159,160]。母系的遗传因素影响较父系大，且家族中有多名痤疮患者的家族，其患痤疮风险也增高[27,159,161]。研究证实，痤疮可早发于痤疮家族史阳性的患者，且对其临床表现及治疗效果均有影响[159,162-164]。

表 90.8 列出了一些提示痤疮的遗传特征。Walton 等[165]发现同卵双生子的皮脂排泄率（SER）比异卵双生子表现出更高的一致性。最近一项研究鉴定了三个全基因组与严重痤疮患者的相关性。发现了三个基因位点 11q13.1、5q11.2 和 1q41；这些基因位点与转化生长因子-β（TGF-β）细胞信号通路相关，也就是 Ovo 样蛋白 1（OVOL1）、卵泡休止素（FST）和转化生长因子-β_2（TGF-β_2）。这些数据表明 TGF-β 相关信号通路的异常在痤疮易感性方面中起到了关键的作用[166]。

表 90.8　易患痤疮的遗传特征

因素	影响
皮脂排泄率（SER）	高 SER 易患痤疮，已经证实有很多基因位点可影响皮脂腺的大小，以及皮脂的合成分泌
皮脂成分	了解很少，且可能已经被饮食习惯调整
固有免疫和获得性免疫反应	了解很少，有一部分相关基因已经被确定
性别	成人痤疮在女性早发，但男性病情更重；女性是发生青春期后痤疮的一个危险因素
种族	了解很少，在那些没有西方文化饮食习惯的种族中，痤疮可能并不常见

生活方式和环境因素

研究报道营养过剩的生活方式或环境可导致痤疮的发生，但这些研究数据常存在一定矛盾（表 90.9）。生活及环境因素多样，且不可控，其中饮食方式对痤疮发病的影响最具争议。在大部分国家，很少见到没有痤疮病史的种族。而居住在偏远地区的少数民族存在不患痤疮的情况。举个例子，巴布亚新几内亚的 Kitavan 岛民和巴拉圭 Ache 游猎部落几乎没有痤疮发生。加拿大因纽特人只在生活城市化后才发生痤疮及其他西方生活方式相关疾病[167,168]。流行病学专家推测这由生活方式变化诱发，与种族无关。这些群体的饮食习惯主要以本地产物和少量的牛奶、肉类和加工处理的碳水化合物为主。学术热点集中在牛奶、乳制品和高血糖指数食物上，这些食品是痤疮的潜在诱因。

表 90.9　易患痤疮的生活方式和环境因素

因素	影响强度
饮食习惯	中：高糖食品和奶制品；低：其他
体重指数	低
吸烟	高：慢性吸烟病史对女性；低：其他
喝酒	低
精神压力	低
化妆品	低
处方类药物	高：某些药物；低：其他
合成代谢类固醇	高
季节性因素	高
阳光	低
睡眠不足或失眠	低

饮食习惯

多数痤疮患者相信饮食影响其皮肤[169-172]，尤其是不健康的食品可加重痤疮[173-175]。有横断面研究结果支持饮食与痤疮相关这一观点[156,160,172,175,176]，而其他一些研究则认为两者无关[15]。与很多其他西方疾病类似，目前痤疮也与越来越流行的肥胖症、胰岛素抵抗和高胰岛素血症有关[177]。

由于饮食与痤疮的相关性包含很多可能的混杂因素，目前仍缺乏研究这两者之间相关性的随机对照试验(RCTs)。几名研究者采用病例对照、前瞻性队列和横断面研究检验饮食习惯与痤疮的相关性，同时考虑到存在的混杂因素及时调整了优势比。表 90.10 总结了饮食与痤疮之间联系的研究并排除了 1990 年前不符合目前质量标准的研究[175]。这些研究之间的趋势和矛盾已经出现。有五项研究表明高糖饮食与痤疮有关[160,172,175,196,197]；与此相反，有两项研究认为高糖饮食与痤疮无关[150,151]。Smith 等的研究则说服力不足，因为低糖饮食的受试者体重降低而对照组无体重降低。有几项研究探索低糖饮食的相关血清标志物[196,198-200]。这些研究结果是自相矛盾的。有三项来自同一个群体的研究一致发现摄入牛奶会增加痤疮的患病风险(表 90.10)，然而，全脂和脱脂奶粉诱发痤疮的风险是否一样仍不明确。三项更深入的研究也发现喝牛奶的人群痤疮患病率增加[157,160,175]，其中一项研究涉及全脂和脱脂牛奶[157]。尚未明确痤疮与乳制品，如酸奶、奶酪和巧克力之间的联系。有些人认为饮食通过作用于肠道菌群发挥的抗炎作用是痤疮的一种重要保护因素[201]。这些关于饮食与痤疮关系的研究中几乎不考虑非食品成分的影响。现代食品包含很多配料，其中很多具有生物学活性。有很多食品被认为是致痤疮性的，而其他的食品应该再详细研究其作用，因为它们很可能对痤疮有预防的作用。迄今为止，人们对健康饮食方式(如地中海式，旧石器时代式)、鱼、鱼油、多不饱和脂肪酸[157,172,175,202-204]和益生菌最感兴趣[201,205-207]。一项小型随机饮食干预实验发现，补充 Ω-3 脂肪酸和 γ-1 亚麻油酸均能减轻痤疮病情和减少痤疮皮损周围 IL-8 的含量[208]。

表 90.10 关于痤疮和饮食关系的主要研究的重要发现

研究类型	主要的研究结果	证据强度及原因	参考文献
2 组研究者单盲随机对照试验比较受试者 12 周低 GI 饮食和正常饮食对痤疮的影响	低GI 饮食明显减轻痤疮病情，降低空腹胰岛素、DHEAS 和 FAI，升高 SHBG 和 IGFBP-1	低。低 GI 组和正常饮食组在其他方面也有不同。这种变化与低 GI 组受试者体重下降有一定关系	[178]
随机对照试验	低GI 饮食组的皮脂合成无变化，饱和脂肪酸和单不饱和脂肪酸的比值明显升高，皮损减少	有力证据表明饮食明显影响皮脂合成，但不影响分泌(本研究)。但不能把这种变化归因于低 GI 饮食	[179]
对有或无痤疮的青壮年进行病例对照研究	痤疮患者组的 IGF-1 明显降低和 IGFBP-3 显著升高，但 GI 和 GL 与对照组相比无差异。胰岛素抵抗与痤疮无关	低。饮食内容信息不可靠；GI 通过问卷调查来评估。排除了含胆固醇食物导致 GI 和 GL 的计算结果不准确	[180]
12 名男性痤疮患者，比较受试者分别接受 7 天高或低 GI 饮食对痤疮的影响	低GI 组的空腹胰岛素和 HOMA-IR 明显降低，高 GI 组的 FAI 明显升高。低 GI 组的 IGFBP-1 和 IGFBP-3 较基线水平升高	这项研究有某些初步的证据，如低 GL 饮食改善胰岛素敏感性，但样本量小，且只涉及男性	[181]
47 355 名美国护士的病例对照研究	摄入牛奶(但不包括巧克力和薯条)与严重痤疮相关，尤其是脱脂牛奶。总维生素 D 和补充维生素 D 的量也与痤疮的发生呈正相关	低。青春期的痤疮病情和牛奶摄入量的数据依靠患者回顾来获得。痤疮和饮食成分的联系弱。对照组所有病例病情都不到严重痤疮级别	[182]
美国 6094 名女孩和 4273 名男孩的前瞻性队列研究，年龄范围 9—15 岁	发现更大的牛奶摄入量与痤疮的相关性更强，女孩和男孩的情况一样并且与维生素 D 无关。	低。痤疮和饮食的年度调查问卷采用自评方式。女孩的研究包括所有类型的牛奶，而男孩则只涉及脱脂牛奶。校正优势比只有 1.2 或更小	[183] [184]

（续 表）

研究类型	主要的研究结果	证据强度及原因	参考文献
1002 名伊朗学生的横断面研究	常规摄入糖果、坚果、巧克力和油腻食品可加重痤疮病情	低。收集饮食信息不完整，但痤疮的病情评估能够不偏不倚	[185]
奥斯陆 18 和 19 岁青少年的横断面研究	摄入含糖饮料或多脂肪的鱼类与痤疮病情无关。男性摄入巧克力或糖果以及薯片与痤疮病情有关。女性摄入新鲜蔬菜减少与痤疮病情有关	低。痤疮的自我报告和患病率均低于期望值。饮食与痤疮的相关性有性别差异。调整模型后，只有新鲜蔬菜的摄入与痤疮有关	[186]
1245 名韩国人的病例对照研究(783 名痤疮患者)	痤疮组的蔬菜和鱼类的摄入量较低，肉类、垃圾食品、坚果、汽水和高 GL 食品的摄入量较高。不规律的饮食方式也在痤疮组更常见。饮食所致痤疮加重组患者血清 IGF-1 水平升高	中。痤疮的评估不偏不倚	[187]
比较青少年男性接受 8 周高和低 GI 饮食对痤疮的影响	两种饮食方式下痤疮均改善，无明显差异。低 GI 组的 IGFBP-1 明显下降，与高 GI 组相反。IGF-1，IGFBP-3，SHBG，DHEAS 和 HOMA-IR 无变化	低。无随机分配。说服力不足。与 Smith 等的研究发现不一致。该研究的其他饮食成分更平衡。从讨论中可推断出低 GI 组无体重下降	[188]
意大利人的病例对照研究，年龄范围 10—24 岁	与对照组比较，病例组摄入牛奶(全脂和脱脂)较多，鱼类较少	中。对照组包含了中度痤疮患者。痤疮病情是由医师从图片中评估。调查问卷遗漏了主要食物(如谷类、大米和酸奶)	[189]
玛雅人的病例对照研究，年龄范围 18—30 岁	病例组的 GL、牛奶和冰淇凌的摄入量更高。两组的 BMI 相等。两组摄入的巧克力、坚果和酸奶无差别。GL 的校正后优势比在两组间没有明显差异，除了 GL＞175 的情况，这种情况下痤疮风险升高 25 倍	中。通过 3 天的进食日记来评价饮食情况	[190]
研究者单盲的随机对照试验，比较低 GL 饮食和热量校正饮食的差异，为期 10 周	低GL 饮食 10 周减轻整体痤疮的病情、炎症和非炎症性皮损的数目；炎症性皮损数目于 5 周开始减少。尽管这种病情的减轻是有意义的，但表现较不显著。低 GI 组的皮脂腺体积减小，皮肤中 IL-8 也减少	中。样本量小($n=32$)。两组的 BMI 无差异	[191]
意大利的一项病例对照研究，探索地中海式饮食对痤疮的影响	地中海式饮食(大量摄入蔬菜、水果、坚果、谷类、鱼类和橄榄油，低摄入乳制品和肉类)在痤疮组明显较少。得分大于 6 对痤疮有预防作用	中。评价饮食模式的周期较长。采集了摄入特定食物种类的数据，但未报道。地中海式饮食的评分等级分为：低(得分 0—2)，中(得分 3—6)，高(得分 7—9)	[192]
248 名 18—25 岁美国青壮年的横断面研究	中重度痤疮的受试者与无或轻度者相比，其饮食 GI 指数更高，每天摄入更多的添加糖、全糖、大量牛奶，饱和脂肪酸和反式脂肪酸，而每天摄入鱼类较少	中。使用有效的饮食频率调查问卷。根据给定的标准自我评估痤疮情况	[193]

（续 表）

研究类型	主要的研究结果	证据强度及原因	参考文献
10 名美国男性摄入渐加量的全巧克力棒对痤疮作用的试点开放性研究	痤疮皮损的总数在第 4 天和第 7 天升高。巧克力摄入量和皮损数目有密切相关性	低。开放性研究，有期望偏倚风险。	[194]
13 名 18—35 岁美国男性的双盲随机安慰剂对照 RCT 研究，与单次暴露于不断增加 100% 无糖可可粉和水解明胶的暴露量相比，前者痤疮症状轻微	摄入可可后第 4 天和第 7 天痤疮病情明显加重。炎症性皮损只在第 4 天增多。可可的剂量与痤疮疾情相关性较低	低。每个剂量只有 2 个受试者。平均值为所有剂量的平均	[195]

DHEAS，硫酸脱氢表雄酮；FAI，游离雄激素指数；GL，血糖负荷；HOMA-IR，胰岛素抵抗；IGF，胰岛素样生长因子；IL，白介素；RCT，随机对照试验；SHBG，性激素结合球蛋白。

体重指数

很多研究探索痤疮与体重指数（BMI）之间的关联，特别是成年女性同时出现痤疮和肥胖时通常被认为是 PCOS 征兆（表 90.11）。总的来说，迄今为止的研究表明，成年人患痤疮的风险及其严重程度随着年龄调整后的 BMI 指数的升高而增加。矛盾的是，痤疮在超重的 PCOS 成年女性患者中并不那么普遍。

表 90.11 探索体重指数（BMI）和痤疮关系的研究

降低痤疮风险	增加痤疮风险	对痤疮无影响	研究对象	参考文献
年龄 10—24 岁的低体重者（BMI<18.5）患中重度痤疮风险降低；这种趋势在男性中更常见		超重人群（BMI>23）痤疮风险并不增加	意大利皮肤科门诊患者	[209]
低BMI 的 6—11 岁儿童患痤疮风险降低	超重儿童患痤疮风险增加		中国台湾小学生	[210]
低BMI 者呈现痤疮风险降低的趋势（两性均低）	9—16 岁的超重儿童痤疮风险增加。无独立数据分析两性之间发病差异		加纳小学生	[211]
	7—19 岁的超重儿童痤疮发病率增加。无独立数据分析两性之间发病差异		立陶宛小学生	[212]
	18 或 19 岁的超重或肥胖女孩患痤疮风险增加	18 或 19 岁男孩超重或肥胖对患痤疮风险无影响	挪威最高年级小学生	[213]
	与年龄匹配的对照组比较，男性痤疮患者平均 BMI 更高		有或无痤疮的意大利男性	[214]
		18—30 岁痤疮患者与年龄和性别匹配的对照组比较，BMI 指数无差别	马来西亚基层看护所的痤疮患者以及当地大学的学生、职工	[215]

（续　表）

降低痤疮风险	增加痤疮风险	对痤疮无影响	研究对象	参考文献
女性痤疮患者比对照组更可能出现超重或肥胖。痤疮严重程度和 BMI 呈正相关			土耳其女性痤疮患者	[216]
肥胖女性的痤疮发病率较非肥胖女性低			中国台湾育龄妇女	[217]
超重或肥胖者（BMI＞25）痤疮发病率低于非肥胖的 PCOS 患者			中国台湾门诊 PCOS 女性患者	[218]
无痤疮的 PCOS 成年女性较有痤疮者的 BMI 指数更高			中国台湾内分泌生殖门诊女性患者	[219]
肥胖的 PCOS 患者痤疮发病率低于非肥胖者			克罗地亚 PCOS 门诊女性患者	[220]
超重或肥胖的（BMI≥27）PCOS 患者痤疮病情严重程度下降			土耳其医院 PCOS 门诊女性患者	[221]
	PCOS 患者的痤疮与肥胖呈强相关性		沙特阿拉伯 PCOS 门诊女性患者	[222]
	PCOS 超重患者发生痤疮较正常体重者更常见			[223]
		体重正常（63%）和超重（73%）的 PCOS 青少年女性的痤疮发病率相当	美国 PCOS 门诊青少年女性患者	[224]
低BMI 者（＜23，NS）出现痤疮趋势较小			印度 PCOS 女性患者	[225]
BMI 升高者（NS）出现痤疮趋势较小			印度 PCOS 女生患者	[226]

NS，不明显；PCOS，多囊卵巢综合征。

吸烟

吸烟对青少年和青壮年痤疮的发病率及病情严重程度几乎无影响。长期吸烟的成年女性易患以大量黑头粉刺和微粉刺为表现的非炎症性痤疮[227]。长期吸烟可能通过尼古丁对炎症性痤疮产生一定的保护作用[228]。研究发现母亲有吸烟史与儿子过早出现痤疮相关，但对其青春期痤疮无影响[229]。

酒精

关于酒精是否作为痤疮的一个危险因素，目前在任何年龄段都无法下结论。两项横断面研究[15,162]表明摄入酒精与痤疮发病有关，而另一项研究表明两者之间无关[161]。在格拉斯哥校友队列研究中没有发现痤疮和饮酒之间的关联[230]。

月经周期

70%女性月经前 2～7d 有痤疮的发生[13,16,231,232]。这种情况在各个种族均有，但发病率可能不一定相等（表 90.12）。

压力和睡眠不足

精神压力对痤疮的影响研究较少。一项小型研究发现，大学生考试期间压力变化明显且校正了混杂变量后仍与痤疮病情呈强相关[245]。另一项研究也支持这一观点，该研究发现学生在考试前（精神高压）较暑假期间痤疮发病率增加[246]。部分研究者发现痤疮患者精神压力增大可加重病情[162,173,247-250]，已证实精神压力是痤疮病情加重的一个危险因素[156,159,251]。下丘脑-垂体-肾上腺轴（HPA）对皮脂腺功能的影响更为压力与痤疮之间的联系提供了强有力的证据[252-254]。

表 90.12 月经前痤疮加重的女性比例

人群	研究人数	年龄范围(平均年龄),岁	比例	参考文献
美国人	100	NA	72	[233]
美国人	400	12—52	44	[234]
法国人	3305	25—40	78	[235]
沙特阿拉伯人	200	平均年龄 14.8	9.8	[236]
约旦人	83	13—34	98	[237]
印度人	137	13—45	57.7	[238]
			35.5	[239]
韩国人	NA	平均年龄 24	60.1	[240]
法国人	591	10—25	55	[241]
韩国人	756	10—56	61.3	[242]
印度人	230	超过 25	11.7	[243]
泰国人	392	? <20?	>50	[244]

NA. 未知。

也有文章提示,睡眠障碍或失眠症与青春期及青春期后痤疮有关[255],但说服力较弱。

化妆品

化妆品性痤疮:是由于长期使用含致粉刺成分的化妆品引起的特殊类型痤疮。这些化妆品成分主要包括羊毛脂、凡士林、某些植物油、硬脂酸丁酯、月桂醇和油酸。含类固醇的美白皮肤成分能引起或加重深色人种女性的痤疮[256,257]。值得注意的是,部分女性认为化妆品可加重痤疮,因过度使用护肤品而导致原本轻度的痤疮恶化。化妆品的成分较其制作工艺对痤疮的影响更大。

润发油痤疮:润发油是一种柔顺头发毛糙的油性头发用品。能引起非炎症性痤疮的暴发(图 90.18)[258]。减少润发油的用量,局部外用维 A 酸治疗有效。

清洁剂痤疮。这种痤疮不常见,主要发生在期望通过过度清洁来缓解已有的痤疮的人群。发病机制可能是皮肤创伤和肥皂的碱性所致,以炎症性皮损最常见[259]。有些抗菌肥皂含有弱致痤疮的成分,如六氯酚。

紫外线

根据对 139 名慕尼黑痤疮患者夏天期间病情变化的调查结果,关于紫外线(UVR)可改善痤疮这一观点提出了质疑[260]:紫外线可改善 1/3 患者的痤疮,1/3 可加重,剩余 1/3 则无影响。大量研究表明,就诊患者数量呈季节性变化,夏天就诊人数较少[261-264]。温热潮湿环境中的工人痤疮较严重,如“二战”期间被派驻远东地区的军队人员[265]。因此,高温和潮湿可

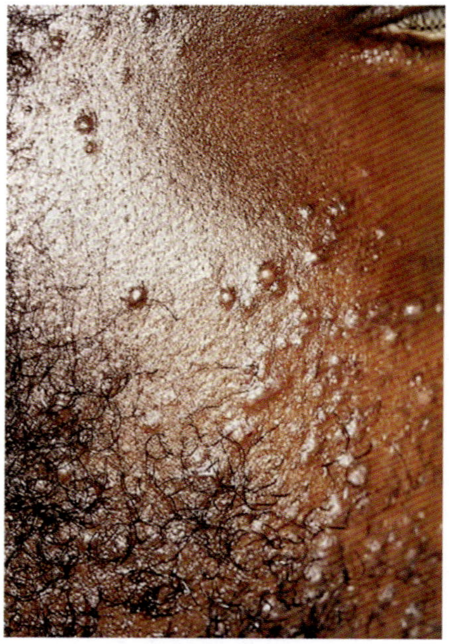

图 90.18 润发油痤疮

能抵消日光有利影响。已有文献报道,假期暴露于日光下的人群可患特殊类型痤疮,如夏季痤疮或 Mallorcan 痤疮。高温潮湿环境度假时或随后可出现毛囊性小丘疹,多累及躯干上部。少数接受 PUVA 治疗的患者可出现口周皮炎或面部痤疮[266,267]。接受长波紫外线(UVA)照射后,角鲨烯形成一种角鲨烯单氢过氧化物,可引发粉刺[268]。体外试验证实紫外线照射可改变黑头粉刺中促炎和抗炎细胞因子类

型[269]。这些证据表明紫外线可促进无光防护的易感人群暴露部位形成痤疮。

妊娠

一项针对 415 名苏格兰女性的研究表明，57.5%受试者认为痤疮在妊娠期间缓解，仅有 5.4%痤疮加重[270]。相比之下，75%女性认为分娩后痤疮缓解，仅12%认为分娩后痤疮加重。韩国一项针对 756 名女性的研究[162]显示，28.4%女性妊娠期间痤疮加重，仅10%女性认为妊娠期间痤疮改善。

出生体重

一项关于土耳其女学生的大型研究发现，痤疮更常见于出生体重低于 2500g 的女性[271]。低出生体重也与痤疮相关，可能由于此类患者出现胰岛素抵抗和 PCOS 其他临床症状的风险较高[272]。众所周知，低出生体重是 PCOS 的一个危险因素[273]。

其他因素

某些生活习惯可加重痤疮，如卫生习惯或清洁频率、皮肤接触物、情绪、污染、体力活动、毒品、饮水量和性行为，但尚无明确证据[248]。

总结

虽然某些食品成分对痤疮的影响已经逐渐清晰，但仍缺乏足够证据制定治疗指导意见。仍无法确定的是是否超重引起痤疮而饮酒则无任何影响。对于某些 PCOS 成年女性患者，超重可降低痤疮发病的风险。吸烟和痤疮关系复杂：发生在成年女性的一种特殊类型痤疮与长期吸烟有关，但吸烟同时可预防痤疮早期的炎症性皮损。许多生活方式都可引发痤疮，包括在皮肤上使用的物品、服用的药物、进行的娱乐活动等，但要明确种族和文化因素对痤疮的影响几乎不可能。同时，许多人认为精神压力可加重痤疮，但缺乏更加强有力的科学证据支持。因此，那些认为生活方式可加重痤疮的人群最好数周内改变这些生活习惯，并记录这段时间内痤疮的变化。饮食习惯对痤疮的影响有明确的指导意见，目前最佳的建议是健康饮食，适当适量进食。明确的证据表明，青春期前痤疮可能是后期更多严重疾病的前兆。

病理生理学

经典理论认为痤疮是皮脂腺合成分泌皮脂增加、毛囊上皮增殖异常导致过度角化、毛囊微生物过度定植和获得性免疫反应导致的炎症反应共同作用的结果。新的研究发现了更多的病理生理学影响因素，这一经典理论也被修正。除了遗传易感性外，其他致病因素包括雄激素、促炎脂类如过氧化物酶体增殖物激活受体（PPAR）和其他炎症通路。另外，神经内分泌调节机制、饮食和外源性因素均对痤疮的发生发展起作用[274-276]。

炎症

最近，关于毛囊口过度角化是否先于炎症细胞的聚集引发学术界争议（图 90.19）[277]。近来支持炎症细胞聚集先于毛囊口角化过度的研究结果显示，在未病变毛囊周围过度增殖之前，毛囊周围IL-1活性已

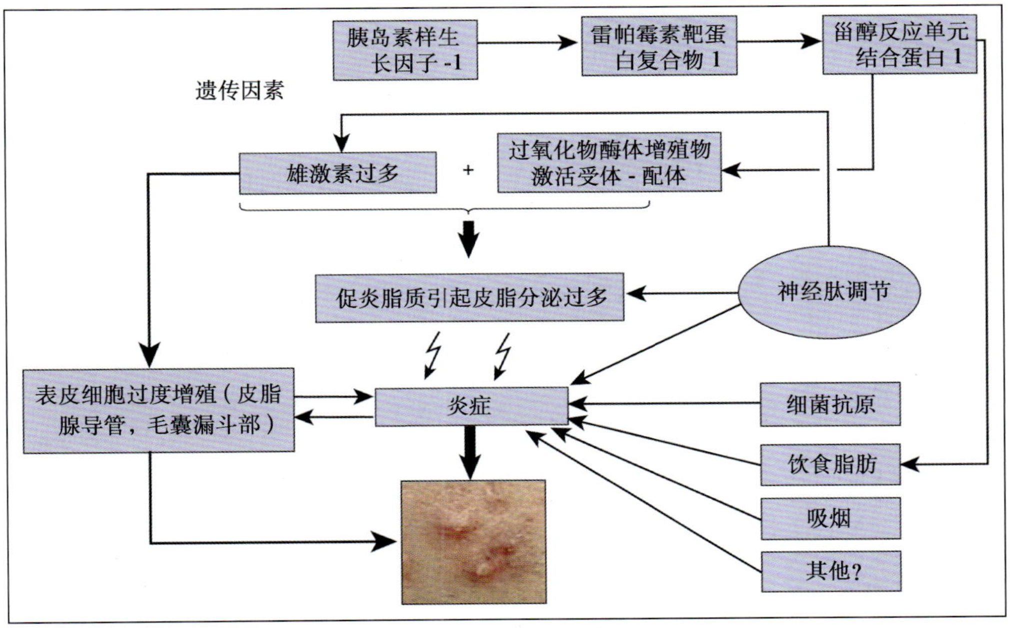

图 90.19 痤疮发病过程中的炎症级联反应（改编自 Zouboulis et al，2005[2]）

有所增加，进而触发角质形成细胞激活[278,279]。基因芯片技术分析痤疮患者的皮损区、非皮损区以及非痤疮患者的基因谱有助于更深入了解痤疮病因学[280]。在炎症性皮损区，表达上调的基因多与炎症过程有关，包括基质金属蛋白酶、人 β-防御素(HBD)4，IL-8 和颗粒溶素。核转录因子-κB(NF-κB)是上调众多促炎细胞因子基因的关键转录因子，研究发现其在痤疮皮损中被激活[281]。受 NF-κB 调节的 TNF-α、IL-1β、IL-8 和 IL-10 等细胞因子 mRNA 在痤疮皮损中的表达水平较周围正常皮肤明显上调。Choi 等研究发现 TNF-α 通过 JNK 和 PI3K/Akt 信号通路诱导 SZ95 皮脂腺细胞合成皮脂增加[285]。炎症性痤疮皮损中有大量 IL-1β 的 mRNA 及活化 IL-1β[283]。

趋化因子 IL-8 表达的增加促进了炎症细胞进入皮肤。与正常皮肤相比，早期痤疮皮损(闭合性粉刺)中多核白细胞(PMNs)明显增多；但丘疹、脓疱和结节皮损中淋巴细胞较对照组明显增加[281]。Kelhala 等发现在痤疮皮损中存在 IL-17A 阳性 T 细胞和辅助性 T 细胞 17 相关的细胞因子，表明 Th17 通路被激活且在痤疮发病过程中起关键作用。然而，阐明 IL-17 与痤疮的临床相关性仍需更多研究[284]。痤疮炎症过程涉及众多活性脂质递质，如白三烯、前列腺素(PGE)和 15-羟过氧化二十碳四烯酸(15-HETE)。这些分子由花生四烯酸(AA)和亚油酸分别经过脂氧合酶(LOX)和环氧酶(COX)的酶促反应合成。体外实验发现环氧酶同工酶(COX-1 和 COX-2)在人皮脂腺细胞中均有表达，尤其是体内痤疮皮脂腺中 COX-2 的表达选择性上调[285]。血小板活化因子通路是(PAF；1-O-烷基-2-乙酰基-sn-甘油-3-磷酸胆碱)由一组具有不同生物活性的磷酸胆碱组成，能调节角质形成细胞功能和皮肤炎症反应，且能影响炎症递质(如 COX-2 和 PGE_2)及 IL-8 在 SZ95 细胞中的表达[286]。转基因角蛋白 5 启动子诱导大鼠表皮的 COX-2 较基线水平上升，随之升高的 PGE_2 导致皮脂腺增生及分泌皮脂过多，从而使得 COX-2/PGE_2 途径在痤疮发病过程中发挥作用[287]。由短波紫外线(UVB)活化的 PPAR-γ 和脂溶性强氧化剂过氧化叔丁醇(TBH)可诱导 COX-2 在 SZ95 皮脂腺细胞中表达增加，这表明 PPAR-γ/COX-2 途径可调节皮脂腺增殖和(或)皮脂合成[288]。由 AA 通过 5-LOX 酶促反应合成的白三烯是强效的促炎因子和中性粒细胞的趋化因子。人类皮脂腺细胞可表达白三烯合成途径上所有必须的酶类。5-LOX 和白三烯 A_4(LTA_4)水解酶的蛋白及 mRNA 在 SZ95 皮脂腺细胞中均有表达。这些酶类是白三烯 B_4(LTB_4)合成的必须酶类。然而，15-脂氧合酶(15-LOX)在 SZ95 皮脂腺细胞中表达较弱，表明皮脂腺在抗炎因子 15-HETE 的生物合成过程中无重要作用。用 AA 处理 SZ95 皮脂腺细胞可刺激 5-LOX 的表达增加和诱导 LTB_{44} 的合成[285]。另外，花生四烯酸可诱导 IL-6 和 IL-8 细胞因子的表达。5-LOX 和 LTA_4 水解酶在痤疮患者皮损区的表达较其非皮损区和正常人群增加。5-LOX 在痤疮发病中的作用可指导制定新的治疗策略，如应用 5-LOX 拮抗药 Zileuton(齐留通)[289]。

神经生理学

人类皮肤特别是皮脂腺含神经肽的功能性受体(图 90.20)，如 HPA 轴下游[252,278,292-296]的促肾上腺皮质激素释放激素(CRH)[253,290,291]、β-内啡肽、血管活性肠多肽、神经肽 Y 和降钙素基因相关肽的受体[254]。这些受体调节炎症因子合成、皮脂腺增殖和分化、脂肪合成和雄激素代谢[290-292,297]。P 物质可由精神压力诱导机体合成，可促进皮脂腺细胞之中细胞器的成熟和刺激幼稚皮脂腺的发育，从而导致皮脂腺体积明显增加。P 物质也能增大单个皮脂腺体积并增加每个分化成熟的皮脂腺细胞的脂滴数量。与正常人群相比，痤疮患者的面部皮肤具有丰富的神经分布，含 P 物质的神经及肥大细胞增加，中性肽链内切酶表达增强，强效的神经肽降解酶和皮脂腺周围小静

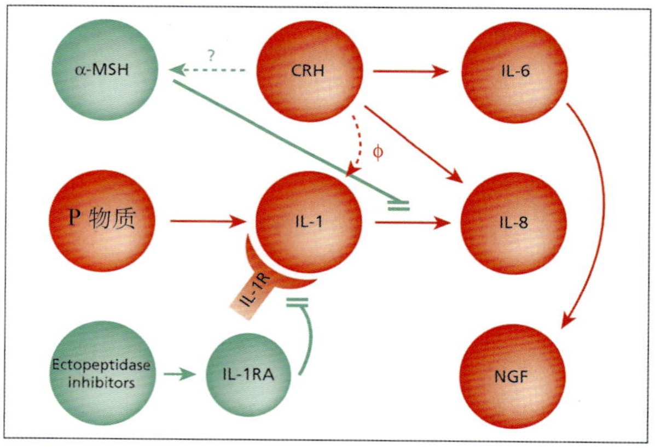

图 90.20 人皮脂腺细胞和皮脂腺体中的神经肽-细胞因子/趋化因子信号。红色. 促炎症因子。绿色. 抗炎作用。α-MSH，α-黑素细胞刺激素；CRH，促肾上腺皮质激素释放激素；IL，白介素；IL-1RA，白介素-1 受体拮抗药；NGF，神经生长因子；ϕ，无影响；?，对皮脂腺细胞的影响未知；=，抑制(摘自 Zouboulis CC. Acne vulgaris and rosacea. In：Granstein RD，Luger T(eds) Neuroimmunology of the Skin-Basic Science to Clinical Practice. Berlin，Germany：Springer，2009：219-32.)

第8部分

脉的 E-选择素增加[298]。这些发现均归因于局部皮肤 P 物质的活性。体外和体内实验均发现人类皮脂腺高表达可降解某些神经肽（尤其是 P 物质）的二肽基肽酶（DP IV 或 CD26）和氨肽酶 N（APN 或 CD13）。进一步的研究出乎意料地表明，DP IV 和 APN 抑制药可以抑制皮脂腺增殖并轻微降低中性脂质，但也可以增强 SZ95 皮脂腺细胞的终末分化。表明这些外肽酶一定程度上可调节皮脂腺功能，且其抑制药对痤疮有潜在治疗作用[299]。

致病微生物：痤疮丙酸杆菌

Fitz-Gibbon 等通过对鼻部皮脂腺取样比较 49 名痤疮患者和 52 名健康人痤疮丙酸杆菌的菌种和基因水平的差异（图 90.21）。宏基因组学数据分析发现多数痤疮丙酸杆菌相似，但两组菌种总体结构差异明显。某些菌种与痤疮明显有关，其余菌种则多见于健康人群，此现象表明人类微生物学菌种分析的重要性[300]。痤疮丙酸杆菌的不同菌种可不同程度地调节免疫标志物的基因和蛋白表达水平。Ⅲ型痤疮丙酸杆菌通过上调过氧化物酶体增殖因子活化受体（PAR-2）、TNF-α、基质金属蛋白酶 13 和基质金属蛋白酶组织抑制因子的表达，表现出高度的促炎能力[301]。痤疮丙酸杆菌和细菌抗原（脂多糖，LPS）处理培养中的皮脂腺细胞可明显上调促炎因子的表达[302]，但两者炎症因子生成曲线有所不同。LPS 可刺激趋化因子 8（CXCL8）、TNF-α 和 IL-1α 增加，而痤疮丙酸杆菌仅刺激 CXCL8 和 TNF-α 增加，对 IL-1α 无作用。活体痤疮丙酸杆菌和非热灭活生物体均可刺激细胞因子的释放，如 IL-1β、粒细胞-巨噬细胞集落刺激因子（GM-CSF）和 IL-8[303,304]。最新研究发现痤疮丙酸杆菌诱导 IL-17 在外周血单核细胞中表达，且在毛囊周围黑头粉刺中发现 IL-17⁺ 细胞，这提示痤疮可能是一种 Th17 介导的相关疾病[305]。同样，Kistowska 等发现除 IL-17A 外，痤疮皮损中 Th1 和 Th17 效应细胞因子、转录因子、趋化因子受体的表达均明显上调。体外实验证实痤疮丙酸杆菌能通过诱导特定 $CD4^+$ T 细胞分泌 IL-17A 和干扰素-γ（IFN-γ），促进 Th17/Th1 的联合反应[306]。痤疮丙酸杆菌也能诱导单核白细胞和皮脂腺 NRLP3 炎症小体［由核苷酸寡聚结构域（NACTH）、亮氨酸重复序列（LRR）和热蛋白结构域（PYD）组成］活化[307]。

降低 NLRP3 的表达可消除痤疮丙酸杆菌诱导的皮脂细胞中 IL-1β 的产生。痤疮丙酸杆菌活化 NLRP3 炎症小体的功能取决于相关蛋白酶的作用以及活性氧的产生[308]。角质形成细胞和皮脂腺细胞可作为免疫细胞识别病原体并提呈异常脂质。这两种细胞都可被痤疮丙酸杆菌通过 Toll 样受体（TLR）、CD14 和 CD1 分子激活[309-311]。TLR2 在基底层和毛囊漏斗部的角质形成细胞、皮脂腺中表达，其活化后

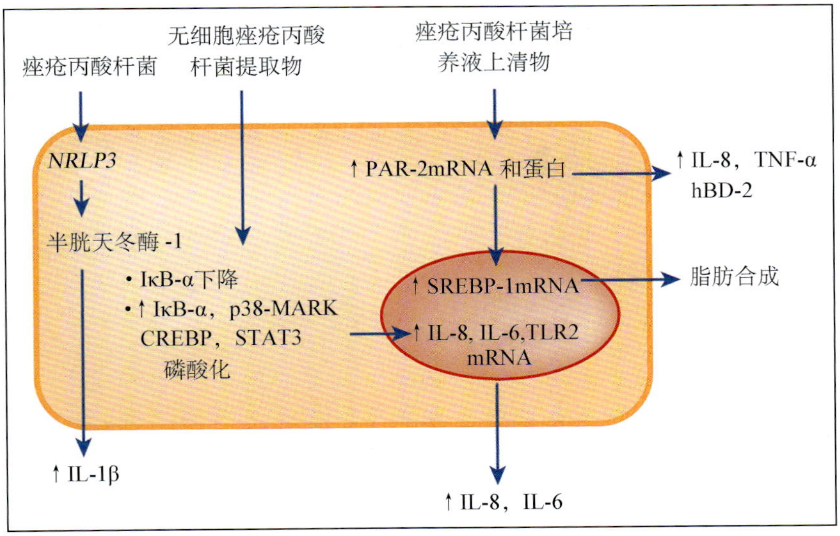

图 90.21 痤疮丙酸杆菌对人皮脂腺细胞的影响。CREBP：cAMP 反应单元结合蛋白；hBD-2，人 β-防御素 2；IL，白介素；p38-MARK，p38 丝裂原活化蛋白激酶；PAR-2，蛋白酶活化受体 2；SREBP-1，甾醇调控元件结合蛋白 1；STAT3，信号传导及转录激活因子 3；TLR2，toll 样受体 2；TNF，肿瘤坏死因子（由 Lee et al，2015[781]，Huang et al，2015[782] 和 Li et al，2014[308] 提供）

可促进体外人原代角质形成细胞分泌 IL-1α[312]。Bakery 等通过研究痤疮患者皮肤和正常人皮肤之间，以及痤疮患者皮损区和非皮损区之间的差别，发现毛囊皮脂腺单元和真皮炎症浸润区的 TLR2 表达强度明显不同[313]。Qin 等发现痤疮丙酸杆菌可通过活化 NLRP3 炎症小体诱导 IL-1β 在单核细胞中大量分泌。体外实验发现真皮毛囊周围同时出现痤疮丙酸杆菌和巨噬细胞可诱导 IL-1β 的大量分泌，从而导致炎症加重[307]。

人类皮脂腺通过释放抗菌肽起到皮肤免疫防御的作用。例如，人类毛囊皮脂腺单元表达 psoriasin、人 β-防御素和抗菌肽，而痤疮皮损中这些成分表达均增加[314]且当痤疮丙酸杆菌存在时其表达增加[302,315]。每种痤疮丙酸杆菌都能不同程度地影响皮脂腺细胞的增殖分化能力，即可能存在某种痤疮丙酸杆菌引起机会性感染从而加重痤疮[302,315,316]。

一项已经在进行的描述痤疮丙酸杆菌种系演化的工作[317]。提示单不饱和脂肪酸（MUFA），主要指棕榈油酸（C16∶1）和油酸（C18∶1），均能抗革兰阳性菌[318]，皮脂腺可合成 MUFA 的关键酶（硬脂酰辅酶 A 去饱和酶 1，SCD1）[319]。TLR-2 的配体巨噬细胞活化脂肽-2 刺激 SZ95 皮脂腺细胞中 SCD 和脂肪酸去饱和酶 2 的 mRNA 表达增加[318]。月桂酸（C12∶0）是一种皮脂游离脂肪酸（FFAs），体外实验中月桂酸表现出对皮肤细菌的强抗菌性，包括痤疮丙酸杆菌。局部外用或皮内注射月桂酸对痤疮丙酸杆菌介导的相关炎症疗效明显，且明显降低细菌数量[320]。同时月桂酸、棕榈酸（16∶0）和油酸（C18∶1，*cis*-9）是人类皮脂中典型的游离脂肪酸，能增强人 β 防御素-2 的表达和皮脂腺细胞对痤疮丙酸杆菌的抗菌作用[321]，这提示皮脂中的游离脂肪酸参与了皮肤的抗感染作用，通过其自身直接抗菌作用及诱导皮脂腺细胞合成抗菌肽增加，而增强皮肤固有免疫防御作用[320]。

临床特点

病史

痤疮是一种慢性青春期疾病，平均病程 7 年。然而，有些人可能在 6 岁时即出现痤疮，这取决于肾上腺功能初现的时间；而成年后可能会重新出现痤疮，或在此前皮肤问题上发生痤疮。过去十年对痤疮的发病机制已有了了解，但造成这些年龄差异的原因尚不明确。

临床表现

痤疮是一种多形性皮肤炎症性疾病，最常见于面部（占 99%；图 90.22），其次是背部（60%）和胸部（15%）。造成这种不同分布和程度的原因尚不清楚（图 90.23）。脂溢性皮炎、瘢痕和炎症后红斑和（或）色素改变（图 90.24）是常见特征，以上表现均可引发重大的身体和社会心理影响。

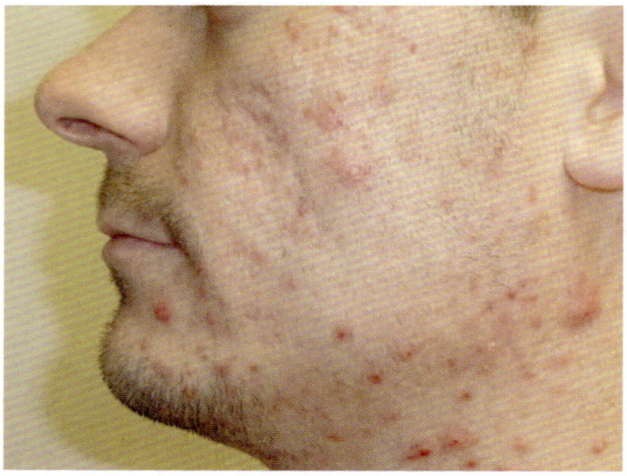

图 90.22 面部中重度炎症性痤疮

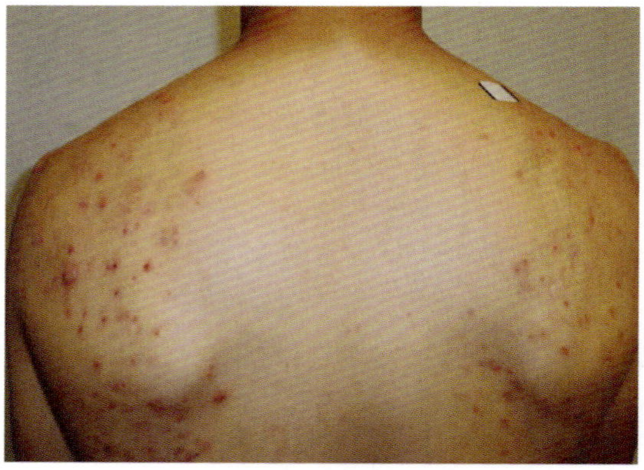

图 90.23 背部痤疮，可见背部中央皮肤无皮损

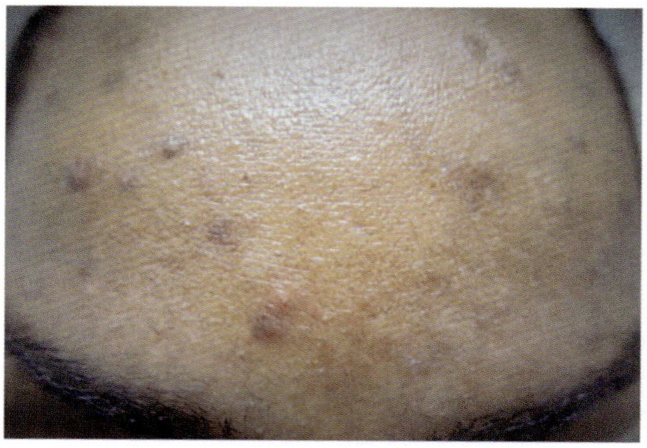

图 90.24 前额炎症后红斑及色素改变（由美国内华达州拉斯维加斯皮肤和癌症诊所的 J. Del Rosso 医师提供）

可表现为轻度粉刺型痤疮，伴或不伴散在分布的炎症性病变，或伴全身不适的侵袭性暴发性疾病。非炎症性病变是年轻患者最早出现的病变，包括开放性（黑头）和闭合性（白头）粉刺。开放性粉刺常分布在面中部（图 90.25），若早期皮损明显，表明预后不良[18]。闭合性粉刺直径一般为 1mm，病变部位肤色有改变，无明显的毛囊开口。损伤通常不明显，需要足够的光线和拉伸皮肤才能看到。大多数患者有多种形态的皮损。

下面描述几种细分的亚型。

- “砂纸”状粉刺由多个细小的白头组成，常累及额头（图 90.26），使皮肤产生粗糙、坚韧的感觉。

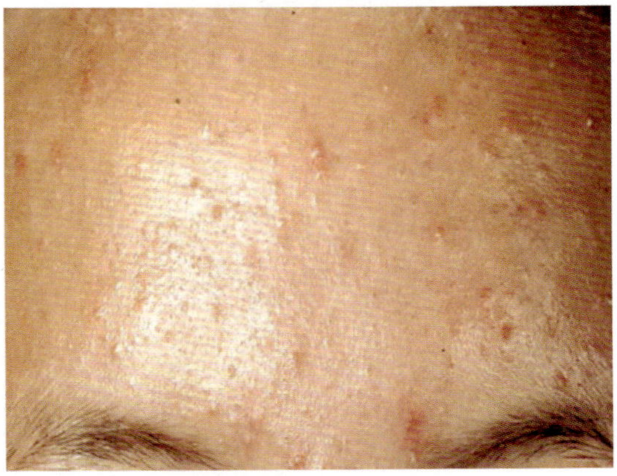

图 90.25 面部中央分布的粉刺型痤疮。这种分布与预后不良有关

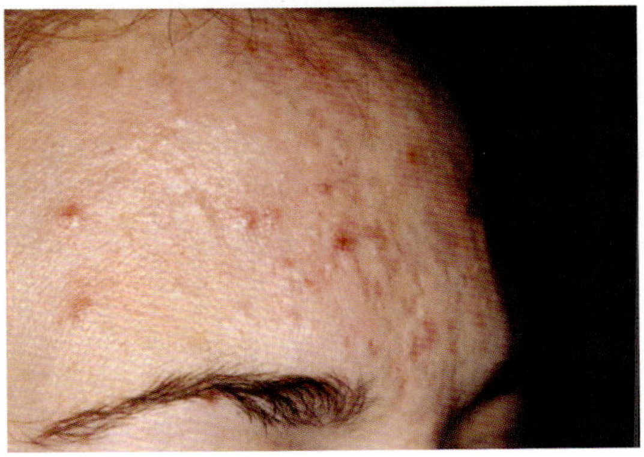

图 90.26 额头上的砂纸样粉刺

- “巨型”粉刺（图 90.27）是直径大于 1mm 的大白头。巨型粉刺和砂纸状粉刺皆对传统的局部治疗效果不佳。
- “潜艇”粉刺（图 90.28）具有直径大于 0.5cm 的大型粉刺结构，在皮肤中位置较深，常与反复发作的炎性、结节性病损有关。

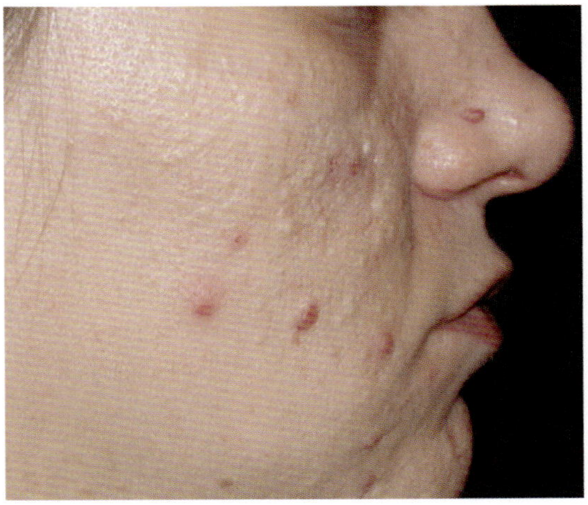

图 90.27 一名女性痤疮患者双颊多发巨型粉刺，伴炎性病灶（由美国肯塔基州路易斯维尔大学的 M. Jackson 教授提供）

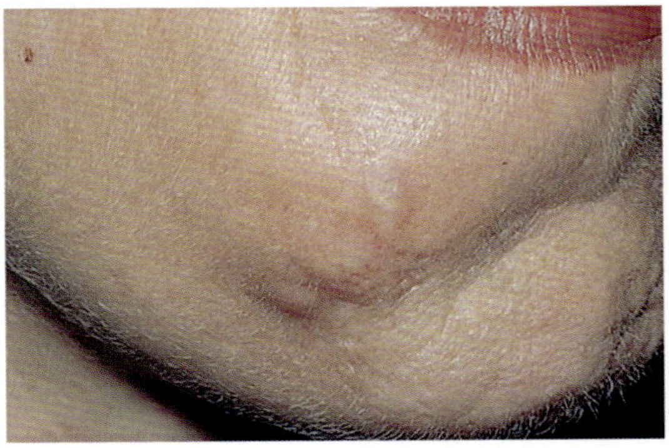

图 90.28 潜艇粉刺。伸展皮肤可见皮损改变

炎症性皮损由微小粉刺或非炎症性皮损发展而来，发生于皮肤表层或深层。病变包括丘疹和脓疱（<5mm）以及深部脓疱和结节（>5mm）（图 90.30），前者广泛分布于面部和（或）背部（图 90.29）。结节和（或）深部脓疱之间可形成窦道，导致瘢痕形成（图 90.31），通常呈慢性病程，治疗效果欠佳。

瘙痒是痤疮的一种罕见症状，可能与痤疮丙酸杆菌释放的组胺样物质有关。

炎症性斑疹是一种退行性病变，持续数周，显著促进痤疮的常见炎症表现（图 90.32）。

痤疮愈后常留下瘢痕：组织缺失引发萎缩性瘢痕（图 90.33），组织增生引发增殖性瘢痕或瘢痕疙瘩（图 90.34a，b）。

临床变异类型

通常认为痤疮临床类型如下：

1. 严重型（见暴发型痤疮和聚合性痤疮章节）

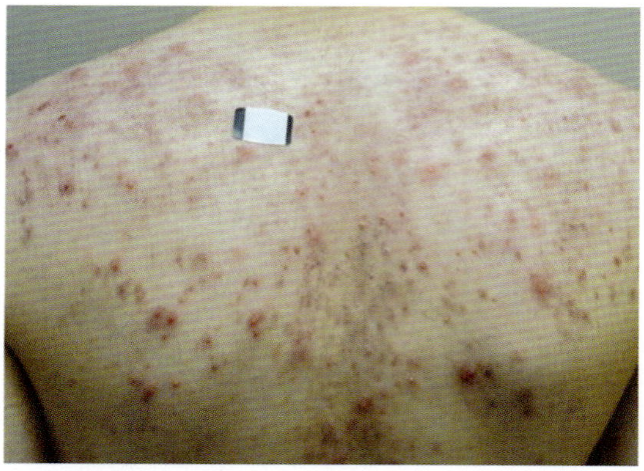

图 90.29 背部重度痤疮,伴许多炎性丘疹和脓疱

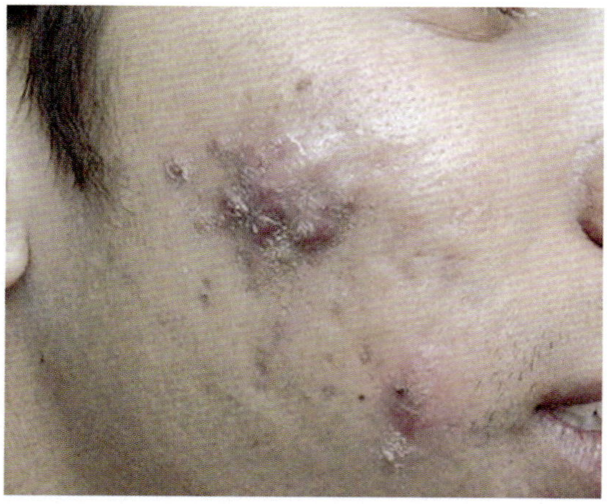

图 90.30 右侧面颊结节性痤疮伴瘢痕(由马来西亚 KL 皮肤中心的 S. Chow 医师提供)

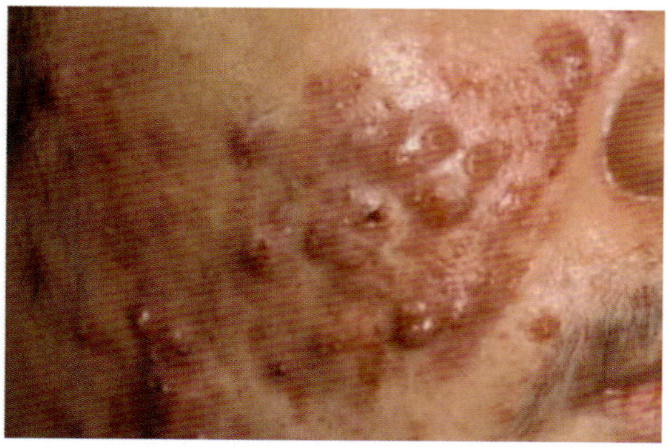

图 90.31 结节状/聚合性痤疮伴窦道(由新加坡国家皮肤中心的 C. L. Goh 医师提供)

2. 药物诱导型(见发病诱因章节)
3. 化妆品痤疮(见发病诱因章节)
4. 职业性痤疮(见职业性痤疮章节)
5. 心理问题相关痤疮:

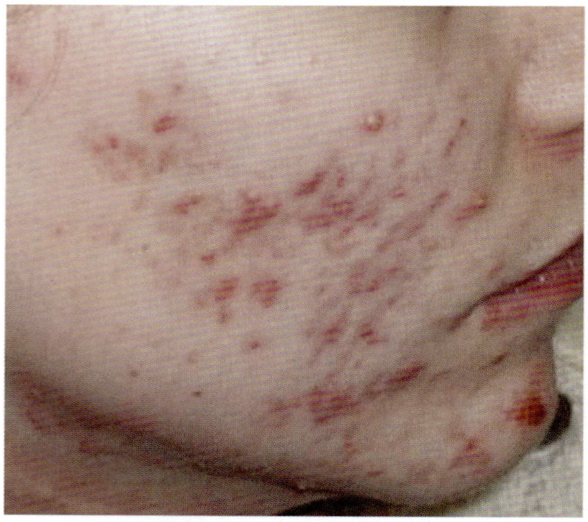

图 90.32 炎症性斑疹导致痤疮红斑

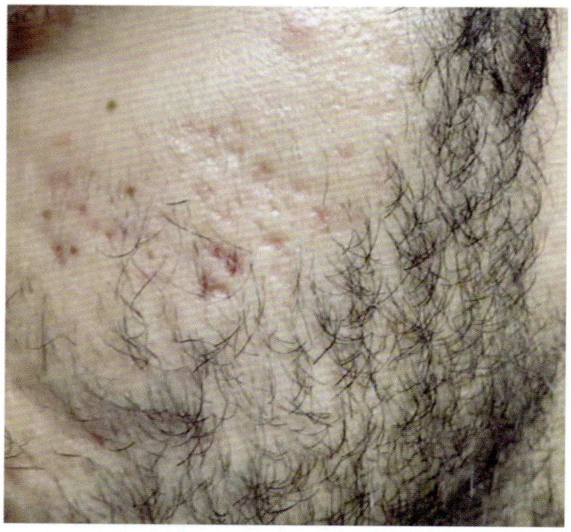

图 90.33 萎缩性瘢痕伴炎症改变(由美国内华达州拉斯维加斯的拉斯维加斯皮肤和癌症诊所的 J. Del Rosso 医师提供)

- 表皮脱落性痤疮
- 身体畸形恐惧症(BDD)
- 饮食障碍

6. 肉芽肿性痤疮
7. 机械性痤疮

心理问题相关痤疮

表皮脱落性痤疮(同义词:剥脱性痤疮,少女人工痤疮)。主要见于青春期女性(图 90.35),但成年女性的发病率正在增加,且常与压力有关。该病是一类人为性皮肤病,患者强迫性地挤破真实存在的或想象出来的痤疮,主要累及面部。本病基础是人格或心理问题,包括强迫症和焦虑症。BDD 可能与病理生理

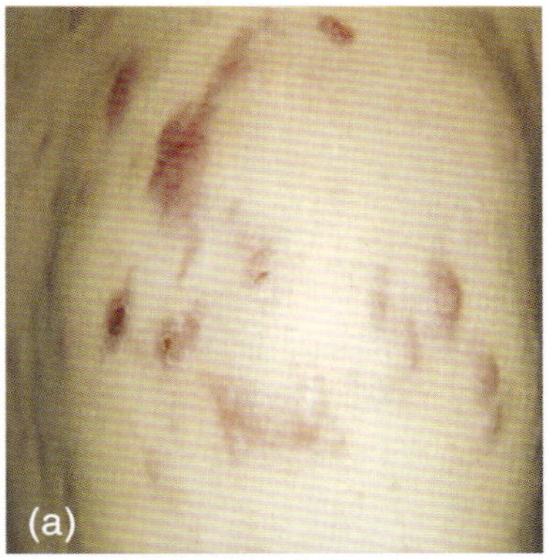

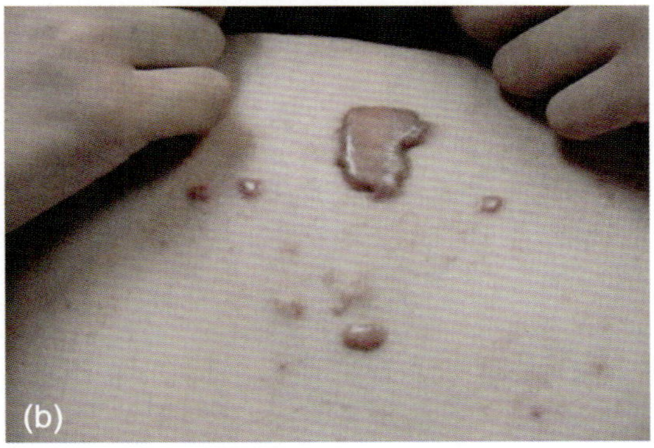

图 90.34 (a)中度至重度痤疮患者肩部增生性瘢痕。(b)躯干瘢痕疙瘩伴轻度痤疮(由马来西亚 KL 皮肤中心的 S. Chow 医师提供)

学[322,323]有关。线状糜烂可能暗示自残行为,应考虑患者是否伴潜在的精神疾病[324]。可具有明显特应性,应考虑并除外接触性皮炎[325]。持续创伤常导致严重瘢痕。

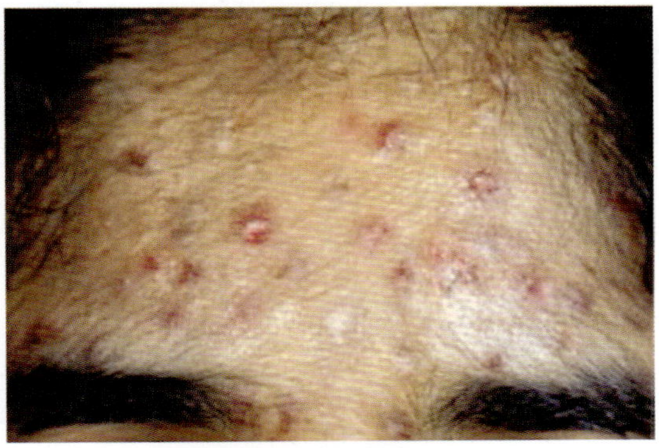

图 90.35 女性前额部位的痤疮(由新加坡国家皮肤中心的 Dr C. L. Goh 提供)

本病治疗具有挑战性,应积极治疗痤疮,但局部治疗常有刺激性。部分患者只需要改掉挤压的习惯,部分患者可能患有强迫性皮肤挤压障碍,需心理治疗或精神药物治疗[326]。催眠和使用习惯逆转疗法进行认知行为治疗可能有效[327,328]。选择性 5-羟色胺再摄取抑制药,包括氟西汀、帕罗西汀、舍曲林和氟伏沙明是可选的治疗方法,常用以辅助心理治疗。585nm 脉冲染料激光和认知心理疗法,可改善由本病引起的面部瘢痕和溃疡[329]。

BDD 和痤疮。少数 BDD 患者以痤疮为主要症状[330],痤疮的自觉症状与皮损外观不成比例。患者常抑郁或有强迫性行为和焦虑,需要充分的心理支持疗法。据报道这类患者自杀的风险大[331]。多数 BDD 患者伴精神障碍,需行皮肤科和精神科的共同治疗。部分以 BDD 为唯一行为症状的患者,可以通过积极治疗轻度痤疮而使症状得到缓解。可使用异维 A 酸,但真实性或患者自身感知性“复发”均常见,需异维 A 酸维持治疗[332](第 86 章)。

痤疮和饮食障碍。有神经性厌食症伴发痤疮的案例报道。为了控制痤疮而节食,常是痤疮促使青少年群体发生厌食症的一个诱因[333]。神经性厌食症患者血清生长激素水平明显升高,而 IGF-1 水平较低。

肉芽肿性痤疮

局部肉芽肿性痤疮的确切机制尚不明确。皮损通常深在,边界清楚,常累及面颊部(图 90.36)。治疗反应缓慢,疗效差,抗生素和异维 A 酸的疗效有限,通常需要口服类固醇。

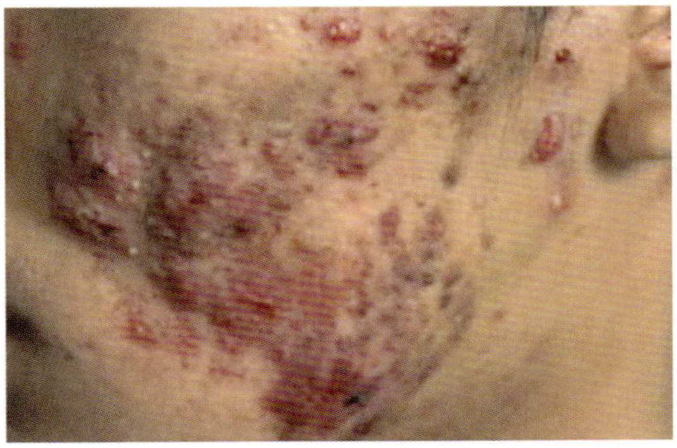

图 90.36 面部肉芽肿性痤疮(由新加坡国家皮肤中心的 C. L. Goh 医师提供)

机械性痤疮

机械性痤疮指反复机械创伤和(或)毛囊皮脂腺出口的摩擦性阻塞导致粉刺形成[334-336]。

例如“提琴手颈”,发生于小提琴演奏者颈部,特征表现为境界清晰的斑块,部分伴有黑头粉刺、苔藓样硬化和色素沉着。头巾、紧身胸罩肩带、吊带和领子以及高领毛衣均可导致摩擦部位的局部痤疮[335]。有发生于截肢者[337]的案例报道。其治疗包括消除致病外力以及处理非炎症性和炎症性病损。

鉴别诊断

寻常痤疮需与多种疾病鉴别。

粟丘疹

闭合性粉刺可与粟丘疹混淆。后者表现为表皮内角蛋白囊肿，主要累及眶下（图 90.37）。

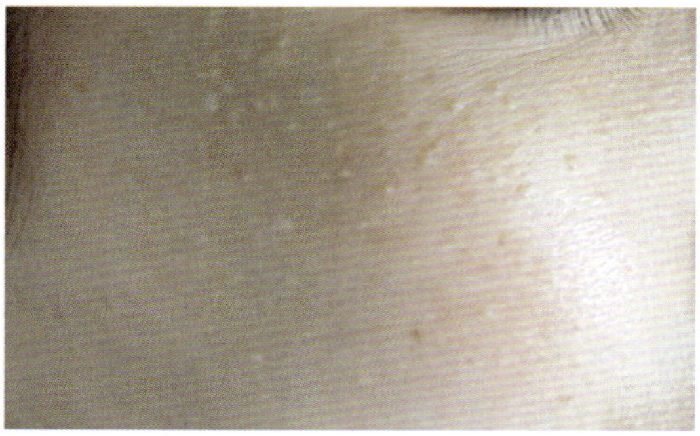

图 90.37 上颊部多发性粟丘疹（由美国内华达州拉斯维加斯的拉斯维加斯皮肤和癌症诊所的 J. Del Rosso 医师提供）

汗管瘤

汗管瘤是一种非炎症性的丘疹，主要累及眼睑和上颊部周围，更常见于日本女性。组织病理学表现为致密的纤维间质形成扩张的囊腔样结构，形如逗号或蝌蚪尾巴（见第 138 章）。

纤维毛囊瘤

纤维毛囊瘤表现为 2～4mm 圆顶状丘疹，最常见于面、（图 90.38）颈及躯干上部。Birt-Hogg-Dube（BHD）综合征可见该病特征性改变。这是一种罕见的常染色体显性遗传病，其特征是面部和躯干上部发生良性肿瘤，包括纤维毛囊瘤、毛盘瘤和软垂疣。

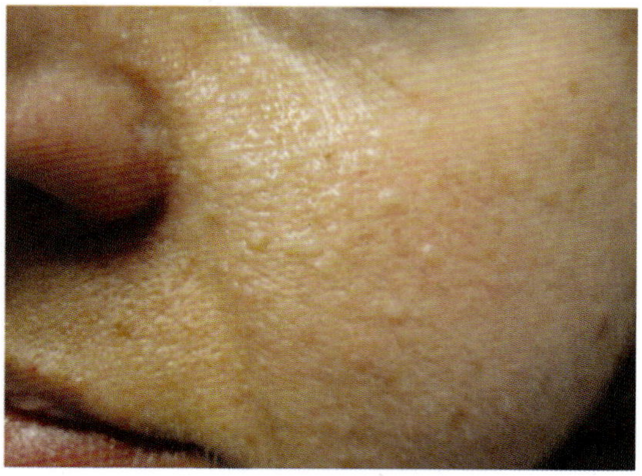

图 90.38 纤维滤泡瘤：Birt-Hogg-Dube 综合征（由美国内华达州的拉斯维加斯皮肤和癌症诊所的 J. Del Rosso 医师提供）

BHD 患者患结肠癌或肾癌的风险增加，因肺囊肿而出现自发性气胸的风险也增加。BHD 综合征是由于编码卵泡激素的染色体 17 p12-q11.2 上的 BHD 基因突变所致。如果该基因阳性，BHD 患者应接受肾脏超声和（或）腹部 CT/MRI、胸部 X 线和结肠镜检查以确定有无相关的恶性肿瘤（见第 138 章）。

皮脂腺异位（同义词：福代斯斑）

福代斯斑是一种异位性皮脂腺增生，可发生于唇缘或口腔黏膜内（另见第 93 章）。通常多发，呈对称散在的黄色丘疹[338]。25%大于 35 岁的人群患有福代斯斑，通常无症状，但可影响美容。口服异维 A 酸已较为成功地应用于治疗泛发性病损[339]。CO_2 激光烧蚀技术也有良好疗效[340]。病变可发生在阴茎干上，因可能发炎而引起关注，偶尔累及乳晕[341]。

毛囊皮脂腺痣相关疾病

部分与毛囊皮脂系统轻度相关。

痤疮样痣

背部重度痤疮的中央混有正常皮肤，对称分布[342]，或痤疮发生在背部一侧。外观正常的皮肤皮脂排泄和表面细菌减少。

黑头粉刺样痣（别名：毛囊角化痣、单侧黑头粉刺样痣）

通常由毛囊发育缺陷引起[343-349]。皮脂腺可正常、发育不全或增生。病变通常累及头皮、面部和躯干，偶尔累及其他部位，如生殖器。单个病损的凹坑充满角栓，通常簇集或呈线性排列（图 90.39），偶尔出现炎性痤疮病灶，出生即有，但往往在青春期更加显著[349]。目前，已在粉刺样痣皮损中发现 *FGFR2*

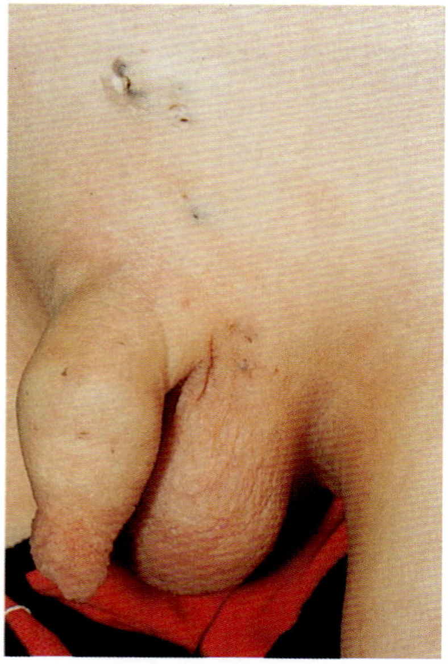

图 90.39 黑头粉刺样痣患者下腹部可见皮损

突变，但在邻近正常皮肤中未发现[350]。已在一名单侧性粉刺痣男性患者皮损中发现体细胞杂合子 *Ser252Trp-FGFR* 2 突变[351]。有伴发表皮松解性角化过度症的案例报道[348]。该病治疗效果欠佳，据报道外用维 A 酸和 12%乳酸铵水溶液可起作用。轻度烧灼可缓解轻型病例[349]。

家族性黑头粉刺

该罕见遗传病起初表现为单发性粉刺，随后患者面部可出现大面积的聚集性粉刺和囊肿，继而出现瘢痕，新发病损可持续到中年。

皮脂腺痣(别名:Jadassohn 皮脂腺痣)

又名器官样痣，由外观相对正常的表皮、真皮、汗腺和皮脂腺组成，头皮损害处表现为脱发[352-356]。在青春期，皮脂腺增生，表皮呈疣状。此病可能与皮肤发育不全有关[353]。皮脂腺痣中可有毛发上皮瘤和小汗腺汗管瘤[355]。据报道，此病患者出生时发生的异常造血细胞增殖可在出生后 4 个月自行缓解[356]。可进展为鳞状或基底细胞癌，其终身风险为 5%～22%，故通常建议手术切除[354]。

Favre-Racouchot 综合征(别名:老年性粉刺、日光性粉刺)

在长期日光暴露的情况下，老年人眶周和颧骨区出现许多开放性和闭合性粉刺(图 90.40)(另见第 96 章)。UVR 可使真皮发生日光性损伤，导致毛囊管与受累的角质细胞一起扩张。有时为单侧发生。组织学上可见真皮中上部弹性组织增多，纤维增厚、弯曲[357]。弹性假黄瘤病和放射治疗后也有类似的表现。粉刺去除器可以去除病变，但常复发。局部外用维 A 酸和电灼可能有效。

皮脂腺增生、腺瘤与癌

皮脂腺增生属于良性增生(图 90.41)，通常在面部产生直径 1～3mm 的黄色/粉红色病损(另见第 93 章)。皮损也可出现于接受环孢素治疗的肾移植患者的暴露部位皮肤[358]。通常无需治疗，但轻度烧灼，冷冻疗法、三氯乙酸、CO_2 和脉冲染料激光可能有效[359,360]。病变偶尔呈弥漫性，肤色泛黄。可口服异维 A 酸治疗[361]。不论是否联合口服环丙孕酮，环丙二醇 Co-cyprindiol(Dianette® 和 Estelle-35®)都会使一些女性的皮脂腺增生消退。氨基酮戊酸光动力疗法也被证实能够成功地减少皮脂腺增生[362]。

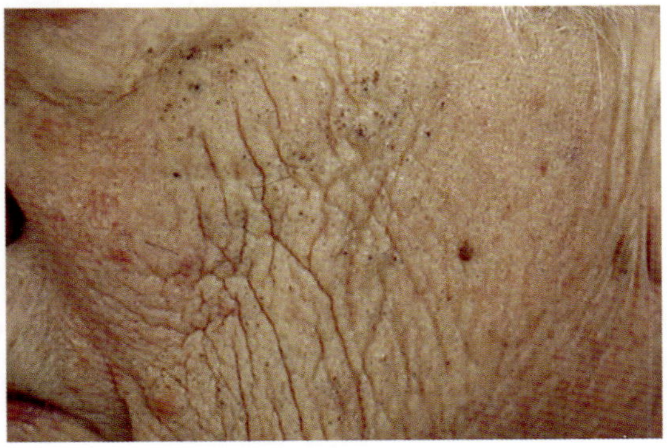

图 90.40 Favre-Racouchot 综合征(老年性粉刺)(由美国内华达州拉斯维加斯皮肤和痤症诊所 J. Del Rosso 医师提供)

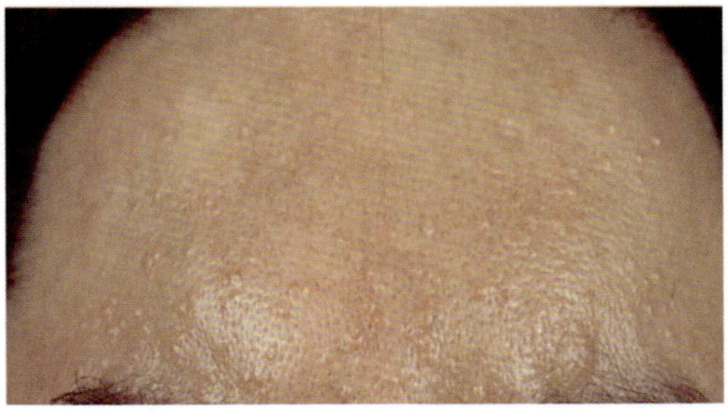

图 90.41 前额皮脂腺增生(来自 Zouboulis CC, Boschnakow A. Chronological ageing and photoageing of the human sebaceousgland. Clin Exp Dermatol 2001;26:600-7)

皮脂腺瘤(别名:血管纤维瘤)

皮脂腺瘤为小而透明的蜡状丘疹，对称分布于面中部，多发性病损与结节性硬化症有关，病变组织学表现为真皮纤维化、血管增生和扩张。

皮脂腺肿瘤

皮脂腺肿瘤不常见，但可能与体内恶性肿瘤和系统性疾病有关。

皮脂腺腺瘤

皮脂腺腺瘤是一种良性肿瘤，由未完全分化的皮脂细胞组成，男女均可发生，主要发生于老年人的面部或头皮[363]。蜡质粉红色/黄色，大小通常≤10 mm，可形成溃疡性斑块。建议切除治疗，皮损对辐射敏感。少数皮脂腺腺瘤与多发性内脏肿瘤相关，发病相对较早(45 岁)，被称为 Muir-Torré 综合征(MTS)(见第 138 章)。MTS 是一种罕见的遗传性皮肤病，临床上定义为皮脂腺肿瘤(腺瘤、上皮瘤或癌)至少伴发一种无其他发病诱因的内脏恶性肿瘤。大多数 MTS 患者有皮脂腺腺瘤，但囊性皮脂腺肿瘤已被报道为 MTS 的特异性标志。MTS 内脏肿瘤常发生于胃肠道和泌尿生殖道，与大多数散发性结直肠癌的发病部位不同，此类结肠癌好发部位为脾曲或脾曲附近[364,365]。MTS 是常染色体显性遗传性非息肉性结直肠癌(HNPCC)的一种变异，其肿瘤在 DNA

第8部分

错配修复基因 Muts 同源 *MSH2* 和 *MLH1* 中表现出微卫星不稳定性和种系突变。但 MTS 患者的基因突变分布与 HNPCC 患者略有不同，有些 MTS 可自发产生[367]。

临床医师应考虑对患有皮脂腺肿瘤的患者进行 MTS 诊断，对肿瘤的 MSH2 和 MLH1 蛋白进行免疫组织化学检查可作为 MTS 的筛查试验。MTS 的肿瘤往往比散发病例发展得更为缓慢，后者具有很强的侵袭性。对于家族遗传性 MTS 和散发性病例都应进行仔细的随访和积极的治疗。有证据表明，从 25 岁或者比最先患病的家庭成员年龄早 10 岁开始，MTS 和 HNPCC 患者应每 1～2 年进行一次结肠镜检查。其他人则推荐年度病史检查、体检（包括全面皮肤检查）、尿检，以及女性子宫内膜取样和经阴道超声检查。

皮脂腺癌

一种罕见的皮脂腺来源的恶性肿瘤（见第 142 章），较常见于 40 岁以上的男性，通常表现为面部和头皮上坚硬的、孤立的橙黄色病损。一般认为皮脂腺癌与 MTS 之间存在相关性。肿瘤生长缓慢，但发生在眼睑（来自于睑板腺）的肿瘤易发生转移[368]。常采取切除治疗或放疗[369]。肿瘤直径≥10mm 和（或）肿瘤在 TNM 分级系统中归为 T4，提示预后不良[370]。

皮脂腺（表皮样）囊肿和多发性脂囊瘤

典型的皮脂腺囊肿是一种表皮结构，严格地说，它应被称为表皮样囊肿，另见第 134 章。真正的皮脂腺囊肿以所谓多发性脂囊瘤（SM）的形式出现，组织学上显示角质化上皮和皮脂腺小叶与表皮之间有短束条相连[371-373]。一项关于临床和组织学的研究调查了 64 例平均发病年龄为 26 岁的散发病例，结果显示在手臂、胸部、颈部和腋下有多发性黄色真皮肿块，触之光滑，大小从数毫米至 20mm 不等，于青春期出现和（或）扩大（图 90.42a，b）。病情发展后可产生所谓的 SM 脓包，类似于聚集性痤疮。SM 与发疹性毳毛囊肿（EVHC）有许多共同的临床和组织病理学特征。在一组病例中，所有患者均有嗜酸性粒细胞增多和颗粒层缺乏，17%～42%患者的囊内、囊壁或邻近腔壁内有毳毛、毛囊、角质和平滑肌成分。该研究的结果表明，SM 是一种错构瘤性疾病，SM 和 EVHC 是起源于皮脂腺导管的变体[374]。SM 较为罕见，偶尔与 2 型先天性巨甲症（PC-2 或 Jackson-Lawler 综合征）有关，后者的特征之一是诞生牙[375-379]。组织学上，PC-2 中的囊肿可能是真正的脂肪囊、EVHCs 或角化囊肿，可在同一家族中出现或单独发生[380-382]。迄今为止，在所有病例中都发现了角蛋白 17（K17）的Ⅰa 区突变[382,383]。在一些临床和组织学表现典型的 SM 的家族中，还发现了 *K17* 基因突变[384]。进一步研究表明，患者的指甲改变程度通常比 PC 更轻，但并不总是如此。在无甲营养不良的情况下，家族性 SM 也与诞生牙有关[384]，由角蛋白基因突变引起。然而，在一例 SM/EVHC 的案例以及另一例 EVHC 的案例中[383]，并未发现 K17 的Ⅰa 区突变，这表明 SM 具有遗传异质性。SM 治疗具有挑战性[371]，可切除较大的囊肿，但完全切除所有囊肿是不切实际的。据报道，使用静脉钩局部摘除囊肿的治疗已取得成功[385]。另一项研究则应用了 CO_2 激光，并进行了一些改良[386]。SM 局部治疗效果不佳。抗生素可减少炎症和（或）化脓，口服异维 A 酸可减少炎症，但不影响原发性疾病的进程。

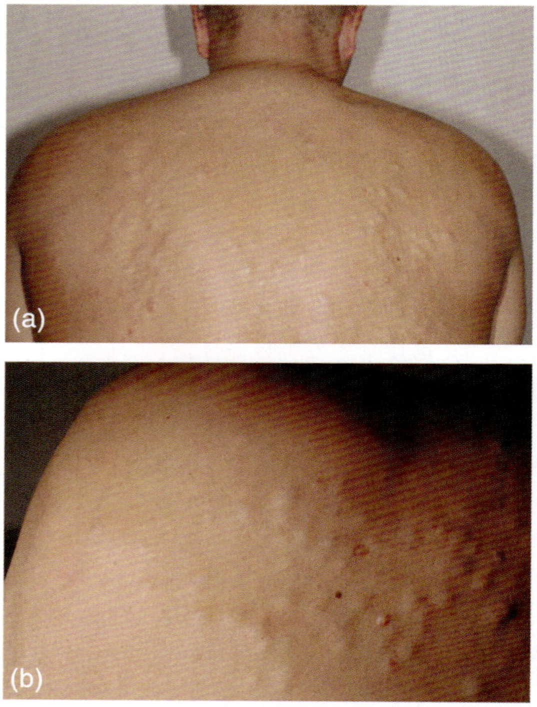

图 90.42 (a)背部多发性脂囊瘤。(b)皮脂腺囊肿多发囊性病变的近视图（由丹麦奥尔堡皮肤病诊所 N. Veien 医师提供）

肉芽肿性酒渣鼻（别名：颜面播散性粟粒样狼疮，簇状痤疮）

其他可能导致诊断困难的疾病包括肉芽肿性酒渣鼻（图 90.43；见第 91 章）。

毛囊角化病

有时炎性毛囊角化病会被误认为痤疮。该病最常见于四肢近端（图 90.44a，b），其特征是位于毛发生长区的毛囊角化性的丘疹，伴或不伴有红斑（见第

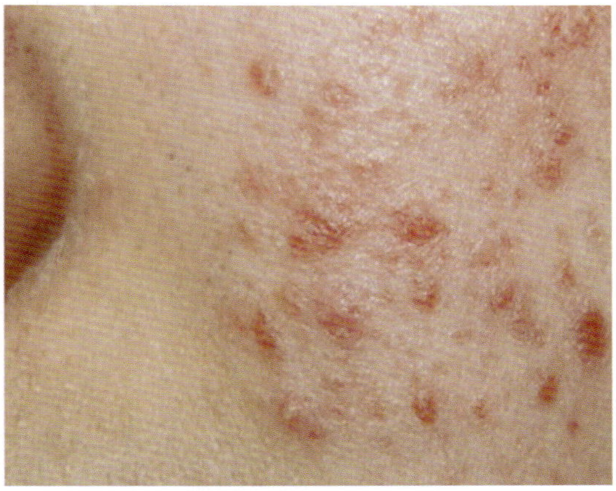

图 90. 43 肉芽肿性酒渣鼻，伴有面颊部簇状痤疮

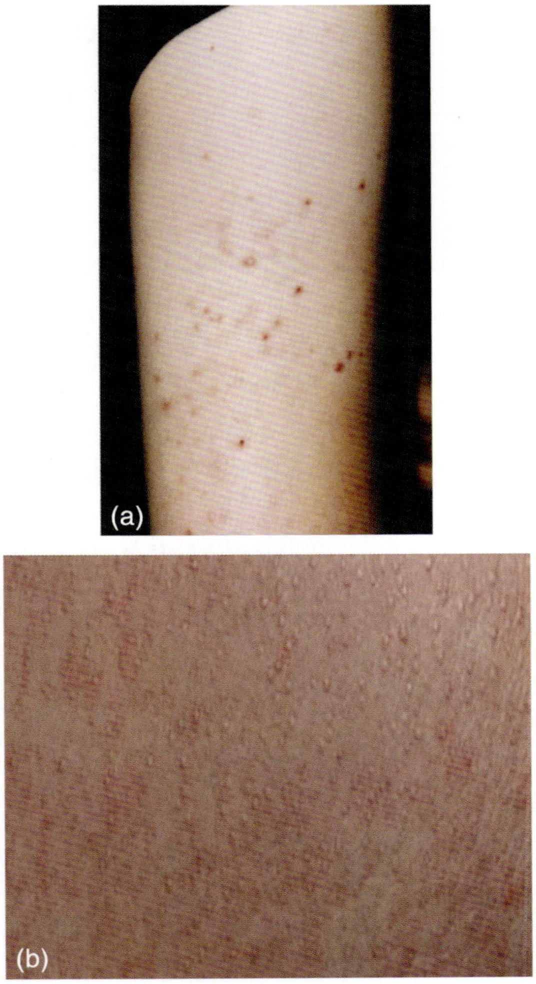

图 90. 44 (a)毛发角化病，上臂可见部分炎症和脱皮。(b)毛发角化病近视图

87 章)。具有家族性倾向，有些遗传综合征(如染色体 18p 缺失)可伴有显著广泛的毛囊角化病[387-390]。

一项研究表明，手臂患中重度毛囊角化病的青少年或青年患者，其寻常痤疮患病率较低且面部毛囊角化病严重程度也较低[391]。

酒渣鼻

酒渣鼻可误诊为炎症性痤疮。通常发生于年龄较大的患者中，即 30—50 岁，不形成粉刺或瘢痕，很少累及躯干(图 90.45)。面部潮红的表现及特定的诱因支持该病的诊断，包括高温、辛辣食物或酒精。酒渣鼻也可累及眼睛。部分患者兼有酒渣鼻和炎症性痤疮的特征，随着病情的发展痤疮可演变为更典型的酒渣鼻(见第 91 章)。

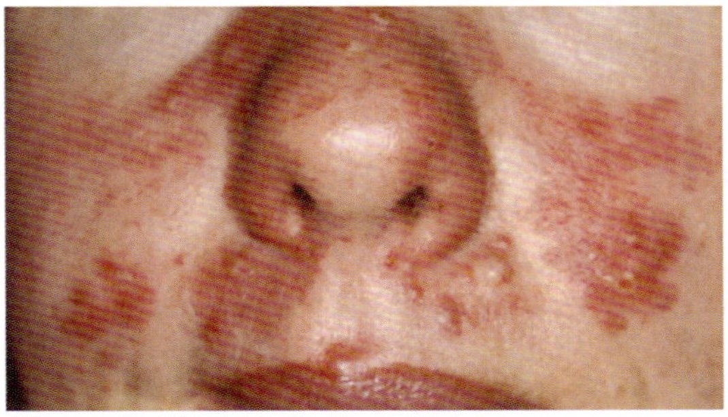

图 90. 45 面中部酒渣鼻，眶周未受累

面部脓皮病

又名暴发性酒渣鼻(见第 91 章)，通常于成年女性面部急性发病(图 90.46)，病损处严重发炎红肿，可形成结节、囊肿，偶有窦道形成。组织学显示真皮上、中部有混合性炎细胞浸润，红细胞渗出，含铁血黄素沉积。

口周皮炎

在口周皮炎中，红色和(或)鳞屑皮损之上有丘疹和脓疱，对称分布于口周，唇周可见边界清晰的无皮

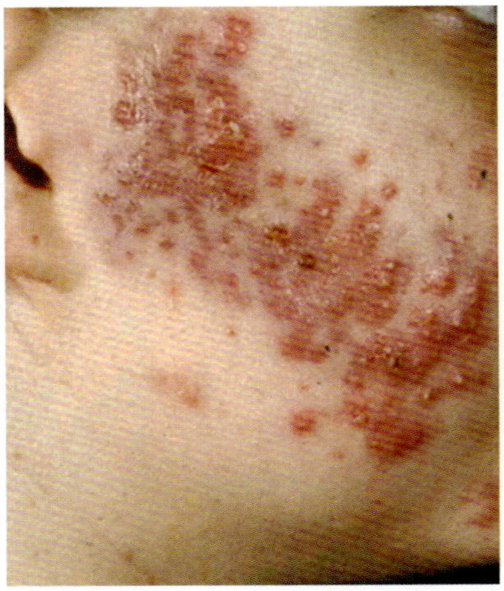

图 90. 46 暴发性酒渣鼻(又称为面部脓皮病)

第8部分

损区，常伴瘙痒，不伴有明显的黑头粉刺（图 90.47）（另见第 91 章）。

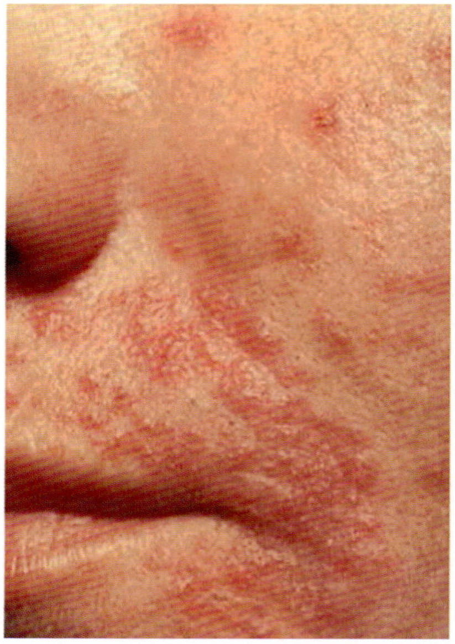

图 90.47 口周皮炎，红斑基底上可见小丘疹

毛囊炎

革兰阴性菌引起的革兰阴性菌毛囊炎是长期口服或局部外用抗生素治疗痤疮的并发症[392-394]，也有报道在 HIV 阳性患者中和热水浴缸泡澡后发病。特征表现为突发多个毛囊性脓疱疮或偶有结节性病变，最常累及口周或鼻周皮肤（图 90.48）。该病由革兰阴性菌的过度生长引起，包括克雷伯菌、大肠埃希菌、马立沙雷菌、奇异变形杆菌或铜绿假单胞菌，这些微生物取代了面部皮肤和黏膜的革兰阳性菌群。发病后应停止当前使用的抗生素，使用氨苄西林（4 次/d，250mg/次）或甲氧苄啶（600mg/d）替代治疗，但起效慢，且常复发。异维 A 酸可降低复发率，为治疗的首选药物[395-397]。

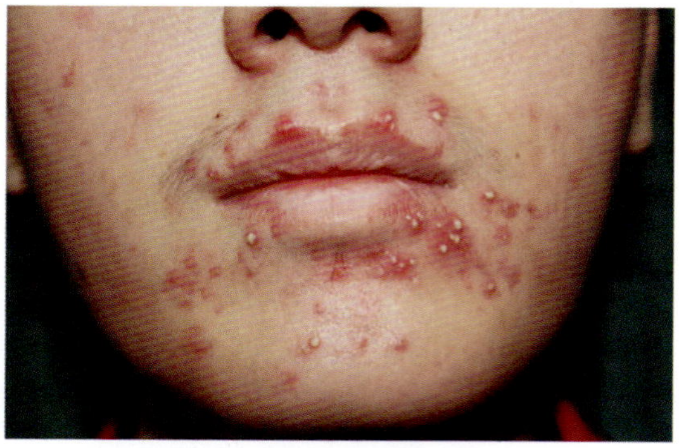

图 90.48 长期使用抗生素后的革兰阴性菌毛囊炎，可见多个脓疱（由马来西亚 KL 皮肤中心的 S. Chow 医师提供）

马拉色菌毛囊炎（别名：糠秕孢子菌毛囊炎）

马拉色菌毛囊炎由毛囊内酵母菌（马拉色菌）增殖而引起，最常表现为躯干上粉刺样丘疹或脓疱，可伴瘙痒（图 90.49）。外用或口服抗真菌剂常有效。在某些情况下，口服异维 A 酸可减少油脂分泌[398,99]。

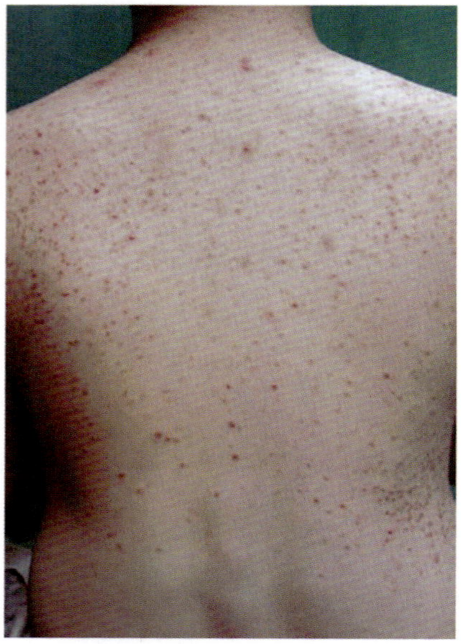

图 90.49 一位伴有糠秕孢子菌毛囊炎的男性免疫缺陷患者（由马来西亚 KL 皮肤中心的 S. Chow 医师提供）

头皮毛囊炎（别名：粟粒性坏死性痤疮，丙酸杆菌毛囊炎）

头皮毛囊炎是毛囊的一种炎症性疾病，其特征表现为头皮小脓疱，通常位于发际线周围，伴有瘙痒，是由细菌（痤疮丙酸杆菌，金黄色葡萄球菌）、酵母菌（马拉色菌）和螨类（蠕形螨）引起的炎症反应（另见第 93 章）。口服异维 A 酸的患者可因金黄色葡萄球菌感染而引起头皮毛囊炎，口服氟氯西林有效。在周期性中性粒细胞减少症患者中可观察到持续性头皮毛囊炎[400]。

瘢痕疙瘩性毛囊炎（别名：项部瘢痕疙瘩性痤疮，瘢痕疙瘩性痤疮）

瘢痕疙瘩性毛囊炎（图 90.50）是一种特殊的慢性毛囊炎，好发于颈背部，并伴有瘢痕性脱发（见第 93 章）。本病在黑人男性中更常见。病变表现为枕部生发区或附近区域的小而发痒的隆起性丘疹，可继发金黄色葡萄球菌感染，病程缓慢，可致瘢痕性脱发。毛囊内可出现簇状发，原因不明，可能与剃须后外伤、刺激毛囊壁的毛发内生以及肥胖和代谢综合征相关。

该病治疗困难，应避免衣服摩擦和贴近头皮理发，采取抗菌清洗。局部应用类固醇可治疗小丘疹，皮内注射类固醇可治疗大丘疹和结节。口服抗生素四环素、克林霉素或利福平治疗有效。激光和脱毛也可起作用。在发生严重瘢痕之前尽早治疗，疗效更好。外科手术、激光汽化或切除术已被用于清除大结节和斑块。放射治疗和全身性异维 A 酸也有一些成功的应用[402]。

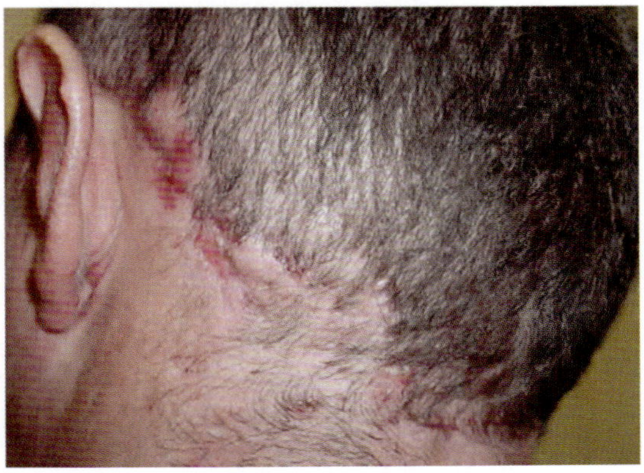

图 90.50 **瘢痕疙瘩性毛囊炎，累及颈背部与发际线，造成瘢痕性脱发**

秃发性毛囊炎（别名：簇状毛囊炎）

秃发性毛囊炎是头皮毛发区的一种慢性疾病，可导致瘢痕、脱发和毛囊萎缩[403-405]（另见第 89 章）。病变可呈簇状，其组织学特征包括角化过度、毛囊阻塞和毛囊周围炎症，病因不明，治疗困难。有人认为，秃发性毛囊炎可能是宿主对金黄色葡萄球菌毒素异常反应的结果。如果确定有金黄色葡萄球菌感染则需全身性应用抗生素，口服克林霉素或利福平可增强药物对组织的穿透性。一例病例报告表明联合应用莫匹罗星可增强疗效[406]。另有个别病例报告主张克林霉素联合异维 A 酸和类固醇口服治疗[407]。

局部外用夫西地酸和口服锌治疗也取得了一些成功[408]。个别病例报告中采用放射治疗和氨苯砜治疗[409,410]。

头皮分割性蜂窝织炎（别名：头部脓肿性穿掘性毛囊炎及毛囊周围炎）

主要见于 10—40 岁的黑人男性，是一种罕见的慢性化脓性头皮疾病，病因不明[411-415]（另见第 107 章）。与聚合性痤疮、化脓性汗腺炎和藏毛窦合称为“毛囊闭锁四联征”。患者表现为多发性炎性结节和脓肿，最常见于头皮顶部和枕部，病变常合并成窦道。瘢痕性秃发常由慢性化脓性改变引起。毛囊角化过度是主要发病机制，但继发性细菌感染也常发生。组织学表现为毛囊周围中性粒细胞浸润，伴毛囊破坏、肉芽肿和纤维化，病变可持续多年，影响外观，伴疼痛和异味。据报道，并发边缘性角膜炎[411]和鳞状细胞癌时可致病程缓慢[416]。已报道三例与毛囊闭锁三联征相关的角膜炎、鱼鳞病和耳聋（KID 综合征）患者[417]。治疗反应欠佳，可全身应用大剂量抗生素（米诺环素 100mg/次，每日 2 次；甲氧苄啶 300mg/次，每日 2 次）。有口服硫酸锌（135mg/次，每日 3 次）[412]和外用异维 A 酸[413]治疗成功的报道。口服异维 A 酸被认为是最有效的治疗方法。其他治疗方案包括局部外用强效类固醇、皮损内注射类固醇、全身性应用类固醇、外科手术广泛切除以及皮肤移植[415]。有研究报道一例与 KID 综合征相关的分割性蜂窝织炎患者阿维 A 酸治疗有效[417]。

化脓性汗腺炎

化脓性汗腺炎（HS）在第 92 章中有更详细的描述，它可能与严重的结节性/聚合性痤疮有关，通常有家族史，常发生于青春期后期，患病率随着年龄的增长逐渐降低[418-421]。HS 是一种慢性疾病，累及腋窝、乳房、生殖器和肛周区域（图 90.51a、b），有时可泛及臀部和下背部。有临床证据表明，其皮损表现为开放性粉刺（通常为多孔型）、深部结节、大脓肿、窦道和瘢痕。炎症性病损呈深在性和渗出性，伴有疼痛和异味，严重影响日常生活，发病率高[419]。该病是一种毛囊阻塞性疾病，肥胖、吸烟和局部刺激（如久坐）等可能是相关的加重因素。

各种原因引起的丘疹性面部皮疹

丘疹性面部皮疹可被误认为痤疮。疱疹样皮炎很少在面部发生水疱或脓疱，但与痤疮不同的是通常瘙痒剧烈。少数线性免疫球蛋白 A(IgA)病可表现为不伴有粉刺的丘疹性面部皮疹。皮肤组织活检以及免疫荧光检查有助于确诊。发生于面部的微小丘疹型结节病（见第 98 章）表现为形态相对单一的丘疹，通常呈肤色或褐色，病变若发生炎性改变可被误认为炎症性痤疮[422]。牙窦可与面部顽固性结节型痤疮混淆（图 90.52）。表皮样囊肿发炎可被误诊为结节型痤疮。锌缺乏引起的严重丘脓疱疹可被误诊为痤疮，已有几例长时间静脉给药而未补充锌剂的相关病例报道[423]。

与痤疮瘢痕相似的疾病

牛痘样水疱病（第 127 章）、眉部瘢痕性红斑（第 89 章）、瘢痕疙瘩性毛囊炎（第 93 章）、皮肤痘疮样斑状萎缩和迟发性皮肤卟啉病（第 60 章）均可被误诊为痤疮瘢痕。痘疮样痤疮（坏死性淋巴细胞性毛囊炎，见第 93 章）可伴瘙痒和天花样瘢痕，尤其是头皮边

第8部分

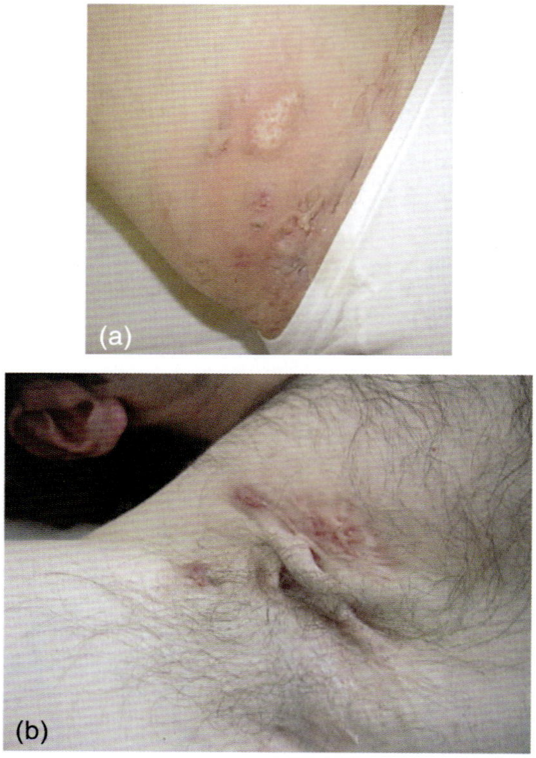

图 90.51 (a)腹股沟化脓性汗腺炎表现为炎症、粉刺和筛状瘢痕。(b)右侧腋窝化脓性汗腺炎(由意大利菲拉拉省菲拉拉大学的 V. Bettolli 教授提供)

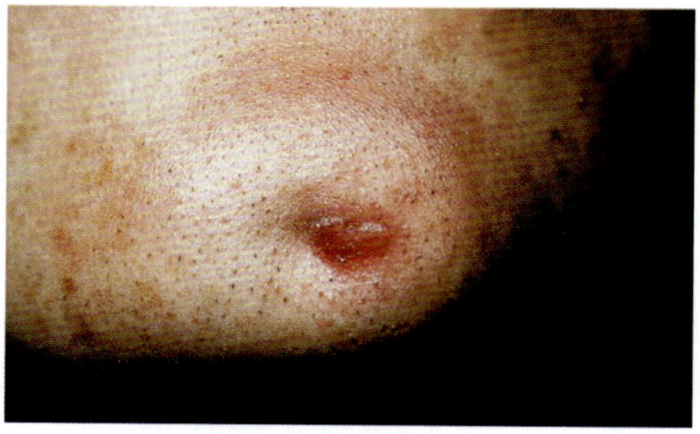

图 90.52 牙窦合并面部顽固性结节型痤疮

缘[424],可被误诊为严重的表皮脱落性痤疮。据报道异维 A 酸疗效佳[425]。

评估

医学评估应包括个人史和家族史、当前和既往治疗记录及反应、详细的体格检查和心理评估。

临床严重程度

痤疮的预后难以准确评估。虽然目前已报道多种评估方法,但很少可以准确评估临床预后[426]。在临床实践中,根据疾病程度和病变数量目测评估痤疮的严重程度,通常被描述为轻度、中度或重度。迄今为止使用的结果测评可分为分级或计数。评估可进一步分为:①全方位或“整体”评估;②单独评估单个病变;③根据主要病变类型进行评估。目前正在研究多模式成像方法评估痤疮病变的方法[427],其中,患者的报告结果被认为是评估的一个重要部分[428]。

Leeds 光度分级表(图 90.53)是最常用的痤疮综合分级系统。根据面部、背部和胸部的皮损表现将痤疮分为 0～10 分[429],但此系统不能充分区分出轻度痤疮。痤疮综合严重程度系统(CASS)是在六类现有的面部、胸部和背部综合评估量表基础上开发的(分级从零皮损至非常严重,见表 90.13)[430]。该评估方法已经验证,提供了一种通过分类即可实际、全面评估治疗预后的全球评估系统。

表 90.13 痤疮综合严重程度评估系统(CASS)

分级	描述	面部	背部	胸部
零皮损	几乎无肉眼可见病变。少有散在的粉刺和丘疹			
基本无皮损	2.5m 外几乎看不见。少量散在的粉刺,少量小丘疹和少量脓疱			
轻微	容易辨认,受累部位不超过一半。许多粉刺、丘疹和脓疱			
中等	受累部位超过一半。大量粉刺、丘疹和脓疱			
严重	累及全身。粉刺、丘疹、脓疱及少量结节、囊肿			
非常严重	受累部位明显炎症性痤疮,伴结节和囊肿			

皮损计数对临床试验至关重要,因其在全球评估系统中具有一定的可靠性;但是,计数方法在日常临床中并不实用[431]。评估治疗效果时应考虑其他重要结果指标,包括患者满意度、治疗方案依从性、治疗起效速度、治疗的耐受性和不良反应、瘢痕的证据以及对生活质量(QoL)的影响。

QoL(生活质量)测量可调查痤疮及其治疗对患者生活的影响,并有助于识别易受心理并发症影响的患者。建议将生活质量评估作为痤疮治疗的一部分。

可使用一些简明问卷进行调查,包括一般性问卷和皮肤病特异性问卷(框图90.4)。一般性问卷可

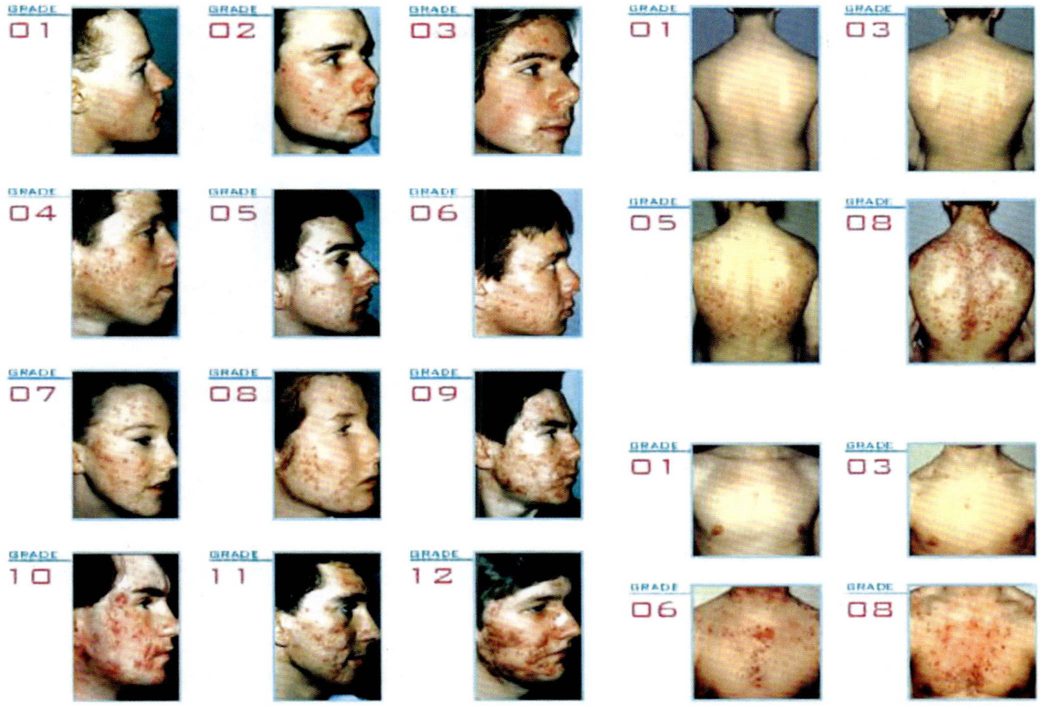

图 90.53 用 Leeds 痤疮光度分级量表评估面部和躯干病损程度(经英国利兹皮肤病学研究基金会许可,摘自 O'Brien et al,1998[429])

框图 90.4 用于评估痤疮对生活质量影响的量表

一般量表

- Euro-QoL(EQ-5D)
- SF-36

一般健康问卷(GHQ)

- 英国疾病影响量表(UK SIP)
- 基于偏好的效用性评估

皮肤病特异性量表

- 皮肤病生活质量指数(DLQI)
- Skindex
- 皮肤病生活质量量表(DQOLS)
- 皮肤病特异性生活质量评估方法(DSQL)
- 儿童皮肤病生活质量指数(CDLQI)

痤疮特异性生活质量评价方法

- Cardiff 痤疮伤残指数(CADI)
- 痤疮特异性生活质量问卷(Acne-QoL)
- 痤疮生活质量量表
- 痤疮生活质量指数(Acne-QOLI)
- 痤疮的心理和社会影响评估(APSEA)

用于比较不同的疾病。与痤疮相关的疾病特异性问卷包括:Cardiff 痤疮伤残指数(CADI)、痤疮心理社会效应评估(APSEA)、痤疮生活质量量表(Acne-QOL)和痤疮生活质量四项指数(ACNEQ4)[430,432,433]。

痤疮也影响功能性活动能力。患者易出现窘迫、社交障碍、抑郁、焦虑及愤怒。结合使用生活质量和心理社会调查问卷(见并发症部分)对于充分了解疾病对患者的影响程度至关重要,并有助于评估治疗效果。痤疮严重性的评估内容应包括痤疮瘢痕。瘢痕可严重影响外观并造成社会心理损害。痤疮瘢痕的评估难度是多方面的,目前临床上尚缺乏简单且可重复的方法评估痤疮瘢痕的程度或体积缺损。

检查

作为监测的一部分,或为了排除潜在的内分泌性疾病,可能需要对患者进行相关检查。框图 90.5 总结了潜在内分泌疾病的体征和症状[434]。表 90.14 概述了鉴别内分泌问题所需的激素水平检测。虽然测定皮脂排泄量不常规应用,但其有助于治疗的选择,因抗生素对皮脂分泌量较高的人疗效差。使用疏水性聚合物微孔膜,即 Sebufix® 或 Sebutape® 可以很容易地在临床上评估皮脂分泌。脂带法(Sebutape)可以测量活跃的毛囊分布,但不能直接测量皮脂量。用酒精擦拭皮肤后,将胶带贴在皮肤上。Sebufix 法借助紫外线照相机显示皮脂的分布,并根据评估区域计算皮脂分泌面积[435]。图 90-54(a)显示了一名患者前额的脂带，并分析了有和没有痤疮的患者之间的区别；(b)皮脂分泌量低的患者；(c)皮脂分泌量高的患者，毛囊分泌活跃且异质性强。皮脂重量评估也可以量化皮脂产量，但工作量很大，不能用于临床。

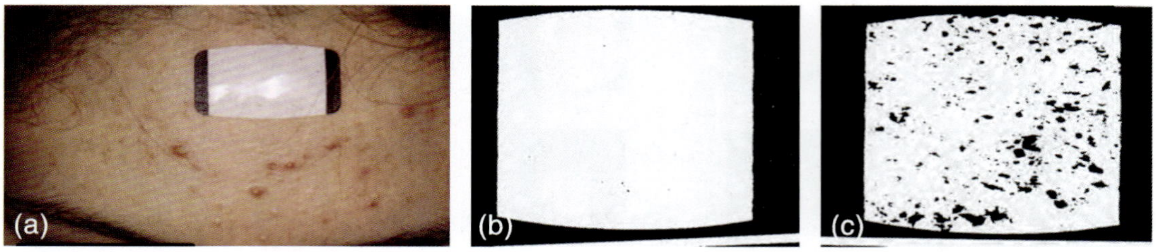

图 90.54 前额脂带分析。比较有和没有痤疮的患者之间的区别。(a)脂带评估皮脂；(b)毛囊分泌低的痤疮患者；(c)皮脂分泌量高的患者，毛囊分泌活跃且异质性强

框图 90.5 提示潜在内分泌疾病的体征和症状，需要进一步检查

1. 伴发痤疮的高雄激素血症症状
   • 脂溢性皮炎
   • 多毛症
   • 雄激素性脱发
   • 库欣样特征
   • 性欲增加
   • 声音低沉
   • 阴蒂肥大
   • 黑棘皮病
2. 痤疮被报告为
   • 治疗抵抗性痤疮
   • 快速复发
   • 极重度
   • 伴有明显的脂溢性皮炎
   • 突然发作，特别是伴有其他高雄激素血症症状时

表 90.14 鉴别内分泌疾病所需的激素检查(缩略语见正文)

可疑的临床诊断	激素评估
PCOS	LH
	FSH
PCOS	总游离睾酮
PCOS	催乳素
CAH	DHEAS
CAH	17-羟孕酮
CAH	ACTH 刺激试验
NCAH	TSH
卵巢肿瘤	游离睾酮
肾上腺肿瘤	DHEAS

在某些情况下，痤疮丙酸杆菌与抗生素临床不良反应之间存在相关性，故研究菌株耐药性具有临床意义。痤疮治疗中应考虑的其他检查应与治疗方案相关(见针对痤疮的具体治疗)。

并发症和合并症

痤疮的主要并发症与心理和瘢痕有关。炎症后可能出现红斑或色素改变，并有面部坚实性水肿和皮肤骨瘤的报告。化脓性肉芽肿可发生于病情严重时，也可由异维 A 酸治疗引起。脂溢性皮炎可能是某些患者面临的一个重要问题。

痤疮的心理社会效应

过去几年，许多评估方法用以研究痤疮产生的特殊心理社会效应。

对生活质量和感知的影响

研究表明，许多痤疮患者经历了羞耻(70%)、尴尬和焦虑(63%)、缺乏信心(67%)、社交障碍(57%)以及失业问题[436,437]。严重的痤疮可能与愤怒和焦虑增加有关[438]。与其他严重的器质性疾病相比，痤疮患者描述的社会、心理和情感问题的水平与慢性致残性疾病(如哮喘、癫痫、背痛、关节炎和糖尿病)报告的水平相当[439](表 90.15)。研究证实，相貌姣好的陌生人比相貌平平的陌生人具有更积极的品质，如友善、聪明和更高的社交技能水平[440]。比较痤疮和痤疮瘢痕患者与非痤疮和非痤疮瘢痕患者对一些图片的独立反应研究发现，前者的反应更为消极。

焦虑、抑郁和自杀

已证实痤疮患者可患抑郁症，且不一定与疾病的临床严重程度相关。已有文献[331]报道痤疮患者自杀，抑郁的痤疮患者应评估自杀风险。痤疮患者与使用抑郁测试量表的其他皮肤患者相比，其抑郁水平可能会达到银屑病住院患者的抑郁水平[441]。应用状态-特质焦虑量表(STAI)发现，与对照组相比，痤疮患者有更高程度的焦虑[442]。

表 90.15 在生活质量 SF-36 量表标准下，痤疮与其他疾病对生活质量影响的对比

	社会功能	基于情感的角色履行	精神健康	精力与活力
痤疮	11.1	7.4	13.4	7.0
哮喘	5.9	6.3	4.2	6.0
糖尿病	8.7	9.5	5.9	9.1
背痛	8.9	6.9	4.1	8.5
癫痫	7.4	5.3	3.4	5.9

痤疮瘢痕

这是痤疮的常见结局，尽管大多数情况下瘢痕轻微，但 90% 的患者可能发生[443]。细胞介导的免疫反应与痤疮的炎症发生有关。Holland 等[445]研究了容易结疤的痤疮患者和不易结疤的炎症性痤疮患者在发展和解决炎症病变方面细胞介导免疫反应的差异。二者在细胞浸润方面明显不同。不易出现瘢痕的痤疮患者显示为典型的Ⅳ型迟发型超敏反应，非特异性/先天性和适应性免疫机制均能有效治疗。易出现瘢痕的痤疮患者的病变中，存在一种重要的适应性免疫反应，这种免疫反应在瘢痕病损中持续存在并上调（图 90.55）。这表明，在痤疮的发展和消退阶段，有效的炎症控制可有助于控制瘢痕。瘢痕可能与胶原增加（增生性瘢痕和瘢痕疙瘩），或与胶原丢失（即萎缩性瘢痕）有关。瘢痕疙瘩的定义为超出原发性炎症的范围，最常见于躯干。与瘢痕疙瘩相比，增生性瘢痕并不超出原发性炎症的范围。瘢痕形成的形态学分类有限，迄今为止，共识尚不充分，瘢痕的临床评估显示评估者之间存在显著差异[446]。缺乏公认的标准化客观量化或定性评分来估计疾病整体的严重程度和疾病对患者所造成的负担，使瘢痕治疗效果的比较具有一定的挑战性。萎缩性瘢痕往往是多发性的，可能柔软、可能扩大或纤维化（图 90.56a，b）。通常会呈现血管颜色数月。然后变得不那么明显。毛囊周围弹性松解常见于躯干，由多个毛囊萎缩样病变造成，有时并无痤疮迹象[447]。钙化是瘢痕形成的一种罕见并发症[448,449]。色素皮肤的持续性炎症后色素沉着（图 90.57）以及炎症后红斑都很常见，并且影响容貌。色素变化可能需要几个月的时间才能消退，也可能不会消退。

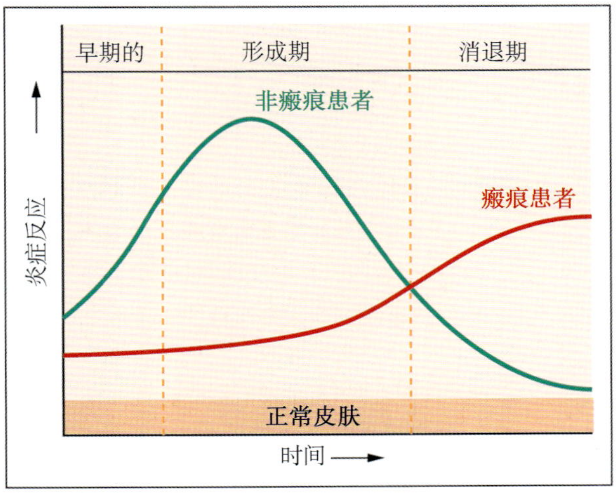

图 90.55 痤疮瘢痕患者与非痤疮瘢痕患者的免疫应答差异

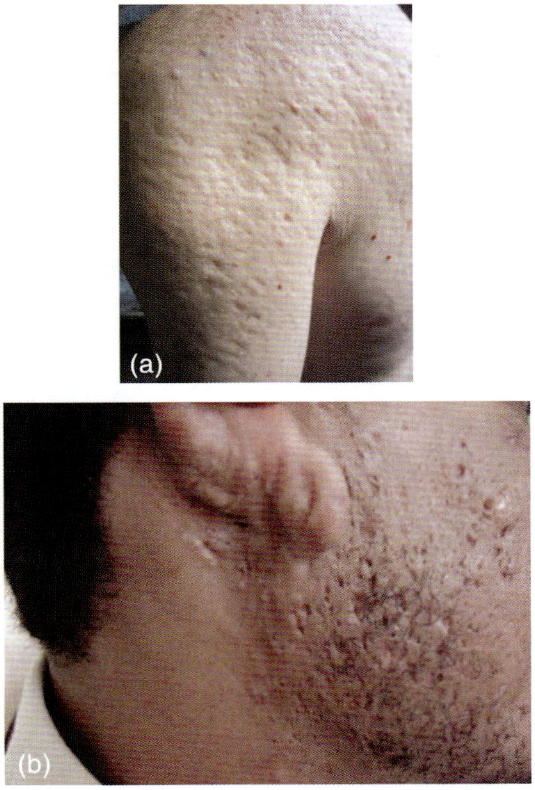

图 90.56 (a)严重的手臂和背部瘢痕，痤疮表现为柔软的膨胀的瘢痕（由马来西亚 KL 皮肤中心 S. Chow 医师提供）。(b)面部纤维化萎缩性痤疮瘢痕

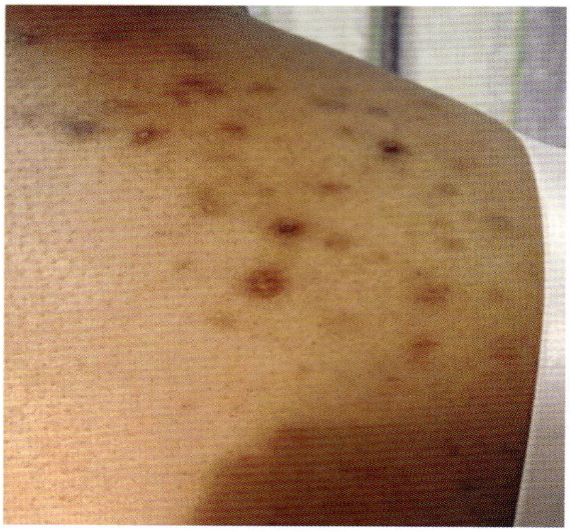

图 90.57 Fitzpatrick Ⅳ型皮肤炎症后色素沉着

实质性面部水肿(Morbihan 病)

这是一种罕见并且可造成毁容的痤疮并发症[450],已在一双胞胎病例中有报道[451]。据报道,这也是酒渣鼻[452]和梅尔克松-罗森塔尔综合征(Melkersson-Rosenthal syndrome)的并发症(见第91章)。由于软组织肿胀,增厚的木质感面部水肿导致面部中线和脸颊明显变形,最有可能是由于先前存在的发育不全的淋巴管所致。疾病通常呈进行性,相关的痤疮必须积极治疗,以防止永久性肿胀。已有单用口服异维A酸或联合氯苯那敏或酮替芬治疗成功的案例[453-455]。短疗程或间歇口服类固醇也可能有助于炎症消退。

皮肤骨瘤

表现为皮下和真皮组织出现局灶性骨化。这种罕见的痤疮并发症更常见于长期炎症性痤疮女性,通常不需要治疗[449,456,457]。钙化表现为小的2~4mm的持久性丘疹,触感坚硬[458]。组织学证实由钙化的小梁骨形成,伴有周围血管增生,通常伴有纤维组织形成增加。治疗方式有限,局部应用维A酸可促进浅表病损中骨瘤的经表皮清除[459,460]。

手术消融治疗是最有效的,已报道的技术包括联合磨皮术和穿孔活检、外科手术切开和刮除、显微解剖后小骨碎片的摘除以及激光治疗。据报道,铒钇铝石榴石激光器具有最小的热损伤,比二氧化碳激光器美容效果更好[461-465]。

痤疮中的化脓性肉芽肿

化脓性肉芽肿可偶尔见于重型痤疮患者的躯干[466,467](图90.58),也可在口服异维A酸治疗期间形成,但概率很小(<1:10 000),可能是暴发性痤疮的特征。每天两次局部涂抹丙酸氯倍他索乳膏,连续应用2~3周,可能对病变有效。

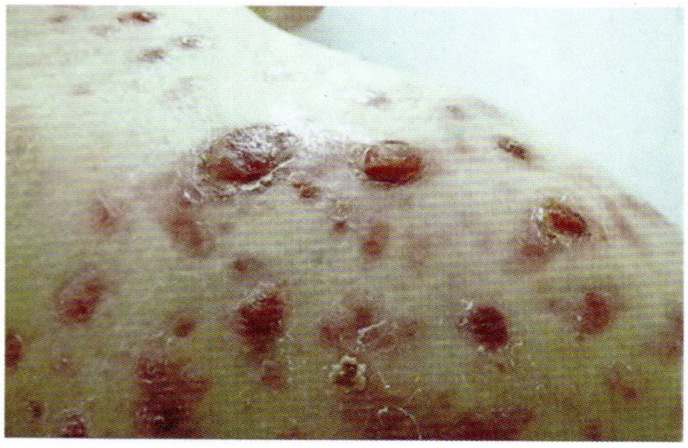

图 90.58 重度痤疮中的化脓性肉芽肿

脂溢性皮炎

皮脂分泌过多可能会影响生活质量,并且在痤疮消退后会持续存在[468],应考虑潜在的系统性原因,如肢端肥大症或帕金森症。对女性系统应用异维A酸或抗雄激素治疗的合理性应予以仔细考虑,因为属于超适应证用药。

病程及预后

尽管痤疮可能是青少年时期一种"一过性表现",但很多人病程会持续多年。根据世界卫生组织的标准,痤疮可以定义为一种慢性疾病[469]。痤疮的发病诱因已在其他部分讨论过,某些因素与痤疮的严重程度和复发风险有关(表90.16)。

表 90.16 痤疮严重程度及复发相关因素总结

特定因素	影响
阳性家族史	提示: • 痤疮的早期发生 • 持续性损害增加 • 复发增加
早发	婴儿痤疮提示: • 青少年时期痤疮的复发 • 青少年时期痤疮更严重 • 青少年时期复发频率更高 青春期前面中部粉刺样皮疹和之后较严重的病情有关 月经初潮前早发的痤疮与之后较严重的病情有关
痤疮持续时间	病程延长,疗效降低 痤疮家族史>25年与亲属中更多的成人痤疮相关

（续 表）

特定因素	影响
脂溢性皮炎	高皮脂分泌与严重痤疮有相关性
	高皮脂分泌与对系统应用抗生素反应减弱有关
病灶的范围、位置和性质	与面部痤疮相比，躯干部痤疮对系统治疗的疗效较差

治疗

痤疮治疗的一般原则

框图 90.6 总结了痤疮的治疗目标。患者信息手册很有价值，《英国医学杂志》的痤疮患者决策援助专栏可用于支持决策（http://sdm.rightcare.nhs.uk/pda/acne/）。应确保患者可以使用有效的治疗方法，但应告知疗效缓慢，且治疗效果与良好的依从性直接相关[470-472]。治疗在很大程度上取决于疾病的严重程度，但应综合考虑其他因素，如持续时间、对以往治疗的反应、是否易产生瘢痕、炎症后红斑和色沉，以及患者偏好、生活方式和治疗费用[472]。目前，多采用综合治疗策略，目的在于提高痤疮的治疗效果（表 90.17）。欧洲痤疮治疗循证指南（S3）也提供了建议[473]。表 90.18 阐明指南对于痤疮严重程度的定义。

框图 90.6 痤疮治疗目标

- 缓解症状
- 清除现有病变
- 预防新发病变和瘢痕形成以限控制疾病进展
- 避免对生活质量产生负面影响

表 90.17 改善痤疮预后的综合治疗策略

	轻度		中度		重度
	粉刺状	丘疹/脓疱	丘疹/脓疱	结节[b]	结节/聚合性
首选	外用维 A 酸	外用维 A 酸＋外用抗生素	口服抗生素＋外用维 A 酸±BPO	口服抗生素＋外用维 A 酸±BPO	口服异维 A 酸[c]
替代方案[a]	外用维 A 酸或壬二酸[d] 或水杨酸	外用抗生素＋外用维 A 酸或壬二酸[d]	口服抗生素＋外用维 A 酸±BPO	口服异维 A 酸或口服抗生素＋外用维 A 酸±BPO/壬二酸[d]	口服高剂量抗生素＋外用维 A 酸＋BPO
女性替代方案	见首选	见首选	口服抗雄激素药物＋局部维 A 酸/壬二酸[d]±局部抗生素	口服抗雄激素药物＋局部维 A 酸±口服抗生素±抗生素	口服高剂量抗雄激素药物＋外用维 A 酸±外用抗生素
维持治疗	外用维 A 酸	外用维 A 酸±BPO			

改编自 Gollnick et al. 2003[559]。

[a] 考虑物理祛除粉刺。

[b] 伴小结节（＞0.5～1cm）。

[c] 第二个疗程，以防复发。

[d] 对这项备选建议没有达成共识；但在某些国家，壬二酸处方是合理的。

BPO，过氧苯甲酰。

表 90.18 根据病变类型和程度确定痤疮的严重程度

痤疮类型	临床病灶的描述
粉刺型痤疮	非炎症性病变包括开放性（黑头）和闭合性（白头）粉刺 粉刺来源于疾病发展早期组织学水平上的可见的微粉刺
轻度痤疮	混合但局限的炎性和非炎性病变。浅表炎性病变直径通常＜5mm
轻中度丘疹脓疱型痤疮	更广泛的丘疹性病变常伴有非炎症性病变

第8部分

（续 表）

痤疮类型	临床病灶的描述
重度痤疮	炎性病变常位于深部，可发展为结节和深部脓疱。小结节定义为坚硬的炎性病变＞5mm；大结节为＞1cm
	大结节覆盖面积大，常引起疼痛性病变、渗出性窦道、组织毁损和瘢痕形成
	聚合性痤疮包括多发的簇状粉刺黑头，并伴有丘疹、大小不等的炎性结节，其中部分为化脓性结节，合并形成窦道。常见广泛的瘢痕形成

轻、中、重度痤疮一线治疗

局部治疗的适应证包括轻度痤疮、中度至重度痤疮以及全身治疗和潜在的维持治疗。在局部治疗的同时提倡全身性应用抗生素治疗中重度疾病，但如表 90.16[474] 所述，在出现不良预后因素的患者中，应尽早考虑口服异维 A 酸。图 90.59、图 90.60 和图 90.61 根据病变类型和严重程度，以及证据和专家意见概述了一线、二线和三线治疗方法。

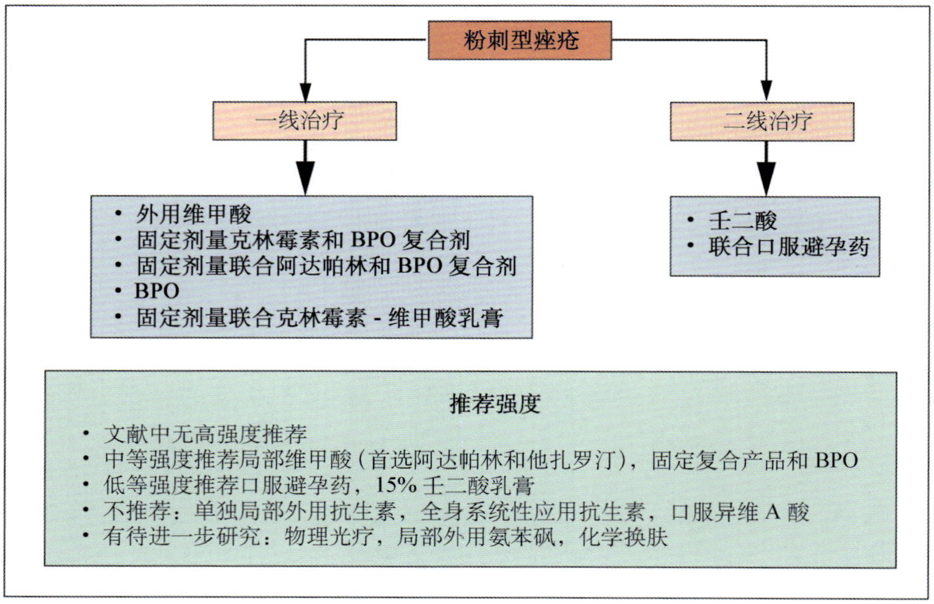

图 90.59 粉刺痤疮的治疗流程。BPO，过氧化苯甲酰

局部治疗应用于所有受累皮肤区域，因为痤疮易发生部位的正常皮肤组织学显示，微粉刺为所有临床病变的先兆。外用维 A 酸治疗微粉刺是痤疮治疗方案中预防微粉刺向活动性可见性病变发展的一种手段。为提高治疗成功率，应采用多药联合进行病因治疗。联合产品更方便患者使用并可提高患者依从性[472]。

粉刺型痤疮

关于粉刺型痤疮的临床试验很少，因为它很少单独存在。图 90.59 总结了粉刺型痤疮病变的治疗方法。

局部外用维 A 酸

选用 0.01%～0.05%浓度的全反式维 A 酸，凝胶或霜状皆可。据报道，微海绵体或高分子聚合物配方较原配方刺激性更小。0.05%异维 A 酸凝胶是第二代维 A 酸类化合物。第三代维 A 酸 0.1%阿达帕林乳膏或凝胶具有显著和快速的抗炎作用，且较维 A 酸具有更大的收益/风险比。在美国等其他一些国家，第四代维 A 酸他扎罗汀可作为治疗痤疮的处方药[475,476]。维 A 酸类化合物可减少毛囊皮脂导管内角质细胞的异常生长和发展。毛囊导管内过度角化的逆转以及毛囊上皮细胞的诱导形成有助于“疏通”囊泡[477]。这也抑制了微粉刺和非炎症病变的发展，导致缺氧环境缓解，痤疮丙酸杆菌减少，使微环境不利于炎症的发展。此外，一些新的维 A 酸类化合物可以减少黑头粉刺对周围皮肤的破坏，从而减轻炎症[478-480]。

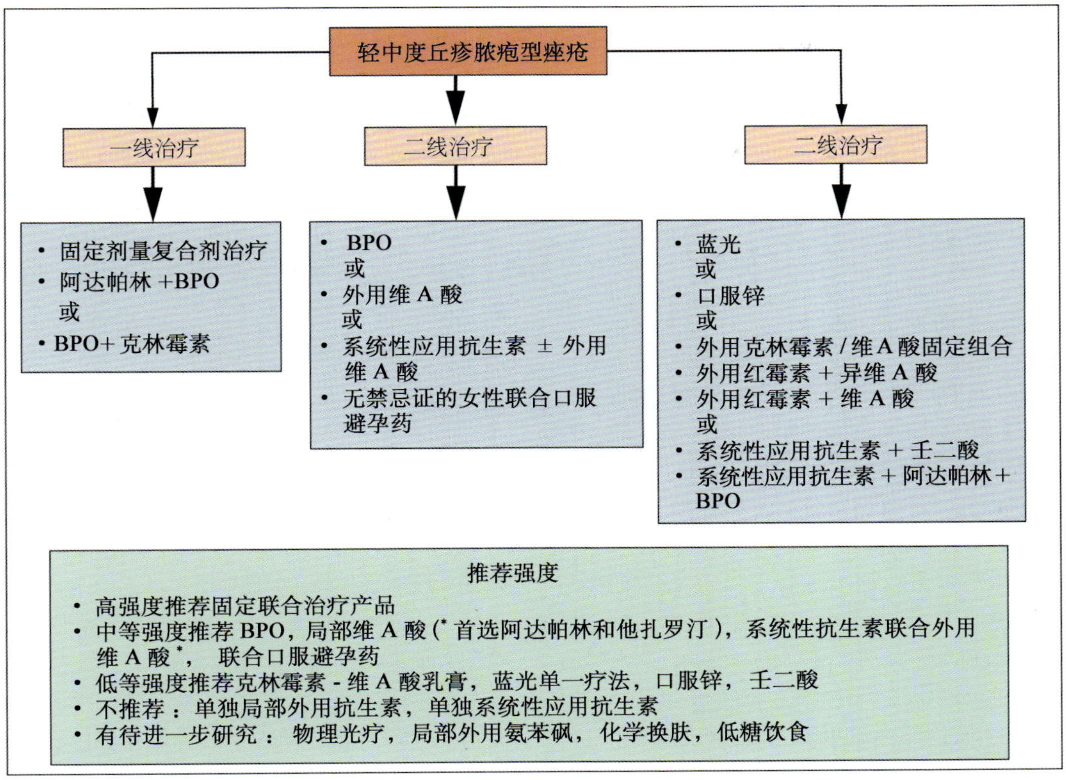

图 90. 60 轻、中度炎症性痤疮治疗流程。BPO，过氧化苯甲酰

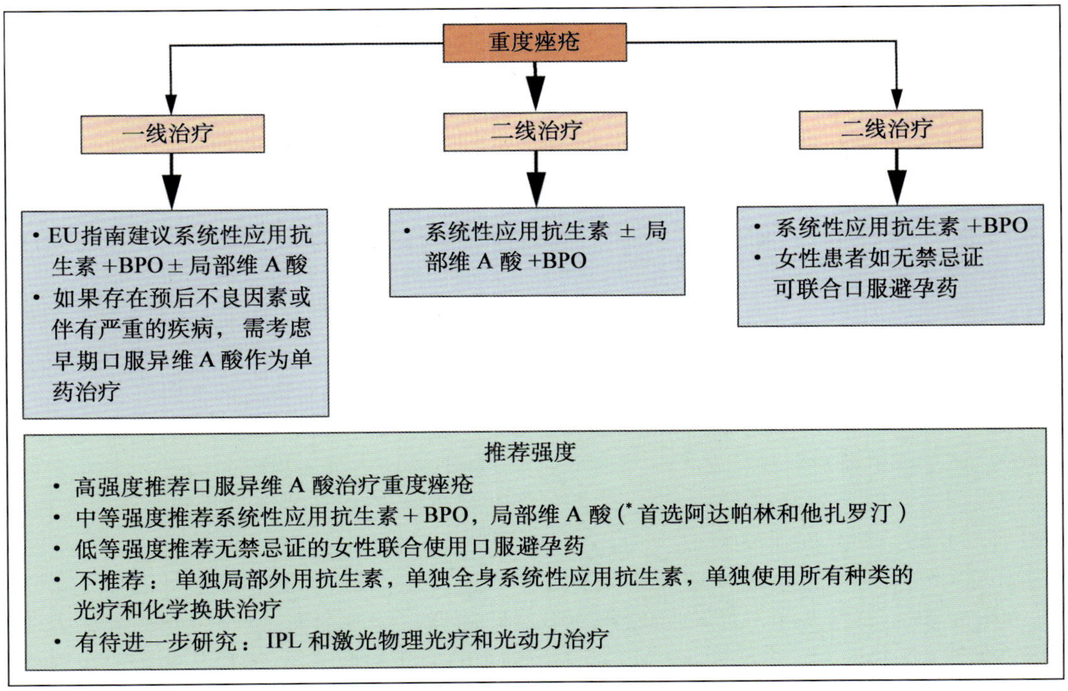

图 90. 61 重度痤疮治疗流程。BPO，过氧化苯甲酰

第8部分

在体外，阿达帕林和维A酸下调TLR2的表达和功能，进而影响促炎细胞因子的产生[481-485]。外用维A酸在治疗黑头粉刺方面优于安慰剂，单药治疗可减少微粉刺的形成。阿达帕林和他扎罗汀疗效最强，比维A酸更有效。维A酸的疗效优于壬二酸，与过氧化苯甲酰（BPO）的疗效相当或者较之更好，一般推荐外用维A酸治疗粉刺型痤疮[473]。

过氧化苯甲酰

目前，过氧化苯甲酰（BPO）有多种不同的配方和浓度（2.5%、5%和10%），其中部分为非处方药。BPO是一种强大的抗菌剂[486,487]，能迅速破坏皮肤表面和导管内的痤疮丙酸杆菌和酵母菌[487]。BPO的亲脂性使其能够穿透皮脂腺导管。一旦用于皮肤，它会在皮脂毛囊中分解，释放出具有有效杀菌和抗炎活性的氧自由基[484,487]。BPO具有一定的抗粉刺活性，并已在RCT中显示可以通过减轻毛囊角化过度减少非炎症性病变的数量[488]。相同与其他外用制剂，BPO不影响皮脂的产生，但BPO的不良反应呈剂量依赖性，如10%的浓度会增加潜在的不良反应，包括刺激性和漂白作用[489]。过敏性接触性皮炎在BPO使用中已有报道，但在其他外用药物中很少见。BPO可漂白衣服和头发，必须告知患者。

在治疗粉刺方面，局部BPO优于安慰剂和局部抗生素（克林霉素和红霉素），与阿达帕林效果相当[473]。

局部外用抗生素

局部外用克林霉素治疗粉刺的效果优于安慰剂，但次于维A酸。当作为单药治疗粉刺性病变时，过氧化苯甲酰（BPO）已被证明优于所有局部抗生素[473]。不主张局部使用抗生素作为单一疗法治疗粉刺，因为可选择更好的治疗方法，且单独使用局部抗生素可能产生耐药菌。

固定剂量联合治疗

克林霉素-BPO的疗效与单用BPO疗效相当，优于单用克林霉素。固定剂量的阿达帕林-BPO治疗粉刺的效果优于或等于单用阿达帕林或BPO。两种固定剂量联合治疗组——阿达帕林-BPO与克林霉素-BPO具有相似的疗效，治疗粉刺型痤疮为中等推荐[473]。最近引入的一种固定剂量克林霉素-维A酸联合剂，在治疗粉刺方面比其单一成分治疗效果更佳。

外用氨苯砜

缺乏充足数据支持推荐外用氨苯砜治疗痤疮。一项研究分析了使用局部氨苯砜治疗痤疮的两项随机对照试验，结果显示，用药12周后8%的患者改善[490]；无临床意义。

壬二酸

壬二酸通过扭转毛囊漏斗部角质形成细胞紊乱的终末分化正常化减少粉刺[491]；20%的壬二酸乳膏在治疗粉刺型痤疮方面优于安慰剂。在一项研究中，20%壬二酸乳膏具有与0.05%局部异维A酸相似的活性，6个月时粉刺组病变计数减少约80%[492]。

然而，根据现有数据，欧洲S3指南建议用于粉刺性疾病时推荐等级低[473]。

中、重度丘疹脓疱型痤疮

局部治疗

与普遍观点相反，研究表明，痤疮局部治疗与口服抗生素同样有效[473]。没有单一的局部外用药物能够影响痤疮发病的主要病因，或具有显著的抑制皮脂分泌的作用。目前循证指南提倡联合用药以针对病因进行治疗（见图90.60）。

外用维A酸类药物：在治疗丘疹脓疱性痤疮方面，欧洲S3指南评估的所有外用维A酸类药物均优于安慰剂或赋形剂[473]。阿达帕林治疗炎症性病变的疗效与BPO和维A酸相当。他扎罗汀在治疗炎症性病变方面优于赋形剂，并且优于或等同于阿达帕林和维A酸。中等强度推荐外用维A酸类药物治疗轻度至中度丘疹脓疱型痤疮。新型外用维A酸类药物的刺激性比传统药物（如维A酸）更小，且早期治疗后皮损不发红[493]；且维A酸的新剂型（微球或聚合物形式）比传统制剂刺激性更小[496]。维A酸类药物与致畸性相关，但尚未证实外用维A酸类药物可被显著吸收[499,500]。

过氧苯甲酰：BPO治疗丘疹脓疱型痤疮的疗效优于赋形剂，与阿达帕林相当，但其与维A酸在治疗炎症性病变的等效性方面证据不足[473]。中等强度推荐BPO用于治疗轻度至中度丘疹脓疱型痤疮。某些抗生素/BPO组合比单用BPO的刺激性要小[501]，可能是因为抗生素发挥了抗炎作用。

外用抗生素：与安慰剂相比，外用抗生素在治疗炎症性痤疮方面表现出更高的疗效；但因其有引起细菌耐药性的风险，不建议将其作为痤疮的单药治疗。因此，在痤疮的治疗中，外用抗生素不应作为单一疗法[473]。由于试验设计不当，144项局部抗微生物治疗临床试验中超过50%的分析数据无法使用[502]。同时，由于标准不同，无法从剩余的数据中得出充分的结论，但过氧苯甲酰是一种成功的治疗方法，并且与外用红霉素和克林霉素疗效相似。对痤疮治疗进行的两次系统回顾已经确定了口服抗生素和局部使用抗生素的比较数据[484,503]。由于口服抗生素起效延迟，较短时间的研究可能使结果偏向于外用药物[504]。

固定剂量联合治疗：对于丘疹脓疱型痤疮，固定剂量克林霉素-BPO 治疗比 BPO 单独用药更有效。克林霉素-BPO 和阿达帕林-BPO 均优于阿达帕林单独用药，并且已被证明在治疗丘疹脓疱型痤疮方面具有相同的疗效[473]。对于治疗轻度至中度的丘疹脓疱型痤疮，这些药物已获得高强度推荐。固定剂量克林霉素-维 A 酸凝胶对炎症性痤疮有效，其疗效优于赋形剂、1.2%外用克林霉素或 0.025%外用维 A 酸。另有证据表明，克林霉素-维 A 酸凝胶优于每晚一次的 0.025%维 A 酸凝胶[505]。由于克林霉素耐药性尚未在超过 12 周的研究中进行评估，因此目前对于轻度至中度的丘疹脓疱型痤疮，中度推荐使用固定剂量的克林霉素维生素-维 A 酸凝胶，推荐使用时间不超过 12 周。

外用氨苯砜：两项安慰剂对照试验显示，外用 5%氨苯砜凝胶比赋形剂更能改善痤疮的严重程度[506-508]。与欧洲 S3 指南中使用的标准相比，无临床意义，尚无与其他活性制剂进行比较研究以评估这种新型制剂的潜在益处。

壬二酸：壬二酸（1∶2庚二羧酸）制成浓度为 20%的乳膏可用于治疗痤疮。它不抑制皮脂分泌，但据报道可减少痤疮丙酸杆菌的数量和功能[509,510]。许多随机对照实验比较了壬二酸与安慰剂、赋形剂、BPO、维 A 酸和 2%红霉素。研究表明，在轻度至中度丘疹脓疱型痤疮的治疗中，20%壬二酸在治疗 5～6 个月后与 5%BPO、0.05%维 A 酸、阿达帕林和 2%局部红霉素疗效相当，但低于系统性服用四环素。欧洲 S3 指南中度强度推荐壬二酸治疗轻中度丘疹性脓疱性痤疮[473]。

外用药治疗的一般不良反应

痤疮局部用药最常见的不良反应是原发性刺激性皮炎，这种皮炎通常会随时间而消退，可以通过减少药物使用频率、使用润肤剂和如果严重短期应用Ⅰ型强效局部皮质类固醇激素来处置[511,512]。

丘疹脓疱型痤疮的全身治疗：当存在明显的炎症和（或）痤疮分布广泛而使局部治疗无效时，通常提倡全身治疗。

用于治疗轻度丘疹脓疱型痤疮的全身治疗包括抗生素、激素、锌、口服异维 A 酸和（或）应用类固醇治疗无反应病例[513]。偶尔使用其他药物，如氨苯砜[514]、氯法齐明和维 A 酸（10～20mg/d）[515]，但临床证据有限。

全身应用抗生素治疗丘疹脓疱型痤疮：口服抗生素是痤疮中最广泛使用的药物，适用于重度痤疮、中度面部痤疮且对局部治疗无效时和（或）广泛的躯干痤疮。不同患者对全身性抗生素治疗的反应各不相同。伴有明显脂溢性皮炎和躯干性痤疮的年轻男性比纯粹面部痤疮的女性反应差[516]。

四环素类（四环素、土霉素、多西环素、赖甲环素、米诺环素）是首选，但缺乏用药剂量的支持证据。患者使用第二代四环素依从性较好，赖甲环素和多西环素应优先于米诺环素使用[474]。由于有潜在严重不良反应的报道，不建议将米诺环素作为一线用药[503,517,518]。米诺环素的不良反应包括在治疗开始后 3 个月内发生的药物过敏综合征（DHS），其特征是发热、不适、关节痛和弥漫性皮疹。系统受累可出现肺嗜酸性粒细胞增多和肝炎，必须早期识别并停药，反复接触可能导致 DHS 在几天内复发[519]。有患者在应用四环素类药物治疗 6～48 个月后发生狼疮样反应的报道，常为女性，并伴有发热、不适和多关节炎。可有隐匿性皮疹，但已有荨麻疹、输尿管炎和非特异性红斑的报道。部分患者可在无关节症状的情况下发生肝脏疾病。狼疮血清学检查显示抗核抗体（ANA）、核周型抗中性粒细胞胞质抗体（pANCA）阳性，C-反应蛋白升高。严重的肝酶紊乱和少数需肝移植治疗的肝损伤亦被报道[520,521]。抗组蛋白抗体阴性。停止用药后狼疮样反应可逆，但血清学异常可能持续存在。有个人或家族系统性红斑狼疮病史的患者应避免使用米诺环素。在开始长期米诺环素治疗之前，建议检查肝功能和 ANA，并每 3～6 个月重复检查肝功能、ANA 和 pANCA。

在英国社区实践中进行的大型随机对照实验证明，口服米诺环素和四环素的治疗效果相近，且与局部外用 BPO 疗效相当[521]。

同一研究比较了五种抗菌药物对社区中轻度至中度面部痤疮的治疗效果，结果表明，口服抗生素和局部外用 BPO 6 周后可达到最佳疗效[521]。

由于痤疮丙酸杆菌耐药菌株的出现，大环内酯类（红霉素、克林霉素或阿奇霉素）治疗痤疮越来越不受青睐，尽管仅有有限的证据资料表明四环素的疗效较红霉素相当或更好[374,522]。如果妊娠期间需要抗生素治疗，口服红霉素被认为是安全的，尽管没有数据可用于评估妊娠期长期使用红霉素的结果[523]。因此，妊娠期最安全的治疗方法是外用 BPO 和（或）外用红霉素[524]。红霉素仍然是儿童治疗的首选方案（8—12 岁，具体取决于各国的许可），潜在的肌肉骨骼问题和永久性牙齿变色使四环素的应用受到限制。

克林霉素具有高度亲脂性，对痤疮非常有效，但易发生不良反应。包括 5%～20% 的病例中出现腹泻，艰难梭状芽孢杆菌过度生长引起的潜在假膜性结肠炎，故不推荐使用[525,526]。

由于阿奇霉素的半衰期长达 68h，在四项开放试验和两项研究者盲法试验中，使用间歇性口服阿奇霉素给药计划（每周 3 次，每次 250mg）均显示有效[523,527]。

甲氧苄啶也有助于痤疮治疗，剂量为 400～600mg/d[528]，但与四环素相比，其疗效较低[531]。甲氧苄啶的不良反应包括血液学反应，如粒细胞缺乏症、血小板减少症和全血细胞减少症，这些不良反应与高剂量方案、叶酸缺乏和（或）巨幼红细胞造血有关[528,532]。建议在延长甲氧苄啶治疗开始之前进行基线全血计数检查，如果患者继续接受治疗超过 1 个月，则重复此步骤。DHS 也很少与甲氧苄啶有关[519]。

尽管有报道称，阿奇霉素、甲氧苄啶和其他抗生素（包括头孢菌素和氟喹诺酮类抗生素）对痤疮治疗有效，但仍不建议使用，因为它们通常用于治疗各种全身感染[523]。但是，当遇到极度难治性疾病需要短期使用和（或）有革兰阴性菌毛囊炎，而不可采用其他药物，且有四环素使用禁忌时，可选用上述抗生素。

表 90.19 概述了用于治疗痤疮的全身性抗生素的剂量方案以及不良反应。

表 90.19 全身抗生素治疗寻常型痤疮：剂量及不良反应

四环素类抗生素	剂量	不良反应
土霉素	每日 2 次，500mg/次，饭前 30min 进食，不可与牛奶同时服用；有些患者难以坚持服药	常见：胃肠不适 少见：甲剥离、光敏、良性颅内压增高
赖甲环素（美国不可用）	300～600mg/d	与土霉素相似，但耐受性更好
多西环素	100～200mg/d	与土霉素光敏性相似（剂量依赖性）
米诺环素	100～200mg/d	罕见但严重：与良性颅内压升高相关的头痛和眩晕、色素改变、自身免疫性肝炎/红斑狼疮样综合征
红霉素	每日 2 次，500mg/次	常见：肠胃不适、恶心、腹泻
甲氧苄啶	每日 2 次，200～300mg/次	斑状丘疹 罕见：肝/肾毒性/粒细胞缺乏症

抗生素与口服避孕药的相互作用

基于广谱抗生素可减少肠道菌群并因此可能干扰雌激素吸收的假设，人们担心口服避孕药（COC）与抗生素一起使用时，药效可能会受损。然而，药代动力学研究表明，雌激素的血清水平不受四环素和多西环素的影响。据报道，口服避孕药与四环素联合使用导致怀孕的概率为每 100 名妊娠妇女 1.2～1.4 次，不高于口服避孕药的基础失败率。目前，唯一被证明能降低 COC 疗效的抗生素是利福平[533-536]。

口服抗生素的一般不良反应

所有用于治疗痤疮的口服抗生素都会产生轻微的不良反应（见表 90.19）。一些研究证实，使用抗生素治疗痤疮会导致细菌耐药[521,537]。痤疮丙酸杆菌对抗生素的耐药性可能与抗生素的不良临床反应有关[538]。导管部位的抗生素浓度变化很大，可能低于痤疮丙酸杆菌的最低抑制浓度。较低的组织药物浓度将促进抗生素耐药性痤疮丙酸杆菌的产生[539]。对治疗的依从性差可能会降低药物的利用率，皮脂分泌过多可能会稀释有效的药物浓度[540]。

大量文献提出了在避免抗生素耐药性的同时达到最佳治疗效果的抗生素应用方案（表 90.20）[474]。这些方案包括限制抗生素疗程的持续时间，从治疗开始使用联合方案以促进疗效并减少抗生素疗程的持续时间，利用 BPO 减少或治疗耐药菌，避免使用化学性质不同的抗生素和定期更换抗生素。表 90.21 总结了表明存在耐药性痤疮丙酸杆菌的可能因素。耐药性不是治疗效果差的唯一原因（表 90.22）。

丘疹脓疱型痤疮的激素疗法

系统使用激素制剂可用于女性痤疮患者。使用说明包括：

1. 标准抗生素/联合用药方案失败。
2. 痤疮治疗时需要经期控制和（或）避孕。
3. 当口服异维 A 酸不适合或不可用时。

表 90.20 抗生素处方策略

避免丙酸菌出现耐药性的策略	注释
避免局部和系统抗生素的不当使用	初次使用口服抗生素 3 个月，只有在临床情况持续改善的情况下才能继续使用
如果延长口服抗生素的使用时间，应采用联合治疗	与一种可能降低丙酸杆菌耐药性的药物联合使用。如 BPO
如果需要重复使用抗生素，且最初的临床反应良好，则应重复使用相同的药物	可避免出现多重耐药菌株
避免同时开具不同的口服和外用抗生素	可避免出现多重耐药菌株
尽可能使用局部维 A 酸和非抗生素抗菌剂	这些不会促进耐药株产生，当与抗生素一起使用时，可能会获得更快的疗效，从而缩短抗生素疗程的时间
在抗生素疗程之间，可外用 BPO7d	BPO 对痤疮丙酸杆菌的敏感和耐药菌株具有很好的作用，能够根除耐药菌株
监测治疗依从性	对抗生素治疗依从性差会导致耐药性

表 90.21 怀疑抗生素治疗反应不佳与耐药性有关的依据

怀疑痤疮丙酸杆菌对抗生素耐药的依据	注释
对抗生素治疗无效	确保良好的治疗依从性
尽管继续使用抗生素治疗，痤疮仍然恶化	患者往往证实初期效果良好
依从性差的病史	被认为会导致耐药性产生
口服或外用抗生素多个疗程	尤其是作为单一疗法使用时

表 90.22 怀疑对治疗反应差的原因

治疗效果差的原因	注释
需要提高医师或患者的教育	理解如何使用治疗方法是成功治疗的必要条件
对治疗依从性差	依从性降低可能会导致复发
正在治疗的患者中存在耐药痤疮丙酸杆菌	从一开始就用耐药性分离株定植会导致反应不良，随后的定植会导致复发
革兰阴性菌毛囊炎的发展	参见鉴别诊断一节
误诊	参见鉴别诊断一节
在使用异维 A 酸之前就存在巨型粉刺	可导致明显的痤疮暴发
难治性痤疮亚型	参见特殊情况一节
对治疗的不耐受或不良反应	参见不良反应一节
抗生素剂量不足	体重高或明显脂溢性皮炎的患者可能需要更高的剂量

局部治疗可与激素治疗同时使用。痤疮的潜在激素治疗包括抑制卵巢（口服避孕药）或肾上腺（低剂量皮质类固醇）产生雄激素、雄激素受体阻滞药以及阻断雄激素对皮脂腺影响的抗雄激素药物。图 90.62 概述了作用机制。

雌激素和孕激素

COCs 通常含有雌激素（最常见的是乙炔雌二醇）和孕激素。雌激素增加性激素结合球蛋白（SHBG）的合成，导致结合睾酮水平增加、游离睾酮水平降低。因此，所有口服避孕药都可能改善痤疮。此外，口服避孕药通过抑制卵巢雄激素的产生来抑制排卵，导致血清雄激素减少和皮脂分泌减少。COCs 中的孕激素包括雌酮和壬烷，它们是 19-去甲睾酮、醋酸环丙孕酮（CPA）和屈螺酮的衍生物。第三代孕激素（孕二烯酮、去氧孕烯、诺孕酯）对雄激素的选择性较低，对孕激素受体的选择性较高。屈螺酮是一种衍生自 17α-螺内酯的新型孕激素，具有抗雄激素活性，可能对痤疮有潜在治疗作用。优思明® 含有 3mg 屈螺

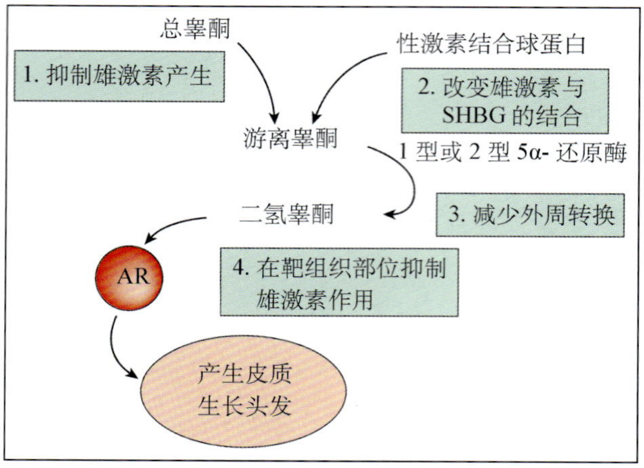

图 90.62 抗雄激素治疗痤疮的潜在作用机制。AR，雄激素受体；SHBG，性激素结合球蛋白

酮和 30μg 乙炔雌二醇，悦姿® 含有相同剂量的屈螺酮和 20μg 乙炔雌二醇。框图 90.3 概述了 COCs 中孕激素的雄激素样作用。

一篇系统综述证实了与安慰剂或其他积极治疗相比，COCs 治疗面部痤疮的有效性。与安慰剂对比，COCs 可减少痤疮皮损数量、严重程度等级和痤疮自我评估等级。有限的数据表明，氯哌酮或 CPA 比左炔诺孕酮效果更好，含有 CPA 的 COCs 可能比含有去氧孕烯的产品具有更好的效果。但将 COCs 与其他治疗方法进行比较的数据有限[541]。

雄激素受体阻滞药

雄激素受体阻滞药抑制皮脂，为痤疮的治疗提供了可能性。在大多数欧洲国家，抗雄激素可用于治疗痤疮，但在美国则不然。CPA 直接抑制雄激素受体。Co-yprindiol(Dianette 和 Estelle-35)是一种改善痤疮的口服避孕药，与口服四环素一样有效，但作用较慢，1μg/d，持续 6 个月[542]。CPA 2mg 与乙炔雌二醇(35μg)联用比第一代和第二代 COCs 具有更大的诱发深静脉血栓的风险[543]。因此目前的建议一旦痤疮得到控制，Co-cyprindiol 制剂应该用含有较低剂量雌激素的 COC 代替。总之，对于治疗女性轻度至中度丘疹脓疱型痤疮，COCs 为中等强度推荐。但要注意需要向患者解释存在相关风险，而且这些制剂不一定获得痤疮治疗许可。

螺内酯治疗痤疮

文献报道，螺内酯是一种治疗痤疮的有效方法。处方剂量通常为 50～100mg/d，随餐服用，但许多散发性疾病暴发的妇女在每日剂量低至 25mg 的情况下效果仍然良好[544]。尽管螺内酯在此背景下的临床应用取得了成功，但由于所研究的样本人群非常少，且试验设计较差，因此缺乏足够证据来证实其有效性[545]。螺内酯的主要的不良反应包括月经不调、乳房触痛、偶有液体潴留，很少引起黄褐斑。服药期间应避免怀孕，因为男性胎儿可能出现异常，应监测血清电解质，因为存在高钾血症风险。所有激素治疗方案都应与适当的局部治疗相结合。

激素治疗与其他治疗方法的效果比较

很少有较好的研究将激素疗法与抗生素和异维 A 酸进行比较。对于痤疮患者，异维 A 酸已被证明比 co-cyprindiol 更有效[546]。一项系统综述评估了不同报告变量的平均加权效应。与基线相比，异维 A 酸可获得 85%±10%的改善，而四环素和激素治疗效果较差，为 54%±3%的改善，CPA 加乙炔雌二醇有 65%±4%的改善[547]。

口服异维 A 酸治疗丘疹脓疱型痤疮

系统应用异维 A 酸被认为是治疗痤疮最有效的方法。在一项研究中显示其疗效与米诺环素联合壬二酸疗效相当[548]，在另一项显示其疗效与高剂量多西环素(200mg/d)联合 BPO 相当。在第三项研究中，其疗效优于四环素联合阿达帕林[549]。在大多数痤疮病例中，以 1mg/(kg・d)的常规剂量服用异维 A 酸非常有效。然而，由于不良反应，国家和国际指南建议异维 A 酸应用于患有严重疾病和(或)未能对其他治疗有反应的患者。两项研究检测了异维 A 酸剂量方案，发现使用 0.25mg/(kg・d)的低剂量或隔日 20mg 的高剂量治疗丘疹脓疱性疾病的疗效相同[550,551]。请参阅关于在严重疾病中使用口服异维 A 酸的章节。

口服锌治疗丘疹脓疱型痤疮

两项双盲研究显示口服锌治疗对炎症性病变有显著疗效，尤其是葡萄糖酸锌(200mg/d)。米诺环素 100mg/d 治疗 3 个月痤疮的改善率为 63%，相比之下，30mg/d 的锌元素为 32%，研究中未包括安慰剂。欧洲 S3 指南说明轻度至中度丘疹脓疱型痤疮低等级推荐锌治疗[473]。

重度痤疮

治疗严重痤疮的临床证据有限。图 90.61 概述了治疗严重痤疮的建议。口服异维 A 酸是治疗严重痤疮的首选药物。然而，如果禁忌或不可接受，外用阿达帕林或 BPO-阿达帕林复合剂可与系统抗生素联合使用，最佳证据支持多西环素。

系统应用抗生素

对于严重痤疮，中等强度推荐系统抗生素联合 BPO(或不含阿帕林)[473]。考虑到抗生素耐药性的问题，不建议单一使用系统抗生素进行治疗。

激素治疗

使用激素治疗严重痤疮的证据不足。在英国，乙炔雌二醇/CPA 被正式用于治疗对系统抗生素和其他有效治疗无效的严重痤疮。

口服异维 A 酸

口服异维 A 酸（13-顺式-维 A 酸）是一种维生素 A 类似物合成物，1982 年首次获得美国食品药品管理局批准用于治疗严重顽固性痤疮。异维 A 酸是临床上最有效的痤疮治疗方法，可长期缓解或显著改善多数患者病情，用于治疗对传统抗生素治疗无效的严重痤疮。欧洲 S3 指南推荐异维 A 酸用于治疗对传统抗生素治疗无效的严重顽固性痤疮或中度痤疮[473]。大多数接受口服异维 A 酸治疗的患者在治疗 4～6 个月后痤疮症状消失，与应用剂量有关。临床经验表明，其远期治愈率可能低于预期。目前接受异维 A 酸治疗的患者症状轻于既往患者；最初接受治疗的患者症状重且忽略了少量脓疱丘疹的复发。此外，早期报道的“治愈”可能仅为痤疮的自愈，因为最初的治疗多开始于疾病后期。有证据表明年轻患者比年老患者更容易复发。异维 A 酸治疗许多不同的和难治性的痤疮病例，取得不同程度的成功，如表 90.23。

表 90.23 异维 A 酸在各种痤疮及其他临床条件下的相对疗效

诊断	反应极好	反应中等	反应有限
重度痤疮	×	—	—
中度痤疮[a]	×	—	—
轻度痤疮[a]	×	—	—
系统性痤疮[a,b]	×	—	—
酒渣鼻	×	—	—
暴发性酒渣鼻[a,b]	×	—	—
聚合性痤疮	—	—	×
革兰阳性菌毛囊炎	—	×	—
面部实质性水肿	—	—	×
化脓性汗腺炎	—	—	×
血管炎性痤疮	—	—	×
头皮分割性蜂窝织炎	—	—	×
多发性脂囊瘤	—	—	×
脂溢性皮炎	—	×	—
皮脂腺异位症	—	×	—
皮肤癌的化学预防 • 基底细胞痣综合征 • 着色性干皮症 • 发疹性角化棘皮瘤	—	×	—

[a] 特别是与瘢痕和（或）心理问题有关时。

[b] 还需要口服类固醇与口服异维 A 酸的治疗。

欧洲指南（ED）中关于异维 A 酸处方的给出，可以确保整个欧盟统一标准，并将包括怀孕在内的不良反应发生风险降到最低[552]。表 90.24 总结了多项建议，包括监测实验室参数，如起始空腹血脂及基线肝功能，开始治疗 1 个月后监测一次，如果稳定，12 周后再次监测[553]（http://www.ema.europa.eu/docs/en_GB/document_library/Referrals_document/Isotretinoin_29/WC500010881.pdf）。对于是否需要在治疗期间对肝功能和血脂进行监测，尚存争议。常见无临床意义的水平升高，停止治疗后可迅速恢复到治疗前水平[554,555]。部分学者主张只在高危人群（如糖尿病患者和已知家族性高三酰甘油血症患者）中用药前后重复检测[554]。目前无明确证据表明何时缩减剂量方案或若检测结果异常应何时停止治疗，并且无实验室检测异常并不能除外不良临床结果[556]，因此认真遵循欧洲指南，且应谨慎解释与治疗患者相符的结果。

既往有口服异维 A 酸治疗痤疮期间血液参数异常的报道，如血小板减少和中性粒细胞减少，但基于大量人群的研究显示，治疗过程中很少出现血液指标异常[556]。对于血液学参数的评估无明确建议，但美国皮肤病学会认为应同时检测全血计数、三酰甘油、胆固醇和转氨酶。

每个国家的监管机构都批准了一项避孕计划（PPP），包括患者教育、治疗管理和控制口服异维 A 酸的配给。

教育。患者和医师都必须充分警惕药物致畸性。患者应充分知晓，并签署同意书，在治疗前和治疗期间接受临床医师的详细咨询。

治疗管理。治疗前、治疗期间和治疗后 5 周行妊娠检测，并提供避孕建议。

异维 A 酸的控制建议。女性患者一次最多获得 30d 的剂量，处方有效期 7d。

避孕计划适用于所有育龄期女性，除非临床医师确定患者目前无性生活。要求临床医师须在每 4 周的随访中详细检查，记录并及时应对任何偶然事件。

建议在治疗前和治疗后 5 周进行妊娠测试。若需要避孕的患者采取避孕措施，初次测试可在治疗开始前两周进行。此外，建议在整个治疗期间每月进行妊娠检查。治疗在月经周期的第 3 天开始最佳。该方案建议，如有可能，患者应在开始治疗前至少同意一种，甚至两种有效避孕方案，如屏障法。

以上限制不适用于男性，因为管理目的在于确保女性在没有进行妊娠检测的情况下不会接受长时间

表 90.24 欧洲指南对异维 A 酸处方的建议

	既往指南	当前指南
剂量	0.5～1.0 mg/(kg·d)	起始剂量 0.5 mg/(kg·d)
使用适应证	异维 A 酸被推荐作为治疗严重痤疮(结节状和聚合性)和经 3 个月的全身抗生素联合局部治疗无效的痤疮的一线治疗方案	新指南建议异维 A 酸只能用于对适当抗生素和局部治疗反应欠佳的严重痤疮(结节状、聚合性);不应用作一线治疗
年龄	既往无年龄限制	不建议用于 12 岁以下儿童
监测	治疗前和使用最大剂量后 1 个月检测肝酶和血脂	基线水平检查同前;整个治疗过程第 1 个月和第 3 个月重复检测

的治疗。具体是否进行妊娠试验的评估和进一步治疗的决定权在于临床医师。可能存在的临床问题包括女性月经紊乱、因患者和(或)医护人员个人原因导致治疗缺乏连续性,或忘记进行相关检查。鉴于口服避孕药的潜在不良反应,坚持使用并非适用于所有患者,尤其对于性生活不活跃的患者。

美国在预防和监测妊娠方面采取了更为严格的方案。2005 年,美国食品药品管理局规定,所有用 Accutane®(口服异维 A 酸)的男性和女性患者必须在国家注册局注册"iPLEDGE",否则无法接受治疗。育龄妇女须在初次处方前提供两次阴性妊娠试验,每个月重复处方前出示新的阴性妊娠试验证明,并在整个治疗期间和治疗后 30d 使用两种避孕方式。他们必须在登记处记录避孕措施的使用情况。所有患者均需签署一份知情同意书,明确已意识到潜在的不良反应,包括抑郁和自杀倾向。

目前指南认为,异维 A 酸不应再用作一线治疗方案和(或)不适用于 12 岁以下患者。有许多文献建议异维 A 酸应用于严重痤疮和瘢痕痤疮,因此拒绝此方案应用于可能违背了最佳实践和循证实践的某些患者。该药已扩展应用于对替代治疗反应不太满意的轻症患者[557-561]。

欧洲指南建议异维 A 酸的起始剂量为 0.5 mg/(kg·d),并在耐受范围内滴定剂量。半衰期为 22h,生物利用度为 25%。异维 A 酸的吸收受脂肪存在的显著影响,药代动力学研究表明,与空腹状态相比,餐中或餐后服用,异维 A 酸的吸收可增加一倍[562]。因此,建议在服用该药的同时,进食脂肪性食物。因所需的脂肪摄入量很大,患者常不能摄入足够脂肪以优化吸收。一种新的脂质配方已应用于某些国家,这种药物的生物利用度不依赖于脂肪。

目前认为治疗疗程根据药物的剂量而不同。据估计,120～150mg/kg 的小剂量治疗可将治疗后的复发率降到最低[563]。然而,无药代动力学证据支持药物积累或剂量累积效应。最近研究表明,剂量应与药物的耐受性和临床反应相适应,并非所有患者需要先前推荐的累积剂量。应根据痤疮的初始临床等级评分调整治疗持续时间,使痤疮清除至少 90%,随后进行 4～8 周巩固治疗。

年龄、性别等人口统计因素和痤疮的持续时间,均影响反应和复发的速度。躯干部位泛发痤疮和(或)痤疮病程小于 7 年的男性患者,比面部轻度痤疮的女性患者,对治疗反应更差,更易复发。

目前已发表多项关于异维 A 酸不同给药方案的研究[473]。一项研究监测了四种不同剂量的给药方案,证明较低剂量对轻度至中度丘疹脓疱型痤疮有效,但与较低剂量或间歇性方案相比,1mg/(kg·d)的常规剂量更适用于更严重的痤疮。低剂量异维 A 酸已成功应用于成年人持续性和迟发性痤疮[564,565]。典型方法是 0.5mg/(kg·d),每 4 周服用 1 周,持续 6 个月。使用此方案可以清除 90%的痤疮[566],但极易复发。此外,部分患者无法接受轻度症状而依赖于小剂量治疗,并持续使用多年。目前尚不清楚这种方法是否导致长期的不良反应,应向患者重点解释,尽管迄今为止没有任何不良反应的报告,但这种方法并未收录于修订后的指南和当前的药品说明书。

痤疮的身体和心理严重程度将决定是否处方异维 A 酸。部分患者可能需要重复疗程的治疗。尚无重复疗程累积毒性的报告,尚未发现产生快速耐受。

尽管 ED 建议异维 A 酸不适用于 12 岁以下患者,但 0.5 mg/(kg·d)剂量已成功应用于对所有适当的局部或口服治疗无反应的新生儿或青少年痤疮患者[567,568,569]。如临床适应证充分,儿童痤疮患者应考虑口服异维 A 酸[570](见青春期前痤疮部分)。Apert 综合征是一种罕见的与骨骺和皮脂腺对雄激素过度反应有关的疾病,导致骨骺过早融合和痤疮。对口服异维 A 酸反应良好[571]。

异维 A 酸的不良反应

异维 A 酸有许多不良反应，但大多数是可以预测的，很少影响患者的治疗。表 90.25、表 90.26、表 90.27 和表 90.28 概述了潜在的不良反应和发生的相对风险。常见的黏膜皮肤不良反应是剂量依赖性的，可通过调整剂量和(或)定期使用润肤剂或人工泪液来控制。偶发维 A 酸性药物皮炎(图 90.63)、严重的维 A 酸性唇炎(图 90.64)或继发性金黄色葡萄球菌结膜炎(图 90.65)。需中效皮质类固醇软膏联合抗菌或口服抗葡萄球菌药物治疗，如氟氯西林和(或)外用 2% 莫匹罗星软膏[572]。致畸性是异维 A 酸最严重的潜在不良反应之一[573]。50%的孕妇自然流产，其余约一半的婴儿出生时患有心血管或骨骼畸形。

表 90.25 异维 A 酸不良反应：非常常见

不良反应类型	非常常见(≥1/10)
血液和淋巴系统	• 贫血
	• 红细胞沉降率升高
	• 血小板减少
	• 血小板增多
眼	• 眼睑炎
	• 结膜炎
	• 干眼
	• 眼睛刺激
肝胆	• 转氨酶升高
皮肤和皮下组织	• 唇炎
	• 皮炎
	• 干性皮肤
	• 局部脱屑
	• 瘙痒
	• 红斑
	• 皮肤脆弱
骨骼肌肉及结缔组织	• 关节痛
	• 肌肉痛
	• 背痛
检查	• 三酰甘油升高
	• 高密度脂蛋白降低

表 90.26 异维 A 酸不良反应：常见

不良反应类型	常见(≥1/100，<1/10)
血液和淋巴系统	• 中性粒细胞减少
神经系统	• 头痛
呼吸系统，胸和纵隔	• 鼻出血
	• 鼻干
	• 鼻咽炎
检查	• 血液胆固醇升高
	• 血糖升高
	• 血尿
	• 蛋白尿

表 90.27 异维 A 酸不良反应：少见

不良反应的类型	少见(≥1/1 万，<1/1000)
免疫系统	• 皮肤变态反应
	• 过敏反应
	• 超敏反应
精神	• 抑郁
	• 严重抑郁
	• 攻击倾向
	• 焦虑
	• 情绪改变
皮肤及皮下组织	• 脱发

表 90.28 异维 A 酸不良反应：非常罕见

不良反应的类型	非常罕见(≥1/1 万)
感染	• 革兰阳性(皮肤黏膜)细菌感染
血液和淋巴系统	• 淋巴结病
新陈代谢	• 糖尿病
	• 高尿酸血症
精神	• 异常行为
	• 精神障碍
	• 自杀观念
	• 自杀倾向
	• 自杀
神经系统	• 良性颅内高血压
	• 惊厥
	• 困倦
	• 头晕
眼	• 视物模糊
	• 白内障
	• 色盲
	• 隐形眼镜不耐受
	• 角膜混浊
	• 夜视降低
	• 角膜炎
	• 乳头水肿
	• 畏光
	• 视力障碍
耳	• 听力减退
血管	• 血管炎(即肉芽肿性血管炎、过敏性血管炎)
胃肠	• 结肠炎
	• 回肠炎
	• 咽喉干燥
	• 胃肠道出血

（续 表）

不良反应的类型	非常罕见(≥1/1 万)
	• 出血性腹泻
	• 炎症性肠病
	• 恶心
	• 胰腺炎
肝胆	• 肝炎
皮肤及皮下组织	• 暴发型痤疮
	• 重度痤疮(痤疮加剧)
	• 红斑(面部)
	• 发疹
	• 毛发疾病
	• 多毛症
	• 甲营养不良
	• 甲沟炎
	• 光敏反应
	• 化脓性肉芽肿
	• 皮肤色素沉着
	• 肿胀加重
肌肉骨骼和结缔组织	• 关节炎
	• 钙化(韧带和肌腱钙化)
	• 骨骺过早融合
	• 外生骨疣
	• 骨质增生
	• 骨质疏松
	• 肌腱炎
肾与泌尿系统	• 肾小球肾炎
	• 肉芽组织形成增加
	• 乏力
检查	• 肌酸磷酸激酶增加

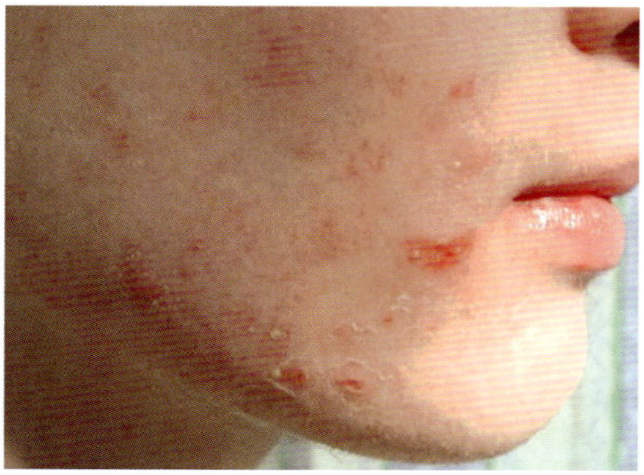

图 90.63 口服维 A 酸所致的维 A 酸性皮炎

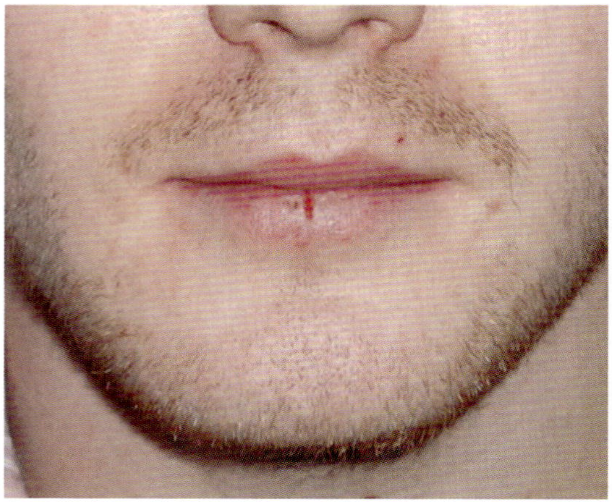

图 90.64 口服维 A 酸所致唇炎及下唇裂隙

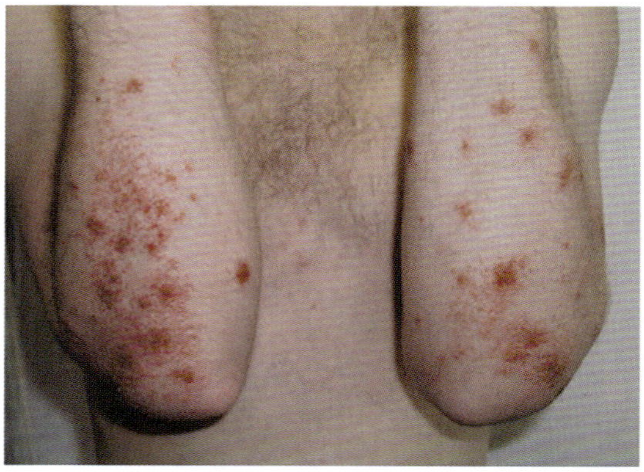

图 90.65 口服维 A 酸引起的金黄色葡萄球菌定植性盘状湿疹

包括抑郁在内的情绪变化在青少年中很常见，在接受异维 A 酸治疗的痤疮患者中也有报道。美国食品和药物管理局(FDA)的两项研究调查自发性不良反应[574,575]，发现在青少年人群中，抑郁症和自杀等精神疾病的发病率轻度增加或无增加。来自加拿大和英国的常规医疗数据库的研究[576]和随后的研究[577]均有类似结果。最近的一项交叉对照病例研究表明，口服异维 A 酸的痤疮患者(暴露组)抑郁症相对风险为 2.68(95% CI=1.03～3.89)[578]。根据相互矛盾的报告，临床医师被告知部分年轻易感患者可能出现一种罕见的特异反应，在异维 A 酸治疗期间引发情绪变化和临床抑郁症。建议每次复诊时对患者情绪变化和抑郁进行详细询问。若发现明显的抑郁症，需精神科会诊。部分男性患者攻击性增强，FDA 建议临床医师警惕这种潜在的不良反应。如有疑问，必须停药。

明显的系统性损害并不常见；头痛可能是良性颅

内压增高的早期症状，关节痛常见于经常大量运动的患者。严禁四环素(如多西环素和米诺环素)与异维A酸同时服用，因为这两种药物均可产生良性颅内高压[579]。

异维A酸治疗早期，约6%痤疮患者可急性加重，其中半数病例具有临床意义[580]。一旦出现，医师应通知患者，并及时予以治疗，因其可造成严重的生理和心理后遗症。痤疮炎症明显时，应予较低剂量的异维A酸[如0.5～1.0 mg/(kg·d)，持续2～3周]联合口服糖皮质激素治疗。诱发加剧的危险因素包括巨大粉刺和结节的存在[580]。应在异维A酸治疗开始前光灼烧法祛除巨大粉刺，治疗前需已局部麻醉药膏封闭敷裹[581](图90.66)。痤疮严重加剧时需口服泼尼松龙0.5～1.0 mg/(kg·d)，持续2～3周，随后6周逐渐减少剂量。异维A酸停用或减量。停药后，可以0.25 mg/(kg·d)重新缓慢给药，根据反应程度调整剂量。

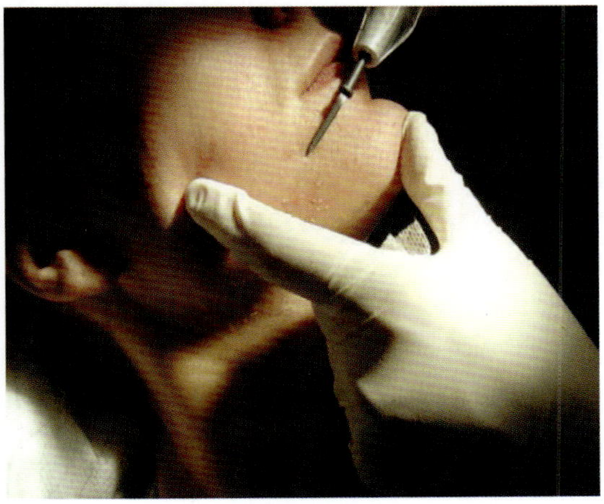

图 90.66 巨型粉刺的治疗

大量酒精摄入可降低异维A酸的疗效[582]。异维A酸由细胞色素酶P450代谢，乙醇诱导，酮康唑等药物抑制。因此，异维A酸与咪唑类抑菌药合用，可导致药物水平升高。水杨酸和吲哚美辛是对白蛋白具有高亲和力的酸性药物。若血液中治疗浓度较高，可取代与蛋白结合位点结合的异维A酸，导致未结合药物的浓度增加[583]。异维A酸可降低卡马西平血浆水平，因此异维A酸用于癫痫患者时，应密切监测卡马西平的血浆水平[584]。避免异维A酸与含维生素A的维生素补充剂同时服用，因为可能产生叠加毒性作用。

其他治疗痤疮的方法

局部治疗

其他局部治疗的疗效未经对照研究证实。

外用烟酰胺

外用4%的烟酰胺具有抗炎作用，不诱导痤疮丙酸杆菌耐药[585,586]。双盲研究表明，安慰剂的疗效尚可(32%～76%)[587]，但该药在治疗炎症性病变方面优于单独使用载体。4%烟酰胺凝胶的疗效与1%克林霉素凝胶相似[588]。

水杨酸

一项为期12周的随机对照试验表明，在治疗非炎症性和炎症性痤疮方面，2%水杨酸比酒精载体疗效更佳。

硫黄

长期以来，硫黄一直被用于治疗痤疮。它可引发粉刺，或溶解粉刺[591-593]。因具有特殊刺激性气味，很少使用。

类固醇类

一些局部制剂含有少量类固醇激素，其疗效尚缺乏证据。如丙酸氯倍他索等强效类固醇，每天两次，连续5d，可显著减轻活动性炎性结节的炎症[594]。

补充疗法

已发表数据表明传统“草药”特别是植物生物碱具有潜在治疗价值。截至目前，其临床疗效尚未确定[595]。随机对照试验系统回顾茶树油(TTO)对皮肤疾病(包括痤疮)的疗效，部分数据表明，TTO可能对痤疮有效，并建议进一步研究[596]。进一步研究探寻补充疗法治疗痤疮的经验证据，发现许多疗法理论上合理有效，但实际研究中效果欠佳。因此需进一步进行严格的试验以明确目前使用的痤疮补充疗法的疗效和不良反应[597]。最近绿茶治疗痤疮的疗效已得到评估[598]。标准药物的安全性和有效性有待进一步验证。

治疗活动性痤疮的设备和物理模式

有多种特殊形状的工具可用于去除巨型黑头粉刺(图90.67)，光烧灼祛除法可治疗巨大粉刺；白头粉刺常见，偶见黑头粉刺(直径达1.5mm)。氯痤疮也可改善[599,600]。需封闭敷裹局部麻醉剂。光烧灼剂量尽可能低，以减轻疼痛。目的是产生极低等级的热损伤。每个病灶的治疗需要几秒钟，几乎不形成瘢痕或炎症后色素沉着。此疗法治疗巨型粉刺比局部使用维A酸更有效[601]。

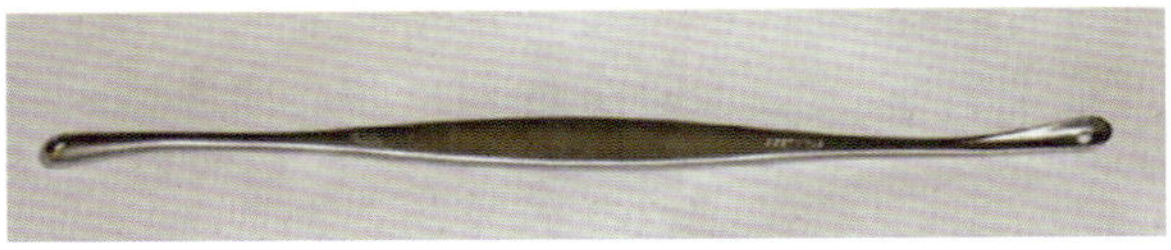

图 90.67 粉刺去除器

第8部分

可见光

一项研究发现红蓝光治疗轻中度脓疱性痤疮的疗效优于 BPO[395]。与对照组相比，蓝光减少炎症损害，减轻痤疮[602,603]。最近的一项对照研究表明，蓝光可使炎症病变改善 76%，仅略高于 BPO(60%)，表明光疗法的疗效并不明显[604]。不推荐采用蓝光治疗轻中度脓疱性痤疮。

激光和光动力疗法

过去几年来，激光和其他光学设备治疗痤疮越来越受到关注。光疗法通过靶向细菌产生的卟啉来破坏丙酸杆菌。可抑制一系列促炎细胞因子活性[605,606]。迄今为止，缺乏激光和光学仪器的治疗依据。已进行大量针对不同波长的随机对照试验，但结果相互矛盾。多数研究人数少，随访时间短，统计方法不标准，也未与用于治疗痤疮的常规疗法进行比较。结果评估标准变化大，使得比较和 meta 分析变得困难。

一项系统综述包含 16 项随机对照试验和 3 个对照研究，以评估激光、光源设备和光动力治疗痤疮的疗效，结果表明大多数光源设备可短期内改善炎性病变，光动力治疗与其疗效相当(可改善 68%，氨基酮戊酸，甲基化氨基酮戊酸和红光)[607]。尚无可靠证据表明激光或光动力疗法可治疗粉刺。

红外激光和安慰剂治疗的随机对照试验结果提示二者对痤疮疗效无明显差异，但可短期改善开放性粉刺或黑头[608]。随机对照试验针对亚洲女性对比强脉冲光和 BPO 疗效，最终发现二者均可改善痤疮，且无统计学差异[609]。一项小型随机对照试验，设定强脉冲光-光动力疗法组、强脉冲光疗法组、对照组[610]，所有受试者均在夜间使用浓度为 0.1% 的阿帕达林凝胶，结果显示，患者痤疮病灶的改善无显著差异，但光治疗组对粉刺的改善有统计学意义。但结果的置信区间大，反应样本量少，因此不能得出明确结论。在一项小型随机对照试验中，单一使用激光疗法中的 NLite® 激光(585 nm)12 周后，痤疮可改善 50%[611]。一项研究报道，口服异维 A 酸治疗失败的患者，经光动力治疗后完全缓解(长脉冲脉染料激光激活氨基酮戊酸)[612]。

光疗可引发疼痛、红斑、结痂、水肿、色素变化和脓疱。氨基酮戊酸或甲基化氨基酮戊酸盐治疗时，更易发生，常导致患者终止治疗。光动力疗法可永久破坏皮肤免疫功能所必需的皮脂细胞，涉及长期安全性。已证实局部氨基酮戊酸联合宽波可见光(550～700nm)可对皮脂腺产生急性损伤，导致治疗后长达 20 周的皮脂抑制；这与痤疮丙酸杆菌显著减少有关[613]。应告知患者现有证据，解释目前光学疗法未纳入痤疮的一线治疗，仍处于进一步研究阶段。

化学换肤

化学剥脱可促进脱屑，减少角质层细胞聚集及角质形成细胞堵塞，从而促进炎性内容物排出。剥离剂包括 α-羟基酸(乙醇酸)、水杨酸和三氯乙酸。其使用指南和相关证据已在日本一篇综述中描述[614]。最近一篇针对多种化学换肤治疗痤疮疗效的综述表明，粉刺平均减少 35%；但已发表的研究受到样本量和试验设计的限制[615]。目前缺乏化学换肤治疗痤疮的证据，但其相对安全，价格低廉，世界范围内许多皮肤科医师采用光化学剥脱法治疗粉刺、浅表瘢痕和色素沉着。

Resources

Further information

Nast A, Dréno B, Bettoli V, et al. European Evidence-based (S3) Guidelines for the Treatment of Acne. JEADV 2012;26(S1):1-29 http://onlinelibrary. wiley. com/ doi/10. 1111/j. 1468-3083. 2011. 04374. x/pdf

NICE clinical knowledge summary http://cks. nice. org. uk/acne-vulgaris

Primary Care Dermatology Society http://www. pcds. org. uk/

Thiboutot D, Gollnick, H, Bettoli V, et al. New insights into the management of acne-an update from the Global Alliance to Improve Outcomes in Acne Group. JAAD 2009; 60 (5): S1: S1-S50 http://www. sciencedirect. com/science/article/pii/S0190962209000826

Zouboulis C, Katsambas A, Klingman A. Pathogenesis and Treatment of Acne and Rosacea. Berlin: Springer: 2014.

All last accessed October 2015.

Patient resources

Acne Academy UK http://acneacademy. org/

Acne Patient Decision Aid (BMJ) http://sdm. rightcare. nhs. uk/pda/acne/

British Association of Dermatologists: patient information http://www. bad. org. uk/for-the-public/patient-information-leaflets

Embarrassing Bodies http://www. channel4em barrassingillnesses. com/

NHS Choices http://www.nhs.uk/Pages/HomePage.aspx

Talk Health http://www.talkhealthpartnership.com/

All last accessed October 2015.

暴发性痤疮

定义和术语

暴发性痤疮是一种主要见于青少年男性的罕见的严重破坏性痤疮。最常累及躯干，也可累及面部，还可表现为急性全身性症状。

> **同义名**
> - 暴发性痤疮
> - 恶性痤疮
> - 正弦暴发性痤疮（sine fulminans）

简介及概述

暴发性痤疮 1959 年首次被描述为伴有败血症的聚合性痤疮[616]。1975 年 Plewig 和 Kligman 将其与聚合性痤疮区分开来[617]，强调疾病的突发性和系统紊乱的严重性是其重要鉴别点。这种形式的痤疮罕见，其发病率可能因更有效和更早期的治疗而下降[618]。部分患者仅有严重痤疮而无全身性症状，与暴发性痤疮相似，被称为“正弦暴发性痤疮”（sine fulminans）[619]。

流行病学

年龄与性别

暴发性痤疮主要见于 13－22 岁的年轻白人男性[620]，仅少数见于女性[621]。

种族

与东亚裔患者相比，北欧裔患者痤疮发生的频率和严重程度明显更高[622,623]。

相关疾病

已发现暴发性痤疮与 SAPHO 综合征有关（参阅前述相关章节），表明其可能是由全身性炎性细胞因子血症引起。英夫利昔单抗已被用于治疗与 SAPHO 综合征相关的暴发性痤疮，支持了该观点[89]。

有克罗恩病伴发暴发性痤疮的报道，但这种关联的意义尚不清楚[624]。有且仅有 1 例关于一名 19 岁日本男性患者同时出现暴发性痤疮和溃疡性结肠炎的报告，提示两者之间的联系非常罕见[625]。在另一病例报告中，一名男性患者伴有类白血病反应并逐渐进展为眼后巩膜炎和腿部坏疽性脓皮病，提示其发病与自身免疫机制相关[626]。

PAPA 综合征和暴发性痤疮

PAPA 综合征定义于 1997 年；主要累及皮肤和关节，痤疮可表现为暴发性痤疮或聚合性痤疮。其易感基因为 CD2-结合蛋白 1（*CD2BP1*）基因。CD2BP1 蛋白与热蛋白的相互作用和蛋白相关突变可能会增加与热蛋白的结合能力，降低 IL-1β 通路和先天免疫抑制作用而导致自身炎症反应[627]。

病理生理学

暴发性痤疮的病理生理机制尚不清楚。可能与感染、遗传易感性和免疫因素相关。一种理论认为暴发性痤疮是一种复杂的自身免疫性疾病，系统应用糖皮质激素有效快速应答、γ-球蛋白水平升高、补体水平下降等都印证了这一观点。免疫复合物主要见于存在肌肉骨骼问题的患者。上述与自身炎症性疾病的关联产生一种假说，即先天免疫可能参与了暴发性痤疮的发病机制，如 IL-1 通路异常。

发病诱因

暴发性痤疮在年轻男性中最为常见，有证据表明这可能与血清睾酮升高有关[628]。青春期男性睾酮水平的生理性升高可以解释这种易感性。有报道称，接受高剂量睾酮治疗身高过高、克氏综合征和马方综合征的患者会出现暴发性痤疮[629-632]。另有一名因迟发性先天性肾上腺增生而导致雄激素过多的年轻男性患暴发性痤疮的病例[633]。

许多病例报告提到，合成代谢类固醇激素是暴发性痤疮的诱因[618,634-636]。作为睾酮激素的衍生物，合成代谢类固醇可导致皮脂腺肥大，皮脂分泌增加，进而导致痤疮丙酸杆菌密度增加[637]。

矛盾的是，另一个发病诱因是异维 A 酸的应用。部分轻度囊肿性痤疮患者会迅速进展为溃疡性和坏死性损害。在这些患者中，异维 A 酸的剂量通常为 0.5～1.0 mg/（kg · d），并且在病情恶化之前已进行了平均 3 周的治疗（1～7 周治疗）[618]。据 Kellet 等报道，两例由异维 A 酸诱发的急性暴发性痤疮患者中存在循环免疫复合物[638]。

病理学

致病微生物

部分患者出现镜下血尿、结节性红斑、皮肤试验中对痤疮丙酸杆菌抗原的应答反应增强以及皮内纯化蛋白衍生物的应答降低，均证实免疫反应异常。痤疮丙酸杆菌的皮肤试验显示出非常广泛的、即刻的和延迟的反应，其免疫组织学显示为Ⅲ型或Ⅳ型变态反应[639]。

异维 A 酸可在部分患者中引起暴发性痤疮的急性发作。解释这一现象的假说表明，异维 A 酸会导致毛囊皮脂腺导管上皮变脆，从而导致痤疮丙酸杆菌抗原和(或)痤疮丙酸杆菌趋化物大量暴露于免疫系统。在暴发性痤疮和结节性红斑的病例中，皮内注射痤疮丙酸杆菌生理盐水混悬液引起过度反应，提示在这种情况下，痤疮丙酸杆菌可能作为抗原发挥作用[638]。另一种理论认为，由基因决定的中性粒细胞活性改变/对化学诱导剂的高反应性可能导致痤疮丙酸杆菌的吞噬作用降低。作者认为痤疮丙酸杆菌的破坏导致中性粒细胞趋化性增加，这可能是患者在开始使用异维 A 酸治疗时发现病情暴发的原因。有研究表明，开始使用异维 A 酸后出现痤疮严重暴发的患者，可能是这种反应过度[640]。

遗传因素

遗传因素可能起一定作用，据报道在相同年龄出现相同临床表现的同卵双生双胞胎中出现了暴发性痤疮[641,642]。两个以暴发性痤疮为表现的双胞胎具有相同的人类白细胞抗原(HLA)表型[643]。已发现本病与 HLA-Cw6 基因遗传易感性相关[620]。由遗传决定的嗜中性粒细胞活性的变化也被认为是决定因素之一。

环境因素

据报道，感染是暴发性痤疮的发病诱因。一份病例报告表明，麻疹病毒感染 2 周后出现暴发性痤疮，表明该病毒可能触发炎症细胞因子的短暂释放，导致易感个体出现暴发性痤疮[644]。有文献报道暴发性痤疮样表现病例与 EB 病毒感染相关[645]。

临床表现

病史

大多数暴发性痤疮患者最初的 0.5～5 年(平均 2 年)表现为轻至中度痤疮，随后突然出现发热性溃疡性坏死性痤疮损害伴关节痛、发热及各种全身炎症征象和症状[618]。通常对抗生素治疗无反应。

临床表现

患者表现为大量的、炎性压痛和溃疡性结节，其上覆有出血性痂(图 90.68 和图 90.69)。这些病变主要分布于上胸部、背部和肩部[646]，可能表现为化脓性肉芽肿样病变。面部也可能被累及，病变迅速恶化导致溃疡并伴有坏死。粉刺样损害罕见。

大多数患者都有全身症状和体征，包括全身不适、关节痛、关节肿胀、多发性关节炎、肌肉痛、发热、厌食和体重减轻。显著的白细胞升高可能是白细胞增多症，患者也可表现为贫血(表 90.29)。

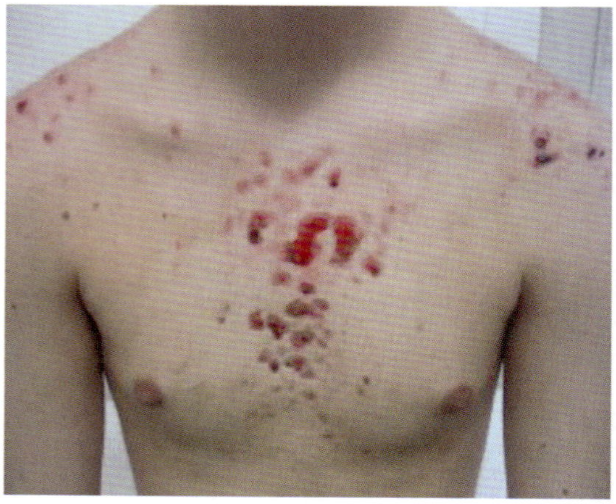

图 90.68 一名年轻男性暴发性痤疮患者

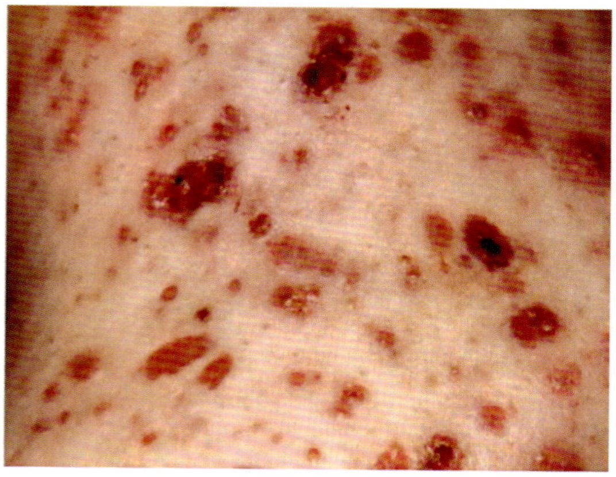

图 90.69 年轻男性暴发性痤疮患者背部的糜烂性皮损

表 90.29 暴发性痤疮的主要特征

性别	男性为主
年龄	13—22 岁
发病机制	不清楚
起病	急性和突发
部位	上胸部和背部，肩部，面部
临床表现	溃疡性病损覆盖血痂及愈合性瘢痕
实验室检查	白细胞增多，血沉增快，贫血、蛋白尿、镜下血尿
对常规抗生素治疗的反应	差
治疗的选择	系统使用糖皮质激素联合异维 A 酸

疼痛性脾肿大[647]、结节性红斑[648,649]、无菌性骨溶解引起的骨痛等临床表现也有报道[650]。骨骼受累很常见[651]，一项纳入了 24 例患者的系列研究显示，

48%患者 X 线检查发现溶骨性病变，67%显示放射性标记物吸收增加；25%表现为类似于骨髓炎的破坏性病变[651,652]。骨病变的好发部位包括前胸部，尤其是锁骨和胸骨，但也有踝关节、髋部和肱骨发生溶骨性病变的报道。骶神经炎也有描述。

临床变异

暴发性痤疮可能发生于 SAPHO 综合征，并被认为是这种自身炎症性疾病谱的一部分[653,654]。

鉴别诊断

主要的鉴别诊断是严重的聚合性痤疮(见下文)。后者见于男性和女性，起病较隐匿，而暴发性痤疮通常发病很急，且很少见于女性。聚合性痤疮患者的平均年龄偏大，且与暴发性痤疮患者相比，其病程长，进展更缓慢，且全身症状少见或罕见。粉刺性损害通常在聚合性痤疮中更为明显(表 90.30)。

表 90.30 暴发性痤疮与聚合性痤疮的鉴别诊断

	暴发性痤疮	聚合性痤疮
性别	男性	男性
年龄	青少年(13—16 岁)	20—25 岁
起病	突发	缓慢
部位	面部，颈部，胸部，背部	躯干和上肢，面部皮损少见
临床特征	出血性溃疡	结节，炎性囊肿，成簇的粉刺
全身症状	很常见	无

评估

暴发性痤疮常表现为一种严重的皮肤炎症过程伴多发全身症状和体征。

暴发性痤疮患者缺乏一致的实验室检验异常指标。血液、关节液和皮肤的细菌培养通常是无菌的。有案例报道在一例患有暴发性痤疮和溶骨性病变的患者中培养出痤疮丙酸杆菌[655]。这与另一份病例报告结果相反，该报告中，一名患有骨髓炎和暴发性痤疮的患者，尽管在受痤疮丙酸杆菌影响的骨骼中发现红色荧光[656]，但其骨骼培养痤疮丙酸杆菌结果呈阴性。异常的实验室检查结果可能包括血沉(ESR)增加，C 反应蛋白升高和血小板增多，伴有正色素性正细胞性贫血。特征在于，有时白细胞增多伴有相关类白血病反应。另有几篇报道在患者外周血中发现了 0.5%～1.5%的原始粒细胞、早幼粒细胞和中幼粒细胞[622,657]。也可能出现转氨酶升高、镜下血尿、蛋白尿和其他肾脏异常。在一些暴发性痤疮和结节性红斑患者中发现循环免疫复合物[648,656]。X 线片显示骨受累较常见且大约 50%患者有溶骨性病变，70%患者使用锝元素扫描时显示摄取增加。X 线片显示有 25%患者出现类似于骨髓炎的破坏性病变[658]。伴有骨破坏时，已经进行了骨活检以排除恶性肿瘤；组织学显示有且仅有嗜中性粒细胞和单核细胞浸润的反应性改变，肉芽组织可模仿骨髓炎表现。溶骨性病变患者血清碱性磷酸酶升高[659]。

并发症

骨质增生和骨硬化等影像学改变可能会持续存在，但很少出现与骨病变相关的症状和体征，且上述改变可随着治疗而消退。轻微的肌肉骨骼不适被认为是急性发作后的一种持续性症状。最常见的并发症是严重的毁容性瘢痕。

病程与预后

应用糖皮质激素和异维 A 酸有效治疗的患者预后非常好。复发性暴发性痤疮非常罕见[651]。糖皮质激素治疗减量时可能导致复发，但风险会随时间推移而降低，一年后很少见。

治疗

急性肌肉痛、关节痛和发热可通过口服水杨酸盐或非甾体类抗炎药和逐步进行体育锻炼来治疗。使用润肤油浸泡皮肤可去除痂皮，然后使用 2～3 周的强效糖皮质激素/抗菌霜。

一线治疗

口服泼尼松龙应作为一线治疗[0.5～1.0 mg/(kg·d)]，并在 2～3 个月后逐渐减量。小剂量口服异维 A 酸[0.25～0.5mg/(kg·d)]应在系统给予 3～4 周的糖皮质激素治疗后加用[660-662]或与糖皮质激素同时谨慎加用[663]，随后根据耐受性和临床疗效反应逐渐增加剂量。口服异维 A 酸应谨慎使用，因为据报道在某些患者中会诱发暴发性痤疮[664]。

替代疗法

研究表明，氯法齐明每次 200mg，每周 3 次可改善暴发性痤疮[665]。有文献报道，糖皮质激素静脉冲击联合异维 A 酸治疗一名 16 岁男性暴发性痤疮患者取得良好疗效[666]。异维 A 酸联合氨苯砜已被成功用于治疗暴发性痤疮合并结节性红斑[664]。系统糖皮质激素和硫唑嘌呤或环孢素的联合应用已被证明可避免糖皮质激素停药后的复发[647-670]。

部分暴发性痤疮病例基于自身炎症性疾病，使用生物制剂后部分患者病情改善，但对肌肉骨骼症状的改善并不明显，甚至出现皮肤问题恶化。表 90.31 列出了文献报道的系统性治疗方案。

表 90.31 暴发性痤疮的系统治疗

治疗推荐	病程/病例数	参考文献
泼尼松龙 0.5～1mg/(kg·d)，持续 4～6 周，后逐渐减量 第 4 周开始口服异维 A 酸，剂量为 0.5 mg/(kg·d)，逐渐增加应用至皮损清除	评估了 25 例治疗超过 25 年继续应用异维 A 酸至清除	[671]
小剂量/谨慎口服异维 A 酸。4 周后开始系统使用激素，剂量为 0.2～0.5 mg/(kg·d)	有些病例可能需要重复使用异维 A 酸	[672]
系统使用激素加上 0.5～1mg/(kg·d)的异维 A 酸	3～5 个月，缓解	[673]
口服泼尼松龙一线治疗[0.5～1.0mg/(kg·d)]，2～3 个月后逐渐减量	使用异维 A 酸直到皮损清除	[662]
系统使用激素治疗 3～4 周后谨慎使用小剂量口服异维 A 酸[0.25～0.5mg/(kg·d)]		
系统使用糖皮质激素加硫唑嘌呤	加用硫唑嘌呤数月后，激素不良反应缓解	[668]
异维 A 酸与氨苯砜联用	不需要激素，个案报告	[665]
英夫利昔单抗	自身炎症性疾病 SAPHO 伴发暴发性痤疮	[89]
系统使用激素加环孢素 A[5mg/(kg·d)]	环孢素避免了激素停药后的复发。个案报告，基于自身炎症性疾病 PAPA 的暴发性痤疮	[669]
系统性激素加氨苯砜 50～150mg/d	氨苯砜替代异维 A 酸。病例报道有效，如果是红斑则无规定剂量	[674]
每日初始泼尼松龙 60mg，随后加用异维 A 酸 30mg/d	个案报告	[670]
	环孢霉素在 4 个月后随着病损的消退而停用	
其次用环孢素 5 mg/kg 替代泼尼松龙	异维 A 酸 100mg/kg，持续 4 个月	
氯法齐明(每次 200mg，每周 3 次)已被证明可以改善暴发性痤疮	个案报告	[666]
0.5mg/(kg·d)异维 A 酸与 30 mg/d 泼尼松龙联合使用	泼尼松龙逐渐减量，1 个月或更长时间后停用	[663]

聚合性痤疮

定义

聚合性痤疮是一种罕见而严重的痤疮，其特征为多发且广泛的炎性丘疹、柔软结节和脓肿，通常合并形成有恶臭的窦道。多孔的、成簇的黑头粉刺是典型皮损，广泛的毁容性、肥厚性、萎缩性瘢痕也是其常见特征[675]。

概述

聚合性痤疮的病程呈慢性和持续性，其可在现有的丘疹脓疱型痤疮基础上发生，在痤疮稳定多年后以复发形式出现。病变通常发生于躯干和上肢，但常延伸至臀部。与暴发性痤疮相比，全身性症状多非特征。恶臭的窦道分泌物和明显的瘢痕常诱发心理障碍。

流行病学

聚合性痤疮是一种罕见疾病。

年龄与性别

聚合性痤疮常见于 20—30 岁，并可持续到 40 岁和 50 岁。男性比女性更多见。

种族

尚无研究表明聚合性痤疮患病率有种族差异。

相关疾病

聚合性痤疮可能在多种炎症性疾病的背景下发生。

化脓性汗腺炎。聚合性痤疮与化脓性汗腺炎(HS)有关，在这些病例中 HS 可广泛累及会阴和臀部[676]。HS 和脱发性毛囊炎也被认为与聚合性痤疮相关[677]，如有藏毛窦。

关节炎。聚合性痤疮和关节炎之间的关联很少，但在许多病例报告中已有报道[678-680]。脊柱关节炎与聚合性痤疮、HS 和头皮穿掘性毛囊炎相关性也有报道[681]。

坏疽性脓皮病。据报道聚合性痤疮与坏疽性脓皮病相关[682]。

许多自身炎性综合征引起的聚合性痤疮被认为是该综合征背景的一种可能的临床表现；详见第 49 章。

SAPHO 综合征：表现为滑膜炎、聚合性痤疮、脓疱病、骨肥大和骨髓炎[683]。

PAPA 综合征：伴有无菌性化脓性关节炎和坏疽性脓皮病的严重聚合性痤疮，已被报道作为包括银屑病、葡萄膜炎和炎症性肠病在内的一组相关的炎症性疾病的一部分[103]。

PASH 综合征：PAPA 综合征也与坏疽性脓皮病、聚合性痤疮、化脓性汗腺炎三联征有关，称为 PASH 综合征[684]。

PASS 综合征：一种新连锁表现被定义为 PASS 综合征，包括坏疽性脓皮病、聚合性痤疮、化脓性汗腺炎和血清反应阴性脊柱关节炎[685]。

病理生理学

聚合性痤疮的基本病因仍不清楚。

发病诱因

聚合性痤疮与暴发性痤疮一样，可由睾酮引起，也可由滥用合成代谢类固醇引起，偶尔在停用睾酮后发生[687]。虽然罕见，但应告知患者这种风险。聚合性痤疮也可能发生在雄激素分泌性肿瘤中，也被报道发生在暴露于芳香烃或摄入卤素之后（见职业性痤疮）。

致病微生物

尚未发现聚合性痤疮病理生理学相关的致病微生物。革兰阳性细菌通常发现于继发感染的活动性皮损中。在免疫功能正常的宿主中，Ⅰ型龟分枝杆菌感染症状类似于聚合性痤疮[687]。

遗传因素

据报道，家族性病例与位于染色体 15q24-26 的 IL-16 和*CRABPI* 基因区域有关联[688]。染色体缺陷的 XYY 核型的克氏综合征被认为不伴有严重痤疮；但有文献报道了 1 例罕见的克氏综合征伴聚合性痤疮的患者[689]。PAPA 综合征已被定位于 15 号染色体的长臂，这表明具有不同临床表现的 PAPA 综合征个体可能具有相同的遗传病原学[688]。

聚合性痤疮与特定 HLA 表型的相关性已有研究，但在一个 65 例聚合性痤疮患者队列研究中发现其抗原频率正常。对一组同时患有 HS 和聚合性痤疮的患者进行深入研究表明：6 例患者中有 4 例有交叉反应性抗原，且所有患者均存在 HLA-DRw4[690]。PAPA 综合征最初是在具有常染色体显性遗传的三代家族中首次报道的。

环境因素

接触卤代芳香烃或摄入卤素（见职业性痤疮）。

临床表现

病史

聚合性痤疮（图 90.70）可发生于已消退数年的寻常型痤疮基础上，通常起病隐匿且病程持续。多见于男性。活动性炎症病变可能持续多年，常至 40 岁。皮损愈合缓慢，并伴有明显的不适感和毁容性瘢痕。抗菌治疗通常无效。

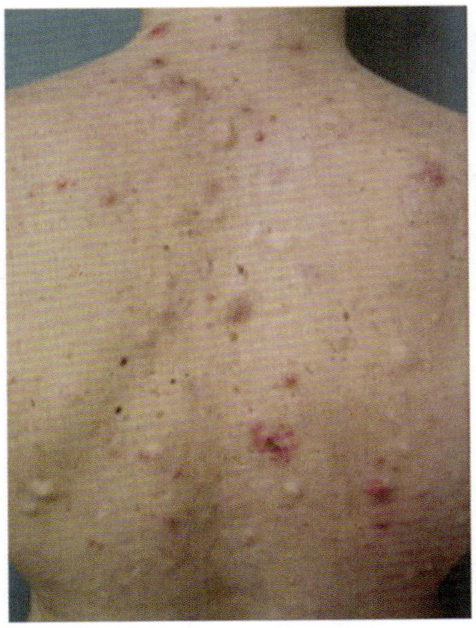

图 90.70 背部聚合性痤疮包括多发炎性病损、粉刺、囊肿和瘢痕

临床表现

聚合性痤疮患者可表现为多发性群集性粉刺（图 90.71），明显的炎性丘疹、脓疱、软性结节、相互贯通的脓肿和窦道。结节特征性增大，结节下可发展为深溃疡，结节间相互贯通并产生引流性窦道（图 90.72）。常见增生性和萎缩性瘢痕（表 90.32）。

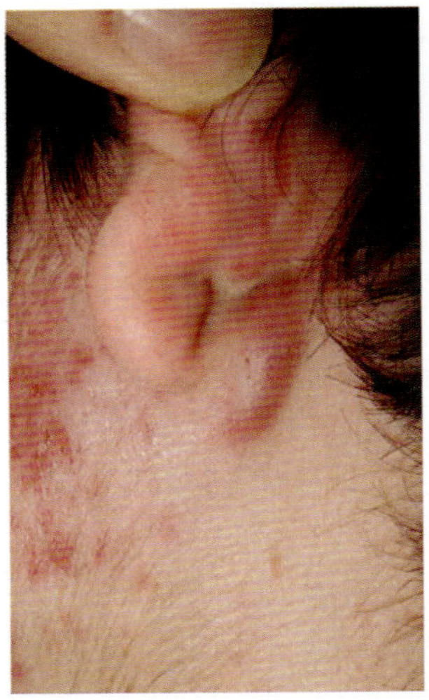

图 90.71 聚合性痤疮患者表现为群集性粉刺和深部炎性病变

第8部分

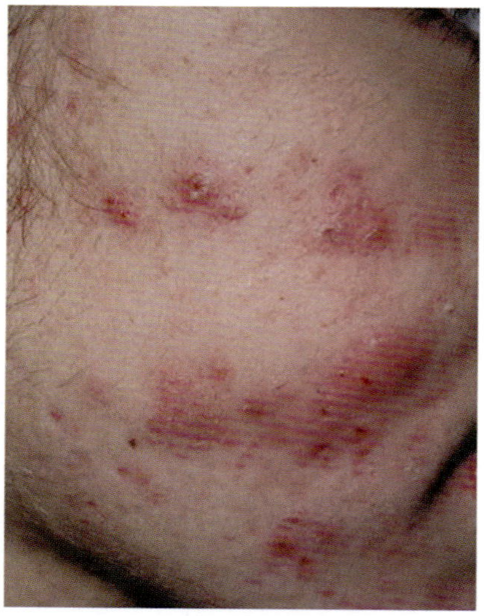

图 90.72　聚合性痤疮患者表现为脓肿和相互贯通的窦道

表 90.32　聚合性痤疮的主要特征

性别	男性比女性更易发生
年龄	18—30 岁
发病机制	不清楚
发病	可能是隐匿性发作，原有慢性痤疮背景，或现有炎症性痤疮的急性恶化
部位	面部、躯干和四肢延伸到臀部
临床表现	深部炎性病变，脓肿和囊肿，引起穿通性窦道
	多孔成簇状粉刺和明显瘢痕
实验室检查	革兰阳性细菌产生继发性感染
对常规抗生素治疗的反应	差
治疗选择	口服异维 A 酸和系统使用糖皮质激素减轻炎症
	系统使用抗生素治疗继发性感染和减轻炎症

临床变异

如前所述，聚合性痤疮可能是多种自身炎症性疾病的组成部分或是一种独特的临床症状。

鉴别诊断

主要与严重的炎症性痤疮或暴发性痤疮鉴别。后者起病急，且在女性中少见。与全身症状较少的暴发性痤疮患者相比，聚合性痤疮患者的平均年龄偏大，并且是一个长期的慢性过程（参见暴发性痤疮章节；见表 90.30）。聚合性痤疮患者粉刺性皮损更为鲜红，常呈特征性群集性分布。严重的寻常型痤疮、职业性痤疮和药物性痤疮也应列入鉴别诊断。

严重程度分类

聚合性痤疮通常表现为一种严重的皮肤炎症过程，伴有显著瘢痕，导致多数患者毁容。由疾病过程导致的社会心理后遗症和瘢痕非常普遍[691]。

病程与预后

该病病程隐匿、慢性。明显的瘢痕、不适感和炎症病变相关的恶臭可引发显著的社会心理缺陷。

评估

没有发现聚合性痤疮患者有一致的实验室异常。皮肤的细菌培养通常为无菌，但某些病例会继发革兰阳性细菌感染。在有恶臭的情况下，细菌培养并使用适当的抗生素可能会有帮助。IgA 丙种球蛋白病见于脓皮病和聚合性痤疮患者[692]。

并发症

最常见的并发症是广泛性和毁容性瘢痕。常见包括焦虑和抑郁在内的社会心理障碍。有报道称，聚合性痤疮患者会发生肾淀粉样变性[693]。聚合性痤疮患者引起的慢性瘢痕有恶性肿瘤的报道。

治疗

本病的治疗具有挑战性。治疗目的是通过使用适当的止痛药和抗菌洗剂以及必要的抗生素，以减少不适感和恶臭。治疗的另一目的是通过减少与瘢痕相关的炎症来预防并发症。大结节可以进行抽吸并局部注射曲安奈德，冷冻治疗可能有效[694]。广泛手术切除相互贯通的结节和开放的窦道也证明有效[695]。有报道称激光治疗和现代体外放射治疗有效[696,697]。药物和手术治疗相结合可控制难治性皮损[698]。近期报道表明，一些新型生物制剂可能对这种具有挑战性的疾病有效。

一线治疗

可选择口服异维 A 酸[0.5～1mg/(kg·d)]持续治疗 4～6 个月[618,699]。异维 A 酸可能需要与口服抗生素，如红霉素或甲氧苄啶联合使用。同时系统应用糖皮质激素，如泼尼松龙，1mg/(kg·d)，持续 2～4 周，有助于在发病初期和急性加重期间歇发作时控制炎症[700]。脓肿和窦道可手术切开[675,698]。点阵激光可改善术后瘢痕的形成[696]。

二线治疗

四环素类抗生素常用于减少炎症，但多无效。使用氨苯砜也取得了一定的成功[698]。

替代疗法

治疗聚合性痤疮的替代方案包括长期大剂量抗生素、氨苯砜联合异维 A 酸[701]、环孢素和（或）秋水仙碱联合外用维 A 酸和抗菌治疗[698]。一例病例报道证实，二氧化碳激光联合维 A 酸治疗对开放囊肿和防止出现新病变有效[696]。此外，英夫利昔单抗，一种抗肿瘤坏死因子抑制药，对个别患者有效[685,702,703]，依那西普[704,705]和阿达木单抗[706]也有效。其他病例报告显示电子束疗法可改善病情[684,697]。很少有临床试验评估这种难治性疾病的治疗方法，一项小型试验研究表明，使用 5% 氨基酮戊酸和红光的光动力疗法可作为控制疗法[707]。文献报道的聚合性痤疮的潜在治疗方法见表 90.33。

表 90.33 聚合性痤疮的治疗方案

病例数	治疗方案	治疗疗程/结局	参考文献
	口服异维 A 酸[0.5～1mg/(kg · d)]4～6 个月。有或无应用系统性激素	减少部分炎症性皮损并更好地控制疾病但有些不能清除	[708,709]
一名患者	依那西普	成功治疗	[704]
64 岁男性	英夫利昔单抗 3mg/kg。第 0、2 和 6 周，交替几个月之后。异维 A 酸 0.8mg/(kg · d)联合英夫利昔单抗治疗先前单药控制失败的聚合性痤疮	在第 6 周病损减少 6 周之后无新发皮损 异维 A 酸逐渐减量 英夫利昔单抗维持治疗	[702]
	输注英夫利昔单抗	英夫利昔单抗成功治疗痤疮	[703]
	用 CO_2 激光汽化覆盖的囊壁，外用维 A 酸	激光改善临床症状，维 A 酸维持治疗	[710]
	异维 A 酸和氨苯砜	获得成功的治疗	[711]
53 岁男性	2 周内进行 8 次电子束放射治疗，定位于双颊下颌骨	放射治疗 3 周后，囊肿缩小，无渗液，疼痛减轻，自尊心增强	[697]
1 名男性	输注英夫利昔单抗	所有皮肤病和风湿病的表现在使用英夫利昔单抗后消退。先前使用依那西普失败	[685]
	白介素-1β 阻滞		
18 岁男性	阿达木单抗 80mg 负荷剂量，然后 40mg，每月两次	结节性病变的大小和炎症程度在 4 周时明显减少，在第 12 周时结节病变完全消失	[684] [710]
42 岁男性	依那西普 25mg，每周 2 次；异维 A 酸每周 20mg，持续 3 个月。依那西普逐渐减少至每周一次，持续 1 个月；后每间隔 1 周一次持续 2 个月；异维 A 酸减少至每天 10mg	减少病损和疾病的活动度	[712]

组织病理学

窦道引流是聚合性痤疮的特征。组织学上，由复杂的、上皮化的导管组成，其与皮肤表面多处相通。引流窦道内含有角质细胞、毛发、细菌、血清、炎性细胞和上皮样肉芽肿[713]。

职业性痤疮

定义和术语

职业性痤疮是一组疾病，其特征在于，暴露于职业病原体(大多数情况下是化学化合物)后，之前痤疮的非易感性患者中会形成痤疮样病变。

同义名

- 化学性痤疮
- 职业性痤疮
- 氯痤疮

概述

环境污染可以引起痤疮样皮损，类似于痤疮，1887 年由冯 · 贝特曼(Von Bettman)首次提出，随后 1899 年由赫克斯海默(Herxheimer)再次描述[714]。

赫克斯海默认为这种疾病是由暴露于氯所致，因此根据其临床特征与寻常性痤疮相似称之为“氯痤疮”。职业性痤疮可由多种环境因素引起，分为中毒性痤疮/化妆品痤疮、热带性痤疮/水合性痤疮、油性痤疮/润发油痤疮、煤焦油痤疮、去污剂性痤疮和氯痤疮[715-717]（表 90.34）。

表 90.34　职业性和环境性痤疮的鉴别诊断

	病因	部位	病损
中毒性痤疮/化妆品性痤疮	化妆品	面部	闭合性粉刺
热带痤疮/水合痤疮	热/湿度	背部，颈部，臀部，近端四肢	结节、囊肿
油性痤疮/润发油痤疮	油	手臂、大腿、臀部	红斑丘疹、脓疱
洗涤剂性痤疮	碱性肥皂、洗涤剂	手，面部	红斑丘疹、脓疱
煤焦油性痤疮	焦油/沥青	暴露的面部区域，颧部	开放性粉刺
氯痤疮	多卤化有机（芳香族）化合物	颧部、耳后、下颌	黑头粉刺，稻草色囊肿（0.1～1cm）

修改自 McDonnell 和 Taylor 2000[718] 版权归施普林格所有。

氯痤疮由某些含有萘、联苯和酚（除草剂和除草剂中间体）的多卤烃类有机（芳香族）化合物引起，这些化合物被认为是引起全身中毒最敏感的指标之一[718]（框图 90.7）。

框图 90.7　诱发氯痤疮的化学物质

多卤化的萘类[a]
- 多氯萘类
- 多溴萘类[b,c]

多卤化的联苯
- 多氯联苯（PCB）
- 多溴联苯
- 多卤二苯并呋喃[a]

(a)多氯二苯并呋喃，尤其是三-，四-，五-，六氯二苯并呋喃
(b)多溴二苯并呋喃，尤其是四溴二苯并呋喃

多氯酚类化合物污染物，尤其是除草剂（2,4,5-三氯酚和五氯酚）和除草剂中间体（2,4,5-三氯酚）
- 2,3,7,8-四氯二苯并-对-二噁英（TCDD）
- 六氯二噁英
- 四氯二苯并呋喃

3,4-二氯苯胺及相关除草剂污染物
- 3,4,3′,4′-四氯氧化偶氮苯
- 3,4,3′,4′-四氯偶氮苯

其他
- 二氢三氟甲基联苯吡唑硫酮
- 1，2，3，4-四氯苯（试验的）
- 敌草腈（除草剂、临床的）
- 天然的二氯二苯三氯乙烷[c]

[a]可能作为污染物出现在某些多氯联苯中
[b]在某些 PBBs 中可能作为污染物出现
[c]未被确认为氯痤疮原

二噁英是卤代芳香烃的一个大家族，是氯痤疮中最强效的环境氯痤疮原。该组中最有效的环境氯痤疮原是 2,3,7,8-四氯二苯并-对-二噁英（TCDD）[719]。氯痤疮原在结构上相似，含有两个苯环，其中卤素原子占据至少三个侧环位置（75 个同分异构体）。

流行病学

大多数氯痤疮病例是由于职业性和非职业性暴露所致。非职业性氯痤疮的主要原因是工业废物和食品污染。皮肤科医师 K. H. Schulz 和 J. Kimmig 与德国汉堡化学家 G. Sorge 的合作研究发现，二噁英是职业性痤疮的诱发物，化学家调查了一家化工厂的非典型痤疮患者[720]。

从那以后，相继发生了几起由职业暴露或食品污染引起的重大事故。据报道，第二次世界大战后，工业大爆炸引发了几起大规模的二噁英中毒事件（德国的路德维希港；荷兰的阿姆斯特丹；意大利的塞韦索），据报道，每次都有 100 多名受害者[716,721-723]（表 90.35）。

迄今为止，通过浸入受污染的机油发生了两次大规模的中毒事件，1968 年日本九州福冈县的“Yusho”和 1979 年中国台湾彰化的“Yu-Cheng”。这两个术语均指“油综合征”[716,724]（表 90.36）。越南战争（1962—1971）期间，“Agent Orange”（含有被二噁恶英污染的苯氧基除草剂）诱发的氯痤疮在越南平民和美国士兵中的实际患病率尚不清楚[725]。最近一次引起轰动的氯痤疮事件的报道是 2004 年 12 月下旬乌克兰前总统维克托 • 尤先科（Viktor Yushchenko）的 TCDD 中毒事件[726]。

表 90.35 战后历史上的二噁英大事故

暴发时间	国家/城市（参考文献）	已登记的受害人数	污染物	事件	长期随访的氯痤疮患病率（调查年）
1953	德国/路德维希港（Zober *et al*. 1990[721]）	248	TCP/TCDD	化学反应器中产生的TCP副产物的泄漏	10.1%（1989）
1963	荷兰/阿姆斯特丹（Dalderup 和 Zellenrath 1983[722]）	145	TCDD	一家生产植物保护剂的工厂发生爆炸	48.9%（1983）
1976	意大利/塞韦索（Pesatori et al，2003[723]）	193[a]	TCP/TCDD	TCP 反应堆爆炸	1/193（1989）

修改自 Ju 等 2012[716] 版权归爱思唯尔所有。

[a]193 例检出氯痤疮（170 例小于 15 岁）。

TCDD，2，3，7，8-四氯二苯并-对-二噁英；TCP，三氯酚。

表 90.36 战后历史上通过食用油污染所致的大规模中毒

暴发时间	国家/城市（引用）	已登记的受害人数	污染物	事件	长期随访的氯痤疮患病率（调查年）
1968	日本/九州（福冈，长崎）（吉村 2003[724]）	1684	PCB/PCDF	米糠油中 PCB 污染	7.8%（1993）
1979	中国台湾/彰化，台中（Lü 和 Wu 1985[725]）	2061	PCB	米糠油中 PCB 污染	17%（1993）

修改自 Ju 等 2012[716] 版权归爱思唯尔所有。

PCB，多氯联苯；PCDD，二苯并呋喃。

相关疾病

由于多氯联苯具有广泛而长期的发育和神经毒性、激素和免疫破坏以及致癌性，2004 年始生效的《持久性有机污染物斯德哥尔摩公约》禁止生产多氯联苯。

临床表现

氯痤疮的诊断依据为氯痤疮致病物质接触史、特征性临床表现，如急性发生的粉刺、丘疹、结节、囊肿以及瘢痕，特别是检测到高血清浓度的氯痤疮致病原（见图 90.16）。有氯痤疮致病物质暴露史，逐渐出现粉刺、丘疹、结节和囊肿，随后出现瘢痕、皮肤干燥和油脂生成减少，以及高血清浓度的氯痤疮致病原（表 90.37）可用于氯痤疮与寻常痤疮的鉴别。

检查

由于血清中氯痤疮致病物质的评估只能在专门的实验室进行，而二噁英的血清滴定度通常在正常范围内，因此组织病理学变化也为氯痤疮的诊断提供重要线索[726,727]如下：

- 表皮增生。
- 毛囊增生——由角质化的表皮细胞替代。
- 皮脂腺消失，被角质化的表皮细胞替代。
- 皮脂腺完全内陷后结构小时。其余的皮脂细胞正常。皮脂腺的退化是由于皮脂细胞的补充中断。

表 90.37 氯痤疮与寻常痤疮的鉴别特征

临床症状	氯痤疮	寻常痤疮
常见年龄	任何年龄	青少年
粉刺	许多（基本皮损）	有
炎性丘疹和囊肿	不常见	常见
稻草色囊肿	特异性	罕见
一过性粉刺	特征性	罕见
耳后受累	常见	不常见
鼻部受累	常无	受累
相关的全身性表现	常见	罕见

修改自 McDonnell 和 Taylor 2000[718] 版权归斯普林格所有。

治疗

治疗的目的是降低或消除早期中毒阶段在体内蓄积的二噁英，例如通过使用二噁英类螯合物质，如合成膳食脂肪替代品。在当前工业全球化的浪潮中，应认真考虑二噁英的污染问题及其对健康的潜在危害。治疗如下：

- 奥利斯特拉薯片［Pringles® 无脂薯片，10g 奥利斯特拉（Olestra）/28g 薯片］超过 38d，使用五种不同剂量的治疗方案(每天 15～66g 奥利斯特拉 Olestra)持续 7d[726]。
- 外用维 A 酸 1 年以上。

青春期前痤疮

定义和术语

青春期前出现痤疮较少见。用于青春期前儿童痤疮的描述性术语一般基于年龄,包括新生儿、婴儿、儿童期和青春期前或者青少年痤疮。儿童痤疮的最新专家共识依据年龄分为五类,即新生儿、婴儿、儿童期、青春期前和青少年。但青春期前和青春期按年龄划分有一定难度;本文采用青春期前痤疮这个术语。

同义名
- 新生儿痤疮
- 婴儿痤疮
- 童年痤疮

概述

青春期前痤疮包括许多临床表现并可能被误诊。通过年龄来确定儿童痤疮并非必须,男性化儿童接受治疗可能存在风险,并应重点依据病史和检查明确潜在的激素异常,排除肾上腺或性腺肿瘤。

可供选择的治疗方法很多,但部分用于治疗成人痤疮的药物禁用于儿童[729]。

流行病学

发病率

新生儿痤疮表现为少量粉刺,可累及多达 20%的新生儿;但这些数据可能被高估,因为其可能包括伪装成新生儿痤疮的丘疹性脓疱病[730]。最广为人知的是新生儿头部脓疱病,是一种由马拉色菌引起的痤疮样皮损(图 90.73)[731]。

婴儿期、儿童期痤疮:婴儿痤疮比新生儿痤疮更少见,儿童期痤疮非常罕见[732,733]。

青春期前痤疮:青春期前痤疮被定义为在青春期之前出现的痤疮。据报道女性青春期前痤疮的发病率为 60%～71.3%[16]。面中部分布的痤疮与预后不良相关(图 90.74)。

年龄和性别

基于最新共识[569],青春期前痤疮依据年龄进行分类,如表 90.38 所示。

新生儿痤疮:新生儿痤疮发生于出生后 35d 以内的新生儿。新生儿痤疮在从出生到 4—6 周龄在男孩中更为常见(5:1)[734-737]。

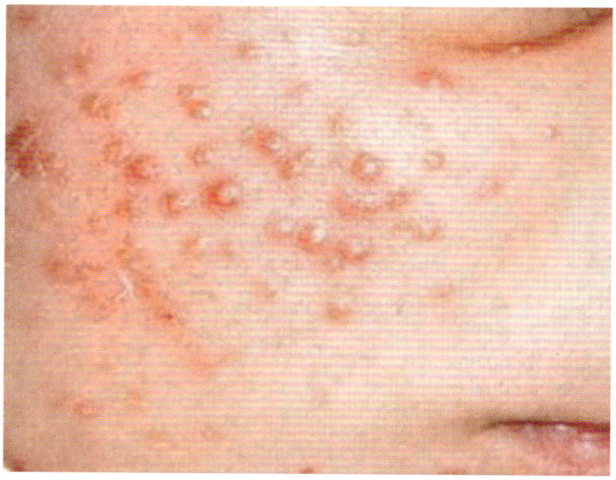

图 90.73 新生儿头部脓疱病

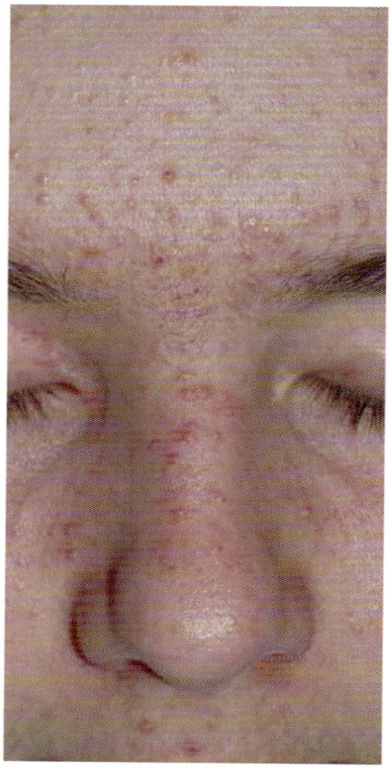

图 90.74 面中部痤疮与预后不良相关

表 90.38 根据年龄定义的青春期前痤疮

痤疮的描述	发病的年龄
新生儿	出生 4—6 周
婴儿	6 周至 1 岁
童年中期	1—7 岁
青春期前的青少年	7—12 岁或女孩初潮
青少年	女孩月经初潮后 12—19 岁

婴儿期痤疮。通常出现在 3 到 12 个月之间，但也可能在 16 个月后发生[738]。以男性多见[732]（图 90.75）。

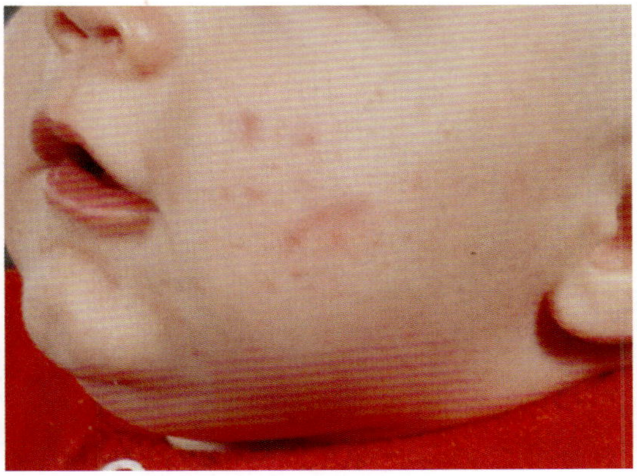

图 90.75 面颊部新生儿痤疮（由英国诺丁汉皇后医疗中心 J. Ravenscroft 博士提供）

儿童期痤疮。发病年龄为 1—7 岁。

青春期前痤疮。出现在真正的青春期之前。肾上腺功能初现代表肾上腺成熟并产生肾上腺素并增加肾上腺网状带的反馈，增加促进胆固醇合成雄激素的酶的获取。肾上腺功能初现发生在女性的年龄为 6—7 岁，男性为 7—8 岁。青春期前痤疮可能发生在 7—11 岁[735、736]。但其因青春期开始的年龄不同而有所不同。女孩在 8 岁时就可能出现痤疮。

种族

缺乏青春期前痤疮种族差异性的比较研究，但青春期发生的差异可能会影响发病年龄。白人女孩青春期的平均年龄是 10.2 岁而非裔美国人则为 9.6 岁[739]。

相关疾病

青春期前痤疮可能与潜在的内分泌疾病和雄性化肿瘤有关。已有儿童 SAPHO 综合征的报道。伯尔尼和苏黎世大学儿童医院在随访中发现，80%的儿童 SAPHO 患者伴有慢性皮肤病变，文献报道 260 例，其中 25%患有炎症性皮肤病，6%表现为严重痤疮[740]。包括特纳综合征在内的其他疾病不伴痤疮或仅有非常轻度痤疮[741]。这些患者外周血雄激素的产生似乎有所减少，常规激素替代疗法进一步降低了睾酮和双氢睾酮的水平，这可以解释特纳综合征中为何没有中至重度痤疮。

病理生理学

新生儿痤疮的发病机制尚不明确，但与来自男性睾丸的新生雄激素和来自男性女性的肾上腺素刺激皮脂腺过度活跃有关[742]。母源性雄激素经胎盘转移以及新生儿肾上腺的过度活跃导致脱氢表雄酮和硫酸脱氢表雄酮产生增加。在新生儿期和大约 1 岁后，肾上腺分泌雄激素。这种现象在儿童中期（约 7 岁时）重新开始，网状带再次产生雄激素。

从出生到 6—12 个月，促黄体激素达青春期水平；在男孩中，由于高水平的促黄体生成素刺激睾酮产生增加。这可以解释为何男性新生儿痤疮发病率较高[743]。皮脂分泌最初几个月会增加，大约 6 个月左右恢复正常。

婴儿痤疮的病因学也尚不明确。类似于新生儿痤疮，它可能与患儿肾上腺产生的雄激素水平以及男孩的睾丸产生的雄激素增加有关。来自肾上腺的脱氢表雄酮刺激皮脂分泌直至一岁或至脱氢表雄酮下降 6～12 个月[732]。

在肾上腺素功能出现时，雄激素脱氢表雄酮和肾上腺的脱氢表雄酮分泌开始增加，导致雄激素介导的皮脂分泌产生。据报道，与对照组相比，青春期前患有痤疮的女孩，脱氢表雄酮水平明显升高[16、744]。性腺分泌的雄激素在此阶段非常低。面中部出现的粉刺型痤疮被认为是痤疮严重程度的预测指标[745]。

急性起病，特别是 1—7 岁伴随男性化出现的持续或严重的痤疮，提示潜在的内分泌失调的可能性增加。据报道，婴儿痤疮可作为肾上腺皮质肿瘤最开始出现的体征之一，见于一名伴有生长迅速及男性化体征的 23 个月大男孩[746]。在女性中，卵巢雄激素分泌过多与多囊卵巢综合征有关，但很少与良恶性卵巢肿瘤有关[747]。男性顽固或严重痤疮可能是非典型先天性肾上腺皮质增生的表现之一[748]。

应采用有重点的病史和检查，进行关于生长迅速、性早熟、多毛或其他雄激素过多症的相关检查，应考虑转诊至儿科内分泌科医师。框图 90.8 概述了建议的方法。

框图 90.8 青春期前痤疮除外内分泌病的检验和检查

病史和检查

- 女孩月经初潮的年龄
- 坦纳期（Tanner stage）
- 末期（女孩乳晕下方可触及的乳房组织，男孩睾丸增大）
- 青春期开始（阴毛的存在）
- 生长曲线表
- 身高、体重、体重指数
- 骨龄（左手和手腕 X 射线测量，适用于生长参数高的人）

内分泌引起

- 游离和总睾酮
- 脱氢表雄酮，促黄体生成素，促卵泡激素
- 催乳激素
- 17-羟基孕酮（排除先天性肾上腺增生）

诱因

见寻常型痤疮。

致病微生物

痤疮的病理生理学与痤疮丙酸杆菌有关(详见寻常性痤疮病理生理学部分)。

皮脂产生开始会触发痤疮丙酸杆菌的扩散，痤疮患儿比未患痤疮的儿童更早出现这种情况[749]。

部分新生儿头部脓疱病病例，其临床表现和糠秕马拉色菌、合轴马拉色菌及其他菌属有关[750]，但与其他菌种无关[751]。

遗传学

详见寻常型痤疮遗传部分。

环境因素

某些已确诊的药物性痤疮患者可能与青春期前痤疮有关。母亲摄入苯妥英钠与痤疮相关[752]。接触某些物质包括油性润肤剂、发胶、局部闭塞性药物，以及芳香烃类和卤素化合物等，可能是发病诱因。

临床特征

在新生儿期，痤疮可能在出生时或出生后最多2～8d出现[753]。这是一个自限性的良性过程，通常不会遗留瘢痕。

婴儿痤疮比新生儿痤疮更少见，但常被误诊[754]。新生儿痤疮典型表现在6个月后出现，且大多数病例在5岁之前就会消失，但偶尔有些会持续到青春期[743]。兄弟姐妹患有婴儿痤疮病史的患者需要引起注意，有严重痤疮家族病史的并不少见[755]。

在1—7岁出现的儿童中期痤疮极为罕见。新生儿肾上腺在1岁左右停止产生雄激素，直到7岁左右出现肾上腺功能初现。如前所述，如果在这个年龄段出现痤疮应排除高雄激素血症所致。

临床表现

新生儿痤疮。在出生时或出生后不久出现的红斑丘疹性损害，通常分布于面颊部、下颌和前额(图90.76)。皮疹可扩散至颈部、头皮和躯干上部。

婴儿痤疮。发病时间晚于新生儿痤疮，发生于3至16个月大。面颊中央常受累[754]，表现为炎性丘疹、脓疱以及开放性和闭合性粉刺。与新生儿痤疮相比，皮损通常更为广泛[755]。

一专科中心对29例婴幼儿/青少年痤疮患者进行的为期25年[755]的研究提示，中位发病年龄为9个月；轻度为24%、中度为62%、重度为14%。59%的患儿痤疮有明显炎症。5名患儿(17%)遗留了瘢痕。

发生于婴儿的聚合性痤疮可引起严重炎症性囊性病变，形成窦道以及明显瘢痕[729](图90.77)。

儿童痤疮。在儿童期出现的痤疮应高度怀疑雄激素分泌过多。

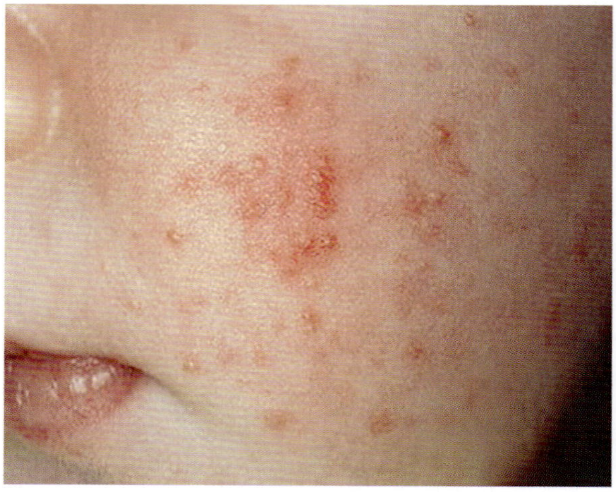

图90.76　出生后几周内出现的新生儿痤疮

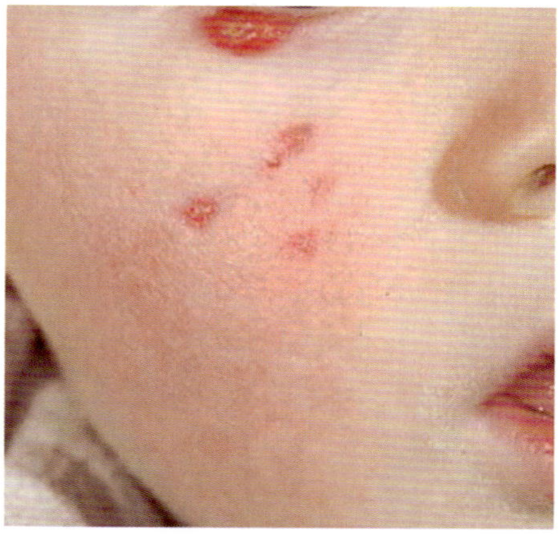

图90.77　婴儿痤疮可能表现为囊性病变和瘢痕(英国诺丁汉大学皇后医学中心 J. Ravenscroft 博士提供)

青春期前痤疮。青春期前儿童出现的痤疮常伴有粉刺样损害伴或不伴有炎性丘疹。病变常位于面中部，并可能先于任何其他成熟体征[756]。面中部粉刺型痤疮(见图90.74)可能是青春期女性成熟的首发表现，先于乳房发育、阴毛和月经初潮[16]。儿童时期出现的痤疮一般伴随肾上腺功能早现，也可能是多囊卵巢综合征或者代谢综合征的最初表现[757,758]。有必要对这些患儿进行随访和预期指导。

临床变异

有些学者认为新生儿头部脓疱病是新生儿痤疮的同义词，但其他人认为它是一种单独疾病，因其有更多的炎性丘疹、明显的脓疱和缺乏粉刺样损害。

聚合性痤疮是一种可见于婴幼儿的严重变异性

痤疮，可以导致严重炎性囊性病变、窦道形成和明显瘢痕[729]。

鉴别诊断

新生儿痤疮。新生儿痤疮的鉴别诊断[626]见框图 90.9。

框图 90.9 新生儿痤疮的鉴别诊断

感染
- 细菌
- 金黄色葡萄球菌（大疱性脓疱病）
- 链球菌（B 组 β 溶血性链球菌）
- 铜绿假单胞菌
- 流感嗜血杆菌
- 单核细胞增生性李斯特菌
- 真菌
- 念珠菌病
- 糠秕孢子菌性毛囊炎
- 病毒
  - 单纯疱疹病毒
  - 水痘-带状疱疹病毒
  - 巨细胞病毒
- 寄生虫性
  - 疥疮
  - 非传染性疾病
  - 新生儿中毒性红斑
  - 婴儿肢端脓疱病
  - 新生儿一过性脓疱性黑变病

其他
- 粟丘疹
- 皮脂腺增生
- 脓疱性粟丘疹
- 新生儿嗜酸性脓疱性毛囊炎
- 痤疮样皮疹
- 婴儿毒性痤疮
- 痤疮样药疹（激素、锂、乙内酰脲）
- 氯痤疮

新生儿头部脓疱病 1991 年首次报道[759]，历史上被称为新生儿痤疮[731]。通常出现于出生后的前 3 周（见图 90.76），文献报道新生儿头部脓疱病的患病率 10％到 66％不等。其特征性皮损为红斑性丘疹/脓疱，尤指面颊部，可发生于下颌、眼睑、颈部和上胸部。通常无粉刺性病变。有学者推测新生儿头部脓疱病与合轴马拉色菌和球形马拉色菌有关；但马拉色菌确切的作用机制目前尚不明确，因其为新生儿皮肤中正常菌群的一部分。一项研究显示，多达 38％的病例涂片为阴性[760]。另一种解释是新生儿头部脓疱病与出生时亲脂酵母的过度生长有关，后者引起炎症反应，导致易感新生儿皮脂分泌增多，导致单形性丘疹和脓疱。

新生儿头部脓疱病是一种自限性疾病，通常无须治疗，常于 1—3 个月左右愈合，不留瘢痕。若病情持续时间长和（或）广泛分布、影响美观，外用酮康唑乳膏可以促进痊愈[732,761]。

婴儿痤疮。婴儿痤疮的鉴别诊断包括新生儿痤疮、婴儿痤疮、氯痤疮和雄激素过多症。

儿童痤疮。儿童痤疮的鉴别诊断包括毛发角化病、粟丘疹合并内分泌疾病以及与高雄激素血症相关的疾病，见框图 90.9。

青春期前痤疮。青春期前痤疮的鉴别诊断包括儿童肉芽肿性面部皮炎、颜面播散性粟粒性狼疮与儿童肉芽肿性玫瑰痤疮合并内分泌疾病，以及与雄激素分泌过多相关的疾病见框图 90.9。

严重程度分级

与成人痤疮不同，青春期前痤疮缺乏公认的或经过验证的分级标准[755]。严重程度分为轻、中或重度。病情持续或出现瘢痕提示预后不良。

检查

重要的是要考虑潜在的内分泌病，并在儿科内分泌学家的帮助下进行相应的调查（见框图 90.8）。最近的一项研究表明，在无其他雄激素过多的症状或体征的情况下，青春期前儿童真正患内分泌病的风险相对较低[762]。

并发症

与成人痤疮相似，儿童痤疮损害也可导致瘢痕。一项婴儿痤疮的研究发现，17％的病例出现继发性瘢痕[755]。聚合性痤疮在婴儿中少见，但出现瘢痕的概率却很高[732-754]。伴婴儿痤疮病史的患者在青少年时期时其痤疮可能会复发，且与同龄人相比，其青春期出现痤疮的可能性更大[743]。

婴儿痤疮很少与雄激素过多的其他临床特征相关，如多毛或过骨骺闭合过早；偶有暂时的或持续的血浆睾酮、促黄体生成素和卵泡刺激素水平的升高。

病程和预后

新生儿痤疮通常会自行消退，很少留下瘢痕。婴儿痤疮相较于新生儿痤疮过程更持久多变，尽管大多数患儿在 5 岁之前会消退，但少数可能持续到青春期。较深的炎性病变可能会导致瘢痕形成[755]。婴儿痤疮患者可能会在青少年再次出现痤疮，应向青少年及其父母提出相应建议[729,732,743,755,763,764]。

严重程度和持久性的预测因素包括大量的粉刺、

面中部分布、早期出现痤疮和脱氢表雄酮、游离和总睾酮水平高于正常，以及女性月经初潮提前。

治疗

一般原则

儿童痤疮的治疗原则包括，根据痤疮的临床病变和病理生理因素，采用针对性的简单方案，同时避免不良反应。大多数痤疮治疗方案被批准用于 12 岁及以上患者。例外包括红霉素和四环素类衍生物，FDA 批准可用于治疗 8 岁及以上儿童痤疮，阿达帕林/过氧苯甲酰凝胶被批准用于 9 岁及以上患者，维 A 酸被批准用于 10 岁及以上患者。在英国四环素类抗生素被禁止用于 12 岁以下的痤疮患者，因其有破坏骨骼发育和引发永久性牙齿变色的风险，其余大多数儿童痤疮治疗方案无绝对禁忌，但可能属于超说明书用药。因此确保父母知情非常重要。

对于轻度痤疮，推荐局部治疗，如外用维 A 酸类和（或）外用抗菌剂。对中度痤疮，应选择外用维 A 酸和（或）过氧苯甲酰同时系统使用抗生素如红霉素（如琥乙红霉素，125mg/次，每日 3 次）。也可以系统性使用甲氧苄氨嘧啶（100mg/次，每日 2 次）[755]。如果使用抗生素，应同时外用过氧苯甲酰，以降低痤疮丙酸杆菌耐药性的发生。

深部结节可于病灶内注射低浓度曲安奈德（2.5mg/ml）。婴儿痤疮可能需要几个月缓解，炎症越重，病程越长[755]。

异维 A 酸仅用于对常规治疗无反应的严重病例。有应用异维 A 酸成功治疗 5 岁以下难治性婴儿痤疮的文献报道，使用剂量为 0.36～2mg/（kg·d），持续 4～6 个月[756-767]。治疗成功后可继续外用维 A 酸维持疗效[739]。

在大多数情况下，所有新生儿痤疮患者都应做好面部日常清洁；若较大面积的粉刺和（或）明显的炎性病变，应使用外用药物治疗。

一线治疗

新生儿痤疮：中度至重度皮损治疗见表 90.39，亦适用于青春期前痤疮。

表 90.39 新生儿期、婴儿期、儿童期中期、青春期前痤疮治疗方案选择

痤疮分类	治疗方案
新生儿	温和的清洁剂，不含矿物油润肤剂
	如果有明显脓疱、外用酮康唑乳膏
婴儿	一线治疗
青春期前	过氧苯甲酰或外用维 A 酸（如果以粉刺型为主）
	如为混合病变选用固定组合产品，均应用于 12 岁以上（除外 0.1% 阿达帕林/2.5%过氧苯甲酰可用于 9 岁患者）
	二线治疗：适用于更严重情况
	口服红霉素（如对大环内酯类过敏，可口服甲氧苄啶）联合过氧苯甲酰，以避免出现耐抗生素的痤疮丙酸杆菌±外用维 A 酸
	三线治疗
	严重顽固性瘢痕痤疮，排除潜在的雄激素过多症
儿童期	考虑口服异维 A 酸
	排除潜在的病理因素，治疗同婴儿期和青春期前痤疮

二线治疗

口服抗生素治疗中度至重度痤疮，首选红霉素治疗[742]。需注意的是，在美国口服四环素禁用于 8 岁以下儿童，欧洲则禁用于 12 岁以下儿童，因其可能对发育中的牙齿和骨骼造成损害[756]。

三线治疗

当患者发生严重顽固性痤疮，可能导致瘢痕和美容后遗症时，尽管口服异维 A 酸治疗可能有效，但临床医师将面临两难选择。目前，口服异维 A 酸已被 FDA 和欧盟委员会批准用于治疗 12 岁以上结节性顽固性痤疮[555,768]。

但文献报道证实，口服异维 A 酸可以安全成功地用于 5 至 20 个月儿童患者。有成功使用口服异维 A 酸治疗患儿，文献报道并证实了其安全性。所有患儿均为对外用和口服常用药物无效的顽固性瘢痕性痤疮。异维 A 酸的理想剂量暂未明确，表 90.40 总结了使用剂量范围和结果。已发表的文献总结出一个剂量范围，即每日 0.2～2mg/（kg·d），分次服用，并与食物或牛奶一起服用，以达到最大量吸收。

表 90.40 儿童痤疮患者异维 A 酸的剂量方案

性别	痤疮发病年龄(月)	异维 A 酸剂量[mg/(kg·d)]	持续时间(月)	不良反应	参考文献
女	18	0.5～1	5	脱发,情绪变化,乳酸脱氢酶升高	[769]
男	2(粉刺) 10(囊肿)	0.36～0.67	5	血清谷丙转氨酶和谷草转氨酶升高	[770]
男	12	1	4	颈部轻度湿疹	[771]
男	6	0.5	4	无	[772]
女	20	1 2(+泼尼松龙)	6 5	短暂脐周粗糙	[773]
男	?	0.5	4	?	[774]
女	20	0.5～0.6	7	无	[775]
女	6	0.2～1.5	14	无	[776]
女	7	0.5	5	无	
男	9	?	—	无	[777]
男	6	?		无	
男	0	0.5	12	短暂性口周疹,腹泻 3 周	[778]
男	4	0.5	4	无	[779]
男	5	0.5～1	6	口唇轻微脱皮	[780]

该年龄段儿童服用胶囊可能具有挑战性,异维 A 酸具有高度光敏性和遇氧不稳定性,若未在昏暗的灯光下剥分胶囊可能会降低其预期的药效。虽然有人提出可与食物同时服用,但这可能影响药物的稳定性[767]。将胶囊冷冻到坚硬,使其可以通过分成两半或四分之一达到所需剂量。这可以防止药物浪费、使药物的降解最小化,以及掩盖任何难以接受的味道[756]。

鉴于异维 A 酸尚未批准用于小于 12 岁的患儿,临床医师应用时应确保父母充分了解此年龄段口服异维 A 酸治疗痤疮的相关注意事项。

(**译者**:赵敏玲 贺赞 涂云华 徐刚林 黄谢平 **一审**:刘腾 范秀针 **二审**:魏爱华 黄巧荣 **三审**:张悦 **润色**:尹晓雅)

参考文献

所有文献请查阅网址:www. rooksdermatology. com.
以下列出的是重要参考文献。

[6] Thiboutot D, Gollnick H, Bettolli V, *et al*. New insights into the management of acne: an update from the Global Alliance to Improve Outcomes in Acne Group. *J Am Acad Dermatol* 2009;60(5 Suppl.):S1-50.

[120] Momin SB, Peterson A, Del Rosso JQ. A status report on drug-associated acne and acneiform eruptions. *J Drugs Dermatol* 2010;9:627-36.

[276] Kurokawa I, Danby FW, Ju Q, *et al*. New developments in our understanding of acne pathogenesis and treatment. *Exp Dermatol* 2009;18:821-32.

[426] Barratt H, Hamilton F, Car J, *et al*. Outcome measures in acne vulgaris: systematic review. *Br J Dermatol* 2009;160:132-6.

[473] Nast A, Dréno B, Bettoli V, *et al*. European evidence-based (S3) guidelines for the treatment of acne. *J Eur Acad Dermatol Venereol* 2012;26(Suppl. 1):1-29.

[474] Dreno B, Bettoli V, Ochsendorf F, *et al*. An expert view on the treatment of acne with systemic antibiotics and/or oral isotretinoin in the light of the new European recommendations. *Eur J Dermatol* 2006;15:565-71.

[562] Eady EA, Jones CE, Tipper JL, *et al*. Antibiotic resistant propionibacteria in acne: need for policies to modify usage. *BMJ* 1993;306:555-6.

[568] Miller IM, Echeverria B, Torrelo A, Jemec GB. Infantile acne treated with oral isotretinoin. *Pediatr Dermatol* 2013;3:513-18.

[569] Eichenfield LF, Krakowski AC, Piggot C, *et al*. Evidence based recommendations for the diagnosis and treatment of pediatric acne. *Pediatrics* 2013;131(Suppl. 3):S163-86.

[664] Jansen T, Plewig G. Acne fulminans. *Int J Dermatol* 1998;37:254-7.

[671] Seukeran DC, Cunliffe WJ. The treatment of acne fulminans: a review of 25 cases. *Br J Dermatol* 1999;141:307-9.

[678] Ehrenfeld M, Samra Y, Kaplinsky N, *et al*. Acne conglobata and arthritis: report of a case and review of the literature. *Clin Exp Rheumatol* 1986;5:407-9.

[700] Schwartz RA. Acne conglobata treatment and management http://emedicine. medscape. com/article/1072716-treatment(last accessed November 2015).

[716] Ju Q, Yiang K, Zouboulis CC, Ring J, Chen W. Chloracne: from clinic to research. *Dermatol Sinica* 2012;30:2-6.

[717] Ju Q, Zouboulis CC, Xia L. Environmental pollution and ac-

ne-chloracne. *Dermatoendocrinology* 2009;1:125-8.

[718] McDonnell JK, Taylor JS. Occupational and environmental acne. In: Kanerva L, Elsner P, Wahlberg JE, Maibach HI, eds. *Handbook of Occupational Dermatology*. Berlin: Springer-Verlag, 2000:225-33.

[776] Barnes CJ, Eichenfield LF, Lee J, *et al*. A practical approach for the use of isotretinoin for infantile acne. *Pediatr Dermatol* 2005;22:166-9.

第 91 章

玫瑰痤疮

Frank C. Powell

Charles Institute of Dermatology, University College Dublin, Dublin, Ireland

定义和术语

关于玫瑰痤疮的定义随着时间推移在不断改变。玫瑰痤疮最初被描述为“acne rosacea”，即痤疮玫瑰痤疮，相当于目前的“丘疹脓疱型玫瑰痤疮”。后来，玫瑰痤疮(rosacea)在皮肤科中被用以描述一系列慢性临床特征，包括颜面红斑、丘疹、脓疱等。此外，在相当多病例中还可有眼部受累。

同义名

- 痤疮玫瑰痤疮
- 尖锐玫瑰痤疮
- 点滴型玫瑰
- 醉酒样玫瑰痤疮/红斑痤疮
- Couperose(法语)
- Kupferrose(德语)
- 鼻赘又称白兰地鼻、铜鼻、蒜头鼻

分类与严重程度分级

关于玫瑰痤疮确切的发病机制尚不清楚，因此，根据患者的主要临床特点进行分型是有必要的[1]，然而这也存在一定的局限性。在临床实践中，不同亚型之间的临床特征会有重叠，个体患者也可能同时存在多个亚型。玫瑰痤疮的分型如下所述，疾病严重程度的分级指南详见表 91.1。

表 91.1　玫瑰痤疮亚型:临床特征及严重程度分级

亚型	临床特征
亚型 1:红斑毛细血管扩张型玫瑰痤疮(ETTR)	
轻度(1 级):	• 患者通常为 1 型或 2 型皮肤
偶然潮红	• 面部红斑通常和毛细血管扩张同时存在
轻度红斑	• 面部血管高反应性,在环境温度改变时以及一些饮食成分(热饮等)诱发下易出现潮红
中度(2 级):	• 皮肤敏感、干燥——皮肤易受刺激,频繁出现灼热感及刺痛感
频繁潮红	• 对阳光/烈风不耐受
中度红斑	
毛细血管扩张可见	
重度(3 级):	
严重潮红	
显著红斑	
显著毛细血管扩张	
亚型 2:丘疹脓疱型玫瑰痤疮(PPR)	
轻度(1 级):	• 红斑(主要在面中部)基本与炎症性皮损相关(皮损周围红斑)
很少丘疹/脓疱(<5)	• 可能存在毛细血管扩张
轻度皮损周围红斑	• 主要在面中部的圆顶状红斑、丘疹、丘脓疱疹,但也可在其他部位(头皮/耳后)
不易潮红	• 可存在潮红和皮肤敏感,但不如在 ETTR 中显著
中度(2 级):	• 严重病例可存在干燥/皮炎
一些丘疹/脓疱(>5,但<10)	
皮损周围明显的融合性红斑	
对温度不耐受及潮红	
重度(3 级):	
许多丘疹/脓疱(>10)	
融合性红斑形成斑块	
可能出现水肿	
可能出现脱屑及皮炎改变	
对温度改变(从冷到热)明显不耐受,易致潮红	
亚型 3:鼻赘型玫瑰痤疮(PR)	
鼻赘	鼻赘:
轻度(1 级):	• 皮肤增厚、轻度结节状
鼻部肿胀	• 毛孔扩张(疾病早期)
显著的毛囊开口(毛孔扩张)	• 蒜头状变形特性(疾病进展期)
鼻轮廓无改变	• 鼻受累最常见,但也可累及下巴、前额(额赘)、耳(耳赘)和眼睑
中度(2 级):	• 可与玫瑰痤疮其他特征有关,可单独出现,或由其他原因引起(如光化性损伤)
鼻部蒜头样肿胀	• 鼻周毛细血管扩张有时显著

（续　表）

亚型	临床特征
鼻轮廓改变，无结节状变形	• 潮红常不相关
重度（3 级）：	
鼻部肿胀明显	
鼻轮廓改变，结节形成	
亚型 4：眼型玫瑰痤疮（OR）	
轻度（1 级）：	• 通常双侧发病，但两侧严重程度可能不同
轻度瘙痒/沙砾感	• 干燥、沙砾感，有时瘙痒
睑缘轻度脱屑/红斑	• 流泪
轻度结膜感染	• 结膜毛细血管扩张
中度（2 级）：	• 睫毛基底部有领圈状鳞屑
灼热/刺痛感	• 睑缘炎，有结痂
睑缘结痂/显著红斑	• 眼睑红斑、水肿
睫毛毛干有领圈状和袖套样角质	• 霰粒肿（无痛）和麦粒肿（疼痛）
结膜感染	• 结膜炎/角膜炎、巩膜外层炎、巩膜炎、虹膜炎（罕见）
麦粒肿/霰粒肿	
重度（3 级）：	
疼痛/光敏	
视物模糊	
睫毛减少（睫毛脱落）	
角膜改变	
巩膜受累	

- 亚型 1：红斑毛细血管扩张型玫瑰痤疮（erythematotelangiectatic rosacea，ETTR）
- 亚型 2：丘疹脓疱型玫瑰痤疮（papulopustular rosacea，PPR）
- 亚型 3：鼻赘型玫瑰痤疮（phymatous rosacea，PR）
- 亚型 4：眼型玫瑰痤疮（ocular rosacea，OR）

这种分类方法并不表示疾病从一个亚型进展到另一个亚型（即各个亚型并不对应疾病进展的各个阶段）。

为了帮助监测患者的治疗进展，需要根据临床症状和体征的严重程度对患者所表现出来的亚型进行 1～3 级的分级（1 级为轻度，2 级为中度，3 级为重度）。对疾病严重程度的评估还需要包括疾病对患者（心理/社会/职业）的影响[2]。

概述

“玫瑰痤疮”一词包括一系列主要发生在面部皮肤但也可能累及眼部的症状。大部分玫瑰痤疮患者的共同特征是面部红斑，伴或不伴下列情况：

- 面部血管改变：亚型 1（红斑毛细血管扩张型玫瑰痤疮）
- 炎性皮损：亚型 2（丘疹脓疱型玫瑰痤疮）
- 增生改变：亚型 3（鼻赘型玫瑰痤疮）
- 眼部受累：亚型 4（眼型玫瑰痤疮）

玫瑰痤疮是一种常见的严重程度不一的慢性疾病，主要影响浅肤色的中年人。

过去，玫瑰痤疮被认为是一种孤立的疾病，病程按阶段逐步进展，初始以颜面潮红为主，晚期则表现为鼻赘形成。然而，部分患者中并未见明显阶段进展的证据；这提示玫瑰痤疮的不同亚型可能由数种密切相关疾病所构成。

玫瑰痤疮的病因尚不清楚。任何单一的致病因素都难以解释这个疾病的众多特征。似乎玫瑰痤疮的每个不同亚型都有其特有发病机制，从而导致其特殊的临床表现。玫瑰痤疮患者的治疗方法受其所属亚型的影响，如亚型 1（ETTR）可予激光治疗，亚型 2

(PPR)可予抗生素(局部或全身)治疗，亚型 3(PR)可予手术治疗，严重的亚型 4(OR)可转诊至眼科医师[2]。

流行病学

发病率和患病率

由于玫瑰痤疮一词囊括了如此广泛的临床特征，其中很多特征不是玫瑰痤疮所独有或特有的，所以在人群中的患病率难以精确估计。因此，调查人群中各种亚型玫瑰痤疮的患病率可能会更有意义。

一项对玫瑰痤疮[3]人群研究的综述显示，玫瑰痤疮的患病率从 0.09%(法罗群岛)、2.3%(德国)、10%(瑞典)到 22%(爱沙尼亚)不等。虽然在不同国家的患病率上可能存在由遗传决定的差异，但在北欧和中欧的研究中，这种显著的差异更可能反映出学界对玫瑰痤疮及其亚型缺乏一个普遍接受的明确定义。那些已完成的关于玫瑰痤疮亚型患病率的研究[4,5]和尚未发表的观察均一致表明，亚型 1 玫瑰痤疮(ETTR)是迄今为止最常见的亚型，其患病率超过亚型 2(PPR)四倍左右。

在浅肤色人群中，光损伤导致的面部皮肤变化与 ETTR 的皮肤变化难以区分——面部红斑、面部血管不稳定性(表现为与温度相关的潮红)以及毛细血管扩张进展的倾向。因此，准确评估 ETTR 在一般人群中的患病率是困难的，特别是目前还没有针对玫瑰痤疮的特异性诊断试验。基于以上的疑问，在爱尔兰人群中发现符合 ETTR 诊断标准者达 14%(未经发表的观察结果[5])，其中 75% 为皮肤类型 1 型或 2 型[6]。

亚型 2(PPR)是一个定义明确的临床疾病，该亚型的人群研究结果已经相当一致，这些结果提示北欧人群的患病率约为 2%[3,5]。

亚型 3(PR)在人群研究中很少被发现。已报道的亚型 3 患者几乎均有鼻赘。爱沙尼亚的一项研究表明，在所有诊断为玫瑰痤疮的患者中，鼻赘型占 1%[4]。另一项爱尔兰的研究随机检查了 1000 名当地成年人[5]，识别为鼻赘型者仅 1 人，相当于该人群中仅 0.1% 的患病率(未发表的观察结果)。

亚型 4(OR)由于缺乏临床特异性，其患病率未知。在希腊，100 例皮肤玫瑰痤疮患者中有 33% 的患者眼部特征与玫瑰痤疮的皮肤变化有关[7]。在英国，玫瑰痤疮的发病率据报道为每年 1.65/1000 人[8]；然而，由于本回顾性数据库分析中用于识别玫瑰痤疮患者的诊断标准在数据收集前尚未制定，因此该数据的准确性仍存疑。

年龄

玫瑰痤疮是一种以中年人(30—50 岁)起病为主的疾病。而在儿童中偶有 PPR 的病例和一些 OR 的病例报道。这种疾病在老年人中似乎并不普遍。女性玫瑰痤疮发病年龄可能早于男性[3]。

性别

一些人群研究报告显示患玫瑰痤疮的男性略多[5]，而其他研究(主要基于医院的研究)表明女性更易受累[8]。不同的数据可能反映了男女不同的发病年龄和所研究的特定人群的年龄分布，又或是女性患者向皮肤科医师寻求治疗的可能性较高。男性患者据说比女性患者易发展为更严重的玫瑰痤疮，而且比女性更容易发展为鼻赘。

种族

玫瑰痤疮是一种主要影响浅肤色、对阳光敏感人群的疾病：凯尔特血统的人似乎是最易受累的(因为这个原因，有时被称为“凯尔特人的诅咒”)。在北欧，皮肤科诊所诊断出玫瑰痤疮的频率远高于非洲南部国家深肤色人群。亚洲人群中玫瑰痤疮也较白人中少见。

相关疾病

玫瑰痤疮患者有时伴有面部脂溢性皮炎。这可能导致面部红斑及皮肤敏感，需要分别治疗以获得最佳效果(见第 40 章)。

偏头痛、抑郁症和类癌综合征的发生已被指出与玫瑰痤疮有关，但这些疾病与玫瑰痤疮之间的联系仍缺乏令人信服的证据。

很久以前就已经认识到玫瑰痤疮的皮损与胃肠道紊乱之间的关系，在过去，饮食疗法(包括膳食补充盐酸)曾被推荐用于治疗玫瑰痤疮。胃幽门螺杆菌感染引起血管活性神经肽释放，曾有学者提出其在玫瑰痤疮中可能的致病作用，但随后的研究表明这种联系可能性不大。最近的一份报告显示，在接受了乳果糖呼吸试验的玫瑰痤疮患者(大部分是 ETTR 患者)中，超过 50% 显示有小肠细菌感染的证据。这些患者中的大部分在接受利福昔明(一种局限于肠道内吸收的抗生素)治疗后玫瑰痤疮的病情得到显著改善。这项研究再次表明，玫瑰痤疮和胃肠道异常之间可能存在的关联，需要进一步评估。

病理生理学

玫瑰痤疮的病理生理学尚不清楚。在不同玫瑰痤疮亚型患者中所看到的多种多样的临床特征可能通过多种病理生理途径所致。

已反复提到紫外线在玫瑰痤疮发病机制中所起的作用，皮损分布于面部(主要是骨凸起部位)以及男性秃顶(裸露)头皮的特点也支持这个观点。在玫瑰痤疮患者的面部皮肤活检中，日光性弹性纤维变性是一个突出表现，但这到底归因于中年患者 1 型或 2 型皮肤的自然变化，还是与玫瑰痤疮的发病机制直接相关，目前尚不清楚。

紫外线暴露可能是某个亚型特定的致病因素。ETTR 的患者一致认为日晒和风、恶劣天气一样都是加重他们皮肤疾病的因素。在一项韩国研究中，日光暴露程度与 ETTR 严重程度相关，但与 PPR 无关[11]。在一项爱尔兰人群研究中，将 PPR 患者与没有玫瑰痤疮的个体进行比较，并未发现 PPR 与紫外线暴露或光线性损伤表现之间有显著关系[5]。事实上，一些 PPR 患者在暴露于日光后皮肤状况反而有所改善[12]。

在雄激素性脱发患者中，炎性 PPR 病灶可延及秃顶的头皮，提示紫外线可能是致病因素。然而，雄激素性脱发区毛囊从终毛到毳毛的改变也是显著的，不得不把它考虑为另一种原因。

玫瑰痤疮的固有免疫反应似乎发生了改变。据研究显示，玫瑰痤疮中会出现 Toll 样受体 2(Toll-like receptor-2，TLR2)活性增加、蛋白酶活性和抗菌肽(LL-37)合成增加，可能会导致血管生成增加、产生白细胞趋化性和合成细胞外基质。这种病理生理机制最有可能发生于 PPR 患者[13]。

蠕形螨在颜面毛囊皮脂腺中的增殖也被认为是 PPR 患者皮肤和眼部炎症可能的致病因素(见第 34 章)[14]。这些螨虫和皮肤微生物组中的其他微生物一样，也可能在上述宿主固有免疫系统的调节中发挥作用[15]。支持蠕形螨在玫瑰痤疮发病机制中发挥作用的证据包括以下观察结果：①在两项大型 PPR 研究中，1%伊维菌素霜(已被证实可减少蠕形螨数量)可较基质更显著减少炎性皮损的数目[16]；②据报道，局部应用钙调磷酸酶拮抗药和系统应用表皮生长因子(epidermal growth gactor，EGF)抑制药可导致玫瑰痤疮样皮肤病以及蠕形螨数目增加(见病原体部分)[17]。

玫瑰痤疮患者皮肤微环境的改变，如脂质组成、皮肤 pH 值或皮肤屏障功能[18]的改变，可能会促进共生生物的过度生长，一旦达到临界水平，就可能触发宿主免疫反应。

有人认为 PR 的鼻赘改变可能是由于肥大细胞数量增加、角质形成细胞和巨噬细胞活化，上调促纤维化基质金属蛋白酶所致[19]。但这个假说至今仍难以解释一些鼻赘患者为何既往并无严重炎症性 PPR 皮肤改变，以及男性为何比女性更容易出现鼻赘(多至 20 倍)。

OR 的发病机制似乎与睑板腺功能障碍密切相关。目前一致认为，由于泪膜脂质成分不足，玫瑰痤疮患者的泪膜破裂时间缩短。成批出现的睑板腺囊肿(通常是无痛的)提示睑板腺存在慢性炎症。有学者认为，眼睑发生改变的皮脂腺中，蠕形螨感染可能与眼部炎症性改变相关。在睫毛根部领圈样和袖套样角质中存在蠕形螨则支持这一假说，提示皮肤和眼玫瑰痤疮之间可能存在共同的病因[20]。

发病诱因

多达 25%的玫瑰痤疮患者有家族史，这表明在某些个体中存在明显的遗传倾向[21]。这些患者可能比无家族史患者起病更早。研究一致显示，皮肤类型为 1 或 2 型较深肤色人群更易罹患玫瑰痤疮。有研究表明，经常潮红的类癌综合征患者易出现玫瑰痤疮，但此类少见疾病患者易患玫瑰痤疮仍缺乏令人信服的证据。

病理学

不同亚型玫瑰痤疮患者的皮肤活检结果可存在显著差异。常见组织学表现是慢性光化性损伤改变，这在大多数活检中都会存在，因受累人群主要是对日光敏感的中年人，因此这一结果也不难预料。

ETTR 的组织病理学特征是真皮上部可见增大扩张、形状奇特的毛细血管和小静脉。在这一亚型中常见血管周围和间质轻度淋巴细胞浸润，常伴浆细胞浸润。毛囊内偶见蠕形螨。日光性弹性纤维变性(如前所述)是 ETTR 患者的一个主要改变。

炎症浸润在 PPR 中更为明显。血管周围常见淋巴细胞浸润，而最显著的变化是大量中性粒细胞及浆细胞浸润，累及毛囊，嗜酸性粒细胞则较为少见。据报道，玫瑰痤疮患者皮损中肥大细胞数目增加，这些肥大细胞可能参与募集中性粒细胞和诱导炎症。毛囊受蠕形螨感染的程度与促炎基因上调有关。严重病例可见毛囊破裂伴肉芽肿改变。有些肉芽肿或脓肿内可见蠕形螨残骸[22,23]。

PR 的组织学特征是皮脂腺增生(在严重鼻赘中更为明显)伴明显的真皮纤维化改变以及不同程度的血管周围淋巴细胞/中性粒细胞浸润。

OR 的组织学表现非特异性。玫瑰痤疮睑缘炎主要累及后睑板腺(后睑缘炎)。炎症浸润(淋巴细胞/组织细胞/中性粒细胞)随病情的严重程度而异。

尽管在所有皮肤型玫瑰痤疮患者的活检中均可发现一定程度的肉芽肿性炎症[24],但最好保留肉芽肿型玫瑰痤疮(颜面播散性粟粒性狼疮、痤疮炎、簇状痤疮)这一术语用作描述一种不常见的变异型,这将在本章后面进一步详细讨论。有报道指在 25 例该亚型患者的活检标本中可见肉瘤样或结核样肉芽肿,伴或不伴脓肿形成,在一些晚期病灶中毛囊周围纤维化明显[25]。

致病微生物

PPR 中 TLR2 受体上调、抗菌肽表达和白细胞活性增加提示微生物在玫瑰痤疮发病机制中具有潜在作用。最近一篇综述发现可能诱发玫瑰痤疮的微生物包括表皮葡萄球菌、肺炎衣原体和蠕形螨相关细菌——奥氏杆菌(Bacillus oleronius)[26]。有几项研究证实了玫瑰痤疮患者面部皮肤蠕形螨数量增加[27,28]。一篇病例对照研究的系统综述(有 28 527 名参与者)指出,蠕形螨感染的程度与玫瑰痤疮的出现存在显著联系[29]。

这些无处不在的螨虫的生物学意义和可能的致病潜力是未知的[30]。由于它们存在于外观正常的成人面部皮肤毛囊皮脂腺中,并无引起任何炎症反应的临床或组织学证据,所以很明显,在正常情况下,它们不会引起宿主免疫反应。然而,在体外细胞培养环境(角质形成细胞/皮脂腺细胞)中,它们有诱导炎症反应的潜力,而在 PPR 皮肤活检标本的组织学切片中,发现蠕形螨可以引起毛囊漏斗部(螨虫所在处)周围的炎症改变[20]。这表明这些螨虫在该亚型中可能具有致病作用。其致病潜力可能与螨虫数量(在 PPR 患者中显著增加)密切相关,而非其在毛囊内存在与否。

从玫瑰痤疮患者采集到的螨虫中分离出来的奥氏杆菌,可促进 73%PPR 患者外周血单核细胞增殖,而在对照组中仅为 29%[31],这表明 PPR 患者存在奥氏杆菌的提前致敏。在另一项队列研究中,免疫印迹试验检测了 75 例 ETTR 患者血清,其中 83%的血清对奥氏杆菌蛋白反应阳性,而对照组仅 27%阳性。反应强度与面部皮肤油脂分泌减少及蠕形螨密度增高有关(图 91.1)[32]。最近,蠕形螨相关性皮肤病被提出[33],表明学界对蠕形螨在皮肤疾病中的潜在作用逐渐重视。

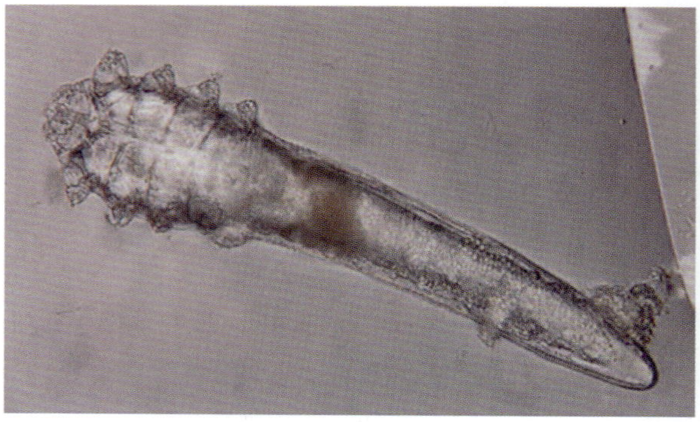

图 91.1 毛囊蠕形螨显示其细长的蠕虫状的后段虫体(末体),而四对短足位于虫体上段(足体)。口部(颚体)位于足体前端(放大 100×)

遗传学

虽然多达 25%的玫瑰痤疮患者有阳性家族史,但尚未发现玫瑰痤疮的特异性基因。转录组分析显示,每个玫瑰痤疮亚型的基因谱各不相同(亚型之间存在一定的基因重叠)[34]。这可能表明疾病是从早期炎性玫瑰痤疮亚型向更严重的纤维化型“发展前进”,或者可能支持以下假说:玫瑰痤疮的每个亚型代表了一种表型,它的临床特征与其他亚型重叠,但每一种亚型有独立的致病过程,不同的基因表达出现上调。

环境因素

环境温度升高和饮食因素(摄入热饮、辛辣食物、大量垃圾食品、酒精等)常被认为可能会加重玫瑰痤疮。这些因素可能会导致面部红斑的短暂增加,并加剧潮红(主要发生在 ETTR),但没有证据表明它们会加重 PPR 的炎性病变、鼻赘或 PR 和 OR 的眼部变化。一篇英国的回顾性综述指出,吸烟者比非吸烟者患玫瑰痤疮的风险更低,但需要谨慎解读这些结果,因为在这篇综述以及其他大数据库的回顾性综述中,玫瑰痤疮的诊断标准在数据收集前并没有被清晰地定义。

临床特征

玫瑰痤疮是一种好发于中年的疾病(发病高峰在 35—50 岁之间),患者因不同亚型表现出相异的临床特征。

病史和临床表现

红斑毛细血管扩张型玫瑰痤疮

ETTR 患者常常抱怨面部泛红逐渐加重。多累及面中部，但并不局限于此，脸颊外侧、耳部、颈侧有时也会受累(图 91.2a)。随着病情进展，患者会注意到“血管破裂”(毛细血管扩张)的出现(图 91.2b)，以及随着环境温度改变面部会骤然发生一过性红斑(潮红)。某些饮食成分(热饮、辛辣食物、酒精等)也会引起潮红。

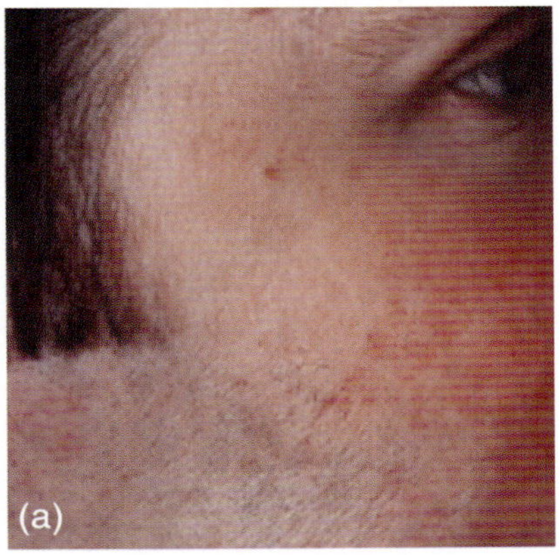

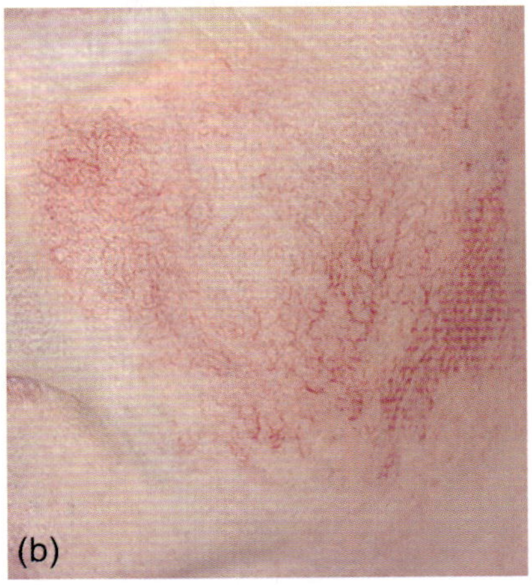

图 91.2　红斑毛细血管扩张型玫瑰痤疮(ETTR)
(a)中度 ETTR 的面部红斑。(b)脸颊外侧有明显毛细血管扩张。

许多 ETTR 患者及较小部分 PPR 患者察觉到其面部皮肤变得更加敏感，一些以前可以耐受的护肤品如肥皂、须后乳液、香水产品、化妆水等开始出现刺激。一些患者主诉其皮肤有一种令人不悦的烧灼感或刺痛感，并常在日晒或风吹后加重。在 ETTR 患者面部其他部位、耳部或头皮经常会发现其他光化性损伤的证据(如光化性角化病、光化性雀斑等)。

丘疹脓疱型玫瑰痤疮

PPR 患者会提供“斑点、红包块或痘痘”成群出现的病史，这些皮疹主要位于双颊靠中间处、下颏中央、鼻和前额中部(图 91.3a)。明显的病灶周围红斑使这些炎症性皮损更加突出，在严重的病例中，这些炎性红斑融合成片(图 91.3b)。也可能有轻度面部水肿，假如有分布广泛的炎性病变时最为明显。

个别病灶可能有轻微压痛，但无疼痛、瘙痒等相关症状。一些圆顶状的小丘疹(通常是少数)顶端可出现小脓疱(图 91.3c)。

PPR 患者偶有较大的脓疱，但所有皮损均较浅表，而结节、囊肿不是 PPR 的特征性皮疹。可有处于不同发展阶段的丘疹出现，未经治疗的皮损在数周病程内自行出现并消退。典型皮损消退后无瘢痕，但可遗留持久性炎症后红斑。如果 PPR 患者出现瘢痕，通常是既往寻常痤疮所致，可通过患者提供准确的病史予以证实。

鼻赘型玫瑰痤疮

鼻赘(PR 最常见的形式，常见于男性患者)可能是一开始就出现(既往没有炎症性改变)，也可能发生在 PPR 患者。另外，有报道称鼻赘可继发于光线性损伤及寻常痤疮。早期鼻赘患者通常会抱怨其鼻部远端皮肤增厚，“毛孔”(毛囊开口)日益明显。随着病情进展，患者会发现鼻子越来越大，远端变成球形。在严重的鼻赘中，患者明确地知道他们鼻子形状的畸形(图 91.4)。

这些进行性鼻部皮肤变化没有相关的疼痛或不适，但患者可能会觉得鼻部皮肤表面的出油令人生厌，挤压鼻部皮肤会排出难闻的油脂。这种情况下，美观常常是鼻赘患者最关心的问题。鼻赘皮肤活检可见扩张的毛囊及内容物，往往伴毛囊角栓及蠕形螨。

玫瑰痤疮慢性病程者常会忽略耳的肥大(耳赘)，而前额皮肤的增厚(额赘)有时会形成深沟，产生“狮子”样外观，这在玫瑰痤疮患者中罕见。

眼型玫瑰痤疮

发展为 OR 的患者在疾病早期常常抱怨眼部干燥感，伴轻微瘙痒或眼睛有“沙砾”感[20]。有戴隐形眼镜习惯的患者可能会抱怨最近对隐形眼镜不适应。矛盾的是，一些患者抱怨他们的眼睛易“流泪”(可能反映了睑板腺的泪膜脂质分泌不足，泪腺代偿性分泌过多的水分)。当眼部受累更严重时，玫瑰痤疮患者

第8部分

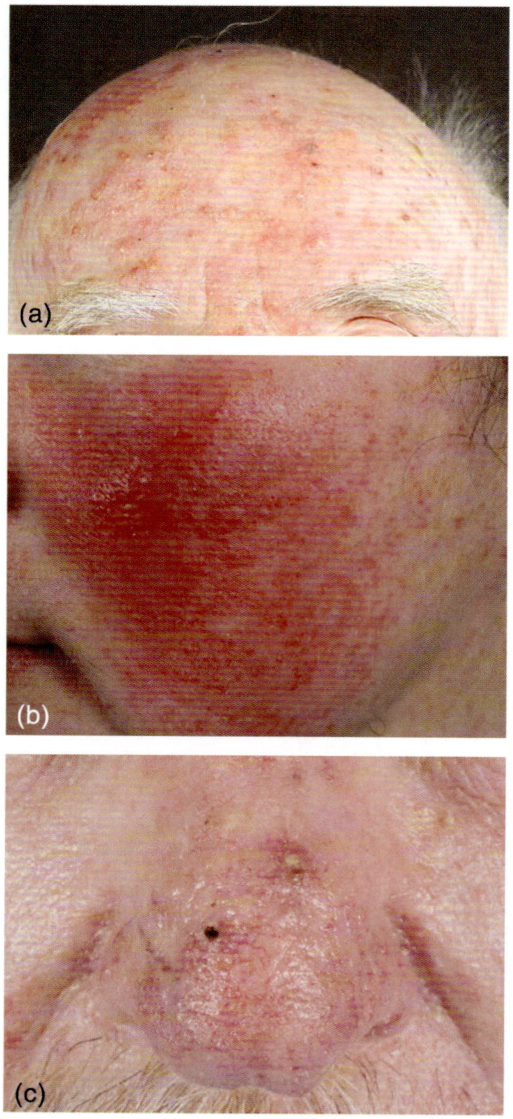

图 91.3　丘疹脓疱型玫瑰痤疮(PPR)

(a)PPR 患者额部丘疹和脓疱。(b)3 级 PPR 患者面中部红斑,该区域红斑基础上数个炎性皮损融合成片。(c)该患者鼻部 2 级 PPR,一些丘疹顶端可见小面积的脓疱形成。

会出现灼烧感/刺痛感,可能会出现睫毛脱屑或结痂(睑缘炎),在眼睑边缘出现睑腺炎(麦粒肿和霰粒肿)和(或)眼睑囊肿(图 91.5)。

如同眼睑边缘毛细血管扩张以及睑板腺开口闭塞一样,眼睛发红(结膜充血)、畏光、疼痛和视物模糊不是常见的症状,其发生代表疾病进展为更严重的形式。结膜纤维化和角膜炎罕见,提示严重的眼型玫瑰痤疮。OR 巩膜受累曾有报道,但似乎非常罕见。OR 常双侧发病,但也可出现单侧严重病例。

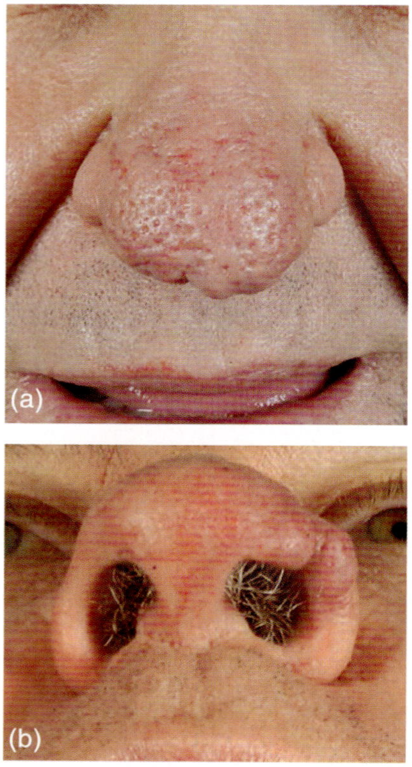

图 91.4　(a)中重度鼻赘,表现为鼻变形,鼻部毛孔明显,形成橘皮样外观。(b)左侧鼻翼因鼻赘而肿胀变形。有时,该变化在仰视位时最易看到(正如这个病例)

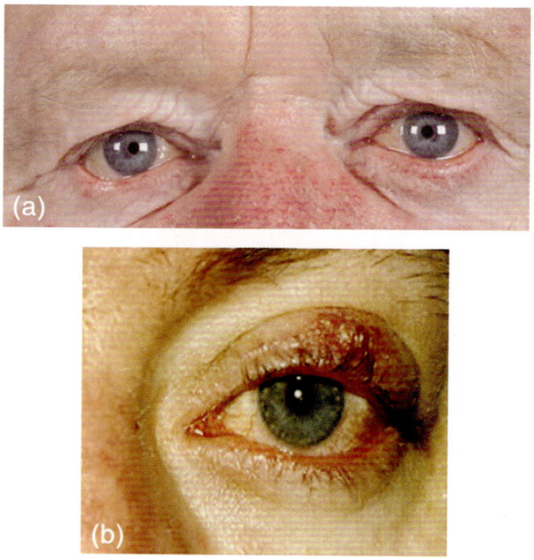

图 91.5　眼玫瑰痤疮(OR)

(a)双侧受累的中度(2 级)OR,下睑明显。(b)更严重的 OR(3 级),该患者上眼睑霰粒肿,合并结膜感染。

临床变异

不典型分布

丘疹脓疱型玫瑰痤疮皮损可能不对称，或可能远离面中部区域（眼周和耳后）（图 91.6）。

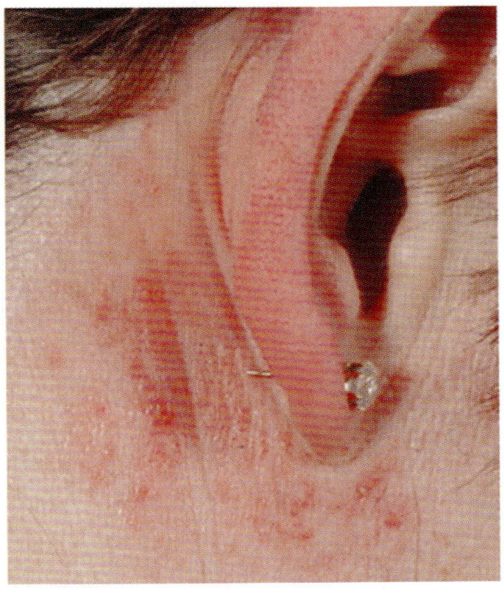

图 91.6 中度丘疹脓疱型玫瑰痤疮患者耳后的簇集丘疹。这是一个通常会被忽视的炎性病灶部位

患 PPR 和雄激素性脱发男性患者常在秃顶头皮上出现相似的炎症病变（见发病机制部分）。治疗面部皮损的局部和全身用药同样对头皮皮损有效。

鼻赘型玫瑰痤疮很少发生在不常见部位。额赘、下颌赘和耳赘分别是指前额、下颌和耳出现肥大增生改变。玫瑰痤疮患者偶可出现眼睑的肿胀，被称为“睑瘤（Blepharophyma）”。

肉芽肿型玫瑰痤疮

同义名

- 簇集痤疮
- 痤疮炎
- 颜面播散性粟粒性狼疮
- 狼疮样玫瑰痤疮

四种常见玫瑰痤疮亚型组织学均可出现肉芽肿。然而，也有一种不常见的临床类型，表现为在外观正常的口周、眼周和面颊皮肤处出现持久、坚实、无压痛的红棕色丘疹或结节（图 91.7），皮损形态单一，消退时可留有明显瘢痕。其确切的分类尚未确定，但已被玫瑰痤疮专家协会认为是玫瑰痤疮的一种变异[1,35]。皮损病理检查示肉芽肿性改变（有时与毛囊破裂明显相关），常出现于酪样坏死灶[24]。基于肉芽肿性改变以及疾病的难治性，该类型一度被认为与皮肤结核（颜面播散性粟粒性狼疮）有关，其确切的疾病分类目前尚不确定。它也被称为狼疮样玫瑰痤疮或簇集痤疮，通常被认为是玫瑰痤疮的“变异”[1,36]。需与皮肤肉瘤相鉴别，两者在临床和病理上存在相似之处（图 91.8）。

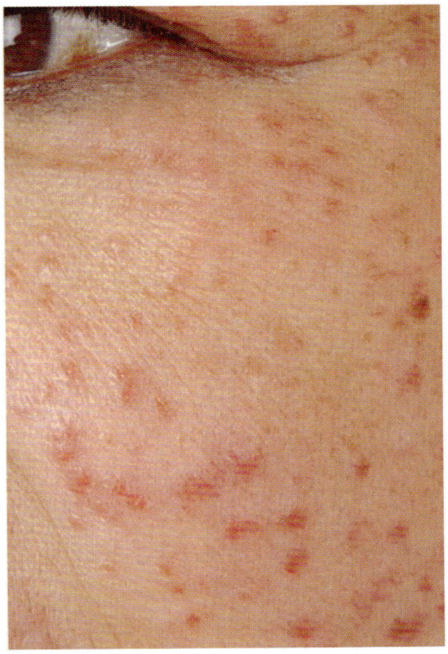

图 91.7 55 岁女性，肉芽肿型玫瑰痤疮，4 个月前突发无症状面部皮疹。下颏、脸颊和眼周多发质地坚实、形态单一、梅红色、圆顶状的小丘疹。病理显示多发真皮肉芽肿

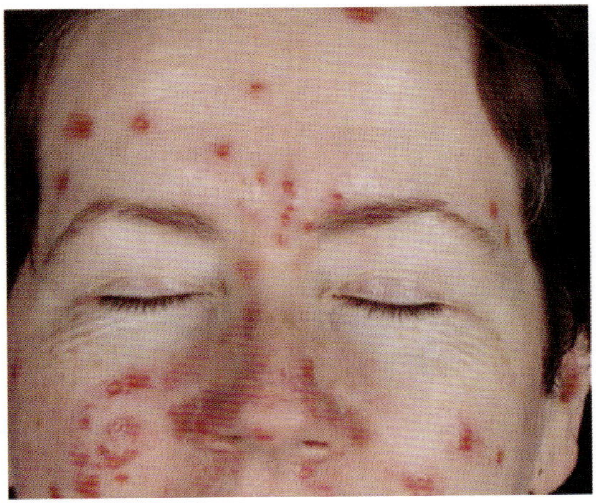

图 91.8 该女性因“难治性玫瑰痤疮”被转诊。皮肤活检示非干酪样肉芽肿。患者同时存在肺部和眼部病变，最后诊断为结节病而非肉芽肿型玫瑰痤疮

鉴别诊断

不同亚型玫瑰痤疮鉴别诊断见表 91.2。

表 91.2 玫瑰痤疮亚型的鉴别诊断

亚型	鉴别诊断
亚型 1：红斑毛细血管扩张型玫瑰痤疮（ETTR）	• 慢性光损伤（难以区分） • 脂溢性皮炎（特征性分布及鳞屑），可伴发玫瑰痤疮的几种亚型 • 面部接触性皮炎（边界及病史） • 其他原因引起的潮红（见第 106 章） • 红斑狼疮（系统性及亚急性） • 皮肌炎（系统症状和血清学检查） • 眉部瘢痕性红斑（存在毛囊口角化） • 小棘状毛壅症
亚型 2：丘疹脓疱型玫瑰痤疮（PPR）	• 寻常痤疮（见图 91.8） • 肉芽肿型玫瑰痤疮（颜面播散性粟粒性狼疮）（见图 91.7） • 口周皮炎（分布与形态不同） • 面癣（皮肤刮片） • 耶斯纳皮肤淋巴细胞浸润症（诊断需皮肤活检）（见第 135 章） • 毛囊糠疹（蠕形螨病：特征性毛囊性鳞屑；皮肤刮片可见大量蠕形螨） • 药物诱发的玫瑰痤疮样皮病（局部使用钙调磷酸酶抑制药、表皮生长因子受体抑制药、局部或系统应用激素）（见图 91.17） • 面部肉芽肿（与鼻赘相似） • 皮肤淋巴细胞瘤（诊断需活检）
亚型 3：鼻赘型玫瑰痤疮（PR）	• 实性面部淋巴水肿（见图 91.12 和图 91.16） • 感染（皮肤结核） • 结节病（冻疮样狼疮）（见图 91.11） • 鼻部慢性皮肤型红斑狼疮 • 面部肉芽肿（与鼻赘相似） • 恶性肿瘤（鳞癌/淋巴瘤/其他）
亚型 4：眼型玫瑰痤疮（OR）	• 其他病因所致慢性睑缘炎、干眼综合征等（见第 109 章）

红斑毛细血管扩张型玫瑰痤疮

慢性光损伤。长期暴露在日光、寒冷和潮湿的环境中对面部皮肤的损伤，可能会使浅肤色个体皮肤出现与 ETTR 无法鉴别的变化。前者特征是毛细血管的扩张分布更广，更偏向侧面，但在临床实践中并不总是如此。

脂溢性皮炎。本病偶可模仿 ETTR，或可与玫瑰痤疮（典型 PPR）伴发。其特征性的橙红色外观、上覆大片黏着性鳞屑以及皮疹分布（鼻翼、眉毛、头皮等）有助于诊断。

面部接触性皮炎。该病有时难与 ETTR 鉴别，仔细询问病史和斑贴试验可有助于明确诊断。

红斑狼疮。红斑狼疮（系统性和亚急性）、皮肌炎可表现为光分布部位的面部红斑，当患者有全身症状时应予以考虑。颈部及其他曝光部位受累支持其诊断，应予合适的血清学筛查。

眉部瘢痕性红斑。该病也可能表现为面部红斑，但如果存在毛囊角化和眉外侧毛发脱落应考虑这一诊断。罕见情况下小棘毛壅病可能表现为鼻部红斑、毛囊开口扩大并角栓。

丘疹脓疱型玫瑰痤疮

寻常痤疮。成年患者的寻常痤疮（尤其如伴有面部红斑）与 PPR 难以区分（图 91.9）。油性皮肤、开放性和封闭性粉刺、囊性病变和瘢痕都是支持寻常痤疮诊断的特征。然而，一些患者确实似乎同时患有这两种疾病，一些早期患寻常痤疮的患者可能随后出现玫瑰痤疮。

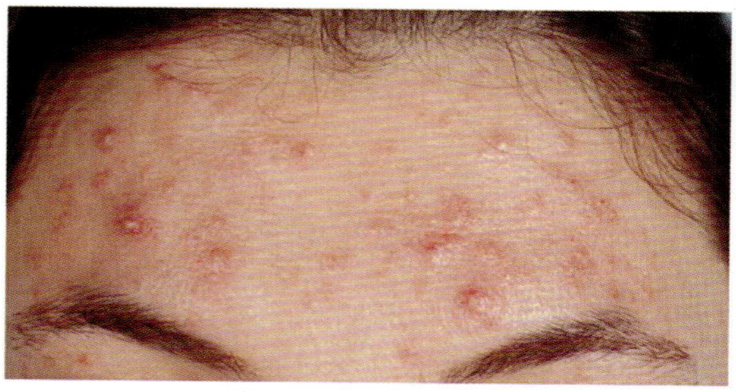

图 91.9 该寻常痤疮患者皮损与丘疹脓疱型玫瑰痤疮（PPR）的皮损相似。但与 PPR 相比，这些丘疹和脓疱更大、更深，油性皮肤，可见粉刺

玫瑰痤疮样皮病。这是一个涵盖可能与玫瑰痤疮（通常为 PPR）类似的多种皮肤疾病的术语。一些药物特别是 EGF 受体和酪氨酸激酶抑制药如西妥昔单抗或厄洛替尼，可引起面部红斑基础上痤疮样发疹，可与玫瑰痤疮相似[34]。突然起病以及皮损急性炎症表现提示该病。在面部频繁外用含氟类固醇制剂也会引起玫瑰痤疮样发疹。

毛囊糠疹。毛囊糠疹（由面部毛囊蠕形螨严重感染引起）可见于一些 PPR 患者，也可单独发生，表现为轻度面部红斑，无明显炎性病灶。这些患者皮肤表面光滑或呈灰白色，有多发细小的毛囊性鳞屑（图 91.10）。常伴轻度瘙痒，偶有丘疹和脓疱。皮肤镜下可见较多毛囊存在细小突起的角化物，即为定居于毛囊里数个蠕形螨的末体。

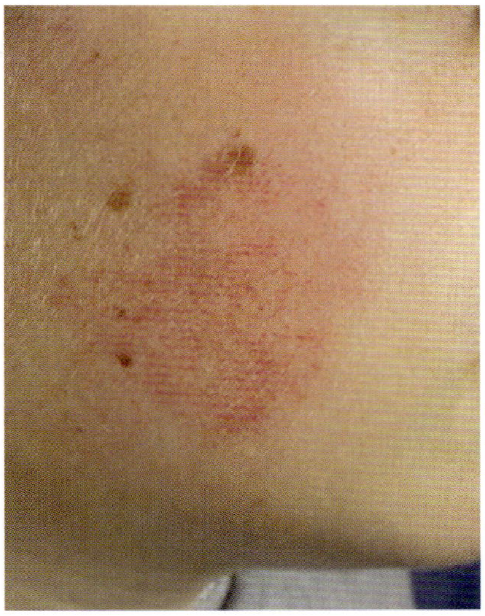

图 91.10 一位年轻的毛囊糠疹患者，可见局限性红斑及细小鳞屑

口周皮炎。该病与 PPR 形态不同（单一形态的小丘疱疹），呈特征性口周分布。眼周分布有时更难与玫瑰痤疮区分。局部使用或吸入皮质类固醇可能导致口周皮炎发生（见面部腔口周围皮炎章节部分）。

耶斯纳皮肤淋巴细胞浸润症。可表现为持续性面部红斑丘疹。皮损往往比 PPR 的丘疹大，无脓疱。该病对常规玫瑰痤疮治疗抵抗，可导致瘢痕。活检可见特征性组织学表现，从而明确诊断。

面癣。面癣可出现丘疹和脓疱，与玫瑰痤疮相似。通常分布不对称，皮疹边缘鳞屑。患者通常主诉面部瘙痒和炎症区域逐渐扩大。

鼻赘型玫瑰痤疮

冻疮样狼疮。冻疮样狼疮（鼻皮肤结节病）可与鼻赘表现相似，尽管毛囊开口不明显（与 PR 不同，后者特征之一为扩张的毛囊）。触诊可及受累皮肤质地坚实，与 PR 柔软的质地不同（图 91.11）。

面部肉芽肿。面部肉芽肿（见第 102 章）是一种罕见疾病，其特征是面部质硬斑块（好发于鼻），慢性病程，常对治疗抵抗。皮肤活检呈特征性组织病理学炎症改变，有助于诊断。

皮肤淋巴细胞瘤。皮肤淋巴细胞瘤（见第 140 章）是另一种罕见疾病，可表现为颜面和耳部丘疹或结节。在大多数情况下，皮肤活检可以明确诊断。

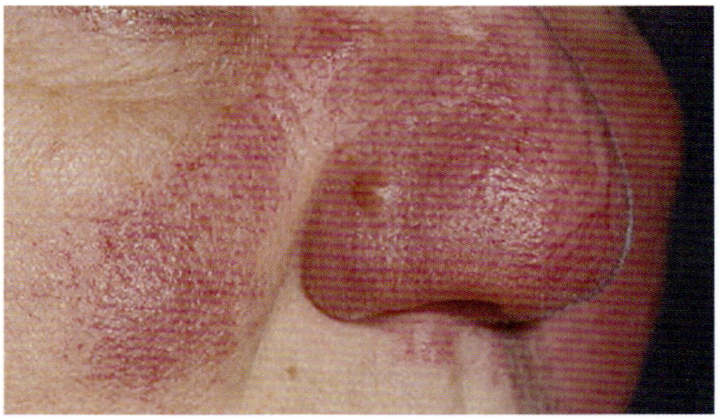

图 91.11 该冻疮样狼疮皮损与玫瑰痤疮相似。典型皮损呈紫罗兰色，无扩张的毛囊。皮肤活检示典型的非干酪样肉芽肿

实性面部淋巴水肿。实性面部淋巴水肿（Morbihan 病，见下文）可能与面部红斑有关。它与玫瑰痤疮难以区分，有人认为是玫瑰痤疮的变型（淋巴水肿性玫瑰痤疮），其面部淋巴引流异常。面部肿胀也可能累及鼻，与鼻赘相似（图 91.12）。

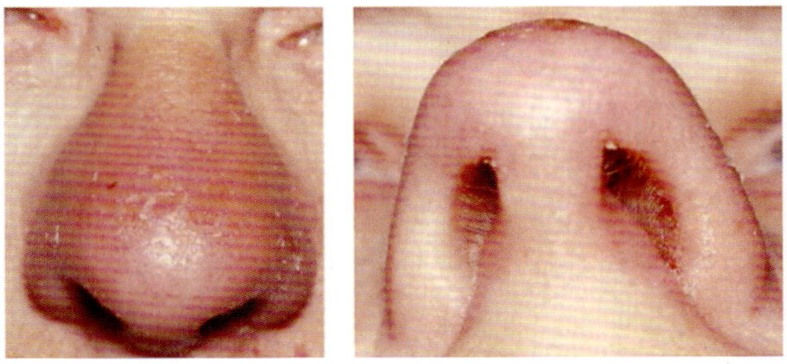

图 91.12 主要累及鼻的面部淋巴水肿，与鼻赘类似。注意鼻孔变窄

基底细胞癌、鳞状细胞癌和淋巴瘤。这些疾病都可累及鼻，可与鼻赘相混淆。当疾病表现不典型、进展或经充分治疗无效，临床医师应积极予以活检。

眼型玫瑰痤疮

眼型玫瑰痤疮的临床表现并无特异性，亦需考虑其他可引起睑缘炎和眼部炎症的原因，尤其当不伴有玫瑰痤疮皮损时。

并发症和共病

总的来说，玫瑰痤疮患者一般不伴系统并发症，然而最近一项研究表明，玫瑰痤疮患者可能较同年龄和同性别对照组更易患心血管疾病[37]。在颜面潮红、鼻赘以及女性患者中，玫瑰痤疮可能会影响社交。与寻常痤疮不同，瘢痕并非玫瑰痤疮的特征性皮损。

OR 患者可能因结膜干燥而影响隐形眼镜的佩戴。据报道，OR 患者较少因炎症改变严重而引起视力损害。

在鼻赘患者中，基底细胞癌可能会被赘生组织所掩盖，在对该亚型玫瑰痤疮患者的评估中，不应忽视与肿瘤共存的可能性。

如上所述，脂溢性皮炎可能与玫瑰痤疮共存，不应忽视其治疗，否则疗效将不理想。

据报道，偏头痛在玫瑰痤疮患者中更为常见。玫瑰痤疮的存在并不能除外类癌综合征的可能性，同时有阵发性潮红及玫瑰痤疮的患者需要考虑该病。对严重或全身潮红的患者进行进一步的评估是有必要的，特别是在伴有其他症状的情况下（见第 106 章）。

病程和预后

玫瑰痤疮是一种慢性疾病，其病程以部分缓解和反复复发为特征。不同的亚型往往有不同的临床表现模式。

未经治疗的 ETTR 患者表现为面部持久性红斑，常伴有明显的颧部毛细血管扩张、日渐敏感的面部皮肤（灼热感/刺痛感）以及对温度变化或恶劣天气条件（寒风等）不耐受。面部潮红变得越来越难处理。在一些患者中可以找到诱发潮红的饮食诱因。

PPR 的病程特点是面中部周期性成批发作的炎性皮损（主要是丘疹、丘脓疱疹）。炎症皮损消退后，其周围红斑持续存在。PPR 在老年患者中不太常见，表明在老年群体中，PPR 可能会“自行消失”。

未治疗的鼻赘往往会发展为鼻部增大、畸形，鼻部畸形程度有个体差异。

OR 呈慢性病程，反复加重。干眼往往是其常见的临床表现，而炎症损害（麦粒肿、霰粒肿）呈间歇性发作。若不治疗，玫瑰痤疮患者的干眼易继发细菌感染，主要是葡萄球菌感染。更严重的罕见并发症包括结膜纤维化、点状角膜炎和角膜新生血管化。

检查

对于具有典型酒渣鼻临床特征的患者，不需要进行检查。对于表现不典型或出现不常见症状的患者，应考虑其他诊断。目前还没有明确的血清学或组织病理学检查可确诊皮肤或眼玫瑰痤疮的诊断。

治疗

玫瑰痤疮的治疗应依据临床表现及亚型的不同而有差异[2]。然而，皮肤护理的某些方面在所有类型玫瑰痤疮中是相同的。由于大多数玫瑰痤疮患者为浅肤色（皮肤类型 1 或 2），慢性紫外线损伤会导致面部红斑，尤其加重 ETTR 皮损，因此建议患者应避免过度日晒，使用防晒措施（一年四季涂抹防晒霜、戴帽），以锌或钛为基础配方的物理性防晒剂耐受性最好。应尽可能避风、避冷，两者均可导致面部毛细血管扩张和血管不稳定性。

许多玫瑰痤疮患者皮肤干燥，易受刺激。每天涂抹保湿霜对这类患者非常重要。对于红斑明显者，可选用化妆遮盖（用质地轻薄的液体粉底制剂）。尤其对于 ETTR 患者，应避免可能的刺激物（磨砂皂、化妆水、香水、须后乳和皮肤剥脱制剂等），以免加重面部红斑、干燥、灼热感或刺痛感。

除特殊情况外，玫瑰痤疮患者应避免在面部使用局部皮质类固醇激素。有颜面潮红倾向的患者（主要是 ETTR）应避免可引起潮红的因素，如热饮、辛辣食物、酒精和某些药物。一些患者发现记录潮红发作有助于识别其他诱发或加重因素（如应激、温度）。

玫瑰痤疮患者皮肤的一般管理方法总结在框图 91.1 中。

框图 91.1 护肤管理

- 使用同时防护 UVA 和 UVB 且 UVB 防护系数不小于 15 的防晒霜。含有物理隔离剂二氧化钛或氧化锌的防晒霜通常可良好耐受
- 使用无皂、pH 平衡的合成清洁剂（“表面活性剂”），以温水洗脸
- 使用含有保护性硅酮的化妆品和防晒剂
- 含有惰性绿色色素的水溶性彩妆有助于在视觉上中和红斑。亦可使用遮盖性彩妆
- 含有保湿剂（如甘油）和封闭剂（如凡士林）的润肤霜可以帮助恢复受损的表皮屏障功能
- 避免使用收敛剂、爽肤水、磨砂去角质产品以及磨皮这类操作
- 避免防水化妆品和厚重的粉底，因其需刺激性溶剂或用力擦拭才能去除
- 避免含有酒精、薄荷醇、樟脑、金缕梅、香料、薄荷油及桉叶油的化妆品
- 避免可使皮肤过热和（或）干燥的环境如桑拿浴、车内的电热扇和开放式壁炉

一线治疗

红斑毛细血管扩张型玫瑰痤疮。防晒和保护措施应遵循上述概要。每天使用无皂基清洁剂、使用无香、无色的保湿剂。如有需要可使用化妆遮瑕。识别并避免引起潮红的因素。予局部外用 α 受体激动药如溴莫尼定或羟甲唑啉治疗红斑[38]。这些制剂似乎可以暂时有效减少面部红斑，但必须反复使用才能维持疗效。

丘疹脓疱型玫瑰痤疮。如 ETTR 一样，应避免阳光，注意防晒、保湿及化妆遮瑕。活动性炎性皮损可选用 0.75% 甲硝唑凝胶或乳膏、15% 壬二酸凝胶、1% 伊维菌素乳膏或 10% 磺胺乙酰胺钠以及 5% 硫黄制剂等。如果皮肤炎症明显，乳膏制剂通常耐受性更好。在最初的皮损清除阶段，所选的制剂应在保湿剂使用前每天两次外用，共 6～8 周。当炎性皮损清除后，每日一次使用(患者通常更喜欢在晚上使用)也许就足够了。如果皮肤此后 3～4 个月持续无疹，则可停止治疗，改为每天规律使用保湿剂。如果出现潮红，应指导患者重新开始局部治疗，每日两次。局部 α 受体激动药如溴莫尼定和羟甲唑啉可以减少 PPR 患者皮损周围红斑，但对丘疹和脓疱形成无效。

鼻赘型玫瑰痤疮。如伴发炎性皮损，治疗方案同 PPR。如果皮肤油腻、有较大毛囊角栓(有时是由于毛壅症)，可考虑鼻局部使用皮肤剥脱剂。予电灼或激光烧蚀鼻周毛细血管扩张。若病情进展可与患者讨论，必要时可予异维 A 酸治疗。

眼型玫瑰痤疮。日常眼睑清洁有益于早期睑缘炎和眼睑结痂患者。可指导患者将数滴婴儿洗发液以温水稀释，再用棉花棒蘸取溶液擦洗睑缘，擦洗前局部热敷可有助于溶解已凝固的睑板腺分泌物，使其易于去除。油性人工泪液、润滑眼药水或水性凝胶对所有阶段的 OR 都很重要，应作为一线治疗。

二线治疗

红斑毛细血管扩张型玫瑰痤疮。激光治疗(使用脉冲染料、强脉冲光、532nm 绿光或组合设备如 595nm 及掺钕钇铝石榴石(Nd:YAG)组合激光设备可以清除颧部毛细血管扩张，显著减少面部红斑(见第 23 章)。激光治疗有助于稳定这类患者面部血管的高反应性，病情可持续好转数年，但易复发。然而，激光治疗似乎对随后丘疹和脓疱的发展无明显效果。

对受到持续潮红倾向困扰的患者应考虑予低剂量 β 受体阻滞药(普萘洛尔、纳多洛尔、卡维地洛)。心理咨询、集体疗法和生物反馈技术的发展可有助于改善患者因社会心理因素而加剧的颜面潮红。

丘疹脓疱型玫瑰痤疮。对玫瑰痤疮治疗的一项系统综述强调这一领域的治疗需要更多研究[39]。传统上，系统应用全剂量(同寻常痤疮患者剂量)但更短期(6～8 周而非数月)的抗生素治疗(四环素、多西环素、红霉素、米诺环素、甲氧苄啶)，无论是单用还是与前述一种局部用药联合应用，均对 PPR 有效，包括严重病例。

40mg/d 亚抗菌剂量的多西环素与标准方案(100mg/d)疗效相当，但不良反应更少，细菌耐药性发生概率更低。在严重 PPR，当炎性皮损消退后，与其相关的面部红斑也常常会显著减轻，但可能以较轻的形式持续数周。

鼻赘型玫瑰痤疮。有报道指出低剂量异维 A 酸治疗(10～20mg/d)持续 2～6 个月可减轻部分 PR 患者的鼻赘增生程度(图 91.13)。但停药后疗效可能难以持久维持，鼻部增大仍可能加重，需对患者进行适当随访。

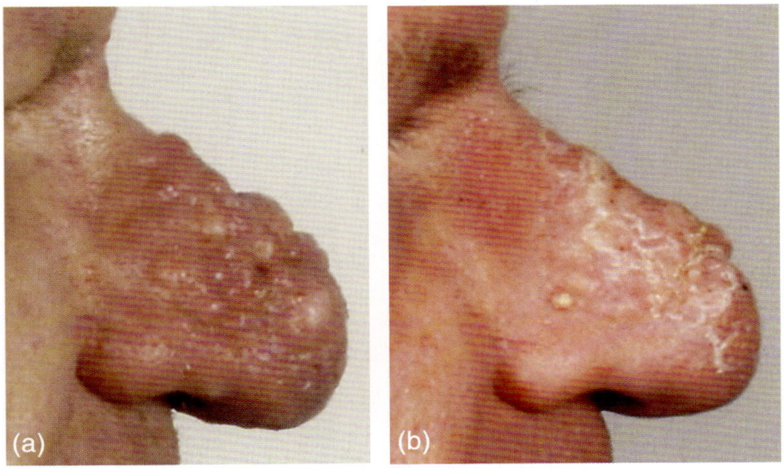

图 91.13 鼻赘治疗前(a)和异维 A 酸治疗 4 个月后(b)

眼型玫瑰痤疮。除上述的热敷和眼睑擦洗外，可以考虑眼睑按摩以促进堵塞的睑板腺排出其内容物。眼睑边缘局部外用甲硝唑凝胶的耐受性良好。也有报道磺胺乙酰胺钠眼膏和环孢素眼膏对 OR 有效。若怀疑继发细菌感染（通常是葡萄球菌感染），可每天 2 次在眼睑边缘涂抹夫西地酸软膏或红霉素眼膏。

有学者建议，局部外用茶树（互叶白千层）油制剂，可能通过其抗蠕形螨作用而对眼玫瑰痤疮有效，但与上述多种干预措施相比，这一方法更多是一种零星报道而无确凿证据，且可能会导致接触性皮炎（刺激性或变应性），故仍建议谨慎使用。有报道指口服 Ω-3 脂肪酸对一些玫瑰痤疮相关睑缘炎患者有益。

局部使用糖皮质激素治疗睑缘炎存在争议，最好避免使用。如上述方法治疗后患者症状仍持续，应转介眼科进一步诊治。

三线治疗

红斑毛细血管扩张型玫瑰痤疮。有报道指肉毒杆菌毒素注射对一些顽固性颜面潮红患者有效。高选择性交感神经切除术由于有严重不良反应的发生风险，只有在致残病例才可考虑（见第 94 章）。

丘疹脓疱型玫瑰痤疮。在对常规抗生素治疗疗效不佳的 PPR 患者，可考虑系统甲硝唑或低剂量异维 A 酸治疗（如上所述）以控制病情，必须仔细监测药物的不良反应。当这些治疗中止时，炎症往往复发，所以当病情控制时，需引入一种更长期的替代治疗方案。

第8部分

阶梯治疗

红斑毛细血管扩张型玫瑰痤疮

一线治疗
- 避免日晒和防晒
- 无香味、无色的润肤剂
- 无皂基清洁剂
- 彩妆遮瑕
- 避免诱发潮红的因素
- 外用 α 受体激动药如溴莫尼定或羟甲唑啉

二线治疗
- 激光治疗颜面红斑及毛细血管扩张（见第 23 章）
- 低剂量 β 受体阻滞药物（普萘洛尔、纳多洛尔、卡维地洛）
- 心理咨询、集体疗法

三线治疗
- 肉毒杆菌毒素

（续）

- 在致残的病例可考虑高选择性交感神经切除术

丘疹脓疱型玫瑰痤疮

一线治疗
- 与 ETTR 类似，避免阳光、防晒、保湿及化妆遮瑕
- 活动性炎性皮损可局部外用甲硝唑、壬二酸、伊维菌素或磺胺乙酰胺钠以及硫黄
- 皮损周围红斑予局部 α 受体激动药，如溴莫尼定和羟甲唑啉

二线治疗
- 系统抗生素治疗包括四环素类、红霉素或甲氧苄啶

三线治疗
- 系统用甲硝唑
- 低剂量异维 A 酸治疗
- 如与蠕形螨增殖相关，局部予除螨剂（伊维菌素、克罗米通、苄氯菊酯）

鼻赘型玫瑰痤疮

一线治疗
- 伴发炎性皮损时同 PPR
- 如有明显毛囊角栓，予局部皮肤剥脱剂
- 电灼或激光治疗毛细血管扩张

二线治疗
- 低剂量异维 A 酸治疗

三线治疗
- 二氧化碳激光烧蚀鼻赘组织
- 手术治疗重塑鼻形

眼玫瑰痤疮

一线治疗
- 日常清洁眼睑
- 油性人工泪液、润滑眼药水或水性凝胶

二线治疗
- 仔细按摩眼睑
- 局部外用甲硝唑、磺胺乙酰胺钠和环孢素
- 若怀疑继发细菌感染，予夫西地酸或红霉素眼膏
- 局部茶树（互叶白千层）油制剂

三线治疗
- 系统四环素类或红霉素
- 转介眼科专科治疗

当考虑病情与蠕形螨的增殖有关时，使用局部除螨剂可以帮助减少面部螨虫的数量，如克罗米通或苄氯菊酯。这些制剂中有些会有刺激性，因此建议使用时需要注意。

鼻赘型玫瑰痤疮。用二氧化碳激光烧蚀鼻赘组织（见第 23 章）或外科电切多余的鼻部组织以重塑鼻形（见第 20 章）是进展期鼻赘的治疗选择，疗效佳且可长期维持。

眼玫瑰痤疮。系统应用与治疗 PPR 相同剂量和

疗程的四环素、多西环素和米诺环素常可改善难治性眼部症状。儿童及孕妇优先选用红霉素。若患者主诉眼痛或畏光，或严重 OR 早期改善不明显，应立即转介眼科进行专科治疗。

Resources

Further information

American Academy of Dermatology: http://www.aad.org/for-the-public/home.

British Association of Dermatology: http://www.bad.org.uk.

European Academy of Dermatology and Venereology leaflets: http://www.eadv.org/patient-corner/leaflets.

National Rosacea Society, USA: http://www.rosacea.org.

UCD Charles Institute of Dermatology, video and patient information: www.ucd.ie/charles.

(All last accessed September 2015.)

与玫瑰痤疮疾病分类关系不明确的面部皮肤病

有一系列的面部皮肤病与玫瑰痤疮有一些共同的特征，但它们与玫瑰痤疮的疾病分类学关系目前尚无共识。下面将对此进行描述。

特发性面部无菌性肉芽肿

同义名

- 面部冷脓皮病

特发性面部无菌性肉芽肿(idiopathic facial aseptic granuloma，IFAG)在 1999 年首次报道，被称为面部冷脓皮病[1]。该疾病在儿童中可能并不少见。典型的 IFAG 好发年龄为 8 个月至 13 岁，表现为颊部或眼睑部孤立的炎性浅表结节，与昆虫叮咬类似(图 91.14)。这些结节无症状，通常为红色或紫色，触之质软。它们的直径可达 2～3cm，数月后可自行消退[2,3]。

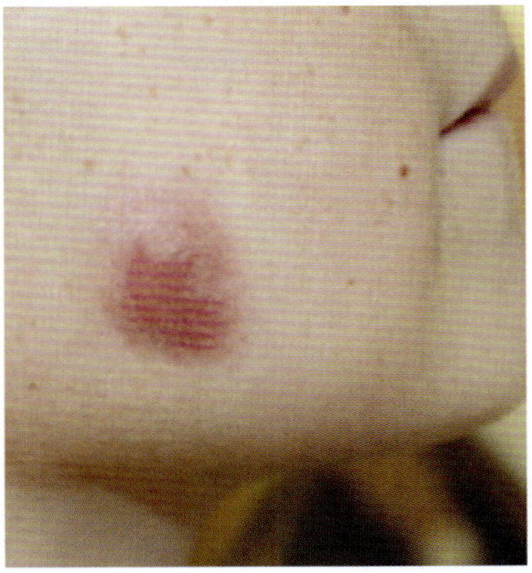

图 91.14 特发性面部无菌性肉芽肿 一名 7 岁男孩面部边界清楚的梅红色结节。(摘自 González Rodríguez 等 2015[3]，经 Wiley 授权再次印刷)

聚合性玫瑰痤疮和暴发性玫瑰痤疮

同义名

- 面部脓皮病

聚合性玫瑰痤疮描述的是一种罕见的玫瑰痤疮样发疹，起病缓慢，主要在年轻女性中发病。其特征为面部红斑明显，伴结节性脓肿及坚实斑块，可导致明显瘢痕形成。与聚合性痤疮不同，粉刺并非其特征，躯干不受累[5]。另一种类似但更急性的面部炎症性发疹，可能是聚合性玫瑰痤疮的一种严重变异型，既往被称为面部脓皮病，近来被称为暴发性玫瑰痤疮。该病男女均可受累，但典型病例好发于油性皮肤的年轻女性，常常发生在妊娠期或产后[6]。它可由既往玫瑰痤疮皮损发展而来，也可发生于健康皮肤中。皮损表现为暴发性炎症性斑块，周边绕以脓疱(图 91.15)，可伴发急性 OR，表现为结膜炎或严重角膜炎[7]。有时聚合性玫瑰痤疮和寻常痤疮的炎症性变异型难以区分。严重病例可遗留瘢痕。

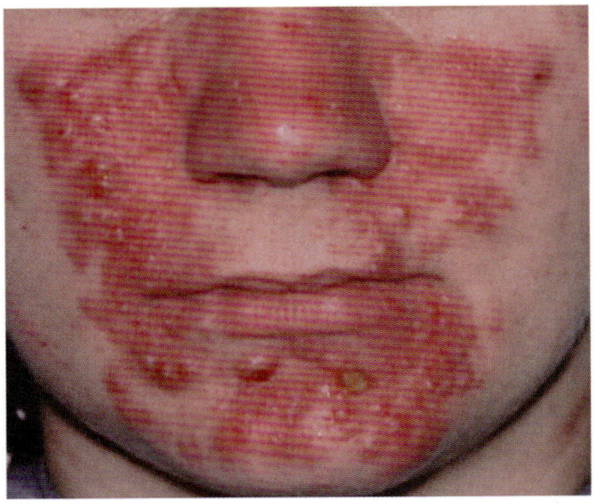

图 91.15 暴发性玫瑰痤疮，炎性皮损明显，大量脓疱形成实性面部淋巴水肿

实性面部淋巴水肿

同义名
- 淋巴水肿型玫瑰痤疮
- 实性面部水肿
- Morbiun 病

简介及概述

一些玫瑰痤疮患者可能会出现不同程度的颜面水肿,同时伴有或随后发生其他临床特征,尤其是严重的PPR。颜面水肿也可见于炎症性痤疮(见第 90 章)。

然而,极少数情况下患者会表现为伴有红斑的上面部明显的坚实非凹陷性水肿。在既往无玫瑰痤疮病史情况下,可被称为实性面部水肿,或淋巴水肿型玫瑰痤疮;也被称为 Morbiun 病(图 91.16)[8]。

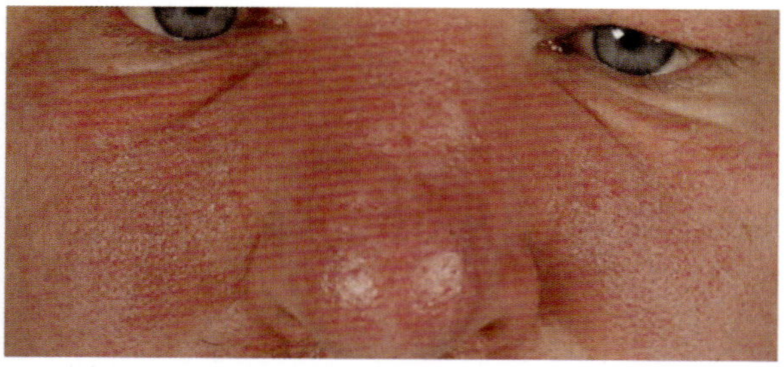

图 91.16 实性面部淋巴水肿的特征是上面部持续存在的无压痛性坚实水肿。注意该患者眼睛下方的皱褶,提示这种不常见类型的面部红斑和肿胀

病理生理学

造成该病发展的潜在因素尚不清楚。有假说推测是因为淋巴引流不足所致。该病组织学特征为真皮水肿、毛囊周围纤维化、血管周围及毛囊周围淋巴细胞及肥大细胞浸润[9]。有人推测反复炎症导致引流淋巴管发生结构性损伤,而在组织学上可以观察到阻塞淋巴管周边出现上皮样肉芽肿[10]。最近一篇报道中系统应用糖皮质激素可快速起效支持了这一假说[11],但绝非所有患该病患者都对系统激素治疗反应一致。尚无临床证据表明该病患者目前合并或既往患有玫瑰痤疮或其他炎症性皮肤病。有关反应性淋巴系统疾病更多信息详见第 105 章[8,9]。

临床特征

实性面部淋巴水肿的临床特征是上 2/3 面部持续性红斑和坚实非凹陷性水肿,尤其累及眼睑、颊部、鼻部和眉间。然而该病属于排除诊断,诊断前需要考虑其他可能性,如皮肌炎、慢性光化性皮炎和慢性变应性接触皮炎[9]。

治疗

该病治疗困难,抗组胺药物可能有一定作用,但要获得最佳效果需异维 A 酸长期治疗[9,12]。在一篇报道中指出,5 名患者在接受异维 A 酸 40～80mg/d 长达 24 个月的治疗中,直到治疗开始后至少 6 个月才出现显著改善[9]。也有学者主张予沙利度胺治疗[8]。

激素诱发的玫瑰痤疮样面部皮病

简介及概述

在面部外用强效激素常导致丘脓疱疹,伴红斑,可能与玫瑰痤疮极其相似(图 91.17)[13,14]。所有年龄组和任何性别患者均易受累,尽管女性比男性更常见[15,16]。如果继续涂抹激素,可进展出现固定性红斑和毛细血管扩张,更相似于特发性玫瑰痤疮。在含氟激素制剂便宜且易获得的地区,该病发病率很可能相对更高[15,16]。

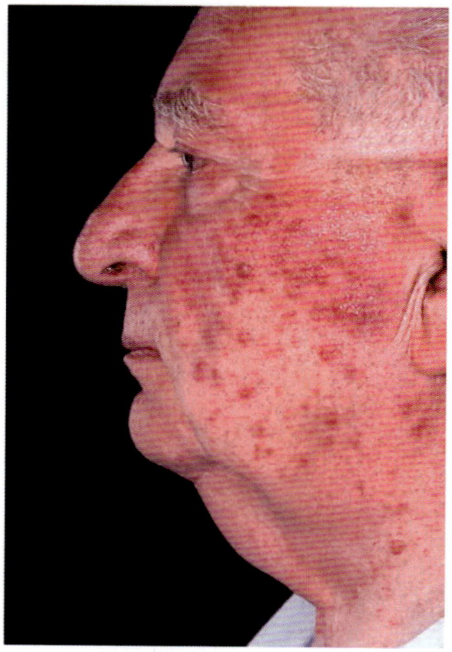

图 91.17 激素诱发的玫瑰痤疮样面部皮病

病理生理学

外用激素诱发玫瑰痤疮样发疹的确切机制尚不清楚,但很可能与皮肤微生物组的改变及其对皮肤先天免疫系统的影响有关[17]。

临床特征

患者受累皮肤对最轻微刺激也有明显的敏感性；主诉主要为瘙痒、灼热感和明显红斑。一旦停止治疗，皮疹就会暴发，从而导致一种依赖的状态。患激素型玫瑰痤疮的患者往往未能意识到这种治疗和反疹之间的因果关系。相反，使用激素以后常常会迅速（尽管短暂）改善症状，造成疗效显著的假象。

有时，即使外用 1% 氢化可的松也可能在儿童口引起玫瑰痤疮样发疹[18]。皮质类固醇鼻喷剂也可能与之有关[19]。有报道指外用 0.1% 他克莫司软膏后也可引起类似发疹[20]。

治疗

第一步也是最重要的一步是停用致病的外用激素。在这个阶段须告知患者要有玫瑰痤疮暴发的心理预期。为了减少暴发的严重程度，在最初阶段常常需要先予一种较弱的激素。治疗特发性玫瑰痤疮的局部或系统抗生素可能有助于抑制激素戒断早期阶段的暴发。有人建议局部予他克莫司[21]或吡美莫司[22,23]，尽管也有报道指出这些制剂的不良反应是可能引起或加重玫瑰痤疮样发疹。

激素诱发的玫瑰痤疮样面部皮病可能会持续数周甚至数月，但如避免局部使用激素，该病最终可完全消退。

腔口周围面部皮炎

同义名

- 口周皮炎
- 眼周皮炎
- 眶周皮炎

概述

腔口周围皮炎是一个囊括了两种与长期局部使用强效激素密切相关的红斑和丘疹脓疱性面部皮病（即口周皮炎和眼周皮炎）。该病在 20 世纪 50—60 年代首次被描述，到 20 世纪 70 年代口周皮炎成为一个司空见惯的诊断[24]。随着人们越来越意识到面部外用强效激素的危害，该病已较前少见。它与激素诱发的玫瑰痤疮相似，但临床上皮疹分布不同。

病理生理学

与激素诱发的玫瑰痤疮样皮病一样，该病很可能与皮肤微生物群紊乱有关[25,26]。局部激素治疗被认为是一个重要的致病因素。该病还似乎与特应性湿疹以及皮肤外用潜在刺激性产品有关；皮肤屏障的损伤被认为是进一步的致病因素[26]。

组织学上可见轻度海绵水肿性皮炎，伴有毛囊周围炎症和脓疱。通常情况下无肉芽肿和蠕形螨[27,28]。

临床特征

病史

致病的（激素）制剂可能是医师处方用于治疗其他疾病，或可能是“借”来治疗轻微的面部损害。大多数医师现已完全意识到长期面部外用强效激素的危害。

临床表现

在下面部及下颏可见片状红斑，伴细小丘疹、脓疱形成，通常在口周留下一片未受累的皮肤（图 91.18）[29]。激素越强效，就越有可能导致口周皮炎，尽管有报道发现氢化可的松也可引发本病[30]。哮喘吸入剂和喷雾中激素也与其相关[31]。

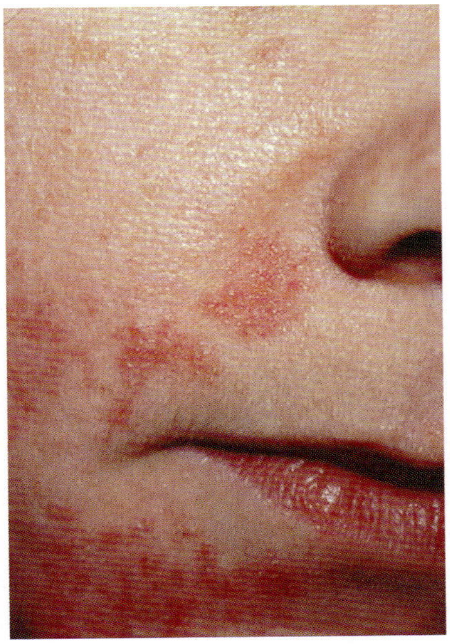

图 91.18　口周皮炎

眼周皮炎与口周皮炎相似，累及眼睑和眶周皮肤。通常因使用含激素的眼科制剂引起（图 91.19）[32]。

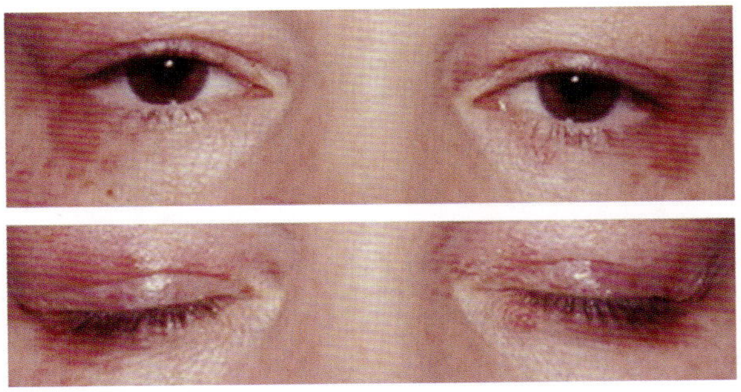

图 91.19　眼周皮炎

鉴别诊断

临床表现具有特异性；重要的鉴别诊断见框图 91.2。

框图 91.2 口周皮炎的重要鉴别诊断

玫瑰痤疮
- PD 患者通常无毛细血管扩张或潮红

肉芽肿型玫瑰痤疮
- 丘疹通常比 PD 更坚实、更大
- 背景红斑通常比 PD 少
- 组织学有肉芽肿表现

儿童肉芽肿性口周皮炎
- 累及口周皮肤
- 无脓疱
- 男性多见

脂溢性皮炎
- 累及鼻唇沟区域，但通常不包绕口周
- 头皮、耳和眉常常受累

变应性接触性皮炎
- 通常不像 PD 那样不累及口周区域

迟发性寻常痤疮
- 丘疹比 PD 大，伴粉刺及囊肿

病程与预后

大多数患者在相对短疗程广谱抗生素治疗后会得到长期缓解[33]。只有小部分患者复发[34]。然而，如果不接受治疗，特别是如果诱发该病的外用激素仍继续使用，口周皮炎可持续数年[35]。

治疗

最重要的治疗是停止外用激素。与其他激素诱发的皮肤病一样，当停用较强效制剂时，予更弱效的激素替代将减轻“反跳”现象，需告知患者可能会出现初期皮损的加重。应避免应用其他产品，包括化妆品。予疗程 4 周的四环素口服、外用红霉素或甲硝唑治疗通常有效[25]。

儿童期肉芽肿性口周皮炎

同义名
- 加勒比黑人儿童期面部疹

这种罕见的儿童皮肤病病因不明，据报道主要见于非裔青春期前儿童[25,36]。它表现为无症状、皮色、圆顶状多发丘疹（图 91.20）。与成人口周皮炎一样，它主要累及口周和眼周皮肤，但也可累及头颈部的其他部位。其肉芽肿性质可通过玻片压诊法证实。活检显示非干酪样上皮样肉芽肿和血管周围炎性浸润。

它会在未经治疗的情况下约数月至 3 年自行消退，但可能会遗留粟丘疹或小的点状瘢痕。

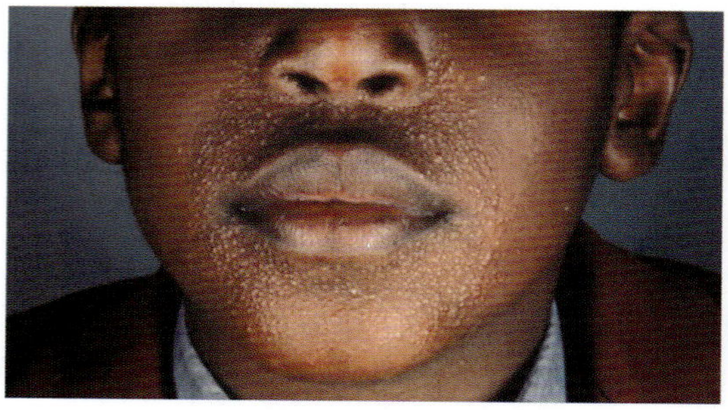

图 91.20 儿童期肉芽肿性口周皮炎（由英国诺丁汉大学 Hywel Williams 教授提供）

（译者：叶张章 一审：朱晓玲 二审：许阳 三审：廖培羽 庞晓文 润色：尹晓雅）

参考文献

所有文献请查阅网址：www.rooksdermatology.com.
以下列出的是重要参考文献。

Rosacea

[6] Gibson GE, Codd MB, Murphy GM. Skin distribution and skin disease in Ireland. *Ir J Med Sci* 1997;166:72-4.

[15] Grice EA, Segre JA. The skin microbiome. *Nat Rev Microbiol* 2011;9:244-53.

[24] Sánchez JL, Berlingeri-Ramos AC, Dueñ DV. Granulomatous rosacea. *Am J Dermatopathol* 2008;30:6-9.

[25] el Darouti M, Zaher H. Lupus miliaris disseminatus faciei: pathologic study of early, fully developed, and late lesions. *Int J Dermatol* 1993;32:508-11.

[32] Jarmuda S, McMahon F, Zaba R, *et al*. Correlation between serum reactivity to *Demodex*-associated *Bacillus oleronius* proteins, and altered sebum levels and Demodex populations in erythematotelangiectatic rosacea patients. *J Med Microbiol* 2014;63:258-62.

[33] Chen W, Plewig G. Human demodicosis: revisit and a proposed classification. *Br J Dermatol* 2014;170:1219-25.

[37] Lee GL, Zirwas MJ. Granulomatous rosacea and periorificial dermatitis: controversies and review of management and treatment. *Dermatol Clin* 2015;33:447-55.

Facial dermatoses with an uncertain nosological relationship to rosacea

[2] Neri I, Raone B, Dondi A, Misciali C, Patrizi A. Should idiopathic facial aseptic granuloma be considered granulomatous rosacea? Report of three pediatric cases. *Pediatr Dermatol* 2013;30:109-11.

[3] González Rodríguez AJ, Jordá Cuevas E. Idiopathic facial aseptic granuloma. *Clin Exp Dermatol* 2015;40:298-300.

[5] Jansen T, Plewig G, Kligman AM. Diagnosis and treatment of rosacea fulminans. *Dermatology* 1994;188:251-4.

[6] Ferahbas A, Utas S, Mistik S, Uksal U, Peker D. Rosacea fulminans in pregnancy: case report and review of the literature. *Am J Clin Dermatol* 2006;7:141-4.

[7] Kim TG, Noh SM, Do JE, Lee MG, Oh SH. Rosacea fulminans with ocular involvement. *Br J Dermatol* 2010;163:877-9.

[9] Smith LA, Cohen DA. Successful long-term use of oral isotretinoin for the management of Morbihan disease: a case series report and review of the literature. *Arch Dermatol* 2012;148:1395-8.

[10] Nagasaka T, Koyama T, Matsumura K, Chen KR. Persistent lymphoedema in Morbihan disease: formation of perilymphatic epithelioid cell granulomas as a possible pathogenesis. *Clin Exp Dermatol* 2008;33:764-7.

[14] Ljubojevic S, Basta-Juzbasic A, Lipozencic J. Steroid dermatitis resembling rosacea: aetiopathogenesis and treatment. *J Eur Acad Dermatol Venereol* 2002;16:121-6.

[25] Dessinioti C, Antoniou C, Katsambas A. Acneiform eruptions. *Clin Dermatol* 2014;32:24-34.

[26] Lee GL, Zirwas MJ. Granulomatous rosacea and periorificial dermatitis: controversies and review of management and treatment. *Dermatol Clin* 2015;33:447-55.

[36] Knautz MA, Lesher JL. Childhood granulomatous periorificial dermatitis. *Pediatr Dermatol* 1996;13:131-4.

第 92 章

化脓性汗腺炎

Nemesha Desai[1], *Hessel H. van der Zee*[2], *Gregor B. E. Jemec*[3]

[1] St John's Institute of Dermatology, Guy's and St Thomas' NHS Foundation Trust, London, UK

[2] Department of Dermatology, Erasmus Medical Center, Rotterdam, the Netherlands

[3] Department of Dermatology, Roskilde Hospital; Health Sciences Faculty, University of Copenhagen, Copenhagen, Denmark

定义与术语

化脓性汗腺炎是一种慢性、炎症性、复发性毛囊性疾病，通常在青春期后发病，皮损分布于富含顶泌汗腺部位，主要位于腋窝、腹股沟、外阴部位等，伴疼痛的深在炎性皮损。这个定义是基于 Dessau 标准的旧金山修订版[1]。

以下三条为诊断的必备标准：

1. 典型皮损表现为深在的疼痛性结节，继发性皮损表现为脓肿、流脓窦道、桥状瘢痕、双头或多头的黑头粉刺。

2. 典型解剖部位：腋窝、腹股沟、会阴部、肛周、臀部、双乳间及乳房下皱褶处。

3. 慢性复发性。

同义名

- 反常性痤疮(acne inversa)
- Verneuil 病(Verneuil disease)
- Velpeau 病(Velpeau disease)
- 重度瘘管性脓皮病(pyoderma fistulans significa)
- 异位性痤疮(ectopic acne)

概述

Velpeau 在 1839 年首次描述腋窝、腹股沟处复发性痛性炎性脓肿[2]。之后，Verneuil 将其更名为化脓性汗腺炎(hidradenitis suppurativa, HS)，该错误命名主要是由于本病原发自汗腺炎症的历史假说[3]。当前证据证实化脓性汗腺炎原发部位是毛囊。

化脓性汗腺炎是一种以复发疼痛性结节、脓肿、流脓窦道和瘢痕形成为特征的慢性炎症性毛囊性疾病。皮损分布于富含顶泌汗腺部位，主要位于腋窝、腹股沟、外阴部位。疾病严重程度依据 Hurley 分级，常用于指导治疗[4]。治疗较难并且需要药物与外科方式结合。严重情况下出现以下并发症：挛缩、贫血、淋巴水肿和鳞状细胞癌。疾病造成的心理影响不容忽视[5]，一般情况下，该病对患者生活质量的影响超过其他炎性皮肤病[6]。

流行病学

发病率和患病率

根据美国基本保险机构的研究报道美国化脓性汗腺炎每年发病率为 6/100 000，20－29 岁年轻女性发病率最高(18.4/100 000)，且仍处于上升趋势[7]。

欧洲人口的大规模调查估计本病患病率为 1%～2%[8]。既往报道的发病率从 0.000 33%到 4%不等，数据的波动与人口学、诊断标准和自我报告差异有关[7-11]。观察到就诊于性病诊所的青壮年中该病的发病率为 4%[9]。

年龄

患者的平均年龄是 24.2(±12)岁[12]。典型的化脓性汗腺炎于青春期后发病。平均发病年龄在 20 到 30 岁之间，50 岁之后发病率急剧下降。更年期后发病少见，极少数性早熟者青春期前发病。

性别

该病发病率女性高于男性，男女比例为 1∶2.7[12]。男女之间皮损的分布特点不尽相同。例如，男性主要累及肛周、臀部，女性主要累及外生殖器-股部和乳房下[13]。

种族

尚无关于种族差异的正式研究。

相关疾病

与化脓性汗腺炎相关的疾病包括毛囊闭锁四联征、系统性炎性疾病、遗传性皮肤病[14]。

毛囊闭锁四联征。聚合性痤疮(见第 90 章)、头皮分隔性蜂窝织炎(见第 107 章)、藏毛窦(见第 113 章)可以与化脓性汗腺炎共存，四者合称为毛囊闭锁四联征；典型的寻常痤疮在化脓性汗腺炎患者中发病率是相同的，而男性更常发生非典型部位的严重痤疮[12]。

炎症性疾病。克罗恩病是与化脓性汗腺炎相关的炎性疾病之一(见第 97 章)，其流行病学、组织病理、治疗特点与化脓性汗腺炎相仿。在一项研究中发现有 17%的克罗恩病患者合并化脓性汗腺炎[15]。HLA-B27 和 RF 均阴性的脊柱四肢炎性关节病被认为与化脓性汗腺炎有很大关联，其关节和皮损的发作时间存在相关性[14]。其他相关的炎性疾病包括坏疽性脓皮病、SAPHO 综合征(滑膜炎、痤疮、脓疱病、骨肥厚、骨炎)、PAPA(化脓性关节炎、坏疽性脓皮病、痤疮)、PASH(坏疽性脓皮病、聚合性痤疮、化脓性汗腺炎)和 PAPASH(化脓性关节炎、坏疽性脓皮病、痤疮、化脓性汗腺炎)(见第 45、49、90 章)[14]。并且，已有化脓性汗腺炎患者发生边缘性溃疡性角膜炎(Mooren-type 角膜溃疡)的报道[16]。

遗传性皮肤病，与化脓性汗腺炎相关或表现为化脓性汗腺炎样皮损的遗传性皮肤病包括角膜炎鱼鳞病耳聋综合征(keratosis ichthyosis deafness syndrome)、先天性厚甲(见第 69 章)、多发性脂囊瘤(steatocystoma multiplex，见第 134 章)、Dowling-Degos 病(见第 70 章)[14]。

病理生理学

早期研究认为顶泌汗腺闭塞是原发致病因素。而后，组织病理学观察证实毛囊受累是发病的中心环节。其后的病理生理变化顺序如下：漏斗部角化过度、毛囊扩张/囊肿形成，毛囊破裂后继发炎症、形成与表皮相通的瘘管[17]。

发病诱因

肥胖和吸烟

肥胖和吸烟是化脓性汗腺炎发病相关的两个主要因素。肥胖被认为是危险因素且与疾病的严重程度相关：69%～77%患者或者超重或者肥胖[18]。在一项研究中体重指数每增加一个单位，严重程度 sartorius 评分相应地平均升高 0.84[19]。此外，减肥对于化脓性汗腺炎患者是有益的，减肥手术及体重减轻后可降低重度肥胖患者化脓性汗腺炎数量[20]。内脏脂肪释放的炎性因子、间擦部位皮肤生理性闭塞和皮肤屏障受损均是致病因素[17]。与对照组相比，化脓性汗腺炎患者吸烟更普遍(在一项研究中为 89%比 46%)[21]；63%～93.7%正在吸烟或曾经吸烟[18]。烟龄和吸烟量的影响还未被证实。戒烟是否能改善病情仍无法得知。

激素的影响

女性好发本病，证实激素对发病的影响。研究者观察到围月经期疾病发作而孕期疾病得到改善[13]。然而，大量病例资料分析显示：女性患者通常无男性化特征、外周血雄激素水平正常、雄激素代谢无差异[22]。

宿主防御

固有免疫系统改变被认为是致病的基础，然而目前尚未发现重要的免疫功能异常。在一项研究中，未检测到粒细胞功能异常或血清免疫球蛋白水平变化[23]。然而，在小样本研究中报道了某些免疫功能异常，包括活化中性粒细胞产生氧自由基增加、菌体复合物激活单核细胞产生的肿瘤坏死因子(TNF-α)和白介素 6(IL-6)减少、血液中自然杀伤细胞的百分比降低[24]。

此外，在化脓性汗腺炎皮损中部分炎性和抗炎细胞因子水平升高。显著升高的细胞因子包括 IL-1β、TNF-α 和 IL-10。另外，皮损中很难检测到 IL-2、IL-4、IL-5 和 γ-干扰素(IFN-γ)[25,26]。IL-23/Th17 通路似乎被激活，体现在化脓性汗腺炎患者表皮 IL-17A、IL-12 和 IL-23 的表达增加[27]。

固有免疫系统多肽含量也发生了变化。已有报道化脓性汗腺炎皮损中 Toll 样受体表达明显减少及相关的多种抗菌肽(antimicrobial peptides，AMPs)缺乏[28-33]。此外，发现调节抗菌肽的调控子和启动子的 mRNA 表达较银屑病和特应性皮炎减少[30]，例如 IL-22 和 IL-20。详情见表 92.1。

表 92.1　化脓性汗腺炎细胞因子、Tol 样受体和抗菌肽蛋白水平和(或)其 mRNA 变化

分子	与正常皮肤对比	与银屑病对比	蛋白质或 mRNA	参考文献
细胞因子				
IL-1β	升高	升高	蛋白质和 mRNA	25,26,30,32
TNF-α	升高	升高	蛋白质	25,26,29
IL-6	降低/升高		蛋白质和 mRNA	29,32
IL-8	升高		mRNA	32
IL-10	升高	升高	蛋白质和 mRNA	25,26,29,32
TGF-β	降低		蛋白质	29
CXCL9	升高		蛋白质	26
γ-干扰素诱导的单核因子(MIG)	升高		蛋白质	26
IL-11	升高		蛋白质	26
B 淋巴细胞趋化因子	升高		蛋白质	26
IL-17A	升高		蛋白质和 mRNA	26,27
IL-12	升高		蛋白质和 mRNA	27
IL-23	升高		蛋白质和 mRNA	27
IL-20	升高	降低	蛋白质和 mRNA	30
IL-22	升高	降低	蛋白质和 mRNA	30
IL-24	升高	升高	mRNA	30
IL-26	升高		mRNA	30
ICAM-1	降低		蛋白质	29
α-MSH	降低		蛋白质	29
IGF-1	降低		蛋白质	29
IFN-γ	正常/升高		mRNA	25,30
基质金属蛋白酶-1(MMP-1)	升高		mRNA	32
Toll 样受体(TLRs)				
TLR-2	升高/降低		蛋白质和 mRNA	28,29

（续 表）

分子	与正常皮肤对比	与银屑病对比	蛋白质或mRNA	参考文献
TLR-3	降低		蛋白质	29
TLR-4	降低		蛋白质	29
TLR-7	降低		蛋白质	29
TLR-9	降低		蛋白质	29
抗菌肽(AMPs)				
人β-防御素-1(HBD-1)	降低			30
人β-防御素-2(HBD-2)	升高	降低	蛋白质和mRNA	29,30,31,32
人β-防御素-3(HBD-3)	升高	降低	蛋白质和mRNA	30,33
核糖核酸酶7	降低			33
S100A7(银屑素)	升高/无变化	降低	蛋白质和mRNA	30,31,33
S100A8	升高	降低	mRNA	30
S100A9	升高	降低	mRNA	30
组织蛋白酶抑制素(LL-37)	升高		mRNA	32

CXCL，趋化因子(C-X-C模体)；ICAM-1，细胞间黏附分子-1；IFN-γ，γ-干扰素；IGF，胰岛素样生长因子；IL，白细胞介素；α-MSH，α促黑素细胞刺激素；TNF，肿瘤坏死因子。

药物

已有相关报道锂、西罗莫司可诱发或恶化此病[34,35]。

病理

疾病不同阶段组织病理变化差异大。病理早期以终末毛囊少量淋巴细胞浸润和皮脂腺萎缩为特征[36,37]，此病理变化先于临床皮损。进展期皮损表现为毛囊上皮增生、毛囊周围淋巴细胞浸润、毛囊间银屑病样增生和毛囊管腔扩张[36]。囊肿内壁为复层鳞状上皮，内含层状角蛋白的和游离毛干[36]。在发病期可见脓肿形成、毛囊破裂，内容物进入真皮层，导致毛囊间顶泌汗腺、小汗腺甚至皮下组织大量炎细胞浸润，包括组织细胞和多核巨细胞。最后窦道形成及出现纤维化[36]。

组织病理亦可见孤立的顶泌汗腺炎(5%)、皮脂腺坏死、上皮样肉芽肿和假性B淋巴细胞滤泡[36]。

致病微生物

细菌在发病中的作用有待进一步阐明。目前，化脓性汗腺炎被认为是一种无明确感染诱发的原发于毛囊的炎性疾病。浅表和深部的微生物检查结果常为阴性或存在多种非致病的表皮正常菌落。表皮葡萄球菌和金黄色葡萄球菌是最常见的菌种，其次为消化链球菌和痤疮丙酸杆菌[38-40]。通常无法检出链球菌抗体。

遗传因素

大约1/3的患者有家族遗传史[12]。化脓性汗腺炎与人类白细胞抗原(HLA)特定类型无关[41]，在一些病例中表现为常染色体遗传[42]。γ-分泌酶基因*Nicastrin*、*Presenilin-1*、*Presenilin enhancer-2*功能丧失性突变可能导致部分家系发病。γ-分泌酶通过调节Notch信号通路在表皮和终末毛囊分化、免疫细胞成熟和免疫功能中起一定作用。实验证实，实验小鼠Notch信号通路缺失与毛囊外毛根鞘细胞转化为富含角蛋白的表皮囊肿有关[43,44]。

环境因素

机械性摩擦和剪切力是可能的发病诱因。尚无证据提示卫生状况不佳、脱毛方法的差异及止汗剂的使用与化脓性汗腺炎发病有关。

临床表现

框图92.1所列三个诊断标准必须全部符合方可诊断化脓性汗腺炎。

框图 92.1 所列三个诊断标准必须全部符合方可诊断化脓性汗腺炎	
1. 典型皮损	深在的疼痛性结节、脓肿、流脓窦道、桥状瘢痕，双头或多头的黑头粉刺
2. 典型解剖部位	腋窝、腹股沟、会阴部、肛周、臀部、乳房下与乳房间皱褶
3. 慢性复发性皮损	

病史

典型部位的特征性慢性复发性皮损病史是诊断的必备条件（框图 92.1）。好发于腋窝、腹股沟、会阴部、肛周、臀部、乳房下与乳间皱褶，代表性皮损为皮下疼痛性结节或脓肿，平均持续 7～15d。随后自行消退、部分消退（形成无症状的非炎性结节）或进展形成脓肿，破裂后排出脓性恶臭分泌物。

复发包括急性间歇性发作或持续性发作、累及新发部位或先前存在的非炎性结节。急性间歇性发作表现为孤立或多发皮损，局限性或跨区域弥漫性分布。间歇期（以正常皮肤或持续的非炎症性结节为特征）持续数周至数月。疾病持续活动可导致融合结节和窦道形成，并伴有慢性、脓性分泌物和疼痛。

临床表现

标志性皮损包括炎性和非炎性的可触及的皮肤和皮下结节（图 92.1），圆形的脓肿（而非点状）（图 92.2），流脓或无脓的窦道（图 92.3，图 92.4），通常为桥状或索状、肥厚性或萎缩性瘢痕，特别是臀部可形成凹陷，可能与瘢痕挛缩有关（图 92.5）。通常可见成对的、多孔的、成群排列的黑头（继发性）粉刺（图 92.6），未见闭合性粉刺。

相关皮损包括毛囊性丘疹、脓疱、窦道开口处化脓性肉芽肿、硬化性斑块。部分患者外生殖器、面部、胸部可见表皮样囊肿。一般区域淋巴结无肿大。

皮损局限于反常（即皱褶）部位。最常见的部位是腋窝、腹股沟、肛门生殖器，包括外生殖器和会阴、肛周、臀部皮肤（图 92.7，图 92.8，图 92.9）。乳房间及乳房下皮肤亦可累及，耳前、耳后、枕部皮肤较少累及（图 92.10），躯干部位变异型皮损也有报道（图 92.11）。

临床表现因皮损所累及部位的数目、皮损严重程度及同一区域的皮损类型各异。病情轻重不一，轻者表现为孤立的结节，重者表现为大面积融合的炎性结节、窦道、覆盖整个区域的瘢痕。

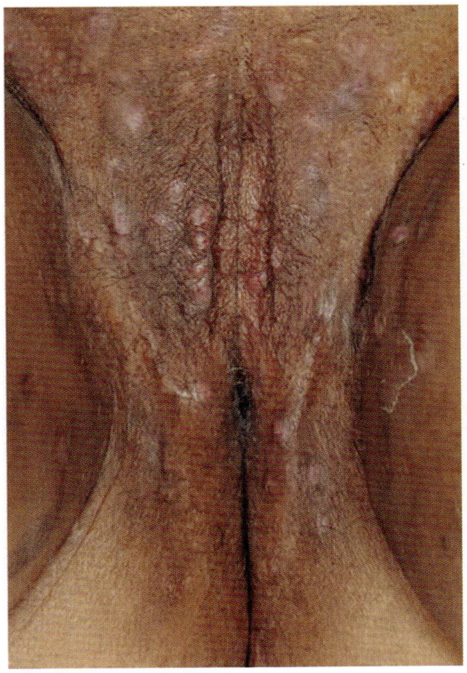

图 92.1 外生殖器 Hurley Ⅱ级多发非炎性结节

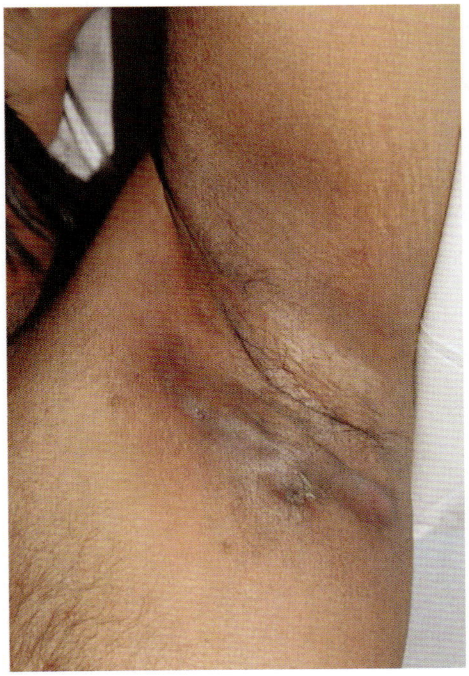

图 92.2 化脓性汗腺炎典型的腋窝脓肿

临床亚型

化脓性汗腺炎是一种异质性疾病。流行病学研究表明根据好发部位和皮损亚型可能存在多种临床

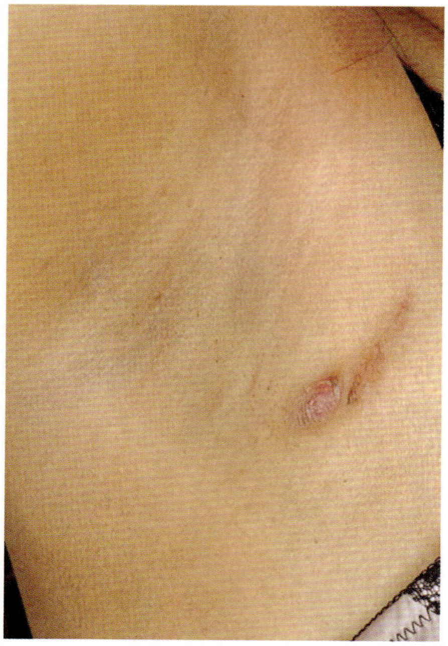

图 92.3 可触及的椭圆形无脓窦道

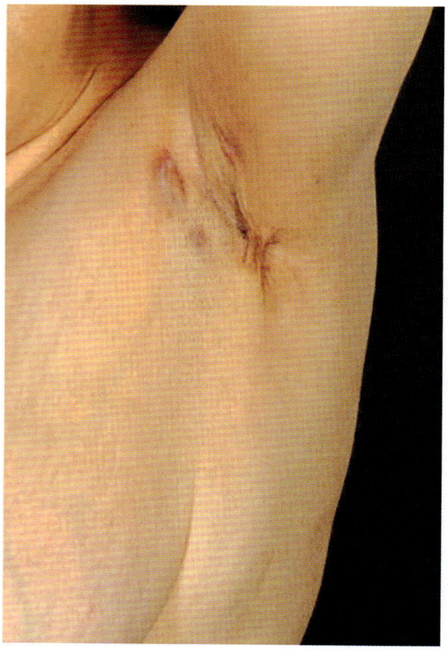

图 92.5 纤维组织增生形成条索状瘢痕，最常见于腋窝处

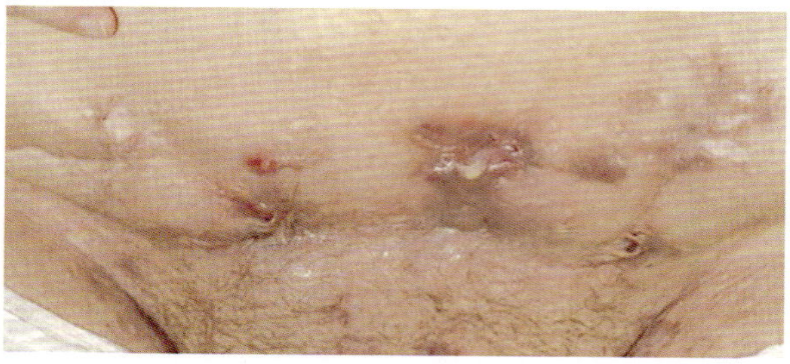

图 92.4 阴阜 Hurley Ⅱ级多发炎性结节和流脓窦道

表型。已经提出 3 种临床亚型，但其临床重要性尚待研究[45]。

- 经典变异型，以腋窝及乳房下瘢痕为特征，好发于女性且常累及肛周、生殖器。
- 第二种变异型，以累及其他部位的藏毛窦、粉刺、严重痤疮和化脓性汗腺炎家族史为特征，如耳、胸部、背部或双下肢，此型的一部分患者可能属于毛囊闭锁三联征（见第 90 章）。
- 第三种变异型，以累及臀部的丘疹性毛囊炎为特征，且常常发生在男性。

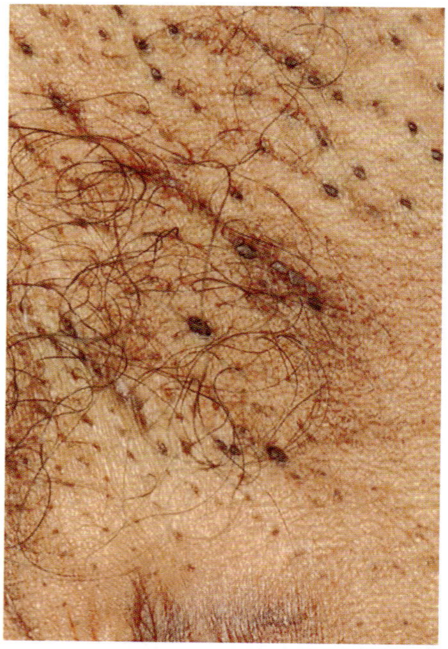

图 92.6 腋窝处墓碑状排列的粉刺

鉴别诊断

化脓性汗腺炎的鉴别诊断较多。皮损应与皮肤原发细菌感染（代表性的有葡萄球菌或链球菌）相关疾病如脓肿、痈、疖或囊肿继发感染（例如表皮样囊肿和巴氏腺）鉴别。克罗恩病可导致感染性脓肿和肛门外生殖器瘘。然而，克罗恩病瘘管常位于括约肌间，化脓性汗腺炎不累及肠道。两者临床和组织学的类似可导致诊断困难。少数感染性疾病也可表现为脓肿和窦道，包括结核病、孢子丝菌病、放射菌病和性病

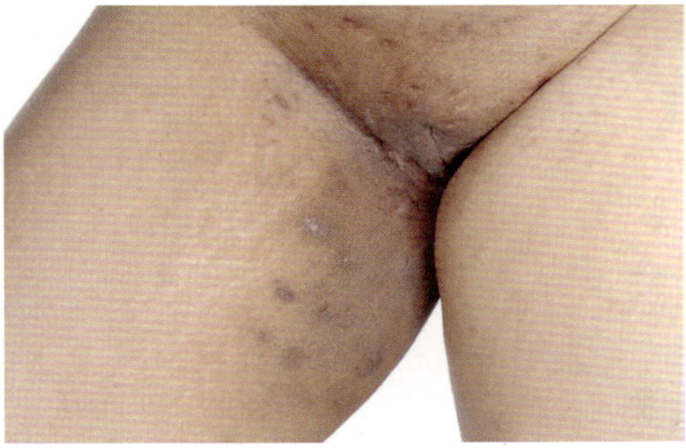

图 92.7 累及外生殖器-股部的毛囊型非活动性皮损

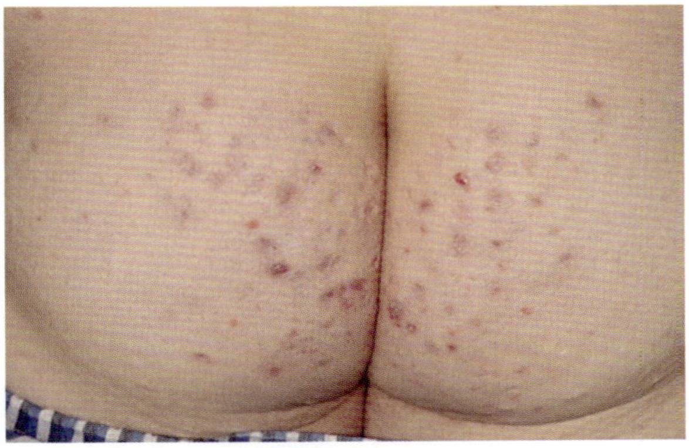

图 92.8 累及臀部的毛囊型皮损

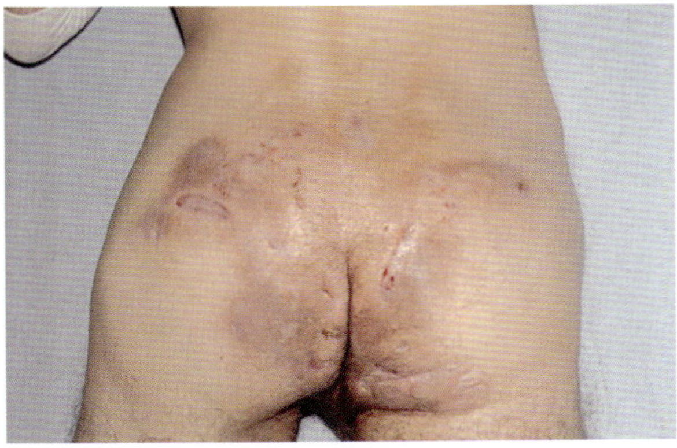

图 92.9 累及臀部的结节和窦道

淋巴肉芽肿。多发性皮脂囊瘤和肿瘤性疾病如朗格汉斯细胞增生症亦应与之鉴别。

严重程度分级

Hurley 分级系统基于窦道和瘢痕的存在和范围将临床表现分为三级(表 92.2)[4]。Hurley 分级用于指导分级治疗,但不能用于评价疗效。

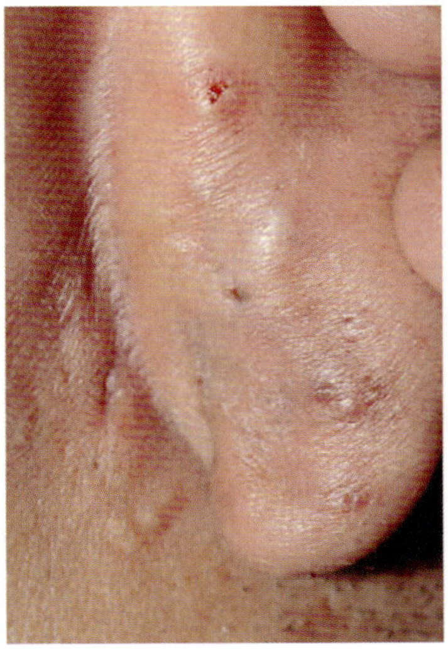

图 92.10 累及耳后的异位型皮损

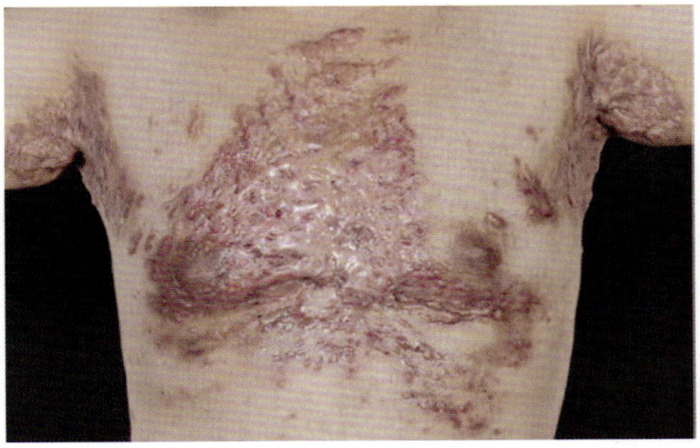

图 92.11 患者胸部的瘢痕,可见典型的腋窝皮损

表 92.2 化脓性汗腺炎 Hurley 三级分类定义

分级	特征
Ⅰ(图 92.12)	反复脓肿形成,不伴窦道及瘢痕
Ⅱ(图 92.13)	反复脓肿形成,伴广泛的非融合性窦道及瘢痕
Ⅲ(图 92.14)	多发穿通性脓肿形成,伴融合性窦道及瘢痕

汗腺炎严重程度评分(hidradenitis severity score,HSS;或改良的 Sartorius 评分)是一种更详细、更有效的动态评分,可以用于疾病严重程度及疗效评估[46]。HSS 评分最初用于外科手术疗效的评价,现被改良用于评估炎性疾病,其与 Hurley 分级相关联,但 HSS 的定义更准确、更能反映疾病变化[46]。HSS

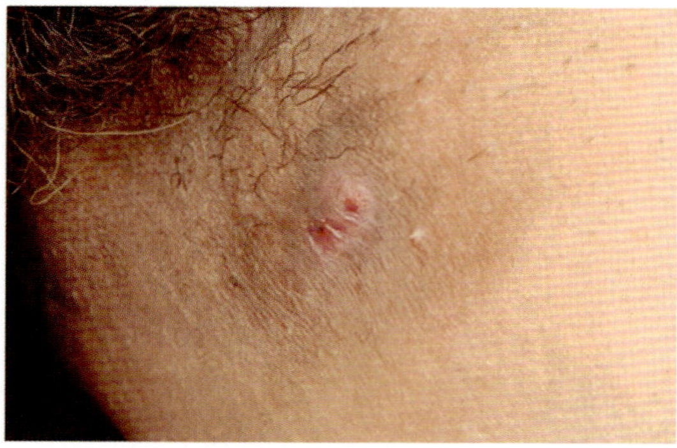

图 92.12 **生殖器-股部 Hurley Ⅰ级的孤立结节，注意外缘正常外观的皮肤以及皮损周围的色素沉着，提示近期炎症发作**

评分项目包括受累解剖部位的数目、皮损数目（包括炎性和非炎性结节、窦道）、皮损累及的范围和正常皮肤的存留，计算局部评分和总评分。由于融合性结节和窦道的存在降低了个体皮损评分的准确性，该评分方法对于严重疾病价值有限。

化脓性汗腺炎临床反应（hidradenitis suppurativa clinical response，HiSCR）已被提出用于评价治疗效果[47]。HiSCR 标准被定义为炎性皮损数目（脓肿或炎性结节）较基线下降 50%以上，同时不伴流脓瘘管数目增加。与 Hurley 分级、HSS、HS 医师总体评分（PGA）系统、病患自我评价（视觉模拟疼痛量表、生活质量指数、工作效率、活动障碍问卷）相比，HiSCR 被证实更实用[47]。达到 HiSCR 标准的患者病情有明显改善。

其他定量结果用于辅助评估疾病的严重程度，包括化脓性汗腺炎医师总体评分系统、疼痛量表（视觉模拟或数字）和生活质量问卷调查（例如皮肤病生活质量指数 DLQI，Skindex）。疾病发作频次对于间歇性发作患者的评估有一定意义，至少需要评价 3 个月。

并发症与合并症

浅表感染是一种可治愈的并发症，当疾病发作时伴随剧痛或刺痛时，或者伴发脓疱及出现其他浅表皮损时应该怀疑感染。长期站立相关的系统并发症包括淋巴回流受阻所致的淋巴水肿。肛门生殖器受累最严重且可能进展为阴囊象皮肿。胃肠道（肛管和直肠）、泌尿-生殖道（尿道、膀胱、阴道）、腹膜瘘管形成极少，一旦发现应完善克罗恩病相关检查。慢性肛门生殖器皮损可能恶化为皮肤鳞状细胞癌，好发于男性臀部，预后不佳[18]。目前尚无腋窝部位皮肤鳞状细胞癌的报道。其他慢性疾病并发症包括贫血（多因素的）、低白蛋白血症、高丙种球蛋白血症、淀粉样变、骶骨细菌性骨髓炎[18]。

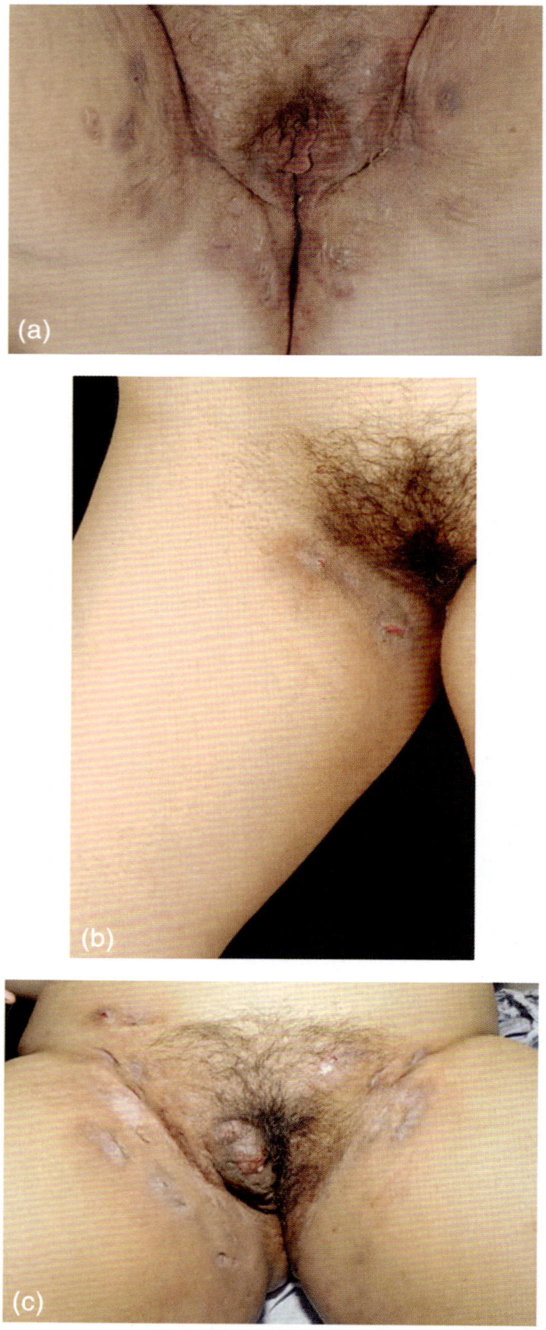

图 92.13 **生殖器-股部 Hurley Ⅱ级皮损**

（a）Hurley Ⅱ级是一个大类，皮损严重程度可能超过此图；（b）轻度非活动性损害；（c）重度活动性多灶性皮损，境界清楚。注意皮损中间的外观正常皮肤。

并发症对患者生活质量的明显影响使疾病恶化。

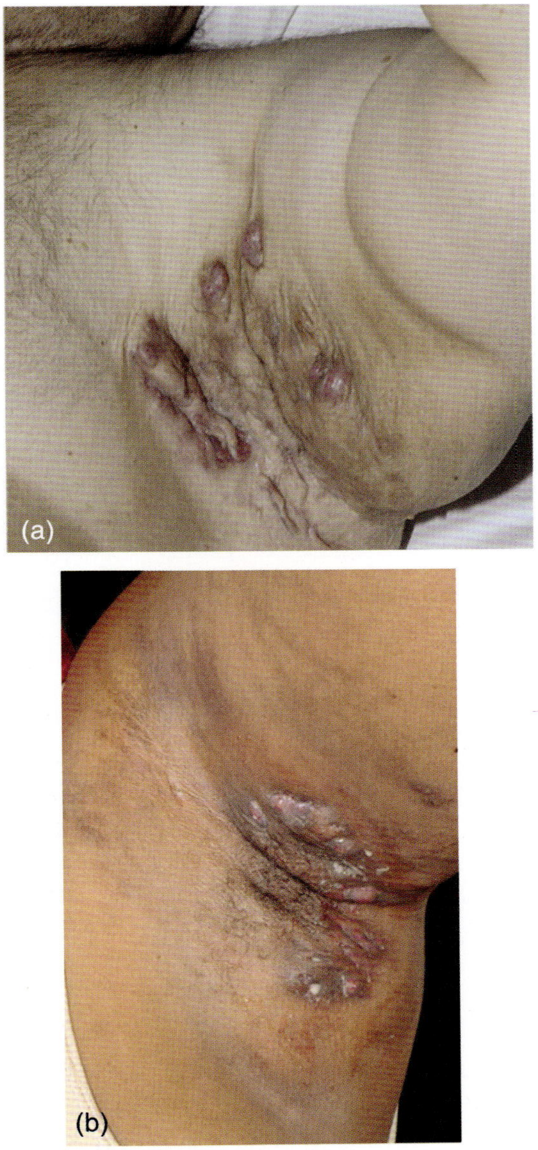

图 92.14　Hurley Ⅱ级皮损

（a）累及整个腋窝的慢性融合性非化脓性皮损；（b）腋窝活动性流脓皮损。

心理、社会、经济的影响明显超过许多其他慢性炎症性皮肤病[6]。该病常伴发抑郁，一项研究显示 4C% 患者同时诊断抑郁症[48]。

病程和预后

慢性化是本病标志，病程平均持续 18.8 年[49]。轻度（Hurley Ⅰ级）发病率较高，据报道约占所有患者的 2/3，中度（Hurley Ⅱ级）约占 1/4，重度（Hurley Ⅲ级）约占 1/5[49]。每个级别都可见疾病间歇期和持续发作期，各级别间自然病程的演进没有明确分界。50 岁以后，随着年龄的增长发病率越低且提示疾病可能自然消退，一项长期随访研究，中位随访时间为 22 年，报道显示约 40% 化脓性汗腺炎患者可能自发消退[50]。

检查

对于难治性或不典型病例，微生物学（拭子、脓性渗出物、组织）和组织病理学检查可用于排除重复感染及进行鉴别诊断。影像学（超声和磁共振成像）可明确亚临床损害范围、严重疾病并发症和指导术前计划。严重者（Hurley Ⅲ级）血常规可能提示贫血（多因素的）、低白蛋白血症、多克隆高丙种球蛋白血症，以及 C-反应蛋白或其他炎症指标升高。

治疗

治疗策略应基于个体化和考虑到以下方面：

1. 需要患者的授权。
2. 要认识到如其他炎性皮肤病一样，疾病一开始就是多灶性的，因此适用系统药物治疗。
3. 要意识到一旦瘢痕形成，受损区手术切除是唯一能治愈的选择。

根据 Hurley 分级制定化脓性汗腺炎管理流程表，如图 92.15 所示。

辅助治疗

化脓性汗腺炎是一种严重影响生活质量的疾病，自我管理不仅能帮助患者安排日常生活，同时也有助于疾病好转。应鼓励和支持患者减肥、戒烟酒。向患者演示如何绷带包扎化脓性皮损且推荐患者穿着宽松合身的衣物[1]。

镇痛剂

化脓性汗腺炎伴有疼痛，应给予患者适当的镇痛治疗，包括非甾体抗炎药如对乙酰氨基酚。在某些情况下，中枢镇痛是有必要的[1]。

外用药物治疗

外用 0.1% 克林霉素可能对控制轻度皮损有效[51]。对于局部治疗抵抗的病损（Hurley Ⅱ级），外用 15% 间苯二酚软膏可帮助控制病情[52]。杀菌剂（例如洗必泰洗剂或过氧化苯甲酰）的有效性还未被证实。

系统性抗生素

四环素、克林霉素和利福平联合治疗已有大样本

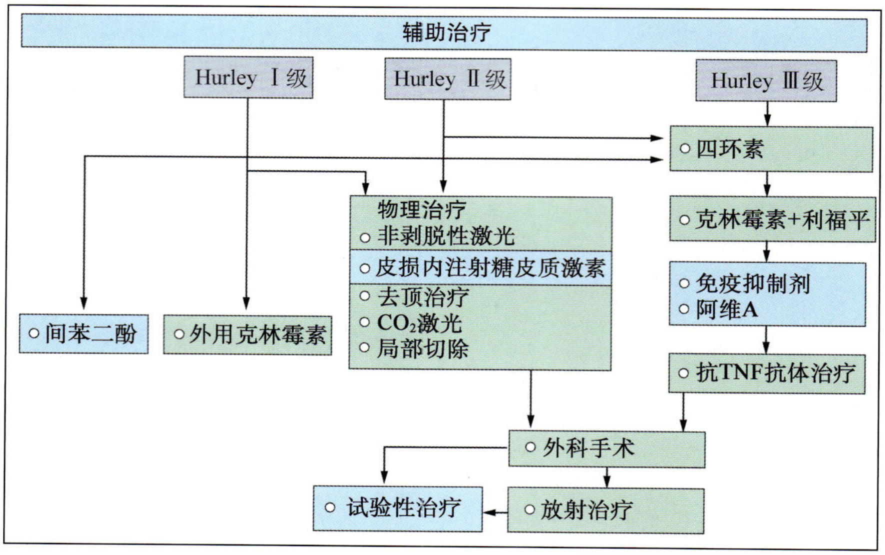

图 92.15　化脓性汗腺炎依据 Hurley 分级初治管理流程表

箭头表明推荐的初始选择序列，若治疗反应差，可在第二选择中任意选择一种，颜色标志反应证据级别及推荐等级：蓝色，专家意见；绿色，超过 30 例患者的病例分析或随机对照。TNF，肿瘤坏死因子。

报道。对于轻度广泛的皮损，口服四环素 500mg，每日 2 次，连服 3 个月显效[53]，若治疗有效，可考虑长期服用。对于更严重病例，大样本显示联合口服克林霉素 300mg，每日 2 次及利福平 300mg，每日 2 次连续 10 周显效[54,55]。在一组病例分析中，该方案使疾病严重程度 HSS 评分平均下降了 50%[54]。尚无长期治疗的正式研究，但复发者需要重复治疗。

小样本研究报道其他抗生素治疗有效，包括利福平联合甲硝唑和莫西沙星[56]。若怀疑存在浅表感染，需依据微生物药敏试验结果选择抗生素治疗。

抗炎治疗

对于单一皮损，皮损内注射曲安奈德（3～5mg）可迅速改善症状。对于较严重的皮损，通常需要系统用药。已报道多种药物可供选择，如口服短效泼尼松龙（0.5～1.0mg/kg）或环孢素（3～5mg/kg）或长期使用氨苯砜治疗（100mg/d）都可有效控制病情[57]。

生物制剂

TNF-α 抗体治疗中、重度化脓性汗腺炎有效[57]，现进行了 3 个阿达木单抗随机对照试验。试验采用了与炎症性肠病治疗相当的药量（第 1 周负荷量为 160mg，第二周为 80mg，直到第 4 周减为 40mg，持续至第 12 周），结果表明获得明显疗效（使用 HiSCR 评估法）的患者数大约是无效的 2 倍（分别为 58.9%、27.6%）[58,59]。一项标准的随机对照试验结果，英夫利昔单抗（infliximab）未能达到最初的治疗终点，但研究结果分析揭示积极治疗的患者病情明显改善[60]。依那西普（etanercept）的开放性研究认为该药有用，但随机对照试验未能证实最初的这一结论[61]。有一些零星报道表明使用尤特克单抗（ustekinumab）和抗 IL-1 抗体治疗见效，但目前尚无系统评估。

类视黄醇

异维 A 酸对化脓性汗腺炎患者几乎无效，故不推荐使用。然而，病例研究显示大部分患者使用阿维 A（每天超过 50mg）是有效的，部分患者可获得长期缓解。

试验性治疗

推荐使用葡萄糖酸锌（90mg/d）维持治疗或辅助治疗[62]。目前有相关病例或小样本报道的其他方法有效，包括肌注免疫球蛋白、二甲双胍和肉毒毒素[63-65]。

外科手术

在化脓性汗腺炎患者的治疗中提到部分患者手术切除治疗有效。

切开引流。仅当出现明显波动性脓肿时，传统的切开引流是有用的。炎性结节切开引流可导致瘢痕形成。皮损切开术后复发率为 100%，仅当出现可明显感受到的波动感时才行切开术[66]。

去顶治疗（Deroofing）去顶治疗是一种组织保留技术，通过电外科（使用环）或传统外科方法移除脓肿或窦道的"顶"[67]。钝头探针插入窦道开口排出脓液，若找不到窦口，做一个小切口将探针导入皮损内。用探针系统探查完整的暴露皮损，手术移除皮损的顶，遗留部分表皮层/颗粒层，而后的开放性伤口需二期愈合。

局部外科治疗。单一皮损可行皮损手术切除，结果表明此方法比切开引流复发率更低[68]。一般情况下需要皮损完全切除，结果表明皮损扩大切除术的疗效远远超过局部切除，是否应该关闭切口仍存在争议。临床上，皮损数量少、非炎性皮损（结节或窦道）且病情稳定的患者最适合局部手术切除术。

剥脱类激光和电切除。清除所有受累组织是化脓性汗腺炎手术治疗成功的必要条件。二氧化碳激光利用扫描的方法使肉眼可见的受累组织被汽化，此方法与宏观 Mohs 手术（即在可视化指导下系统地汽化异常组织直到所及处均为正常组织）相似[69]。该方法不仅能彻底治疗，同时也最大限度地保留正常组织。术后切口通常需要二期愈合，正常情况下 2～3 周后可恢复工作，但组织完全再上皮化可能需经 8～10 周。患者对于此项技术的满意度非常高[70]。

扩大切除。对于整个受累区域多发互通窦道的严重病例，完整切除受累区域是治愈的唯一方法，病例报道切除边缘范围从 1cm 以上到切除整个受累的含毛皮肤。对于广泛的会阴部皮损，需临时造口，大切口二期愈合，需要整形科和结直肠外科多学科合作。为了避免术后皮肤挛缩，特别需要关注受累皮肤的活动度，尤其是腋窝处皮肤可采用分层植皮或皮瓣植皮的方法关闭切口[71]。

非剥脱性激光/强脉冲光

化脓性汗腺炎患者使用光学脱毛出现有益疗效。随访研究发现，每月联合使用钕：钇铝石榴石激光器（Nd：YAG）和强脉冲光（intense pulsed light，IPL）治疗，患者病损有明显改善[72,73]。

放射治疗

一部分患者尤其是顽固病例，可考虑放射治疗。既往文献描述分次放射治疗是有效的。单次剂量为 0.5～1.0Gy，治疗 4～12 次，总量上限可达 12Gy[72]。

（**译者**：马莉　肖学敏　**一审**：陈向齐　**二审**：许德田　**三审**：庞晓文　廖培羽　**润色**：尹晓雅）

参考文献

所有文献请查阅网址：www.rooksdermatology.com.
以下列出的是重要参考文献。

[1] Zouboulis CC, Desai N, Emtestam L, *et al*. European S1 guideline for the treatment of hidradenitis suppurativa/acne inversa. *J Eur Acad Dermatol Venereol* 2015;29:619.

[6] Matusiak L, Bieniek A, Szepietowski JC. Psychophysical aspects of hidradenitis suppurativa. *Acta Derm Venereol* 2010;90:264-8.

[9] Jemec GB, Heidenheim M, Nielsen NH. The prevalence of hidradenitis suppurativa and its potential precursor lesions. *J Am Acad Dermatol* 1996;35:191-4.

[17] Van der Zee HH, Laman JD, Boer J, *et al*. Hidradenitis suppurativa: viewpoint on clinical phenotyping, pathogenesis and novel treatments. *Exp Dermatol* 2012;21:735-9.

[25] Van der Zee HH, de Ruiter L, van den Broecke DG, *et al*. Elevated levels of tumour necrosis factor(TNF)-alpha, interleukin(IL)-1beta and IL-10 in hidradenitis suppurativa skin: a rationale for targeting TNF-alpha and IL-1beta. *Br J Dermatol* 2011;164:1292-8.

[43] Pink AE, Simpson MA, Desai N, *et al*. Gamma-secretase mutations in hidradenitis suppurativa: new insights into disease pathogenesis. *J Invest Dermatol* 2013;133:601-7.

[48] Onderdijk AJ, van der Zee HH, Esmann S, *et al*. Depression in patients with hidradenitis suppurativa. *J Eur Acad Dermatol Venereol* 2013;27:473-8.

[55] Gener G, Canoui-Poitrine F, Revuz JE, *et al*. Combination therapy with clindamycin and rifampicin for hidradenitis suppurativa: a series of 116 consecutive patients. *Dermatology* 2009;219:148-54.

[66] Ritz JP, Runkel N, Haier J, *et al*. Extent of surgery and recurrence rate of hidradenitis suppurativa. *Int J Colorectal Dis* 1998;13:164-8.

[69] Lapins J, Marcusson JA, Emtestam L. Surgical treatment of chronic hidradenitis suppurativa: CO_2 laser stripping-secondary intention technique. *Br J Dermatol* 1994;131:551-6.

第8部分

第93章

其他后天(获得)性毛囊皮脂腺单位疾病

93

Roderick J. Hay[1], Rachael Morris-Jones[1], Gregor B. E. Jemec[2]

[1] Dermatology Department, King's College Hospital, London, UK

[2] Department of Dermatology, Roskilde Hospital; and Health Sciences Faculty, University of Copenhagen, Copenhagen, Denmark

假性毛囊炎

定义和术语

假性毛囊炎是一种毛囊和毛囊周边组织对毛发异物的炎症反应。

同义名

- 向内生毛
- 毛发内生
- 须部假性毛囊炎

概述

假性毛囊炎是一种毛囊和毛囊周边组织对皮肤内毛发异物的炎症反应,可能是由于剃除的须、毛刺入或回缩入皮肤,或是由拔毛、蜜蜡脱毛后导致毛发生长异常引起。好发于经常剃须(毛)的部位,如胡须部位、阴部和小腿。

流行病学

发病率和患病率

胡须部位的假性毛囊炎十分常见,据报道在非洲男性中可达80%。

年龄

青春期后。

性别

绝大部分患者为男性。

种族

尤以非洲裔男性好发。

病理生理学

发病诱因

导致毛囊发炎的原因可能是须、毛剃得过短而使其缩入毛囊后直接刺破毛囊壁,或是须、毛剃除后再次生长并回卷且刺破邻近皮肤[1,2]。卷曲的须、毛更易出现这类情况,所以毛发密卷者易患该病[2]。遗传性易感性也是重要因素[3]。

由于瘢痕造成的皮肤皱褶或不规则可能导致直发向内生长。无论男女,剃须部位都可能发生假性毛囊炎,而男性胡须区自然是最常见的。拔毛[4]或蜜蜡脱毛[5]特别容易在女性四肢引起假性毛囊炎。剪鼻毛也可能会有类似风险[6]。假性毛囊炎在军队中特别棘手,因为严格的军人风貌要求彻底剃须[2]。虽然通常认为美国非裔男性的患病率在45%~83%,但确切的患病率尚不得知[2]。有报道称假性毛囊炎为口服米诺地尔药物的不良反应[7]。

病理学

病理学表现为穿入毛囊壁或周围组织的异常毛发引起急性炎症、微脓疡和异物巨细胞肉芽肿。

致病微生物

凝固酶阴性葡萄球菌有时可能在皮损处增殖,但并非皮损的原发性感染,而是异物引起的炎症反应。

临床特征

临床表现

典型表现为剃须/毛部位(尤其是胡须部位)的小丘疹和脓疱。最常累及颈部和下颌,面颊也可受累(图 93.1)。皮损可为较大的脓疱,可继发瘢痕和色素沉着。通常可观察到埋入皮肤的毛发,但有时也不一定能被察觉。如若怀疑本病,有时可从毛囊内夹取出卷曲的须发。本病临床症状可显著影响患者情绪。诊断通常不难,了解是否有剃毛史、拔毛史、蜜蜡脱毛史等可有助于诊断,尤其对于发生在胡须外区域的皮损。

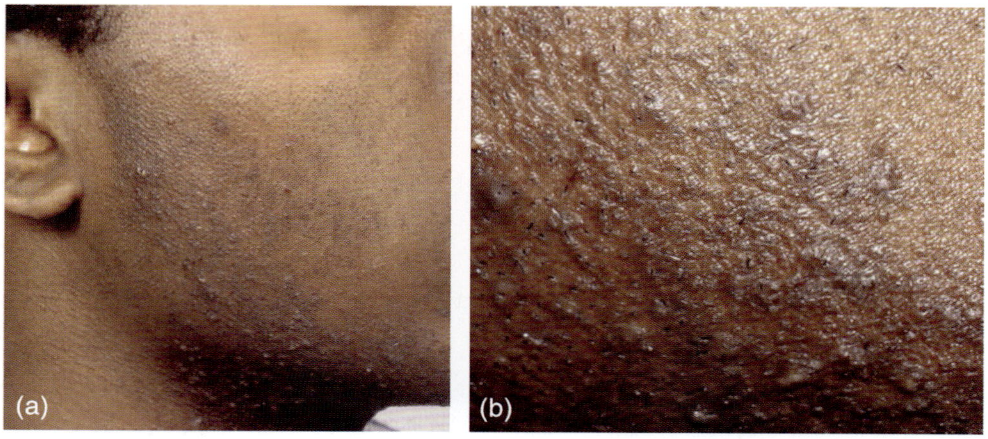

图 93.1 须部假性毛囊炎的典型部位(a)与细节(b)

鉴别诊断

细菌性毛囊炎、须疮、皮肤癣菌病。

并发症

假性毛囊炎(特别是胡须部位)可导致增生性瘢痕或瘢痕疙瘩。

病程和预后

假性毛囊炎是一种慢性疾病,病程反复。停止剃须可使皮肤恢复,否则需要间歇治疗。在某些情况下,对高风险部位予以永久脱毛可能较为合适。

处理

本病唯一治疗效果确凿的方法是停止剃须/蜜蜡脱毛至少 4~6 周,使炎症缓解、须毛长出皮肤外,但再次剃须、蜜蜡脱毛常会导致复发[2]。研究表明每周剃须 2~3 次,而不是每天一次,丘疹和须毛内生长则可减少[7]。用针尖把内生的须发挑出效果较好,但操作烦琐;用海绵、牙刷刷毛摩擦皮肤以"释放"须发,虽效果一般,但速度更快。应避免拔毛,毛/须应保留距皮肤至少 1mm 长,这可能需要调整个人的剃须技术或通过特别设计的剃须工具如电动剃须刀才能实现[8]。局部外用类固醇激素-抗菌药物治疗,并使用大量润肤剂可能有效。改用化学脱毛剂,或局部使用盐酸依氟鸟氨酸软膏可能对部分患者有效,有证据表明联合应用盐酸依氟鸟氨酸和激光比单用激光脱毛效果更好[9]。

阶梯治疗

一线治疗

• 停止剃须 6 周,类固醇激素和抗菌药物联合用药

二线治疗

• 减少剃须频率,由每天改为一周 2~3 次

• 用化学脱毛剂代替物理脱毛方法

三线治疗

• 受累部位激光脱毛

瘢痕性毛囊炎

定义和术语

瘢痕性毛囊炎是一种慢性炎症过程,主要累及后颈部毛囊,导致丘疹、斑块、增生性瘢痕形成。

同义名

• 项部瘢痕疙瘩性毛囊炎

• 项部瘢痕疙瘩性痤疮

概述

虽然这种比较常见的慢性毛囊炎症性疾病特征性地累及后颈部,但也有可能扩展到头皮。因此瘢痕性毛囊炎比项部瘢痕性毛囊炎这个称呼更适合。为

了避免与寻常痤疮相关的瘢痕混淆，更宜称本病为“瘢痕性毛囊炎”而非“瘢痕性痤疮”。

流行病学

年龄

瘢痕性毛囊炎好发于青春期后的男性，特别是14—25 岁之间。

性别

多见于男性。

种族

常见于非洲裔。

病理生理学

发病诱因

这种慢性炎症主要发生在男性黑人。一项来自尼日利亚的研究报告称，在所有到皮肤科门诊就诊的患者中，9.4%患有瘢痕性毛囊炎[1]。许多患者目前或曾经患有明显的痤疮，有一位患者报告既往患有化脓性汗腺炎[2]。病因学上尚未明确特定的微生物，但通常可用拭子从感染皮肤中分离到金黄色葡萄球菌[3]。尽管疾病通常被归因于衣领的摩擦，但证据并不令人信服。据记录，在年龄较大的男高中生中，频繁理发(间隔小于 2 周)与该病有关[4]。这一发现和对毛发碎片周围异物肉芽肿的观察表明，疾病过程始于头发被切断后进入皮肤，就像假性毛囊炎一样。然而，在详细的组织学检查中没有发现这方面的证据[5]。在其他部位似乎没有报道相关的瘢痕疙瘩。瘢痕性毛囊炎被认为是增生性瘢痕，而不是真正的瘢痕疙瘩。

病理学

最常见的组织学表现包括毛囊周围慢性炎症、皮脂腺消失、毛囊破坏、纤维增生以及退化的毛囊周围急性炎症。连续切片可能显示毛发和毛囊残余物引起的异物反应。早期皮损、周围皮肤和临床正常皮肤的病理结果表明，来自毛囊生物如蠕形螨、细菌或其他皮肤菌群的抗原可以刺激炎症反应，然后破坏皮脂腺和毛囊，形成瘢痕[5]。

致病微生物

可用拭子从皮肤中分离出金黄色葡萄球菌，但尚不确定该细菌是否是该病的原发致病微生物。

临床特征

临床表现

毛囊丘疹或脓疱，通常呈不规则的线状排列，位于后颈部的发际线以下(图 93.2)，很少向上延伸到头皮。早期炎症阶段可能不明显，以至于患者可能无察觉，直至毛囊炎症区形成硬的瘢痕疙瘩。丘疹可散在分布，也可融合成水平条带或不规则斑块。在其他情况下，炎症改变是持续而棘手的，可有破坏性脓肿和排脓窦道。本病是非常慢性的疾病，新的病灶可能会持续形成，经数年而不息。

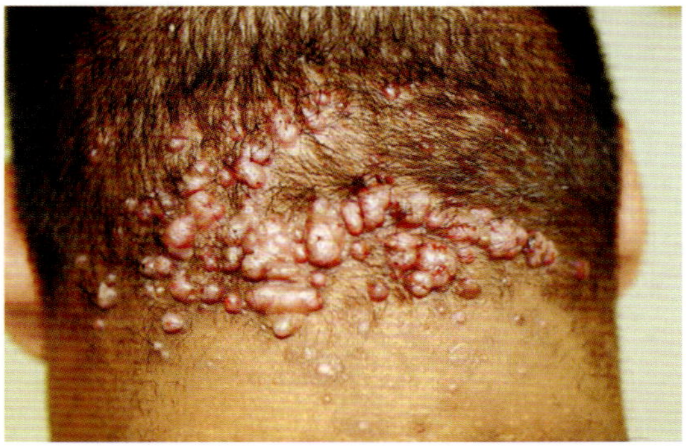

图 93.2 颈背瘢痕性毛囊炎(由英国兰开夏郡伯恩利综合医院 Ian Coulson 博士提供)

病程与预后

病程一般慢性，伴有永久性瘢痕疙瘩。

检查

如果怀疑有细菌感染，可以尝试使用皮肤拭子取材。

处理

如有细菌感染应予以治疗；抗菌剂可减少进一步(或继发性)感染。目前尚无循证医学治疗方案评估。应避免颈部及枕部头皮的毛发剃得过短。皮损内或局部外用强皮质激素可减少瘢痕和炎症[5]。既往个案报道：患者同时患有其他疾病，为治疗其他疾病给予口服糖皮质激素，对严重的瘢痕性毛囊炎有改善，但长期口服糖皮质激素治疗可能不太合理[2]。一般治疗效果不佳，比较严重的情况，可以切除受累区域并移植正常组织或使之二期愈合。有报道用长脉冲 Nd:YAG 激光脱毛治疗瘢痕疙瘩痤疮 16 例，5 次治疗后疗效显著[6]。激光使毛干变细，可能减少继发性炎症。请参见图 93.3 了解瘢痕性毛囊炎治疗思路。

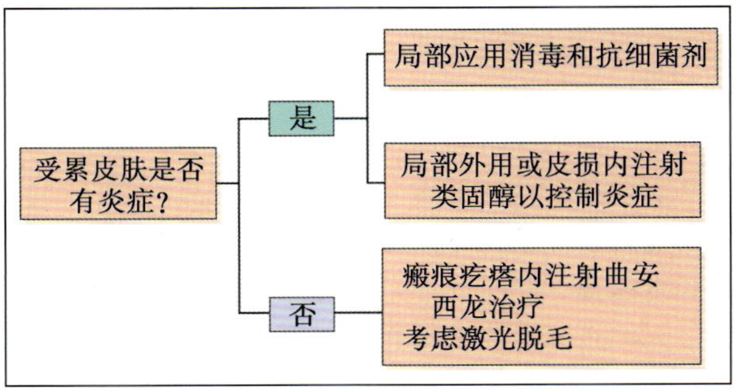

图 93.3 瘢痕性毛囊炎治疗方案

头皮边缘坏死性淋巴细胞性毛囊炎

定义和术语

坏死性淋巴细胞性毛囊炎是一种罕见的慢性瘢痕性毛囊性皮肤病，其特征是邻近头皮边缘的毛囊发生坏死性炎症，造成多个小而圆的痘疮样瘢痕。本病在历史上曾被称为“坏死性痘疮样痤疮”。

> 同义名
> - 坏死性痘疮样痤疮

概述

这种罕见的疾病特点是沿额发际线出现坏死性毛囊炎，对痤疮治疗有反应。

流行病学

发病率和患病率

罕见。

病理生理学

病理学

早期病变的特征是角化不良的毛囊上皮细胞出现海绵样变。毛囊周和血管周可见明显的淋巴细胞浸润。随着皮损的进展，毛囊上皮、表皮和真皮发生更广泛的坏死，常伴有毛发碎片。角质层中常见细菌。

致病微生物

金黄色葡萄球菌和痤疮丙酸杆菌都可能与之相关，但它们的作用(如果有的话)尚不确定。有时可以从更严重的病灶中培养出金黄色葡萄球菌。

环境因素

据报道[1]在夏季加重。

临床特征

临床表现

有些患者会出现轻度瘙痒，但通常起病隐匿。患者通常在额发际线出现丘疹，或更罕见地出现在脂溢区域。部分患者可能会出现红棕色丘疹，伴疼痛，这些丘疹数周内逐渐呈脐状，形成坏死的病灶并结痂，最终留下凹陷的痘疮样的瘢痕(图 93.4)。

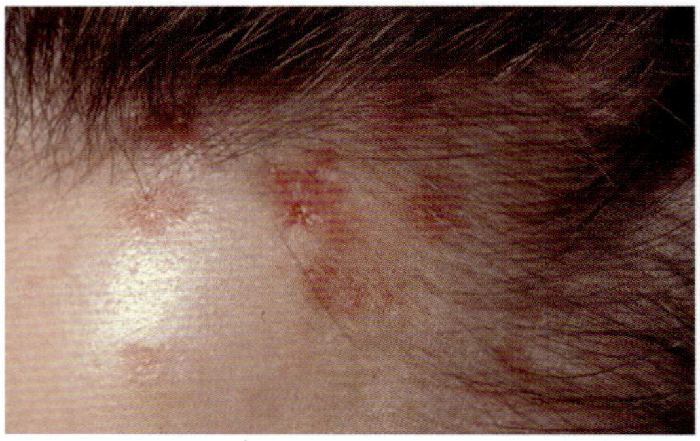

图 93.4 继发于坏死性淋巴细胞毛囊炎的头皮边缘痘疮样瘢痕

鉴别诊断和共患病

有报道显示情绪障碍与本病相关。

实验室检查

仔细培养以确定是否存在金黄色葡萄球菌。

处理

该病需除外丘疹坏死性结核疹(见第 27 章)和三期梅毒(见第 29 章)，其他可能的鉴别诊断包括重复性剥脱、秃发性毛囊炎、疱疹样湿疹、化脓性细菌性毛囊炎和传染性软疣[2-4]。

头皮毛囊炎的皮损通常分布于整个头皮，且皮损较小、数量较多，无瘢痕形成，瘙痒更明显(见下文)。

> **阶梯治疗**
>
> **一线治疗**
> - 如果发现金黄色葡萄球菌，建议根据药物敏感性进行抗菌治疗，同时对可能伴有鼻腔感染的患者进行治疗
> - 如果没有发现金黄色葡萄球菌，建议按痤疮治疗剂量使用四环素类药物
> - 也推荐使用抗菌洗发水
>
> **二线治疗**
> - 局部或皮损内类固醇激素抗炎治疗
>
> **三线治疗**
> - 异维 A 酸

头皮毛囊炎

定义和术语

头皮非瘢痕性慢性浅表毛囊炎，典型特征为全头皮分布多而细小的、瘙痒明显的脓疱，由微生物引起，特别是痤疮丙酸杆菌。

> 同义名
> - 头皮慢性非瘢痕性毛囊炎
> - 头皮痤疮丙酸杆菌毛囊炎

概述

头皮毛囊炎是一种相对常见的慢性复发性疾病，在头皮上形成多个微小的瘙痒性脓疱。由于反复搔

抓,常继发表皮剥蚀和结痂(图 93.5)。本病较少受到研究者的关注。Hersle 等[1]对 40 名患者(其中 30 名男性)进行了研究,部分患者首次发病后平均 8.3 年仍有活动性、复发性非瘢痕性毛囊炎。组织学上表现为中性粒细胞毛囊炎,未见坏死;细菌学上只检测到头皮上常见的寄生菌群,痤疮丙酸杆菌是最常见的。在三位患者的脓疱中发现了痤疮丙酸杆菌,而头皮表面未被检出。

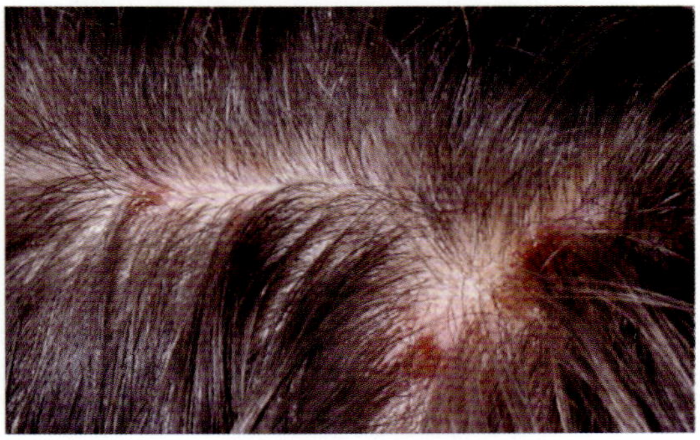

图 93.5　头皮毛囊炎及继发表皮剥蚀

Montgomery 和 Maibach 之前也做过类似的报道[2,3]。Montgomery 在 25 名患者身上发现了几乎相同的情况:头皮上有最多能达 100 个脓疱(只有一例除外),不幸的是它被称之为"粟粒坏死性痤疮",虽然并没有发现坏死;令人困惑的是,也有人用这个名称来描述轻度的坏死性痘疮样痤疮(坏死性淋巴细胞毛囊炎,见前文),实际上坏死性淋巴细胞毛囊炎分布部位不同,而且会导致瘢痕。鉴于此,最好放弃这些术语。Maibach 于 1967 年确认了本病,并将其归因于痤疮丙酸杆菌(以前称为痤疮棒状杆菌),此后其他权威也持此认识。

流行病学

发病率和患病率

未知,但本病相对常见。

年龄

发病于 30—40 岁。

性别

男女比例为 3∶1。

病理生理学

病理学

中性粒细胞性毛囊炎,无坏死。

致病微生物

推测是痤疮丙酸杆菌。

病程与预后

在 Hersle 等[1]报道的所有 40 例患者中,大部分患者首次发病后平均 8.3 年仍有活动性、复发性非瘢痕性毛囊炎,7 例暂时缓解。

处理

目前关于外用制剂(如焦油洗发水类)疗效信息较少。低剂量四环素似乎有用,局部糖皮质类固醇激素没有帮助[1]。

光化性毛囊炎

定义和术语

光化性毛囊炎是一种病因未知的罕见光化性皮肤病,其特征是在阳光照射数小时至数天后,在曝光部位出现瘙痒性单一形态毛囊丘疹和脓疱。

> **同义名**
> - 光化性浅表性毛囊炎
> - 夏令痤疮

概述

光化性毛囊炎是一种罕见的、病因不明的光化性皮肤病,其特征是在阳光照射数小时至数天后,在面部、颈部、手臂和(或)躯干上部出现瘙痒性单一形态的毛囊丘疹和脓疱,通常在 10～14d 内消失。微生物培养结果阴性。组织学上表现为浅表性中性粒细胞毛囊炎伴淋巴细胞浸润[1]。

流行病学

年龄

光化性毛囊炎在中青年男女中均有发生。

性别

男性和女性均可发生。

病理生理学

环境因素

日光暴露。

临床特征

临床表现

皮损为单一形态的毛囊丘疹和脓疱,分布于面部、颈部、上臂、肩膀和(或)上胸部,在暴露于阳光后几个小时后即可出现[2]。最近的一份报道[3],患者在第一次日光照射后,后背、上胸部和肩部每年都会发生皮损,后经光激发试验确诊。发病时可能有灼烧感或瘙痒感,10d 内消退[4,5]。另有报道,面部下方出现瘙痒性脓疱和丘疹,4d 内消退[6]。本病的发病机制尚不清楚。

鉴别诊断

多形性日光疹、粟丘疹、丘疹脓疱性玫瑰痤疮、光加重的寻常痤疮。

病程和预后

可能每年多次复发，通常在早夏开始加重。

实验室检查

可以进行毛囊激发试验来支持诊断(图 93.6)。

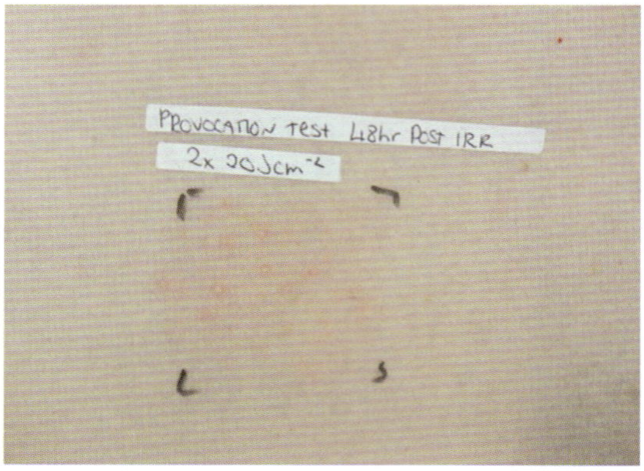

图 93.6 光化性毛囊炎患者宽谱 UVA 照射 48h 后前胸出现毛囊脓疱

处理

用帽子、衣服和高指数防晒霜进行光防护可能是有益的。标准的痤疮治疗无效，但严重的病例用异维 A 酸治疗可能有用[2,6]。UVB 光疗可能有脱敏作用。

播散性复发性漏斗部毛囊炎

定义和术语

一种病因不明的皮肤病，主要累及黑人青年男性的胸部、肩部和上臂，特点是弥漫性棘细胞层轻度水肿性皮炎，累及多个相邻毛囊的漏斗部。临床表现为成片的单纯性瘙痒性小丘疹[1]。

流行病学

年龄

儿童期或成年发病。

性别

主要是男性。

种族

主要是黑人。

病理生理学

病理学

组织学上，炎症性改变局限于毛囊漏斗部，有棘细胞海绵水肿改变和多种炎症细胞浸润。

致病微生物

未发现感染源。

临床特征

临床表现

躯干和四肢广泛分布的单一形态毛囊小丘疹，皱褶区不受累(图 93.7)，偶有脓疱形成，常伴有瘙痒。皮损往往会持续性或周期性复发。

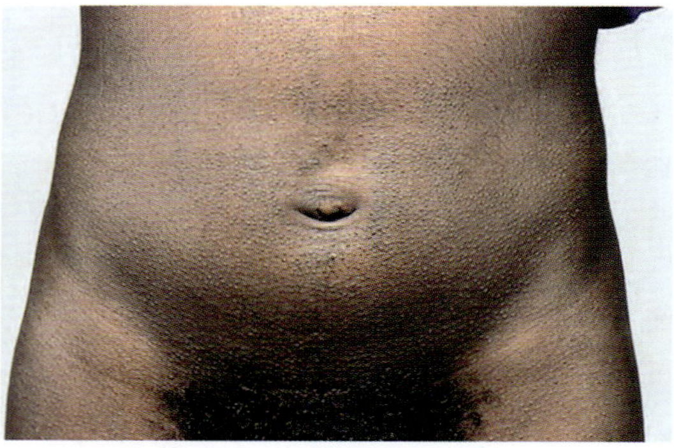

图 93.7 播散性复发性漏斗部毛囊炎

处理

对治疗反应通常不佳，包括外用强效糖皮质激素[2]。补骨脂素光化学治疗[3]和异维 A 酸[4]在个别病例报道中有效。

嗜酸(细胞)性脓疱性毛囊炎

定义

一种少见的皮肤病，特征是毛囊皮脂腺有大量嗜酸性粒细胞浸润。现认为有三种亚型：经典型、免疫抑制相关型和婴儿型。

概述

这是一种少见的皮肤炎症反应性疾病，病因不明，其特点是大量嗜酸性粒细胞浸润毛囊皮脂腺。经典的成人型(即 Ofuji 病)累及面部，主要报道于日本[1,2]；免疫抑制相关型与艾滋病毒感染密切相关，常发生于面部以外[3]。婴儿型，也被称为“婴儿嗜酸性脓疱病”，似乎与成人型差异很大，后文会单独描述。

流行病学

年龄

经典型和免疫抑制相关型通常发生于年轻人。

性别

男性发病率是女性的 5 倍。

种族

大多数经典型嗜酸性脓疱性毛囊炎患者的报道都来自日本。

病理生理学

本病中免疫失调的原因尚不清楚。免疫系统不

第8部分

成熟或免疫抑制似乎很重要,但还没有在经典的成人型中得到证实。关于病因有大量假设,包括对马拉色菌、蠕形螨或皮脂腺来源的脂质的过敏反应[1]。脓液是无菌的,其中可检测到多种趋化因子,这些因子可能引起嗜酸性粒细胞局部过多聚集[4]。

亦有数个报道孕期暴发的病例[5-7]。

病理学

病理学可见外毛根鞘和皮脂腺有大量的嗜酸性粒细胞浸润,伴有散在的单核细胞和中性粒细胞(图 93.8)。最好的检测方法是对新鲜的、未剥落的丘疹或脓疱进行连续水平切片活检。嗜酸性粒细胞浸润毛囊和血管周围。在免疫抑制相关型中,炎症可能更为弥漫[3]。

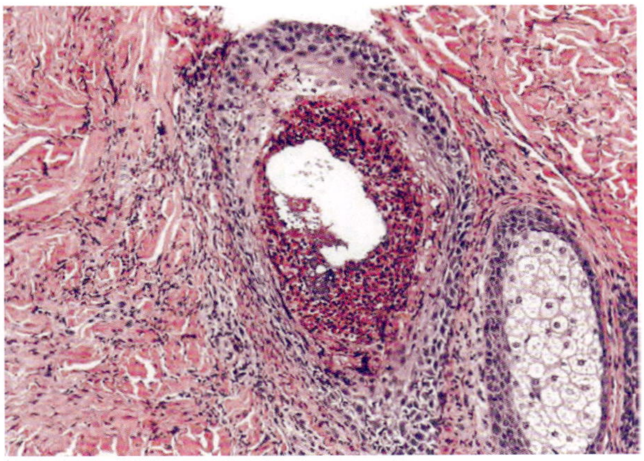

图 93.8　嗜酸性脓疱性毛囊炎组织病理学表现为嗜酸性粒细胞在毛囊导管中密集(由西班牙马德里自治大学 Luis Requena 教授提供)

35%的经典型患者和高达 50%的 HIV 相关型患者可见到轻度至中度外周血嗜酸性粒细胞增多症[1,2,8],后者通常发生在 CD4 细胞计数低于 200/ml 时[9]。

遗传

尚未发现遗传易感性。

临床特征

经典的成人型嗜酸性脓疱性毛囊炎

属慢性复发性疾病,无菌性毛囊丘疹和脓疱聚集成周围扩张、中央消退的炎性环状斑块。炎症消退需要 7～10d,数周后会反复复发[3]。面部是最常见的累及部位(图 93.9):回顾 91 例日本病例,分别有 88%、40% 和 26% 的病例累及了面部、躯干和四肢[8]。尽管掌跖皮肤中不存在毛囊,在多达 1/5 的病例中也可能看到掌跖部位的脓疱性炎症,易与掌跖脓疱病混淆[10]。躯干和上臂也常受累,偶可累及腿部和头皮。亦有全身泛发病例[11]。

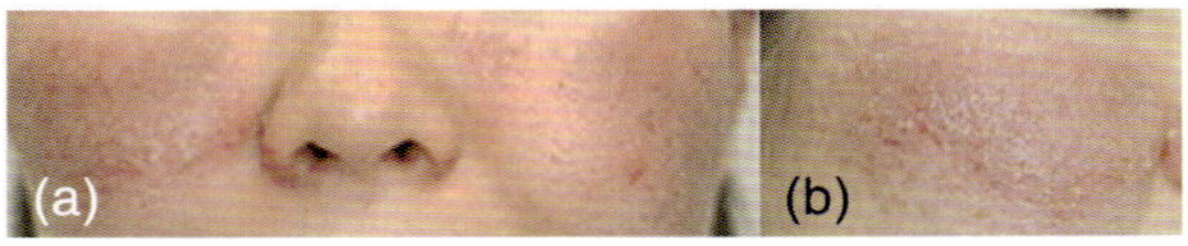

图 93.9　典型嗜酸性脓疱性毛囊炎:边界清楚,暗色红斑斑块,累及双颊,有大量脓疱和结痂(转载自 Ramdial et al,1999[5])

炎性斑块直径可达 3～5cm,然后消退,遗留轻微色素沉着。有时可以看到大片的脓湖和糜烂。瘙痒常见,偶尔瘙痒明显。患者身体状况良好。病程慢性,尽管少数病灶可自发缓解,但在已受累区域会不断出现新的病灶。

免疫抑制相关型嗜酸性脓疱性毛囊炎

据报道,这种亚型主要与艾滋病病毒和艾滋病有关[1,9,12,13](见第 31 章),许多方面不同于经典型。本型不仅限于日本人,瘙痒通常更为严重,而脓疱常不明显,聚集成斑块不具有特征性[1],较少累及面部皮肤。由于该型临床特征不明显,有时仅可见散在的毛囊丘疹或表皮脱落(图 93.10),可能需要多次活检才能确诊。

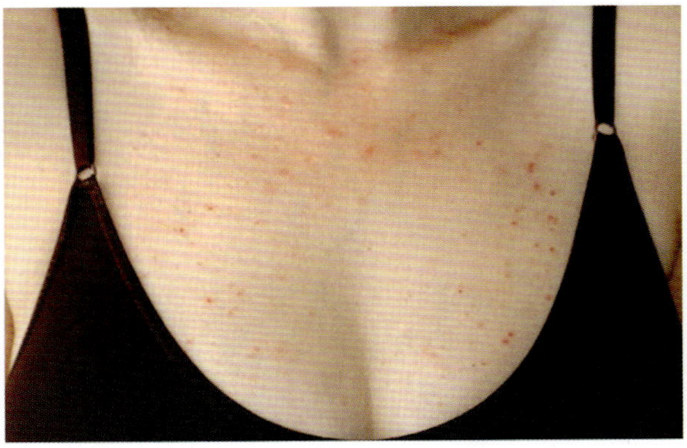

图 93.10　感染 HIV 的 32 岁女性,前胸部位的免疫缺陷相关嗜酸性脓疱性毛囊炎(由西班牙马德里自治大学 Luis Requena 教授提供)

矛盾的是,随着高效抗逆转录病毒疗法和 CD4 计数开始上升,可能会引起嗜酸性脓疱性毛囊炎的发病,在这种情况下,可能伴有免疫重建炎症综合征。

处理

对各种治疗方法的全面回顾表明,没有一种治疗方法能确保有效,必须针对个别患者进行调整[12]。系统性应用糖皮质激素通常有效,但也有个体例外;外用强效糖皮质激素有时也有一定效果。亦有主张局部外用吡美莫司和他克莫司[14]。

氨苯砜在某些情况下是有效的,可能作为首

选[15,16]。

在日本，口服非甾体抗炎药被广泛用于治疗经典型嗜酸性脓疱性毛囊炎。一项对日本已报道病例的回顾显示，近 80% 的患者对吲哚美辛有响应[8]。口服吲哚美辛的作用机制是通过下调嗜酸性粒细胞表面 CRTH2(趋化受体同源分子)的表达来干扰前列腺素 D2 介导的趋化作用[17]。其他报道的治疗方案包括米诺环素、异维 A 酸、伊曲康唑、西替利嗪、甲硝唑和秋水仙碱[8]。UVB 治疗对 6 例 HIV 相关病例有帮助[18]，但需要维持治疗。

> **阶梯治疗**
>
> **一线治疗**
>
> • 外用强效糖皮质激素，外用吡美莫司/他克莫司、吲哚美辛、窄波 UVB 光疗。
>
> **二线治疗**
>
> • 口服糖皮质激素、口服抗菌药(米诺环素、伊曲康唑)、西替利嗪或口服异维 A 酸。

婴幼儿嗜酸性脓疱性毛囊炎

定义和术语

婴幼儿嗜酸性脓疱性毛囊炎是一种婴幼儿的炎症性脓疱性疾病，皮肤和外周血液中嗜酸性粒细胞增多。

> **同义名**
>
> • 婴儿相关嗜酸性化脓性毛囊炎
>
> • 婴儿嗜酸性脓疱病

概述

婴幼儿嗜酸性脓疱性毛囊炎是一种婴幼儿的炎症性脓疱性疾病，皮肤及外周血中嗜酸性粒细胞增多。本病由 Lucky 等于 1984 年首次报道[1]，其特征是婴幼儿头皮出现复发性、非感染性脓疱，脓液内含有嗜酸性粒细胞。本病多数于 6 月龄初发，3 岁时缓解。2/3 的案例中，头皮外的其他身体部位亦有累及。本病原因不明。最初至今被认为是毛囊炎，但有相当一部分病例中，并未发现累及毛囊[2,3]。

流行病学

年龄

平均发病年龄为 6 个月[4]。

性别

男性更为常见(男女比例为 4∶1)。

相关疾病

有一例报道 HIV 相关的婴幼儿嗜酸性脓疱性毛囊炎[5]。本病还与 IgE 增多综合征和特应性疾病有关[6]。

病理生理学

病理学

Tzanck 涂片显示大量嗜酸性粒细胞。活检显示毛囊密集的多形核、嗜酸性粒细胞浸润(图 93.11)。在一项大样本研究中，仅有 63% 的活检标本中可观察到毛囊[2]。

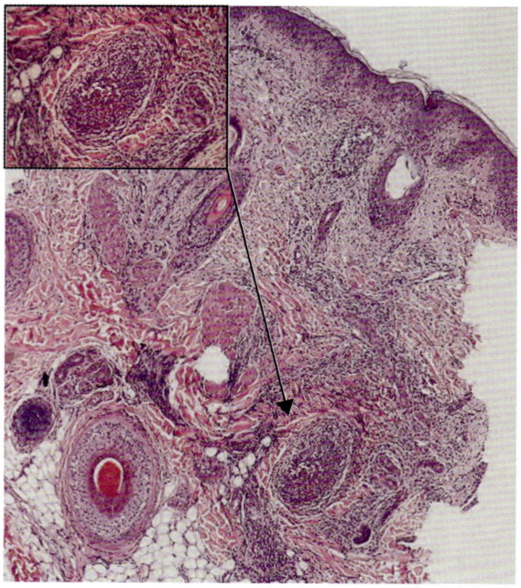

图 93.11 婴幼儿嗜酸性脓疱性毛囊炎可见毛囊内密集的嗜酸性粒细胞浸润、海绵水肿、微脓疡形成(转载自 Alonso-Castro 等，2012[7])

致病微生物

通常病原微生物检测阴性。

遗传

有兄弟同患病的报道[3]。

临床特征

临床表现

本病的特点是反复出现瘙痒的无菌性脓疱，可持续几个月或几年。无菌脓疱主要发生在头皮(图 93.12)，也可能发生在其他部位，如面部。儿童可能出现腋窝、腹股沟或颈部淋巴结病[7]。脓疱自然消退，无瘢痕形成[8]。

病程和预后

这是一种自限性疾病，通常在 3 个月到 3 岁间自发性消退。

鉴别诊断

其他应在鉴别诊断中考虑的新生儿及婴儿脓疱

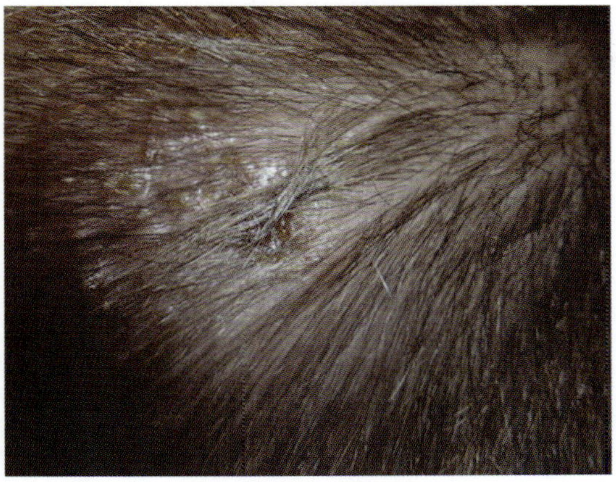

图 93.12 23 月龄男性患儿的婴幼儿嗜酸性脓疱性毛囊炎皮损,头皮可见无菌性脓疱(转载自 Alonso-Castro 等,2012[7])

性疾病见表 93.1。

实验室检查

Tzanck 涂片、细菌和真菌培养、艾滋病毒检测和 IgE 水平检测。

处理

由于病情是自限性的,通常不进行治疗;但对于特别顽固或广泛的皮损,氨苯砜可能有帮助[8]。

> **阶梯治疗**
>
> **一线治疗**
> - 期望管理,局部外用糖皮质激素。
>
> **二线治疗**
> - 抗组胺药物
> - 外用他克莫司[9]
>
> **三线治疗**
> - 氨苯砜[8]

异位皮脂腺(Fordyce 斑)

定义和术语

Fordyce 斑是一种异位的皮脂腺(即不在毛囊部位的皮脂腺),位于黏膜表面或无毛皮肤上,如嘴唇、口腔黏膜或生殖器部位。

> **同义名**
> - Fordyce 颗粒
> - 皮脂腺异位

概述

属常见的皮肤和黏膜病变,无症状,但很容易引起患者和医师的注意。传统上认为此为异位皮脂腺,属于正常现象。

流行病学

发病率和患病率

唇和颊黏膜上的 Fordyce 斑可在儿童期或更早出现,并随着年龄的增长而增加。1%的瑞典新生儿发现有 Fordyce 斑[1]。患病率随年龄增长而上升;大样本队列调查研究显示巴西学龄前儿童唇部患病率为 8%[2],成年以色列犹太人 95%可观察到口腔或唇部病变[3]。

性别

外阴 Fordyce 斑在女性中非常常见,据报道发病率为 75%~95%[4]。在 400 名因生殖器异常情况求诊的波兰男性患者中,9%患者阴茎或阴囊皮肤上有 Fordyce 斑[5]。

病理生理学

病理学

Fordyce 斑的本质是皮脂腺导管直接开口于表皮或黏膜表面,而非毛囊。其内含有与毛囊皮脂腺类似的脂质[6,7]。

临床特征

临床表现

Fordyce 斑表现为多发性、边界清晰的奶白色或黄色丘疹,但也有可能融合成不规则斑块。通常直径为 1~2mm,有时可能会更大、高出皮肤或黏膜表面。上唇唇红部位(图 93.13a)、口腔黏膜(图 93.13b)或小阴唇(图 93.13c)最常发生,但最常来求诊的似乎是阴茎或阴囊受累的年轻男性(图 93.13d)。

临床变体

异位皮脂腺可能位于阴茎系带两侧的冠状沟中,这个位置被称为 Tyson 腺[8],属于正常结构,不需要治疗。

在女性乳晕的 Montgomery 结节中也可以看到皮脂腺。然而,在男性乳晕上也有观察到典型的 Fordyce 斑,伴有唇部和阴茎的典型皮损[9]。

鉴别诊断

- 黏膜白斑
- 人乳头状瘤病毒感染
- 疱疹后改变

实验室检查

病理检查有助确诊。

表 93.1　婴儿嗜酸性脓疱性毛囊炎的鉴别诊断

诊断	发病率	部位	皮损	发病期	病程	外周血嗜酸性粒细胞增多	涂片	组织学
婴儿嗜酸性脓疱性毛囊炎	罕见	头皮、躯干(可能累及手、足)	水疱、脓疱、结痂	出生时或更晚些	3 个月到 5 年间循环发生	暴发期的部分患者	嗜酸性粒细胞	嗜酸性粒细胞性海绵水肿、角层下脓疱、嗜酸性毛囊炎
新生儿中毒性红斑	1/3 的新生儿	面部、躯干、四肢	斑片、水疱、脓疱	出生至 72h	1 周内消退	达 15%	嗜酸性粒细胞	嗜酸性毛囊炎；角层下嗜酸性脓疱
新生儿一过性脓疱性黑变病	4%～5%黑人婴儿，0.1%～0.3%白人婴儿	颈、躯干、大腿、掌跖	水疱、脓疱、黑斑	出生至 72h	数周内消退	可能发生	中性粒细胞，偶有嗜酸性粒细胞	角层内和角层下脓疱
新生儿肢端脓疱病	罕见；主要发生在黑人男性	手、足(可能累及头皮、面部、躯干)	痒疹、水疱、脓疱	新生儿期或稍晚	皮损持续 7～10 天，复发持续 2 月至数年	可能发生	中性粒细胞，偶有嗜酸性粒细胞	角层下脓疱，含嗜中性粒细胞，偶有嗜酸性粒细胞
朗格汉斯细胞组织增生症	罕见	头皮、屈曲部位	丘疹、脓疱、水疱、结痂	出生时或更晚些	根据是否累及全身而不同	无	组织细胞	朗格汉斯细胞浸润；电子显微镜可见 Birbeck 颗粒

经 Wiley 许可重制自 Buckley et al. 2001

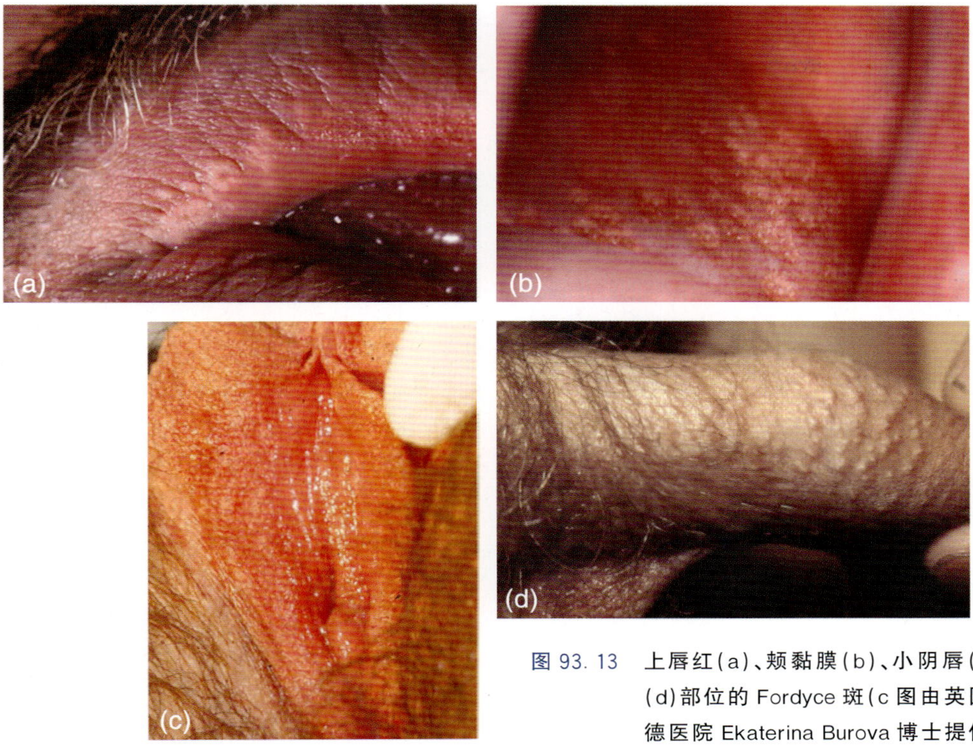

图 93.13 上唇红(a)、颊黏膜(b)、小阴唇(c)、阴茎(d)部位的 Fordyce 斑(c 图由英国贝德福德医院 Ekaterina Burova 博士提供)

阶梯治疗

一线治疗

- 安抚、宽慰

二线治疗

- 局部烧灼破坏
- 局部外用三氯乙酸[10]

三线治疗

- 口服异维 A 酸[10]
- 二氧化碳激光汽化[10]

Resources

Patient resources

http://www.dermnetnz.org/acne/fordyce.html (last accessed August 2015).

皮脂腺增生

定义

皮脂腺增生是由于皮脂腺肥大而在临床上表现为散在的皮色或黄色丘疹。

概述

皮脂腺增生的特征是有毛皮肤中正常毛囊皮脂腺单位内皮脂腺的良性增生。最常见于成年人,但由于母体雄激素透过胎盘,故新生儿阶段也可能发生。

流行病学

发病率和患病率

暂无数据。但本病并不罕见。

年龄

中年或老年人群。

相关疾病

器官移植后处于免疫抑制状态者可能更易患皮脂腺增生[1,2]。

病理生理学

病理学

与相邻正常皮肤相比,皮脂腺增大,但其他方面表现正常。

遗传

年轻的家族病例表面本病可能存在遗传性因素[4]。

临床特征

临床表现

发病隐匿,表现为无临床症状的皮色至黄-粉色、常为脐状的丘疹，直径 1～3mm（图 93.14）。皮损偶可融合而使皮肤呈淡黄色。常见于前额、颞和面颊部，但也会发生于躯干上部。本病的主要临床重要性是可能会与其他面部丘疹混淆，如基底细胞癌。

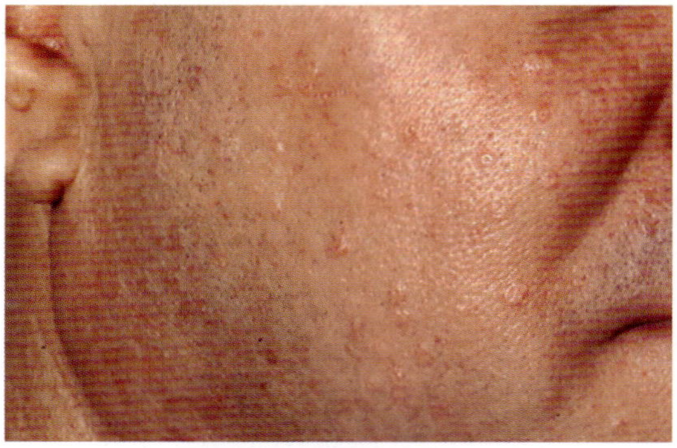

图 93.14 一位 42 岁男性面颊部位的皮脂腺增生

病程和预后

病程持续，但无临床症状。

实验室检查

必要时可行活检排除肿瘤或其他疾病（参见框图 93.1 作鉴别诊断）

框图 93.1 皮脂腺增生的鉴别诊断

- 异位皮脂腺（Fordyce 斑）
- 多发基底细胞癌
- 多发性毛发上皮瘤
- Cowden 病（多发性错构瘤综合征）
- 面部纤维性丘疹
- 毛囊漏斗肿瘤
- 毛囊瘤
- 肉芽肿性玫瑰痤疮
- 光泽苔藓
- 类脂质蛋白质沉积症
- 粟丘疹
- 传染性软疣
- Muir-Torre 综合征
- 多发性内分泌瘤 1 型
- 皮脂腺瘤
- 皮脂腺癌
- 汗管瘤
- 毛根鞘瘤
- 毛发上皮瘤
- 毛囊瘤

第8部分

处理

一线治疗

可以进行化妆遮盖。

二线治疗

如果患者要求，并且可行的话，可以用一些物理治疗方法，如浅表烧灼、冷冻治疗或三氯乙酸剥脱。染料脉冲激光和 1450nm 半导体激光亦可使用[5,6]。

三线治疗

有报道认为口服异维 A 酸对泛发性皮脂腺增生效果明显[7]。使用异维 A 酸进行试验性治疗可能有助于鉴别皮脂腺增生和器官移植患者的多发性早期基底细胞癌，也可能帮助避免多次活检。

醋酸环丙孕酮联合口服避孕药也可诱导女性皮脂腺增生消退[8]。

使用氨基乙酰丙酸的光动力疗法也被证明可缩小皮脂腺增生[9]。

（**译者**：许德田 **一审**：袁超 **二审**：许德田 **三审**：庞晓文 廖培羽 **润色**：尹晓雅）

参考文献

所有文献请查阅网址：www.rooksdermatology.com.
以下列出的是重要参考文献。

Pseudofolliculitis

[1] Garcia-Zuazaga J. Pseudofolliculitis barbae. Review and update on new treatment modalities. *Military Med* 2003;168:561-4.

Folliculitis keloidalis

[3] George AO, Akanji AO, Nduka EU, *et al*. Clinical, biochemical and morphologic features of acne keloidalis in a black population. *Int J Dermatol* 1993;32:714-16.

Necrotizing lymphocytic folliculitis of the scalp margin

[1] Kossard S, Collins A, McCrossin I. Necrotizing lymphocytic folliculitis: the early lesion of acne necrotica (varioliformis) *J Am Acad Dermatol* 1987;16:1007-14.

Scalp folliculitis

[1] Hersle K, Mobacken H, Möller A. Chronic non-scarring folliculitis of the scalp. Acta Dermatovenereol 1979;59:249-53.

Actinic folliculitis

[1] Beukers SM, Van Doorn MBA, van Santen MM, Starink TM. Actinic folliculitis, arare sunlight-induced dermatosis. *Ned Tijdschr Dermatol Venereol* 2010;20:122-5.

[4] Verbov J. Actinic folliculitis. *Br J Dermatol* 1985; 113: 630-1.

Disseminate and recurrent infundibulofolliculitis

[1] Owen WR, Wood C. Disseminate and recurrent infundibulofolliculitis. *Arch Dermatol* 1979;115:174-5.

Eosinophilic pustular folliculitis

[1] Nervi SJ, Schwartz RA, Dmochowski M. Eosinophilic pustular folliculitis: a 40 year retrospect. *J Am Acad Dermatol* 2006;55:285-9.

[2] Ofuji S. Eosinophilic pustular folliculitis. *Dermatologica*

1987;174:53-6.

[12] Ellis E, Scheinfeld N. Eosinophilic pustular folliculitis. *Am J Clin Dermatol* 2004;5:189-97.

[13] Soeprono FF, Schinella RA. Eosinophilic pustular folliculitis in patients with acquired immunodeficiency syndrome. *J Am Acad Dermatol* 1986;14:1020-2.

Infantile eosinophilic pustular folliculitis

[1] Lucky AW, Esterly NB, Heskel N, *et al*. Eosinophilic pustular folliculitis in infancy. *Pediatr Dermatol* 1984;1:202-6.

Heterotopic sebaceous glands(Fordyce spots)

[10] Lee JH, Lee JH, Kwon NH, *et al*. Clinicopathologic manifestations of patients with Fordyce's spots. *Ann Dermatol* 2012;24:103-6.

Sebaceous gland hyperplasia

[3] Kumar P, Barton SP, Marks R. Tissue measurements in senile sebaceous gland hyperplasia. *Br J Dermatol* 1988;118:397-402.

第 94 章

汗腺疾病

Ian H. Coulson[1], Niall J. E. Wilson[2]

[1] Burnley General Hospital, East Lancashire NHS Trust IHC, Burnley, UK

[2] Royal Liverpool and Broadgreen University Hospitals, Liverpool, UK

概述

本章主要介绍外泌汗腺和顶泌汗腺的解剖、生理及相关疾病。也详细介绍了多汗、少汗或无汗的临床表现、病因及并发症。对多汗症的治疗及方法(如外用药、系统用药和手术)的选择给出了指导。同时全面介绍了闭塞性和炎症性外泌汗腺疾病的临床表现和治疗、汗液气味和颜色异常及痱的临床特点。简要介绍了与汗腺内容物相关的内容,关于这部分内容和汗腺组织来源肿瘤可以参考本书其他章节。

外泌汗腺

外泌汗腺的解剖和生理

人体的外泌汗腺主要有两个功能[1-4]。一是通过汗液蒸发散热,这是人类适应炎热环境的主要方式;另一个是在运动时湿润掌跖的皮肤,以提高抓握能力。

外泌汗腺分布在全身皮肤表面,包括龟头和包皮,但不包括唇红、外耳道、阴蒂和小阴唇。不同部位外泌汗腺的数目差距很大。足跖的外泌汗腺达 620 个/cm^2,大腿约 120 个/cm^2,而背部仅有 60 个/cm^2[5]。全身体表外泌汗腺总数在 200 万到 500 万之间,种族间无明显差异。经计算,全身外泌汗腺的总重量约为 100g。不同个体间外泌汗腺腺体的大小差异可达 5 倍,这可能是个体和地区出汗有差异的原因(单个腺体的最大分泌速率为每个腺体 2～20nl/min)。

胚胎发育过程中,在妊娠第三个月汗腺从位于手掌和足跖的表皮嵴长出,5 个月时在身体的其他部位长出相同的结构,8 个月时有成人腺体的特征。在出生时汗腺在形态学上已经与成人无异,但功能可能要到 2 岁才完善。出生后,没有新的外泌汗腺发育。与顶泌汗腺不同,外泌汗腺与毛囊皮脂腺在发育上没有关系,尽管一些外泌汗腺腺体可能最终开口于毛囊颈部。外泌汗腺由两部分构成,即位于真皮深层和皮下脂肪中卷曲的分泌部(图 94.1a)和穿过真皮通向表皮内汗管单元的导管(图 94.1b)。顶外泌汗腺同时具有外泌汗腺和顶泌汗腺的特征,但在功能上与外泌汗腺更为接近。顶外泌汗腺开口于皮肤表面,并产生丰富的水样液体。顶外泌汗腺可能占成人腋部腺体的 10%~45%[6]。

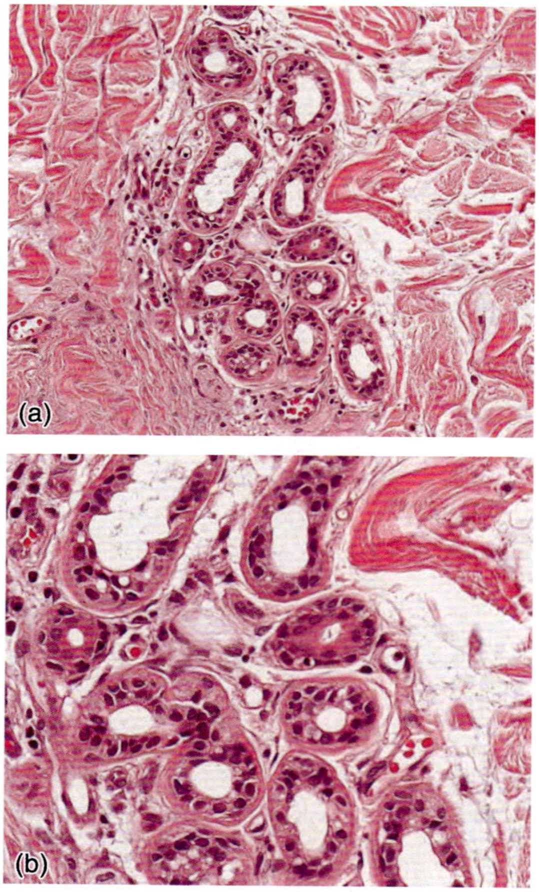

图 94.1 (a)正常外泌汗腺单位由腺体和导管组成。放大 10 倍(HE 染色)。(b)外泌汗腺的近距离视图显示双层上皮细胞。放大 40 倍(HE 染色)(由英国利物浦皇家大学医院的 Arti Bakshi 博士提供)

汗腺分泌部含三类细胞:大的透明细胞,主要是分泌细胞;小的暗细胞,类似于其他器官的黏液分泌细胞,但功能未知;肌上皮细胞[7]。尽管个别部分有时可能显示为双层结构,但与导管的细胞不同,分泌细胞与暗细胞是附着在基底膜上的。在基底膜外是纵向排列的肌上皮细胞,其功能可能是支持腺体,可能还有助于将汗液推向表面。这些肌上皮细胞受胆碱能刺激的支配。分泌部的功能是吸收血浆并将其转化为一种水性等渗分泌物,随后导管可对其成分进行调整。大的透明细胞的超微结构的特点是存在许多线粒体和复杂的基底内陷及细胞间小管。对硝基苯磷酸酶活性反映了钠-钾-ATP 酶的催化活性,其在基底内陷中很明显,但在细胞间小管中不明显,这表明基底区域是分泌汗液所必需的活性离子转运位置。经典理论认为乙酰胆碱被动地增加钠进入细胞,然后钠泵将钠泵出(而不是直接通过管腔边缘)细胞间小管。但也有其他理论[4]。液体分泌被认为是渗透性介导的,但水的转运机制一直以来都不清楚。水通道蛋白(AQPs)的发现可能会挑战这一理论。AQPs 是一组细胞膜间允许大量液体流动的通道蛋白。在动物模型中,AQP5 缺陷小鼠的汗液分泌明显减少[8]。人外泌汗腺的暗细胞中也鉴定出有 AQP5,但它在人出汗中的作用还不清楚[9,10]。许多不同的单克隆抗体可以与汗腺的不同部分发生反应,从而区分汗腺和皮肤的其他成分[11]。

汗腺导管由两层或多层相对均匀的立方细胞组成。约 1/3 的卷曲部和通过表皮的非卷曲部分有此组织学特征。基底细胞富含线粒体,其整个细胞膜富含钠-钾-ATP 酶活性,表明钠泵作用发生在整个导管膜上,并在调节分泌部产生汗液中起到重要作用。

有人认为汗腺不仅通过表面热量的蒸发使皮肤冷却,还充当热管的作用。根据这一理论,在管道底部的液体蒸发允许水蒸气通过管道并在靠近表面的地方冷凝,然后通过毛细管作用返回到更深的部分。这种系统是一种非常有效且快速的传热方式[12]。

表皮内的汗腺单位由一层特殊的细胞组成,这些细胞通常很难与周围的表皮区分开来。在掌跖部位,它有一个发达的卷曲结构,此结构在其他部位并不明显。

研究外泌汗腺功能的技术[12-14]包括:

- 在休息时、暴露于高温后、注射或离子导入毛果芸香碱或其他胆碱能激动药后,用汗袋或汗垫收集汗液。
- 直接测量水分丢失。
- 导管或卷曲部位的置微管[15]。
- 测量皮肤的电位和电阻,其大小由表皮上的汗液和导管内的液体柱决定[16,17]。
- 单个汗滴的可视化。这可以通过直接显微镜、活体染色、形成塑料印模[18]或与水接触后变色的指示剂(如淀粉/碘技术[19]、溴酚蓝[13]、多沙唑嗪[20]和食用染料胭脂红)来实现。塑料或硅胶印模技术可能是最可靠的,可以产生永久性的记录。淀粉/碘试验的简单改良:擦干皮肤,在上面涂上 2%的酒精碘,让它干燥,然后将皮肤压在质地良好的纸张上。纸中的淀粉在有水的情况下与碘发生反应，使每一滴汗珠显示为一个微小的黑点。或者，淀粉可以悬浮在蓖麻油中(50g/100ml)，然后涂在碘处理过的皮肤上(图 94.2)。特殊的干淀粉/碘粉末可以直接撒在皮肤上[21]。

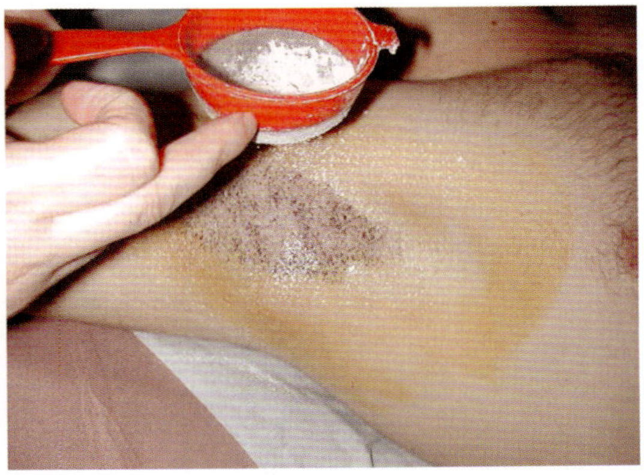

图 94.2 确定腋窝多汗症的程度——用聚维多溴碘溶液清洁皮肤，然后撒上细玉米淀粉。高汗区为蓝黑色

- 分离汗腺腺体。用剪刀剪断组织这种相对简单的技术可以分离单个小汗腺(以及毛囊、皮脂腺和顶泌汗腺)[22,23]。这使得生理学、生物化学和组织培养可以在体外进行研究。

外泌汗腺出汗的调控[1-4]

外泌汗腺的分泌受多种刺激因素的影响，包括热、渗透压、精神和味觉因素，由复杂的中央和局部控制机制介导。因此，汗液的量和成分变化很大，在 1h 内可从最低的基础水平到最高 3L。

中央调控

体温调节性出汗主要受体内温度的影响，其次受皮肤温度的影响[24]。核心温度升高刺激出汗的效果是皮肤温度升高的 9 倍。中心和外周温度的变化影响视前区和下丘脑的热受体。核心温度的升高会激活冷却机制，包括出汗、喘气和血管扩张。相反，寒冷则促进诸如血管收缩和颤抖等保温机制[25]。

介导人外泌汗腺出汗的确切的神经通路还不清楚，动物研究的证据表明：下丘脑的传出途径包括髓质、脊髓侧角和交感神经节[26]。

渗透压因素也会影响产汗率。高渗透压和低血容量都会降低出汗量，这可能是为了防止体液进一步流失[27,28]。

调控精神性发汗的中枢和通路不完全清楚，但已经确定是在大脑额叶区域内的位置。功能性磁共振研究表明热源性和精神源性出汗的神经通路是相似的[29]。精神紧张尤其能促进手掌和足趾出汗，可能可以提高压力下的抓握能力。

局部调控

无髓鞘 C 纤维从交感神经节出发，最终进入外泌汗腺腺体止于大量胆碱能末梢和一些肾上腺素能末梢[30]。尽管肾上腺素能神经的刺激会增加出汗，但比胆碱能刺激的反应要小得多[31-33]。肾上腺素能神经似乎在人类出汗的正常调节中起很小的作用。此外，血管活性肠肽、降钙素基因相关肽和一氧化氮可能在出汗的调控方面有一定作用[24]。

在完整的交感神经分布下，一些其他因素(包括激素、血循环变化、轴突和脊髓反射等)可能会改变出汗的量与质。汗腺的卷曲部含有雄激素受体[34]，雄激素可能至少在一定程度上是导致青春期出汗增多和男性出汗活动增多的原因。

汗液的成分[4,33]在不同人、不同时间与部位变化很大，与它的来源血浆基本相似。汗腺导管主要负责改变汗液成分的浓度，因此汗液的浓度也因其通过汗管的速度而变化。最重要的成分是钠、氯、钾、尿素和乳酸。汗液是低渗的，这主要是由于钠在导管中被重吸收。出汗速率增加时，钠浓度升高，大概是因为导管再吸收的时间缩短了。出汗速度慢时，正常的钠浓度在 10～20mmol/L 之间，出汗的速度快时可达 100mmol/L。醛固酮可增加导管中钠的重吸收，在 Addison 病中，汗液中钠浓度增高(70～80mmol/L)。抗利尿激素可以降低人体的出汗速率，但也会引起局部血管收缩。

囊性纤维化时，汗液电解质增加，这是汗液氯化物试验的基础[35]。囊性纤维化中 CFTR 基因的突变导致氯离子在黏膜表面跨上皮细胞转运异常[36]。尽管建议重复两次试验，但汗液中氯化物含量升高(高于 60mmol/L)被认为与囊性纤维化的诊断一致[35]。

汗液中乳酸的浓度为 4～40mmol/L，大大超过了血浆中的浓度。它是由血液中的葡萄糖在腺体中形成的。有趣的是尿素和乳酸可能起到滋润角质层的作用。

汗液中仅有少量的葡萄糖(通常仅为 0～0.17mmol/L，最高检测到 0.3mmol/L)。血糖控制不好的糖尿病患者的汗液葡萄糖含量升高，这可能为皮肤感染创造有利的环境。正常的皮肤 pH 值为 4～6.8。

汗液中还含有多种其他物质，包括药理活性物质和抑制剂、抗原、抗体和药物[4]。其中一些似乎已排泄，没有特殊功能；另一些可能有明确的功能，例如尿激酶型纤溶酶原激活剂可能在汗孔中的糖蛋白栓的消化中起作用[37]。灰黄霉素和酮康唑等药物的主动排泄或分泌可能有助于其疗效。

外泌汗腺疾病

多汗症

定义和术语

多汗症的定义是出汗过多，即超过了体温调节所需的量[1]。从重量上讲，它可以定义为在不同部位比正常人群的汗液分泌平均值高 2 个标准差以上[手掌 50mg/(min • m^2)、足跖 50mg/(min • m^2)、腋下 150 mg/(min • m^2)和面部 50mg/(min • m^2)][2]。

同义名

• 出汗过多

概述

多汗症会给患者带来很大的不便和窘迫。理论上，当出汗过多时，应该可以确定其原因，包括汗腺异常、作用于腺体的药物活性药、下丘脑和神经末梢之间交感神经通路的异常激活，或者调节体温精神和味觉出汗的 3 种不同“中枢”之一的过度活跃所致。任何疑难情况都应该按照首要原则着手处理。

大多数多汗症可分为以下几类：

- 泛发型
- 局灶型——手掌、足跖、腋窝和头面部
- 局部痣样型
- 代偿性型
- 多汗伴广泛无汗(Ross 综合征)

流行病学

在一项对波兰医学院学生的研究中，16％的人称自己患有多汗症。然而，只有不到一半的人称重测量的汗液分泌率高于特定部位参考范围标准差的 2 倍[2]。全身性和局部痣样型多汗症相对罕见。没有发现性别或种族倾向。

泛发型多汗症

病理生理学

在没有疾病的情况下，体温调节性出汗在人与人之间存在显著的生理差异。下丘脑周围的血液温度升高，会引起出汗和血管扩张而使散热增加。发热性疾病可以引起汗液调节中枢的失灵，致使无发热时也可以出汗。在退热后这种汗液调节中枢失灵的现象可能会持续数天，甚至数月。在某些病例中这种特征非常突出，以致使用了“出汗病”一词[3]。全身出汗可以出现在一些体温调节的设定发生改变的疾病，这些疾病的发病原因尚不明确。全身出汗也可能与发作性体温过低有关[1]。

与全身多汗症相关的疾病见框图 94.1。

框图 94.1 泛发性多汗症的病因

- 发热性传染病：肺结核、疟疾、布鲁菌病、心内膜炎等
- 代谢性疾病：糖尿病、甲状腺功能亢进、垂体功能亢进、低血糖、嗜铬细胞瘤
- 绝经
- 潜在实体恶性肿瘤和淋巴瘤
- 充血性心力衰竭
- 神经疾病：
  - 脑部疾病：
    - 帕金森病
    - 间歇性低体温伴多汗症
    - 无低体温全身性多汗症
- 外周神经病变：
  - 家族性自主神经异常(Riley-Day)
  - 先天性自主神经功能障碍伴全身性疼痛缺失
  - 冷汗综合征
- 药物：氟西汀

体温调节性出汗发生在许多感染性疾病，是疟疾、肺结核、布鲁菌病、淋巴瘤、亚急性细菌性心内膜炎等感染性疾病的临床表现。盗汗是常见的临床表现。类似的机制也可以解释酒精中毒或痛风以及呕吐后多汗症。与糖尿病自主神经病变、甲状腺功能亢进、垂体功能亢进、低血糖、肥胖、更年期和恶性疾病相关的全身性多汗的机制尚不清楚。一些帕金森病患者出现出汗增多，但另一些人则有斑片状无汗症兼代偿性多汗症，提示自主神经功能障碍。阵发性出汗、心动过速和头痛强烈提示为嗜铬细胞瘤，在发作过程中会出现高血压。有报道称，患者出现全身出汗，与体温升高时的模式相同，但却是由寒冷引起[3]。

多汗症与周围神经病变有关，如家族性自主神经障碍(Riley-Day)综合征。Riley-Day 综合征是一种隐性遗传的德系犹太人 Ashkenazi 病，包括组胺注射后轴突反射消失、瞳孔缩小、肌腱反射减弱、疼痛感减弱和舌的真菌状乳头缺失(见第 85 章)。过度出汗被认为是出汗中枢的兴奋所致。先天性自主神经功能障碍伴痛觉缺失与前者相似，但受累者不是犹太人，完全没

有疼痛感，伴有意外自残、角膜混浊和阵发性发热。

泛发型多汗症可能与脑损伤（间脑损伤、胼胝体畸形、小脑回畸形）有关，并可能伴有间歇性低体温。一些药物如氟西汀能够引起全身多汗症。在很多情况下，即使是经过广泛的研究，许多体温型泛发性多汗症也没有明显的潜在疾病，其病因仍不清楚。

局灶型多汗症

病理生理学

局灶型多汗症包括掌跖、腋窝和面部多汗症（“情感型”）[4]。情绪或精神波动会增加出汗，尤其是在手掌、足跖、腋下以及较小程度上的腹股沟、面部和头皮。应该强调的是，没有明确情感内容的精神活动、热刺激和体力劳动可能会引起出汗。大多数多汗症属于这种类型。尽管精神或情感因素是这种出汗的常见诱因，并且在一些患者中可能会发现深层次的情绪障碍，但在许多患者，似乎有一些神经通路促进了生理性的精神出汗。

临床特征

局灶型多汗症常给患者带来困扰，尤其是当汗水从手上滴到地板上时，因出汗导致金属物体生锈或衣服被汗液浸透还可能带来职业困扰。腋窝多汗症患者通常只穿黑色或白色的衣服，因为这些衣服颜色较彩色衣服更不易发现汗渍（图 94.3）。

多汗症可能与雷诺现象和反射性交感神经营养不良有关，也可能与冷损伤有关。患者常有多汗的家族病史。

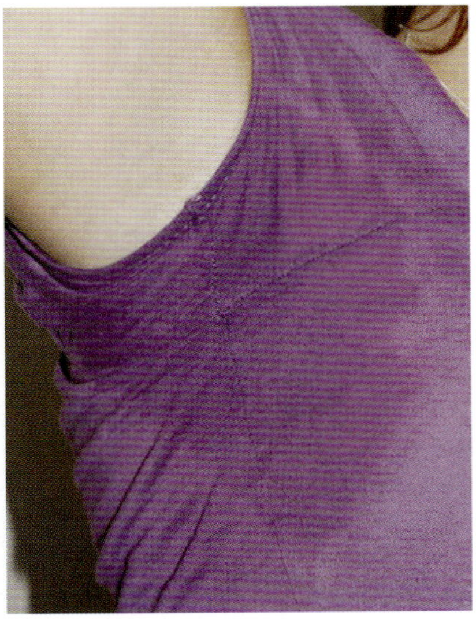

图 94.3 腋窝多汗症。彩色衣服相对白色或黑色更易看到汗渍

掌跖多汗症

掌跖多汗症（图 94.4）男女均可发生，并且通常在儿童期或青春期起病。手掌和足跖的出汗可能是持续的，也可能间歇发生[4]。如果是持续的，往往夏季加重，且精神心理因素对其影响不明显。若为间歇性，通常可由轻微的情绪或精神波动引起的，在夏季和冬季没有显著差异。患者可能会出现手冷，并且有肢端发绀的倾向。多汗症可以累及手、足和腋窝等多部位，但只有少数腋窝多汗症患者同时有手掌和足跖受累。足部多汗症好发于成年男性。当与血管舒缩性改变相关时，潮湿的皮肤会出现发冷发紫，被称为“对称青紫斑”。部分掌跖角化病可伴有掌跖多汗症，掌跖多汗症也可发生于指甲-髌骨综合征（见第 69 章）。

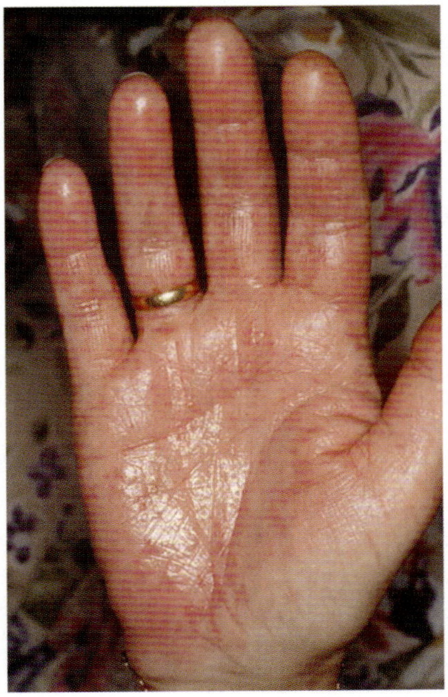

图 94.4 手掌多汗症

腋窝多汗症

腋窝（下）多汗症可能是持续的，或更常见的是间歇性的，部分患者可能因高温或精神活动而加重。在青春期前不常见。腋窝多汗症是由于外泌汗腺活动过度所致，不像腋臭主要来源于顶泌汗腺。

头面多汗症

头面部多汗症（图 94.5）通常是阶段性的，发生在中年，可能会因高温、运动和饮食而加重，但并非仅与这些因素相关。头面部多汗症可能比掌跖多汗症更持久，通常出现在更晚的年龄中。整个面部和头皮可能会受到影响，当因出汗过多而致头发浸湿往往给患者带来尴尬。

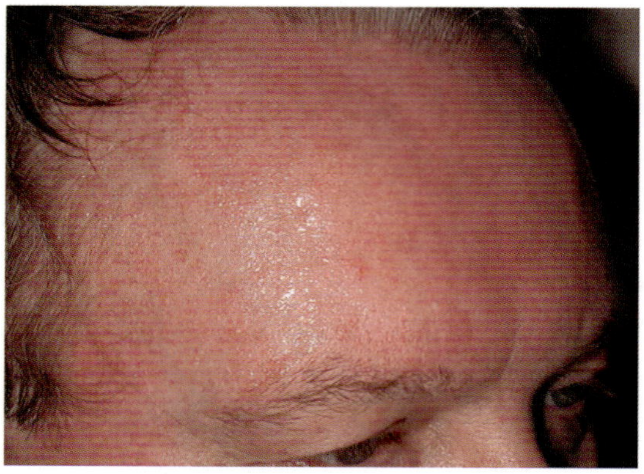

图 94.5 头面部多汗症。严重者汗滴从脸上滴落，头发被浸湿

并发症和合并症

掌跖多汗症易患水疱性湿疹并对鞋类成分过敏；控制出汗可降低对鞋类材料接触性皮炎的风险。皮肤浸渍，尤其是脚趾皲裂常见，可能容易引起皮肤真菌和细菌感染（见第 26 章和第 32 章）。感染坐皮肤球菌（Kytococcus sedentarius）引起的足跖窝状角质松解症与多汗症密切相关（图 94.6）。

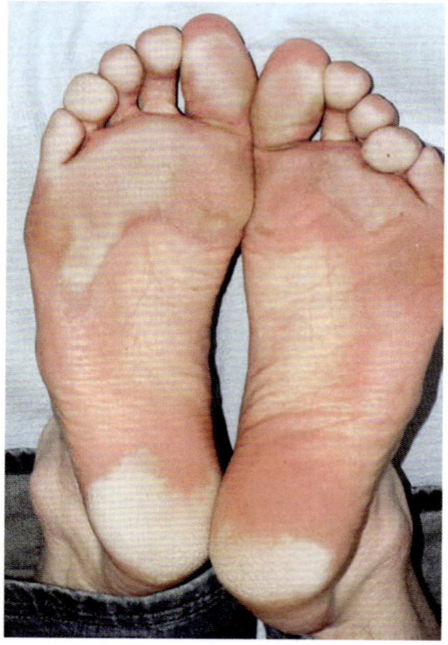

图 94.6 足底多汗症，显示足底角蛋白浸渍和继发性窝状角质松解症，这是由坐皮肤球菌感染引起的

病程与预后

多汗症可能会持续数年，但 25 岁后腋窝和手掌多汗症有自发缓解的趋势。

实验室检查

甲状腺功能和重量法测定出汗率作用很小。

局部和不对称多汗症

病理生理学

局部多汗症的原因见框图 94.2。过度出汗可能涉及从大脑到神经末梢的交感神经通路中任一部分的神经病变。它可能是一种外显的症状，但极少作为一种孤立的现象发生而没有其他神经症状或体征。神经损伤可能在中枢神经系统（皮质、基底节或脊髓）、交感神经通路和神经节内，或在周围神经内[1,5-14]。必须记住的是，交感神经的分布与皮肤感觉的节段不完全一致。一个交感灰交通支可以分布于 10 个或更多的感觉段，一个白交通支延伸至少 5 个以上感觉段。非对称出汗可能由于内脏紊乱、邻近无汗区域或轴突反射刺激等原因，而在例如腿部溃疡、血管球瘤、蓝色橡皮疱样痣、出汗性血管瘤周围发生。

框图 94.2 局部多汗症的原因

- 脊髓损伤
  - 多汗与自主反射障碍相关
  - 直立性低血压致多汗症
- 胸腔内肿瘤
- 味觉多汗
- Frey 综合征
- 红色肉芽肿
- 功能性真汗腺痣和真汗腺痣
- 出汗与局部皮肤疾病有关
  - 血管球瘤
  - 蓝色橡皮大疱痣样综合征
  - 厚皮性骨膜病
  - 胫前黏液水肿
  - POEMS 综合征
  - 灼热足综合征
- 代偿性：交感神经切除术后或部分无汗
- 特发性单侧局限性多汗症

POEMS，多发性周围神经病（polyneuropathy），脏器肿大（organomegaly），内分泌障碍（endocrinopathy），M 蛋白（monoclonal protein）血症和皮肤病变（skin changes）

由于神经或皮肤疾病、糖尿病或交感神经切除术后而导致该部位汗腺功能异常时，其他部位的正常汗腺会发生代偿性多汗症。代偿性多汗症也是 Ross 综合征的特征之一（见下文）。

有报道功能性汗腺痣的病例[13]，但需与其他病因所致的局部多汗症相关的汗腺肥大相区分。特发性局限性多汗症累及的皮肤区域可能是局限的(图 94.7)[14]或泛发至身体一半的面积[15],可能有持续出汗,或更常见地伴有精神活动。功能性汗腺痣可能是功能性痣的代表,其中外泌汗腺对胆碱能神经递质的敏感性增加。在没有其他神经症状或体征的情况下,很少表现为进行性神经病变。

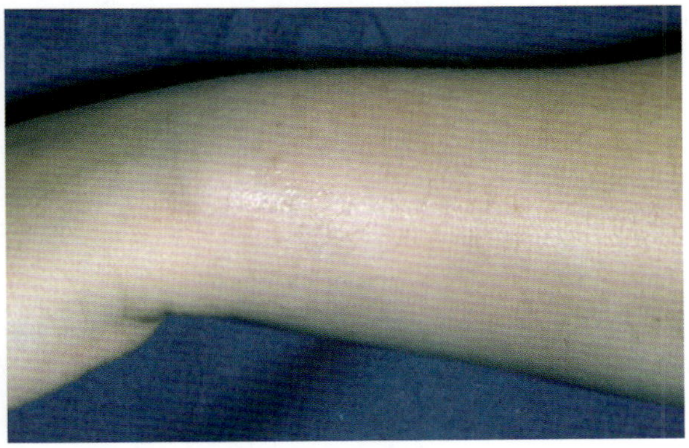

图 94.7 手腕局限性多汗症。有一个单独的多汗症区域,其他部位皮肤正常出汗

冷汗综合征

这种罕见的疾病出现在婴儿期,表现为喂食不良、哺乳困难,成年后出现反常的冷诱导多汗症和热无汗症[1]。该病可伴有轻度神经病变、脊柱后凸侧弯、肘部外翻畸形、高腭穹和并指畸形。在这种综合征中,一种类心细胞因子(纤毛神经营养因子受体第二配体)被证实失活。

味觉性多汗症

病理生理学

生理学上许多人可能发生因食用特定的食物而引起的多汗症[1]。最可能的原因是辛辣的食物。这种反射的中枢连接尚不完全清楚。

味觉多汗症也发生在涉及自主神经系统的病理条件下。局部严重多汗症可能发生在面部,甚至膝盖[2]。本病非常罕见,通常从儿童开始,但不进展。其本质尚不清楚。然而,最常见的原因是头部和颈部周围交感神经损伤[3-5]。损伤之后,再生不止从受损交感神经的近端开始,也从受损或未受损的副交感神经开始。这样就产生了异常的神经连接。因此,通常咀嚼或味觉刺激引起腮腺或胃分泌的反射弧可能会在交感神经支配受损皮肤对应的局部区域引起出汗。最常见的部位是在耳颞神经分布范围内,可能因腮腺区域的创伤、脓肿或手术(耳颞或 von Frey 综合征)而受伤。在涉及鼓膜脊索的损伤后,颏下味觉性出汗。耳大神经分布区出汗通常发生在颈根治术后[6]。迷走神经纤维损伤可导致颈交感神经切除术后上臂出现阵发性出汗。

作为广泛的自主神经病变的一部分,糖尿病患者可能会出现味觉性出汗[7]。带状疱疹也可伴有味觉性出汗[8]。

临床特征

味觉性出汗并不罕见,其中 50%~80%的患者接受过腮腺手术。通常症状在手术后 4~7 个月出现,3~5 年后会无限期持续或减弱。启动反射所需的刺激和疾病的严重程度差异较大。有时没有味觉的咀嚼是最重要的刺激。在许多情况下,这只是有点奇怪,但在其他情况下可能是一种严重的问题。除出汗外,通常也会发生血管扩张。极少数情况下,即使没有明显出汗,也可能会自行发生血管扩张。关于味觉性多汗症的分类和原因见框图 94.3。嗅觉多汗症(即触发刺激是嗅觉)亦有报道[9]。

框图 94.3 味觉多汗症的分类

- 特发性
- 中枢性
- 疱疹后
- 周围神经损伤
  - 腮腺手术、损伤和脓肿
  - 耳颞
  - 鼓索
  - 耳大神经
  - 颈交感神经切除术
- 周围自主神经病变
  - 糖尿病

治疗

严重病例的治疗可能需要手术中断副交感神经通路——例如,颅骨内的舌咽神经部分,或鼓室神经切除术[4]。耳颞神经切除后通常会复发。局部外用氯化铝[10]、局部注射吡咯烷溴铵[11]或肉毒素可能会有所帮助[7]。

多汗症的治疗

局部药物治疗

局部抗胆碱药。阿托品类药物可能被充分吸收,产生有益的局部效应，而不会产生相关的全身不良反应，但目前尚无任何一种药物能够做到这一点[1]。1%～4%的甲硫咪唑酒精溶液可以抑制实验性出汗，但遗憾的是，临床实践中并没有被证明有用[2]。外用0.5%格隆溴铵乳膏已成功用于糖尿病患者的味觉性多汗症，0.5%～2.0%用于腋窝多汗症[3]。2.0%的格隆溴铵水溶液已用于头皮多汗症，并可用于治疗腋窝多汗症。

外泌汗腺导管阻塞剂。这些药物的作用是阻止汗流到皮肤表面。1%福尔马林(40%的甲醛溶液)浸泡液长久以来用于足多汗症的治疗，但不可用于手和腋窝。pH 7.5 戊二醛溶液每周 3 次在脚上擦拭对部分患者有帮助[4]，但对皮肤进行染色后观察发现此法仅适用于足多汗症的治疗。甲醛和戊二醛过敏的风险很小。

对于腋窝多汗症(与腋臭不同)，最常用的局部外用药是铝或锆盐。氯化铝是第一个引进多汗症的治疗药物，在许多方面都有优势，但可能会刺激皮肤和损坏衣服。许多其他的盐类(如氯化物)在化妆品制剂中有应用[5]。夜晚使腋窝干燥后，在无水乙醇中加入 20%的氯化铝，无论是否有聚乙烯(多指塑料薄膜)封包，都可以获得很好的效果。最初应在夜间使用，以后每 1～4 周只需使用一次[6,7]。市面有商品化制剂。局部使用较弱的皮质类固醇激素可能有助于缓解这种疗法对皮肤的轻微刺激。同样的治疗方法也适用于手和足，或其他多汗症的局部区域，但通常效果较差。铝盐的作用机制尚不明确，但可以证明它们对导管和分泌部都有影响[8]。

离子导入法。控制掌跖多汗症效果更好的一种方法是离子导入自来水或抗胆碱药物，如 0.05%格隆溴铵溶液[9-12]。自来水离子导入的作用方式尚不清楚。在非常软的水域，向离子导入溶液中添加碳酸氢钠可以提高疗效。通常使用直流电，每只手掌或足跖用 20mA 电流处理 30min，最初每周 3 次。确诊的多汗症，每月如此维持治疗就足够了。交流电效率较低，但可以有效地与直流电(交流偏移)结合，以产生更安全、更舒适的治疗方法[13]。一旦得到控制，一次治疗可能维持几周有效。由于吸收抗胆碱药而引起的轻微全身不良反应(如口干和眼睛症状)并不少见。如果仅使用自来水，可以避免这些不良反应。先在门诊开始每周 3 次的治疗，如果成功的话，可以购买一个小型电池供电的家庭装置进行维持治疗[14]。由此治疗的次数可以减少。当出汗得到控制时，由多汗引起的暗沉、寒冷和水肿将得到改善。类似的治疗也被用于腋窝，但很少需要这么做，因为在此部位局部外用药或注射肉毒杆菌毒素更有效。可以设计某种装置将离子导入胸背部，治疗交感神经切除术后引起的代偿性多汗症。

A 型肉毒注射液。该物质可以在神经肌肉接头和胆碱能自主神经细胞中长期阻断神经元释放乙酰胆碱。多年来一直用于治疗肌张力障碍。近年来，皮内注射 A 型肉毒素已被用在多汗症部位以治疗各种疾病相关的多汗症[15-18]。不同的 A 型肉毒素制剂具有不同的活性，每种产品的剂量也不同。0.1ml 适当稀释的肉毒素可通过皮内高剂量注射给 $1cm^2$ 的皮肤，腋窝皮肤通过局部利多卡因/丙胺卡因注射麻醉，但手掌和足跖需要局部神经阻滞。每个腋窝通常需要 12 针，手 20 针，足 24～36 针。出汗会在 48h 内明显减少，腋下疗效通常最多维持 8 个月，手掌和颜面部多汗症最多维持 6 个月[19]。再次注射仍然有效，并且到目前为止还没有发现多汗症对治疗抵抗(尽管最终有 5%的肌张力障碍患者会出现这种抵抗)。肉毒素已用于特发性局限性和味觉多汗症，包括 Frey 综合征、Ross 综合征的多汗区和额面部多汗症。手掌注射后的一个问题是大鱼际和小鱼际肌肉力量的短暂降低[18]。在前额使用肉毒杆菌毒素可能会导致短暂的皱眉减少[19]。

系统药物治疗

阿托品类药物已被用来阻断乙酰胆碱对汗腺的作用，但其不良反应往往比多汗症本身更麻烦，包括口干、便秘、尿潴留和由于调节性麻痹而引起的视力障碍。更严重的不良反应如青光眼、发热和抽搐也可能发生，阿托品本身很少使用。溴丙胺太林的剂量为 15mg/次，每天 3 次，若能耐受，剂量可增至 150mg/d[20]，但总体疗效不佳。近来有学者提出甲基苯丙胺 50mg，每天 3 次的治疗方式[21]。口服抗毒蕈碱药物奥昔布宁通常用于治疗膀胱疾病，已被报道对全身性和局部多汗症有效，剂量从 2.5mg/次、每天 1 次至 5mg/次、每天 2 次，65%接受治疗的患者生活质量得到改善[22]。剂量为 1～2mg/次、每天 1～4 次的格隆溴铵通常能有效地减少出汗，而没有其他明显的抗胆碱作用[23]。降压药物可乐定 0.1mg/次、每天 2 次可能有效，但低血压可能限制其使用。神经节阻滞药可以抑制出汗，但导致的不良反应低血压较难处理。钙通道阻滞药如地尔硫䓬[24]对部分患者有效。在有明显情绪因素的病例中，镇静药通常有用，但也有可能必要进行精神治疗。氯硝西泮[25]和阿米替林都有助于鉴别出罕见的局部多汗症病例。

手术治疗

交感神经切除术。无论是经颈部、腋下还是内镜下行交感神经切除术，切除完全都会导致无汗症[26,27]。几年后，由于交感神经纤维的再生或不通过交感神经节的纤维，出汗可能会再次发生[28]。之前的开放式入路在很大程度上已被内镜手术所取代，这种手术可能成功治疗手掌、腋下和头面部多汗症。致气胸后通过腋下小切口将一个手术内镜插入胸腔，使交感神经主干可视化，可通过外科横切、射频消融、苯酚破坏、烧灼、钳夹或剪接来中断第 2 和第 4 胸神经节之间交感神经纤维[29]。后一种技术具有部分可逆性的潜在优势。大多数外科医师在一次手术中将两侧一并治疗。

通过开放式和内镜手术，95%以上的患者手掌多汗症均能得到满意的疗效；腋窝多汗症的缓解效果稍差。最近的共识指南[30]建议采用国际命名法，指的是肋骨水平(R)，而不是椎体水平的神经中断。共识指出，当对仅限于手掌的多汗症在 R3 顶部或 R4 顶部进行中断时，成功率最高。R4 可以降低代偿性多汗症的发生率，但可以湿润手部。对于上肢和(或)腋窝多汗症，建议中断 R4 和 R5。R3 的顶部最适合颅面部多汗症。

在 1731 例接受内镜交感神经切除术的患者中，首次手术失败率为 9%，复发率为 2%；总体而言，98%的患者对结果满意。88%的患者出现代偿性多汗症，严重的占 27%。只有 2.5%的患者对手术感到后悔[31]。应用内镜技术治疗儿童的大型病例系列显示，这是一种可接受的选择，复发率低[32]。

交感神经切除术的并发症包括血胸、气胸、乳糜胸、乳头敏感和 Horner 综合征。有少数情况见短暂或永久性心动过缓。其他的缺点是手掌或足跖可能变得过于干燥，据报道交感神经切除术后出现刺激性湿疹。5 名接受了夹滞手术随后发展为代偿性多汗症的患者在移除夹滞后，手掌出汗恢复，代偿性多汗症消失[33]。有人认为，在第 3 胸神经节层面的神经消融不会产生这种不良反应。消除严重的脸红可能是一个理想的结果，并已有报道内镜下交感神经切除术后掌部湿疹消失。

一般来说，只有手部多汗症或腋窝多汗症导致严重障碍的患者才需要手术，而且在这些选定的病例中，结果非常令人满意。内镜下交感神经切除术已成功应用于严重的颅面部多汗症的治疗[34]。足交感神经去神经支配需要腰椎交感神经切除术；如果更多的腰椎神经节被切除，可能会发生射精性阳痿。最近，一种选择性腹膜后入路术式被认为对男性或女性的性功能没有影响[35]。使用夹子的内镜技术也可能具有较高的患者满意度和最低的手术发病率。

腋窝穹窿切除术。腋窝穹窿的局部切除可能对腋窝多汗症有很大帮助[36,37]。这项技术的变化形式包括腋下皮肤的皮下刮除[38]、仅使用一个短切口反折腋下皮肤后直接修剪外泌汗腺[39]，以及腋下的肿胀吸脂术[40]。正在研制的有用于清除腋窝外泌汗腺的微波装置[41]。

阶梯治疗

一线治疗

- 汗腺导管阻滞剂(六水合氯化铝)
- 局部抗胆碱药(格隆溴铵)

二线治疗

- 自来水或抗胆碱药物的离子导入(掌跖、腋下)
- 皮内肉毒杆菌毒素 (腋下、手和面部)
- 口服抗胆碱药：丙烯、甲烯奥昔布宁、格隆溴铵
- 口服可乐定
- 口服 β 受体阻滞药和抗焦虑药

三线治疗

- 切除外泌汗腺(腋下)
- 交感神经切除术(胸部或腰部)

鼻红粒病

定义

鼻红粒病是一种罕见的疾病，其特征是鼻部多汗和其他的皮肤改变[1]。

流行病学和病理生理学

Jadassohn 首先描述了这种疾病。该病发病机制仍不清楚，但在某些病例中有常染色体显性遗传的证据[2]。症状最早从 6 个月开始出现，可发生于儿童时期的任何年龄，偶尔也可发生于成人。

临床表现

最初的症状是鼻尖过多出汗。通常可见汗珠。随着时间的推移，鼻子、脸颊和上唇可能会出现红斑、丘疹、水疱和毛细血管扩张(图 94.8)[3]。多数患者青春期可消退，但也有持续不退的情况。也可伴有手足发绀和掌跖多汗。有一例报道与嗜铬细胞瘤有关[4]。皮肤活检显示慢性炎性细胞浸润及血管扩张[3]。

实验室检查

一般不需要。

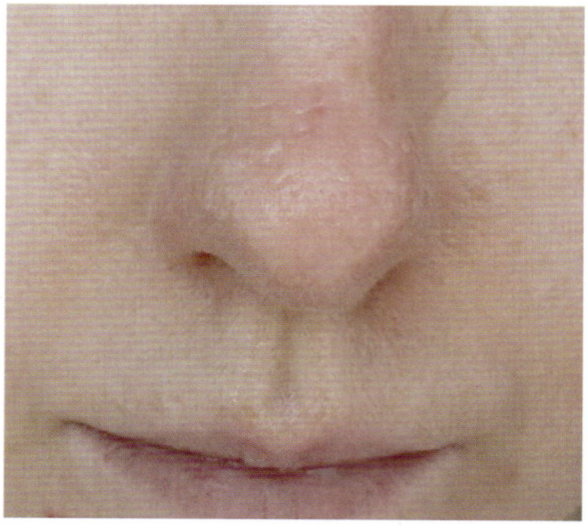

图 94.8 青年女性鼻红粒病，表现为局部多汗，鼻与人中处有汗珠，鼻背有多个水疱和轻度红斑。由贝德福德医院 E. P. Burova 医师提供

治疗

考虑到这种疾病的自然病程，大多数病例明确诊断即可。据报道肉毒杆菌毒素有效[5]。

无汗和少汗

出汗减少可能是部分的（少汗）或完全的（无汗）[1]。干扰汗液产生的生理途径中任何环节都可能减少出汗。原因可大致分为神经性（框图 94.4）和外泌汗腺来源（框图 94.5）。

框图 94.4 神经性因素的无汗和少汗

- 下丘脑、脑桥和髓质的器质性脑损伤
- 脊髓损伤
  - 脊髓空洞症
  - 交感神经切除术
- 先天性无痛无汗症
- 退行性综合征：
  - Shy-Drager 综合征
  - Ross 综合征
- 外周神经病：
  - 糖尿病
  - 酒精
  - 麻风
- 自主神经病变
- 药物引起的神经传导阻滞
  - 神经节阻滞药
  - 抗胆碱能药
  - 钙通道阻滞药
  - α 肾上腺素阻滞药

框图 94.5 外泌汗腺疾病引起的无汗和少汗

- 遗传性疾病
  - Bazex 综合征
  - 外胚叶发育不良
  - Fabry 病
  - 色素失禁症
- 汗腺萎缩或破坏
  - 硬皮病
  - 烧伤
  - 干燥综合征
  - 淋巴瘤
  - 慢性萎缩性肢端皮炎
- 汗管阻塞
  - 痱
  - 湿疹
  - 银屑病
  - 扁平苔藓
  - 鱼鳞病
  - 汗孔角化病
- 影响外泌腺功能的药物
  - 外用铝盐
  - 氟尿嘧啶
  - 麦帕克林（阿的平）
  - 托吡酯
- 原发性
  - 获得性特发性全身性无汗症

汗液分泌紊乱会干扰人体体温的调控机制。症状包括热不耐受、疲劳、嗜睡和发热。严重时可能导致死亡。

对少汗症和无汗症患者的检查通常不明显。自主神经功能测试，特别是轴突反射测试和热调节性出汗测试（基本上是温暖房间的热应激）可能有助于描述无汗症的分布并找出原因[2]。皮肤活检也有助于识别汗腺异常。

Ross 综合征

这是一种罕见的综合征，以节段性无汗、瞳孔强直（图 94.9a）和无深部肌腱反射为特征[3]。它是一种进行性的感觉神经和自主神经变性疾病[4,5]。曾有报道心脏交感神经受累[6]。

主要症状是热不耐受和代偿性多汗症致社交困难（图 94.9b），可以是不对称、斑片状或单侧的。在这种情况的多汗症已经有用离子导入和肉毒杆菌毒素治疗获得成功[4,7]。

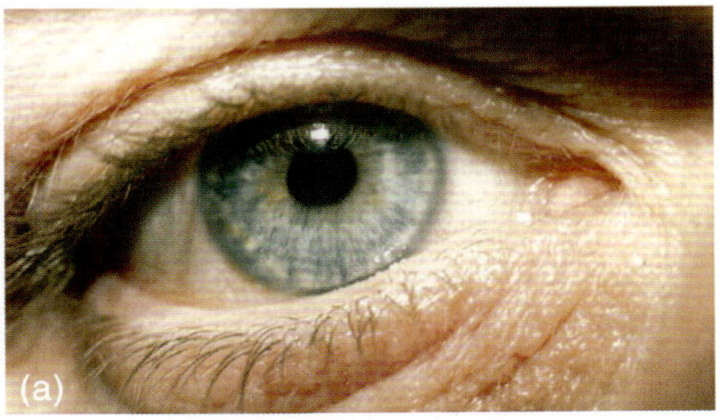

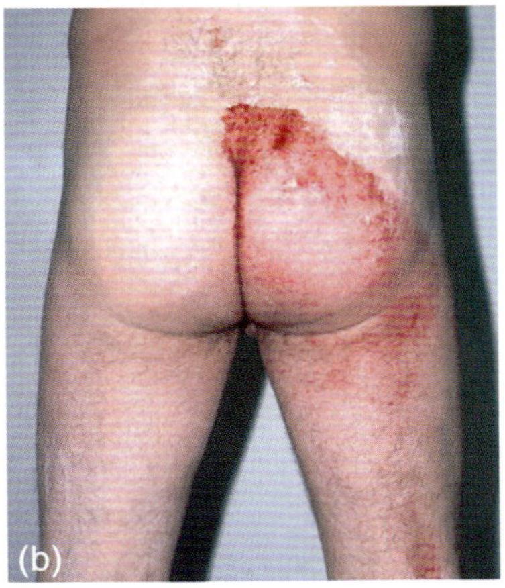

图 94.9 Ross 综合征

(a)瞳孔强直，不对称，轮廓不规则。(b)大部分皮肤是无汗的，但残存的外泌汗腺区域显示代偿性多汗症(通过 Medicol Ponceau 粉末显示，该粉末在水合作用下变红)

获得性特发性全身性无汗症

该项下包括一组非常罕见的疾病，其特征是逐渐丧失出汗和耐热性[8]。已提出三种亚型：特发性单纯性促汗失败、促汗神经病变和汗腺衰竭[9]。在一定比例的患者中，可以看到外泌汗腺中淋巴细胞浸润，这可以解释为何对口服皮质类固醇治疗有反应[10,11]。

痱

定义和术语

这是一种常见的急性或亚急性皮肤病，在湿热条件下，由于外泌汗腺汗管阻塞或破裂而引起，导致汗液渗漏到表皮(白痱和红痱)或真皮(深部痱)中[1-3]。

> **同义名**
> • 痱子
> • 白痱
> • 红痱
> • 深部痱

概述

痱包括三种类型：白痱、红痱和深部痱。均由小汗管阻塞或破裂引起。由于发生阻塞的程度不同，所以皮损的临床表现有所不同。也有一些专家认为主要原因是导致导管破裂而非阻塞[4]。白痱阻塞很浅，位于角质层内，角质层下产生含有透明液体的水疱。在红痱中，后期的变化包括汗管表皮内部分的角化，伴随着渗漏，然后在汗管周围形成水疱。在深部痱中，真皮-表皮交界处或之下有导管破裂。

微小的、非特异性的表皮损伤和大量出汗很容易产生白痱[5]。常出现在与大量出汗有关的发热性疾病中。通常发生于婴儿，原因是汗管发育未完成。

红痱可能是敏感个体由表皮损伤引起的[6]。将聚乙烯覆盖皮肤 3～4d 可以形成红痱，然后无汗持续大约 3 周。皮肤长期暴露在汗液中也能达到同样的效果，进程中首先发生的可能是皮肤微生物的增加，表皮葡萄球菌可能是原因所在，该菌产生一种细胞外多糖物质或黏液，堵塞了汗管的管腔[1,7]。角化不良的栓塞是疾病后期的一个显著特征，但不是阻塞的主要原因，而是在修复过程中出现的，并可能进一步加重阻塞。汗液漏入表皮是最终产生病变的原因，并进一步加重疾病。

深部痱是由于对汗管更严重的损害，随后常伴有反复的红痱。深部痱可通过实验性损伤重现。

罕见情况下，痱可能与假性醛固酮减少症有关；高汗钠水平会损害导管，导致类似于红痱的病变。

贝沙酮、异维 A 酸和阿霉素这些药物可以诱发。

流行病学

白痱通常发生在婴儿，由于婴儿汗管未发育完全。在一项来自日本的大型流调中，4.5%的婴儿有白痱，于 1 周时发生率最高[8]。红痱和深部痱，在炎热潮湿的条件下发病率最高，也可发生在沙漠地区，暴露在这些气候条件下的人 30%会受到影响。病程可能在到达热带气候的几天内开始，但在 2～5 个月后达到高峰。个体易感性存在显著差异。婴儿特别容易受到影响。

红痱在住院患者的躯干上很常见。这些患者必须仰卧在被褥上，被褥下面有防水的封包膜。也常见于聚乙烯封包治疗后。据报道，在热带气候下工作的矿工下肢会出现红痱[9]。

临床表现

三种痱的临床特征如下。

白痱

透明的薄壁水疱，直径 1～2mm，无炎性红晕，通常无症状，主要在躯干出现。在持续性发热性疾病

第8部分

中，可能会成批复发。水疱很快破裂，接着是表面的、膜状脱皮。

红痱

典型的损害发生于躯干，特别是在与衣服和皮肤皱褶摩擦部位。病变为均匀的微小红斑丘疹，可能大量出现（图 94.10）。其特点是，病变产生强烈的不适感，表现为无法忍受的刺痛感。冲凉水澡停止出汗可以短暂缓解。在婴儿中，损伤通常出现在颈部、腹股沟和腋窝的皱褶皮肤上，但也见于其他部位。

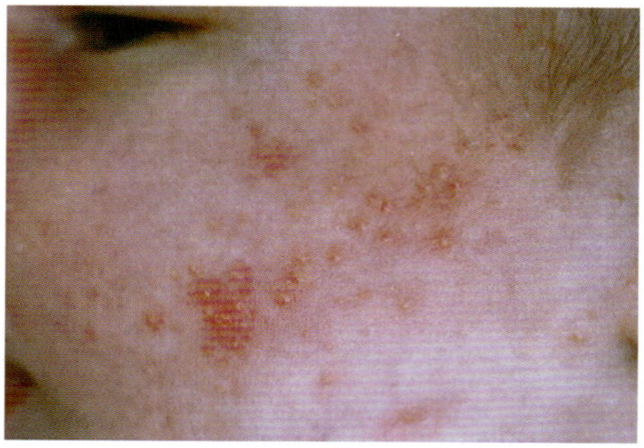

图 94.10 婴儿面颊部的红痱

深部痱

这种情况几乎总是在红痱反复发作之后出现，除了热带地区以外很少见到。皮损很容易漏诊。受累的皮肤见直径 1～3mm 的苍白坚实丘疹，特别是在躯干上，有时四肢也有。皮损处无瘙痒或不适症状。

患者通常误以为多形性日光疹为“痱子”；多形性日光疹的皮疹与光有直接的关系，特别是在新暴露的部位。

病程及预后

主要取决于环境因素。如果持续出汗，皮疹的反复发作将持续数天，但不适症状则可以持续存在。然而，几个月后对环境适应后，痱不易发生。痱最重要的并发症是继发性感染和热调节紊乱。继发性细菌感染很常见，有时很严重。可能表现为脓疱。在一些病例中，脓疱与汗管的关系更为明显，虽然在脓疱痱中，除细菌感染外的其他因素密切相关[10]。幼儿红痱可能易导致多重葡萄球菌脓肿[11]。

如果可以避免进一步出汗，大多数情况下，红痱的病变是可逆的。但汗管可能永久性损坏，尤其是深部痱。

治疗

唯一真正有效的治疗是避免进一步出汗。即使在有空调的办公室或卧室里几个小时，病情也会有相当大的缓解。对于易感人群，可能有必要远离热带气候。避免穿过厚的衣物、衣物与皮肤摩擦、过度使用肥皂和皮肤接触刺激物，都会降低痱的发病率。如果不减少出汗，大量针对痱的治疗效果欠佳，是“唯一真正有效的治疗是避免进一步出汗”这一结论的最好证明。在没有严重继发败血症的情况下，局部或全身抗生素治疗或其他抗菌制剂对已形成的痱作用有限，但可能对预防感染起到一定作用[1]。每日两次口服抗坏血酸 500mg 可缓解病情，随后出现的无汗症的病情也可以缓解[12]。炉甘石洗剂可以缓解皮肤不适，但由于其收敛作用，其后需要使用一种清薄的润肤剂（例如油膏或含薄荷的水性乳膏），以防止进一步的表皮损伤。据报道一例难治性的深部痱病例用异维 A 酸治疗有效[13]。

阶梯治疗

一线治疗

• 改善周围环境（清除多余的床上用品、风扇、空调）
• 冷却皮肤（湿敷、冷水淋浴）
• 避免穿过紧或过厚的衣服

二线治疗

• 薄荷醇（如添加 0.5% 薄荷醇的水性乳膏中）
• 如果有继发感染使用外用抗生素
• 弱效糖皮质激素

三线治疗

• 迁至气候凉爽的地区
• 预防性口服维生素 C

嗜中性外泌汗腺炎

定义和术语

嗜中性外泌汗腺炎是一种罕见疾病，无特异性临床表现，但在皮肤活检中可看到外泌汗腺的典型急性炎症表现。

同义名

• 化疗相关的外泌汗腺炎
• 特发性掌跖汗腺炎

概述

嗜中性外泌汗腺炎可以发生于多种严重疾病中，具有十分鲜明的病理特征。可分为以下类型：

• 化疗引起的嗜中性外泌汗腺炎

- 感染性嗜中性外泌汗腺炎
- 掌跖嗜中性外泌汗腺炎
- 伴 HIV 感染的嗜中性外泌汗腺炎
- 伴白塞病的嗜中性外泌汗腺炎

流行病学

本病非常罕见，可能是对各种刺激的一种反应[1-3]。药物引起的嗜中性外泌汗腺炎主要见于接受细胞毒化疗的患者，而儿童期的嗜中性外泌汗腺炎影响儿童[4,5]。据报道，儿童期嗜中性外泌汗腺炎在春季和夏季发作更为频繁。伴有其他疾病的嗜中性外泌汗腺炎和传染性嗜中性外泌汗腺炎都非常罕见。

病理生理学

嗜中性外泌汗腺炎的主要病理特征是外泌汗腺上皮坏死，伴有密集的嗜中性粒细胞浸润。在药物诱导的嗜中性外泌汗腺炎中，最常见原因是使用细胞毒性化疗药物。将博来霉素局部注射到人体皮肤中可以引起典型的组织学变化，这表明外泌汗腺直接受到药物毒性的影响[6]。其他与嗜中性外泌汗腺炎相关的药物包括卡马西平、肿瘤坏死因子 α 拮抗药和西妥昔单抗[7-9]。

儿童嗜中性外泌汗腺炎与潜在疾病无关。然而可能与体力劳动和接触潮湿的鞋子等有关系[10]。

感染性嗜中性外泌汗腺炎最常见于免疫抑制个体。相关的致病微生物包括沙雷菌、葡萄球菌、链球菌和诺卡菌[11-13]。据报道嗜中性外泌汗腺炎也见于 HIV 感染、白塞病，以及血液学和实体器官恶性肿瘤中，为副肿瘤现象[12-15]。

临床特征

药物相关的嗜中性外泌汗腺炎通常发生在化疗开始后 8～10d。四肢、颈部和面部出现疼痛的红斑丘疹和斑块[2]。面部严重的红斑、肿胀和蜂窝织炎相似[16]。这种情况一般在停药 2 周后可缓解。然而，在随后的化疗中可能会再次复发[17]。

儿童嗜中性外泌汗腺炎好发于足跖，手掌处较少见。典型皮损为质软的斑块和结节。皮损在 3 周内自行消退，但可能会复发[4,5,18]。

实验室检查

皮肤活检是药物诱导的嗜中性外泌汗腺炎诊断的标准。中性粒细胞减少也很常见。可能需要进一步检查以排除脓毒症。儿童期嗜中性外泌汗腺炎无需化验检查。

治疗

在大多数情况下，这种疾病无需治疗。成人嗜中性外泌汗腺炎推荐系统使用糖皮质激素、氨苯砜和秋水仙碱[15,19]。氨苯砜也可能有助于预防疾病复发[20]。

外泌汗腺汗管鳞状化生

定义

外泌汗腺汗管鳞状化生同时描述了疾病在外泌汗腺的病理改变和临床上使用化疗制剂后皮肤出现的特殊皮疹[1]。

病理生理学

发病诱因

外泌汗腺汗管鳞状化生的特点是汗管柱状上皮细胞向鳞状上皮转化[2]。这一过程在各种不同的疾病中都有报道，包括坏疽性脓皮病、脂膜炎和感染[3,4]。外泌汗腺汗管鳞状化生被认为是外泌汗腺汗管损伤的一个非特异性标记，在组织学上可能与鳞状细胞癌混淆。在接受化疗的患者身上也发现了类似的组织学变化，这可能是细胞毒性药物损伤外泌汗腺引起的一组谱系疾病，该谱系包括嗜中性外泌汗腺炎[5]。

临床表现

外泌汗腺汗管鳞状化生出现在接受化疗（尤其是阿糖胞苷和蛋白激酶抑制药）的患者中。在化疗过程中或化疗后不久，会突然发作，并缓慢自行消退。皮损为泛发的丘疱疹、肢端红斑和间擦部位的皮疹。

实验室检查

皮肤活检具有诊断价值。

治疗

皮损可自行消退但需对症处理。

药物和外泌汗腺

许多药物是由外泌汗腺浓缩和泌出的，这可能部分地解释了这些药物的治疗效果和皮肤毒性。已知由外泌汗腺泌出的药物包括磺胺脒、磺胺嘧啶、苯丙胺、砷、碘化物、苯妥英钠、苯巴比妥、卡马西平、灰黄霉素、酮康唑、氟康唑、环丙沙星、二吗啡、可卡因和尼古丁[1]。

汗液检测可作为尿液检测的替代方法检测药物滥用[2]。

伴有汗腺细胞内容物的疾病

在表 94.1 总结的许多代谢条件下，外泌汗腺腺体细胞内的物质积累[1-6]。

表 94.1 具有特征性外泌汗腺细胞内容物的疾病

微观变化	疾病
分泌细胞中的膜结合空泡	黏多糖贮积症(Hurler、Hunter 和 Sanfillipo 型)
胞质内脂质包涵体	鞘脂类代谢障碍
分泌细胞内含物	Fabry 病、岩藻糖苷贮积症、Kanzaki 病、肾上腺脑白质营养不良、麦芽糖酶缺乏
外导管细胞 PAS 阳性的颗粒	进行性肌阵挛性癫痫(Lafora 病)

PAS，periodic acid-Schiff stain，过碘酸-希夫染色。

顶泌汗腺

顶泌汗腺解剖和生理

顶泌汗腺的名字来源于它的分泌方式，在光学显微镜下，是通过挤压细胞质的一部分而产生的(来自希腊的 apo-"离开"和 krinein"分离")。顶泌汗腺是皮肤附属器，在子宫内的第 4 到第 5 个月发育为毛囊皮脂腺的一部分。在胚胎中，顶泌汗腺存在于整个皮肤表面，但大多数腺体随后消失，因此在成人中，仅在腋窝、肛周区域和乳晕分布[1-4]。所谓的异位腺体可出现在其他部位。乳腺和外耳道中的乳清腺为改良的顶泌汗腺。顶泌汗腺在儿童时期发育不良，随着青春期的临近开始增大。腺体的活性依赖于雄激素。腺体显示出明显的睾酮 5α-还原酶活性[5]。

顶泌汗腺腺体比外泌汗腺大，在解剖标本中肉眼可见。它们位于皮下组织，每一个都由一个小管和一个导管组成。后者通常很短，在皮脂腺上方的毛囊颈部开口。尽管其胚胎学起源于毛囊，一些顶泌汗腺还是直接开口于皮肤表面。分泌部是一个简单的回旋管，由单层柱状或立方形细胞排列在基底膜上构成。细胞的游离缘可能显示出顶浆分泌的外观(图 94.11)。但电子显微镜显示，这可能部分是假象，外泌、顶泌，甚至全分泌都可能在一些地方见到[3,6,7]。顶泌汗腺的导管与外泌汗腺导管极为相似，都由双层立方细胞组成。在腺体和导管的基底膜外是一层纵向的肌上皮细胞，支持导管并将分泌物推到表面，可以观察到蠕动波[8]。在导管通向毛囊颈部的地方，有相当于外分泌腺末端汗管的导管，这些导管不太明显[9]。肾上腺素能交感神经在顶泌汗腺有分布，但神经控制对顶泌汗腺似乎并不重要[10]。

顶泌汗腺分泌少量油状液体。这种分泌物在到达皮肤表面时没有气味。细菌分解是产生气味的原因。特别是棒状杆菌氨基酰化酶负责生产 3-甲基-2-己烯酸和 3-羟基-3-甲基己烯酸[11]。另外也发现了少量其他有气味物质，如磺胺醇和类固醇[12,13]。这些代谢物的产生在 ABCC11 基因的遗传控制下，该基因编码由 ATP 驱动的离子泵。这种基因突变的纯合子个体产生的气味要少得多。这种基因的突变主要发生在东南亚人，解释了体味的种族差异[14]。

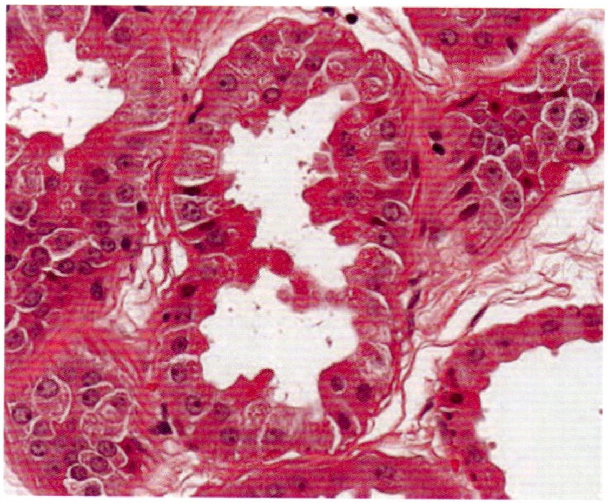

图 94.11 正常的顶泌汗腺细胞整齐排列，细胞有丰富的嗜酸性细胞质和顶泌分泌物。放大 40×(HE 染色)(由英国皇家利物浦大学医院 Arti Bakshi 医师提供)

有证据表明，顶泌汗腺的产物可以作为人类信息素，但具体的化学物质和途径尚未阐明[15]。

顶泌汗腺疾病

臭汗症(腋臭)

定义和术语

无论是对散发气味的人还是那些必须忍受从别人身上散发出气味的人，皮肤异味都是个令人不适的问题。这主要是由于细菌分解顶泌汗液产生挥发性化学物质所致。

> **同义名**
> • 臭汗症

流行病学

人体皮肤气味主要取决于在有多汗症的前提下，细菌（尤其是棒状杆菌属）改变或降解顶泌汗腺分泌的无味物质[1]。外分泌物通常无气味，但可能含有产生气味的物质，如药物、砷和大蒜。皮脂分泌物具有一些气味，角蛋白的分解产物也会产生一些气味，可能在角化病和毛囊角化病（Darier 病）等一些角化过度的疾病中引起恶臭。有时仅由患者感知的恶臭可能是单一症状的恶臭妄想（嗅觉参考障碍），其需要精神病学干预[2]，也可能是来自中枢神经系统的病变。

发病率

体味有明显的个体差异和种族差异，社会可接受度因种族和社会教养而异。

年龄

在雄激素控制下，随着顶浆分泌的增加，皮肤异味通常在青春期或之后发生。据报道，儿童泛发性皮肤异味是由于鼻腔异物长期滞留和性早熟所致。

性别

皮肤异味在男性更为明显，但男性和女性求医的频率相同[3]。

种族

有轶事证据表明，腋臭在欧洲和非洲个体中更为普遍，东亚人、中国人和韩国人则较少。

相关疾病

最近的研究表明腋臭与油脂性耵聍有关，这是ABCC11 基因单核苷酸突变的结果[4]。该基因负责顶端外排泵的功能和一些产生气味的硫醇的结合。干性耵聍个体不产生这些物质。

病理生理

在腋窝中，由于外分泌汗液和皮脂分泌导致的高湿度导致存在大量微生物，包括葡萄球菌属、微球菌属、棒状杆菌属和丙酸杆菌属。腋下 pH 值升高可能促进这些细菌过度生长。顶浆分泌物基本上没有气味，但细菌（尤其是棒状杆菌）的生物转化导致产生短链和中链挥发性脂肪酸（C2 到 C10 支链）、16-雄烯甾体和硫醇的释放，这些物质都有独特的气味[1]。研究显示正常和腋臭顶泌汗腺的组织学有差异：在腋臭患者的顶泌汗腺更大、数量更多[5]。

临床特点

临床表现主要是患者意识到，或者朋友和亲戚提醒其在散发气味。嗅觉测试可能得到对气味的特征评价，例如“洋葱样和牛肉味的”或“淡水果味的”等。

治疗

腋臭的治疗包括饮食中不含大蒜等食物、经常清洗腋臭部位和局部使用抗菌药。尽管过多的外泌汗腺汗液的排泄可能有利于顶泌汗腺分泌物的分泌，也会促进产生气味的微生物增殖，但没有证据表明用于控制腋窝外泌汗腺多汗症的措施（如铝盐和抗胆碱药）对顶泌汗腺有很大的影响。

除臭剂是治疗的主要手段，因为香味可掩盖不愉快的气味。局部用甘氨酸-大豆复合物制剂对臭汗症患者的气味强度和性质均有显著改善[6]。一种银-沸石粉末已被证明对腋窝菌群有很强的抗菌作用，并可减少腋臭[7]。A 型肉毒杆菌素已被用于治疗腋窝[8]和生殖器恶臭[9]并具有良好的效果，其对外分泌汗液有影响，使该区域无汗，可能会阻止细菌活动，从而抑制气味产生。对于保守措施效果不满意的患者，通过各种手术技术（腋窝刮除术和皮下腺体切除术、激光消融术、超声消融术、皮内注射酒精术和吸脂术）切除腋下皮下组织，同时去除外分泌汗腺和顶泌汗腺，获得了良好的治疗效果[10-12]。

三甲基胺尿症（trimethylaminuria）

定义和术语

本病是由于在外泌/顶泌汗腺、呼吸和尿液中出现过量的三甲胺，从而产生令人不适的腐鱼腥味[1]。

> **同义名**
> • 臭鱼症（fish odour syndrome）

流行病学

发病率

将三甲胺氧化成氧化三甲胺（没有气味）的能力呈多态性分布，功能等位基因纯合子个体缺乏这种氧化能力，因而患病。人群中 1% 是等位基因的杂合子携带者。

年龄

大多数病例出现在青少年后期至 20 岁上下。

性别

发病率在两性间无差异。

病理生理学

食物中胆碱和肉碱经肠道细菌降解产生三甲胺，患病个体无法将三甲胺氧化为无臭味的三甲胺 N-氧化物。含有黄素的单加氧酶-3（mono-oxygenase3，FMO3）基因突变可能是一个主要原因[2]。当三甲胺

第8部分

负担增加时可发生继发性三甲基氨基尿，并且在盲襻综合征、尿毒症和肝病等条件下，肠道细菌可以产生三甲胺的前体，也会出现继发性三甲基氨基尿。

临床特征

令人不快的气味（在吃海鲜、有压力或月经期间会加重）可以引起更多负面情绪。患者有时不知道他们的气味。这种气味可能是间歇性的，并且在就诊时可能无法被医师发觉。在一系列认为自己有恶臭的人中7%被诊断为三甲氨基胺尿症[3]。

实验室检查

通过直接评估海鱼餐后尿液中的三甲胺来诊断该病。患者和杂合子携带者的三甲胺排泄量均会异常升高。

治疗

低肉碱和胆碱的饮食可能有帮助。应避免食用蛋黄、豆科植物、红肉、鱼和豆子。短疗程的甲硝唑或新霉素可以暂时减少肠道中降解肉碱和胆碱的细菌。木炭和叶绿酸铜已被证明可以使患者尿三甲胺浓度降到正常水平[4]。

阶梯治疗

一线治疗

- 低肉碱饮食

二线治疗

- 抗生素（甲硝唑和新霉素）
- 口服炭
- 口服叶绿酸铜

色汗症

定义

色汗症（chromhidrosis）是指顶泌汗腺分泌出颜色鲜艳的分泌物[1,2]。最常见的颜色是蓝色、黄色或绿色，通常来源于顶泌汗腺，见于腋窝、乳晕或面部。

临床特征

在高达10%的人群中，顶泌汗腺分泌物可能带有黄色、绿色或蓝色色调。但仅有极少数会达到显眼的程度，可以称之为色汗症。这是由顶泌汗腺分泌的脂质过氧化物引起的，也可能与有色母乳的分泌关联。脂质氧化越多，颜色越深，较浅的颜色可发荧光。在顶泌汗腺分泌细胞中发现可在荧光显微镜下发荧光的脂褐素色素颗粒，可以明确诊断色汗症。患者的衣服也可能在伍德灯的光照下发出荧光。有色汗液的分泌开始于青春期并持续直到顶泌汗腺功能逐渐衰退的年龄。在运动和情绪刺激后，或在触碰皮肤后有色汗液可以从腺体中排出。虽然有面部[3]和乳晕[4]色汗症的报道，但腋窝是最常受累的部位。

治疗

阶梯治疗

一线治疗

- 外用辣椒素

二线治疗

- 病灶内注射肉毒杆菌素
- 外用辣椒素减少了面部和乳头色汗症，效果令人满意
- 肉毒杆菌素已被成功用于抑制面部色汗症[5,6]

假性色汗症

假性色汗症是汗腺分泌一种透明汗液，在汗液流至汗管后变成有色分泌物。这可能是由于皮肤上的产色细菌或产生卟啉的细菌引起的[7]。有一个儿童面部红色色汗症的病例报道，患者对红霉素治疗有响应，红霉素消除了一种生色细菌，该细菌被认为是导致汗液颜色异常的原因[8]。

外源性色素会影响汗液。据报道，职业性接触铜盐会产生蓝色汗液；过度食用红色食用染料会导致内衣出现红色汗液染色[9]。

尿黑酸尿症（黄疸）可导致黑汗。

顶泌汗腺粟粒疹

定义和术语

顶泌汗腺粟粒疹相当于发生于顶泌汗腺的痱，由顶泌汗腺导管漏斗部闭塞引起[1]。通常在腋窝、生殖器或乳头的乳晕处出现瘙痒性丘疹。

同义名

- Fox-Fordyce 病

流行病学

发病率和患病率

此病不常见。

性别

主要发生于女性。双胞胎和男性病例也有报道[2]。

病理生理学

该病是由于顶泌汗腺导管中内容物导致阻塞所致，顶泌汗腺分泌部上皮细胞可以加剧导管阻塞[3]。

最早的病理征象是顶泌汗腺导管中出现小囊泡。后来，顶泌汗腺被扩张，随后出现反复的炎症反应，可能发展为有表达 CD68 的毛囊周围泡沫细胞的毛囊周围黄瘤病[4]。

临床特征

该病主要发生在青春期后不久的女性，但也可以出现在绝经后[1]。可发生在男性或儿童，也有报道患有 Turner 综合征的女性和同卵双胞胎患该病。近年来有报道称激光腋毛脱毛后也可患病[5]。患者可伴有剧烈瘙痒，腋窝症状较为明显，生殖器区域和乳房周围的瘙痒程度较轻。起初皮疹不明显，但后来出现皮色或轻度色素沉着的圆顶状丘疱疹（图 94.12）。通常会出现腋窝脱毛。瘙痒常常是由那些可以引起顶泌汗腺分泌的情绪刺激引起的。病程很长，可能持续到绝经期。怀孕期间可能会有一些缓解。

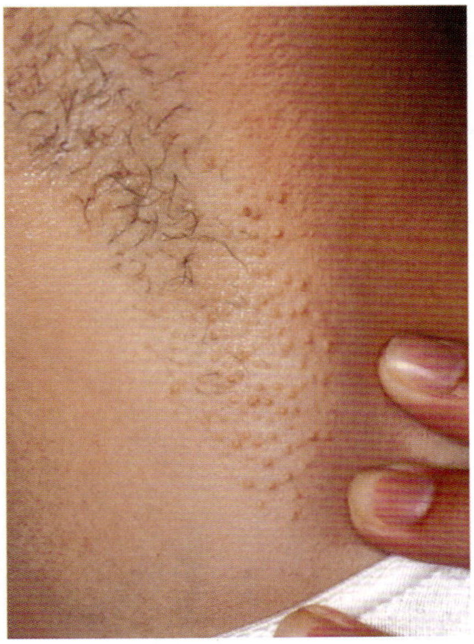

图 94.12　顶泌汗腺粟粒疹（Fox-Fordyce 病）

鉴别诊断

该病临床表现有特征性，可根据临床表现直接诊断。

治疗

目前治疗方法的效果不理想。局部外用和皮损内局部注射糖皮质激素可以改善病情，但皮肤萎缩限制了其应用。有报道局部使用克林霉素有效[6]。每周 4～6 次紫外线照射治疗可引起一些患者角质脱落[7]。外用维 A 酸、口服避孕药和口服类视黄醇也可能有用[8]。病情严重病例需要电灼[9]、手术切除受累的皮肤或皮下去除顶泌汗腺[10]。

阶梯治疗

一线治疗

- 局部或病灶内应用糖皮质激素
- 外用克林霉素洗剂

二线治疗

- 紫外线灯照射
- 口服维 A 酸类药物

三线治疗

- 手术

（**译者**：王睿　**一审**：邢晓婧　**二审**：许德田　**三审**：庞晓文　廖培羽　**润色**：尹晓雅）

参考文献

所有文献请查阅网址：www. rooksdermatology. com.
以下列出的是重要参考文献。

Eccrine glands

Anatomy and physiology of eccrine glands

[4] Sato K, Kang WH, Saga K, *et al*. Biology of sweat glands and their disorders. *J Am Acad Dermatol* 1989;20:537-63,713-26.

[6] Sato K, Leidal R, Sato F. Morphology and development of an apoeccrine sweat gland in human axillae. *Am J Physiol* 1987;252:R166-80,181-7.

[24] Shibasaki M, Crandall CG. Mechanisms and controllers of eccrine sweating in humans. *Front Biosci* (*Schol Ed*) 2010;2:685-96.

[26] Shibasaki M, Wilson TE, Crandall G. Neural control and mechanisms of eccrine sweating during heat stress and exercise. *J Appl Physiol* 2006;100:1692-701.

[33] Wolf JE, Maibach HI. Palmar eccrine sweating-the role of adrenergic and cholinergic mediators. *Br J Dermatol* 1974;91:439-46.

Disorders of eccrine sweat glands

Hyperhidrosis

[1] Sato K, Kang WH, Saga K, *et al*. Biology of sweat glands and their disorders. *J Am Acad Dermatol* 1989; 20: 537-63, 713-26.

[2] Stefaniak TJ, Proczko M. Gravimetry in sweating assessment in primary hyperhidrosis and healthy individuals. *Clin Auton Res* 2013;23:197-200.

[4] Hoorens I, Ongenae K. Primary focal hyperhidrosis: current treatment options and a step-by-step approach. *J Eur Acad Dermatol Venereol* 2012;26:1-8.

[6] Chatterjee S, Ghosh K, Banerjee T. An intramedullary tumor presenting with hyperhidrosis. *Neurol India* 2004;52:39.

[9] McCoy BP. Apical pulmonary adenocarcinoma with contralateral hyperhidrosis. *Arch Dermatol* 1981;117:659-61.

Gustatory hyperhidrosis

[1] Lee TS. Physiological gustation sweating in a warm climate. *J Physiol* 1954;124:528-42.

[6] McGibbon BM, Paletta FX. Further concepts in gustatory sweating. *Plast Reconstr Surg* 1972;49:639-42.

第8部分

Management of hyperhidrosis

[1] McMillan FSK, Reller HH, Snyder FH. Antiperspirant action of topically applied anticholinergics. *J Invest Dermatol* 1964; 43:363-7.

[3] Mackenzie A, Burns C, Kavanagh G. Topical glycopyrrolate for axillary hyperhidrosis. *Br J Dermatol* 2013;169:483-4.

[6] Anon. Aluminium chloride for hyperhidrosis. *Drug Ther Bull* 1981;19:101-2.

[7] Shelley WB, Hurley HJ. Studies on topical antiperspirant control of axillary hyperhidrosis. *Acta Derm Venereol (Stockh)* 1975;95:241-60.

[12] Stolman LP. Treatment of excessive sweating of the palms by iontophoresis. *Arch Dermatol* 1987;123:895-6.

[15] Heckmann M, Ceballos-Baumann AO, Plewig G. Hyperhidrosis Study Group. Botulinum toxin A for axillary hyperhidrosis (excessive sweating). *N Engl J Med* 2001;344:488-93.

[23] Walling HW. Systemic therapy for primary hyperhidrosis: a retrospective study of 59 patients treated with glycopyrrolate or clonidine. *J Am Acad Dermatol* 2012;66:387-92.

[27] Drott C, Gothberg G, Claes G. Endoscopic transthoracic sympathectomy: an efficient and safe method for the treatment of hyperhidrosis. *J Am Acad Dermatol* 1995;33:78-81.

[30] Cerfolio RJ, De Campos JR, Bryant AS, *et al*. The Society of Thoracic Surgeons expert consensus for the surgical treatment of hyperhidrosis. *Ann Thorac Surg* 2011;91:1642-8.

[39] Lawrence CM, Lonsdale Eccles AA. Selective sweat gland removal with minimal skin excision in the treatment of axillary hyperhidrosis: a retrospective clinical and histological review of 15 patients. *Br J Dermatol* 2006;155:115-18.

Anhidrosis and hypohidrosis, Ross syndrome, Acquired idiopathic generalized anhidrosis

[1] Shelley WB, Horvath PN, Pilsbury DM. Anhidrosis. *Medicine* 1950;29:194-224.

[3] Ross AT. Progressive selective sudomotor denervation; a case with coexisting Adie's syndrome. *Neurology* 1958; 8: 809-17.

[9] Chen YC, Wu CS, Chen GS, *et al*. Identification of subgroups of acquired idiopathic generalized anhidrosis. *Neurologist* 2008;14:318-20.

[11] Palm F, Löser C, Gronau W, *et al*. Successful treatment of acquired idiopathic generalized anhidrosis. *Neurology* 2007; 68:532-3.

Miliaria

[1] Holzle E, Kligman AM. The pathogenesis of miliaria rubra. *Br J Dermatol* 1978;99:117-37.

[2] Leithead CS, Lind AR. *Heat Stress and Heat Disorders*. London: Cassell, 1964.

[3] Sargent F, Slutsky HL. The natural history of the eccrine miliarias. *N Engl J Med* 1957;256:401-8, 451.

[4] Shuster S. Duct disruption, a new explanation of miliaria. *Acta Derm Venereol (Stockh)* 1997;77:1-3.

[7] Mowad CM, McGinley KJ, Foglia A, Leyden JJ. A role of extracellular polysaccharide substance produced by*Staphylococcus epidermidis* in miliaria. *J Am Acad Dermatol* 1995; 33:729-33.

Neutrophilic eccrine hidradenitis

[2] Harris T, Fine JD, Berman RS, *et al*. Neutrophilic eccrine hidradenitis. *Arch Dermatol* 1982;118:268.

[9] Turan H, Kaya E, Gurlevik Z, *et al*. Neutrophilic eccrine hidradenitis induced by cetuximab. *Cutan Ocul Toxicol* 2012;31:148-50.

[14] Gómez Vázquez M, Peteiro C, Toribio J. Neutrophilic eccrine hidradenitis heralding the onset of chronic myelogenous leukaemia. *J Eur Acad Dermatol Venereol* 2003;17:328-30.

[18] Simon M, Jr, Cremer H, von den Driesch P. Idiopathic recurrent palmoplantar hidradenitis in children. Report of 22 cases. *Arch Dermatol* 1998;134:76-9.

Apocrine glands

Anatomy and physiology of apocrine glands

[1] Hurley HJ, Shelley WB. *The Human Apocrine Sweat Gland in Health and Disease*. Springfield, IL: Thomas, 1960.

[2] Ebling FJG. Apocrine glands in health and disease. *Int J Dermatol* 1989;28:508-11.

[3] Montagna W, Parakkal PF. *The Structure and Function of Skin*, 3rd edn. London: Academic Press, 1974.

[5] Takayasu S, Wakimoto H, Itami S, *et al*. Activity of testosterone 5∞-reductase in various tissues of human skin. *J Invest Dermatol* 1980;74:187-91.

[7] Schaumburg-Lever G, Lever WF. Secretion from human apocrine glands. *J Invest Dermatol* 1975;64:38-41.

[10] Robertshaw D. Neural and humoral control of apocrine glands. *J Invest Dermatol* 1974;63:160-7.

[11] Natsch A, Gfeller H, Gygax P, *et al*. A specific bacterial aminoacylase cleaves odorant precursors secreted in the human axilla. *J Biol Chem* 2003;278:5718-27.

[12] Natsch A, Schmid J, Flachsmann F. Identification of odoriferous sulfanylalkanols in human axilla secretions and their formation through cleavage of cysteine precursors by a C-S lyase isolated from axilla bacteria. *Chem Biodiversity* 2004;1: 1058-72.

[13] Bird S, Gower DB. The validation and use of a radioimmunoassay for 5 alpha-androst-16-en-3-one in human axillary collections. *J Steroid Biochem* 1981;14:213-19.

[14] Martin A, Saathoff M, Kuhn F, *et al*. A functional ABCC11 allele is essential in the biochemical formation of human axillary odor. *J Invest Dermatol* 2010;130:529-40.

Disorders of apocrine sweat glands

Abnormal sweat odour (bromhidrosis)

[1] James AG, Austin C, Cox D, Taylor D, Calvert R. Microbiological and biochemical origins of human axillary odour. *FEMS Microbiol Ecol* 2013;83:527-40.

[3] Morioka D, Ohkubo F, Amikura Y. Clinical features of axillary osmidrosis: a retrospective chart review of 723 Japanese patients. *J Dermatol* 2013;40:384-8.

[4] Nakano M, Miwa N, Hirano A, Yoshiura K, Niikawa N. A strong association of axillary osmidrosis with the wet earwax type determined by genotyping of the ABCC11 gene. *BMC Genet* 2009;4(10):42.

[8] He J, Wang T, Dong J. A close positive correlation between malodor and sweating as a marker for the treatment of axillary bromhidrosis with Botulinum toxin A. *J Dermatolog Treat* 2012;23:461-4.

[11] Huang YH, Yang CH, Chen YH, Chen CH, Lee SH. Reduction in osmidrosis using a suction-assisted cartilage shaver improves the quality of life. *Dermatol Surg* 2010;36:1573-7.

[12] Qian JG, Wang XJ. Effectiveness and complications of subdermal excision of apocrine glands in 206 cases with axillary osmidrosis. *J Plast Reconstr Aesthet Surg* 2010;63:1003-7.

Chromhidrosis

[1] Shelley WB, Hurley HJ. Localized chromhidrosis: a survey. *Arch Dermatol Syphilol* 1954;69:449-71.

第8部分

[2] Hurley HJ, Shelley WB. *The Human Apocrine Sweat Gland in Health and Disease*. Springfield, IL: Thomas, 1960.
[5] Wu JM, Mamelak AJ, Nussbaum R, McElgunn PS. Botulinum toxin A in the treatment of chromhidrosis. *Dermatol Surg* 2005; 31: 963-5.
[7] Poh-Fitzpatrick MB. 'Red sweat.' *J Am Acad Dermatol* 1981; 4: 481-26.

Apocrine miliaria

[1] Hurley HJ, Shelley WB. *The Human Apocrine Sweat Gland in Health and Disease*. Springfield, IL: Thomas, 1960.
[3] Kamada A, Saga K, Jimbow K. Apoeccrine sweat duct obstruction as a cause for Fox-Fordyce disease. *J Am Acad Dermatol* 2003; 48: 453-5.
[4] Bormate AB, Jr, Leboit PE, McCalmont TH. Perifollicular xanthomatosis as the hallmark of axillary Fox-Fordyce disease: an evaluation of histopathologic features of 7 cases. *Arch Dermatol* 2003; 144: 1020-4.

第 95 章
获得性甲病

95

David A. R. de Berker[1], *Bertrand Richert*[2], *Robert Baran*[3]

[1] Bristol Dermatology Centre, Bristol Royal Infirmary, Bristol, UK

[2] Brugmann-St Pierre and Children's University Hospitals, Université Libre de Bruxelles, Brussels, Belgium

[3] University of Franche-Comté, Nail Disease Centre, Cannes, France

甲单元解剖学和生理学

结构

大体解剖学[1-5]

图 95.1 示甲的组成部分。甲牢固黏附于甲床上，甲近端除后外侧角外，其余部位黏附力稍弱。甲板约 1/4 被近端甲皱襞覆盖，甲板周围的狭窄边缘被侧甲皱襞闭合。甲近端的半月状白色区域是甲半月，甲半月是甲母质最远端的区域[6]。拇指(趾)的甲半月最为明显，其他指(趾)的甲半月则有部分或全部被近端甲皱襞所遮盖。甲半月呈现白色的原因尚未明确[7-9]。甲板其余部分为半透明、粉红色，透过甲板可以观察到红色的甲床血管。近端甲皱襞存在背侧和腹侧两个上皮界面。两个界面交界处，甲上皮向远端突出到达甲表面。侧甲皱襞同指(趾)侧面周边皮肤呈连续性，在居中部位两者接合于甲床。部分专家命名侧甲皱襞与其邻近组织为甲壁。

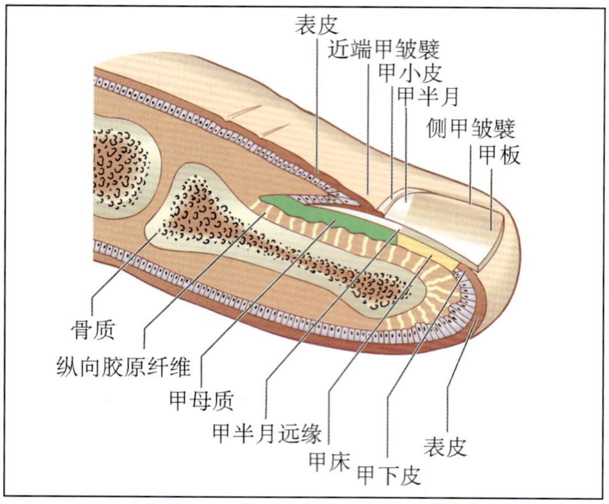

图 95.1 指(趾)纵切面，显示背侧甲结构

甲母质的定义目前仍有争论[10]。大多数学者认为甲母质为近端甲下可以生成正常甲板主要部分的区域。部分学者认为此区域为甲板的唯一来源，并将此区域简单定义为甲母质或者生发基质。然而，也有证据表明甲的其他上皮结构对于甲板生成也有作用，这些结构也应归于甲母质(图 95.2)。甲母质可以被分为背侧(近端甲皱襞的腹侧)、中间层(生发基质或母质)和腹侧部分(甲床)。甲床也称为无菌基质，其在甲生成过程中的作用尚不清楚。尽管甲板从甲半月远端边缘到达甲床末端时将增厚多达 30%[3]，但这种增厚与细胞数量增加无关，不是甲床或甲板生成，而是远端指尖创伤后引起的甲致密[11]。甲的这一状态可能在疾病时发生变化，包括甲床会发生组织学改变而产生颗粒层[12]，并可能进一步导致甲底面出现由角化上皮构成的假指甲[5]。甲的游离边缘下方的间隙为甲小皮。

从上方观察甲板时，可以见到两个不同区域：近

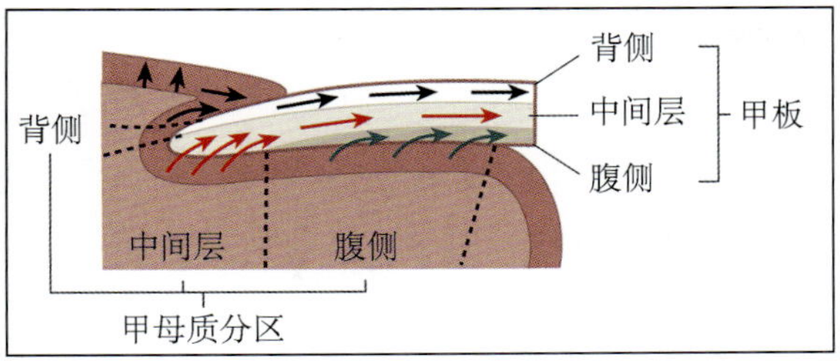

图 95.2　甲单元内细胞分化和移动方向

端甲半月和远端更大范围的粉红色区域。仔细检查能够进一步分辨出两个远端区域：远端黄白色边缘和与之相邻的甲真皮层条带[13]。组织学上将角化上皮与甲底面最远端黏附处命名为甲峡部[14]。这一结构对于甲板和甲床的黏附非常重要。一些疾病如银屑病等产生的病理损伤可能导致甲床和甲板分离。

组织学[15]

甲皱襞

近端甲皱襞在结构上与邻近皮肤相似，但通常缺乏皮纹、毛囊和皮脂腺。近端甲皱襞具有正常的颗粒层结构。从近端甲皱襞的远端区域开始，甲小皮黏附于甲板上层。甲小皮由变化的角质层组成，用于保护甲基部结构，特别是甲母质免受诸如刺激物、过敏原、细菌和真菌病原体等环境损伤。

甲母质（中间层基质）

正常情况下甲母质生成甲板（图 95.2）。甲母质基底层与正常上皮基底层或甲的其他部分如甲床等相比更为广泛[10]。甲母质没有颗粒层，细胞分化伴随着细胞硬角蛋白（角蛋白 K31-40 和 K81-86）表达，随后甲母质并入甲板，周边部位则为正常的上皮角蛋白[15-17]。直至到达甲板远端甲母质细胞仍然保留着细胞核，这些细胞核也称为 pertinax 小体。除此以外，电子显微镜下观察到甲母质的上皮细胞细微的细胞学改变同表皮细胞基本一致[18,19]。

甲母质基底层含有黑素细胞，黑素细胞输送黑素颗粒至角质形成细胞。甲母质基底膜每毫米含有 6.5 个黑素细胞，由此可计算出正常甲母质黑素细胞数量[20]。甲母质基底膜的黑素细胞形态与甲皱襞的黑素细胞不同，后者主要呈基底细胞样[21]。与近端甲皱襞和绝大多数其他部位不同，甲母质黑素细胞不表达人类白细胞抗原（HLA）-A/B/C[21]。正常情况下，白色人种甲母质黑素细胞不能生成黑素颗粒，据此可以进一步区分甲母质和其他部位黑素细胞。但在局部炎症、痣样或肿瘤性疾病时，这种情况可以发生改变，表现为黑色条纹。褐色条纹在非白种人中较为常见，在 60 岁以上非裔加勒比海人中最为普遍。

甲母质中的朗格汉斯细胞可以通过 CD1a 染色进行检测。甲母质中可能有基底膜带成分，且与正常皮肤的基底膜带无法区分[22]。

甲床

甲床包含表皮及其下方附着于骨远端骨膜的结缔组织。尽管在显微镜下可见散在的真皮脂肪细胞，但甲床中并无皮下脂肪组织。

尽管甲床部位表皮突可能向下突出，甲床表皮通常不超过 2～3 层细胞厚度。角质形成细胞在单层的水平细胞层区域完成向“死亡”的腹侧甲板细胞的过渡，这个区域类似于表皮内毛根鞘的 Henle 层[23]。甲床细胞不能独立移动，甲床细胞逐渐向远端生长，是否会融入甲板表层目前尚不清楚[24]。甲床角质化可能受压力变化影响，这类似于鼠尾表皮改变。在某些疾病状态下，甲上层缺失可以导致颗粒层的出现[11,25,26]。

甲床真皮胶原主要呈垂直排列，直接附着于指骨骨膜和表皮基底层。血管、淋巴管、弹力纤维网和散在脂肪细胞位于结缔组织网中。甲床远侧端可见到小汗腺[1]。

甲板

甲板可以分为三层：薄的背侧层、厚的中间层和来自于甲床的腹侧层[4]。使用常规染色，在普通显微镜下进行观察时，甲板的分层并不明显，仅显示为背侧扁平细胞和腹侧厚细胞的过渡状态。电子显微镜下显示为伴有扭曲交联质膜的鳞状细胞[18,19]。高倍镜下，细胞内容物为类似于头发角质层的均质精细颗粒状物[23]。健康和疾病状态下的甲板，都可以通过超声或光学相干断层成像测定厚度[27]。

甲板含有数量众多的磷脂，主要位于背侧层和中间层，可以保持其柔韧性。可检测的游离脂肪酸和长链脂肪酸可能是外源性的。上述甲板成分及其他组化变化可参见重要参考文献[8]。

甲生理学

影响甲形成、缺失或畸形的基因已确定与甲的遗传异常相关。调控正常甲胚胎发育或生成的基因尚不明确，但目前已明确 *R-spondin* 基因或其他影响 Wnt 信号通路的基因突变会导致甲缺失或减少。来自于一例常染色体隐性遗传模式的无甲家族首次证实存在 *R-spondin4* 基因突变[28]。甲营养不良的多种亚型可以归因于 *Frizzled 6* 缺陷，其与 *R-spondin4* 有共同之处，可以增强 Wnt 信号通路。*Frizzled6* 缺陷可见于遗传性甲发育不良[29]。基因敲除小鼠爪分化的甲营养不良同角蛋白 K86、K81、K34 和 K31 以及上皮角蛋白 K6a 和 K6b 相关，以上所有角蛋白在甲形成及其生理功能中都发挥重要作用。原发性 Wnt 信号通路异常本身也与 Schöpf-Schulz-Passarge 综合征(Wnt10a)等遗传性甲发育不良相关[30]。其他基因突变(如 LMX1B)与多系统疾病(如指甲髌骨综合征)相关[31],作用也可能与 Wnt 信号通路的作用相重叠。

角蛋白占甲成分的 80%,角蛋白的分布和分化至关重要。角蛋白的分类方法之一是分为"软"上皮角蛋白和"硬"细胞角蛋白(K31-40 和 K81-86)。后者是毛发和甲分化的特征,毛发和甲的高硫含量导致了其坚固的物理特性。这也同细胞角蛋白能抵抗强有机溶液的特性相符。

已有学者对成人[14-16],婴幼儿[17] 和胚胎[32] 指(趾)甲角蛋白分布和相关上皮细胞进行研究。正常甲上皮样结构的免疫组化染色表明基底上层 K1/10 角蛋白位于近端甲皱襞两侧,少许位于甲母质,甲床中则缺乏。但也存在相反的情况,例如在某些甲床疾病如甲真菌病或银屑病等疾病中,甲床会出现颗粒层,K1/K10 则表达在颗粒层的相应部位[23]。甲床包含由正常基底层上皮细胞合成的角蛋白 K5/14,其在甲母质中也可出现。采用一种可以特异性识别表达在基底层角蛋白的抗原表位的抗体标记,发现甲床全层中都有这些角蛋白表达,但在甲母质中则仅在基底层观察到[26]。

已证实 K6/K16 存在于甲床中,但并不存在于甲母质中[16]。K6/K16 是增殖指标而不是特异性标志特征。甲床增殖率非常低[10,33],K6/K16 可以更准确地反映细胞分化的缺失,其在皮肤中常同增殖相关,但在甲床则代表了上皮细胞的休眠状态。

先天性厚甲症的特征性分布体现了 K6/K16 的分布。在这组常染色体显性遗传性疾病中,甲板增厚要归因于甲床疾病,而甲床疾病的不同亚型则归因于这些角蛋白的异常[34,35]。

已通过免疫组织化学方法证实丝胞角蛋白 31、34、81、85 和 86 存在于甲中[15,16]。上述角蛋白仅表达在甲母质的背侧面和甲半月边缘,不延伸至甲皱襞腹侧。上述角蛋白的分布确定了甲母质的界线,与既往甲母质的经典描述相一致。

血液供应[1]

来自于成对指(趾)动脉的丰富动脉血为甲床和甲母质提供营养,包括分布于两侧的较粗掌动脉和较细背侧指(趾)动脉。掌动脉来自于大的掌浅弓和掌深弓[2]。主要血供在到达指(趾)背侧时穿过远端指(趾)骨腹侧部位(图 95.3)。动脉在远端极度卷曲螺旋,使得动脉弯曲并且不至于阻塞血管。指(趾)部位存在两个主要动脉弓(远端和近端)供应甲床和甲母质,该动脉弓由指(趾)动脉分支吻合而成。指当(趾)腹主要血供受损时,例如感染或硬皮病时,来自于附属血管侧支动脉的充足血供可以保证指甲的正常生长。在微血管层面存在三种模式。在甲母质中,血管呈纵向螺旋扭曲。在甲床部位,血管呈纵向直行,这一模式也见于近端甲皱襞的远端部位。这种血管走向在裂片状出血的表现中得以体现。在指(趾)腹中血管走行遵循皮纹模式[3]。甲血管显微镜检查可以用作血流动力和解剖建模过程的手段,从而建立血流和血管解剖学参数[4]。

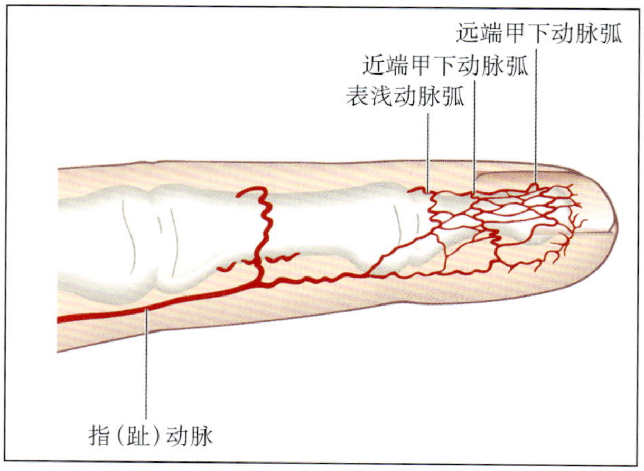

图 95.3 远端指节动脉血供

甲下存在丰富的动静脉吻合结构,也就是血管球,主要用于温度调节。血管球对于寒冷条件下维持肢端血流非常重要:动脉遇冷收缩,血管球遇冷舒张[5]。血管球位于皮下组织中,其数量朝向甲床远端方向呈梯度增加[6]。

甲生长和形态学

虽然甲在人的一生中始终处于生物化学和动力学的活性状态,但临床医师可以观察到甲在疾病或受损状态时生长缓慢,处于惰性状态。就这一点而言,指甲不同于毛囊,毛囊生长周期中存在休止期。

细胞动力学

已有多种技术可检测甲母质的细胞动力学活性,包括免疫组织化学、放射自显影法以及通过超声、测微器或组织学对甲母质生成物(例如甲板)进行直接测定。

甲母质广泛存在增殖的基底样细胞，可以采用增殖细胞核抗原和 Ki-67（图 95.4）特异性抗体进行免疫组织化学染色检测。这两种抗原同细胞增殖相关[2]。给松鼠猴腹膜注射氚标记的胸腺嘧啶后进行放射自显影照相，发现甲母质也是氚化胸腺嘧啶最为富集的部位[3]，尽管部分氚化胸腺嘧啶也富集至甲床，Zaias 和 Alvarez[3] 对此发现的解释是甲床在甲板形成中未发挥作用。Norton[4] 采用人体局部注射标记胸腺嘧啶和氨基乙酸作为增殖和代谢活跃角质形成细胞的标志物，结果发现两者主要标记甲母质，从而得出相似的结论。

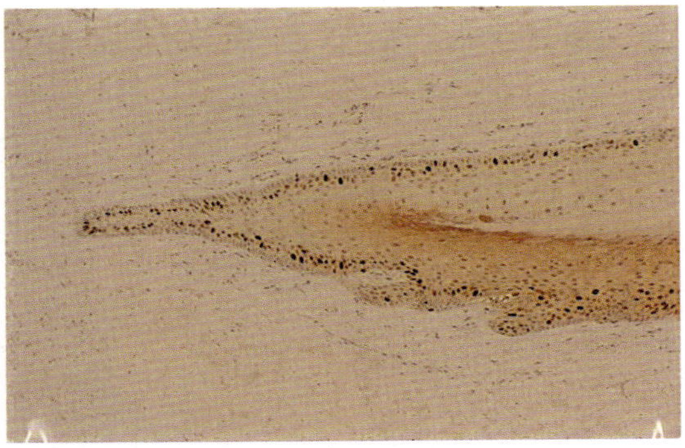

图 95.4　甲母质和近端甲皱襞腹侧处上皮细胞增生（抗体 MIB-1 染色）

然而，Lewis[5] 的早期研究从组织学角度表明，甲板为三层结构，分别来自于三层独立的甲母质区域：背侧甲母质（近端甲皱襞的腹侧面）、中间甲母质（生发基质）和腹侧甲母质（甲床）。Johnson 等[6,7] 研究显示甲越过甲床时即增加 21% 的厚度，表明甲床生成了这一部分的甲板，因此支持上述论断。De Berker 等[2] 提出甲厚度的增加并不伴随着甲板细胞的增加。这一现象对于由于甲下方结构所致的甲厚度超过甲床的解释构成挑战。另一种解释可能更为合理，例如反复远端创伤可能导致甲致密。部分学者对此尚有争论[8]。尽管甲床可能在致病过程中发挥重要作用[9]，然而对于其在其他状况下发挥作用的证据并不一致。

甲形态学

为什么甲会长成扁平而不是堆积的角质团块，已经引起诸多思考和讨论[10-14]。多种因素可能共同作用导致形成相对扁平的甲板：甲母质表皮突和真皮乳头方向性；甲板附着于甲床；细胞分化的方向性[15]；以及近端甲皱襞和远节指（趾）骨之间的相互作用塑造了甲生长的方向[16]。侧甲皱襞的侧向控制有助于保持这种方向，而甲床的附着性可能也起到了重要的作用。在诸如银屑病等疾病中，甲床会丧失其附着特性，表现为甲分离，此外，可能还存在甲下角化过度。这些共同因素使得银屑病表现出甲增厚这一最为常见的病理表现。钩甲以向上生长的增厚指甲为特征。此种情况下，甲母质可能形成桶状，其上所覆盖的近端甲皱襞就失去了作用。

线性甲生长[17-19]

20 世纪时，学者曾进行众多关于健康和疾病状态下甲板线性生长的研究。对于以上研究[20,21] 的回顾总结列于表 95.1 和表 95.2[22]。其中，绝大多数研究观察到，在一个固定时间段中，甲板的参考标记向远端移动。这可能与甲母质生发细胞动力学相关，但尚无直接证据证明。然而，对于银屑病患者甲的生长以及细胞抑制药对银屑病患者甲生长的抑制作用的研究[23,24] 表明，细胞动力学和线性生长速率的确呈直接相关。

指甲每 3 个月大约生长 1cm，趾甲生长约为此速率的 1/3。

表 95.1　影响甲生长速率的生理和环境因素

生长快	生长慢
白天	夜晚
妊娠[25]	
右手指甲	左手指甲[27]
青年，随年龄增长	老年[18,27,30]
手指	足趾[31]
夏季[18]	冬季或寒冷环境[32,33]
中指、环指和示指	拇指和小指[28,31,34,35]
男性	女性[27,35]
轻微创伤/咬甲癖[26,27]	

表 95.2　影响甲生长速率的病理性因素

快	慢
银屑病[36]	手指外固定[41]
正常甲[23]	发热[42]
点状凹陷	博氏线[43]
甲分离[37]	氨甲蝶呤[24]，硫唑嘌呤[24]，阿维 A 酯[39]
毛发红糠疹[21,38]	失神经支配[44]
阿维 A 酯，罕见[39]	营养不良

第8部分

（续 表）

快	慢
女性特发性甲分离[37]	恶性营养不良[45]
大疱性鱼鳞病样红皮病[13]	甲状腺功能减退[28]
甲状腺功能亢进[28]	黄甲综合征[13]
左旋多巴[40]	复发性多软骨炎[46]
动静脉短路[28]	

甲的外观特征及其重要性

对于临床医师来说，准确理解和描述甲外观对于彼此之间的有效沟通极为重要。甲外观可按照形状、表面和颜色来进行分类。

形态异常

杵状指(clubbing)

同义名
- Hippocratic 手指
- 肢端肥厚

杵状指的指腹软组织成分增生肥厚，伴横向和纵向甲曲度增加。指甲呈“弓形隆起”，其原因与心肺疾病相关，伴有局部发绀。

可以采用以下三种形式进行几何评估。Lovibond 角位于甲板和近端甲皱襞连接处，正常情况下应小于 160°，杵状指时则超过 180°(图 95.5)。位于远端指间关节处的 Curth 角正常情况下大约为 180°，杵状指时则小于 160°(图 95.6)。双手相对手指指甲背侧面并列放置时可见 Schamroth 窗，显示为透光的窗形，以 Lovibond 角为边界(图 95.7)。杵状指时这一角度消失，Schamroth 窗也随之消失[1]。对于轻度杵状指患者，检查者床旁评估的一致性较差[2]，使用固定形态学分析所存在的问题使其难以用于常规临床工作中[3]。可以将超声学标准用于诊断[4]。

尽管 MRI 研究已经显示杵状指血管增生征象，但杵状指似乎与甲单元脉管系统血管丛扩张导致血流增加更相关，而非血管增生[5]。迷走神经张力改变和微血管梗死也与此相关[6,7]。HPGD[8] 和 SLCO2A1[9] 基因突变同骨膜增生性厚皮症(原发性肥大性骨关节病)相关，杵状指是该病的表现之一(见后续第 154 章)：这两个基因的产物与前列腺素的代谢和跨膜转运相关，表明前列腺素极为重要。其他诸如血管舒缓激肽、5-羟色胺或者与组织缺氧相关反应性因素，也与杵状指有关。

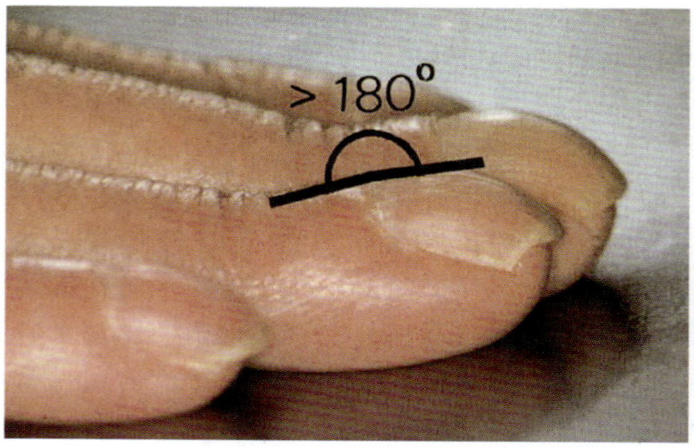

图 95.5 杵状指：Lovibond 征象。通常该角度小于 160°，杵状指时则超过 180°

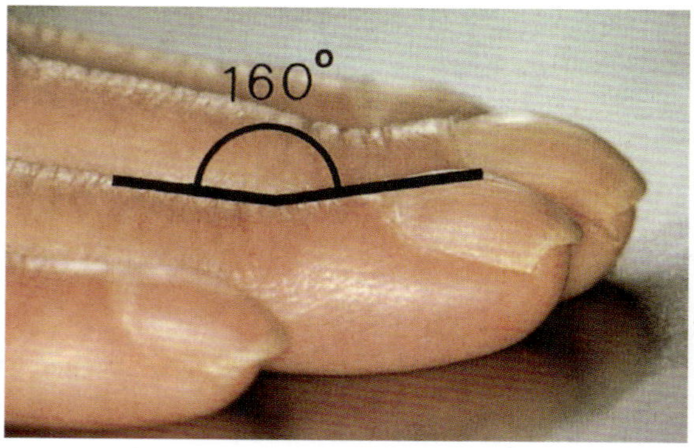

图 95.6 杵状指：Curth 改变征象

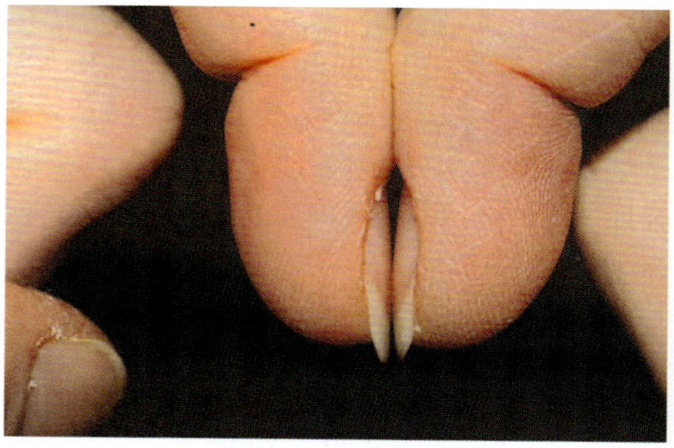

图 95.7 正常甲的上述图像可见清晰 Schamroth 窗

与杵状指相关的系列疾病具有相似的模式，例如慢性肠道和肺部炎症，伴或不伴感染。上述部分疾病可归类于潜在肺部纤维化疾病或 HIV 感染所致结核病，但每一种均可为独立因素[10]。血管性因素包括心脏疾病中的中心性发绀缺血，或者如偏瘫导致的局部软组织改变等[11]。位于甲下中-近段区域的甲下肿瘤也可以表现为甲单元向上凸起，类似杵状指。然而，缺乏其他典型特征，诸如近端甲和甲皱襞的变化[12]。以上表现可被归类于假性杵状指。假性杵状指来源于诸如系统性硬化病指（趾）端骨质溶解所致的局部病理改变等。

杵状指是肥大性骨关节病以及骨膜增生性厚皮症的继发性改变：在这两种疾病中，可见到甲下淋巴细胞浸润，部分与纤维化相关的疾病可能导致反应性骨改变和骨关节病。骨膜增生性厚皮症的原发性遗传改变中，存在影响长骨的关节炎和骨膜下新骨形成。继发改变具有较多与孤立性杵状指一致的良性改变，但更多的是与恶性疾病特别是支气管肺癌强相关。

表 95.3 可见杵状指相关疾病状况列表。

表 95.3 杵状指原因

原因	注释
石棉肺	杵状指可见于约 40%的石棉肺患者
胸部癌症	包括支气管癌、胸膜癌、淋巴肉瘤、纵隔淋巴瘤和来源于胸部以外肺部转移性疾病
囊性纤维化	青春期或成年期早期易患。可以作为疾病临床进展的预测因素
隐源性致纤维性肺泡炎	杵状指可以作为疾病患病率的指征之一
间皮细胞瘤	1/3 间皮细胞瘤患者可见杵状指，部分情况下杵状指与作为间皮细胞瘤发病诱因之一的石棉肺相关
鼻咽癌	杵状指可能与儿童和成人鼻咽癌相关
肺动静脉畸形	杵状指可能与遗传性出血性毛细血管扩张症相关
结节病	杵状指可能为结节病远端指（趾）局限性损害或者结节病肺部累及特征
发绀型心脏病	代表性疾病为动脉导管未闭或中隔缺损
感染性心内膜炎	当感染清除时杵状指可逆转
肝肺综合征	与导致呼吸困难和发绀的肺内分流相关
食道癌	通常与肥大性骨关节病表现模式相关
炎症性肠病	可见于肥大性骨关节病
滥用泻药	如果停止滥用泻药，尚不清楚杵状指是否消退
肝病	许多肝病与杵状指相关。肝移植治疗后，可见杵状指逆转
慢性寄生虫感染	包括鞭毛虫所致痢疾
HIV	一项观察性研究显示 37%的 HIV 患者表现有杵状指。HIV 感染者杵状指的平均病程为 4 年
结核病	肺结核通常与诸如 HIV 或共患肺疾病等其他疾病相关，进而与杵状指相关
甲状腺疾病	甲状腺肢端病变、厚皮性骨膜病和杵状指之间的差别通常并不清晰
红斑狼疮	罕见相关
POEMS 综合征	可见于 70%的 POEMS 综合征患者：多发性神经病变、器官肥大、内分泌疾病、单克隆性神经病变和皮肤变化（详见第 148 章）
偏瘫	典型表现与偏瘫侧手部其他软组织感染相关
甲下肿瘤	尽管可能缺乏近端指甲隆起，孤立甲下肿瘤可形成杵状指外形

反甲（koilonychia）

反甲（希腊语：koilos，凹陷；onyx，指甲）是指甲背面横轴和纵轴出现反向弯曲，表现为甲背侧面呈凹形（图 95.8）[1]。手指和足趾均可累及，最常见于拇指（趾）。

部分婴幼儿反甲症状可持续存在，可能与毛发硫营养不良中富含半胱氨酸量的角蛋白缺乏有关，但反甲婴幼儿拇指(趾)甲的一种良性改变[2]。绝大多数成年反甲患者表现出家族遗传模式,可能的遗传模式为常染色体显性遗传[4]。反甲最为常见的系统相关性疾病是缺铁性贫血[3]和血色病。在诸如银屑病和皮肤癣菌感染等皮肤疾病中,甲床角化过度可能推动指甲向远端上翘,从而产生汤勺形甲。机修工接触油类导致指甲软化[5],美发师长期接触洗发水均可能形成反甲[6]。

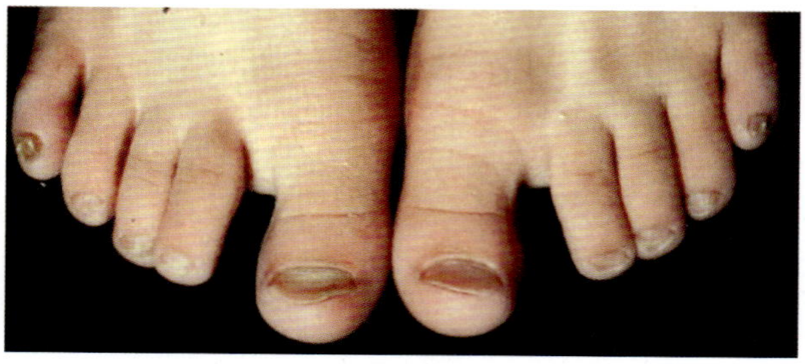

图 95.8 反甲
发生于青年女性的先天性反甲

钳形甲

同义名
• 内卷甲 • 喇叭形甲

钳形甲(pincer nail)是一种甲营养不良,甲板向中线倾斜生长,并伴有横向曲度增加。

钳形甲表现为三种类型[1-3]。最常见的可能与银屑病相关,最易累及拇指和踇趾,较不规则和不对称。遗传模式中,常常是从拇指和踇趾开始随时间向外渐进累及(图 95.9)。第三种类型为单个指甲发生钳形甲。这种情况下,应当进行细致的影像学和外科探查以排除甲母质下方孤立性占位性病变[4-6]。

钳形甲嵌入两侧甲皱襞和甲床可产生疼痛,在远端时最为明显。影像学检查有帮助。通常采用外科学治疗以缓解疼痛。对踇趾而言,对大部分嵌甲边缘进行侧缘切除为最佳治疗手段。这会导致钳形甲发生改变侧甲不再嵌入。如果双侧均需要切除,考虑到趾甲的大小,切除全部甲母质要优于保留趾甲中央区域。尽管曾有趾部替代性矫正手术成功治疗的报告,但这种手术成功率不高。对拇指(趾)进行治疗时,矫正手术的成功率要高些,但切除后所产生的外观和功能性缺陷可能难以被患者接受。除侧缘切除之外,更为复杂的手术则需要改变甲母质排列[2,7,8]、甲床水平[9],并处理远端趾骨中线肥大。部分外科医师提倡甲沟重建和手术切除联合进行[10]。尽管指甲矫正器曾被报道有良好效果,但长期疗效不佳[11]。

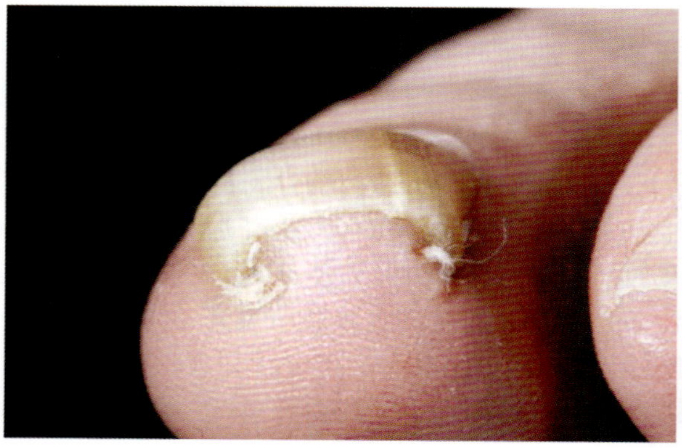

图 95.9 钳甲

无甲(anonychia)

无甲是一个或多个指甲全部或部分缺失[1]。无甲可以是先天性、获得性或暂时性的先天性无甲的潜在基因异常近来已被确定为 *R-spondin4*, *Frizzled6* 或 *Wnt10a* 基因突变[见上:甲生理],以上基因在细胞 Wnt10a 信号通路中发挥作用[2]。胚胎发育中甲与其下方指骨可能存在生理学相互作用(见第 69 章)[3]。

获得性无甲由甲母质瘢痕所致。可因烧伤、手术或创伤,或诸如扁平苔藓之类的炎症性皮肤病,导致的甲母质全部形成瘢痕和缺失[4]所致。相似的瘢痕情况可发生于不同类型的大疱性表皮松解症中,伴有不可逆性甲缺失(图 95.10)。暂时性无甲则由于甲脱落所致,可由于非瘢痕情况下剧烈的生理性或局部炎症过程所致。

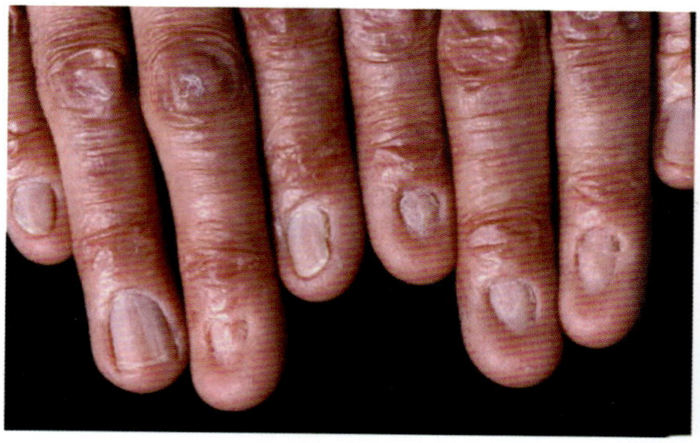

图 95.10 甲缺失:一名 50 岁男性患者因显性营养不良型大疱性表皮松解症而引起甲缺失

甲附着异常

甲脱落(nail shedding)

甲可因不同机制发生脱落：

1. 由于近端甲分离向远端延伸导致甲完全脱失[1]，也称作脱甲病，是由严重博氏线进展而来。可能反映了局限性或系统性疾病，而后者可以导致所有甲脱失。

2. 局限性皮肤病，诸如大疱性疾病和甲沟炎等，可导致甲缺失。泛发性皮肤病也可以出现，诸如中毒性表皮坏死和严重/快速进展的脓疱性银屑病。甲单元瘢痕可见于扁平苔藓或继发于 TEN，两者均可导致甲缺失。

3. 创伤是甲反复性缺失的常见原因，可能反映运动的性质，诸如足球，或者鞋类[2]以及足部力学的潜在异常。这通常与甲下出血相关[3]。长期来看，足球运动员常常出现营养不良性甲增厚，也符合反复性脱落的病史。更为严重的创伤可以导致指骨末端全撕脱。

4. 曾有使用维 A 酸药物导致暂时性甲脱落[4]，以及两例肾衰竭患者使用大剂量氯唑西林和头孢噻啶治疗期间[5]发生甲脱落的报道。

5. 甲脱落或描述的是无创性、家族性、非炎症性甲缺失[6]。周期性的脱落可与牙釉质发育不全相关。

6. 甲脱落可以是遗传性结构缺陷的部分表现，这在大疱性表皮松解中最为明显[7]，然而很多时候这一诊断可能被掩盖[8]。

甲分离(onycholysis)

甲分离是甲远端和(或)侧缘与甲床分离[1]，并可分为不同等级[2]。银屑病性甲分离对于其他形式甲分离而言具有参考性，典型损害是位于远端并伴有不同程度侧缘累及的甲分离。孤立性甲分离表现为甲床“油斑”或“鲑鱼斑”：甲分离边缘，甲床通常为红褐色，反映潜在的银屑病炎症改变。导致甲与甲床之间黏附减弱的常见原因可能是甲分离的原发性(特发性)或继发性诱因：继发性诱因包括创伤、真菌感染、湿疹、药物反应和光线性甲分离[3]等。

特发性甲分离(idiopathic onycholysis)

特发性甲分离是指无明显诱因所致无痛性甲与甲床分离。过分修剪指甲、频繁洗手和美甲液可能是诱因，但患者多不认同。微小的创伤可能也是一种诱因，留有长指甲的人更易发生这种损伤。水浸渍也可能是一种诱因[3]。先天性甲分离需要同其他因素引起的甲分离相鉴别(见后)。累及的指甲生长较迅速[4]。

甲分离通常开始于一或多个指甲前端，并扩展至甲床远端 1/3(图 95.11)。持续性浸渍可移除集聚在甲分离空隙中的甲屑，从而导致与甲角质膜带相一致的新月形边缘。所有指甲均可表现出类似损害。由于外伤所致的进一步甲剥离或者发生活动性感染时，可以产生疼痛。甲分离常常并发混合性微生物定植，包括念珠菌和其他多种细菌，其中细菌以铜绿假单胞菌最为多见。如果甲分离持续数月，甲床将变黑，伴不规则增厚。这种状况最常见于女性，多数病例数月后恢复正常。持续时间越长，指甲由于暴露的甲床角质化，其恢复再附着的可能性越小。

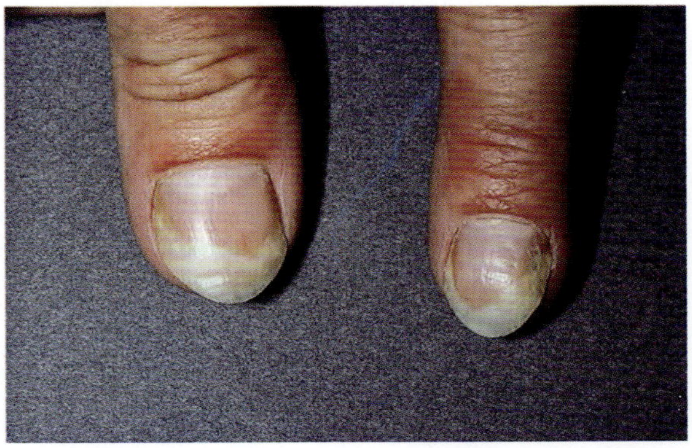

图 95.11 甲分离：特发性

治疗[5]

尽可能剪除疏松甲，并外用含有对酵母菌和细菌均有效的广谱抗生素激素类制剂。甲的再附着非常缓慢，如有必要，分离时甲应当多次修剪。部分学者仍然推荐 4%麝香草酚的氯仿溶液(美国没有此药品)作为一种抑制感染和甲床进一步剥离的措施。然而，2%麝香草酚常常是患者所能耐受的最大有效浓度。抗微生物治疗需要针对铜绿假单胞菌，例如庆大霉素滴眼液。近来提倡使用吹风机吹干甲分离下的部分，以便保持干燥，防止假单胞菌在潮湿环境下生长。每周可多次将指端浸入醋或次氯酸钠溶液(Milton)5min，可以有效预防复发。英国生产的醋含有浓度为 3%～9%的乙酸(同义词：醋酸)。更高浓度可能产生刺激，特别是治疗部位已有疼痛不适时。4 份水和 1 份醋的稀释液可以避免进一步刺激。Milton 溶液含 1%次氯酸钠。采用 4 份水和 1 份 Milton 溶液所配制的 0.25%稀释液适用于创口护理。

继发性甲分离

甲分离原因众多[5-8]。银屑病、真菌感染、皮炎和创伤最为常见。30%银屑病甲累及患者可出现甲分离，趾甲累及较指甲累及更为常见[9]。甲分离也可发生于常见疾病，包括末梢循环受损、甲状腺功能减退[8]、甲状腺功能亢进[9]、多汗症、黄甲综合征和贝壳甲综合征。微小创伤是常见病因，许多职业性病例就是由于创伤所致[10]。将手浸入肥皂水中或使用某些美甲产品都可以被认为是一种创伤。使用 5% 的氟尿嘧啶治疗指端病毒疣时也可发生以上状况[11]。与硬甲相关的遗传性部分甲分离也属于继发性甲分离[12]。甲剥离(图 95.12)可以发生于使用补骨脂素、去甲氯四环素、多西环素[13,14]和其他少见抗生素治疗期间。甲剥离有时与皮肤光敏感相关(见第 24 章)。诸如维 A 酸[15]和抗癌化疗药物也可能导致，紫杉醇类可诱发 19%～44%的患者发生甲改变(取决于化疗方案的选择)[16]。使用特制手套对手部进行保护可降低或延迟以上不良反应的发生[17,18]。

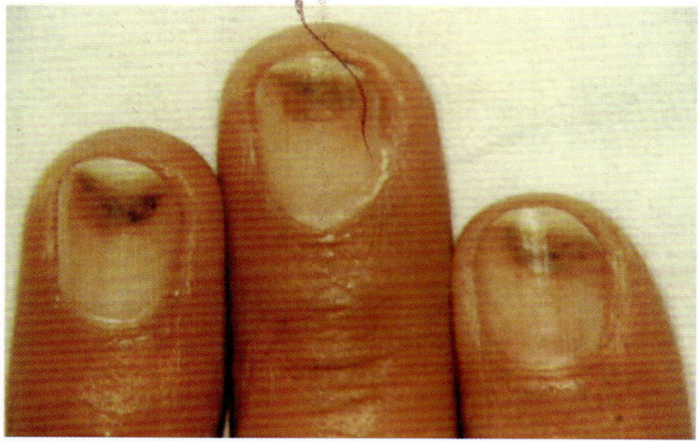

图 95.12 甲光剥离表现为均一模式的中线变色甲分离

翼状胬肉[1]

翼状胬肉描述的是中心纤维样条带将近端指甲分成两半时所表现出的飞翼样外观(图 95.13)。然而，纤维样组织并不总是对甲板产生改变，也能够从侧甲皱襞以及更为典型的近端甲皱襞来扩展。巨大翼状胬肉可破坏全甲。

炎性破坏的过程导致了翼状胬肉的形成。翼状胬肉使得甲皱襞与其下方甲床、甲母质相融合。纤维性条带随后阻止正常指甲生长。翼状胬肉可见浅表异常血管，无皮肤纹理。典型的翼状胬肉发生于外伤后或扁平苔藓时，包括特发性甲营养不良[2]以及移植物抗宿主病[3]。翼状胬肉也可见于麻风，表现为继发于神经损伤和化脓感染的瘢痕组织[4]。

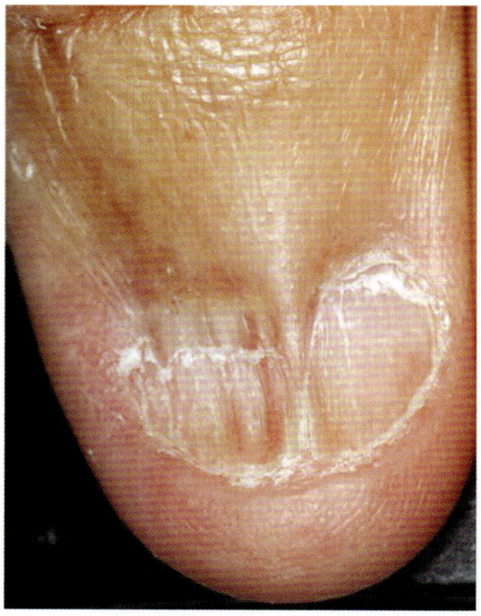

图 95.13 扁平苔藓甲翼状胬肉

腹侧翼状胬肉

腹侧翼状胬肉(图 95.14)或内翻性甲胬肉[1,2]发生于甲远端下缘，伴有甲床上皮前向延伸，使甲床错位，隐藏甲沟。诱因包括创伤、系统性硬皮病[2,3]、雷诺现象、红斑狼疮、家族性甲下翼状胬肉[4]和感染[5]。上覆指甲可以正常，但相连软组织可有疼痛。

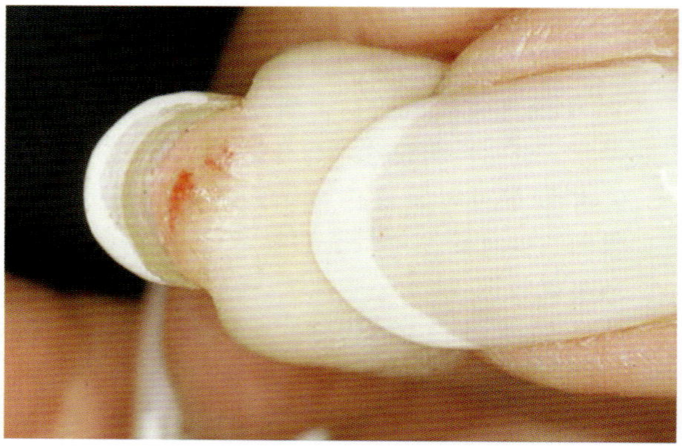

图 95.14 对含甲醛甲硬化剂过敏所致腹侧翼状胬肉

甲表面改变

纵沟

甲纵沟是沿甲纵轴全部或者部分的分裂凹陷，需要同甲纵嵴相鉴别，甲纵嵴是甲表面的隆起[1]。甲纵沟可以是全甲或部分甲板增厚。

Heller 正中管状营养不良[2]是最为独特的类型

(图 95.15)[3],作者曾在 10 岁以下儿童见到,但由于习惯性抽搐症中线横嵴和真性管状营养不良易于混淆,因此文献中可能存在误诊[4]。通常在甲板中线出现裂隙,并伴有向后倾斜的纵嵴,呈现树形外观。拇指最常累及,可以是对称性的。甲上皮可以正常,与习惯性抽搐症甲小皮明显不同("洗衣板甲")。经过数月或数年后,指甲常常恢复正常,但可能复发[5],纵嵴可以替代原发性缺损。部分患者有明确外伤史[1],罕见情况下可由于口服维 A 酸类药物导致[6]。尽管也有家族性病例报告,但绝大多数患者为散发性,目前原因不明[7]。

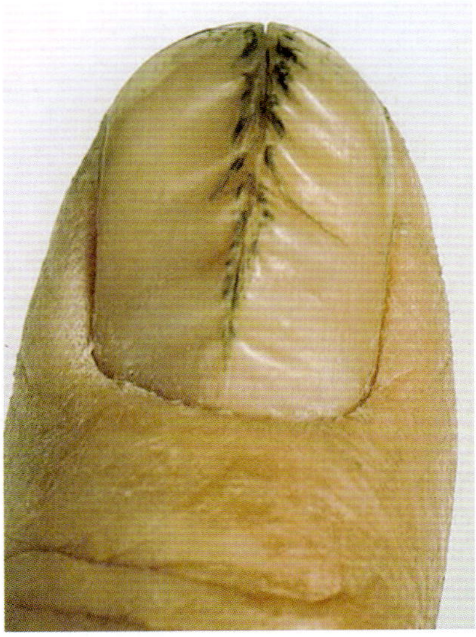

图 95.15　Heller 正中管状营养不良

肿瘤(例如病毒疣、黏液样囊肿、甲周纤维瘤)压迫甲母质或近端甲皱襞翼状胬肉,可以产生纵沟。

横沟和博氏线(transverse grooves and Beau's line)[1,2]

横沟可以是横向穿过指甲的全部或部分甲增厚。如果是内生性,横沟将会有与甲半月相一致的弧形边缘。如果是外生性,诸如由于美甲所致的原因,横沟边缘可能与近端甲皱襞一致,甲沟可以像习惯性抽搐症、洗衣板甲一样存在多条[3]。当存在多条横沟时,习惯性抽搐症洗衣板甲和银屑病甲难以区分。横沟可以发生于指(趾)局限性疾病(创伤、炎症或神经性疾病)[4]或者泛发性疾病,反映的是急性系统性疾病,诸如药物反应[5]、心肌梗死、麻疹、流行性腮腺炎或肺炎。如果存在系统性原因,横沟常常称作博氏线[2]。诱因发生后的数周,甲形成暂时性中断导致甲表面出现肉眼可见的横沟(图 95.16)。横沟距离甲皱襞的长度与生长紊乱发生的时间长短相关。横沟的深度和宽度可能与生长紊乱发生的严重程度和持续时间相关。部分患者,横沟可出现于 20 个指(趾)甲,但最常见于拇指和踇趾且在指甲中线处最深。全甲厚度的横沟可能与甲板分离平面的远端扩展相关,从而导致甲缺失,学名为脱甲症。

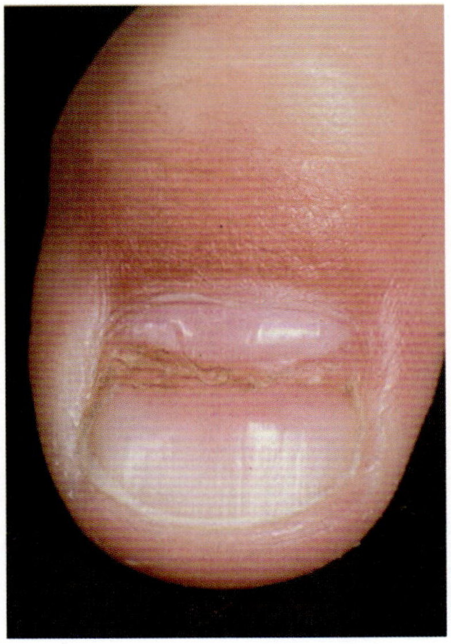

图 95.16　博氏线表现为与甲母质和甲半月近端边缘相一致的横沟

甲凹点(nail pitting)

甲凹点表现为甲表面的点状剥蚀。凹点可浅可深,轮廓规则或不规则。银屑病甲凹点同斑秃甲凹点相比,外形和分布模式更不规则,但也不总是如此。当甲凹点数量众多时,凹点随机分布于甲表面或者呈几何图形样分布。后者可以形成波浪状或网格状凹点。轻度甲凹点也可与不同类型湿疹相关,但同银屑病甲凹点相比,通常更为轻微和局限。广泛甲凹点伴有其他不规则甲表面可导致糙甲症外观。孤立巨大的甲凹点可在甲板形成局限性全甲厚度缺陷,可称为溃疡甲,见于反应性关节炎、银屑病和外伤后继发。

甲凹点组织病理学上显示为点状角化不全,表现为孤立性甲畸形[1,2],可见于约半数的银屑病甲累及患者。

糙甲症(trachyonychia)

糙甲症表现为影响全甲板的甲表面粗糙,最多可以影响多达 20 个指(趾)甲(20 甲营养不良)[1,2]。最初的法语名称是"喷砂样甲",用于描述灰色粗糙的甲板(图 95.17)。糙甲症主要与斑秃[3]、银屑病和扁平苔藓有关,其最常见的临床表现为孤立性甲异常。孤立性甲异常中,糙甲症组织病理学表现为甲母质海绵水肿和淋巴细胞浸润[4]。糙甲症可在出生时出现,儿童时期多呈自限性,成人期则表现为慢性症状。外用、局部注射或系统性使用强效糖皮质激素对糙甲症治疗均有效,但疗效比较短暂。

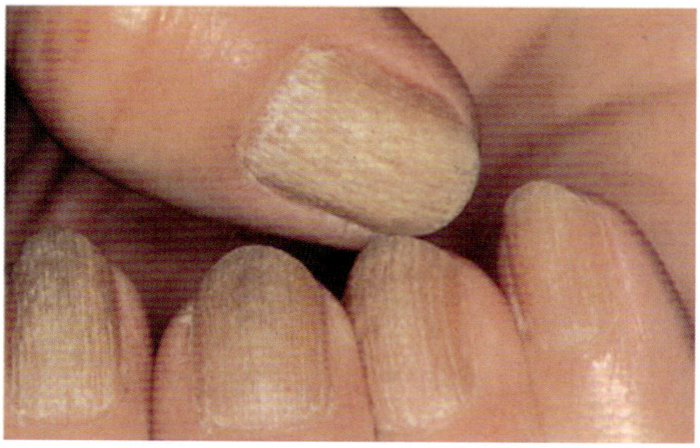

图 95.17 糙甲症:多达 20 个指(趾)甲的粗糙表面

甲分裂(层状甲营养不良)

甲分裂也被称作层状甲营养不良,以指(趾)甲游离缘或其附近甲板横向成层分裂为特征,常发生于婴幼儿[1]。甲分裂的特征存在细微差别,诸如分裂类型以及是否伴有脆甲。通常情况下这些特征相符,因此临床医师和患者喜欢将两者名称换用。两者不同之处可以通过评分系统进行评估[2]。甲分裂亚型包括仅侧缘分裂以及游离缘多发性锯齿状分裂。甲分裂极少与系统性疾病相关,但也有其与红细胞增多症[3]、HIV 感染[4]和胰高血糖素瘤相关[5]的报道。甲分裂也被认为是一种"综合征"[2]。

将分裂甲反复浸入水中后,扫描电子显微镜可显示出甲板层结构分离倾向[6],但病例对照研究显示职业并非此种状况的主要决定因素[7]。然而,部分措施,如手套、涂保湿剂和带指甲油的底色漆可以逆转该临床改变。生物素被用作系统治疗药物,但有效性等级较弱[8]。

波纹和隆嵴

甲波纹和隆嵴是常见的轻微甲表面异常,随年龄可以变得更为明显(图 95.19),并非是疾病指征。

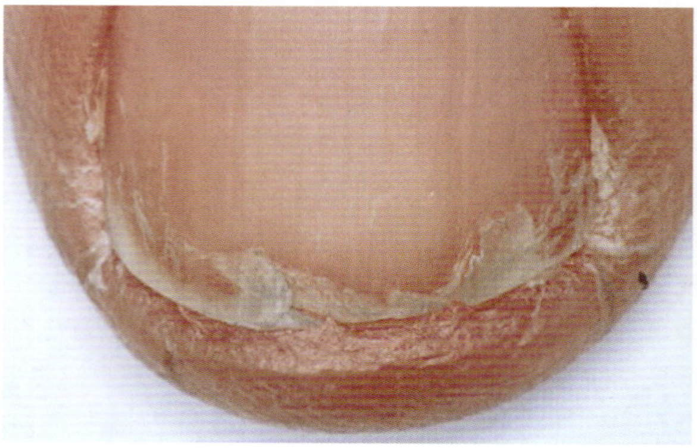

图 95.18 甲分裂(层状分裂)

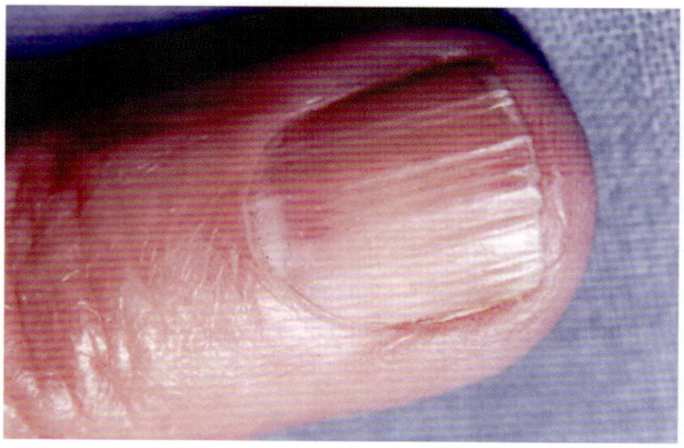

图 95.19 指甲纵向隆嵴

甲颜色改变[1-7]

甲颜色的改变可由影响腹侧甲面、甲板或甲床底面的因素所致。

甲板色素沉着

甲板表面外源性色素沉着可通过搔刮甲板证实。如果色素近端边缘是与近端甲皱襞相一致的弧形,则可进一步确认其由外源性物质引起。尼古丁可引起"戒烟者"甲的典型色素沉着,指甲近 2 个月未见尼古丁即表示已戒烟。指甲染料和棕色喷剂是其他常见外源性色素。甲分离时,甲垂直表面可呈现色素沉着(图 95.20),最为常见的情况是由于假单胞菌定植所致的绿色(图 95.21)。

甲颜色改变可由色素进入甲板所致,最为常见的是甲形成期间甲母质黑素细胞生成黑素颗粒,可产生全长棕色纵行条纹。在白色人种,这是异常状况,需要进行全面评估,部分情况下需要进行病理活检。在

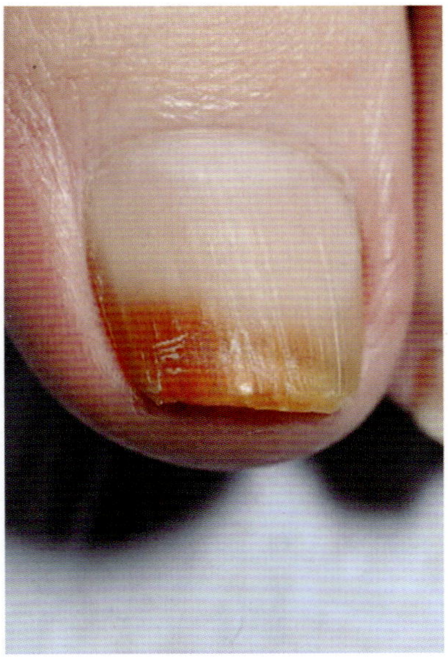

图 95.20 来自于工作鞋的橙色染色导致分离的足趾甲出现橙色色素沉着

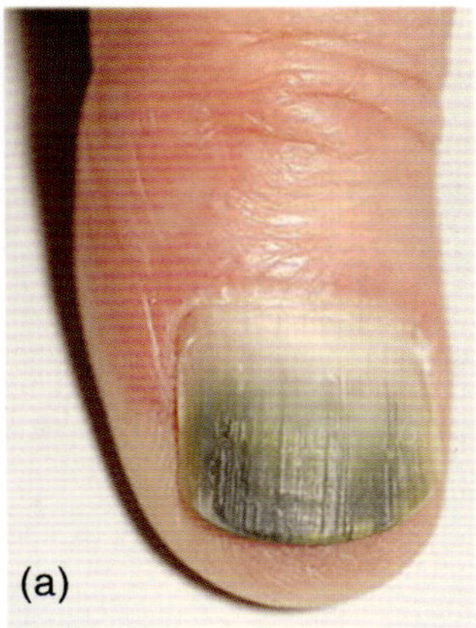

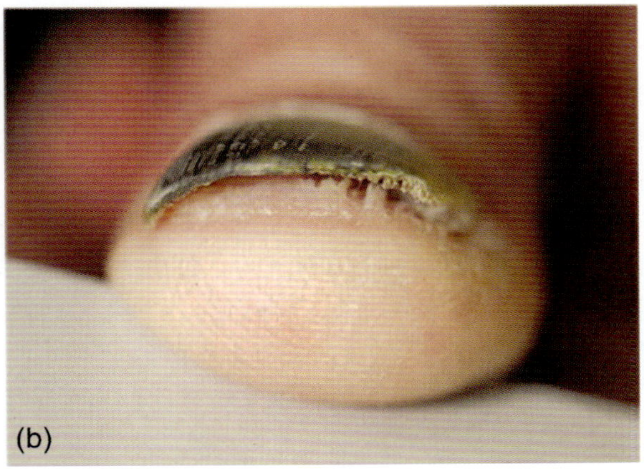

图 95.21 假单胞菌感染导致甲分离时指甲出现绿色色素沉着

黑色人种，这是一种常见的正常变异。重金属和其他药物通过甲母质进入甲板也可以改变甲的颜色，诸如灰色银色、灰蓝色的改变可由抗疟药物或吩噻嗪类药物所致。

甲板透明度消失

甲颜色也可受到正常细胞和细胞间结构改变的影响，从而导致正常透明度的消失。正常甲床的形成由于疾病、化疗药物、毒性物质或外伤等遭到破坏，可以导致角化不全细胞的波浪形分布或甲细胞间分离。两者均可导致甲透明度降低，产生真性白甲（见后）。透射电子显微镜表明角质纤维微观结构存在改变，这可能是甲光线衍射特性变化的细胞内基础。这一改变可以发生在甲真菌感染病例的甲形成中或之后，甲变色部位可能从甲板远端外侧而不是甲母质开始。

甲下异常

来自于皮肤癣菌感染或银屑病所致的甲下角化过度也可以改变甲表面颜色。

甲下出血可产生从鲜红色到暗红色的一系列颜色改变。裂片形出血源于甲床毛细血管血液渗漏，也可由局部外伤或微血栓所致，微血栓来源于感染性心内膜炎。

甲床改变

血管性疾病可以改变甲颜色：发绀可致蓝色甲，一氧化碳中毒可致鲜红色甲。除了以上全身性血管改变外，还存在局限性改变，如甲床肿瘤。同瘤体周边甲床相比，血管球瘤局部血供增加，这可能是确定其位置的唯一方法。

皮肤镜在评估甲床色素沉着和甲床下改变时极为有用[7]。

白甲(leukonychia)

真性白甲

真性白甲是由于甲母质功能紊乱所致的甲白色改变，存在多种类型[1,2]。

真性遗传性白甲

罕见情况下，甲可呈现牛奶样瓷白色。如果全甲床累及，称作全白甲（图 95.22）[3]。不完全白甲时，近端 2/3 为白色，远端为粉红色。这是由于角化成熟延迟所致，甲远端悬垂部位可能一直呈白色。

横向白甲（米斯线）反映系统性疾病，诸如可影响甲母质功能的化疗或中毒[4]或系统性感染[5]。1～2mm 宽的横向白带是甲半月的弓形形式，与偶见的

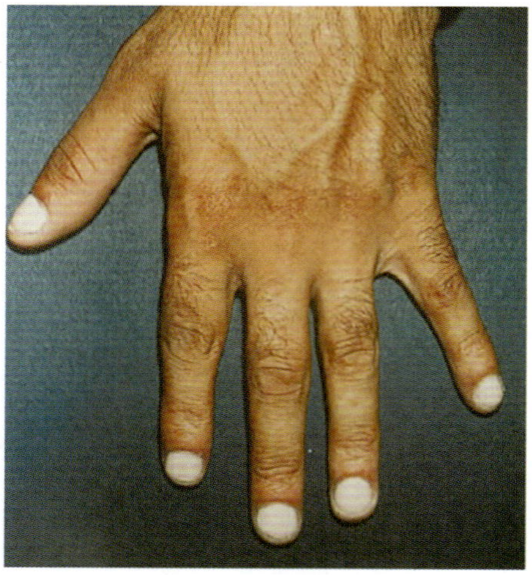

图 95.22　全白甲

博氏线类似。

点状白甲包含由于甲母质轻微外伤(诸如美甲)所致的 1～3mm 直径白点(图 95.23);也可见于斑秃。白点模式和数量可随着甲的生长而改变。纵向白甲的甲母质中存在角化不全,部分情况下也见于 Darier 病或小的肿瘤。条纹状白甲这个名词常用于描述发生于米斯线和点状白甲之间的中间类型。已有报道称点状白甲发生于斑秃和化疗中。

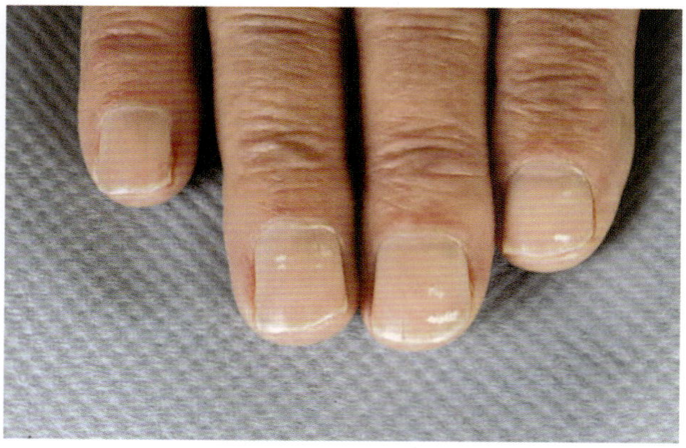

图 95.23　点状白甲

显性白甲病

显性白甲病中,甲床改变导致白甲的发生[1,2]。甲床苍白可能是贫血,水肿或血管异常的非特异性表现。可与特定疾病相关。

特里甲是指甲近端白色、远端颜色正常,由肝硬化,充血性心力衰竭或糖尿病所致[3]。甲床病理活检仅显示轻度血供增加改变。

对半甲是指甲近端白色区域和远端(20%～60%)棕色区域分界明显。组织病理示血管壁增厚和黑素沉着改变,可见于 9%～50%慢性肾功能衰竭和化疗后患者(图 153.3)。

目前尚不清楚是否为多色甲的变异形式,多色甲存在白色、棕色和红色条带,是对半甲或特里甲的一种形式,也可是老年人的一种特征。

马克尔线为与甲床甲半月平行的成对白色条纹,两条白色条带之间为粉红色条带。常见于低蛋白血症,通过蛋白输注纠正后可以逆转此现象。近来也有在充血性心力衰竭患者进行左心辅助循环装置植入后发生[4]马克尔线的报道。

药物和化学物质致甲变色

许多甲颜色改变可由药物诱发。长期服用四环素的罕见表现之一就是甲黄色改变,也可以在黑甲远端发生光诱导甲分离。外用氟尿嘧啶也可导致全甲累及黄甲,停用药物后可恢复正常[2,3]。蓝色改变可见于阿的平(奎纳克林)[4],伍德灯下可见甲呈黄绿色或白色荧光[5],正常甲则表现为少量紫罗兰色荧光。羟基脲可产生甲床蓝黑色色素沉着[6]。其他抗疟药物可在甲床或甲内产生纵行或横向色素条带[7]。

儿童接受 6 周多比柔星(阿霉素)治疗后,甲和甲床黑素颗粒增加可致色素沉着[9,10]。其他相似的细胞毒药物可导致多种模式的色素沉着[1]。然而,AIDS 患者的纵向黑甲可见于未经治疗的患者[11,12],以及接受齐多夫定治疗的患者[9,13]。

银质沉着症可导致指甲变为青蓝色[8],无机砷可产生色素性纵向条带或横向白甲(米斯线)。

黄甲综合征

黄甲综合征(yellow nail syndrome)的指(趾)甲由于甲增厚而变为黄色,部分情况下为黄绿色,可能是由于继发于念珠菌或假单胞菌感染。甲半月模糊,甲板横向或纵向曲度增加,甲小皮消失(图 95.24)。有时,可伴有慢性甲沟炎、甲分离和横嵴[1]。这种状况常见于成人,但最小可见于 8 岁儿童[2]。黄甲综合征并无家族性[3],其临床特征与扁平苔藓部分相同[4],尽管后者并不具备该综合征所见的其他系统特征。

黄甲综合征的特征性甲改变通常伴随一处或多处淋巴水肿[5]以及呼吸道或鼻咽部疾病。甲生长速率明显减慢:0.1～0.25mm/周,而甲正常生长最低速率为 0.5mm/周。患该疾病时通常有少数指甲可不受累,但全部指(趾)甲均可累及。组织病理学上,甲床和甲母质致密纤维组织替代了甲下基质,并伴有

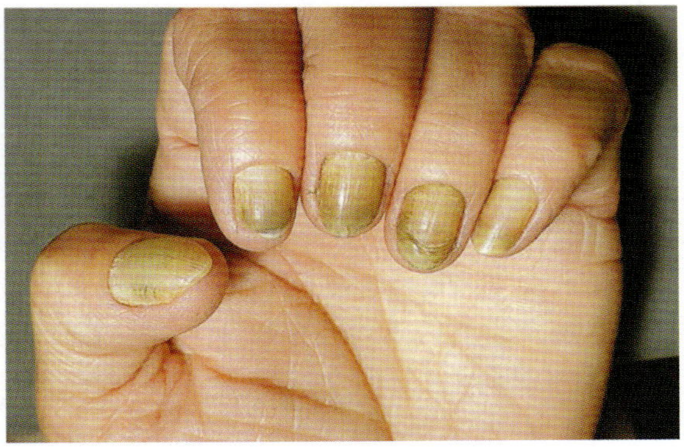

图 95.24 黄甲综合征

大量扩张的内衬内皮细胞的血管[6]，可观察到异物反应[7]。组织病理表明致密基质所致淋巴管阻塞，导致异常淋巴管功能，这种改变可见于部分患者的受累指(趾)端[9]。

黄甲综合征患者水肿程度不一，多累及腿部、面部或双手，少数情况下可广泛累及。部分情况下，水肿系淋巴管异常所致，为淋巴管闭锁，或者在部分病例中为静脉曲张所致[10]。部分病例具有正常淋巴管结构，表明可能存在淋巴管功能异常而不是解剖结构缺陷[11]，或者可能仅有最细淋巴管存在缺陷。尽管甲改变可能提示潜在的淋巴管异常，但仅在少数先天性淋巴管异常患者中发现这种甲改变。黄甲综合征患者可存在复发性胸腔积液[12,13]，还可发生慢性支气管炎和支气管扩张[12]。这一状况可能与恶性肿瘤发生率增加相关[10,14,15]。其他相关因素包括 D-青霉胺治疗[5]和肾病综合征[16]。

甲状腺功能减退和 AIDS[17]可能出现黄甲，但是否为黄甲综合征尚存在争议，或许甲颜色改变只单纯与生长停滞有关[18]。尽管已有原始报告，但并未显示有遗传因素[19,20]。

甲的特性可以随时间出现大幅度波动。治疗方案包括口服和外用维生素 E、口服锌剂、泼尼松以及对其他部位慢性感染灶的治疗[20-25]。伊曲康唑治疗是否有效尚存在争议。药物治疗表现出增加纵向生长率的效应，但一组包含 8 例患者的开放性临床试验表明针对甲改变而言，半数患者并未获益[26]。有报道伊曲康唑或氟康唑联合口服维生素 E 可取得良好效果[27]。许多专家报道缓解率达到了 50%，但尚不清楚其中有多大比例属于疾病自然病程[28]。

红色甲半月(red lunulae)

甲半月全部或部分呈现红斑，可影响所有指(趾)端，但通常在拇指最为明显。这一改变的持续时间取决于病因。当与心力衰竭相关时，则可能持续至心脏疾病得到控制后。如由于甲下肿瘤所致，诸如黏液样囊肿或血管球瘤，则将持续至肿瘤清除。炎症性结缔组织病因也可导致病情反复。甲半月远端红斑要轻些，可以与甲床融合或被苍白线所掩盖。压迫甲板，红斑可消退。红斑可于数天后消退。一例患者组织病理学检查未显示血管性或上皮性改变[1]。曾有银屑病和斑秃伴点状红色甲半月的报道，但其他相关性疾病并无说服力[2]。

例外情况是单一指(趾)端的红色甲半月。此种情况下，通常显示为局限性血流紊乱，最可能发生于良性肿瘤。血管球瘤[3]和甲下黏液样囊肿最为常见，颜色介于蓝色和红色之间。

纵行红甲(longitudinal erythronychia)

(图 95.25)

甲表面出现纵行红色条纹可有多种原因[1,2]。所有患者均存在变薄甲板上的相应条带，甲板变薄也是该疾病的部分表现。这样一来，甲床上的血流就更容易被观察到，这不仅是因为甲床变薄，还因为甲床减少压迫而引起的毛细血管血液淤积。裂片状出血可以在条带中呈纵行分布。变薄甲纵行红甲的出现是由于甲母质局灶性增生减少所致。纵行红甲可直接由于甲母质病理状况所致，也可继发于局灶性甲母质压力伴有继发性功能缺失。

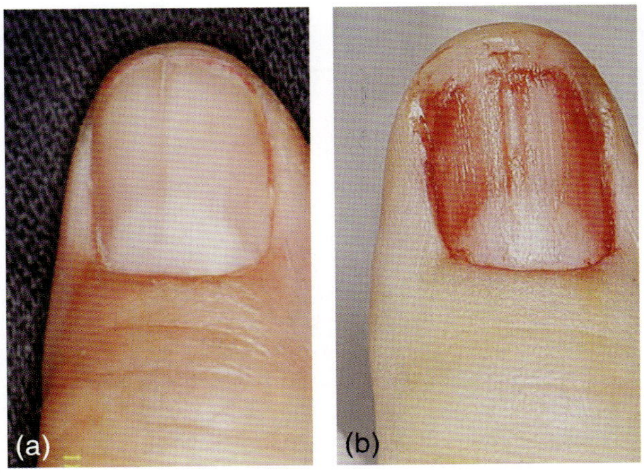

图 95.25 (a)纵行红甲。(b)甲床纵嵴同甲板底面甲沟相对应

甲母质病理改变包括一系列表皮疾病。最为常见的是扁平苔藓和 Darier 病，其纵行的红甲纤细条纹在条带游离缘终止，并形成裂隙。Darier 病可能存在小的甲下角化[3]。棘层松解性角化不良表皮痣和疣

状甲下角化不良瘤[4]两者可能都是 Darier 病的局限型。纵行红甲也是 Hopf 疣状肢端角化病的一种表现，该疾病的临床和病理同 Darier 病存在相同之处。

所有真皮肿瘤以及来源于远节指骨的骨和软骨肿瘤都可对甲母质施加压力。

如果没有原发性疾病能够用于解释影响多个甲的纵行红甲表现，推荐使用"特发性多指（趾）型纵行红甲"这一描述性名词[5]。

Baran 和 Perrin 定义了名词"甲乳头瘤"以描述孤立良性远端甲床损害，此损害与无明确潜在病因的纵行红甲有关[6]。乳头瘤是继发性肿瘤，发生于甲床远端，由近端甲母质发生病变引起。然而也存在一类疾病，其甲母质是否发生病变尚不明确，仅表现为远端乳头瘤。孤立性纵行红甲需要仔细评估，因为相似的临床表现也可由于诸如甲母质鲍温病[6]或基底细胞癌[7]所致。如果观察到红甲，有必要进行病理活检以明确诊断。

并非所有纵行红甲病因都符合以上准则，特别是与皮肤疾病相关的多发红色条带以及伴有其他甲改变的病例。纵行红甲也可以是甲单元苔藓样变、盘状红斑狼疮、银屑病、朗格汉斯细胞组织细胞增多症和众多其他存在斑片状甲萎缩疾病的特征。对临床医师而言，很难决定是否需要组织学检查来确定是否为良性诊断或有无系统并发症。大约 2mm 的狭窄条带超过 12 个月未发生改变，也无其他需要关注的病史或实验室检查时，可持续监测。

裂片形出血

裂片形出血（splinter haemorrhage）表现为与甲下血管模式相一致的甲床部位纵行出血[1-4]。最常见于优势手手指远端甲床，反映出外伤是其诱因。皮肤科临床工作中，裂片形出血常见与甲银屑病、皮炎和真菌感染相关。因裂片形出血可发生于多种疾病，所以其作为疾病指征的重要性常被夸大。局灶性病理改变也可以反映其病因，如纵行红甲和甲骨瘤（见上）。

无明显外伤史的大量甲近端出血可能提示全身原因[5]，诸如细菌性心内膜炎、抗磷脂综合征[6]或药物治疗[7]。甲床银屑病易在最常使用指（趾）端的发生裂片形出血。单侧裂片形出血可能发生于同侧动脉导管插入术后。皮肤镜加滴油脂（以增加透明度）观察可以获得更多诊断信息。

外伤性甲病

外伤性甲病可以表现为急性创伤征象，以及继发于急性创伤或慢性重复性创伤的瘢痕。

急性创伤

急性创伤根据严重程度进行划分，从小血肿到截指术（表 95.4）[1]。

表 95.4 急性甲创伤分级（来自于 Van Beek 等[1]）

类型	影响	治疗
Ⅰ	与甲床小破裂相关的小血肿	血肿上方甲开窗术
Ⅱ	与显著甲床损伤相关的大血肿	拔甲术以确定甲下损伤的部位和性质
Ⅲ	大血肿、甲板脱离	X 射线可以显示末端指骨骨折，通常与甲床撕裂相关，需要可吸收 6-0 线缝合
Ⅳ	严重挤压伤	拔甲术以暴露甲母质，多部位撕脱伤需要仔细重建
Ⅴ	指（趾）尖端离断，可能包含部分甲母质	如果指（趾）尖端能够回植，应当被当作皮片使用。否则可取来自于其他部位的甲床提供自体移植

甲下血肿[1,2]

甲下出血是常见征象。甲下血肿伴有疼痛是急性创伤的特征。疼痛是由于近期创伤以及甲下出血积聚施加压力所致。来源于甲母质的血肿将被吸收到甲板中[3]。血肿与急性创伤相关，通常会伴有疼痛，诊断较为明确。然而，非严重创伤情况下，血肿可能并不会迅速出现，也可能无痛。这种情况最常见于足趾，会导致临床上难以判断是否发生早期甲下恶性黑素瘤。详细了解创伤性体育爱好病史极有必要，对称性甲创伤征象以及穿着不合脚的鞋均表明创伤是其甲下血肿的病因。皮肤镜通常能够确定以上情况[2,4]，若不能确定时，可行甲表面环钻活检，以查清陈旧性出血是否为色素沉着的来源。恶性肿瘤也可以出血，所以确定出血后并不能排除肿瘤。然而，若仅发现甲下出血，而无其他线索时，则仅需皮肤镜检查，无须手术探查。替代性检查方法是对色素斑近端边缘的甲横沟进行测量，数周后观察是否发生褪色。如果色素斑持续向近端扩展至甲沟，则必须进行手术探查。

甲下血肿唯一治疗方式为减压治疗，如果外伤后及时处理，可以通过使用诸如加热的尖头工具、电烙器、小钻头或环钻等对甲进行钻孔处理。这样可以减轻疼痛、保留指甲。更大范围的出血需要考虑下方骨折的可能性[1]。

有人指出甲若被累及超过 50%，应当祛除甲板。然而，有证据对此提出异议：两组儿童分别采用探查修复或单纯环钻术进行治疗，结果比较显示后者并发症更少、就医时间也相对少[5]。文献回顾研究未能发现拔甲术更好的清晰证据[6]。

甲床撕裂(nail bed laceration)

甲床可能由于切割、挤压和撕脱损伤出现撕裂。单纯损伤就可以出现甲板脱离。首先，甲板损伤应当通过拔甲术来进行评估，随后可在必要的甲床修补治疗后将作为夹板的甲板回植到甲床上[1]。可在甲上开小窗以引流血液和渗出物[2]。更为复杂的损伤可能需要皮瓣或皮片修复，部分情况下，可采用微血管吻合进行带血管蒂复合甲移植。当创伤来源于挤压伤时，骨折是相对常见的一种创伤。指(趾)骨末端粗隆骨折可导致骨碎片散布至软组织中，骨碎片需要完全清除，以防止发生长期并发症[3]。

延迟性创伤

急性损伤后形成慢性畸形的最常见形式是甲裂或甲床长度缩短伴甲尖端过度弯曲。

治愈甲裂畸形很困难，成功的概率很小[1]。有时，甲裂与翼状胬肉相关。治疗需要切除甲床和甲母质瘢痕，对于翼状胬肉患者，可行中厚皮片移植或将部分甲板置于近端甲皱襞的垂直面以阻止翼状胬肉复发。手术后保持甲床或甲母质创面同其上方甲皱襞分离非常重要。手术过程中，在麻醉状态下将甲板重新植回是最好的处理方式。

如果需要针对远节指骨缩短伴甲床改变进行治疗，可以有两种选择[2]：全甲采用石炭酸处理，或基于两个神经血管蒂采用 V-Y 推进皮瓣治疗。

慢性重复性创伤

慢性重复性创伤可有多种形式。部分已在其他章节中详述，包括习惯性抽搐症所致横嵴(图 95.26)、Heller 正中管状营养不良(图 95.27)和慢性甲沟炎(图 95.28)。

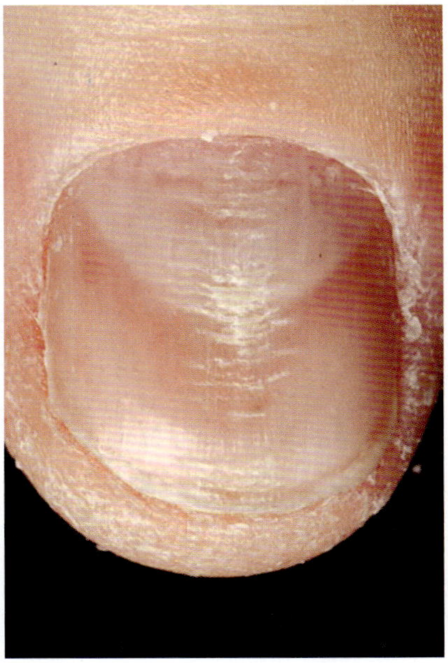

图 95.26 习惯性抽搐症所致横嵴

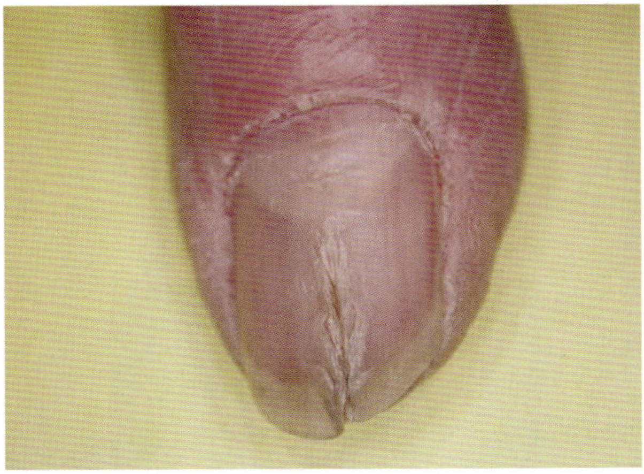

图 95.27 Heller 正中管状营养不良影响甲板远端部分；近端扩大的甲半月和横嵴反映慢性创伤

咬甲行为(nail biting)

咬甲和剔甲行为可导致甲板、甲周和甲床均受累。尽管手指最常累及，但罕见情况下趾甲也可累及。咬甲行为可产生明显特征，见于 60% 儿童、45% 青年和 10% 成人[2]。中度咬甲行为者中的绝大多数与精神疾病无关[3]。病毒疣等是常见的并发症。病毒疣可能是独立病因或咬甲行为后同形反应的结果。

第8部分

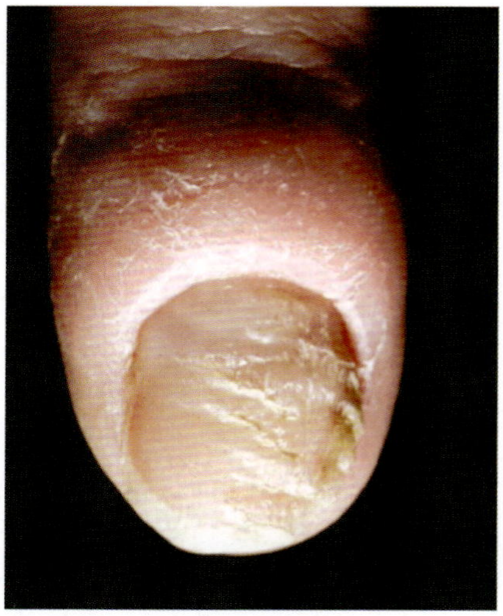

图 95.28 慢性甲沟炎

严重损伤可能与自残性疾病诸如 Lesch-Nyhan 综合征相关。牙科疾病可由甲嵌入牙龈或牙齿之间而引起[4]。

咬甲行为典型表现为甲缩短，多达 50% 甲床可外露。游离边缘可以平滑或粗糙不平。甲表面改变可包括甲分裂成层或砂纸样外观，以及棕色纵向条带[5]。最为严重的咬甲行为（剔甲癖/咬甲癖）可产生甲下出血、甲脱落、伴有残留甲刺或全甲缺失（图 95.29）。剔甲癖（onychotillomania）可能与寄生虫恐怖相关，患者常剔除甲碎片，并称其内有寄生虫[6]。粗糙甲、不规则甲和甲皱襞也可导致甲皱襞出血。可有多个指甲累及。口服匹莫齐特可能有效[7]。

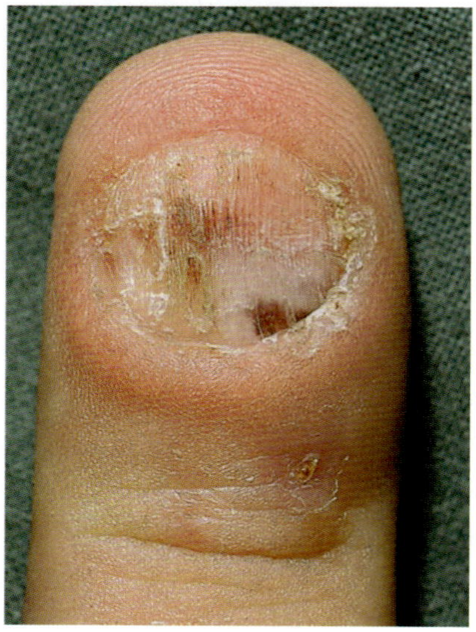

图 95.29 咬甲行为可以是广泛性的，伴有甲皱襞和甲板损伤，导致的甲下出血

创伤后继发的甲母质感染可以导致永久性甲脱落，或翼状胬肉形成。甲皱襞时常同时或被作为甲替代物而被啃咬。咬甲行为会导致出血和伴有急性感染加重的慢性甲沟炎。咬甲行为也可导致甲板损伤或横嵴和甲皱襞瘢痕。感染严重时，可形成末端指骨骨髓炎[8,9]。患者有时可能否认咬甲行为，将甲改变归咎于妨碍甲生长的疾病。测量位于甲板近端的横沟可证实甲处于生长过程中，随时间向远端移动。在严重的咬甲行为中，横沟可从甲表面消失。

创伤有时由其他甲所造成。习惯性抽动症时可表现为将近端甲皱襞向后推（见上），导致位于甲中线的顺序排列的横向沟嵴，与甲小皮丧失有关（图 95.25）。神志清醒地自残时，使用锐利工具可产生甲单元人工皮炎，甲皱襞则常常被保留[10]。

治疗

治疗常常并不成功，是否治愈很大程度上取决于患者动机。患者意识到自残行为时，可以使用医用无纺布胶带作为敷料覆盖于指端，每天 24h，连续 2～3 个月。部分情况下，可能需要每天替换多次。第一个月时，胶带联合中效外用糖皮质激素以抑制炎症反应可有效改善。局部抗菌药和抗生素软膏有助于控制甲单元损伤后的继发感染。医师常常开具抗菌药或苦味剂治疗，可以阻止咬甲行为，但患者很少能达到这样的效果。有限的研究结果显示抗抑郁药物[11]和行为治疗[12]可获得部分成功。

指甲修剪工具所致损伤

金属工具，诸如指甲锉或剪刀、木质或塑料棒、或指甲增白笔可能导致甲部位急性或慢性损伤。甲分离可因使用尖锐工具清洁甲床下方所致。然而，最好使用甲刷和香皂进行甲清洁，因为过度修剪，回推甲上皮可导致横过甲板的白色条带。使用污染的工具清洁甲周部位可能导致急性或慢性甲沟炎。根据 Brauer 和 Baran[1] 推荐，不建议剪去和剪短甲板，因为这将产生剪切作用，削弱自然层状结构，促进碎裂和分裂形成。首选指甲砂锉从边缘向中心部位锉削以对指甲进行修剪。

鞋类所致创伤

钩甲和甲肥大[1-5]

钩甲是一种通常影响踇趾的获得性甲营养不良，表现为甲板增厚、发黄和扭曲变形。最常见于老年人，由于难以进行自我足部护理而使情况恶化[1,2,4]。然而，创伤和足部生物力学问题也可使中年或更年轻的人群发生相似的改变。

由于部分钩甲病例是因马践踏马夫足部所致损伤引发，因此某一时期，钩甲被称作“马夫甲”。竞技运动是当代钩甲的常见病因。随着趾甲越长越厚，鞋类损伤将加重。甲肥厚意味着甲的增厚和长度增加，钩甲意味着曲度也增加。

部分病例的甲肥厚是内源性的，常见于其他足趾，而不是𧿹趾。甲变厚、横截面变为圆形而不是扁平，从而成为类似爪形。

钩甲为一个或多个甲的变厚（图 95.30），由于长期忽视钩甲长度可增加，演变成半角钩样弯曲（图 95.31）。𧿹趾甲最常累及，其他趾甲也可累及。长期未治疗的甲癣所致的甲板扭曲可能是后期形成钩甲的部分原因。严重病例的游离缘可能压迫甚至扎入足部软组织中。

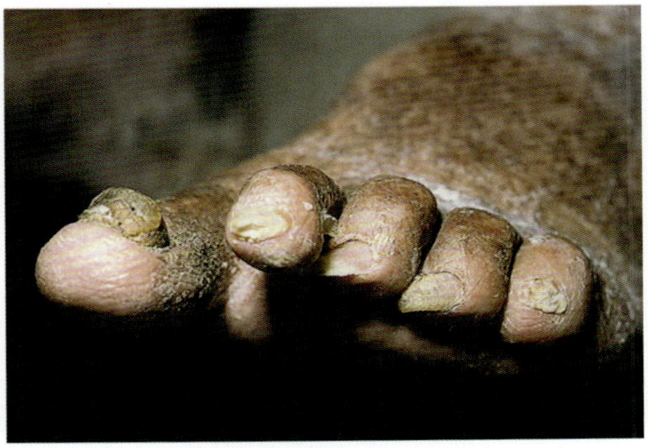

图 95.30 左𧿹趾趾甲早期钩甲

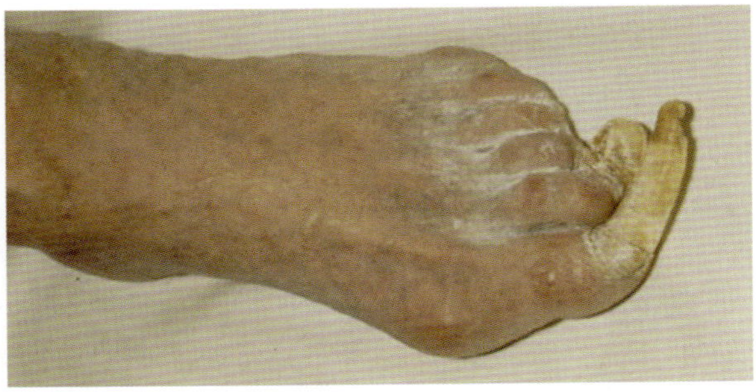

图 95.31 未予重视导致严重钩甲

钩甲和甲肥厚的治疗可以选择积极或非手术治疗。积极治疗包括甲板和甲母质外科切除，推荐用于血液循环良好患者（图 95.32）。非手术治疗是指对病甲常规修剪，通常由足病诊疗师使用指甲钳、指甲砂锉或机械磨头处理。增厚指甲质地极硬，修剪困难。其他导致甲增厚的原因包括银屑病、毛发红糠疹、Darier 病、真菌感染、先天性厚甲症、先天性外胚叶缺损和𧿹趾甲先天性甲排列不齐[6]。

钳甲（ingrowing toenail）[1-3]

> **同义名**
> • 甲内生（onychocryptosis）

钳甲可从四边任一方向嵌入软组织，最常见从侧缘嵌入，最常发生于𧿹趾。甲侧缘软组织（侧甲皱襞）被甲板边缘刺穿，产生疼痛和炎症，随后形成肉芽组织[4]。钳甲存在疼痛、发红、水肿和渗出的症状，因此临床医师多采用抗生素治疗，但嵌甲并不总是与感染有关。甲皱襞刺穿常常由于甲板边缘内嵌所致。𧿹趾最常累及。该畸形的主要诱因是穿不合脚的鞋类所致的侧面压迫，主要原因是将修剪指甲为半圆形而不是方形。解剖特性在部分病例非常重要，诸如异常长度𧿹趾和突出的侧缘甲皱襞。运动可以是诱因，踢球或其他运动过程中足趾将压迫鞋内侧缘引起钳形甲。

当创伤过程中甲生长紊乱时，甲板也可嵌入近端甲皱襞。这将导致甲板向上长出，伴有其下方新甲生长。陈旧甲近端部分作用于近端甲皱襞垂直方向，导致同侧甲皱襞受累时出现炎症、渗液、肿胀、红斑和疼痛。近端钳甲也被称作逆生性甲，数月后陈旧甲可脱落，呈自限性。在此期间，拔甲术是一种有效的治疗选择。替代的新甲通常能够正常生长[5]。

婴幼儿期钳甲最常发生于穿鞋之前，与爬行、“蹬车”或者穿尺寸过小的连衣裤[6]相关，急性甲沟炎也可能相关。罕见情况下，钳甲为先天性[7]，甚至是家族性的[2]。在儿童期，钳甲常见于远端而不是侧缘。绝大多数情况下选择非手术治疗，外用糖皮质激素和抗菌药。少数情况下需要外科手术治疗[8]。

临床症状

首先出现的症状是疼痛和发红，随即出现肿胀和脓肿形成。肉芽组织随后形成，肿胀可加重和脓液渗出，可能继发更为严重的感染（图 95.33）。诊断较容易。增生的甲皱襞也可以是无色素性恶性黑素瘤的特征，外用维 A 酸、环孢菌素、抗逆转录病毒药物和化疗药物有效[9-15]。

治疗（见甲外科治疗章节）

治疗困难且需较长时间。首要措施是要求患者穿宽松柔韧的鞋子，以便减轻侧向压力[16]。足部或足趾的任何异常均应当纠正。应当告知患者剪趾甲时，甲缘应为方形而不是半圆形。趾甲被剪之前，应

第8部分

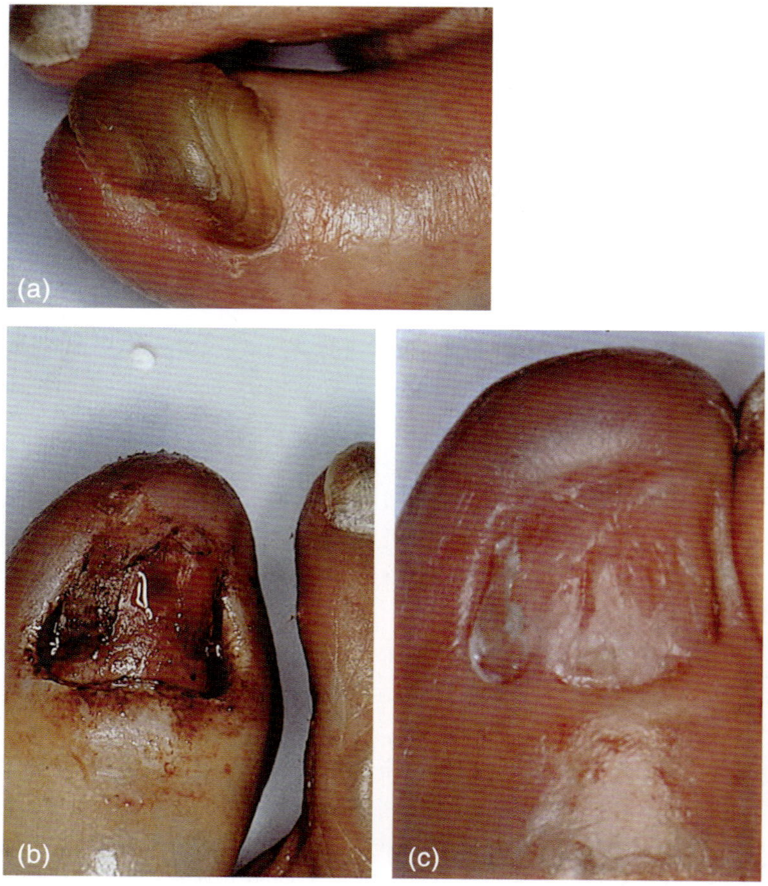

图 95.32　钩甲采用甲母质切除术常可取得最佳效果

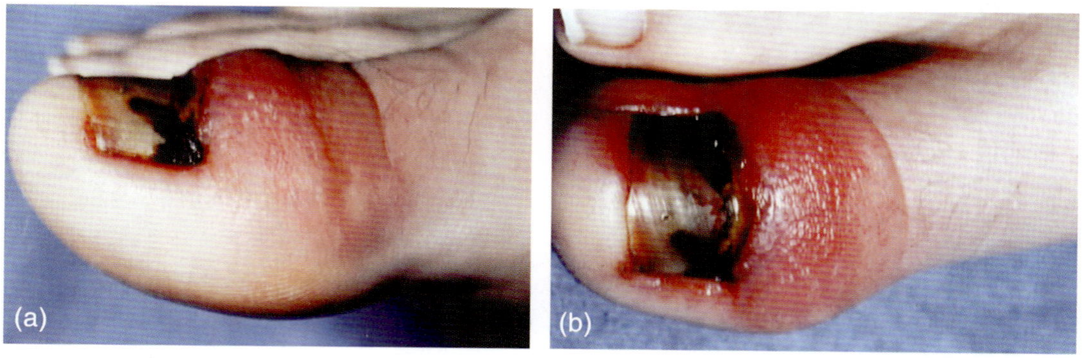

图 95.33　由于近端嵌甲(逆生性甲)而加重的跚趾嵌甲

当允许趾甲生长直至其边缘到达趾头边缘，这样可以阻止边缘甲刺的形成。钳甲早期阶段，可以通过应用抗菌药和在甲下塞入脱脂棉球控制感染。作为替代措施，可包扎趾头或将塑料引流条置于甲板边缘和甲皱襞之间[17]。这些措施可辅以水晶指甲以使甲表面光滑，并能推回甲皱襞、减轻钳甲[18]。

每天两次温水洗浴并仔细擦干对治疗有帮助。外用强效糖皮质激素可以帮助减轻炎症并抑制肉芽组织生长。然而，这些仅在感染被清除或控制后方可使用。如果感染转变为更为严重的蜂窝织炎，应当使用合适的系统性抗生素治疗。当肉芽组织形成后，可以使用硝酸银棒烧灼破坏。切勿忽视无色素性恶性黑素瘤[19]的可能，如果具有对典型特征，应当进行病理活检。

非手术治疗失败时，必须采用手术干预。反拔甲很可能在新甲板长出后再次发生钳形甲[20]，应当联合诸如甲母质石炭酸烧灼等治疗措施[4,21]。尽管甲母质外科切除可以取得优良效果，但与石炭酸处理相比，前者疗效更依赖于手术者的技巧。大样本研究显示，石炭酸治疗治愈率更高，不良反应更少(见甲外科章节)[21]。

甲下或甲周部位的肿瘤

良性肿瘤

甲皱襞小叶状毛细血管瘤(lobular capillary haemangioma)

同义名

- 甲的化脓性肉芽肿(nail pyogenic granuloma)

定义

化脓性肉芽肿(pyogenic granuloma，PG)是一种常见的获得性良性血管瘤，常见于甲床和甲皱襞处。

概述

虽然小叶状毛细血管瘤(PGs)可发生在许多不同的部位(见第 137 章)，但似乎对甲周软组织更为“偏爱”，更容易发生于甲皱襞组织。

病理生理学

指(趾)甲化脓性肉芽肿是一系列因素通过不同的发病机制导致的，具体机制目前还不清楚。

诱因

指(趾)甲化脓性肉芽肿常继发于以下四个主要因素：

1. 创伤：局部创伤是指(趾)甲化脓性肉芽肿最常见的原因。嵌甲、逆生性甲[1]、鞋子摩擦[2]、一系列自我诱发的疾病(剔甲癖、咬甲癖和损伤性修甲)和异物刺伤也可能导致 PG 的发生[3]。

2. 药物：药物诱导型甲 PG 的主要特征是会累及多个指(趾)。相关的药物主要有维 A 酸类(全身性和局部应用)[4-8]、抗逆转录病毒治疗(茚地那韦、拉米夫定)[4-11]、米托蒽醌[12]、环孢素[13]和系统性应用氟尿嘧啶[14]。新的靶向治疗药物也已经成为 PG 的一个日益增多的病因。与多发性 PG 相关的抗肿瘤治疗药物是表皮生长因子受体(epidermal growth factor receptor，EFGR)抑制剂(西妥昔单抗、吉非替尼)[4]、氟尿嘧啶类药物(卡培他滨)[15-17]和紫杉醇类药物(多西紫杉醇、紫杉醇)[4,18,19]。有报道称多发性 PG 与治疗严重类风湿关节炎的抗 CD20 抗体有关[20]。

3. 外周神经损伤：据报道，不同的情况下，所有的外周神经损伤都与指(趾)甲改变和近端甲皱襞 PGs 有关。石膏固定就是这样，操作不当造成压迫可能导致外周神经的机械压迫性损伤[21]。患者经常会抱怨感觉异常和疼痛。在石膏拆除后的几天里，甲板会在近端与甲床分离(脱甲病)，甲周皱襞肿胀，近端甲皱襞下会形成 PG。类似的指(趾)甲改变也可见于反射性交感神经萎缩[22]。根据报道，格林-巴利综合征[23]、偏瘫[24]和多次缺氧[25]也会引起甲周 PGs。

4. 炎症性系统性疾病引起的 PGs：皮肤结节病、银屑病和血清阴性脊柱关节炎中均有报道可引起累及多个指甲和趾甲的甲周 PGs[4]。

病理学

组织病理学能显示出 PG 的特征，病理表现与病因和位置无关(见第 137 章)。

临床特征

病史

患者的病史通常能提示 PG 的病因。

临床表现

PG 最初表现为红色丘疹，很快会长到豌豆甚至樱桃大小。并且很容易出血，其表面可能会被覆盖的坏死表皮侵蚀。

临床亚型

PGs 通常位于近端甲皱襞，但可在甲下皮(甲床)远端发育。后者通常是由于长时间的摩擦造成的，这种 PG 与甲剥离有关(图 95.34)。

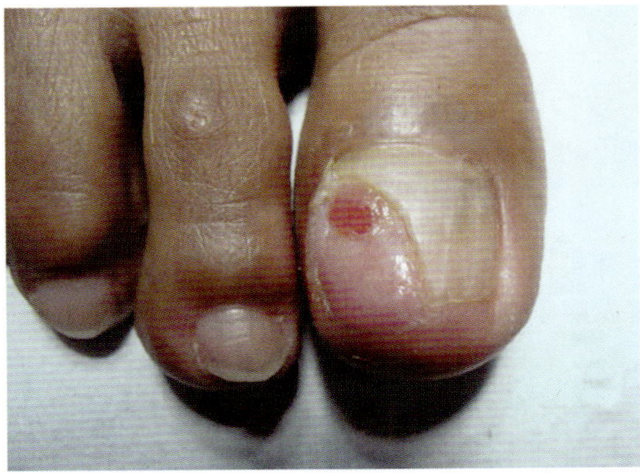

图 95.34 第 2 趾与拇趾甲侧面摩擦引起的化脓性肉芽肿

鉴别诊断

当 PG 单发时，尤其是涉及甲床时，必须进行组织学检查以排除黑素瘤和鳞癌。

并发症和共病

在某些情况下，PG 可造成局部感染。

病程和预后

如果怀疑是局部创伤引起，应立刻处理病因（手术切除嵌甲的倒刺或异物、剔甲癖患者停止剔甲等）。对于药物性 PGs，建议非手术治疗，如果不停止使用相关药物或未更换药物，PG 治疗后经常会复发。由于石膏固定引起的 PG 通常局部用皮质类固醇进行治疗。由于反射性交感神经萎缩或系统性疾病导致的 PGs 更难治疗，通常需要几个疗程的局部治疗或手术切除[4]。

检查

无明确病因下的单发 PG，应常规进行组织学检查排除无色素性黑素瘤或鳞状细胞癌。

> **阶梯治疗**
>
> **第一阶梯**
> - 强效皮质类固醇软膏（Ⅰ类）在封闭敷料下（最适用于药物诱导的 PGs）应用至 6 周
>
> **第二阶梯**
> - 局麻下刮除术
>
> **第三阶梯**
> - 如果可以，去除病因（药物、石膏等）

血管球瘤（*glomus tumour*）

定义

血管球瘤是肌动脉血管球的良性肿瘤（见第 137 章），是甲下疼痛的重要原因[26]。

> **同义名**
> - 球块状血管瘤（glomangioma）

流行病学

发病率与患病率

这是一种罕见的肿瘤，占所有手部肿瘤的 1%～2%[26]。

年龄

血管球瘤主要发生于 40 多岁患者。

性别

主要影响女性（多达 90%的病例）[27]。

病理生理学

血管球瘤主要发生在远节指骨的骨髓、甲床或甲母质中，其中 Masson 血管球瘤发生较多。

病理学

血管球瘤是由毛细血管周围的球细胞组成的。球细胞均匀、呈圆形，胞质呈浅嗜酸性，胞核呈圆形。细胞周围的基底层碘酸希夫染色（PAS）结果呈阳性[28]。

临床表现

疼痛是甲下血管球瘤的主要症状。疼痛可能是有规律搏动性的，自发的或由轻微的创伤引起的。温度的变化，尤其是寒冷，可能会引发放射到肩膀的疼痛。疼痛在夜间更为严重。一份病例报告上说，该患者的疼痛，即使拔了甲也未见改善[29]。

临床亚型

甲下血管球瘤主要有以下两种临床表现：

- 甲板上能看到一个红色或蓝色的小斑点（<1cm）（图 95.35）

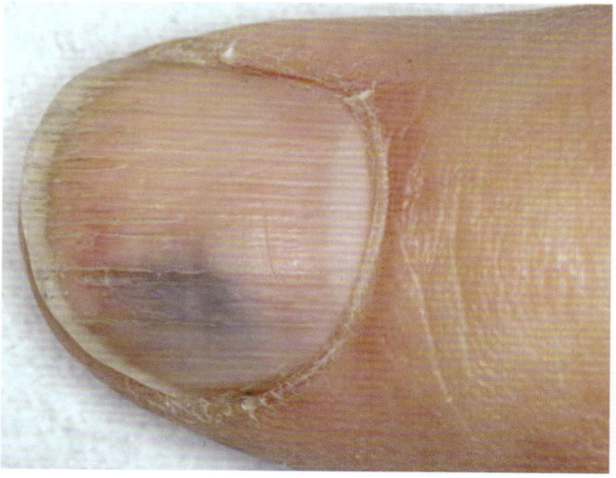

图 95.35 甲板上令人疼痛的血管球瘤。注意蓝色斑点

- 纵行红甲，伴远端凹痕或甲板纵裂。

鉴别诊断

鉴别诊断包括所有导致指（趾）甲疼痛的原因（框图 95.1）。但极个别情况下，血管球瘤可能完全无痛。

> **框图 95.1 指（趾）甲疼痛的原因**
>
> **肿瘤**
> - 血管球瘤
> - 甲下角化棘皮瘤
> - 甲下外生骨疣
> - 甲下角状物
> - 骨样骨瘤
> - 内生软骨瘤
> - 骨内植入性囊肿
> - 远处转移

（续框图）

感染性炎症
- 细菌性甲沟炎
- 疱疹性指头炎
- 末端指骨骨髓炎
- 甲真菌病

非感染性炎症
- 趾甲嵌甲
- 指（趾）甲银屑病
- 皮肌炎

血管性
- 冻疮
- 肢端硬化症

医源性
- 紫杉类药物
- 表皮生长因子受体抑制药
- 维 A 酸类
- 蛋白酶抑制药

并发症和共病

血管球瘤压迫指骨可使 50% 的患者发生骨侵蚀[27,30]。

病程和预后

因为通常缺乏明显甲改变，也没有合适的检查手段，甲下血管球瘤极易被误诊，甚至有患者会被转诊至精神科医师。

检查

血管球瘤是甲 MRI 的主要适应证[31]。甲 MRI 有最高的敏感性，可实现对肿瘤范围的最佳评估。信号性能随病变的组织学性质（血管性、细胞性、黏液性）而改变[32]。MRI 能精确地判定肿瘤的空间位置，帮助进行准确的根治性手术切除[33]。血管球瘤复发通常是因为存在卫星灶[34]。

治疗

治疗通常选择手术切除肿瘤。有两种方法：甲板撕脱后通过甲床或甲母质直接进入切除，再进行细致的修复[35,36]，或由侧甲皱襞掌侧入路。后者手术视野更为狭窄，与直接入路相比，不完全切除的可能性更高[27,37]，仅建议用于近端和深部病变[38]。

甲下外生骨疣（*subungual exostosis*）

定义

甲下外生骨疣是一种孤立的、缓慢生长的、从远节指骨分离出的外生性良性骨软骨。

大多数学者认为这是独特的临床病理病变[39]，但有些人将其归类为骨软骨瘤[40]。

流行病学

发病率及患病率

甲下外生骨疣较少被报道。其患病率尚未可知。

年龄

受累患者多见于 20 多岁患者[41-43]。

性别

性别比例仍不确定，但很可能是 1∶1。

病理生理学

甲下外生骨疣以前被认为是一个反应性过程。现在被认为是一种有特征性 t(X;6)(q22;q13-14) 染色体易位[44]的肿瘤。

诱因

创伤似乎是最重要的诱因[41]。

病理学

组织病理学显示为一个带透明软骨帽的骨肿瘤。

临床特征

病史

指（趾）甲畸形和疼痛高度提示本病，但往往不存在疼痛。

表现

所有病例大数据（n=19～45）都表明，3/4 的患者踇趾趾甲会受累[41,42,45]。甲下外生骨疣在甲下皮（图 95.36a）或侧沟显露时通常会抬高甲板。早期，肿瘤可能呈瓷白色，表面毛细血管扩张，基底部周围有一个环。随着肿瘤的扩大，会形成一个厚的角化过度的表面。

临床亚型

背侧甲下外生骨疣可表现为透过甲板看到的一个不起眼的红斑，伴或不伴有甲剥离（图 95.36b，c）。

鉴别诊断

鉴别诊断包括寻常疣、纤维性角膜瘤、化脓性肉芽肿、趾甲嵌甲、鳞癌和无黑素性黑素瘤。

并发症和共患病

甲床的侵蚀和继发感染可能导致指甲下 PG 样突起[46]（图 95.37）。

检查

影像学检查是诊断甲下外生骨疣的基础。早期病变，主要由软骨形成，可能不显影。

治疗

治疗方法是在完全无菌的条件下切除生长物。

指（趾）黏液样假性囊肿（*digital myxoid pseudocyst*）

定义

指（趾）黏液性假性囊肿是指（趾）第二常见的良性肿瘤。

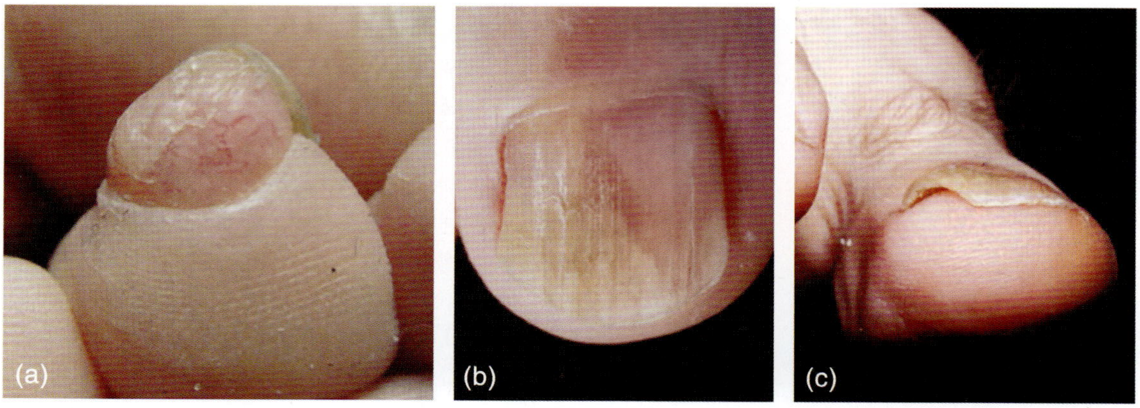

图 95.36　甲下外生骨疣：(a)从甲板下突出的骨的外生性生长(注意毛细血管扩张)；(b,c)末端指骨背面的外生骨疣表现为疼痛性甲剥离

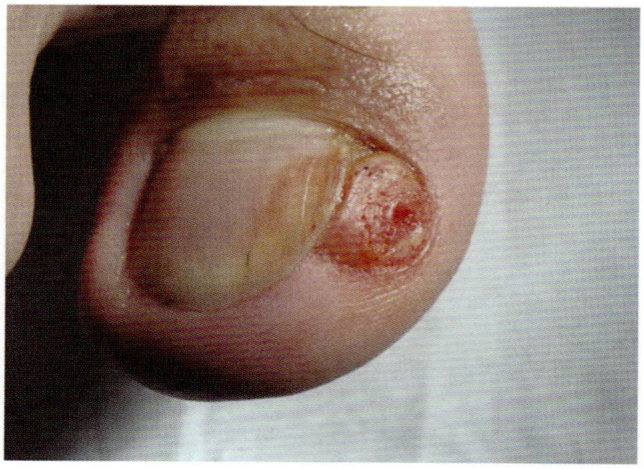

图 95.37　这种病变会被误认为是趾甲嵌甲。X 线检查可证实甲下外生骨疣的存在

同义名

- 指(趾)黏液囊肿(digital myxoid cyst)
- 腱鞘囊肿(ganglion cyst)
- 指(趾)滑液囊肿(digital synovial cyst)

流行病学

发病率与患病率

确切的发病率与患病率尚不清楚。

年龄

超过 50 岁。

性别

据估计，受累的女性是男性的两倍多[47]。

相关疾病

骨关节炎。

病理生理学

目前认为，手指(脚趾)黏液性假性囊肿是由于滑液经远端指间关节囊破口渗漏所致[48]，在一项研究中，超过 85%的病例经 MRI 检查可以证明这一点[49]。

诱因

骨赘的存在、骨关节炎或重复性职业损伤导致的关节间隙减小[50]会促进关节液的渗出。

病理学

手指(脚趾)黏液性假性囊肿显示为界限清楚但未囊化的囊肿样皮肤肿胀，无内皮细胞。假性囊肿内由大量的黏蛋白填充而成，组成细胞包括无异型性的梭形和星状成纤维细胞[28]。

临床表现

临床表现取决于囊肿相对于甲的位置。De Berker 等将其分为以下三种亚型[51,52]：

- A 型：最常见的表现，指(趾)端黏液性假性囊肿表现为远端指(趾)间关节和近端甲皱襞之间的结节(图 95.38)。

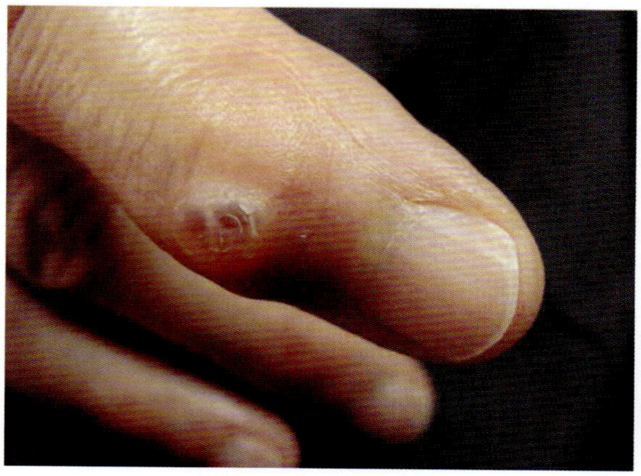

图 95.38　A 型手指黏液性假性囊肿

- B 型：指(趾)端黏液性假性囊肿位于近端甲皱襞处，压迫甲母质，导致甲板出现纵沟(图 95.39a、b)。囊肿体积的波动，导致凹槽的深度经常不同(图 95.39c)。还可观察到从近端甲皱襞下突出的小的角化尖端。

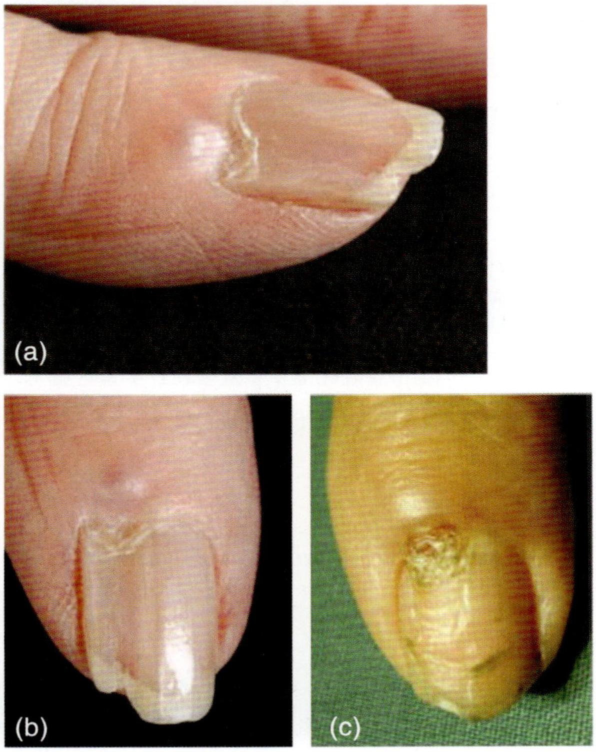

图 95.39 B 型手指黏液性假性囊肿

注意近端甲皱襞下的纵沟，其中甲母质被上覆盖的假性囊肿压迫并可延伸至甲板的游离缘(a-c)；任何压迫甲母质的肿瘤都可能产生如(a)和(b)所示的纵沟，但黏液性假性囊肿通常在尺寸上会有波动，因此对甲母质的压迫程度不同，可能导致(c)中所示的不规则沟槽。

- C 型：指(趾)端黏液性假性囊肿从下方压迫甲母质，产生红色或蓝色的甲半月(图 95.40)。

鉴别诊断

主要鉴别诊断为 B 亚型纤维角化瘤。

病程与预后

在大多数情况下，手指(脚趾)黏液性假性囊肿是无症状的，但影响美观，因此可能困扰患者。关节内压力增加可能导致疼痛。

检查

A 型和 B 型无需任何检查，C 型可能需要超声或 MRI 检查。

治疗

有许多治疗方法可推荐，治疗目的是通过诱导关节囊周围组织纤维化来消除关节液的渗漏。

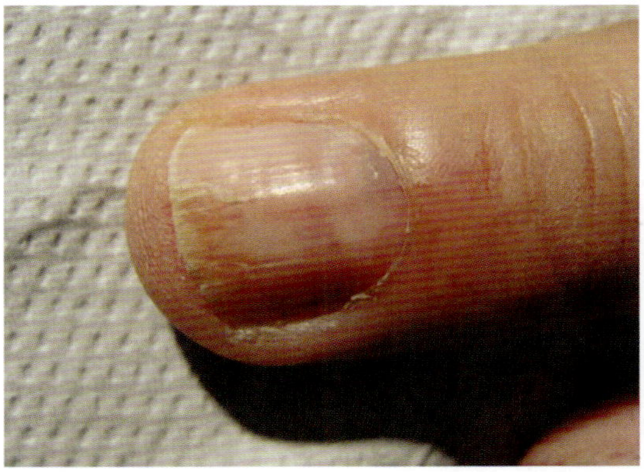

图 95.40 C 型手指黏液性假性囊肿，注意甲半月上的红斑

> **阶梯治疗**
>
> **第一阶梯**
>
> - A 型应至少尝试进行两次冷冻治疗
>
> **第二阶梯**
>
> - 亚甲蓝引导下手术结扎关节液渗漏是一个快速且有效的方法，在手指上成功率极高(94%)[48]

获得性甲纤维角皮瘤(acquired ungual fibrokeratoma)

定义

获得性甲纤维角皮瘤是一种孤立的良性的无症状结节，甲周可形成角化尖端，甲板内或甲板下偶尔也可形成。

> **同义名**
>
> - 蒜瓣纤维瘤(garlic clove fibroma)
> - 获得性甲周纤维角皮瘤(acquired periungual fibrokeratoma)

病理生理学

创伤是主要的致病因素。

病理学

获得性甲纤维角化瘤是有蒂的纤维上皮病变。表皮角化过度、增厚、呈棘皮病样，通常有分支和表皮突。病变主要由成纤维细胞和致密的胶原纤维组成。血管成分有时也很明显[28]。单发获得性指(趾)纤维角化瘤与结节性硬化的甲周纤维瘤(Koenen 肿瘤)之间未发现有组织学差异[53]。

临床表现

大部分源自近端甲皱襞下，并沿纵沟延伸至甲游离缘。尺寸从小到大不等（图 95.41），有时可能裂成两半。

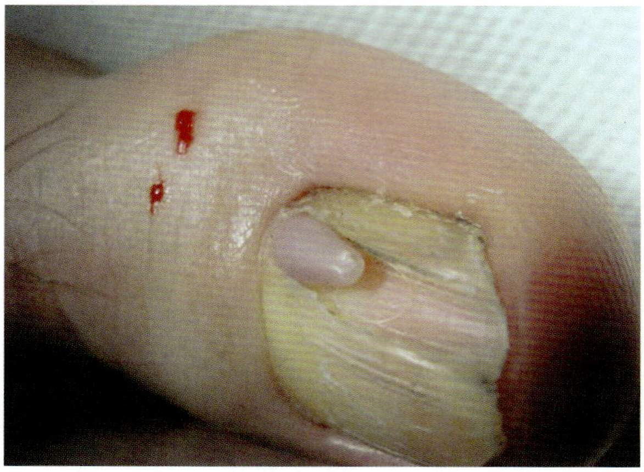

图 95.41 皱襞下纤维角皮瘤压迫甲母质，形成光滑的纵沟

临床亚型

偶尔，获得性指（趾）纤维角化瘤也可以起源于甲母质，并生长到甲板内（甲内纤维角化瘤）（图 95.42），最终在甲中间出现。甲床起源的甲下纤维角皮瘤较少见。

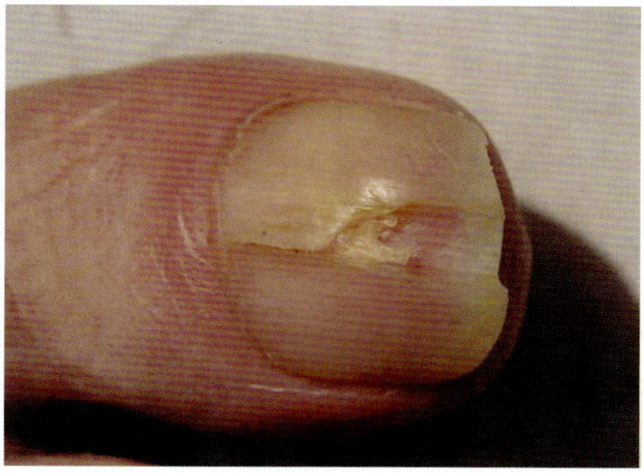

图 95.42 甲内（解剖）纤维角皮瘤。病变生长在甲板内，并在远端出现

鉴别诊断

纤维瘤、瘢痕疙瘩、Koenen 肿瘤、儿童复发性手指（脚趾）纤维瘤、皮角、外生骨疣。

检查

必须进行组织学检查，因为鲍温病可能表现为假纤维角皮瘤的样子[54,55]。

当数根手指（脚趾）受累时，应排除结节性硬化症。这种病变被称为甲周纤维瘤（Koenen 肿瘤）（图 95.43）。青春期时最常见并且脚趾最常累及，随着年龄的增长，数量会增加。

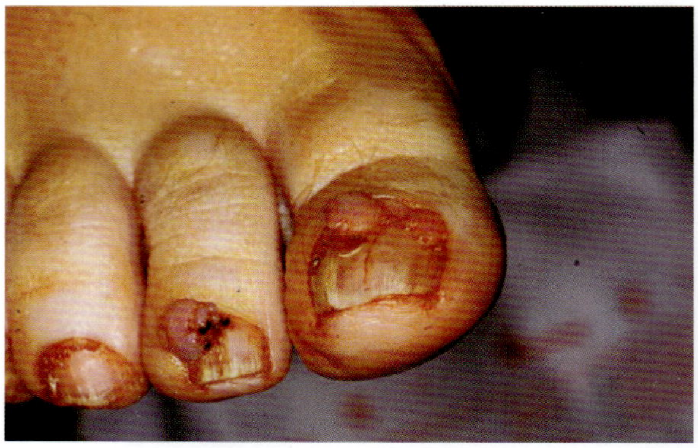

图 95.43 结节性硬化症中多发性软纤维角化瘤

治疗

手术切除。

甲下角化棘皮瘤（*subungual keratoacanthoma*）

定义

甲下角化棘皮瘤是一种罕见的良性但生长迅速的侵袭性肿瘤，通常位于甲床最远端。

流行病学

发病率与患病率

未知。

性别

甲下角化棘皮瘤主要发生在男性（75%）[56]。

病理生理学

发病机制尚不清楚。

诱因

创伤[56]、致癌性人乳头瘤病毒[57]和一例病例中的钢丝异物[58]均被认为是诱因。

病理学

显微镜检查显示鳞状增生性病变带有局灶性漏斗状条纹，上覆角化过度伴角化不全。鳞状上皮小叶分化良好，由大的含丰富的“玻璃状”嗜酸性细胞质的角质形成细胞组成。角化不全细胞数量众多，但异型性和有丝分裂象罕见。肿瘤蛋白 p53 和细胞增生标记物 Ki-67 有助于区分甲下角化棘皮瘤和甲下鳞状细胞癌[28]。

遗传学

在女性中，多发性甲下角化棘皮瘤可能是色素失禁症的晚期表现。

临床特征

病史

甲下角化棘皮瘤是一种生长迅速的肿瘤（几周内），疼痛难忍，通常位于甲床远端。最常见于拇指，但示指和中指也不少见[56]。

临床表现

肿瘤开始时可能仅是一个小而疼痛性角化结节，位于甲游离缘下方皮肤，4～8 周内可迅速生长至直径 1～2cm。去除其上覆甲板后，典型的肉眼外观与其他部位的角化棘皮瘤相似，呈穹窿状，中心凹陷被角质物堵塞（图 95.44）。肿瘤可迅速深入并侵蚀下方指（趾）骨。

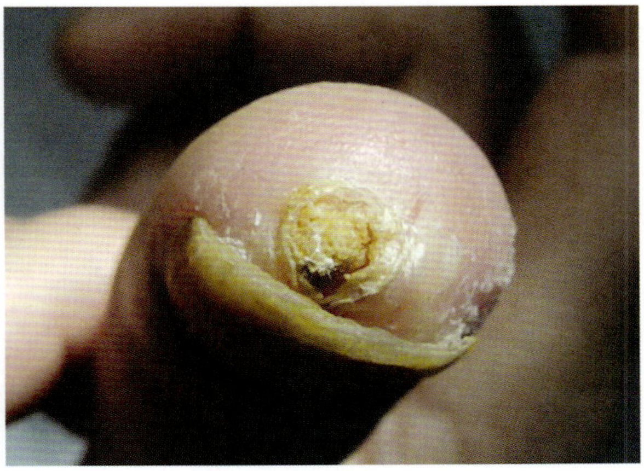

图 95.44　远端甲下角化棘皮瘤。注意远端甲床的角化栓

临床亚型

如果位于近端甲皱襞下，甲下角化棘皮瘤可能表现为一种疼痛性慢性甲沟炎[56,59]。

鉴别诊断

主要的鉴别诊断包括三种病：表皮样植入性囊肿、甲下疣和鳞癌。

并发症和共患病

长时间损伤可导致远端指骨的完全破坏。

检查

标准 X 线片显示下方指（趾）骨有界限分明的杯状侵蚀（图 95.45）。缺损边缘没有硬化或骨膜反应的迹象[60]。这种溶骨作用是由肿瘤的快速压迫引起而不是肿瘤的侵袭[61]。甲下角化棘皮瘤长期放射学检查随访数据仍较少，但数据显示肿瘤后指骨的再次骨化失败[58]、骨质缺损的不完全修复[62]和再次骨化后的自发消退[63]均有相关报道。

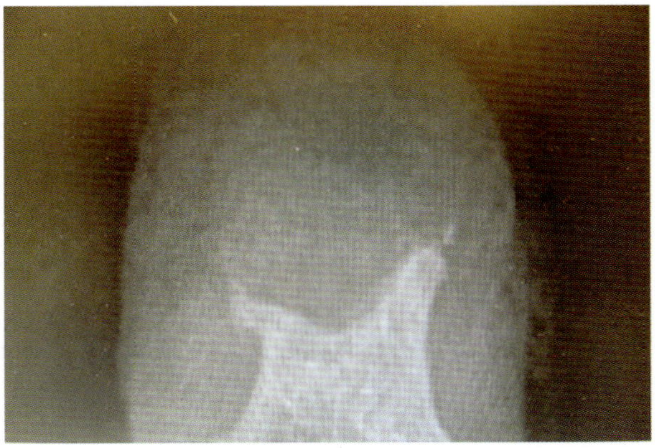

图 95.45　X 线片显示与甲下角化棘皮瘤相关的远端指（趾）骨大量骨质溶解

阶梯治疗

第一阶梯

- 刮除整个肿瘤

第二阶梯

- 截肢：仅用于多发性复发性病变或有大量骨质破坏

第三阶梯

- 当甲下角化棘皮瘤合并色素失禁症时，可尝试应用阿维 A 酸 1mg/d

甲母质瘤（*onychomatricoma*）

定义

甲母质瘤是一种罕见的良性甲母质肿瘤，有独特的临床和病理特征，由 Baran 和 Kint 于 1992 年首次命名[64]。

同义名

- 甲母细胞瘤（onychoblastoma）、指母细胞瘤（unguioblastoma）、指胚胎纤维瘤（unguioblastic fibroma）是甲母质的类似肿瘤[65,66]

流行病学

发病率与患病率

未知。

年龄

所有已发表的病例都是成人，仅有一位是儿童（其诊断均为纯临床诊断且无任何组织病理学证据[67]。

种族

绝大多数病例报告为白人，剩下的都是非欧洲人[68]。

第8部分

病理生理学

肿瘤的起源尚不清楚。最可能是由于甲母质细胞分化紊乱导致。肿瘤指状突起是甲源性的，可导致甲板增厚。

病理学

组织病理学特征明显。

可观察到以下两个不同区域：

1. 远端区域的特征是多个“手套指”乳头状突起，上覆有甲母质上皮，不伴有能通过嗜酸性生角质区发生角化的颗粒层。

2. 近端区域横切面呈穹窿形，内衬乳头状甲母质型上皮，垂直方向深入基质。这些凹陷以特征性的V形结构围绕着空腔[28]。

临床特征

病史

这种疾病是无痛的，大多数情况是患者因为外观来寻求医学帮助，此时病程多为数年。

临床表现

单个手指累及最常见(75%)，主要是在中指[69]。很少有报道提到小脚趾[70]或几个手指或脚趾受累[71]。

有以下几个临床症状就足以做出诊断或至少引起怀疑(图 95.46)：

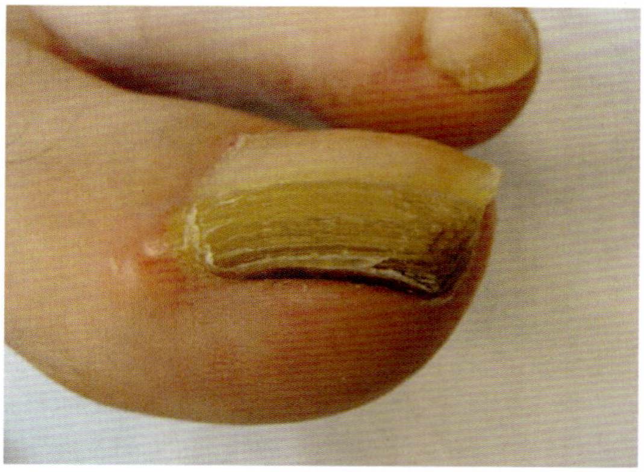

图 95.46　甲母质瘤，色素变异，注意甲板上明显的纵向增厚

- 面积不等的甲板增厚，通常保留有部分正常的粉红色指(趾)甲。
- 甲受累部分横向和纵向上过度弯曲。
- 甲受累部分的黄染。
- 纵嵴，有时在甲的表面非常突出。
- 甲床出血，主要在近端，有时会在远端。
- 增厚甲板游离缘上可见“木蛀虫”空洞(图 95.47)。

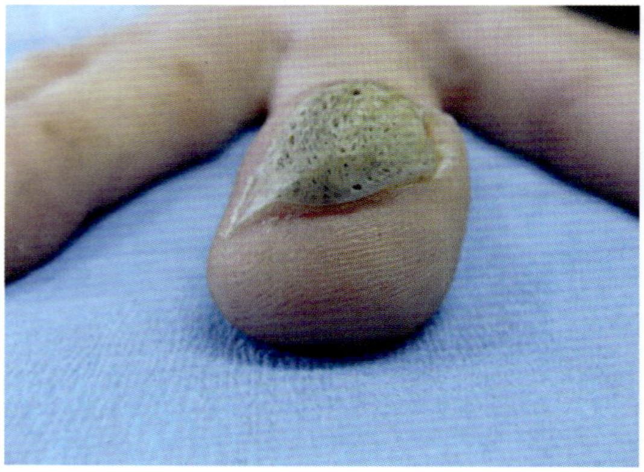

图 95.47　甲母质瘤：甲板上的“木蛀虫”空洞在这个长期病例(＞40 年)中尤其明显

临床亚型

已有一些少见的临床亚型报道：巨大型[72]、与背侧甲胬肉相关型[73,74]或与甲真菌病和纵向黑甲相关型[75]。指状突起的长度很少会在修剪指甲前缘时引起出血[76]。

鉴别诊断

临床表现具有特征性，但应排除甲癣和鲍温病[77]。

病程和预后

如由经验丰富的外科医师执行手术治疗可能取得理想的预后，但长期病变可能最终导致甲板完全破坏。

检查

皮肤镜检查证实指(趾)甲远端有“木蛀虫”穿孔。近年来，指(趾)甲病变部位的修剪已被证明是一种正确诊断甲母质瘤的微创方法[78]。MRI 检查可显示发生在甲母质处的肿瘤[79]。超声波检查也可辅助诊断[80]。拔甲具有诊断性意义，能暴露出甲母质中的与海葵类似的绒毛状肿瘤，而这时指(趾)甲看起来就像一个增厚的漏斗，内藏着与近端指(趾)甲的空洞相符的基质丝状指状突(图 95.48)。

治疗

手术切除肿瘤是唯一的选择。肿瘤需要从下方甲母质上切除[35]。

浅表肢端纤维黏液瘤(*superficial acral fibromyxoma*)

定义

浅表肢端纤维黏液瘤是一种罕见的缓慢生长的软组织肿瘤，好发于成人手指和脚趾的甲下和甲周区域[81]。2001 年，Fetsch 等[82]确认这是一个独特的临

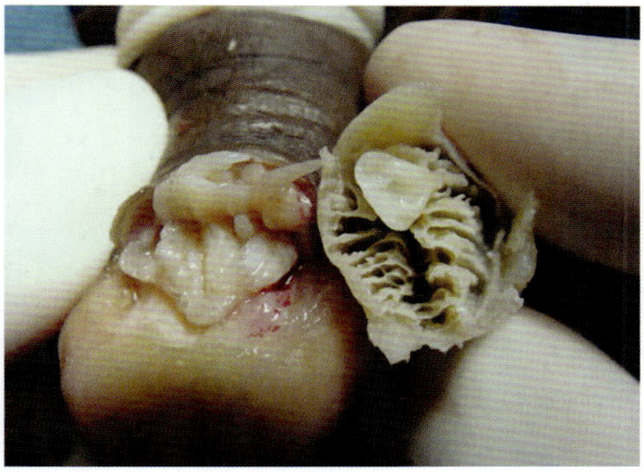

图 95.48 甲母质瘤：显示了海葵样甲母质肿瘤和撕脱甲板中的空洞，肿瘤的指状突起已渗入其中

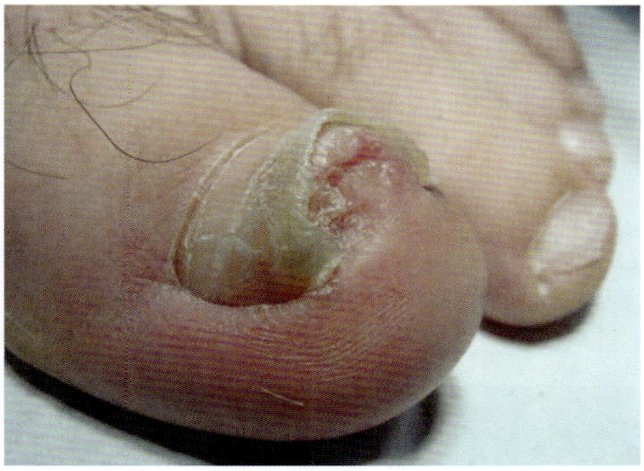

图 95.49 甲床的浅表纤维黏液瘤，可抬高甲板

床病种。

> 同义名
> • 纤维黏液瘤（digital fibromyxoma）

流行病学

发病率与患病率

未知。

年龄

中年人。

性别

男性比女性更易受累（男女比为 1.6∶1）。

病理学

本病为一种相对局限但无包膜的皮肤肿瘤，由纤维黏液样基质中的梭形细胞组成，有时可侵入皮下组织，常伴有增生的血管和肥大细胞数量增加。核异型性较轻或无，有丝分裂象罕见。免疫组化显示，90%以上的病例 CD34 呈阳性。病灶处，CD99 和 EMA 通常呈阳性[28,83]。

临床表现

浅表肢端纤维黏液瘤通常通过组织学未明确诊断，其临床表现常不具有特征性。肿瘤位于甲床或甲皱襞处。一些报道将该肿瘤描述为一个穹窿形的、边界清楚、白色到粉红色的硬肿瘤，有时被基部囊领包围，会抬起甲板（图 95.49），上覆非常薄的裂缝性角蛋白；如果位于侧甲皱襞的深处，则表现为覆盖在正常皮肤上的肿胀褶皱。它可能会引起疼痛，也可能不会[84,85]。

临床亚型

特殊情况下，浅表肢端纤维黏液瘤可能位于甲母质[86]。

鉴别诊断

脂肪瘤、神经鞘瘤和神经纤维瘤。

并发症和共患病

1/3 的患者可发生骨侵犯[86]。

病程和预后

最近 124 例平均随访 35 个月的患者中没有发现转移[87]。

检查

应进行影像学检查排除骨侵犯。

治疗

手术完整切除，切除不完全，会有局部复发的可能[87]。

甲乳头瘤（onychopapilloma）

定义

甲乳头瘤是一种良性纵向甲下肿瘤，病因不明。

> 同义名
> • 多核性指端甲下角化病（multinucleate distal subungual keratosis）[88]
> • 生甲性乳头状瘤（nail-producing papilloma）[89]

病理生理学

病理学

甲乳头瘤的特征是：棘层肥厚和乳头瘤样增生，主要发生在甲床远端；甲床的甲母质化生，有一个生甲区；甲板腹侧管状变形；以及远端甲板下的角蛋白团块[28]。

临床特征

病史

患者就医，主要因为疼痛，或者是因为指（趾）甲前缘的裂缝。

临床表现

甲乳头瘤通常表现为从甲母质远端延伸至游离缘的孤立粉红色纵向条纹（红甲），其下方可见细丝状的甲下角化。可能伴有远端甲剥离或裂缝。远端细小甲下出血也很常见（图 95.50）。

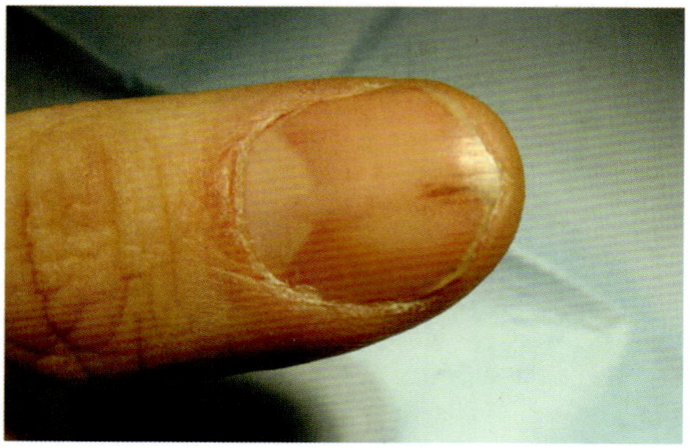

图 95.50 甲乳头状瘤

注意从远端甲母质开始的纵行红甲、远端甲床出血和远端甲剥离。因为剪指甲时乳头状瘤处时疼痛，所以此处的指（趾）甲会更长

临床亚型

可有罕见的纵向黑甲[90]或白甲[91]。

鉴别诊断

鲍温病[89]和甲扁平苔藓[92]在罕见情况下可能表现为甲乳头瘤。

治疗

通常只有在困扰患者或为排除其他肿瘤的情况下，才会切除甲乳头瘤。

恶性肿瘤

鳞状细胞癌（*squamous cell carcinoma*）

定义

鳞状细胞癌是发生于甲中最常见的恶性肿瘤，最常表现为原位鳞状细胞癌（鲍温病），其次是侵袭性鳞状细胞癌。

流行病学

年龄

平均发病年龄为 60 岁[93-96]。

性别

3/4 患者为男性[93,95,96]。

病理生理学

诱因

1/3 的甲鳞状细胞癌患者曾有人乳头瘤病毒相关生殖器疾病（生殖器疣、宫颈癌或宫颈不典型增生）的个人史，或者性伴侣有类似病史。从生殖器疾病发展到甲肿瘤出现的平均时间约为 12 年[95]。据估计，人乳头瘤病毒在手指与生殖器间的传播可导致多达 60%的甲鳞状细胞癌（原位型和侵入型）。长期无保护情况下接触化学诱变剂可能是另一个发病诱因。

病理学

与其他部位的鲍温病表现相同[97]。最重要的是找到界定原位型的完整基底膜。

致病病原体

人乳头瘤病毒，3/4 的患者可分离得到血清型 16[95]，还有血清型 2，6，11，18，26，31，34，35，56，58 和 73[98-101]。

环境因素

电离辐射、砷和农药是潜在的发病诱因[95]。

临床特征

病史

患者早期通常不会因这种不痛的疾病所困扰，因此往往很晚就医（平均延迟 6 年）[93,102]。

临床表现

临床表现变化无常，常延误诊断。右手示指和中指最常累及。这一发现与假设的人乳头瘤病毒的生殖器-手指间传播一致[93]。通常是单发，罕见多发于多根手指[103-105]。按发生率的递减顺序排序，最常见的临床表现是甲下角化过度（图 95.51）、甲剥离（图 95.52）、渗出和甲板损害。渗出是一种未被公认的表现，只是偶尔在文献中有过报告[93,106]。

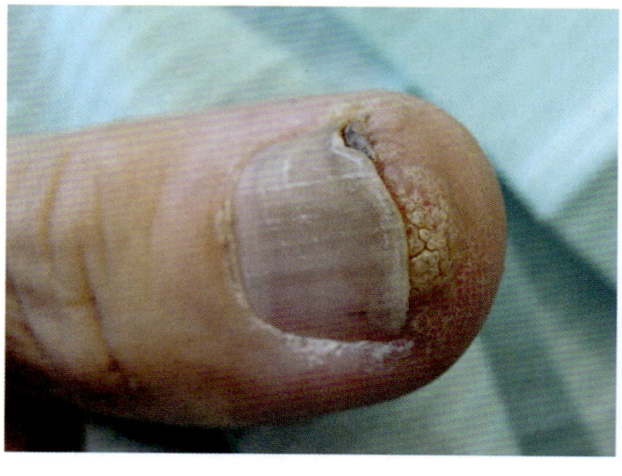

图 95.51 鲍温病：远端甲床及甲下皮的疣状病变。被当作疣治疗了好几年

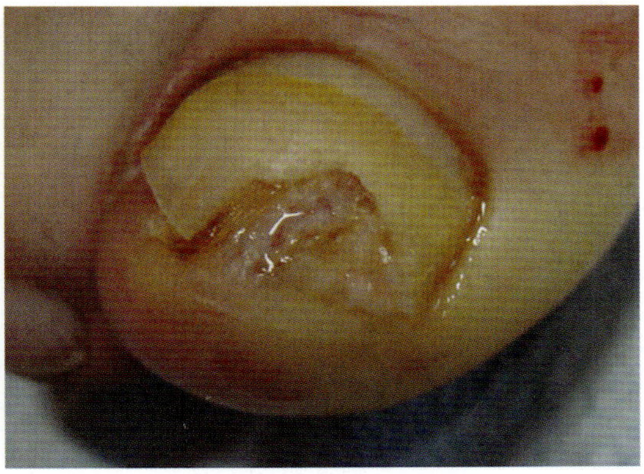

图 95.52 侵袭性鳞状细胞癌引起的踇趾甲床甲剥离和渗出

临床亚型

鳞状细胞癌也可表现为纵向黑甲[107]、甲乳头瘤[89]、纤维角皮瘤[54]，或与甲母质瘤相似[77]。

甲疣状癌(隧道型癌)是鳞状细胞癌的一种罕见的低度变异型，具有局部侵袭性但转移性低。文献仅报道 13 例病例[108,109]。临床表现为一个缓慢长大的疣状乳头瘤样斑块，在报道的病例中，最常见于拇指、踇趾或第 5 趾。

鉴别诊断

主要的鉴别诊断是疣[93]。

病程和预后

原位型和侵袭型预后良好：转移罕见[98,110]，既往仅报道过 3 例死亡病例[96,111,112]。

检查

应进行影像学成像以排除骨侵犯的可能，虽然在报道过的数据最大的甲鳞状细胞癌研究中，只有 2% 的病例检测到骨侵犯($n=58$)[93]。

> **阶梯治疗**
>
> **第一阶梯**
> - 莫氏手术
>
> **第二阶梯**
> - 传统手术联合显微镜检测切除组织的边缘
>
> **第三阶梯**
> - 咪喹莫特乳膏[113]、氟尿嘧啶乳膏[114,115]伴或不伴事先刮除、光动力疗法[116,117]和动脉内输注甲氨蝶呤[118]。这些方法都不能对肿瘤边缘进行组织学控制，因此只有在手术不可行的特殊情况下才考虑作为备用方案
>
> **第四阶梯**
> - 只有当骨受累时，才需要截肢

治疗

治疗的目标是根治肿瘤。然而，即使手术技巧够精湛，复发也并不少见，原因可能是因为人乳头瘤病毒难以根除[93]。

基底细胞癌(*basal cell carcinoma*)

定义

基底细胞癌很少累及甲，文献中仅报道过 20 例。

流行病学

年龄

诊断时的患者平均年龄为 65 岁。

病理学

病理特征与皮肤基底细胞癌相同(见第 141 章)。

环境因素

有一位进行了放射线检查 30 年的呼吸科专家[119]和另一名从事偶氮染料的工人的近端甲皱襞上[120]发生了甲基底细胞癌的报道。

临床特征

病史

在已发表的病例中，诊断延迟了平均约 10 年。

临床表现

很难观察到皮肤上有典型的临床特征。也没有其他典型的临床表现(见鉴别诊断)。有两例病例表现为纵向黑甲。所有病例均为组织学确定诊断。拇指最常受累，其次是踇趾[121]。

临床亚型

纵向黑甲是甲基底细胞癌的罕见临床表现[121,122]。

鉴别诊断

慢性甲沟炎、化脓性肉芽肿、无黑素性黑素瘤、鳞状细胞癌、细菌或霉菌感染和习惯性剔甲[123]。

检查

影像学检查以排除骨受累。

治疗

手术切除。

> **阶梯治疗**
>
> **第一阶梯**
> - 莫氏手术[124]
>
> **第二阶梯**
> - 常规切除术
>
> **第三阶梯**
> - 骨受累时截肢

第8部分

黑素瘤(见第 143 章)

定义

甲的黑素瘤(*melanoma*)很少见,但预后很差。及时发现和切除可提高生存率。

流行病学

发病率与患病率

在所有皮肤黑素瘤中,甲黑素瘤的患病率为 0.18%~2.8%[125]。据估计,发病率为 0.1/(10 万·年)[126]。

年龄

平均发病年龄在 60 至 70 岁之间。儿童期甲黑素瘤很罕见,迄今为止只有 13 例报道[127]。

种族

在非洲和东亚人种中,甲黑素瘤的比例要比白人高得多,约 25% 的甲黑素瘤发生在日本人和非裔美国人中。然而,各个种族的绝对发病率可能很相似[125]。

病理生理学

创伤常被认为是一种潜在的致病因素,但还没有发现有明确的联系[128]。由于甲板能作为屏障阻挡紫外线穿透,所以紫外线辐射不是主要原因[129]。此外,在皮肤黝黑和白皙的人群中,甲黑素瘤的发病率相似,这表明色素沉着并不是甲黑素瘤的主要原因[125]。

病理学

大多数病例为肢端雀斑样黑素瘤。在甲黑素瘤中,由于甲特殊的解剖结构,难以评估其组织学分型、Clark 水平和 Breslow 厚度[28]。免疫组化有助于诊断早期疾病和确定切除边界,HMB-45 在检测上皮内黑素细胞方面比 Mart-1 敏感性更高,而 Mart-1 又比 S-100 蛋白要敏感。但是在侵袭性甲黑素瘤中,S-100 蛋白敏感性最高,它也是促纤维增生性黑素瘤和软骨样分化区域中唯一的阳性标志物[130]。

临床特征

病史

诊断常被延迟,导致预后较差。患者没有怀疑该部位存在癌症,因此就诊时,甲黑素瘤的 Breslow 指数已经发展到较高程度[131]。已有研究表明,仅有 1/3 的纵向黑甲患者会去就医[125]。

临床表现

3/4 的甲黑素瘤均来源于甲母质,表现为纵向黑甲[132](图 95.53)。其余部分的来自甲床,表现为色素沉着或无色素结节、出血性溃疡、甲皱襞色素沉着、不明原因的甲沟炎和(或)甲板部分破坏[133](图 95.54)。

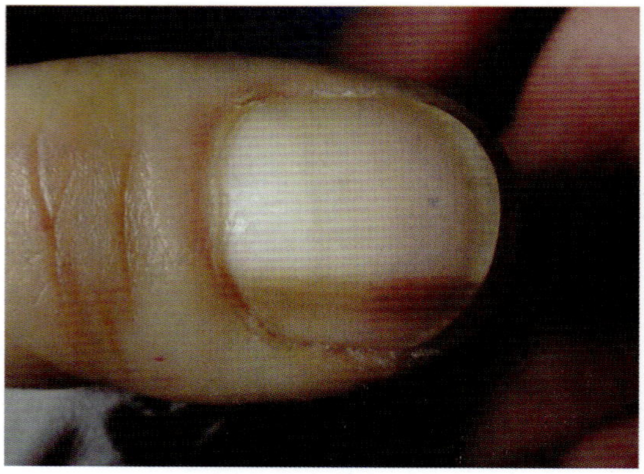

图 95.53 踇趾上狭窄的纵向黑线。皮肤镜检查显示缺乏平行规则条纹而提示需要切除活检。组织学检查诊断原位型黑素瘤

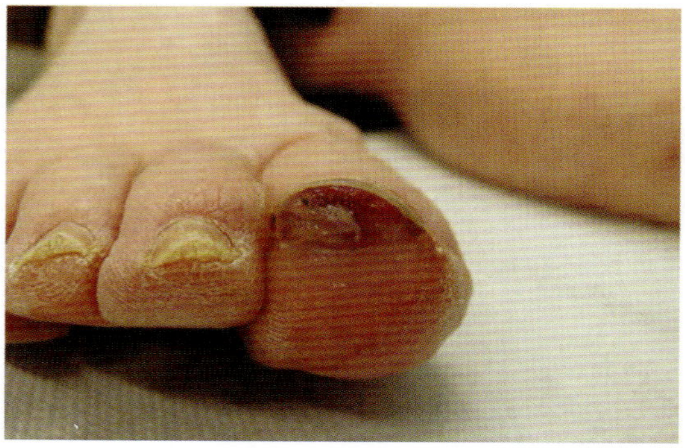

图 95.54 一位终年穿着凉鞋的老年女性踇趾甲板下的易碎肉芽组织。怀疑为化脓性肉芽肿,但组织学提示为无黑素性黑素瘤(由法国图卢兹 M. Caucanas 提供)

临床亚型

多达 20%~30%的甲黑素瘤是无色素性的[125]。当甲黑素瘤表现为脆甲症[134]或甲裂缝[135]时,其危险性更大。

Hutchinson 征描述的是近端、侧面或远端甲皱襞的色素沉着。它代表甲下黑素瘤的早期生长阶段。虽然这一迹象高度提示黑素瘤,但并不能确诊。

鉴别诊断

所有引起纵向黑甲和甲床肿瘤的原因(鳞状细胞癌、PG 等)。

并发症和共病

远处转移。

病程和预后

据报道,原位型黑素瘤的存活率为 100%。Breslow 厚度小于 2.5 mm 的甲黑素瘤的 5 年生存率为 88%,大于 2.5 mm 的仅为 40%[136]。

检查

目前已有良好的黑甲的皮肤镜模式(棕色背景与棕黑色线条、着色不均、间隔不规则、厚度不一、平行线有无中断)[137-139]。部分专家对拔甲后的甲母质进行皮肤镜检查,发现四种皮肤镜模式具有较高的敏感性和特异性[140]。最近使用的甲母质术中共聚焦显微镜检查使得一步式手术治疗成为可能[141]。

甲黑素瘤不建议切取活检,因为无法对色素沉着病灶进行完整的组织学检查。目前有多种切除活检技术[142,143]。对于厚度大于 1mm 的甲黑素瘤,有必要进行前哨淋巴结活检,但尚缺乏可靠的证据证明其好处。

治疗

研究已经表明只要肿瘤能完全切除,截肢没有任何益处[125,143,144]。只有一项研究对甲黑素瘤患者的局部切除和截肢进行了比较。这项对 62 例平均厚度为 1.68 mm 的甲黑素瘤患者进行的研究发现局部切除和截肢之间的复发率或生存率无显著差异,总的 5 年无病生存率为 92%[145]。

甲黑素瘤的边缘切除仍有争议。由于缺乏周围软组织,手术具有挑战性[146]。由于甲母质固定在骨上,不截肢或去除一层骨,很难实现深部边缘切除[147]。许多文章报道,通过整体切除边缘 5~10mm 的甲,然后进行全层皮肤移植来治疗原位型甲黑素瘤[146,148-152],能获得极高的生存率和最佳的美容和功能效果。由于没有证据表明积极截肢能取得较高的生存率,因此截肢也应该尽可能保留功能[153]。

辅助全身化疗和单个肢体灌注的应用对提高生存率没有任何益处。

> **阶梯治疗**
>
> **第一阶梯**
>
> - 原位型甲黑素瘤:全甲切除,包括边缘 5~10mm 处
> - 侵袭性甲黑素瘤:均衡考虑肿瘤厚度和截肢术后功能保持

甲周疾病

甲皱襞感染

甲皱襞感染主要表现为炎症、肿胀和脓肿形成。可以是急性或慢性,可以是孤立的,也可以与 PG 相关。

> **同义名**
>
> - 甲床炎(onychia)

急性甲沟炎

多数患者是儿童和青少年。

急性甲沟炎是一种常见的疾病,通常是由葡萄球菌感染所致,但疱疹病毒、羊口疮病毒和部分真菌以及天疱疮也可引起。细胞学检查(Tzanck 涂片)可有助于区分非细菌性和细菌性甲沟炎[1]。后者可能由局部损伤、侧甲皱襞倒刺、撕扯倒刺或咬甲引起,后两者是最常见的诱病因素。当慢性甲沟炎涉及链球菌、铜绿假单胞菌、大肠埃希菌和普通变形杆菌等致病微生物感染时,也常会发生急性甲沟炎。细菌性甲沟炎可表现为亚急性感染。

急性甲沟炎表现为甲沟外侧红肿疼痛(图 95.55)。如果位置比较表浅并在指甲附近,可以用尖头(11 号)手术刀切开,能很容易地排出脓液,且不需要麻醉。有时大疱性脓疱会形成狭窄的窦道。这可能是与深部坏死感染区相通的领口状脓肿的一部分,必须切除。深部病变应先用耐青霉素酶抗生素治疗。如果 2d 内没有明显反应,则在局部麻醉下进行手术干预,尤其是儿童。我们建议在不进行事先切开引流的情况下,用甲板手术剪横向切除近端 1/3 的甲板。这样可以更快地缓解压力和更持续地排脓。在相关

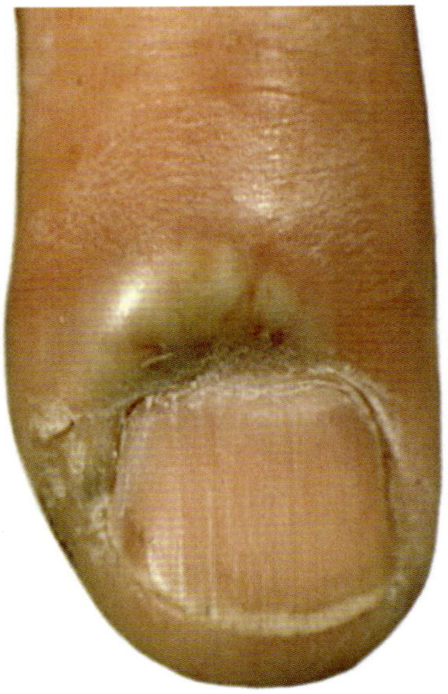

图 95.55 急性细菌性甲沟炎(化脓性指头炎)

的甲下感染中，探查最疼痛的部位，确定甲板应切除的位置。每天两次将手指浸泡在氯己定等消毒溶液中，可以帮助快速愈合。

急性甲沟炎的并发症包括骨炎等。有报道称，葡萄球菌性甲沟炎后发生了获得性甲周纤维角皮瘤[2]。

由于创伤和末端指骨骨折的表现与急性甲沟炎类似，故创伤后发生急性甲沟炎时，建议进行放射学检查。

疱疹性甲沟炎(herpetic paronychia)

> **同义名**
> • 疱疹性瘭疽(herpetic whitlow)

本病罕见，多发生于2岁以下儿童。本病由疱疹性口腔炎或口唇疱疹的单纯疱疹病毒感染所致，表现为靠近甲板的单个或成簇状水疱；可呈现出蜂窝状外观。水疱起初是透明的，很快会化脓，可能破裂并结痂(图 95.56)。感染通常非常疼痛，病程持续约3周，而疼痛会持续其中一半时间。有时会发生淋巴管炎，并可能先于水疱形成。可以通过从一个最近的水疱中分离培养出该病毒和对水疱基底部进行细胞学检查(Tzanck 涂片)来确诊[3]。可能会发生接触传播，这就解释了不戴手套并接触口唇疱疹的口腔医师或护士为什么会出现疱疹性瘭疽。

治疗可能对缩短病程没有什么帮助，但建议先用氯己定清洗，然后涂上温和的乳膏。复发可能与其他原发性疱疹感染有关。如果频繁复发，可长期应用胸苷类似物，如口服阿昔洛韦、泛昔洛韦和伐昔洛韦等。

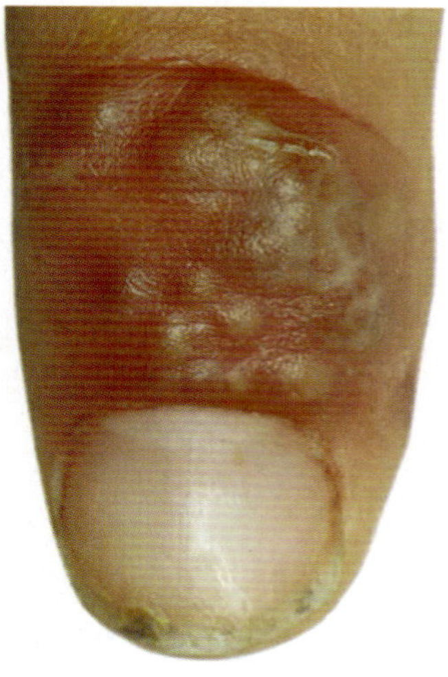

图 95.56 疱疹性瘭疽

感染后可能会出现手指麻木和持续淋巴水肿的症状。疱疹性甲沟炎可导致甲完全破坏、细菌重复感染和全身扩散，甚至导致脑膜炎[4]。长期病程患者，尤其是 HIV 感染患者，可能会有非典型的疣状外观。

羊痘疮性甲沟炎(orf paronychia)

有报道显示有动物接触史的患者可检出羊口疮病毒。

继发于病毒感染的多形红斑(erythema multiforme secondary to viral infections)

在这种情况下，近端甲皱襞经常出现红斑和水肿。在羊痘疮或疱疹病毒引起的甲沟炎患者中可观察到[5]。

婴幼儿踇趾甲沟炎(paronychia of the great toe of infants)

尺寸过小的婴儿连体裤可引起踇趾甲沟炎。尺寸过小的衣服可能产生原发性创伤，导致继发感染或可能发生局灶性缺血，这些增加了创伤后感染的风险[6]。

慢性甲沟炎(chronic paronychia)

慢性甲沟炎是甲皱襞的一种炎症性皮肤病，可导致甲周组织回缩，从而对甲母质、甲的生长和软组织的附着产生继发性影响(图 95.57a-c)。慢性甲沟炎可能与潜在慢性皮肤病引起的继发感染有关，例如潮湿环境工作或腐蚀性物质接触引起的刺激性皮炎。另外，慢性甲沟炎也可能继发于特应性湿疹或银屑病，轻微的刺激即可导致疾病活动[7]。

手经常接触冰冷潮湿者易患慢性甲沟炎。用手直接接触湿的食物有特殊危险性，因为这往往综合了好几个发病诱因，包括潮湿的工作条件、寒冷的环境和食物本身的刺激性。慢性甲沟炎主要见于经常做家务者和餐饮工作人员、酒吧工作人员和鱼贩。大多数病例发生在正值工龄的患者，但也可见于儿童，儿童多是因吮吸手指(特别是拇指)所致。

任何手指都可受累，最常见的是右手示指和中指以及左手中指。这些手指比其他手指更易遭受轻微创伤。疾病开始时仅是甲周组织的轻微红肿。可能不伴有疼痛，但即使有压痛，也比急性甲沟炎要轻得多。表皮脱落、甲皱襞下方可能化脓。甲母质附近的炎症会妨碍甲的生长，导致甲板形成不规则横嵴和表

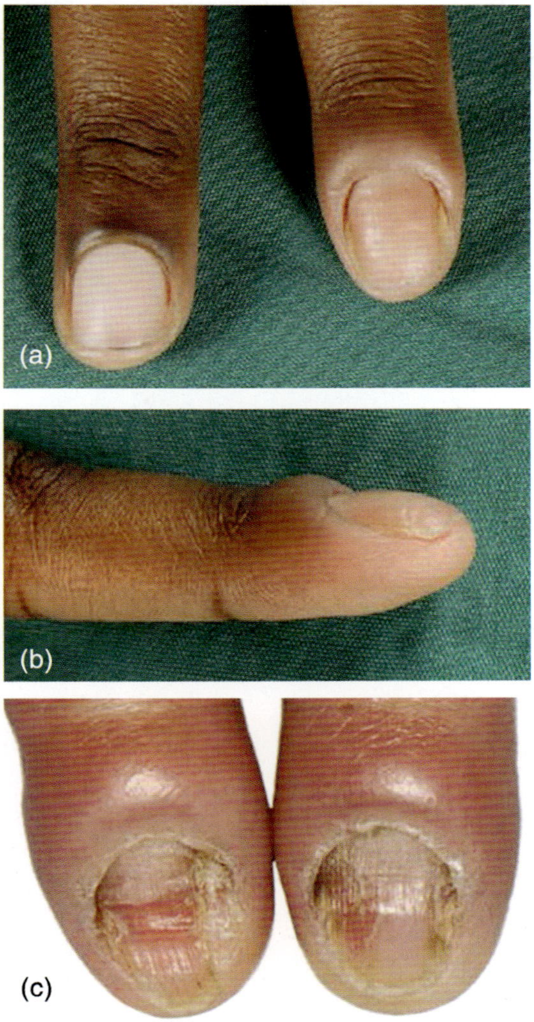

图 95.57　**慢性甲沟炎：(a、b)疾病早期伴甲沟肿胀、表皮缺失、轻度甲营养不良；(c)疾病晚期伴严重的甲营养不良**

面不平整，可能伴变色。

有证据表明，甲板外侧边缘变暗可能是由念珠菌感染所致，但有时也与甲下铜绿假单胞菌感染有关[8]。当疾病主要累及侧甲皱襞时，甲板外侧变色边缘变为交叉嵴状。慢性甲沟炎反复急性发作会在甲板表面产生许多不规则的横嵴或起伏，甲表面通常会变得很粗糙。酵母菌可引起慢性或急性甲沟炎。患有口腔念珠菌病或有吮吸拇指习惯的儿童也会出现念珠菌性甲沟炎。新暗色柱节孢(Neoscytalidium dimidiatum)也可使甲板外侧边缘变暗；相比之下，由霉菌引起的甲沟炎常与近端白甲有关，如镰刀菌。寄生虫性甲沟炎很少见。

长期病程的病例中，甲板可能会缩小，而由于周围甲皱襞的扩展，这一缩小可能会被"放大"。多数甲畸形是由于炎症干扰了甲板的形成，但甲板偶尔也可见念珠菌感染，尤其是在免疫缺陷患者中。

慢性甲沟炎的慢性炎症大部分由隐藏在近端甲皱襞下的刺激物的刺激性反应引起。甲小皮脱落意味着洗涤剂和其他溶剂可能会进入这个密闭空间，就像一个长期刺激物。由于继发细菌性感染，急性发作时有发生，包括金黄色葡萄球菌或表皮葡萄球菌、普通变形杆菌、大肠埃希菌和铜绿假单胞菌。

除了慢性甲沟炎这一最常见类型，其他众多甲沟炎病因可参见列表(参见 www.rooksdermatology.com 网站上的表 95.5)。

治疗

治疗包括避免化学物质刺激、手部护理和药物治疗。保持双手干燥是治疗中最重要的一点，但也是最难做到的一点。常接触水的患者应使用橡胶或塑料手套后再加戴棉质手套，并且避免修剪近端甲皱襞。一般的润肤剂护理和保护免受创伤和刺激都对治疗有帮助。如果不能有效防范，无论何种治疗都不能解决问题。

局部治疗需要联合使用类固醇和抗菌药。如果有适当的抗菌药覆盖，可短期应用强效类固醇。注射曲安奈德(2.5mg/ml)非常有效。局部应用咪康唑通常可以治疗念珠菌型甲沟炎，对某些细菌也有一定抑制作用。有时还需要更强效的局部抗菌药物。每天使用两次 Dakin 溶液(次氯酸钠)对假单胞菌感染非常有效。

当继发严重的甲营养不良，且药物治疗不成功时，可通过手术来治疗慢性甲沟炎，效果通常很好并且能够解决甲营养不良的问题。对于慢性甲沟炎反复急性发作的患者，切除甲板根部是有效的。

手指上的原发性梅毒(primary syphilis on the finger)

手指占生殖器外原发性梅毒硬下疳的 5%～14%，可能表现为深部疼痛的马蹄状瘰疽，伴甲沟组织弥漫性硬化和相关区域的淋巴结病变。可出现指尖疼痛和压痛，伴肿胀和浆液性分泌物[9]。

中性粒细胞减少症患者的脚趾甲周感染

在患有血液病或实质器官恶性肿瘤的中性粒细胞减少症患者中，伴足趾蜂窝织炎的甲沟炎最常见的病因是镰刀菌，其次是曲霉菌。治疗成功的关键是及时诊断和给予合适的治疗方案，尽早去除感染的趾甲[10]。

甲下脓肿

在这种罕见的甲感染中，甲板下方直接形成脓疱，不伴有甲沟炎（图 95.58）。指（趾）甲变黄，指（趾）甲远端 1/3 会发生甲剥离。这种剧烈的搏动性疼痛类似于甲下血肿，由压力引起。

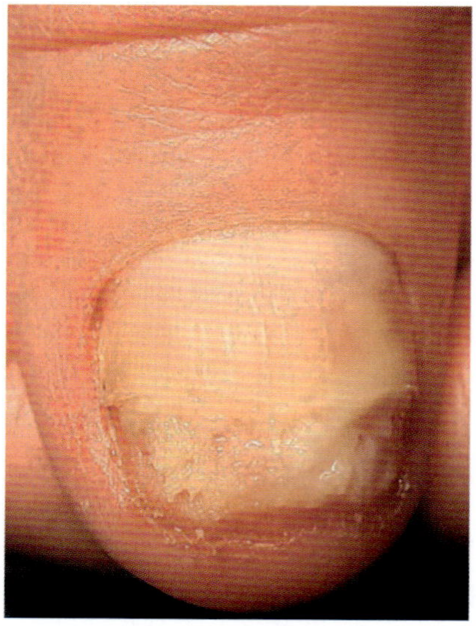

图 95.58 中性粒细胞减少症患者接受肿瘤化疗时发生的甲下脓肿（由法国福伊鲁 B. Fouilloux 提供）

治疗方法很简单：在甲上放一根加热到发红的金属丝（例如加热的回形针），就可以排出脓液以进行细菌培养。去除异常区域的甲板，外用氯己定、莫匹罗星或夫西地酸来治疗甲床感染[11]。

甲周其他疾病

药源性甲沟炎

甲沟炎可由异维 A 酸等药物引起，并可累及多个手指（脚趾）[1]。

甲周组织受创-剔甲癖（*periungual tissues subject to trauma-onychotillomania*）

倒刺（hangnail）是一小部分表皮角质从侧甲皱襞处剥离开来，通常呈三角形，有一个尖硬的远端和一个附着的底部（图 95.59）。倒刺在接触刺激性物质或主要用手工作的人很常见。炎症通常会引起疼痛，尤其是剔甲时伤到倒刺。尝试拔除倒刺可能会引起急性或慢性甲沟炎。除典型的倒刺外，甲皱襞剥落还可能伴发零星的小出血和局部糜烂或坏死，通常累及脚趾。倒刺应该用尖头剪剪掉。用莫匹罗星或夫西地酸软膏可预防或清除轻度感染。

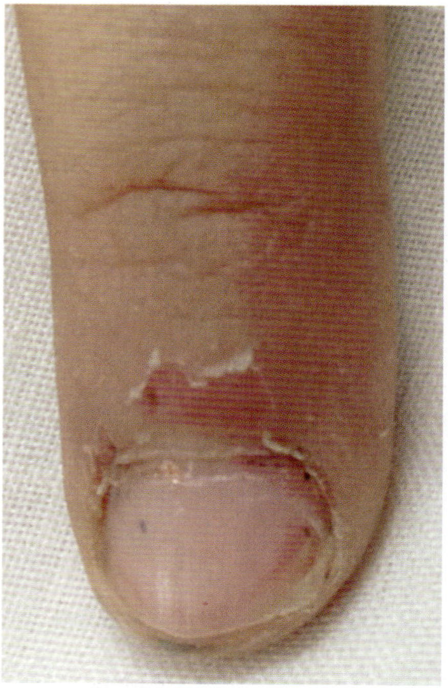

图 95.59 倒刺

指尖背外侧疼痛开裂（*painful dorsolateral fissure of the fingertip*）

这种情况并不少见，特别是在潮湿环境下工作或接触刺激物或溶剂的体力劳动者；该病也见于接受化疗或靶向治疗的患者，开裂通常很疼痛，且与干燥有关，并可能发生感染[12]。有趣的是，裂隙位于侧甲沟远端并与其一致（图 95.60）。患者的不适感可能使许多精细动作变得困难，甚至不可能完成。裂隙部位虽然可以反映侧甲沟远端一些结构缺陷，但似乎并没有解剖学基础。

侧甲皱襞肥大（*hypertrophy of the lateral nail fold*）

通常是由长期的嵌甲引起，常发生于成人，严重程度不一。侧甲皱襞肥大是一种先天性疾病，患者出生后不久即可出现，但出生后第 1 年也可自行消退。

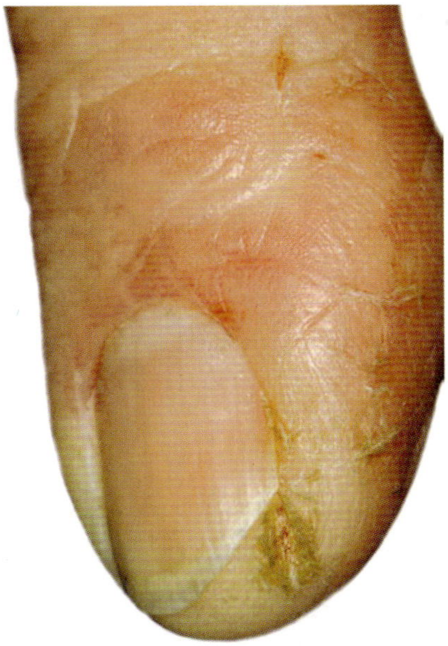

图 95.60　指尖背外侧疼痛开裂

累及甲的皮肤病

银屑病甲累及(参见第 35 章)

银屑病可能是造成甲板异常最常见的一种疾病，且常常继发萎缩性改变。银屑病的患病率为 1.5%～3%，而多达 50% 的银屑病患者可见甲受累[1]；终身来看，这一数字可累计达 80%～90%[2]。De Jong[3] 等报道显示，93% 的甲银屑病患者认为其影响外观，58% 的认为影响工作，而 52% 的患者有疼痛感。

在儿童银屑病中，甲受累占 7%[4]～39%[5]。当母亲患有严重银屑病时，其新生儿在第一周就可以观察到甲凹点[6]。

银屑病甲改变在儿童期甲病、脓疱性角化不全症中较为突出；随时间推移，约 1/3 的患儿会出现显著银屑病症状，一小部分会出现变异性湿疹，但半数患儿[7]会好转。

病理生理

甲银屑病是全身疾病的局部表现，是局部皮肤变化对甲板生长的间接影响。甲床被甲板完全覆盖导致甲板不能正常脱屑，造成甲下角化过度，使得甲板黏附性下降(甲剥离)和甲板下“油斑”，其中“油斑”来自于病灶处的甲剥离和渗出。

高分辨磁共振显示了远端指指关节软组织与甲单元近端组织之间的密切关系。因此，关节病型银屑病的关节炎症与甲母质炎症关联密切。伸指肌腱是该区域主要的附着软组织，其炎症称为肌腱端炎(enthesopathy)。有充分证据表明，肌腱端炎与邻近甲板变化存在相关性[8,9]。

临床表现

以发病频率高到低排列，银屑病甲的症状包括甲凹点、甲剥离、甲下角化过度、甲板变色、甲表面粗糙、碎片状出血、急慢性甲沟炎、拇指甲的中线横向凹陷[10]。这些特征可以用甲银屑病严重程度指数(NAPSI)来记录，NAPSI 是临床试验中用于精确记录甲异常情况的方法，也广泛应用于对治疗措施效果的评估中。另一种工具是 Baran 甲银屑病严重程度指数，该指数已被波兰团队验证[12,13]。

甲凹点

甲凹点更易出现在指甲中(图 95.61)，是甲母质疾病引起的甲板表面凿点状凹陷(表 95.6)。Zaias[1,14] 证实甲板浅表面的病理性角化不全柱脱落从而形成了点状凹陷。有权威提倡用甲活检作为诊断甲银屑病的方法[15]，因为尽管甲银屑病的甲板变化特异性尚未确定，但这有利于排除真菌感染。甲凹点的起源意味着它可受近端甲皱襞疾病的影响，所以一般认为在该部位单纯注射曲安奈德即可改善症状。甲银屑病甲凹点的排列可以是紊乱的，也可类似斑秃甲损害呈横行或者纵行排列[2]。凹点可能浅表或略大[14]，严重的可以引起甲板穿孔(译者注：甲溃疡，原文 elkonyxis)。

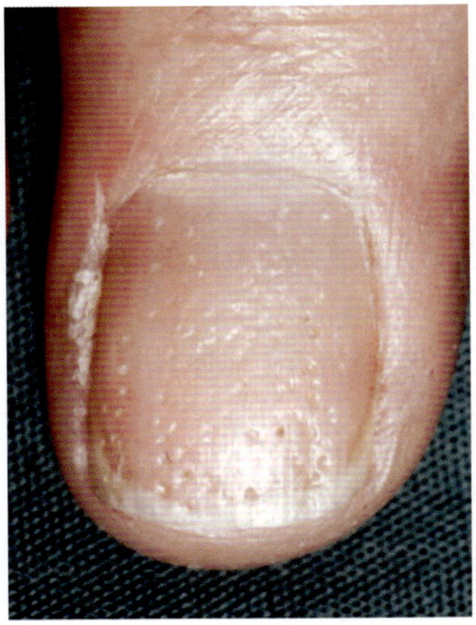

图 95.61　银屑病：甲凹点

第8部分

表 95.6 甲银屑病的临床表现与发病部位的关系(Zaias[1])

临床表现	发病部位	病程
甲板改变	**甲母质**	
甲凹点	近端甲母质	偶发:病程短
横沟	近端甲母质;延伸范围根据横沟深度而不同	1～2 周
甲板破裂	整个甲母质	长
粗糙白甲	近端甲母质;白甲可累及远端甲母质	不定
甲床和甲下皮改变	**甲床**	
碎片状出血	甲床真皮嵴出血	短
油斑/甲剥离	甲床银屑病	长
甲缺失后形成的伪甲	甲床银屑病	长
甲下角化过度	甲床银屑病	长
甲床黄/绿色变	继发酵母菌或假单胞菌感染	长

甲剥离

局灶甲床角化不良产生"油斑"或"鲑鱼斑",如延伸到甲游离缘即导致甲剥离,甲剥离近端缘通常呈典型的红棕色(图 95.62)。另一种可能是远端的甲板与甲床之间的结合破坏[16]导致甲剥离(图 95.63),甲角质带的牢固黏附一旦被破坏,其后续多呈进行性加重。美甲、长期潮湿的工作环境以及指甲太长可加剧该问题。

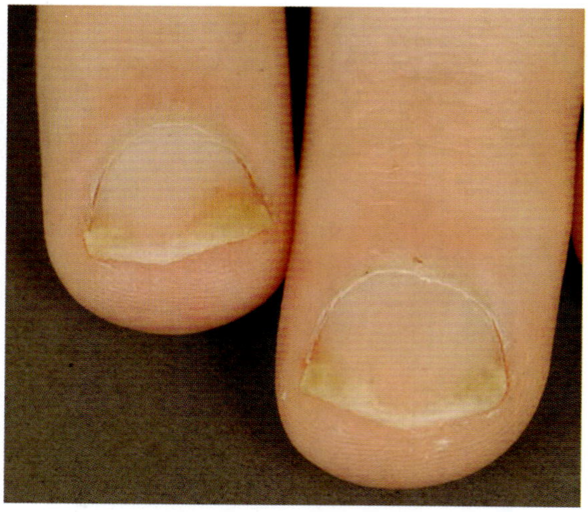

图 95.62 银屑病:由"鲑鱼斑(salmon patches)"进展为甲剥离

甲变色

甲银屑病的甲变色原因多样。主要因素是甲增厚和甲下角化过度,二者都可使甲呈黄色,以足趾为甚。此部位的反复外伤可引发同形反应,加重银屑病的局部症状。甲真菌病与银屑病在趾甲[17]上同时发生很常见,导致其出现多种相应临床表现。念珠菌和假单胞菌感染可导致甲板绿色变。常见的非皮肤癣菌和细菌感染,皮肤癣菌感染较罕见[1]。

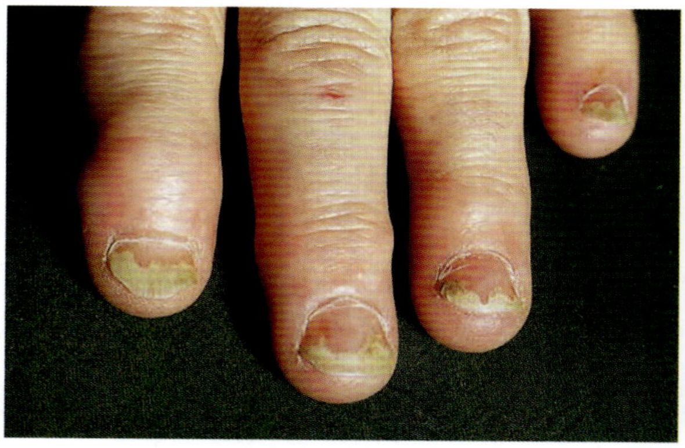

图 95.63 银屑病:远端甲剥离

甲下角化过度

甲下角化过度的根源是甲床疾病(图 95.64)。甲板出现显著增厚,尤以甲远端为著,并向甲板近端延伸。当甲板显著增厚时,指尖却会变得非常柔软,致使甲板与甲床的黏附明显减弱,同时甲母质极易受到拉扯损伤。甲下角化过度也是毛发红糠疹甲板的显著特征,且常伴有碎片状出血[17,18]。

甲板异常

甲板异常表现为甲裂、甲萎缩和脆性增加。无论有无甲下角化过度,甲板都有可能增厚。甲中线横沟类似于"洗衣板甲"[19]的甲改变,而后者通常归因于对甲板表面的习惯性人工刺激(图 95.65),虽然人工刺激有可能与甲银屑病相关,但相关性不高。

碎片状出血

42%的指甲和 6%的趾甲[20]甲床可见碎片状出血。这可能是由于银屑病甲床真皮毛细血管突起、脆性增加和萎缩改变。在非银屑病导致的甲弯曲增加

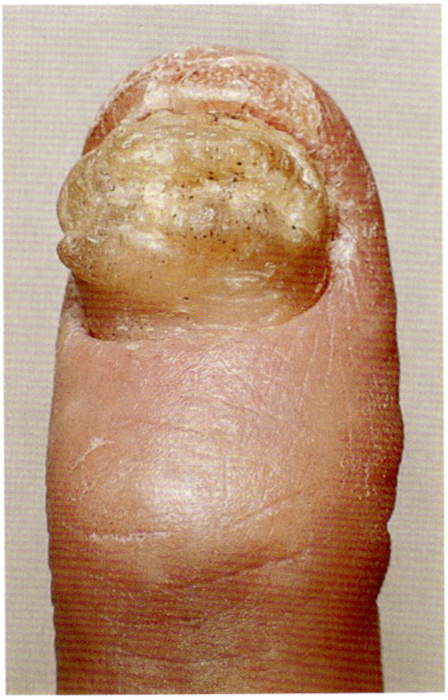

图 95.64　银屑病：甲下角化过度

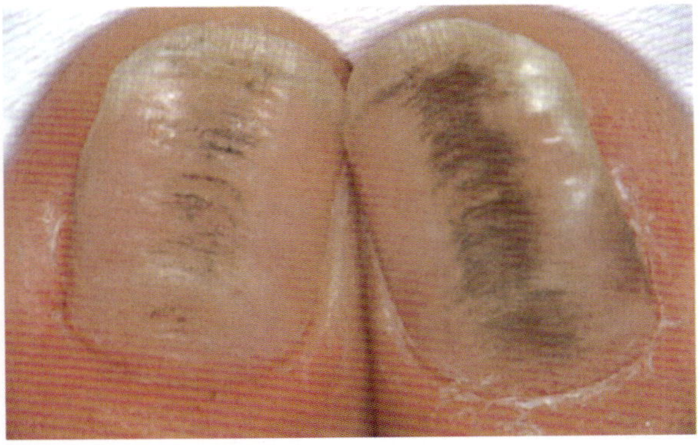

图 95.65　踇趾甲板多发横沟

的病例中也常可观察到碎片状出血，这表明机械因素在该现象中有重要作用。

亚急性和慢性甲沟炎

甲银屑病的甲周组织炎症反应严重，可引起甲母质的严重破坏。可继发甲脱落，并伴发甲床鳞化或深的甲横沟。慢性银屑病甲沟炎可导致甲小皮缺失，甲板可变薄[21]，但由于甲母质病变导致了甲板变厚，临床往往难以直接观察到甲板变化。甲皱襞和其他部位的银屑病呈鳞屑状改变。

肢端脓疱病（acropustulosis）

该类型的银屑病表现为甲单元出现破坏性脓疱。该病可能是脓疱性银屑病、掌跖脓疱病[22]、Hallopeau 连续性肢端皮炎、或在年轻女孩好发的单发指/趾角化不全性脓疱病[23]的局部表现。甲板可被甲床和甲母质的无菌脓疱抬起（图 95.66）。指/趾末端有红斑和相应不适。可有长期的甲脱落病史，而角化不全性脓疱病可自愈，所以可以排除诊断。

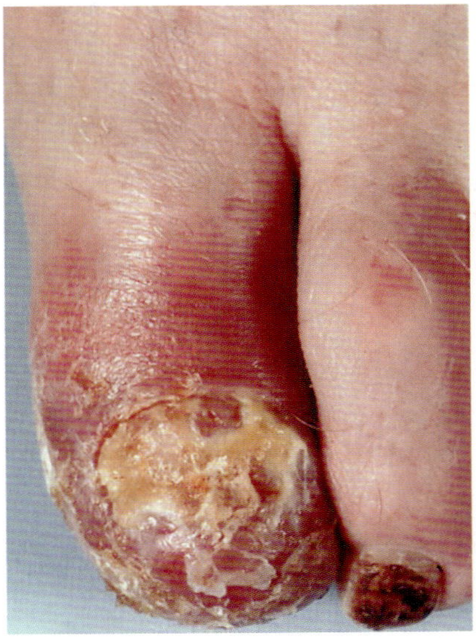

图 95.66　肢端脓疱病：甲板已被严重的化脓性炎症破坏

角化不全性脓疱病（parakeratosis pustulosa）可只影响一个指（趾）的一部分。甲板表现为凹点和嵴状隆起，同时伴有甲周皮肤细小鳞屑性红斑，脓疱罕见。虽然因其组织学特征与湿疹类似[23]而被认为是湿疹[24]的变种，但通常还是认为该病是银屑病的一种类型[6]。

Hallopeau 连续性肢端皮炎（参见第 35 章）危害性强，可导致骨溶解性吸收[25]或足趾和手指远端[26]缺失。一项针对 20 名该病患者的研究纳入了 7 名男性、13 名女性，平均年龄 46 岁，所有患者均只有 1 个指（趾）受累，其他部位没有银屑病的特征。临床经验表明，该病也常累及多指（趾）。

鉴别诊断

当疑诊银屑病引起的甲萎缩性改变时，需要鉴别的疾病主要是甲真菌病和扁平苔藓，次要的鉴别诊断包括湿疹和反应性关节炎（Reiter 综合征），因为后者可见甲凹点。甲真菌病最常见于趾甲，而甲银屑病最常见于拇指。甲银屑病的甲改变常局限于甲板表面，而甲真菌病通常还伴有甲板及甲板下的病变。甲真菌病在手部往往呈单发或累及有限的几个指甲，相反甲银屑病往往累及多个手指。

有些类型的甲扁平苔藓难以和银屑病鉴别。二者都可以引起糙甲症，并伴有甲下角化过度。甲凹点多提示为甲银屑病，但如甲凹点不明显，并且难以和其他甲板表面的症状区分，则甲扁平苔藓的可能性更高。在反应性关节炎和毛发红糠疹中，甲远端的甲下角化过度和碎片状出血也很常见[8]，所以其甲改变也难以与银屑病鉴别[29]。老年期出现的不典型的严重甲银屑病症状需要排除副肿瘤性肢端角化症（Bazax syndrome）的可能（见第 147 章）。该病男性多见，常伴有甲下角化过度，以及与上消化道或呼吸道恶性肿瘤相关的甲周和耳鼻的鳞屑[30-32]。

除与骨关节炎相关的黏液样假性囊肿外，远端指指关节炎提示银屑病可引起任何相关组织的萎缩性改变[33]。Jones 等[35]在对 100 例银屑病关节炎合并甲受累的样本调查中发现，病甲相邻指指关节的关节炎发病率升高，但 Baker 等[34]发现，患关节炎的具体关节和萎缩性甲板之间并无严格关系。PASI（psoriasis area and severity index，银屑病面积和严重程度指数）与 NAPSI 评分之间、NAPSI 评分与银屑病病程之间也存在显著相关性。甲银屑病的一种特殊表现为指/趾远端的疼痛和软组织肿胀，与银屑病甲改变、其下指骨的骨侵蚀和骨膜反应相关，该型可以缺乏关节症状。该病的命名为“银屑病性厚皮骨膜炎（psoriatic onychopachydermoperiostitis）”[36]。

组织病理学

组织病理学表现与临床表现一致[1,37]。甲母质和甲床出现颗粒层。而原正常含有颗粒层的甲下皮不再出现颗粒层[1]。甲下角化过度的区域其甲板下方有大量角化不良细胞，其中可见中性粒细胞分布，并可形成 Munro 微脓疡。Hallopeau 连续性肢端皮炎也有类似表现[25]。被认为是糖蛋白的无定形物质可在角化物[1]中堆积。棘层肥厚和表皮突延长伴真皮乳头毛细血管扩张和扭曲。甲缺失部位的甲床可通过过度角化形成伪甲[38]。免疫组化检查发现甲板主要成分硬角蛋白 31 的合成缺乏[39]，从而证明甲母质处于静息状态。

甲板可出现断层，临床表现为横裂和凹点，而凹点与角化不良细胞排列一致，其起源于可能位于最近端甲母质，或近端甲皱襞腹侧[1]。

治疗[40-43]

重视常规手部护理可以避免引起同形反应（Koebner response），否则轻微的创伤就可能引发银屑病症状。措施包括避免过度修指甲，在潮湿或油腻环境下进行体力劳动时要戴手套，避免直接接触溶剂，多使用润肤剂。涂指甲油是治疗温和型银屑病的一种合理方法，使用甲凝胶可以使不规则表面变光滑。甲凝胶是一种聚合物，由美容师使用，并通过 UVA 照射使之硬化。凝胶可以塑形和抛光。凝胶或其他形式修整、粘贴人工甲有可能加重甲沟炎，如该症状明显则通常不建议使用。

积极治疗的方案主要是针对甲萎缩严重的病例，也可能有助于缓解甲剥离。治疗的重点多为近端甲皱襞，但银屑病活动期该部位下方的甲母质会受到影响，同时，缺乏甲小皮也可能导致慢性甲沟炎发生。治疗包括以下几种方案：

外用糖皮质激素：外用氯倍他索丙酸酯油膏并揉入甲皱襞且无须封包，但长期使用可能引起局部萎缩，故应注意限制疗程，适用于甲板有继发改变的银屑病性甲沟炎。对于甲剥离，可将与甲床剥离的甲板剪下，对甲床使用氯倍他索丙酸酯油膏，然后将甲板黏附到其相应位置的甲床。因念珠菌在该部位常定植，所以需同时治疗念珠菌。曲安奈德可用于神经阻滞麻醉下的甲皱襞和甲床局部注射。de Berker 和 Lawrence 报道局部注射 0.1ml 的 10mg/ml 曲安奈德，至多在甲母质和甲床部位注射两到三次，对甲下角化过度、甲板增厚和隆嵴有良好效果[44]，但只有 50%的甲剥离和凹点得到改善。也有使用更低浓度曲安奈德（2.5～5mg/ml）仅对近端甲皱襞进行注射，每个指/趾常规注射 2～3 次以上。Dermojet 无针注射器通过压力直接向甲皱襞皮肤注射糖皮质激素，但可能造成血液飞溅和骨损伤。

外用维生素 D 类似物：卡泊三醇对于甲下角化过度和甲板增厚治疗有效[45]。该药可与糖皮质激素联合使用（上午/下午）[46]，也可使用卡泊三醇和糖皮质激素的复合制剂。卡泊三醇的优点是可避免长期使用糖皮质激素，从而规避萎缩风险，但它对于甲皱襞炎症和继发的甲母质功能改变（表现为嵴状隆起和甲凹点）疗效不佳。卡泊三醇维持治疗可能是治疗脓疱性甲银屑病最有效的局部治疗方法之一。

光化学疗法：常规应用补骨脂素和 UVA（psoralen and UVA，PUVA）或者局部 PUVA 治疗对改善甲异常有效，补骨脂素既可以局部给药，也可以系统性给药。有研究提倡使用特殊设计的手持式高剂量 UVA 装置。26 例患者中有 18 例显示全身 PUVA 后的指甲改善超过 50%，但是对甲凹点无效[48]。5 例患者中有 4 例在局部 PUVA 后好转，甲剥离比甲凹点改善更为显著，但是有 1 例重度甲凹点患者症状获得改善[49]。

维 A 酸类：阿维 A 可使甲板变薄，减少甲下角化过度，临床效果良好[50,51]。对改善脓疱有效。外用 0.1%他扎罗汀凝胶封包对甲剥离和甲凹点有一定效果[52]。

其他：对甲银屑病治疗文献的 Cochrane 回顾表

明，尽管包括生物制剂在内的系统性制剂似乎有益，但随访时间不足，难以提供足够的安全性数据[53]，总体上数据质量较差。氨甲蝶呤和环孢素的系统性治疗可能有帮助，但通常不提倡用于单纯甲疾病[52,54]。生物制剂也可能有效，但通常在有其他严重疾病的情况下才会使用[55-57]。矛盾的是，有报道认为银屑病甲是由治疗风湿病的生物制剂引起的[58]。Hallopeau连续性肢端性皮炎和银屑病性厚皮骨膜炎[59]，可能症状比较严重，所以在其他部位尚无出现症状的情况下也需要进行治疗，氨甲蝶呤对此有效。

有证据表明外用环孢素[60]和外用 1% 的氟尿嘧啶（含于 20% 尿素或丙二醇中）均有效[61]。该尿素配方被认为对治疗甲凹点和甲下角化过度效果良好。当有甲剥离时，不应使用氟尿嘧啶。浅表放疗[63]和电子束治疗[64]已被证明仅有短效，不作为常规方案。同时真菌感染的治疗对于总的治疗也有利，但真菌感染很少由皮肤癣菌引起，而且培养阳性率很低，可能只是定植而已。

毛囊角化病甲累及[1-5]（参见第 66 章）

Darier 病常累及甲，96% 的患者报告有肢端改变，尤以甲为甚[2]。甲改变包括红色和（或）白色的甲纵向条纹，并多在甲游离端呈现 V 形缺口（图 95.67）。该区域甲板变脆或变薄，易破碎并在相应的游离端形成缺损，严重者可累及整个甲母质而形成全甲缺失。甲下皮可见角化过度丘疹。甲母质和甲床的病理改变类似于皮肤病灶中的棘层松解，但甲床中可见多核巨细胞和上皮细胞增生[5]。当这些病理学改变仅限于甲时，可诊断 Darier 病[1]。Darier 病也可见显著嵴状突起和粗糙甲表面，如全白甲。偶可见甲板明显增厚。而且，甲病可以是 Darier 病的唯一症状[1]。

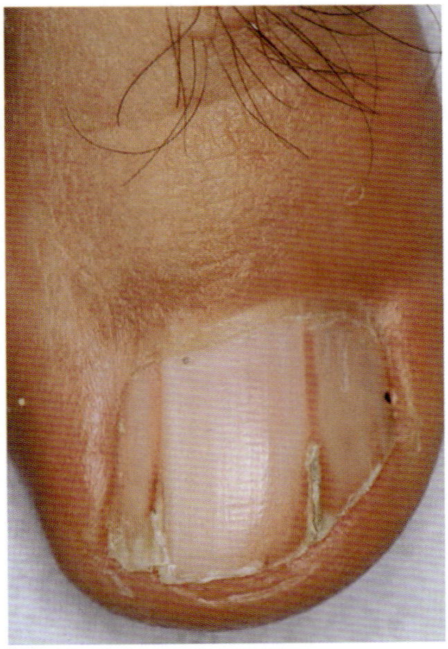

图 95.67　Darier 病：纵行甲红线、白线和远端缺口

慢性家族性良性天疱疮（Hailey-Hailey disease）病具有相似的病理表现，也可表现为甲纵向白色条纹[2]。但该病对甲板没有破坏作用，无角化过度，也没有类似 Darier 病的甲碎裂导致的疼痛与功能丧失。

有过 1 例关于甲床鳞状细胞癌伴 Darier 病慢性病变的报道[6]，因此，当 Darier 病累及甲出现疼痛或者其他明显非特征性特征时，需要进行活检。

湿疹甲累及

湿疹的甲改变可与其他部位湿疹伴发，也可以在甲周和甲下单独出现。病因可以是内源性或外源性的，甲的变化可以提供病因信息。对于无炎症反应的甲凹点，多是系统性特应性的反映，伴炎症反应的则多为甲单元局部炎症影响了甲形成。

常见的过敏原如镍、香料和药物等对甲影响较小。而橡胶、铬和刺激性皮炎是引起手部皮炎的重要因素。这些物质诱发的，包括一般的手部皮炎等，都可能与特定职业有关。这些过敏原或强刺激物的接触，与餐饮从业者长期接触水和清洁剂等较温和的刺激物在发病机制上相似。甲游离缘下的封闭空间可导致过敏原和刺激物的高浓度且长时间的刺激。

氰基丙烯酸树脂用于甲修复可引起局部和其他部位的过敏反应。甲醛偶被用于甲硬化剂，如果患者敏感，或有时作为单纯刺激物，可引起疼痛性甲剥离。一些过敏原也可引起无炎症性的甲营养不良。

特应性体质加上外源性刺激或接触性过敏反应的共同作用也很常见。

临床表现

甲母质功能紊乱主要表现为甲板增厚、凹点、缺损、横嵴、博氏线、甲沟等，其形态类似于银屑病甲改变[1]（表 95.7）。

甲床病变可表现为甲下角化过度、碎片性出血、甲剥离或疼痛。

甲的变化可与其他部位湿疹表现完全相左，如甲表面被抛光而有光泽，则需考虑人工处理的可能。

手部皮炎可能表现为水疱、鳞屑、红斑、裂隙和手指肿胀，尽管小水疱的存在并不一定能作为与银屑病的鉴别依据，但可在身体其他部位寻找证据。皮疹在

第8部分

表 95.7 真菌感染、银屑病、慢性甲沟炎和皮炎四种常见甲异常的鉴别诊断

	真菌感染	银屑病	慢性甲沟炎	皮炎
颜色	常为黄色或棕色，累及部分或全甲	正常色或黄色、棕色	甲边缘常为黄色或黑色	可正常
甲剥离	常见	常见	常无	限于甲远端或无
甲凹点	不常见	细小甲凹点	不常见	常为粗大凹点
氢氧化钾处理后甲板内的菌丝或孢子	大量菌丝	无	甲边缘可见孢子，甲皱襞刮除物可见菌丝和孢子	无
纵横嵴	无	不常见	常见	常见
其他	可见其他部位真菌感染	可见其他部位银屑病，有家族史	女性多见，潮湿工作环境和手温度过低易感	近期手部皮炎病史

手足部位的分布可提供一些诊断线索，如手套、鞋子、假指甲或指甲油等都可能是局部致病原因。因为手足同时受累减少了接触性皮炎的可能性，所以手足应常规对照检查。甲化妆品也可以表现为眶周的接触性湿疹[2]，而且在甲周并无任何炎症反应。

当甲下角化过度和主诉与皮肤体征不符时，即使在无活动性湿疹时，明确是否有特应性倾向和进行斑贴试验也可助于诊断[3]。

治疗

日常注意护手非常重要，应尽量避免接触肥皂等刺激物，避免潮湿环境和任何已知的病因。应使用防护手套，并大量涂抹润肤剂。但是一旦症状产生，润肤品常不能提供足够的保护。可能需要局部外用糖皮质激素，有时还需局部或全身行抗菌治疗，并且注意需使用于甲皱襞上。对年幼患者，局部长期大量使用糖皮质激素可能会导致指骨骨骺过早闭合[4]。也有儿童外用强效糖皮质激素引起骨髓炎的报告。

手足 PUVA 治疗亦有效。

甲扁平苔藓和相关症状（参见第 37 章）

约 10%的播散性扁平苔藓会出现甲症状[1]。在一项对 24 例成人甲扁平苔藓患者的研究中，75%的患者仅有甲改变[2,3]，而在儿童患者中这一比例可能更高（图 95.68）[4,5]。这表明甲的病变过程与其他部位重叠度很低。扁平苔藓的皮损部位瘙痒明显，但甲扁平苔藓除甲脱落外，往往无其他临床症状。

临床表现

该病可累及近端甲皱襞并伴有甲板蓝红色变。甲板的变化包括变薄或增厚、甲裂、脆性增加、破碎或碎裂，以及逐步加重的表面纵嵴。以上特征都是甲母质受到影响后的继发性改变，也可产生短暂或永久的纵行黑线[6]、纵向红甲[7]或白甲等炎症后改变（图 95.69）。甲单元内炎症若较强，则可能造成甲脱落。甲板的单个纵向凹陷伴远端切迹或全裂，则可能由甲胬肉引起。甲胬肉是由于局部破坏性炎症继发

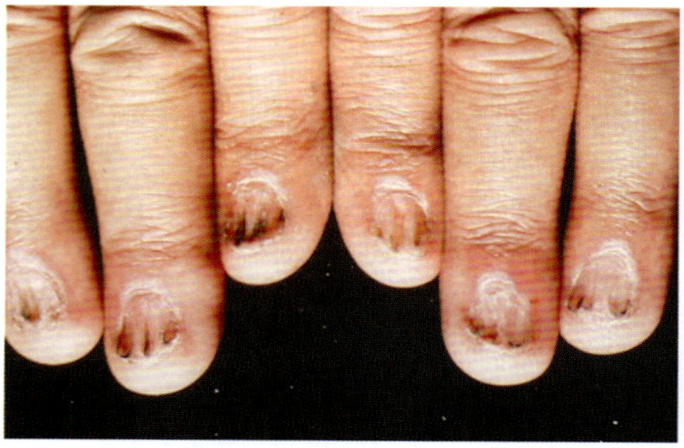

图 95.68 幼年期指甲扁平苔藓引起的严重甲萎缩

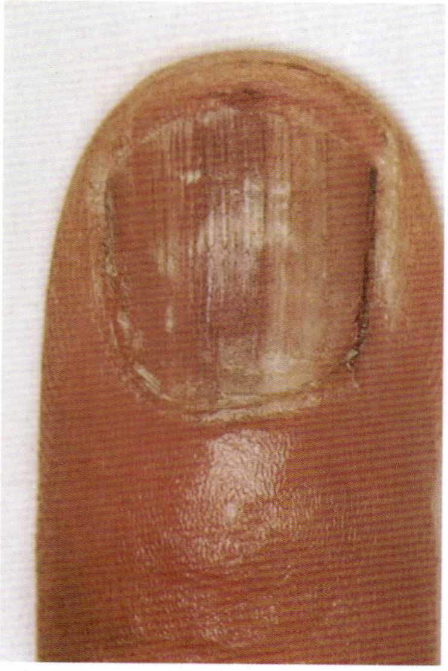

图 95.69 扁平苔藓合并纵行黑甲

的近端甲皱襞与甲床甲母质融合后形成的纤维化带。而残留的甲母质无法推动生长中的指甲穿过瘢痕组织，从而导致裂隙。类似于黄甲综合征的甲板增厚则不常见[7]，但甲表面明显改变和(或)萎缩等扁平苔藓改变则足以用于鉴别诊断。然而足趾的上述改变并不明显，因为足趾甲板增厚显著而呈现黄色变[8]。

累及甲床的病变可以产生甲下角化过度和甲剥离。溃疡型扁平苔藓可累及足跟，也可在足趾出现症状，并表现为持久性的无甲[9](图 95.70)。

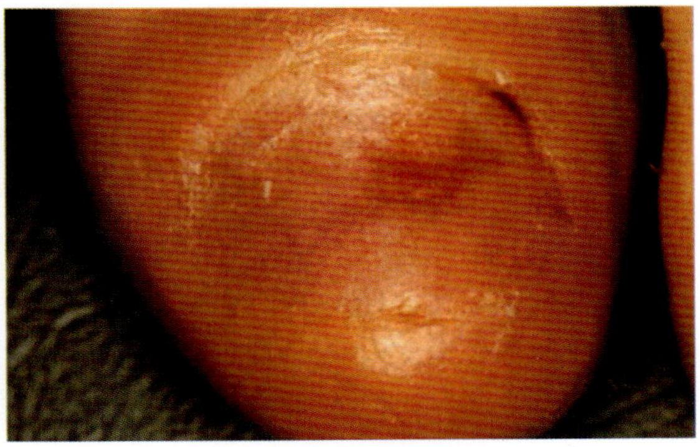

图 95.70　扁平苔藓导致的无甲症

临床亚型

20 甲营养不良(twenty-nail dystrophy)的甲板上有点刻表现(砂纸甲，见图 95.17)，可能累及所有的 20 个甲，也可只影响 4 或 5 个甲。该病见于多种自身免疫性疾病[10]，特别是斑秃[3]，也可见于原发性胆汁性肝硬化，还可能见于天疱疮[11]。单纯 20 甲营养不良不足以诊断扁平苔藓，但确是扁平苔藓的一种类型。该型在儿童中更为常见，表现为甲表面粗糙，失去光泽[12]。与儿童特发性甲萎缩相比，其预后较好。20 甲营养不良甲表面改变相对不明显，但甲板变薄破坏等整体变化较为显著。尽管儿童很少进行甲活检，但其对于明确扁平苔藓是有一定意义的。如果损毁性扁平苔藓在儿童时期得不到治疗，就会造成终生甲缺失。在如光泽苔藓，这类疾病中已有大量甲凹点造成甲板波纹状改变的报道[13]，也可出现甲纵嵴、串珠状改变和甲板增厚，而且甲板可能变脆。

慢性苔藓样糠疹的皮肤症状可与高度角化的扁平苔藓类似，但 30%的患者有甲板受累，伴甲周组织角化过度，其甲变化类似于银屑病。在移植物抗宿主病[14]和艾滋病的播散性苔藓样丘疹性皮肤病所累及的甲板中也可出现类似扁平苔藓甲的改变。扁平苔藓和盘状红斑狼疮的皮肤和甲板症状可能存在重叠。已有硬皮病同时出现皮肤和甲病变的报道[15]。线状苔藓可沿患肢向远端延伸而累及甲板[16]。

甲扁平苔藓的鉴别诊断包括 Stevens-Johnson 综合征、感染、周围血管疾病、创伤和放射性皮炎。瘢痕性的遗传性皮肤病，如先天性角化障碍、肖夫-舒尔茨-帕索格综合征(Schöpf-Schulz-Passarge syndrome)、Darier 病和大疱性表皮松解症等，也可表现为甲萎缩、瘢痕形成等扁平苔藓类似症状。

组织学

20 甲营养不良的组织学表现为甲床和甲母质出现颗粒层伴显著海绵样水肿[3]。颗粒层增厚说明角化紊乱，导致甲下角化和甲板形成不良。甲扁平苔藓除颗粒层增厚外，偶也可见表皮突下延呈锯齿状，但很少见到胶样小体[2,17,18]。

在 20 甲营养不良症中，由于与斑秃和相关的自身免疫性疾病[3]有关，可考虑行自身特异性抗体筛查。

治疗

应尽早足效治疗，以确保在治疗期间疾病不会进展(表 95.8)。一旦瘢痕发展到足以引起甲胬肉，则病情不可逆转。轻症时仅甲皱襞发红和甲表面出现细微变化，治疗时在甲皱襞涂抹 2～3 个月的强效糖皮质激素就足够了，也可在局部麻醉下可将曲安奈德注射入近端甲皱襞。但儿童系统性使用强效糖皮质激素可使指(趾)骨骨骺提前闭合，所以如需延长疗程应与儿科医师联合进行评估。最高 60mg/d 糖皮质激素已用于治疗严重瘢痕性甲扁平苔藓[2]。而曲安奈德的治疗剂量为每月 0.5～1mg/kg，连续 3～6 个月肌内注射[12]。对于严重的患儿，有报道称使用包括口服泼尼松龙、氨苯砜和阿西他汀在内的全身药物，并联合局部外用药物可获得中等疗效[19]。环孢菌素也有一定的临床应用价值，硫唑嘌呤对伴糜烂者[20]有较好的疗效。有综述提到氨甲蝶呤[21]，以及个案报道中提及阿维 A[22]也有疗效。甲床移植可用于治疗溃疡性扁平苔藓。

儿童及老年人甲改变

儿童[1]

幼儿甲板相对较薄，可出现暂时性反甲，尤以第一趾常见。5 岁以下的儿童易出现甲分裂(甲层裂)，以吮吸的拇指最常见，足趾也可累及。吸吮还可导致甲沟炎，伴疼痛和甲营养不良(图 95.71)。

表 95.8 常见累及甲的皮肤病系统性治疗

	环孢素	氨甲蝶呤	泼尼松	阿维 A	富马酸酯	硫唑嘌呤	生物制剂
银屑病	++	+	−	+	+	−	++
扁平苔藓	+	−	++	+	−	+	−
20 甲营养不良	+	−	++	−	−	−	−
湿疹	++	+	+	−	−	+	−

所有系统性治疗甲病的理由可能都是结合了皮肤和甲的临床表现。单凭甲病就开处方不太常见。治疗持续时间通常限制于 9～12 个月内，3 个月一个冲击，必要时可重复。剂量根据皮肤疾病而定。

++不错的选择，有适度的证据支持其使用。

+合理选择，有案例报告或小数据支持。

−很少或没有公开证据证明。

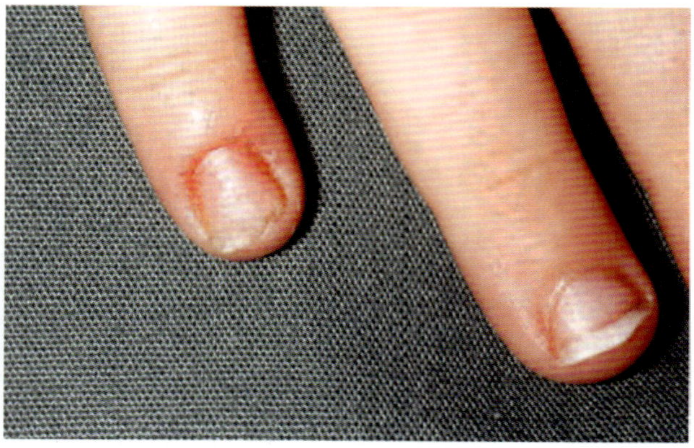

图 95.71 2 岁小孩小指的甲沟炎

嵌甲可引起疼痛，且表现形式多样。因为出生时甲发育尚未超过指(趾)的顶端[2]，即有一定程度的远端甲内嵌，尤以第一趾多见。另有严重者表现为第一趾先天性肥大唇样结构，其软组织过度生长而类似于指(趾)的纤维性肿瘤，但可自愈[3]。疼痛性的远端甲包埋可导致感染，但只要趾甲持续生长并与其下方趾骨一致，这种情况通常就会缓解。在一组 7 个孩子的病例中，有 2 例因为持续疼痛而接受手术。在大约 50%的儿童中，与先天性第一趾畸形相关的变化也可能在 5～10 年内消退。在这种情况下，第一趾甲板在远端趾骨上方向外侧旋移，甲板呈黄色、三角形、增厚并伴有横嵴[5]。

真菌感染在儿童相对少见，患病率为 0.3%[6]～0.44%[7]。在大多数国家，特比萘芬尚未批准被用于儿童，但有证据表明其有效，有时也有应用[7]。

8—9 周龄的正常婴儿中有 92%可见博氏线[8]。儿童的正常甲表面纹理和成人是不同的。人字形纹在儿童期很常见且随时间推移逐渐消失[9]，这可能反映了甲母质的逐渐成熟。

老年人

随年龄增长，动静脉血供改变和创伤的积累对足部产生的影响比其他部位更大[10]。组织学上常表现为弥漫性弹性组织改变，累及甲床表皮。老年人整个甲下区血管壁增厚、血管弹性组织碎裂[11]。甲的生长速度与年龄成反比[12]。

随年龄增长，甲板变得更白、暗淡和不透明，而类似于肝硬化、尿毒症和低白蛋白血症的白甲改变也可以见于正常老年人。大多数 50 岁以上老年人都有不同程度的甲纵嵴，可能表现为“香肠串(译者注：原文 sausage links)”或串珠状外观。

对于足部护理不足或疏忽造成的常见创伤性损害和变化，更应注意详细询问病史[1,12]。老年人甲病往往与足部的机械变化有关，所以对维持活动能力的指导的重要性高于恢复正常甲板[13,14]。

甲真菌病是老年人最常见的甲病之一，常伴有创伤性营养不良，治疗后易复发。有人担心药物相互作用可能会影响系统治疗[15]的效果，而检验特比萘芬疗效的研究并不支持此观点。但研究也显示，在试验结束时，完全治愈的病例仅占 28%，这是在治疗前应考虑的因素[16]。

甲的影像学

X 线检查

正常情况下 X 线检查很少显示甲单元的软组织结构。但可用于明确诸如隐匿外生骨疣、骨囊肿、肢端骨质溶解、银屑病关节病和关节反应性改变等一系列疾病改变；也可用于测量杵状指的甲床厚度。而钳形甲或外伤，包括咬甲等，都可能存在 X 线检查可检测到的骨髓炎。

大多数单发甲营养不良应在手术探查前进行 X 线检查。良性占位性病变可压迫其下方的骨质，同时导致相应上方甲板凸起。骨样骨瘤可表现为特征性骨缺损，X 线检查不足以排除该病，需要骨扫描或 MRI 进行补充。软骨样肿瘤可能位于骨的外部，但 X 线检查可检测到骨内病灶。同样，X 线检查可显示局部浸润或转移性恶性肿瘤对于骨的侵袭：在侵袭性甲下鳞状细胞癌中，高达 55% 的病例都有相应指（趾）骨受累的放射学证据。

获得性肢端骨溶解、肢端骨坏死和远端指（趾）骨糜烂性改变

成人肢端骨溶解主要是远端指（趾）骨的双侧溶解。X 线片对鉴别纵向和横向骨溶解效果不佳[1]。获得性肢端骨质溶解（框图 95.2）是目前最常见的，常继发于医疗、创伤或毒素。病因的研究主要基于临床和实验室数据，而不是影像学。特发性的成人肢端骨溶解可能是偶发或家族性的。

框图 95.2　获得性肢端骨溶解的病因

- 氯乙烯暴露
- 药物（苯妥英、麦角碱）
- 蛇或蝎子的毒液
- 结缔组织疾病
- 热损伤
- 生物力学压力
- 神经性疾病
- 甲状旁腺功能亢进

职业性肢端骨溶解

从事氯乙烯聚合的工人可见肢端骨溶解，同时可见雷诺现象和硬皮病样皮肤变化（参见第 130 章）。暴露于生产其他塑料产品所需合成材料的蒸气偶也见类似症状。肢端骨溶解始于骨皮质糜烂，进展后在末端指（趾）骨处产生横向缺损（图 95.72a）。分离的指（趾）骨碎片可以碎解，再吸收。若暴露因素消除，骨碎片可合并导致假性杵状指，拇指较其他指（趾）更易受累。

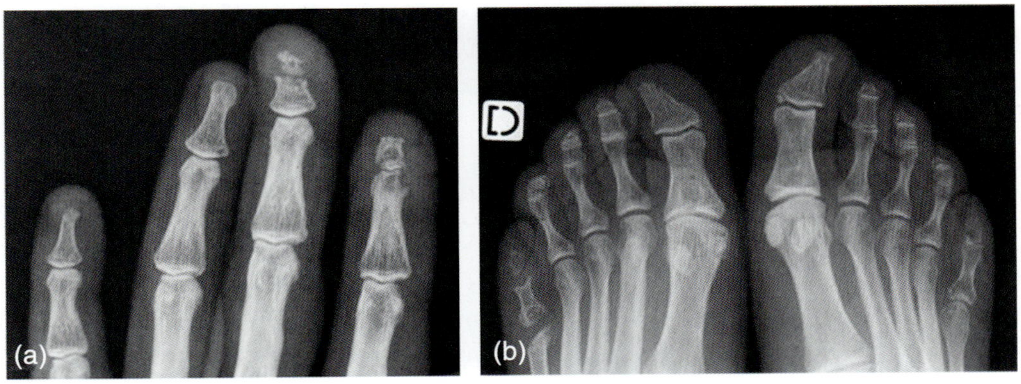

图 95.72　(a)手指的横断性肢端溶解。(b)足趾的肢端溶解（由法国 J. L. Drapé 提供）

结缔组织疾病

横断性肢端骨溶解（transverse acro-osteolysis）很少与雷诺现象、类风湿血管炎、银屑病或硬皮病相关。肢端骨溶解的出现通常继发于血管损害。

40%～80%的系统性硬皮病患者伴有指骨的骨侵蚀。骨质的逐渐吸收导致骨皮质呈“铅笔化”改变，部分病例的远端指（趾）骨被完全破坏。硬皮病和（或）皮肤钙质沉着有助于诊断。“修削（whittling）”或“铅笔化”样改变也可见于银屑病，导致钉形指（趾）骨[1]（图 95.72b）。肢端骨质溶解的终末阶段为肢端坏死，其软组织在指尖缩短的骨节呈套状包围而形成假性杵状指。

温度/生物力学/神经性损伤

温度导致的损伤（如冻伤[2]、电灼伤和化学灼伤），在损伤发生后很长时间后仍可导致肢端骨坏死，可能是由于机械损伤合并血管损伤。指骨小孔综合征（phalangeal microgeodic syndrome）是 Maroteaux 于 1970 年首次描述的一种罕见的良性疾病[3]。临床

表现为单手或双手一个或多个指节发红。放射学征象包括多个小的骨坏死溶解区和与肢端骨溶解症相应的硬化。由于患者经常在一年中较冷季节[4]出现这种情况，因此该病与暴露于寒冷环境有关。肢端骨溶解症在年轻吉他手中也有报道[5]，可能与持续性机械损伤导致血管损害和缺血性坏死有关。

甲状旁腺功能亢进

在甲状旁腺功能亢进和肾性骨营养不良中，甲状旁腺素水平的升高会导致骨吸收过度和骨形成改变。本病最早期的放射学征象是指(趾)骨皮质吸收[6]。

许多其他疾病也可导致远端指(趾)骨破坏。

软组织疾病

植入性上皮样囊肿(epidermoid implantation cyst)出现在挤压或穿透伤之后。在 X 线检查中，其特征是在远端指(趾)骨有境界清楚的囊性透明区。它通常发生在指骨簇，而不是在其根部。

血管球瘤(glomus tumour)是由过度生长的正常血管球细胞引起的错构瘤，通常表现为包被良好、柔软的粉红色或紫色肿块，直径小于 1cm。骨受累时其特征是外部压力侵蚀，偶尔会出现"穿孔(punched-out)"的外观。血管球瘤可能有特殊的放射学特征。Mathis 和 Schulz[7]检查了 15 例手指血管球瘤，发现其中 9 例有典型的骨侵蚀改变。大多数情况下骨面平整或者凹陷，偶在骨皮质中可见凿孔状外观。Van Geertruyden 等[8]发现 51 例甲下血管球瘤中有 36%呈骨侵蚀或改变。动脉造影术可显示星形毛细血管扩张区，但一般认为超声或 MRI 对该肿瘤的描述和鉴别更有用。

角化棘皮瘤在症状出现后短期内进行 X 线检查，可发现近乎所有甲下角化棘皮瘤病例都有远端指(趾)骨骨破坏，境界清楚、平滑、呈环状，且仅限于指(趾)骨尖端[9]。

骨肿瘤

内生软骨瘤。是一种由成熟透明软骨引起的良性肿瘤，表现为指(趾)骨境界清楚的微小囊性透明结构，有时有扇形边缘或硬化的边缘，最常见的位置在骨头中央。在远端指(趾)骨，软骨瘤通常位于指骨底部，与关节面相邻。

骨样骨瘤。是一种良性成骨性病变，是通常小于 1cm 的一个小的椭圆形或圆形肿块，被称为"瘤巢"(nidus)。所有末节指骨的病灶都有类似的外观，其特征是带放射性晕的硬化性瘤巢("环片")[10]。

动脉瘤性骨囊肿和巨细胞瘤。很少发生在远端指骨。两者可能具有相似的放射学特征，包括整个指(趾)骨[11]的裂解性扩张性病变[11]。

血管瘤起源于指骨远端骨或软组织。当原发于骨时，典型 X 线表现为与骨长轴平行的线性条纹。软组织血管瘤更为常见，表现为局部软组织肿块、局部骨过度生长、软组织内静脉栓塞和血管瘤下方的骨受到的压力性侵蚀。

超声影像

理想的配置是一个紧凑的线性变频探头，工作频率在 7～22MHz 之间(图 95.73a)。设备能够实时监测甲床的血流。三维超声重建也可以提供关于肿瘤大小、位置、形状和内部特征等有价值的信息(图 95.73b)。甲单元主要包括三个区域：甲板、甲床和甲周组织。背侧和腹侧甲板呈两层高回声结构(两条平行线)，由非常薄的低回声层(板间空间)分隔。通常可以在甲床内检测到低速动静脉血管(彩色多普勒光谱曲线分析)(图 95.73c)。伸指(趾)腱侧腱束远端显示为纤维性高回声模式，为典型的腱结构。远端指(趾)骨骨缘沿骨皮质呈连续高回声线，仅被远端骨关节间隙的低回声打断，远端骨关节间隙中含有液体和软骨[12](图 95.73d)。

光学相干断层扫描

光学相干断层成像(optical coherence tomography，OCT)是一种类似于超声的光学成像技术，其利用的是红外线而不是声波[13]，通过干涉术测量组织对红外的反射，生成二维灰度图像。不同层次的反射图像可以是水平的，也可以是垂直的(类似于超声波)。一些设备可能有探测散斑变化和血管流动等功能，也可生成三维图像。其纵向分辨率<5μm，横向分辨率<7μm；扫描深度 2mm，所以适合于非常浅表的组织。OCT 已被广泛应用于皮肤科，特别是非黑素瘤皮肤癌的诊断。

OCT 对形态学细节和甲板厚度的探测能力优于高分辨率超声，被认为是一种有效的甲癣评价工具。此外，OCT 对于有症状的甲银屑病的监测结果与体检、超声检查结果一致。令人惊讶的是对于弥漫性银屑病甲营养不良，临床评估认为甲板表面相对正常，但 OCT 发现甲板锚固至甲床处存在异常。由于

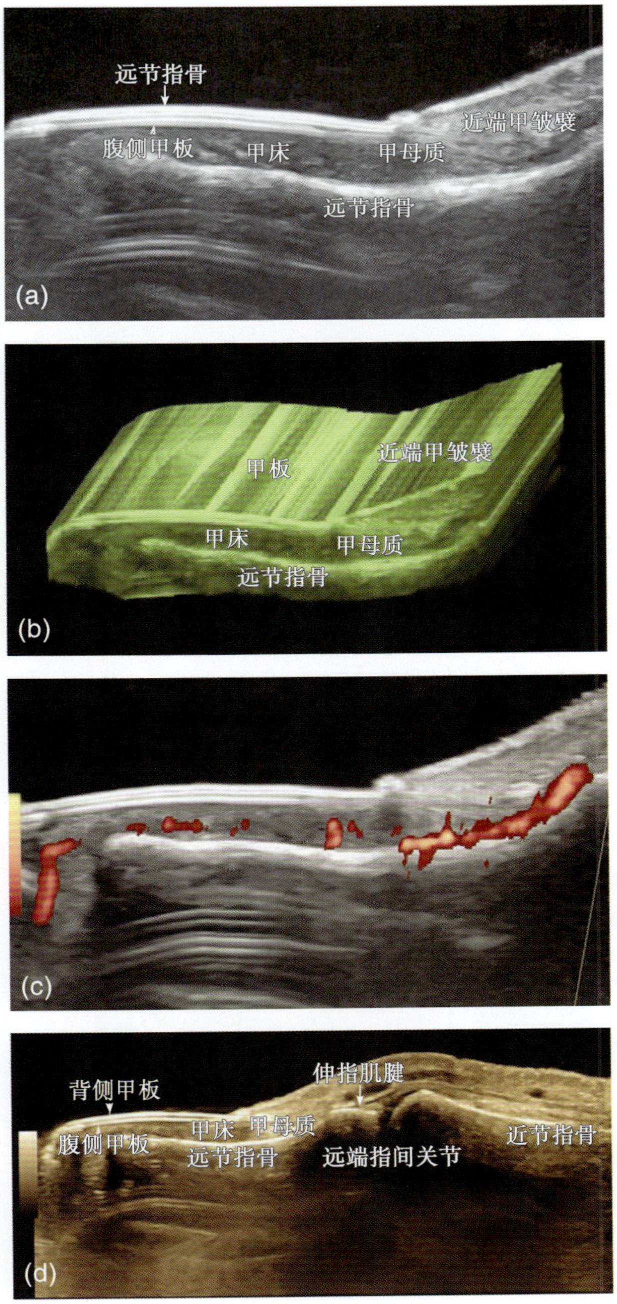

图 95.73 超声:(a)灰度超声(纵视图)显示正常的甲超声解剖;(b)甲三维超声重建(纵视图);(c)功率多普勒超声(纵视图)显示甲床内血流;(d)更大视野下的甲和骨周结构(纵视图)

OCT 还可以测量甲板厚度,因此 OCT 有潜力为甲银屑病介入试验的结果测量提供更加客观、信息量更大的定量数据。在一项研究中,OCT 在 12 个临床外观正常甲和 41 个超声检查正常的甲中都发现了细微的异常。

共聚焦显微镜

反射式共聚焦显微镜(reflectance confocal microscopy,RCM)将红外光聚焦在特定的焦平面上,使该平面上下的结构不干扰图像。RCM 水平图像分析组织的轴向分辨率<1.25μm,横向分辨率<5μm,已达细胞水平,深度为 350μm。RCM 成像不需要染色。因为容易监测,所以皮肤和甲是 RCM 探测的理想对象。RCM 独特的性质使其能够在细胞水平上观察甲襞的毛细血管。

RCM 可扫描甲板表面直至其下甲床的深部。根据反射强度的不同,RCM 扫描可以区分三层结构。浅层显示出较亮的反射,随后是信号较弱的区域,最后是最深部分又是较亮区域。

目前皮肤科医师感兴趣的两个主要应用对象如下:

1. 共聚焦显微镜和甲癣。由于使用氢氧化钾(KOH)制备和真菌培养来明确是否有真菌感染的效果差强人意,Hongcharu 等首先报道了 RCM 在甲癣诊断中应用的可能性。作者将 RCM 的发现与常规 KOH 制备结果进行了结合分析。结果表明,RCM 比 KOH 制备常规镜检更快速、准确[16]。

2. 共聚焦显微镜和黑甲。术中皮肤镜和 RCM 最近被提倡在黑甲探查术中使用,可以更好地显示甲母质色素沉着[17](图 95.74)。大多数情况下,体外/体内获得的 RCM 图像足够可靠,可以用于诊断;有时做活体观察时,细微的运动会引起检查质量轻微下降,但不足以对其诊断价值产生不利影响。术中 RCM 发现的不典型细胞学和结构特征的足够信息,可准确提示黑素瘤的最终诊断。RCM 与组织病理学有良好的相关性:8 例术中诊断为甲下黑素瘤的患者中,有 7 例得到病理验证[18]。

对于皮肤和甲,RCM 结合了皮肤镜(在不改变表皮面的情况下对目标区域进行非侵入性检查)和组织病理学(细胞水平)的优点。RCM 下,黑素细胞易于与相邻结构区分,并使黑素细胞增殖的结构和细胞学特征可视化。如果活体检查提供的数据不足以正确诊断,体外检查可以作为一种补充技术。

磁共振成像

磁共振成像(magnetic resonance imaging,MRI)是一种医学成像技术,用于解剖和生理的放射学研

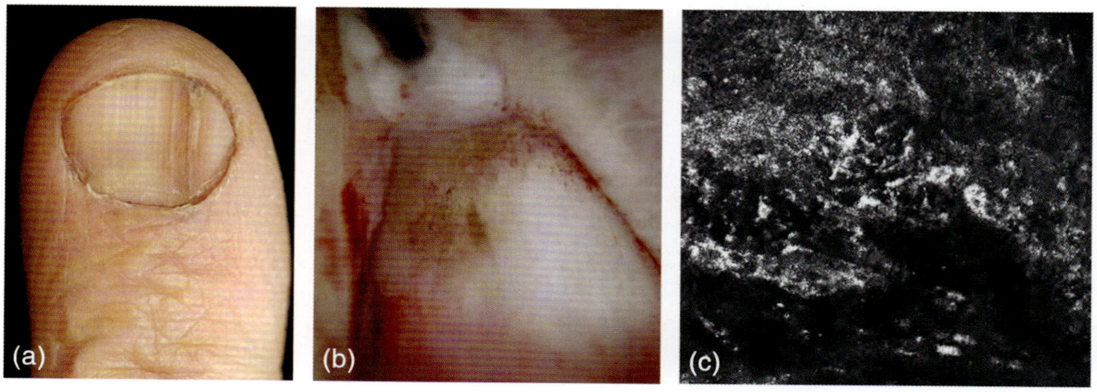

图 95.74 甲黑素瘤(同一患者的甲母质):临床表现(a),皮肤镜(b)和活体反射共聚焦显微镜(c)(由法国 L. Thomas 提供)

究。磁共振扫描仪利用强磁场和无线电波形成人体图像。专用于数字成像的小表面线圈现在可用于所有高场 MRI[19]。MRI 可以检测直径仅 1mm 的肿瘤;还可明确其位置和组织特征,这些都有助于外科治疗。T_1 加权可对病变轮廓和解剖范围进行形态学评价;T_2 加权根据肿瘤发出的信号强度确定组织特征;利用钆可以突出显示肿瘤的血管,并可加强对病灶轮廓的分辨。各种序列中获得的信号具有特征性,从而可区分甲区域最常见的肿瘤。

MRI 可以帮助研究各类甲周肿瘤和囊肿。它是评估甲下血管球瘤的金标准,尤其适用于黏液性(滑液性)囊肿,即使是正常的软组织也能被区分出来,并进行体内解剖评估(图 95.75 和图 95.76)。MRI 可以帮助识别银屑病关节炎的炎症变化引起的甲单元的软组织受累,进而导致甲生长和外观异常。

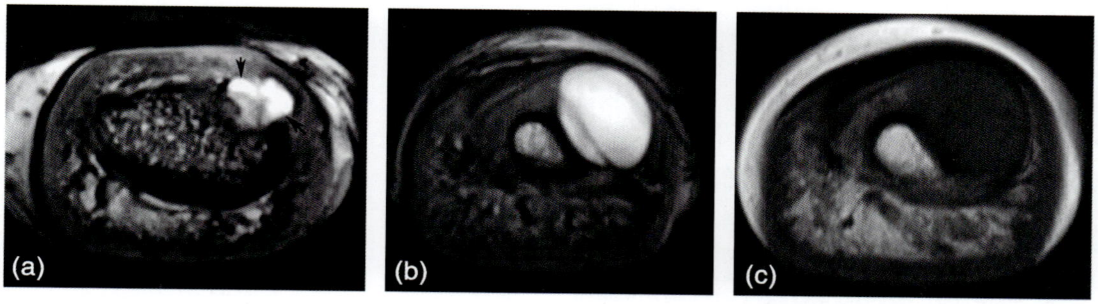

图 95.75 冠状面远端关节切面的 T_2 加权图像(箭头):(a)与关节相连的黏液样假性囊肿蒂部(箭头)。冠状面 T_2(b)和冠状面 T_1(c)甲盲端切面:被囊肿抬升的甲母质和甲根部;远端指骨背外侧的骨扇形(由法国 J. L. Drapé 提供)

近端甲皱襞毛细血管镜

近端甲皱襞毛细血管镜是可靠的无创活体浅表微血管结构观察设备。该设备由放大倍数 50×至 200×的光学显微镜组成,并且使用冷光源以免血管扩张。近端甲皱襞微血管襻排列方向与皮肤平面一致,但无法用肉眼很好地观察,所以该设备对于近端甲皱襞微血管检查有独特价值。

操作时,先在皮肤表面涂抹雪松油或液状石蜡以利光线透过。按序检查双手示指、中指、环指和小指。一些作者建议用皮肤镜(或眼科镜)替代毛细血管镜检查。虽然低倍皮肤镜可显示毛细血管大体结构,但无法详细观察血液中的其他成分。

通过对近端甲皱襞微血管结构的全面检查可以获得有用的信息。从生理学上讲,毛细血管襻呈发夹状且呈两列纵向平行排列:通常每毫米范围内可见 12~18 个毛细血管襻(图 95.77a)。在血管襻的近端,可见垂直于血管襻的真皮乳头层下静脉。明确许

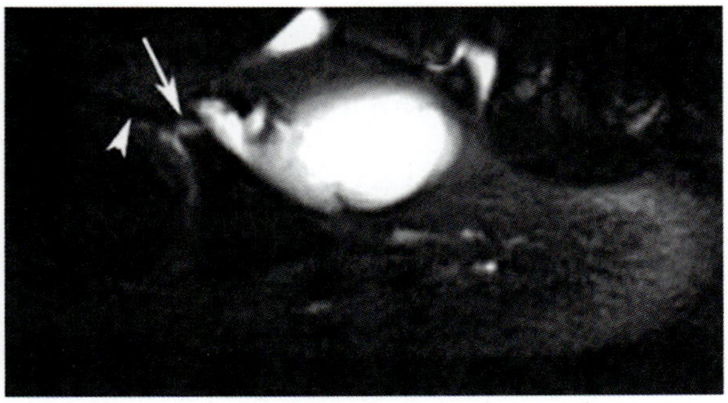

图 95.76 矢状面 T_2 脂肪饱和图像：伸肌腱与其下关节（箭头）连接的蒂部（箭）（由法国 J. L. Drapé 提供并版权所有）

多没有病理意义的模式非常重要，其中包括血管球构象和拉长曲折的血管襻。而病理改变包括血管分叉、血管襻延长、巨毛细血管（直径大于 15mm）、血管襻正常平行排列丧失、微动脉瘤等。在最高放大倍数下，还可直接观察血流：是连续的正常血流，还是随时间发生不规则中断的病理性间歇血流。血管张力可以根据对血管区的详细观察进行主观评价。血管张力在特发性雷诺现象中增高，但在手足发绀中张力降低。在红斑狼疮中，同一毛细血管襻内可观察到血管张力快速、显著的变化。值得注意的是，表皮深部的色素沉着可能会降低毛细血管襻的可视性。

图像背景中也可能存在有用信息。浅色皮肤的图像背景色是粉红色，但在静脉淤积的情况下可为橙色。在炎症和静脉淤血的情况下，可观察到毛细血管周晕。系统性硬化的甲皱襞微血管襻可表现为"朦胧"样外观。进展性微血管病变可有出血，其特殊的"珍珠项链"外观可与创伤导致的斑片状出血相鉴别。

肢端症候群

雷诺现象（Raynaud phenomenon）

雷诺现象可以是特发性的，或者与雷诺病、结缔组织疾病有关（雷诺征或症状）。对于这两种预后截然不同的疾病，毛细血管镜可以作为重要的鉴别诊断依据。雷诺病毛细血管镜检查正常，或罕见出襻毛细血管有一定程度的扩张和一些隐匿的出血。在血管收缩期可观察到白色背景和毛细血管可视数量的减少。结缔组织病的相关表现将在后文讨论。

手足发绀症（acrocyanosis）

手足发绀症的临床特征是无痛的肢端发绀，常伴有多汗和四肢寒冷，在寒冷时加重。毛细血管镜检查显示毛细血管数量正常或轻微增加，其直径可有轻度增大（特别是出襻部分）。往往表现为青紫背景下扭曲的血管襻，其内血流减慢，常呈颗粒状外观（图 95.77b）。

网状青斑（livedo）

网状青斑的毛细血管镜检查显示扩张的出襻血管和正常血管襻共存，其内血流减慢。在葡萄状青斑（译者注：livedo racemosa，也称"破裂网状青斑"）中，有时可以发现微血管炎。

冻疮（冻疮症 chiblains，perniosis）

在手指冻疮中，可观察到扩张程度均匀的血管襻，其间也可见到正常血管襻。

系统性自身免疫性疾病

类风湿性关节炎（rheumatoid arthritis）

真皮血管炎表现，可观察到扭曲分支的毛细血管襻（图 95.77c）。有时短的平行微血管襻表现为"鱼群（fish shoal）"样图案，其背景清晰、血流呈颗粒状，速度快。

第8部分

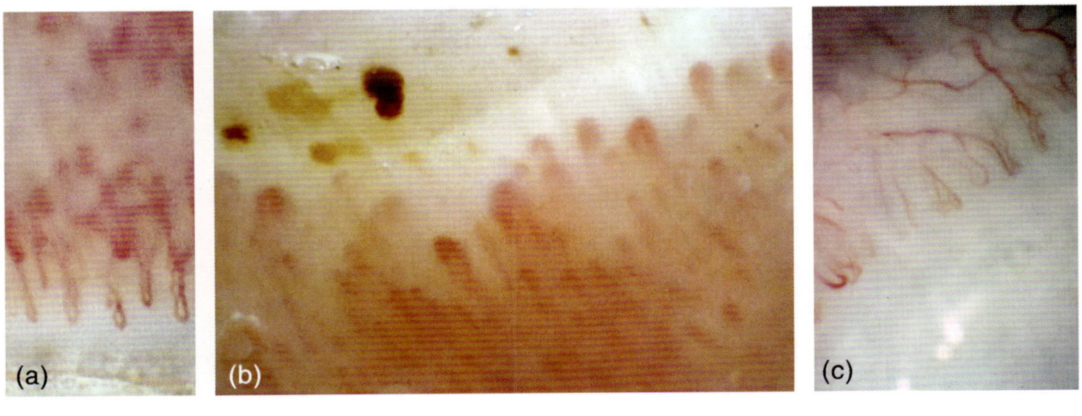

图 95.77 (a)正常甲皱襞微血管（×60）；(b)手足发绀表现为甲皱襞毛细血管扩张、多血管淤积和血栓形成；(c)类风湿关节炎表现为毛细血管襻较长

皮肌炎(dermatomyositis)

皮肌炎肉眼可见的毛细血管扩张在毛细血管镜下的表现为巨毛细血管(图 95.78)。然而,与系统性硬皮病相比,皮肌炎没有无血管区。

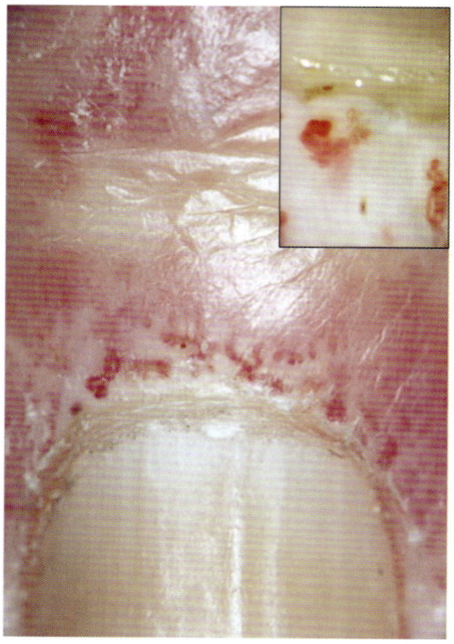

图 95.78 皮肌炎显示甲皱襞扩张、毛细血管阻塞和血栓(×60)(小图)

红斑狼疮(lupus erythematosus)

红斑狼疮呈现出形态学和血液流变学的异常表现。最常见的形态学改变有:微血管襻延长、入襻和(或)出襻血管不规则扩张、微血管分叉,有时伴有襻纡曲和微动脉瘤(图 95.79a)。

系统性硬皮病(systemic sclerosis)

毛细血管镜下系统性硬皮病的特征性变化(图 95.79b)和甲皱襞毛细血管镜视频观察[20]是目前最有价值的早期诊断工具,具体表现如下:

- 毛细血管襻分布稀疏,并伴有无血管区域;
- 不同大小和形状的巨毛细血管在肉眼观对应的是甲小皮毛细血管扩张;
- 颗粒状血流;
- 出血较为少见。

一般认为有以下四个阶段:

- 第一阶段:出现一些"开放"性襻,"U 形"襻和一些轻度扩大的毛细血管;
- 第二阶段:毛细血管襻数量略有减少,模糊的背景下见正常襻中间杂少量巨毛细血管;
- 第三阶段:毛细血管襻数量明显减少,巨毛细血管略多,毛细血管襻萎缩,且背景非常模糊。
- 第四阶段:许多无血管区域,巨毛细血管数量减少,背景非常模糊。

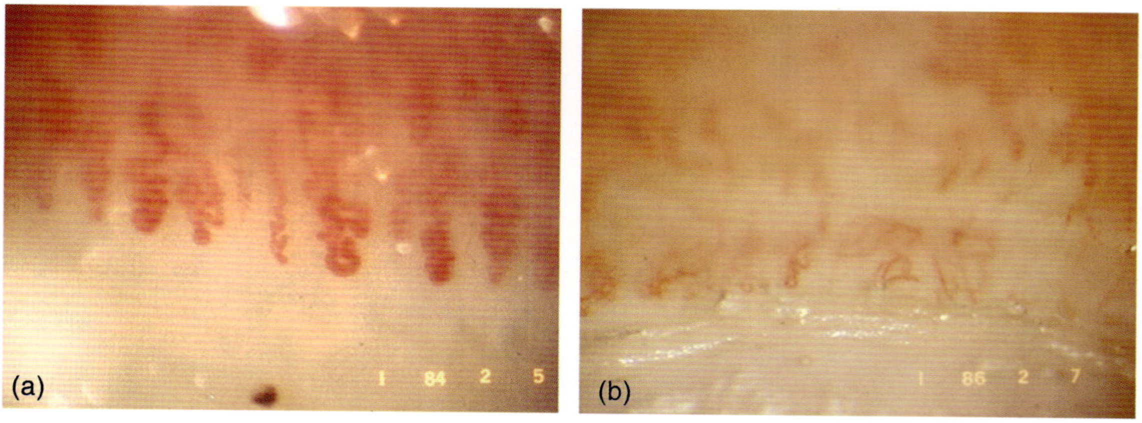

图 95.79 红斑狼疮(a)和系统性硬皮病(b)(由比利时 C. Mathis 提供并版权所有)

银屑病(psoriasis)

银屑病的皮肤微循环与正常人不同。

已有在银屑病患者甲皱襞中发现血管改变的报道。为此,Ribeiro 等[21]用甲皱襞毛细血管镜视频观察了 46 例该病患者(平均年龄 50.5 岁,病程中位数 10 年)和 50 例健康者。发现银屑病患者的毛细血管密度较低,无血管区增多,毛细血管形态异常,研究并没有发现毛细血管密度的变化与疾病的持续时间、范围或严重程度之间存在联系。但是在甲受累(凹点或营养不良)的患者中,无血管区更常见。

中毒(toxic diseases)

氯乙烯中毒产生指(趾)硬化。毛细血管镜可见巨毛细血管,且血管密度并无降低,也没有无血管区域,图像背景不模糊。

甲外科

概述

患者往往因为麻醉和术后的疼痛而害怕行甲外科手术，但医师更担心的是术后可能引发的永久性的甲萎缩。

要想实现几乎无痛并且尽量减少术后瘢痕的残留，一台成功的甲手术其先决条件是熟练掌握麻醉技术、甲解剖及手术方法。这就要求一定要有熟悉甲单元组织学特点的皮肤病理学专家参与。

麻醉

术前用药

对焦虑的患者，术前行药物治疗。首选短效药物：羟嗪、苯二氮䓬类药物（diazepines），口服或舌下含服均可，但后者起效更快。术前 1 夜服用羟嗪 25mg 与术前 1h 舌下含服洛拉西泮 0.5mg，两者联合使用效果非常好。咪达唑仑（Midazolam）因其具有短暂的催眠、抗焦虑和逆行性遗忘作用（译者注：retrograde amnesic，是指患者回忆不起疾病发生之前某一阶段的事件）而受到一些外科医师的青睐。术前封包使用丙胺卡因乳膏（EMLA），只能减轻入针引起的疼痛，而不能减轻局部麻醉注射和组织膨胀引起的疼痛[3]。

设备

甲内注射需要克服高阻力，所以必须采用 Luer 锁定注射器。使用极细的针头（30G）将减少穿刺的疼痛，并限制麻醉药液体流出和软组织的扩张速度。常有医师在麻醉上花费比手术本身更多时间。

麻醉药物

常用 1% 或 2% 利多卡因做局部麻醉，其维持时间为 60min。由于是酸性液体，可通过预先碱化[4]减轻注射时的疼痛。将药物温度提高到 37℃ 也可以减轻注射疼痛[5]。

利多卡因和肾上腺素可混合应用在指（趾）上[6-9]，但血管痉挛、血栓或严重疾病患者需除外。事实上肾上腺素在甲手术中没有什么意义，如需实现无血的手术视野，几乎所有手术都必须在指根放置止血带。0.5% 的丁哌卡因在 45min 后起效，最长有效时间可达 480min[10]，可与利多卡因联合应用以延长术后镇痛时间。另一种方法是术后立即向指（趾）侧面注射 0.5～1ml 丁哌卡因：这将起到“容量”止血带的作用，防止术后出血[11]。罗哌卡因（Ropivacaine）与利多卡因一样起效快，术后疼痛缓解效果好[12-14]，且心脏毒性低于丁哌卡因[15]。罗哌卡因局部浸润麻醉的效果呈浓度依赖性。在常规使用中，2mg/ml 浓度的罗哌卡因麻醉效果理想，7h 后完全恢复知觉。低浓度的罗哌卡因有轻度血管收缩作用[16]。

操作步骤

所谓的“环形阻滞麻醉（ring block）”的方法使用很普遍，但不值得推荐。主要缺点是起效“晚”，需要 20min 才能起效，且有术后神经血管束受压和术后水肿的潜在风险，疼痛持续时间长[17]。

指（趾）远端阻滞麻醉适合于甲外科。选择近端和侧甲皱襞交界处的近端侧方 1cm 处为注射点，以 45° 角向远端进针至骨膜，注射 0.5ml 即可阻断背神经；然后将针部分抽出，再垂直于骨侧面进针并注射 0.5ml 阻断掌神经分支。在对侧重复该步骤即可立即起效起到完全麻醉效果。

器械

基础甲手术只需要很少的特殊器械。经典的手术包中应包含一个剥离子来剥离甲板（例如 Freer 或 Locke 剥离子，或牙科刮刀），一个指甲分离器，直止血器，精细的虹膜或 Gradle 剪刀，15 号手术刀片，细齿 Adson 钳，细针持针器，3-0 和 4-0 不可吸收缝线。

诊断性手术

近端甲襞活检

该区域活检有以下三种方法：

1. 当适应证类似于皮肤其他部位的活检时，可在甲皱襞近端进行环钻活检（不超过 3mm），并注意尽量远离远端边缘。

2. 切削活检技术适用于该区域，氯化铝溶液可用于止血。

3. 当面对胶原疾病而需要获取更多组织时，可以选择行 2～3mm 的月牙形切除。这一数量的组织可以进行组织学、免疫组织学和电镜检查[18]。其步

第8部分

骤与慢性甲沟炎的手术方法相同（详见下文）。

甲床活检

适应证为甲剥离、甲下角化过度或肿瘤等甲床疾病。无甲剥离时，应去除局部或全部甲板（见下文），充分暴露需活检区域。类似皮肤手术，用环钻和刀片活检均可。环钻的深度应达骨膜。4mm 以下的缺损可二期修复，且不会造成营养不良，所以无须缝合。

甲床活检宜行梭形切口，以切除较大的标本（如小肿瘤）。切口长轴应始终沿纵行方向。甲床非常脆弱，紧贴于骨，切缘两侧不易缝合。广泛的切缘下分离有利于手术缝合。缝合可能会残留细缝待二期愈合。

甲母质活检

甲母质活检对纵行黑甲诊断最有意义。准确的组织学诊断需要对整个色沉区域进行检查，因此不建议进行活检，而应行切除后病理。色素局限于远端甲母质，因为该部位合成的是甲板的腹侧，所以甲板多从其腹侧变薄，甲营养不良出现的可能性小。幸运的是，在大多数情况下，纵向黑甲起源于远端甲母质[19]。如果色素位于或延伸到近端甲母质，因为该部分产生上 1/3 的甲板，所以很可能导致甲营养不良。

根据色素条带的宽度和形状，有几种术式可供选择。下列方法初始步骤相同，目的均为暴露甲母质。用剥离子将近端甲皱襞与甲板分离；侧面行 2 个 45° 切口使近端甲皱襞可被翻起。然后向侧方卷撕近端 1/3 的甲板（“沙丁鱼罐头”开罐法），暴露整个甲母质和甲床的近端部分。

1. 对于远端甲母质中直径小于 3mm 的圆形色素性病灶，最适合环钻活检[20]。用可完整包含病灶的 3mm 直径环钻自甲母质表面垂直进入直至骨表面（图 95.80）。无须缝合甲板放回原位并缝合到侧方甲皱襞。对于浅色素条带，因为分离甲板很可能造成甲母质上皮表层剥离，使得色素条带的起点难以辨认，所以需在色带起源处行环钻，再去除甲板，即可定位需要活检的具体部位[21]。

2. 如果色素是纵向起源的，则应采取最窄纵向梭形切除。并行两侧切口下分离，用 5-0 或 6-0 可吸收缝线重新缝合（图 95.81）。将甲板回植，缝合到侧方甲皱襞，近端甲皱襞恢复到原解剖位置并缝合切口[21]。

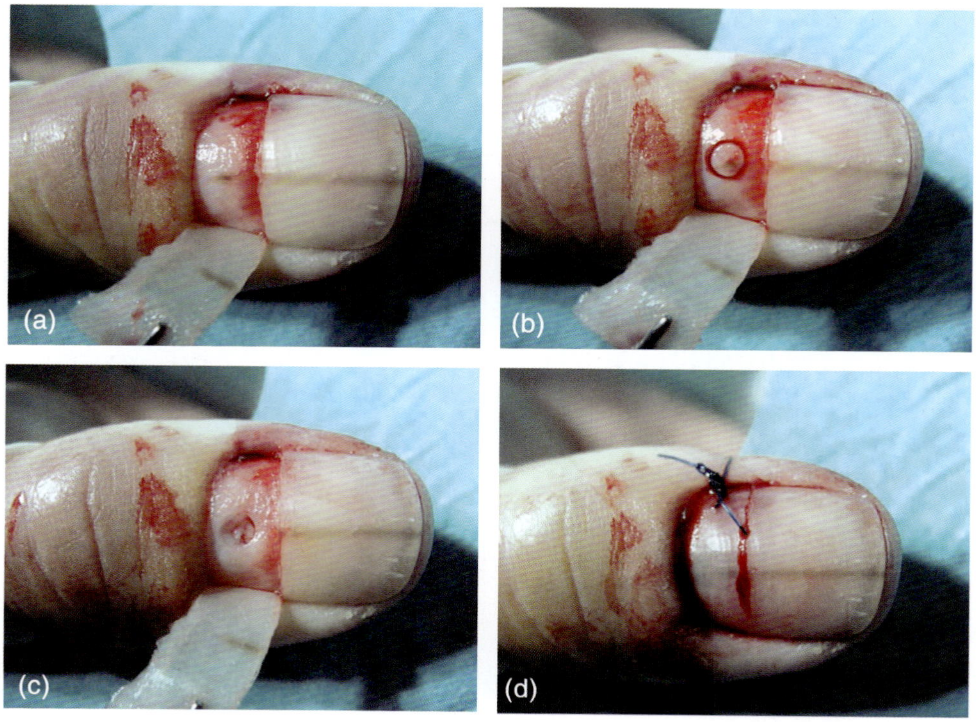

图 95.80　(a)去除甲板近端 1/3 暴露纵向色素条带的起源区域。(b)在整个着色区域周围进行 3mm 环钻。(c)深达骨表面。(d)甲板放回原位并固定在侧甲皱襞上

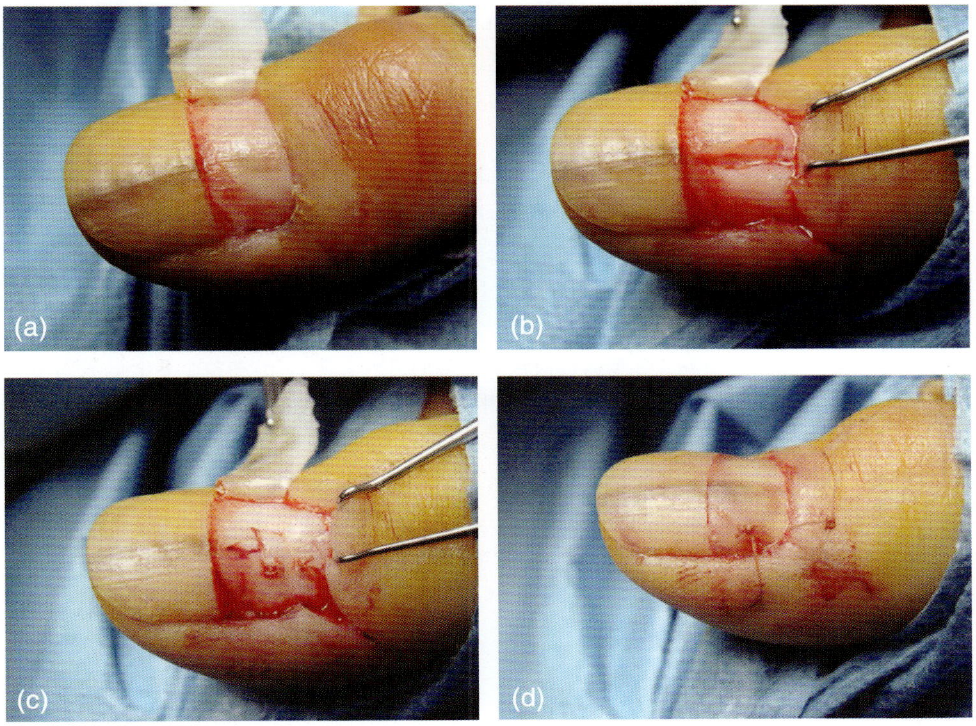

图 95.81 (a)去除甲板近端 1/3 可见色素分布的区域在甲母质上纵向延伸。(b)经纵椭圆形切除去除整个色素区。(c)在切除区域周围行组织下分离后,用可吸收缝线缝合缺损。(d)将甲板放回原位,并固定在侧甲皱襞

3. 若色素来源为水平方向,则应行月牙形切口,并与甲半月的弧度相对应。切口下行广泛潜行分离,用 5-0 或 6-0 可吸收缝线精细缝合。然后按上述方法更换脱位甲板和近端甲皱襞。

4. 对于大范围的色素沉着(直径>6mm)建议行切线切除。在色素区周围进行浅切口。然后将手术刀水平拿起,通过锯切方式将病变从真皮深处切除。厚度不应超过 0.5mm。将标本准确定位送予病检。将去除的甲板放回并固定在外侧甲皱襞上。这种技术已被证明适于所有该类疾病的病理诊断。其主要缺点是约 3/4 会出现复发[22]。所以该方法仅适用于较宽色素条带病例,而以往类似的情况需行全甲切除(图 95.82)。这种技术避免了在良性病变进行手术后造成损毁性的结局。如果组织病理学显示为恶性病变,则需要进一步手术。

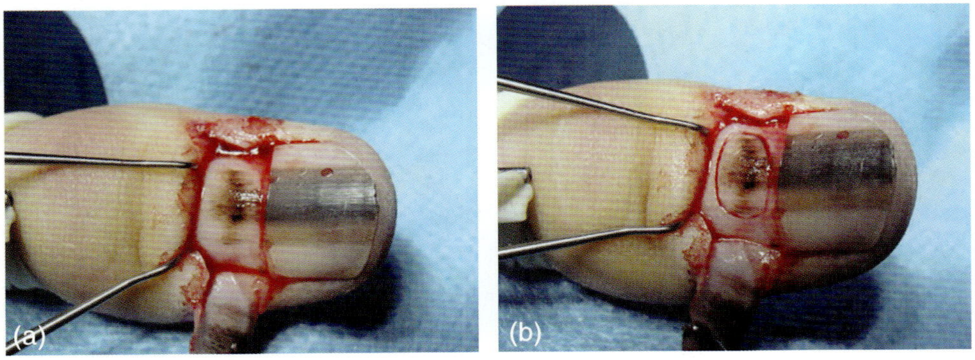

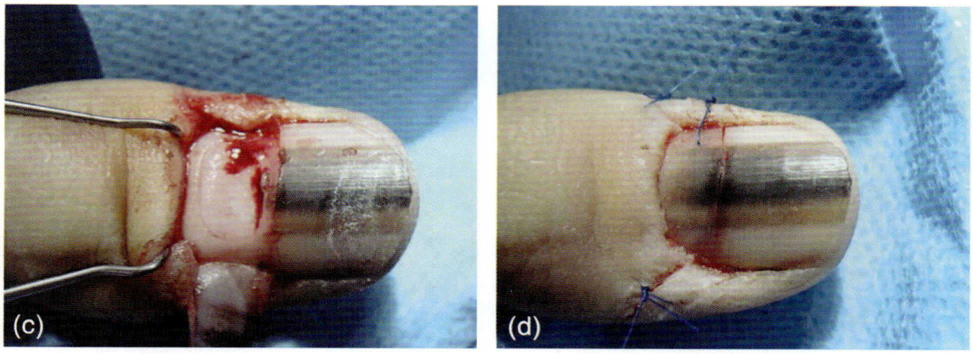

图 95.82 (a)去除甲板近端 1/3 暴露纵向色素条带的宽色素区。(b)在整个色素区域周围进行切口。(c)标本整体切除。(d)将甲板放回原位,并固定在侧甲皱襞

甲整体结构活检

侧方的纵向活检可对甲单位的所有组成部分进行研究:近端甲皱襞、甲母质、甲床、甲板和甲下皮。对于改变甲板表面的疾病,该活检方法最有价值。由于甲母质外侧角被部分切除,甲板会永久变窄。为避免术后发生横向偏离,标本宽度不应超过3mm[23]。切口从甲小皮到远端指指关节背侧皮肤折痕的中间位置开始,远端穿过近端甲皱襞、甲板和甲床到达甲下皮。在侧方和近端甲皱襞交界处,切口应沿指侧壁 1/2 中线并沿自然曲度至远端指关节位置,以确保切除甲母质外侧角。第二个切口自上一切口的远端开始,自甲下皮沿侧甲沟及近端甲皱襞最终与第一个切口的近端汇合。然后用细剪刀自骨膜表面小心上取下"乙状"活检标本(图 95.83)。切取标本时须注意分离平面不宜过早,长度也需足够,且必须包含甲母质。残留的缺损行水平褥式缝合以重建侧方甲皱襞[24]。

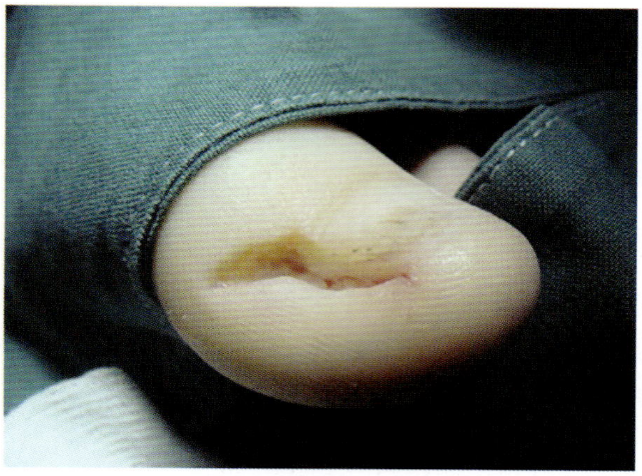

图 95.83 侧方纵向活检。注意乙状缺损更易闭合

切除手术

甲板分离

甲板分离是甲手术的核心:分离甲板后,才能对甲床或甲母质等甲下病变进行活检或切除(图 95.84);也可用于甲癣的辅助治疗以减少真菌数量,也是治疗急性甲沟炎和嵌甲的一部分。不建议进行甲板全切术,因为在没有甲板的情况下,远端甲床可能会收缩并变形。此外,失去甲板的反压会使远端指(趾)腹背侧扩张,形成远端包埋。可选择局部甲板去除。仅在某些情况下(如明显的营养不良的全甲癣),可选择全甲拔除。

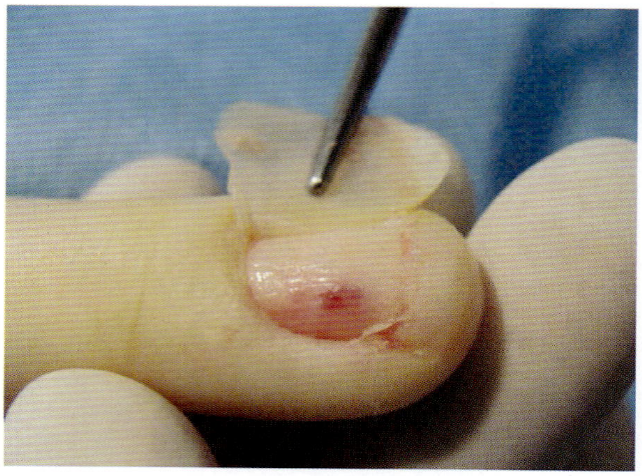

图 95.84 侧方去甲("沙丁鱼罐头"去甲)有利于完整暴露甲床和便于甲床肿瘤的切除活组织检查

全甲去除手术

手术有远端或近端两条路径。

远端路径

用剥离子以前后移动的方式在近端甲皱襞下小心分离直至近端甲皱襞和甲板分离，这样可以避免损伤脆弱的纵向甲床嵴。然后剥离子自游离缘推入甲板腹侧，直至剥离子操作时无明显阻力感（即已到达与甲板黏附较为松散的甲母质区域）。须小心把甲板两侧的角完全分开。止血钳颚部滑入甲板侧部，咬合整个长度的甲板。以向上旋转的方式将甲板去除[25]。

近端路径

当远端甲床与甲板粘连严重（如厚角化过度）时，较难在甲板和甲床之间找到分离面，可选择近端路径。如前述近端甲皱襞被分离后，用剥离子抬升近端甲皱襞并巧妙插入甲板与甲母质黏附松散的基底部，在整个甲根重复该过程，分离自近端起向远端甲下皮方向推进即可完整取下甲板[25]。

甲板部分去除

该方法优势是保留大部分正常的甲板，甲板仍对其下方的软组织施加压力，降低了远端嵌甲的风险。对于某些甲癣（纵纹、侧缘疾病、皮肤癣菌瘤、真菌引起的甲癣）[26]（图 95.85）的治疗是必须的。甲板部分去除是许多外科手术的一部分，如化学烧灼法治疗嵌甲相对应的足趾甲母质、急性甲沟炎的手术治疗、探查甲床或甲母质肿瘤。手术方法与全甲去除的远端入路方法相同，但仅限于甲板的有限部分。去除近端 1/3 甲板对于暴露甲母质最为理想，它始于近端甲皱襞 45°处的两个侧切口，使近端甲皱襞被抬升反推，在甲板侧缘下距甲半月 5mm 插入止血钳的下腭，水平切割甲板直至对侧。止血钳抓住甲板侧缘并向另一侧提起，就像开沙丁鱼罐头一样，完整暴露甲母质（见图 95.80a、图 95.81a 和图 95.82a）。手术后，甲板回置，并缝合至侧方甲皱襞。

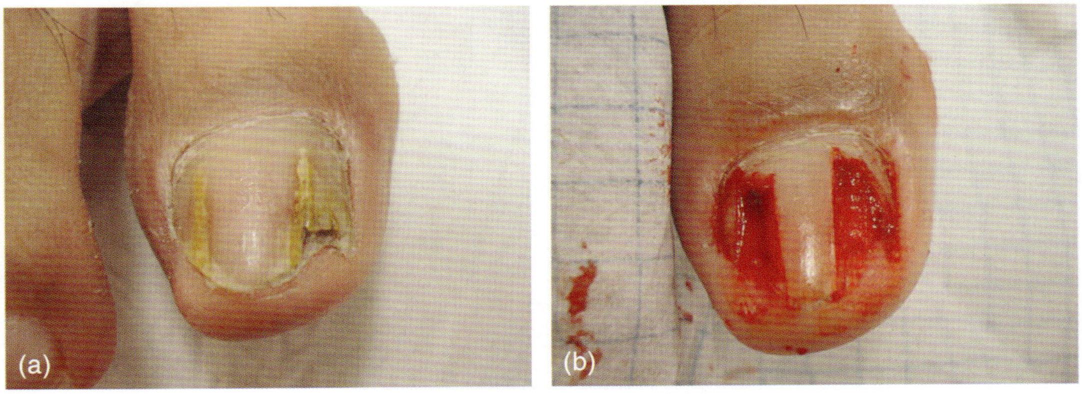

图 95.85 (a)有甲板纵纹的皮肤癣菌病。(b)手术切除黄色条纹后

急性甲沟炎

急性甲沟炎会引起剧烈疼痛，肿胀软组织长期压迫甲母质，影响甲板的正常生长。因为可能会导致甲板畸形，所以不建议切开近端甲皱襞。如脓液积聚于近端甲皱襞，最好的方法是去除近端 1/3 甲板（详见前述）利于引流。若脓液位于侧甲皱襞，应行侧方甲板的条状去除。可根据经验选择全身使用的抗生素并根据培养结果进行必要调整[27]。

慢性甲沟炎

药物治疗无效时即需要手术治疗。将剥离子插入近端甲皱襞下的甲沟内，以保护甲母质和伸肌腱。用 15 号手术刀片从一侧延伸至另一侧对近端甲皱襞进行新月形切除，在近端甲皱襞中线达到最大宽度（5mm）。切口应包括最近的 5mm 侧甲皱襞。刀片与甲板间呈 45°角（图 95.86a，b）。近端甲皱襞及其表皮需不到 5 周的时间达到二期愈合并完全康复（图 95.86c）。但甲板、甲半月会变得更长一些[28]。这种技术也适用于小的 B 型黏液样假性囊肿患者。

获得性纤维角化瘤切除

对于源自近端甲皱襞腹侧表面的获得性纤维角化瘤，在近端甲皱襞处行两个呈 45°角的斜切口并剥离，暴露整个甲袋（图 95.87）。在大多数情况下，获得性纤维角化瘤起源于近端甲皱襞腹侧的最近端。肿瘤应该用精细的虹膜剪子小心地从底部分离，然后切除。由于甲板仍在原位，所以不可能损伤甲母质。然后将近端甲皱襞放回原位，用 5-0 线或胶条固定[29]。

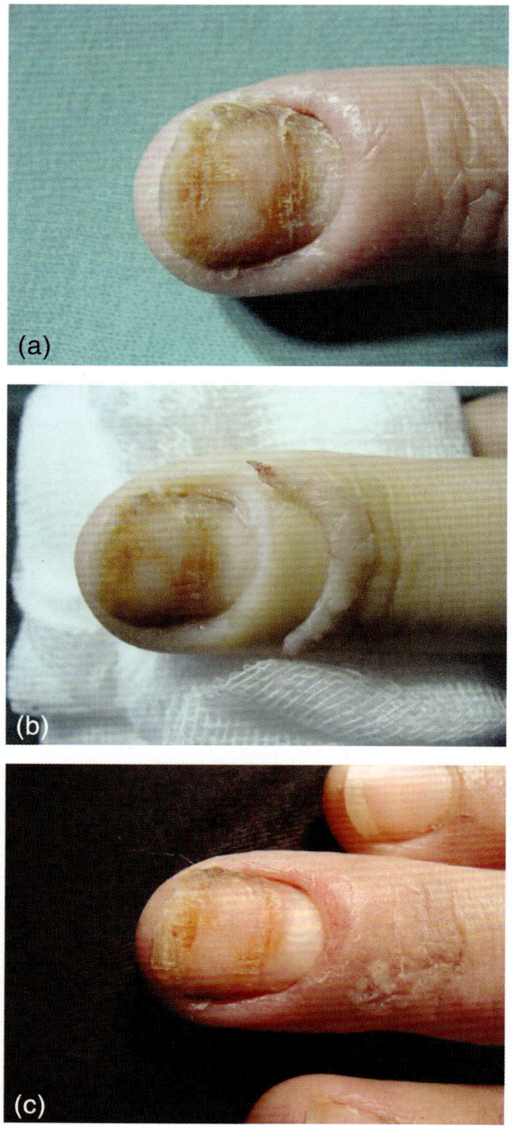

图 95.86 (a)对外用药物和类固醇注射有抗药性的慢性甲沟炎。(b)月牙形切除部分近端甲皱襞。(c)第 8 天甲皱襞完全再上皮化。请注意，甲板现在明显变长了

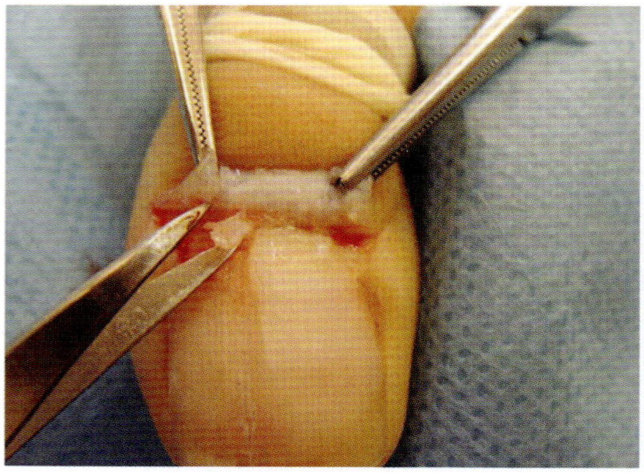

图 95.87 近端甲皱襞处两个呈 45°角的斜切口，暴露肿瘤并切除

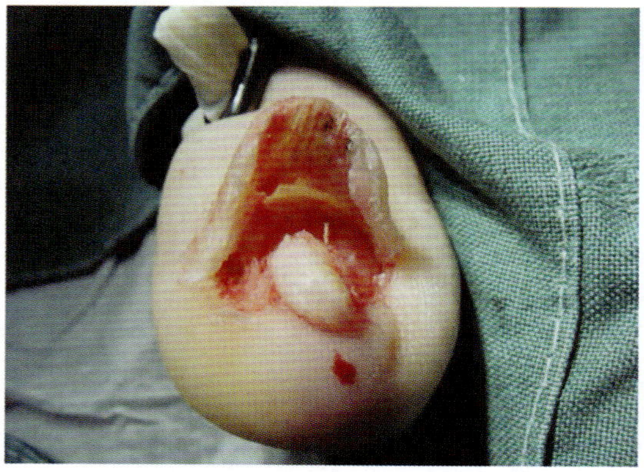

图 95.88 去除甲板有助于甲床肿瘤的诊治，甲床肿瘤行纵向切除

对于甲床来源的肿瘤，为了暴露甲床，需要去除甲板(图 95.88)。切除肿瘤的方法与甲床的梭形活检相同(见前面的甲床活检)。两种形式如切除不彻底均可见复发。

化学烧灼法治疗趾甲嵌甲

该方法的治疗目的是选择性烧灼甲母质外侧角，使甲板永久变窄，一劳永逸地解决“甲板-侧甲皱襞冲突”。这种技术可以在甲的两侧进行，并立即抑制甲板侧缘对软组织的“钳夹”效应。苯酚化学烧灼法简单易学，疗效显著(复发率<3%)。由于其成功率高，发病率低[30,31]，因此得到几篇 Cochrane 综述的推荐。手术在指根神经阻滞麻醉下进行，在甲板侧缘行 3～5mm 宽纵向条带状去除，暴露甲母质侧角所在腔隙，棉签蘸 88%苯酚置入对甲母质角行化学烧灼并持续 4min[32](图 95.89)。为了保证苯酚的效果，需使用止血带保证术区干燥。为防止不必要的烧伤，应避免苯酚溢出到甲周组织。对于初学者来说，术前在甲周涂上油脂软膏即可。术后使用酒精不会“中和”苯酚，而只有稀释作用[33]。苯酚可诱导甲母质上皮细胞的蛋白质凝固。一旦凝固，上皮细胞就不能被任何液体渗透。血流恢复后血浆蛋白将使残留的苯酚失活[21]。患者术后疼痛小，因为苯酚除具有腐蚀性外，还有重要的防腐和麻醉作用。这项技术的主要缺点是酚类灼伤后局部可有长期渗出，可能会持续 5 周。必须每天进行家庭护理(浸泡和消毒药膏)，直到伤口完全干燥。局部渗出不应认为是存在感染。使用其他腐蚀

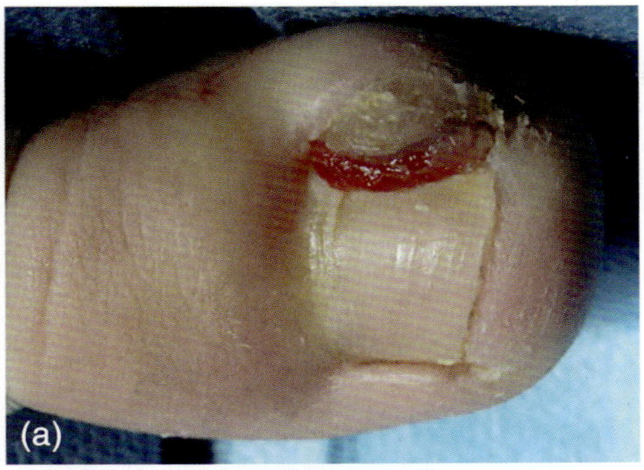

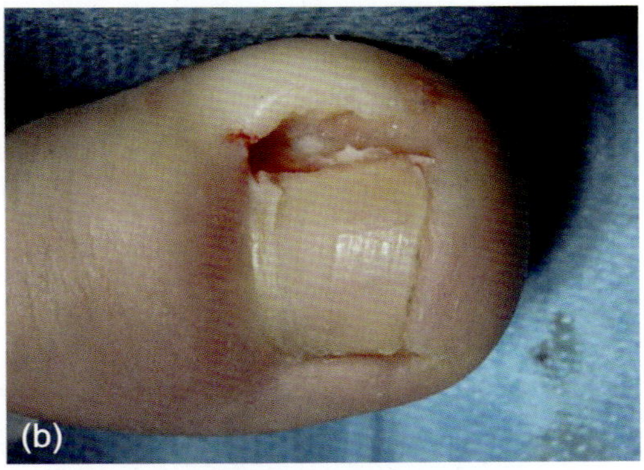

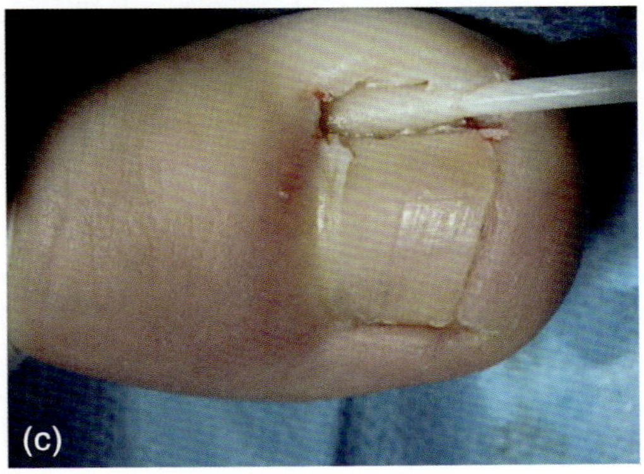

图 95.89　(a)嵌甲伴化脓性肉芽肿。(b)化脓性肉芽肿刮除后，甲外侧缘条状撕脱。(c)将浸入 88% 苯酚的棉签插入腔内。注意无血术野

性物质如 10%氢氧化钾[34]和 100%三氯乙酸[35]同样可以获得很好效果。

纵行黑甲切除术

参见甲母质活检内容。

术后护理

术后所用敷料应选用含消毒药膏、大量凡士林的纱布，可避免与创面的黏附以便于取出。2～3 块细网纱布、管状弹性网或弹性绷带即可完成。窄绷带(4cm)是一种更灵活的包敷形式，可以使压力更精确地施加在伤口上。敷料应只提供轻微的压迫，以免影响血供。厚重的敷料可以吸收术后出血，并提供一定的创伤保护。应将患肢抬高 48h，可减轻搏动促进愈合。如果手术涉及手指，患者应佩戴吊带，足趾手术时将脚抬高 2d。这也意味着患者不应该计划在手术后开车回家。止痛药要开 3d 的量。如有必要，应在浸泡后第 2 天取出敷料。进一步的护理包括：每天两次使用消毒药膏，并以硬膏覆盖，直到完全愈合。

甲和美容

美甲材料可以让甲更美观，涂在甲上后，蒸发(指甲油)或聚合(塑形甲、凝胶、预成型的人工指甲)[1]后变硬。

蒸发后硬化的材料

指甲油(nail varnish)

“指甲胶(nail lacquer)”这个术语包括了指甲油(enamel)、亮油(top coats)和底油(base coats)，可以单独应用，也可是产品中的成分之一。虽然化学性质接近，但所含成分的比例不同，因而具有不同的特性。底油是为了提高指甲油与甲板的附着度，亮油可以改善指甲油的深度和光泽，增加其抗剥落和磨损的能力。指甲油中固体成分占约 30%，溶剂占 70%。成分可分为 6 大类(框图 95.3)。

框图 95.3　指甲油成分

1. 纤维素成膜剂(如硝化纤维素)：提供光泽、主体和凝胶结构
2. 树脂[如：甲苯磺酰胺甲醛树脂 tosylamide formaldehyde resin，以前也称为甲苯硫胺甲醛树脂(toluene sulphonamide formaldehyde resin)]：提高膜的光泽和附着力
3. 增塑剂(如樟脑)：赋予薄膜柔韧性，减少收缩，软化和增塑剂纤维素
4. 防止沉降、减少流动性的触变悬浮剂(如膨润土)：通过防止颜料颗粒堵塞在一起，达到保持颜料悬浮，使颜料在摇动时分散

第8部分

（续 框）

5. 溶剂与稀释剂：将硝化纤维素、树脂、增塑剂保持在液态，控制使用和干燥时间
6. 颜料：这些是无机物（氧化铁），或者是各种经过认证的有机颜色（如医药和化妆品用黄铝色淀）。珠光颜料是由氯氧化铋和二氧化钛涂上云母和鸟嘌呤（取自鱼鳞）制成的。透明颜料只含有少量色素

底油的配方与标准指甲油类似，但它的非挥发性成分含量较低（硝化纤维素较少），黏度较低，以便形成更薄的膜；也可能含有水解明胶。在亮油中，硝化纤维素含量增加，树脂减少。增塑剂含量的轻微增加提高了薄膜的弹性，但不含色素。亮油通常含有防晒成分。

指甲油引起的过敏性接触性皮炎等反应经常出现在指甲能接触到的身体任何部位，而奇怪的是，在甲内或周围没有任何迹象[2]。最常见的受累部位是眼睑（图 95.90）、下半脸、颈部两侧和上胸部。有时在长袜或镀镍服装首饰上涂指甲油来防止镍皮炎，可能会导致腿部或金属接触部位的指甲油皮炎。配偶或转移性指甲油皮炎可能发生在使用者的伴侣或其他密切接触者。虽然任何成分都可能导致肢端过敏性接触皮炎，但甲苯磺酰胺甲醛树脂是最常见的罪魁祸首。洗脱指甲油后，除非发生继发性感染或苔藓化，皮肤症状通常会迅速好转。有一些甲油中因放有金属小球（译者注：一般是不锈钢），以保持指甲油处于液态，有可能导致镍过敏反应和甲剥离。

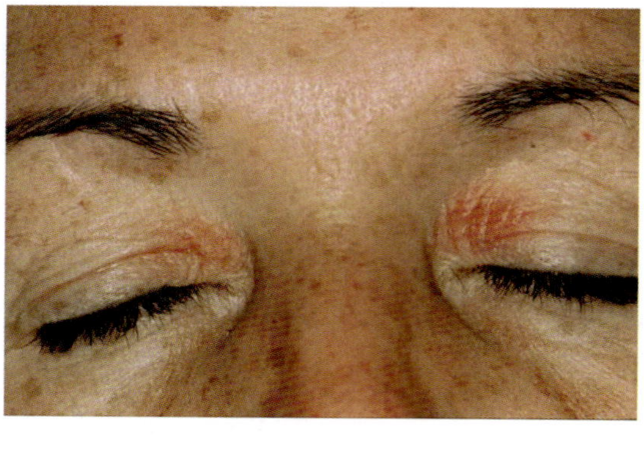

图 95.90 指甲油过敏引起的眼睑皮炎

指甲油的甲板色沉通常是橙黄色（图 95.91）。通常从甲小皮附近开始，延伸到指（趾）尖，从底部到顶端颜色逐渐变暗。随时间延长，染料渗入指甲太深而无法去除。指甲油对甲板的伤害罕见。然而，可以在某些情况下观察到指甲角蛋白的“颗粒化”，甲表面易碎，比如让指甲油涂抹板周或者指甲油配方不佳。

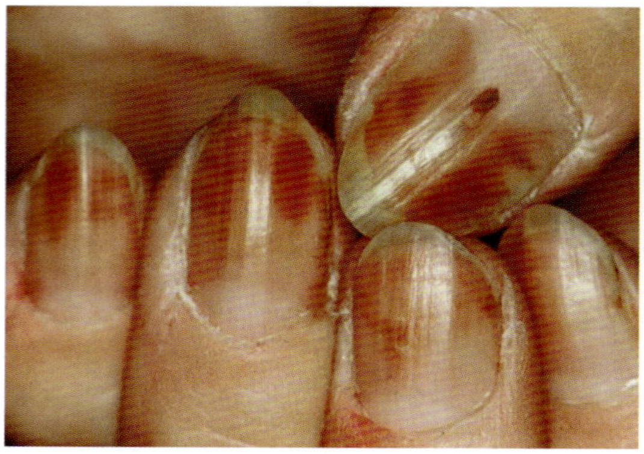

图 95.91 指甲油导致的甲板染色

对于斑贴试验，应使用几种指甲油，并使用封闭的斑试小室（如芬氏室或者 IQ Ultra 室）进行“按原样”测试。在使用贴片之前，薄膜应干燥 15min，原因在于溶剂和稀释剂可能会导致假阳性反应。

框图 95.4 所列物质应包含在试验组套中。

现在许多化妆品公司生产的指甲油不含致敏树脂，也不含甲苯。任何产品中镍的存在都可以通过丁二酮肟（dimethylglyoxime）点滴试验来检测，该方法具有很高的特异性。

框图 95.4 甲板染色试验组套

- 甲苯磺酰胺甲醛树脂（10%凡士林）
- 六水合硫酸镍（2.5%的石蜡）
- 邻苯二甲酸甘油树脂（聚合树脂）（10%的石蜡）
- 珠光材料：鸟嘌呤粉（原样）
- 甲醛（1%的水溶液）
- 树脂（20%的石蜡）
- 甲酚曲唑三硅氧烷（10%凡士林）

指甲油清洁剂

这类产品由各种溶剂组成，如丙酮。偶尔，卸甲剂会导致甲板过度干燥而引起问题，并可能导致甲皱襞发炎。

聚合涂料

塑形甲（人造指甲）

首先要彻底清洗指甲，涂抹防腐剂和抗真菌液，通常用乙醚类的甲脱水剂干燥，有时用甲基丙烯酸/溶剂附着力促进剂当作“底漆”，就像双面胶带一

样，将甲和丙烯酸粘在一起。

自固化丙烯酸树脂由液态甲基丙烯酸甲酯、乙基或异丁基单体与粉状聚甲基丙烯酸甲酯或乙基聚合物混合而成。该单体还含有稳定剂，如对苯二酚（氢醌）和 N，n-二甲基-p-甲苯苯胺作为催化剂。该聚合物含有过氧化苯甲酰作为聚合引发剂。将液态单体和粉末聚合物混合，化合物必须在人体甲板上成型。自固化丙烯酸树脂在室温下即可硬化。该化合物硬化后即产生一个假甲，重复应用可扩大和延长。假体可以锉削和修剪形状，随着甲板的增长，进一步应用丙烯酸可以保持规则的轮廓。

过敏反应

塑形甲引起的过敏反应可能在第一次使用后 2～4 个月发生，甚至可长达 16 个月才出现。首发症状是甲床瘙痒。甲沟炎也较常见，表现为甲区剧痛或感觉异常。甲床干燥、增厚，常伴有甲剥离。天然甲板变得更薄、开裂，有时会变色。指甲恢复正常需要几个月的时间。永久性的甲脱落和长期顽固性感觉异常非常罕见。

刺激反应

主要是对单体的刺激性反应。表现为甲床的角蛋白层增厚，有时会导致整个甲床增厚伴或不伴有甲剥离。但实际上绝大多数病例是由物理创伤或者不良习惯造成的。

塑形甲 2～4 个月后出现甲板损伤的情况并不罕见。如果塑形甲变成黄色或易碎，这意味着产品使用和维护不正确。患者应该寻求更合格的美甲师。问题很可能不是丙烯酸指甲材料，而是由于过多的锉削和较重的摩擦导致指甲变薄。

底剂（甲基丙烯酸）是一种强烈的刺激物，可产生三级烧伤。若甲小皮浸水或溢出物没有立即洗净，就可能发生危险。如果指甲太薄，底漆可以浸透甲板渗透到甲床。肥皂水或小苏打是很好的中和剂。如果底剂进入眼睛，应用水冲洗至少 15min，并与毒物信息中心联系。

光固化凝胶

凝胶系列产品是一种预混的半液体形状的塑形甲，由丙烯酸酯（14％市场占有率）或氰丙烯酸酯（1％或更少市场占有率）作为基础成分。这类产品没有气味，所以在全方位服务的美容院很受欢迎。紫外线光固化凝胶是最著名的一种凝胶。这些凝胶含有聚氨酯和（甲基）丙烯酸酯化合物、光引发剂和纤维素，此外还需要抗黄变剂和紫外光装置。凝胶的稠度取决于树脂与单体的比例。当凝胶暴露在特定波长的光下，就会发生聚合，导致凝胶硬化。UV 凝胶不需要催化剂，也不需要引物。根据其组成，凝胶可以用于以下不同目的：

1. 替代塑形甲技术，但是光凝胶无法像液-粉末技术那样长度，而且也没有那么耐久。

2. 预成型塑料贴片：甲表面经过抛光处理并行消毒，用氰丙烯酸酯胶将预成型的塑料贴片固定在甲远端。

3. 用于保护天然甲或涂抹指甲油的甲板，这个过程被称为“盖甲”。

4. 用织物（丝绸、亚麻布或玻璃纤维，用氰丙烯酸酯胶水固定）覆盖可以增加强度，被称为“甲包裹（nail wrapping）”。

凝胶甲对甲损毁的美容治疗效果很好，但因为 Koebner 现象的风险很高，所以不适于银屑病甲的美容治疗[4]。

凝胶强化产品收缩率高达 20％，这可能导致甲板抬升和尖端开裂。过度收缩会让患者反应凝胶贴在甲板上感觉指甲很紧。其他症状包括甲板下的搏动或发热，可能会导致指尖疼痛。据观察，光固化丙烯酸酯会引起甲改变，有时会导致甲脱落和感觉异常。Hemmer 等[4]对使用光固化丙烯酸甲的、有甲周和甲下湿疹的患者做了研究，研究使用“低过敏性”商业产品进行斑贴试验，发现在光固化指甲制剂中三乙二醇二甲基丙烯酸酯（triethyleneglycol dimethacrylate）、羟基功能型甲基丙烯酸酯和（甲基）丙烯酸聚氨酯橡胶（meth-acrylated urethane）是相关过敏原。未观察到甲基丙烯酸环氧树脂致敏。在 UV 固化凝胶中不加入刺激性的甲基丙烯酸并不会降低新型丙烯酸酯类的高致敏性。与制造商的声明相反，所有“低致敏性”产品仍包括功能性丙烯酸酯单体，因此仍有可能致敏。凝胶和丙烯酸树脂是不同的化学物质，所以可能并不会发生交叉反应。

未（聚合）反应的紫外光固化凝胶在灰尘和碎屑中可能产生远处的过敏反应。尽管可能对丁羟甲苯过敏，但凝胶通常含有丙烯酸酯低聚物和单体也可引起过敏。丙烯酸酯类比甲基丙烯酸酯类或稳定剂更容易致敏。

最后，涂有凝胶形成的外表厚而华丽的假指甲可能很难去除，对脉搏血氧测量造成很大影响。但可能是指甲油本身而不是塑形甲干扰了探测。

甲油胶

这是一种新的美甲方法，包括一种在紫外光下固化的底油、两层专用指甲油和一种亮油。在紫外光灯的固化过程中，制造商声称溶剂蒸发后在指甲油层留下细小的“隧道”，由丙酮可溶解聚合物连接。

预成型的塑料贴片

预制塑料甲有多种形状和尺寸，以符合正常的甲板形状。这类甲片修剪后可适合指尖，并用所搭配的氰丙烯酸酯粘接剂固定。假指甲的作用有限，因为它需要正常甲来作为附着点。日常甲板遭受的物理和化学损伤导致预成型的塑料指甲松动，如果该情况持续超过 2～3d，就可能导致甲剥离和甲表面损伤。而约 3 个月后可观察到氰丙烯酸酯甲制剂引起的湿疹化的疼痛性嵌甲。甲营养不良和变色可能会变得明显，并持续几个月。还可能会发生面部和眼睑的远距离接触性皮炎。斑贴试验发现患者对粘接剂的反应远远多于对假指甲的反应（图 95.92）。测试底物建议选为对叔丁基酚树脂（1%凡士林）、邻苯二甲酸三甲酯（5%石蜡）；氰丙烯酸酯和其他胶水（5%的甲基乙基酮）。

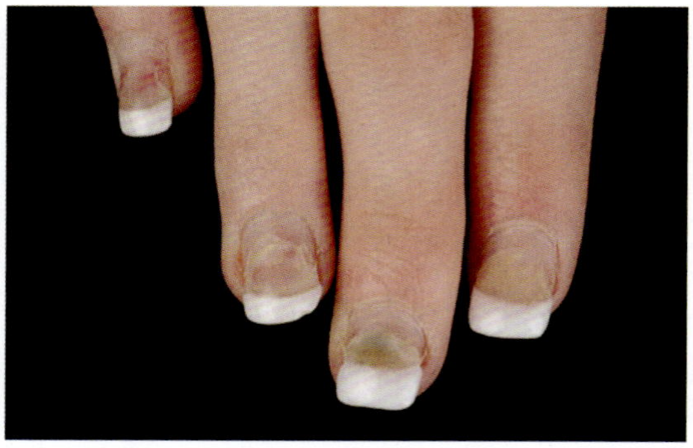

图 95.92 甲贴片的并发症：丙烯酸酯胶粘剂过敏引起甲剥离

修甲套装

包括作为基础膜的纸带，用于为部分碎裂的甲板制作“夹板”。甲碎裂首先用氰丙烯酸酯胶水粘接，然后用纤维透明指甲油涂在指甲上。修剪包布以适合甲面。然后将其包埋入高固含量的指甲油中，该步骤可以重复多次。

去除聚合的甲涂料

去除自固丙烯酸最常用的溶剂是丙酮。小心加热溶剂可使去除时间减半。然而，大多数凝胶很难去除，因为它们具有高度的交联性并对许多溶剂耐受。因此，如果必须去除凝胶增强剂，应该用中等粒度锉刀缓慢地锉（而不是钻孔），留下一层非常薄的产品。然后，浸泡在温的产品去除剂中，一旦软化，剩下的产品就可以用木推杆刮掉。

角质层去除剂

这些洗液或凝胶含有大约 0.4%的氢氧化钠或氢氧化钾。敷洗液 1～3min 然后清洗，也可以使用含有 1%～5%乳酸（pH 3～3.7）的洗液。

硬甲剂

有两类主要的产品声称能使甲变硬。

第一类产品提供一层保护涂层，主要功能来自涂层本身增加的强度和耐久性，而不是甲板物理性能的改变。有些指甲油是通过添加尼龙纤维、丙烯酸树脂和水解蛋白等额外成分改性而成；既可以作为指甲油的底油，也可以单独使用。其他用作底油的指甲油，本质上透明指甲油的一种改型，由不同溶剂和由聚酯、丙烯酸和聚酰胺树脂组合而成的，目的是增强彩色指甲油的附着力。

第二类硬甲剂在化学上改变甲板结构。这些产品可能含有高达 5%的甲醛组织固定剂，但仅适用于甲游离缘，而且需要保护该部位皮肤。大多数产品的甲醛含量不超过 3%，而销售较广的品牌中甲醛含量不到 1%。高浓度的甲醛会对甲板和周围组织产生不利影响。

由硬甲剂引起的问题可能包括疼痛、甲下出血和甲蓝色变。甲醛硬甲剂也被报道会引起甲剥离和刺激性或过敏性接触性皮炎。如需斑贴试验则底物应选择甲醛（1%或 2%水溶液）。

硅胶假指甲

对于各种各样的甲问题，从甲畸形到完全失去末节指骨，都可能需要硅胶套管状指套。这种假体很容易安装在手指残端并包住整个远端指骨。该产品必须精细而灵活，以保持指腹的敏感性，并具有与正常手指一样的特征和颜色。硅胶假指甲的固定效果好，涂指甲油效果好。其中最著名的是微球手部假体（pillet hand prostheses，PHPs），在美国和一些欧洲国家有售。当指骨远端髓组织缺失时，也可以使用“超小型（sub-mini）”手指假体。

护甲霜

一种普通的油包水保湿霜，含水量低（30%），脂质含量高。清洁双手后使用，用以防止或减少甲脆性。

指甲抛光(nail buffing)

可以每周抛光一次去除小的指甲碎屑,从而提高甲板的光泽和光滑度。抛光膏含有蜡和磨细的浮石,抛光粉因为是研磨性的,故不宜在薄指甲上过度使用。

指甲增白剂

这是一种类似铅笔的装置,带有白色黏土(高岭土)芯,用于在指甲自由边缘的底面涂上颜色。

感染风险

带人工指甲或甲贴片的医护人员可能会携带病原体,不利于患者。英国相关指南现在要求医务人员不要佩戴这类饰品。尽管证据不那么有力,但有人认为指甲油碎裂后可能增强细菌携带。美甲沙龙和美甲过程中的感染是增加人工甲风险的另一因素。

小结

美甲是一个蓬勃发展的创新产业,严重不良事件的整体风险较低,可美化指/趾甲,且能掩盖难看的甲外观;但因为 Koebner 现象,不推荐银屑病甲进行美甲,其潜在的风险包括器械损伤和过敏性接触皮炎。

(译者:吴伟伟 王大光 钟剑波 刘梦茜 **一审:**王大光 钟剑波 **二审:**许德田 **三审:**毕晓东 王春花 **润色:**宋育瑶)

参考文献

完整参考列表请在 www.rooksdermatology.com 网站上查找。
以下列出的是重要参考文献。

Structure

[1] Zook EG. Anatomy and physiology of the perionychium. *Hand Clin* 2002;18:553-9.

[10] de Berker D, Angus B. Markers of epidermal proliferation are limited to nail matrix in normal nail. *Br J Dermatol* 1996;135:555-9.

[14] Perrin C. Peculiar zone of the distal nail unit: the nail isthmus. *Am J Dermatopathol* 2007;29:108-9.

[28] Blaydon DC, Ishii Y, O'Toole EA, *et al*. The gene encoding R-spondin 4(RSPO4), a secreted protein implicated in Wnt signaling, is mutated in inherited anonychia. *Nat Genet* 2006;38:1245-7.

[29] Cui CY, Klar J, Georgii-Heming P, *et al*. Frizzled6 deficiency disrupts the differentiation process of nail development. *J Invest Dermatol* 2013;133:1990-7.

[30] Nagy N, Wedgeworth E, Hamada T, White JM, Hashimoto T, McGrath JA. Schöpf-Schulz-Passarge syndrome resulting from a homozygous nonsense mutation in WNT10A. *J Dermatol Sci* 2010;58:220-2.

[34] Spaunhurst KM, Hogendorf AM, Smith FJ, *et al*. Pachyonychia congenita patients with mutations in KRT6A have more extensive disease compared with patients who have mutations in KRT16. *Br J Dermatol* 2012;166:875-8.

Nail growth and morphology

[3] Zaias N, Alvarez J. The formation of the primate nail plate. An autoradiographic study in squirrel monkeys. *J Invest Dermatol* 1968;51:120-36.

[4] Norton LA. Incorporation of thymidine ^{3}H and glycine-2 ^{3}H in the nail matrix and bed of humans. *J Invest Dermatol* 1971;56:61-8.

[10] Baran R. Nail growth direction revisited. Why do nails grow out instead of up? *J Am Acad Dermatol* 1981;4:78-84.

[18] Bean WB. Nail growth: 30 years of observations. *Arch Intern Med* 1974;134:497-502.

Clubbing

[9] Busch J, Frank V, Bachmann N, *et al*. Mutations in the prostaglandin transporter SLCO2A1 cause primary hypertrophic osteoarthropathy with digital clubbing. *J Invest Dermatol* 2012;132:2473-6.

Pincer nail

[1] Baran R, Haneke E, Richert B. Pincer nails: definition and surgical treatment. *Dermatol Surg* 2001;27:261-6.

Onycholysis

[2] Daniel CR III, Iorizzo M, Piraccini BM, Tosti A. Grading simple chronic paronychia and onycholysis. *Int J Dermatol* 2006;45:1447-8.

Yellow nail syndrome

[20] Maldonado F, Tazelaar HD, Wang CW, Ryu JH. Yellow nail syndrome: analysis of 41 consecutive patients. *Chest* 2008;134:375-81.

[21] Baran R, Thomas L. Combination of fluconazole and alpha-tocopherol in the treatment of yellow nail syndrome. *J Drugs Dermatol* 2009;8:276-8.

Longitudinal erythronychia

[1] de Berker DA, Perrin C, Baran R. Localized longitudinal erythronychia: diagnostic significance and physical explanation. *Arch Dermatol* 2004;140:1253-7.

Subungual haematoma

[1] Dean B, Becker G, Little C. The management of the acute traumatic subungual haematoma: a systematic review. *Hand Surg* 2012;17:151-4.

[3] Oztas MO. Clinical and dermoscopic progression of subungual hematomas. *Int Surg* 2010;95:239-41.

Nail bed laceration

[2] Tos P, Titolo P, Chirila NL, Catalano F, Artiaco S. Surgical treatment of acute fingernail injuries. *J Orthop Traumatol* 2012;13:57-62.

Nail biting

[3] Pacan P, Grzesiak M, Reich A, Kantorska-Janiec M, Szepietowski JC. Onychophagia and onychotillomania: prevalence, clinical picture and comorbidities. *Acta Derm Venereol* 2014;94:67-71.

[12] Silber KP, Haynes CE. Treating nailbiting: a comparative analysis of mild aversion and competing response therapies. *Behav Res Ther* 1992;30:15-22.

Ingrowing toenail

[1] Baran R, Bureau H. Congenital malalignment of the great toenail as a cause of ingrowing toenail in infancy. *Clin Exp Dermatol* 1983;6:619-23.

[4] Baran R, Haneke E, Richert B. Pincer nails: definition and

surgical treatment. *Dermatol Surg* 2001;27:261-6.
[5] de Berker DA, Richert B, Duhard E, Piraccini BM, André J, Baran R. Retronychia: proximal ingrowing of the nail plate. *J Am Acad Dermatol* 2008;58:978-83.
[8] Piraccini BM, Parente GL, Varotti E, Tosti A. Congenital hypertrophy of the lateral nail folds of the hallux: clinical features and follow-up of seven cases. *Pediatr Dermatol* 2000; 17:348-51.
[16] Wernick J, Gibbs RC. Pedal biomechanics and toenail disease. In: Scher RK, Daniel CR, eds. *Nails: Therapy, Diagnosis, Surgery*. Philadelphia: Saunders, 1990:244-9.
[18] Arai H, Arai T, Nakajima H, Haneke E. Formable acrylic treatment for ingrowing nail with gutter splint and sculptured nail. *Int J Dermatol* 2004;43:759-65.
[21] Richert B. Surgical management of ingrown toenails: an update overdue. *Dermatol Ther* 2012;25:498-509.

Tumours under or adjacent to the nail

[4] Piraccini BM, Bellavista S, Misciali C, Tosti A, de Berker D, Richert B. Periungual and subungual pyogenic granuloma. *Br J Dermatol* 2010;163:941-53.
[27] Van Geertruyden J, Lorea P, Goldschmidt D, *et al*. Glomus tumours of the hand. A retrospective study of 51 cases. *J Hand Surg* 1996;21B:257-60.
[42] De Berker DA, Langtry J. Treatment of subungual exostoses by elective day case surgery. *Br J Dermatol* 1999; 140: 915-18.
[48] de Berker D, Lawrence C. Ganglion of the distal interphalangeal joint (myxoid cyst): therapy by identification and repair of the leak of joint fluid. *Arch Dermatol* 2001;137:607-10.
[56] Baran R, Mikhail G, Costini B, Tosti A, Goettmann-Bonvallot S. Distal digital keratoacanthoma: two cases with a review of the literature. *Dermatol Surg* 2001;27:575-9.
[71] Perrin C, Goettmann S, Baran R. Onychomatricoma: clinical and histopathologic findings in 12 cases. *J Am Acad Dermatol* 1998;39:560-4.
[87] Hollmann TJ, Bovée JVMG, Fletcher CDM. Digital fibromyxoma (superficial acral fibromyxoma): a detailed characterization of 124 cases. *Am J Surg Pathol* 2012;36:789-98.
[89] Baran R, Perrin C. Longitudinal erythronychia with distal subungual keratosis: onychopapilloma of the nail bed and Bowen's disease. *Br J Dermatol* 2000;143:132-5.
[93] Lecerf P, Richert B, Theunis A, André J. A retrospective study of squamous cell carcinoma of the nail unit diagnosed in a Belgian general hospital over a 15-year period. *J Am Acad Dermatol* 2013;69:253-61.
[125] Thai KE, Young R, Sinclair RD. Nail apparatus melanoma. *Australas J Dermatol* 2001;42:71-81; quiz 82-3.

Perionychial disorders

[1] Dardu M, Ruocco V. Clinical cytologic features of antibiotic resistant acute paronychia. *J Am Acad Dermatol* 2014; 70: 120-6.
[2] Sezer E, Bridges AE, Koseoglu D, Yuksek J. Acquired periungual fibrokeratoma developing after acute staphylococcal paronychia. *Eur J Dermatol* 2009;19:636-7.
[6] Walker S. Paronychia of the great toenail of infants. *Clin Pediatr* 1979;18:247.
[7] Baran R. Nail alterations in hand eczema. In: AlikhanA, LachapelleJM, MaibachHI, eds. *Textbook of Hand Eczema*. Berlin: Springer-Verlag, 2014:37-47.
[8] Hay RJ, Baran R. Onychomycosis: a proposed revision of the clinical classification. *J Am Acad Dermatol* 2011; 65: 1219-27.
[11] Fleming TE, Brodell RT. Subungual abscess: a bacterial infection of the nail bed. *J Am Acad Dermatol* 1997;37:486-7.
[12] Dawber RPR, Baran R. Painful dorso-lateral fissure of the fingertip: an extension of the lateral nail groove. *Clin Exp Dermatol* 1984;9:419-20.

Nail psoriasis

[1] Zaias N. Psoriasis of the nail. A clinical-pathologic study. *Arch Dermatol* 1969;99:567-79.
[8] McGonagle D, Tan AL, Benjamin M. The nail as a musculoskeletal appendage: implications for an improved understanding of the link between psoriasis and arthritis. *Dermatology* 2009;218:97-102.
[10] Brazzelli V, Carugno A, Alborghetti A, *et al*. Prevalence, severity and clinical features of psoriasis in fingernails and toenails in adult patients: Italian experience. *J Eur Acad Dermatol Venereol* 2012;26:1354-9.
[11] Rich P, Scher RK. Nail Psoriasis Severity Index: a useful tool for evaluation of nail psoriasis. *J Am Acad Dermatol* 2003; 49:206-12.
[53] de Vries AC, Bogaards NA, Hooft L, *et al*. Interventions for nail psoriasis. *Cochrane Database Syst Rev* 2013; (1): CD007633.

Darier disease of the nails

[2] Burge SM, Wilkinson JD. Darier-White disease: a review of the clinical features in 163 patients. *J Am Acad Dermatol* 1992;27:40-50.

Lichen planus of the nails

[12] Tosti A, Piraccini BM, Cambiaghi S, Jorizzo M. Nail lichen planus in children: clinical features, response to treatment, and long-term follow-up. *Arch Dermatol* 2001;137:1027-32.
[19] Pandhi D, Singal A, Bhattacharya SN. Lichen planus in childhood: a series of 316 patients. *Pediatr Dermatol* 2014;31: 59-67.
[21] Manousaridis I, Manousaridis K, Peitsch WK, Schneider SW. Individualizing treatment and choice of medication in lichen planus: a step by step approach. *J Dtsch Dermatol Ges* 2013; 11:981-91.

Nails in childhood and old age

[1] Baran R, Barth J, Dawber RPR, eds. *Nail Disorders*. London: Dunitz, 1991:78-101.
[2] de Berker D. Childhood nail diseases. *Dermatol Clin* 2006; 24:355-63.
[3] Hammerton MD, Shrank AB. Congenital hypertrophy of the lateral nail folds of the hallux. *Pediatr Dermatol* 1988; 5: 243-5.
[4] Piraccini BM, Parente GL, Varotti E, Tosti A. Congenital hypertrophy of the lateral nail folds of the hallux: clinical features and follow-up of seven cases. *Pediatr Dermatol* 2000; 17:348-51.
[5] Baran R. Congenital malalignment of the toe nail. *Arch Dermatol* 1980;116:1346.
[12] Brauer E, Baran R. Cosmetics: the care and adornment of the nail. In: BaranR, Dawber RPR, de Berker DAR, Haneke E, Tosti A, eds. *Diseases of the Nails and Their Management*, 3rd edn. Oxford: Blackwell Science, 2001:366-8.
[14] Helfand AE. Assessing onychial disorders in the older patient. *Clin Podiatr Med Surg* 2003;20:431-42.

第8部分

Imaging of the nail

[1] Destouet JM, Murphy WA. Acquired osteolysis and acronecrosis. *Arthritis Rheum* 1983;26:1150-4.

[12] Baran R. Nail tumours: Clinical overview. In: Wortsman X, Jemec GBE, eds. *Dermatologic Ultrasound with Clinical and Histologic Correlations*. Heidelberg: Springer, 2013:409-18.

[13] Gambichler T, Jaedicke V, Terras S. Optical coherence tomography in dermatology: technical and clinical aspects. *Arch Dermatol Res* 2011;303:457-73.

Nail surgery

[1] Richert B. Basic nail surgery. *Dermatol Clin* 2006; 24: 313-22.

[2] Abimelec P, Dumontier C. Basic and advanced nail surgery. In: ScherRK, DanielCR, eds. *Nails: Diagnosis, Therapy, Surgery*, 3rd edn. Philadelphia: Elsevier Saunders, 2005: 265-89.

[9] Chowdhry S, Seidenstricker L, Cooney DS, Hazani R, Wilhelmi BJ. Do not use epinephrine in digital blocks: myth or truth? Part II. A retrospective review of 1111 cases. *Plast Reconstr Surg* 2010;126:2031-4.

[19] Baran R, Kechijian P. Longitudinal melanonychia (melanonychia striata): diagnosis and management. *J Am Acad Dermatol* 1989;21:1165-75.

[22] Richert B, Theunis A, Norrenberg S, André J. Tangential excision of pigmented nail matrix lesions responsible for longitudinal melanonychia: evaluation of the technique on a series of 30 patients. *J Am Acad Dermatol* 2013;69:96-104.

[23] De Berker DA, Baran R. Acquired malalignment: a complication of lateral longitudinal nail biopsy. *Acta Derm Venereol* 1998;78:468-70.

[24] de Berker DA. Lateral longitudinal nail biopsy. *Australas J Dermatol* 2001;42:142-4.

[26] Baran R, Richert B. The management of onychomycosis. *Ann Dermatol Vénéréol* 2003;130:1260-71.

[28] Baran R, Bureau H. Surgical treatment of recalcitrant chronic paronychias of the fingers. *J Dermatol Surg Oncol* 1981;7:106-7.

[31] Eekhof JAH, Van Wijk B, Knuistingh Neven A, van der Wouden JC. Interventions for ingrowing toenails. *Cochrane Database Syst Rev* 2012;(4):CD001541.

第8部分

第 96 章

获得性真皮结缔组织病

Christopher R. Lovell

Department of Dermatology, Royal United Hospital and Royal National Hospital for Rheumatic Diseases, Bath, UK

96

老化和光损伤所致真皮结缔组织改变

概述

自然老化和紫外线照射都会导致真皮结缔组织的改变，从而影响老年人的皮肤外观[1,2]。环境因素，特别是累积的光损伤和吸烟，对皮肤老化的相对影响因部位而异，在整个人群中也各不相同。老年人的皮肤愈加变薄和萎缩。表皮和真皮的变化都会导致年龄相关的皮肤脆性，表现为半透明、松弛和皱纹，易产生瘀伤和星状瘢痕。“皮肤疏松（dermatoporosis）”一词用以描述这些改变[3]。自然老化和环境因素所致真皮结缔组织的老化决定了临床表现。许多被认为是老化的皮肤是由于光损伤所致的光化性弹力纤维变性、皮肤松弛和皱纹。最近的研究有助于阐明这些变化背后的病理机制。胶原合成减少、基质金属蛋白酶合成增多，从而抑制了胶原纤维的合成，促进了胶原纤维的分解，导致健康胶原减少、受损胶原累积。本内容将在第 155 章中详细论述。一些与老化和光老化皮肤相关的具体临床表现稍后描述。

第8部分

皱纹

定义和术语

皱纹（wrinkle）是皮肤老化的特征，可以定义为皮肤表面的皱褶或沟痕。

同义名
- 皱纹（rhytide）

概述

皱纹在肥厚性皮肤光损伤中尤为突出（见第 155 章）。吸烟也是导致皱纹的一个重要的独立原因。所谓的“吸烟脸”，其特征是皮肤呈灰白色，布满皱纹，面容憔悴，因此，烟瘾大者往往仅凭其面部特征就能被认出来。与同龄不吸烟者相比，烟瘾大者出现皱纹的概率要高出 5 倍，而且吸烟对面部皱纹的影响至少与日晒相当[1]。

临床特征

皱纹在肥厚性皮肤光损伤中尤为突出（见第 155 章）。

皱纹可分为如下三种形态类型[2]。

1. 皱褶（crinkle）。这是一类非常细的皱纹，发生在老化的皮肤，甚至在非日光暴露部位。当皮肤稍微拉伸时，这些细小的皱纹就会消失。这是由于弹性纤维（尤其是使表皮与真皮紧密结合的皮下垂直细弹力纤维）退化引起的[3,4]。超微结构研究表明，即使是正常人，弹力纤维也会从 30 岁起开始退化，且与日晒时间无关，当然日晒无疑会增加损伤[5]。真皮中部的弹力纤维溶解时可见明显的皱褶。

2. 细皱（glyphic wrinkle）。这类皱纹是正常皮肤纹理的加重，发生于因日光引起的弹力纤维变性而过早老化的皮肤上，如在颈部两侧和项部（见光化性弹力纤维变性）。

3. 线性沟痕（linear furrow）。这类皱纹是长、直或轻微弯曲的凹槽，通常见于老年人面部。包括额头上水平的皱纹（即“抬头纹”）、眼角向外辐射的“鱼尾纹”及从鼻子到口角的皱纹（译者注：即“鼻唇沟纹”或“法令纹”）。

光化性弹力纤维变性

定义和术语

光化性弹力纤维变性（actinic elastosis）是肥厚性皮肤光损伤的另一表现。临床上表现为皮肤增厚变黄（图 96.1），组织学上表现为真皮乳头和网状层上部胶原蛋白的减少和变性弹力纤维无定形团块的堆积（图 96.2）[1]。

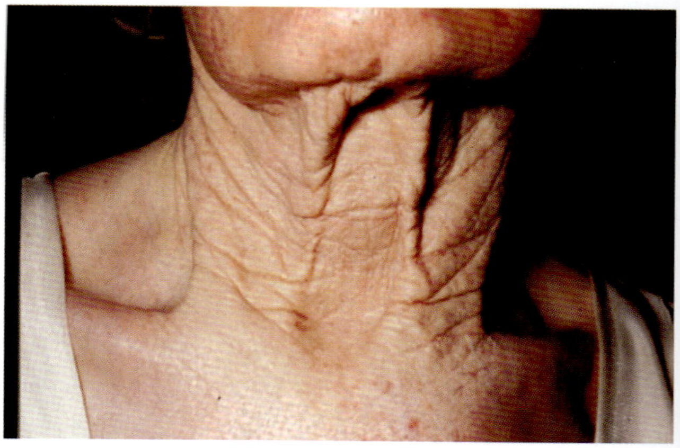

图 96.1 老年女性患者颈部的光化性弹力纤维变性

同义名
- 日光性弹力组织变性（solar elastosis）

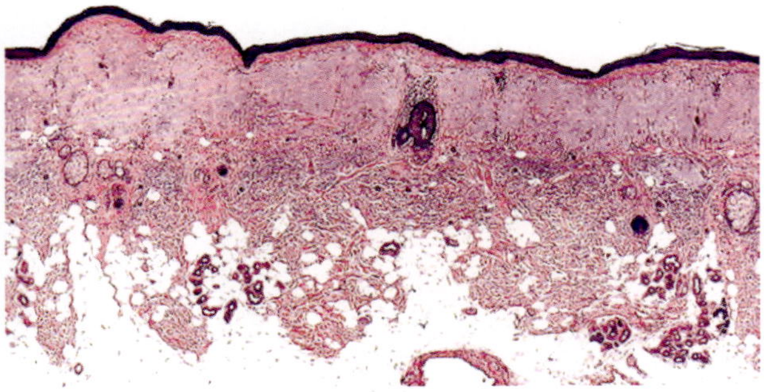

图 96.2 光化性弹力纤维变性，真皮乳头和网状层上部大量无定形嗜碱性物质沉积，其上表皮萎缩

概述

光化性弹力纤维变性通常是由于长期日光暴晒所致[1]，也可继发于红外辐射[2]。

流行病学

发病率和患病率

光化性弹力纤维变性与紫外线照射的累积剂量有关，而不是与紫外线照射的强度有关：户外工作者和强日照地区的人群更为常见，但个体之间的差异大。

年龄

通常 40 岁或更晚才会出现，但是长期的日晒是比年龄更重要的影响因素。

种族

肤色白的人受影响最严重，黑人也发生光老化[3]。

相关疾病

严重的弹力纤维变性可发生在光敏性皮肤（如迟发性皮肤卟啉病）患者。

病理生理学

病理学

见第 155 章。

环境因素

累积紫外线照射是主要的病因，其他因素（如红外照射）也可参与发病[2]。

临床特征

病史

其特征性改变是在长期的发展过程中逐渐形成的。

临床表现

多见于曝光部位，尤其是前额、无毛发头皮和项部。轻微的弹力纤维变性可能要等到皮肤变皱时才会显现出来。组织弹力纤维变性通常比临床表现出来的更严重。

受累皮肤弥散性增厚和变黄（见图 96.1 和图 155.2b），在颈后部，可见被清晰界定的沟纹划分的不规则菱形皮疹（颈部菱形皮肤，cutis rhomboidalis nuchae）（见图 155.3）。在面部或颈部也可表现为界限清楚、增厚的斑块。皮疹通常对称，也可不对称。最近的研究表明，皮肤弹力纤维变性可防止皮肤肿瘤形成[4]。

光化性弹力纤维变性也可并发光化性肉芽肿（见下文）。

特殊类型

光化性粉刺斑块（即 Favre-Racouchot 综合征，结节性光化性弹力纤维变性合并囊肿粉刺）。光化性弹力纤维变性可形成嵌有粉刺的融合斑块，最常见于眶周皮肤（图 96.3a，b）。通常是对称的，但也有单侧和局限皮疹的报道[5]。在严重的光化性弹力纤维变性病变区可出现水疱[6]，但较罕见。类似的斑块也可发生于面部以外的皮肤，如前臂[7]。

耳弹力纤维变性结节。在本类型的光化性弹力纤维变性中，单个或多发坚实丘疹出现在对耳轮前脚，常见于中年或老年男性。其显著特征是边缘呈串珠状，临床上像基底细胞癌（BCC），但组织学表现为大量无定形弹力纤维样物质沉积，有时伴有下方软骨退化[8-10]。

鉴别诊断

扁平黄瘤、弹力纤维性假黄瘤（pseudoxanthoma elasticum，PXE）和胶状粟粒疹，根据临床和组织学特征可鉴别。

严重程度分类

在美容方面很重要。

病程与预后

病程可以停止，但无法通过严格的防晒来逆转。停止吸烟可延缓进展[11]。

诊断

如有疑问可做皮肤活检。组织学改变可能比临床表现更明显。

治疗（见第 155 章）

防晒霜可以防止人和动物的光损伤[12]。用 UVB 照射无毛小鼠实验，已经证实了防晒剂可以使小鼠皮下胶原蛋白的合成增加[13]。局部应用 α-羟基酸（"果酸"），即乳酸、乙醇酸和柠檬酸等，已被证明可适度改善皮肤的光损伤[14]。局部应用维 A 酸乳膏能获得更好的效果[15]。一项双盲研究显示，光损伤皮肤中真皮乳头 I 型胶原蛋白减少，用 0.1%维 A 酸乳膏治疗 10～12 个月后，真皮胶原蛋白增加 80%[16]。一些研究表明，长期使用后，光损伤在临床和组织学上均得到改善[17]。维 A 酸也可以修复皮肤的固有老化[18]。

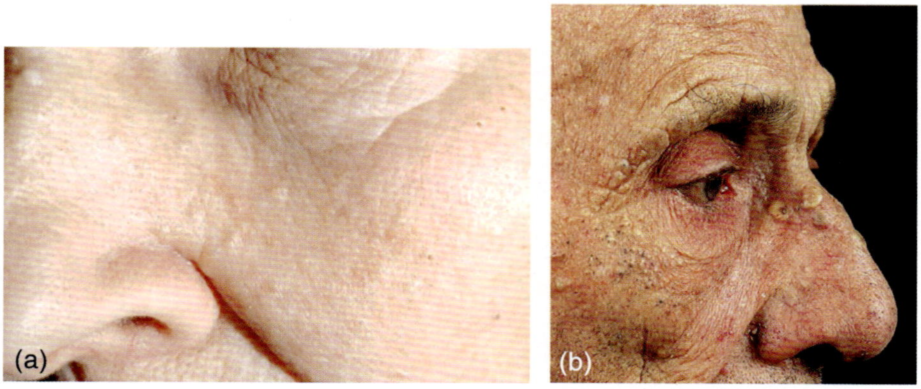

图 96.3　(a,b)伴有粉刺和囊肿的结节性光化性弹力纤维变性(Favre-Racouchot 综合征):78 岁女性的早期病变(a)和老年男性的晚期病变(b)(b 图由澳大利亚墨尔本圣文森特医院 R. Marks 教授提供)

在体外试验中,类视黄醇可降低基质金属蛋白酶-1(MMP-1)的表达,部分恢复真皮乳头原纤蛋白Ⅰ、胶原Ⅰ和Ⅶ的水平[19]。在局部外用异维 A 酸[20]和他扎罗汀乳膏[21]的双盲试验中也得到了类似的结果。抗氧化剂在预防光老化中也可发挥作用[22],并可能对已发生的光损伤皮肤起作用[23]。非剥脱激光,包括 1320nm Nd:YAG 激光和 1540nm 铒激光,可以在不损伤表皮的情况下对真皮上部产生损伤[24](译者注:损伤后可以激发真皮修复过程,从而实现年轻化)。真皮乳头微纤蛋白网络中原纤蛋白Ⅰ的修复可被作为一种有用的"生物标志",用于评价局部外用产品治疗光化性弹力纤维变性的疗效[25,26]。

阶梯治疗

一线治疗
- 通过防晒预防

二线治疗
- 外用维 A 酸类药物

手部胶原和弹性纤维边缘斑块

同义名
- 肢端丘疹钙化弹力纤维病(digital papular calcific elastosis)
- 边缘性角化类弹性纤维病(边缘弹力角化症,keratoelastoidosis marginalis)

手部胶原和弹性边缘斑块是一种累及真皮结缔组织的获得性皮肤病,主要发生在右手,沿示指桡侧、第一指蹼和拇指尺侧形成丘疹和斑块(图 96.4a)[1,2]。组织学检查有角化过度、锯齿状表皮突。真皮胶原纤维增厚,排列杂乱;真皮网状层上部有嗜碱性弹性纤维团块,常有钙沉积(图 96.4b)[3]。病例是散发性的,不像临床上皮疹相似的肢端角化性类弹性纤维病和局限性肢端角化病(见本章第 96.27 页相关内容)[4]。

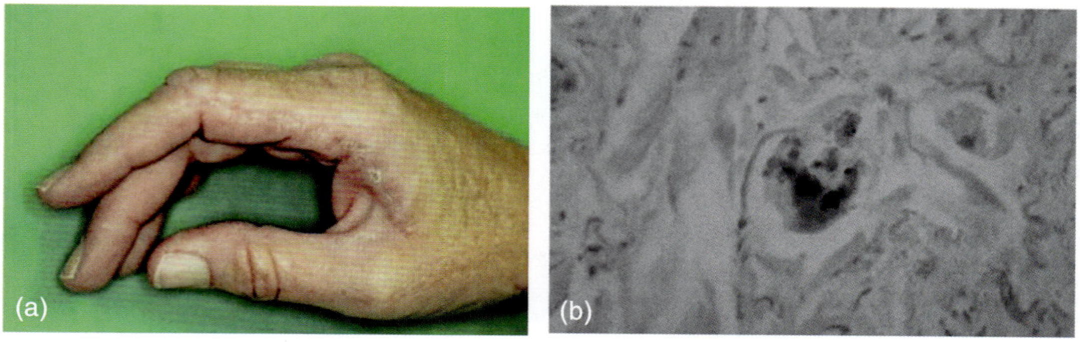

图 96.4　(a,b)手部胶原和弹性边缘斑块:来自澳大利亚昆士兰州的 49 岁妇女右手示指桡侧的线性斑块(a);胶原纤维内的钙沉积(b)(John Wiley 授权引自 Mortimore 和 Conrad[7])

慢性摩擦和光损伤被认为是病因；据报道，体力劳动者和来自日照强地区的人都有这种情况。虽然在临床上并不总是见到光损伤症状[6]，但该病被认为是光化性弹性变性的一种变异[5]；此外，真皮乳头相对不受弹性变性的影响，嗜碱性区域可见钙沉积，这些与光化性弹性变性中常见的变化有所不同。

成人胶样粟丘疹和皮肤胶样变性

定义和术语

皮肤胶样变性（colloid degeneration）在组织学上表现为真皮乳头中可见胶样物，临床表现为曝光部位皮肤上的黄色、半透明丘疹、结节或斑块。临床可分为数个类型，其中最常见的是成人胶样粟丘疹，表现为曝光部位皮肤多发粟粒样丘疹，特别是在面部。

同义名

- 皮肤胶样变性（colloid degeneration of the skin）
- 胶样假性粟丘疹（colloid pseudomilium）
- 结节性胶样变性（nodular colloid degeneration）
- 胶样弹力纤维沉着（elastosis colloidalis conglomerata）

概述

皮肤胶样变性是一种少见、易漏诊的皮肤病，需要通过活检确诊[1]。在组织学上，真皮乳头可见胶样物，临床表现为曝光部位皮肤上的黄色、半透明丘疹、结节或斑块。临床可分为数个类型，其中最常见的是成人胶样粟丘疹，表现为曝光部位皮肤多发粟粒样丘疹，特别是面部。鉴别诊断见表 96.1。

流行病学

发病率和患病率

本病少见，通常见于肤色浅、强日照地区的户外工作者[1,2]。

病理生理学

成人胶样粟丘疹病因不清，与日光照射密切相关，光化性弹力纤维变性通常也很明显[3]。与职业暴露于矿物油也有关[4,5]：在热带地区炼油厂工人中暴发该病，考虑是由于创伤和长期接触氧化燃料（柴油）中的光动力性酚类造成的[4]。有报道称褐黄病患者长期使用氢醌乳膏后诱发皮肤胶样变性[6]。

病理学

最早的组织学改变是真皮乳头顶部出现胶样体球。均匀的、有裂隙的无定形胶样体团块占据真皮上

表 96.1　胶样粟丘疹的鉴别诊断

疾病	临床表现	病理特点	染色模式
成人胶样粟丘疹	多发对称的黄色到肉色面部丘疹；与日晒有关	真皮乳头变性弹性纤维中可见均质嗜酸性胶样团块，可见表皮下境界带	PAS + 刚果红± 胶样铁染色－ 细胞角蛋白－
儿童胶样粟丘疹	面颊、鼻、口周皮肤多发半透明的黄色丘疹；始于青春期之前；有家族史；与木样结膜炎有关	继发于紫外线诱导的角质形成细胞变性	PAS + 刚果红± 胶样铁染色－ 细胞角蛋白＋
结节性胶样变性	面部、头皮或胸部肉色结节；通常单发	可能与骨髓瘤有关；缺乏浆细胞	PAS + 刚果红± 胶样铁染色－
Costa 肢端角化性类弹性纤维病	手足侧缘多发皮色脐样小丘疹，顶角弹力病；有家族史；黑色皮肤最常见	弹力纤维断裂、变性	刚果红－ 胶样铁染色－
手部胶原和弹性纤维边缘斑	示指桡侧和拇指尺侧皮色丘疹和斑块	弹力纤维断裂、变性	刚果红－ 胶样铁染色－
结节性淀粉样变性	单发肉色结节	单克隆免疫球蛋白轻链片段的局部沉积，浆细胞浸润	刚果红＋ 胶样铁染色＋

改编自 Mehregan and Hooten 2011[1]。
PAS，periodic acid-Schiff（过碘酸-希夫染色）。

第8部分

部，每个裂隙团块被胶原蛋白带包围。典型的改变是可见皮下未受累的境界带。胶样体多为嗜酸性，但也可是嗜碱性的。胶样体内小血管和成纤维细胞核保存完好。在较大的斑块样病变中，胶样体弥散分布于整个真皮。胶样体来源不明。它可以是成纤维细胞合成的蛋白，也可以是降解的弹性纤维中的蛋白[2,7]。

环境因素

紫外线照射。

临床特征

临床表现

小的丘疹直径 1～5mm，黄褐色或半透明，发展缓慢，多对称，不规则分布于曝光部位(图 96.5 和图 96.6)[1]，质软，刺穿后可释放胶样物。最常累及部位是面部，尤其是眶周、手背、颈背部、颈侧部和耳部。常伴有其他光损伤的表现。长时间曝光引起的病变与曝光程度相关。虽然胶样粟丘疹随时间可变得更严重、更广泛，但大多数病例在 3 年内进展到病变顶峰，然后维持不变。

鉴别诊断(见表 96.1)

罕见的儿童胶样粟丘疹出现在青春期前，通常有家族史[8,9]。目前认为是由角质形成细胞变性而不是弹性纤维病变引起的[10]。

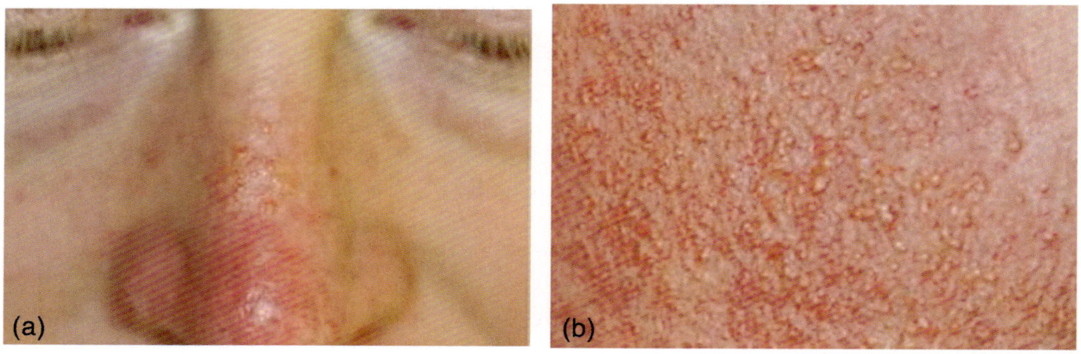

图 96.5 (a,b)成人胶样粟丘疹，鼻背多发黄色半透明小丘疹(a)，面颊丘疹放大图(b)(摘自 Mehregan and Hooten 2011[1]，经 John Wiley 许可使用)

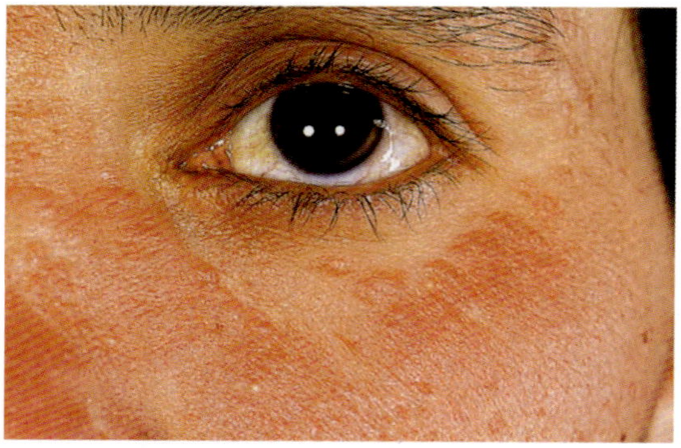

图 96.6 更晚期的成人胶样粟丘疹，表现为眶下区融合斑块，边缘可见单个丘疹

特殊类型

结节性胶样变性通常表现为单个结节，直径可达 5cm，也可表现为多发结节。可能与骨髓瘤有关[11](见表 96.1)。

治疗

目前尚无完全令人满意的治疗方法。磨皮[12]和长脉冲 Er:YAG 激光[13]疗效较好。

其他原因导致的皮肤萎缩

概述

皮肤萎缩是指真皮结缔组织减少所引起的临床改变。其特点是皮肤变薄和失去弹性，通常表现为皮肤光滑、皱纹多、触摸柔软干燥，血管或其他皮下结构显而易见。这是由于毛细血管结缔组织支持的丧失引起。可伴有或不伴有表皮萎缩。

皮肤在许多不同的情况下(包括色素痣)会发生不同程度的萎缩，其潜在的组织学变化也各不相同，因为结缔组织的几种组成成分可能发生不同程度改变。包括皮下组织甚至更深层次结构的萎缩称为“全层萎缩(panatrophy)”。框图 96.1 列出了有明显皮肤萎缩的主要获得性疾病。

框图 96.1 获得性皮肤萎缩分类

皮肤整体变薄
- 老化(见上图)
- 类风湿性疾病(见第 154 章)
- 糖皮质激素(外源性或内源性)

获得性皮肤异色病

条纹

萎缩性瘢痕
- 星状假性瘢痕

面颊部自发萎缩性瘢痕

萎缩性慢性肢端皮炎(莱姆病,莱姆疏螺旋体病)

皮肤萎缩
- 毛囊性皮肤萎缩
- Moulin 线状萎缩性皮病
- 特发性皮肤萎缩

发作性手部血肿(Achenbach 综合征)

全层萎缩
- 局部全层萎缩
- 面部偏侧萎缩

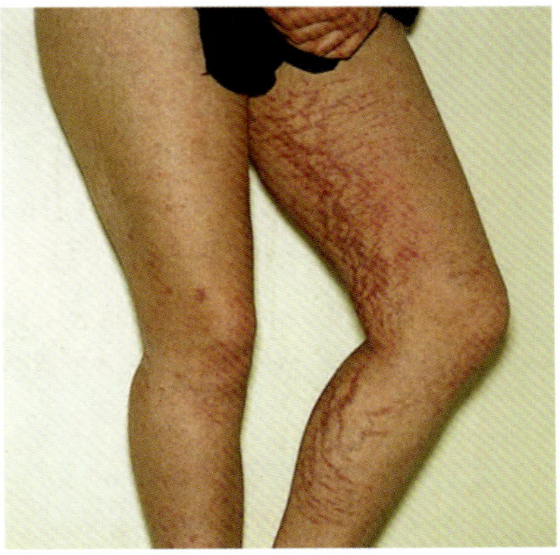

图 96.7 一位年轻的女性银屑病患者由于长期外用强效类固醇药物而引起的腿部萎缩纹

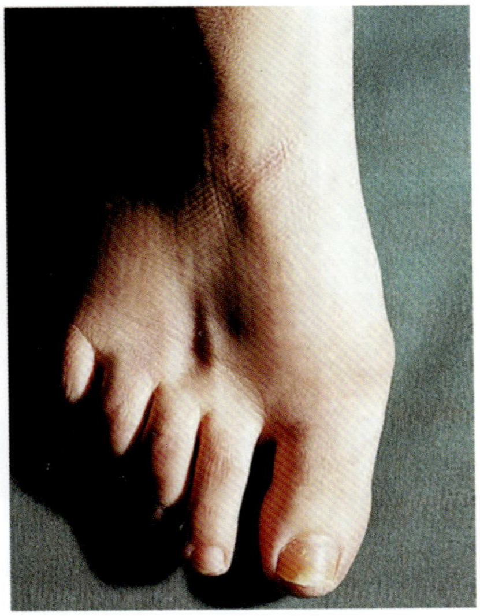

图 96.8 第二、三跖骨间局部注射糖皮质激素(曲安奈德 40mg/ml)导致皮肤萎缩

糖皮质激素引起的皮肤萎缩

概述

全身和局部糖皮质激素治疗均可导致皮肤萎缩,其药理学效应与剂量相关[1]。较强效的糖皮质激素(经血管收缩试验评估)导致的萎缩效应更严重,但氟化和非氟化局部糖皮质激素均可引起皮肤萎缩。局部应用强效糖皮质激素封包治疗时,效应最为显著,即皮肤变薄脆和透明,可出现萎缩纹(见后文)(图 96.7)。

严重的真皮萎缩可继发于皮损内注射糖皮质激素,如曲安奈德(特别是应用 40mg/ml 的高浓度时,而通常应用的 10mg/ml 不太容易导致萎缩)(图 96.8)。吸入皮质类固醇也会导致成人和儿童皮肤变薄[2]。局部和全身应用糖皮质激素更多的论述分别见第 18 和 19 章。

病理生理学

发病诱因

糖皮质激素可抑制糖胺聚糖的形成。在萎缩性皮肤中,透明质酸和主要的细胞表面透明质酸受体 CD44 减少[3]。外用糖皮质激素快速抑制真皮透明质酸合成酶 2,这是皮肤胶原蛋白改变的先兆[4]。成纤维细胞萎缩,数量没有减少,但肥大细胞数量明显减少。局部外用糖皮质激素还能抑制参与胶原生物合成酶的活性[5],从而抑制体内Ⅰ型和Ⅲ型胶原的合成[6,7,8]。在培养的成纤维细胞中,Ⅲ型胶原的合成首先减少[7]。糖皮质激素还可以降低胶原酶的合成和胶原蛋白的分解[9],降低胶原蛋白的更新速度。即使是弱效类固醇,如氢化可的松,也能抑制环核苷酸对胶原酶产生的刺激作用。局部糖皮质激素对体内胶原蛋白和弹性纤维影响的研究结果不一致[10-12]。毛细血管镜研究表明糖皮质激素引起的血管收缩涉及浅表毛细血管网,而浅表缺血时间延长也可导致皮肤萎缩[5]。

病理学

最早的组织学改变是表皮明显变薄、表皮突变平、角质形成细胞变小[13]。几周后，真皮变薄，可通过皮褶测定计、超声检查或 X 线照相技术测量[14-16]。

表皮变薄可能是由于生发层细胞有丝分裂减少所致[17]，但真皮变薄的发生机制尚不明确。

真皮基质成分的丢失导致真皮结构的重组。胶原蛋白和弹性纤维之间的间隙变小，真皮变得更紧致、更薄[10]。

胶原微纤维可形成球形微原纤体，这并不是糖皮质激素萎缩的特异变化[18]。但这些超微结构变化可在临床或组织学显示萎缩前发生。成纤维细胞的内吞膜泡中胶原纤维的分解可能参与糖皮质激素诱导产生的萎缩[9]。

环境因素

与全身、局部、皮损内注射或吸入糖皮质激素有关。

临床特征

病史

应仔细询问病史，包括皮质糖皮质激素吸入剂的使用情况（图 96.9）。

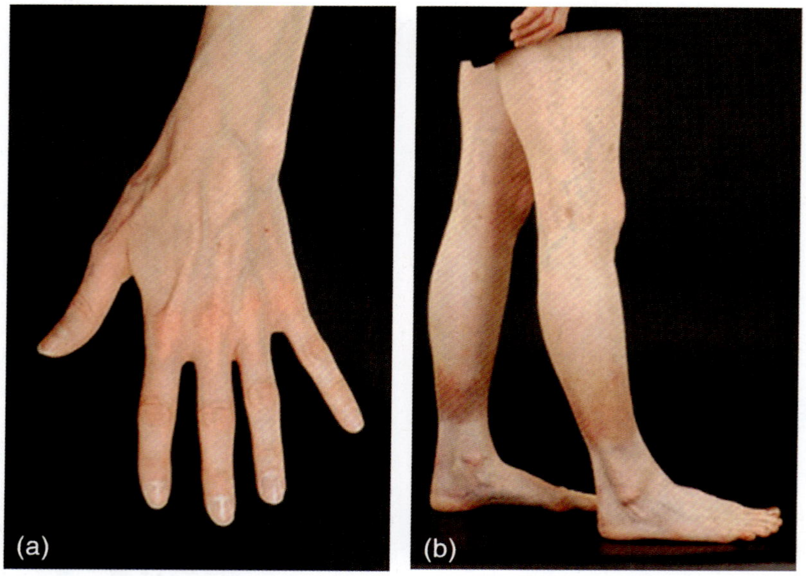

图 96.9 (a,b)29 岁女性严重的皮肤整体萎缩，因 7 岁起吸入糖皮质激素治疗哮喘所致；(b)可见下肢含铁血黄素沉着，因萎缩的皮肤随时可有擦伤所致瘀青

临床表现

皮肤变薄、脆，易擦伤。全身应用糖皮质激素患者的变化较普遍，但在光损伤和创伤部位变化更明显。外用糖皮质激素引起的变薄可仅发生于用药局部。严重的真皮萎缩可发生于注射糖皮质激素局部皮肤。

鉴别诊断

其他原因引起的皮肤萎缩。

并发症和共患病

糖皮质激素所致的皮肤变薄可导致伤口愈合延迟、轻微创伤后易发生瘀伤。高危患者可测量骨密度，尽管广泛的皮肤变薄不一定与糖皮质激素诱导的骨质减少有关[7]。

诊断

如果怀疑系统性糖皮质激素不良反应，可考虑测量血糖和骨密度。

治疗

有研究表明，局部和口服维生素 C 治疗有助于恢复皮肤正常厚度[19]。同时应用维 A 酸可部分预防皮质糖皮质激素引起的表皮萎缩[20]。生理盐水局部注射可以恢复皮肤表面轮廓[21]。小分子透明质酸可使糖皮质激素所致萎缩皮肤变厚[22]。

预防是最好的方法，包括使用不含糖皮质激素的全身性药物和局部制剂，如钙调神经磷酸酶抑制剂来治疗皮肤病。今后，可能开发出选择性更强的糖皮质激素受体激动剂，其潜在的萎缩效应更小[23]。

萎缩纹(Striae)

定义和术语

萎缩纹是可见的线性瘢痕,形成于皮肤拉伸造成的真皮损伤区域。组织学上表现为表皮变薄,纤细的真皮胶原纤维呈平行于皮面的线性排列。

同义名
- 膨胀纹(striae distensae)
- 萎缩纹(striae atrophicans)
- 妊娠纹(stretch marks)

概述

病因

目前对影响萎缩纹发展的因素知之甚少。许多学者认为萎缩纹的形成是结缔组织结构应力断裂的结果[1],但也有人持不同意见。有研究表明,萎缩纹更容易发生于刚性交联胶原蛋白比例高的皮肤,就像刚成年的青年人的皮肤[2]。萎缩纹在青春期中很常见[3],并且似乎与特定区域的快速增长有关。萎缩纹在怀孕期间腹部和胸部非常常见,还可能出现在年轻的男性举重运动员的肩膀(当他们的肌肉块迅速增加时)[4]。萎缩纹是库欣病的一个特征,也可由局部或系统使用糖皮质激素引起[2,5]。以上概述了糖皮质激素对真皮结缔组织的影响。萎缩纹还在接受蛋白酶抑制药茚地那韦(indinavir)治疗的 HIV 阳性患者中有所报道[6]。

流行病学

发病率和患病率

萎缩纹非常常见,会发生在大多数成年女性身上,容易在青春期或孕期发生。

年龄

青春期萎缩纹可能在阴毛出现后很快出现。

性别

妊娠期腹部妊娠纹极为常见。

萎缩纹通常与青春期男性的生长突然加速有关(图 96.10)。

相关疾病

尽管萎缩纹是库欣综合征和马方综合征(Marfan syndrome)的特征,但大多数萎缩纹都发生于健康个体。

病理生理学

发病诱因

萎缩纹与生长突然加速有关,如身体的发育或怀孕,但少数情况下可能反映结缔组织的结构异常,如马方综合征或糖皮质激素的影响。

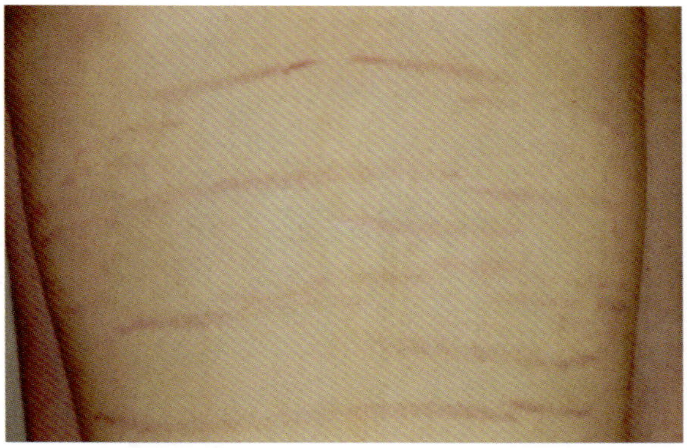

图 96.10 青春期男性横跨背部的青春期萎缩纹:通常在后背水平排列(与图 96.11 相比)

病理

在早期阶段炎性变化可能很明显;真皮水肿、血管周围淋巴细胞袖状分布。后期表皮变薄,真皮乳头层变平[7,8]。真皮胶原纤维与皮肤表面平行排列。扫描电镜显示无定形片状结构[9]。在 Luna 染色下可见弹性纤维蛋白数量众多,细而直,彼此紧密结合,与胶原纤维方向一致[10]。而无胶原纤维模型在扫描电镜下可见大量薄、卷曲和分叉的弹性纤维。

遗传学

马方综合征[11]和先天性蜘蛛状指分别与原纤维蛋白-1 和原纤维蛋白-2 基因突变相关,遗传因素是它们的(次要)诊断标准之一,这反映了遗传在决定结缔组织敏感性中的重要性。没有其他表型特征出现的马方综合征也可能会有萎缩纹[12],而萎缩纹的存在提示出现主动脉夹层的风险[13]。Ehlers-Danlos 综合征患者在妊娠期通常不会出现萎缩纹。

最近对有萎缩纹的正常人的全基因组关联分析表明,本病与影响基质蛋白(如胶原蛋白、弹性蛋白和纤维连接蛋白)表达的基因相关[14]。

临床特征

肥胖相关萎缩纹最常见的部位是男孩的大腿外侧和腰骶区(图 96.11),女孩的大腿、臀部和乳房,但有相当大的个体差异,其他部位,包括上臂外侧,有时也会受到影响。青春期萎缩纹对称地集中在脊柱两侧(图 96.10)。

早期的皮损可能凸起且敏感,但很快就会变得平滑,呈灰红色或淡蓝色。表面可能会稍微皱起,通常是不规则的线形,几厘米长、1～10mm 宽,若干年后会褪色并变得不显眼,通常比周围的皮肤更暗。

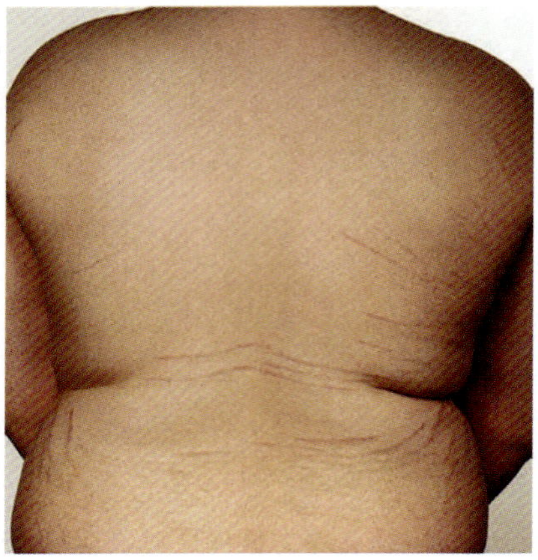

图 96.11 一名年轻男性因肥胖引起的萎缩纹

库欣综合征或糖皮质激素治疗引起的萎缩纹可能会更大、分布更广，并累及其他区域，有时包括面部。妊娠期萎缩纹首先出现且最明显的地方是腹壁，然后是乳房，但大部分或全部青春期发育部位都有可能出现[15]。局部糖皮质激素治疗诱导的萎缩纹主要发生在屈曲处，但如果使用塑料薄膜封包增加吸收则可能出现在其他部位（见图 96.7）[16,17]。

鉴别诊断

萎缩纹的诊断通常很简单，但尽管很少见，还是必须考虑到库欣综合征的可能性。外行人可能会把青春期的萎缩纹误认为是身体虐待的迹象。线状局灶性弹性组织变性处的皮损呈黄色并且可触及。

并发症和共病

通常萎缩纹只是一个美观性问题，但如果萎缩纹泛发，在外伤的情况下可能容易发生溃疡或撕裂。

病程与预后

妊娠纹一般在分娩后改善，青春期纹有良好的预后。即使是糖皮质激素诱导的萎缩纹在停止治疗后也可能消失或变得不那么明显。

诊断

如有疑虑，应排除库欣综合征。

治疗

对于常见的青春期萎缩纹，患者可以放心，随着时间的推移萎缩纹会变得不那么明显。化妆品公司提供了大量未经证实的治疗方法，但并没有充分的证据表明局部治疗可以预防或加速萎缩纹的恢复[18,19]。

在一些病例中，每日局部使用 0.05% 维 A 酸乳膏治疗有一定效果，尽管每周的浅表磨皮术被认为有更好的耐受性[20]。585 nm 脉冲染料激光和 Nd:YAG 激光对治疗新发萎缩纹的红斑有效果[21,22]。分次光热技术已被用于慢性萎缩纹的治疗[23]。使用硅酮凝胶也有一定效果[24]。

目前还没有疗效确切的方法。

获得性皮肤异色症

皮肤异色症（acquired poikiloderma）是一个描述性术语，包括萎缩、褐色斑点或网状色素沉着和毛细血管扩张。可有局部脱皮、色素减退、瘀点和炎症表现，如苔藓样丘疹。先天性皮肤异色症是几种遗传性疾病的特征，包括 Kindler 综合征（见第 71 章）、先天性角化不良、Rothmund-Thomson 综合征、Weary 综合征（见第 77 章）和可变性红斑角化症（见第 65 章）。

皮肤异色症可能是皮肤对冷、热或电离辐射损伤的反应模式[1]。所谓西瓦特皮肤异色病（见第 88 章）是化妆品中光敏化学物质介导的类似反应。一些炎症性皮肤病，如扁平苔藓，也可能引起皮肤异色症样的改变。

皮肤异色症是某些系统性自身免疫性疾病的特征之一，是皮肌炎疾病严重程度的标志[2]。可见于红斑狼疮，很少见于系统性硬化病。血管性萎缩性皮肤异色症是皮肤 T 细胞淋巴瘤（蕈样肉芽肿）的早期表现特征，通常是 Ⅰ A～Ⅱ A 期，主要发生于男性患者。皮肤异色症通常光疗反应好，预后良好（图 96.12）。

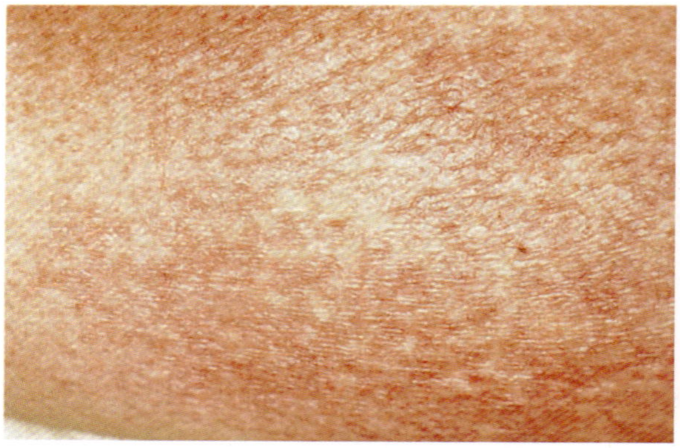

图 96.12 蕈样肉芽肿上的皮肤异色症

萎缩性瘢痕（atrophic scar）

定义

创伤或炎症引起的结缔组织破坏所造成的瘢痕。

概述

萎缩性皮损的分布和特征都非常有辨识度，可以从中发现其起源，有时对诊断相当重要。病毒感染，如水痘，可留下广泛分布的小圆形萎缩瘢痕[1]。三期梅毒、某些结核疹和一些深部真菌病，特别是孢子丝菌病（sporotrichosis）所留下的瘢痕通常是完全萎缩的。盘尾丝虫病（onchocerciasis）可导致大面积的真皮萎缩[2]（图 96.13）。皮肤型红斑狼疮也可能有萎缩，而没有硬化的临床证据。寻常狼疮、慢性毛囊性脓皮病和部分系统性红斑狼疮合并萎缩和硬化（往往硬化占大多数）。接受糖皮质激素皮损内注射治疗的病灶也可能留下萎缩的瘢痕。

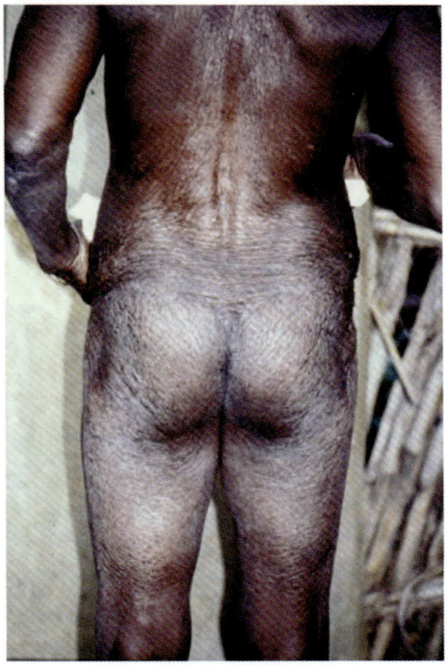

图 96.13　由盘尾丝虫病引起的萎缩（来自 Murdoch 等 1993[2]，M. Murdoch 博士提供，英国赫特福德郡西赫特福德郡医院 NHS 信托基金会）

暴露在电离辐射下会显著增加并发萎缩、色素沉着和毛细血管扩张（皮肤异色症）的风险。

Ehlers-Danlos 综合征（见第 73 章）损伤后出现的大面积萎缩性瘢痕显示：体质因素在真皮对已知外源性损伤的反应模式中起了重要作用。

星状假瘢痕为白色、不规则或"星形"的萎缩瘢痕（图 96.14），常见于日光暴露处的皮肤，尤其是前臂伸肌部分，通常与紫癜有关。在 70—90 岁的患者中，有 20% 的人会出现这种情况，有一种不太常见的早衰亚型偶尔会出现在 50 岁之前。这种假瘢痕是继发于轻度创伤的，一般可能在出血进入真皮之前出现[3,4]。

在其他原因导致的皮肤脆弱时，轻度创伤也可引起星状瘢痕，如迟发性卟啉症或长期局部使用强效类固醇。

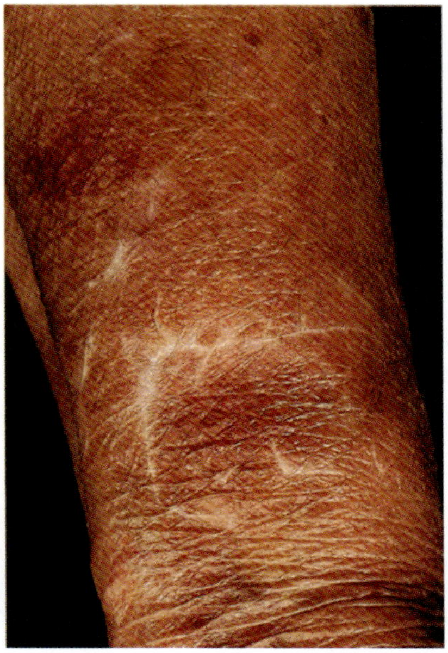

图 96.14　老年女性前臂的星状假瘢痕。没有外伤史

没有外伤史的糖尿病患者小腿上也可能出现褐色假瘢痕（糖尿病性皮肤病）（图 96.15）（参见第 64 章）。组织学显示，色素沉着是由于真皮含铁血黄素和黑素沉积[5]。

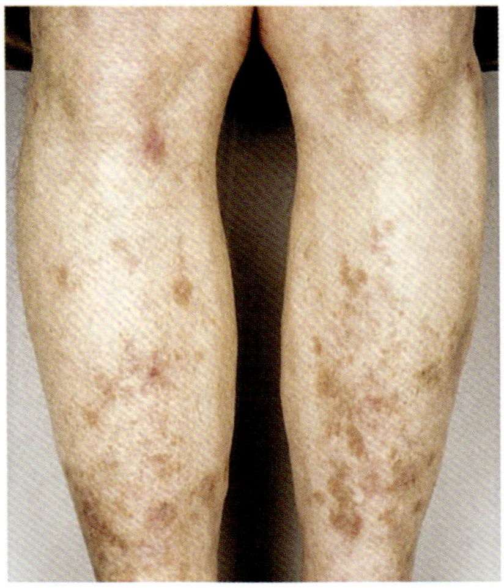

图 96.15　糖尿病性皮损所致腿部褐色假瘢痕。没有外伤史

先天性糜烂性水疱性皮病伴网状瘢痕（*congenital erosive and vesicular dermatosis with reticulate scarring*）[6-9]

这种罕见的先天性疾病于 1985 年被首次描述[6]，出生时表现出先天性病毒感染的迹象，包括红

第 8 部分

斑、起疱、糜烂和结痂，通常累及 75% 以上的皮肤表面。皮肤在几个月的过程中逐渐愈合，形成柔软的网状瘢痕，常分布在四肢，沿着四肢的长轴分布(图 96.16)。最近对 28 例已知病例进行回顾性分析[7]，结果显示，该疾病主要发生在早产儿(79%)，且通常有母亲绒毛膜羊膜炎病史(43%)。常有神经发育问题。早期的组织学检查显示表皮坏死和表皮下水疱，但没有病毒感染或血管炎的证据。随之而来的是瘢痕的形成和附属器结构的丧失，尤其是外分泌腺体。鉴别诊断包括 Goltz 综合征、Rothmund-Thomson 综合征和皮肤再生不良[7,8]。有报道一名婴儿使用硅酮胶片敷料治疗成功[9]。

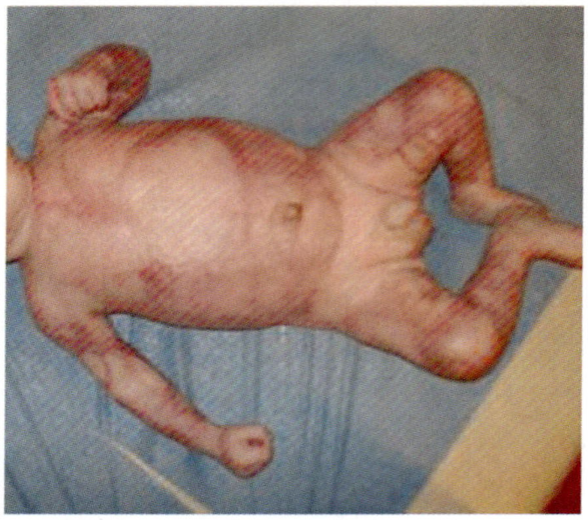

图 96.16 先天性糜烂性水疱性皮病伴网状瘢痕(John Wiley 授权引用自 De Lange 等，2009[9])

皮肤痘疮样斑状萎缩(睑颊部自发性萎缩性瘢痕，*spontaneous atrophic scarring of the cheeks*)

同义名
- 痘疮样斑疹样萎缩(varioliform atrophy)
- 皮肤痘疮样斑状萎缩(atrophia maculosa varioliformis cutis)

在年轻人[10,11]或儿童[12]中，皮肤痘疮样斑状萎缩在报道中非常罕见(图 96.17)。然而，这种情况可能比报道所显示的要普遍得多。浅层萎缩病灶边缘尖锐，可呈线状、矩形或球状。在此之前可能有轻微的红斑和鳞屑。组织学表现为胶原或弹性纤维轻度丧失；角质层可能增厚[13]。曾有家族性的病例报道[10,14]，这种疾病可能是常染色体显性遗传的[15]。鉴别诊断包括蠕虫样皮萎缩(见第 87 章)、水痘瘢痕和人工皮炎。

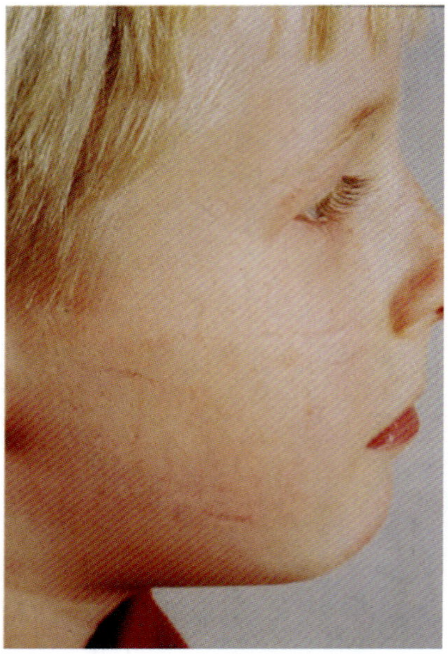

图 96.17 双颊自发萎缩性瘢痕形成(天花样斑疹样萎缩)

萎缩性慢性肢端皮炎(acrodermatitis chronica atrophicans)

定义和术语

本病是莱姆病的晚期皮肤表现(见第 27 章)，特点是在四肢出现无痛性的暗红色结节或斑块，这些结节或斑块缓慢地离心性发展数月或数年，遗留皮损中央区域的萎缩。

同义名
- 萎缩性慢性肢端皮炎(chronic atrophic acrodermatitis)
- 莱姆病晚期(late-phase Lyme borreliosis)

概述

该病是由蜱传播的博氏疏螺旋体(*Borrelia burgdorferi sensu lato*)感染[1]。

流行病学

发病率和患病率

该病主要发生在欧洲北部或中部、意大利和伊比利亚半岛。在欧洲和非洲的其他地区也有偶发病例，但在英国、美国、澳大利亚和亚洲非常罕见[2]。这种地理差异与螺旋体的不同种类有关[3-5]。

年龄

大多在 30—60 岁。

病理生理学

病理学[6]

在早期，非特异性真皮水肿伴血管周围炎性浸润。随后，表皮萎缩，表皮附属器被破坏。表皮下区下方，在退化的结缔组织下面有形成一条致密的带状浸润，主要由淋巴细胞、组织细胞和浆细胞组成。最终，胶原纤维间的浸润缩小到狭窄的条带。在一些患者中可能会发生硬皮病样改变[7,8]。更典型的是，真皮有萎缩的迹象；这些迹象消失后胶原蛋白和弹性纤维出现膨胀和均质化[9]。曾经有研究者从萎缩性皮肤中培养博氏疏螺旋体（*Borrelia afzelii*）[7]，但培养结果通常为阴性。利用聚合酶链反应（PCR）可以鉴定出博氏疏螺旋体（*Borrelia afzelii*）。这种微生物可能可以抵抗补体系统的攻击，潜伏在免疫保护区域，如成纤维细胞和内皮细胞。炎性细胞因子前体如干扰素-γ（IFN-γ）的表达量会增加[10]。

致病微生物

博氏疏螺旋体（*Borrelia afzelii*）是与萎缩性慢性肢端皮炎相关的优势种[11]。在西欧，此物种通过蜱虫叮咬传播，但在此物种美国很少见，因为美国的蜱虫主要是另一种博氏疏螺旋体（*Borrelia burgdorferi sensu stricto*）[12]。

环境因素

博氏疏螺旋体通过蜱虫叮咬传播，尤其是硬蜱属，这种蜱虫喜欢栖息在灌木丛中[12]。

临床特征

病史

大多数病例发生于农村居民，通常有蜱虫叮咬史。常常起病隐匿，身体症状特殊[13]。

临床表现

足部或下肢皮肤暗红色或蓝红色结节或斑块，有不同程度浸润，前臂和手上较少见。通常病变本身无痛，但也可能伴有肢端疼痛或感觉不良。慢性游走性红斑（见第 27 章）可能在几年前出现在同一部位。有时在躯干和身体的大部分地方都可以看到皮损，包括面部。可能存在单个或多个皮损。皮损缓慢地离心性发展，炎症活跃期可以持续数月、数年甚至数十年。皮损边缘还在进展时，中心区域可能已经进入了萎缩阶段，该处皮肤变得光滑、无毛、纸状、暗红色、色素沉着或皮肤异色症表现（图 96.18）。

皮下结节可见于膝盖或肘部周围，纤维束可沿前臂尺侧缘形成。远期并发症为：下肢远端 1/3 处橡胶靴样硬化，常伴有溃疡。躯干局限性硬皮病和硬化性苔藓（生殖器和外生殖器）也有相关表现的报道[2,14]。反之在一些局限性硬皮病患者中也发现了博氏疏螺旋体抗体[14,15]，虽然这并不常见[16]。

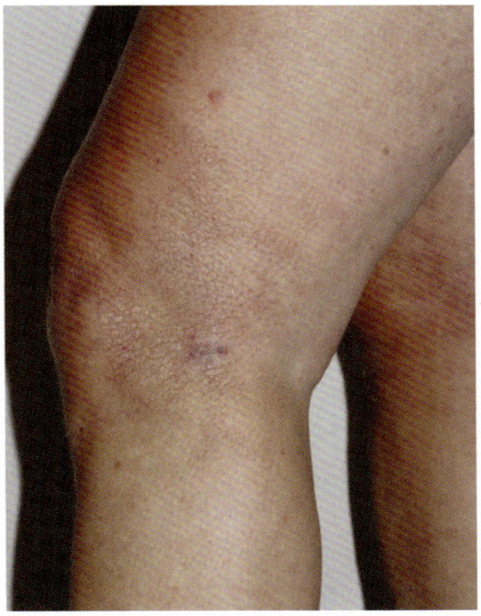

图 96.18 萎缩性慢性肢端皮炎：开始接受抗生素治疗时的照片；膝关节一侧皮肤萎缩起皱（由英国伯恩利医院 Ian Coulson 医师提供）

在某些情况下，关节囊或骨头的受累会限制手足关节或肩膀的活动。

临床亚型

患者偶尔出现红斑斑块，临床表现和组织学检查提示真菌病[17]。

鉴别诊断

莱姆病的早期皮肤表现为慢性游走性红斑，可能与其他环状红斑相混淆，但通常可问出蜱虫叮咬该部位的病史。当它发生在小腿，可能有类似静脉功能不全的症状[18]，皮肤增厚青紫伴有瘙痒。

并发症和共患病

有发生鳞状细胞癌，也有罕见报道，在非受累皮肤发生淋巴瘤[19-21]。Steere 全面综述过其他莱姆病的晚期表现（淋巴细胞瘤、神经学等）[1]。

病程与预后

系统使用抗生素可以根除病原体，但一些全身症状如神经博氏疏螺旋体病，可能会持续存在。

诊断

在萎缩期通常容易作出诊断，并可通过组织学检查确诊。

采用 *B. afzelii* 鞭毛抗原（41kDa）进行免疫印迹可得到阳性结果[5]。血清学可以用于确认莱姆病的诊断，但假阴性和假阳性结果较多。然而，在萎缩性慢性肢端皮炎中抗体滴度很高。血清学可能在酶联

第8部分

免疫吸附试验(ELISA)中呈阳性，但在免疫印迹试验中呈阴性，尤其是在患有神经系统疾病的患者[22]。当发现集落刺激因子中存在抗体时，抗体滴度高可能提示隐匿的中枢神经系统受累[23]。

治疗

口服抗生素1个月，如标准剂量的多西环素或阿莫西林[1]。改善是缓慢渐进式的，可能要到疗程结束几周后才会显效。如果萎缩已经发生，治疗可能不会有任何改善。如抗体滴度高或有系统性疾病的临床特征(如神经博氏疏螺旋体病)，应给予静脉滴注青霉素、头孢曲松或头孢噻肟3周[23]。在流行地区，可能需要采取公共卫生措施，如药物预防或疫苗接种[24]。

治疗后免疫球蛋白G(IgG)和IgM抗体仍可能继续升高，这并不意味治疗失败[25]。

> **阶梯治疗**
>
> **一线治疗**
> - 口服抗生素(如多西环素或阿莫西林)
>
> **二线治疗**
> - 静脉注射抗生素(如有明显的系统症状，可使用青霉素)

皮肤萎缩(atrophodermas)

毛囊性皮肤萎缩(follicular atrophoderma)

定义

特征性表现为毛囊口处的点状凹陷，通常与某种少数遗传综合征有关，但也可能是散发性的，可能在出生时即可观察到，但可能直到儿童后期才明显。通常出现在手背、足背(图96.19)，有时还见于肘部。毛囊性皮肤萎缩可能伴发以下疾病[1]：

1. Conradio-Hünermann-Happle综合征(先天性钙化性软骨营养不良)(见第65章)[2]。
2. Bazex综合征(见第68章)[3]。
3. 掌跖角化过度，毛囊角化病或掌跖多汗症。

本病也可能单独出现。

病理生理学

病理学

组织学表现为毛囊口增宽，毛囊结缔组织鞘增厚。

遗传学

可能与多种遗传缺陷有关。

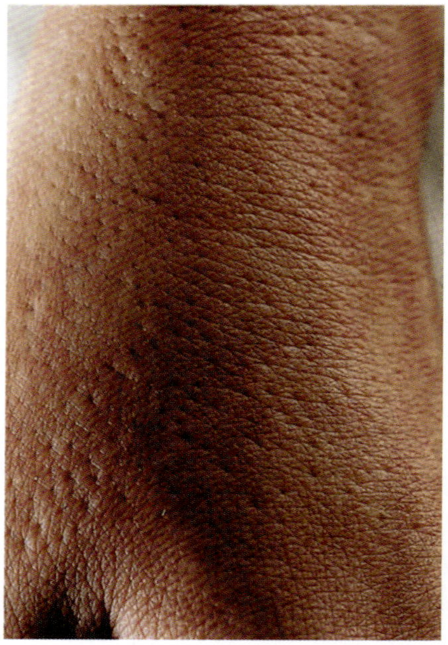

图96.19 先天性钙化性软骨营养不良综合征患者的毛囊性皮肤萎缩

临床特征

临床表现

手背、足背上的毛囊性凹陷(见图96.19)，偶尔见于肘部。

治疗

尚无有效的治疗方法。

线状萎缩性皮病(linear atrophoderma)

> **同义名**
> - 穆兰线状萎缩性皮病(atrophoderma of Moulin)

概述

线状萎缩性皮病与Pasini-Pierini萎缩性皮病可能是硬皮病的萎缩性亚型[4,5]。

流行病学

发病率和患病率

全球范围内散发。

年龄

大多数病例发生在儿童和青少年时期。

相关疾病

与白血病相关[6]。

病理生理学

病理学

组织学上可见表皮基底层色素沉着。真皮血管周围淋巴细胞浸润[7]。胶原纤维正常或增厚;附属器周围脂肪和皮下脂肪减少[8]。

遗传学

可能有受精卵后突变引起的嵌合现象[7,9]。

临床特征

病史

起病隐匿,皮损通常没有症状。

临床表现

沿 Blaschko 线分布的线状萎缩性色素沉着斑,有时呈带状[8]。

鉴别诊断

硬皮病的萎缩性亚型的表现非常类似这种综合征,甚至可能是相同的。

诊断

实验室检查正常[8]。如果临床怀疑,做皮肤活检可以帮助诊断。

治疗

报道过一例甲氨蝶呤治疗成功的病例[10]。

Pasini-Pierini 萎缩性皮病(atrophoderma of Pasini and Pierini)

定义

可能是硬皮病的一种萎缩性亚型(见第 57 章),临床表现为一处或多处皮肤变蓝并迅速凹陷,皮损周围没有红斑[11-13]。

流行病学

发病率和患病率

病例大多为散发,并且罕见。

年龄

大多数出现在儿童或青少年时期。

相关疾病

很可能与硬皮病相关。有家族性病例报道[14],与苯丙酮尿症相关[15]。

病理生理学

发病诱因

病因未明,但就像硬皮病一样,可能与博氏疏螺旋体感染有关[16]。

病理学

组织学改变通常比较轻微[13]。表皮基底层色素沉着可能增加。在早期,真皮下层的胶原蛋白可能水肿,弹性组织成团、数量稀少。真皮血管周围巨噬细胞和 T 淋巴细胞浸润。免疫荧光可显示真皮血管中 IgM 和 C3 染色[17]。随后水肿消退,真皮变薄。胶原纤维在真皮网状层中呈均匀团块状,最终可能还会出现表皮萎缩。

致病病原体

与硬皮病一样,与博氏疏螺旋体感染有关[16]。

遗传学

尽管有家族性病例报道[14],且硬皮病和 Pasini-Pierini 萎缩性皮病在苯丙酮尿症患者的兄弟姐妹中发生[15],但没有可靠证据证实与遗传相关。

临床特征

病史

皮损处一般无症状。

临床表现[13,18,19]

皮损可单发或多发,直径 2 厘米至数厘米不等,呈圆形或椭圆形,也可融合形成不规则斑块(图 96.20)。皮损表面光滑,呈深蓝灰色或紫棕色,并且比正常皮肤高度轻微凹陷。背部最常见,胸部和腹部经常受累,四肢近端偶尔出现。

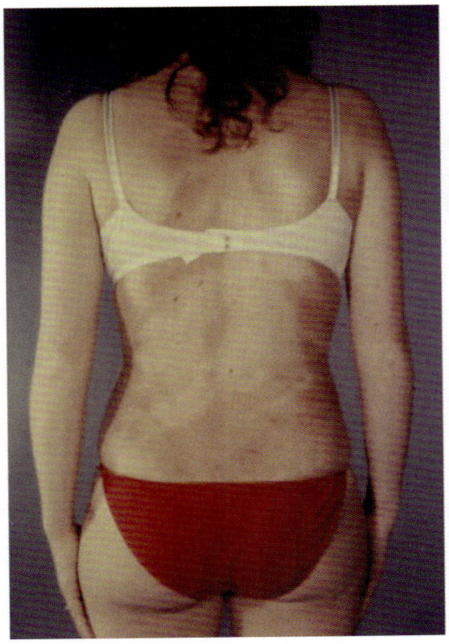

图 96.20 Pasini-Pierini 萎缩性皮病

鉴别诊断

萎缩性硬皮病和线状萎缩性皮病可能是同一情况。Pasini-Pierini 萎缩性皮病与硬皮病在临床上进行区别可能是一种学术研究行为,象牙白硬化斑块和淡紫色水肿环是后者的特征。组织学上,硬皮病的硬结可能会凸起,而萎缩性皮病中通常没有。

并发症和共病

目前认为与青少年特发性关节炎有交叉[20]。

病程与预后

斑片扩展非常缓慢,缓慢发展 10 年或更久,然后通常不再发展。已观察到硬皮病斑片的最终发展变化，在同一患者身上出现典型的皮肤萎缩和硬皮病。

诊断

尽管也有相关的病例报道（如参考文献[16]），但血清学检测博氏疏螺旋体通常为阴性[13]。

治疗

目前尚无有效的治疗方法，补骨脂素和 UVA（PUVA）对一些患者有一定疗效。羟氯喹也用于此病治疗[21]。有一例明显与博氏疏螺旋体有关的病例使用多西环素有效[16]。

发作性手指血肿（paroxysmal haematoma of the finger）

定义和术语

表现为手指突然自发地出现一个或多个疼痛的血肿（图 96.21）。

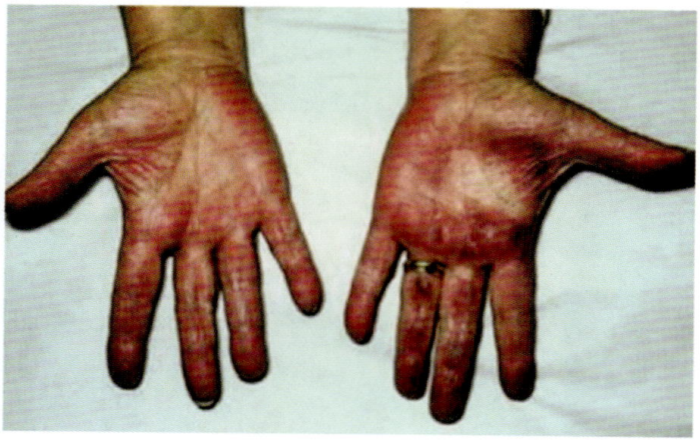

图 96.21 发作性手指血肿（引自英国利物浦皇家利物浦大学医院 J. Verbov 博士）

同义名
- Achenbach 综合征
- 急性特发性蓝指（acute idiopathic blue finger）

流行病学

年龄

常见于中年。

性别

女性多见。

相关疾病

没有。

病理生理学

发病诱因

病因未明，但有推测认为是由于局部血管结缔组织变脆。

病理学

皮肤活检未见血管炎或淀粉样蛋白。

临床特征

病史

突发疼痛性血肿。

临床表现

自发产生或轻微外伤后手指掌侧突发瘀伤；可累及腕部[5]。瘀伤在几天内消退，期间患者无症状[1-4]。没有缺血的表现[6]。

鉴别诊断

本病可能被误认为是糖皮质激素引起皮肤萎缩，从而导致皮肤容易瘀伤。局部无缺血表现和快速恢复的特点可排除阻塞性血管疾病。

并发症和共病

无。

病程与预后

可能会在数年内反复发作，但这是一种良性疾病。

诊断

可有轻微的血管造影异常[7]。不必做其他的重要血管疾病检查[8]。

全层萎缩（panatrophy）

定义

局部全层萎缩是一种罕见的疾病，涉及皮下脂肪部分或全部丧失及其表面皮肤的萎缩，有时伴有肌肉或骨骼的萎缩或生长受损。有学者提出原发性神经源性障碍理论，但尚未得到证实。该综合征可能代表多种疾病病理发展的最终结果，但许多病例可能是来自于硬皮病的萎缩性变型。相关内容在第 57 章深入讨论。

萎缩区域交感神经反应减弱，去甲肾上腺素刺激后非酯化脂肪酸产生异常，有学者提出交感神经系统可能存在重要异常[1]。

两组病例可以区分。

1. Growers 全层萎缩：无硬皮病或其他硬化过程，或伴皮下组织的丧失。大多数病例发生在 20—40 岁女性。

2. 硬化性全层萎缩：典型的硬皮病，或真皮胶原发生类似的硬化改变先于萎缩[2]。

临床特征

两组临床特点如下。

Growers 全层萎缩[3,4]。萎缩范围明显，大小、形状和分布不规则，持续数周，没有炎症期。所有受累区域的皮下组织消失，其上的皮肤出现萎缩，但其他是正常的。可能有一到两个或更多的萎缩区域，直径在 2 到 20 厘米之间，形状变化很大，但有时表现为三角形或四边形。大部分皮损分布在背部、臀部、大腿或上臂，但也有一些累及前臂或小腿。萎缩在几个月内达到顶峰，然后不再变化。

硬化性全层萎缩。皮下组织的萎缩，有时是其下肌肉和骨骼的萎缩，在临床表现和组织学上可能与典型的硬皮病相似，特别是病程开始于儿童时期并累及肢体时（见第 57 章）。

没有硬皮病也可能发生硬化性全层萎缩。硬化包括皮下组织和肌肉，致密的硬化性瘢痕样线状条带沿着四肢生长，或分节分布，包围着躯干或四肢。这些病变通常也发生在儿童时期。在几个月后停止进展，虽然可能累及新的部位，但大部分皮损都是孤立的。

Grower's 全层萎缩和线状硬皮病可能处于连续疾病谱的末端。线状硬皮病的病理显示增厚的胶原纤维，在 B 超扫描成像上看胶原纤维是完整的[5]。

在全萎缩的鉴别诊断中，必须排除各种形式的脂膜炎。前期的炎症变化是最明显的特征，但有时不容易鉴别。

面部缺损可以通过自体脂肪移植来修复[6]。

面部偏侧萎缩（*facial hemiatrophy*，另见第 57 章）

> **同义名**
> - Parry-Romberg 综合征

概述

面部偏侧萎缩是一种面部表皮组织的萎缩性发育不良，其下的肌肉、软骨和骨都可能受累[1]。

流行病学

年龄

本病罕见，通常在 20 岁前发病。

性别

男女发病率相同。

相关疾病

有些病例与脊髓空洞症、癫痫或脑血管疾病有关，但 90% 的病例没有这种相关性。

病理生理学

发病诱因

病因未明，在某些病例中可能是交感神经系统紊乱引起。

遗传学

目前没有证据表明本病是遗传基因决定的，但少数家族中可遗传。

临床特征

病史

通常没有症状，偶见先兆性肌肉痉挛或神经痛[2]。

临床表现

首先出现脸颊、前额或下颌部因色素增加或减少导致的不规则斑片。受累部位的皮肤、皮下组织、肌肉和骨骼逐渐发生萎缩，萎缩的面积和深度呈进行性发展，数月或数年后暂时缓解。皮肤变干、变薄、萎缩，在某些部位可能有瘢痕样粘连。当本病发展完全时，受累侧面部凹陷、憔悴、色素沉着，与未受影响的另半脸形成鲜明对比。患侧额顶叶区域的毛发可能会脱落，但通常是正常的；有时局部毛发发白是一种早期的表现。已有报道此病伴随很多种神经系统症状，其中霍纳综合征是最常见的。虹膜异色症（heterochromia of the iris）与面部萎缩同时发生的病例约占 5%，也可出现视网膜病变[3]，如视网膜中央动脉闭塞[4]。还可伴发同侧脑萎缩[5]。

放射学显示的骨骼萎缩程度通常比临床表现的要小得多，并且仅在某些早发病例中比较严重。在这些病例中，大脑皮质也可能受到影响，并可能导致对侧肢体的癫痫。

鉴别诊断

当早期出现明显皮肤侵犯时很容易做出诊断。需要鉴别在婴儿期为治疗颞下颌关节区域的痣进行放疗后引起的发育不全。如果皮肤变化轻微或起病较晚，则必须排除生理性不对称、单侧下颌发育不全、偏侧肥大症和继发面瘫的萎缩。偏侧肥大症通常是先天性的。当涉及四肢时，还必须考虑婴儿偏瘫和脂肪代谢障碍。

红斑狼疮的脂膜炎可以导致半侧面部的皮下萎缩。军刀状头面伤正中旁的萎缩性硬皮病可能与某种程度的面部偏侧萎缩有关，特别是早期发病者。然而，这通常是一个比进行性面部偏侧萎缩更表面的过程。硬皮病皮肤粘连牢固、毛发脱落、色素改变明显。在进行性面部偏侧萎缩中，皮肤可保持活动和大致正常。这两个病程在文献中经常被混淆，可能同时存在[6]。

并发症和共病

可能伴有节段性白癜风[7]。颌骨自发性骨折也有报道[8]。

第8部分

病程与预后

萎缩的范围和深度可能比较有限。可能局限于三叉神经的一个分支的分布区域，或累及整个面部，在中线处有明显的分界线。通常发生于同侧的面部，很少双侧发病，罕见累及整侧的身体，例外的是伴交叉偏侧萎缩。在这种情况下，萎缩可能开始于躯干或四肢，只有后期才累及面部。

诊断

整形手术使用大型的皮下脂肪或硅胶植入物，可有一定美容效果[9-11]。也可以选择自体脂肪移植，但其效果各不相同[12]；补充基质血管因子细胞疗法(stromal vascular fraction-supplemented cell therapy)可能改善远期结果[13]。

弹性纤维降解紊乱

概述

皮肤适应局部或全身躯体大小和轮廓变化、允许头部和四肢运动和一系列面部表情的能力，取决于其张力、弹性和拉伸强度。这些特性可能会因先天缺陷疾病或年龄增加而改变[1-3]。Lewis 等对弹性组织获得性障碍进行了详细的综述[4,5]。

皮肤、动脉、肺部和韧带中含有丰富的弹性纤维，为组织提供回弹力和弹性，使皮肤在变形后可以恢复原来的形状。弹性纤维的个体差异很大，但随着年龄的增长，弹性纤维越来越少。许多皮肤疾病中皮肤弹性都会降低，包括皮肤松弛症(cutis laxa)。此外，弹性纤维为细胞提供黏附点从而发挥调节生长因子作用，如转化生长因子 β(transforming growth factor β, TGF-β)[2]。

抗拉强度

皮肤的抗拉强度(tensile strength)是指皮肤在撕裂前可以被拉长的程度。在婴儿时期胶原蛋白含量最高，随年龄增长而下降，但患有胶原蛋白质量或数量异常的疾病时，如埃勒斯-丹洛斯综合征(Ehlers-Danlos syndrome)和库欣综合征，胶原蛋白含量会反常地降低[3]。

皮肤松弛

由年龄老化引起的皮肤松弛(真皮光降解可加速这一过程)很常见，但皮肤松弛有时是由于体重显著减轻(尤其是严重肥胖后)或严重水肿后恢复所致。不常见的情况是：皮肤可能会因为其他原因导致弹性组织局部或全身减少而变得松弛，这些原因可归纳为：

1. 泛发性弹性组织离解(皮肤松弛症)

①原发性的(见第 72 章)：可能是遗传性疾病的一部分，包括弹性纤维性假黄瘤、SCARF 综合征(骨骼异常、皮肤松弛、颅狭窄、外生殖器性别不明、发育迟缓和面部畸形)、de Barsy 综合征、骨发育不良性老年状皮肤。

②获得性的：多种相关疾病，如炎症性皮病、多发性骨髓瘤、系统性红斑狼疮、超敏反应、补体缺乏、青霉胺治疗。

2. 局部弹性组织离解

①皮肤松弛。

②眼睑皮肤松弛。

③萎缩性慢性肢端皮炎(疏螺旋体所致)(见上文)。

④肉芽肿性皮肤松弛(由于淋巴瘤)。

⑤其他局限性病变，包括真皮中层弹性溶解症、炎症后弹性组织离解和表皮松弛(post-inflammatory elastolysis and cutis laxa, PECL)、弹性组织痣等。

上述许多情况很可能是同一种疾病的变种，而且有相当多的重叠。它们的病理过程相似，即噬弹性细胞作用[*elastophagocytosis*，即组织细胞和(或)多核巨细胞对弹性纤维的吞噬作用][1]。

获得性皮肤松弛症

定义和术语

皮肤松弛症临床上表现为皮肤松弛、皱褶下垂，组织学表现为真皮弹性组织丧失。先天性皮肤松弛症在第 72 章中讨论。

同义名

- 泛发性弹性组织离解(generalized elastolysis)
- 原发性弹性纤维病(generalized elastorrhexis)
- 全身皮肤松弛(generalized dermatochalasia)

概述

获得性皮肤松弛可能的病因有炎症性皮病[1]、子宫内药物暴露(如青霉胺[2])。许多人提出了免疫学发病机制。

流行病学

相关疾病

皮肤松弛症与荨麻疹、肾病综合征[3]、补体缺乏、结节病、梅毒、原发性淀粉样变、多发性骨髓瘤[4,5]、药物超敏反应和 Klippel-Trenaunay 综合征[6]有关。局灶性弹性变性也可与红斑狼疮[7]、重型类风湿关节炎[8]和腹腔疾病[9]有关。青霉胺会破坏弹性纤维的形成，可能导致表皮松弛、匐行性穿通性弹性组织和假性黄瘤样改变[10,11]。服用青霉胺的孕妇，其后代可能发生先天性皮肤松弛症[2]。

病理生理学

发病诱因

皮肤弹性纤维的免疫性降解或化学性破坏。

病理学

在获得性皮肤松弛症中，虽然胶原蛋白正常，但真皮弹性组织明显减少。成纤维细胞的表达增加了促弹性组织分解活性（组织蛋白酶 G）。血清 α_1 抗胰蛋白酶和弹性纤维酶的抑制水平减少[12]。

遗传学

可能存在潜在的遗传易感性，例如，弹性纤维和纤维蛋白 5 相互作用的缺陷会导致弹性纤维更容易被基质金属蛋白酶[13]降解。

临床特征

病史

荨麻疹或血管性水肿、全身性炎症性皮病（如系统性红斑狼疮或多形红斑）或发热疾病（图 96.22）发作后可能发生皮肤松弛症，但罕见，无论在任何年龄。也可能在超敏反应后出现，如青霉素过敏[14]。

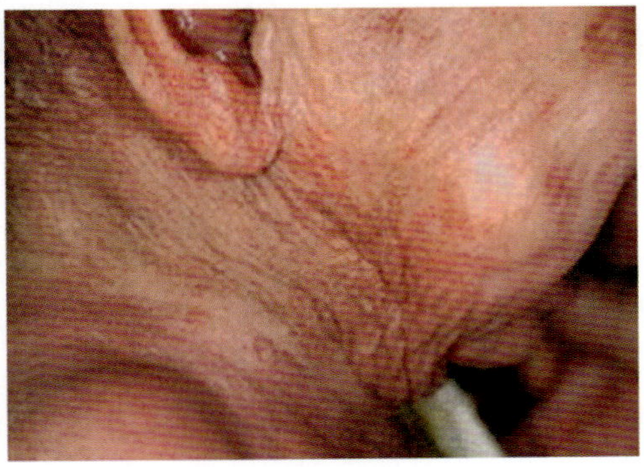

图 96.22　18 个月大的患儿在全身泛发的炎症性皮病后发生获得性皮肤松弛（John Wiley 授权引用自海德尔等[17]）

临床表现

松弛皮肤可能有大面积的皱褶，也可能病变轻微、范围局限，在这种情况下无法与局限性皮肤松垂（斑状萎缩）鉴别。轻微外伤后可出现紫癜，骨突起可形成纤维状结节。皮肤以外的器官也可能受累，肺气肿、胃纤维瘤和气管支气管肥大症已有报道[15]。

临床亚型

炎症后弹性组织离解和皮肤松弛（Marshall 综合征）（图 96.23）最初被描述为非洲儿童的一种特殊综合征，但后来在世界范围内都有报道，临床特征介于局限性皮肤松垂和皮肤松弛症之间[16-18]。在此病出现之前会有一个炎症过程，通常伴有嗜中性粒细胞浸润（如 Sweet 综合征[19,20]）或昆虫叮咬。前面的炎性皮损可能呈荨麻疹样或多个红色丘疹，皮损缓慢扩大形成直径 2～10cm 的环[17]。与 α_1-抗胰蛋白酶缺乏相关，这可能使基质金属蛋白酶破坏真皮弹性纤维，推荐筛查是否缺乏 α_1-抗胰蛋白酶[20]。

鉴别诊断

通过病史可以鉴别先天性皮肤松弛症。在 Ehlers-Danlos 综合征中，皮肤可过度扩展但不松弛，而且会快速反弹。弹性纤维性假黄瘤，皮肤可能是松弛的，但伴有黄染，并且面部通常不受累。组织学上可以通过是否有钙化予以鉴别。神经纤维瘤病中可能有局限性的松弛性皮肤皱褶，矮妖综合征（leprechaunism）、帕特森综合征（Patterson syndrome）和 18 三体也可能出现松弛性皮肤皱褶，但这些情况可以根据它们的其他特征来鉴别。

在严重的光化性损伤，由于弹性纤维的损伤，皮肤可能会出现明显的松弛。这无疑与后面描述的其他弹性组织离解的情况有很大的重叠之处。

诊断

拉伸松弛皮肤后回缩缓慢，并且组织学上证实弹性纤维减少可以诊断。可能需要检测是否存在肺气肿，如有必要可转诊呼吸内科。还可能需要检查是否有潜在的炎性疾病。

治疗

整形手术（“拉皮”）可以大大改善外观[18]。

局限性皮肤松垂（anetoderma）

定义和术语

局限性皮肤松垂（*anetos*：松弛的）是指局限的皮肤松弛，可涉及真皮基质丢失，组织学检查发现弹性组织缺失。“原发性”局限性皮肤松垂暗示没有相关的局部皮肤疾病，而“继发性”局限性皮肤松垂可归因于某些相关的疾病。

同义名

- 斑状萎缩（macular atrophy）

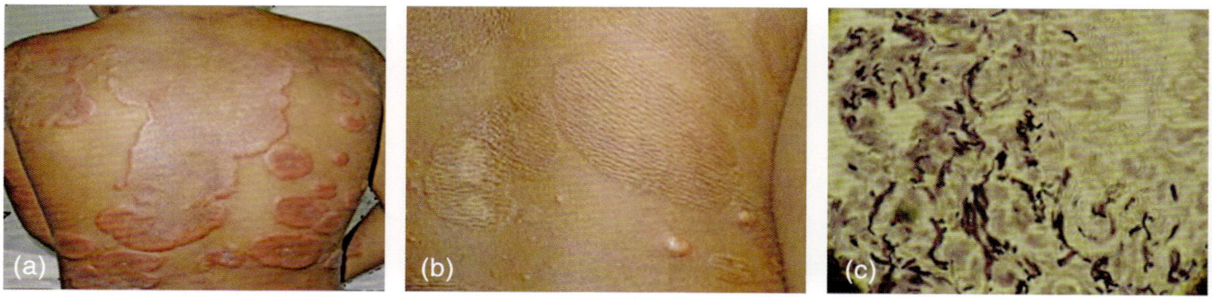

图 96.23　(a)6 岁男童急性炎症期；(b)炎症后弹性组织离解和皮肤松弛(Marshall 综合征)，表现为松弛起皱的皮肤上出现大片斑块；(c)组织学显示真皮网状层中的弹性纤维缩短而碎裂[转载自 Fontenelle et al. 2013[18]，已获巴西皮肤病学会(Sociedade Brasileira de Dermatologia)许可]

概述

以前"原发性"局限性皮肤松垂的病例被分为两种型，一种是 Jadassohn-Pellizzari 型，出现于红斑或风团后，另一型为 Schweninger-Buzzi 型，其出现前没有炎症性皮损。病史是目前唯一可以区分这二者的条件，因为在同一患者中，一些病变可能先出现炎症，而另一些可能没有，而且这两型的预后和组织学是相同的[1-3]。

流行病学

发病率和患病率

罕见。

年龄

主要是 20—40 岁，但偶有婴儿和老年患者报道。

性别

主要是女性[2]。

相关疾病

原发性局限性皮肤松垂与抗磷脂综合征密切相关，可以没有系统性红斑狼疮的特征[4-6]。在以前的报道中，有许多这类病例被误诊为梅毒，尽管梅毒的诊断及治疗都比较明确[7]。继发性局限性皮肤松垂与结核和麻风[8]、着色性荨麻疹[9]、花斑糠疹[10]、环状肉芽肿[11,12]、Stevens-Johnson 综合征[13]、B 细胞和 T 细胞淋巴瘤[14-16]等病有关。有一些相关性的报道可能是巧合，但许多炎症性疾病很可能有时会合并局限性皮肤松垂。

局限性皮肤松垂可能发生在早产儿，原因可能是使用经皮氧监测装置[17,18]。有报道称局限性皮肤松垂的组织学改变与毛母细胞瘤[19]、皮肤纤维瘤[20]、幼年黄色肉芽肿[21]和先天性错构瘤痣[22]有关。炎症后弹性组织离解和皮肤松弛症(Marshall 综合征)会出现类似于局限性皮肤松垂的皮损(图 96.23b)。也有报道青霉胺诱导的局限性皮肤松垂[23]。

病理生理学

发病诱因

原发性局限性皮肤松垂

最近认为"原发性"局限性皮肤松垂与抗磷脂抗体密切相关，无论有无促血栓形成状态(图 96.24)[4,5]。抗磷脂抗体在历史上与梅毒、博氏疏螺旋体病[27]和系统性红斑狼疮的关联性很可能被低估了。

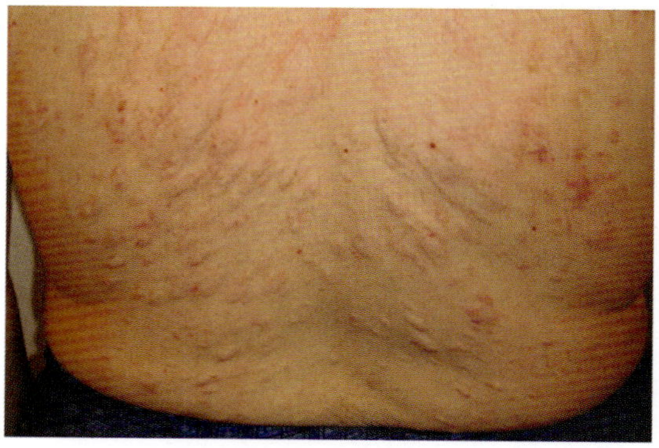

图 96.24　原发性局限性皮肤松垂与抗磷脂抗体相关(Eungdamrong et al. 皮肤科在线期刊授权)

在少数病例中，表现为潜在的结缔组织结构缺陷。家族病例报告与遗传性骨性或眼部异常有关[24-26]。Blegvad-Haxthausen 综合征包括局限性皮肤松垂、蓝巩膜和成骨不全症(osteogenesis imperfecta，OI)。

局限性皮肤松垂的组织学基础病变为局灶性弹性组织离解[1,28,29]。这可能是继发于炎症细胞释放弹性纤维酶，炎症细胞总是在早期出现。皮损皮肤中基质金属蛋白酶增多[30]。

本病的病理过程可能涉及补体活化，因为 C3 沉积在剩余的弹性纤维上[31]。研究表明，衰变加速因子(decay accelerating factor，DAF。译者注：即 CD55)和玻璃体结合蛋白(膜攻击复合物的抑制剂)

可以保护弹性纤维免受这种损伤[32]。原发性局限性皮肤松垂中可能有免疫系统异常的因素。

继发性局限性皮肤松垂

本病与另一种可识别的疾病有关,并与系统性[33]或慢性皮肤性红斑狼疮[34]有关,但并不总是与这类皮损有关。局限性皮肤松垂也与深部狼疮有关[35,36]。

某些原发性局限性皮肤松垂的直接免疫荧光表现类似于慢性皮肤性红斑狼疮或系统性红斑狼疮,尽管可能没有红斑狼疮的其他特征[38,39]。活检显示局部弹性组织丧失,血管周围有明显的浆细胞浸润[1,2],泛发性弹性组织离解(cutis laxa)中也有这些表现[37]。

目前没有证据显示有靶向弹性纤维的抗体[39]。

病理学[2,27]

早期真皮水肿,血管和皮肤附属器周围淋巴细胞浸润(主要是辅助 T 细胞)[1,29],也可能见到浆细胞、组织细胞和肉芽肿形成。随后真皮水肿与血管周围浸润消退,弹性纤维减少。常常可见纤细、不规则或弯曲的弹性纤维持久存在。真皮胶原蛋白也可能减少,但弹性组织的碎裂和消失是基本变化,其改变从真皮乳头下的浅层开始,并向下延伸。电镜下可见巨噬细胞吞噬弹性纤维[40-42]。

致病微生物

在一些病例中观察到博氏疏螺旋体感染的血清学证据[27]。

遗传学

曾有家族性病例报道[24-26]。

环境因素

中欧地区比其他地区更常见,这表明在某些情况下本病可能与萎缩性慢性肢端皮炎(由博氏疏螺旋体属引起)有关[27]。

临床特征

病史

皮损部位发病之前可能有炎症,如风团样改变。通常无症状。

临床表现

在原发性局限性皮肤松垂中,躯干、大腿和上臂出现直径 0.5～1.0cm 的圆形或卵圆形粉红色斑疹,颈部和面部较少见,其他部位罕见。头皮、手掌和足底通常不受累。每个斑疹持续 1～2 周,达到 2～3cm 大小。有时,较大的红斑斑块和结节也被报道为原发皮损[43]。每个皮损从中心向外缓慢消退、变平,留下一个皱褶的萎缩性斑疹,手指压迫下可以陷入斑疹内而正常皮肤在周围形成疝环状(译者注:即"纽孔征")(图 96.25)。皮损颜色从肤色到灰色、白色或蓝色都有。皮损的数量范围很大,从少于 5 个到上百个。

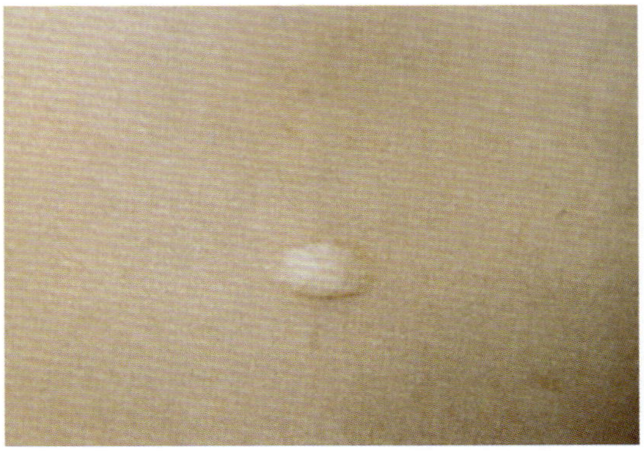

图 96.25 水痘瘢痕继发的局限性皮肤松垂。(Veraldi A, Schianchi R, Chickenpox, impetigo, and anetoderma Pediatric Dermatology 2006;23:305-6. 约翰 · 威利授权)

在某些情况下,皮损最初是荨麻疹的风团,病程可持续数周,最后萎缩。皮损可能融合而覆盖大片区域,尤其是四肢末端和颈部。

继发性局限性皮肤松垂萎缩区域并不总是在已知炎性病变部位发展。皮损柔软,呈圆形或椭圆形,主要分布在躯干。

临床亚型

"斑疹样斑状萎缩(confetti-like macular atrophy)"[44]可能是局限性皮肤松垂的一种变型,尽管病变没有凹陷或脱垂。上肢和躯干出现有光泽的色素减退性萎缩性斑块。组织学表现为萎缩的表皮,真皮中层胶原纤维纤维结构紊乱,玻璃化,真皮上层弹性纤维减少、破裂。

鉴别诊断

生殖器外硬化性苔藓(extragenital lichen sclerosus,见第 57 章)表现为颈部和肩部周围的白色斑点,不应与局限性皮肤松垂混淆。如有疑问可组织病理检查确诊。

也必须考虑鉴别局灶性真皮发育不全和萎缩瘢痕。

获得性皮肤松弛症(见前文)与局限性皮肤松垂密切相关,可能是同一疾病的不同表现形式。

只有排除所有已知与"继发性"局限性皮肤松垂相关的疾病,如毛囊周围弹性组织离解,才能确诊"原发性"局限性皮肤松垂(见下文)。

病程与预后

已发生的病变将终身存在,新的皮损往往会持续进展多年。如果病灶融合则会形成大的萎缩区,与获得性皮肤松弛症难以区分[2]。

诊断

在原发性局限性皮肤松垂患者中，检测是否存在抗磷脂综合征并适当治疗很重要，如服用阿司匹林或华法林。

治疗

无特异性疗法。继发性局限性皮肤松垂的治疗应针对潜在疾病或感染。一般推荐青霉素和抗纤溶药物 ε-氨基己酸[45]，但 Venencie 等[2]调查了 16 个患者发现，一旦萎缩发生以后，没有哪种治疗会有帮助[46]。秋水仙碱可预防某些萎缩性改变。剥脱性激光（如二氧化碳激光）可用于减少瘢痕[13]。

真皮中层弹性组织溶解症(mid-dermal elastolysis)

定义和术语

本病是真皮中层弹性纤维的特发性丧失导致原本健康的年轻或中年妇女出现大范围的皱纹（图 96.26）[1,2]，与其他弹性组织离解性疾病如获得性皮肤松弛症和局限性皮肤松垂之间的确切关系尚不确定。局部区域在临床上可能与弹性纤维性假黄瘤相似，但在组织学上不同[3,4]。

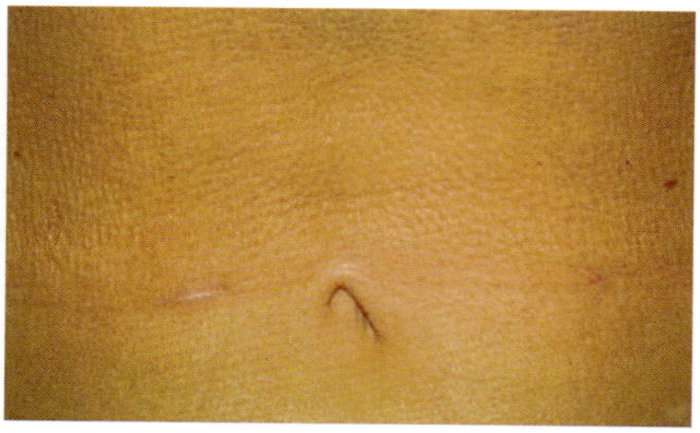

图 96.26 特发性真皮中层弹性组织溶解(由英国伦敦圣乔治医院 L. Ostlere 医师提供)

> **同义名**
> - 真皮中层弹性组织分解(elastolysis mediodermalis)
> - 毛囊周围弹性组织离解(perifollicular elastolysis)

流行病学

发病率和患病率

散发。

年龄

青中年。

性别

主要是女性。

种族

浅肤色易受累。

相关疾病

病例与高凝状态[5]有关，提示与局限性皮肤松垂有相似之处。

病理生理学

发病诱因

据报道，本病可继发于环状肉芽肿(granuloma annulare)及其他炎症疾病[6]。

病理学

真皮中层弹性组织溶解的超微结构研究显示，巨噬细胞吞噬弹性纤维[7]。在毛囊周围的不同组织学表现为毛囊周围非炎症性弹性纤维丧失[8]。对受累皮肤的免疫学研究显示有非特异性免疫激活[9]。与正常皮肤相比，从病变的真皮处培养的成纤维细胞可以增加促弹性组织分解的活性和减少弹性纤维的 mRNA[10]。Maghraoui 等通过是否有表皮松弛的表现，将炎症后的弹性组织离解与非炎症性弹性溶解进行了区分[11]。

特发性真皮中层弹性组织溶解的组织学与 PECL（见前文）相似。PECL 病变之前会有炎性病变，但特发性真皮中层弹性病变有时也会出现红斑、荨麻疹或烧灼感，这两种情况即使不完全相同，也是类似的。

致病微生物

表皮葡萄球菌产生弹性纤维酶的菌株与毛囊周围病变有关[12]。

环境因素

紫外线可引起细胞吞噬弹性纤维作用[13]。在接受血液透析[14]和起搏器[15]植入部位附近的患者中也报道了这种情况。

炎症的诱因可能包括紫外线照射、昆虫叮咬、静脉曲张、博氏疏螺旋体病和急性中性粒细胞性皮病[16,17]。

临床特征

病史

通常无症状。

临床表现

毫米至厘米大、界限清楚或网状的皱纹状皮肤（卷烟纸样细皱纹）。

临床亚型

三个变型的描述如下[18]：

- 1 型：卷烟纸样细皱纹，常见于躯干和上臂。
- 2 型：毛囊周围丘疹[8,12]。皮损小，灰白色，微皱，呈圆形或椭圆形，每个有一个中央毛囊。

有些皮损的表面像气球一样凸起。常见于上半身、颈部、耳垂和手臂。类似的改变更常见于痤疮瘢痕（见第 91 章）。

- 3 型：网状变异；橘红色炎性丘疹先于网状萎缩区出现，主要发生在手臂[15,18]。局限性皮损在临床上可能与弹性纤维性假黄瘤相似，组织学可鉴别[3,4]。

除了这些，也有报道过一种腰部线状变型[19]。

真皮上部弹性组织溶解症

定义与术语

这是一种真皮乳头选择性弹性组织缺失性疾病。首次报道发生于一位 86 岁健康妇女，表现为颈部和躯干上部多发性淡黄色丘疹，并伴有粗糙皱纹[20]。此后亦有数例报道，多发生于 60—70 岁妇女[21-23]。该病可能是一种独立的疾病，或可能与获得性 PXE 相关[23]。

> **同义名**
> - 乳头层弹性组织溶解症

鉴别诊断

特发性真皮中层弹性组织溶解症的组织学改变与 PECL 相似，该病发生于年轻的非洲女孩（见前文）。典型皮损发生之前先出现炎症性皮损，但特发性真皮中层弹性组织溶解症也可能偶尔在典型皮损出现前存在红斑、荨麻疹或烧灼感，因此虽然是不同疾病，但这两种疾病相似。

治疗

此病没有确切的治疗方法，但局部维 A 酸（0.01%凝胶）治疗使一例患者的病情得到部分改善[9]。如同在其他弹性纤维细胞吞噬性疾病中一样，局部维 A 酸减少由基质金属蛋白酶介导的弹性组织降解对该病治疗是有帮助的[24]。

眼睑皮肤松弛症（blepharochalasis）

定义和术语

由于弹性组织缺陷而导致的眼睑皮肤松弛。

> **同义名**
> - Ascher 综合征

流行病学

发病率和患病率

罕见，大多数散发。

年龄

通常发生于青春期。

种族

大多数病例报告为白种人。

相关疾病

一些病例可能是炎症后弹性组织溶解或血管性水肿的局部型[1]。

病理生理学

发病诱因

可能是由于炎症激发的弹性纤维吞噬作用。

病理

在疾病的早期，可能有轻度的真皮层淋巴细胞浸润，在疾病后期，弹性纤维碎裂并减少[2]。皮损中弹性纤维基因表达正常提示有其他因素可能参与弹性纤维损失过程[3]。弹性纤维上 IgA 沉积显示免疫病理机制可能参与发病[4]。在一些病例中也可见到胶原纤维的崩解[5]。

致病微生物

无已知微生物参与。

遗传学

虽然大多数病例是散发的，但一些家族系谱显示为常染色体显性遗传。

临床特征

病史

既往可能有一过性无痛性眼睑肿胀，可持续 2～3d。

临床表现

眼睑皮肤松弛症是一种少见疾病，起病隐匿。眼睑无痛性肿胀反复发作，逐渐出现眼睑松弛、萎缩、皱纹及色素沉着，主要累及上眼睑（图 96.27），可能伴有多发毛细血管扩张。这些皮肤改变导致患者有过劳、纵酒或早衰外观。

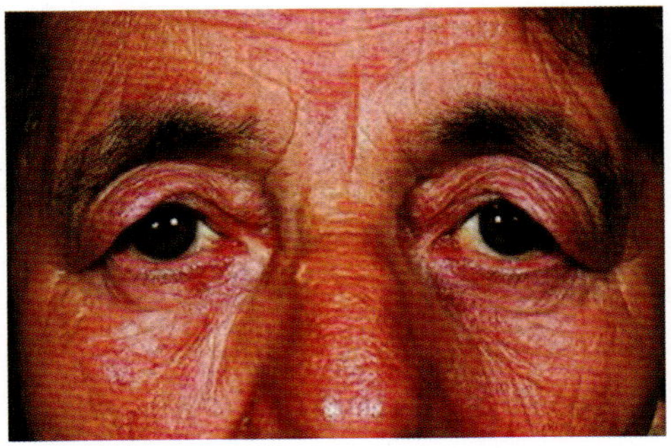

图 96.27 眼睑皮肤松弛症

第8部分

约10%患者存在上眼睑黏膜重叠症与眼睑皮肤松弛症并发，这可能使眼睑看上去异常厚重。

临床特殊类型

Ascher 综合征

Ascher 综合征是同时具有眼睑皮肤松弛症的进行性上唇增大，病因是唇部唾液腺的肥大及炎症[1-3,6,7,9-14]。该症唇部质软，呈分叶状并可能多涎。在某些病例，也可累及副泪腺，导致眼睑厚度增加。Goitre(甲状腺肿大)也被报道为该综合征的表现之一[6]。

鉴别诊断

1. 必须排除眼睑肿胀的许多其他原因(见第109章)。上睑下垂容易辨认，因为其皮肤外观正常。全身性皮肤松弛症偶有眼睑皮肤松弛症的表现。眼睑皮肤松弛症还可能是 Ascher 综合征的一部分(见下文)。

2. 由于眼睑结缔组织的退行性改变，眼睑皮肤松弛是最常见的年龄相关现象(皮肤松弛症)。Ehlers-Danlos 综合征也有皮肤松弛现象，但这种综合征具有其他特征可资鉴别。皮肤松弛，尤其是累及上眼睑的皮肤松弛，偶尔也可见于健康人[8]。

> **阶梯治疗**
>
> **一线治疗**
>
> • 可以进行整形手术(提拉术)，但病情可能复发[2]。

光线性肉芽肿与环状弹性组织溶解性巨细胞肉芽肿

定义和术语

光线性肉芽肿是一种少见的光损伤性皮肤病，具有轻度炎症反应，其退化的弹性纤维被多核巨细胞和组织细胞吞噬。是环状弹性组织溶解性巨细胞肉芽肿的最常见类型，由于弹性组织溶解和不断扩大的肉芽肿性炎症，其异常弹性纤维发生进行性损坏。

> **同义名**
>
> • 弹性组织溶解性光线性巨细胞肉芽肿(elastolytic actinic giant cell granuloma)
> • O'Brien 肉芽肿
> • 面部 Miescher 肉芽肿(Miescher granuloma of the face)
> • 面部及头皮非典型环状类脂质渐进性坏死(atypical annular necrobiosis lipoidica of the face and scalp)
> • 多形性肉芽肿(granuloma multiforme，见下文)

概述

环状弹性组织溶解性巨细胞肉芽肿(AEGCG)是一种少见的肉芽肿性皮肤反应模式，其损伤的真皮弹性纤维被多核巨细胞和组织细胞吞噬而缓慢消除(图96.28)[1]。最常见类型是光线性肉芽肿，发生在曝光部位皮肤的一个或多个缓慢扩大的环状斑块，具有红色隆起边缘，中心区域由于弹性纤维缺失而呈现萎缩外观(图96.29)[2]。光线性肉芽肿与糖尿病的相关率可高达40%以上。据推测，高血糖可能会改变弹性纤维的免疫原性[1,3]。AEGCG 还有其他不常见的亚型，包括环状结节病，通常出现在鬓角及前额周围，最初被描述为非典型的类脂质渐进性坏死[4,5]；非曝光部位 AEGCG[6-8]；继发于烧伤瘢痕的 AEGCG[9,10]。AEGCG 还与长期使用多西环素介导的光敏性[11]、持续日光浴[12]及急性髓性白血病的发病和复发[13]相关。这些疾病的共同机制可能是损伤的弹性纤维激发肉芽肿性炎症反应。

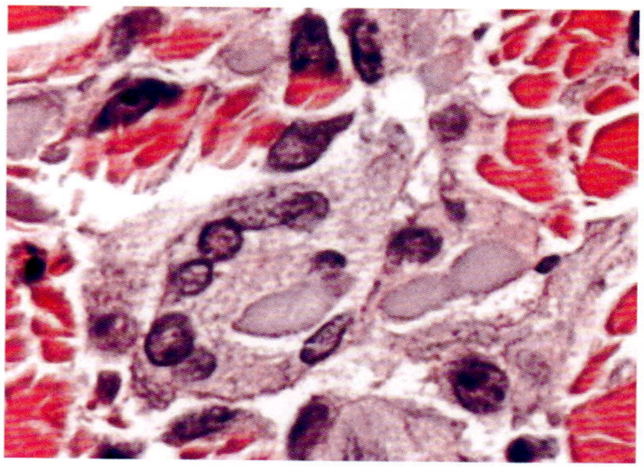

图 96.28 环状弹性组织溶解性巨细胞肉芽肿：高倍镜下显示降解的弹性纤维碎片被多核巨细胞吞噬(西班牙马德里自治大学 Luis Requena 教授提供)

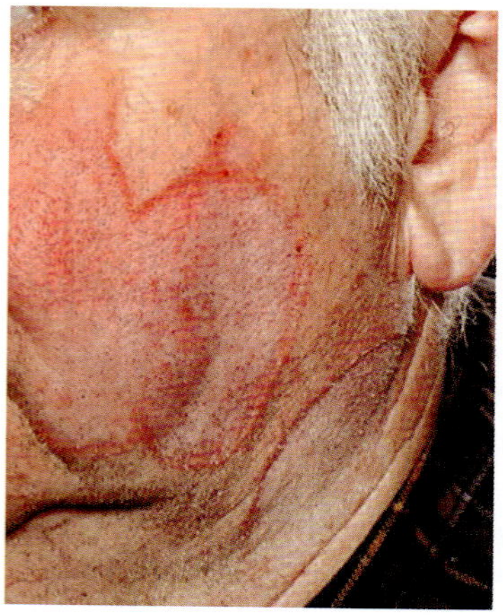

图 96.29 老年男性面颈部典型的光线性肉芽肿

流行病学

发病率和患病率

在阳光充足的国家更为常见。

年龄

发病年龄常超过 30 岁。

种族

Fitzpatrick Ⅰ型皮肤特别敏感。

相关疾病

糖尿病。

病理生理学

病理学

组织学表现具有特征性[1,2,14-18]。沿皮损增厚边缘放射状取活检并用弹性纤维 van Gieson 染色可见真皮内三个特征性区域。在外观“正常”皮肤中，具有光线性弹力纤维病变。在增厚的环状区域，存在弹性纤维破碎相关的组织细胞和巨细胞炎症反应（图 96.30a，b），在环形损害内的皮损中心，极少或没有弹性组织残留。细胞浸润缓慢向外扩张，留下破碎弹性纤维已被清除的中心区域。

表皮可能是正常的，也可能表现出光线损伤的迹象。

环境因素

慢性光损伤。

临床特点

病史

通常是无症状。

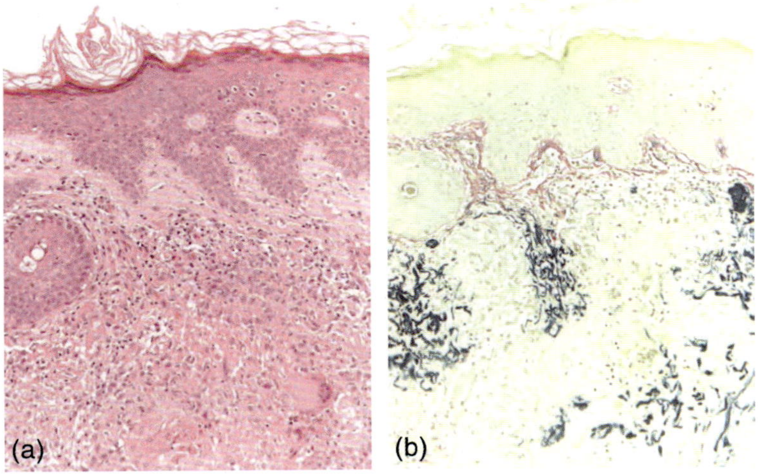

图 96.30 (a，b)环状弹性组织溶解性巨细胞肉芽肿：低倍镜下显示密集肉芽肿性炎症(a)及由于弹性纤维丧失导致的弹性组织破碎(b)（英国巴斯皇家联合医院 Leigh Biddlestone 医师提供）

临床表现

病变可单发或多发。通常发生在曝光部位皮肤，如手和前臂的背侧、颈部伸侧或秃发的头顶（图 96.31）。白种人皮肤或有雀斑的人尤其易感。病变通常以粉红色小丘疹隐匿发病，离心性缓慢扩张，形成一个坚实的真皮浅层增厚、表面光滑并轻微隆起的环状损害（见图 96.29）。环状皮损从最初的几毫米逐渐扩大，通常达到直径数厘米。皮损中心轻微萎缩，并且可能发生不同程度的色素减退。皮损通常无自觉症状，但晒伤反应可引起严重红斑和刺激。毛发生长不受影响（见图 96.31）。

临床分类

见介绍：AEGCG 的一些病例可能表现为环状皮肤结节病[19]。

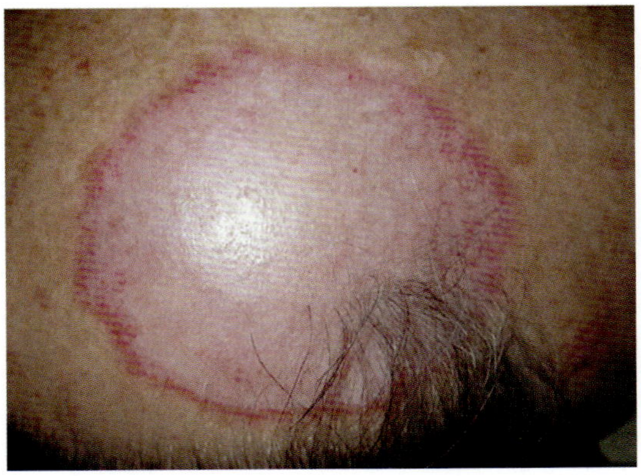

图 96.31 发生于秃发的头皮上的光线性肉芽肿（西班牙马德里自治大学 Luis Requena 教授提供）

多形性肉芽肿很多情况下被认为是 AECGC 的变异型(见下文)。

鉴别诊断

- 环状肉芽肿
- 类脂性渐进性坏死
- 匍行性穿通性弹性纤维病
- 结节病

并发症与共病

糖尿病(见前文)。

病程与预后

适当的防晒措施可改善病情。

检查与检验

皮肤活检。

治疗

无有效的治疗方法。局部使用皮质类固醇通常是无效的。

有效的治疗报道包括皮损内注射去炎松,口服羟氯喹、异维 A 酸[0.5mg/(kg・d)][20],以及阿维 A 25 mg/d[21]、氨苯砜、氨甲蝶呤和环孢素和局部外用他克莫司[22]。

多形性肉芽肿

概述

据报道多形性肉芽肿主要发生于非洲和印度黑色人种[1,2,3-8],与 AEGCG 有许多相似之处,其特征为环状斑块,组织学上具有边缘巨细胞肉芽肿形成,中央弹性组织丧失[1]。与 AEGCG 一样,本病初期表现为丘疹,逐渐增大形成直径数厘米的、具有隆起边缘的环状斑块。在组织学上,除非出现局灶性坏死和真皮黏蛋白沉积,否则该症很难与 AEGCG 区别开来,而在 AEGCG 中看不到局灶性坏死和真皮黏蛋白沉积。许多权威人士认为,多形性肉芽肿应被视为 AEGCG 的一种亚型[1]。

多形性肉芽肿的重要性在于它与结核样麻风的外观上相似,这是一个重要的鉴别诊断。Leiker 等[2-4]首次描述了多形性肉芽肿,并将之从结核样麻风中区别出来。Leiker 将之称为 Mkar 病,因为该病被首次发现于在小镇 Mkar。该病在尼日利亚东部的某些村庄流行,当地居民用 Ibo 语将其称为"Ununo Enyi"(象癣)[5,8],主要发生在 40 岁以上的女性[5,8,9]。多年来强烈的阳光照射使得人们能够耐受急性光损伤,这似乎是此病患者的一个共同特点。皮肤类型的不同和其他未知因素可能解释其与 AEGCG 在组织病理学上的微小差异,后者好发于白人。

临床特点

临床表现

主要累及躯干上部未被衣物覆盖的部位。初期表现为小的肉色丘疹,逐渐聚集成斑块或边缘隆起的环状皮损。在较大的环形病变中,中央区域通常存在色素减退,可伴有明显瘙痒。病情持续数月或数年,并可能存在更长时间。

鉴别诊断

麻风病可在多形性肉芽肿发生地区流行,并且看起来十分相似。但多形性肉芽肿没有感觉及排汗功能丧失或其他累及神经的表现。

治疗

没有已知有效的治疗方法。

其他弹性纤维溶解疾病

肉芽肿性皮肤松弛症(granulomatous slack),特征是皮肤呈下垂皱褶状松弛,发展缓慢,色红,组织学检查表现为真皮内致密肉芽肿改变和弹性组织破坏。目前被认为是皮肤 T 细胞淋巴瘤(蕈样肉芽肿)的一型(见第 140 章)[1,2]。

获得性弹性纤维性假黄瘤样综合征

穿通性弹力纤维假黄瘤

同义名

- 脐周穿通性钙化性弹性纤维病(perforating periumbilical calcific elastosis)

变性弹性纤维经表皮排出(TEE)偶可发生于泛发性遗传性 PXE(pseudoxanthoma elasticum,见第 72 章),但也可发生于没有 PXE[1]的其他特征的患者,是一种局部获得性缺陷。皮损通常发生于肥胖、多产的黑人或亚洲女性的脐周区域,这可能是对反复皮肤拉伸(例如腹水或既往腹部手术)的反应[2,4]。在血液透析患者中有发生于乳房部位病例的报道[2,5]。

临床表现为无症状性黄斑和丘疹融合成界限清楚、缓慢扩大的色素沉着斑块。表面可呈萎缩、沟槽、裂隙或疣状,由于病变边缘的压缩,可产生渗出性改变。

既往被认为是 PXE 相关的匍行性穿通性弹性纤

维病的大多数病例，就是穿通性 PXE[6]。两者组织学上相似，但在穿通性 PXE 中，存在经表皮排出的变性嗜碱性、钙化的弹性纤维[7]，短的、碎片状、卷曲的变性弹性纤维主要位于真皮中部，而在匐行性穿通性弹性纤维病中，弹性纤维异常粗大、非钙化、呈嗜酸性和连续状，与真皮上层弹性组织溶解症相似或相同（见前文）[8]。

已有报道病情可自行缓解[9]。

获得性弹性纤维假黄瘤

> **同义名**
> - 假性弹性纤维假黄瘤（pseudo-pseudoxanthoma elasticum）

医源性

皮肤改变与 PXE 几乎相同，极少数是由使用青霉胺导致（如在治疗 Wilson 病时），但并不发生系统改变特征[1,2]。青霉胺抑制胶原和弹性纤维交联作用，从而引起皮肤改变，在真皮中产生大量异常弹性纤维[3]。已有报道弹性纤维经表皮排出[4]。

中毒

有报道在嗜酸性肌痛综合征具有类似于 PXE 的皮损，但其组织学上没有钙化[5]。嗜酸性肌痛综合征的定义是：①失能性肌痛；②血嗜酸性粒细胞计数大于 1000 个/μl；③无感染证据（如旋毛虫病）或肿瘤可解释上述改变，可能与中毒性石油综合征、摄入污染的 L-色氨酸或其他少见的毒性物质（见下文盐渍病）等有关。

沉积物

在一些淀粉样变病患者中可见类似于 PXE 的淡黄色丘疹和斑块；真皮中可见淀粉样沉积物，但无钙化[6,7]。

血液病

PXE 样皮损可出现在几种血红蛋白病中，包括先天性贫血、镰状细胞病和地中海贫血[8]。这些患者可能会出现系统性症状，如外周血管闭塞性疾病和视网膜新生血管形成及出血[9]。

盐渍病[1-3]

是临床上一种类似于 PXE 皮肤改变的疾病，其组织学和超微结构改变是在一组老年农民病例中观察到的，他们早在几十年前就接触了含有硝酸钙（挪威硝石）的肥料。患者在暴露于硝酸钙的部位（包括肘窝）出现皮肤溃疡，溃疡很快愈合，留下黄白色丘疹和斑块。所有患者均无家族史或其他 PXE 体征。

肢端角化性类弹性纤维病

> **同义名**
> - 肢端角化性类弹性纤维病（acrokeratoelastoidosis）
> - 灶性肢端角化过度（focal acral hyperkeratosis）
> - 遗传性丘疹性透明性肢端角皮病（hereditary papulotranslucent acrokeratoderma）
> - 侧缘丘疹性肢端角皮病（marginal papular acrokeratoderma）

肢端角化性类弹性纤维病是一种少见的无症状性疾病，表现为多个小的火山口状角化性丘疹，皮损沿手和足的侧缘分布，多见于非洲裔人群中（图 96.32）。该名称来源于其组织学表现，不仅包括表皮棘层增厚和角化过度，还包括皮下弹性纤维碎裂[1]。发病机制尚不清楚。

该病以常染色体显性方式遗传，但通常在青春期后才发病；也可见散发病例[2]。由于不能在全部病例中证明弹性纤维破裂，故提出替代名称用于描述临床上无法辨别的部分病例：灶性肢端角化过度、侧缘丘疹性肢端角皮病[3,4]。这些是否应被视为独立疾病仍存在争议。

获得性弹性组织沉积疾病

线状局灶性弹性组织变性（linear focal elastosis）

定义和术语

特征是无症状的黄色线性带状皮损，分布于下背部[1,2-4]，不常发生于下肢及肩部。

> **同义名**
> - 弹力纹（elastotic striae）

概述

该症可能是对膨胀纹的一种瘢痕疙瘩样反应。

流行病学

发病率和患病率

大多是散发病例报道。可能比报道的更普遍。

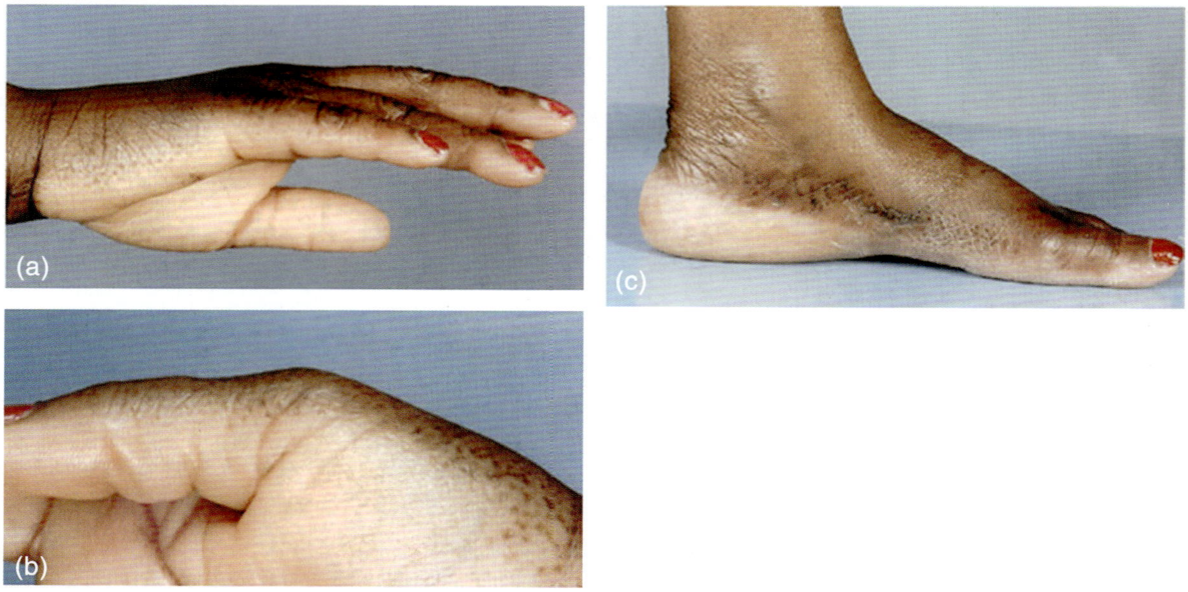

图 96.32 (a-c)肢端角化性类弹性纤维病

年龄

最初报道发生于老年男性[1]，然而随后报道的患者主要是青少年[5-7]。

性别

男性多见。

种族

白人、亚洲人和非洲裔加勒比人[5]。

病理生理学

发病诱因

病变可能与快速生长有关，类似于青少年生长纹[6]。

病理学

超微结构研究显示活跃的弹性纤维形成。真皮中下层胶原被蓝灰色细纤维状物质分离，该纤维状物质由薄的波浪状弹性纤维和碎裂的弹性纤维束组成。相反，早期病变可能显示弹性纤维溶解、弹性蛋白和微纤蛋白减少[8]。弹性纤维接近或甚至与成纤维细胞接触[9]。弹性纤维生成可能与局部创伤、紫外线或膨胀纹发生有关[10]。然而，这些机制并不能充分解释病例数的增加，特别是在年轻人中，弹力纤维代谢的内在缺陷可能起到一定作用[4]。

致病病原体

无已知致病病原体。

遗传学

可能具有潜在的弹性组织缺陷，其假说尚不确定[4]。已有报道家族性病例[5,11]。

临床特征

病史

隐匿性无症状病变，发生于下背部。

临床表现

皮损类似于膨胀纹，但是可触及，而不是凹陷的；呈黄色，而非紫色或白色。有报道称线状局灶性弹性组织变性发生于膨胀纹附近[10,12]，其中一例继发于局部外用糖皮质激素[13]。

鉴别诊断

膨胀纹(常共存)。

严重程度分级

仅影响美观。

并发症与共发病

很多病例与膨胀纹有关。

病程与预后

未知。皮损可能随时间消退。

检查与检测

不需要。

迟发性局灶性真皮弹性纤维病

分布于皱褶部位具有绒毛状橘皮外观的淡黄色丘疹。在临床和组织学上，病变类似于弹性瘤。本病罕见，仅报道于日本老年男性中[1,2]。

背部弹性纤维瘤[1,2-8]

弹性纤维瘤主要发生在老年妇女，大多数病例来自日本南部，有长期体力劳动史，表现为肩胛下角下的无痛或轻度触痛的肿胀，直径 2～10cm，常常是偶然发现的，缓慢扩大，取代邻近组织，临床上可与肉瘤混淆。病变界限不清，但该病良性病变，由成熟的纤维组织组成，含有可被弹性纤维染色着色的纤维。病灶可能孤立或多发。

在组织病理上，病变含有丰富的大的弹性纤维，部分断裂成不规则团块，大量相对无细胞存在的胶原。大量整齐管状排列的亲水性物质所包围真性弹性蛋白组成弹性纤维[4]。病变通常被视为反应性增生或错构瘤，起源于真皮、肩胛下结缔组织或骨膜[6]。经单纯切除[7]可治愈，尽管术后并发症发生率高。推荐术后抽吸治疗[8]，有复发风险[8,9]。

弹性皮病

弹性皮病是一种非常罕见的疾病，不同于丧失弹性组织的获得性皮肤松弛，本病是由于弹性纤维生成过度所致。有报道一位年轻女性患者，一侧上肢局部皮肤缺陷，局部下垂松弛，失去回缩弹性。组织学和生化研究表明，这是由于弹性蛋白过度积累及弹性原纤维蛋白的重排导致[1]。

后续报道病例，均是累及年轻女性，临床未受累的皮肤在苏木素和伊红染色下可显示细小弹性纤维，不伴有钙化[2]。透射电子显微镜显示不规则弹性显微组织和电子致密延伸；成纤维细胞丰富，粗面内质网增宽[3]。尽管皮肤松弛，但无关节过度活动[3]。

丘疹性弹性纤维碎裂症

这是一种罕见的结缔组织痣亚型，发生于青少年或年轻成人，临床表现为躯干或四肢多发的非毛囊性卵圆形白色或淡黄色丘疹；组织学上可见真皮弹性纤维减少和碎裂。大多数病例为散发，无家族史及皮肤外表现[1-3]。鉴别诊断包括痤疮瘢痕，后者的丘疹为毛囊性，弹性纤维减少但无弹性纤维破裂；家族性皮肤胶原瘤在组织学上与本病相似，但本病病例是散发的[4]。Buschke-Ollendorff 综合征（见第 75 章）中也有类似的病变，该症具有脆弱性骨硬化，但某些不典型的 Buschke-Ollendorff 综合征缺乏脆弱性骨硬化症[5]，已有一个家系病例报道[6]。丘疹性弹性纤维碎裂症可能不是一种独立疾病[7]。如需要治疗，局部皮损内注射去炎松有一定疗效[8]。

纤维瘤病和其他弥散性纤维化的病因

概述

某些特定部位和年龄段容易发生真皮和皮下结缔组织的纤维组织过度生长，并且一些由此产生的综合征具有临床和组织学上的独特性和明确的定义。然而，有一些病例不能精确分类，而且依据组织学不能判断其预后。侵袭性生长和局部复发率高可能与转移倾向有关。简单的过度生长和良性肿瘤之间的界限同样难以界定。

异常纤维化是许多失能性系统性疾病的特征，如肝硬化和肺纤维化。更深入地研究肌成纤维细胞及细胞因子和生长因子，如 TGF-β 介导的调控通路，可能开发出有效及特异性抗纤维化药物[1]。

纤维瘤病

纤维瘤病是一种良性纤维组织增生，是介于良性纤维瘤和转移性纤维肉瘤间的中间类型。纤维瘤病的病变倾向浸润发展，切除后易复发，但不发生转移。该病区别于反应性纤维增生或瘢痕疙瘩，后者通常是继发于损伤。纤维瘤病的病灶可能是单一的或多发的，且切除后复发的可能性随病变部位和患者年龄的不同而不同。纤维瘤病主要包括两大类：

1. 浅表性纤维瘤病（筋膜纤维瘤病，fascial fibromatoses）：

(a) 掌（Dupuytren 病）；

(b) 跖；

(c) 阴茎（Peyronie 病）；

(d) 关节垫。

2. 深部纤维瘤病（非转移性纤维肉瘤）。是生长迅速的肿瘤，通常累及肌肉组织或腱膜。因其肌腱样改变，亦称为韧带样瘤。在第 137 章中将对其进行更详细的论述。

掌筋膜纤维瘤病

定义和命名

是手掌腱膜的纤维瘤样过度增生，其特征为一个或多个手指筋膜结节状增厚，屈曲挛缩(图 96.33 a,b)。

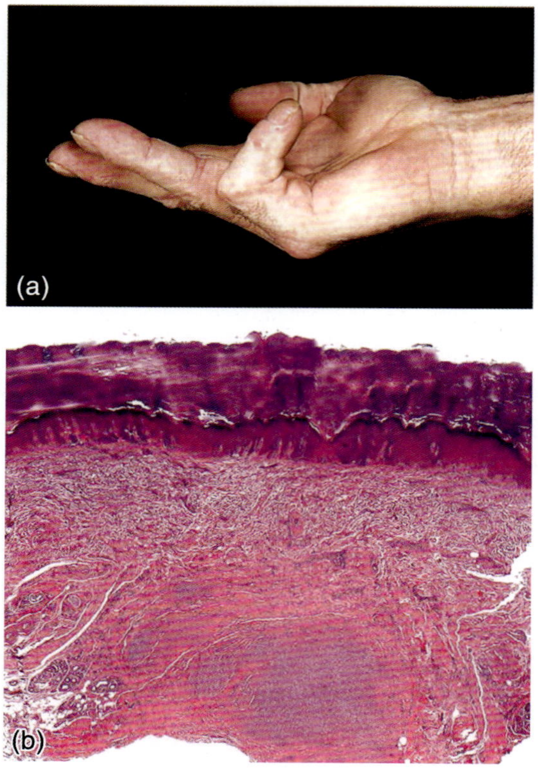

图 96.33 (a,b)掌筋膜纤维瘤病：临床图片显示(a)典型的小指固定挛缩，和低倍镜下显示(b)大量增厚的被致密胶原包裹的增生成纤维细胞结节，深达筋膜(b 由西班牙马德里自治大学 Luis Requena 教授提供)

同义名

- Dupuytren 挛缩

概述

该病可能由成纤维细胞的反应性增生，无炎症发生，其根本病因尚不清楚。

流行病学

发病率和患病率

成年人的患病率为 2%～6%[1]，但在老年男性[2-4]、糖尿病患者和 AIDS 患者中可能接近 20%或更多。

年龄

发病年龄一般为 30—60 岁。

性别

通常男性多见。但有一些家族性发病报道，是以女性发病为主[5]。

种族

在非洲或亚洲血统的人中相对少见。

相关疾病

在大约 5% 的患者中，病情与其他纤维瘤病相关，如指节垫或瘢痕疙瘩有关。曾被称为多发性纤维瘤病综合征。

本病更常见于酒精性肝硬化、癫痫[6]和糖尿病[4,7]患者，但类风湿关节炎患者患病率降低[8]。其他有报道但尚未被证实的有关疾病包括肩周炎、慢性肺部疾病、痛风、外伤和尺神经损伤[9]。

苯妥英钠在多发性纤维瘤综合征患者中可能刺激纤维化[10]，也可能通过刺激成纤维细胞和增加胶原生成而引起齿龈肥大[6,10,11]。有报道一例 14 岁女孩在接受生长激素治疗垂体功能减退症时发生 Dupuytren 挛缩[12]。

大量乙醇摄入，吸烟和创伤，特别是使用振动手部的工具，也有相关发病报道[13]。

病理生理学

继发于缺血的自由基产生可能涉及发病：能够释放自由基的次黄嘌呤浓度在受累组织中大量增加[14]。局部缺血已被认为在发病中起一定作用，在动物研究中，别嘌醇(黄嘌呤氧化酶的竞争性抑制剂)已被证明可减少急性缺血相关的损害[15]。高浓度的自由基是有毒的，但在低浓度下可刺激成纤维细胞增殖[14]。挛缩这一晚期并发症，似乎是随着成纤维细胞转化为具有收缩性的肌成纤维细胞而发生[16]。

$CD3^+$ 淋巴细胞的出现及主要组织相容性复合体(MHC)Ⅱ类蛋白在受累组织中的表达表明：掌筋膜纤维瘤病是 T 细胞介导的自身免疫性疾病[17]。

病理学

受累筋膜中的成纤维细胞似乎与正常掌筋膜相同，但其密度增加，并倾向于聚集在小血管周围[18,19]。在病变早期，皮下组织或筋膜内有结节，该结节由具有不规则深染核的增生成纤维细胞组成，无过度胶原表达。病变晚期特征是肌成纤维细胞表达，肌成纤维细胞具有纤维状胞质的超微结构，可能还具有平滑肌的一些其他特征。细胞核深染，可能是由于细胞的收缩特性所致。这些细胞表面膜特性发生改变，从而能够附着到相邻的细胞和基质。肌成纤维细胞在正常主动脉和肉芽组织、增生性瘢痕、瘢痕疙瘩、肝纤维化、皮肤纤维性瘤等中可见表达[16]，在这些情况下其收缩特性可能是重要的。掌筋膜纤维瘤病的晚期表现具有特征性的致密纤维结缔组织，含有少许细长细胞。结节中Ⅲ型胶原蛋白增多[20]，这可能是由于病变中组织金属蛋白酶抑制剂水平升高减少了胶原蛋白的降解[21]。糖胺聚糖（特别是硫酸皮肤素）的结构异常可能导致异常的原纤维生成[22]。

遗传学

掌骨筋膜纤维瘤病通常是家族性的，并可能是常染色体显性遗传[23]，家族病例发病年龄往往较早[24]。全基因组研究表明，金属蛋白酶 1、3 和 16、成纤维细胞生长因子和一些胶原蛋白基因的表达水平增加[25]。

环境因素

职业暴露于手部传导的振动可能是一个加重因素[13]。

临床特征

病史

病程通常在数月或数年内隐匿发展，结节最初症状多为疼痛。

临床表现

最早的症状是掌部出现结节，通常在手掌的尺侧部分。常无症状，或有钝痛或刺痛感。纤维化隐匿进展数年，导致受累手指的屈曲挛缩，病变表面的皮肤常有皱褶。

临床亚型

跖部纤维瘤病与阴茎纤维瘤病密切相关（见下文）。

鉴别诊断

大多数情况下易于诊断。与纤维肉瘤可能具有相似的组织学表现，但后者具有多形性、较大的细胞核和更多的有丝分裂。幼年腱膜纤维瘤可产生掌跖结节，但掌筋膜纤维瘤病不发生于儿童。

病程与预后

在女性中病情进展更为缓慢[9]。最终，由于一个或多个手指的固定弯曲使得手功能丧失。如果不治疗，多年后可能会有一定程度改善。

检查与检验

应该考虑并排查一种或多种相关疾病的可能性，如糖尿病。

治疗

应寻求整形外科医师或手外科医师的建议。虽然微创次全筋膜切除术和直接封闭治疗更受青睐[27,28]，但仍推荐首选传统的手掌腱膜完全切除术[26]。

胶原酶注射[29]在经过安慰剂对照试验后取得不错的效果，该技术现已得到更广泛的应用[30]。

内科治疗效果不佳。别嘌醇能减少自由基，可作为辅助治疗[31]，建议使用维生素 C 作为自由基清除剂阻止疾病的进展[2]。

许多其他非手术方法包括持续缓慢的骨骼牵引、放疗、二甲基亚砜、维生素 E、糖皮质激素注射和干扰素，但临床有效性未能得到证明[32]。

微创术后应用高剂量三苯氧胺（tamoxifen，又名“他莫昔芬”）可降低短期内纤维化复发的风险，但停药后效果丧失[33]。松弛素基因治疗在 Dupuytren 肌成纤维细胞的体外研究显示其具有在体内应用潜力[34]。

> **阶梯治疗**
>
> **一线治疗**
> - 微创部分筋膜切除术
>
> **二线治疗**
> - 皮损内胶原酶注射

足底筋膜纤维瘤病[1,2]

定义和术语

本病常与其他疾病相关，但与掌筋膜纤维瘤病相比，本病相当罕见；在雷克雅未克的一项调查发现，掌筋膜纤维瘤病患者中 15% 的男性有跖纤维瘤病[3]。最常见的累及部位是足中段内侧，表现为一个或多个疼痛性结节，结节可能会溃烂（图 96.34）。25% 的病例为双侧发病。本病很少导致挛缩，但倾向于局部侵袭生长及复发。

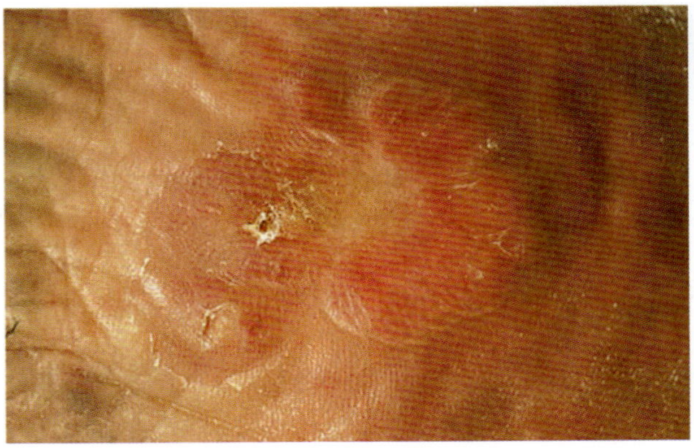

图 96.34 跖纤维瘤病

> **同义名**
> - Ledderhose 病

临床特点

鉴别诊断

鉴别诊断包括瘢痕疙瘩和纤维肉瘤。磁共振成像可见到容易让人混淆的脑回状改变，而脑回状改变是纤维黏液肉瘤的特征性表现[4]。

在年轻患者中，也必须考虑侵袭性婴儿纤维瘤病和腱膜纤维瘤[5]。并发症罕见，曾有报道在跖纤维瘤病病变处发生鳞状细胞癌[6]。有对称发生于儿童足跟前内侧部类似的结节的报道，但无症状，可以自行消退[7,8]。禁忌手术治疗。

治疗

病情早期阶段非手术治疗可能是最优方案[9]。高能量震荡波治疗（high-energy shockwave therapy）可减轻疼痛[10]。病灶及足底筋膜全切除术的效果最好，复发率最低。

阴茎纤维瘤病

定义和术语

阴茎纤维瘤病的特征是阴茎干出现一个或多个不规则的致密纤维性斑块，常导致阴茎勃起疼痛及勃起时弯曲。

> **同义名**
> - Peyronie 病
> - 阴茎海绵体硬结症（plastic induration of the penis）
> - 阴茎纤维性硬化症（fibrous sclerosis of the penis）

病理生理学

阴茎纤维瘤病可孤立发生，也可能是掌跖纤维瘤病、瘢痕疙瘩和指节垫等多发性纤维瘤病的一部分。动脉粥样硬化易导致本病，目前认为，使用 α 肾上腺素受体阻滞剂类药物可能导致动脉粥样硬化[1,2]。本病可能存在遗传因素，但缺乏对遗传方式的可靠研究。发病高峰年龄在 40—60 岁，20 岁以下罕见。本病比掌跖纤维瘤病少见。

组织病理学[3]

增厚斑块处成纤维细胞增生，被致密化胶原蛋白包围。可伴有钙化和骨化。病变开始于白膜（tunica albuginea）下的疏松结缔组织的血管炎，延及邻近的结构。

临床表现

由于阴茎远端背侧 1/3 处皮下发生增厚的橡胶样硬斑块（见图 96.35a，b），该病表现为阴茎勃起疼痛及勃起时弯曲。勃起畸形可能导致阴道性交不能完成，疼痛或焦虑可能导致继发性阳萎。下层海绵勃起组织的纤维化可能导致阴茎体的收缩，导致远端部分松弛无力。

病程不可预测[4]。疼痛一般在数月内消退，但纤维斑块保持不变或进展[5]。

检查与检验

可通过高分辨率超声[6]、CT[7]或 MRI 技术扫描勃起的阴茎来评估疾病的严重程度和对治疗的反应[8]。如果需要，可以通过海绵体注射罂粟碱诱导勃起[9]。

治疗

已经尝试过许多治疗方法，尽管能减轻疼痛，但没有证据表明维生素 E、氨基苯甲酸钾、超氧化物歧化酶、放疗、超声治疗或皮损内糖皮质激素治疗具有长期疗效[4,10]。有积极使用脉冲式地塞米松和低剂量环磷酰胺成功治疗的病例报道[10]。在 Dupuytren 挛缩病例中，梭状芽孢杆菌源性胶原酶注射具有良好的效果[11-13]。最近的一项研究表明，维拉帕米（verapamil）和地塞米松（“电动给药方式”）电离子导入治

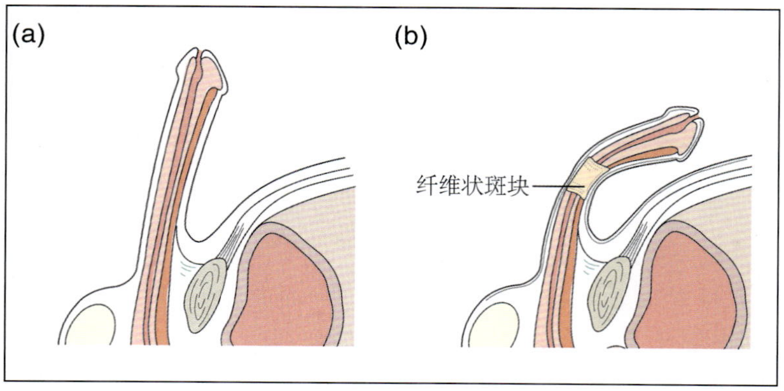

图 96.35 (a)正常勃起阴茎。(b)Peyronie 病时，纤维状斑块导致勃起的阴茎弯曲，呈“腰”状外观

疗可以减少弯曲度并具有良好的耐受性[14]。部分人认为阴茎牵引治疗有效[15]。

可选择外科手术治疗手段：采用何种术式不一。例如：Nesbit 式手术，该术式将与最大曲率点相反部位的正常椭圆形白膜从阴茎干轴侧切除；可选的方法还有斑块切开和移植[16]，以及深部足背静脉移植[17]，同时植入半硬度阴茎假体。

指节垫(*knuckle pads*)

定义和术语

指节垫是覆盖在手指关节上的限局性增厚。这个命名是一个误称，因为大多数病变发生在近端指间关节而不是掌指关节（指关节）。

> **同义名**
> - Holoderma
> - 叶枕(pulvinus)
> - 皮下纤维瘤(subcutaneous fibroma)

概述

Garrod[1]的医学文献中首次描述了指节垫是一种发生在手指关节上的一种“不寻常的结节”，然而可能并不罕见，在米切朗基罗的几部作品中，包括大卫的雕像和睡着的奴隶[1]均有表现。应该注意与继发于创伤的“假性指节垫”相区别。

流行病学

发病率和流行率

本病并不少见，但真正的患病率不确定，因为大多数患者会忽略病变。Mikkelson 报道，在挪威 Haugesund 地区人群中患病率为 8.8%，并且 44.3% 的患者伴发掌纤维瘤病[2]。

年龄

通常在 15－30 岁发病，然而病变通常发展缓慢和不对称，并且数年内可能不会出现严重的美观问题。

性别

两性发病概率可能相同。

种族

大多数病例报道于白人。

相关疾病

与其他纤维瘤病（如掌纤维瘤病）有很强的相关性[2-4]。在一些家族病例中已经发现 Dupuytren 挛缩与其他纤维组织病之间的联系。在一个大的家系中，指节垫与神经性耳聋和白甲病（Bart-Pumphrey 综合征）有关[5]。在一例中国家族病例研究中，指节垫与角蛋白 9 突变[6]导致的表皮松解性掌跖角化病有关。

另一例家族病例中，指节垫与食管癌、角化过度和黏膜白斑病有关[7]。

病理生理学

发病诱因

创伤与本病相关，但有家族病例报道，创伤与“假性关节垫”更相关。

病理

表皮极度角化过度伴有棘层增厚，表皮突下延。真皮结缔组织增生；增生期后进入纤维化期，特征为胶原纤维明显增厚，排列不规则。电镜下可见纺锤形肌成纤维细胞[4,8,9]。组织学上，这些改变类似于掌纤维瘤病。

遗传学

通常是散发病例，但数个家系显示本病具有常染色体显性遗传特点，如 Bart-Pumphrey 综合征[5]。发病年龄和病变的分布在每个家系中往往或多或少是恒定的，但显示出家系间的变异。在家族性 Dupuytren 挛缩症中发现有相似的单核苷酸多态性（SNPs）[10]。据报道指节垫合并掌跖角化瘤家系中存在角蛋白 9 突变[6,11]。也有家族性指节垫报道称无相关基因改变[4]。

环境因素

创伤更可能与“假性指节垫”有关。

临床特征

病史

通常无症状，隐匿性起病。

临床表现

扁平或凸起、光滑、限局性结节，在数月至数年内不易觉察地缓慢发生，直径达到 0.5～1.5cm。病变可表现为色素减少或增加。在一些患者，皮损隆起及硬化明显，但其他一些患者真皮成分改变在临床上不明显。皮损最常见于近端指间关节的背侧（图 96.36），偶尔累及掌指关节或远端指间关节。可见任何单一或多发病变部位的组合[1,4,8]。

临床类型

通常不累及手以外的部位，但在一个家族病例报道中类似病变也发生于膝盖[3]。

鉴别诊断

指节垫应与职业创伤相关的“假性指节垫”相鉴别，如地毯压制者、剪羊毛工和裁缝。类似的损伤可由儿童啃咬手指，或“指节断裂”[12]或玩电子游戏[13]导致。与真正指节垫不同，如果损伤的刺激因素被去除，假性指节垫的损伤倾向于消退，并且局部用角质松解剂治疗有效。

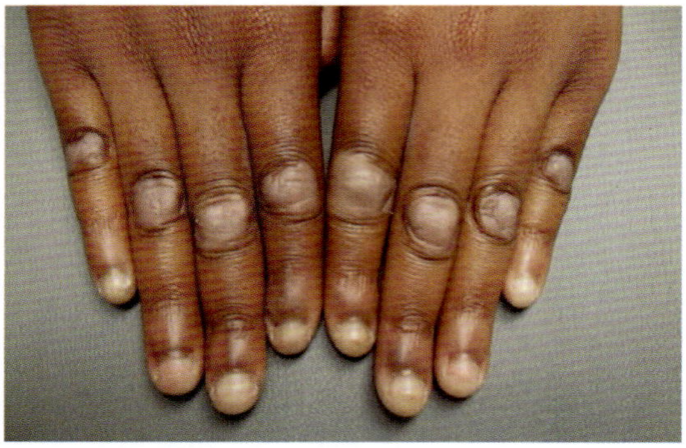

图 96.36 指节垫(Hyman 及 Cohen[4]提供,Dermatology Online Journal 授权)

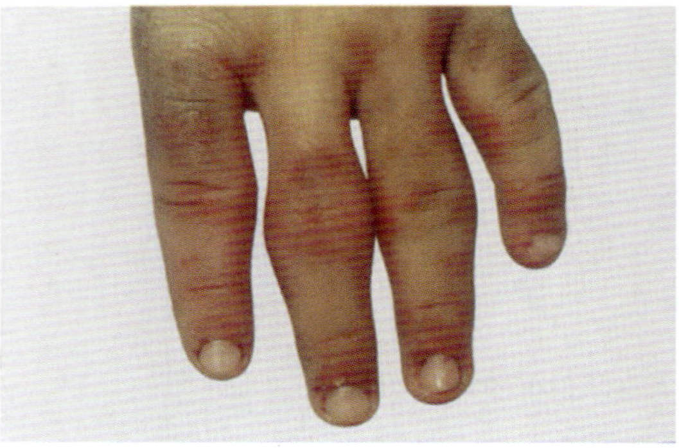

图 96.37 厚皮指症(由英国牛津丘吉尔医院 A. Chamberlain 博士提供)

骨关节炎中的 Heberden 结节、厚皮指症、环状肉芽肿[14]、持久性隆起性红斑和类风湿结节[15]均应除外。

严重程度分级

仅影响美观。

并发症与共病

与其他纤维瘤病相关(如前所述)。

病程与预后

病变逐渐扩大到最大,持续存在。

检查

通常不需要,除非要排除其他炎症状态时需要皮肤活检。

治疗

如果病变不干扰患者功能则首选非手术治疗。复发和瘢痕疙瘩是常见的切除术后表现。病灶内云炎松注射或冷冻治疗无效且疼痛。皮损内氟尿嘧啶注射可抑制成纤维细胞增殖,显示出良好的临床应用前景[16]。

> **阶梯治疗**
>
> **一线治疗**
>
> • 非手术治疗
>
> **二线治疗**
>
> • 可考虑皮损内氟尿嘧啶注射

厚皮指症(*pachydermodactyly*)

定义

是指手指的良性纤维瘤病(图 96.37)。

概述

本病罕见,典型病例通常发生于青春期男性,出现手的铲状扩大,偶尔累及足[1-9]。

流行病学

发病率和患病率

罕见,发病率不确定。

年龄

青壮年。

性别

主要累及男性,但也有女性[4,5]及 2 例年轻女孩病例报道,其中一例患有结节性硬化症,另一个是 Ehlers-Danlos 综合征患者[6]。

相关疾病

可能与双侧腕管综合征[2]和痘疮样萎缩(见本章第 96.12 页相关内容)[10]有关。

病理生理学

发病诱因

有人认为无意识反复摩擦和紧握手指,关节重复运动或机械损伤可能导致发病[3,6,11,12],但厚皮指症必须与职业性胼胝及和强迫性"咀嚼垫"区分。

组织病理

组织学表现为表皮过度增生和明显真皮增厚,胶原纤维伸入至皮下组织。Ⅲ型和Ⅴ型胶原增加,电子显微镜显示细直径的胶原纤维的数量增加。

遗传学

有家族病例报道[13]。

环境因素

可能与局部反复受创有关。

临床特征

病史

通常无症状隐匿起病。少数病例具有长骨疼痛。

临床表现

近端指间关节背侧及侧缘对称性弥散性肿胀,累及示指、环指及中指。

临床亚型

在一位老年妇女，病变累及远端指间关节，同时在肘部伸侧出现结节[14]。

鉴别诊断

患者应咨询风湿科医师，鉴别是否是幼年特发性关节炎[12,15]。本部易与指节垫[16,17]混淆，或共存[18]。

严重程度分级

该病是良性病变。

并发症与共病

指节垫和厚皮指症曾被报道发生于同一家族[18]。

病程与预后

病情持续存在。

检查

对疑似炎症性关节炎患者需要相关详细检查[19]。

治疗

大多数患者不需要治疗。据报道皮损局部注射去炎松有效[20]，但并不是必需的治疗方法。

颈部白色纤维性丘疹病

颈部周围的无症状白色纤维性小丘疹被报道发生于一些日本[1,2]、伊朗和欧洲患者[3,4]。丘疹的数量在 10～100；主要发生于中老年男性。丘疹为圆形至卵圆形，边缘清楚及非毛囊性（图 96.38）。组织学改变不明显，在真皮乳头可见增厚的胶原纤维束。虽然临床上类似于弹性组织异常疾病，如皮肤松弛症和 Buschke-Ollendorff 综合征，但本病弹性纤维形态正常。获得性结缔组织痣可有相似特征，但发病年龄晚，可与本病鉴别。本病不影响预后，临床报道较少。该病可能反映内源性老化或光老化[5]。

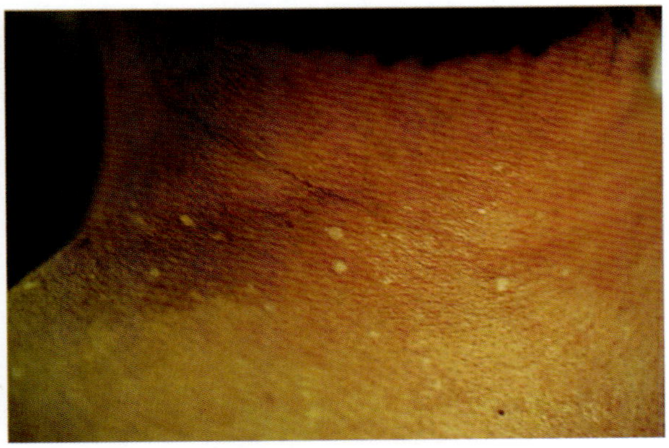

图 96.38 颈部白色纤维性丘疹病（日本东京札幌医院 H. Shimizu 教授提供）

有人认为，颈部白色纤维性丘疹病与真皮乳头获得性弹力纤维溶解可能相关[6,7]，PXE 样真皮乳头弹性纤维溶解病变确实可共存于白色纤维性丘疹病患者中，提示二者属于同一疾病谱[8]。这些改变源于老化或光老化[5,9]。

屈曲指

定义

屈曲指是指影响一个或多个手指的近端指间关节的非创伤性屈曲畸形（图 96.39）[1]。

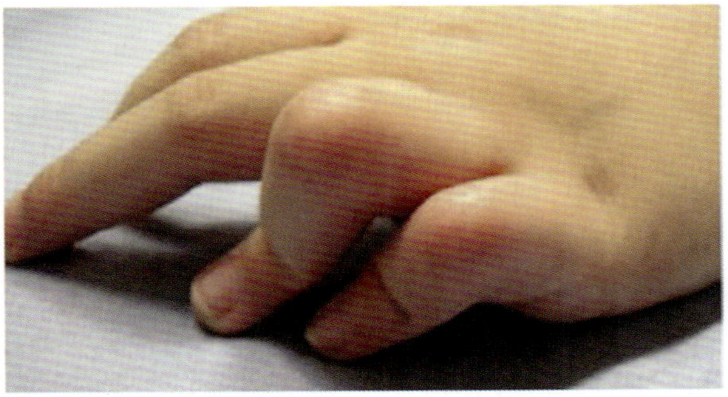

图 96.39 环指及小指的屈曲指（由 Almeida SF，Monteiro AV，Lanes RCdS 提供。引自：Evaluation of treatment for camptodactyly: retrospective analysis on 40 fingers. Rev. Bras. Ortop. 2014;49:134-9）

概述

屈曲指需要与指弯曲相鉴别。指弯曲是指手指在平面上的弯曲度。屈曲指与许多遗传性疾病有关，其中最重要类型将在下文描述。在文艺复兴时期艺术品中经常有描绘[2]。

流行病学

发病率和流行率

孤立性屈曲指患病率尚不清楚。最常见相关综合征发生于 1p36 基因微缺失，在新生儿中发病率为 1∶5000[3]。

年龄

大多数病例是先天性的，尽管一些报道发生于家族病例中的成人，与侵蚀性关节炎相关[4]。

性别

两性发病率可能相同。

种族

所有种族都可能发病。

相关疾病

屈曲指可能是多种分子缺陷疾病导致的综合征的特征之一。1p36 基因微缺失的临床特征包括屈曲指、面部畸形和低位耳、心脏和中枢神经系统缺陷；约占特发性精神发育迟滞的 1%[3]。

先天性屈曲指与非炎性关节病显著相关[5]。此外，其他浆膜发生纤维化，从而导致缩窄性心包炎、髋内翻及胸膜炎（屈曲指、关节病、髋内翻和心包炎，CAP 或 CACP 综合征）[6-9]。Gordon 综合征包括屈曲指、腭裂和畸形足[10]。屈曲指、高身材与听力损失被称为 CATSHL 综合征[11]。家族性晚发屈曲指，已被指出与伴有侵蚀性改变的炎症性关节炎有关[4]。Blau 综合征包括家族性屈曲指、肉芽肿性关节炎、葡萄膜炎及皮肤红斑，与早期的结节病表型重叠[12]。在一个家族病例中，与牛磺酸尿症相关[13]。双侧屈曲指也是常染色体隐性遗传疾病（Crisponi 综合征）的一部分，其特征是面肌挛缩、牙关紧闭、面部异常及致死性发热。该综合征是由 CRLF1 基因突变引起的，与Ⅰ型冷汗综合征具有等位基因[14]。

散发性屈曲指与快速生长及骨成熟有关，异常面容（包括大耳、小嘴、宽额头和眼距宽）、嘶哑、哭声低沉和张力亢进（Weaver 综合征）[5]。其他相关特征包括漏斗胸和脊柱侧凸。

病理生理学

发病诱因

几种基因异常疾病（见前文）。

病理

皮损不具有特征性组织病理学改变。

遗传学

许多病例是家族性的。1p36 基因微缺失是最常见的异常。*NOD2*/*CARD15* 位点突变已显示出对几种慢性炎症性疾病的易感性，包括克罗恩病、Blau 综合征及早发型结节病[16]。CAP（或 CACP）综合征是常染色体隐性遗传，与人类染色体 1q25-31 的 1.9 cM 长的间隔区有关；该基因编码蛋白聚糖 4，后者是肌腱和关节的表面润滑剂[8]。CATSHL 综合征与 *FGR3*[11] 基因突变有关，而 Crisponi 综合征与 *CRLF1* 基因突变有关[14]。

环境因素

没有明显影响。

临床特点

无症状畸形。

临床表现

在大多数情况下，受影响的儿童将呈现相关综合征的临床症状。

临床类型

指弯曲症[17,18]（Streblodactyly，其中 Streblos 是弯曲的意思）有性连锁常染色体显性遗传特征。受累女性患者出生时即表现为拇指掌指关节和小指近端指间关节屈曲畸形。一些手指显示天鹅颈样畸形和掌指关节过度伸展。在一个家族病例中，出现异常的氨基酸尿症。

鉴别诊断

Dupuytren 病（掌纤维瘤病）与累及面部的纤维性瘢痕相关。青少年慢性关节炎通常是侵蚀性的，而 CACP 综合征和相关疾病的关节炎是非侵蚀性[9]。

严重程度分级

严重性与可能伴有的相关综合征有关。

并发症与共患病

与相关综合征有关。

病程与预后

病变持续存在。

治疗

必要时行手术治疗[1,19,20]；但手术疗效可能不尽如人意[21]。手术方法包括腱转移术[21]和带血管重建的皮瓣术[22]。

青少年纤维瘤病

青少年纤维瘤病一词已用来描述发生于婴儿和儿童的一组疾病，其特征是成纤维细胞的增殖活化[1-6]。有局部复发倾向，但不像纤维肉瘤那样转移，该组疾病包括许多明确定义的累及皮肤的临床疾病：

1. 婴儿肌纤维瘤病
2. 婴儿纤维性错构瘤
3. 青少年透明样纤维瘤病
4. 婴儿肢端纤维瘤病
5. 钙化腱膜纤维瘤
6. 巨细胞纤维母细胞瘤

婴儿肌纤维瘤病

定义

发生于婴儿的在皮肤、横纹肌、骨骼，偶尔也见于内脏中的孤立或多个纤维性结节[1,2]。

简介和概述

虽然罕见，但这是发生于婴儿期的纤维性结节的最常见的原因。在大约 50% 的患者中，病灶是孤立的，主要累及头颈部。多发皮损亦可发生，伴有或不伴有内脏受累。

流行病学

发病率和患病率

罕见，发病率不明。

年龄

大约 60% 的病变在出生时存在，大约 80% 到 2 岁出现皮损。

性别

男性居多，约 60%[2]。

种族

所有种族都可能发病。

病理生理学

发病诱因

未知。

病理

皮损组织学表现出特征性的分区，周围纺锤形细胞束围绕，中央区为低分化的圆形或多边形细胞。波形蛋白和 α-平滑肌弹性蛋白染色阳性，结蛋白及 S-100 染色[1]阴性。

遗传学

家族性病例表现为常染色体显性遗传。*PDGFRB*[3,4]和 *NOTCH3*[5]是突变基因。

环境因素

未知。

临床特点

病史

病变通常无症状。

临床表现

单发或多发结节，多见于头颈部，臂部少见。病变可发生在身体的任何部位。多发病灶可能与内脏受累有关。病变可能发生溃疡。

临床亚型

上睑孤立性病变可引起弱视[6]。

鉴别诊断

婴儿纤维性错构瘤：单发病变，通常累及手或足，组织学表现为含有成熟脂肪细胞的器官样痣，含有成纤维细胞结节性集合和交错的胶原带。幼年腱膜纤维瘤病：累及较大的儿童或成人的手指和手掌；临床上可能类似 Dupuytren 病（该病在婴儿中非常罕见），但组织学显示在带状纤维化背景上，大的暗染色核，伴有钙化。骨病变可能很难与纤维肉瘤中的骨病变相区分。

严重程度分级

良性病程，但若系统累及的话预后不佳，死亡率高达 30%[2]

并发症与共病

视系统累及程度。

病程与预后

许多孤立的甚至多发性皮肤损害可自行缓解[7,8]。系统受累预后较差。

检查与检验

组织病理学检查是区分其他肿瘤和纤维瘤病的关键。对于多发病灶患者，应进行充分的临床检查、包括胸部和腹部影像学检查。

治疗

一线治疗

无系统受累的患者可以非手术治疗。如果肿瘤影响功能，可行非完全切除减瘤术。

二线治疗

系统累及需要化疗，如低剂量长春新碱和氨甲蝶呤[9]。

青少年透明纤维瘤病

定义和术语

本病为一种黏多糖合成异常性疾病，其临床特征是皮肤丘疹或肿瘤、牙龈肿大、溶骨性病变和关节挛缩，以及组织学上无定形透明物质沉积[1-4]。

> **同义名**
> • 纤维软疣（molluscum fibrosum）

概述

目前该病与系统透明变性都被认为是透明纤维瘤病综合征的一部分（见第 72 章）。

流行病学

发病率和流行率

本病非常罕见，偶有散发，但有报道在兄弟姐妹间发生[6]。

年龄

婴儿期发病。

性别

男性略多见。

种族

大多数病例报道见于印度次大陆。

病理生理学

发病诱因

原因不明，但从肿瘤组织培养的皮肤成纤维细胞中已证实软骨素合成增加[1]。

病理学[1-6]

皮损真皮含有包埋在无定形嗜酸性基质中的"软骨样细胞"。在早期病变中，基质由糖胺聚糖组成，但在晚期病变中，基质主要由硫酸软骨素组成[7]。真皮胶原减少，胶原纤维比正常皮肤少、薄。透明物质也可出现于肌肉和骨骼中。已证实受累皮肤中缺失前 α_2 链和Ⅲ型胶原[8]。

遗传学

常染色体隐性遗传。该基因已被定位于 4q21；也存在毛细血管形态因子 2（capillary morphogenesis

第8部分

factor 2）基因突变[9]。婴儿系统性透明变性与 *ANTXR2* 基因突变[10,11]有关。

临床特点

病史

出生时或婴儿早期发病。

临床表现

小珍珠样丘疹或结节，尤其是在面部或颈部。大的皮下肿块也可发生，特别是在头皮上。皮损可硬可软，可固定可活动，并且可能发生溃疡。通常存在牙龈肥大，可能发生手指、肘部、臀部和膝盖的屈曲挛缩。颅骨、长骨或指骨可发生溶骨性病变。肌肉组织发育不良[1,9,12-15]。

临床亚型

婴儿系统性透明变性可能是该病极端的变异型，常导致婴儿夭折。

鉴别诊断

其他浸润性疾病，如类脂蛋白沉积症，需要行病理检查鉴别。

严重程度分级

本病是一种严重的疾病，死亡率相当高，缩短了患者的预期寿命。

并发症与共患病

致残性关节挛缩。

病程与预后

病程一直持续到成年期。然而，许多患者在婴儿期死亡，很少存活超过 40 年[9]。

检查与检验

组织病理学检查具有诊断性意义。

治疗

无有效的治疗方法。尽管结节可能在切除术后复发[16]，仍可选择手术治疗[5]。放疗对瘤体无效。在疾病早期皮损内注射糖皮质激素对关节挛缩可能有益，全身糖皮质激素的使用和物理疗法可能有益。

其他良性纤维性皮肤结节

结节性筋膜炎

一个或多个成纤维细胞增生性结节发生，通常分布在四肢或躯干。

胶原瘤

胶原瘤（胶原痣，collagen naevus）是结缔组织错构瘤的一种（见第 75 章），可以表现为单发或局部群集发生的纤维性丘疹或斑块；结节硬化症的鲨革斑就是一个例子（见第 80 章）。伴有粗大胶原纤维的多发性纤维性真皮结节见于散发病例（发疹性胶原瘤）或作为一种显性遗传疾病（家族性皮肤胶原瘤）。

白色丘疹样大疱性表皮松解症

同义名

- Pasini 综合征

罕见的大疱性表皮松解症，特点是躯干上象牙白色丘疹，组织学显示结缔组织增生。大疱性表皮松解症在第 71 章中进行了论述。

Buschke-Ollendorff 综合征

广泛的结节性纤维化，可能发生在 Buschke-Ollendorff 综合征（见第 75 章），与幼年弹性纤维瘤及脆弱性骨硬化有关。

纤维性肢端结节

除了巨细胞滑膜瘤和婴儿肢端纤维瘤病之外，肢端纤维性结节可能是由于获得性肢端纤维角化瘤、手指纤维性丘疹、皮肤纤维瘤（见第 137 章）或 Koenen 肿瘤（见第 95 章）等疾病。

肾源性系统性纤维化

定义和术语

一种罕见的纤维化疾病，发生在暴露于低稳定性钆基造影剂所致的肾损害患者[1,2]。

同义名

- 肾源性纤维化性皮病（nephrogenic fibrosing dermopathy）
- 肾病硬化性黏液水肿（scleromyxoedema of renal disease）

概述

1997 年该病首次被报道，描述为肾源性纤维化性皮病[1]。最初被认为病变局限于皮肤，之后陆续有病例报道病变涉及的内脏器官包括肺、心肌和横纹肌，并导致较高的死亡率[3]。

流行病学

发病率和患病率

罕见。随着钆基造影剂[4]的使用指南的建立，人们希望钆基造影剂引起的这一问题能成为历史。

年龄

主要发生于中老年人，但已有数例儿童病例

报道[5]。

性别

两性无差异。

种族

所有种族都可能发生。

相关疾病

与肾损害相关。

病理生理学

发病诱因

该病与发病前使用钆基磁共振造影剂密切相关，尤其在严重肾脏疾病的患者，即通常肾小球滤过率低于 30ml/(min·1.73m^2)或透析的患者中[6]。钆螯合物刺激依赖于 NLRP3 炎症小体的炎症反应，该炎症反应导致成纤维细胞生长、合成和分化成肌成纤维细胞[7,8]。非离子型线性钆基造影剂，特别是钆双胺与该病密切相关。大环螯合剂(如钆特酸盐)较稳定，不易诱发该病[9]。其他相关的危险因素包括血管修复(如主动脉瘤破裂时)、血栓形成或促凝状态，以及静脉注射铁制剂[2]。高剂量促红细胞生成素在一些病例中参与病变发生，促红细胞生成素具有促炎作用，特别是在铁储备增加的情况下[10]。

病理学

阿新兰染色(Alcian blue staining)可见真皮黏蛋白阳性。真皮和皮下组织中胶原和弹性纤维以束状方式排列；CD68 阳性的成纤维细胞数量增加，呈散在簇集分布。可有显著的炎性改变，包括间隔性脂膜炎(septal panniculitis)[1,11]。

致病微生物

无致病病原体参与发病证据。

遗传学

无

环境因素

钆基造影剂。

临床特点

病史

暴露钆螯合物的病史，尽管可能在使用造影剂数年后发病[7]。患者可能有肌痛症状。

临床表现

不规则的红色或褐色质硬斑块，具有阿米巴虫样突起及正常皮岛，主要发生在躯干下部及腿部(图 96.40)。通常情况下，面部无皮损。有时皮肤有橘皮样外观，似丹毒样癌[12]。

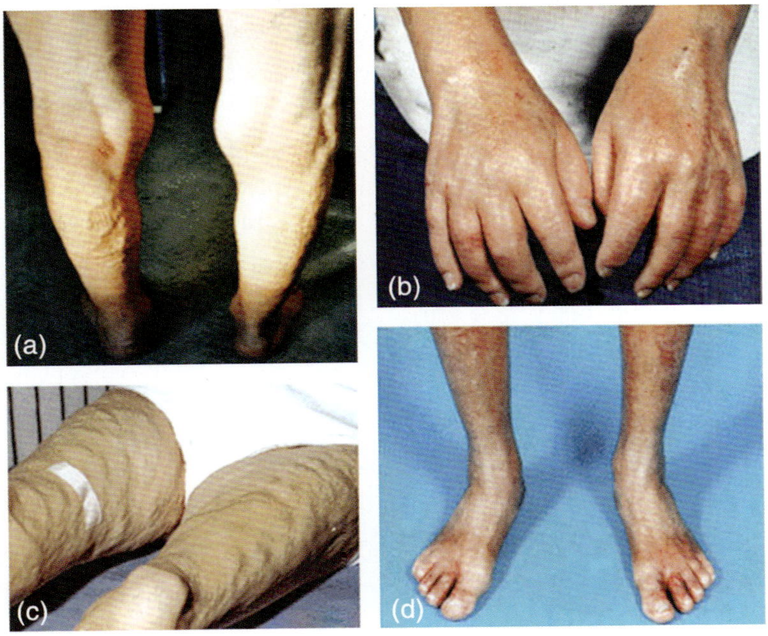

图 96.40 肾源性系统性纤维化：纤维化严重累及大腿部，呈带状分布(a)；手足及关节部位紧张硬化性挛缩(b 和 d)；坚实的结节样改变产生鹅卵石样外观(c)(由 Elmholdt TR，Pedersen M，J. rgensen B 等提供。Nephrogenic systemic fibrosis is found only among gadoliniumexposed patients with renal insufficiency：a case-control study from Denmark. Br J Dermatol 2011；165：828-36. 经 Wiley 许可使用)

临床类型

内脏受累的程度各异；在某些病例中，该病可能累及睾丸、心肌和硬脑膜。

鉴别诊断

虽然最初被描述为“硬化性黏液水肿样”，但病变具有不同的分布和形态，并且没有相关的副蛋白血症[3]。

严重程度分级

病情可能严重，偶尔致命。

并发症与共病

结构上的纤维化阻塞，如上腔静脉阻塞[13]可能是个复杂的因素。相关的代谢异常包括低磷酸盐血症[14]。

病程与预后

通常情况下，病情渐进，但也可能自行缓解，特别是伴随肾疾病的缓解。

检查与检验

仔细询问病史，包括皮肤或肌肉的活检，通常就可以证实诊断。需要进行诸如磁共振成像等检查来确定内脏累及程度。

治疗

最重要的治疗是最大限度地改善肾功能。其他治疗尚无明确疗效，但是沙利度胺[15]、羟氯喹[16]、糖皮质激素、免疫调节剂（如依那西普和利妥昔单抗）、PUVA、静脉硫代硫酸钠和体外光分离置换疗法[17]已有经验性地应用。阿法西普（alefacept，译者注：一种免疫抑制二聚体融合蛋白，可以减少淋巴细胞计数）似乎可以改善皮肤外观[18]。治疗性血浆置换可缓解疼痛[19]。肾移植或与疾病缓解相关[2]。

预防该症发生应遵守放射学中关于钆螯合物的使用指南[4]。

糖尿病性厚皮

一些糖尿病患者具有厚实紧密的蜡样皮肤及关节活动受限，该症被认为与糖尿病患者胶原改变有关。在第 64 章中已讨论。

环境和药物引起的硬皮病

各种环境因素诱发，包括药物和职业中毒，可刺激易感基因携带者产生局部或弥散性硬皮病样反应。框图 96.2 列出了重要诱因。硬皮病样病变在迟发性皮肤卟啉症中呈光敏感性分布。在慢性移植物抗宿主病中可见泛发性硬斑病样皮损，副肿瘤性硬皮病与类癌等肿瘤相关。在大多数情况下，在外部刺激停止后纤维化过程仍在持续。有时后期的临床模式类似于特发性限局性硬斑病或系统性硬化症（分别见第 57 章和第 56 章）。

框图 96.2 化学暴露诱发的硬皮病样综合征

化学暴露

氯乙烯

硅尘

有机溶剂

- 芳烃（如甲苯、苯）
- 脂肪烃
  - 氯化物（如三氯乙烯、聚氯乙烯）
  - 非氯化物（如石脑油-正己烷）

丙烯酰胺

环氧树脂

毒油综合征

脲醛泡沫绝缘物

隆胸填充物（石蜡、硅胶）（未经证实）

药物

- 局部注射反应
- 盐酸左旋咪唑、喷他佐辛、肝素
- 依那西普
- 对系统治疗的反应
- 博来霉素
- L-色氨酸（嗜酸性粒细胞-肌痛综合征）
- 卡比多巴和 L-5 羟色氨酸
- 青霉胺
- 丙戊酸钠
- 可卡因
- 食欲抑制剂（盐酸二乙胺苯丙酮、苯丙胺）
- 地尔硫䓬

一些类似系统性硬化症的职业性疾病已被报道。在比利时的一项研究中发现，从事建筑业的男性（尤其是电工）比普通人群患系统性硬化的可能性高出 10 倍[1]。生产聚氯乙烯（PVC）的工人会暴露于氯乙烯单体。英国工厂中 1/3 男性工人发生一种临床综合征，包括雷诺现象、呼吸困难、皮肤硬化、牙髓萎缩及影像学证实的肢端骨质溶解（图 96.41）[2]。遗传标记研究表明，患者中 HLA-DR5 的频率增加，严重病例与 HLA-B8 和 HLA-DR3[3]有关。类似的综合征已在暴露于硅尘的金矿工人中报道[4]，这是文献报道的最常见的职业相关暴露[5]。有机溶剂，如三氯乙烯[6]和全氯乙烯[7]，在结构上类似于氯乙烯，也与发病相关。暴露于环氧树脂可导致急性综合征：包括皮肤硬化、肌肉无力、关节疼痛、阳萎、肺和食管受累[8]。诱发该病的似乎是环己胺。丙烯酰胺也与该病发病有关[9]。

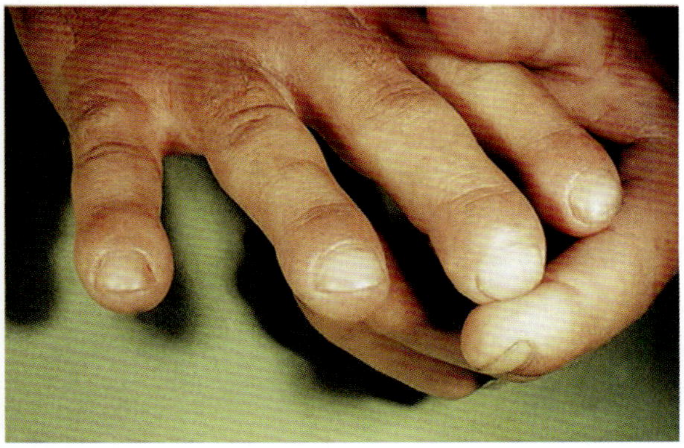

图 96.41　氯乙烯诱发的指尖骨溶解

毒油综合征（toxic oil syndrome）是一种多系统疾病，1981 年在西班牙报道。首先可能表现为急性发热、严重但短暂的肺水肿、肌痛、瘙痒性皮疹和嗜酸性粒细胞增多，30％的病例在数月后出现广泛皮肤硬化症[10,11]。该综合征可能是由于摄入了混有苯胺变性剂的进口菜籽油，使用苯胺变性剂的目的是使该油不适合人类食用。毒油综合征与嗜酸性粒细胞增多症-肌痛综合征[12-14]有着惊人的相似性，与 L-色氨酸的消耗有关；L-色氨酸被用作治疗失眠和抑郁症的“食物添加剂”。不合格的 L-色氨酸含有类似于毒油中的杂质[15,16]。

在环境因素导致的纤维化疾病中，如在特发性硬皮病一样，成纤维细胞亚群被激活以合成过量的胶原；成纤维细胞的这一持续激活的特性在体外培养时仍持续存在，这表明胶原基因表达的升高与细胞外刺激无关[14]。细胞因子可能刺激这些异常克隆的成纤维细胞的增殖；因此，TGF-β 和血小板衍生生长因子（PDGF）在嗜酸性粒细胞增多-肌痛综合征中升高[17]。

据报道许多药物可引起皮肤硬化症。注射戊唑辛[18]、肝素[19]及维生素 K_1（phytomenadione）[20-23]可引起硬斑病样皮损；在注射维生素 K_1 的情况下，其溶剂而不是维生素 K_1 本身诱发皮损[24]。硬斑病样斑块在服用青霉胺[25]、丙戊酸钠[26]和依那西普的患者中也有报道，皮损甚至在远离注射部位皮肤发生[27]。尚不明确硅酮乳房植入物是否与硬皮病样疾病相关[28]。

有报道称博来霉素治疗患者出现弥散性硬皮病样改变[29,30]。L-5-羟色胺和卡比多巴联合使用导致类似嗜酸粒细胞增多症-肌痛综合征的病变[31]。苯妥英钠和地尔硫䓬均可诱导牙龈肥大[32,33]。服用苯妥英钠的患者出现耳后皮肤鲜红色肥厚性外观[34]。有报道服用地尔硫䓬的患者足部皮肤增厚[35]。

乙醇可引发迟发性皮肤卟啉症，使光暴露部位产生硬皮病外观（图 96.42）。

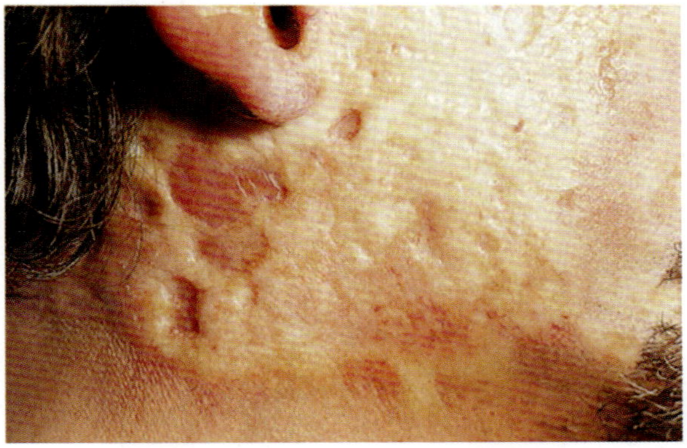

图 96.42　迟发性皮肤卟啉症面部皮肤硬化及瘢痕形成

四肢收缩带

定义和术语

收缩带发生在环绕手指及肢端部位，可表浅仅涉及皮肤，也可更深累及筋膜或骨，在某些情况下，可能会导致截肢。阿洪病（ainhum，非洲语言，意思是“锯”[1]）是指一种特殊类型，该症发生于成人第五趾出现疼痛性收缩，最终导致自发截肢。假性阿洪病是指其他先天性或继发于其他性疾病的收缩带病症。

同义名

- 阿洪病（Ainhum，自发性断趾症）
- 羊膜带（amniotic bands）

概述

在婴儿中存在的特征性收缩带。Patterson[2]提供了先天性缩窄的分类。Ⅰ型：单纯性纤维环，环的远端肢体正常；Ⅱ型：环远端有神经血管或淋巴管破坏，导致萎缩、淋巴水肿和感觉丧失；Ⅲ型，并指畸形（有窗的并指），病变指远端融合，近端分离，形成一个“窗口”；Ⅳ型：手指或肢体的截肢（阿洪病）。

流行病学

发病率和患病率

世界范围散发，少见。

年龄

收缩带通常见于婴幼儿（图 96.43）。资源贫乏国家的成年人阿洪病发病年龄在 30 岁到 50 岁，但可能在童年时期已经发病[3-5]。

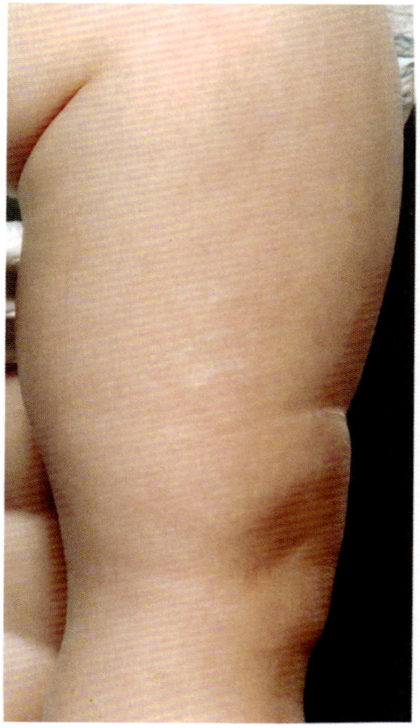

图 96.43 发生在 6 个月大的婴儿的大腿部收缩带

性别

两性都累及。

种族

阿洪病主要报道于非洲黑人和非裔美国人。

相关疾病

收缩带常与其他先天畸形相关[6]。

病理生理学

内外因素同样重要。胚胎期胚盘发育的破坏可能是导致收缩带和相关先天异常的原因。羊膜破裂可导致羊水损失，并将胎儿或部分胎儿挤出到绒毛膜腔中，从而造成肢体异常[6,7]。在患有阿洪病的成人中，血管损伤可能是重要因素，从而导致缺氧。在一些患者中，动脉造影显示胫后动脉在踝关节处变细，其足弓及足弓分支不能显示[3]。

发病诱因

继发于吸烟或糖尿病的血管损伤可能加重成人阿洪病[3]。

病理学

纤维化可能与肢端退行性变和骨质疏松症有关，特别是在阿洪病中。

致病微生物

有阿洪病中的热带感染的报道，但可能是巧合[3,4]。

遗传学

多数病例散发性，尽管已有家族性阿洪病报道。

环境因素

羊膜破裂可能是先天性缩窄带的一个重要因素。机械因素，包括赤足行走造成的创伤，可能参与阿洪病缺陷足趾缩窄凹槽的产生。

临床特征

缩窄带可孤立发生或多发，包裹于患处肢体（通常是腿或足）。

临床类型

阿洪病代表收缩带的极端形式，导致肢体的自发性截肢。

手指内侧疼痛性裂隙及角化过度，随后发生纤维化、肢端退化变性和骨质疏松。在此基础上可继发感染和骨髓炎。在跖趾骨关节处发生足趾背屈，逐渐变成爪状。休息时疼痛，沟槽远端肢端局部皮温低，发绀说明存在缺血。一旦收缩带完全环绕足趾，病变将迅速发展。足趾变为球形，由纤维组织线状悬挂并最终脱落（图 96.44）。控制继发感染和预防创伤可以阻止瘢痕形成过程。如果症状严重，或线状悬挂导致功能丧失，则应截肢。

鉴别诊断

假性阿洪病（pseudo-ainhum）

先天性。先天性假性阿洪病可累及单个手指、肢体，甚至躯干，其严重程度从表浅沟槽至导致截肢不

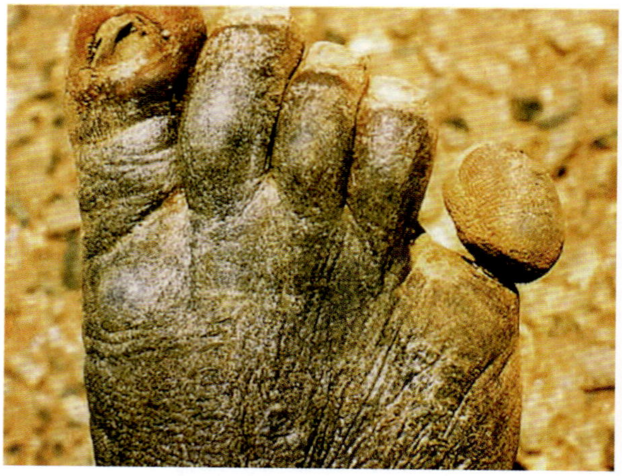

图 96.44 阿洪病，正在小趾脱落之前的形态（由英国斯温顿玛格丽特公主医院 D. Burley 博士提供）

等[6,8-10]。病因不明，但有家族性病例报道。一些假性阿洪病病例可能是由于羊膜带[11]或宫内粘连引起的，这可能是由于妊娠第 45 天以后羊膜撕裂的结果[12]。有在 Ehlers-Danlos 综合征和羊膜腔穿刺术后发生的病例[12,13]。一些病例报道，显示症状发生于出生后使用抬高肢体的束带，而并不总是与羊膜撕裂有关；其他可能的原因包括早期致畸性损伤[1,14]。

受影响的手指或肢体的组织学表现出广泛的、手指状的胶原突起和穿透皮下脂肪的粗大弹性纤维束[10]。

先天性假性阿洪病必须区别于以下情况：发育不全：伴有肢端退化的四肢发育不全；肢端综合征(肢体部分不发育)；发育不良(肢体虽然形成，但发育不良)。

获得性。假性阿洪病可能是感染(尤其是麻风)、创伤、冻伤、神经病变(尤其是先天性感觉神经病)、系统性硬化症等引起的[15]，慢性银屑病亦可能与发病相关[16]，也可能与其他遗传疾病如掌跖角化病有关，尤其是与 Vohwinkel 角皮病(见图 65.57b)、先天性厚甲症、红细胞生成性原卟啉症[17,18]和 Olmstec 综合征(见第 65 章)有关。也有报道由于橡胶止血带的应用而引起人工假性阿洪病。

在米其林轮胎婴儿综合征和“四肢多发良性环状皱褶”中可见到类似收缩带的多发皮肤皱褶。

严重程度分级

参见前述 Patterson 严重程度分级。

并发症和共病

收缩带可能与其他先天性缺陷相关。在Ⅱ型～Ⅳ型中，肢体毁损可能是由于纤维粘连引起的[6]。

阿洪病可导致指、趾的自发截肢。

病程与预后

一些儿童的收缩带可自行恢复而无功能缺陷。大多数患者需要手术来预防肢体畸形或截肢。

治疗

手术治疗包括分期 Z 型成形术[19]。去除筋膜沟和筋膜切开的两步正弦成形术，先治疗受累肢体的一半病变，1 周后治疗另一半，可获得良好的结果[20]。

对皮肤损伤的异常纤维化反应

瘢痕疙瘩与增生性瘢痕

同义名
- 蟹足肿(cheloid)

概述

瘢痕疙瘩和增生性瘢痕是结缔组织对损伤的过度反应，损伤可能很微小。瘢痕疙瘩是一种良性的、界限清楚的纤维组织过度生长，生长至超过损伤的原始边界(图 96.45a)。增生性瘢痕与之相似，但生长边界局限于原始损伤边界，多数可于数月后缓解(图 96.45b)。这两种情况可能是相同病症的不同阶段[1]。

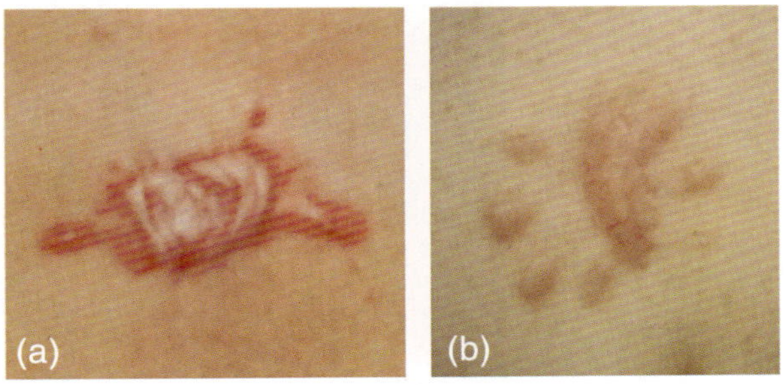

图 96.45　(a,b)两个胸骨柄部位瘢痕对比：(a)自发性瘢痕疙瘩，(b)良性痣切除后增生性瘢痕；前者去炎松局部注射后部分缓解

瘢痕疙瘩和增生性瘢痕影响美观(图 96.46)，并经常伴有疼痛或瘙痒。这似乎是人类特有的疾病，因为缺乏动物模型而阻碍了其发病机制的研究。该病可在全身任何部位发病，好发于耳垂(尤其是穿耳洞后)(图 96.47)、下颌、颈部、肩部、躯干上部及小腿。

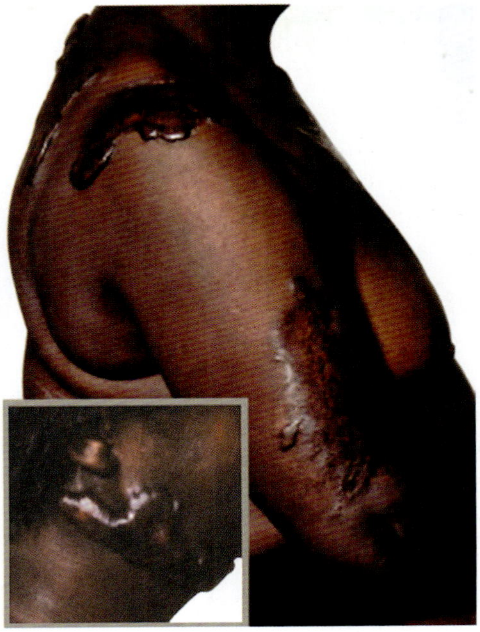

图 96.46　发生于一位非洲裔加勒比妇女的广泛的毁损性瘢痕疙瘩

烧伤、瘢痕或组织感染容易形成增生性瘢痕。病变也可能继发于轻微创伤或炎症，如痤疮。化学创伤，如刺激性草药治疗，也能引起瘢痕疙瘩的形成。瘢痕疙瘩或可自发，尤其是在前胸部。

异物介入，无论外源性的(如缝合材料)或内源性的(如嵌入的毛发)，是另一个危险因素。一些非洲部落将异物引入体内作为部落标记，导致瘢痕增生。瘢痕痤疮，特别是在躯干，可能形成瘢痕疙瘩样皮损(图96.48)。

据报道，在接受氩激光或皮肤磨削术治疗痤疮或酒渣鼻的患者中，异维A酸可延迟伤口愈合并诱导瘢痕疙瘩产生[2]，但两者间是否存在相关性存在争议[3]。

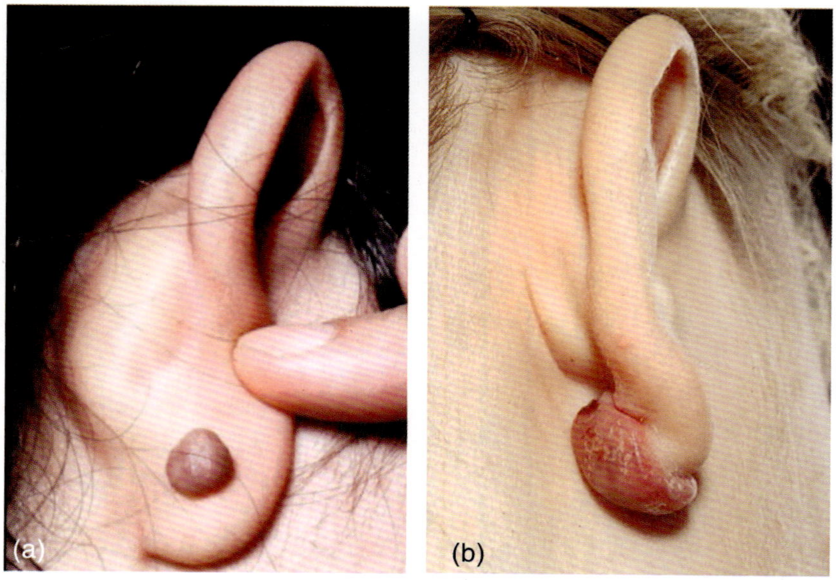

图 96.47 (a,b)耳垂瘢痕疙瘩

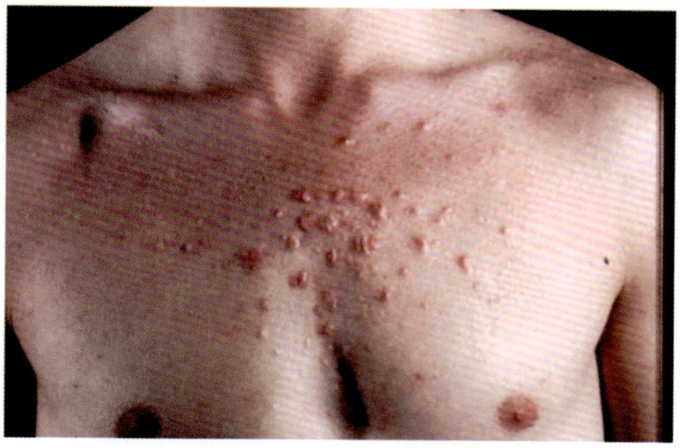

图 96.48 继发于痤疮的瘢痕疙瘩结节

流行病学

发病率和患病率

瘢痕疙瘩或增生性瘢痕在非洲裔或拉美血统中发病率为4.5%～16%[4]。一项针对中国台湾儿童的调查报告显示瘢痕疙瘩的患病率为0.3%～0.6%[5]。在欧洲，5%～10%的瘢痕疙瘩患者具有家族史，尤其是具有严重皮损者。家族研究表明遗传方式为常染色体显性遗传，有不完全外显率[6]。已有同卵双胞胎的瘢痕疙瘩报道[7]。

年龄

瘢痕疙瘩罕见于婴儿和老年，主要发生在青春期至30岁之间。

性别

在某些种族中女性有更高发病倾向；瘢痕疙瘩可能在妊娠期间出现或扩大[8]。

种族

非洲、西班牙裔或亚洲血统的个体更容易出现瘢痕疙瘩(见图96.46)[4]。

相关疾病

瘢痕疙瘩的相关疾病：其他纤维瘤病相关，如掌纤维瘤病(Dupuytren挛缩)[9]；遗传性疾病，如Ehlers-Danlos综合征、骨膜增生性厚皮症[10]、Rubinstein-Taybi综合征[11]和Dubowitz综合征[12]。

线状瘢痕疙瘩发生于滥用合成类固醇的运动员[13]。肢端肥大症患者和年轻的甲状腺切除术后患者很容易形成。最近有人认为高血压可能会促进瘢痕疙瘩的发展[14]。

病理生理学

生化研究证实，瘢痕疙瘩和增生性瘢痕中Ⅰ型和

Ⅲ型胶原的合成增加[15]。瘢痕疙瘩不同于健康皮肤之处是其真皮细胞结构，Ⅰ型胶原与Ⅲ型胶原的比例增加，真皮细胞外基质蛋白表达增加，包括纤维连接蛋白、蛋白聚糖、弹性纤维和腱蛋白；相反，原纤蛋白1和核心蛋白聚糖的表达降低[16,17]。增生性瘢痕中胶原具有可还原的酮类交联，即脱氢羟基赖正己氨酸（dehydrohydroxylysinonorleucine），通常与胚胎皮肤和肉芽组织相关[18]。尤其是骨膜蛋白（periostin），可能在发病机制中起重要作用：它是由瘢痕疙瘩成纤维细胞在缺氧条件下表达的，具有多种作用，包括刺激胶原合成[19]。蛋白聚糖表达的改变可能影响胶原纤维的三维结构[20]。瘢痕疙瘩成纤维细胞不同于增生性瘢痕组织，其对 TGF-β 具有较高反应性，而 TGF-β 在愈合中的伤口表达增加[21]，此外瘢痕疙瘩成纤维细胞对 PDGF[22] 也具有高反应性。瘢痕疙瘩和增生性瘢痕中热休克蛋白（HSP）47 表达增高，这是胶原合成的另一个刺激物[23]。增生性瘢痕分布着含有神经肽的神经纤维[24]，皮肤瘙痒不适感可能是由于阿片样受体的表达上调所致[25]。

病理学

早期病变组织学上可能类似于正常伤口的愈合，伴有细胞结构的增加。在新近发生的瘢痕疙瘩中，增生的内皮细胞被增生的成纤维细胞所包围，成纤维细胞产生的大量透明胶原形成不规则的结节或旋涡结构。晚期，病变成熟，形成无细胞核、由厚而少血管的未成熟胶原带状[26]（图 96.49a，b）。瘢痕疙瘩可能有局部黏液性物质沉积，但增生性瘢痕却没有。肥大细胞数量在增生性瘢痕中增加[27]。瘢痕疙瘩表面表皮正常或变薄，但在增生性瘢痕中可能增厚[28]。成纤维细胞在透射电镜下有星状形态[28,29]。扫描电镜显示胶原纤维比正常皮肤或成熟瘢痕组织更杂乱，胶原纤维直径约为正常皮肤中的一半。

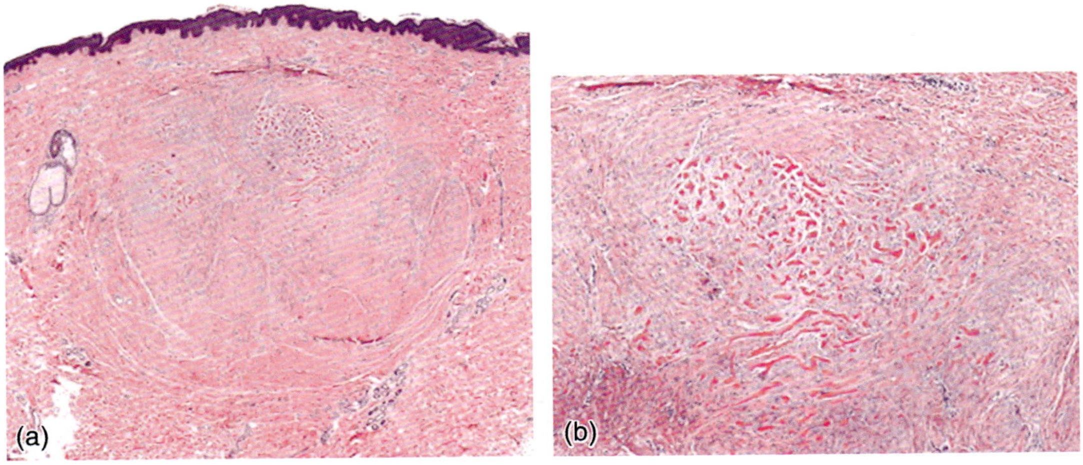

图 96.49　（a，b）瘢痕疙瘩：大的、边缘清楚的真皮结节，保留乳头真皮（a）；高倍镜下，旋涡状排列的成纤维细胞包绕的杂乱排列的、厚的硬化胶原（b）（西班牙马德里自治大学 Luis Requena 教授提供）

遗传学

遗传基础尚不清楚。有报道称瘢痕疙瘩端粒缩短，可能是氧化应激造成的[30]。

环境因素

局部创伤，可能是微小创伤。增生性瘢痕常发生于深度烧伤后。瘢痕的张力和异物的存在是瘢痕疙瘩加重的因素。

临床特征

病史

尽管瘢痕疙瘩可能在一年后发生，增生性瘢痕和瘢痕疙瘩通常在损伤刺激后 3～4 周内发生并增厚。皮损常瘙痒敏感，有时触痛，可能会持续生长数月或数年。

临床表现

根据皮肤颜色，病变可呈现为质硬的皮色、粉红色或红色斑块（图 96.50）；增生性瘢痕范围限于初始创口的边界内（见图 96.45b），而瘢痕疙瘩变得更光滑浑圆，并延伸到创伤边界外（见图 96.45a），通常呈“哑铃”外观，呈奇异不规则外观（见图 96.46）。

临床亚型

胡须区瘢痕疙瘩有时发生中央化脓性坏死。

鉴别诊断

如果有外伤史或炎性皮肤病变，诊断通常简单明确。瘢痕疙瘩可能发生于 BCC 的外科治疗后，硬化性 BCC 可以有瘢痕疙瘩样外观。其他鉴别诊断包括纤维肉瘤、隆突性皮肤纤维肉瘤、瘢痕处继发恶性肿

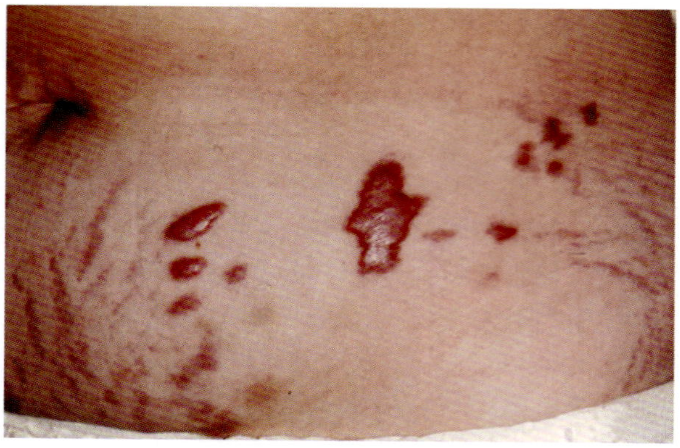

图 96.50 妊娠3年后妊娠纹处出现的新鲜瘢痕疙瘩

瘤或瘢痕肉瘤。在流行区，芽生菌病和瘢痕芽生菌病引起瘢痕疙瘩样反应。

严重程度分级

Vancouver 瘢痕评分（Vancouver scar scale, VSS），通过记录瘢痕的柔软性、高度、血管形成及色素沉着，用于量化疾病的严重程度和对治疗的反应[31]。

并发症与共病

虽然纤维肉瘤可以模仿瘢痕疙瘩临床表现，仍有瘢痕疙瘩恶性变的报道[32]。

病程与预后

尽管可能需要几年时间，增生性瘢痕通常可自发缓解。瘢痕疙瘩的恢复是一个较缓慢的过程，而且瘢痕疙瘩可以逐渐扩大多年。

检查及检验

如果诊断不清，必须行诊断性皮肤活检。

治疗

在瘢痕疙瘩好发部位应避免不必要的手术。尽管许多小规模病例报道提出多种治疗手段，但没有针对任何单一疗法的权威证据[33]。因为在治疗中可能存在种族差异，并且一些研究包括瘢痕疙瘩和增生性瘢痕，未对二者进行区分，因此对病例报道的疗效应给予严格评估。随访期过短，而且瘢痕疙瘩复发率高。一些治疗方式可能会加重病情。最佳治疗方案应包括不同治疗方式的组合。

一线治疗

糖皮质激素激素（最常用的是去炎松）皮损内注射可抑制成纤维细胞增殖和胶原合成[34]。然而，存在毛细血管扩张、萎缩和色素沉着的风险。注射可能需要每月重复，复发率可高达50%[35]。

二线治疗

局部黏附性硅酮凝胶贴片对瘢痕疙瘩和增生性瘢痕可能有效[36]；硅酮凝胶可以通过局部封包保持皮肤水合度，但13项临床试验的荟萃分析仅显示微弱的预防作用[37]。一项报道表明使用20%硅油乳膏局部封包可能有效，使用硅酮凝胶贴无效[38]。

三线治疗

其他治疗方法包括：

- 使用定制设备或服装局部机械压迫可能是有益的，尤其是耳垂[39]、胸罩或躯干部位。
- 手术切除可能有复发并产生更大瘢痕疙瘩的风险。推荐病灶内切除，术后皮损内注射糖皮质激素可能阻止复发[40]。这在第20章有更详细论述。
- 5-氟尿嘧啶（5-FU），嘧啶类似物，可在体内体外抑制瘢痕疙瘩的生长。两项双盲研究表明瘢痕疙瘩局部皮损内5-氟尿嘧啶注射比硅酮凝胶贴[41]及皮损内注射糖皮质激素[42]更有效。
- 一个小样本病例研究证明使用多孔穿刺注射博来霉素治疗有效[43]。最近一项巴西研究报告显示，博来霉素（0.375U）和去炎松4 mg联合注射3个月效果良好[44]。局部丝裂霉素C可降低刮取活检后复发的风险[45]。同样地，局部咪喹莫特可以降低术后复发的风险[46]。
- 光动力疗法对瘢痕疙瘩成纤维细胞具有细胞毒性作用。小样本病例研究治疗显示光动力治疗可降低血流量，软化皮损，降低胶原水平，治疗后9个月无复发[47]。
- 在最近的一项随机研究中，皮损内维拉帕米（2.5 mg/ml）注射治疗可取得与去炎松类似的效果，并且耐受性良好[48]。
- 近期有人总结了激光和光相关治疗文献[49]。剥脱性（如二氧化碳）激光单独治疗具有较高的复发率。脉冲染料和Nd:YAG激光似乎更有效，尤其在与皮损内注射糖皮质激素或5-FU联合使用时。低剂量红光和红外发光二极管（LEDs）可抑制成纤维细胞合成并可改善外观。其他物理疗法包括简并波（degenerate wave）电刺激[50]。
- 促炎细胞因子如TGF-β类似物[51]抑制剂和IFN-α[52]的治疗效果前景可期，可能有与皮损内注射去炎松联合使用的价值。最近的文献回顾表明，手术并辅助放疗[53]或局灶内5-FU或糖皮质激素[54]注射的联合治疗优于单一治疗。

穿通性皮病

定义

穿通性皮病是指真皮中某些物质经过表皮排出的一类皮肤疾病。原发性穿通性疾病尤其与糖尿病和慢性肾功能衰竭有关，获得性穿通性皮肤病与结缔组织遗传性疾病或唐氏综合征、匐行穿通性弹性纤维病有关。

概述

描述穿通性疾病的术语相当混乱，一系列不同的术语描述了现认为基本相同的过程：从同一患者不同部位或不同时间进行的活检可能显示不同的模式，这取决于病变是否累及毛囊及是否被搔抓改变。穿通是一种病理组织学结构，表示物质（通常是退化的胶原蛋白或弹性蛋白）突破或排出上皮（通常是表皮），该过程通常被称为经表皮排出（transepidermal elimination，TEE）。

在已发表的文献中，“穿通性毛囊炎”一词持续作为一类疾病的称呼在使用，尽管一些权威学者建议摒弃使用这一术语[1,2]。“获得性反应性穿通性胶原病”一词在几年前因被证明胶原及弹性蛋白共同参与发病而被“获得性穿通性皮病”所代替[2]。同样，获得性穿通性皮病与 Kyrle 病的区别不清[3]，二者的区分不再有效。

许多皮肤病偶尔会出现 TEE 现象，其中真皮的物质通过表皮排出至外部，几乎没有或很少破坏周围结构[4]，排出的物质可包括炎性细胞、红细胞、微生物和细胞外基质物质，如黏蛋白或变性胶原和弹性蛋白[4-7]。大多数情况下，TEE 继发于一些潜在疾病，如环状肉芽肿或 PXE。还有一种罕见的遗传性疾病，家族性反应性穿通性胶原病，其特征是较小年龄发生的胶原 TEE 现象（见第 72 章）。因此，在这里讨论的主要是获得性穿通性皮病。其多数（尽管不是所有）病例与糖尿病、肾功衰竭或两者均有关，少部分病例与匐行性穿通性弹性纤维病有关，后者与结缔组织遗传性疾病及唐氏综合征有关。

获得性穿通性皮病

定义和术语

一种获得性疾病，变性的胶原、弹性蛋白和其他结缔组织成分经表皮排出皮外的疾病。与糖尿病和慢性肾疾病密切相关。

> **同义名**
> - 获得性反应性穿通性皮病（acquired reactive perforating dermatosis）
> - 获得性穿通性胶原病（acquired perforating collagenosis）

概述

获得性穿通性皮肤病与长期的糖尿病（图 96.51）和慢性肾疾病密切相关，通常与血液透析有关[1-8]，特点是胶原和弹性蛋白的 TEE，并表现为慢性瘙痒性皮肤病伴有多发角化性外生性丘疹和结节。

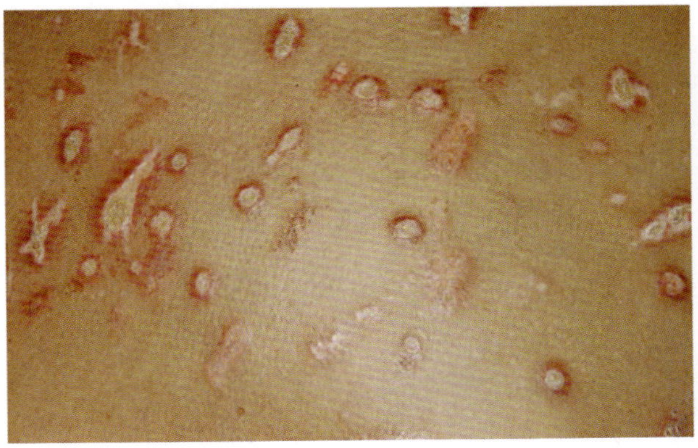

图 96.51 获得性穿通性皮病：65 岁老年女性长期糖尿病患者背部的近距离观察

流行病学

发病率和流行率

在受累的患者中，血液透析患者的比率为 4%～11%[7,8]。

年龄

通常 50—60 岁间。

性别

男女比例为 1∶3[9,10]。

种族

所有种族都可累及。

相关疾病

与慢性肾疾病和糖尿病密切相关。有报道与皮肌炎相关病例[11]及那他珠单抗（natalizumab）等药物相关病例[12]。

病理生理学

大部分 TEE 挤压处的粗大颗粒状嗜碱性物质似乎来自多形核白细胞的细胞核[13]。部分学者认为，来自于白细胞的溶酶体酶可能导致胶原纤维的异常染色、弹性纤维的降解和角质形成细胞黏附性的损害使得真皮成分发生 TEE[3]。

大多数患者患有慢性肾疾病和(或)长期糖尿病。

病理学

组织学表现为表皮杯状凹陷，被坏死的炎性碎屑堵塞。病变基底胶原纤维垂直排列，胶原纤维经表皮排出(图 96.52)[14]。

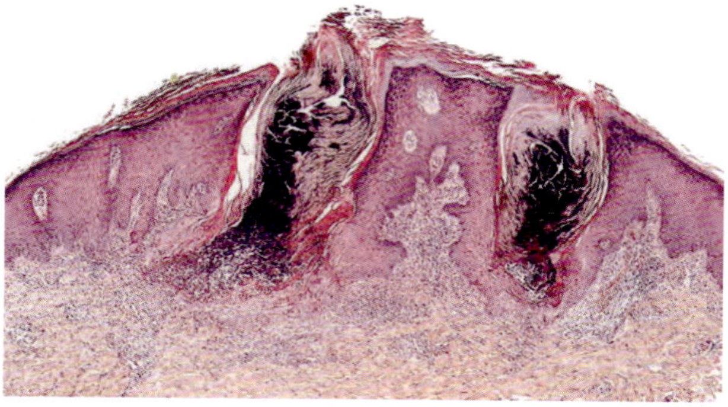

图 96.52 获得性穿通性皮肤病：表皮内陷使坏死性炎性碎屑柱从真皮排出(西班牙马德里自治大学 Luis Requena 教授提供)

致病微生物

通常没有，有一项报道称与播散性组织胞质菌病有关[15]。

遗传学

无已知的遗传因素。

环境因素

临床特点

病史

瘙痒常见，可能是顽固性瘙痒。

临床表现

具有中央结痂的角化性穹窿状丘疹，可分布在身体的任何部位，但主要位于四肢和躯干的伸侧(图 96.53)。偏振光皮肤镜下显示在无特征性灰色背景上被棕色网状线包围的亮白色斑块[1]。

临床亚型

家族性反应性穿通性胶原病[2,9,13,16-18]是一种胶原蛋白通过表皮排出的罕见的遗传性 TEE。通常发生于环境寒冷或创伤后。基本病变是胶原蛋白局部损伤，然后将坏死的胶原蛋白经其上方表皮排出[19]。

病变起源于真皮乳头，在此胶原蛋白被包围并被局部表皮增生吞没。电子显微镜下胶原蛋白外观正常，但三色染色及磷钨酸苏木素常染色异常。发育中的火山口样中央含有炎性细胞和角质碎屑。弹性组织通常缺失，异常胶原蛋白经表皮排出[19-21]。

该病通常发生于童年早期，表现为发生于浅表创伤之后手、肘、膝部伸侧的小丘疹。3～5 周内，皮色的丘疹增大到约 6mm 大小，然后形成具有角质栓的脐状改变[19]。病灶在 6～8 周内自行消退，留下色素减退或轻度瘢痕，但仍可出现新的病灶。病变可通过试验诱发，Koebner 现象可导致线性病变[22]。丘疹也可由发炎的痤疮皮损激发，但皮肤深切口不产生病变。这种状态一直持续到成年期。在某些情况下，本病与寒冷的不耐受有关，在天气温暖时有所改善。

家族性反应性穿通性胶原病与慢性肾脏病所致获得性反应性穿通性皮病在疾病分类学方面的关系尚不明确[23]。

疣状穿通性胶原瘤(verrucous perforating collagenoma)[24-26]这种罕见报道的疾病可能是对外伤的外来物质，包括玻璃纤维、植物、氯化钙和刺激性药物进入皮肤的反应。受损的胶原被 TEE 挤出到皮肤表面，表现为疣状丘疹。

外源性药物致穿通性疾病(perforating disease due to exogenous agents)偶然情况下，应用于皮肤局部或皮内注射的化学物质能够发生经表皮排出的现象。据报道，在 8 例石油化工行业职业暴露于腐蚀性钻井液的报道中[27]，患者在暴露后出现皮肤刺激症状，1 或 2 天后出现触痛性丘疹，随后溃疡和结痂，结痂脱落后出现中央脐凹样改变。组织学检查显示变性胶原和经染色证实含钙的碎片 TEE。

发病可能是由于钻井泥浆中存在的钙引起的毛囊性穿透。钻井液含有许多添加剂，但泥浆中常常含有高浓度碳酸钙或氯化钙。在使用含钙脑电图耦合剂糊剂的患者中已报道了类似病例[28]。

也有报道在真皮内糖皮质激素注射[29,30]后，出现针对变性胶原的 TEE。

鉴别诊断

该病临床上可能误诊为传染性软疣、丘疹性荨麻疹或其他穿通性疾病，但其组织学上具有特征性[14,18]。

治疗

一些患者病情自发改善，特别是在肾功能改善后[7,10]。尽管一些报道采用别嘌醇[31,33]治疗，但没有任何治疗方法被证明是有益的。

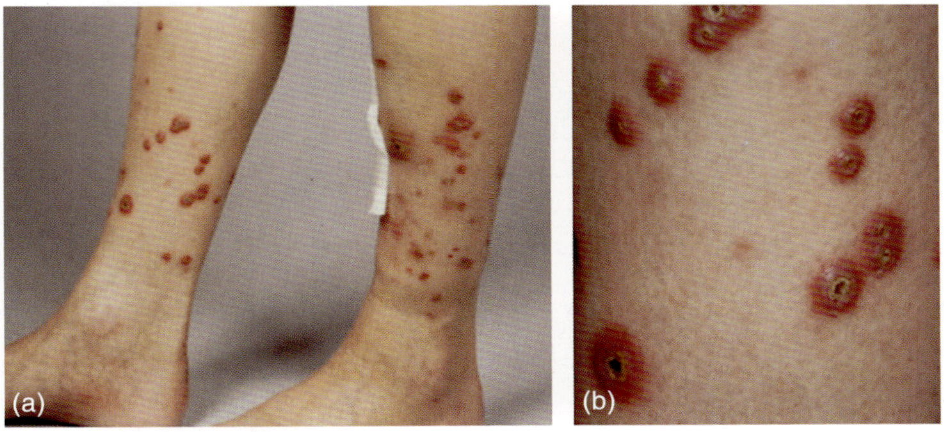

图 96.53 (a,b)获得性穿通性皮病：一位 48 岁的女性，有 25 年 1 型糖尿病视网膜病变和肾衰竭病史；12 年的皮肤溃疡病史，多发的具有触痛的表面结痂的创口，愈合缓慢

局部使用维 A 酸类可降低病变数量。其他可能有效的治疗方法包括口服异维 A 酸、氨甲蝶呤、利福平、润肤霜、皮损内糖皮质激素及局部糖皮质激素封包[5,9,23]。窄波 UVB[33]、PUVA[34] 和光动力疗法[35] 均有应用报道。阿米替林可改善尿毒症相关的瘙痒症状[36]。有报告使用局部他卡西醇后病变完全消退[37]，然而病变也可自发消退。

匐行性穿通性弹性纤维病

定义和术语

一种穿通性皮肤病，其通过表皮排出的物质是来源于真皮上部的弹性纤维[1]，与遗传性结缔组织及唐氏综合征密切相关。

> **同义名**
> • 穿通性弹性瘤(perforating elastoma)
> • 乳头内穿通性弹性瘤(elastoma intrapapillare perforans)

流行病学

发病率和患病率

罕见。

年龄

发病年龄通常在 5 岁到 20 岁之间。

性别

主要累及男性。

种族

所有种族均可发病。

相关疾病

报道病例中约 40% 与遗传性结缔组织疾病有关，如 PXE、Ehlers-Danlos 综合征、马方综合征、OI 及肢端早老症[2,3]。在健康个体中及唐氏综合征也有报道[4-7]。

有时发生在接受青霉胺治疗的患者并与“假性 PXE”发生重叠，青霉胺是已知可导致异常弹性纤维的产生的药物[8-12]（见前述）。

病理生理学

发病诱因

变性弹性纤维类似于山黧豆素中毒或铜缺乏的实验动物中观察到的现象。

原发性异常可能位于真皮弹性纤维，从而引发细胞反应，最终导致异常弹性组织的排出。病变明显常见于磨损和撕拉区域。

病理学

最早出现的改变是真皮弹性染色组织和嗜碱性碎屑的病灶出现。接着是其上方覆盖表皮的反应，表皮向下生长，吞噬弹性物质。完全形成的病变周围的表皮出现棘层增生及角化过度（图 96.54）。丘疹包括由表皮增生区域形成的直接连接真皮及大量组织的环形通道，并突出于体表。塞状结构包含上 1/3 角质物及其下 2/3 弹力纤维变性形成的无定形碎片[4,13-16]。在病变下方和周围的真皮中，存在异物巨细胞反应。弹性物质最终被排出，留下不规则的瘢痕和疣状增厚。电子显微镜显示弹力纤维增加，表面上的细丝类似于正常胚胎中所见。在青霉胺诱导的情况下，弹力纤维具有特征性的“荆棘丛”或“块状凹凸”形态[10,17]。真皮胶原蛋白的羟化与新生儿

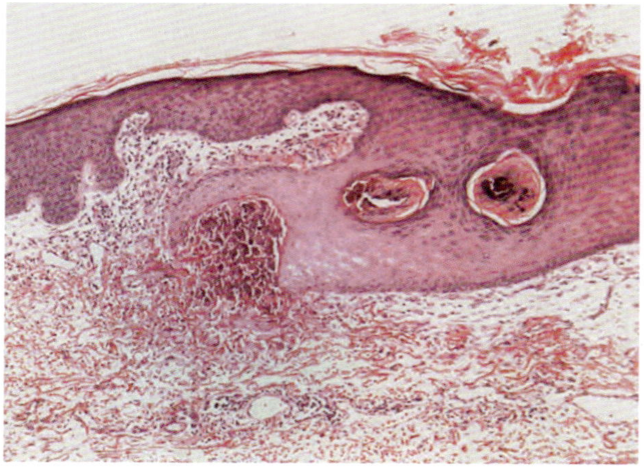

图 96.54 匍行性穿通性弹性纤维病

注意棘层增生性表皮向下生长以包围和吞噬嗜碱性弹性纤维碎屑(英国巴斯,英国皇家联合医院 Leigh Biddlestone 医师提供)

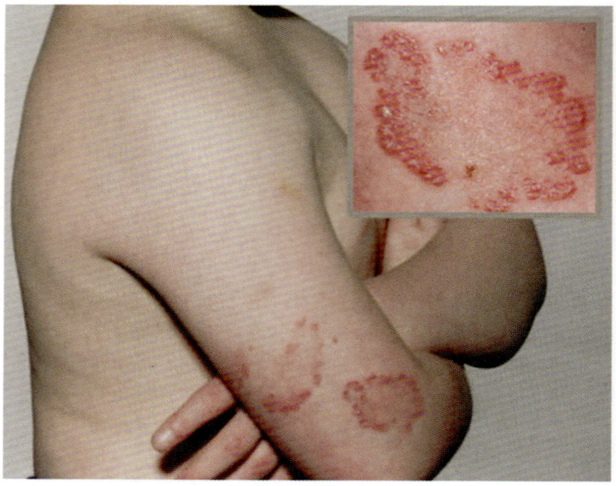

图 96.55 发生于唐氏综合征男孩的匍行性穿通性弹性纤维病

皮肤相似[14]。

致病微生物

没有发现确切的微生物。

遗传学

病因不明,但可能涉及基因相关的弹性组织缺陷[1]。通常与已知的遗传性结缔组织疾病有关。

环境因素

损伤可能继发于轻微创伤,如磨损。

临床特征

病史

皮损一般无自觉症状。

临床表现

小的角质或脐状丘疹,特征性以匍行模式排列呈线状、环形或碎裂环状(图 96.55)。个别丘疹可能保持小或可能轻微的扩张以呈现具有凸起边缘和中央塞的火山口样外观,或者进一步形成被较小的具有角质栓的丘疹包围的萎缩皮肤。环形皮损直径可达到15～20cm,但通常较小(图 96.56)。背部和颈侧最易累及,但病变也可发生在脸颊或手臂或大腿上,有时双侧对称[1,16,18,19]。

鉴别诊断

丘疹及其环形或线性分布提示诊断,组织病理学可证实。可能引起混淆的疾病包括 MiBelli 汗孔角化症、家族性反应性穿通性胶原病及穿通性环状肉芽肿。

获得性穿通性皮病(见前文)[20]可发生类似的组织学改变。

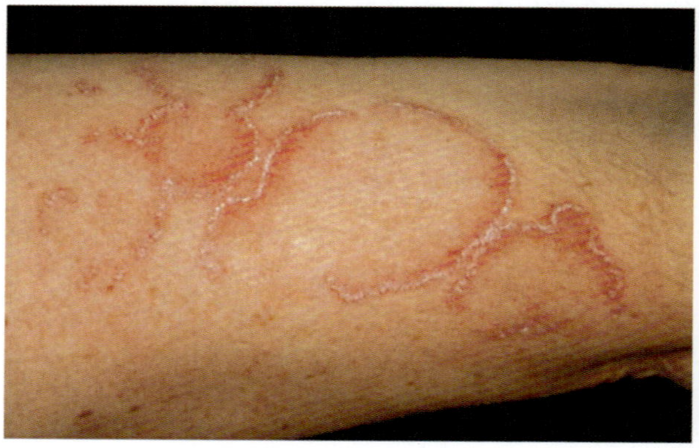

图 96.56 发生于血管 Ehlers-Danlos 综合征患者的匍行性穿通性弹性纤维病

严重程度分级

皮损严重性不具有预后意义,但可能反映了潜在的遗传性结缔组织疾病。

并发症与共病

相关的结缔组织病。

病程与预后

皮损可能会持续数年,最终会形成网状萎缩性瘢痕。

检查与检验

皮肤活检具有诊断意义,但活检易形成瘢痕疙瘩。

治疗

病情倾向于自限性,且没有确定有效的治疗手段[18]。然而,在局部麻醉下用刮匙小心去除结节可能会达到理想的美容效果。有推荐使用冷冻治疗[18,21,22]。应避免切除;磨削术可能使病情恶化[4]。在一例患有唐氏综合征及相关维生素 A 缺乏的男童中,观察到口服维 A 酸治疗取得临床改善,虽然该治疗产生了不良反应[6]。异维 A 酸已成功地应用于青霉胺引起的病例[23]。有报道在使用 Sellotape® 带这种去表面角质材料[24]、他扎罗汀[25]、咪喹莫特[26]和钙泊三醇[27]有效。脉冲染料激光[28]、超脉冲二氧化碳激光[29,30]和 Er:YAG[31]激光治疗也被推荐用于治疗[2]。

阶梯治疗

一线治疗

- 非手术治疗

二线治疗

- 初步尝试小面积皮损冷冻治疗

三线治疗

- 刮除术

(译者:樊建勇 狄正鸿 一审:谭伟华 张伟刚 二审:许德田 三审:毕晓东 许丛丛 润色:宋育瑶)

参考文献

参考文献的完整列表可以在 www.rooksdermatology.com 的在线版本中找到.

以下列出的是重要参考文献。

Changes in dermal connective tissue due to ageing and photodamage

Wrinkles

[1] Smith JB, Fenske NA. Cutaneous manifestations and consequences of smoking. *J Am Acad Dermatol* 1996;34:717-32.

[2] Kligman AM, Zheng P, Lavker RM. The anatomy and pathogenesis of wrinkles. *Br J Dermatol* 1985;113:37-42.

[3] Tsuji T, Yorifuji T, Hamarta T, *et al*. Light and scanning electron microscopic studies on wrinkles in aged person's skin. *Br J Dermatol* 1986;114:329-35.

Actinic elastosis

[1] Kligman AM. Early destructive effects of sunlight on human skin. *J Am Acad Dermatol* 1969;210:2377-80.

[3] Braverman IM, Fonferko E. Studies in cutaneous aging. Ⅱ. The microvasculature. *J Invest Dermatol* 1982;78:444-8.

Collagenous and elastotic marginal plaques of the hands

[1] Burks JW, Wise LJ, Clark WH. Degenerative collagenous plaques of the hands. *Arch Dermatol* 1960;82:362-6.

[2] Jordaan HF, Rossouw DJ. Digital papular calcific elastosis: a histopathological, histochemical and ultrastructural study of 20 patients. *J Cutan Pathol* 1990;17:358-70.

[3] Menegesha YM, Kayal JD, Swerlick RA. Keratoelastoidosis marginalis. *J Cutan Med Surg* 2002;6:23-5.

Adult colloid milium and colloid degeneration of the skin

[1] Mehregan D, Hooten J. Adult colloid milium: a case report and literature review. *Int J Dermatol* 2011;50:1531-4.

[2] Innocenzi D, Barduagni F, Cerio R, Wolter M. UV-induced colloid milium. *Clin Exp* Dermatol 1993;18:347-50.

[3] Dummer R, Laetsch B, Stutz S, *et al*. Elastosis colloidalis conglomerata(adult colloid milium, paracolloid of the skin) a maximal manifestation of actinic elastosis. *Eur J Dermatol* 2006;16:163-6.

[7] Hashimoto K, Miller F, Bereston ES. Colloid milium: histochemical and electron microscopic studies. *Arch Dermatol* 1972;105:684-94.

[12] Netscher DT, Sharma S, Kinner BM, Lyos A, Griego RD. Adult-type colloid milium of hands and face successfully treated with dermabrasion. *South Med J* 1996;89:1004-7.

[13] Ammirati CT, Giancola JM, Hruza GJ. Adult-onset facial colloid milium successfully treated with the long-pulsed Er:YAG laser. *Dermatol Surg* 2002;28:215-19.

Other causes of cutaneous atrophy

Atrophy due to corticosteroids

[1] Henqqe VR, Ruzicka T, Schwartz RA, *et al*. Adverse effects of topical corticosteroids. *J Am Acad Dermatol* 2006;54:1-15.

[2] Turpeinen M, Raitio H, Pelkonen AS, *et al*. Skin thickness in children treated with daily or periodical inhaled budesonide for mild persistent asthma. The Helsinki early intervention childhood asthma study. *Pediatr Res* 2010;67:221-5.

[4] Averbeck M, Gebhardt C Anderegg U, *et al*. Suppression of hyaluran synthase 2 expression reflects the atrophogenic potential of glucocorticoids. *Exp Dermatol* 2010;19:757-9.

[6] Autio P, Oikarinen A, Melkko J, *et al*. Systemic glucocorticoids decrease the synthesis of type Ⅰ and type Ⅲ collagen in human skin in vivo, whereas isotretinoin has little effect. *Br J Dermatol* 1994;131:660-3.

[13] Barnes L, Kaya G, Rollason V. Topical corticosteroid-induced skin atrophy: acomprehensive review. *Drug Saf* 2015;38:493-509.

[20] McMichael AJ, Griffiths CEM, Talwar HS, *et al*. Concurrent application of tretinoin (retinoic acid) partially protects against corticosteroid-induced epidermal atrophy. *Br J Dermatol* 1996;135:60-4.

Striae

[2] Shuster S. The cause of striae distensae. *Acta Derm Venereol Suppl*(*Stockh*)1979;59(85):161-9.

[4] Carr RD, Hamilton JF. Transverse striae of the back. *Arch Dermatol* 1969;99:26-30.

[9] Zheng P, Lavker RM, Kligman AM. Anatomy of striae. *Br J Dermatol* 1985;112:185-93.

[14] Tung JY, Kiefer AK, Mullins M, *et al*. Genome-wide association analysis implicates elastin microfibrils in the development of nonsyndromic striae distensae. *J Invest Dermatol* 2013;133:2628-31.

[16] Chernovsky ME, Knox JM. Atrophic striae after occlusive corticosteroid therapy. *Arch Dermatol* 1964;90:15-19.

[19] Al-Himdani S, Ud-Din S, Gilmore S, *et al*. Striae distensae: a comprehensive revision and evidence-based evaluation of prophylaxis and treatment. *Br J Dermatol* 2014;170:527-47.

Acquired poikiloderma

[1] Okazaki M, Kikuchi I. Radiodermatitis. An analysis of 43 cases. *J Dermatol* 1986;13:356-65.

[2] Carroll CL, Lang W, Snively B, *et al*. Development and validation of the Dermatomyositis Skin Severity Index. *Br J Dermatol* 2008;158:345-350.

[3] Bloom B, Marchbein S, Fischer M, *et al*. Poikilodermatous mycosis fungoides. *Dermatol Online* J 2012;18(12):4.

Atrophic scars

[3] Colomb D. Stellate spontaneous pseudoscars. Senile and presenile forms: especially those forms caused by prolonged corticoid therapy. *Arch Dermatol* 1972;105:551-4.

[7] Tlougan BE, Paller AS, Schaffer JV, *et al*. Congenital erosive and vesicular dermatosis with reticulated supple scarring: unifying clinical features. *J Am Acad Dermatol* 2013; 69(6): 909-15.

[10] Marks VJ, Miller OF. Atrophia maculosa varioliformis cutis. *Br J Dermatol* 1986;115:105-9.

[12] Paradisi M, Angelo C, Conti G, *et al*. Atrophia maculosa varioliformis cutis: a pediatric case. *Pediatr Dermatol* 2001;18: 478-80.

Acrodermatitis chronica atrophicans

[1] Steere AC. Lyme disease. *N Engl J Med* 1989;321:586-96.

[2] Coulson IH. Acrodermatitis chronica atrophicans with coexisting. morphoea. *Br J Dermatol* 1989;121:263-9.

[9] Müller KE. Damage of collagen and elastic fibres by *Borrelia burgdorferi*: known and new clinical and histological aspects. *Open Neurol* J 2012;6:179-86.

[11] Grygorczuk S, Péter O, Kondrusik M, *et al*. Assessment of the different *Borrelia* burgdorferi sensu lato species in patients with Lyme borreliosis from north-east Poland by studying preferential serologic response and DNA isolates. *Ann Agric Environ Med* 2013;20:21-9.

[12] Stinco G, Ruscio M, Bergamo S, *et al*. Clinical features of 705 *Borrelia burgdorferi* seropositive patients in an endemic area of northern Italy. *Sci World J* 2014;2014(1)414505.

[13] Burgdorf WHC, Worret W, Schultka O. Acrodermatitis chronica atrophicans. *Int J Dermatol* 1979;18:595-601.

[24] Stanek G, Strle F. Lyme borreliosis. *Lancet* 2003; 362: 1639-47.

Atrophodermas

[1] Curth HO. The genetics of follicular atrophoderma. *Arch Dermatol* 1978;114:1479-83.

[2] Hartman RD, Molho-Pessach V, Schafer JV. Conradi-Hünermann-Happle syndrome. *Dermatol Online* J 2010;16 (11):4.

[3] Viksnins P, Berlin A. Follicular atrophoderma and basal cell carcinoma. The Bazex syndrome. *Arch Dermatol* 1977;113: 948-51.

[4] Moulin G, Hill MP, Guillaud V, *et al*. Bandes pigmentées atrophiques acquises suivant les lignes de Blaschko. *Ann Dermatol Vénéréol* 1992;119:729-36.

[5] de Golian E, Echols K, Pearl H, *et al*. Linear atrophoderma of Moulin: a distinct entity? Pediatr Dermatol 2014; 31: 373-7.

[7] Villani AP, Amini-Adlé M, Wagschal D, *et al*. Linear atrophoderma of Moulin: report of 4 cases and 20th anniversary case review. *Dermatology* 2013;227:5-9.

[11] Kee CE, Brothers WS, New W. Idiopathic atrophoderma of Pasini and Pierini with co-existent morphea. A case report. *Arch Dermatol* 1960;82:154-7.

[12] Miller RF. Idiopathic atrophoderma, report of a case and nosologic study. *Arch Dermatol* 1965;92:653-60.

[13] Beuchner SA, Rufli T. Atrophoderma of Pasini and Pierini. *J Am Acad Dermatol* 1994;30:441-6.

[17] Berman A, Berman GD, Winkelmann RK. Atrophoderma (Pasini-Pierini) findings on direct immunofluorescent, monoclonal antibody and ultra-structural studies. *Int J Dermatol* 1988;27:487-90.

Paroxysmal haematoma of the finger

[1] Achenbach W. Das paroxysmale Handhätom. *Medizinische* 1958;52:2138-40.

[3] Layton AM, Cotterill JA. A case of Achenbach's syndrome. *Clin Exp Dermatol* 1993;18:60-1.

[8] Thies K, Beschorner U, Noory E, *et al*. Achenbach's syndrome revisited. *Vasa* 2012;41:366-70.

Panatrophy

[3] Barnes S. Gower's case of local panatrophy. *Br J Dermatol* 1939;51:377-80.

[4] Sakamoto T, Oku T, Takigawa M. Gowers' local panatrophy. *Eur J Dermatol* 1998;8:116-19.

Facial hemiatrophy

[1] El-Kehdy J, Abbas O, Rubeiz N. A review of Parry-Romberg syndrome. *J Am Acad Dermatol* 2012;67:769-84.

Disorders of elastic fibre degradation

[4] Lewis KG, Bercovitch L, Dill SW, *et al*. Acquired disorders of elastic tissue: Part 1. Increased elastic tissue and solar elastotic syndromes. *J Am Acad Dermatol* 2004;51:1-21.

[5] Lewis KG, Bercovitch L, Dill SW, *et al*. Acquired disorders of elastic tissue: Part Ⅱ. Decreased elastic tissue. *J Am Acad Dermatol* 2004;51:165-85.

Acquired cutis laxa

[1] Nanko H, Jepson LV, Zachariae H, *et al*. Acquired cutis laxa (generalised elastolysis): light and electron microscopic studies. *Acta Derm Venereol Suppl (Stockh)* 1979;59:315-24.

[2] Harpey J-P. Cutis laxa and low serum zinc after antenatal exposure to penicillamine. *Lancet* 1983;ii:858-9.

[12] Fornieri C, Quaglino D, Lungarella G, *et al*. Elastin production and degradation in cutis laxa acquisita. *J Invest Dermatol* 1994;103:583-8.

[18] Fontenelle E, de Almeida APM, de Almeida Souza GMA. Marshall's syndrome. *An Bras Dermatol* 2013;88:279-82.

Anetoderma

[1] Venencie PY, Winkelmann RK. Histopathologic findings in anetoderma. *Arch Dermatol* 1984;120:1040-4.

[2] Venencie PY, Winkelmann RK, Moore BA. Anetoderma: clinical findings, associations, and long term follow-up evaluations. *Arch Dermatol* 1984;120:1032-9.

[5] Hodak E, David M. Primary anetoderma and antiphospholipid antibodies: review of the literature. *Clin Rev Allergy Immunol* 2007;32:162-9.

[28] Venencie PY, Winkelmann RK, Moore BA. Ultrastructural findings in the skin lesions of patients with anetoderma. *Acta Derm Venereol Suppl (Stockh)* 1984;64:112-20.

[30] Ghomrasseni S, Dridi M, Gogly B, *et al*. Anetoderma: an altered balance between metalloproteinases and tissue inhibitors of metalloproteinases. *Am J Dermatopathol* 2002;24: 118-29.

Mid-dermal elastolysis, Upper dermal elastolysis

[1] Brenner W, Schmint FG, Konrad K, *et al*. Non-inflammatory dermal elastolysis. *Br J Dermato* l 1978;99:335-8.

[12] Dick GF. Elastolytic activity of *P. acnes and Staph. epidermidis* in acne and normal skin. *Acta Derm Venereol Suppl (Stockh)* 1976;56:279-82.

[22] Rongioletti F, Izakovic J, Romanelli P, *et al*. Pseudoxanthoma elasticum-like papillary dermal, elastolysis: a large case series with clinicopathological correlation. *J Am Acad Der-*

第8部分

matol 2012;67:128-35.

Blepharochalasis, *Ascher syndrome*

[4] Grasseger A, Romani N, Fritsch P, *et al*. Immunoglobulin A (IgA) deposits in lesional skin of a patient with blepharochalasis. *Br J Dermatol* 1996;135:791-5.

[7] Harris WA, Dortzbach RK. Levator tuck. A simplified blepharoptosis procedure. *Ann Ophthalmol* 1975;7:873-8.

[12] Ali K. Ascher syndrome: a case report and review of the literature. *Oral Surg Oral Med Oral Pathol Oral Radiol Endod* 2007;103:e26-8.

Actinic granuloma and annular elastolytic giant cell granuloma

[1] Hanke CW, Bailin PL, Roenigk HH. Annular elastolytic giant cell granuloma: a clinicopathologic study of five cases and a review of similar entities. *J Am Acad Dermatol* 1979;1:413-21.

[2] Gutiérrez-González E, Pereiro M, Toribio J. Elastolytic actinic giant cell granuloma. *Dermatol Clin* 2015;33:331-41.

[3] Aso Y, Izaki S, Teraki Y. Annular elastolytic giant cell granuloma associated with diabetes mellitus: a case report and review of the Japanese literature. *Clin Exp Dermatol* 2011;36:917-19.

[5] Wilson-Jones E. Necrobiosis lipoidica presenting on the face and scalp. *Trans St John's Hosp Dermatol Soc* 1971;57:203-20.

[7] Ishibashi A, Yokoyama A, Hirano K. Annular elastolytic giant cell granuloma occurring in covered areas. *Dermatologica* 1987;174:293-7.

[9] Pestoni C, Pereiro M, Toribio J. Annular elastolytic giant cell granuloma produced on an old burn scar and spreading after a mechanical trauma. *Acta Derm Venereol* 2003;83:312-13.

[16] O'Brien JP. Actinic granuloma: an annular connective tissue disorder affecting sun and heat-damaged (elastotic) skin. *Arch Dermatol* 1975;111:460-70.

Granuloma multiforme

[1] Kumari R, Thappa DM, Chougule A, Adityan B. Granuloma multiforme: a report from India. *Indian J Dermatol Venereol* 2009;75:296-9.

[2] Leiker DL, Kok SH, Spaas JAJ. Granuloma multiforme: a new skin disease resembling leprosy. *Int J Lepr* 1964;32:368-76.

Acquired pseudoxanthoma elasticum-like syndromes

Perforating pseudoxanthoma elasticum

[1] Premathala S, Yesudian P, Thambiah AS. Periumbilical pseudoxanthoma elasticum with transepithelial elimination. *Int J Dermatol* 1982;10:604-5.

[2] Kazakis AM, Parish WR. Periumbilical perforating pseudoxanthoma elasticum. *J Am Acad Dermatol* 1988;19:384-8.

Acquired pseudoxanthoma elasticum

[2] Na SY, Choi M, Kim MJ, Lee JH, Cho S. Penicillamine-induced elastosis perforans serpiginosa and cutis laxa in a patient with Wilson's disease. *Ann Dermatol* 2010;22:468-71.

[3] Light N, Meyrick-Thomas RH, Stephens A, *et al*. Collagen and elastin changes in d-penicillamine-induced pseudoxanthoma elasticum-like skin. *Br J Dermatol* 1986;114:381-8.

Saltpetre disease

[2] Neilson AO, Christensen OB, Hentzer B, *et al*. Saltpetre-induced dermal changes electron microscopically indistinguishable from pseudoxanthoma elasticum. *Acta Derm Venereol Suppl*(Stockh) 1978;58:323-7.

Acrokeratoelastoidosis

[3] Rongioletti F, Betti R, Crosti C, Rebora A. Marginal papular acrokeratodermas: a unified nosography for focal acral hyperkeratosis, acrokeratoelastoidosis and related disorders. *Dermatology* 1994;188:28-31.

Acquired disorders of elastic tissue deposition

Linear focal elastosis

[1] Burket JM, Zelickson AS, Padilla RS. Linear focal elastosis (elastotic striae). *J Am Acad Dermatol* 1989;20:633-6.

[7] Jeong JS, Lee JY, Kim MK, *et al*. Linear focal elastosis following striae distensae: further evidence of keloidal repair process in the pathogenesis of linear focal elastosis. Ann Dermatol 2011;23(Suppl. 2):S141-3.

Late-onset focal dermal elastosis

[1] Tajima S, Shimizu K, Izumi T, *et al*. Late-onset focal dermal elastosis: clinical and histological features. *Br J Dermatol* 1995;133:303-5.

Elastofibroma dorsi

[1] Nagamine N, Nohara Y, Ito E. Elastofibroma in Okinawa: a clinicopathologic study of 170 cases. *Cancer* 1982;50:1794-805.

[9] Karakurt O, Kaplan T, Gunal N, *et al*. Elastofibroma dorsi management and outcomes: review of 16 cases. *Interact Cardiovasc Thorac Surg* 2014;18:197-201.

Elastoderma

[3] de Waal AC, Blocx WA, Seyger MM, *et al*. Elastoderma: an uncommon cause of acquired hyperextensible skin. *Acta Derm Venereol* 2012;92:328-9.

Papular elastorrhexis

[7] Ryder HF, Antaya RJ. Nevus anelasticus, papular elastorrhexis and eruptive collagenoma: clinically similar entities with focal absence of elastic fibres in childhood. *Pediatr Dermatol* 2005;22:153-7.

Fibromatoses and other causes of diffuse fibrosis

Fibromatoses

Palmar fascial fibromatosis

[3] Evans RA. The aetiology of Dupuytren's disease. *Br J Hosp Med* 1986;35:198-9.

[13] Palmer KT, D'Angelo S, Syddall H, *et al*. Dupuytren's contracture and occupational exposure to hand-transmitted vibration. *Occup Environ Med* 2014;71:241-5.

[21] Ulrich D, Hrynyschyn K, Pallua N. Matrix metalloproteinases and tissue inhibitors of metalloproteinases in sera and tissue of patients with Dupuytren's disease. *Plast Reconstr Surg* 2003;112:1279-86.

[24] Becker K, Tinschert S, Lienert A, *et al*. The importance of genetic susceptibility in Dupuytren's disease. *Clin Genet* 2015;87:483-7.

[25] Forrester HB, Temple-Smith B, Ham S, *et al*. Genome-wide analysis using exon arrays demonstrates an important role of expression of extracellular matrix, fibrotic control and tissue remodelling genes in Dupuytren's disease. *PLOS One* 2013;8(3):e59056.

[26] Rodrigo JJ, Niebauer JJ, Brown RL, *et al*. Treatment of Dupuytren's contracture. Long-term result after fasciotomy and fascial excision. *J Bone Joint Surg Am* 1976;58:380-7.

[28] Gelman S, Schlenker R, Bachoura A, *et al*. Minimally invasive partial fasciectomy for Dupuytren's contracture. *Hand*(*NY*) 2012;7:364-9.

[30] Meals RA, Hentz VR. Technical tips for collagenase injection treatment for Dupuytren's contracture. *J Hand Surg* 2014;39A:1195-200.

[32] Hurst LC, Badalamente MA. Nonoperative treatment of Dupuytren's disease. *Hand Clin* 1999;15:97-107.

Plantar fascial fibromatosis

[1] Allen RA, Woolner LB, Ghormley RK, *et al*. Soft tissue tumours of the sole with special reference to plantar fibromatosis. *J Bone Joint Surg Am* 1995;37:14-26.

[3] Gudmundsson KG, Jónsson T, Arngrimsson R. Association of morbus ledderhose with Dupuytren's contracture. *Foot Ankle Int* 2013;34:841-5.

[8] Jacob CI, Kumm RC. Benign anteromedial plantar nodules of childhood: a distinct form of plantar fibromatosis. *Pediatr Dermatol* 2000;17:472-4.

[9] Veith NT, Tscherning T, Hirsting T, *et al*. Plantar fibromatosis: topical review. *Foot Ankle Int* 2013;34:1742-6.

Penile fibromatosis

[1] Chilton CP, Castle WM, Westwood CA, *et al*. Factors associated in the aetiology of Peyronie's disease. *Br J Urol* 1982;54:748-50.

[5] Williams JL, Thomas GG. The natural history of Peyronie's disease. *J Urol* 1970;103:75-6.

Knuckle pads

[4] Hyman CH, Cohen PR. Report of a family with idiopathic knuckle pads and review of idiopathic and disease-associated knuckle pads. *Dermatol Online J* 2013;19(5):18177.

Pachydermodactyly

[1] Al Hammadi A, Hakim M. Pachydermodactyly: case report and review of the literature. *J Cutan Med Surg* 2007;11:185-7.

White fibrous papulosis of the neck

[1] Shimizu H, Nishikawa T, Kimura S. White fibrous papulosis of the neck: a review of 16 cases. *Jpn J Dermatol B* 1985;95:1077-84.

Camptodactyly

[1] Engbar WD, Flatt AF. Camptodactyly. An analysis of sixty-six patients and twenty-four operations. *J Hand Surg* 1977;2A:216-24.

[19] Goffin D, Lenoble E, Marin-Braun F, *et al*. Camptodactyly: classification and therapeutic results. *Ann Chir Main* 1994;13:20-5.

Juvenile fibromatoses

Infantile myofibromatosis

[2] Mashiah J, Hadj-Rabia S, Dompmartin A, *et al*. Infantile myofibromatosis: a series of 28 cases. J Am Acad Dermatol 2014;71:264-70.

Juvenile hyaline fibromatosis

[13] Fayad MN, Yacoub A, Salman S, *et al*. Juvenile hyaline fibromatosis. Two new cases and a review of the literature. *Am J Med Genet* 1987;26:123-31.

Nephrogenic systemic fibrosis

[2] Chopra T, Kandukurti K, Shah S, Ahmed R, Panesar M. Understanding nephrogenic systemic fibrosis. *Int J Nephrol* 2012;Article ID 912189.

[15] Streams BN, Liu V, Liegois N, *et al*. Clinical and pathologic features of nephrogenic fibrosing dermopathy: a report of two cases. *J Am Acad Dermatol* 2003;48:42-7.

Environmental and drug-induced scleroderma

[3] Black CM, Pereira S, McWhirter A, *et al*. Genetic susceptibility to sclerodermalike syndrome in symptomatic and asymptomatic workers exposed to vinyl chloride. *J Rheumatol* 1986;13:1059-62.

[11] Iglesias JL, De Moragas JM. The cutaneous lesions of the Spanish toxic oil syndrome. *J Am Acad Dermatol* 1983;9:159-60.

[12] Phelps RG, Fleishmajer R. Clinical, pathologic, and immunological manifestations of the toxic oil syndrome. *J Am Acad Dermatol* 1988;18:313-24.

[15] Varga J, Jimenez SA. Chemical exposure-induced cutaneous fibrosis. Lessons from 'experiments of nature'. *Arch Dermatol* 1994;130:97-100.

[18] Kaufman LD, Gruber BL, Gomez-Reion JJ. Fibrogenic growth factors in the eosinophilia-myalgia syndrome and the toxic oil syndrome. *Arch Dermatol* 1994;130:41-7.

[22] Pujol RM, Puig L, Moreno A. Pseudoscleroderma secondary to phytomenadione (vitamin K1) injections. *Cutis* 1989;43:365-8.

Constricting bands of the extremities

[2] Patterson T. Congenital ring constrictions. *Br J Plast Surg* 1961;69:532-69.

[5] Browne SG. Ainhum. *Int J Dermatol* 1976;15:348-50.

[12] Lockwood C, Ghidini A, Romero R, *et al*. Amniotic band syndrome: reevaluationof its pathogenesis. *Am J Obstet Gynecol* 1989;160:1030-3.

[14] Latteo SA, Taylor AE, Meggitt SJ. Raised limb bands developing in infancy. *Br J Dermatol* 2006;154:791-2.

Abnormal fibrotic responses to skin injury

Keloids and hypertrophic scars

[1] Köse O, Wasseem A. Keloids and hypertrophic scars: are they two different sides of the same coin? *Dermatol Surg* 2008;34:336-46.

[4] Oluwasanmi JO. Keloids in the African. *Clin Plast Surg* 1974;1:179-95.

[6] Marneros AG, Norris JEC, Olsen BR, *et al*. Clinical genetics of familial keloids. *Arch Dermatol* 2001;137:1429-34.

[7] Brown JJ, Bayat A. Genetic susceptibility to raised dermal scarring. *Br J Dermatol* 2006;161:8-18.

[16] Jumper N, Paus R, Bayat A. Functional histopathology of keloid disease. *Histol Histopathol* 2015;30:1033-57.

[17] Sidgwick GP, Bayat A. Extracellular matrix molecules implicated in hypertrophic and keloid scarring. *J Eur Acad Dermatol Venereol* 2012;26:141-52.

[31] Bloemen MC, van der Veer VM, Ulrich MM, *et al*. Prevention and curative management of hypertrophic scar formation. *Burns* 2009;35:463-75.

[33] Ud-Din S, Bayat A. Strategic management of keloid disease in ethnic skin: a structured approach supported by the emerging literature. *Br J Dermatol* 2013;169(Suppl. 1):71-81.

[34] Jalali M, Bayat A. Current use of steroids in management of abnormal raised skin scars. *Surgeon* 2007;5:175-80.

[35] Gauglitz GG, Korting HC, Pavicic T, *et al*. Hypertrophic scarring and keloids: pathomechanisms and current and emerging treatment strategies. *Mol Med* 2011;17:113-25.

[37] O'Brien L, Pandit A. Silicone gel sheeting for preventing and treating hypertrophic and keloid scars. *Cochrane Database Syst Rev* 2006;(1):CD003826.

[40] Tzitotzios C, Profyris C, Sterling J. Cutaneous scarring: pathophysiology, molecular mechanisms, and scar reduction therapeutics. Part Ⅱ. Strategies to reduce scar formation after dermatologic procedures. *J Am Acad Dermatol* 2012;66:13-24.

[47] Ud-Din S, Thomas G, Morris J, *et al*. Photodynamic therapy: an innovative approach to the treatment of keloid disease e-

第8部分

valuated using subjective and objective non-invasive tools. *Arch Dermatol Res* 2013;305:205-14.
[49] Mamalis AD, Lev-Tov H, Nguyen D-H, *et al*. Laser and light-based treatment of keloids: a review. *J Eur Acad Dermatol Venereol* 2014;28:689-99.

Perforating dermatoses

Elastosis perforans serpiginosa

[3] Mehta RK, Burrows NP, Payne CM *et al*. Elastosis perforans serpiginosa and associated disorders. Clin Exp Dermatol 2001;26:521-4.
[11] Light N, Meyrick-Thomas RH, Stephens A *et al*. Collagen and elastin changes in d-penicillamine-induced pseudoxanthoma elasticum-like skin. Br J Dermatol 1986;114:381-8.
[18] Mehregan AH. Elastosis perforans serpiginosa. A review of the literature and report of 11 cases. Arch Dermatol 1968; 97:381-93.

Acquired perforating dermatosis

[1] Ramirez-Fort MK, Khan F, Rosendahl CO, *et al*. Acquired perforating dermatosis: a clinical and dermatoscopic correlation. *Derm Online J* 2013;19(7):18958.
[2] Patterson JW. The perforating disorders. *J Am Acad Dermatol* 1984;10:561-81.
[5] Rapini RP, Herbert AA, Drucker CR, *et al*. Acquired perforating dermatosis: evidence of combined transepidermal elimination of both collagen and elastic fibres. *Arch Dermatol* 1989;125:1074-8.
[8] Gagnon IAL, Desai T. Dermatological diseases in patients with chronic kidney disease. *J Nephropathol* 2013;2:104-9.
[9] Patterson JW. Progress in the perforating dermatoses. *Arch Dermatol* 1989;125:1121-3.
[10] Akoglu G, Emre S, Sunqu N, *et al*. Clinicopathological features of 25 patients with acquired perforating dermatosis. *Eur J Dermatol* 2013;23:864-71.
[14] Kim SW, Kim MS, Lee JH, *et al*. A clinicopathological study of thirty cases of acquired perforating dermatosis in Korea. *Ann Dermatol* 2014;26:162-71.
[17] Kanan MW. Familial reactive perforating collagenosis and intolerance to cold. *Br J Dermatol* 1974;91:405-14.
[20] Fretzin DF, Beal DW, Jao W. Light and ultrastructural study of reactive perforating collagenosis. *Arch Dermatol* 1980; 116:1054-8.
[21] Millard PR, Young E, Harrison DE, *et al*. Reactive perforating collagenosis: light, ultrastructural and immunohistological studies. *Histopathology* 1986;10:1047-56.
[26] Moulin G, Balme B, Musso M, Thomas L. Le collagénome perforant verruciforme, une dermatose par inclusion exogène? A propos d'un cas induit parle chlorure de calcium. *Ann Dermatol Vénéréol* 1995;122:591-4.

第 97 章

皮肤肉芽肿性疾病

Johnny Bourke

South Infirmary-Victoria University Hospital, Cork, Ireland

环状肉芽肿(granuloma annulare)

定义

本病为一种累及皮肤和皮下组织的疾病，其特征性表现为肉芽肿性环状斑块、结节或丘疹，在胶原变性灶周围由组织细胞和淋巴细胞包围浸润。

概述

环状肉芽肿(granuloma annulare，GA)是一种可累及所有年龄的特征性疾病[1,2]。其典型的临床表现是位于肢端的环状、质硬的丘疹或斑块，缓慢扩大，最终可在数月或数年内逐渐变淡消退(图 97.1)。本病可发生于任何年龄，好发于女性。已报道几种不同的临床类型：局部型、泛发型、皮下型及穿通型。其病因和病理生理学仍不明确，有报道可由感染及其他因素触发。尽管迄今为止尚无足够的对照研究，但其与糖尿病具有相关性的广泛报道可能并不正确。通常并不需要治疗。对严重的泛发性病例，有许多治疗方法均报道有效。

流行病学

发病率和患病率

人群患病率/发病率未知。根据遗传法则计算，英国皮肤病门诊患者中估计占 0.1%～0.4%[1,3]。

年龄

环状肉芽肿可以发生在任何年龄[1]，在儿童和青少年中最常见。在多数系列报道中泛发性环状肉芽肿好发于成人，多为平均年龄在 50 岁左右的成年人[4-7]。皮下型环状肉芽肿主要见于儿童。穿通性环状肉芽肿在成人和儿童中均有报道。

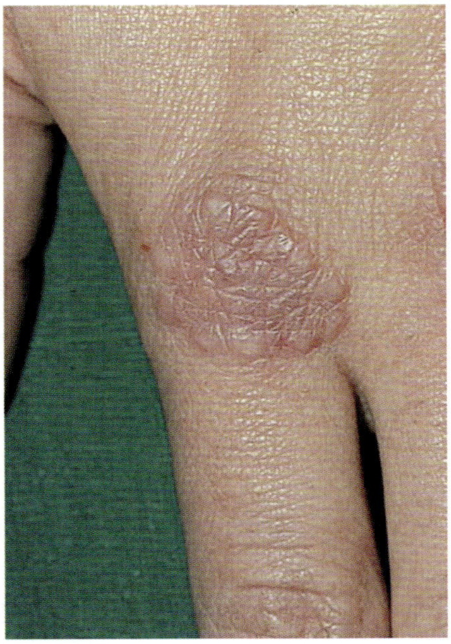

图 97.1　手背的环状肉芽肿——典型的位置

性别

女性环状肉芽肿的发病率是男性的 2 倍[8]。

种族

GA 的发病似乎没有明显的种族倾向，但穿通性 GA 例外，该型好发于夏威夷人[9,10]。

相关疾病

GA 患者中糖尿病的发病率可能并未增加[11,12]，但需要大规模的研究来证实。大多数回顾性调查报告提示其与 1 型糖尿病相关[13-15]。一项病例对照研究以银屑病患者作为对照组[12]，该研究表明 GA 与 2 型糖尿病缺乏相关性，近期发现银屑病和胰岛素抵抗相关使人们对这一研究结果存疑[16]。但个别病例报道仍提示二者可能相关[17-19]。

据一项病例对照研究报道认为女性患者中局限型[25]和泛发性 GA 与自身免疫性甲状腺炎相关[6,20-25]。有甲状腺毒性腺瘤(Plummer 病)伴发泛发性 GA 的报道[26]。两篇报道提示 GA 可能与葡萄膜炎相关[27,28]。

近期报道 GA 患者中高脂血症的发生率比同龄对照者高 4 倍[29]。

尽管有几例报道认为 GA 可能与恶性肿瘤相关，但这些病例多数为非典型性的(如掌跖部位的疼痛性皮损)。近期的综述认为二者并无明显关联[30,31]，非典型 GA 的老年患者例外。

有个别报道 GA 患者可合并巨细胞性动脉炎[32]和硬斑病[33]。也有报道 GA 并发类脂质渐进性坏死[19,34-37]和结节病[38-41]。

病理生理学

GA 的病因和发病机制尚不清楚，它可能代表针对各种触发因素的一种反应模式[8,42]。其与多种感染和寄生虫侵扰相关联，包括疥疮[43]、乙型肝炎病毒[44]、结核分枝杆菌[45,46]、人乳头瘤病毒[47]、水痘/带状疱疹病毒[48-56]、EB 病毒[57,58]、B19 细小病毒[59]、丙肝病毒[60]、人类免疫缺陷病毒[61-72]和博氏疏螺旋体[73-75]。这些关联提示其为反应性，而非特定的发生机制，因为病原体为非特定性且本病缺乏与持续存在的病毒或细菌 DNA 的相关性[53,61,75-78]。

与 GA 相关的外伤性触发因素包括各种免疫接种[79-84]、结核菌素试验[85]、动物和昆虫叮咬[86,87]、打蜡[88]和隐静脉切除术[89]。有报道在红色文身区域发生穿通性 GA[90,91]。

日光暴露与季节性 GA 相关[92,93]，曝光部位尤为明显(图 97.2)[94-97]。有报道补骨脂和 UVA(PUVA)应用后发生泛发性 GA[98]。光线性肉芽肿是否是一个独立的疾病，或代表曝光部位的 GA，仍处于争议中[99-107]。

有数例报道药物诱发的 GA，这也可能是药物诱发的间质肉芽肿反应[108]。近期希腊的出版物报道，用肿瘤坏死因子-α(TNF-α)阻断药治疗类风湿的患者中有 4%发生环状肉芽肿[109]。

有播散性 GA 和多形红斑发生于同一部位的报道[110]。

有人认为免疫球蛋白介导的血管炎是 GA 中坏死性肉芽肿的原因[111,112]，但免疫荧光研究的证据互相矛盾：一些作者证明血管壁存在免疫反应物[111]，而其他人则没发现[113,114]。另一种观点则认为其致病机制为迟发型超敏反应[112,114-118]。

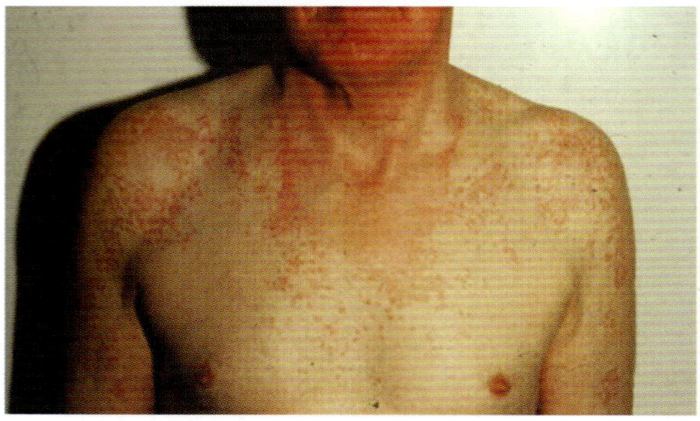

图 97.2 泛发性环状肉芽肿，呈清晰的颈部 V 区及肩部光暴露部位分布

病理学

GA 最具特征性的组织病理学表现为坏死性肉芽肿，且可发生三种组织学类型：①坏死性栅栏状肉芽肿；②间质型；③结节型肉芽肿或结核样型肉芽肿[119]。文献中每种组织学类型在不同类型的临床病例中的发生率报道不一[5,121,122]，原因可能是观察者不同，以及同一切片中存在不同的组织学类型。

坏死性栅栏状肉芽肿(图 97.3)位于真皮浅中层，由相对正常的组织分隔开，与类脂质坏死不同。其特征为由组织细胞和淋巴细胞包围的坏死灶，组织细胞通常呈栅栏状排列。外周可有数目不等的多核巨细胞。浸润的淋巴细胞中 T 细胞为辅助性/诱导性类型($CD4^+$)[123-125]，但已证实在两例与 HIV 感染相关的患者中为抑制性 T 细胞占优势[126,127]。已证实少数皮肤特异性克隆和非特异性 T 细胞共存[125]，其可能被局部产生的高浓度白介素 2 所吸引而来。阿辛蓝或胶样铁染色证实坏死灶内有黏蛋白沉积。也可出现小的脂质物沉积。最常见的胶原改变是胶原纤维的碎片，见于 79%的局限型和 53%的泛发型 GA 中[5]。有明显的弹力纤维减少或缺乏[128,129]。金属蛋白酶可能参与了胶原纤维和弹性纤维的损伤[130,131]。

间质型不形成坏死。在血管周围及胶原束间有组织细胞和淋巴细胞浸润，胶原纤维被黏蛋白分隔开来。

结节病型或结核病样型不常见，易引起误诊。伴黏蛋白沉积及嗜酸性粒细胞浸润有助于将 GA 与结节病鉴别开来。

GA 的特点包括皮损内管周淋巴细胞和组织细

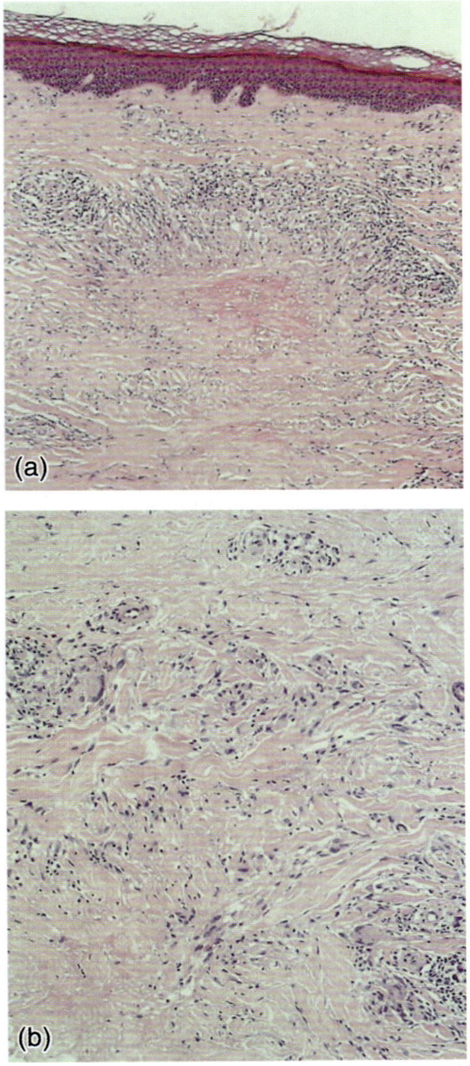

图 97.3 (a)坏死性栅栏状肉芽肿组织病理学表现为境界清楚的中心坏死,周围有栅栏状排列的组织细胞。(b)高倍镜显示坏死的胶原蛋白和多核巨细胞

胞浸润,附近组织内可见嗜酸性粒细胞[132,133]和浆细胞相对缺乏。有报道伴血管炎者[134],但未被其他人证实[135]。组织细胞表达 PG-M1 标记[136]。其可表现为有丝分裂增加,认识这一点很重要,特别是在鉴别 GA 和上皮样肉瘤时[136-139]。

在穿通性 GA 有一浅表坏死区,由位于穿通区下方的栅栏状组织细胞所包绕,穿通区的边缘由不同程度的表皮增生[119,120,140]。坏死物可通过穿通区挤压出。

皮下型 GA 临床和组织学特点与类风湿结节相似,含大量坏死区域。阿辛蓝染色黏蛋白是最有价值的鉴别特点[141]。

其他具有相似组织学特点的疾病包括各型蕈样肉芽肿[142-145],间质性肉芽肿性皮炎(间质性肉芽肿性关节炎;间质性肉芽肿性皮炎伴斑块;栅栏状中性粒细胞肉芽肿性皮炎)[146-152]和间质性肉芽肿性药物反应[153,154]。

致病微生物

尚无明确的致病病原体。

遗传学

相对于正常对照组或局限型 GA,泛发型 GA 个体中 HLA-Bw35 的发生率增加[155]。有家族性病例报道[156-162]。

临床特征

病史

皮下型 GA 可有压痛,而泛发型 GA 可伴瘙痒,但多数患者无症状。有急性疼痛性肢端皮损报道[163]。通常环形皮损在确诊前常予以抗真菌治疗。

临床表现及变异

有四种常见临床表现,通常每个患者仅表现单独的一种临床类型,也有部分患者可表现不止一种临床类型[164,165]。

局限型 GA。约 3/4 的患者为该类型,其典型表现为小环形、光滑、肤色或红斑性丘疹(图 97.4a)。拉伸皮肤时更容易看到丘疹(图 97.4b)。丘疹表面皮肤完整,通常无鳞屑。环形损害在最终消退之前呈离心性扩大。皮损可单发或多发,可发生于任何部位,手背(图 97.5a)、指节(图 97.1 和图 97.4)、手指(图 97.5b)和足部(图 97.5c)是最常见的发病部位。通常肢端的一些典型病变扩大为结节而不是环形斑块。

泛发型或播散型 GA。泛发型或播散型 GA 占总体病例的 10%~15%[6,8],主要见于成人,女性发病率是男性的 2 倍。主要表现为瘙痒。瘙痒也是 HIV 患者最常见的临床表现[166-170]。皮损通常为位于躯干或四肢的肤色或红斑、丘疹和(或)斑块,围绕淡紫色的中心区域呈环状排列(图 97.6)[6,170-173]。泛发性 GA 患者疫苗接种部位不受累是一个有趣的现象[174]。

穿通型环状肉芽肿。该型不常见[175],但可发生于任何年龄(包括婴儿[176])和 HIV 患者[167]。局限型或泛发型丘疹形成淡黄色中心,排出少量透明黏性液体,干燥结痂,最终脱落,留下色素减退或色素沉着的瘢痕(图 97.7)[177-178]。

皮下型 GA。该型少见。主要发生于儿童(图 97.8),曾有过多种命名,包括良性类风湿结节[179]、假性类风湿结节[180,181]、深部环状肉芽肿[182,183]、皮下栅

第8部分

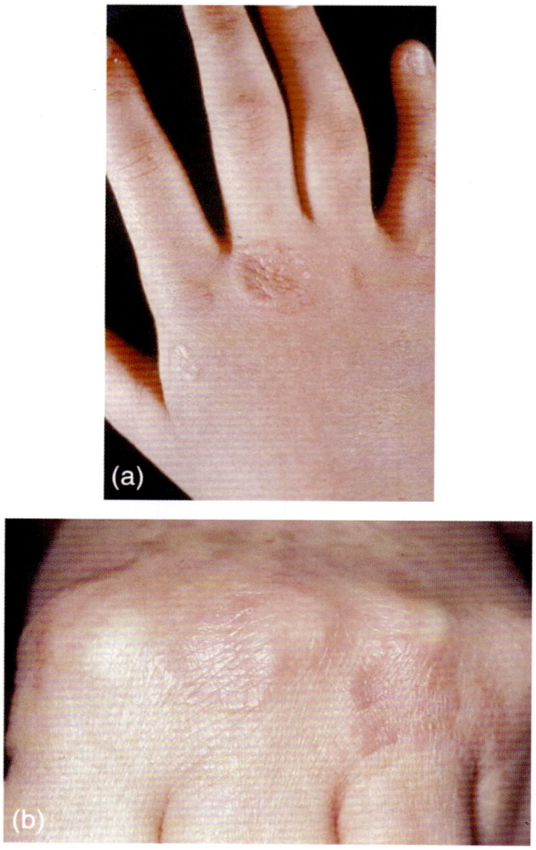

图 97.4　(a)指节上局限性环状肉芽肿的典型皮损。(b)握拳时指关节周围的环状肉芽肿皮损的临床表现

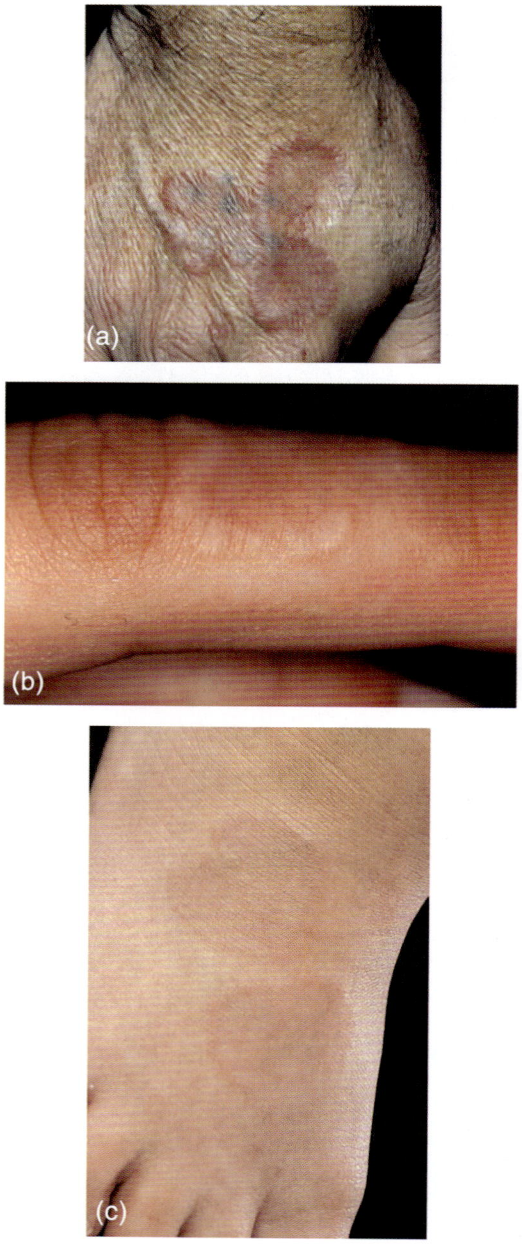

图 97.5　局限型环状肉芽肿的常见部位

(a)手背:注意皮损中心萎缩。(b)指背。(c)儿童的足背:这种类型常误诊为癣,但无鳞屑,儿童很少在足背发生癣。

栏状肉芽肿[184]、单发性皮下型肉芽肿和皮下型坏死型肉芽肿[185]。皮损为结节状,主要发生于头皮和腿部,特别是胫前区[157,186,187],而少见的部位包括眶周区域、掌[188,189]和阴茎[190]。骨膜下的损害很少见[191]。有先天性发生的病例报道[192]。磁共振成像的特点有助于诊断[193-195]。

其他已报道的 GA 的临床类型包括位于儿童手背的丘疹脐状型皮损[196];一例毛囊脓疱性 GA,其栅栏状坏死肉芽肿呈毛囊周围分布[197];脓疱泛发性穿通性 GA,其内坏死区域有密集的中性粒细胞浸润[198];线状 GA[199,200]和"斑点"肉芽肿,即发生于躯干和肢体的红色斑点[201]。有认为线性皮损可能是间质肉芽肿性皮炎,而斑点性皮损可能代表药物反应的间质性肉芽肿性型[202]。

GA 皮损的少见于耳朵(图 97.9),其中穿通型 GA 特别少见[203],阴茎[204-209]、掌[210]和眼周区域[211-216]也是少见部位。黏膜通常不受累,但有一例报道 HIV 感染的患者口腔黏膜受累[168]。一例患者引起了软组织、肌腱、骨及关节的破坏性损伤[217,218]。

鉴别诊断

非皮肤科医师可能会将 GA 误诊为癣或多形红斑。其他可混淆的环状皮损及肉芽肿性病变包括环状扁平苔藓、离心性环状红斑、莱姆病的移行性红斑、结核疹[219]和三期梅毒[220]。而本病皮损的形态和分布可能与蕈样肉芽肿相类似[221]。

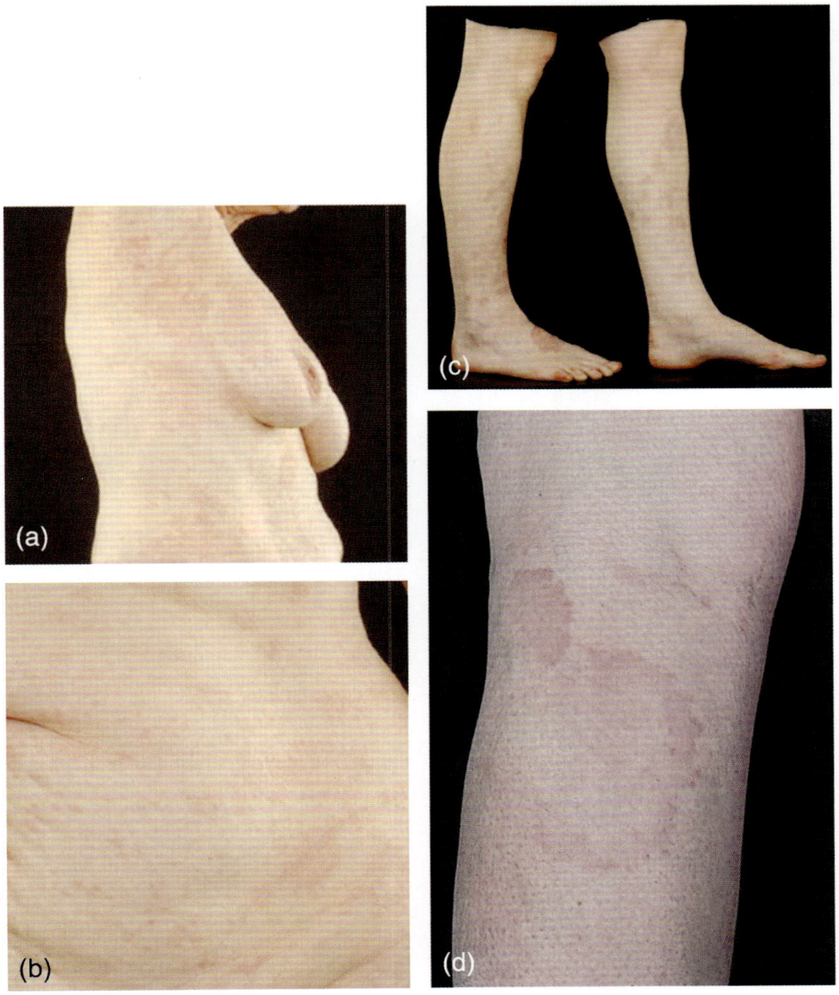

图 97.6　泛发型环状肉芽肿的常见好发部位

(a)右躯干侧面，(b)腹部，(c,d)下肢受累。

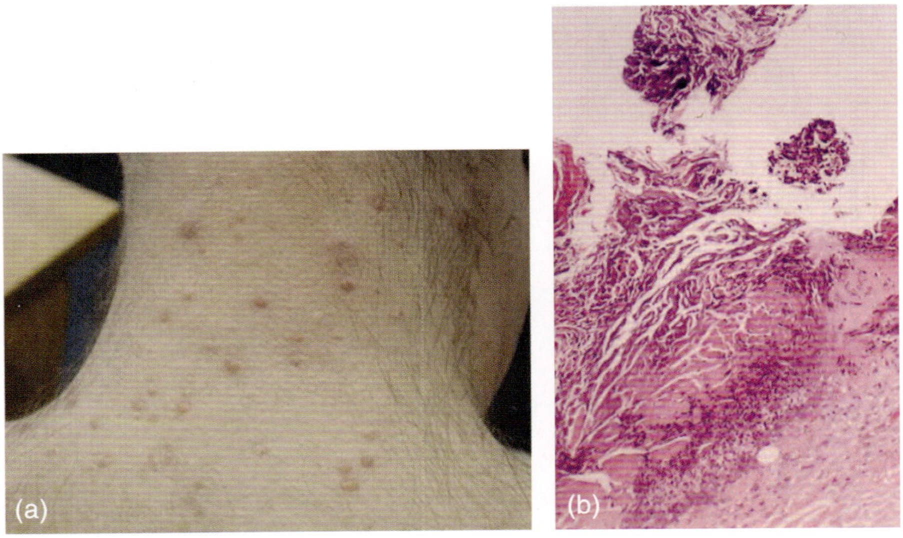

图 97.7　(a)颈部穿通性环状肉芽肿和(b)组织学表现为坏死的胶原蛋白经表皮排出

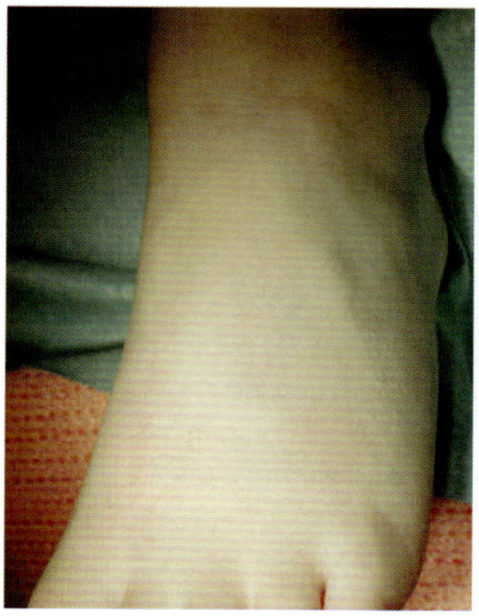

图 97.8 皮下环状肉芽肿，可见位于儿童足背外侧的结节

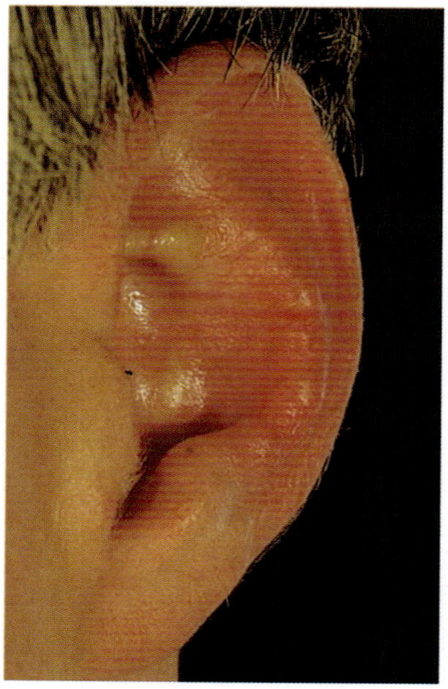

图 97.9 耳部环状肉芽肿。可见覆盖在对耳轮软骨上的结节

皮下型 GA 的鉴别诊断广泛，包括外伤、感染、肿瘤、结节病和类风湿结节。诊断性活检通常是必需的。

穿通型 GA 的鉴别诊断包括传染性软疣[222]、其他穿通性疾病(见第 96 章)、结节病及丘疹坏死性结核疹[223,224]。上皮样肉瘤的临床表现也可极似穿通型 GA[136-139]。

海洋分枝杆菌感染的组织学表现可极似间质型 GA[225]。其他组织学鉴别诊断包括肉芽肿型蕈样肉芽肿[226]、间质肉芽肿性皮炎和间质肉芽肿性药物反应。

并发症及合并症

有报道继发于泛发型 GA 的皮肤松垂[227]，及发生于 GA 的真皮中部的弹性组织离解[228]和继发于真皮弹性组织离解之后的类似 GA 的皮损[229]。在另一病例中，推测弹性纤维的缺乏引起了光暴露部位 GA 皮损边缘发生了开放性粉刺[230]。

病程及预后

由 Wells 和 Smith[1] 进行的邮件问卷调查表明 50%的患者皮损在 2 年内缓解。但约 40%的患者皮损消退后可以复发，多数与原发皮损在同一部位。该研究中，单发皮损和多发皮损的预后无明显不同，印象中泛发性 GA 能自发缓解的倾向更少，但尚无文献确证此倾向。

Levin 等[231]讨论了活检后皮损消退的现象，并意识到该现象缺乏文献支持。有一些相关的坊间传闻，却很少有文献记载。有趣的是，划破皮损正是过去倡导的一种物理治疗方法[232-234]。

检查

组织活检对结节型、皮下型、穿通型、泛发型和非典型 GA 的确诊是有必要的。此外，一些特殊情况还需全身检查，以除外糖尿病、甲状腺疾病、恶性肿瘤和(或)高脂血症。

治疗

多数病例，特别是儿童，需要确保最终缓解。与其他自发缓解的情况其他条件一样，很难评价已报道治疗方案的有效性。没有有力的证据证明任何干预对各种类型的环状肉芽肿的有效性，所有推荐的方案都是基于个别病例报道或小样本非对照性病例分析。

对持续存在的局部型 GA，可试验性外用糖皮质激素或他克莫司/匹美莫司，但常无效[235,236]，即使封包也无效。冷冻和皮损内注射糖皮质激素[237]可能适用于有症状的局限型皮损，但存在出现持久性的明显瘢痕或萎缩的风险。一项研究报道显示一氧化二氮可得到更好的美容效果[238]。

泛发型病例中，PUVA 或有更好的疗效[239-247]，一项 33 例患者的回顾性研究发现 50%患者完全消退，31%的患者有良好到中度改善[248]。在两个病例系列研究中发现 UVA1 也是有效的[249,250]。在系统性治疗中，氨苯砜[251-253]、维 A 酸类[254-262]、抗疟药[263-265]、延胡索酸酯[266-268]和氨甲蝶呤[269,270]已经被广泛报道，无明显疗效。考虑本病的良性属性，用药时应权衡其潜在毒性[271]。

其他据称对局限型 GA 有效的治疗方法包括咪喹莫特[272,273]、异维 A 酸[274]、局部注射低剂量的重组干扰素 γ[275]、光动力治疗[276]和脉冲染料激光[277]、钕:钇铝石榴(Nd: YAG)[278]、二氧化碳[279]和准分子[280]等各种激光。

已证明碘化钾对于泛发型 GA 是无效的[281]。有个别报道称外用他克莫司[282]和匹美莫司[283]、环孢素[284-287]、低剂量苯丁酸氮芥[5,289-291]、烟酰胺[292]、己酮可可碱[293]、曲尼司特[294]、氯法齐明[295]、外用维生素 E[296]、联合用维生素 E 和 5 脂氧合酶抑制剂[297]、去纤核苷酸[298]和口服骨化三醇[299]有效。有报道英夫利昔单抗[300,301]和阿达木单抗[302-305]、依那西普[306]和依那单抗[307]是有效的;但 Kreuter 等[3,5]报道了一项小样本系列研究:用依那西普治疗期间没有改善或恶化。TNF-α 阻断剂治疗的患者发生 GA,也对这些制剂的继续应用提出了质疑。

上述治疗方案已应用于穿通性皮损,疗效不一[309,310]。皮下型 GA 一旦确诊其皮损应等待自然缓解[311]。

阶梯治疗

一线治疗
- 不治疗/观望
- 冷冻疗法
- 皮损内糖皮质激素
- 强效外用糖皮质激素

二线治疗
- 外用他克莫司
- 匹美莫司
- 咪喹莫特
- 窄波 UVB 光疗[a]
- PUVA[a]
- 氨苯砜[a]
- 环孢素[a]
- 延胡索酸酯[a]
- 氨甲蝶呤[a]

三线治疗
- 光动力治疗
- 激光

[a] 主要用于泛发型皮损

Resources

Patient resources

British Association of Dermatologists, patient information leaflet: http://www.bad.org.uk/for-the-public/patient-information-leaflets/granuloma-annulare/

DermNet NZ, granuloma annulare: http://dermnetnz.org/dermal-infiltrative/granuloma-annulare.html.

(Both last accessed May 2015.)

类脂质渐进性坏死

定义和术语

类脂质渐进性坏死是一种特殊的皮肤病,其临床特征是界限清楚蜡样红棕色斑块,中心萎缩,最常见于胫前,组织学上表现为真皮全层广泛坏死区域伴管周淋巴组织细胞浸润。

同义名
- 糖尿病类脂质坏死

概述

类脂质渐进性坏死是一种特殊的皮肤病,其特征性表现为界限清楚、红棕色、质硬的斑块,中心呈黄色萎缩(图 97.10)。最常见的好发部位是腿部,可形成溃疡,伴明显疼痛。组织学表现为真皮全层广泛的胶原纤维坏死伴淋巴组织细胞浸润。本病与(1 型和 2 型)糖尿病及糖耐量异常有关。治疗总体不满意。

流行病学

发病率及患病率

类脂质渐进性坏死相对少见。在糖尿病患者中,既有报道的患病率从 0.3%[1]到 1.2%[2];儿童糖尿病患者中很罕见(0.06%)[3]。其在非糖尿病人群中的发病率未知。

年龄

该病可发生于任何年龄。儿童少见,最好发于中青年。与 1 型糖尿病患者相关者,见于青年(30 岁),与 2 型糖尿病相关或无糖尿病者(为 40 岁)。

性别

女性和男性发病的比率为 3∶1。

相关疾病

已明确该病与糖尿病相关,虽然仅 1%的糖尿病患者发生类脂质渐进性坏死[1-4]。在一项广为引用的研究中,一个大型专业转诊中心的 171 名该病患者中 2/3 伴糖尿病[1]。但这不能真实反映该病患者中糖尿病的总体发病率。在另一项研究中,65 名该病患者中 55 名(85%)没有糖尿病或糖耐量受损的证据。42 名患者在首次接诊后 5～15 年后重新检测时仅发

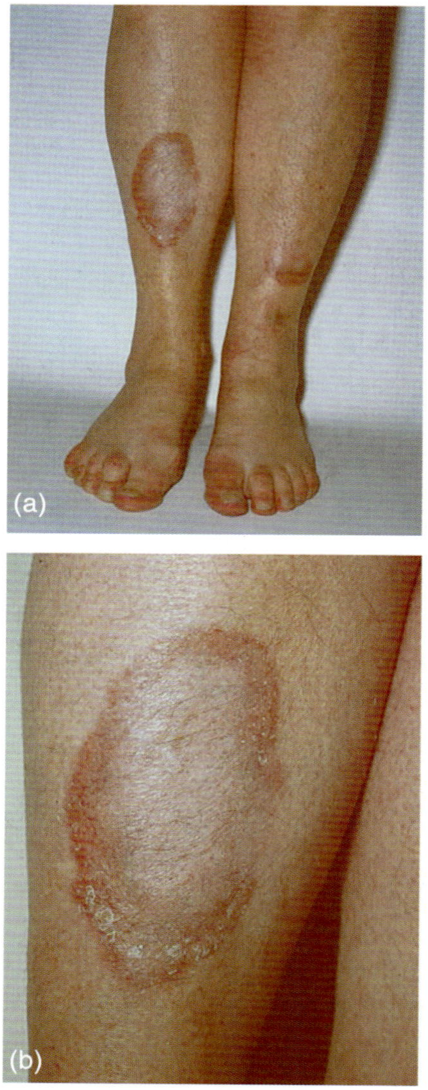

图 97.10 (a)一名 50 岁妇女胫前类脂质渐进性坏死。(b)胫前皮损放大观察

现 3 名患者有异常糖代谢[5]。

有证据表明，与未伴类脂质渐进性坏死的糖尿病患者相比，伴类脂质渐进性坏死的糖尿病患者发生视网膜病变和肾病变的风险更高[6-8]。该病还可并发于许多其他疾病，如溃疡性结肠炎[9]、克罗恩病[10]和空肠旁路手术后[11]。先前有报道该病与环状肉芽肿并发(见环状肉芽肿章节)。也有报道与结节病相关者[12,13]。

病理生理学

类脂质渐进性坏死的精确发病机制仍不清楚[14]。部分人认为血管的改变很重要：这可解释其与糖尿病相关。血浆蛋白谱的改变[15]、Ⅷ因子相关抗原[16]和纤连蛋白升高[17]均被认为是促发因素。Muller 和 Winkelmann 的组织病理学研究发现，约 1/3 患者的血管受累非常轻微[18]。而且，观察坏死斑块中的血流产生互相矛盾的结果。Boateng 等[19]报道与健康个体相比，患者血流减少，Brungger 等[20]证明透皮氧降低。而 Ngo 等报道血流量增加[21]。

抗体介导的血管炎可能作为始发因素，在类脂质渐进性坏死发病中发挥作用，但此观点因免疫荧光研究结果不同而存在争议。Laukkanen 等[22]在皮损内未发现免疫反应物，但另有学者在受累皮肤的血管壁中发现免疫复合物主要为 IgM、C3 和纤维蛋白，而在真表皮结合处主要是 IgM、C3 和纤维蛋白原[23,24]。Dahl[25]讨论了类脂质渐进性坏死中的免疫荧光发现。

发病诱因

在相关疾病中讨论了与糖尿病的相关性。

病理学[26-28]

组织学表现与环状肉芽肿相似，但有不同的特征。表皮正常或萎缩，如果发生溃疡时表皮缺如。病变累及真皮全层，并可延及皮下脂肪层(图 97.11)。早期病变内可见血管周围和间质内夹杂有炎症细胞浸润。与环状肉芽肿相比，坏死区域更广泛，边界更不清。病变内有胶原和弹性蛋白变性[29]。坏死边缘可见组织细胞。有数量不等的朗格汉斯细胞或异物巨细胞。血管周围炎症浸润中偶见嗜酸性粒细胞(对比环状肉芽肿)，可见浆细胞。真皮深层及皮下脂肪层可出现含生发中心的淋巴结[30]。坏死区域可出现脂质，也可出现胆固醇裂隙[31]。真皮内可见黏蛋白沉积，但不如环状肉芽肿病变内明显。

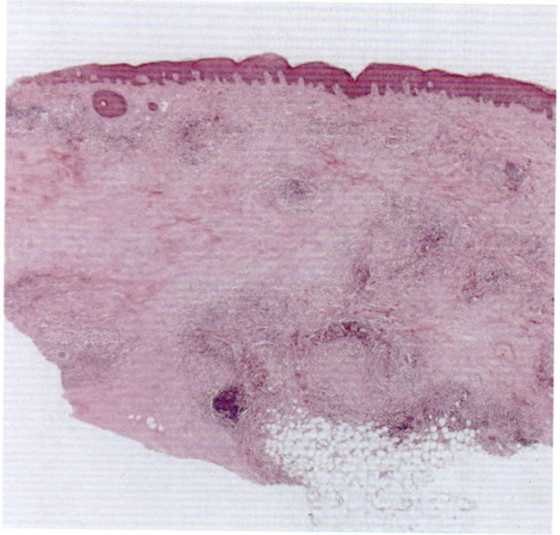

图 97.11 类脂质渐进性坏死，真皮内可见广泛坏死

浅表小血管数目增加，有毛细血管扩张。深部真皮血管常伴管壁增厚和内皮细胞增生。管壁常有PAS染色阳性而淀粉酶阴性的物质浸润。组织学上可见病变周围有类似粉刺的栓子，代表通过毛囊排出坏死物[32,33]。皮损处麻木似乎与其内神经数目减少相关[34]。在陈旧性萎缩皮损中，真皮和皮下出现很多纤维化。

遗传学

家族性病例罕见[35,36]。

临床特征

病史

除了发生溃疡，皮损通常无症状。而溃疡为本病的晚期特征。

临床表现[37-39]

类脂质渐进性坏死可发生于任何年龄，但通常好发于中青年。胰岛素依赖的糖尿病患者发病年龄早于非胰岛素依赖糖尿病及非糖尿病的个体[40]。儿童罕见[41,42]。

典型的皮损发生于胫前皮肤，开始为坚实暗红色丘疹和斑块，继而呈放射状扩大变成黄色萎缩性斑块，周围有红色边缘（图 97.10 和图 97.12）。表面外观光滑，毛细血管扩张很明显（图 97.13）。可伴多汗、感觉减退或麻木[38,43,44]。粉刺样栓子可发生在疾变周围[45]。多数病例的皮损发生于双侧，无论是否伴有糖尿病，其外观均相似[37]。这些皮损持续存在，可形成溃疡[46]；在一项研究中[40]，溃疡形成与感觉障碍有关。在长期病变中可发生鳞状细胞癌[47-54]。

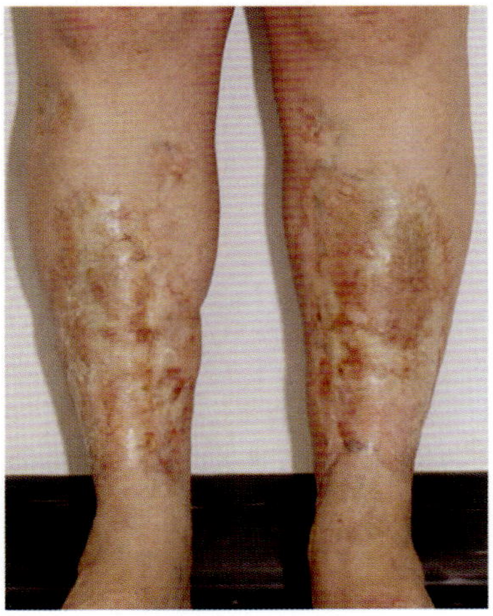

图 97.12 慢性类脂质渐进性坏死（20 年以上的病史）发生于 41 岁胰岛素依赖的糖尿病患者。可见明显的萎缩和毛细血管扩张

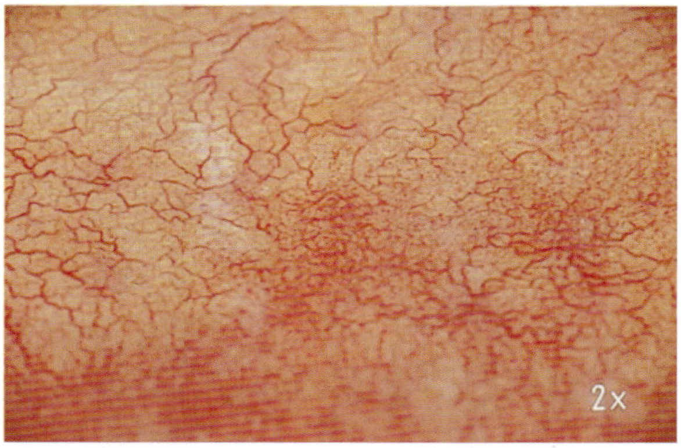

图 97.13 坏死区域显著的毛细血管扩张

皮损可发生于身体的其他部位，包括躯干[55]和阴茎[56,57]，因十分罕见而可能误诊[58]。外伤部位也可发生同形反应（图 97.14）[59-62]。皮损数目及进展速度不一。

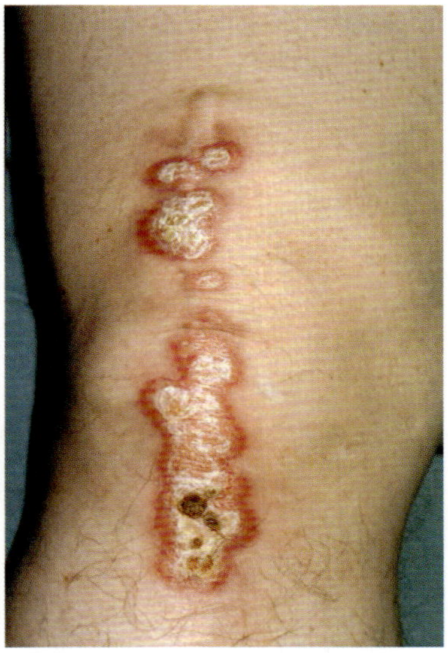

图 97.14 类脂质渐进性坏死，膝部手术伤痕处发生的同形反应

鉴别诊断

有一种独特的累及中年妇女的头颈部皮肤的疾病，称为"面部和头皮边缘非典型坏死"[63]或 Miescher 肉芽肿[64]，多数认为与 O'Brien 光线性肉芽肿密切相关[65]。二者的炎症性肉芽肿均累及光暴露部位，伴显著的弹性吞噬和弹性组织完全丢失。1979 年，Hanke 等[66]将此病命名为"环状弹性溶解性巨细胞肉芽肿"，并被广泛采用[67]（见第 96 章）。

部分患者的病变伴明显脂肪浸润，特别是不位于腿部者易被误诊为黄瘤。坏死性黄色肉芽肿是一种

第8部分

少见的、破坏性的非朗格汉斯细胞组织细胞病，呈橘红色或黄色坚实斑块，最常累及眶周及躯干[68,69]。本病与系统性疾病及单克隆丙种球蛋白病相关（见第 136 章）。

并发症和共病

溃疡是主要并发症，累及 35%患者（图 97.15）[1]。有报道伴发鳞状细胞癌者但罕见[47-54]。

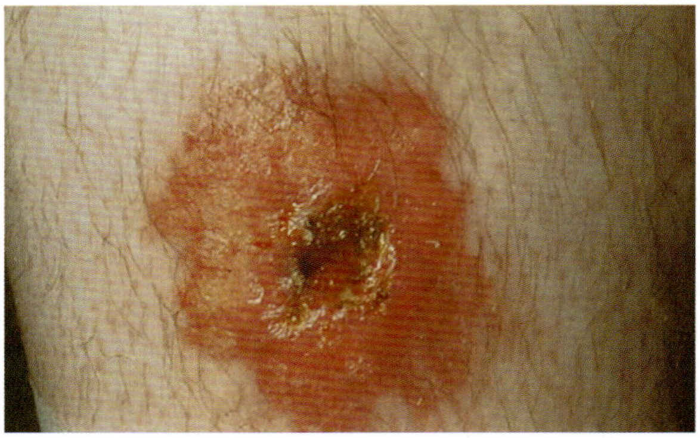

图 97.15 发生于 34 岁女性糖尿病患者的溃疡性类脂质渐进性坏死

病程和预后

通常为缓慢进展多年的病程，但也可发生长期静止或伴不同程度萎缩和瘢痕的消退期（图 97.16）。

检查

除非典型病例外，皮肤活检并非必查项目。建议每年筛查糖尿病。

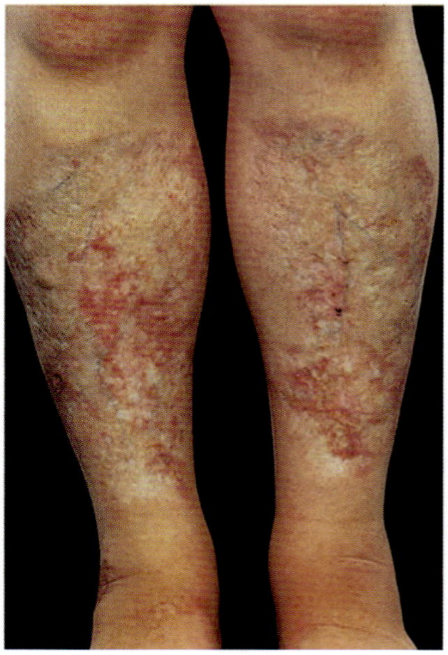

图 97.16 消退期的类脂质渐进性坏死表现为显著的萎缩

治疗

疗效总体不理想。据报道许多治疗方法有效，但没有切实的对照实验和有力证据证明任何治疗有明显疗效。

外用强效糖皮质激素，特别是封包后每周更换可能有效[70]。局部用针头或喷射器注射曲安奈德可改善外观[71]，但萎缩通常不消退。有证据表明炎症浸润可扩展进入活动性皮损周围明显正常的皮肤内，因此倡导在皮损周围注射糖皮质激素有助于限制其进展[72]。口服糖皮质激素可能有一定疗效[73,74]。Petzelbauer 等[74]短程应用口服糖皮质激素治疗使参加治疗的 6 名患者皮损活动性消退，在其后平均为期 7 个月的随访中未见复发。

据报道 PUVA[75-81]、外用他克莫司[82]、延胡索酸酯[83]、沙利度胺[84]、氯喹[85]、光动力治疗[86]、自身皮片移植联合免疫调节治疗[87]和依那西普[88]均有一定疗效。患者对 UVA1 光疗的反应不一[89]。

过去提倡的治疗方案包括纤溶剂[90]、高剂量烟酰胺[91]、氯法齐明[92]、己酮可可碱[93-96]、维 A 酸（0.05%）[97]、前列腺素 E1[98,99]和阿司匹林或联合用阿司匹林/双嘧达莫[100-102]。之后证明阿司匹林单用是无效的[103,104]，在与安慰剂做对照的双盲试验中，联合阿司匹林/双嘧达莫治疗的患者无任何显著改善[105]。

应用脉冲染料激光可改善毛细血管扩张和红斑[106]，但可发生皮肤损伤[107]。

切除或移植治疗溃疡性类脂质渐进性坏死[108-110]有复发倾向，除非深切[110]。其他曾提出的治疗包括口服糖皮质激素[111]、环孢素[112-114]、霉酚酸酯[115]、外用粒细胞-巨噬细胞集落刺激因子[116,117]、英夫利昔单抗[118]、静脉注射用免疫球蛋白[119]、高压氧[120,121]、外用牛胶原蛋白[122]和移植生物工程真皮组织[5,124]。

> **阶梯治疗**
>
> **类脂质渐进性坏死的阶梯治疗**
>
> **一线治疗**
> - 不治疗
> - 外用糖皮质激素
> - 皮损内注射糖皮质激素
> - 外用他克莫司
>
> **二线治疗**
> - PUVA
> - UVA1
>
> **三线治疗**
> - 无确定价值的多种治疗方案

Resources

Patient resources

British Association of Dermatologists, patient information leaflet: http://www.bad.org.uk/for-the-public/patient-information-leaflets/necrobiosis-lipoidica/.

Changing Faces: The Squire Centre, 33-37 University Street, London WC1E 6JN; www.changingfaces.org.uk.

DermNet NZ, necrobiosis lipoidica: http://dermnetnz.org/dermal-infiltrative/necrobiosis-lipoidica.html.

(All last accessed May 2015.)

皮肤克罗恩病

定义

这是一种伴发于克罗恩病患者的皮肤炎症性肉芽肿。

> **同义名**
> - 肉芽肿性唇炎
> - 口腔面部肉芽肿
> - 转移性克罗恩病

概述

克罗恩病患者出现皮肤疾病很常见，最常见的为反应性疾病如结节性红斑和坏疽性脓皮病（见第 49 章）或皮肤营养不良（见第 63 章）。

克罗恩病可蔓延发生而累及皮肤的肉芽肿，特别是唇部、会阴、脐部和手术部位或造口周围，以鼻窦、脓肿和硬结为特征（图 97.17）（见第 152 章）。通常见于活动性克罗恩病患者，但常先于其诊断发病，尤其是儿童[1]。

口腔面部肉芽肿（图 97.18）可能与结节病或食物变态反应有关，也可能是 Melkersson-Rosenthal 综合征的一部分（见第 110 章）。当孤立存在时，许多学者认为其为局限型克罗恩病，可早于肠道克罗恩病许多年发病。

远端皮肤受累很罕见，称为转移性克罗恩病。临床表现可为溃疡、结节、斑块、脓疱和脓肿。身体的其他部位包括面、耳、乳头、掌、跖、下肢和腹部也可受累[2]。会阴和生殖器的非直接蔓延性受累可归入这一类。可出现会阴和（或）生殖器的水肿肿胀（图 97.19）。可能需要进行数次深部活检以明确诊断（图 97.20）。

皮肤克罗恩病的治疗通常取决于肠道受累的严重程度。对于局限型病变，外用他克莫司有效[3]，要取得满意的疗效，可能需应用与肠道病变相似的系统性治疗。皮肤病变的表现和肠道病变的严重性没有一致性联系，肠内病变的治疗不一定影响克罗恩病的皮肤特点[4,5]。

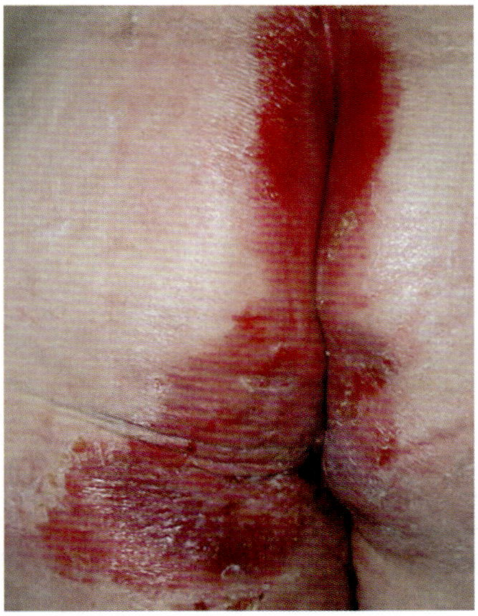

图 97.17 严重的肛周克罗恩病

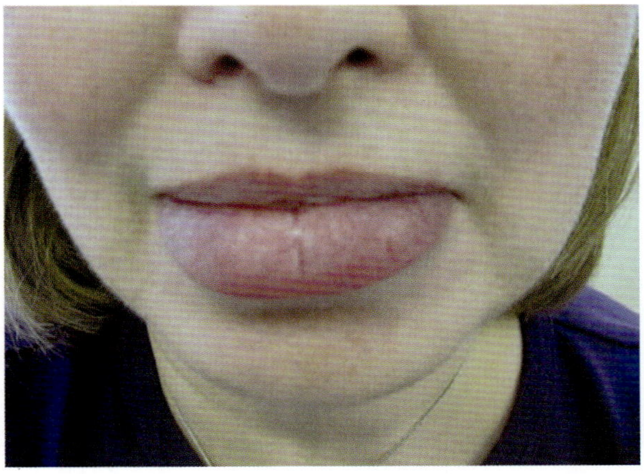

图 97.18 口腔面部肉芽肿患者发生的唇部肿胀，5 年前她发生了严重的肠道克罗恩病（由英国贝德福德医院 E. P. Burova 医师提供）

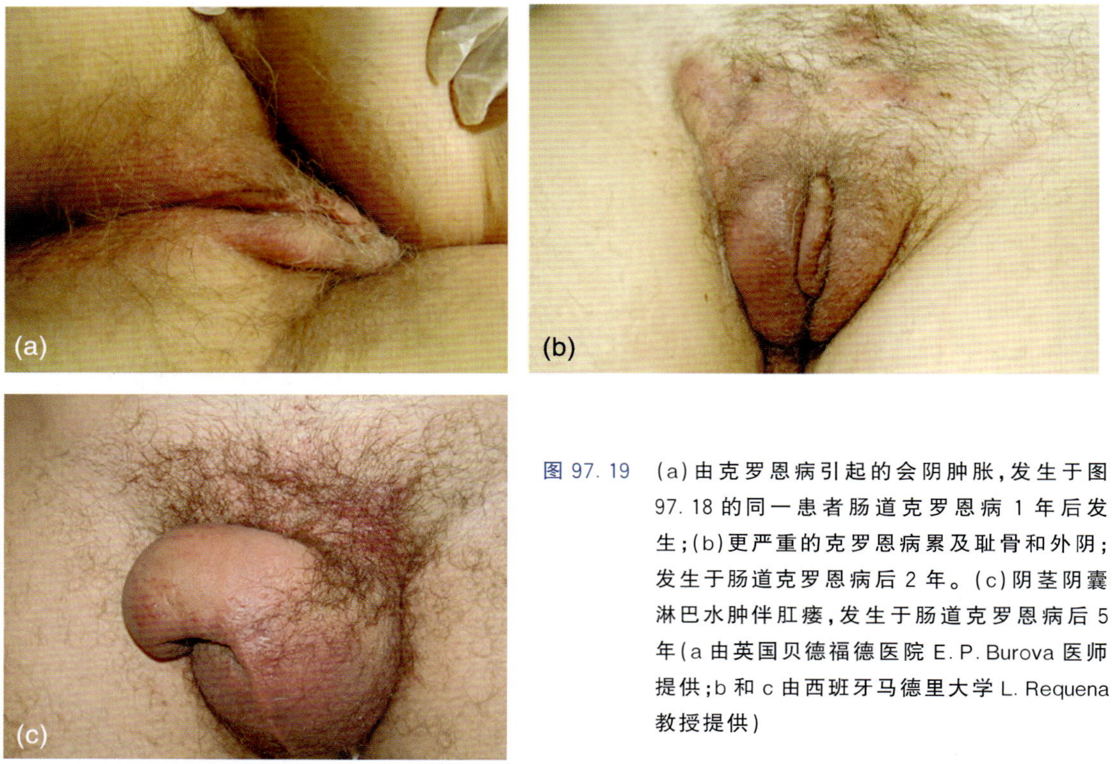

图 97.19 (a)由克罗恩病引起的会阴肿胀，发生于图 97.18 的同一患者肠道克罗恩病 1 年后发生；(b)更严重的克罗恩病累及耻骨和外阴；发生于肠道克罗恩病后 2 年。(c)阴茎阴囊淋巴水肿伴肛瘘，发生于肠道克罗恩病后 5 年(a 由英国贝德福德医院 E. P. Burova 医师提供；b 和 c 由西班牙马德里大学 L. Requena 教授提供)

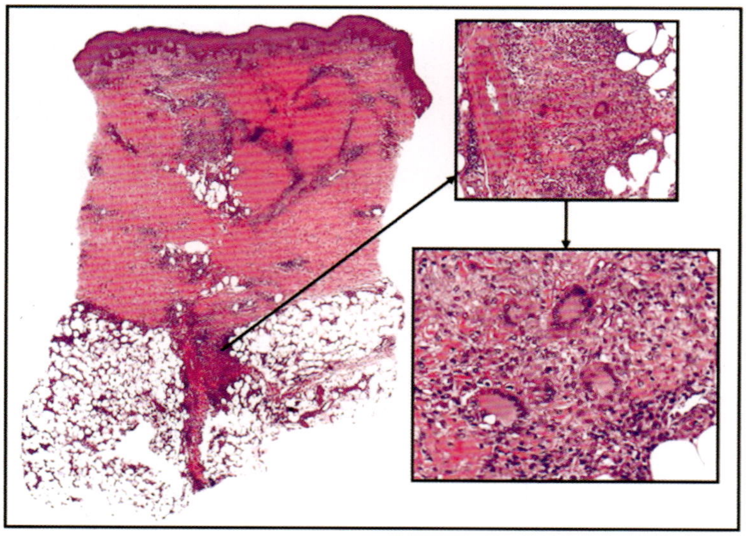

图 97.20 皮肤克罗恩病病理表现，真皮浅及深层管周浸润，主要为间隔性脂膜炎。在高倍镜下累及结缔组织的肉芽肿性浸润，皮下间隔更明显，肉芽肿主要由管周模式的上皮组织细胞和多核巨细胞组成(由西班牙马德里大学 L. Requena 教授提供)

(译者：侯麦花 一审：付俊 二审：许德田 三审：毕晓东 吴朋娟 润色：宋育瑶)

参考文献

完整的参考文献列表请参见 www. rooksdermatology. com。
以下列出的是重要参考文献。

Granuloma annulare

[1] Wells RS, Smith MA: The natural history of granuloma annulare. *Br J Dermatol* 1963;75:199-205.

[2] Thornsberry LA, English JC, 3rd. Etiology, diagnosis, and therapeutic management of granuloma annulare: an update. *Am J Clin Dermatol* 2013;14(4):279-90.

[5] Dabski K, Winkelmann RK. Generalized granuloma annulare: histopathology and immunopathology. Systematic review of 100 cases and comparison with localized granuloma annulare. *J Am Acad Dermatol* 1989;20:28-39.

[6] Dabski K, Winkelmann RK. Generalized granuloma annulare: clinical and laboratory findings in 100 patients. *J Am Acad Dermatol* 1989;20:39-47.

[8] Muhlbauer JE. Granuloma annulare. *J Am Acad Dermatol* 1980;3:217-30.

[11] Cox NH. Diabetes and the skin: an update for dermatologists. *Expert Rev Dermatol* 2007;2:305-16.

[31] Hawryluk EB, Izikson L, English JC, 3rd. Non-infectious granulomatous diseases of the skin and their associated systemic diseases: an evidence-based update to important clinical questions. *Am J Clin Dermatol* 2010;11(3):171-81.

[112] Dahl MV. Speculations on the pathogenesis of granuloma annulare. *Australas J Dermatol* 1985;26:49-57.

[248] Browne F, Turner D, Goulden V. Psoralen and ultraviolet A in the treatment of granuloma annulare. *Photodermatol Photoimmunol Photomed* 2011;27:81-4.

Necrobiosis lipoidica

[1] Muller SA, Winkelmann RK. Necrobiosis lipoidica diabeticorum. A clinical and pathological investigation of 171 cases. *Arch Dermatol* 1966;93:272-81.

[4] Reid SD, Ladzinski B, Lee K, Baibergenova A, Alavi A. Update on necrobiosis lipoidica: a review of etiology, diagnosis, and treatment options. *J Am Acad Dermatol* 2013; 69: 783-91.

[5] O'Toole EA, Kennedy U, Nolan JJ, *et al*. Necrobiosis lipoidica: only a minority of patients have diabetes mellitus. *Br J Dermatol* 1999;140:283-6.

[6] Boulton AJM, Cutfield RG, Abouganem D, *et al*. Necrobiosis lipoidica diabeticorum: a clinicopathologic study. *J Am Acad Dermatol* 1988;18:530-7.

Cutaneous Crohn disease

[1] Keiler S, Tyson P, Tamburro J. Metastatic cutaneous Crohn's disease in children: case report and review of the literature *Pediatr Dermatol* 2009;26(5):604-9.

第 98 章

结节病

Joaquim Marcoval[1], *Juan Mañá*[2]

[1] Department of Dermatology, Bellvitge University Hospital, Barcelona University, Barcelona, Spain

[2] Department of Internal Medicine, Bellvitge University Hospital, Barcelona University, Barcelona, Spain

定义

结节病是一种病因不明、以多器官出现具有非干酪样坏死的上皮样细胞肉芽肿为特征的抗原介导性疾病，主要累及肺、纵隔和外周淋巴结、眼及皮肤。肝、脾、中枢神经系统、心脏、上呼吸道及骨骼受累少见，一旦受累，通常病情较重。结节病的皮损可以是特异性的，病理上表现为结节病样肉芽肿，也可以是非特异性的，主要表现为结节性红斑。皮损通常是本病的主要临床表现之一，可通过皮肤活检早期诊断。而且，某些类型的皮损具有评估预后的价值，有助于预判系统病变的结果。

概述

结节病是病因不明的多系统受累的肉芽肿性疾病。结节病的皮肤表现具有重要意义。首先，皮损可能是系统性结节病的外在表现；其次，皮肤活检易于实施，使通过微小的侵入性操作进行早期诊断成为可能；第三，某些类型的皮肤结节病有判断预后的意义，有助于预测系统病变的结果。尽管皮肤结节病几乎不会造成严重的病变或死亡，但可造成明显的面容毁损，并产生严重的精神心理问题。

流行病学

发病率和患病率

结节病在世界各地的发病率差异很大[1,2]。在发达国家患病率较高，美国和欧洲的患病率为(10～40)/10万[3]。

年龄

结节病高发于20—40岁，60岁左右会出现第二个发病高峰，年龄更大者少见，儿童罕见[4]。

性别

本病女性患病率略高于男性，而Löfgren综合征则明显女性更多见[3,5,6]。

种族

在美国，结节病更多见于非洲裔美国人，据报道其发病率是白人的3～17倍。有研究表明，结节病在斯堪的纳维亚人、纽约的波多黎各人、英格兰的爱尔兰移民中高发[2,3]。本病的临床表现和病程有明显的种族差异。与白人相比，非洲裔美国人和印第安人更易表现为严重的慢性病情[7,8]，而无症状性结节病和Löfgren综合征更多见于白人[9]。

相关疾病

有报道表明，结节病患者患淋巴细胞增生性疾病尤其是霍奇金淋巴瘤的风险增加[10,11]。结节病和实体肿瘤之间的关系尚未完全明确[12,13]，但有研究表明，结节病或其治疗措施导致的免疫异常可以增加罹患实体肿瘤的风险[14,15]。有很多结节病同时合并自身免疫病的报道，包括干燥综合征、系统性硬化症、风湿性关节炎、血管炎、银屑病、自身免疫性肝炎、原发性胆汁性肝硬化等[16-19]。也有证据表明，自身免疫性甲状腺疾病尤其是Graves病和桥本甲状腺炎与结节病相关[20-22]。

病理生理学

病理学

结节病各受累器官有相似的组织病理学变化[23]。基本特征是结节病肉芽肿，由大量上皮样细胞聚集而成，伴有稀疏的淋巴细胞浸润[23,24]，即所谓的"裸结节"(图98.1a,b)[23,25,26]。皮肤的结节病肉芽肿通常位于真皮，有时可扩展至皮下组织。尽管某些结节病的肉芽肿可以沿着皮肤神经纤维呈带状分布，但结节病肉芽肿和皮肤附属器之间没有明确的关系[27]。结节病肉芽肿中一般没有或有少量的巨细胞，如果有，一般为朗格汉斯巨细胞，更多见于陈旧性皮损(图98.1c)[25]。在某些病例中，也可出现结核样肉芽肿(非干酪样坏死、外周淋巴细胞浸润范围＞肉芽肿直径的25%)[27,28]。尽管缺乏典型的干酪样坏死[23,29]，但可以见到散在的灶状纤维素样坏死或凝固性坏死[27,30,31]。栅栏状渐进性坏死性肉芽肿很少见[27,32]。

尽管一般认为结节病皮损的表皮是正常的，但有研究显示62例患者中有49例表皮出现异常[33]。苔藓样变[27]和表皮穿通性改变也有报道[27,32,34]。皮下型结节病的肉芽肿浸润局限于皮下组织(图98.1d)[35,36]，主要累及脂肪小叶，间隔一般不受累或轻微受累，表现为小叶性脂膜炎[36]，有时可出现显著的纤维化[37,38]。

巨细胞内可见包涵体。Schaumann小体是嗜碱性、圆形或椭圆形的层状结构，由含钙和铁的黏多糖蛋白构成[25,39]。星状小体一般认为是由被吞噬的胶原纤维形成，有嗜酸性的中心体和外周放射状的棘刺状突起，外观像撑开的雨伞(图98.2a)[40]。这些结构都不是结节病特有的，也可出现在结核、麻风、克罗恩病和铍中毒等肉芽肿性疾病[23,24,41]。在22%～50%的皮肤结节病中可发现具有偏振光特性的异物(图98.2a,b)[27,31,42,43]，表明异物可能是结节病肉芽肿形成的一个发病诱因[42,44]。

肉芽肿中心部位浸润的淋巴细胞一般为CD4辅助性/诱导性T细胞，外周为少量的CD8抑制性/细胞毒性T细胞[45]。免疫荧光结果显示，在一些病例中血管壁和基底膜带可出现IgM沉积，而肉芽肿内和周围可出现IgG沉积[46]。

组织学鉴别诊断

与寻常狼疮鉴别有一定困难，寻常狼疮的肉芽肿周围通常有大量的淋巴细胞浸润，中央有明显的坏死[25]。结核样型麻风的肉芽肿沿神经分布，外观狭长，中央小片状坏死较结节病更常见[25]。结节病中神经不受累，抗酸染色阴性[27]。痤疮肉芽肿通常分布于毛囊周围[25]。与狼疮样利什曼病、肉芽肿性唇炎、克罗恩病、口面部肉芽肿病(见第110章)的鉴别也有一定困难。浆细胞浸润和凝固性坏死是梅毒的

第8部分

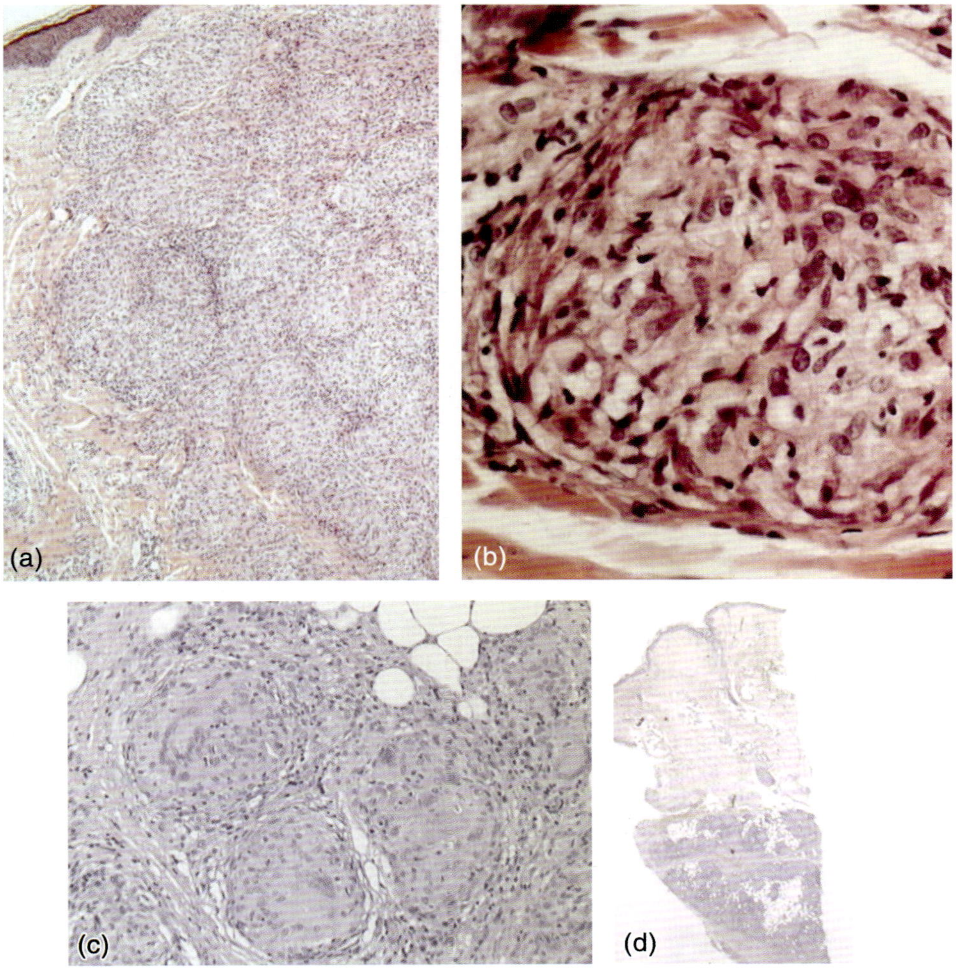

图 98.1　(a)结节病特异性皮损:真皮内结节病肉芽肿。(b)结节病肉芽肿主要由上皮样细胞构成,伴稀疏的淋巴细胞浸润,无坏死。(c)伴有明显多核巨细胞的结节病肉芽肿。(d)低倍视野下的皮下型结节病。肉芽肿性浸润局限于皮下脂肪,主要位于脂肪小叶,呈肉芽肿性小叶性脂膜炎

特征[39]。异物肉芽肿也可以和结节病表现类似,出现偏振光异物并不能排除结节病。对异物的反应更强烈、同时出现结节病其他类型的皮损,以及其他器官受累均有利于结节病的诊断。

结节病相关的结节性红斑与原发性结节性红斑组织病理表现相同[25]。

免疫发病机制

肺结节病患者的支气管肺泡灌洗液中 $CD4^+$ T 细胞数量增加[47-50],这些活化的 T 细胞表现为 Th1 型特征,分泌 IL-2、IFN-γ、IL-12 和 TNF-α[51-53]。IFN-γ 活化巨噬细胞并诱导其转化为多核巨细胞,而 TNF-α 诱导其分化为上皮样细胞[54]。巨噬细胞也分泌 IFN-γ、TNF-α 以及 CXCL10 等趋化因子,进一步吸引 $CD4^+$ Th1 细胞聚集[55,56]。推测 IFN-γ 可通过诱导 P21 的高表达而抑制巨噬细胞凋亡,从而导致肉芽肿长期存在[57]。TNF-α 被认为是导致肉芽肿发展和持续存在的主要细胞因子[58,59],也是通过刺激成纤维细胞增生和胶原合成导致肺纤维化的原因[60]。因此,理论上推测 TNF-α 拮抗药对结节病的治疗是有益的,但这种推测与临床实践相冲突[61],曾有应用 TNF-α 拮抗药诱导结节病发生的病例报告[62]。

还有多例报告显示,应用 IFN-α 治疗丙型肝炎和黑素瘤可诱导结节病的发生[13,63-69]。研究表明,IFN-α 可促进 IFN-γ 和 IL-2 的产生,从而促进肉芽肿的形成[64,66,70]。IFN-α 诱导的结节病在用药后 5.4 个月发病[71],多累及皮肤(60%)[66],超过 85% 的患者表现为良性病程,不需停用 IFN-α[66,72]。

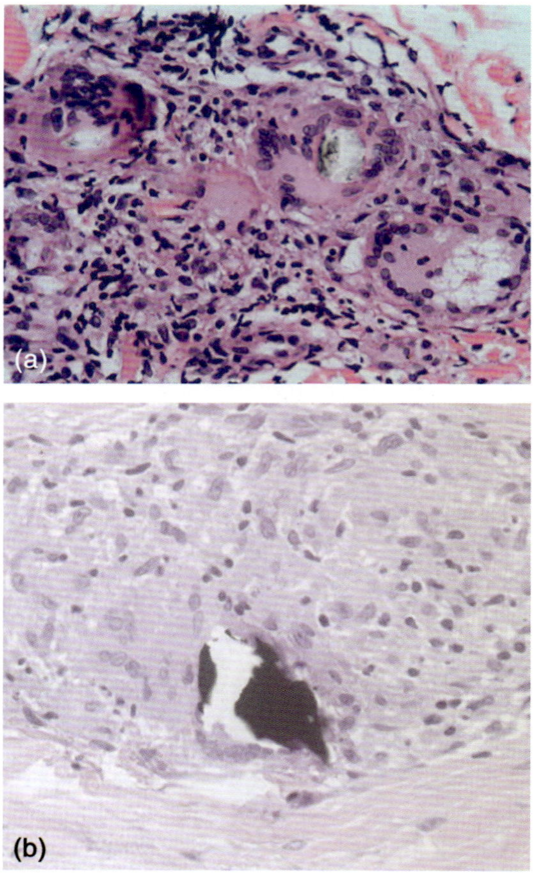

图 98.2 (a)结节病肉芽肿中 1 个星状小体和 2 个异物小体。(b)结节病肉芽肿中 1 个异物小体

致病病原体

由于结节病组织病理表现与结核类似，因此有人推测结核分枝杆菌可能是一个致病因素。对结节病患者进行分枝菌酸、脂肪酸和分枝杆菌抗体等检测，到目前为止也未发现确定性的证据[73-76]。同样，尽管有研究发现，从结节病患者血液中分离出了抗酸染色阳性的 L 型细菌，但之后的研究未发现和健康对照之间存在显著性差异[77,78]。据报道，在 0～80％的结节病患者体内可发现分枝杆菌的 DNA/RNA[79-100]。最近，在结节病标本中检测到了结核分枝杆菌过氧化氢酶-过氧化物酶[101,102]。然而，缺乏干酪样坏死、PPD 阴性、抗结核治疗无效等现象均不支持结核杆菌参与了结节病的发病[100]。

曾有人从肺结节病患者的支气管肺泡灌洗液中分离出痤疮丙酸杆菌，也曾检测到短棒杆菌的 DNA[94,98,103]。但是，痤疮丙酸杆菌是存在于周边肺组织的正常寄生菌，它的出现对于结节病的发病不具有特异性[94,98,104]。曾被一些研究者认为可能与结节病发病相关，但最终又被否定的病原体还有立克次体[105,106]、肺炎衣原体[107,108]、博氏疏螺旋体[109-112]、疱疹病毒 8 型[113-116]、EB 病毒[100]等。能够形成结节病样肉芽肿的组织胞质菌和其他的一些真菌也曾被怀疑是可能的致病微生物，但这些微生物的地理分布特点将它们排除在外[39]。

遗传学

2.7％～17％的结节病患者有家族史[55]。如果一级亲属患有结节病，其患病可能性增加 5 倍[117]。如果同卵双胞胎中一人患病，则另一人患病的风险比普通人高 80 倍，而如果是异卵双胞胎，只升高 7 倍[118]。结节病不是单基因遗传病。

关于结节病与特异性基因产物之间具有相关性的最早报道是急性结节病与人类白细胞抗原(human leucocyte antigen，HLA) Ⅰ 类分子——HLA-B8 之间的相关性[119]。之后发现，HLA-Ⅱ类分子也与结节病相关。在非洲裔美国人和白人，HLA-DR 等位基因 DRB1＊1101 与结节病的发展显著相关[120]。其他 HLA 基因型与疾病的表型相关而与易感性无关。例如，HLA-DQB1＊0201 和 HLA-DRB1＊0301 与结节病的急性发病和良好预后显著相关[121-123]。全基因组扫描已经发现了多个与结节病易感性增加相关的基因，如嗜乳脂蛋白-相似蛋白 2 基因、膜联蛋白 A11 基因[124-127]。近年来，又发现了一些其他的相关基因[56]。但是，目前这些已知的相关基因还不足以用来推测结节病的遗传易感性[55]。

环境因素

多种环境因素(例如铍)可诱发结节病样肉芽肿[128]。同时，结节病易累及的器官(如肺、皮肤、眼)也暴露于环境中。因此推测结节病的发病与环境因素有关，结节病的季节性发作也支持这种可能性[129-133]。已报道多种环境因素可增加结节病的发病风险，包括暴露于乔木花粉[134]、无机物颗粒[135]、杀虫剂[136]和真菌[136,137]。职业相关性研究表明结节病与美国海军[138]、金属加工[137]、消防[139]、建材加工[140]等职业相关。有意义的是，在世贸中心灾难之后，纽约消防队员结节病样肉芽肿性肺部疾病的发病率明显升高[141]。然而，到目前为止，还不能肯定任何单一的感染因素、环境因素或基因位点与结节病的发病有明确的关系[136]。

临床表现

结节病的系统表现

在进行胸部 X 线检查时发现患有结节病的病例并不罕见。结节病的临床发病可以是急性的，也可以是隐匿性的。急性或亚急性结节病的发展需经历数周或数月，通常预后良好[129]。以轻度的全身症状为特征，如疲劳、乏力、食欲减退、体重减轻、低热、关节痛及呼吸道症状。起病隐匿的结节病，要经历几个月才会出现明显的临床表现，通常以呼吸道症状为主诉来就诊，有时伴有肺部以外其他器官的相关表现，但无全身症状，常与慢性病程和永久性器官损害相关[7,142,143]。

肺结节病

90%的结节病患者有胸腔内受累，可以无症状，也可以出现干咳和运动时呼吸困难，咯血少见。以胸部 X 线的表现为基础，肺结节病的表现可分为 4 期（表 98.1）。图 98.3 是二期胸片表现。不典型的胸片表现包括大结节、肺泡浸润、肺门钙化、胸腔积液和气胸[144,145]。结节病相关的肺性高血压是晚期病例的典型表现，可伴有肺纤维化、肺血管系统破坏和慢性低氧血症[146-148]。

表 98.1 肺结节病的胸片分期[a]

胸片分期	发病期(%)	缓解期(%)
0 期：胸片未见异常	<10	—
Ⅰ期：双侧肺门淋巴结增大，肺部无异常	50	60～90(<10%可进展为肺部浸润)
Ⅱ期：双侧肺门淋巴结增大伴肺浸润	30	40～70
Ⅲ期[b]：肺浸润，不伴有肺门淋巴结增大	10～15	<10

摘自：Hunninghake 等，1993[3] 美国胸科协会。

[a] 分期基于胸片表现。尽管高分辨率 CT 可能提示为不同的分期，但出现这种情况的病例数有限，不必改变目前的分期标准。

[b] Ⅲ期可进一步分为Ⅳ期，包括晚期肺纤维化（肺门收缩、粗大条纹状影、蜂窝肺、肺大疱、肺气肿、肺结构扭曲和肺性高血压）。

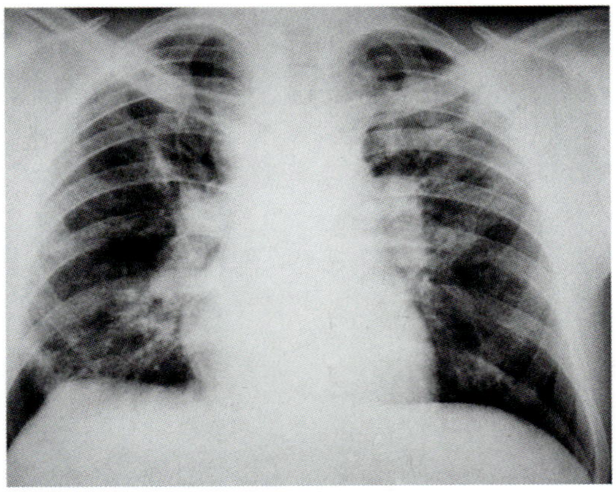

图 98.3 二期肺结节病胸片表现（右侧气管旁淋巴结增大和以上、中肺叶为主的肺浸润）

肺外结节病

眼：15%～20%的结节病患者有眼部受累。尽管结节病患者眼部的受累可无症状，但每一个结节病患者都应进行裂隙灯和眼底镜检查[149]。常见的结节病眼部病变的表现是前/后葡萄膜炎、脉络膜视网膜炎、视网膜静脉周围炎、视盘水肿和视网膜出血。也可出现滤泡性结膜炎、泪腺受累，以及干燥性角膜结膜炎[150-154]。未治疗病例晚期可出现继发性青光眼、白内障，甚至失明[155]。

网状内皮系统：结节病可累及颈部、锁骨上、肱骨内上髁、腋窝和腹股沟淋巴结。另外，除了胸腔内淋巴结，肠系膜淋巴结和腹膜后淋巴结也可受累。尽管脾大只见于 5%～10%的病例，但脾浸润常见，可导致脾功能亢进和全血细胞减少[156]。骨髓受累罕见[2,3]。

肝：20%～30%的患者可出现轻度肝大伴轻度胆汁淤积。肝穿刺活检发现高达 75%的患者出现非干酪性肉芽肿。肝结节病主要累及门静脉周围区域。严重的慢性胆汁淤积综合征、门静脉高压症、巴-希二氏综合征罕见。CT 检查可发现肝多发低密度结节影[157-159]。

神经：5%～10%的结节病患者可出现神经受累的临床表现[2,3]。最易侵犯基底部脑膜，因此，脑神经受累症状尤其是面神经麻痹最常见。其他的表现包括无菌性脑膜炎、癫痫、锥体束征、视神经功能受损、视盘水肿、伴有尿崩症或垂体功能减退的下丘脑-垂体病变，以及认知损害[160-164]。增强 MRI 可显示脑室周围和皮质下类似多发性硬化症的多灶性非强化白质病变、脑膜强化、占位性病变和脑积水[165,166]。

肌肉骨骼系统：一过性或慢性关节痛常见，而明显的关节炎少见。无症状性肌肉受累常见，而有症状的弥散性或结节性肌炎罕见。骨损害少见，如果出现，多表现为溶骨性损害，局限于手、足部位[2,3]。

心脏：5％的患者出现心脏受累。表现为室上性和室性心律失常、房室间或室内传导异常可导致完全性心脏传导阻滞甚至猝死。可出现乳头肌功能不全和充血性心力衰竭。肺源性心脏病通常继发于慢性肺纤维化[167,168]。心脏 MRI 和 PET 扫描是目前诊断心脏结节病最有效的检查手段。心肌心内膜活检尽管诊断率较低，但可显示肉芽肿性病变[169,170]。

其他表现：结节病腮腺受累常见，可引起腮腺增大(多为双侧)和口腔干燥。可出现一过性或持续性高钙血症和高钙尿症，但很少合并肾钙质沉着症和肾结石，这可能是由于肉芽肿产生了较多的 1.25-二羟基维生素 D[171]。有文献报道，结节病可出现间质性淋巴细胞性或肉芽肿性肾炎和肾衰竭[172,173]。结节病可累及上呼吸道的任何部位，最常见的症状是鼻塞[174]。胃肠道、生殖器、内分泌系统和乳房受累少见[2,3]。

病程和预后：大多数患者，尤其是急性发病的患者，可在 2～5 年内自愈，不留任何后遗症。Löfgren 综合征预后良好。10％～30％的患者会呈现慢性进展性病程，有时尽管经过治疗，也会发生不可逆的纤维化[3,129,142]。偶尔会出现已自愈多年的结节病又复发的现象，多见于 Löfgren 综合征患者[175]。除了严重的慢性病变，结节病不是妊娠的禁忌证，但分娩后可出现疾病复发。本病死亡率低于 5％。

结节病的皮肤表现

结节病的皮肤表现多种多样，被认为是皮肤病中的“模仿大师”之一。结节病的皮损可分为特异性和非特异性两类[176]。特异性皮损是指那些组织病理上表现为结节病肉芽肿的皮损[176,177]，常见的特异性皮损包括斑丘疹、斑块、冻疮样狼疮、瘢痕型结节病和皮下型结节病[176,177-181]。最重要的非特异性皮损是结节性红斑。结节病皮损的发生率女性高于男性(2∶1)，黑人高于其他人种[176]。

结节病的特异性皮损

9％～37％的系统性结节病患者会出现特异性皮损[7,179,182-188]。这些皮损可出现在疾病的任何阶段，但一般在疾病的起始阶段发生，多由皮肤科医师做出诊断[31,189,190]。对于疑似结节病的患者，在初诊时必须进行全面的皮肤检查[177]。皮肤活检是重要的诊断方法，损伤相对较小，能够提供早期、快速诊断[191]，还可避免其他损伤较大的侵入性检查手段[177]。

有或没有特异性的皮损与结节病的预后无显著相关性[177,189,192,193]。但是，某些皮损与急性结节病相关，而另一些皮损与预后较差的慢性结节病相关。

结节病的临床表现是由真皮内出现上皮样肉芽肿[39]引起。特异性皮损呈红棕色或紫红色，常多发，无明显自觉症状。玻片压诊呈淡棕黄色或肉芽肿性疾病特征性的“苹果酱”色(图 98.4a,b)，但颜色较寻常狼疮暗[176]。表皮一般不受累[39]。同一个患者可出现不同的皮损。

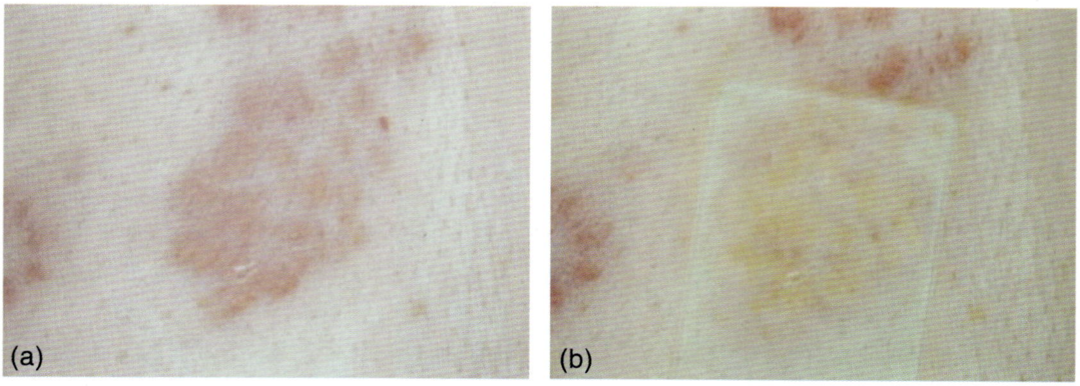

图 98.4 结节病肉芽肿(a)玻片压诊下呈“苹果酱样结节”(b)

斑丘疹型结节病

斑疹和丘疹是最常见的特异性皮损[176,177,180,194]，包括轻度浸润的斑片和直径小于 10mm 浸润明显的皮损。皮损呈黄褐色或红褐色，表皮无明显变化(图 98.5)。枕部、躯干、四肢甚至黏膜均可受累，但最常见于面部，尤其是眼周和鼻唇沟[176,178,179]。皮损可类似于睑黄瘤、酒渣鼻、二期梅毒、红斑狼疮、毛发上皮瘤、皮脂腺腺瘤、环状肉芽肿、光泽苔藓和汗管瘤[175-197]。这些皮损通常是暂时性的，先于其他症状出现，提示结节病的发病[178]。有些病例中，丘疹可扩大或融合形成斑块[176,198]。

斑丘疹通常在 2 年内自行消退或经治疗后消退，不留明显瘢痕。通常与系统性结节病的急性表现相关，如肺门淋巴结大、结节性红斑、急性葡萄膜炎、外周淋巴结大及腮腺肿大等[179,193,199]。因此，斑丘疹型结节病通常较其他类型的皮肤结节病预后更好[177,190]。

有人报道了累及膝关节伸侧皮肤的特殊类型的丘疹性损害。这些丘疹群集分布于膝关节，通常线状排列，呈苔藓样外观(图 98.6)[200]。组织病理检查多可发现具有偏振光特性的异物。这些皮损通常是一过性的，容易被忽略。因此，当疑似结节病时，应注意检查患者的膝关节[200]。

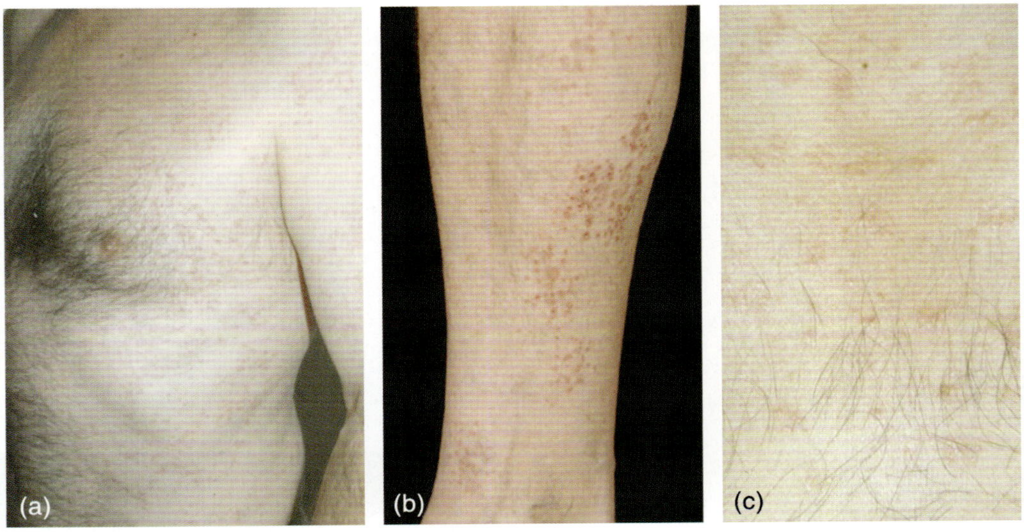

图 98.5 (a)胸部和上肢的斑丘疹型结节病。(b)下肢的斑丘疹型结节病。(c)胸前区的斑丘疹型结节病

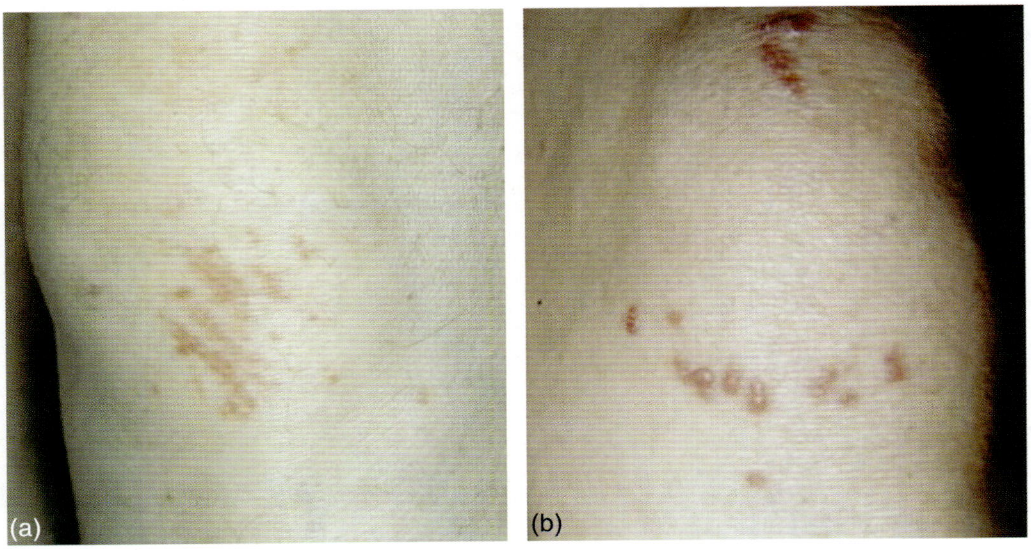

图 98.6 膝关节的丘疹型结节病

第8部分

结节和斑块型结节病

一些研究认为，此型与斑丘疹型同样常见，但也有研究认为，此型比斑丘疹型更常见[177,201]。一般表现为多发的圆形、椭圆形浸润性红棕色斑块（图 98.7）[176,177]。皮疹直径超过 10mm，较丘疹更厚、更硬、更持久，有时呈乳头状突起（图 98.8a，b）。斑块可与结节性皮损同时出现（图 98.9a，b）。可累及面部、头皮、背部、臀部和四肢（图 98.10）[177]。由于斑块中央可逐渐消退，周边向外扩展，而呈环状外观，这种皮损尤其好发于前额和颈部[179,193]（图 98.11）。结节病的斑块可类似于寻常狼疮、类脂质渐进性坏死、硬斑病、麻风病、利什曼病、盘状红斑狼疮和环状肉芽肿[195,202]。

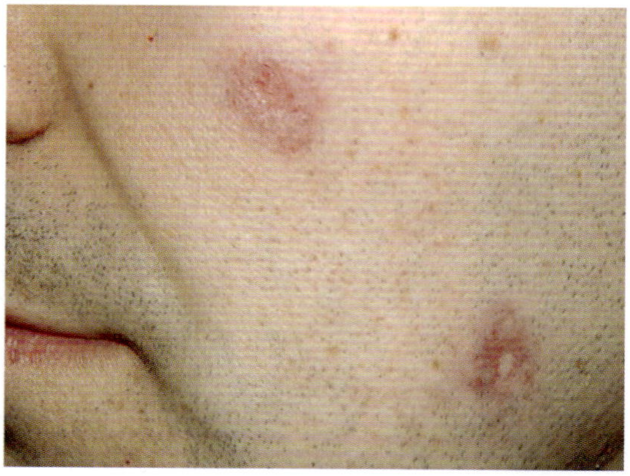

图 98.7 面颊部结节病的斑块

治疗后，斑块易复发，完全消退后可遗留永久性瘢痕[176,178,179,192,203]。斑块与结节病的慢性表现相关，如肺纤维化、外周淋巴结大、脾大和慢性葡萄膜炎[177,192-194,199,204]。具有斑块性皮损的结节病患者，系统损害的活动性通常超过 2 年[177,190,193]。然而，不像冻疮样狼疮，斑块性皮损通常与骨囊肿或上呼吸道结节病之间无相关性[178]。

冻疮样狼疮

冻疮样狼疮是皮肤结节病最具特征性的表现[177]。患者年龄通常较其他类型的皮肤结节病患者大，最常见于黑人女性[3,180,205]。白人的发病率在不同的研究中差异较大[190,193,206]。表现为累及鼻、颊、耳、唇、前额和手指的紫红色浸润性斑块[39,176]（图 98.12）。面颊部可出现明显的毛细血管扩张，是特征性的表现之一。冻疮样狼疮的皮损通常无痛，不会形

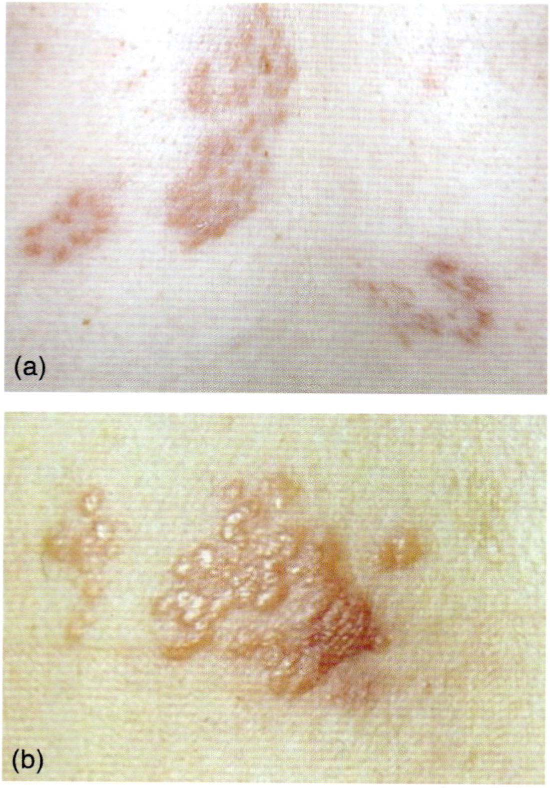

图 98.8 背部斑块型结节病

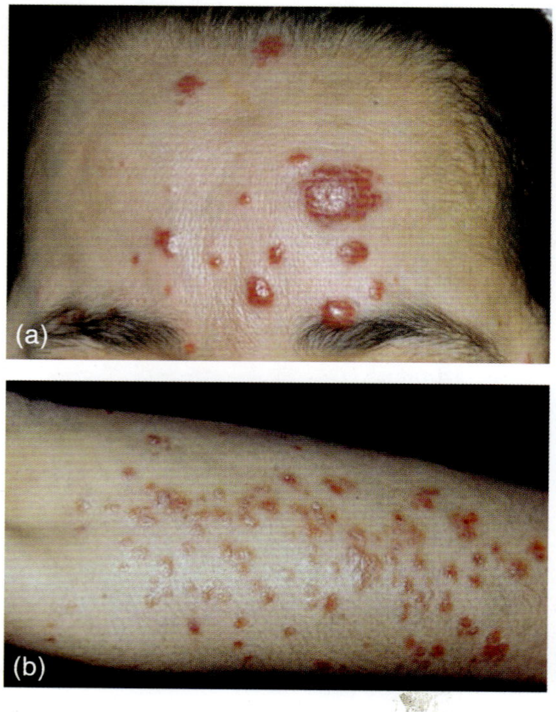

图 98.9 前额斑块、结节(a)和前臂结节(b)

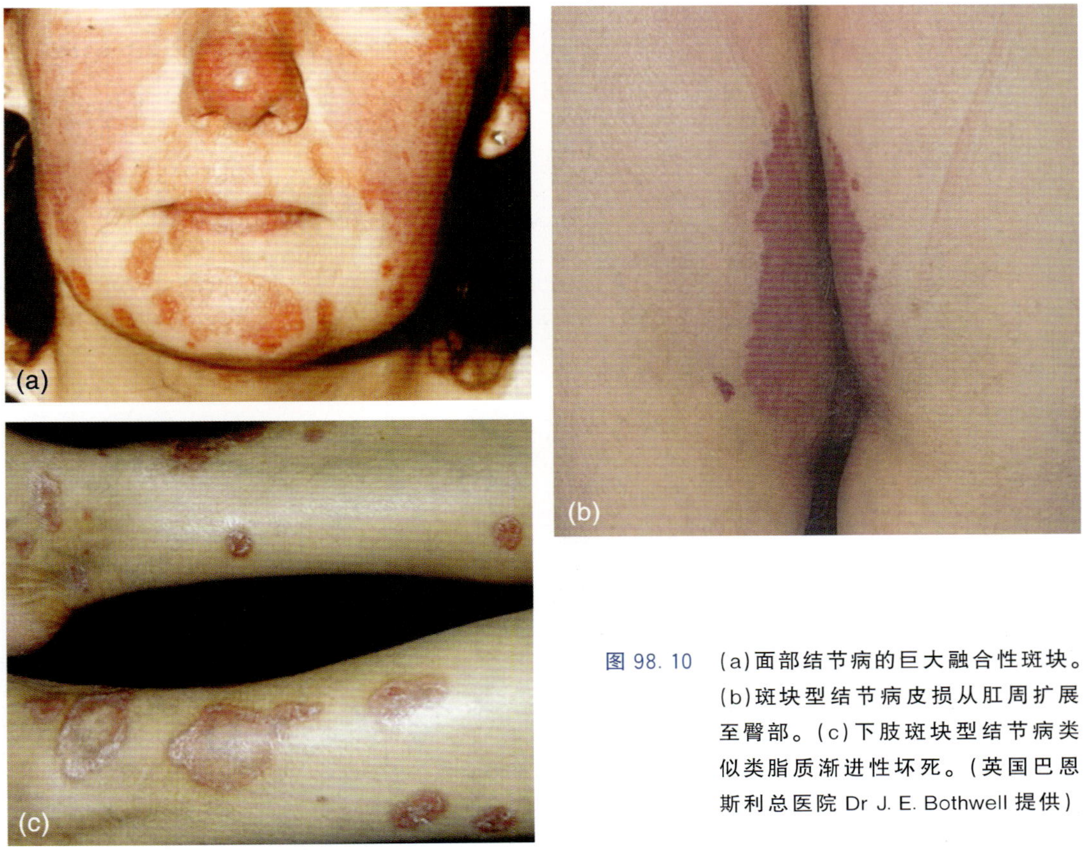

图 98.10　(a)面部结节病的巨大融合性斑块。(b)斑块型结节病皮损从肛周扩展至臀部。(c)下肢斑块型结节病类似类脂质渐进性坏死。(英国巴恩斯利总医院 Dr J. E. Bothwell 提供)

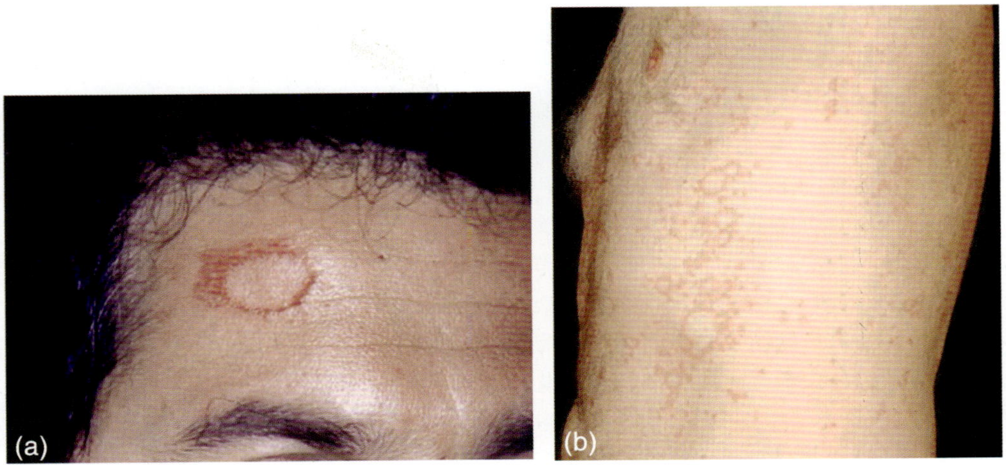

图 98.11　(a)前额环状结节病。(b)泛发的躯干部环状结节病

成溃疡[3]，也不会像寻常狼疮那样致残[39]。但不像其他类型的结节病，冻疮样狼疮可造成明显的面容毁损[207]。皮损可类似于酒渣鼻、寻常狼疮或盘状红斑狼疮[202]。

超过一半的冻疮样狼疮与上呼吸道结节病相关[193,205,208,209]，尤其是皮损累及鼻周的患者[210]。也常与肺纤维化、慢性葡萄膜炎及骨囊肿相关，尤其是累及末端指(趾)骨的骨囊肿[176,178,205]。当末端指(趾)骨发生骨囊肿时，通常可出现甲营养不良的表现[211]。文献报道冻疮样狼疮多呈慢性病程，可持续2～25 年[178,179]。在一项研究中，所有冻疮样狼疮的患者，2 年后随访均表现为慢性活动性病程[193]。

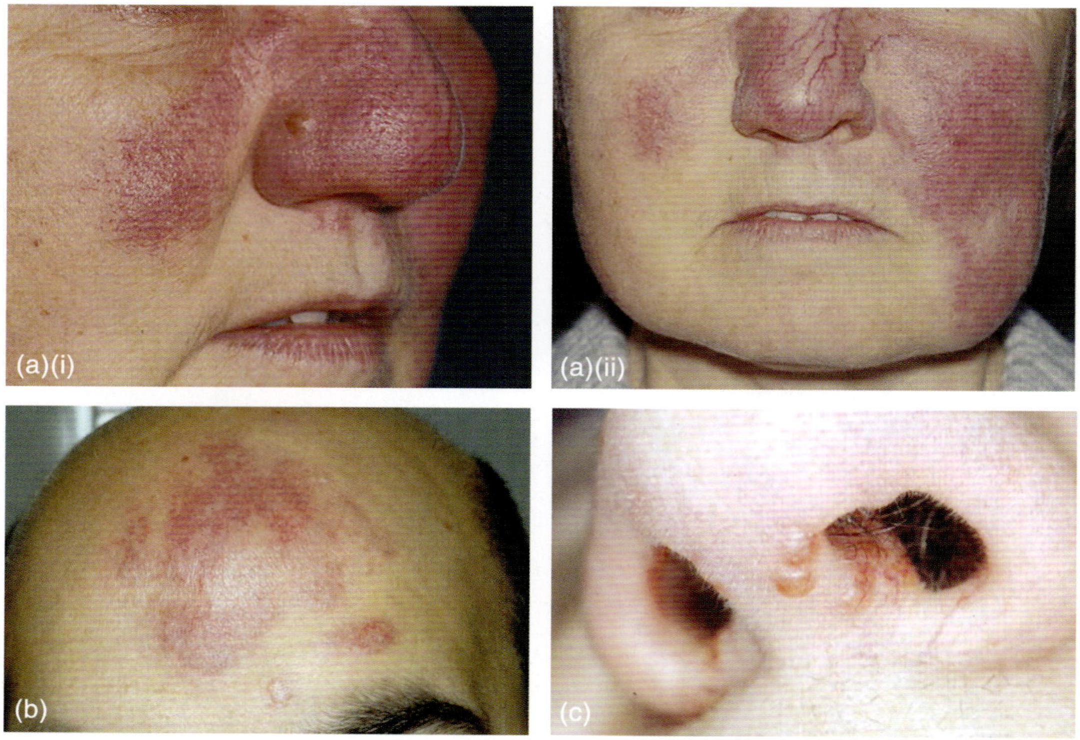

图 98.12 (a)累及鼻和颊部的典型冻疮样狼疮；(b)累及前额的冻疮样狼疮；(c)位于鼻小柱的结节病结节

瘢痕型结节病

瘢痕型结节病可累及手术、外伤、痤疮、静脉穿刺、接种疫苗、带状疱疹或结核菌素试验造成的瘢痕[39,212-214]。文身结节病被认为是瘢痕型结节病的一个变异型[179,215-220]，可发生于文身后数十年，须与文身颜料造成的异物肉芽肿相鉴别[220]。在瘢痕型结节病，陈旧瘢痕出现浸润、红斑，组织病理出现结节病肉芽肿(图 98.13)[55]。9%的皮肤结节病患者可出现瘢痕型结节病[201]，多发于膝关节[39]。瘢痕浸润性变化可随疾病活动而发生[176,179,192,199]。瘢痕型结节病可出现于疾病的始发阶段，因此，当拟诊结节病时，一定要检查瘢痕的变化[39]。然而，更常见的是与持续的肺和纵隔受累、葡萄膜炎、外周淋巴结大、骨囊肿、腮腺浸润相关[178,179,201]。有人提出假说，认为异物可反复刺激瘢痕，作为抗原诱导肉芽肿形成[42,43,212,221]。

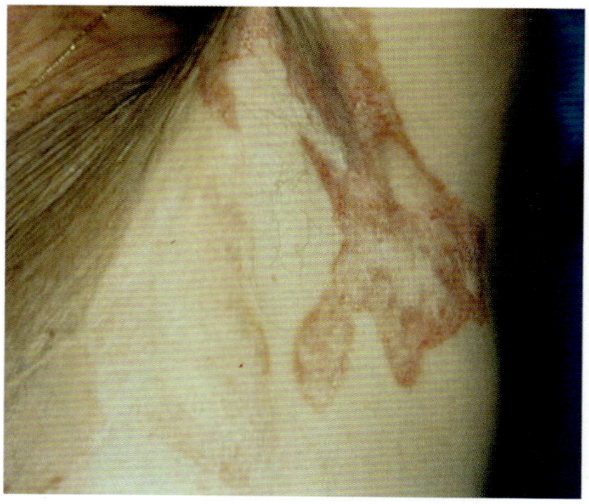

图 98.13 发生于腋窝烧伤瘢痕基础上的瘢痕型结节病

皮下型结节病

皮下型结节病的肉芽肿局限于皮下组织。尽管出现轻微的真皮浸润并不影响皮下型结节病的诊断[222]，但要注意排除真皮的结节性浸润延伸到皮下脂肪[35]。据统计，1.4%～6%的系统性结节病患者可表现为皮下型结节病[36,184,223]，占特异性皮损的12%[36]，多见于白人女性，好发于 50－60 岁[224]。皮损为多发的硬化性皮下结节，多见于四肢。结节无疼痛，表面皮肤正常[176,177,225]。一些研究强调大多数患者皮损发生于前臂，呈梭形(图 98.14)[36,226-229]，可形成从肘部到手的线状排列的硬结[36,229]。在有些病例中，手背可受累，手指出现无症状的梭形硬化性肿胀（结节病性指炎）（图 98.15）[36,230,231]，易被误诊为表皮囊肿、多发性脂囊瘤、钙质沉着症、类风湿结节、硬斑病、皮肤转移癌，以及更少见的其他情况，如结核和深部真菌病[225,232]。也曾有皮下型结节病皮损类似乳腺癌的病例报告[233]。皮下型结节病很少与结节性红斑共存或在结节性红斑发生不久后出现[36]。与结节性红斑相比，皮下型结节病皮损无疼痛、呈肉色且持续时间更长[223,229]。

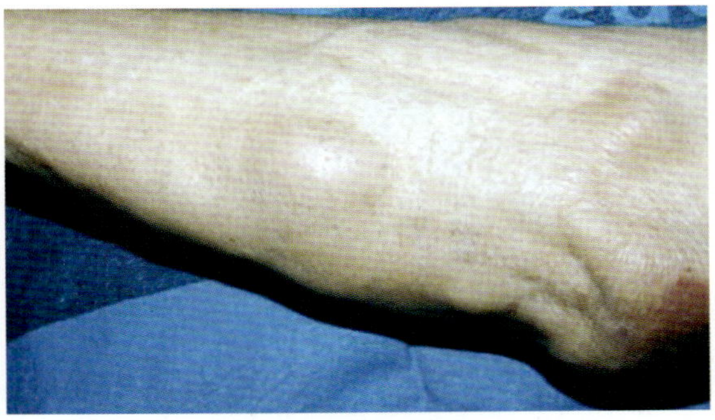

图 98.14　前臂皮下型结节病，表现为从肘到手线状排列的硬结（Mañá 和 Marcoval 提供，2012[457]）

皮下型结节病一般出现于结节病的初发阶段[36,222,224,225]，为诊断的主要依据[36]，与胸部 X 线检查的 Ⅰ 期表现相关，且系统性结节病的活动性不超过 2 年[190]。

皮肤结节病的少见类型

血管狼疮样型结节病

有作者认为，此型是伴有小静脉明显扩张的冻疮样狼疮的变异型。典型表现是女性鼻梁、面中部、双耳或头皮单个隆起的斑块[202,234]。印度的研究显示，本型约占皮肤结节病的 8%[235]。最多见于中国台湾，常与眼部受累相关[236]。

色素减退型结节病

表现为边界清楚的圆形、椭圆形色素减退性斑片，好发于四肢[176,237]。某些皮损中央可出现红色丘疹，呈煎蛋样外观[202]。在 145 例结节病患者的研究中，只有 8 例出现色素减退性改变，大多为加勒比黑人（图 98.16）[184]。须与麻风病、炎症后色素减退、特发性滴状色素减少症、慢性苔藓样糠疹等鉴别[39]。

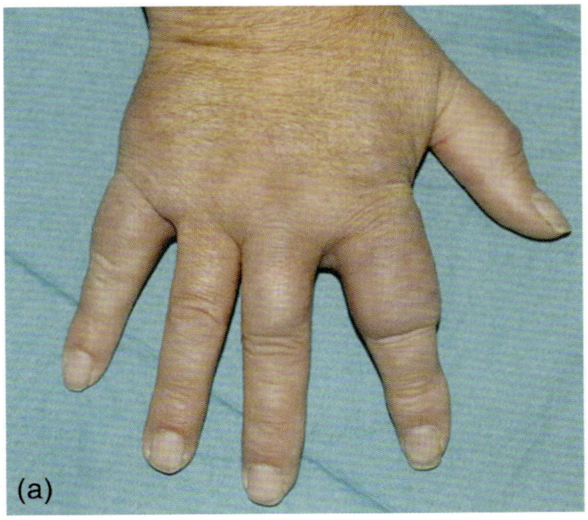

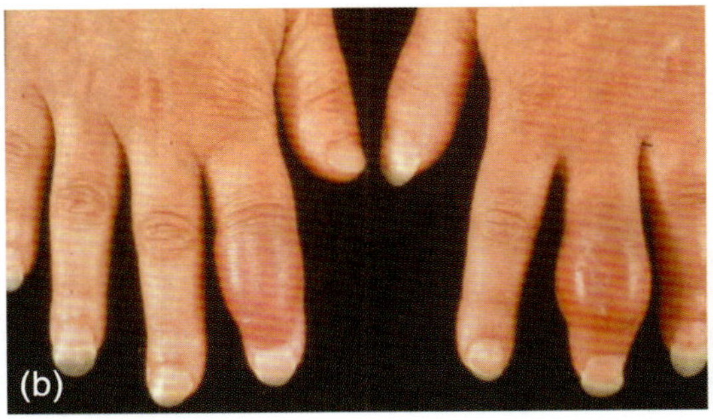

图 98.15　结节病性指炎

组织病理上出现与结节病肉芽肿相关的界面皮炎，为临床上色素减退的原因[238]。

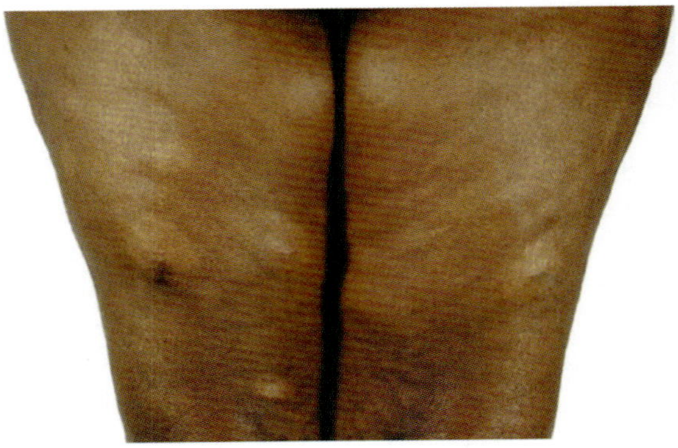

图 98.16　色素减退型结节病（由英国伦敦国王学院医院 Dr S. Walsh 提供）

苔藓样型结节病

本型多见于儿童[239-245]，占皮肤结节病的 1%～2%[246]。表现为多发的 1～3mm 大小扁平或圆顶的红色、皮色丘疹，可累及躯干大部、四肢和面部[243,244]。鉴别诊断包括扁平苔藓、光泽苔藓、苔藓样药疹、红斑狼疮和丘疹性黏蛋白病（黏液水肿性苔藓）[243]。本病皮损无 Wickham 纹[244]。

溃疡型结节病

通常由小腿的丘疹结节或萎缩性皮损发展而来，愈后遗留瘢痕[247,248]。据报道，本型占皮肤结节病的 1.1%～4.8%[193,248]，多见于黑人和日本人[247,249]。最近的报道发现皮损深部可表现为肉芽肿性血管炎[249,250]。

银屑病样型结节病

表现为界限清楚的红色鳞屑性斑块，临床上与银屑病不易鉴别[202,251,252]。本型约占结节病的 0.9%[201]。相比较而言，银屑病的斑块颜色更红，鳞屑更大，且消退后不留瘢痕[203]。

疣状结节病

多发于下肢，表现为界限清楚、伴角化过度的乳头状瘤样皮损[253,254]，已报告的病例多数发生于有慢性系统性疾病的非洲家系[255,256]。皮疹可类似于疣、结节性痒疹、肥厚性扁平苔藓、角化棘皮瘤、鳞状细胞癌或深部真菌病[254,256]。

类脂质渐进性坏死样皮损

胫前淡红色至紫红色中央凹陷的斑块，类似于类脂质渐进性坏死（见图 98.12c）[202,257,258]。临床表现的相似性是由于两者本质上都是肉芽肿性疾病。

鱼鳞病样型结节病

多见于非洲，好发部位为下肢，表现为黏着性、多角形 0.1～1cm 大小的灰色或棕色鳞屑[259-261]。组织病理可见结节病肉芽肿伴致密角化过度、颗粒层消失，类似寻常型鱼鳞病[260,261,262]。

红皮病型结节病

表现为轻度浸润的、大面积融合的红斑。与典型红皮病不同的是，皮疹之间可见正常皮肤[202,263]。有些患者的皮损伴有明显脱屑，被当作获得性鱼鳞病样红皮病报道。作为结节病的非典型表现，组织病理检查必不可少，以排除可引起红皮病的其他更常见的疾病[264]。

硬斑病样皮损

黑人女性多见，好发于大腿，表现为硬化性、萎缩性斑块[265,266]。有些病例的皮损线状排列，类似于线状硬斑病[266,267]。组织病理上除了上皮细胞样肉芽肿外，还可见真皮硬化[265,267,268]。

青斑

结节病很少表现为青斑。已报道的病例大多为日本女性[269,270]。在报道的 5 例患者中，组织病理显示血管周围上皮样细胞肉芽肿导致血管腔狭窄[269]。表现为青斑的结节病发生眼和中枢神经系统受累的概率很高[269,270]。

其他

皮肤结节病其他少见的特异性皮损可类似于盘状红斑狼疮[271,272]、硬化性苔藓[273]、硬化性脂膜炎[274]、蜂窝织炎[275]或乳腺癌铠甲胸[276,277]。其他已报道的少见类型包括假瘤型结节病[278,279]、滤泡型结节病[280]、光线性结节病[281,282]，还有表现为掌红斑[283]或下肢水肿的变异型，一般单侧发病[284,285]。

特殊部位的特异性皮损

脱发

继发于结节病的瘢痕性脱发罕见，主要见于非洲女性[271,286-290]。可出现毛囊角栓，但一般无明显鳞屑[271]。皮损泛发的病例与 Brocq 假性斑秃难以鉴别[202]，但通常伴有结节病的其他皮肤表现[286]。

指(趾)甲

结节病可出现指(趾)甲裂片形出血、薄甲、甲凹点、甲肥厚、甲纵嵴、甲剥离、甲床角化过度、甲沟炎、甲胬肉、甲粗糙脆裂、红甲、褐甲等变化[291-295]。在严重病例，肉芽肿浸润累及甲母质可导致整个甲的缺失[294]。已报道的大多数甲结节病与末节指骨骨囊肿[294,296]和慢性病程[39,294]相关。

口腔

结节病口腔受累少见（图 98.17）[297,298]，好发于颊黏膜，通常表现为散在分布的黏膜下坚实结节[297-299]。也有表现为丘疹、浅表溃疡[297,300]和草莓状龈[301]的报道。鉴别诊断包括口面部肉芽肿病和克罗恩病[302]。

外生殖器

男性生殖器结节病通常表现为睾丸或附睾肿块，皮肤表面无异常[303,304]。也有报道一些患者阴茎或

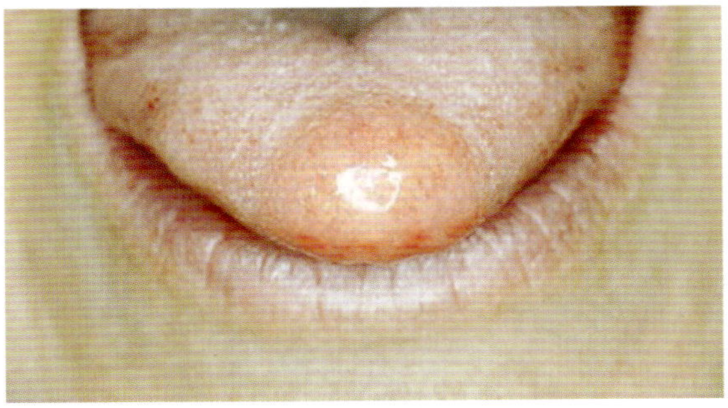

图 98.17 结节病舌受累[摘自:Marcoval J,Mañá J. Specific(granulomatous)oral lesions of sarcoidosis:report of two cases. Med Oral Patol Oral Cir Bucal 2010;15:e456-8[299]. 得到版权方 Medicina Oral S.L. 的许可]

阴囊出现硬化性丘疹、无痛性结节或肿胀[303,305-307]。女性外阴结节病罕见[308,309]。可表现为半透明的红棕色丘疹和结节,注意与结核、克罗恩病、梅毒、异物肉芽肿和性病性淋巴肉芽肿鉴别[309]。

非特异性皮损

结节性红斑是结节病最常见的非特异性皮损,通常是疾病的最初表现(图 98.18a-d)。结节性红斑是急性、良性结节病的标志,患者通常比发生浸润性皮损的患者年轻[193]。最近的研究表明,10%~22%结节性红斑是由结节病造成的[310],同样,20%的结节病与结节性红斑相关[186,201]。

结节性红斑伴双侧肺门淋巴结大和右侧气管旁淋巴结大,伴或不伴肺浸润,称为 Löfgren 综合征[311-314]。北欧年轻女性好发[185,313,315-317],是西班牙结节病最常见的类型[5,188,318]。在 Löfgren 综合征中,结节性红斑可伴发热、多关节痛和葡萄膜炎,预后良好,通常在 1 年内自愈[5,314,316,319-321]。

与结节性红斑相关的结节病通常呈良性、自限性病程[317,320,322-324]。多因素统计学分析显示,结节性红斑的出现是预后是否良好最强的预测因子[322]。然而,伴结节性红斑的结节病预后良好似乎只局限于白人[325]。

其他少见的非特异性皮损包括多形红斑[176,326]、痒疹[327-330]、皮肤钙质沉着症[331-334]和杵状指[335-339],后者被认为是预后不良的征象[340,341]。继发于末节指骨肉芽肿浸润的假性杵状指必须与真正的杵状指相鉴别[342,343]。

在一些病例中报道了 Sweet 综合征和结节病之间的相关性[344-353],主要是与急性结节病的发病相关[353],甚至可先于结节病出现[352]。坏疽性脓皮病也与结节病相关[354-358],尽管这种联系可能是偶然发生的,但有一例患者显示了结节性红斑皮肤活检和坏疽性脓皮病发病之间存在明确的关系[358]。

第8部分

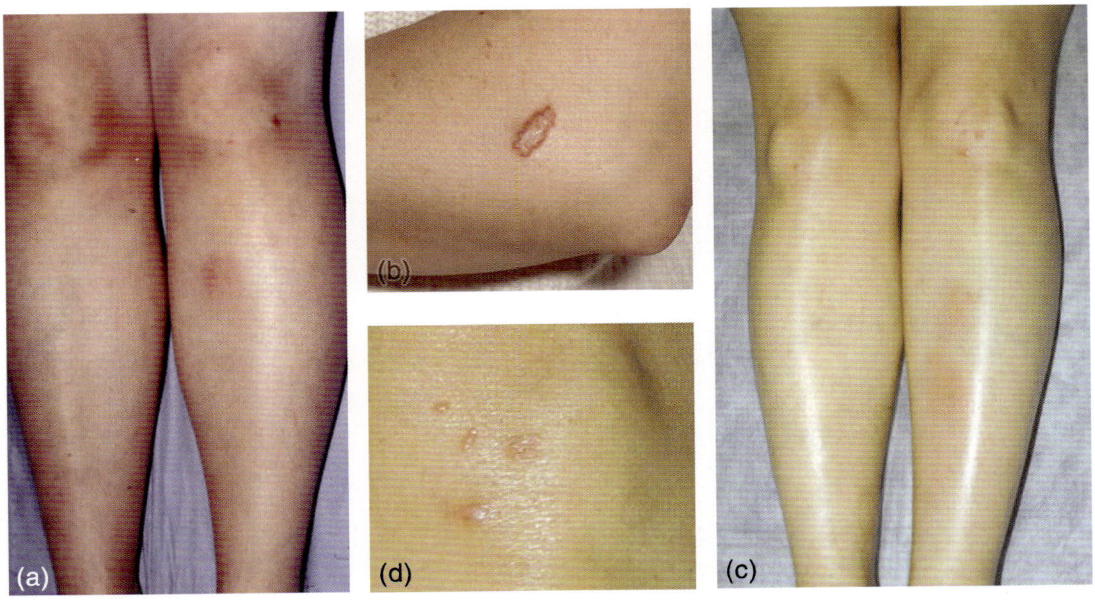

图 98.18 (a,c)2 例 Löfgren 综合征患者结节性红斑伴肘部(b)和膝盖(c,d)瘢痕中的丘疹结节病

检查

至少 60%的患者血清血管紧张素转换酶升高；肺功能检查提示用力肺活量和一氧化碳弥散能力下降。晚期肺纤维化可造成气道变形，一秒用力呼气容积(FEV_1)下降[2,3]。当胸片呈典型表现时，高分辨率CT 并非必需，但当胸片出现不典型表现时，胸部高分辨率 CT 具有诊断意义。除了双侧肺门淋巴结大，最常见的表现是分布于支气管血管束和胸膜下的弥漫性小结节影、小叶间隔增厚、片状磨玻璃样阴影以及主要累及中、上肺叶伴支气管充气征的融合性结节性阴影[359]。支气管肺泡灌洗液提示淋巴细胞性肺泡炎，CD4/CD8>3.5，敏感度 53%，特异性 94%。但此项检查不是常规检查项目，除非有经支气管肺活检的指征。超过 80%的患者结核菌素试验阴性[129]。18F-脱氧葡萄糖 PET(^{18}F-FDG PET)显像对于评估结节病的活动性和范围，敏感度较^{67} 镓扫描更高(图 98.19)。^{18}F-FDG PET/CT 主要用于发现隐蔽部位肉芽肿并进行活检，还可检测肺纤维化的结节病患者残存的肺活性[360]。

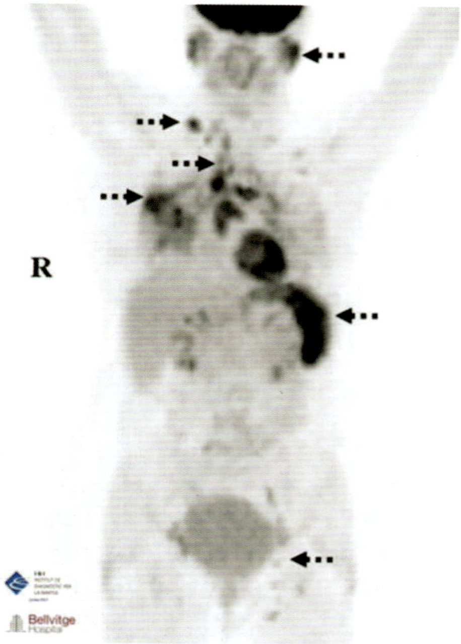

图 98.19 51 岁女性系统性结节病患者全身^{18}F-FDG PET 扫描显示锁骨上、纵隔、髂淋巴结代谢增高，双侧肺浸润，双侧腮腺、脾摄取增加(西班牙巴塞罗那 Bellvitge 大学医院 PET 中心提供)

诊断标准

结节病的诊断依赖于临床表现、放射线检查，以及组织病理表现为非干酪性肉芽肿，且分枝杆菌和真菌培养阴性，还要注意排除其他的肉芽肿性疾病[3]。框图 98.1 是基础的诊断方案。最常用的活检是经支气管活检、皮肤活检和周围淋巴结活检。当临床和放射线检查表现不典型，尤其是胸片表现为 0 期时，至少需要 2 处活检阳性结果。Löfgren 综合征易于诊断，组织病理学检查并非必须[3]。

框图 98.1 结节病患者的基础评估标准

- 病史(包括职业和环境暴露史)
- 体格检查
- 眼科检查(裂隙灯和检眼镜)
- 胸片
- 标准血液学和生化检查(包括尿钙和血清钙、肝酶和肾功)以及血清血管紧张素转换酶
- 心电图
- 肺功能(包括肺活量测定和一氧化碳弥散量)
- 结核菌素试验
- 活检(包括分枝杆菌和真菌培养)

治疗

口服糖皮质激素是治疗系统性结节病的选择[3]。肺结节病的推荐剂量为泼尼松龙 30～40mg/24 h，在至少 1 年内逐渐减量至 5～10mg/24 h 或 10～20mg/48 h[3,177]。在严重葡萄膜炎、神经结节病或心脏受累患者，激素用量为泼尼松龙 1mg/(kg·24h)[3]。当激素撤药困难时，可考虑使用其他药物如氯喹或细胞毒药物[3]。

针对系统损害的治疗对皮损有效，但激素减量的过程中皮损常有复发[195,361]。无明显内脏受累的患者，口服激素治疗皮损并非完全有效，推荐使用口服激素的治疗方案多来自孤立的病例报告或短篇研究报告[195,362,363]。对于不影响美观且无明显自觉症状的皮肤结节病，并非必须治疗。

一线治疗

轻、中度结节病

外用强效糖皮质激素治疗皮损有效，且不良反应较少[364,365]。病损局部注射 5～20mg/ml 曲安奈德，每 3～4 周重复治疗 1 次，可能效果更好[366-369]。

严重毁容的皮肤结节病或冻疮样狼疮

给予泼尼松龙 20～60mg/24h 直到临床缓解(通常 1～3 个月),然后每周减量 5～10mg,减至防止复发的最小维持量[361,367,369],当最小维持量超过泼尼松龙 10mg/d 时,应考虑加用其他可减少激素用量的药物[370]。结节病患者发生骨质疏松的机制是多方面的,因此,需长期口服激素治疗的患者均应进行基线骨密度检查。对于没有高钙血症和肾结石的患者,口服钙剂是有益的,但额外补充维生素 D 的意义还不是很明确。应在夏季检测血钙水平,以排除高钙血症。双膦酸盐类对治疗糖皮质激素导致的骨质疏松症有效[371]。

二线治疗

抗疟药、甲氨蝶呤、四环素可作为轻中度结节病的二线治疗,也可用于严重毁容性结节病或冻疮样狼疮,以减少激素用量。当患者存在系统应用糖皮质激素的禁忌证时,这些药物可作为首选[363]。

抗疟药

羟氯喹(200～400mg/d)和氯喹(250～500mg/d)是最常用的两种药物[372-374]。对慢性皮损疗效较好,也可作为减少激素用量的药物用于治疗严重病例(图 98.20)[177]。最近的综述表明,78 例单独应用氯喹或羟氯喹进行治疗的患者,57 例症状改善[375]。羟氯喹发生视网膜病变的概率更低,而氯喹似乎更有效[371,374,376]。尽管关于羟氯喹眼毒性的发生率,以及是否需要常规筛查证据有限,但还是推荐每 6～12 个月进行眼部检查[371]。

甲氨蝶呤

甲氨蝶呤是系统性结节病非激素类治疗药物中研究最广泛的[371]。对皮损治疗的整体有效率高于 80%[371,377,378]。既可单独用于顽固性皮损的治疗,也可与激素联合应用,减少激素用量[379],对皮损和肺部病变均有效[361,378,380,381]。用药期间,应注意监测患者的中性粒细胞、肾功能,以及对肝和肺的毒性。补充叶酸可减轻甲氨蝶呤引起的恶心[371](见第 19 章)。甲氨蝶呤起效可能至少需要 6 个月[379]。

四环素

多项非随机研究表明四环素类药物治疗皮肤结节病有效[369,382-384]。12 例慢性皮肤结节病患者,用米诺环素 100mg,每日 3 次口服治疗,其中 8 例完全消退,2 例部分缓解[382]。但也有报道,冻疮样狼疮对四环素类药物反应欠佳[385]。尽管具体机制还不是很清楚,但米诺环素的抗炎活性可能是作用机制之一[371]。由于四环素类药物良好的安全性,有人提出如下治疗策略:首先选用米诺环素治疗 3 个月,如疗效不满意,加入羟氯喹,如仍达不到预期效果,再加入甲氨蝶呤[363]。

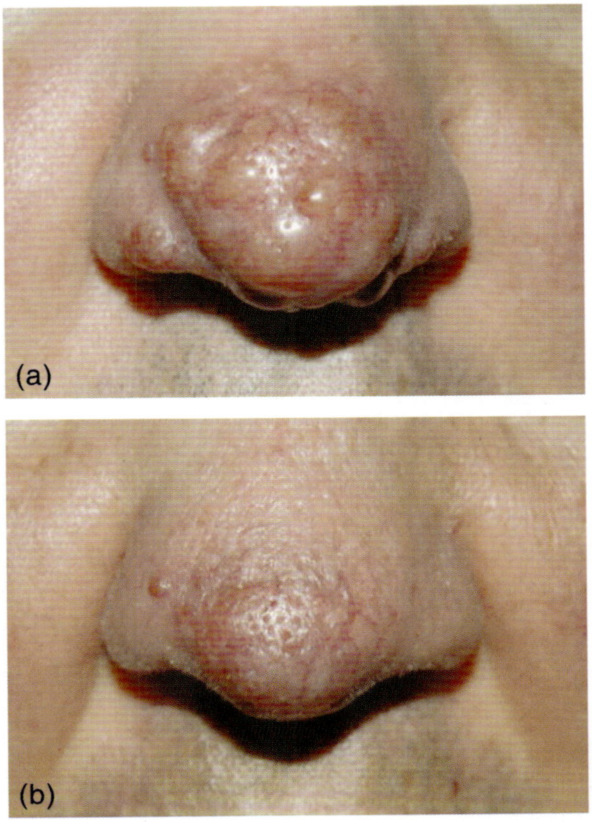

图 98.20 羟氯喹治疗红斑狼疮前后变化

三线治疗

TNF-α 抑制剂

很多病例报告和小型研究报道了英夫利西单抗对常规治疗无效的皮肤结节病包括冻疮样狼疮有效[385,386-392]。尽管在一些随机安慰剂对照研究中发现,对面部皮损的疗效与安慰剂相比无明显差异[393],而且也有多例抗 TNF 治疗诱导结节病的报道[394-404],但英夫利西单抗仍被认为是难治性皮肤结节病三线治疗的候选方案[363,390,392]。也有成功使用阿达木单抗[391,404-408]的研究,但一般不推荐依那西普单抗[408-411]。

其他疗法

非系统治疗

有报道显示一些病例局部治疗有效,如外用他克莫司[412-415]、外用补骨脂素和 UVA[416]、CO_2 激光和脉冲染料激光[417-421]、手术切除[207,422-425],以及光动力治疗[426-428]。很少使用放射治疗[429]。

系统治疗

异维A酸[430-432]、麦考酚酯[433]、别嘌醇[434-438]、己酮可可碱[439]、他克莫司[440]、延胡索酸酯[441,442]、PUVA[361,443,444]、曲尼司特[445]、阿普斯特[446]、苯丁酸氮芥[369,447]、来氟米特[369,447]、褪黑素[448,449]等偶有应用，可取得一定疗效。环孢素的应用存在争议[369,447]。沙利度胺具有多种药理作用，包括阻断TNF，有报道显示对其他治疗方法无效的结节病患者有效[450-455]。然而，由于沙利度胺的致畸性和导致周围神经病的高风险性，临床应用受限[455,456]。

皮肤结节病样反应

系统性结节病的皮损和其他原因导致的皮肤结节病样肉芽肿组织病理上鉴别很困难。因此，皮肤出现非干酪性肉芽肿，而无其他器官受累证据，不足以诊断结节病[3]。那些不明原因出现皮肤结节病样肉芽肿的病例，诊断为特发性结节病样反应更合适。这些患者应密切随访，因为随着疾病的发展，其中的一些患者可能会累及其他器官，从而符合结节病的诊断标准。

（译者：张继刚　一审：孙东杰　二审：许德田　三审：侯麦花　润色：宋育瑶）

参考文献

所有文献请查阅网址：www. rooksdermatology. com.

以下列出的是重要参考文献。

[3] Hunninghake GW, Costabel U, Ando M, *et al*. ATS/ERS/WASOG Statement on sarcoidosis. Sarcoidosis Vasc Diff Lung Dis 1999; 16: 149-73/*Am J Respir Crit Care Med* 1999;160:736-55.

[27] Ball NJ, Kho GT, Martinka M. The histopathologic spectrum of cutaneous sarcoidosis: a study of twenty-eight cases. *J Cutan Pathol* 2004;31:160-8.

[42] Marcoval J, Mañá J, Moreno A, *et al*. Foreign bodies in granulomatous cutaneous lesions of patients with systemic sarcoidosis. *Arch Dermatol* 2001;137:427-30.

[176] Elgart ML. Cutaneous sarcoidosis: definitions and types of lesions. *Clin Dermatol* 1986;4:35-45.

[190] Marcoval J, Mañá J, Rubio M. Specific cutaneous lesions in patients with systemic sarcoidosis: relationship to severity and chronicity of disease. *Clin Exp Dermatol* 2011;36:739-44.

[193] Veien NK, Stahl D, Brodthagen H. Cutaneous sarcoidosis in caucasians. *J Am Acad Dermatol* 1987;16:534-40.

[194] Olive KE, Kataria YP. Cutaneous manifestations of sarcoidosis: relationship to other organ system involvement, abnormal laboratory measurements, and disease course. *Arch Intern Med* 1985;145:1811-14.

[360] Teirstein AS, Machac J, Almeida O, *et al*. Results of 188 whole-body fluorodeoxyglucose positron emission tomography scans in 137 patients with sarcoidosis. *Chest* 2007; 132:1949-53.

[385] Stagaki E, Mountford WK, Lackland DT, Judson MA. The treatment of lupus pernio: results of 116 treatment courses in 54 patients. *Chest* 2009;135:468-76.

[393] Baughman RP, Drent M, Kavuru M, *et al*. Infliximab therapy in patients with chronic sarcoidosis and pulmonary involvement. *Am J Respir Crit Care Med* 2006; 174: 795-802.

第 99 章

脂膜炎

99

Luis Requena

Department of Dermatology, Fundación Jiménez Díaz, Madrid, Spain

皮下脂肪的解剖和生理学

概述

了解皮下脂肪的结构和功能对于理解皮下脂肪在炎症中的效应至关重要。皮下组织(subcutis)主要由在结缔组织框架中起支持作用的脂肪细胞组成(图 99.1)。皮下脂肪几乎普遍存在于体表皮肤和深筋膜之间,在正常状态下,约占体重的 10%(图 99.2)。它形成一种特殊的、严密调节的代谢储备,能够储存或迅速释放能量,可供维持人体生命大约 40d 之需[1]。皮下脂肪还起到隔热层和保护垫的作用,以防止热量丢失和外部损伤。皮下脂肪还为其上覆盖的皮肤提供结构支持,并具有维持美观的功能,如影响面部轮廓。

眼睑和男性生殖器没有皮下脂肪。脂肪在体表的分布有明显的性别差异,女性躯干、乳房、臀部、耻骨和大腿部位脂肪较厚,因此这些部位轮廓变得圆润。皮下脂肪的厚度也随种族、年龄、内分泌和个人营养状况而变化。一方面,脂肪可使女性充满性吸引力,另一方面,过多的脂肪也成为痛苦的原因,如肥胖的孩子在学校可能会受到欺凌或被排斥[2],而肥胖的成年人可能会发现很难找到特定的工作。

特别是棕色脂肪(见后文)通过增加基础代谢率发挥非常重要的热调节作用[3]。这在婴儿时期尤为重要,拥有大量棕色脂肪的新生儿暴露在寒冷环境下可产生很高的热量。

除了上述功能外,西方国家流行的肥胖和脂肪异常分布的代谢后果也突出了皮下脂肪是一种主要的内分泌器官,它由分泌多种酶、激素和细胞因子的大量脂肪细胞组成[4]。

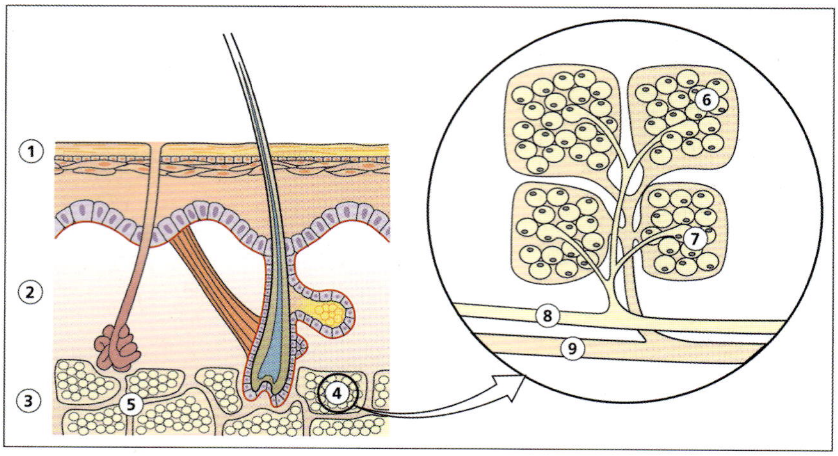

图 99.1 皮下脂肪解剖示意图，详示了脂肪小叶及其组成微小叶的血管供应

(1)表皮；(2)真皮；(3)皮下组织；(4)脂肪小叶；(5)结缔组织间隔；(6)脂肪细胞；(7)小动脉；(8)动脉；(9)静脉。

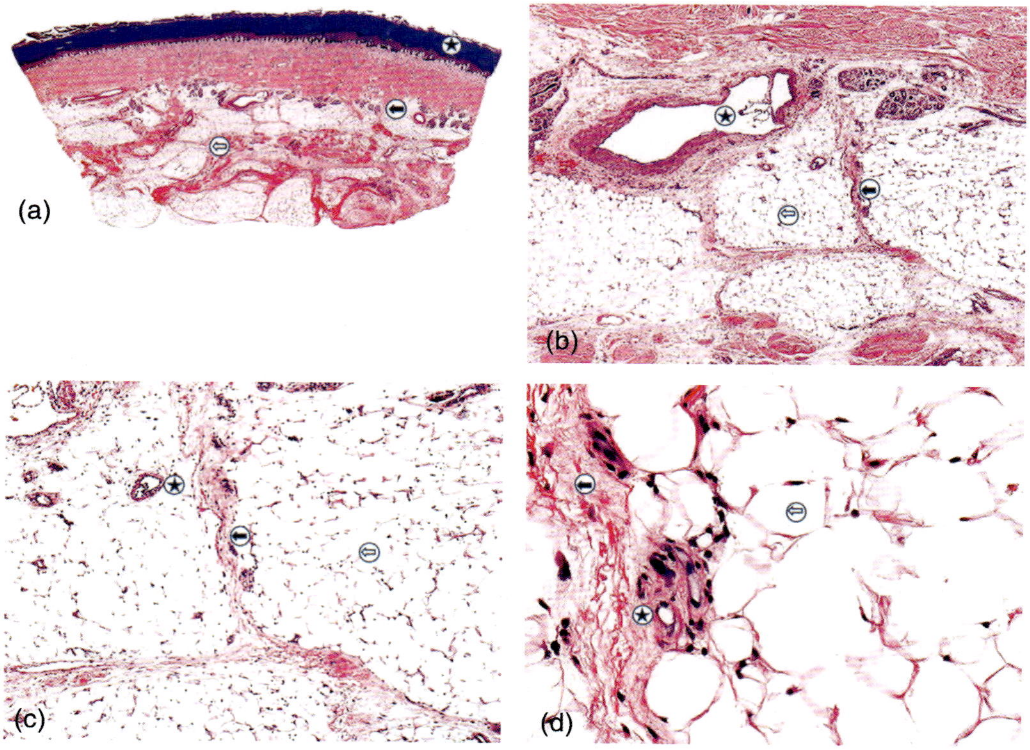

图 99.2 (a)正常足底皮肤的不同放大倍率图。表皮覆盖着一层致密的角质层(星形)。沿着深层网状真皮和皮下组织之间的交界面可见大量的外泌腺单位(黑色箭)。皮下组织分为脂肪细胞小叶和结缔组织间隔(白色箭)，包围和分隔每个脂肪小叶，以及相关的血管和神经。(b)高倍镜下，由于血管腔内存在瓣膜，可在真皮深处发现大血管(星形)。皮下由薄结缔组织间隔(黑色箭)组成，分隔脂肪细胞小叶(白色箭)。(c)高倍镜下，脂肪小叶(星形)内可见小血管，脂肪小叶的结缔组织间隔(黑色箭)和成熟脂肪细胞间隔(白色箭)较细。(d)高倍镜显示结缔组织间隔多由薄胶原纤维构成(黑色箭)。在脂肪小叶(星形)的边缘可见毛细血管。HE 染色显示脂肪细胞为空细胞，呈印环状。这是由于常规处理的标本时，脂质溶解了，扁平梭形核被一个包含脂肪(白色箭)的细胞质内大液泡挤压到细胞的外围

皮下组织的细胞组成[5,6]

第一个含脂肪细胞，即前脂肪细胞，出现在胎儿生命的第 14 周左右的间质中。原始间充质细胞，不仅能形成确定的前脂肪细胞，也能够形成成熟的纤维细胞、肌细胞、软骨细胞或成骨细胞。前脂肪细胞可最终分化为棕色脂肪细胞或白色脂肪细胞。

棕色脂肪是一种特殊的颗粒状脂肪，其分布、组织和功能与白色脂肪不同。棕色脂肪是多房的，有许多线粒体，新陈代谢非常活跃，因此能将食物中的能量转化为热量。与白色脂肪相比，棕色脂肪周围的毛细血管网络要丰富得多(形成棕色的部分原因)，因此热量可以迅速转移到血液循环中。棕色脂肪主要分布于胎儿的颈部和上胸部，可能与某些动物的冬眠腺脂肪有同源性[7]。目前已知棕色脂肪可以持续存在至成年[8]，可能在预防肥胖方面发挥作用[8]。口服麻黄碱 1h 后皮肤可出现热斑，这些热斑可能是热性棕色脂肪存在的部位。棕色脂肪细胞线粒体特异性表达解偶联蛋白 1(uncoupling protein 1，UCP-1)，证实了成人白色脂肪库中存在不同数量的棕色脂肪，并可能发生从白色脂肪细胞向棕色脂肪细胞的转化。棕色脂肪的发育始于妊娠 20 周，在出生时达到最大量，然后逐渐减少，尽管氟脱氧葡萄糖正电子发射断层扫描(FDG PET)在一些成人的锁上区发现棕色脂肪[9]，但是在成人中并没有大量的棕色脂肪。冷诱导棕色脂肪作为人类适应性反应的证据目前是模棱两可的[9]。

白色脂肪细胞是人体内最大的结缔组织细胞，直径 100μm 以上。其大部分分化发生在出生后不久。成熟的脂肪细胞有一个典型的印戒样外观，因为扁平的卵形细胞核被一个大的细胞内含脂肪的液泡挤压到一侧，液泡周围是围脂素(perilipin)。最初人们认为白色脂肪细胞只是在必要时应急能量供应的惰性储存体，但现在人们认识到，白色脂肪细胞具有很多功能，包括可分泌影响脂质和葡萄糖代谢的因子(脂肪因子)、内分泌功能、血压控制、凝血、纤维蛋白溶解、血管生成和炎症。具体可参考 Frühbeck 的完整综述[6]。

皮下组织的解剖学

皮下组织广泛分布于全身，在结构和功能上都形成了一个真正的器官[4]。脂肪细胞以小叶形式排列，每个小叶直径约 1cm；由胶原蛋白和网状纤维组成的小叶间隔分隔开来。每个小叶可细分为直径 1mm 的微小叶，代表皮下脂肪的功能单位。每个微小叶由一组脂肪细胞组成，分布在中央小动脉周围，周围有毛细血管和毛细血管后小静脉。皮下动脉和静脉沿隔膜走行。每个脂肪小叶由一条分支于隔膜的小肌动脉(直径 250～500μm)供应，而小肌动脉分支形成供应微小叶的细动脉(直径大于 100μm)。一个细动脉分支形成毛细血管网，围绕着每个脂肪细胞。除了丰富的血液供应，皮下脂肪还含有丰富的来自真皮的淋巴管丛。这些淋巴管穿过与皮肤表面平行的皮下层一段距离，最终穿透深筋膜，进入区域淋巴结。Ryan 和 Curri 对脂肪细胞的性质及其与血管和淋巴管的关系进行了详细的综述[10]。白色脂肪和棕色脂肪都受交感神经系统去甲肾上腺素能纤维和副交感神经纤维支配。

脂肪细胞可能只占小叶细胞总数的 25%；其余的间质-血管部分是巨噬细胞、成纤维细胞、肥大细胞、周细胞、内皮细胞和前脂肪细胞，通过包括瘦素和脂联素在内的局部分泌的细胞因子(见后文)，使各细胞之间能够进行大量的信息沟通。

所有脂肪组织都由脂肪细胞小叶及其支持的结缔组织和间质血管组织组成。除了皮下脂肪，大约 20% 的脂肪组织由内部生成，分布于纵隔和腹膜后组织、肠系膜和骨髓，以及包括血管在内的各个器官内及其周围。尽管这些脂肪组织广泛分布于全身，在结构和功能上都形成一个真正的器官[1]，但在不同脂肪存储部位其作用具有明显差异[11]。例如，上半身的皮下和内脏脂肪的增加与心血管和代谢风险的增加有关，但臀股部皮下脂肪的增加则与之无关[12]。此外，与皮下脂肪相比[13]，血管周围脂肪组织中血管生成增加。事实上，一些遗传性脂肪营养不良的患者虽然丧失了周围脂肪，但仍保留脂肪填充吸收的机械压力，这进一步证明了脂肪存储部位的特异性差异。

肥胖的流行和抽脂术的出现，重新燃起了人们对以 MRI 扫描为研究工具的皮下脂肪结构的兴趣[14]。皮下脂肪由浅筋膜分为浅层和深层两部分。浅表层(网状)的脂肪被垂直和斜向的纤维间隔条带分隔成小叶，而深层(层状)的脂肪间隔更多呈水平分布。浅表脂肪层含量相当稳定，但由于深层水平纤维间隔之间聚集的脂肪量的增加，深层脂肪的含量更不稳定。女性的皮下脂肪主要分布在臀大肌和乳房，形成所谓的“雌性样”分布，而男性的皮下脂肪主要分布在肩部、上臂、颈部和腰骶区。

脂肪组织的生理学[5,6,15-18]

传统上，脂肪组织被认为是具有绝缘和填充特性的惰性能量储存体。虽然储存脂肪仍然是其主要的功能，但现在人们认识到脂肪细胞及其间质血管组织有许多其他高度复杂和动态的作用，包括能量平衡、脂肪生成、胰岛素敏感性以及对免疫和炎症反应的影响（参见 149 章）。

能量平衡

白色脂肪组织的主要功能之一是在热量过剩时储存能量，在需要时，如运动或饥饿时释放能量。皮下脂肪的合成（合成代谢）和分解代谢依赖于包括营养、内分泌和神经活动等多种因素。相对于神经内分泌因子较慢的控制[20]，自主神经系统在调节脂肪代谢方面的作用对于快速的能量需求尤为重要[19]。副交感神经活动的减少和交感神经活动的增加均会导致脂肪分解增多，反之则会刺激脂肪生成[21]。影响脂肪细胞能量代谢的激素包括胰岛素、皮质醇、去甲肾上腺素（noradrenaline）和几种垂体激素，如生长激素、促肾上腺皮质激素（ACTH）、甲状腺激素、脂肪刺激素和钠尿肽[22]。

脂肪细胞所含的脂肪主要是三酰甘油以及脂肪酸，特别是棕榈酸、硬脂酸和不饱和油酸。所有脂肪酸都含有偶数的数个碳原子，主要是 C16 和 C18，少数为 C14 和 C12。脂肪组织含有 10%～30% 的水和少量的脂质体，胆固醇含量低于 2%。脂溶性物质的含量也各不相同。脂溶性物质包括脂溶性维生素和膳食中摄入的氯代烃（如狄氏剂和艾氏剂。译者注：艾氏剂，aldrin，即氯甲桥萘，是一种杀虫剂；狄氏剂，dieldrin，即氧桥氯甲桥萘，又称化合物 497，一种杀虫剂），以及阿维 A 等药物。体外实验中脂肪组织的代谢率与肾组织相似，约为肝的一半。大鼠和小鼠脂肪组织中大约一半的三酰甘油在一周左右的时间内被分解和重建。

储存的脂肪以脂肪酸的形式进入脂肪细胞，脂蛋白通过细胞外脂蛋白脂肪酶转化为脂肪酸（图 99.3）。脂肪酸与辅酶 A 结合，利用三磷腺苷（ATP）的能量，形成相应的酰基辅酶 A 化合物。其中一些随后被氧化，为 ATP 的再生提供能量，但大多数与葡萄糖中的甘油-3-磷酸盐结合，转化为三酰甘油。

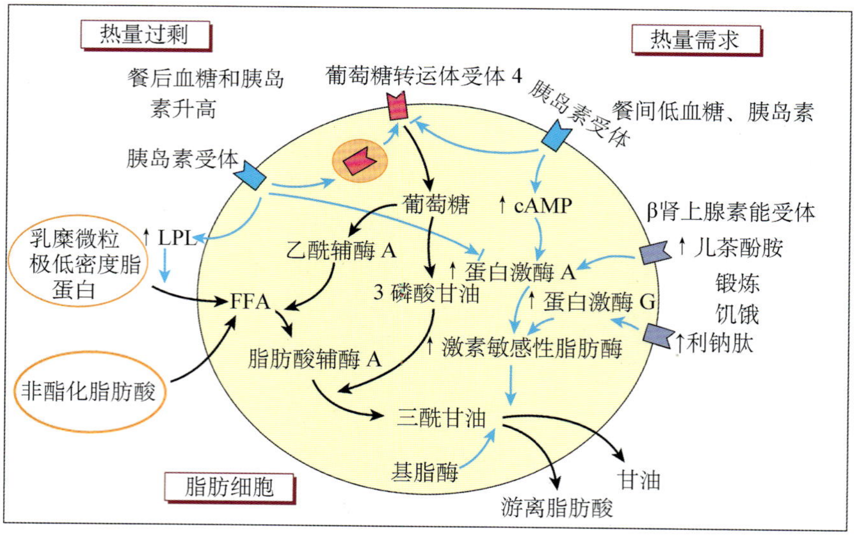

图 99.3 脂肪细胞在能量过剩时脂肪生成和热量需要时脂肪分解的简化图

激素和酶的作用以蓝色线条标识。

脂肪细胞是为数不多的表达胰岛素依赖型葡萄糖转运体受体 4（glucose transporter receptor 4，GLUT-4）的细胞之一，GLUT-4 介导葡萄糖进入细胞，从而通过脂肪再生来促进脂肪细胞内三酰甘油的生成，而脂肪再生仅对三酰甘油池起很小的作用。同时，胰岛素抑制三酰甘油的水解和分解，保存能量储备。

当身体需要能量时，就会发生脂肪分解。三酰甘油在脂肪细胞中水解，转化为非酯化脂肪酸（non-esterified fatty acids，NEFA）和甘油，其限速酶为激素敏感脂肪酶(hormone-sensitive lipase，HSL)。NEFAs在血液中被运送到肝和肌肉等组织，在这些组织中脂肪酸很容易被氧化。在这两种组织中，这个过程的关键部分都是长链脂肪酸在线粒体中的氧化。三酰甘油分子的甘油与ATP反应生成磷酸甘油，磷酸甘油被氧化成甘油醛-3-磷酸。这反过来可以通过糖酵解的逆转转化为糖原，也可以转化为丙酮酸。骨骼肌极易氧化脂肪酸，但如果可能，骨骼肌仍会最优先使用葡萄糖。在心肌中，脂肪酸是能量的主要来源。脂肪分解主要通过胰岛素和儿茶酚胺(catecholamine)调节。在突然升高的能源需求下，儿茶酚胺与脂肪细胞上的β-肾上腺素能受体结合，通过经典的腺苷酸蛋白激酶(AMP-PKA)途径激活HSL。

瘦素的作用[23]

瘦素(leptin)是一种参与能量平衡的脂肪因子，其产生可能是为了帮助饥饿的人适应营养充足的状态，而不是为了防止肥胖。瘦素是ob基因的产物，是一条由167个氨基酸组成的多肽，分子量为16kDa，在结构上类似于一些细胞因子如肿瘤坏死因子(TNF)-α和白介素(IL)6。瘦素虽然主要由脂肪细胞分泌，但也可由胃分泌，有助于立即控制食欲。瘦素受体存在于下丘脑、脂肪细胞、骨骼肌、肝、胰腺B细胞、卵巢和子宫内膜。瘦素的主要作用是通过下丘脑的饱足中枢完成。如果能量储存过多，瘦素水平会上升并刺激饱足中枢减少食欲。相反，在饥饿状态下，低瘦素水平会刺激食欲。循环中的瘦素水平与体重指数(BMI)的增加有关，但对饱足中枢的影响不大，提示机体具有明显的瘦素抵抗。瘦素还影响其他一些功能，包括神经内分泌和生殖功能、胰岛素分泌和血压。先天性瘦素缺乏症(见第74章)患者存在严重肥胖、多食、青春期发育迟缓、T细胞数量及功能异常、甲状腺及生长激素功能改变[24]。此外，瘦素还可在免疫功能和炎症中发挥作用[25]。由于在软骨细胞中表达增加，因此瘦素可能在关节退行性疾病中发挥作用。

脂肪生成

脂肪生成是指间充质和间质血管组织中多能干细胞聚集，前脂肪细胞增殖，然后分化成成熟脂肪细胞。细胞系培养证明了许多转录因子参与了脂肪形成，主要有过氧化物酶体增殖物激活受体γ(PPARγ)和CCAAT增强子结合蛋白(C/EBPs)。在人类发育的不同阶段，脂肪生成对脂肪器官增大究竟有什么确切的作用尚不明确，但似乎在出生之前和出生前后，脂肪生成对脂肪器官增大的作用最明显，然后这种作用逐渐减小，最后可能在整个成年期以较低的速度继续下去。糖皮质激素、生长激素和胰岛素刺激脂肪细胞最终分化成熟，达到一定大小时，成熟脂肪细胞发生聚集，使脂肪器官通过增生(细胞数量增加)而不是肥大(细胞大小增加)而增大。这种增生性反应的控制可能来自局部脂肪细胞，通过涉及局部生长因子的旁分泌作用来实现。在脂肪生成过程中，局部细胞外基质也发生改变，可能在分化中发挥其作用。研究发现，如果供体脂肪细胞中含有这种基质的成分，那么脂肪组织的修复能力就会提高，这一事实支持了上述观点。

胰岛素敏感性

餐后血糖升高刺激胰岛素分泌来降低血糖，胰岛素分泌主要有两个作用：一方面促进葡萄糖进入人体的大部分细胞(肝、骨骼肌和脂肪细胞)；另一方面抑制肝的葡萄糖输出。当靶器官对胰岛素不能正常反应，导致高胰岛素血症时，就会发生胰岛素抵抗。其作用机制可能是不完全抑制肝葡萄糖输出和(或)胰岛素介导的外周组织(包括脂肪细胞)葡萄糖摄取受损。如果胰岛素分泌增加不能预防高血糖，就会导致2型糖尿病。脂肪细胞分泌许多因子，其中一些对胰岛素敏感性有直接和间接的影响。

脂联素[26-28]

脂联素(adiponectin)是一种30kDa的蛋白，由244个氨基酸组成，其结构与胶原蛋白和补体C1q具有一定的相似性，目前认为，脂联素仅由脂肪细胞分泌。脂联素在脂肪组织局部有自分泌/旁分泌的作用，同时也可发挥远距离内分泌调节作用。在局部，它可以促进前脂肪细胞成为成熟的脂肪细胞，随着细胞体积增大，脂肪细胞会下调脂联素的分泌，起到一定的反馈抑制作用。脂联素受体存在于许多组织和脂肪细胞中。脂联素受体-活化AMPK(AMP-活化蛋白激酶)可能导致胰岛素信号通路增强，从而提高胰岛素敏感性。如果BMI升高，与皮下脂肪组织(subcutaneous adipose tissue，SAT)相比，内脏脂肪组织(visceral adipose tissue，VAT)脂肪细胞中脂联素的表达减少。血清脂联素水平随体重增加而下降，随体重减轻而上升。

此外，脂联素在局部和远处均具有保护性的抗炎作用。局部效应通过抑制IL-6、IL-8、巨噬细胞炎症蛋白1和单核细胞趋化蛋白1的分泌起作用。它还能远距离调控一系列包括单核/巨噬细胞、内皮细胞、肝细胞和肌肉细胞等细胞的作用，间接抑制TNF-α

的生成。

关于脂联素和其抗炎作用有一个尚未能解释的悖论。肥胖与内脏脂肪组织中巨噬细胞生成细胞因子有关，特别是 TNF-α，可抑制脂联素的分泌。然而，低水平的脂联素会促进炎症，形成一个自我维持的循环。因此，在肥胖人群中，脂联素水平与炎症标志物水平呈负相关。在类风湿关节炎、系统性红斑狼疮等自身免疫状态下，脂联素水平升高，脂联素水平与炎症标志物呈正相关。为了解释这一点，有人提出脂联素系统是作为一种适应饥饿的机制而进化的，这是一种分解代谢状态[29]。因此，脂联素在其他分解代谢状态下，如自身免疫性疾病和炎症性肠病中升高，并没有进化成对抗胰岛素抵抗的保护机制。

其他脂肪因子

目前已发现许多其他脂肪因子（adipokine）[6,18]，其中大多数仍在评估其与人类生物学的相关性。基质-血管组织本身也可生成多种细胞因子。巨噬细胞分泌 TNF-α、IL-1、IL-6、IL-8、IL-10、单核细胞趋化蛋白 1（MCP-1）、巨噬细胞移动抑制因子（MIF）、血管紧张素原和血管内皮生长因子。因此，脂肪器官除了影响能量平衡、胰岛素敏感性和脂肪细胞分化外，还影响炎症、免疫功能、血管炎症和新生血管生成。所有这些都证实了脂肪器官本身就是一个内分泌器官的观点。尽管这些发现对于全球肥胖相关的发病率和死亡率至关重要，但与除脂肪营养不良以外的皮下脂肪紊乱的关系尚不清楚。

脂膜炎

概述

涉及皮下脂肪的炎性疾病包括一组异质性疾病，统称为脂膜炎。这组疾病对内科医师和皮肤科医师来说，诊断上均有挑战性；而造成诊断困难的原因多种多样。首先，皮肤科医师通常通过评估皮肤不同形态学方面的异常，以获得特定的诊断，但皮下组织太深，检查时肉眼无法看到。更有甚者，脂膜炎的皮肤病变通常其外在表现单一，即主要发生于下肢的红斑结节，但疾病的性质可能完全不同。其次，由于病变位于皮下组织深处，诊断时通常需要在正确评估炎症浸润模式和血管受累的基础上进行，因此需要进行大的组织活检。这至少要求活检标本包括脂肪小叶及其周围的结缔组织间隔。第三，许多脂膜炎在组织病理学上的表现也不尽如人意，因为皮下脂肪的反应范围有限，各种完全不同病因的损伤和脂膜炎生成过程可能有非常相似的组织病理学变化。此外，在做出准确的组织病理学诊断之前，必须记住，像其他炎症性皮肤疾病一样，脂膜炎是一个动态的过程，在这个过程中，浸润的炎症细胞的分布和组成可能在几天内迅速发生改变；当活检取自晚期病变或溶解性病变时，尤其是小叶性脂膜炎时，可能会显示完全非特异性的结果。基于上述原因，一些权威人士认为“组织学上的间隔-小叶二分法有时在诊断上是有用的，但更多时候这种复杂的组织表现会增加解释的难度”[1]。

尽管存在这些潜在的缺陷，连续切片的充分活检使皮肤科医师在大多数情况下可以将脂膜炎症过程分为间隔为主脂膜炎和小叶为主脂膜炎。第一步将其分为两大类，这对脂膜炎的诊断非常有帮助。然而，将脂膜炎划分为以间隔或小叶为主的脂膜炎仅仅是一种初步的描述性工作分类，应该在此基础上寻找更多的组织病理学线索，以帮助做出更具体的临床相关最终诊断。因此，下一个诊断步骤需要评估血管炎是否存在，以及当它存在时，所涉及的血管的大小和性质。最后的诊断步骤需要对涉及间隔和（或）脂肪小叶的炎性浸润的成分、脂肪细胞坏死的类型进行显微鉴别，并寻找其他组织病理学特征，以便做出具体诊断。表 99.1 提供了使用这种方法进行诊断的脂膜炎的工作分类[2,3]。

人体中可能没有哪种细胞的血供比脂肪细胞更好。毛细血管后的小静脉流入静脉，也沿着隔膜流动。在每个微小叶中，小动脉位于中心位置，而微静脉则沿着周围分布[4]。其结果是，对动脉供应的干扰导致脂肪小叶内（主要是小叶性脂膜炎）发生剧烈的坏死改变，而静脉病变则表现为间隔和间隔旁区（主要是间隔性脂膜炎）的改变[5]。这种发生在皮下组织中的血管生成的特殊分布解释了为什么涉及间隔血管的大血管炎通常伴有脂肪小叶的轻微炎症，而涉及小叶小血管的血管炎通常导致小叶中央脂肪细胞的广泛坏死和密集的炎症反应。与真皮血管网络相比，每个皮下小叶的血供是终末的，意味着相邻小叶之间或真皮与皮下脂肪之间不存在血管连接。皮下脂肪的间隔也含有一个很明显的淋巴管丛，它来自真皮，穿过皮下，先平行于皮肤表面，然后垂直穿过浅筋膜并流入区域淋巴结。结缔组织隔膜与其上覆盖的横向网状层和其下的筋膜相连，通过分隔皮下组织提供稳定性。正常的隔膜很薄，200～300μm，主要由胶原纤维和细小的弹力和网状纤维组成。

表 99.1 脂膜炎的分类

间隔为主的脂膜炎	
伴血管炎	
静脉	浅表游走性血栓性静脉炎
动脉	皮肤结节性多动脉炎
不伴血管炎	
间隔内以淋巴细胞和浆细胞肉芽肿浸润为主	
间隔肉芽肿浸润	类脂质渐进性坏死
中隔内无肉芽肿浸润	深部局限性硬皮病
组织细胞(肉芽肿)栅栏状肉芽肿中心以纤维蛋白为主	
栅栏状肉芽肿中心有黏蛋白	皮下环状肉芽肿
栅栏状肉芽肿中心有纤维蛋白	类风湿结节
有大量变性胶原蛋白、泡沫组织细胞和胆固醇结晶	渐进性坏死性黄色肉芽肿
不伴黏蛋白、纤维蛋白或胶原变性，但有间隔的放射状肉芽肿	结节性红斑
小叶为主的脂膜炎	
伴血管炎	
小血管	
静脉	麻风结节性红斑 Bazin 硬红斑
大血管	
动脉	Bazin 硬红斑
不伴血管炎	
少量或无炎症细胞	
小叶中心坏死	硬化性脂膜炎
伴血管钙化	钙化性尿毒症性小动脉病(钙化)
淋巴细胞为主	
真皮浅表和深部血管周围淋巴细胞浸润	寒冷性脂膜炎
具有淋巴滤泡、浆细胞和核尘	狼疮性脂膜炎 伴皮肌炎的脂膜炎
中性粒细胞为主	
广泛的脂肪坏死伴脂肪细胞皂化	胰源性脂膜炎
中性粒细胞位于真皮深部网状胶原纤维间	α1 抗胰蛋白酶缺乏性脂膜炎
伴细菌、真菌或原虫	感染性脂膜炎
伴外源物	人工性脂膜炎
中性粒细胞小叶性脂膜炎(皮下 Sweet 综合征)	
组织细胞为主(肉芽肿)	
脂肪细胞中没有结晶	皮下结节病 外伤性脂膜炎
组织细胞或脂肪细胞中有晶体	新生儿皮下脂肪坏死 糖皮质激素后脂膜炎 新生儿硬肿病 痛风性脂膜炎 接合菌病、毛霉菌病和曲霉菌病引起的真菌性脂膜炎
伴细胞吞噬性组织细胞	噬细胞性组织细胞性脂膜炎和皮下脂膜炎样 T 细胞淋巴瘤[a]
伴间隔硬化	硬化性放射后脂膜炎

[a] 虽然这类疾病的特征是细胞毒性 T 淋巴细胞的肿瘤增生，而不是真正的脂膜炎，但它们被列入脂膜炎的分类，因为它们可能在临床和病理组织学上模拟脂膜炎。

第8部分

正常成熟的脂肪细胞相对较大，直径可达 100μm，在福尔马林固定、HE 染色切片中，呈印戒状空细胞。这是由于脂质和三酰甘油在常规处理标本的过程中溶解了，单个大的胞质内液泡将没有明显细胞核特征的扁平梭形核挤至细胞周边。成熟脂肪细胞的胞质内脂质需要冰冻切片和特殊染色如油红 O 或苏丹 B 才能染色显示。

血管周围的脂肪细胞也被证明是强大的内分泌细胞，能够对代谢变化做出反应，并能将信息传递到邻近的血管。血管周围脂肪组织和血管之间的相互作用目前正受到密切的关注。有证据表明，血管周围脂肪组织通过多种机制调节血管功能，在皮下组织炎症和血管反应中发挥重要作用[6]。脂肪细胞也与免疫系统相互作用。正常的皮下脂肪在脂肪小叶中的脂肪细胞之间含有 T 淋巴细胞。它们不同于其他组织，并且在身体的不同部位之间存在差异[7]。最近有研究表明，在脂肪小叶炎症过程中，细胞毒性 T 淋巴细胞先于巨噬细胞聚集。体外共培养显示了细胞毒性 T 淋巴细胞、巨噬细胞和脂肪细胞相互作用形成恶性循环，提示脂肪细胞激活细胞毒性 T 淋巴细胞，随后巨噬细胞聚集和活化[8]。人类脂肪细胞上表达炎性受体 CD40，使脂肪细胞和淋巴细胞之间能进行细胞间的信息交流，这说明脂肪细胞和淋巴细胞之间存在相互作用[9]。脂肪细胞和淋巴细胞共培养也显示可上调促炎细胞因子如 IL-6、MCP-1 和纤溶酶原激活物抑制药 1(PAI-1)的表达，但对瘦素和脂联素表达有下调作用[9]。

免疫组化显示，脂肪细胞表达波形蛋白和细胞周围染色的 S-100 蛋白[10]。与表达亲脂素(adipophilin)的皮脂腺细胞和泡沫组织细胞的多空泡化细胞质相比，脂肪细胞的单个大的细胞质空泡为亲脂素阴性[11,12]。

伴大血管炎的脂膜炎其模式依赖的组织病理学分类还需要确定涉及的血管是动脉还是静脉。下肢皮下脂肪静脉的一个特点是有较厚的肌肉层，使之看起来像“动脉”[13]。然而，通过 HE 染色通常可以很明确地区分，因为皮下静脉的中间层是由几个肌肉束组成的，肌肉束被细小的未染色的弹力纤维隔开，而动脉则显示出更致密的肌肉层。许多作者仍然秉持一种错误观点，即小腿皮下脂肪动脉的肌肉层比静脉厚，而实际上静脉的肌肉层往往比动脉的肌肉层厚[13]。在难以分辨的情况下，弹力组织染色可以明确区分动脉和静脉之间的区别，因为动脉有境界清楚的厚而锐利的内弹力膜，而静脉则有模糊的、薄而多层的内弹力板，静脉血管壁中间层的肌肉束之间散在分布有细小的弹力纤维。然而，一些作者认为，当炎症存在于血管壁内部和周围时，所有组织学特征都变得不那么可靠，并且在各个观察者之间区分动脉炎和血栓性静脉炎的可靠性极低[14]。

脂肪细胞坏死的类型

不同于其他坏死细胞[15-17]，坏死脂肪细胞呈多形性。在经典的组织病理学中，核异常如核固缩、核碎裂和核溶解是细胞坏死的征象。相比之下，坏死的脂肪细胞，无论细胞死亡的病因如何，都表现出巨大的可变性，可以表现为无核细胞或细胞结构完全解体。不幸的是，这些独特形式的脂肪细胞坏死几乎没有诊断特异性的价值。

通常，脂肪细胞坏死的唯一征象是受累的细胞内缺乏细胞核，死亡的脂肪细胞呈圆形空袋状，其中没有炎性浸润。脂肪细胞坏死最常见的类型是噬脂性坏死，它是指坏死的脂肪细胞被巨噬细胞吞噬死亡脂肪细胞释放的脂质产物而形成的泡沫巨噬细胞所取代。这些噬脂细胞与正常的脂肪细胞很不一样，有大而苍白的微空泡状或颗粒状的细胞质和圆形的中央泡状核。然而，嗜脂性肉芽肿性炎症完全是非特异性的，许多小叶脂膜炎在晚期或消退期表现出这种脂肪坏死模式。常见于脂性皮肤硬化和外伤性脂膜炎，也可见于结节性红斑和 Bazin 硬红斑。

相比之下，液化性脂肪坏死是一种更具体的模式，更多的是出现在抗 α1 胰蛋白酶缺乏性脂膜炎和胰源性脂膜炎。由这种机制损伤的坏死脂肪细胞呈现双色性颗粒状碎屑，其细胞结构不再明显。酶性脂肪坏死是一种特征性的液化性脂肪坏死，主要表现为胰源性脂膜炎。这是由于胰腺脂肪酶使脂肪细胞脂质皂化，钙盐二次沉积，形成所谓的“幽灵脂肪细胞(ghost adipocyte)”，由无细胞核的脂肪细胞和粒状嗜碱性细胞质组成。

透明化脂肪坏死是红斑狼疮性脂膜炎和与皮肌炎相关脂膜炎的特征性表现。在这种模式下，坏死的脂肪细胞表现为木乃伊化的无核细胞，被玻璃状均匀的蛋白物质所包围，破坏了脂肪小叶的结构。

膜性脂肪坏死也是脂肪细胞的晚期和非特异性坏死类型，可见皮革样嗜酸性或嗜两性的崩解细胞器的边缘，呈小圆齿状或藤蔓状外观：过碘酸-希夫(PAS)染色和苏丹Ⅲ染色呈阳性。当膜性脂肪坏死广泛时，可观察到无细胞成分的囊性结构形成，并衬以透明圆齿状膜。膜性和膜囊性脂肪坏死几乎常见于脂质皮肤硬化，但与其他类型的脂肪坏死一样，也可见于一些类型的脂膜炎晚期病变。

缺血性脂肪坏死多见于脂肪小叶中央，其特征是脂肪细胞苍白，因供血严重受损而比正常小。缺血性坏死的晚期也表现为嗜脂肉芽肿。缺血性脂肪坏死常见于 Bazin 硬红斑，但也可见于钙化性尿毒症性小动脉病（钙化）、感染性小动脉炎、皮肤结节性多动脉炎等其他脂膜炎。

最后，嗜碱性脂肪坏死是由脂肪细胞坏死、中性粒细胞核尘和颗粒状嗜碱性物质混合而成，代表细菌的聚集，是感染性脂膜炎的特征性表现。

有些病变不应再被认为是脂膜炎的特异性改变。Weber-Christian 病通常用来指以小叶性脂膜炎为主而无血管炎的疾病，其全身表现包括发热和累及内脏脂肪组织。其他如特发性结节性脂膜炎（idiopathic nodular panniculitis）、结节性脂膜炎（nodular panniculitis）和复发性发热性非化脓性结节性脂膜炎（relapsing febrile non-suppurative nodular panniculitis）已被用作 Weber-Christian 病的同义词。然而，很多病例最初视为 Weber-Christian 病，后来被重新分类，如小叶性脂膜炎的其他类型，包括 Bazin 硬红斑（结节性血管炎）、胰源性脂膜炎、α1 抗胰蛋白酶缺乏性脂膜炎，被分离出来命名为特定疾病。White 和 Winkelmann[18] 回顾了 30 例曾在 Mayo 诊所诊断为 Weber-Christian 病的脂膜炎的临床和组织病理学特征，大部分病例可以重新分类：12 例为结节性红斑，6 例为浅表性血栓性静脉炎（STP），5 例为人工性脂膜炎，3 例为外伤性脂膜炎，个别病例为细胞吞噬性组织细胞性脂膜炎、皮下“脂膜炎性”淋巴瘤、白血病累及皮下组织。作者的结论是，Weber-Christian 病这个命名不应被用作为小叶性脂膜炎的诊断，因为现在可以在大多数病例中得到更具体的诊断。Rothmann-Makai 病也是如此，该命名以前用于描述复发性结节性脂膜炎，类似 Weber-Christian 病，但无发热或其他全身表现。现在认为这些是过时的命名，不应再使用。

浅表游走性血栓性静脉炎

概述

浅表游走性血栓性静脉炎（superficial migratory thrombophlebitis，STP）是一种浅表静脉的炎症和血栓形成，表现为伴有红斑的疼痛性硬化，通常呈线性或分枝状，形成条索（图 99.4）[1,2]。临床特征在第 103 章有详细描述。

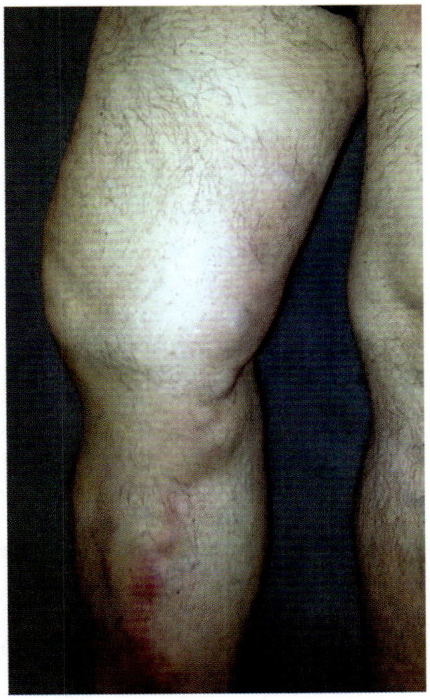

图 99.4 浅表血栓性静脉炎。右下肢静脉曲张及红斑结节呈线性排列

病理生理学

发病诱因

STP 产生于原发[3]或继发[4]（框图 99.1）高凝状态。继发性高凝状态的原因多种多样，但在大多数病例中，下肢静脉功能不全是唯一的发病诱因。

框图 99.1 引起浅表血栓性静脉炎的原发性和继发性高凝状态

原发性高凝状态

- 抗磷脂综合征
- 各种缺乏症
  - C 蛋白
  - S 蛋白
  - 肝素辅因子 Ⅱ
  - 抗凝血酶 Ⅲ
  - 凝血因子 Ⅻ
  - 组织纤溶酶原激活物
  - Leiden 第 V 因子[3]

继发性高凝状态

- 副肿瘤性浅表游走性血栓性静脉炎（Trousseau 综合征）[1,5]
- 白塞综合征[6]
- Buerger 病[7]

第8部分

（续框图）

- 妊娠[8]
- HIV 相关免疫重建综合征(IRIS)[9]
- 二期梅毒[10,11]
- 金黄色葡萄球菌、大肠埃希菌、铜绿假单胞菌或真菌引起的儿童感染性化脓性血栓性静脉炎[12-14]
- 口服避孕药
- 败血症，静脉注射或导尿
- 静脉硬化治疗的并发症[4]

病理学

组织病理学上，STP 皮肤病变主要累及以皮下组织为主的间隔大静脉。受累的静脉显示管腔内血栓形成和管壁内炎性浸润（图 99.5）。早期病变炎性细胞浸润以中性粒细胞为主，后期可见淋巴细胞、组织细胞，偶尔可见多核巨细胞。肉芽肿浸润参与血栓的再通。其显著特点为，尽管受累静脉损伤严重，管壁炎性浸润致密，中隔明显增厚，但邻近的脂肪小叶很少或根本没有受累，且过程多为血管化，而非脂膜化。所涉及静脉壁的壁内微脓肿被描述为与 Buerger 病相关的 STP 的特征[15]。

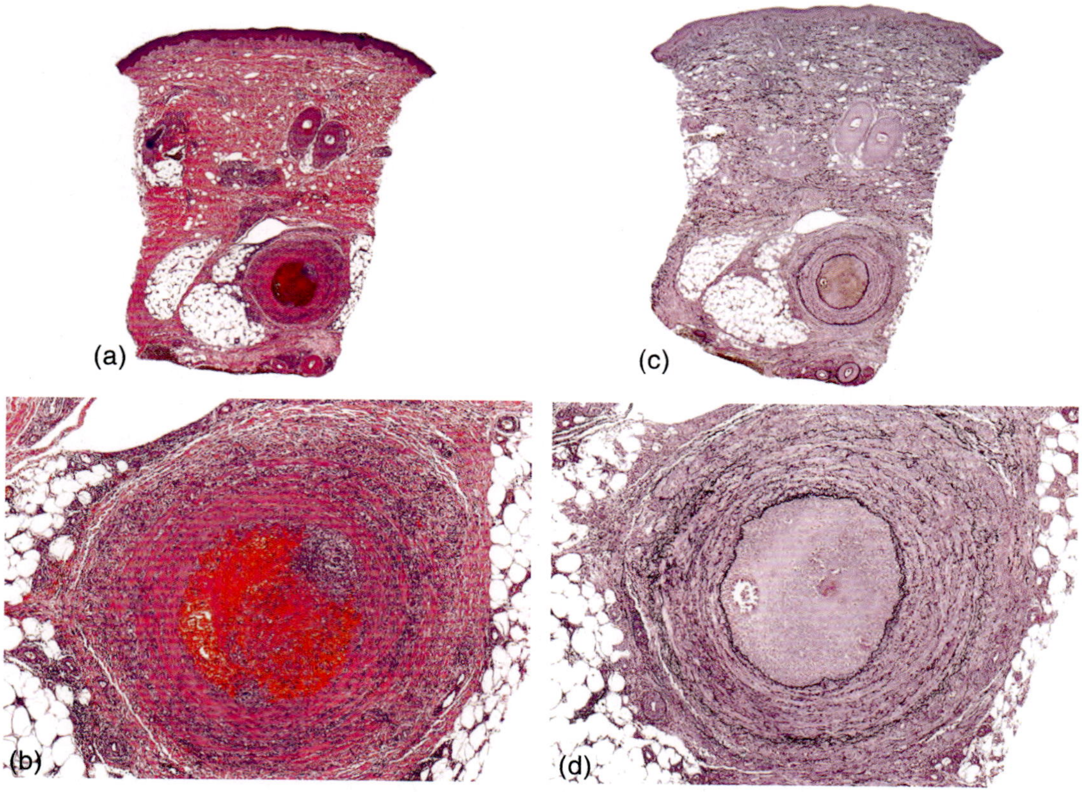

图 99.5 浅表血栓性静脉炎的组织病理学特征

(a)扫描图显示皮下组织间隔有大静脉受累。(b)受累静脉显示腔内血栓形成。(c)弹力组织染色的同一标本。(d)腔内血栓周围可见数层内弹力层。

临床表现

虽然目前 STP 最常见的病因是下肢慢性静脉功能不全，但 STP 患者应做特定检查，以排除高凝状态、副肿瘤过程（束臂加压试验）和白塞病。

鉴别诊断

STP 在组织病理学上主要需与皮肤结节性多动脉炎（cutaneous polyarteritis nodosa）鉴别。与 STP 相比，皮肤结节性多动脉炎的特点是累及皮下间隔的小动脉和细动脉。在此过程中炎症比血栓形成更明显，内膜有明显的纤维样坏死，导致所谓的靶样动脉炎，即纤维样坏死的嗜酸性环取代了受累小动脉的内膜。在可疑病例中，弹力组织染色通常可以解决任何不确定性，因为在皮肤结节性多动脉炎中，所累及的动脉显示出锋利和明显的内部弹性层，而在 STP 中，受损的血管为很少或没有可见的内部弹性膜的静脉[16]。然而一些作者认为，当发生血管和血管周围炎时,利用弹力组织染色识别受累血管的内弹力板并不可靠,而平滑肌模式在区分动脉和静脉方面具有最高的敏感度和特异性[17]。最近报道的结节性肉芽肿性静脉炎,临床表现可能类似 STP,但其组织病理学特征为结节性肉芽肿和累及皮下组织静脉壁的多核巨细胞浸润[18,19]。

皮肤结节性多动脉炎

定义

皮肤结节性多动脉炎(cutaneous polyarteritis nodosa)是一种原因不明的皮肤血管炎,累及皮下动脉和小动脉(图 99.6),与外周染色的循环抗中性粒细胞胞质抗体(p-ANCA)密切相关。与系统性结节性多动脉炎相比,很少或没有全身性病变的证据。第 102 章对此做了充分的说明。

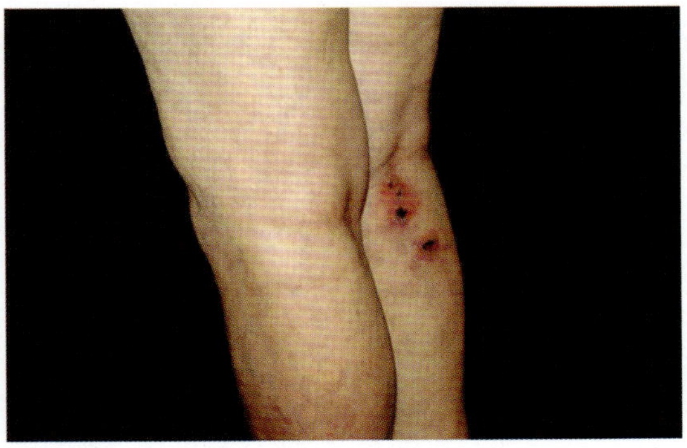

图 99.6　一例中年妇女的皮肤多动脉结节临床表现,显示下肢网状青斑,右侧小腿有溃疡性结节

病理生理学

经酶联免疫吸附试验(ELISA)检测,皮肤结节性多动脉炎患者血清 p-ANCA 通常为阴性,但 84%的患者通过间接免疫荧光法检测 p-ANCA 阳性。血清溶酶体相关膜蛋白 2 抗体(anti-LAMP-2)水平在 p-ANCA 阳性的皮肤结节性多动脉炎患者中明显高于 p-ANCA 阴性患者,这表明 anti-LAMP-2 抗体可能在其发病机制中发挥重要作用[1]。一些皮肤结节性多动脉炎患者血清中也可检测到免疫球蛋白 G(IgG)抗磷脂酰丝氨酸-凝血酶原复合物(anti-PS/PT)抗体和(或)IgG 抗心磷脂抗体。

病理学

皮肤病变表现为血管炎,主要累及以皮下组织为主的间隔中等大小动脉和小动脉(图 99.7)。对皮肤结节性多动脉炎病灶的直接免疫荧光研究显示,IgM 和补体沉积在受累血管壁,而无 IgG 沉积[3]。受累血管壁增厚,可见炎性浸润。炎性浸润的组成随过程演变的阶段而变化。在早期病变中,常可见中性粒细胞浸润和白细胞破坏,而在某些病例中,可见明显嗜酸性粒细胞[4]。受累动脉内膜表现为纤维蛋白样坏死的嗜酸性环状物,使受损血管呈特征性的靶样外观。在较陈旧的病变中,浸润以淋巴细胞为主,在较晚阶段,整个血管壁全层纤维化,导致管腔闭塞。罕见并发症为皮损下方的骨膜新骨形成[5]。虽然可能存在腔内血栓,但其发生率低于浅表血栓性静脉炎。通常动脉受累是节段性的,需要整个病理标本的连续切片来显示。就像浅表血栓性静脉炎一样,皮肤结节性多动脉炎的病变很少或不累及邻近的脂肪小叶,其过程仅为间隔动脉炎。

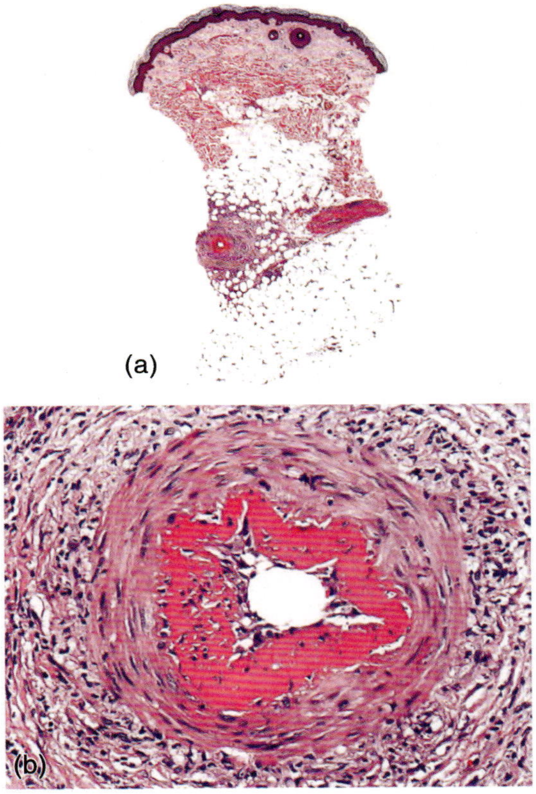

图 99.7　皮肤结节性多动脉炎的组织病理学特征
(a)穿刺活检显示累及皮下脂肪隔膜血管的扫描图。(b)高倍镜显示内膜纤维样坏死,受累小动脉呈靶样外观。

类脂质渐进性坏死

定义

类脂质渐进性坏死(necrobiosis lipoidica)是一种罕见的皮肤病变,变性的真皮胶原被肉芽肿性炎症反应所包围，从而在皮肤上，尤其是小腿上，产生有光泽的、红棕色或黄色的斑块（图 99.8）。病情严重时，受累的皮肤可能破溃。在大多数但不是所有的糖尿病病例中，类脂质渐进性坏死都与潜在的糖尿病有关，可能是糖尿病的先兆（在第 97 章中有详细描述）。该病可能会累及皮下组织，但不会引起真正的脂膜炎，因为累及皮下组织的栅栏状肉芽肿过程一直是真皮过程的深层延伸，据我们所知，没有关于类脂质渐进性坏死只累及皮下脂肪的情况。

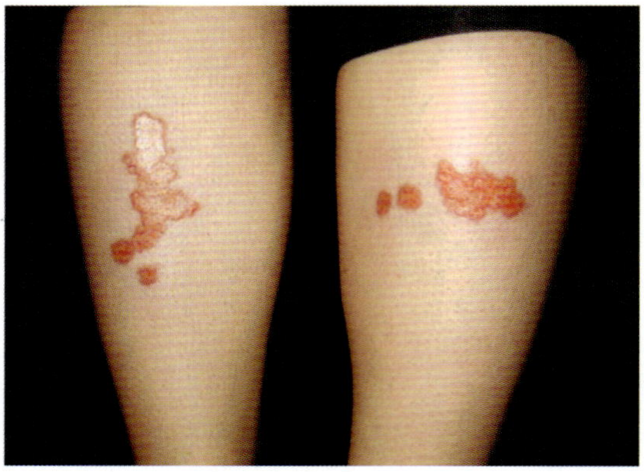

图 99.8 类脂质渐进性坏死表现为糖尿病女性小腿前部出现黄色硬化斑块

病理学

组织病理学上，类脂质渐进性坏死病变累及真皮全层，常累及皮下浅表组织，引起间隔脂膜炎[1]（图 99.9）。间隔增宽，可见栅栏状肉芽肿，组织细胞周围有变性的胶原。将类脂质渐进性坏死诊断为皮下组织炎症的最典型特征是真皮中炎症细胞水平条带交替出现以及整个真皮纤维化病变的共存[2]。

早期病灶表现为炎性浸润，浸润细胞主要由散布在间隔内的中性粒细胞组成，而晚期病灶以组织细胞、淋巴细胞和浆细胞浸润为主，有时形成淋巴滤泡[3]。有时间隔中可见明显的多核巨细胞，这些病例的组织病理学表现类似结节性红斑。然而两者鉴别诊断很明确，因为在后一种情况下，除了血管周围的淋巴细胞浸润外，真皮没有明显变化。

在慢性长时间的病变中，真皮和浅表皮下组织被水平纤维化所取代，硬化的胶原纤维平行于表皮排列，并被浆细胞分散，与局限性硬皮病的病变非常相似。在这些晚期病变中，坏死的特征不再明显，弹力组织染色显示弹力纤维明显缺失。一些作者假设，在类脂质渐进性坏死病灶中发现血管炎和白细胞破坏，提示可能存在潜在的系统性疾病[4]。膜性脂肪坏死也被描述为类脂质渐进性坏死延伸至皮下组织的晚期病变[5]。

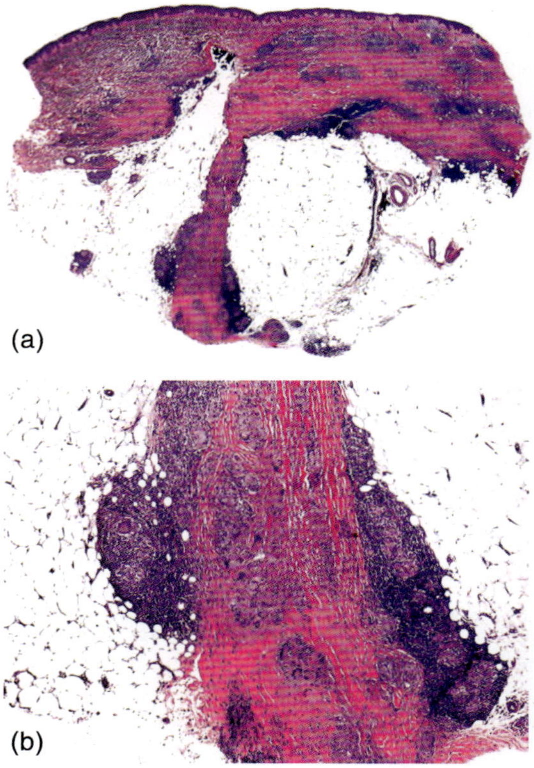

图 99.9 脂肪性坏死延伸至皮下组织的组织病理学特征
（a）扫描电镜显示真皮全层受累并贯穿隔膜延伸至皮下组织。（b）肉芽肿累及皮下组织增厚的纤维间隔。

直接免疫荧光研究显示，部分类脂质渐进性坏死病变血管中存在 IgM 和补体，提示该过程是一种免疫复合物性血管炎[6]，但大量的组织病理学研究发现仅有 30％病例累及血管[7]。在类脂质渐进性坏死硬化胶原中发现有 GLUT-1 的免疫组化表达，提示成纤维细胞对葡萄糖转运的干扰可能导致类脂质渐进性坏死的组织发生[8]。

深部局限性硬皮病（deep morphoea）

定义

为一组病因不明的相关疾病，主要影响皮肤和皮下组织，其特征为变异的纤维化、硬化和皮肤萎缩（图 99.10）。在这组疾病中，包括三个密切相关的疾病，即深在性局限性硬皮病、嗜酸性筋膜炎和儿童致残性脂膜硬化性局限性硬皮病[1]。虽然局限性硬皮病典型的病变通常从真皮深部延伸到皮下组织，但有时则完全表现为脂膜炎过程，而不累及表皮、皮肤附属器和真皮。这个病变被称为深在性局限性硬皮病、结节性硬皮病或瘢痕性硬皮病。这些在第 57 章中有充分描述。

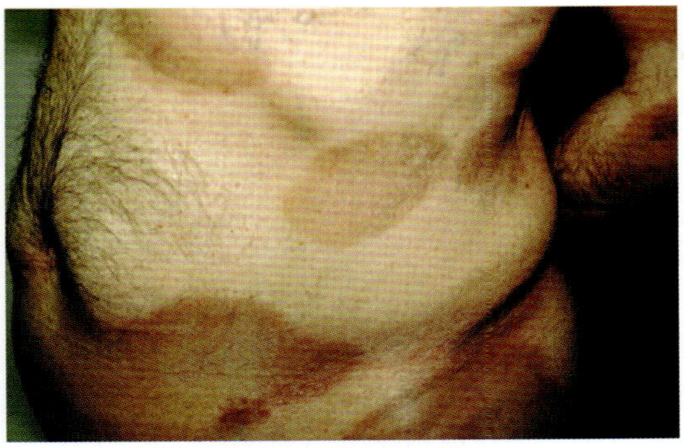

图 99.10　深在性局限性硬皮病

病变包括硬化、色素沉着和轻度凹陷斑块。

检查

组织病理学上，病变表现为皮下脂肪间隔明显纤维增厚(图 99.11)。作为增厚的结果，胶原蛋白也取代了通常存在于外泌汗腺线圈周围和下方的脂肪，给人一种汗腺已经进入真皮的错觉。当硬化过程涉及真皮和皮下组织时，整个增厚的标本呈均质嗜酸性。炎性浸润只出现在活动性病变中，包括在增厚的间隔和脂肪小叶之间的交界处由浆细胞包围的淋巴细胞聚集。浆细胞也可能在硬化的胶原纤维之间呈间隔排列[2-4]。深部局限性硬皮病的活动性病变中浸润较真皮更为致密[4-6]。嗜酸性筋膜炎(Shulman 综合征)被认为是一种深部局限性硬皮病的变型，其厚而硬化的间隔和筋膜表现为淋巴细胞、组织细胞、浆细胞的炎性浸润，嗜酸性细胞数量丰富[7-14]。嗜酸性筋膜炎早期病理组织学表现为皮下组织中结缔组织间隔胶原纤维与浅筋膜之间的嗜酸性粒细胞、淋巴细胞、浆细胞浸润和水肿。还可出现淋巴样细胞聚集。在后期，受累组织发生透明变性和纤维化[11]。

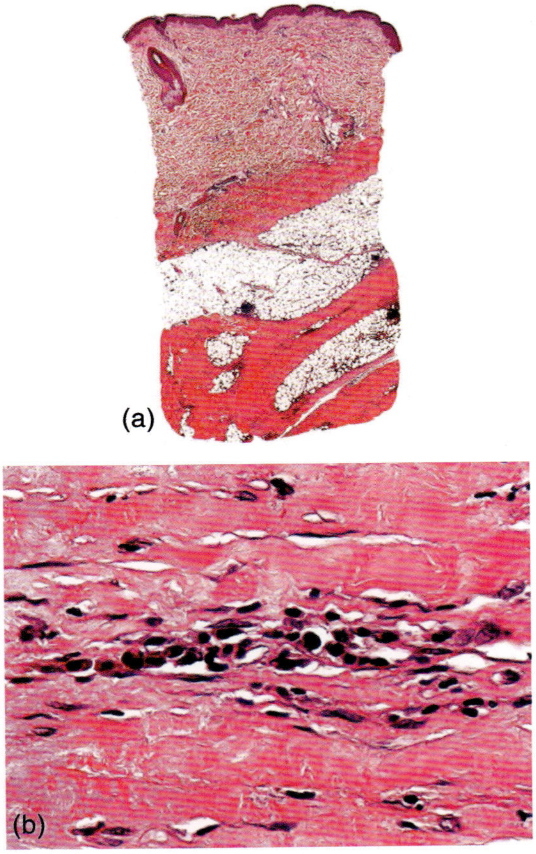

图 99.11　深部局限性硬皮病的组织病理学

(a)扫描显示深部网状真皮和皮下组织间隔硬化。值得注意的是，真皮的浅表和中部得以保留。(b)增厚硬化的胶原纤维与间质淋巴细胞和浆细胞。

儿童致残性脂膜硬化性局限性硬皮病是一种侵袭性的临床亚型，多发生在 14 岁之前[15]，尽管也有成人发病的报道[16]。病变不仅累及皮肤全层，还涉及皮下组织、肌肉和骨骼。致残性脂膜硬化性局限性硬皮病皮损的病理组织学显示，整个真皮和皮下组织发生硬化，并延伸到筋膜。在活动性病变中，硬化的胶原纤维[15]之间可见各种淋巴细胞和浆细胞的浸润。在活动性病变中，硬化的胶原纤维之间可见各种淋巴细胞和浆细胞的浸润[15]。

皮下环状肉芽肿

临床特征

临床表现

皮下环状肉芽肿(subcutaneous granuloma annulare)是一种少见的环状肉芽肿临床病理改变，其特点是皮下结节可能单独出现或与典型的真皮丘疹病变一同出现[1,2](图 99.12)。常出现于儿童或年轻人中[3,4]。在第 97 章中有详细描述。

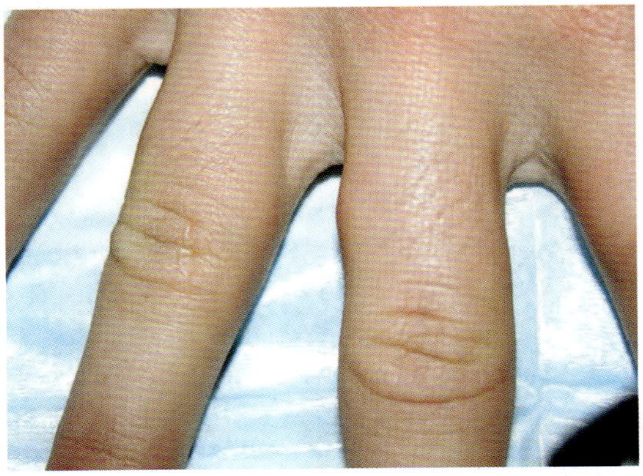

图 99.12　一例 14 岁男童，皮下环状肉芽肿侵犯右手第三指第一指骨外侧

病理生理学

免疫球蛋白介导的血管炎被认为是环状肉芽肿坏死区形成的潜在机制[5]，尽管直接免疫荧光检查未能证明血管壁中有免疫沉积[6]。其他假设的致病机制包括辅助/诱导 T 细胞和 CD1a 阳性朗格汉斯细胞增高的细胞介导免疫反应[7]，干扰素(IFN)γ 诱导淋巴细胞所致的 Th1 炎症反应[8]，导致基质降解、胶原合成增加[9]以及弹力组织变性[10]。炎症细胞释放包括巨噬细胞抑制因子在内的细胞因子，使组织细胞在坏死区聚集，释放溶酶体酶，导致结缔组织变性[11]。通常情况下，皮下环状肉芽肿是一种真正的脂膜炎过程，并不累及真皮，尽管 25% 的患者皮下结节病变同时伴有表面丘疹的经典表现[12,13]。在极少数情况下，皮下环状肉芽肿病变可延伸至更深的软组织，并产生破坏性关节炎和肢体畸形[14]。

鉴别诊断

需要与皮下环状肉芽肿的组织病理学鉴别诊断的有类风湿结节、类脂质渐进性坏死和上皮样肉瘤。与皮下环状肉芽肿相比，类风湿结节的中央坏死区呈均匀的嗜酸性，纤维蛋白沉积丰富。然而，有时仅从组织病理学的角度无法鉴别皮下环状肉芽肿与类风湿结节。陈旧的类风湿结节显示广泛的纤维化，坏死区持续存在。类脂质渐进性坏死病变累及真皮全层，皮下受累仅是真皮向皮下结缔组织间隔的深度延伸。浆细胞、组织细胞和多核巨细胞聚集在类脂质渐进性坏死中比皮下环状肉芽肿更常见。在类脂质渐进性坏死的晚期，可见广泛的纤维化，不再见胶原蛋白的变性。上皮样肉瘤(见第 137 章)是一种以上皮样细胞包围着中心区域变性胶原的肿瘤形成过程，细胞核呈深染和多形性，其中一些细胞核呈不典型的有丝分裂。免疫组化检查表明，与皮下环状肉芽肿的炎性细胞相比，上皮样肉瘤栅栏内的肿瘤细胞表达有低、高分子量细胞角蛋白、上皮膜抗原和 CD34 的免疫反应活性；此外，它们的细胞核中没有整合酶互作用体 1 (integrase interactor 1, INI-1)的表达[15-17]。

检查

病理学

皮下环状肉芽肿的组织病理学改变包括胶原纤维束的嗜碱样变性和周围栅栏状肉芽肿，累及皮下结缔组织间隔(图 99.13)。通常情况下，胶原变性的面积比在真皮相应区域要大。中央渐进性坏死区中胶原纤维间结缔组织黏蛋白和中性粒细胞核尘增多。在变性胶原的病灶内通常不含有弹力组织。外周环状上皮样组织细胞呈栅栏状排列，可见多核巨细胞[18,19]。嗜酸性粒细胞在皮下环状肉芽肿中较真皮浅表病变更为常见[19]。环状肉芽肿的所谓不全或间隙性组织病理学变异的特征是组织细胞间隙性排列在胶原纤维之间，伴有黏蛋白沉积，但无变性的胶原区。这种组织病理学模式在真皮病变中比坏死模式更为常见，但在皮下环状肉芽肿中尚未被描述，所有报道的深部型病变患者均表现为典型栅栏状坏死模式[20]。免疫组化研究显示，CD68/PGM1 在组织细胞和溶菌酶变异体中有较强的表达。在血管周围浸润的淋巴细胞中可检测到 T 细胞标志物(CD3、CD4 和 CD8)，$CD4^+$ T 淋巴细胞多于 $CD8^+$ T 细胞[21]。

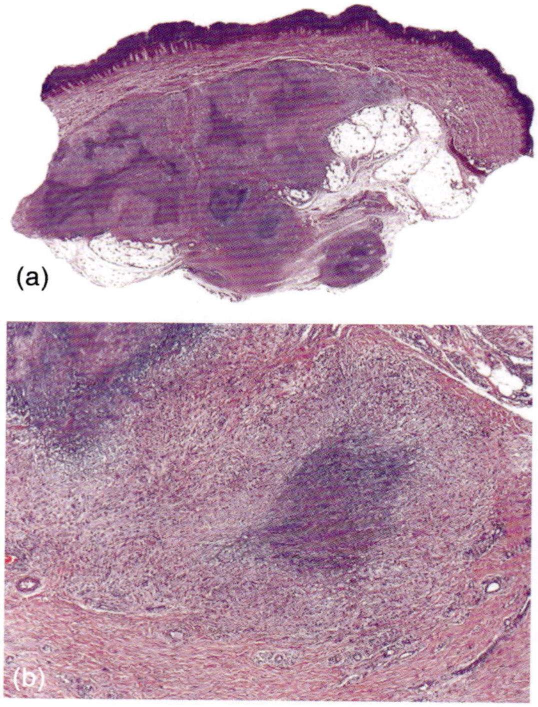

图 99.13 皮下环状肉芽肿的组织病理学表现
(a)扫描显示受累的真皮深部和皮下组织。(b)几个退化的胶原纤维区域被组织细胞栅栏状包围。

类风湿结节

定义

类风湿结节(rheumatoid nodule)是类风湿关节炎的关节外表现之一。结节通常位于关节或伸肌表面附近(图 99.14)，以及其他受到机械压力的区域，也可在其他地方生长，包括胸膜和脑膜。结节的大小和一致性各不相同，很少有症状。在第 154 章中有更详细的描述。

病理生理学

类风湿结节的发病机制尚不清楚。由于病变发生在创伤和压力部位，因此机械因素被认为是致病因

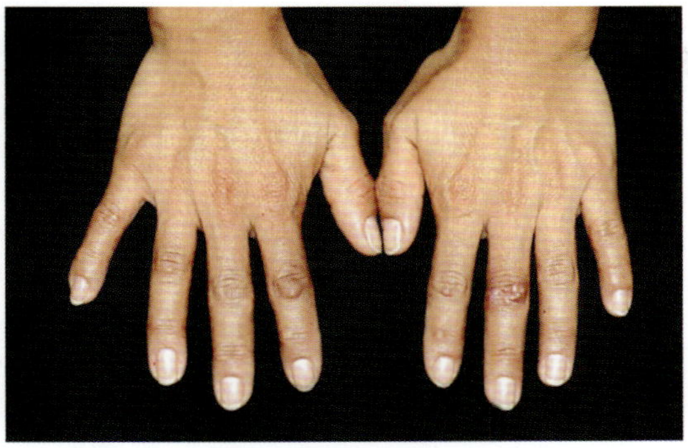

图 99.14 成人风湿性关节炎血清阳性患者手指背侧的类风湿结节

素。还可能与一些遗传因素有关,HLA-DRB1 患者存在严重的类风湿关节炎和频繁出现类风湿结节,而 HLA-DRw2 患者存在轻度关节疾病和很少出现类风湿结节[1-4]。近年来,50%的伴有类风湿结节的类风湿关节炎患者显示微嵌合现象。由于微嵌合在基因上是不同的,类风湿结节中的微嵌合可能作为异基因刺激或异基因靶点[5]。促炎细胞因子和细胞黏附分子在类风湿结节和类风湿关节滑膜中非常相似。类风湿结节内的细胞因子谱显示为 IFN-γ,而非 IL-2,优势表达 IL-1β 和 TNF-α,以及 IL-12、IL-18、IL-15 和 IL-10。这些发现支持类风湿结节的形成是由 Th1 淋巴细胞驱动的这一假设[6]。还有一种假设是免疫复合物介导的机制,在类风湿结节血管壁处用直接免疫荧光检测到 IgG 和 IgM,提示可能涉及血管炎形成过程[7,8]。胶原纤维中央变性的机制还不清楚。尽管在整个结节中均可见细胞凋亡[9],但损伤的单核细胞和巨噬细胞分泌的蛋白酶、胶原酶等趋化因子(如粒细胞-巨噬细胞集落刺激因子和纤维连接蛋白)似乎是诱导胶原变性、黏蛋白蛋白沉积和栅栏状肉芽肿形成的主要因素[7,10]。

临床亚型

进展性类风湿结节病(accelerated rheumatoid nodulosis,ARN)是指在甲氨蝶呤治疗的慢性类风湿关节炎患者中出现新的疼痛性类风湿结节。这些新的结节主要发生在手、脚和耳朵[11-15]。似乎 ARN 存在个体易感性,因为它在 HLA-DRB1 和血清型类风湿关节炎患者中更常见[1,15]。通过给具有遗传易感性的患者同时服用羟氯喹[16]、D-青霉胺[17]、秋水仙碱[18]或磺胺嘧啶[19],可以预防甲氨蝶呤诱导的急性髓核坏死的发生。ARN 的发病机制尚不清楚,推测可能与人单核细胞促进多核巨细胞形成的腺苷 A1 受体有关[20]。ARN 不仅与甲氨蝶呤治疗有关,在接受阿扎硫嘌呤[21]、依那西普[22,23]、英夫利西单抗[24]和来氟米特治疗的类风湿关节炎患者中也有相同的病例报道[20,25]。ARN 也不只是在类风湿关节炎中有发现,在银屑病关节炎[26]和系统性红斑狼疮患者中也有类似的情况发生[27-30]。ARN 在甲氨蝶呤治疗后血清阳性、多关节炎发作的幼年类风湿关节炎中也有描述[31,32]。在所有这些患者中,停用甲氨蝶呤后症状即减轻并消退;然而,当再次使用甲氨蝶呤时,ARN 会复发。

鉴别诊断

类风湿结节的组织病理学鉴别诊断包括其他栅栏状肉芽肿,主要是类脂质渐进性坏死和皮下环状肉芽肿。表 99.2 总结了这三种坏死性疾病的主要鉴别诊断特征。栅栏状坏死肉芽肿根据 HE 染色的变性胶原中心区域的颜色分为"蓝色"和"红色"肉芽肿[33,34]。蓝色肉芽肿是由于黏蛋白沉积,中性粒细胞和核尘的存在,表现为嗜碱性中心,常见于皮下环状肉芽肿。而由于纤维蛋白沉积,红色肉芽肿的坏死中心区呈嗜酸性,主要见于类风湿结节(图 99.15)。类脂质渐进性坏死通常表现为纤维化程度更高的模式,其过程通常涉及真皮。

研究

类风湿结节的组织病理学表现随病变的时间而异。早期病变表现为肉芽组织被单核细胞和成纤维细胞包围的显微特征[35]。在晚期,病灶显示中央区域的变性胶原混合纤维样物质,并被一个细长的单核组织细胞栅栏包围。内中央变性区表现为强嗜酸性无定形、颗粒状或纤维状物质,含有胶原纤维、纤维蛋白和细胞碎片。周围可见多核巨细胞、T 淋巴细胞、浆细胞、肥大细胞和嗜酸性粒细胞。罕见的是,在周围的血管出现急性血管炎的特征,有时在坏死区域的中心可见伴有核碎片和稀疏中性粒细胞的坏死性血管炎,尽管这些发现可能表现为继发性血管炎。在极少数情况下,浅表结节可穿透表皮[36]。长期的类风湿结节表现为广泛的纤维化,其中由于结节的液化性变性而出现裂隙和囊性变性[37]。

渐进性坏死性黄色肉芽肿

临床特征

渐进性坏死性黄色肉芽肿(necrobiotic xanthogranuloma)是一种罕见的组织细胞疾病,可导致皮肤及皮肤外组织的进行性破坏。最常见的表现为多发硬化的黄红相间(图 99.16)或紫色的斑块或结节,主要累及眶周皮肤。详见第 136 章。

表 99.2 类风湿结节、皮下环状肉芽肿、类脂质渐进性坏死的组织病理学鉴别诊断

	类风湿结节	皮下环状肉芽肿	类脂质渐进性坏死
部位	皮下组织间隔	皮下组织间隔,常累及真皮中上网状结构	真皮全层,延伸至皮下组织间隔
模式	伴纤维蛋白沉积的大量变性胶原(嗜酸性坏死肉芽肿)	伴黏蛋白沉积的变性胶原分散灶(嗜碱性坏死肉芽肿)	纤维化和胶原变性的模糊区域(嗜酸性坏死肉芽肿)
胶原变性	完全	完全	模糊,拉长的变性胶原区
纤维化	常见	罕见	常见
组织细胞	清晰的组织细胞栅栏	清晰的组织细胞栅栏	间隙性分布的组织细胞,无栅栏
炎症组成	常见结核样和类结节反应	不常见结核样和类结节反应	常见结核样和类结节反应
血管异常	周围毛细血管增生	血管周围淋巴细胞	毛细血管壁增厚
黏蛋白	可变的	常见	可变的
纤维蛋白	常见	无	可变的

修改自 Hewitt 和 Cole[38]。

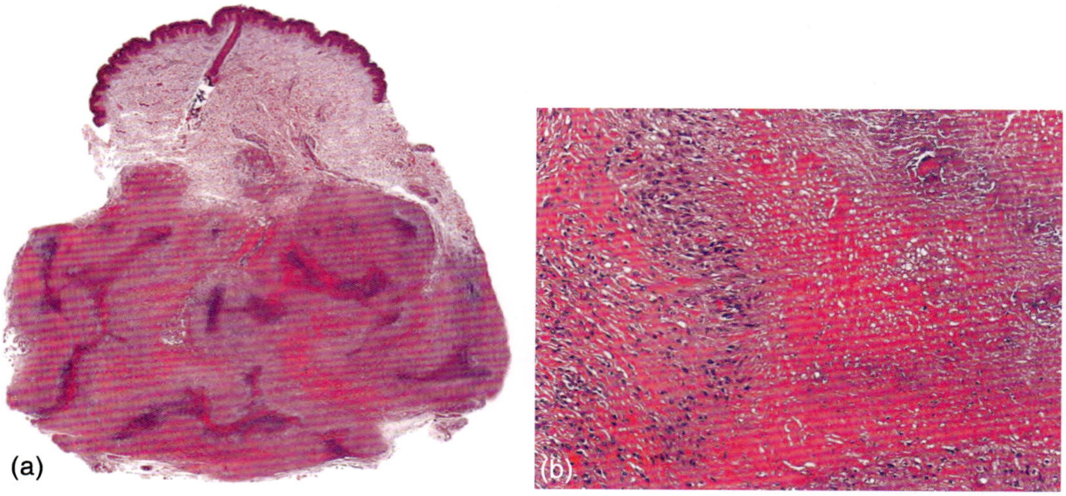

图 99.15 类风湿结节的组织病理学特征

(a)扫描显示皮下组织弥漫性纤维化,分散的胶原蛋白变性区。(b)嗜酸性纤维蛋白样区域被组织细胞栅栏状包围。

病理生理学

渐进性坏死性黄色肉芽肿的发病机制尚不清楚。一种机制为,单克隆病变蛋白表现为脂蛋白,与单核细胞脂蛋白受体结合形成黄色瘤[1]。在皮肤巨噬细胞中,脂蛋白来源的脂质在细胞内的聚集可能是由于单核细胞的激活[2],伴随着病变蛋白和免疫复合物诱导肉芽肿形成[3]。渐进性坏死性黄色肉芽肿损害的中央坏死区可能是缺血造成的结果。另一个可能的发病机制是,循环巨噬细胞集落刺激因子(M-CSF)水平的增加激活单核细胞,有利于大量脂质和黄色瘤的形成[5-7]。在 7 例渐进性坏死性黄色肉芽肿中,有 6 例发现了博氏疏螺旋体,这一发现使得一些作者提出了该病的感染性病因学说[8]。

鉴别诊断

渐进性坏死性黄色肉芽肿在组织病理学上需要与以下疾病鉴别诊断,包括类脂质渐进性坏死、皮下环状肉芽肿、幼年黄色肉芽肿和深部黄色肉芽肿[5,9]。皮下环状肉芽肿主要发生在儿童,不容易破溃。通常在变性胶原蛋白的中心可见黏蛋白沉积;无淋巴滤泡和胆固醇结晶。类脂质渐进性坏死可延展至皮下组织,其鉴别诊断具有挑战性。尽管如此,黄瘤化、淋巴滤泡和胆固醇裂隙较渐进性坏死性黄色肉芽肿少见。

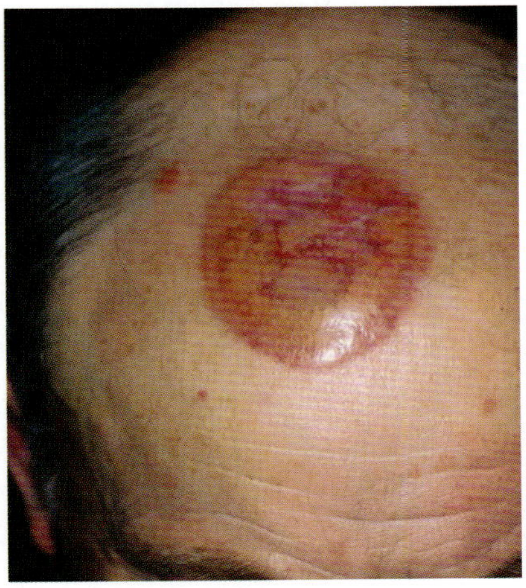

图 99.16 渐进性坏死性黄色肉芽肿。覆盖头皮的淡黄色斑块

幼年黄色肉芽肿和深部黄色肉芽肿不像渐进性坏死性黄色肉芽肿那样出现大面积的胶原变性。

研究

从组织病理学的角度来看，渐进性坏死性黄色肉芽肿并不是真正的脂膜炎，而是真皮炎症过程向更深层次的延伸（图 99.17）。最典型的表现是真皮弥漫性受累，见大量泡沫组织细胞和一些 Touton 样多核巨细胞（译者注：多核黄色瘤细胞的核为不规则分布，或聚集成环状而其外周被泡沫状胞质所包围，此种多核黄色瘤细胞称 Touton 巨细胞）。从真皮开始，浸润细胞延伸至皮下结缔组织间隔和皮下软组织。弥漫性浸润内可见变性胶原纤维和胆固醇裂隙[10,11]。上皮样组织细胞栅栏状肉芽肿，至少局灶性分布于变性胶原蛋白周围[9]。淋巴样聚集，有时伴有生发中心的形成，在胶原变性较深部位的周围可见大量浆细胞[12]。虽然真皮和皮下组织有弥漫性浸润，但有些病例表现为多结节型[13]。从免疫组化的角度来看，组织细胞和泡沫巨噬细胞对溶菌酶、CD68、Mac387 和 CD11b 表达免疫反应活性[14]。在一例患者中，还观察到组织细胞强烈表达 CD10[15]。

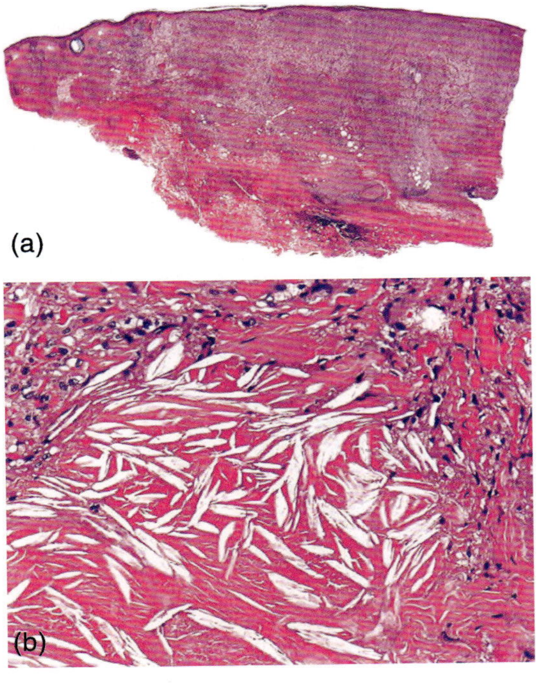

图 99.17 渐进性坏死性黄色肉芽肿的组织病理学特征

（a）扫描显示整个真皮的弥漫性受累并延伸至皮下组织。（b）含有大量胆固醇裂隙的变性胶原蛋白区。

免疫组化显示，虽然渐进性坏死性黄色肉芽肿常伴有病变蛋白血症，但由于皮损中存在的浆细胞为多克隆[16]，故皮损表现为反应性炎症。血管炎并不常见，尽管一些病变可能表现为白细胞破坏和血栓形成[13,17]。有报道可经表皮和毛囊清除变性胶原蛋白和胆固醇裂隙[18]。还有报道环状肉芽肿可在之后演变为类脂质渐进性坏死或渐进性坏死性黄色肉芽肿，这提出了伴随病变蛋白血症出现一般肉芽肿的可能性[19,20]。正常血脂黄色瘤和渐进性坏死性黄色肉芽肿可同时出现在同一患者体内，也表明这两种疾病过程体现了与病变蛋白血症相关的一系列黄瘤真皮反应的一部分，并且这两种疾病可能比以前所知的关系更加密切[21]。

结节性红斑

概述

结节性红斑（erythema nodosum）是最常见的脂膜炎，通常表现为急性发作和自限性过程。临床上表现为突然暴发的多处红斑、压痛、非溃疡性结节和斑块，通常位于胫骨。这种情况通常会自行缓解，不留溃疡、瘢痕或萎缩，但常会反复发作。结节性红斑是一种皮肤反应性过程，可能的原因包括多种感染性和炎性疾病、较少见的恶性肿瘤和药物等[1-127]（表 99.3）。最常见的诱因是细菌感染、结节病和炎症性肠病。

流行病学

发病率和患病率

英格兰城乡结合区结节性红斑的人群患病率为每年每 1000 人 2.4 例[128]。结节性红斑约占英格兰皮肤科新发病例的 0.5%[95]；占西班牙内科新发病例的 0.38%[129]。在西班牙西北部的一家医院，14 岁或 14 岁以上患者经活检确诊结节性红斑的平均年发病率为每百万 52 例[8]，尽管这几乎肯定低估了该病的实际发病率，因为只包括经活检确诊的病例。结节性红斑多数好发于上半年[8]，可能是由于这一时期链球菌感染频率增加所致；城乡发病率无差异[130]。家族性病例通常可归因于感染；同时发生在同卵双胞胎姐妹的报道[131]。

年龄

结节性红斑可以发生在任何年龄，但大多数病例发生于 2—40 岁，高峰出现在 20—30 岁，可能是由于该年龄段结节病的高发[132]。发病率的种族和地理差异可以用病因因素的流行程度的差异来解释。

性别

多项研究表明，女性结节性红斑的发生频率是男性的 3～6 倍[133]，但青春期前的发病率在两性中大致相同[134]。

相关疾病

结节性红斑伴发 Sweet 综合征在文献中已多有报道[10,135-146]。这两种疾病的同时发生与结节病[136]、咽喉感染[136,137]、急性髓系白血病[138,139]和克罗恩病[139]有关。在一些活检证实的结节性红斑中[140-143]，多达 15%～30% 的患者有这种相关性，这表明这两种疾病过程均具有共同的潜在发病机制[140,146]。

病理生理学

结节性红斑有许多公认的诱因[1-127]（表 99.3）。病原学因素显示了与特定地方性感染相关的地理差异相当大。在欧洲，链球菌感染、结节病和炎症性肠病是重要的病因。尽管进行了广泛的临床和实验室检查，结节性红斑的病因学在相当大比例的病例中（据报道在 37%～60%）仍无法确定[8,38,134,147-150]。

前一段时期由 A 组 β 溶血性链球菌所致的上呼吸道感染是频繁导致儿童和年轻人发生结节性红斑的原因。红斑性皮下结节通常在咽喉感染后 2～3 周发生，伴有抗链球菌溶解素 O（ASO）滴度升高；当皮损出现时，咽拭子培养物通常已无法检测到微生物[8,24]。结核病是高发地区结节性红斑的常见病因。欧洲的许多地方过去曾经如此，但现在已不再适用[8,147,151]。结核病所致结节性红斑，主要发生在儿童原发性肺部感染时，并伴随结核菌素试验的转化[24]。

尽管很难确定它们真正的致病作用，但许多药物被认为是结节性红斑的原因。历史上有大量药物被报道为发病诱因，磺胺类药物、溴化物和口服避孕药是最常见的相关药物（表 99.3）。口服避孕药由于其雌激素含量大大降低而成为一种罕见的病因。当因感染而接受抗生素治疗的患者出现结节性红斑时，很难辨别皮肤反应是由于抗微生物作用还是感染过程所致。

结节病是成人结节性红斑最常见的伴发疾病之一[147]。肺门腺病、踝关节周围关节炎和结节红斑是洛夫格林（Löfgren）综合征的特征[152]。尽管如此，结节性红斑和双侧肺门腺病并不只发生在结节病中，还可能出现在淋巴瘤、结核病、链球菌感染、球孢子菌病、组织胞质菌病和肺炎衣原体急性感染中[153,154]。在成人，结节性红斑通常与炎症性肠病的暴发有关，尽管皮疹有时可能先于肠道疾病。克罗恩病[106]比溃疡性结肠炎[126]更常见。

结节性红斑可与大量完全不同的疾病相关，提示这种疾病是一种皮肤反应过程，而皮肤对不同触发因子的反应能力非常有限。结节性红斑很可能是由于结缔组织间隔静脉及周围免疫复合物沉积所致。支持这一假说的是循环免疫复合物[155]、补体活化[156,157]和皮下脂肪间隔血管壁中免疫球蛋白的沉积[158,159]。然而，一些研究者未能证实结节性红斑患者血液循环中免疫复合物的存在，Ⅳ型（迟发型）超敏反应被认为可能是一种发病机制[160]。

结节性红斑早期病变以中性粒细胞浸润为主。最近的研究表明，结节性红斑患者外周血中活化中性粒细胞产生的活性氧簇中间体（reactive oxygen intermediate，ROI）比健康志愿者高 4 倍。产生 ROI 细胞的百分比与结节性红斑的临床严重程度相关，ROI 可能通过氧化组织损伤和促进组织炎症发挥致病作用[161]。与结节病相关的结节性红斑患者分泌一种少见的肿瘤坏死因子（TNF）αⅡ，这种因子是由于在人类肿瘤坏死因子 α 基因启动子 308 位点上出现核苷酸交换（G-A）所致，而不伴有结节病的结节性红斑患者没有这种基因异常[162]。相反，173 位点上巨噬细胞 MIF 基因多态性与结节性红斑患者伴发结节病的风险显著增加有关[163]。这些研究均支持这样一种假说，即伴结节病的结节性红斑可能由基因启动子多态性致 TNF-α 和 MIF（译者注：Macrophage Migration Inhibitory Factor，巨噬细胞移动抑制因子）生成异常而发病。

其他研究人员发现，在感染性和非感染性疾病相关结节性红斑中，促炎细胞因子模式的特征是血清 IL-6 浓度升高[124]。已有研究证实，在许多结节性红斑患者皮损和外周血中有 Th1 细胞因子（IL-2 和 IFN-γ）的高表达，而这种细胞因子基因表达模式在正常对照组中没有或很少出现。这些结果直接表明，不管激发因子有多少种，结节性红斑患者皮损中均呈 Th1 免疫反应[164]。

表 99.3　结节性红斑的病因[1-127]

感染	
细菌感染	**非结核性杆菌感染**[1]
	博氏疏螺旋体感染[2]
	南欧斑疹热[3]
	布鲁菌病[4]
	弯曲杆菌感染[5]
	猫抓病[6]
	软下疳[1]
	衣原体感染[7]
	双歧杆菌感染[1]
	大肠埃希菌感染[8]
	淋病[9]
	肺炎克雷伯菌感染[10]
	麻风病[11]
	钩端螺旋体病[12]
	性病淋巴肉芽肿[13]
	脑膜炎球菌血症[14]
	卡他莫拉菌感染[15]
	肺炎支原体感染[16]
	假结核巴氏杆菌感染[17]
	痤疮丙酸杆菌[18]
	铜绿假单胞菌感染[19]
	Q 热[20]
	立克次体[21]
	沙门菌感染[22]
	志贺杆菌感染[23]
	链球菌感染[24]
	梅毒[25]
	肺结核[26]
	土拉菌病[27]
	鼠疫感染[28]
病毒感染	巨细胞病毒[29]
	活体供肝移植后感染 EB 病毒[30]
	乙型肝炎[31]
	丙型肝炎[32]
	单纯疱疹[1]
	艾滋病病毒感染[33]
	传染性单核细胞增多症[34]
	麻疹[35]
	羊痘疮[36]
	细小病毒 B19[37]
	水痘[38]
真菌感染	**曲霉病**[39]
	芽生菌病[40]
	球孢子菌病[41]
	皮肤癣菌[42]
	组织胞浆菌病[43]
	孢子丝菌病[44]
原虫感染	阿米巴病[45]
	蛔虫病[46]
	梨形鞭毛虫病[47]
	包虫病[48]
	钩虫感染[1]
	裂头蚴幼虫[49]
	弓形体病[50]
	滴虫病[51]
	内脏幼虫迁移[52]
药物	**对乙酰氨基酚**[53]
	放线菌素[53]
	全反式维 A 酸[54]
	氨基比林[1]
	胺碘酮[53]
	阿莫西林[8]
	氨苄西林[8]
	锑[1]
	肿凡纳明[9]
	硫唑嘌呤[53]
	溴化物[55]
	白消安[53]
	卡麦角林[56]
	卡培他滨[57]
	卡马西平[53]
	羧苄青霉素[53]
	卡比马唑[58]
	头孢地尼[53]
	赛妥珠单抗[59]
	甲氨二氮䓬[53]
	氯烯雌醚[53]
	氯磺丙脲[53]
	环丙沙星[53]
	克罗米酚[53]
	可待因[53]
	复方磺胺甲噁唑[53]
	D 青霉胺[60]
	氨苯砜[53]
	双氯芬酸[53]
	双氯西林[53]
	己烯雌酚[53]

（续 表）

	丙吡胺[53]
	紫锥菊中草药治疗[61]
	依诺沙星[53]
	红霉素[8]
	依那西普[62]
	氟西汀[53]
	呋塞米[53]
	醋酸格拉替雷[63]
	胰高血糖素[53]
	金盐[64]
	粒细胞集落刺激因子[65]
	乙型肝炎疫苗[66]
	人乳头瘤病毒疫苗[67]
	肼苯达嗪[53]
	布洛芬[53]
	甲磺酸伊马替尼[68]
	吲哚美辛[53]
	英夫利西单抗[69]
	白介素 2[70]
	碘化物[53]
	异维 A 酸[71]
	白三烯修饰剂(齐留通和 rafirlukast)[72]
	左氧氟沙星[53]
	利多卡因[73]
	甲氯芬那酸[53]
	甲羟孕酮[53]
	甲丙氨酯[53]
	美沙拉嗪[53]
	甲氧西林[53]
	甲巯咪唑[53]
	甲基多巴[53]
	美洛西林[53]
	米诺环素[74]
	萘普生[53]
	硝苯地平[53]
	呋喃妥英[1]
	氧氟沙星[53]
	奥美拉唑[75]
	雌激素[53]
	口服避孕药[76]
	苯甲异噁唑青霉素[53]
	帕罗西汀[53]
	青霉素[53]
	苯基丁氮酮(保泰松)[53]
	苯妥英[53]
	哌拉西林[53]
	黄体酮[53]
	丙硫氧嘧啶[77]
	吡硫醇[9]
	狂犬病疫苗[78]
	血清素再摄取抑制药[79]
	司帕沙星[53]
	链霉素[53]
	磺胺甲噁唑[53]
	磺胺异噁唑[53]
	磺酰胺类[80]
	柳氮磺吡啶[53]
	沙利度胺[81]
	羟基噻吩青霉素(α-替卡西林)[53]
	甲氧苄啶[82]
	伤寒疫苗接种[83]
	维拉帕米[53]
恶性疾病	结肠腺癌[84]
	类癌肿瘤[85]
	子宫颈癌[86]
	肝细胞癌[87]
	霍奇金病[88]
	白血病[89]
	肺癌[90]
	胃癌[8]
	骨髓增生异常综合征[91]
	非霍奇金淋巴瘤[92]
	胰脏癌[93]
	甲状旁腺癌[94]
	盆腔癌放疗后[95]
	肾癌[70]
	肉瘤[9]
各种疾病	**暴发性痤疮**[96]
	针刺疗法与流感样感染[97]
	成人 Still 疾病[98]
	强直性脊柱炎[99]
	抗磷脂抗体综合征[100]
	白塞病[101]
	乳房脓肿[102]
	慢性活动性肝炎[103]
	腹腔疾病[104]
	结肠憩室病[105]
	克罗恩病[116]

（续 表）

憩室炎[105]	**反应性关节炎**[118]
嗜酸性食道炎[107]	类风湿关节炎[119]
肉芽肿性乳腺炎[108]	**结节病**[120]
IgA 肾病[109,110]	**干燥综合征**[121]
肠旁路综合征[111]	房屋失火时吸入的烟雾[122]
水母蜇伤[112]	**Sweet 综合征**[123]
红斑狼疮[113]	C4 缺乏性系统性红斑狼疮样综合征[124]
妊娠[114]	大动脉炎[125]
原发性胆汁性肝硬化[115]	**溃疡性结肠炎**[126]
放射治疗[116]	Vogt-Koyanagi 病[121]
复发多软骨炎[117]	**肉芽肿病伴多血管炎**[127]

粗体显示者有详细的相关文献。

近年来，有研究表明，脂肪细胞通过分泌多种脂肪因子和脂肪细胞因子，在激活炎症系统、调节免疫系统以及杀灭病原体中发挥重要作用[165]。这种免疫学作用可以解释为什么在结节性红斑患者中球孢子菌病[166]和结节病的病情较轻、病程较短，尤其是如果这些患者携带有 HLA-DRB1 * 03 阳性白细胞抗原[167]。

临床表现

临床上，本病表现为典型的双侧对称性、有压痛的、红斑暖结节性的隆起性斑块，常累及胫骨（图 99.18）、踝关节及膝关节。结节直径 1～5cm 或更大，可融合形成红斑斑块。结节性红斑偶尔也可出现在其他部位，包括大腿、手臂伸肌、颈部甚至面部。早期病变呈鲜红色，略高于皮肤。几天后，皮损变得扁平，呈青红色或紫色。最后，呈现出黄色或绿色的外观，通常呈现出深瘀伤的样子，因此这个过程被经典地称为“挫伤红斑”。结节性红斑不会溃烂，皮损消退后无萎缩、瘢痕形成。急性发作的结节性红斑常伴有发热（38～39℃）、疲劳、不适、关节痛、头痛、腹痛、呕吐、咳嗽或腹泻。皮损还可伴发巩膜病变和滤泡性结膜炎。结节性红斑的罕见临床表现包括淋巴结大、肝大、脾大和胸膜炎[148]。皮疹持续 3～6 周，不留任何痕迹，复发常见。儿童结节性红斑病程短于成人，儿童发生关节痛和发热的频率较低[158-170]。

临床亚型

以游走性结节性红斑[171-174]、Vilanova 和 Piñol 亚急性结节性移行性脂膜炎[175,176]、慢性结节性红斑[151]等名称描述的疾病过程，现在都被认为是结节性红斑不同发展阶段的表现，而不是独立的疾病[177]。在儿童中，有一种罕见的结节性红斑，其特征是在体育活动后出现单侧涉及掌跖部位的红斑结节[178-181]。

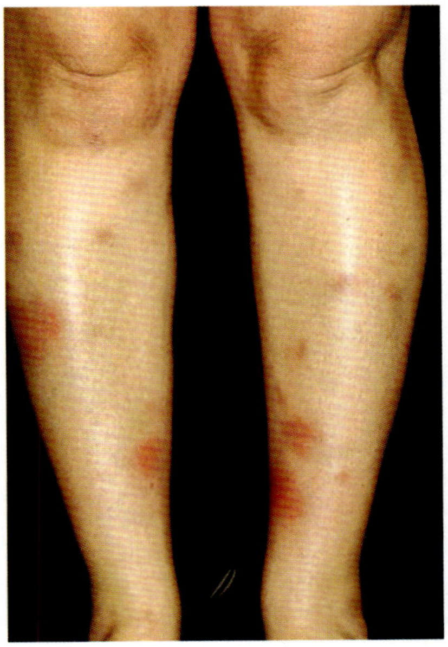

图 99.18 **在病情不同阶段有特征性发疹的结节性红斑，累及成年女性的小腿胫前部。一些早期病变包括双侧红斑结节和斑块，而晚期病变表现为瘀青样外观**

这些掌跖病变的组织病理学研究显示典型结节性红斑的特征。

鉴别诊断

白塞病患者除真性结节性红斑外，还可伴有临床表现类似结节性红斑的皮疹[101]。然而，组织病理学研究表明，这些并不是结节性红斑，而是以小叶性脂膜炎为主、伴有白细胞碎裂性或淋巴细胞性血管炎[182,183]。此外，与特发性结节性红斑相比，白塞病患者结节样红斑病变血栓性静脉炎的发生率更高。

检查

为了确定结节性红斑的病因，应采取合理、经济有效的诊断方法。完整的临床病史应包括询问既往疾病、用药、国外旅行、宠物和爱好，以及可能的家族病史。初步实验室检查应包括全血计数、红细胞沉降率、ASO 滴度、尿液分析、咽培养、皮内结核菌素试验和(或)胸部 X 线检查。如果病因不明，应对该地区最流行的细菌、病毒、真菌或原生动物感染进行血清学检测。结核菌素试验的结果应结合当地结核病流行情况进行评估，在结核病流行的地方，相当大比例的健康成年人结核菌素试验结果为阳性。更强的结核病相关检测为干扰素 γ 释放试验。

当临床和实验室检查结果具有特征性时，可初步诊断结节性红斑，但诊断确认需活检。

组织病理学上，结节性红斑是一种典型间隔性脂膜炎(septal panniculitis)而无血管炎。皮下结缔组织间隔增厚、水肿，炎性细胞浸润主要累及间隔与脂肪小叶的交界面。通常，真皮也可见以淋巴细胞为主的浅表和深部血管周围炎性浸润。结节性红斑与其他脂膜炎一样，是一个动态过程，累及间隔的炎性细胞组成随病情的发展而变化。早期病灶持续时间小于 48h，可见间隔水肿出血，胶原纤维间排列大量中性粒细胞[149](图 99.19)。有时，如果这些早期病变表现为浸润呈蕾丝状延伸至单个脂肪细胞周围的脂肪小叶边缘，则该过程可能被误诊为以小叶脂膜炎为主。然而，与真正的小叶脂膜炎不同，结节性红斑中脂肪小叶中心的脂肪细胞不可能发生坏死。在极少数情况下，嗜酸性粒细胞可能在早期病变中大量存在，然而，这一发现与任何特定的病因因素无关[184]。

结节性红斑的组织病理学特征是存在所谓的米歇尔放射状肉芽肿(Miescher radial granulomas)[185-187]，由围绕在中央星状或香蕉状裂隙周围的小组织细胞呈小结节状聚集而成(图 99.20)。中央裂隙的性质尚不清楚，尽管一些作者认为它是淋巴间隙，但免疫组化和超微结构研究均未显示任何内皮细胞内壁。在早期病变中，肉芽肿散在间隔处，周围有中性粒细胞。在较陈旧的结节中，组织细胞群形成多核巨细胞，其中许多在其细胞质中仍保留在米歇尔放射状肉芽肿中所见的星状中央裂隙。

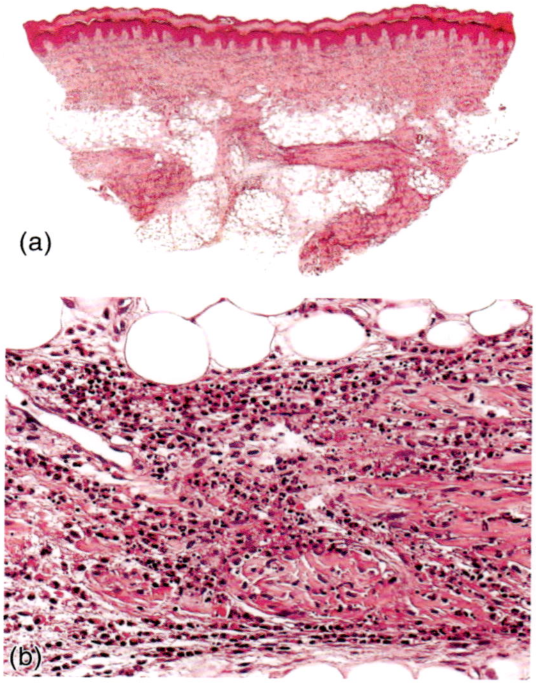

图 99.19 结节性红斑早期病变的组织病理学特征

(a)扫描电镜显示，多为间隔脂膜炎，皮下结缔组织间隔增厚。(b)间隔浸润主要为胶原纤维间大量排列的中性粒细胞。

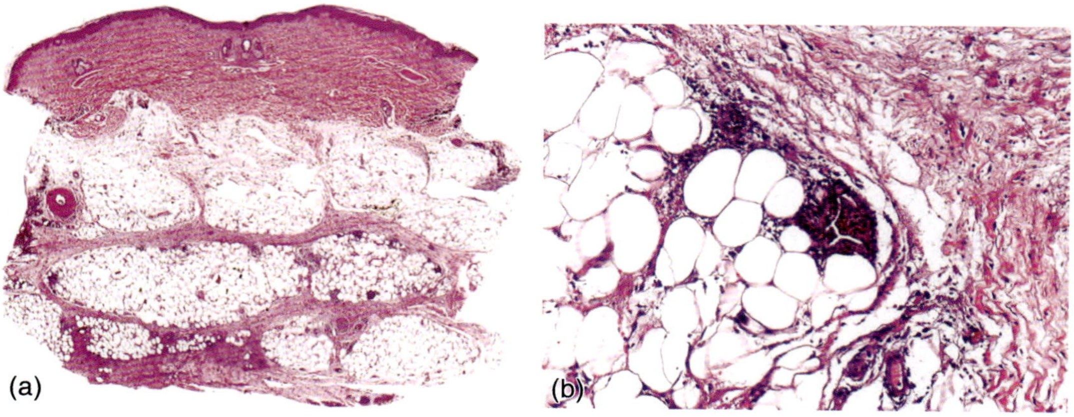

图 99.20 结节性红斑病变充分发展的组织病理学特征

(a)扫描显示皮下组织间隔增厚。(b)高倍镜显示米歇尔放射状肉芽肿的特征：中央裂隙周围聚集着小组织细胞。

有时间隔中可见明显的米歇尔放射状肉芽肿。然而，偶尔需要连续的切片才能识别，如果仔细寻找，几乎在结节性红斑病变的所有阶段都能发现，而找到米歇尔放射状肉芽肿有助于确定诊断[187]。然而，也有学者认为类似的肉芽肿也可能存在于 Sweet 综合征、Bazin 硬红斑、白塞病和类脂质渐进性坏死[177]。最近的免疫组化研究表明，米歇尔放射状肉芽肿中央裂隙周围的细胞表达髓过氧化物酶[188]，其表达方式与浸润于所谓组织细胞样 Sweet 综合征中的单个核细胞的表达方式类似[189]。这些发现表明，构成米歇尔放射状肉芽肿的单核细胞，以及在所谓的组织细胞样 Sweet 综合征中所见的单核细胞，实际上是未成熟的髓细胞，这给结节性红斑和（中性粒细胞参与的）Sweet 综合征之间提供了联系。

结节性红斑的晚期病变表现为间隔纤维化和间隔周肉芽组织，部分取代脂肪小叶，伴有淋巴细胞、组织细胞和多核巨细胞的浸润（图 99.21 和图 99.22）。尽管这种纤维化过程涉及间隔，但令人惊讶的是结节性红斑在数周或数月后会完全消失。

结节性红斑病程的任何阶段通常都不见血管炎，但在少数情况下，也可见伴间隔小血管纤维样坏死的坏死性小血管炎[190]。在对 79 例结节性红斑的详细组织病理学研究中，未发现真正的白细胞破裂性血管炎[187]。描述为结节性红斑伴有累及中等动脉的小叶中性粒细胞性脂膜炎和血管炎的病例，应该更宜诊断为STP，因为其所累及的血管是中等大小的静脉，而

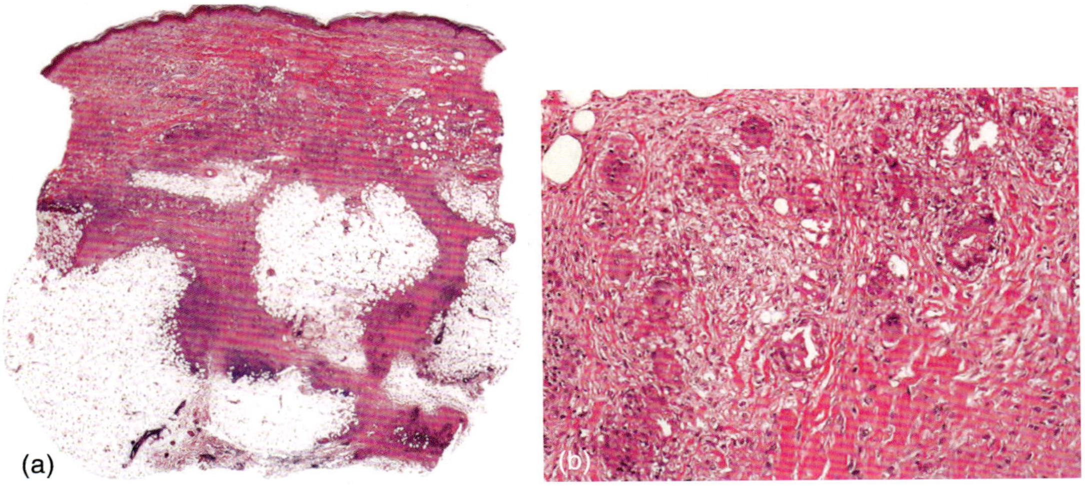

图 99.21　结节性红斑病变晚期的组织病理学特征

（a）扫描显示大部分为间隔脂膜炎。（b）间隔浸润处可见大量多核巨细胞。

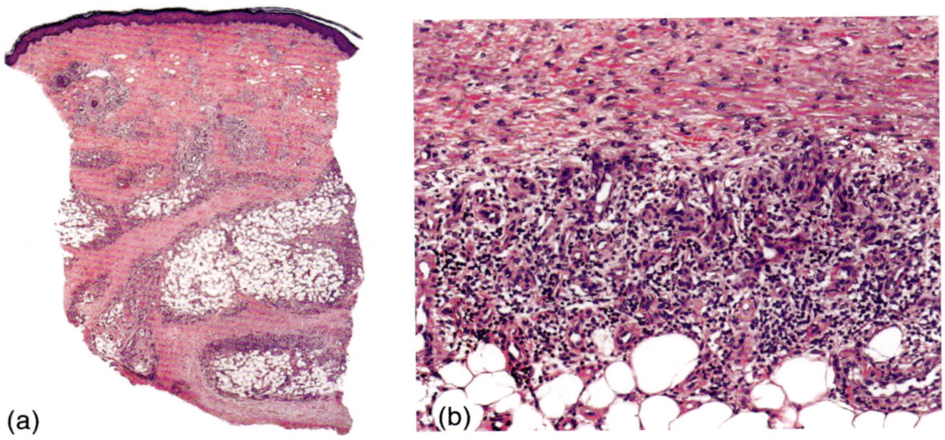

图 99.22　结节性红斑晚期病变的组织病理学表现

（a）扫描显示皮下有非常厚的结缔组织间隔。（b）界面浸润显示肉芽组织特征。

不是动脉[191]。超微结构研究也未能证实结节性红斑病变中存在真正的血管炎[192,193]。脂膜性或膜囊性脂膜炎[194]和包囊性脂肪坏死（“可移动包囊性脂肪瘤”）[195]可见于结节性红斑的晚期病变。

治疗

大多数结节性红斑在3～4周自行消退，但常复发。复发性结节性红斑在特发性结节性红斑和与链球菌上呼吸道感染相关的结节性红斑患者中更为常见。并发症并不常见，但急性期结节性红斑性球后视神经炎[196]、结节性红斑伴多形红斑、扁平苔藓，以及丙肝病毒复制再活化[197]的病例均有报道。

治疗主要包括识别和管理潜在的病因，特别是感染。结节性红斑的结节通常在数周内自行消退，建议限制体育锻炼，卧床休息。阿司匹林，以及其他一些非甾体类抗炎药物，如吲哚美辛100～150mg/d[198]或萘普生500mg/d[199]，都对疼痛有帮助，有助于加速消肿。非甾体类抗炎药物是炎性肠病患者的禁忌证。在更持久的病程下，可以每天服用400～900mg的碘化钾或饱和的碘化钾溶液，每天3次，每次2～10滴滴于水或橙汁中[200-202]。碘化钾对结节性红斑的作用机制尚不清楚，但可能诱导肥大细胞释放肝素，抑制迟发性超敏反应。有报道一些结节性红斑患者在封闭状态下对类肝素软膏的反应也支持这种作用机制[203]。此外，碘化钾还可抑制中性粒细胞趋化[204]。切记，碘化钾在怀孕期间是禁忌的，因为它可能会引起胎儿甲状腺肿。外源性碘摄入继发的严重甲状腺功能减退症也见于结节性红斑用碘化钾治疗者[205]。

系统性糖皮质激素通常不用于结节性红斑，除非排除了感染性病因。如果使用，泼尼松龙的剂量为40mg/d，随后几天内结节就会消退。在皮损内注射浓度为10mg/ml的曲安奈德也可能有助于持久性单发损害消退。

一些患者对秋水仙碱和羟氯喹治疗有效，前者0.6～1.2mg，每天2次[206,207]；后者200mg，每天2次[208]。

近年来，在应用依那西普[209]、阿达木单抗[210]和英夫利西单抗等抗TNF生物制剂治疗炎性肠病时，其伴发的结节性红斑也有疗效[211]。然而，矛盾的是，依那西普[62]和英夫利西单抗[69]均有报道皮肤不良反应之一是产生结节性红斑。

麻风结节性红斑

定义

麻风性结节性红斑（erythema nodosum leprosum）是一种Ⅱ型麻风反应，以累及真皮深部和皮下组织中小血管的坏死性血管炎为特征。多菌型麻风（瘤型麻风和界线类麻风）患者通常在开始治疗后，发生针对分枝杆菌抗原释放的由免疫复合物介导的应答，从而导致麻风结节性红斑的形成（图99.23）。麻风反应相关内容详见第28章。

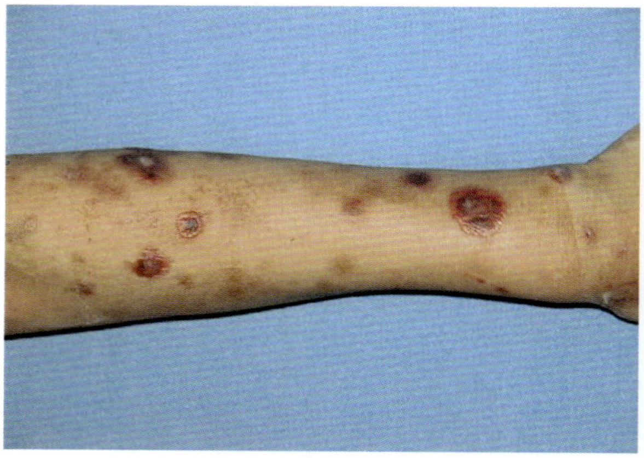

图99.23 麻风结节性红斑的临床特征（瘤型麻风患者左上肢急性发作的红斑结节）

概述

Ⅱ型麻风反应的发生是由于免疫复合物的形成和沉积及过度的体液免疫反应，组织中表达的细胞因子主要是IL-4和IL-10。麻风结节性红斑仅发生于瘤型或界线类麻风患者，通常发生于治疗期间，是继发于大量分枝杆菌抗原、免疫球蛋白和补体沉积于血管壁后的由免疫复合物介导的血管炎[1]。在这一类型反应过程中，由于辅助性T淋巴细胞增多和抑制性T淋巴细胞减少，患者表现出CD4/CD8比例增加，并伴有Th2型淋巴细胞特异性增加，后者可诱导浆细胞增殖和免疫球蛋白释放[2,3]。此外，这些患者的朗格汉斯细胞抗原呈递功能可暂时恢复[4]，且这与麻风反应的严重程度成正比[5,6]。

事实上，麻风结节性红斑一词并不恰当，因为它很容易与真正的结节性红斑相混淆，后者表现为不伴有血管炎的典型间隔性脂膜炎，而麻风结节性红斑则是主要累及皮下组织大血管的伴有血管炎的小叶性脂膜炎[7,8]。

麻风结节性红斑的组织病理学表现因皮损的病期而异。早期结节表现为真皮乳头水肿和中性粒细胞浸润，伴坏死性血管炎。虽然病变主要集中于真皮，但偶尔也可扩展到皮下组织，主要表现为小叶性脂膜炎，伴累及皮下组织血管的血管炎（图99.24）。后期病变表现为淋巴细胞和组织细胞浸润，其中脂肪小叶内可见吞噬大量分枝杆菌的泡沫样巨噬细胞[7-9]。

第8部分

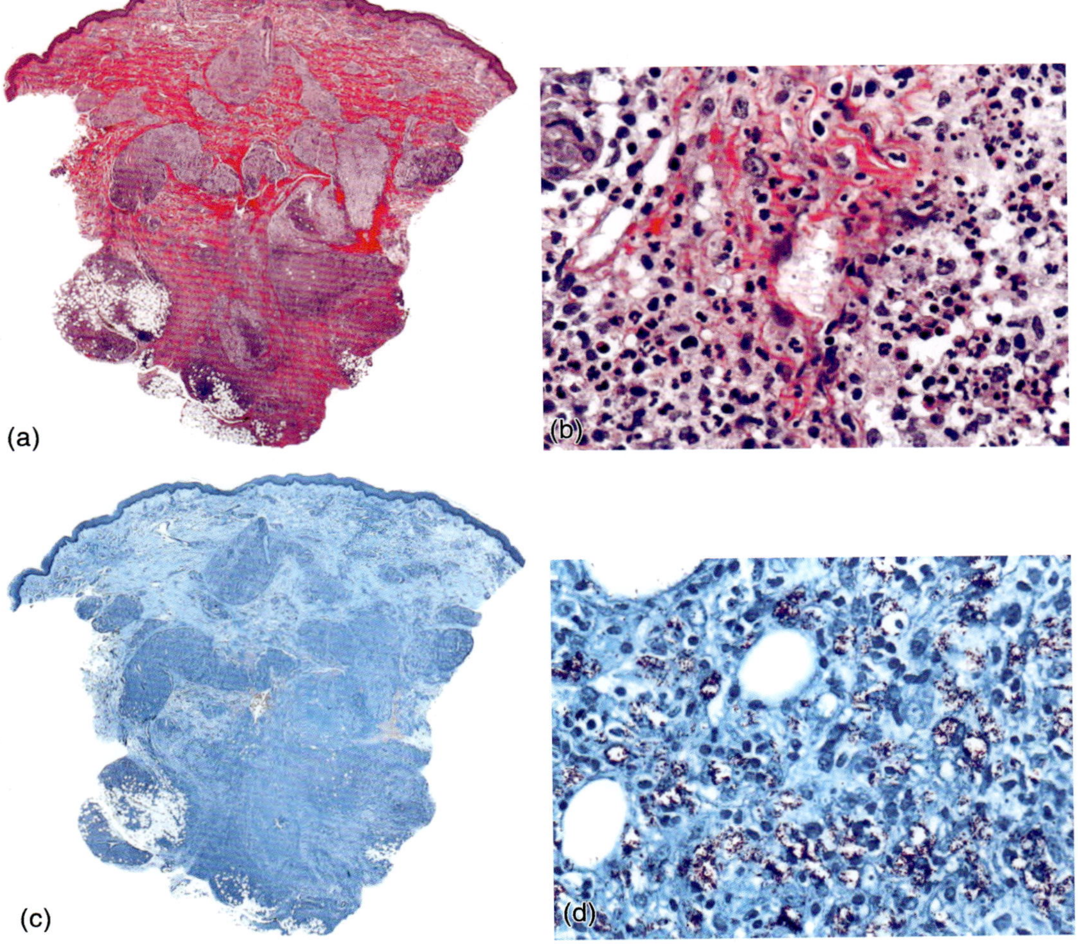

图 99.24 麻风结节性红斑的组织病理学特征

(a)低倍镜显示真皮内密集的结节状浸润和小叶为主脂膜炎。(b)脂肪小叶中的一些小毛细血管显示血管壁的纤维蛋白沉积和中性粒细胞浸润。(c)同一病例的切片经 Ziehl-Neelsen 染色后的表现。(d)高倍镜显示组织细胞胞质空泡内大量麻风杆菌。

Lucio 现象是一种不常见的Ⅱ型麻风反应亚型,具有独特的临床形态[8,10-12]。它几乎只发生于墨西哥和中美洲地区未经治疗的、弥漫性浸润、非结节性瘤型麻风患者,表现为多发性出血性坏死性皮肤梗死。此病不导致脂膜炎,通常不会累及皮下组织,在组织学上存在累及真皮浅层和中层的坏死性血管炎[8,12]。

Bazin 硬红斑(erythema induratum of Bazin)

同义名

- 结节性血管炎(nodular vasculitis)
- Bazin 病(Bazin disease)
- Bazin 硬红斑(erythema induratum of Bazin)

临床特征

病史

硬红斑是一种慢性复发性反应性疾病,特征为主要发生于成年女性下肢屈侧的皮下结节。结节通常在暴露于寒冷环境后发生,可能破坏降解形成不规则溃疡(图 99.25)。其临床表现在第 27 章中详细讨论。

硬红斑在历史上曾被认为是一种结核疹,与远处结核病灶出现相关,在这种情形下此病被称为 Bazin 硬红斑。结核分枝杆菌并非在所有患者中均可存在,而其他名称例如 Whitfield 硬红斑和结节性血管炎均被用于区分这类与结核无关的病例[1-9]。在这些疾病基本为同一反应过程的情况下,是否有必要保留这些不同的名称仍然是一个问题。尽管仍有作者认为 Bazin 硬红斑和结节性血管炎是不同的疾病[10,11],但在与结核有关和无关的患者中并不能发现显著的临床病理差异。因此，近年来多数作者认为 Bazin 硬红斑和结节性血管炎为同种反应性疾病，可能由多种不同机制激发，其中一种即为活动性结核。框图 99.2 描述了其他已报道的可疑发病因素。

框图 99.2 硬红斑的相关发病因素

- 慢性丙型肝炎[13-15]
- 溃疡性结肠炎[16]
- 布鲁菌病[17]
- 副肿瘤性疾病[18]
- 诺卡菌感染[19]
- 丙硫氧嘧啶[20]
- 系统性红斑狼疮[21]
- 肺炎衣原体所致肺炎[22]
- 卡介苗(BCG)接种[23]
- 主动脉瓣狭窄[24]
- 乙型肝炎[25]
- 克罗恩病[25]
- 白血病[25]
- 类风湿关节炎[25]
- 甲状腺功能减退[25]
- 寒冷天气[25]
- 慢性静脉功能不全[25]

临床表现

自发现以来，硬红斑和结核分枝杆菌的关系就一直处于争议中，因为无法从皮损处培养出分枝杆菌。因此，必须通过一系列临床和流行病学数据间接明确结核分枝杆菌在硬红斑中的病因学作用，包括对结核菌素的强超敏反应[25]、同时存在远端活动性(通常为肺部)结核感染[26,27]、同一患者偶尔同时存在硬结红斑和另一种结核疹[28,29]、频繁的个人或家族结核病史[30,31]和对抗结核化疗的良好反应[32]。目前认为，脂肪组织可能是结核分枝杆菌长期存在的宿主，使结核分枝杆菌可避免被抗菌剂杀伤，逃避宿主免疫系统识别[33]。然而，尚无可能从硬红斑皮损中分离结核分枝杆菌[34]。

近期的几项聚合酶链式反应(PCR)研究表明，在硬红斑的皮损中存在结核分枝杆菌 DNA，其检出率为 25%～77%，这一发现支持结核分枝杆菌的致病作用[35-39]。然而在来自西班牙结核病高发地区患者的研究中，通过 PCR 仅能从 14%的硬红斑病例中检出结核分枝杆菌 DNA[40]，其他研究者亦未能证明在硬红斑皮损中存在结核分枝杆菌或任何其他分枝杆菌 DNA[41]，这些研究结果提示可能存在结核以外的其他病因。

过去认为硬红斑由免疫复合物介导的血管炎引发[10]，但近期大多数作者认为该病是由细胞介导的针对抗原刺激的Ⅳ型超敏反应所致[42]。在肉芽肿浸润中存在大量 S-100 阳性树突状细胞，这些细胞很可能向 T 细胞呈递抗原，这支持迟发型超敏反应的论断[43,44]。皮损中存在结核分枝杆菌 DNA，但不存在结核杆菌活菌，提示硬红斑是针对结核杆菌片段的超敏反应。

检查

与其他脂膜炎相同，硬红斑皮损的组织病理学表现随皮损的病期而变化。此病主要表现为典型的伴血管炎的小叶性脂膜炎，但组织病理学特征和脂肪小叶浸润成分很大程度上取决于活检的阶段[10,26,45,46]。

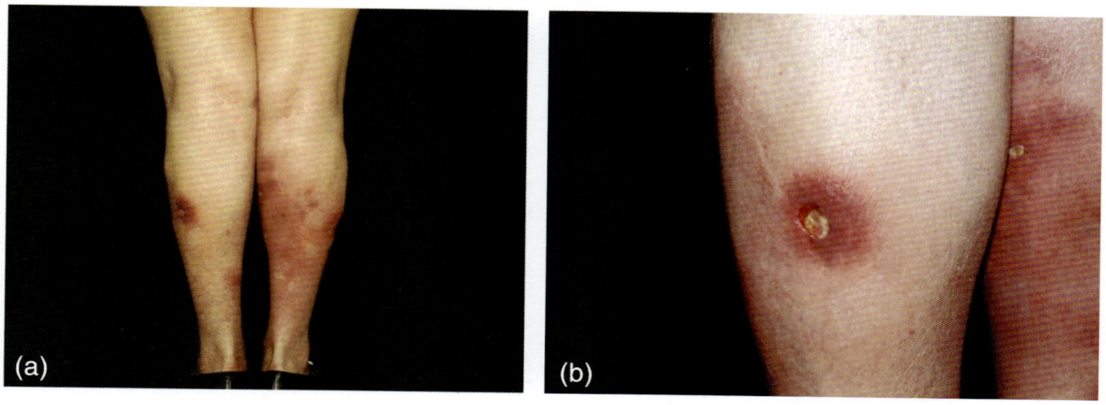

图 99.25 硬红斑的临床特征

(a)成年女性腿部屈侧的红斑性结节和斑块。(b)部分皮损发生溃疡。

在早期阶段，脂肪小叶内散布着个别炎细胞，多数为中性粒细胞。脂肪小叶中的脂肪细胞可发生广泛坏死（图 99.26）。这些坏死的脂肪细胞引起组织细胞反应，后者吞噬脂质并变成噬脂细胞。在充分发展的病变中，上皮样和泡沫状组织细胞、朗格汉斯型或异物多核巨细胞和淋巴细胞共同组成了炎性浸润的肉芽肿外观（图 99.27）。当发生严重的血管损伤时，出现大面积的干酪样坏死，病变表现出结核样肉芽肿的所有组织病理学特征，但抗酸染色（如 Ziehl-Neelsen 染色或 Fite 染色）和分枝杆菌免疫组化染色均为阴性。干酪样坏死可扩展至真皮，继而累及表皮，形成溃疡并排出液化坏死的脂肪组织。过去曾认为小汗腺弯曲部周围存在结核样肉芽肿提示结核性病因[47]，但这些表现也可见于非结核性病例中。

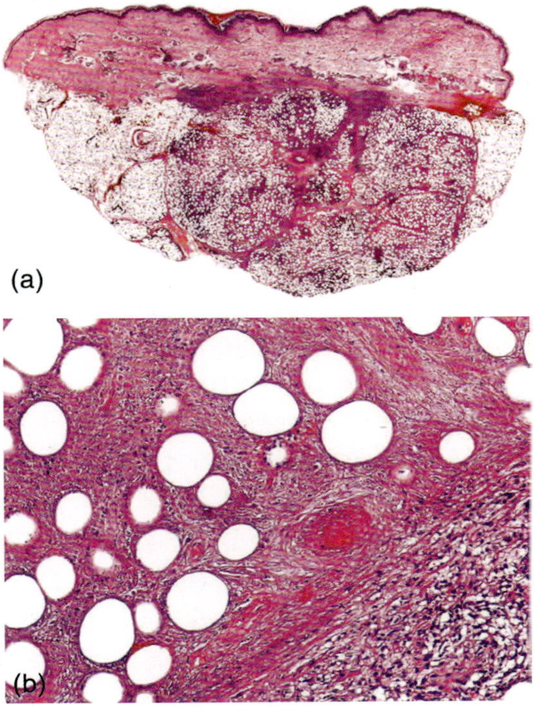

图 99.26 硬红斑早期皮损的组织病理学特征

（a）低倍镜示主要为小叶性脂膜炎。（b）高倍镜下显示无细胞核的坏死脂肪细胞及小血管腔内血栓形成。

在文献中，关于血管炎是否是诊断硬红斑的必要组织病理学标准仍存在相当大的争议。此外，对于发生血管炎的血管性质尚未达成一致，这是由于一些论文的作者未能报道受累血管的性质或大小[48]，甚至当明确指出受累血管的性质时，对于受累血管是动脉[49,50]、静脉[51,52]还是两者皆受累[52-57]，亦无统一意见。在最近的一项大样本研究中，依据对 86 例临床和病理诊断为硬红斑的患者进行的 101 次皮肤活检结果，90%患者存在血管炎[25]（框图 99.3）。

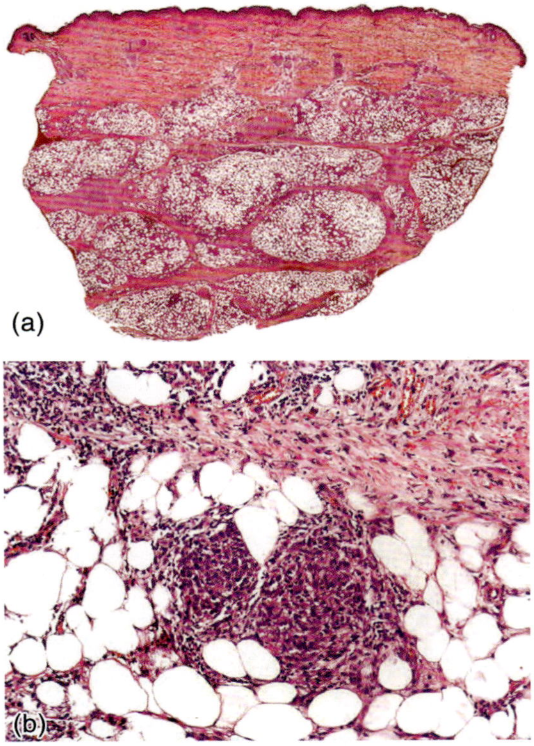

图 99.27 完全进展的硬红斑皮损的组织病理学特征

（a）低倍镜示主要为小叶性脂膜炎。（b）累及脂肪小叶的小肉芽肿。

因此，尽管可以在大多数患者中证实血管炎的存在，但仍有一些病例虽然具有所有其他硬红斑的临床病理学特征，但在仔细查找后仍无法发现血管炎，所以不应将血管炎的存在视为硬红斑组织病理学诊断的必要标准[25]。

框图 99.3 硬红斑的血管受累

- 脂肪小叶的小静脉（46.5%患者）
- 结缔组织间隔的大静脉和脂肪小叶的小静脉（12.8%患者）
- 只受累结缔组织间隔的大静脉（11.8%患者）
- 结缔组织间隔的大静脉和动脉以及脂肪小叶的小静脉（9.9%患者）
- 结缔组织间隔的大静脉和动脉（8.9%患者）
- 无血管炎证据（9.9%患者）

来自 Segura 等发表于 2008 年的文献[25]

硬化性脂膜炎

定义和命名

硬化性脂膜炎(sclerosing panniculitis)是一种相对常见的长期慢性脂膜炎,与慢性静脉功能不全相关,通常累及中老年女性的下肢,表现为皮肤和皮下组织的弥漫性硬化和色素沉着(脂肪皮肤硬化症)(图 99.28)。关于硬化性脂膜炎更详细的讨论见第 103 章。

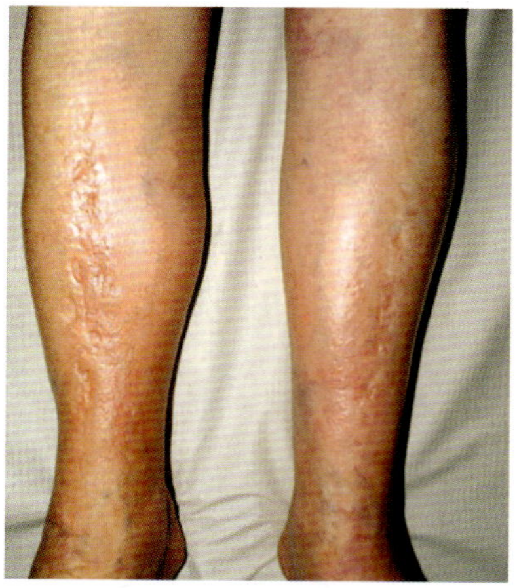

图 99.28 晚期硬化性脂膜炎,表现为小腿部凹陷的木质硬结

> **同义名**
> • 脂肪皮肤硬化症(lipodermatosclerosis)

临床特征

临床表现

静脉高压在硬化性脂膜炎发病机制中的致病作用是无争议的。静脉高压增加毛细血管通透性,导致纤维蛋白原泄漏,聚合形成围绕血管的纤维蛋白环,阻碍氧气交换,导致组织缺氧[1]。其他致病因素如外伤和蜂窝织炎的反复发作也可能在硬化性脂膜炎的发病中发挥一定作用[2,3]。在一项纳入 128 例系统性硬化症患者的研究中,硬化性脂膜炎患者的肺动脉高压发生率明显高于不伴有硬化性脂膜炎的患者。作者认为小腿静脉高压引起的血栓形成可能是系统性硬化症和硬化性脂膜炎患者发生肺动脉高压的主要原因[4]。

已报道的可能与硬化性脂膜炎发病相关的因素包括受累组织中纤溶酶原激活增多[5-7]、血管内皮生长因子受体 1(VEGFR-1)和血管生成素 2(Ang-2)表达增加[8]、蛋白质 C 和 S 缺乏[9],以及局部胶原合成增加[10,11]。

鉴别诊断

由于疾病的初始阶段仅累及单侧下肢,临床上可能与细菌性蜂窝织炎或丹毒混淆,尽管在后者情况下伴有触诊时皮温高、发热或其他全身症状[12]。早期皮损也可能类似结节性红斑[13]。在长期皮损中,需要鉴别诊断的是其他硬皮病样疾病,但无真皮硬化的组织病理学表现、仅影响单侧或双侧下肢远端部分的特殊分布以及慢性静脉淤滞等特征,可以帮助排除硬斑病、硬皮病和慢性萎缩性肢端皮炎。曾有一例罕见的结节病临床极似硬化性脂膜炎的病例报道[14]。

检查

通常,临床医师对于是否进行硬化性脂膜炎皮损活检存在犹豫,因为在活检部位常出现愈合不良的慢性溃疡[3,15];因此大多数活检是在疾病晚期进行的。然而当活检取自病变早期时,显微镜下可观察到脂肪间隔中稀疏淋巴细胞的炎性浸润和脂肪小叶中心的缺血性坏死区域。脂肪坏死早期阶段的特征是小而苍白无核脂肪细胞。脂肪小叶内的小血管可见充血、红细胞外渗、含铁血黄素沉积和内皮细胞坏死[16]。在充分进展的皮损中,脂肪间隔明显增厚和纤维化,小叶萎缩,周围常可见脂性颗粒,在此阶段的炎性浸润包括淋巴细胞、组织细胞和泡沫样巨噬细胞。各阶段脂肪间隔中的血管均十分明显。

在晚期皮损中,炎性浸润少见或消失,脂肪间隔硬化显著,脂肪小叶萎缩,伴有微囊肿形成和局灶性脂膜(囊膜样)改变(图 99.29)。后者由囊状结构组成,内衬脂膜,表现为羽毛状无定形嗜酸性物质,有时呈细锯齿状或阿拉伯花纹样图案。增厚的起伏囊膜的 PAS、苏丹黑和勒克司坚牢蓝(Luxol fast blue)染色可呈阳性,表现出对 CD68 和溶菌酶的免疫反应性[17-19],表明这些巨噬细胞来源的酶在其组织发生中发挥作用。然而,这些改变并非硬化性脂膜炎所特有,因为可见于各种形式的间隔和小叶性脂膜炎的长期皮损中。框图 99.4 总结了文献中描述的脂膜样脂肪坏死的情形[17-54]。在长期皮损中可能观察到钙化和弹性组织变性,有时可见类似弹力纤维假黄瘤(PXE)的碎裂的钙化弹力纤维[55]。这些 PXE 样纤维对 von Kossa 和 Verhoeff van Gieson 染色均呈阳性反应,并可能发生化生性骨化[56]。具有 PXE 样改变的弹力纤维也并非硬化性脂膜炎特异性改变,因其也可见于尿毒症性和非尿毒症性钙化性动脉硬化病(钙化防御)[57,58]、结节性红斑、环状肉芽肿、深部硬斑病[26,55]和肾源性系统性纤维化[59]等疾病。

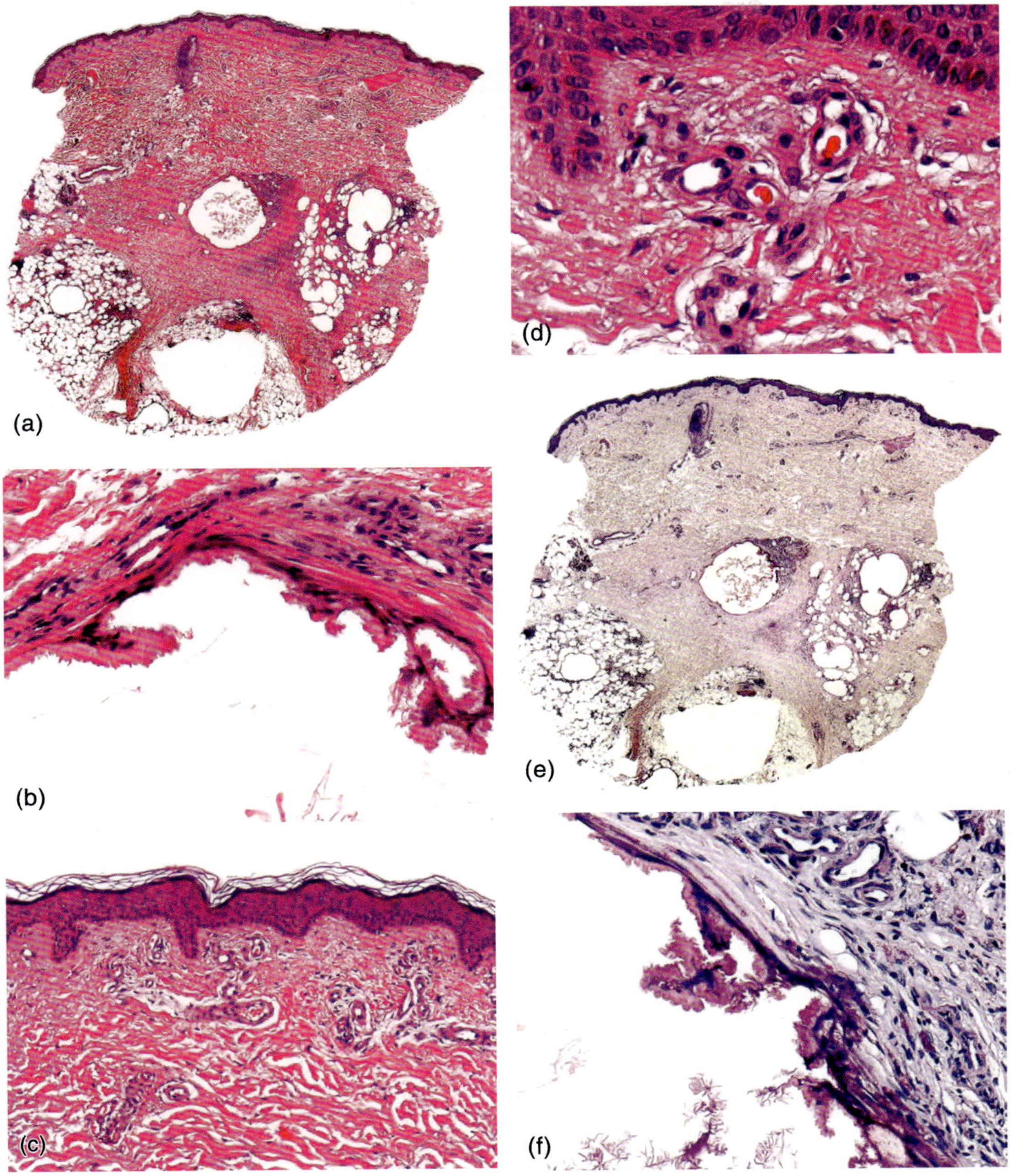

图 99.29　**硬化性脂膜炎的组织病理学表现**

(a)低倍镜显示增厚的脂肪间隔和取代脂肪小叶的囊性空隙。(b)内衬脂膜和具有圆锯齿状边缘的囊性结构。(c)真皮浅层显示淤滞性改变。(d)真皮浅层厚壁毛细血管和小静脉增生。(e)同一病例的过碘酸-希夫染色(PAS)切片。(f)PAS 阳性的假乳头向囊腔内呈羽毛状突起。

脂肪层上覆的真皮浅层有静脉淤滞改变，毛细血管小叶和血管壁轻微增厚壁的小静脉出现红细胞渗出和含铁血黄素沉积。表皮基底层，以及真皮浅层噬黑素细胞内色素增加也会导致特征性色素沉着[60]。

硬化性脂膜炎的组织病理学鉴别诊断包括硬皮病性脂膜炎和深部硬斑病，但这些疾病主要表现为间隔性脂膜炎，尽管也可见脂肪营养不良和邻近间隔的噬脂性改变，但并不显著。

框图 99.4 文献中报道的脂膜炎和其他脂膜样脂肪坏死疾病

血管疾病
- 静脉功能不全(脂肪皮肤硬化)[16,17,21,26,37]
- 动脉硬化[23,24]
- 血栓闭塞性脉管炎[23]
- 血栓性静脉炎[21,25]
- 糖尿病[21,25-27]

结缔组织病/自身免疫病
- 狼疮性脂膜炎/盘状红斑狼疮[17,20,21,26,28,29,39-42]
- 硬斑病/硬皮病[20,25,30,43,44]
- CREST 综合征[20]
- 皮肌炎相关性脂膜炎[31,37]
- 血管炎[21,26,33]
- 白塞病[29,34]

脂膜炎
- 结节性红斑[17,25,26]
- 硬红斑[17]
- 创伤性脂膜炎[17,35]
- 类脂质渐进性坏死[17,26]
- 胰腺性脂膜炎[17]
- 人为脂膜炎[28]
- 结节性脂肪坏死[45]

感染
- 非结核性杆菌[35]
- 丹毒[17,26]

恶性脂膜炎
- 皮下脂膜炎样 T 细胞淋巴瘤[36,46]

其他疾病
- 碎裂性肉芽肿[47]
- 白血病化疗[48]
- 乳腺癌化疗[49]
- 睾丸扭转[50]
- 皮下注射汞元素[51]
- 卵巢成熟囊性畸胎瘤[52]
- 肌小球体病[53]
- 放疗后乳腺[54]

Segura 和 Pujol 于 2008 年修订[22]

钙化性尿毒症性小动脉病(钙化防御)

定义

钙化性尿毒症性小动脉病(calcific uraemic arteriolopathy,又称钙化防御,calciphylaxis)与终末期慢性肾病和肾移植密切相关,部分见于糖尿病患者中,亦有少部分病例不伴肾病发生。此病通常表现为不规则的细小触痛斑块和斑驳的暗红色青斑样、伴有灰白色坏死区域,随后进展为皮肤全层梗死,最终出现坏死性溃疡。这些改变通常深入皮下脂肪层。尽管最常见的受累区域是下肢和腹部,但这一疾病也可能累及其他区域,包括外阴(图 99.30)。该病已在第 61 章进一步详细讨论。

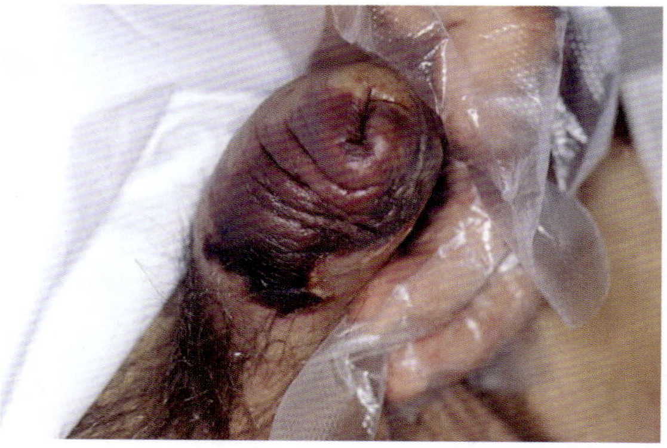

图 99.30 发生于终末期肾病患者的阴茎钙化防御

病理生理学

钙化性尿毒症性小动脉病的三维结构研究显示,血管壁钙化为早期特征,可能早于血管内纤维化[1]。近期对钙化防御的研究显示,病理性钙化动脉中存在基质 Gla 蛋白、骨桥蛋白和骨形态发生蛋白 2(bone morphogenic protein 2,BMP-2)[2,3]。在受累皮肤中可检测到 BMP-2、其靶基因 Runx2 及其间接拮抗药硬化蛋白的显著上调,以及无活性非羧化基质 Gla 蛋白(Glu-MGP)表达增加。成骨相关标志物的上调伴骨桥蛋白、纤维连接蛋白、层黏连蛋白和I型胶原的表达增加,表明皮下细胞外基质存在广泛重塑。电子色散 X 射线分析显示钙化防御患者皮下组织中存在钙/磷酸盐蓄积。皮肤小动脉广泛的中层钙化与内皮层的破坏和内皮细胞的部分剥脱有关。CD31 免疫染色显示内皮细胞聚集导致管腔阻塞,随后引发灌注不良从而最终导致溃疡性坏死的临床表现。这些表现说明钙化性尿毒症性小动脉病中的血管钙化是一种活跃的成骨过程,涉及 BMP-2 信号上调、羟基磷灰石沉积和皮下组织广泛基质重塑[4]。基质 Gla 蛋白是维生素 K 依赖性的,可抑制血管钙化。因此,口服华法林(一种维生素 K 拮抗药)抗凝治疗会导致这些患者发生血管钙化[5]。其他被认为可诱导钙化性尿毒症性小动脉病中血管钙化的诱因包括低水平白蛋白、动脉高压、肥胖、系统性皮质糖皮质激素治疗、维生素 D 补剂、输血、口服磷酸盐结合剂、金属盐、骨化三醇、局部创伤、紫外线治疗、营养不良伴体重减轻和胰岛素注射[6-12]。

检查

钙化性尿毒症性小动脉病最典型的组织病理学表现是中小血管钙化(图 99.31),可累及小动脉、细动脉和小静脉。血管钙化通常广泛存在于血管壁内,呈同心圆状和环形。然而更为深入的组织病理学研究表明,最早的钙化部位是皮肤小动脉的中膜和(或)内膜[13]。真皮深部网状层或皮下组织的小动脉中的血管钙化通常在 H&E 染色下即很明显,但 von Kossa 染色可能有助于突出显示这些沉积物。有时受累血管也可出现管腔内血栓形成。受累血管发生内膜增生伴血管内皮细胞增生和内膜纤维化,导致其供应区域缺血[13,14]。继发性缺血性改变包括表皮溃疡和真皮胶原变性。局灶性小叶性脂膜炎常见[14],尽管一些活检结果显示在邻近钙化血管的脂肪小叶中少见或未见炎性浸润,但亦有一些作者描述了一种主要发生间隔性脂膜炎的钙化防御[13]。由于在其他疾病的皮肤活检组织中可能观察到血管钙化(框图 99.5),可能需要其他特征以支持钙化防御的组织学诊断,这些特征包括真皮间质的钙质沉积、脂肪细胞内和周围的细微钙质沉积[15]、表皮和毛囊钙化[16]、神经周围钙质沉积[17]和具有 PXE 样外观的钙化弹力纤维[18,19]。另据报道,小汗腺钙质沉积是钙化性小动脉病中的一种高度特异性的组织病理学表现[20]。

钙化性尿毒症性小动脉病应与转移性皮肤钙化相鉴别,后者是一种累及真皮和皮下组织的罕见现象,主要发生于合并高磷血症和高钙血症的尿毒症患者,通常伴有甲状旁腺功能亢进(见第 61 章)。其典型表现为真皮或皮下组织中——特别是发生于大关节或应力部位周围的坚实丘疹、结节或斑块。与钙化防御不同,转移性皮肤钙化不会导致组织坏死,组织病理学上可观察到真皮和皮下组织中钙质沉积,在 H&E 染色中呈蓝色,在 von Kossa 染色中呈黑色,周围有不同程度的炎性浸润,但血管壁不受累[21]。

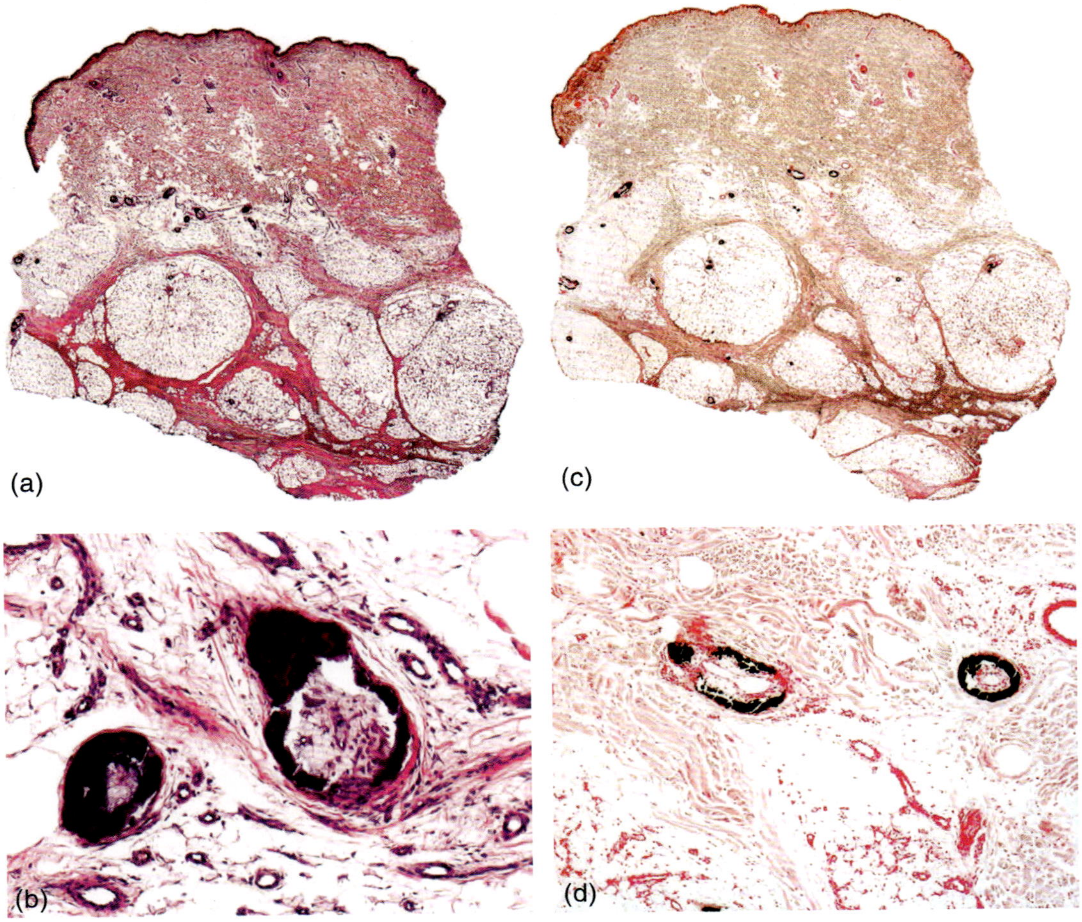

图 99.31 钙化防御的组织病理学特征

(a)低倍镜显示真皮深部网状层血管受累。(b)血管壁钙化和血管腔闭塞。(c)同一病例的 von Kossa 染色切片。(d)血管壁钙化 von Kossa 染色呈阳性。

第8部分

框图 99.5 与皮肤血管钙化相关的疾病

肾功能衰竭和甲状旁腺功能亢进

其他疾病

- 动脉粥样硬化[23]
- 肝疾病(酒精性肝硬化)[24-26]
- 克罗恩病[27]
- 恶性肿瘤:转移性乳腺癌[28]、胆管癌[29]、恶性黑素瘤[30]、骨硬化性骨髓瘤[31]、慢性粒单核细胞白血病[32]
- 类风湿关节炎患者长期接受糖皮质激素和甲氨蝶呤治疗[33,34]
- 蛋白质 S 缺乏[25,33]
- 艾滋病[35]
- 抗磷脂抗体综合征[36]
- POEMS 综合征[37]

皮肤血管钙化作为一种偶发的组织病理学表现

- 继发于注射的皮肤钙质沉积
- 硬化性脂膜炎(脂肪皮肤硬化症)
- 硬红斑
- 白细胞碎裂性血管炎
- 创伤性溃疡
- 皮肤基底细胞癌和鳞状细胞癌
- 瘢痕

分别由 Dauden 等于 2002 年及 Dauden 和 Oñate 等于 2008 年修订[15,22]。

寒冷性脂膜炎

定义

寒冷性脂膜炎(cold panniculitis)是暴露于寒冷环境[1]或寒冷物体(如冰袋)接触皮肤[2-4]引起的皮下脂肪损伤,婴儿尤其易感,在低温地区的儿童中也并不少见[5]。

病理生理学

发病诱因

寒冷性脂膜炎最初由 Hochsinger 于 1902 年描述为暴露于寒冷环境后儿童的颏下结节和斑块[6]。1928 年 Lemez 证明婴儿比成人更容易因暴露于寒冷环境而发生脂肪坏死[7]。Haxthausen 于 1941 年描述了类似的发生在寒冷季节后的婴儿脸颊上的病例,并将其命名为"脂联素缺乏症"[8]。Adams 等于 1954 年阐明了寒冷性脂膜炎的发病机制,证明摄入富含饱和脂肪酸的饲料的猪,由于饱和脂肪酸相对于不饱和脂肪酸的比例较高而表现出较高的冷敏感性,导致脂肪凝固点升高[9]。1965 年 Hirsch 证实饱和脂肪比不饱和脂肪在更高的温度下出现固化[10]。Solomon 和 Beerman 于 1963 年报道了 1 例 28 岁牙买加女性在寒冷暴露数小时内发生脂膜炎,局部冰敷容易诱发皮损[11]。Rotman 报道了 2 例分别为 5 月龄大和 8 月龄大的婴儿出现类似的颊部病变[12]。儿童食用冰棒几小时后,面颊上可出现类似的皮损,命名为"冰棒脂膜炎"[2,3,13]。Duncan 等于 1966 年对寒冷性脂膜炎进行了最深入的组织病理学研究,他们将儿童皮肤暴露于冰块 2~4min 后进行连续环钻活检。随着儿童年龄的增长,需要增加冰块暴露时间以产生寒冷性脂膜炎,并且在 22 月龄时不再发生该反应[4]。

临床表现

新生儿和婴儿寒冷性脂膜炎

新生儿尤其易患寒冷性脂膜炎。这被认为是由于新生儿的皮下脂肪富含饱和脂肪酸,特别是棕榈酸和硬脂酸,其凝固点温度高于不饱和脂肪酸[10,14],因此婴儿体温的小幅下降可能导致皮下脂肪结晶[1]。新生儿中的风险可能因出生窒息管理中的冷却或接受心脏手术的婴儿的冷却而增加[1,15,16]。在给予冰袋控制新生儿室上性心动过速的新生儿中也有寒冷性脂膜炎的报道[17,18]。在出生后的前 2 年,儿童皮下脂肪迅速变得不饱和,油酸含量增加,冰点降低,寒冷性损伤的发生风险降低。

在幼儿中,最常累及的部位是脸颊和颏部,因为这些部位富含皮下脂肪,通常比身体其他部位更容易暴露于寒冷中。损害由无痛性红斑或紫红色硬结性斑块或结节组成,无全身症状。患儿其他方面健康,皮损未经治疗数周内可消退。寒冷性面颊脂膜炎也可能由吮吸冰棒引起(冰棒脂膜炎)[2-4]。

成人寒冷性脂膜炎

成人寒冷性脂膜炎患者通常肥胖,女性患者较多,最常受累的部位是大腿屈侧上部和臀部(图 99.32),推测成人中皮损的分布与紧身衣影响大腿上外侧的血流,使得缺血性脂肪更容易受到寒冷损伤有关[19]。这些患者即使在临床就诊时,其受累部位的皮肤也总是非常冷,可能合理的解释是,皮肤和紧邻的皮下脂肪通过一层厚的干预脂肪与核心体温隔绝。紧身衣几乎不能抵御较低的外界环境温度,并且皮损通常伴有一定程度的血管扩张,使人们视其为冻疮。也有人认为富含饱和脂肪酸的饮食会导致类似于新生儿的皮下脂肪[20],在此类患者中发现有冷纤维蛋白原血症,这可能使他们易于罹患寒冷性脂膜炎[21]。

寒冷性脂膜炎在健康成年女性中也有发生,与这些患者在寒冷天气中骑马相关,出现累及大腿外侧上部的皮损。这种亚型可被视为是一种冻疮,被命名为"骑马相关寒冷性脂膜炎(equestrian cold panniculi-

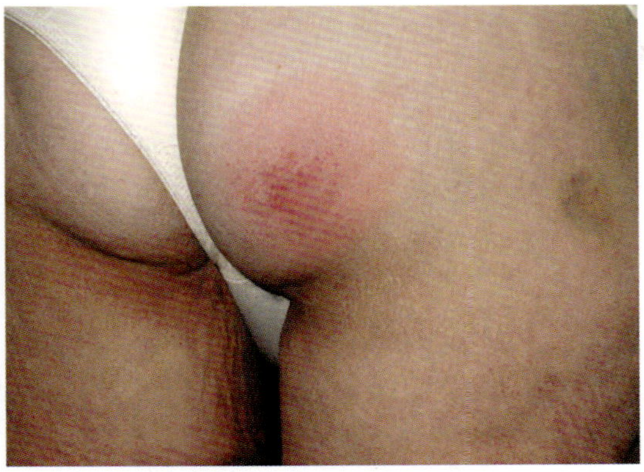

图 99.32 1 例患有骑马相关寒冷性脂膜炎的女性患者的臀部红斑结节

tis)"或骑手冻疮(horse rider's pernio)[19]。据报道,老年女性的症状更明显,大量吸烟、穿紧身骑马服和骑马时间更长似乎会加重症状[22]。在从事体育活动的肥胖女性中也有类似病例记录,如在潮湿和有风的条件下骑自行车和摩托车[23],或在类似天气条件下乘坐开放式慢行车辆[24]。

长时间将冰块直接敷在皮肤上可产生类似于冰棒脂膜炎的局部损伤:"冰袋皮病"已被用于描述使用冰袋缓解慢性腰痛的成人下背部出现的皮损[25]。

检查

组织病理学上,寒冷性脂膜炎主要表现为小叶性脂膜炎[26],但也可见不同程度的间隔受累[27]。网状真皮层和真皮-皮下组织界面的炎症浸润更为密集(图 99.33),浸润细胞主要由累及脂肪小叶的淋巴细胞和一些组织细胞组成,上覆的真皮层可见浅表和深部血管周围淋巴细胞浸润,无血管炎表现[26]。脂肪间隔和小叶的血管可表现为内皮肿胀和血管壁水肿,但无真性血管炎的纤维蛋白沉积和核尘表现。亦可见间质黏蛋白沉积,非常类似狼疮性脂膜炎的组织病理学表现[28]。

Duncan 等通过在一例 6 个月大的黑人男婴的臀部放置冰块并在 30min、6h、24h、48h、72h、6d 和 2 周时进行连续钻孔活检,得出寒冷性脂膜炎的"皮损寿命"[4]。最初的变化出现在 24h 的样本中,显示轻度的血管周围淋巴组织细胞浸润,主要位于真皮-皮下组织交界处,没有相关的脂肪坏死。在 48h 和 72h 采集的样本中变化更明显,显示更密集的混合炎细胞浸润,由淋巴细胞、散在的中性粒细胞、组织细胞和泡沫样巨噬细胞组成,主要累及脂肪小叶。此时,脂肪细胞坏死的特征明显表现为围绕小囊腔的噬脂性肉芽肿。在接下来的 2~3d 进行的活检中,炎症反应逐渐增强,然后在 2 周时缓慢减少至完全消退。皮下结节

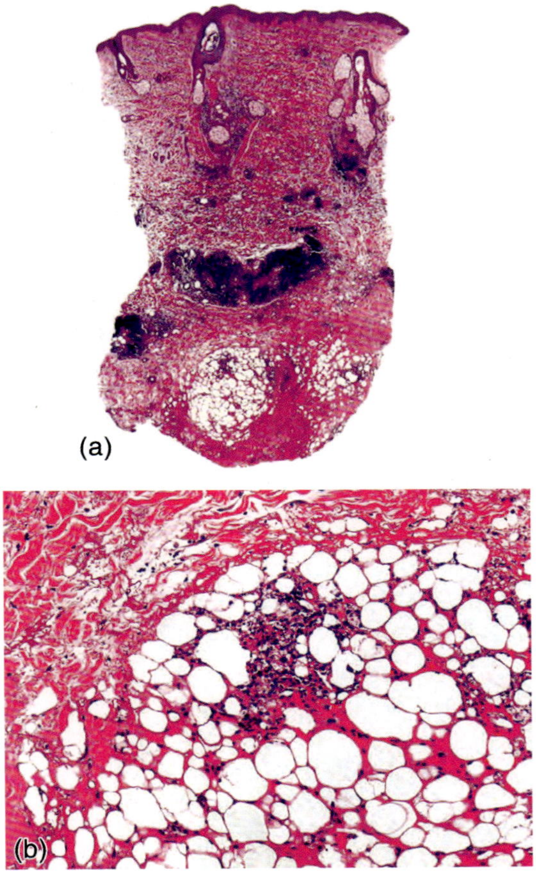

图 99.33 骑马相关脂膜炎的组织病理学特征

(a)低倍镜显示真皮层深部密集的结节状浸润。(b)脂肪小叶内可见淋巴细胞的小聚集灶。

消退后无残留病灶。

鉴别诊断

寒冷性脂膜炎的临床病理鉴别诊断包括新生儿皮下脂肪坏死、新生儿硬肿病、狼疮性脂膜炎、糖皮质激素治疗后脂膜炎、冻疮和冻伤。

新生儿皮下脂肪坏死通常发生在患儿出生后最初几天,好发于大腿、臀部、面颊、背部和手臂,偶尔可伴有症状性高钙血症。这种脂膜炎可能与体温过低、产科创伤、母体糖尿病和母体先兆子痫有关。组织病理学显示小叶性脂膜炎,主要为组织细胞浸润,包括多核巨细胞、脂肪细胞以及由脂质结晶导致的针状裂隙样组织细胞[15,16,29,30]。

新生儿硬肿病是一种极为罕见的疾病,曾在因全身脂肪坏死而出现弥漫性板样僵硬的早产或虚弱儿童中有记录。这种疾病亦出现在患儿出生后的最初几天,通常是致命的。组织学上,脂肪细胞含有放射状排列的针状裂缝,没有炎症反应[26,31]。近期没有新

第8部分

生儿硬肿症的报道，在有适当设施照顾早产儿和体弱新生儿的地方，这种疾病很可能已经不会出现。

狼疮性脂膜炎在儿童中罕见，少见的儿童病例[32-36]与成人狼疮性脂膜炎无显著差异。组织病理学主要表现为小叶性脂膜炎，伴淋巴细胞和浆细胞炎性浸润、淋巴样聚集伴生发中心形成，以及结缔组织间隙处胶原纤维硬化。其发病过程呈慢性，长期皮损表现为脂肪小叶的透明坏死，这在较急性和可自愈的寒冷性脂膜炎中不会发生。

在接受高剂量系统性糖皮质激素治疗的儿童中，当剂量迅速降低或突然停药时会发生糖皮质激素治疗后脂膜炎，损害表现为面颊和后颈部的小的疼痛性结节，在这些区域由于糖皮质激素治疗引起脂肪沉积，组织病理学表现与新生儿皮下脂肪坏死的相同[27,30]。

冻疮在暴露于寒冷环境后表现为蓝色斑疹、丘疹和斑块，主要累及皮肤肢端，但也可见于大腿和臀部。组织病理学上，其表现与寒冷性脂膜炎非常相似，尽管冻疮通常表现为真皮乳头水肿，淋巴细胞浸润主要围绕小汗腺弯曲部排列，一些病例可见真皮层血管出现淋巴细胞性血管炎的特征，但皮下脂肪受累在冻疮中并不常见[36,37]。

在早期冻伤中可见红斑和水肿性斑块，患者可能感觉疼痛或麻木；而在完全发展的严重冻伤中可见水疱和坏死。组织病理学检查显示表皮下水肿伴水疱形成、表皮角质形成细胞坏死、真皮浅层和深层血管周围淋巴细胞浸润，可累及真皮全层[36]。

治疗

寒冷性脂膜炎通常不需要治疗，因为病情可自行缓解，通过避免寒冷暴露和直接接触冰品可预防小儿寒冷性脂膜炎[11,16]。对于成年女性的骑马相关寒冷性脂膜炎，建议在骑马时穿着宽松、保暖的衣服，避免穿紧身衣和寒冷暴露（如有可能）[19,38]。硝苯地平治疗此病无效[38]。在 1 例病例报道中，观察到四环素治疗有效，使用其预防亦有效[39]。

狼疮性脂膜炎

定义和命名

狼疮性脂膜炎（lupus panniculitis）的特征是皮下脂肪组织的破坏性炎症，临床上皮损表现为硬化的斑块，消退后伴有局限性脂肪萎缩。根据炎症的强度，患者可能首先出现脂肪萎缩而非硬结，表面皮肤可呈慢性皮肤性红斑狼疮改变，最常受累的部位是面部、上臂（图 99.34）、躯干上部、乳房、臀部和大腿。这些临床特征均在第 51 章详细描述。

同义名
- 深部红斑狼疮（lupus erythematosus profundus）
- 皮下红斑狼疮（subcutaneous lupus erythematosus）

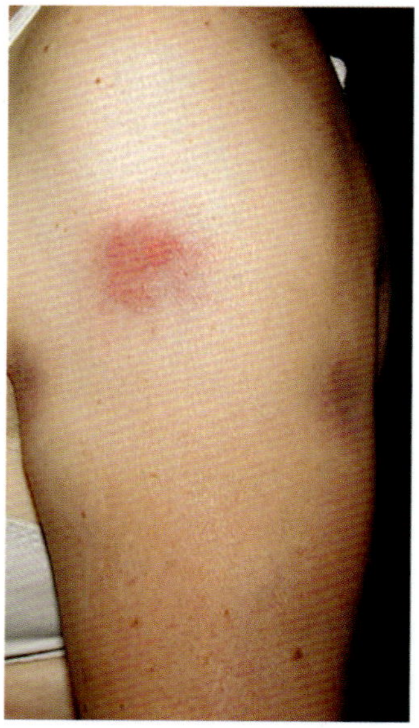

图 99.34 狼疮性脂膜炎的临床特征表现为活动性红斑性皮下结节和皮损消退后伴色素沉着的脂肪萎缩区

临床特征

鉴别诊断

皮肌炎相关脂膜炎与狼疮性脂膜炎具有相同的组织病理学表现[1-13]。狼疮性脂膜炎的组织病理学鉴别诊断还包括寒冷性脂膜炎、深部硬斑病、注射含铝疫苗后的持续性结节、醋酸格拉替雷注射部位脂膜炎和皮下脂膜炎样 T 细胞淋巴瘤（subcutaneous panniculitis-like T-cell lymphoma，SPTCL）。与寒冷性脂膜炎的鉴别诊断已在前文中讨论。

深部硬斑病也可表现为皮下组织脂肪间隔中的淋巴样结节，但与狼疮性脂膜炎不同的是，此病只累及间隔，而脂肪小叶不受累。

含铝疫苗注射部位的持续性结节具有与狼疮性脂膜炎相似的特征，包括脂肪小叶的透明坏死和淋巴样聚集，但存在含铝细小嗜碱性颗粒的组织细胞和大量嗜酸性粒细胞，可能使正确诊断存疑[14]。

一些每日接受注射醋酸格拉替雷治疗的多发性硬化症患者在注射部位可出现局限性脂膜炎，皮损主要表现为小叶性脂膜炎和噬脂性肉芽肿，即组织细胞吞噬坏死脂肪细胞中的脂质。在许多区域，脂肪间隔和脂肪小叶中均可见散在的中性粒细胞和嗜酸性粒细胞，结缔组织间隔增宽、纤维化，并伴有许多淋巴样滤泡，表现为生发中心形成。免疫组化显示，脂肪小叶的炎性浸润包括 CD68 阳性组织细胞和抑制性/细胞毒性 T 淋巴细胞，而脂肪间隔及间隔-小叶交界处的淋巴滤泡则主要由 B 淋巴细胞组成。仅在注射部位出现病变的临床病史可排除狼疮性脂膜炎[15,16]。

狼疮性脂膜炎最困难的组织病理学鉴别诊断是 SPTCL，已有深部狼疮和 SPTCL 重叠的病例报道。SPTCL 是一种独特的 α/β T 细胞淋巴瘤，通常为 $CD8^+$，累及皮下脂肪，不累及表皮和（或）真皮，类似脂膜炎过程（见第 140 章）。Magro 等[17]回顾了 32 例淋巴细胞性小叶性脂膜炎病例，并将其分为狼疮性脂膜炎、SPTCL 和具有中间特征的三组，其中他们将第三组命名为“不确定性淋巴细胞性小叶性脂膜炎”。第三组病变显示皮下脂肪存在多形性和伴深染细胞核的异型淋巴细胞浸润，这一组病变亦在近期被命名为“非典型淋巴细胞性小叶性脂膜炎”[18]。PCR 研究显示浸润细胞表现出一种或多种泛 T 细胞标记［CD3、CD5 和（或）CD7］缺失和单克隆 TCRγ 基因重排。作者还介绍了狼疮性脂膜炎和 SPTCL 重叠病例中存在皮下淋巴样恶病质的概念。最近，Pincus 等[19]和 Basisio 等[20]分别报道了 5 例和 11 例 SPTCL 患者，这些患者均不常见，因为他们还表现出红斑狼疮的特征。在所有病例中，提示 SPTCL 的特征包括含多形细胞核的淋巴细胞浸润，累及皮下脂肪小叶，表现出细胞毒性 T 细胞（CD3/CD8/βF1）免疫表型。此外，在大多数病例中观察到高增殖率和单克隆 TCRγ 基因重排。这些患者中红斑狼疮的表现包括一系列临床和组织病理学异常。临床表现包括皮下结节愈合伴面部脂肪萎缩和系统性红斑狼疮患者中可观察到的血清学和（或）皮肤以外的终末器官异常。红斑狼疮的组织病理学表现包括真表皮界面的空泡改变、网状真皮中黏蛋白的间质沉积、部分排列在生发中心内的 $CD20^+$ B 细胞簇、脂肪组织内一些小的 $CD123^+$ 浆细胞样树突状细胞簇，以及临床未受累皮肤和皮损的直接免疫荧光试验阳性。作者得出的结论是，一些患者存在 SPTCL 和狼疮性脂膜炎重叠，应监测狼疮性脂膜炎患者是否可能发展为 SPTCL。其他存在皮下组织受累的 T 细胞淋巴瘤病例报告也支持这一建议，尤其是皮肤 γ/δ T 细胞淋巴瘤，其具有与狼疮性脂膜炎相似的组织病理学特征，包括空泡样界面皮炎和皮肤黏蛋白病[21-23]。事实上，已有 1 例被误诊为狼疮性脂膜炎的报道[23]。目前区分狼疮性脂膜炎和 SPTCL 最有效的标准是狼疮性脂膜炎累及表皮、真皮浅层和深层血管周围淋巴细胞浸润、有反应性生发中心的淋巴滤泡、大量浆细胞混合浸润、B 淋巴细胞簇，$CD123^+$ 浆细胞样树突状细胞簇[24]、淋巴细胞低增殖指数和多克隆 TCR γ 重排[25]。

检查

组织病理学上，狼疮性脂膜炎主要表现为小叶性脂膜炎，活动性病灶中的浸润主要累及脂肪小叶[26]。一些作者发现难以将狼疮性脂膜炎归类为小叶性脂膜炎，因为存在显著的脂肪间隔病变[25,27,28]。然而，脂肪间隔病变主要由中隔胶原纤维增厚和硬化导致，而大部分炎性浸润见于脂肪小叶。活动性皮损表现为以淋巴细胞浸润为主的脂膜炎，伴大量浆细胞。长期皮损可见脂肪小叶玻璃样坏死，少见或无炎性浸润，代之以脂肪细胞呈弥漫性嗜酸性玻璃样的残留体[25,29-31]。有时可见伴生发中心形成的淋巴样聚集，常见于脂肪间隔或脂肪小叶周围（图 99.35）。这些淋巴滤泡虽然具有特征性，但并不是狼疮性脂膜炎的特有表现，因其也可见于深部硬斑病、结节性红斑、硬皮病、类脂质渐进性坏死、皮肌炎相关脂膜炎和坏死性黄色肉芽肿[32]。

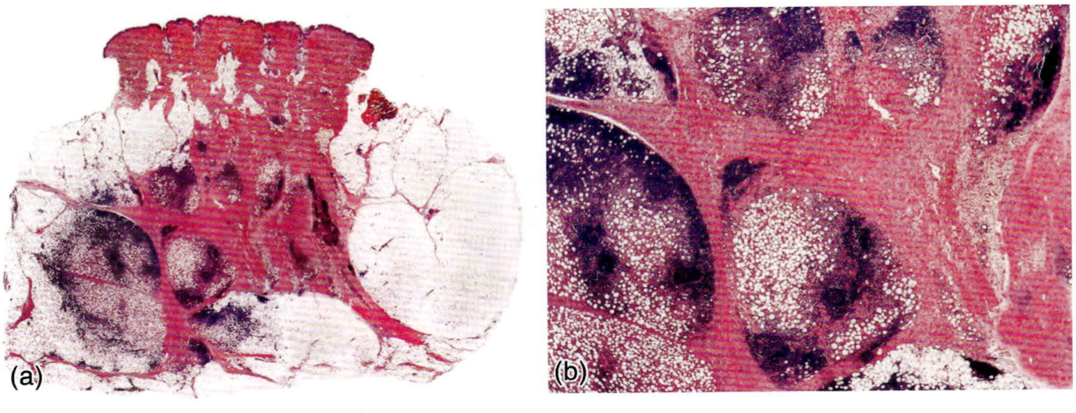

第8部分

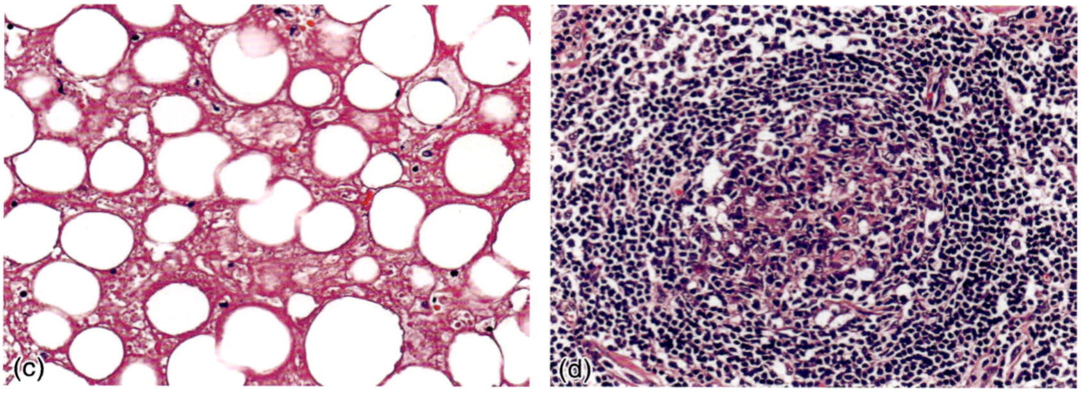

图 99.35 狼疮性脂膜炎的组织病理学特征

(a)低倍镜显示主要表现为小叶性脂膜炎。(b)在脂肪小叶和增厚的脂肪间隔之间有密集的淋巴样聚集。(c)累及脂肪小叶的透明坏死。(d)淋巴样聚集物内有反应性生发中心形成。

其他组织病理学表现包括钙化、间质黏蛋白沉积和表皮盘状红斑狼疮样特征。一种不常见的但出现时即具有提示意义的表现，是炎性浸润中存在核尘[28,33,34]。狼疮性脂膜炎的皮损中嗜酸性粒细胞通常不明显[25,30]，但与其他类型的以不含嗜酸性粒细胞为特征的皮肤型红斑狼疮相比，狼疮性脂膜炎的炎性浸润中可能含有一些嗜酸性粒细胞[35]。

与其他小叶性脂膜炎一致，狼疮性脂膜炎的长期皮损和残留病变可表现为囊膜样变[36]。淋巴细胞性血管炎在狼疮性脂膜炎中的发生概率在不同报道中存在差异[37-39]，血管炎表现包括血管壁及其周围的淋巴细胞浸润、血管壁纤维蛋白沉积、管腔内血栓形成和核尘。一些作者认为，脂肪小叶的透明坏死是继发于淋巴细胞性血管炎的缺血改变所致[40]。

狼疮性脂膜炎皮损中存在真表皮交界处盘状红斑狼疮的组织病理学特征的比例，报道数字从 20%～75%[25,26,29,31,41,42]。这些变化包括表皮萎缩伴角化过度、毛囊堵塞、基底层空泡变和基底膜增厚。盘状红斑狼疮的另一特征是间质黏蛋白沉积、毛细血管扩张和真皮浅层及深层血管周围淋巴细胞浸润。钙化也是狼疮性脂膜炎慢性病变中的常见现象，包括弹力纤维的局部钙化及脂肪小叶和间隔内大片钙化[31,43]。

狼疮性脂膜炎的直接免疫荧光研究不多。皮损真皮表皮交界处的狼疮带试验通常为阳性[1,44]。其他表现包括脂肪细胞周围和血管周围 IgG 沉积[42,45]。

免疫组织化学研究表明，狼疮性脂膜炎中的炎性浸润主要由 T 淋巴细胞组成，CD4 淋巴细胞略多于 CD8 淋巴细胞，均呈 α/β 免疫表型，亦可见淋巴样浸润周边存在 B 淋巴细胞的少量聚集。PCR 分析已证明浸润细胞中的 TCRγ 基因重排在大多数情况下具有多克隆性[17,28,45-47]。由于脂肪小叶中存在细胞毒性 $CXCR3^+$ 淋巴细胞，有人认为狼疮性脂膜炎可能是由 Ⅰ 型干扰素和 Th1 驱动的免疫反应[48]。

皮肌炎相关脂膜炎

临床特征

临床表现

脂膜炎在皮肌炎中的发生率低于红斑狼疮和系统性硬化症[1-15]。在一项纳入 55 例具有皮损表现的皮肌炎成人患者的组织病理学系列研究中，仅在 5 例中发现脂膜炎[1]。脂膜炎在青少年皮肌炎中也有报道[8,11]。当炎症消退后，皮损区遗留脂肪萎缩区域[4]。

在一些患者中，脂膜炎与皮肌炎的其他特征性皮肤病变伴发[8]，而在另一些患者中，脂膜炎是该病的唯一皮肤表现[3,9]。相反，有报道称患者出现脂膜炎和水疱或大疱性皮肤改变，但没有肌肉受累的证据[15]。皮肌炎的临床特征在第 53 章中详细讨论。

检查

皮肌炎相关脂膜炎（dermatomyositisassociated panniculitis）的组织病理学特征与狼疮性脂膜炎相似，主要为小叶性脂膜炎，脂肪细胞间有淋巴细胞和浆细胞浸润。脂肪间隔胶原纤维表现为玻璃硬化，并有纤维组织进行性替代脂肪组织[2]。其他组织病理学发现包括脂肪小叶血管增厚、嗜中性血管炎伴纤维素样坏死、淋巴细胞性血管炎累及间隔小动脉以及钙化。亦有报道发现存在淋巴滤泡，伴或不伴有反应性生发中心的形成[5]，尽管这一表现较狼疮性脂膜炎或深部硬斑病中少见。与狼疮性脂膜炎一样，皮肌炎相关脂膜炎皮损真表皮交界处可能存在空泡样变，且在该病的晚期阶段可能存在囊膜样变[9,12]。

仅有 3 例病例报告进行了直接免疫荧光研究：第 1 例结果为阴性[5]；第 2 例的真皮层血管壁存在 IgM、C3 和纤维蛋白原沉积，但真表皮交界处无此表现[9]；第 3 例中 C3 沉积位于真表皮交界处基底膜和真皮层血管周围，但在皮下脂肪中仅检测到纤维蛋白原的沉积[5]。与狼疮性脂膜炎一样，皮肌炎相关脂膜炎患者似乎是一个总体预后良好且恶性肿瘤发生率无明显增加的亚组[10]，事实上仅有 1 例皮肌炎相关脂膜炎患者发生了恶性肿瘤[3]。

与单纯的皮肌炎相关脂膜炎相比，皮肌炎患者中更常见的是脂膜炎与肌肉和深部组织钙化伴发。在这些病例中，脂肪小叶出现噬脂性肉芽肿、钙化和不同程度的急性及慢性炎症[2]。

胰腺性脂膜炎

同义名

- 酶性脂肪坏死（enzymatic fat necrosis）

概述

胰腺性脂膜炎（pancreatic panniculitis）最初由 Chiari 于 1883 年描述[1]，但直到 1961 年 Szymanski 和 Bluefarb 才报道英文文献中的第 1 例[2]。胰腺性脂膜炎的患者迄今仅有少数报道[3-7]，大多数报道仅包括不超过 1 例或 2 例的病例描述。

流行病学

发病率和患病率

胰腺性脂膜炎并不常见，仅见于 2%～3% 的胰腺疾病患者[8]，但在男性酒精成瘾患者中发病率更高[9,10]。

病理生理学

胰腺性脂膜炎的发病机制尚不清楚，但胰酶如脂肪酶、胰蛋白酶和淀粉酶的释放似乎是最重要的致病因素。目前尚不完全清楚胰腺酶原如何在组织中被激活产生脂肪坏死[11]，但胰蛋白酶可能增加淋巴管内微循环的通透性[6]，使脂肪酶和淀粉酶进入外周循环。在脂肪小叶内，这些酶水解中性脂肪形成甘油和游离脂肪酸，导致脂肪细胞坏死和炎症反应[12,13]。这一理论得到了血液、尿液和皮损中胰酶水平升高（即使没有检测到胰腺疾病）的支持[12]，也得到了胰腺性脂肪坏死病变中抗胰腺脂肪酶单克隆抗体在脂肪细胞内免疫染色阳性的支持[14]。然而，除胰酶以外的其他因素也必须发挥一定的致病作用，因为与大量血清胰酶水平升高但无脂膜炎的胰腺炎和胰腺癌患者相比，发病数少的胰腺性脂膜炎患者存在显著的发病差异[13,15]。相反，甚至一些胰腺性脂膜炎患者的所有胰酶血清水平均正常[5]。此外，当正常人脂肪组织与胰脂肪酶、胰蛋白酶和淀粉酶水平较高的患者血清共同孵育时，体外研究未能重现胰腺性脂膜炎[5]。其他已提出的机制涉及血管损伤[12,16]、免疫复合物[17]，以及脂肪细胞生成的细胞因子和脂肪因子，这些因子在高水平游离脂肪酸作用下释放。抵抗素（resistin）和瘦素已被证明是胰腺外脂肪坏死的潜在标志物[18]。

临床特征

临床上，胰腺性脂膜炎的皮损包括伴触痛的红斑或红褐色结节，这些结节可能发生自发性溃疡，排出脂肪细胞液化性坏死后产生的油状褐色无菌黏性物质（图 99.36）。皮损好发于下肢远端，且多在踝周围。静脉淤滞可能促进发病过程，但其他部位（包括膝盖、大腿、臀部、手臂、腹部、胸部和头皮）也可能出现皮损[19]。坏死脂肪破溃和瘘管形成至皮肤表面是胰腺性脂膜炎的常见临床特征，但也可发生于其他脂膜炎。胰腺癌相关的脂膜炎虽然没有特定的临床表现，但与炎性胰腺疾病相比似乎病程更持久，复发更频繁，更易形成溃疡、瘘管，以及更易累及下肢以外皮肤区域[10]。但是，也有报道胰腺性脂膜炎伴单个皮肤结节的病例[20]。脂膜炎与发热、多发性关节炎和腹痛伴发应怀疑胰腺疾病。

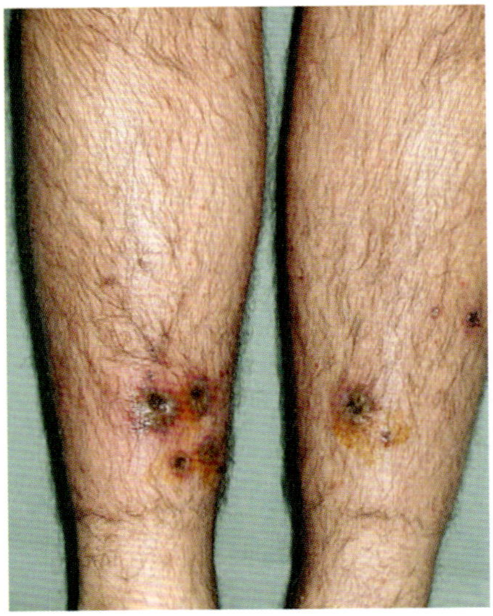

图 99.36 男性酒精性胰腺炎患者的胰腺性脂膜炎。结节性损害，足踝周围多数皮损出现溃疡

胰酶诱导的酶促性脂肪坏死不仅限于皮下脂肪，患者通常还存在其他部位的脂肪坏死灶，如当涉及关节周围脂肪组织时，可能会导致单关节或少关节关节炎[10,21]，可能是对称性的，也可能表现为间歇性、游走性或持续性[16]。这种酶促性关节炎通常累及手部、腕部和足部的小关节，但也可能累及较大的关节，如肘关节、膝关节和踝关节。抽吸受累关节腔可见乳白色脓性无菌液体，并伴有少量白细胞[22]。关节液还可能含有淀粉酶、脂肪酶、游离脂肪酸、三酰甘油和胆固醇水平升高的脂质晶体[22]。在极少数情况下，疾病可能进展为受累关节的软骨坏死和骨坏死[23]。酶促性脂肪坏死累及的其他不常见的胰腺外部位很少引起症状，但胰腺癌和脂膜炎患者的尸检已证实腹部脂肪[24]和骨髓[25]中存在脂肪坏死。放射学图像具有特征性，显示溶骨性病变、虫蚀样骨质破坏和由于骨髓脂肪坏死和骨小梁破坏广泛区域导致的受累骨骨膜炎[26]。在胰腺癌患者中，脂膜炎、多发性关节炎和嗜酸性粒细胞增多同时出现被称为 Schmid 三联征，通常预后不良[16]。

皮肤病变可能是胰腺疾病的首发体征，因此是诊断的重要线索[1,16,27]。在文献中，有几例胰腺性脂膜炎患者皮肤结节早于胰腺癌数月检出的报道，脂膜炎的发展也可预测进展性或转移性恶性疾病[28]。然而，最常见的潜在相关胰腺疾病不是胰腺癌，而是过度饮酒[6]、创伤[31,32]或胆石症[33]引起的急性[6]或慢性胰腺炎[29,30]。胰腺癌是仅次于急、慢性胰腺炎后引发胰腺性脂膜炎的常见原因。框图 99.6 列出了可能引起这种脂膜炎的罕见疾病。

第8部分

框图 99.6 与胰腺性脂膜炎相关的疾病

急性或慢性胰腺炎
- 继发于酗酒的胰腺炎[6]
- 继发于创伤的胰腺炎[31-32]
- 继发于胆石症的胰腺炎[33]
- 胰腺假性囊肿[34-35]
- 妊娠期急性脂肪肝和胰腺炎[36]

恶性肿瘤
- 腺泡细胞胰腺癌[3,13,28,37-42]
- 胰岛细胞胰腺癌[17,28,43-48]
- 腺泡细胞胰腺囊腺癌[16]
- 肝癌[21]
- 来源不明的腺癌[49]
- 癌症相关性筋膜炎-脂膜炎综合征[50]

（续框图）

医疗操作后
- 肾或同时胰肾移植术后[51-54]
- 内镜逆行胰胆管造影术后[55]

胰腺异常
- 血管胰瘘[56]
- 胰腺分裂[58-60]

其他疾病
- 系统性红斑狼疮[61,62]
- 与 HIV 感染和噬血细胞综合征相关[63]
- 高三酰甘油血症和肾病综合征[64]
- 舒林酸治疗[65]
- 左旋门冬氨酸酶治疗急性淋巴细胞白血病[66-67]

鉴别诊断

在临床上，主要鉴别诊断为硬红斑、α1-抗胰蛋白酶缺陷性脂膜炎和感染性脂膜炎[3,12,17]。组织病理学通常通过在皂化脂肪小叶中找到幽灵脂肪细胞来确诊[12]。用于治疗多发性硬化症的皮下 IFN-β 注射部位的小叶性脂膜炎可能在组织学上的表现类似胰腺性脂膜炎[68]。

检查

胰腺性脂膜炎的组织病理学表现几乎是病理性上所独有的，主要表现为小叶性脂膜炎而无血管炎[6,17]。然而，一些作者提出，胰腺性脂膜炎的最早期特征主要是间隔性脂膜炎，其原因是间隔内血管内皮细胞的酶损伤。这些受损的内皮细胞允许胰酶从血液中进入脂肪小叶，导致脂肪细胞坏死[3,6]。尽管如此，早期的胰腺性脂膜炎主要表现为中性粒细胞浸润，偶尔可见嗜酸性粒细胞浸润，最典型的是凝固性脂肪细胞坏死导致的脂肪细胞影。这些幽灵脂肪细胞失去了细胞核，由于钙化，它们的细胞质内显示出细颗粒状和嗜碱性物质。幽灵脂肪细胞通常在脂肪小叶中心聚集成小团，而周围有中性粒细胞浸润[69]（图 99.37）。幽灵脂肪细胞的营养不良性钙化是由于胰酶对脂肪细胞的水解作用，以及随后的钙质沉积所致，这一过程被称为皂化（saponification）[5,6]。通常，邻近小叶在组织病理学演变过程中表现出不同的阶段。在晚期，脂肪坏死和幽灵脂肪细胞不太明显，炎性浸润更多是肉芽肿性的，含有泡沫样组织细胞、多核巨细胞和含铁血黄素沉积[11]。残留病灶表现为纤维化和脂肪萎缩。虽然幽灵脂肪细胞非常具有胰腺性脂膜炎的特征，但并不具有特异性，在皮肤黏膜毛霉菌病[70]和皮肤曲霉病[71]中也可见到类似表现。研究表明，毛霉科真菌能产生大量的胞外脂肪酶[72,73]，因此，幽灵脂肪细胞很可能是这些脂肪酶局部作用的结果。

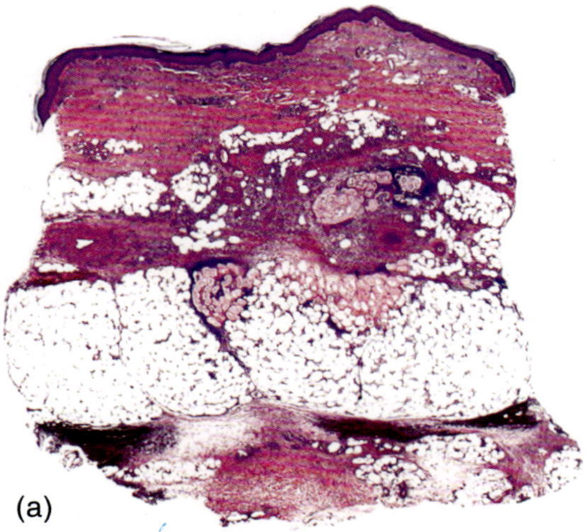

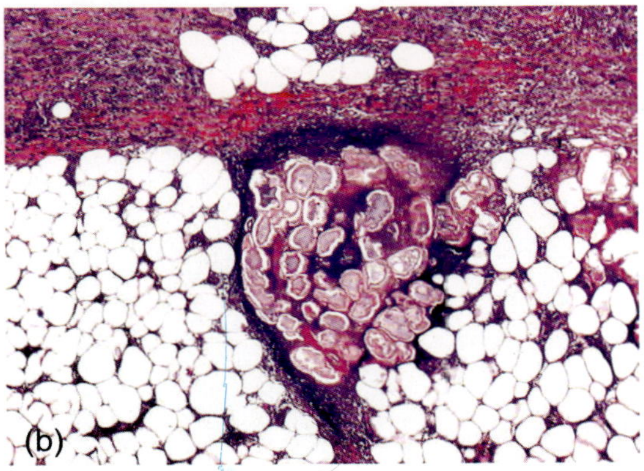

图 99.37 胰腺性脂膜炎的组织病理学特征

(a)低倍镜下主要表现为小叶性脂膜炎。(b)在脂肪小叶的周围可见一群由中性粒细胞包围的"幽灵"脂肪细胞。

大多数患者(虽然不是全部)显示血清淀粉酶、脂肪酶或胰蛋白酶水平升高，尽管通常其中一种酶在正常水平内，而其他酶水平升高[10]。血清胰酶水平与皮损严重程度之间无相关性[74]。在极少数情况下，胰腺性脂膜炎患者可能表现出高水平的血清胰脂肪酶，无基础胰腺疾病的证据[21,75]。外周血中的类白血病反应和嗜酸性粒细胞增多也是常见的血液学异常，特别是在胰腺癌患者中[75,76]。其他肿瘤标志物如癌胚抗原或 Ca19.9 通常在这些患者中升高。

治疗

胰腺性脂膜炎的治疗应针对基础胰腺疾病，一旦急性炎性胰腺病变消退或胰腺异常通过手术纠正，皮肤病变通常会愈合[3,13,53,77]。据报道，生长抑素类似物奥曲肽(一种合成的多肽，可抑制胰酶的产生)可显著改善某些胰腺癌患者的胰腺性脂膜炎[13,38,78]，但并非在所有患者中有效[17,30,37,48]。糖皮质激素、非甾体类抗炎药和免疫抑制药通常不能有效治疗胰腺性脂膜炎[26]。

α-1 抗胰蛋白酶缺陷性脂膜炎(alpha-1 antitrypsin deficiency panniculitis)

定义

α-1 抗胰蛋白酶缺陷症是一种遗传性疾病，主要表现为肺气肿、肝硬化，罕见表现为皮肤脂膜炎。其特征是人血清中主要蛋白酶抑制药 α-1 抗胰蛋白酶的水平较低。

病理生理学

遗传学

α-1 抗胰蛋白酶是肝中产生的最重要的丝氨酸蛋白酶抑制药。它的主要功能是抑制胰蛋白酶的活性，但它也是糜蛋白酶、纤维蛋白溶酶、凝血酶、中性粒细胞弹性蛋白酶、胰腺弹性蛋白酶、丝氨酸蛋白酶、胶原酶、凝血因子Ⅷ、激肽释放酶、尿激酶和组织蛋白酶 G 的强效抑制药。它可通过补体相关蛋白酶的直接效应以及抑制中性粒细胞蛋白酶两种途径抑制补体的活化，而中性粒细胞蛋白酶是补体的活化酶。此外，它被认为有助于调节蛋白酶刺激的淋巴细胞活化，以及巨噬细胞和中性粒细胞的吞噬作用。这是一种在应激状态下释放的急性期反应物。

α-1 抗胰蛋白酶由 394 个氨基酸组成，分为 3 个 β 折叠和 9 个 α 螺旋。蛋白质的活性位点是由 20 个氨基酸组成的反应性中央环，当与丝氨酸蛋白酶接触时，诱导构象变化，导致 α-1 抗胰蛋白酶和蛋白酶失活[1]。编码这种蛋白的基因 *SERPINA* 1(以往称为 *PI*)位于染色体 14q32.1，迄今已记载了 120 多个等位基因变异[1]。最常见的等位基因 PiM，根据其蛋白质等电泳迁移率(M=中等迁移率)来定义，与纯合子 PiMM 表型和正常血清 α-1 抗胰蛋白酶水平(120～200mg/dl)相关[2]。两个等位基因 PiS(S=慢迁移率)和 PiZ(Z=极慢迁移率)，各自由单个核酸替代引起，被认为与病理表现有关。在 Z 变异体中，谷氨酸取代了 342 位的赖氨酸[3]。Z 等位基因(PiZZ)纯合子与血清中 α-1 抗胰蛋白酶水平极低(20～45mg/dl)相关，而杂合表型 PiMZ 或 PiMS 导致血清中 α-1 抗胰蛋白酶水平中度降低。亦有报道记载了一种没有任何明显基因改变的无效等位基因变异，没有检测到 mRNA 产生。在 Pi 双敲除突变纯合子个体中，完全无法检测到血清中存在 α-1 抗胰蛋白酶[4]。估计在一般人群中约 10% 存在致病性 α-1 抗胰蛋白酶的杂合性突变(PiM、MZ、SZ)[5],Z 等位基因杂合性突变为 2%[6]。在北欧人群中,纯合子 PiZZ 表型的患病率仅为 1/3500[3]。在 S 或 Z 等位基因杂合子携带者中,α-1 抗胰蛋白酶的产生和功能正常,但只有少量 α-1 抗胰蛋白酶从其在肝脏的产生部位进入循环。这两种突变都会导致蛋白质的高聚合倾向,尤其是 Z 变异。在纯合子和杂合子表型中,聚合的 α-1 抗胰蛋白酶均不能从肝脏中释放。在病变皮肤中已检测到 Z 型 α-1 抗胰蛋白酶聚合物,支持脂膜炎的炎症发病机制和聚合物的潜在促炎作用[7]。

在造成组织损伤的情况下,如吸烟所致肺气肿、创伤性脂膜炎或肝毒素导致肝硬化等,α-1 抗胰蛋白酶的缺失或缺乏导致淋巴细胞和巨噬细胞活性失控、失去对包括 C3a-C5a 中性粒细胞趋化因子在内的补体级联反应的抑制,以及中性粒细胞聚集伴蛋白分解酶释放和继发性组织损伤[8]。当不受 α-1 抗胰蛋白酶保护时,皮下脂肪对蛋白水解降解的特殊易感性是由于其脂肪酸含量高。脂肪酸会改变弹力蛋白的构象,使脂肪更容易水解降解[9]。

除对肺、肝和皮下脂肪的影响外,重度 α-1 抗胰蛋白酶缺乏还与多种临床表现相关,包括凝血和纤溶异常、免疫应答吞噬机制异常以及酶原激活和激素肽释放异常。

α-1 抗胰蛋白酶缺乏性脂膜炎在纯合子 PiZZ 个体中最严重。然而,在 PiMS[1,9]、PiMZ[10]、PiSZ[11] 基因型杂合子和 PiSS[12]、PiM_1M_1[13] 基因型纯合子中也可发生。这表明 α-1 抗胰蛋白酶缺陷以外的其他因素可能参与发病。此外,一些作者认为存在 α-1 抗胰蛋白酶缺陷表型特征但血清中 α-1 抗胰蛋白酶水平正常的患者发生脂膜炎的原因是突变虽不会诱导聚合,但会影响反应中心环,导致产生非功能性蛋白[1,11]。

临床特征

历史

Warter 等在 1972 年首次描述了脂膜炎与 α-1 抗胰蛋白酶缺乏相关,尽管这些作者认为该过程是家族性 Weber-Christian 病的一种表现[14]。1977 年,Rubinstein 等描述了 2 例 α-1 抗胰蛋白酶缺陷相关脂膜炎,作为该常染色体隐性遗传先天性代谢缺陷的特异性表现[15]。与 α-1 抗胰蛋白酶缺陷相关的脂膜炎发病罕见,男女发病率相等,就诊年龄范围为 7~73 岁,平均年龄为 39.7 岁[16],但儿童也可能受累[17]。

临床表现

在皮肤病学方面,脂膜炎是 α-1 抗胰蛋白酶缺陷症最重要的临床特征。皮下脂肪的炎症可能是该病的第一个体征,尽管当出现皮下结节时通常疾病的其他表现已经出现。脂膜炎表现为红斑、结节和斑块,主要位于躯干和肩部、臀部周围[9],有时可能累及头部和四肢[18]。最早的损害类似于蜂窝织炎[6],表现为溃疡和来源于坏死脂肪细胞的油性物质渗出[18](图 99.38),皮损愈合后留有萎缩性瘢痕。慢性复发性病程是其特点。病变部位的创伤史[9]、手术清创[18]、冷冻[19]或注射[20]可能会形成新的病变。该疾病于产后发作可能是由于妊娠期间雌激素刺激蛋白酶抑制药水平升高,随后急剧下降至产后低于正常水平[21]。与 α-1 抗胰蛋白酶缺陷相关的不常见皮肤表现包括血管炎和获得性血管神经性水肿[2,22,23]。内脏受累不常见,但肾周脂肪及肝受累和脾无菌性脓肿也有报道[12]。

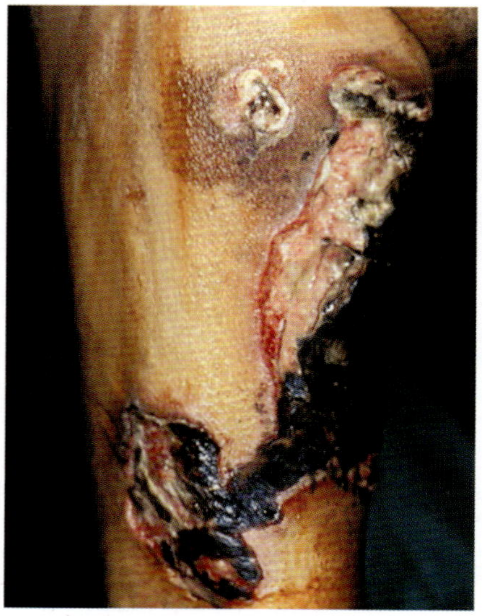

图 99.38 与 α-1 抗胰蛋白酶缺乏相关的脂膜炎
坏死的溃疡渗出物是由坏死的脂肪细胞产生的油状物质。

鉴别诊断

α-1 抗胰蛋白酶缺陷性脂膜炎的鉴别诊断包括其他具有溃疡和瘘形成倾向的中性粒细胞性脂膜炎,如硬红斑、胰腺性脂膜炎、人工脂膜炎和感染性脂膜炎的早期阶段。这些脂膜炎大多有特殊的组织病理学表现。当发现中性粒细胞小叶性脂膜炎而无其他特异性诊断指征时,应进行血清 α-1 抗胰蛋白酶水平测定和电泳迁移率检查。

并发症和共病

α-1 抗胰蛋白酶缺陷症的系统表现包括全腺泡性肺气肿、新生儿肝炎、肝硬化和肝异常多聚蛋白蓄积所致的肝病、胰腺炎、膜增生性肾小球肾炎、c-ANCA 阳性血管炎和蛋白酶抑制药缺乏所致的血管性水肿[9,20]。大约 50%的 ZZ 患者将死于肺气肿相关并发症，10%将出现肝疾病；MZ 表型与肺和肝疾病的风险略高相关；在 MS 患者中未观察到发生肺或肝疾病的可能性增加[1]。纯合子隐性表型通常与肺气肿有关，但无肝疾病，因为肝中无 α-1 抗胰蛋白酶合成和蓄积[4]。

检查

α-1 抗胰蛋白酶缺乏性脂膜炎在组织病理学上主要表现为小叶性脂膜炎，无血管炎。在早期阶段，中性粒细胞以间质浸润模式扩散至底部网状真皮层胶原纤维间（“中性粒细胞扩展”），被一些作者作为诊断的特异性线索提出[24]。但这其实是非特异性表现，可能见于任何中性粒细胞性小叶性脂膜炎。更具特异性的表现是局灶性的损伤，呈大片正常脂肪细胞簇邻近区域存在坏死和致密的中性粒细胞及组织细胞浸润[18,25]（图 99.39）。有时可见强烈的中性粒细胞浸润，可能导致结缔组织间隔的胶原溶解和弹性组织破坏，使得坏死的脂肪小叶呈“漂浮”状态并被中性粒细胞包围[26]。经表皮排除液化坏死的真皮可能成为继发现象[27]。在晚期病变中，中性粒细胞和坏死脂肪细胞不太明显，组织病理学表现以非特异性噬脂性肉芽肿取代脂肪小叶为主。一些巨噬细胞可能吞噬中性粒细胞的核尘，并可能发生营养不良性钙化[10]。直接免疫荧光研究显示补体 C3 和 IgM 沉积在真皮层血管周围，然而这些都不具有确诊意义[9,18]。

实验室检查异常包括血浆蛋白电泳中 α-1 球蛋白水平缺失或显著降低，以及 α-1 抗胰蛋白酶水平异常降低。有时，可能出现等电点迁移率检查示 α-1 抗胰蛋白酶的血清水平正常但表型却异常的情况。在慢性病例中，常发现正常红细胞性三色素性贫血和低清蛋白血症[20]。

治疗

应避免外伤和手术清创、吸烟或接触肝毒素，建议减少乙醇摄入。包括糖皮质激素类[9]、免疫抑制药、秋水仙碱[19]、达那唑和抗疟药在内的多种治疗疗效差甚至无效。使用多西环素或米诺环素（200mg/d）至少持续 3 个月可能对轻度患者有效，这是因为四环素具有抗胶原酶活性，可部分重建蛋白酶-抗蛋白酶稳态[5]。氨苯砜也被证明有效，因为它能抑制中性粒细胞的迁移[9,12]。对于肝和肺受累的重度患者，最佳选择是使用来自正常供体的人混合血浆（Prolastin®）置换 α-1 抗胰蛋白酶，使用方法为静脉输注，根据缺乏的严重程度选择剂量为每周 60～100mg/kg，疗程为 3～7 周[3,27-34]。停药后复发常见，但对再输注有良好的响应[31]。已报道的其他干预措施包括血浆置换[35]和肝移植[36]。1 例患者在肝移植后出现 α-1 抗胰蛋白酶缺乏性脂膜炎，再次移植后成功治愈[37]。基因工程在生产 α-1 抗胰蛋白酶中的作用正在研究中。

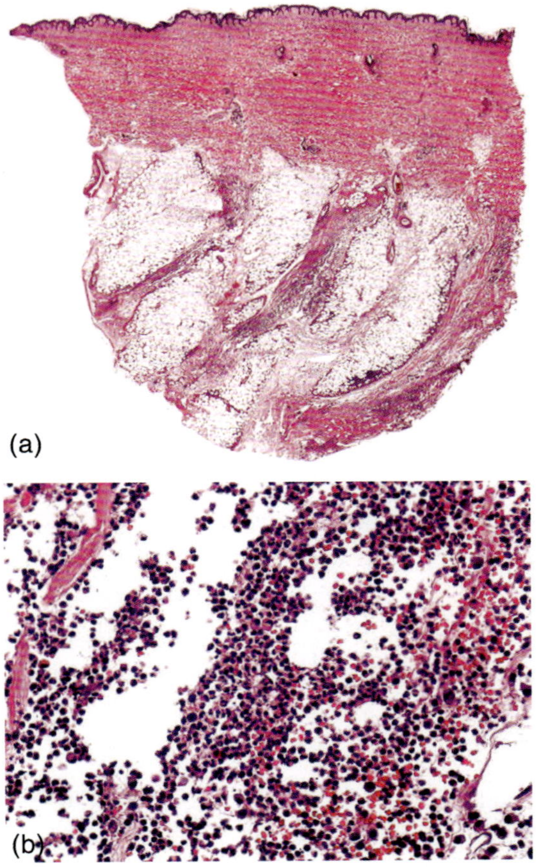

图 99.39　α1-抗胰蛋白酶缺陷性脂膜炎的组织病理学特征　(a)低倍镜下主要表现为小叶性间隔性脂膜炎。(b)可见中性粒细胞浸润及核尘，而无血管炎表现。

感染性脂膜炎（infective panniculitis）

病理生理学

致病微生物

多种细菌和真菌感染可能以脂膜炎为其主要临床表现。关于皮肤感染的详细讨论可见第 25 至第 32 章。

与皮下脂膜炎发生有关的细菌包括化脓性链球菌[1]、金黄色葡萄球菌[1]、假单胞菌属[1-3]、克雷伯菌属[1]、诺卡菌属[1,4]、布鲁菌[5]和博氏疏螺旋体[6,7]。文献中报道的大多数分枝杆菌性脂膜炎病例由非结

第8部分

核分枝杆菌[8-19]引起，尤其是快速生长的分枝杆菌例如龟分枝杆菌[14-17]和偶发分枝杆菌[18,19]，而缓慢生长的分枝杆菌如鸟胞内分枝杆菌复合群[9,11]和海分枝杆菌[8,12]则不常见。但也有因结核杆菌引发脂膜炎的少见病例报道[12,20]，而由麻风分枝杆菌引起的脂膜炎则极为罕见[21]。溃疡分枝杆菌可引起独特的临床病理学表现，称为 Buruli 溃疡，主要累及皮下脂肪[22-27]。

皮下脂肪的真菌感染可分为两大类：①播散性真菌感染引起的脂膜炎；②典型的皮下真菌病。这两组的致病微生物、发病机制、发病环境、预后和治疗不同。最常引起脂膜炎的播散性真菌感染是念珠菌属[1,28,29]、曲霉菌属[30]、镰刀菌属[1]和荚膜组织胞质菌[31,32]；而最常见的经典皮下真菌病是申克孢子丝菌引起的孢子丝菌病、马杜雷菌引起的足菌肿[6,33]和着色真菌引起的着色芽生菌病——最常见的着色真菌为疣状假单胞菌、裴氏着色霉、紧密着色霉和炭角菌[34,35]。少见的皮下真菌感染包括暗色丝孢霉病、大叶真菌病、鼻孢子虫病和皮下接合菌病。已报道一例免疫抑制患者存在由巨细胞病毒感染引起的间隔性脂膜炎，伴内皮细胞内大量巨细胞病毒包涵体[36]，另有一例艾滋病患者发生嗜中性小叶性脂膜炎的报道[37]。

临床表现

除经典的皮下真菌病外，感染性脂膜炎大多发生于免疫抑制患者，在免疫功能正常的宿主中并不常见。近几十年来，由于 HIV 感染、器官移植和免疫抑制药物的广泛使用，免疫抑制人群不断增加，不仅存在常见皮肤感染的风险，而且存在具有非典型临床表现的机会性感染的发生风险[38,39]。

细菌性脂膜炎可见于败血症患者，是直接接种或由潜在感染直接传播的结果。败血症患者的单发或多发结节和脓肿是细菌血源性播散的结果。皮损本身引起的症状常不明显，但患者的一般状况可因基础疾病而受损。

皮下分枝杆菌感染的临床特征因患者的免疫状态而异。在免疫缺陷患者中，由于血源性播散，病变倾向于广泛存在。孢子丝菌扩散在这些患者中并不少见[40-42]（图 99.40），并可能扩散至内脏器官[9,40]。在免疫功能正常的患者中，感染通常是局部的，与创伤相关，如穿透性损伤、外科手术、针灸、注射或癫痫后毛囊炎[10,11,15]。

免疫抑制患者中由弥漫性真菌感染引发的脂膜炎表现为多发性红斑性皮下结节、脓疱或波动性脓肿[28,30,31]。在皮下真菌病中，真菌通过穿透性损伤从

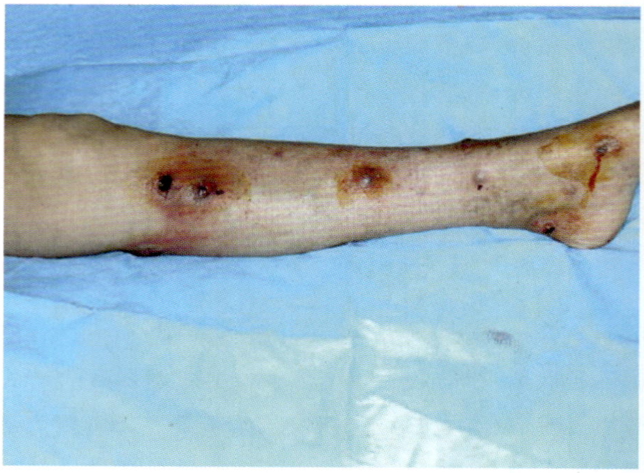

图 99.40 免疫缺陷患者皮下结节的孢子丝菌样排列，其中一些结节破溃并排出浆液性或油性分泌物。培养分离的龟分枝杆菌

土壤、植物或木材进入皮肤，病变主要局限于皮肤暴露部位，如面部、手、臂或足[33]。这些损害由单个无痛性结节组成，扩散缓慢；随着时间的推移，邻近皮肤可发生继发性结节和丘疹，并可伴有鼻窦的浆液性或油性分泌物渗出。

检查

感染性脂膜炎的组织病理学特征主要为小叶性中性粒细胞性脂膜炎，无血管炎[1,5,41]，尽管亦有一些病例报道称存在小血管炎[1]。除了脂肪小叶中的中性粒细胞浸润外，提示小叶性脂膜炎感染病因的其他特征为出血、血管增生、嗜碱性坏死灶和汗腺坏死[1]。皮损应进行特殊染色，包括革兰染色、PAS 染色、Ziehl-Neelsen 染色和乌洛托品银染色，以及组织培养。

在罕见情况下，感染性脂膜炎可能类似于 SPTCL，正如 1 例由博氏疏螺旋体引起的病例所报道的那样，其小叶浸润由非典型淋巴细胞和细胞毒性 T 细胞组成。然而，PCR 结果阳性、血清学表现和对抗生素治疗的良好反应，可作为博氏疏螺旋体的病原学致病依据[7]。

由分枝杆菌感染引起的脂膜炎，组织病理学表现因感染微生物和宿主的免疫状态而异。与其他细菌性脂膜炎一样，大多数病例的组织病理学表现为中性粒细胞性小叶性脂膜炎，但分枝杆菌性脂膜炎常具有化脓性肉芽肿表现[14,15,18,43]（图 99.41）或明显的结核样肉芽肿[12,14,44]。干酪样坏死是结核性脂膜炎的表现[12]。

在 Q 热病中，已报道了由贝氏立克次体引起的一种“甜甜圈样”小叶性肉芽肿性脂膜炎，与在肝和骨髓中发现的变化相似[45]。

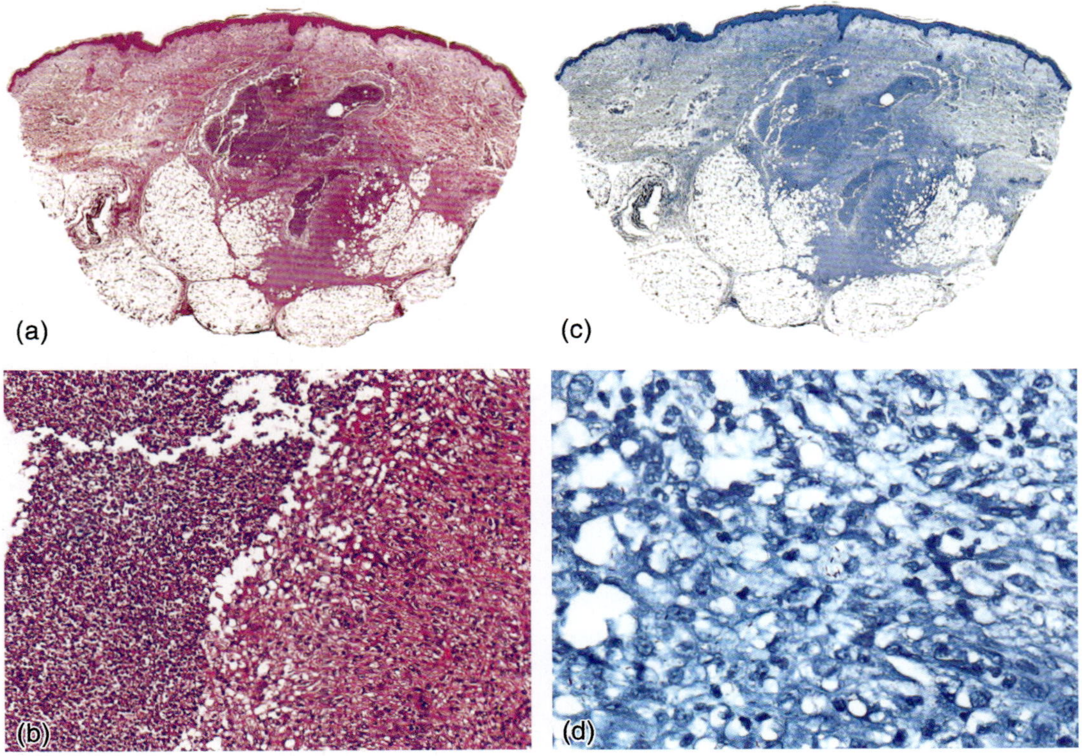

图 99.41 龟分枝杆菌皮肤感染的组织病理学特征

(a)低倍镜显示病变累及真皮网状层和皮下脂肪。(b)累及脂肪小叶的化脓性肉芽肿。(c)同一病例的 Ziehl-Neelsen 染色切片。(d)图片中心可见数个抗酸染色杆菌(BAAR)。

在累及皮下脂肪的毛霉菌病[46]和曲霉菌病[47]病例中,发现了令人联想到胰腺性脂膜炎的幽灵脂肪细胞。

根据微生物在皮肤中的接种途径,存在不同的组织病理学模式。原发性皮肤感染可由直接物理接种引起,也可由留置导管上的敷料部位封闭引起,而继发性皮肤感染可由肺部感染直接扩展至胸壁,或由血源性播散引起。在原发性皮肤感染中,炎症的中心是真皮浅层,形成血栓的血管不含管腔内微生物。相反,在继发性皮肤感染时,炎症的中心位置较深,仅累及真皮深层网状层和皮下脂肪,血管因大量微生物扩增导致管腔内形成血栓和扩张[30]。在免疫抑制患者中微生物较多,很容易在常规 H&E 染色或特殊染色的组织切片中识别,但在免疫活跃患者中微生物量较少,可能难以检测。在后一种情况下,只能通过培养确定诊断[1,42]。在微生物量较少的情况下,抗 BCG 抗体的免疫组化染色被认为是筛选的一种有效工具,因为这种市售的多克隆抗体与许多细菌、分枝杆菌和真菌显示出交叉反应性,并且产生的背景染色极少,因此可以识别使用传统染色无法看到的微生物[48]。然而,由于近年来生产商的过度纯化,抗 BCG 抗体不再具有最初对细菌和真菌的广泛敏感性,目前应仅限于在福尔马林固定和石蜡包埋样本中寻找分枝杆菌。基于 PCR 的方法,也可用于检测福尔马林固定的组织中的特定分子。

人工脂膜炎

定义

人工脂膜炎(factitious panniculitis)是由外源性皮下脂肪损伤所致,病因可能是机械性创伤、化学物质和热损伤,损伤原因可能是意外、人为故意或医源性。外伤性和寒冷性脂膜炎在本章其他节篇中已有介绍。通常人工脂膜炎是潜在精神疾病的一种表现[1]。在某些情况下,这一疾病是医源性注射药物或免疫抑制药的结果。

病理生理学

致病因素

最近,注射填充剂在美容皮肤科和整形外科广泛用于治疗皱纹和软组织填充。生物降解剂或可吸收剂可能会引起严重的并发症，但这些并发症通常会在几个月内自行消退。生物降解缓慢或不可吸收的填充剂可能会引起严重的反应，表现出很少或没有自发改善的趋势。这些不良反应可能在注射数年后出现，此时患者多已无法记清注射产品的信息。过去，人工脂膜炎经常是由于皮下注射含油物质所致，包括矿物油（石蜡）或植物油（棉籽油和芝麻油）[2]。这些产品多年来用于增大乳房或生殖器的尺寸，但通常会诱发皮下异物反应，即石蜡瘤或硬化性脂肪肉芽肿。尽管并发症可能在注射很久后，甚至是30年后才出现，且仍然有可能见到石蜡瘤或硬化性肉芽肿的患者[3]，但是如今大多数此类填充物已经被医疗专业人员弃用。虽然目前用于组织填充的美容填充物，如牛胶原、硅胶、PMMA 微球（Artecoll®）、聚甲基硅氧烷（Bioplastique®）和透明质酸中的甲基丙烯酸羟乙酯颗粒（Dermalive®）的耐受性更好，但有时也可能诱发人工脂膜炎[4-8]。近年来，注射 Lipostabil®（一种含磷脂酰胆碱的物质）已成为局部脂肪蓄积和脂肪瘤的常用治疗技术，可引起注射部位脂肪组织的人工脂膜炎[9]。为了减少肥大性皮下脂肪厚度而进行的美塑疗法可导致伴囊性脂肪坏死的肉芽肿性脂膜炎[10]。一些其他治疗药物的注射部位也曾有发生脂膜炎的报道（框图99.7）。

第8部分

框图99.7 药物注射部位脂膜炎

- 哌替啶[11]
- 喷他佐辛[12]
- 美沙酮[13]
- 聚维酮[14]
- 金盐（金硫葡糖）[15]
- 叶绿醌（维生素 K_1）[16]
- 用于治疗多发性硬化的醋酸格拉替雷[17]（图99.42）
- 破伤风抗毒素疫苗和抗肝炎疫苗[18]
- 使用含铝疫苗进行脱敏接种[19]
- 抗癌疫苗如用于黑素瘤的神经节苷脂和用于胰腺癌的 MUC1 及癌胚抗原[20]
- IFN-β[21]
- 粒细胞集落刺激因子[22]
- IL-2[23]

抗肿瘤化疗期间使用细胞生长抑制药发生外渗也可发生严重的脂膜炎[24,25]。用于缓解疼痛的拔火罐和针灸技术可能会在肢体上诱发人工脂膜炎[26,27]。此外，患有精神疾病的患者可能因皮下注射各种物质（包括酸、碱、农产品、芥末、牛奶、微生物污染的物质、尿液和粪便）而出现自伤性脂膜炎[1,28]。

人为脂膜炎的确切机制尚不明确，但可能涉及注射部位组织缺血引起的血管收缩、直接接触药物或注射损伤性物质引起的局部炎症反应、免疫机制，以及反复注射引起的创伤。

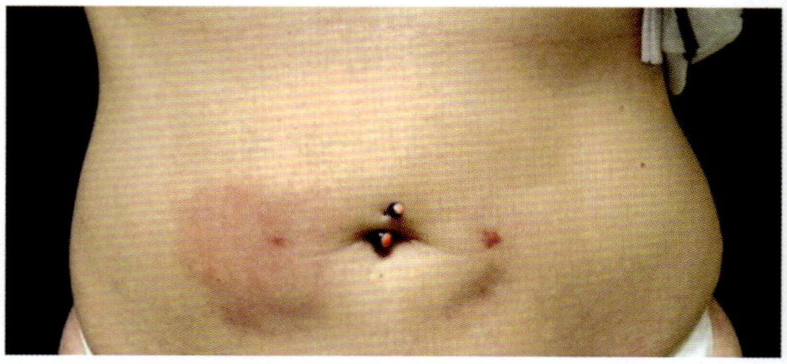

图99.42 皮下注射醋酸格拉替雷治疗多发性硬化症后继发前腹壁脂膜炎

临床特征

临床表现

人工脂膜炎的临床特点多变，取决于发病因素。自我诱导的人工脂膜炎通常发生于有药物成瘾或精神疾病病史的年轻成人或中年女性（见第86章）。皮损多局限于手易触及的部位，如臀部和大腿，通常为单发或少数；多发时提示成群发病。临床表现奇特，当不符合任何明确的皮肤病时，应引起怀疑。钝器伤引起的损伤常表现为擦伤，常累及手臂或手部[29]。自我诱导的创伤性脂膜炎的一种特殊表现是所谓的分泌综合征（l'oedème bleu）[30,31]，包括频繁使用止血带或反复创伤导致的人为手部水肿。病程为慢性和复发性，可导致手背进行性纤维化[32]。

使用污染材料自行注射会产生急性化脓性脂膜炎，通常伴有全身症状[33]。早期病变表现为继发于脂肪坏死和化脓的炎性结节和斑块。部分病例可表现为脓肿形成和淋巴管扩散。已有一例发生在抑郁症妇女中的人工脂膜炎表现极似坏疽性脓皮病的报道[34]。在长期病变中存在进展为肉芽肿性炎症和发生纤维化的风险。硬化性脂肪肉芽肿是针对继发于注射液体石蜡的男性生殖器人为损伤的命名，此举意在增大阴茎尺寸[35]。通常情况下，这些患者否认注射史，使诊断变得困难。发生在注射液体硅胶后的类似于硬化性肉芽肿的病变可能出现在其他部位，如眼睑、口唇或臀部[36]。

做出注射药物后继发脂膜炎的诊断通常较为容易，病变的位置可提供病因线索。喷他佐辛的滥用在慢性疼痛或成瘾的患者中已有报道，重复注射可诱发脂膜炎和肌炎。喷他佐辛相关脂膜炎表现为位于双侧臀部和肩部的多个长期结节性溃疡性病变[12]。这些结节缓慢进展为纤维化，形成硬皮病样斑块，并延伸至其下筋膜和肌肉[37]。Texier 病是维生素 K_1 注射引起的另一种医源性脂膜炎[16]：早期病变有湿疹样外观，但长期反应类似于硬斑病[38]。奴夫卡因聚维酮可用于治疗伴局部浸润的慢性疼痛。聚维酮是一种人工合成产品，现在广泛用于护肤品，如发胶，也用于制作奴夫卡因和胡萝卜素的分散剂或悬浮剂。聚维酮聚合物不能通过肾排泄，它们被吞噬并永久储存在巨噬细胞中，导致所谓的"聚维酮贮积病"[39]。除注射部位脂膜炎外，聚维酮还可能导致肺部病变、淋巴结病和内脏增大[14]。

细胞毒性药物皮下组织外渗可引起皮下组织和底层肌肉严重疼痛性坏死反应，可能导致患者数月的残疾。临床皮损表现为红褐色疼痛性水肿，可能演变为坏死性斑块，愈合后出现硬化性结节和瘢痕，可能与底层肌肉和骨骼相连[25]。

检查

人工脂膜炎的组织病理学表现取决于致病因素。在大多数病例中，早期皮损主要表现为中性粒细胞性小叶性脂膜炎，伴严重的脂肪坏死和炎性浸润。在某些情况下，可见丰富的嗜酸性粒细胞浸润[28]，特别是在癌症疫苗注射部位发生的脂膜炎[20]和生殖器部位的硬化性脂肪肉芽肿[40]。叠加感染通常会使自我诱导的脂膜炎复杂化。充分发展的皮损表现为累及脂肪小叶的肉芽肿性浸润，而长期的病变则表现为噬脂性肉芽肿和周围纤维化。在某些情况下，偏振光会显示脂膜炎中有双折射异物。在由于注射物质引起的脂膜炎中，真皮层也受到炎症累及，可能作为正确诊断的线索。

有时候，特定的组织病理学表现可能有助于鉴别异物的性质。石蜡瘤的主要特征是小叶性脂膜炎，其中皮下脂肪呈"瑞士干酪"样外观，有大小不等和形状不一的囊腔，周围有泡沫样组织细胞和多核巨细胞；囊腔周围可见重度纤维化伴硬化的胶原纤维[41]。类似的表现也可出现在被黄油枪损伤的阴茎中[42]。外源性油脂可被油红 O 和四氧化锇等特殊染色剂着色[2]。

硅胶植入物局部反应的组织病理学表现主要取决于注入硅胶的形式。固体弹性体硅胶可诱导强烈的异物肉芽肿反应，而硅油和凝胶则仅会诱导稀疏的炎症反应。硅胶颗粒诱导的反应表现为胶原纤维之间或巨噬细胞内不同大小的圆形空泡群。硅胶颗粒在偏振光下不是双折射的，但有时也会发现硅胶中杂质的半透明成角异物[3]。聚甲基硅氧烷填充物引起的肉芽肿由不规则形状的囊状空间组成，含有分散在硬化基质中的半透明、锯齿状"爆米花"样、不同大小的非双折射颗粒，周围有丰富的多核异物巨细胞[43]。

含有聚甲基丙烯酸甲酯微球的胶原美容填充物诱导的肉芽肿呈结节状或弥漫性肉芽肿性浸润，被形状和大小相似的圆形空泡围绕，这些空泡类似正常脂肪细胞，并与植入的微球相对应[5]。

针对脂肪瘤部位注射含磷脂酰胆碱的物质可引起特点为中性粒细胞浸润伴脂肪细胞部分破坏的早期反应；晚期病变表现为 T 淋巴细胞和巨噬细胞浸润伴泡沫样组织细胞，可见炎症区域周围的间隔增厚和假包膜形成[9]。

在脱敏疫苗注射部位发生对铝的持续反应可表现为皮下组织中丰富的淋巴滤泡，伴有中心形成的皮下组织，其表现可能类似于深部狼疮、假性淋巴瘤或深部硬斑病，但丰富的嗜酸性粒细胞和对于具有嗜碱性颗粒胞质的特征性组织细胞的鉴别是正确诊断的关键[19]。这些巨噬细胞含有充满铝盐的溶酶体，这些溶酶体可以通过 X 射线弥散显微分析加以证实。

喷他佐辛相关脂膜炎表现为硬皮病样斑块，是由小血管血栓形成、动脉内膜炎、肉芽肿性炎症、噬脂性肉芽肿和真皮层及皮下脂肪显著纤维化所致[11,44]。

继发于维生素 K 注射后的脂膜炎还表现为皮下结缔组织间隔的胶原纤维显著硬化和淋巴细胞、肥大细胞和浆细胞的炎性浸润，这些特征可帮助与硬斑病进行组织病理学鉴别诊断[16,38]。同深部硬斑病不同的是，维生素 K_1 相关脂膜炎在脂肪小叶可见噬脂性肉芽肿。

聚维酮相关脂膜炎表现为脂肪小叶肉芽肿性浸润伴局灶性出血和坏死。许多巨噬细胞胞质中含有灰蓝色泡沫样物质，刚果红和氯唑坚牢红（chlorazol-fast pink）染色呈阳性[39]。

细胞毒性药物的外渗可表现为小叶性脂膜炎、大量脂肪细胞坏死伴少量炎性浸润，以及由直接细胞毒性所致的表皮病变。更多的慢性病例表现为明显的纤维化和囊膜样变[24,45]。

继发于使用皮下醋酸格拉替雷注射治疗多发性硬化症后的脂膜炎包括明显的小叶性脂膜炎，在脂肪间隔和小叶内可见噬脂性肉芽肿和散在的中性粒细胞及嗜酸性粒细胞；结缔组织间隔增宽和纤维化，可见大量淋巴滤泡，有些伴有反应性生发中心（图 99.43）。免疫组化显示脂肪小叶的炎性浸润由 CD68

第8部分

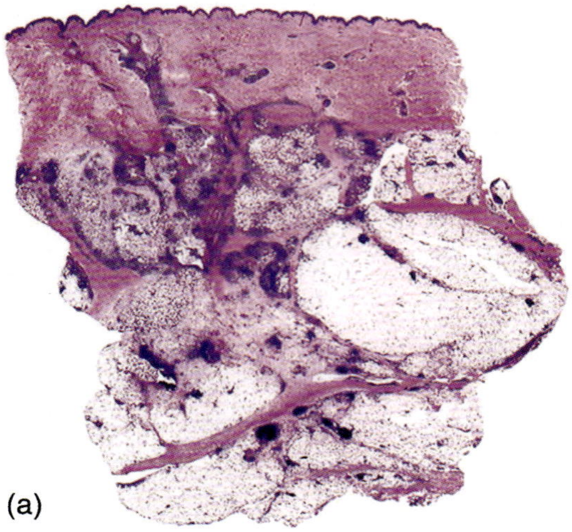

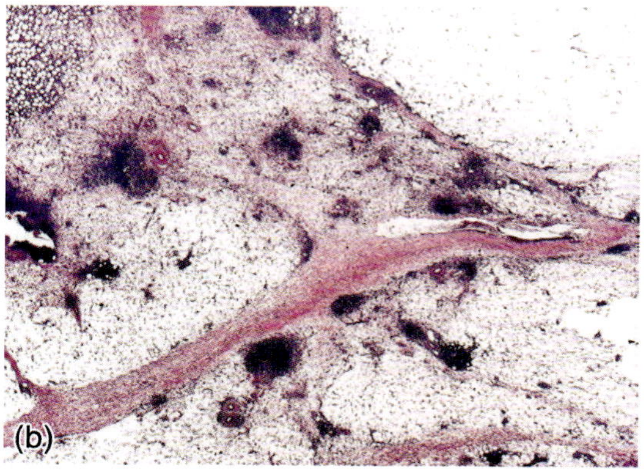

图 99.43 **皮下注射醋酸格拉替雷治疗多发性硬化症后继发脂膜炎的组织病理学特征**

(a)低倍镜下主要表现为小叶性脂膜炎。(b)脂肪小叶周围可见大量淋巴样聚集。

阳性组织细胞和抑制性/细胞毒性 T 淋巴细胞组成。相反，脂肪间隔中及间隔与小叶交界处的淋巴滤泡主要由 B 淋巴细胞组成[17]。

由反复创伤导致的人为脂膜炎表现为机化血肿、局灶性肉芽肿和含铁血黄素沉积[29]。

治疗

人工脂膜炎的早期病变应使用全身性抗生素治疗，以覆盖广谱微生物。如果怀疑为人为造成，可用绷带封闭受累区域一周：如症状改善将支持自我诱发人工脂膜炎的怀疑，对此应提供适当的社会和精神护理。遗憾的是，这些提议通常会被患者拒绝。

继发于美容填充物的脂膜炎通常需要皮损内注射糖皮质激素治疗，如果可能还需要去除植入的材料。继发于注射药物的脂膜炎通常仅需要支持性治疗和停用致病药物。

中性粒细胞小叶性脂膜炎

定义

中性粒细胞小叶性脂膜炎(neutrophilic lobular panniculitis)包括一系列不同的脂膜炎，其中脂肪小叶浸润主要由中性粒细胞组成(框图 99.8)。根据 Cohen 的观点，“中性粒细胞小叶性脂膜炎不是一个独立的疾病，而是具有一些在其他疾病中也可观察到的皮下脂肪特征性鲜明改变”[1]。本章其他部分中已对其中一些疾病进行了讨论。在此节仅涉及一小群罕见的以中性粒细胞小叶性脂膜炎为特征的疾病。

框图 99.8 中性粒细胞小叶性脂膜炎

- α-1 抗胰蛋白酶缺乏脂膜炎
- 胰腺性脂膜炎
- 人工脂膜炎
- 中性粒细胞小叶性脂膜炎/皮下 Sweet 综合征
- 类风湿关节炎中的嗜中性/脓疱性脂膜炎
- 白塞病中的结节性红斑样皮损
- 肠旁路皮肤病
- 医源性损害

由 Guhl 和 García Díez 等修订[21]。

概述

皮下 Sweet 综合征(参见第 49 章)

急性发热性嗜中性皮病(或称 Sweet 综合征)是一种中性粒细胞性皮肤病，以急性水肿性红斑丘疹和斑块为特征，通常伴有发热和不适，由 Sweet 于 1964 年首次描述[2]。在组织病理学上，皮损中可见真皮乳头水肿和密集的中性粒细胞带状浸润，主要累及真皮浅层，无血管炎[3]。通常，Sweet 综合征病变主要在真皮层，但即使在最早的 Sweet 报告的病例系列中，中性粒细胞浸润可能延伸至皮下组织，并伴有中性粒细胞性脂膜炎[2]。经典的 Sweet 综合征累及皮下并不罕见，在一些病例系列中已有报道，其发生频率范围为 25%～50%[4-8]。然而，皮下 Sweet 综合征的诊断应仅在中性粒细胞浸润只累及皮下组织而真皮内很少或没有中性粒细胞的情况下可以做出。

历史

仅有少数报道有患者发生这一 Sweet 综合征的特殊亚型，病变仅累及皮下组织。Cullity 等[9]是第一批使用“Sweet 脂膜炎”或“急性发热性中性粒细胞性脂膜炎”这些命名来描述该疾病的作者，尽管之前早已有类似病例报道[4,10]。大多数病例表现为中性粒细胞小叶性脂膜炎，尽管在罕见情况下，可能主要呈脂肪间隔病变[11]。迄今为止，仅有 22 例记录完整的皮下 Sweet 综合征病例报告[9-26]。一些病变特征支持中性粒细胞小叶性脂膜炎与 Sweet 综合征有关。在一些病例中，发生皮下 Sweet 综合征后可继发经典的真皮 Sweet 综合征[4]，而另有 1 例患者表现出同时发生经典 Sweet 综合征和 Sweet 脂膜炎的特点[17]。与经典的 Sweet 综合征相同，许多皮下 Sweet 综合征患者伴有骨髓增生异常综合征和血液系统肿瘤[9,12-14,18,19,23,24,26-28]，皮损对系统性皮质糖皮质激素治疗有极好的反应。

临床表现

与经典 Sweet 综合征一样，皮下 Sweet 综合征的发病中位年龄为 60 余岁，但其似乎未显示出如前者般的女性发病倾向[3,8]。临床上，皮损表现为红斑结节[10-14,16,17]或斑块[9,11]（图 99.44），结节常有触痛或自发疼痛[14]。通常，皮下结节先于或伴随全身症状，如发热和不安等[4,9,11,13,15,16]；在一些患者中可见白细胞增多[11-13,15,16]。最常见的发病部位是下肢[10-14,16,17]，其次是上肢[11,12,14]、躯干[9,11,12,14]和头部[9]。在 1 例病例报告中，患者发病与接受全反式维 A 酸化疗治疗早幼粒细胞白血病相关[18]；1 例患者出现相关泪腺炎[19]；另有 1 例患者在被给予聚乙二醇化粒细胞集落刺激因子（GCSF）时出现这种疾病[25]。

检查

皮下 Sweet 综合征皮损的组织病理学检查显示，皮下组织中有密集的成熟中性粒细胞浸润。中性粒细胞浸润可累及脂肪间隔和（或）小叶[1]，但在大多数病例中以小叶浸润为主[9,11,12,14-17]（图 99.45）。在几乎所有病例中通常不存在血管炎，但在 2 例患者中观察到皮损中白细胞增多[9,12]。同此病定义一致，所有患者真皮层均未受累。偶尔，可在皮下组织中发现一些单核细胞[9,13]。在罕见的情况下，可见髓过氧化物酶阳性的未成熟粒细胞浸润[20]，代表所谓的组织细胞样 Sweet 综合征的对应皮下表现[29]。总之，Sweet 综合征可以两种不同形式累及皮下组织：①以间隔受累为主的脂膜炎和偶发肉芽肿性浸润，如与 Sweet 综合征相关的经典结节性红斑[30]；②以脂肪小叶受累为主的中性粒细胞浸润，即皮下 Sweet 综合征。

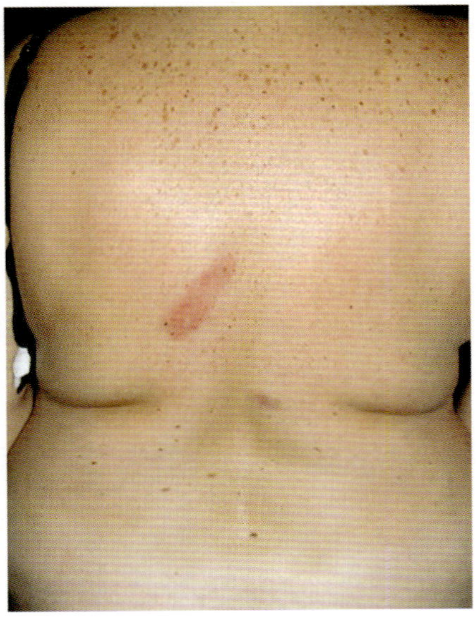

图 99.44　**1 例成年女性背部表现为红斑和结节的中性粒细胞小叶性脂膜炎**

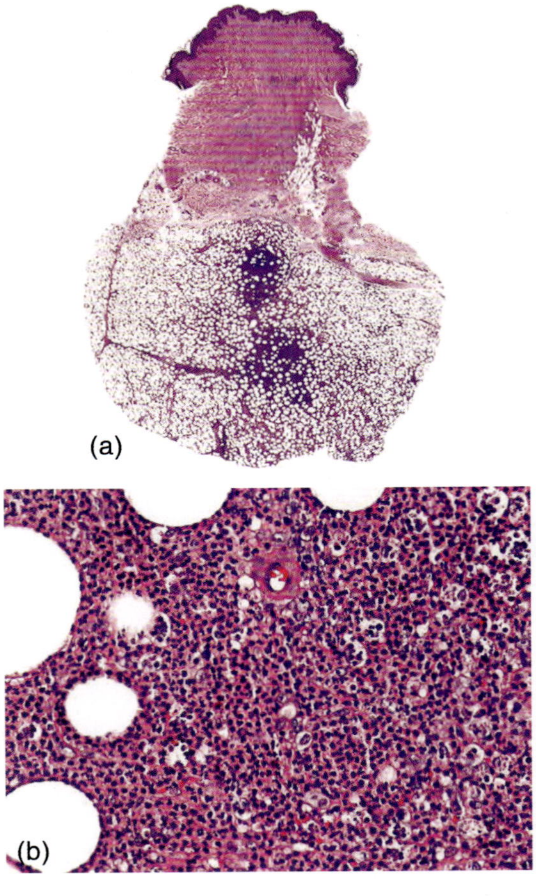

图 99.45　**中性粒细胞小叶性脂膜炎的组织病理学特征**

(a)低倍镜下主要可见小叶性脂膜炎。(b)脂肪小叶浸润主要由中性粒细胞组成。

治疗

大多数皮下 Sweet 综合征患者对系统性皮质糖皮质激素治疗（如泼尼松龙）反应显著[9,10,13-15]。亦有 1 例使用氨苯砜治疗成功的病例报告[16]。

白塞病(详见第 48 章)

白塞病(Behçet disease)患者中约 30%出现"结节性红斑样"病变,需要与皮下 Sweet 综合征鉴别[31,32]。这些皮损存在于下肢[32,33],有时也见于手臂[32,33],与典型的结节性红斑[31]类似。然而,组织病理学研究表明脂肪间隔和小叶均有受累[32,33],还可见累及小动脉和小静脉的坏死性白细胞碎裂性血管炎[31-34]。在某些情况下,脂肪小叶内可见中性粒细胞脓肿[31],且几乎总是存在不同程度的脂肪坏死[31]。因此,组织病理学检查可帮助排除结节性红斑的诊断,而血管炎的存在可帮助鉴别皮下 Sweet 综合征[32]。

类风湿关节炎(详见第 154 章)

类风湿关节炎(rheumatoid arthritis)患者中已有数例嗜中性(脓疱性)脂膜炎病例报道[35-41]。在这些患者中,皮下结节大多位于下肢,表现出形成引流瘘管的趋势,伴有淡黄色分泌物[36,40-42]。组织病理学上,这些病变的特征为中性粒细胞浸润脂肪小叶,伴淋巴细胞、巨噬细胞和多核巨细胞浸润[36-39,41,42]。几乎在所有病例中均可见脂肪坏死[36,37,41,42],另有一些病例中存在白细胞碎裂性血管炎[36,42]。

肠相关性皮肤病-关节炎综合征(详见第 152 章)

肠相关皮肤病-关节炎综合征(Bowel-associated dermatosis-arthritis syndrome)的特征是肠旁路术或减肥手术后复发性发热、关节痛和皮肤病变[43,44]。最常见的皮损为红斑性丘疹或水疱、脓疱。然而,在这些患者中很少有关于小叶性嗜中性脂膜炎伴下肢痛性皮下结节的描述[43-46]。

皮下结节病

定义和命名

皮下结节病(subcutaneous sarcoidosis)的组织病理学诊断可以有极少量的真皮累及[1],但是皮下结节病是被认为特指结节病的一种仅涉及皮下脂肪的特殊临床病理变化,应与结节病中涉及真皮和皮下脂肪的结节性真皮病变相区别[2]。大多数情况下,皮下结节病与系统性结节病相关,尽管它是结节病的一种不活跃,且非侵袭性的形式[3]。

同义名

- Darier-Roussy 肉瘤(Darier-Roussy sarcoid)

概述

与结节病相关最常见的皮下疾病不是皮下结节病,而是典型的结节性红斑[3]。但是,系统性结节病患者也可能表现为累及皮下组织的肉芽肿,这是一种皮下结节病的特殊皮肤病变。皮下结节病是一种罕见的皮肤结节病[3-6](见第 98 章)。

流行病学

发病率与患病率

皮下结节病是结节病中最少见的特殊表现。其发病率差异较大,在不同类型的系统性结节病患者中占 1.4%~6%[7],占特定皮肤病变的 11.76%[8]。其临床特征详见第 98 章(图 99.46)。

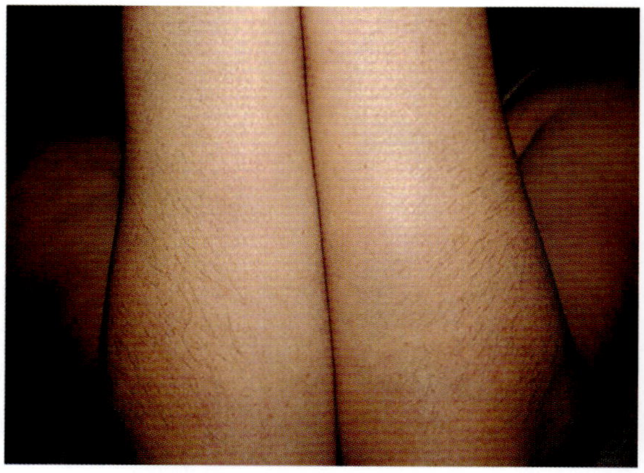

图 99.46 皮下结节病:表面正常皮肤覆盖的前臂皮下硬结节

组织病理学

组织病理学上,皮下结节病的特点是非干酪样肉芽肿,累及脂肪小叶[3,8](图 99.47)。在低倍镜下,此病主要表现为小叶性脂膜炎,很少或没有隔膜受累。皮下组织的肉芽肿通常体积较小,大小均匀,主要由上皮样组织细胞组成,还可有数量有限的多核巨细胞和稀疏的淋巴细胞。偶尔,退行性肉芽肿中央可出现小的嗜酸性坏死灶[9],可与结核病进行鉴别[10]。在极少数情况下,可出现广泛的干酪样坏死[10],也有研究指出在肉芽肿病灶中存在钙化进展[11]。在某些皮下结节病的病例中检测到偏振光下的异物折射颗粒,这一发现不应排除诊断[12-14]。

创伤性脂膜炎

定义

创伤性脂膜炎(traumatic panniculitis)是指由物理和化学因素引起的皮下组织损伤。物理损伤可能来自创伤、寒冷、电或化学物质。本章的其他章节已经介绍了寒冷性脂膜炎和化学人为脂膜炎。一般情况下,损伤的严重程度与所导致的脂膜炎的严重程度

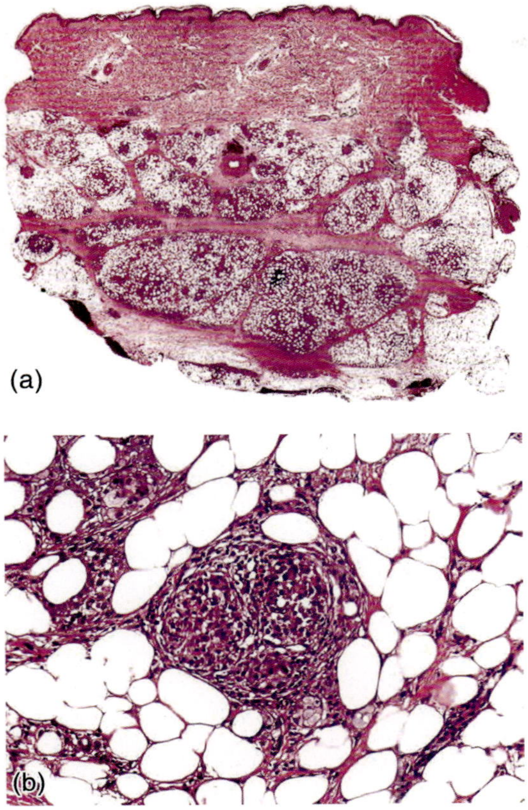

图 99.47 皮下结节病的组织病理学特征

(a)扫描图显示为小叶性脂膜炎。(b)小的非干酪样肉芽肿，累及脂肪小叶。

没有直接关系，即使是轻微的外伤也会引起胫骨上的脂膜炎(图 99.48)。

概述

创伤性脂膜炎的一种特殊形式，常见于胸部大且下垂的女性，可能形成大的乳腺肿块，并可能被误诊为乳腺癌[1]。

创伤性脂膜炎的另一种特殊形式是所谓的半圆

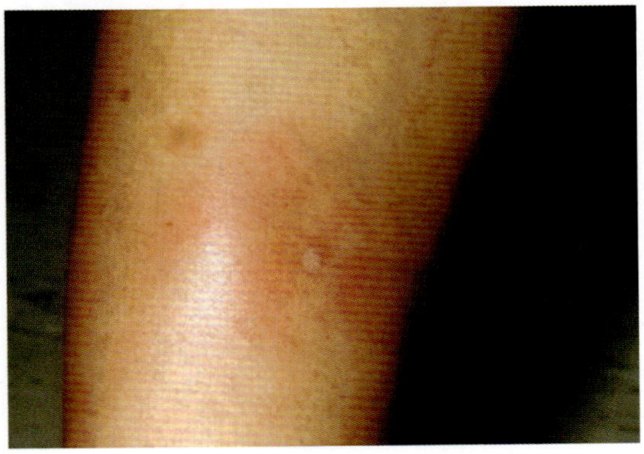

图 99.48 累及胫骨的创伤性脂膜炎

形脂肪萎缩，可能是由反复的微创伤引起的(见第 100 章)[2-7]。这些患者通常是成年女性，在大腿前外侧形成水平带状或圆形凹陷。这些部位的脂肪萎缩持续数周而无症状，创伤是最可能的原因，因为大腿受影响的部位很容易因为坐在桌子和椅子旁而遭受重复性的创伤。创伤后脂膜炎可表现为单发或多发的皮下结节，由创伤分离和随后从血液供应断流处分离出的皮下脂肪块导致。纤维组织对坏死脂肪的阻隔导致了包囊性脂肪坏死，即结节性囊性脂肪坏死或移动性包囊性脂肪瘤[8-17]。电损伤出现在不同的电极接触点，引起皮肤烧伤、浅层皮下受累。

病理生理学

创伤性脂膜炎的组织病理学表现并不特异。早期病变表现为严重出血和炎性浸润，主要由分布于间隔血管周围的淋巴细胞和巨噬细胞组成。完全发育的病灶与脂肪坏死的囊性区被组织细胞包裹有关，嗜脂性肉芽肿周围散在分布含铁血黄素、中性粒细胞和嗜酸性粒细胞等。晚期病变表现为坏死的残余囊性脂肪由纤维变性的脂肪小叶替代，周围有巨噬细胞和异物多核巨细胞。脂膜改变在创伤性脂膜炎的晚期病变中也很常见[18]。长期病灶结节可出现营养不良性钙化。半圆形萎缩的组织病理活检显示早期病变为血管周围发生炎性变化。结节-囊性脂肪坏死表现为脂肪小叶广泛坏死、囊性脂肪坏死、脂膜改变，最具特征性的表现为增厚透明的、包绕结节的、与周围组织分离的嗜酸性外周纤维性假包膜[19](图 99.49)。

治疗

创伤性脂膜炎通常是一种自限性疾病，随着时间的推移会逐渐修复。

儿童踝关节脂肪萎缩性脂膜炎(lipoatrophic panniculitis of the ankles in childhood)

临床特征

历史

Shelley 和 Izumi 于 1970 年首次报道了以踝关节为特征的脂肪萎缩性脂膜炎，他们首先命名了“踝关节环形萎缩”来表述这一疾病[1]。至今只有少数病例报道[2-19]，其中一些病例最初还归入结缔组织脂膜炎中[3]。

概述

目前报道的踝关节脂肪萎缩性脂膜炎的患者多是抗核抗体阳性、自身免疫性疾病或两者兼有的儿童，因此该疾病和局限性硬皮病、狼疮性脂膜炎、皮肌炎等一起被归入结缔组织脂膜炎范畴[4,10]。临床上，

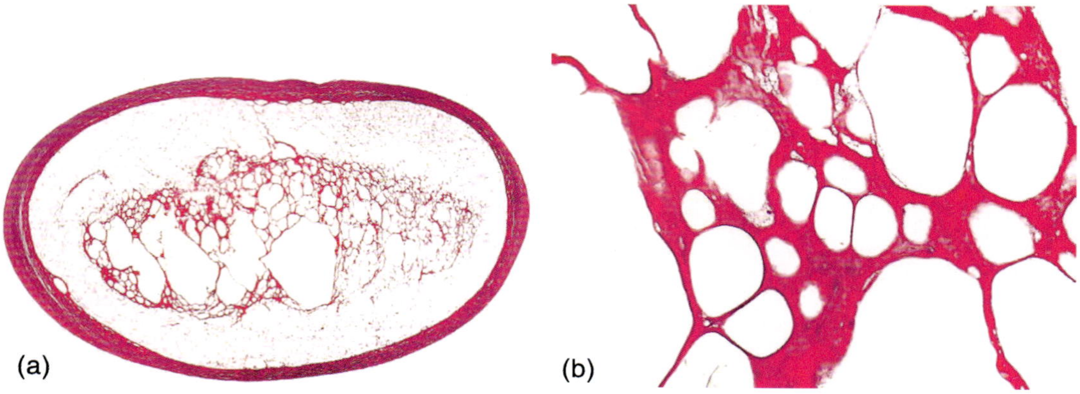

图 99.49 包膜脂肪坏死的组织病理学特征

(a)扫描显示无核和边界非常清楚的病灶。(b)被透明物质包围的坏死脂肪细胞。

踝关节的环形或半圆形受累是一种特殊的表现,很少需要进行鉴别。皮损较轻,从出现皮下结节开始,伴发热等不适和踝关节疼痛。红斑结节和斑块随着环形剥脱而消退,导致踝关节周围脂肪萎缩(图 99.50)。

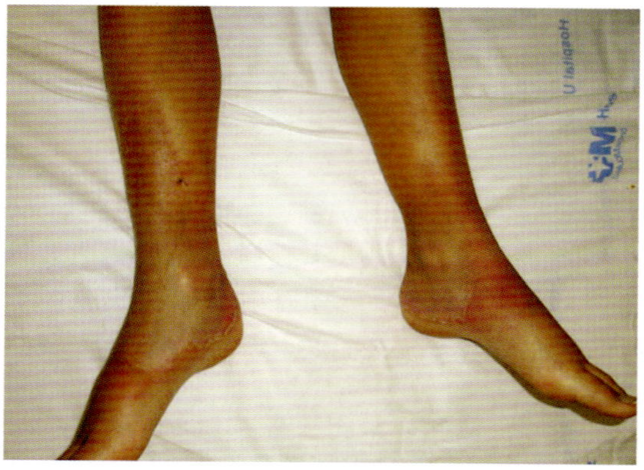

图 99.50 一例 12 岁男童足踝脂肪萎缩性脂膜炎

病理学

除一例病例外,其他病例均报道以脂肪小叶性炎症为主,以及组织细胞、嗜脂性肉芽肿和少量淋巴细胞、中性粒细胞、浆细胞和嗜酸性粒细胞[1-4,9-18](图 99.51)。一例病例中报道有相对丰富的淋巴细胞,但其余表现不典型[19]。其免疫组化结果显示,大部分淋巴细胞呈 CD3、CD7 阳性,偶有 $CD20^+$ B 淋巴细胞阳性,CD4、CD8 细胞数量基本相等。B 细胞和 T 细胞克隆的 PCR 研究得到了多克隆结果[19]。作者认为与以前报道的病例相比,本例脂膜炎中浸润的大多数是淋巴细胞,原因是在病变发展的早期阶段进行的活检[19]。淋巴细胞对坏死脂肪细胞的局部包绕,MIB-1 增殖指数显示增殖活性较高,需要与 SPTCL(皮下脂膜炎样 T 细胞淋巴瘤)进行鉴别,但其他免疫组化结果和 PCR 研究排除了该诊断。

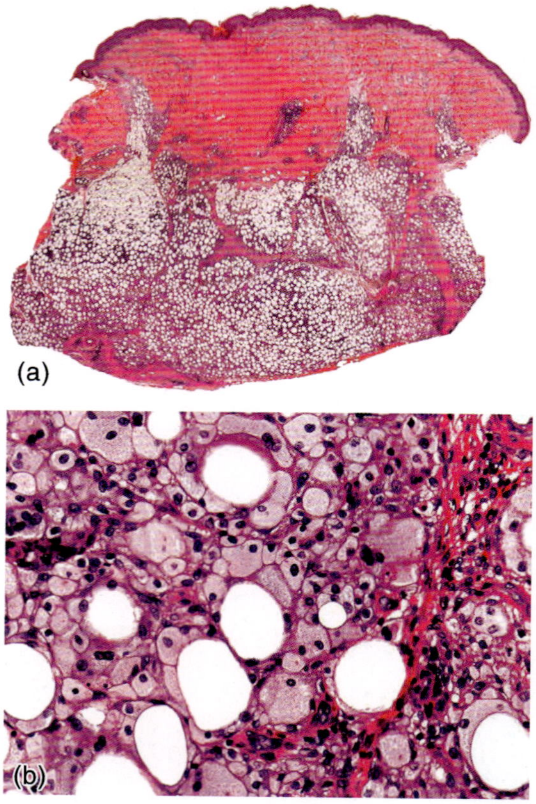

图 99.51 儿童踝关节脂肪萎缩性脂膜炎的组织病理学表现

(a)显示大部分为小叶性脂膜炎。(b)脂肪小叶被弥漫性组织细胞浸润所取代。许多组织细胞由于脂质吞噬而呈现泡沫状的细胞质,从而形成嗜脂肉芽肿。

治疗

对症治疗可使用非甾体类抗炎药，可镇痛和使症状消退。口服泼尼松龙一般会有明显的改善，但有些病例在逐渐减药后又复发，其他药物如羟氯喹、甲氨蝶呤和硫唑嘌呤等效果良好，踝关节残余脂肪萎缩随时间推移会逐渐改善。

新生儿皮下脂肪坏死

病理生理学

发病诱因

新生儿皮下脂肪坏死（subcutaneous fat necrosis of the newborn）的发病机制尚不清楚。在许多病例中记录了本病可能是围产期并发症，如 Rh 因子不相容、胎粪吸入、脐带脱垂、前置胎盘、新生儿窒息、癫痫、先天性心脏病、肠穿孔、体温过低、败血症、贫血、产科创伤、妊娠糖尿病、先兆子痫或产妇滥用药物等[1-12]，但在许多情况下没有既往史或发现任何其他相关的异常。有人认为局部和短暂的缺氧可能是一个致病因素[13]，这也许解释了为什么病变的主要位置在肩膀和臀部，机械性压力或损伤可能会影响皮肤循环，进而导致缺氧。低温也可能是发病诱因，因为有报道称心脏手术后新生儿皮下脂肪坏死，在皮肤应用冰块诱导低体温后出现病变[10,14-17]。也有红细胞增多症和低钙血症的婴儿和其他新生儿在低温治疗缺血缺氧性脑病时全身降温后发病的报道[19]。另一个重要的发病诱因可能是新生儿皮下脂肪的成分，其饱和脂肪酸的浓度较高，导致新生儿脂肪的熔点更高，使它更倾向于在低温下结晶导致脂肪细胞坏死[20]。也有人认为新生儿皮下脂肪坏死可能是因为肝发育不成熟导致暂时的蛋白酶抑制药缺乏，类似于 α-1 抗胰蛋白酶缺乏症[21]。但是新生儿皮下脂肪坏死的组织病理学表现完全不同于 α-1 抗胰蛋白酶缺乏症相关的脂膜炎改变，因此这一推论尚不能成立。还有其他学者认为新生儿皮下脂肪坏死是一种褐色脂肪紊乱，常见于最常累及的部位[12]。有报道在使用前列腺素 E_1 治疗先天性心脏病后发生的新生儿皮下脂肪坏死，支持前列腺素 E_1 在其致病中的作用[22]。大约 25% 的新生儿皮下脂肪坏死伴有不明原因的高钙血症，这种异常常见于有广泛病变和躯干受累的婴儿[23]。发生这种高钙血症的原因尚不清楚，但是在一些肉芽肿形成过程中，包括新生儿结节病和皮下脂肪坏死，都有发现肾外过量产生 1,25-二羟维生素 D_3（骨化三醇）导致钙吸收增加[23-27]。在一些病例中还检测到甲状旁腺素水平升高，但尸检研究未能发现甲状旁腺增生[28]。前列腺素 E_1 在尿液中排泄量升高提示骨钙吸收增加，这是高钙血症的原因[29,30]。

临床特征

研究现状

临床上，病灶包括多个对称分布的硬化、光滑、不可移动的皮下红斑或紫斑结节或斑块，这些结节或斑块出现在出生后的最初几周。最常见的部位是肩膀和臀部（图 99.52），但面部、大腿、背部和四肢远端也可有病变[31,32]。

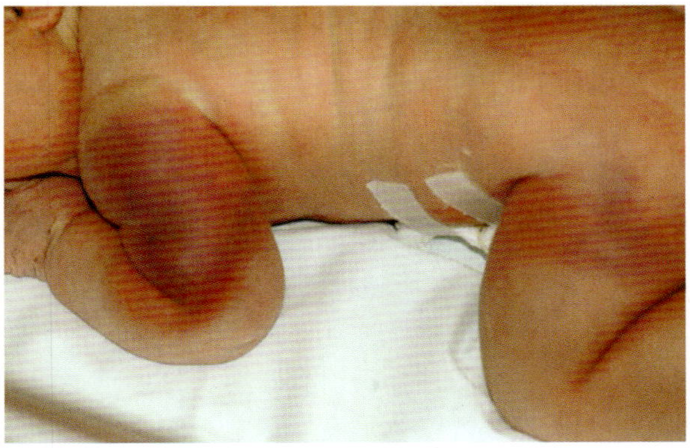

图 99.52　新生儿皮下脂肪坏死（肩膀、手臂和臀部的红色和紫色斑块）

病变基本不侵犯躯干部，偶见结节破溃，流出油样内容物，形成溃疡，愈合后遗留萎缩性瘢痕。结节可融合形成大的红硬斑块。

并发症和共患病

大多数儿童在皮下结节形成时仍保持健康，但约 25% 的儿童发展为高钙血症[23-30,33,34]。在皮下病变消退后，高钙血症仍可能会持续数周，这需要监测血钙水平并排除相关内分泌疾病。其他实验室检查异常包括血小板滞留引起的短暂性血小板减少[5,12,13,35]和由母亲糖尿病和高三酰甘油血症引起的低血糖[36]。在极少数情况下，这种情况可能是致命的，尤其是涉及内脏脂肪时[4]。据报道皮肤结节消退后持续数年的肾钙质沉着症为一种罕见的并发症[37]。

病理生理学

组织病理学中，新生儿皮下脂肪坏死主要为小叶性脂膜炎，由淋巴细胞、组织细胞、脂质体、多核巨细胞和分布于脂肪小叶脂肪细胞中的嗜酸性粒细胞形成密集的炎性浸润。许多脂肪细胞被微小的嗜酸性粒细胞胞质所取代，其内有双折射率的窄针状放射状裂隙，代表脂肪细胞内三酰甘油结晶，可被油红 O 染色[38]（图 99.53）。在多核巨细胞的胞质中也发现一些折射裂隙，可能在其细胞质中也含有嗜酸性粒细

第8部分

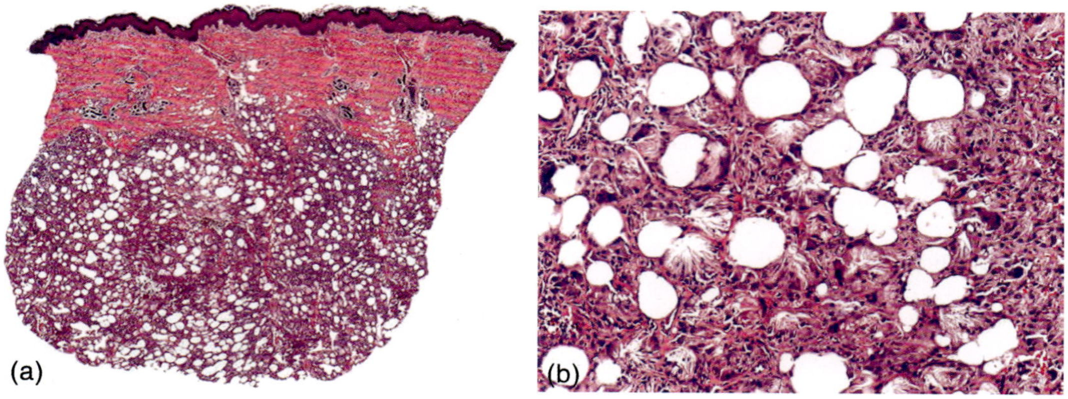

图 99.53 新生儿皮下脂肪坏死的组织病理学特征

(a)扫描显示小叶性脂膜炎。(b)脂肪小叶被一些多核巨细胞的组织细胞浸润所取代。许多坏死脂肪细胞和多核巨细胞含有窄针状放射状裂隙。

胞[39-41],推测其来源于脱粒嗜酸性粒细胞[39]。小动脉纤维化闭塞和坏死脂肪中的钙沉积也有报道[42-45]。在后期的病变,有间隔纤维化,脂肪小叶中可能出现钙化和脂肪萎缩区域[11]。在呼吸机相关性气管支气管炎(VAT)的尸检研究中,也发现了有窄针状放射状裂隙的脂肪细胞[4,8]。在一些病例中,将新鲜活检样本压在玻片上,并采用精细的针吸技术来进行诊断[46,47]。

治疗

由于此病具有自愈性,大多数新生儿皮下脂肪坏死的儿童不需要治疗。管理主要目的是监测和治疗高钙血症[23-30,33,34],避免血钙和维生素 D_3 过多。应尽早采取措施,同时静脉注射生理盐水以保持足够的水合作用,用呋塞米来抑制钙的再吸收和增加钙排泄,但要注意脱水的风险和高钙血症的恶化。泼尼松龙干扰维生素 D 的活化,也会抑制炎症过程的巨噬细胞产生 1,25 二羟维生素 D_3。依替磷酸盐是一种减少骨钙吸收的双膦酸盐,有助于治疗高钙血症[27,28,31-33],它应该作为二线药物使用,因为该药对婴儿骨骼生成、生长板和钙化的影响尚不清楚。帕米磷酸盐也有助于治疗高钙血症,并可能降低肾结石的风险[48,49]。降钙素和枸橼酸盐可作为耐药病例的二线治疗。

糖皮质激素后脂膜炎

临床特征

历史

1956 年,Smith 和 Good 报道了 11 例患急性风湿热的儿童接受了大剂量的糖皮质激素治疗并快速减量后,其中 5 名儿童出现了红斑性皮下结节。

研究现状

糖皮质激素后脂膜炎(poststeroid panniculitis)是一种罕见的儿童和婴幼儿长期全身应用糖皮质激素治疗后导致的脂膜炎,与糖皮质激素治疗的迅速减量或突然停用有关。文献报道的病例只有 20 例[2-15]。它比新生儿硬化症和新生儿皮下脂肪坏死发病年龄更大,据报道发病年龄在 20 个月到 14 岁[3]。虽然多见于儿童,但也有少数成人病例的报道[12,13,15]。在 1 例成年患者中,病变累及手臂和腿部,皮损无痛[15]。病变大小从 0.5 cm 到 4 cm,由无症状的坚实皮下结节组成,常上覆红斑,并局限于糖皮质激素治疗脂肪积累最多的部位,如面部、手臂和颈后[5]。皮损通常在停服大剂量系统糖皮质激素后 1～10d 出现。接受大剂量糖皮质激素治疗的疾病有多种,包括风湿热、白血病、肾病综合征、慢性阻塞性肺病急性加重期、结节性红斑、自身免疫性肠病、Sjögren 综合征和脑瘤等。不同的口服或静脉糖皮质激素药物,包括泼尼松龙和地塞米松,都与这种脂膜炎有关。通常情况下,糖皮质激素类药物的再次给药可使脂膜炎得到改善,但一些学者认为不必要使用这种方法治疗脂膜炎[3]。

病理生理学

糖皮质激素后脂膜炎病变的组织病理学表现与新生儿皮下脂肪坏死的组织病理表现相同。主要表现为小叶性脂膜炎,炎性浸润包括泡沫细胞、组织细胞和淋巴细胞,累及脂肪小叶[6]。含有双折射率的窄针状放射状裂隙常见于部分组织细胞和坏死脂肪细胞的细胞质内,但通常没有新生儿皮下脂肪坏死时多。

治疗

即使没有恢复糖皮质激素的治疗，糖皮质激素后脂膜炎的病变也通常在数周或数月后逐渐消失，不留残余瘢痕，因此通常不需要治疗。但是重新使用大剂量系统性糖皮质激素并逐渐缓慢减少用量，病灶可更快地改善和消退。

新生儿硬化症

定义

新生儿硬化症（sclerema neonatorum）是一种罕见的疾病，通常发生在重症早产儿出生的第一周，表现为皮肤和皮下组织的弥漫性硬化，使皮肤不能凹陷或被提起和挤压成褶皱。组织病理学上有轻微的炎症和广泛的脂肪坏死。此病有较高的死亡率（参见第 116 章）。

临床特征

研究现状

新生儿硬化是一种非常罕见的疾病，几乎总在婴儿出生后的第一周出现，虽然也有报道出生体重较轻的早产儿出生后有这种情况出现。在大多数病例中，新生儿硬化作为一种严重疾病，死亡率高达 75%[1-3]。然而，大多数已报道病例都是 40 多年前或更久以前，现在这一疾病非常少见，可能是由于如今更好的新生儿护理。早产和胎盘功能不全被认为是致病因素[3,4]。患儿几乎都患有严重疾病，如败血症或其他播散性感染、先天性心脏病、肺炎、腹泻、脱水、肠梗阻或其他先天性发育缺陷[3]。在孟加拉国早产儿中新生儿硬化症患病危险因素的多变量分析研究中，发现母亲教育程度较低、黄疸症状和入院时喂养不足是主要危险因素，尽管该研究的诊断未得到组织病理学证实[5]。冷损伤也被认为是一种病因[6]，但在大多数情况下并不是重要的病因。早产儿脂肪溶解不成熟[7]及新生儿皮下脂肪组成的差异，饱和脂肪酸（棕榈酸和硬脂酸）比不饱和脂肪酸（油酸）有更高的比例也可能是发病诱因[8,9]，因为如果皮下组织的温度因周围循环衰竭而降低，就会有利于皮下脂肪凝固[10]。新生儿硬化症以血脂过氧化升高和超氧化物歧化酶活性降低为特征，提示自由基也可能在发病机制中发挥一定作用[11]。临床上，新生儿硬化症的患儿从出生时就出现严重的病情，在出生的最初几天，会发展为皮肤的泛发性木质样硬化[10,12]（图 99.54）。通常，这个过程从臀部和大腿开始，很快会扩展到除了手掌、足底和生殖器以外的几乎整个皮肤表面。受累的皮肤质地坚硬，触摸寒冷，呈黄白色，通常带有紫色斑点。患儿四肢不能活动，面部类似面具样表情。预后不良，大多数患儿在数天内死亡。但如果婴儿存活下来，皮肤则会恢复正常的外观，不会出现钙化等长期的并发症。

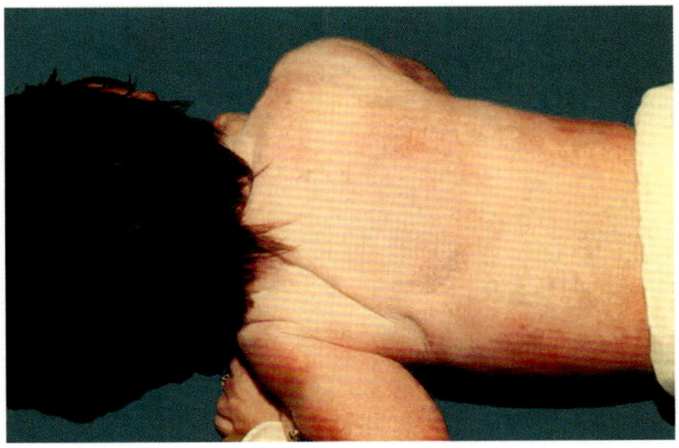

图 99.54 新生儿硬化症合并全身木质化

鉴别诊断

新生儿硬化症主要需与新生儿皮下脂肪坏死进行鉴别诊断。这是两种不同的临床病理过程，预后很不相同[12]。有一例单独的病例报告，发现这两种疾病共存于同一婴儿，但因为缺乏组织病理学结果，所以我们持怀疑的态度[13]。通常鉴别诊断非常简单，因为新生儿皮下脂肪坏死是局部发生且可自愈，刚出生的最初几天并无发展，具有典型组织病理学特征，为脂肪小叶内致密的组织细胞浸润，脂肪细胞和组织细胞内为呈窄针状放射状裂隙。一例吉西他滨相关性活动性血栓性微血管病变患者的组织病理学描述了与新生儿硬化症相似的变化。皮肤活检显示小血管被血管内纤维蛋白和白细胞堵塞，血管壁增厚和内皮细胞肿胀，一些呈放射状排列的窄针状裂隙结构类似新生儿硬化症[14]。另外，新生儿硬膜水肿不应与新生儿硬化症相混淆。新生儿硬膜水肿是先天性心脏病早产儿的一个完全不同的过程，其特征是皮肤肿胀，呈蜡样外观，是真皮水肿伴黏液增多所致[12]。

病理生理学

组织病理学上，低倍镜下皮下脂肪严重损伤与稀疏炎症反应形成鲜明对比[9,10,15]（图 99.55）。大多数脂肪小叶似乎被嗜中性粒细胞颗粒碎屑所取代，脂肪细胞的细胞结构不再明显。令人惊讶的是，尽管脂肪坏死严重，但仍有少量或无炎性浸润。最典型的组织病理学特征包括脂肪细胞中呈放射状排列窄针状裂隙，偶尔在少数多核巨细胞中也存在，这是脂肪细胞脂质结晶的结果。X 线衍射研究表明，

第8部分

脂肪细胞中的裂隙是由三酰甘油结晶引起的[16]。在晚期病变中，增厚的结缔组织间隔可能是唯一的异常改变[15]。

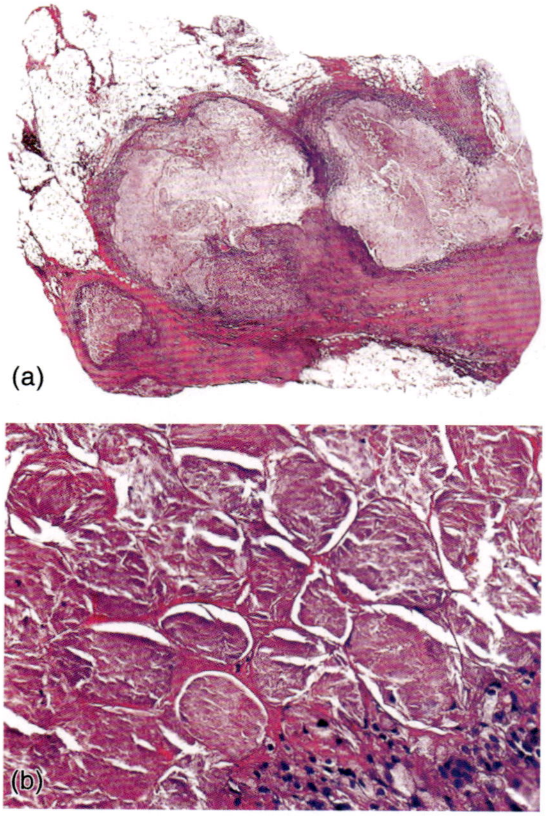

图 99.55 新生儿硬化症的组织病理学特征

(a)扫描显示整个脂肪小叶坏死，结缔组织间隔增厚。(b)整个脂肪小叶被颗粒状碎屑所取代，脂肪细胞的细胞结构不再明显。许多坏死的脂肪细胞含有窄针状裂隙。

治疗

新生儿硬化症的治疗主要针对其基础疾病。系统性糖皮质激素已被证明无效[2]。重复交换输血可显著降低死亡率[17,18]，但这些病例的诊断尚未得到组织病理学证实。静脉注射免疫球蛋白用于新生儿硬化症和脓毒血症，皮肤硬化有短暂改善，但患者往往死于呼吸衰竭[19]。

痛风性脂膜炎

定义

痛风性脂膜炎(gouty panniculitis)是一种罕见的痛风并发症(见第 154 章)。

临床特征

研究现状

通常的临床表现包括下肢疼痛性溃疡结节[1-9](图 99.56)。在大多数报道的病例中，当脂膜炎表现为皮下结节时，患者已经遭受了严重的关节损伤，但在一些病例中，脂膜炎可能是高尿酸血症的首发表现[2]。还有一例累及骨髓脂肪的病例报道[9]。

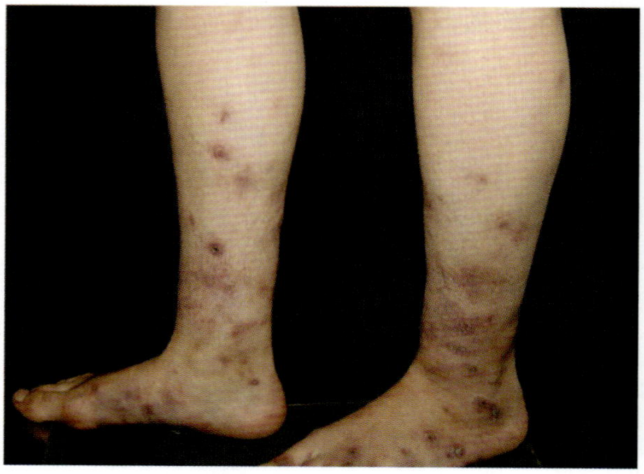

图 99.56 痛风性脂膜炎(高尿酸血症患者下肢溃疡性结节)

病理生理学

组织病理学显示脂肪细胞内沉积针状折射晶体的小叶，有时为中性粒细胞性脂膜炎(图 99.57)[2]。通常，组织细胞和多核巨细胞在尿酸盐晶体周围形成栅栏细胞层。

由接合菌、毛霉菌和曲霉菌引起的真菌性脂膜炎(fungal panniculitis due to zygomycosis, mucormycosis and aspergillosis)

皮下真菌感染包括接合菌病[1]、毛霉菌病[2]和曲霉菌病[3]，是以小叶性脂膜炎为主，常被描述为脂肪细胞内有细针状的折射晶体(见第 32 章)，尿酸盐晶体与痛风性脂膜炎类似，但其形成机制尚不清楚。

组织细胞吞噬性脂膜炎和皮下脂膜炎样 T 细胞淋巴瘤

概述

组织细胞吞噬性脂膜炎(cytophagic histiocytic panniculitis)是一种罕见的多系统疾病，其特征是皮下结节的形成，其中有巨噬细胞、淋巴细胞、红细胞和

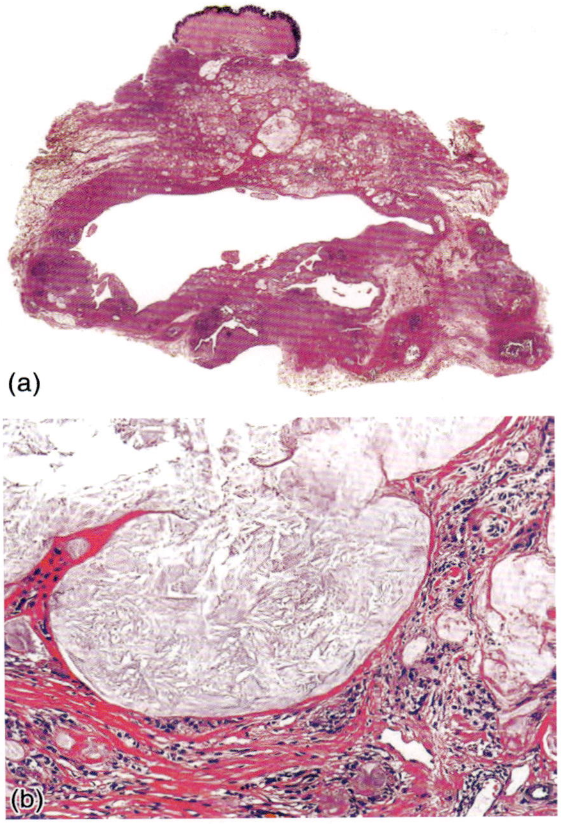

图 99.57 痛风性脂膜炎的组织病理学特征

(a)扫描显示皮下组织受累,而真皮未受累。(b)嗜碱性无定形沉积,为细针状尿酸盐结晶,周围可见组织细胞。

核碎片等浸润[1]。随着现代免疫组化和遗传学技术的进步,发现大多数发生组织细胞吞噬性脂膜炎的患者,其皮下组织受到以下两种原发性淋巴瘤之一的影响[2]:皮下脂膜炎样 T 细胞淋巴瘤(subcutaneous panniculitis-like T-cell lymphoma,SPTCL)或原发性皮肤 γδT 细胞淋巴瘤。前者为 α/β^+ T 细胞表型,具有同质性、惰性生物学行为及良好的预后,后者为 γ/δ^+ T 细胞表型,具有异质性,临床发展迅速,预后较差[3-7]。这两种疾病在第 140 章中详细讨论。然而,似乎仍有一些组织细胞吞噬性脂膜炎患者还不能确诊为淋巴瘤,分子生物学研究也不能证明浸润淋巴细胞的单克隆重排。该类患者的预后往往较差,涉及肝、脾和骨髓、导致全血细胞减少的噬血细胞综合征等致命后果[8]。

研究现状

SPTCL 是罕见疾病,占所有原发性皮肤 T 细胞淋巴瘤的不足 1%,男女发病率相同,主要累及成人患者,但也有少量儿童病例。临床上,患者表现为皮下结节和斑块,可形成典型的累及下肢的大斑块(图 99.58)。一个常见特征是病灶消退时脂肪萎缩。不常见的是,SPTCL 可能涉及躯干、头部或上肢。大约 50%的患者有 B 症状,包括发热、疲劳和体重减轻;血细胞减少和肝酶升高也常见,但发生噬血细胞综合征非常罕见[9]。

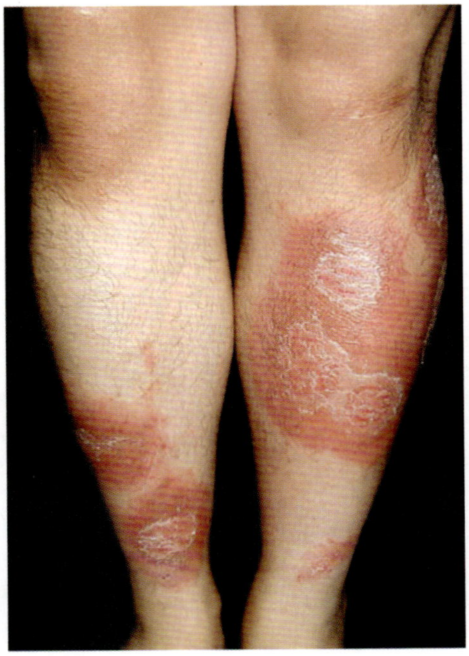

图 99.58 皮下脂膜炎样 T 细胞淋巴瘤(累及下肢前面的斑块和红斑)

病理生理学

组织病理学上,SPTCL 和组织细胞吞噬性脂膜炎可能无法区分,只有通过免疫组化和分子生物学研究才能区分。在低倍镜下,这两种疾病都是以小叶性脂膜炎为主要表现。细胞核深染的中、小型非典型性淋巴细胞累及脂肪小叶。大量巨噬细胞与非典型淋巴细胞混合。一个支持 SPTCL 诊断的特征性表现为表皮和真皮的保留(图 99.59)。在某些区域,非典型淋巴细胞围绕坏死的脂肪细胞呈环状排列,然而这种边缘并不完全是 SPTCL 所特有,也可以在其他涉及皮下脂肪的淋巴样过程中见到[10]。巨噬细胞的细胞质中含有淋巴细胞、中性粒细胞和核碎片,具有吞噬活性,即所谓的"豆袋状(bean bag)"细胞很常见。泡沫组织细胞也经常出现在脂肪坏死的区域。

利用免疫组化和分子生物学技术,通常可以确诊 SPTCL。免疫组化研究表明,SPTCL 中涉及脂肪小叶的淋巴细胞具有 TRC-α/β^+、$CD3^+$、$CD4^-$、$CD8^+$、

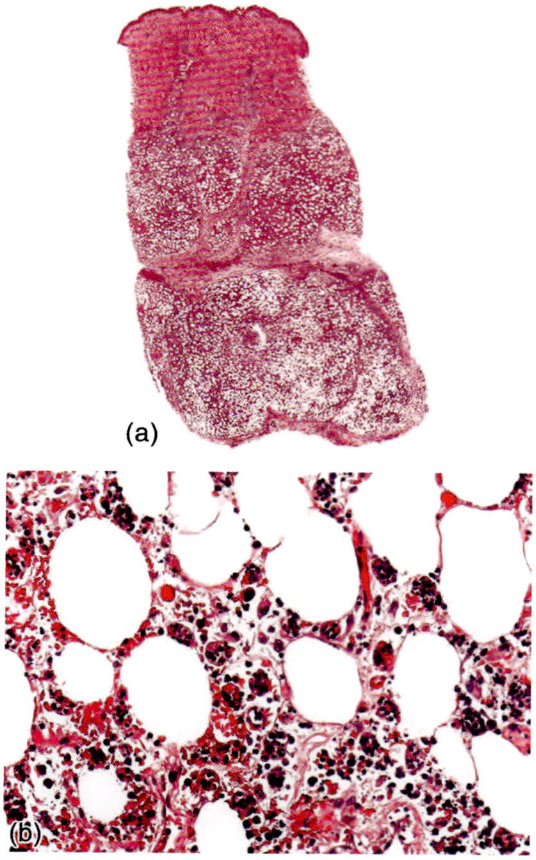

图 99.59 T 细胞淋巴瘤样脂膜炎的组织病理学特征 (a)扫描显示小叶脂膜炎的特征。(b)细胞质中含有大量具有吞噬活性的巨噬细胞,包括淋巴细胞、中性粒细胞和核碎片,即所谓的"豆袋状"细胞。

TIA-1$^+$、穿孔蛋白$^+$、颗粒酶 B、CD30$^-$ T 细胞免疫表型。Epstein-Barr 病毒(EBV)感染的证据,无论是通过 PCR 扩增检测 EBV 编码的 RNA 和 EBV 的 DNA,还是通过免疫组化法染色检测膜蛋白 1,均为典型的阴性。作为 α/β^+ T 细胞的表型,SPTCL 表达 βF1,但 CD56 是阴性的,这与皮肤原发性 γ/δ^+ T 细胞淋巴瘤和涉及皮下脂肪其他淋巴组织过程相反。在 SPTCL 病变中使用 PCR 或印迹分析通常可以检测到单克隆重排 γ 和 β 基因,而这些重组在组织细胞吞噬性脂膜炎患者中并不存在。

放射后硬化性脂膜炎

定义和命名

放射后硬化性脂膜炎(sclerosing postirradiation panniculitis)是一种罕见的临床病理变异性的脂膜炎,出现在放射治疗后数月或数年的皮肤上。临床上病变由皮下硬化结节组成。

> **同义名**
> • 放疗后脂膜炎(postradiotherapy panniculitis)

临床特征

历史

1993 年 Winkelmann[1] 等首先描述了 4 例放射后硬化性脂膜炎,在此之后报道的仅有其他 6 例[2-5]。这是一种罕见的脂膜炎,可能是在放射治疗后发生的罕见皮肤并发症。

表现

临床上,放射后硬化性脂膜炎表现为一种无症状的硬化性皮下结节或斑块,表皮和真皮在先前放疗部位几乎或没有改变(图 99.60)。最常见的位置是乳腺癌治疗后的前胸壁,可能出现在任何放疗照射过的皮肤区域[2]。放射治疗和症状出现之间的间隔从几个月到几年不等[1-5]。

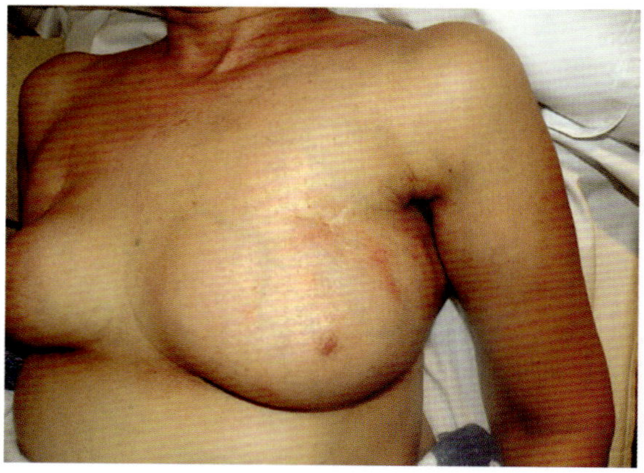

图 99.60 放射后硬化性脂膜炎(显示在先前照射的皮肤区域有一个凹陷和硬化的结节)

鉴别诊断

组织病理学的鉴别诊断包括其他间隔性或小叶性脂膜炎伴皮下结缔组织隔膜硬化,如深层局限性硬皮病[6-8]和狼疮脂膜炎[9]等疾病。深层局限性硬皮病是组织病理学上没有明显小叶累及的间隔性脂膜炎,其中在结缔组织间隔和脂肪小叶之间有硬化的胶原纤维和淋巴细胞,特别是浆细胞的聚集。与放射后硬化性脂膜炎相比,深层局限性硬皮病不累及小叶,增厚的间隔内炎症细胞主要为浆细胞。狼疮性脂膜炎以小叶性脂膜炎为主,伴有间隔硬化,但与放射后硬化性脂膜炎相比,累及小叶的炎性浸润主要由淋巴细胞和浆细胞组成。

病理学

放射后硬化性脂膜炎的组织病理学表现包括以小叶性脂膜炎为主，脂肪小叶中心的脂肪细胞坏死，以泡沫组织细胞为主的密集炎性浸润。最具特征性的表现为脂肪小叶周围的嗜脂性肉芽肿和结缔组织间隔增厚硬化（图 99.61）。这些组织病理学表现可能伴有或不伴有继发于放疗的真皮病变，如真皮乳头硬化、分布于真皮胶原纤维之间的非典型星形成纤维细胞、血管中扩张的血栓、内皮细胞肿胀和血管壁玻璃样硬化。

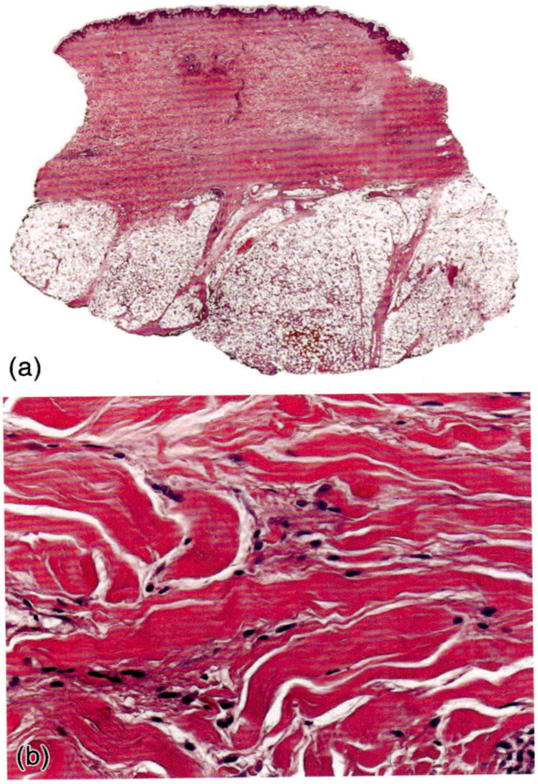

图 99.61 **放射后硬化性脂膜炎的组织病理学特征**
（a）扫描显示大部分为小叶性脂膜炎。（b）皮下结缔组织间隔处的硬化胶原纤维。

治疗

放射后硬化性脂膜炎一般不需要治疗，只有在先前切除和（或）放射的乳腺癌发生皮下转移的可能性增加时才需要进行活检和组织病理学检查。

（**译者**：庞晓文 张伟刚 范星 **一审**：张萍 狄正鸿 雷霞 **二审**：许德田 **三审**：周蜜 **润色**：宋育瑶）

参考文献

所有文献请查阅网址：www.rooksdermatology.com.
以下列出的是重要参考文献。

Introduction

[5] Avram AS, Avram MM, James WD. Subcutaneous fat in normal and diseased states: 2. Anatomy and physiology of white and brown adipose tissue. *J Am Acad Dermatol* 2005; 53: 671-83.

[10] Ryan TJ, Curri SB, eds. *Clinics in Dermatology*, vol. 7. *The Cutaneous Adipose Tissue*. Philadelphia: JB Lippincott, 1989.

[17] Avram MM, Avram AS, James WD. Subcutaneous fat in normal and diseased states 3. Adipogenesis: from stem cell to fat cell. *J Am Acad Dermatol* 2007; 56: 472-92.

Panniculitis

[2] Requena L, Sánchez Yus E. Panniculitis. Part Ⅰ. Mostly septal panniculitis. *J Am Acad Dermatol* 2001; 45: 163-83.

[3] Requena L, Sánchez Yus E. Panniculitis. Part Ⅱ. Mostly lobular panniculitis. *J Am Acad Dermatol* 2001; 45: 325-61.

Superficial migratory thrombophlebitis

[3] Samlaska CP, James WD. Superficial thrombophlebitis: Ⅰ. Primary hypercoagulable states. *J Am Acad Dermatol* 1990; 22: 975-89.

[4] Samlaska CP, James WD. Superficial thrombophlebitis. Ⅱ. Secondary hypercoagulable states. *J Am Acad Dermatol* 1990; 23: 1-18.

Cutaneous polyarteritis nodosa

[4] Díaz Pérez JL, Martínez de Lagrán Z, Díaz-Ramón JL, Winkelmann RK. Cutaneous polyarteritis nodosa. *Semin Cutan Med Surg* 2007; 26: 77-86.

Necrobiosis lipoidica

[1] Peyri J, Moreno A, Marcoval J. Necrobiosis lipoidica. *Semin Cutan Med Surg* 2007; 26: 87-9.

Deep morphoea

[1] Peterson LS, Nelson Am, Su WPD. Classification of morphea (localized scleroderma). *Mayo Clin Proc* 1995; 70: 1068-76.

Subcutaneous granuloma annulare

[1] Requena L, Fernández-Figueras MT. Subcutaneous granuloma annulare. *Semin Cutan Med Surg* 2007; 26: 96-9.

Rheumatoid nodule

[33] Lynch JM, Barrett TL. Collagenolytic (necrobiotic) granulomas: part 1-the "blue" granulomas. *J Cutan Pathol* 2004; 31: 353-61.

[34] Lynch JM, Barrett TL. Collagenolytic (necrobiotic) granulomas: part II-the 'red' granulomas. *J Cutan Pathol* 2004; 31: 409-18.

Necrobiotic xanthogranuloma

[5] Finan MC, Winkelmann RK. Necrobiotic xanthogranuloma with paraproteinaemia. A review of 22 cases. *Medicine* 1986; 65: 376-88.

Erythema nodosum

[8] García-Porrúa C, González-Gay MA, Vázquez-Caruncho M, *et al*. Erythema nodosum. Etiologic and predictive factors in defined population. *Arthritis Rheum* 2000; 43: 584-92.

[187] Sanchez Yus E, Sanz Vico MD, de Diego V. Miescher's radial granuloma. A characteristic marker of erythema nodosum. *Am J Dermatopathol* 1989; 11: 434-42.

Erythema nodosum leprosum

[3] Murphy GF, Sánchez NP, Flynn TC, *et al*. Erythema nodosum leprosum: Nature and extent of the cutaneous microvas-

cular alterations. *J Am Acad Dermatol* 1986;14:59-69.

Erythema induratum of Bazin

[25] Segura S, Pujol RM, Trindade F, Requena L. Vasculitis in erythema induratum of Bazin: A histopathologic study of 101 biopsy specimens from 86 patients. *J Am Acad Dermatol* 2008;59:839-51.

Sclerosing panniculitis

[16] Jorizzo JL, White WL, Zanolli MD, Greer KE, Solomon AR, Jetton RL. Sclerosing panniculitis. A clinicopathologic assessment. *Arch Dermatol* 1991;127:554-8.

Calcific uraemic arteriolopathy(calciphylaxis)

[22] Dauden E, Oñate MJ. Calciphylaxis. *Dermatol Clin* 2008;26:557-68.

Cold panniculitis

[15] Silverman A, Michels E, Rasmussen J. Subcutaneous fat necrosis in an infant, occurring after hypothermic cardiac surgery. *J Am Acad Dermatol* 1986;15:331-6.

Lupus panniculitis

[25] Massone C, Kodama K, Salmohofer W, *et al*. Lupus erythematosus panniculitis(lupus profundus): Clinical, histopathological, and molecular analysis of nine cases. *J Cutan Pathol* 2005;32:396-404.

Dermatomyositis-associated panniculitis

[2] Winkelmann RK. Panniculitis in connective tissue disease. *Arch Dermatol* 1983;119:336-44.

[3] Raimer SS, Soloman AR, Daniels JC. Polymyositis presenting with panniculitis. *J Am Acad Dermatol* 1985;13:366-9.

[14] Solans R, Cortés J, Selva A, *et al*. Panniculitis: a cutaneous manifestation of dermatomyositis. *J Am Acad Dermatol* 2002;46(5 Suppl.):S148-50.

Pancreatic panniculitis

[3] Dahl PR, Su WP, Cullimore KC, Dicken CH. Pancreatic panniculitis. *J Am Acad Dermatol* 1995;33:413-17.

Alpha-1 antitrypsin deficiency panniculitis

[18] Smith KC, Su WPD, Pittelkow MR, *et al*. Clinical and pathologic correlations in 96 patients with panniculitis, including 15 patients with deficient levels of α1-antitrypsin. *J Am Acad Dermatol* 1989;21:1192-6.

Infective panniculitis

[1] Patterson JW, Brown PC, Broecker AH. Infection-induced panniculitis. *J Cutan Pathol* 1989;16:183-93.

Factitious panniculitis

[6] Sanmartín O, Requena C, Requena L. Factitial panniculitis. *Dermatol Clin* 2008;26:519-27.

Neutrophilic lobular panniculitis

[21] Guhl G, García-Díez A. Subcutaneous Sweet syndrome. *Dermatol Clin* 2008;26:541-51.

Subcutaneous sarcoidosis

[8] Marcoval J, Maña J, Moreno A, *et al*. Subcutaneous sarcoidosis. Clinicopathological study of 10 cases. *Br J Dermatol* 2005;153:790-4.

Traumatic panniculitis

[11] Hurt MA, Santa Cruz DJ. Nodular-cystic fat necrosis. A reevaluation of the socalled mobile encapsulated lipoma. *J Am Acad Dermatol* 1989;21:493-8.

Lipoatrophic panniculitis of the ankles in childhood

[9] Winkelmann RK, McEvoy MT, Peters MS. Lipophagic panniculitis of childhood. *J Am Acad Dermatol* 1989;21:971-8.

Subcutaneous fat necrosis of the newborn

[44] Friedman SJ, Winkelmann RK. Subcutaneous fat necrosis of the newborn: light, ultrastructural and histochemical microscopic studies. *J Cutan Pathol* 1989;16:99-105.

Poststeroid panniculitis

[3] Roenigk HH Jr, Haserick JR, Arundell FD. Poststeroid panniculitis. *Arch Dermatol* 1964;90:387-91.

Sclerema neonatorum

[1] Zeb A, Darmstadt GL. Sclerema neonatorum: a review of nomenclature, clinical presentation, histological features, differential diagnoses and management. *J Perinatol* 2008;28:453-60.

Gouty panniculitis

[6] Weberschock T, Gholam P, Hartschuh W, Hartmann M. Gouty panniculitis in a 68-year-old man: case report and review of the literature. *Int J Dermatol* 2010;49:410-3.

Fungal panniculitis due to zygomycosis, mucormycosis and aspergillosis

[2] Requena L, Sitthinamsuwan P, Santonja C, *et al*. Cutaneous and mucosal mucormycosis mimicking pancreatic panniculitis and gouty panniculitis. *J Am Acad Dermatol* 2012;66:975-84.

Cytophagic histiocytic panniculitis and subcutaneous panniculitis-like T-cell lymphoma

[9] Willemze R, Jansen PM, Cerroni L, *et al*. Subcutaneous panniculitis-like T-cell lymphoma: definition, classification and prognostic factors: an EORTC Cutaneous Lymphoma Group Study of 83 cases. *Blood* 2008;11:838-45.

Sclerosing postirradiation panniculitis

[5] Pielasinski U, Machan S, Camacho D, *et al*. Postirradiation pseudosclerodermatous panniculitis: three new cases with additional histopathologic features supporting the radiotherapy etiology. *Am J Dermatopathol* 2013;35:129-34.

第 100 章
其他获得性皮下脂肪疾病

Amy Y.-Y. Chen[1], Amit Garg[2]

[1]Department of Dermatology, University of Connecticut School of Medicine, Canton, CT, USA

[2]Department of Dermatology, Hofstra NSLIJ School of Medicine, Manhasset, NY, USA

概述

本章主要讨论非炎性获得性皮下脂肪疾病，将重点讨论获得性脂肪营养不良、脂肪肥大、皮下脂肪增多症及脂肪水肿。虽然文中讨论的一些命名很常见，如脂肪和肥胖，但大多数都是罕见的。脂膜炎及皮下脂肪的遗传性疾病分别已在本书第 99 章和第 74 章中讨论。

获得性脂肪营养不良

获得性脂肪营养不良(acquired lipodystrophy)是一个复杂的症候群，包括局部、部分或全身性的皮下脂肪丢失，同时在某些情况下还可能伴有身体其他部位的脂肪堆积。

获得性全身性脂肪营养不良

定义和命名

获得性全身性脂肪营养不良(acquired generalized lipodystrophy, AGL)是发生于出生后的一种罕见疾病，表现为机体大部分脂肪组织选择性丢失[1]。

> **同义名**
> • 劳伦斯综合征(Lawrence syndrome)
> • 劳伦斯-塞普综合征(Lawrence-Seip syndrome)

概述

自 1928 年 Ziegler 首次报道 AGL 后[2]，1946 年 Lawrence 通过尸体解剖活检，对该疾病进行了更详细的描述[3]。虽然 AGL 中脂肪组织丢失最常发生于儿童期和青春期，但也有少数病例报道其发病年龄可大于 65 岁[4,5]。AGL 脂肪减少的模式和程度多样。大多数患者都在全身性脂肪减少的同时，伴有身体其他部位的脂肪堆积，如眼眶后脂肪。除了脂肪组织的丢失，患者往往会进一步恶化出现严重的肝脂肪变性和纤维化、严重的胰岛素抵抗、高胰岛素血症、高三酰甘油血症及低水平血清高密度脂蛋白（HDL）[6-9]。

流行病学

发病率和患病率

获得性全身性脂肪营养不良是一种罕见的疾病，因此发病率和患病率难以估计。2003 年发表的文献中仅报道了不足 100 个病例[10]。2012 年，AGL 约影响了 10 万分之一的欧盟人口。

年龄

大多数 AGL 患者在儿童期或青春期发病。

性别

女性患者的数量是男性患者的 3 倍[10]。

种族

虽然 AGL 大多累及白人，但是在西班牙裔和东亚人群中也有 AGL 的病例报道[10,11]。

相关疾病

大多数 AGL 患者有一定程度的代谢紊乱，包括空腹或餐后高胰岛素血症、高血糖、低水平血清 HDL、低瘦素及低脂联素[6-10]。尽管在某些情况下，糖尿病可能在 AGL 之前发病或与之同时发病，但多发生于 AGL 发病之后[10]。AGL 患者一般不会发生糖尿病酮症[12]，但通常伴有基础代谢率增加、易疲劳及食欲增加的情况[10]。

70%～100%的 AGL 患者可出现肝大。肝脂肪变性或非酒精性脂肪肝导致轻度至中度血清转氨酶升高。脾大的原因可能是由于门静脉高压症和肝硬化[10]。

心肌病可能与 AGL 有关。在 2011 年的一项研究中检测了 13 例 AGL 患者左心室重量，其中有 3 例患者轻度左心室肥大，3 例有中度左心室肥大。5/11 的患者存在心电图异常[13]。

很少有报道表明肌肉及神经系统受累[5,11]。

男性 AGL 患者的生育能力正常。女性 AGL 患者常出现月经周期不规则，但不影响生育能力[10]，原发性或继发性闭经也很少见[10,14,15]。已有报道表明 AGL 患者存在单个[16]或多个[17,18]骨脓肿和囊肿，但是这些病变的临床意义尚不清楚[18]。也有报道表明 AGL 患者存在淋巴结增大[7,18-20]。

病理生理学

AGL 患者脂肪丢失的机制尚不清楚。尽管有报道表明存在各种前驱感染，但尚不清楚这些感染是否直接导致 AGL[21,22]。补体旁路途径被认为参与了伴有自身免疫性肝炎及低血清补体 AGL 患者的发病[23,24]。也有学者认为是抗体介导的脂肪细胞破坏或细胞介导的脂肪细胞裂解导致其发病[25]。

由于脂肪组织的减少不足以储存多余能量，这些多余的能量将以三酰甘油的形式储存在肝和骨骼肌中，血浆游离脂肪酸（FFA）浓度也将持续性升高，导致 B 细胞对葡萄糖的反应性降低及胰岛素抵抗[26-29]。AGL 患者低血清瘦素和脂联素水平，反映了体内脂肪含量降低，这将会进一步导致严重的胰岛素抵抗和代谢并发症[30-33]。

病理学

获得性全身性脂肪营养不良只是一个临床诊断，确诊还需依赖组织病理学检查。组织学检查提示皮下脂肪几乎完全消失，真皮和筋膜直接相连接。脂肪细胞（如果存在的话）的数量及体积明显变小，且被大量致密结缔组织包绕并分隔成不同的小团块[34]。

遗传学

目前尚未发现有基因多态性与 AGL 发病有关，尚未发现 AGL 的发病呈现家族聚集性。

临床特征

临床表现

与先天性脂肪营养不良不同，AGL 患者出生时的脂肪密度正常。一般来说，AGL 患者的脂肪丢失通常是缓慢的，在数月至数年内发生，但也有在数周内迅速进展恶化的（图 100.1）[10]。罕见的是，脂肪破坏在某一个局部迅速发生，在接下来的数月至数年停止进展，随后病情再次活动，导致全身脂肪丢失[2,10]。脂肪丢失的程度不尽相同。病变通常累及的部位包括面部（图 100-1a）、躯干、腹部和四肢。大量的脂肪丢失使得深部的静脉和肌肉组织变得清晰可见（图 100.1b）。在某些情况下，脂肪的丢失也可能累及掌、跖及腹腔。通常情况下，骨髓和眼眶后的脂肪组织不受累。

45%～64%的 AGL 患者合并乳头、腋下、腹股沟、颈部、脐部和腋下的黑棘皮病[10]，或者合并一些不常见的皮肤疾病，包括局部[35,36]或全身色素沉着[37,38]、毛细血管扩张[19]，以及手掌、足底的角化过度[16]。患有 AGL 的女性可能有轻度多毛症[10,37,39,40]，也可出现男性化表现，如暂时性脱发和痤疮[14,41]。也可见斑秃[6]和卷发[7,10,16,21,37,40,42]。肢端肥大的特征如巨大手、足罕见[9-10]。

2003 年，Misra 和 Garg 提出了新的诊断标准，普遍适用于 AGL 患者。内容主要包括机体选择性大部分脂肪丢失，出生后开始但通常在青春期之前发病。次要的临床标准包括手掌和足底部位的皮下脂

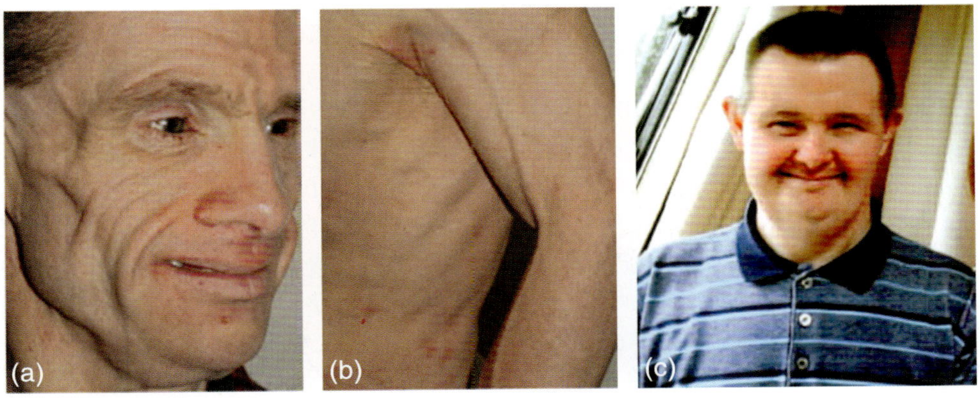

图 100.1 (a)面部脂肪萎缩;(b)广泛的躯干脂肪萎缩,伴皮下静脉显现;(c)患者 5 年前,于 2008 年拍摄的照片(图片引用自 Aslam A,Savage DB,Coulson IH 的"与外周 T 细胞浸润相关的获得性广泛脂肪营养不良"一文)

肪丢失、前驱期有疼痛性皮下结节性肿块、皮损处组织学证实、黑棘皮病、肝脾大及其他自身免疫性疾病。

支持性的实验室诊断标准包括葡萄糖耐量降低、严重的空腹(或)餐后高胰岛素血症、高三酰甘油血症、低血清 HDL、血清低瘦素(或)低脂联素及磁共振成像(MRI)表明身体大部分部位脂肪丢失,但骨髓脂肪保留[10]。用于诊断 AGL 的次要临床或实验室诊断标准所需满足的条目数量尚未确定。

临床亚型

获得性全身性脂肪代谢障碍又可分为三种类型。Ⅰ型 AGL:最初为局限性脂膜炎,随之全身性脂肪减少,约占发病总数 25%[1]。Ⅱ型 AGL:同样累及 25%的病例,它与溶血性贫血、慢性自身免疫性肝炎、桥本甲状腺炎、青少年风湿性关节炎、青少年皮肌炎及白癜风等自身免疫性疾病相关[6,23,35,36,43-45]。青少年皮肌炎与 AGL 的关联性最强[10]。其余 50%患者为最常见的亚型即Ⅲ型(特发性)AGL,尚未发现发病诱因或与其他疾病相关。

鉴别诊断

一些 AGL 患者最初可能存在局部或部分脂肪营养不良,因此可能被误诊为获得性部分性脂肪营养不良或局限性脂肪营养不良。

AGL 患者与先天性全身性脂肪营养不良(congenital generalized lipodystrophy,CGL)不同,后者往往在出生时就伴有几乎全身脂肪丢失(见第 74 章)。此外,CGL 患者有骨龄超前及精神发育迟滞。与 AGL 一样,CGL 患者也可以有肢端肥大特征、溶骨性病变及心肌病[10]。然而,在 CGL 患者中,溶骨性骨病变更为常见,心肌病变更严重[10,13]。CGL 的 MRI 检查结果提示患者腹腔、胸腔,以及骨髓内缺乏"代谢活跃"的脂肪,而骨髓脂肪在 AGL 患者中得以保留[10,46]。遗传分析发现基因突变有助于确诊CGL。

虽然下颌骨发育不良的患者有可能存在全身性的脂肪减少,但这些患者同时也可合并骨骼异常(参见第 72 章)。相关突变基因的检测有助于该疾病的确诊。

家族史及基因分型也有助于将 AGL 与常染色体显性遗传性家族性部分脂肪营养不良区分开来(见第 74 章)[1]。

并发症和共病

AGL 患者可能患有代谢紊乱相关的并发症或者其他与Ⅱ型 AGL 相关的共患病。由于长期的糖尿病病史,患者常常会伴有视网膜病变、肾病及神经病变。高三酰甘油血症可能导致发疹性黄瘤、视网膜脂质沉积及急性胰腺炎[10]。这些代谢异常也使 AGL 患者更容易且更早发生动脉硬化及冠心病[6,10]。

病程和预后

AGL 患者皮下脂肪组织的丢失是永久的、不可逆的。AGL 患者的预后很大程度上取决于病程和共患病的管理。

检查

实验室及辅助检查有助于疾病诊断及监测共病情况。血清瘦素对于诊断无意义,但可用于预测患者对合成重组人瘦素类似物如美曲普汀替代疗法的反应性[1]。

治疗

对于 AGL,目前尚没有统一规范的治疗方法。皮肤脂肪丢失是不可逆转的。在某些情况下,一些美容产品如填充物注射及自体脂肪组织和肌肉组织移植可有助于改善机体脂肪缺失[1,47,48]。并发症的处理需要初级保健医师和许多专家一起合作来完成。

在一项包含 3 例 AGL 患者的不同类型脂肪营养不良的试验中,连续 4 个月每日 2 次皮下注射美普曲汀(Metreleptin)被认为是安全有效的。使用美普曲汀皮下注射后,2 例受试者空腹血糖和糖化血红蛋白含量显著下降,3 例受试者高三酰甘油血症改善,空腹血浆三酰甘油水平减少了 83%。在这些受试者中,停止注射美普曲汀后血三酰甘油很快就会增加,但是再次使用其治疗后三酰甘油水平恢复正常[49]。在使用美普曲汀治疗后,肝体积和血清转氨酶显著下降,表明它可改善肝脂肪变性[50]。2012 年 7 月,美普曲汀已被欧盟批准为治疗 AGL 唯一指定药物,但美国还正在对其进行更深入的研究。

获得性部分脂肪营养不良

定义和命名

获得性部分脂肪营养不良(acquired partial lipodystrophy,APL)是一种以对称性脂肪减少为主要特征的疾病,通常在 15 岁之前发病[1,2]。

同义名

- Barraquer-Simons 综合征(Barraquer-Simons syndrome)
- 进行性头胸部脂肪营养不良(progressive cephalothoracic lipodystrophy)

概述

Mitchell 首次报道了获得性部分脂肪营养不良[3],后来 Barraquer[4] 和 Simons[5] 也对其进行了报道。虽然 APL 很罕见,但是除外与 HIV 相关的脂肪营养不良,APL 是最常见的非局限性脂肪营养不良。其显著特征为对称性隐匿性发展,脂肪丢失从面部及头皮开始,逐渐向下累及颈部、肩部、上肢、胸部及上腹部,下肢很少受累[1,2]。

流行病学

发病率和患病率

由于 APL 很罕见,所以 APL 的发病率和患病率很难预测。截止到 2000 年,英文文献中仅报道了约 250 例 APL 病例[1]。

年龄

发病时间通常在 15 岁之前,中位年龄为 8 岁[1,2]。

性别

女性患病率约为男性的 3 倍[1]。

种族

大多数报道病例是白人。

相关疾病

大约 1/3 的患者在罹患脂肪营养不良后发生系膜毛细血管增生性肾小球肾炎(MCGN),其间隔时间一般超过 10 年[1]。系统性红斑狼疮多在 APL 出现后 2~28 年发病[6-9]。也有报道表明 APL 和一些其他的自身免疫性疾病相关,如皮肌炎[10]、白细胞碎裂性血管炎[11]、皮肤疱疹和腹腔疾病[12]、甲状腺功能减退症、恶性贫血[13]、类风湿关节炎[8]及颞动脉炎。最近,已报道 APL 可有以下疾病背景:慢性硬皮病样移植物抗宿主病、POEMS 综合征(多发性神经病、脏器增大、内分泌疾病、单克隆性丙种球蛋白病和皮肤改变)、过敏性肺炎,以及中枢神经系统(CNS)疾病如癫痫、神经感音性聋及心理障碍(见第 148 章)[14-17]。

病理生理学

尚无证据表明自身免疫介导 APL 中脂肪细胞的破坏。80%~90% APL 患者血清中有命名为 C3 肾炎因子的 IgG 免疫球蛋白[18,19]。它可阻止 C3 转化酶的降解,这将导致 C3 过量消耗。因此,超过 80% APL 患者的 C3 水平较低[20]。血清中 C1q、C4、C5、C6,以及 B 因子和 P 因子通常是正常的,这表明补体替代途径的选择性活化[21]。脂肪细胞的裂解可能与一些补体蛋白的表达有关,如 D 因子(adipsin)、B 因子、H 因子及 P 因子[22-24]。例如,体外研究表明 C3 肾炎因子导致表达 D 因子的脂肪细胞裂解[22]。不同部位脂肪组织中 D 因子表达的差异性可用以解释 APL 患者上半身脂肪选择性丢失的原因[23]。

在那些 C3 肾炎因子阴性的 APL 患者中,其他免疫异常被认为是发病的原因。在没有 C3 肾炎因子的 APL 儿童患者中,可观察到血清肿瘤坏死因子 α(TNF-α)和白细胞介素 6(IL-6)升高[25]。TNF-α 可引起体外培养的脂肪细胞凋亡,同时 IL-6 可刺激脂肪细胞分解[26,27]。TNF-α 通过控制 D 因子的产生来影响补体替代途径[25]。

病理学

获得性部分脂肪营养不良是一个基于临床表现和病情发展的临床诊断。与 AGL 一样,其组织病理学显示皮下脂肪完全或几乎完全缺失,真皮直接附着于筋膜上。如果存在脂肪细胞,其数量明显减少、体积明显变小,可被大量致密结缔组织包绕并被分隔成不同的小团块[28]。

致病病原体

虽然在有些报道中 APL 患者存在前驱感染,但目前 APL 与感染的关系尚不清楚[23]。

遗传学

曾有研究结果显示 5 例临床表现不典型的 APL 患者均存在 *LMNB2* 突变基因[29]。

临床特征

临床表现

APL 中的脂肪丢失是对称分布的，从面部和头皮开始，然后逐渐累及颈部、肩部、上肢、胸部及上腹部（图 100.2），腹股沟区域或大腿部位很少受累。臀部和下肢的脂肪则不受影响。实际上，受影响的女性 APL 患者通常在青春期后，患病的部位会堆积多余的脂肪。脂肪丢失通常持续 18 个月左右，但也有可能会持续数年。通常眼眶、纵隔、臀肌、肌肉内、腹腔、肾周和骨髓脂肪不受累及[1,2]。

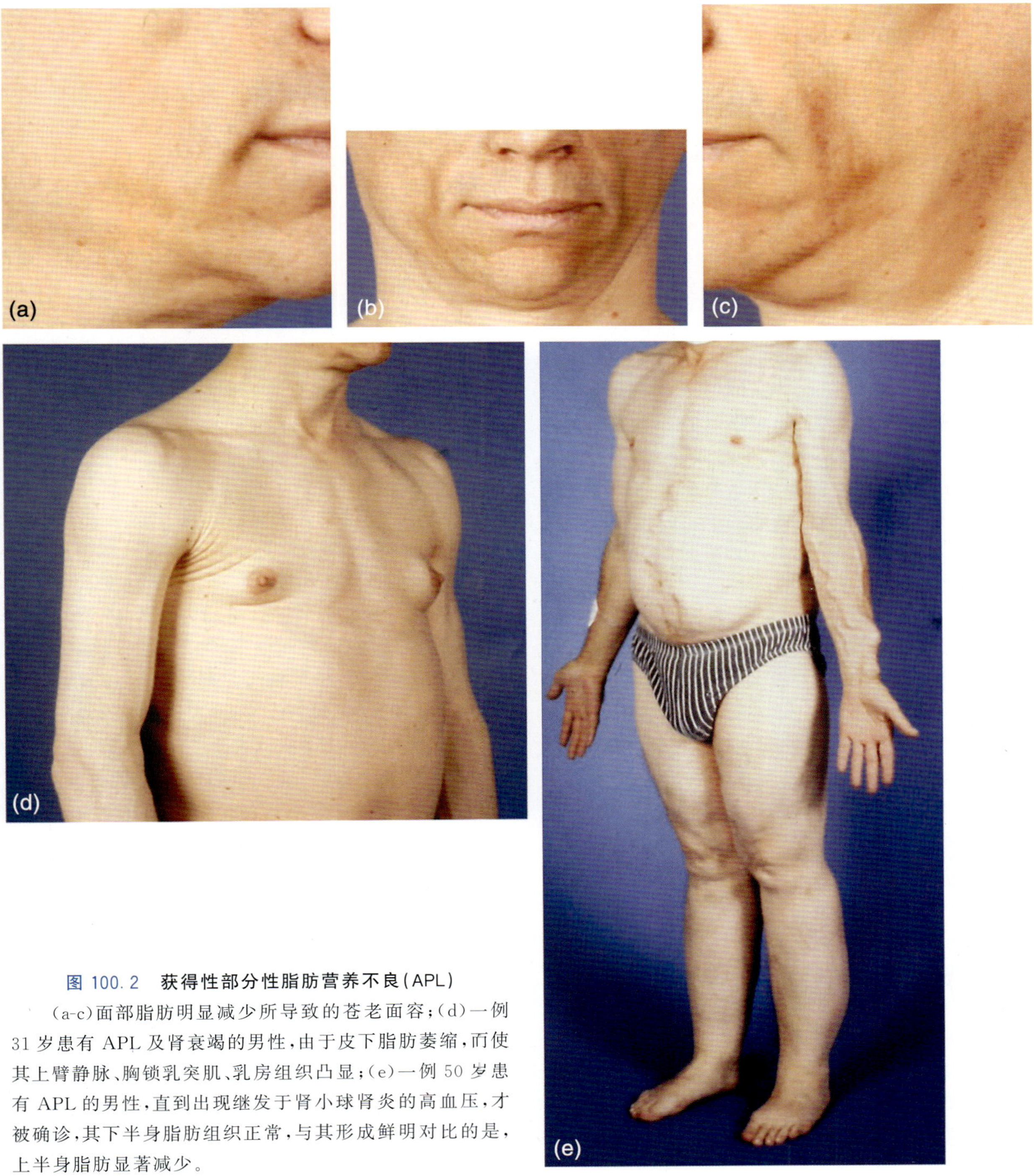

图 100.2 获得性部分性脂肪营养不良（APL）

（a-c）面部脂肪明显减少所导致的苍老面容；（d）一例 31 岁患有 APL 及肾衰竭的男性，由于皮下脂肪萎缩，而使其上臂静脉、胸锁乳突肌、乳房组织凸显；（e）一例 50 岁患有 APL 的男性，直到出现继发于肾小球肾炎的高血压，才被确诊，其下半身脂肪组织正常，与其形成鲜明对比的是，上半身脂肪显著减少。

临床亚型

目前已发现 APL 有三种亚型：（ⅰ）上身脂肪丢失；（ⅱ）上身脂肪减少伴下身脂肪组织肥大增生；（ⅲ）一侧脂肪营养不良，只有面部或身体的一侧受到影响。

鉴别诊断

获得性部分性脂肪营养不良与家族性部分性脂肪营养不良不同，后者往往有患 APL 的家族史，有相似的脂肪丢失的临床表现和确定的突变基因。外伤史和用药史可有助于区分其他形式的获得性脂肪营养不良。APL 与 AGL 的区别在于脂肪减少的程度以及腹腔内残余的脂肪量。

并发症和共病

与 AGL 患者不同，胰岛素抵抗、糖尿病、血脂异常、黑棘皮病、多毛症或月经异常在 APL 患者中较为少见[1]。

病程和预后

APL 中的脂肪减少是不可逆的。总体预后是由共病所决定的。

检查

APL 患者的初始评估应包括血清 C3、C3 肾炎因子的水平，以及代谢紊乱相关的基础检查，包括全套代谢功能检测组合、空腹血糖、脂质全套和胰岛素水平）；评估还应包括相关的共病。应定期对肾疾病和自身免疫疾病指标进行监测。必要时，可用 MRI 检测脂肪减少的程度。

治疗

对于 AGL，目前尚没有规范的治疗方法。皮下脂肪丢失是不可逆转的。在某些情况下，一些美容产品，如填充物注射、自体脂肪组织移植和肌肉组织移植有助于改善机体脂肪丢失。但是，这些治疗方法的持久性和安全性却没有得到广泛证实。静脉注射抗 C3 肾炎因子的免疫球蛋白（IVIg）能有效治疗 C3 阳性和Ⅱ型 MCGN 患者[30,31]。共病的最佳管理需要初级保健医师与其他学科专家共同合作完成。

HIV 相关的脂肪营养不良

定义和命名

HIV 患者的脂肪营养不良与高活性抗逆转录病毒治疗（HAART）有关，该方案含有蛋白酶抑制药（PI）或核苷反转录酶抑制药（NRTI）。HIV 相关的脂肪营养不良（HIV-associated lipodystrophy）是最常见的类型，这些患者中既存在脂肪萎缩又存在脂肪肥大（见第 31 章）。

> **同义名**
> - 假库欣综合征（pseudo-Cushing syndrome）
> - 脂肪重新分布综合征（fat redistribution syndrome）
> - 分布不良综合征（maldistribution syndrome）
> - 蛋白酶抑制药相关的脂肪营养不良综合征（protease inhibitor-associated lipodystrophy syndrome）

概述

1997 年报道首例抗反转录病毒治疗（包括 PI 治疗）后 HIV 患者脂肪重新分布的病例[1]。HIV 感染者脂肪营养不良通常在患者接受含 PI 或 NRTI 的 HAART 治疗 2 年后出现[2]。

目前关于 HIV 患者脂肪营养不良的定义或诊断标准尚未达成共识[3]。2003 年，Carr 等制定了诊断标准，包括年龄、性别、HIV 感染的持续时间、HIV 疾病阶段、腰臀比、阴离子间隙、血清 HDL 水平、躯干与四肢的脂肪比值[4]。虽然后续的前瞻性研究证实了其灵敏度，但该诊断标准的复杂性阻碍了该标准在临床实践中的应用[5]。

流行病学

发病率和患病率

脂肪营养不良最常发生于 HIV 感染患者。由于本病定义、研究人群选择及随访持续时间的局限性，关于本病的发病率和患病率存在相当大的差异。

患病率为 8%～84%，平均为 42%[6]。平均发病率为 7.3%～11.7%[7,8]。通常，在接受长期治疗的患者中其患病率相对较高。在一项 Pooled 分析中，接受含 PI 疗法治疗的成年人中，患病率约为 17%。

治疗时间小于 1 年或大于 1 年的患者，其患病率分别为 17%及 43%[6]。HAART 治疗的时间每增加 6 个月，患脂肪营养不良的风险增加 1.57 倍[7]。预计随着使用 HAART 治疗的时间及随访时间的延长，患病率将会增加[6]。

年龄

患 HIV 相关脂肪营养不良的风险随年龄增长而增加[6,9]。尽管儿童接受含 PI 的 HAART 治疗后内脏脂肪增加的风险相对较小，但也会表现出与成人类似的身体脂肪重新分布及代谢紊乱[10-13]。

性别

一些研究表明，女性更容易患 HIV 相关的脂肪营养不良[3]。

种族

白种人和东亚人更容易患 HIV 相关的脂肪营养

不良[14]。

相关疾病

尽管 HIV 相关的脂肪营养不良患者较少发生糖尿病，但仍有可能发生高三酰甘油血症[2]，这些患者也更易患冠状动脉疾病[15]。

病理生理学

虽然尚不清楚艾滋病相关的脂肪营养不良的确切原因，但 PI 和 NRTI 都与发病相关。因为在 HAART 治疗方案中，通常 PI 和 NRTI 混合使用，所以仍不清楚每一种药物对脂肪营养不良的影响。据推测，PI 主要导致外周脂肪营养不良和代谢异常，NRTI 可能造成特定部位脂肪堆积，导致出现类似于水牛背的临床表现[2]。

已证明第一代和第二代 PI 能抑制体外脂肪细胞分化和脂肪生成[16]。PI 还可以通过抑制葡萄糖转运蛋白-4 表达而导致胰岛素抵抗[17]。NRTI 类尤其是齐多夫定和司坦夫定，被认为通过抑制线粒体聚合酶 γ 导致线粒体损伤从而诱导脂肪减少[18,19]。这还会导致脂肪萎缩相关活性氧(ROS)的生成[20]。离体培养脂肪萎缩区域脂肪组织，也可以观察到脂肪细胞凋亡增加[21]。

尚不清楚 HIV 相关脂肪营养不良患者内脏脂肪含量增加的机制。内脏脂肪组织(visceral adipose tissue，VAT)和皮下脂肪组织(subcutaneous adipose tissue，SAT)在代谢、基因表达和炎症状态方面具有不同之处[22]。因此，VAT 和 SAT 中的脂肪细胞及其他细胞可能对刺激(如 PI)的反应方式不同，导致一个区域脂肪肥大而另一个区域脂肪萎缩[3]。

发病诱因

被认为与艾滋病相关脂肪代谢障碍有关的因素包括年龄、性别、种族、艾滋病病毒感染持续时间和状态，以及使用含 PI 和非 PI 的 HAART 治疗方案[3,6]。据报道高 CD4 和低 CD4 计数的患者都会被累及[23-25]。

有证据表明，第一代 PI 如茚地那韦与新一代 PI 相比，导致脂肪营养不良的风险更高[3]。在一项研究中，用阿扎那韦改良药物利托那韦治疗的患者，与接受未改良阿扎那韦的患者相比，脂肪营养不良发生率较低[14]。

在另一项研究中，无论与何种类型的 NRTI 联用，使用利托那韦改良的洛匹那韦治疗的患者，在治疗 96 周后，出现脂肪代谢障碍的概率低于使用依法韦仑治疗的患者[26]。

遗传学

有研究表明，参与脂肪细胞凋亡和代谢的基因多态性与脂肪营养不良有关[3]，这些基因多态性涉及嘧啶途径或编码该途径相关的酶、细胞因子或肽类诸如聚合酶 γ、基质金属蛋白酶 1、TNF-α、IL-1β、IL-6，以及抵抗素和线粒体单倍群。

临床特征

临床表现

大多数患者出现脸部、手臂及腿部皮下脂肪逐渐减少，38%～52%的患者可累及面部[3]。颧骨和颞部脂肪的减少会使人看起来特别憔悴。患者也可能出现下颌部、乳房，以及上背部、腰部的脂肪堆积，从而出现所谓“水牛背”的临床表现(图 100.3)[6]。

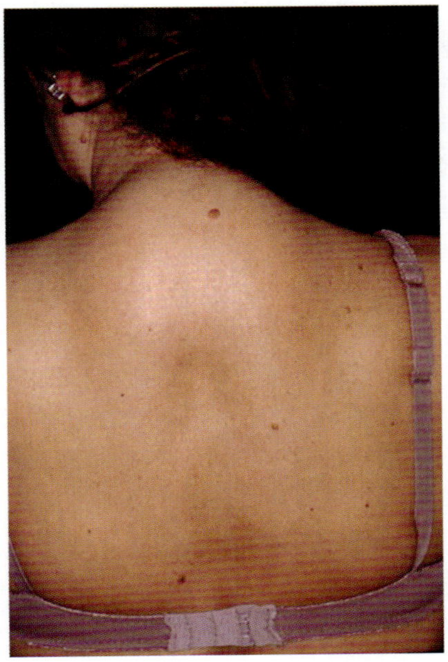

图 100.3　HIV 患者合并脂肪营养不良患者水牛背样外观(图片由西班牙马德里自治大学 L. Requena 教授提供)

鉴别诊断

全身性脂肪减少在 HIV 感染并获得性免疫缺陷综合征患者中很常见。AIDS 消耗综合征患者常伴有体重下降，下颌部、上背部、乳房或腰部脂肪减少。AIDS 消耗综合征的患者通常合并高三酰甘油血症，但很少发生葡萄糖不耐受或高胰岛素血症[6]。其他鉴别诊断还包括库欣综合征及与睾酮治疗相关的医源性脂肪营养不良。

严重程度分级

已经有评估面部脂肪萎缩程度的量表。在一个量表中，分数从 0(不存在)到 4(严重)，评分取决于颧部凹陷的程度，以及是否存在面颊拉长及鼻唇轮廓分明[27]。其他还包括使用各种影像学的手段来评分的

第8部分

方法，但是这些方法在临床上不实用[3]。

并发症和共病

并发症与共病有关，包括脂质代谢异常、糖耐量异常、胰岛素抵抗和冠状动脉疾病。

病程和预后

脂肪营养不良随着 HAART 治疗而进行性发展[2]。虽然皮下脂肪存在恢复的可能性，但通常较缓慢且不完全[3]。

治疗

没有统一的 HIV 相关脂肪营养不良的治疗方法。HIV 相关的脂肪营养不良治疗具有挑战性，需要传染病学医师、内分泌医师、营养学家和初级保健医师等多学科医师共同参与。面部脂肪营养不良导致的自卑感可能对患者的心理健康产生严重影响，因此心理支持治疗是必需的。

调整以前的抗反转录病毒治疗方案可能导致治疗失败，并且在调整之前需与传染病专家共同协商。有报道表明停止 NRTI 治疗后，脂肪营养不良有所改善[28]。停止使用 PI 后，代谢紊乱如血脂紊乱和胰岛素抵抗似乎可部分逆转，脂肪营养不良通常不会改善[3]。尽管几乎没有证据表明饮食或运动可以明显改善脂肪萎缩[29]，但低热量、低脂或高纤维饮食结合运动可以改善脂肪堆积[29-31]。噻唑烷二酮类药物诱导脂肪细胞分化并增加皮下脂肪含量，已被尝试用来治疗 HIV 感染患者的脂肪营养不良，但并未得到预期的结果[32]。一项小型随机试验表明尿苷和普伐他汀可改善脂肪萎缩，但这些结果需要进一步被证实[33,34]。面部填充剂，如可注射的聚-L-乳酸及自体脂肪都被用来改善严重的面部脂肪萎缩[35,36]。

更换或停止抗反转录病毒治疗尚未表明可以降低内脏脂肪含量[37,38]。生长激素缺乏与患有脂肪营养不良普通人群及 HIV 患者内脏的脂肪堆积有关。在两项用生长激素治疗脂肪组织增生的研究中，生长激素补充剂量为每日 0.33～6mg[39,40]，结果腹部脂肪较多的患者内脏脂肪减少 10%～20%，皮下脂肪减少 6%～7%[41,42]。但是一旦治疗停止，这种改善脂肪过多的效应就会消失。生长激素类似物替莫瑞林，可以精密地模仿机体生长激素分泌模式，供给机体生长激素并发挥相同的生物效应。在一项为期 6 个月、随机双盲安慰剂对照研究中，替莫瑞林治疗组内脏脂肪减少 15.2%，对照组内脏脂肪增加 5%（$P<0.001$）[43]。

外科手术干预，如吸脂术，可用于去除前颈部、乳房及腹部的多余脂肪[44-46]。但是，吸脂术不能消除腹腔内脂肪。此外，约 25%%的患者吸脂术后会再次复发。

局部脂肪萎缩和(或)脂肪营养不良

局部脂肪萎缩和(或)脂肪营养不良(localized lipoatrophy and/or lipodystrophy)是一组临床表现多样的疾病，可表现为一个或多个凹陷，其直径从几厘米到大于 20cm 不等。

半圆形脂肪萎缩

定义和命名

半圆形脂肪萎缩(semicircular lipoatrophy，SL)，其特征是由于皮下脂肪萎缩导致股部前外侧局部、双侧、对称、横向、半球形的凹陷。

> **同义名**
> • 半环形脂肪萎缩

概述

1974 年德国文献首次报道 SL[1]，其特征是股部前外侧局部、对称、常常双侧、横向、半圆形的凹陷[1-3]。

流行病学

发病率和患病率

虽然只有约 100 例关于半圆形脂肪萎缩的病例报道，但是其患病率可能不止如此[2,4,5]。

年龄

虽然也有关于儿童和老年人发病的报道[4]，但是大多数 SL 患者在 30－40 岁时发病[6]。

性别

SL 好发于女性[3]。

病理生理学

SL 的病因尚不清楚。较老的理论认为，SL 与股外侧回旋动脉先天异常所致的大腿部位循环受损有关[7]。然而，那些动脉炎及四头肌动脉被结扎的患者并不发生 SL[8]。也有人认为这些患者的脂肪代谢存在异常[8,9]。

目前关于 SL 发病机制更合理的解释是，重复机械压力导致大腿微创伤[10,11]。可能的机制包括反复以固定的姿势坐或站立，使受累部位经常被各种物体压迫或撞击[1,12]。目前认为穿紧身牛仔裤或使用弹性腰带也与 SL 发病有关[3,13-15]。

在一个案例中，一个公司的许多员工都患 SL，最终发现与反复受压于书桌有关。在这些病例中，从地面至腿部凹陷的高度加上鞋跟高度刚好与桌子的高度相同[12,16]。最近对该公司进行的病例对照研究表明，与 SL 发病相关的因素中，仅性别（女性）及姿势（大腿倚靠在桌子边缘）有统计学意义[6]。

病理

SL 组织病理改变是非特异性的。受累部位脂肪会部分或完全丢失，代之以新近形成的胶原[5,17]。

临床特征

临床表现

SL 的特征是局部、横向、半圆形、宽 2～4cm 的凹陷，通常两侧对称发生。这些凹陷也可呈带状，当存在多个带状时，彼此呈平行排列[2,3]。这些凹陷处无前驱炎症，上覆皮肤也是正常的。双股部前外侧通常都会受累，但也有单侧肢体发病的报道[2,10,11,18]。在一例患者中观察到累及躯干和四肢的多发的、进行性的皮损[19]。尽管 SL 通常无症状，但是部分患者会有腿部沉重感、烧灼感和运动后痉挛或疼痛[2,10,18,20]。

鉴别诊断

SL 的鉴别诊断包括其他类型的局部脂肪萎缩或脂肪营养不良，如在本文其他章节中所提到的脂肪营养不良。

病程和预后

SL 预后良好，大多数病例在消除重复性创伤后能逐渐恢复。

检查

SL 是一个临床诊断，几乎不需要进一步的检查[3,6]。

治疗

SL 没有统一公认的治疗方法。然而，微小创伤消除数月、最长至 8 年后，皮损常常能自发消退[12]，但也有可能复发[7,9]。

由注射药物引起的局部脂肪萎缩（*localized lipoatrophy due to injected drugs*）

皮下脂肪减少可能发生于皮内、皮下或肌内注射某些药物后，而这些药物最常见的包括胰岛素和皮质类固醇激素，接下来会详细讨论这两种药物。其他与局部皮下脂肪萎缩有关的注射药物包括苄星青霉素、加压素、人生长激素、甲氨蝶呤、右旋糖酐铁和白喉-百日咳-破伤风（DPT）疫苗[1-4]。

胰岛素诱导的局部脂肪萎缩（*insulin-induced localized lipoatrophy*）

定义

胰岛素诱导的局部脂肪萎缩发生在注射胰岛素的部位[1]。

概述

胰岛素诱导的局部脂肪萎缩是在 20 世纪 70 年代纯化胰岛素发明之前使用胰岛素替代疗法的常见不良反应[2,3]。随着人胰岛素的出现，脂肪萎缩发病率明显减少[4]。

流行病学

发病率和患病率

在引入纯化的人胰岛素之前，25%～55%使用胰岛素的患者可发生脂肪萎缩。自从引入高度纯化的胰岛素后，尽管仍有使用重组人胰岛素、速效胰岛素类似物及胰岛素泵持续皮下输注后发生脂肪萎缩的报道[4,7-12]，但估计不到 10%的患者受累[5,6]。

年龄

胰岛素诱导的脂肪萎缩好发于儿童和年轻人[13-15]。

性别

女性发病风险高于男性[16,17]。

病理生理学

胰岛素诱导脂肪萎缩的发病机制尚不完全清楚。某些胰岛素制剂中可以分解脂肪的成分或杂质可能诱导局部免疫反应，引起过敏。例如，有人认为胰岛素结晶的局部免疫反应导致了脂肪细胞去分化[14,18]。也有人认为免疫介导的炎症过程使得溶酶体酶释放，从而促进了脂肪萎缩[19]。还有人认为肥大细胞可能参与发病[12]。在一项人胰岛素类似物诱导脂肪萎缩的 5 例病例报道中，可以观察到皮下组织中类胰蛋白酶阳性、糜蛋白酶阳性脱颗粒肥大细胞的数量是增加的。

发病诱因

先前皮肤对胰岛素有反应的患者更容易发生这种脂肪萎缩[1]。使用传统胰岛素，如牛或猪胰岛素发生脂肪萎缩风险较高[20]。反复在相同的部位注射也会增加脂肪萎缩的风险。

病理学

组织病理可见小叶中脂肪细胞体积小，脂膜发生改变[21]。也可以观察到与皮下组织中血管周围有淋巴细胞浸润[22]。

临床特征

临床表现

胰岛素诱导的脂肪萎缩表现为胰岛素注射部位皮下脂肪减少所致的凹陷性斑块。皮损表面看起来与周围皮肤无差别。脂肪萎缩通常发生在胰岛素治疗后的 6～24 个月[1]。有趣的是，在这些脂肪萎缩的患者中大约有 25%合并有脂肪增生[23]。

鉴别诊断

应注意与其他类型的局部脂肪萎缩相鉴别。

并发症和共病

因为脂肪萎缩部位的胰岛素吸收不稳定，继续在受累区域注射胰岛素可能会导致血糖控制不佳[22]。

治疗

通过定期更换胰岛素的注射部位可降低局部皮下脂肪萎缩的风险。应该告知每一位需长期注射胰岛素的患者定期更换注射部位。一旦发生脂肪萎缩，则会导致萎缩部位胰岛素吸收不稳定，因此应避免在这些部位继续注射胰岛素。胰岛素诱导的局部脂肪萎缩很少会自行缓解。

对此没有普遍认可的治疗方法，但是建议尽可能使用纯化的人胰岛素。一些学者通过联用糖皮质激素如地塞米松与胰岛素来恢复皮下脂肪[4,18,24,25]。其他方式包括使用胰岛素喷射注射装置[26]或持续胰岛素输注泵[27]，虽然有报道皮下脂肪萎缩与后者有关[7,8]。一项小的病例系列报道指出，每天使用 2 次 4% 色甘酸钠与凡士林制成的制剂可以逆转早期脂肪萎缩，并可以预防新发皮损形成[12]。

注射糖皮质激素引起的局部脂肪萎缩（*localized lipoatrophy due to injected corticosteroid*）

定义

注射糖皮质激素引起的局部脂肪萎缩多发生于肌肉或者皮损内注射糖皮质激素后[1]。

概述

近半个多世纪来，糖皮质激素注射被广泛用于全身抗过敏及抗炎症治疗。很早以前人们就认识到，如果将糖皮质激素注射到皮下脂肪层，会导致严重的皮下脂肪萎缩。

流行病学

发病率和患病率

据报道，皮损内注射糖皮质激素后局部不良反应的总体发生率约为 0.5%。这些不良反应包括疼痛、脂膜炎、出血、继发感染、色素沉着、超敏反应和萎缩[2]。在这些不良反应中，萎缩最常见[3]。

性别

女性似乎比男性更容易发病[1,4]。在一项早期的研究中，14 例女性和 13 例男性接受肌内或深部皮下反复注射曲安奈德，观察到有 4 例女性发生脂肪萎缩，但是未见男性发病[4]。

病理生理学

有些因素被认为与糖皮质激素注射诱导的皮下脂肪萎缩有关，但目前其确切的发病机制尚不清楚。有学者认为，皮下注射曲安奈德可以直接损伤脂肪组织，也可以通过药物介导脂肪细胞破坏[5]。另外，注射糖皮质激素后，I型胶原蛋白和糖胺聚糖合成也减少[6]。组织学分析发现，真皮中嗜碱性颗粒性物质被认为是与糖皮质激素结晶沉积有关的基质[5,7,8]。目前发现，随着糖皮质激素结晶的消失，皮肤萎缩也逐渐恢复[7]。

发病诱因

注射高浓度、低溶解度的药物如曲安奈德乙酰胺，发生脂肪萎缩的风险更大。一项研究表明，皮损内注射浓度为 5mg/cm^3 的曲安奈德，会增加皮肤萎缩的风险[9]。然而，在 14 例因皮肤疾病曾接受过 1 次或 2 次 30mg 或 60mg 曲安奈德肌内注射的患者中，注射后 6 周和 12 周没有观察到脂肪萎缩[10]。

病理学

除了存在嗜碱性颗粒性物质及糖皮质激素沉积，其他组织学改变还包括表皮萎缩、胶原蛋白均质化、皮脂腺变性、弹性蛋白减少、皮下脂肪小叶退化及脂肪细胞被玻璃样变性组织分隔[1,5,7,8]。虽然皮损处可观察到少量的单核细胞浸润，但通常不伴有其他类型的炎性细胞浸润，同时也不伴有血管炎症[1]。

临床特征

临床表现

患者可表现为先前注射部位卵圆形或圆形的凹陷性斑块（图 100.4）。虽然皮损处可伴有毛细血管扩张、色素减退或毛发脱落等症状，但其上覆的表皮通常是正常的[3]，一般也不伴有红斑或压痛。脂肪萎缩通常于注射后数周至 3 个月出现。其发病时间和严重程度取决于几个因素，包括所用糖皮质激素的溶解度和浓度、注射深度和注射部位[5]。

鉴别诊断

应与其他类型的局部脂肪萎缩相鉴别。

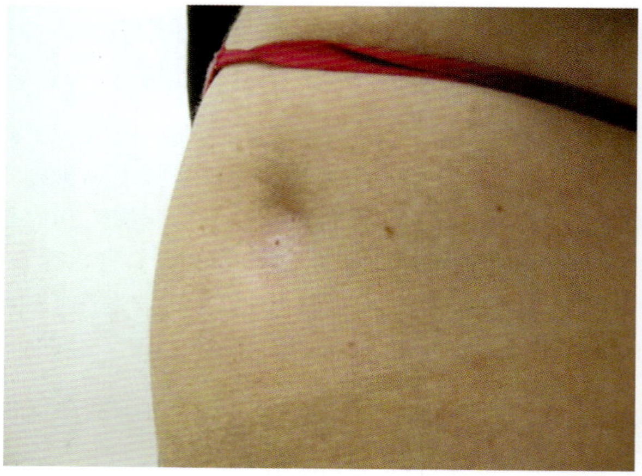

图 100.4 右侧臀部皮质类固醇激素注射部位皮下脂肪萎缩出现的凹陷

病程和预后

糖皮质激素注射诱导的脂肪萎缩通常在发病 1～2 年自发消退[11-14]，但在某些情况下可能会持续更长时间[15]。

治疗

对于注射糖皮质激素诱导的脂肪萎缩，目前尚没有统一的治疗方法。在一项小型病例系列报道中，4 例患者均用生理盐水来治疗皮损。结果，4 例患者在接受每周 1 次，持续 4～8 周的生理盐水注射后，皮下脂肪萎缩恢复，皮肤表面变平整。注入生理盐水的剂量取决于皮损的大小，每周期剂量可以为 5～20cm³。治疗的原理可能是由于生理盐水可以使难以溶解的皮质类固醇结晶溶解并重新分布[3]。

继发于脂膜炎的局部脂肪营养不良（*localized lipodystrophy secondary to panniculitis*）

局部脂肪营养不良可继发于皮下脂肪炎症，而很多病因都可以导致皮下脂肪炎症（详见第 99 章）。

离心性脂肪营养不良

定义和命名

离心性脂肪营养不良（Centrifugal lipodystrophy，CLD）是一种局限性脂肪营养不良，其特征是萎缩性斑块呈离心性扩大。

> **同义名**
> - 婴幼儿腹部离心性脂肪营养不良（lipodystrophia centrifugalis abdominalis infantilis）

概述

CLD 的特征是局部脂肪萎缩呈离心性扩大。大多数被报道的 CLD 病例都来自日本的一个地区。该病主要累及身体健康的儿童，但也可累及成年人及腹部以外的区域，因此将其命名为 CLD 比“婴幼儿腹部离心性脂肪营养不良”更合适。

流行病学

发病率和患病率

本病很罕见，自 1971 年 Imamura 等首次报道该疾病以来[2]，到目前为止仅有 170 例被报道[1]。

年龄

大多数（90%）CLD 患者在 4 岁以前发病，平均发病年龄为 2.4 岁，中位年龄为 2 岁[1]。很少有成年人患病[1,3]。

性别

女孩的发病率约为男孩的 2 倍[1]。

种族

据报道，CLD 几乎全部发生在亚裔，尤其以日本血统的儿童最为常见[1,4-6]。也有一些来自美国[7]、英国[8,9]、法国[10]、意大利[11]、德国[12]和西班牙[13]的白人病例被报道。

相关疾病

大多数 CLD 患者一般不伴全身性疾病的症状或体征。然而，有报道表明 CLD 患者存在免疫异常，部分患者抗核抗体[1]、类风湿因子[10]、抗角蛋白抗体[12]阳性，也有部分患者存在 IgA 缺乏[10,12]。

病理生理学

CLD 的病因尚不清楚。有人提出，凋亡可能在一定程度上会导致 CLD 的脂肪组织变性，但是目前还不清楚这是否是最初的病理过程[14]。皮损处的超微结构可观察到长间距纤维胶原，但它的存在与疾病的关系仍然有待被阐明[15]。到目前为止，尚无研究表明患者存在血清瘦素水平异常[1]。

病理学

CLD 皮损处的表皮和真皮通常不受影响，但皮下组织明显减少或消失。皮下脂肪减少的部位其周围伴随中等量的单核细胞浸润，偶可见多核巨细胞、泡沫细胞、血管肿胀、血管炎及血栓形成[1]。

遗传学

CLD 可同时发生于一对异卵双生双胞胎或一对兄妹。因此，该疾病可能存在基因易感性[1]。

环境因素

虽然大约有 10%的 CLD 病例被报道与各种外部因素如疝气、先天性髋关节脱位、外部压力、注射或先前皮损部位感染有关，但是环境与 CLD 发病之间的关系尚不明确[1]。

临床特征

临床表现

大多数 CLD 病例首发症状为单一的凹陷性斑块，80%累及腹股沟，20%累及腋窝或其邻近部位。有趣的是，在所有报道的非日本病例中，最初的凹陷性斑块都出现在腹股沟或其邻近的部位[1]。较罕见的发病部位包括颈部、下颌、耳后区或头皮[16,17]。萎缩性斑块的周围通常是红斑，而中心皮肤颜色正常，或偏紫红色或蓝色。据报道，这些萎缩性斑块很少发生溃疡[1,18]。最初发生在腹股沟区的斑块可能累及生殖器区域、腹壁甚至是胸壁。发生在腋窝区的斑块可以累及胸壁及腹壁。在最初的进展期，萎缩斑块可能是多灶性的。虽然大多数患者无症状，但也有部分

第8部分

患者存在轻度不适，65%的患者皮损周围有淋巴结增大。当病变停止进展时，边缘红斑和淋巴结增大逐渐消退。

鉴别诊断

CLD需与其他类型的局部脂肪营养不良相鉴别。

并发症和共病

CLD患者通常不伴有任何并发症和共病，除了罕见的病例存在斑块溃疡[1,18]。已报道一例到成年期皮损仍未消退的CLD患者合并有血管网状细胞瘤，手术切除血管网状细胞瘤并继以放疗，效果好[19]。

病程和预后

一般情况下，皮损在3～8年呈离心性逐渐扩大，青春期开始便停止进展。至第13年，82%的病例皮损周围无炎症残留，65%不再有淋巴结增大。皮损也可随之改善，但仍可能残留凹陷性斑块[1]。头皮受累的患者，头发可再生[16,17]。

检查

对于CLD没有特异性的实验室检查。

治疗

CLD没有统一的治疗方法。目前已经尝试过许多局部外用药治疗，包括外用类固醇激素、吡美莫司、维生素A霜及二甲基亚砜。也尝试过许多全身系统性治疗，包括系统使用皮质类固醇激素、氯喹、青霉素、维生素E及布洛芬。无论是全身系统用药还是局部用药，都可以稍减轻斑块周围炎症，但是两者都没有防止皮损扩大的作用[1]。据报道，含UVA的补骨脂能有效软化皮肤并防止皮损进一步扩大[4]。

脂肪肥大

脂肪肥大(fat hypertrophy)是皮下脂肪局限性扩张，好发于胰岛素注射部位。脂肪肥大与脂肪瘤的区别在于后者存在多个增殖性脂肪细胞灶。

胰岛素诱导的局部脂肪肥大

定义和命名

胰岛素诱导的脂肪肥大(insulininduced localized fat hypertrophy)是胰岛素依赖型糖尿病患者由于反复皮下注射胰岛素，在注射部位形成的局限性皮下脂肪增多。

> **同义名**
> • 胰岛素诱导的脂肪肥大(insulin-induced lipohypertrophy)

概述

胰岛素诱导的脂肪肥大目前仍是胰岛素治疗最常见的皮肤并发症[1]，被认为是胰岛素对脂肪细胞直接而局部的促合成及促脂肪生成作用所致。

流行病学

发病率和患病率

使用高度纯化人胰岛素治疗的患者中，1型糖尿病患者患脂肪肥大的概率约为30%，而2型糖尿病患者患病率不到5%[2]。

年龄

虽然这种疾病通常好发于年轻人，但其好发年龄尚未确定[2]。

病理生理学

脂肪肥大被认为是继发于胰岛素对脂肪合成和代谢的影响[1,2]。虽然胰岛素抗体与1型糖尿病的儿童和青少年的脂肪肥大有关，但目前尚不清楚它们是否参与其发病[3,4]。

发病诱因

许多因素与脂肪肥大的发生发展有关，包括近期使用胰岛素、低体重/身高指数(BMI)、注射部位为腹部，以及注射部位不常更换[2]。

病理学

组织学检查可见大而成熟的脂肪细胞组成的脂肪小叶。电子显微镜下可见到散在的小脂肪细胞群，表明其正处于分化或增殖状态[5]。

临床特征

临床表现

胰岛素诱导的脂肪肥大表现为注射部位的皮肤软组织肿胀(图100.5)，其上覆的表皮正常。相较于未受累的皮肤，患处往往有感觉减退，因此患者更喜欢在受累部位继续注射胰岛素[1]。

鉴别诊断

局部皮肤淀粉样变常发生于胰岛素注射部位，因此有可能被误认为是胰岛素诱导的脂肪肥大[6]。此外，胰岛素本身已被确定为可形成淀粉样原纤维的蛋白质之一[7]。触诊时，相较于胰岛素诱导的脂肪肥大，本病受累处上覆皮肤更为坚硬。同时，前者在改变胰岛素注射部位后，症状也不大可能改善[1]。

并发症和共病

因为肥大的脂肪结节血管密度低，因此这些部位可能存在胰岛素吸收障碍，从而导致血糖控制不佳[1,8-10]。

病程和预后

经治疗胰岛素诱导的脂肪肥大可能消退。

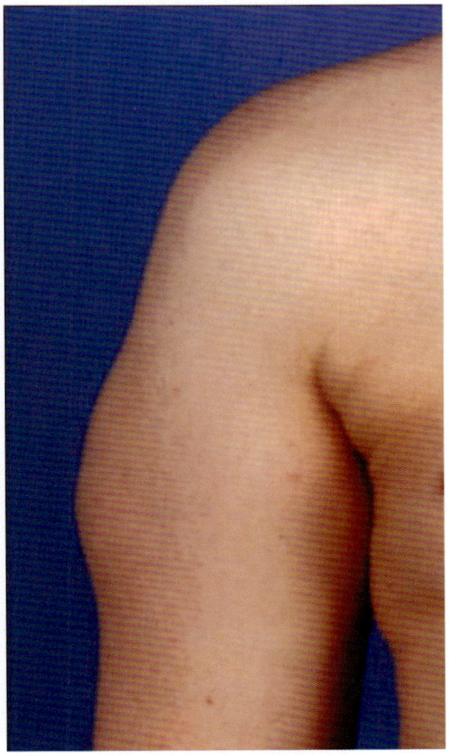

图 100.5 胰岛素诱导的上臂外侧脂肪肥大

治疗

为防止脂肪肥大进展，应告知患者定期更换胰岛素注射部位的重要性[2]。对于该疾病，目前尚没有统一的治疗方法。定期更换注射部位可能使已经形成的结节退化[1]。目前，大多数患者都在使用生物合成的人胰岛素类似物，这种胰岛素诱导脂肪肥大的风险较低。如果使用人胰岛素类似物也不能改善脂肪肥大，可以换为人胰岛素，特别是短效、速效制剂，可能有助于改善病情[11]。提倡用胰岛素泵持续皮下输注来替代皮下注射胰岛素。本方法的使用减少了胰岛素用量，从而减小了对脂肪生成的刺激[1]。如果以上治疗方法都无效的话，一些患者需要去除多余的脂肪，而吸脂术可以达到很好的治疗效果[12,13]。

皮下脂肪瘤病(subcutaneous lipomatosis)

良性对称性脂肪瘤病

定义和命名

良性对称性脂肪瘤病(benign symmetrical lipomatosis，BSL)是一种罕见疾病，表现为多发的、对称的、遍布全身的脂肪沉积。

> **同义名**
> - 马德隆病(Madelung disease)
> - 多发对称性脂肪瘤病(multiple symmetrical lipomatosis)
> - Launois-Bensaude 腺脂瘤病(Launois-Bensaude adenolipomatosis)

概述

Brodie 在 1846 年首次发现该病，随后被命名为 Madelung 病[1]。1888 年 Madelung 描述了一系列患有脂肪瘤的患者[2]，10 年后 Launois 和 Bensaude 再次报道了该疾病[3]。最近，良性对称性脂肪瘤病被用于描述这种罕见的疾病。其特征是多发的、对称的、遍及全身的脂肪组织沉积，多累及颈部、肩部和上下肢。

流行病学

发病率和患病率

BSL 的确切发病率和患病率尚不清楚。意大利的发病率约为 1∶25 000[4]。然而，自其首次被报道以来，文献中有关该疾病的报道不足 300 例[5]。

年龄

发病年龄多在 30—60 岁[6]。但是也有一些儿童病例报道[7,8]。

性别

BSL 主要是一种好发于男性的疾病，男女发病比例约为 31∶1[1,6,9-11]。

种族

BSL 好发于地中海人群[1]，但也有关于非地中海人群的病例报道[5,12,13]。

相关疾病

许多疾病与 BSL 相关，包括酗酒，以及酗酒导致的慢性肝疾病、脂质异常、高血压、慢性阻塞性肺病(COPD)、男性乳房发育、甲状腺功能减退、周围神经病变、糖尿病、高尿酸血症、MERRF(myoclonic epilepsy and ragged red fibres)综合征[1,7,8,10,14-16]。在一项关于 22 例西班牙患者的研究中，95.5%的患者既往大量饮酒，59.1%患有肝病。此外，在这些患者中约 77%有长期吸烟史，41%有血脂异常，27%有男性乳房发育，23%有高血压，23%有 COPD，14%有高尿酸血症，9%有甲状腺功能减退，4.5%有 2 型糖尿病[1]。

周围神经病变、多发性神经病和自主神经功能障碍也多见于 BSL 患者[11,17-20]。然而，这些神经系统症状是否与 BSL 直接相关抑或是酒精中毒的结果尚存

第8部分

在争议。

在一项病例系列报告中，所有患者均在第一次就诊时出现压迫症状，消化道及呼吸道的压迫症状被认为是由于颈前部的脂肪团块直接压迫所致[1]。

病理生理学

虽然有许多关于 BSL 发病机制的假说，但棕色脂肪参与 BSL 的发病引起了广泛的关注。然而从组织学上看来，BSL 中沉积的脂肪组织和棕色脂肪组织几乎是无法区分的[1]，超微结构分析发现，BSL 中沉积的脂肪组织类似于棕色脂肪[22]。另一项研究也进一步支持棕色脂肪参与 BSL 的发病，该研究表明 BSL 患者的脂肪瘤组织中存在棕色脂肪组织特异性解偶联蛋白-1(UCP-1)mRNA 的表达，但该患者的正常皮下脂肪组织没有该 mRNA 的表达[23]。棕色脂肪肥大被认为是由于失去功能性交感神经支配[22]，或者是由于去甲肾上腺素刺激导致细胞内环腺苷酸(cAMP)合成改变而引起的[24]。

病理学

BSL 中的脂肪组织由小的、无典型特征的脂肪细胞、稍增多的血管和纤维成分组成。脂肪瘤通常没有包膜，并且可能穿透肌筋膜和神经血管层面[25]。

遗传学

研究已经证实，BSL 患者的线粒体 DNA 存在变异[18,26]。尽管大多数 BSL 病例呈散在分布，但也有部分病例呈现家族聚集性，可能表明该病为常染色体隐性遗传[27]。

临床特征

临床表现

脂肪团块好发于颈部(图 100.6)、肩胛部和四肢近端。偶见发病部位包括耳后、下颌下区[28]、舌[21]、乳腺区[22]、腹部[7]、会阴或阴囊[29]。也有一些罕见的病例可累及喉部导致气道受损[12,30-33]。脂肪沉积在

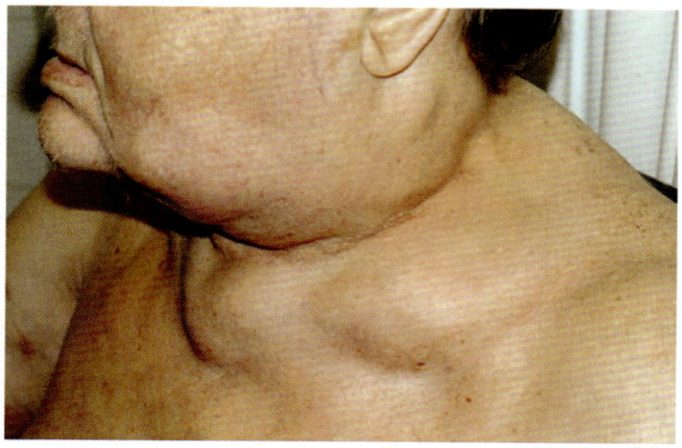

图 100.6 良性对称性颈部无张力脂肪沉积(图片由西班牙马德里自治大学 L. Requena 教授所提供)

多年内缓慢进展。与 Dercum 病相反，BSL 脂肪生长多不伴疼痛。

临床分型

BSL 的 Enzi 分型被普遍接受[6]。Ⅰ型 BSL，脂肪沉积主要分布在颈部、肩部、锁骨上窝和上肢近端区域。Ⅱ型 BSL，更多累及身体的低垂部位，而颈部通常不受影响。由此可见，Ⅱ型 BSL 患者可能与肥胖患者相似。

鉴别诊断

需要与 BSL 鉴别的疾病包括肥胖、Dercum 病及家族性多发性脂肪瘤。许多遗传综合征也可以表现为多发性脂肪瘤，如 Cowden 综合征、Bannayan-Riley-Ruvalcaba 综合征、Ⅰ型多发性内分泌腺瘤(MEN1)和 Gardner 综合征。可以通过这些疾病所特有的临床表现与 BSL 区别开来。

并发症和共病

如果颈前部的脂肪瘤大到足以压迫重要结构，则可能出现呼吸系统或消化系统症状。部分 BSL 患者合并有头、颈部肿瘤，以鳞状细胞癌多见[9,34]。然而，这可能是由于 BSL 患者酗酒和吸烟引起的。目前只有 2 例关于 BSL 患者脂肪瘤恶变为脂肪肉瘤的报道[35,36]。

病程和预后

BSL 脂肪瘤性肿块生长缓慢，渐进性发展。对 BSL 患者长期追踪随访的研究很少。然而，在一项对 31 例 BSL 患者进行为期 26 年的观察性研究中，发现有 3/8 的患者死亡都是突然发生的，这些患者都伴有自主神经病变，多无冠状动脉疾病或心脏病史[20]。

检查

BSL 的诊断依赖于临床表现和病史。胸部 X 线片可显示由于脂肪沉积而形成的对称性肿块。MRI 是评估脂肪组织扩散、气管压迫情况、脂肪内血管形态及排除恶性疾病的最佳检查手段[36,37]。

治疗

对于 BSL，目前尚没有统一的治疗方法。每次就诊时应详细询问病史，尤其是有无呼吸系统症状，检查是否有压迫症状，警惕罕见的向恶性转变的情况。

目前已有的治疗手段通常疗效欠佳。由于肾上腺素能诱导脂肪分解，已尝试口服沙丁胺醇来治疗 BSL，但结果仍不理想[24]。目前主张使用贝特类药物来减少 BSL 患者的脂肪量[38]。据报道，BSL 患者存在酗酒，患者戒酒后通常会掩盖手术治疗后损害停止进展及复发的真实情况[1,39]。一般情况下，减肥似乎不能有效减少脂肪沉积[1]。

有或无超声引导的开放手术、脂肪切除术或吸脂

术，其成功率往往也不同。与开放性手术相比，吸脂术创伤小，并发症发生率低，产生的瘢痕也更小[40-45]。然而，在某些部位应用吸脂术很危险，因为脂肪沉积物无包膜，且弥漫性分布在肌肉和血管周围，因而难以确定吸脂的层面及位置。相比之下，开放性手术可以直接观察重要解剖结构，因此也更为安全[1,45]。一些学者主张在超声引导下吸脂，这样可以在一次治疗中去除多个部位的脂肪沉积，以减小手术产生的瘢痕。

无论采取哪种外科干预的方式，由于其复发率高，通常都需要联合多种手术方法[1,46,47]。在一项研究中，BSL 患者平均接受了 3.3 个开放性手术，复发率约为 51%。这项研究也表明，单独应用抽脂术治疗的复发率高达 95%。复发率因解剖部位而异，以手臂和胸部的复发率最高。手术后，脂肪再次沉积所用的时间约为 21 个月[1]。

出现压迫症状时需要紧急干预。在极少数情况下，脂肪组织沉积物延伸至纵隔并压迫气管，这时可能需要立即气管切开[20]。

Dercum 病

定义和命名

Dercum 病是一种罕见疾病，以超重或肥胖及脂肪组织剧烈疼痛为特征，伴或不伴有脂肪瘤形成。

同义名

- 痛性脂肪病（Adiposis dolorosa）
- Dercum 病（Morbus Dercum）
- 脂肪痛（Adiposalgia）
- 痛性脂肪瘤（Lipomatosis dolorosa）
- 脂肪组织风湿病（Adipose tissue rheumatism）
- 神经脂肪瘤（Neurolipomatosis）

概述

Dercum 病在 1888 年首次被报道[1]。本病是以弥漫或局部的脂肪组织疼痛为特征，通常累及超重或肥胖者。患者往往还会伴随一些其他形式的躯体症状，目前该疾病的治疗仍是一个巨大的挑战。

流行病学

发病率和患病率

关于 Dercum 病的确切发病率及患病率目前尚不清楚。

年龄

Dercum 病的好发年龄为 35—50 岁[2,3]。虽然最初认为 Dercum 病主要影响绝经后女性，但是最近的一项调查显示，有 86%的患者在绝经前出现症状[3]。

性别

Dercum 病女性的发病率为男性的 5～30 倍[3,4]。

种族

尚未发现 Dercum 病的发病有种族差异性。

相关疾病

目前发现 Dercum 病的患者可能表现出多种症状或合并多种疾病，包括容易出现瘀斑、睡眠障碍、记忆障碍、抑郁、注意力不集中、焦虑、心搏加快、呼吸急促、糖尿病、腹胀、便秘、易疲劳、虚弱及肌肉关节酸痛[3,5]。

病理生理学

虽然关于 Dercum 病的确切病因尚不清楚，但已经有很多关于其病因的假说。有人认为是局部脂质代谢缺陷引起的。一项研究表明，在同一例患者中，疼痛的脂肪组织和正常脂肪组织之间的长链单不饱和脂肪酸存在差异[6]。另一项研究表明，与健康对照组相比，Dercum 病患者的单不饱和脂肪酸比例显著升高[7]。

同一 Dercum 病患者的痛性脂肪组织与正常脂肪组织相比，发现痛性脂肪组织中葡萄糖转化为中性糖的效率显著降低[8]。体外研究表明，与正常的脂肪组织相比，疼痛的脂肪组织对去甲肾上腺素的反应性减弱，对胰岛素的抗脂溶作用缺乏反应[9]。

已经有关于各种炎症因子参与疾病过程的研究。Dercum 病患者体内 IL-13 浓度增高、巨噬细胞炎症蛋白 1β 显著降低，同时也可见 Fractalkine（趋化因子 CX3C）的表达。Fractalkine 是一种独特的由神经元表达的趋化因子，当 fractalkine 与受体结合时疼痛加剧，同时可拮抗阿片类镇痛药物的效应，这与 Dercum 病的症状一致[10]。

其他有关 Dercum 病疼痛产生机制，包括内分泌功能紊乱[9,11-16]、自主神经系统功能障碍[17]，以及脂肪肿块体积增大压迫神经[18,19]。

然而，这些理论的重要性尚不清楚，疾病的发病机制仍有待阐明。

遗传学

多数病例呈散发[5]。也有报道该病可能为常染色体显性遗传[2,21-25]，尚未表明与 HLA 分型有关[9]。目前未检测到线粒体 DNA 的 A8344 位 A-G 突变，这个突变常被认为与家族性多发性脂肪瘤相关[24,26]。

临床特征

临床表现

Dercum 病的主要症状是脂肪组织突发疼痛或慢

性疼痛[1]。患者通常较为肥胖，伴或不伴脂肪瘤。患者通常主诉症状为皮下组织的灼热或疼痛。有些患者会感到自发的阵发性疼痛[5,27]。痛性脂肪和脂肪瘤最常累及的部位是四肢（图 100.7）、躯干、骨盆及臀部[3]。病变通常不累及头部和颈部[27]。有趣的是，患者受累的四肢内侧疼痛更为明显[5]。如果合并有脂肪瘤时，其大小和硬度也不尽相同[3]。

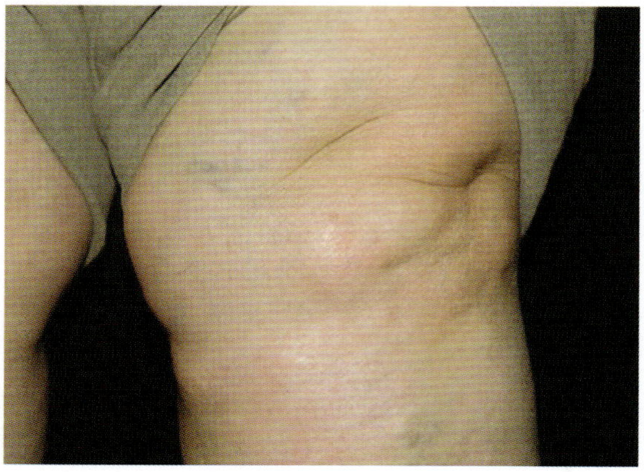

图 100.7 Dercum 病患者出现的下肢痛性脂肪瘤（图片由西班牙马德里自治大学 L. Requena 教授所提供）

虽然 Dercum 病患者最初主要表现为疲劳和精神异常[28]，但是近来的文献并不支持这一说法。当然，并非所有患者都表现出精神症状[29,30]。最近，有研究表明 BMI 与焦虑及人格障碍之间存在相关性[31]。但也有人认为是由于患者的疼痛及肥胖症状导致其出现精神症状[5]。

临床分型

多年来已经有各种分型标准[5,16,27,28]，2012 年 Hansson 及其同事提出了以下分型[5]。

Ⅰ型广泛弥漫型：痛性脂肪组织弥漫分布，但不伴有脂肪瘤。

Ⅱ型广泛结节型：脂肪组织疼痛较轻微，多发性脂肪瘤及其周围的组织剧烈疼痛。

Ⅲ型局部结节型：多发性脂肪瘤及周围组织疼痛。

Ⅳ型关节旁型：单发的脂肪组织沉积处疼痛，例如膝盖的内侧。

鉴别诊断

许多疾病与 Dercum 病的症状相似。对于广泛弥漫型，需与纤维肌痛、脂肪水肿、脂膜炎及原发性精神疾病相鉴别。

其他类型的 Dercum 病需与可能形成单个或多个痛性脂肪瘤的疾病相鉴别，包括多发对称性脂肪瘤、家族性多发性脂肪瘤、脂肪细胞肿瘤、1 型神经纤维瘤病、MEN1 和 MERRF 综合征。MERRF 综合征是一种线粒体疾病，有时可能会伴发无痛性脂肪瘤。

并发症和共病

Dercum 病的脂肪瘤在极少数情况下会发生坏死[32]或压迫内脏器官[33,34]。其他共病主要与肥胖及精神疾病相关。

病程和预后

对于 Dercum 病的自然病程认知有限。一些病例报告表明疼痛随病程的延长而加剧[25]。但是，在一项长期研究中，在 5 年的研究期内疼痛程度相对恒定不变[35]。

检查

Dercum 病的诊断基于临床表现，进行全面的体格检查后，同时排除前面所提到的需与之鉴别的疾病，方可做出诊断[5]。该疾病没有特异的实验室检查指标，与炎症及自身免疫性疾病相关的实验室检查结果通常是阴性的[3,36-38]。

治疗

总体而言，几乎没有应用于治疗 Dercum 病的证据。治疗需通过多学科联合的方式，由皮肤科、外科、疼痛科、精神科医师和心理学家共同参与制定治疗方法。

既往认为传统的镇痛药和非甾体抗炎药（NSAIDs）难以缓解该疾病的疼痛[8,20,23,39-46]。但这一观点遭到了质疑，研究发现接受 NSAID 治疗的患者疼痛可减轻 89%，接受麻醉药物治疗的患者疼痛减轻 97%[3]。

局部使用含或不含丙胺卡因的利多卡因[38,47,48]、病灶内使用利多卡因[49]及静脉注射利多卡因[8,36,40,42,50-52]，也有程度不同的镇痛效果。静脉注射利多卡因缓解疼痛的作用可以持续 10h[50]至 12 个月[40]。

据报道，系统使用糖皮质激素可改善部分患者的疼痛[15,23,53]，但也可以使部分患者疼痛加剧[54]。2 例关节旁 Dercum 病患者采取皮损内注射糖皮质激素后，患者疼痛明显改善[55]。也有人尝试单独使用甲氨蝶呤[25]或甲氨蝶呤与英夫利西单抗联合使用[56]、普瑞巴林或奥卡西巴嗪[16,37,57,58]来治疗该疾病。

用干扰素 α-2b 成功治疗了 2 例 Dercum 病合并丙型肝炎的患者[59]。一项最新的纳入 10 例患者的小型实验研究表明，快速降低循环压力可以减轻疼痛[60]。

手术疗法，如抽吸辅助吸脂术[35]和脂肪切除术[4,18-20,61-63]也已经被尝试过，但是，术后疼痛容易复发。

面部浸润性脂肪瘤病

定义

面部浸润性脂肪瘤病（Infiltrating lipomatosis of the face，IL-F）好发于面部的下 2/3 区域，是以单侧、无包膜、非侵袭性、良性、成熟的脂肪细胞过度生长为特征的一种疾病。

概述

面部浸润性脂肪瘤病（IL-F）虽然多数在出生时就发病（先天性面部浸润性脂肪瘤病），但也可发生于青春期或成年早期。该病通常伴有软组织和骨肥大[1,2]。IL-F 患者的精神运动发育正常[3]。

流行病学

发病率和患病率

IL-F 是一种罕见的疾病，在全世界范围内大约只有 50 例关于该疾病的报道[1-26]。

年龄

虽然多数在出生时就发病，但也有关于青少年和成人早期发病的报道。但所有报道过的病例都在 30 岁前发病[23]。

性别

发病率无性别差异[3]。

种族

发病率无种族差异。

病理生理学

IL-F 的发病机制目前尚不清楚。由于 IL-F 存在组织的过度生长，IL-F 被认为是一种过度增生综合征。该疾病不存在 *PTEN* 和 *RET* 突变。虽然没有发现突变，但 IL-F 通常被认为是早期发育阶段某种情况下体细胞二次突变所致[13]。

一项研究评估了新生血管数目及血管内皮生长因子的表达，否定了血管新生在 IL-F 发病机制中的作用[27]。

病理学

在最初关于 IL-F 的病例报道中，Slavin 等描述了 IL-F 的组织病理学特征，包括成熟的良性脂肪细胞浸润至邻近软组织，往往伴有其下骨组织肥大，强调缺乏恶性特征和脂肪母细胞，但纤维成分增加，局灶性纤维化可累及神经束及管壁肌层均匀增厚的血管[2]。

致病病原体

在 2 例 IL-F 患者的腮腺分泌物中分离出巨细胞病毒。但是，巨细胞病毒和 IL-F 之间的关系目前尚不清楚[6,8]。

临床特征

临床表现

尽管 IL-F 患者多在出生时或儿童早期出现单侧面部肿胀，但是也可能推迟到成年早期才出现面部肿胀的症状[23]。面部肿胀是由于无包膜的良性成熟脂肪细胞，以及相关的软组织增生和骨组织肥大引起的。由于组织被累及的程度不同，可出现不同的临床表现。面部的下 2/3 区域最常被累及[1]。

也有报道表明患者可能出现巨舌症、舌部和颊黏膜的黏膜神经瘤[13,19,21]及牙齿畸形，如患侧牙齿形成异常[7]、牙根发育不全[23]及早期乳牙和恒牙提前萌出等[13,20,21,23]。还有报道表明病灶切除后，常会遗留皮肤毛细血管充血[13]。

鉴别诊断

IL-F 的鉴别诊断包括其他错构瘤或过度生长综合征如变形综合征、血管或淋巴管畸形和创伤，以及良性与恶性骨和（或）软组织肿瘤。还应注意与 MEN2B、Bannayan-Riley-Ruvalcaba 综合征和 Cowden 综合征相鉴别，因为这些疾病也与黏膜神经瘤相关[13,21]。先天性半面肥大综合征也具有一些与 IL-F 相同的特征，但一般不伴有脂肪细胞浸润[13,21]。还应排除那些可造成健侧面部发育不良的疾病，如半侧颜面短小畸形和进行性面部偏侧萎缩（Romberg 综合征）[20]。根据组织学检查可以排除其他脂肪组织浸润疾病，如脂肪肉瘤、脂肪母细胞瘤等[15,16]。

并发症和共病

IL-F 引起的并发症和共病与下方软组织及骨头受累的程度有关。虽然脂肪瘤本身是良性的，但是该病可能会显著影响外观。切除 IL-F 可能会对面部重要结构（如面神经）造成损伤。

检查

MRI 成像是该病的最佳检查手段[13]。

治疗

IL-F 的治疗包括切除肿瘤，然后对组织进行重建。应对肿瘤组织进行全切，因为肿瘤的浸润特性，导致其可能侵入面部重要结构造成面神经受累。一般而言，IL-F 患者需接受至少 3 次外科手术治疗[9]，因为单次手术切除术后，其复发率高达 62.5%[14]

关于手术的时机仍然存在争议。先前的报道主张早期、广泛地切除局部病灶来预防病灶扩散和浸润[2,9]，近期的文献主张不宜过早切除病灶，可先采取一些暂时性措施，如吸脂术、黏膜神经瘤切除术和上唇手术使面部恢复对称[13]。通过延迟病灶切除至成年早期，面神经损伤的概率及需行减瘤手术的次数也会减少[5]。也有人猜测生长激素可能在其复发中起作用，这意味着在青春期结束之前行减瘤手术有可能导致失败[13]。最近有研究表明，一例 IL-F 患者存在 C-KIT 和血小板生长因子受体癌基因表达，因此可在手术后使用伊马替尼治疗。在治疗后第 18 个月随访时，患者疾病没有进展[1]。

颅脑皮肤脂肪瘤病

定义和命名

颅脑皮肤脂肪瘤病（encephalocraniocutaneous lipomatosis，ECCL）是一种罕见的神经皮肤综合征，以严重的精神发育迟滞、早期癫痫发作、单侧颞叶脂肪瘤、同侧脑和软脑膜脂肪瘤、大脑畸形与钙盐沉积，以及颅骨、眼和心脏部位的脂肪瘤为特征的综合征。

> **同义名**
> • Haberland 综合征（Haberland syndrome）
> • Fishman 综合征（Fishman syndrome）

概述

ECCL 是一种罕见的、散发性的神经皮肤综合征，主要累及外胚层和中胚层来源的组织。本病与严重精神发育迟滞、早发癫痫、单侧颞叶脂肪瘤、同侧脑和软脑膜脂肪瘤、大脑畸形与钙盐沉积，以及颅骨、眼睛和心脏的脂肪瘤相关[1,2]。其标志性的皮肤损害是秃发性脂肪样痣，为头皮脂肪错构瘤样畸形[3]，通常在出生时或出生后不久后出现。

流行病学

发病率和患病率

ECCL 是一种罕见的疾病，英文文献中大约只有 60 例关于本病的报道。

年龄

皮肤和眼的损害通常在出生时或出生不久后出现。神经系统症状可能在以后出现。

性别

ECCL 的发病率无种族差异。

种族

ECCL 的发病率没有种族或民族差异。

病理生理学

ECCL 的发病机制尚不清楚。ECCL 中大多数受累的组织是神经嵴来源的。此外，因为所有的中枢神经系统异常是由影响大脑或血管周围组织的间叶组织缺陷所造成，因此通常无法观察到原发性大脑结构畸形。因此有人推测参与血管形成及多发性间质瘤相关的基因可能参与 ECCL 的发病[4,5]。

病理

秃发性脂肪样痣的组织病理学显示，网状真皮中局灶性真皮及皮下脂肪组织纤维化。

临床特征

临床表现

ECCL 患者的临床表现复杂。头皮秃发性脂肪样痣是最常见的皮肤损害，在 54 例入组的患者中，44 例可见该损害[6]。额颞部或颧骨部单侧或双侧皮下脂肪团块也较为常见，这种损害很少见于头面部以外的区域。通常还可以观察到线状或片状的非瘢痕性脱发，沿 Blaschko 线分布，偶尔也可见瘢痕。纤维瘤、脂肪瘤和纤维脂肪瘤通常表现为同侧眼睑上的皮赘样息肉，皮损常沿外眦至耳屏呈线状分布。其他少见的皮肤表现还包括眉毛不规则的脱落、咖啡斑等[6]。

54 例患者中，43 例可见迷离瘤，伴或不伴其他眼睛异常[6]，但这些患者同时还有可能合并其他眼部异常。

脑部异常最先累及大脑周围组织及血管[4]。颅内脂肪瘤是最突出的特点，其他表现包括脑膜及脑膜血管异常、脊髓脂肪瘤。脊髓脂肪瘤可以呈外生性生长。CNS 损害常与皮肤损害发生在躯体的同侧。ECCL 患者的神经系统表现多种多样，可以表现为不同程度的精神损害和（或）难治性癫痫。骨骼系统不常被累及，若被累及，可表现为颌骨肿瘤或溶骨性病变，损害可能呈进行性加重[5,7-10]。

先天性心脏畸形，特别是主动脉缩窄，约可见于 10%ECCL 患者[6]。

鉴别诊断

需要与变形综合征、眼部外胚层综合征、眼脑皮肤综合征及表皮痣综合征相鉴别[11-15]。

并发症和共病

并发症和共病取决于器官及系统受累的程度。

检查

对于怀疑 ECCL 的病例，应在秃发性脂肪样痣及眼周皮赘处取材活检。需完善相关的眼科检查以明确有无眼部异常。神经影像学检查可用于评估中枢神经系统受累程度[6]。由于脂肪肿块可能压迫到脊髓，所以建议完善脊柱 MRI 检查[6]。心电图和超声心动图有助于发现心脏病变。

治疗

目前的治疗仍只是对症治疗，需要多个学科共同参与。

淋巴水肿

脂肪水肿是用来描述由于脂肪引起的组织肿胀的术语。淋巴水肿中皮下脂肪而非液体的异常积聚，可与之混淆或共存（脂肪淋巴水肿）。在大多数情况下，它影响下肢，但也能影响上肢和头皮。此后，术语脂肪水肿，如果不合格，将用于表示下肢脂肪水肿。

下肢脂肪水肿（lipoedema of the lower limbs）

定义

脂肪水肿的特征是受累部位由于皮下脂肪沉积致双侧下肢对称性、进行性增大。

概述

脂肪水肿于 1940 年首次被描述[1]，其特征是由于皮下脂肪沉积致双侧下肢对称、进行性增大，损害可发生于臀部至脚踝的任何部位，但足部一般不受累[1,2]。脂肪水肿发生与淋巴淤滞或静脉功能不全无关。影像学研究证实水肿轻微，肿胀实际上是由于皮下组织之间的间隙均匀增大所致[3-8]。其主要的临床特征见框图 100.1[2]。

> 框图 100.1　脂肪水肿的临床特征[2]
>
> - 双侧对称发病，足部病变最轻
> - 很少发生凹陷性水肿
> - 疼痛、压痛、容易产生瘀青
> - 受累四肢皮损持续扩大或体重减轻
> - 几乎全部发生于女性

流行病学

发病率和患病率

有关脂肪水肿确切的发病率和患病率目前尚不清楚。由于对本病认知不足[9-12]，经常会导致漏诊或被误诊。在淋巴水肿专科，有高达 15%的转诊患者被诊断患有脂肪水肿[13,14]。

年龄

脂肪水肿好发于青春期或青春期后[15]。

性别

脂肪水肿几乎全部发生于女性[1,2,9,16]，男性患者很少见[9,17]。

种族

脂肪水肿的发病没有种族或民族差异。

相关疾病

大多数脂肪水肿患者血脂水平并不升高，也不伴有其他实验室检查异常[9,18]。一项研究发现，与对照组相比，脂肪水肿患者血浆脂质水平升高并且皮损处三酰甘油脂肪酸组成异常。然而，这一发现的临床意义尚不清楚[19]。

病理生理学

脂肪水肿的病因目前尚不清楚，激素似乎参与其发病，因为该病几乎全部发生于女性，且大多在青春期或激素变化较大的时期发病[1,2,9,16]。此外，因前列腺癌接受雌激素治疗或肝硬化的男性患者也可出现脂肪水肿[12,20]。

脂肪水肿患者较大的淋巴管解剖结构、功能均正常[15]。脂肪水肿患者可能存在静脉功能不全，但多半未达慢性静脉功能不全或淋巴水肿的诊断标准[10,11,21,22]。脂肪水肿患者的淋巴转运量随机体衰老而减少，与此同时，其淋巴管的纤维化程度增加[15]。因此，从长期的观察来看，脂肪水肿与淋巴水肿经常共存[12]。

发病诱因

尽管该病多累及肥胖者，但体重正常者也可能患病[1,2,9,16]。

病理学

HE 染色、脂肪染色及电镜检查均未见组织学异常[9,10,13,14,16-19]。

遗传学

大部分女性患者（16%～64%）自诉有脂肪水肿的家族史[1,11,14]。在一个有多发性垂体前叶激素缺乏合并脂肪水肿的患者家族中，发现存在 Pit-1 基因突变[23]。然而，尚未发现其他基因突变与该疾病相关。

临床特征

临床表现

大多数患者的脂肪沉积是双侧、对称的，多从青春期开始。但也可发生在其他激素水平变化较大的时期，如孕期或更年期[24]。

即便是在肥胖患者中，下肢增粗与躯干、上肢、面部、颈部[15]的肥胖程度也不成比例[2,13]，脚通常不被累及。脂肪水肿患者的脂肪沉积部位从踝骨上方开始，与正常组织之间产生明显的分界，被称为“袖口征”。疾病早期阶段唯一的症状可能是踝后沟消失。随着疾病进展，这种体征变得更加突出。如果上肢受累，那么类似的袖口征会在手腕上方出现，而手掌通常不受累[15]。虽然疾病早期不存在凹陷性水肿或者水肿较轻微，但最终也有可能发展成为严重的水肿[15]。

患者经常诉其受累部位有沉重感和不适感，并对压力敏感。运动和温度增加往往会加剧肿胀和疼痛[15]。

临床类型

根据受累区域可以将其分为以下几类[25]。

Ⅰ型：主要累及臀部。

Ⅱ型：累及臀部到膝盖的区域。

Ⅲ型：累及臀部到踝部的区域。

Ⅳ型：主要累及上臂。

Ⅴ型：主要累及小腿。

鉴别诊断

需与脂肪水肿相鉴别的疾病包括淋巴水肿、肥胖、慢性静脉功能不全及脂肪肥大(表100.1)[12,15,26]。与脂肪水肿相反，淋巴水肿患者往往伴有Stemmer征阳性，即由于皮下组织增厚和纤维化而无法捏住第二脚趾底部的皮肤皱褶。肥胖患者往往伴有全身性皮下脂肪增多，但一般不伴有疼痛。此外，与肥胖患者不同，脂肪水肿患者脚部一般不受累及。慢性静脉功能不全可有色素沉着，最初可以通过抬高患肢来缓解下肢的凹陷性水肿；然而，随着病情进展，也可能会发生淋巴水肿。脂肪肥大和脂肪水肿之间的主要区别是前者不伴有水肿和疼痛[15]。其他需与之相鉴别的疾病包括Dercum病和良性对称性脂肪瘤。

并发症和共病

患者的活动能力可能会受到严重影响。

表100.1 脂肪水肿的鉴别诊断

	脂肪水肿	淋巴水肿	肥胖	慢性静脉功能不全
性别	女性	男性、女性	男性、女性	男性、女性
家族史	多见	少见(遗传性淋巴水肿除外)	多见	偶尔
抬高患肢的疗效	很少或无效	起病时有疗效[a]	无效	显著改善[b]
橘皮样组织病史	没有	没有	没有	常有
溃疡病史	没有	没有	没有	常有
是否对称发病	有	无	有	有或无
是否累及足部	否	是	是	是
张力	是	否	否	是
凹陷性水肿	无或很轻微[c]	严重程度不一致	无	严重[b]
组织质地	软、韧、硬	韧，类似于橡胶	软，类似于脂肪	软、凹陷性

[a] 长期脂肪水肿抬高患肢后症状改善不明显。[b] 长期静脉功能不全可能合并淋巴水肿，这种情况可能无效。[c] 长期脂肪水肿可能出现凹陷性水肿。

病程和预后

脂肪性水肿是一种持续进展的终身疾病。

检查

脂肪水肿仍然只是一个临床诊断。可以应用MRI检查来判断肿胀是否由于皮下组织间隔增大引起[3-8]。动态淋巴管成像可以用于除外真正的淋巴水肿。由于脂肪水肿患者往往会伴随有静脉疾病，当患者的症状不能单独用脂肪水肿解释时，可以完善多普勒超声检查。脂肪水肿患者静脉或动脉造影未见特殊异常[16,18,19]。

治疗

疾病的治疗包括正确处理疾病对于患者心理、生理产生的影响。因此，有必要多学科参与[15]。

患者的饮食管理也很重要。由于多余的脂肪组织沉积在患者肢体上，可能导致患者对于控制饮食及运动的异常抵抗。同时，由于患者存在运动困难，不能进行足够的锻炼也会导致患者出现挫败感[15,20,27]。因为BMI和体重不能准确反映脂肪水肿患者的肥胖状况，所以建议使用腰围作为病情的判断标准[15,28]。

利尿药及抬高患肢对脂肪水肿患者并无益处[11,13]，但可能对于脂肪水肿合并淋巴水肿患者有益。

混合性物理减充血疗法，即手动淋巴引流按摩联合加压治疗，是常用的非手术治疗方法[13,20,29,30]。手动淋巴引流按摩可降低淋巴管内淋巴液量，弹力袜或绷带压迫可以减少复发。压迫疗法可以一定程度上改善脂肪水肿的症状，同时还可以延缓淋巴病变的进展。当然，压迫疗法将使同时合并慢性静脉功能不全和(或)淋巴水肿的患者得到改善[15]。尽管脂肪水肿患者通过减充血治疗可以缓解症状，但是皮下脂肪组织病变是持续进展的。

吸脂术已经成为脂肪水肿治疗的重要手段。应尽早实施吸脂术，根据需要行多次手术治疗[15]。术后患者自觉肿胀、疼痛、活动性、外观及生活质量都显著改善[24,25,31-33]。吸脂术后应该应用减充血疗法(decongestion)维持治疗[24]。

脂肪淋巴水肿

定义

脂肪淋巴水肿(lipo-lymphoedema)是指脂肪水肿和继发性淋巴水肿共存。

概述

患脂肪水肿病程长的患者可能存在继发性淋巴水肿，因此很难鉴别两种疾病。脂肪水肿患者的脂肪组织呈膨胀性生长，对周围组织压力增加，通过引起小淋巴管机械性梗阻而产生脂肪淋巴水肿。

病理生理学

脂肪水肿患者大淋巴管系统通常是正常的。然而，脂肪组织膨胀性生长，对周围组织压力增加，可能引起小淋巴管的机械性阻塞，导致轻度淋巴淤积和皮下组织水肿。此外，随着年龄的增长，脂肪水肿患者的淋巴转运系统纤维化加剧，这也可能会导致继发性淋巴水肿[1]。

病理学

HE 染色、脂肪染色或电子显微镜没有发现明显的组织学异常[2-4]。

临床特征

临床表现

除了具有脂肪水肿的体征，脂肪淋巴水肿患者还可能出现 Stemmer 征阳性，即由于第 2 脚趾底部的皮肤水肿或纤维化，其皮肤皱褶不能被捏起。Stemmer 征经常见于淋巴水肿患者，而脂肪水肿患者此体征多为阴性[5]。

病程和预后

病程呈慢性、进行性。

检查

脂肪淋巴水肿是一种临床诊断。表 100.2 提到的临床表现有助于诊断脂肪淋巴水肿[5]。

表 100.2 脂肪水肿和淋巴水肿的影像学特征

成像模式	脂肪水肿	淋巴水肿
淋巴管造影摄片	正常	异常
淋巴闪烁图	正常，有轻微的淋巴瘀滞	淋巴管流动瘀滞，真皮下侧支和真皮回流异常
计算机断层扫描	皮下组织弥漫而均匀的脂肪瘤样肥大	小腿皮下组织和肌腱增厚，脂肪密度增加，纤维化和水肿的脂肪条索导致蜂窝状外观
磁共振成像	皮肤厚度正常，脂肪组织增多	皮肤和皮下组织增厚，蜂窝状外观

治疗

通过抬高患肢及加压治疗通常可以改善脂肪淋巴水肿患者的淋巴水肿。详情参见下肢脂肪水肿的治疗。

头皮脂肪水肿和脂肪水肿性脱发

定义和命名

头皮脂肪性水肿(lipoedema of the scalp,LS)和脂肪水肿性脱发(lipoedematous alopecia,LA)的特征是由于皮下脂肪组织显著增加，使头皮看起来较厚、较蓬松，常伴有不同程度的脱发。

同义名

- 脂肪水肿性头皮(lipoedematous scalp)
- 脂肪水肿脱发(lipoedematous alopecia)

概述

头皮脂肪水肿是一种病因不明的罕见疾病，由于皮下脂肪组织显著增多，头皮变得厚而疏松。当发展成为脂肪水肿性脱发时，可能与瘢痕或非瘢痕性脱发有关。1935 年 Cornbleet 首次描述了 LS[2]，1961 年 Coskey 等首次描述了 LA[3]。关于 LS 和 LA 是否是同一疾病的不同亚型或是两种不同的疾病目前尚存在争议[1]。因为两者均很罕见，因此将其被归为一类疾病来讨论。

流行病学

发病率和患病率

两者都是罕见的疾病，大约只有 45 例关于 LS 及 30 例关于 LA 的报道[1,4]。

年龄

LS 和 LA 好发于成年人[2,3,5-31]。

性别

在既往报道的病例中，女性患者与男性患者的比例大约为 5:1[2-29]。

种族

所有种族均可发生LS和LA[2-29]。

相关疾病

有报道称一些疾病与LS或LA有关，但并非密切相关[3,5,8,12,13,15-19,21,23]。

病理生理学

确切的病因目前尚不清楚。其发病机制可能是由于皮下脂肪扩张并侵入真皮，导致真皮--皮下组织界面的完整性被破坏[27]。因为该病好发于女性，所以有学者推测雌激素可能会参与其发病[29]。

淋巴管扩张[1,16,21,24]或水肿[1,9]，可能会导致毛发周期紊乱。LS和LA的患者在组织学上均存在淋巴管形成或水肿。或者，脂肪组织本身也可能侵入并破坏毛囊[27]。

病理学

LS和LA的主要病理特征是由于皮下脂肪层增厚而导致头皮厚度接近正常人的2倍[1]。在LA和LS的患者中也可见扩张的淋巴管[1,16,21,24]。LA的患者还存在非炎性的毛囊减少。在真皮中可以观察到毛囊周围脂肪细胞与其深部的皮下脂肪小叶直接联结，伴有纤维条索[27]和真皮弹性纤维碎片[1,11]。

遗传学

在LS及LA的患者中均未发现存在基因突变。然而，已报道母亲患LS而女儿患LA的病例[23]。

环境因素

一些埃及研究人员发现，他们所接诊的患者都佩戴着一条较紧的被称之为曼迪尔(mandil)的特殊头巾[19]。目前尚无有关LS、LA与其他头饰之间关系的报道。

临床特征

临床表现

LS和LA患者通常无症状，但有些患者可能会出现皮损处疼痛、瘙痒、感觉异常或头痛[27]。LA患者可能由于脱发而早期就诊，但多数LS患者无明显症状，多因其他疾病而就诊[1]。

LS和LA患者头皮蓬松而增厚，主要好发于头皮的顶部、额部和枕部[12]。皮损可能会逐渐累及整个头皮。触诊比视诊更容易发现皮损[1]。患者头皮质地类似于缝制被褥或软垫所用的棉絮[27]。受累的头皮很容易被按压而贴近骨面，去除压力时，压痕立即恢复原样[19]。

据报道，LA患者既可出现瘢痕性脱发，也可出现非瘢痕性脱发。长度不超过2cm的头发容易脱落[3]。与周围未受累部位相比，受累部位的头发颜色更浅[4]。

值得注意的是，迄今为止尚无报道表明LS和LA患者合并有双下肢脂肪水肿。

鉴别诊断

需与LS和LA鉴别诊断的疾病，包括头皮浅表脂肪瘤样痣、回状颅皮和颅脑皮肤脂肪瘤病。浅表脂肪瘤样痣多是出生时就存在的，皮损呈单发或多发[20]。回状颅皮患者的头皮呈现沟状，活检可见真皮及皮下组织中毛囊排列紧密、胶原束明显增厚[25]。颅脑皮肤脂肪瘤病常与眼及神经系统异常有关。

病程和预后

LS和LA均表现为慢性、持续性发展。

检查

受累部位行超声或MRI检查可以发现皮下组织增厚[27]。健康人的头皮平均厚度为5.8±0.12mm[32]，而LA和LS患者的头皮厚度为8.5～16mm，平均约为11.4mm[25]。皮损处取材活检有助于该疾病的诊断。

治疗

对于LS及LA没有具体、有效的治疗方法，目前的治疗通常是针对疼痛、瘙痒和感觉异常进行对症处理。曾有一例手术切除治疗LS患者的报道。在术后12个月的随访中，虽然仍有脱发，但并未发现LS复发[27]。局部外用米诺地尔溶液并不能使头发再生[27]。

各种皮下脂肪疾病

橘皮组织

定义和命名

橘皮组织(cellulite)是一种人体脂肪组织的结构性疾病，其特征是受累的皮肤呈现洼坑状和结节状外观[1]，好发于青春后期女性。

同义名

- 水肿性肥胖症 (adiposis oedematosa)
- 皮肤变形状态(status protusus cutis)
- 变形性皮肤脂膜病(dermopanniculosis deformans)
- 结节性脂肪硬化(nodular liposclerosis)
- 女性型脂肪营养不良(gynoid lipodystrophy)
- 水肿性纤维硬化性脂膜病(oedematofibrosclerotic panniculopathy)

概述

橘皮组织这一命名在 150 年前的法国文献中首次被引入[2]。当今，橘皮组织更多地引起了皮肤科医师的关注。该病是由于局部的皮下组织代谢紊乱，从而导致女性身体出现肉眼可见的变化。橘皮组织使皮肤外观明显改变，即在女性骨盆、下肢和腹部等部位，皮肤表面出现结节及洼坑。皮肤外观的改变是由于皮下脂肪组织穿过其纤维结缔组织支持基质形成疝样突起所致。

流行病学

发病率和患病率

据估计，有 85%～98%的青春期后女性会表现出不同程度的橘皮组织[1]。

年龄

多在青春期后发病。

性别

几乎只发生于女性[1]。

种族

白人女性比其他种族的女性更容易发病[3]。

病理生理学

橘皮组织的确切病理生理学机制目前尚不完全清楚。许多理论旨在阐明皮损与正常组织间的结构及代谢差异。Rosenbaum 等的一项研究结果表明[4]，正常女性及患者的皮肤活检提示真皮-皮下组织界面不规则、不连续，有脂肪组织突出到真皮中。相反，男性的真皮-皮下组织和结缔组织界面是连续光滑的。这表明男性与女性的皮下结缔组织结构存在差异，这种结构上的差异也可能是导致女性更容易发病的原因。患有橘皮组织的女性，其真皮间隔较薄，更容易导致脂肪组织突向真皮网状层[5,6]。

人体不同部位的脂肪组织对激素的反应性及代谢活性也存在差异。例如，臀股部的脂肪细胞受女性激素的影响较大，其细胞在代谢上也更稳定，能抵抗脂肪溶解[1]。也有学者推测，真皮毛细血管管壁水肿及黏多糖沉积导致真皮血管退化而引起本病[3]。然而这一理论尚未被其他学者接受[5-7]。同样，炎症反应在橘皮组织发病机制中的作用仍存在争议[2,5,7-10]。

发病诱因

高糖类饮食会导致高胰岛素血症及脂肪合成，使得机体总脂肪含量增加，而更容易患病[1,11]。久坐或久站可能会影响正常的血液流动并导致血流淤滞、微循环改变，从而导致患橘皮组织的风险增加。最后，怀孕引起的激素水平改变及体液潴留也可能是该疾病的发病诱因[1]。

病理学

橘皮组织是一个临床诊断，诊断时不需要组织取样。组织学检查提示皮下脂肪组织突入真皮层中[5]。

遗传学

该疾病的发生可能存在遗传易感性，因为多数女性患者的家庭成员也有发病的情况[12]。但是，目前尚未发现特定的基因突变。

临床特征

临床表现

橘皮组织几乎完全发生于青春期后的女性，主要累及骨盆、下肢及腹部的皮肤。皮肤看起来有洼坑，就像床垫的表面或橘皮一样[1,5]。当患处挤压时，皮损表面不规则性尤为明显。高 BMI 者及低 BMI 者均可发病[1]。

鉴别诊断

肥胖症与橘皮组织的区别在于，橘皮组织肥大增生的脂肪组织不仅限于骨盆、大腿和腹部[1]。而肥胖症患者没有皮肤表面洼坑。

严重程度分级

据严重程度，橘皮组织被分为三个等级[1]：

Ⅰ级：皮肤凹陷在挤压时明显，其他时候通常不明显。

Ⅱ级：皮肤凹陷在站立时明显，卧位时不明显。

Ⅲ级：皮肤凹陷在站立和卧位时都较明显。

并发症和共病

没有相关发病率和死亡率的报道[1]。

病程和预后

进行性加重。

治疗

尽管橘皮组织非常常见，但是关于该病的治疗仍缺乏有效的证据支持。目前尚无可靠的证据表明某种治疗或联合治疗的有效性。当前最好的治疗方法只能轻至中度改善病情。多数情况下，病情改善只能维持一段时间，通常需要长期治疗。

体重增加可能会使橘皮样组织更显而易见。体重减轻通常会改善病情，但是有时也会使其更加严重。然而，研究结果显示，一般而言，体重减轻后病情严重程度会降低，这也适用于那些 BMI 较高、病情重的患者[13]。

许多处方及非处方外用药被提倡用于该疾病的治疗。局部外用 0.3%的视黄醇 6 个月或更长时间可以改善病情[14]。所谓的美塑疗法已被广泛推广，即将多种物质包括磷脂酰胆碱、咖啡因、茶碱及草药提取物注射到皮下组织中用以溶解脂肪。然而，美塑疗法并未被表明可以有效治疗橘皮组织[14-16]。

第8部分

许多无创治疗仪器被用于治疗橘皮组织，包括皮肤揉捏仪、单极和双极射频仪、超声设备和选择性冷冻设备等[14]。

一些有创的治疗方法，如皮下脂肪切除术及吸脂术也曾被用于该疾病的治疗。虽然皮下脂肪切除可以暂时改善橘皮组织的外观，但其长期疗效仍有待观察。将吸脂术用于治疗橘皮组织具有一定的风险。虽然吸脂可以减少深层的皮下脂肪沉积，但橘皮组织的脂肪沉积通常更表浅。当在皮肤浅表层进行吸脂时，可能导致组织坏死和毁容。激光辅助吸脂术和(或)激光辅助脂肪成形术比传统的吸脂术创伤更小，同时还能使皮肤更紧致，可作为首选的治疗方法[1]。

在寻找治疗橘皮组织的新方法时，研究人员对过氧化物酶体增殖剂激活受体(peroxisome proliferator-activated receptor，PPAR)进行了研究。该物质存在于脂肪细胞上并可对细胞外基质产生影响，被认为可用于治疗橘皮样组织，但迄今为止没有证据表明其治疗的有效性[14,17-21]。

这种疾病使很多女性感到痛苦，且治疗费用较昂贵。但目前尚未找到治疗该疾病的有效方法。

肥胖与皮肤

近年来许多国家超重和肥胖者的比率(BMI＞25kg/m²)以惊人的速度增长。例如在英国，2013 年有 62.1% 的成年人超重或肥胖[1]。从 1993 年到 2013 年的 20 年间，肥胖(BMI＞30 kg/m²)的患病率增加，成性男性的患病率从 13.2% 上升至 26.0%，成年女性的患病率从 16.4% 上升至 23.8%[1]。在英国，约有 10% 刚入学的儿童(4－5 岁)被诊断为肥胖(体重≥年龄百分位数 95)[1]。

肥胖不仅使人们更易患代谢及心血管系统疾病，如 2 型糖尿病。同时也会对皮肤及其他身体系统产生影响[2]。

肥胖对皮肤生理的影响。皮下脂肪使身体与外部环境隔离，也可以避免使机体暴露于寒冷环境中。这意味着肥胖者更难将热量排出皮肤表面。因此肥胖者需要通过增加出汗来调节机体体温，所以肥胖者比体重正常者更容易出汗[3]。然而，肥胖者的经皮水分流失增加，其皮肤更容易干燥[4]。

肥胖是导致皮肤病的机械性因素。皮肤褶皱部位摩擦、出汗及浸渍常导致疼痛、间擦疹，且容易继发念珠菌感染。活动受限的肥胖女性更容易出现尿失禁。尿失禁将进一步促进炎症，导致生殖器部位的刺激性接触性皮炎[5]。如果体重增加很快，经常可以在腋窝褶皱、大腿上部、臀部和腹部见到膨胀纹(萎缩纹)[2,5,6]。

肥胖不仅会导致下肢的淋巴回流受阻，身体其他部位也可能受影响。例如由于肥胖导致的腹部围裙状褶皱，常导致淋巴水肿[3]。足底皮肤承受的慢性高压可能导致足底角化过度和绝经后足底角化病(绝经期皮肤角化病)[2,6]。

肥胖导致外周血管和淋巴管疾病。肥胖增加血管系统的压力。由于肥胖患者腹腔内压力增高和活动受限，会导致各种原因引起的下肢静脉压力增高加剧。这通常会使患静脉湿疹和静脉溃疡的风险增加，且难以治疗。慢性淋巴水肿可以在这两种疾病的基础上发生(图 100.8)[2]。

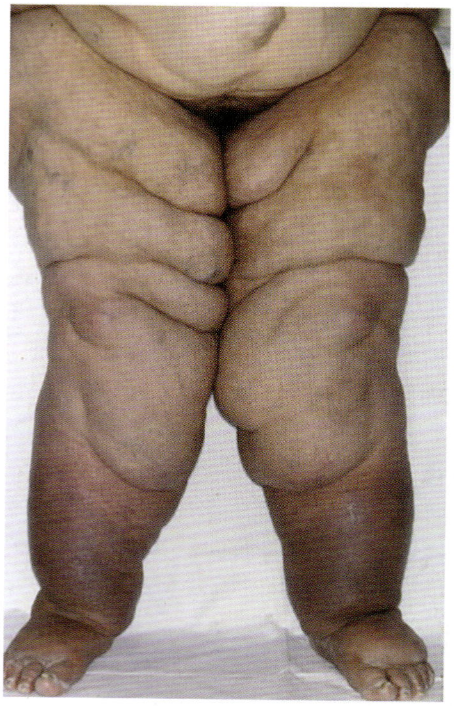

图 100.8 重度肥胖合并双下肢低垂部位的淋巴水肿

肥胖与皮肤感染。肥胖患者更容易发生浅部皮肤感染如念珠菌病，且皮肤癣菌病和红癣的患病率逐渐上升[2]。皮肤化脓性疾病如毛囊炎和疖肿也很常见，且容易复发。一项大型研究显示，在因皮肤及软组织感染社区获得性耐甲氧西林的金黄色葡萄球菌(MRSA)需行手术治疗的患者中，1 年内肥胖患者数量是非肥胖患者的 3 倍多[7]。肥胖者患淋巴水肿时通常并发蜂窝织炎。肥胖也会增加手术切口感染及坏死性筋膜炎发生的风险[8]。

肥胖者免疫和内分泌失调对皮肤的影响。人们越来越清晰地认识到脂肪组织不仅可以作为能量储存结构，同时还具有多种复杂的调节功能和激素功能（见第 99 章）。但肥胖可能会干扰这些功能。脂肪细胞因子分泌的改变可能会在肥胖者中产生炎症反应[9,10]，例如，肥胖者发生迟发型超敏反应的可能性增加，当体重减轻时，其发生的可能性降低[11]。肥胖与重度银屑病的发生密切相关已得到公认，脂肪细胞因子也可能介导了这种相关性，有证据表明包括减肥手术导致的体重减轻，可以显著改善银屑病患者的病情[2,12,13]。也有证据表明肥胖与包括特应性湿疹在内的特应性之间存在相关性[2,13]。

肥胖相关的高胰岛素血症使脂肪组织产生的雄激素增加，同时使性激素结合球蛋白减少，从而导致体内循环的游离雄激素水平升高，使肥胖者患痤疮、多毛症、雄激素性脱发及多囊卵巢综合征的风险增加[2,15]。2 型糖尿病是肥胖常见的并发症，与各种特定的皮肤病相关（见第 64 章）。

与肥胖相关的遗传性疾病。肥胖是许多遗传性疾病的表现之一，其中最为人熟知的是 Prader-Willi 综合征，已在第 74 章讨论。

与肥胖相关的其他皮肤病。痛性肥胖症（见本章前文）与肥胖密切相关。肥胖可能会加重其他皮肤病，包括化脓性汗腺炎和藏毛窦。肥胖者的手术切口愈合障碍，因此发生切口疝的风险增加[16]。

（译者：顾华 常锦绣 **一审**：涂颖 何黎 **二审**：许德田 **三审**：冉立伟 **润色**：宋育瑶）

参考文献

完整的参考文献电子版参见 www. rooksdermatology. com
以下列出的是重要参考文献。

Acquired lipodystrophy

Acquired generalized lipodystrophy

[1] Garg A. Clinical review: lipodystrophies: genetic and acquired body fat disorders. *J Clin Endocrinol Metab* 2011; 96: 3313-25.

[10] Misra A, Garg A. Clinical features and metabolic derangements in acquired generalized lipodystrophy: case reports and review of the literature. *Medicine (Baltimore)* 2003; 82: 129-46.

[22] Garg A. Lipodystrophies. *Am J Med*. 2000;108:143-52.

[49] Oral EA, Simha V, Ruiz E, *et al*. Leptin-replacement therapy for lipodystrophy. *N Engl J Med* 2002;346:570-8.

Acquired partial lipodystrophy

[1] Garg A. Lipodystrophies. *Am J Med* 2000;108:143-52.

[2] Garg A. Clinical review: lipodystrophies: genetic and acquired body fat disorders. *J Clin Endocrinol Metab* 2011; 96: 3313-25.

[20] Misra A, Peethambaram A, Garg A. Clinical features and metabolic and autoimmune derangements in acquired partial lipodystrophy: report of 35 cases and review of the literature. *Medicine (Baltimore)* 2004;83:18-34.

[21] Sissons JG, West RJ, Fallows J, *et al*. The complement abnormalities of lipodystrophy. *N Engl J Med* 1976 26;294: 461-5.

[23] Mathieson PW, Peters DK. Lipodystrophy in MCGN type II: the clue to links between the adipocyte and the complement system. *Nephrol Dial Transplant* 1997;12:1804-6.

HIV-associated lipodystrophy

[2] Garg A. Clinical review: lipodystrophies: genetic and acquired body fat disorders. *J Clin Endocrinol Metab* 2011; 96: 3313-25.

[3] Domingo P, Estrada V, Lopez-Aldeguer J, Villaroya F, Martinez E. Fat redistribution syndromes associated with HIV-1 infection and combination antiretroviral therapy. *AIDS Rev* 2012;14:112-23.

[6] Chen D, Misra A, Garg A. Clinical review 153: lipodystrophy in human immunodeficiency virus-infected patients. *J Clin Endocrinol Metab* 2002;87:4845-56.

[14] McComsey G, Rightmire A, Wirtz V, Yang R, Mathew M, McGrath D. Changes in body composition with ritonavir-boosted and unboosted atazanavir treatment in combination with lamivudine and stavudine: a 96-week randomized, controlled study. *Clin Infect Dis* 2009;48:1323-6.

[28] Hansen BR, Haugaard SB, Iversen J, Nielsen JO, Andersen O. Impact of switching antiretroviral therapy on lipodystrophy and other metabolic complications: a review. *Scand J Infect Dis* 2004;36:244-53.

Localized lipoatrophy and/or lipodystrophy

Semicircular lipoatrophy

[6] Reinoso-Barbero L, Gonzalez-Gomez MF, Belanger-Quintana D, *et al*. Case-control study of semicircular lipoatrophy, a new occupational disease in office workers. *J Occup Health* 2013;55(3):149-57.

[12] Senecal S, Victor V, Choudat D, Hornez-Davin S, Conso F. Semicircular lipoatrophy: 18 cases in the same company. *Contact Dermatitis* 2000;42:101-2.

Insulin-induced localized lipoatrophy

[1] Richardson T, Kerr D. Skin-related complications of insulin therapy: epidemiology and emerging management strategies. *Am J Clin Dermatol* 2003;4:661-7.

[4] Ramos AJ, Farias MA. Human insulin-induced lipoatrophy: a successful treatment with glucocorticoid. *Diabetes Care* 2006;29:926-7.

[12] Lopez X, Castells M, Ricker A, Velazquez EF, Mun E, Goldfine AB. Human insulin analog-induced lipoatrophy. *Diabetes Care* 2008;31:442-4.

[22] Radermecker RP, Pierard GE, Scheen AJ. Lipodystrophy reactions to insulin: effects of continuous insulin infusion and new insulin analogs. *Am J Clin Dermatol* 2007;8:21-8.

Localized lipoatrophy due to injected corticosteroid

[1] Dahl PR, Zalla MJ, Winkelmann RK. Localized involutional lipoatrophy: a clinicopathologic study of 16 patients. *J Am Acad Dermatol* 1996;35:523-8.

[3] Shumaker PR, Rao J, Goldman MP. Treatment of local, persistent cutaneous atrophy following corticosteroid injection with normal saline infiltration. *Dermatol Surg* 2005; 31: 1340-3.

[5] Schetman D, Hambrick GW, Jr, Wilson CE. Cutaneous changes following local injection of triamcinolone. *Arch Dermatol* 1963;88:820-8.

Centrifugal lipodystrophy

[1] Imamura S. Lipodystrophia centrifugalis abdominalis infanti-

第8部分

lis: statistical analysis of 168 cases. *Pediatr Dermatol* 2012; 29: 437-41.

[6] Wu MC, Hsu CK, Lee JY. Lipodystrophia centrifugalis abdominalis infantilis: report of four cases. *Pediatr Dermatol* 2012; 29: 308-10.

[12] Muller S, Beissert S, Metze D, Luger TA, Bonsmann G. Lipodystrophia centrifugalis abdominalis infantilis in a 4-year-old Caucasian girl: association with partial IgA deficiency and autoantibodies. *Br J Dermatol* 1999; 140: 1161-4.

[17] Fukumoto D, Kubo Y, Saito M, Arase S. Centrifugal lipodystrophy of the scalp presenting with an arch-form alopecia: a 10-year follow-up observation. *J Dermatol* 2009; 36: 499-503.

Fat hypertrophy

Insulin-induced localized fat hypertrophy

[1] Richardson T, Kerr D. Skin-related complications of insulin therapy: epidemiology and emerging management strategies. *Am J Clin Dermatol* 2003; 4: 661-7.

[2] Hauner H, Stockamp B, Haastert B. Prevalence of lipohypertrophy in insulintreated diabetic patients and predisposing factors. *Exp Clin Endocrinol Diabetes* 1996; 104: 106-10.

[5] Fujikura J, Fujimoto M, Yasue S, *et al*. Insulin-induced lipohypertrophy: report of a case with histopathology. *Endocr J* 2005; 52: 623-8.

[11] Roper NA, Bilous RW. Resolution of lipohypertrophy following change of shortacting insulin to insulin lispro (Humalog). *Diabet Med* 1998; 15: 1063-4.

Subcutaneous lipomatosis

Benign symmetrical lipomatosis

[1] Brea-Garcia B, Cameselle-Teijeiro J, Couto-Gonzalez I, Taboada-Suarez A, Gonzalez-Alvarez E. Madelung's disease: comorbidities, fatty mass distribution, and response to treatment of 22 patients. *Aesthetic Plast Surg* 2013; 37: 409-16.

[5] Chan HF, Sun Y, Lin CH, Chen RC. Madelung's disease associated with polyneuropathy and symptomatic hypokalemia. *J Formos Med Assoc* 2013; 112: 283-6.

[20] Enzi G, Busetto L, Ceschin E, Coin A, Digito M, Pigozzo S. Multiple symmetric lipomatosis: clinical aspects and outcome in a long-term longitudinal study. *Int J Obes Relat Metab Disord* 2002; 26: 253-61.

[25] Bassetto F, Scarpa C, De Stefano F, Busetto L. Surgical treatment of multiple symmetric lipomatosis with ultrasound-assisted liposuction. *Ann Plast Surg* 2014; 73: 559-62.

[37] Mimica M, Pravdic D, Nakas-Icindic E, *et al*. Multiple symmetric lipomatosis: a diagnostic dilemma. *Case Rep Med* 2013; 2013: 836903.

Dercum disease

[3] Herbst KL, Asare-Bediako S. Adiposis dolorosa is more than painful fat. *Endocrinologist* 2007; 17: 326-34.

[5] Hansson E, Svensson H, Brorson H. Review of Dercum's disease and proposal of diagnostic criteria, diagnostic methods, classification and management. *Orphanet J Rare Dis* 2012; 7: 23.

[23] Brodovsky S, Westreich M, Leibowitz A, Schwartz Y. Adiposis dolorosa (Dercum's disease): 10-year follow-up. *Ann Plast Surg* 1994; 33: 664-8.

[35] Hansson E, Svensson H, Brorson H. Liposuction may reduce pain in Dercum's disease (adiposis dolorosa). *Pain Med* 2011; 12: 942-52.

Infiltrating lipomatosis of the face

[1] Tracy JC, Klement GL, Scott AR. Interdisciplinary management of congenital infiltrating lipomatosis. *Int J Pediatr Otorhinolaryngol* 2013; 77(12): 2071-4.

[2] Slavin SA, Baker DC, McCarthy JG, Mufarrij A. Congenital infiltrating lipomatosis of the face: clinicopathologic evaluation and treatment. *Plast Reconstr Surg* 1983; 72: 158-64.

[3] Urs AB, Augustine J, Kumar P, Arora S, Aggarwal N, Sultana N. Infiltrating lipomatosis of the face: a case series. *J Nat Sci Biol Med* 2013; 4: 252-7.

[4] De Rosa G, Cozzolino A, Guarino M, Giardino C. Congenital infiltrating lipomatosis of the face: report of cases and review of the literature. *J Oral Maxillofac Surg* 1987; 45: 879-83.

[13] Padwa BL, Mulliken JB. Facial infiltrating lipomatosis. *Plast Reconstr Surg* 2001; 108: 1544-54.

Encephalocraniocutaneous lipomatosis

[3] Pardo IA, Nicolas ME. A Filipino male with encephalocraniocutaneous lipomatosis (Haberland's syndrome). *J Dermatol Case Rep* 2013; 7: 46-8.

[4] Moog U, Jones MC, Viskochil DH, Verloes A, Van Allen MI, Dobyns WB. Brain anomalies in encephalocraniocutaneous lipomatosis. *Am J Med Genet A* 2007; 143A: 2963-72.

[5] Moog U, Roelens F, Mortier GR, *et al*. Encephalocraniocutaneous lipomatosis accompanied by the formation of bone cysts: Harboring clues to pathogenesis? *Am J Med Genet A* 2007; 143A: 2973-80.

[6] Moog U. Encephalocraniocutaneous lipomatosis. *J Med Genet* 2009; 46: 721-9.

Lipoedema

Lipoedema of the lower limbs

[11] Harwood CA, Bull RH, Evans J, Mortimer PS. Lymphatic and venous function in lipoedema. *Br J Dermatol* 1996; 134: 1-6.

[15] Langendoen SI, Habbema L, Nijsten TE, Neumann HA. Lipoedema: from clinical presentation to therapy. A review of the literature. *Br J Dermatol* 2009; 161: 980-6.

[16] Rudkin GH, Miller TA. Lipedema: a clinical entity distinct from lymphedema. *Plast Reconstr Surg* 1994; 94: 841-7; discussion 8-9.

[25] Meier-Vollrath I, Schmeller W. [Lipoedema-current status, new perspectives.] *J Dtsch Dermatol Ges* 2004; 2: 181-6.

Lipo-lymphoedema

[1] Langendoen SI, Habbema L, Nijsten TE, Neumann HA. Lipoedema: from clinical presentation to therapy. A review of the literature. *Br J Dermatol* 2009; 161: 980-6.

[5] Warren AG, Janz BA, Borud LJ, Slavin SA. Evaluation and management of the fat leg syndrome. *Plast Reconstr Surg* 2007; 119: 9e-15e.

Lipoedema of the scalp and lipoedematous alopecia

[1] Yasar S, Gunes P, Serdar ZA, Tosun I. Clinical and pathological features of 31 cases of lipedematous scalp and lipedematous alopecia. *Eur J Dermatol* 2011; 21: 520-8.

[4] Zeng YP, Ma DL, Wang BX. Lipedematous scalp with heterochromia of scalp hair in a boy. *Eur J Dermatol* 2011; 21: 144-5.

[12] Scheufler O, Kania NM, Heinrichs CM, Exner K. Hyperplasia of the subcutaneous adipose tissue is the primary histopathologic abnormality in lipedematous scalp. *Am J Dermatopathol* 2003; 25: 248-52.

[27] Yip L, Mason G, Pohl M, Sinclair R. Successful surgical management of lipoedematous alopecia. *Australas J Dermatol* 2008; 49: 52-4.

101

第 101 章 紫癜

Tabi A. Leslie

Royal Free Hospital, London, UK

概述

紫癜（purpura）和瘀青（bruising）是描述皮肤出血的主要术语，它可以作为孤立现象发生，也可以是系统性疾病的一部分。紫癜是累及皮肤较小血管的血管炎的标志，可以是系统性血管炎的主要特征或次要部分；另外，血液科医师普遍认为紫癜由血小板和凝血疾病引起。血管炎也可以引起其他伴有紫癜表现的皮损，包括荨麻疹样皮损、结节、溃疡、青斑和皮肤坏死。其中有些皮损也会发生在血管闭塞性疾病中。形态学和相关特征能帮助诊断[1]。

治疗紫癜可能涉及多学科，包括血液学、普通内科学、肾病学、风湿病学和皮肤病学。紫癜的分类较为困难，因为相似的临床模式可以源自不同原因，包括血管性和非血管性。紫癜或血管炎的病因可能无法确定。基于形态学或病原学的分类有其局限性。非特异性毛细血管炎可以是特发性、药物诱导或皮肤T细胞淋巴瘤的表现。特发性血小板减少性紫癜可以是多种疾病的表现[2]。微血管闭塞能引起可触及性皮损并继发炎症，在临床表现及组织病理学上与血管炎类似。

因很少有患者有明确的病因，紫癜的鉴别诊断基于形态学[1]。全血细胞计数和实验室凝血时间检测可评估血液学原因（血小板减少和凝血因子异常）。更复杂的血液疾病（如遗传性血栓形成倾向或血小板功能异常）[3]、血管壁缺陷（包括结构及其他）[4]、感染、免疫疾病和血栓性微血管闭塞疾病也需要考虑。鉴别主要是炎症性或非炎症性引起的疾病是很重要的[5]。

紫癜是因红细胞渗出而引起的皮肤或黏膜变色。瘀点是 1～2mm 较小的紫癜性皮损。瘀斑（瘀青）是更大的血液渗出。瘀点和瘀斑的病因可重叠。血小板减少通常引起瘀点，但血小板计数较低时出血范围可更广。凝血异常多引起瘀斑而非瘀点[6,7]。血友病通常表现为脐带或牙龈出血、血肿或关节血肿。但皮肤科医师需要注意，出血性皮下结节可能是遗传性血友病的首发症状[8]。血小板或凝血异常可引起牙龈出血、鼻衄和内出血。

瘀血通常在 2～3 周被分解成血红素来源的色素。最初 5d 内出现特征性颜色变化，包括红色、蓝色、紫色，第 5－7 天呈绿色，第 8－14 天呈黄色[9]。个人和创伤的内在因素，如年龄、性别、肤色、身体部位、出血量，瘀青深度和改变瘀青消散的药物，可影响颜色变化速度。较小、浅表的紫癜性皮损由于残留的含铁血黄素可呈橙色或棕色。在鉴定疑似虐童事件时，对创伤性瘀斑的评估至关重要。

与紫癜不同，皮肤血管内血流量增加可通过加压使其清空变白，通常采用玻片压诊法。并非所有毛细血管扩张性皮损都可以用这种方法清空。小的血管瘤（如匍行性血管瘤或 Campbell de Morgan 斑的多发微小变异型）和血管角皮瘤容易引起混淆[10]。必要时可观察数天。毛细血管镜或皮肤镜可有助于鉴别血液位于血管内还是血管外。

紫癜临床分类

紫癜的病因分类见框图 101.1。一种简单的紫癜病因分类可将血管内出血的机制分为 3 组。

1. 单纯出血。
2. 炎症性出血。
3. 闭塞/缺血。

框图 101.1 紫癜和瘀斑的原因

血小板疾病

- 血小板减少症
- 血小板功能异常
- 血小板增多症

凝血异常

- 遗传性，如血友病或获得性凝血因子缺乏或功能障碍（如抗体抑制药）
- 药物，如抗凝药
- 局限性，如肝素注射部位，某些昆虫叮咬
- 代谢性，如维生素 K 缺乏，肝功能衰竭（凝血因子合成减少）
- 遗传性血栓形成倾向，如蛋白 C 缺乏症，蛋白质 S 缺乏症
- 弥散性血管内凝血和暴发性紫癜
- 继发于系统性疾病（通常是多因素的，如巨噬细胞活化综合征）

（续框图）

紫癜/微血管闭塞的其他血管内原因

- 蛋白异常，如高丙种球蛋白血症性紫癜（Waldenström），Sjögren 综合征
- 冷蛋白血症
- 栓子：晶体、脂肪、黏液瘤、感染性

紫癜的物理性血管原因

- 血管内压力升高
  - 咳嗽、呕吐、Valsalva 动作，止血带血流瘀滞
- 支撑力下降
  - 光化性（老年性）紫癜
  - 皮质类固醇性紫癜
  - 坏血病
  - 淀粉样变性
- 结缔组织遗传性疾病（弹性假黄瘤，Ehlers-Danlos 综合征）
- 血管系统异常
- 血管病变周围的紫癜，如靶向含铁血黄素沉积性血管瘤，丛状血管瘤，动脉瘤样纤维组织细胞瘤

伴发炎症的紫癜

- 非血小板减少性毒素和药物诱发的紫癜
- 接触性紫癜
- 感染相关紫癜
- 毛细血管炎（色素性紫癜性皮病）
  - 特发性
  - 药物诱导
  - 早期霉菌病
- 炎症性紫癜/血管炎，如 Henoch-Schönlein 紫癜，急性出血性水肿
- 与其他通常非紫癜性炎症性皮病相关
- 日光性紫癜

外部或其他原因的紫癜或瘀斑

- 物理和人为原因
- 易挫伤综合征和单纯性紫癜
- 阵发性手指血肿（Achenbach 综合征）
- 痛性挫伤（自身红细胞过敏，Gardner-Diamond 综合征）
- 皮肤瘀痕

单纯性出血表现为无红斑的斑点（见框图 101.2），皮下组织出现较多出血则成为可触及性血肿。炎症性出血通常在最初 24～36h 内出现逐渐增多的红斑、紫癜。可触及的紫癜综合征罕见情况可产生伴早期红斑的网状或星状皮损。红斑和可触及皮损通常 48h 均可消退，但紫癜可持续多日。相反，闭塞/缺血性皮损通常以轻微或无红斑开始，在痂形成前多只能被轻微触及。在这种情况下，如果坏死严

重，诱发了创伤愈合反应，则红斑可进展。闭塞综合征往往表现为网状的或分支状紫癜(非炎症性网状紫癜)，有时伴有局限性网状青斑或少量红斑的坏死性斑块。

框图 101.2 按大小诊断斑疹性非网状出血/瘀点/瘀斑

皮损＜4 mm

- 血小板减少症
  - 免疫性血小板减少性紫癜
  - 血栓性血小板减少性紫癜
  - 弥散性血管内凝血(DIC)
  - 其他原因(见框图 101.3)
- 血小板功能异常
  - 先天性或遗传性
  - 获得性：药物、系统疾病
  - 骨髓增生性疾病
  - 其他原因(见框图 101.3)
- 正常血小板：
  - 血管内压力升高
  - 创伤
  - 坏血病(毛囊周围型)
  - 高丙种球蛋白血症性紫癜(Waldenström)

中等大小皮损

- 高丙种球蛋白血症性紫癜(Waldenström)
- 血小板减少症或免疫缺陷患者合并感染
- 血管炎早期皮损(有时)

皮损＞1cm(所有病因均涉及一定程度轻微创伤)

- 促凝血缺陷
  - 抗凝
  - 肝衰竭
  - 维生素 K 缺乏
  - 弥散性血管内凝血(有时)
- 真皮支持薄弱
  - 光化性和皮质类固醇性紫癜
  - 坏血病
  - 遗传性(Ehlers-Danlos 综合征)
  - 淀粉样变性
- 血小板缺陷或功能缺陷
- 其他原因
  - 高丙种球蛋白血症性紫癜(Waldenström)
  - 毛细管炎
  - 易挫伤综合征、单纯性紫癜
  - 物理和人为原因
  - Gardner-Diamond 综合征
  - 皮肤瘀痕

血小板减少或血小板缺陷引起的紫癜

血小板减少症

血小板是止血过程的重要组成部分。无论何种原因所致的血小板减少或血小板功能异常都可出现紫癜或出血倾向[1-9]。

暴露于受损内皮细胞的血小板相互黏附，并与胶原和其他内皮下成分黏附。发生了许多复杂的相互作用，包括血管性血友病因子及其糖蛋白受体、多种整合素黏附分子、血小板反应素、纤黏蛋白、层黏蛋白、受损细胞所释放的磷脂酶和二磷腺苷，以及胶原和血小板。血小板活化导致血清素和血栓素 A_2 释放，两者都会引起血管收缩，增加血小板黏附性和聚集，从而导致血小板栓子形成，血浆纤维蛋白原和凝血酶辅助这一过程进行。前列环素是一种强大的血管舒张药和血小板聚集抑制药，内皮细胞损伤后其产生减少。聚集的血小板改变了表面特征，血小板因子 3 暴露，激活血浆凝血系统形成纤维蛋白链进一步促进了血小板栓子形成。

血小板缺陷所致紫癜可分为三组，本章节讨论第二和第三组。

- 血小板减少症(thrombocytopenia)，即血小板数量减少。
- 血小板功能异常。
- 血小板增多症(thrombocytosis)，即血小板数量增加。

血小板功能异常

尽管血小板总数在正常范围，但一些出血性综合征已被公认为血小板功能异常所致[1-6]。这些综合征可以是遗传性、特发性或继发于药物或其他疾病，包括血小板病、血小板无力症、血管性血友病、严重贫血、慢性肾衰竭和纤维蛋白原缺陷。Hermansky-Pudlak 综合征包括贮存池病引起的出血、眼皮肤白化病，以及骨髓出现含色素细胞。实验室检测血小板功能对临床没有直接的指导意义[6]。

药物可能会导致血小板功能异常的临床出血，包括阿司匹林、非甾体类抗炎药(non-steroidal anti-inflammatory drugs，NSAIDs)、一些青霉素类和 β-内酰

第9部分

胺类抗生素(尤其大剂量青霉素)、纤溶药物(如阿替普酶等)、前列环素、噻诺吡啶(替氯吡啶、氯吡格雷)、糖蛋白Ⅱb/Ⅲa 拮抗药、心血管药物(硝酸盐类、钙通道阻滞药、奎尼丁类)、抗抑郁药、吩噻嗪类,以及部分化疗药物(如丝裂霉素和柔红霉素)[3-5]。扩容药(如右旋糖酐或羟乙基淀粉)和放射造影剂也能引起血小板功能障碍,重症监护室的医师尤其需要重视。可导致血小板功能障碍的药物还包括纤溶药(如链激酶)、升血小板 cAMP 药物(如伊洛前列素或前列环素)、天然草药和草药制剂(包括鱼油、大蒜、安息茴香、姜黄、银杏和黑色树真菌)[5]。

血小板增多症

血小板计数异常升高可能因原发性血小板增多症、其他骨髓增生性疾病或继发于其他疾病(见框图 101.3)。这些原因可导致血小板栓塞和血栓形成倾向,矛盾的是,也可出现出血倾向(尤其血小板计数超过 1000×10^9/L 的单克隆血小板缺陷疾病,如获得性贮存池病)。许多血小板增多症的病例并没有如此高的血小板计数,不太可能引起紫癜,除非伴发其他原因的诱发疾病(如淋巴瘤或其他恶性疾病)。

与血小板增多症相关的皮损表现包括伴或不伴坏死的紫癜、网状青斑、手足发绀、紫(蓝)趾综合征、雷诺现象、红斑肢痛症、其他血管症状包括坏疽及相关疾病如坏疽性脓皮病[1-7]。许多这些表现也见于其他高血浆黏稠度和血浆蛋白异常疾病。

皮肤科较少考虑血小板高反应性问题,但它可导致外周动脉疾病和血栓栓子[8]。女性中更为常见,与血小板平均体积和纤维蛋白原水平增高有关,部分由基因决定。

框图 101.3 引起紫癜的血小板疾病

血小板减少症

- 血小板生成缺陷
  - 骨髓异常
  - 再生障碍:中毒性、免疫性、特发性
  - 肿瘤:白血病、骨髓瘤、癌变
  - 替代:骨髓纤维化,放射损伤、结节病
  - 其他合成不足:Wiskott-Aldrich 综合征,维生素 B_{12} 或叶酸缺乏症
  - 代谢性:尿毒症、酒精、药物
  - 感染
- 血小板存活减少
  - 血小板同种异体抗体
    - 新生儿
    - 输血后
    - 抗淋巴细胞球蛋白
  - 血小板自身抗体
    - 特发性(免疫性)血小板减少性紫癜
    - 骨髓移植
    - 抗磷脂抗体
    - 系统性红斑狼疮
- 机械性:人工心脏瓣膜
- 药物和疫苗
- 感染、脓毒症综合征
- 血小板消耗过多
  - 弥散性血管内凝血
  - 血管瘤(Kasabach-Merritt 综合征)
  - 遗传性出血性毛细血管扩张症("mini-Kasabach-Merritt")
  - 血栓性微血管病
    - 溶血性尿毒综合征
    - 血栓性血小板减少性紫癜
- 细胞俘获
  - 巨脾
  - 低体温症

血小板功能异常

- 遗传性和先天性
  - von Willebrand 病与血小板 von Willebrand 因子受体缺陷
  - 遗传性出血性毛细血管扩张症(常伴有血小板功能障碍)
  - Bernard-Soulier 病(GpⅠb/Ⅸ/Ⅴ受体缺陷伴低血小板计数)
  - GpⅠa 缺乏
  - Glanzmann 血小板无力症(GpⅡb/Ⅲa 缺乏症)
  - MYH9-相关疾病(如 May-Hegglin 异常)
  - α-颗粒病
  - 致密颗粒(δ-颗粒)病(Hermansky-Pudlak 综合征、Chediak-Higashi 综合征、池病)
  - 信号转导通路异常
  - 膜磷脂异常(如 Scott 综合征)
  - Wiskott-Aldrich 综合征(δ-颗粒异常)和 X 性联血小板减少症(WASP 基因突变)
- 药物诱导
- 尿毒症
- 心脏搭桥
- 血小板抗体
  - 特发性(免疫性)血小板减少性紫癜
  - 系统性红斑狼疮/抗磷脂综合征

（续框图）

• 骨髓增生性疾病	• 疾病及其他原因：
• 异常蛋白血症（特别是 IgA 骨髓瘤和巨球蛋白血症）	• 失血、创伤、烧伤
• 冷储（血库）血小板	• 脾切除术后
血小板增多症	• 恶性病变
• 原发性血小板增多症	• 结核
• 其他骨髓增生性综合征	• 结节病

非血小板减少性血管性原因的紫癜和原发性瘀斑出血综合征

血管内压力增高

重力性紫癜（gravitational purpura）。重力和静脉瘀滞是血管内压力增高导致紫癜最重要的原因，尽管可能并发其他皮肤病。由于重力改变和其他皮肤病损伤血管的共同作用，下肢的许多皮疹，尤其老年人，往往会呈紫癜样。迅速进展的下肢水肿可导致湿疹样皮损，紫癜可较明显[1]。

肢端血管性皮炎（acroangiodermatitis）。肢端血管性皮炎（Mali 肢端血管性皮炎或假性卡波西肉瘤）可与色素性紫癜性皮病类似，但本病紫癜是因血管异常，而非毛细血管炎引起。男性多发，与静脉功能不全或血管异常有关，如 Klippel-Trenaunay 综合征。有数篇报道称本病发生在截肢者的残端[2]，也有报道称本病发生于血栓形成症凝血酶原突变的患者[3]。

肢端血管性皮炎皮损主要发生于下肢，尤其是明显静脉曲张部位，也可累及足背、足趾，以及腿部。孤立皮损为微小的紫色斑疹，融合形成直径达数厘米的不规则斑块。可出现毛囊性皮损。病灶颜色通常不是新鲜紫癜的紫色，而呈由含铁血黄素和其他分解产物而来的深浅不一的黄色（赭色）和棕色。表皮可正常或表现为轻度湿疹改变。可伴有水肿、硬化、溃疡和其他静脉功能不全的症状，也可以很长时间完全不出现。

鉴别诊断包括普通重力性皮炎、进行性色素沉着病和卡波西肉瘤。后者可经 CD34 抗原染色模式来区分，卡波西肉瘤表现为血管周围梭形细胞染色，而肢端血管性皮炎仅内皮细胞染色[4]。

肢端血管性皮炎无理想治疗方法，可以使用支持弹力袜。

运动引起的紫癜。运动引起的紫癜可能并不少见。病理学是一种白细胞碎裂性血管炎表现[5]。本节将之作为一种与运动有关的色素性紫癜性皮病讨论，此类紫癜不伴有静脉疾病。运动诱发紫癜的典型表现是炎热天气下长时间步行（如高尔夫球手、马拉松运动员或长途步行者）后下肢出现的荨麻疹样紫癜性皮损。患者通常为中年人，但也有儿童剧烈运动后躯干出现复发性紫癜[6]。弹力袜可减少运动诱发紫癜的出现。

日光性紫癜。日光性紫癜一词被用来描述暴露于阳光后迅速进展的紫癜性皮损。它不同于光化性紫癜，后者是慢性累积性日光所致皮肤老化的一种表现。日光性紫癜的病因尚不确定。有人认为它是多形性日光疹或日光性毛细血管炎的一种变型[7,8]。尽管一些红细胞生成性原卟啉症患者也会出现明显紫癜（图 101.1），但与本病不同。有些病例可能只是某些非紫癜性皮肤疾病的异型，因炎症严重而出现紫癜。

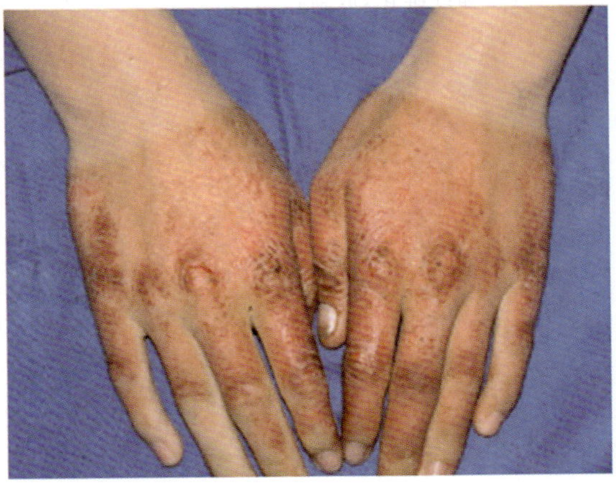

图 101.1 日光暴露后，红细胞生成性原卟啉症患者出现明显的、边界清晰的紫癜

血管异常或支撑减弱

一些疾病与胶原蛋白、弹性蛋白或其他结构蛋白异常有关，导致血管异常或真皮支撑差或两者兼有（表 101.1）。初始疾病包括 Ehlers-Danlos 综合征（胶原蛋白）、弹性假黄瘤（弹性蛋白）和淀粉样变（异常蛋白）将在其他章节详细讨论。

第9部分

表 101.1　紫癜、易瘀伤或皮肤出血的一些非血小板减少性皮肤病相关的原因

疾病类型	举　例
影响真皮和(或)血管壁结构成分的遗传性缺陷	Ehlers-Danlos 综合征[a]
	Marfan 综合征[a]
	成骨不全症
	弹性纤维性假黄瘤
影响真皮和(或)血管壁结构成分的获得性缺陷	沉积病，如淀粉样变[b]
	日光性损伤(日光性/光化性紫癜)
	坏血病
血管瘤疾病	海绵状血管瘤[b]
	遗传性出血性毛细血管扩张[a,b]
凝血因子及其相关遗传性或获得性缺陷	血友病
	von Willebrand 病
	维生素 K 缺乏症
	其他营养缺乏(通常混合)
非血小板减少性血小板异常生化性(先天性或获得性)	见框图 101.3
	高胱氨酸尿症
	高同型半胱氨酸血症[a,b]
	糖尿病
	库欣综合征
结缔组织病	系统性硬化病
	皮肌炎
副蛋白血症和高黏血症	Waldenström 巨球蛋白血症[a]
	其他副蛋白血症[a]
血管内或血管周围炎症	毛细管病
	血管炎
	白塞病
	许多炎症性皮肤病
微血管闭塞	见“皮肤微血管闭塞疾病”一节
感染	败血症、麻疹、脑膜炎球菌感染
血管内压力增高	Valsalva 动作
	咳嗽性紫癜
	血压计袖套远端
物理性	单纯性创伤
	静脉破裂(Achenbach 综合征)
	人为
	化学和机械接触刺激物
药物	改变血管通透性或直接损伤内皮的药物
	抗血管生成药物
其他	恶性高血压
	自体红细胞敏感

[a] 也可能有血小板功能障碍。
[b] 也可能有凝血因子异常。

光化性紫癜。光化性紫癜(也称为 Bateman 紫癜或老年性紫癜)和皮质类固醇紫癜是血管缺乏支撑所致最常见的紫癜模式[1,2]。常发生于老化或光老化的皮肤，也见于早衰综合征。日光暴露所致真皮结缔组织损伤表现为前臂、手、面和颈部出现紫色斑疹，常在 1～3 周消退，可遗留棕色色素沉着。光损伤不能逆转，但可使用屏障来预防进一步损伤，如防 UVA 和 UVB 的衣服或防晒霜[3]。

皮质类固醇性紫癜。无论外用、口服、吸入糖皮质类固醇，还是内源性(库欣综合征)都可以导致皮质类固醇性紫癜，它们具有相同的临床表现[4]。紫癜主要发生在手、前臂或腿部裸露部位的萎缩皮肤。病灶出现在轻微创伤后或呈明显自发性。通常无症状，大小不一，可从几毫米至几厘米。皮损通常是线状排列，可呈现线性或几何形状。皮损表现具有特征性，形态不规则，不可触及，提示基本无炎症反应，常呈暗紫色，非瘀青常见的颜色改变。可持续存在数周。

阵发性手指血肿。亦称为 Achenbach 综合征，阵发性手指血肿实际病例数应多于报告病例[5]。其可能与雷诺现象或急性结缔组织疾病相混淆，而导致不必要的检查[6]。在阵发性手指血肿中，手掌和手指掌侧可出现周期性的痛性瘀伤。这种综合征很可能是由于摩擦性创伤造成静脉破裂所致。

坏血病。在坏血病中，胶原对血管的支撑改变，可表现为瘀点(尤其腿部)，或轻微或不明显创伤后四肢出现或大或小的瘀伤[7]。通常腿部大而深的瘀伤可导致木质感硬块。毛囊周围紫癜是其典型表现但不是特征性表现，且较少见。诊断依据为相关症状和体征(扭曲“螺旋状”发、牙龈出血)、饮食史、实验室检查和治疗反应。

物理性和人为性出血

定义和术语

这是创伤导致的瘀伤。

同义名

- 黑踵和黑掌
- 足跟瘀点
- 跟骨瘀点

概述

创伤引起的瘀伤很少引起诊断问题，因为通常有明确病史，除非是人为隐瞒或者儿童虐待。奇特形状的紫癜可能因吸力引起，如新生儿的真空吸引器、心电图导联或者口周罩以玻璃杯并吸出空气后所致[1]。传统疗法如拔火罐、硬币刮拭(祛风)和勺子刮拭(刮痧)也可能产生不寻常的紫癜模式，但通常是明显外因引起。黑踵(black heel)(足跟瘀点)是一种由摩擦破坏血管引起的紫癜。它是踵部(或手掌)继发于红细胞外渗的色素沉着[2]。

流行病学

发病率和患病率

黑踵男女均可发病，多见于运动的青少年，尤其进行足球、篮球、长曲棍球，以及网球和壁球运动时易发生，当然举重运动员的手上也可出现。

病理生理学

病理学

黑踵的真皮乳头中可见红细胞外渗[1]，但组织学变化通常局限于角质层，在去除表皮后可见圆形堆积的无定形黄棕色物质。该物质 Perls 染色(含铁血黄素着色)阴性，但联苯胺反应阳性，提示血红蛋白来源[3]。

临床特征

病史

黑踵是因真皮乳头的毛细血管被剪切应力破坏所致，在剧烈运动中，特别是在反复跳跃、突然停止运动或扭转足跟时易出现。类似的情景可解释黑掌的发生。

临床表现

黑踵多表现为足跟后部或外侧的皮肤角化过度边缘上突然出现密集的蓝黑色斑点。极少累及趾部。病变可能类似文身，甚至黑素瘤[4]。

鉴别诊断

当一个典型部位突然出现色素性皮损时候，诊断黑踵和黑掌并不难。病毒疣也会因红细胞外渗而出现黑色斑点样外观，但皮肤表面通常不正常。偶尔需排除黑素瘤或非典型黑素细胞增生[5]。

检查与检验

患者和医师通常可以通过仔细刮削受累区域来进一步确定诊断，从而完全消除皮损。皮肤镜下黑踵具有高度特异性特征[6]。

治疗

本病通常是无症状，其重要性在于它与黑素瘤相似。当对诊断存疑时，仔细刮削角质层通常能够完全去除色素。

异常蛋白血症和 Waldenström 高丙种球蛋白血症性紫癜

定义和术语

这是一种罕见的皮肤病，其基本特征是紫癜伴多克隆高丙种球蛋白血症。

同义名

- 良性高丙种球蛋白血症性紫癜

概述

Waldenström 高丙种球蛋白血症性紫癜于1943年首次报道，3例女性患者，有慢性复发性紫癜、高丙种球蛋白血症、红细胞沉降率升高(erythrocyte sedimentation rate，ESR)和轻度贫血[1]。紫癜可能是血浆蛋白紊乱的表现，有时是唯一的症状。在冷蛋白血症或骨髓瘤继发的单克隆高丙种球蛋白血症中，紫癜发生在皮肤暴露部位。在这种情况下，可能有血小板功能障碍，但临床出血通常与高黏度综合征有关，而非异常的血小板功能。

流行病学

年龄

在年轻患者中，Waldenström 高丙种球蛋白血症性紫癜通常是原发性的。随着时间的推移，一些患者出现继发性疾病。

病理生理学

病因

该综合征与严重肺部疾病相关，预后不良。其他相关的特征包括关节病(并不少见)、肾小管酸中毒、肺部感染、淋巴细胞减少和免疫过敏性肺炎。

病理学

Waldenström 高丙种球蛋白血症性紫癜通常被认为是一种特发性现象，但实际上在 Waldenström 高丙种球蛋白血症性紫癜的3例患者中有2例有眼干、口干症状，1例伴有结节病[1]。高血球清蛋白血症性紫癜通常是一种多克隆性疾病，存在大量含有 IgG 或 IgA 类风湿因子的特异性循环免疫复合物。高丙种球蛋白血症常与结节病、红斑狼疮、干燥综合征等自身免疫疾病相关[2-4]。大多数患者抗核抗体和抗 SSA

(Ro)或抗 SSB(La)抗体[5]阳性。

致病微生物

由慢性肺部感染引起的高抗原负荷可能是 Waldenström 高丙种球蛋白血症性紫癜的原因之一。

临床特征

临床表现

Waldenström 高丙种球蛋白血症性紫癜的特点是反复出现的瘀点和较大的紫色斑疹，通常有灼热或刺痛感。它可能突然出现，主要影响小腿，长期站立或穿紧身的衣服或鞋子可加重。副球蛋白血症的其他皮肤特征包括各种类型的血管炎、嗜中性皮病、冷球蛋白血症、荨麻疹和系统性毛细血管渗漏综合征、脂质代谢异常(尤其是泛发性扁平黄瘤)、角层下脓疱病、硬化性黏液水肿、淀粉样变，以及高黏血症所致的特征表现(紫癜、黏膜出血、视网膜病变、神经系统疾病)[6,7]。

临床亚型

一些异常蛋白血症性紫癜患者表现为可触及的紫癜，而不是特征性症状性出血性皮损。组织学上，皮损可表现为单纯性出血、血管周围少量淋巴细胞浸润或白细胞碎裂性血管炎[8,9]。

鉴别诊断

如有可触及性的紫癜，则可能误诊为典型的皮肤小血管炎综合征。

并发症和共病

一些患者可能出现自身免疫性结缔组织病，常见为干燥综合征。

病程与预后

Waldenström 高丙种球蛋白血症性紫癜可为原发性，病变通常在约 1 周内消退，但可能融合并持久存在。有些患者也可能为继发性，是自身免疫性结缔组织病的表现，常见为干燥综合征，但患者可以出现类风湿关节炎或红斑狼疮。更罕见的是，出现单克隆丙种球蛋白病，或者极其罕见的出现淋巴瘤或多发性骨髓瘤[4]。

检查与检验

实验室检查结果通常是多克隆高丙种球蛋白血症和 ESR 升高。因标准检查中不涵盖 IgG 和 IgA 类风湿因子，可行特殊检测。当抗 SS-A(Ro)和抗 SS-B(La)抗体存在时，这可能表明更易发生相关自身免疫性结缔组织病[5]。

治疗

虽然临床广泛使用泼尼松龙、非甾体类抗炎药、羟氯喹和酚磺乙胺(止血敏)，但 Waldenström 高丙种球蛋白血症性紫癜通常不需要治疗。也有采用支撑袜进行治疗，但有报道可加重病情。避免饮酒、长时间站立、紧身衣服或鞋子可能有用。如果本病为继发性，治疗应针对基础疾病。

色素性紫癜性皮病

特发性色素性紫癜性皮病有 5 种主要类型[1-9]：

1. Schamberg 病(约占 50%)。
2. 瘙痒性紫癜(Doucas-Kapetanakis 湿疹样紫癜)(约 10%)。
3. Gougerot-Blum 色素性紫癜性苔藓样皮病(约 5%)。
4. 金黄色苔藓(约 10%)。
5. 毛细血管扩张性环状紫癜(Majocchi 病)(约 5%)。

另一种亚型，称为 Favre-Chaix 紫癜，发生在小腿，表现为紫癜、色素沉着、水肿、发绀和硬化，这可能单纯是静脉疾病的一种表现，在此不作进一步讨论。另值得一提的是其他类型(如肉芽肿型)或亚型(如上述分类的节段性变异型)，因为它们可能被证明存在不同病因。此外，大约 20% 的病例无法分类[2]，许多药物、系统疾病或局部皮肤状况可能导致局限性、轻度紫癜，伴含铁血黄素沉积和继发性黑素沉着[6]。

色素性紫癜性皮病

同义名
- 毛细管炎
- 进行性色素性紫癜

概述

色素性紫癜性皮病(pigmented purpuric dermatosis，PPD)是一组病因不明的疾病，可能继发于毛细血管炎[7]。典型的紫癜性皮损特征为瘀点状出血(或皮肤中红细胞渗出伴明显含铁血黄素沉积)。毛细血管炎是具有某些组织学特征的多种慢性疾病的通称。根据共同的组织学特征，“单纯性紫癜”也适用于这类疾病。然而，该术语已被用于其他轻症、原因不明但形态上不同的紫癜，如瘀伤，故可能导致困惑。至少目前倾向于使用术语“色素性紫癜性皮肤病”，因为它表达了这是一组疾病而不只是单纯的暂时性紫癜表现。

流行病学

发病率和患病率

Schamberg 病是最常见类型，约占所有病例的一半。其他情况罕见，而肉芽肿性色素性紫癜则极为罕见。

年龄

主要累及成年人。有一些儿童 Schamberg 病的病例报道，而儿童和青少年出现线性色素性紫癜，而青少年和年轻人，尤其女性，则出现毛细血管扩张性环状紫癜[1,8]。

性别

Schamberg 病常见于中年至老年男性，瘙痒性紫癜、Gougerot-Blum 色素性紫癜性苔藓样皮病也是如此。

病理生理学

发病诱因

明确色素性紫癜性皮病是否继发于系统病因较为重要，下文将对此进行讨论。许多病例中重力和静脉压升高是重要的局部因素。锻炼可能是诱因。

病理学

病因包括炎症、毛细血管和其他浅表真皮乳头血管出血。与凝血异常无关，炎症的原因不明。

病理上，这些疾病的特征是表面小血管的管腔狭窄和内皮肿胀，并伴有血管周围 T 淋巴细胞浸润、红细胞外渗和巨噬细胞中含铁血黄素沉积。一项研究中将表现描述为扩张性毛细血管炎，作者将 22 例患者分为丘疹性（真皮上部带状浸润）、斑疹性（血管周围浸润）或湿疹性（伴炎症细胞外移和海绵水肿）[6]，但并未带来对这些疾病认知的根本性进展。所有类型浸润的细胞都包含 $CD4^+$ T 淋巴细胞，这些细胞与 $CD1a^+$ Langerhans 细胞密切接触[7]，提示存在细胞介导的免疫反应。内皮细胞黏附受体即细胞间黏附分子-1（intercellular adhesion molecule 1，ICAM-1）和内皮细胞白细胞黏附分子-1（endothelial cell leukocyte adhesion molecul-1，ELAM-1）的强表达可用以确定浸润模式[7]。也有报道存在免疫复合物沉积，但直接免疫荧光常呈阴性。8 例患者中存在 IgA 相关淋巴细胞血管病变，其中 6 例临床和组织学特征符合色素性紫癜性皮病[7]，其意义尚不清楚，值得注意的是，许多患者之前或伴有疾病包括病毒感染、过敏性紫癜、未分化结缔组织病、深在性红斑狼疮、Degos 疾病和 Buerger 病。

临床特征

临床表现

色素性紫癜性皮病的主要特征是簇状瘀点性出血。由于含铁血黄素沉积，背景通常呈黄棕色。不同亚型具有特殊的形态学和发生部位（表 101.2）。

表 101.2 不同类型色素性紫癜性皮病的表现

综合症状	临床特征	部 位
Schamberg 病	边缘有“辣椒粉”斑点的橙红色扁平斑片 旧病灶变为黄棕色斑片 椭圆形或不规则外形 斑片中点状瘀点 连续性皮损	常见于小腿；还累及躯干、手臂、大腿和臀部 较少或较多斑片双侧不规则分布
瘙痒性紫癜	瘙痒性、鳞屑性瘀斑或紫癜性斑疹、丘疹和斑片 与 Schamberg 病类似	常见于下肢
Gougerot-Blum 色素性紫癜性苔藓样皮病	Schamberg 样和紫癜性红棕色苔藓样增厚丘疹的组合 慢性，可有痒感	常见于下肢
金黄色苔藓	孤立、持久性斑片 颜色各异，从紫色到棕色到金色或铁锈色	常见于下肢 通常在曲张静脉表面
毛细血管扩张性环状紫癜（Majocchi 病）	环状棕色斑块，1～3cm 大小 斑块逐渐向外扩展 边缘内点状毛细血管扩张和瘀点	躯干、下肢（近端）
接触性过敏		只发生在与有关物料（如衣物染料、橡胶）接触的皮肤
运动诱发	长时间或剧烈运动后出现连续性小红点 变成褐色并在几天之内消失 新病灶，可新皮损出现可伴有灼热感	常见于足踝

鉴别诊断

鉴别诊断包括瘀积性皮炎、接触性皮炎和继发于血液疾病的紫癜。呈瘀点性出血皮损，易被误诊为血小板减少症或血管炎。

并发症和共病

本病通常无典型的系统性症状。瘙痒性紫癜痒感明显。

病程与预后

大多数呈慢性，2/3病例最终可能改善或痊愈[5]。

检查与检验

组织学有助于诊断。如考虑药物是否会引起毛细血管炎，可以尝试停药数月。同时，数月内尽量避免食用防腐剂和人工色素。如无改善，就恢复正常。通常不需要进一步检查。

治疗

皮损可自行消退，但通常缓慢。这些疾病可能会持续多年，对任何形式治疗明显抵抗。仅作解释，并不积极干预，或仅仅使用支持袜，是最恰当的方法。外用糖皮质类固醇可能有一些帮助，特别是对于瘙痒，但最好避免长期使用。润肤剂可按需使用。有报道吡美莫司乳膏对金黄色苔藓疗效较好[1]。补骨脂素和UVA(psoralen and UVA，PUVA)治疗Schamberg、Gougerot-Blum和金黄色苔藓样毛细血管炎效果显著[10]。有文献中窄谱UVB(TL01)对Schamberg病[5]和Gougerot-Blum色素性紫癜性苔藓样皮病[1]有效。环孢素在个别报道中也有疗效[8]。

皮肤微血管闭塞疾病

血小板栓子：肝素坏死

定义和术语

肝素诱导性血小板减少症(heparin-induced thrombocytopenia，HIT)有两种类型。Ⅰ型为非免疫因素引起，导致轻微和短暂的血小板数目减少的无害状态。Ⅱ型HIT是一种自身免疫性疾病，可导致血小板减少和凝血。通常在使用肝素5～10d，1%～5%患者发生。在常规临床实践中，HIT指Ⅱ型肝素诱导的坏死。肝素引发溃疡的患者，可能是其他原因导致肝素诱导性坏死[1]。

> **同义名**
> - 肝素诱导性血小板减少综合征伴肝素反应性抗体
> - 肝素诱导性血小板减少相关性血栓症
> - 肝素相关性血小板减少症伴血栓综合征(HATT)

概述

肝素暴露在皮下或静脉给药后可发生肝素坏死，这是20世纪70年代首次报道的一种罕见但重要的医源性综合征。HIT定义为由血小板因子4(platelet factor 4，PF4)/肝素反应性抗体(HIT抗体)所致的临床事件。90%的HIT患者通常出现绝对或相对血小板减少，出现静脉或动脉血栓并伴有皮肤肝素坏死[2]。

流行病学

发病率和患病率

肝素诱导性血小板减少症是一种罕见的肝素反应，发生于1%～5%使用肝素的成年患者，高达30%患者后续出现血栓[3]。而一项重症监护病房儿科患者中的研究发现血栓发病率为2.3%，进一步证实了该结果。

性别

女性更容易发生HIT[4]。

病理生理学

发病诱因

与低分子肝素相比，未分离肝素同HIT相关可能性是3倍，牛源性普通肝素较猪源性普通肝素更易发生[2]。它由一种与血小板表面表达的蛋白PF4四聚体相结合的抗体介导引起的，该抗体与血小板表面表达的PF4四聚体蛋白结合。

术后需肝素治疗的患者发生HIT风险最高，而内科和产科出现HIT风险较低[2]。

病理学

肝素坏死通常由IgG介导[5]，IgA和IgM类抗体可能也发挥一定作用。当这些抗体与PF4结合时，可作用于肝素和其他聚阴离子，诱导四聚体PF4发生变化，暴露新的表位。这可能进一步触发抗体产生，当抗肝素/PF4抗体与血小板表面的肝素/PF4复合物结合时，导致血小板活化和聚集。一些与HIT相关的抗体并不与肝素/PF4复合物结合，而是与趋化因子或细胞因子结合，包括中性粒细胞-活化肽-2(neutrophi-activating peptid-2，NAP-2)和白介素8，从而导致血小板活化[2,5,6]。

临床特征

病史

HIT患者常出现绝对或相对血小板减少(90%)，并有静脉或动脉血栓或皮肤肝素坏死[2]。一个早期肝素诱导血小板聚集的更好指征是，血小板计数较治疗前下降超50%，而非绝对计数低于(100～150)×10^9/L[2]。如在此前10d中有肝素使用史，则可能在给药后立即发生。然而，2/3的患者在肝素给药后

5～10d 出现血小板计数降低，7～14d 出现明显血小板减少。罕见情况下，HIT 出现在停用肝素治疗后数天（迟发性 HIT）。只要治疗间隔超过 100d，HIT 病史并不一定预示着患者会再次发作。

表现

皮肤表现包括伴瘀斑或偶伴荨麻疹或浸润性斑块的单纯出血[7]。偶见皮肤小血管闭塞。一些病例出现界限清楚、紫癜性压痛性斑块，边缘向外网状延伸，并发红斑。皮损最常见于皮下注射部位（图 101.2），但也可发生在其他部位，通常发生在肝素治疗的第 5 天至第 10 天[8]。已被肝素致敏的患者发生肝素坏死更早。还有一种迟发性肝素坏死，在使用肝素后 3 周才出现。

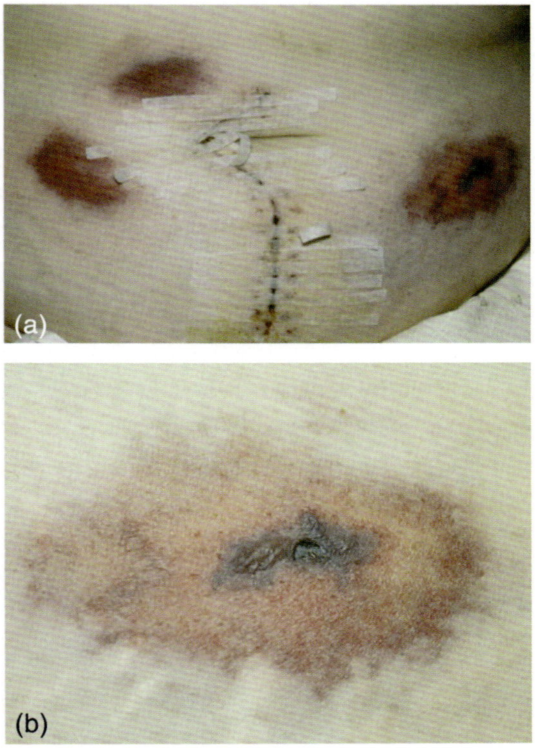

图 101.2 (a)皮下注射肝素部位出现肝素坏死。(b)左腹部 15cm 皮损的近观图

皮损呈不可触及的出血，网状边缘、轻度红斑伴中央网状显著出血、早期坏死和大疱形成。（经 Elsevier 允许，摘自 Robson and Piette 1999[11]）

鉴别诊断

使用肝素的患者也可能因其他原因出现血小板减少，而无血小板减少的患者则可能出现动脉或静脉血栓[2]。因此，对于出现网状紫癜或轻度坏死，伴或不伴血小板减少症的患者，使用肝素与否的病史非常重要。

治疗

停用肝素很重要。以前认为华法林可有效替代肝素，但实际可能导致静脉性肢体坏疽。低分子肝素不太容易引起 HIT，但其他类型肝素导致 HIT 的患者忌用。

如果既往 HIT 史的患者在 100d 内未接受肝素治疗，其抗体可能消失，故如在心脏手术期间，可再次接受肝素治疗。目前用于治疗 HIT 患者的抗凝血药物是达那肝素（一种类肝素）。需确保华法林单药治疗患者的血小板计数恢复正常范围，因华法林可降低蛋白 C 活性，导致血栓形成和坏死[9,10]。

血小板栓子：血小板增多症

概述

血小板增多症（thrombocytosis）通常由原发性血小板血症引起的，最常见原因是骨髓增生性疾病或真性红细胞增多症[1]。血小板增多症是一种常见疾病，有多种原发性和继发性原因。

流行病学

发病率和患病率

原发性血小板增多症和真性红细胞增多症少见，却是血小板计数升高的第一大和第二大常见原因，血栓事件和红斑性肢痛症发生率增高[2]。原发性血小板增多症 10 年后血栓形成风险为 14%[3]。

年龄

血小板增多症在年轻人中更常见。

性别

血小板增多症在女性中更常见。

病理生理学

反应性或脾切除术后无论血小板增多至何种水平都不会引起栓塞，提示骨髓增生性疾病中的血栓形成并非仅仅是血小板增多的作用。多项研究表明，在原发性血小板增多症、真性红细胞增多症和原发骨髓纤维化患者中，不少人存在 JAK2 酪氨酸激酶（JAK2 tyrosine kinase，JAK2V617F）的特异性突变，以及在 JAK2V617F 阴性原发性血小板增多症患者中存在血小板生成素受体（thrombopoietin receptor，MPL）的功能获得性突变[4]。因此，骨髓增生性疾病中出现缺血或闭塞综合征的机制不仅仅取决于血小板数量。

发病诱因

骨髓增生性疾病中的获得性 von Willebrand 因子与出血和血栓并发症均有关。抗心磷脂抗体、因子 V Leiden 突变、内皮细胞功能异常、蛋白 C 和蛋白 S 水平下降可能对慢性骨髓增生性疾病的血栓形成具

第9部分

有协同作用[5,6]。除血小板计数升高外，骨髓增生性或骨髓增生异常性疾病也会出现血小板功能异常，尽管这是否可在血小板计数低于 1000×10^9/L 时导致血管阻塞存在争议。在原发性血小板增多症患者中血小板计数低于 600×10^9/L 时，已有血栓事件报告，也有一些血小板计数正常病例的相关报道[7]。

病理学

脾大可见于各种形式的骨髓增生性综合征。真性红细胞增多症的特征包括红色发绀、血红蛋白、血细胞比容和红细胞总数升高。所有综合征都可能出现白细胞计数升高，但这是慢性粒细胞白血病的最典型特征，尤其同时出现嗜酸性粒细胞和嗜碱性粒细胞计数升高。

临床特征

临床表现

血小板增多症和其他骨髓增生性疾病中常出现皮肤改变。矛盾的是，骨髓增生性血小板增多症患者可能同时出现异常出血和血栓。268 例原发性血小板增多症患者中 22%出现皮损[8]，包括荨麻疹、网状青斑、瘀点、瘀斑、血肿、红斑肢痛症、雷诺现象、复发性浅表性血栓性静脉炎、坏死性血管炎、腿部溃疡和坏疽。活检结果各不相同，但一些网状青斑和肢端梗死存在微血管闭塞。此外，有报道一例既往有 Budd-Chiari 综合征（另一种骨髓增生性疾病血栓性并发症）病史的非典型性慢性骨髓增生性疾病患者出现血小板栓子表现，包括面部疼痛性红色斑块、掌部紫色斑疹和丘疹[9]。

红斑肢痛症可作为一种原发性或继发性综合征发生。当皮肤接触温暖表面时容易诱发这种远端肢体极度不适的灼热感伴阵发性红斑。虽然红斑性肢痛症可在不同情况下出现，但手足的紫癜性或坏死性皮损与触物感痛性红斑同时出现仅发生于骨髓增生性或骨髓增生异常性血小板增多症[10]。

并发症和共病

原发性血小板增多症和真性红细胞增多症患者发生血栓并发症的风险较高[1]。随着时间推移，所有患者都可能出现贫血和红细胞形态改变，都存在向低增生和严重贫血、白血病或骨髓纤维化转变的风险。

病程与预后

与其他骨髓增生性疾病相比，原发性血小板增多症和真性红细胞增多症患者血小板计数可能大于 100 万，预后良好[1]。

检查与检验

诊断原发性血小板增多症需要持续性血小板计数增高至大于 400×10^9/L，并排除反应性原因。血涂片可见血小板增多、大小不均。白细胞计数可能升高。骨髓检查通常可行抽吸和环钻活检，但并非都必要。

治疗

许多以前用于骨髓增生性血小板增多症的治疗增加了白血病转化，以及生育和妊娠并发症的风险。小剂量阿司匹林可有效预防血栓已被广泛接受，但其疗效缺乏确切证据，它可显著逆转红斑性肢痛症的症状和体征，为其在血小板增多性并发症中的使用提供了一些临床证据。在血小板增多性红斑肢痛症中存在血小板源性闭塞和血管症状，阿司匹林可有效清除病灶和减轻灼痛，而对于原发性和其他继发性红斑肢痛症疗效较差。

在一例非典型、慢性骨髓增生性疾病和 Budd-Chiari 综合征病史的患者中，华法林治疗皮损无效，但在明确血小板栓子为此前微血管闭塞的原因后，予阿司匹林治疗，24h 内皮损消失。

羟基脲是预防短暂性缺血发作的首选药物，但对预防静脉血栓形成可能无效。阿那格雷可能会降低静脉血栓形成的风险，但似乎可增加动脉血栓形成和出血的风险。阿那格雷是一种重要的治疗药物，既抑制血小板活性又降低血小板计数[11,12]。JAK2 突变似乎与白细胞和血小板增殖有关，但 JAK2 和 MPL 突变在促进血栓形成中的作用尚不清楚[13]。多项研究表明，JAK2V617F 突变的存在，至少部分通过增加血小板相关组织因子微颗粒和促进血小板-中性粒细胞聚集而激活止血[14]。

冷凝固/冷凝集疾病

概述

冷凝固/冷凝集疾病（cryogelling/cryoagglutination disorders）是皮肤暴露寒冷时由 1 型冷球蛋白、冷纤维蛋白原或冷凝集素（少见）引起的闭塞综合征。

冷球蛋白是在低温下可逆性沉淀或形成凝胶的免疫球蛋白，1933 年首次报道，1947 年命名为冷球蛋白[1-4]。1974 年，Brouet 等[1]提出现标准的冷球蛋白分类为Ⅰ型、Ⅱ型和Ⅲ型。Ⅰ型（单分子）冷球蛋白是单克隆免疫球蛋白。Ⅱ型和Ⅲ型为混合型冷球蛋白，是多分子蛋白，通常为免疫复合物，在实验室条件下（2～4℃）出现胶化。冷纤维蛋白原沉积包含了寒冷暴露下纤维蛋白原、纤维蛋白和纤维连接蛋白组成的复合物[5]。

冷凝集素是一种能在正常体温下凝集红细胞的免疫球蛋白。

尽管冷球蛋白沉淀主要与冷诱导的可逆性蛋白变性有关，其他因素如微血管环境中冷球蛋白浓度、pH 值和非共价结合因子也会影响沉淀的形成和强度。

流行病学

发病率和患病率

冷球蛋白中Ⅰ型占 10%～15%。尽管冷纤维蛋白原和冷凝集素在不同疾病中可被检测到，但很少是寒冷暴露诱发闭塞综合征的原因[6]。

年龄

诊断冷球蛋白血症的中位年龄是 60 岁至 65 岁。

性别

冷球蛋白血症发生率女性与男性比例为 2∶1[2]。

相关疾病

Ⅰ型冷球蛋白常与潜在的淋巴细胞增生性疾病有关，尤其是多发性骨髓瘤或 Waldenström 巨球蛋白血症[5]。除非它们在接近体温时形成凝胶，否则Ⅰ型和Ⅱ型冷球蛋白比冷蛋白更容易以免疫复合物的形式引起疾病，但它们在特定患者中可通过任一或两种机制引起疾病。87%～100%混合型冷球蛋白血症患者血清中可检测到类风湿因子活动（经抗 Fc 结合发挥作用）[3]。

超过 50%（42%～98%）的Ⅱ型和Ⅲ型冷球蛋白患者存在丙型肝炎病毒（HCV）抗体[2-4]。相反，13%～54%的丙型肝炎患者在实验室中检测到混合冷球蛋白，其中大多数为Ⅲ型冷球蛋白（67%～91%）。在存在冷球蛋白的 HCV 感染者中，只有 27%具有与冷球蛋白血症综合征相关的临床体征[2]。目前为何仅一小部分 HCV 感染和冷球蛋白阳性患者会发展为症状性冷球蛋白血症，其原因尚不清楚。

虽然Ⅰ型冷球蛋白血症通常与淋巴增生性疾病有关，但它远不如Ⅱ型和Ⅲ型常见。在 HCV 感染和混合性冷球蛋白血症发病率较高地区，后两种类型占冷球蛋白血症相关性淋巴细胞增生性疾病的大多数[2]。

其他症状也与血清中检测到的冷球蛋白有关。结缔组织疾病患者中出现冷球蛋白血症较多，包括系统性红斑狼疮（SLE）、系统性硬化、活动性类风湿关节炎和干燥综合征患者[2]。除 HCV 外，其他慢性感染如莱姆病、亚急性细菌性心内膜炎、Q 热病、甲型和乙型肝炎、汉坦病毒、巨细胞病毒、人 T 细胞白血病病毒Ⅰ和 HIV 也有报道[2,7]。慢性炎症疾病，如无论何种原因所致肝硬化，可检测到冷球蛋白的比例增高。

冷纤维蛋白原血症可能是特发性的，也可能与恶性疾病（尤其血液病）、血栓栓塞性疾病、IgA 肾病或各种炎症性、结缔组织或感染性综合征相关[8,9]。

单克隆冷凝集素为特发性或继发于恶性淋巴细胞增生性疾病。多克隆冷凝集素通常与感染有关，尤其是肺炎支原体，较少与 HCV、细小病毒 B19 或钩端螺旋体感染有关。

病理生理学

发病诱因

血清中存在冷球蛋白并不一定预示疾病。事实上，尽管在上述患者组中可检测到血清冷球蛋白，但大多数患者不会出现症状性冷球蛋白血症[2]。

病理学

Ⅰ型冷球蛋白为单克隆免疫球蛋白，通常为 IgG 或 IgM，较少为 IgA，罕见为本-周蛋白。

Ⅱ型冷球蛋白由 IgM、IgG 类或偶为 IgA 类单克隆蛋白结合血液中的抗原而组成，这种抗原通常为多克隆 IgG 分子的 Fc 部分。通过抗 Fc 亲和力结合免疫球蛋白（通常 IgG）的那些称为类风湿因子，与 IgM/抗 IgG 类风湿因子一样，可由标准类风湿因子检测而查到。以 IgM 为抗类风湿因子免疫球蛋白的Ⅱ型冷球蛋白中，可达 95%的 IgM 含有一条 κ 轻链，而 κ 轻链一般不单独存在[3]。Ⅲ型混合冷球蛋白也是最常见的类风湿因子，但该组 IgM、IgG 或 IgA 抗 Fc 片段抗体为多克隆而非单克隆。在Ⅱ型和Ⅲ型混合冷球蛋白患者中，补体水平通常降低，尤其是 C4。

获得性异常纤维蛋白原血症罕见情况下可与冷纤维蛋白原综合征类似，表现为肢端血管闭塞（包括坏疽）。有趣的是，此类异常纤维蛋白原血症似乎通过模拟闭塞诱导的冷凝集素来显著增加红细胞聚集而起作用。血涂片可见明显的红细胞叠连形成。

在冷凝集素相关的皮肤闭塞患者中，红细胞凝集依赖于抗体一次与多个细胞结合。五价 IgM 几乎是这种现象的唯一原因。与冷球蛋白一样，通常存在针对红细胞的 I、i 或 Pr 抗原的单克隆和多克隆冷凝集素[10]。

临床特征

病史

患者有低温暴露史。

临床表现

坏死或紫癜，呈网状分布，有时合并肢端网状青斑提示冷暴露诱发的闭塞综合征。肢端分布必须区别于皮损的下垂分布。这两种模式都可累及手足，但下垂模式中足部和腿部皮损多于手部。

下垂部位复发性阵发性可触及紫癜，有时伴灼烧或瘙痒，常伴有关节炎或关节痛，这些是混合型（Ⅱ型和Ⅲ型）冷球蛋白血症的典型表现（紫癜、无力和关节痛称为 Meltzer 三联征）。任何类型的症状性冷球蛋白血症患者最常出现皮肤病变，通常为紫癜（55%～100%，尤其 HCV 相关）[3,11]。10%～25%的患者出现溃疡、血痂或皮肤梗死，最常见于Ⅰ型冷球蛋白。寒冷诱导的肢端区手足发绀和非炎症性网状紫癜也是Ⅰ型冷球蛋白血症的典型症状。其他报道的皮肤表现包括肢端发绀、雷诺现象、荨麻疹样皮损、溃疡和网状青斑[4,12]。

最常见的非皮肤临床表现包括关节、周围神经、肾脏和肝脏受累[2-4]。

冷纤维蛋白原血症最常见的皮肤表现为冷耐受不良、紫癜、坏死、网状青斑、坏疽和溃疡（图 101.3）[9,13]。紫癜或坏死的典型表现为非炎症性网状外观。

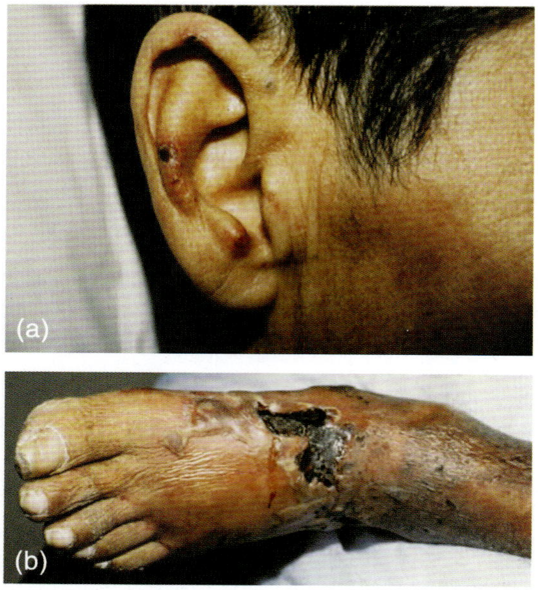

图 101.3 冷纤维蛋白原血症寒冷诱导的皮损

(a)耳部；(b)足部。肢端位置是低温凝集的典型位置。足部病灶可见少量红斑、网状大疱、出血伴坏死。

临床亚型

此外，冷闭塞综合征的肢端分布通常包括耳朵和鼻子。

鉴别诊断

下垂部位病灶分布提示为免疫复合物介导的疾病，通常表现为典型的可触及紫癜或偶尔表现为炎性网状紫癜，而非平整的、非炎症性紫癜或少量红斑性坏死。皮损的肢端分布也是多形性红斑的特征。然而，多形红斑表现为靶样皮损、非典型靶样病灶或典型可触及紫癜，而非炎症性网状紫癜或坏死，且与网状青斑无关。应考虑与冻疮鉴别，冻疮发展缓慢且少有急性紫癜或坏死[6]。

虽然患有免疫复合物血管炎的患者，如果因病仰卧，可能会在耳朵后部产生下垂性皮损，但他们的其他皮损通常也是分布于下垂部位的，而且通常没有冷暴露史作为发病诱因。

远端闭塞综合征（胆固醇栓塞、肢端抗磷脂抗体综合征）也有类似的表现，但无寒冷暴露史，鼻、耳也无皮损。

并发症和共病

冷球蛋白导致疾病的已知途径只有两种。第一种是通过在血管腔内的沉淀，通常是由寒冷引起的，伴有透明栓子形成和早期轻微炎症。典型临床皮损的特点是微炎症性皮肤梗死，伴或不伴网状青斑，或呈非炎症性网状紫癜。由于几乎没有证据表明单克隆抗体的低温凝集诱导补体活化，因此低温凝集是Ⅰ型冷球蛋白血管病变的唯一已知机制[14]。第二种机制是免疫复合物血管炎。由于几乎所有Ⅱ型和Ⅲ型冷球蛋白都是免疫复合物，它们都应该能够诱导免疫复合物性血管炎，但许多并非如此。尽管大多数冷球蛋白在低于 37℃时形成凝胶，但如在接近体温出现冷沉淀，单纯的阻塞即可造成血管损伤。冷纤维蛋白原血症是一种常见的实验室异常，但却是一种罕见的临床症状性疾病[15]。

正如许多冷球蛋白和大多数冷纤维蛋白原一样，冷凝集素最常见无症状。当出现疾病时，最常见为由冷诱导肢端凝集继发的可逆性手足发绀。网状青斑、雷诺现象、寒冷型荨麻疹和较罕见的皮肤坏死均可能发生。除了环境寒冷暴露造成的肢端损伤外，冷静脉注射也可以触发局部皮肤坏死[16]。寒冷可诱导冷凝集素与红细胞结合继而诱导补体激活，随后发生溶血和溶血性贫血，而这与凝集所致闭塞综合征无关。

检查与检验

在坏死导致继发性血管炎组织学改变之前，早期皮损活检应显示冷蛋白或凝集红细胞所致的真皮血管非炎症性阻塞。

仔细处理血清和血浆是分辨冷凝蛋白所必需的，因为最可能导致疾病的是那些非常接近正常体温的温度下凝胶化的蛋白。同样，发现冷蛋白或冷凝集素也不能证明是一种冷闭塞综合征，因为它们形成凝胶的温度可能与典型冷暴露温度无关，或者可能只是偶然发现，尤其是冷纤维蛋白原和冷凝集素[2,3]。

尽管存在单克隆蛋白，Ⅱ型冷球蛋白血症患者血清样品（而非冷沉淀样品）血清蛋白电泳结果常见为多克隆丙种球蛋白[2]。识别一种克隆蛋白，需要更敏感的技术如免疫固定。

Ⅰ型冷球蛋白血症患者中更常见非炎症性透明血栓的组织学表现，但也有一些患者存在皮肤血管炎[11]。

由于冷纤维蛋白原裂解后可形成纤维蛋白，因此需在血浆而非血清来检测这些冷凝结蛋白。冷球蛋白在血浆和血清均应存在[5,13]。皮损活检典型表现为小血管血栓伴真皮坏死[8]。有报道称存在白细胞碎裂性血管炎，但可能因缺血坏死诱发，而非作为一个原因存在[9]。纤维连接蛋白可能是仅有冷纤维蛋白原血症患者血管栓塞的主要成分，而同时有冷纤维蛋白原和冷球蛋白的患者血管闭塞主要由冷球蛋白沉积引起[9]。

治疗

因前瞻性或对照试验很少，治疗冷球蛋白血症常常存在问题[3,4]。如果症状轻微，可能不需要治疗。如果肢端病变皮损的症状由寒冷诱发，那么保护受累区域已足够。降低Ⅰ型冷球蛋白浓度的措施，如血浆透析、血浆置换或细胞毒治疗，有时有效，但只能持续短期。对于免疫复合物相关疾病，糖皮质类固醇、细胞毒药物或血浆置换可能有效，但一旦停止治疗即会复发。干扰素 α 单用也可与利巴韦林联合治疗 HCV 相关的冷球蛋白血症[3,4]。这些药物治疗能部分或完全缓解血管表现，但常在停止治疗后复发。治疗本身偶尔也会诱发血管炎。对于以复发性皮肤血管病变为主要症状的混合性冷球蛋白血症患者，秋水仙碱或氨苯砜治疗有助于降低复发频率及发病严重程度。

冷纤维蛋白原血症的治疗应以潜在疾病为目标，并尽可能保护机体免于寒冷暴露[17]。司坦唑醇是一种可增强纤维蛋白溶解作用的雄激素类固醇，与其他纤溶性雄激素类固醇药物一起，用于治疗冷纤维蛋白原血症[18]。寒冷诱导的凝集综合征患者必须避免寒冷暴露。治疗如使用糖皮质激素、细胞毒性药物、达那唑、利妥西单抗或干扰素 α 偶有疗效[17]。

血管中的微生物

有一些皮肤感染可以产生以下紫癜样皮损。

- 由铜绿假单胞菌引起的坏疽性深脓疱疮（见第 32 章）。
- 曲霉菌和毛霉菌感染（见第 26 章）。
- 播散性类圆线虫感染（见第 33 章）。
- Lucio 现象（坏死性红斑）（见第 28 章）。

栓子

胆固醇栓子

定义和术语

胆固醇栓子（cholesterol embolus，CE）由动脉硬化斑块破裂所释放胆固醇结晶引起，可引起皮肤疾病，尤其好发于下肢。

同义名

- 蓝趾综合征

概述

最常见的皮肤栓塞综合征是胆固醇栓子，它继发于动脉硬化斑块破裂，伴有远端皮肤和内脏血管阻塞。

流行病学

发病率和患病率

血管手术后胆固醇栓塞综合征（cholesterol embolization syndrome，CES）的发生率为 0.15% ～30%，大型回顾性研究报道发生率为 0.6% ～0.9%[1,2]。尸检研究表明，在接受动脉瘤切除术患者中，77%的人存在胆固醇栓子[2]。一项对 1786 例年龄在 40 岁以上患者进行的前瞻性研究发现，曾行左心导管检查患者胆固醇栓子发生率为 1.4%，其中近一半为明确 CES，其余可能是伴发原发性肾疾病的 CES[1]。出现皮肤表现（网状青斑、蓝趾综合征或指端坏疽）的患者诊为明确的 CES，占总数的 48%。住院死亡率为 16%，与进行性肾功能不全有关。

年龄

胆固醇栓子继发于动脉粥样硬化斑块，因此，胆固醇栓子是一种主要见于 50 岁以上男性的综合征。

相关疾病

胆固醇栓子与外周血管疾病及已知的动脉粥样硬化的危险因素有关，如糖尿病、高血压、吸烟[3]。与华法林使用相关的蓝趾综合征是胆固醇栓子综合征，而非华法林诱导的皮肤坏死。

病理生理学

发病诱因

虽然胆固醇栓子可呈自发性，但已知发病诱因包括血管造影、血管成形术、血管外科手术、主动脉内泵置入、心肺复苏（通常在数小时或数天内导致斑块外伤性破裂)、溶栓治疗(急性斑块内血栓溶解,在数小时或数天内释放易碎斑块)和抗凝治疗(通常至少在治疗2个月后斑块缓慢减少而释放斑块碎片)[3,4]。

病理学

组织学检查显示,累及皮肤的小动脉通常位于真皮-皮下交界处,小血管腔内有细长的裂隙,伴有血栓[5]。这些裂隙是由胆固醇晶体溶解引起。实验产生的胆固醇栓子中,在24～48h可在动脉壁看到混合性炎症细胞浸润,3～6d出现多核组织细胞,随后偶有内膜纤维化。

临床特征

临床表现

胆固醇栓子有两种典型的临床三联征。第一种包括腿或足部疼痛、网状青斑和外周脉搏良好[4]。第二种包括网状青斑、肾功能不全和嗜酸性粒细胞增多[6]。多次胆固醇栓子发作的患者可出现皮肤表现,包括网状青斑、坏疽、发绀、溃疡、结节和紫癜。其他临床表现包括发热、肌痛、精神状态改变、突然发作动脉高压、胃肠溃疡和可进展为肾衰竭的肾功能不全[4,6]。

检查与检验

CES中常见嗜酸性粒细胞增多,约80%的患者发生,可能与补体C5成分生成有关[1,7]。术前血清C反应蛋白水平升高与术后CES风险增加有关[1]。其他实验室发现可能包括白细胞增多、血小板减少、脓尿、嗜酸性粒细胞尿、尿液或粪便隐血阳性、ESR值升高、肌酐、尿素和淀粉酶升高,以及血清补体水平降低[3,7]。

治疗

胆固醇栓子的治疗包括尽量减少进一步栓塞的风险(清除残留斑块或动脉粥样硬化段主要血管支架置入),尽量减少对终末器官的损害,以及旨在减缓动脉粥样硬化疾病进展的预防治疗。他汀类药物、伊洛前列素(前列环素类似物)、己酮可可碱和类固醇均曾报道有效,但对于减少器官损伤作用有限[2,8]。由于抗凝药可能会加速胆固醇栓子形成,因此应在已知CES患者中谨慎避免使用这些药物[2,9]。然而,一些可能诱发CES的心脏手术如瓣膜假体术,也需要术后抗凝治疗[4,9]。

草酸盐栓子、心脏栓子和其他栓子

概述

草酸盐晶体较罕见可引起症状性栓塞,但可与胆固醇栓塞的皮肤表现类似。虽然原发性(Ⅰ型)高草酸尿症罕见,但是草酸盐栓子最常见的原因。心房黏液瘤、消耗性心内膜炎和感染性心内膜炎都可与皮肤栓塞现象有关。脂肪栓子可产生瘀点,可仅少量,也可能数目众多[1]。

临床特征

表现

原发性高草酸尿症的皮肤表现主要为草酸结晶栓塞所致,包括网状青斑、手足发绀、外周坏疽、紫癜或溃疡[2]。继发性高草酸尿症,尤其是由于长期透析,更容易导致草酸盐的血管外皮肤沉积,产生钙化的皮肤结节,或坚实的粟粒样丘疹,易出现在手指掌侧[3]。

心房黏液瘤症状可部分类似于感染性心内膜炎、结缔组织病、血管炎或风湿热,伴有发热、萎靡不适、关节痛或体重减轻。类似瓣膜病或栓塞现象的心内血流阻塞也可发生。雀斑样痣可能是遗传性痣、心房黏液瘤、黏液样神经纤维瘤和雀斑(naevi,atrial myxoma,myxoid neurofibromas and ephelides,NAME)或雀斑样痣、心房和黏膜黏液瘤和多发性蓝色痣(lentigines,atrial and mucocutaneous myxomas and multiple blue naevi,LAMB)综合征的皮肤表现,可伴发心脏黏液瘤。黏液瘤性栓子的皮肤表现包括网状青斑、裂片性出血、雷诺现象、伴跛行的肢端丘疹性发疹、匍行性或环形指尖紫癜性皮损、颧部紫红色潮红、手足瘀点或足趾坏死[4]。

消耗性心内膜炎导致纤维蛋白赘生物附着在心脏瓣膜小叶上,类似于急性风湿性心内膜炎和Libman-Sacks(抗磷脂综合征)瓣膜病,这些赘生物可导致栓塞[5]。感染性心内膜炎的赘生物可产生栓子,但通常与急性细菌性心内膜炎有关。亚急性细菌性心内膜炎皮肤病变可能源自栓子或免疫复合物相关血管炎。特发性嗜酸性粒细胞增多综合征与心内壁血栓有关,也可产生栓子[6]。皮肤栓子的文献记载有限,临床表现为裂片性出血、非白色青斑样异色,或坏死、出现水疱或紫癜样皮损[7]。

晶体球蛋白血管病变是一种罕见的综合征,通常与IgG或轻链副蛋白有关,可通过自发结晶产生血管内闭塞[8]。该综合征可导致急进性肾衰竭、多关节病、外周神经病和皮损。皮损包括溃疡、瘀点和瘀斑,伴血管内血栓和结晶沉积[9]。

检查与检验

组织学可以证实黏液瘤性栓子,但发现栓子可能需要连续切片和多次活检[4,5]。对于有栓塞病史或体格检查符合栓塞的患者,超声心动图具有一定应用价值。

第9部分

系统性凝血病：蛋白 C/蛋白 S-相关疾病

同义名

- 新生儿暴发性紫癜：纯合型蛋白 C 或蛋白 S 缺陷症
- 华法林抗凝药诱导皮肤坏死：严重获得性蛋白 C 功能不全
- 脓毒症相关暴发性紫癜伴弥散性血管内凝血：获得严重蛋白 C 缺陷症
- 感染后暴发性紫癜：获得性严重蛋白 S 蛋白功能不全

概述

几种系统性凝血病都可累及皮肤微血管系统。皮肤损害可能是多器官综合征的一个次要特征、多器官受累的主要表现或闭塞的唯一靶点。认识这些综合征对于早期、特异性治疗至关重要。人体内存在两种天然抗凝途径。抗凝血酶Ⅲ-肝素/乙酰肝素通路对于形成原发性静脉大血管血栓形成较为重要。唯一与抗凝血酶Ⅲ相关的皮肤病变是继发于复发性静脉血栓并伴有静脉功能不全的瘀积性溃疡。而血栓调节蛋白-蛋白 C/S 抗凝通路紊乱则是严重皮肤闭塞综合征的重要原因。

了解这一途径对诊断和治疗这些综合征很重要。凝血级联的终点是凝血酶原转化为凝血酶，凝血酶迅速催化纤维蛋白原转化为纤维蛋白和血栓形成。当凝血酶不能与膜上促凝位点结合而与膜蛋白受体血栓调节蛋白结合时，这种强大的促凝分子就会发生转化。与血栓调节蛋白结合后，凝血酶对凝血因子的结合和活化失效，但迅速将血浆中的蛋白 C 转化为活性蛋白 C。活性蛋白 C 被某些磷脂和蛋白 S 稳定，通过裂解循环活性凝血因子(包括Ⅷa 因子和最重要的Ⅴa 因子)下调凝血，从而发挥抗凝作用。而蛋白 C 或其共因子蛋白 S 缺陷均可导致促凝。

流行病学

发病率及患病率

纯合型蛋白 C 缺陷症发生频率估计为 25 万至 50 万新生儿中有 1 例[1]。感染后暴发性紫癜主要发生在儿童发热性疾病后数天至数周，表现为迅速进展的紫癜[2,3]。

年龄

华法林诱导皮肤坏死发病高峰在 60—70 岁。

性别

女性华法林坏死的发生率比男性高 4 倍。

种族

约 5%英国和北美人群是杂合型因子Ⅴ Leiden 突变。据报道发病率最高为塞浦路斯、瑞典和土耳其，为 10%～15%，发病率最低为亚洲和非洲，以及这些种族人群。

相关疾病

纯合型蛋白 C 或蛋白 S 缺陷与新生儿暴发性紫癜及脑和眼血管血栓形成相关。

感染后暴发性紫癜最常见的相关感染是水痘带状疱疹病毒和链球菌感染。该综合征与狼疮抗凝活性和蛋白 S 自身抗体有关[2,3]。

病理生理学

发病诱因

蛋白 C 和 S 缺陷症为常染色体遗传，外显率不一。杂合型缺陷患者可能在成年早期反复出现静脉血栓或肺栓塞，也可能无症状[1]。影响蛋白 C 和 S 缺陷症个体血栓形成的一个可变因素为是否伴有纯合型或杂合型因子Ⅴ Leiden 突变[4,5]。

因子Ⅴ Leiden 突变使得因子Ⅴ Leiden 分子对活化蛋白 C(activated protein C，APC)的裂解不那么敏感(APC 抵抗)。这种防裂解的保护意味着活化因子Ⅴ Leiden 在血浆中停留时间更长，并持续促进凝血。因此，可以推测因子Ⅴ Leiden 突变与血栓调节蛋白 C 通路缺陷具有协同作用。然而，在一些蛋白 C 缺陷家族中，对于蛋白 C 缺陷水平相似的个体，因子Ⅴ Leiden 突变似乎是一个重要可预测大血管血栓风险的因子。

如华法林剂量较高(10mg 或以上)，且无第二种抗凝药物如肝素来覆盖抗凝治疗初始阶段，华法林坏死的风险就会增加[6]。

病理学

华法林的治疗作用是由于抑制了维生素 K 依赖性凝血因子Ⅱ、Ⅶ、Ⅸ和Ⅹ的 γ 羧基化。尽管这些因子仍在产生，并可能在血浆中作为抗原被检测到，但未 γ 羧基化，是无功能性的。重要的是，蛋白 C 和蛋白 S 也是维生素 K 依赖性血浆因子，被抑制可导致血栓前状态。蛋白 C 和因子Ⅶ的半衰期约为 5h，尤其容易受到早期抑制，而蛋白 S 和其他半衰期较长的促凝因子可在较长时间内仍保持活性[6]。因此，在早期抑制阶段之后，有一段时间，蛋白 C 的抗凝作用已被抑制，但未被抑制的促凝因子仍较多。

“暴发性紫癜”一词被医师用于许多不同的情况。最初在 1887 年被用以描述感染数天到数周后发生的一种综合征，尤其水痘-带状疱疹病毒或链球菌感染(现在称为“感染后暴发性紫癜”)[7]。随后，术语暴发性紫癜被用以描述脓毒症患者广泛的皮肤出血，包括脑膜炎奈瑟菌、金黄色葡萄球菌、A 和 B 组 β-溶血性链球菌、肺炎链球菌、流感嗜血杆菌和埃及嗜血杆菌的感染[2]。

临床特征

临床表现

网状(星状)紫癜和坏死是皮肤微血管内血栓形成最典型的皮肤表现。皮损通常在出生后数小时至5d内开始,最常见于四肢、腹部、臀部和头皮;它们可能局限于受压部位或以前的创伤部位[1,8]。

华法林坏死通常表现为开始华法林治疗后3~5d,受累区域内突发疼痛,随后出现界限清楚的红斑,进展为出血、坏死,常出现出血性大疱或血痂[9]。尽管华法林坏死很少累及肢端区域,但华法林治疗患者的肢端皮肤紫癜更可能因胆固醇栓子引起,即紫(蓝)趾综合征。华法林坏死更容易发生在脂肪皮下组织丰富的区域,如乳房、臀部和大腿[9,10]。

脓毒症伴弥散性血管内凝血(disseminated intravascular coagulation,DIC)的皮肤微血管闭塞临床表现为非炎症性(轻微)出血,通常呈网状、星形或分支状,并迅速转变为坏死和血痂[11,12]。

鉴别诊断

DIC患者出血可能是由于感染性血管炎、单纯出血或微血管血栓。这些不同机制的皮肤出血模式各不相同,可用以确定病理生理机制和治疗[13]。

病程与预后

如无适当治疗,皮损会不可避免进展到全层皮肤坏死。

检查与检验

实验室结果与DIC一致,表现为凝血因子消耗(部分凝血活酶时间延长)、血栓溶解(纤维蛋白裂解产物升高)以及血小板减少。

在一项小型研究中,网状紫癜样皮损的早期活检显示纤维蛋白阻塞微血管,血管周围出血不伴或伴轻度炎症反应;这些表现与严重蛋白C缺陷相关[12]。而其他形式伴DIC的脓毒症性紫癜则非如此。

治疗

传统治疗方法包括用新鲜冷冻血浆替代缺陷的蛋白C或S,或口服抗凝药以减少促凝因子。蛋白C和浓缩活化蛋白C已用于治疗急性疾病和预防后续发作[14]。

尽管多达1/3的华法林诱导皮肤坏死的患者可能存在部分蛋白C缺陷,但大多数病例似乎与遗传学蛋白C缺陷无关[10]。由于华法林的作用类似于维生素K缺陷,据此可推测维生素K缺乏可能会导致华法林坏死样表现,但目前尚无类似记载。恢复蛋白C活性可通过浓缩蛋白C或活性蛋白C的使用。如果没有,建议使用肝素治疗。

在细菌性脓毒症中越来越认为蛋白C通路至关重要,可同时抑制凝血和炎症[15]。脓毒症使用活性浓缩蛋白C似乎有效,尤其严重病例,尽管尚不清楚是否所有脓毒症患者都应该接受该治疗[16]。

对于脓毒症、DIC和网状(闭塞)紫癜患者,可推测急性情况下存在严重蛋白C缺陷,并给予合适的治疗。也有在暴发性紫癜中成功使用蛋白C浓缩物和血浆交换替代蛋白C的报道[17,18]。

在感染后暴发性紫癜病例中,替代蛋白S活性较为困难,可能是因为这种情况不是由于蛋白S的简单清除,而是由于抗体对蛋白S功能的抑制。这种抗体介导的功能障碍很难通过因子替代来矫正,且亦无浓缩蛋白S来源。

系统性凝血病:抗磷脂抗体/狼疮抗凝综合征

概述

系统性凝血病伴皮肤微血管闭塞的另一主要类型是与狼疮抗凝活性和抗磷脂综合征(antiphospholipid syndrome,APLS)有关的凝血疾病。从最初描述为复发性静脉或动脉血栓形成、复发性流产和血小板减少症到共识声明标准,APLS仍需被重新定义[1],最近通过在实验室诊断标准中增加了β_2-糖蛋白I(β_2 glycoprotein I,β_2 GPI)抗体(框图101.4)[2]。尽管早期APLS描述中经常提及血小板减少症,但目前已不再是该综合征的诊断标准。

框图101.4 国际共识声明抗磷脂抗体综合征的初步标准(明确诊断至少需要一个临床和一个实验室标准)[2]

临床标准

- 血管栓塞:一次或多次动脉、静脉或小血管血栓发作
- 妊娠并发症
  - 一次或多次妊娠10周或10周后形态学正常胎儿不明原因的死亡,或
  - 一次或多次妊娠34周或34周之前形态学正常胎儿的早产,或
  - 连续3次或3次以上妊娠10周前原因不明的自发流产

实验室标准

- 间隔6周以上的两次或多次检测发现IgG或IgM抗心磷脂抗体中度或明显增高
- 间隔6周以上的两次或多次检测出现狼疮抗凝抗体
- 间隔6周以上的两次或多次出现β_2-糖蛋白I抗体

这一组疾病的凝血机制尚不清楚。研究人员发现 APLS 和(或)SLE 患者血清中可检测到 β_2-GPI-氧化低密度脂蛋白复合物,但健康人中却没有[3]。此外,APL 患者的自体激活 $CD4^+$ T 细胞与 APL 患者 β_2-GPI 反应,促进自体 B 细胞产生致病性 IgG 抗 β_2-GPI 抗体。这些 T 细胞对天然 β_2-GPI 无反应,但对化学还原或细菌表达的重组 β_2-GPI 有反应,进一步支持了病理性 β_2-GPI 抗体存在神秘表位的假设。这种观点为未来治疗提供了新可能,其目标是消耗或阻断结构域 I-定向 β_2-GPI 抗体,或通过清除或抑制病理性自身激活 $CD4^+$ T-细胞亚群抑制其产生[3]。

流行病学

发病率和患病率

抗磷脂综合征可为一种原发性或继发性疾病。在一项大型研究中,原发性 APLS 占所有病例的 53%,狼疮相关 APLS 占 36%,狼疮样 APLS 占 5%,其他与 APLS 相关的疾病占 6%,0.8%病例出现极其严重 APLS[4]。

年龄

在一项大型研究中,入组时患者平均年龄 42±14 岁,症状起始最常见于中青年(15 岁前占 2.8%,50 岁后占 12.7%)[4]。

性别

女性更易罹患(82%)[4]。

相关疾病

与原发性综合征患者相比,伴 APLS 的狼疮患者更容易出现关节炎、网状青斑、血小板减少或白细胞减少[4]。

病理生理学

发病诱因

发病诱因包括感染、手术、药物和抗凝药物的停用。

病理学

APLS 最重要的自身抗原是 β_2-GPI(载脂蛋白 H),它结合阴离子磷脂参与凋亡细胞生理清除[5]。β_2-GPI 由 5 个补充控制模块组成,结构域Ⅰ到Ⅴ。感染(如麻风、利什曼病、钩端螺旋体病)或儿童特应性湿疹可诱发 β_2-GPI 抗体。这些抗体可能与那些通过结合 β_2-GPI 分子结构域Ⅴ而触发血栓形成的抗体不同,在此类血栓形成性疾病中特征性与结构域Ⅰ结合[6]。感染相关的抗体,尤其麻风中,IgM 较 IgG 类更常见。一般而言,除了脑卒中,IgMβ_2-GPI 抗体较少引起血栓事件。β_2-GPI IgG 抗体,尤其 IgG2 亚类,最易形成血栓[7]。

抗磷脂抗体可能通过多种途径促进血栓形成,加速促凝反应(干扰保护性膜蛋白如 β_2-GPI 或膜联蛋白Ⅴ)、干扰抗凝通路(抑制蛋白 C/S 和抗凝血酶Ⅲ通路)、经膜结合活化血小板、干扰内皮前列环素生成和释放或干扰纤溶途径(抑制内皮细胞纤溶酶原激活物或激肽释放酶活化)[1,8]。然而,目前研究表明,β_2-GPI 抗体可能是大多数患者的血栓前通路。抗体结合 β_2-GPI 产生血栓机制被认为主要是通过破坏膜联蛋白Ⅴ晶体屏蔽层而发生的,晶体覆盖膜并阻止促凝分子的结合[9]。除了潜在的血栓形成外,β_2-GPI 抗体复合物也可能导致动脉粥样硬化。

临床特征

临床表现

在临床上,APLS 可有多种皮肤表现(框图 101.5)[10]。青斑是最常见的一种,但并不特异,因为在其他微血管闭塞性疾病中也会发生这种网状紫癜或坏死[10]。一项大型研究表明,这些症状发生率分别为网状青斑 24%、腿部溃疡 5.5%、假性血管炎 3.9%、指坏疽 3.3%、皮肤坏死 2.1%,以及裂片性出血 0.7%[4]。

框图 101.5 抗磷脂抗体综合征的皮肤表现

- 网状青斑,伴或不伴网状紫癜、网状坏死
- Sneddon 综合征
- 青斑样血管炎/白色萎缩
- 雷诺现象
- 伴血栓形成的皮肤松垂样皮损
- 白塞病样皮损
- 甲襞溃疡
- 广泛皮肤坏死(严重抗磷脂抗体综合征)
- 腿部溃疡,继发于复发性血栓伴瘀血,或伴本表中疾病
- 胆固醇栓子样近端网状青斑,伴有或不伴有远端网状紫癜
- 肢端青斑
- Degos(恶性萎缩性丘疹病)样皮损
- 假性卡波西肉瘤
- 血管炎样病皮损
- 坏疽样脓皮病样溃疡
- 裂片性出血
- 游走性浅表血栓性静脉炎

临床亚型

严重 APLS 是一种罕见但灾难性的变异,患者通常表现为广泛的皮肤坏死和多器官衰竭,尤其是肾和肺。

非严重 APLS 最常见的皮外表现包括深静脉血栓、肺栓子和中枢神经系统异常。

检查与检验

存在多种血清学标记物，通常为抗磷脂（尤其是心磷脂）抗体与来自辅助因子分子（如 β_2-GPI、凝血酶原、膜联蛋白Ⅴ、纤溶酶、组织纤溶酶原激活物和凝血酶）的抗原结合，或作为体外凝血试验的抑制药。抗磷脂抗体的检出率大约是狼疮抗凝物的 5 倍[11]。

APLS 凝血机制通常检测 β_2-GPI 抗体、狼疮抗凝物或抗磷脂抗体。狼疮抗凝物活性通常表现为部分活化凝血酶原时间（activated partial thromboplastin time，aPTT）、稀释罗素蝰蛇毒时间（dilute Russell viper venom time，dRVVT）或高岭土凝血时间延长[7]。推荐检查内源性凝血途径活化（aPTT 或高岭土凝血时间）和因子Ⅹ的直接激活（dRVVT）。虽然这些试验结果延长似乎可以预测出血倾向，但具有红斑狼疮抗凝物活性的个体很少出现异常出血，反倒可能容易形成血栓。

可采用数种抗体分析中的一种来检测抗磷脂抗体活性，最常用的是酶联免疫吸附试验筛查与心磷脂结合的 IgG 或者 IgM 抗体，心磷脂时线粒体膜上一种带负电荷的磷脂分子。尽管在无 β_2-GPI 等辅助因子结合的情况下也可以检测到抗心磷脂抗体，但在无辅助因子分子存在时，与磷脂结合的抗磷脂抗体通常不能诱导血栓形成。

治疗

APLS 的具体治疗需要了解不同患者血栓形成的机制，从而在特定个体中使用专门针对该机制的特定治疗[12]。对自身激活 $CD4^+$ T 细胞促进 B 细胞产生致病性 β_2-GPI 抗体的研究可为未来提供更有效的治疗方法。目前，治疗是经验性的。抗血小板治疗效果不明，大多数治疗依赖于急性和慢性抗凝，无论是标准方案或低分子量肝素后使用华法林[5]。

抗疟治疗可能对狼疮患者的白色萎缩样或 Degos 样综合征有一定益处，有证据表明对狼疮患者动脉或静脉血栓形成具有保护作用[1]。还有证据表明，羟氯喹可能干扰 IgG-β_2-GPI 复合物在磷脂双层的结合或与培养的人类单核细胞白血病细胞系的结合，这可为 APLS 患者的预防治疗提供一些方法[13]。

血管性凝血病

Sneddon 综合征

概述

该综合征包括泛发性树枝样青斑或网状青斑，伴脑血管病变，可引起局灶性神经系统症状或体征[1-5]。树枝样青斑通常是 Sneddon 综合征的首发表现，最初影响下部躯干和大腿近端，逐步泛发。它通常具有广泛的网状模式（图 101.4）。可能会出现相关雷诺现象或手足发绀，并可能是其表现特征[1,2]。

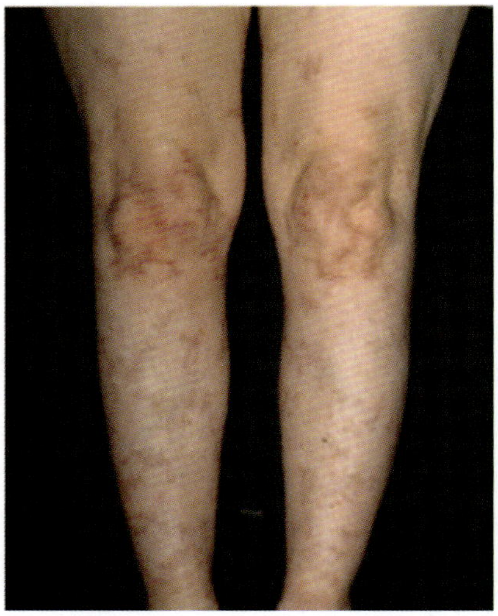

图 101.4　Sneddon 综合征表现为典型的、宽大的、树枝样青斑模式

流行病学

发病率和患病率

据估计，每年每 100 万人中约有 4 例患者[3]，虽然存在家族性 Sneddon 综合征，但多为散发病例。

年龄

Sneddon 综合征通常表现于 40—50 岁。

性别

Sneddon 综合征在女性中的发病率是男性的 2 倍。

病理生理学

已报道存在抗核抗体或抗磷脂抗体/狼疮抗凝物[4]，如果没有这些抗体，一些作者认为只能诊断为 Sneddon 综合征。有无抗磷脂抗体，Sneddon 综合征患者临床特征存在差异。无抗磷脂抗体患者通常有更大面积的青斑模式，而有抗磷脂抗体的患者出现癫痫发作、二尖瓣反流和血小板减少症的风险更高[5]。APLS 到 SLE 之间可能存在一个谱系的疾病，都包括 Sneddon 综合征的特征性小动脉模式。在一个系列研究中[6]，46 例患者中有 57% 的患者显示出了抗凝血酶原抗体。另有病例报道，可出现循环 PF4 水平持续升高伴血小板持续激活[7]、抗凝血酶Ⅲ水平升高[8]、因子Ⅴ Leiden 突变[9]和活化蛋白 C 抵抗[10]。

病理学

活检可显示真皮小动脉内膜炎。最能提供信息的活检取材自任何网状区域中心的临床正常部分，而非青斑的外周“分水岭”区域，并且多次活检可提高敏感性[11]。最初变化为内皮细胞肿胀伴炎症细胞浸润，进展为血管栓塞，内皮下增生，最终血管闭塞、纤维化以及炎症成分消失[12]。如果不太可能的话，抗磷脂抗体阳性患者，尤其与狼疮或狼疮样疾病相关的患者，其组织学表现更多是非炎症性闭塞的典型表现。

临床特征

临床表现

除了皮肤青斑外，还可能有非特异性神经前驱症状，如头痛、偏头痛、头晕或眩晕。短暂性脑缺血发作较完全脑卒中更常见[13]。

临床亚型

周围神经可能受累，也可出现高血压。有时妊娠或口服避孕药可加重高血压和神经系统症状。可累及肾或心脏，包括二尖瓣反流等瓣膜缺损，但神经系统以外的内脏受累通常无症状[3]。其他特征，如短指/趾较为罕见。

鉴别诊断

从皮肤和神经病学的角度都需与多种疾病相鉴别。尤其需要考虑本章讨论的青斑和微血管闭塞综合征的其他原因，以及血管炎原因（如结节性多动脉炎）。然而，需要注意的是，青斑伴抗心磷脂抗体的其他模式可能与脑微血栓形成有关，如伴有夏令溃疡的青斑或青斑伴坏疽性脓皮病样皮损[14]。

病程与预后

后期神经系统特征包括局灶性轻瘫或偏瘫、局灶性感觉或半感觉症状，痉挛和视觉缺陷，以及后来的认知改变。高血压如果不治疗，预后较差。

检查与检验

磁共振成像（MRI）、脑电图和动脉造影可能有助于确定神经系统累及。需行皮肤活检（如上）并排除青斑的其他原因。抗磷脂抗体阳性患者 MRI 更常见脑主动脉分布区的梗死灶，而抗体阴性的患者则多见小的腔隙性脑梗死[15]和进展性白质脑病[13]。

治疗

通常没有非常有效的治疗方法，反映了该疾病的非炎症性质。糖皮质类固醇可能有一些用处，但由于神经系统疾病间歇出现，情况多变较难评估。其他免疫抑制药疗效较差。避免吸烟和口服避孕药，以及治疗高血压和高脂血症（这两种疾病均常见）都是重要的。急性状态使用溶栓药和血管扩张药，长期治疗抗血小板药物似乎有效[5]。对于有抗磷脂抗体或狼疮抗凝物的患者，需维持抗凝，保持国际标准化比值（international normalized ratio，INR）范围在 2～3。

青斑样血管病/白色萎缩

同义名

- 网状青斑伴夏令溃疡
- 节段性透明性血管炎

概述

本综合征作为特发性或继发性均较常见[1]。

流行病学

年龄

这种症状在中青年女性中最为常见。

相关疾病

最常见与之相关的是慢性静脉高压和静脉曲张，尽管萎缩瘢痕形成之前通常并无小的疼痛性溃疡及周围的网状青斑。应将静脉淤积相关的白色萎缩与更典型综合征区分开。

病理生理学

青斑样血管病（livedoid vasculopathy，LV）的发病机制尚不清楚。显然，无论是否伴有狼疮，APLS 均可导致该临床综合征[2]。涉及多种病理生理异常，包括血小板活化、因子Ⅴ Leiden、纤维蛋白溶解改变、抗磷脂抗体和高同型半胱氨酸血症[1-4]。在一组 32 例患者的研究中，9 例患者中 2 例（22%）出现杂合型因子Ⅴ Leiden 突变，15 例患者中 2 例（13%）蛋白 C 或蛋白 S 活性降低，12 例患者中 1 例（8%）凝血酶原 G20210A 突变，28 例患者中 5 例（18%）出现狼疮抗凝物，29 例中 8 例（29%）有抗心磷脂抗体，21 例中 3 例（14%）同型半胱氨酸水平升高[5]。

病理学

本综合征最典型的组织学表现为真皮浅表血管壁增厚或玻璃样改变，管腔内纤维蛋白沉积[1,6]。另可见红细胞外溢和血管周围淋巴细胞浸润。来自 32 例患者的 45 个活检标本中，除 1 个标本外，其余均存在腔内血栓，86%呈直接免疫荧光阳性[5]。

临床特征

临床表现

白色萎缩（atrophie blanche，AB）典型表现为女性腿部尤其踝部出现持续性、疼痛性、穿凿性溃疡[6]。大多为双侧。如果伴周围的网状青斑，则称“青斑样血管炎”更合适。网状或放射状紫癜或溃疡可向外扩展。愈后留有毛细血管扩张包绕的瓷白色瘢痕。除

第9部分

静脉高压和抗磷脂抗体相关综合征外，镰状细胞溃疡可表现出与白色萎缩相同的瓷白色瘢痕。

检查与检验

皮肤活检可能有所帮助。

治疗

抗血小板、抗凝和纤溶治疗，以及合成代谢类固醇（如丹那唑和司坦唑醇）治疗该综合征有效[2]。一些病例中 PUVA 治疗有效[7]。对于狼疮和白色萎缩样皮损患者，抗疟治疗可能有效。静脉注射免疫球蛋白可迅速缓解疼痛[8]，据推测因抑制了血管收缩药化学性血栓素 A_2 和内皮素，改善灌注所致。脂化前列腺素 E_1 治疗青斑样血管炎和原发性冷球蛋白血症有效[9]，这可能与降低冷蛋白水平有关。零星报道四环素治疗有效[10]。氨苯砜也被用于治疗潜在有骨髓增生性综合征的患者。

恶性萎缩性丘疹病

定义和术语

恶性萎缩性丘疹病（malignant atrophic papulosis，MAP）是一种进行性血管病变，可导致中小动脉的闭塞[1]。

> **同义名**
> - Degos 病
> - Kohlmeier-Degos 病
> - 致死性皮肤和胃肠道细动脉血栓形成

概述

恶性萎缩性丘疹病以皮肤和胃肠道病变为特征，但神经系统特征也很常见。尸检显示器官广泛受累。皮肤病变通常是首发特征，也可能很多年的唯一表现。这是否代表一个真正的"良性"亚型尚不确定，但有人认为疾病可分为恶性系统型和良性皮肤型两种[2]。

流行病学

发病率和患病率

较为罕见。1995 年一份综述中显示仅约 120 例报道[3]。

年龄

尽管可出现在任何年龄组，更多见于年轻人[4]。

性别

略好发于男性。

种族

主要见于白人。

相关疾病

有报道的病例与 HIV 感染有关，但因果关系尚未证实。

病理生理学

其发病机制可能涉及凝血异常，但具体机制尚不清楚。在真皮、肠系膜和神经系统血管中有明显的血小板和纤维蛋白，有报道发现血小板聚集异常和纤溶抑制[4-6]。然而，大多数患者并无系统凝血病的明确证据，这提示了血栓形成趋势发生在微血管水平。抗磷脂抗体出现在少数患者，通常合并 SLE 患者，但也可能出现在良性皮肤型患者[7]。

也有一些学者认为存在血管炎症机制。SLE、类风湿关节炎、硬皮病或皮肌炎患者可出现类似恶性萎缩性丘疹病皮损，提示存在自身免疫机制[8-11]。存在抗内皮抗体，但可能并非病因[4]。并未发现循环免疫复合物及免疫复合物或补体的沉积[2,12]。虽然在后期皮损中，特别是小静脉周围，可见明显的淋巴细胞浸润，但并无真正的动脉炎和白细胞碎裂[4,13]。

异常黏蛋白沉积，可能会导致血栓形成，虽然后期皮损中更为明显，早期病变中也会出现[4,13]。它们可由活化 T 细胞引起。电镜下可见内皮细胞内交织的小管网状结构，类似病毒包涵体，提示可能存在病毒性原因，但该现象其他疾病如 SLE 中也存在，可由干扰素诱导[4]。

病理学

Degos 病的组织学表现取决于活检皮损的病程。早期皮损表现为浅表和深部血管周围、神经周围和附属器周围的慢性炎症细胞浸润[13]。真皮深部血管表现为血管内炎症、增生和增厚伴有血栓形成[14]。所有阶段均可见黏蛋白沉积[2,3,13]，可见纤维蛋白沉积。血管壁可出现纤维素样坏死[14]。免疫荧光可呈 IgG 或 C3 阳性。从组织病理学角度来看，在受损血管壁内看到淋巴细胞是异常的，这导致 Degos 病被分类为淋巴细胞性血管炎[15]，但无文献证明这是一种主要的异常表现。后期皮损显示出真皮内典型的"楔形"模式的硬化改变，常仅有少数细胞存在。在这些时期之间有个阶段，附属器周围有嗜中性粒细胞和嗜酸性粒细胞浸润，血管周围致密淋巴细胞浸润[13]。表皮早期表现为轻度空泡化，逐渐萎缩并伴有轻度脱屑，类似于硬化性苔藓，对应于临床常见的瓷白色。另可见相关的色素失禁。

近期报道存在类似于深在性狼疮的脂膜炎[16]。类似的变化发生在肠壁，特别是黏膜下层，黏膜肌层完好无损。血管增厚、紊乱，伴纤维蛋白样变性，血小板-纤维蛋白血栓比皮肤活检组织中表现更明显。有球结膜血管微动脉瘤的报道。肾功能变化包括肾小球入球小动脉和毛细血管基底膜增厚。

遗传学

家族病例已有报道[17]。

临床特征

临床表现

皮肤病变通常早于系统表现数月或数年发生。可持续发展一段时间,通常无症状,尽管此前可有轻微灼热感。皮损可发生于任何部位,主要累及躯干和近端肢体,面部、手和足底一般不受影响。虽然皮损可逐步进展,但数目不定,常见为 30～40 个活动性皮损[5]。口腔黏膜病变少见,但阴茎可发生[18],球结膜常受累,表现为边界清晰的无血管区[3]。亦可存在口周病变。

早期皮损为粉色或红色圆顶状丘疹,大小通常为 2～5mm,有时可达 15mm。丘疹很快出现坏死,呈脐状,中央呈瓷白色苍白区伴脱屑,粉色水肿性边缘出现毛细血管扩张。大多数皮损愈合较慢,留下一个小的白色瘢痕,多被毛细血管扩张所包围,与白色萎缩类似。也可出现荨麻疹样、溃疡脓疱性和树胶肿样结节。新批次皮损可能会持续数年。许多器官也有类似的病变。胃肠道病变最重要,因肠道穿孔可为致死病因之一[19]。神经系统症状也相对常见。

不同系统的表现,请参见框图 101.6。

框图 101.6 Degos 病不同系统的特点[3]

消化道

- 消化不良
- 腹痛或腹胀
- 出血
- 穿孔
- 腹膜炎
- 瘘(肠外或肠外)
- 梗阻
- 胰腺炎

神经系统

- 脑梗死(导致头痛、失语、痴呆、局灶性癫痫、偏瘫、假性延髓性麻痹)
- 脊髓梗死(截瘫/四肢瘫痪、横贯性脊髓病)
- 周围神经(马尾神经综合征、多发性单神经炎)
- 不同部位(感觉障碍)

眼部

- 上睑下垂
- 复视
- 眼球震颤

(续框图)

- 眼肌麻痹
- 视神经炎
- 视盘水肿
- 视野缺失
- 瞳孔反应缺陷
- 结膜缺血性病变
- 后囊下白内障

心血管

- 肾动脉闭塞
- 心包积液
- 缩窄性心包炎
- 心室壁缺损

肺

- 胸膜炎

鉴别诊断

尽管皮损的演变会有不同,但有时候也会与白色萎缩或者点滴状硬化萎缩有相似之处。完全相同的皮损可见于多种的结缔组织病[8-11],以及克罗恩病的患者[20]。这些特征通常很难与有其他综合征的特征相混淆。有一种"伴有口咽溃疡的皮肤-肠道综合征"[21],它包括斑疹、水疱、皮肤的硬化,口腔咽喉的溃疡,以及其中一种胃肠道溃疡引起的穿孔导致的死亡。它与恶性萎缩性丘疹病的临床与病理皆不同。系统性疾病先于皮损发生的患者可能会引起特殊的诊断问题。

病程与预后

尽管报道偏差存在被高估的可能,好像存在良性皮肤("仅限皮肤")变体,但 2～3 年死亡率达 50%,男性预后似乎较女性差。系统性表现可在皮损出现数年后进展,包括肠穿孔和腹膜炎、脑血管血栓形成、脑膜炎,脑炎和脊髓炎[22]。

治疗

目前尚无持续有效的治疗方法[2,3]。类固醇药物无用,尽管有研究表明它对神经系统症状有一定的益处。阿司匹林、抗血小板药物、纤溶药物和戊酮可可碱单独或联合使用均可缓解病情,可能是该皮肤病最有效的药物[2-4,7,23]。

据报道保泰松有效。肝素可有短期疗效。有一篇报道发现经皮尼古丁贴片有良好的治疗反应[24]。也有采用华法林、右旋糖酐、氯喹、免疫抑制药和血浆置换尝试治疗的报道。手术治疗肠穿孔可处理急性状态,但因病变多发,较难采用该法,且无长期裨益。

钙化性尿毒症性小动脉病

同义名

• 皮肤钙过敏症

概述

钙化性尿毒症性小动脉病(calcific uraemic arteriolopathy,CUA)是肾衰竭和透析的并发症,死亡率高,以疼痛性皮肤溃疡为特征[1-3]。最初的术语“钙过敏症”指的是实验条件下维生素 D 或甲状旁腺激素治疗导致的大鼠高血钙进而全身坏死的情况,但与血管钙化无关,因此术语发生了改变[2]。

流行病学

发病率和患病率

本病罕见,但似乎发病率正在增加[4]。

年龄

患者多为 60 岁左右。

性别

女性患病风险最高,超过 80%。

相关疾病

罕见情况下,也出现于其他疾病,如酒精性肝病。肾功能正常患者偶在化疗后出现本病。即使在未透析的患者中,约 1/3 患者有糖尿病[1]。

病理生理学

大多数患者有继发性或三期甲状旁腺功能亢进,一些原发性甲状旁腺功能亢进患者中也可能发生。常见钙磷乘积升高,但一些作者认为这可能只出现在 1/3 的病例中。使用维生素 D 或碳酸钙(用于慢性肾衰竭的磷结合药)是该病的危险因素[3]。

血管钙化诱导血管肌成纤维细胞表型转换为骨祖细胞。局部(旁分泌)促矿化物质包括骨桥蛋白(受高糖水平刺激)、骨形态发生蛋白-2(bone morphogenetic protein-2,BMP-2)和 Pit-1,以及受分解代谢状态刺激的基质金属蛋白酶。矿化抑制药包括甲状旁腺激素相关肽(维生素 D 抑制)和基质 Gla 蛋白(华法林抑制)。胎球蛋白 A 可抑制钙化,但可被维生素 D 所抑制。因此,常用于治疗慢性肾衰竭的维生素 D 和华法林都可诱发这一过程。钙化区域内的张力和血管瘀滞也可能通过造成组织缺血而参与起病。

发病诱因

一项大型机构研究表明,与其他透析患者相比,风险因素包括肥胖、肝病、使用糖皮质类固醇、钙磷乘积升高和铝水平升高[1]。低清蛋白尿(或输注清蛋白)、近期快速减重、蛋白 C 或蛋白 S 缺陷、华法林治疗和低血压也被认为是危险因素。

病理学

病理上可见皮下小血管内壁中层钙化,上覆组织坏死[1-3]。一些钙化可能发生在真皮血管、皮下脂肪间膜和脂肪细胞本身。偶可见含血栓血管,可能是继发于小血管壁钙化延及范围超过血栓性改变或血管外钙化所致[3]。可出现真皮炎症,无溃疡,有时可出现大疱。

临床特征

表现

早期皮损常表现为疼痛性紫癜性斑块,常呈网状或星状,中央坏死。可与高草酸尿症皮损类似。有些半融合形成“破裂”青斑。腹部、大腿和臀部是典型好发部位,但也可累及乳房,有些患者皮损主要分布于肢端。不常见的部位包括阴茎和舌[5],以及肌肉和内脏器官[2]。典型发展是形成木质样硬化伴逐步扩展的溃疡和血痂。

病程与预后

预后一般较差,死亡率为 50%~80%,但偶有良性病程报道[1]。

检查与检验

通常采用皮肤深部组织活检进行组织病理学检查以确定诊断。血液检查包括肌酐和尿素、肝功能、钙、磷和甲状旁腺激素。大腿的 X 线片可见广泛血管钙化。

治疗

甲状旁腺切除术被认为有效,但明显存在患者选择的偏移,即选择那些能够忍受手术的人,因此是相对健康的人群。建议应降低升高的钙磷乘积(使用低钙透析液和非钙口服磷结合药),进行良好的伤口护理,并注意可能伴发的感染,后者是常见的死亡原因。可能影响本病转归的新疗法包括硫代硫酸钠[6],可增加钙沉积物的溶解性,并具有抗氧化作用可改善内皮细胞功能,新药物还包括盐酸西那卡塞[7],一种抑制甲状旁腺激素水平的拟钙药。就逻辑而言,西那卡塞对甲状旁腺功能亢进症患者最有用,而硫代硫酸钠适用于无甲状旁腺功能亢进症(或甲状旁腺功能亢进症已经控制)患者。高压氧、皮肤移植和伊洛前列素输注是治疗本病的有效辅助手段[8]。

(**译者**:夏旋 **一审**:方润平 **二审**:许阳 **三审**:韩科 **润色**:刘丹)

参考文献

完整的参考文献电子版参见 www.rooksdermatology.com 网站,以下列出的是重要参考文献。

Introduction

[1] Piette WW. The differential diagnosis of purpura from a morphologic perspective tive. *A dv Dermatol* 1994;9:3-23.

[4] Thornsberry LA, LoSicco KI, English JC, 3rd. The skin and hypercoagulable states es. *J Am Acad Dermatol* 2013;69(3):450-62.

[9] Maguire S, Mann M. Systematic reviews of bruising in relation to child abuse -what have we learnt: an overview of review updates. *Evid Based Child Health* 2013;8(2):255-63.

Purpura due to thrombocytopenia or platelet defects

Thrombocytopenia

[1] Shenkman B, Einav Y. Thrombotic thrombocytopenic purpura and other thrombotic microangiopathic hemolytic anemias: diagnosis and classification. *Autoimmun Rev* 2014;13(4-5):584-6.

[4] Handin RI. Inherited platelet disorders. *H ematology (Am Soc Hematol Educ Program)* 2005;2005:396-402.

[9] Hassan AA, Kroll MH. Acquired disorders of platelet function. *Hematology (Am Soc Hematol Educ Program)* 2005;2005:403-8.

Abnormalities of platelet function

[1] Handin RI. Inherited platelet disorders. *H ematology (Am Soc Hematol Educ Program)* 2005;2005:396-402.

[5] Shen Y-MP, Frenkel EP. Acquired platelet dysfunction. *Hematol Oncol Clin North Am* 2007;21:647-61.

[6] Diz-Küçükaya R. Inherited platelet disorders including Glanzmann thrombasthenia and Bernard-Soulier syndrome. *Hematology (Am Soc Hematol Educ Program)* 2013;2013:268-75.

Thrombocytosis

[1] Champion RH, Rook A. Idiopathic thrombocythemia: cutaneous manifestations. *Arch Dermatol* 1963;87:302-5.

[7] Kaszewski S, Czajkowski R, Protas-Drozd, *et al*. Sweet's syndrome with idiopathic thrombocythemia. *Postepy Dermatol Alergol* 2014;XXXI(1):47-52.

[8] Bray PF. Platelet hyperreactivity: predictive and intrinsic properties. *Hematol Oncol Clin North Am* 2007;21:633-45.

Non-thrombocytopenic vascular causes of purpura and syndromes of primary ecchymotic haemorrhage

Raised intravascular pressure

[2] Trindade F, Requena L. Pseudo-Kaposi's sarcoma because of suction-socket lower limb prosthesis. *J Cutan Pathol* 2009;36(4):482-5.

[5] Ramelet AA. Exercise-induced purpura. *Dermatology (Basel)* 2004;208:293-6.

[8] Waters AJ, Sandhu C, Green CM, *et al*. Solar capillaritis as a cause of solar purpura. *Clin Exp Dermatol* 2009;34:e821-4.

Abnormal or decreased support of blood vessels

[1] Bick R. Vascular thrombohemorrhagic disorders: hereditary and acquired. *Clin Appl Thrombosis Hemostasis* 2001;7:178-94.

[3] Kaya G, Saurat JH. Dermatoporosis: a chronic cutaneous insufficiency/fragility syndrome. Clinicopathological features, mechanisms, prevention and potential treatments. *Dermatology* 2007;215(4):284-94.

[6] Thies K, Beschorner U, Noory E, *et al*. Achenbach's syndrome revisited. *Vasa* 2012;41(5):366-70.

Physical and artefactual bleeding

[1] Metzker A, Merlob P. Suction purpura. *Arch Dermatol* 1992;128:822-4.

[2] Lao M, Weisshar A, Siegfried E. Talon noir. *J Pediatr* 2013;163(3):919.

[6] Saida T, Oguchi S, Ishihara Y. In vivo observations of magnified features of pigmented lesions on volar skin using video microscope. *A rch Dermatol* 1995;131:248-304.

Dysproteinaemic and Waldenström hypergammaglobulinaemic purpura

[1] Waldenström J. Three new cases of purpura hyperglobulinaemica. A study of a long-standing benign increase in serum globulin. *Acta Med Scand* 1952;266(Suppl.):931-46.

[2] Miyagawa S, Fukumoto T, Kanauchi M, *et al*. Hypergammaglobulinaemic purpura of Waldenström and Ro/SSA autoantibodies. *Br J Dermatol* 1996;134:919-23.

[9] Lewin JM, Hunt R, Fischer M, *et al*. Hypergammaglobuulinemic purpura of Waldenstrom. *Dermatol Online J* 2012;18(12):2.

Pigmented purpuric dermatoses

[1] Tristani-Firouzi P, Meadows KP, Vanderhooft S. Pigmented purpuric eruptions of childhood: a series of cases and review of literature. *Pediatr Dermatol* 2001;18:299-304.

[3] Jensen AL, Vanderhooft SL. Pigmented purpuras. In: Harper J, Oranje AP, Prose N, eds. *Textbook of Pediatric Dermatology*, 3rd edn. Oxford: Blackwell Science, 2011:165.1-165.6.

[5] Sardana K, Sarkar R, Seghal VN. Pigmented purpuric dermatoses: an overview. *Int J Dermatol* 2004;43:482-8.

Disorders of cutaneous microvascular occlusion

Platelet plugging: heparin necrosis

[9] Mc Kenzie SE, Sachais BS. Advances in the pathophysiology and treatment of heparin-induced thrombocytopenia. *Curr Opin Hematol* 2014;21(5):380-7.

[10] Watson H, Davidson S, Keeling D. Guidelines on the diagnosis and management of heparin-induced thrombocytopenia: second edition. *Br J Haematol* 2012;159:528-40.

[11] Robson K, Piette W. The presentation and differential diagnosis of cutaneous vascular occlusion syndromes. *A dv Dermatol* 1999;15:153-82.

Platelet plugging: thrombocytosis

[1] Harrison CN, Bareford D, Butt N, *et al*. Guideine for investigation and management of adults and children presenting with a thrombocytosis. *Br J Haematol* 2010;149(3):352-75.

[11] Hernandez-Boluda JC, Gomez M. Target hematologic values in the management of essential thrombocythemia and polycythemia vera. *Eur J Haematol* 2014;26(3):428-42.

Cryogelling/cryoagglutination

[2] Ramos-Casals M, Stone JH, Cid MC, *et al*. The cryoglobulinaemias. *Lancet* 2012;379(9813):348-60.

[10] Lauchli S, Widmer L, Lautenschlager S. Cold agglutinin disease: the importance of cutaneous signs. *Dermatology* 2001;202:356-8.

[15] Michaud M, Pourrat J. Cryofibrinogenemia. *J Clin Rheumatol* 2013;19(3):142-8.

Emboli

Cholesterol embolus

[2] Bashore T, Gehrig T. Cholesterol emboli after invasive cardiac procedures. *J Am Coll Cardiol* 2003;42:217-18.

[4] Pennington M, Yeager J, Skelton H, Smith K. Cholesterol embolization syndrome: cutaneous histopathological features and the variable onset of symptoms in patients with different risk factors. *Br J Dermatol* 2002;146:511-17.

[6] Saric M, Kronzon I. Cholesterol embolization syndrome. *Curr*

第9部分

Opin Cardiol 2011;26(6):472-9.

Oxalate embolus, cardiac embolus and other emboli

[1] Akhtar S. Fat embolism. *Anesthesiol Clin* 2009; 27(3): 533-50.

[2] Blackmon JA, Jeffy BG, Malone JC, *et al*. Oxalosis involving the skin: case report and literature review. *Arch Dermatol* 2011;147(11):1302-5.

[4] Greeson D, Wright J, Zanolli M. Cutaneous findings associated with cardiac myxomas. *Cutis* 1998;62:275-80.

Systemic coagulopathies: protein C/protein S-related disease

[1] Marlar RA, Montgomery RR, Broekmans AW. Diagnosis and treatment of homozygous protein C deficiency. Report of the Working Party on Homozygous Protein C Deficiency of the Subcommittee on Protein C and Protein S, International Committee on Thrombosis and Haemostasis. *J Pediatr* 1989;114:528-34.

[6] Kakagia DD, Papanas N, Karadimas E, *et al*. Warfarin-induced skin necrosis. *Ann Dermatol* 2014;26(1):96-8.

[11] Robson K, Piette W. The presentation and differential diagnosis of cutaneous vascular occlusion syndromes. *A dv Dermatol* 1999;15:153-82.

Systemic coagulopathies: antiphospholipid antibody/lupus anticoagulant syndrome

[1] Lim W. Antiphospholipid syndrome. *Hematology H ematology (Am Soc Hematol Educ Program)* 2013;2013:675-80.

[5] Chaturvedi S, McCrae KR. Recent advances in the antiphospholipid antibody syndrome. *Curr Opin Hematol* 2014; 21(5):371-9.

[6] Giannakopolulos B, Krills SA. The pathogenesis of the antiphospholipid syndrome. *N Engl J Med* 2013; 368: 1033-44.

Vascular coagulopathies

[1] Sneddon IB. Cerebro-vascular lesions and livedo reticularis. *Br J Dermatol* 1965;77:180-5.

[3] Aladdin Y, Hamadeh M, Butcher K. The Sneddon syndrome. *Arch Neurol* 2008;65(6):834-5.

[5] Caldas CA, de Carvalho JF. Primary antiphospholipid syndrome with and without Sneddon's syndrome. *Rheumatol Int* 2011;31(2):197-200.

Livedoid vasculopathy/atrophie blanche

[1] Chang D, Patel RM. Livedoid vasculopathy. *Cutis* 2012; 90(4):179.

[2] Acland K, Darvay A, Wakelin S, Russell-Jones R. Livedoid vasculitis: a manifestation of the antiphospholipid syndrome? *Br J Dermatol* 1999;140:131-5.

[5] Kerk N, Goerge T. Livedoid vasculopathy-current aspects of diagnosis and treatment of cutaneous infarction. *J Dtsch Dermatol Ges* 2013;11(5):407-10.

Malignant atrophic papulosis

[1] Degos R. Malignant atrophic papulosis. *Br J Dermatol* 1979; 100:21-36.

[2] Theodoridis A, Konstantinidou A, Makrantonaki E, *et al*. Malignant and benign forms of atrophic papulosis (Kohlmeier-Degos disease): systemic involvement determines the prognosis. *Br J Dermatol* 2014;170(1):110-15.

[22] Theodoridis A, Makrantonaki E, Zouboulis CC. Malignant atrophic papulosis (Kohlmeier-Degos disease)-a review. *Orphanet J Rare Dis* 2013;8:10.

Calcific uraemic arteriolopathy

[1] Weenig RH, Sewell LD, Davis MPD, *et al*. Calciphylaxis: natural history, risk factor analysis, and outcome. *J Am Acad Dermatol* 2007;56:569-79.

[2] Hayashi M. Calciphylaxis: diagnosis and clinical features. *Clin Exp Nephrol* 2013;17(4):498-503.

[8] Ong S, Coulson IH. Diagnosis and treatment of calciphylaxis. *Skinmed* 2012;10(3):166-70.

第 102 章

皮肤血管炎

Nick J. Levell, Chetan Mukhtyar

Norwich Medical School, Norfolk and Norwich University Hospital, Norwich, UK

概述

定义

皮肤血管炎(cutaneous vasculitis)是血管壁的炎症,通常导致可触及性紫癜。在 2012 年教堂山共识会议[1]上,依据受累血管的大小修订了血管炎的命名。一些疾病已经重命名,并且已经删除了同名项(框图 102.1)。

简介

血管炎通常是一种以多种方式表现的多系统疾病。诊断基于详细的病史采集和仔细地检查。患者可能就诊于不同学科,而其护理应该由包括血管炎专业方向医师在内的多学科团队进行。

血管炎可以通过病因学或受累血管的直径来分类。国际公认的命名法是在 2012 年美国教堂山举行的共识会议上制定的。这次会议没有皮肤科医师参加,所有的皮肤血管炎都可以归为“单器官血管炎”。应该认识到,随着对潜在疾病机制的进一步了解,名称和分类在未来将发生变化。

原发性血管炎的治疗涉及免疫抑制。疾病严重程度与治疗不良反应之间的平衡需要专业知识和对罕见疾病治疗的经验。继发性血管炎可能是由于感染、药物、恶性肿瘤或炎症性疾病引起;治疗潜在的疾病可能会缓解血管炎。

流行病学

详见具体的疾病。

病理生理学

病理生理学和组织病理学依据特定疾病而变化。

临床特征

病史

对患有皮肤血管炎的患者的治疗应该从完整的采集病史开始。考虑系统性疾病的问题应包括:①血管炎的并发症;②潜在的恶性肿瘤和感染诱因;③系

框图 102.1 皮肤血管炎的分类改编自 2012 年教堂山共识命名法[1]

单器官(皮肤)小血管炎
- 皮肤小血管炎(见图 102.1)
- 荨麻疹性血管炎(不包括免疫复合物疾病)
- 持久性隆起性红斑(见图 102.9)
- 婴幼儿急性出血性水肿
- 复发性皮肤嗜酸性粒细胞坏死性血管炎(有争议疾病)
- 面部肉芽肿(见图 102.11)

与系统疾病或不同大小血管相关的皮肤血管炎
- 白塞病
- 狼疮性血管炎
- 结节病性血管炎
- 类风湿血管炎

小血管免疫复合物性血管炎
- IgA 血管炎(Henoch-Schönlein 紫癜)(见图 102.13)
- 冷球蛋白血症血管炎(见图 102.14)
- 低补体血症荨麻疹性血管炎(hypocomplementaemic urticarial vasculitis,HUV)
- 抗肾小球基底膜血管炎(抗-GBM/Goodpasture 综合征)

小血管 ANCA 相关血管炎
- 显微镜下多血管炎(microscopic polyangiitis,MPA)
- 肉芽肿伴多血管炎(GPA/Wegener 肉芽肿病(见图 102.20a)
- 嗜酸性肉芽肿伴多血管炎(eosinophilic granulomatosis with polyangiitis,EGPA/Churg-Strauss syndrome)

中血管炎
- 结节性多动脉炎(polyarteritis nodosa,PAN)(包括皮肤 PAN[a])(见图 102.3 和图 102.25)
- 川崎病

大血管性血管炎
- 巨细胞动脉炎(giant cell arteritis,GCA)
- 高安大动脉炎

[a] 在论文中[1],皮肤 PAN 被认为是皮肤动脉炎(单一器官血管炎)而在本章中,它与 PAN 一起讨论。ANCA,抗中性粒细胞胞质抗体;IgA,免疫球蛋白 A。

统性血管炎的系统特征(框图 102.2)。采集病史还应该考虑可能伴有继发性血管炎的疾病包括风湿病(如系统性红斑狼疮)、血栓闭塞性疾病和其他炎症性皮肤病。

关于患者完整的用药史,临床医师应在病历描述等方面重点关注在血管炎发作前的数天、数周和数月用药情况。

框图 102.2 皮肤血管炎患者病史可能提示系统性疾病的线索

- 体重减轻、疲劳、发热
- 关节痛、肌痛、关节炎
- 眼干、口干
- 红眼、眼痛、视力减退
- 鼻腔黏膜或鼻窦黏膜充血
- 耳痛
- 口腔/鼻腔溃疡
- 胸痛/呼吸困难
- 腹痛、便血
- 黑蒙、衰弱、痉挛

有时,常年服用的药物也可能引起反应。也许考虑患者从药房购买或从亲戚中借的药物、草药、补品和维生素及患者可能不愿意透露的软性毒品、成瘾药物、于健身或性目的药物也需要考虑。变更药物须有理由。

血管炎可能继发于感染。采集病史应考虑急性和慢性感染及其治疗方法。

临床表现

在一般检查中,确定患者是否严重不适;系统性血管炎患者可能累及内脏器官危及生命而需要及时治疗。全身的皮肤都应该检查。皮肤血管炎常致疼痛和可触及性紫癜(图 102.1)。血液从血管

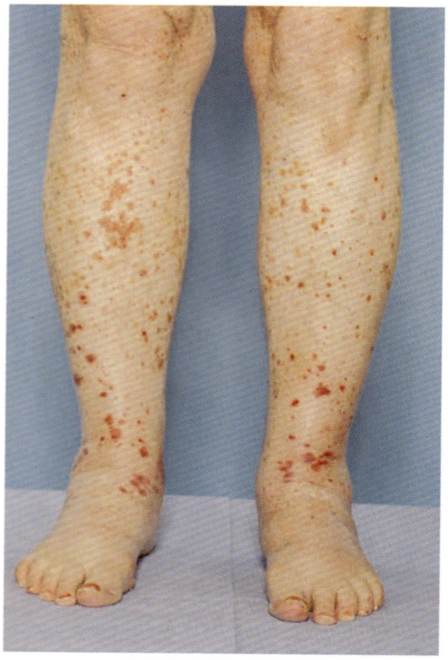

图 102.1 皮肤小血管炎产生可触及性紫癜(由 Andrew Carmichael 提供)

第9部分

中渗漏进入间质导致紫癜，玻片压诊不能褪色（用玻璃按压）。静脉循环中压力增加可加重血管渗漏，加剧对血管壁的损伤。因此，紫癜在下肢最明显。长期站立会增加下肢静脉高压，从而加剧血液渗漏和紫癜。

体征在某种程度上取决于受累血管的大小（表 102.1）。严重皮肤血管炎会导致皮肤局部缺血性疼痛。皮肤病变会表现为皮肤出血（图 102.2），继而坏死并最终脱落，留下糜烂或溃疡（图 102.3），最常见于下肢。溃疡可出现继发感染。即使在血管炎消退后，由于静脉淤滞、营养不良、贫血、淋巴水肿、感染时间延长或年老，溃疡也可能愈合缓慢。

表 102.1 体征可提示血管炎累及血管的大小

血管大小	体 征
小血管	紫癜样斑疹、丘疹、血疱、荨麻疹样斑块，坏死通常不是主要特征
中等大小血管	破碎的青斑（网状）模式、栓塞、溃疡、深部结节

系统检查的程度将取决于采集病史，以及对患者的总体评估。系统检查可能会发现潜在的感染或恶性肿瘤导致血管炎。原发性系统性血管炎的表现见（框图 102.3）。其他可能引起继发性血管炎的潜在疾病，如类风湿关节炎或红斑狼疮可能很明显。

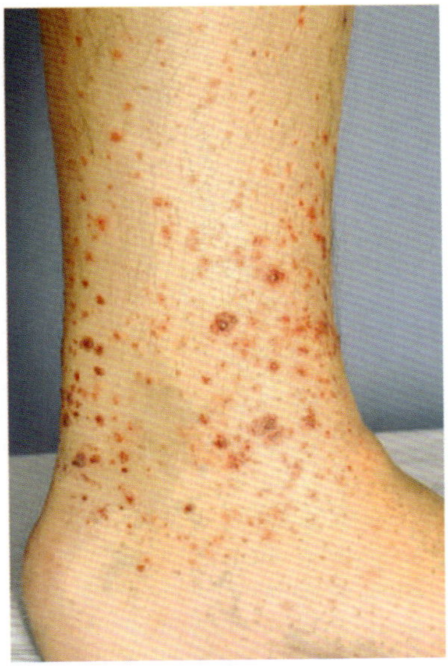

图 102.2 皮肤小血管炎表现为血疱（由 Andrew Carmichael 提供）

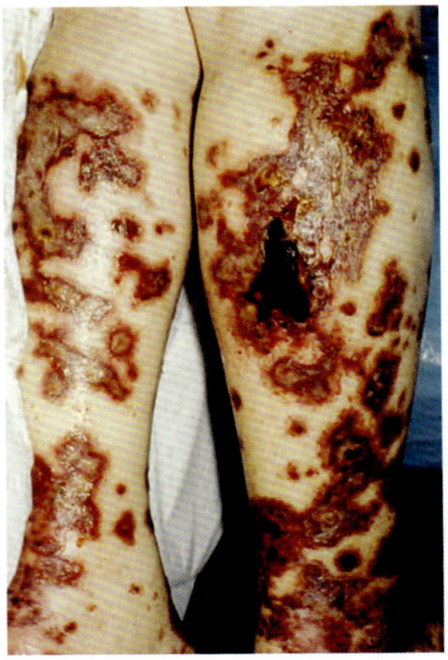

图 102.3 青斑样分布的溃疡性坏死皮损提示中等大小血管疾病（由 Andrew Carmichael 提供）

框图 102.3 系统性血管炎的检查和相关化验

- 血尿、蛋白尿（尿液分析）、水肿、高血压
- 充血性心力衰竭、心包摩擦音、水肿
- 咳嗽、咯血（检查痰）、喘息、爆裂音
- 腹部压痛、黑便、恶心、呕吐、肝脾大
- 感觉异常、麻木、虚弱、异常反射、精神体征

第9部分

临床亚型

紫癜病变的大小因疾病而异。直径小于 5mm 的紫癜称为瘀点，大于 1cm 的称为瘀斑。网状青斑见于某些血管炎和血栓闭塞性疾病（表 102.2）。破裂的青斑样（不完全网状）皮损（图 102.3）是血管炎疾病的一个特征，但也可以出现在血栓闭塞性疾病。

鉴别诊断

血栓闭塞性疾病、创伤、凝血紊乱的炎症性皮肤病、长时间跑步引起的紫癜、中性粒细胞疾病、蜂窝织炎（尤其是下肢水肿的老年人）、昆虫和蛇咬伤常与血管炎混淆。

病程和预后

见上文和具体疾病。

检查

血管炎的调查取决于采集病史和检查结果。彻底的评估可以阐明可能的发病原因，并限制泛泛的检

表 102.2 紫癜模式可提示相关疾病

紫癜模式	考虑疾病
针尖或辣椒粉样斑疹性紫癜，通常<5mm	毛细血管炎、运动性紫癜（"跑步者腿"）、咳嗽、绑带、接触性皮炎（如橡胶）所致紫癜、静脉压增高、吸吮所致、固定型药疹、皮肤 T 细胞淋巴瘤
各种大小的斑疹性紫癜	感染、血小板疾病和血小板减少症、其他凝血疾病、轻度小血管炎所致紫癜，创伤/人为因素
大斑疹性紫癜，通常超过 2cm	老年性紫癜、局部吸入性或系统使用糖皮质类固醇激素诱发的紫癜、坏血病
任意大小可触及、疼痛性紫癜	任何类型的皮肤血管炎、苔藓样糠疹、各种类型的血栓闭塞性疾病、结核和麻风反应所致继发性紫癜、中性粒细胞疾病、不典型良性或恶性皮肤增生物（如血管肉瘤、卡波西肉瘤、出血性无色素黑素瘤）
青斑模式的紫癜	抗磷脂综合征、中等大小血管的血管炎（如多动脉炎、ANCA 血管炎），以及包括冷球蛋白、冻疮在内的所有类型血栓闭塞性疾病

ANCA，抗中性粒细胞胞质抗体。

查。然而，检查有两个主要目的。首先，确定血管炎是原发性还是继发性很重要。检查应确定潜在的风湿病、恶性肿瘤、感染或原发性血管炎。其次，检查应明确血管炎是否累及内脏。对大多数患者而言，尿液分析有助于排除肾疾病。

如需要，应在起疹不足 48h 的新鲜皮损中进行皮肤活检。较久的血管炎可能继发血栓形成，使其与血栓闭塞性疾病难以区分。较久的血栓闭塞性疾病皮损也可继发血管炎。如疑诊 IgA 血管炎，应取材行直接免疫荧光检查。真皮-表皮交界处 IgG 和补体的"狼疮带"试验作为诊断测试价值较小，已不再推荐。无经验的临床医师可以用血管炎筛检来代替采集病史、检查和逻辑分析。表 102.3 列出了一系列试验，合理应用这些试验将有助于临床诊断。

表 102.3 血管炎检查。"血管炎筛查"取决于采集病史和检查结果。在急性血管炎有明显的感染或药物性的诱因，检查的可能是最小的。检查的目的有三个方面：寻找①血管炎的并发症；②血管炎的原因；③血管炎的鉴别诊断，例如血栓闭塞性疾病

检　查	指　标
血、尿检查	
尿液分析	肾累及可出现血尿、蛋白尿
尿素和电解质	肾累及肌酐和尿素氮升高
全血细胞计数	感染/冷球蛋白血症时白细胞升高 血小板减少症可引起紫癜
肝功能	肾疾病中的低白蛋白
红细胞沉降率	系统性血管炎、感染和恶性肿瘤中可能升高
C 反应蛋白	可能在感染性疾病中可能升高
抗中性粒细胞胞质抗体（ANCA）	可能存在于系统性血管炎中，见相关章节
抗核抗体	可能存在于自身免疫相关的结缔组织病
对血栓栓塞性疾病如狼疮抗凝物和抗心磷脂抗体等进行特异性血液学检查	如果病史、检查或组织学提示血栓闭塞性疾病可能
冷球蛋白	如存在皮肤，肾和关节血管炎 不一定寒冷诱发
组织检查	
早期皮损（小于 48h）皮肤活检行组织病理学检查	提示血管炎或血栓栓塞性疾病 提示受累血管大小和主要细胞类型 提示存在肉芽肿 提示某些感染，如分枝杆菌

（续 表）

检查	指标
早期皮损活检行直接免疫荧光检查	提示是否 IgA 血管炎
皮肤活检行培养	对慢性感染可能有用，如 TB
感染	
感染筛查：培养、血清学和放射学	取决于年龄、旅游史和居住地、病史和检查 急和（或）慢性感染筛查
肿瘤	
肿瘤筛查：恶性肿瘤的血液和放射学检查	相关检查取决于年龄、病史和检查
炎症性疾病	
其他系统性炎症性疾病的检查	如果从病史和检查中有疑诊疾病（如炎症性肠病、类风湿关节炎）

治疗

血管炎的治疗依赖于诊断、疾病严重程度，以及有无系统血管炎。应停用可疑诱发药物，治疗潜在感染、恶性肿瘤或相关风湿病。如果确定存在系统性血管炎或血管炎疾病，那么治疗方法参照本书所述特定疾病。需要抬高患肢、治疗继发感染、溃疡区域使用适当的敷料和减轻疼痛来纠正静脉淤滞。

在系统性血管炎的诊治中，需多学科团队参与。专家可能需要处理几乎任何器官的疾病。在英国，血管炎领域风湿病学家经常带领或协调其他专家团队管理复杂的患者。可早期转诊，避免其他器官潜在可治疗疾病造成不可逆转的损害。

单器官小血管炎

皮肤小血管炎

定义和术语

皮肤小血管炎（cutaneous small-vessel vasculitis，CSVV）是引起皮肤血管白细胞碎裂型的一种单器官血管炎[1,2]。

> **同义名**
> - 过敏性皮肤血管炎
> - 过敏性皮肤脉管炎
> - 高敏性血管炎
> - 高敏性脉管炎
> - 皮肤白细胞碎裂性血管炎
> - 皮肤白细胞碎裂性脉管炎
> - 皮肤过敏性血管炎

概述

美国风湿病学学院（American College of Rheumatology，ACR）已经制定了 CSVV 的分类标准。以下 5 个标准存在 3 个标准诊断 CSVV 的特异性为 84%：①起病年龄大于 16 岁；②起病时服用可能是促发因素的药物史；③存在可触及性紫癜；④存在斑丘疹；⑤活检显示小动脉或小静脉周围存在粒细胞[3]。

CSVV 是一种单器官血管炎，因此根据定义无系统表现。然而，诊断后应持续监测，因为它可能是更广泛血管炎的首发表现。CSVV 是一种临床综合征，包括多种原因引起的血管炎。

流行病学

发病率和患病率

据报道，CSVV 的年发病率在（15～30）/100 万[4,5]。

年龄

平均发病年龄在 36－56 岁[4,6,7]。然而，年龄范围很广，从 10 岁到 70 多岁都可能。

性别

在西班牙一项队列研究中，男性较女性更易出现，比例为 1.6∶1[4]，但在新加坡一项队列中，女性好发，与男性比例为 2.1∶1[6]。

相关疾病

从定义上容易误解病变仅局限于皮肤，但它可能是一个其他系统性血管炎的前期表现。

病理生理学

发病诱因

皮肤血管炎的原因很多，但大多数 CSVV 为特发性[6]。这是血管炎分类系统的结果。例如，如果 CSVV 患者有病毒性肝炎和冷球蛋白血症，就不能再被归类为 CSVV。有一些因素可引起单纯性 CSVV，列在框图 102.4 中。

第9部分

框图 102.4 皮肤小血管炎的触发因素(附有相关参考文献)

- 醋硝香豆素[12]
- 葡萄球菌蛋白 A 柱免疫吸附治疗[13-15]
- 苯甲酰化纤溶酶原激活物复合物[16]
- 食物过敏[17]
- 丙硫氧嘧啶[18]
- 干扰素 1B[19]
- 布洛芬[20]
- 甲氨蝶呤[21]
- 华法林[22]
- 粒细胞集落刺激因子[23]
- 蚂蚁咬伤[24]
- 普鲁卡因胺[25]
- 英夫利西单抗[26]
- 马普替林[27]
- 奥美拉唑[28]
- 运动[29]
- 胰岛素[30]
- 亚胺培南-西司他丁[31]
- 加巴喷丁[32]
- 拉莫三嗪[32]
- 香豆素[33]
- 阿替洛尔[34]
- 实体器官肿瘤[35]

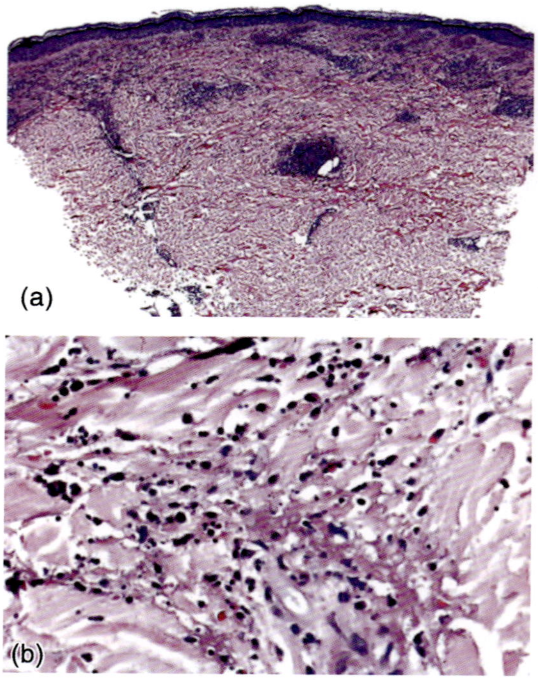

图 102.4 白细胞碎裂性血管炎

(a)低倍镜下血管周浸润和真皮上部血管纤维素样沉积。(b)高倍镜下显示核尘、纤维素样沉积、血管改变和胶原变性。(由美国北卡罗来纳州温斯顿-塞勒姆的维克森林大学医学院的 Omar Sangueza 博士提供)

组织病理学

血管中心型伴有节段性炎症的白细胞碎裂性血管炎,内皮肿胀,血管壁纤维素样坏死,红细胞外渗以及核碎裂的中性粒细胞浸润(即白细胞碎裂)是 CSVV 的主要特征(图 102.4 和图 102.5)。在新鲜皮损处真皮乳头状血管周围 IgM 或补体 C3 沉积可达 80%[8]。一些研究表明比例较低,但是这可能取决于活检的时间,也可能因为 IgM 在固定补体作用相对较弱。较少发现 IgG。

致病微生物

在大多数患者中,CSVV 是特发性的,但少数病例[9](4/138)可能与细菌感染有关。

遗传学

遗传学未知。

临床特征

病史

CSVV 皮损通常是暴露于刺激同时出现的"产物"。新的病变形成可以持续数周。尽管大约 10%的患者会复发,但通常在几周或几个月内缓解。没有已知的危险因素可以预测复发。

临床表现

病变通常发生在易于发生血液淤滞的区域,通常包括足踝和小腿(图 102.1 和图 102.6a),以及间擦部位 CSVV 通常无自觉症状,可能会出现瘙痒、疼痛或灼热感以及出现全身症状包括发热、关节痛、肌痛和食欲减退。CSVV 的主要皮肤表现为可触及性紫癜,大小从 1mm 到数厘米(图 102.6b,c)。早期阶段可为斑疹,紫癜可能会发展成各种形式的病变,包括丘疹、结节、水疱、斑块、大疱或脓疱,可有继发性皮损包括溃疡、坏死和炎症后色素沉着(图 102.7)。

临床亚型

其他皮肤表现包括水肿、网状青斑和荨麻疹。后两者的出现应该分别考虑皮肤结节性多动脉炎和荨麻疹性血管炎。

鉴别诊断

CSVV 的鉴别诊断包括更多特定定义的疾病,本章将对此进行讨论[2,3,9-13]。CSVV 是一种排除性诊

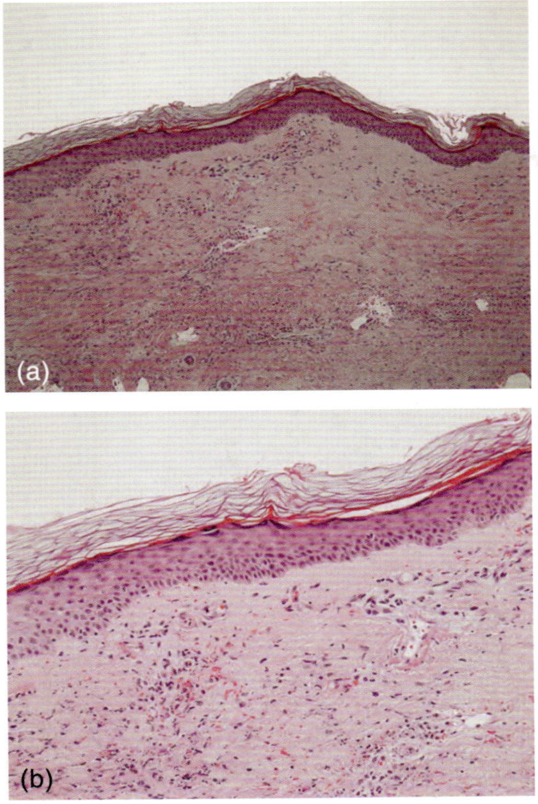

图 102.5 白细胞碎裂性(小血管)血管炎低倍(a)、高倍(b)镜下的白细胞碎裂性(小血管)血管炎。可见血管壁损伤,红细胞外渗、纤维素样沉积和广泛的白细胞碎裂(核尘来自碎裂的多形核白细胞)。(由英国诺福克诺维奇大学医院的 Laszlo Igali 医师提供)

断。皮肤血管炎需进行一系列不同的鉴别诊断,包括系统性血管炎、癌症、感染、过敏、化学暴露等。

严重程度分级

没有有效的生物标志物用于量化 CSVV 患者疾病严重程度。组织病理学不能很好地代表疾病的严重程度[10]。伯明翰血管炎活动评分(Birmingham Vasculitis Activity Score, BVAS) v3 已被验证,可以量化系统性血管炎的活动[11]。BVAS v3 的验证队列包括皮肤血管炎患者,可用于创建真正的活动评分。

并发症和共病

色素沉着过度和含铁血黄素沉着可能需要数月才能恢复。溃疡病变可能会增加被感染概率。

检查和检验

CSVV 的检查以采集病史和检查为指导;选择的检查范围从无到广泛的血液检测、扫描和器官活检。检查的目的是双重的,首先在其他器官系统中寻找血管炎的证据;其次是寻找导致 CSVV 疾病的证据,如感染或恶性肿瘤。

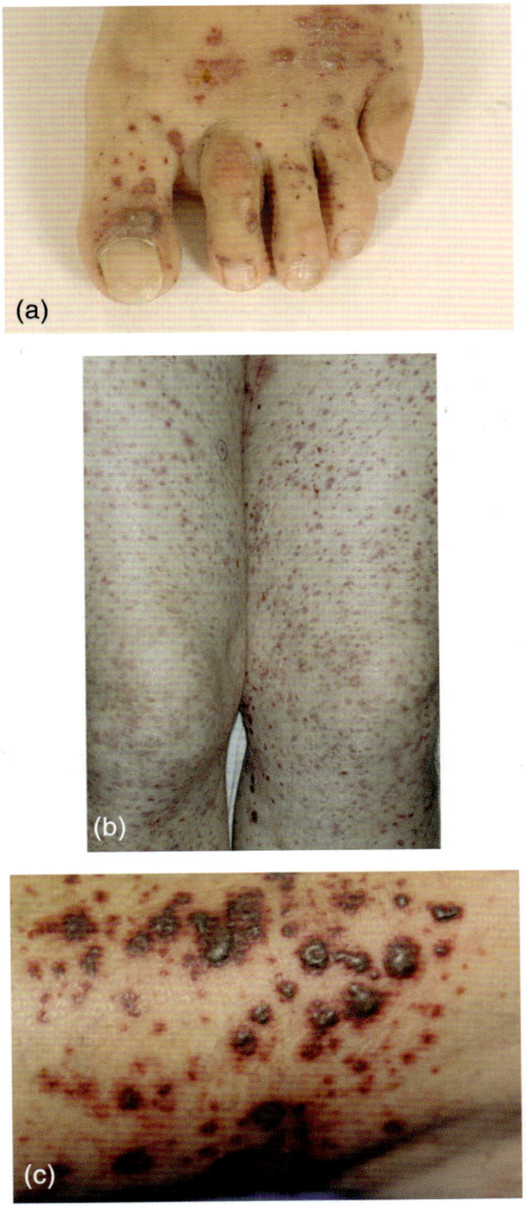

图 102.6 皮肤小血管炎(CSVV)
(a)足部下垂区域的水疱。(b)大腿上的紫癜;小腿有类似的皮损。(c)CSVV 进展出现水疱。

治疗

CSVV 可能自限,通常不需要治疗。有效的治疗证据来源于临床经验而非对照研究。如果发现存在发病诱因如药物或感染,应去除或者治疗。努力减少血液淤滞,例如使用弹力袜和抬高受累区域,以及使用非甾体类抗炎药(NSAIDs)和抗组胺药,虽然不会

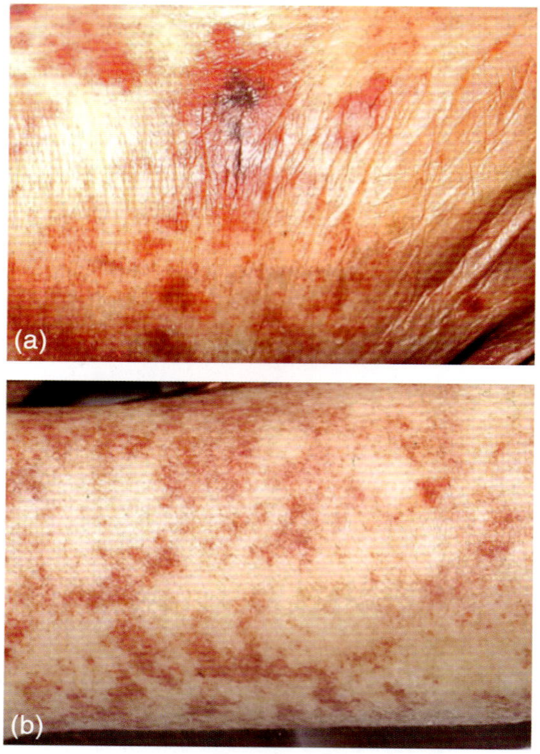

图 102.7 一例意识受损患者脓毒症引起的血管炎

坏死性皮损：在腿上(a)网状模式分布是深部血管受累(b)的线索。组织学上，感染引起的血管炎可能累及真皮各级血管。

改变病程，可能会减轻症状[10]。

一线治疗

口服泼尼松 30～80mg，每日 1 次，2～3 周后逐渐减量，通常可以控制症状，尽管还没有进行对照试验来评价口服糖皮质类固醇治疗 CSVV 的疗效。糖皮质类固醇可有效治疗疼痛性进展性皮损。没有数据支持可在 CSVV 中局部外用糖皮质类固醇或抗生素，尽管这类治疗常用。

二线治疗

零星报道及开放性研究证实秋水仙碱 0.6mg，每日 2 次有效[15-17]。氨苯砜每日 50～150mg 可能有利于 CSVV 的治疗[18-21]。

三线治疗

对于上述治疗抵抗的患者，可以考虑免疫抑制药。这些药剂包括硫唑嘌呤[1～2mg/(kg · d)]和甲氨蝶呤(每周 15～25mg)。对于单纯皮肤受累，几乎不需要使用环孢素[2.5～4mg/(kg · d)]和环磷酰胺。

持久性隆起红斑

定义和术语

持久性隆起红斑(erythema elevatum diutinum，EED)是一种罕见的慢性皮肤病。最初由 Hutchinson 和 Bury 在 19 世纪 80 年代描述，后来由 Radcliffe-Crocker 和 Williams 在 1894 年命名。EED 的特征在于组织学为白细胞碎裂性血管炎的纤维性斑块。

> **同义名**
>
> 在早期报道之后，年轻女性起病被称为 Bury 病。Hutchinson 最初描述发生于年长男性。一些早期报道做了区分，尽管认为是同义名。

流行病学

发病率和患病率

EED 非常罕见，只有数百例病例。少数小型系列案例发表，大多数仅为个案报道。皮肤科医师仅治疗过少数病例。

年龄

EED 好发于 30 多到 60 多岁的成年人，偶有儿童病例报道[1]。

性别

男女发病率无差异。

种族

无种族差异报道。

相关疾病

EED 与自身免疫性疾病如类风湿关节炎、腹腔疾病、炎症性肠病和 1 型糖尿病有关。相关感染包括链球菌、肝炎和梅毒[2-11]。真皮注射链球菌抗原可诱导典型 EED 皮损[12-15]，蚊虫叮咬部位也可发生[10]。EED 与人类免疫缺陷病毒(HIV)感染有关。由于 EED 皮损对 HIV 阳性患者的抗反转录病毒和氨苯砜治疗有反应，现在它被定义为是一种 HIV 相关的反应性皮肤病[16]。EED 与高丙种球蛋白血症、IgA 单克隆丙种球蛋白病，以及骨髓增生异常性疾病、坏疽性脓皮病和复发性多软骨炎有关。与血液学异常(如多发性骨髓瘤)性疾病密切相关；然而，EED 可能比血液病起病提早数年[17]。

病理生理学

虽然确切的病因尚不清楚，但认为 EED 与一种伴有免疫复合物沉积和随后发生炎症反应的 Arthus 反应有关。

发病诱因

查看相关疾病。

组织病理学

EED 急性皮损以白细胞碎裂性血管炎为特征，几乎无纤维蛋白沉积(图 102.8)。嗜酸性粒细胞可能出现于真皮的中上部。取决于水肿和真皮浸润程度，表皮下方可能存在未受累的胶原。慢性病变表现为血管中心性嗜酸性粒细胞增多，毛细血管增生，巨噬细胞质细胞和淋巴细胞浸润。时间较久的皮损中可见组织细胞和细胞外组织中的胆固醇沉积物(后者类似于“细胞外胆固醇沉着病”的模式)[18]。EED 的真皮结节包含梭形细胞和纤维化[19]。

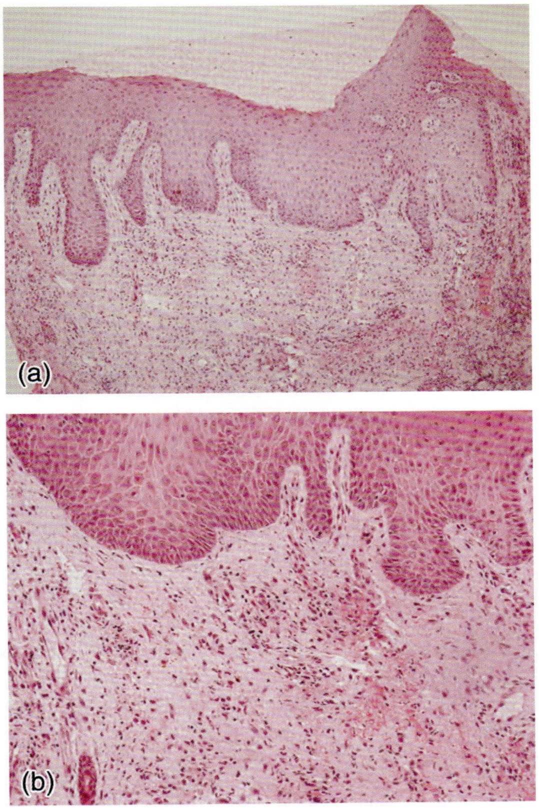

图 102.8　EED 在低倍(a)和高倍(b)镜下表现

血管周围中性粒细胞浸润，伴有白细胞碎裂和管周纤维素沉积。(由英国 Norwich 的诺福克和诺威奇大学医院的 Laszlo Igali 博士提供)

临床特征

临床病史

虽然一般无症状，但 EED 有时可能疼痛。

临床表现

EED 皮损常对称分布于手、膝、臀部和跟腱的伸侧(图 102.9)。呈紫红色、红棕色或黄色丘疹、斑块或结节。有时 EED 可累及面部和耳。最初皮损柔软，但最终出现纤维化并留有萎缩性瘢痕。

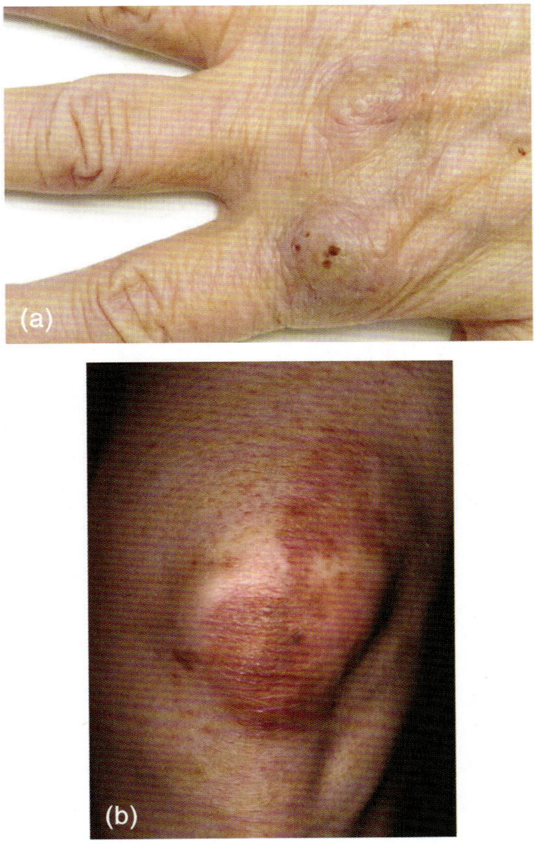

图 102.9　持久性隆起性红斑

在手部(a)、膝关节典型部位(b)的早期非纤维性病变。该患者手部也有 EED 和坏疽性脓皮病。

鉴别诊断

EED 在组织学上可能难以与 CSVV 区分，但临床表现可以明确诊断。EED 和 Sweet 综合征均被描述为中性粒细胞性皮肤病。然而，EED 与 Sweet 综合征的区别在于皮损特征、分布以及组织病理学特征。Sweet 综合征患者皮损组织病理学血管壁缺乏纤维素样坏死的经典假设受到了挑战。一系列研究发现，29%的患者活检标本显示白细胞碎裂性血管炎[20]，尽管这可能是较久皮损的继发性变化。临床上，Sweet 综合征皮损呈急性，往往不对称，多位于手臂、面部和颈部[21]。相比之下，EED 皮损呈慢性、对称性，经典发生部位于手、膝盖、臀部和跟腱的伸侧。虽然白细胞碎裂性血管炎现已被报道为 Sweet 皮损的可能特征[2]，但并不总是存在，并且 EED 皮损中的纤维化与临床慢性相关。面部肉芽肿被认为与 EED 同属一种疾病，但可能具有与 IgG4 相关硬化性疾病的特征，例如EED中组织学上所没有的席纹状纤维化[22]。

并发症和共病

虽然病变可以疼痛且预后留有瘢痕，但并发症很少见。

病程和预后

持久性隆起红斑可持续5～35年，间隔几周到几个月就会成批出现新的皮损。

检查

10例EED患者中有6例显示了IgA抗中性粒细胞胞质抗体（antineutrophil cytoplasmic antibodies，ANCA）（特异性不一），具有一定的诊断价值[23]；在一系列研究中，10例患者中有7例IgA水平升高（3例为单克隆）。

治疗

治疗相关疾病可能有效，如HIV感染或副蛋白血症[24]。

一线治疗

氨苯砜通常治疗EED有效[15]，尽管停药后可能会复发。

二线治疗

烟酰胺也有较好效果[25]。外用或皮损内使用强效糖皮质类固醇可使局限皮损面积缩小；局部外用5%氨苯砜凝胶被认为有效[26]。

三线治疗

用于CSVV的其他疗法也可有效治疗EED患者。

复发性皮肤坏死性嗜酸性粒细胞血管炎

定义和术语

复发性皮肤坏死性嗜酸性粒细胞血管炎（recurrent cutaneous necrotizing eosinophilic vasculitis，RCNEV）是一种最近才描述的罕见的血管炎，主要包括向心性紫癜性丘疹、血管性水肿、外周血嗜酸性粒细胞增多和小血管嗜酸性粒细胞坏死性血管炎[1,2]。可以说，这是CSVV的病理分支，而不是一个独立的疾病。

> 同义名
> • 复发性皮肤嗜酸性细胞坏死性血管炎

流行病学

发病率和患病率

这是一种非常罕见的疾病，只有数例文献报道。

年龄

发生于17—81岁成年人。

性别

无性别差异。

种族

无已知的关联。

相关疾病

已报道与结缔组织病和类风湿关节炎相关[3,4]。

病理生理学

原因不明。就像其他嗜酸性粒细胞疾病，嗜酸性细胞因子如白介素5（interleukin 5，IL-5）、嗜酸性粒细胞颗粒蛋白如主要的碱性蛋白，已被证明分别在血清和组织中造成组织损伤。血管周围中心粒细胞弹性蛋白酶明显，肥大细胞脱颗粒。有报道1例嗜酸性粒细胞增多综合征中出现嗜酸性血管炎，其中CD40在发病机制中起重要作用，CD40是肿瘤坏死因子（tumour necrosis factor，TNF）受体家族的一种糖蛋白[5]。

发病诱因

没有已知的发病诱因。

组织病理学

组织病理学显示真皮小血管的纤维蛋白沉积和坏死，伴有嗜酸性粒细胞浸润和缺乏或非常少的白细胞碎裂。可能出现含有嗜酸性粒细胞小表皮囊泡。免疫球蛋白沉积不是特征。这种嗜酸性小血管炎可能与其他血管炎如嗜酸性肉芽肿伴多血管炎（以前称为Churg-Strauss综合征）不同，后者主要是中等大小血管受累。大多数药物引起的血管炎中嗜酸性粒细胞一般不太明显。

致病微生物

没有已知与致病微生物的关联。

遗传学

本病遗传学未知。

环境因素

无环境触发因素的报道。

临床特征

病史

患者早期可能在下肢出现瘙痒性丘疹。病程较长且反复发作，但无发热、关节痛和内脏受累。

临床表现

可在任何部位反复发生瘙痒性丘疹和荨麻疹，尤其下肢、头颈部，伴有面部和肢端的血管性水肿。据报道，与嗜酸性粒细胞增多症相关的皮肤嗜酸性粒细胞性血管炎患者肢端血管闭塞可表现为雷诺现象或手指坏疽[5,6]，但在无皮肤嗜酸性粒细胞性血管炎情况下，也可发生于嗜酸性粒细胞增多症[7,8]。

临床亚型

嗜酸性粒细胞性血管炎通常伴低补体血症，也可发生于结缔组织病[9]。

鉴别诊断

需要与累及中等大小血管的嗜酸粒细胞性血管炎（伴有多血管炎的嗜酸性粒细胞增多症；见本章相关内容）和可能发生瘙痒性丘疹和（或）血管性水肿的嗜酸性粒细胞性疾病相鉴别，如嗜酸性粒细胞增多症、伴有嗜酸粒细胞增多的发作性血管性水肿、疱疹样皮炎、Wells 综合征、妊娠和药物引起的多形性皮疹。

并发症和共病

可发生溃疡和坏死皮损的继发感染。与嗜酸性粒细胞增多症伴多血管炎相反，未见系统受累报道。

病程和预后

对糖皮质类固醇的反应良好。

检查

主要依据采集病史和临床检查，除外上述鉴别诊断。

治疗

一线治疗

少数病例证明口服糖皮质类固醇疗效良好，视患者反应选择间歇或长期维持治疗[10]。

二线治疗

溃疡导致的继发性感染可根据药敏局部或者系统使用抗生素。

面部肉芽肿

定义和术语

面部肉芽肿（granuloma faciale，GF）是一种罕见病，以面部出现无症状的皮肤结节为主。偶有面以外部位受累。面部肉芽肿仅限于皮肤，没有任何系统症状。

> **同义名**
> - 嗜酸细胞肉芽肿（不要与朗格汉斯细胞组织细胞增生症混淆）

概述

面部肉芽肿是一种罕见的病因不明疾病，其特征性表现是良性单纯的 CSVV。1945 年，Wigley 描述了一例 46 岁的妇女，面部反复出现多形性、隆起性、独立、光滑的灰褐色皮疹。组织学表现为以嗜酸性粒细胞为主的多形核细胞和浆细胞浸润。在无骨骼受累情况下，诊断为嗜酸粒细胞性肉芽肿[1]。1951 年，Boersma 首次使用了“面部肉芽肿”和“嗜酸性粒细胞面部肉芽肿”这两个术语[2]。

流行病学

发病率和患病率

面部肉芽肿是一种罕见的疾病。

年龄

最常见于 40—60 岁的人[3,4]。

性别

面部肉芽肿常见于男性[3]。

种族

世界各地均有报道，没有任何种族偏好。

相关疾病

正如 Wigley[1] 所述，真皮浸润主要为嗜酸性粒细胞和浆细胞。Cesinaro 等报道了一种席纹状纤维化模式和大量 IgG4 染色沉积物的存在[5]。这可能同肉芽肿患者合并有 IgG4 相关疾病有关。

病理生理学

虽然病因尚不清楚，但这种疾病被认为是一种主要局限在皮肤的嗜酸粒细胞浸润为主的白细胞碎裂性血管炎的变种[4]。浆细胞和 IgG 出现在真皮血管内及其周围，这表明面部肉芽肿可能由免疫复合物介导[5]。组织中 T 细胞的表达不一。Smoller 和 Bortz 报道了大量 $CD4^+$ 细胞 IL-2R 抗体染色强阳性[6]，Cesinaro 等发现 T 细胞亚群可变，但以 GATA-3 淋巴细胞为主[5]。

组织病理学

面部肉芽肿是一个不恰当的说法。几乎所有病理均没有明显的肉芽肿改变[7]。其特征是以嗜酸性粒细胞和浆细胞为主的混合性炎性浸润，主要分布于真皮上半部分，偶有向真皮下半部分和皮下组织浸润（图 102.10）。与表皮和毛囊附属器间有一境界带，称为 Grenz 带。在真皮乳头可见到核尘（碎裂的中性粒细胞），血管变化可以是轻度的（血管周围分布炎症细胞）到重度（纤维素样坏死性白细胞碎裂性血管炎），可见血管周围席纹状纤维化和闭塞性小静脉炎。

临床特征

病史

面部肉芽肿皮损常见于面部（图 102.11）；大约 1/3 的病例皮损多发，但面部以外受累并不常见。在一项研究中，66 例患者中有 5 例患者有面部以外的皮损[4]。尽管部分患者描述伴有瘙痒、灼热或疼痛，但该病通常无明显症状。

临床表现

呈红棕色柔软的结节或斑块，表面光滑有明显囊泡样改变，表面毛细血管扩张，或有鳞屑。皮损一般不会溃烂。皮肤镜可见平行分支样血管，棕色点、球

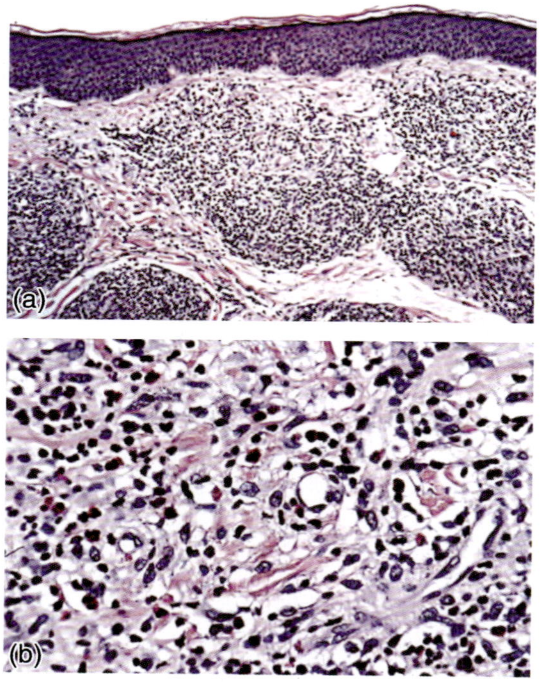

图 102.10 面部肉芽肿

(a)低倍镜下显示真皮内的血管周围结节浸润。(b)高倍镜显示浸润主要为淋巴细胞、嗜酸粒细胞和少量中性粒细胞。(由美国北卡罗来纳州温斯顿-塞勒姆的维克森林大学医学院 Omar Sangueza 博士提供)

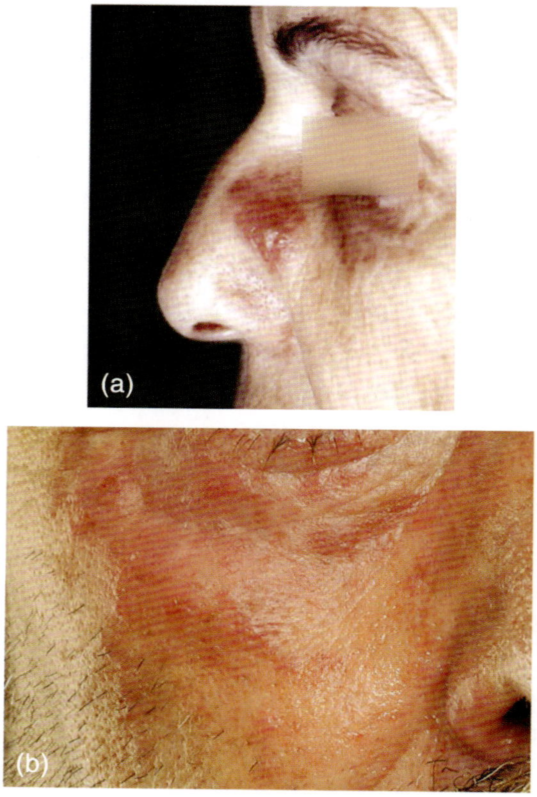

图 102.11 面部肉芽肿

(a)鼻部红棕色斑块(由英国 Monklands 医院的 G. Dawn 博士提供)。(b)面部斑块的近距离观察。

和扩大的毛囊口[8]。

临床亚型

颜面外的面部肉芽肿罕见,但有头皮、背部、肩膀、手臂、乳房及躯干发生的报道[9-12]。在一项 66 例患者的研究中,仅 5 例患者有颜面外皮损[4];所有这些皮损与面部皮损并存。也有鼻内皮损的报道。

嗜酸性血管中心纤维化被认为是面部肉芽肿的黏膜变异型,可能发生在伴有面部肉芽肿皮肤损害的鼻道或上呼吸道[13,14]。嗜酸粒细胞性血管中心性纤维化可导致病变部位的纤维化狭窄,并伴有局部扩张和损伤[15]。例如,在阻塞性鼻窦嗜酸性血管中心型纤维化的病例中,溢泪和眼球突出已被报道[16]。

鉴别诊断

肉芽肿性玫瑰痤疮在组织学上没有血管炎表现。结节病、结核、皮肤红斑狼疮和少数 EED 可出现单发皮损。

病程和预后

面部肉芽肿是一种间断发作的慢性疾病,对治疗抵抗。

检查

面部肉芽肿的确诊需要特征性临床表现和活检结果。虽然大多数实验室检查是正常的,但可能存在轻微的外周血嗜酸性粒细胞增多[10]。

治疗

面部肉芽肿的治疗可能具有挑战性。局部外用他克莫司可能有效,但病情难以治愈。

阶梯治疗

一线治疗

- 局部外用 0.03%或 0.1%他克莫司

二线治疗

- 局部或者皮损内使用糖皮质类固醇激素

三线治疗

- 磨削[17]、不同类型激光治疗[17-19]、电离子手术[17]、液氮冷冻[20]。补骨脂联合 UVA(psoralen with ultraviolet A,PUVA)和其他系统治疗包括氨苯砜[21]与他克莫司[22]
- 部分病例经手术切除治疗[12]

免疫复合物相关性小血管炎

IgA 血管炎

定义和术语

IgA 血管炎，俗称 Henoch-Schönlein 紫癜（Henoch-Schönlein purpura，HSP），是一种免疫复合物型血管炎，其特点 IgA1 为主的免疫沉积主要累及小血管（主要为毛细血管、小静脉或小动脉）。常累及皮肤和胃肠道，常引起关节炎。可能发生与 IgA 肾病无法区分的肾小球肾炎[1]。

同义名

- Honoch-Schönlein 紫癜
- 变态反应性紫癜
- 风湿性紫癜
- 过敏性紫癜
- 出血性血管炎
- 出血性紫癜
- 非血小板减少性紫癜

概述

William Heberden 在 18 世纪 80 年代描述了 2 例儿童表现为瘀点、紫癜和瘀斑合并有关节炎症状。其中一例男孩伴有腹痛、黑便和血尿[2]。19 世纪，Johann Schönlein 和 Eduard Henoch 独立地描述了这种疾病的特征，直到 2012 年更名为同名的血管炎[1]。

出于同质性和分类的目的，使用了两套分类标准。ACR 在 1990 年提出了如果满足以下四个标准中的任何两个的分类标准，则该病例可归类为 IgA 血管炎：①可触及性紫癜；②肠绞痛；③发病年龄＜20 岁；④活检时血管壁中存在粒细胞[3]。这些标准在欧洲抗风湿病联盟和儿科风湿病学会的共同努力下进行了修改，用于分类儿童期血管炎。明显的紫癜是 IgA 血管炎必备条件，再出现以下四种表现中的任何一种即可诊断 IgA 血管炎：①弥漫性腹痛；②病理活检示明显 IgA 沉积；③任何急性关节炎或关节痛；④肾受累，表现为血尿或蛋白尿[4]。

流行病学

发病率和患病率

IgA 血管炎的年发病率儿童为（10～20）/10 万[5-8]，成人（1～1.5）/10 万[9,10]。IgA 血管炎合并肾炎在儿童中发病率约为 3.5/10 万[11]。发病率高峰在 4—6 岁，为 70.3/10 万[8]。

年龄

高峰发病率介于 4—6 岁[8]。患肾炎的儿童通常稍微年长。研究表明，8 岁以上儿童患肾炎的概率比为 2.7[12]。成人 IgA 血管炎可发生在任何年龄。

性别

男性稍多，男女比例为 1.8∶1[13]。

种族

苏格兰报道的 IgA 血管炎发病率[（20.3～26.7）/10 万][5]高于中国台湾（12.9/10 万）[6]或捷克共和国（10.2/10 万）[7]。与西班牙裔美国人相比，美国印第安人 IgA 相关性肾炎报道更常见[14]。

相关疾病

在病理学上，肾 IgA 血管炎与 IgA 肾病不能区分。IgA 血管炎的患者通常更年轻，有更多肾外表现[15]。IgA 血管炎可能与家族性地中海热（familial Mediterranean fever，FMF）有关。在 IgA 血管炎中 *MEFV* 基因突变比一般人群更常见[16,17]。在 FMF 患者中，IgA 血管炎的临床综合征比普通人群中更为常见，一些人认为 IgA 血管炎是 FMF 的一个特征[17-19]。

病理生理学

发病诱因

与夏季相比，IgA 血管炎在春季、秋季和冬季似乎更常见[6,20-22]。呼吸道感染可能是少数病例的前驱症状，可能是遗传易感患者的诱因[21,23]。链球菌感染是最常见的诱发感染[24,25]。

组织病理学

IgA 是 HSP 发病机制的关键。血清中 IgA 水平升高（50％活动期患者）、含有 IgA 的循环免疫复合物，以及 IgA 在血管壁和肾系膜中的沉积与 IgA 血管炎相关（图 102.12）。在 IgA 血管炎中，IgA1 是皮肤病变中沉积的主要 IgA 亚类，而非 IgA2[26,27]。IgA1 重链富含脯氨酸铰链区的糖基化减少被认为是导致 IgA 在系膜中沉积，并是 IgA 激活补体替代途径的重要因素，这使得 IgA1 分子更容易形成大分子复合物[28]。在 HSP 中发生的其他 IgA 抗体包括 IgA ANCA，尽管这一结果在不同的研究中存在很大差异。有时也存在 IgA 类风湿因子和 IgA 抗心磷脂抗体，也存在 IgA 抗内皮细胞抗体（antiendothelial cell antibodies，AECAs）。

尽管记录了几种细胞因子的激活，但这些可能不是主要原因。TNF-α 水平增高，并且可以在皮损中检测到 TNF-α。IL-6、IL-8、转化生长因子 β（transforming growth factor β，TGF-β）和血管内皮细胞生长因子（vascular endothelial growth factor，VEGF）水平在活动期 HSP 中均升高。TGF-β 比较有意思，因为

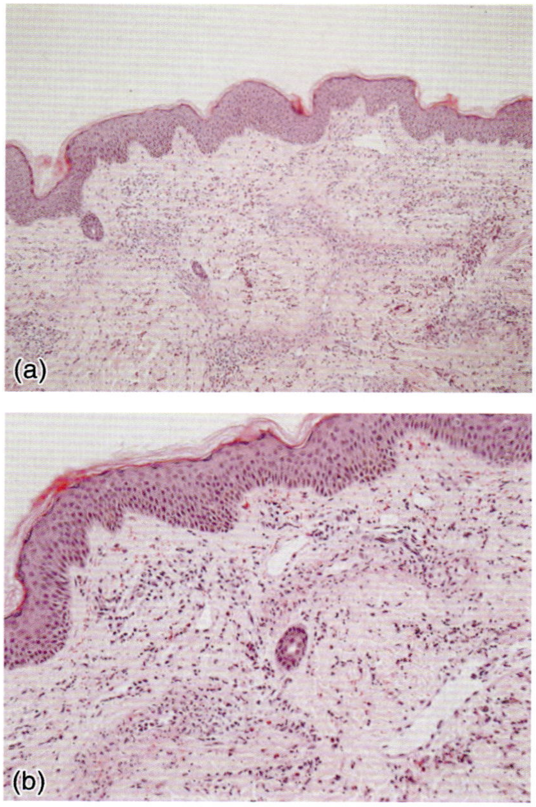

图 102.12　IgA 血管炎在较低(a)和较高(b)倍镜下的图像

血管周围存在白细胞碎裂和纤维蛋白沉积，并且存在嗜酸性粒细胞。(由英国 Norwich 的诺福克和诺威奇大学医院的 Laszlo Igali 博士提供)

HSP 中产生该细胞因子的 T 细胞血清水平增加，并增强 IgA1 应答。另有报道存在中性粒细胞活化、一氧化氮水平升高、活性氧和尿白三烯水平增高。

致病微生物

IgA 血管炎没有明确的致病微生物。链球菌感染易导致 IgA 血管炎，抗 O 阳性时 IgA 血管炎风险增加 10 倍[25]，但细菌的确切作用还不清楚。很可能是遗传易感性、细菌和环境因素之间复杂的相互作用。巴尔通体属和嗜血杆菌与之有关[29,30]；也有报道成人 IgA 血管炎中存在幽门螺杆菌抗体[31]。

遗传学

没有任何基因与 IgA 血管炎相关性报道。HLA-Ⅰ类基因可能与之有关[32]。IgA 血管炎患者 *MEFV* 基因突变较一般人群为多[16,17]。

临床特征

病史

典型 IgA 血管炎最常见起始表现为紫癜、关节痛和腹痛。单个皮损通常在 5～7d 消退，但病灶可成批反复出现，持续数周至数月。

临床表现

皮肤表现是典型的红斑、荨麻疹样丘疹，可在 24h 内发展为可触及的出血性紫癜。可能会出现荨麻疹、水疱、大疱(图 102.13a)和坏死性溃疡(图 102.13b)。皮损呈网状模式为非常典型的表现，但并不总是存在。临床表现与 CSVV 相同(见图 102.1)。虽然它常累及肢体(尤其是肘部和膝盖)伸侧和臀部，呈对称性，但是 IgA 血管炎也可能累及躯干和面部。肾受累在 IgA 血管炎很常见，占 40%～50%；25% 有肉眼血尿，其余为显微镜下血尿。其中 60% 患者发生蛋白尿，但在无血尿情况下并不常见。胃肠道受累很常见(65%)，30% 的 IgA 血管炎患者有明显的消化道出血。大约 75% 的患者出现疼痛性关节炎，最常见累及膝盖和足踝。IgA 血管炎不太常见的临床表现包括睾丸炎(10%～20% 的男孩)、肠套叠、胰腺炎、神经异常、葡萄膜炎、心肌炎和肺出血。

临床亚型

罕见，可仅有胃肠和关节炎表现而无皮肤损害。

鉴别诊断

包括 IgA 肾病、特发性血小板减少性紫癜、感染性休克、急腹症和系统性红斑狼疮(SLE)。

严重程度分级

已经验证的 BVAS(v3)系统可用以评估 IgA 血管炎的严重程度，以及其他几种类型的系统血管炎。该系统能够描述临床受累情况，分数越高，疾病程度越严重，并与临床变化相对应[33]。

并发症和共病

终末期肾病并不常见，但如果发生，可能需要肾移植。肾移植 5 年存活率超过 80%。罕见情况下，移植物可能复发 IgA 血管炎，引起抗移植物排斥反应[34]。

病程和预后

约 25% 的患者会复发，通常复发症状轻微且易于治疗[35]。5%～10% 患者的 IgA 血管炎患者可以变成慢性，皮肤症状通常持续 6～16 周。长期随访中 1/3～1/2 患者出现肾异常，但其中仅有 1%～3% 进展为终末期肾病[13,36]。

检查

IgA 血管炎是临床诊断，经直接免疫荧光和常规组织学确诊。血管周围 IgA 沉积物是 IgA 血管炎的特征，有助与同其他血管炎鉴别，包括 CSVV、肉芽肿伴多血管炎、嗜酸性肉芽肿伴多血管炎和显微镜下多血管炎。IgA 免疫复合物非 IgA 血管炎所特

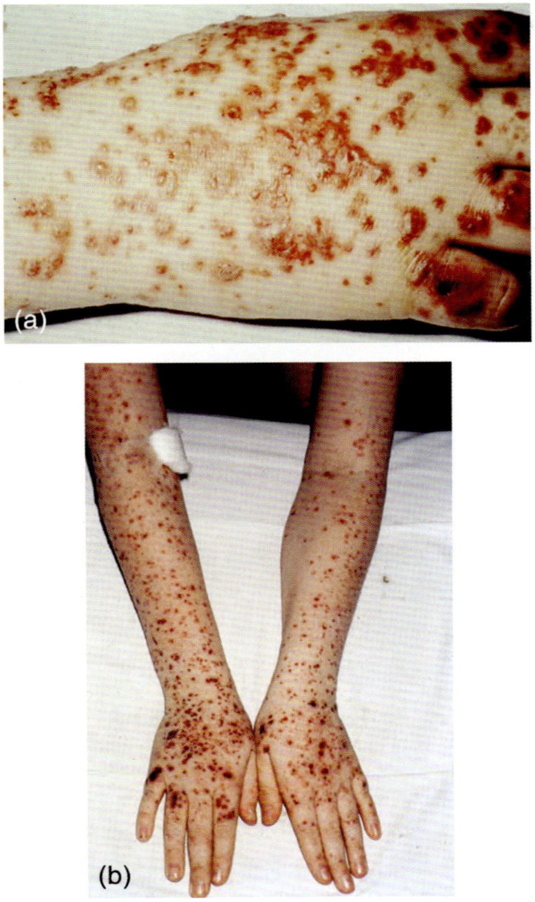

图 102.13　IgA 血管炎
(a)手部出现的血疱(由英国南特斯医院 NHS Trust 的 Andrew Carmichael 提供)。(b)血管炎延伸到手臂上。

有,也可见于其他疾病中,包括 SLE、心内膜炎、疱疹样皮炎、酗酒、IgA 肾病、炎症性肠病、强直性脊柱炎、干燥综合征、类风湿关节炎、某些癌症和一些药物过敏反应。没有任何实验室检查是 IgA 血管炎特异性检查。

治疗

IgA 血管炎治疗是支持治疗。该病有自限性。IgA 血管炎所用药物均无临床对照研究结果。糖皮质类固醇激素药物在肾受累儿童和大多数成人中可能有价值。临床有开发性研究使用静脉冲击治疗,可使用甲泼尼松龙、环孢素 A、环磷酰胺、硫唑嘌呤和霉酚酸酯,但均无令人信服的数据[37]。系统性糖皮质类固醇激素治疗腹痛、关节炎、肾炎有效[38];有研究给予泼尼松龙 1mg/(kg · d)连续使用 2 周,其后 2 周中逐渐减量。

冷球蛋白血症血管炎

定义和术语

冷球蛋白是当血清低于 37℃时自发异常沉淀的免疫球蛋白。冷球蛋白血症是以循环中存在冷球蛋白为特征的疾病;伴随累及小血管的血管炎是因冷球蛋白作为免疫复合物沉积引起。主要是皮肤、肾小球和周围神经受累。并不是所有冷球蛋白血症都有症状。本章仅讨论伴有血管炎症状。冷球蛋白血症病史、病因和发病机制在第 125 章中讨论。

> **同义名**
> - Ⅱ型和Ⅲ型冷球蛋白血症
> - 混合性原发性冷球蛋白血症
> - 冷球蛋白血症

概述

冷球蛋白血症血管炎(cryoglobulinaemic vasculitis,CV)是一种累及皮肤、关节、周围神经和肾小血管的血管炎。大约 80%的病例继发于丙型肝炎病毒感染[1]。其他原因包括 B 淋巴细胞增生性疾病、干燥综合征等自身免疫性疾病、其他病毒性疾病(乙型肝炎病毒、HIV)和原发性混合性冷球蛋白血症。

冷球蛋白可分为三种主要亚型。

1. 单克隆免疫球蛋白,通常为 IgG 或 IgM,占 10%～25%,通常与淋巴细胞增生性疾病有关,尤其是多发性骨髓瘤或 Waldenström 巨球蛋白血症。

2. 混合性多克隆(通常为 IgG)免疫球蛋白和单克隆(通常为 IgM-κ)免疫球蛋白,后者具有类风湿因子活性,约占病例的 25%。

3. 具有类风湿因子活性的多克隆 IgM 和具有抗原活性的多克隆 IgG,占 50%～65%。

流行病学

发病率和患病率

冷球蛋白血症血管炎是一种罕见的疾病,发病率和患病率尚不清楚。

年龄

常见于成人,儿童罕见。

相关疾病

丙型肝炎导致约 80%的冷球蛋白血症性血管炎。其他常见的疾病是干燥综合征和 B 淋巴细胞增生性疾病。

病理生理学

B 细胞克隆扩增产生冷球蛋白的机制尚不清楚。

因为大多数的丙肝患者不发展为血管炎，但有循环冷球蛋白，可能是一个独立的机制障碍引起这个疾病的临床表现。与那些仅表现为冷球蛋白血症的患者相比，发展成为血管炎的患者循环调节 T 细胞显著降低[2]。

通常，多价 IgM 类风湿因子与抗原结合（尽管其他单价免疫球蛋白也可能起作用）产生能激活补体的免疫复合物导致内皮细胞活化和组织损伤。

发病诱因

寒冷和制动可能会引起急性发作。

组织病理学

冷球蛋白血症血管炎影响毛细血管、小动脉和小静脉。在皮肤中，它产生真皮全层至皮下组织的白细胞碎裂性血管炎。可以观察到嗜酸性高碘酸-希夫(periodic acid-Schiff，PAS)阳性球状免疫复合物沉积物和 PAS 阴性腔内纤维蛋白沉积物。更多的慢性病变发展为单核细胞为主的浸润并可能变成肉芽肿。其他器官的变化包括膜增生性肾小球肾炎、免疫复合物在肺部沉积引起闭塞性细支气管炎、组织性肺炎，以及血管神经性血管炎引起的外周神经病变。

致病微生物

混合性冷球蛋白血症的主要病因是丙型肝炎病毒(hepatitis C virus，HCV)感染，约占病例的 80%。然而，尽管 50%的 HCV 患者存在冷球蛋白，但免疫复合物血管炎发生率小于 5%[3]。

环境因素

暴露于寒冷和静止状态下可造成冷球蛋白血症凝聚，导致皮肤坏死。

临床特征

病史和表现

1966 年出现经典的“Meltzer 三联症”的描述，包括关节痛、紫癜和虚弱，但只存在于不到 1/3 的患者[4]。肌痛、头痛、发热和体重减轻是常见症状。可触及性紫癜是最常见的表现特征，几乎所有的患者都有(图 102.14)。感觉运动神经病和多发性单神经炎也常见。肺部受累罕见。肾受累通常表现为膜增生性肾小球肾炎，并表现出蛋白尿[5]。较少比例患者可能出现增生性系膜病变或血栓性病变[5]。患有相关结缔组织病的患者可出现雷诺现象。

鉴别诊断

因为冷球蛋白血管炎需要短期使用糖皮质类固醇治疗，较长期使用可能会使存在的潜在感染加重，因此应将其与其他原因引起的 CSVV 相鉴别。大多数其他原因导致白细胞碎裂性血管炎在活检标本上血管炎更浅表，如果在组织学上看到冷球蛋白沉积，

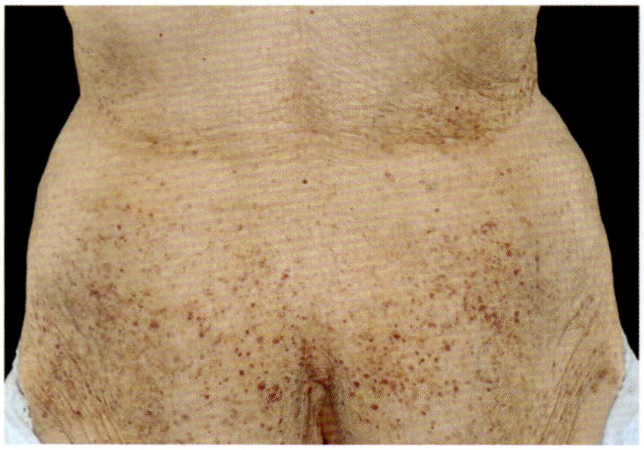

图 102.14 冷球蛋白血症血管炎

则要考虑这个诊断(虽然Ⅰ型冷球蛋白血症常见)。临床上，头颈部受累、显著的网状青斑、手足发绀、雷诺现象或更大的血管闭塞都更倾向于提示Ⅰ型冷球蛋白血症。

并发症和共病

丙型肝炎引起的冷球蛋白血症患者的并发症是肝受累。相关的肾小球肾炎是普遍的，较重要的，可能在丙型肝炎患者也较常见[6]。骨髓增生性疾病的风险增加，尤其 B 细胞非霍奇金淋巴瘤[7]。有丙型肝炎的患者与没有的患者相比，风险要高出 4 倍[8]。据报道，20%的患者可患有干燥综合征[4]。

病程和预后

冷球蛋白血症性血管炎本身并没有死亡的风险。对于丙型肝炎诱发的患者，病毒性疾病将决定其预后。在没有丙型肝炎的患者中，肾受累与较高的发病率相关。没有大型队列研究来预测转归。

检查

检测冷球蛋白血管炎时的一个关键考虑因素是标本的运输。应特别注意确保血液在 37℃ 运送到实验室，以确保检测结果不会呈假阴性。对临床存在小血管炎证据的患者行冷沉淀检查证实可能是诊断金标准(图 102.15)。常见补体 C3 接近正常而 C4 低水平。类风湿因子呈高滴度阳性。应该寻找病毒性肝炎的证据。炎症指标也会升高。

尿液分析范围从正常到肾病范围的蛋白尿。虽然偶尔由于疾病微小改变导致皮损不同，明显肾疾病时肾活检通常有阳性表现[5]。皮肤活检将证实为白细胞碎裂性血管炎。

治疗

治疗取决于根本原因。在丙型肝炎患者中，应配合肝病治疗，需要糖皮质类固醇激素、抗病毒治疗和免疫调节药相联合[9]。HCV 基因型将决定所选择的

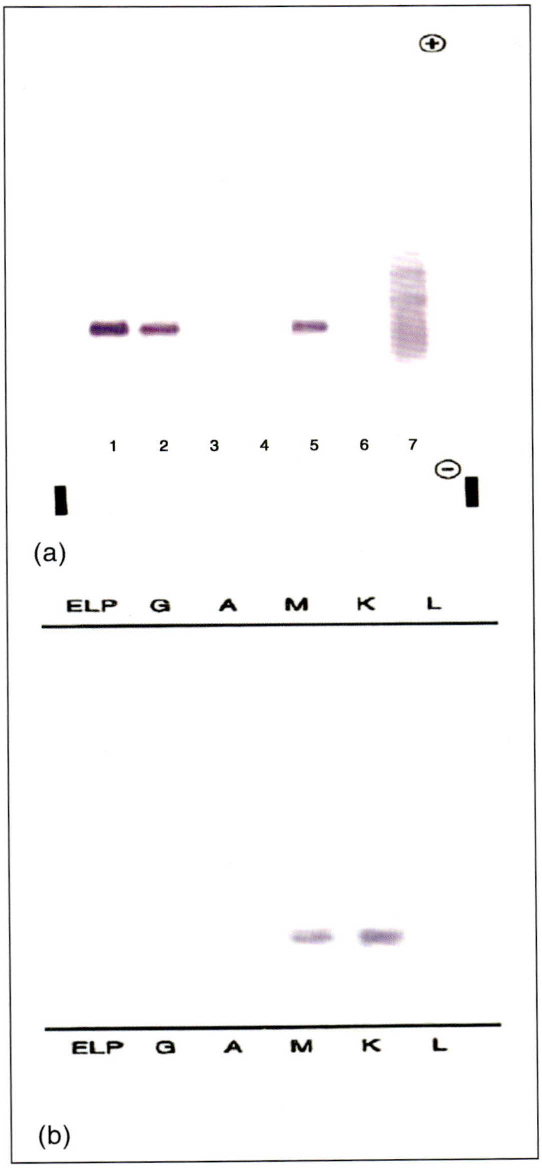

图 102.15　血清蛋白电泳

(a)在区带 1、2 和 5 中显示清晰的条带。区带 3 和 4 是阴性对照，区带 5 是来自肾病标本的尿液对照。样品在增强的尿液程序和凝胶上运行更好地显示低蛋白质浓度的迁移。(b)展示同一标本的 IgM-κ 条带。(由 Ian Thirkettle 和 Karen Ashurst 友情提供)

抗病毒药和疗程。干扰素 α 与利巴韦林联合使用有效，但复发常见，需要长期治疗[9]。利妥昔单抗可能对此类患者有益[10]。

治疗非丙型肝炎引起的冷球蛋白血症血管炎的证据缺乏。欧洲抗风湿病联盟达成共识以治疗其他小血管类血管炎如 ANCA 相关性血管炎的模型为基础，推荐联合使用免疫调节药和糖皮质类固醇激素[9]。

低补体血症荨麻疹性血管炎

定义和术语

本节讨论的是低补体血症荨麻疹性血管炎(hypocomplementaemic urticarial vasculitis，HUV)；其他类型的荨麻疹血管炎在第 44 章进行讨论。HUV 定义为影响小血管的血管炎(即毛细血管、小静脉或小动脉)，伴有荨麻疹、低补体血症及相关的抗 C1 酯酶抗体。常见肾小球肾炎、关节炎、阻塞性肺病和眼部炎症[1]。

> **同义名**
> - 抗 C1 酯酶血管炎
> - MacDuffie 低补体血症性荨麻疹性血管炎
> - MacDuffie 综合征

概述

这种疾病非常罕见，以持续性荨麻疹为特征，持续时间超过 24h 伴有循环抗 C1q 自身抗体。伴有关节炎、肾小球肾炎、肺部和眼部疾病、白细胞增生性血管炎、眼部感染和腹痛。

流行病学

发病率和患病率

低补体血症荨麻疹性血管炎非常罕见，目前仅报道了数百例。

年龄

最常见发病年龄是在 30 多岁，但已有儿童病例报道。

性别

女性常见[2,3]。

种族

没有明显的种族关联。

相关疾病

可能与 SLE[3] 有关，并可能与对化脓性感染的敏感性增加有关。

病理生理学

HUV 患者血清中含有多克隆 IgG，IgG 的 Fab 片段中有 C1q 凝集素活性[4]。这些 IgG 抗体针对 C1q 的胶原样区域，导致血清中 C1q 减少，随后激活补体途径[5]。

发病诱因

未知。

组织病理学

荨麻疹血管炎皮损通常为典型白细胞碎裂性血管炎。HUV 显示大量间质中性粒细胞而非低补体血症性血管炎中常见的多形核白细胞的浸润[6]。HUV 的正常皮肤和皮损处均可见免疫复合物沉积，非低补体血症性血管炎中仅限于皮损区[3,6]。

临床特征

病史

低补体血症性荨麻疹血管炎特点是风团，可伴疼痛和瘙痒，并持续超过 24h。HUV 风团消退留有颜色异常。血管性水肿很常见，是一种特征性表现。

临床表现

低补体血症性和正常补体水平荨麻疹性血管炎的皮肤损害都是红色持久性风团伴中央紫癜（图 102.16）。可有血管性水肿和红斑。网状青斑、结节、大疱可能是明显的，也可能伴中央紫癜。低补体血症性荨麻疹性血管炎患者可有系统症状。

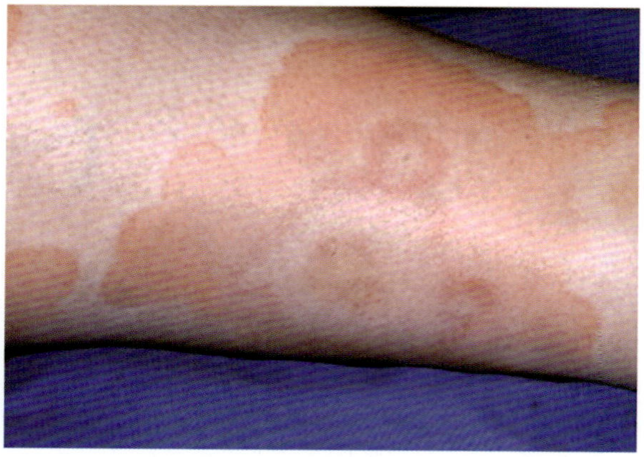

图 102.16 荨麻疹性血管炎

鉴别诊断

HUV 和 SLE 特点相似，并可能重叠。眼部炎症、血管性水肿和慢性阻塞性肺疾病有助于区分两者。大疱性类天疱疮前期表现、多形红斑、Sweet 综合征、其他原因导致的血管炎，以及荨麻疹并发湿疹都应考虑可能与冷球蛋白血症、Muckle-Wells 综合征、Cogan 综合征和 Schnitzler 综合征混淆。

严重程度分级

目前尚无分级。

并发症和共病

咳嗽或呼吸困难可能提示胸膜和心包积液、肺气肿或慢性阻塞性肺病（见于 20%～50%的患者）。蛋白尿或血尿提示肾小球肾炎，可能进展为终末期肾衰竭，特别是儿童期起病患者。胃肠道症状（腹部不适、恶心、呕吐和腹泻）、关节炎、浅层巩膜炎、葡萄膜炎、结膜炎、无菌性脑膜炎、神经麻痹和横贯性脊髓炎都可能发生。

检查

如果荨麻疹样皮损持续时间超过 24h（可以通过标记其边缘确定），那么它们可能就不是普通荨麻疹（迟发型压迫性荨麻疹除外），应考虑皮肤活检。疼痛而非瘙痒，或出现紫癜，也提示荨麻疹性血管炎。病史、体格检查和实验室检查包括 C3、C4 和抗核抗体，应有助于确定疾病的程度，排除潜在疾病（如丙型肝炎），并评估 SLE。一些患者可能出现红细胞沉降率（erythrocyte sedimentation rate，ESR）增快、低补体血症、低滴度抗核抗体阳性和血尿。活检可有助于诊断和排除其他疾病。

治疗

治疗 HUV 的证据仅为零星报道。系统用糖皮质类固醇有效，非类固醇类其他药物也应考虑，但其使用证据仅限于有限的案例报道，如环磷酰胺[7]、甲氨蝶呤[8]、氨苯砜[9]、秋水仙碱[10]和羟氯喹[11]。有些患者除了血管炎治疗外，还需要口服抗组胺药物来控制血管性水肿和荨麻疹样皮损。

一线治疗

虽然无一种单一治疗方法对所有荨麻疹性血管炎病例都有效，但系统用糖皮质类固醇对大多数患者有效。

二线治疗

已被证明对荨麻疹性血管炎治疗有效的药物包括氨苯砜（100～200mg，每日 1 次）、秋水仙碱（0.6mg，每日 2～3 次）和羟氯喹（200mg，每日 1～2 次）。

三线治疗

难治性患者可以考虑使用环磷酰胺或霉酚酸酯[7,12]，但证据有限。

抗肾小球基底膜血管炎病

定义和术语

抗肾小球基底膜（antiglomerular basement membrane，anti-GBM）血管炎影响肾小球毛细血管或肺毛细血管，或两者兼有，抗 GBM 自身抗体导致 GBM 沉积。肺受累引起肺出血，肾受累引起肾小球肾炎伴坏死和新月体形成[1]。

同义名
- 抗 GBM 综合征
- Goodpasture 综合征
- 伴有肾炎的肺部紫癜

概述

1919 年，Ernest Goodpasture 描述了 2 例他认为患有病毒性流感的人。其中一例患有经典变化，命名为 Goodpasture 综合征——肺泡出血和肾小球肾炎伴小动脉血管炎[2]。这个名称在 2012 年被国际共识改为“抗 GBM 病”[1]。共识名称存在缺陷，因为抗体与肺泡毛细血管基底膜结合。皮肤受累并不常见，尽管有关于免疫沉积引起的非血管炎性皮肤变化的报道[3]。患者可因面色苍白就诊于皮肤科。

流行病学

发病率和患病率

发病率每年约 0.5/100 万[4]。患病率未知。

年龄

已知该病发生于儿童[5]；但高峰似乎发生在 10—70 岁[6]。

性别

在儿童中，男女比例为 1∶2[7]，而在 65 岁以上人群中，男女比例正好相反为 1.9∶1[8]。

种族

相关的种族差异未知。

病理生理学

由自身抗体作用于Ⅳ型胶原蛋白 a3 链的 NC1 区域组成免疫复合物引起[9]。该分子分布局限于肺和肾。

组织病理学

一例患者中存在血管周围炎和皮损部位基底膜的抗 IgM 和 C3 抗体[3]。

遗传学

已有本病的家族实例被报道，包括一对暴露于碳氢化合物烟雾中的同卵双生子[10]。

环境因素

最常见于春末夏初。

临床特征

临床表现

临床可能出现咯血、疲劳、呼吸困难和咳嗽。可出现面色苍白、水肿、胸部体征、心脏杂音和肝大。有报道足背出现散在分布的红斑、斑疹[3]。

临床亚型

2/3 的病例中呼吸系统特征比肾疾病早出现一年，最长可达 12 年。

鉴别诊断

肉芽肿伴多血管炎、嗜酸性肉芽肿伴多血管炎、IgA 血管炎和显微镜下多血管炎均可出现肾衰竭和肺出血。抗 GBM 抗体有助于鉴别诊断。

病程和预后

未经治疗预后极差，死亡率接近 100%。治疗后，1 年生存率取决于早期肾功能，如果血清肌酐<500μmol/L，则存活率为 100%，而依赖透析的患者存活率为 65%[11]。

检查

检查应排除其他系统性血管炎。ANCA 可能是阳性的，但抗核抗体通常阴性。抗 GBM 抗体是特异性检查。

治疗

一线治疗

糖皮质类固醇激素、环磷酰胺和血浆置换治疗。

二线治疗

患者如出现肾衰竭可能需行透析，如有严重肺出血，则需要呼吸系统支持。

小血管 ANCA 相关血管炎

显微镜下多血管炎

定义和术语

显微镜下多血管炎(microscopic polyangiitis, MPA)是一种坏死性血管炎，没有或有少量免疫沉积物，主要累及小血管(即毛细血管、小静脉或小动脉)。坏死性动脉炎可累及中小动脉。坏死性肾小球肾炎非常常见，也可出现肺毛细血管炎。无肉芽肿性炎症[1]。从历史而言，MPA 被归类为结节性多动脉炎，这两个术语经常可以互换。1994 年第一次教堂山共识会议上作为一种单独的疾病被重新定义和分类[2]。

> **同义名**
> • microscopic polyangiitides 显微镜下多血管病

概述

Friedrich Wohlwill 于 1923 年描述了 2 例肾小球肾炎和非肉芽肿性小血管炎的病例[3]。然而，直到 1994 年，MPA 才正式由国际共识定义[2]。MPA 是一组 ANCA 相关血管炎(ANCA-associated vasculitis, AAV)。该组中另外两个疾病是肉芽肿伴多血管炎(granulomatosis with polyangiitis, GPA)和嗜酸性肉芽肿伴多血管炎(eosinophilic granulomatosis with polyangiitis, EGPA)。均存在抗蛋白酶 3(proteinase 3, PR3)和髓过氧化物酶(myeloperoxidase, MPO)的抗体。PR3 和 MPO 作为一种抗原蛋白，是中性粒细

胞胞质中的嗜天青颗粒。MPA 和 GPA 的临床表现非常相似，主要区别是 MPA 中没有肉芽肿性炎症。

流行病学

发病率和患病率

MPA 的年发病率为（2.5～10）/100 万[4,5]。年龄大于 65 岁的人中，这一数字每年上升到 45/100 万[6]。患病率每百万人中 25～100[7-9]。

年龄

发病高峰在 65 岁以上人群[6]。

性别

目前未知存在差异。

种族

白种人更常受累[10]。整个日本 AAV 发病率与西欧人群相似，但是 AAV 完全是 MPA，几乎无 GPA[6]。

相关疾病

没有已知关联疾病的报道。

病理生理学

血管炎症的确切产生机制尚不清楚，但 ANCA 在发病机制中起主要作用。小鼠模型已证实 MPO ANCA 可引起肾小球肾炎和肺出血[11,12]。ANCA 可诱导 TNF-α 促发的中性粒细胞脱颗粒[13]。被攻击的中性粒细胞在其表面产生 MPO。MPO ANCA 可诱导呼吸爆发，导致脱颗粒和释放毒性氧自由基和胞质内酶，这可能导致血管炎症[13,14]。

发病诱因

畜牧可能预示 pANCA 阳性和 MPA[15]。

组织病理学

MPA 的组织学标本显示节段性血管坏死。中性粒细胞和单核细胞渗透入血管壁，引起白细胞碎裂，纤维蛋白积聚和出血。可触及性紫癜的活检标本表现为白细胞碎裂性血管炎。肾活组织检查中可见具有毛细血管外新月体的局灶性节段性肾小球肾炎的特征发现。肾小球硬化提示疾病持续时间和肾损伤程度。

遗传学

尚无明确基因，但该疾病的地理分布提示了与遗传有关。

环境因素

农业可能与 MPA 有关[15]。

临床特征

病史

许多 MPA 患者最初出现全身症状，包括发热、体重减轻、肌痛和关节痛。这些可能在 MPA 患者肺和肾疾病发作前数周出现。

临床表现

大约 40％的患者在下垂部位皮肤有明显可触及性紫癜[16]。还可出现口腔溃疡、指（趾）坏死灶、裂片样出血和网状青斑。结节和网状青斑在结节性多动脉炎较常见；80％的患者会有肾受累。进行性肾小球肾炎或肺出血可出现暴发（图 102.17）。周围神经病变是常见的，通常是感觉和运动神经。多发性单一神经炎甚至颅神经受累也不少见。

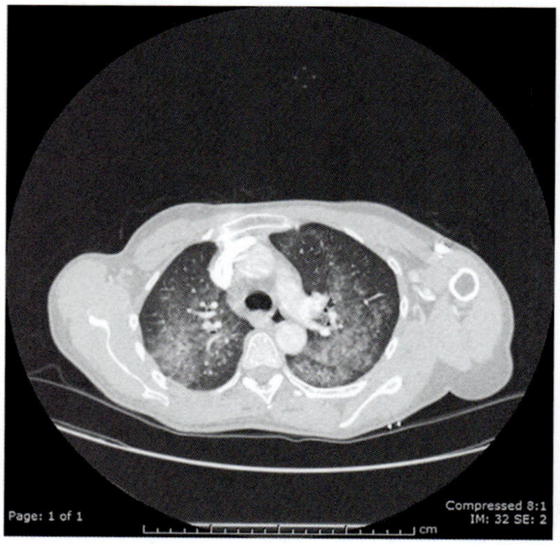

图 102.17　胸部计算机断层扫描显示显微镜下多血管炎双侧肺野的出血

鉴别诊断

显微镜下多血管炎明显区别于其他 ANCA 相关血管炎和结节性多动脉炎。分类应按照 Watts 等的建议进行（图 102.18）[17]。诊断 MPA 需排除 EGPA 和 GPA 的基本特征，如存在外周嗜酸性粒细胞增高、血管外嗜酸性粒细胞、鼻或鼻窦受累、支气管内受累、活检提示肉芽肿、固定部位肺部浸润、X 线片示肺部空洞性结节、哮喘、乳突或球后疾病均支持 MPA 诊断。

同样，尿液中缺乏血液、蛋白质或红细胞也不支持 MPA 诊断。

严重性分级

欧洲血管炎学会将 AAV 的疾病严重程度划分为以下[18]级别。

- 局限性：上呼吸道和（或）下呼吸道疾病，无系统累及或全身症状。
- 早期系统性：任何，无危及器官或生命疾病。
- 泛发性：存在危及肾或其他器官的疾病；血清肌酐＜500μmol/L。
- 严重性：存在致命性肾或其他重要器官衰竭；血清肌酐＞500μmol/L。
- 难治性：糖皮质类固醇激素和环磷酰胺治疗无效的进展性疾病。

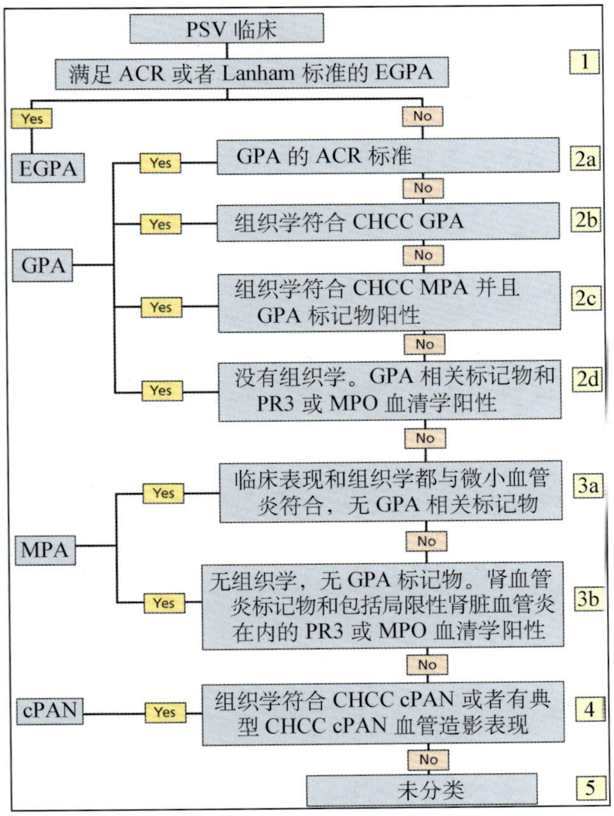

图 102.18　抗中性粒细胞胞质抗体血管炎和结节性多动脉炎(PAN)的分类

ACR，美国风湿病学会；CHCC，Chapel Hill 共识会议；cPAN，皮肤 PAN；EGPA，嗜酸性肉芽肿伴多血管炎；GPA，肉芽肿伴多血管炎；MPA，显微镜下多血管炎；MPO，髓过氧化物酶；PR3，蛋白酶 3；PSV，原发性系统性血管炎。(来自 Watts et al，2007[17]。经 BMJ 出版集团有限公司许可转载)

实际几乎所有 MPA 患者均有肾受累，因此局限性和早期系统性几乎不存在。

并发症和共病

严重的 MPA 可出现肾衰竭或危及生命的肺出血。肺出血发生在约 10％的患者中，具有较高的死亡风险[19,20]。从长远来看，冠状动脉疾病和高血压风险会增加。5 年内心血管事件(心肌梗死、脑血管意外或冠状动脉重建手术)的发生率为 16％[21]。MPO ANCA 阳性与 PR3 ANCA 阳性相比，具有更高心血管事件风险。

病程与预后

复发很常见，并且随时间推移而增加。在独立研究中显示，18 个月复发率为 8％[22]，70 个月复发率为 34％[16]。12 个月生存率为 82％～92％，5 年降至 45％～76％。

检查

慢性病程表现为贫血，而急性反应时期实验室标记物占主导地位。尿液分析提供了很大的线索。大多数患者有不同程度的血尿、蛋白尿。近乎所有患者存在抗 PR3 或 MPO 的 ANCA。影像学有助于确定肺受累患者疾病的范围和严重程度。胸部 X 线检查后进行计算机断层扫描(CT)可确定肺泡出血或肺纤维化。组织病理学是诊断的金标准，当疑诊 MPA 时应行肾活检。其他可能提供线索的组织是腓肠神经、肌肉和皮肤。

治疗

欧洲风湿病联盟[18]和英国风湿病学会[23]提出了 MPA 治疗建议。免疫抑制是主要治疗方法，包括口服或静脉注射糖皮质类固醇激素。

缓解诱导

MPA 主要采用静脉冲击环磷酰胺(每 2～3 周 15 mg/kg)或每日口服环磷酰胺[2mg/(kg • d)]治疗。静脉注射环磷酰胺的优点是累计剂量较低，不良事件风险较低，但复发风险较大[24,25]。口服泼尼松龙，剂量为 1mg/(kg • d)，最高可达 60mg/d，常用作环磷酰胺的补充治疗，3 个月内可减少至 15 mg/d[18]。根据医师的判断，通过静脉注射甲泼尼松龙可以加速环磷酰胺起始治疗时诱导缓解的过程。标准用法为每天静脉注射 1g，持续 3d。在严重肾病患者中，血浆置换可用以挽救肾[26]。

复发和难治性疾病

对于复发性病例，利妥昔单抗每周 375mg/m^2，连续 4 周优于静脉环磷酰胺冲击治疗[27,28]。而对环磷酰胺和糖皮质类固醇激素不敏感的病例，利妥昔单抗每周 375mg/m^2，持续 4 周[29]有治疗价值。

缓解维持

- 环磷酰胺治疗后：由于环磷酰胺的累积毒性，可优先选择硫唑嘌呤[2mg/(kg • d)]用以维持缓解[22]。可在 6 次静脉冲击环磷酰胺结束后，或口服环磷酰胺 6 个月后进行药物更换。
- 利妥昔单抗后：利妥昔单抗诱导缓解的患者，应继续 4～6 个月间隔重复使用利妥昔单抗作为缓解维持方案[30,31]。

肉芽肿伴多血管炎

定义和术语

肉芽肿伴多血管炎是一种坏死性肉芽肿性炎症，通常累及上、下呼吸道，坏死性血管炎主要影响小到中等血管(如毛细血管、小静脉、小动脉、动脉和静脉)。坏死性肾小球肾炎常见[1]。

> **同义名**
> • Wegener's 肉芽肿病(Wegener's granulomatosis)
> • Wegener 肉芽肿病

概述

Friedrich Wegener 在 1937 年报道了 3 例 30 多岁的患者,4～7 个月高热,败血症相关检测阴性,ESR 加快,上呼吸道感染伴鼻中隔受累多见,尿沉淀物阳性,最终导致死亡[2]。Sven Johnsson 首次将韦格纳肉芽肿病作为明确诊断[3]。2013 年国际共识将该名称改为"肉芽肿伴多血管炎"[1]。

ANCA 相关血管炎是一组存在抗 PR3 和 MPO 抗体为特征的疾病。PR3 和 MPO 是中性粒细胞胞质内酶。GPA 是典型 ANCA 相关性血管炎,包含了其他两种 AAVs(MPA 和 EGPA)的大多数临床症状。

流行病学

发病率和患病率

GPA 的发病率为每年(3～10)/100 万[4-7]。可能存在明显的纬度分界线,GPA 在北纬比在南纬更常见[6]。GPA 患病率为(24～112)/100 万[8-10]。

年龄

儿童起病年龄中位数为 14 岁[11,12]。成人起病年龄中位数为 50—59 岁[10,13,14]。

性别

男女发病率相当。

种族

大多数病例发生于白种人。日本人[15]和因纽特人中均罕见[16]。

病理生理学

产生血管炎症和肉芽肿的确切机制尚不清楚,但 ANCA 在发病机制中起主要作用。小鼠模型已证实 MPO ANCA 可导致肾小球肾炎和肺出血[17,18]。有证据表明 PR3 ANCA 具有体外致病性[19]。ANCA 可诱导 TNF-α 促发的中性粒细胞脱颗粒[20]。被攻击的中性粒细胞在其表面产生 PR3。PR3 ANCA 可引起呼吸爆发导致脱颗粒和释放毒性氧自由基和胞质内酶,可导致血管炎症反应[20,21]。

这可能与细菌感染(如金黄色葡萄球菌)有关,细菌感染刺激肉芽肿内的 PR3 自动反应性 B 细胞[22,23]。在自身炎症过程中,肉芽肿形成先于血管炎。GPA 肉芽肿中有很高比例的中性粒细胞,它们是 PR3 的来源,而 PR3 反过来又有助于继续驱动 Th1 细胞因子,进一步促进炎症反应[24]。

发病诱因

农业和职业溶剂暴露容易诱发 GPA[25]。

病理学

GPA 皮肤组织学表现为血管周围淋巴细胞浸润;然而,这种非特异性的炎症细胞浸润可能与疾病的发病机制无关。在多达 50% 的皮肤活检标本中可能出现更多特异的病变,如白细胞碎裂性血管炎和(或)肉芽肿性炎症反应(图 102.19)。血管周围的肉芽肿性炎症和栅栏坏死性肉芽肿在皮损中不常见。

致病微生物

临床观察表明,金黄色葡萄球菌是一些患者的潜在诱因。GPA 患者鼻腔内慢性金黄色葡萄球菌定植比例明显高于健康人,也是疾病复发的危险因素[26,27]。

遗传学

有证据表明 GPA 与 HLA DP 有关,虽然这可能是与 PR3 ANCA 有关,而非 GPA 综合征[28,29]。

临床特征

病史

GPA 经典三联征包括皮肤、呼吸道和肾,并不总是在疾病早期出现,使得诊断有时很困难。在多达 80% 的患者中,出现上呼吸道或下呼吸道症状,约 73% 的患者会出现鼻、鼻窦、气管或耳受累。

少于一半患者存在肺部浸润或结节。尽管早期仅 18% 出现肾病,但约 77% 最终会进展为肾小球肾炎。虽然 40% 患者会有典型皮肤表现,但仅 13% 和 6% 患者疾病早期出现皮肤表现和口腔溃疡。

临床表现

GPA 最常见皮肤表现是在下垂部位皮肤出现可触及性紫癜(图 102.20 a)、指趾梗死(图 102.20 b)、触痛性皮下结节、丘疹、水疱、瘀点、非特异性溃疡或坏疽性脓皮病样表现。先前被诊断为"恶性脓皮病"的患者实际上可能继发于 GPA。结节或坏死性丘疹出现在四肢,有时发生在面部和头皮。这些皮损与风湿性结节区别在于会出现溃疡。

口腔溃疡是 GPA 第二常见的皮肤黏膜损害。上呼吸道常受影响,以耳炎、鼻出血、鼻、鼻窦炎为常见特征。鼻黏膜坏死性肉芽肿可引起鞍鼻畸形。下呼吸道症状和体征包括咳嗽、呼吸困难、胸痛和咯血。在影像学可见空洞性结节(图 102.21)。GPA 溃疡样皮损见图 102.22。

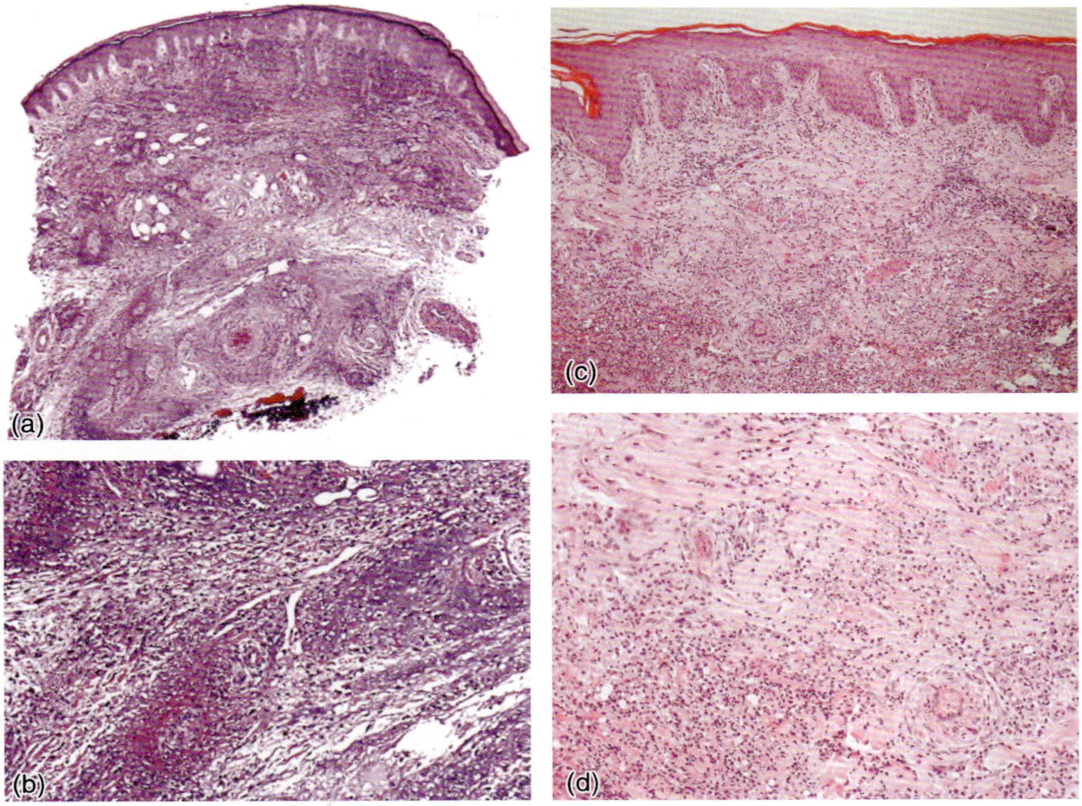

图 102.19 肉芽肿伴多血管炎

(a)累及真皮的广泛的白细胞碎裂性血管炎。(b)注意广泛的胶原蛋白变性、血管破坏和混合炎症细胞浸润。(c,d)在低倍(c)高倍(d)镜下血管壁的纤维素样坏死、红细胞外溢和肉芽肿反应(a 和 b 部分,由美国北卡罗来纳州温斯顿-塞勒姆维克森林大学医学院的 Omar Sangueza 博士提供;c 和 d,由英国 Norwich 的诺福克和诺威治大学医院的 Laszlo Igali 博士提供)。

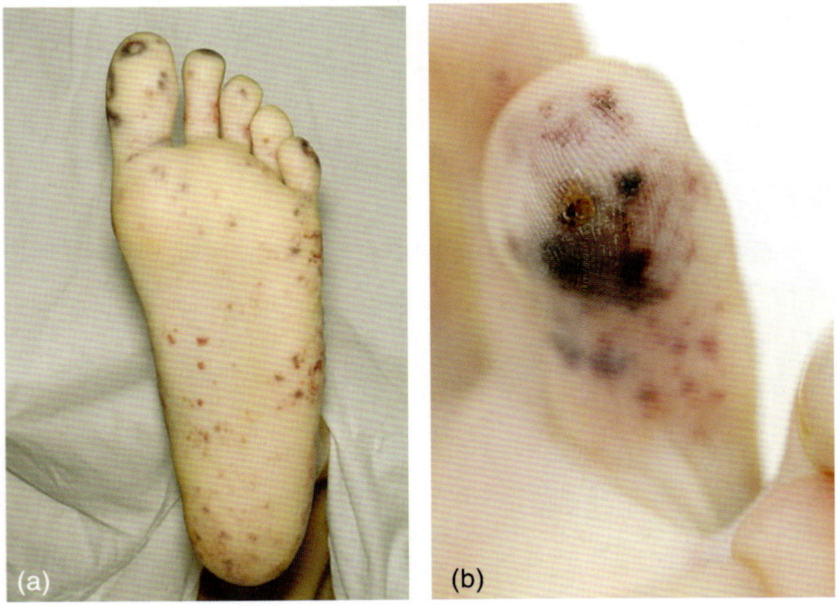

图 102.20 肉芽肿伴多血管炎

(a)皮肤梗死。(b)指趾梗死。

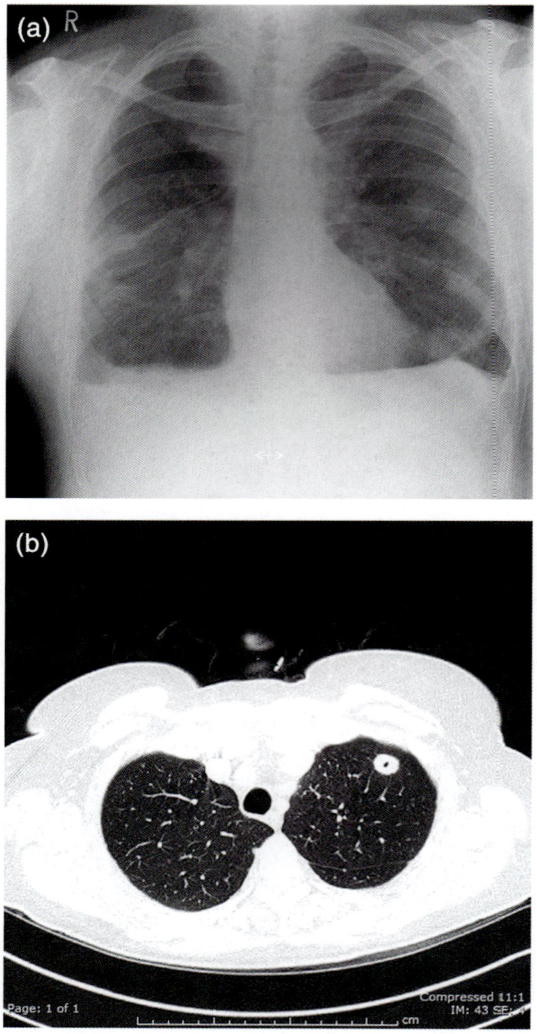

图 102.21 肉芽肿伴多血管炎

(a)X 线显示双侧结节。(b)胸部计算机断层扫描显示右肺部有厚壁空洞。

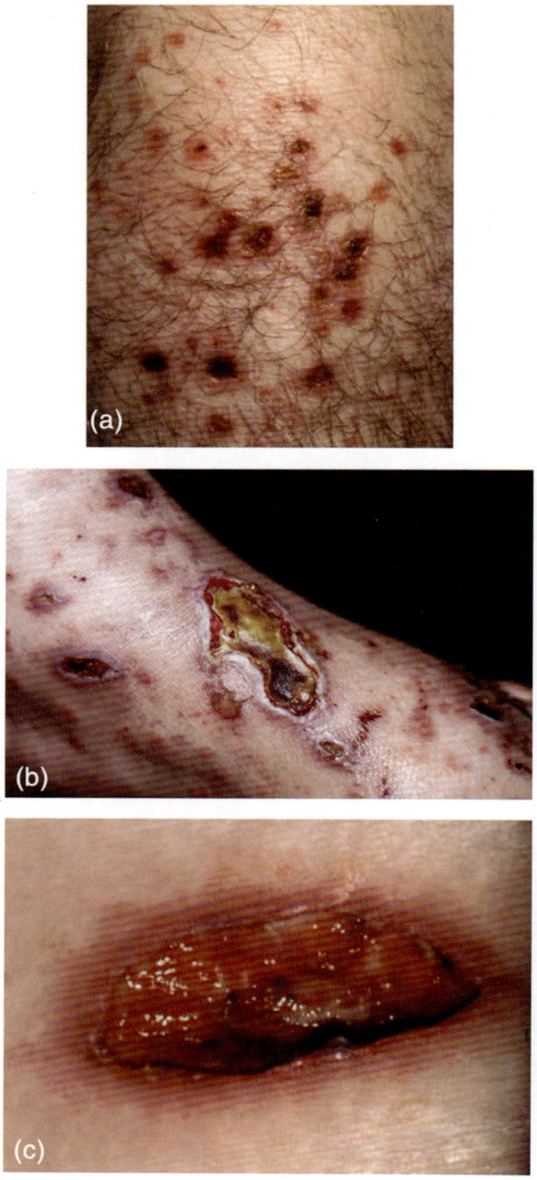

图 102.22 肉芽肿伴多血管炎

(a)皮肤小血管炎的溃疡性病变。(b)血管炎形成的较大的溃疡性病变。(c)鼻部的皮肤深溃疡。

鉴别诊断

肉芽肿伴多血管炎必须与其他类型 AAV 鉴别。破坏性上呼吸道受累和严重肾小球肾炎在 EGPA 中不常见。EGPA 典型表现为哮喘、嗜酸性粒细胞增多症以及鼻旁窦受累。MPA 主要累及肾，更多与 MPO ANCA 相关(见图 102.18)。

严重性分级

欧洲血管炎学会将 AAV 的疾病严重程度划分为以下级别[30]。

- 局限性：上和(或)下呼吸道疾病，无其他系统疾病或全身症状。
- 早期系统性：任何不危及器官或生命的疾病。
- 泛发性：危及肾或其他器官的疾病；血清肌酐<500μmol/L。
- 严重性：肾或其他重要器官衰竭；血清肌酐>500μmol/L。
- 难治性：糖皮质类固醇激素和环磷酰胺治疗无效的进展性疾病。

并发症和共病

肉芽肿性多血管炎或其治疗(特别是环磷酰胺)可将肿瘤发生风险增加 2 倍，包括急性髓系白血病、膀胱癌和非黑素瘤皮肤癌[31,32]。GPA 也增加心血管疾病的发病率[33]。

病程与预后

超 90% 患者可缓解[34]。2 年内的复发率为 18%～40%。未经治疗的 GPA 患者 1 年死亡率为 83%；治疗 1 年生存率为＞80%[35]。12 个月终末期肾病的发病率为 7%，5 年增加至 14%，10 年则至 23%[36]。癌症风险如上所述。

检查

同 MPA。

治疗

由欧洲抗风湿联盟[30]和英国风湿学会[37]提出了 GPA 的治疗建议。免疫抑制治疗包括口服或静脉注射糖皮质类固醇激素是主要的治疗方法。

一线治疗

病变局限的患者可采用甲氨蝶呤治疗（每周 15～25mg）联合口服泼尼松龙 1 mg/(kg·d)。在 3 个月内逐渐减量至 15mg/d[30,38]。因本病复发风险较高[39]，优先使用甲氨蝶呤而非环磷酰胺。

对于非局限性疾病，环磷酰胺是主要的治疗方法。环磷酰胺可每日口服 2 mg/(kg·d)，持续 6 个月，也可每 2～3 周每次静脉注射 15mg/kg，重复 6 次。静脉注射环磷酰胺的优点是累计剂量较低，不良事件风险较低，但复发风险较大[40,41]。口服泼尼松龙常用作环磷酰胺的补充治疗，剂量为 1mg/(kg·d)，最高不超过 60mg/d，3 个月内减量至 15mg/d[30]。根据医师的判断，可以在环磷酰胺开始时，联合静脉甲泼尼松龙可加速环磷酰胺诱导的缓解。标准用法是每天静脉注射 1g，持续 3d。

严重肾病患者，血浆置换可挽救肾[42]。

二线治疗

环磷酰胺使用禁忌的患者可以使用利妥昔单抗每周 375mg/m^2，持续 4 周[43,44]。

三线治疗

环磷酰胺和糖皮质类固醇激素治疗无效的难治性患者，可每周使用利妥昔单抗 375mg/m^2 治疗，连用 4 周[45]。15-脱氧精胍菌素和静脉注射免疫球蛋白对于难治性和顽固性病例有一定治疗作用[46,47]。

缓解维持

由于环磷酰胺的累积毒性，优选硫唑嘌呤 2 mg/(kg·d)以维持缓解[48]。缓解维持可在 6 次静脉冲击注射环磷酰胺或 6 个月口服环磷酰胺后进行。甲氨蝶呤[49]、来氟米特[50]和吗替麦考酚酯[51]可作为替代的缓解维持药物。在使用利妥昔单抗诱导缓解的患者中，应间隔 4～6 个月重复使用维持缓解[52,53]。

嗜酸性肉芽肿伴多血管炎

定义和术语

嗜酸性肉芽肿伴多血管炎(eosinophilic granulomatosis with polyangiitis，EGPA)是一种非常罕见的系统性疾病，以嗜酸性粒细胞增多和坏死性肉芽肿炎症为特征，常累及呼吸道，坏死性血管炎主要累及中小血管。这与哮喘和嗜酸性粒细胞增多有关。当出现肾小球肾炎时，ANCA 更常见[1]。

同义名

- Churg-Strauss 综合征
- 过敏性肉芽肿性脉管炎
- Churg-Strauss 血管炎
- 过敏性血管炎和肉芽肿病
- 变应性肉芽肿病
- 过敏性肉芽肿和血管炎
- 嗜酸性粒细胞性血管炎
- 过敏性血管炎
- 肉芽肿性过敏性血管炎

概述

这是一种罕见的系统性血管炎，以哮喘、外周血和组织中嗜酸性粒细胞（尤其在呼吸道）增多为特征，且坏死性血管炎伴血管外肉芽肿。大多数患者在活动期有皮肤表现。1939 年，Rackemann 和 Greene 最初将其描述为过敏性疾病，并未将其归类为结节性动脉周围炎；Churg 和 Strauss 后来在 1951 年描述了这种综合征及其组织病理学特征[2]。2012 年，教堂山(Chapel Hill)共识会议在系统性血管炎中将其更名为 EGPA[1]。EGPA 与抗 MPO 和 PR3 抗体相关，与 GPA 和 MPA 一起称为“ANCA 相关血管炎”。

流行病学

发病率和患病率

发病率为(1～2.5)/100 万[3-5]，患病率为(10～15)/100 万[6,7]。已知哮喘患者中 EGPA 的发病率可能高达每年 67/100 万[8]。

年龄

15—70 岁最常见，50 岁左右发病率最高。儿童中罕见。

性别

男性患者略多。

种族

未发现相关性资料。

相关疾病

与特应性疾病有关，尤其是哮喘和过敏性鼻炎。

病理生理学

EGPA 的发病机制尚不清楚。过敏可能起核心作用，但本病一定是多因素的。正如过敏协会建议的那样，炎症反应主要是 Th2 参与，尽管 Th1 和 Th17 也可见到[9-11]。Th2 反应可导致嗜酸性粒细胞活化，延长嗜酸性粒细胞生存。在炎症组织中可见嗜酸粒细胞产物和嗜中性粒细胞降解物，可导致组织创伤[12,13]。与 ANCA 相关也提示 B 细胞可能参与反应。ANCA 在血管炎产生中的作用已在 GPA 和 EGPA 部分讨论。

发病诱因

目前未知。

组织病理学

EGPA 有三个关键的组织病理学特征：组织中嗜酸粒细胞浸润、内脏和皮肤组织血管外肉芽肿形成，以及同时累及动脉和静脉的血管炎。EGPA 皮肤病变的组织学表现可以出现这些特性中一个或全部[14]。肉芽肿含有坏死的多形核白细胞、嗜酸性粒细胞、严重的纤维蛋白沉积和胶原纤维素样变性，并有肉芽组织增生。

致病微生物

目前未知。

遗传学

HLA-DRB4 可能是 EGPA 发生的危险因素[15]。

环境因素

环境过敏源与严重哮喘有关。

临床特征

病史

EGPA 存在三个阶段。

第一阶段，可持续数年，包括哮喘合并过敏性鼻炎和鼻息肉。不同于过敏性哮喘，本病中哮喘通常始于成年期。

第二阶段，是外周血和组织中嗜酸性粒细胞增多。

第三个阶段，是 EGPA 显著血管炎阶段，它可累及几乎所有器官，包括皮肤、心脏、肺、神经、胃肠道、肾、泌尿生殖系统和肌肉骨骼系统。常规糖皮质类固醇治疗无效的心脏受累是最主要的死亡原因。

临床表现

在疾病所有阶段都可能有皮肤表现，约 5% 表现为皮肤血管炎[14]。可触及性紫癜和浸润性结节（典型位于头皮或四肢）最常见，但也可出现网状青斑、坏死性青斑（如网状紫癜）、游走性红斑、新发雷诺现象、无菌性脓疱或水疱，以及浸润性丘疹。

在 EGPA 的血管炎阶段，50%～70% 的患者有血管炎性皮肤病变，最常见于下肢（图 102.23）。

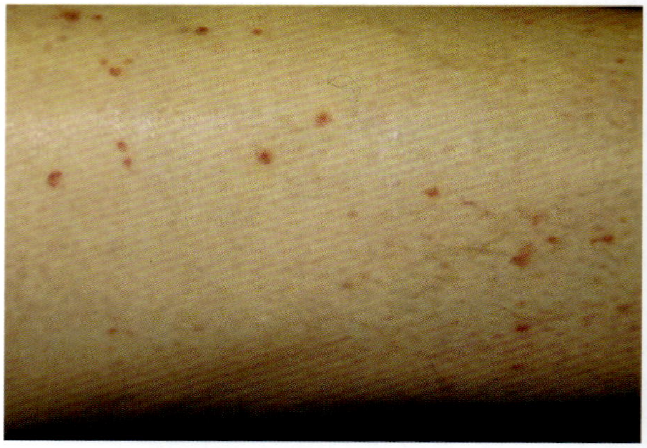

图 102.23 嗜酸性肉芽肿合并多血管炎患者腿部较轻微的血管炎

该患者还患有嗜酸性粒细胞增多症，并迅速出现多发性单神经炎。

鉴别诊断

1990 年 ACR 标准将 EGPA 区分于其他血管炎分类，需要符合下列 6 个特征中的 4 个：①哮喘；②白细胞分类计数中嗜酸性粒细胞超过 10%；③单神经病变（包括多发性）或多神经病变；④胸部 X 线显示非固定肺部浸润；⑤鼻旁窦异常（图 102.24）；⑥活组织检查显示血管外嗜酸性粒细胞[16]。

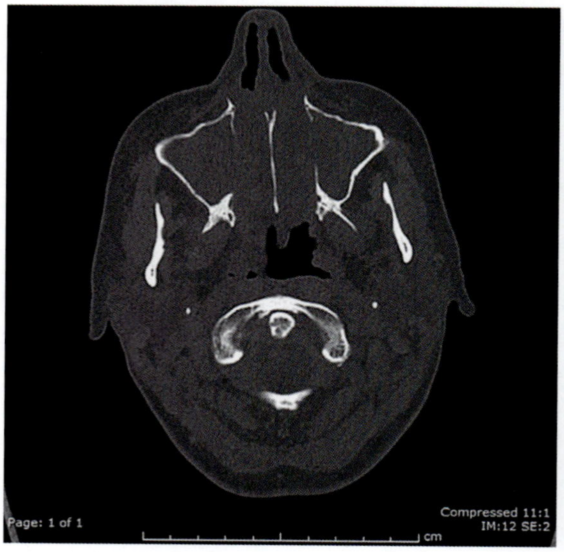

图 102.24 鼻旁窦 CT 显示上颌窦模糊，嗜酸性肉芽肿伴多血管炎伴骨侵蚀

第9部分

Lanham 诊断标准则要求哮喘、外周血嗜酸性粒细胞增多症和两个或以上肺外器官的系统性血管炎[17]。

最新的辅助 AAV 和 PAN 分类的算法推荐使用 Lanham 或 ACR 的 EGPA 分类标准[18]（见图 102.18）。

病程和预后

EGPA 超过 90%患者可出现缓解[19]。复发率在 12 个月时为 10%，4 年则升至 20%[19]。生存率高于其他 AVVs。在一项汇总分析中，1 年和 5 年的存活率分别为 94%和（60%～97%）[20]。

检查

外周血嗜酸性粒细胞增多是 EGPA 诊断的必要条件。炎症指标升高，IgE 升高。30%的患者抗 MPO 或 PR3 的 ANCA 阳性[21,22]。尿液显微镜检查显示肾小球肾炎患者尿沉渣异常。ANCA 阳性患者更易出现肾受累[21]。胸部 X 线片显示有浸润。鼻窦 CT 扫描通常可见异常，表现出黏膜增厚，但很少有骨受累。后者更易出现在 GPA。金标准仍然是受累器官的组织病理。

治疗

没有任何 EGPA 治疗的随机对照试验。我们对其治疗的了解来自开放性试验和基于国际共识的建议[23]。

缓解诱导

- 限局性：泼尼松龙 1mg/(kg · d) 可使大多数 EGPA[24]患者缓解。然而，即使在没有不良预后特征的患者中，也有约有 10%的患者不能出现缓解。另 35%的患者可复发。目前尚无办法确定哪些人单用类固醇无明显疗效。因此，国际共识建议，在无危及器官或生命的情况下，可考虑每周增加 20～25mg 甲氨蝶呤[23]。
- 系统性：推荐治疗方案为静脉环磷酰胺冲击治疗每次 15mg/kg，间隔 2～3 周（连续 6 次冲击治疗），同时口服泼尼松龙 1mg/(kg · d)（最大 60mg）[23]。
- 难治性：在几个病例系列报道中利妥昔单抗均有较好效果，对难治性 EGPA 也有一定疗效[9]。

缓解维持

- 环磷酰胺治疗后：根据惯例和国际共识，换用硫唑嘌呤 2mg/(kg · d)[23]。
- 甲氨蝶呤治疗后：长期使用甲氨蝶呤可维持缓解。
- 利妥昔单抗治疗后：关于利妥昔单抗治疗后维持治疗的资料很少。目前的建议是根据临床需要使用利妥昔单抗，而非间隔 6 个月重复。这些患者应该由专病中心照护。

中等大小血管炎

结节性多动脉炎和皮肤结节性多动脉炎

定义和术语

结节性多动脉炎（polyarteritis nodosa，PAN）是一种罕见的中等或小动脉坏死性动脉炎，无肾小球肾炎、无小动脉、毛细血管或小静脉的血管炎。与 ANCAs 无关[1]。皮肤的结节性多动脉炎（cutaneous PAN，cPAN）是一种影响皮肤的单器官血管炎。更常被称为皮肤动脉炎。可被认为是 PAN 的局限性表现，无系统受累[1,2]。

> **同义名**
> - 良性皮肤结节性动脉周围炎
> - 结节性动脉周围炎
> - Kussmaul-Maier 病
> - 坏死性动脉炎
> - 原发性多动脉炎

概述

Adolf Kussmaul 和 Rudolf Maier 于 1866 年描述了结节性动脉周围炎。在 1945 年"结节性多动脉炎"一词首次使用，其意即结节性多动脉炎病理累及动脉壁。PAN 被用作一个术语，涵盖了大量的各种类型的血管炎。1994 年，该术语用于小血管[4]。

皮肤动脉炎是 PAN 的一种变异，仅限于皮肤[5]。它可能会发展成为经典 PAN[1]，但转化非常罕见[2]。虽然 Lindberg 在 1931 年描述了这一独特的疾病，但诊断皮肤动脉炎前应排除系统疾病。

流行病学

发病率和患病率

经典 PAN 的年发病率为（1～2.5）/100 万[6,7]。据报道，点患病率为 30/100 万[8,9]。皮肤动脉炎更为罕见，目前尚无该变异的发病率和患病率数据。

年龄

发病高峰在 40—60 岁，但可见于所有年龄段，包括儿童。

性别

未见明显差异。

种族

未见种族差异。

相关疾病

乙肝在 1970 年被描述与该病相关[10]。PAN 可能是乙型肝炎的最初表现，并且大多数情况下在感染后 6 个月内发生。成功治疗乙型肝炎可治愈 PAN，所有动脉瘤均消失[11]。

病理生理学

发病诱因

病毒感染与诱发经典 PAN 有关。除了乙型肝炎病毒外，也有报道发现 PAN 存在 Epstein-Barr 病毒[12]、HIV[13]、红细胞病毒（细小病毒 B19）[14]或巨细胞病毒[15]。其他报道中相关微生物包括链球菌[16]和柯萨奇病毒 B4[17]。

链球菌感染[18]、红细胞病毒（细小病毒 B19）[19]和分枝杆菌[20]也可能与皮肤动脉炎有关。米诺环素可诱导经典 PAN 样血管炎[21]和皮肤动脉炎[22]。

组织病理学

在疾病早期，主要是中等大小动脉和皮下脂肪上部间隔小动脉的血管壁中以嗜中性粒细胞浸润为主的炎症反应。受累血管典型的表现为由纤维素样坏死所致嗜酸性环导致的靶样外观。疾病后期中性粒细胞浸润相对减少，主要由淋巴细胞和组织细胞组成。部分患者皮损血管壁直接免疫荧光可见补体和 IgM 沉积，与系统性 PAN 不同，皮肤动脉炎通常不累及动脉分支。

遗传学

在 8 个家族[23]的 9 例不相关病例中发现编码腺苷脱氨酶 2（adenosine deaminase 2，ADA2）的猫眼综合征染色体区域，候选 1（cat eye syndrome chromosome region，CECR1）序列存在错义突变。在另一项针对 19 例格鲁吉亚犹太人后裔的研究中也发现了类似的突变[24]。

临床特征

病史

虽然有些皮肤动脉炎患者可能会出现全身症状，伴轻微肌肉和神经受累，但皮肤表现仍是本病最显著的特征。

临床表现

位于下肢远端足踝附近真皮或皮下结节是最常见（图 102.25 a），并可向大腿、臀部、手臂或手的近端延伸。患者可能结节伴压痛，还可能出现溃疡（图 102.25 b，c），或更常见的表现为坏死性网状青斑，也称为网状紫癜（见图 102.3）。最终还可能出现指趾坏疽，最常见于儿童皮肤动脉炎，但该诊断需积极排除 PAN 的系统性表现。

鉴别诊断

复发性尖峰性发热、多关节痛和上肢发疹样斑点是 PAN 和成人 Still 病（adult-onset Still disease，AOSD）共有的症状，有时会给诊断带来一定困难。网状青斑（图 102.25 d）和 PAN 典型皮肤活检表现有助于与 AOSD 的鉴别。

有网状青斑的坏死性皮损必须进行血管炎或血管病变的评估（如抗磷脂抗体综合征、胆固醇栓塞或其他可能造成非血管性血管闭塞的因素；见第 101 章）。

应考虑与 ANCA 相关性血管炎鉴别（见图 102.18）[25]。

如有结节，应通过手术切除取材来评估含平滑肌动脉中广泛的动脉炎，这有助于确诊 PAN。

皮肤动脉炎被认为是 PAN 的一种亚型，因此需要通过病史、体格检查、实验室筛查和系统特征的持续随访进行评估。多学科团队合作有助于准确诊断、减少漏诊或对有能危及生命 PAN 的系统表现治疗不足。

严重程度分级

皮肤动脉炎的预后优于具有系统特征的 PAN。

病程和预后

胃肠道、肾、心脏和中枢神经系统的受累与较高的死亡率相关[26]。

检查

实验室检查通常是非特异性的，多为急性期反应。应筛查潜在的感染性触发因素。如果可能的话，PAN 的诊断需要中型动脉血管炎的组织学证据。活检应取自有症状的器官。皮肤、肌肉和神经组织学能够提供较高诊断率，可能也更安全。如果活组织检查不支持，内脏血管造影发现多个微动脉瘤，也提示 PAN。

治疗

应进行感染筛查（参见有关发病诱因的部分），并应考虑停止起病前所参与的药物试验。如果与乙型肝炎感染相关，抗病毒联合免疫抑制治疗是主要治疗方法。

一线治疗

非甾体类抗炎药和水杨酸盐均可有效治疗 cPAN 症状。某些患者可能需要大剂量糖皮质类固醇治疗，然后在 3～6 个月逐渐减量。没有来自对照试验的证据，但基于该病与链球菌感染的显著联系，儿童 cPAN 常用青霉素治疗和预防。用抗 DNA 酶 B 或其他试验筛查新近链球菌感染可有助于指导这一决定。

零星报道中使用的其他 cPAN 的治疗药物包括双嘧达莫、磺胺吡啶、己酮可可碱和氨苯砜。局部、皮损内注射或者口服糖皮质类固醇激素疗效不佳的患

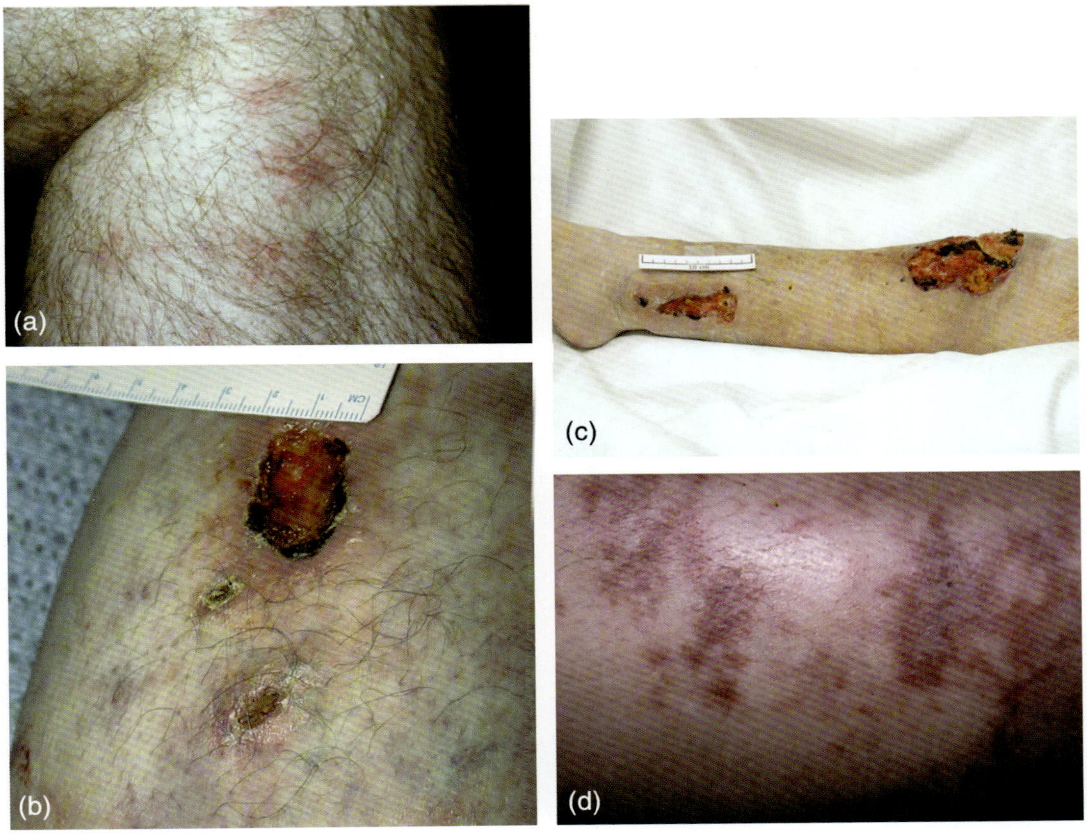

图 102.25　皮肤结节性多动脉炎

（a）腿部红斑。（b）腿部结节和溃疡。（c）腿部溃疡性病变。（d）腿部青斑。

者，可予每周低剂量甲氨蝶呤（每周 7.5～20mg）[27]。对大剂量糖皮质类固醇治疗抵抗的慢性腿部溃疡可采用粒细胞-巨噬细胞集落刺激因子（granulocyte-macrophage colony-stimulating factor，GM-CSF）治疗[28]。

二线治疗

国际共识认为 PAN 治疗需要联合使用环磷酰胺和糖皮质类固醇[29]。这种联合可达持续缓解，但可能不改变生存率。对于乙型肝炎相关 PAN 患者，建议从大剂量糖皮质类固醇 2 周开始，然后进行抗病毒治疗和血浆置换[29]。该治疗应在专科中心与肝病专家一起进行。

三线治疗

有用利妥昔单抗治疗难治性病例的报道[30,31]。

川崎病

定义和术语

2012 年教堂山共识定义川崎病（Kawasaki disease）是一种与黏膜皮肤淋巴结综合征相关的动脉炎，主要影响中小动脉。冠状动脉经常受累；主动脉和大动脉也可能受累。通常发生在婴幼儿[1]。

同义名

- 黏膜皮肤淋巴结综合征动脉炎
- 黏膜皮肤淋巴结综合征
- 川崎综合征
- 婴儿多动脉炎

概述

川崎病通常发生在 5 岁以内婴幼儿。1967 年首次发现，被认为是一种与黏膜皮肤炎症和淋巴结病相关的良性发热性疾病，直到 1975 年发现出现冠状动脉炎[2]。本病是儿童获得性心脏病的最常见原因。迅速诊断和及时予阿司匹林口服与静脉注射免疫球蛋白可减少心脏并发症[3,4]。

流行病学

发病率和患病率

在英国，每 10 万例 5 岁以下儿童的年发病率为

8.4[5]。Nakamura 等在一系列流行病学调查后发现，日本的发病率每年都在上升，并在 2010 年达到 240/10 万[6]。

年龄

本病几乎都发生于儿童。

性别

好发于男性患儿。

种族

本病亚洲更为常见，尤其日本。

相关疾病

相关疾病包括冠状动脉瘤和心肌梗死。

病理生理学

川崎病被认为是由于对遗传易感宿主中未明原因感染的强烈炎症反应。

组织病理学

川崎病的血管炎几乎影响所有器官，心脏受累的频率非常高。主要累及中等大小动脉，但可以累及任何大小的血管。早期表现为与中性粒细胞浸润相关的血管内壁水肿。炎症过程使得内、外弹力膜破裂，导致动脉瘤和血栓形成。炎症过程愈合伴有瘢痕，受累血管出现狭窄。

致病微生物

本病由未知感染因素引发。

遗传学

染色体 19q13.2 上 *ITPKC*（肌醇-1，4，5-三磷酸 3-激酶 C）基因的功能多态性与川崎病和冠状动脉瘤的易感性显著相关[7]。*CD40LG* 基因[8]和 *CASP3* 基因[9]上存在相关的单核苷酸多态性。全基因组关联研究已经在 8p22-23 处的 FAM167A-BLK 区域、6p21.3 处的 HLA 区域、20q13 处的 CD40 区域，以及 IgG 受体基因 *FCGR2A*[10,11]发现了更多可能相关的基因位点。

临床特征

病史

患者出现发热、烦躁、呕吐、厌食、咳嗽、腹泻、流涕、虚弱，以及腹部和关节疼痛，持续至少 5d。

本病起始通常为急性发热阶段长达 2 周，第二阶段持续 4～6 周，期间冠状动脉瘤死亡的风险最大，再次恢复期持续长达 3 个月，其特点是 ESR 和 C 反应蛋白（C-reactive protein，CRP）降至正常水平。较大的动脉瘤可能在恢复期扩大，导致心肌梗死。确定患有心脏病的人可能进入慢性期，即使成人期也存在晚期动脉瘤破裂的风险。

临床表现

典型的发热呈尖峰性，对乙酰氨基酚不能退热。出现肢端和肛周红斑及肢端水肿、双侧结膜炎合并前葡萄膜炎、嘴唇干裂、草莓舌、颈部淋巴结大，典型为单个大的颈部淋巴结。

临床亚型

儿童如无疾病的所有特征应考虑不典型川崎病。典型超声心动图特征在缺乏外部临床症状的情况下，应考虑按照川崎病治疗[12]。

鉴别诊断

猩红热、全身型幼年特发性关节炎和多形性红斑可以模仿川崎病，其他局限性或系统性感染也可以。对于长期发热的患儿，应考虑川崎病诊断。

严重程度分级

一些国家将 Harada 评分用作静脉注射免疫球蛋白治疗的一种指标[13]。需要 7 个标准中满足 4 条：①白细胞计数＞12 000/mm^3；②血小板计数＜35×10^4/mm^3；③CRP＞3mg/L；④血细胞比容＜35%；⑤白蛋白＜3.5g/dl；⑥年龄＜12 个月；⑦男性。

并发症和共病

可能有肝、肾和胃肠功能障碍、心肌炎和心包炎。

病程和预后

心肌炎、心律失常、心包炎、动脉瘤破裂和冠状动脉闭塞可能会导致死亡。由于血管内皮细胞功能障碍，动脉粥样硬化的风险也增加。大约 20% 的患者（其中约 90% 的患者死亡）出现冠状动脉瘤，有些会消退（可能伴有狭窄），但巨大的动脉瘤（＞80 mm）可能需要心脏搭桥手术。预测冠状动脉病变、动脉瘤高风险，或治疗反应差的临床因素包括年龄小于 1 岁、血清低白蛋白、低血红蛋白、高 CRP、肝功能异常，尤其治疗前发热期间。治疗后外周血嗜酸粒细胞（＞4%）也与治疗抵抗有关。早期静脉注射免疫球蛋白（intravenous immunoglobulin，IVIg）可使冠状动脉瘤风险从大约 25% 降低至小于 5%。IVIg 延迟至发热 10d 后使用会增加死亡风险，尤其 1 岁以下男童。

检查

没有诊断性测试，川崎病仍然是临床诊断。

治疗

患者应在儿科专科治疗。阿司匹林和 IVIg 是主要治疗方式。

一线治疗

应尽早予静脉用免疫球蛋白和阿司匹林。最初给予阿司匹林 100mg/(kg・d)直至体温正常，然后减至 3～5mg/(kg・d)，在无心脏异常的患者中持续 6～8 周，但在冠状动脉瘤患者中持续时间更长。所有儿童均应予 IVIg 治疗，通常 2g/kg 单剂量 12h 内持续给药[4]。

二线治疗

对于首剂 IVIg 后 36h 仍然发热的儿童，可以再次给予 2g/kg 的剂量，对 IVIg 无反应的患者[14]可以用 2mg/(kg·d)大剂量泼尼松龙治疗，直至 CRP 正常后逐渐减量[15]。

大血管炎

巨细胞动脉炎

定义和术语

巨细胞动脉炎(giant cell arteritis，GCA)是一种动脉炎，通常为肉芽肿性，累及主动脉和(或)其主要分支，尤其颈动脉和椎动脉分支。本病常累及颞动脉。通常发生于 50 岁以上患者，常伴有风湿性多肌痛[1]。

> **同义名**
> - 霍顿病
> - 颞动脉炎
> - 颅动脉炎
> - 巨细胞主动脉炎

概述

这是老年人的疾病，常伴有风湿性多肌痛，表现为头痛和可触及的动脉触痛，通常是颞动脉。较少医引起皮肤梗死而就诊皮肤科[2]。

流行病学

发病率和患病率

在挪威南部，50 岁以上人群中 GCA 的最高平均年发病率为 32.8/10 万[3]。美国明尼苏达州奥姆斯特德县[10]年龄调整(>50 岁)后每 10 万人口的年发病率为 18.8，而英国为 22.0[5]。

年龄

本病主要影响 50 岁以上人群。每 10 万人口的年龄特定发病率 50 多岁时为 2.2，而 80 多岁则为 51.9[4]。

性别

本病女性发病率是男性的 2～3 倍[4]。

种族

本病好发于北欧血统的白人，在非洲裔美国人，美国本土人和亚洲人中较少见。

相关疾病

在 GCA 中常见风湿性多肌痛症状，因而猜想这两种疾病可能有相似的病因学或者属于同一个疾病谱。

病理生理学

该疾病是易感个体对环境因素的炎症反应。外膜中局部树突细胞聚集并激活 CD4 细胞。早期主要表现为包括 Th1 和 Th17 通路在内的细胞因子级联反应，随后持续 Th1 激活引起的慢性动脉炎，最终导致狭窄性动脉炎。

发病诱因

未知。

病理学

在受累主动脉分支所有层中都可以发生改变，尤其是颈动脉分支。这些节段性和局灶性全动脉炎伴多形核细胞、T 细胞、巨噬细胞和多核巨细胞浸润，以及内弹力膜断裂造成的血管内膜增生(图 102.26)。

致病微生物

未知。

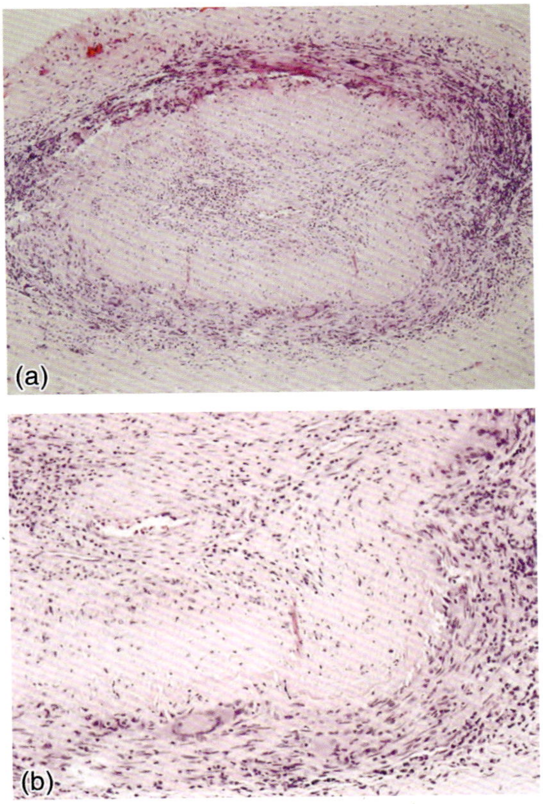

图 102.26 巨细胞动脉炎

低倍(a)及高倍(b)淋巴细胞和多核巨细胞在血管壁反应造成血管闭塞性改变。(由英国 Norwich 的诺福克和诺威治大学医院的 Laszlo Igali 博士提供)

遗传学

没有已知的遗传关联。

临床特征

病史

可出现发热和体重减轻，并且约 50% 的患者中 GCA 与风湿性多肌痛相关。头痛可局限于受影响动脉区域，即颞动脉炎和枕动脉合并椎-基底动脉炎。头痛可能会突然发作。由于下腭肌肉的功能障碍，咀嚼时可能会出现面部疼痛。眼动脉或眶动脉受累可发生突发性、永久性视力丧失。短暂的单眼视力丧失（一过性黑蒙）可能先于视力永久丧失。椎-基底动脉受累可引起共济失调、眩晕或聋。

临床表现

患者自觉不适或无痛性视力丧失的基础上可能出现新的头痛。极其罕见情况下 GCA 表现出皮肤梗死。颞动脉可呈疼痛性、增厚和无搏动。受累动脉上（如腋窝）可听到杂音。

临床亚型

目前公认是孤立性大动脉炎症，不累及颅内动脉。

鉴别诊断

颞动脉可被其他血管炎累及，如 ANCA 相关性血管炎[6,7]。当 GCA 诊断不能确定时，应除外癌症[8]。

并发症和共病

永久性视力丧失可能是一种表现特征。有晚期并发主动脉瘤的风险[9]。

病程和预后

诊断 GCA 后 2 年内死亡率略高（标准死亡率 1.52；95% 置信区间 1.20～1.85），但无长期随访[10]。女性和年龄≤70 岁人群死亡率高。

检查

受累动脉通常颞动脉活检后的组织学表现是诊断的金标准。理想情况下，活检应包括 2cm 长的血管，并且为了获得组织诊断的最大机会，应在开始糖皮质类固醇治疗后 1～2 周进行活组织检查。活检阴性并不排除诊断，因为时间节点很重要且疾病可能跳过病变。ESR 或 CRP 几乎都升高。可出现正细胞正色素性贫血、血小板增多和碱性磷酸酶升高。未经糖皮质类固醇治疗患者颞动脉和腋动脉的彩色多普勒超声检查（见 www.rookdermatology.com 在线视频 102.1）通常显示壁内炎症改变-晕轮征（图 102.27）[11]。使用 18-氟脱氧葡萄糖的正电子发射断层扫描对于诊断主动脉炎有价值[12]。

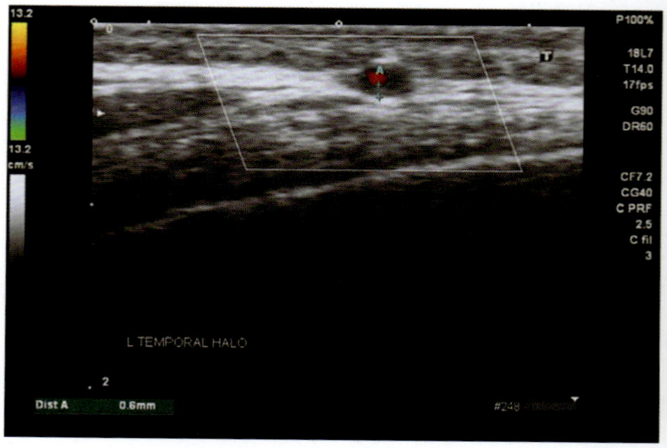

图 102.27 颞动脉的彩色多普勒超声显示血管壁水肿（晕轮征）

治疗

一旦怀疑此病，应立即开始治疗，以避免并发症的发生；如诊断错误，应停用糖皮质类固醇。静脉注射甲泼尼松龙 500～1000mg/d，连续 3d，然后口服泼尼松龙，常用于视力丧失的患者，尽管视力丧失是不可逆的。如无禁忌，推荐使用阿司匹林。

一线治疗

糖皮质类固醇可用以治疗 GCA，例如每日 40～60mg 泼尼松龙[13]。如果 CRP/ESR 水平控制良好，通常每月可以缓慢减少剂量。治疗通常需要持续 2 年[14]。

二线治疗

有一些证据表明类固醇无效患者可使用甲氨蝶呤，每周剂量 15～20mg[15]。

高安动脉炎

定义和术语

高安动脉炎（Takayasu arteritis，TA）通常为肉芽肿性，且主要累及主动脉和（或）其主要分支。起病通常 50 岁以下[1]。

同义名

- 高安病
- 高安综合征
- 无脉病
- 主动脉弓综合征
- 主动脉炎综合征
- 闭塞性血栓性脑病

概述

日本眼科医师 Makito Takayasu 名字被用于本病命名，但是关于这个疾病最早令人信服的临床和病理描述是由 William Savory 提供的，他描述了一例 22 岁女性 13 个月住院期间情况和尸检结果，显示了大范围的动脉炎症[2]。

流行病学

发病率和患病率

本病在欧洲和美国年发病率为(0.5～2.5)/100 万[3-5]，而日本的发病率可能更高[6]。

年龄

常见于年轻人，通常在 50 岁以下，也发生于儿童。

性别

女性较男性更常见。

种族

所有人群均有报道，但亚洲人更常见。

病理生理学

组织病理学

主动脉及其分支是靶目标，并且可以发生跳跃性病变。急性期出现全动脉炎。炎性细胞主要浸润在滋养血管周围，后逐渐被纤维化所取代。纤维化狭窄性改变/管腔内血栓形成可继发血管管腔狭窄。老年患者后期可能出现叠加动脉粥样硬化和内壁钙化的表现。

遗传学

5 号染色体上的 IL-12B、17 号染色体上的 MLX、1 号染色体上的 FCGR2A/FCGR3A 和 HLA-B * 52:01 已知与本病相关[7,8]。已在 HLA 区域鉴定出两个独立的易感位点(HLA-DQB1/HLA-DRB1 和 HLA-B/MICA)[8]。

临床特征

病史

头痛、不适和发热是儿童常见的症状。约 1/3 患者存在皮肤病变。

临床表现

高血压、发热和无脉症在儿童中很常见。多达 1/3 患者存在皮损，可能包括结节性红斑、硬红斑、坏疽性脓皮病、溃疡性亚急性结节性病变、丘疹坏死性发疹、手和手指的丘疹性红斑病变、面部狼疮样皮疹和脂膜炎[9]。皮肤坏死性血管炎可与结节性血管炎/硬红斑类似。皮肤病变似乎与血管病变的分布无关。

并发症和共病

肾动脉狭窄、动脉僵硬度增加，以及颈动脉窦反射敏感度增加都会导致高血压。肾动脉受累也可引起肾功能不全，并且可能因内脏缺血或梗死引起腹痛、出血或穿孔。主动脉弓及其分支的累及可导致“主动脉弓综合征”，伴有手臂跛行，无桡动脉或臂动脉搏动(“无脉症”)或锁骨下动脉杂音。可发生主动脉瓣关闭不全、冠状动脉缺血伴心绞痛或心肌梗死、肺动脉高压、脑卒中、晕厥和视力障碍。

病程和预后

高安动脉炎大部分患者需要血管外科手术[10]，尽管再狭窄很常见[11]。疾病及其治疗均会降低患者生活质量，即使是那些被认为病情缓解的患者也是如此[10]。

检查

18-氟脱氧葡萄糖的正电子发射断层扫描已经取代常规血管造影术成为诊断高安动脉炎的金标准。然而，由于高辐射剂量，磁共振血管造影可用于后续监测。ESR 和 CRP 通常会由一定程度的升高。

治疗

高安动脉炎尚无有效治疗方法。

一线治疗

1mg/(kg · d)泼尼松龙是常用的一线治疗[12]。有证据表明可联合硫唑嘌呤治疗[13]。

二线治疗

有环磷酰胺、英夫利西单抗和利妥珠单抗治疗有效的零星报道。

(译者：马彦　一审：杨静　二审：许阳　三审：韩科　润色：刘丹)

第9部分

参考文献

所有文献请查阅网址：www.rooksdermatology.com.
以下列出的是重要参考文献。

Single-organ small-vessel vasculitis

Cutaneous small-vessel vasculitis

[2] Jennette JC, Falk RJ, Bacon PA, *et al*. 2012 revised International Chapel Hill Consensus Conference Nomenclature of Vasculitides asculitides. *A rthritis Rheum* 2013;65(1):1-11.

[3] Calabrese LH, Michel BA, Bloch DA, *et al*. The American College of Rheumatology 1990 criteria for the classification of hypersensitivity vasculitis. *Arthritis Rheum* 1990;33(8):1108-13.

[4] Garcia-Porrua C, Gonzalez-Gay MA. Comparative clinical and epidemiological study of hypersensitivity vasculitis versus Henoch-Schonlein purpura in adults. *Semin Arthritis Rheum* 1999;28(6):404-12.

[5] Watts RA, Jolliffe VA, Grattan CE, Elliott J, Lockwood M, Scott DG. Cutaneous vasculitis in a defined population-clinical and epidemiological associations. *J Rheumatol* 1998;25(5):920-4.

[7] Martinez-Taboada VM, Blanco R, Garcia-Fuentes M, Ro-

driguez-Valverde V. Clinical features and outcome of 95 patients with hypersensitivity vasculitis. *Am J Med* 1997;102(2):186-91.

[8] Boom BW, Mommaas AM, Vermeer BJ. Presence and interpretation of vascular immune deposits in human skin: the value of direct immunofluorescence. *J Dermatol Sci* 1992; 3(1):26-34.

[9] Garcia-Porrua C, Gonzalez-Gay MA. Bacterial infection presenting as cutaneous vasculitis in adults. *Clin Exp Rheumatol* 1999;17(4):471-3.

[10] Cribier B, Couilliet D, Meyer P, Grosshans E. The severity of histopathological changes of leukocytoclastic vasculitis is not predictive of extracutaneous involvement. *Am J Dermatopathol* 1999;21(6):532-6.

[11] Mukhtyar C, Lee R, Brown D, *et al*. Modification and validation of the Birmingham Vasculitis Activity Score (version 3). *Ann Rheum Dis* 2009;68(12):1827-32.

[35] Podjasek JO, Wetter DA, Pittelkow MR, Wada DA. Cutaneous small vessel vasculitis associated with solid organ malignancies: the Mayo Clinic experience, 1996 to 2009. *J Am Acad Dermatol* 2012;62(2):e55-65.

Erythema elevatum diutinum

[6] Planagumá M, Puig L, Alomar A, *et al*. Pyoderma gangrenosum in association with erythema elevatum diutinum: report of two cases. *Cutis* 1992;49:201-6.

[8] Creus L, Salleras M, Sola MA, *et al*. Erythema elevatum diutinum associated with pulmonary infiltrate. *Br J Dermatol* 1997;137:652-3.

[10] Sangüeza OP, Pilcher B, Sangüeza JM. Erythema elevatum diutinum: a clinicopathological study of eight cases. *Am J Dermatopathol* 1997;19:214-22.

[17] Yiannias JA, el-Azhary RA, Gibson LE. Erythema elevatum diutinum: a clinical and histopathologic study of 13 patients. *J Am Acad Dermatol* 1992;26:38-44.

[18] LeBoit PE, Yen TS, Wintroub B. The evolution of lesions in erythema elevatum diutinum. *Am J Dermatopathol* 1986;8:392-402.

[22] Cesinaro AM, Lonardi S, Faccheti F. Granuloma faciale: a cutaneous lesion sharing features with IgG4-associated sclerosing diseases. *Am J Surg Pathol* 2013;27:66-73.

[23] Ayoub N, Charuel J-L, Diemerte M-C, *et al*. Antineutrophil cytoplasmic antibodies of IgA class in neutrophilic dermatoses with emphasis on erythema elevatum diutinum. *Arch Dermatol* 2004;140:931-6.

[24] Chow RKP, Benny WB, Coupe RL, *et al*. Erythema elevatum diutinum associated with IgA paraproteinaemia successfully controlled with intermittent plasma exchange. *Arch Dermatol* 1996;132:1360-4.

[25] Kohler IK, Lorincz AL. Erythema elevatum diutinum treated with niacinamide and tetracycline. *Arch Dermatol* 1980;116:693-5.

[26] Frieling GW, Williams NL, Sim SJ. Novel use of topical 5% dapsone gel in erythema elevatum diutinum: safer and effective. *J Drugs Dermatol* 2013;12:381-4.

Recurrent cutaneous necrotizing eosinophilic vasculitis

[2] Chen KR, Pittelkow MR, Su D, *et al*. Recurrent cutaneous eosinophilic necrotizing vasculitis: a novel eosinophil-mediated syndrome. *Arch Dermatol* 1994;130:1159-66.

[5] Jang KA, Lim YS, Choi JH, *et al*. Hypereosinophilic syndrome presenting as cutaneous necrotizing eosinophilic vasculitis and Raynaud's phenomenon complicated by digital gangrene. *Br J Dermatol* 2000;143:641-4.

[10] Li W, Cao W, Song H, *et al*. Recurrent cutaneous necrotizing eosinophilc vasculitis: a case report and review of the literature. *Diagn Pathol* 2013;8:135.

Granuloma faciale

[1] Wigley JE. Eosinophilic granuloma. Sarcoid of Boeck. *Proc R Soc Med* 1945;38(3):125-6.

[3] Marcoval J, Moreno A, Peyr J. Granuloma faciale: a clinicopathological study of 11 cases. *J Am Acad Dermatol* 2004;51(2):269-73.

[5] Cesinaro AM, Lonardi S, Facchetti F. Granuloma faciale: a cutaneous lesion sharing features with IgG4-associated sclerosing diseases. *Am J Surg Pathol* 2013;37(1):66-73.

[8] Lallas A, Sidiropoulos T, Lefaki I, Tzellos T, Sotiriou E, Apalla Z. Photoletter to the editor: Dermoscopy of granuloma faciale. *J Dermatol Case Rep* 2012;6(2):59-60.

[17] Dinehart SM, Gross DJ, Davis CM, Herzberg AJ. Granuloma faciale. Comparison of different treatment modalities. *Arch Otolaryngol Head Neck Surg* 1990;116(7):849-51.

[18] Apfelberg DB, Maser MR, Lash H, Flores J. Expanded role of the argon laser in plastic surgery. *J Dermatol Surg Oncol* 1983;9(2):145-51.

[19] Ludwig E, Allam JP, Bieber T, Novak N. New treatment modalities for granuloma faciale. *Br J Dermatol* 2003;149(3):634-7.

[20] Zacarian SA. Cryosurgery effective for granuloma faciale. *J Dermatol Surg Oncol* 1985;11(1):11-13.

[21] Van de Kerkhof PC. On the efficacy of dapsone in granuloma faciale. *Acta Derm Venereol* 1994;74(1):61-2.

[22] Caldarola G, Zalaudek I, Argenziano G, Bisceglia M, Pellicano R. Granuloma faciale: a case report on long-term treatment with topical tacrolimus and dermoscopic aspects. *Dermatol Ther* 2011;24(5):508-11.

Small-vessel immune complex-associated vasculitis

IgA vasculitis

[1] Jennette JC, Falk RJ, Bacon PA, *et al*. 2012 revised International Chapel Hill Consensus Conference Nomenclature of Vasculitides. *Arthritis Rheum* 2013;65(1):1-11.

[3] Mills JA, Michel BA, Bloch DA, *et al*. The American College of Rheumatology 1990 criteria for the classification of Henoch-Schonlein purpura. *Arthritis Rheum* 1990; 33(8):1114-21.

[8] Gardner-Medwin JM, Dolezalova P, Cummins C, Southwood TR. Incidence of Henoch-Schonlein purpura, Kawasaki disease, and rare vasculitides in children of different ethnic origins. *Lancet* 2002;360(9341):1197-202.

[12] Jauhola O, Ronkainen J, Koskimies O, *et al*. Renal manifestations of Henoch-Schonlein purpura in a 6-month prospective study of 223 children. *Arch Dis Child* Nov;95(11):877-82.

[13] Trapani S, Micheli A, Grisolia F, *et al*. Henoch Schonlein purpura in childhood: epidemiological and clinical analysis of 150 cases over a 5-year period and review of literature. *Semin Arthritis Rheum* 2005;35(3):143-53.

[26] Yang YH, Chuang YH, Wang LC, Huang HY, Gershwin ME, Chiang BL. The immunobiology of Henoch-Schonlein purpura. *Autoimmun Rev* 2008;7(3):179-84.

[32] Peru H, Soylemezoglu O, Gonen S, *et al*. HLA class 1 associations in Henoch Schonlein purpura: increased and decreased frequencies. *Clin Rheumatol* 2008;27(1):5-10.

[35] Deng F, Lu L, Zhang Q, Hu B, Wang SJ, Huang N. Henoch-Schonlein purpura in childhood: treatment and prognosis. Analysis of 425 cases over a 5-year period. *Clin Rheumatol* 2010;29(4):369-74.

[37] Zaffanello M, Brugnara M, Franchini M. Therapy for children with Henoch-Schonlein purpura nephritis: a systematic review. *Sci World J* 2007;7:20-30.

[38] Ronkainen J, Koskimies O, Ala-Houhala M, *et al*. Early prednisone therapy in Henoch-Schonlein purpura: a randomized, double-blind, placebo-controlled trial. *J Pediatr* 2006; 149(2):241-7.

Cryoglobulinaemic vasculitis

[1] Terrier B, Cacoub P. Cryoglobulinemia vasculitis: an update. *Curr Opin Rheumatol* 2013;25(1):10-18.

[9] Mukhtyar C, Guillevin L, Cid MC, *et al*. EULAR recommendations for the management of primary small and medium vessel vasculitis. *Ann Rheum Dis* 2009;68(3):310-17.

[10] De Vita S, Quartuccio L, Isola M, *et al*. A randomized controlled trial of rituximab for the treatment of severe cryoglobulinemic vasculitis. *Arthritis Rheum* 2012; 64 (3): 843-53.

Hypocomplementaemic urticarial vasculitis

[2] Dincy CV, George R, Jacob M, Mathai E, Pulimood S, Eapen EP. Clinicopathologic profile of normocomplementemic and hypocomplementemic urticarial vasculitis: a study from South India. *J Eur Acad Dermatol Venereol* 2008;22(7):789-94.

[10] Ashida A, Murata H, Ohashi A, Ogawa E, Uhara H, Okuyama R. A case of hypocomplementaemic urticarial vasculitis with a high serum level of rheumatoid factor. *A ustralas J Dermatol* 2013;54(3):e62-3.

[12] Enriquez R, Sirvent AE, Amoros F, Perez M, Matarredona J, Reyes A. Crescentic membranoproliferative glomerulonephritis and hypocomplementemic urticarial vasculitis. *J Nephrol* 2005;18(3):318-22.

Antiglomerular basement membrane vasculitis disease

[2] Goodpasture EW. Landmark publication from the American Journal of the Medical Sciences: the significance of certain pulmonary lesions in relation to the etiology of infl uenza. *A m J Med Sci* 2009;338(2):148-51.

[7] Bayat A, Kamperis K, Herlin T. Characteristics and outcome of Goodpasture's disease in children. *Clin Rheumatol* 2012; 31(12):1745-51.

[8] Cui Z, Zhao J, Jia XY, Zhu SN, Zhao MH. Clinical features and outcomes of anti-glomerular basement membrane disease in older patients. *Am J Kidney Dis* 2011;57(4):575-82.

Small-vessel ANCA-associated vasculitis

Microscopic polyangiitis

[1] Jennette JC, Falk RJ, Bacon PA, *et al*. 2012 revised International Chapel Hill Consensus Conference Nomenclature of Vasculitides. *Arthritis Rheum* 2013;65(1):1-11.

[5] Mohammad AJ, Jacobsson LT, Westman KW, Sturfelt G, Segelmark M. Incidence and survival rates in Wegener's granulomatosis, microscopic polyangiitis, Churg-Strauss syndrome and polyarteritis nodosa. *Rheumatology (Oxford)* 2009;48(12):1560-5.

[10] Lane SE, Watts R, Scott DG. Epidemiology of systemic vasculitis. *Curr Rheumatol Rep* 2005;7(4):270-5.

[18] Mukhtyar C, Guillevin L, Cid MC, *et al*. EULAR recommendations for the management of primary small and medium vessel vasculitis. *Ann Rheum Dis* 2009;68(3):310-17.

[22] Jayne D, Rasmussen N, Andrassy K, *et al*. A randomized trial of maintenance therapy for vasculitis associated with antineutrophil cytoplasmic autoantibodies. *N Engl J Med* 2003;349 (1):36-44.

[23] Ntatsaki E, Carruthers D, Chakravarty K, *et al*. BSR and BHPR guideline for the management of adults with ANCA-associated vasculitis. *Rheumatology (Oxford)* 2014;53(12): 2306-9.

[27] Stone JH, Merkel PA, Spiera R, *et al*. Rituximab versus cyclophosphamide for ANCA-associated vasculitis. *N Engl J Med* 2010;363(3):221-32.

[28] Jones RB, Tervaert JW, Hauser T, *et al*. Rituximab versus cyclophosphamide in ANCA-associated renal vasculitis. *N Engl J Med* 2010;363(3):211-20.

[30] Smith RM, Jones RB, Guerry MJ, *et al*. Rituximab for remission maintenance in relapsing antineutrophil cytoplasmic antibody-associated vasculitis. *Arthritis Rheum* 2012; 64 (11): 3760-9.

[31] Rhee EP, Laliberte KA, Niles JL. Rituximab as maintenance therapy for antineutrophil cytoplasmic antibody-associated vasculitis. *Clin J Am Soc Nephrol* 2010;5(8):1394-400.

Granulomatosis with polyangiitis

[1] Jennette JC, Falk RJ, Bacon PA, *et al*. 2012 revised International Chapel Hill Consensus Conference Nomenclature of Vasculitides. *A rthritis Rheum* 2013;6 5(1):1-11.

[7] Watts RA, Mooney J, Skinner J, Scott DG, Macgregor AJ. The contrasting epidemiology of granulomatosis with polyangiitis (Wegener's) and microscopic polyangiitis. *Rheumatology (Oxford)* 2012;51(5):926-31.

[29] Lyons PA, Rayner TF, Trivedi S, *et al*. Genetically distinct subsets within ANCAassociated vasculitis. *N Engl J Med* 2012;367(3):214-23.

[30] Mukhtyar C, Guillevin L, Cid MC, *et al*. EULAR recommendations for the management of primary small and medium vessel vasculitis. *Ann Rheum Dis* 2009;68(3):310-17.

[31] Faurschou M, Sorensen IJ, Mellemkjaer L, *et al*. Malignancies in Wegener's granulomatosis: incidence and relation to cyclophosphamide therapy in a cohort of 293 patients. *J Rheumatol* 2008;35(1):100-5.

[34] Mukhtyar C, Flossmann O, Hellmich B, *et al*. Outcomes from studies of antineutrophil cytoplasm antibody associated vasculitis: a systematic review by the European League Against Rheumatism systemic vasculitis task force. *Ann Rheum Dis* 2008;67(7):1004-10.

[35] Mukhtyar C, Hellmich B, Jayne D, Flossmann O, Luqmani R. Remission in antineutrophil cytoplasmic antibody-associated systemic vasculitis. *Clin Exp Rheumatol* 2006;24(6 Suppl. 43):S93-8.

[44] Jones RB, Tervaert JW, Hauser T, *et al*. Rituximab versus cyclophosphamide in ANCA-associated renal vasculitis. *N Engl J Med* 2010;363(3):211-20.

[50] Metzler C, Miehle N, Manger K, *et al*. Elevated relapse rate under oral methotrexate versus lefl unomide for maintenance of remission in Wegener's granulomatosis. *Rheumatology (Oxford)* 2007;46(7):1087-91.

[52] Smith RM, Jones RB, Guerry MJ, *et al*. Rituximab for remission maintenance in relapsing antineutrophil ophil cytoplasmic antibody-associated vasculitis. *A rthritis Rheum* 2012;64 (11):3760-9.

Eosinophilic granulomatosis with polyangiitis

[1] Jennette JC, Falk RJ, Bacon PA, *et al*. 2012 revised Interna-

第9部分

tional Chapel Hill Consensus Conference Nomenclature of Vasculitides. *Arthritis Rheum* 2013;65(1):1-11.
[2] Daoud MS, Hutton KP, Gibson LE. Cutaneous periarteritis nodosa: a clinicopathological study of 79 cases. *Br J Dermatol* 1997;136(5):706-13.
[5] Ishiguro N, Kawashima M. Cutaneous polyarteritis nodosa: a report of 16 cases with clinical and histopathological analysis and a review of the published work. *J Dermatol*; 37(1): 85-93.
[6] Mohammad AJ, Jacobsson LT, Westman KW, Sturfelt G, Segelmark M. Incidence and survival rates in Wegener's granulomatosis, microscopic polyangiitis, Churg-Strauss syndrome and polyarteritis nodosa. *Rheumatology (Oxford)* 2009;48(12):1560-5.
[11] Darras-Joly C, Lortholary O, Cohen P, Brauner M, Guillevin L. Regressing microaneurysms in 5 cases of hepatitis B virus related polyarteritis nodosa. *J Rheumatol* 1995; 22(5): 876-80.
[12] Caldeira T, Meireles C, Cunha F, Valbuena C, Aparicio J, Ribeiro A. Systemic polyarteritis nodosa associated with acute Epstein-Barr virus infection. *Clin Rheumatol* 2007;26(10): 1733-5.
[24] Navon Elkan P, Pierce SB, Segel R, *et al*. Mutant adenosine deaminase 2 in a polyarteritis nodosa vasculopathy. *N Engl J Med* 2014;370(10):921-31.
[26] Guillevin L, Lhote F, Gayraud M, *et al*. Prognostic factors in polyarteritis nodosa and Churg-Strauss syndrome. A prospective study in 342 patients. *Medicine (Baltimore)* 1996; 75(1):17-28.
[29] Mukhtyar C, Guillevin L, Cid MC, *et al*. EULAR recommendations for the management of primary small and medium vessel vasculitis. *Ann Rheum Dis* 2009;68(3):310-17.
[30] Krishnan S, Bhakuni DS, Kartik S. Rituximab in refractory cutaneous polyarteritis. *Int J Rheum Dis* 2012;15(5):e127.

Medium-vessel vasculitis

Polyarteritis nodosa and cutaneous polyarteritis nodosa

[1] Jennette JC, Falk RJ, Bacon PA, *et al*. 2012 revised International Chapel Hill Consensus Conference Nomenclature of Vasculitides. *Arthritis Rheum* 2013;65(1):1-11.
[2] Daoud MS, Hutton KP, Gibson LE. Cutaneous periarteritis nodosa: a clinicopathological study of 79 cases. *Br J Dermatol* 1997;136(5):706-13.
[5] Ishiguro N, Kawashima M. Cutaneous polyarteritis nodosa: a report of 16 cases with clinical and histopathological analysis and a review of the published work. *J Dermatol*; 37(1): 85-93.
[6] Mohammad AJ, Jacobsson LT, Westman KW, Sturfelt G, Segelmark M. Incidence and survival rates in Wegener's granulomatosis, microscopic polyangiitis, Churg-Strauss syndrome and polyarteritis nodosa. *Rheumatology (Oxford)* 2009;48(12):1560-5.
[11] Darras-Joly C, Lortholary O, Cohen P, Brauner M, Guillevin L. Regressing microaneurysms in 5 cases of hepatitis B virus related polyarteritis nodosa. *J Rheumatol* 1995; 22(5): 876-80.
[12] Caldeira T, Meireles C, Cunha F, Valbuena C, Aparicio J, Ribeiro A. Systemic polyarteritis nodosa associated with acute Epstein-Barr virus infection. *Clin Rheumatol* 2007;26(10): 1733-5.
[24] Navon Elkan P, Pierce SB, Segel R, *et al*. Mutant adenosine deaminase 2 in a polyarteritis nodosa vasculopathy. *N Engl J Med* 2014;370(10):921-31.
[26] Guillevin L, Lhote F, Gayraud M, *et al*. Prognostic factors in polyarteritis nodosa and Churg-Strauss syndrome. A prospective study in 342 patients. *Medicine (Baltimore)* 1996; 75(1):17-28.
[29] Mukhtyar C, Guillevin L, Cid MC, *et al*. EULAR recommendations for the management of primary small and medium vessel vasculitis. *Ann Rheum Dis* 2009;68(3):310-17.
[30] Krishnan S, Bhakuni DS, Kartik S. Rituximab in refractory cutaneous polyarteritis. *Int J Rheum Dis* 2012;15(5):e127.

Kawasaki disease

[3] Baumer JH, Love SJ, Gupta A, Haines LC, Maconochie I, Dua JS. Salicylate for the treatment of Kawasaki disease in children. *Cochrane Database Syst Rev* 2006;Issue 4:CD004175.
[4] Newburger JW, Takahashi M, Gerber MA, *et al*. Diagnosis, treatment, and longterm management of Kawasaki disease: a statement for health professionals from the Committee on Rheumatic Fever, Endocarditis, and Kawasaki Disease, Council on Cardiovascular Disease in the Young, American Heart Association. *Pediatrics* 2004;114(6):1708-33.
[14] Kobayashi T, Inoue Y, Takeuchi K, *et al*. Prediction of intravenous immunoglobulin unresponsiveness in patients with Kawasaki disease. *Circulation* 2006;113(22):2606-12.
[15] Kobayashi T, Saji T, Otani T, *et al*. Efficacy of immunoglobulin plus prednisolone for prevention of coronary artery abnormalities in severe Kawasaki disease (RAISE study): a randomised, open-label, blinded-endpoints trial. *Lancet* 2012; 379(9826):1613-20.

Large-vessel vasculitis

Giant cell arteritis

[2] Baum EW, Sams WM, Jr, Payne RR. Giant cell arteritis: a systemic disease with rare cutaneous manifestations. *J Am Acad Dermatol* 1982;6(6):1081-8.
[5] Smeeth L, Cook C, Hall AJ. Incidence of diagnosed polymyalgia rheumatica and temporal arteritis in the United Kingdom, 1990-2001. *Ann Rheum Dis* 2006;65(8):1093-8.
[13] Mukhtyar C, Guillevin L, Cid MC, *et al*. EULAR recommendations for the management of large vessel vasculitis. *Ann Rheum Dis* 2009;68(3):318-23.
[15] Mahr AD, Jover JA, Spiera RF, *et al*. Adjunctive methotrexate for treatment of giant cell arteritis: an individual patient data meta-analysis. *Arthritis Rheum* 2007;56(8):2789-97.

Takayasu arteritis

[5] Watts R, Al-Taiar A, Mooney J, Scott D, Macgregor A. The epidemiology of Takayasu arteritis in the UK. *Rheumatology (Oxford)* 2009;48(8):1008-11.
[9] Frances C, Boisnic S, Bletry O, *et al*. Cutaneous manifestations of Takayasu arteritis. A retrospective study of 80 cases. *Dermatologica* 1990;181(4):266-72.
[11] Maksimowicz-McKinnon K, Clark TM, Hoffman GS. Limitations of therapy and a guarded prognosis in an American cohort of Takayasu arteritis patients. *Arthritis Rheum* 2007;56(3):1000-9.

第 103 章

静脉和动脉病变导致的皮肤病

Portia C. Goldsmith

Barts Health and Homerton University Hospital, London, UK

动脉和小动脉疾病

血管形成、血管生成与动脉生成

血管形成是血管发育的第一步,即中胚层祖细胞分化为内皮细胞的过程。血管形成产生初级毛细血管丛,该过程主要发生在胚胎发育阶段[1]。血管生成指现有的血管通过萌发、扩张和重塑形成新的毛细血管的过程[2]。这是生长和发育所必需的正常过程。它是伤口愈合的关键,也是一个引起疾病发生的关键因素[3]。血管建立和重构具有一套复杂的分子调控系统。血管生成的进行,是血管生成促进因子和抑制因子的平衡的结果。最初,血管生成的生长因子上调并释放到附近的组织。生长因子与邻近血管内皮细胞上的特殊受体结合,使细胞活化。内皮细胞增殖并分泌基质金属蛋白酶(matrix metalloproteinases, MMPs),该酶可降解细胞外基质。基质降解后则允许新生内皮细胞在血管生成信号刺激下进行迁移,特别是血管内皮生长因子家族(vascular endothelial growth factor, VEGF)A、B、C、D 和 E,以及胎盘生长因子及其酪氨酸激酶受体、VEGFR-1、VEGFR-2 和 VEGFR-3。新生血管的稳定和维持主要是通过血管生成素[4],即 Ang1(由周细胞、平滑肌细胞和成纤维细胞表达)和 Ang2(来自内皮细胞),作用于 Tie 受体来实现。还有许多其他血管生成的生长因子,在健康和疾病状态下发挥不同作用,如碱性成纤维细胞生长因子、白细胞介素-8、血小板源性生长因子、转化因子β、肿瘤坏死因子 α 等[3]。

血管生成的作用是分化形成动脉、静脉和毛细血管。新血管生成是血管剥脱术后静脉曲张复发的重要原因[5]。动脉生成是指已有的侧支血管快速向周围生长,而在正常的血流条件下,这些血管的灌注量较少。局部组织缺血或缺氧可促进血管生成,而炎症和剪切力促进动脉生成[6]。

动脉疾病与外周缺血性疾病

定义和术语

动脉粥样硬化(atherosclerosis)常引起肢体(通常是腿部)动脉血液供应障碍。动脉粥样硬化是一种慢性疾病,可导致血管内血栓形成,引起组织损伤和坏死。

同义名
- 动脉粥样硬化
- 外周缺血
- 外周血管疾病

概述

下肢动脉粥样硬化是一种常由血管外科医师治疗的疾病,但当外周缺血导致皮肤梗死和溃疡时,患者可能会求助于皮肤科医师。

流行病学

在西方世界,动脉粥样硬化占所有动脉疾病的 90%以上。在 50 岁以上的男性中,有 5%的人罹患该病,其中 10%的人可能发展为严重肢体缺血。如果将糖尿病患者纳入其中,这一比例将增加到 20%[1]。除糖尿病外,吸烟是动脉疾病最重要的危险因素之一。动脉疾病家族史和高脂血症是与动脉粥样硬化相关的另外两大主要危险因素。

病理生理学

该病是一种多因素疾病,其发病潜在机制与免疫相关[2]。有证据表明,心血管危险因素导致内皮细胞损伤和内皮细胞功能障碍。单核细胞被募集到有炎症的血管内皮处,分化为巨噬细胞,吞噬清除修饰脂质,最终形成泡沫细胞。这是脂质丰富的粥样斑块核心形成的基础。随着时间的推移,进一步内流和炎症导致不稳定的动脉粥样硬化斑块,这种不稳定斑块最终形成溃疡,血管内膜暴露出血栓形成的表面。血小板黏附在溃疡斑块上,血小板聚集物(血小板血栓)可引起远端栓塞或引发局部血栓形成。侧支供应不足,以及血栓或栓子导致的栓塞,会导致组织梗死(如外周坏疽)。

临床特征

外周血管疾病的临床特征见表 103.1。

表 103.1 外周血管疾病的临床特征

病史	跛行——行走时痉挛性疼痛,通常发生在小腿后侧,休息后缓解
	夜间静息痛,常发生于足部:严重缺血的指征
	皮肤溃疡
表现	腿部有红斑或灰暗斑驳的色调,抬高腿部导致足部苍白(图 103.1)
	营养性变化(包括皮肤干燥、皲裂、毛发脱落、甲增厚)(图 103.2)
	血小板栓子阻塞血管,导致足趾和足底变色,并可能出现“血管炎样”损害(图 103.3)。
	受压点和足背皮肤溃疡(图 103.4)
临床亚型	N/A
鉴别诊断	Buerger 病
	栓塞导致的急性缺血
	外周动脉压迫(腘窝或颈肋)
	夹层动脉瘤
	麦角生物碱中毒
	凝血障碍(红细胞增多症、血小板增多)
	脉管炎
严重程度分级	外周血管疾病分轻、中、重度(表 103.2 踝肱多普勒压力指数)
并发症	吸烟、高血压、高脂血症、糖尿病、营养不良、肥胖、生活方式、心血管疾病家族史
	心血管疾病:心房颤动及其他心律失常、杂音、心力衰竭,主动脉瘤和狭窄血管上杂音
	基础疾病(可有高血压改变或胆固醇栓子)
	周围神经病变
病程与预后	90%的患者有冠状动脉疾病,该病的严重程度决定了患者的整体存活率,而不是外周血管疾病[3]

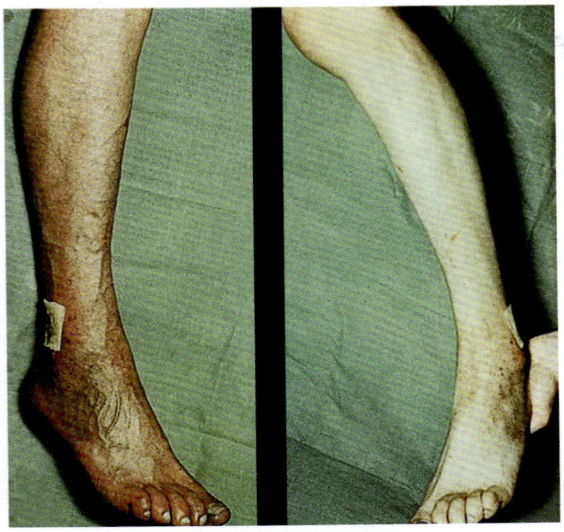

图 103.1　Buerger 试验显示了在体位变化时缺血性损害足的皮肤颜色变化——足抬高时白色(右)和降低时红色(左)

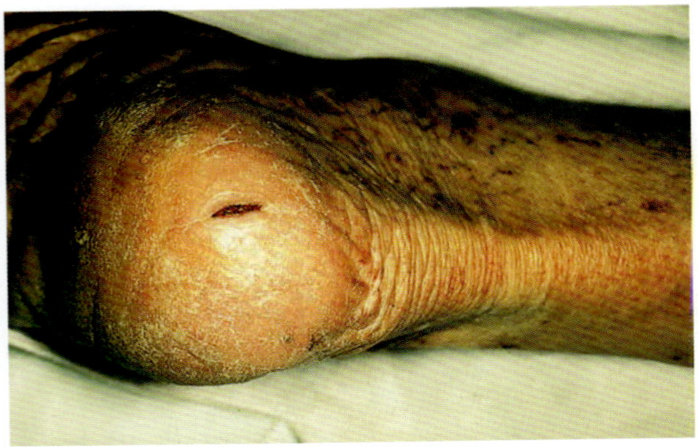

图 103.2　营养变化

包括皮肤干燥、皲裂、毛发脱落和指甲增厚(后两者未在图中显示)。

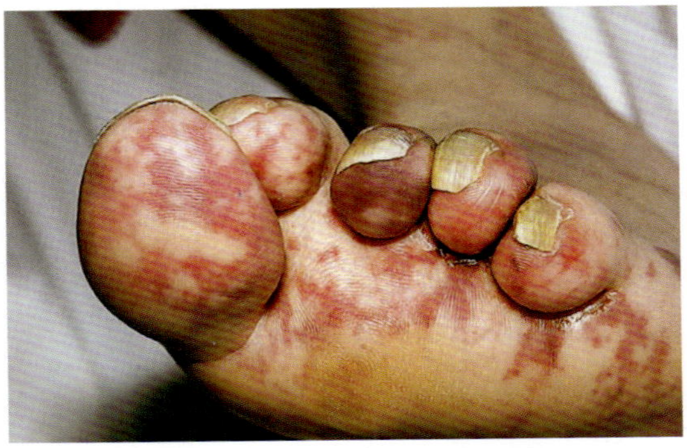

图 103.3　血管内的血小板栓子引起足趾和足底局部变色,出现"血管炎样"损害

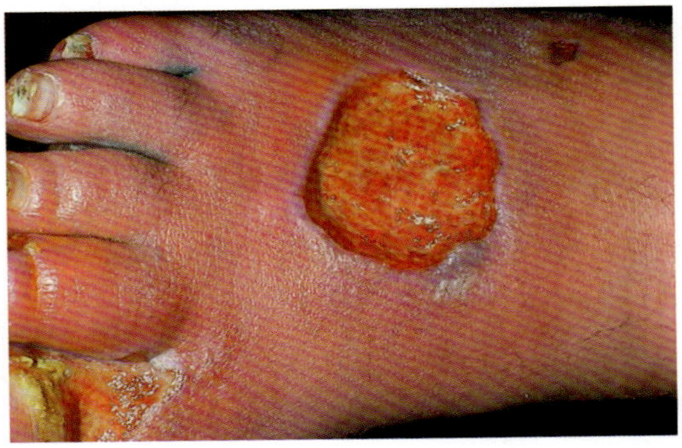

图 103.4　受压点皮肤溃疡

检查

表 103.2 概述了最重要的检查和检验。

治疗

一旦明确外周血管疾病的诊断,患者最好由血管外科医师处理,他们可以解决潜在的病因。表 103.3 概述了基本的治疗策略。对于表现为跛行、静息痛或坏疽,以及急性肢体缺血的患者,治疗方案不同。

表 103.2　考虑外周血管疾病患者的检查和检验

多普勒超声测量踝肱多普勒压力指数 1.0=正常结果 0.71～0.9=轻度外周血管疾病 0.41～0.7=中度外周血管疾病 <0.41=严重外周血管疾病 <0.2 通常与严重的缺血和坏疽有关	用多普勒超声探头定位足背或胫后动脉后,将血压计袖口放在踝关节上方的肢体周围并充气(图 103.5)。流经超声波探头尖端的红细胞使超声束偏转,产生一种可听到的噪声。当袖口压力上升高于收缩压时,动脉内的血流停止,噪声消失。踝肱压力指数通常为 1∶0。踝部血管压力下降导致压力指数降低。如果血管钙化严重,不能在收缩压下闭合,则该肢体的测量指数可能会偏高。糖尿病患者肢体尤其如此。在这种情况下,更准确的评估方法是在足趾测量多普勒压力
血液检查	全血计数(排除贫血和红细胞增多症)、尿素和电解质(检测肾功能)、葡萄糖、空腹血脂、C-反应蛋白(作为炎症标志)、同型半胱氨酸
心血管和呼吸系统检查	心电图(检查缺血性心脏病和心律失常),胸部 X 线(检查心力衰竭,心脏扩大)

(续 表)

放射学:详细评估动脉树的解剖结构	
双功能超声扫描	双功能超声扫描通常是初步检查并被用作筛选试验,来确定血管树中主要的狭窄或闭塞部位[4,5]。双功能超声扫描可提供动脉的 B 型图像和测量血流速度;这些信息结合可描绘出一张从主动脉到小腿血管的动脉树内狭窄和闭塞的地图。血流速度越快,说明狭窄越严重
动脉造影:应在血管外科医师和介入放射科医师的指导下选择合适的检查方法	有多种方法可用。对比-增强磁共振血管造影是首选的,但对于禁忌或不耐受的患者,则可使用计算机断层血管造影

表 103.3 外周性缺血患者的治疗方案

跛行:治疗目的是缓解症状	**一线(保守)** 仅 5%的患者会进展为静息疼痛或坏疽 戒烟,控制高血压直至下肢血压小于 80 mmHg,并治疗糖尿病和高脂血症。有监督的锻炼,促进侧支血管形成。抗血小板药物(氯吡格雷和阿司匹林[6])。阿司匹林本身还没有被证明能改善跛行,但是使用抗血小板药物治疗跛行的患者随后严重心血管事件减少了 25% **二线** 血管成形术和支架置入术。这项技术对大的近端血管狭窄最有效,对远端动脉树长时间闭塞效果最差。潜在的并发症包括动脉破裂、动脉瘤形成、血栓形成和血管内膜剥离 **三线** 对间歇性跛行患者则尽可能使用自体静脉行腹股沟下旁路手术 草酸萘呋胺:在治疗后 3~6 个月评估,如果症状没有改善,则停止使用
静息痛和坏疽:治疗目的是防止截肢、减轻疼痛和维持生命	**一线** 处理并发症,如糖尿病、脱水、感染、红细胞增多症和贫血 血管成形术、支架和搭桥手术,在可能情况下,增加缺血区的血液供应 使用包括阿片类药物在内的足量镇痛药物来控制疼痛 **二线** 截肢
急性肢体缺血:以预防截肢、减轻疼痛和维持生命为目的	**一线** 紧急血管造影明确诊断(如果患者有心房颤动,最近有心肌梗死,另一侧肢体血流正常,则考虑栓塞。如有心律失常需要处理) 如有栓塞:则应使用带或不带支架的球囊血管成形术,有时辅以经皮激光动脉粥样硬化切除术 外周动脉疾病:带或不带支架的球囊导管取栓术,有时可使用经皮激光动脉粥样硬化切除术和溶栓、抗凝 如有狭窄:通常通过动脉内导管溶栓,然后抗凝。血管成形术、支架置入术或手术可能是必要的 抗血小板药物治疗血小板栓塞 **二线** 截肢

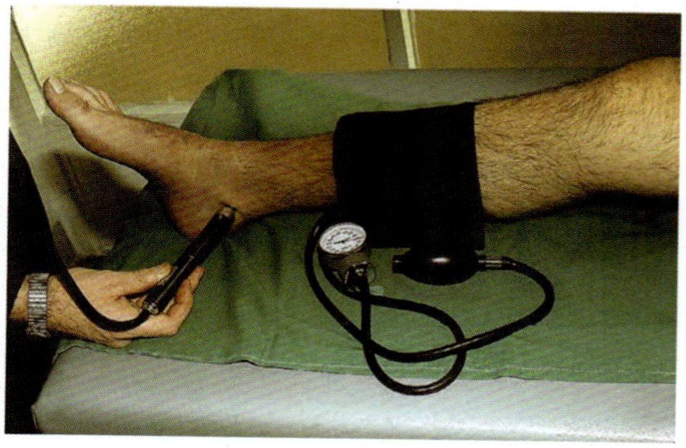

图 103.5 多普勒超声测量踝肱多普勒压力指数

Resources

Further information

Lower limb peripheral arterial disease: diagnosis and management, NICE guideline August 2012, http://guidance.nice.org.uk/CG147

Percutaneous laser atherectomy as an adjunct to balloon angioplasty (with or without stenting) for peripheral arterial disease, NICE guideline November 2012, http://guidance.nice.org.uk/IPG433

Patient resources

Information on peripheral vascular disease (IPG43) http://www.patient.co.uk/health/peripheral-arterial-disease-in-legs

(All last accessed March 2015.)

血栓闭塞性脉管炎

定义和术语

血栓闭塞性脉管炎(thromboangiitis obliterans,TO)是一种非动脉粥样硬化性节段性炎症性疾病,主要累及年轻男性吸烟者远端肢体的中、小动脉[1]。这些患者常见于血管外科,但可能会因指趾皮肤的红斑和(或)溃疡就诊于皮肤科。

> **同义名**
> • Buerger 病

概述

血栓闭塞性脉管炎(Buerger 病)是一种不同于其他形式血管闭塞的疾病[2-3],与其他动脉性疾病相比,该病血管壁病理学改变和受累人群均不同[2]。该病由 Felix von Winiwarter 于 1879 年首次描述。1908 年,Buerger 发表了一篇关于 11 例年轻男性吸烟者截肢的病理描述[4]。

流行病学

发病率和患病率

该病罕见。美国的患病率在下降,从 1947 年的 104/10 万下降到 1986 年的 13/10 万[5]。在泰国,从 1988—1995 年,一个诊所报道的患病率下降了一半,同一时期外周血管疾病的患病率翻了一番[6]。

年龄

多数小于 40 岁。

性别

在美国患有该病的女性人数正在增加,女性约占 11%[5],泰国报道女性人数不足 3%[6]。

种族

在中东、印度和远东的流行率较高,而西欧和北美则较低。反映吸烟比种族对本病发生的影响更大。

病理生理学

发病诱因

该病病因尚不清楚,尽管烟草成瘾始终是主要的致病因素,如果不能戒烟,就会导致进行性的血管闭塞。

病理学

循环自身抗体的作用已被证实,特别是在活动性疾病中存在高滴度的抗内皮细胞抗体[7]。该抗体具有致病作用,可用于监测疾病活动情况[2]。血管壁全层有淋巴细胞、嗜酸性粒细胞、浆细胞和单核细胞浸润,破坏了内弹力膜。富含细胞的血栓形成导致腔内阻塞。与动脉伴行的神经和静脉也可受累,出现炎症。所有改变都为节段性或局灶性。在疾病后期会发生纤维化,并可扩大影响血管周围组织[2,8]。

致病微生物

立克次体感染被认为起了一定作用,但缺乏证据[9]。

基因

虽然有研究发现了内皮型一氧化氮合酶 T 等位基因多态性与该病的关系,但该病尚无确切的遗传基础[10]。

环境因素

环境温度可能与此有关;有两项研究报道认为,血栓闭塞性血管炎在冬季加重,而温暖的天气则缓解[11,12]。

临床特征

见表 103.4。

表 103.4 血栓闭塞性血管炎的临床特征

病史	上肢和下肢肢端冰凉伴疼痛 • 间歇性跛行(经典的疼痛点位于足弓) • 静息痛 • 神经性疼痛和对寒冷敏感度增加
临床表现	溃疡:在创伤部位和指甲两侧或指端发生坏疽(早期)(图 103.6) 营养性变化 边缘发红或发绀 水肿 静脉血栓形成与移行性血栓性静脉炎 近端脉搏存在,但足背、胫后和肱动脉脉搏较早消失
诊断标准[1]	吸烟史 50 岁前发生四肢远端缺血症状 除吸烟外,没有其他动脉粥样硬化危险因素
鉴别诊断	早期动脉粥样硬化 多发性栓塞 外伤或局部损伤(如夹伤) 胶原血管病 糖尿病血管病变 高凝状态 麦角生物碱中毒,可卡因/苯丙胺滥用

（续 表）

严重程度分级	N/A
并发症和共病	溃疡和坏疽会导致脓毒症
病程与预后	如果患者继续吸烟，则预后很差，大多数患者需要多次截肢

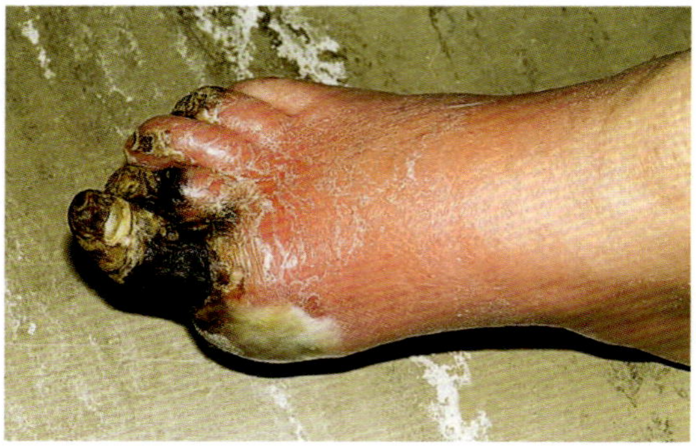

图 103.6 Buerger 病足趾缺血

检查

没有诊断性检查，但血管造影可显示动脉栓塞和螺旋侧支的形成（图 103.7）。红细胞沉降率（erythrocyte sedimentation rate，ESR）可能升高，应行血液检查排除胶原血管病和凝血异常。

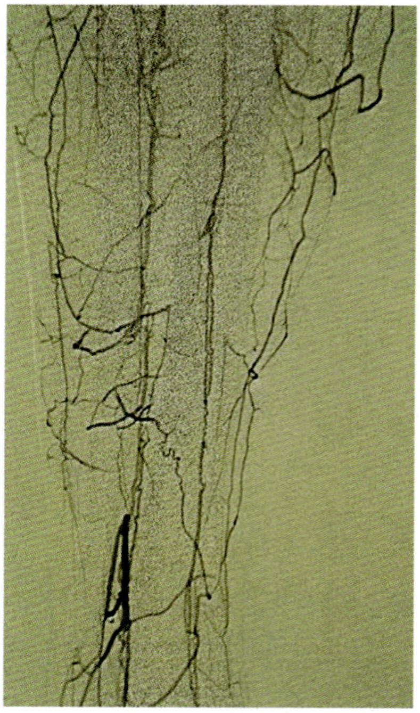

图 103.7 血栓闭塞性脉管炎的血管造影显示血管闭塞和螺旋侧支

治疗

这些患者最好由血管外科医师来处理。治疗很困难，已尝试过多种治疗方法（表 103.5），但成功的证据有限[1]。

表 103.5 血栓闭塞性脉管炎的治疗

一线	戒烟。这是唯一被证明有价值的干预措施，在坏疽或组织损伤出现之前戒烟最有益[1]
二线	外科： • 必要时使用血管重建术（但大多数栓塞不能使用，因为这些栓塞常发生在末梢且呈分散和节段性分布） • 坏疽可截肢 药物：输注前列环素类似物，钙通道阻滞药、溶栓药、抗凝血药 交感神经阻断术：脊髓刺激器 用富含内皮祖细胞的自体骨髓细胞刺激血管生成

Resources

Patient resources

http://www.patient.co.uk/doctor/buergers-disease-pro (last accessed March2015).

神经血管疾病

红斑肢痛症

定义和术语

红斑肢痛症（erythromelalgia）是一种罕见的神经血管疾病，表现为四肢阵发性疼痛、发红（另见第 84 章）。灼热感与受累皮肤局部小血管扩张有关。

> 同义名
> - Mitchell 病（Silas Weir Mitchell 报道后）
> - 红斑性肢痛症（acromelalgia）
> - 红色神经痛（red neuralgia）
> - 红斑性肢痛（erythermalgia）

概述

erythromelalgia 一词来源于希腊语 *erythros*＝红，*melos*＝肢体及 *algos*＝痛。灼热感通常累及手或足，但面部和耳也可累及。这是一种致残性疾病，可能是原发性或遗传性（15%患者存在 *SCNA9A* 基因突变）或继发于血小板增多血症和红细胞增多症。病因不清，治疗困难。

流行病学

发病率和患病率

关于这种罕见疾病的发生率数据较少。一项来自美国的研究表明，普通人口的发病率为 1.3/10 万，其中 5%的原发性病例与遗传有关[1]；另一份来自挪威的研究数据[2]显示发病率较低。梅奥诊所的一项数据表明，就诊患者的发病率为 1/40 000[3]。皮肤科医师很少见到该病，即使在专科中心也是如此。

年龄

发病年龄不定。虽然梅奥诊所早期的报道显示，原发性病例的中位发病年龄为 10 岁，但后来的研究显示，发病年龄范围很广，为 5—91 岁，中位发病年龄为 60 岁[1]。在挪威，原发性病例的发病年龄为 7—76 岁，继发组年龄为 18—81 岁[2]。

性别

女性略多[1,2]。

种族

目前没有证据表明发病与种族相关。

相关疾病

在 9%～19%的病例中红斑肢痛症可能继发于骨髓增生性疾病[1,2]。

病理生理学

原发性红斑肢痛症

红斑肢痛症是第一种已知的由慢性疼痛相关离子通道基因突变引起的疾病[4]。最近的研究发现，15%的病例由基因突变引起的。其他病例被认为是非遗传原因引起，或是由一个或多个未知基因的突变所介导。10 种 *SCN9A* 基因突变与红斑肢痛症相关[5-15]。*SCN9A* 基因编码一个名为 NaV1.7 的钠通道的 α 亚基。钠通道的作用是将带正电的钠离子运输到细胞内。它们充当阈值传感器并启动动作电位。这些突变引起激活状态改变，使通道开放时间延长，导致更持久的膜电位改变。NaV1.7 钠通道存在于背根神经节和交感神经节的神经元痛觉感受器中。背根神经节 C 纤维的高兴奋性导致灼痛，为红斑肢痛症的特征表现。交感神经系统的低反应性[9]导致对热和运动等刺激的血管反应发生改变，引起受累的皮肤血管持续扩张。研究表明，轻度迟发性原发性红斑肢痛症患者突变的超极化活动的变化幅度小于重度早发性红斑肢痛症患者[16]。

红斑肢痛症疼痛发作主要在手足的原因，目前尚不清楚。

继发性红斑肢痛症

在与血小板增多症相关的病例中，活检显示存在血小板栓子所致的小动脉纤维化和血管闭塞[17]。研究者认为在血小板增多症中，功能异常的血小板在血管中聚集诱发炎症，从而引起神经血管损伤。

病理学

无诊断性组织病理学特征。

致病微生物

据报道，在中国农村学生中，曾发生过红斑肢痛症暴发流行。机制不明，但在不同季节不同地区多例患者的咽拭子中分离出了痘病毒[18-20]。

遗传学

原发性特发性的病例可能是偶然发生的，但当家族性发病时，它常表现为常染色体显性遗传。

环境因素

进食某些真菌——如 *Clitocybe acromelalgia*（日本）和 *Clitocybe amoenolens*（法国），导致了食用菌继发的红斑肢痛症，该症状最长持续到食用后 5 个月[21]。钙通道阻滞药和溴隐亭均可导致药物诱发的红斑肢痛症。

临床特征

患者可能就诊于全科医师、儿科医师、风湿科医师、血管外科医师和皮肤科医师。就诊时可能没有异常表现，因为发病呈阵发性。因此，诊断该病通常需要一段时间。红斑肢痛症的临床特征见表 103.6。

表 103.6 红斑肢痛症的临床特征

病史	肢端[手、足、上肢、下肢、面部和(或)耳朵]红斑，强烈灼痛，皮温升高
	发病诱因可能包括热(经常使患者夜间惊醒)、活动、运动锻炼及悲痛情绪
	发作持续数分钟到数小时
	在发作时，患者迫切地想要冷却受累部位
临床表现	发作时，受累部位非常红
	最初，在发作间期，受累部位外观正常。其后，皮肤灰暗和肢端发绀持续存在，皮肤发亮(图 103.8)

（续 表）

鉴别诊断	创伤后复杂性局部疼痛综合征（反射性交感神经营养不良）
	血栓闭塞性脉管炎
	血管炎
	痛风
严重程度分级	N/A
并发症和共病	皮肤改变，如长期冷水浸泡缓解症状引起的刺激性皮炎（图 103.9 a）和皲裂（图 103.9 b）。
	血小板增多症继发红斑肢痛症可导致血管闭塞，进而引起皮肤溃疡、坏死和坏疽
	肢体失用性水肿和萎缩
	慢性疼痛引起的心理问题
病程与预后	如果原发疾病治疗成功，骨髓增生性疾病引起的继发性红斑肢痛症会好转
	原发性红斑肢痛症是一种慢性疾病，通常持续存在

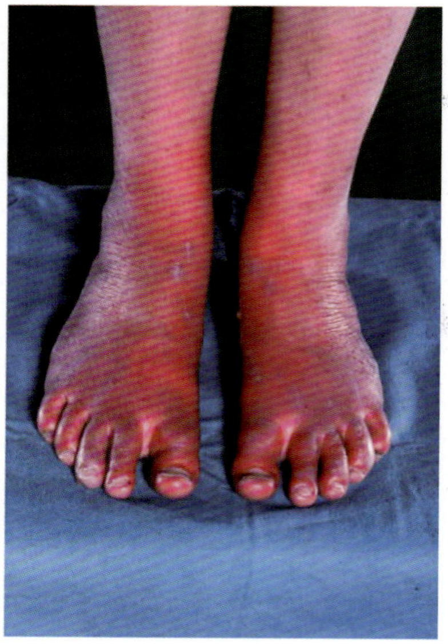

图 103.8 红斑肢痛症发作期的患者

检查

红斑肢痛症无特异性检查，但需进行检查以排除继发病因和其他可能引起红斑肢痛的原因（表 103.7）。

表 103.7 疑似红斑肢痛症患者的检查和检验

血液检查	排除红细胞增多症、血小板增多症、胶原血管病、痛风、糖尿病
神经传导功能检查	如疑诊周围神经病变

治疗

治疗以对症治疗为主。尚无大型临床试验评估这些治疗方法。红斑肢痛症的治疗方法见表 103.8。

表 103.8 红斑肢痛症的治疗

治疗原发病和支持治疗[22]	如因骨髓增生性疾病引起，转诊血液科医师。阿司匹林治疗血小板增多症。
	避免发病诱因
	建议患者避免使用冷水浸泡缓解症状
	缓解神经性疼痛：阿米替林、加巴喷丁、普瑞巴林、美西律
	心理支持疗法
	利多卡因贴片[23]
	转诊至疼痛专科

毛细血管扩张

定义和术语

毛细血管扩张（telangiectases）（拉丁语：*tel* = 末尾 + 希腊语：*angos* = 血管 + 希腊语：*ectasis* = 扩张）是指慢性扩张的毛细血管或静脉。

同义名
- 毛细血管扩张（telangectasia）

概述

毛细血管扩张表现为皮肤和黏膜上小的、暗红

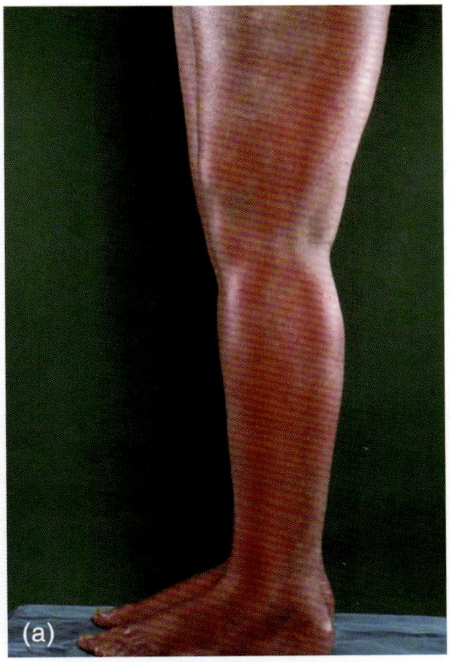

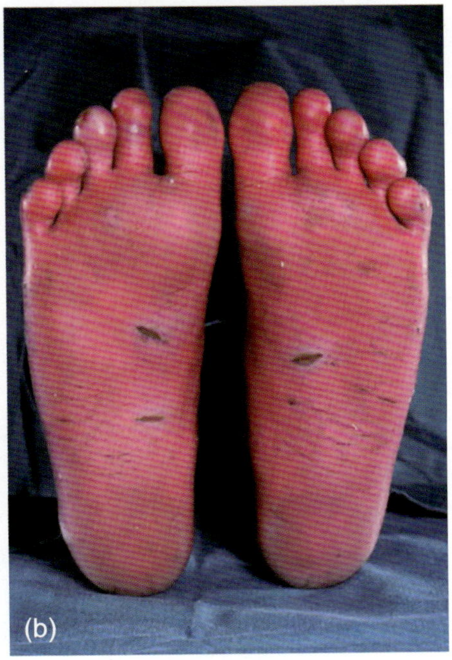

图 103.9 为缓解症状而浸水导致的红斑肢痛症的继发性改变

刺激性接触性皮炎(a)和皲裂(b)。(由 Pauline Dowd 教授提供,伦敦大学学院医院,伦敦,英国)

色、线状、星状或点状的皮损。它们是现有血管的扩张(扩大、延长)而无新血管生成。因此,毛细血管扩张与蜘蛛状血管瘤(蜘蛛痣)和毛细血管动脉瘤-静脉湖归为一类,而血管畸形则是胚胎发育的异常(血管生成或血管形成过程的紊乱)。错构瘤包括其他组织成分的增殖,例如黑细胞或小汗腺细胞,而不仅是血管[1]。

病理生理学

毛细血管扩张是一组异质性疾病。按照病因大致分为原发性和继发性两类,但其中最常见的蜘蛛痣既有原发性又有继发性(表 103.9)。它们的临床表现和结构各不相同(表 103.10)。

表 103.9 毛细血管扩张的原因

原发性毛细血管扩张	继发性毛细血管扩张
泛发性原发性毛细血管扩张 遗传性良性毛细血管扩张 遗传性出血性毛细血管扩张症 单侧痣样毛细血管扩张症 共济失调-毛细血管扩张 Bloom 综合征 血管痣(鲜红斑痣) 血管瘤和血管角皮瘤 匍行性血管瘤 蕈样肉芽肿与嗜血管性淋巴瘤(恶性血管性内皮细胞增生症,译者注) 蜘蛛痣 贫血痣伴毛细血管扩张 毛细血管扩张性大理石样皮肤 孤立性斑块状毛细血管扩张性血管瘤	持久性血管扩张(玫瑰痤疮、静脉疾病、钙通道阻断药物、吸烟) 长期紫外线暴露(老化皮肤)和放疗后改变 创伤后改变 萎缩(皮肤异色症和类固醇激素引起) 胶原血管病 雷诺现象,CREST 综合征、硬皮病、硬斑病、红斑狼疮 皮肌炎 肥大细胞增生症:持久性发疹性斑状毛细管扩张 HIV 感染 其他遗传性皮肤病 蜘蛛痣

CREST 综合征:钙质沉着(calcinosis)、雷诺现象(Raynaud phenomenon)、食管运动障碍(oesophageal dysmotility)、指端硬化(sclerodactyly)和毛细血管扩张(telangiectasia)。

表 103.10 毛细血管扩张的组织学改变

泛发性原发性毛细血管扩张(图 103.10) 鲜红斑痣(图 103.11)	上水平丛(乳头下)毛细血管后静脉扩张
Fabry、Fordyce 血管角皮瘤(图 103.12)	集合静脉超微结构显示的由静脉瓣控制的小集合静脉发育异常
遗传性出血性毛细血管扩张症(图 103.13)	微血管动静脉吻合

（续 表）

樱桃状血管瘤	真皮乳头毛细血管丛球状和管状扩张，各丛间有纡曲的交叉连接
持久发疹性斑状毛细血管扩张	肥大细胞数量的轻度增加；浅层血管丛扩张的血管周围肥大细胞稀疏排列

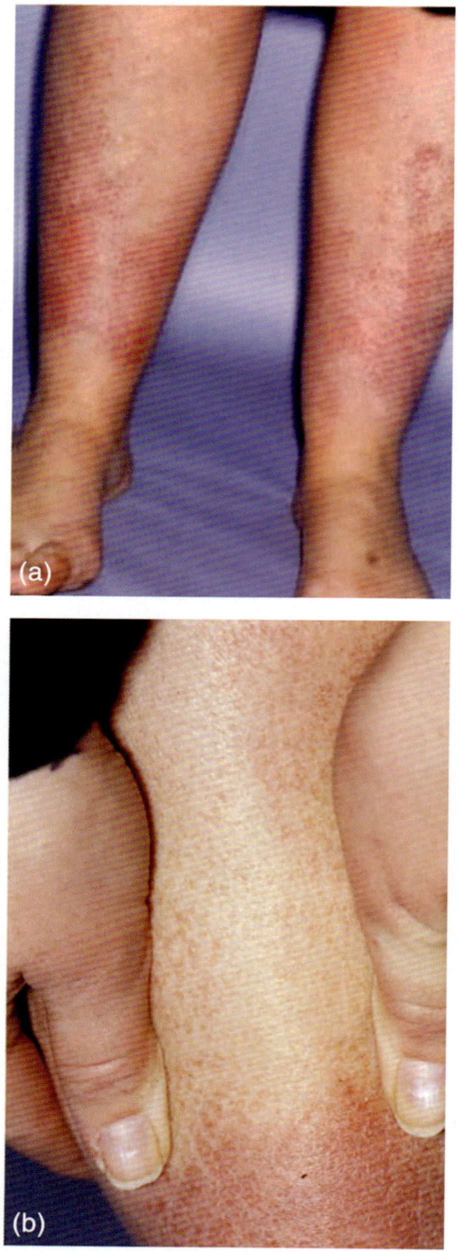

图 103.10 (a)泛发性特发性毛细血管扩张；(b)泛发性特发性毛细血管扩张受压后变白

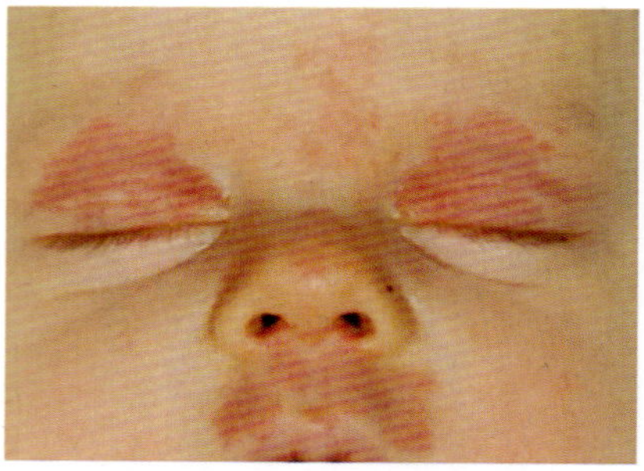

图 103.11 鲜红斑痣

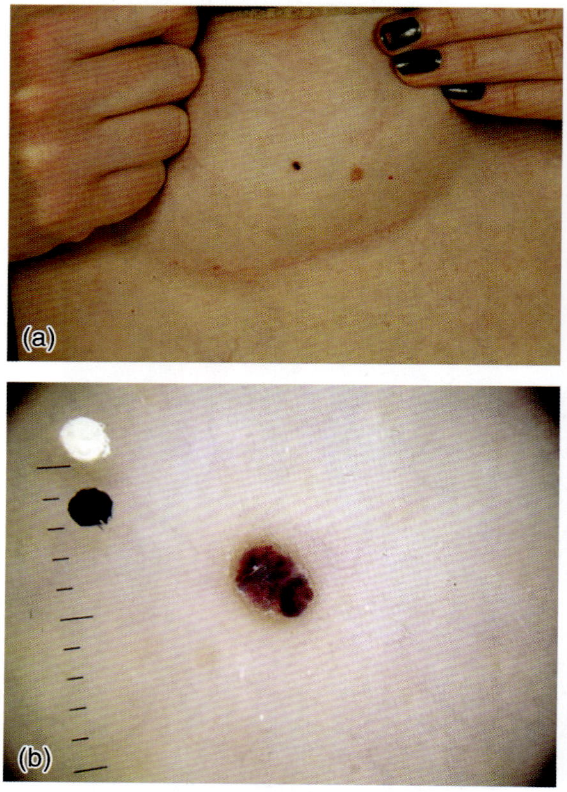

图 103.12 血管角皮瘤(a)、血管角皮瘤(b)皮肤镜表现

蜘蛛痣

定义和术语

蜘蛛痣(spider telangiectases，ST)是上半身皮肤上常见的良性小血管病变，具有特征性蜘蛛样外观。

同义名
- arterial spider 动脉蜘蛛痣
- spider naevus 蜘蛛痣
- naevus araneus 类蛛痣
- spider angioma 蜘蛛状血管瘤

第9部分

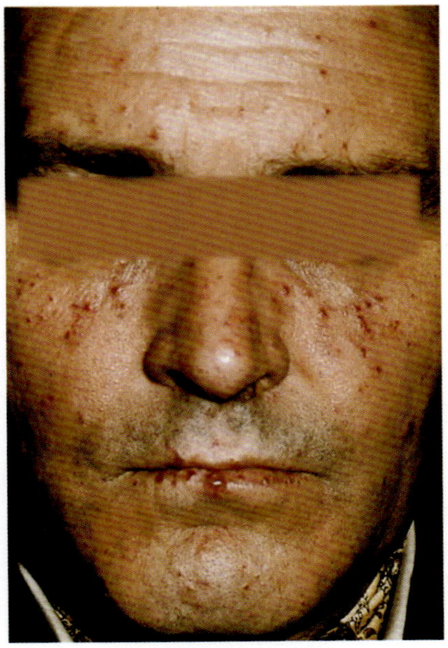

图 103.13 遗传性出血性毛细血管扩张症

概述

蜘蛛痣可单发或多发。其特征性表现为中央红色小动脉(形似蜘蛛的身体)周围环绕薄壁毛细血管(形似蜘蛛的多个足)。

流行病学

发病率和患病率

15%的正常人发生蜘蛛痣[1]。

年龄

本病在健康儿童中常见[2]。

性别

女性更为常见(尤其在妊娠或口服避孕药的女性)。

种族

没有种族间差异的报道,但浅肤色患者中,病变更明显。

相关疾病

蜘蛛痣可在妊娠期大量出现,2/3 的孕妇会有一个或多个皮损[1]。也可以在妊娠前几个月出现,但在足月前数目往往会增加;常在分娩后 6 周内消失,但也可持续存在或再次妊娠时在相同部位复发。蜘蛛痣可以作为反映肝病程度的体征,特征性地出现在肝病患者身上[3];也可以出现在甲状腺功能亢进症的患者身上。

病理生理学

病理学

蜘蛛痣的主干血管是一个小动脉。血液从该小动脉流向周围的毛细血管网[4]。蜘蛛痣的血管压力升高可达 40mmHg。病变内含一个位于中央的上升、螺旋形厚壁小动脉,它在表皮下面以一个薄壁壶腹状结构结束。在真皮乳头壶腹状结构处呈放射状分出多个薄壁分支血管。中央小动脉壁上可见血管球细胞[5]。因此,该病变实际上类似于微动静脉畸形。高雌激素状态(妊娠和肝病)可导致中央小动脉血管扩张而引起皮损[6]。

临床特征

见表 103.11。

检查

表 103.12 概述了蜘蛛痣患者的检查和检验。

治疗

蜘蛛痣无症状,可以自发消退。当出现于在面部时影响美观。治疗概述见表 103.13。

表 103.11 蜘蛛痣的临床特征

病史	病变突然出现。无症状,但影响美观
临床表现	单发或多发
	直径 1~1.5mm
	皮损中央隆起,玻片压诊可见搏动
	见于上半身:颈部、面部、手臂和胸部等。(上腔静脉回流区)
	儿童常见于手和手指
	有时发生在创伤部位
	可单侧发病[7]
	经典表现是,当压迫中央小动脉时,皮肤变得苍白,皮损暂时消失,当去除压力时皮损迅速恢复(图 103.14)
临床亚型	很少发生于唇和鼻黏膜
鉴别诊断	蜘蛛痣的典型表现有中央搏动性血管,而其他疾病则无
	遗传性出血性毛细血管扩张症:病变为斑片状、点状或线状;当皮损呈星状时,无搏动

第9部分

（续 表）

并发症和共病	创伤可能导致出血，但简单按压后即可停止
	肝病
	毛细血管扩张数目（>20）、大小（>15 mm）和不典型分布（下半身）可以预测肝疾病的严重程度，以及静脉曲张出血等并发症的风险[8-10]
病程与预后	健康成人和儿童皮损可自行消退
	皮损可能在妊娠结束或随着肝脏疾病缓解而消失

表 103.12 蜘蛛痣患者的检查和检验

健康儿童和成人单发或仅有数个典型皮损	无须检查化验
多发性皮损：检查妊娠、肝病或甲状腺功能亢进的临床体征	考虑有潜在疾病时
	• 血液检查：全血计数、尿素和电解质、肝功能、自身抗体筛查、肝炎病毒血清学检查、甲状腺功能检查、α-甲胎蛋白检查
	• 肝：如果临床检查和（或）血液检查显示肝疾病，则行超声检查

表 103.13 蜘蛛痣的治疗

一线	保守处理（特别是儿童和孕妇）
	许多皮损可自发消退
	识别和治疗潜在疾病
	化妆品遮盖
二线	电切（虽然少见，但有治疗过度遗留凹陷性瘢痕，以及治疗不足复发的风险）
	激光：585nm 脉冲染料激光初始清除率较高[11]，但有复发可能，需要二次处理
	激光治疗不产生瘢痕，但会形成紫癜
	KTP 532 nm 激光也有很高的治愈率，且无治疗后紫癜[12]

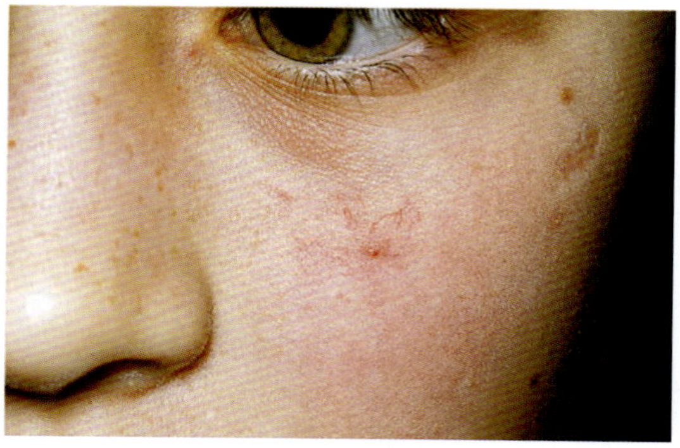

图 103.14 蜘蛛痣

典型表现为，中央小动脉被压闭时，皮肤变白，皮损暂时消失，压力去除时皮损迅速恢复。

樱桃状血管瘤

定义和术语

樱桃状血管瘤（cherry angiomas，CA）是皮肤上常见的樱桃红色丘疹，由异常血管增生所致。

同义名

- 樱桃血管瘤（Cherry haemangioma）
- Campbell de Morgan 点
- 老年性血管瘤

概述

樱桃状血管瘤是皮肤上最常见的血管瘤。良性，随年龄增长而增多。

流行病学

发病率和患病率

目前尚不清楚樱桃状血管瘤的实际发病率。本病十分常见。据报道，5%的青少年和超 75%的 75 岁以上成人有樱桃状血管瘤[1]。

年龄

常在中年时自发出现，并随着年龄的增长而增多，偶可首次出现在十几岁。

性别

樱桃状血管瘤的患病率男女无差异。

种族

它们发生在所有种族群体中，但在浅肤色患者中更为常见。

相关疾病

无明显相关联的疾病，但有报道可发生于妊娠期妇女[2]。

病理生理学

病理学

樱桃状血管瘤是真正的毛细血管瘤，由许多新生毛细血管组成，管腔狭窄，内皮细胞在真皮乳头排列成小叶状。一项研究提出了其发病机制可能的分子基础。与正常皮肤相比，樱桃状血管瘤中的 microRNA 424 水平降低。这可能导致 MEK 1 和 Cyclin E1 的表达增加，体外研究中两者可引起内皮细胞增殖，可能促进血管增生形成樱桃状血管瘤[3]。

环境因素

暴露于诸如溴化物、溶剂和芥子气等化学物质与樱桃状血管瘤的发生有关[4-6]。

临床特征

病史

皮肤上无症状的红点，通常出现在 20—40 岁。开始为针尖大小，逐渐增大。随年龄增长数目增多。

临床表现

皮损单发或多发，主要分布于躯干和手臂[7]。它们可以出现在皮肤任何部位，罕见于手足，不出现在黏膜。典型表现是圆形至椭圆形亮红色圆顶丘疹或斑点，直径从小于 1mm 至数毫米（图 103.15）。较大皮损可呈紫色。

鉴别诊断

鉴别诊断包括血管瘤、婴幼儿血管瘤、杆菌性血管瘤病和蓝色橡皮疱痣综合征。

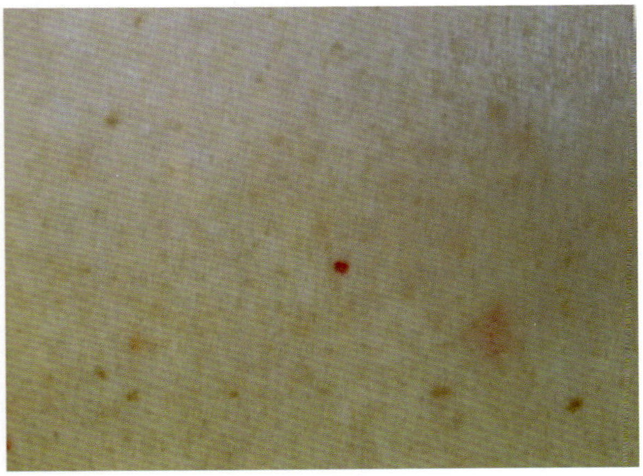

图 103.15　樱桃状血管瘤

并发症和共病

樱桃状血管瘤受到创伤后可出血，但与潜在疾病无关。

病程与预后

该病呈良性，随年龄增长而数目增加。

检查

通常临床即可诊断，可疑病例行活检以确诊。

治疗

樱桃状血管瘤良性且无症状，大多数情况下无须治疗。对于出血或影响美容的皮损，可采取刮除、电灼、冷冻、脉冲染料激光和强脉冲光治疗[8]。

血管角皮瘤

定义

血管角皮瘤（angiokeratomas）是小的良性皮肤血管病变，表现为红色/蓝色或紫色丘疹。

概述

血管角皮瘤不是真正的血管瘤，而是发生在现有血管中。其特征是浅表血管扩张，其上棘层肥厚、角化过度。呈孤立或弥漫分布。各种临床类型具有相似的组织学特征。主要类型如下。

- Mibelli 型血管角皮瘤——肢端皮肤型。
- Fordyce 型血管角皮瘤——阴囊型（见第 111 章）。
- 弥漫型血管角皮瘤--见于 Fabry 病（见第 81 章和第 153 章）。
- 局限型血管角皮瘤——通常是先天性的，伴发于鲜红斑痣、海绵状血管瘤。
- 孤立或多发的血管角皮瘤。

局限型血管角皮瘤

通常是孤立和无症状的良性病变。

流行病学

发病率和患病率

不明，但较樱桃状血管瘤和蜘蛛痣等其他血管扩张性疾病更为罕见。

年龄

该病可为先天性或获得性，有时出生时即有。童年和青年时期发生更为常见。

性别

女性比男性更常见（比例 3∶1）。

种族

没有已知的种族差异。

相关疾病

局限型血管角皮瘤可与其他类型血管角化瘤、Klippel-Trenaunay 综合征（Klippel-Trenaunay syndrome，KTS）、鲜红斑痣、海绵状血管瘤和创伤性动静脉瘘并存。

病理生理学

病理学

表皮角化过度，并伴有乳头瘤样增生和轻度棘层肥厚，表皮突延长，真皮乳头见充满红细胞的扩张薄壁血管。皮下组织可见毛细血管扩张。

遗传学

该病非遗传性，Fabry 病的特征性皮损除外（弥漫性躯体血管角化瘤）。

临床特征

病史

该病皮损常单发（虽然成年期可能多发），好发于下肢。也可发生在皮肤任何部位，包括舌头，也可多发，甚至呈带状分布。皮损通常无症状，但颜色逐步加深或呈黑色，患者常因担心恶性黑素瘤而就诊。

临床表现

血管角皮瘤通常是红色/蓝色或紫色，有时表面略粗糙（图 103.12）。如果有血栓形成，或如创伤而流血，可能呈黑色。皮损从较小的丘疹到较大斑块不等。皮肤镜检查可见充满血液的血管腔隙（图 103.12b）。

鉴别诊断

鉴别诊断包括其他血管角皮瘤、恶性黑素瘤和樱桃状血管瘤。

并发症和共病

创伤可导致出血和（或）血栓形成。

病程与预后

病变良性，通常可自发消退。

检查

孤立性病变无须检查化验。如果皮损多发，应考虑 Fabry 病并行基因检测。

治疗

皮损无症状，则无须治疗。如果诊断困难，可手术切除。其他治疗方式包括电灼、刮除、烧灼和冷冻，治疗浅表的小皮损。多种激光（氩、二氧化碳、铒）治疗也可用，KTP 激光或 800 nm 二极管激光疗效俱佳且遗留瘢痕最少，美容效果最佳[1]。

Resources

Further information

http://www.pcds.org.uk/clinical-guidance/angiokeratoma

Patient resources

http://dermnetnz.org/vascular/angiokeratoma.html

(All last accessed March 2015.)

静脉湖

定义和术语

静脉湖（venous lakes，VL）由扩张的静脉组成。表现为深紫色或蓝色丘疹，常见于老年人面部、嘴唇和耳朵。

> **同义名**
> • 静脉扩张（phlebectases）

概述

静脉湖完全呈良性，但临床可与黑素瘤相似。

流行病学

发病率和患病率

静脉湖的发病率未知。一项意大利皮肤科诊所进行的研究发现，在 10 个月的时间里，唇部静脉湖的患病率为 3.7%[1]。

年龄

静脉湖发生于老年人。文献报道平均年龄为 65[2] 岁和 76.7 岁[1]。

性别

男性更常见；早期研究表明 95% 发生于男性[2]，但最近一项研究发现，男性与女性的比例为 1.5∶1[1]。女性比男性治疗意愿更强。

种族

没有已知的种族差异。

相关疾病

Menni 等[1]发现静脉湖患者光化性角化病患病率较高。

病理生理学

病理学

静脉湖为扩张的静脉。病变包括单层扁平内皮细胞和厚的纤维组织壁。病变周围常有弹性组织变性。

环境因素

阳光和衰老是诱因，吸烟可能也有影响[1,2]。

临床特征

病史

通常表现为一个无痛性深紫色或蓝色丘疹，好发于唇部（图 103.16 和图 103.17），创伤后出血。

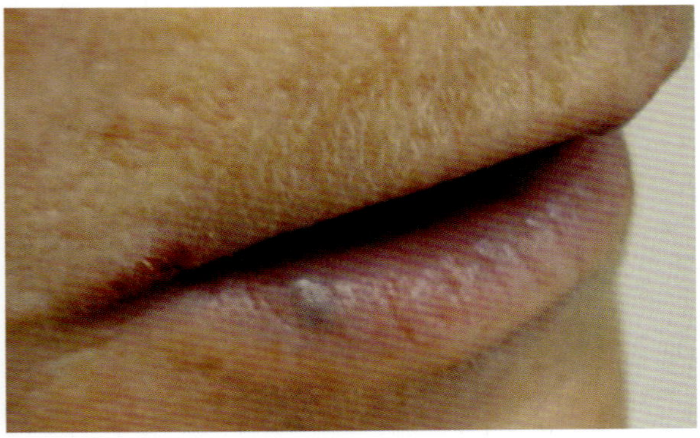

图 103.16 小静脉湖

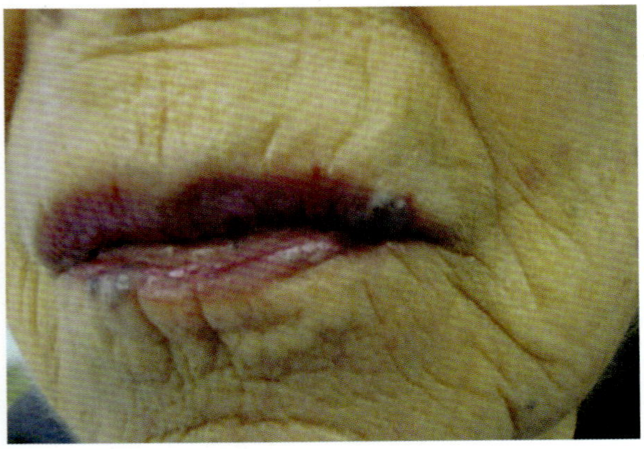

图 103.17 上下唇较大静脉湖

临床表现

丘疹质软可压缩。常为单发，也可多发。最常见部位为耳部、面部和唇部[2]。唇部以下唇最多见[1]。

鉴别诊断

静脉湖压迫后可排空血液，临床据此可排除黑素瘤。与樱桃状血管瘤和血管角皮瘤临床表现相似。

并发症和共病

静脉湖良性，通常无症状，但偶尔创伤后出血，患者可能会有美观困扰。

病程与预后

未经处理的静脉湖持续存在。

检查

非必需，如诊断存疑可行活检确诊。

治疗

只有存在出血问题或影响美观时，才需要治疗。可采用切除、冷冻或激光治疗[3-5]。已有多种不同激光（如氩、二氧化碳、脉冲染料和磷酸钛钾激光）用于治疗。激光治疗的破坏越大，疗效越好，但瘢痕的风险也随之增加。

Resources

Further information

http://www.pcds.org.uk/clinical-guidance/venous-lake (last accessed March 2015).

原发性毛细血管扩张

匐行性血管瘤

定义

匐行性血管瘤（angioma serpiginosum，AS）是一种罕见的累及真皮浅层小血管的痣样病变。

概述

一种良性血管改变，特征性表现为小的红色斑点，呈线形、匐行状或回状分布，好发于女性下肢。

流行病学

发病率和患病率

尚不清楚。

年龄

可在出生时出现，常在儿童期起病。80%的病例发生在 20 岁之前。

性别

90%的病例为女性。

种族

无种族差异。

相关疾病

据报道，有一个家系其成员均患有食管乳头状瘤病和匐行性血管瘤，呈 X 连锁显性遗传，与 Xp11.3-Xq12 基因缺陷有关[1]。

病理生理学

病理学

一般认为该病由血管畸形或肿瘤性增生引起，而非单纯毛细血管扩张。匐行性血管瘤的典型点状皮损由先天性的真皮毛细血管增生或扩张引起。组织学显示，受累真皮乳头内有一较大的扩张的毛细血管，内衬正常外观的扁平内皮细胞。无炎症改变。有时血管腔隙可因血栓而消失。

遗传学

大多数病例散发。然而，也存在常染色体显性遗传和 X 连锁显性遗传，有 *PORCN* 基因突变或缺失的报道[2,3]。

临床特征

见表 103.14。

第 9 部分

表 103.14 匍行性血管瘤的临床特征

病史	通常儿童早期发病
	无症状
	数月至数年内发生的单个或多个小皮损
	小圆点不规则生长形成卫星灶,其后融合
	主要见于下肢和四肢,但可泛发[4]
	手或黏膜未有报道[2]
临床表现	点状紫色或红色斑疹(不褪色)
	皮损群集范围可达数厘米,有时形成更大的斑片
	可呈环状、匍行状或线状分布(图 103.18)
	无出血、炎症或色素沉着
	皮肤镜:境界清晰的红色椭圆形或圆形环礁湖状结构
临床亚型	罕见自然缓解导致局部萎缩[5]
鉴别诊断	毛细血管瘤
	血管角皮瘤
并发症和共病	无
病程与预后	皮损通常在青春期停止生长,并保持不变
	有时部分自发消退

临床检查

如果诊断存疑,可行皮肤活检和影像学检查。

治疗

匍行性血管瘤呈良性且无症状。治疗只是出于美容目的。化妆遮盖有帮助,脉冲染料激光治疗有效[6]。

Resources

Patient resources

http://dermnetnz.org/vascular/angioma-serpiginosa.html (last accessed March 2015).

泛发性原发性毛细血管扩张

定义

泛发性原发性毛细血管扩张(generalized essential telangiectasia,GET)是一种原发性获得性毛细血管扩张综合征,皮损分布广泛。

概述

这是一种良性非遗传性疾病,依据皮损分布特点可区别于遗传性出血性毛细血管扩张症。本病呈片状排列,通常无出血。

流行病学

发病率和患病率

尚不清楚,文献报道较少。

年龄

常始于儿童期后期或成年早期,但一项 13 例患者的研究报道平均发病年龄为 38 岁[1]。

性别

女性更常见(一项报道中 13 例患者中女性 10 例[1])。

种族

本病无已知的种族差异。已报道的病例主要发生浅肤色患者,这可能仅反映了毛细血管扩张在深肤色患者很少引起注意。

相关疾病

无已知疾病与本病相关。

病理生理学

病因和发病机制尚不清楚。

病理学

真皮浅部血管丛(乳头下)毛细血管扩张和毛细血管后小静脉扩张为主。无相关表皮或真皮改变。

遗传学

无已知的遗传基础。

环境因素

环境因素的作用未知,但雌激素、创伤和 UVB 可能有重要作用[2,3]。

临床特征

病史

皮疹通常以下肢孤立皮损开始,渐扩大融合成红色斑片,其内包含压之褪色的毛细血管扩张。皮损通常无症状,但有刺痛和麻木的报道。

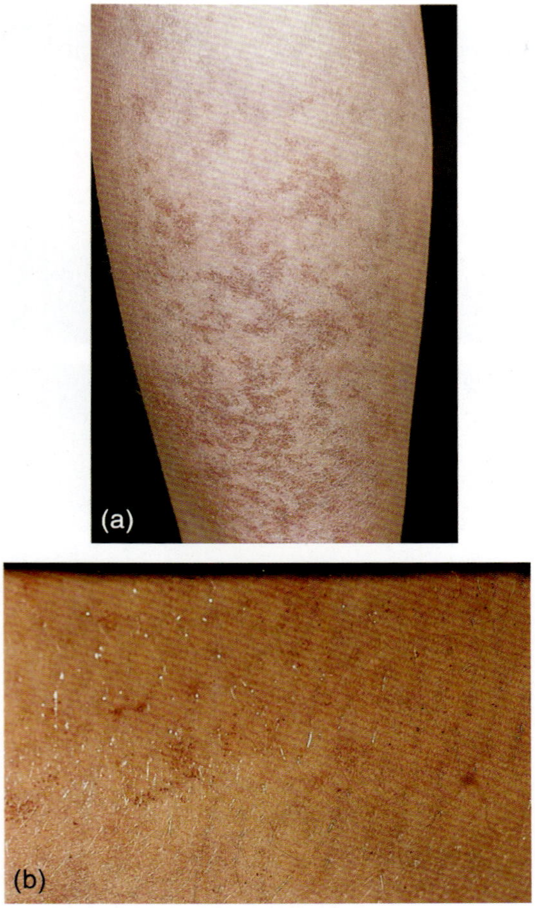

图 103.18　匍行性血管瘤
(a)群集的皮损;(b)近距离外观。

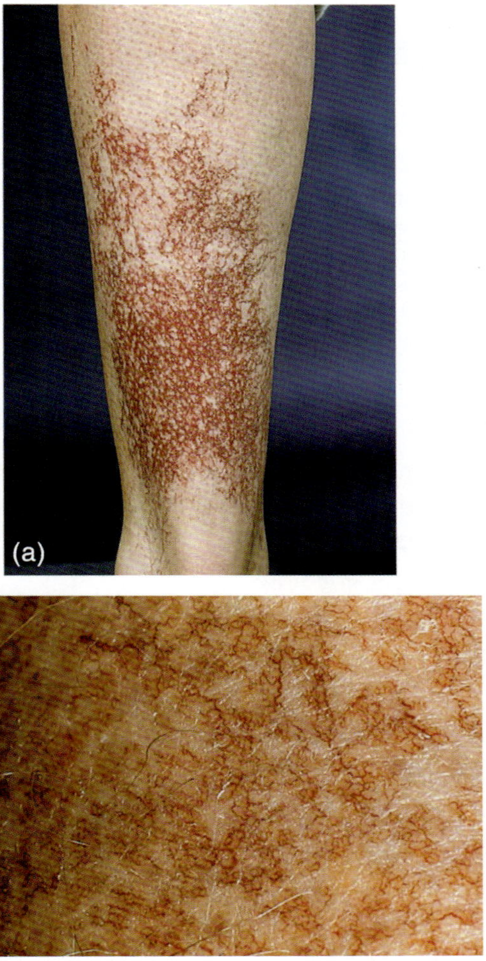

图 103.19　良性原发性毛细血管扩张
(a)分支样模式;(b)近距离外观。

临床表现

皮疹常对称分布。早期病变为小的、红色或粉红色线状毛细血管扩张,偶有大的斑片成群出现。数量较多的皮损在皮肤表面连成大片红斑,独立的毛细血管扩张难以分辨(图 103.19)。本病好发于躯体下半部分,也可发生于其他任何部位,偶有黏膜和结膜受累的报道[4]。片状毛细血管扩张通常固定,但压之褪色。

鉴别诊断

需与遗传性出血性毛细血管扩张、遗传性良性毛细血管扩张和钙通道阻滞药引起的毛细血管扩张鉴别。

病程与预后

呈渐进性,皮损随时间推移逐步稳定。

检查

不需要。

治疗

治疗主要出于美容目的。皮肤遮盖霜有用,也有尝试使用激光(脉冲染料和 Nd-YAG)治疗。但由于皮损广泛常需多次治疗,小腿皮损对治疗非常抵抗[5]。因皮损大小和数目,硬化剂治疗不可行。

遗传性良性毛细血管扩张

遗传性良性毛细血管扩张(hereditary benign telangiectasia)可能是显性遗传[1],致病基因定位于染色体 5q14[2] 上与毛细血管畸形相关的 CMC 1 位点。特点为广泛的毛细血管扩张,类似于泛发性原发性毛细血管扩张,儿童期发病,无系统累及[3,4]。少数情况下,毛细血管扩张出生即有[5]。光暴露部位好发。组织学和电镜可用以区分遗传性良性毛细血管扩张和遗传性出血毛细血管扩张[6]。与遗传性出血性毛细血管扩张的区别在于本病无出血,相同点在于皮损都与动静脉吻合有关[7]。

单侧痣样毛细血管扩张综合征

定义和术语

单侧痣样毛细血管扩张综合征(unilateral naevoid telangiectasia syndrome,UNT)是一种沿皮肤 Blaschko 线分布的毛细血管扩张。

> 同义名
> - 单侧皮区浅表毛细血管扩张

概述

本病在 1899 年由 Blaschko 医师第一次描述。分为先天性或获得性,呈良性病程。

流行病学

发病率和患病率

尚不清楚。虽然报道的病例不足 100 例[1],但本病并不少见[2]。

年龄

先天性出现在新生儿期或出生后不久。获得性通常出现在青春期或妊娠期,也可发生于任何年龄。

性别

先天性在男性中常见,而获得型则女性常见。

种族

没有种族差异。

相关疾病

通常无相关疾病,但获得性患者可合并肝疾病、甲状腺功能亢进和妊娠。

病理生理学

发病机制尚不清楚。皮损沿 Blaschko 线分布提示存在导致毛细血管扩张发生的遗传嵌合现象。

病理学

皮损活检显示真皮乳头层和网状层上部存在多个扩张的薄壁血管,内衬内皮细胞。

遗传学

据报道本病先天性呈常染色体显性遗传。

环境因素

据报道,该病发生与雌激素过量有关。一研究小组发现受累皮肤的雌激素和孕激素受体增加[3],但该研究结果未被重复。

临床特征

病史

患者出现无症状的单侧毛细血管扩张。

临床表现(图 103.20)

毛细血管扩张通常发生在 Blaschko 分区的颈部第三区和第四皮节(见图 103.23)。病变多见于上半身,尤其面部、颈部、肩部和手臂。有时在毛细血管扩张周围皮肤上有一个苍白环(即“贫血晕”)。皮损压之褪色。

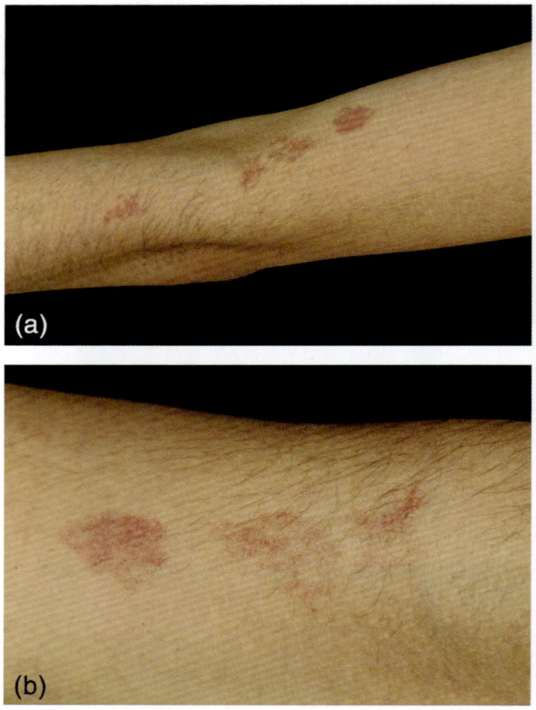

图 103.20 单侧痣样毛细血管扩张症(a)和群集皮损(b)的近距离外观

鉴别诊断

需与良性原发性毛细血管扩张、血管角皮瘤鉴别。

并发症和共病

单侧痣样毛细血管扩张症无症状且呈良性。无并发症,但可能与高雌激素状态有关,如肝疾病。

病程与预后

大多数获得性和先天性皮损固定而持久。然而,与妊娠或口服避孕药有关的皮损,在患者雌激素水平下降后皮损就会消退或改善。

检查

无须检查化验,如有某些潜在临床指征,可行肝功能检查和妊娠试验。如果诊断困难,可行皮肤活检。

治疗

本病为良性,无须治疗,如患者为求美观可采取治疗措施。化妆遮盖有用。如果患者怀孕或服用避孕药,则建议等雌激素水平恢复正常后再评估。脉冲染料激光可能有效,但有复发的报道[4,5]。

畸形

动静脉畸形

定义和术语

动静脉畸形(arteriovenous malformations,AM)是由畸形动脉和静脉不经毛细血管网而直接相通组成的高流速的血管病变[1,2]。

> **同义名**
> - AV 畸形
> - AVMs
> - 动静脉异常

概述

动静脉畸形可发生在全身各个器官,在某些情况下可能致命。例如,脑动静脉畸形占脑卒中病因的 1%~2%。皮肤科医师更容易见到动静脉畸形,尤其当受累脉管累及皮肤或黏膜表面,或者与遗传性出血性毛细血管扩张综合征相关时(表 103.15)。

流行病学

发病率和患病率

累及皮肤的动静脉畸形的发病率和患病率尚不清楚,但脑动静脉畸形在非选择人群中发病率每年 1/10 万,而成人时点患病率 18/10 万[1]。

年龄

约一半在新生儿期出现,其他在儿童和青少年期逐渐明显[2]。

性别

男女发病率相当[2]。

种族

无种族差异。

相关疾病

见表 103.15。

表 103.15 动静脉畸形相关疾病

疾 病	临床表现	动静脉畸形部位
家族性毛细血管畸形伴动静脉畸形 常染色体显性遗传(*RASA*1 失活突变)	多发性皮肤毛细血管畸形	皮下组织、肌内、骨内和(或)颅内
Parkes Weber 综合征	上覆动静脉畸形相关的骨和软组织肥大	肢端(通常四肢)
遗传性出血性毛细血管扩张(常染色体显性遗传)	鼻出血——自发性复发性鼻出血 毛细血管扩张——多发,位于特征性部位(唇、口腔、手指、鼻子) 内脏病变,如胃肠道毛细血管扩张症	肺部、肝、胃肠道和中枢神经系统(可能导致内脏大量出血和死亡)
Cobb 综合征(皮肤-脑膜-脊柱血管瘤病)	背部中线皮肤毛细血管畸形	椎管内血管畸形与皮肤毛细血管畸形位置对应,可有脊髓损伤

病理生理学

病理学

动静脉畸形由静脉与动脉直接相通组成,不经过中间毛细血管床。其连接处被称为"异常血管团(sidus)"。供血动脉缺乏肌层,引流静脉因接收高速血流而扩张。这些异常连接如何发生尚不清楚。推测可能是由于在胎儿发育过程早期,转化生长因子(transforming growth factor)β 信号通路差错导致原始丛中的动静脉通道未能退化[3]。

遗传学

虽然多数动静脉畸形病例为散发,但也有少数遗传综合征的分子遗传机制已阐明。在与动静脉畸形相关的毛细血管畸形家族中研究发现,5q 染色体 *RASA* 1 基因突变[4]。

环境因素

尚不清楚,但已有病变可能在青春期或妊娠期加重。

临床特征

见表 103.16。

检验

1. 确认诊断及监测治疗反应:彩色多普勒超声可显示低阻力、高流速、高舒张压及基线以下的搏动性静脉血流。纡曲血管内见动静脉分流。

表 103.16 动静脉畸形的临床特征

病史	40%～60%出生时即出现 30%儿童期变得明显 常见于头颈部 局部皮温升高 剧烈疼痛 阵发性出血
临床表现	患处感觉皮温升高 血管明显(图 103.21) 可触及震颤 听诊可及机械杂音
临床亚型	Parkes Weber 综合征、Cobb 综合征
鉴别诊断	其他血管性胎记和血管畸形,如毛细血管畸形(皮温升高和血管明显有助于诊断) 血管肿瘤 卡波西肉瘤
严重程度分级(Schobinger 评级系统)有患者儿童期起病为Ⅰ期,并维持终身。病情进展的诱因包括青春期、妊娠和创伤,84%患者可进展到Ⅱ期[5]	**Ⅰ期(静止期)** 无症状 可能在临床上不明显或 可能类似于葡萄酒色斑或消退期血管瘤 **Ⅱ期(进展期)** 血管病变增大、变暗 皮损引起体表变形 皮损处皮温升高 可触及搏动或震颤 **Ⅲ期(等同Ⅱ⁺期)** 组织深度破坏伴有自发性坏死、慢性溃疡、疼痛和出血 **Ⅳ期(等同Ⅲ⁺期)** 由于高输出量性心力衰竭导致的心脏功能失代偿
并发症	出血 缺血 慢性静脉功能不全 疼痛 外观畸形 肢体生长不对称 高输出量性心力衰竭 与病变部位有关的问题,如视力受损、进食困难或呼吸困难、肢体骨折
病程与预后	动静脉畸形随患儿生长 病灶不消退 目前尚不清楚如何预测哪些患者将进入Ⅲ期和Ⅳ期 发病率和死亡率取决于病变的位置和大小(二者决定病变可否治疗),以及是否存在严重并发症如心力衰竭

2. 评估动静脉畸形的程度:磁共振成像(MRI)和磁共振血管造影(MRA)显示的血管流空是高流速的血管,不被造影剂增强(无肿瘤);可显现动静脉畸形及其网络。

如果患者有出血,应进行全血细胞计数和凝血检查。

治疗

如可能,应由血管外科、放射介入科和儿科多学科协同治疗。治疗较困难,有可能治愈,但更多的是采用姑息治疗。治疗方法包括硬化剂治疗、栓塞和

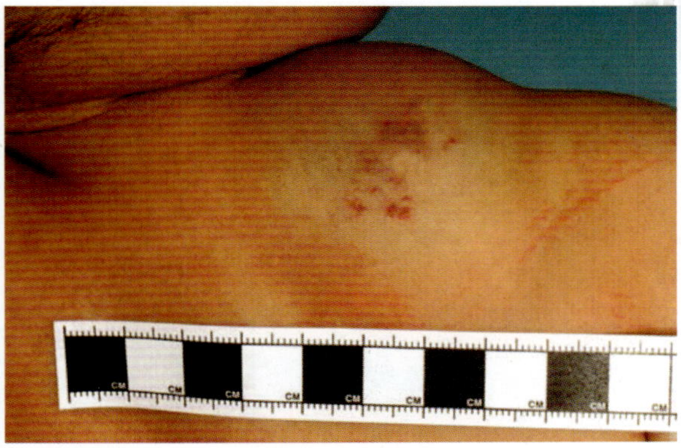

图 103.21 患有动静脉畸形的婴儿

手术。

动静脉畸形通常在栓塞和手术切除后复发，这是因为病变未能完全破坏，使邻近动脉迅速生成新血管补充异常血管团，引起皮损的出现和复发。

手术

手术目的是治愈。对于小而容易操作的皮损治愈是可能的。栓塞治疗可预先进行，以减少术中出血。

栓塞术

其目的是用胶水或线圈暂时封闭异常血管团。该方法可缓解出血、疼痛或心力衰竭，或作为术前处理手段。

硬化疗法

将乙醇注射到异常血管团。硬化治疗是姑息疗法。

何时治疗

对于婴儿和儿童早期的Ⅰ、Ⅱ期动静脉畸形，无须治疗，只需监测（见后文的分期系统）。如果预期美容效果较好并可减轻病变，一些临床医师会推荐在孩子长大一些后行外科切除[6]。因为复发率高，随访非常重要。

对于儿童晚期的Ⅱ期、Ⅲ期和Ⅳ期，应在可能的情况下考虑外科治疗（切除和重建）。然而病变太深或太大难以达到治愈目标时，则多采用栓塞和部分切除的姑息治疗。

静脉畸形

孤立性静脉畸形

定义和术语

静脉畸形（venous malformations，VM）是流速缓慢的非增殖性血管胎记，由异常扩张的静脉血管组成。

> **同义名**
> • 静脉血管瘤
> • 海绵状血管瘤
> • 静脉瘤

概述

静脉畸形是所有血管畸形中最常见的类型，属于“慢流速”类病变。本病临床表现多样，病变从单个小型浅表皮损到深部广泛的皮损。可为单发或多发，发生于皮肤或黏膜，常累及四肢、胃肠道或颅面区域。临床上可无症状，或症状明显，最常见并发症为疼痛、出血和损容。

流行病学

发病率和患病率

静脉畸形相对常见，据报道人群中发病率在1%～4%。

年龄

皮损常在出生时即存在，随着儿童生长而增大，在儿童期以后逐渐变得明显。

性别

静脉畸形无性别差异。

种族

尚无已知的种族差异。

相关疾病

Turner 综合征患者可能伴有肠和足的静脉畸形。在蓝色橡皮疱痣综合征（Bean 综合征）中，存在皮肤和胃肠静脉畸形，通常随年龄增长变得明显，并可能存在严重胃肠道出血的风险。Maffucci 综合征是一种罕见病，其特征是四肢静脉畸形、软骨发育不良导致的内生软骨瘤。

病理生理学

静脉畸形的发病机制尚不清楚。

病理学

静脉畸形的血管腔不规则，内腔狭窄，内衬扁平的内皮细胞，无平滑肌细胞。基底膜变薄，无血管内皮生长因子（EGF）、碱性成纤维细胞生长因子（bFGF）的表达。

遗传学

大多数静脉畸形病例为散发。已有多发黏膜和皮肤静脉畸形的家族性病例的报道。遗传分析发现，编码内皮细胞受体 *TIE2* 的酪氨酸激酶结构域的基因突变[1]。其他研究发现，血管生成素受体基因

第9部分

TEK 中的体细胞突变与孤立散发性和多发性静脉畸形有关[2]。

环境因素

静脉畸形不会消退，但可在创伤、妊娠和青春期时增大。

临床特征

见表 103.17。

检查

见表 103.18。

表 103.17 静脉畸形的临床特征

病史	常出生时即可见，有时只表现为蓝色/紫色印记
	可随年龄增大而更明显
	随儿童生长增大
临床表现	常呈蓝色、质地柔软的可压缩团块
	运动时或皮损部位处于下垂体位时变得更为突出
	无触及性震颤
临床亚型	球细胞静脉畸形（血管球瘤）
	小而坚实的蓝色丘疹或大的鹅卵石样斑块
	触之疼痛
	病理学：由立方形血管球细胞排列形成的异常静脉通道
	通常具有家族性（常染色体显性遗传），临床表现多样
鉴别诊断	血管瘤（静脉畸形不会自发消退或进入快速增殖期）
严重程度分级	无
并发症和共患病	疼痛
	血栓形成（即使在 2 岁以下也可能形成静脉结石）
	出血
	局部血管内凝血障碍
	面颈部病变可导致气道阻塞、语言和牙齿异常、颅骨膜血窦
	肢体病变可能位置很深，累及肌肉、骨骼和关节，引起功能障碍、畸形和疼痛
病程与预后	不会自然消退
	预后取决于病变的深度、范围及受累器官

表 103.18 静脉畸形相关检查

血液	血全细胞计数
	凝血筛查，包括 D-二聚体检测
	在皮损广泛或伴有出血时需要检查
X 线片	可见静脉石
病灶内直接注射造影剂	可以显示血管结构异常，引流静脉显示不清，静脉石位置出现充盈缺损
MRI	最有助于诊断和显示病变范围
	典型的分叶状边缘和圆形信号缺失（静脉石导致）
	病变组织对比度增强，使其区别于不增强的淋巴管畸形
CT	可见静脉石
	增强 CT 显示病变处也增强
多普勒超声	确认病变为“低流速”
	评估深静脉系统的通畅性

治疗

静脉畸形的治疗取决于病变的大小、深度和并发症[3]。在多数情况下，静脉畸形很难治愈，以支持治疗为主。病情复杂的患者最好在专家医疗中心进行多学科综合治疗。小的局限性病变可支持性治疗。躯干和四肢部位的静脉畸形常治疗困难。表 103.19 列出了静脉畸形的治疗方法，通常可联用。例如，广泛的面颈部病变，可联用硬化疗法、手术切除和激光。

表 103.19 静脉畸形的治疗方案

压力服装（支持治疗）	用于四肢的病变 • 减少疼痛 • 保护表面皮肤 • 限制肿胀 • 减少局部血管内凝血
硬化治疗（支持治疗）	通常在全身麻醉下由介入放射科医师进行 常需多次治疗 较大的病变常注射 95%乙醇 较小的病灶注射 1%十四烷基硫酸钠
激光 Nd-YAG 和（或）静脉内激光	通常用于黏膜病变
手术	术前应检测凝血和 D-二聚体 手术可治愈小的病灶 或改善大的病灶

Resources

Patient resources

http://www.gosh.nhs.uk/medical-conditions/search-for-medical-conditions/venous-malformations/venous-malformations-information/ (last accessed March 2015).

疣状血管瘤

定义

疣状血管瘤（verrucous haemangioma，VH）是一种先天性血管异常，由真皮和皮下毛细血管组成，表面覆有疣状突起。本病是否应归类为血管肿瘤存在争论[1]，但最新证据支持最初的观点，即疣状血管瘤应被视为血管畸形[2]。

概述

疣状血管瘤于 1967 年由 Imperial 和 Hedwig 首次描述[3]，他们报道了 21 例病例并鉴别了血管角化瘤的其他亚型，认为疣状血管瘤是一种血管畸形。

流行病学[4,5]

发病率和患病率

本病罕见，患病率尚不清楚。

年龄

病情通常在出生即被发现，也可在出生后两年内出现。

性别

男女无差异。

种族

尚无已知的种族差异。

病理生理学

发病机制尚不清楚。病变表现为表皮角化过度，乳头状瘤样增生和棘层不规则肥厚，真皮及皮下组织可见毛细血管扩张（图 103.22b，c）。血管呈弥漫性或小叶状分布。多数研究显示 GLUT-1 和 WT-1 染色阳性，提示其为血管性肿瘤[2]。然而最近一项针对 74 例患者的大型研究发现，大部分患者的 WT-1 染色为阴性，这些证据支持了该病变为血管畸形的临床观点[5]。

临床特征

病史

超过 70%的皮损发生在下肢，也可累及上肢，躯干较少见，大多孤立存在。

临床表现

皮损最初为无角化、质地柔软、蓝红色的线状血管性斑块，界限清晰，直径几厘米到 25cm。其后皮损表面过度角化并呈疣状增生（图 103.22a）。超过 50%的皮损无症状，但部分可伴随疼痛、瘙痒。

鉴别诊断

血管角皮瘤、局限性淋巴管瘤。

并发症和共病

病变可能出现溃疡并感染。

病程与预后

与婴儿血管瘤不同，本病不会自发消退，随儿童的生长成比例增大。

检查

应行皮肤活检和 MRI 检查以明确诊断、评估病情。

治疗

手术治疗是首选，多数可通过一次或多次手术切

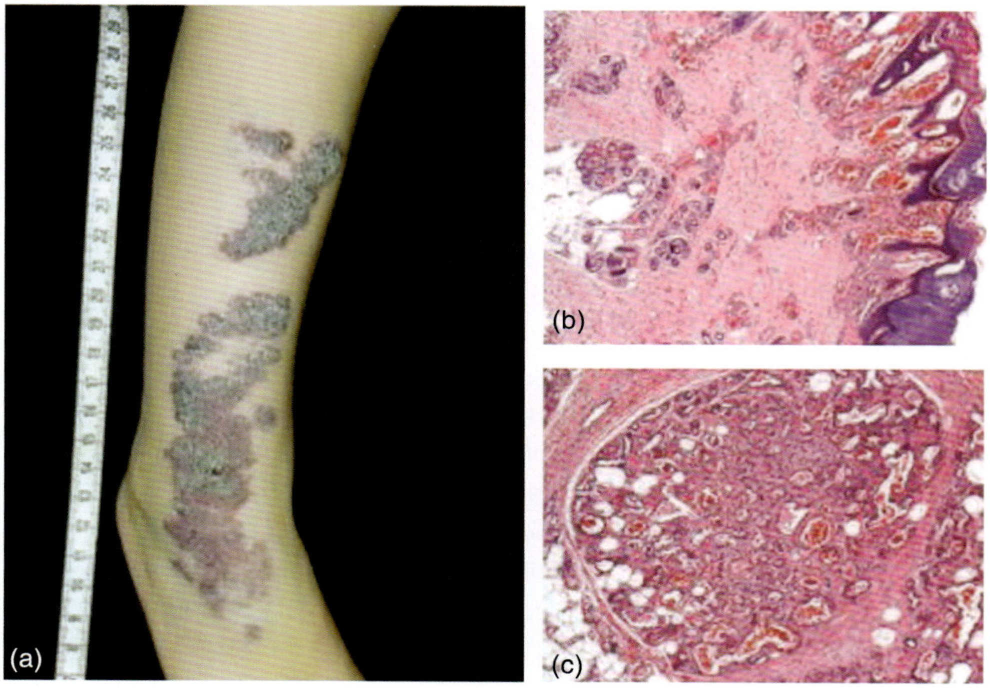

图 103.22　疣状血管瘤　(a)一例儿童小腿和踝部的线性先天性角化过度斑块。(b)真皮浅层血管扩张、表皮疣状增生。(c)皮下组织内见分叶状毛细血管。(来自 Hoeger 和 Colmenero 2014[1]，转载经英国皮肤科医师协会许可)

除。然而，如病变深且切除不尽，则可能复发。在无法切除的情况下，斑块型皮损可用 Nd-YAG 激光、斑片型皮损可用脉冲染料激光治疗，以改善外观并缓解症状。

与静脉畸形相关的综合征

Klippel-Trenaunay 综合征

定义

Klippel-Trenaunay 综合征(Klippel-Trenaunay syndrome，KTS)具有三个特征：①皮肤毛细血管畸形(葡萄酒色斑)；②伴有软组织和骨过度生长、肥大；③静脉曲张，伴或不伴有深静脉和淋巴管异常。如以上三个特征出现任意两个，即可诊断。

概述

Klippel-Trenaunay 综合征于 1900 年被首次描述，当时 Maurice Klippel 和 Paul Trenaunay 报道了 2 例患者的下肢出现毛细血管畸形、静脉曲张和软组织及骨质肥大[1]。1907 年，Frederick Parkes Weber 独立报道了几例类似 Klippel 和 Trenaunay 所描述的病例，但他的病例是由多发性先天性动静脉畸形引起[2]。KTS 最发病部位是下肢，其次是上肢、躯干，很少累及头颈部。KTS 为病因不明的先天性疾病，以支持治疗为主[3]。

流行病学

发病率和患病率

本病罕见，发病率<1∶10 000。

年龄

本病为先天性畸形，出生时即有，但临床也可见儿童期发病。

性别

发病率无性别差异。

种族

无种族差异。

病理生理学

发病机制不明，血管生成增加似乎是关键原因。

病理学

毛细血管畸形由扩张的毛细血管和真皮浅层小静脉组成，相当于葡萄酒色斑的结节性皮损。当存在淋巴管畸形时，似乎是由于淋巴管发育不全而导致骨盆或躯干部的淋巴巨囊和腹壁、臀部和(或)四肢上的微囊。非典型静脉是浅表静脉系统残存的胚胎静脉，无瓣膜，长而纡曲。25%的 KTS 患者有深静脉系统异常，包括动脉瘤性扩张、重复、发育不全、未发育和异常血管或纤维束带的外部压迫。部分患者出现肛周和直肠周围静脉曲张，耻骨上静脉曲张可以是髂静脉闭锁的标志。

遗传学

多数 KTS 病例为散发。然而，有报道称 KTS 患者的血管生成因子 VG5Q 缺陷[4]、*RASA*1 基因突变[5]并出现新生的多余 18 号环状染色体[6]。一例报道同卵双胎中一人患 KTS，而另一人不患，这表明 KTS 存在近显性遗传的可能[7]。

临床特征（图 103.23）

描述见表 103.20。

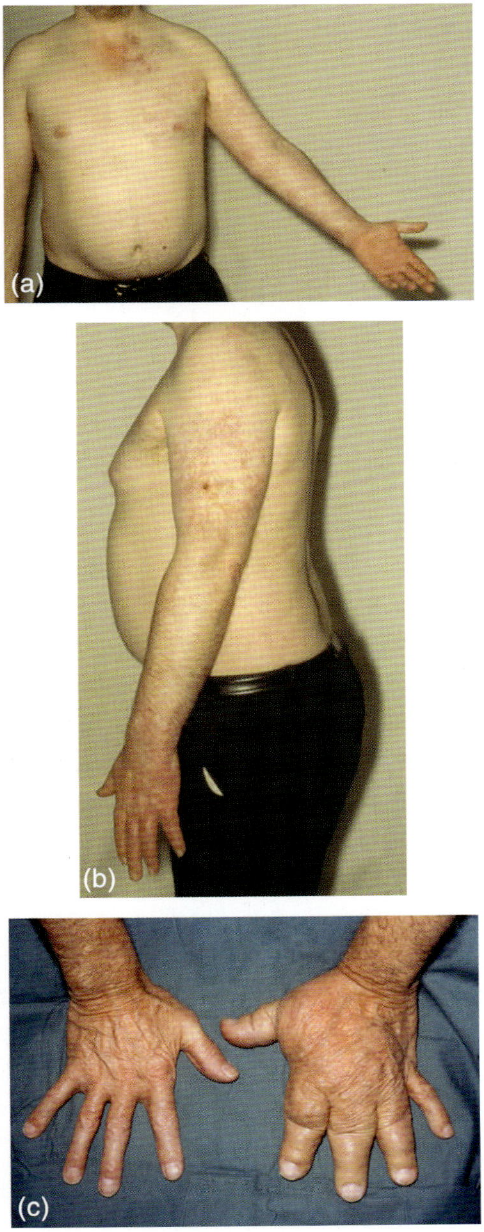

图 103.23　Klippel-Trenaunay 综合征

（a）伴毛细血管/小静脉畸形；（b，c）异常静脉和软组织过度增生。

表 103.20　Klippel-Trenaunay 综合征（KTS）的临床特征

病史	1. 毛细血管/小静脉畸形（葡萄酒色斑）；见于 98%的 KTS；常在出生时出现；病变深可致内脏出血 2. 静脉畸形：占 72%；在孩子走路之前常不可见；引起疼痛、溃疡、血栓形成 3. 肥大：占 67%；常在出生时出现 63%的患者具备三种特征，37%具备三种特征中的两种
表现	毛细血管/小静脉畸形（葡萄酒色斑） • 粉红色或红色的斑点，边缘呈线性，随年龄增长可能会变暗至紫色 • 10%为结节状 • 不过中线 • 皮损可能较深并累及周围器官 静脉畸形 • 扩张纡曲的静脉 • 如累及深部静脉可致皮肤溃疡、瘢痕 肥大 • 肢体围度和（或）长度增加 • 骨和软组织增大 • 可有手足畸形（巨指、并指、缺指、斜指和屈曲指） 淋巴水肿
临床亚型[3]	简单性 KTS • 斑点型或节段型葡萄酒色斑 • 静脉畸形和肥大 复杂性 KTS • 地图状葡萄酒色斑 • 静脉畸形和肥大 • 淋巴系统受累风险较高 • 并发症增加
鉴别诊断	Proteus 综合征 Bannayan-Riley-Ruvalcaba 综合征 Maffucci 综合征
严重程度分级	无
并发症和共病	皮肤 • 瘀积性皮炎 • 溃疡 • 继发感染 静脉 • 血栓形成 • 血栓性静脉炎 • 出血 • 肺栓塞

（续 表）

	肢体肥大 • 可导致脊椎侧凸 • 步态异常 • 功能受损 • 提早发生的退行性关节病 罕见并发症取决于病变的部位和深度 泌尿生殖系统出血 胃肠道出血 血胸 继发于静脉血栓的肺栓塞 心力衰竭 中枢神经系统受累，伴出血、感染、半侧巨脑畸形、脑积水、脑萎缩、癫痫
病程与预后	血栓和静脉并发症的风险常随着年龄增加

检查

Klippel-Trenaunay 综合征常仅凭病史和体格检查即可诊断。体格检查应包括听诊和触诊受累区域，以评估是否存在动静脉畸形来排除 Parkes Weber 综合征。多普勒超声扫描是评估浅表和深部静脉畸形的首选，也可用于鉴别血管性肿瘤、血管畸形和动静脉瘘。MRI 扫描可有效显示病变组织过度生长和对深层组织浸润的程度。X 线可显示病变软组织和静脉石的厚度增加或密度异常。可能需要行静脉造影显示静脉异常并排除深静脉发育不全。

治疗

KTS 主要采用保守处理，旨在缓解症状并预防并发症。多学科专家团队（儿科、皮肤科、血管外科、整形外科、介入放射科和疼痛科）治疗最佳（表 103.21）。

Resources

Patient resources

http://www.gosh.nhs.uk/medical-conditions/search-for-medical-conditions/klippel-trenaunay-syndrome/klippel-trenaunay-syndrome-information/

Patient support group: http://k-t.org/

(All last accessed March 2015.)

Parkes Weber 综合征

定义

Parkes Weber 综合征（Parkes Weber syndrome，PWS）首次由 Frederick Parkes Weber 于 1907 年描述。它是一种类似 KTS 的复杂血管畸形，其特征是动静脉瘘伴有静脉曲张和受累肢体肥大。与 KTS 不同之处在于，Parkes Weber 综合征有动静脉瘘而不伴有血管性痣、小静脉畸形和淋巴管畸形，肌肉骨骼受累通常不如 KTS 明显[1]。

流行病学

发病率和患病率

本病罕见，患病率未知。

年龄

出生即有。

性别

男女相同。

种族

无种族差异。

病理生理学

发病机制不明，动静脉畸形病理已在上文描述。

遗传学

大多数病例为散发。在与动静脉畸形相关的毛细血管畸形家族中，发现染色体 5q 上基因 *RASA1* 的突变[2]。

临床特征

病史

70%以上发生在下肢，但 Parkes Weber 综合征可累及上肢、头部和颈部。组织过度生长导致肢体肥大，会持续到青春期并进行性恶化。骨骼受累常超过软组织过度增生。动静脉畸形可于青春期或外伤后才出现。

临床表现

病变处可见明显的搏动性肿胀，上覆皮肤异色并出现放射状的大静脉。患处皮温升高，血管明显，并可有可触及的震颤。听诊可闻及机械性杂音。患侧肢体可明显不对称。

临床亚型

- 毛细血管畸形-动静脉畸形，是一种由 *RASA1* 突变引起的新的临床和遗传疾病[2]。
- Cloves 综合征（先天性脂肪瘤过度生长、血管畸形、表皮痣和脊柱侧凸、癫痫、脊柱和骨骼异常[3]）。

鉴别诊断

- Klippel-Trenaunay 综合征。
- Proteus 综合征。

严重程度分级

表 103.16 描述了动静脉畸形严重程度的分级。

并发症和共病

主要风险是动静脉瘘的并发症，如组织缺血和高输出量性心力衰竭。

表 103.21 Klippel-Trenaunay 综合征(KTS)的治疗

压力服装(对深静脉系统发育不全无效)	预防/治疗 • 慢性静脉功能不全 • 淋巴水肿 • 复发性蜂窝织炎/出血
矫形手术 整形手术	治疗四肢不对称 • 肢体长度的差异较小时可用鞋跟衬垫 • 差异较大时可能需要截骨、骨骺固定术、骨骺钉合术
避免口服避孕药 抗凝	处理和降低血栓形成的风险 • 用于血栓形成者 • KTS 的女性不用口服避孕药 • 手术或长途飞行等活动之前对患者行预防性抗凝治疗
疼痛管理	疼痛可能难以缓解,应考虑转诊到疼痛门诊
激光	毛细血管畸形(葡萄酒色斑)用脉冲染料激光治疗 • 治疗溃疡 通过处理大隐静脉控制静脉曲张,可用静脉内激光
手术	通过静脉剥离、结扎、切除和硬化疗法治疗静脉畸形和静脉曲张。该疗法存在争议,因并发症风险很高且复发率达 90%[8] • 只在深部系统正常或仅有轻度至中度反流时才能进行 • 可帮助减轻体重和反复出血 对于顽固性出血、疼痛或溃疡,截肢是最后的手段

病程与预后

取决于动静脉畸形的类型、位置和严重程度。

检查

确认诊断并监测治疗反应:彩色多普勒超声可显示低阻力、高流速、高舒张压、基线以下搏动性静脉血流及纡曲血管内动静脉分流。

评估动静脉畸形的程度:MRI 和 MRA 显示的血管流空是高流速的血管,造影剂不能增强(无肿瘤)。可显示动静脉畸形及其网络。

治疗

必要时应血管外科医师、介入科医师和儿科医师多学科联合治疗。本病的治疗困难,常采用姑息疗法。硬化疗法、栓塞术和外科手术都是可选疗法。矫形器和压力服装可能对肢体受累患者有帮助。

静脉疾病

解剖学[1-7]

大多数静脉有半月瓣,常成对出现,但一些静脉仅一个瓣叶,而有些有三个(三尖瓣)。这些瓣膜表面覆有一层内皮,主要存在于小静脉和分支较大的静脉连接处。静脉瓣可以防止血液反流,尤其在下肢特别重要,因为静脉瓣和小腿肌肉泵(静脉心脏)的完整性可对抗重力静水压力。

静脉系统分为深静脉、浅静脉和交通支静脉(或穿通支静脉)三类。交通支静脉多且不稳定,它们连接另两个静脉系统。在肌肉活动过程中,静脉血液从浅表静脉系统流向深层静脉系统,从足部流向大腿,再从大腿流向腹部,然后再流回心脏。这三个静脉系统中都有静脉瓣。具备瓣膜的最小静脉位于真皮与皮下组织交界处[4],瓣膜差异很大。随着年龄的增长,瓣膜可受损、增厚或退化[5]。血栓形成可破坏瓣膜,血栓静脉再通后无瓣膜,其结构异常,功能不足[5]。小腿内侧的交通支静脉最重要。静脉瓣膜功能不全是导致静脉性溃疡的重要原因[5]。

下肢的浅静脉系统起始于足背静脉,其与大隐静脉(greater saphenous vein,GSV)(最初称为长隐静脉)和短(小)隐静脉(short saphenous vein,SSV)相连形成背弓,将 SSV 与 GSV 回流区连接起来。在足底,相同的静脉网络通过足底静脉弓连接大小隐静脉[6,7]。

生理学:静脉循环[1,2]

静脉是循环系统的血液容器。“静脉回流”是指

第9部分

血液通过大静脉返回心脏。下肢的静脉回流通过足部和小腿肌肉泵的运行实现，泵与完整的瓣膜同时起到防止反流的作用[1]。

在健康的站立受试者中下肢静脉系统有300～350ml的容积。静脉壁因血液充盈而收缩称为“静脉张力”，可起对抗压力的作用并可自动调节静脉压，使其维持在恒定水平。浅静脉通过交通支静脉（穿通支静脉）汇入深静脉，下肢静脉血流中只有10%通过大隐股静脉汇入股静脉处（股隐点，saphenofemoral junction，SFJ）。

每次下肢肌肉收缩促使深静脉血流逆重力向心流动。静脉瓣膜可防止肌肉松弛时血液反流，这种机制叫“腓肠肌泵”。其他肌肉群，如足部肌肉收缩也促静脉回流，但腓肠肌泵是下肢最重要的肌肉泵。

静脉血栓形成

深静脉血栓形成

定义

深静脉血栓形成（deep-vein thrombosis，DVT）是一种常发生于下肢深静脉内的血栓，但也可发生于上肢静脉[1]、肠系膜和大脑静脉中。

概述

深静脉血栓形成是一种常见且重要的疾病，是静脉血栓栓塞性疾病的一部分，这类疾病是继心脏病和脑卒中后心血管疾病的第三大最常见的死亡原因[2]。即使在无肺栓塞的患者中，复发性血栓形成和“血栓后综合征”也是发病的主要原因。

流行病学

发病率和患病率

深静脉血栓形成和肺栓塞较常见，通常“无症状”，因此未被诊断或仅在尸检中发现，所以其发病率和患病率常被低估。据估算，DVT的年发病率为80/10万，下肢DVT患病率为1/1000。在美国，每年超过20万人发生静脉血栓，其中5万例并发肺栓塞[3]。

年龄

儿童深静脉血栓罕见，患病风险随年龄增长而增加，多发生于40岁以上人群。

性别

DVT发病率是否存在性别差异，目前尚无共识。

种族

有证据表明在美国，与拉美裔和亚裔相比，非洲裔美国人和白人的DVT发病率和并发症风险较高[4,5]。

相关疾病

DVT的危险因素见表103.22。在医院最常见的相关疾病是恶性肿瘤、充血性心力衰竭、阻塞性气道疾病和手术患者。

表103.22 深静脉血栓形成（DVT）的危险因素

血液流动性减低	制动（卧床休息、全身麻醉、手术、中风、长途飞行）
静脉压升高	机械压迫或功能障碍导致的静脉血流流动减少（肿瘤、妊娠、狭窄或使流出道阻力增加的先天性异常）
静脉机械损伤	外伤、手术、外周静脉置管
	DVT病史
	静脉吸毒
血液黏度增加	红细胞增多症
	血小板增多
	脱水
凝血风险增加	
遗传性	蛋白C、S或抗凝血酶Ⅲ，因子V Leiden缺乏
获得性	肿瘤
	败血症
	心肌梗死
	心力衰竭
	血管炎、系统性红斑狼疮和狼疮
	抗凝药
	输入性肠病
	肾病综合征
	烧伤
	口服雌激素
	吸烟
	高血压
	糖尿病
体质因素	肥胖
	怀孕
	增龄

病理生理学

病理学

1856年，Virchow提出血栓形成的主要原因是血管壁损伤、血流改变和高凝状态的假说，被称为“Virchow三要素”，至今仍然有效。

血液流动、循环的维持及血栓形成的功能于生命持续至关重要，它们由复杂的稳态机制控制。血栓形成是一种保护机制，可防止血液流失及封闭受损的血管。纤维蛋白溶解抵消或稳定血栓形成。静脉血栓常由多种因素诱发，Virchow 三要素在不同患者中作用不同，但都启动了早期血栓与内皮细胞的相互作用。该作用刺激局部细胞因子的产生，促使白细胞黏附至血管内皮细胞，两者都可促进静脉血栓形成。凝血和溶栓系统的平衡决定血栓范围。

DVT 常见于膝以下部位，并始于低流速部位，如静脉窦。

病因

DVT 的危险因素见表 103.22。

最重要的是既往 DVT 病史（高达 25% 的患者有 DVT 病史）、癌症活动期、术后制动期。现在人们更认识到 DVT 的危险因素通常与动脉粥样硬化血栓形成的危险因素重叠，并有共同的病理生理学机制，包括炎症、高凝状态和内皮损伤[2]。

临床特征（表 103.23）

在 5% 病例中，深静脉血栓形成可能“无症状”，因为许多患者没有典型症状或体征，导致这些病例诊断困难；而一些有“经典”特征的患者在检查时没有 DVT。

表 103.23 深静脉血栓形成（DVT）的临床特征

病史	疼痛（50% 的患者） 发红 肿胀（70% 的患者） 常发生于下肢，也可发生于上肢
临床表现	单侧肢体水肿，如血栓延伸至盆腔静脉，可呈双侧 皮肤红斑、灼热，静脉扩张 压痛 足背屈时疼痛（Homans 征）
临床亚型	在上肢 DVTs 中 • 80% 有肿胀 • 30% 有疼痛 • 仅 15% 有红斑
鉴别诊断	蜂窝织炎 血栓后综合征［特别是静脉湿疹和脂肪皮肤硬化症（lipodermatosclerosis）］ Baker 囊肿破裂 创伤 浅表性血栓性静脉炎 周围水肿、心力衰竭、肝硬化、肾病综合征 静脉或淋巴阻塞 动静脉瘘和先天性血管畸形 血管炎
严重程度分级	**存在诱因** 由获得性状态（手术、口服避孕药、创伤、制动、肥胖、癌症）引发 **原因不明** 由原发性或内源性因素引发 如停止抗凝，则易复发 近端（膝盖以上：影响股静脉或髂静脉） 更可能导致肺栓塞等并发症 远端（膝盖以下）
并发症和共病	肺栓塞（如有房间隔缺损则出现反常栓塞） 血栓后综合征
病程与预后	多数 DVTs 治愈后无并发症 DVTs 发生后 2 年内，43% 的出现血栓后综合征[6]（其中 30% 为轻度，10% 为中度，3% 为重度） DVT 复发风险高（高达 25%） 约 6%DVT 患者和 12% 肺栓塞患者在诊断后 1 个月内死亡 静脉血栓栓塞后的早期死亡率与肺栓塞、高龄、肿瘤和心血管基础疾病密切相关[6]

检查

英国国家卫生与临床优化研究所(National Institute for Health and Care Excellence,NICE)指南中清晰描述了一个有用的方法[7]。选择(表 103.24)D-二聚体(高敏感性,但特异性一般)和腿部近端静脉超声检查,当检查结果阳性时,表明该患者应被视为患有 DVT。

表 103.24 深静脉血栓形成(DVT)的检查和检验

D-二聚体	D-二聚体是纤维蛋白溶解后特异性交联的产物,在静脉血栓栓塞患者中升高
	敏感性高,但特异性差
加压超声	与静脉造影相比,近端静脉血栓敏感性为 97%,远端为 73%,无创、简单、易重复、相对便宜且无并发症
	两个主要缺点:
	• 小腿静脉血栓形成可能被遗漏,特别是当检查仅限于腘静脉和股静脉时
	• 髂、股浅静脉或收肌管内的微小孤立血栓难检测到,容易被忽视[8]
放射检查	磁共振静脉造影和 CT 静脉造影有用,但价格昂贵且并非总能获得
一般检查	胸片、常规血液检查(全血细胞计数、肝功能、尿素和电解质)、尿分析
40 岁以上,原因不明的 DVT 患者	乳腺 X 线检查和腹部、盆腔 CT 扫描,排除肿瘤
	原因不明 DVT 患者如计划停止抗凝治疗,需查抗磷脂抗体
	原因不明 DVT 患者及有 DVT 一级亲属者,如计划停止抗凝治疗,应行遗传性易栓症检查

检查选择取决于 DVT 的"风险"。第一步是使用 Wells 评分系统评估 DVT 临床可能性(表 103.25)。评分为 0~1 者不太可能发生 DVT,2 分及以上者很有可能发生 DVT。

表 103.25 2 级深静脉血栓形成(DVT)Wells 评分系统(DVT 得分为 2 分或以上)

临床特征	得分
肿瘤活动期(治疗中、患病 6 个月内,或姑息治疗)	1
瘫痪,不全瘫痪或近期下肢石膏固定	1
近期卧床≥3d 或在 12 周内接受过需全身或局部麻醉的大手术	1
沿深静脉走行的局部压痛	1
整个下肢肿胀	1
小腿肿胀,周径至少比无症状侧多 3cm	1
凹陷性水肿局限于有症状一侧下肢	1
浅静脉侧支循环建立(非静脉曲张)	1
既往 DVT 史	1
具有和 DVT 可能性相当的其他诊断	−2

如评分为 2 分或以上,则应在 4h 内行下肢近端静脉超声检查,如结果阴性,则应行 D-二聚体检测。如在 4h 内无法超声检查,则应行 D-二聚体检测,并应临时给予 24h 剂量的肠外抗凝药。然后在要求的 24h 内完成下肢近端静脉超声检查。

D-二聚体检测阳性和下肢近端静脉超声检查阴性的患者,应在 6~8d 复查超声扫描。

如 DVT Wells 评分小于 2 分,但 D-二聚体检测呈阳性,则应在 4h 内行下肢近端静脉超声检查,如不能检查,应临时给予 24h 剂量的肠外抗凝药,然后在 24h 内完成下肢近端静脉超声检查。

所有诊断为 DVT 的患者,均应按下肢近端静脉超声检查阳性进行治疗。

治疗

DVT 的治疗目的是预防肺栓塞、降低发病率、预防或减少血栓后综合征的发生。治疗的基础是抗凝。NICE 指南只推荐治疗近端 DVT(而非远端)和肺栓塞患者。具体在每位患者都要权衡抗凝的风险与获益。

识别医院中血栓栓塞高危人群并提早预防对改善临床护理意义最大。采取措施包括预防脱水、改善循环、使用弹力袜、在卒中患者中使用间歇性气压治疗和使用低分子量肝素或磺达肝癸钠、普通肝素进行药物预防[9]。

表 103.26 列出了近端 DVT 的治疗方法。

表 103.26 近端深静脉血栓形成(DVT)的治疗方法

抗凝	低分子量肝素或磺达肝癸钠连用 5d,或直至 24h INR>2(肾衰竭伴有出血风险增加者使用普通肝素)
	使用维生素 K 类似物 3 个月
	肿瘤患者,考虑使用低分子量肝素抗凝 6 个月
	不明原因 DVT 患者,考虑使用维生素 K 类似物 3 个月以上
	利伐沙班(Rivaroxaban)是一种口服的凝血因子Ⅹa 抑制药,最近已获得 FDA 和 NICE 的批准,并且具有吸引力,因为它无须定期监测 INR[10]
溶栓	如果出现:
	• 有症状的髂股部 DVT
	• 症状持续时间少于 14d
	• 功能状态良好
	• 预期寿命 1 年或以上
	• 出血风险低
弹力袜	踝压大于 23 mmHg 的患者要穿膝以下分级加压弹力袜 2 年(如无禁忌证)
下腔静脉滤器	如果存在抗凝禁忌证
	如果在充分抗凝的情况下仍发生栓子

Resources

Further information

http://www.nice.org.uk/guidance/cg144/chapter/guidance

http://www.nice.org.uk/guidance/cg92

(All last accessed April 2015.)

浅静脉血栓形成

定义和术语

浅静脉血栓形成(superficial venous thrombosis, SVT)是一种常见疾病,在皮肤浅表静脉中形成血栓,通常与静脉壁炎症相关。

> **同义名**
> • 浅表血栓性静脉炎

概述

浅静脉血栓形成常有不适感,但有自限性,常见于小腿静脉曲张处和住院患者的静脉置管部位,但也可与深部血栓形成和严重的静脉血栓栓塞有关。

流行病学

发病率和患病率

浅静脉血栓形成是一种常见病,实际患病率和发病率尚不可知。然而高达 25%~35% 的住院患者静脉插管部位有浅静脉炎[1]。

年龄

平均发病年龄为 60 岁[2]。

性别

女性多见(55%~70%发生在女性中)。

种族

种族无差异。

相关疾病

游走性血栓性静脉炎可能与潜在肿瘤(如胰腺癌)或白塞病有关。

病理生理学

病理学

浅静脉血栓形成的发病机制类似于深静脉血栓形成(DVT),尽管静脉损伤被认为是 Virchow 三要素(血流淤滞、高凝状态和血管壁损伤)的主要发病诱因。一些研究描述了浅静脉血栓形成和静脉血栓栓塞之间的联系。位于隐静脉主干的浅静脉血栓形成与静脉血栓栓塞的关系最为密切[2,3]。浅静脉血栓形成通常发生在下肢。60%~80%的病例累及大隐静脉,10%~20%的病例累及小隐静脉[4]。下肢浅静脉血栓形成的主要原因是静脉曲张,见于 70%的病例[5]。上肢浅静脉血栓形成的主要原因是医源性,例如静脉留置针或输注化疗药物或海洛因等。Mondor 病也可能是一种类型的浅静脉血栓形成。

发病诱因

同 DVT[3],如表 103.22 所示。

临床特征

见表 103.27。

表 103.27　浅静脉血栓形成的临床特征(图 103.24)

病史	缓慢发生的局部压痛 沿浅静脉走行的红斑 患处可能有静脉置管 可有静脉曲张
临床表现	其上皮肤红斑、皮温升高 患处肿胀 可触及沿着静脉延伸的坚硬条索，有压痛 如发生在曲张静脉内，可有出血
临床亚型	游走性血栓性静脉炎 乳房及前胸壁浅静脉血栓性静脉炎(Mondor病)
鉴别诊断	蜂窝织炎 脂膜炎 昆虫叮咬 DVT 淋巴管炎 神经炎 慢性静脉功能不全 Baker 囊肿 血肿
并发症和共病	延伸到深静脉系统(DVT 和肺栓塞) 如血栓静脉不能再通，可发生血栓后综合征 静脉上皮肤炎症后色素沉着 皮损部位出现持续性的坚硬皮下结节 继发感染可导致脓毒性栓子、脓肿和败血症
病程与预后	无并发症者一般预后较好，症状常在 3～4 周内消失 伴静脉曲张的浅静脉血栓形成可复发

检查

目的是确定血栓形成的严重程度，并排除深静脉系统受累。对于无明显浅静脉血栓形成危险因素者，应排除高凝性。在游走性血栓性静脉炎中，应排除潜在恶性肿瘤，如表 103.28 所示。

表 103.28　浅静脉血栓形成的相关检查与检验

影像 用于检查浅静脉血栓形成的部位和严重程度，排除 DVT	双功能加压超声检查[6](高达 40%患者可同时患有近端 DVT，尽管两病同患的患者中，只有不到 50%的浅静脉血栓与近端 DVT 相连[6])
潜在恶性肿瘤检查 如有游走性血栓性静脉炎	血液肿瘤标记物、胸片和腹部/盆腔 CT，女性还应行乳腺 X 线检查
潜在凝血障碍检查 如无明显诱因	凝血因子Ⅴ Leiden、蛋白质 C 和 S 缺陷、抗凝血酶Ⅲ缺乏、抗磷脂抗体

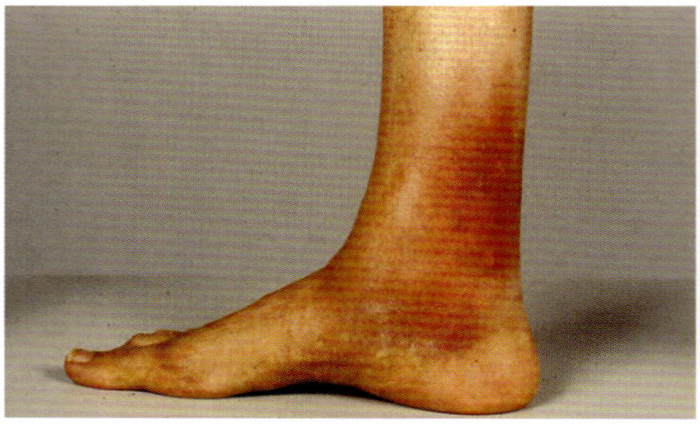

图 103.24　浅静脉血栓形成

治疗

表 103.29 概述了浅静脉血栓形成的治疗方法。

表 103.29　下肢浅静脉血栓形成的治疗

药物	**低分子量肝素 3 个月**[3] 减少局部症状和体征、降低血栓向深静脉系统延伸风险的效果最佳 **非甾体类抗炎药** 与低分子量肝素疗效相似，但给药更方便[3] 抗生素：仅对化脓性血栓性静脉炎有效
手术	**切除和结扎** 当发现血栓存在于隐股汇入点或隐腘汇入点或附近时，尤其以游离血栓形式向股总静脉或腘静脉延伸时，应手术清除，联合静脉结扎、剥离，并使用低分子量肝素 **硬化治疗和剥离任何曲张静脉应在急性浅静脉血栓形成缓解几个月后进行** **穿刺和排空** 血栓可以通过针刺从静脉中挤出
弹力袜或弹力绷带	作为药物和手术治疗的辅助手段

Resources

Patient resources

http://www.patient.co.uk/health/Phlebitis.htm (last accessed March 2015).

游走性血栓性静脉炎[1-4]

定义

游走性血栓性静脉炎(thrombophlebitis migrans，TM）是一种浅静脉血栓形成，反复发作并扩散，累及全身的大小静脉。

概述

这是一种罕见且重要的疾病，因为它常伴随潜在疾病，如内脏恶性肿瘤（Trousseau 综合征）、白塞病和 Buerger 病。

流行病学

发病率和患病率

具体未知，但很少见。在一项 1500 例血栓性静脉炎病例的研究中，77 例与恶性肿瘤相关，其中 31 例属游走性血栓性静脉炎[1]。该项研究中，肺癌和胰腺癌是最常见的两种原发性肿瘤，但乳腺癌、结肠癌和胃癌也有报道[1]。其他相关疾病是白塞病（占全部病例的 2%～20%，见第 48 章）和 Buerger 病（一项研究[2]发现在 86 例患者中 65.4%的患者出现了游走性血栓性静脉炎）。未发现性别或种族差异。

病理生理学

机制尚不清楚。与浅静脉血栓形成一样，其机制被认为与 Virchow 三要素相关（血流淤滞、高凝状态和血管壁损伤）。有研究认为恶性肿瘤相关的游走性血栓性静脉炎部分患者处于慢性弥散性血管内凝血状态[3,4]。

临床特征

病史

患者皮肤上会出现多个痛性红色肿块和条纹，消退后又有新发。病变累及下肢、上肢、腹壁和胁腹。

临床表现（图 103.25）

皮损皮温高、有压痛，可为线性或椭圆形皮下肿块或条索。表面皮肤通常完整。

鉴别诊断

缺乏特征性，鉴别诊断广泛，包括蜂窝织炎、脂膜炎、DVT 和存在高凝状态的疾病。

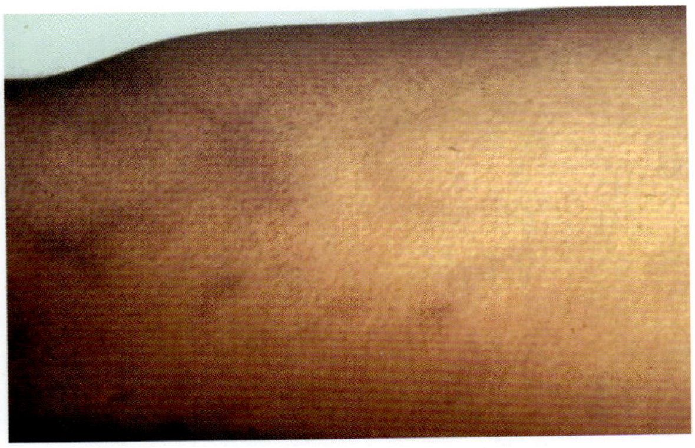

图 103.25　游走性血栓性静脉炎

检查

建议超声检查明确诊断，完善凝血及其他检查，以寻找潜在恶性肿瘤。必要时进行腹部 CT、超声、MRI 或正电子发射断层扫描（positron emission tomography，PET）检查，以发现可能存在的胰腺癌。

治疗

通常采用保守处理，应予以充分的抗凝治疗。推荐降低三酰甘油水平，适当运动也是很好的预防措施。医用弹力袜或绷带可缓解症状。白塞病应予免疫抑制剂治疗（见第 48 章）。

Mondor 病

定义

Mondor 病（Mondor disease，MD）是一种胸壁浅静脉血栓形成，可累及的静脉包括侧胸静脉、腹壁浅静脉和胸腹壁静脉[1,2]。肘窝、腹股沟区、腋窝、阴茎[3]、腹部和下肢也有类似病例。

概述

最早发现于 1939 年，是一种罕见的、自限性、良性疾病[1]。

流行病学

发病率和患病率

这种罕见病的发病率和患病率尚不清楚，文献中发表的病例不足 500 例[2]。

阴茎 Mondor 病更为罕见，占比不足 10%。

年龄

患者年龄通常在 30—60 岁。

性别

男女比例是 1∶3。

种族

无种族差异。

病理生理学

Mondor 病的发病机制尚不明。与浅静脉血栓形成一样，与 Virchow 三要素（血流淤滞、高凝状态和血管壁损伤）有关。

在胸壁型 Mondor 病中，一项病例汇总研究[2]发现 1/3 的病例为原发性，其余多数与创伤有关（外伤、肌肉劳损、不合身的胸罩、手术、乳房假体等）。其他罕见原因包括潜在疾病，如乳腺癌、高凝状态和结缔组织病。

在阴茎型 Mondor 病中，病因包括外科创伤、性活动过度、性活动中使用真空或缩窄性器械、静脉吸毒、长期禁欲、局部或远处感染，以及膀胱膨隆和盆腔肿瘤引起的静脉阻塞[2]。

第9部分

病理学[3]

病理过程分为两阶段：起初为致密的炎症细胞浸润，常有受累静脉血栓栓塞；随后在血管中结缔组织增生形成坚硬条索，当血管再通时条索可分解。

临床特征（图 103.26）

根据最新临床分类描述该疾病的特征[2]。

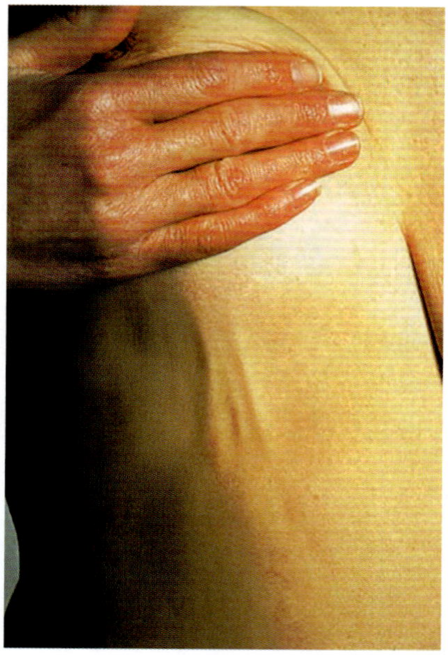

图 103.26 Mondor 病

胸壁型 Mondor 病：病变出现时，局部可伴疼痛或无症状。在体格检查时，病变可能累及前外侧胸壁上部的任何皮下静脉，并产生与皮肤粘连的痛性纤维条索。然而，与经典的浅静脉血栓形成不同，病灶上皮肤无炎症反应。

累及其他静脉的 Mondor 病：最常见的受累部位是阴茎。具有局部包皮炎症但无与皮肤粘连的痛性纤维条索。其他受累部位包括上肢静脉、股静脉和小腿静脉，与胸壁 Mondor 病不同，病灶上皮肤有炎症反应。

乳房手术后的 Mondor 病：该亚型与乳腺癌中的腋窝淋巴结清扫有关，其特征是在筋膜上有收缩瘢痕。一些学者称其为腋网综合征（axillary web syndrome，AWS），表现为可触及的条索，如弓弦穿过腋窝，形成网状皮肤。伴有疼痛，肩部运动受限，可延伸至同侧上臂，甚至前臂，形成线性沟槽，常不伴有浅静脉血栓形成。

鉴别诊断

鉴别诊断广泛，包括蜂窝织炎、结节性红斑、皮肤转移癌、淋巴管扩张和淋巴管瘤。

病程与预后

取决于病变的部位和类型。

胸壁 Mondor 病通常为良性，具有自限性，常于 2～8 周自行消退[2]，一项系列研究报道仅有 13% 的病例复发[4]，另一项研究显示无复发[5]。

累及其他静脉的 Mondor 病，其自然病史不详，与其他浅静脉血栓形成一样，可能与深部血栓形成有关。

乳房手术后的 Mondor 病常会自行消退。

检查

诊断主要依靠临床。超声检查可识别浅表血栓并排除深部血栓。如怀疑潜在肿瘤，乳腺 X 线检查有用。

治疗

取决于 Mondor 病的类型。

胸壁 Mondor 病常为良性和自限性，不需抗凝治疗，疼痛时可给予简单镇痛。

累及其他静脉的 Mondor 病，建议抗凝治疗，阴茎 Mondor 病有时需血栓切除术或阴茎背浅静脉切除术治疗。

乳房手术后 Mondor 病，不需抗凝治疗。如筋膜纤维条索持续存在，可人工破坏，即可立即恢复功能并减轻疼痛[6]。

静脉曲张

定义和术语

静脉曲张（varicose veins，VV）是较大的浅静脉主干及其支流出现可见性扩张、纡曲。

> **同义名**
> • 静脉曲张（venouus varicosity）

概述

静脉曲张很常见，Hippocrates 和 Galen 对其特征和治疗方法做了描述[1]。几千年来，它们一直争议不断，直到今天，仍需要大量研究来确定其发病机制和最佳治疗方法[2]。

流行病学

发病率和患病率

静脉曲张很常见。发病率尚不清楚，但一些研究报道的患病率很高（成人中 10%～50%）。

年龄和性别

患病率随着年龄的增长而增加，在女性中更为普遍。20 岁时，静脉曲张的患病率为 10%；到 40 岁时，女性为 40%，男性为 25%；约 70% 的 80 岁女性和 60% 的 80 岁男性出现静脉曲张。

种族

无已知的种族差异。

相关疾病

Klippel-Trenaunay 综合征具有导致静脉曲张的先天性畸形。

病理生理学[3]

正常静脉系统中，静脉血液通过浅部静脉系统进入深部静脉系统并返回心脏。这两个系统中和连接两者的交通支中存在单向瓣膜，这些瓣膜如出现任何功能不全都会扰乱正常的血液流动并导致静脉高压。静脉曲张的发病机制尚不完全清楚。瓣膜功能不全和静脉高压可相互作用，在静脉曲张的发病中具有重要作用，但机制有待充分阐明。

静脉曲张可分为原发性和继发性，但此分类过于简单。两类静脉曲张中瓣膜功能不全和静脉压力升高的结构功能问题可同时发生，导致血管壁和细胞外基质发生复杂的分子和组织病理学改变（表 103.30）。

表 103.30　静脉曲张的发病机制

原发性静脉曲张	发病特征
无已知的潜在疾病	未见统一的瓣膜异常
与瓣膜功能不全有关	静脉壁的内部和结构异常
继发性静脉曲张	
由于血栓形成、妊娠、外伤引起的腔内静脉压升高（静脉高压）	认为由静脉压升高引起 • 牵拉血管内皮 • 细胞因子和黏附分子的表达 • 激活细胞外信号相关激酶 • 自由基生成 • 转化生长因子 β 失调 • 成纤维细胞活性改变

病理学

静脉曲张的主要改变是静脉内膜肥厚，内皮层下纤维化，静脉管腔扩张和管壁增厚。

遗传学

遗传基础可能与静脉曲张发病有关，因为发现静脉曲张有家族性聚集的情况。双胞胎的遗传学研究表明，*FOXC2* 在瓣膜发育和功能维持中发挥关键作用，*FOXC2* 突变可导致静脉曲张。其他研究表明，静脉曲张和 *NOTCH3* 基因（血栓调节蛋白启动子）突变、*NDP* 基因突变（引起 Norrie 病）和转化生长因子 β 受体 2 基因有关。

环境因素

德国一项基于 3072 例普通人的横断面调查显示，城市人群静脉曲张患病率是农村的 2 倍[4]。

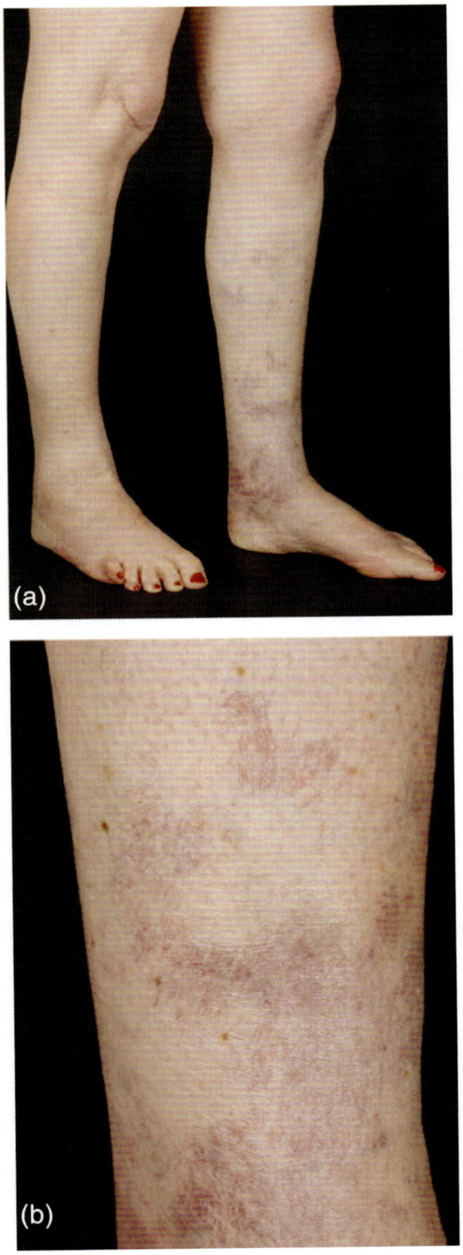

图 103.27　(a)左腿静脉曲张，(b)伴浅表毛细血管扩张

临床特征（图 103.27）

症状的严重程度不一定与可见的静脉曲张大小或范围相关，继而也不一定与反流程度或静脉高压的严重程度相关。

静脉曲张的临床特征见表 103.31。

表 103.31 静脉曲张的临床特征

病史	常无症状但影响美观
	有时疼痛，站立时加重
	足踝肿胀
	慢性静脉功能不全的症状：小腿皮肤变色、瘙痒、慢性肿胀、溃疡引起的疼痛
临床表现	可见、可触及的皮下组织内扩张、纡曲的静脉
	网状静脉
	毛细血管扩张（蛛网状静脉）
	慢性静脉功能不全伴静脉曲张的体征：色素沉着、湿疹、脂肪皮肤硬化症、溃疡
鉴别诊断	血栓性静脉炎
	DVT
严重程度分级	CEAP 分级[5]
	临床（Clinical）：C_0-C_6（从无症状到活动性静脉溃疡）S＝有症状，A＝无症状
	病因（Etiological）：Ec，先天性；Ep，原发性；Es，继发性；En，未发现原因
	解剖（Anatomical）：As，浅静脉；Ap，交通静脉；Ad，深静脉；An，静脉位置未确定
	病理生理（Pathophysiological）：Pr，静脉反流；Po，静脉阻塞；Pn，静脉病理生理特征未明确
并发症和共病	血栓性静脉炎
	出血
	DVT 和慢性静脉功能不全
病程与预后	每年有约 4％静脉曲张患者进展至更严重的临床阶段[6]
	3％～6％的静脉曲张患者在其一生中会出现腿部静脉性溃疡[2]
	静脉曲张可能与肥胖、年龄增长和遗传因素相关。NICE 建议进行大规模的观察性前瞻性队列研究，以确定影响疾病进展的因素[2]

检查

静脉曲张患者适合彩色双功能多普勒超声检查，因为它可显示静脉系统的解剖图像，是检测深静脉反流的首选方法。双功能超声检查对于静脉高压引起皮肤改变的患者必不可少。研究表明，经双功能超声检查评估后制订的手术方案，静脉曲张复发率较低。

治疗

静脉曲张患者主要由血管外科医师治疗。基于最新的 NICE 指南[2]，表 103.32 概述了静脉曲张的治疗方法。

表 103.32 静脉曲张的治疗[2]

给患者建议和信息	同患者探讨静脉曲张的病因和病史
	控制体重
	轻中度的体力活动
转诊至血管专科	如有下列任何一项：
	静脉曲张出血
	原发性或有症状的复发性静脉曲张
	下肢皮肤改变，如由慢性静脉功能不全引起的色素沉着或湿疹
	浅静脉血栓形成（特征为硬化、疼痛的静脉）及疑似静脉功能不全
	活动性或已愈的下肢静脉溃疡
在血管专科接受评估	行双功能超声检查：
	确定静脉曲张的诊断
	确定静脉主干反流的程度
	给疑似原发性或复发性静脉曲张的患者制订治疗计划
介入治疗：适用于确诊静脉曲张和静脉主干反流的患者	大隐静脉内热消融和激光治疗
	如热消融不可行，可考虑超声引导下泡沫硬化疗法

（续 表）

	如超声引导下泡沫硬化疗法不可行，考虑手术治疗。如要治疗功能不全的静脉曲张分支，可在手术同期进行
	如在介入治疗后使用弹力袜或绷带，不要超过 7d
非介入治疗	除非介入治疗不可行，否则不建议使用弹力袜来治疗静脉曲张
孕期的管理	向患者解释怀孕会加剧静脉曲张，分娩后可能会改善
	除特殊情况外，不要在怀孕期间对静脉曲张进行介入治疗
	可使用弹力袜缓解妊娠期静脉曲张引起的下肢肿胀

Resources

Further information

NICE guidelines：http://guidance.nice.org.uk/CG168

Patient resources

http://www.patient.co.uk/health/varicose-veins-leafl et

（All last accessed March 2015.）

慢性静脉功能不全

静脉功能不全

定义和术语

当血液不沿正常路径从浅静脉系统经由深静脉系统再流回心脏时，就会出现病态，导致静脉充血和静脉系统功能受损。慢性静脉功能不全在解剖学上分为三类（图 103.28）。

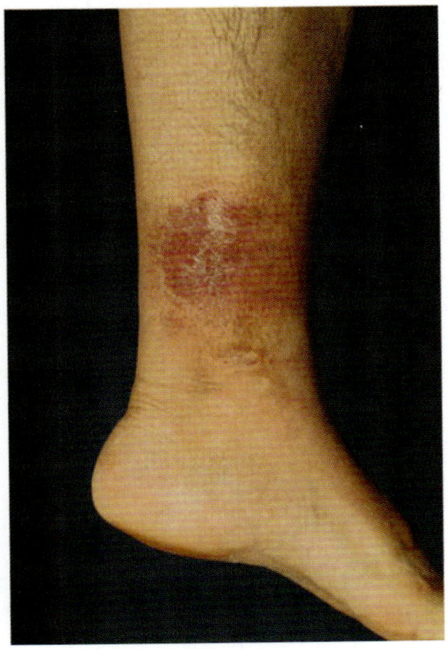

图 103.28 静脉性湿疹

浅静脉功能不全：表现为可见的、纡曲的静脉干曲张，由原发性瓣膜受损或浅静脉扩张引起的，导致继发性瓣膜功能不全。

交通静脉功能不全：由原发性瓣膜功能不全单独引起的交通静脉功能不全罕见。继发性交通静脉功能不全常合并深静脉功能不全（血栓后肢体）。

深静脉功能不全：反流是最常见的表现。但在约 10%的病例中，会出现血栓形成（非再通性血栓）引起的功能性梗阻，这种情况可能与血栓后综合征有关。除非与 *FOXC2* 基因的突变相关，否则瓣膜发育不全症（avalvulosis）很少见[1]。

深或浅静脉系统功能不全如果未经治疗，会引起一系列慢性静脉功能不全进展性的症状。

> **同义名**
> - 血栓后综合征
> - 静脉炎后综合征

概述

慢性静脉功能不全较常见，可致残，在全球是下肢溃疡发生的主要病因。

流行病学

浅表静脉功能不全的患者最初通常会出现静脉曲张。慢性深部静脉功能不全最常见于血栓后，发生于 DVT 后不足一半的患者[2]。

发病率和患病率

静脉曲张较常见，一项针对 3 万例受试者的大型研究发现，静脉曲张患病率为 7%，“有症状”的慢性静脉功能不全患者为 0.86%[3]。另一项研究筛查了 1566 例受试者，发现 9.4%男性和 6.6%女性患有慢性静脉功能不全。患病率随年龄显著增加：男性>50 岁时为 21.2%，女性>50 岁时为 12.0%[4]。

尽管在高达 1%的成年人中发现活动性或已愈合的溃疡，但导致静脉溃疡的严重慢性静脉功能不全患病率估计约为 0.3%[5]。在美国约有 250 万人患有慢性静脉功能不全，其中约 20%罹患静脉溃疡[6]。

年龄

慢性静脉功能不全的患病率随年龄增长而增加。

性别

静脉曲张在女性中更为常见，但严重慢性静脉功能不全患病率的性别差异在不同研究之间存在矛盾。

种族

慢性静脉功能不全的患病率无种族差异。然而，它在西方社会中更普遍，这可能反映出生活方式的差异，例如久坐或久站职业，肥胖率更高，体育活动水平普遍下降。

病理生理学

大循环改变导致微血管异常和慢性炎症，这些导致了慢性静脉功能不全的体格表现。

静脉反流和慢性静脉功能不全的病理生理学

该病被认为具有两个病理生理学要素：第一是伴有反流的静脉血流异常，第二是在微血管水平发生的慢性炎症过程，导致了慢性静脉功能不全的皮肤变化。

静脉反流被认为是静脉疾病的主要原因。反流是指在受到刺激时，如挤压小腿，静脉内血液逆向流动。瓣膜功能不全时，站立体位会发生反流。它可发生在下肢的浅、深和交通静脉中。

动态静脉压持续升高（静脉高压）表明慢性静脉功能不全，这可能由瓣膜功能不全、静脉流出受阻或肌肉泵功能不良引起（表 103.33）。DVT 后部分患者出现静脉流出受阻，该问题比反流更严重，治疗难度更大。此时当腿部肌肉收缩时，静脉压升高，而正常静脉无阻塞时，行走期间通常出现静脉压降低。这种压力增加可向远端传递到皮肤的毛细血管系统，引起毛细血管性高血压，并最终导致滋养毛细血管的破坏[7]。Bergan 等[8]概述了目前关于静脉疾病慢性炎症发病机制的理论，归纳于表 103.34。

表 103.33 慢性静脉功能不全的原因

静脉疾病	浅静脉功能不全（静脉曲张） 深静脉功能不全 原发性深静脉阻塞（罕见） 既往 DVT 外部压迫
小腿肌肉泵功能受损	活动受限 关节疾病 瘫痪 肥胖（活动受限、股静脉压迫、腹压高）
充血性心力衰竭	—

表 103.34 慢性静脉疾病的发病机制

静脉压慢性升高时，白细胞在下肢聚集	白细胞被血纤溶蛋白酶原激活物激活 活化的白细胞向血浆释放 L-选择蛋白并表达整合素家族成员［CD11b 与细胞间黏附分子 1(intercellular adhesion molecule 1)结合］ 整合素(integrin)结合促进白细胞牢固黏附 白细胞开始向血管外迁移并脱颗粒 慢性静脉疾病患者局部和全身白细胞水平升高
细胞外基质蛋白降解导致细胞外基质的分解破坏，使愈合能力下降，并引发溃疡	血管细胞和炎性细胞（例如巨噬细胞）产生蛋白水解酶 蛋白水解酶，包括基质金属蛋白酶和丝氨酸蛋白酶，作为无活性酶原释放，被蛋白酶激活，其中包括肥大细胞产生的蛋白酶
毛细血管增生和通透性增加；皮肤毛细血管变长；毛细血管内皮纡曲增生	血管内皮生长因子可能参与这些变化，已被发现可增加微血管通透性
皮肤组织纤维化：以脂肪皮肤硬化症和溃疡为特征	推测活化的白细胞迁移出脉管系统并释放转化生长因子 转化生长因子是一种致纤维化细胞因子，通过刺激真皮成纤维细胞产生胶原，导致皮肤纤维化
毛细血管通透性增加和红细胞外渗导致皮肤色素沉着：诱导产生一种加剧组织损伤并延缓愈合的微环境	导致皮肤中的铁蛋白和铁离子水平升高 存在氧化应激和基质金属蛋白酶活化

遗传学

遗传被认为可能与静脉曲张发病有关，因存在家族性聚集病例。双胞胎的遗传学研究表明，*FOXC2* 在瓣膜发育和功能维持中发挥关键作用，*FOXC2* 突变可能促进静脉曲张。慢性静脉功能不全也可是 KTS 的一个特征。

环境因素

久坐的生活方式降低了肌肉泵的效率，导致静脉回流减少。而长时间站立的职业会增加下肢静脉压升高的风险。

临床特征

病史

慢性静脉功能不全的临床特征从轻度水肿到严重的失能性腿部溃疡不等（表 103.35）。浅静脉功能不全的患者可出现腿部灼热感、肿胀、搏动感、疼痛，痉挛和沉重感等。深静脉功能不全的患者几乎总是感到疼痛。通常抬高和休息患肢可改善症状。

表 103.35　慢性静脉功能不全的临床特征

症　状	描　述	病　理
肿胀（水肿）	凹陷性水肿（特别足踝周围） 晨轻暮重 通常夜间消失 皮肤紧绷感 夜间抽筋	由于动态静脉压增加（进而毛细血管压力增加），毛细血管滤过率增加，超过了淋巴引流负荷。这种水肿常有低含量的蛋白成分
踝周围日冕状静脉扩张（踝部潮红）（图 103.31）	踝部出现异常可见的皮肤血管，由以下几部分组成："静脉杯"、蓝色和红色毛细血管扩张和毛细血管"瘀斑"	毛细血管压力增加的直接后果，导致这些血管扩张
色素沉着（图 103.32）	"足靴区皮肤"色素沉着 针尖状或斑片状色素沉着面积较小，但也可能变大延伸到大片坚实皮肤区域	红细胞外渗后血铁黄素沉积 在静脉湿疹和溃疡后，黑素也可以作为炎症后色素过度沉着的一部分
压力性红斑	簇集出现的融合性细小的毛细血管扩张 经常见于功能不全的交通静脉附近。压力性红斑通常是静脉功能不全发展的早期症状之一	静脉压增加直接导致血管扩张
静脉性湿疹（图 103.28） 同义词：瘀积性皮炎、坠积性湿疹、静脉性皮炎	从足踝内侧静脉曲张开始 界限相对清晰 丘疹、水疱，可超出湿疹区域之外 鳞屑、瘙痒 随着时间发展可出现慢性苔藓化的湿疹 可继发性扩散到邻近和远处非接触部位，瘙痒可发生于任何部位，包括掌跖 可合并继发感染 可出现其他类型的湿疹： • 局部治疗引起的刺激性和过敏性接触性皮炎 • 干燥性皮炎（同义词：干性湿疹）。经常清洗可能导致皮肤过度脱水，这种湿疹在形态上类似"碎石"状	湿疹的组织病理学特征 病因尚不完全清楚。活化 T 淋巴细胞归巢似乎是最合理的解释
脂肪皮肤硬化症（图 103.29） 静脉和淋巴管高压的特征 已知与下肢溃疡风险增加有关	常见于内踝上方，Cockett 交通静脉功能不全，与大隐静脉类似 当小隐静脉功能不全时，脂肪性皮肤硬化常累及小腿外侧 早期脂肪皮肤硬化可表现为质地稍硬，并常伴红斑炎症性外观 病变处常发生压痛或疼痛（可与丹毒、浅表静脉血栓形成甚至 DVT 混淆） 长期病程导致皮肤和皮下组织具有"木质"硬感，并有色素沉着	慢性炎症反应引起基质代谢增加 最典型的组织学表现是皮肤和皮下纤维化，伴有脂肪变性

（续　表）

症　状	描　述	病　理
白色萎缩	象牙白色萎缩斑，常位于小腿 皮损多发（直径 0.5～15cm） 包含许多中央扩张的毛细血管，表现为肉眼可见的红点 一般无症状；但合并溃疡可能引起剧烈疼痛（图 103.30） 不是静脉功能不全的独有表现 也可与其他疾病，包括红斑狼疮、硬皮病、血管炎，冷球蛋白血症、红细胞增多症和白血病并发	微血栓引起毛细血管密度下降、基质降解引起缺氧的结果 表皮萎缩和真皮增厚似硬皮病样改变，毛细血管增生扩张 1 个或多个毛细血管内有纤维素性血栓
静脉曲张	扩张和纡曲的静脉 可能是原发性静脉曲张 也可能继发于深静脉血栓形成之后	
继发性（高输出性）淋巴水肿	可发生于长期慢性静脉功能不全的患者 当局部淋巴系统过滤超负荷运行，最终导致淋巴通路的结构受损，出现继发性淋巴水肿	
溃疡（慢性静脉功能不全的末期）（见第 104 章）		

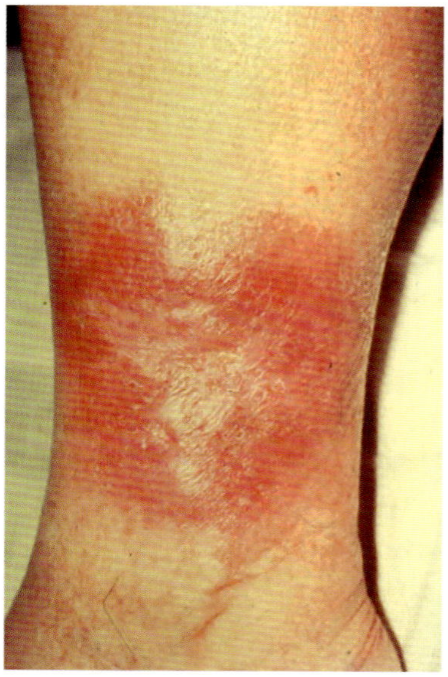

图 103.29　脂肪皮肤硬化症

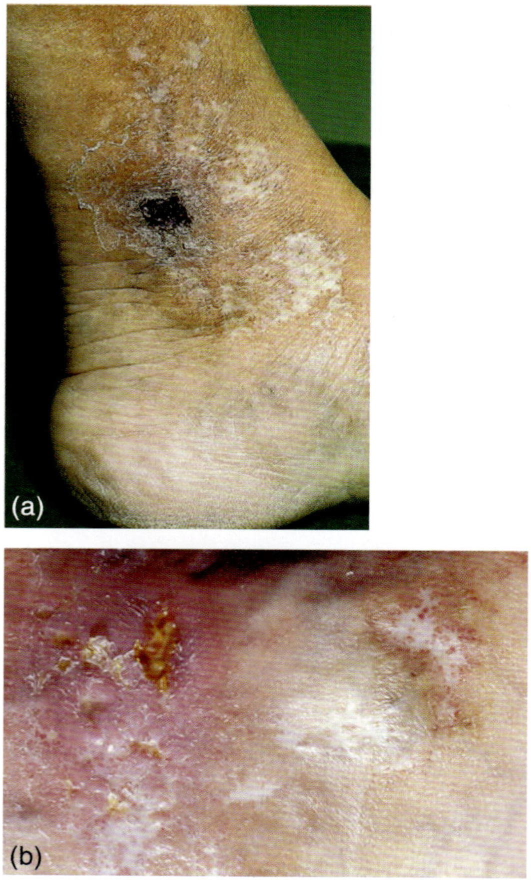

图 103.30　(a)白色萎缩：白色瘢痕可见中央缺血性溃疡和白色区域边缘毛细血管扩张。(b)静脉溃疡合并白色萎缩

严重程度分类

CEAP 分类用于慢性静脉功能不全，方法同静脉曲张（表 103.31）。

并发症和共病

包括血栓栓塞性疾病、静脉溃疡和继发性淋巴水肿。

病程与预后

目前尚不清楚总体有多少慢性静脉功能不全患者发展为终末期静脉溃疡。每年大约有 4%的静脉曲张患者进展到更严重的临床阶段。对于静脉曲张

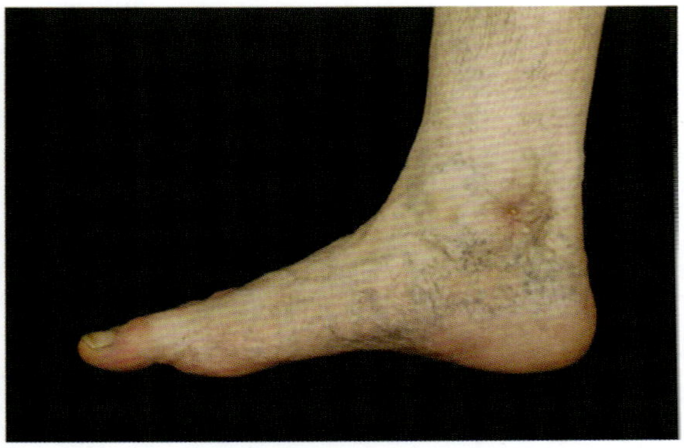

图 103.31 踝周围日冕状静脉扩张

患者，3%～6%患者在其一生中会出现下肢静脉溃疡[9]。脂肪皮肤硬化症患者静脉溃疡风险也会增加[10]。大约 3%DVT 患者会发展成严重的慢性静脉功能不全。

检查

检查的目的是发现静脉闭塞、急性或慢性血栓形成、血栓后改变、血流受阻和反流的模式。最有用和广泛使用的检查是双功能超声[11]。表 103.36 概述了慢性静脉功能不全的主要检查检验方法。

治疗

治疗的目的是缓解慢性静脉功能不全的症状，并尽可能地纠正潜在病因。应将患者转诊至血管专科进行评估。介入治疗通常由血管外科医师或介入放射科医师进行。治疗方法见表 103.37。

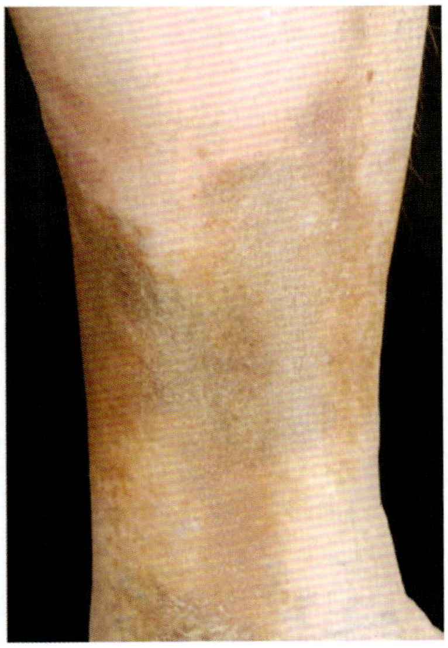

图 103.32 继发于静脉功能不全的色素沉着

表 103.36 慢性静脉功能不全的检查

双功能超声	检查选择
彩色双功能多普勒超声成像利用多普勒信息对二维声波图像进行彩色编码 准确但“非常依赖操作者”	双功能超声能提供静脉解剖和反流的准确信息 直接评估深静脉和浅静脉之间的交通情况 适应证：复发性静脉曲张、深静脉病变体征、腘静脉/交通静脉分析、静脉曲张术前标记、静脉畸形评估、治疗后监测、双功能超声引导的硬化治疗、静脉介入术前评估、DVT 诊断和治疗后随访
MRI 静脉造影（非侵入性静脉造影技术）	下肢和骨盆的深静脉、浅静脉疾病敏感性和特异性最强的检查 也有助于排除下肢疼痛的非血管性原因
静脉造影（静脉造影技术） 造影剂注入足背静脉，足踝绑扎止血带促使造影剂进入深静脉	有创 大部分被 MRI 静脉造影取代
静脉压测量 足部静脉穿刺插管 患者踮脚尖站立 10 次，静脉压下降时测量压差，这个静脉压力差被定义为*动态静脉压*（应低于 40 mmHg 或≥50%的站立静脉压） 患者静止站立直至静脉压恢复，所需的时间定义为静脉再充盈时间（通常＞25s）	因为直接测量压力，可以直接反映慢性静脉功能不全的严重程度

（续　表）

双功能超声	检查选择
静脉容积描记法 采用光电容积描记法测量皮肤血液循环情况 皮肤中红细胞反射的光强度与皮肤中的血容量相关 在标准化运动后测量静脉再充盈时间	Bays 等在慢性静脉功能不全中，静脉容积描记法检测的静脉再灌注时间阳性预测值为 77%，阴性预测值为 100%[11]

表 103.37　慢性静脉功能不全的治疗

梯度压力	白天穿着可改善静脉血流动力学，但平卧休息可脱去[12,13]
弹力袜（2 级，30～40 mmHg；或 3 级，> 40 mmHg）	一项针对 22 项试验[14]的 Cochrane 荟萃分析显示，在治疗静脉溃疡方面，穿弹力袜比不穿更有效，较高等级压力优于低等级压力；多层加压包扎效果优于单层
膝盖以下压力最高	在静脉曲张和脂肪皮肤硬化症中，压迫有助于缓解症状，但缺乏长期获益的证据
有不同长度可供选择	由于穿脱不便，依从性会是问题
由橡胶或合成纤维制成	有严重动脉疾病的患者不能耐受压迫
4 层绷带	目的是通过去除主要的反流通路来纠正静脉功能不全
当下肢溃疡和（或）非常肿胀时	提供大隐静脉内热消融和静脉内激光治疗
介入治疗[15]	如果热消融不可行，可考虑超声引导的泡沫硬化疗法
静脉消融	如果超声引导泡沫硬化疗法不可行，可考虑手术治疗
	如果要治疗静脉曲张的分支功能不全，可考虑在手术的同时对其进行治疗

（**译者**：朱龙飞　石航　**一审**：孙中斌　裴晨晨　**二审**：许阳　**三审**：崔勇　许静凯　**润色**：刘丹）

参考文献

所有文献请查阅网址：www. rooksdermatology. com.
以下列出的是重要参考文献。

Arterial and arteriolar disorders

[1] Risau W. Mechanisms of angiogenesis. *Nature* 1997；386：671-4.

[2] Carmeliet P. Angiogenesis in health and disease. *Nat Med* 2003；9：677-84.

[3] Nguyen A，Hoang V，Laquer V，Kelly K. Angiogenesis in cutaneous disease：Part 1. *J Am Acad Dermatol* 2009；61：921-42.

[4] Suri C，Jones P，Patan S，*et al*. Requisite role of angiopoietin-1，a ligand for the TIE2 receptor，during embyonic angiogenesis. *Cell* 1996；87：1171-80.

[5] De Maeseneer MG，Vandenbroeck CP，Lauwers PR，*et al*. Early and late complications of silicone patch saphenoplasty at the saphenofemoral junction. *J Vasc Surg* 2006；44：1285-90.

[6] Simons M. Angiogenesis. *Circulation* 2005；111：1556-66.

Arterial disease and peripheral ischaemic disorders

[1] Dormandy JA，Stock G，eds. *Critical Leg Ischaemia：its pathology and management*. Berlin：Springer-Verlag，1990.

[2] Woolard KJ. Immunological aspects of atherosclerosis. *Clin Sci* 2013；125；221-35.

[3] Woolf N，ed. *Pathology of Atherosclerosis*. London：Butterworth，1982.

[4] Koelemay MJW，Den Hartog D，Prins MH，*et al*. Diagnosis of arterial disease of the lower extremities with duplex ultrasonography. *Br J Surg* 1996；83：404-9.

[5] Legemate DA，Teeuwen C，Hoeneveld H，*et al*. The potential of duplex scanning to replace aorto-iliac and femoro-popliteal angiography. *Eur J Vasc Surg* 1989；3：49-54.

[6] Bendermacher BLW，Willigendael EM，Teijink JAW，Prins MH. Medical management of peripheral arterial disease. *J Thromb Haemost* 2005；3：1628-37.

Thromboangiitis obliterans

[1] Dargon PT，Landry GJ. Buerger's disease. *Ann Vasc Surg* 2012：26；871-80.

[2] Totemchokchyakarn K. Thromboangiitis obliterans（Buerger's disease）. In：Ball GV，Bridges SL，eds. *Vasculitis*. Oxford：Oxford University Press，2002：460-6.

[3] Wessler S. Buerger's disease revisited. *Surg Clin North Am* 1969；49：703-13.

[4] Buerger L. Thromboangiitis obliterans：a study of the vascular lesions leading to presenile spontaneous gangrene. *Am J Med Sci* 1908；136：567-80.

[5] Lie Jt. The rise and fall and resurgence of thromboangiitis obliterans（Buerger's disease）. *Pathol Int* 2008：39；153-8.

[7] Adar R，Papa MJ，Halpern Z，*et al*. Cellular sensitivity to collagen in thromboangiitis obliterans. *N Engl J Med* 1983；308：1113-16.

[9] Fazeli B，Ravari H，Farzadnia M. Does a species of Rickettsia play a role in the pathophysiology of Buerger's disease？*Vascular* 2012 Dec；20（6）：334-6.

[10] Adigüzel Y，Yilmaz E，Akar N. Effect of eNOS and ET-1 polymorphisms in thromboangiitis obliterans. *Clin Appl Thromb Hemost* 2010 Feb；16（1）：103-6.

[11] Tavakoli H，Rezaii J，Esfandiari K，Salimi J，Rashidi A. Buerger's disease：a 10-year experience in Tehran，Iran. *Clin Rheumatol* 2008 Mar；27（3）：369-71.

[12] Laohapensang K, Rerkasem K, Kattipattanapong V. Seasonal variation of Buerger's disease in Northern part of Thailand. *Eur J Vasc Endovasc Surg* 2004 Oct;28(4):418-20.

Neurovascular disorders

Erythromelalgia

[1] Reed KB, Davis MD. Incidence of erythromelalgia: a population-based study in Olmsted County, Minnesota. *J Eur Acad Dermatol Venereol* 2009;231:13-15.

[2] Kalgaard OM, Seem E, Kvernebo K. Erythromelalgia: a clinical study of 87 cases. *J Intern Med* 1997;242(3):191-7.

[3] Brown GF. Erythromelalgia and other disturbances of the extremities accompanied by vasodilatation and burning. *Am J Med Sci* 1932;183:468-85.

[4] Waxman SG, Dib-Hajj SD. Erythromelalgia: a hereditary pain syndrome enters the molecular era. *A nn Neurol* 2005; 57: 785-8.

[5] Yang Y, Wang Y, Li S, *et al.* Mutations in SCN9A, encoding a sodium channel alpha subunit, in patients with primary erythromelalgia. *J Med Genet* 2004;41(3):171-4.

[7] Drenth JP, teMorsche RH, Guillet G, *et al.* SCN9A mutations define primary erythromelalgia as a neuropathic disorder of voltage gated sodium channels*J Invest Dermatol* 2005; 124 (6):1333-8.

[10] Harty TP, Dib-Hajj SD, Tyrrell L, *et al.* Na(V)1.7 mutant A863P in erythromelalgia: effects of altered activation and steady state inactivation on excitability of nocioceptive dorsal root ganglion neurons. *J Neurosci* 2006;26(48):12566-75.

[11] Han C, Lampert A, Rush AM, *et al.* Temperature dependence of erythromelalgia mutation L858F in sodium channel Nav1.7. *Molecular Pain* 2007;3:3.

[14] Sheets PL, Jackson JO, Waxman SG, *et al.* A Nav1.7 channel mutation associated with hereditary erythromelalgia contributes to neuronal hyper excitability and displays reduced lidocaine sensitivity. *J Physiol(Lond)* 2007;581(pt3):1019-31.

[16] Han C, Dib-Hajj SD, Lin Z, *et al.* Early and late onset inherited erythromelalgia: genotype-phenotype correlation. *Brain* 2009;132:1711-22.

Telangiectases

Spider telangiectases

[1] Bean WB. *Vascular Spiders and Related Lesions of the Skin*. Springfield: Thomas, 1958.

[2] Wenzl JE, Burgess EO. The spider nevus in infancy and childhood. *Pediatrics* 1964;33:227-32.

[3] Whiting DA, Kallmeyer JC, Simson IW. Widespread arterial spiders in a case of latent hepatitis, with resolution after therapy. *Br J Dermatol* 1970;82:32-6.

[4] Martini GA, Staubesand J. Zur Morphologie des Gefässpinnen ('vascular spiders') in der Haut Leberkranker. *Virchows Arch Path Anat Physiol* 1953;324:147-64.

[5] Weedon D. Vascular tumors. In: Weedon D, ed. *Skin Pathology*, 2nd edn. London: Churchill Livingstone, 2002.

[6] Khasnis A, Gokula RM. Spider nevus. *J Postgrad Med* 2002;48:307.

[7] Cunliffe WJ, Dodman B, Butterworth MJ. Unilateral spider naevi. *Br J Dermatol* 1972;87:51-2.

[8] Foutch PG, Sulivan JA, Gaines JA, *et al.* Cutaneous vascular spiders and cirrhotic patients; correlation with haemorrhage from oesophageal varices. *A m J Gastroenterol* 1988; 83: 723-6.

[9] Higgins EM, du Vivier AWP. Alcohol and the skin. *Alcohol* 1992;27:595-602.

[10] Li CP, Lee FY, Hwang SJ, *et al.* Spider angiomas in patients with liver cirrhosis: role of alcoholism and impaired liver function. *Scand J Gastroenterol* 1999;34:520-3.

[11] Sivarajan V, Al Aissami M, Maclaren W, Mackay IR. Recurrence of spider naevi following treatment with 585 nm pulsed dye laser. *J Plast Reconstr Aesthet Surg* 2007; 60 (6): 668-71.

[12] Hare McCoppin HH, Goldberg DJ. Laser treatment of facial telangiectases: an update. *Dermatol Surg* 2010;36:1221-30.

Cherry angiomas

[1] Murison AR, Sutherland JW, Williamson AM. De Morgan spots. *Br Med J* 1947;1:634-6.

[2] Barter RH, Letterman GS, Schurter M. Hemangiomas in pregnancy. *Am J Obstet Gynecol* 1963;87:625.

[3] Nakashima T, Jinnin M, Etoh T, *et al.* Down regulation of mir-424 contributes to abnormal angiogenesis via MEK1 and cyclin E1 in senile hemangioma: its implications to therapy. *PLOS One* 2010;5(12):e114334.

[4] Cohen AD, Cagnano E, Vardy DA. Cherry angiomas associated with exposure to bromides. *Dermatology* 2001;202:52-3.

[5] Raymond LW, Williford LS, Burke WA. Eruptive cherry angiomas and irritant symptoms after one acute exposure to the glycol ether solvent 2-butoxyethanol. *J Occup Environ Med* 1998;40:1059-64.

[6] Firooz A, Komeili A, Dowlati Y. Eruptive melanocytic and cherry angiomas secondary to exposure to sulfur mustard gas. *J Am Acad Dermatol* 1999;40:646-7.

[7] Jae-Hong Kim, Hwa-young Park, Sung KA. Cherry angiomas on the scalp. *Dermatology* 2009 Jan-Dec;1(1):82-6.

[8] Fodor L, Ramon Y, Fodor A, *et al.* A side-by-side prospective study of intense pulsed light and Nd:YAG laser treatment for vascular lesions. *Ann Plastic Surg* 2006;56(2):164-70.

Angiokeratoma circumscriptum

[1] Gorse SJ, James W, Murison MS. Successful treatment of angiokeratoma with potassium tritanyl phosphate laser. *Br J Dermatol* 2004;150(3):620-2.

Venous lakes

[1] Menni S, Marconi M, Boccardi D, Betti R. Venous lakes of the lips: Prevalence and associated factors. *Acta A cta Derm Venereol* 2014;94(1):74-5.

[2] Bean WB, Walsh JR. Venous lakes. *Arch Dermatol* 1956;74: 459-63.

[3] Railan D, Parlette E, Uebelhoer N, Rohrer T. Laser treatment of vascular lesions. **Derm Clin 2006;24:8-15.**

[4] Bekhor PS. Long-pulsed Nd:YAG laser treatment of venous lakes: report of a series of 34 cases. *Dermatol Surg* 2006;32 (9):1151-4.

[5] Wall TL, Grassi AM, Avram MM. Clearance of multiple venous lakes with an 800-nm diode laser: a novel approach. *Dermatol Surg* 2007;33(1):100-3.

Primary telangiectasia

Angioma serpiginosum

[1] Blinkenberg EO, Brendehaug A, Sandvik AK, Vatne O, Hennekam RC, Houge G. Angioma serpiginosum with oesophageal papillomatosis is an X-linked dominant condition that maps to Xp11.3-Xq12. *Eur J Hum Genet* 2007; 15 (5): 543-7.

[2] Sandhu K, Gupta S. Angioma serpiginosum: report of two unusual cases. *J Eur Acad Dermatol Venereol* 2005; 19 (1): 127-8.

[3] Lombardi MP, Bulk S, Celli J, *et al*. Mutation update for the PORCN gene. *Hum Mutat* 2011;32(7):723-8.
[4] Katta R, Wagner A. Angioma serpiginosum with extensive cutaneous involvement. *J Am Acad Dermatol* 2000;42:384-5.
[5] Gautier-Smith PC, Sanders MD, Sanderson KV. Ocular and nervous system involvement in angioma serpiginosum. *Br J Ophthalmol* 1971;55:433-43.
[6] Madan V, August PJ, Ferguson JE. Pulsed-dye laser treatment of angioma serpiginosum. *Clin Exp Dermatol* 2009;34(5):e186-8.

Generalized essential telangiectasia

[1] McGrae JD, Winkelmann RK. Generalised essential telangiectasia. *JAMA* 1963;185:909-13.
[2] Person JR, Longcope C. Estrogen and progesterone receptors are not increased in generalized essential telangiectasia. *Arch Dermatol* 1985;121:836-7.
[3] Thieus KP, Haynes HA. Generalised essential telangiectasia with a predilection for surgical scar. *J Am Acad Dermatol* 2009;60:710-11.
[4] Ali MM, Teimory M, Sarhan M. Generalized essential telangiectasia with conjunctival involvement. *Clin Exp Dermatol* 2006;31:781-2.
[5] Railan D, Parlette E, Uebelhoer N, Rohrer T. Laser treatment of vascular lesions. *Derm Clin* 2006;24:8-15.

Hereditary benign telangiectasia

[1] Zahorcsek Z, Schneider I. Hereditary benign telangiectasia. *Dermatology* 1994;189:286-8.
[2] Brancati F, Valente EM, Tadini G, *et al*. Autosomal dominant hereditary benign telangiectasia maps to the CMC1 locus for capillary malformation on chromosome 5q14. *J Med Genet* 2003;40:849-53.
[3] Gold MH, Eramo L, Prendiville JS. Hereditary benign telangiectasia. *Pediatr Dermatol* 1989;6:194-7.
[4] Ryan TJ, Wells RS. Hereditary benign telangiectasia. *Trans St John's Hosp Dermatol Soc* 1971;57:148-56.
[5] Watanebe M, Tomita, Y, Tagami H. Hereditary benign telangiectasia-a congenital type. *Dermatologica* 1990;181:152-3.
[6] Tsianakas P, Teillac-Hamel D, Fraitag S, *et al*. Etude ultrastructurale des telangiectases héréditaires bénignes. *Ann Dermatol* 1995;122:517-21.
[7] Onishi Y, Ohara K, Shikida Y, Satomi H. Hereditary benign telangiectasia: image analysis of hitherto unknown association with arteriovenous malformation. *Br J Dermatol* 2001;145:641-5.

Unilateral naevoid telangiectasia syndrome

[1] Dadlani C, Kamino H, Walters RF, *et al*. Unilateral nevoid telangiectasia. *J Dermatol (Online)* 2008;14:3.
[2] Guedes R, Leite L. Unilateral nevoid telangiectasia: a rare disease? *Indian J Dermatol* 2012;57:138-40.
[3] Uhlin SR, McCarty KS. Unilateral naevoid telangiectatic syndrome. The role of oestrogen and progesterone receptors. *Arch Dermatol* 1983;119:226-8.
[4] Cliff S, Harland CC. Recurrence of unilateral naevoid telangiectatic syndrome following treatment with the pulsed dye laser. *J Cutan Laser Ther* 1999;1(2):105-7.
[5] Sharma VK, Khandpur S. Unilateral nevoid telangiectasia-response to pulsed dye laser. *Int J Dermatol* 2006;45(8):960-4.

Malformations

Arteriovenous malformations

[1] Al-Shahi R, Warlow C. A systematic review of the frequency and prognosis of arteriovenous malformations of the brain in adults. *Brain* 2001;124(10):1900-26.
[2] Huang JT, Liang MG. Birthmarks of medical significance vascular malformations. *Ped Clin North Am* 2010;57(5):1091-110.
[3] Vikkula M, Boon LM, Mulliken JB, Olsen BR. Molecular basis of vascular anomalies. *Trends Cardiovasc Med* 1998;8:281-92.
[4] Eerola I, Boon LM, Mulliken JB, *et al*. Capillary malformation-arteriovenous malformation, a new clinical and genetic disorder caused by RASA1 mutations. *Am J Hum Genet* 2003;73:1240-9.
[5] Enjolras O, Logeart I, Gelbert F, *et al*. Arteriovenous malformations: a study of 200 cases. *Ann Dermatol Venereol* 2000;127(1):17-22.
[6] Lee BB, Do YS, Yakes W, Kim DI, Mattassi R, Hyon WS. Management of arteriovenous malformations: a multidisciplinary approach. *J Vasc Surg* 2004;39(3):590-600.

Venous malformations

[1] Vikkula M, Boon LM, Lii KLC, *et al*. Vascular dysmorphogenesis caused by an activating mutation in the receptor tyrosine kinase TIE2. *Cell* 1996;87:1181-90.
[2] Limaye N, Wouters V, Uebelhoer M, *et al*. Somatic mutations in angiopoietin receptor gene TEK cause solitary and multiple sporadic venous malformations. *Nat Genet* 2009;41:118-24.
[3] Huang JT, Liang MG. Birthmarks of medical significance vascular malformations. *Ped Clin North Am* 2010;57(5):1091-110.

Verrucous haemangioma

[5] Wang L, Gao T, Wang G. Verrucous hemangioma: a clinicopathological and immunochemical analysis of 74 cases. *J Cutan Pathol* 2014;41:823-30.

Disorders associated with venous malformations

Klippel-Trenaunay syndrome

[1] Klippel M, Trenaunay P. Du naevus variqueux osteohypoertropiques. *Arch Gen Med* 1900;3:641-72.
[2] Parkes Weber F. Angioma formation in connection with hypertrophy of limbs and hemi hypertrophy. *Br J Dermatol* 1907;19:231-5.
[3] Redondo P, Aguado L, Martinez-Cuesta A. Diagnosis and management of extensive vascular malformations of the lower limb. *J Am Acad Dermatol* 2011;65:893-906.
[4] Tian XL, Kadaba R, You SA, *et al*. Identification of an angiogenic factor that when mutated causes susceptibility to Klippel-Trenaunay syndrome. *Nature* 2004;427:640-5.
[5] Eerola I, Boon LM, Mulliken JB, *et al*. Capillary malformation-arteriovenous malformation, a new clinical and genetic disorder caused by RASA1 mutations. *Am J Hum Genet* 2003;73:1240-9.
[6] Timur AA, Sadgephour A, Graf M, *et al*. Identification and molecular characterisation of a de novo supernumerary ring chromosome 18 in a patient with Klippel-Trenaunay syndrome. *Ann Hum Genet* 2004;68:353-61.
[7] Hofer T, Frank J, Itin PH. Klippel-Trenaunay syndrome in a monozygotic male twin: supportive evidence for the concept of paradominant inheritance. *Eur J Dermatol* 2005;15(5):341-3.
[8] Baskerville PA, Ackroyd JS, Browse NL. The etiology of the Klippel-Trenaunay syndrome. *Ann Surg* 1985;202(5):624-7.

Parkes Weber syndrome

[1] Redondo P, Aguado L, Martinez-Cuesta A. Diagnosis and management of extensive vascular malformations of the lower limb. *J Am Acad Dermatol* 2011;65:893-906.

[2] Eerola I, Boon LM, Mulliken JB, *et al*. Capillary malformation-arteriovenous malformation, a new clinical and genetic disorder caused by RASA1 mutations. *Am J Hum Genet* 2003;73:1240-9.

[3] Alomari AI. Characterization of a distinct syndrome that associates complex truncal overgrowth, vascular and acral anomalies: a descriptive study of 18 cases of CLOVES syndrome. *Clin Dysmorphol* 2009;18:1-7.

Venous disorders

[1] Browse NL, Burnand KC, Irvine AT, Wilson NM, eds. *Diseases of the Veins*, 2 nd edn. London: Arnold, 1999.

[2] Tibbs D. *Varicose Veins and Related Disorders*. Oxford: Butterworth-Heinemann, 1992.

[3] Gillot C. *Anatomical Atlas of the Lower Limb Superficial Venous Network*. *k*. St Gallen: Ganzoni & Cie AG, 2004.

[4] Braverman IM, Keh-Yen A. Ultra structure of the human dermal microcirculation. IV. Valve-containing collecting veins at the dermal-subcutaneous junction. *J Invest Dermatol* 1983;81:438-42.

[5] Chant ADB, Jones HO, Townsend JCF, *et al*. Radiological demonstration of the relationship between calf varices and saphenofemoral incompetence. *Clin Radiol* 1972;23:519-23.

[6] Caggiati A, Bergan JJ, Glovicki P, *et al*. Nomenclature of the veins of the lower limb: extensions, refinements and clinical application. *J Vasc Surg* 2005;41:19-24.

[7] Weiss MA, Weiss RA, Feied CF, eds. *Vein Diagnosis and Treatment: a comprehensive approach*. New York: McGraw-Hill Professional Publishing, 2001.

Physiology: the venous macrocirculation

[1] Browse NL, Burnand KG, Lea Thomas M. Physiology and functional anatomy. In: Browse NL, Burnand KG, Lea Thomas M, eds. *Diseases of the Veins. Pathology, Diagnosis and Treatment*. London: Edward Arnold, 1988;53-69.

[2] Summer DS, Zierler RE. Vascular physiology: Essential hemodynamic principles. In: Rutherford RB, ed. *Vascular Surgery*. Philadelphia: Elsevier Saunders, 2005.

Venous thrombosis

Deep-vein thrombosis

[1] Kucher N. Clinical practice. Deep vein thrombosis of the upper extremities. *N Engl J Med* 2011;364:861-6.

[2] Goldhaber SZ, Bournameaux H. Pulmonary embolism and deep vein thrombosis. *Lancet* 2012;379:1835-46.

[3] Silverstein MD, Heit JA, Mohr DN, Petterson TM, O'Fallon WM, Melton LJ 3rd. Trends in the incidence of deep vein thrombosis and pulmonary embolism: a 25-year population-based study. *A rch Intern Med* 1998;158(6):585-93.

[4] Pierre-Paul D, Mureebe L, Gahtan V, Kerstein MD. Role of race and sex in diagnosis and one-year follow up of deep venous thrombosis. *Surg Technol Int* 2004;13:215-18.

[5] White RH. The epidemiology of venous thromboembolism. *Circulation* 2003;107(23 Suppl. 1):14-18.

[6] Kahn SR, Shrier I, Julian JA, *et al*. Determinants and time course of the post thrombotic syndrome after acute deep vein thrombosis. *Ann Intern Med* 2008;149:698-707.

[7] NICE (National Institute for Health and Care Excellence). Venous thromboembolic diseases, NICE Clinical Guideline (June 2012) http://www.nice.org.uk/guidance/cg144 (last accessed April 2015).

[8] Michiels JJ, Gadisseur A, van der Planken M, *et al*. A critical appraisal of noninvasive diagnosis and exclusion of deep vein thrombosis and pulmonary embolism in outpatients with suspected deep vein thrombosis or pulmonary embolism: how many tests do we need? *Int Angiol* 2005;24:27-39.

[9] NICE (National Institute for Health and Care Excellence). Venous thromboembolism -reducing the risk, NICE clinical guidelines (2010) https://www.nice.org.uk/guidance/cg92 (last accessed April 2015).

[10] NICE (National Institute for Health and Care Excellence). Rivaroxaban for the treatment of deep vein thrombosis and prevention of recurrent deep vein thrombosis and pulmonary embolism, NICE Clinical Guideline (May 2012) https://www.nice.org.uk/guidance/ta261 (last accessed April 2015).

Superficial venous thrombosis

[1] Tagalakis V, Kahn SR, Libman M, Blostein M. The epidemiology of peripheral vein infusion thrombophlebitis: a critical review. *A m J Med* 2002;113(2):146-51.

[2] Marchiori A, Mosena L, Prandoni P. Superficial vein thrombosis: risk factors, diagnosis, and treatment. *Semin Thromb Hemost* 2006;32:737-43.

[3] Di Nisio M, Wichers IM, Middelkoop S. Treatment for superficial thrombophlebitis of the leg. *Cochrane Database Syst Rev* 2007;18:CD004982.

[4] Leon L, Giannoukas AD, Dodd D, *et al*. Clinical significance of superficial vein thrombosis. *Eur J Vasc Endovasc Surg* 2005;29:10-17.

[5] Decousus H, Epinat M, Guillot K, *et al*. Superficial venous thrombosis: risk factors, diagnosis, and treatment. *Curr Opin Pulm Med* 2003;9:393-7.

[6] Quéré I, Leizorovicz A, Galanaud JP, *et al*. Superficial venous thrombosis and compression ultrasound imaging. *J Vasc Surg* 2012;56(4):1032-8.

Thrombophlebitis migrans

[1] Lieberman JS, Borrero J, Urdanetta E, *et al*. Thromboembolism associated with neoplasm: review of 77 cases. *Circulation* 1960;22:780.

[2] Fazeli B, Modaghegh H, Ravrai H, Kazemzadeh G. Thrombophlebitis migrans as a footprint of Buerger's disease: a prospective-descriptive study in north-east of Iran. *Clin Rheumatol* 2008;27:55-7.

[3] Sack C, Levin J, Bell WR. Trousseau's syndrome and other manifestations of chronic disseminated coagulopathy in patients with neoplasms: clinical, pathophysiologic and therapeutic features. *M edicine* 1977;56:1-37.

[4] Samlaska CP, Jones WD, Simel DL. Superficial migratory thrombophlebitis and factor XII deficiency. *J Am Acad Dermatol* 1990;22:939-43.

Mondor disease

[1] Mondor H. Tronculite sous-cutanee subaigue de la paroi thoracique anterolaterale. *M em Acad Chir* 1939;65:1271-8.

[2] Laroche JP, Glanaud D, Labau D, *et al*. Abstracts and Proceedings of the 22nd International Congress on Thrombosis. Nive, France 6-9 October 2012. Mondor's Disease: What's new since 1939? *Thromb Res* 2012;130(S1):S56-9.

[3] Alvarez-Garrido H, Garrido-Rios A, Sanz-Muñz C, *et al*. Mondor's disease. *Clin Exp Dermatol* 2009;4:753-6.

[4] Salemis NS, Merkouris S, Kimpouri K. Mondor's diease of the

第9部分

breast. A retrospective review. *Breast Dis* 2011;33:103-7.
[5] Bejanga BI. Mondor's disease, analysis of 30 cases. *J R Coll Surg Edinb* 1992;37:322-4.
[6] Salmon RJ, Hamelin JP. Mondor's disease-proposed new pathosociological explanation and treatment. *Oncologie* 2004;6:477-80.

Varicose veins

[1] Royle J, Somjen GM. Varicose veins: Hippocrates to Jerry Moore. *A NZ J Surg* 2007;77(12):1120-7.
[2] NICE(National Institute for Health and Care Excellence). Varicose veins in the legs (CG168), Nice guidelines (July 2013) https://www.nice.org.uk/guidance/cg168 (last accessed April 2015).
[3] Oklu R, Habito R, Mayr M, *et al*. Pathogenesis of varicose veins. *J Vasc Int Radiol* 2012;23(1):33-9.
[4] Rabe E, Pannier-Fischer F, Bromen K, *et al*. Bonner Venenstudie der Deutschen Gesellschaft für Phlebologie-epidemiologische Untersuchung zur Frage der Häufigkeit und Ausspräung von chronischen Venenkrankheiten in der städutischen und ländlichen Wohnbevölkerung. *Phlebologie* 2003;32:1-14.
[5] Eklof B, Rutherford RB, Bergan JJ, *et al*. Revision of the CEAP classification for chronic venous disorders: consensus statement. *J Vas Surg* 2004;40(6):1248-52.
[6] Pannier F, Rabe E. The relevance of the natural history of varicose veins and refunded care. *Phlebology* 2012;27(Suppl. 1):23-6.

Chronic venous insufficiency

[1] Mellor RH, Brice G, Stanton AW, *et al*. Mutations in *FOXC2* are strongly associated with primary valve failure in veins of the lower limb. *Circulation* 2007;115:1912-20.
[2] Kahn SR, Shrier I, Julian JA, *et al*. Determinants and time course of the post thrombotic syndrome after acute deep vein thrombosis. *Ann Intern Med* 2008;149:698-707.
[4] Ruckley CV, Evans CJ, Allan PL, Lee AJ, Fowkes FG. Chronic venous insufficiency: clinical and duplex correlations. The Edinburgh vein study of venous disorders in the general population. *J Vasc Surg* 2002;36:520-5.
[5] Fowkes FG, Evans CJ, Lee AJ. Prevalence and risk factors for chronic venous insufficiency. *Angiology* 2001;52:S5-S15.
[8] Bergan JJ, Schmid-Schönbein GW, *et al*. Chronic venous disease. *N Engl J Med* 2006;355(5):488.
[9] Pannier F, Rabe E. The relevance of the natural history of varicose veins and refunded care. *Phlebology* 2012;27(Suppl. 1):23-6.
[11] Bays RA, Healy DA, Atnip RG, Neumyer M, Thiele BL. Validation of air plethysmography, photoplethysmography, and duplex ultrasonography in the evaluation of severe venous stasis. *J Vasc Surg* 1994;20:721-7.
[13] Erickson CA, Lanza DJ, Karp DL, *et al*. Healing of venous ulcers in an ambulatory care program: the roles of chronic venous insufficiency and patient compliance. *J Vasc Surg* 1995;22:629-36.
[14] Cullum N, Nelson EA, Fletcher AW, Sheldon TA. Compression bandages and stockings for venous leg ulcers. *Cochrane Database Syst Rev* 2000;2:CD000265.
[15] NICE(National Institute for Health and Care Excellence). Varicose veins in the legs (CG168), Nice guidelines (July 2013) https://www.nice.org.uk/guidance/cg168 (last accessed April 2015).

第 104 章

动静脉疾病引起的溃疡

Jürg Hafner

Department of Dermatology, University Hospital of Zurich, Zurich, Switzerland

概述

下肢/足溃疡是一种严重的疾病，无论从身体上还是心理上，其对患者及其亲友的影响都被低估。慢性创面造成的保健成本相当大，在西方国家估计约占医疗总开支的 1%，计入间接成本时甚至更多(占 2%～3%)。疼痛极为多见，影响睡眠和生活质量。

尽管如此，出人意料的是，许多患有下肢/足溃疡的患者从未接受足够的临床、血管和实验室检查，也无基于有效诊断评估的合理治疗理念。绝大多数慢性创面患者可进行有效的治疗并且治愈，而姑息措施会对难治性病变患者有帮助。然而，这需要标准化检查和治疗计划。

下肢溃疡主要有四大类：下肢静脉性溃疡(venous leg ulcers, VLU)、混合性下肢溃疡(mixed venous and arterial leg ulcers, MLU)、下肢动脉性溃疡(arterial leg ulcers, ALU)和下肢高血压缺血性溃疡(hypertensive ischemic leg ulcers, HYTILU)(图 104.1)[1,2]。这些类别占下肢/足溃疡根本原因的 80%。

CEAP 分级法用于评估静脉的病理学、病理生理学和包括静脉性溃疡在内的慢性静脉功能不全。CEAP 分级基本原理包括基于客观体征的临床分级(clinical class, C)、病因(aetiology, E)、浅静脉、深静脉和交通静脉反流与阻塞的解剖分布情况(anatomical, A)，以及不管是由反流还是阻塞所致的基础病理生理学(pathophysiology, P)。

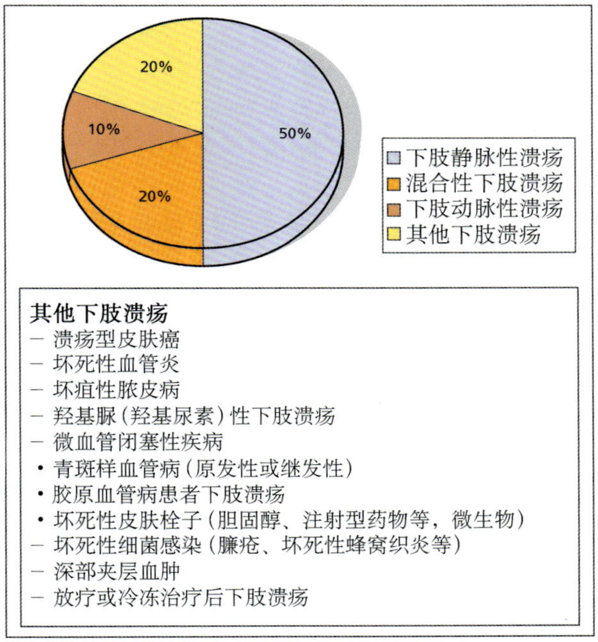

图 104.1　下肢溃疡的病因

下肢静脉性溃疡

定义和术语

下肢静脉性溃疡是因长期外周静脉高压所致的足靴区慢性皮肤溃疡。其属于慢性静脉功能不全(chronic venous insufficiency, CVI)的最高级。

同义名
- 瘀积性溃疡
- 静脉性溃疡
- 足靴区溃疡

概述

下肢静脉性溃疡是慢性静脉功能不全的最极端表现。CVI 是由静脉反流和(或)阻塞或下肢神经肌肉骨骼功能障碍造成的长期外周静脉高压所致。静脉病理涉及深静脉系统和(或)浅静脉系统，以及交通静脉。静脉疾病 CEAP 分级系统的“C”分级描述的是，从踝关节水肿(C3)和瘀积性湿疹等皮肤形态可逆性变化(C4a)，形态经过部分可逆性改变，如脂肪皮肤硬化症(C4b)和白色萎缩(C4b)，向 VLU 活动期(C6)或愈合期(C5)隐匿发生慢性静脉功能不全的过程[1]。

流行病学

发病率与患病率

下肢溃疡的终身发病率约为 1%，时点患病率为 0.1%。由于约半数的下肢溃疡为 VLU，故 VLU 的终身发病率可以按 0.5%计算，时点患病率按 0.05%计算。80 岁以上人群的下肢溃疡发病率高达 4%。

年龄

下肢静脉性溃疡主要影响 65 岁以上人群。尽管 VLU 可见于青年人群，但每隔 10 岁发病率就会有所增长。

性别

下肢静脉性溃疡发病的男女比例均等。由于女性患者的寿命更长，故她们占据创面治疗中心的人数比例比较多。

种族

下肢静脉性溃疡可见于任何国家及人群。然而，西方各国已对发病率与患病率进行了专门的研究。因为 VLU 好发于站立职业人群和肥胖人群，所以西方的生活方式容易患上 VLU。

相关疾病

框图 104.1 列出了相关疾病。

框图 104.1　与下肢静脉性溃疡相关的疾病。
- 静脉血栓栓塞
- 血栓性浅静脉炎
- 静脉曲张
- 慢性静脉功能不全
- 瘀积性皮炎
- 脂肪皮肤硬化症
- 肢端血管性皮炎
- 肥胖症
- 踝关节强直
- 类风湿关节炎
- 影响小腿静脉泵射血的神经肌肉疾病

病理生理学[1]

慢性静脉功能不全(CVI)和 VLU 是由外周静脉高压或长期非卧床静脉高压所致的，其只见于人类。重力、直立行走、腿部运动过程中静脉射血功能失调或因阻塞(如慢性闭塞、肥胖、妊娠)导致静脉回流功能失调是发生 CVI 和 VLU 的先决条件。静脉反流既可发生在深静脉系统——深静脉血栓形成后原发性或继发性发生，也可发生在浅静脉系统[大隐静脉和(或)小隐静脉]。交通静脉功能不全甚少孤立地发生，造成 CVI 与 VLU 的情况比先前预想得要少。先天性瓣膜发育不全是一种在年轻时引起严重 CVI 与 VLU 的罕见病。各种神经肌肉疾病和(或)踝膝关节功能障碍都能够引起 CVI 与 VLU。肥胖可增大腹内压，引起静脉回流障碍。May-Thurner 综合征是指在右髂总动脉跨越左髂总静脉的部位形成静脉腔内间隔。不论是否伴随髂静脉血栓形成，其很容易引起左腿 CVI 与 VLU。

静脉高压诱导 CVI 早期发生可逆性变化，如瘀积性皮炎和早期脂肪皮肤硬化症(CEAP 分级中的 C4a 级)。后期阶段的变化是不可逆的，如重度脂肪皮肤硬化症(下肢呈倒立的香槟酒瓶状)和白色萎缩(C4b 级)。慢性和复发性富蛋白型水肿，以及无菌性炎症可引起纤维化和组织缺氧。VLU 是 CVI 的最高级表现，在真皮和表皮缺氧或微小创伤刺激预损伤足靴区后能自发出现[1]。

发病诱因

发病诱因包括家族史、肥胖、站立职业、静脉血栓栓塞、静脉曲张、踝关节强直，以及影响小腿静脉泵射血的神经肌肉疾病。

病理学

可见硬化性脂膜炎，伴非特异性皮肤溃疡。表皮棘层肥厚，真皮增厚、纤维化，乳头下静脉伸长、管壁增厚(因血管纡曲横断面增多呈假性增大)(图 104.2)。有含铁血黄素沉积。真皮慢性炎症和纤维化延至皮下组织。筋膜增厚并且纤维化；腿肌可见脂肪变性。溃疡本身是非特异性的，显露纤维蛋白层和(或)生物膜层、肉芽组织及混合炎症细胞浸润。

临床特征

病史

通常有 CVI 与 VLU 家族史，以及静脉血栓栓塞

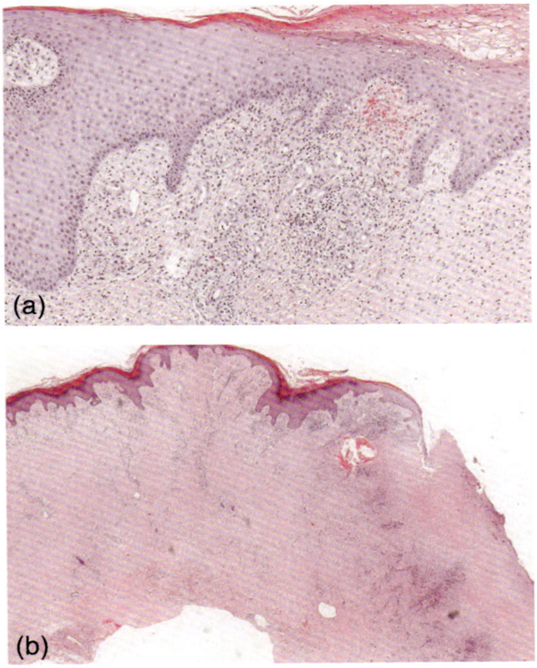

图 104.2 下肢静脉性溃疡组织结构

(a)真皮和皮下组织纤维化，乳头下血管丛水平的血管（微静脉）明显增多。多个横断面经乳头下微静脉纡曲造成血管明显增多。长期静脉高压造成血管壁增厚。(b)广泛纤维化延伸到皮下组织。

和（或）静脉曲张个人史。其他共同特征有肥胖、站立职业、神经肌肉疾病和关节疾病。

临床表现[1]

慢性皮肤溃疡多见于足靴区，归因于 CVI 的营养性皮肤改变（瘀积性皮炎、脂肪皮肤硬化症、色素沉着、硬结、下肢呈倒立的香槟酒瓶状）。VLU 位于外踝后区并不多见（与深静脉和小隐静脉倒流有关）。

临床亚型

在广泛情况下，这些溃疡可能呈半圆状或环状。深静脉系统功能不全和小隐静脉功能不全的患者可能会在足背外侧和趾背发生 CVI[1-3]。

鉴别诊断

其中包括 MLU、ALU、HYTILU、下肢血管性溃疡（尤其是慢性丙型肝炎伴冷球蛋白血症患者），以及男性 Klinefelter 综合征。

严重程度分级

CEAP 系统将活动期的 VLU 分级为 C6，已愈合的 VLU 分级为 C5。也可以采用静脉临床严重程度评分（venous clinical severity score system，VCSS）系统。

并发症与共病

包括慢性疼痛、生活质量下降、局部创面感染、全身感染与脓毒症、蝇蛆（蝇幼虫）感染、继发性鳞状细胞癌，以及继发性淋巴水肿［溃疡周围淋巴水肿和（或）足趾淋巴水肿］。

病程与预后

下肢静脉性溃疡属于慢性复发性疾病，患者需接受准确的诊断评估以作为基础治疗和二级预防的依据。

检查

推荐检查总结如下。

1. 血管检查

- 外周动脉疾病评估：评估踝部收缩压和计算踝肱指数（ankle brachial pressure index，ABPI）。
- 静脉病理学评估：浅静脉反流可用简单的连续波多普勒超声（若操作者具备足够经验）检测。深静脉反流/阻塞和（或）血栓形成后表现只能用双功能超声检查。静脉造影可提供良好的形态学信息。

2. 创面记录[3]：每次就诊应记录创面大小及形态学质量。电子摄影记录系统及其软件可用光度测量法测量创面表面积，从而使愈合过程客观化。

3. 微生物学检查：如有严重定植、细菌性蜂窝织炎和（或）脓毒症的临床表现，必须对创面进行微生物学分析。创面底部（除去纤维蛋白层和生物膜后）的拭子取材或小型组织活检（如果可行）得到的微生物学结果比坏死物质的表面拭子更具代表性。

4. 创面组织学检查：如果疑有血管炎、坏疽性脓皮病、下肢高血压缺血性溃疡、溃疡性恶性皮肤肿瘤或者任何难治性慢性下肢溃疡治疗 3 个月后无愈合趋势，则应进行活检。取深窄（宽 3～4cm）椭圆形活检组织，通常长 3～5cm，含创面边缘和溃疡底部，并送常规组织学检查（HE 染色）、直接免疫荧光法，以及冷冻保存以便进一步检查。HE 染色的椭圆形活检体应保持完整，纵向切片，以获得从活体皮肤到溃疡处、自表皮延伸至深层皮下组织的组织剖面。

5. 营养不良评估：在绝大部分病例中，总蛋白、清蛋白和淋巴细胞计数足以表明营养不良。更昂贵的维生素和（或）锌含量测定应仅限于特定问题。

6. 疼痛评估：应定期（例如 4 周）进行疼痛评估，采用重现性好的方法，如视觉模拟评分法（visual analogue scale，VAS）。

7. 生活质量评估：建议采用标准生活质量问卷（如 SF36）[4]。

治疗

用绷带或弹力袜加压治疗是治疗 VLU 的主要手段（图 104.3）[5,6]。可用手动或机械淋巴引流（间歇性充气加压）作为辅助手段[7]。根据 TIME 的概念，创面床准备要考虑组织治疗、感染/炎症、水分平衡和创缘进展情况。虽然合成敷料形形色色，但都没有明显优势。必须根据创面愈合阶段和 TIME 原则选择敷料[8,9]。约半数的 VLU 患者有浅静脉反流，可用各种方法（高位结扎剥离、腔内热消融、泡沫硬化疗法）消除[10]，而以深静脉反流为主的患者很少从浅静脉手术中受益或没有效果[11]。表浅负压疗法（真空）可显著加强组织大量缺损的重复感染性慢性下肢溃疡的愈合[12]。难治性 VLU 可以皮肤替代物或刃厚皮片切向纤维切除术（VLU 刮除术）治疗（图 104.4）。VLU 复发很常见（12 个月复发率为 30%）[7,13]。连续的加压治疗和消除浅静脉反流是预防 VLU 的关键[5,7,11]。

治疗流程如图 104.5 所示。

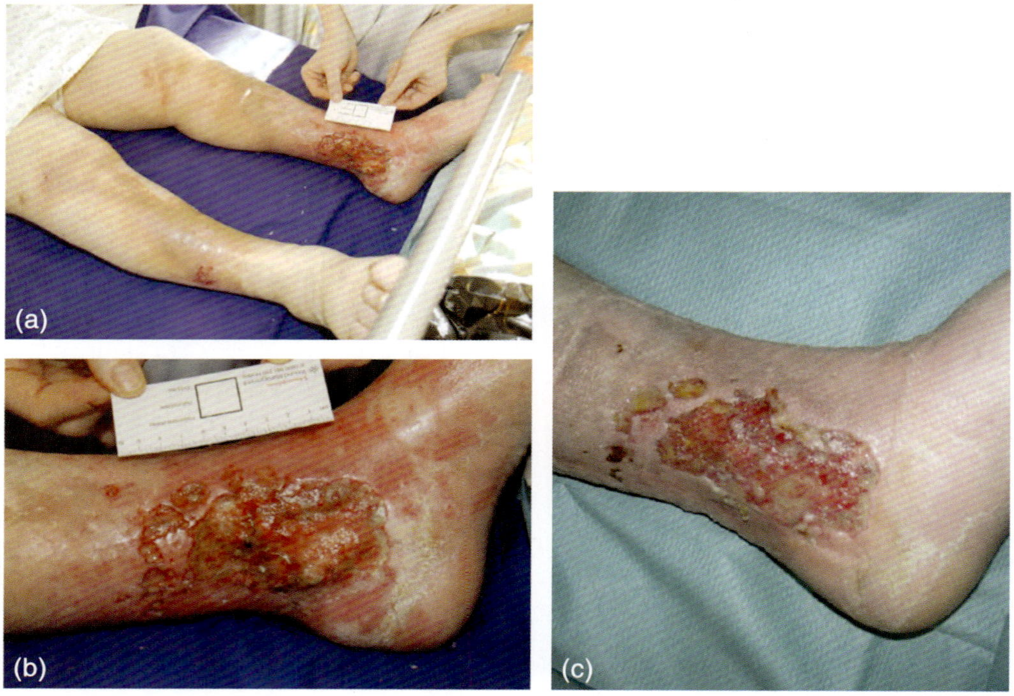

图 104.3　下肢静脉性溃疡

（a）患者，77 岁，复发性静脉血栓栓塞后慢性静脉功能不全。水肿和非感染性红斑未受控制，血管评估显示深静脉全反流和大隐静脉反流。有外周动脉疾病。（b）溃疡近摄图。（c）同一患者多层加压包扎治疗 1d 后。水肿和红斑已改善，早期再上皮化。

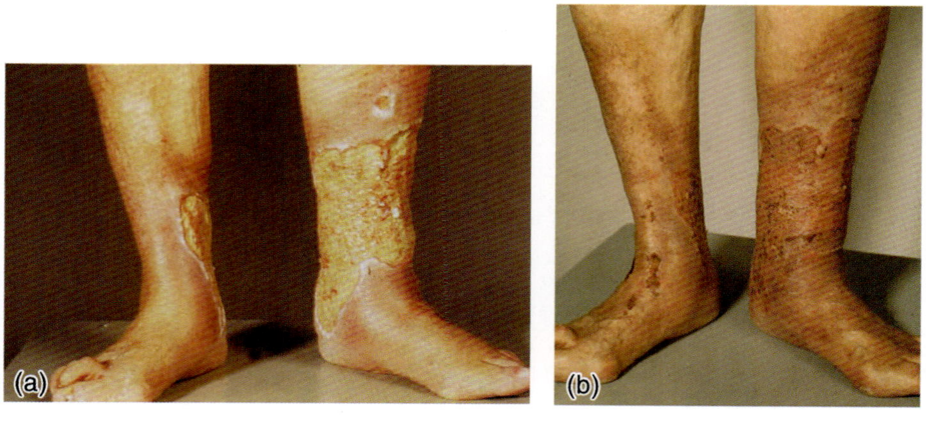

图 104.4　血栓后综合征

（a）患者，80 岁，静脉血栓栓塞复发。右腿内踝处（典型部位）显示巨大的慢性下肢静脉性溃疡（VLU）。左腿长期存在（约 30 年）环状 VLU。（b）同一患者刮除术＋刃厚皮片移植术后。

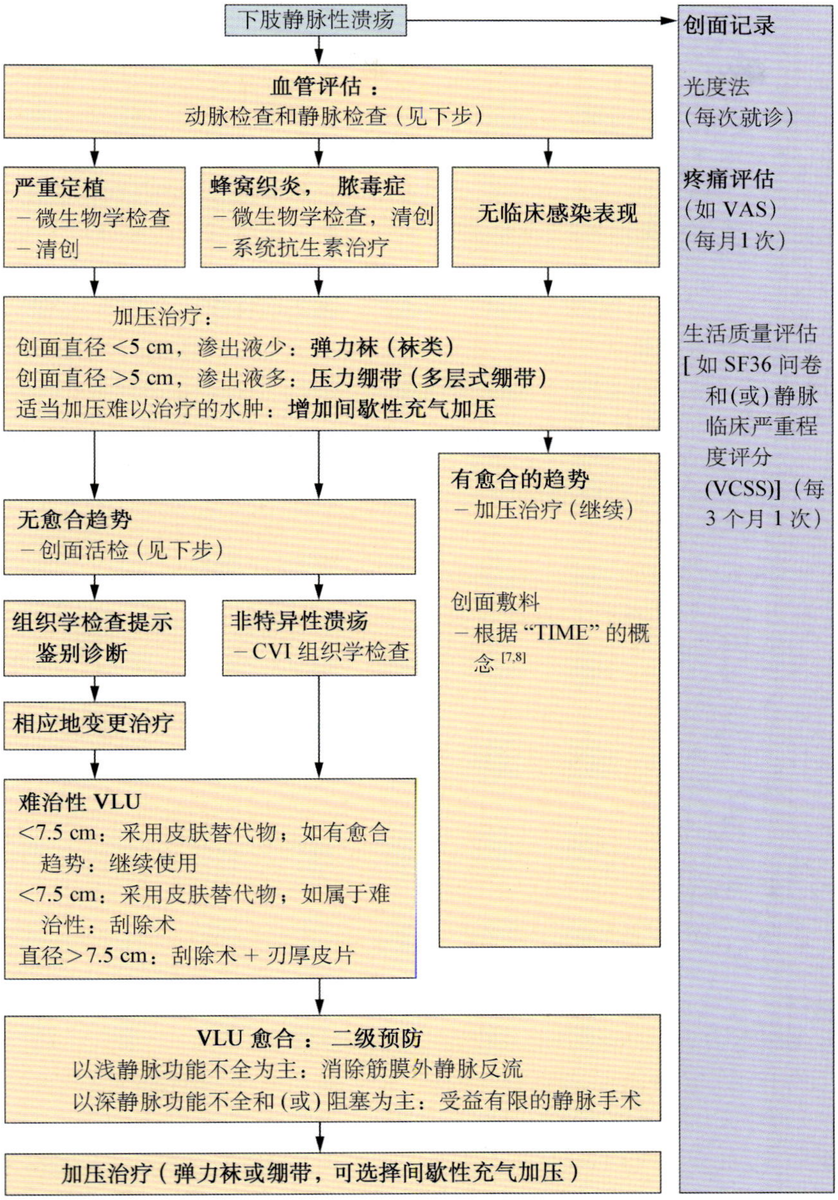

图 104.5 下肢静脉性溃疡的治疗流程

CVI，慢性静脉功能不全；VAS，视觉模拟评分法。

Resources

Further information

Deutsche Gesellschaft für Phlebologie. Diagnostik und Therapie des Ulcus cruris venosum. AWMF-Leitlinien-Register Nr. 037/009 Entwicklungsstufe 3. https://www.phlebology.de/leitlinien-der-dgp-mainmenu/171-diagnostik-und-therapiedes-ulcus-cruris-venosum (last accessed June 2015).

Neumann HAM, Jünger M, Munte K, et al. S3-Guideline for Diagnostics and Treatment of Venous Leg Ulcers. Developed by the Guideline Subcommittee of the European Dermatology Forum. http://www.euroderm.org/index.php/edf-guidelines (last accessed May 2015).

Maessen-Visch MB, de Roos KP. Dutch venous ulcer guideline update. Phlebology 2014;19(Suppl. 1):153-6.

O'Donnell TF, Passmann MA, Marston WA, et al. Management of venous leg ulcers: clinical practice guidelines of the Society for Vascular Surgery® and the American Venous Forum. J Vasc Surg 2014;60(Suppl. 2), S3-59.

混合性下肢溃疡

定义和术语

混合性下肢溃疡是指外周动脉病变(peripheral arterial disease,PAD)患肢出现 VLUS[1]。这种溃疡比 VLUS 更难愈合[2]。其无法单纯通过临床表现与 VLUS 区分开。只有进行血管评估后才能进行诊断。MLUS 双踝(内侧和外侧)溃疡比 VLUS 更为多见。CVI 的临床分级遵循 CEAP 分级法,并且 PAD 按照 Fontaine 分级法进行分级。大部分 MLU 患者的 PAD 为 Fontaine 2 级,并且不符合慢性严重肢体缺血的标准。

> **同义名**
> - 动静脉混合性下肢溃疡

概述

混合性下肢溃疡是指 PAD 患肢出现 VLUS。约 20%的下肢溃疡为 MLUS。这种溃疡比 VLUS 更难愈合,由于临床上与 VLUS 完全相同,其只有进行血管评估后才能进行诊断。这强调了所有下肢溃疡患者进行血管评估(动、静脉检查)的必要性。由于晚期 PAD 的 MLU 患者对加压治疗耐受不佳,故治疗主要针对改善动脉流入,大部分采用球囊导管血管成形术[经皮腔内血管成形术(percutaneous transluminal angioplasty,PTA)],从而将 MLU 转变为 VLU。一旦恢复动脉流入,治疗就能够再次遵循 VLU 的流程(见图 104.5)[1,3-5]。

流行病学

发病率与患病率

下肢溃疡的终身发病率约为 1%,时点患病率为 0.1%。由于约 20%的下肢溃疡为 MLUS,故 MLUS 的终身发病率可以按 0.2%计算,时点患病率按 0.02%计算。80 岁以上人群的下肢溃疡发病率高达 4%。

年龄

PAD 主要影响 50 岁及以上人群,年轻时出现混合性下肢溃疡属于例外。MLUS 多见于 65 岁以上的人群。

性别

混合性下肢溃疡发病的男女比例均等。由于女性患者的寿命更长,故她们占据创面治疗中心的人数比例比较多。

种族

这些溃疡可见于任何国家及人群。然而,西方各国已对发病率与患病率进行了专门的研究。西方的生活方式增加了 CVI 和 PAD 的风险。

相关疾病

框图 104.2 列出了许多相关疾病。

> **框图 104.2 与混合性下肢溃疡相关的疾病**
> - 静脉血栓栓塞
> - 血栓性浅静脉炎
> - 静脉曲张
> - 慢性静脉功能不全
> - 瘀积性皮炎
> - 脂肪皮肤硬化症
> - 肢端血管性皮炎
> - 肥胖症
> - 吸烟
> - 糖尿病
> - 高脂血症
> - 高血压
> - 冠心病
> - 脑卒中

病理生理学

病理生理学结合 VLU 与 PAD 的病理生理学。

发病诱因

发病诱因包括家族史、肥胖、站立职业、静脉血栓栓塞、静脉曲张、吸烟、糖尿病、高脂血症、高血压、冠心病和脑卒中。

病理学

与 VLU 的病理学完全相同。

临床特征

病史

通常有 CVI 与 VLU 家族史,以及静脉血栓栓塞和(或)静脉曲张个人史。其他共同特征有肥胖、站立职业、神经肌肉疾病和关节疾病。还有心血管危险因素,如冠心病、脑卒中和外周动脉疾病。

临床表现

尽管 MLUS 好发于双侧踝部(同侧患肢内、外侧皮肤溃疡),但混合性下肢溃疡在临床上无法与 VLUS 区分(图 104.6)。

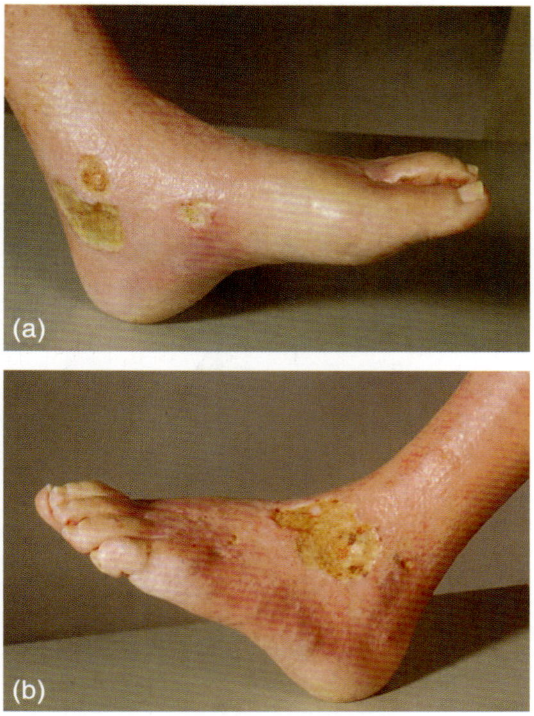

图 104.6 混合性下肢溃疡

(a)患者，80 岁，慢性静脉功能不全伴脂肪皮肤硬化症和内踝区慢性下肢溃疡。血管评估显示股浅静脉、腘静脉和胫后静脉功能不全，以及外周动脉疾病（踝压 104 mmHg，ABPI 0.7）。（b）同一患者外踝区慢性下肢溃疡。

临床亚型

在广泛情况下，这些溃疡可能呈半圆状或环状，此类病例足背可发生 CVI。

鉴别诊断

其中包括 VLU、ALU、HYTILU、下肢血管性溃疡（尤其是慢性丙型肝炎伴冷球蛋白血症患者），以及男性 Klinefelter 综合征。

严重程度分级

CEAP 系统将活动期的 VLU 分级为 C6，已愈合的 VLU 分级为 C5。也可以采用外周动脉疾病的 Fontaine 分级法（参见本章有关下肢静脉性溃疡的内容）。

并发症与共病

其中包括慢性疼痛、生活质量下降、局部创面感染、全身感染与脓毒症、蝇蛆（蝇幼虫）感染、继发性鳞状细胞癌、继发性淋巴水肿[溃疡周围淋巴水肿和（或）足趾淋巴水肿]，以及需要行大手术或截肢的广泛性组织坏死。

病程与预后

混合性下肢溃疡复发风险较高（12 个月复发率为 50%）。连续加压治疗、快速血管检查和 PAD 再治疗是降低 MLU 复发率的关键。间歇性充气加压（intermittent pneumatic compression，IPC）可有效治疗 CVI 和 PAD。因此，IPC 对 MLU 患者尤为有效。

检查

推荐检查与 VLU 的推荐检查对应（参见本章前面的相关内容）。

治疗

治疗流程如图 104.7 所示。

下肢动脉性溃疡

定义和术语

下肢动脉性溃疡是指主要因晚期 PAD 导致皮肤缺血所引起的慢性皮肤溃疡。

> **同义名**
> • 下肢缺血性溃疡
> • 外周动脉疾病性下肢溃疡

概述

下肢动脉性溃疡起自晚期 PAD 的局部皮肤缺血。其可以自然发生或经轻微外伤后在有溃疡风险的皮肤缺血区上发生。其最初表现为黑色焦痂或不良的肉芽状皮肤溃疡，创缘坏死，呈黑色。轮廓清晰，而且创缘一般较为陡峭[1,2]。周围皮肤无 CVI 表现，外观无改变且正常。约半数 HYTILU 患者的同侧患肢有 PAD（参见本章下一节）。区别 ALU 与 HYTILU 伴同侧患肢 PAD 可基于皮肤创面活检。

测量踝部收缩压（ankle pressure，AP）和计算踝肱指数（ankle brachial pressure index，ABPI），AP 值一般为 70～100 mmHg，对应的 ABPI 为 0.4～0.7，取决于手臂的收缩压[1,2]。甚少符合严重肢体缺血的标准：踝部收缩压低于 50 mmHg（或有营养性皮损时低于 70 mmHg），脚趾收缩压低于 30 mmHg（或有营养性皮损时低于 50 mmHg），经皮氧分压（$tcPO_2$）低于 30 mmHg[1-5]。

流行病学

发病率与患病率

下肢溃疡的终身发病率约为 1%，时点患病率为 0.1%。由于 ALU 和 HYTILU 共占所有下肢溃疡的约 10%，故 HYTILU 和 ALU 的终身发病率可以按 0.1% 计算，时点患病率按 0.01% 计算。

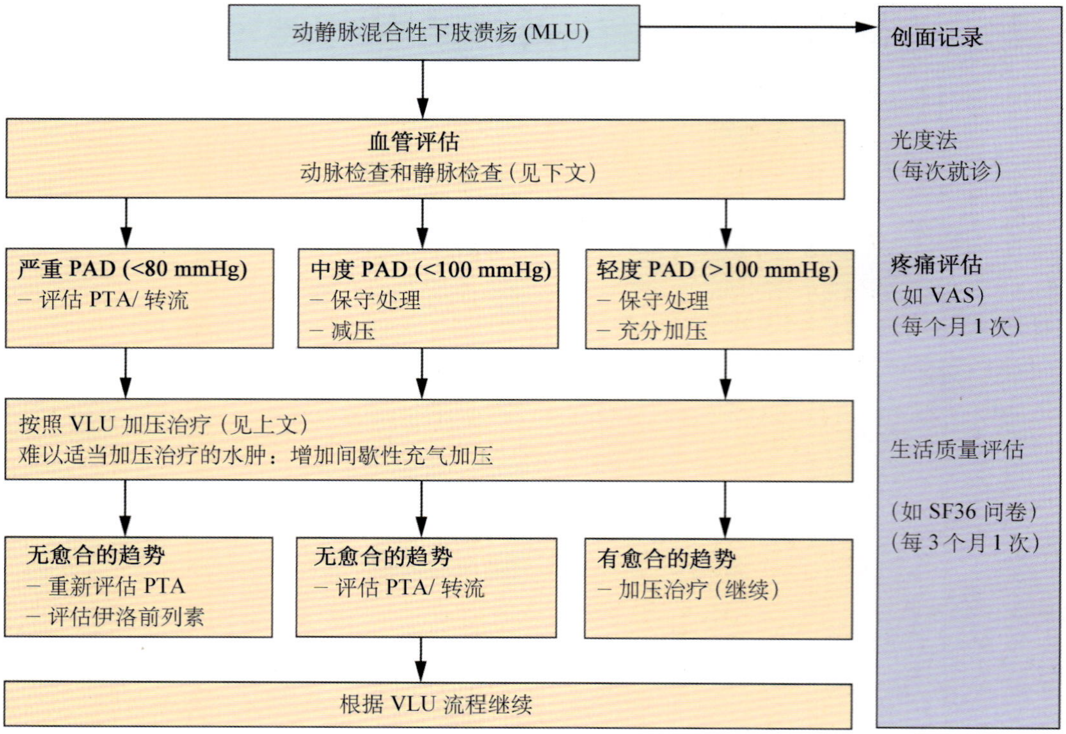

图 104.7 混合性下肢溃疡的治疗流程

PAD，外周动脉疾病；PTA，经皮腔内血管成形术；VAS，视觉模拟评分法。

年龄

下肢动脉性溃疡一般影响老年人，即 60 岁及以上人群。由于 PAD 主要发生在 50 岁以上人群中，因此 ALU 在青年期极为罕见。

性别

下肢动脉性溃疡发病的男女比例均等。由于女性患者的寿命更长，故她们占据创面治疗中心的人数比例比较多。

种族

这些溃疡可见于任何国家及人群。然而，西方各国已对发病率与患病率进行了专门的研究。西方的生活方式增加了 ALU 的风险。

相关疾病

其中包括肥胖、吸烟、糖尿病、高脂血症、高血压、冠心病和脑卒中。

病理生理学

外周动脉疾病引起组织缺血。血管区域的概念描述了三条小腿动脉各自向下肢边界清晰段供应动脉血的方式[6]。若动脉粥样硬化样的小腿动脉的一条或多条分支受阻，可能会直接且不可逆地闭塞边界清晰区的皮肤循环。病变皮肤发绀、坏死，这是一个伴随严重缺血性疼痛的过程。外侧和胫前皮肤循环是否比小腿内侧和背侧更不丰富仍有待证明，这样可以解释这些部位好发的原因。

发病诱因

发病诱因包括吸烟、糖尿病、高脂血症、高血压、冠心病和脑卒中。

病理学

ALU 的组织学呈非特异性。表现为组织坏死，如有严重定植，则表现为密集炎症细胞浸润，伴多形核白细胞。

临床特征

病史

有心血管危险因素史，通常还有其他血管区动脉粥样硬化症状(冠心病、脑卒中和肾动脉狭窄)史。

临床表现

下肢动脉性溃疡是随着皮肤坏死疼痛区(焦痂)而自发性出现的(图 104.8)。通常 ALU 发生在外观正常的皮肤内。创面疼痛程度分为强烈、非常强烈或剧烈。溃疡表面积往往进行性增大。临床上，皮肤坏死区边界清晰，覆以焦痂或残余坏死创缘。通常溃疡边缘陡峭，创面底部呈白色或黑色，无肉芽组织。较小的 ALU 呈圆形，外观呈穿孔状。较大的 ALU 呈多环状或有固定形状。

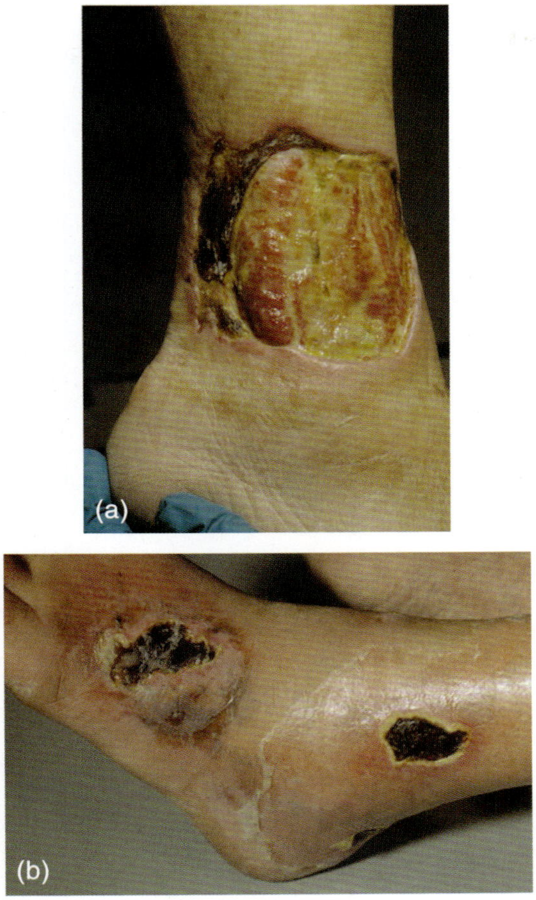

图 104.8　下肢动脉性溃疡

(a)患者,80 岁,右踝外侧区自发性、急进性、疼痛性皮肤溃疡。血管评估显示外周动脉疾病晚期(踝压 72 mmHg,ABPI 0.5)。(b)糖尿病患者,51 岁,左踝外侧和足背焦痂。血管评估显示严重下肢缺血(踝压 64 mmHg,ABPI 0.4,$tcPO_2$ 21 mmHg)。

临床亚型

足背动脉性溃疡发生在极晚期 PAD,患肢一般符合 CLI 标准。ALU 可发生在内侧或背侧,但这种情况并不多见。

鉴别诊断

其中包括 HYTILU(在某些情况下难以区分 ALU 与 HYTILU)、坏死性血管炎、皮肤栓塞性坏死、坏疽性脓皮病、坏死性皮肤感染,以及深部夹层血肿。

严重程度分级

外周血管疾病能够引起间歇性跛行(Fontaine 2 级)、静息痛(Fontaine 3 级),以及足趾和(或)前足坏死(坏疽)(Fontaine 4 级)。3、4 级 PAD 通常符合慢性 CLI 的标准,可由踝部收缩压(<50 mmHg)、脚趾收缩压(<30 mmHg),以及经皮氧分压($tcPO_2$)(<30 mmHg)定义。虽然 ALU 并不太符合 Fontaine 分级,但即使不因运动障碍表现间歇性跛行,约 90%的病例都会对应 Fontaine 2 级。

并发症与共病

包括慢性疼痛、生活质量下降、局部创面感染、全身感染与脓毒症、蝇蛆(蝇幼虫)感染,以及需要行大手术或截肢的广泛性组织坏死。

病程与预后

如果 PAD 行 PTA(球囊导管血管成形术)可行,则预后良好。成功治疗 PAD 几乎可以立即减轻疼痛。然而,行血供重建术后并非所有的 ALU 都能自愈。大多数人受益于早期植皮,从而加快创面愈合并终止创面疼痛。ALU 复发是例外事件(与 VLU 和 MLU 不同)。在不适合行血供重建术的患者中,伊洛前列素灌注能够增添一些好处,而且 IPC 有助于改善 PAD 的微循环。应进行清创,禁用封闭性创面敷料。可能需要多个抗生素治疗疗程才能治疗严重定植,减少创面周围水肿,提高愈合概率。即使在次优的局部条件(如少量肉芽组织)下也应该试用刃厚皮片。

检查

推荐检查与 VLU 的推荐检查对应(参见本章前面部分)。

治疗

在绝大部分病例中,经皮腔内血管成形术(球囊血管成形术)可重建足够的动脉血流。因此,尽管创面不一定开始愈合,但创面疼痛也大有改善。大部分患者仍需要皮肤替代物或自体刃厚皮片才能加快创面愈合。ALU 复发是例外事件[2]。

治疗流程如图 104.9 所示。

下肢高血压缺血性溃疡

定义和术语

下肢高血压缺血性溃疡是因为高血压患者出现皮下缺血性小动脉硬化所致的皮肤梗死。

同义名

- Martorell 下肢高血压缺血性溃疡
- Martorell 高血压溃疡
- 坏死性血管性皮炎
- Martorell 溃疡

概述

下肢高血压缺血性溃疡是由 Martorell 于 1945

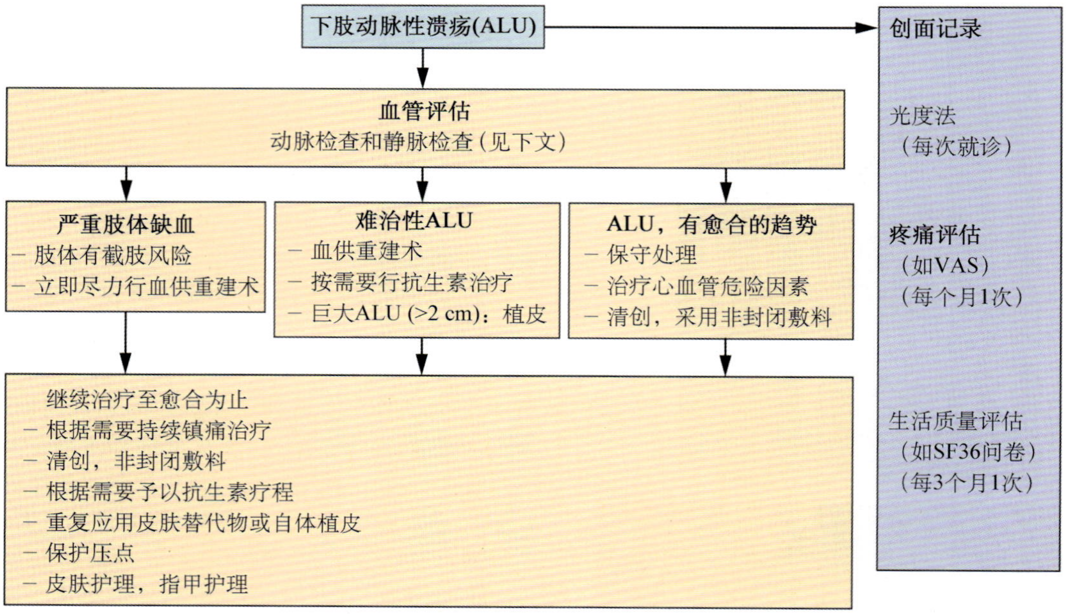

图 104.9 下肢动脉性溃疡(ALU)的治疗流程
VAS,视觉模拟评分法。

年[1]和 Farber 与 Hines 于 1946—1947 年[2]分别定义的。他们对 4 例高血压妇女进行观察,这些妇女均患有疼痛性下肢溃疡,组织学检查可见病理性皮下小动脉。HYTILU 是一种因皮下小动脉硬化性闭塞所致的皮肤梗死[3-7]。在大约 70%的组织学玻片中,小动脉增厚表示有明显的中层钙质沉着[6]。创面部位特征鲜明。在 90%以上的患者中,焦痂或创面位于下肢侧背面和(或)跟腱上方[3,6]。所有患者均有高血压,并且 60%都有 2 型糖尿病。临床上,HYTILU 可与坏疽性脓皮病或皮肤坏死性血管炎混淆[6]。

流行病学

发病率与患病率

下肢溃疡的终身发病率约为 1%,时点患病率为 0.1%。由于 ALU 和 HYTILU 共占所有下肢溃疡的约 10%,故 HYTILU 和 ALU 的终身发病率可以按 0.1%计算,时点患病率按 0.01%计算。

年龄

由于长期高血压和糖尿病主要影响 50 岁及以上人群,故在年轻时见到 HYTILU 属于例外。因此,HYTILU 多见于 60 岁以上患者。

性别

下肢动脉性溃疡发病的男女比例均等。由于女性患者的寿命更长,故她们占据创面治疗中心的人数比例比较多。

种族

这些溃疡可见于任何国家及人群。然而,西方各国已对发病率与患病率进行了专门的研究。西方的生活方式增加了 HYTILU 的风险。

相关疾病

相关疾病包括肥胖、吸烟、糖尿病、高脂血症、高血压、冠心病和脑卒中。

病理生理学

HYTILU 是一种由皮下小动脉硬化引起的缺血性皮肤梗死(图 104.10)。小动脉调节血压,高血压小动脉硬化是长期高血压的一种表现。大部分 HYTILU 患者已治疗高血压多年,而且血压值正常。降压治疗使大量患者免遭脑卒中和心肌梗死,使越来越多的高龄人避免出现长期高血压的任何大血管并发症。这增加了某些治疗良好的高血压患者发展 HYTILU 的可能性,该病通常是一种不会危及生命但症状较重的高血压晚期并发症。

无论是在临床上还是在组织学上,Martorell HYTILU 都无法与远端钙化(钙化性尿毒症性小动脉病,远端型)、近端钙化(钙化性尿毒症性小动脉病,近端型)和"富营养化"(肾功能和甲状旁腺功能正常下的钙化防御)区分。这表明有基于共同危险因素的共同病理生理学基础，即高血压、糖尿病、终末期肾病 $Ca \times PO_4$ 乘积升高和（或）α_2-HS（Heremans-Schmid）糖蛋白（胎球蛋白 A，是一种防止组织钙化的维生素 K 依赖蛋白）[8]。

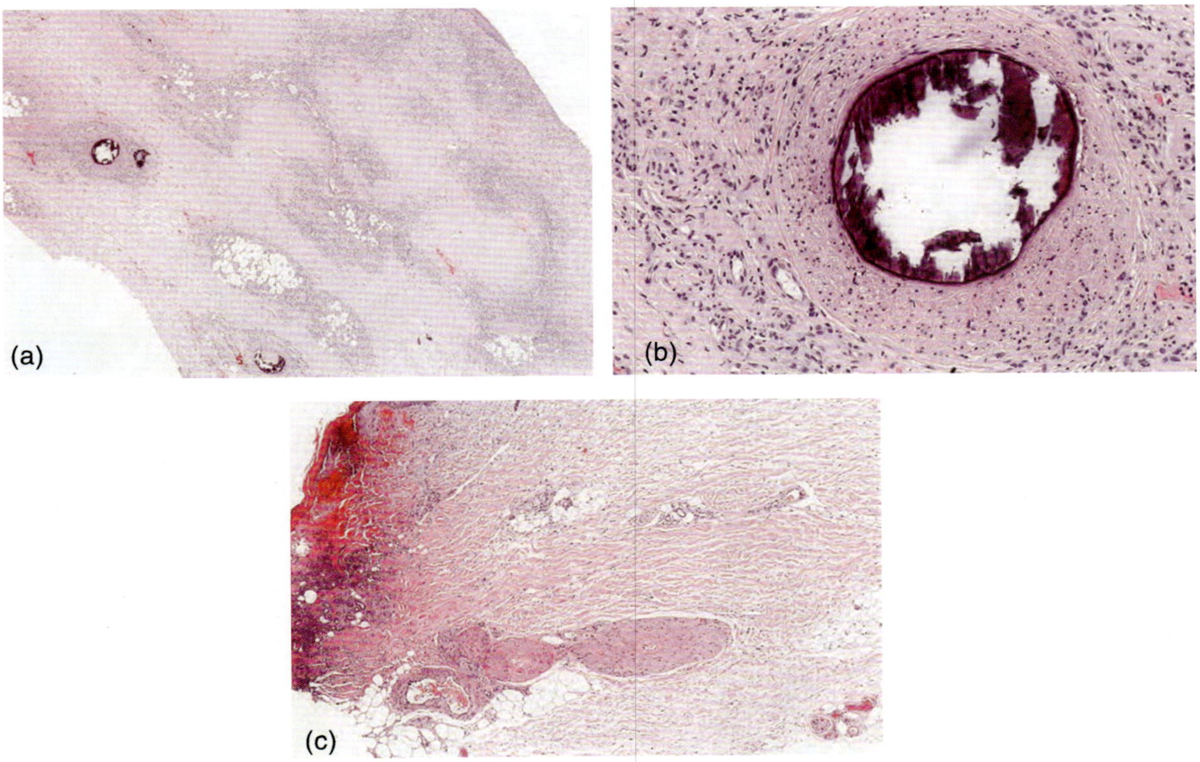

图 104.10　皮下小动脉硬化

（a，b）皮肤活检显示皮下小动脉硬化伴中层钙化。（c）皮肤活检显示皮下小动脉硬化狭窄，无中层钙化。

第9部分

尚未对皮下小动脉硬化组织学检查的敏感度和特异性进行研究。有时可在静脉性溃疡的创面活检组织中发现壁腔比增大的小动脉。老年人或老年高血压人群的下肢侧背面皮下小动脉硬化的患病率未知。

发病诱因

发病诱因包括高血压、糖尿病、高脂血症、吸烟、冠心病和脑卒中。

病理学

HYTILU 的组织结构特征鲜明。皮下小动脉肌层增厚、管腔狭窄。约 2/3 的小动脉呈明显的中层钙质沉着，与小腿动脉中层钙质沉着大致相当（图 104.10 ab）。内膜可以增生，使小动脉更狭窄。皮肤坏死本身是非特异性的，通常表现为充满细菌的生物膜层。

临床特征

病史

多见高血压、糖尿病，以及其他血管区动脉粥样硬化（冠心病、脑卒中和肾动脉狭窄）等病史。

临床表现

患者通常表现为下肢侧背面和（或）跟腱上方单发或多发焦痂和皮肤溃疡（图 104.11）。创缘呈青灰色或紫罗兰色至黑色。溃疡通常出现在青斑区内。初期快速进展，伴剧痛。坏死累及各层皮肤，向下延伸到筋膜。动脉硬化性皮肤溃疡可发生在远端（Martorell HYTILU）或近端，累及大腿内侧、腹股沟、腹部、上臂和乳房（被称为“肾功能和甲状旁腺功能正常下的钙化”或“富营养化”）。

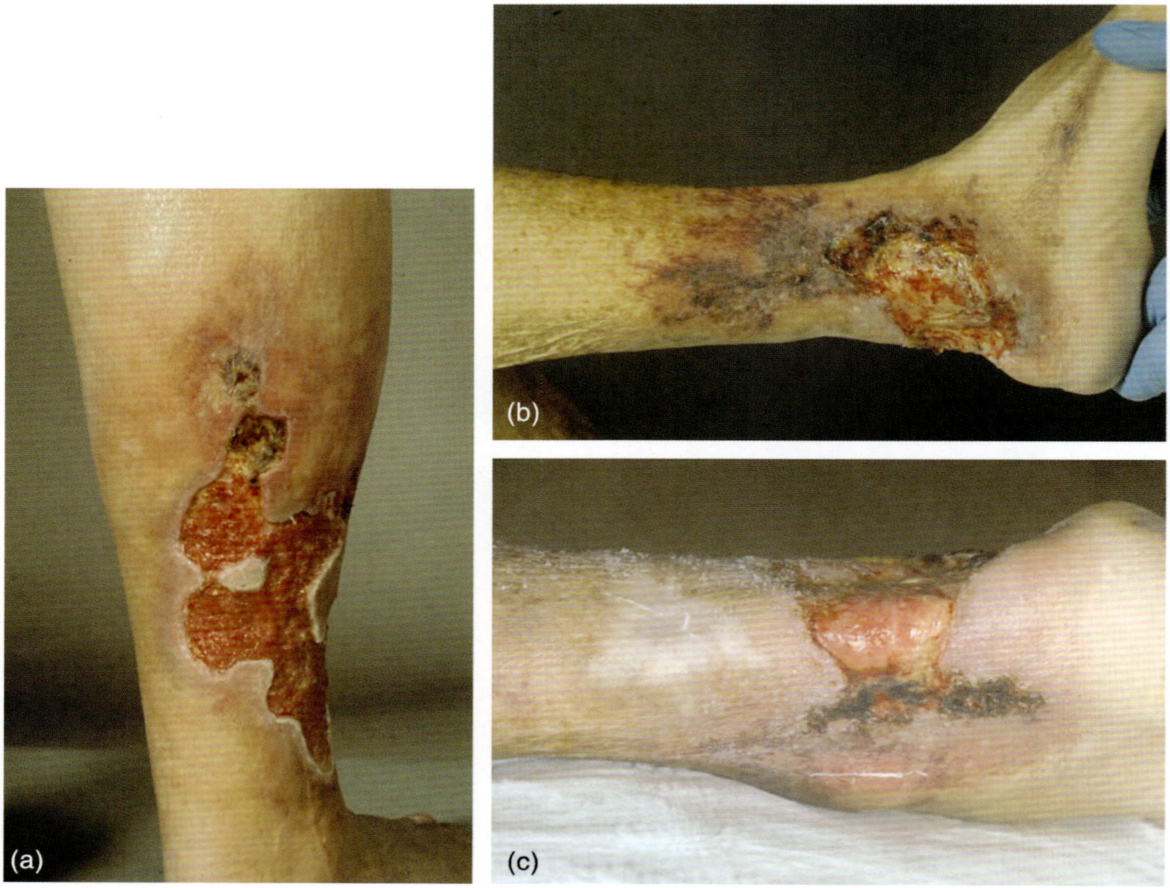

图 104.11 (a)患者,65 岁,高血压(控制良好),糖尿病(控制良好),右腿侧背面溃疡疼痛,呈多环状,形状固定。血管评估显示无外周动脉疾病(踝压 132 mmHg,ABPI 1.0)。(b)患者,73 岁,高血压,无糖尿病,右踝外侧区可见皮肤坏死,延伸至跟腱。血管评估显示无外周动脉疾病(踝压 146 mmHg,ABPI 0.9)。(c)图 104.3 的同一患者,可见左侧跟腱皮肤溃疡

临床亚型

虽然内侧区或胫前区属于例外,但可能发生。跟腱上方孤立性皮肤坏死作为唯一表现的发生率为10%~20%。

鉴别诊断

其中包括坏疽性脓皮病和下肢血管性溃疡。

严重程度分级

虽然严重程度级别各不相同,但到目前为止尚未对其规范化。

并发症和共病

其中包括慢性疼痛、生活质量下降、局部创面感染、全身感染与脓毒症。广泛性组织坏死可能需要行大手术或截肢(例外情况)。

病程与预后

即使 HYTILU 是一种严重的老年人疾病,但预后良好。半数患者不仅需要植皮一次,而且需要多次植皮才能使所有创面完全愈合。即使皮肤移植物未被“接纳”,疼痛几乎也能立即缓解。

检查

推荐检查与 ALU 的推荐检查对应(参见本章前面部分)。

治疗

治疗包括坏死组织清除术、局部负压创面治疗及植皮。治疗流程如图 104.12 所示。

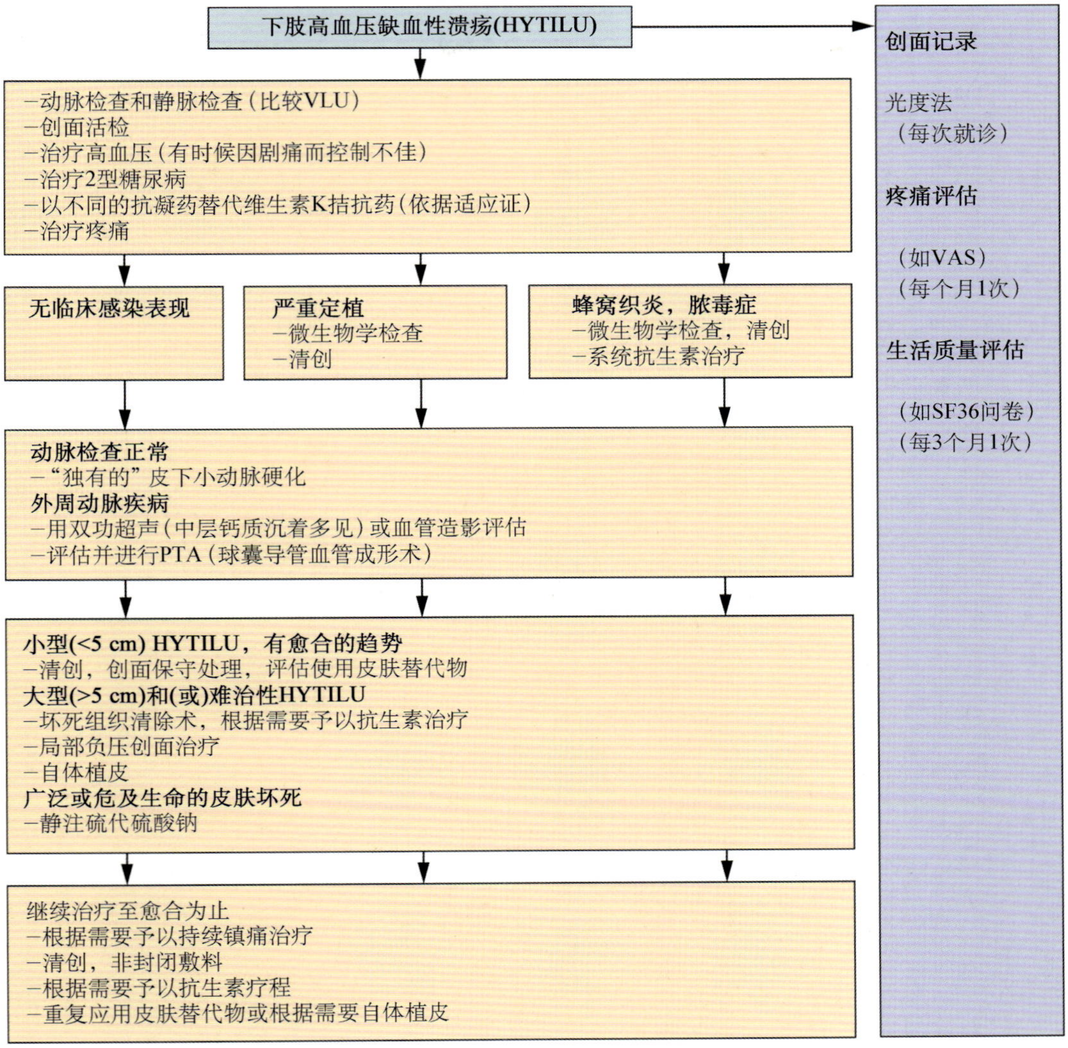

图 104.12 下肢高血压缺血性溃疡的治疗流程

PTA，经皮腔内血管成形术；VAS，视觉模拟评分法；VLU，下肢静脉血溃疡。

(译者：毕晓东 一审：张江安 二审：许阳 三审：崔勇 许静凯 润色：刘丹)

第9部分

参考文献

所有文献请查阅网址：www.rooksdermatology.com.
以下列出的是重要参考文献。

Introduction

[1] Läuchli S, Bayard I, Hafner J, *et al*. Healing times and the need for hospitalization for leg ulcers of different etiologies [in German]. *Hautarzt* 2013;64:917-22.

[2] Jockenhöfer F, Gollnick H, Herberger K, *et al*. Aetiology, comorbidities and cofactors of chronic leg ulcers: retrospective evaluation of 1000 patients from 10 specialised dermatological wound care centers in Germany. *Int Wound J* 2014, epub ahead of print.

Venous leg ulcer

[1] Eklöf B, Rutherford RB, Bergan JJ, *et al*. Revision of the CEAP classification for chronic venous disorders: consensus statement. *J Vasc Surg* 2004;40:1248-52.

[5] Mauck KF, Asi N, Elraiyah TA, *et al*. Comparative systematic review and metaanalysis of compression modalities for the promotion of venous ulcer healing and reducing ulcer recurrence. *J Vasc Surg* 2014;60(Suppl. 2):S71-90.

[9] Schultz GS, Barillo DJ, Mozingo DW, *et al*. Wound bed preparation and a brief history of TIME. *Int Wound J* 2004;1:19-32.

[11] Barwell JR, Davies CE, Deacon J, *et al*. Comparison of surgery and compression with compression alone in chronic venous ulceration(ESCHAR study): randomized controlled trial. *Lancet* 2004;363:1854-9.

Mixed leg ulcer

[1] Ghauri AS, Nyamekye I, Grabs AJ, *et al*. The diagnosis and management of mixed arterial/venous leg ulcers in communi-

ty-based clinics. *Eur J Vasc Endovasc Surg* 1998;16:350-5.

[4] Humphreys ML, Stewart AH, Gohel MS, *et al*. Management of mixed arterial and venous leg ulcers. *Br J Surg* 2007;94:1104-7.

[5] Obermayer A, Göstl K, Partsch H, *et al*. Venous reflux surgery promotes venous leg ulcer healing despite reduced ankle brachial pressure index. *Int J Angiol* 2008;27:239-46.

Arterial leg ulcer

[2] Hafner J, Schaad I, Schneider E, *et al*. Leg ulcers in peripheral arterial disease (arterial leg ulcers): impaired wound healing above the threshold of chronic critical limb ischemia. *J Am Acad Dermatol* 2000;43:1001-8.

[3] Norgren L, Hiatt WR, Dormandy JA, *et al*. Inter-society consensus for the management of peripheral arterial disease (TASC II). *Eur J Vasc Endovasc Surg* 2007;33(Suppl. 1):S1-75.

[4] Rutherford RB, Baker JD Ernst C, *et al*. Recommended standards for reports dealing with lower extremity ischemia. Revised version. *J Vasc Surg* 1997;26:517-38.

Hypertensive ischaemic leg ulcer

[1] Martorell F. Las ulceras supramaleolares por arteriololitis de las grandes hipertensas. *Actas(Reun Cientif Cuerpo Facul) Inst Policlinico Barcelona* 1945;1:6. 9.

[3] Schnier BR, Sheps SG, Juergens JL. Hypertensive ischemic ulcer: a review of 40 cases. *Am J Cardiol* 1966;17:560-5.

[5] Vuerstaek JD, Reeder SW, Henquet CJ, Neumann HAM. Arteriolosclerotic ulcer of Martorell. *J Eur Acad Dermatol Venereol* 2010;24:867-74.

[6] Hafner J, Nobbe S, Partsch H, *et al*. Martorell hypertensive ischemic leg ulcer: a model of ischemic subcutaneous arteriolosclerosis. *Arch Dermatol* 2010;146:961-8.

第 105 章
淋巴管疾病

105

Peter S. Mortimer, Kristiana Gordon

St George's Hospital, London, UK

概述

淋巴管功能障碍影响体液平衡、组织免疫和外周脂肪动员。任何慢性水肿都表示存在淋巴管功能障碍。如果仅是淋巴引流功能受损，则形成淋巴水肿，产生特征性的皮肤改变(即象皮病)，伴有皮下组织中脂肪沉积增多。免疫细胞运输受损导致感染风险增加，特别可发生蜂窝织炎(丹毒)，且易复发。本章介绍淋巴管功能障碍的临床表现，特别对皮肤和皮下组织的影响，依据常见临床表现分节陈述。

淋巴管功能障碍的临床表现

慢性静脉性和药物诱导性水肿

定义和术语

水肿(oedema)是组织液过多的状态。无论何种原因的水肿都是由于相当一段时间内毛细血管滤过超过淋巴引流[1]。组织液几乎完全被淋巴管重吸收。

与通俗观点相反，外周组织中，静脉对组织液的重吸收并不能持续存在。因此，所有外周水肿都代表淋巴管功能障碍。大多数慢性水肿是由于微血管滤过大大超过了淋巴引流（相对性淋巴管功能障碍），如心力衰竭、静脉疾病和肾病综合征。主要由淋巴引流障碍引起的水肿称为淋巴水肿（lymphoedema）（绝对性淋巴管功能障碍）。

同义名

- 水肿
- 淋巴水肿
- 悬垂性水肿（Dependency oedema）

概述

需要明确水肿（希腊语 oídēma，肿胀）是由液体还是其他组织成分引起。过度生长综合征，如 Klippel-Trenaunay 综合征，可表现为骨骼、脂肪或肌肉过度生长（伴有或不伴有额外液体）。丛状神经纤维瘤（神经纤维瘤病）可由神经肿瘤和淋巴水肿共同引起组织肿胀。

如果肿胀是液体性质，处理慢性下肢水肿时最好不要轻易地诊断为“心力衰竭”“静脉水肿”或“淋巴水肿”。更好的处理办法是考虑水肿是否为单纯淋巴管功能障碍，或是最常见的因毛细血管滤过增加超过淋巴引流引起的淋巴管功能障碍。大多数慢性水肿往往有多种导致淋巴引流受损和毛细血管滤过增加的原因（表 105.1）。因此，治疗慢性水肿应增强淋巴引流，并解决任何导致滤过增加的原因。

如果下肢水肿是单侧的或不对称的，则需要考虑局部因素，如盆腔淋巴或静脉阻塞、血栓后综合征，以及皮炎或感染引起的炎症。双下肢水肿提示系统性因素，如低蛋白血症或中心静脉压增高（如心力衰竭）。肥胖患者可涉及多个因素。坐位时，腹部巨大悬垂的重量会导致大腿或腹股沟淋巴和静脉回流受阻[2]。运动量少不能促进淋巴引流。靠腿支撑的坐姿会导致静脉压持续性增高，从而导致微血管滤过增加（尤其是在腿部不能抬高的椅子上入睡影响特别大）。睡眠呼吸暂停综合征导致持续性动脉和肺动脉高压和液体潴留[3]。

流行病学

淋巴水肿本身并不常见，但淋巴管功能不全是导致慢性踝关节水肿的主要原因，也是常见原因（尤其在老年人中）。淋巴水肿的诊断困难，特别是轻度或早期阶段，故常漏诊。一项伦敦西南部进行的社区慢性水肿（作为淋巴水肿的替代）研究调查了 619 000 人，其中确诊了 823 例患者，估算慢性水肿的总患病率为 1.33‰；患病率随年龄增长而增加，65 岁以上人群为 5.4‰（即 1/200）。其中仅 1/4 的水肿由癌症治疗引起[4]。

表 105.1 慢性水肿的病因

毛细血管滤过增加			淋巴回流减少	
↑毛细血管压力	↓血浆蛋白	↑毛细血管通透性	原发性淋巴功能不全	继发性淋巴功能不全
↑静脉压：	↑丢失：	炎症：	生殖细胞突变：	医源性：
右心衰竭	肾病综合征	静脉曲张性湿疹	已知基因（Milroy 病、淋巴水肿、双行睫）	手术
DVT	蛋白丢失性肠病	银屑病	未知基因（Meige 病）	放疗
静脉阻塞	↓合成：	慢性感染	嵌合突变：	癌症
钙离子通道拮抗药	肝硬化	荨麻疹和血管性水肿	淋巴管畸形	感染
Dependency 综合征	晚期癌症	药物	过度生长谱	丝虫病
高灌注：	吸收不良			蜂窝织炎
盐和水超负荷	营养不良			意外创伤
严重肾衰竭				肥胖
↑血流：				静止不动
炎症				持续的淋巴负荷：
动静脉瘘				静脉疾病
				心力衰竭
				静脉阻塞
				DVT

DVT，深静脉血栓形成。

病理生理学

当微血管(毛细血管和小静脉)滤过超过淋巴引流就会出现水肿。简单而言,血管产生了组织液,经淋巴循环回流。水肿发生主要因微血管通透性增加、淋巴回流减少或者两者均有。

滤过率符合液体交换的 Starling 原理。液体从毛细血管端到间质的滤过由跨血管壁的液压(水)梯度(p_c-p_i)驱动(其中 p_c 表示毛细血管压,p_i 表示间质压),而渗透压力梯度(π_p-π_i)与其作用相反(其中 π_p 表示血浆渗透压,π_i 表示来自组织蛋白的间质渗透压),是吸取水分至血管内的作用力。影响有孔和连续毛细血管滤过性的胶体渗透压通过内皮多糖-蛋白质复合物发挥作用,组织间液渗透压不能直接决定经内皮的液体交换。大量证据表明,除肾皮质和髓质外,下游微血管不像传统描述的那样处于持续吸收液体状态。尽管教科书和教学中坚持传统滤过-重吸收平衡的观点,但对于大多数组织的微循环而言几乎均不合理。因此,大多数组织中组织液平衡很大程度上取决于淋巴管回流功能[5]。

临床特征

病史

肢体抬高或利尿药通常对于淋巴水肿无效,除非处于早期阶段或合并毛细血管滤过增加。慢性水肿如经整夜抬高肢体仍不能明显减轻,可能是淋巴源性水肿。伴有细菌性蜂窝织炎的慢性水肿往往提示存在淋巴管功能不全,因为淋巴在组织免疫监测中具有重要作用。

用药史很重要,因为有些药物会引起慢性水肿。钙通道拮抗药是引起外周水肿的常见原因,氨氯地平该反应最明显。其他引起水肿的药物包括糖皮质类固醇、紫杉醇、非甾体类抗炎药、可乐定、吗啡、加巴喷丁、奥氮平、普拉克索和噻唑烷二酮类药物。

临床表现

只有组织液体积增加超过 100%后,临床才可出现凹陷性水肿。真皮水肿可因毛囊间真皮扩张表现为"橘皮样改变(peaud'orange)",而皮下水肿则加宣凹陷。

淋巴水肿不同于其他任何水肿(即毛细血管滤过增加为主要原因),细胞内除了水之外,还聚集了蛋白质和脂肪,使得肿胀具有"固体"和"液体"成分,进而使水肿具有强韧特性,除早期阶段外,多为非凹陷性水肿。非凹陷性水肿并非淋巴水肿的特征表现。压力下组织液易发生移动,尤其在淋巴水肿早期阶段,随时间推移,淋巴水肿处皮肤增厚,可呈疣状。卡波西-斯泰默征(Kaposi-Stemmer)阳性表现为第 2 趾根部皮肤不能捏起褶皱,这是淋巴水肿的特异性体征(图 105.1)。

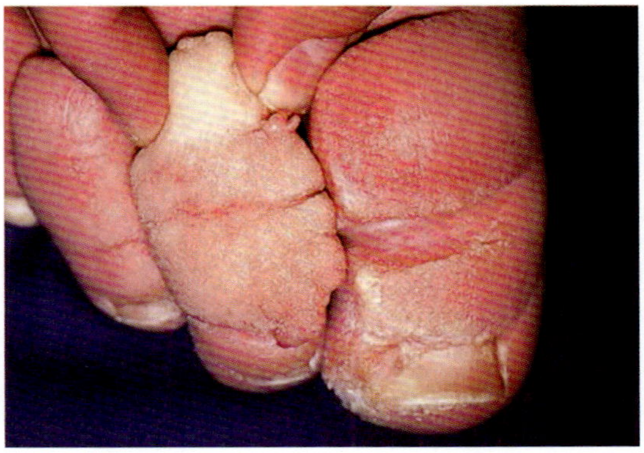

图 105.1 Kaposi-Stemmer 征:不能夹住或捏起第 2 趾根部的皮肤皱褶,提示淋巴水肿

在慢性水肿原因不明情况下,应查找微血管液体滤过率增高的原因,如心力衰竭时颈静脉压升高、皮炎或感染引起的局部炎症及血浆蛋白水平降低。下肢则应仔细评估引起静脉压高的静脉疾病表现,如静脉曲张、含铁血黄素沉积(尤其足踝下方)、静脉曲张性湿疹和白色萎缩。严重静脉疾病可能并不出现水肿是因为淋巴回流正常,但大多数情况下,相关淋巴功能不全导致了"静脉水肿"。

检查

慢性下肢水肿需要治疗潜在的病因。如果怀疑微血管滤过率增加,则应考虑并检查以下情况。

1. 需查找引起中心静脉压增高的因素(如心力衰竭)。检测 B 型脑利钠肽(B-type natriuretic peptide, BNP)是一种有用的筛查方法。如 BNP 或 N 末端 B 型脑利钠肽前体(N-terminal pro-BNP, NT-proBNP)结果在正常范围内,临床可排除急性心力衰竭。

2. 应检测血浆白蛋白水平,如果较低,应考虑查找引起丢失(如肾病综合征)或合成障碍(如肝病、吸收不良或营养不良)的原因。

3. 应注意局部炎症,这会增加微血管滤过(如感染、皮炎或潜在关节炎)。

淋巴管检查的可靠方法有限。淋巴显像(同位素淋巴造影术)需要在间质(真皮或皮下组织)注射放射标记的蛋白或胶体。采用宽场伽马相机测量注射部位,以及需测定区域脉管或淋巴结的放射活性。通过测量转运时间和时间活动曲线来定量分析淋巴回流[6]。通过测量腋窝或髂腹股沟淋巴结在特定时间内对示踪剂的吸收可区分淋巴水肿和非淋巴源性水肿(图 105.2)。

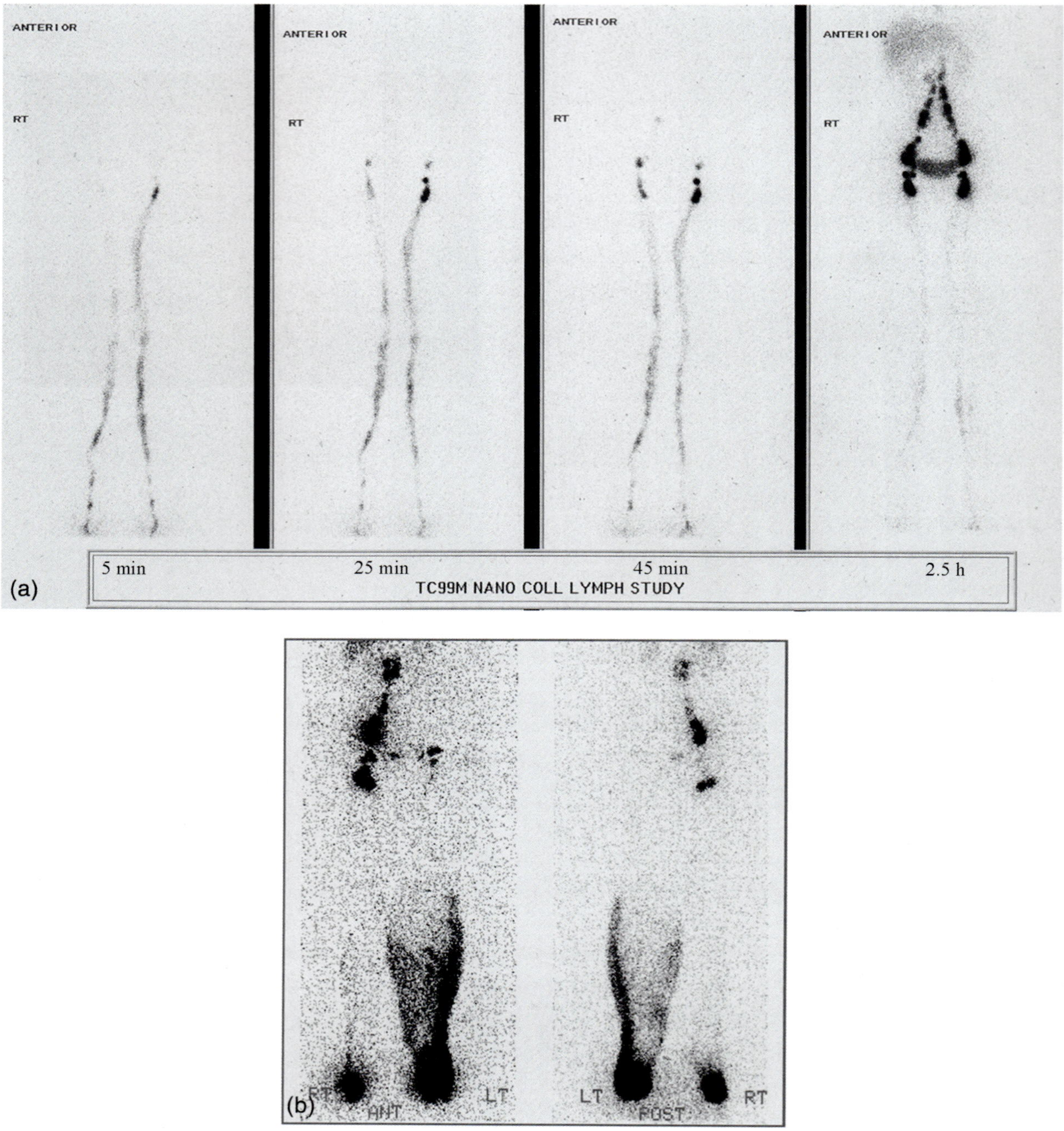

图 105.2 (a)正常淋巴显像。图片显示了将示踪剂从足部回流至髂腹股沟淋巴结清晰的淋巴通路(由 A. M. Peters 教授赠图);(b)腹股沟淋巴回流受阻,导致示踪剂改道皮肤侧支循环(真皮回流)

下肢淋巴水肿的 CT 显示,皮下部位呈现特征性“蜂窝状”模式,这在其他类型水肿中是没有的。CT 不仅能够提供肢体横截面体积变化的信息,还可确定发生改变的部位。皮肤增厚虽非特异性,但亦为淋巴水肿的一个特征。MRI 较 CT 可更好地鉴别水肿类型。新近出现了磁共振淋巴管造影,用来克服 X 线淋巴管造影的有创性。

治疗

静脉水肿源自静脉高压引起的微血管滤过增加。静脉曲张或血栓后综合征是最常见的原因。然而,组织液是由淋巴循环而非静脉回流。如果淋巴回流能够代偿,无论静脉疾病多严重,都不会出现水肿。其意是静脉疾病出现水肿意味着出现了淋巴管功能衰竭,治疗需控制静脉疾病同时改善淋巴回流。因存在淋巴回流受损，手术治疗静脉曲张往往不能解决“静脉”水肿，不仅不会改善，实际上可能进一步减少淋巴回流。因此，压迫是治疗静脉水肿的首选方法，压力服装(袜)具有减少微血管滤过(源自静脉高压)的优点，同时能改善淋巴回流。

对于药物(如氨氯地平)引起的水肿，应更换药物或采取控制肿胀的措施。不推荐经验性使用利尿药，因其随时间推移通常无效。

单侧腿肿胀提示为局部原因，如静脉压迫或深静脉血栓形成(DVT)引起的静脉阻塞。淋巴阻塞通常引起整个肢体肿胀，近端为甚。如与癌症相关则需行影像学检查。

孤立性发生的生殖器水肿通常是局部炎症的结果，如感染、肛门-生殖器肉芽肿(皮肤 Crohn 病)、化脓性汗腺炎或结节病。生殖器水肿也可能是心力衰竭或肾病综合征所致广泛水肿的一部分。原发性淋巴水肿可影响生殖器，但不累及下肢。淋巴或乳糜反流可导致生殖器水肿，常伴有淋巴管扩张症(lymphangiectasia)(渗出性淋巴疱，weeping lymph blisters)。

下肢水肿的生理学原理同样适用于上肢水肿，即微血管滤过超过淋巴回流并持续一段时间。

上肢水肿较下肢水肿少见，通常由近端静脉阻塞(如胸廓出口综合征)、炎症(如感染、关节炎或嗜酸性筋膜炎)或淋巴水肿引起。

慢性腿部肿胀

定义和术语

水肿引起的下肢肿胀，是由于微血管滤过超过了淋巴回流。需要同时考虑引起淋巴回流减少和血管滤过增加的原因，后者包括静脉压升高、血浆蛋白降低和炎症状态。

同义名
- 水肿
- 淋巴水肿
- 肿胀

概述

单侧下肢肿胀可由水肿引起，可呈一定程度的凹陷性，也可由其他组织成分体积增加引起，如骨骼、肌肉或脂肪。

下肢肿胀常与多因素有关(表105.2)；因此，患

表 105.2　下肢肿胀的原因

遗传			获得性				
血管性	淋巴管性	其他	血管性	淋巴管性	炎症	肌肉骨骼性	肿瘤
血管畸形	淋巴水肿	过度生长：	DVT	淋巴水肿：	蜂窝织炎	风湿性关节炎	淋巴瘤
弥散性静脉曲张	淋巴管畸形	脂肪肥大	血栓后综合征	肿瘤手术	胫前黏液水肿	Baker 囊肿破裂	肉瘤
Klippel-Trenaunay 综合征	淋巴管瘤病	脂肪过多症	慢性静脉反流	DXT	静脉曲张性湿疹	关节积液	转移
Parkes-Weber 综合征		脂肪水肿	静脉流出梗阻	丝虫病	银屑病	血肿	
Maffucci 综合征		Proteus 综合征	Dependency 综合征	象皮肿	汗疱疹	肌肉撕裂	
		肌肉错构瘤/过度生长	血栓性静脉炎	创伤	肉样瘤病	病理性骨折	
		巨人症/偏侧肥大	静脉损伤，如静脉注射吸毒	重建术	单纯疱疹	跟腱炎	
			急性动脉缺血	静脉摘取/静脉剥除		骨化性肌炎	
			特发性/周期性女性水肿	静止不动/扶手椅腿			
			药物，如钙离子通道拮抗药	人工的			
				慢性区域疼痛综合征			
				肥胖			

DVT，深静脉血栓形成；DXT，放射治疗。

者的个人病史和适当的体格检查很重要。其他需要考虑的鉴别诊断包括贝克囊肿(Baker's cyst)破裂、感染、创伤和恶性肿瘤。关节或关节周围结构炎症可能引起非血管性水肿。MRI 对于诊断性质不明的肿胀具有一定作用。当患者一侧下肢因肌肉或脂肪萎缩等原因变小时,他可能会觉得是另一侧下肢肿胀。本节讨论液体相关的肿胀,即血管源性肿胀。

流行病学

慢性下肢肿胀虽较常见,但资料较少。最近一份丹麦报告表明,在急诊科 595 例 75 岁或以上住院患者中,6.3%是因疑诊下肢深静脉血栓形成或发生下肢红肿而住院的[1]。

病理生理学

所有水肿都因长时间微血管滤过超过淋巴回流引起。除了暂时静脉再吸收,所有组织液主要经淋巴回流,而由组织液导致的慢性下肢肿胀提示淋巴回流衰竭,或因淋巴管功能障碍(淋巴水肿),或因微血管滤过远超淋巴回流[2]。微血管液体滤过增加的原因包括:①慢性静脉功能不全、血栓后综合征、静脉阻塞或心力衰竭等所致静脉压升高;②蛋白丢失(如肾病综合征)、营养不良或蛋白质合成障碍(如肝硬化)等导致的低蛋白血症;③血管通透性增加(如感染或皮炎等所致炎症状态)。

肥胖者和某些疾病人群如关节炎患者中下肢淋巴引流通路正常但可能因缺乏运动而丧失功能。此外,长时间静坐不动会导致持续性静脉高压,进而下肢的滤过性液体增多,且缺乏运动将导致淋巴回流不畅。此外,静坐时腹部肥胖膨出的脂肪堆积于大腿上可阻碍静脉回流。睡眠呼吸暂停综合征会由于心腔压力高而导致系统性的"液体滞留"。

临床特征

病史

临床表现与病因相关。主要因淋巴管因素所致的慢性腿部肿胀(Chronically swollen leg)的特征表现是:①持续性肿胀,初发可为间歇性;②整夜抬高患肢水肿并无消退;③对利尿药治疗无效;④复发性蜂窝织炎。

临床表现

慢性、非炎症性、非对称性下肢水肿通常提示为臀部及大腿后侧的原因(如慢性静脉高压或淋巴水肿)。而水肿的系统病因,包括心脏疾病,肾疾病或低蛋白血症,通常引起双侧下肢肿胀。钙通道拮抗药可在 30%患者中引起外周性水肿。

淋巴水肿可特征性出现皮肤增厚。随着病程延长和严重程度的增加,皮肤可出现角化过度和乳头瘤样增生(象皮病)。卡波西-斯泰默征(见图 105.1),即不能在第 2 趾根部捏起皮肤形成皮褶是淋巴水肿的特征表现。严重病例脂肪沉积和纤维化可使皮肤出现更坚实或"强韧"的肿胀,使皮肤和皮下组织出现膨出性皱褶。

下肢长期红肿通常提示脂肪皮肤硬化症(lipodermatosclerosis)。水肿是一个特征,虽水肿常由慢性静脉疾病引起,但可以与淋巴水肿同时出现而无静脉反流。

检查

血液检测血浆清蛋白和 BNP(或 NT-proBNP)有助于排除低蛋白血症和心力衰竭。对于怀疑静脉和(或)淋巴管阻塞的病例,应对肢体根部(如髂腹股沟区)进行超声、CT 或 MRI 等影像学检查。淋巴显像是确定淋巴管病因的首选检查方法。静脉多普勒超声可确定是否存在静脉反流所致液体性肿胀。

如果考虑卡波西(Kaposi)肉瘤、胫前黏液水肿或恶性肿瘤等疾病,需行皮肤活检。

治疗

下肢肿胀的治疗取决于病因。在引起外周性水肿的系统病因(如心力衰竭)导致了淋巴水肿或与其共存时,需先治疗内科疾病,再进行特异性淋巴水肿治疗。治疗肢体肿胀的一般原则是控制微血管滤过增加并促进淋巴回流。穿压力服装时运动和活动可增加淋巴回流[3]。该原则亦可控制静脉高压。

静脉性水肿和混合淋巴静脉病

定义和术语

静脉淋巴水肿(phlebolymphoedema)或混合性淋巴静脉病是指由慢性静脉功能不全和淋巴功能不全等混合病因所致的下肢肿胀。静脉淋巴水肿是指由慢性静脉高压引起微血管液体滤过增加超过淋巴回流所致的慢性水肿。淋巴管受损持续一段时间可导致淋巴水肿。

同义名

- 静脉水肿
- 脂肪皮肤硬化症
- 静脉瘀血
- 血栓后综合征
- 静脉阻塞
- 慢性水肿
- 象皮病

第9部分

概述

静脉和淋巴管的联系密不可分。由于静脉与淋巴管胚胎起源相同，其内皮来源一致[1]。它们具有协同作用——静脉毛细血管和小静脉将体液从循环中滤过至组织间隙，而淋巴管将体液再回流（最终）至循环中。

水肿是静脉功能不全的常见并发症。静脉性水肿是静脉高压导致毛细血管滤过增加的唯一结果。淋巴回流是对抗水肿产生的主要缓冲，当局部淋巴管无法代偿滤过增加所致淋巴负荷，就会导致水肿[2]。静脉疾病相关的淋巴水肿存在淋巴负荷（毛细血管滤过）增加和淋巴回流障碍的共同作用，可引起最严重的肿胀和皮肤变化（图 105.3）。

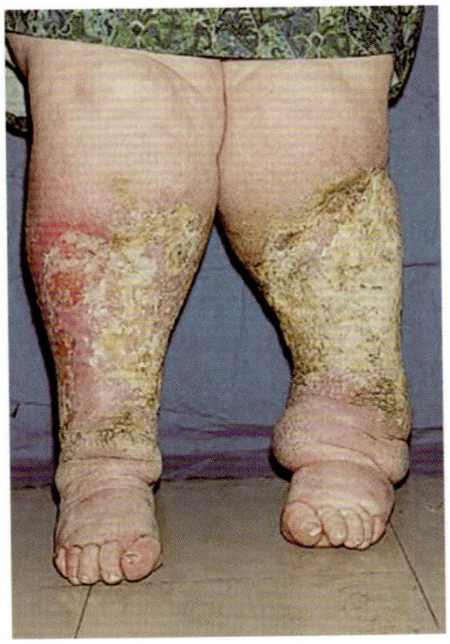

图 105.3 慢性静脉疾病相关的淋巴水肿

静脉淋巴水肿最常见于下肢，但在静脉高压情况下也可发生在身体其他部位，如下垂的腹部（悬垂腹）、大而下垂的乳房和上肢静脉流出道阻塞时的上肢。

流行病学

水肿是慢性静脉疾病的常见表现。波恩静脉研究（The Bonn vein study）发现，依据年龄和静脉疾病严重程度，水肿在慢性静脉疾病中的发生率为 20%[3]。

病理生理学

发病诱因

静脉淋巴水肿由于静脉压力升高，增加了体液从血管（毛细血管和小静脉）到组织间隙的流动。下肢水肿可由静脉曲张、DVT 或静脉阻塞引起（图 105.4）。因为腓肠肌泵运动对静脉回流很重要，下肢悬垂时重力作用可导致持续性静脉高压。

静止不动往往加重肿胀，尤其重力（悬垂综合征）会导致持续性体液滤过增加。一种常见情况是“扶手椅腿（armchair legs）”，患者日夜坐在椅子上，双腿悬垂（因严重淋巴水肿所致皮肤改变，亦称疣状非丝虫性象皮病）。易感人群包括下肢神经功能缺陷运动障碍的患者、慢性呼吸系统或心脏疾病需长久坐位的患者及睡眠呼吸暂停综合征不能平卧的患者。肥胖亦可导致坐位时腹部压迫大腿静脉导致静脉阻塞。

钙通道拮抗药使用者中 30% 可出现下肢水肿[4]。停药通常能够缓解水肿。

传统静脉曲张剥离术或取大隐静脉行冠状动脉搭桥术也会损伤腿部淋巴管，导致静脉淋巴水肿。幸运的是，出现静脉内治疗和支架置入治疗后，这两种手术已很少开展。

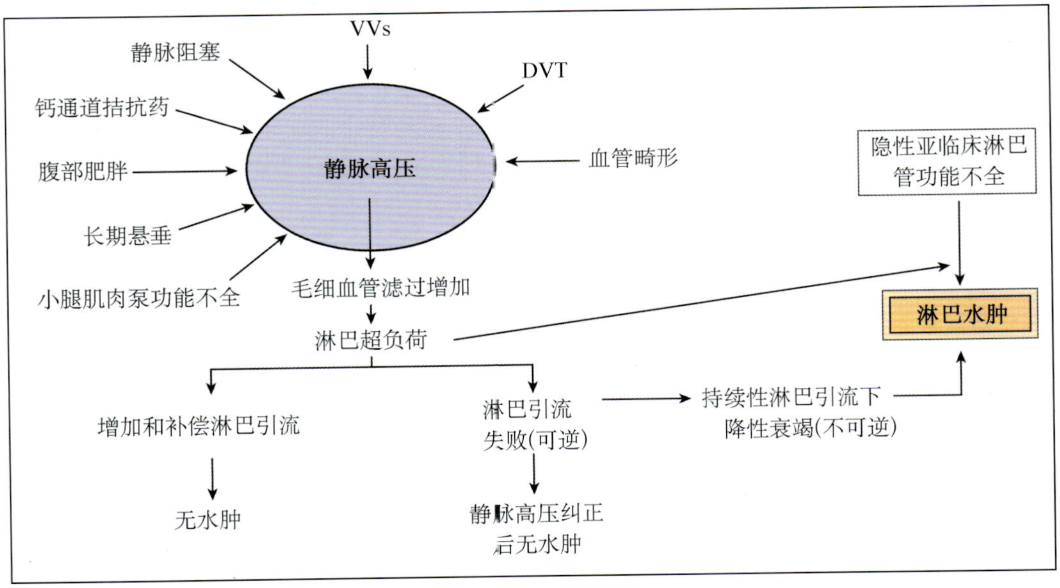

图 105.4 混合性淋巴静脉疾病与静脉淋巴水肿的原因

静脉注射吸毒可因血栓和败血症而损伤静脉和淋巴管，导致上下肢静脉淋巴水肿。

病理学

水肿是指组织间液过多。任何水肿，无论原因，均因长时间毛细血管滤过超过淋巴回流[5]。与常识相反，外周组织中静脉对组织液的重吸收并不能随时持续存在人体。组织间液几乎完全被淋巴管吸收。静脉高压导致微血管滤过增加，如要避免水肿，则需增加淋巴回流。慢性静脉疾病中，液体负荷通常超过淋巴回流而产生水肿。随着时间的推移，高淋巴负荷进一步恶化淋巴回流状态并出现永久性淋巴水肿。此外，高组织液压和高静脉压可导致脂肪皮肤硬化症，是一种受累最严重部位的皮肤和皮下组织出现的炎症状态。

遗传学

许多已知基因突变的原发性淋巴水肿由于基因相关的静脉瓣膜功能障碍，也存在静脉反流。研究最明确的疾病是 *FOXC2* 基因突变所致的淋巴水肿双行睫综合征(lymphoedemadistichiasis syndrome)[6]。

临床特征

病史

下肢静脉淋巴水肿初始可表现为凹陷性水肿，与其他慢性水肿难以区分。可有静脉曲张包括既往静脉手术(剥离或静脉内治疗)、DVT、心力衰竭、睡眠呼吸暂停综合征、肥胖或疾病而需要长期悬垂双腿等病史。

慢性静脉疾病可能导致诸如沉重、疼痛、瘙痒(静脉曲张性皮炎引起)、皮肤色素沉着(紫癜或含铁血黄素引起)等症状。症状晚间加重，整夜抬高肢体后可缓解，可因高温和饮酒而加剧。脂肪皮肤硬化症常出现剧痛、压痛。伤口愈合不良可导致慢性溃疡。

当淋巴水肿占主导地位时，皮肤会变硬、肿胀，整夜抬高患肢也不会显著缓解。复发性蜂窝织炎常提示淋巴管功能不全。

临床表现

当慢性水肿伴有慢性静脉疾病的症状和体征时，即可能出现静脉淋巴水肿。水肿通常局限于膝盖以下，严重病例可延及大腿。当以淋巴水肿的体征为主导时，组织出现硬化，多为非凹陷性水肿。Kaposi-Stemmer 征可为阳性(淋巴水肿的特征表现)(见图105.1)。

晚期病例出现象皮病样皮肤改变，伴角化过度和乳头瘤样增生[7]。复发性蜂窝组织炎可能由于潜在的淋巴管功能不全和淋巴管障碍影响局部免疫细胞迁移而反复发作。这些感染通常会引起局部炎症表现(如疼痛、发红、发热和肿胀)，易与急性(或慢性)脂肪皮肤硬化症相混淆。但脂肪皮肤硬化症无系统不适、无白细胞计数或 C-反应蛋白(C-reactive protein，CRP)升高，且抗生素治疗无效。

慢性区域疼痛综合征(反射性交感神经营养不良)可表现为静脉淋巴水肿，但疼痛(尤其是异常痛觉)和功能丧失为其鉴别特征。

鉴别诊断

当静脉高压伴淋巴管功能不全时，则可能出现静脉淋巴水肿。然而，静脉高压有多种原因，可多种病因并存，如心力衰竭、肥胖、慢性静脉疾病、肢体悬垂等。

并发症

静脉淋巴水肿可并发脂肪皮肤硬化症、皮炎、溃疡、淋巴漏和感染，尤其蜂窝织炎。极少情况下，恶性肿瘤(如淋巴管肉瘤)可并发静脉淋巴水肿。

预后

除非去除根本原因，否则因病史迁延，预后较差。压迫疗法加运动是唯一令人满意的治疗方法。

检查

静脉多普勒超声是慢性静脉疾病的检查方法，可探及静脉反流、血栓和一些静脉阻塞。如存在混合血管畸形和髂静脉阻塞，则需更专业的静脉成像。

淋巴显像术可用以检测淋巴功能不全，敏感度高，但特异度不高，可能会漏诊淋巴水肿，尤其伴有静脉疾病时。

治疗

一线治疗

压迫和运动可以治疗静脉疾病和淋巴水肿。压迫可以通过绷带或压力服装来实现。早期使用绷带有助于减少肿胀和改善肢体形状，使得压力服装更合身。标准"静脉溃疡"弹力绷带可较好治疗大多数病例，但如有明显足前部受累(肿胀或乳头状瘤状趾)或肿胀延及膝盖以上，则首选去充盈淋巴疗法(decongestive lymphatic therapy，DLT)这一淋巴水肿模式的治疗[8]。涉及足趾和大腿包扎的 DLT 只能由训练有素的治疗师进行，社区通常无法开展。

伤口、皮炎和感染需要在压迫治疗之前或同期进行治疗。

应该鼓励锻炼而不是休息，当患者休息时下肢应该抬高到心脏的高度。除了躺椅，不应让患者静坐过久。对于体弱患者，气囊压迫治疗可能有效[9]。

二线治疗

浅静脉反流可进行静脉内治疗，可通过减少淋巴负荷而缓解水肿，但之后仍需穿压力服装[10]。

第9部分

脂肪皮肤硬化症(慢性蜂窝织炎)

定义和术语

慢性腿部红肿在临床较为常见,常被误诊为细菌性蜂窝织炎,而得不到准确治疗。

脂肪皮肤硬化症(lipodermatosclerosis,LDS)是一种累及小腿下 1/3 的皮肤和皮下组织炎症性疾病,通常被称为慢性蜂窝织炎,尽管这一说法并不正确。由持续性"充血"——即高组织液压和高静脉压引起。常与慢性静脉疾病一并描述,其共同特点为慢性水肿,也常见于无任何静脉反流的淋巴水肿。虽然与细菌性蜂窝织炎有相似之处,但没有全身症状或感染体征。但细菌感染(真正的蜂窝织炎)常常并发于 LDS,单用抗生素并不能解决这一问题,唯一有效治疗是压迫疗法,缓解组织"充血"。

同义名

- 慢性蜂窝织炎
- 硬化性脂膜炎

概述

许多诊断为细菌性蜂窝织炎的患者并没有感染,因此不应使用抗生素。将真正的蜂窝织炎或丹毒与多种类似疾病相鉴别具有挑战性,但至关重要,因可避免不必要的抗生素使用、不必要的住院和治疗的延误。

真正的细菌性蜂窝织炎表现为一个部位(如单侧下肢)局部发红、发热、疼痛和肿胀,伴全身不适,如发烧或流感样症状。炎症指标包括白细胞计数和 CRP 通常升高,抗生素治疗有效。

LDS 通常为双侧,无全身症状,无炎症指标升高,抗生素疗效差。

流行病学

在丹麦急诊科 595 例 75 岁或以上住院患者中,有 6.3%疑诊 DVT 或腿部红肿[1]。

病理生理学

发病诱因

作为慢性静脉疾病,慢性水肿是唯一不变的发病诱因。可由淋巴水肿、慢性静脉疾病、肢体悬垂和不活动,以及蜂窝织炎引起。

病理学

LDS 病理尚不清晰,多认为继发于慢性静脉高压。金属基质蛋白酶 1(matrix metalloproteinase,MMP)-1、MMP-2 和组织金属蛋白酶抑制剂(tissue inhibitors of metalloproteinase,TIMP)-1 的 mRNA 和蛋白表达均显著增加,提示 LDS 有明显基因变化[2]。LDS 常伴有组织铁超负荷。有研究认为 LDS 患者无法对抗静脉所致皮肤铁超负荷[3]。

临床特征

病史

脂肪皮肤硬化症通常双侧发生。常出现红和肿,皮温升高可有可无。硬化表明皮下组织参与了炎症过程(硬化性脂膜炎)。有疼痛和压痛,但无瘙痒,如出现瘙痒,可能同时存在静脉曲张/瘀积性湿疹。无全身症状和体征,亦无炎症指标升高。抗生素治疗无效,但由于患者通常住院并卧床,或被告知抬高下肢休息,充血减轻后炎症会有所改善[4]。

临床表现

LDS 有急性和慢性两种类型(图 105.5)。急性 LDS 类似急性蜂窝织炎,伴有局部发红、发热和疼痛。随时间推移,继而出现慢性改变。皮下组织逐步纤维化并紧缩,皮肤被牵拉后出现回缩。最终,红斑会变为棕褐色色素沉着,腿部轮廓出现"倒香槟酒瓶"形状。LDS 区域上下可持续出现凹陷性水肿,为本病常见且特征性表现。

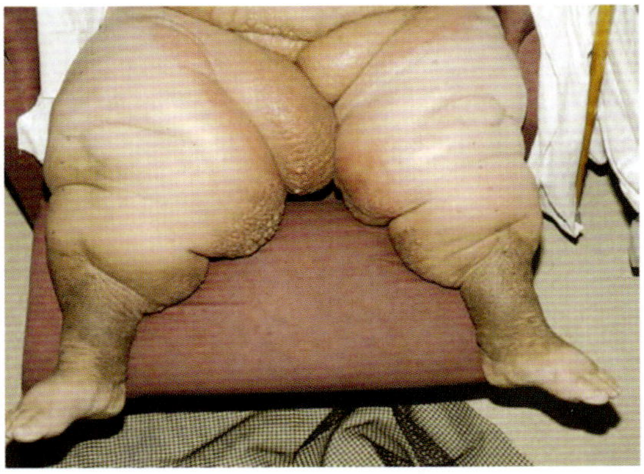

图 105.5　急性和慢性脂肪皮肤硬化症

皮肤鲜红(急性)可能被误认为是细菌性蜂窝织炎,但实为对皮肤体液阻塞的炎症反应。治疗方法是去充盈淋巴疗法,伴或不伴使用抗生素。

鉴别诊断

需与急性蜂窝织炎相鉴别。

并发症

并发症包括淋巴漏、感染和溃疡。

检查

脂肪皮肤硬化症是一种临床诊断。活检表现为"瘀积性皮炎"改变伴硬化性脂膜炎,无特异性或诊断性特征。但若愈合不良,活检可能导致溃疡。

治疗

一线治疗

压迫治疗是唯一被证明有效的疗法。弹力绷带比弹力袜更快达到效果，但如受累组织炎症和压痛明显，较难耐受。该情况下应先卧床休息，甚至局部使用糖皮质类固醇激素，然后再轻轻加压包扎。在已出现外形改变的慢性病例中，多层加压包扎效果更好[5]。需要持续包扎，直到恢复正常的轮廓形状。此后弹力袜才会合身，才能更好发挥作用。

二线治疗

如果多普勒超声发现浅表静脉反流，则可采用静脉内治疗（如静脉射频消融术、激光消融术或泡沫硬化治疗）。若静脉内治疗不可行，可以考虑传统浅静脉结扎和剥离[6]。

复发性蜂窝织炎（丹毒）

定义和术语

蜂窝织炎（cellulitis）欧洲常称为丹毒（erysipelas））是急诊入院最常见的原因之一，一半的患者常反复发作。淋巴水肿和腿部溃疡是蜂窝织炎尤其复发性蜂窝织炎的最大危险因素。在预防性治疗中，青霉素可有效预防蜂窝织炎后续损伤，但一旦停用，其保护作用逐渐减弱[1]。避免复发则需处理淋巴水肿等危险因素。

> **同义名**
> - 丹毒
> - 淋巴管炎
> - 假丹毒
> - 假蜂窝织炎
> - 皮肤淋巴腺炎

概述

下肢蜂窝织炎是一种常见的皮肤和皮下组织感染。未受损皮肤的感染大多数为链球菌引起，若皮肤的完整性受损，其他微生物亦可引起[2]。蜂窝织炎是淋巴水肿的常见结果，与淋巴水肿病因无关。复发性蜂窝织炎中淋巴管的损伤可能加重淋巴水肿，易出现更多感染。有证据表明，隐匿性淋巴功能不全可能导致蜂窝组织炎的首次发作[3]。

丝虫病性淋巴水肿出现感染称为急性皮肤淋巴腺炎，但实际程度和结果与蜂窝织炎一样，可导致急性发病和日益加重的淋巴水肿[4]。

在发达国家，大多数蜂窝织炎患者在急性发作期住院治疗后出院，但复发率很高，这提示首次发作后潜在发病诱因（如淋巴水肿）可能并未得到充分治疗。

流行病学

复发性蜂窝织炎很常见。最近一项研究提示，53%曾有蜂窝织炎病史的受试者在3年试验期内至少有一次复发[1]。

病理生理学

发病诱因

一些研究已经明确了下肢蜂窝织炎的危险因素。Dupuy等在一项多变量分析中计算出与蜂窝织炎相关的独立危险因素，其中淋巴水肿的比值比为71.2，皮肤屏障功能破坏（下肢溃疡、趾间间擦疹、皮炎）比值比为23.8，静脉功能不全的比值比为2.9，而肥胖的比值比为2.0[5]。在另一组171例患者的系列研究中，81例（47%）患者出现复发，79例（46%）有慢性水肿，两个因素并发呈强相关（$P<0.0002$）[6]。

淋巴回流功能受损导致淋巴盆内感染率升高，尤其是蜂窝织炎。在一项基于社区的调查中，29%淋巴水肿患者（64/218）在过去12个月内曾罹患蜂窝织炎，其中27%（16/64）需静脉使用抗生素，平均住院12d，估算每位患者花费2300英镑[7]。

输入性淋巴管是皮肤中可溶性抗原和免疫活性细胞（如淋巴细胞、树突状细胞和巨噬细胞）的主要出口通道（图105.6）。免疫细胞迁移紊乱可能会破坏组织免疫监视功能，使其易于感染，但具体机制尚不清楚[8]。

致病微生物

大部分蜂窝织炎发作由A组链球菌引起，但有微生物学家认为大多数患者由金黄色葡萄球菌感染引起[9,10]。

临床特征

病史

不同患者、不同发作期间蜂窝织炎表现可存在差异。有些发作出现严重的全身不适，伴高热或寒战；另一些发作较轻，伴轻微或无发热。受累区域可出现肿胀加重。炎症指标（CRP、红细胞沉降率）常升高。

临床表现

如伴发淋巴水肿，临床表现可不同于典型蜂窝织炎。可于数分钟内起病（典型蜂窝组织炎常数小时发病）。毒性可较严重，出现流感样症状、恶心呕吐、头痛和高热。系统症状可早于局部体征出现。皮疹可呈多形性，边界不清。轻症病例中，炎症指标可不升高。口服抗生素治疗，症状缓解不明显。仅1周的抗生素治疗，感染复发较常见（图105.7）。

第9部分

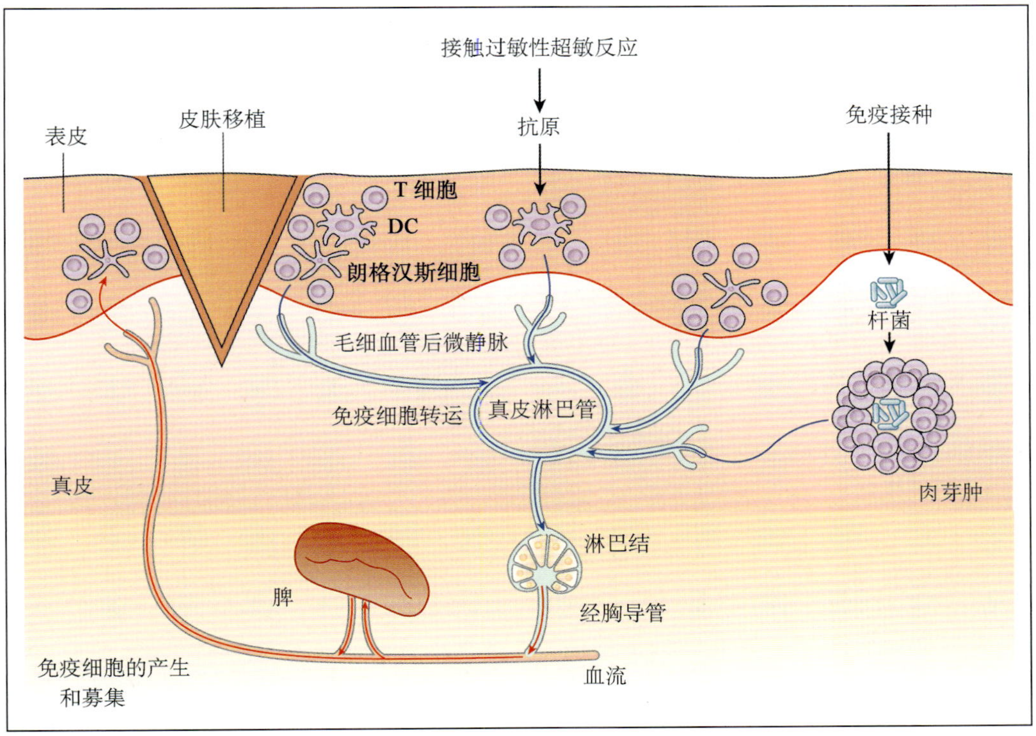

图 105.6　**淋巴管位于皮肤内免疫细胞迁移中心**

DC，树突状细胞（摘自 Mortimer 等，2014[8]）。

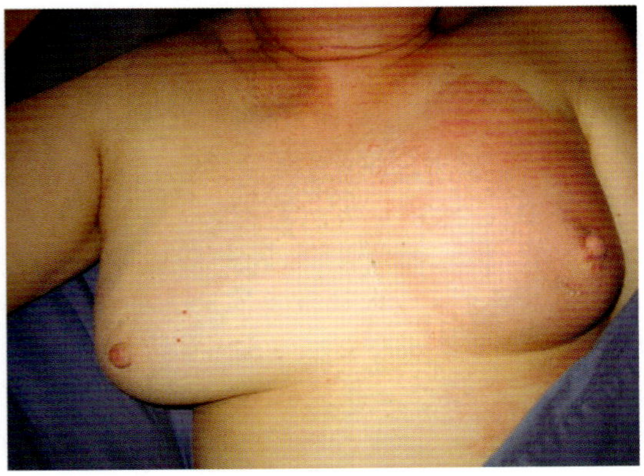

图 105.7　**乳腺癌治疗后淋巴水肿伴复发性蜂窝织炎**

注意淋巴管炎越过胸骨中线到达对侧淋巴结区域。

一些患者的症状和体征可能持续数周，尤其并发乳腺癌相关淋巴水肿（breast cancer-related lymphoedema，BCRL）时。患者可出现疲劳和感觉不适。局部体征可为间歇性的皮肤红斑和肿胀发作。炎症指标结果通常阴性，延长抗生素疗程有助于确诊。

鉴别诊断

主要鉴别诊断包括 DVT、坏死性筋膜炎和 LDS。其他的还包括痛风、血管炎、贝克囊肿破裂和脂膜炎。

检查

血中性粒细胞增多和 CRP 升高有助于蜂窝织炎临床诊断。应行血培养，但仅 10% 的病例结果阳性[11]。在开始抗生素治疗前，应对皮肤上所有伤口、破损或抽吸的疱液进行微生物学检查。

治疗

一线治疗

蜂窝织炎最好由皮肤科医师进行治疗，因多达 1/3 患者可能被误诊，超 1/4 患者伴有相关皮肤病，而治疗这些皮肤病可减少蜂窝织炎复发[12]。

低剂量预防性使用青霉素，青霉素 V 250 mg，每日 2 次，持续 12 个月，与安慰剂相比，复发风险几乎减半[1]。然而，预防性治疗的保护作用可持续至疗后数月，至 36 个月后消失，提示预防性用药可能需更长疗程。体重指数（BMI）大于等于 33 的患者、既往多次下肢蜂窝织炎或淋巴水肿发作的患者，预防性治疗的效果减弱。BMI 指数高、多次发作和淋巴水肿都与淋巴管功能障碍有关，证实淋巴水肿是蜂窝织炎的强危险因子。

对青霉素过敏的患者，或青霉素预防无效的患者，应考虑使用红霉素等替代，但尚无安全性或有效性的数据[13]。

在所有复发性蜂窝织炎的患者中，应治疗诸如淋巴水肿、创伤、皮肤（尤其趾间皮肤）完整性受损、皮炎和真菌感染等危险因素。

手臂肿胀

定义和术语

上肢或肢体肿胀通常由水肿引起，但也可能出现组织生长过度。水肿可能由淋巴管功能不全（如乳腺癌治疗）或静脉阻塞引起。

概述

手臂肿胀（swollen arm，SA）可因水肿引起，该情况下可出现明显凹陷性水肿，但也可能由其他组织成分体积增加引起，如骨骼、肌肉、脂肪或肿瘤（表105.3）。如对侧肢体萎缩，该侧即便正常也可能被认为肿胀。上肢肿胀最常见原因是乳腺癌治疗后淋巴水肿。手臂肿胀也可能是腋下出现转移性肿瘤的一种表现。

同义名

- 淋巴水肿
- 乳腺癌相关的淋巴水肿
- 乳腺癌术后淋巴水肿
- 水肿

表 105.3 手臂肿胀的原因

先天性/遗传性			获得性			
血管	淋巴管	其他	血管	淋巴管	骨骼肌	肿瘤
血管畸形 弥散性静脉扩张 Klippel-Trenaunay综合征 动静脉畸形	淋巴水肿 淋巴管畸形 淋巴血管瘤病	过度生长谱： Proteus综合征 脂肪肥大 肌肉错构瘤 巨人症/偏身肥大症 脂肪水肿 痛性肥胖病 Madelung病（良性对称性脂肪瘤病）	锁骨下静脉血栓形成： 静脉血栓形成 静脉插管 化疗药物 胸部放疗 胸廓出口综合征 上腔静脉梗阻 静脉注射毒品	淋巴水肿： 腋下手术 放射治疗 癌症 神经缺陷 慢性区域疼痛综合征 淋巴管炎（细菌感染、单纯疱疹，银屑病、类风湿关节炎） 黄甲综合征	类风湿关节炎 血肿 肌撕裂 病理性骨折 肌炎 骨化 骨髓炎 化脓性关节炎	淋巴瘤 肉瘤 转移瘤

上肢肿胀可由原发性淋巴水肿（常与其他部位淋巴管异常有关）或淋巴管畸形所致。继发性淋巴水肿可由类风湿关节炎、银屑病性关节炎、手部皮炎、黄甲综合征、慢性区域疼痛综合征（反射性交感神经营养不良）、胫前黏液水肿、西罗莫司治疗，以及单纯疱疹后反复感染如蜂窝织炎和淋巴管炎等引起。

流行病学

乳腺癌存活女性中超1/5会出现手臂淋巴水肿[1]。

病理生理学

发病诱因

上肢淋巴水肿最常由癌症治疗（即腋窝淋巴结清除术或放射治疗）引起，但少数情况下也可为晚期恶性肿瘤体征。

静脉流出受阻可由腋/锁骨下静脉受压或狭窄（常因恶性肿瘤或放疗损伤）或血栓栓塞所致。锁骨下静脉血栓形成是一种罕见的情况，最常发生于中心静脉置管、起搏器、创伤、手术制动、口服避孕药、妊娠或恶性肿瘤情况下。尤其易发生于中心静脉置管行化疗的癌症患者。也存在原发病因如解剖异常，包括胸廓出口综合征和Paget-Schröetter综合征（亦称“奋力性血栓形成”）。血液透析时动静脉瘘会增加血流量，手臂会变粗，但仅在血栓形成或淋巴引流受阻时，才会水肿。

病理学

上肢血管源性肿胀由于水肿或血流量增多（如血管畸形）所致。所有水肿均因长时间微血管液体滤过超过淋巴回流所致。除了短暂的静脉再吸收，主要由淋巴回流引流所有组织液，液体性手臂慢性肿胀提示淋巴回流衰竭。可仅因淋巴管功能障碍（淋巴水肿），或微血管体液滤过超过淋巴引流能力所致[2]。高静脉压或炎症（如皮炎或感染）所致血管通透性增强可导致滤过增加。

第9部分

致病因素

复发性单纯疱疹感染可导致上肢淋巴水肿[3]。慢性手部皮炎[4]、类风湿关节炎[5]或银屑病性关节炎[6]引起的非感染性炎症也可导致淋巴水肿。

遗传学

近来导致组织过度生长的基因突变已被发现[7]。*PIK3CA* 突变通常与淋巴管异常相关，多为嵌合型/体细胞突变。原发性上肢淋巴水肿可由 *CCBE1*、*FAT4* 或 *GJC2* 突变引起。

临床特征

病史

轻症 BCRL 可被忽视，即便患者本人。手或手腕肿胀易被发现。或仅仅是患者注意到自己衣服变紧。常出现疼痛。

临床表现

上肢 BCRL 一般表现出凹陷性水肿，但严重病例出现脂肪和纤维化，进一步加重肿胀，使之变得富含脂肪或坚实。不同患者手臂肿胀分布不同，肿胀可能局限于上肢特定区域。一些患者手部可能肿胀，而另一些患者尽管前臂近端或上臂肿胀明显，但手可能正常。早期或轻度 BCRL，当手臂尺寸未明显增加时，体格检查可发现前臂腹侧和同侧手背皮下静脉的清晰度降低（淋巴水肿时皮肤增厚，视诊更模糊），肘关节内侧和上臂远端轮廓平滑或丰满。用示指和拇指捏起两侧手臂皮肤和皮下组织，可以触及患侧手臂增厚的组织[8]。皮肤颜色一般正常，但伴静脉回流受阻时可呈红色至蓝色；伴感染时呈粉红至红色；伴 LDS 时呈深樱桃红色。

鉴别诊断

腋/锁骨下静脉压迫或狭窄或血栓栓塞所致静脉回流阻塞，可导致手臂异色（红/蓝色）、疼痛和肿胀，常有麻木感。

生长过度所致手臂肿胀可能与淋巴水肿或淋巴管畸形有关，此情况下可在肢体根部有血管性胎记的表现。脂肪肥大如脂肪水肿，或脂肪瘤病如马德隆病（Madelung disease），均可出现脂肪过度生长（图 105.8）。

其他需考虑的鉴别诊断包括肌肉骨骼疾病（如肌肉撕裂、关节炎、肌筋膜炎或多肌炎）、感染、创伤、肿瘤（包括肉瘤和癌）、变态反应和人为原因。系统性病因较罕见，如心力衰竭、上腔静脉阻塞和低蛋白血症，亦可能导致手臂肿胀。

并发症

任何部位淋巴水肿主要并发症均为感染，尤其蜂窝织炎。紧张性淋巴水肿可引起淋巴管扩张，表面可漏出淋巴液（淋巴漏）形成“淋巴疱”。罕见情况下，淋巴管肉瘤可并发任何形式的淋巴水肿。

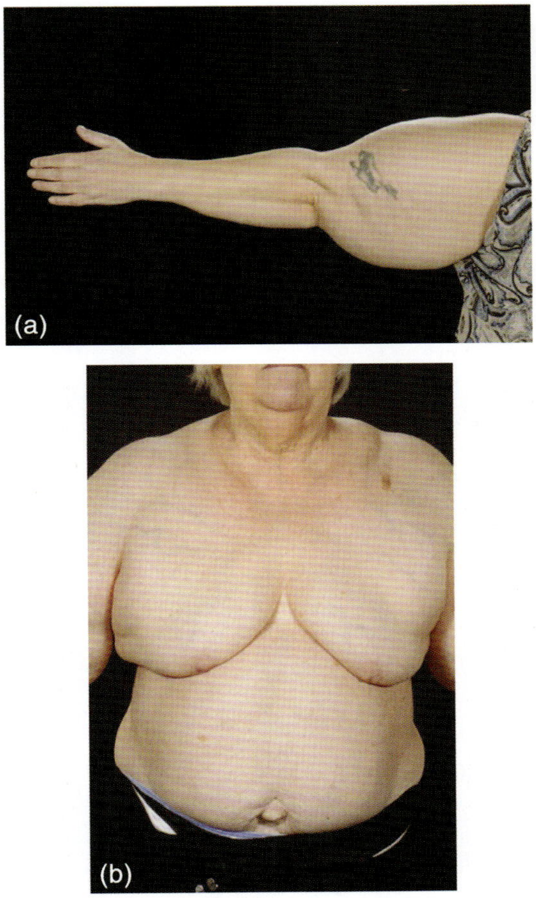

图 105.8 马德隆病

(a)良性对称性脂肪瘤病（又称为 Launois-Bensaude 良性对称性脂肪瘤病、马德隆病、多发性对称性脂肪瘤病和头胸部脂肪营养不良）是一种以头、颈、肩胛带广泛对称性脂肪沉积为特征的皮肤病。(b)颈部和肩胛带脂肪增多（脂肪瘤病）。

预后

蜂窝织炎合并上肢淋巴水肿有时可较严重，危及生命。

检查

淋巴水肿常为癌症治疗后的一个常见临床诊断。然而，排除癌症（如乳腺癌或黑素瘤）复发需行腋窝成像。

对于疑诊非癌症性淋巴水肿的病例，可选用淋巴显像来确定有无淋巴回流受损。对于可疑的静脉流出梗阻，首选静脉多普勒超声检查，但对于确诊胸廓出口梗阻，需在自然体位和压迫体位行 CT 或 MRI 静脉造影。如疑诊血栓需进行血栓形成倾向相关筛查。

如疑诊生长过度，对比双上肢 MRI 成像可发现增生的肌肉或脂肪。MRI 也助于鉴别脂肪和液体。

治疗

手臂肿胀的治疗取决于病因。如全身性因素如癌症复发或心力衰竭导致或并发淋巴水肿，则应先处理该问题再进行特定淋巴水肿治疗。治疗肢体肿胀的一般原则是限制微血管滤过增加并促进淋巴回流。穿压力服装时锻炼和运动有助于淋巴回流[9]。

若发生蜂窝织炎尤其复发性蜂窝织炎，则需预防性使用抗生素[10]。

虽然胸廓出口梗阻可考虑手术减压和静脉血管成形术，但原发性锁骨下静脉血栓形成的经典治疗为口服抗凝药物[11]。支架植入有助于缓解静脉压迫或狭窄。

面部、头部和颈部肿胀

定义和术语

面部肿胀可泛发或局限，如眼睑、嘴唇或一侧颊部。可延及面外区域，达头部和颈部。慢性可持续超过 3 个月。

同义名

- 颜面水肿
- 面部淋巴水肿
- 玫瑰痤疮性淋巴水肿(rosaceous lymphoedema)
- Morbihan 病
- 实性面部水肿
- 口面部肉芽肿病
- 肉芽肿性唇炎
- Melkersson-Rosenthal 综合征

概述

面部慢性肿胀常因液体水肿，但也可因其他组织成分增多引起，如鲜红斑痣(毛细血管畸形)中的血管、肢端肥大症、过度生长谱(偏侧肥大)或肿瘤(表 105.4)。

水肿可延及面外区域，达头部和颈部，发生于头颈部癌症手术和(或)放疗后或癌症复发。淋巴水肿是头颈癌常见的晚期症状。头颈部淋巴水肿可根据累及范围分类，即累及外部结构(如面、颈部皮肤和软组织)或内部结构如上呼吸道消化道(如咽部和喉部)黏膜和软组织。一项研究中提示最常见外部淋巴水肿部位为颈部和颏下区[1]。

表 105.4 头颈部肿胀的原因

先天性/遗传			获得性		
血管	淋巴管	过度生长	肿瘤	炎症	其他
血管畸形	综合征(颈蹼)： Turner Noonan 泛发性淋巴管发育异常 嵌合型节段性淋巴水肿 淋巴管瘤/淋巴管畸形	巨头畸形，如巨头-毛细血管畸形综合征	头颈部转移癌 血管肉瘤 根治性颈部淋巴结清扫术 放疗	玫瑰痤疮/痤疮 蜂窝织炎/丹毒 口面部肉芽肿 肺结核 结节病 牙脓肿 鼻窦炎 皮肌炎 皮炎/湿疹，银屑病，接触性过敏 眼睑松弛症 虱病 血管性水肿	肢端肥大症 意外创伤(菜花耳) 库欣综合征 Graves 病

上唇或下唇(或双唇)水肿可能因血管异常、复发性血管性水肿、口面部肉芽肿(orofacial granulomatosis,OFG)、结节病、感染性唇炎或者出于美容目的唇部填充物所致。

慢性眼睑水肿较常见。需要考虑的疾病包括皮肌炎、Graves 病,尤其玫瑰痤疮/痤疮。眼睑肿胀可能仅仅是由于光老化和其他组织顺应性破坏所致的获得性皮肤松弛,如眼睑皮肤松弛症[2]。如果持续或反复发生接触性过敏或血管性水肿,可能会逐步损害淋巴管功能。同样,一次严重面部蜂窝织炎的发作也可能严重损伤淋巴管,并导致淋巴水肿。

慢性炎症性疾病(如玫瑰痤疮、银屑病、湿疹)、细菌性蜂窝织炎、虱病、外伤和原发性(先天性)淋巴水肿均可导致局限性淋巴水肿性耳大。耳部玫瑰痤疮性肥大称为耳赘[3]。

血管肉瘤或卡波西肉瘤可影响局部淋巴引流,导致眼睑水肿。面部肿胀可伴有单个或多个肢体明显的原发性淋巴水肿,提示存在泛发性先天性淋巴管功能不全。

流行病学

没有关于炎症性疾病引起面部淋巴水肿的数据。欧洲文献报道,头颈部癌症患者治疗晚期 46% 可出现继发性淋巴水肿[4]。

病理生理学

水肿即组织间液过多。任何水肿,无论病因,均是由于长时间微血管(毛细血管)滤过超过了淋巴回流[5]。组织间液几乎完全被淋巴管吸收。在患者平卧位时重力会加重微血管滤过。因此面部肿胀通常早晨最为严重。持续增加的静脉压(如上腔静脉阻塞)可导致面部水肿。

原发性面部淋巴水肿出生时即出现,常不对称,并伴有其他部位的淋巴水肿。在子宫内发生的头颈部水肿,如 Turner 综合征和 Noonan 综合征,可在出生后消退,但留下明显的内眦赘皮或颈蹼等体征,先天性眼睑淋巴水肿可能与结膜水肿有关。

头颈部的淋巴管畸形(淋巴管瘤)较淋巴水肿更常见,异常形成的淋巴管内的淋巴液可加重肿胀(淋巴水肿是组织间隙内淋巴液所致)。好发于口腔,尤其舌。

面部淋巴水肿可继发于其他炎症性皮肤病,如玫瑰痤疮或寻常痤疮[6]。皮肤或皮下起始淋巴管功能异常,而非主要区域的淋巴干,另外毛细血管扩张和炎症增加了体液滤过加重水肿。肉芽肿型玫瑰痤疮、Morbihan 病和实性面部水肿(图 105.9)在多大程度上代表了晚期玫瑰痤疮性淋巴水肿仍未可知[7]。其他引起面部水肿的炎症性疾病包括湿疹、银屑病、感染、虱病[8]和外伤(菜花耳)。接触性过敏或血管性水肿,如果持续存在或反复发作,会逐渐损害淋巴管功能[9]。一次严重的面部丹毒或蜂窝织炎发作可损伤淋巴管,引起淋巴水肿。

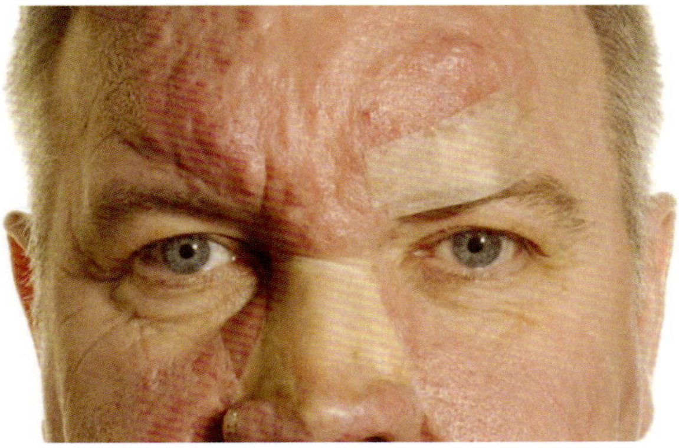

图 105.9 面部实性水肿

眼睑慢性水肿很常见,可能是由于光老化和其他损伤组织顺应性的因素引起的获得性皮肤松弛所致[2]。

与眶周水肿相关的疾病包括皮肌炎、库欣综合征(满月脸)和甲状腺疾病,尤其是 Graves 病。然而,肾疾病不会引起水肿,除非出现低蛋白血症(即肾病综合征)或疾病晚期。内部结构的炎症也可表现为面部水肿(如牙根感染、慢性鼻窦炎和唾液管阻塞)。

血管肉瘤或卡波西肉瘤可浸润局部淋巴回流通路,出现面部淋巴水肿。上唇或下唇(或双唇)水肿可能是先天性的,也可能因慢性皮炎、复发性血管水肿或 OFG 所致(图 105.10)。OFG 组织活检可能很难发现肉芽肿改变,因此无肉芽肿改变并不能排除 OFG。如存在肉芽肿,即可诊断 OFG(亦称肉芽肿性

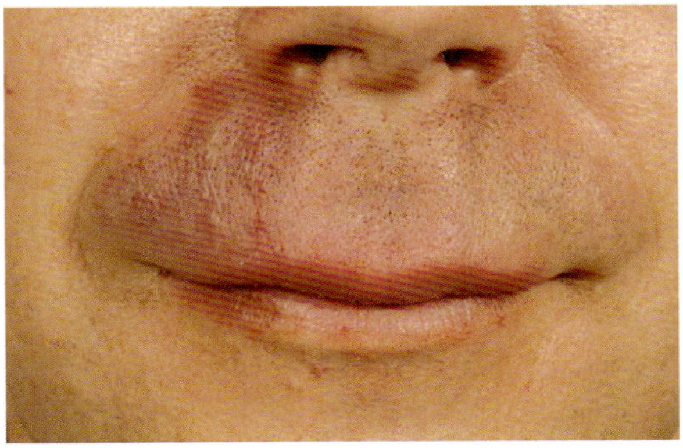

图 105.10 口面部肉芽肿(表现为右上唇发红和硬肿)

唇炎和 Melkersson-Rosenthal 综合征），但肉芽肿是因还是果仍不清楚[10]。肉芽肿性炎症可能只存在于局部，但应彻底排查胃肠道 Crohn 病或系统性结节病。肠 Crohn 病可在 OFG 出现后一段时间症状逐步明显。出于美容目的的唇部注射填充物导致唇部肉芽肿性炎症也可引起慢性肿胀[11]。

随着越来越多头颈部肿瘤接受淋巴结清扫和放射治疗，头颈部淋巴水肿变得越来越常见（图 105.11）。纤维化和继发感染是常见并发症。

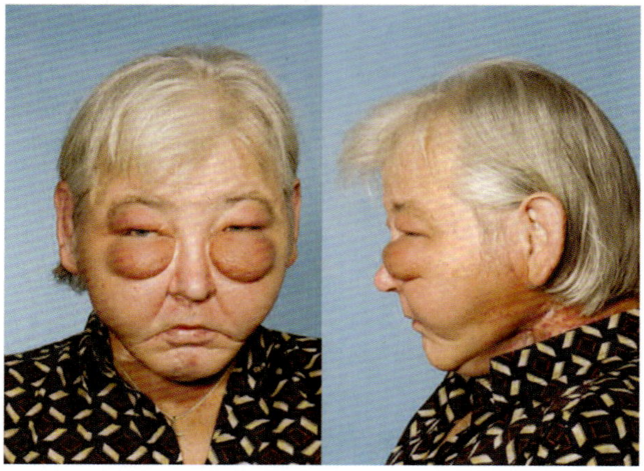

图 105.11 舌癌治疗后严重面部淋巴水肿

临床特征

面部淋巴水肿的临床特征取决于潜在病因。肿胀通常累及前额中部、眶周皮肤和颊部，可显著不对称分布。红斑常见于玫瑰痤疮，可伴有明显的炎性脓疱和丘疹。OFG 初始可呈间歇性肿胀，类似血管性水肿，累及唇部或颊部，随时间推移，可持续存在。口腔内弥漫水肿常见，也是颊黏膜和舌（阴囊舌）皱褶性改变的原因。淋巴水肿可导致头颈癌患者的面部毁容和痛苦[1]。

检查

如果疑诊肉芽肿性疾病、玫瑰痤疮、皮肌炎、血管肉瘤或卡波西肉瘤，皮肤活检有一定作用。可行头颈部淋巴显像，但结果一般较难解读。如疑诊癌症、鼻窦炎或牙根感染等潜在疾病，可行 MRI 或 CT 检查。这种成像也有助于区分肿胀为液体性或其他组织成分性，如脂肪性。

治疗

面部淋巴水肿的治疗取决于病因。需治疗所有炎症以减少因血管通透性和血流增加所致的高淋巴管负荷。夜间睡觉时抬高床头有助于降低静脉压力及微血管滤过。另外，促进淋巴流动的基本原则包括按摩和面部运动[12]。

在玫瑰痤疮性淋巴水肿中，抗生素治疗并不能显著缓解肿胀，可低剂量异维 A 酸持续服用 1～2 年[13]。激光封闭扩张毛细血管可以减少淋巴管的液体负荷。

目前尚无 OFG 治疗的临床试验数据。在一项对 45 例需要治疗患者的回顾研究中，24 例（53.3%）仅接受外用糖皮质类固醇/免疫抑制剂治疗，而 21 例（46.7%）接受联合治疗[外用联合系统应用糖皮质类固醇/免疫抑制剂和（或）皮损内注射糖皮质类固醇]。长期结果分析显示，78.8%患者组织肿胀完全或部分消退，70%患者口腔溃疡完全或部分消退[14]。另有使用硫唑嘌呤、沙利度胺、英夫利昔单抗和吗替麦考酚酯治疗成功的案例报道。

改良去充盈淋巴水肿疗法可成功治疗癌症治疗后的头颈部淋巴水肿[15]。

生殖器和阴阜肿胀

定义和术语

生殖器淋巴水肿可累及阴茎体和（或）阴囊，以及阴阜。

同义名

- 生殖器淋巴水肿
- 阴茎阴囊淋巴水肿
- 外阴淋巴水肿
- 象皮病
- 生殖器水肿
- 大面积局限性淋巴水肿
- 获得性生殖器淋巴管瘤

概述

生殖器淋巴水肿可为原发性或继发性（表 105.5）。生殖器可经双侧淋巴结引流。如发生肿胀，即两侧腹股沟区的淋巴引流通路均失去功能或局部生殖器淋巴管出现阻塞。

原发性生殖器淋巴水肿可出现包括 *GATA2* 和 *FOXC2* 在内的基因突变。

继发性淋巴水肿可能由癌症晚期或局部浸润、意外或手术创伤所致的泛发瘢痕、肥胖、肉芽肿性疾病如 Crohn 病或肛门生殖器肉芽肿病（图 105.12a）、化脓性汗腺炎（图 105.12b），以及感染如丝虫病、性病淋巴肉芽肿和腹股沟肉芽肿等所致。

阴阜肿胀可单独发生，但与生殖器或下肢淋巴水肿伴发的情况更常见。

表 105.5 生殖器和阴阜淋巴水肿的原因

原发性(先天性/遗传性)	继发性
Noonan 综合征	癌症(原发晚期、炎性癌、盆腔复发、皮肤浸润)
Hennekam 综合征(*CCBE1*,*FAT4*)	淋巴结清扫术(盆腔、双侧、髂腹股沟)
泛发性淋巴发育不良	放疗
乳糜反流	意外创伤
Emberger 综合征(*GATA2*)	肥胖
淋巴水肿双行睫综合征(*FOXC2*)	Crohn 病/肛门生殖器肉芽肿病
黄甲综合征	化脓性汗腺炎
	感染:
	丝虫病
	蜂窝织炎
	性病淋巴肉芽肿
	腹股沟肉芽肿
	系统性原因(心力衰竭、肾病综合征)

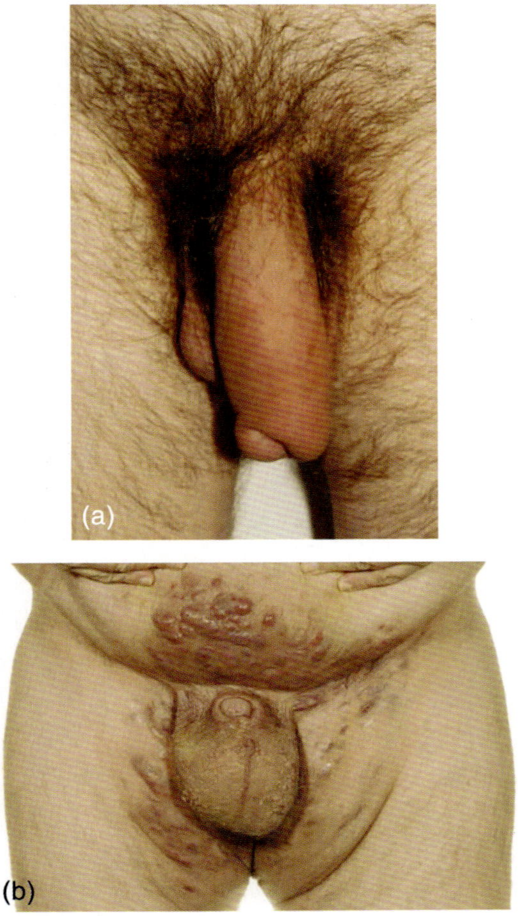

图 105.12 (a)继发于肛门生殖器肉芽肿的阴茎淋巴水肿,可无炎症体征。(b)继发于化脓性汗腺炎的生殖器淋巴水肿。注意可引起淋巴漏的皮肤淋巴管扩张。(Thomas et al,2014[13])

病理生理学

发病诱因

原发性病例可能存在遗传易感性。原发性和继发性病例中,感染或其他形式的局部炎症(如皮炎)均可引起肿胀。采用绷带或气动加压泵压迫淋巴水肿的腿部,可促进液体回流至躯干,这会导致生殖器水肿,尤其不能经侧支引流路径转运淋巴液时。

病理学

所有形式的单纯淋巴水肿的病理相同,即真皮和皮下组织因液体、脂肪增多和纤维化而增厚。一般均可见非特异性炎症细胞浸润[1]。淋巴管压增高可使淋巴管数目增多并扩张,但也可能出现基因决定的淋巴管发育不良或纤维化破坏所致淋巴管数目减少。

致病因素

原发性淋巴水肿可存在遗传因素。迄今为止,至少有四种已知可导致生殖器淋巴水肿的突变表型:Emberger 综合征、淋巴水肿双行睫综合征、Hennekam 综合征和 Noonan 综合征。生殖器肿胀可能是先天性淋巴水肿的一个表现,尤其可为泛发性淋巴管发育不良的一部分。乳糜反流进入阴囊可能由腹膜后动脉和髂淋巴管先天畸形引起的巨淋巴管或肠淋巴管扩张所致。

大多数(60%)生殖器淋巴水肿是由于不明原因的大腿上部、腹股沟和髂淋巴管闭塞引起。25%的病例是由阴囊流出淋巴管闭塞引起,15%因反流引起[2]。

世界范围内引起生殖器淋巴水肿和鞘膜积液最常见的病因是丝虫病[3]。生殖器淋巴水肿的其他继发原因包括活动性癌症及其治疗(如双侧腹股沟淋巴结清扫术或放疗)、肉芽肿性疾病(如Crohn病和肛门生殖器肉芽肿),以及泛发性局部炎症和瘢痕(如化脓性汗腺炎)。在心力衰竭、低蛋白血症和下腔静脉阻塞时,生殖器肿胀可能是腰部以下泛发性水肿的一部分。不太常见的原因包括结核性淋巴结炎、性病淋巴肉芽肿、腹股沟肉芽肿[4]。

阴阜淋巴水肿可因局部放疗、肥胖和局部炎症性疾病如Crohn病和化脓性汗腺炎所致。

遗传学

在*GATA2*突变导致的Emberger综合征中,生殖器淋巴水肿为其一个表型特征[5]。*FOXC2*基因突变引起的淋巴水肿双行睫综合征在少数情况下可出现生殖器淋巴水肿和淋巴管扩张[6]。*CCBE1*和*FAT4*的突变导致的Hennekam综合征(淋巴水肿-淋巴管扩张综合征),即一种泛发性淋巴管发育不良疾病,可出现生殖器淋巴水肿这一特征[7]。Noonan综合征的分子遗传学检测发现,50%患者出现*PTPN11*突变,13%患者出现*SOS1*突变,3%~17%患者*RAF1*突变,另少于5%的患者*KRAS*突变[8]。

临床特征

病史

肿胀的发展将取决于潜在病因。可隐匿或无明显诱因突然起病,感染(如蜂窝织炎)可能是一个发病诱因。另需考虑丝虫病流行地区的暴露史。原发性生殖器淋巴水肿病例在发病时,均存在单侧或双侧下肢肿胀。

临床表现

原发性淋巴水肿的肿胀可在出生时在或出生后出现。可能因男性外生殖器解剖和天然悬垂的特征,男性生殖器淋巴水肿更常见。生殖器不同部位——阴茎、阴囊和阴唇——肿胀程度并不均一。

长期淋巴水肿导致其表面皮肤增厚和角化过度,并出现乳头状瘤样改变。这可能由于真皮淋巴管内的淋巴充盈引起,早期阶段,在皮肤机化和纤维化之前,皮肤表面可出现"淋巴疱"。由反压(真皮回流)引起淋巴充盈导致的真皮淋巴管扩张称为淋巴管扩张(非淋巴管瘤,后者严格而言是一种淋巴管内皮细胞增殖疾病)。当"淋巴疱"充满淋巴液呈半透明,但充满乳糜时呈浑浊白色。"淋巴疱"偶可破裂,淋巴液大量漏出(淋巴漏),类似于尿失禁或多汗。淋巴漏可严重影响生活质量,并可能导致接触性皮炎和蜂窝织炎。

生殖器淋巴水肿常伴蜂窝织炎发作。每次发作均进一步破坏淋巴引流通路,导致肿胀加重及感染风险增高,形成恶性循环。致病微生物可较多且较难鉴别,常见为革兰阴性菌感染[9]。腹股沟淋巴结常因感染(丝虫或细菌)而增大。

阴阜淋巴水肿表现为圆顶状肿胀,伴皮肤橘皮样改变。肥胖患者中可体积巨大,与假肉瘤类似,被称为巨大型局限性淋巴水肿[10]。

鉴别诊断

特征性皮肤改变使淋巴水肿的诊断相对直接。然而,当并发有更广泛水肿时,应考虑到全身性水肿的原因,如心力衰竭和肾病综合征。鞘膜积液和腹股沟疝可被误诊为水肿。

并发症

生殖器淋巴水肿可合并感染(如蜂窝织炎)、淋巴漏或乳糜漏,导致接触性皮炎。阴茎肿胀可能妨碍排尿和性功能,可能导致阳痿的发生,也可能继发包皮龟头炎。

预后

预后取决于潜在病因。已形成的淋巴水肿较难治愈。存在蜂窝织炎严重发作的风险。

检查

需行补体固定试验来排除丝虫病,或夜间血涂片来诊断活动性丝虫感染。皮肤活检对于诊断肉芽肿性疾病或浸润至真皮淋巴管的癌症至关重要。

如须排除癌症或其他疾病(如腹膜后纤维化)引起的盆腔或髂腹股沟淋巴腺的淋巴管阻塞,须行CT或MRI成像。淋巴显像有助于发现下肢淋巴管异常,也可以示踪阴囊内淋巴管的反流。

治疗

一线治疗

去充盈淋巴疗法通过结合按摩和压迫来缓解肿胀[11]。但需在如癌症、肉芽肿性疾病或感染等潜在病因得以治疗后进行。

应严格认真地进行皮肤护理。对于复发性蜂窝织炎应预防性使用抗生素[9]。压迫女性生殖器比男性容易,推荐使用定制的压力裤或短裤。泡沫衬垫可以舒适地增加局部压力。阴囊吊带或背带可为男性提供局部支撑和压迫。

二线治疗

手术减容简单有效[12]。包皮环切术可缓解包皮肿胀并去除多余的包皮。电灼或透热治疗适用于淋巴管扩张。建议所有患者外用抗生素敷料。

肥胖相关淋巴水肿

定义

肥胖可导致并加重所有部位尤其下肢的淋巴

水肿。

概述

肥胖是手臂、下肢和腹部淋巴水肿的显著危险因素，也是 BCRL 的最大危险因素[1]。此外，节食不仅通过减少皮下脂肪（无论何种饮食所致的减重）还通过其他机制改善手臂淋巴水肿[2]。下肢淋巴水肿的病理生理学复杂，最重要因素为静脉高压所致液体滤过增加，以及运动减少间接导致的淋巴引流不足（框图 105.1）。阻塞性睡眠呼吸暂停/睡眠呼吸暂停通气不足综合征可导致水钠潴留和心力衰竭。

框图 105.1 肥胖相关下肢淋巴水肿的相关因素

- 活动少（活动可刺激淋巴引流）
- 静脉高压
  - 下肢悬垂（扶手椅腿）
  - 腹围/下垂的腹部阻塞大腿静脉回流
- 睡眠呼吸暂停综合征
- 药物治疗，如钙通道拮抗药
- 并发症，如心力衰竭或血栓后综合征

流行病学

美国一家诊所约 1.5 万例患者中，约 75% 肥胖患者罹患慢性下肢水肿[3]。

病理生理学

脂肪和淋巴系统关系密切。高密度脂蛋白在胆固醇逆向转运过程中需经淋巴系统回到血液[4]。在高胆固醇血症模型中，淋巴管功能严重受损，包括树突状细胞迁移受损。通过胆固醇逆向转运从外周组织清除胆固醇需要淋巴引流[5]。具有杂合 *Prox1* 失活突变的小鼠出现淋巴管渗漏、肥胖和炎症[6]。

脂肪沉积是淋巴水肿肿胀的显著特征，这也是抽脂治疗淋巴水肿的一个原因。肥胖损伤淋巴管转运能力，而淋巴管功能受损又促进脂肪沉积。肥胖易出现淋巴水肿的原因尚不清楚。淋巴回流需要运动和锻炼来促进流动。在一项横断面研究中，33% 严重肥胖者罹患淋巴水肿，这些患者生理功能弱于无淋巴水肿者，该关联与 BMI 无关[7]。

下肢与淋巴水肿的关系最为密切。在一项研究中，BMI 在 30～53 的 10 例患者下肢淋巴管功能正常，而 BMI>59 的 5 例患者下肢淋巴管引流异常，并发淋巴水肿[8]。使用同位素清除技术，发现肥胖人群的淋巴回流明显低于较瘦的对照组人群[9]。

坐位时，巨大的悬垂腹压迫大腿，可阻碍静脉回流，还可干扰淋巴回流。肥胖者髂股静脉压力明显高于非肥胖者[10]。腹部脂肪组织可导致罹患静脉血栓栓塞和慢性静脉功能不全的风险升高。体重超标也与凝血系统改变有关，包括纤维蛋白溶解活性降低和血浆凝血因子浓度升高[11]。

临床特征

病史

肿胀起病和进展均较隐匿。急性蜂窝织炎可提醒患者和护理人员警觉肿胀。长期皮肤发红伴有局部疼痛和压痛更为常见，提示可能发生 LDS。轻微创伤可导致皮肤液体渗出（淋巴漏）。持续渗出会刺激周围皮肤，导致皮炎、大面积糜烂甚至溃疡。细菌繁殖可产生气味。持续渗出会使患者不愿上床睡觉（以免污染床）。因此，患者睡在椅子上，而这进一步增加了腿部体液滤过。出于舒适或因睡眠呼吸暂停综合征，患者可能选择在椅子上睡觉。随着腿部肿胀加剧，额外的体重更削弱了活动能力，从而进一步减少淋巴回流。

临床表现

LDS 和静脉高压的皮肤变化相同。急性疼痛和发红发作时很难与细菌性蜂窝织炎鉴别。象皮病样皮肤改变常见。

鉴别诊断

应考虑水肿的系统性原因（包括心脏病、低蛋白血症和腹盆腔恶性肿瘤），尤其双侧下肢肿胀时。钙通道拮抗药可加重外周水肿。

并发症和共病

腿部溃疡、心力衰竭和严重败血症是常见的并发症和共患病。共患病中糖尿病、睡眠呼吸暂停综合征和右侧心力衰竭等常共存。

预后

除非患者减重并增加运动，否则预后较差。

检查

静脉多普勒超声和淋巴显像等标准检查并不能改变治疗，故非必需。而排除心力衰竭则应检测 BNP，排除血栓则应检测血浆蛋白和 D-二聚体。

治疗

一线治疗

有许多治疗措施可供选择。

1. 应治疗心力衰竭和睡眠呼吸暂停综合征等全身疾病。

2. 多层淋巴水肿包扎形式的压迫疗法是治疗的首选[12]。标准的静脉溃疡绷带不能处理伴皮肤改变的足趾肿胀或延及大腿下部的水肿。气动压迫装置或粘扣带是有效的辅助治疗。肿胀控制并且皮肤状况良好的情况下，方可使用压力服装。

3. 如可行应锻炼。安全情况下可步行或骑静止健身单车。应鼓励采取主动运动，但被动运动亦优于不运动。

4. 静息时下肢抬高。鼓励睡在床上，而非椅子，除了躺椅。

5. 治疗活动性感染（如蜂窝织炎）[13]。

6. 必要时应行伤口护理。

7. 使用 50/50 白色软质液状石蜡等润肤剂。对于象皮病的角化过度，建议使用 10%水杨酸。

二线治疗

考虑减重评估和干预。

腹壁淋巴水肿

定义和术语

腹壁淋巴水肿是指下腹壁皮肤和皮下水肿，在双侧髂腹股沟淋巴引流受损或悬垂的肥胖腹壁内淋巴引流受损时发生。

> **同义名**
> - 悬垂腹
> - 腹部浅筋膜肿胀
> - 疣状非丝虫性象皮病
> - 继发性癌症相关淋巴水肿
> - 躯干淋巴水肿

概述

一般认为腹壁可能并非淋巴水肿的好发部位，但实际上却较常见。由于腹壁软组织较难引出指压凹陷，因此诊断困难。此外，腹壁淋巴水肿更多表现为脂肪增多而非液体，需与肥胖相鉴别。皮肤橘皮样改变有助于诊断，触诊液体比触诊脂肪更有固体感。

癌症治疗后髂腹股沟淋巴引流受损后，可发生腹壁淋巴水肿，亦可同时发生下肢淋巴水肿。如为可治愈性癌症治疗后一段时间出现肿胀，则需考虑癌症复发。癌症可能复发于盆腔或者浸润至腹壁皮肤（如丹毒样癌）。

腹壁非癌症相关的淋巴水肿基本与肥胖的腹部浅筋膜有关，或发生在泛发性水肿的情况下，如心力衰竭、肾病综合征或黄甲综合征。有报道胫前黏液水肿可引起腹壁水肿。

病理生理学

髂腹股沟淋巴结受损影响腰部以下所有淋巴回流通路。通常先引起下肢淋巴水肿，但更严重病例，下腹壁和生殖器也会受到影响。盆腔体外放射治疗不仅影响淋巴结，还可影响阴阜皮肤和皮下组织内较小的侧支淋巴管，引起照射野内淋巴水肿。

癌症复发并浸润下腹部皮肤和皮下淋巴管，也可引起淋巴水肿。晚期癌症可引起腰部以下严重淋巴水肿，特别伴髂静脉或下腔静脉阻塞时。

肥胖可引起淋巴管功能障碍，加重淋巴水肿，尤其腹部浅筋膜肥胖引起腹部悬垂时。这就造成静脉充血，增加体液滤过进入腹壁。重度水肿合并感染常导致象皮病样改变（疣状非丝虫性象皮病）。肥胖患者经常出现睡眠呼吸暂停综合征，这会进一步增加系统水钠潴留。

致病因素

致病因素包括癌症治疗（如双侧腹股沟或盆腔淋巴结清除术）、妇科、阴茎、膀胱或前列腺癌的放射治疗、癌症复发和蜂窝织炎。肥胖时腹部下垂也是一个主要危险因素。

临床特征

病史

患者可能感知不到轻度的腹壁水肿。随病情进展，可自觉变胖、受累区域紧绷或不适感。既往可能有癌症治疗、肥胖或蜂窝织炎病史。

临床表现

仅在髂前上棘部位才有凹陷性水肿。在下腹部皮肤捏起一个皱褶可感觉到皮肤增厚，但比脂肪更加厚实。可以观察到皮肤橘皮样变。随时间推移，肿胀区域内脂肪和纤维化逐渐蓄积，组织变得坚硬，尤其在发生蜂窝织炎之后。更严重病例可出现显著角化过度、皮肤增厚和乳头瘤样增生，表现为疣状、鹅卵石样外观，称为疣状非丝虫性象皮病（图 105.13）[1]。

由于局部组织免疫功能受损，常可发生蜂窝织炎。反复发作可加重淋巴水肿，导致恶性循环。悬垂的腹部因静脉充血和蜂窝织炎病史可发生 LDS[2]。

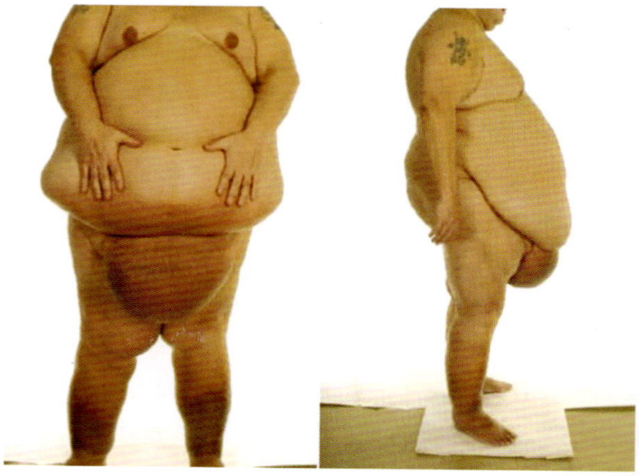

图 105.13 肥胖引起的腹部悬垂和阴阜部淋巴水肿

鉴别诊断

腹壁水肿可发生在心力衰竭、低蛋白血症(肾病综合征、肝病和营养不良)和下腔静脉阻塞。

并发症

腹壁淋巴水肿可进展并形成巨大肿胀,可下垂至患者膝盖,从而影响活动,并有导致严重败血症的危险。

预后

重度肥胖人群有较高的患病率及可能罹患危及生命的败血症。

检查

癌症患者发生腹壁淋巴水肿,建议行腹部超声或 CT 扫描来重新分期。如疑诊浸润性癌,皮肤活检有助于诊断。重度肥胖患者则应检查:①心力衰竭,检测 BNP;②低血浆白蛋白;③睡眠呼吸暂停综合征,通过睡眠相关试验评估。

治疗

一线治疗

首先应尽可能纠正所有潜在原因。利尿药通常对淋巴水肿无效,但如生理机制中存在微血管滤过增加,可短期使用。

严重的病态肥胖(BMI＞50)应考虑进行减重干预。

如有感染,应使用抗生素。如出现反复感染,则应给予预防性抗生素治疗[3]。

应给予去充盈淋巴疗法(用束缚或压力服装进行人工淋巴引流和腹部加压)[4]。

二线治疗

可以考虑行瓜片式腹壁"裙状"切除术切除悬垂的腹部,但肥胖患者感染和伤口裂开的风险很高[5]。

癌症相关淋巴水肿

定义和术语

淋巴水肿一般不是癌症特征性表现,除非晚期癌症,但可发生于癌症治疗后和复发性癌症。

同义名

- 乳腺癌相关淋巴水肿
- 乳腺癌切除术后淋巴水肿
- 放疗诱导的淋巴水肿
- 恶性淋巴水肿
- 丹毒样癌
- 铠甲状癌

概述

恶性淋巴结中一般淋巴流动畅通,因此癌症通常不表现肿胀。不符合这一普遍规律的少数例外为亲淋巴肿瘤,如恶性小汗腺汗孔瘤、卡波西肉瘤、淋巴管肉瘤和炎性乳腺癌(表 105.6)。癌症相关淋巴水肿通常是癌症治疗后的结果。外科淋巴结清除术、放疗和化疗都可能导致淋巴水肿。

表 105.6　癌症相关淋巴水肿的原因

以淋巴水肿为表现体征的癌症	癌症治疗
炎性癌	淋巴结清除术
淋巴管肉瘤	放射治疗
卡波西肉瘤	化疗(紫杉烷类)
恶性小汗腺汗孔瘤	乳房重建
晚期原发癌症,如腋窝或盆腔淋巴结转移癌	
复发性癌症:	
淋巴结转移	
丹毒样癌	
癌性淋巴管炎	
铠甲状癌	

晚期癌症或复发性癌症可出现淋巴水肿。广泛淋巴结受累可影响淋巴流动,但其他因素如静脉阻塞和低蛋白血症也可能促进水肿形成。肢体肿胀尤其伴有疼痛时应考虑其原因为复发性癌症。癌症患者如果出现新的肢体肿胀,均应进行完整的分期检查。

当癌症细胞浸润真皮淋巴管时,可出现丹毒样癌(也称为癌性淋巴管炎、癌性毛细血管扩张或铠甲状癌)(图 105.14),为一种转移性癌症。原发灶可不存在,因此影像学结果有可能正常。癌症浸润真皮淋巴管后阻塞侧支淋巴引流通路,往往导致局部或泛发性肢体淋巴水肿。

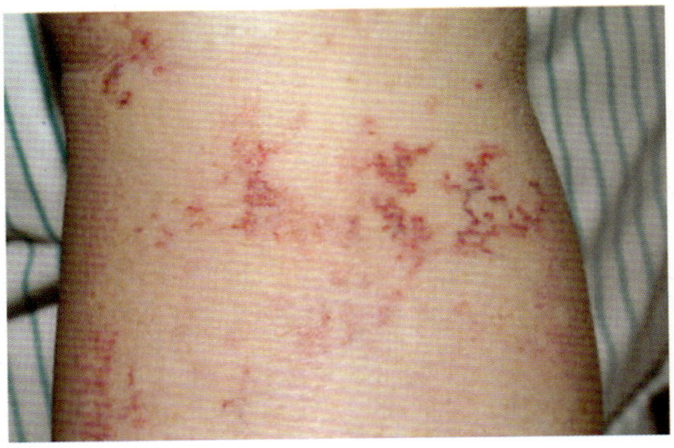

图 105.14　丹毒样癌(癌性毛细血管扩张):红色脉管为乳房腺癌浸润的皮肤淋巴管

第9部分

流行病学

乳腺癌相关的淋巴水肿。超过1/5的乳腺癌患者可出现手臂淋巴水肿[1]。紫杉烷化疗显著促进BCRL发生[2]。

男性和女性泌尿生殖道癌症相关的淋巴水肿。单纯根治性子宫切除术后下肢淋巴水肿的发生率为5%～10%[3]，但接受辅助放射治疗的患者在10年随访中，其发生率可高达49%[4]。外阴癌后下肢淋巴水肿的发病率为28%[5]。前列腺癌行广泛盆腔淋巴结切除术后其发生率为0～10%[6]。前列腺癌扩大照射野放疗后的生殖器和(或)腿部水肿发生率约为5%，大多数患者水肿呈慢性病程[7]。阴茎癌治疗后淋巴水肿发生率高达33%[8]。

黑素瘤相关的淋巴水肿。在一项关于黑素瘤治疗后淋巴水肿的前瞻性研究中，前哨淋巴结活检后中度淋巴水肿(即肢体体积增加>10%)发生率为14.8%，而治疗性淋巴结清扫后中度淋巴水肿发生率为30.4%[9]。

肢端软组织肉瘤。肢端软组织肉瘤肢体修复术后淋巴水肿发生率为28.8%。289例患者中9%出现明显(2级以上)淋巴水肿[10]。

病理生理学

发病诱因

重大外科手术(如腋窝淋巴结清扫、大量淋巴结清扫、乳房切除术)和超重是BCRL的最高风险因素。近来研究表明，腋窝放疗引起水肿风险可能低于腋窝清扫术[11]。蜂窝织炎也是一个发病诱因，因无菌或有菌穿刺均可损伤肢体。过度抵抗性运动，如携带沉重手提箱、购物或长途飞行，均可能诱发肿胀。

病理学

淋巴水肿中研究最多的是乳腺癌相关的淋巴水肿，病理机制包括了脂肪和液体，因此抽脂治疗有效。

丹毒样癌是一种转移性扩散，最常见于乳腺癌，但也可见于黑素瘤、甲状腺癌、肺癌、胃癌、胰腺癌、卵巢癌、前列腺癌和结肠直肠癌[12]。

临床特征

病史

癌症治疗后的淋巴水肿可能会在淋巴结清除术后立即发生，尤其合并切口感染或“血清肿”，抑或在数年后发生。淋巴水肿一般无痛，但与感染、血栓或活动性癌症相关时可引起疼痛。

临床表现

丹毒样癌临床表现为与蜂窝织炎类似的固定性红斑或斑块，无发热[13]。网状或栅格状毛细血管代表被浸润的真皮淋巴管(图105.14)。炎性乳腺癌是一种罕见的、侵袭性强的癌症，癌细胞会阻塞乳腺皮肤的淋巴管。该类型乳腺癌因乳房常看起来红肿或“发炎”而被称为“炎性”。

检查

如果怀疑癌症复发，则建议行重分期相关检测，如正电子发射断层扫描(PET/CT)。皮肤活检可用以诊断皮肤转移。MRI可确认肿胀是否为液体及可能为淋巴水肿。

治疗

如果诊断出活动性癌症，应首选治疗肿瘤。如果癌症缓解或稳定，则可实施淋巴水肿治疗(去充盈淋巴疗法)。

乳房肿胀和乳房淋巴水肿

定义和术语

单侧乳房水肿最常由乳腺癌治疗引起，但也可由感染(如蜂窝织炎)、恶性肿瘤(如炎性乳腺癌或血管肉瘤)和乳腺炎引起。罕见情况下，可发生于充血性心力衰竭、肾病综合征和哺乳动物西罗莫司靶蛋白(mammalian target of rapamycin, mTor)抑制剂治疗时。

> **同义名**
> - 乳房水肿
> - 乳房肿胀

概述

随着乳腺癌治疗方法的改变，越来越多的人采取保乳手术及乳腺放射治疗，所以乳房局部淋巴水肿的发病率上升。肥胖和乳房较大的女性风险更高。

流行病学

在一项纳入144例乳腺癌女性患者的研究中，38例患者在治疗后出现了乳房淋巴水肿(26%)[1]。

病理生理学

水肿是指组织间液过多。任何水肿，无论原因，均由长时间毛细血管滤过超过淋巴引流所致[2]。组织间液几乎完全被淋巴管吸收。炎症可增加血流量和血管通透性，两者都会增加微血管液体滤过。放疗和感染均可诱发炎症。腋窝手术可影响淋巴流动，不足以应对滤过增高。在乳房最悬垂区域，Starling流体交换定律的紊乱最明显。

发病诱因

丹毒样癌是指由于乳腺癌浸润乳房表面真皮淋巴管引起的乳房红肿。切除一个或多个腋窝淋巴结有导致引流区(即同侧上肢和相邻象限胸部包括乳房)淋巴水肿的风险。对乳房的放射治疗也会诱发/加剧乳房肿胀。肥胖和乳房大小增加了乳房肿胀的风险,辅助性紫杉烷化疗也会增加风险[3]。在一项多变量分析的研究中,腋窝手术亚组中发生乳房淋巴水肿的相关因素包括 BMI($P=0.004$)、手术切口位置($P=0.009$)和术前活检($P=0.01$)[4]。

乳房淋巴水肿的其他全身原因包括心力衰竭、肾病综合征或肝衰竭引起的低血浆蛋白、腋窝淋巴结病和中央静脉阻塞。还有一些 mTor 抑制剂相关乳房水肿的报道[5]。

遗传学

乳房淋巴水肿是一种继发性淋巴水肿,目前尚未发现其遗传因素。

环境因素

包括手术、放疗和药物。

临床特征

病史

乳房肿胀可在腋窝淋巴结切除术后立即出现,尤其是发生"血清肿"或伤口感染时(血清肿实为一种误称,因其由淋巴引起而非血清)。亦可延迟数月或数年后发生,尤其是接受放疗后。肿胀也可能由蜂窝织炎发作而诱发。

症状包括乳房沉重、肿胀、文胸压痕,时有疼痛和压痛。乳房发红也可是其特征,表明炎症通常继发于蜂窝织炎、放疗后或恶性肿瘤。

临床表现

凹陷性水肿和皮肤橘皮变是乳房表面最明显的表现。可出现炎症。与蜂窝织炎共同存在时较难与放疗后改变相鉴别(图 105.15)。

鉴别诊断

临床上可通过按压(凹陷性)确定水肿。其他鉴别诊断包括激素作用引起的肿胀和脂肪增生。

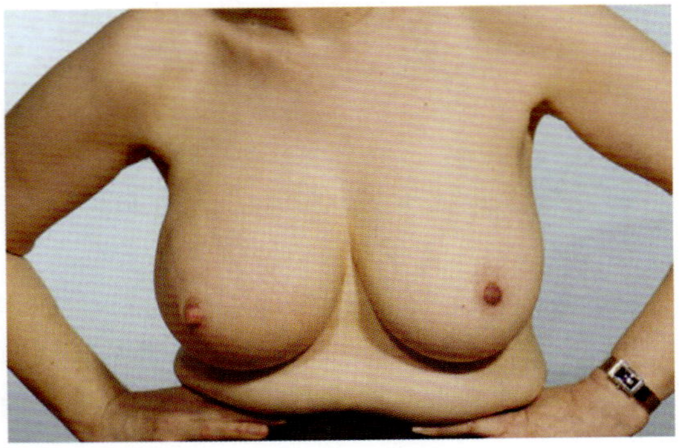

图 105.15 癌症治疗后的乳房淋巴水肿(注意右乳皮肤上的文胸压痕)

并发症

感染是乳房淋巴水肿的常见并发症,并可进一步加重水肿。对于无法释放的乳房水肿需检查有无复发性乳腺癌或(淋巴)血管肉瘤。

预后

无并发症的乳房淋巴水肿通常会随治疗而逐步缓解。

检查

乳房超声通常足以确诊水肿,并排除恶性肿瘤。MRI 是另一种备选检查。如果怀疑有恶性肿瘤,需行皮肤或乳腺活检。

治疗

一线治疗

如存在感染,需行治疗。恶性肿瘤需要排除。肥胖问题应该处理,尽量减重至正常水平。

淋巴水肿治疗需要带支撑作用的文胸(最好是运动文胸)。建议白天和晚上都要穿戴,以抵抗重力因素保持乳房上抬。建议使用按摩技术,如手动淋巴引流治疗、肌内效贴布和浸水运动(有氧游泳运动),尽管这些方法循证依据有限[6]。

二线治疗

乳房切除术是最后的选择。

大面积局部淋巴水肿

定义和术语

大面积局部淋巴水肿是病态肥胖患者中的良性淋巴增生性软组织过度生长。通常是局限于一个部位如大腿的严重淋巴水肿,外观可像肿瘤。

> **同义名**
> - 假性肉瘤
> - 疣状非丝虫性象皮病

概述

典型淋巴水肿累及单侧肢体,但罕见情况下,可表现为类似肿瘤的局部肿块。大腿内侧下部、小腿、腹股沟区的淋巴水肿或腹部膨隆增生形成的皱褶在重力作用下进展成为悬垂性肿胀(图 105.16)。肥胖和局部反复感染增加发生风险[1]。

病理生理学

发病诱因

包括肥胖、丝虫病和复发性感染。

病理学

实性或乳头瘤样斑块可类似肿瘤，但活检可见淋巴水肿典型特征，即水肿、淋巴管扩张、纤维化、脂肪、表皮棘层肥厚和角化过度，以及真皮炎细胞浸润。在一项研究中，所有 22 例样本均表现出显著真皮纤维化、脂肪小叶纤维间隔扩张、间质成纤维细胞数增加、淋巴管增生和淋巴管扩张。多核成纤维细胞、显著血管增生、中度间质内细胞增多和束状生长使得病理学家会考虑非典型脂肪瘤/高分化脂肪肉瘤、血管肉瘤和成纤维细胞肿瘤（如纤维瘤病）等疾病可能[2]。

临床特征

临床表现

淋巴水肿区域像肿瘤一样隆起，重力作用下呈息肉状，感觉很重。病变最像良性肿瘤，如带蒂脂肪瘤，但也应考虑到软组织肉瘤可能。表面皮肤明显增厚，呈“鹅卵石样”外观，并伴有象皮病样改变（图 105.16）。这种结构通常呈分叶状，可有相当大的尺寸[2]。

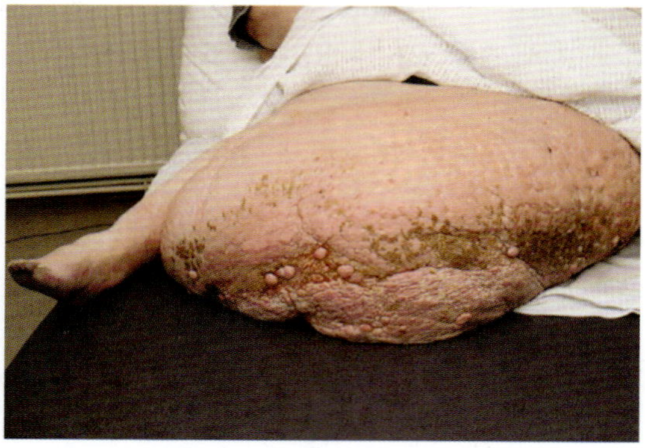

图 105.16 右侧大腿大面积局部淋巴水肿，可见明显“鹅卵石样”皮肤改变

鉴别诊断

鉴别诊断包括脂肪瘤、淋巴管畸形、淋巴管瘤和肉瘤。

并发症

常见淋巴液渗出和溃疡。感染后败血症也经常发生。当“肿瘤”足够大时，可影响运动和活动。文献共报道了 65 例大面积局部淋巴水肿，其中 9 例导致血管肉瘤（占总病例 10.3%）[3]。

预后

如果不治疗，病变可能继续扩大并形成慢性败血症。

检查

MRI 典型表现为一界限清楚有纤维间隔的脂肪组织组成的带蒂肿块，由增厚的真皮包绕。肿块内有水肿，沿皮下间隔呈蕾丝状自内而外延伸，形成较大的脂肪小叶轮廓[4]。

治疗

唯一疗效较满意的治疗方法是手术切除和重建。然而，这亦存在风险，切口裂开和严重感染可危及生命。集中多层淋巴水肿压迫包扎及第一时间静脉使用抗生素可减少手术并发症，改善预后。

原发性淋巴水肿

定义和术语

原发性淋巴水肿是由遗传因素导致的淋巴管不发育、发育不全、畸形或功能障碍等内源性异常所致，而继发性淋巴水肿则是由淋巴结切除术、放疗或慢性静脉疾病等外源性因素损伤淋巴管所致。原发性淋巴水肿可以是一种非综合征性孟德尔疾病，也可以是少见情况下复杂综合征的一部分[1]。

同义名

- 原发性淋巴肿胀
- 淋巴管发育不良
- Milroy 病
- Meige 病
- 先天性淋巴水肿
- 早发性淋巴水肿
- 迟发性淋巴水肿

概述

临床表现为无明显潜在原因肿胀的患者诊断应考虑原发性淋巴水肿，或由遗传异常所致的淋巴水肿。对于儿童期或成年早期出现的水肿，应高度怀疑原发性淋巴水肿的可能。

从发病时间上看，根据肿胀发生的年龄，原发性淋巴水肿分为先天性（出生时出现淋巴水肿）、早发性（出生后至 35 岁前出现淋巴水肿）和迟发性（35 岁后出现淋巴水肿）三类。显然，这种纯粹以发病年龄为基础的分类系统在临床实践中过于简化和多余，因为它不利于根据更具体的表型进行分类。

已知多个基因的突变可引起原发性淋巴水肿。这些因素中的一些而并非全部已被证明参与调节淋巴管生成。最早被确定为引起人类淋巴水肿的两个基因分别是 Milroy 病的 *VEGFR3*（也称为 *FLT4*）[2-5] 和淋巴水肿双行睫综合征的 *FOXC2* 基因[6-8]。随后，又发现数个人类淋巴疾病新基因。Mendola 等对 78 例已知原发性淋巴水肿患者进行了基因突变筛查，仅 36％患者检测到了突变[9]。这表明，其他导致原发性淋巴水肿的致病基因仍有待于进一步明确。

一些原发性淋巴水肿亚型的临床表型和遗传因素研究进展表明原发性淋巴水肿具有高度异质性。为了区别特定的原发性淋巴水肿表型，并有助于发现新的致病基因，目前已经建立了一种新的分类系统和诊断路径[1,10]。对原发性淋巴水肿患者进行表型和基因分型，可以更好地了解自然病史并管理特定情况，更准确掌握后代的再发风险。

流行病学

发病率和患病率

关于淋巴水肿患病率的资料有限。根据一家英国诊所数据，原发性淋巴水肿的患病率为 1/6000[11]。最近调查估计慢性淋巴水肿（原发性和继发性原因）英国患病率为 1.33‰[12]。德比一项类似研究估计发病率为 4‰。需要进一步的流行病学研究来确定原发性淋巴水肿的真实患病率。因许多患者可能并未就诊，故较难计算患病率。

临床特征

临床表现

原发性淋巴水肿可在出生时出现，也可在此后出现。依据淋巴水肿不同类型，可为一个或多个肢体受累，也可能是泛发性/全身肿胀。

淋巴水肿的临床症状可从轻度肿胀到慢性、治疗不良患者的形状怪异的肿大。富含蛋白质的物质、脂类和组织碎屑在水中聚集，肿胀因此具有“固体性”和“液体性”成分，使得慢性水肿更具“强韧”特质，呈非凹陷性[13]。可出现皮肤改变，包括强韧纤维化的皮肤和出现 Kaposi-Stemmer 征（由于皮肤增厚，不能捏起第 2 足趾根部皮肤褶皱；见图 105.1）。Kaposi-Stemmer 征是淋巴水肿的特征表现[14]。乳头瘤样增生（皮色小丘疹）由真皮上部淋巴管扩张和真皮纤维化引起。淋巴管充盈导致淋巴管扩张，表现为皮肤表面的小水疱。淋巴液常因小的创伤而漏出，称为淋巴漏。

临床亚型

原发性淋巴水肿存在多种亚型，在发病年龄、淋巴水肿分布和可能相关疾病方面均存在差异。Connell 等的诊断路径为不同亚型的分类提供了最简单的方法。然而，随着新亚型和致病基因的发现，这一诊断路径仍在不断完善中[10]。原发性淋巴水肿的分类路径以颜色编码算法呈现，包括了原发性淋巴水肿的五大类别及这些类别中的独立亚型（包括基因型）（表 105.7 和图 105.17）。主要类别包括如下方面。

1. 与淋巴水肿相关的综合征，但淋巴水肿非主要特征（蓝色）。

2. 与全身/内脏淋巴管异常相关的局限性或泛发性淋巴水肿（粉色）。

3. 淋巴水肿伴生长紊乱和（或）皮肤/血管异常（黄色）。

4. 先天性原发性淋巴水肿，即出生时或出生后一年内出现的淋巴水肿（绿色）。

5. 迟发性原发性淋巴水肿，即一岁后出现的淋巴水肿（紫色）。

表 105.7 分类路径中所用术语的定义

术语	定义
先天性发病	1 岁前发生淋巴水肿
皮肤表现	痣/色素沉着变化（如表皮痣/血管畸形）
双行睫	从睑板腺长出异常睫毛
生长紊乱	骨或软组织的肥大（过度生长）和营养不良，导致肢体或身体部分的长度改变
KT/KT 样	Klippel-Trenaunay/Klippel-Trenaunay 样综合征
迟发性发病	1 岁后出现肿胀
产前发病	出生前发现的淋巴管异常。孤立性足水肿排除在这一定义之外，可能是 Milroy 病的表现
节段性	淋巴水肿累及身体某个区域（如面部、结膜、生殖器、上肢、下肢——分别为身体的一个部分）。多节段是指受淋巴水肿影响的不止一个节段。双侧下肢肿胀不是多节段淋巴水肿
综合征型	一组异常，其中之一为淋巴水肿
系统受累	全身性淋巴管疾病持续至新生儿期以后或其后任何年龄出现。这包括胎儿水肿、乳糜腹水，肠淋巴管扩张，胸膜和心包积液和肺淋巴管扩张
血管异常	包括先天性血管畸形

第9部分

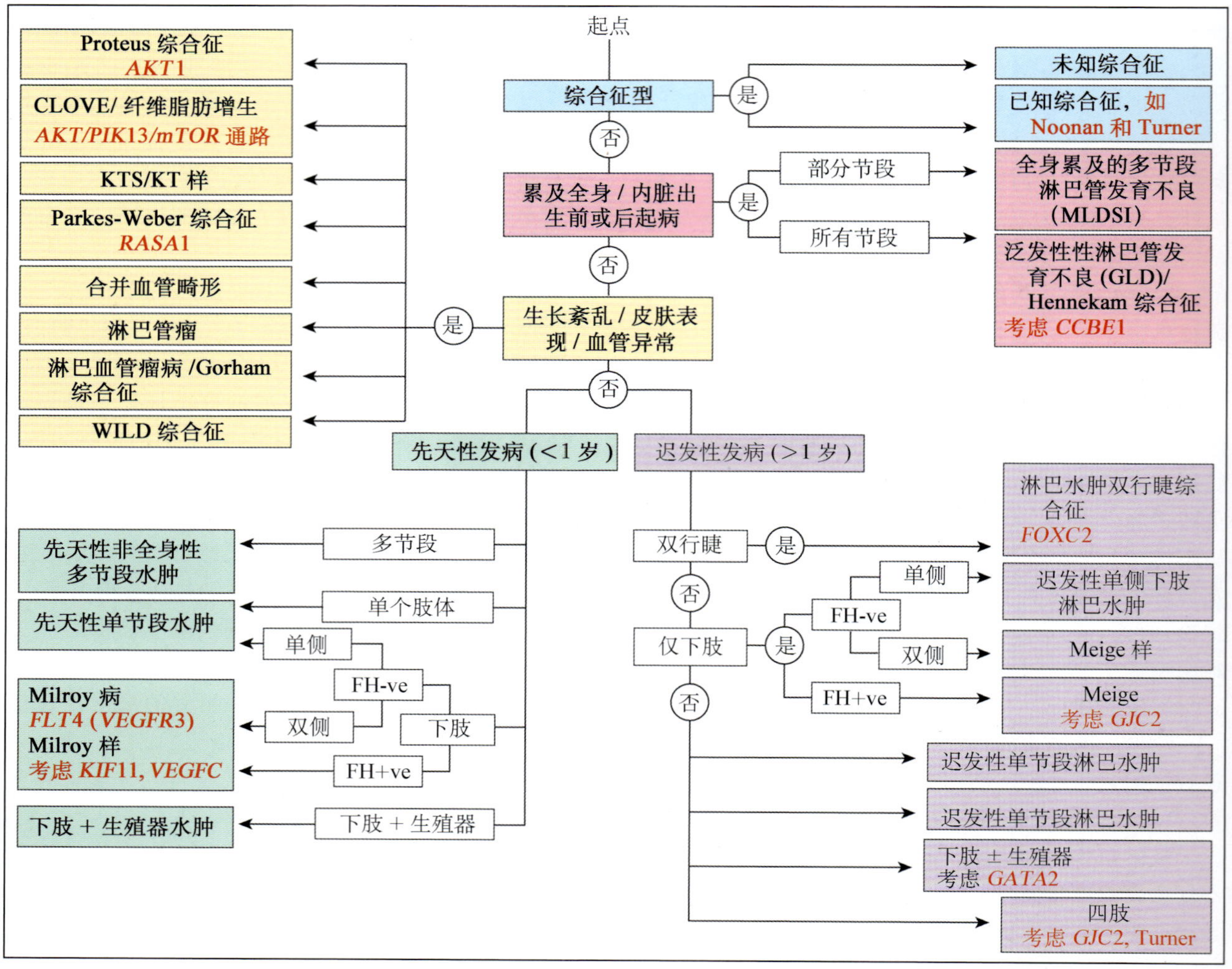

图 105.17 原发性淋巴水肿分类路径

红色文字表示该亚组建议可行的遗传学检测。请参考表 105.7 该表中使用其他术语的定义[10]。FH，家族史：+ve，阳性；−ve，阴性；KT，Klippel-Trenaunay；KTS，Klippel-Trenaunay 综合征。(引自 Connell 等，2013[10] 和 Mortimer 和 Rockson，2014[54])

以下将讨论该五个类别，包括临床表型和致病基因突变。

综合征型

淋巴水肿是许多综合征的特征表现。在这些疾病中淋巴水肿不是主要问题，而是一个相关特征。这些疾病包括 Turner 和 Noonan 综合征。女性婴儿先天性手和(或)足肿胀应始终需疑诊 Turner 综合征。

这些综合征中的遗传因素已知，亦可测。表 105.8 列出了以淋巴水肿为部分表型的综合征。

全身/内脏受累的淋巴水肿

淋巴系统广泛的发育异常可导致全身/内脏受累，肿胀可能不仅限于四肢。

淋巴管功能障碍可在产前表现为胸腔积液或胎儿水肿。宫内水肿的发展可能导致面部畸形，如内眦赘皮、鼻根宽阔、颈蹼和低位耳[15]。

系统性淋巴管异常可在产后出现心包和胸膜积液、乳糜性腹水，以及肺和肠淋巴管扩张。肠道淋巴管扩张患者在摄入高脂肪食物后会出现腹痛和腹泻(因肠道淋巴管负责脂肪吸收)。系统性淋巴管受损治疗较困难，关键在于多学科诊治。治疗包括引流积液和给予中链三酰甘油饮食，以控制肠道淋巴管扩张和乳糜异常[16]。

根据临床表现，系统性淋巴异常患者可分为全身累及的多节段淋巴发育不良(multisegmental lymphatic dysplasia with systemic involvement，MLDSI)或泛发性淋巴发育不良(generalized lymphatic dysplasia，GLD)两类。

表 105.8　已知与淋巴水肿相关的综合征和致病基因(或染色体异常)列表

已知综合征	染色体/基因
Aagenaes 综合征	未知
糖类缺乏糖蛋白 1a,1b,1h 型	*PMM2*,*PM1*,*ALG8*
心-面-皮肤综合征	RAS-MAP 激酶通路包括 *KRAS*,*BRAF*,*MAP2K1*,*MAP2K2*
CHARGE 综合征	*CDH7*
鼻后孔闭锁淋巴水肿	*PTPN14*
外胚层发育不良、无汗、免疫缺陷、骨硬化和淋巴水肿(OLEDAID 综合征)	*IKBKG*(*NEMO*)
Fabry 病	*GLA*
Hennekam 综合征	*CCBE1*,*FAT4*
毛发稀少-淋巴水肿-毛细血管扩张	*SOX18*
Irons-Bianchi 综合征	未知
淋巴水肿-脊髓发育不良(Emberger 综合征)	*GATA2*
巨头-毛细血管畸形(MCM)	*PIK3CA*
小头畸形伴或不伴有脉络膜视网膜病变、淋巴水肿和智力障碍(MCLMR)	*KIF11*
Mucke 综合征	未知
Noonan 综合征	RAS-MAP 激酶通路,*PTPN11*,*KRAS*,*SOS1* 及其他
眼-齿-指综合征(Oculo-dento-digital syndrome,ODD)	*GJA1*
渐进性脑病、严重心律失常和视神经萎缩(PEHO)	未知
Phelan-McDermid 综合征	22q 末端缺失或 22 号环形染色体
Prader-Willi 综合征	15q11 微缺失或母源 15 号染色体单亲二体
血小板减少伴桡骨缺失	1q21.1 微缺失和 *RBM8A*
Turner 综合征	45,XO
软腭-心-面综合征	22q11 微缺失
黄甲综合征	未知

引自 Connell 等,2013[10]。

全身累及的多节段淋巴管发育不良。MLDSI 患者淋巴水肿呈节段性。肿胀累及身体不同部位,并伴有系统性淋巴管异常。例如,患者可能有一个或多个肢体或身体部位的淋巴水肿(包括面部),伴有既往的或现有的系统性淋巴管异常(如肠道淋巴管扩张,反复乳糜性胸膜积液)。患者无综合征类的特征,智力正常。潜在机制为体细胞的嵌合,迄今为止明确的致病基因尚未知。兄弟姐妹和后代的患病风险较低。

广泛性淋巴管发育不良。GLD 患者淋巴水肿累及范围更广。肿胀通常影响身体的所有部位,通常在子宫内就表现为胎儿水肿。许多 GLD 患者有淋巴水肿家族史,提示常染色体隐性遗传,推测其再发风险高于 MLDSI。Hennekam 综合征是常染色体隐性 GLD 的一种类型,表现为四肢淋巴水肿、肠和(或)肺淋巴管发育不良、不同程度的学习困难,以及特征性面容(面部扁平、鼻梁宽平和眼距过宽)[17]。相关问题包括甲状腺功能减退、青光眼、癫痫、听力丧失和肾功能异常[18,19]。该情况下很少进行淋巴显像检查,但 Bellini 等发现 1 例患者上下肢及胸导管引流异常[18]。

疑似 Hennekam 综合征的患者可筛查 18q21 染色体上胶原蛋白和钙结合 EGF 结构域 1(collagen and calcium binding EGF domain 1,*CCBE1*)的突变[20,21]。然而,*CCBE1* 突变仅占病例的 25%,表明具有遗传异质性[20]。最近研究在 24 例 *CCBE1* 突变阴性的 Hennekam 综合征患者中发现 4 例出现 *FAT4* 基因(原钙黏蛋白家族成员,非公认淋巴管生成途径通路成员)纯合或杂合突变,也支持这一结论[22]。

*CCBE*1 在人体内的作用尚待阐明，但动物研究证实，*CCBE*1 增强了血管内皮生长因子C(vascular endogrowth factor C，VEGFC)诱导的淋巴管生成，对淋巴血管母细胞的萌芽和生长也是必要的[23,24]。

淋巴水肿伴生长紊乱和(或)皮肤/血管异常

淋巴水肿的发生与血管异常、生长障碍和皮肤异常相关。识别畸形的类型和所涉及的血管对诊断和治疗很重要。

这些患者的诊断具有挑战性，因临床表现存在很多重叠，根据表型并无清晰诊断界限。最近发现一些新体细胞突变在某些疾病的潜在机制，这可能有助于进一步了解疾病和改进治疗。例如，AKT/PIK3/mTOR 通路内的基因异常可引起 Proteus 和 GLOVES 综合征[25,26]，使得这些疾病可在诊断路径中区分出来，并有助于发现药物靶向治疗的基因通路[27]。与淋巴水肿相关的 AKT/PIK3/mTOR 通路内基因异常性疾病如下。

CLOVES 综合征。其临床症状包括先天性脂肪瘤过度生长、血管畸形、表皮痣和骨骼异常(congenital lipomatous overgrowth，vascular malformations，epidermal naevi and skeletal abnormalities，CLOVES)。已经有报道发现存在 *PIK3CA* 活化突变的体细胞嵌合[26]。在 Klippel-Trenaunay 综合征和纤维脂肪增生的一部分患者中也发现了相同的基因和机制[26,27]。淋巴管畸形是这类疾病的一部分。更多分子研究和仔细的表型分析，将有助于了解这一疾病谱。合并的血管畸形也可能由体细胞嵌合引起。

Klippel-Trenaunay 综合征。患者在单侧肢体内同时出现以下几种或全部情况：整个肢体的肌肉、脂肪或骨骼肥大(如肢体长度或周长增加)、静脉曲张、血管畸形(如毛细血管畸形)和淋巴水肿。也有报道存在 *PIK3CA* 内的活化突变[26]。

Proteus 综合征。是一种以骨骼、皮肤和结缔组织进行性节段性过度生长为特征的疾病。淋巴管和毛细血管畸形是该综合征最常见的脉管改变。Proteus 综合征的临床症状可能出生时并不出现，而在婴儿期发生，并在个体一生中持续进展。使用临床诊断标准和(或)分子分析可确诊[28]。大多数典型 Proteus 综合征患者 *AKT*1 出现体细胞嵌合引起的活化突变[25]。AKT 在包含 *mTOR* 和 *PIK3CA* 基因的分子通路中起作用，该通路参与促生长和抗凋亡。识别参与疾病过程的 PIK3/AKT/mTOR 信号通路，提供了将抑制该通路作为潜在的治疗靶点的方法[27]。

先天性多节段性淋巴水肿。无全身性淋巴管损害的先天性多节段淋巴水肿患者，已列入分类路径的黄色部分，以避免与全身性淋巴管异常中发生的多节段淋巴水肿(路径的粉色部分)相混淆。这些患者的淋巴管衰竭不对称，一些肢体淋巴回流功能保留(即一些肢体未受累)，无过度生长或皮肤血管异常。参与淋巴管生成基因的体细胞嵌合可能是先天性原发性淋巴水肿亚型的病因。

WILD 综合征。该综合征是一种包括疣、免疫缺陷、淋巴水肿和肛门生殖器发育不良(warts，immunodeficiency，lymphoedema and anogenital dysplasia，WILD)等临床症状的疾病[29]。这些患者出现广泛、不对称、多节段性淋巴水肿，包括面部和结膜水肿、生殖器淋巴水肿和表皮痣和(或)毛细血管畸形，通常发生于躯干和上肢。病例常呈散发性，提示可能存在体细胞嵌合[10]。潜在遗传原因尚未明确。

先天性原发性淋巴水肿

历史上，所有先天性淋巴水肿病例都曾被归类为 Milroy 病。然而，已发现几种不同类型的先天性下肢原发性淋巴水肿。

Milroy 病。表现为先天性下肢淋巴水肿(通常对称性)。肿胀的发生可能偶有延迟，但一般在出生后一年内。淋巴水肿通常局限于足和踝，但也可能延及膝盖。甲床水肿导致趾甲上翘呈“跳台滑雪”状。足和胫前区域经常出现明显粗大静脉。静脉曲张，典型大隐静脉曲张，在成年人 Milroy 病中常见，但似乎不累及儿童。1/3 男性患者出现鞘膜积液[30]。Milroy 病很少在产前出现胎儿水肿，但其预后可能较好(即肿胀可能消退，并仅限于足)，或胎儿水肿可能进展并导致宫内死亡[31,32]。

淋巴显像证实 Milroy 病患者初始淋巴管不能吸收组织间液。“淋巴管功能不全”这一术语已被用来描述特征性淋巴管显像结果[10]。初始淋巴管存在(组织学结果证实)，但不能吸收组织间液[33]。

染色体 5q35 上编码血管内皮生长因子受体 3 (vascular endothelial growth factor receptor type 3，VEGFR-3)的基因异常是 Milroy 病的病因[2,31]。累及双下肢的先天性原发性淋巴水肿患者中 70%患者 *VEGFR*3 酪氨酸激酶结构域存在突变[34]。为常染色体显性遗传，但也存在原发病例[2,3]。

Milroy 病样淋巴水肿。患有先天性下肢淋巴水肿，但无 *VEGFR*3 突变的病例被归类为 Milroy 样淋巴水肿。在该类别的数种疾病中，*VEGFC* 基因突变为致病基因[35,36]。*VEGFC* 是 *VEGFR*3 配体，在胚胎发育过程中控制淋巴管发芽[23,37]。受影响的个体通常具有 Milroy 病的所有临床症状(先天性下肢淋巴水肿、明显粗大的静脉和鞘膜积液，常染色体显性遗传），但其淋巴扫描表现不典型。

MCLID 综合征。伴或不伴脉络膜视网膜病变的小头畸形、淋巴水肿或智力障碍（Microcephaly with or without chorioretinopathy, lymphoedema or intellectual disability, MCLID）综合征是一种常染色体显性遗传综合征，包括先天性下肢淋巴水肿（类似 Milroy 病）、小头畸形和不同程度的学习困难，这是由于染色体 10q24 上的 *KIF*11 基因突变所致[38]。脉络膜视网膜病变是否存在不一定，但应由眼科专家来排除。淋巴显像显示存在与 Milroy 病相同模式的淋巴管功能不全。*KIF*11 蛋白产物参与有丝分裂期间纺锤体的形成，但不清楚 *KIF*11 与淋巴管生成通路间的关系[39]。所有先天性双下肢淋巴水肿及小头畸形患者均应考虑 MCLID。

迟发性原发性淋巴水肿

迟发性淋巴水肿一词用于描述出生一年后发生的原发性淋巴水肿（即非先天性淋巴水肿）。本部分包含多种不同的疾病，其中一些伴发危及生命的症状（如 Emberger 综合征），但共同特征均是非先天性肢体肿胀。

淋巴水肿双行睫综合征。这种疾病表现为青春期发病的双下肢淋巴水肿。95%受累个体中存在双行睫（源于睑板腺的异常睫毛），通常在出生时存在，但一般至儿童期才出现症状[40]。其他临床症状包括上睑下垂、腭裂和先天性心脏病。大多数患者有静脉曲张[41]。淋巴水肿双行睫综合征是染色体 16q24 上 *FOXC*2 基因突变所致，常染色体显性遗传[7]。*FOXC*2 编码淋巴收集管和瓣膜正常发育所必需的转录因子[42]。患者淋巴显像显示，由于淋巴管内瓣膜功能衰竭，患者下肢出现淋巴反流[43]。同样，在所有 *FOXC*2 突变患者中，异常的静脉瓣也会导致早发性的静脉反流[44]。

Meige 病。是原发性淋巴水肿最常见的亚型[10]。典型表现为双侧下肢淋巴水肿，很少延及膝盖以上。症状始于青春期或成年。该病没有其他相关的特征[45]。淋巴显像中常见腘窝淋巴结对示踪剂摄取增高，以及主要浅表淋巴管充盈不足，提示下肢淋巴引流通路的深部异常改道[10]。家族史符合常染色体显性遗传模式，但尚未发现典型 Meige 病的致病基因。

Emberger 综合征。包括起病较晚（但在儿童期）、双侧或单侧下肢淋巴水肿，伴或不伴生殖器淋巴水肿，同时伴骨髓增生异常综合征和（或）急性髓系白血病[46]。它也可能与渐进性高频感音神经性聋有关。严重的皮肤疣由相关免疫功能障碍导致。骨髓增生异常可发生在任何阶段，并将进展为急性髓系白血病，死亡率高[47]。淋巴显像检查并不常规用于该病。

染色体 3q21 上的 *GATA*2 基因突变为致病突变，呈常染色体显性遗传[48]。*GATA*2 在淋巴管、血管和心内膜内皮细胞中表达[49]。小鼠研究表明淋巴管瓣膜发育异常可导致淋巴水肿[50]。*GATA*2 也参与调节造血，因此，此类与骨髓增生异常相关的淋巴水肿罕见且危及生命[51]。

迟发性四肢淋巴水肿。呈常染色体显性遗传，累及下肢或四肢，由 *GJC*2 基因突变引起[52]。除下肢静脉曲张外，无其他相关疾病报道。淋巴显像显示淋巴管形态正常，但对示踪剂摄取量明显减少，提示四肢外周淋巴管从组织的吸收减少[52]。*GJC*2 在淋巴管系统中的功能作用尚不清楚，目前仅知道其编码位于染色体 1q42 上的联结蛋白 47（connexin 47）蛋白，且与淋巴管生成途径无关。

鉴别诊断

需要排除由潜在医学原因引起的继发性淋巴水肿，如静脉功能不全导致的下肢淋巴水肿。详细病史、体格检查（以及可能的淋巴显像或静脉多普勒超声检查）能够提供可能的诊断。

严重程度分级

淋巴水肿的严重程度可根据临床特征进行分级（表 105.9），这有助于监测长期治疗反应。

表 105.9 根据国际淋巴学会共识文件改编的淋巴水肿分级[53]

分级	临床体征
0 级	一种潜伏/亚临床状态，尽管淋巴转运受损，但肿胀并不明显。该阶段可持续数月或数年后水肿才变得明显
Ⅰ级	早期出现的淋巴水肿，此时有大量组织液蓄积，随肢体抬高可减少；可存在凹陷性水肿
Ⅱ级	肢体抬高无法缓解组织液蓄积；后期可为非凹陷性水肿
Ⅲ级	组织纤维化且非凹陷性水肿；象皮病样皮肤变化（如棘层肥厚、组织脂肪化和纤维化及疣状过度增生）

并发症和共病

参见本章淋巴水肿并发症部分。

治疗

参见本章的淋巴水肿治疗部分。

Resources

Patient resources

Lymphoedema Support Network: http://www.lymphoedema.org (last accessed August 2015).

脂肪水肿

定义和命名

脂肪水肿(lipoedema)是一种脂肪组织疾病,几乎只发生在女性,通常发生在激素改变的时候。患者下肢有进行性脂肪性肿胀,伴有易发瘀伤、皮肤压痛和下肢疼痛。

> **同义名**
> - 痛性肥胖症
> - 痛性肥胖综合征
> - 脂性水肿
> - 火炉烟囱腿

第9部分

概述

脂肪水肿是一种以下肢脂肪异常沉积为特征的疾病。它几乎只发生于女性,为一种遗传性疾病。症状通常发生于激素变化的时候,如青春期或孕期。患者主诉下肢进行性脂肪肿胀,易出现瘀青、皮肤压痛和下肢疼痛。与病名的字面意思相反,水肿不是一个主要特征,肿胀是由脂肪组织而非液体引起。脂肪水肿最早由 Allen 和 Hines 在 1940 年描述为"由下肢异常皮下脂肪堆积及液体蓄积引起的双侧腿部增大"[1]。由于对该病缺乏明确定义,故该病诊断和治疗存在明显的混乱。事实上,一些临床医师认为它是一种生理变异,而非一种疾病[2]。然而,最近认为脂肪水肿是一种疾病,并在 2011 年有了 MIM 编码。

流行病学

发病率和患病率

脂肪水肿发病率数据有限。一些临床医师认为这是一种罕见疾病[3],但许多医师认为其实比预想更常见,常被误诊为单纯性肥胖或淋巴水肿[4,5,6]。

年龄

起病通常在青春期或其他激素变化的时期,如孕期或开始口服避孕药后。

性别

脂肪水肿几乎只发生在女性。文献报道仅有 6 例男性脂肪水肿病例[7-9]。Child 等发现了 4 例独立的成年男性患者,均认为是由激素紊乱诱发的脂肪水肿,睾酮水平降低是一个常见因素[7]。

种族

目前尚没有种族差异的报道。

病理生理学

病理学

脂肪水肿的病因尚不清楚。目前还不能确定"脂肪肿胀"的原因是脂肪细胞肥大还是增生,或者两者均有。组织活检和抽脂吸出物的组织学检查显示脂肪细胞和(或)间质水肿,但未发现其他异常[9,10]。一项研究推测,脂性水肿组织中脂肪生成被激活,导致缺氧和随后的脂肪细胞坏死和巨噬细胞募集,和肥胖过程一样[11]。Child 等提出,由于脂肪水肿常发生于青春期或其他激素变化时期[7],因此病因可能是激素变化。

遗传学

母女遗传现象常见,提示脂肪水肿可能是一种遗传性疾病。家族遗传模式与 X 连锁显性遗传或常染色体显性遗传一致[7]。

临床特征

病史

脂肪水肿患者出现局限于腿部和臀部的双侧对称性"脂肪性"非凹陷性水肿[8]。足部通常不受累,加重了足踝处"倒扛"或"手镯"效应(图 105.18)。患者常诉受累部位压痛和容易瘀伤。脂肪水肿的发病通常在青春期或之后不久,但也可以出现在激素变化的其他时期,如孕期或甚至绝经期[7]。随时间推移,患者上臂可出现类似临床表现。Wold 等[8]提出了一组用于脂肪水肿的诊断标准。

1. 几乎仅发生于女性。
2. 双侧、对称发生,较少累及足部,导致在足踝处"倒扛"或"手镯"效应。
3. 极小的凹陷性水肿。
4. 疼痛、压痛和易瘀伤。
5. 肢体抬高或减重,仍出现持续性增大。

临床表现

青少年或青年脂肪水肿的表现具有特征性;腰部以下脂肪呈典型不均衡分布,同时存在组织压痛和容易瘀伤的特点,以及减重饮食无治疗效果,所有这些

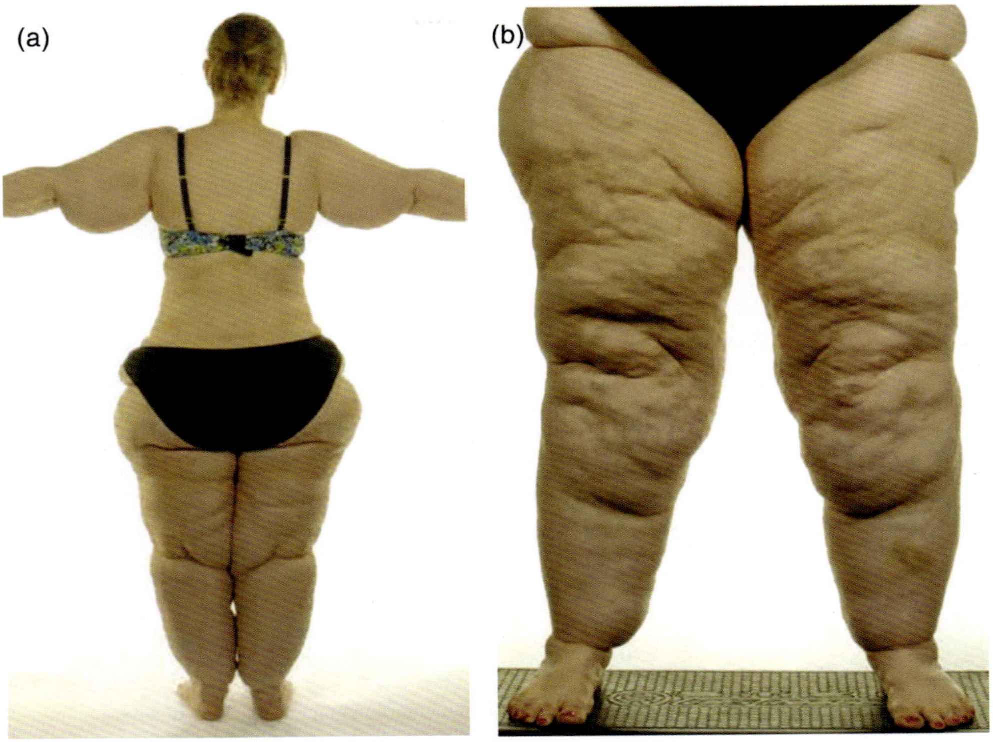

图 105.18 典型脂肪水肿患者

(a)下肢对称性脂肪性肿胀，未累及躯干。上臂脂肪沉积增加。(b)脂肪水肿的特征包括不累及足部，足踝处出现“倒扛”效应，双膝内侧出现脂肪垫。

均提示并非是一种肥胖。然而，在以后生活中，肥胖和(或)淋巴水肿可与脂肪水肿并发，使诊断更加困难。在这种情况下，既往症状是诊断的关键[7]。尽管许多临床医师将脂肪水肿与肥胖混淆，但 50% 的脂肪水肿患者合并肥胖[12]。

鉴别诊断

脂肪水肿需与淋巴水肿鉴别。淋巴水肿是双下肢肿大的更常见原因。然而，淋巴水肿是由于组织液在组织空隙蓄积而导致典型的非对称性水肿。典型淋巴水肿皮肤表现为皮肤和皮下组织强韧、坚实和疣状增生。淋巴水肿初始阶段，可有凹陷性水肿(手指用力按压 30s 后，皮肤仍保持凹陷数分钟)。而脂肪水肿几乎不出现皮肤变化和凹陷性水肿[7]。

临床医师可能会把脂肪水肿和 Dercum 病(另一种“痛性脂肪”疾病)相混淆。然而，Dercum 病患者通常有多发性、疼痛性、弥漫性或结节性脂肪瘤(慢性疼痛持续 3 个月以上)和全身性肥胖问题。女性较男性更多见，发病比例为(5～30)∶1[13]。

严重程度分级

表 105.10 包含了 Schmeller 和 Meier-Vollrath[3] 提出的脂肪水肿的临床分级[3]。

表 105.10 脂肪水肿分级

分级	临床表现
Ⅰ级	皮肤光滑，皮下层增厚、柔软、结构均匀。此阶段可持续几年
Ⅱ级	由于血管功能失衡，某些部位皮温降低。随着时间推移，形成皮下结节，皮表不平整
Ⅲ级	数十年后，患者大腿和膝盖内侧可出现大量质软皮下组织和脂肪突出，导致步态异常

改编自 Schmeller and Meier-Vollrath，2006[3]。

第9部分

并发症与共病

脂肪水肿常并发继发性淋巴水肿，临床表现为脂肪-淋巴水肿[7]。脂肪-淋巴水肿的临床特征可从足部轻度凹陷性水肿至整个下肢因淋巴回流受损出现的严重肿胀。Allen 和 Hines 提出，脂肪水肿中渐进性水肿的形成是由于堆积的脂肪对毛细血管内液体进入间质的静水通道的抵抗减弱所致[1]。发病后行淋巴核素扫描显像显示脂肪-淋巴水肿中大淋巴管存在但淋巴回流受损。

腿部脂肪组织不成比例可造成步态异常、关节畸形（如膝外翻）和疼痛。许多女性在影像学出现改变前即出现膝关节疼痛，提示膝关节疼痛是脂肪水肿表型的一部分（可因相关的结缔组织损伤），或继发于肢体体积增加对膝关节造成的损伤。

脂肪水肿患者常因这种慢性进行性疾病而产生心理疾病[14]。

病程与预后

治疗不当的脂肪水肿无疑会发展为脂肪-淋巴水肿。

检查

脂肪水肿目前依据临床诊断，但无绝对的表型特征或确诊检查。脂肪水肿患者多种检查结果均无特殊异常，包括淋巴显像、静脉造影、动脉造影和磁共振淋巴管造影，但提示脂肪水肿患者淋巴功能亚临床减退[4,15-17]。所有这些检查均未发现脂肪水肿影像学特异性诊断表现。

高分辨率皮肤超声可以用以鉴别脂肪水肿和淋巴水肿。Naouri 等报道两组疾病间真皮厚度存在显著差异，脂肪水肿未见真皮增厚，而淋巴水肿可见明显真皮增厚[18]。然而，经验丰富的临床医师可区分这两种情况，脂肪水肿出现均一的柔软面团样多余的皮下脂肪，而淋巴水肿则呈均一的可凹陷性、坚实的组织。

治疗

脂肪水肿无治愈的方法。管理目标旨在改善主观症状（如疼痛）、减缓脂肪水肿进展和预防脂肪-淋巴水肿发生。

保守处理包括淋巴引流按摩、间歇性气动压迫和多层短拉伸绷带，可减轻脂肪水肿患者的疼痛感[19]。然而，除非同时存在淋巴水肿，否则这些治疗并不能减少肢体体积。已证明压迫疗法可预防新水肿形成[20,21]。

预防脂肪水肿进展是关键。应鼓励体育活动，因其可减少肥胖风险，并可改善水肿成分。饮食建议和避免增重是管理计划的关键。患者应认知肥胖是脂肪水肿的主要加重因素[22]。

脂肪抽吸术可治疗脂肪水肿。治疗目的在于减少肢体体积/重量，缓解疼痛和改善活动能力。没有脂肪抽吸术时机选择的可靠标准，早期治疗较晚期或脂肪淋巴水肿时脂肪抽吸效果更好[22,23]。脂肪抽吸术的长期疗效数据不足，但即刻疗效较佳。然而，患者应意识到脂肪抽吸并不能治愈本病。如果患者不能维持术后体重，则会恢复到原始疾病状态[24]。

Resources

Patient resources

Lipoedema UK：www. lipoedema. co. uk.

Lymphoedema Support Network：www. lymphoedema. org.

（Both last accessed August 2015.）

黄甲综合征

定义和命名

黄甲综合征（yellow-nail syndrome，YNS）包括指甲过弯、光滑、半透明、生长缓慢、颜色变黄，伴有呼吸系统疾病如慢性鼻窦炎、支气管扩张或胸腔积液，以及淋巴水肿。虽然 McKusick 将其列为一种遗传性疾病，但更常见散发于成年晚期[1]。

同义名
- 淋巴水肿伴黄甲

概述

Samman 和 White 首先报道了一组诊断为 YNS 的 13 例患者[2]，典型表现为：①淋巴水肿；②呼吸系统疾病，如胸腔积液；③黄色甲营养不良。诊断需具备三个特征中的两个，因仅约 1/3 患者具备完整三联征。

流行病学

最近对 150 例患者的一项系统回顾研究显示，中位发病年龄为 60 岁（范围：新生儿至 88 岁）。YNS 发生在所有年龄组，但 78.7%（100/127）的患者年龄在 41—80 岁。男女比例为 1.2∶1。所有病例均有淋巴水肿，85.6%有黄甲，68.3%患者有双侧胸腔积液，其中 75.3%患者为浆液性，22.3%呈乳白色，而 3.5%为脓性。

病理生理学

本病发病机制不明。淋巴管造影可见异常[4]，然而淋巴显像研究表明并非原发性淋巴管异常[5]。

病理学

大部分 YNS 患者胸腔积液为渗出性。96%病例中以淋巴细胞为主，有核细胞较少。66 例患者中有 61 例（92.4%）胸水蛋白＞3 g/dl。

遗传学

Wells 描述了一个家系，两代人 4 个兄弟姐妹中存在 8 个病例[6]。先证者在 51 岁时出现黄甲、腿部淋巴水肿，有时水肿还累及生殖器、手、面部和声带。淋巴管造影显示原发性淋巴管发育不全[6]。

Govaert 等报道了 1 例 YNS 母亲在妊娠 33 周时生下 1 例患有非免疫性水肿和复发性左侧乳糜胸的女婴，妊娠 29 周的超声检查中诊断了非免疫性水肿[76]。Slee 等报道了 1 例母亲在妊娠 23 周的产前超声检查中发现胎儿有水肿；分娩时发现该新生儿有双侧乳糜胸[8]。这位母亲患有 YNS，有典型的指甲改变和支气管扩张。婴儿反复咳嗽，可能是支气管扩张的早期症状。

临床特征

病史

报道的平均发病年龄为 60 余岁。患者常首先注意到不再需要剪指甲。指甲变厚而难以修剪。指甲可能变黄，也可能翘起变得浑浊（由于甲剥离）或因继发出血或假单胞菌感染变成绿色/黑色。触觉功能障碍使患者拿起物品较困难。指甲易断裂或脱落。甲单位可有疼痛感，尤其出现甲沟炎时。咳嗽是最常见的呼吸系统症状，可伴有后续效应。呼吸短促提示可能有胸腔积液。外周水肿通常始于双侧踝关节，但严重时可泛发并累及躯干、生殖器和上肢。

临床表现

指甲的变化包括生长缓慢、呈黄绿色、横向和纵向过度弯曲、甲剥离、脱落、横嵴，以及甲半月和甲小皮消失。甲板呈黄色、过度弯曲，但仍保持半透明和光滑（图 105.19）。淋巴水肿与黄甲的关联最密切，其他关联疾病还包括支气管扩张、鼻窦炎、慢性咳嗽和胸腔积液。较少发生心包积液。

鉴别诊断

伴有淋巴水肿且继发甲真菌感染的甲改变并不罕见，真菌导致甲板更软，更易碎。如无特征性甲改变，诊断 YNS 较为困难。肺心病患者可同时出现呼吸系统症状和外周水肿。

并发症

复发性胸部感染是最常见的并发症。复发性蜂窝织炎常加重淋巴水肿。急性甲沟炎可使甲单位的变化更复杂。

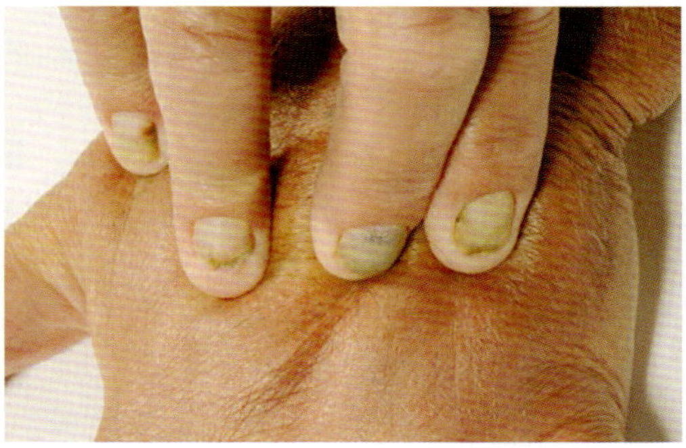

图 105.19 黄甲综合征表现为甲板生长缓慢、过度弯曲、增厚及手水肿

预后

在一项研究中，11 例患者中有 4 例的指甲经平均 4～5 年完全恢复[9]。有一些文献报道认为患者寿命会缩短[10]。

检查

黄甲综合征是一种临床诊断，没有确诊检查。

治疗

胸腔积液最有效的治疗方法是胸膜固定术和胸膜剥脱/胸膜切除术[3]。利尿药治疗淋巴水肿无效，因利尿药不能改善淋巴回流。然而，如果水肿广泛且严重，则可能需要服用诸如螺内酯之类的利尿药。维生素 E 是最常见的用以治疗甲改变的药物，但证据基础较弱[11]。一些个案报道显示氟康唑治疗慢性甲沟炎有效[12]。

淋巴管畸形和局限性淋巴管瘤

定义和命名

脉管肿瘤是一种以脉管内皮细胞增殖为特征的一种肿瘤。血管瘤是最常见的脉管肿瘤，几乎大部分发病的病例都是婴幼儿。脉管畸形是胚胎发育和胎儿时期脉管成分异常发育的结果。这些可能是单一脉管形式（毛细血管、动脉、淋巴管或静脉）或组合形式。脉管畸形通常无内皮细胞更替加速。淋巴管瘤和淋巴管畸形亦符合该准则。

同义名

- 局限性淋巴管瘤
- 海绵状淋巴管瘤
- 微囊型淋巴管瘤
- 巨囊型淋巴管瘤
- 囊性水囊瘤
- 淋巴血管增生异常
- 混合性脉管异常

概述

局限性淋巴管瘤常被皮肤科医师用以描述淋巴管畸形。严格地说，淋巴管瘤应该是一种"生长中的淋巴管肿瘤"，应有增殖中的淋巴管内皮细胞。淋巴管畸形一旦由淋巴管异常发育形成，此后仅能扩张/膨胀，而无内皮细胞增殖，因此在这种情况下称淋巴管瘤并不合适。淋巴管畸形是由于淋巴系统在胚胎发育过程中出现异常所致。

淋巴管瘤病是一种淋巴血管增生性疾病。其特点为进行性累及身体不同组织，可累及骨骼系统、结缔组织和内脏器官。

局限性先天性淋巴管畸形可分为巨囊型（或深在型）和微囊型（或浅表型）。

淋巴管畸形可同时有微囊性和巨囊性成分。含有清亮淋巴液的少而大的巨囊肿的淋巴管畸形称为囊性水囊瘤（水囊瘤＝湿性或水样肿瘤）。大部分发生在颈部，但常延及上纵隔。该术语多用于出生时出现或产前超声诊断的先天性淋巴管畸形。发生在颈部，其可能起源于胚胎颈淋巴囊。Turner 综合征患者易出现胎儿积水和囊性水囊瘤。特殊情况下，囊性水囊瘤可出现于腹股沟，可源自胚胎的髂淋巴囊。胎儿囊性水囊瘤可引起严重异常，导致胎儿死亡[2]。较深、较大和海绵状的淋巴管畸形可称为巨囊型淋巴管畸形。局限性淋巴管瘤这一个术语，最适合用于局限于皮肤、皮下组织，有时含肌肉的淋巴管畸形（图 105.20）[3]。

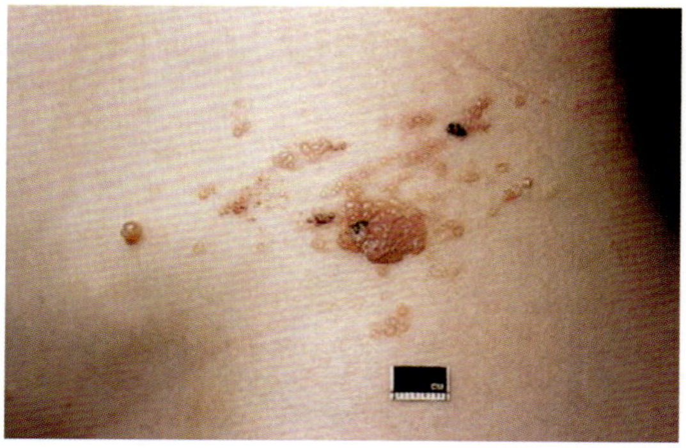

图 105.20　**局限性淋巴管瘤表现为类似蛙卵样的充满液体的囊泡**

有时囊泡可含血性、渗出型透明液体（淋巴漏）或形成疣状外观。

流行病学

淋巴管畸形占所有脉管畸形的 4%，但在儿童良性脉管增生中占 25%[4]。约 75% 在出生时出现，其余在 2 岁时出现。淋巴管畸形的解剖位置常见为头部和颈部（48%）。一项研究表明，淋巴管畸形更常累及左侧身体（62%）[5]。

病理生理学

病理学

淋巴管畸形的特征根据管腔尺寸分为微囊型、巨囊型（如果在颈部通常称为囊性水囊瘤）或混合型（微囊型/巨囊型）[6]。增厚肌肉包膜的收缩可增加壁内压力，引起囊性扩张[7]。活检在光镜下真皮内淋巴管腔扩张明显，可延及皮下和其他更深的组织。这些管腔内侧排列着扁平的细胞，均表达 CD31 和 D2-40。

淋巴管畸形可以与附近正常淋巴管分离（无主干型），也可以与之相连（主干型）而出现淋巴水肿。在这种畸形中，淋巴液滞留在扩张畸形的淋巴管内，而淋巴水肿中的淋巴液则滞留在组织间隙内。

这些畸形可能是一些综合征的一部分，包括 Turner 综合征（单 X 染色体）或 AKT/PIK3 通路突变所致的过度生长综合征如 Proteus 综合征、Klippel-Trenaunay-Weber 综合征（毛细管淋巴管静脉畸形）和 CLOVES 综合征[8]。

病因

局部淋巴结切除或放疗后，可出现皮肤淋巴管扩张[9]。通常累及外生殖器部位，阴囊或外阴出现多个细小半透明簇状分布的水疱（见图 105.26）。先前的手术和（或）辐射破坏了组织中的深层集合管，导致淋巴淤积、淋巴反流，进而导致真皮上部淋巴管扩张。因此，皮肤"淋巴疱"或水疱产生的机制与"先天性局限性淋巴管瘤"相同，但其原因完全不同。

遗传学

无家族性和单灶性提示其原因可能是局限于病灶细胞的体细胞突变。如是生殖细胞出现此突变，则危害极为严重（致命性）[8]。

在 CLOVES 综合征和一些 Klippel-Trenaunay-Weber 综合征患者中，已经发现了激活 *PIK3CA* 的体细胞突变[10]。所有这些蛋白都是 AKT/PIK3/mTOR 通路的核心组成，提示该通路各组分的体细胞变化可能导致散发性淋巴管畸形和过度生长综合征。已有研究发现 Proteus 综合征患者 AKT1 通路中存在一种重复的体细胞活化突变[11]。

临床特征

病史

淋巴管畸形在出生后或婴儿期表现为，局部皮下肿胀或皮肤表面"蛙卵"皮损（水样或血性水疱或淋巴疱）（见图 105.20）。皮损与患儿同比例生长。一些在青春期可出现显著进展，可至此时才被注意。如果畸形与正常引流的淋巴通路/干分离，则无淋巴水肿

(无主干型)(图 105.21)。如存在连接，则会对肢体淋巴回流产生不利影响，临床可出现特征性淋巴水肿(图 105.22)[12]。

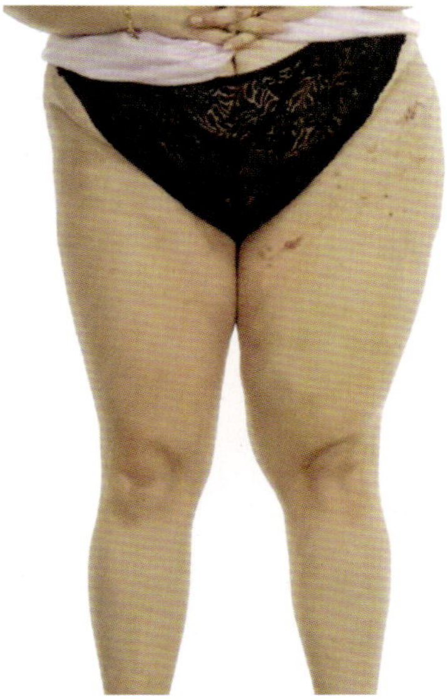

图 105.21 无主干型淋巴管畸形不伴淋巴水肿

淋巴管畸形可发生在任何部位，常出现在口腔、颈部、下颌、腋窝或腹股沟附近。最常见症状为反复渗出，通常是透明液体(淋巴)，称为淋巴漏。因存在淋巴管畸形相关的免疫细胞迁移功能失调，感染(如蜂窝织炎)也可能是一个表现特征。

泛发淋巴管畸形可有血管成分，可并发消耗性凝血，尤其血小板减少。这可能是因为在胚胎发育过程中正常分化淋巴管和血管结构依赖于 CLEC-2 介导的血小板活化[13]。

临床表现

局限性淋巴管瘤可发生在任何年龄，但通常在出生或童年时被发现。最常累及部位为腋窝皱襞、肩部、肋腹、四肢近端和会阴。临床上，该病表现为突起的液性水疱(“淋巴疱”)(见图 105.20)。如所覆表皮菲薄，则可呈半透明，另可常见其如含血液，则可呈红色至蓝-黑色。淋巴管瘤表面可呈明显疣状，可被误认为是病毒性疣。另可出现淋巴液或含血淋巴液(淋巴漏)渗出，或局部蜂窝织炎。

与毛细血管畸形类似的一些皮肤血管性胎记可被误认为皮肤毛细淋巴管畸形，如Proteus综合征的表现。组织活检和 D2-40 染色可用以区分血管和淋巴管，但真皮脉管可能未完全分化，两者均有表达。

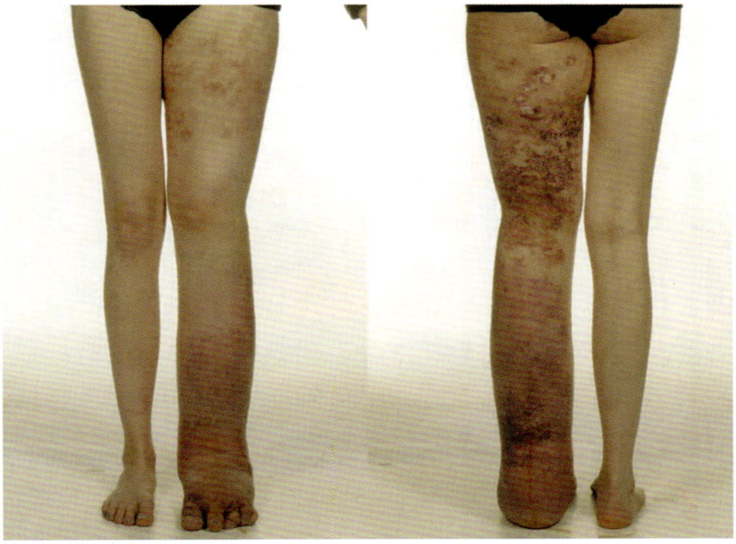

图 105.22 主干型淋巴管畸形伴皮肤充血性淋巴管扩张和淋巴水肿

鉴别诊断

淋巴管畸形可被误认为其他脉管畸形、错构瘤或肿瘤。皮肤表面的淋巴疱可与人乳头瘤病毒疣混淆。

并发症

颈部淋巴管畸形常导致上气道阻塞。感染或创伤可增加畸形体积。囊内出血常见。最常见并发症包括频繁淋巴液排出(淋巴漏)、溃疡和感染。可出现疼痛，但究其原因为感染、淋巴栓塞形成或淋巴管扩张。有报道局限性淋巴管瘤可出现鳞状细胞癌[14]。

预后

如无淋巴管瘤病，一般预后良好。感染一般较轻，极少危及生命。

检查

活检可见成角管腔，CD31、D2-40 染色阳性。超声可见充满液体的管腔，多普勒超声可见缓慢流动液体，但与血流缓慢的静脉畸形难以鉴别。MRI 可显示淋巴管畸形的程度，即延及肌肉或骨骼，亦可见组织成分（脂肪、肌肉或骨骼）的过度生长，以及所有淋巴水肿的成分。淋巴显像时非主干型淋巴管畸形可无异常，而主干型淋巴管畸形则异常。

治疗

一线治疗

大多数淋巴管畸形保守处理疗效较佳。硬化疗法是治疗巨囊型淋巴管畸形的主要方法，但传统硬化剂对微囊型病变的疗效较差。在一组系列病例研究中，博来霉素硬化治疗微囊型淋巴管畸形安全有效，痊愈率 38%，有效率 58%（31 例）[15]。

因淋巴管畸形累及范围广且累及周围组织边界不清，通常不可能切除淋巴管畸形。实际上切除可能导致残留皮损的进一步生长。对于引起重要器官阻塞或功能问题等并发症的较大畸形则需行减瘤术。

激光或热疗可处理渗液或出血的表面囊泡，囊泡可重新形成，故可按需重复治疗。

如淋巴水肿发生感染应及时给予抗生素治疗，如果感染反复发生，则应考虑预防性使用抗生素[16]。

对伴有淋巴水肿的主干型淋巴管畸形，建议穿压力服装。对于非主干型淋巴管畸形，因淋巴液局限在封闭畸形脉管系统中，故压迫治疗无效[17]。

二线治疗

西地那非可减轻部分儿童淋巴管畸形体积和症状[18]。

三线治疗

对于那些已经证实 AKT/PIK3/mTOR 通路发生突变的患者，西罗莫司等 mTOR 抑制药可能有效，相关临床试验正在进行中。

羊膜带综合征引起的淋巴水肿

定义和命名

羊膜带收缩可导致肢体淋巴水肿。这种先天性疾病是由于胎儿在子宫内被纤维羊膜带包绕引起。

> **同义名**
> - 羊膜带综合征
> - 羊膜带后遗症
> - 羊膜畸形、粘连、残肢复合体
> - 假性阿洪病

羊膜带出现收缩和纤维化，随后损伤局部淋巴回流，导致淋巴水肿。早期手术松解可能有益，但个体常终生受累于淋巴水肿。

概述

羊膜带收缩可导致指趾或肢体出现淋巴水肿。这种先天性疾病通常称为羊膜带综合征（amniotic band syndrome，ABS），因孕前三个月羊膜破裂时形成的纤维化羊膜带在宫内包绕部分胎儿所致，羊膜破裂导致羊膜和胎儿皮肤之间形成粘连。小的羊膜条带包裹发育中指趾或四肢，进而形成环形带状收缩。

除了外周肢体缩窄外，假性并指、宫内截肢和脐带收缩也有报道。羊水减少和（或）羊膜带牵拉可导致胎儿活动减少、脊柱侧弯、肢体畸形、肺发育不全和胎儿水肿[1]。当检测到异常条带时，进一步检查胎盘和胎膜有助于诊断。

在常规超声检查中，产前很少能发现羊膜带，更多是出生时发现分离的羊膜带。如果发生羊膜带伴肢体畸形伴或不伴坏死，则应尽力挽救坏死肢体，否则可能需要截肢。

羊膜带的长期后遗症包括发生淋巴水肿。子宫内纤维带环绕钳压胎儿某部位后可出现收缩和纤维化，并影响局部淋巴回流。淋巴液引流功能受损会导致淋巴水肿，通常发生在生命最初的几个月内。轻型患者（如果存在未完全环绕的羊膜带）可能直到晚年才出现淋巴水肿。

流行病学

发病率和患病率

发病率低于 1/100 万。

年龄

见于新生儿期。

性别

无性别差异。

种族

无种族差异。

相关疾病

羊膜带与马蹄内翻足（畸形足）之间强相关[2]。其他相关异常包括畸形手、血管瘤、唇裂和（或）腭裂[3]。

病理生理学

发病诱因

美国亚特兰大国家出生缺陷和发育障碍中心进行的一项研究发现，母亲吸烟和服用阿司匹林增加了伴羊膜带的肢体发育障碍风险[4]。

病理学

羊膜带的发病机制尚不完全清楚。人们提出了两种理论，其中大多数支持前者。

羊膜带理论。该理论认为羊膜带由羊膜囊部分破裂而成。破裂只涉及羊膜，绒毛膜保持完整。破裂的羊膜纤维带漂浮在羊水中，包围和收紧胎儿的一部分。随后，胎儿生长，但羊膜带并不扩大，造成受累肢体或指趾出现窄缩。缩窄影响血液供应，导致先天性畸形。出生后不久，如一个或多个指趾或肢体坏死，可能需要手术截肢。一些婴儿受累指趾或肢体在出生前就已经被完全“天然”截肢[5]。

血管破坏理论。该理论认为一定存在“内源性”血液循环缺陷，因羊膜带理论的收缩机制不能完全解释 ABS 中唇腭裂的高发生率。该理论的潜在机制尚未见报道[6]。

遗传学

这是一种散发性疾病，只有少数家系受累的病例报道[7]。

临床特征

病史

产前超声检查很少发现羊膜带。如果胎儿出现相关问题，临床医师可能会注意羊膜带是否存在。分离的羊膜带更容易在出生时被发现。

临床表现

羊膜带可能影响指趾或四肢。根据羊膜带的位置，临床表现有较大差异。可能存在肢体畸形和(或)坏死[2]。胎儿羊膜带对肢体的环绕收缩可导致胎儿期淋巴水肿。肿胀会从远端延及羊膜带所处位置，使得受累肢体环形缩窄环更清晰可见(图 105.23)。轻症病例(如未完全环绕的羊膜带)可能直到晚年才出现淋巴水肿。

鉴别诊断

羊膜带综合征与 Adams-Oliver 综合征的鉴别较为直接。后者是一种常染色体显性疾病，其特征是横向肢体缺损、先天性大理石样皮肤，以及后顶叶区先天性真皮发育不良伴骨缺损[8]。

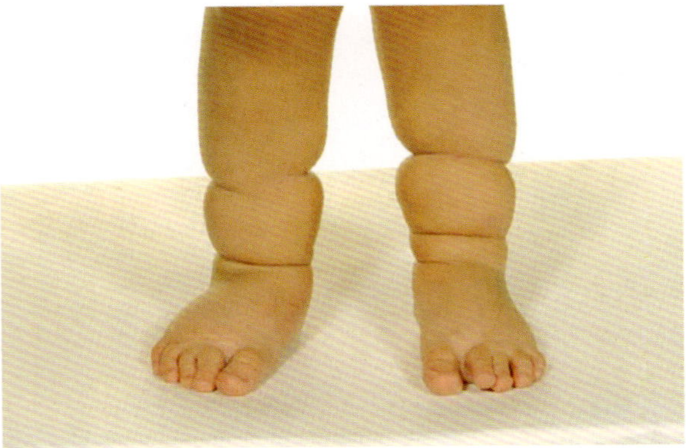

图 105.23 羊膜带和淋巴水肿

并发症和共病

受累个体因淋巴回流受损和随后免疫监视缺陷，肿胀肢体内发生感染(如蜂窝织炎)的风险增加[9]。

病程与预后

羊膜带对肢体的长期压迫会导致淋巴回流功能受损，导致受累区域远端淋巴水肿。如果不治疗，随时间推移，情况恶化，导致肢体畸形、沉重和功能下降。

检查

产前超声扫描可检测到羊膜带狭窄远端的指趾或肢体肿胀，但并不能显示羊膜带本身[5]。高度疑诊 ABS 时可行三维超声和 MRI 来获得更加详细的成像[10]。

治疗

一线治疗

治疗通常在出生后进行，但随着产前放射诊断的进步，已尝试在子宫内进行胎儿手术[11]。

完全和非完全羊膜带缩窄儿童经 Z 形成形术进行手术松解[2]。手术目的为松解纤维组织，从而缓解肢体血管供应和淋巴管受压。手术不能完全逆转肢体挛缩，因此患儿患肢的淋巴回流会受到一定程度的损害。

二线治疗

经验丰富的淋巴水肿治疗师可帮助患儿改善肢体回流。每天穿特制的弹力袜也可以改善淋巴回流。

淋巴管瘤病、淋巴管肌瘤病和非恶性淋巴管肿瘤

定义和命名

淋巴管瘤病是指淋巴管异常过度生长。该过程可涵盖淋巴管畸形过度生长至淋巴管肿瘤。基本特征是淋巴管内皮细胞的增殖。

同义名

- 淋巴管瘤
- Kaposi 样淋巴管瘤病
- 获得性进行性淋巴管瘤
- 良性淋巴管内皮瘤
- 非典型性血管病变
- Gorham-Stout 病
- 泛发性淋巴管异常

概述

淋巴管畸形、淋巴管瘤病和一些非恶性淋巴管肿瘤之间没有明显的界线。淋巴管瘤病由于淋巴管异常增生而进展，淋巴管畸形除了因淋巴管内压导致扩张外，一般无增生进展。大多数淋巴管畸形病情稳定，呈良性病程。相反，一些胸腹部内脏的淋巴管畸形则会持续性进展，浸润重要器官可导致死亡，使得淋巴管瘤病和相关肿瘤难以区分。

一些非恶性血管肿瘤可能表现为淋巴管瘤样外观，淋巴管标记物染色阳性（如丛状血管瘤、Kaposi 样血管内皮瘤、伴血小板减少的多灶性淋巴管内皮瘤、乳头状淋巴管内血管内皮细胞瘤、网状血管内皮瘤和成人型血管内皮瘤）。然而，很难知道这些血管肿瘤是否为原发性淋巴管肿瘤。它们有局部侵袭性，并与危及生命的全身并发症相关（如 Kasabach-Merritt 综合征）。

中枢神经系统不受累，可能因为缺乏淋巴管。肺、腹膜后组织和腹部器官最常出现淋巴管畸形和淋巴管瘤病。

乳糜反流可并发内脏淋巴管瘤，可出现弥散性血管内凝血，并可引起血栓形成和出血[1]。

Gorham 病

Gorham 病（Gorham-Stout 病或骨消失病）的特征是淋巴管增生，造成骨基质进行性破坏和吸收。皮肤表面可能有淋巴管瘤表现。本病主要鉴别特征是进行性骨溶解[2]。

泛发性淋巴管异常

泛发性淋巴管异常（generalized lymphatic anomaly，GLA）是一种罕见的先天性疾病，表现为可累及软组织、肺、腹腔器官或骨骼多个部位的淋巴管畸形，，但不同于 Gorham 病，呈非进行性。提示 GLA 累及范围广泛，尤其四肢骨，存在独立的巨囊型淋巴管畸形和内脏器官病变[3]。

良性淋巴管内皮瘤

获得性进行性淋巴管瘤（良性淋巴管内皮瘤）是一种临床与组织病理均不同于单纯"获得性淋巴管瘤"或单纯皮肤淋巴管扩张的良性肿瘤[4]。呈红色或瘀伤样斑块，通常位于腹壁、大腿或小腿。常累及青少年，但也可能出现于成人。多呈局限性，扁平且生长缓慢。获得性进行性淋巴管瘤起源于淋巴管内皮。组织病理学表现可与低分化级别肉瘤或 Kaposi 肉瘤类似[5]。病理表现为网状扩张的管腔，逐步分隔胶原束，管腔内皮细胞肿胀，但无异型细胞。多为慢性良性病程。D2-40 和 Prox1 免疫染色阳性[6]。

Maffucci 综合征

Maffucci 综合征表现为弥漫性淋巴血管瘤病伴严重、广泛骨和软骨畸形，尤其指趾内生软骨瘤[7]。淋巴管造影可见淋巴管瘤与主要淋巴管通路无交通，通常同时具有血管和淋巴管成分。骨畸形可能很严重；病理性骨折愈合缓慢较常见。该疾病具有很高的恶性潜能，可发展为淋巴管肉瘤[8]。

Kaposi 样淋巴管瘤病

Kaposi 样淋巴管瘤病是一种相对较新提出的淋巴管瘤病，主要见于儿童，成人也可受累。皮肤表现类似弥漫性 Kaposi 肉瘤，可导致淋巴水肿。它与泛发性淋巴管异常和弥漫性肺淋巴管瘤病的部分区别在于特征性血液学异常和出血并发症，包括咯血[9]。特征性梭形淋巴管内皮细胞呈簇状或者片状分布（人疱疹病毒 8 阴性）伴组织学淋巴管畸形（图 105.24）。

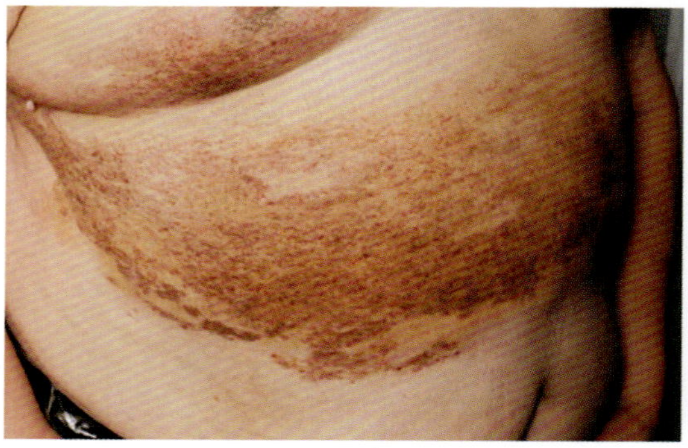

图 105.24　Kaposi 样淋巴管瘤病，表现为 Kaposi 肉瘤样皮疹，乳房和胸壁局限性淋巴水肿，伴咯血

非典型性血管病变

既往放疗区域出现的皮肤脉管增生包括血管肉瘤和假肉瘤样较小的皮损，曾称为不典型脉管病变或良性淋巴管瘤丘疹（图 105.25）[10]。病理表现为病变

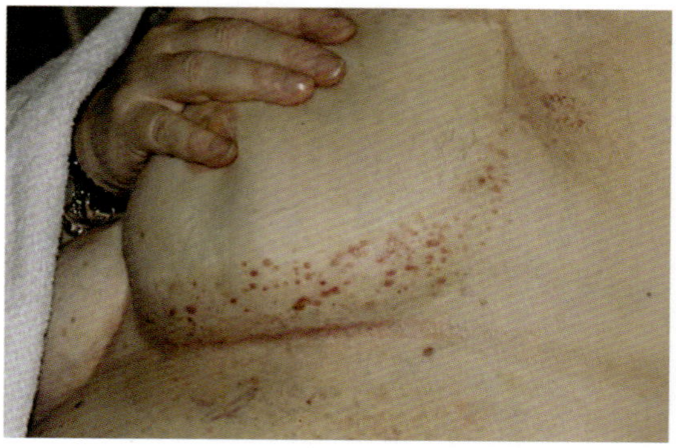

图 105.25　放疗后良性淋巴管瘤丘疹（不典型血管性皮损）

主要位于真皮浅中层,由扩张的不规则锯齿状脉管组成,内皮细胞呈单层扁平状,D2-40 阳性。皮损可出现细胞学和(或)结构的异型,但预后良好[11,12]。

淋巴管肌瘤病

淋巴管肌瘤病(lymphangioleiomyomatosis,LAM)是一种进展缓慢、分级低、具有转移性的肿瘤,伴有肺实质的细胞浸润和囊性破坏。LAM 几乎只发生于女性,尤其在育龄期。LAM 细胞中含有结节硬化症的基因突变。LAM 的淋巴管异常表现包括胸导管壁侵袭、淋巴管肌瘤形成、腹腔、胸腔及心包腔乳糜积液、乳糜痰、阴道或脐乳糜漏、乳糜肺充血和下肢淋巴水肿。结节性硬化症相关 LAM 常见皮肤和肾损害。结节性硬化症的皮肤表现为血管纤维瘤、色素脱失斑、鲨革斑和指(趾)甲纤维瘤等。血清 VEGFD 检测和高分辨率 CT 有助于诊断。mTor 抑制药(如西罗莫司)治疗有效[13]。

淋巴管扩张

定义和命名

淋巴管扩张指淋巴管延长、扩张或膨大。

同义名

- 淋巴管扩张症
- 获得性淋巴管瘤
- 继发性淋巴管瘤
- 良性淋巴管瘤丘疹
- 皮肤淋巴管扩张
- 肠淋巴管扩张
- 乳糜反流

概述

淋巴管扩张可影响所有组织中的任何淋巴管(如肺淋巴管扩张、肠淋巴管扩张)。肠淋巴管扩张可伴乳糜反流,出现皮肤表现,它也能引起蛋白质丢失性肠病和外周水肿,因此也在本节讨论。

皮肤淋巴管扩张即真皮淋巴管因下游引流障碍出现扩张并充盈淋巴液,其余均正常。皮肤淋巴管扩张所见的皮肤表面"淋巴疱"或水疱在结构或组织学上与淋巴管畸形或淋巴管瘤一致。获得性或继发性淋巴管瘤是另一个术语,但因本病没有肿瘤或内皮细胞增殖,易引起误解。

下肢病变通常与淋巴水肿有关,可继发于髂腹股沟淋巴结清扫或盆腔手术、癌症放疗后或癌症复发。淋巴管扩张/获得性淋巴管瘤可与瘢痕形成有关,包括复发或慢性感染(如结核病的瘰疬性皮肤结核)、硬皮病、瘢痕疙瘩和反复创伤(表 105.11),也可能是胶原蛋白或弹性蛋白缺陷的结果,如病例报道所述的青霉胺皮病[1]。

表 105.11 皮肤淋巴管扩张的原因

先天性	获得性(获得性淋巴管扩张)
淋巴管畸形(局限性淋巴管瘤)	术后
	放射治疗
乳糜泻(肠道淋巴扩张)	瘢痕形成
Noonan 综合征	意外创伤
淋巴管水肿双行睫综合征	炎症
	丝虫病
	克罗恩病/肛周-生殖器肉芽肿
	化脓性汗腺炎
	淋巴结核/瘰疬性皮肤结核
	乳糜泻,如放疗后

生殖器部位皮肤特别容易发生淋巴管扩张。外阴或阴囊的淋巴管扩张/获得性淋巴管瘤可以继发于肿瘤治疗、结核性腹股沟淋巴结炎、化脓性汗腺炎和累及肛门生殖器的克罗恩病或肛门-生殖器肉芽肿[2]。

病理生理学

皮肤淋巴管扩张发生后会损害以前正常的深在性淋巴管[3]。其发生机制与先天性淋巴管畸形相同[4]。引流障碍可致回流压力增高和真皮反流,继而导致真皮上部淋巴管阻塞和扩张。淋巴管扩张并非真正的肿瘤或错构瘤,而是正常真皮起始淋巴管的简单扩张和充盈(淋巴管扩张)。

病理学

组织学上可见真皮扩张、有多角形的淋巴管,CD31 和 D2-40 染色阳性。通常无内皮细胞异型。

临床特征

病史

皮肤淋巴管扩张最常见的症状是淋巴或乳糜的渗漏和排出。当血液进入淋巴时,分泌物可呈令人困惑的血色。

临床表现

皮肤淋巴管扩张/获得性淋巴管瘤临床表现可存在较大差异,从透明、充满液体的水疱到平滑、肉色丘疹或结节。通常,淋巴管扩张可以看到皮肤上半透明、几乎平坦的丘疹或水疱,可自发性或创伤后渗出淋巴液。血液成分可使其呈黑色,像血管角化瘤。生殖器皮损表面角化过度可被误诊为疣(图 105.26)。

病灶可孤立散发在淋巴水肿的四肢，也可群集，类似“局限性淋巴管瘤”。

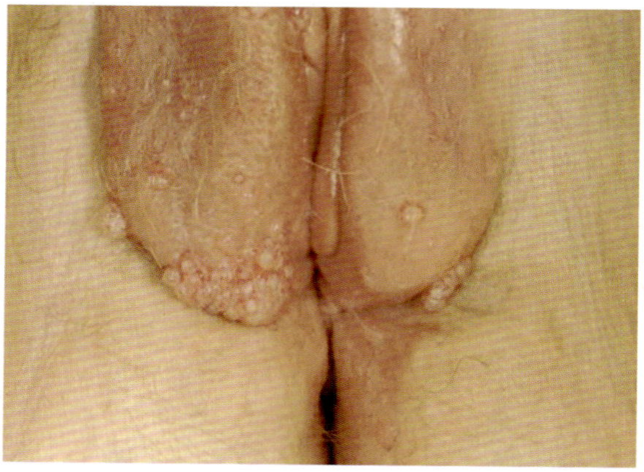

图 105.26 外阴淋巴管扩张，宫颈癌治疗后获得性淋巴管瘤（淋巴管扩张）。淋巴管瘤被误认为生殖器疣

鉴别诊断

鉴别诊断包括人乳头瘤病毒疣和传染性软疣。

临床亚型

乳糜反流可表现为淋巴管扩张。在这种情况下，淋巴疱/水疱因含有乳白色的乳糜而呈白色或奶油色。脂肪通常经肠道乳糜管吸收，然后经乳糜池回流至胸导管。肠壁（肠淋巴管扩张）或肠系膜淋巴管回流通路受损将导致乳糜再分布到其他部位，如胸膜、心包或腹腔（乳糜腹水）。腹腔淋巴干瓣膜功能不全导致严重乳糜反流至下肢、会阴和生殖器[5]。反流到皮肤或“真皮反流”将导致乳糜皮肤淋巴管扩张。乳糜疱可能出现于足趾。乳糜反流原因可为淋巴管发育异常（如 Noonan 综合征），也可为意外或手术创伤、丝虫病、恶性肿瘤等导致淋巴回流通路损伤。

肠淋巴管扩张症是一种罕见的疾病，是蛋白质丢失性肠病的重要原因[6]。主要症状为外周水肿、进食脂肪后出现腹痛和腹泻。检查可见低蛋白血症、低血清清蛋白和免疫球蛋白。小肠活检显示黏膜及黏膜下层淋巴管有不同程度的扩张。也可以选择胶囊内镜检查[7]。原发性肠淋巴管扩张可与 Turner 综合征、Noonan 综合征和 Hennekam 综合征相关。继发性肠淋巴管扩张中，淋巴管扩张可由脉管阻塞或静脉压增高引起的淋巴管压力升高所致。炎症性肠病、结节病或淋巴瘤患者或盆腔放疗患者均可能出现脉管阻塞。先天性心脏病患儿在接受 Fontan 手术后可出现继发性肠道淋巴管扩张[8]。推荐用中链三酰甘油（medium-chain triglyceride，MCTs）替代饮食中的脂肪，因 MCTs 被吸收并直接进入门静脉系统，而非肠道乳糜管[9]。

并发症

因皮肤淋巴管扩张可能是感染进入的门户，故对该病的认识和适当的治疗十分重要。此外，外阴淋巴管扩张时，持续的淋巴漏可被误认为尿失禁。

预后

即使经过治疗，皮肤淋巴管扩张也常复发。

检查

组织 D2-40 染色是明确诊断必要的检查。

治疗

皮肤淋巴管扩张/获得性淋巴管瘤的治疗主要是减少皮下淋巴水肿和控制感染。腿部治疗的实施相对容易，而生殖器部位因为进行压迫治疗较难。激光或热疗破坏淋巴疱是有效的姑息疗法[10]。

淋巴囊肿、血清肿和淋巴瘘

定义和命名

淋巴囊肿的发病与传入淋巴管中断有关，淋巴液积聚在一个潜在的空间，没有明显的内皮内衬。当大量淋巴液向外流出时，称为淋巴瘘。血清肿是一种透明的浆液囊，通常在手术后聚集在组织间隙中。血清肿与淋巴囊肿难以区分。

淋巴囊肿

淋巴囊肿通常发生于手术或意外伤害后。淋巴囊肿的壁是“假”的，因无内皮细胞内壁，而是一个致密含有淋巴细胞的纤维网络[1]。皮肤科医师可能会遇到腹股沟或腋窝淋巴囊肿，因其较浅表，常与感染和伤口并发症有关。对于腹股沟淋巴囊肿，治疗选择包括观察、连续抽吸和压迫、硬化剂灌注、放射治疗、负压创面治疗、伴/不伴肌瓣覆盖的腔体切除。

血管外科手术中静脉曲张手术或静脉采血后的淋巴囊肿已不很常见。随着整形手术增多，尤其是腹部整形和大腿提升术，淋巴囊肿的并发症变得更常见。

血清肿

淋巴结清扫术后，局部出现含有透明液体的肿胀并不罕见。通常被称为血清肿，但液体并非血清，而是一种渗出物，相当于淋巴液，充满了组织间隙[2]。抽吸的液体与淋巴液难以区分。常需要重复抽吸直到侧支淋巴回流形成。血清肿，尤其出现感染时，如尚未建立其他引流通路，则可能引起淋巴水肿。

淋巴瘘

淋巴瘘发生在淋巴管向外部连接至皮肤表面并大量分泌淋巴液的地方。通常发生在创伤或手术后，淋巴通过伤口到达皮肤表面。它可能是淋巴管畸形的一个特征。乳糜瘘则向外排出富含脂肪的淋巴液。

淋巴丝虫病

定义和命名

全球淋巴水肿的最大单一病因是淋巴丝虫病(lymphatic filariasis，LF)[1]。它是一种由蚊子传播的微小蠕虫引起的寄生虫病。成虫生活在人体淋巴系统内，扰乱淋巴回流，导致淋巴水肿和鞘膜积液。全世界有 1.2 亿人感染，其中 4000 万人罹患淋巴管疾病。能接受卫生保健和淋巴水肿治疗的人数往往有限，对丝虫病流行国家造成了严重的疾病负担。

> **同义名**
> • 象皮病

概述

包括班氏丝虫(*Wuchereria bancrofti*)、马来丝虫(*Brugia malayi*)和帝汶丝虫(*B. timori*)三种丝虫感染可以引起 LF。这三种丝虫感染占世界范围的 90%(另见第 33 章)[2]。

成虫生活在输入淋巴管[和(或)淋巴结]内，而其幼虫，即微丝蚴，则在外周血中循环，并能在蚊子吸血时感染蚊子媒介，从而传播给其他人类宿主(图 105.27)。

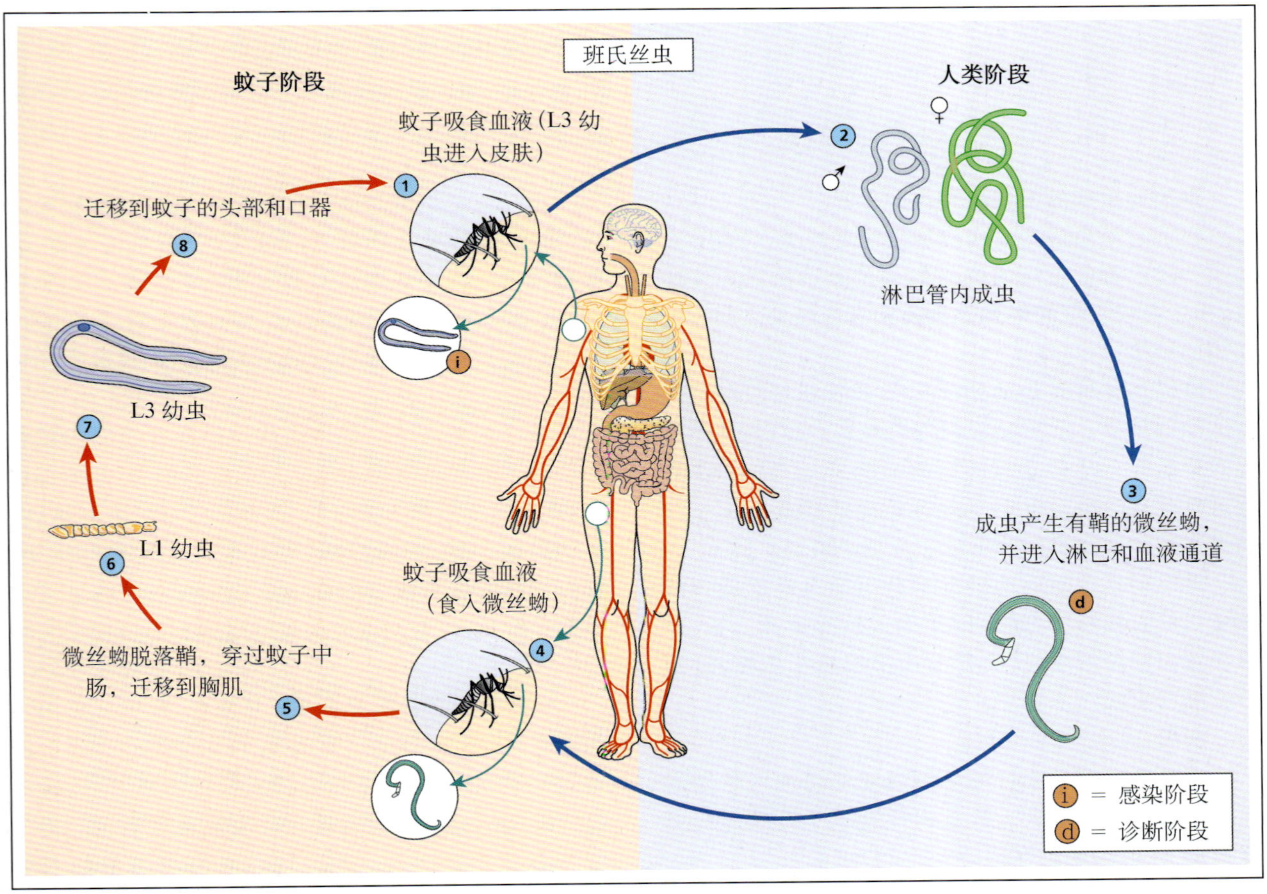

图 105.27 丝虫在人和蚊子宿主中的生命周期

班氏丝虫、马来丝虫和帝汶丝虫的生命周期相似。成虫寄生在人的淋巴系统中，引起丝虫病。雌性蠕虫产生的后代(微丝蚴)离开淋巴系统，进入人体宿主的血液系统，在蚊子吸血过程中进入蚊子体内。微丝蚴在蚊子体内发育，成为感染性幼虫，然后移行至蚊子口器。这些幼虫可能会在蚊子下一次吸血时传染给人类。传播给人类后幼虫经 6～12 个月发育为成虫。(摘自美国疾病控制与预防中心，2015[23])

成年雌虫可存活10年以上，每天可向宿主的淋巴循环释放数千个完全成形的微丝蚴。感染者可能无症状，或表现出急性或慢性症状。临床体征与淋巴管内的成虫有关，而非微丝蚴。丝虫病特异性靶向淋巴管，破坏淋巴液流动，而淋巴液对维持体液平衡和组织间液的生理转运至关重要[3,4]。

流行病学

淋巴丝虫病在73个国家流行，12亿人有传播和继发感染的风险。目前估计有1.2亿人受到感染。大约有4000万人患有慢性淋巴疾病，其中1300万人患有淋巴水肿/象皮病，另有2700万男性因LF而出现鞘膜积液[5,6]。LF流行地区包括非洲部分地区、东南亚、西太平洋、美洲和中东。传播和发病率在东南亚和撒哈拉以南非洲最高[6]。

年龄

虽然为终身感染，但大多数人在青春期和成年期前都无症状。

性别

男性较女性更易发病。

病理生理学

淋巴丝虫病的发病机制

目前对丝虫病的发病机制仍知之甚少，一直存在争论。淋巴管丝虫病的临床后果是复杂的病原寄生虫、宿主免疫反应和继发性细菌和真菌感染之间相互作用的结果。

淋巴水肿可能是活体成虫在下肢和盆腔淋巴管内活动的结果。活虫分泌刺激性毒素，导致其周围淋巴管扩张[3,7]，从而导致淋巴流动减少。随后的水肿促进纤维化。由于淋巴水肿区免疫监测受损而引起的继发性细菌和真菌感染进一步加重淋巴水肿[8,9]。

淋巴损伤和随后的淋巴水肿可能是淋巴管内成虫死亡的直接结果(蠕虫因年老或治疗而死亡)。死虫导致肉芽肿形成，使得管腔内淋巴流出阻塞，进而导致淋巴水肿[10,11]。

病因

在淋巴丝虫病流行的热带或亚热带地区长期居住的人感染风险最大。数月内反复蚊子叮咬才有可能出现LF。因此游客感染LF风险极低[6]。

病原学

多种丝虫和线虫可能会感染人类，但只有班氏丝虫、马来丝虫和帝汶丝虫可能会引起LF。世界范围内约90%LF是由班氏丝虫感染引起。

临床特征

临床表现

淋巴丝虫病有多种临床表现，从无临床症状的微丝蚴阳性个体到外形损毁的慢性丝虫病(象皮病)个体不等。不同症状组之间存在重叠。

临床症状只发生在少数感染LF的人群中。尽管在外周血中有大量的循环微丝蚴，但大多数感染者几乎没有表现。然而，大多数会有一定程度的亚临床疾病，包括显微镜下血尿和(或)蛋白尿，淋巴核素扫描图上可见扩张和弯曲的淋巴管，以及受累男性的阴囊淋巴管扩张[10,13]。

LF最常见的表现是青春期急性腺淋巴管炎(acute adenolymphangitis，ADL)。ADL的特点是突然发热、淋巴结疼痛、淋巴管炎和一过性水肿。仅班氏丝虫感染可累及生殖器[14]。以前无症状的个体可能出现4～7d有症状期，并可能进展为反复发作[15]。LF和淋巴水肿患者的ADL发作更严重，持续时间更长。然而丝虫病ADL不同于急性皮肤淋巴管炎，后者的特征是皮肤或皮下炎症的斑块样皮损，伴有上行淋巴管炎和区域淋巴腺炎。这些特征与全身炎症症状相关，包括发热和寒战。皮肤淋巴管炎被认为是潜在淋巴管损伤所致免疫缺陷后继发性细菌或真菌皮肤感染的结果[16]。

由丝虫感染引起的慢性淋巴阻塞可导致鞘膜积液、淋巴水肿/象皮病等皮肤改变(严重角化过度、乳头瘤样增生和皮肤裂隙)，很少出现乳糜尿。鞘膜积液是腹膜后和膈下引流区淋巴管回流受阻后，鞘膜内蓄积透明的稻草色淋巴液的结果。鞘膜积液直径可达30cm。

淋巴水肿是淋巴管损伤后淋巴液在组织内蓄积的结果。最常见的受累部位是下肢和阴囊，其他部位也会受累，如上肢和躯干。起初淋巴水肿为间歇性，呈凹陷性，但随时间推移，可变为持续性并纤维化。伴有皮肤的显著改变的称为象皮病——皮肤显著增厚并纤维化，伴有严重乳头瘤样增生和继发性微生物感染[6]。

乳糜尿是一种罕见的LF并发症，是因尿路内存在乳糜(肠淋巴)所致。乳糜池下方腹膜后淋巴引流功能受损，淋巴液回流并直接流入肾淋巴管，而肾淋巴管破裂使得乳糜流入尿道。尿液呈乳白色。由于脂肪和蛋白质经尿液流失，可能出现严重的营养不良。

班氏丝虫或马来丝虫感染的LF患者罕见状态下会出现热带肺嗜酸性粒细胞综合征。可出现呼吸性喘息和夜间发作性咳嗽，类似哮喘。胸片显示结节性或弥散性肺损害。该综合征其他特征包括外周血嗜酸性粒细胞增多，血清免疫球蛋白E和特异性抗丝虫抗体水平升高。与其他类型的淋巴丝虫病不同，热带肺嗜酸性粒细胞增多症患者对丝虫抗原反应过度，尤其是微丝蚴阶段的抗原。如不治疗，患者可能发展至限制性肺疾病与间质性肺纤维化。乙胺嗪治疗有效[17,18]。

鉴别诊断

鉴别诊断包括象皮病和其他原因导致的慢性未充分治疗的淋巴水肿。

病程与预后

未治疗 LF 临床病程表现为进行性皮肤改变、淋巴水肿加重，以及继发性感染率增高。未治疗患者生活质量下降。象皮病和随后的畸形导致社会功能丧失，以及收入降低和医疗费用增加所致的经济困难。被孤立和贫穷给社会经济造成巨大负担。

检查

在流行地区，出现下肢淋巴水肿和(或)男性生殖器受累的成人很可能患有 LF。查及淋巴管内或可及淋巴结内的成虫即可确诊。多普勒超声可检查阴囊内活动的成虫。然而，这些诊断检查并不适用于发展中国家。

丝虫表现出"夜间周期性"，其在血液中的出现时间在晚 10 点到凌晨 2 点之间。传统而言，LF 的诊断依赖于在此时间段行外周血涂片(用 Giemsa 或苏木精和伊红染色)查找微丝蚴，最大限度提高检出率。

近年来，聚合酶链反应(polymerase chain reaction，PCR)和快速抗原检测技术得到了发展。抗原检测是一种简单、灵敏、特异的方法，可用以检测班氏丝虫抗原，目前正广泛应用于消灭丝虫病计划。该测试可在数分钟内检测到感染，与之前检测方法不同，可在一天中任何时间进行[19]。

淋巴水肿、象皮病皮肤变化和鞘膜囊肿可能会持续存在于烧伤感染个体。因此，在缺乏循环抗原或寄生虫情况下，不能排除丝虫病的诊断。这种情况可能发生在接受了多疗程治疗或不再居住于流行地区的患者。

治疗

药物治疗

世界卫生组织(WHO)发起了消灭淋巴丝虫病全球计划(GPELF)，旨在制止 LF 的传播。制药公司已承诺捐赠所需药品。WHO 提出的消灭 LF 的战略包括两部分：①在所有流行国家通过大幅度减少微丝蚴流行水平，阻断丝虫病的传播；②预防和减轻 LF 患者的残障和痛苦。

只有采用大量药物对整体高危人群进行长时间维持治疗，使得血液中微囊蚴水平低至无法持续传播时，才可能阻断感染传播。WHO 推荐下列药物每年使用一次，至少 5 年，危险人群中覆盖率至少达 65%：①枸橼酸乙胺嗪(diethylcarbamazine citrate，DEC) 6 mg/kg，联合阿苯达唑 400 mg；②150μg/kg 伊维菌素联合阿苯达唑 400mg (用于盘尾丝虫病流行区域，避免与 DEC 联合出现药物不良反应)[6]。

淋巴水肿、象皮病皮肤变化和急性炎症发作通常通过改善卫生、皮肤护理、锻炼活动和抬高患肢方法来处理。GPELF 已承诺为所有地区存在 LF 慢性症状的每个人提供最低限度的护理，以减轻痛苦和改善其生活质量。

外科治疗

鞘膜积液的男性可经鞘膜切除术减少体积[20]。

生活方式管理

改变生活方式可减少细菌和真菌因素导致的淋巴水肿恶化，包括定期使用肥皂和水清洗、穿鞋，使用抗生素和进行淋巴水肿治疗[21]。避免蚊子叮咬可预防感染。生活措施包括睡觉时使用蚊帐、暴露部位皮肤使用驱蚊剂、穿长袖和长裤。

Resources

Further information

Global Programme to Eliminate Lymphatic Filariasis: http://www.filariasis.org (last accessed August 2015).

象皮肿

定义和命名

象皮肿(podoconiosis)由双侧下肢淋巴水肿进展而来，因生活在高海拔区域并长期接触富含刺激性矿物质土壤所致(图 105.28)。

这些矿物质会诱发炎症反应，导致淋巴回流受损并继发淋巴水肿。该情况的发展与赤脚生活和工作密切相关。推测可能存在遗传易感性。

同义名
- 苔状足
- 疣状淋巴管扩张
- 地方性非丝虫性象皮病

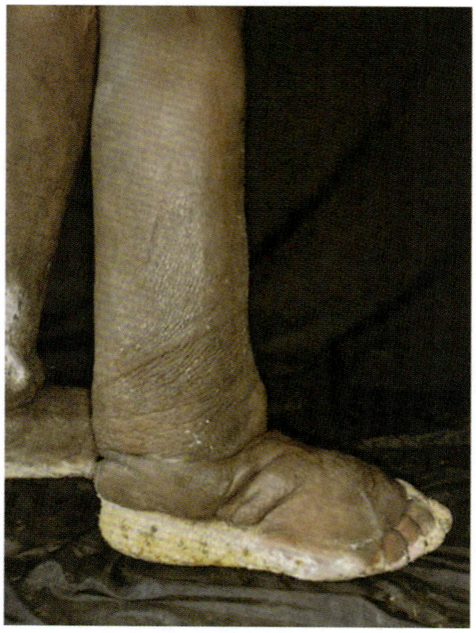

图 105.28 象皮肿所致下肢淋巴水肿
注意足趾浸渍和足部典型的苔藓状外观。
（经 D. Markos 允许转载）

概述

象皮肿是非洲、中美洲和印度北部年轻人下肢淋巴水肿的主要原因，但仍常被忽视。象皮肿已经流行了几个世纪，但在19世纪发现丝虫病的发病机制之前，象皮肿一直被称为“象皮病”。然后一直认为所有象皮病病例均由丝虫感染引起。然而“象皮病”病例广泛分布，但丝虫病更集中于北非、中美洲和欧洲，这一差异促使人们重新审视这一理论。

象皮肿这个术语是在20世纪80年代提出，用来描述非丝虫性象皮病的皮肤改变，后被广泛接受。它源自希腊语中的足（*podos*）和灰尘（*konos*）[1]。

流行病学

发病率和患病率

据估计，有400万人感染了象皮肿，主要分布在热带非洲、中南美洲和东南亚。埃塞俄比亚是据报患病率最高的国家，估计有100万患者[2,3]。患病率统计数据有限，据估算埃塞俄比亚患病率为4%、喀麦隆为8%和乌干达为4.5%[4-6]。据报道患病率的变化可能与调查规模和抽样方法有关。

年龄

发病通常发生在10岁内或20岁内，但也可能发生较晚。

性别

性别比例的结果可能不可靠，特别在象皮肿好发的偏远地区。一项最新埃塞俄比亚调查显示，女性比男性更易发病[4]。

病理生理学

病因

象皮肿发生在热带非洲、中南美洲和东南亚的高原地区。有研究表明，象皮肿以前流行于北非（阿尔及利亚、突尼斯、摩洛哥和加那利群岛）和欧洲[7]，但是，这些地区居民习惯穿鞋后，就基本不再发生该病。

某些职业（即那些长期接触土壤的职业），特别是农民，发生象皮肿的风险较高。象皮肿与收入水平较低、教育程度偏低、未婚和长期赤足有关[8]。

病理学

象皮肿的发病机制尚不完全清楚。目前证据表明，对于遗传易感个体，土壤中的矿物颗粒起着关键作用[9]。一种可能的理论是，刺激性颗粒引起炎症免疫反应，导致下肢淋巴回流功能受损，这可能是炎症细胞阻塞淋巴管腔的结果。支持这一理论的证据包括，在赤足患者下肢淋巴结内的巨噬细胞内发现了刺激性黏土元素颗粒（如铝、硅、镁或铁）[10]。

遗传学

据报道，象皮肿与 HLA Ⅱ类位点的变异有关。象皮肿可能是一种T细胞介导的炎症性疾病，也可能是基因-环境相互作用的结果，该领域进一步研究正在进行中[11]。

环境因素

将疾病发生图与地质调查图叠加可发现象皮肿与暴露于刺激性土壤之间的关系，证实了与火山活动产生的黏土有关[12,13]。最近一项研究表明，包含蒙脱石、云母和石英在内的土壤颗粒与象皮肿患病率有关，促进了疾病发生[9]。

产生刺激性黏土所必需的气候因素是高海拔（高于海平面以上1200m）和高季节性降雨量（超每年1000mm）[4]。这些条件有助于火山灰的稳定分解和矿物成分重新组成刺激性硅酸盐黏土。

临床特征

病史

受累人群通常居住在高风险地区、赤足生活和工作。象皮肿发病前驱症状可表现为足前部皮肤瘙痒，象皮病皮肤改变前足和下肢的灼热感[14-16]。

临床表现

象皮肿的早期变化类似于其他任何原因引起的下肢淋巴水肿。患者出现双侧足部和踝关节淋巴水肿。如不治疗，可出现淋巴漏（淋巴液漏出）、角化过度、乳头瘤样增生、纤维化和膝下区域的严重变形。足趾出现特征性浸渍性“苔藓样”的外观，因此就有了“苔状足”这个别名。伴发复发性下肢蜂窝织炎常使临床表现复杂化。

象皮肿的临床特征是最初在足和踝关节出现症状，而不是腹股沟或下肢近端，这不同于丝虫性象皮病。象皮肿累及双下肢，而丝虫病通常表现为单侧下肢肿胀，延至膝盖以上。象皮肿累及腹股沟极为罕见，异于丝虫病。

象皮肿与麻风性下肢淋巴水肿的区别在于前者下肢感觉正常，无营养不良性溃疡、可触及的神经粗大或其他部位受累。

鉴别诊断

鉴别诊断包括丝虫病、地方性 Kaposi 肉瘤和麻风性淋巴水肿。

并发症与共病

象皮肿可引起明显的社交歧视。患者被学校、教堂和清真寺拒之门外，并被禁止与正常人结婚，因为当地人认为这种疾病会传染[17]。患者较难获得工作，这会影响患者的经济状况。

病程与预后

由于无法穿鞋和接受常规淋巴水肿治疗（皮肤护理和压迫），该病进行性进展，并可伴复发性蜂窝织炎。

检查

通常，患者无法进行淋巴核素扫描成像或其他检查。如疑诊丝虫病、麻风病和地方性 Kaposi 肉瘤，应予以排除。

治疗

一级预防

象皮肿的一级预防包括穿鞋以避免足部皮肤与刺激性土壤之间的长时间接触。

预防疾病进展

如果患者进行足部卫生（如每天用肥皂和水洗脚和使用杀菌剂）和终身使用鞋和袜子的指导，就可能预防疾病的进展和复发感染。如象皮病的变化尚未发生，简单的压力绷带可有效减少肢体体积。改变职业或搬迁居住地有益，但对于患者可能并不可行。

疾病晚期治疗

严重的象皮肿患者如能接受医疗照护，应给予日常皮肤护理、腿部抬高和多层压力绷带进行治疗。以前曾行减瘤手术，但因疗效较差已被弃用。当地人认为缺乏有效的医疗手段是获得当地医疗保健的障碍。令人失望的是，由于缺乏循证治疗方案，加上对该病认识并不完全，几乎没有医疗机构可提供正规治疗。

Resources

Further information

Footwork (The International Podoconiosis Initiative): www.podo.org (last accessed August 2015).

胫前黏液水肿

定义和命名

胫前黏液水肿（pretibial myxoedema，PTM）是一种皮肤黏蛋白病，通常与 Graves 病相关，因此是甲状腺皮病的同义词。真皮和皮下透明质酸的沉积会导致无症状的肿胀、结节和斑块，典型发病部位为双下肢胫前区域。造成该现象的确切原因还不清楚。

> **同义名**
> - 局限性黏液水肿
> - 甲状腺皮病
> - 浸润性皮病

概述

胫前黏液水肿是一种皮肤黏蛋白病，与 Graves 病有关（另见第 149 章）。患者通常表现为无症状的胫前结节和斑块，可为黄棕色。严重病例可出现下肢淋巴水肿。PTM 是由成纤维细胞分泌的透明质酸和其他糖胺聚糖在真皮积聚而成。

流行病学

发病率和患病率

Graves 病患者中 5%可出现胫前黏液水肿，严重眼病患者中 13%出现 PTM[1,2]。

性别

更常见于女性，男女比例为 1∶4[3]。

相关疾病

胫前黏液水肿几乎只发生在 Graves 病中。Graves 病的典型三联征是：①胫前黏液水肿；②眼病（如眼球突出和眼眶肌病）；③甲状腺杵状指（指趾肿胀、包块）。PTM 很少报道与桥本甲状腺炎、原发性甲状腺功能减退和甲状腺功能正常的患者有关[4,5]。

病理生理学

Graves 病的甲状腺功能亢进是由于自身抗体刺激甲状腺滤泡细胞表面的促甲状腺激素受体（thyroid-stimulating hormone receptor，TSHR）所致。但 Graves 眼病与 PTM 的发病机制尚不清楚。PTM 是糖胺聚糖（glycosaminoglycan，GAG）在真皮内沉积的结果。GAG 沉积的潜在机制尚不清楚，但可能是几个过程的结果，包括自身免疫、细胞和机械因素。例如，TSHR 抗体可与真皮成纤维细胞结合并刺激其产生 GAGs[6]，真皮 GAG 沉积（即黏蛋白沉积）导致胶原纤维分离、结缔组织扩张和水肿形成[7]。黏蛋白阻塞真皮淋巴管导致淋巴水肿[8]。机械因素参与 PTM 的发展可以解释下肢好发，另也有报道与悬垂和创伤有关[9]。

病理学

PTM 的特征性组织病理学为网状真皮内黏蛋白沉积（即含透明质酸的 GAGs）。阿申兰和 PAS 染色显示胶原纤维之间存在黏液物质。黏蛋白广泛沉积，胶原纤维可因被挤压而松散、破碎，可见星状成纤维细胞，但实际成纤维细胞数量并没有增加。可伴有表皮角化过度。

黏蛋白沉积仅局限于扩张的真皮乳头，同时伴结节性血管形成，含铁血黄素沉积则提示为瘀积性皮炎而非 PTM[10]。

临床特征

病史

胫前黏液水肿几乎只发生在 Graves 病。患者可能有甲状腺毒症病史（如体重减轻、心悸、多汗）、眼病和肢端肥大。PTM 可能发生在甲状腺毒症之前、期间或之后，因为它与甲状腺功能无关。通常发生在 Graves 病后 12～24 个月，但也可能延长至其发病后 12 年[11]。

临床表现

胫前黏液水肿常仅限于下肢。小腿是典型发病部位，但也可能仅发生于足趾。PTM 可能发生在手术瘢痕或创伤部位[12]。PTM 极少情况下累及其他身体部位，如头部和颈部、躯干和上肢，可能由创伤诱发[13-15]。

患者典型表现为胫骨前区和足部坚实、非凹陷性结节和斑块。皮损可能是肉色或黄褐色。由于毛囊间真皮的扩张，可能会出现橘皮样外观。皮肤损害可无症状、偶尔瘙痒或有不适感。轻症患者通常无症状，仅与外观有关。严重 PTM 患者，皮损可融合，使整个肢体呈现肿大、疣状外观（图 105.29），可影响功能（足部畸形无法穿鞋）和继发性淋巴水肿。

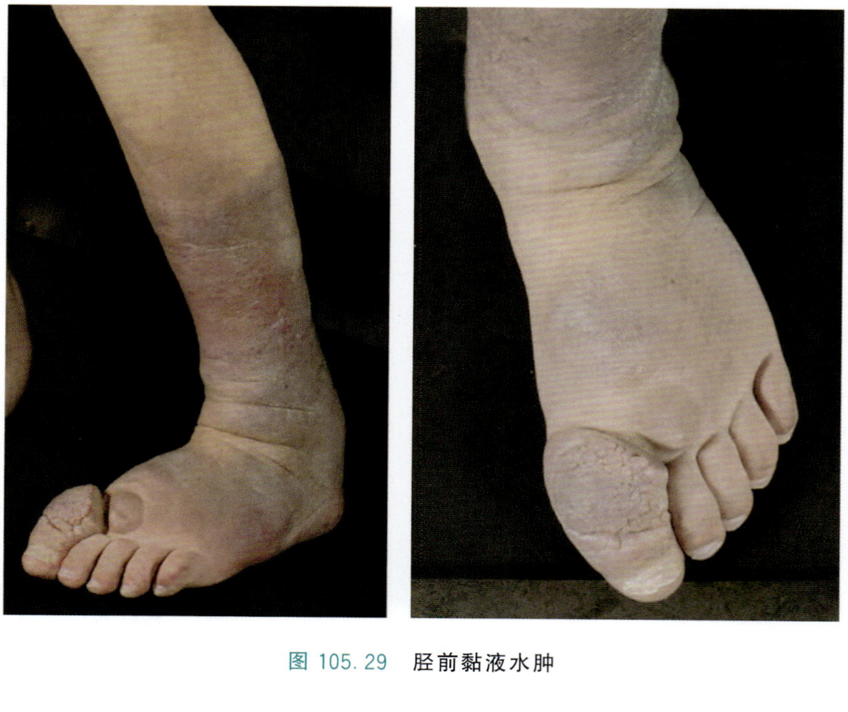

图 105.29 胫前黏液水肿

鉴别诊断

鉴别诊断包括淋巴水肿、瘀积性皮炎、肥胖相关的淋巴水肿性黏蛋白病和苔藓样皮肤淀粉样变。

并发症与共病

胫前黏液水肿极少引起严重的并发症。穿鞋时可能会感到局部不适和困难。病情严重时可引起下肢淋巴水肿及并发感染的发生率增高。

病程与预后

目前对 PTM 转归评价的研究较少。然而，轻症患者预后较好。轻度患者中 50% 在数年后完全缓解[16]。最大的系列病例研究中经 25 年跟踪随访，70%的轻症未治疗病例和 58%的重度已治疗病例获得完全或部分缓解。极其严重病例症状持续存在[3]。

检查

PTM 的诊断主要依据患者病史和临床特征。很少需要行皮肤活检，特别是如果有甲状腺功能亢进或 Graves 眼病的病史。如进行活检，组织病理学表现具有特征性。

淋巴核素扫描显像检查淋巴管功能并非常规检查。然而，淋巴核素扫描显像和荧光微淋巴显像能够确定淋巴回流结构和功能改变。真皮内黏蛋白沉积可压迫或阻塞初始淋巴管，导致淋巴水肿[8]。

治疗

轻症和无症状 PTM 病例可能不需要治疗。如出现症状，治疗方案包括在夜间使用强效糖皮质类固醇封包治疗持续数月。及时诊断和尽早治疗预后更好[17]。弹力袜或多层绷带可用于治疗更泛发和慢性病例的淋巴损伤/继发性淋巴水肿。

少数病例报告提示手术切除可能有益[18]。然而，外科手术应该谨慎考虑，因为 PTM 可能在创伤区域继续进展。

一些用于治疗 PTM 的药物临床试验已经展开，但其有效的证据有限。这些药物包括皮损内注射糖皮质类固醇、系统免疫调节药（如泼尼松龙、血浆置换、静脉注射免疫球蛋白和利妥昔单抗）和奥曲肽[19-24]。

外伤性淋巴水肿

定义和命名

概述

淋巴水肿和其他淋巴水肿并发症，如淋巴囊肿或淋巴瘘，可在治疗干预或淋巴回流通路意外损伤后发生。瘢痕或放疗后组织中的淋巴管不能再生和吻合可能是淋巴水肿发生的原因。

流行病学

静脉曲张术后淋巴水肿发生率估计为 0.5%[1]。在另一个系列研究中，5407 例静脉曲张手术的淋巴并发症有 118 例（2.2%），其中肢体淋巴囊肿占 1.3%，腹股沟瘘或淋巴囊肿占 0.7%，淋巴水肿占 0.2%[2]。

病理生理学

病理学

无论是手术还是意外造成的淋巴管损伤，通常广泛损伤才能引起淋巴水肿。事实上，因淋巴管有卓越的再生能力，实验诱导产生淋巴水肿非常困难。

为什么大多数乳腺癌术后行腋窝淋巴结完全清扫的女性不会出现淋巴水肿，但 6%前哨淋巴结活检的女性会出现手臂肿胀[3]，这仍然是个谜。此外，仍不清楚为什么乳腺癌相关淋巴水肿（breast cancer-related lymphoedema，BCRL）可以在术后立刻出现或延迟多年出现，推测可能与遗传易感性相关：肾上腺髓质素基因杂合突变的小鼠在术后出现淋巴水肿，但野生型小鼠没有[4]。

淋巴结放射治疗和手术均是导致淋巴水肿的危险因素[5]。

遗传因素可能很重要。肥胖会增加术后淋巴水肿的发生率，乳腺癌治疗后的研究也证明了这一点。伤口感染增加了术后和偶发淋巴水肿的发生率[3]。

临床特征

静脉曲张治疗后可出现淋巴水肿。静脉曲张手术可能因“静脉水肿”。然而，慢性水肿可能已经反映出淋巴回流不畅，在这种情况下，手术可能进一步破坏淋巴回流，加重肿胀。随着更多地使用静脉内激光、射频或泡沫静脉消融术（而非传统剥离和手术结扎）进行治疗，淋巴水肿的发生率可能会降低。

在冠状动脉旁路移植术的剥离大隐静脉过程中，可损伤淋巴管产生淋巴水肿。然而，冠状动脉支架使用的增多大大降低了这种风险。同样，剥离大隐静脉用以治疗严重肢体缺血也可导致淋巴水肿并发症，如淋巴囊肿[6]。

重建术后供区可出现淋巴水肿，如乳房重建用横行上股薄肌游离皮瓣[7]。

显著减重后切除大腿多余的皮肤和软组织也会引起淋巴水肿。大腿的淋巴集合管位于静脉的浅层。因此，在大腿内侧垂直提升术中，选择大隐静脉浅部的切口平面不太可能保留内侧垂直束的淋巴管[8]，很容易出现淋巴水肿和其他淋巴并发症（如蜂窝织炎、淋巴囊肿）。淋巴管通路的中断可能导致淋巴管生成和修复的失败，导致淋巴水肿。

意外的创伤，如肢体撕脱伤，将产生创伤远端的淋巴水肿，如泛发则出现环形瘢痕。

自伤，如反复使用止血带，最终会导致永久性淋巴损伤和慢性肿胀（Secrétan 综合征）[9]。肿胀突然终止往往与皮肤轮廓变化同时发生，是由于紧束带引起的皮下萎缩所致。同部位也可出现皮肤色素沉着。人工淋巴水肿可由止血带、手臂击打或反复皮肤刺激引起，通常发生于已有精神疾病的患者。人工淋巴水肿导致的症状和体征提示慢性区域疼痛综合征[10]。

静脉注射毒品可能导致淋巴水肿，因感染和注射药物共同造成淋巴管炎和相关静脉损伤所致。肿胀手综合征是长期静脉吸毒的一种并发症[11]。在静脉吸毒者中发生率为 7%～16%[12]。

检查

淋巴核素扫描显像是检测淋巴管不全的首选方法。

治疗

去充盈淋巴疗法是一线治疗[13]。需预防和治疗感染[14]。可以考虑使用其他疗法，如气动压迫疗法和 Velcro 包裹。

活动受限所致的淋巴水肿

概述

淋巴流动与血液流动不同，需凭借运动和锻炼所产生的间歇性局部组织压力变化促使初始淋巴管转运。主干集合淋巴管泵送从初始淋巴管转运来的淋巴液。集合淋巴管的泵送功能依赖于神经支配和有效的平滑肌收缩。因此，活动受限可导致初始淋巴管吸收和转运减少，继而使进入集合淋巴管的淋巴液减少。淋巴泵送减少导致组织肿胀，尤其是在因重力（下垂综合征）致使液体持续进入组织，同时缺乏充分的代偿性淋巴回流的情况下。

淋巴水肿已在某些导致运动受限的神经系统疾病中得到证实，尤其在脑血管意外（cerebrovascular accident，CVA）、脊柱裂和多发性硬化症（multiple sclerosis，MS）中的阐述最为明确。

乳腺癌放疗后臂丛神经损伤是导致严重淋巴水肿和肢体麻痹的主要原因。

流行病学

在对一个纳入成人脊柱裂门诊 240 份电子病历的回顾分析中发现，22 例（9.2%）患者患有淋巴水肿[1]。MS 患者，特别是行动不便的患者，常发生下肢水肿。一项研究表明，在 205 例确诊 MS 的患者中，有 93 例（45%）患者出现淋巴水肿，且伴有淋巴显像结果的异常[2]。

病理生理学

运动对促进淋巴回流至关重要，凡是运动减少都会相应地降低淋巴回流量。在微血管持续滤过的情况下任何身体部位的活动受限将会导致（淋巴）水肿，无论淋巴管是否正常。由于下垂/重力的因素，下肢最常受累。瘫痪和神经损伤引起淋巴水肿的原因类似。

中风后的手部水肿因其核素淋巴显像结果正常而不被认为是淋巴水肿。然而，人们认为淋巴回流途径是通畅的，但由于缺乏运动而丧失功能。将这一事实与因瘫痪或痉挛肢体下垂所致的微血管滤过增加（和高淋巴负荷）相结合，核素淋巴显像结果可能是伪正常表现。毕竟如果淋巴系统工作，无论什么原因引起的淋巴水肿都不应该出现[3]。

虽然尚未证实，但很有可能在神经损伤的情况下，去神经支配导致淋巴管泵送功能降低，这对水肿形成的影响最大，但缺乏等张运动（因肌肉无力或痉挛状态）将减少初始淋巴管流量，导致集合淋巴管泵送的淋巴液减少。

随着时间的推移，原本正常的淋巴管出现异常的病理改变。即使活动能力完全恢复，淋巴管栓塞形成或管腔纤维化也会导致不可逆的淋巴水肿。

临床特征

活动受限所致的淋巴水肿通常隐匿发生，除非突然发生活动受限（如 CVA）。由于重力对远端肢体的影响最大，手或脚肿胀是最常见的。外周水肿可引起疼痛和组织压痛。极度水肿可能导致皮肤渗液（淋巴漏）。

一种常见情况是“扶手椅腿”，这是 Sneddon 和 Church 定义的一个术语[4]，指患者日夜坐在椅子上，双腿悬垂（因为出现严重淋巴水肿所致皮肤改变，亦称疣状非丝虫性象皮病）。这种情况的患者没有淋巴管的病变基础，但由于缺乏运动或锻炼促进淋巴回流而导致淋巴回流减少，以及功能性淋巴水肿。肢体悬垂导致毛细血管滤过增加，加重了淋巴水肿。该综合征并非局限于腿部，也可发生于任何长期悬垂和不活动的部位，如下垂的腹部[5]。

体格检查可见肢体肿胀呈明显凹陷性，这由淋巴回流减少和微血管液体滤过增加共同所致。肢体神经病变使得肢体呈现网状青斑样的表现。

鉴别诊断

如果起病较急，应与深静脉血栓形成相鉴别。

并发症

与各种形式淋巴水肿一样，发生感染和淋巴结炎的风险增加。

检查

在可能发生 DVT 的病例中，应完善 D-二聚体和加压超声检查。在乳腺癌患者中，应进行腋窝 PET/CT 以排除复发。

治疗

加压包扎是主要的治疗方法，但如果出现感觉减退时则需要小心。水肿容易缓解，但很容易复发。

因此，一旦肿胀缓解，就应立即穿上合适的压力服装，且仔细监测压力部位。皮肤护理至关重要。瘫痪肢体出现再次肿胀的趋势意味着可能需要继续包扎或用粘扣带包裹(如 Farrow 包裹)。休息时，最好抬高下肢，当坐在轮椅上或躺在床上时，膝盖和小腿应用枕头支撑。水肿的肢体最好置于高于臀部的位置。

促进被动运动的设备被证明有用[6]。模拟小腿肌肉泵作用的气动压缩泵可能有所帮助。

淋巴管炎

定义

淋巴管炎是一种发生在淋巴管的炎症，主要由细菌、病毒、真菌感染或肿瘤细胞浸润引起。

概述

淋巴管炎是指集合淋巴管炎症，临床表现为与发炎淋巴管相对应的肢体上的鲜红色条纹。在下肢，水肿是常见的伴随症状，而在手臂淋巴管炎中红色条纹伴水肿则非常少见。弥漫性红斑可向上延伸至小腿和大腿的内侧，与上行性蜂窝织炎难以区分。在某些情况下，炎症反应可能较严重，并出现区域淋巴结(淋巴结炎)的疼痛性炎症。

病理生理学

淋巴管炎可能在没有任何明显炎症情况下发生，也可能是复发性的，如复发性单纯疱疹感染后[1]。严重或复发性淋巴管炎可能导致集合淋巴管永久性闭塞。在这种情况下，如果剩余的淋巴管容量有限，则可能导致永久性肿胀(淋巴水肿)。

淋巴管炎可见于丝虫感染[2]。孢子丝菌样播散(也称为结节性淋巴管炎)指一种沿着淋巴回流途径播散的浅表皮肤病变的特征模式。除了真菌中经典孢子丝菌病表现出这种模式外，诺卡菌病、着色芽生菌病和曲霉菌病也表现为这种模式。利什曼原虫和非结核性杆菌(如海洋分枝杆菌)感染也曾被描述呈现淋巴管炎的孢子丝菌样播散。皮肤鳞状细胞癌和节肢动物叮咬诱发超敏性淋巴管炎也可罕见地表现为孢子丝菌样播散[3]。

蛇毒素分子通常很大而不能直接进入血液循环，但很容易进入淋巴管[4]。蛇毒常引起淋巴管炎[5]。制动及加压包扎以防止淋巴回流是蛇咬伤首要的急救措施[6]。

Mondor 病被认为是一种浅表血栓性静脉炎，它常使淋巴结清除变得复杂，因此更可能是一种淋巴管炎或淋巴管栓塞[7]。腋窝淋巴结介入治疗后的淋巴束或腋网综合征可能表现相似。水母蜇伤后也可出现类似表现[8,9]。淋巴液凝块和淋巴管栓塞可能比我们所知更常发生[10]。

阴茎硬化性淋巴管炎是一种与剧烈性活动相关的疾病，表现为围绕阴茎冠状沟的无症状、坚实索状肿胀[11]。

当癌细胞浸润真皮淋巴管时，会发生丹毒样癌(癌性淋巴管炎、癌性毛细血管扩张、铠甲状癌)。为癌细胞转移扩散的一种形式，最常见于乳腺癌，但也可发生于黑素瘤和甲状腺癌、肺癌、胃癌、胰腺癌、卵巢癌、前列腺癌和结直肠癌[12]。丹毒样癌临床表现为蜂窝织炎样的固定性红色斑片或斑块，但无发热[13]。炎症区域可出现明显的边缘隆起和继发于淋巴阻塞的水肿。网状或网格状毛细血管扩张提示真皮淋巴管被浸润(图 105.14)。炎性乳腺癌是一种罕见且极具侵袭性的疾病，癌细胞阻塞了乳房皮肤中的淋巴管。这种类型的乳腺癌因乳房常表现为发红、肿胀，故被称为“炎性乳腺癌”。

淋巴水肿的并发症

淋巴水肿最主要的并发症为肿胀和感染。

肿胀

肢体肿胀导致不适、肢体沉重、活动能力下降，有时还可导致功能损害。受累肢体形状和重量的改变可引起继发性肌肉骨骼并发症，如背痛和关节问题，特别是在非对称性下肢肿胀的病例中。无论是上肢还是下肢受累，非对称性肢体肿胀都会对机体平衡产生不良影响[1]。

皮肤改变

象皮病是指皮肤形似大象的皮肤。表皮呈角化过度、疣状增生，真皮显著增厚、纤维化。扩张的淋巴管可突出皮肤表面，随着组织重构，形成鹅卵石样外观。象皮病皮肤改变发生于慢性淋巴水肿(多见于下肢)，或严重淋巴管阻塞的情况下(图 105.30)[2]，皮肤增厚限制了关节活动。真皮淋巴管过度充盈(淋巴管扩张)可导致淋巴液从皮肤渗漏(淋巴漏)(图 105.31)。

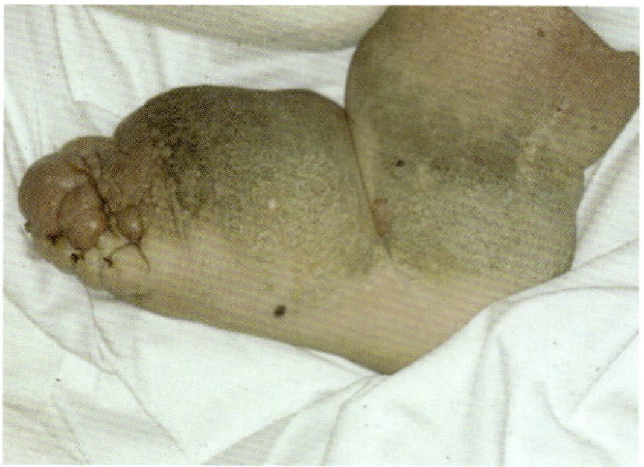

图 105.30 疣状非丝虫性象皮病表现为明显的角化过度和乳头状瘤样增生

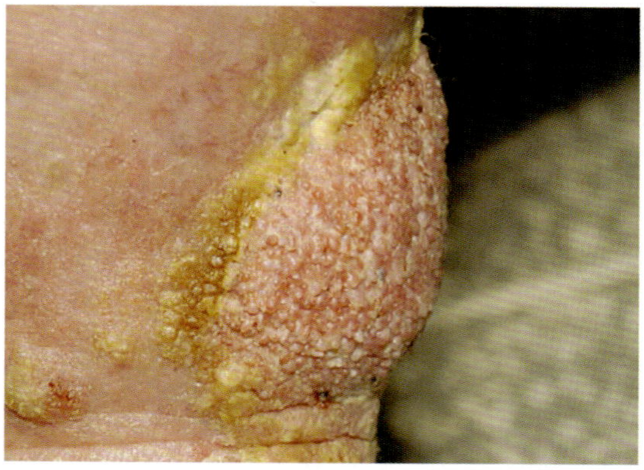

图 105.31 获得性皮肤淋巴管扩张导致小腿溃疡

感染

继发性感染，特别是蜂窝织炎，是淋巴水肿的特征。无论何种诱因，淋巴水肿患者均易发生感染。原因可能为免疫细胞迁移紊乱削弱了组织免疫监视功能，但确切机制尚不清楚[3]。

患者可突然出现严重的全身症状，如发热、寒战、头痛或呕吐等。在 24h 内，淋巴水肿区域内出现红肿，但边界不会继续扩展。疼痛和发热也为特征表现。可反复发作且进一步影响淋巴回流，从而加剧淋巴水肿，形成了恶性循环。已经证实 A 族、B 族，尤其是 G 族溶血性链球菌可导致感染。感染的毒性反应可能很严重甚至致命[4]。患者常常认为剧烈运动或长途旅行会引起蜂窝织炎的发作，这表明这一机制与单纯疱疹没有什么不同，即潜伏的微生物一直存在但特定情况下被重新激活。

真菌感染难以避免，尤其是足癣，因为肿胀的足趾间出现网状间隙的皮肤浸渍(图 105.32)。

淋巴水肿也会发生机会性感染，进一步支持了局部免疫缺陷理论[5]。

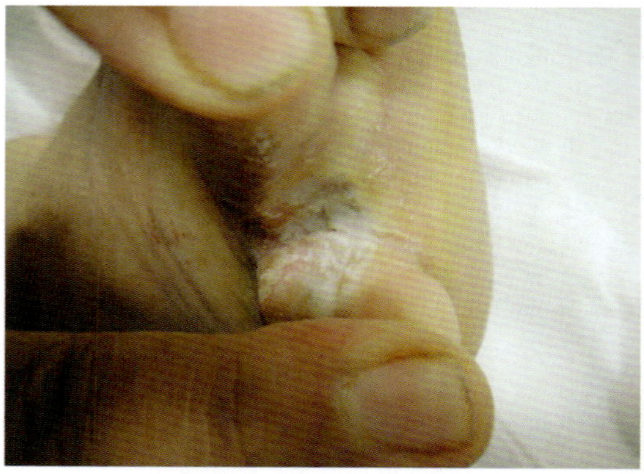

图 105.32 浸渍的网状皮肤间隙造成细菌入口和真菌感染

社会心理问题

在一项研究中，80%以上的患者(188/217)由于淋巴水肿而请假，估计每年因就诊而请假的时间为 10.5d。总体而言，9%的患者表示淋巴水肿影响了他们的就业状况，4/209(2%)的受访者不得不换工作，17/209(8%)不得不因此放弃工作[6]。人际关系也会受到影响。

患者难以找寻合适的衣服或鞋子造成了社交问题。不合适的鞋子影响正常步态或运动将进一步加剧肿胀。

与乳腺癌相关的手臂肿胀可导致患者出现功能损害、心理社会失调和心理疾病的发生率增加[7]。

恶性病变

慢性淋巴水肿对某些类型恶性肿瘤有容许效应，尤其血管肉瘤，即众所周知的 Stewart-Treves 综合征[8]。可能的机制是淋巴回流受损区域出现了免疫功能缺陷，类似系统免疫缺陷的患者会伴发恶性肿瘤，如肾移植患者[9]。Stewart-Treves 综合征即由乳房切除术后水肿发展而来的淋巴管肉瘤。然而，现在认为淋巴管肉瘤可与任何原因引起的淋巴水肿并发(图 105.33)。

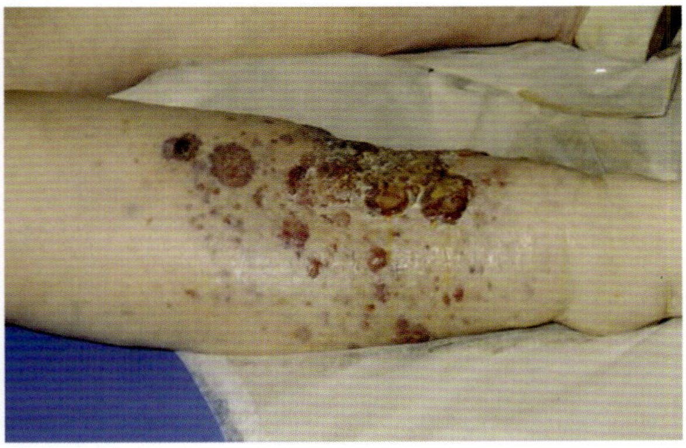

图 105.33 原发性淋巴水肿继发的淋巴管肉瘤

淋巴水肿伴发的其他肿瘤包括基底细胞癌[10]、鳞状细胞癌[11]、淋巴瘤[12-14]、黑素瘤[15,16]、恶性纤维组织细胞瘤[17]、Merkel 细胞瘤[18]和卡波西肉瘤[19]。据报道,某些罕见的良性肿瘤也与淋巴水肿相关[20]。

其他并发症

据报道,一系列皮肤疾病优先发生于淋巴水肿受累的部位,这些皮肤病包括黄瘤病[21,22]、大疱性类天疱疮[23]、中毒性表皮坏死松解症[24]、非典型嗜中性皮病[25]和严重的坏死性筋膜炎[26]。

淋巴系统的影像学检查

大多数淋巴水肿患者依据病史和临床表现即可诊断。影像技术的应用和价值很大程度取决于其普及性和人员专业性。表 105.12 对比了用于淋巴系统影像学检查的不同技术。用于淋巴系统的技术如下述讨论,但有些患者会因其他用以明确肿胀原因的影像学检查而获益。例如,MRI 和 CT 可用于评估腹腔内或盆腔压迫淋巴回流的病变或肿块。MRI 同样可用于评估组织肥大或过度生长的征象(如在 Klippel-Trenaunay 综合征中)。静脉双相成像可以用来研究患者淋巴水肿与静脉功能不全相关的可能性。

淋巴造影和淋巴系闪烁造影

X 线造影淋巴显像(淋巴管造影)是显示集合淋巴管和淋巴结的金标准。然而,这项技术需要进行有创性操作,直接对淋巴管进行穿刺置管,故而很少应用[1]。

淋巴系闪烁造影(同位素淋巴显像)是目前明确慢性水肿是否由淋巴系统功能不全引起的检查方式。涉及简单的皮内/皮下注射的只被淋巴管系统清除的放射性同位素标记的示踪蛋白。通过测量淋巴管对

表 105.12 淋巴系统各影像学检查和特性

成像技术	造影剂	成像深度	侵入性	实用性
淋巴/淋巴管造影术	淋巴管内注射一种不透射线的油(如碘油)	集合淋巴管和淋巴结的解剖学成像	侵入性高;需要手术探查找寻集合淋巴管	极少使用
淋巴系闪烁造影术	皮内/皮下注射放射性同位素标记的追踪蛋白(如^{99}锝标记的胶体)	集合淋巴管和淋巴结 较淋巴系造影分辨率低 功能性数据有限 无解剖学数据	最小	医院中普及
荧光显微淋巴管造影	皮内注射荧光造影剂(FITC-葡聚糖)	真皮浅层淋巴管	最小	研究工具
近红外淋巴管造影	皮内/皮下注射吲哚菁绿	真皮浅层淋巴管和浅表淋巴结 收缩性可视但不可量化	最小	在开展淋巴显微手术的科室越来越普及
磁共振淋巴管造影	皮内/皮下注射钆造影剂	集合淋巴管和淋巴结 可直视皮下脂肪和水肿	最小	研究工具

FITC,异硫氰酸荧光素。

第9部分

示踪蛋白的摄取和转运，可定性和定量评估淋巴回流，并可区别淋巴水肿和脂肪水肿[2,3]。淋巴系闪烁造影可鉴别不同类型的原发性淋巴水肿及其淋巴功能不全的机制，如 Milroy 病的初始淋巴功能不全和淋巴水肿双行睫综合征的集合淋巴管回流（图 105.34）。然而淋巴系闪烁造影术由于空间分辨率较差，无法提供对淋巴流的功能性检测[4]。

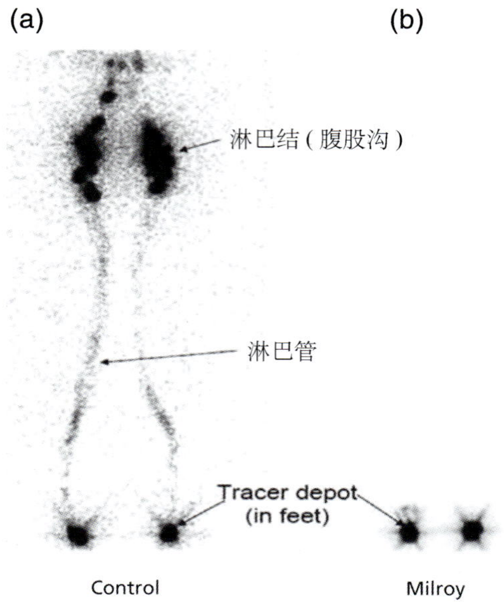

图 105.34 淋巴核素显像图显示正常人与不同类型的下肢原发性淋巴水肿患者在注射^{99}锝后 2h 腹股沟淋巴结(inguinal lymph nodes，ILNs)的摄取情况

(a)健康对照。(b)Milroy 病，显示淋巴管的功能性发育不全(即 ILNs 无摄取)。(c)淋巴水肿双行睫综合征，ILNs 有适量摄取，但由于淋巴瓣膜功能不全而有明显的反流。(d)Meige 病，摄取不良及通过深淋巴管道旁路导致腘窝淋巴结的摄取。(摘录自 Connell et al，2013[11])

荧光显微淋巴管造影

荧光显微淋巴管造影（fluorescence microlymphangiography，FML）是一种研究工具，它使用荧光造影剂[异硫氰酸荧光素（fluorescein isothiocanate，FITC）葡聚糖]来提供关于真皮浅层淋巴管的信息。它已被用于提高人们对淋巴系统疾病的认识，包括原发性淋巴水肿。例如，FML 与免疫组织化学相结合证明 Milroy 病的病因是淋巴功能障碍而不是淋巴系统发育不全[5]。

近红外淋巴管造影

使用吲哚菁绿（indocyanine green，ICG）的近红外（near infrared，NIR）淋巴管造影是最近引入的显示浅表淋巴管的有用技术[6]。近红外成像技术使用的示踪剂在近红外波（750～1000nm）和外部荧光探测器激发下发出荧光。ICG 是一种具有近红外吸收和荧光发射特性的染料。ICG 溶液经皮内或皮下注射，可实时检测淋巴管。

NIR 已被用于评估淋巴管结构和功能。ICG 由皮内注射以显示淋巴管结构[7]。汇总荧光图像可用以描述淋巴水肿中异常的淋巴管结构（如伴近端闭塞的扩张淋巴管）和染色聚集的弥散星座样斑块（称为“银河”特征）模式。该方法也被用于量化下肢淋巴管功能[7]。NIR 现在被广泛用于评估淋巴管-静脉或淋巴管-淋巴管吻合手术前淋巴管通畅性[8]。

磁共振淋巴管造影

已有报道使用增强磁共振淋巴管造影术（magnetic resonance lymphangiography，MRL）对淋巴水肿患者进行检查。MRL 可被用于显示未分类的淋巴水

肿患者存在的扩张、纡曲的淋巴管[9]。它仍然是一种研究工具，但因其可提供高质量的解剖异常图像而可应用于临床（图 105.35），并且未来可能对淋巴功能提供量化评估。

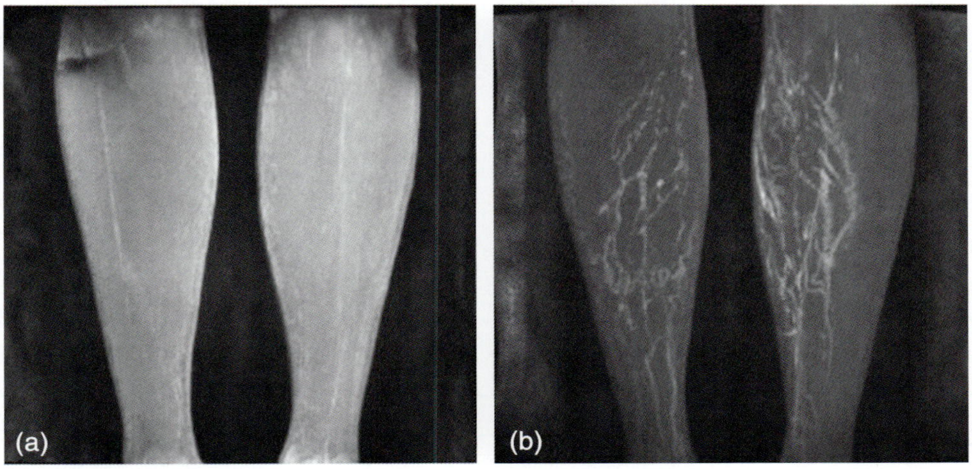

图 105.35　(a)在造影剂注射之前获取患者的基线磁共振淋巴管造影（MRL）图像。患者表型为淋巴水肿双行睫综合征（*FOXC2* 阳性）。下肢内可见两个主要脉管，可能来源于静脉或淋巴管。(b)注射造影剂后 MRL 图像显示在膝盖以下区域可见多个扩张纡曲的淋巴管

淋巴系统的组织病理学检查

在检查可疑的淋巴管畸形时，皮肤活检可能有用。皮肤活检切片经特殊淋巴管标记后可更直观地区分淋巴管和血管。D2-40（平足蛋白）作用最强，可着色初始淋巴管、前集合淋巴管和集合淋巴管，而非血管。LYVE-1 着色初始淋巴管，但也着色巨噬细胞，并在炎症中下调。Prox-1 和 VEGFR-3 也是淋巴管特异性的标记物，并可使较大的淋巴管着色。建议使用一组标记物，特别在静脉和淋巴管表型鉴别不清的脉管畸形中[10]。CD31 和 CD34 可同时标记淋巴管和血管内皮细胞。

淋巴水肿的治疗

淋巴功能衰竭导致肿胀组织内蛋白质和水的聚集。由于肿胀部位中存在“固态”成分，因此治疗困难。淋巴水肿的处理在世界各地差异很大。在发达国家，重点更多地放在物理治疗上，包括按摩、运动和加压，旨在刺激淋巴回流。在较贫穷、较炎热的国家，弹力袜和绷带花费高且不舒服，手术可能是主要的治疗措施。淋巴水肿需要克服两个特殊的难题：肿胀和感染倾向，特别是复发性蜂窝织炎。

关于淋巴水肿治疗方法的研究有限，因而缺乏循证指南。然而，已存在强有力的经专家共识制定的指南[1]。

不幸的是，目前淋巴水肿尚无治愈方法。旨在通过物理治疗促进本身或侧支回流通路的回流来改善肿胀。近年来已经实施了数种外科技术用以改善淋巴回流，或通过抽脂减少肢体体积。然而，由于大多数外科技术缺乏强有力的数据支持，大部分患者依赖“保守”的物理疗法。

医学评估

医学评估旨在识别和排除外周性水肿的其他原因。在外周性水肿的全身性原因（如心力衰竭）导致淋巴水肿或与淋巴水肿共存的情况下，必须在开始特定的淋巴水肿治疗之前进行病因治疗。必要时，应进行适当的检查以确定淋巴水肿并明确其潜在病因（如活动性肿瘤）或共病（如浅表静脉功能不全）。

物理治疗

所有诊断为淋巴水肿的患者均应咨询当地接受过培训的淋巴水肿治疗师。治疗将关注每个患者的

需求。这可能包括:①降低风险,如乳腺癌患者中;②减少肿胀和改善外形;③治疗和预防感染;④治疗皮肤问题,如象皮病、淋巴漏和伤口,以及阻止组织纤维化;⑤恢复功能独立性和纠正姿势不平衡;⑥疼痛和社会心理管理。治疗评估包括设定可以判断病情改善的基准,如肢体容量测量、移动性和功能性评估。治疗方案取决于淋巴水肿的部位和严重程度,以及其他服务需求,如腿部溃疡照护、肿瘤学或血管外科医师帮助。

治疗淋巴水肿的物理方法已在欧洲应用多年[2]。治疗基本上旨在控制淋巴液形成(毛细血管滤过),包括治疗炎症的病因和(或)静脉高压;并经由现有淋巴管和侧支循环通过促进淋巴液流动的正常生理过程而改善淋巴回流。在大多数情况下,物理治疗可以大大改善生活质量。治疗的核心是让患者了解他们的病情并了解他们可以为自己做些什么。只有这样才能提高患者的主观能动性和治疗依从性[3]。重要的是要向患者解释,与由心脏泵动的血液不同,淋巴回流依赖于运动产生的局部组织压力变化。物理治疗利用这些原则,在淋巴系统受损的情况下尽可能地增加淋巴回流量。应该理解的是,淋巴水肿时淋巴回流依然存在,否则肿胀将持续恶化。

物理治疗的基本组成部分包括以下几方面。

皮肤护理和感染预防

象皮病皮肤改变不仅不美观,还会导致感染、异味、淋巴漏及纤维化致使活动受限(假性硬皮病)和伤口愈合不良等问题。经常使用润肤剂对于硬化皮肤的保湿很重要,使其更柔软,并防止角化过度。足趾因肿胀而紧密贴近,导致足癣不可避免,弹力袜亦无效。不幸的是,现代抗真菌乳膏可进一步浸渍皮肤,因此建议使用特比萘芬乳膏2周后使用乙醇擦拭(皮肤无破损状态)。对于可能发生细菌定植的较深的裂痕和裂隙,需要定期清洁,然后用抗菌剂浸泡如高锰酸钾。常规使用5%水杨酸软膏可以改善角化过度,但逆转象皮病的最佳治疗方法是长期压迫。经常渗出淋巴液的区域也会因持续压迫而改善。

预防感染,特别是淋巴管炎/蜂窝织炎,对控制淋巴水肿至关重要。皮肤护理、良好的卫生、控制足癣,以及擦伤和轻微伤口后的合理抗感染对于降低蜂窝织炎的风险很重要,因为维持皮肤完整性和有效屏障将减少微生物的进入。

锻炼

锻炼和运动对淋巴回流至关重要[4]。动态肌肉收缩(等张运动)促进被动淋巴回流(沿组织平面或通过非收缩性淋巴管的淋巴移动)和主动淋巴回流(收缩性增加并因此推动淋巴液在收缩性淋巴管内流动)。过度运动和过度静态(等长运动,如抓握)运动会增加血流量,往往会加重水肿。

外部加压

外部加压(弹力袜、绷带或气动压迫)可作为锻炼计划的补充。这种压迫不是为了“挤出”水肿,而是作为横纹肌肉活动的反作用力,从而在收缩时产生更高的组织压力。这为淋巴回流提供了最强大的刺激。加压还通过对抗毛细血管压力限制毛细血管滤过。缺乏运动时,加压效果要差得多。多层包扎可用于缩小肢体,也具有恢复肢体形状的优点,便于随后使用压力服装(袜类)更有效地控制肿胀[5]。

包扎可能是适用于巨大畸形肢体和控制淋巴漏的唯一方法。应用强力、非弹性(伸展性小)绷带使得在肌肉收缩时产生高压,在静息时产生低压。泡沫或软垫的使用有助于更均匀地分担压力并保护皮肤。手指和脚趾用绷带包扎以控制肿胀。橡胶衬垫的放置用以“熨平”肿胀的和深部的皮肤褶皱(图105.36)。多层包扎是一项需要花时间学习的技能,只能由经过适当培训的专业人员进行。当存在需要姑息治疗的癌症、中度肢体缺血或任何神经功能缺陷的情况时,需要对加压包扎进行调整。弹力袜(膝下或全长袜、半或全压力裤和袖子)通常需要高压力,偶尔可能需要双层。大多数着装的寿命不超过6个月。应提供两套着装(或成对),一套穿,另一套用于换洗。洗涤对保持着装的压迫性能是必需的。患者应用、移除着装的技巧和对着装的护理对于治疗结果的成功至关重要。

气动压迫疗法(间歇/顺序气动压迫)的选择不应优先于运动和压迫,但可用于混合性淋巴静脉水肿和体弱患者[6]。马达驱动的泵与充气靴、压力裤或袖套连接,淋巴呈向心性向肢体根部移动。如果在压迫治疗后没有立即使用弹力袜,很容易再次出现肿胀。气动压迫可以在治疗过程中软化组织并减少肢体容积,但相较于单独使用弹力袜和运动锻炼,是否长期获益目前仍存疑。

按摩(淋巴引流按摩治疗)

按摩是治疗的重要组成部分,特别是对于中线部位淋巴水肿,几乎没有替代方案[2]。淋巴引流按摩(manual lymphatic drainage, MLD)是一种由淋巴水肿治疗师操作的按摩技术,目的是将肿胀区域蓄积的

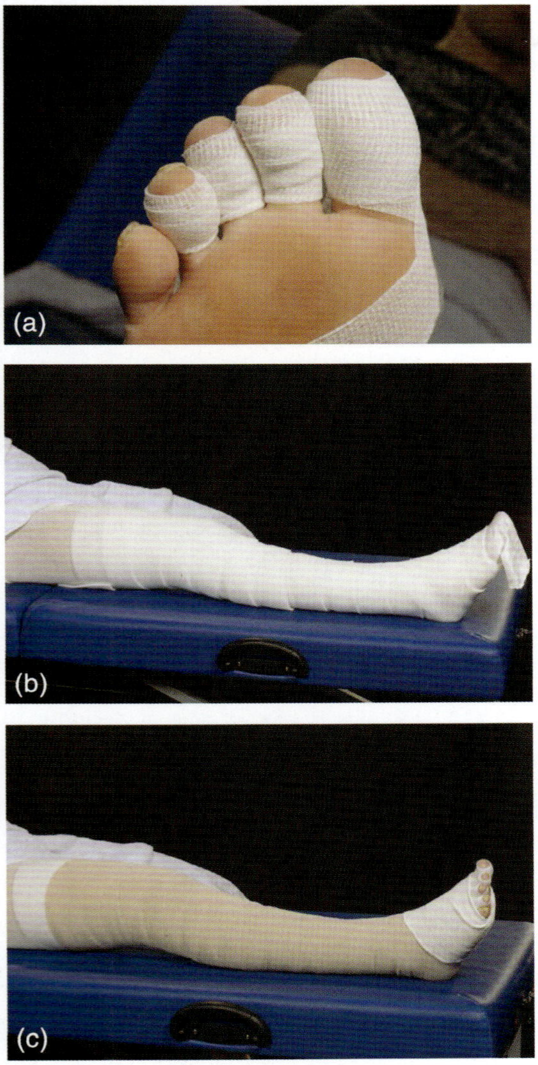

图 105.36　(a)用棉绸绷带包扎趾(或指)。(b)在管状棉绷带下填充上其他绷带。(c)弹力小的加压棉绷带以“8”字和(或)螺旋样逐层包扎

淋巴液经侧支淋巴重新引流至可正常引流的淋巴池。MLD的首要步骤是在按摩水肿区域之前解除中心/近端区域的阻塞。这有助于通过按摩技术促进淋巴管/通路引流淋巴液。为了促进淋巴流动而不增加血液流动，动作必须轻柔[7]。

有许多MLD技术可供使用，但无单一最优的方法。MLD被广泛使用，许多患者、治疗师和医师都认为其有效。由治疗师持续提供MLD服务较昂贵，并且很少有医疗保健提供者会为此长期提供资金。简单淋巴引流是MLD的良好替代方案，可由接受过该技术培训的亲属或护理人员进行。

呼吸、体位锻炼、肢体抬高和休息

呼吸和体位锻炼很重要，尤其是对于胸腹部淋巴清扫患者。无淋巴干扩散，外周肢体肿胀的淋巴液将无法回流。抬高肢体本身无助于淋巴回流，但可通过降低静脉压(因此减少滤过)来缓解肿胀。然而，仅有休息和抬高不是淋巴水肿正确的治疗方法！

其他可能有益的疗法包括如下。

1. 减重。许多淋巴水肿患者由于病态肥胖，以及液体潴留而超重。体重增加过多可能会损害淋巴回流，就像它损害静脉回流一样，肥胖会降低活动能力(从而减少运动)。在一些患者中，控制体重与物理治疗相结合可能足以彻底解决水肿。无论饮食类型如何，减肥都能使手臂体积减小，超过单纯BCRL减肥的预期值[8,9]。

2. 高压氧(hyperbaric oxygen，HBO)，低能量激光治疗(low-level laser therapy，LLLT)和肌内效贴布。有研究数据建议在BCRL中单独使用HBO和LLLT[10-12]，尽管最近的一项随机对照试验未能证明HBO治疗有显著益处[13]。然而，LLLT可能会使BCRL患者肢体体积减少和疼痛减轻[14]。肌内效贴布已被证明可以促进淋巴流动[15]。

强化和维持治疗

患有轻度肢体淋巴水肿、无纤维化、无外形改变的患者可以使用压力服装维持治疗。强化治疗，包括了2～4周的每日皮肤护理、MLD、多层包扎和运动，适用于中度至重度肢体肿胀、肢体形态较差或组织变化如纤维化、象皮病或淋巴漏的患者。一旦强化治疗完成，立即开始用弹力袜进行维持治疗。虽然去充盈淋巴疗法已成为一线治疗，但作为最佳治疗的证据不充分[16]。

药物治疗

药物治疗在对淋巴水肿几乎没有用处。单用利尿药对淋巴水肿改善极小，因其作用方式是通过减少循环血量而减少毛细血管滤过。

Paroven(一种芦丁)和香豆素(一种苯并吡喃酮)已在淋巴水肿患者中进行了临床试验，可能通过降低血管通透性以减少皮下组织中液体形成量，从而减少肢体体积。然而，这已被证明对患者没有什么临床益处[17]。

关于血管内皮生长因子的动物实验激起了人们对淋巴水肿治疗的兴趣和希望，未来可能出现有效的药物治疗方法。术后淋巴水肿的动物模型(使用小鼠

皮肤和兔耳)使用 *VEGFC* 可诱导淋巴管生长从而减轻淋巴水肿[18,19]。一项类似的研究表明,在原发性淋巴水肿的 Chy 小鼠中通过病毒介导 *VEGFC* 基因转染后使 *VEGFC* 过表达,发现功能性皮肤淋巴管的再生[20]。最近的动物研究已经将生长因子与淋巴结移植手术方法结合起来。研究表明,*VEGFC* 转染淋巴结移植后可与原有淋巴管连通,重建缺损区域的淋巴网络[21,22]。目前正在开展以优化生长因子给药的研究,在不久的将来可能开展继发性淋巴水肿患者的人体试验[23]。

手术选择

手术在淋巴水肿治疗中具有特定作用[24]。对于非手术治疗后肢体的大小和重量仍会影响其使用或干扰其活动的患者来说,手术在肢体淋巴水肿的治疗中具有一定价值。手术包括去除过多的组织和局部缺损淋巴管搭桥术。必须在术后继续终身使用弹力袜等非手术措施。

切除术

无论淋巴水肿的根本原因为何,通过外科手术治疗淋巴水肿的方法已经使用了一个多世纪[25]。现在已经很少使用,因为术后并发症可能是灾难性的。减容(切除)手术像"甜瓜片"样纵向切除皮肤和异常的皮下组织直达深筋膜,以使切缘一期缝合(Sistrunk 手术)。从下部切开皮肤可以去除更多的组织(Homans 手术)。该方法优于环形切除和皮肤移植(Charles 手术)或皮瓣转移术(Thompson 埋入真皮皮瓣手术)。术后并发症包括皮瓣坏死、美容效果差和手术部位远端淋巴水肿恶化。由于所有恢复有效淋巴转运的机会都被外科手术破坏,因此切除手术都没有治愈淋巴水肿的可能。可能通过组织减少实现了体积减小,但并非通过改善淋巴回流实现。这种手术的适应证应限于缺乏替代非手术治疗或其他手术治疗选择的罕见病例。这一原则的例外是生殖器或眼睑淋巴水肿的病例,减容手术越早越好[26]。

淋巴静脉吻合术

淋巴管-静脉吻合(lymphatico-venous anastomosis,LVA)手术越来越引起人们的兴趣。LVA 是一种淋巴静脉旁路,利用显微外科技术吻合直径小于 0.8 mm 的远端皮下淋巴管和邻近的小静脉,以改善区域淋巴回流,并可能不再需要使用弹力袜(许多患者迫切希望实现的状态)。因可在局部麻醉下进行且手术切口很小而在外科医师中广受欢迎。术后并发症包括淋巴管栓塞,可能是由于腔内栓子形成[27]。在 LVA 手术之前,患者需接受 ICG 荧光成像以定位受累肢体的功能性淋巴管。

文献回顾表明 LVA 手术的疗效仍存疑。术后结果(手术后 1 年内)各中心差异很大,肢体容量减少 4%～67%[28,29]。由于该技术相对较新,因此缺乏长期数据。然而,由于出现并发症风险较低因此更受外科医师青睐。目前还没有方法确定其对淋巴功能的影响。成像技术的发展可能提供了一个工具,用以确定该方法在淋巴水肿治疗策略中的地位。

淋巴管-淋巴吻合术

淋巴移植手术的基本原理是将淋巴系统与淋巴系统吻合以避免 LVA 手术的淋巴管内血栓形成问题。同样缺乏关于疗效的强有力的长期数据。

淋巴结移植手术

已有手术将局部或游离皮瓣的正常淋巴组织自体移植到淋巴结和血管有缺陷的部位。原理是移植正常淋巴结可促进和改善水肿区域的淋巴回流。很少有外科医师做这类手术,但报道的结果似乎令人鼓舞,一项病例分析表明 40%的患者淋巴水肿得到治愈[30]。但是,没有关于该手术的长期数据。这种类型的手术引起的一个重要问题是它依赖于正常淋巴结的转移以改善淋巴回流。这可能对继发性淋巴水肿的患者有效,但对于原发性淋巴水肿患者即使在未受影响的部位可能也没有"正常"淋巴结或"正常"淋巴管系统,因而可能导致并发症的产生。因癌症相关淋巴水肿行微血管淋巴结移植手术患者的供体部位存在淋巴管功能障碍的报道支持了这一担忧[31]。

脂肪抽吸术

慢性淋巴水肿可能与某些患者的脂肪组织沉积有关,尽管其机制尚不完全清楚。多余的脂肪组织使其对去充盈淋巴疗法、吻合手术或淋巴结移植手术治疗无反应。当与终身压迫疗法相结合时,抽脂可以显著减少治疗抵抗性淋巴水肿患者的肢体体积[32]。这种辅助疗法适用于依从性好、愿意终身穿着压力服装的患者。如果患者忽略常规使用压力服装,则会出现淋巴水肿的复发或恶化,因为抽脂会导致淋巴水肿肢体内残留的皮下淋巴管损伤[32]。然而,对于依从性好的患者随访 17 年已证实脂肪抽吸术可使 100%患者长期减容[33]。抽脂术虽然不能治愈淋巴水肿,但提供了有效的对症治疗方法。

Resources

Further information

Clinical Resource Efficiency Support Team. Guidelines on the Diagnosis Assessment and Management of Lymphoedema, 2008. http://www.gain-ni.org/images/Uploads/Guidelines/CrestGuidelines.pdf.

Alist of trained therapists can usually be accessed through national professional bodies for lymphoedema, for example:

Australasian Lymphology Association: http://www.lymphoedema.org.au.

Lympoedema Support Network (UK): http://www.lymphoedema.org.

National Lymphedema Network (USA): http://www.lymphnet.org.

(All last accessed August 2015.)

(译者:李泓馨 孙中斌 陈嘉雯 **一审:**张燕飞 张莉莉 朱龙飞 **二审:**许阳 **三审:**崔勇 宁小荔 **润色:**刘丹**)**

参考文献

所有文献请查阅网址:www.rooksdermatology.com.
以下列出的是重要参考文献。

Clinical presentations of lymphatic dysfunction

Chronic, venous and drug-induced oedema

[1] Levick JR. *An Introduction to Cardiovascular Physiology*, 5th edn. London: Arnold, 2010.

[2] Willenberg T, Schumacher A, Amann-Vesti B, *et al*. Impact of obesity on venous hemodynamics of the lower limbs. *J Vasc Surg* 2010;52(3):664-8.

[3] Dreifuss SE, Manders EK. Massive scrotal edema: an unusual manifestation of obstructive sleep apnea and obesity-hypoventilation syndrome. *Case Rep Med* 2013;2013:685-716.

[4] Moffatt CJ, Franks PJ, Doherty DC, *et al*. Lymphoedema: an underestimated health problem. *Q J Med* 2003;96(10):731-8.

[5] Levick JR, Michel CC. Microvascular fluid exchange and the revised Starling principle. *Cardiovasc Res* 2010;87(2):198-210.

[6] Proby CM, Gane JN, Joseph AE, *et al*. Investigation of the swollen limb with isotope lymphography. *Br J Dermatol* 1990;123:29-38.

Chronically swollen leg

[1] Strømgaard S, Rasmussen SW, Schmidt TA. Brief hospitalizations of elderly patients: a retrospective, observational study. *Scand J Trauma Resusc Emerg Med* 2014;22:17.

[2] Levick JR. *An Introduction to Cardiovascular Physiology*, 5th edn. London: Arnold, 2010.

[3] Lymphoedema Framework. *Best Practice for the Management of Lymphoedema*. International Consensus. London: Medical Education, 2006. http://www.lympho.org/mod_turbolead/upload/file/Lympho/Best_practice_20_July.pdf (last accessed August 2015).

Phleboedema and mixed lymphovenous disease

[1] Kaipainen A, Korhonen J, Mustonen T, *et al*. Expression of the fms-like tyrosine kinase FLT4 gene becomes restricted to lymphatic endothelium during development. *Proc Natl Acad Sci USA* 1995;92:3566-70.

[2] Levick JR, Michel CC. Microvascular fluid exchange and the revised Starling principle. *Cardiovasc Res* 2010;87(2):198-210.

[3] Rabe E, Guex JJ, Puskas A, Scuderi A, Fernandez Quesada F; VCP Coordinators. Epidemiology of chronic venous disorders in geographically diverse populations: results from the Vein Consult Program. *Int Angiol* 2012;31(2):105-15.

[4] Telinius N, Mohanakumar S, Majgaard J, *et al*. Human lymphatic vessel contractile activity is inhibited in vitro but not in vivo by the calcium channel blocker nifedipine. *J Physiol* 2014;592(2):4697-714.

[5] Levick JR. *An Introduction to Cardiovascular Physiology*, 5th edn. London: Arnold, 2010.

[6] Mellor RH, Brice G, Stanton AW, et al; Lymphoedema Research Consortium. Mutations in FOXC2 are strongly associated with primary valve failure in veins of the lower limb. *Circulation* 2007;115(14):1912-20.

[7] Dean SM, Zirwas MJ, Horst AV. Elephantiasis nostras verrucosa: an institutional analysis of 21 cases. *J Am Acad Dermatol* 2011;64(6):1104-10.

[8] Lymphoedema Framework. *Best Practice for the Management of Lymphoedema*. International Consensus. London: Medical Education, 2006. http://www.lympho.org/mod_turbolead/upload/file/Lympho/Best_practice_20_July.pdf (last accessed August 2015).

[9] Zaleska M, Olszewski WL, Durlik M. The effectiveness of intermittent pneumatic compression in long-term therapy of lymphedema of lower limbs. *Lymphat Res Biol* 2014;12(2):103-9.

[10] Brittenden J, Cotton SC, Elders A, *et al*. A randomized trial comparing treatments for varicose veins. *N Engl J Med* 2014;371(13):1218-27.

Lipodermatosclerosis (chronic cellulitis)

[1] Strømgaard S, Rasmussen SW, Schmidt TA. Brief hospitalizations of elderly patients: a retrospective, observational study. *Scand J Trauma Resusc Emerg Med* 2014;22:17.

[2] Herouy Y, May AE, Pornschlegel G, *et al*. Lipodermatosclerosis is characterized by elevated expression and activation of matrix metalloproteinases: implications for venous ulcer formation. *J Invest Dermatol* 1998;111(5):822-7.

[3] Caggiati A, Rosi C, Casini A, *et al*. Skin iron deposition characterises lipodermatosclerosis and leg ulcer. *Eur J Vasc Endovasc Surg* 2010;40(6):777-82.

[4] Hirschmann JV, Raugi GJ. Lower limb cellulitis and its mimics: part II. Conditions that simulate lower limb cellulitis. *J Am Acad Dermatol* 2012;67(2):177.

[5] Lymphoedema Framework. *Best Practice for the Management of Lymphoedema*. International Consensus. London: Medical Education, 2006. http://www.lympho.org/mod_turbolead/upload/file/Lympho/Best_practice_20_July.pdf (last accessed August 2015).

[6] National Institute for Health and Care Excellence(NICE). *Varicose Veins in the Legs: the Diagnosis and Management of Varicose Veins*. NICE Guidelines No. CG168. NICE, 2013. http://www.nice.org.uk/guidance/CG168 (last accessed August 2015).

Recurrent cellulitis(erysipelas)

[1] Thomas KS, Crook AM, Nunn AJ, et al; UK Dermatology Clinical Trials Network's PATCH I Trial Team. Penicillin to prevent recurrent leg cellulitis. *N Engl J Med* 2013;368(18):1695-703.

[3] Damstra RJ, van Steensel MA, Boomsma JH, *et al*. Erysipelas as a sign of subclinical primary lymphoedema: a prospective quantitative scintigraphic study of 40 patients with unilateral erysipelas of the leg. *Br J Dermatol* 2008; 158: 1210-15.

[4] McPherson T, Persaud S, Singh S, *et al*. Interdigital lesions and frequency of acute dermatolymphangioadenitis in lymphoedema in a filariasis-endemic area. *Br J Dermatol* 2006;154(5):933-41.

[5] Dupuy A, Benchikhi H, Roujeau JC, *et al*. Risk factors for erysipelas of the leg (cellulitis): case control study. *BMJ* 1999;318:591-4.

[6] Cox NH. Oedema as a risk factor for multiple episodes of cellulitis/erysipelas of the lower leg: a series with community follow-up. *Br J Dermatol* 2006;155:947-50.

[7] Moffatt CJ, Franks PJ, Doherty DC, *et al*. Lymphoedema: an underestimated health problem. *Q J Med* 2003;96:731-8.

[12] Levell NJ, Wingfield CG, Garioch JJ. Severe lower limb cellulitis is best diagnosed by dermatologists and managed with shared care between primary and secondary care. *Br J Dermatol* 2011;164(6):1326-8.

[13] British Lymphology Society(BLS). *Consensus Document on the Management of Cellulitis in Lymphoedema*. BLS, 2013. http://www.thebls.com/docs/Cellulitis_Consensus_2013.pdf(last accessed August 2015).

Swollen arm

[1] DiSipio T, Rye S, Newman B, Hayes S. Incidence of unilateral arm lymphoedema after breast cancer: a systematic review and meta-analysis. *Lancet Oncol* 2013;14(6):500-15.

[2] Levick JR. *An Introduction to Cardiovascular Physiology*, 5th edn. London: Arnold, 2010.

[3] Fletcher PG, Sterling JC. Recurrent herpes simplex virus type 2 infection of the hand complicated by persistent lymphoedema. *Australas J Dermatol* 2005;46(2):110-13.

[4] Pearce VJ, Mortimer PS. Hand dermatitis and lymphoedema. *Br J Dermatol* 2009;161(1):177-80.

[5] Kiely PD, Bland JM, Joseph AE, *et al*. Upper limb lymphatic function in inflammatory arthritis. *J Rheumatol* 1995; 22: 214-17.

[6] Mulherin DM, Fitzgerald O, Bresnihan B. Lymphoedema of the upper limb in patients with psoriatic arthritis. *Semin Arthritis Rheum* 1993;22:350-6.

[7] Keppler-Noreuil KM, Sapp JC, Lindhurst MJ, *et al*. Clinical delineation and natural history of the PIK3CA-related overgrowth spectrum. *Am J Med Genet A* 2014; 164 (7): 1713-33.

[8] Stanton A, Modi S, Mellor R, Levick R, Mortimer P. Diagnosing cancer-related lymphoedema in the arm. *J Lymphoedema* 2006;1:12-15.

[9] Lymphoedema Framework. *Best Practice for the Management of Lymphoedema*. International Consensus. London: Medical Education, 2006. http://www.lympho.org/mod_turbolead/upload/file/Lympho/Best_practice_20_July.pdf (last accessed August 2015).

[10] British Lymphology Society(BLS). *What is Lymphoedema?* www.thebls.com/cellulitis(last accessed August 2015).

Swollen face, head and neck

[2] Dozsa A, Karoli ZS, Degrell P. Bilateral blepharochalasis. *J Eur Acad Dermatol Venereol* 2005;19:725-8.

[5] Levick JR. *An Introduction to Cardiovascular Physiology*, 5th edn. London: Arnold, 2010.

[10] Nozicka Z. Endovasal granulomatous lymphangitis as a pathogenetic factor in cheilitis granulomatosa. *J Oral Pathol* 1985;14:363-5.

[11] Salles AG, Lotierzo PH, Gemperli R, *et al*. Complications after polymethylmethacrylate injections: report of 32 cases. *Plast Reconstr Surg* 2008;121:1811-20.

[12] Lymphoedema Framework. *Best Practice for the Management of Lymphoedema*. International Consensus. London: Medical Education, 2006. http://www.lympho.org/mod_turbolead/upload/file/Lympho/Best_practice_20_July.pdf (last accessed August 2015).

[13] Odom R, Dahl M, Dover J, et al; National Rosacea Society Expert Committee on the Classification and Staging of Rosacea. Standard management options for rosacea, part 2: options according to subtype. *Cutis* 2009;84(2):97-104.

Swollen genitalia and mons pubis

[1] Daroczy j. Pathology of lymphoedema. *Clin Dermatol* 1995; 13:433-44.

[3] Dandapat MC, Mohapatro SK, Patro SK. Elephantiasis of the penis and scrotum. A review of 350 cases. *Am J Surg* 1985; 149:686-90.

[9] British Lymphology Society(BLS). *What is Lymphoedema*? www.thebls.com/cellulitis(last accessed August 2015).

[10] Brewer MB, Singh DP. Massive localized lymphedema: review of an emerging problem and report of a complex case in the mons pubis. *Ann Plast Surg* 2012;68(1):101-4.

[11] Lymphoedema Framework. *Best Practice for the Management of Lymphoedema*. International Consensus. London: Medical Education, 2006. http://www.lympho.org/mod_turbolead/upload/file/Lympho/Best_practice_20_July.pdf (last accessed August 2015).

[12] Garaffa G, Christopher N, Ralph DJ. The management of genital lymphoedema. *BJU Int* 2008;102(4):480-4.

Obesity-related lymphoedema

[1] Disipio T, Rye S, Newman S, Hayes S. Incidence of unilateral arm lymphoedema after breast cancer: a systematic review and meta-analysis. *Lancet Oncol* 2013;14(6):500-15.

[2] Shaw C, Mortimer P, Judd PA. A randomized controlled trial of weight reduction as a treatment for breast cancer-related lymphedema. *Cancer* 2007;110:1868-74.

[4] Randolph GJ, Miller NE. Lymphatic transport of high-density lipoproteins and chylomicrons. *J Clin Invest* 2014;124(3):929-35.

[5] Lim HY, Thiam CH, Yeo KP, *et al*. Lymphatic vessels are essential for the removal of cholesterol from peripheral tissues by SR-BI-mediated transport of HDL. *Cell Metab* 2013;17(5):671-84.

[6] Harvey NL, Srinivasan RS, Dillard ME, *et al*. Lymphatic vascular defects promoted by Prox1 haploinsufficiency cause adult-onset obesity. *Nat Genet* 2005;37(10):1072-81.

[7] O'Malley E, Ahern T, Dunlevy C, Lehane C, Kirby B, O'

Shea D. Obesity related chronic lymphoedema-like swelling and physical function. *Q J Med* 2015;108(3):183-7.
[8] Greene AK, Grant FD, Slavin SA. Lower-extremity lymphedema and elevated body-mass index. *N Engl J Med* 2012; 366:2136-7.
[9] Arngrim N, Simonsen L, Holst JJ, Bulow J. Reduced adipose tissue lymphatic drainage of macromolecules in obese subjects: a possible link between obesity and local tissue inflammation. *Int J Obes (Lond)* 2013;37(5):748-50.
[10] Arfvidsson B, Eklof B, Balfour J. Iliofemoral venous pressure correlates with intraabdominal pressure in morbidly obese patients. *Vasc Endovascular Surg* 2005;39:505-9.
[11] Willenberg T, Schumacher A, Amann-Vesti B, *et al*. Impact of obesity on venous hemodynamics of the lower limbs. *J Vasc Surg* 2010;52(3):664-8.

Abdominal wall lymphoedema

[1] Buyuktas D, Arslan E, Celik O, Tasan E, Demirkesen C, Gundogdu S. Elephantiasis nostras verrucosa on the abdomen of a Turkish female patient caused by morbid obesity [Letter]. *Dermatol Online J* 2010;16(8):14.
[2] Bull RH, Mortimer PS. Acute lipodermatosclerosis in a pendulous abdomen. *Clin Exp Dermatol* 1993;18(2):164-6.
[3] British Lymphology Society (BLS). *What is Lymphoedema?* www.thebls.com/cellulitis (last accessed August 2015).
[4] Lymphoedema Framework. *Best Practice for the Management of Lymphoedema*. International Consensus. London: Medical Education, 2006. http://www.lympho.org/mod_turbolead/upload/file/Lympho/Best_practice_20_July.pdf (last accessed August 2015).
[5] Ollapallil J, Koong D, Pachacharavel G, Butcher C, Yapo B. New method of abdominoplasty for morbidly obese patients. *ANZ J Surg* 2004;74(6):504-6.

Cancer-related lymphoedema

[2] Jung SY, Shin KH, Kim M, *et al*. Treatment factors affecting breast cancer-related lymphedema after systemic chemotherapy and radiotherapy in stage II/III breast cancer patients. *Breast Cancer Res Treat* 2014;148(1):91-8.
[9] Hyngstrom JR, Chiang YJ, Cromwell KD, *et al*. Prospective assessment of lymphedema incidence and lymphedema-associated symptoms following lymph node surgery for melanoma. *Melanoma Res* 2013;23(4):290-7.
[10] Friedmann D, Wunder JS, Ferguson P, *et al*. Incidence and severity of lymphoedema following limb salvage of extremity soft tissue sarcoma. *Sarcoma* 2011;2011:289673.
[11] Donker M, van Tienhoven G, Straver ME, *et al*. Radiotherapy or surgery of the axilla after a positive sentinel node in breast cancer (EORTC 10981-22023 AMAROS): a randomised, multicentre, open-label, phase 3 non-inferiority trial. *Lancet Oncol* 2014;15(12):1303-10.
[12] Marneros AG, Blanco F, Husain S, *et al*. Classification of cutaneous intravascular breast cancer metastases based on immunolabeling for blood and lymph vessels. *J Am Acad Dermatol* 2009;60:633-8.
[13] Finkel LJ, Griffiths CEM. Inflammatory breast carcinoma (carcinoma erysipeloides), an easily overlooked diagnosis. *Br J Dermatol* 1993;129:324-6.

Swollen breast and breast lymphoedema

[1] Boughey JC, Hoskin TL, Cheville AL, *et al*. Risk factors associated with breast lymphedema. *Ann Surg Oncol* 2014;21(4):1202-8.
[2] Levick JR. *An Introduction to Cardiovascular Physiology*, 5th edn. London: Arnold, 2010.
[3] Jung SY, Shin KH, Kim M, *et al*. Treatment factors affecting breast cancer-related lymphedema after systemic chemotherapy and radiotherapy in stage II/III breast cancer patients. *Breast Cancer Res Treat* 2014;148(1):91-8.
[4] Boughey JC, Hoskin TL, Cheville AL, *et al*. Risk factors associated with breast lymphedema. *Ann Surg Oncol* 2014;21(4):1202-8.
[5] Hille U, Soergel P, Makowski L, Dork-Bousset T, Hillemanns P. Lymphedema of the breast as a symptom of internal diseases or side effect of mTor inhibitors. *Lymphat Res Biol* 2012;10(2):63-73.

Massive localized lymphoedema

[1] Lu S, Tran Ta, Jones DM, *et al*. Localized lymphedema (elephantiasis): a case series and review of the literature. *J Cutan Pathol* 2008;36:1-20.
[2] Manduch M, Oliveira AM, Nascimento AG, Folpe AL. Massive localised lymphoedema: a clinicopathological study of 22 cases and review of the literature. *J Clin Pathol* 2009;62(9):808-11.
[3] Chopra K, Tadisina KK, Brewer M, Holton LH, Banda AK, Singh DP. Massive localized lymphedema revisited: a quickly rising complication of the obesity epidemic. *Ann Plast Surg* 2015;74(1):126-32.
[4] Khanna M, Naraghi AM, Salonen D, *et al*. Massive localised lymphoedema: clinical presentation and MR imaging characteristics. *Skeletal Radiol* 2011;40(5):647-52.

Primary lymphoedema

[4] Karkkainen MJ, Ferrell RE, Lawrence EC, *et al*. Missense mutations interfere with VEGFR-3 signalling in primary lymphoedema. *Nature Genet* 2000;25(2):153-9.
[7] Fang JM, Dagenais SL, Erickson RP, *et al*. Mutations in FOXC2 (MFH-1), a forkhead family transcription factor, are responsible for the hereditary lymphedemadistichiasis syndrome. *Am J Hum Genet* 2000;67(6):1382-8.
[10] Connell F, Gordon K, Brice G, *et al*. The classification and diagnostic algorithm for primary lymphatic dysplasia: an update from 2010 to include molecular findings. *Clin Genet* 2013;84(4):303-14.
[12] Moffatt CJ, Franks PJ, Doherty DC, *et al*. Lymphoedema: an underestimated health problem. *Q J Med* 2003;96(10):731-8.
[20] Alders M, Hogan BM, Gjini E, *et al*. Mutations in CCBE1 cause generalized lymph vessel dysplasia in humans. *Nature Genet* 2009;41(12):1272-4.
[25] Lindhurst MJ, Sapp JC, Teer JK, *et al*. A mosaic activating mutation in AKT1 associated with the Proteus syndrome. *N Engl J Med* 2011;365(7):611-19.
[27] Lindhurst MJ, Parker VER, Payne F, *et al*. Mosaic overgrowth with fibroadipose hyperplasia is caused by somatic activating mutations in PIK3CA. *Nature Genet* 2012;44(8).
[35] Gordon K, Schulte D, Brice G, *et al*. Mutation in vascular endothelial growth factor-C, a ligand for vascular endothelial growth factor receptor-3, is associated with autosomal dominant Milroy-like primary lymphedema. *Circ Res* 2013;112(6):956-60.
[39] Ostergaard P, Simpson MA, Mendola A, *et al*. Mutations in KIF11 cause autosomal-dominant microcephaly variably associated with congenital lymphedema and chorioretinopathy. *Am J Hum Genet* 2012;90(2):356-62.
[48] Ostergaard P, Simpson MA, Connell FC, *et al*. Mutations in GATA2 cause primary lymphedema associated with a predis-

position to acute myeloid leukemia (Emberger syndrome). *Nature Genet* 2011;43(10):929-31.

Lipoedema

[1] Allen EV, Hines EA. Lipedema of the legs: a syndrome characterized by fat legs and orthostatic edema. *Staff Meetings Mayo Clin* 1940;15:184-7.

[3] Schmeller W, Meier-Vollrath I. Tumescent liposuction: a new and successful therapy for lipedema. *J Cutan Med Surg* 2006;10(1):7-10.

[5] Harwood CA, Bull RH, Evans J, Mortimer PS. Lymphatic and venous function in lipoedema. *Br J Dermatol* 1996;134(1):1-6.

[6] Fonder MA, Loveless JW, Lazarus GS. Lipedema, a frequently unrecognized problem. *J Am Acad Dermatol* 2007; 57 (Suppl. 2):S1-3.

[7] Child AH, Gordon KD, Sharpe P, *et al*. Lipedema: an inherited condition. *Am J Med Genet A* 2010;152A(4):970-6.

[8] Wold LE, Hines EA, Jr, Allen EV. Lipedema of the legs; a syndrome characterized by fat legs and edema. *Ann Intern Med* 1951;34(5):1243-50.

[13] Hansson E, Svensson H, Brorson H. Review of Dercum's disease and proposal of diagnostic criteria, diagnostic methods, classification and management. *Orphanet J Rare Dis* 2012;7:23.

[19] Szolnoky G, Varga E, Varga M, Tuczai M, Dosa-Racz E, Kemeny L. Lymphedema treatment decreases pain intensity in lipedema. *Lymphology* 2011;44(4):178-82.

[23] Peled AW, Slavin SA, Brorson H. Long-term outcome after surgical treatment of lipedema. *Ann Plast Surg* 2012;68(3): 303-7.

Yellow-nail syndrome

[2] Samman PD, White WF. The yellow nail syndrome. *Br J Dermatol* 1964;76:153-7.

[3] Valdés L, Huggins JT, Gude F, *et al*. Characteristics of patients with yellow nail syndrome and pleural effusion. *Respirology* 2014;19(7):985-92.

[4] Emerson PA. Yellow nails, lymphoedema and pleural effusions. *Thorax* 1966;21:247-53.

[5] Bull RH, Fenton DA, Mortimer PS. Lymphatic function in the yellow nail syndrome. *Br J Dermatol* 1996;134:307-12.

[6] Wells, GC. Yellow nail syndrome with familial primary hypoplasia of lymphatics, manifest late in life. *Proc Roy Soc Med* 1966;59:447.

[8] Slee J, Nelson J, Dickinson J, Kendall P, Halbert A. Yellow nail syndrome presenting as non-immune hydrops: second case report. *Am J Med Genet* 2000;93:1-4.

[9] Hoque SR, Mansour S, Mortimer PS. Yellow nail syndrome: not a genetic disorder? Eleven new cases and a review of the literature. *Br J Dermatol* 2007;156(6):1230-4.

[10] Maldonado F, Tazelaar HD, Wang C, Ryu JH. Yellow nail syndrome: analysis of 41 consecutive patients. *Chest* 2008; 134:375-81.

[11] Lambert EM, Dziura J, Kauls L, Mercurio M, Antaya RJ. Yellow nail syndrome in three siblings: a randomized double-blind trial of topical vitamin E. *Pediatr Dermatol* 2006;23 (4):390-5.

[12] Baran R, Thomas L. Combination of fluconazole and alpha-tocopherol in the treatment of yellow nail syndrome. *J Drugs Dermatol* 2009;8(3):276-8.

Lymphatic malformation and lymphangioma circumscriptum

[1] Marler JJ, Mulliken JB. Current management of hemangiomas and vascular malformations. *Clin Plast Surg* 2005;32 (1):99-116.

[5] Hogeling M, Adams S, Law J, Wargon O. Lymphatic malformations: clinical course and management in 64 cases. *Australas J Dermatol* 2011;52(3):186-90.

[6] Greene AK, Perlyn CA, Alomari AI. Management of lymphatic malformations. *Clin Plast Surg* 2011;38:75-82.

[7] Whimster IW. The pathology of lymphangioma circumscriptum. *Br J Dermatol* 1976;94:473-86.

[8] Brouillard P, Boon L, Vikkula M. Genetics of lymphatic anomalies. *J Clin Invest* 2014;124(3):898-904.

[10] Kurek KC, Howard E, Tennant LB, *et al*. Somatic mosaic activating mutations in PIK3CA cause CLOVES syndrome. *Am J Hum Genet* 2012;90(6):1108-15.

[11] Lindhurst MJ, Sapp JC, Teer JK, *et al*. A mosaic activating mutation in AKT1 associated with the Proteus syndrome. *N Engl J Med* 2011;365(7):611-19.

[12] Lee BB, Kim YW, Seo JM, *et al*. Current concepts in lymphatic malformation. *Vasc Endovasc Surg* 2005; 39 (1): 67-81.

[15] Chaudry G, Guevara CJ, Rialon KL, et al. Safety and efficacy of bleomycin sclerotherapy for microcystic lymphatic malformation. *Cardiovasc Intervent Radiol* 2014;37(6):1476-81.

[17] Lee BB, Andrade M, Antignani PL, et al; International Union of Phlebology. Diagnosis and treatment of primary lymphedema. Consensus document of the International Union of Phlebology(IUP)-2013. *Int Angiol* 2013;32(6):541-74.

Lymphoedema as a result of amniotic band constriction

[1] Yu VY. Neonatal consequences of placental and membrane dysfunction. *Reprod Fertil Dev* 1991;3(4):431-7.

[2] Das SP, Sahoo P, Mohanty R, Das S. One-stage release of congenital constriction band in lower limb from new born to 3 years. *Indian J Orthop* 2010;44(2):198-201.

[4] Birth Defects Res A Clin Mol Teratol. 2009 January;85(1): 52-57.

[5] Tadmor OP, Kreisberg GA, Achiron R, Porat S, Yagel S. Limb amputation in amniotic band syndrome: serial ultrasonographic and Doppler observations. *Ultrasound Obstet Gynecol* 1997;10:312-15.

[6] Sentilhes L, Verspyck E, Patrier S, Eurin D, Lechevallier J, Marpeau L. Amniotic band syndrome: pathogenesis, prenatal diagnosis and neonatal management. *J Gynecol Obstet Biol Reprod* 2003;32:693-704.

[7] Blyth M, Lachlan K. Amniotic bands in paternal half-siblings. *Clin Dysmorphol* 2010;19(2):62-4.

[8] Mempel M, Abeck D, Lange I, *et al*. The wide spectrum of clinical expression in Adams-Oliver syndrome: a report of two cases. *Br J Dermatol* 1999;140(6):1157-60.

[9] Mortimer PS, Rockson SG. New developments in clinical aspects of lymphatic disease. *J Clin Invest* 2014; 124 (3): 915-21.

[10] Paladini D, Foglia S, Sglavo G, Martinelli P. Congenital constriction band of the upper arm: the role of three-dimensional ultrasound in diagnosis, counseling and multidisciplinary consultation. *Ultrasound Obstet Gynecol* 2004;23:520-2.

[11] Soldado F, Aguirre M, Peiró JL, *et al*. Fetoscopic release of extremity amniotic bands with risk of amputation. *J Pediatr Orthop* 2009;29:290-3.

Lymphangiomatosis, lymphangioleiomyomatosis and non-malignant lymphatic tumours

[1] Mazreeuw-Hautier J, Syed S, Leisner R, Harper J. Extensive

venous/lymphatic malformations causing life-threatening haematological complications. *Br J Dermatol* 2007;157:558-63.

[2] Dellinger MT, Garg N, Olsen BR. Viewpoints on vessels and vanishing bones in Gorham-Stout disease. *Bone* 2014; 63: 47-52.

[3] Lala S, Mulliken JB, Alomari AI, Fishman SJ, Kozakewich HP, Chaudry G. Gorham-Stout disease and generalized lymphatic anomaly-clinical, radiologic, and histologic differentiation. *Skeletal Radiol* 2013;42(7):917-24.

[6] Wang L, Chen L, Yang X, Gao T, Wang G. Benign lymphangioendothelioma: a clinical, histopathologic and immunohistochemical analysis of four cases. *J Cutan Pathol* 2013;40(11):945-9.

[8] Jermann M, Eid K, Pfammatter T, *et al*. Maffucci's syndrome. *Circulation* 2001;104:1693.

[9] Safi F, Gupta A, Adams D, Anandan V, McCormack FX, Assaly R. Kaposiform lymphangiomatosis, a newly characterized vascular anomaly presenting with hemoptysis in an adult woman. *Ann Am Thorac Soc* 2014;11(1):92-5.

[11] Gengler C, Coindre JM, Leroux A, *et al*. Vascular proliferations of the skin after radiation therapy for breast cancer: clinicopathologic analysis of a series in favor of a benign process: a study from the French Sarcoma Group. *Cancer* 2007;109(8):1584-98.

[12] Flucke U, Requena L, Mentzel T. Radiation-induced vascular lesions of the skin: an overview. *Adv Anat Pathol* 2013;20(6):407-15.

[13] Bissler JJ, Kingswood JC, Radzikowska E, *et al*. Everolimus for angiomyolipoma associated with tuberous sclerosis complex or sporadic lymphangioleiomyomatosis (EXIST-2): a multicentre, randomised, double-blind, placebo-controlled trial. *Lancet* 2013;381(9869):817-24.

Lymphangiectasia

[1] Goldstein JB, McNatt NS, Hambrick GW. Penicillamine dermopathy with lymphangiectases. *Arch Dermatol* 1989;125:92-7.

[2] Harwood CA, Mortimer PS. Acquired vulval lymphangiomata mimicking genital warts. *Br J Dermatol* 1993;129:34-6.

[3] Mallett RB, Curley RK, Mortimer PS. Acquired lymphangiomata: report of four cases and a discussion of the pathogenesis. *Br J Dermatol* 1992;126:380-2.

[4] Whimster IW. The pathology of lymphangioma circumscriptum. *Br J Dermatol* 1976;94(5):473-86.

[5] Browse NL. Management of lymph and chyle reflux. In: Browse NL, Burnand KG, Mortimer PS, eds. *Diseases of the Lymphatics*. London: Arnold, 2003:259-92.

[6] Waldmann TA, Steinfeld JL, Dutcher TF, *et al*. The role of the gastrointestinal system in "idiopathic hypoproteinemia." *Gastroenterology* 1961;41:197-207.

[7] Lee J, Kong MS. Primary intestinal lymphangiectasia diagnosed by endoscopy following the intake of a high-fat meal. *Eur J Pediatr* 2008;167:237-9.

[8] Braamskamp MJ, Dolman KM, Tabbers MM. Protein-losing enteropathy in children. *Eur J Pediatr* 2010; 169(10): 1179-85.

[9] Bliss CM, Schroy PC, III. Primary intestinal lymphangiectasia. *Curr Treat Options Gastroenterol* 2004;7:3-6.

[10] Makh DS, Mortimer P, Powell B. A review of the surgical treatment of vulval lymphangioma and lymphangiectasia: four case reviews. *J Plast Reconstr Aesthet Surg* 2006; 59: 1442-5.

Lymphocele, seroma and lymph fistula

[1] Ferguson JH, Maclure JG. Lymphocele following lymphadenectomy. *Am J Obstet Gynecol* 1961;82:783-92.

[2] Watt-Boolsen S, Nielsen VB, Jensen J, Bak S. Postmastectomy seroma. A study of the nature and origin of seroma after mastectomy. *Dan Med Bull* 1989;36(5):487-9.

Lymphatic filariasis

[1] Rockson SG. Lymphedema. *Am J Med* 2001;110:288-95.

[2] Lymphatic filariasis: the disease and its control. Fifth report of the WHO Expert Committee on Filariasis. *World Health Organ Tech Rep Ser* 1992;821:1-71.

[3] Nutman T. Insights into the pathogenesis of disease in human lymphatic filariasis. *Lymph Res Biol* 2013;11(3):144-8.

[4] Chakraborty S, Gurusamy M, Zawieja D, Muthuchamy M. Lymphatic filariasis: perspectives on lymphatic remodelling and contractile dysfunction in filarial disease pathogenesis. *Microcirculation* 2013;20(5):349-64.

[6] World Health Organization(WHO). Global programme to eliminate lymphatic filariasis. *Wkly Epidemiol Rec* 2014; 89(38):409-18.

[12] Bennuru S, Nutman TB. Lymphatics in human lymphatic filariasis: in vitro models of parasite induced lymphatic remodeling. *Lymphat Res Biol* 2009;7:215-19.

[19] Weil GJ, Lammie PJ, Weiss N. The ICT filariasis test: a rapid-format antigen test for diagnosis of bancroftian filariasis. *Parasitol Today* 1997;13:401-4.

Podoconiosis

[1] Price EW. Non-filarial elephantiasis-confirmed as a geochemical disease and renamed podoconiosis. *Ethiop Med J* 1988; 26:151-3.

[2] Davey G. Recent advances in podoconiosis. *Ann Trop Med Parasitol* 2009;103:377-82.

[3] Davey G. Podoconiosis, non-filarial elephantiasis, and lymphology. *Lymphology* 2010;43:168-77.

[4] Deribe K, Brooker SJ, Pullan RL, *et al*. Epidemiology and individual, household and geographical risk factors of podoconiosis in Ethiopia: results from the first nationwide mapping. *Am J Trop Med Hyg* 2015;92(1):148-58.

[9] Molla YB, Wardrop NA, Le Blond JS, *et al*. Modelling environmental factors correlated with podoconiosis: a geospatial study of non-filarial elephantiasis. *Int J Health Geogr* 2014; 13:24.

[17] Yakob B, Deribe K, Davey G. Health professionals' attitudes and misconceptions regarding podoconiosis: potential impact on integration of care in southern Ethiopia. *Trans R Soc Trop Med Hyg* 2009;104:42-7.

Pretibial myxoedema

[1] Fatourechi V, Pajouhi M, Fransway AF. Dermopathy of Graves disease (pretibial myxedema). Review of 150 cases. *Medicine (Baltimore)* 1994;73:1.

[3] Schwartz KM, Fatourechi V, Ahmed DD, *et al*. Dermopathy of Graves' disease (pretibial myxedema): long-term outcome. *J Clin Endocrinol Metab* 2002;98:438-46.

[8] Bull RH, Coburn PR, Mortimer PS. Pretibial myxoedema: a manifestation of lymphoedema? *Lancet* 1993;341:403-4.

[11] Fatourechi V. Thyroid dermopathy and acropachy. *Best Pract Res Clin Endocrinol Metab* 2012;26(4):553-65.

[16] Fatourechi V. Pretibial myxedema: pathophysiology and treatment options. *Am J Clin Dermatol* 2005; 6(5): 295-309.

第9部分

[17] Takasu N, Higa H, Kinjou Y. Treatment of pretibial myxedema with topical steroid ointment application with sealing cover(steroid occlusive dressing technique: steroid ODT) in Graves' patients. *Intern Med* 2010;49(7):665-9.

[19] Deng A, Song D. Multipoint subcutaneous injection of long-acting glucocorticid as a cure for pretibial myxedema. *Thyroid* 2011;21:83-5.

[21] Dandona P, Marshall NJ, Bidey SP, *et al*. Successful treatment of exophthalmos and pretibial myxoedema with plasmapheresis. *BMJ* 1979;1:374-6.

[22] Antonelli A, Navarranne A, Palla R, *et al*. Pretibial myxedema and high-dose intravenous immunoglobulin treatment. *Thyroid* 1994;4:399-408.

[23] Heyes C, Nolan R, Leahy M, Gebauer K. Treatment-resistant elephantiasic thyroid dermopathy responding to rituximab and plasmapheresis. *Australas J Dermatol* 2012; 53(1): e1-4.

Trauma-induced lymphoedema

[2] Pittaluga P, Chastanet S. Lymphatic complications after varicose veins surgery: risk factors and how to avoid them. *Phlebology* 2012;27(Suppl. 1):139-42.

[4] Nikitenko LL, Shimosawa T, Henderson S, *et al*. Adrenomedullin haploinsufficiency predisposes to secondary lymphedema. *J Invest Dermatol* 2013;133(7):1768-76.

[5] Kissin MW, della Rovere GO, Easton D, *et al*. Risk of lymphoedema following the treatment of breast cancer. *Br J Surg* 1986;73:580-4.

[6] Unno N, Yamamoto N, Suzuki M, *et al*. Intraoperative lymph mapping with preoperative vein mapping to prevent postoperative lymphorrhea following paramalleolar bypass surgery in patients with critical limb ischemia. *Surg Today* 2014;44(3):436-42.

[7] Buchel EW, Dalke KR, Hayakawa TE. The transverse upper gracilis flap: eefficiencies and design tips. *Can J Plast Surg* 2013;21(3):162-6.

[8] Tourani SS, Taylor GI, Ashton MW. Understanding the three-dimensional anatomy of the superficial lymphatics of the limbs. *Plast Reconstr Surg* 2014;134(5):1065-74.

[9] Reading G. Secrétan's syndrome: hard edema of the dorsum of the hand. *Plast Reconstr Surg* 1980;65:182-7.

[10] Nwaejike N, Archbold H, Wilson DS. Factitious lymphoedema as a psychiatric condition mimicking reflex sympathetic dystrophy: a case report. *J Med Case Rep* 2008;2:216.

[11] Andresz V, Marcantoni N, Binder F, *et al*. Puffy hand syndrome due to drug addiction: a case-control study of the pathogenesis. *Addiction* 2006;101(9):1347-51.

[13] Lymphoedema Framework. *Best Practice for the Management of Lymphoedema*. International Consensus. London: Medical Education, 2006. http://www.lympho.org/mod_turbolead/upload/file/Lympho/Best_practice_20_July.pdf (last accessed August 2015).

Lymphoedema due to immobility

[1] Garcia AM, Dicianno BE. The frequency of lymphedema in an adult spina bifida population. *Am J Phys Med Rehabil* 2011; 90(2):89-96.

[2] Solaro C, Ucelli M, Brichetto G, *et al*. Prevalence of oedema of the lower limbs in multiple sclerosis patients: a vascular and lymphoscintigraphic study. *Mult. Scler* 2006;12:659-61.

[3] Geurts AC, Visschers BA, van Limbeek J, Ribbers GM. Systematic review of aetiology and treatment of post-stroke hand oedema and shoulder-hand syndrome. *Scand J Rehabil Med* 2000;32(1):4-10.

[4] Sneddon I, Church R. *Practical Dermatology*, 4th edn. London: Arnold, 1983:166.

[5] Bull RH, Mortimer PS. Acute lipodermatosclerosis in a pendulous abdomen. *Clin Exp Dermatol* 1993;18:164-6.

[6] Dirette D, Hinojosa J. Effects of continuous passive motion on the edematous hands of two persons with flaccid hemiplegia. *Am J Occup Ther* 1994;48(5):403-9.

Lymphangitis

[1] Gill MJ, Arlette J, Tyrrell DL, Buchan KA. Herpes simplex virus infection of the hand. Clinical features and management. *Am J Med* 1988;85(2A):53-6.

[3] Kennedy JL, Jeffus SK, Platts-Mills TA, *et al*. Seventeen-year-old girl hospitalized for localized swelling, pruritus, tenderness, and lymphatic streaking with eosinophilia. *J Allergy Clin Immunol Pract* 2013;1(3):299-301.

[4] Barnes JM, Trueta J. Absorption of bacteria and snake venoms from the tissues: importance of the lymphatic circulation. *Lancet* 1941;1:623-6.

[5] Pozio E. Venomous snakebites in Italy: epidemiological and clinical aspects. *Trop Med Parasitol* 1988;39(1):62-6.

[7] Marsch W, Haas N, Stuttgen G. Mondor's phlebitis: a lymphovascular process. *Dermatologica* 1986;172:133-8.

[8] Moskovitz AH, Anderson BO, Yeung RS, *et al*. Axillary web syndrome after axillary dissection. *Am J Surg* 2001; 181: 434-9.

[10] Lippi G, Favaloro EJ, Cervellin G. Hemostatic properties of the lymph: relationships with occlusion and thrombosis. *Semin Thromb Hemost* 2012;38(2):213-21.

[11] Babu AK, Krishnan P, Andezuth DD. Sclerosing lymphangitis of penis-literature review and report of 2 cases. *Dermatol Online J* 2014;20(7):ii.

[12] Marneros AG, Blanco F, Husain S, *et al*. Classification of cutaneous intravascular breast cancer metastases based on immunolabeling for blood and lymph vessels. *J Am Acad Dermatol* 2009;60:633-8.

[13] Finkel LJ, Griffiths CEM. Inflammatory breast carcinoma (carcinoma erysipeloides), an easily overlooked diagnosis. *Br J Dermatol* 1993;129:324-6.

Complications of lymphoedema

[2] Daróczy J. Pathology of lymphedema. *Clin Dermatol* 1995; 13(5):433-44.

[3] Mortimer PS, Rockson SG. New developments in clinical aspects of lymphatic disease. *J Clin Invest* 2014; 124(3): 915-21.

[4] Nei T, Akutsu K, Shima A, *et al*. A case of streptococcal toxic shock syndrome due to group G streptococci identified as *Streptococcus dysgalactiae* subsp. *equisimilis*. *J Infect Chemother* 2012;18(6):919-24.

[6] Moffatt CJ, Franks PJ, Doherty DC, *et al*. Lymphoedema: an underestimated health problem. *Q J Med* 2003; 96(10): 731-8.

[9] Lee R, Saardi KM, Schwartz RA. Lymphedema-related angiogenic tumors and other malignancies. *Clin Dermatol* 2014; 32(5):616-20.

Imaging of the lymphatic system

[1] Kinmonth JB. Lymphangiography in man; a method of outlining lymphatic trunks at operation. *Clin Sci(Lond)* 1952;11 (1):13-20.

[2] Stewart G, Gaunt JI, Croft DN, Browse NL. Isotope lympho-

第9部分

graphy: a new method of investigating the role of the lymphatics in chronic limb oedema. *Br J Surg* 1985; 72(11): 906-9.

[3] Proby CM, Gane JN, Joseph AE, Mortimer PS. Investigation of the swollen limb with isotope lymphography. *Br J Dermatol* 1990; 123(1): 29-37.

[4] Modi S, Stanton AW, Mortimer PS, Levick JR. Clinical assessment of human lymph flow using removal rate constants of interstitial macromolecules: a critical review of lymphoscintigraphy. *Lymph Res Biol* 2007; 5(3): 183-202.

[5] Mellor RH, Hubert CE, Stanton AW, *et al*. Lymphatic dysfunction, not aplasia, underlies Milroy disease. *Microcirculation* 2010; 17(4): 281-96.

[6] Xiong L, Engel H, Gazyakan E, *et al*. Current techniques for lymphatic imaging: state of the art and future perspectives. *Eur J Surg Oncol* 2014; 40(3): 270-6.

[7] Unno N, Inuzuka K, Suzuki M, *et al*. Preliminary experience with a novel fluorescence lymphography using indocyanine green in patients with secondary lymphedema. *J Vasc Surg* 2007; 45(5): 1016-21.

[8] Yamamoto T, Yamamoto N, Azuma S, *et al*. Near-infrared illumination systemintegrated microscope for supermicrosurgical lymphaticovenular anastomosis. *Microsurgery* 2014; 34(1): 23-7.

[10] Costa da Cunha Castro E, Galambos C. Prox-1 and VEGFR3 antibodies are superior to D2-40 in identifying endothelial cells of lymphatic malformations-a proposal of a new immunohistichemical panel to differentiate lymphatic from other vascular malformations. *Pediatr Dev Pathol* 2009; 12: 187-94.

[11] Connell F, Gordon K, Brice G, *et al*. The classification and diagnostic algorithm for primary lymphatic dysplasia: an update from 2010 to include molecular findings. *Clin Genet* 2013; 84(4): 303-14.

Lymphoedema management

[1] Medical Education Partnership(MEP). *Best Practice for the Management of Lymphoedema: International Consensus*. London: MEP Ltd, 2006.

[5] Badger CMA, Peacock JL, Mortimer PS. A randomized, controlled, parallel group clinical trial comparing multi-layer bandaging followed by hosiery versus hosiery alone in the treatment of patients with lymphedema of the limb. *Cancer* 2000; 88: 2832-7.

[8] Shaw C, Mortimer P, Judd PA. A randomised controlled trial of weight reduction as a treatment for breast cancer-related lymphedema. *Cancer* 2007; 110: 1868-74.

[12] Kozanoglu E, Basaran S, Paydas S, Sarpel T. Efficacy of pneumatic compression and low-level laser therapy in the treatment of postmastectomy lymphoedema: a randomized controlled trial. *Clin Rehabil* 2009; 23: 117-24.

[15] Tsai HJ, Hung HC, Yang JL, *et al*. Could Kinesio tape replace the bandage in decongestive lymphatic therapy for breast-cancer-related lymphedema? A pilot study. *Support Care Cancer* 2009; 17: 1353-60.

[22] Sommer T, Buettner M, Bruns F, Breves G, Hadamitzky C, Pabst R. Improved regeneration of autologous transplanted lymph node fragments by VEGF-C treatment. *Anat Rec* 2012; 295(5): 786-91.

[24] Browse NL, Burnand KG, Mortimer PS. *Diseases of the Lymphatics*. London, Arnold, 2003.

[29] Damstra RJ, Voesten HG, van Schelven WD, van der Lei B. Lymphatic venous anastomosis(LVA) for treatment of secondary arm lymphedema. A prospective study of 11 LVA procedures in 10 patients with breast cancer related lymphedema and a critical review of the literature. *Breast Cancer Res Treat* 2009; 113(2): 199-206.

[30] Becker C, Assouad J, Riquet M, Hidden G. Postmastectomy lymphedema: longterm results following microsurgical lymph node transplantation. *Ann Surg* 2006; 243(3): 313-15.

[33] Brorson H. From lymph to fat: complete reduction of lymphoedema. Phlebology 2010; 25(Suppl. 1): 52-63.

106

第 106 章
潮红与脸红

Síona Ní Raghallaigh, Frank C. Powell
Charles Institute of Dermatology, University College Dublin, Dublin, Ireland

概述

潮红与脸红由皮肤血管暂时的生理性扩张引起。尽管这两个名词经常互换，但它们是截然不同的过程。脸红是情绪的社会心理反应，而潮红是体温升高的热调节反应。患者出现过度的或引起社交障碍的潮红或脸红需要到医院就诊。频繁脸红可能与社交恐惧症等焦虑状态有关。过度潮红可能与药物、食物或乙醇摄入有关，少数情况下是潜在系统性疾病的皮肤表现。血管反应发生的环境、皮肤受累的程度和范围、血管扩张是否伴发出汗（或其他系统症状）等临床特征有助于确诊。病理检查对诊断没有帮助，某些特殊病例可能需要做其他检查。尽管人们对这些皮肤问题的发病机制的了解越来越多，但治疗方法仍然有限。

流行病学

根据笔者经验，年轻人（即十几岁到二十几岁之间）更易受到频繁脸红的困扰，随着年龄的增长发生率逐渐降低，潮红可以发生在所有年龄段。受到相关社会心理因素的影响，年轻男性患者更易因过度潮红寻求药物治疗（图 106.1ab）。除了更年期潮红，过度潮红几乎没有性别倾向。潮红与脸红可以影响所有种族和肤色的人群。因为浅肤色人群的面部红斑与正常皮肤间的对比更加明显，所以频繁脸红对社交的影响更为突出。

生理学

一过性的生理性血管扩张对体温调节至关重要。这个交感神经介导的过程由皮肤动静脉吻合调控，包括位于真皮乳头层与网状层交汇处的浅静脉丛和真皮网状层深层与皮下组织交汇处的深静脉丛[1]。反射性皮肤血管扩张是核心体温升高的反应，此时在正常情况下具有缩血管作用的活性血管紧张素功能缺失。随着体温持续升高，促进皮肤小动脉扩张的神经兴奋性增强，皮肤血流量迅速增加，同时开始出汗。总体来说，80%～95%热应激引起的皮肤血流量增加与该血管扩张系统功能活跃有关。体温正常时，静息状态下皮肤总血流量为 200～500ml/min。血管充分扩张时，皮肤血流量可剧增至 8L/min[2,3]。皮肤血管扩张的神经系统调控涉及交感神经、副交感神经、乙酰胆碱和一种或多种其他神经递质的释放，如 P 物质[和（或）神经激酶-1 受体]、血管活性肠肽（vasoactive intestinal peptide, VIP）和垂体腺酸环化酶激活肽（pituitary adenylate cyclase activating peptide, PACAP）[4-6]。这种神经介导的血流增加反过来又促进血管内皮细胞释放一

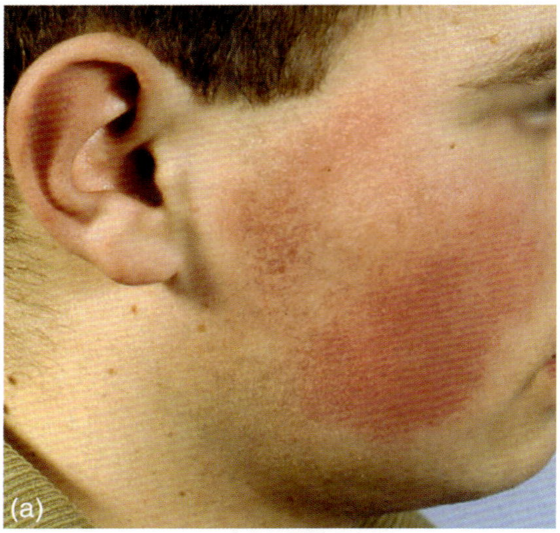

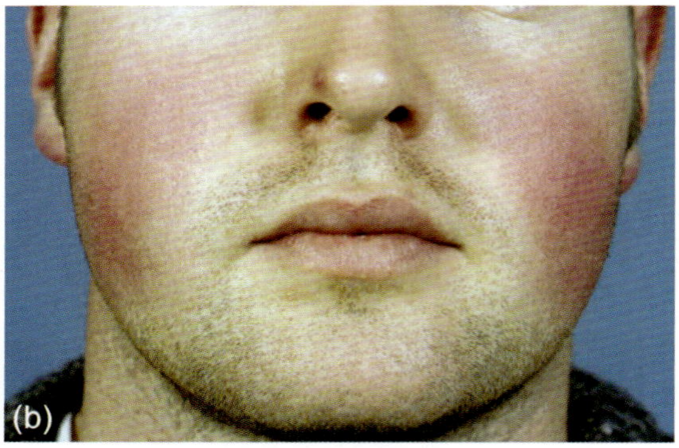

图 106.1 (a,b)两例因经常脸红就诊的年轻人典型皮疹分布

注意(a)上外侧颊的苍白“跳跃区”。两个病例都有口周苍白圈,且伴耳部红斑。

氧化氮(Nitrioxide,NO),NO 与局部角质形成细胞释放的前列腺素共同维持血管舒张效应[7-9]。

潮红的病理生理学

与体温调节无关的异常潮红可能由循环物质直接作用于血管平滑肌引起,也可能由涉及血管舒缩的自主神经介导。血管活性递质可为外源性,也可为内源性。外源性递质可存在于食品或药品中(框图 106.1 和框图 106.2)。具体来说,含有酪胺、组胺、长链醇、谷氨酸钠、醛、亚硝酸盐和亚硫酸盐的食品可能与面部潮红有关[10]。内源性血管活性递质包括神经肽(如 P 物质、速激肽、激肽释放酶、神经降压素、神经肽 K、VIP、胃泌素相关肽、胃动素)、儿茶酚胺(如肾上腺素、去甲肾上腺素、多巴胺)、激素(如雌激素、促肾上腺皮质激素、促肾上腺皮质激素释放激素、降钙素)、组胺和前列腺素。如前所述,与神经相关的潮红可能伴有出汗,称为“湿性潮红”;而血管活性递质介导的潮红通常不伴出汗,称为“干性潮红”[11]。类癌综合征是值得关注的湿性潮红。

潮红相关的疾病列于框图 106.3 中,特定疾病相关潮红的临床特征列于表 106.1,儿童潮红的原因列于表 106.2。

框图 106.1 引起面部潮红的药物

- 5-羟色胺 3(5-HT3)受体拮抗药:昂丹司琼、雷莫司琼、托烷司琼
- 血管紧张素转换酶(angiotensin-converting enzyme,ACE)抑制药:卡托普利、依那普利、赖诺普利、培哚普利、雷米普利
- β_3 肾上腺素能受体激动药:氟伏沙明、米氮平
- 钙通道阻滞药:硝苯地平、维拉帕米
- 口服或滑膜内注射曲安奈德
- 富马酸酯
- 肼屈嗪
- 甲硝唑
- 烟酸
- 硝酸盐:单硝酸/二硝酸异山梨醇酯、硝酸甘油
- 酚妥拉明
- 毛果芸香碱
- 环前列腺素
- 前列腺素 E
- 西地那非、他达拉非、伐地那非、米罗那非(磷酸二酯酶抑制剂)
- 坦索罗辛
- 文拉法辛
- 大剂量甲泼尼松龙冲击
- 吗啡和其他阿片类药物
- 美曲膦酯
- 溴隐亭
- 他莫昔芬
- 万古霉素
- 利福平
- 异氟烷与芬太尼联合麻醉
- 造影剂

与乙醇同时使用

- 抗疟药
- 双硫仑
- 氯磺丙脲
- 碳酸钙
- 酚妥拉明
- 灰黄霉素
- 甲硝唑
- 酮康唑
- 他克莫司软膏

框图 106.2 导致面部潮红的食物

- 辛辣食物(尤其是辣椒)
- 咖啡因
- 乙醇(尤其乙醇脱氢酶缺陷者)
- 水果(柠檬、西红柿)
- 蔬菜(菠菜)
- 奶酪(富含组胺的洛克福羊乳干酪)
- 富含亚硝酸钠的肉类(如意大利腊肠)
- 鱼(鲭鱼毒素中毒/雪卡鱼毒素)

框图 106.3 面部潮红原因

- 体温调节——过热环境、运动、发热
- 食品、饮料、药物、乙醇(见框图 106.1 和框图 106.2)
- 更年期
- 玫瑰痤疮
- 类癌
- 嗜铬细胞瘤
- 肥大细胞增多症
- 过敏性休克
- 红细胞增多症
- 胆碱能性荨麻疹
- 神经系统疾病
  - 帕金森病
  - 偏头痛
  - 脑肿瘤
  - 多发性硬化症
  - 脊髓损伤
  - 直立性低血压
  - 霍纳综合征
  - 三叉神经损伤
  - 自主性癫痫
  - 自主性反射亢进
  - Frey 综合征
  - 丑角综合征
- 肾细胞癌
- 甲状腺髓样癌
- 术后(胃/前列腺/睾丸切除术)
- Rovsing 综合征
- 甲状腺功能亢进
- 胰腺细胞瘤
- 精神疾病
- 倾倒综合征
- POEMS(多神经病、器官肿大症、内分泌病、单克隆丙种球蛋白病和皮肤改变综合征)
- 嗜碱性粒细胞白血病
- 恶性组织细胞瘤

脸红的社会心理因素

脸红是对情感或社会关注的一种反应,在 2—3 岁儿童自我意识发展过程中开始出现[12]。经证实这种社交恐惧的非语言信息可以增加亲和力并唤起他人的共情反应[13]。脸红并不是一种特殊情绪反应,它常与内疚或羞愧有关。因为有这些认知(通常是不准确的),脸红患者可能会在社交场合和进入社交场合前非常焦虑,甚至进一步发展为脸红恐惧症(即过度担心脸红而导致社交恐惧,回避可能导致脸红的社交场合)。社交恐惧症患者在社交活动中除了脸红还经常出现焦虑的自主和运动症状[14]。心理学家可以使用验证问卷评估脸红的程度和影响,如"脸红倾向量表"[15]和"惧怕否定评价量表"[16]。很明显,许多频繁脸红的人会越来越敏感,觉得脸红比实际情况更严重。事实证明,患者脸红的程度(通过激光多普勒血流仪或光学体积描记术测量所得)与感知到的强度或易感性无关[17]。对玫瑰痤疮患者的研究也得到类似的结论,患者自觉脸红症状比实际病情更严重[18]。那些频繁脸红的患者特别容易反复发作,而且对烟酸等血管扩张药更为敏感[19]。有人提出这些个体可能有血管恢复延迟的生理体质[20]。

临床表现

过度脸红的患者抱怨他们经常因为焦虑或情绪(心理)烦躁引起面部皮肤不由自主地长期发红。脸红通常从面颊外侧开始,迅速扩展至整个颧骨区域。经常可以观察到红斑"跳过"口周区域,形成"口周苍白圈"。红斑会累及前额和颈部两侧。耳郭可有特征性红斑,主要累及耳轮和对耳轮。脸红通常与面部出汗无关,但可能伴发手掌多汗症和震颤。由于患者在某些社会环境中易出现脸红,且自觉症状比实际情况更严重,故进入这些环境之前可能会产生一定程度"预期焦虑"[11]。

频繁面部潮红的患者抱怨面部、颈部和胸部会突然明显变红,表明他们的机体对剧烈运动或温度变化的正常反应被过度放大。潮红与脸红的发展过程类似,但分布更广泛,可延伸到前胸和腹部(尤其上腹部)。面部出汗可能是潮红的一个特征。更年期女性突然出现的潮红和出汗称为"潮热"。少数出现潮红的患者可能存在系统性疾病,需要进一步检查。类癌

表 106.1 潮红相关疾病

疾病	潮红的发病机制	潮红的特征	相关症状和体征	辅助检查	治疗	备注
更年期潮红	更年期的“潮热”是由下丘脑体温调节功能障碍(与雌激素水平波动相关)引起。研究表明,潮热女性体温中性区变窄,而服用雌激素后恢复正常	高热、大汗、面部弥漫潮红,此后可出现寒战;典型发作持续 3~5min,每天可发作 20 次	潮红可能与过度不适和焦虑相关,影响日常活动和睡眠模式。血管舒缩障碍通常出现在绝经过渡末期,该阶段可能发生≥60d 的闭经	尿促卵泡素(FSH) 人抗苗勒管激素(AMH) 抑制素 B	伴有中到重度血管舒缩功能障碍(无乳腺癌或心血管病史)的绝经后妇女,可选择短期(2~3年)雌激素治疗。有雌激素禁忌证或不能耐受雌激素的中至重度潮热的女性或停用雌激素后复发但希望避免再次使用雌激素的女性,可考虑使用加巴喷丁、SNRI 或 SSRI	
玫瑰痤疮(见第 91 章)	神经炎性递质对玫瑰痤疮的潮红有影响 玫瑰痤疮患者血管调节和神经源性炎症相关基因的表达上调[37],神经细胞和非神经细胞的 TRPV 通道失调,相关基因表达上调[38]。一项评估玫瑰痤疮患者皮肤血管对乙酰胆碱反应的研究表明,这些患者痛觉神经敏感度升高,通过轴突反射加重的潮红[18]	亚群:由辛辣食物、从寒冷环境转移到温暖环境等发病诱因引起的长期反复的潮红。并非所有玫瑰痤疮患者都会出现潮红	可有毛细血管扩张、红斑、丘疹或脓疱型玫瑰痤疮;增生型和眼型玫瑰痤疮;光损伤,以及皮肤敏感度增加等症状	有时需要皮肤活检排除表现为面部红斑的其他疾病	避免加重因素,有针对性地皮肤护理,日常使用防晒霜,外用溴莫尼定	

（续 表）

疾病	潮红的发病机制	潮红的特征	相关症状和体征	辅助检查	治疗	备注
类癌综合征（carcinoid syndrome，CS）	类癌源于肠嗜铬细胞；可释放多种不同的多肽（如激肽释放酶、缓激肽）、生物胺（如 5-羟色胺、组胺）和前列腺素 CS 通常由中肠（空肠、回肠、阑尾、升结肠）癌转移引起。肝转移导致下游肿瘤产物绕过门静脉循环释放，避免了肝代谢。前肠肿瘤（支气管、胃、十二指肠、胸腺）引起的 CS 较少见。然而，由于其产物被直接释放到体循环，这些肿瘤在未转移时可导致 CS。后肠肿瘤（远端结肠、直肠、泌尿生殖道）通常无激素活性，因此很少引起 CS 类癌主要分泌 5-羟色胺、组胺、速激肽、激肽释放酶和前列腺素。5-羟色胺不会引起潮红，但会增加肠道分泌和运动（腹泻），同时伴有成纤维细胞增生（心脏瓣膜纤维化） 组胺可由原发性胃类癌产生，并引起不典型的潮红和瘙痒 缓激肽（激肽释放酶裂解产物）是一种强效的血管舒张剂，可能导致某些类癌患者发生潮红。前列腺素 E 和 F 刺激正常胃肠道蠕动和腺体分泌。一些类癌分泌速激肽（P 物质、神经激肽 A、神经肽 K），可能导致潮红和腹泻	典型 CS（中肠类癌）相关的潮红常突然出现，持续 30s 至 30min。面部、颈部和上胸部潮红可呈红色至紫罗兰色，伴轻度灼热感。严重潮红可伴有低血压和心动过速。随着病情发展，潮红面积扩大、甚至发绀，发作时间会延长 与胃类癌相关的潮红没有典型特征，呈红棕色，斑片状，边界清晰，具有奇特的回旋或匍行花纹，延续到中心消失；通常伴有剧烈瘙痒 支气管类癌变异型患者的潮红可能非常严重并持续很长时间，达到数小时乃至数天。非典型潮红可伴有震颤、定向障碍、流泪、流涎和水肿（包括眶周） 潮红大多自发性发作，也可因进食、饮酒、排便、情感事件、肝触诊和麻醉诱发	潮红是最常见的症状（CS 患者中 85% 可出现潮红）。相关症状包括分泌性腹泻、低血压、心动过速、腹部绞痛、出汗和支气管痉挛 随病情发展，可出现瓣膜性心脏病（右侧瓣膜纤维化，包括三尖瓣和肺动脉瓣）、毛细血管后微静脉扩张、狮面和糙皮病（摄入色氨酸增多后向 5-羟色胺转化）	24h 尿液排泄的 5-HIAA（5-HIAA 是 5-羟色胺代谢终产物；通常对检测前肠和后肠肿瘤无用，因为这些肿瘤无法分解 5-羟色胺为 5-HIAA） 尿 5-羟色胺（可能对怀疑前肠类癌的少数患者有诊断价值；肾实质多巴脱羧酶将 5-HTP 转化为 5-羟色胺） 嗜铬粒蛋白 A（用于已确诊患者评估疾病进展、治疗反应或手术切除后复发的肿瘤标志物） 腹部和骨盆的影像学检测；CT、MRI 和 SRS（立体定向放射外科）是鉴别类癌的主要影像学方法 临床存在类癌心脏病或拟行重大手术者应做超声心动图检查	生长抑素类似物（如奥曲肽）可以有效控制症状。建议因转移拟行手术的 CS 患者术前预防性皮下注射或静脉注射奥曲肽。 行肝切除术的肝转移者 CS 症状可得到长期缓解；如肝切除术对该病有益，可行该手术，对无肝切除适应证的疾病应权衡利弊	类癌危象可危及生命，是由于对肿瘤操作（如活检、手术或麻醉）导致大量有生物活性的肿瘤产物释放引起；较少发生于化疗、肝动脉栓塞或放射性核素治疗后；多见于血清 5-羟色胺或尿液 5-HIAA 明显升高的患者

（续 表）

疾病	潮红的发病机制	潮红的特征	相关症状和体征	辅助检查	治疗	备注
肥大细胞增多症（见第 46 章）	肥大细胞在至少一个组织器官中积聚，伴有慢性或间歇性肥大细胞介质释放；可能导致血管通透性增加和血管舒张递质[（组胺、半胱氨酰白三烯（LTC4、LTD4、LTE4）、前列腺素（PGD2）和血小板激活因子）]释放	突然发作；特征可能与过敏或过敏性休克相似；通常有明确的触发因素，如麻醉药、阿片类药物、非甾体类抗炎药（NSAIDs）、全身麻醉、运动、按摩、乙醇、感染、膜翅目昆虫蜇伤等	皮肤表现：色素性荨麻疹、弥散性皮肤肥大细胞增生病、孤立性肥大细胞瘤、毛细血管扩张症（TMEP） 与之相关的瘙痒、水疱形成、Darier 征 急性递质释放：瘙痒、低血压、晕厥、腹痛、恶心、呕吐、腹泻、疲劳、头痛、虚脱 慢性递质释放：恶病质、慢性胃肠症状、弥漫性肌肉骨骼痛、组织重塑与器官纤维化、体重下降、神经精神症状、淋巴结大、脾大、贫血、嗜酸性粒细胞增多症、骨密度降低、骨质疏松	皮肤肥大细胞增多症可行皮肤活检[鉴别皮肤肥大细胞增多症可行组织病理吉姆萨染色和（或）免疫组化类胰蛋白酶和 c-kit 染色]，虽然无法提供全身受累的信息，但有助于进行皮肤病分类 全血细胞计数与分类 肝功能检查（包括血清转氨酶、碱性磷酸酶） 血清类胰蛋白酶 检测肥大细胞活化代谢物（24 h 尿 N-甲基组胺和 11-β-前列腺素 F2） 骨髓活检和穿刺	避免发病诱因 抗组胺药物：H_1 受体阻滞药（如西替利嗪、非索非那定、羟嗪、多塞平）单用可能无效；H_1 和 H_2 受体联合阻断可防止组胺的血管舒张作用 据报道酮替芬具有稳定肥大细胞膜和抗 H_1 受体的特性，但有镇静作用 阿司匹林（用量 650mg，每天 2 次）可用于控制潮红，但应慎用，仅用于可耐受非甾体抗炎药的患者 色甘酸 类固醇（口服和局部） 补骨脂和 UVA 治疗色素性荨麻疹 激光治疗 TMEP 过敏性休克患者使用肾上腺素自动注射器（如 Anapen®）	全身性肥大细胞增多症、不明原因的过敏性休克或低血压患者，应转诊相应专科进行进一步检查和治疗

（续　表）

疾病	潮红的发病机制	潮红的特征	相关症状和体征	辅助检查	治疗	备注
嗜铬细胞瘤	分泌儿茶酚胺的肿瘤来源于肾上腺髓质嗜铬细胞；儿茶酚胺（肾上腺素、去甲肾上腺素、多巴胺）和其他血管活性递质（VIP、降钙素基因相关肽、肾上腺髓质素）周期性释放进入体循环	面部、颈部、胸部和躯干潮红；发作持续 15min 至数小时；通常是自发的，也可由腹部深触诊、检查过程（如结肠镜检查）、诱导麻醉、手术、含有酪胺的某些食物、饮料或药物（如单胺氧化酶抑制药）引发	高血压（60%持续高血压，40%发作性高血压）、心动过速、头痛、多汗、毛发直立、心悸、厄运来临的感觉	24h 尿液游离儿茶酚胺和甲氧基肾上腺素 血浆游离甲氧基肾上腺素 影像学检查：生化检查确诊后行影像检查定位肿瘤，约 10%肿瘤位于肾上腺外，95%位于腹部和盆腔	避免发病诱因（如胰高血糖素、组胺、甲氧氯普胺） 联合使用 α 和 β 肾上腺素能受体阻滞药控制血压和防止术中高血压危象 肾上腺切除术	检查神经纤维瘤病的皮疹
			胸痛或腹痛伴有恶心呕吐、苍白无力、虚脱	CT/MRI 间碘苄胍（metaiodoenzyl-guanidine，MIBG）显像：临床和生化证据显示嗜铬细胞瘤，但腹部和盆腔 CT/MRI 为阴性时，需重新考虑诊断；如果仍有可能，可行^{123}I-MIBG 显像 FDG-PET 扫描较^{123}I-MIBG 和 CT/MRI 检测转移病灶更敏感		
过敏性休克	肥大细胞和嗜碱性血管活性递质释放	通常暴露于发病诱因（若发病诱因已知）后数分钟内发生；极少仅表现为面部潮红	荨麻疹、血管神经性水肿、低血压、支气管痉挛、鼻炎、胸痛，头痛、心动过速、虚脱	血浆组胺和类胰蛋白酶 C4、C1、C1q 水平检测 检测有无 C1 酯酶抑制剂缺陷	在过敏性休克发作期间，应按需每 5 分钟静脉或肌内注射肾上腺素，可于股前外侧肌肉或三角肌注射（肾上腺素自动注射器 EpiPen® （0.3 mg）或 1∶1000 稀释液 0.3～0.5 ml），以控制血压和症状	

（续 表）

疾病	潮红的发病机制	潮红的特征	相关症状和体征	辅助检查	治疗	备注
急性酒精过敏	ADH2、ALDH2 和 CYP2E1 是人体催化乙醇转化为乙醛和醋酸盐的关键酶。这些酶存在遗传多态性，40%～80%亚洲人群 ALDH2 缺陷。摄入乙醇后乙醛的积累会触发肾上腺髓质和交感神经释放儿茶酚胺	饮酒后的不适感	心悸、头痛、呕吐和出汗	乙醇斑贴试验对初步筛查有意义	避免接触乙醇	研究表明，乙醇脱氢酶活性的多态性可能增加个体对食管和口咽部肿瘤的易感性

5-HTP，5-羟色氨酸；ADH2，乙醇脱氢酶 2；ALDH2，乙醛脱氢酶 2；CS，类癌综合征；CT，计算机断层扫描；CYP2E1，细胞色素 P450 2E1；FDG-PET，18 氟脱氧葡萄糖正电子发射断层扫描；HIAA，5 羟基吲哚乙酸；MIBG 间碘苯甲胍；MRI，磁共振成像；NSAIDs，非甾体抗炎药；SNRI，5-羟色氨酸去甲肾上腺素再摄取抑制药；SRS，生长抑素受体显像；SSRI，选择性 5-羟色胺再摄取抑制药；TMEP，持久性发疹性毛细血管扩张；TRPV，辣椒素瞬时受体电位离子通道；VIP，血管活性肠肽。

综合征患者可伴有腹泻和哮喘。肥大细胞增多症患者可出现与瘙痒相关的潮红。胆碱能性荨麻疹患者有时会出现运动性潮红。据报道,红细胞增多症患者洗热水澡后偶尔会出现潮红,鼻局部潮红可为偏头痛发作的前驱症状。前列腺癌术后的男性可能会出现术后潮红,接受雌激素治疗时更易发生。某些患者在胃部手术后出现潮红、心动过速和出汗等症状称为“倾倒综合征潮红”。

检查

评估过度潮红患者必须详细询问病史,包括诱发或加重因素、药物使用和食物摄入情况、详细回顾全身症状及焦虑和应激等相关因素。患者可记录潮红发作的情况,详细记录可能的诱因和相关症状,如头痛、腹痛、哮喘、腹泻或胸痛。饮酒后面部潮红的患者可做乙醇斑贴试验,缺乏乙醇脱氢酶的患者受试皮肤上可出现红斑。

如怀疑患者有潜在的系统性疾病,应收集详细的病史并完善相关临床检查,有助于制定诊疗方案。初步检查应包括血常规、肝肾功能、尿常规、24h 尿液 5-羟吲哚乙酸(5-hydroxyindoleacetic acid,5-HIAA)(类癌综合征)、24h 尿分离后甲氧基肾上腺素(嗜铬细胞瘤)、血清类胰蛋白酶、24h 尿液组胺和骨髓检查(肥大细胞增多症),必要时进行影像学检查协助诊疗(见表 106.1 和图 106.2)。

治疗

潮红患者应依据病因个体化治疗(见表 106.1 和图 106.3)。大多数患者经有效的日常指导可得到缓解,如识别并避免潜在发病诱因(如工作环境、温度、食物、乙醇、药物),了解关于促进组胺释放的食物和药物信息,以及关于降温方法和温度调节的建议(见图 106.3)。

表 106.2 儿科相关潮红,框图 106.3 中列出的许多全身性疾病也适用于儿童,下表列出了特发于儿童的几类疾病

发热	—
乳牙萌出期	父母和专业人士经常将婴儿的易怒、唾液分泌增多和面部潮红等症状归因于乳牙的萌出。但没有证据支持这些观点[31]
肥大细胞增多症	见表 106.1
Frey 综合征或味觉出汗综合征	也称为耳颞神经综合征,味觉出汗是由于耳颞神经通路受损,神经损伤后错位连接,导致副交感神经支配交感神经受体,因此味觉刺激后出现面部出汗和潮红[32]
颅内压增高	据报道,神经系统退化可导致儿童上胸部、面部或手臂的潮红。潮红一般持续 5~15min,迅速消退。潮红反应被认为是对颅内压突然升高的中枢调节反应[33]
肾病性胱氨酸病	患有这种溶酶体储存障碍性疾病的儿童无法产生正常量的汗液。这一缺陷导致幼儿对高温耐受性低、怕热、潮红、高热和呕吐[34]
食管闭锁	有报道在食管闭锁修复术后出现单侧面部潮红[35]
新生儿皮肤变色征	是一种良性表现,表现为新生儿单侧边界清晰的短暂性红斑,持续 30s~20min。该病发生于出生后 3 周内,通常为第 2~5 天。该病被认为是下丘脑未成熟引起的暂时性皮肤血管张力失衡[36]

脸红的治疗原则应包括该症状的社会心理特性、焦虑的相关性、与疾病无关,以及年轻患者随时间推移出现自行缓解的可能性等全面宣教。当脸红与社交畏惧或过度焦虑相关时,考虑转诊心理咨询并进行认知行为治疗。生物反馈疗法可能对这些患者有效。

局部使用 α 肾上腺素能受体激动药可使皮肤血管收缩,早期研究显示对玫瑰痤疮相关潮红效果显著。用以治疗开角型青光眼的酒石酸溴莫尼定滴眼液是一种高选择性 α_2 肾上腺素能受体激动药,在前瞻性随机对照临床研究中,单次使用和每日一次使用 0.5%酒石酸溴莫尼定凝胶可缓解面部红斑,该研究无严重不良反应,耐受性良好[21]。另有个案报道显示其他 α 肾上腺素能受体激动药(如皮肤外用 0.05%羟甲唑啉溶液或 0.05%赛洛唑啉溶液等鼻血管收缩药)对红斑毛细血管扩张型玫瑰痤疮患者面部红斑的控制效果可达数小时[22,23]。

低剂量 β 受体阻滞药可能对某些潮红或脸红患者有效。非选择性 β 受体阻滞药可以降低交感神经兴奋性,从而导致血管收缩。此外,其抗焦虑作用可能会减轻某些患者诱发脸红的焦虑状态。经证实普

第9部分

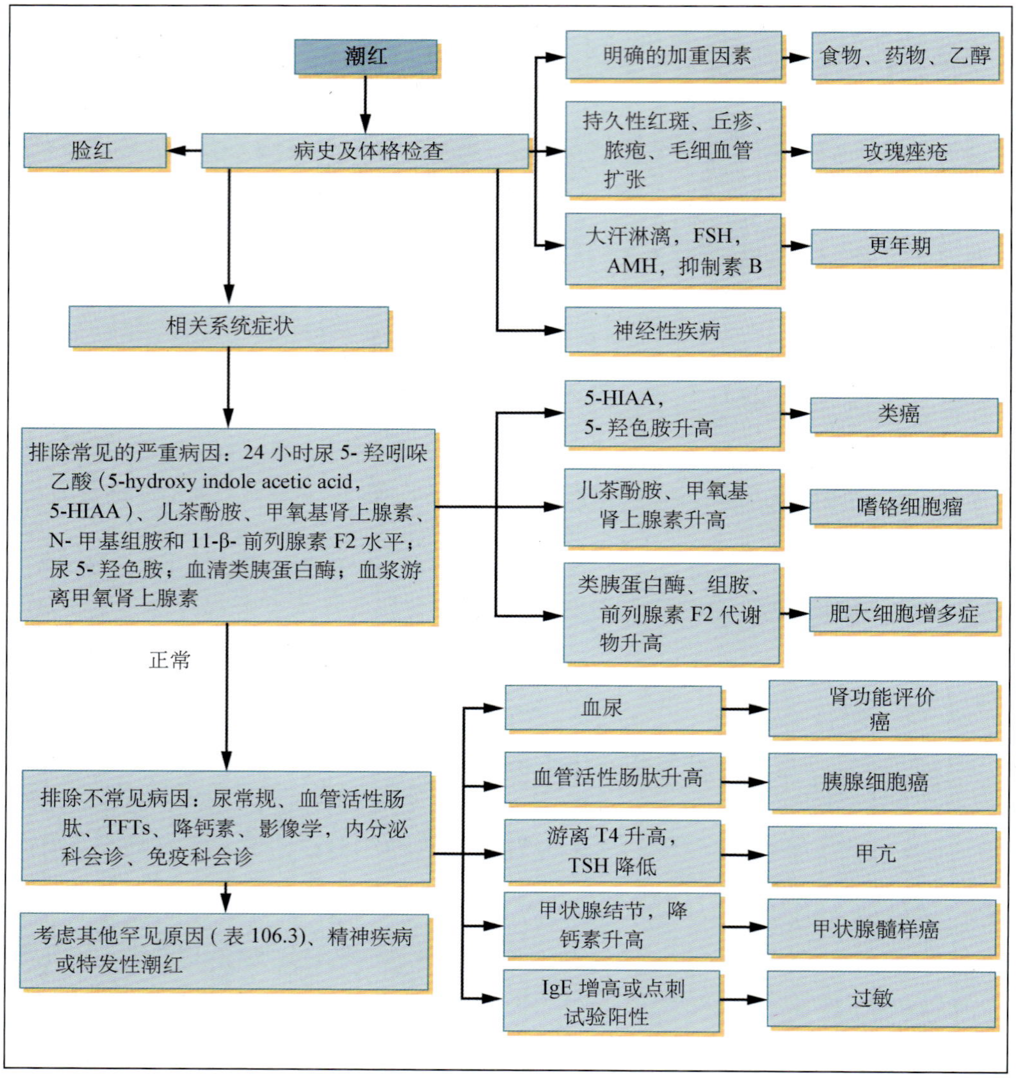

图 106.2　诊断路径[10]

萘洛尔（30～120 mg/d）和卡维地洛（剂量从 3.25 mg 每天 3 次到 25mg/d）均可减少玫瑰痤疮患者面部潮红的发作[24,25]。

亦有报道阿司匹林[26]、抗组胺药[27]和可乐定[28]对某些患者有效，但没有充分证据证明这些药物的有效性，开处方前应考虑它们的潜在毒性。

激光（脉冲染料激光、磷酸氧钛钾激光等）和强脉冲光可治疗毛细血管扩张和红斑。内镜下经胸交感神经切除术对某些顽固性潮红或脸红患者有效，但易发生代偿性多汗症等长期不良反应，偶尔发生更严重的并发症[29]。A 型肉毒杆菌毒素可选择性抑制突触前胆碱能神经递质释放，已成功用于治疗颈前及前胸潮红[30]。

并发症

频繁脸红的患者可能会避免参与可诱发皮肤潮红的工作或社会交往。这可能导致社交障碍，严重时可增加抑郁和自杀的风险。患者发生严重潮红反应后可出现极度疲劳和嗜睡。绝经后伴发面部潮红的女性常主诉睡眠障碍和虚弱疲劳。

预后

频繁脸红的年轻患者常有轻度社交恐惧，随着年龄增长可自行改善。但如果 25 岁以后仍有脸红症状，则自行改善的可能性降低。病因不明或治疗无效的潮红常迁延为慢性病程。

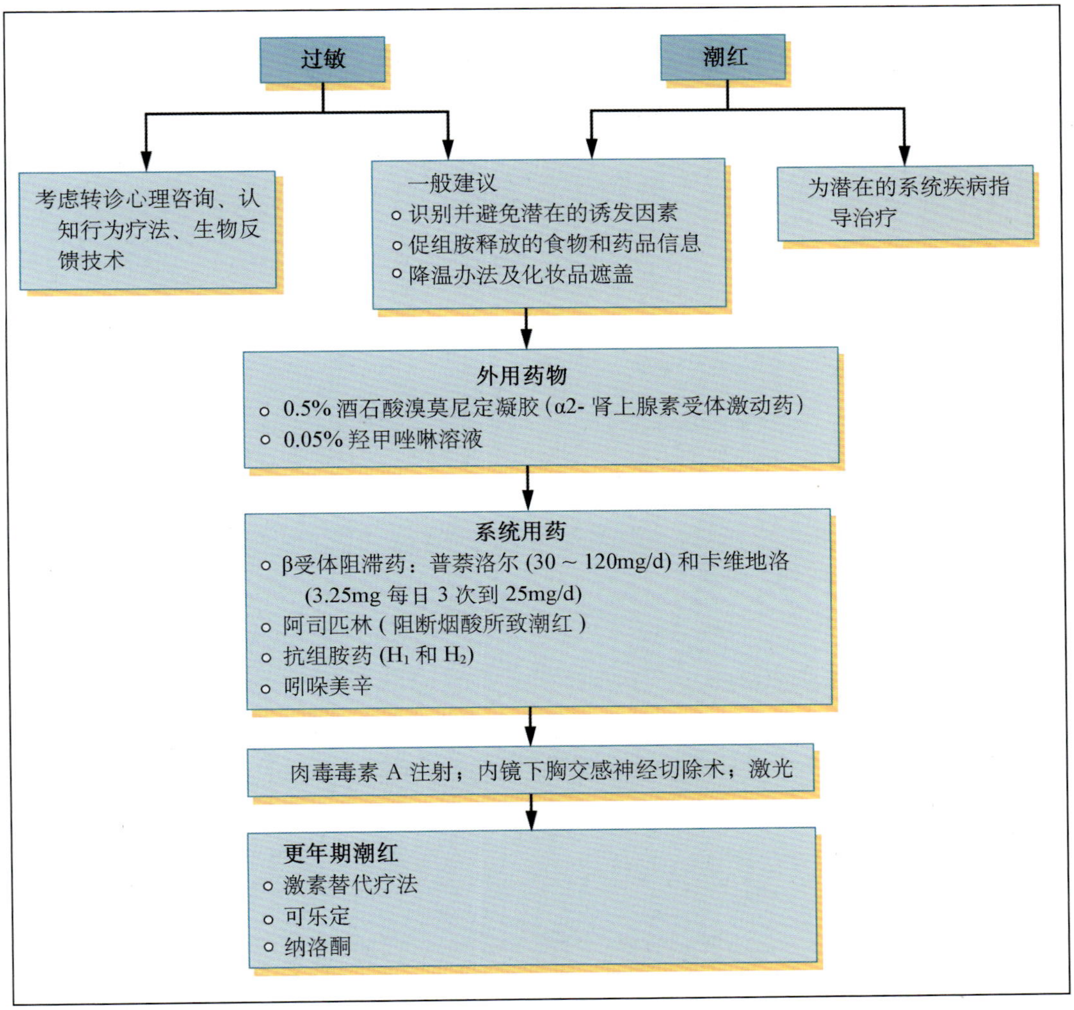

图 106.3 治疗路径

（译者：毕世鹏　王彦晰　一审：江维　蔡宏　二审：许阳　三审：崔勇　费文敏　润色：刘丹）

参考文献

所有文献请查阅网址：www.rooksdermatology.com 在线版本.
以下列出的是重要参考文献。

[1] Rowell LB. Refl ex control of the cutaneous vasculature e. *J Invest Dermatol* 1977;69(1):154-66.

[2] Johnson JM, Kellogg DL Jr. Thermoregulatory and thermal control in the human cutaneous circulation. *Front Biosci* 2010;S2:825-53.

[6] Kellogg DL Jr, Zhao JL, Wu Y, Johnson JM. VIP/PACAP receptor mediation of cutaneous active vasodilation during heat stress in humans. *J Appl Physiol* 2010;109:95-100.

[9] Charkoudian N. Mechanisms and modifiers of reflex induced cutaneous vasodilation and vasoconstriction in humans. *J Appl Physiol* 2010;109:1221-8.

[10] Izikson L, English JC 3rd, Zirwas MJ. The flushing patient: differential diagnosis, workup, and treatment. *J Am Acad Dermatol* 2006;55(2):193-208.

[11] Powell FC. *Rosacea Diagnosis and Management*, 1st edn. New York: Informa Healthcare, 2009.

[12] Crozier WR, de Jong PJ. *The Psychological Significance of*

the Blush. Cambridge: Cambridge University Press, 2013.

[13] Drummond PD, Lazaroo D. The effect of facial blood flow on ratings of blushing and negative affect during an embarrassing task: preliminary findings. *J Anxiety Disord* 2012; 26: 305-10.

[17] Drummond PD, Su D. The relationship between blushing propensity, social anxiety and facial blood flow during embarrassment. *Cogn. Emot*. 2012;26:561-7.

[21] Fowler J, Jackson M, Moore A. Efficacy and safety of once-daily topical brimonidine tartrate gel 0.5% for the treatment of moderate to severe facial erythema of rosacea: results of two randomized, double-blind, vehicle-controlled pivotal studies. *J Drugs Dermatol* 2013;12:650-6.

第10部分　特殊部位、性别和年龄相关性皮肤病

第 107 章

头皮皮肤病

107

Paul Farrant[1], *Megan Mowbray*[2], *Rodney D. Sinclair*[3]

[1] Brighton and Sussex University Hospitals, Brighton, UK

[2] Department of Dermatology, Queen Margaret Hospital, NHS Fife, Dunfermline, UK

[3] University of Melbourne, Melbourne; Epworth Healthcare, Richmond, Victoria; and Sinclair Dermatology, Research and Clinical Trials Centre, Melbourne, Australia

头皮鳞屑异常

脂溢性皮炎

引言和概述

脂溢性皮炎是一种影响头皮、面部、腹股沟和胸部皮肤的炎症性疾病(见第 40 章)。头皮表现多样,从细小、干燥的皮屑或头皮屑(以前称为皮癣)到较厚、油腻、黄色的鳞片,这些都与头皮的潜在炎症有关。在上世纪虽然发现了头皮部位真菌的存在,对头皮抗真菌治疗提供了一些依据,但真菌是否是引起脂溢性皮炎的原因却一直存在争议。

流行病学

婴儿脂溢性皮炎是一种特殊的病症,可能是特应性皮炎的早期表现(下文将会讨论)。大部分人从青春期开始患有脂溢性皮炎,可能与雄激素和皮脂分泌的增加相关。

在疾病谱中,脂溢性皮炎是一种非常常见的疾病,大约 50% 的 20 岁左右的白人男性出现过头皮屑的迹象。免疫功能正常的成年人中 1%~3% 会发生炎症性脂溢性皮炎[1]。伴有 HIV 感染的患者和艾滋病患者病情往往更严重和更难治疗。在帕金森病、癫痫和脊髓损伤患者中的发病率也有所增加。

临床特征

若病程较长,脂溢性皮炎在头部可表现为弥散性或局限性的细小、白色或灰色鳞屑组成的皮损(图 107.1)。随着皮脂混合鳞屑增多,会产生更多的黏性黄色、油腻的鳞片。鳞屑下方的头皮往往呈现湿润的毛囊周围红斑。脂溢性皮炎不仅累及头皮,亦累及眉毛、鼻唇周围、前胸部和腹股沟等部位。

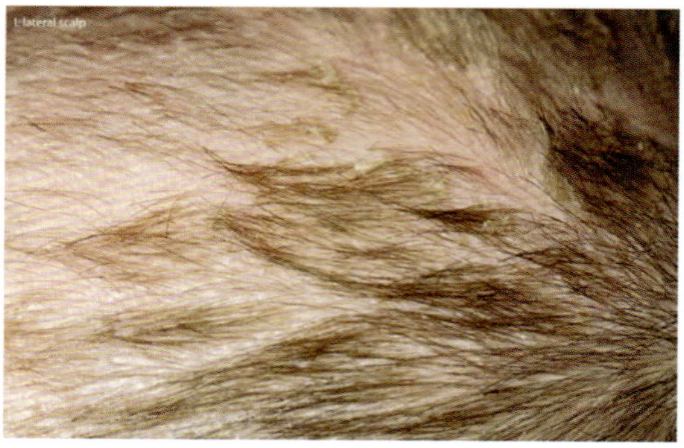

图 107.1 头皮脂溢性皮炎

鉴别诊断

脂溢性皮炎主要与头皮银屑病、头癣和慢性单纯性苔藓相鉴别。银屑病的典型皮疹是境界清楚的红斑上覆有银白色鳞屑，通常累及发际线。两者之间可能有一些相似的临床特征，因此产生了术语“脂溢性银屑病”。皮肤镜检查可以帮助区分这两种情况，脂溢性皮炎的特点是树枝状血管，而头皮银屑病的特征是红点、球状和扭曲的血管[2]。头癣易与脂溢性皮炎混淆，特别是由毛癣菌属引起的头癣，这种菌只要皮肤有轻度的刮伤就会感染。慢性单纯性苔藓最典型的特征是易累及后枕部，两者可以通过瘙痒症状来区分，瘙痒是慢性单纯性苔藓的显著特征。

治疗

应该让患者从一开始就意识到所有的治疗都是为了控制，而不是治愈。建议使用以控制头皮屑为目的的洗发香波。这些洗剂中主要的活性成分是吡硫锌、硫化硒、氯吡酮和酮康唑等。含有煤焦油的洗发香波对治疗脂溢性皮炎是有帮助的，但对患者来说不易接受这种油腻的洗剂。为了减少复发，以上这些洗剂每周至少要使用 2 次，还须进行维持治疗，以减少复发。

脂溢性皮炎严重时，需要使用含有抗炎成分的药物，最常用的是皮质类固醇。头皮局部使用含有皮质类固醇激素的剂型可以是凝胶、乳液、摩丝和洗发水。为避免不良反应，应在短时间内间断使用。对于非手术治疗无效的难治性病例，可系统性口服抗真菌药物，如酮康唑、伊曲康唑和特比萘芬，但系统性抗真菌药物的有效性证据还不充分[3]。

婴儿脂溢性皮炎

新生儿头顶上部出现油腻的黄色鳞屑，诊断为婴儿脂溢性皮炎或“摇篮帽”。本病往往有自限性，并且大多数婴儿在 1 岁内可得到自行缓解。目前被认为是特应性皮炎的一种特殊表现。

银屑病

引言和概述

银屑病是一种常见的炎症性皮肤病，好发于头皮。头皮也可以是银屑病的首发部位。该病的流行病学、病因学和病理学等在第 35 章节中讨论，本节主要讨论头皮银屑病的临床特点和治疗方法。

流行病学

银屑病在人群中的发病率为 2%～5%，大约 80%的银屑病患者会在某个阶段出现累及头皮的皮损。

病理生理学

在与银屑病相关的脱发患者中，大部分头皮活检显示退行期和休止期的毛囊增加。通常会有毛囊变小，皮脂腺萎缩。

临床特征

头皮银屑病的特点是境界清楚的斑块，通常为红斑，覆盖银白色鳞屑（图 107.2）。鳞屑相互叠加，进而发展成增厚的斑块。头皮银屑病可散在分布，或进一步发展融合，覆盖整个头皮。头皮银屑病往往累及发际线部位，从发际线向前额或颈部延伸 1～2cm。然而，早期皮疹无明显特征性，不易诊断，只有在其他

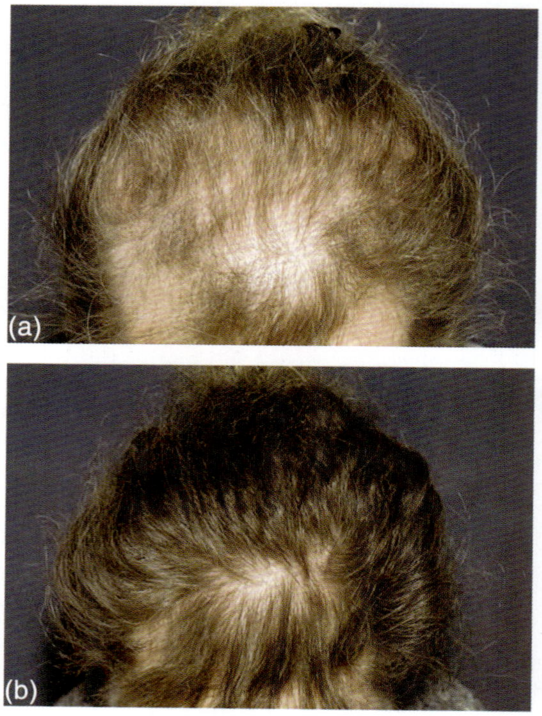

图 107.2 头皮银屑病与脱发

（a）银屑病脱发。（b）头皮银屑病积极治疗后头发重新生长。

部位有明确的皮疹或有明显家族史的情况下才能诊断。

在红皮病型银屑病中，头皮受累时可能会导致明显的脱发，与头皮银屑病局部休止期毛囊增多有关，重症可见局部脱发，但不明显，治疗常可以使头发再生。但与银屑病相关的瘢痕性脱发不会再生新发，这部分已在前述章节有所描述[1]。

鉴别诊断

头皮银屑病主要与脂溢性皮炎相鉴别。应检查身体其他部位是否存在银屑病皮损，往往能提供诊断线索，但有时也不能明确区分。少数情况下，盘状红斑狼疮的单独皮疹类似于头皮银屑病，光秃头皮上单发的鳞屑性斑块可能代表鲍温病。

治疗

头皮银屑病和躯干银屑病的治疗有相似之处，但也有不同之处。在当今社会，头发的主要功能是外貌美观，所以影响外观的治疗很少被接受。如脏、黏、油腻的面霜和软膏等，必须用更适合的载体代替，如凝胶、乳液、摩丝或洗发水配方。治疗可以控制病情，但不能根治。非常有必要向患者说明关于治疗的长期性和维持治疗的重要性。皮损部位的头发互相粘连变厚，像一堵墙，对局部吸收治疗产生阻碍。在严重的头皮银屑病病例中，通过物理方法去除这些增厚的斑块是在其他抗炎药物治疗之前的必要步骤。

药物性洗发香波可用于治疗头皮银屑病，通常含有煤焦油，具有温和的抗感染作用，对瘙痒患者有舒缓作用。其他活性成分包括杜松油、花生油、水杨酸、椰子油和尿素等。这些药用香波中添加护发素会使患者更容易接受。日常生活中使用去头皮屑洗发水可能也有帮助。

对于有厚腻斑块的患者，应努力去除表面鳞屑。使用油类(如花生油或橄榄油)、石油基润肤剂或含有煤焦油、水杨酸或杜松油的润发油外敷鳞屑，可以持续数小时或一夜。一旦鳞屑软化，可以用钝齿状塑料梳子轻轻梳理，应尽量避免头皮下的任何创伤，创伤可能因为同形反应而导致银屑病加重。患者经常需要专业护士、朋友或护理人员的帮助。如果这种软化剂保留整晚，且使头发干燥板硬，应在头发上涂普通的洗发水，揉搓后产生乳液，然后对头发进行润湿和冲洗。头皮厚腻鳞屑情况严重时，为给后期的抗炎治疗做充分的准备，这个软化程序可能需要重复几天才能达到目的。

在银屑病较轻微的病例或范围已经缩小的严重病例中，治疗重点应放在潜在的银屑病上。维生素 D 衍生物、外用皮质激素制剂或者同时含有两者的制剂及局部类固醇混合水杨酸等成分的外用药物，是主要的治疗手段。超强效或强效局部类固醇激素优于维生素 D 衍生物，而维生素 D 衍生物和类固醇组合优于强效类固醇单一疗法[2]。针对头皮银屑病患者进行类固醇激素治疗会导致头皮萎缩的潜在风险，在丙酸氯倍他索的试验中已有描述，原因尚不清楚[3]。局部皮质类固醇激素或复合产品通常需要经常使用，例如每天使用，连续一个月，然后减到每周 2 次维持治疗。需要强调的是，应该让患者了解不同的配方并选择最适合自己的药物。以凝胶、泡沫和洗发水为形式的新配方旨在解决患者对旧疗法的不满，从而提高依从性[4]。

在头皮银屑病的治疗抵抗病例中，可能需要使用系统性药物来控制病情。短期使用环孢素非常有效，尤其是当银屑病伴有明显的脱发时可以观察到明显效果。因为头发的覆盖起到阻挡紫外线的作用，因此紫外线治疗有效性差，但对治疗抵抗的发际线处银屑病行准分子激光治疗是有效的[5]。

石棉状糠疹

引言和概述

石棉状糠疹是指头皮上出现如屋顶上的瓦片一样重叠状的鳞屑，这些鳞屑附着堆积，黏附于头发根部。可能局限于一小片，亦或大片厚痂样广泛的覆盖整个头皮，形成一个头盖骨型外观的外壳。掀开剥离鳞屑往往导致毛发脱落，露出湿润的红斑。经过治疗，头发通常会再生。一些学者认为石棉状糠疹是一种严重的银屑病，而另一些学者则认为归因于一系列原发病的一种模式，如脂溢性皮炎、湿疹、慢性单纯性苔藓、银屑病。

病理生理学

Knight 对 18 例患者进行活检后发现，此病的病理学改变最一致的是海绵水肿、角化不全、淋巴细胞亲表皮和不同程度的棘层肥厚。造成鳞屑最主要的特征是弥漫性角化过度和角化不全合并毛囊角化，这些鞘状物包绕每根发根。

治疗

首先轻轻去除鳞屑，具体方法同头皮银屑病的治疗。应该注意的是，通常是在局部合理使用皮质类固醇激素的基础上来治疗这些原发病。

接触性皮炎

引言和概述

头皮接触性皮炎是由外界刺激物导致的炎症性

皮肤病，可分为刺激性（非免疫性）或变态反应性（免疫性）两大类。头皮对外界刺激有惊人的抵抗力，可能是由于角质层较厚起到的屏障作用，或是朗格汉斯细胞的抗原表达受损。大多数接触性皮炎发病在与产品接触的地方，如发际线，或使用这些产品的人的手上，例如理发师的手部皮炎。

刺激性接触性皮炎，最常见的刺激物是漂白剂、硫乙醇酸盐（持久性卷发液）和高温（吹风机）（见第129章）。洗发水可以使头皮干燥，但大部分化学物质在短时间接触后就会被洗掉。刺激性接触性皮炎可在接触后的短时间内在头皮上表现为灼热感、酸痛或紧绷感，可表现为红斑、水肿和渗出。

变态反应性接触性皮炎，原因包括持久性染发剂、漂白剂、持久性卷发液、直发剂和软化剂（见第128章）。变态反应性接触性皮炎可能是医源性的和人为性的，如在斑秃的治疗中使用二苯莎草酮（diphencyprone，DPCP）。

治疗

接触性皮炎首先要识别和消除接触刺激物或过敏原，急性期可使用局部皮质类固醇来治疗。头发护理的方法需要因人而异进行相应变化。

慢性单纯性苔藓

引言和概述

慢性单纯性苔藓是指由于长期摩擦和抓挠造成的皮肤局部增厚。皮纹明显，颈后部位经常受累，形态类似银屑病。

流行病学

慢性单纯性苔藓青春期前很少见，30—50 岁发病率最高，女性比男性常见。

病理生理学

典型的组织学特征包括角化过度和棘层肥厚，伴有局限性角化不全和海绵水肿。

临床特征

慢性单纯性苔藓是由不明原因的瘙痒而引起抓挠和摩擦后出现的皮疹。虽然瘙痒的原因可能无法确定，但它属于神经性皮炎的范围。主要症状为瘙痒，最常见的相关疾病为特应性皮炎、脂溢性皮炎和银屑病。

治疗

慢性单纯性苔藓的治疗首先需要对患者进行宣教，使他们对疾病的诱因有深刻的认识，建议接受一些心理方面的治疗。消除“瘙痒-搔抓”的恶性循环非常重要。治疗瘙痒的方法，常涉及外用强效或超强效皮质类固醇激素或局部注射皮质类固醇激素。皮损区域用皮质类固醇封包治疗可能是有益的，但难以在头皮上实现。可采用认知行为疗法，尤其是改变搔抓习惯是明确的方法之一。

放射性皮炎

引言和概述

1895 年发现 X 射线后，在 20 世纪初被广泛的应用于与毛发有关的疾病治疗。X 射线被认可是治疗多毛症的方法，后来又被认可治疗头癣，大约有 30 万儿童接受这种治疗方法，这种情况一直持续到 1958 年发现了灰黄霉素为止。不幸的是，后来发现 X 射线会诱发皮肤癌，现在仅限于恶性肿瘤的治疗。

病理生理学

在慢性放射性皮炎中，可以观察到表皮萎缩，毛囊和皮脂腺缺失，表面毛细血管扩张，深层血管可能部分或完全纤维化闭塞。

临床特征

在接受头皮 X 射线治疗几十年后，患者仍可能出现临床表现。常见的表现包括基底细胞上皮瘤或局限性斑秃或治疗部位的毛发发生毳毛化。因此，早先治疗头癣的患者更倾向于使用以往的称为“光疗法”的名词来代替 X 线疗法的称谓。目前采用放疗治疗恶性肿瘤的患者，头皮放疗区域一开始是红斑，在慢性阶段逐渐变白，进而出现瘢痕性秃发。慢性放射性皮炎患者的照射区域皮肤是萎缩的。放射治疗后可能出现皮肤坏死，并且在治疗数年后仍有恶变倾向。

治疗

没有有效的治疗方法，但局部出现斑秃、恶变、坏死可通过手术切除。

继发性瘢痕性秃发

许多炎症性因素损害头皮结缔组织，导致继发性瘢痕性秃发。与第 89 章和第 93 章讨论的原发性瘢痕性秃发不同，在继发性瘢痕性秃发中，毛囊不是炎症的原发侵犯部位。除了炎症外，继发性瘢痕性秃发可能是外源性损伤（放疗、烧伤）、感染、发育缺陷和肿瘤造成的（表 107.1）。

表 107.1 继发性瘢痕性秃发的原因和发育缺陷及遗传疾病相关的毛发脱失

继发性瘢痕性秃发			
创伤性	放射性皮炎		
	机械创伤		
	术后(如皮瓣坏死)		
	烧伤		
	意外脱发		
	人工皮炎		
	牵引性秃发		
	热梳子脱发		
硬化性疾病	硬斑病		
	硬皮病		
	硬化性苔藓		
	迟发性硬皮样卟啉病		
	慢性移植物抗宿主病		
肉芽肿	结节病		
	类脂质渐近性坏死		
	感染性肉芽肿		
感染	细菌性	毛囊炎	
		疖/痈	
	真菌性	脓癣	
		黄癣	
		头癣(很少形成瘢痕)	
	病毒性	带状疱疹	
		水痘	
		HIV	
	原生动物性	利什曼病	
	螺旋体	梅毒	
	分枝杆菌	结核病	
肿瘤性	良性	圆柱瘤	
		其他附属器	
		肿瘤	
	恶性	原发性	基底细胞上皮瘤
			鳞状细胞癌
			皮肤 T 细胞淋巴瘤
		继发性	肾、乳房、肺、胃肠
			淋巴瘤,白血病
发育缺陷和遗传疾病	皮肤发育不全		
	面部偏瘫(龙贝格综合征)		
	表皮痣		
	毛囊错构瘤		
	色素失禁症		
	灶性皮肤发育不全(Goltz 综合征)		
	汗孔角化病(Mibelli 病)		
	鱼鳞病		
	大疱性表皮松解症		
	多发性骨纤维发育不良		
	Conradi 综合征(软骨发育不良)		

硬皮病和硬斑病

引言和概述

硬皮病(见第 56 章)是局限性或泛发性结缔组织异常引起的疾病。硬斑病(见第 57 章)是自身免疫性结缔组织异常引起的疾病,可影响头皮并造成局限性瘢痕性秃发。在头皮硬斑病的早期病变中,常因毛发遮蔽而使离心扩张性淡紫色边界显得模糊。典型的硬斑病皮疹为白色光滑无毛的斑块。头发脱失往往是永久性的,病变部位皮肤早期肿胀,然后逐渐发生硬化萎缩,直至表面苍白光亮,可能有少许色素沉着。病变可以单发或多发。

前额头皮的线状硬皮病,也被称为“军刀”,其特征是缓慢进展的非炎症性脱发(图 107.3)。有迹象表明,病变可能沿 Blaschko 线分布。皮疹可向下延伸至脸颊、鼻子或上唇,但很少累及口唇和舌体。

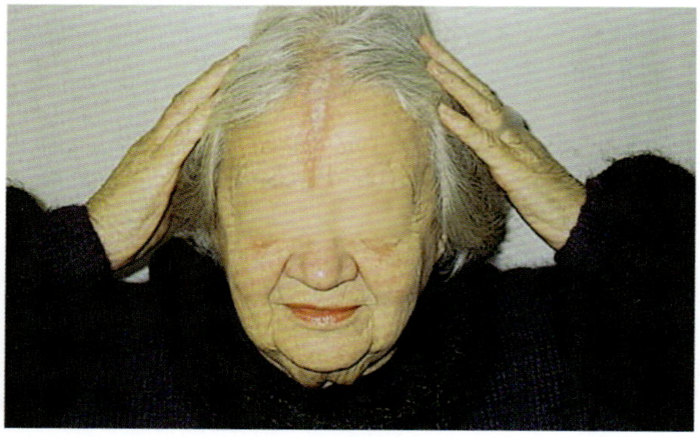

图 107.3 线状硬斑病(线状硬皮病)。老年女性患者自青春期患上此病,后经活检证实,伴女阴硬化性苔藓

组织学检查显示毛囊中上部慢性炎症和显著的纤维化[2]。

慢性移植物抗宿主病晚期发生硬皮病样损害时,可能累及头皮产生瘢痕性秃发。迟发型皮肤卟啉症也可能在头皮上产生硬皮病。

治疗

有效的局部类固醇激素外用,如丙酸氯倍他索和病灶内注射曲安奈德,可阻止疾病进程,但往往需要系统性药物治疗。口服皮质激素、青霉胺、柳氮磺胺吡啶和羟氯喹都曾被用于不同的成功病例。外科手术切除线状硬皮病是明确的治疗方案,但是由于会复发,手术时需要尽可能扩大切除病变。

渐进性坏死性疾病

环状肉芽肿和类脂质渐近性坏死都有累及头皮的报道,但这些疾病并不常见。皮疹通常表现为环状、红色或黄色斑块,有或没有萎缩和毛细血管扩张,通常累及前额和额顶部头皮,头皮坏死导致继发性瘢痕性秃发发生[1]。仅从临床上很难区分类脂质渐近性坏死、环状肉芽肿和结节病[2,3]。

结节病

第 98 章讨论结节病。结节病很少发生在头皮上,一旦发病会导致瘢痕性或非瘢痕性秃发(图 107.4)[1,2]。病变初始呈现为丘疹或结节,并可融合形成斑块,瘢痕性秃发区域呈现不同程度的红斑和鳞屑。这些斑块可能有轻微隆起的环状边界,受累部位可能会瘙痒。

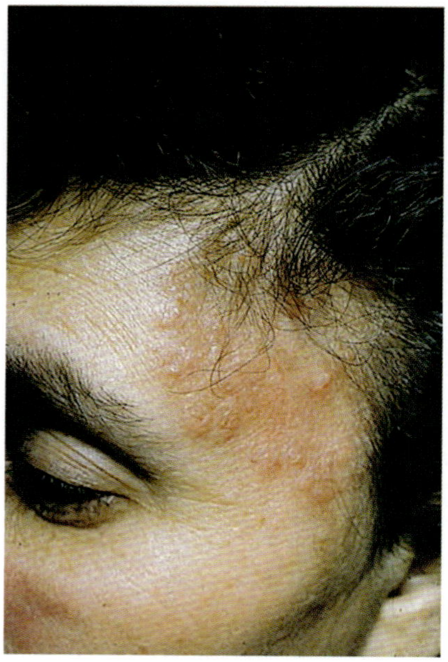

图 107.4 发际线处和前额处结节病

在缺乏特征性表现或为了明确结节的特性时,可通过活检显示特征性非干酪样坏死、上皮样肉芽肿的裸结节来诊断。

应首先尝试局部外用或皮损内注射类固醇激素治疗。对于治疗抵抗病例需要系统性应用糖皮质激素来控制脱发。长期维持低剂量的甲氨蝶呤(MTX)是作为激素减量时有效的辅助治疗方法。预后多种多样,但大多数患者至少需要 6 个月以上的治疗。

毛囊黏蛋白病

引言和概述

毛囊黏蛋白病有两种类型:原发性和继发性。继发性毛囊黏蛋白病常与淋巴瘤相关,尤其是蕈样肉芽肿,也与慢性盘状红斑狼疮、血管淋巴管样增生、嗜酸细胞增多症和寻常性狼疮有关。原发性和继发性病例从临床特点难以区分。

流行病学

毛囊黏蛋白病是一种罕见的疾病,没有种族倾向的报道,但男性患者比女性患者更为常见。原发性毛囊黏蛋白病可在任何年龄发病,最常见于 10—40 岁。继发性毛囊黏蛋白病往往发生在年龄较大的人群中。

病理生理学

所有病例都需要活检,以确诊并且寻找蕈样肉芽肿组织学证据。组织学特点是毛囊和皮脂腺的细胞变性,特别是在毛囊的外毛根鞘可见大量的黏液蛋白(透明质酸)沉积。在皮肤炎症病变浸润中,应仔细寻找是否有蕈样肉芽肿的证据。在许多情况下,蕈样肉芽肿的特征是不明显的,并且与原发性毛囊黏蛋白病有相当程度的特征重叠[1]。在这种情况下,只有患者定期随访才能区分原发性和继发性毛囊黏蛋白病。

临床特征

毛囊黏蛋白病由成群的,有时伴有瘙痒的毛囊性丘疹和红斑以及质地松软的斑块组成,主要发生在头皮和面部,但也可能发生在其他地方。典型斑块一般无毛发,仔细观察会发现扩张的毛囊开口。黏液可以从受影响的毛囊中分泌出来,有时毛囊上会有角质栓,有些病变可能会形成溃疡。由于不总是伴有脱发现象,因此,现名称毛囊黏蛋白病比旧称"黏蛋白性脱发"更恰当。有报道沿着 Blaschko 线分布的线状皮损已在前有所介绍。

继发性病变可能在躯干和四肢上播散。如果不进行治疗,斑块往往会在 2 个月至 2 年内自行缓解。但是对于年龄较大的患者,皮疹持续时间较长。15%~20%的慢性病例与蕈样肉芽肿有关。

治疗

许多病例会自行缓解,局部或病灶内应用类固醇一般是有效的。浅表放疗和光疗有助于继发于蕈样肉芽肿的毛囊黏蛋白病治疗。据报道,在原发性毛囊黏蛋白病中,羟氯喹已被成功地用于快速缓解脱发和毛发再生的治疗[2]。泛发性瘙痒性皮损需要口服低剂量类固醇激素或氨苯砜。

瘢痕性类天疱疮

第 50 章讨论了瘢痕性类天疱疮。它是一种自身免疫性慢性大疱类疾病,容易累及黏膜,愈合后形成瘢痕。头皮瘢痕性类天疱疮罕见,主要发生于老年人,女性比男性多见[1,2]。

该病可累及眼睑、眶周和(或)生殖器黏膜,有40%~50%的病例累及皮肤,皮肤病变可能先于黏膜病变几个月或几年发生[3]。皮肤损伤反复出现并留下瘢痕。最容易受侵的部位是面部和躯干上部,但大约 10%的病例可累及头皮。典型病变表现为红色斑块,有糜烂、粟粒疹和瘢痕性秃发(图 107.5)。若病变主要在头部和颈部,是 Brunsting-Perry 型类天疱疮的主要特征。

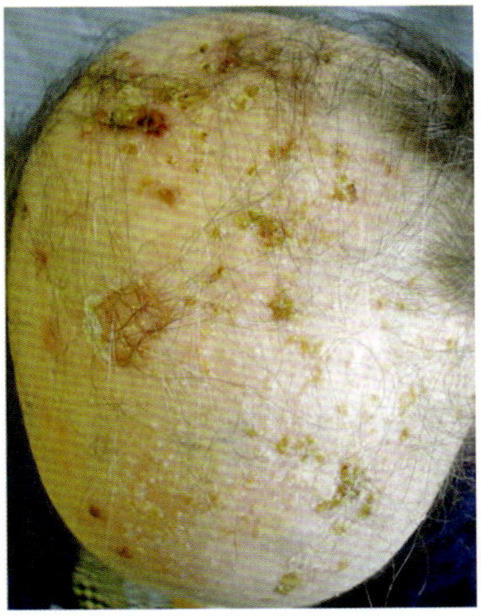

图 107.5 瘢痕性类天疱疮

轻度到中度病例可以用强效皮质类固醇进行局部治疗。系统性皮质类固醇和免疫抑制药用于皮损广泛和严重的病例,特别是慢性病例需要长期随访治疗。

头皮穿掘性蜂窝织炎

定义和术语

头皮穿掘性蜂窝织炎(脓肿性穿掘性头皮毛囊周围炎)表现为头皮毛囊周围炎,真皮浅部和深部脓肿,窦道形成和广泛的瘢痕[1]。

> **同义名**
> 分割性毛囊炎
> 脓肿性穿掘性头皮毛囊周围炎

第10部分

流行病学

头皮穿掘性蜂窝织炎(脓肿性穿掘性头皮毛囊周围炎)很少见,主要发生在18—40岁的男性,常见于深色皮肤种族。家族性病例和童年发病的病例很少见。

病理生理学

这种炎症的病因尚不清楚。虽然葡萄球菌、链球菌和假单胞菌可以从各种病变组织中培养出来,但至今没有分离出特异性致病菌。头皮穿掘性蜂窝织炎与毛囊闭塞三联征的化脓性汗腺炎和聚合性痤疮有关[2]。其他报道的相关疾病包括藏毛窦和脊柱关节病。

病理学[3]

组织学显示为大量的淋巴细胞、组织细胞和中性粒细胞浸润的毛囊周围炎。脓肿的形成最初导致毛囊皮脂腺的破坏,最终导致其他皮肤附属物破坏。可见角蛋白丝与异物巨细胞、淋巴细胞和浆细胞浸润的肉芽肿反应。针对细菌、真菌和分枝杆菌的特殊染色呈阴性。

临床特征

在头顶附近出现疼痛的、独立的、浅色的结节,逐渐形成脓肿变得更松软和凹凸不平(图107.6)。在红斑和水肿基础上融合的结节形成不规则的脑回状结构。稀薄、血性脓液从硬结的窦道中流出,头皮的某个部位受到压力,可能导致邻近的其他脓肿区域流出脓液。部分病例中出现颈部淋巴结炎,但在许多病例中并无淋巴结炎表现。皮疹会形成进行性瘢痕性秃发和永久性秃发。有一个典型的现象是,大部分毛发从这些炎症病变的顶端脱落,少部分呈束状聚集在低凹处。病程缓慢,经常急性恶化。

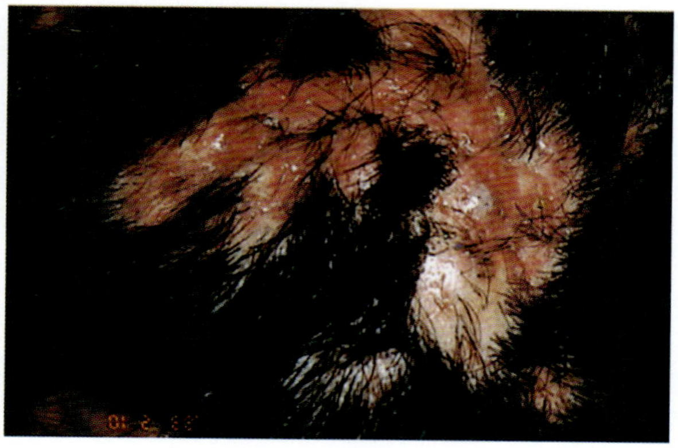

图107.6 头皮穿掘性蜂窝织炎

(Dyall-Smith 1993[7]提供,经澳大利亚皮肤学杂志许可转载)

可能还存在毛囊闭塞三联征的其他异常临床特征,并可能伴有藏毛窦(毛囊闭塞四联征)或脊柱关节病。发生骶髂关节炎的概率为73%。皮肤病发病与关节炎发病呈平行关系。

鉴别诊断

临床鉴别诊断包括位于头皮的脓癣、坏疽性脓皮病和脓疱糜烂性皮病。

检查

受感染部位常培养出细菌。真菌培养和常规组织学头皮活检以及直接免疫荧光检查可以排除其他引起瘢痕性秃发的原因。

治疗

本病容易复发,病程较久。系统抗生素和局部或皮损内注射皮质类固醇有时是有帮助的。异维A酸(每日1mg/kg)、强的松(每日0.5~1mg/kg)和红霉素(每日4次,每次500mg)联合使用,可快速缓解病情。由于炎症主要发生在毛囊周围,所以在尚未被不可逆转破坏的部分会有大量毛发重新生长。4周后可停用抗生素,强的松逐渐减量,局部加用激素类药膏。异维A酸至少持续应用6个月,病情复发时可重复使用。对药物治疗抵抗的病例,可以考虑广泛切除和移植。已经有报道在老年患者中用浅表放射治疗成功的病例。有学者观察到激光脱毛后会有所改善,抗肿瘤坏死因子生物制剂已用于治疗顽固性头皮穿掘性蜂窝织炎[6]。

异维A酸在本组疾病的明显效果与秃发性毛囊炎患者中口服异维A酸常出现的疗效不佳形成对比,表明这两个疾病是不同的类型,而不是同一种疾病的病谱上的不同表现。

头皮增厚性疾病

回状颅皮

引言和概述

回状颅皮(CVG)指的是一种形态上的综合征,因头皮皮肤出现肥厚和皱褶,从而产生一种漩涡状或脑回状形态的表现。可分为原发性和继发性两种类型。原发性又分为原发性真性回状颅皮和非真性回状颅皮,前者没有相关的特征,而后者与多种精神、脑、眼科异常相关。

原发性回状颅皮

原发性回状颅皮的病因尚不清楚。尽管在复杂综合征的背景下已经报道了家族发病形式,但大多数病例是散发的。皮肤的变化通常发生在青春期之后，30 岁之前。男性多常见，男女发病比例为 5∶1。本病与学习障碍有很大关联。Akesson 在瑞典的医疗机构[1]中发现 47 例(3.4%)回状颅皮，在意大利一家精神病院的 494 名患者中，有 22 例(4.5%)回状颅皮[2]。后一项研究中的细胞遗传学分析显示，9 名患者的染色体存在脆性位点(染色体 9、12 和 X)。

继发性回状颅皮

由多种潜在的原因所导致先天性黑素细胞痣是最常见的，但其他的痣样异常，如脂肪瘤样痣和结缔组织痣及遗传性疾病，如神经性纤维瘤也可能引起回状颅皮。回状颅皮已经被认为与多种内分泌和遗传疾病相关，包括肢端肥大症、黏液水肿、胰岛素抵抗、特纳综合征和湿疹。发病年龄比原发性回状颅皮更多变。而在痣样结构中，继发性回状颅皮可能在出生时就存在。

病理生理学

本病头皮相对于下方颅骨增生过度。原发性回状颅皮组织学在大多数情况下是正常的。继发性回状颅皮取决于基础病的特点。

临床特征

回状颅皮通常会累及头皮的顶部和枕部，也可能累及整个头皮。褶皱通常呈纵向排列，但在枕骨上可能呈横向排列。在头皮褶皱凸起处头发密度降低。

鉴别诊断

鉴别诊断包括骨膜增生性厚皮症和“头皮肿块综合征”。前者是遗传决定的，主要发生在男性。它与回状颅皮有几个不同之处：①头皮皱褶，但脸部、手部和足部皮肤也受到影响；②皮肤的变化伴随着指骨的增厚和四肢骨增长而变化；③皮肤受累 10～15 年后，停滞不发展。

治疗

检查目的是查明根本原因。这些可能包括神经科学、内分泌学、眼科学和细胞遗传学的研究。在早期发病的回状颅皮中，组织切片检查可以发现由该处的特有病变引起的病例，如黑素细胞痣。大多数情况下对症治疗。应教育患者注意头皮卫生，以避免皱襞中的皮肤碎屑和分泌物堆积。在特定的病例如脑回样痣中可进行手术矫正。

脂肪水肿性脱发

脂肪水肿性脱发是一种罕见的病因不明的疾病。它的特点是显现出厚厚的，松软的头皮，伴有不同程度的脱发[1,2]。虽然最初是在黑人妇女中报道的，但在白人妇女[3,4]和男性[5]中也有该病例的报道。头皮呈现缓慢的渐进性、弥漫性脱发和沼泽地样增厚。一般没有与之相关的疾病或生理异常。病理学包括皮下脂肪层肿胀导致头皮厚度增加 1 倍，其间可见较多的毛囊萎缩和纤维化。光镜和电子显微镜显示头皮厚度的增加是脂肪组织的裂解和变性引起的局部水肿。除了脂肪组织层增厚，皮肤水肿、淋巴管[6]扩张和弹性纤维碎裂外，还有黏蛋白消失[7]，这表明原发性病因可能与淋巴管异常有关。局灶性病例可行外科头皮缩小术[8]。

头皮肿瘤

头皮是皮肤肿瘤的好发部位，这些病变大致可分为良性、恶性或转移性。良性和恶性肿瘤可发生于表皮、毛囊皮脂腺单位或附属器。由于头皮部长期阳光照射，是鳞状细胞癌、基底细胞癌、恶性雀斑样痣、黑素瘤和血管肉瘤的常见部位。这里只列举头皮易发生的肿瘤。

皮脂腺痣

皮脂腺痣是一种常见的先天性错构瘤，表现为橙黄色无毛斑块，最常见于头皮(见第 75 章)。出生时出现，在童年和青春期变得更加明显。从青春期开始，这种斑块通常会变厚变硬。目前认为基底细胞癌和其他附属器肿瘤是在皮脂腺痣的基础上发展而来，因此一些皮肤科医师提倡外科手术切除皮脂腺痣作为预防措施。在一项对 706 例患者和 707 个标本进行的大数据回顾性研究中发现，皮脂腺痣内发现的最常见肿瘤是毛母细胞瘤(7.4%)和乳头状汗管囊腺瘤(5.2%)。恶性肿瘤仅占 2.5%(基底细胞癌 1.1%和鳞状细胞癌 0.6%)，这些恶性肿瘤并没有在儿童时期发生，所以切除手术可以在青春期或成年后择期实施[1]。

乳头状汗管囊腺瘤

乳头状汗管囊腺瘤是一种罕见的、良性附属器肿瘤，由顶分泌腺或者外分泌腺的汗管组成，通常在头皮上表现为一个单发的、粉红色、圆顶状结节(见第 138 章)。可能与皮脂腺痣一起发生。他们通常从出生或婴儿时期就存在。溃疡、出血和迅速增大等恶性改变预示恶变。所以建议将手术切除作为预防性措施。

毛囊皮脂腺单位肿瘤

毛发上皮瘤。毛发上皮瘤是常发生在头皮上的红色结节(见第138章)。毛发上皮瘤可以是单发的,但通常同时存在多个病变,可以覆盖大面积头皮,所以有了"头巾肿瘤"一词。该肿瘤是良性肿瘤,生长缓慢,可能会引起相当严重的美容问题。毛发上皮瘤可手术切除。

毛鞘囊肿。毛鞘囊肿来源于毛囊的外毛根鞘(见第134章)。90%的毛鞘囊肿位于头皮上,使得局部毛囊密度增加。虽然病变大部分单发,但也有多发病变的存在。如果需要治疗,可以手术切除。

头皮转移瘤

头皮是皮肤转移瘤的好发部位,占所有皮肤转移瘤的12%(见第147章)。它们通常在头皮上表现为单一、光滑、无毛的结节,最初常被误诊为良性囊肿。它们可能是潜在恶性肿瘤的首发表现。原发肿瘤通常位于肺、胃、结肠或肾脏[1]。

头皮感染

头皮是皮肤感染的常见部位。脱发是其中的一个特点。头癣(见第32章)、节肢动物相关的感染(见第34章)和细菌感染(见第26章)在其他章节讨论。

第10部分

梅毒

二期梅毒病例中有2.9%~7%的患者发生脱发,是特征性表现[1,2,3](见第29章)。脱发通常有"虫噬样"的外观,但在本质上可能是弥漫性的。二期梅毒的其他特征在大多数病例中都存在,特别是淋巴结增大和肝大[4]。但据报道,虫噬样脱发是二期梅毒的特征性表现[4]。组织学上的特征包括:退行期和休止期毛囊增加以及毛球周围淋巴细胞浸润,出现类似于斑秃的病理变化[3]。梅毒的其他特征包括峡部淋巴细胞浸润、毛球旁淋巴细胞聚集,并可见浆细胞。尽管有特异性的染色方法,但是通常发现不了苍白螺旋体[1,5]。脱发区特点是没有瘢痕的,有时会影响其他有毛发的部位。梅毒性脱发通常在适当治疗3个月内痊愈[1]。

三期梅毒的匍行性结节状梅毒疹也可累及头皮,梅毒性树胶肿是造成瘢痕性秃发的原因。

艾滋病

在HIV感染者中,头发各种生长变化已经有描述(见第31章)。休止期脱发很常见,诱因包括慢性HIV-1感染、继发感染、营养不良和药物等[1]。

据报道,有几种反转录抗病毒药物,特别是茚地那韦[2]和其他蛋白酶抑制药,使体毛和头发脱落。在一个案例中,一名62岁HIV感染者在接受反转录抗病毒治疗18个月后出现了脱发,其中包括洛匹那韦/利托那韦[3]。停药后2个月,脱发可以完全逆转。也有报道说艾滋病病毒感染的患者会出现斑秃。头癣、银屑病和脂溢性皮炎在HIV感染患者中更为常见[4-6]。毛发变直是黑人患者感染艾滋病病毒的一个常见特征[7]。

在HIV感染中可观察到各种形式的毛囊炎,包括痤疮样皮疹、葡萄球菌性毛囊炎和嗜酸性脓疱性毛囊炎。

头皮脓疱

有很多疾病会在头皮上出现脓疱。病变情况从只有脓疱而没有脱发到伴随局限性瘢痕性秃发而不同。图107.7显示了头皮脓疱的临床诊断方法。

第89章讨论了与瘢痕性秃发出现有关的脓肿情况。其他情况也在本书的其他章节有所涉及:

- 头皮毛囊炎:见第93章。
- 须部假性毛囊炎:见第93章。
- 发际线处的坏死性淋巴细胞性毛囊炎(痤疮变型):见第93章。
- 头皮穿掘性蜂窝织炎/脓肿性穿掘性头皮毛囊周围炎:见本章前面关于继发性瘢痕性秃发章节。
- 瘢痕性毛囊炎、须部瘢痕性痤疮:见第93章。
- 脱发性毛囊炎:见第89章。

头皮糜烂性脓疱性皮肤病

引言和概述

本病主要累及老年人[1,2]。其病因不明,但Grattan等[3]在对12例患者的研究中认为局部创伤和日光损害是重要的诱因。外科手术、冷冻手术、皮肤移植和放射治疗都可能导致这种情况[4]。

病理生理学

组织学检查显示表皮糜烂,由淋巴细胞和浆细胞组成的慢性炎性细胞浸润,异物巨细胞的聚集处表明此处原有毛囊已被破坏。

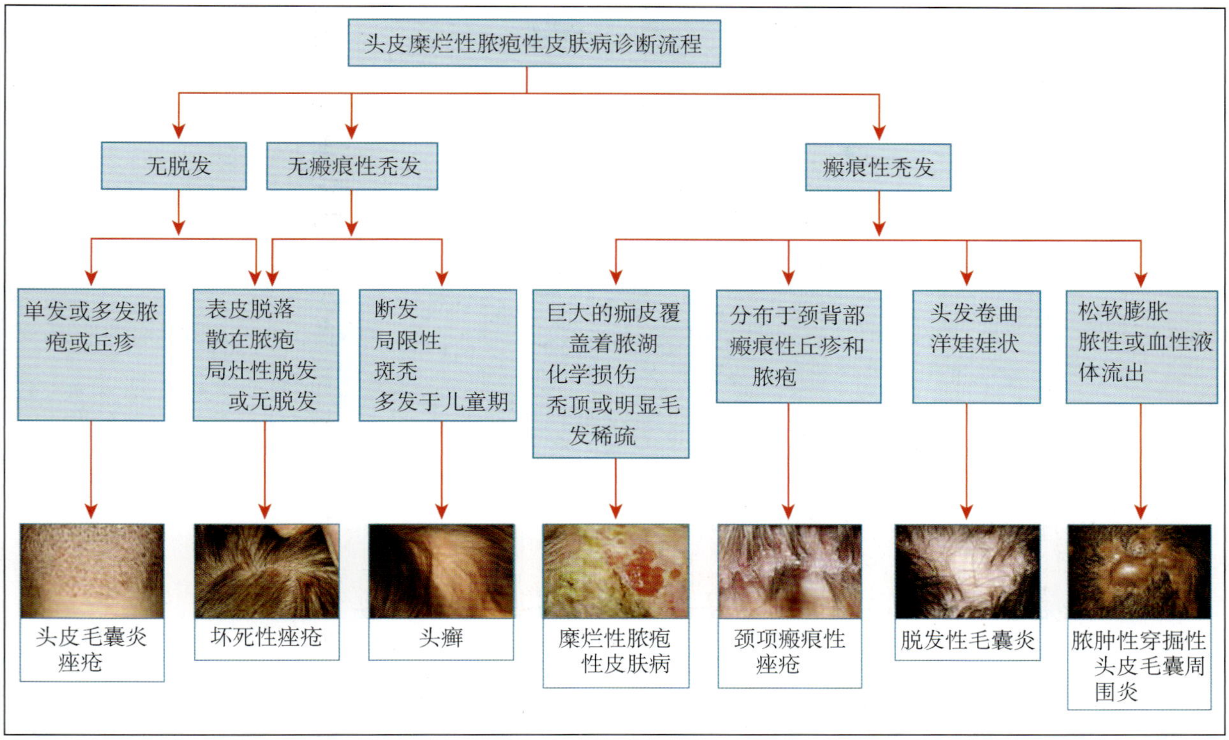

图 107.7　头皮糜烂性脓疱性皮肤病诊断流程

临床特点

初始时，仅表现为一小片头皮红斑、粗糙和头发易折断，进而逐渐出现表面脓肿，进一步加重呈现厚腻的脓性痂皮(图 107.8)。随着病情进展，活动区域与瘢痕区域并存。该病晚期总是伴随着明显的脱发。瘢痕中可发展为鳞状细胞癌[5]。

鉴别诊断

化脓性或真菌性感染可通过细菌培养等方法鉴别诊断，而且该病对抗菌药或抗真菌药的治疗无明显的效果也可作为鉴别诊断。活检是必要的，以排除脓疱性银屑病、瘢痕性类天疱疮、日光性角化症、鳞状细胞癌。

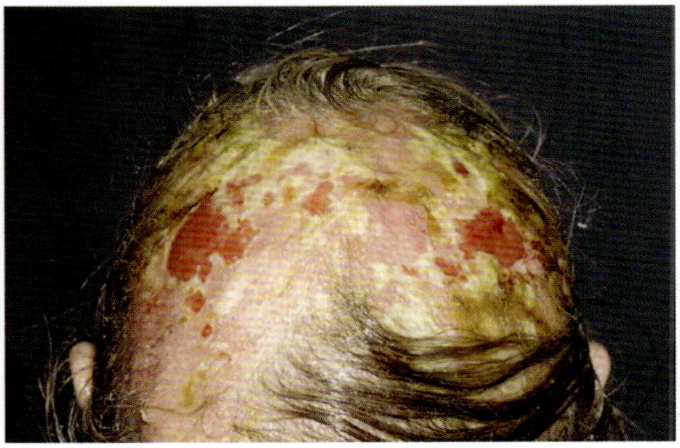

图 107.8　头皮糜烂性脓疱性皮肤病

治疗

强效的外用糖皮质激素(如丙酸氯倍他索 0.05%)会抑制炎症进展。6 个月内局部采用类固醇用量逐渐减少的治疗方法最终可治愈。坚持防晒和间歇性中效糖皮质激素维持疗法可长期缓解[7]。Ikeda 等建议口服硫酸锌，Boffa 提示局部卡泊三醇在某些情况下亦有疗效。最近，5%氨苯砜凝胶已被证明是安全有效的局部外用剂[8]。

医源性头皮脓肿

已有报道与化疗相关的头皮脓肿病例。Chiu 等曾报道，一名患有肺癌的 85 岁男子，在接受埃罗替尼治疗后头皮上出现脓肿[1]。埃罗替尼是一种表皮生长因子受体(EGFR)抑制药。EGFR 抑制药用于治疗晚期恶性肿瘤，在皮肤和毛囊代谢信号传递中起着重要作用。使用 EGFR 抑制药治疗的患者中 50%～70%会发展为暴发性痤疮样或脓疱样皮疹[2]。

其他类型头皮疾患

头皮瘙痒症

引言和概述

头皮瘙痒是一种常见的症状(见第 83 章)。它可能与多种疾病有关,包括皮肤病、神经疾病和心理疾病,也可能是系统性疾病的表现,或与医源性相关。头皮瘙痒是令人痛苦的,常在没有任何头皮病变情况下就会出现瘙痒。它通常不会出现明显的皮肤病理变化。本病在诊断和治疗上都具有挑战性。

流行病学

发病率和患病率

头皮瘙痒虽然很常见,但至今仍缺乏关于其发病率和患病率的研究[2]。在一项具有代表性的法国人口样本中进行的流行病学研究中发现,44%的人受到"敏感头皮"的困扰。其中 25% 的人抱怨有瘙痒感[3]。在 75 例无发疹的全身特发性瘙痒患者中,14%的患者涉及头皮瘙痒[4]。

年龄、性别和种族

在法国的一项研究中,有 25% 的患者头皮敏感发痒,研究人员根据年龄对这些患者进行了观察:31%的患者年龄在 35 岁以下,27%的患者年龄在 35 岁至 50 岁,42%的患者年龄在 50 岁以上。女性比男性更容易头皮敏感[3]。新加坡 75 例全身特发性瘙痒患者,性别或种族无差异。受影响者的平均年龄为 52 岁。

相关疾病

头皮瘙痒可与多种疾病联系在一起。这些疾病包括皮肤病、系统性疾病、神经疾病和精神病学或心身疾病(表 107.2)[5]。

表 107.2 与头皮瘙痒有关的疾病

分型	皮肤病
皮肤性疾病	脂溢性皮炎
	银屑病
	荨麻疹
	特应性皮炎和慢性单纯性苔藓
	变态反应性接触性皮炎
	斑秃
	毛发扁平苔藓
	中央离心性瘢痕性脱发
	盘状红斑狼疮
	疱疹样皮炎
	坏死性痤疮
	秃发性毛囊炎
	头皮毛囊炎
	感染和传染
系统性疾病	慢性肾衰竭
	肝胆疾病
	血液恶性肿瘤,例如淋巴瘤或白血病
	药物引起的瘙痒
	甲状腺功能障碍
神经系统(中央或周围神经系统疾病或失调)疾病	糖尿病神经病变
	带状疱疹后遗神经痛
	偏头痛
	非典型面神经痛
	头皮感觉不良
	大脑和脊髓损伤
	瓦伦贝格(Wallenberg)综合征
	脑肿瘤
心理疾病/心身疾病	"精神疾病"以及身心疾病相关的躯体瘙痒

根据 Goon 等,2007[4] 和 Ständer 等,2007[5] 改编。

病理生理学

病理学

头皮上有大量不同的细胞和递质参与了头皮瘙痒。图 107.9 示意了瘙痒递质及其活性位点。

肥大细胞释放组胺,通过神经纤维上的 H1 和 H4 受体诱导瘙痒。蛋白酶激活受体 2(PAR-2)通过降钙素基因相关肽(CGRP)和 P 物质介导慢性瘙痒。PAR-2 的外源激活剂包括细菌、真菌和室内灰尘产生的丝氨酸蛋白酶。瞬时受体电位 V1 型受体(TRPV1)可通过辣椒素、热、酸中毒和内源性内膜类物质而激活[6,7]。Mas-相关 G-蛋白受体(Mrgpr)可直接通过具有共同 C-末端的多肽激活。内源性类阿片系统包括三种类阿片受体:mu(MOR)、delta(DOR)和 kappa(KOR)以及类阿片脑啡肽、内啡肽、强啡肽和内吗啡肽。KOR 信号抑制瘙痒,而 MOR 信号刺激瘙痒,CB1 和 CB2 的激活导致瘙痒抑制。P 物质与角质细胞、内皮细胞和肥大细胞上的神经激肽 1 受体(NK1R)有高度的结合亲和性。肥大细胞脱颗粒会释放出引起瘙痒的促炎性细胞因子。在 C-纤维活动后,CGRP 释放促进了瘙痒。四种神经营养因子(NT)家族的成员参与了瘙痒的发病机制:NGF,BDNF,NT-3 和 NT-4。

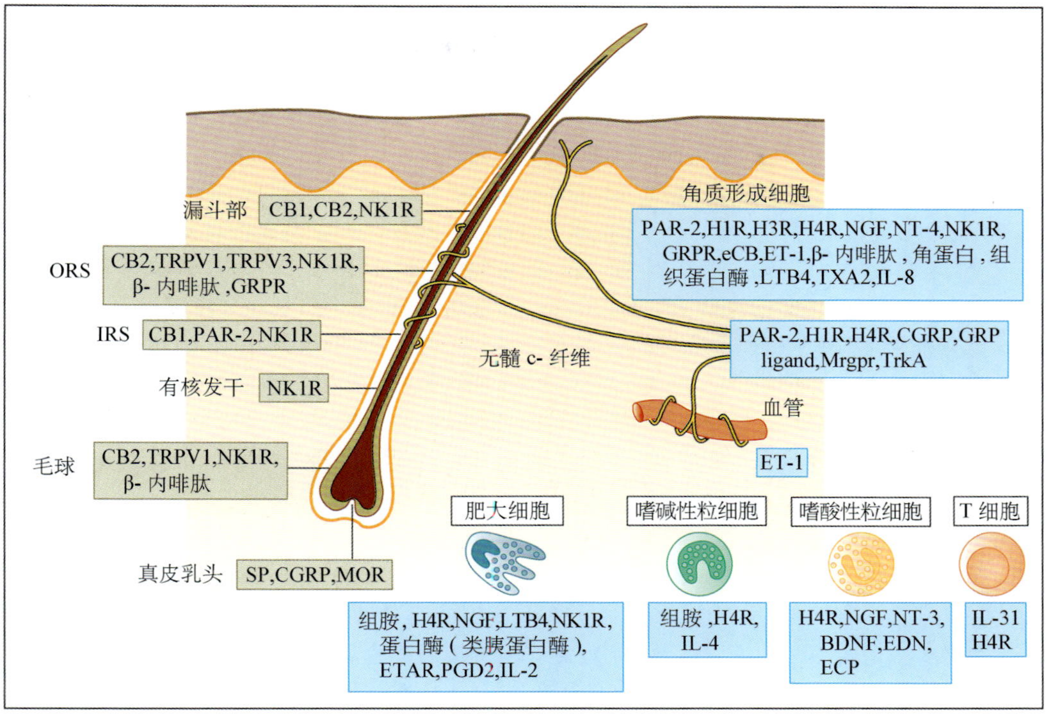

图 107.9 皮肤感觉受体和递质与头皮瘙痒有关

BDNF. 脑源性神经营养因子;CB. 大麻素受体;CGRP. 降钙素基因相关肽;eCB. 内源性大麻素;ECP. 嗜酸性细胞阳离子蛋白;EDN. 嗜酸性神经毒素;ET-1. 内皮素-1;ETAR. 内皮素相关受体 A;GRP. 胃泌素相关肽;GRPR. 胃泌素相关肽受体;H1R. 组胺受体 1;H3R. 组胺受体 3;H4R. 组胺受体 4;IL. 白细胞介素;IRS. 内毛根鞘;LTB4. 白三烯素 B4;MOR. 阿片类受体;Mrgpr. Mas-相关 G-蛋白受体;NGF. 神经生长因子;NK1R. 神经激肽 1 受体;NT. 神经营养因子;ORS. 外毛根鞘;PAR-2. 蛋白酶激活受体 2;PGD2. 前列腺素 D2;SP. P 物质;TrkA. 高亲和力 NGF 受体;TRPV. 瞬时受体电位 V 型;TXA2. 血栓素 A2。(改编自 Bin Saif 等,2011[2])

胃泌素相关肽受体(GRPR)具有独立于组胺的激活机制。内皮素-1(ET-1)引起人和动物的瘙痒。白细胞介素(IL)与瘙痒症的发病机制有关,包括 IL-2、IL-31 和 IL-8。

致病微生物

在头皮上发现高浓度的马拉色菌种。在正常条件下,马拉色菌可减少角质细胞产生的促炎性细胞因子。这与真菌细胞[8]周围有富含脂类的微球菌层有关。大量的油脂可能阻止真菌细胞诱导炎症,而低脂含量可能诱发炎症[9,10]。这解释了脂溢性皮炎瘙痒的病因。金黄色葡萄球菌也可能引起瘙痒,葡萄球菌的内毒素导致了 IL-31 的表达,这是一种已知的瘙痒递质[11]。葡萄球菌也可以通过 PAR-2 受体介导丝氨酸蛋白酶的表达[12],这可以解释为什么毛囊炎会发痒的疑问。

临床特征

病史

瘙痒是一种令人不快的皮肤感觉,导致渴望抓挠。可以是急性或慢性的,持续 6 周或更长时间的瘙痒定义为慢性瘙痒。

临床表现

头皮瘙痒可归类为发生在明显正常的皮肤上、病变的皮肤上或刮伤引起病变的皮肤上(图 107.10)。

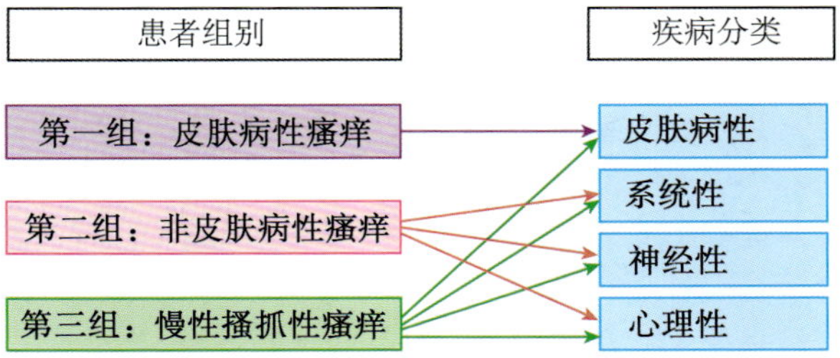

图 107.10 头皮瘙痒的临床分类[5]

并发症和合并症

慢性瘙痒可导致搔抓、摩擦和掐捏。搔抓可导致皮肤损伤,如表皮剥脱、结痂、苔藓样变和表皮剥脱性丘疹和结节。病变可能在不同阶段并存,并可能发生继发感染。病变可能留下萎缩性、色素沉着或色素减退性瘢痕。

病程和预后

头皮瘙痒的病程和预后取决于病因。治疗瘙痒的根本在于治疗潜在疾病。没有明确病因的慢性瘙痒是一个巨大的难题，尽管有针对性治疗，但仍可能持续多年。

检查

将瘙痒归为发生在表面正常的皮肤上、病变的皮肤上或搔抓引起的病变，有助于选择最合适的检查方法（表 107.3）。

表 107.3 头皮瘙痒检查方法[5]

分类	检查
皮肤病性瘙痒	显微镜和细菌培养 组织学/免疫荧光皮肤活检
非皮肤病性瘙痒	以病史为指导，也可包括： 全血计数 尿素和电解质 甲状腺功能 肝功能 铁蛋白
慢性抓伤性瘙痒	往往需要结合皮肤病性瘙痒和非皮肤病性瘙痒，如：活检和实验室检查

改编自 Ständer 等，2007[5]。

治疗

如果有头皮部位的皮肤病引起瘙痒的证据，则应治疗这种疾病。煤焦油香波、润肤露（包括油，如橄榄油或花生油）和局部皮质激素可能会有缓解。

头皮感觉不良

引言和概述

Hoss 和 Segal 首先将头皮感觉不良描述为慢性剧烈疼痛和（或）无继发皮疹的头皮瘙痒[1]。症状可能是潜在的精神疾病的一种表现，也可能是一种慢性疼痛综合征（见第 84 章）。

流行病学和病因学

在一项观察头皮敏感性流行病学研究中发现，这些具有代表性的法国人口样本中 44%的人群有头皮敏感。女性比男性更易患头皮敏感疾病，且与年龄无关。头皮敏感的人最常见的症状是刺痛、痒和灼痛感。头皮敏感与头皮疾病无相关性。引起头皮敏感的因素有热、冷、污染、情绪、干燥或潮湿的空气、水和洗发水等[2]。

Hoss 和 Segal 研究了脱发是否可能导致或促成头皮感觉不良，发现 11 例患者中有 7 例患有轻度雄激素性脱发。所得结论：与一般人群相比，雄激素性脱发并不会使头皮感觉不良的发病率增加，因此它不可能是头皮问题的唯一原因[1]。这项研究还考虑了精神因素在头皮感觉不良中的作用。11 例患者中有 5 例患者被一个或多个被医师明确诊断为合并精神疾病，其中 4 例出现在头皮感觉不良之前就有精神疾病[1]。Hoss 和 Segal 不能确定患者的疼痛是否是精神疾病继发的，也不能确定这些精神疾病是否与头皮感觉不良无关，或由头皮感觉不良引起。

其他局部的瘙痒综合征也与颈椎的病理状况有关。一项 15 例女性头皮感觉不良的回顾性研究中发现 14 例患者患有经过影像学证实的颈椎疾病。影像学最常见的发现是退行性椎间盘突出症，14 例患者中有 10 例患者发生在 C_5/C_6。有 14 例患者被建议采用局部或口服加巴喷丁治疗，在 7 例后续治疗中，有 4 例经过加巴喷丁治疗后症状有改善。有作者假设，继发于颈椎疾病的颅周肌肉或头皮腱膜上的慢性肌肉张力，可能导致头皮感觉异常的症状[3]。

治疗

普瑞巴林也被用于头皮感觉不良症的治疗[4]。Hoss 和 Segal 研究的 11 例患者中有 9 例患者的头皮症状因为使用低剂量抗抑郁药得到改善或完全缓解[1]。在头皮感觉不良症和其他局部疼痛综合征中使用抗抑郁药物的机制可能包括以下方面[5,6]：

- 使用抗抑郁药物可以缓解与慢性疼痛相关，或由慢性疼痛引起的抑郁，从而缓解症状。
- 三环类抗抑郁药可能具有镇痛作用。
- 抑郁和疼痛可能有相似的潜在生化机制。

（**译者**：樊仪 **一审**：郑新瑶 **二审**：朴永君 **三审**：崔勇 李承旭 **润色**：王千）

参考文献

所有文献请查阅网址：www. rooksdermatology. com.
以下列出的是重要参考文献。

Scaling disorders of the scalp

Seborrhoeic dermatitis

[1] Gupta A, Bluhm R. Seborrhoeic dermatitis. *J Eur Acad Dermatol Venereol* 2004;18:13-26.

[3] Gupta A, Richardson M, Paquet M. Systematic review of oral treatments for seborrhoeic dermatitis. *J Eur Acad Dermatol Venereol* 2014;28:16-26.

Psoriasis

[2] Mason A, Mason J, Cork M, *et al*. Topical treatments for chronic plaque psoriasis of the scalp: a systematic review. *Br*

第10部分

J Dermatol 2013;169:519-27.

Pityriasis amiantacea

[1] Knight AG. Pityriasis amiantacea: a clinical and histopathological investigation. *Clin Exp Dermatol* 1977;2:137-43.

Secondary cicatricial alopecia

Scleroderma and morphoea

[2] Whiting DA. Cicatricial alopecia: clinico-pathological findings and treatment. *Clin Dermatol* 2001;19:211-25.

Necrobiotic disorders

[2] Katta R, Nelson B, Chen D, *et al*. Sarcoidosis of the scalp: a case series and review of the literature. *J Am Acad Dermatol* 2000;42:690-2.

Sarcoidosis

[2] Katta R, Nelson B, Chen D, *et al*. Sarcoidosis of the scalp: a case series and review of the literature. *J Am Acad Dermatol* 2000;42:690-2.

Follicular mucinosis

[1] Rongioletti F, De Lucchi S, Meyes D, *et al*. Follicular mucinosis: a clinicopathologic, histochemical, immunohistochemical and molecular study comparing the primary benign form and the mycosis fungoides-associated follicular mucinosis. *J Cutan Pathol* 2010;37:15-19.

Cicatricial pemphigoid

[3] Leenutaphong V, von Kries R, Plewig G. Localized cicatricial pemphigoid (Brunsting-Perry): electron microscopic study. *J Am Acad Dermatol* 1989;21:1089-93.

Dissecting cellulitis of the scalp

[3] Whiting DA. Cicatricial alopecia: clinico-pathological findings and treatment. *Clin Dermatol* 2001;19:211-25.

[6] Navarini A, Trueb R. Three cases of dissecting cellulitis of the scalp treated with adalimumab: control of infl ammation within residual structural disease. *Arch Dermatol* 2010;146:517-20.

Thickened scalp disorders

Cutis verticis gyrata

[2] Schepis C, Palazzo R, Cannavo SP, *et al*. Prevalence of primary cutis verticis gyrata in a psychiatric population: association with chromosomal fragile sites. *Acta Derm Venereol (Stockh)* 1990;70:483-6.

Lipoedematous alopecia

[6] Yasar S, Gunes P, Serdar Z, *et al*. Clinicial and pathological features of 31 cases of lipedamtous scalp and lipedemtous alopecia. *Eur J Dermatol* 2011;21:520-8.

[7] Fair KP, Knoell KA, Patterson JW, *et al*. Lipedematous alopecia: a clinicopathologic, histologic and ultrastructural study. *J Cutan Pathol* 2000;27:49-53.

Tumours of the scalp

Sebaceous naevus

[1] Idriss M, Elston D. Secondary neoplasms associated with nevus sebaceus of Jadassohn: a study of 707 cases. *J Am Acad Dermatol* 2014;70:332-7.

Scalp metastases

[1] Richmond H, Duvic M, Macfarlane D. Primary and metastatic malignant tumours of the scalp: an update. *Am J Clin Dermatol* 2010;11:233-46.

Infections of the scalp

Syphilis

[1] Vafaie J, Weinberg J, Smith B, *et al*., Alopecia in association with sexually transmitted disease: a review. *Cutis* 2005;76:361-6.

[4] Lee JY, Hsu ML. Alopecia syphilitica, a simulator of alopecia areata: histopathology and differential diagnosis. *J Cutan Pathol* 1991;18:87-92.

[5] Cuozzo DW, Benson PM, Sperling LC, *et al*. Essential syphilitic alopecia revisited. *J Am Acad Dermatol* 1995; 32:840-3.

Human immunodeficiency virus

[1] Smith KJ, Skelton HG, DeRusso D, *et al*. Clinical and histopathologic features of hair loss in patients with HIV-1 infection. *J Am Acad Dermatol* 1996;34:63-8.

Pustular conditions of the scalp

Erosive pustular dermatosis of the scalp

[1] Caputo R, Veraldi S. Erosive pustular dermatosis of the scalp. *J Am Acad Dermatol* 1993;28:96-8.

[2] Pye RJ, Peachey RD, Burton JL. Erosive pustular dermatosis of the scalp. *Br J Dermatol* 1979;100:559-66.

[8] Broussard K, Berger, T, Rosenblum M, *et al*. Erosive pustular dermatosis of the scalp: a review with a focus on dapsone therapy. *J Am Acad Dermatol* 2012;66:680-6.

Iatrogenic scalp pustulation

[2] Robert C, Soria JC, Spatz A, *et al*. Cutaneous side-effects of kinase inhibitors and blocking antibodies. *Lancet Oncol* 2005;6:491-500.

Other scalp disorders

Scalp pruritus

[2] Bin Saif GA, Ericson ME, *et al*. The itchy scalp-scratching for an explanation. Experimental Dermatology 2011;20:959-68.

[4] Goon AT-J, Yosipovitch G, Chan Y, *et al*. Clinical characteristics of generalized idiopathic pruritis in patients from a tertiary referral center in Singapore. *Int J Dermatol* 2007;46:1023-6.

[5] Ständer S, Weissharr E, Mettang T, *et al*. Clinical classification of itch: a Position Paper of the International Forum for the Study of Itch. *Acta Derm Venereol* 2007;87:291-4.

Scalp dysaesthesia

[1] Hoss D, Segal S. Scalp dysesthesia. *Arch Dermatol* 1998;143:327-30.

[2] Misery L, Sibauld V, Ambronati M, *et al*. Sensitive scalp: does this condition exist? An epidemiological study. *Contact Dermatitis* 2008;58:234-8.

第 108 章

外耳部皮肤病

Cameron Kennedy

Bristol Royal Infirmary and Bristol Royal Hospital for Children, Bristol, UK

引言

解剖学和生理学[1-3]

外耳包括耳郭、外耳道以及鼓膜外层。

耳郭(图 108.1)是一个卷曲且富有弹性的软骨组织，其上由皮肤组织覆盖，并连续延伸至外耳道。除了耳垂以及耳后区域，整个皮肤组织都与软骨组织紧密贴合。外耳依靠韧带及 3 块外耳肌肉附着于头部，外耳的形状和大体细节因人而异，在某些先天性疾病中有明显改变。对于人类而言，耳郭基本没有功能，也不能活动。

耳朵的表皮有复杂的真-表皮连接结构，颗粒层明显，角质层厚而紧密，真皮包含大量的弹性组织。耳部皮肤具有丰富的皮脂腺，尤其是耳屏和耳垂。耳部表面被覆毳毛和终毛，尤其是耳轮和耳屏最为显著。有些男性的终毛比较浓密，可能与 Y 染色体以及雄性相关的遗传特性有关(MIM 425500)(图

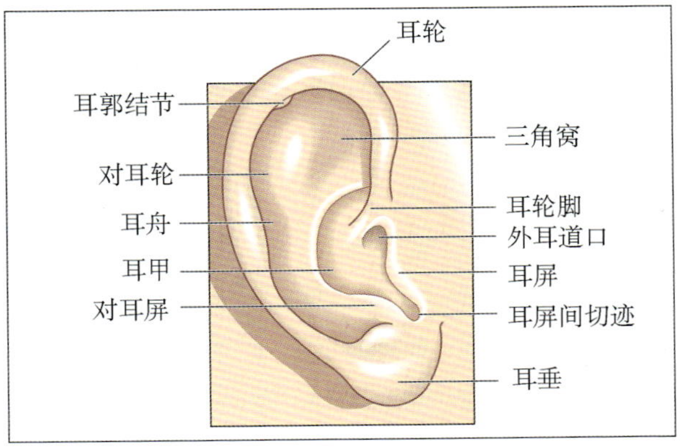

图 108.1 耳郭的解剖学标志

108.2)。耳部的外泌汗腺比较少见，外耳道以外的部位有稀疏且不规则的外泌汗腺，而外耳道则分布有大量顶泌汗腺(耵聍腺)。耳下软骨膜和网状真皮层之间的脂肪层比较少，而耳垂处例外，有大量的纤维脂肪。

耳郭血供由颞浅动脉和耳后动脉的分支吻合而成，并通过耳后静脉和颞浅静脉汇入颈外静脉，还通

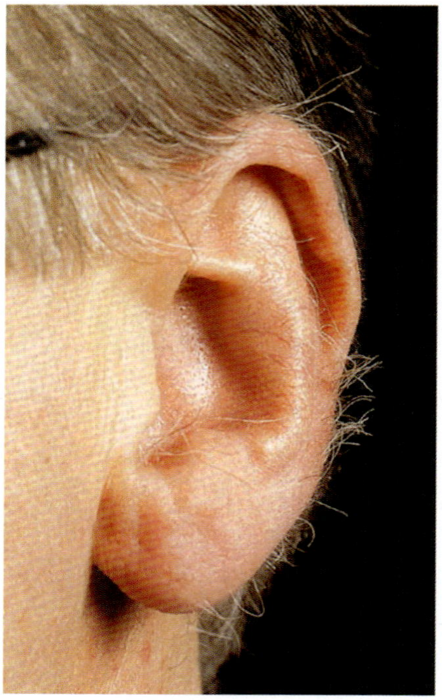

图 108.2 耳郭上浓密的耳毛：一种可能与 Y 染色体相关的特征

过颞浅静脉、上颌静脉和面静脉汇入颈内静脉。淋巴回流至腮腺浅淋巴结、耳后淋巴结、颈浅淋巴结。胚胎融合平面和外耳道软骨的微小缺陷为感染和肿瘤转移提供了潜在的通路。

耳的神经来源非常复杂，包括第Ⅴ、Ⅶ、Ⅸ、Ⅹ对脑神经，以及耳大神经和耳小神经的颈部分支。耳后主要由耳大神经分布（C2，3），耳甲腔主要由迷走神经（第Ⅹ对脑神经）耳支分布，耳郭前侧和外耳道由第Ⅴ对脑神经的耳颞分支分布。耳深部则由第Ⅶ、Ⅸ和Ⅹ对脑神经的分支交互分布。由于如此复杂的神经来源，耳痛通常不是由于耳部本身的疾病，而是牵扯痛。真皮内的神经分布也很丰富，尤其在毛囊周围有很多乙酰胆碱酯酶神经纤维、丁酰胆碱酯酶神经纤维构成的网篮状结构。真皮内也有游离神经末梢的分布，只是不像其他光滑皮肤处有组织末梢神经分布。

外耳道起自耳甲腔，向上向后延伸，呈 S 型曲线，止于鼓膜。外耳道弯曲的角度因种族和个体的不同而有差异，白种人曲度更大，黑种人或者波利尼西亚人的曲度则较小。这个曲度在一定程度上减少了创伤、感染和潮湿对耳的影响。外耳道从耳甲腔至鼓膜长约 2.5cm，外 1/3 是软骨部，有较厚的皮肤层覆盖，而后 1/3 的皮肤菲薄，直接覆盖颞骨。外耳道软骨在前下方有 2 个水平裂隙，也叫作外耳道软骨切迹（Santorini 裂）。外耳道炎症或者是肿瘤可经此切迹侵及其他组织，比如腮腺。外耳道的皮下组织缺乏，上皮组织紧密贴附于软骨膜。软骨部的皮肤富有皮脂腺，开口于纤细毳毛的毛囊。有时，耳毛还会长到外耳道里或者围绕外耳道口，如果耳毛上有耵聍或者碎屑黏附，则会影响正常的上皮“迁徙”运动以及耳朵的通气，因此可能造成“湿热耳”。

外耳道并无外泌汗腺，但却有丰富的类似顶泌汗腺构造的耵聍腺。在青春期耵聍腺的体积增大且分泌增加。耵聍腺的分布具有较大的个体和种族差异，虽然大部分都集中在外耳道软骨部，但也可能非常稀疏的分布于骨性外耳道。

外耳道的内 2/3 主要由骨性外耳道构成。皮肤紧贴骨膜，皮下组织稀少，仅有 30～50μm。皮肤菲薄，非常容易遭受外力损伤，表皮突缺如。外耳道皮肤和鼓膜没有角质层的脱落，耵聍和上皮碎屑通过外耳道上皮特殊的“迁徙”方式排出外耳道。外耳道峡一般位于软骨部与骨部交界处或交界处内侧，此处是外耳道最为狭窄的地方。这个位置如果很狭窄则会妨碍耵聍的排出。外耳道峡部的内侧向下向前的位置为鼓沟。外耳道碎屑经常聚集于此处，尤其是罹患外耳道炎的患者。

外耳道耳峡处的 pH 为 5.6～5.8，向内 5～10mm 深处的 pH 为 7.3～7.5。如果伴有感染，则 pH 轻微偏酸。

微生物学

健康人群的外耳道皮肤有多种细菌菌群生长，常见的有表皮葡萄球菌、棒状杆菌、芽孢杆菌，金黄色葡萄球菌也会出现，而导致外耳道炎的铜绿假单胞菌和真菌则不常见。正常植物类的微生物，例如耳炎苏黎世菌则可以导致中耳炎[6]。

耵聍[7]

耵聍是皮脂腺和顶泌汗腺的综合产物。耵聍主要含有角鲨烯和不能溶解的脂肪酸。根据闪蒸气相色谱法/质谱仪分析显示耵聍含有大量的二萜类化合物[8]，主要功能是使外耳道具有一定的防水功能。外耳道上皮细胞脱落、外周运动都有助于耵聍的排出。如果外耳道过于狭窄或者弯曲过多，或者炎症影响了耵聍的正常“迁徙”，则耵聍排出就会受阻。

基因特性决定了耵聍在组成和特性上的区别，所谓"干"耳耵聍是灰白色的，干燥且呈絮片状，而"油"耳耵聍是金棕色的，且比较黏腻。亚洲人多为干耳。耵聍的特征由一对基因决定，油耳的等位基因为显性基因[7]。耵聍暴露于空气后颜色会变深。

虽然耵聍不具有杀菌作用，但可以起到阻止细菌或真菌生长的作用。有可能是抗微生物肽发挥了作用[9,10]，另外耵聍中的溶菌酶、免疫球蛋白和多不饱和脂肪酸也可能起到了一定的作用。

学习困难的人和老年人这两类人群会产生过多的耵聍和(或)耵聍栓塞[7]。另外使用芳香维甲酸的患者也会产生过多的耵聍[11]。

如果耵聍聚集或者阻塞外耳道，患者会出现多种症状，例如，听力降低、耳鸣、眩晕、疼痛或者瘙痒，也可能导致外耳道炎。堵塞的耵聍可以在直视暴露的条件下通过外耳道冲洗或者抽吸的方式清理[12,13]。一篇系统回顾性综述表明，对于耳垢的处理，使用 Cerumol® 牌耳垢清理保护液、碳酸氢钠、橄榄油，甚至是清水都比不治疗更有效。三乙醇胺多肽比橄榄油效果好；湿吸比干吸效果好；护士滴注碳酸氢钠滴耳液之后再冲洗比自行滴注冲洗的效果更好；使用三乙醇胺多肽软化耵聍再冲洗比单冲洗效果要好[14]；内镜下取耵聍比显微镜下取耵聍效果更好[15]。常规使用润滑剂可以防止耵聍栓塞。炎症会影响正常上皮迁移的运动，因此会导致或是促使耵聍栓塞。

检查[16]

皮肤科医师除了检查耳郭外，有时候也需要检查外耳道。需要包括头灯或相似物、耳镜、不同大小的窥耳镜、耳刮匙、金属电极、枪状镊、耳冲洗器以及棉花等辅助工具。

耳部的一般检查包括双耳的对称性、大小、形状、位置，以及对发育完整性的检查。

检查患者外耳道时，将耳郭轻柔的向上向后向外提起，使用口径尽可能大的窥耳镜，有利观察。检查时注意尽量避免损伤外耳道的菲薄皮肤，尤其是鼓膜旁。如果检查发现患者耵聍栓塞，可沿着外耳道后壁使用刮匙或者圈套器清除耵聍。如果在靠近鼓膜的位置，使用吸引器效果更好。只有在明确鼓膜未穿孔的情况下才可以使用外耳道冲洗。

如果要进行细菌培养、真菌培养或者组织学检查，则需要取样。如果需要进行外耳道活检取样，则应该要求专科医师会诊。

发育异常

耳郭在胚胎第 5 周末从第一鳃沟处发育，由第一鳃弓(下颌骨鳃弓)、第二鳃弓(舌骨鳃弓)发育而来[1]。这些鳃弓上出现 6 个小丘，而后融合，完整发育成为复杂的耳部形状。在新生儿健康评估中对外耳发育情况的检查是至关重要的，但由于出生时可能有产道损伤，具体如何评判比较复杂[2]。

这里涉及了一些皮肤科经常遇到的耳发育不良情况、处理先天性耳发育异常的基本原则以及更为重要的治疗方式和耳科学会诊[3-6]。耳郭异常一般都伴随传导性耳聋，需要患者进行听力筛查[7]。

外耳发育异常的婴儿中大约 30% 会出现肾脏异常，可使用超声检查确定。若同时出现这两种异常则高度提示患儿可能罹患多器官异常综合征，比如 Townes-Brocks 综合征、CHARGE 综合征[表现为眼缺损，先天性心脏病，后鼻孔闭锁，生长发育迟缓，生殖器和(或)泌尿系异常，耳部异常及耳聋](图 108.3)、鳃裂-耳-肾综合征(图 108.4)、Nager 综合征以及糖尿病胚胎病综合征[8]。

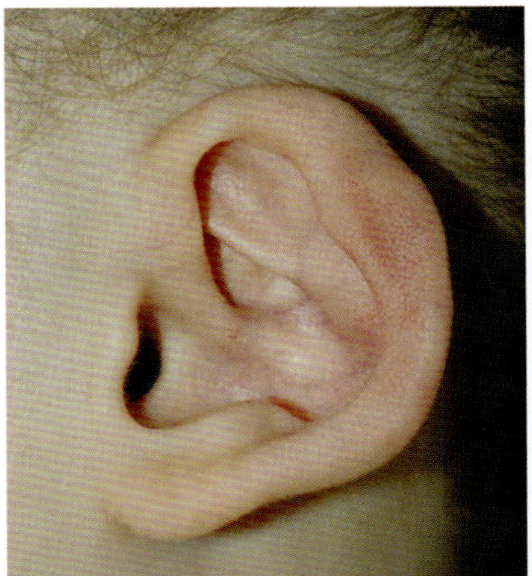

图 108.3 CHARGE 综合征，表现为眼缺损，先天性心脏病，后鼻孔闭锁，生长发育迟缓，生殖器和(或)泌尿系异常，耳部异常及耳聋

耳郭的典型表现：①耳甲呈三角形；②对耳轮和对耳屏之间不连贯；③耳轮如同剪出来一样，缺少卷曲。(图片来源：Michael Saunders 医师，儿童耳鼻喉会诊，布里斯托尔皇家儿童医院，英国)

第10部分

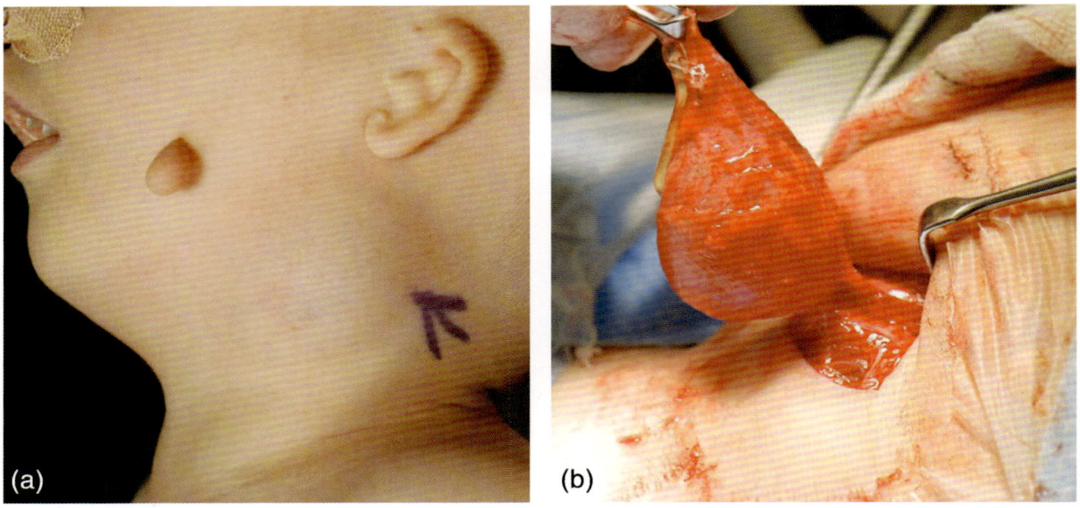

图 108.4 (a)鳃裂-耳-肾综合征:第二鳃弓囊肿(箭头所示)、耳前皮肤标记、耳前窦道、小耳畸形伴外耳道缺失。(图片来源:Michael Saunders 医师,儿童耳鼻喉会诊,布里斯托尔皇家儿童医院,英国)。(b)鳃裂-耳-肾综合征:第二鳃弓囊肿切除(图片来源:Michael Saunders 医师,儿童耳鼻喉会诊,布里斯托尔皇家儿童医院,英国)

大多数发育异常病因不明。然而,有些异常则与染色体异常有关。比如唐氏综合征或者复合孟德尔遗传特性的综合征、先天性缺指(趾)畸形、外胚叶发育异常综合征、唇腭裂综合征(EEC)。另外与一些环境因素也有关系,比如:胎儿酒精综合征,胎儿乙内酰脲综合征,孕妇使用异维 A 酸、沙利度胺(反应停)等。

即使是对于同一种综合征或者是同一个家族成员,外耳畸形的表现也有很大差异性,即便同一病因学因素导致的外耳畸形都有可能表现不同。只作为某个遗传因素综合征表征之一的外耳畸形占所有外耳畸形的比例不到 10%,单独外耳畸形有可能与基因无关或有遗传基础但基因外显率低[9]。

小耳(小耳畸形)[10]

小耳畸形是耳郭发育不良一类疾病的统称,包括小耳、单耳缺如或双耳缺如(图 108.5)。在不同的人群中,小耳畸形的发病率从 1/17 000 至 17/17 000[11]。小耳畸形常伴随听力障碍,也可能是许多综合征的表现之一。耳郭的表现除了较小以外,还可以表现为发育不完全,类似于小丘状,与胚胎衍生时的形态一致。耳郭外观越原始,其听力异常可能越严重,在大多数病例中都出现了听小骨的缺失或异常。也可能表现为外耳道闭锁[11-13]或狭窄、各种中耳异常[14]和内耳异常[15]。小耳异常是许多综合征的表现之一,包括唐氏综合征、特雷彻-柯林斯(Treacher-Collins)综合征(图 108.6)、戈尔登哈尔(Goldenhar)综合征、阿佩尔(Apert)综合征,各种第一、第二鳃弓综合征以及第一鳃裂综合征、Mohr orofaciodigital 综合征、Duane retraction 综合征以及反应停胚胎畸形[6,16]。

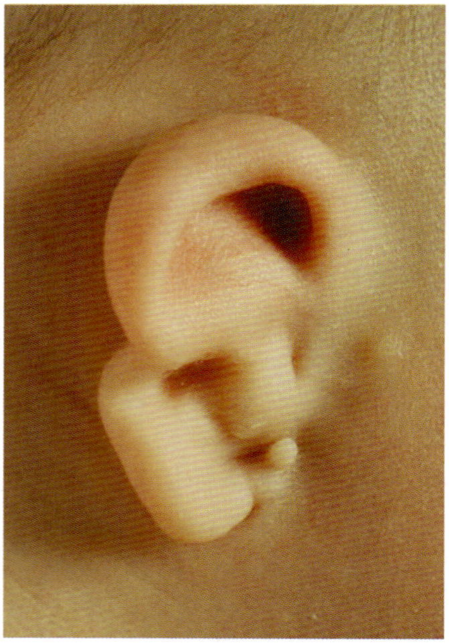

图 108.5 小耳畸形——外耳道缺如、耳郭发育不完全、软骨结构异常(图片来源:Michael Saunders 医师,儿童耳鼻喉会诊,布里斯托尔皇家儿童医院,英国)

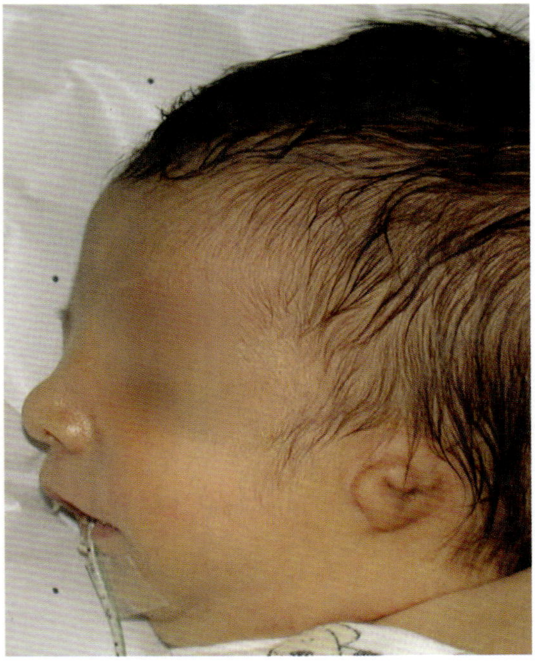

图 108.6　特雷彻-柯林斯(Treacher-Collins)综合征——明显的下颌后缩、低耳郭伴小耳畸形(图片来源:Michael Saunders 医师,儿童耳鼻喉会诊,布里斯托尔皇家儿童医院,英国)

遗传性家族小耳畸形是一种常染色体显性遗传疾病[17]。小耳畸形作为出生缺陷多发生于右侧[18]。

大耳(大耳畸形)

大耳是由于发育变异而产生的,表现为耳轮与对耳轮之间的组织增多,耳呈外展状。外耳也可能表现为普大或者长度变长,特纳(Turner)综合征的患者常见此改变,并且还伴随感音神经性聋。大耳常见于脆性 X 综合征[19]以及 Kabuki 综合征,但 Kabuki 综合征也有可能表现为小耳[20]。XXXXY 染色体异常的患者有时也会出现大耳。Zimmermann-Laband 综合征的患者耳朵软骨部分增大变软[21,22],这种疾病很罕见,耳朵表现为肥大而柔软,并且伴随球状软鼻、牙龈纤维瘤病以及一些其他表现,比如指甲或趾骨的缺失或增生、关节过度伸展、肝脾大以及罕见的多毛症和精神发育迟缓。

低位耳

通常来说,耳郭最高点与眉弓齐平,耳垂位于下颌角上缘,外耳道口齐平鼻翼。低位耳的耳朵可能同时向后旋转,耳朵一般较小。常两侧同时发生。低位耳虽然有可能是独立存在的,但经常伴随中耳或内耳的畸形,特纳综合征、努南(Noonan)综合征、13 三体(Patau)综合征以及克鲁宗(Crouzon)综合征的患者都有可能出现这种情况。

耳周异常

耳周凹陷、耳周瘘管(图 108.7)非常常见,发病率大约为 1%[10,23]。耳屏或耳屏附近的病变最好被定义为"副耳屏"[24]。除了这种"副耳屏",靠近耳轮脚处坚硬的皮肤或者软骨隆凸也可能被称为"副耳屏"。这种隆凸可能呈单个或多个,也可出现在从耳屏到嘴角连线的任何一点上。副耳、先天性瘘管以及其他外在表现形式可能单独发生,也可能与第一、二鳃弓异常相伴随出现,例如特雷彻-柯林斯(Treacher-Collins)综合征、戈尔登哈尔(Goldenhar)综合征[4,5,9,23],或者伴随生殖-泌尿系统发育异常[9,24],也有可能伴随听力障碍。由于经常伴发肾脏异常,所以如果患者有耳周凹陷或瘘管,并伴随如下一个或多个指征:其他畸形或异常、耳聋家族史、耳和(或)肾脏畸形、母亲妊娠糖尿病,则很有可能伴随肾脏异常,建议行肾脏超声检查[25]。

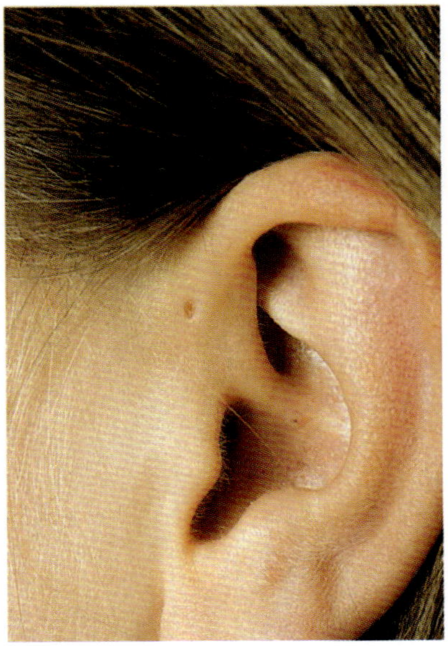

图 108.7　耳周瘘管

耳郭形状的变化

耳郭在大小和形状上有细微差异是很常见的,一般也不会伴随其他异常。这些变化包括蝙蝠耳或者招风耳(表现为对耳轮突出部消失)、垂耳(表现为耳轮扁平,对耳轮和耳舟发育不良而耳甲巨大,耳朵看起来很绵软)以及显著的耳郭结节。耳轮以及对耳轮的轮廓变化导致耳郭前上部分膨出,称之为 Mozart

耳。而 Wildemuth 耳表现为对耳轮突出，耳轮结构不明显。这些细微的耳异常有可能是某个综合征的特点之一，也可能伴随传导性或感音神经性聋，但大部分情况下，它们是单独存在的，有可能具有遗传性，例如莫扎特家族。在胚胎酒精综合征的患儿中据说有高达 30％的患儿出现显著突出的耳轮脚[12,16]，招风耳可能是神经肌肉疾病的表现，但很少见[26]。脑回状头皮综合征中描述了各种耳郭异常[27]，其他表现还包括乳头缺失或发育不良以及头皮皮赘[28]。也有患者出现单独的耳垂异常，比如耳垂出现凹陷或裂口。耳垂缺失的患者则更可能伴随其他更严重的临床表现[7]。在贝-维（Beckwith-Wiedemann）综合征患者中耳垂对角线是增加的（图 108.8），成年后还伴随一些退化性疾病，这在正常个体中也会出现。

耳毛发育异常

起初认为耳郭多毛症（MIM 425500）是 Y 染色体相关的特征[29]。有报道在南印第安人[30]和马耳他人群[31]中耳郭多毛表现为常染色体显性遗传。后天获得性耳郭多毛症则出现在糖尿病孕妇[32,33]所生的婴儿以及受 HIV 感染的婴儿中[34]。

治疗

有明显耳郭畸形的婴儿很有可能同时伴有听力系统障碍或其他伴随疾病，需要耳科医师联合治疗。病史和家族史有助于判断致畸因素（如异维 A 酸暴露史），检查有助于判断其他可能的异常。检查手段包括放射学检查[35]，听力检查中的脑干诱发电位检查以及肾脏超声检查。最好邀请耳鼻喉专家以及整形外科医师进行畸形矫正和外耳重建。

老化性改变

许多耳郭皮肤的改变都是由于年龄增大造成的，病因一般为环境因素，尤其暴露于 UV 射线、寒冷环境（冻疮）以及红外线辐射。老年患者的耳郭通常有不同程度的表皮或真皮萎缩、日光性角化病、雀斑、日光性弹性组织变性、毛细管扩张以及静脉湖。许多女性患者，耳部虽然进行过局部的光保护护理，还是会因为内在的老化导致皮肤变薄。已有大型研究证实，耳郭的生长伴随人的一生，男性比女性更为显著[1]。

耳朵长度

中国人认为，耳朵长的人预示着寿命长[2]。有两个研究或许证实了这种说法，一个研究来自英国 Kent[3]，一个研究来自日本[4]。从 30 岁起，每 7 年一个周期，男性耳朵的长度会有一定的增加[5]。

耳垂折痕

耳垂折痕首次报道于 1973 年[6]，有时也被称为 Frank 征，指成人耳垂上的一个对角线折痕，许多研究证实具有 Frank 征的人罹患冠状动脉粥样硬化的概率增加。1983 年的一项 meta 分析显示有双耳折痕的人群罹患心脏疾病的相对风险值为 2.06[7]，可能死于心脏疾病的风险翻倍[8,9]。年龄低于 40 岁的人群这个风险值更高[10]。折痕可以按照长度和深度进行分级，越深越长的折痕与冠心病的发病更为相关。耳垂折痕貌似与冠心病的其他危险因素无关，也不仅仅只是一个简单的年龄问题[11]。

耳垂对角线折痕还见于其他情况，比如贝-维（Beckwith-Wiedemann）综合征[12]（图 108.8），而在夏威夷人群[13]、本土美国人[14]、中国人[15]群中耳垂对角线折痕则与冠心病无关。

耳垂折痕还可能与原发性开角型青光眼有关[16]。

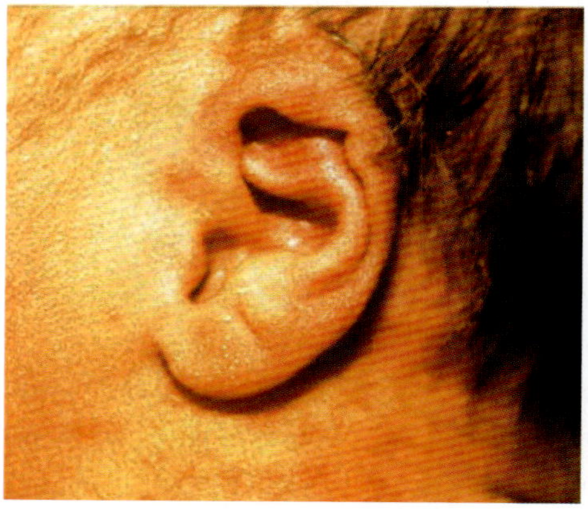

图 108.8 贝-维（Beckwith-Wiedemann）综合征患儿表现的耳垂对角线折痕

外伤后状况

挫伤和血肿

耳朵的淤伤多见于钝性伤，在接触性运动中更为常见，例如拳击、摔跤和橄榄球。在儿童患者中，还需要排除虐待的情况[1,2]。众所周知的 tin ear 综合征被认为是虐待儿童的特异病理特征，包含耳朵青紫、出血性视网膜病以及同侧硬膜下血肿的三联征[3]。

创伤后，血和血清聚积在软骨膜和软骨之间，如果早期不将其移除，则会纤维化。此类患者需仔细检查外耳道、中耳、腮腺以及神经系统损伤。

反复的创伤可能导致耳郭形成多个不规则结节突起，称之为菜花耳，主要是由于不同程度的软骨坏死、纤维化以及营养不良性钙化。

治疗

软骨膜下血肿需要及时处理，严格无菌操作，避免感染导致软骨膜炎。少量积液可通过注射器抽吸，但通常需要做个小切口排液并加压包扎以防二次积液[4,5]。另一个有用的方法是使用贯穿缝合在血肿已经抽空的区域形成枕垫[6]。其他治疗方法包括耳郭后切口并抽吸排液[7]，或者在软骨上行软骨开窗术促进其与软骨膜的附着[8]。有时需要预防性给予抗生素。菜花耳的改善通常需要进行多次矫正手术。

耳洞

自古代，男性女性均佩戴耳环，而且越来越趋向流行。目前的潮流几乎身体的所有部位均可以佩戴环饰或钉饰品，有的甚至单耳穿孔达到 10 个或以上，耳软骨也有穿孔。除了外耳垂，在身体其他部位穿孔是一种很危险的行为[1,2,3]。

耳洞出现并发症很常见，不论耳洞是否由医护人员、朋友或亲属或在店里操作，出现并发症的概率为 30%。出现并发症不因设备不同而有所不同，使用针、气钉枪或尖锐的钉子出现并发症的概率几乎没有区别[4]。最常见的不良反应是轻微感染，还有接触性皮炎；其次为瘢痕疙瘩、创伤耳[5]；偶尔还会有其他并发症。虽然一系列病例研究显示通过软骨的"高位"耳洞更易罹患软骨膜炎[6,7]、软骨炎[8]，但在 1000 位护士人群的研究中并没有体现[5]。儿童打耳洞是非常常见的问题[9]。

中医也使用针灸进行穿孔，也有出现并发症的报道[10,11]。

并发症

细菌感染

细菌感染最为常见，致病菌多为革兰阳性球菌。发病诱因包括皮肤疾病，例如特应性皮炎或者接触性皮炎。危及生命的败血症也有过报道[12]。有免疫缺陷的婴儿或者有心脏瓣膜疾病的个体具有较高的风险[13]。即便是在健康个体中，也有罹患感染性心内膜炎的可能[14]。软骨穿孔时，常见致病菌为铜绿假单胞菌，可引起软骨膜炎[6]或软骨炎[8]，使用环丙沙星治疗效果较好[7]。需对化脓分泌物进行培养，以便发现其他致病菌（比如乳酸杆菌）[14]。有报道患者出现化脓性脊椎炎[15]、原发性肺结核[16]。

病毒感染

偶有报道出现病毒性肝炎的患者[17,18]。

水肿和血肿[1,19]

水肿和血肿很常见，通常见于冻伤、压迫或者耳环移除后，血肿则可能需要切开引流[20]。

创伤

创伤可能由于耳垂或耳后皮肤的压迫，或者由于耳环的不当穿入造成。过重的耳环会撕裂耳垂，甚至造成耳垂撕开。修复耳垂撕裂最好切除裂口[21]，边缘外翻进行缝合，虽然有时候需要进行"Z"型缝合。

过敏反应

耳环中含有镍，是一种主要的致敏源，因此很多女性会出现穿耳后过敏的现象[22]。即便是不锈钢的耳环或者耳夹也会引起刺激和过敏反应，可能释放出足量的镍导致接触性皮炎[23]。金饰品过敏少见[24]，但在移除耳环后仍然出现延迟性皮炎的可能[25]。其他材质的耳环也可能会导致接触性皮炎，例如橄榄木[26]、铜[27]、钴[28,29]、铬[30]，而治疗感染所用的消毒剂、抗生素、敷料也有可能导致接触性皮炎。1992 年丹麦禁止镍出现在耳环中，镍致敏性的发生率显著下降[31]。

肉芽肿以及淋巴反应

穿耳附近的棕红色和紫色丘疹或结节意味着耳洞对金质耳饰的肉芽肿反应[32,33]，皮肤淋巴细胞瘤类似的反应也有报道[34-36]，类似的反应可能与钯[37]和钛[38]有关。也有报道穿耳后罹患结节病[39,40]。

耳环嵌入

采用气钉枪穿耳可能会导致耳环嵌入在耳后皮肤里[41]。"消失的耳环"[42]看起来像个瘢痕疙瘩[43]，嵌入的金属通常可以取出，但必要时也需要切开来确定金属具体的所在位置。

表皮囊肿形成

由于穿耳导致的置入物表皮囊肿通常表现为疼痛性、慢性、炎症性肿胀，有时伴有脓液流出。囊肿和囊壁衬以上皮，治疗时必须切除全部上皮，例如使用皮肤环钻[44]。

瘢痕疙瘩

在具有遗传缺陷的人群中经常出现穿耳后瘢痕疙瘩（图 108.9）。11 岁之前穿耳较之 11 岁之后穿耳更容易出现瘢痕疙瘩[45]。瘢痕疙瘩看似更容易出现在耳垂后侧，而不是耳垂前侧[46]。瘢痕疙瘩除了难看之外，可伴有瘙痒和疼痛感。

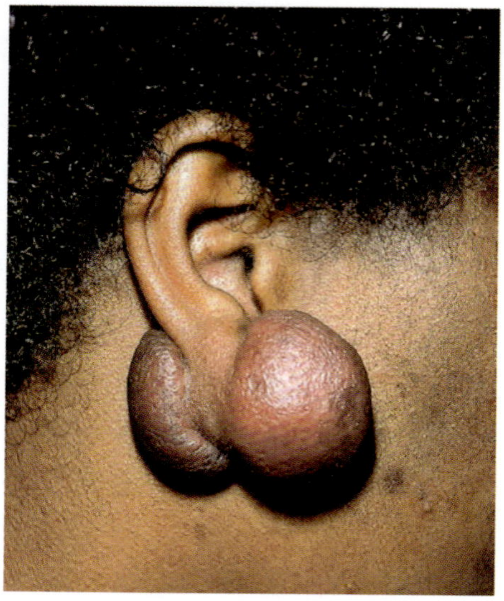

图 108.9 穿耳后形成的瘢痕疙瘩

治疗方式包括瘢痕内类固醇注射、加压[47]或者单纯切除[48,49]，可以同时进行或不进行瘢痕内类固醇注射[50]和放射治疗[51]（见第 10 章）。通常建议联合多种方式治疗，还需进行前瞻性试验来评估这些治疗方式[52,53]。目前认为安全和简便的方式是瘢痕内类固醇注射治疗后使用 Z 型夹进行加压，因为这种夹子类似耳环，所以这种方式被医患双方都认为是有效并且可以接受的治疗方式[54]。

局限性银质沉着病

这种疾病通常表现为淡蓝色斑点，多出现在耳垂背侧[55,56]。

冻疮

使用氯乙烷局部麻醉后容易出现冻疮[57]。

复发性多软骨炎

有报道一例穿耳后出现严重的复发性多软骨炎[58]。

预防并发症措施[59]

许多穿耳后并发症是可以避免的。儿童、有免疫缺陷、心脏瓣膜疾病、结节病的人群不宜穿耳，如果是瘢痕体质的人群显然会有很大风险。对于想穿耳或指导他人穿耳的皮肤科医师，我们建议采用以下简单方法降低并发症的发生[60]。建议采用手术级别的不锈钢单片式卡槽耳环，穿耳后至少 6 周时间内避免使用镀金或者合金的耳环。严格无菌很重要，尽量不要在软骨上穿耳，仅使用无镍耳环，各种运动前建议移除较大或较重的耳环以避免造成耳垂撕裂。有报道指出对金属过敏的人群可以使用静脉留置针[61]。

结节性软骨皮炎

定义和命名

结节性软骨皮炎（CN）是一种良性疾病，通常伴有耳软骨部的疼痛，最常位于耳轮上部、对耳轮以及耳屏，偶尔位于对耳屏和耳甲。

> 同义名
> • 耳轮和对耳轮的慢性结节性软骨皮炎

引言和概述

结节性软骨皮炎表现为软骨及所覆皮肤的炎症反应，因为反复溃疡和结痂而形成一个坚硬的结节，通常伴有疼痛，多发生于耳轮和对耳轮。男性多于女性，大多数为中老年患者。压力，比如经常单侧睡眠是一大诱因。此病可能类似皮肤癌或者癌前病变。

流行病学

发病率

虽然没有具体的发病率数据，但 CN 在老年人群中更为常见。

年龄

软骨皮炎最常见于中年以及老年患者。如果此病的患者较为年轻[1]，那有可能伴随软骨结构异常或病理异常，或者患者使用了坚硬的枕头。

性别

大多数研究中男女发病率为 10∶1；女性中，年龄较小的患者更常见。

种族

此病多发生于白种人。

相关疾病

风化样结节以及其他皮肤疾病与户外暴露有关。有些病例与导致微血管损伤的疾病有关，例如系统性硬化症[2]。

病理生理学

CN 的病理生理学改变可能是由于软骨膜的微动脉狭窄以及其他一系列致病因素造成的[3]。

致病因素

压力，例如单侧睡眠、头盔或耳麦导致的局部血供不足。

太阳辐射。

暴露于寒冷环境、风。

系统性硬化症[4]以及儿童期皮肌炎[5]。

耳朵异常变异。

第10部分

病理学

CN 典型的皮损有如下特征：结节主要由变性的胶原构成，周围有血管丰富的肉芽组织，上覆有棘层上皮，结节中央可有溃疡，溃疡面可能有胶原排出。几乎所有的病例中，软骨膜都有炎症反应和纤维化，软骨则可能出现退行性改变。变性的结缔组织经由表皮排出[6]。还会出现小神经增生[7]。

遗传学

虽然通常认为 CN 不具有遗传学基础，但有报道显示同卵双胞胎同时患病[8]。

环境因素

这些包括压力、天气情况例如暴露于日光辐射、寒冷环境、大风环境等。

临床特征

起初皮损多为圆形或椭圆形结节，直径 0.5～1cm，隆起于充血的周边皮肤（图 108.10）。皮损表面可见鳞屑和结痂，下方为小溃疡，有时发病就表现为溃疡。在男性患者中，90％的结节位于耳轮，通常在右耳上极，但也会依次递减的发生于对耳轮、耳屏、耳甲以及对耳屏。偶尔也会出现多个结节或皮损，也可能双耳均有皮损。在女性患者，左右耳发病率几乎一致，位于对耳轮和耳屏的概率更大一些。

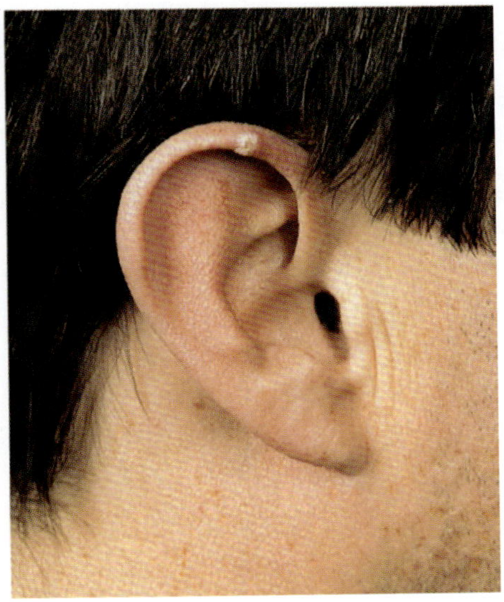

图 108.10 耳轮的结节性软骨皮炎。浅部溃疡，触痛明显的结节

表现

患者通常为中年或老年男性，因疼痛就诊。越是忍耐力强的患者，越是延误就医，直到皮损疼痛以致影响睡眠。一开始是在皮损部位受压或者寒冷天气时感到疼痛，有时疼痛很剧烈。疼痛时间可能很短暂，但也可能持续 1 小时或更长时间。有时，尤其在女性患者，她们并不觉得有何不适。

鉴别诊断

基底细胞癌（BCC）、鳞状细胞癌以及日光性角化病，耳风化样结节[9]。

疾病病程和预后

如果不经治疗，CN 将持续存在。

检查

对诊断有疑虑则需做组织活检。

治疗

对于有症状的 CN，需要采取对应措施解除耳朵的压力，因为受压是致病因素之一。

一线治疗

各种措施减少睡眠所造成的压迫，包括使用甜甜圈形状的枕头[10]、防护性中空泡沫护具[11]、假体模具以及可伸缩模具[12]。

二线治疗

传统医疗措施：皮损中心类固醇注射治疗，例如曲安奈德 10mg/ml[13]以及液氮冷冻法。

最近，局部使用 2％硝酸甘油，每日 2 次的治疗方案取得了较好的治疗效果，硝酸甘油可以直接松弛血管平滑肌[14]。

也可采取外科切除治疗。最有效的方案是直接切除异常的软骨，保留尽可能多的表皮，确保软骨切面相对光滑[15-17]。目前还报道有免缝合关闭的改良术式[18]。另外还有其他手术方式，包括刮除术、剃除术、楔形切除、环钻切除术，活组织移植皮片覆盖切除组织[19]以及切除后皮瓣修复术[20]。

三线治疗

在部分病例中，光动力治疗取得了显著疗效[21,22]。其他治疗方案包括胶原蛋白注射充填以及二氧化碳激光治疗[23]。

Resources

Patient resources

http://www.patient.co.uk/doctor/chondrodermatitis-nodularis (last accessed October 2014).

耳假性囊肿

定义和命名

耳软骨内非炎性液体聚积形成的腔。

第10部分

同义名

- 耳郭假性囊肿
- 软骨假性囊肿
- 软骨内囊肿
- 软骨软化囊肿
- 良性特发性软骨软化囊肿

引言和概况

耳假性囊肿是一种不常见的液体聚积所致的隆起，液体聚积在软骨内。可能由创伤引起。

流行病学

发病率和流行率

耳假性囊肿并不常见。没有关于发病率和流行率的具体数据。

年龄

常见于年轻男性患者。年龄跨度大[1]，甚至包括婴儿[2]。

性别

男性患者多于女性患者。

种族

此病多见于中国人，也许是因为报道偏倚[3,4]。

病理生理学

具体的病理生理学暂不明确。通常患者都有反复轻微创伤，比如经常揉搓或扭耳朵。目前认为创伤可能导致了软骨的损伤[5]，也有猜测说是软骨存在潜在的畸形。一个特征性的发现：患者 4 型和 5 型乳酸脱氢酶(LDH)升高，而 LDH 是由软骨细胞分泌产生的[6]。以前认为软骨变性是由于软骨细胞释放了溶酶体酶，但是这一说法并未得到证实。目前认为细胞因子也起到了一定的作用[7]。

致病因素

运动损伤、特发性皮炎导致的摩擦、习惯性搓耳、使用硬质枕头、佩戴摩托车头盔以及耳麦这些可能导致创伤的情况。

病理学

实质是软骨内形成囊腔。囊壁并不是上皮构成，软骨内有嗜酸性非结晶物质。有可能会有纤维化形成，尤其是陈旧皮损[8,9]。

临床特征

病史

1～3 个月的时间耳朵上出现无痛的囊肿。

表现

囊肿具有波动感，无触痛。多位于耳朵上外部(图 108.11)。囊肿多位于一侧耳朵。抽吸出来的液体呈清亮或淡黄色。

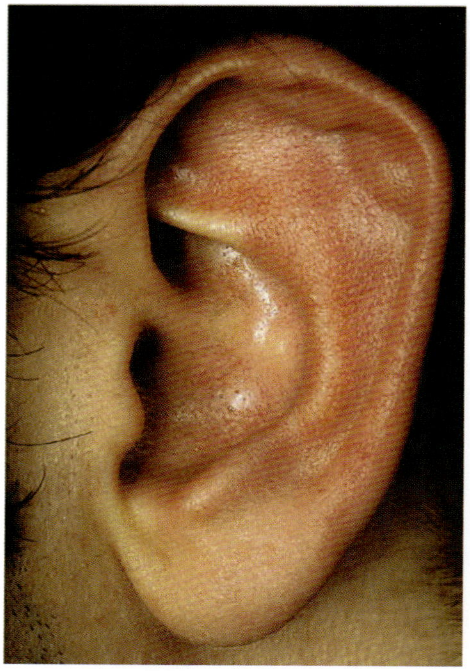

图 108.11 假性囊肿

在耳郭上极出现的无症状的波动感肿胀。

临床变异

有可能伴随炎症反应和触痛，但甚少出现。

鉴别诊断

其他引起耳部肿胀的疾病，包括血肿、囊肿、肿瘤、软骨膜炎、复发性多软骨炎。

疾病病程和预后

不经治疗，可能会出现纤维化而导致耳郭畸形。

检查

排除其他诊断需进行组织活检。

治疗

没有足够的实验数据比较不同的治疗方式。

一线治疗

积液抽吸并加压包扎 3 周，例如，Aquaplast®[10]类的热塑性材料或弹力绷带。

二线治疗

沿对耳轮线切开并覆盖囊肿前壁的方法较抽吸加压包扎、类固醇注射的效果更好[11]。

三线治疗

其他小样本数据报道有效的治疗方法还包括皮损内类固醇[12]、血纤维蛋白[13,14]、米诺环素或三氯醋酸等注射后抽吸。

皮肤病及全身疾病的耳部表现

外耳是皮肤疾病和全身疾病在皮肤有所表现的常见位置。有些皮肤表现详见表 108.1，交叉对照在其他章节，有更为详细的描述。

感染

因为耳朵具有很多褶皱，外耳道是盲端，这些特殊的解剖结构导致外耳特别容易受到革兰阴性微生物的感染。中耳与外耳如此紧密相邻的解剖结构，导致中耳很容易受到外耳的感染影响，因此鼓室检查不能忽略。贴近皮肤的软骨和骨结构也容易受到感染，虽然软骨炎和软骨膜炎可能由其他因素造成，此章节也会有所描述。

耳郭感染

化脓性感染

葡萄球菌，伴随或不伴随 A 组 β-溶血性链球菌，都可能导致耳朵脓疱疮。耳朵是婴儿和儿童较为常见的感染部位。葡萄球菌也是疖或者痈最常见的致病微生物，外耳道感染比耳郭感染更为常见。耳郭的诸多凹陷是 β-溶血性链球菌容易积蓄的地方，感染后可形成丹毒。这种现象在老年人、新生儿、营养不良的人群、残疾人、嗜酒者、糖尿病患者、免疫抑制患者中更为常见。

表 108.1 提示皮肤病或全身性疾病的皮肤表现

诊断	临床表现	交叉参考
痤疮	粉刺经常长于耳甲，偶见于耳蜗、耳垂或耳屏。炎性囊肿可出现在耳垂、外耳道入口处，或在耳前和耳后区域。眼镜架、电话听筒或耳机的压力会加重痤疮病变	第 90 章
肢端肥大	耳郭软骨变大或耳郭皮肤粗糙	第 149 章
艾迪生(Addison)病	耳朵可能出现色素改变，可能发生耳郭软骨骨化[1]	第 149 章
Alkaptonuria 综合征	典型的表现为由于尿黑酸氧化导致耳郭软骨变蓝(图 108.12)。这类患者的耵聍颜色非常深，而这一点早于其他临床表征	第 63 章
表皮淀粉样变	耳轮和耳甲上无症状的丘疹是皮肤淀粉样变的唯一表现[2]；这种皮损也可以表现为全身丘疹淀粉样蛋白[3]和背部斑点淀粉样蛋白沉积[4]。	第 58 章
嗜酸性粒细胞增多性血管淋巴样增生	通常表现在耳郭、外耳道口(图 108.13)以及耳后区域。病变为红棕色丘疹或结节。偶尔，它们会发痒，并且感到疼痛或搏动[5]。这种情况主要影响青年或中年患者，在一些病例中，女性占多数	第 137 章
乏脂性湿疹	乏脂性湿疹是老年人觉得耳朵干痒的主要原因；恶化因素包括过度清洁、寒冷、多风天气、室内湿度低和夏季使用空调。除了皮肤上有些剥落的皮屑几乎看不到其他变化。类似的变化也可能发生在耳道，其中还需要考虑的因素包括用于滴耳液的干燥载体，如酒精和丙酮。处理方法包括避免刺激因素和使用润肤剂	第 39 章
特应性皮炎	耳垂和面部交界处形成的一个结痂裂隙被认为是特应性皮炎的可靠表征[6]。除耳郭下裂隙，耳屏切迹和整个耳郭都有可能累及	第 41 章
Bazex 综合征	Bazex 综合征(癌旁肢端角化症)通常会影响耳朵，是体内恶性肿瘤的重要标志[7]	第 147 章
大疱性疾病	天疱疮、类天疱疮、疱疹样皮炎、获得性大疱性表皮松解都有可能累及耳朵，偶尔会累及外耳道。营养不良型大疱性表皮松解症有可能会出现耳郭疱疹和外耳道狭窄[8]	第 50 章
钙沉积，营养不良	许多情况下都有可能出现钙沉积，偶尔会累及耳朵。通常，耳朵中的钙沉积是由于局部原因发生的，例如软骨的退行性变化。对于婴儿，还应考虑 Winer 先天性结节性钙化[9](图 108.14)	第 61 章
接触性皮炎	刺激性和过敏性接触性皮炎均会影响耳朵。接触过敏的原因可分为以下几类： • 用于头发和头皮的产品 • 戴在或放在耳朵上的物品：珠宝，特别是镍合金 • 塑料、橡胶和金属耳饰，如助听器、眼镜、耳机、听筒、耳塞、发网 • 用来清洁或挖耳朵的物体 • 局部用药 • 手指上的东西碰到耳朵，例如指甲油、植物树脂等	第 128、129 章
克罗恩(Crohn)病	转移性克罗恩病很少累及耳朵[10]	第 152 章

（续 表）

诊断	临床表现	交叉参考
皮肤松弛	表皮松弛可能导致独特的下垂耳垂[11]	第96章
毛囊角化(Darier)病	毛囊角化病有时会以外耳为主要受累部位，出现类似湿疹反应的红斑、水肿和结痂[12]	
药物反应	很多接受左旋咪唑治疗肾病的儿童出现耳紫癜。患者同时发生血管炎和血栓性改变，并伴随循环自身抗体[13] 耳后皱褶肥大可能是苯妥英钠治疗的结果[14] 米诺地尔治疗引起的外耳道多毛症可能是外耳道炎的发病诱因[15]	第66章
象皮肿	耳朵慢性红肿可能有多种原因，包括长期湿疹，银屑病[16]和慢性链球菌感染。长期存在的头虱感染也可能是原因之一[17]	
痛风	痛风经常累及耳郭(图108.15)，耳朵的症状可能早于关节疾病的发作或在最初发作后几十年出现。耳轮和对耳轮是最典型的发病部位。组织学非常特异	第63章
环状肉芽肿	环状肉芽肿典型的丘疹样环形皮损可能出现在耳郭，有时其他部位皮损缺如[18]	第97章
面部肉芽肿	典型表现为红棕色斑块，耳部偶尔会出现[19]	第102章
多血管炎性肉芽肿(Wegener肉芽肿)	多血管炎性肉芽肿伴浆液性或化脓性中耳炎，可引起传导性或感音性聋[28]	第102章
Jessner皮肤良性淋巴细胞浸润	这种情况偶尔会累及耳和耳后区域，阳光可能诱发或使情况加重	第135章
麻风	麻风患者的耳垂是非常有价值的可以涂片取材的部位[20]	第28章
扁平苔藓	扁平苔藓可能导致外耳道狭窄，因此会引起分泌物增多以及听力下降。也可能出现瘙痒、疼痛和出血。外耳道充血，也可能出现Wickham沟[21]	
红斑狼疮	盘状、亚急性皮肤和系统性红斑狼疮都可能累及耳部。耳甲是慢性盘状红斑狼疮的特征部位(图108.16)	第37章
淋巴瘤	系统性淋巴瘤偶尔会在耳朵上表现为一个孤立的病变[22]，其他血液学恶性肿瘤也是如此	第51章
Mudi-chood病	这是一种特殊的皮肤病，在印度南部的喀拉拉邦，病变典型部位为女孩或年轻女性的颈部和上肩，但也可能出现在耳部。其原因认为是湿热环境中潮湿油性头发互相摩擦的结果。个别皮损表现为色素沉着的丘疹，周围有一圈皮屑，发生在耳郭的后面[23]	第140章
穿通性疾病	耳部有时可能是Kyrle病、匍行性穿通性弹力纤维病和穿通性毛囊炎的病变部位，以及糖尿病患者穿孔性丘疹的病变部位	
日光性皮肤病	紫外线和(或)光辐射引起或加重的疾病中，耳是常见的发病部位。耳部特异表征的一个疾病是少年春季疹(图108.17)，这是多形日光疹的一个变种，在年轻男孩中尤为典型	第127章
卟啉症	迟发性皮肤卟啉(图108.18)可能表现为小囊泡或者大疱，通常还伴瘢痕、色素沉着、粟粒疹、硬皮病样斑以及多毛症，类似耳郭假性囊肿或软骨膜炎[24]	第60章
银屑病	点滴型银屑病和斑块型银屑病都累及外耳。有时蔓延至头皮、面部和颈部。与脂溢性皮炎一样，银屑病通常累及耳甲和外耳道远端，但通常它的颜色、鳞片的性质(图108.19)和其他地方银屑病的存在使它得以区分。有时两种情况都会出现	第35章
复发性多软骨炎	复发性多软骨炎的特征是耳朵发红、压痛和肿胀，但耳垂症状不明显	
类风湿疾病	类风湿疾病的特征结节，可以发生于耳部，其结节可能由于枕头或眼镜的压力而溃烂	第154章
结节病	皮肤结节病可累及耳朵，尤其是冻疮样狼疮[25]	第98章
脂溢性皮炎	脂溢性皮炎不严重时，表现为外耳道口、耳甲、耳郭褶皱位置的脱屑和炎症。严重时，整个耳郭可能都会受到影响，耳内和耳周或耳后可能出现感染性湿疹样皮炎	第40章
系统性硬化症	硬皮病可引起外耳道苍白和毛细血管扩张	第56章

第10部分

（续 表）

诊断	临床表现	交叉参考
疣状黄瘤	这种不常见的情况通常在口腔中发现，但在耳中也有报道，在耳部的表征类似鳞状细胞癌[26]	第 62 章
风化样结节	这些组织结构异常明显的无症状结节通常位于耳轮的外缘（图 108.20）。它们很常见，随着年龄的增长，老年男性的发病率也越来越高[27]	
黄肉芽肿，成人	有报道称与幼年黄肉芽肿组织学相同的对称性黄红色结节性病变发生在耳垂上[29]	第 136 章
黄色瘤	黄色瘤有时发生在耳朵，呈黄色结节状	第 62 章

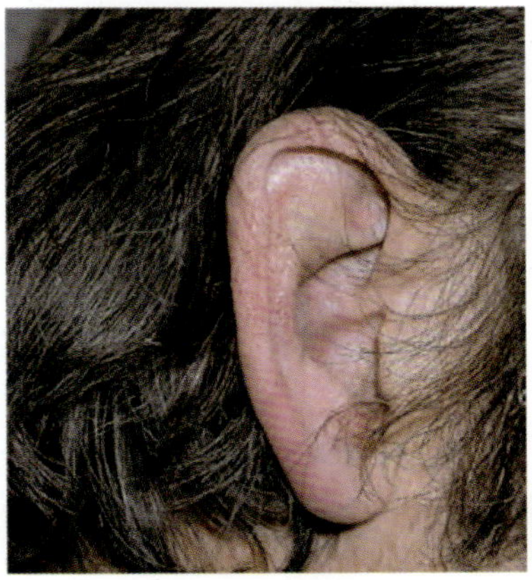

图 108.12 尿黑酸。耳郭软骨呈现特有的蓝色

（由英国布里斯托尔南米德医院 P. Hollingworth 先生提供）

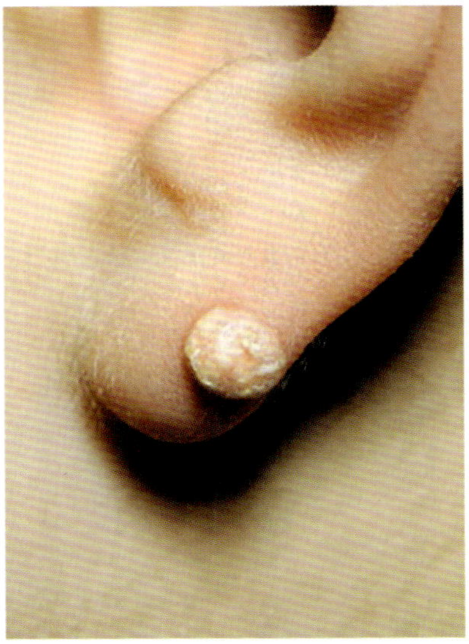

图 108.14 表皮下钙化结节。硬质白色结节上可见轻微的鳞屑

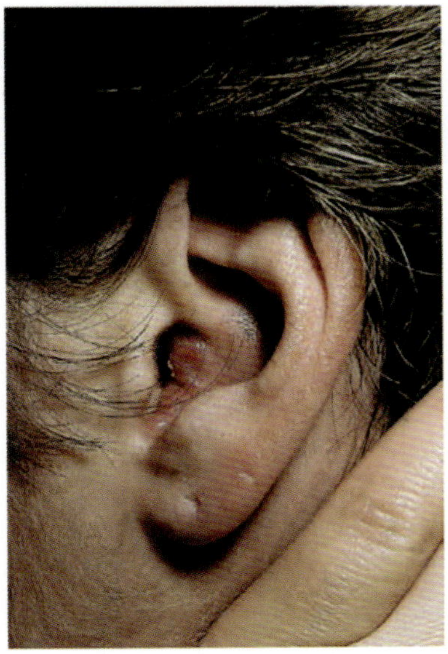

图 108.13 嗜酸性粒细胞增多性血管淋巴样增生。外耳道口处可见坚实的红棕色结节

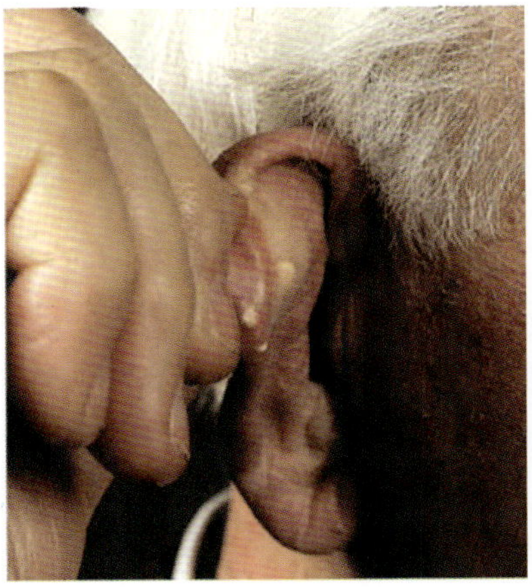

图 108.15 痛风结节。可见黄色皮肤结节

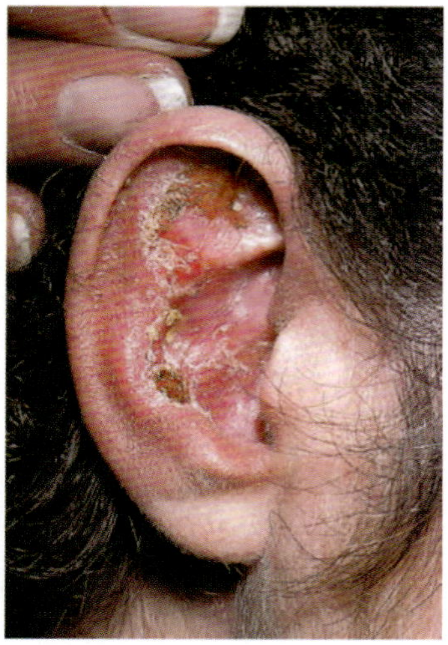

图 108.16 皮肤红斑狼疮。日光照射后耳郭皮肤出现急性红斑和糜烂

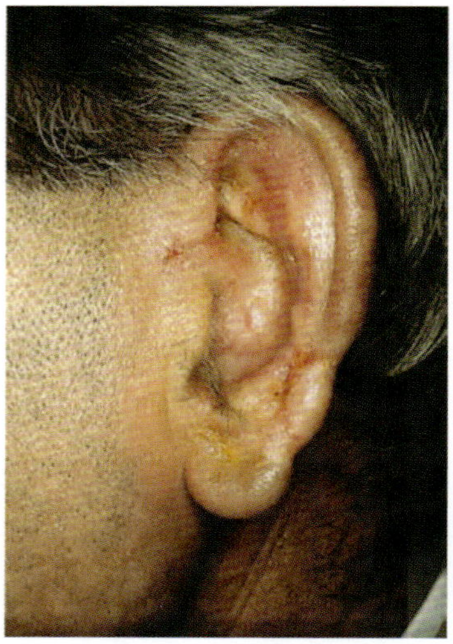

图 108.18 迟发性皮肤卟啉。在反复起疱的部位发生白色坚实的硬皮病变化

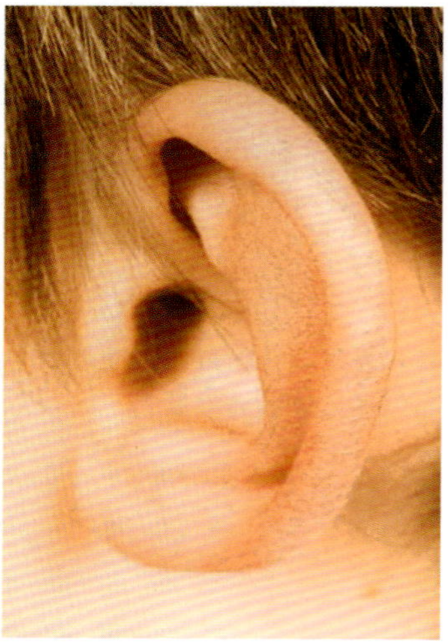

图 108.17 青少年春季疹。耳轮上出现轻微的水肿斑块

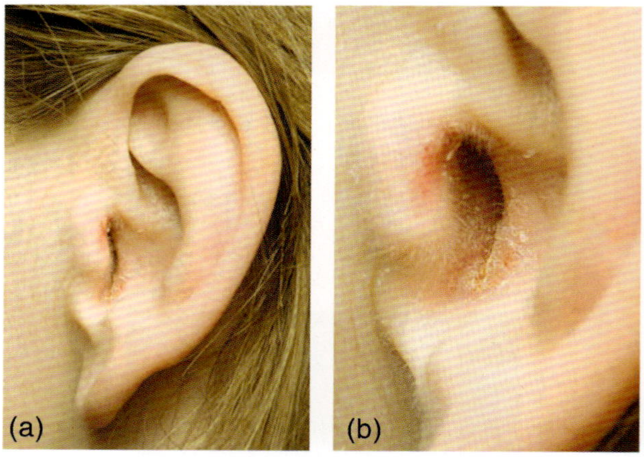

图 108.19 银屑病

(a)边界清楚的红斑,在耳道入口处有明显的鳞屑;(b)放大。

葡萄球菌性疖病容易发生于耳郭或耳郭附近。邻近毛囊的疖融合则会形成痈。外耳道的疖疼痛感剧烈,如果疖的位置位于外耳道前壁则咀嚼时疼痛感加重。有时甚至会肿胀到堵塞外耳道口。通常伴随局部淋巴结增大,有时患者会出现发热。疖有时也会归类入局限性外耳道炎(OE)。

根据外耳道上皮的正常外观和有无分泌物,疖与外耳道炎很容易鉴别,这两种病有时同时存在。条件允许应该对鼓膜进行检查,以排除中耳炎和乳突炎。

丹毒的典型症状,一开始会出现高热,包括不适、呕吐、头痛,然后红斑和水肿迅速从耳郭扩散到脸部。通常伴有淋巴肿大。反复发生的面部蜂窝织炎可能与全身其他部位的致病菌一样,其会导致纤维化和淋巴管性水肿。丹毒和蜂窝织炎的治疗详见第 26 章。耳郭感染很少发展为坏死性筋膜炎。

“传染性湿疹样皮炎”偶尔还会被使用,一般指发生在耳郭或耳郭下皮肤出现脓性结痂湿疹,并且伴随外耳慢性流脓。凝固酶阳性的葡萄球菌是最容易培养出来的菌种。外耳道出现水肿以及红斑,可能还会发现脓性分泌物从穿孔的鼓膜中流出。这种情况需与脓疱疮、继发感染的接触性皮炎、溢脂性皮炎以及特应性湿疹相鉴别。

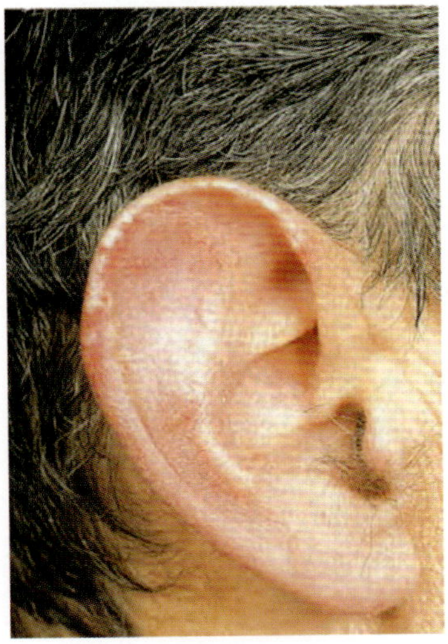

图 108.20 耳轮边缘上的若干个白色坚实的"风化样"结节

其他细菌感染

外耳很少见分枝杆菌感染。寻常狼疮可以造成广泛的破坏,并可能出现与其他疾病相似的症状。继发于淋巴结疾病(例如皮肤结核)时可以表现为听力损失、耳鸣、耳郭周围淋巴结病,而极少有外耳道分泌物。

可能造成耳朵感染的非典型分枝杆菌包括从游泳造成的损伤中获得的海洋分枝杆菌。在麻风病中,瘤型麻风总会在耳朵皮肤上有所体现,一般表现为明显的皮肤浸润。耳垂经常用来做涂片。

梅毒有时会累及耳部,通常见于二期梅毒。

病毒感染

单纯疱疹偶尔也会累及耳部。它经常在橄榄球和摔跤等这类接触性运动中传播。带状疱疹可表现为单独的外耳道疱疹,也可伴随同侧面瘫和听力学症状(Ramsay-Hunt 综合征,膝状神经节疱疹)。初始症状通常为耳痛,容易误诊为丹毒。疱疹一般出现在第 5 天,好发部位为耳郭、外耳道,鼓膜出现疱疹较少见。患者通常还会出现发热不适和淋巴结肿大。患者如果出现面瘫,一般为暂时性的,但也有报道患者出现了比较严重的持续性面瘫。也可累及味觉和泪腺。如果第 8 对脑神经受到压迫损伤,可能会出现耳鸣、眩晕、眼球震颤、恶心和耳聋。带状疱疹的治疗在第 25 章已经探讨过,此处不再赘述。羊痘对耳朵的影响已经探讨过,表现为耳屏的炎性结节。

浅部和深部真菌

皮肤真菌可能很少累及耳部导致发病,致病时表现为类似肉芽肿性疾病和软骨炎。花斑癣可能累及耳部,但通常容易诊断。如果耳部出现溃疡性肉芽肿,应考虑深部真菌感染,例如孢子丝菌病。活检、涂片检查、培养和血清学研究都能准确进行诊断。深部真菌感染可能提示潜在的免疫缺陷。

外耳炎

定义和命名

外耳炎是外耳道以及耳道耳郭连接处皮肤发生的炎性或感染性疾病。它可能引起不同程度的疼痛、瘙痒、耳聋和分泌物。急性和慢性有所不同(图 108.21)。

> **同义名**
> - 外耳道炎
> - 游泳者耳

引言和概述

术语外耳炎(OE)可能包括许多重叠情况:

- 急性局限性 OE——这个术语有时用于外耳道疖。这里不作进一步讨论。
- 急性弥漫性 OE——发病很快,通常是由于感染,一般是由外伤和(或)过度暴露于水或高湿度诱发。虽然感染通常是细菌性的,但是病毒感染,例如带状疱疹,也可以表现为 OE。
- 慢性 OE——持续 2 个月或更长时间[1]。导致这一现象的因素包括炎症性皮肤病、创伤、微生物菌落、耵聍的变化和解剖变异。
- 坏死性(恶性)OE——这个术语用于更具侵袭性和严重的感染,将单独讨论。
- 耳真菌病——外耳道真菌感染,下面单独讨论。

流行病学

发病率和患病率

大多数研究数据与急性弥漫性 OE 有关,因为这一类型是最为常见的,一些研究表明每年发病率约为 1:250[2],而且貌似在夏季更常见,可能是因为温度、湿度较高,以及更多的人在夏季游泳和进行其他水上运动[3]。相比之下,坏死性 OE 较罕见。

年龄

一些研究表明,急性弥漫性 OE 在儿童、青少年和年轻人中更为常见[4]。

性别

没有性别偏好。

种族

对 OE 的敏感性存在显著的种族和个体差异。

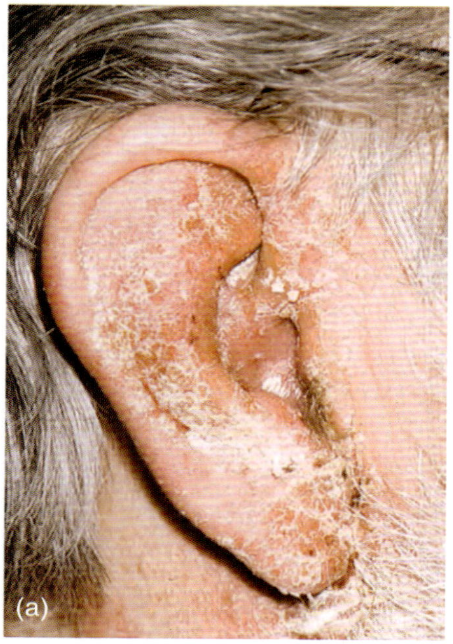

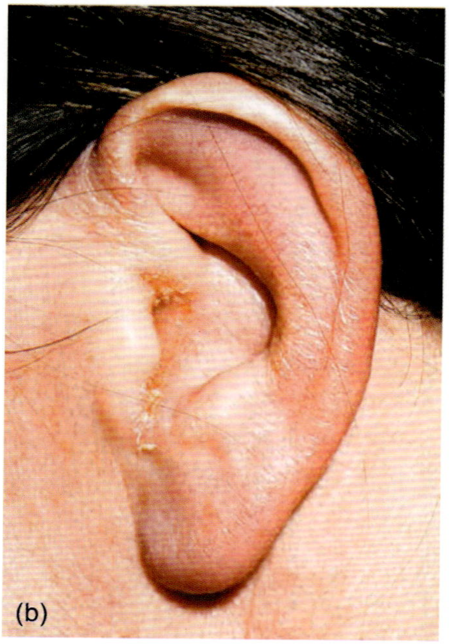

图 108.21 **外耳炎**

(a)耳郭和附近的皮肤有红斑形成，有结痂和鳞屑。外耳道口变狭窄。(b)耳郭充血水肿。外耳道口结痂，外耳道变窄。

这可能是由于外耳道曲度或峡部变窄的解剖学差异，例如，新几内亚的土著人具有宽而直的外耳道，他们很少患外耳炎[5]。

并发症

慢性 OE 通常与炎性皮肤病有关，尤其是特应性湿疹、脂溢性皮炎、接触性皮炎或银屑病，但偶尔也与其他皮肤疾病有关，如盘状红斑狼疮(图 108.22)。

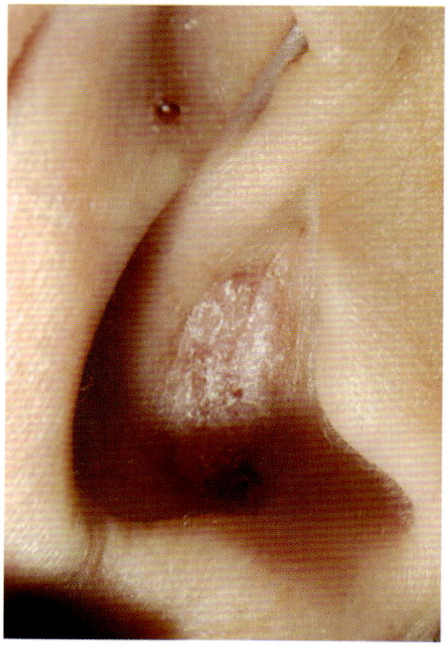

图 108.22 **盘状红斑狼疮**

耳甲上红斑，伴鳞屑。

坏死性 OE 可能与其他疾病的发生有关，特别是糖尿病、HIV 或既往颅底放射治疗。

病理生理学

致病因素

创伤是常见的直接诱因。造成损伤的东西包括指甲、回形针、火柴、发夹，甚至是助听器耳机。

水潴留，如游泳、耵聍堵塞、曲折的外耳道和发量过多也是发病诱因。

缺乏耵聍，例如由于反复的水冲洗或过度的清洁造成，有些人可能无法产生足够的耵聍。

pH 碱性可能与慢性外耳炎有关[6]。蛋白酶水平的升高也可能与慢性外耳炎有关[7]。

凝集素结合的变化可能会增加假单胞菌感染的可能性——在上皮细胞上表达 A 血型抗原的个体出现感染的可能性更大[8]。

病理学

在大多数外耳道炎病例中，皮肤出现棘层肥厚、表皮突延长、角化过度或角化不全。湿疹和脂溢性皮炎可见海绵水肿。真皮炎症浸润因病因和慢性程度而异。除了发现真菌菌丝体外，组织病理学很少有诊断价值。

致病微生物

铜绿假单胞菌是最常见的感染菌群，尤其是在游泳和湿热的环境中，这种生物可能来自耳道内的常驻菌群。有些菌株可能更具致病性[9]，在温和的气候中，经常能培养出金黄色葡萄球菌。这可能与其他部位的皮肤病或葡萄球菌携带者有关。耐甲氧西林金黄色葡萄球菌（MRSA）感染变得越来越常见，尤其是患者最近去过医院[10]。

在热带地区，外耳道真菌感染较为常见。曲霉菌、念珠菌、青霉菌和毛霉菌是最常见的致病菌。然而，关于这些真菌是致病的、机会致病性的、腐生的还是简单共生的，还存在一些争论。耳真菌病稍后讨论。

环境因素

热、湿度和潮气无疑对于湿热耳和游泳者耳是非常重要的[11]。这种情况很常见，尤其是在热带和亚热带地区的白人中。高温、高相对湿度和游泳[12]都会促进外耳道上皮细胞的浸渍和继发细菌或真菌感染。淡水游泳似乎是一个特殊的危险因素[13]。在某些病例中，游泳、洗头或淋浴后耳朵不能完全干燥也是一个致病因素[14]。

临床特征

病史-急性外耳道炎

急性弥漫性 OE 通常开始于耳朵疼痛，有时伴有瘙痒，很快会有闷胀感。可能会有不同程度的听力下降，可能有清亮或脓性分泌物，当铜绿假单胞菌感染时，分泌物往往呈蓝绿色。

慢性 OE 的主要症状是瘙痒、不同程度的疼痛和分泌物，持续时间超过 3 个月。

表现-急性外耳道炎

急性弥漫性 OE 的物理检查显示外耳道弥漫性充血水肿，肿胀可从外耳道口扩散至耳甲或整个外耳道。外耳道有红斑和水肿，有浸软的碎屑，可能还有绿色脓液。在严重的病例中，炎症可波及鼓膜。听力下降是由于外耳道水肿所致，检查外耳道即可发现不同程度的肿胀。通常还伴有耳郭牵拉痛和耳屏压痛。可能伴有低热、不适和局部淋巴结增大。如果体温超过 38.5℃和（或）明显的蜂窝织炎，考虑坏死性 OE。

在全面检查过程中，观察鼓膜是否完整是很重要的，如果鼓膜穿孔，则外耳道炎继发于中耳炎，最好避免使用含氨基糖苷类的滴液，小心温柔地吸走分泌物和碎屑。

表现-慢性外耳道炎

“慢性外耳炎”用于症状持续 2 个月以上的病例。微生物学评估显示，在一系列病例中 82%的病例有显著的微生物感染[15]，其中金黄色葡萄球菌占 1/3，假单胞菌占 1/3，其他为革兰阴性和革兰阳性生物体。此外，99 例患者中 17 例患者仅有真菌性外耳道炎。由于缺乏耵聍，外耳道通常比较干燥。在大多数慢性 OE 中，特别是已经采取了急性处理而症状又持续的患者就同时出现了皮肤病（图 108.23）。在疾病表现顽固的患者中，重要的是要考虑他们是否有潜在的全身疾病，比如人类免疫缺陷病毒感染、营养不良或糖尿病控制不佳，在接受大剂量类固醇或化疗药物治疗的患者中，治疗反应也很差[16]。

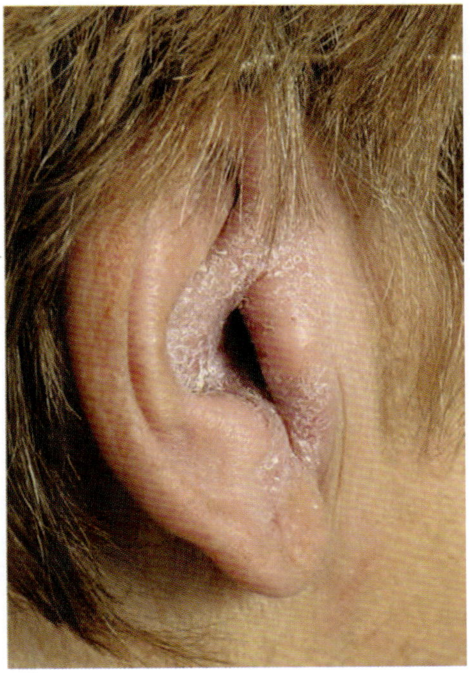

图 108.23　慢性外耳道炎
长期存在的湿疹变化，部分原因是接触滴耳液过敏反应以及硬结引起的耳道狭窄。

脂溢性皮炎、特应性皮炎和银屑病通常只发生在外耳道口，但有时也可延伸入外耳道内。脂溢性 OE 极为常见，已被一些皮肤科医师视为大多数 OE 病例的基础。然而，外耳道炎的症状和体征通常是轻微的，一般就是皮肤表面鳞屑和轻微的不适或瘙痒感，除非由于继发因素而复杂化。其他地方也会出现糠疹或脂溢性皮炎的症状。这种情况可在压力或疲劳时加重。

继发性细菌感染很常见。在这种“反应性”情况下，皮炎通常会扩散到耳朵中，而原发“感染性”病因则不同，感染和（或）炎症通常会从耳朵中扩散出来，整个外耳道都会受到影响。然而，临床表现往往并无诊断意义。

感染性湿疹通常伴有剧烈瘙痒和渗出。如果中耳炎和外耳道炎同时存在，情况就更为复杂，通常会有一定程度的耳漏。在其他一些病例中，继发感染似乎是由脂溢性皮炎发展而来。这种情况可能会影响到外耳道口、耳甲、耳垂和耳周皮肤，并且一般扩散得很快。耳郭后皱褶也会受到影响。症状和体征为伴随耳道渗出的湿疹或先湿疹后耳道渗出。在脂溢性皮炎的患者中，其他区域也可能累及。裂隙和蜂窝织炎是常见的并发症。

接触性皮炎往往是隐性的，容易被忽视。它既是慢性外耳炎的并发症（见下文），也是慢性外耳炎一个致病因素。慢性外耳炎局部用药效果一般都很好，新霉素和相关氨基糖苷类药物可能是最常见的致敏剂[17-19]。除了滴剂外，还应考虑药物纱布的致敏性[20]。闭塞、疾病的复发性和在已经受损的皮肤上频繁使用抗生素可能是该部位接触性皮炎的高发病率的原因。其他致敏因素包括发夹中的镍合金、金属饰品、铬酸盐、火柴中的磷硫化物以及指甲油。瘙痒和灼烧感的程度往往与红斑和水肿不成比例，是本病的一个特点。霉菌很少引发接触性皮炎[21]。临床上，神经性皮炎和接触性皮炎往往很难区分。

单纯苔藓（神经性皮炎）一般位于外耳道口附近，也可能广泛发生于耳屏、三角舟和连接处的皮肤处。诊断通常依靠病史而非体征。瘙痒剧烈，但经常是间歇性的。虽然患者经常否认瘙痒，但确实经常被迫不停抓挠患处。炎症症状通常很轻微，但有一定程度的水肿和鳞屑。因创伤、感染和过敏导致的并发症很常见。外耳道间歇性瘙痒（非特异性外耳炎）也可能发生，不规则且持续很长时间，无明显诱因，且症状轻微。

无论原发病因是什么，随着时间的推移，慢性外耳炎的诊断越发复杂，治疗越发困难。

临床变异

大疱性外耳炎是一种罕见的变异情况[22]，发病时外耳道流出鲜血，突然出现剧烈疼痛。骨性外耳道可见蓝红色出血大疱。在肉芽肿性外耳炎中，外耳道口和外耳道部分或全部被肉芽肿组织覆盖，向内形成有蒂肿块。通常在靠近鼓膜骨性外耳道的位置发现，肉芽肿性外耳炎经常被忽视，通常也很严重[23,24]。

鉴别诊断

最重要的鉴别诊断是坏死性外耳炎。对于有高热和（或）疼痛剧烈的患者，尤其有糖尿病或 HIV 的患者，应考虑坏死性外耳炎。仔细检查耳道可以排除中耳炎继发的外耳炎。其他鉴别诊断还包括急性局限性外耳道炎[23,24]。

严重程度分类

轻度病例仅有耳痛和（或）瘙痒，部分听力下降，少量或无分泌物。重度病例症状更严重，外耳道甚至耳郭肿胀；可能还有低热和淋巴结增大。

并发症和合并症

由于慢性淋巴阻塞的影响，肥大型外耳炎或局限性象皮肿（淋巴水肿）[25]可能伴随外耳炎反复发作。外耳道狭窄以及潜在的淋巴管水肿，使外耳炎反复发作和反复感染的可能性增大。良性非坏死性外耳炎表现为慢性非疼痛性耳漏，外耳道底部出现溃疡。手术可能是比长期药物治疗效果好[26]。上述接触过敏是慢性外耳炎的一个致病因素，但同时也是一个常见并发症。

病程及预后

急性弥漫性外耳道炎局部治疗的效果良好。如果有热、湿、经常游泳、耳道异常、湿疹等其他因素，很可能反复发作。一旦外耳炎转变慢性，就不太可能根除。

检查

如果临床表现为急性弥漫性 OE，且没有其他并发症，可能不需要进行其他检查。治疗效果不佳的急性 OE，应行细菌培养，确定敏感药物，显微镜检查和真菌培养有助于确诊是否为真菌感染。

治疗

对于急性弥漫性 OE，耳道局部用药加上适当的镇痛处理，就会取得不错的治疗效果，症状有望在 1 周左右消失。当治疗无效、患者全身状况不佳或怀疑诊断为坏死性外耳炎时，才建议使用拭子进行细菌培养。

由于氨基糖苷类药物的潜在耳毒性，理想情况下，在进行局部治疗前应先观察鼓膜是否完好。目前普遍认为，只要使用时间不超过 2 周，即使鼓膜穿孔，滴耳液中的氨基糖苷也是安全的[27]。

当耳道有明显肿胀时，只要耳道未完全堵塞，滴耳液会更有效。如果外耳道内有大量的耵聍和皮屑，通过定期轻轻抽吸清除，治疗会更有效。如果条件不允许，则让患者患侧朝上侧躺，滴入滴耳液，保持姿势不变至少 10 分钟，让药液渗入。

近期对急性弥漫性 OE 治疗的系统回顾和评论证实[27-32]：

- 局部抗生素加类固醇滴耳剂效果良好，并且可能比单独使用要好。
- 新霉素、庆大霉素、多黏菌素 B 等氨基糖苷类，环丙沙星（目前仅在英国作为眼药水提供），氧氟沙星（目前在英国不提供）和抗菌剂碘氯仿这些药物的功效类似。
- 治疗应持续 7 天，但必要时可延长（最多可延长 7 天）。
- 醋酸滴剂的短期效果与抗生素-类固醇联合使

用的效果相似，但如果需要长期治疗，效果较差。

- 醋酸铝滴耳液可能和抗生素-类固醇滴耳液一样有效。

在选择治疗药物时，除了需要考虑氨基糖苷类药物可能的毒性风险外，其他因素也应当斟酌，包括接触过敏（有反复发作史时更应该慎重）、可获得性、成本、给药频率（醋酸和醋酸铝需要频繁给药）和可能的细菌耐药性。

急性弥漫性外耳炎

经典治疗组合为局部抗生素-类固醇组合，如氟米松-氯喹或倍他米松-新霉素，再辅以布洛芬和（或）扑热息痛缓解疼痛。如果有低热和（或）蜂窝织炎，考虑使用全身性抗生素。7 天后复查。然后取拭子，等待结果的同时，使用非抗生素治疗，如醋酸铝溶液。

急性局限性外耳炎

通常急性局限性外耳炎可以通过止痛和加热来治疗。但是，如果有严重感染的迹象，则需要口服抗生素治疗，除非青霉素过敏，应用氟氯西林，并在必要时切开引流。

慢性外耳炎

回顾慢性外耳炎的病因，包括特应性湿疹或银屑病，解剖异常引起的外耳道狭窄，接触性皮炎和真菌增殖。建议进行斑贴试验，在等待结果的同时，醋酸铝滴耳液可能非常有用。使用耳滴管外用 0.1% 他克莫司是慢性 OE 中外用类固醇的有效替代品[33]。

有时，慢性 OE 是由于外耳道口变窄所致。手术扩大外耳道口即可解决问题[34-36]。

Resources

Further information

http://emedicine.medscape.com/article/994550-treatment

Patient resources

http://www.patient.co.uk/doctor/otitis-externa-and-painful-discharging ears#ref-11

(All last accessed October 2014.)

坏死性外耳炎

定义和命名

这是外耳道皮肤的感染，扩散到更深的结构并引起坏死。

同义名

- 坏死性外耳道炎
- 恶性外耳道炎
- 恶性外耳炎
- 弥散型外耳道炎
- 弥散型外耳炎
- 颅底骨髓炎

引言和概述

坏死性 OE 是一种感染性疾病，起始于外耳道，扩散到颞骨，导致骨髓炎，有时甚至超出颅底，引起颅神经麻痹。是一种严重的潜在致命感染。这种情况通常发生在老年糖尿病患者和免疫缺陷的患者中。尽管偶尔也有其他微生物感染，但最常见的致病菌是铜绿假单胞菌。

流行病学

发病率和患病率

坏死性外耳炎是一种罕见的疾病。没有具体的发病率数据。

年龄

坏死性外耳炎多发生于中老年患者中，在儿童中也有报道[1,2]。

性别

男性更容易患坏死性外耳炎。

种族

无种族联系。

相关疾病

大多数坏死性 OE 发生在糖尿病患者和其他免疫抑制的患者中，如 HIV 阳性患者和肾移植受者。

病理生理学

致病因素

有时患者之前罹患过 OE。诱因通常是外耳道进水。创伤，即便是轻微的创伤，高温和潮湿可以致病。在糖尿病患者中，耵聍的 pH 较高[3]，中性粒细胞、巨噬细胞[4,5]清除率低和微血管损伤都可能是导致糖尿病与坏死 OE 相关的因素。

病理学

表皮可能出现增生性变化，真皮内有急性和慢性炎症，还可能出现骨坏死[6,7]。

致病微生物

大多数病例是由铜绿假单胞菌引起的。已经证实有许多其他微生物也可致病，包括金黄色葡萄球菌、克雷伯菌属、表皮葡萄球菌等共生体和毛霉属、格拉布光滑念珠菌、曲霉属、马拉色菌属和尖端赛多孢子菌等真菌。

基因

没有遗传易感性。

临床特征

病史

最常见的症状是疼痛，剧烈且持续时间长。疼痛可能会从耳朵区域扩散到头顶、颞部或枕部，并可能出现颞下颌关节疼痛。儿童的疼痛进展比成人快。第二个最常见的症状是耳朵渗液。高达 50%的患者会有一定程度的听力下降。发热等全身症状并不常见。可能还会出现颅神经受累的症状，比如吞咽困难。

表现

检查时发现，外耳道通常有异常表现，有不同程度的水肿和红斑，有明显的肉芽组织形成，特别是在骨软骨连接处。这在外耳道软骨部与软骨连接处的后壁和下壁上尤为明显。外耳道底部可能有裸露的骨头，耳郭及周围软组织也可能肿胀。儿童的鼓膜容易坏死，但成人的鼓膜坏死率不高[2]。多达 40%的患者可能累及颅神经。面瘫最常见，但可能是由于其他颅神经，特别是Ⅸ、Ⅹ和Ⅺ的受累导致，其表现有所不同。当上述这些神经受累时，疾病范围更为广泛。

鉴别诊断

坏死性 OE 主要需与严重 OE 进行鉴别，后者没有肉芽形成，也不会导致外耳道骨质外露。其他不常见但很难与坏死性 OE 区分开来的还有侵蚀性外耳炎和良性坏死性 OE[9]。其他鉴别诊断还包括癌症和肉芽肿性疾病，可以通过组织学取样排除。最近有一些病例出现了双磷酸诱导的外耳道骨坏死，其症状类似坏死性外耳道炎[10]。

严重程度分类

颅神经受累、伴随脑膜炎和(或)脑脓肿是该疾病最严重的表现。

并发症和合并症

颅神经受累可能无法恢复，尤其是面瘫。其他并发症包括颞下颌关节骨髓炎、硬脑膜窦血栓、脑膜炎和脑脓肿。

疾病病程和预后

疾病死亡率约为 50%，但现在通常为 20%或更低。不良预后因素包括颅底骨髓炎、颅内扩散和多发性颅神经受累[11]。并发曲霉菌感染可能预后较差[12]。如果治疗时间太短，疾病通常会复发。

检查

确定致病微生物是很重要的，但在已经使用抗生素滴剂的情况下验证有时很困难。如有必要，拭子或组织应进行有氧、厌氧和真菌培养。组织也应送去做组织学检查。影像技术有助于区分严重 OE 和坏死性 OE。对各种诊断和监测治疗方法[X 线片、计算机断层扫描(CT)、磁共振成像(MRI)、增强 MRI、同位素成像]均进行了评估，但都存在一些不足[13]。尽管 CT 首选用于皮质骨浸润的初步诊断和识别，但 MRI 以及增强 MRI 可用于软组织成像，用以评估脑膜和骨髓质腔内的变化[14,15]。如果可行，同位素成像可能是评估治疗效果最佳的方法[16,17]。

治疗

治疗应尽可能以细菌培养和药物敏感性为指导，抗菌治疗至少持续 6～8 周。可能还需要重复成像来评估疾病进程和监控临床效果。

一线治疗

由于假单胞菌是常见的致病菌，如果菌群没有耐药，每天 2 次 750mg 环丙沙星可以治疗不太严重的病例。如果效果不明显，用药方案应增加每 8 小时静脉注射 2 g 头孢他啶。如果假单胞菌对环丙沙星耐药，那么氨基糖苷类联合头孢他啶可能是最佳选择。对于其他细菌和真菌，将根据微生物培养选择相应的治疗方案。

二线治疗

将利福平加入抗菌治疗方案可能有效[18]。

三线治疗

高压氧有时用作辅助疗法，但其作用尚未确定[19,20]。偶尔需要手术治疗，例如清除坏死组织和引流脓液。

Resources

Further information

http://emedicine.medscape.com/article/845525-overview

Patient resources

There is a section on necrotizing OE in http://www.nhs.uk/Conditions/Otitisexterna/Pages/Complications.aspx

(All last accessed October 2014.)

耳真菌病

定义和命名

耳真菌病是耳道炎性疾病，其中细菌或真菌生物起着至关重要的作用。它可以单独发病,也可以作为 OE 的并发症发生。

同义名

- 耳真菌病有时被认为是 OE 的一个亚型。

引言和概述

耳真菌病是指临床检查时在外耳道皮肤上可见丝状真菌的一种慢性疾病。局部使用皮质类固醇和(或)抗生素治疗易患耳真菌性外耳道炎。然而,它也可以单独发病。在炎热的气候和耳朵进水的情况下,耳真菌病更为常见。

流行病学

发病率和患病率

关于发病率或患病率的数据很少,但在热带国家,耳真菌病约占 OE 病例的 10%。

年龄

耳真菌病可以发生在任何年龄,但在中年患者更常见。

性别

耳真菌病在男性中的发病率大约是女性的 2 倍。

种族

没有关于耳真菌病的种族或种族偏好的记录。

相关疾病

外用抗生素和(或)皮质类固醇治疗慢性 OE 患者更容易罹患耳真菌病,糖尿病和免疫抑制患者更易感耳真菌病。

致病因素

高温、潮湿、外伤、耳朵频繁进水、长时间在耳道内使用抗菌药物和(或)类固醇滴剂都可能是重要的发病诱因。急性中耳炎患者也可能继发耳真菌病[1]。

病理学

真菌菌丝位于角质层。炎症反应轻微或无。尤其是在免疫抑制的情况下,真菌可以侵袭到真皮及其他部位。

致病微生物

大多数病例是由曲霉菌和念珠菌引起的。在热带地区,曲霉属占主导地位,而在温度更高的地区,念珠菌分离株更为常见[2]。念珠菌在免疫功能低下的患者中也比曲霉菌更常见[3]。偶尔也会发现其他细菌和真菌,包括藻类菌类、根霉菌、放线菌和青霉菌,但很少见皮肤癣菌。许多研究证实,这些微生物既具有致病性,又具有腐生性[2,4,5]。

基因

没有发现遗传倾向。

环境因素

耳真菌病在湿热环境中可能更常见。

临床特征

病史

通常的症状是瘙痒、耳痛、分泌物、听力下降、闷胀感和疼痛。疼痛在免疫功能受损的患者中可能比较常见[6]。

表现

检查时发现主要特征是一绺绺丝状物质,可局限性或弥漫性分布于外耳道中。如果是曲霉菌,这些团块为白色、灰色或点状黑色。外耳道上皮的炎症反应通常是轻微的。耳道内可能有一些上皮碎片,潮湿或干燥都有可能。通常一侧耳朵发病,但免疫抑制的患者通常是双侧发病[6]。

鉴别诊断

主要鉴别诊断为细菌性 OE,也有可能同时伴细菌性 OE。

严重程度分类

无细菌感染的周围软组织蜂窝织炎则意味着严重感染,更可能发生在免疫功能受损的患者中。

并发症和合并症

可能出现鼓膜穿孔。耳真菌病在免疫抑制的患者中可成为一种侵袭性疾病,甚至累及颞骨。

疾病病程和预后

耳真菌病往往是一种慢性疾病,但如果接受了恰当的治疗并纠正发病诱因后是可以治愈的。

检查

确诊需要真菌显微镜检和培养。

治疗

应仔细清理耳道上的碎屑和分泌物,并在可行的情况下轻轻抽吸。许多药物已被推荐用于耳真菌病,但没有证据表明哪种药物更优。治疗药物包括乙酸铝、乙酸、醋酸甲酚酯、硫柳汞、甲紫、氯喹、制霉菌素、两性霉素和咪唑类药物。

阶梯治疗

一线治疗

- 1%克霉唑滴剂每日 2~3 次,至少 2 周。

二线治疗

- 如果鼓膜穿孔或有可能发生侵袭性感染,应系统应用药物,如伊曲康唑。

三线治疗

- 如果出现骨浸润,伏立康唑或泊沙康唑可能是比伊曲康唑更有效的系统性药物[7]。

耳郭及外耳道肿瘤

良性肿瘤

耳郭上有各种各样的良性肿瘤。常表现为丘疹或结节,有时具有独特的形态。外耳道的良性肿瘤往往表现为听力下降,并易于感染。外耳道良性肿瘤的病变包括外生骨疣和骨瘤。外生骨疣通常呈双侧对称,多发,弥漫,骨基底宽。几乎所有病例都有冷水暴露史这个致病因素,如冲浪。骨瘤有点相似,但骨瘤是单独生长,单侧分布,很容易与外生骨疣鉴别。其他外耳道良性病变包括单发性和多发性(Albright 综合征)纤维发育不良,嗜酸性肉芽肿、胆脂瘤和脂溢性角化病、耵聍腺良性肿瘤、软骨脉络膜瘤和颞下颌关节突出症。外耳道乳头状瘤病表现为多发圆形丘疹,与人类乳头状瘤病毒(HPV)6 有关。

腺体肿瘤

耵聍腺肿瘤很罕见。从组织学角度来看,很难区分腺瘤和癌[1,2]。肿瘤包括良性和多形性腺瘤、腺癌、腺样囊性癌和可能的其他肿瘤,比如黏液性表皮样瘤。耵聍腺的腺组织有对 CK5/6、S100 和 P63 呈阳性的肌上皮基底细胞,和 CK7 阳性[3]的耵聍管腔细胞。据报道,耵聍腺肿瘤通常伴发其他外泌汗腺肿瘤[4]。

此外,还报道了外泌汗腺乳头状腺瘤、耵聍囊腺瘤、良性外泌汗腺圆柱瘤、外泌汗腺乳头状瘤、外泌汗腺癌和皮脂腺原位癌的病例。外耳和(或)耳道的乳房外 Paget 病类似于鲍恩病或炎症性皮肤病[7]。

良性肿瘤的症状为阻塞感和听力下降。疼痛是恶性肿瘤的常见临床特征。可见外耳道有息肉样新生物。其他症状包括出血、耳漏和伴随肿瘤侵袭出现的神经麻痹。

治疗范畴属于耳鼻喉科。由于可能发生恶变,所有的耵聍腺肿瘤都应完全切除,并留出足够的正常组织边缘[8]。

耳郭上皮癌前病变和肿瘤

由于过多的紫外线辐射,尤其对于男性人群,耳郭是上皮癌前病变和原位癌的常见好发部位。其他致病因素包括之前经受过电离辐射、慢性皮肤病(红斑狼疮)、遗传因素(如着色性干皮病)以及痣样基底细胞癌综合征(Gorlin 综合征)。

最常见的癌前病变是日光性角化病,可以发生在暴露于阳光下的耳郭任意部位,但最常见于耳轮的上表面。临床表现包括毛细血管扩张性红色斑片、局限性鳞屑或角化过度或皮角。耳郭周围皮肤的日光性角化也很常见。耳郭的日光性角化病比其他部位更易发展为鳞癌。其他癌前病变还包括鲍恩病、辐射和焦油性角化病、角化棘皮瘤。

治疗

根除耳郭癌前病变的治疗方式有若干种,但是没有足够的数据进行效果比较。包括切除、刮除、电外科、冷冻疗法、5-氟尿嘧啶和光动力疗法。治疗方式的选择取决于许多因素,包括组织诊断的需要、病变的大小和位置、美容效果和可用设施。随访对于检测复发和新病变的出现很重要。类似鳞癌的病损,如角化棘皮瘤应完全切除,以确保准确诊断。

恶性肿瘤

本节只详细讨论鳞癌。与耳郭上鳞状细胞癌(SCC)相比,BCC 的发病率相对较低,在外耳道很少见(图 108.24)。如果发生在外耳道,则很难根除。外耳恶性黑素瘤相对少见,约占所有皮肤黑素瘤的 1%。其他涉及外耳或外耳道的恶性肿瘤都很少见。皮肤科医师可能会遇到皮脂腺癌,非典型纤维黄瘤(图 108.25)、毛鞘癌、默克尔细胞肿瘤、癌肉瘤、卡波西肉瘤、血管肉瘤、多为儿童发病的横纹肌肉瘤。外耳可能出现淋巴瘤(图 108.26)。周围器官的肿瘤可能直接侵袭耳朵,例如腮腺,也可能是远处的转移癌。

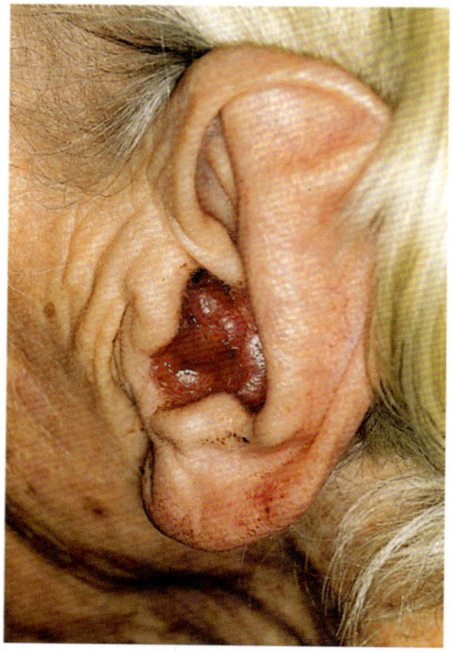

图 108.24 外耳道基底细胞癌。表现为阻塞外耳道入口的红斑性肿瘤

(由英国布里斯托尔南米德医院 M. Birchill 先生提供)

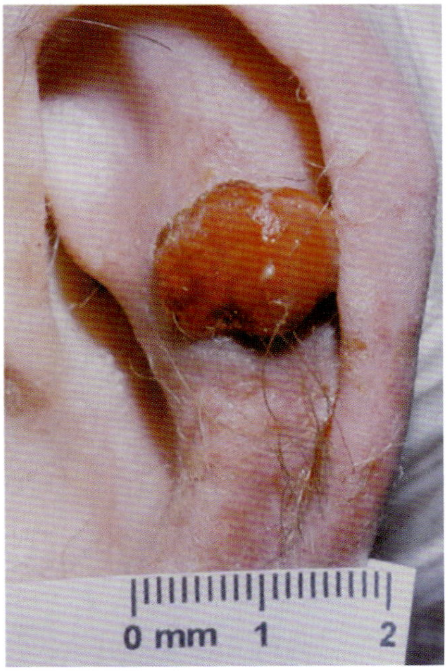

图 108.25　非典型纤维黄瘤。表现为耳郭的坚硬肉瘤

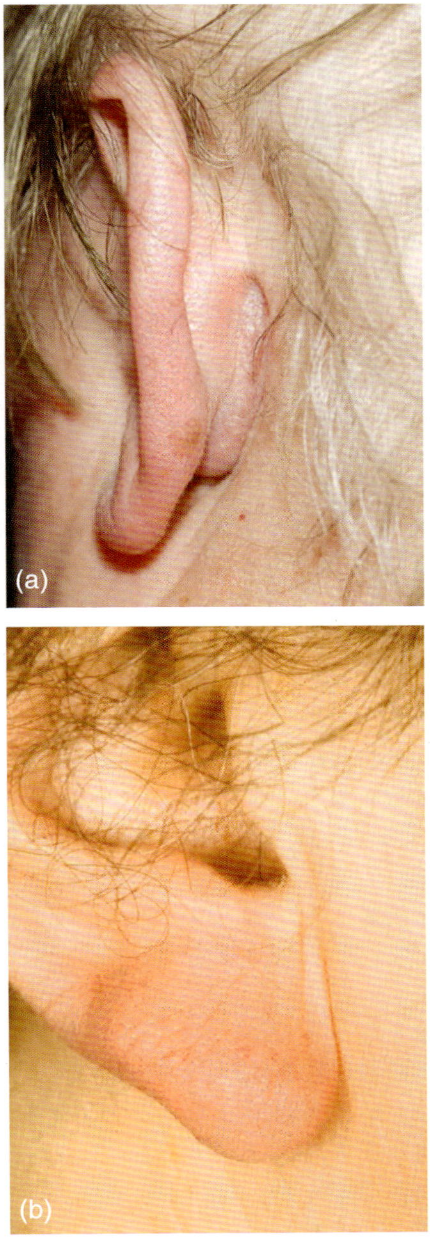

图 108.26　(a)B 细胞淋巴瘤表现为耳后皱褶的紫红色结节性肿胀。(b)由 B 细胞淋巴瘤浸润引起的耳垂红肿

耳郭鳞状细胞癌

定义

耳郭皮肤上的恶性角质形成细胞肿瘤。

引言和概述

在大多数病例中，鳞状细胞癌通常由日光性角化病这类癌前病变发展而来，主要发生在老年白人男性中，年轻患者一般有免疫缺陷病。最常见的部位是耳轮[1]。当有基底发硬的鳞屑性丘疹、结节或皮角时，应怀疑早期鳞状细胞癌。随着病情的发展，SCC 通常会出现溃疡，如果浸润软骨则会造成严重破坏(图 108.27)。局部沿软骨膜、骨膜和神经血管平面扩散可使耳郭鳞状细胞癌很难控制。除唇外，耳部鳞状细胞癌比任何其他曝光部位更容易转移(11%∶2%)[2]。

流行病学

发病率和患病率

虽然 BCC 与 SCC 在头颈部的比例为 4∶1左右，但在耳部 SCC 较为常见(BCC∶SCC 为1.3∶1)[3]。

年龄

耳郭鳞状细胞癌随着年龄的增长越来越常见。

性别

耳郭鳞状细胞癌在男性中更为常见[3]。

种族

耳郭鳞状细胞癌好发于白种人。

相关疾病

其他紫外线照射以及和年龄相关的恶性疾病或癌前期病变。

病理生理学

鳞癌的病理生理学详见第 142 章。

致病因素

主要原因是长期紫外线照射。其他因素包括电离辐射、人类乳头状瘤病毒和慢性炎症，如盘状红斑狼疮。

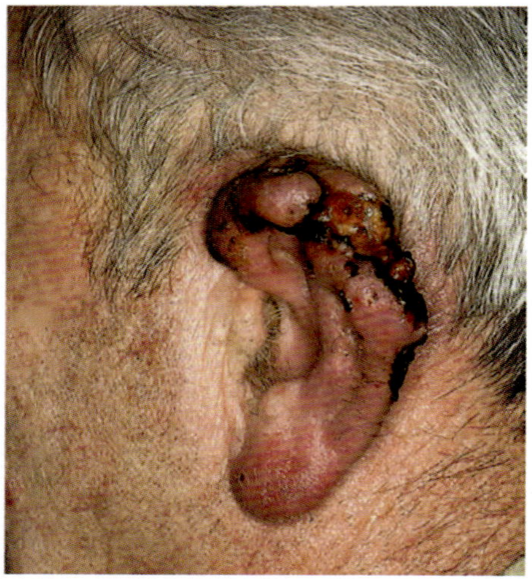

图 108.27 **耳郭鳞状细胞癌。肿瘤广泛破坏耳软骨**

（由英国布里斯托尔南米德医院 D. Baldwin 先生提供）

病理

鳞癌的病理学详见第 142 章。

致病微生物

HPV 病毒可能与实体器官移植受者的某些 SCC 病例有关。

环境因素

见上文。

临床特征

病史

耳郭鳞状细胞癌可能会由癌前病变（如日光角化病）转变而来，也可以一开始表现为新生物或溃疡。有时会出现症状，包括疼痛和出血。病变的增长速度通常比 BCC 更快一些。

表现

根据鳞状细胞癌是从癌前病变（如日光性角化病或鲍恩病）演变而来，还是反复发作而来，以及分化程度的不同，外观都会有所不同。硬结和基底是从日光性角化病发展而来的鳞状细胞癌的特征。皮角的底部可能有鳞状细胞癌。分化好的 SCC 通常有角珠，角化棘皮瘤也有高度类似的情况。随着鳞状细胞癌的生长，通常变成结节状肿物，容易溃疡和结痂。低分化的肿瘤质脆、易出血，没有任何角化的迹象。

鉴别诊断

与角化棘皮瘤相鉴别比较困难。BCC 可能与 SCC 非常类似。无色素性黑素瘤和默克尔细胞肿瘤很难与低分化鳞状细胞癌区别开来。有时，经过组织学检查后发现疑似鳞状细胞癌的病灶是增生性日光性角化病。鉴别诊断还包括其他良性或恶性疾病。

严重程度分类

SCC 的分类详见第 142 章。

并发症和合并症

鳞状细胞癌倾向于局部转移，然后转移到局部淋巴结。

病程及预后

如果不治疗，耳郭鳞状细胞癌通常是一种侵袭性恶性肿瘤，伴有软骨浸润。存在局部、腮腺和淋巴结转移的风险，沿神经扩散比较常见。SCC 局部复发和转移的不良预后因素包括大小[4,5]，然而，表面积大（即直径大于 2 cm）的浅层病变似乎预后并不差。肾移植受者耳鳞状细胞癌预后不良的风险增加[4-6]。如果 SCC 在初次治疗后复发，则进一步复发和转移的风险更大[8]。

检查

应通过切除活检进行组织学确诊。对于较大的病变和临床不确定的肿瘤，活检将指导进一步的治疗。CT 扫描比较适合评估骨扩散情况。需要 MRI 和（或）针吸细胞学来评估区域淋巴结的情况。

治疗

一线治疗

通过对鳞状细胞癌的初步治疗，达到疾病的控制是非常重要的。对于侵袭性低的小病变，简单的切除、冷冻治疗或电干燥法可能就足够了。在严格筛选的病例中，刮除术和冷冻联合治疗取得了很好的效果[9]。对于较大的病变，尤其伴有不良预后因素，则更应该选择扩大切除术和莫氏显微外科手术。

手术方法取决于肿瘤的位置和范围。较小的病变常可用楔形切除术切除，并推进皮瓣进行初步修复。在进行最终修复之前，在对边缘进行组织病理学评估之前，最好通过临时移植来闭合较大且不明确的病变[10]。大肿瘤可能需要部分或全部切除耳朵。如果扩散到耳郭以外，可能需要切除腮腺、颞骨、颞下颌关节或下颌支，并进行适当的修复。

一些学者建议最小边缘切除范围，例如：1 cm[11]、6 mm 冷冻切片对照组，1 cm 的肿瘤需留出 8mm 的安全距离，3 cm[13] 的肿瘤需留出 1.5 cm 直径的安全距离，所有这些都需要切除下方软骨。总的来说，在随访 5 年或更长时间内，莫氏显微外科手术的复发率为 5.3%，非莫氏手术的复发率为 18.7%，这表明前者是首选的治疗方法[4,14]。

耳屏和耳屏前位置的鳞状细胞癌似乎更容易沿胚胎融合平面扩散，并且只能通过根治性手术才能治愈，例如与肿瘤切除相关的腮腺切除术[15,16]。

通过手术治愈后，需要各种技术来重建耳朵[17-24]。

二线治疗

放射治疗可以作为耳郭鳞状细胞癌的主要治疗手段，与传统的正压 X 线治疗相比，高压电子束治疗具有治疗和美容的两大优势。尽管结果可能与手术效果一样好，但对于较大的肿瘤[25]，复发率可能较手术切除法高。放射治疗可因软骨损伤和相关的慢性感染而复杂化，耳郭畸形是另一个长期后遗症。

三线治疗

在肾移植受者中，降低免疫抑制程度可以改善预后不良的 SCC 患者生存率，而不必对移植造成严重危害[26]。

对于不能手术和转移的肿瘤，局部治疗是姑息性的。化疗和表皮生长因子抑制药，如厄洛替尼，可能会有效。

Resources

Patient resources

http://www.patient.co.uk/doctor/squamous-cell-carcinoma-of-skin (last accessed October 2014).

外耳道鳞癌

定义

外耳道表皮恶性或原位恶性角质形成细胞肿瘤。

引言和概述

外耳道鳞状细胞癌较耳郭鳞状细胞癌少见，预后更差。

流行病学

发病率和患病率

没有关于发病率和患病率的准确数据，估计为百万分之一[1]。

年龄

在大多数病例中，平均年龄为 60 岁。

性别

耳郭鳞状细胞癌是一种以男性为主的疾病，而外耳道鳞状细胞癌与之不同，性别比大致相等。

种族

没有种族特异性。

相关疾病

有时有慢性中耳炎的并发病史。

病理生理学

见第 142 章。

致病因素

确定的因素包括慢性化脓性中耳炎和既往放疗史[2]。

病理学

在大多数病例下，该病具有浸润性生长的模式。它一般沿着外耳道生长，从外耳道软骨切迹和颞骨鼓部孔向前侵袭，进入颞下颌关节和腮腺。也可向后侵袭至乳突，通过鼓膜进入中耳，然后进入颈动脉管、颞骨岩部顶端、内听道、颅底和硬脑膜。也可能发生淋巴结转移[3,4]。外耳道疣状癌是一种罕见的变异，可能在细胞学上不具侵袭性，但实际上却可以浸润性生长破坏骨骼[5]。黏液表皮样癌也很少见。偶尔也有报道称 SCC 是由良性乳头状瘤发展而来[6]。

致病微生物

外耳道 SCC 的一个亚型可能是由于 HPV 所致。在英国的一组病例分析中，约 20% 与 HPV16 相关[7]。

临床特征

病史

症状包括流脓、耳痛、听力下降和面瘫。

表现

耳道检查可发现肿物（图 108.28）。

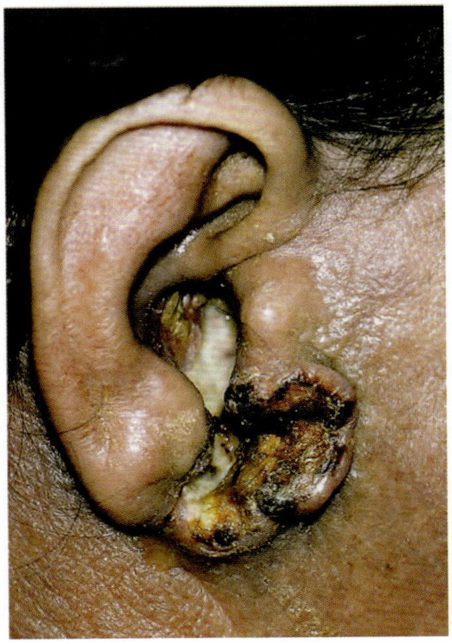

图 108.28　外耳道鳞状癌。脓性分泌物、炎症和外耳道口破坏

（由英国布里斯托尔南米德医院 D. Baldwin 先生提供）

第10部分

鉴别诊断

包括耳道慢性炎性疾病和其他肿瘤。

严重程度分类

常用匹兹堡分类[1]分级方法：

T_1：肿瘤局限于外耳道，无骨质侵蚀或软组织扩散迹象。

T_2：肿瘤轻微侵蚀外耳道骨质（非全层），或放射学检查显示软组织受累程度较小（<0.5 cm）。

T_3：肿瘤侵蚀骨性外耳道（全层），软组织受累程度较小（<0.5 cm），或肿瘤累及中耳和（或）乳突，或患者出现面瘫。

T_4：侵蚀耳蜗、岩尖、中耳内壁、颈动脉管、颈静脉孔或硬脑膜或广泛（>0.5 cm）软组织浸润的肿瘤。

预后随着 T_1 到 T_4 的进展而恶化。目前认为出现面瘫提示预后较差，建议按 T_4 分级来处理，见 Moody 等修改版本[8,9]。

并发症和合并症

除了面神经麻痹，其他颅神经麻痹也可能随着疾病的发展而发展。

病程及预后

总体 5 年生存率为 30%～40%。经过适当的治疗，T_1 期 5 年生存率可以达到 100%。相比之下，T_3 期为 25%，而 T_4 期仅为 16%。淋巴结转移的患者预后明显较差。不良预后因素包括面神经麻痹、广泛骨和淋巴结受累以及远处转移[10]。肿瘤分化程度低可能是一个独立的不良预后因素。肿瘤如果完全切除，预后会大大改善。

检查

影像学检查对分期和制定适当的诊疗计划至关重要。CT 可以观察肿瘤对骨的侵袭，MRI 可以显示软组织侵袭的范围，PET-CT 有助于确定是否有淋巴结受累和远处转移。另外还需要进行组织学确认。

治疗

一线治疗

外耳道鳞状细胞癌的治疗一般不由皮肤科医师进行操作。需要联合外科、放疗和局部化疗[11-13]。

二线治疗

可以考虑单独放疗[14]。

其他情况

石耳

这是一种罕见的临床表现，耳软骨被异位钙化或骨化所取代[1]。当行放射学检查时，易被识别[2]。临床表现为部分或完全僵硬的耳郭，可能会因压迫而不适。单耳或双耳都可发病。原因可能与冻伤、外伤、放射治疗或一些全身性疾病有关。在艾迪生(Addison)病中最常见，其他包括在糖尿病、垂体功能减退、肢端肥大症和甲状腺功能减退中也有发现。有报道称在假性甲状旁腺功能减退症患者中也发生过此类疾病[3]。

外耳道胆脂瘤

中耳胆脂瘤是产生角蛋白的鳞状上皮异常堆积而成。它的生长会使正常结构遭到破坏，如果中耳胆脂瘤破裂，相关的异物型炎症反应会产生严重的损害。

类似的情况很少发生在外耳道，而且它作为真正意义的胆脂瘤是有争议的[1,2]。耳道骨性部分的囊肿样穿通，有上皮样内衬和角质层的聚集。角质层的积聚发生在外耳道壁的骨质部分，通过上皮堆积形成。在外耳道底部皮肤上可见局部溃疡，还伴随潜在的骨炎，有时还伴随骨坏死。坏死的骨片可能会合并到胆脂瘤中。一些病例是原发性的，已经确定了几种致病原因，包括受伤史、手术和放射治疗[3]。

胆脂瘤通常发生于 40 岁以上的患者。症状包括单耳隐痛和耳漏。检查显示有一个白色的囊性肿块突出外耳道内。主要的鉴别诊断是肿瘤和阻塞性角化病。外耳道胆脂瘤有时表现为侵袭性，可侵蚀乳突腔、中耳、颞下颌关节及邻近软组织。CT 可用于评估疾病侵袭程度，应于耳鼻喉科进行治疗。

阻塞性角化病

在这种不常见的情况下，耳道内有脱屑角蛋白的局部积聚，可能是由于正常上皮细胞迁移出现缺陷[1]。阻塞性角化病通常呈双侧，年轻患者常见，对于非外耳道胆脂瘤的患者，二者表现相似。患者出现传导性听力下降，有时伴有耳痛。阻塞性角化病患者伴有副鼻窦疾病和支气管炎，也有报道伴发黄指甲综合征[2]。治疗包括仔细清除积聚的角蛋白和避免进水。

牵扯痛[1]

由于耳部神经供应的复杂性，牵扯痛比耳部损伤本身引起的疼痛更为常见[2]。这种疼痛的非耳科原因包括由于颞下颌关节功能障碍引起的耳下颌综合征[3]、颈部神经受累的颈关节炎、扁桃体炎和咽癌。耳道中的毛发是偶发原因[4]。也有报道过心因性耳痛[5]。

(译者：陈鑫　**一审：**李小红　**二审：**朴永君　**三审：**崔勇　李可可　**润色：**王千)

参考文献

所有文献请查阅网址：www.rooksdermatology.com.
以下列出的是重要参考文献。

Introduction, Anatomy and physiology, Microbiology, Cerumen, Examination

[2] Kelly KE, Mohs DC. The external auditory canal: anatomy

and physiology. *Otolaryngol Clin North Am* 1996;29:725-9.
[6] Stroman DW, Roland PS, Dohar J, Burt W. Microbiology of normal external auditory canal. *Laryngoscope* 2001; 111: 2054-9.
[7] Roeser RJ, Ballachanda BB. Physiology, pathophysiology, and anthropology/epidemiology of human ear canal secretions. *J Am Acad Audiol* 1997;8:391-400.
[9] Stoeckelhuber M, Matthias C, Andratschke M, *et al*. Human ceruminous gland: ultrastructure and histochemical analysis of antimicrobial and cytoskeletal components. *Anat* Rec 2006;288:877-84.
[10] Schwaab M, Gurr A, Neumann A, *et al*. Human antimicrobial proteins in ear wax. *Eur J Clin Microbiol Infect Dis*. 2011;30:997-1004.
[14] Clegg AJ, Loveman E, Gospodarevskaya E, *et al*. The safety and effectiveness of different methods of earwax removal: a systematic review and economic evaluation. *Health Technol Assess* 2010;14:1-192.
[15] Saloranta K, Westermarck T. Prevention of cerumen impaction by treatment of ear canal skin. A pilot randomized controlled study. *Clin Otolaryngol* 2005;30:112-4.
[16] Lucente FE. Techniques of examination. In: Lucente FE, Lawson W, Novick NL, eds. *The External Ear*. Philadelphia: Saunders, 1995:18-24.

Developmental defects

[3] Bellucci RJ. Congenital aural malformations: diagnosis and treatment. Symposium on Congenital Disorders in Otolaryngology. *Otolaryngol Clin North Am* 1981;14:95-124.
[4] Melnick M. The etiology of external ear malformations and its relation to abnormalities of the middle ear, inner ear, and other organ systems. *Birth Defects* 1980;16:303-31.
[6] Sakashita T, Sando I, Kamerer DB. Congenital anomalies of the external and middle ears. In: Bluestone CD, Stool SE, Kenna MA, eds. Pediatric *Otolaryngology*, 3rd edn. Philadelphia: Saunders, 1996:333-70.
[8] Wang RY, Earl DL, Ruder RO, Graham JM. Syndromic ear anomalies and renal ultrasounds. *Pediatrics* 2001;108:E32.
[9] Melnick M, Myrianthopoulos NC. External ear malformations: epidemiology, genetics and natural history. *Birth Defects* 1979;15:1-139.
[10] Kelley PE, Scholes MA. Microtia and congenital aural atresia. *Otolaryngol Clin North Am* 2007;40:61-80.
[11] Luquetti DV, Heike CL, Hing AV, *et al*. Microtia: epidemiology and genetics. *Am J Med Genet* A 2012;158A:124-39.
[13] Okajima H, Takeichi Y, Umeda K, Baba S. Clinical analysis of 592 patients with microtia. *Acta Otolaryngol (Stockh)* 1996;525:18-24.
[25] Scheinfeld NS, Silverberg NB, Weinberg JM, Nozad V. The preauricular sinus: a review of its clinical presentation, treatment, and associations. *Pediatr Dermatol* 2004;21:191-6.

Ageing changes

[1] Niemitz C, Nibbrig M, Zacher V. Human ears grow throughout the entire lifetime according to complicated and dimorphic patterns—conclusions from a cross-sectional analysis. *Anthropol Anz* 2007;65:391-413.
[3] Heathcote JA. Why do old men have big ears? *BMJ* 1996; 311:1668.
[4] Asai Y, Yoshimura M, Nago N, Yamada T. Correlation of ear length with age in Japan. *BMJ* 1996;312:582.
[5] Verhulst J, Onghena P. Circaseptennial rhythm in ear growth. *BMJ* 1996;313:1597-8.
[8] Kirkham N, Murrells T, Melcher DH, Morrison EA. Diagonal earlobe creases and fatal cardiovascular disease: a necropsy study. *Br Heart J* 1989;61:361-4.
[9] Patel V, Champ C, Andrews PS, et al. Diagonal earlobe creases and atheromatous disease: a post mortem study. *J R Coll Physicians Lond* 1992;26:274-7.
[10] Edston E. The earlobe crease, coronary artery disease, and sudden cardiac death: an autopsy study of 520 individuals. *Am J Forensic Med Pathol* 2006;27:129-33.
[11] Tranchesi B, Barbosa V, de Albuquerque CP, *et al*. Diagonal earlobe creases as a marker of the presence and extent of coronary atherosclerosis. *Am J Cardiol* 1992;70:1417-20.
[12] Wiedemann HR. Earlobe creases, congenital and acquired. *N Engl J Med* 1979;301:111.

Traumatic conditions

Contusion and haematoma

[1] Manning SC, Casselbrant M, Lammers D. Otolaryngolic manifestations of child abuse. *Int J Pediatr Otorhinolaryngol* 1990;20:7-16.
[2] Willner A, Ledereich PS, de Vries EJ. Auricular injury as a presentation of child abuse. *Arch Otolaryngol Head Neck Surg* 1992;118:634-7.
[3] Hanigan WC, Peterson RA, Njus G. Tin ear syndrome: rotational acceleration in pediatric head injuries. *Pediatrics* 1987; 80:618-22.
[4] Germon WH. The care and management of acute haematoma of the external ear. *Laryngoscope* 1980;90:881-5.
[5] Lee D, Sperling N. Initial management of auricular trauma. *Am Fam Physician* 1996;53:2339-44.
[6] Schuller DE, Dankle SD, Strauss RH. A technique to treat wrestler's auricular hematoma without interrupting training or competition. *Arch Otolaryngol Head Neck Surg* 1989; 115:202-6.
[7] Bull PD, Lancer JM. Treatment of auricular haematoma by suction drainage. *Clin Otolaryngol* 1984;9:355-60.
[8] Tenta LT, Keyes GR. Reconstructive surgery of the external ear. *Otolaryngol Clin North Am* 1981;14:917-38.

Ear piercing

[1] Deschesnes M, Fines P, Demers S. Are tattooing and body piercing indicators of risk-taking behaviours among high school students? *J Adolesc* 2006;29:379-93.
[2] Laumann AE, Derick AJ. Tattoos and body piercings in the United States: a national data set. *J Am Acad Dermatol* 2006;55:413-21.
[7] Hanif J, Frosh A, Marnane C, *et al*. 'High' ear piercing and the rising incidence of perichondritis of the pinna. *BMJ* 2001;322:906-7.
[11] Davis O, Powell M. Auricular perichondritis secondary to acupuncture. Arch Otolaryngol 1985;111:770-1.
[31] Jensen CS, Lisby S, Baadsgaard O, *et al*. Decrease in nickel sensitization in a Danish schoolgirl population with ears pierced after implementation of a nickelexposure regulation. *Br J Dermatol* 2002;146:636-42.
[50] Chowdri NA, Mattoo MMA, Darzi MA. Keloids and hypertrophic scars: results with intra-operative and serial post-operative corticosteroid injection therapy. *Aust N Z J Surg* 1999;69:655-9.
[59] Hendricks WM. Complications of ear piercing: treatment and prevention. *Cutis* 1991;48:386-94.

[60] Landeck A, Newman N, Breadon J, *et al*. A simple technique for ear piercing. *J Am Acad Dermatol* 1998;39:795-6.

Chondrodermatitis nodularis

[3] Upile T, Patel NN, Jerjes, *et al*. Advances in the understanding of chondrodermatitis nodularis chronica helices: the perichondrial vasculitis theory. *Clin Otolaryngol* 2009; 34: 147-50.

[10] Sanu A, Koppana R, Snow DG. Management of chondrodermatitis nodularis chronic helicis using a 'doughnut pillow'. *J Laryngol Otol* 2007;121:1096-8.

[11] Moncrieff M, Sassoon EM. Effective treatment of chondrodermatitis nodularis chronica helicis using a conservative approach. *Br J Dermatol* 2004;150:892-4.

[12] Travelute CR. Self-adhering foam: a simple method for pressure relief during sleep in patients with chondrodermatitis nodularis helicis. *Dermatol Surg* 2013;39:317-19.

[13] Cox NH, Denham PF. Intralesional triamcinolone for chondrodermatitis nodularis: a follow-up study of 60 patients. *Br J Dermatol* 2002;146:712-13.

[14] Flynn V, Chisholm C, Grimwood R. Topical nitroglycerin: a promising treatment option for chondrodermatitis nodularis helicis. *J Am Acad Dermatol* 2011;65:531-6.

[15] Lawrence CM. The treatment of chondrodermatitis nodularis with cartilage removal alone. *Arch Dermatol* 1991; 127: 530-5.

[16] Hudson-Peacock MJ, Cox NH, Lawrence CM. The long-term results of cartilage removal alone for the treatment of chondrodermatitis nodularis. *Br J Dermatol* 1999;141:703-5.

[18] Hussain W, Chalmers RJG. Simplified surgical treatment of chondrodermatitis nodularis by cartilage trimming and sutureless skin closure. *Br J Dermatol* 2009;160:116-18.

[21] Gilaberte Y, Frias MP, Pérez-Lorenz JB. Chondrodermatitis nodularis helicis successfully treated with photodynamic therapy. *Arch Dermatol* 2010;146:1080-2.

Pseudocyst of the ear

[1] Lazar RH, Heffner DK, Hughes GB, Hyams VK. Pseudocyst of the auricle: a review of 21 cases. *Otolaryngol Head Neck Surg* 1986;94:360-1.

[5] Grabski WJ, Salasche SJ, McCollough ML, Angeloni VL. Pseudocyst of the auricle associated with trauma. *Arch Dermatol* 1989;125:528-30.

[6] Chen PP, Tsai SM, Wang HM, *et al*. Lactate dehydrogenase isoenzyme patterns in auricular pseudocyst fluid. *J Laryngol Otol* 2013;127:499-82.

[7] Yamamoto T, Yokoyama A, Umeda T. Cytokine profile of bilateral pseudocyst of the auricle. *Acta Derm Venereol (Stockh)* 1995;76:92-3.

[8] Glamb R, Kim R. Pseudocyst of the auricle. *J Am Acad Dermatol* 1984;11:58-63.

[10] Salgado CJ, Hardy JE, Mardini S, *et al*. Treatment of auricular pseudocyst with aspiration and local pressure. *J Plast Reconstr Aesthet Surg* 2006;59:1450-2.

[11] Patigaroo SA, Mehfooz N, Patigaroo FA, *et al*. Clinical characteristics and comparative study of different modalities of treatment of pseudocyst pinna. *Eur Arch Otorhinolaryngol* 2012;269:1747-54.

[12] Myamoto H, Dida M, Onuma S, Uchiyama M. Steroid injection therapy for pseudocyst of the auricle. *Acta Derm Venereol (Stockh)* 1994;74:140-2.

[13] Tuncer S, Basterzi Y, Yavuzer R. Recurrent auricular pseudocyst: a new treatment recommendation with curettage and fibrin glue. *Dermatol Surg* 2003;29:1080-3.

[14] Oyama N, Satoh M, Iwatsuki K, *et al*. Treatment of recurrent auricle pseudocyst with intralesional injection of minocycline: a report of two cases. *J Am Acad Dermatol* 2001;45:554-6.

Manifestation of skin disease and systemic disease in the ear—Table 108.1.

[1] Chadwick JM, Downham TF. Auricular calcification. *Int J Dermatol* 1978;17:799-801.

[2] Hicks BC, Weber PJ, Hashimoto K, *et al*. Primary cutaneous amyloidosis of the auricular concha. *J Am Acad Dermatol* 1988;18:19-25.

[3] Bakos L, Weissbluth ML, Pires AKS, Muller LFB. Primary amyloidosis of the concha (letter). *J Am Acad Dermatol* 1989;20:524-5.

[4] Barnadas M, Perez M, Esquius J, *et al*. Papules in the auricular concha: lichen amyloidosus in a case of biphasic amyloidosis. *Dermatologica* 1990;181:149-51.

[5] Olsen TG, Helwig EB. Angiolymphoid hyperplasia with eosinophilia. A clinicopathologic study of 116 patients. *J Am Acad Dermatol* 1985;12:781-96.

[6] Tada J, Toi Y, Akiyama H, Arata J. Infra-auricular fissures in atopic dermatitis. *Acta Derm Venereol (Stockh)* 1994; 74: 129-31.

[7] Bazex A, Griffiths A. Acrokeratosis paraneoplastica: a new cutaneous marker of malignancy. *Br J Dermatol* 1980;102:301-6.

[8] Kastanioudakis I, Bassioukas K, Ziavra N, Skevas A. External ear involvement in epidermolysis bullosa. *Otolaryngol Head Neck Surg* 2000;122:618.

[9] Azon-Masoliver A, Ferrando J, Navarra E, Mascaro JE. Solitary congenital nodular calcification of Winer located on the ear: report of two cases. *Pediatr Dermatol* 1989;6:191-3.

[10] McCallum DI, Gray WM. Metastatic Crohn's disease. *Br J Dermatol* 1976;95:551-4.

[11] Ghigliotti G, Parodi A, Borgiani L, *et al*. Acquired cutis laxa confined to the face. *J Am Acad Dermatol* 1991;24:504-5.

[12] Thompson AC, Shall L, Moralee SJ. Darier's disease of the external ear. *J Laryngol Otol* 1992;106:725-6.

[13] Rongioletti F, Ghio L, Ginevri F, *et al*. Purpura of the ears: a distinctive vasculopathy with circulating autoantibodies complicating long-term treatment with levamisole in children. *Br J Dermatol* 1999;140:948-51.

[14] Toriumi DM, Konior RJ, Berktold RE. Severe hypertrichosis of the external ear canal during minoxidil therapy. *Arch Otolaryngol Head Neck Surg* 1988;114:918-19.

[15] Trunnell TN, Waisman M. Hypertrophied retroauricular folds attributable to diphenylhydantoin therapy. *Cutis* 1982; 30:207-9.

[16] Grant JM. Elephantiasis nostras verrucosa of the ears. *Cutis* 1982;29:441-4.

[17] Mahzoon S, Azadeh B. Elephantiasis of external ears: a rare manifestation of pediculosis capitis. *Acta Derm Venereol (Stockh)* 1983;63:363-5.

[18] Muhlbauer JE. Granuloma annulare. *J Am Acad Dermatol* 1980;3:217-30.

[19] Foss MH. Granuloma faciale: report on a case. *Acta Derm Venereol (Stockh)* 1957;37:473-82.

[20] Mansfield RE, Storkan MA, Cliff IS. Evaluation of the earlobe in leprosy. A clinical and histopathological study. *Arch*

第10部分

Dermatol 1969;100:407-12.

[21] Sartori-Valinotti JC, Bruce AJ, Krotova Khan Y, Beatty CW. A 10-year review of otic lichen planus: the Mayo Clinic experience. *JAMA Dermatol*. 2013;149:1082-6.

[22] Darvay A, Russell-Jones R, Acland KM, *et al*. Systemic B-cell lymphoma presenting as an isolated lesion on the ear. *Clin Exp Dermatol* 2001;26:166-9.

[23] Sugathan P. Mudi-chood disease. *Dermatol Online J* 1999;5:5.

[24] Bukachevsky R, Kimmelman CP. Otolaryngologic manifestations of porphyria cutanea tarda. *Otolaryngol Head Neck Surg* 1989;101:402-3.

[25] Nova A. Sarcoidosis of the ear. *Ear Nose Throat J* 1981;60:307-8.

[26] Jensen JL, Liao SY, Jeffes EW III. Verruciform xanthoma of the ear with coexisting epidermal dysplasia. *Am J Dermatopathol* 1992;14:426-30.

[27] Kavanagh GM, Bradfield JW, Collins CM, Kennedy CT. Weathering nodules of the ear: a clinicopathological study. *Br J Dermatol* 1996;135:550-4.

[28] Kornblut AD, Wolffs M, Fauci AS. Ear disease in patients with Wegener's granulomatosis. *Laryngoscope* 1982; 92:713-17.

[29] Sueki H, Saito T, Iijima M, Fujisawa R. Adult onset xanthogranuloma appearing symmetrically on the ear lobes. *J Am Acad Dermatol* 1995;32:372-4.

Infection

Otitis externa

[2] Osguthorpe JD, Nielsen DR. Otitis externa: Review and clinical update. *Am Fam Physician* 2006;74:1510-16.

[9] Matar GM, Harakeh HS, Ramlawi F, *et al*. Comparative analysis between *Pseudomonas aeruginosa* genotypes and severity of symptoms in patients with unilateral or bilateral otitis externa. *Curr Microbiol* 2001;42:190-3.

[15] Hawke M, Wong J, Krajden S. Clinical and microbiological features of otitis externa. *J Otolaryngol* 1984;13:289-95.

[26] Wormald PJ. Surgical management of benign necrotizing otitis externa. *J Laryngol Otol* 1994;108:101-5.

[27] Hajioff D, Mackeith S. Otitis externa. *Clin Evid (Online)* 2010 Aug 3;0510 PMC3217807.

[28] Kaushik V, Malik T, Saeed SR. Interventions for acute otitis externa. *Cochrane Database Syst Rev*. 2010;(1):CD004740.

[30] Burton MJ, Singer M, Rosenfeld RM. Extracts from The Cochrane Library: interventions for acute otitis externa. *Otolaryngol Head Neck Surg* 2010;143:8-11.

[31] Rosenfeld RM, Singer M, Wasserman JM, Stinnett SS. Systematic review of topical antimicrobial therapy for acute otitis externa. *Otolaryngol Head Neck Surg* 2006;134(4 Suppl): S24-48.

[33] Harth W, Caffeier PP, Mayelzadeh B, *et al*. Topical tacrolimus treatment for chronic dermatitis of the ear. *Eur J Dermatol* 2007;17:405-11.

Necrotizing otitis externa

[8] Nguyen LT, Harris JP, Nguyen QT. Erosive external otitis: a novel distinct clinical entity of the external auditory canal in nonimmunosuppressed individuals. *Otol Neurotol* 2010; 31:1409-11.

[9] Tsikoudas A, Davis BC. Benign necrotizing otitis externa. *Ear Nose Throat J* 2009;88:E18.

[10] Wickham N, Crawford A, Carney AS, Goss AN. Bisphosphonate-associated osteonecrosis of the external auditory canal. *J Laryngol Otol* 2013;127(Suppl. 2):S51-3.

[11] Chen CN, Chen YS, Yeh TH, Hsu CJ, Tseng FY. Outcomes of malignant external otitis: survival vs mortality. *Acta Otolaryngol* 2010;130:89-94.

[12] Franco-Vidal V, Blanchet H, Bebear C, *et al*. Necrotizing external otitis: a report of 46 cases. *Otol Neurotol* 2007;28:771-3.

[13] Carfrae MJ, Kesser BW. Malignant otitis externa. *Otolaryngol Clin North Am* 2008;41:537-49.

[15] Grandis JR, Curtin HD, Yu VL. Necrotizing (malignant) external otitis: prospective comparison of CT and MR imaging in diagnosis and follow-up. *Radiology* 1995;196:499-504.

[16] Okpala NC, Siraj QH, Nilssen E, Pringle M. Radiological and radionuclide investigation of malignant otitis externa. *J Laryngol Otol* 2005;119:71-5.

[19] Mahdyoun P, Pulcini C, Gahide I, *et al*. Necrotizing otitis externa: a systematic review. *Otol Neurotol* 2013;34:620-9.

[20] Phillips JS, Jones SE. Hyperbaric oxygen as an adjuvant treatment for malignant otitis externa. *Cochrane Database Syst Rev* 2013;(5):CD004617.

Otomycosis

[1] Ho T, Vrabec JT, Yoo D, Coker NJ. Otomycosis: clinical features and treatment implications. *Otolaryngol Head Neck Surg* 2006;135:787-91.

[2] Lucente FE. Fungal infections of the external ear. *Otolaryngol Clin North Am* 1993;26:995-1006.

[3] Viswanatha B, Sumatha D, Vijayashree MS. Otomycosis in immunocompetent and immunocompromised patients: comparative study and literature review. *Ear Nose Throat J* 2012;91:114-21.

[4] Nielsen PG. Fungi isolated from chronic external ear disorders. *Mykosen* 1985;28:234-7.

[5] Sood VB, Sinha A, Mohaoatra LN. Otomycosis: a clinical entity—clinical and experimental study. *J Laryngol Otol* 1988; 81:999-1173.

[6] Stern JC, Lucente FE. Otomycosis. *Ear Nose Throat J* 1988; 67:804-10.

[7] Vennewald I, Klemm E. Otomycosis: diagnosis and treatment. *Clin Dermatol* 2010;28:202-11.

Tumours of the auricle and external auditory canal

Glandular tumours

[1] Lynde CW, McLean DI, Wood WS. Tumors of the ceruminous glands. *J Am Acad Dermatol* 1984;11:841-7.

[2] Lassaletta L, Patron M, Oloriz J, *et al*. Avoiding misdiagnosis in ceruminous gland tumours. *Auris Nasus Larynx* 2003; 30:287-90.

[3] Thompson LD, Nelson BL, Barnes EL. Ceruminous adenomas: a clinicopathologic study of 41 cases with a review of the literature. *Am J Surg Pathol* 2004;28:308-18.

[4] Habib MA. Ceruminoma in association with other sweat gland tumours. *J Laryngol Otol* 1981;95:415-20.

[8] Mansour P, George MK, Pahor AL. Ceruminous gland tumours: a reappraisal. *J Laryngol Otol* 1992;106:727-32.

Squamous cell carcinoma of the auricle (pinna)

[3] Ahmad I, Das Gupta AR. Epidemiology of basal cell carcinoma and squamous cell carcinoma of the pinna. *J Laryngol Otol* 2001;115:85-6.

[4] Rowe DE, Carroll RJ, Day CL. Prognostic factors for local recurrence, metastasis and survival rates in squamous carcino-

ma of the skin, ear and lip. *J Am Acad Dermatol* 1992;26:976-90.

[5] Veness MJ, Palme CE, Morgan GJ. High-risk cutaneous squamous cell carcinoma of the head and neck: results from 266 treated patients with metastatic lymph node disease. *Cancer* 2006;106:2389-96.

[8] Lindelof B, Dal H, Wolk K, Malmborg N. Cutaneous squamous cell carcinoma in organ transplant recipients: a study of the Swedish cohort with regard to tumor site. *Arch Dermatol* 2005;141:447-51.

[9] Nordin P, Stenquist B. Five-year results of curettage-cryosurgery for 100 consecutive auricular non-melanoma skin cancers. *J Laryngol Otol* 2002;116:893-8.

[12] Kitchens GG. Auricular wedge resection and reconstruction. *Ear Nose Throat J* 1989;68:673-4,677-9,683.

[13] Levine HL, Kinney SE, Bailin PL, Roberts JK. Cancer of the peri-auricular region. *Dermatol Clin* 1989;7:781-95.

[25] Caccialanza M, Piccinno R, Kolesnikova L, Gnecchi L. Radiotherapy of skin carcinomas of the pinna: a study of 115 lesions in 108 patients. *Int J Dermatol*. 2005;44:513-17.

[26] Moloney FJ, Kelly PO, Kay EW, *et al*. Maintenance versus reduction of immunosuppression in renal transplant recipients with aggressive squamous cell carcinoma. *Dermatol Surg* 2004;30:674-8.

Squamous carcinoma of the external auditory canal

[1] Arriaga M, Curtin H, Takahashi H, et al. Staging proposal for external auditory meatus carcinoma based on preoperative clinical examination and computed tomography findings. *Ann Otol Rhinol Laryngol* 1990;99:714-21.

[2] Lim L H, Goh Y H, Chan Y M, *et al*. Malignancy of the temporal bone and external auditory canal. *Otolaryngol Head Neck Surg* 2000;122:882-6.

[3] Stafford ND, Frootko NJ. Verrucous carcinoma in the external auditory canal. *Am J Otol*. 1986;7:443-5.

[8] Moody SA, Hirsch BE, Myers EN. Squamous cell carcinoma of the external auditory canal: an evaluation of a staging system. *Am J Otol* 2000;21:582-8.

[9] Higgins TS, Antonio SA. The role of facial palsy in staging squamous cell carcinoma of the temporal bone and external auditory canal: a comparative survival analysis. *Otol Neurotol*. 2010;31:1473-9.

[10] Ito M, Hatano M, Yoshizaki T. Prognostic factors for squamous cell carcinoma of the temporal bone: extensive bone involvement or extensive soft tissue involvement? *Acta Otolaryngol*. 2009;129:1313-19.

[11] Yamatodani T, Mineta H. Surgical approach for treatment of carcinoma of the anterior wall of the external auditory canal. *Otol Neurotol* 2012;33:450-4.

[12] Gidley PW. Managing malignancies of the external auditory canal. *Expert Rev Anticancer Ther* 2009;9:1277-82.

[13] Ogawa K, Nakamura K, Hatano K, et al. Treatment and prognosis of squamous cell carcinoma of the external auditory canal and middle ear: a multi-institutional retrospective review of 87 patients. *Int J Radiat Oncol Biol Phys*. 2007;68:1326-34.

[14] Pemberton LS, Swindell R, Sykes AJ. Primary radical radiotherapy for squamous cell carcinoma of the middle ear and external auditory canal-an historical series. *Clin Oncol (R Coll Radiol)*. 2006;18:390-4.

Miscellaneous conditions

Petrified ear

[1] Stites PC, Boyd AS, Zic J. Auricular ossificans(ectopic ossification of the auricle). *J Am Acad Dermatol* 2003;49:142-4.

[2] Gossner J. Prevalence of the petrified ear: a computed tomographic study. *Eur Arch Otorhinolaryngol* 2014;271:195-7.

Cholesteatoma

[1] Friedman I, Arnold W. *Pathology of the Ear*. Edinburgh: Churchill Livingstone, 1993:30-1.

[2] Sismanis A, Williams GH, Abedi E. External auditory meatus cholesteatoma. In: Tos M, Thomas J, Peitersen E, eds. *Cholesteatoma and Mastoid Surgery*. Amsterdam: Kugler and Ghedini, 1984:577-82.

[3] Owen HH, Rosborg J, Gaihede M. Cholesteatoma of the external ear canal: etiological factors, symptoms and clinical findings in a series of 48 cases. *BMC Ear Nose Throat Disord* 2006;6:16-25.

Keratosis obturans

[1] Piepergerdes JC, Kramer BM, Behnke EE. Keratosis obturans and external auditory canal cholesteatoma. *Laryngoscope* 1980;90:383-90.

Referred pain

[1] Shah RK, Blevins NH. Otalgia. *Otolaryngol Clin North Am* 2003;36:1137-51.

109

第 109 章

眼、眼睑及眉部位的皮肤病

Valerie P. J. Saw[1], Jonathan N. Leonard[2]

[1] Moorfields Eye Hospital NHS Foundation Trust and UCL Institute of Ophthalmology NIHR Biomedical Research Centre, London, UK

[2] Department of Dermatology, Imperial College Healthcare NHS Trust, London, UK

引言

本章并不是一个囊括所有累及皮肤和眼睛疾病的合集，因为已有若干个综述对此做了详细阐释[1-5,6,7]。本章主要关注那些在临床实践中经常发生的，且代表了治疗中存在问题的疾病。本章也旨在提醒皮肤科医师如发现威胁视力的种种因素，应强烈推荐转介给眼科医师。同时，由于许多系统性疾病累及皮肤和眼睛，行眼科评估有助于做出正确诊断，并对这类患者进行长期随访管理。

眼部解剖学与生理学[1,2]

眼睛与皮肤的胚胎起源相同。眼睑、结膜、泪腺及相关腺体导管的结构来源于外胚层表层，眼睛的其余结构则来源于外胚层神经板。中胚层对眼睛的唯一贡献是发育为眼外肌的成肌细胞。眼睛的解剖结构如图 109.1 所示。

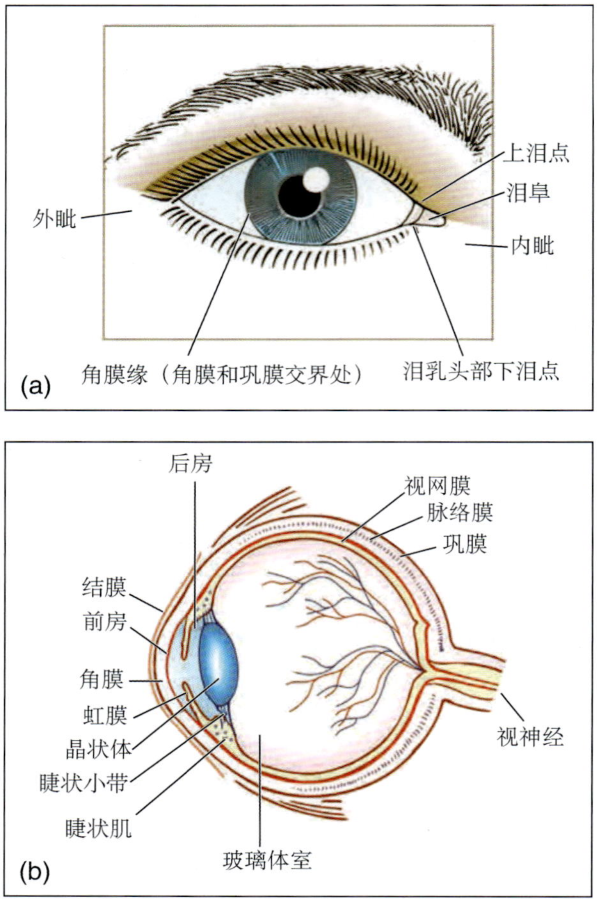

图 109.1 正常眼部解剖学

(a)右眼外观;(b)人眼横断面。

眉毛

眉毛生长的区域位于眶上嵴有一定移动性的脂肪和肌垫上，该区域的灵活性是面部表情的重要表达方式，并且有助于保护眼睛免受强光和汗水的伤害。

眼睑

眼睑具有不同的解剖层次，其构成主要包括皮肤、皮下组织以及影响眼睑运动的条状肌肉、睑板和结膜(图 109.2)。灰线是皮肤和黏膜交界处的浅灰色细线，它将眼睑分为前板(皮肤和肌肉)和后板(睑板和结膜)，是手术修复和发生病理状况(如眼睑炎)的重要解剖学标志。

眼睑皮肤菲薄，以多种方式保护眼球，包括皮脂腺、睫毛，还有顶泌汗腺及外泌汗腺。睫毛大约有 300 根，沿眼睑边缘呈两排生长，其中 2/3 的睫毛在上眼睑。它们没有相关的立毛肌，但存在基本的皮脂腺，即睑缘腺(Zeis 腺)。有些睫毛，尤其是下眼睑的睫毛，与辅助的外泌汗腺(睫毛腺)有关。这些腺体的导管既直接开口进入睫毛毛囊，也直接通向睫毛之间的前眼睑边缘。这样有助于保护眼球，避免异物撞击。每个睫毛毛囊都有丰富的神经丛，很容易被激发，例如轻触可引起闭眼反射。

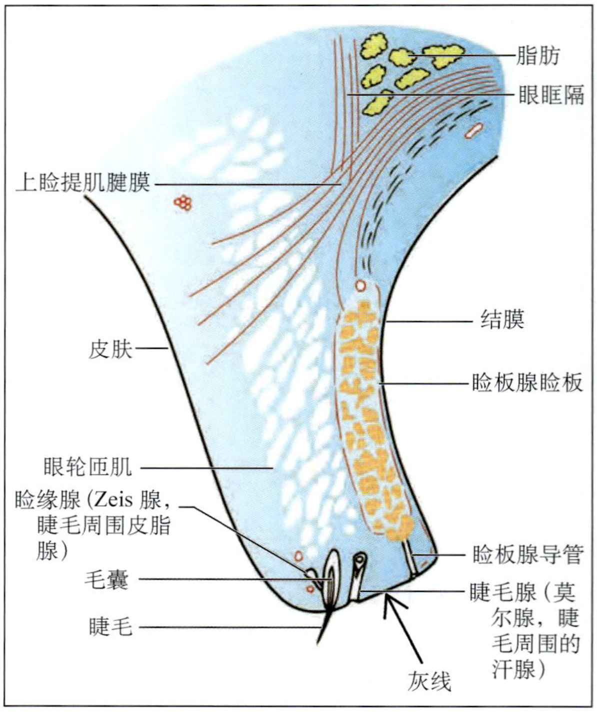

图 109.2 上眼睑横断面

眼睑的睑板可保持眼睑的孔径形状和稳定性。它们由致密的纤维组织组成，周围包裹着皮脂腺(睑板腺)。沿着眼睑边缘黏膜皮肤交界处的开口，有分泌形成角膜前泪膜的外脂层，这种脂质有助于稳定泪腺和减少泪液蒸发。上睑板大约有 30 个这样的腺体，下睑板大约有 20 个腺体。睑板腺大约有 20 个腺泡围绕在中央垂直导管周围，通过结膜可见。

眼睑被一层称为睑结膜的黏膜衬里。它正对眼球的前部，直到角膜边缘，叫球结膜。由结膜从眼睑反折到眼球上形成的褶皱被称为上睑穹窿和下睑穹窿。结膜含有大量的杯状细胞，分泌黏蛋白进入泪膜。它包含 50 个副泪腺，其固有层包含神经组织、肥大细胞、淋巴细胞和淋巴滤泡，这些在介导局部免疫反应中起重要作用。

上提睑肌支配睁眼，眼轮匝肌支配闭眼，两者都受面神经支配。三叉神经的两个分支支配眼睑的感觉;上眼睑和内眦的感觉由眼支支配,下眼睑其余部分的感觉由上颌支支配。

眼睑有丰富的血液供应,主要通过眼动脉的分支即眼睑内侧和外侧动脉供应,颈内动脉与颈外动脉之间也有丰富的吻合支。血液通过静脉网流入面部静脉、眼眶静脉和海绵窦。淋巴管将淋巴液从结膜和睑板引流至睑板后淋巴丛,从皮肤和眼轮匝肌引流至睑板前淋巴丛。内眦和下眼睑将淋巴液引流至下颌下淋巴结,而外眦和上眼睑将淋巴液引流至腮腺和耳前淋巴结。

泪腺

主泪腺是起源于进化后的汗腺,位于眼窝,即眼眶上外侧缘下的骨性凹陷。它产生一种含水的分泌物,通过网状的导管排泄到眼睑结膜上。此外,在结膜上、下穹窿处有数量不等的附属泪腺。泪腺受神经支配,而副泪腺则不受神经支配。

角膜前泪膜

眼睑对角膜前泪膜的组成和稳定性起着至关重要的作用。根据层析、干涉和反射光谱技术,现在认为角膜前泪液膜厚度约为 3μm[3]。它是一个层状结构,主要由睑板腺分泌的较薄的(50~100nm)最外层脂质层,而睫毛腺(Moll 腺)及睑缘腺(Zeis 腺)的作用较少,主泪腺和结膜腺(Krause、gland、克劳泽腺)及 Wolfring 附属泪腺分泌的中心含水黏液层,并由眼表上皮细胞分泌其余的液体和电解质。水溶液黏蛋白池中含有由结膜杯状细胞分泌的可溶性凝胶形成黏蛋白。在角膜和结膜上皮细胞的顶端质膜上锚定着跨膜黏蛋白,它们有助于促进糖萼的形成。眨眼时眼睑从外侧向内侧运动,使角膜的泪膜重新表面化,并将泪液推至泪管的泪小点处;在此基础上,泪液泵通过泪小管主动地将泪液移至泪总管中,经过泪囊,最后经鼻泪管进入鼻腔(图 109.3)。

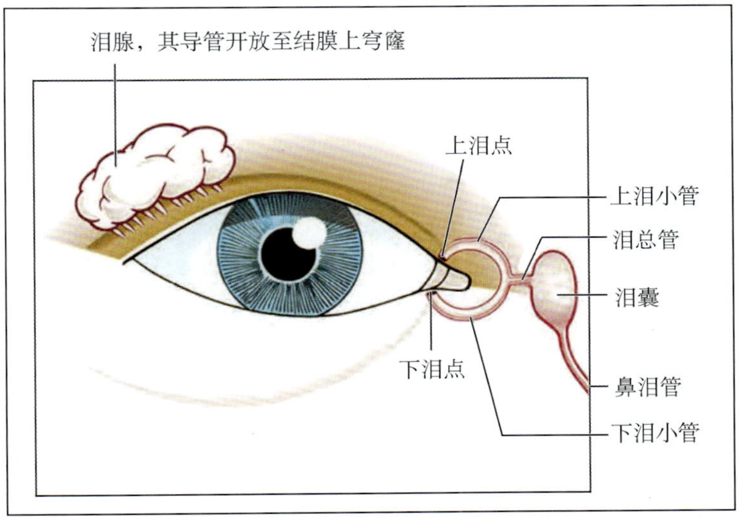

图 109.3 右眼泪器

泪膜具有多种功能:

1. 为角膜提供氧气和其他营养物质。
2. 清除眼睛表面的颗粒物质。
3. 防止眼睛干燥。
4. 作为润滑液,防止眼睑与球结膜粘连。
5. 含有白细胞、各种蛋白质、溶酶菌和免疫球蛋白,通过抗菌作用保护眼睛表面。

眼科术语表

表 109.1。

累及眉毛与睫毛的疾病

眉毛的颜色、分布和密度有很大的差异。眉毛表观遗传是多基因调控的。一些遗传变异还没有明确其意义,可能与其他的发育缺陷相关,或被认为是某种综合征的一个表现。

眉毛疾病

一字眉

指眉毛集中于脸部中心的情况。一字眉是一些遗传性皮肤病的特征,在年龄较大的男性中,眉毛也

表 109.1 眼科术语表

无眼症(anophthalmia)	眼睛缺失
无睫毛症(astichiasis)	睫毛缺失
睑缘炎(blepharitis)	眼睑边缘炎症
眼睑皮肤松弛症(blepharochlasis)	弹性组织萎缩,导致眼睑皮肤松弛
脉络膜基底膜(bruch membrane)	视网膜层夹在视网膜色素上皮与脉络膜之间
结膜水肿(chemosis)	由于毛细血管渗出引起的球结膜肿胀或水肿
先天性裂(coloborna)	由于一部分眼睛或附属器结构的发育异常而造成的先天性裂
皮肤松弛症(dermatochalasis)	眼睑皮肤松弛
双行睫(distichiasis)	双排睫毛
睑外翻(ectropion)	眼睑外翻
睑内翻(entropion)	眼睑内转
内眦赘皮褶(epicanthal fold)	眼睛内眦区域皮肤褶皱
倒转型内眦赘皮(epicanthus inversus)	下睑褶大于上睑褶
溢泪症(epiphora)	流泪过多
巩膜外层炎(episcleritis)	巩膜浅层组织炎症
滤泡炎(follicular inflammation)	结膜的炎症反应,其特点是散在的、圆形的隆起病灶,滤泡周围有血管网,滤泡直径 0.5～5.0mm,由淋巴细胞、巨噬细胞和浆细胞组成,可能形成淋巴滤泡,通常位于下睑结膜,有时表浅
灰线(grey line)	灰线将眼睑分为前板层(皮肤和肌肉)和后板层(睑板和结膜),是眼睑缘手术修复和病理状态的重要解剖学标志(睑缘炎)。灰线代表通过眼睑皮肤看到轮匝肌(里奥兰肌)边缘区域的位置
眶距过宽症(hypertelorism)	通过放射学测量,明确双眼间距增加
前房积脓(hypopyon)	前房存在脓液
角膜炎(keratitis)	各种类型的角膜炎症,已知的类型包括丝状角膜炎,即角膜表面出现上皮化黏液丝;间质性角膜炎,即角膜基质层的炎症
干燥性角膜结膜炎(keratoconjunctivitis sicca)	角膜和结膜炎症伴泪液分泌受损和眼干
圆锥角膜(keratoconus)	角膜中央基质的退行性变而造成的锥形变形
角膜病变(keratopathy)	角膜异常包括角膜暴露引起的角膜病和角膜干燥
兔眼症(lagophthalmos)	即使眼睑闭合后,眼球持续暴露
角膜缘(limbus)	角膜和巩膜之间的边界
睫毛脱落(madarosis)	睫毛脱落
角膜翳(pannus)	血管化角膜瘢痕
乳头增生性炎症(papillary inflammation)	结膜炎,结膜的炎症反应,特点是多边形充血区升高,每一个充血区都具有中央纤维血管核心,被较苍白的区域隔开。直径约 0.3(微乳头)～2mm,如果直径大于 1.0mm,则为巨大乳头。由多种形核的白细胞及其他急性炎症细胞组成,上皮肥大,通常发生于睑板结膜和角膜缘
滤泡形成(phlyctenule)	楔形,角膜或结膜外周,呈结节状
眶隔前蜂窝织炎(presepyal cellulitis)	眼睑蜂窝织炎,未穿过眶隔累及眼眶
睑球粘连(symblepharon)	眼球结膜和眼睑结膜之间的粘连导致眼睑穹窿完全或部分闭塞
内眦距过宽(telecanthus)	内眦间距离增大
倒睫症(trichiasis)	睫毛内翻,由于睑内翻导致睫毛向内转向角膜
眼葡萄膜炎(uveitis)	眼葡萄膜炎,包括前葡萄膜炎,最为常见的中葡萄膜炎,后葡萄膜炎和泛葡萄膜炎。前葡萄膜炎又分为虹膜炎和虹膜睫状体炎,其中前者主要累及虹膜,后者累及虹膜及睫状体前部(皱褶部)。中葡萄膜炎累及睫状体后部(扁平部)、脉络膜和视网膜边缘。后葡萄膜炎是位于玻璃体基质后的炎症。泛葡萄膜炎累及整个葡萄膜

会因为不明原因变得更加浓密。浓密的眉毛也可能出现在其他获得性多毛症，药物如二氮嗪的使用，在蛋白质缺乏综合征中也曾报道过眉毛融合。

眉毛发育不全

一些遗传性疾病的特征是眉毛发育不全。一些获得性因素可能导致眉毛稀疏甚至完全脱落。眉毛有时可以是斑秃患者唯一受累的毛发。在甲状腺功能减退、红皮病、毛囊性黏蛋白病和二期梅毒中可出现眉毛稀疏。瘤型麻风病在发病初期会使外部 1/3 的眉毛变得稀疏，常伴有色素减退，进展缓慢直至眉毛和睫毛全部脱落。结核型麻风则相反，不会造成眉毛的脱落。因为美容的需要拔眉毛很常见，但真正眉毛部位的拔毛癖并不常见。

影响眉毛的炎症性疾病

脂溢性皮炎和银屑病常累及眉毛。盘状红斑狼疮可引起瘢痕性脱发，毛囊炎、寻常狼疮或三期梅毒可引起眉毛脱落。瘢痕性眉毛脱失也可能是化学灼伤、热烧伤或辐射导致的。眉毛脱失处可以日常使用眉笔、永久性文身或假毛发粘贴来修饰。

睫毛疾病

睫毛粗长症[2-6]

这可能是遗传导致的。睫毛的增多和增长在 HIV 感染患者中也有描述，与使用环孢霉素、齐多夫定、干扰素、表皮生长因子受体抑制药和局部前列腺素类似物如比马前列素有关，后者可用于睫毛少毛症的治疗。睫毛粗长症也会出现在一些苯丙酮尿症患者中。

睫毛脱落[1]

睫毛脱落是指睫毛数量减少或完全脱落。许多原因可导致睫毛脱落，原因包括斑秃、慢性睑缘炎（图 109.4）、眼睑浸润性肿瘤、烧伤、冷冻、放疗、拔毛癖和盘状红斑狼疮（图 109.9e）。甲状腺功能减退和梅毒等系统性疾病也可导致睫毛脱落。

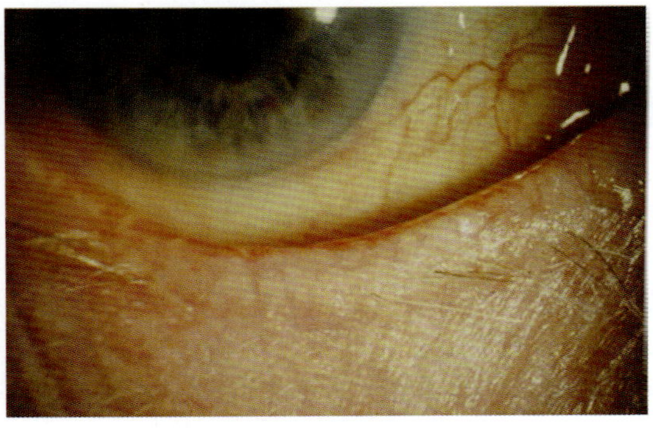

图 109.4 葡萄球菌性睑缘炎引起的睫毛脱落
由 Mr J. Dart 提供，英国伦敦 Moorfields 眼科医院。

眼睑异常

这些疾病包括皮肤松弛症、眼睑皮肤松弛症和眼睑松弛症。许多发育缺陷会影响睑裂或眼睑的大小和形状。许多遗传性皮肤病也可累及眼睑。

上睑下垂

一侧或两侧的眼睑下垂是一种常见的遗传缺陷。轻度上睑下垂通常由于结缔组织松弛，常发生于老年人。有许多重要的后天因素也可导致眼睑下垂，如第三神经麻痹、霍纳（Horner）综合征和重症肌无力，这些原因导致眼睑下垂的患者都需要转入神经科治疗。上眼睑下垂可能与其他眼部异常有关。

影响眼睑的皮肤病

很多皮肤病全身受累过程中会累及眼睑。通过仔细检查全身皮肤，很容易诊断。银屑病和扁平苔藓都可累及眼睑，引起相当大的刺激。因为这些疾病都是慢性疾病，眼睑长期使用局部糖皮质激素可能存在不良后果。应用局部免疫抑制药如他克莫司或吡美莫司是有效的，可减少银屑病患者面部外用糖皮质类固醇激素的使用量[1]。单侧眼睑受累可能是感染造成的，感染因素包括真菌及分枝杆菌感染。

银屑病[2-3]

10%～58%的银屑病患者会发生眼部病变，其中大部分发生在银屑病关节炎的患者。男性更容易患眼部疾病。眼睑受累会引起睑缘炎、睫毛脱落和银屑病斑块的形成。慢性非特异性结膜炎随着时间的推移可能会发生，最终导致干燥性角膜结膜炎并形成睑球粘连及倒睫。结膜炎通常导致眼睑边缘受累；白色或黄色银屑病斑块可以从眼睑扩散至结膜本身。角膜改变是罕见的，常与持续暴露和倒睫有关。前葡萄膜炎很少见，与 Reiter 综合征发病相似，但有报道发生在银屑病关节炎患者中。眼部银屑病的治疗使用保湿剂、局部糖皮质类固醇激素及不含激素的钙调磷酸酶抑制药。慢性眼睑受累患者应转入眼科检查治疗。

接触性皮炎[4-10]

接触性皮炎是大约半数眼睑皮炎患者的主要原因。可表现为特应性皮炎或脂溢性皮炎。眼睑皮肤对刺激物非常敏感。这些疾病本身可引起皮炎，或在有特应性皮炎或脂溢性皮炎潜在体质的人中会有加重倾向。

第10部分

变应性接触性皮炎可在暴露于过敏原后多年出现。临床表现为严重瘙痒、红斑和眼睑肿胀，并逐渐进展为小水疱。据报道，多种过敏原可引起眼睑的变应性接触性皮炎，包括防腐剂[用于化妆品、局部药物(图 109.5)和隐形眼镜清洁液]，香水和指甲油树脂。怀疑眼睑接触性皮炎的患者应进行斑贴试验。详细记录病史对于明确相关过敏原至关重要。需要考虑抗原从手部转移到眼睑的可能性。Maibach 描述了上眼睑皮肤病综合征：患者有或没有皮炎的眼睑不适，被认为与使用化妆品无关。

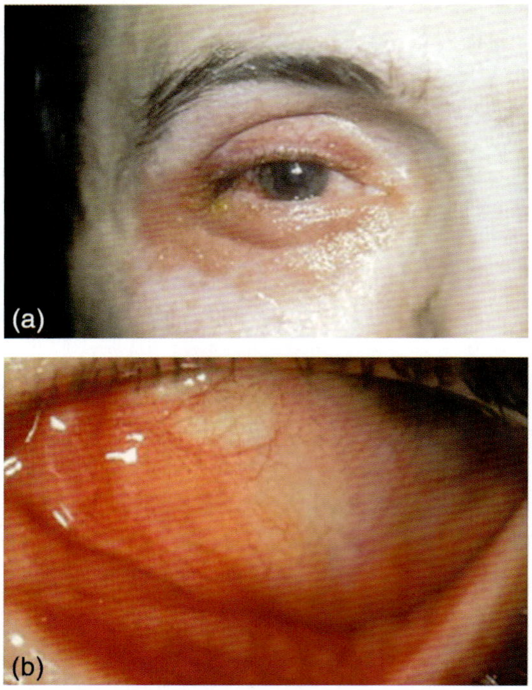

图 109.5 由于外用药物毒性引起的过敏性眼睑结膜炎 (a)眼睑皮肤过敏反应。(b)伴皮肤过敏反应的滤泡性结膜炎(由 Mr J. Dart 提供，英国伦敦 Moorfields 眼科医院)。

眶周水肿[11,12]

眼睑的皮下组织松弛，容易水肿。导致眼睑水肿的原因有很多，有系统性疾病和皮肤病。系统性疾病包括肾小球肾炎、低蛋白血症(尤其是肾病综合征)、心力衰竭、上腔静脉阻塞和甲状腺疾病。一些系统性感染疾病，如传染性单核细胞增多症和猩红热，都会引起眶周水肿。眶周水肿也可能是皮肌炎的特征表现，并且已有报道在系统性红斑狼疮中也可以出现。

眶周水肿最常见的皮肤病病因是血管性水肿、淋巴性水肿、变应性接触性皮炎(图 109.6)和眼睑松弛症；他们通常是靠病史区分的。血管性水肿是一过性的，通常是泛发性荨麻疹皮损的一部分。淋巴性水肿是永久性的，早上起床后加重，白天会慢慢改善；他可能与潜在的鼻窦疾病或慢性炎症状态有关，如肉芽肿性酒渣鼻。变态反应性接触性皮炎表现为急性肿胀、红斑和瘙痒。眼睑松弛症是一种不常见的情况，可能与遗传(常染色体显性)相关或是单纯的散发；表现为 20 年内无痛性眶周水肿反复发作，导致皮肤过度生长和皮下组织增厚，最终需要眼睑形成术的治疗。通过隔缺损产生的老年性眶周脂肪脱垂临床表现可能类似于眶周水肿，区别在于肿胀相关的波动较小。眶周水肿也可能是酒渣鼻的主要表现。

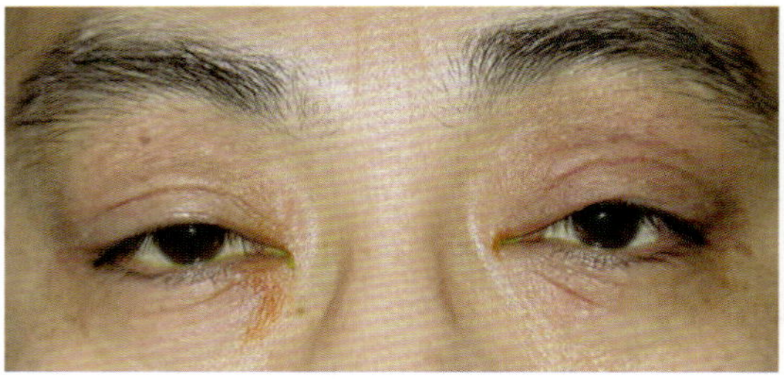

图 109.6 因过敏引起的眶周水肿

色素改变[13-17]

眼睑色素沉着的程度有相当大的种族和家族差异。边界清楚的眶周黑变病被认为是遗传决定的。眶周皮肤的色素沉着也可以是外伤后、炎症后或各种原因导致的伴随黑素细胞激活黑素沉着的黑变病。长期使用汞或银制剂可导致化学色素沉着，产生深灰蓝或灰棕色的改变。肠外金治疗引起的金属沉着性皮肤变色的早期变化是眼睑和眶周的淡紫色改变。长期使用米诺环素可使眶周出现灰色改变。局部色素沉着也可能是由于化妆品含有光毒性物质，如补骨脂素。炎症性皮肤如湿疹和扁平苔藓也会导致色素沉着。眼睑色素异常也包括白癜风。局部外用药物会出现色素减退，包括外用硫代帕滴眼液和水银药膏。

累及眼睛和眼睑的皮肤疾病

睑缘炎、睑板腺功能障碍、酒渣鼻与脂溢性皮炎

定义和术语

最近一个关于睑板腺功能障碍(MGD)的国际研讨会规范了正式的定义和术语[2]。睑缘炎是一个笼统的术语，描述整个眼睑的炎症。前眼睑炎是指在灰线之前眼睑边缘发炎，集中于睫毛周围，可能伴随睫毛周围的鳞屑。炎症可能蔓延至后眼睑边缘侧，导致

同义名

与一些文献（包括 McCulley et al.[1]）相反的是，后睑缘炎和 MGD 这两个术语不可互换或同义。MGD 是引起后睑缘炎的原因之一。尽管如此，McCulley 的慢性睑缘炎的临床分类（表 109.2）仍然有用，因为它确定了引起睑缘疾病的 MGD 主要分类，以及除 MGD 以外引起的“其他”睑缘炎。McCulley 的研究还将皮肤病学的发现与眼科疾病分类相关联。McCulley 分类中，MGD（葡萄球菌性、脂溢性皮炎性、睑板炎性、脂溢性睑板炎性）的多种类型可能同时发生。但并非所有的 MGD 都会导致睑缘炎症。它们通常与结膜或角膜结膜炎有关。慢性睑缘炎可能发生在没有任何相关皮肤病的情况下，并且其分类由于其与玫瑰痤疮和脂溢性皮炎的不同程度的相关性而变得更加复杂，另外还可能发生在没有皮肤玫瑰痤疮的情况下出现眼部玫瑰痤疮。

由于临床医师对发病机制认识不足，缺乏统一的认知，这种分类引起临床工作中的混淆并不奇怪。

后眼睑炎。后睑缘炎为眼睑后缘炎症，有许多原因可能导致后眼睑炎，包括 MGD、结膜炎症（过敏或感染）和（或）其他情况，例如玫瑰痤疮。MGD 是一种慢性弥漫性睑板腺体异常，通常表现为末端管道阻塞和（或）腺体分泌的定性/定量改变。它可能导致泪膜改变，出现眼部刺激症状，临床上表现为明显的炎症和眼表疾病。根据最近国际研讨会的一致意见，MGD 被进一步细分为低分泌型、阻塞型和高分泌型。

引言和概述

表 109.2 总结了睑缘炎的临床分类、相关性和特征。眼部玫瑰痤疮包括在睑板腺疾病中，因为它通常与之相关。表 109.2 将 5 种常见的睑缘炎（包括眼部玫瑰痤疮）分为主要影响前眼睑缘结构（包括皮肤边缘带有睫毛的皮肤和相关腺体）的睑缘炎和影响后眼睑缘结构（黏膜皮肤交界处、睑板）的睑缘炎。这一分类对应并简化了不同情况下的治疗，累及前眼睑和后眼睑边缘疾病的治疗有所不同，但个别条件并无明显区别。葡萄球菌性睑缘炎的常见临床表现如图 109.7 所示。眼部玫瑰痤疮（表 109.3 和图 109.8）被认为是一种重要的疾病，因为其严重的程度和范围广泛的临床特点。

除了这些常见的睑缘炎类型，还有其他病因，其发病机制是明确的。它们都是不常见的，并且经常被误诊为表 109.2 中描述的慢性睑缘炎的疾病。它们包括真菌感染（如念珠菌病）、寄生虫感染（如虱病）、原生动物感染（如利什曼病）、一些肿瘤和自身免疫性疾病（如红斑狼疮），以上临床表现如图 109.9 所示。当传统的睑缘炎治疗失败时，应考虑这些疾病的可能。

急性睑缘炎是一组定义明确的疾病，其病因见表 109.4。

流行病学[6-8]

由于疾病定义困难、缺乏标准化的临床评估以及皮肤科医师和眼科医师观点不同，睑缘炎流行病学的研究尚不明确。

发病率和患病率

慢性睑缘炎是眼科和常规诊治中最常见的疾病之一。在常规的医疗实践中，约占眼科转诊的 70%，占眼科所有门诊的 2%～7%。MGD 是睑缘炎发病最常见的原因，20%～40%的患者咨询眼科医师并进行常规眼科检查。报道显示 MGD 的患病率差异很大，与白种人群 3.5%～20%的患病率相比，亚洲人群的患病率（>60%）更高，然而在这些研究中，疾病定义和研究组年龄存在显著差异[6]。眼部玫瑰痤疮的发病率在眼科和皮肤科的研究中各不相同，为 6%～72%，在眼科临床中更为普遍[8]。3%～58%的玫瑰痤疮患者都有眼部受累；这种患病率的广泛差异性在很大程度上反映了疾病定义的差异。大约 50%的玫瑰痤疮患者有眼部玫瑰痤疮症状，而 1/4 的眼部玫瑰痤疮患者没有皮肤病表现。在所有类型的睑缘炎患者中，玫瑰痤疮的患病率为 26.7%～44%，脂溢性皮炎的患病率约为 32.9%[9,10]。

年龄

在旧金山和德克萨斯的病例对照研究中[1,11]，葡萄球菌性睑缘炎患者的平均发病年龄为 42 岁，脂溢性睑缘炎患者的平均发病年龄为 50 岁，MGD 睑缘炎患者的平均发病年龄为 50 岁。玫瑰痤疮性睑缘炎可能在儿童早期和老年人中发现，但它最常在 30－50 岁发病[12]。

性别

虽然葡萄球菌性睑缘炎在女性中更为常见（80%），但脂溢性睑缘炎、MGD 性睑缘炎和眼部玫瑰痤疮性睑缘炎的患病率在男性和女性中是相等的[1,13]。

种族

亚洲人种被认为是 MGD 的高危人群[6]，但 MGD 在皮肤白皙的人群中更为常见，因为它与玫瑰痤疮相关，而玫瑰痤疮在白种人中更为普遍[12]。

相关疾病

详见表 109.2。

病理生理学

有证据支持葡萄球菌性睑板炎和睑板膜功能障碍的发病机制假说，但在其他类型的慢性睑板炎中，对其发病机制的了解较少。

表 109.2 慢性睑缘炎分类

眼睑前缘*		眼睑后缘*			眼睑前/后缘
葡萄球菌性睑缘炎	脂溢性睑缘炎	睑板腺炎/眼部玫瑰痤疮	其他睑板腺功能障碍	脂溢性睑板炎	其他睑缘炎，如特应性皮炎、银屑病、真菌感染、原生动物感染、寄生虫、肿瘤、红斑狼疮
与其他类型睑缘炎关系					
继发性睑板腺炎	葡萄球菌性睑缘炎	葡萄球菌性和脂溢性睑缘炎	脂溢性睑缘炎	脂溢性睑缘炎	
蠕形螨睑缘炎（睫毛柱形或袖套状鞘）	任何睑缘后疾病				
相关皮肤病					
特应性皮炎	脂溢性皮炎	高达 50%的眼部玫瑰痤疮	高达 50%的眼部玫瑰痤疮		特应性皮炎
脓疱病	玫瑰痤疮（罕见）				银屑病
玫瑰痤疮（罕见）					红斑狼疮
相关眼部疾病					
干眼症	干眼症	眼部玫瑰痤疮巩膜炎和外巩膜炎	眼部玫瑰痤疮巩膜炎和外巩膜炎		根据病因不同有所差异
特应性角膜结膜炎					
主要特点					
症状					
灼热感	最轻微	异物感	不同程度的异物感	不同程度的异物感	缺乏 MGD 标准治疗
瘙痒		灼热感	灼热感	灼热感	根据病因变化
畏光		不适	不适	不适	
		有畏光症状的眼部玫瑰痤疮			

（续 表）

眼睑前缘*		眼睑后缘*			眼睑前/后缘
葡萄球菌性睑缘炎	脂溢性睑缘炎	睑板腺炎/眼部玫瑰痤疮	其他睑板腺功能障碍	脂溢性睑板炎	其他睑缘炎，如特应性皮炎、银屑病、真菌感染、原生动物感染、寄生虫、肿瘤、红斑狼疮
眼睑特点					
单侧睑缘受累(图 109.7d) 脆性纤维状鳞屑脱落时出血，睫毛根部形成领圈状(图 109.7a) 扩张的血管，睑腺炎(麦粒肿)(图 109.24a) 睫毛变白，睫毛脱落，睫毛歪斜(图 109.7b) 眼睑伴有严重的溃烂及瘢痕 可能发生的睑板腺囊肿(图 109.8b、f)和内部睑腺炎(感染性麦粒肿 图 109.24b)	双侧油腻性鳞屑(非纤维性)	睑板腺囊肿(图 109.8b) 不规则眼睑边缘 睑板腺孔畸形和睑板腺下垂脱出 浓稠分泌物 表情困难 周围炎症 眼部玫瑰痤疮眼睑体征见表 109.3	睫毛歪斜 眼睑缘有泡沫状分泌物 睑板功能差 表情困难 睑板腺下垂脱出 睑板腺囊肿 长期疾病导致不规则瘢痕性眼睑	无炎症性导管堵塞和隆起	根据病因变化
角膜和结膜症状					
下睑结膜和穹窿滤泡、乳头增生及充血(图 109.7c) 角膜和结膜滤泡形成 角膜下 1/3 处的粗点状角膜炎 边缘性角膜炎(图 109.7e)，典型的在 10、2、4 或 8 点钟方向，角膜血管增生及变薄。结膜瘢痕形成(图 109.8a)	轻微结膜充血 角膜下 1/3 处粗点状角膜炎	晨起眼泪暴流，泪液中有结晶和泡沫 点状角膜炎(干眼) 眼部玫瑰痤疮结膜和角膜征象见表 109.3	晨起眼泪暴流，泪液中有结晶和泡沫 点状角膜炎(干眼) 眼部玫瑰痤疮结膜和角膜征象见表 109.3	轻微的结膜充血	根据病因变化

* 前眼睑缘为睑板腺开口前部分，后眼睑缘在此后方，包括睑板腺。前眼睑缘和后眼睑缘疾患多为混合性疾病，这些类型的睑缘炎临床特征往往有重叠，表中显示了它们关联的紧密性。MGD. 睑板腺功能障碍，一种睑板腺疾病。

第10部分

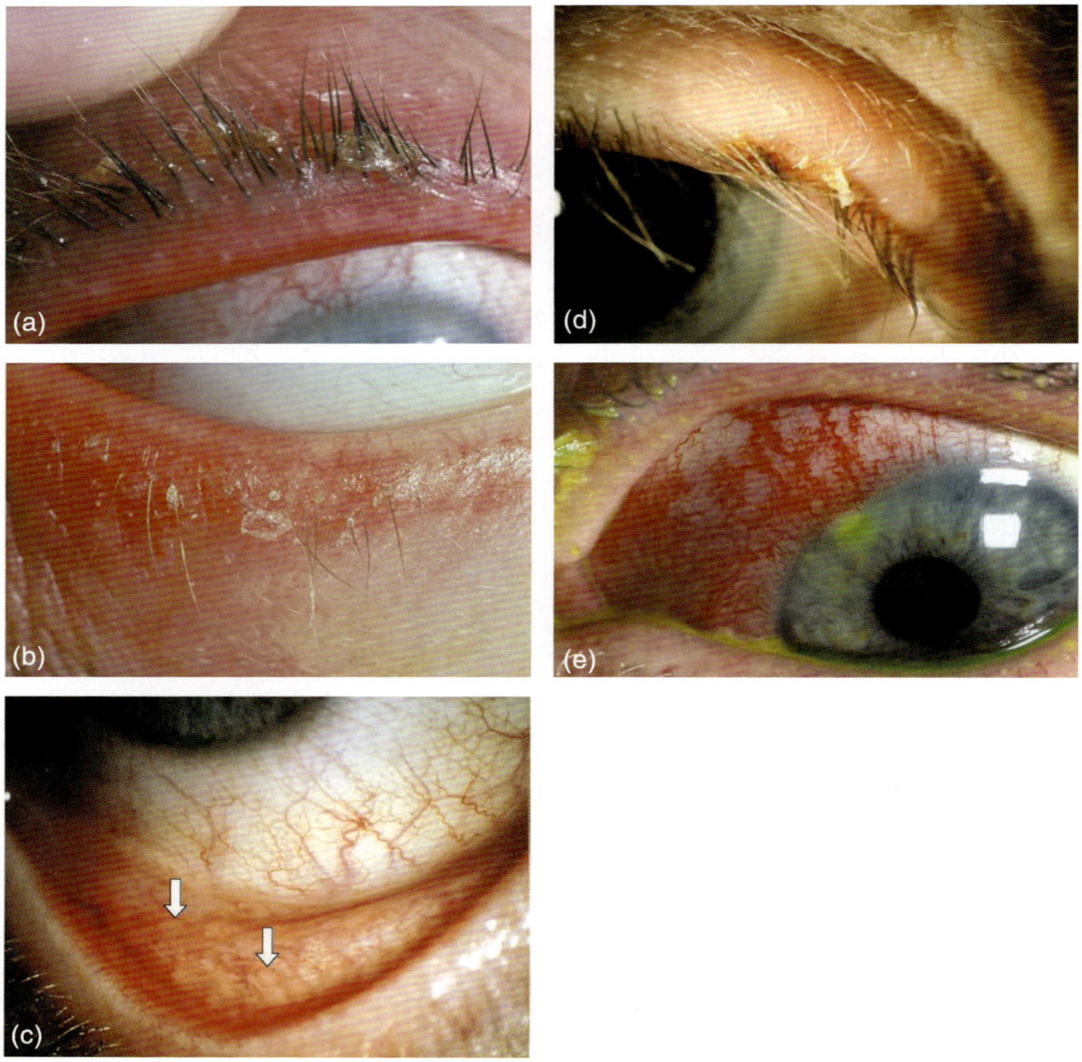

图 109.7 葡萄球菌性睑缘炎

(a)随着睫毛的生长，纤维状小领圈鳞屑从皮肤上脱落。(b)眼睑前缘纤维状鳞屑，伴有慢性睑板炎的睫毛脱落的白睫毛症。(c)滤泡性结膜炎，箭头显示白色/黄色滤泡。(d)局限性溃疡性睑缘炎。这样的疾病在葡萄球菌性睑缘炎中很常见，也可以单侧发病。(e)伴有溃疡的边缘性角膜炎，葡萄球菌性睑缘炎常见角膜并发症(由英国伦敦 Moofields 眼科医院 J. Dart 医师提供)。

表 109.3 眼部玫瑰痤疮临床特征

解剖位置	常见临床症状	非常见临床症状	罕见临床症状
眼睑	睑板腺炎(图 109.8a)	睑内翻	
	脂溢性睑缘炎		
	睑缘毛细血管扩张		
	眼睑凹陷		
	皮肤黏膜交界处复位术		
	睑板腺囊肿(图 109.8b、f)		
	麦粒肿		

（续 表）

解剖位置	常见临床症状	非常见临床症状	罕见临床症状
结膜	结膜充血	网状或线状眼睑板瘢痕及穹窿缩短（图 109.8a）	
	乳头增生性结膜炎		
角膜	滤泡增殖性角膜结膜炎 角膜边缘渗液溃疡（图 109.8d、e）	假翼状胬肉（图 109.8d）	角膜穿孔
巩膜和巩膜外侧		巩膜外层炎	巩膜炎

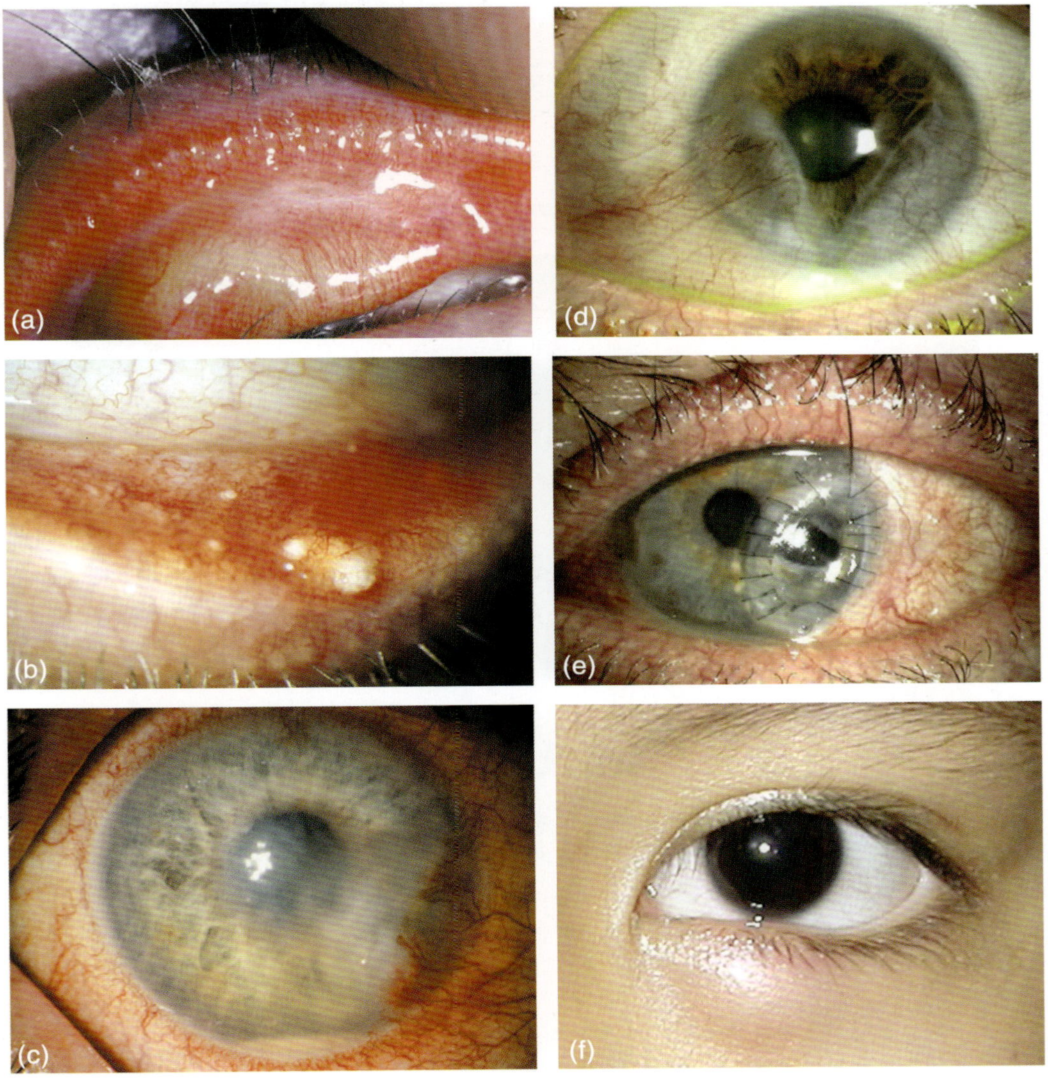

图 109.8 眼部玫瑰痤疮

（a）眼睑前缘鳞屑，睑板膜炎伴孔后移，伴眼睑后缘结构丧失和上睑板缘沟瘢痕形成。这种程度的瘢痕可能导致睑内翻和倒睫；（b）睑板腺功能障碍，伴腺体阻塞及小睑腺炎（麦粒肿）形成；（c）眼睑边缘性溃疡合并明显的细菌重复感染及前房积脓性角膜溃疡；（d）严重的眼睑边缘溃疡伴假性翼状胬肉；（e）眼睑边缘性溃疡穿孔后角膜移位，也呈现出睑板膜炎（由英国伦敦 Moorfields 眼科医院 J. Dart 先生提供）；（f）睑板腺囊肿。

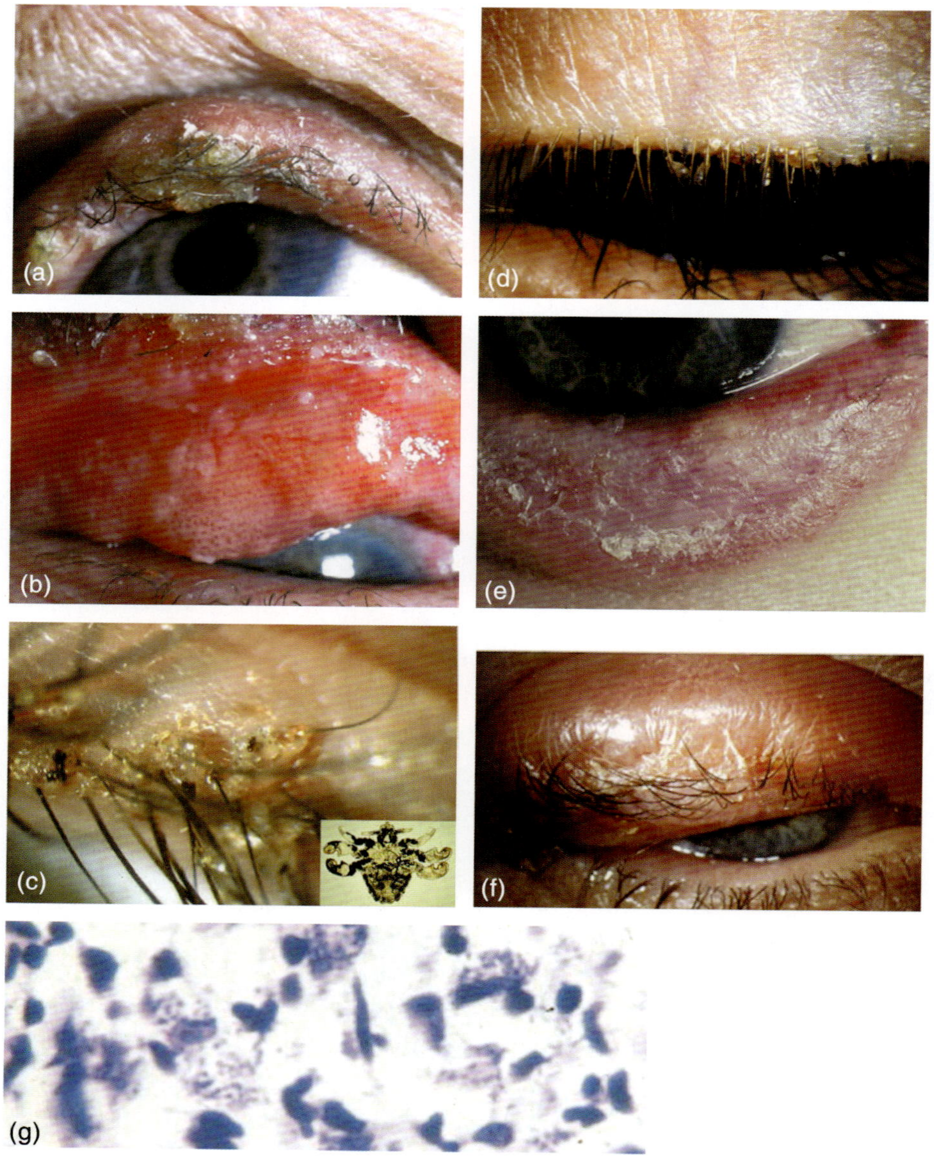

图 109.9 慢性睑缘炎罕见原因

(a、b)上眼睑皮脂腺癌。基底细胞癌也可能伪装成慢性睑缘炎；(c、d)由阴虱引起的睑缘炎，在(c)中可见虱子，在(d)中可见卵；(e)盘状狼疮典型的眼部病变(由英国伦敦 Moorfields 眼科医院 J. Dart 先生提供)；(f)上眼睑皮肤利什曼原虫感染，依靠活检诊断；(g)大量利什曼原虫肿胀组织病理，可给予形态学诊断。

表 109.4 急性睑缘炎原因

急性前睑缘炎	毛囊炎(睫毛毛囊感染)
	外生睑腺炎(麦粒肿)(图 109.24a)
	眦部(外眦)脓疱病
	小脓疱(疱疹病毒感染)(图 109.22a)
急性后睑缘炎	睑板腺囊肿(图 109.8b、f)
	内生睑腺炎(图 109.24b)
范围广的前后睑缘炎	坏死性筋膜炎

发病诱因

与 MGD 相关的眼科因素包括隐形眼镜佩戴磨损、毛囊蠕形螨和干眼病。可能促进 MGD 的系统性因素包括雄激素缺乏、绝经、衰老、干燥综合征、高胆固醇血症、银屑病、特应性皮炎、玫瑰痤疮、高血压和良性前列腺增生(BPH)。与睑板腺功能障碍发病机制相关的药物包括抗雄激素、治疗 BPH 的药物、绝经后激素治疗(雌激素和孕激素)、抗组胺药、抗抑郁药和维甲酸类药物[6]。

病理学

葡萄球菌性睑缘炎

葡萄球菌性睑缘炎与金黄色葡萄球菌和表皮葡萄球菌在眼睑边缘的定植有关，金黄色葡萄球菌的定植通常是一过性的，而且这两种微生物的数量通常不超过正常对照组[14]（另见第 26 章）。虽然毛囊炎、睑腺炎和眼睑溃疡可能是由于金黄色葡萄糖球菌感染引起的，但治疗后眼睑炎症的持续存在和无菌性的边缘溃疡不能仅用感染来解释。兔子实验研究表明细胞介导的免疫反应在本病发病机制中起重要作用；无论是用对金黄色葡萄球菌还是细胞壁核酸醇替考酸进行免疫治疗，在二次免疫后会发生溃疡性角膜炎、滤泡形成和角膜边缘溃疡。这些变化对以下假说提供了证据，即对活着或死亡的病原菌都发生了过敏反应[15,16]。这些发现主要在个体中得到认证，在人类中缺乏类似发病机制的证据。葡萄球菌性睑缘炎临床症状与皮下注射金黄色葡萄球菌或金黄色葡萄球菌细胞壁蛋白 A 引起的过敏相关关联性的认知很少。表皮葡萄球菌通常比金黄色葡萄球菌更容易从葡萄球菌睑缘炎患者的眼睑分泌物中分离出来，但其过敏反应的作用是假定的，没有任何可靠的数据支持[17]。伴有严重的滤泡形成性及乳头状增生性结膜炎的发病机制通常被认为是一过性感染与局部变态反应的结合。一些研究人员推测细菌产生的毒素可能会引起刺激，但尚未鉴定出特异性毒素[18,19]。

毛囊蠕形螨是生活在毛囊、皮脂腺和睑板腺中的小型寄生螨。可以在 30% 的慢性睑缘炎患者中发现，但在无睑缘炎的患者中也发现了相似的患病率[20]，毛囊蠕形螨可能在前睑缘炎和后睑缘炎中都起作用。据推测，螨虫的感染和其代谢废物会导致毛囊和腺体的堵塞和（或）炎症反应。根除蠕形螨对顽固性睑缘炎患者有好的治疗效果，研究证实其在玫瑰痤疮亚型（如丘疹脓疱型玫瑰痤疮）免疫机制激活中起作用[21]，一项研究发现血清免疫反应、眼部蠕形螨感染、睑缘炎与面部玫瑰痤疮存在相关性[22]。

睑板腺疾病

睑板腺脂质是胆固醇酯和酯化不饱和酸的混合物。负责维护稳定的泪膜，减少泪膜蒸发，因此可以防止眼部表面干燥[23]，通过降低皮表面张力防止泪液溢出眼睑边缘，减少眼睑皮肤表面皮脂污染而引起的眼表污染，否则会形成干燥点。有三个因素可促进 MGD：①睑板腺小导管角化；②细菌脂肪酶对睑板边缘脂质的影响；③ MGD 个体产生睑板腺脂质的异常[24]。

正常的睑板腺导管开口仅存在于皮肤黏膜交界处。由于导管内壁部分角化，角化异常，类似于玫瑰痤疮患者皮脂腺存在的角化异常，可能通过改变腺体功能在 MGD 中发挥重要作用。细菌脂肪酶是由所有寄生在眼睑边缘的细菌产生的，它们可能将脂质分解为游离脂肪酸，从而破坏泪膜的稳定性[25]。这些细菌在腺体导管口定植，而腺体深处的脂质可稳定泪膜。睑板脂质在个体间存在差异，随着分析方法灵敏度的提高，睑板腺原发异常和细菌脂肪酶的继发异常在 MGD 发病机制中的相对作用会更加清晰[26]。至今无论是睑板腺中常见的结膜炎症（这是眼部玫瑰痤疮的一个特征），还是眼部玫瑰痤疮角膜炎的发病机制都没有得到解释。

眼部玫瑰痤疮

虽然已经提出了不同的假说[27]（见第 91 章），但眼部玫瑰痤疮确切的病因和病理生理学机制仍不清楚。最近的分子学研究表明，对常见环境刺激的异常识别导致激活促炎系统和先天免疫反应。触发先天免疫系统的因素会导致某些细胞因子和抗微生物分子表达，如抗菌肽，抗菌肽具有血管活性和促炎作用[28]。对环境刺激过度反应，部分被认为是由于在玫瑰痤疮患者中 toll 样受体Ⅱ的表达增多，导致丝氨酸蛋白酶和抗菌肽的产生。此外，因四环素可以改善玫瑰痤疮症状，抑制多种基质金属蛋白酶以及一类能激活抗菌肽的蛋白酶的表达和活性，从而支持这种理论。

致病微生物

葡萄球菌性睑缘炎被认为与眼表皮葡萄球菌有关，但可能存在其他致病因素，因为在一些研究中，对照组和睑缘炎患者之间的葡萄球菌的阳性培养水平没有差异。

蠕形螨也被认为是睑缘炎和丘疹脓疱型玫瑰痤疮的致病因素。另一个可能的机制是蠕形螨可以作为其他生物体的载体，如肺泡芽孢杆菌，它可能通过刺激 toll 样受体Ⅱ和产生抗原蛋白来启动炎症反应[22]。

环境因素

葡萄球菌性睑缘炎患者在温暖的气候中更加常见，而 MGD 患者在寒冷的气候中更为常见[29]。

临床特征

病史

详见表 109.2。

描述

详见表 109.2 和表 109.3。

临床亚型

详见表 109.2 和表 109.3。

鉴别诊断

详见表 109.5。

表 109.5 睑缘炎鉴别诊断：与睑缘炎相关的其他疾病[3]

条件	本质
细菌感染	脓疱病（主要由金黄色葡萄球菌引起）
	丹毒（主要由链球菌引起）
病毒感染	单纯疱疹病毒
	接触性传染性软疣
	水痘-带状疱疹病毒
	人乳头瘤病毒
	牛痘病毒
寄生虫感染	睑虱病（阴虱导致）
免疫状态	特应性湿疹
	接触性皮炎
	多形红斑
	落叶型天疱疮
	眼黏膜类天疱疮
	史-约（Stevens-Johnson）综合征
	结缔组织病
	盘状红斑狼疮
	皮肌炎
	移植物抗宿主病
	克罗恩病
皮肤病	银屑病
	鱼鳞病
	剥脱性皮炎
	红皮病
良性眼睑肿瘤	假上皮瘤样增生
	光化性角化病
	鳞状细胞乳头状瘤
	皮脂腺增生
	血管瘤
	化脓性肉芽肿
恶性眼睑肿瘤	基底细胞癌
	鳞状细胞癌
	皮脂腺癌
	黑素瘤
	卡波西肉瘤
	蕈样肉芽肿
外伤	化学试剂损伤
	高温损伤
	辐射损伤
	机械性损伤
	手术
中毒	药疹

严重程度分级

可用于指导治疗的睑板功能障碍的严重程度分级[30]。

并发症和合并症

详见表 109.2 和表 109.3。

在严重和长期的葡萄球菌性睑缘炎中，可能会发生倒睫（睫毛朝向眼睛的方向错误生长）、白毛症（睫毛失色）、睫毛脱落、眼睑溃疡、眼睑和角膜瘢痕形成[3]。

由 MGD 引起的睑缘炎并发症：

1. 眼表损伤伴结膜及角膜受累，包括睑板腺角膜结膜炎及滤泡性角膜炎[31,32]。

2. 和（或）蒸发性干眼[32]。

3. 其他眼部疾病，包括隐形眼镜不耐受和复发性角膜糜烂综合征[33]。

病程及预后

MGD 的自然病史尚不清楚，但它已被认为是一种进行性但可以治疗的疾病，其治疗可以预防不可逆损伤[32]。当眼部玫瑰痤疮、严重的葡萄球菌睑缘炎包括角膜血管化、角膜变薄、角膜穿孔、假翼状胬肉的并发症一旦被确认，视力受到威胁时，积极治疗并阻止进一步恶化是非常重要的。其中护理睑缘炎患者最重要的是教育他们认识疾病慢性及复发的过程，以及症状可以改善但难以根除[3]。

检查

目前还没有专门针对睑缘炎的诊断技术，其诊断依赖对典型临床体征和症状的识别。然而，对于炎症较重的复发性睑缘炎，以及对治疗无效的患者，可能需要行眼睑边缘分泌物培养。对脱落的睫毛做显微镜检查可发现蠕形螨。对治疗无效的睑缘炎应做眼睑活检排除恶性肿瘤的可能，尤其对于病灶非常不对称或为单发复发病灶且治疗无效的情况。对于疑似皮脂腺癌的患者，建议活检前咨询病理学家，讨论是否需要冰冻切片来检查是否有 Paget 样细胞扩散。

睑板腺疾病可单独诊断，有时更常见与干眼或眼表损伤相关。建议在临床中进行一系列测试，首先诊断为普通干眼病，然后再区分 MGD 相关的蒸发过强性干眼病或泪液生成不足性干眼病等，包括[32]：

1. 使用有效的症状问卷，如眼表疾病指数（OSDI）等。

2. 眨眼频率和眨眼间隔的测量。

3. 测量下泪半月面的高度。

4. 测量泪渗透压（如有）。

5. 荧光素眼内灌注，测量泪膜破裂时间。

6. 角膜和结膜荧光素染色的严重程度分级。

7. 泪液分泌实验(苯酚红线实验)。

8. MGD 的表征方法:①形态学特征的量化;②睑脂产出能力和质量的量化;③应用睑板腺成像技术定量分析睑板腺退变。

如果检测提示诊断为一般性干眼症,泪液流量和容量(包括泪液半月面高度、泪液分泌实验)正常,则提示为蒸发性干眼症,MGD 定量将表明睑板腺的贡献。这个测试顺序也允许诊断有或没有眼表染色或干眼病的 MGD。每个测试的评分可用于治疗期间监测疾病的病情变化。

治疗

治疗睑缘炎时,如果可以确定其特定的原因,则对其潜在的病因进行治疗。睑缘炎首先应分为前眼睑病变或后眼睑病变,或两者兼有(见表 109.2)。重要的是,应当确定睑缘炎是否引起这些症状,皮脂溢出很少引起症状,不应作为"替罪羊"来解释可能其他病因不明的症状。应排除或积极治疗其他引起的类似症状和体征的疾病(见表 109.2)。干眼病和相关性皮肤病的症状也应得到治疗(表 109.6)。

表 109.6　慢性睑缘炎治疗

治疗目标	治疗指南
适用于眼睑前缘疾病	
治疗感染	葡萄球菌组和葡萄球菌/脂溢性混合组
	眼睑边缘局部外用抗生素(氯霉素或夫西地酸),每日 4 次
	口服四环素或红霉素 500mg,每日 2 次,持续 10 天
	茶树油擦洗眼睑 治疗由于蠕形螨导致的顽固性眼睑炎
清洗眼睑边缘	眼睑清洗:用纯棉花浸泡在开水中或使用专门的眼睑清洗垫,以清除杂物,每天 1～2 次
眼睑充血、渗出	外用氯霉素和 0.5%～1.0%氢化可的松于眼睑,每日 2～4 次,持续 1 个月
适用于眼睑后缘疾病	
机械解除睑板腺阻塞	热敷 3～5 分钟以溶解睑板腺分泌物,用棉签(或手指)按摩* 睑板,使腺体分泌脂质,每日 1～2 次
改变睑板分泌物	口服四环素(如每日多西环素 100mg 或每日赖甲环素 300mg)或红霉素 250～500mg,每日 2 次,最少 12 周
适用于泪液膜	
修复泪液膜	人工泪液每小时 2～4 次,或外用活视康每日 3～4 次
适用于结膜炎(乳头样增生型或混合滤泡形成和乳头样增生型)	
减少炎症	0.1%氟米龙,每日 4 次 使用 1 周,在接下来的 4 周逐渐减少至每日 1 次
治疗相关皮肤病	脂溢性皮炎:药皂和洗发水(理想情况下含 10%～15%的乙醇酸)
	玫瑰痤疮:口服四环素(或多西环素 100mg)或红霉素 250～500mg,每日 2 次,持续 12 周
适用于角膜炎	
粗点状角膜炎和(或)边缘性角膜结膜炎和(或)疱性角膜炎	外用 0.1%氟米龙每日 4 次,使用 1 周,在接下来的 4 周逐渐减少至每日 1 次#
角膜变薄或穿孔	排除并治疗伴随的微生物角膜炎,采用上述方法控制症状,穿孔处涂组织凝胶。考虑使用系统性免疫抑制药(霉酚酸酯或硫唑嘌呤),如果需要,在炎症控制后进行角膜移植

* 眼睑按摩．眼睑清洁和低剂量全身抗生素需要 4～6 周开始发挥作用。直至 8 周的治疗后才可判断治疗是否有效,如有疗效,则至少继续治疗 2～3 个月。然后建议一种垠睑擦拭(用于眼睑前缘疾病)、热敷和眼睑板按摩(用于眼睑后缘疾病)、人工泪液的保养方法。如有复发,则需要重复 3 个月的口服抗生素治疗。

在眼科专家的监督下,可能需要更长的皮质类固醇疗程或更有效的皮质类固醇。最近的一项随机对照试验中发现,外用环孢素对控制眼睑后缘炎症有效[24,25]。作者认为局部外用环孢素对于治疗眼部玫瑰痤疮很有前景。

第 10 部分

弥漫性毛囊炎通常是由金黄色葡萄球菌引起，需要一个适当疗程的系统抗生素治疗。实验室检查意义有限，细菌学样本可以使用浸泡在胰蛋白酶消化液中的拭子从眼睑边缘取材，但通常只对初始疗效无效的复发性疾病进行采样。

睑板腺囊肿最终会破溃，大约 60% 的病变在 6 个月内会消退，其余将在更长的时间内自行消失。切口引流和刮治术可加速睑板腺囊肿的消退；在局部麻醉下，通常从结膜表面切开眼睑，用刮匙切除病灶中心坏死的肉芽组织，愈合后会留下线状的结膜-睑板瘢痕，该方法只推荐适用于为了美观或改善上眼睑的大囊肿影响视野所致暂时性散光的情况。

皮肤科医师的实践要点是，睑缘炎和皮肤病之间的联系是可变化的，用四环素治疗可能有助于这些疾病的眼部和皮肤症状的改善，眼部玫瑰痤疮和葡萄球菌性睑缘炎可能会产生威胁视力的并发症。

一线治疗（图 109.10）[30]

告知 MGD 患者饮食和环境对泪液蒸发的潜在影响。建议患者改善环境湿度，增加膳食中 Ω-3 脂肪酸的摄入量。注意眼睑卫生，每天温敷眼睑 1～2 次，然后进行适度至较强的按摩，并观察分泌物。

二线治疗

一线治疗基础上外加人工泪液（必须经常使用，非长期保存者更荐）。考虑局部外用阿奇霉素，润滑剂或脂质润滑剂润肤。

三线治疗

口服四环素，睡前外用润滑剂软膏，可考虑抗炎治疗（外用类固醇、环孢素[34,36]）。

特应性眼病

定义

特应性眼病是发生在Ⅰ型变态反应的同时还患有乳头性结膜炎的一组疾病（见第 41 章）。其中包括季节性过敏性结膜炎（SAC）、较轻的慢性过敏性结膜炎（PAC）、更为严重的特应性角结膜炎（AKC）、特应性睑结膜炎（ABC）和春季角结膜炎（VKC）。

引言和概述

尽管每种特应性眼病都有特定的免疫途径，特应性眼病均涉及免疫球蛋白 E（IgE）介导的过敏反应。遗传性过敏症患者眼部受累的比例大概是 15%～40%，但以 SAC 或 PAC 为特征，通常症状比较温和。只有非常小的一部分特应性皮炎患者合并明显的眼部疾病。表 109.8 总结了这些疾病。其中，只有 AKC 和 VKC 会累及角膜，影响视力，它们通常很难治疗，症状的严重程度与疾病的活动性密切相关。症状轻微的患者对简单的局部治疗和抗组胺药和安全的肥大细胞稳定剂有效。而严重的急性 AKC 和 VKC 恶化问题必须得到重视和治疗，否则在 1～2 天可能出现导致失明的角膜炎并发症。ABC 的病程与 AKC 相似，尽管感染金黄色葡萄球菌可能是这种疾病潜在的严重并发症，但该疾病本身并不是潜在的致盲因素。

流行病学[1]

发病率及患病率

过敏性疾病的发病率在过去的 40 年显著增加。据估计，15%～40% 的特应性皮炎患者有眼部受累的情况，但症状通常是轻微的。SAC 是最常见的特应性眼病（90%），其次是 PAC（5%），其余 5% 由 AKC、ABC 和 VKC 组成。

年龄

SAC 和 PAC 可发生在任何年龄组。AKC 和 ABC 发病于十几岁或二十岁左右的年龄段，并经常持续发病至 50 岁左右。VKC 主要发生在儿童，90% 患者在成年后症状消失。

性别

这些疾病在男女中表现无显著差异，除了 VKC 在青春期前，男孩相较女孩更为常见。

种族

虽然 VKC 在非洲和亚洲裔患者中更为常见，但这些疾病可见于所有种族。

并发症

AKC 与眼睑和眼部葡萄球菌感染的易感性有关，也与眼睑和眼部单纯疱疹感染的易感性有关，因此双侧疱疹性眼病更为常见（通常疱疹性眼病是单侧的）。目前认为，AKC 患者对这些疾病的易感性与 T 细胞免疫功能受损有关。

病理生理学[1-5]

发病诱因

个人或家族特应性皮炎史。

病理学

近年来，我们对特应性眼病的认识有了新的进展，这些进展来自于对眼泪中炎症递质的研究，以及通过免疫染色和结膜活组织原位杂交分析细胞内成分。这些技术表明，SAC 和 PAC 主要是Ⅰ型 IgE 介导的超敏反应，Ⅳ超敏反应也在不同程度上共同介导，同时还涉及各种效应细胞产生的细胞因子。

季节性过敏性结膜炎和较轻的慢性过敏性结膜炎患者中结膜的黏膜和黏膜下层显示肥大细胞和嗜酸性粒细胞增多，泪液中局部产生 IgE 水平升高。症

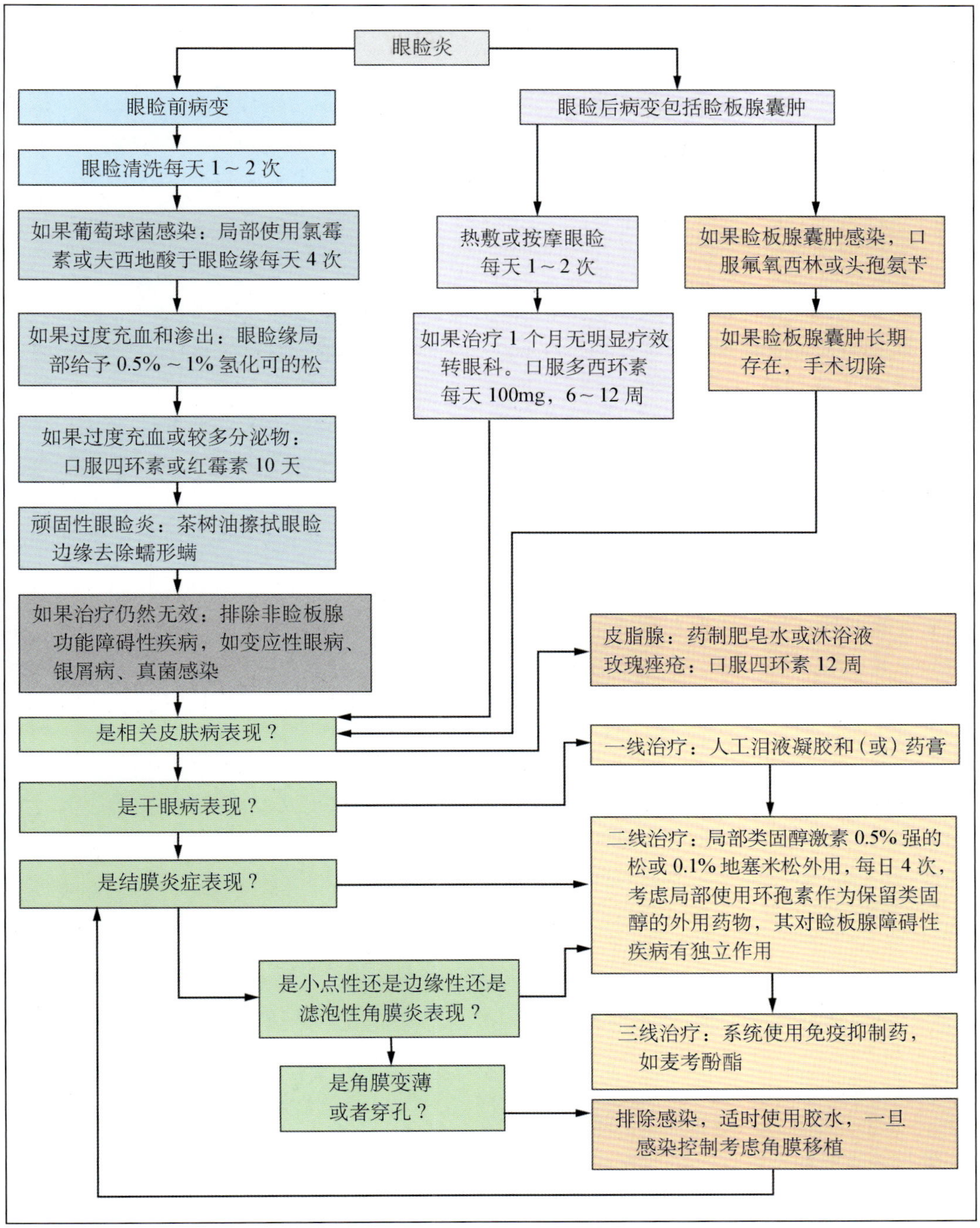

图 109.10　睑缘炎治疗流程

状是由于肥大细胞释放的组胺和其他炎症因子，导致血管扩张，神经末梢发炎，从而使泪液分泌增多。这些疾病可以通过局部注射过敏原来模拟，或局部注射药物来抑制肥大细胞活性。

特应性角膜结膜炎和春季角膜结膜炎的发病机制均涉及 IgE 介导的Ⅰ型和非 IgE 介导的Ⅳ型超敏反应，通过效应细胞产生各种细胞因子。这些会导致更严重的炎症变化，引起角膜损害。特应性角膜结膜炎和春季角膜结膜炎显示的细胞成分在季节性过敏性结膜炎和较轻的慢性过敏性结膜炎中也会出现，但是特应性角膜结膜炎和春季角膜结膜炎成纤维细胞的活性还会增加，导致组织增生，并且 $CD4^+$ 淋巴细胞和浆细胞与不同亚型的肥大细胞共同存在。在这些疾病中，T 细胞可能是细胞炎症反应重要的诱导因子。特应性角膜结膜炎和春季角膜结膜炎表型的差异可以通过辅助性 T 细胞亚群优势的差异来解释；相比春季角膜结膜炎，在特应性角膜结膜炎患者参与迟发型超敏反应和被环孢素灭活的 Th1 亚群更为普遍。春季角膜结膜炎中，由 Th2 细胞起主要介导作用，B 细胞起辅助作用。相比春季角膜结膜炎患者，在特应性角膜结膜炎患者中可以发现更多的肥大细胞和嗜酸性粒细胞，它们在种群中的功能异质性也可能是疾病表型的决定因素。嗜酸性粒细胞在特应性眼病中起着重要作用，并且角膜疾病的发展与嗜酸性粒细胞活化水平而非其绝对数量相关。嗜酸性粒细胞分化出许多细胞因子，释放阳离子蛋白，对上皮细胞有毒性，已在春季角膜结膜炎患者的泪液中被发现。这可能是导致角膜上皮糜烂和大片糜烂的主要原因。后者的存在，再加上在急性加重的角膜病变中出现的黏液和碎片，会导致斑块的形成。此外，还发现嗜碱性粒细胞也是通过 IgE 诱导的化学递质释放导致特应性眼病。

环境因素

环境因素在季节性过敏性结膜炎和较轻的慢性过敏性结膜炎患者中最为相关，其中空气中的过敏原为重要诱因。天气温暖干燥时，许多患者的症状更严重。

临床特征[1-12]

病史

从皮肤科医师的角度来看，这些患者最初是治疗特应性皮炎的，后来出现眼部症状。皮肤科医师需要意识到，视力的突然恶化可能预示着这些疾病可能会致盲，应该作为紧急情况进行治疗。

临床表现

所有的特应性眼病的初期症状都是相似的，患者主诉瘙痒、渗出和产生黏稠的白色黏液。在特应性角膜结膜炎较严重的亚型中，如特应性睑结膜炎和春季角膜结膜炎，其恶化会导致症状迅速加重。瘙痒症状可能会被疼痛和异物引起的极度不适所掩盖。由于不适感和分泌物的共同作用，早晨可能很难睁眼。

临床亚型

季节性过敏性结膜炎是一种常见的特应性眼病，常伴有其他鼻咽炎的临床症状。出现季节性发病与特定的循环空气过敏原有关，最常见的是草和花粉。眼部受累通常是双侧的。特征是结膜表面轻度水肿，眼睑水肿以及沿睑板结膜表面的乳头状炎症（图 109.11）。较轻的慢性过敏性结膜炎是季节性过敏性结膜炎的一种亚型，虽然每年 80% 的患者有季节性加重，但较轻的慢性过敏性结膜炎常年持续存在。尘螨、动物皮屑和羽毛是最常见的致敏原。季节性过敏性结膜炎和较轻的慢性过敏性结膜炎一般发病轻微，不会影响角膜。当诱因消除时，它们的病情是可逆的。

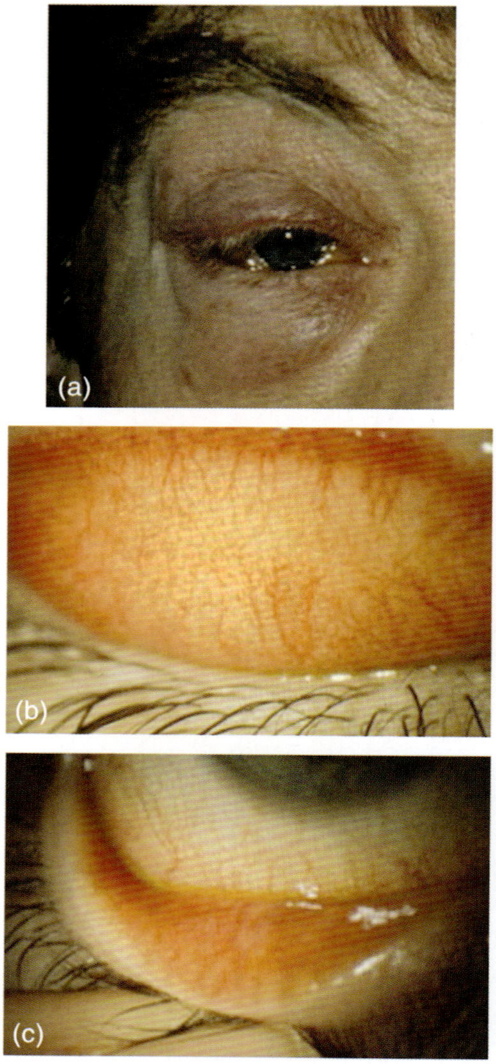

图 109.11 季节性和慢性过敏性结膜炎（SAC 和 PAC）（a）眼睑水肿发红；（b）上睑结膜乳头状增生；（c）下睑结膜乳头状增生。

春季角膜结膜炎是一种严重影响儿童的慢性眼部炎症过程。典型表现为上睑结膜的鹅卵石样乳头增生（图 109.12a）。这种情况出现在 5－15 岁的儿童，他们通常有季节性过敏、哮喘、湿疹病史。症状包括强烈的瘙痒、眼睛流泪和红肿，产生分泌物。有明显季节性发病，春季发病最频繁。在春季角膜结膜炎中，当一只眼睛受到严重受累时，另一只眼睛受累的可能性很小。眼睑边缘征象并不常见，尽管可能存在水肿引起的下眼睑皱纹（Dennie 线）。睑板下结膜通常比上眼睑受累少，眼睑外翻时，可看到上眼睑增厚，伴有乳头增生的炎性反应，但上眼睑是柔软的。持续存在的春季角膜结膜炎与上皮纤维化有关，上皮纤维化表现为与眼睑边缘平行的白色线状瘢痕（Arlt 线）。进行性纤维化导致上睑板巨大的乳头状增生，称为鹅卵石状乳头，相比特应性角膜结膜炎，这种情况在春季角膜结膜炎中更为常见。

根据定义，春季角膜结膜炎影响的是儿童而不是成人。春季角膜结膜炎的自然病程中，95%的儿童在发病 10 岁后会自行消退。炎症性特应性眼病的春季角膜结膜炎患儿如在成年期仍持续，则会发展成为特应性角膜结膜炎。在静止期的春季角膜结膜炎患者，上睑结膜的片状瘢痕可作为纤维化的证据。春季角膜结膜炎有两种临床类型：角膜缘型和主要累及部分结膜的睑结膜型。角膜缘型春季角膜结膜炎表现为角膜缘轻度乳头增生，可见大乳头（图 109.12b）及上睑板微乳头。睑结膜型春季角膜结膜炎表现为巨大的上眼睑乳头状突起（图 109.12a）。混合型表现为角膜缘和睑结膜均累及。春季角膜结膜炎加重时，睑板结膜呈鲜红色，发炎，并被黏液覆盖。在严重的病例中，角膜受累，最初表现为点状角膜病变（图 109.13d），常见于上角膜，是由于与上眼睑释放的细胞因子接触引起的，可逐渐发展为大溃疡（图 109.13e）及盾状溃疡（图 109.13f），然后成为瘢痕（图 109.12g）。这给患者带来了严重不适，包括畏光、流泪、疼痛及视力下降。中央角膜可能出现瘢痕（图 109.12h）。春季角膜结膜炎如果累及角膜将威胁视力。现已发现春季角膜结膜炎的硬化亚型，可见角膜硬化并血管化（图 109.12c），极有可能是春季角膜结膜炎角膜边缘长期纤维化的后遗症。在大多数情况下，春季

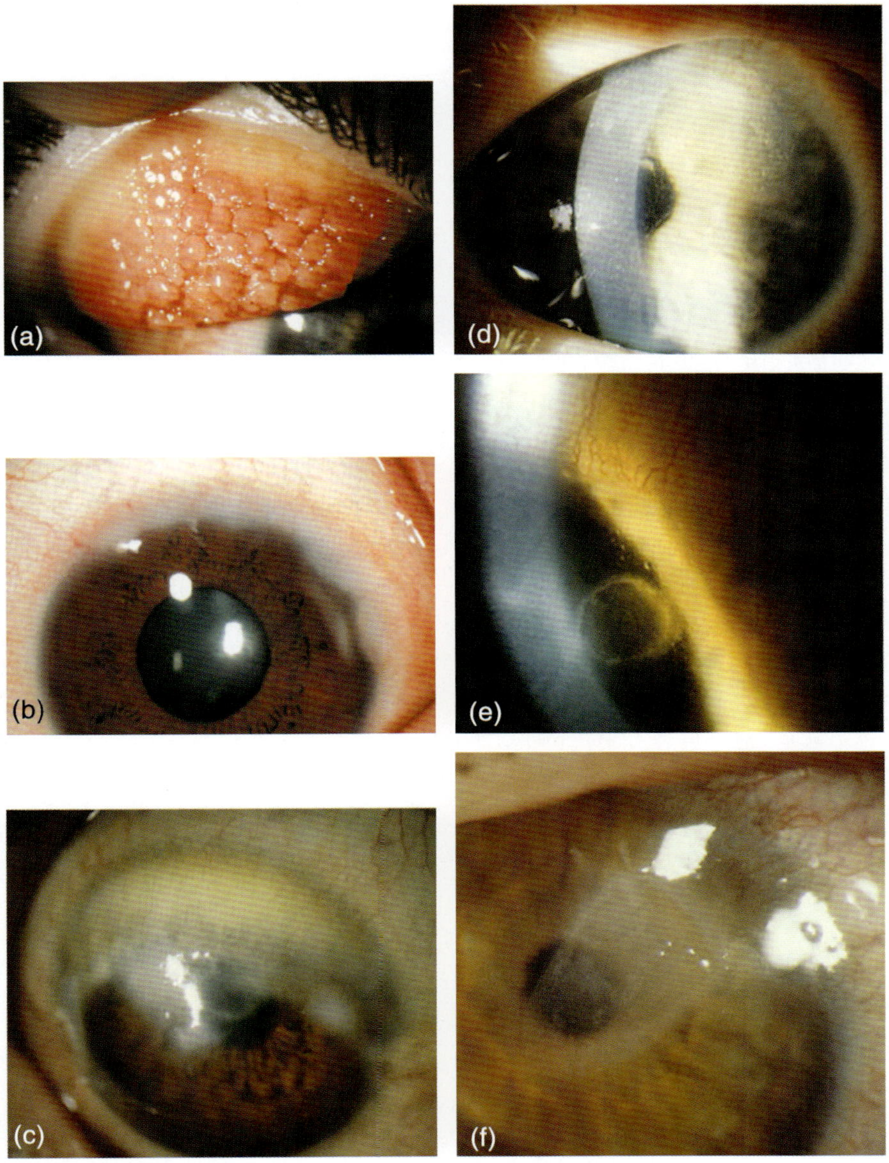

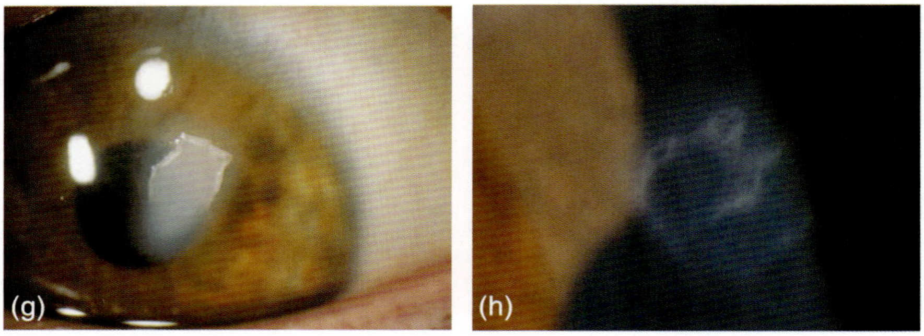

图 109.12　春季角膜结膜炎(VKC)

(a)春季角膜结膜炎睑结膜型，上睑结膜巨大乳头呈鹅卵石样排列，伴黏液渗出物；(b)春季角膜结膜炎角膜缘型，典型的淡色角膜缘乳头增生(Trantas 结节)；(c)春季角膜结膜炎硬化型；(d)春季角膜结膜炎点状角膜病变，主要影响上角膜；(e)巨大糜烂；(f)隐蔽性溃疡；(g)瘢痕形成；(h)在原有溃疡基础上出现环状瘢痕。

角膜结膜炎在 30 岁之前(发病后 10 年内)都会自然好转。

特应性角膜结膜炎的患者发病年龄在 20－50 岁。特应性角膜结膜炎常伴有瘙痒、灼伤、流泪等症状，较季节性过敏性结膜炎及较轻的慢性过敏性结膜炎症状较重。特应性角膜结膜炎可以在相关的遗传过敏性疾病过程中的任何时候复发，且与其严重程度无关。特应性角膜结膜炎患者容易出现难以控制的病情延长并加重，伴有发红、严重畏光、疼痛和视物模糊等症状。对特应性角膜结膜炎患者的检查显示，可以发现严重的湿疹影响眼睑和眶周皮肤，并往往延伸至脸颊。睑结膜炎导致相应的眼睑边缘增厚及炎症(图 109.13e)。过度流泪可导致眼睑皮肤浸润和继发葡萄球菌感染。特应性角膜结膜炎患者对葡萄球菌感染和单纯疱疹的易感性增加，这种感染可累及角膜(图 109.13d)和眼睑。角膜感染对视力有危害，有时是双侧性的，这在单纯疱疹性角膜炎非特应性角膜结膜炎的患者中并不常见。长期揉擦可使一侧眉毛消失，结膜慢性发炎。上睑板、下睑结膜乳头增生在本病早期较为常见，部分患者可出现巨大(复合)的上睑板乳头状增生(图 109.13c)。结膜炎症常因浸润而增厚，以至于眼睑板血管模糊不清(图 109.13b)，在该病后期，乳头状增生可被瘢痕替代。在一些患者中，下穹窿因为被瘢痕组织代替而出现下穹窿缩短的情况，而这种缩短的情况较少出现在内侧和外侧穹窿处(图 109.13f)。球结膜在恶化时发炎，除了角膜缘可见胶样增生和 Trantas 结节环，其余大体正常(图 109.13g)。常见的角膜病变是假性角膜老年环(图 109.13h)，表现为其中有一侧血管翳边缘产生老年弧的外观。

特应性眼睑结膜炎(图 109.14)的病程与特应性角膜结膜炎相似，但并未累及角膜，因此不会致盲。然而，它可能与慢性葡萄球菌感染有关，并和相关的长期并发症的风险有关。

表 109.7 总结了不同特应性眼病的主要临床特征。

鉴别诊断

临床特征加上个人或家族遗传过敏症病史足以诊断。但以下两种情况诊断常常有困难。一种是在应用全身免疫抑制药控制疾病前，对于适当的局部治疗未出现反应的患者；还有一种是在结膜瘢痕形成的情况下，应将特应性角膜结膜炎与其他导致瘢痕的原因区分开，例如原发性干燥病、玫瑰痤疮、黏膜类天疱疮等(见表 109.11)。

严重程度分级

这些疾病的严重程度分类没有普遍接受或认可。然而，为了在治疗中评估治疗反应，使用了严重程度分级标准[16]。

病情较重的特应性角膜结膜炎患者往往与眼睑结膜炎和角膜疾病导致特应性白内障(图 109.13i)相关，并特别容易感染金黄色葡萄球菌和单纯疱疹病毒(图 109.13j)。角膜上皮可见荧光下点状瘢痕和 Trantas 点状角膜缘炎症(图 109.13g)。病情更严重的患者可发生瘢痕性结膜炎的改变，伴有上皮纤维化，瘢痕组织增生，结膜穹窿变浅，睑球粘连形成(图 109.13f)。角膜瘢痕和新生血管可导致失明(图 109.13k)。

并发症及合并症

在患有严重特应性皮炎的年轻人中，8%～12%的人发生白内障。其特征是影响前晶状体，导致“北极熊地毯”样外观(图 109.13i)。后囊下白内障也是由于使用了类固醇。在小部分特应性角膜结膜炎和春季角膜结膜炎患者中可见圆锥角膜（图 109.13l），使得治疗更为复杂。然而 16％的圆锥形角膜患者患有特应性皮炎。特应性眼病患者由于长期使用类固醇，会有发生青光眼的危险。这种病很难治疗，通常需要复杂的外科手术治疗。

病程与预后

在临床亚型这一节有介绍。

检查

对于治疗无效或需要局部或系统免疫抑制治疗以缓解症状的患者，或诊断不确定时，可能需要进行试验室检查。血清 IgE 水平升高可能有助于诊断特应性皮炎，但皮肤针刺试验的价值有限，因为其结果不一定能识别致敏原。眼睑检查（睑板上结膜环钻活检、泪液 IgE 评估、睑板上结膜印迹细胞学）是眼科医师的工作领域，总结于表 109.7。

治疗[5,13-20]

大多数特应性眼病的病例都采用局部眼科治疗手段，但对该疾病相关的皮肤方面没有影响。由于潜在的威胁视力的并发症，更严重的特应性眼病（春季角膜结膜炎，特应性角膜结膜炎）最好由眼科专家进行管理治疗。当需要进行系统性药物治疗时，无论是特应性皮肤病还是特应性眼病，对这两种疾病都有益处。在眼周皮肤外用强效类固醇激素有患白内障和青光眼的风险，需要定期进行筛查。因此，局部使用不含类固醇的钙调磷酸酶抑制药（他克莫司、吡美莫司）更加适合。

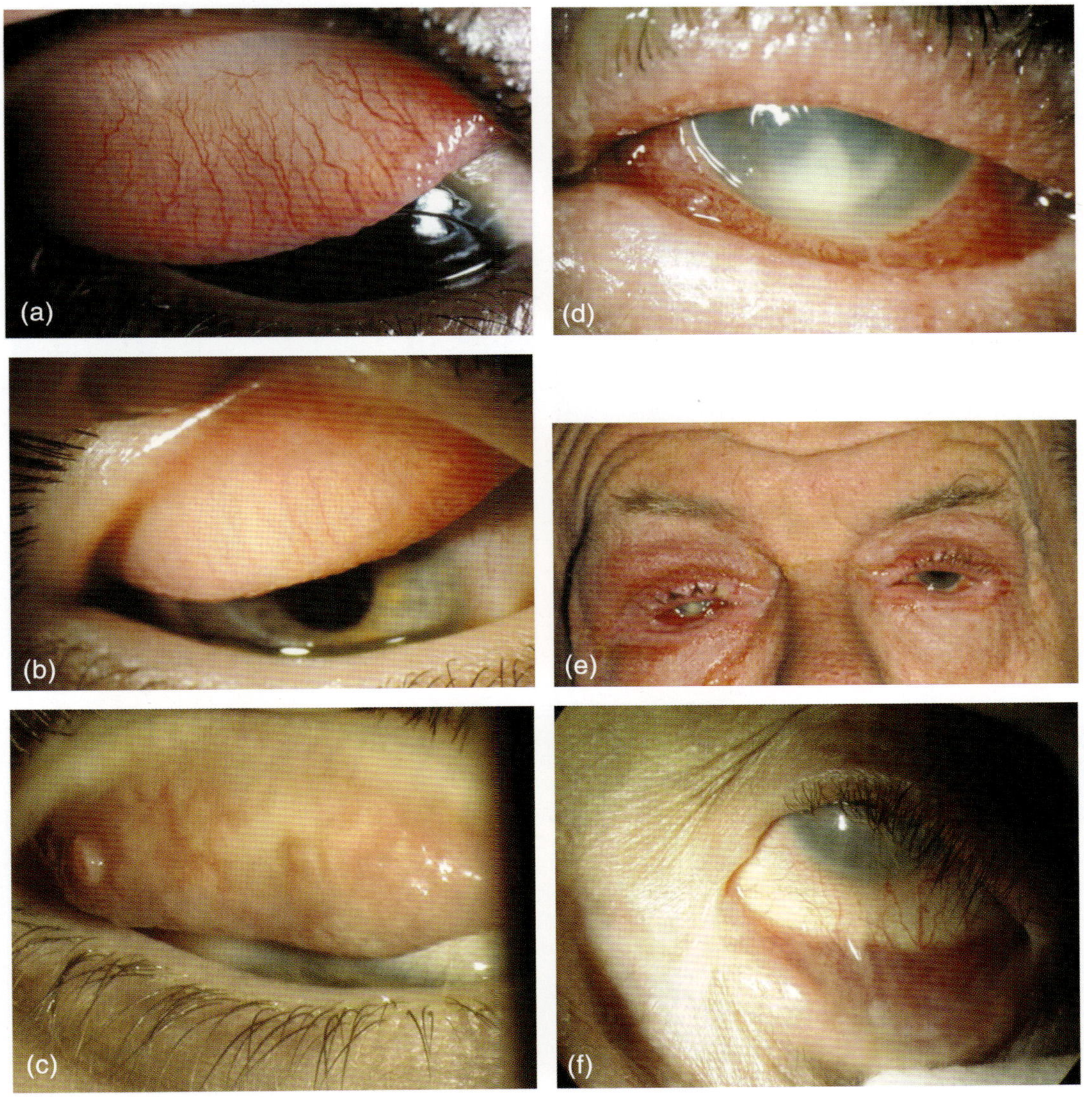

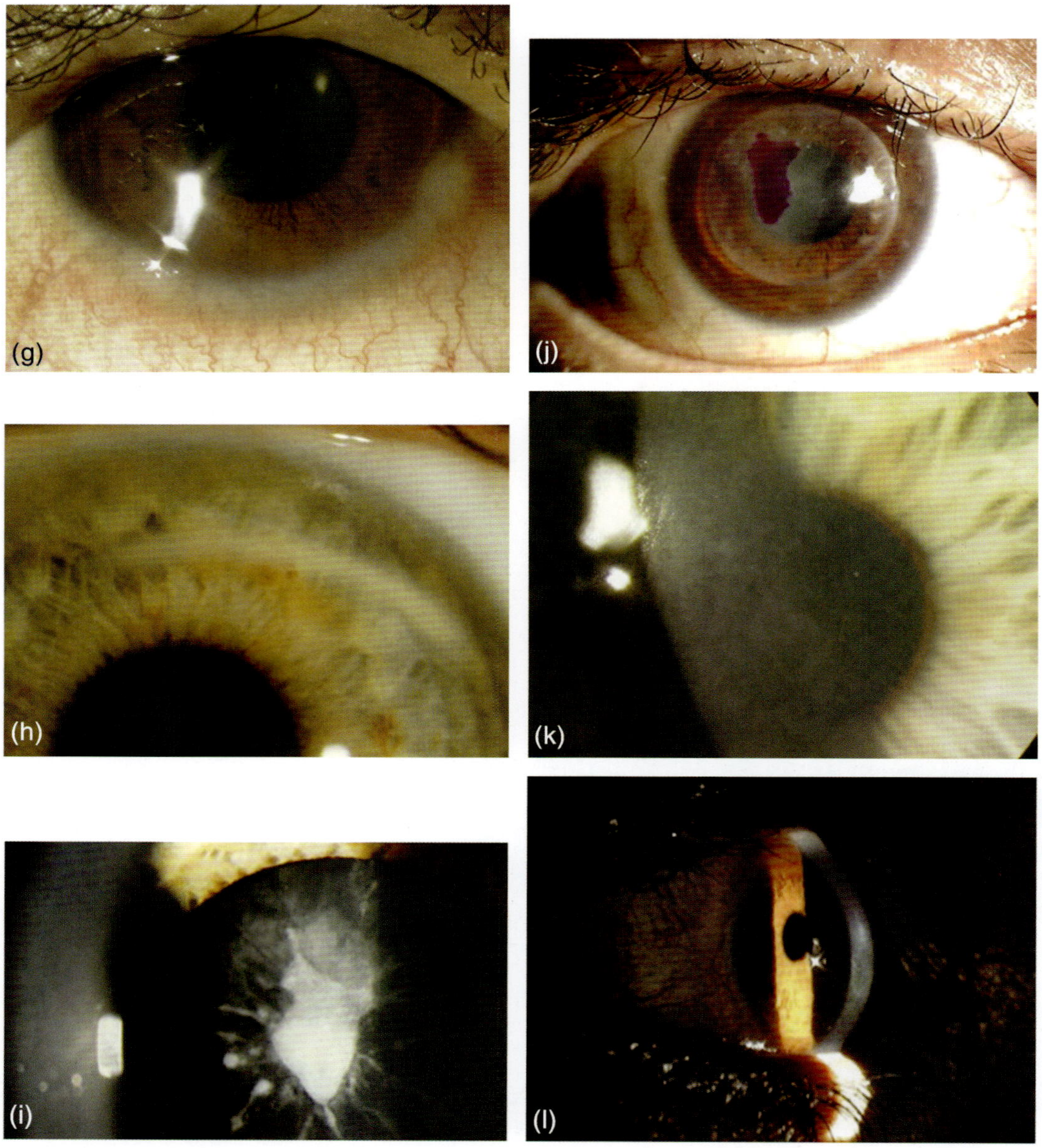

图 109.13 特应性角膜结膜炎（AKC）

（a）正常上睑结膜，通过健康的结膜上皮和固有层，血管清晰可见；（b）与正常睑结膜相对比，特应性角膜结膜炎有上睑浸润的乳头状增生；（c）上睑巨大乳头状增生；（d）细菌性角膜炎合并特应性角膜结膜炎表现为角膜渗出；（e）特应性皮炎局限于眼睑，通常是泛发性的；（f）下穹窿及反折处瘢痕；（g）特应性角膜结膜炎的角膜缘炎；（h）假性角膜老年环；（i）特应性角膜结膜炎前囊下型“北极熊毯”样白内障；（j）特应性角膜结膜炎角膜移植后单纯疱疹性病毒性溃疡；（k）角膜缘干细胞损伤导致的角膜血管化和浑浊；（l）与特应性角膜结膜炎相关的圆锥形角膜。

一线治疗（见图 109.15）

避免过敏原的简单方法，首先冷敷，外加使用不含防腐剂的人工泪液润滑。外用强效抗组胺药物（左旋巴斯汀或依马他汀）或系统使用抗组胺药物有助于缓解患者的瘙痒。长期系统使用抗组胺药可能会导致眼干，可使眼部过敏症状更复杂化。外用肥大细胞稳定剂克米罗（2%～4%色甘酸钠或最近推出的奈多罗米以及洛度沙胺），根据症状严重程度，每日给予1～4 次的治疗，作为有效的一线治疗。外用奥巴他丁和富马酸酮替芬结合了克米罗和抗组胺药物的作用，可能比克米罗更为广泛地用作一线药物。这些治疗方法非常安全，不需要眼科监护，但只

表 109.7 特应性眼病临床特点、鉴别特征及诊断

疾病	病程	结膜特征	角膜特征	疾病合并症	诊断实验
季节性过敏性结膜炎(SAC)	5—20 岁发病 通常可自然缓解 老年患者少见 有明显季节性	充血，白色纤维物质渗出，水肿 严重时可出现微乳突	无	个人或家族特应性病史(包括特应性皮炎)	细胞学：通常正常，血清泪液 IgE 经常升高但非特异
慢性过敏性结膜炎(PAC)	同 SAC 全年发病 季节性加重	充血，白色纤维物质渗出 常常有微乳突	无	个人或家族特应性病史(包括特应性皮炎)	
特应性角膜结膜炎(AKC)	20—50 岁发病 慢性病程(图 109.13e) 老年时可自发缓解 无季节性	微乳突伴有白色纤维物质渗出(图 109.13b) 薄的网状或束状瘢痕 某些病例可出现缩短的穹窿部 Trantas 斑*	点状上皮角膜病变、血管翳 大片糜烂† 及斑块‡、假性角膜老年环§ 疱疹病毒性角膜炎(图 109.13j)与细菌性角膜炎(图 109.13d)常见	系统性：所有的患者均有特应性湿疹或特应性皮炎 眼部：葡萄球菌性眼睑疾病，白内障，圆锥形角膜炎，单纯疱疹性角膜炎(常为双侧性)	细胞学：表现为嗜酸性细胞及肥大细胞 血清 IgE 升高 皮肤点刺试验对许多过敏原表现阳性但非特异 上眼睑板结膜活检：诊断该病的金标准，需要停用局部类固醇激素 2 周以上 泪液 IgE：血清 IgE 极高时有意义
特应性睑结膜炎(ABC)	同 AKC	微乳突致密浸润网状瘢痕	无	个人或家族特应性病史	
春季角膜结膜炎(VKC)眼睑型、角膜缘型和混合型	5—15 岁发病 95%的患者 10 年后可自行缓解 常常季节性加重	眼睑型：巨大的上眼睑板乳突(图 109.12a)，通常为双侧不对称性 角膜缘型：上眼睑板微乳头增生，角膜边缘巨乳头增生(图 109.12b) Trantas 斑 混合型：合并两种类型特征	眼睑型：点状上皮性角膜病变影响角膜上半部分。附着黏液表现为浅层细胞浑浊，逐渐发展为大片糜烂、盾状溃疡，继而发展为春季斑块(图 109.12e-g) 角膜缘型：角膜病变由角膜缘向内延伸并伴有上皮发育不良	眼部：圆锥角膜炎(图 109.13l)和白内障(图 109.13i) 系统性：特应性反应根据地理环境以 0～100%比例变化(特应性反应常见于北欧，很少见于中东)	

* Trantas 斑．由嗜酸性细胞及角膜边缘坏死的上皮细胞构成的白色、针尖大小的点。

† 大片糜烂．通常在角膜的上半部分发生的大的上皮糜烂。

‡ 斑块(春季斑块)．蛋白质和多糖层状结构黏附于前基质，破坏 bowman 层。

§ 假性角膜老年环．角膜缘弧形外观，可能在缓解期消失。

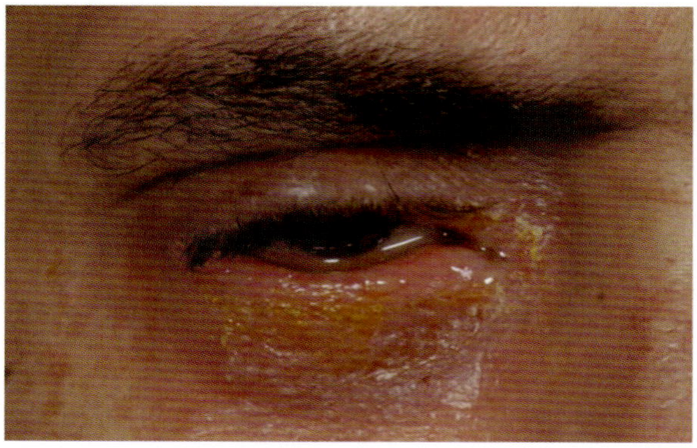

图 109.14 特应性眼睑结膜炎

对非常轻微的疾病有效。克米罗通常在使用外用强效的类固醇激素(如 0.1%地塞米松或 0.5%泼尼松)控制炎症之后才可以耐受。由于伴随青光眼和类固醇诱发的白内障并发症风险,一旦病情得到安全控制,应立即使用外用弱效类固醇激素(如氟米龙、利美索龙或丁酸氯倍他松)替代。在任何情况下,克米罗都被作为局部皮质类固醇替代药物使用。

二线治疗

局部加用钙调磷酸酶抑制药是有效的,因为 T 细胞在疾病的发病过程中起着核心作用。环孢素使钙调磷酸酶失活,钙调磷酸酶抑制 T 细胞活化和白介素 IL-2 产生。它还能抑制肥大细胞释放组胺。然而,局部外用环孢素虽然在美国已经准备用于干眼病

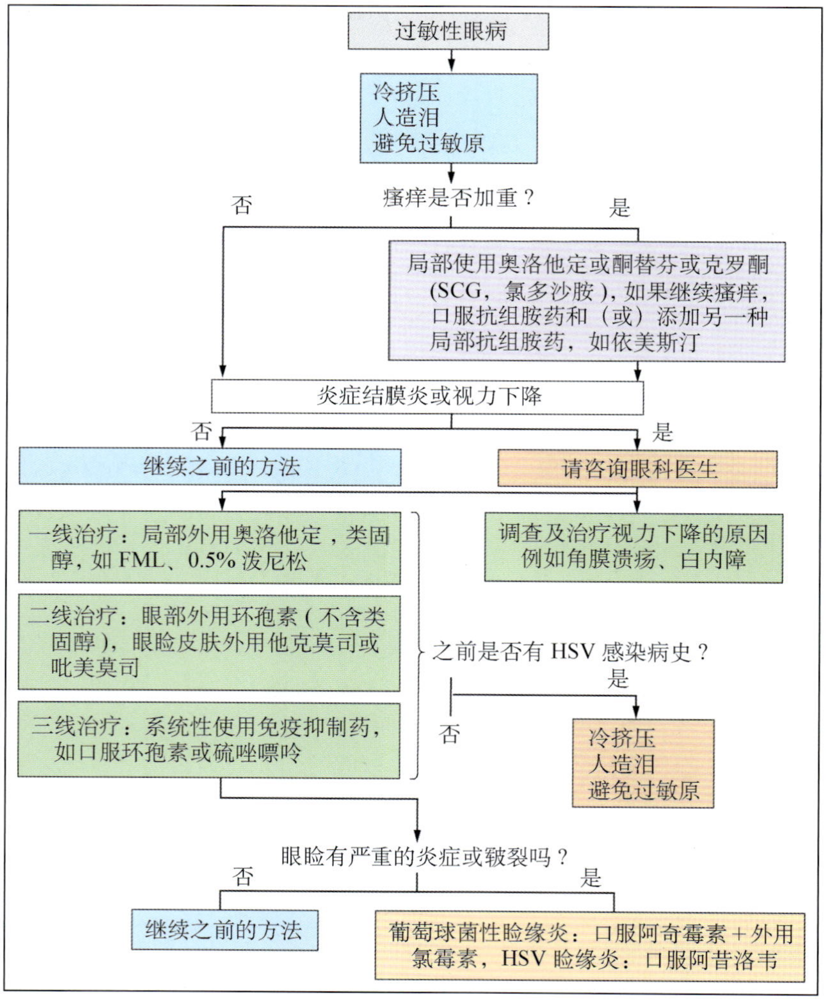

图 109.15 过敏性眼病治疗

FML,氟甲龙;HSV,单纯疱疹病毒;SCG,色甘酸钠。

的治疗，但在欧洲还没有临床授权。然而，除了在医院药房配制的制剂外（通过 NHS 药品制造业服务），还有兽医制剂。这些制剂可以加入人造泪液中，但它们更容易溶于花生油或玉米油等油性物质中，但这两种物质外用都会有刺痛感。在针对特应性角结膜炎治疗的两项随机研究显示，一种更耐受的外用环孢素抑制剂显示出更好的治疗前景。在这两项随机试验中以及在春季角结膜炎的一个病例中，根据疾病指征，作者使用了这种局部环孢素制剂。除皮肤刺痛，其他不良反应并不常见。对于需要大剂量局部皮质类固醇患者，该药物作为皮质类固醇替代剂使用，可在许多情况下减少或完全停用皮质类固醇激素。据报道，在春季角结膜炎患儿中，局部外用 1%环孢素和 2%环孢素可安全使用达 4 年，无恶变或感染报道。

外用他克莫司（0.03%和 0.1%）软膏和吡美莫司乳膏都是市面上可以买到的，而且作为类固醇替代物，在眼睑上使用是非常有效的。在治疗这种疾病时，药物扩散至结膜也有一定的治疗作用。

伴有严重的葡萄球菌睑缘炎的特应性角结膜炎（AKC）和特应性睑结膜炎（ABC），可用阿奇霉素按疗程治疗，随之可以用对皮肤菌群敏感的外用抗生素软膏，通常是氯霉素与局部眼用氢化可的松等皮质类固醇软膏（如 0.5%或 1%氢化可的松）合并应用于眼睑。复合制剂通常含有氨基糖苷，经常会引起毒性或过敏，应避免使用。

三线治疗

病情严重恶化需要系统性免疫抑制：在采用局部治疗的同时，可能需要系统性皮质类固醇激素治疗，强的松开始以每日 60mg 的剂量使用 3～4 周，以控制病情。系统性使用糖皮质激素也有患青光眼的风险，但局部应用糖皮质类固醇可能有更高的患病风险。

有眼部单纯疱疹病毒病史或之前接触过单纯疱疹病毒，血清学有证据的患者，注意在系统或局部使用糖皮质激素时可能会发展为疱疹性角膜炎。以前有单纯疱疹病毒发作的患者，应接受口服阿昔洛韦 400mg，每日 1 次（或伐昔洛韦 500mg，隔日 1 次）的预防。局部预防治疗是不必要的，并且可能使角膜结膜炎的临床症状复杂化。特应性角膜结膜炎患者易患双侧疱疹性角膜炎，使用皮质类固醇药物时应先使用预防性抗病毒药物。

对于一部分患者，口服环孢素［通常以 5mg/(kg • d)的剂量开始］非常有帮助。需要使用环孢素治疗眼部湿疹的患者通常可获得明显疗效，且不良反应小。其他免疫抑制药如硫唑嘌呤、霉酚酸酯和甲氨蝶呤在治疗特应性眼病中也有疗效。

未来的治疗制剂

用于修饰 T 细胞和 B 细胞应答的新型制剂正在试验中。奥马珠单抗是一种人源化单克隆抗 IgE 分子，应用于治疗哮喘，可能在特应性眼病中 B 细胞产生 IgE 的下游通路中发挥作用。

瘢痕性结膜炎与免疫性大疱性疾病

定义和术语

瘢痕性结膜炎是结膜炎症伴进行性瘢痕形成。免疫性大疱性病变 MMP 是进行性结膜瘢痕化的最常见原因[1]（另见第 50 章）。

> **同义名**
>
> 黏膜类天疱疮以前被称为瘢痕性天疱疮（CP），眼 CP，良性 MMP，口腔类天疱疮，脱屑性龈炎，不正确地称为眼天疱疮。在一份共识文件中，MMP 一词被认为是该异质性疾病组的最合适的命名[2]。

简介及概述

虽然不常见，但瘢痕性结膜炎是眼科最难处理的问题之一，因为其对眼表的广泛影响，导致许多患者的角膜失明。瘢痕性结膜炎的分类遵循免疫性大疱性皮肤病和其他自身免疫性黏膜皮肤病的皮肤学分类；然而，并非所有的皮肤病都与结膜炎相关（表 109.8）。结膜受累的严重程度各不相同，但在寻常型天疱疮中结膜受累轻微，无瘢痕，其余分类中结膜受累的严重程度不同。

表 109.8 免疫大疱性疾病（与瘢痕性结膜炎相关的疾病用斜体表示）

免疫大疱性疾病	
表皮内的	表皮下的
• 天疱疮 *寻常型* 增殖型	• 类天疱疮 *大疱性* *黏膜性*（图 109.15a-g）
• 落叶型天疱疮	• 妊娠性类天疱疮
• 红斑型天疱疮	• *获得性大疱性表皮松解症*
• 巴西天疱疮	• 大疱性系统性红斑狼疮
• *副肿瘤性天疱疮*	• *线状 IgA 皮病*
• *扁平苔藓*	• *疱疹样皮炎*

第10部分

由于治疗方案有限，早期诊断和治疗进行性结膜瘢痕化对于预防不可逆的后遗症非常重要。表 109.9 列出了进行性结膜瘢痕化与相对静止性结膜瘢痕化的不同原因。此后，本节将重点介绍自身免疫性瘢痕性结膜炎的常见原因，首先是 MMP，然后是多形性红斑和移植物抗宿主病(GVHD)。

表 109.9 瘢痕性结膜炎的鉴别诊断[22]

稳定期或缓慢进展期瘢痕性结膜炎	进展期瘢痕性结膜炎
1. 创伤-物理，化学，热，辐射损伤，人工制品	1. 肿瘤-鳞状细胞癌，皮脂腺癌，淋巴瘤
2. 感染 沙眼 膜性链球菌性结膜炎 腺病毒性结膜炎 *白喉棒状杆菌* 慢性皮肤黏膜念珠菌病	2. 皮肤黏膜类天疱疮(MMP) a. 眼 MMP/眼瘢痕性类天疱疮 b. 眼 MMP 和其他疾病合并： 线状 IgA 皮病 获得性大疱性表皮松解症 副肿瘤性 MMP(抗层粘连蛋白 332 MMP) 药物诱导的眼 MMP Stevens-Johnson 综合征
3. 过敏性眼病： 特应性角膜结膜炎 春季角膜结膜炎	3. 其他皮肤黏膜大疱性免疫性疾病： a. 皮肤黏膜疾病：扁平苔藓 b. 免疫大疱性疾病：副肿瘤性天疱疮
4. 药物诱导的瘢痕性结膜炎†‡	
5. 皮肤黏膜疾病 SJS/TEN† 移植物抗宿主反应 盘状和系统性红斑狼疮*	
6. 免疫大疱性疾病： 线状 IgA 皮病† 获得性大疱性表皮松解症† 大疱性类天疱疮 寻常型天疱疮 疱疹样皮炎	
7. 系统性疾病 玫瑰痤疮 干燥综合征 结节病‡ 硬皮病 肉芽肿合并多血管炎 炎性肠病 外胚叶发育不良† 免疫复合物病 迟发性皮肤卟啉症 先天性鱼鳞病样红皮病	

* 罕见的病例可发展为进行性瘢痕。

† 这些疾病患者中的一部分可能发展成自身抗体阳性的进行性结膜瘢痕，类似于眼部 MMP。

‡ 与肉芽肿性结膜炎有关。

黏膜类天疱疮[2,3,4,5-7]

简介及概述

黏膜类天疱疮是一类免疫异质性的全身性自身免疫性疾病，其临床表型相似，影响黏膜和皮肤。疾病可能局限于一个部位，也可能影响多个部位(见第 50 章)。仅眼部受累患者的比例从 18%～50%，这些差异可能反映每个系列的转诊基础的不同。在皮肤科诊所就诊的患者中，除皮肤疾病外，约 60%的患者还会有结膜病变。

第10部分

流行病学

发病率和患病率

关于 MMP 流行病学的明确数据很难获得，因为研究是基于受累部位的。最近的一项英国眼科调查研究发现，眼部 MMP 的发病率为每百万英国人口 0.8 人，而瘢痕性结膜炎（包括 MMP、史-约综合征和其他原因）的总发病率为每百万英国人口 1.3 人[1]。法国一项针对 MMP 患者向皮肤科医师呈报的研究报告指出，MMP 的每年发病率为 1.13/1 000 000[8]。在眼科中心，受 MMP 影响的患者占总体比重 1∶8000 至 1∶46 000。

年龄

发病年龄范围为 30—90 岁，发病高峰出现在第七个十年，很少在儿童时期患病。

性别

男女比例是 1∶3。

人种

已报道到的 MMP 没有种族或地理偏好。

相关疾病

黏膜类天疱疮与其他自身免疫性疾病有关，包括干燥综合征、类风湿关节炎、系统性红斑狼疮和结节性多动脉炎。MMP 的一个亚型称为抗层粘连蛋白 332（或抗表皮脂蛋白）MMP 与实体器官恶性肿瘤相关。

病理生理学

发病诱因

在眼睛中，药物诱导的类天疱疮（伪类天疱疮）、Stevens-Johnson 综合征、中毒性表皮坏死松解（SJS/TEN）和外胚层发育不良[9-11]也可导致抗基底膜自身抗体的生成，以及一种典型的眼 MMP 临床和免疫病理表型，表明慢性结膜损害，在易感人群中可以预测 MMP，可能通过表位扩散（在慢性自身免疫或炎症反应中，继发于释放的自身抗原的内源性表位的免疫应答的发展）。因此，在各种结膜损伤之后，眼部 MMP 可能是最终的共同途径。

病理学

目前的证据表明，MMP 的发展是由于对基底膜结构蛋白的免疫耐受丧失的结果。这导致产生循环自身抗体，这些抗体结合基底膜，并减弱上表皮或黏膜上皮的黏附，通过针对大疱性天疱疮抗原 2（BPAG2）[12]的自身抗体的炎症机制，或通过针对层粘连蛋白 332 自身抗体的非炎症机制[13,14]。尽管实验或患者免疫球蛋白 G（IgG）对 BPAG2 的 NC16A 结构域的致病活性以及 IgG 对层粘连蛋白 332 的致病活性在被动转移研究中均已明确，但 IgG 对整合素亚基 α6 或 β4 的致病活性尚未被揭示。然而，在皮肤器官培养模型中，针对整合素亚基的后一种 IgG 可以诱导基底膜分离。

黏膜类天疱疮是一组异质性疾病，根据循环自身抗体识别的自身抗原，可分为不同的亚型。经鉴定的自身抗原包括：口腔和其他形式的 MMP（眼、鼻、下咽）中 BPAG2 的 NC16 和 C 端区，某些眼 MMP 患者的整合素亚基 β4，某些口腔 MMP 患者的整合素亚基 α6，抗表皮脂蛋白 MMP 中的层粘连蛋白 332，以及黏膜为主的获得性大疱性表皮松解的Ⅶ型胶原的 NC1 结构域[15]。

在眼睛中，不可逆转的致盲结果由于两个主要病理过程而发生：过度炎症［导致角膜缘干细胞衰竭和（或）角膜血管化］和纤维化（倒睫、内翻导致角膜溃疡和微生物性角膜炎以及严重的干眼）。

炎症

免疫组织学和细胞表型研究探索了人眼 MMP 中的炎症细胞反应，提供了详细的表型信息，但功能性信息有限[16]。在急性疾病中，上皮下大疱的形成，伴随着中性粒细胞、巨噬细胞、树突状抗原呈递细胞和一些浆细胞浸润在固有层，同时 CD4（辅助细胞）T 细胞增加，这可能反映了它们在募集其他炎症细胞的角色。MMP 急性期细胞因子谱显示，混合型辅助性 T 细胞 1（Th1）、白细胞介素 2（IL-2）、干扰素 γ（IFNγ）和 2（Th2）型 IL-4、IL-5 和 IL-13 反应[17,18]。

在慢性疾病中，存在巨噬细胞和 T 细胞，其中 Th1 亚群是活跃的，如存在细胞因子 IL-2 和 IFNγ 所证明的，而这些与参与 B 细胞活化的 Th2 亚群相反。这与 B 细胞数量少但浆细胞数量增加相结合，提示：B 细胞活化必须发生在眼外组织，成熟浆细胞归巢于结膜。MHC Ⅱ类表达增加，提示 T 辅助细胞有局部抗原呈递的潜力。活化的 T 细胞略有增加，这些细胞参与成纤维细胞和巨噬细胞的募集。

纤维化

MMP 中含有成纤维细胞生长因子（FGF）、血小板衍生生长因子（PDGF）和转化生长因子 β（TGFβ）。PGDF 上调细胞外基质成分（ECM）血栓反应素，其本身在激活潜伏性 TGFβ 中起重要作用。PDGF 是一种巨噬细胞和成纤维细胞的强有力的趋化剂，并可能是瘢痕反应的关键。然而，只有 TGFβ 能够刺激成纤维细胞产生胶原和 ECM 成分。它还通过减少蛋白酶合成和增加蛋白酶抑制来阻止基质降解。在急性疾病中，巨噬细胞和成纤维细胞在 ocMMP 结膜中产生 TGFβ。一旦巨噬细胞和成纤维细胞大量存在并被激活，它们就会自我调节；在细胞培养中，来自眼

MMP 结膜的成纤维细胞显示促纤维化表型[19]。

针对治疗的免疫病理结果启示

炎症在急性疾病中很关键。严重的炎症在临床上与快速进展的瘢痕相关，因此需要有效的免疫抑制来减少瘢痕。炎症也可能在慢性疾病中起作用，尽管甚至在轻微炎症的情况下，瘢痕形成也可能继续，这表明巨噬细胞和成纤维细胞产生的生长因子可能相对独立于其他炎细胞。因此，调节生长因子活性、胶原代谢或成纤维细胞活性可能是阻止疾病进程的必要条件。

基因

MMP 的遗传倾向与 HLA-DQB1 * 0301 单倍型[20]有关。

临床特征[4]

病史

在大多数患者中，起病是隐匿性的，由于没有特异性结膜症状，包括刺激、充血和分泌物，经常被认为是复发性结膜炎。在其他患者中，最初的症状是由于倒睫，或者不太常见的上睑下垂，这是由影响上睑的瘢痕性内陷引起的。干眼症和黏液缺乏是后期症状。约 20% 的新发严重炎症和结膜溃疡患者表现为急性；这可能是由于未确诊病例的眼睑内翻手术失败所致。

表现

按照进展的顺序，体征通常从内侧眼角开始，伴有皱褶消失，随后是肉阜（图 109.16f）、睑结膜上皮下网状纤维化（图 109.16a）、细胞增多和胶原形成导致的结膜浸润（图 109.16c，d）、充血、前庭缩短（图 109.16a）、睑球粘连（图 109.16b）、睑球炎、倒睫和瘢痕性内翻（图 109.16g）、点状角膜病变、角膜缘炎（图 109.16d）、结膜（图 109.16e）和角膜角化以及角膜表面故障（图 109.16e）。

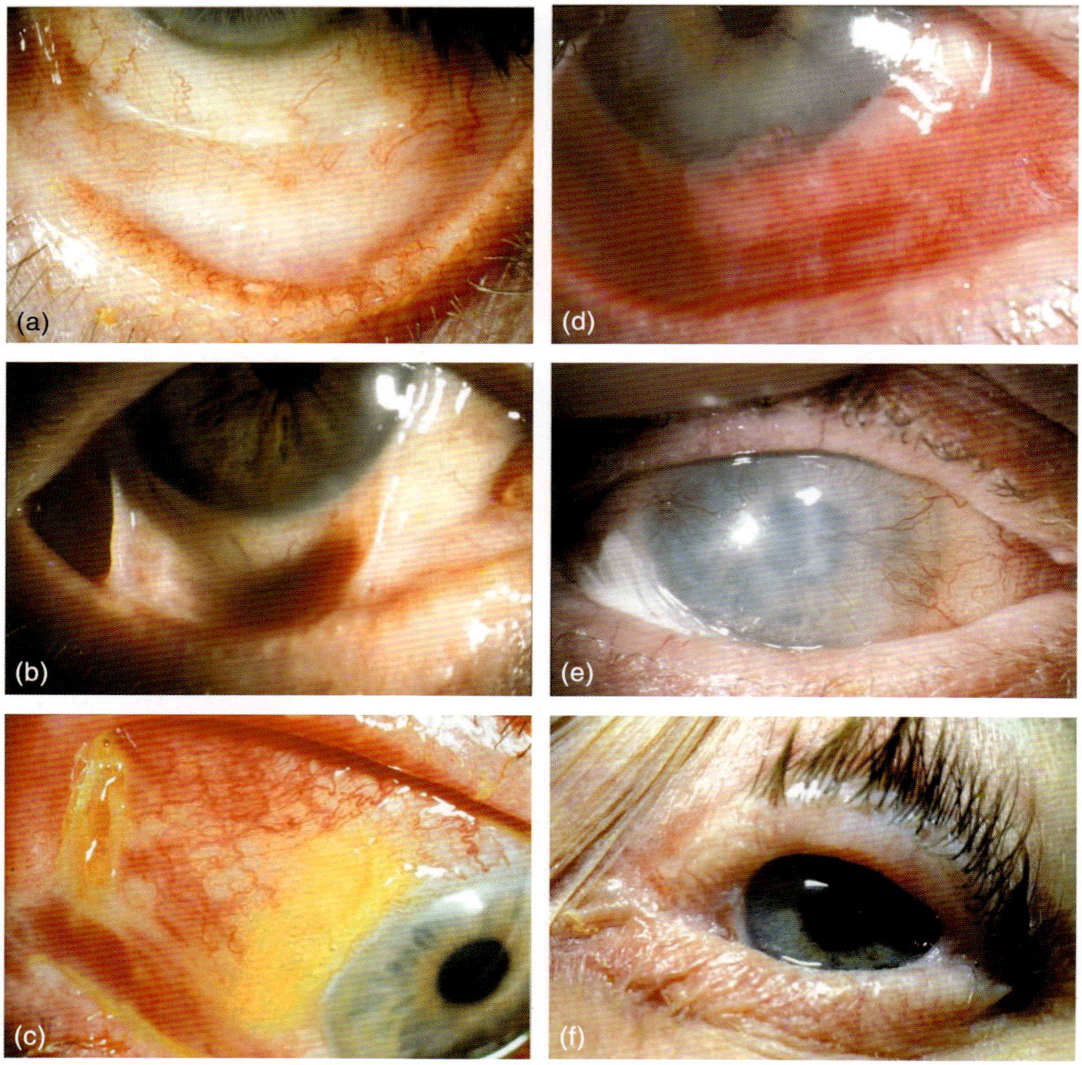

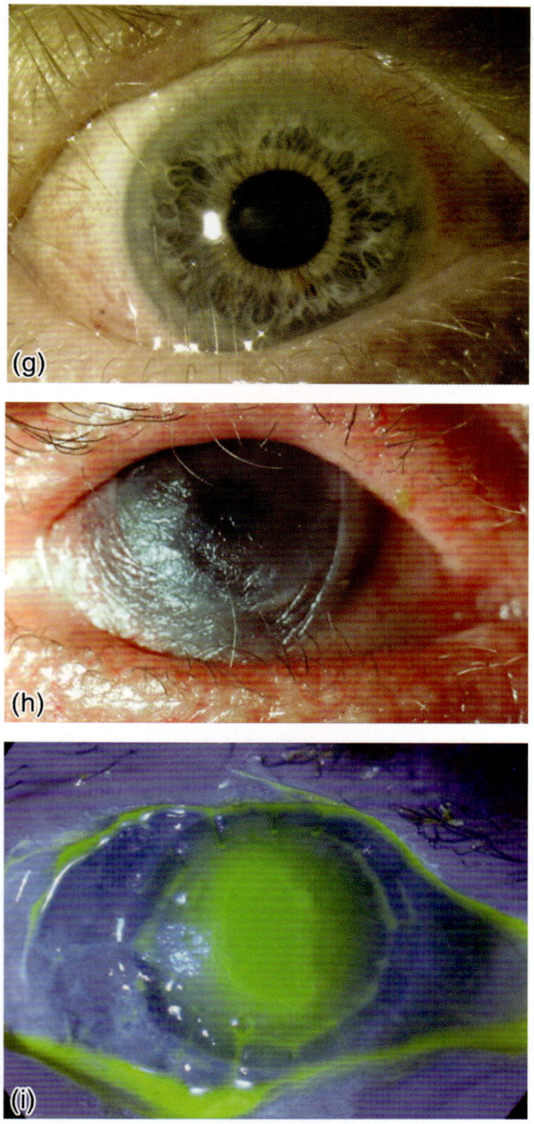

图 109.16　黏膜类天疱疮（MMP）眼部症状

（a）穹窿下缩短和结膜下瘢痕；（b）将球体系在下眼睑上的结膜标志；（c）结膜 MMP 急性加重，显示结膜溃疡。只有 10%MMP 的患者会累及眼睛；（d）严重的结膜炎症和角膜缘炎，很快导致眼表功能衰竭和角膜失明，如图（e）所示，除非应用适当的免疫抑制疗法迅速控制；（e）晚期类天疱疮眼表面损伤和角化（白色区域），这只眼睛失明；（f）晚期眼类天疱疮，表现为内眦结构（皱襞和泪阜）缺失，睑裂隙缩小，继发于前庭缩短［如图（a）］、睑板和球结膜融合（由英国伦敦 Moorfields 眼科医院 J. Dart 先生提供）；（g）因瘢痕性睑内翻导致上下眼睑倒睫；（h）终末期干性角化盲眼，伴倒睫和内翻；（i）因眼部 MMP 导致晚期瘢痕形成，角膜移植中的持续上皮缺损（慢性角膜溃疡）。

临床变异

眼 MMP 的临床变异包括：

1. 特发性自身免疫性眼部 MMP（最常见）。

2. 与其他免疫性大疱疾病相关的眼部 MMP，如线性免疫球蛋白 A（IgA）病、获得性大疱性表皮松解症、抗层粘连蛋白-332 MMP[21]（见表 109.9）。

3. 由药物引起的结膜损伤［也称为药物引起的结膜瘢痕化（DICC）或药物引起的假类天疱疮］引起的眼部 MMP。

4. 眼 MMP 与 Stevens-Johnson 综合征和其他自身免疫性结膜疾病相关。

鉴别诊断

MMP 中的结膜征象可能与由其他免疫大疱性疾病产生的征象相同。总结见表 109.10。然而在后一种情况下，皮肤病先于眼部疾病出现，因此很少出现误诊。在重症多形红斑中，急性暴发期过后数年内，仍可见持续性的结膜炎症，导致临床体征和免疫病理学上与 MMP 无法区分的情况[22]。

鉴别诊断中的首要问题，是区分免疫大疱性疾病以外的其他疾病，这些疾病也可能导致瘢痕性结膜炎（表 109.9）。继发于感染性原因的结膜瘢痕化患者有时会被转诊，以检查长期以来结膜瘢痕形成的原因，这些患者没有最近的炎症病史或进行性加重的症状，通常表现为静止性疾病，长期感染过程往往被忽视，结节病或全身性硬化症患者，通常在结膜瘢痕形成时就有了明确的诊断。干燥综合征可能与早期 MMP 相似，但通常可通过存在干燥综合征特异性抗体和（或）唇活检阳性加以鉴别。AKC 有时很难与缓慢进行的 MMP 区别开来，但是严重湿疹的病史和临床症状以及球结膜活检（局部皮质类固醇停用 2 周后进行），显示肥大细胞和嗜酸性粒细胞增多可以确诊。医源性结膜炎是非进行性的，除非是药物诱导的 MMP，这与经典的 MMP 不易区分。应认识到结膜瘢痕可能发生在眼部玫瑰痤疮和葡萄球菌性眼睑结膜炎（见图 109.8a）情况中，通常足以区分这些疾病和 MMP。人为因素导致的结膜创伤罕见，和经典 MMP 相比，更多的是局灶性，但如果自我创伤行为频繁，则病变可以模拟 MMP。

严重程度分级

眼部 MMP 结膜炎症的严重程度通常以 0（不存在）到 4＋的等级（严重）分级[1,5,23]。眼部 MMP 结膜瘢痕严重程度有几种分级模式。Tauber 分级方案包括 Foster 和 Mondino 分级方案[24]。目前还没有一个有效的、公认的眼部 MMP 活动性和疾病严重程度的分级系统。

表 109.10 史-约(Stevens-Johnson)综合征和中毒性表皮坏死松解症(SJS/TEN)的眼部受累表现[41]

视觉影响	症状和体征
杯状细胞丢失 副泪腺缺失 睑板腺口瘢痕	泪膜破裂导致视力下降和点状角膜病变(图 109.20b)
睑板腺上皮化生与化生睫毛发育	化生睫毛继发倒睫(图 109.20b)
结膜瘢痕及泪腺导管闭塞	极干眼,继发性结膜和角膜鳞状化生(图 109.20b)
鳞状上皮化生引起的角膜和结膜角化	加剧干燥和不适
结膜瘢痕伴穹窿缩短和睑球粘连导致眼睑缩短	可能会导致角膜暴露和兔眼症
睑板腺口后移及皮肤-黏膜交界处不规则	损伤泪膜
上下眼睑内翻伴倒睫和正常睫毛倒睫	点状角膜病变和溃疡
角膜上皮损伤,继发于角膜缘炎症,导致 Vogt 栅栏缺失、角膜结膜化、角膜新生血管形成和角膜混浊	致盲

并发症及合并症

晚期眼部 MMP 导致眼睑和眼球的融合,称为睑缘粘连(图 109.16f),这可能遮盖角膜。在这些晚期病例中,眼睛表面极度干燥、角化、瘢痕化和失明(图 109.16h)。持续性角膜上皮缺损(图 109.16i)、微生物性角膜炎和角膜穿孔在眼部 MMP 中很常见,可能因为倒睫磨损角膜和(或)严重瘢痕性干眼和(或)因眼睑瘢痕变形而使角膜暴露。由于角膜表面损伤,这些角膜并发症的治疗具有挑战性。

病程和预后

大多数眼部 MMP 为进展性疾病。目前采用全身免疫抑制的较激进的治疗方案已被证明可降低进展率。由于患者在发病后几个月内偶尔出现失明,因此早期诊断和有效治疗对改善预后至关重要。目前,25%～38%的眼部疾病患者有明显的视力损失,约30%的患者符合法定失明。

调查

眼部 MMP 的主要诊断问题[1,2,25-29]

第一个关于 MMP 的国际共识对 MMP 的定义使诊断眼部 MMP 复杂化。在该共识中,MMP 被定义为"一组假定的自身免疫、慢性炎症、表皮下水疱的疾病,主要影响黏膜,其特征是沿表皮基底膜带线状沉积的 IgG、IgA 或 C3。该共识不仅总结了各种类型 MMP 的临床表现和诊断特点,而且完善了详细的临床分型和免疫病理学诊断方法,强调直接免疫荧光(DIF)检查阳性的结果在眼部 MMP 诊断中的重要性。众所周知,当 MMP 影响口咽部、皮肤和眼睛时,至少一个部位的 DIF 总是阳性;因此,当多个部位受到影响时,要符合其定义标准,即要有明确的 DIF 阳性结果。然而,从临床医师仅关心累及眼睛的 MMP 患者的角度来看,共识声明导致许多患者(14%～40%的患者具有阴性 DIF)未能满足这些免疫病理诊断标准。因此,尽管他们具有典型的 MMP 表型和对治疗的反应,但因不能完全满足共识的诊断标准而不能明确诊断。在这一共识声明发表之后,眼部 MMP 研究的同行评审者建议将这些患者从 MMP 研究中排除,临床中因诊断的不确定性可导致某些患者延误或推迟使用免疫抑制疗法。

黏膜类天疱疮直接免疫荧光的敏感性和特异性

然而,DIF 并不是 MMP 诊断中的特异性检查方法,如同共识中所述,其阳性结果也可以出现在其他免疫性大疱性疾病。实际上,阳性的 DIF 测试结果被用作自身免疫发病机制的证据。为了使 DIF 成为眼部 MMP 诊断的一部分,最理想的情况是,该检查是高度敏感和特异的。通过临床观察来确诊 MMP 不仅灵敏度低,而且特异性低。结膜活检可能会发现典型的 DIF 阳性结果,在一系列疾病中发现 MMP[沿着基底膜区域的线性 IgG 和(或)IgA 沉积],这种表现可以在大疱性天疱疮、皮肤为主的线状 IgA 大疱性皮病、皮肤为主的大疱性表皮松解症、药物诱导的天疱疮、史-约(Stevens-Johnson)综合征,玫瑰痤疮和溃疡性结肠炎[2,27,28]疾病中出现;其中大部分是自身免疫为基础的免疫性大疱性疾病,但并非全部。此外,有些必须根据临床表现彼此区分,或者可能需要更复杂的检查来将它们彼此区分[例如,盐裂皮肤间接免疫荧光(IIF)、免疫印迹和免疫电子显微镜检查]。此外,DIF 可能不是一直表现阳性,且可能随时间变化[26,29]。关于 DIF 的低敏感性,研究表明,有一个被认可的结果,在 DIF 阴性亚组中有高达14%～40%为眼部 MMP 患者,这些患者有瘢痕性结膜炎,在表型上与 MMP 不可区分，并且对免疫抑制治疗反应相同。

黏膜类天疱疮的间接免疫荧光

在共识声明中，间接免疫荧光不包括在 MMP 的标准中，因为此项研究在 MMP 中通常是阴性的。然而，阳性 IIF 结果证明其是自身免疫疾病。在眼部 MMP 中当 DIF 为阴性时，IIF 可能呈阳性。

推荐的眼黏膜类天疱疮主要诊断标准

在我们的临床实践中，更可行和临床应用性强的眼部 MMP 标准如下[1]。

主要的眼黏膜类天疱疮

这是在没有发现任何 MMP 影响其他系统的证据的情况下，所使用的一个术语。“主要”一词用于描述这样一个事实，即使是最仔细的检查和分型，也不可能排除无症状的受累，例如食管。

眼黏膜类天疱疮诊断标准

1. 患者结膜 DIF 阳性或另一个部位 DIF 阳性，符合目前公认的 MMP 诊断标准。

2. 任何部位的 DIF 均为阴性，IIF 均为阳性，可诊断为 MMP。

3. 免疫病理阴性，如果患者具有典型的进行性结膜瘢痕表现型，并且排除了其他可能引起相同表现型的疾病（干燥综合征、眼玫瑰痤疮、史-约综合征、AKC、外胚层发育不良、结节病、硬皮病和药物诱导的假类天疱疮），则可以诊断为“疑诊”眼部 MMP。

在研究眼部病例时，作者认为应记录每个病例的详细免疫病理学结果，以便未来对诊断标准的修改提供有力证据。

对于眼部 MMP 患者（无眼外疾病），实验室检查不在眼科诊疗范围内，此类患者最好转诊至角膜和眼外科疾病专科门诊。然而，许多患者都是老年人，对他们来说远程转诊不受欢迎。对于这类病例，基于进行性结膜瘢痕的病史、典型临床体征表现以及排除其他眼部原因，临床上诊断“假定”眼部 MMP 足以。

结膜活检直接免疫荧光

据最近的报道[21]。DIF 检查的结膜活检应取自球结膜，IgA、IgG 和补体的 C3 成分的阳性表达证实了 MMP 阳性诊断。应避免穹窿活检，因为从该部位取活检可能导致穹窿挛缩。活检可以在丁卡因的局部麻醉下进行，撑起结膜，用弹簧剪刀剪下直径约 2mm 的组织，可以在门诊用裂隙灯显微镜放大下进行。常规结膜活检的组织病理学诊断价值很低，因为结膜脆弱，可以发生基底膜带撕裂，由此导致检查结果不可靠。特别是单侧发病的，即便活检可能会出现瘢痕和炎症，但是有时为了除外肿瘤也需要活检。结膜上皮的鳞状上皮化生和杯状细胞减少是非特异性的表现，主要表现为炎症细胞浸润增加。在急性期以中性粒细胞浸润为主，慢性病程中有淋巴细胞浸润。

治疗

瘢痕性结膜炎及其眼部并发症处理的一般原则[7,30-32]

不管是什么原因引起的瘢痕性结膜炎，如眼部 MMP 或史-约综合征相关的，都可以用相似的治疗方法。我们治疗的目标，就是成功解决经常出现的如下五项问题。

1. 积极治疗任何眼表疾病（如眼睑炎、倒睫、干眼症）。

2. 排除和治疗任何继发感染。

3. 确定任何治疗中的毒性反应。

4. 管理任何潜在的自身免疫性炎症。

5. 预防和治疗纤维化。

以上这些问题在不同的疾病中都有不同程度的存在。例如，在史-约综合征中，需要系统治疗来抑制炎症。一旦表面疾病得到治疗，并除去任何治疗毒性，大多数患者的眼部炎症相对减少了，因此只有少部分复发性炎症或进行性瘢痕化的患者需要系统治疗来抑制炎症[22]。然而大多数（但不是全部）MMP 患者需要处理以上五项问题，80％的患者需要全身免疫抑制治疗来控制眼表疾病、感染或治疗毒性反应得到控制后仍持续存在炎症。目前尚无针对纤维化的治疗方法。唯一能减缓瘢痕进展的方法是控制炎症，通常需要系统治疗。然而，即使采用常规免疫抑制疗法治疗眼部 MMP，11％～53％的患者仍能出现眼部纤维化[7]。

以下治疗策略如图 109.17。

治疗任何的眼表疾病

眼表疾病是继发于先前或现在的眼睑和结膜瘢痕及炎症的溃疡。这种眼表疾病会对角膜造成很大的损伤，并导致更多的炎症。倒睫和内翻、眼睑炎、干眼症和丝状角膜炎、角化、持续性上皮缺损、微生物性角膜炎和角膜穿孔都可能是由于泪膜不良、眼睑闭合不良和倒睫继发的角膜损伤所致。具体处理如下。

- 倒睫：短期用拔毛方法，还可用电解或激光来针对零散的睫毛，冷冻长错方向的睫毛，手术治疗睑内翻（下睑下牵开器折叠术，上睑前板层复位术，如有指征可以进行唇黏膜移植结膜穹窿重建术）。
- 睑缘炎：口服四环素类药物并制订眼睑卫生方案（见“睑缘炎、睑板腺功能障碍、玫瑰痤疮和脂溢性皮炎”一节）。

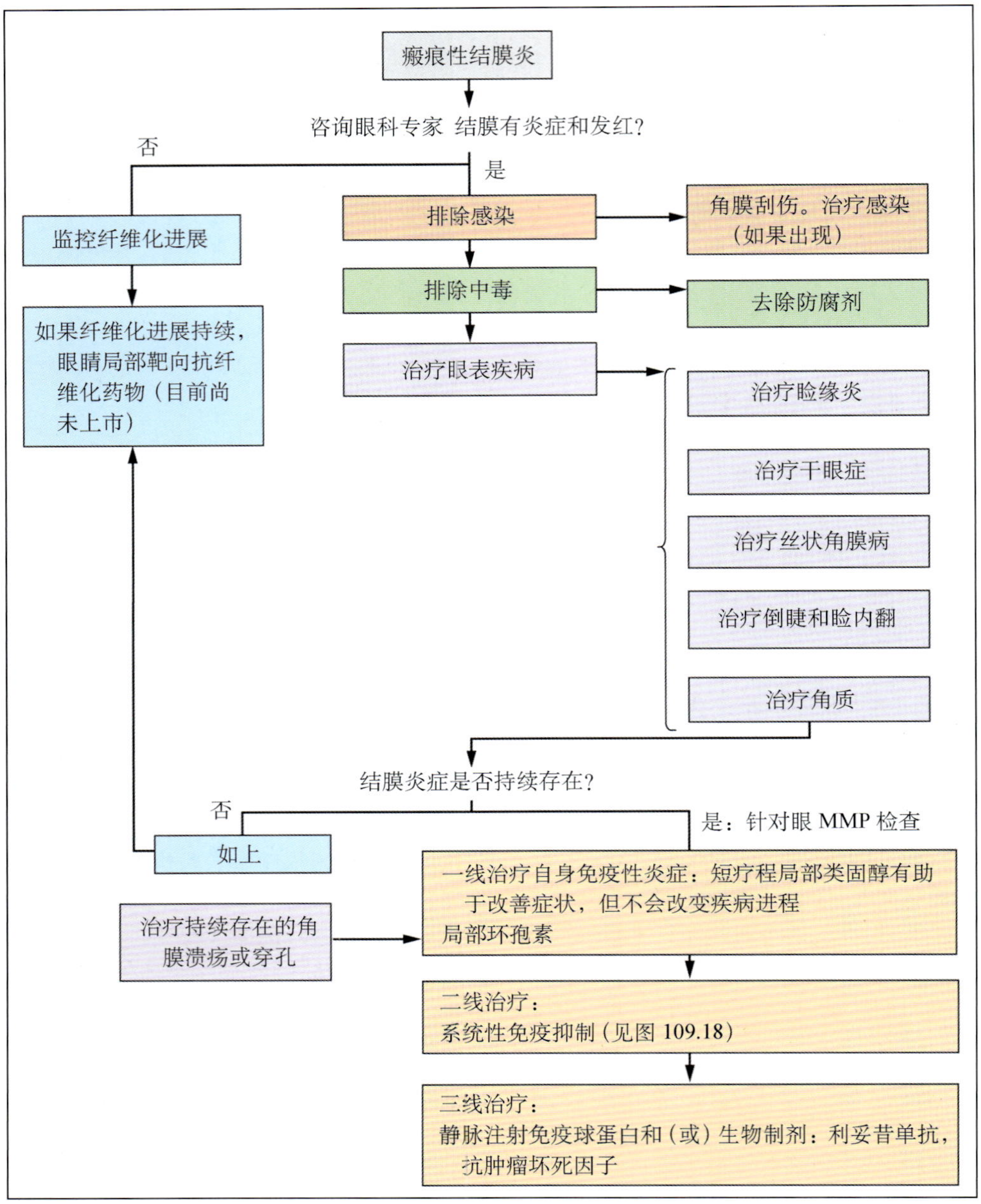

图 109.17 **瘢痕性结膜炎治疗**

MMP，黏膜类天疱疮。

- 干眼和丝状角膜炎：使用不含防腐剂的人工泪液制剂，局部外用 5%～10% 乙酰半胱氨酸作为黏液溶解剂，点状封闭以保存泪液（一旦控制了眼睑炎），外用类固醇和环孢素来控制眼睑炎。
- 角质化：局部外用维甲酸有 30% 的疗效，但只能在特定的中心部位使用。
- 持续性角膜上皮缺损：可排除感染，治疗内生的睫毛，使用不含防腐剂的人工泪液制剂，治疗性镜片（如果眼睛不太干，则使用硅胶水凝胶），如果这些措施不成功，则用肉毒杆菌毒素保护性使上睑下垂或暂时性睑缘缝合术闭上眼睛，或者需要其他更专业的治疗。
- 角膜穿孔：暂时性使用治疗性隐形眼镜和（或）角膜胶，只有在绝对必要的情况下才进行角膜移植。

排除并治疗任何继发感染

结膜瘢痕化缺乏抗病能力的环境，为很多潜在的致病细菌[33]和真菌，如酵母提供了场所。任何角膜上皮缺损，即应高度怀疑感染发生，例如在使用免疫抑制的个体，可以出现由白细胞介导的角膜感染的典型临床症状，且局部糖皮质激素治疗效果不佳，不足以控制炎症。从角膜上皮缺损的边缘刮一小片，然后送微生物学检查，将有助于确认是否存在感染，以及是否可能对实验治疗产生反应。

消除或减少治疗毒性

治疗毒性主要来源于防腐剂苯扎氯铵（一种大多数可重复使用的滴眼液制剂瓶的成分），以及局部青光眼药物和氨基糖苷滴眼液。因此，应避免不必要的局部治疗，并尽可能使用无防腐剂的滴剂或生理盐水。局部治疗毒性的影响很难与眼表疾病区分开来。停用可引起毒性的局部治疗后，平均恢复期为 2 周，但可延长至 3 个月。

抑制炎症/合并免疫抑制治疗

一旦眼表疾病得到治疗并且排除任何感染和治疗药物相关的毒性，上球结膜的任何炎症都可能是由于潜在的自身免疫性疾病活动引起的。上球结膜是评估潜在自身免疫性疾病活动的良好位置，因为考虑到上眼睑的保护，这里受眼睑炎和干眼症的影响不太敏感。然而，在某些情况下，结膜的自身免疫活性可表现为炎症的斑片状分布，而且这可能不一定涉及上球结膜。在这些病例中，尽管对眼表疾病进行了最大程度的治疗，但炎症的持续存在表明，需要应用全身免疫抑制。

一线治疗：抗炎治疗（图 109.18）

对于轻度疾病（充血和水肿），低剂量局部外用皮质类固醇可能有帮助，特别是对于减轻极度干眼症状。在美国，局部环孢素制剂被广泛用于干眼症，其中有一种耐受性良好的制剂（Restasis®，Allergan），已被批准用于干眼症。该制剂未在欧洲获得许可证，在欧洲，医院药店可提供耐受性较差的制剂。局部环孢素在严重干眼症（与瘢痕化眼病相关）中的作用目

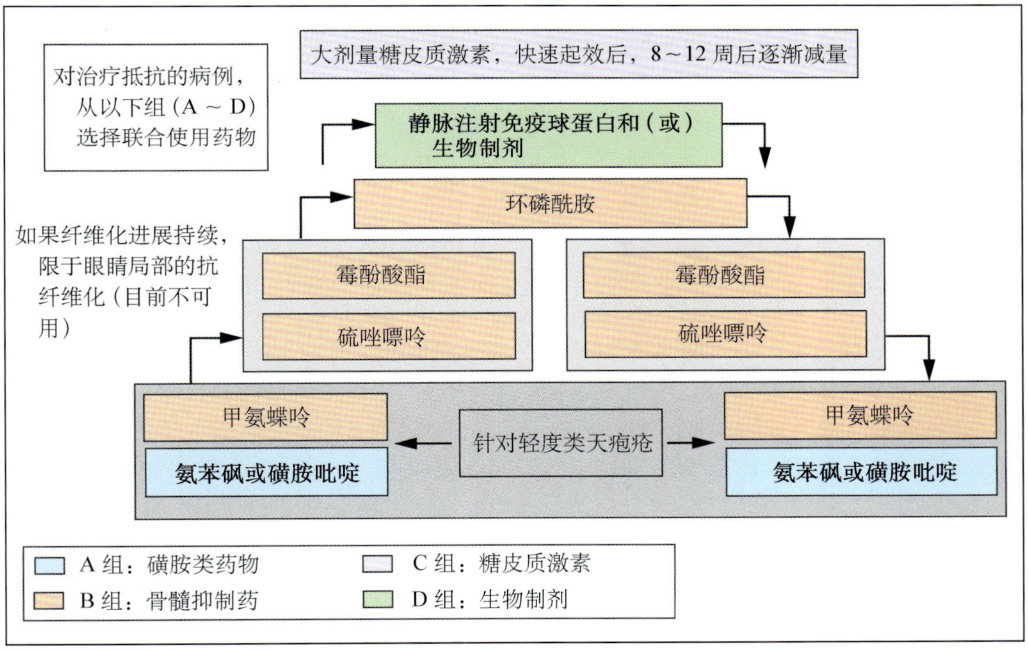

图 109.18　眼黏膜类天疱疮（MMP）使用系统性免疫抑制药物阶梯图

免疫抑制可采用“阶梯”法选择系统性免疫抑制药[7,39]。氨苯砜或磺胺吡啶（以磺胺拉齐尼的形式给予），轻度 MMP 疾病可能对这些或甲氨蝶呤有较好的反应。如果 2～3 个月后没有反应，治疗将“加强”，硫唑嘌呤或麦考酚酸吗乙酯。如果这些药物在 2～3 个月无效，那么环磷酰胺是首选药物。对于严重和快速进展的疾病，环磷酰胺是首选药物。患者开始接受为期 2 个月的系统糖皮质激素治疗，可以加快炎症的控制，而环磷酰胺则起作用（2～3 个月）。当这种疾病被控制了几个月后，治疗可以“降级”到一种毒性较小的药物。糖皮质激素、磺酸盐类（氨苯砜和磺胺吡啶）和骨髓抑制免疫抑制药（甲氨蝶呤、霉酚酸酯、硫唑嘌呤和霉酚酸酯）可以联合使用，但必须监测中性粒细胞计数。环磷酰胺治疗中，约 10%的严重疾病患者不能完全控制。对于这些患者，静脉注射免疫球蛋白或生物制剂（抗肿瘤坏死因子或利妥昔单抗）可能有效。由于缺乏有效证据、担心潜在的纤维化等不良反应以及老年患者可能的肾毒性，系统性应用环孢素很少用于瘢痕性结膜炎治疗。

前尚不确定，但可能为这组患者提供益处，且不存在与局部类固醇使用相关的风险[31]。目前没有研究或随机对照试验来比较局部环孢素和糖皮质激素治疗干眼症的报道。

二线治疗：系统性免疫抑制治疗

对于中度疾病（充血、严重炎症浸润），最初使用的免疫抑制药包括磺胺类药物，如磺胺吡啶或氨苯砜[7]或抗代谢产物甲氨蝶呤。磺胺吡啶的剂量为每天 500mg，持续 2 周，然后每天 1g（另一种选择是每天 1～2g 磺胺吡啶）；55%的患者在 1～2 个月有反应，但 15%的患者出现过敏反应。氨苯砜的剂量为每日 75 mg，每个月可增加 25 mg，直到每日 125 mg，但需要监测血红蛋白水平，如果血红蛋白低于 10 g/dl，则不增加剂量；1～2 个月有 70%的反应，1 年后降至 50%。甲氨蝶呤（5.0～25.0mg，每周 1 次）有时用作眼部 MMP 一线免疫抑制药（根据病情严重程度，有效率约为 80%）。最近，霉酚酸酯（每日 1～2g）被用作眼部 MMP 的一线全身免疫抑制药，其疗效（根据病情严重程度，有效率约为 80%）高于磺胺类药物，但不良反应较少[34]，目前是我们治疗眼部 MMP 的一线药物。另一种被认可的药物是硫唑嘌呤[1～2mg/(kg • d)；有效率约为 60%]。

对于严重疾病（充血、角膜缘炎、结膜溃疡），开始口服泼尼松龙 1 mg/(kg • d)，2 周后减少剂量，2～4 个月后停止。长期低剂量治疗无效，为了长期控制疾病通常联合糖皮质激素替代的免疫抑制药。目前最有效的是环磷酰胺 1 mg/(kg • d)。需要监测剂量直到淋巴细胞计数在(0.5～1.0)×10^9/L；其他血液学参数应保持正常而调整剂量。环磷酰胺治疗通常在 1 年后停止，由如上所述的磺胺类或其他免疫抑制药取代。

三线治疗：生物治疗

对环磷酰胺治疗没有反应的严重或顽固性疾病，静脉注射免疫球蛋白，加或不加利妥昔单抗（抗 CD20）[35,36]或抗 TNFα 药物[37]可能是有益的。这些疗法的结果已在非随机试验或病例报告中有报道。

这种疗法大多数是经验性的，磺胺类（氨苯砜或磺胺吡啶）经常与烷基化剂（环磷酰胺）或抗代谢物（硫唑嘌呤、甲氨蝶呤或霉酚酸酯）一起使用来控制炎症。图 109.18[38]和最近的病例系列[7]总结了这种免疫抑制方案。

预防纤维化

目前，唯一能减缓瘢痕进展的方法是通过全身免疫抑制药有效控制炎症。针对 MMP 纤维化的治疗是有限的。丝裂霉素 C 在睑球粘连分离术中或术后应用，但尚未进行对照试验。丝裂霉素的不良反应包括组织缺血，可能影响黏膜移植重建手术的成功和导致潜在的边缘干细胞损伤。一旦瘢痕化或眼表损伤的过程发展起来，目前还没有一种医疗干预方法能够逆转。

其他表皮下水疱疾病和结膜炎[39]

其他免疫性大疱性疾病相关的结膜瘢痕化的发生率较低。因此，对于结膜疾病的发病机制，与皮肤病变相比所知甚少。尽管报道过严重瘢痕化的病例，但大疱性类天疱疮通常只导致轻度结膜炎。大疱性表皮松解症、线状 IgA 病、疱疹性皮炎和扁平苔藓都可能与进行性结膜瘢痕形成有关，与 MMP 不易区分。

重症多型红斑和史-约综合征/中毒性表皮坏死松解症。多形红斑和史-约综合征/中毒性表皮坏死松解症（SJS/TEN）的眼部并发症是相同的（表 109.10）[40]（见第 47 章和第 119 章）。70%～80%接受治疗的患者会发生眼部病变。这是最严重、最长期发病的眼病。此外，与影响其余黏膜的病变不同，眼部疾病可能在急性发作结束后的数年才开始发展[22]。

SJS/TEN 急性眼部并发症。这些症状通常与皮肤病同时发生（图 109.19a），但有时会先于皮肤病几天发生。结膜炎由伴有水样分泌物的乳头增生反应（图 109.19b），到结膜上皮脱落的膜性结膜炎不等。角膜上皮缺损常见，无论是否合并细菌感染，都可能导致角膜溃疡。该病危险性在于可能导致急性角膜并发症，但更常见是结膜瘢痕（图 109.19c）。

SJS/TEN 慢性眼部并发症。这些多见。严重的结膜炎症导致杯状细胞和副结膜泪腺丢失，以及 MGD 睑板腺腺孔破裂，泪膜破裂和继发性点状角膜病变。轻度受累患者表现为慢性轻度不适、畏光和视力轻微下降。病情较严重的患者中，结膜炎症致泪腺导管瘢痕化，严重干眼症，伴有眼表结膜和角膜成分的鳞状上皮化生和角化（图 109.19d），从而导致更严重的不适和视力丧失（图 109.19e）。此外，睑板腺腺导管上皮化生，导致细小的化生睫毛，而这不是 MMP 的特征。结膜缩短致眼睑内翻，正常眼睫毛和化生眼睫毛导致眼表面磨损，也可能眼睑缩短，眼闭合度降低，这很容易被忽视。睫毛擦伤和倒睫导致角膜上皮缺损，就像泪膜受损一样，这种缺陷可能会持续存在。持续性上皮缺损易致角膜基质溶解和穿孔，通常由感染引起。这种变化的演变不是急性疾病的直接后果，而是继发于对泪膜和眼睑的影响。史-约综合征慢性眼部表现的并发症分级谱已被提出[40]。

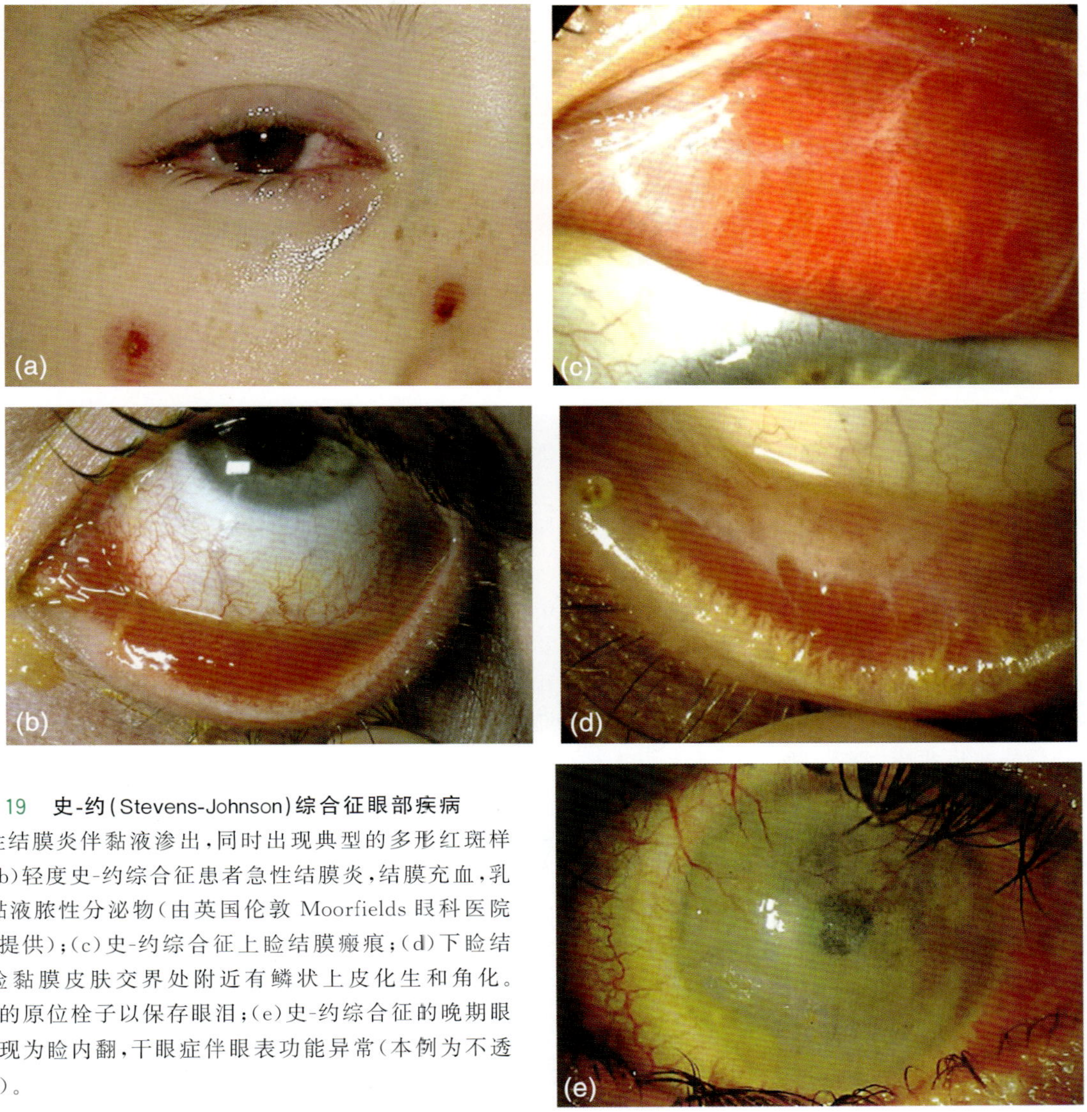

图 109.19　史-约(Stevens-Johnson)综合征眼部疾病

(a)急性结膜炎伴黏液渗出，同时出现典型的多形红斑样皮肤损害；(b)轻度史-约综合征患者急性结膜炎，结膜充血，乳头状反应，黏液脓性分泌物(由英国伦敦 Moorfields 眼科医院 J. Dart 先生提供)；(c)史-约综合征上睑结膜瘢痕；(d)下睑结膜瘢痕，下睑黏膜皮肤交界处附近有鳞状上皮化生和角化。干眼症患者的原位栓子以保存眼泪；(e)史-约综合征的晚期眼部并发症表现为睑内翻，干眼症伴眼表功能异常(本例为不透明角化上皮)。

严重炎症也可能导致角膜上皮的致盲性混浊，这不仅是由于鳞状上皮化生，而且由于角膜上皮干细胞的丢失。由于干细胞后代的存活时间延长，在发病后 12～18 个月干细胞衰竭可能不明显。

另一个史-约综合征患者眼部并发症是伴有进行性瘢痕形成的严重结膜炎症，可能与 MMP 不易区分，有时是 DIF 阳性的。这可能是急性发作的延续，也可能在疾病发作多年后发生。其他炎症并发症包括史-约综合征和坏死性硬化性结膜炎之后的复发性结膜炎[22]。所有这些严重的炎症问题都可能导致干细胞衰竭，需要迅速控制，通常需要系统性免疫抑制治疗。这些迟发性晚期炎症并发症的原因尚不清楚。

急性眼 SJS/TEN 的治疗包括局部糖皮质激素[41](见第 119 章)。在患有广泛溃疡的急性疾病中，紧急羊膜移植是有帮助的[42]。

慢性眼 SJS/TEN 的治疗包括严重干眼症、倒睫和内翻[43]、角膜缘干细胞缺乏和炎症的治疗。如果慢性病的炎症并发症(如复发性炎症、继发性眼部 MMP)对局部治疗没有反应，需要系统性免疫抑制。眼部 SJS/TEN 的免疫抑制治疗策略与 MMP 中瘢痕性结膜炎的免疫抑制治疗策略相似，不同之处在于避免使用可能导致突发 SJS/TEN 磺胺类药物[38]。

移植物抗宿主病[44,45]。眼部并发症在 GVHD 患者中很常见(60%～90%)，通常累及结膜和泪腺(另见第 38 章)。慢性移植物抗宿主病的谱系不一，可从干眼症，到威胁视力的表面炎症、瘢痕形成以及发展到极少数的穿孔，这可能在骨髓移植后数月出现。值得注意的是，在没有发生全身性 GVHD 的情况下，可发生严重的眼部病变。由于角膜受累，眼部 GVHD 可导致视力丧失。在急性移植物抗宿主病中，结膜炎的范围从细胞趋化充血到假膜性结膜炎，伴或不伴角膜上皮脱落。严重的结膜受累是急性 GVHD 严重程度的一个标志，发生在 12% 的患者中，是一个不良的死亡率预后因素[44]。在慢性 GVHD 患者中，有 11% 的患者出现结膜受累，这也与疾病严重程度有关。其中一些患者出现严重瘢痕反应，如 MMP。约 50% 的慢性 GVHD 患者出现泪腺受累，出现干燥综合征的典型干眼临床表现。结膜疾病的发病机制已在一些病例中进行了检查，似乎与皮肤相似。慢性移植物抗宿主病有时可明显累及全眼结构，干眼和瘢痕性结膜炎是最常见的（90%），也可能发生脉络膜炎、视网膜炎和巩膜炎。

抗炎治疗，特别是 T 细胞抑制药，可以帮助治疗 GVHD。在疾病的早期，应局部使用糖皮质激素和钙调神经磷酸酶抑制药（如环孢素和他克莫司）进行抗炎治疗[45]。自体血清滴眼液有良好的效果。抗纤维化药物如曲尼司特也有帮助。

累及眼和皮肤的系统性疾病

一些多系统疾病会同时累及皮肤和眼睛[1,2-23]。本章节不可能对所有这些疾病的所有并发症进行分类，最常见的并发症汇总在表 109.11 中。

感染

感染累及眼睑是常见的，但识别和分诊很重要，有时需要紧急治疗或转诊眼科医师[1]。

病毒感染

疣

临床特征

常见于眼睑边缘，常为细长（丝状）凸起（图 109.20）。

治疗

该部位的病变最好通过仔细冷冻疗法进行治疗，并使用棉签而非冷冻喷雾将液氮准确地应用于病变顶部。

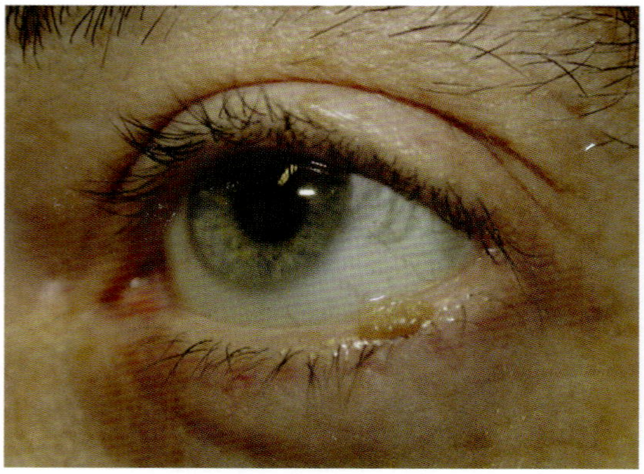

图 109.20 眼睑的疣

传染性软疣[2]

临床特征

这种疾病主要影响儿童和青年人（见第 25 章）。它在艾滋病患者中也很普遍，可能会在眼睑周围形成多处病变。与皮肤上的其他部位一样，典型的病变表现为中央脐状凹陷的丘疹。病变可能会在睫毛和眼睑皮肤上生长，偶尔也会在皮肤黏膜交界处生长。皮损很容易被忽视或误认为是表皮样囊肿；在鉴别单侧或双侧滤泡性结膜炎患者时，必须考虑这种情况。它有相关的结膜分泌物和不同程度，通常有比较严重的滤泡结膜反应（图 109.21）。一个浅表上皮性角膜炎可能发生在长期不愈的病例中，可进展到形成贯穿角膜的血管翳。

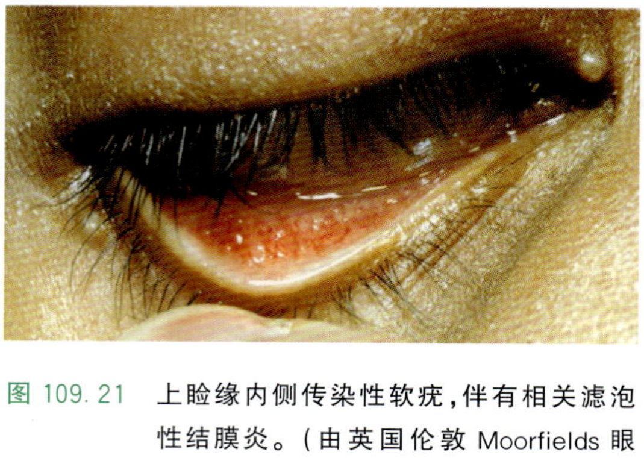

图 109.21 上睑缘内侧传染性软疣，伴有相关滤泡性结膜炎。（由英国伦敦 Moorfields 眼科医院 J. Dart 先生提供）

治疗

治疗方法包括刮除病变，冷冻疗法也是有效的，但这可能导致有色人种皮肤色素减退。对于能配合治疗的成年人，可以在局部麻醉下进行，但对于儿童则需要全身麻醉。

表 109.11 皮肤和眼睛受累的系统性疾病

系统性疾病	眼部疾病
结节病	眼睑和眼眶病变：肉芽肿性眼睑肿胀。眼眶肉芽肿引起的眼球突出。泪腺受累引起干眼症
流行病学：10%患者眼部受累；20%～30%患者在某个阶段有眼部疾病[1-7]	Heerfordt 综合征（葡萄膜炎腮腺热综合征）包括葡萄膜炎和腮腺肿大、发热和面神经麻痹。Lofgren 综合征：急性虹膜炎，双侧肺门淋巴结病，结节性红斑和关节痛。Mikulicz 综合征：双侧泪腺和唾液腺肿胀
	眼前节病变：结膜炎：偶有类似滤泡性结膜炎的肉芽肿性结膜炎。葡萄膜炎：通常，但不全是，80%的患者出现双侧肉芽肿性前葡萄膜炎，表现为红肿、疼痛、畏光和漂浮状视物模糊
	眼后节病变：罕见
系统性红斑狼疮[8-10]	眼前节病变：干眼，周围角膜溃疡。巩膜炎是罕见的。10%的患者会发生巩膜外层炎，导致红眼
	眼后节病变：视网膜血管炎常见于全身疾病加重期，伴有簇状出血和絮状斑点。可能与严重的中枢神经系统血管炎或狼疮性肾炎有关
干燥综合征[11]	眼睑和眼眶病变：泪腺发炎导致干眼症
	眼前节病变：症状：常为严重慢性不适、异物感、干燥和视物模糊
	结膜：在某些情况下，出现结膜炎和瘢痕。角膜：点状角膜病变，持续性角膜上皮缺损导致角膜溃疡穿孔或角膜感染
反应性关节炎（之前称作 Reiter 综合征）	眼前节病变（症状）：7～10 天自愈的红眼易激惹
流行病学：约 30%的患者眼部受累[1]	结膜：约 30%患者双侧黏液性化脓性结膜炎，为最常见表现；通常发生在尿道炎后约 2 周，并先于关节炎发作。角膜：角膜炎可能单独发生，而且很少见。葡萄膜炎：大约 20%的患者发生前葡萄膜炎（虹膜炎），要么是第一次发作 Reiter 综合征，要么是复发
白塞综合征	眼前节病变：外眼疾病：结膜炎、角膜炎和巩膜外层炎可能发生，但在这种情况下并非特异性。葡萄膜炎：是该病最常见的表现
流行病学：60%～70%的患者眼部受累[12,13]	眼后节病变：视力受损或失明是视网膜缺血导致的 Behet 综合征常见并发症
炎性肠病 流行病学：约 5%患者眼部有表现[14,15]	眼前节病变：眼外疾病：结膜炎、角膜缘炎、角膜周围浸润和鼻出血。葡萄膜炎：约 5%的患者发生急性虹膜炎，可能与结肠炎恶化同时发生
艾滋病	常见特征：①病毒、分枝杆菌和真菌的机会性感染；②恶性肿瘤，如卡波西肉瘤；③视网膜微血管病；④颅内感染和肿瘤的神经眼病变
流行病学：大约 75%的患者出现眼部并发症[16,19]	眼前节病变：外眼疾病：传染性软疣是艾滋病患者常见的眼部表现，它们往往很大，当位于眼睑边缘时，可引起滤泡性结膜炎。病变可并发上皮型角膜炎，伴有相关的角膜血管翳形成。卡波西肉瘤可能累及眼睑和结膜。单纯疱疹性角膜炎往往严重，复发率更高。与免疫功能正常的患者相比，这些患者周围角膜比中央部位角膜更容易受累。带状疱疹性眼病很常见，可能是 HIV 感染的一个表现特征，尤其是年轻患者可出现严重临床表现
	眼后节病变：视网膜微血管病变很常见，以视网膜出血、微动脉瘤和絮状出血为特征。巨细胞病毒性视网膜炎和卡氏肺孢子虫脉络膜炎是严重的眼科并发症，意味着严重的全身性受累
卟啉病[20,21]	常见特征：眼部受累是由感光和（或）神经功能障碍引起的。光敏作用会影响眼睑、结膜、角膜、巩膜，甚至视网膜
	眼睑和眼眶病变：炎症可导致小水疱和大疱形成，继发感染瘢痕化，伴有睑外翻和色素沉着
	神经-眼并发症：包括视神经炎、视神经萎缩、上睑下垂和颅神经麻痹
肉芽肿性多血管炎[22]	巩膜外层炎在活动期很常见。视网膜血管炎、视神经炎、眼眶假瘤
结节性多动脉炎	巩膜外层炎、巩膜炎和角膜炎

单纯疱疹病毒[3-5]

临床特征

原发性单纯疱疹病毒感染在许多患者中是无症状的；有的会引起眼睑结膜炎（见第 25 章）。然而，单纯疱疹病毒感染的大多数眼部表现是由于三叉神经节内潜伏感染的重新激活引起的。在特应性皮炎或免疫缺陷患者中，原发性感染和潜伏性感染病毒的再激活，其临床表现可能特别严重。单纯疱疹病毒的眼睑结膜炎通常导致簇集性小水疱出现，和眼睑水肿有关，伴或者不伴结膜炎（图 109.22a）。与其他部位的单纯疱疹病毒一样，水疱干燥结痂，几天内就可愈合。对绝大多数患者来说，眼睑炎和结膜炎问题都不严重。单纯疱疹病毒感染所致的严重和威胁视力的眼部并发症往往归因于复发性角膜炎或角膜炎。单纯疱疹性角膜炎可单独影响上皮型角膜炎（树突状角膜炎；图 109.22b）、基质性角膜炎（间质疱疹性角膜炎，图 109.22c）、地图状角膜溃疡和疱疹性角膜炎（图 109.22d）或内皮型角膜炎（盘状角膜炎或疱疹性内皮炎，图 109.22e）。树突状角膜炎本身是一种良性疾病，除非当疾病迅速蔓延并发展为地图状角膜炎，可能会导致破坏性角膜疾病时，需要局部糖皮质激素治疗。大多数角膜疾病是潜伏性单纯疱疹病毒的再活化导致的，患者可能出现任何一种角膜炎型表现。基质和内皮型病变可进展为致盲的角膜血管化、瘢痕化（图 109.22f）和溃疡。幸运的是，这种疾病通常是单侧的，除非在特应性个体中，它可能是双侧的。

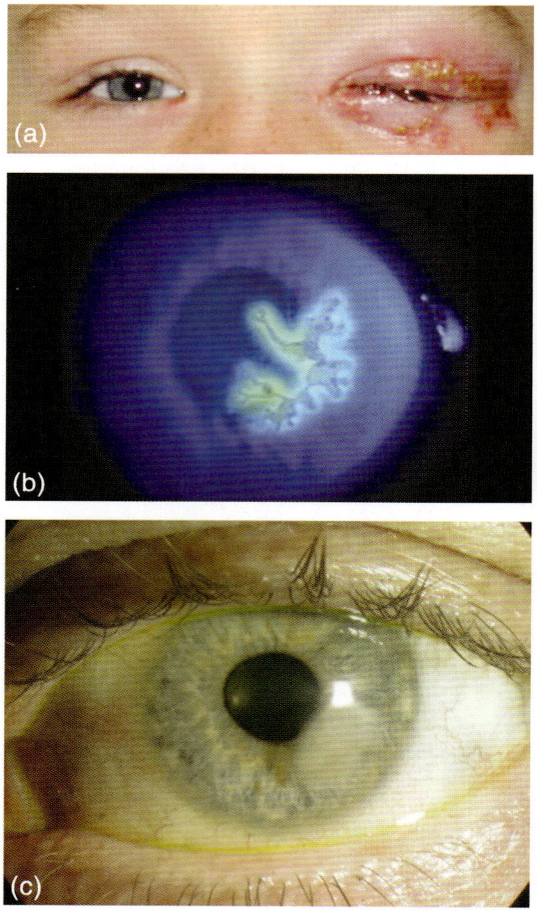

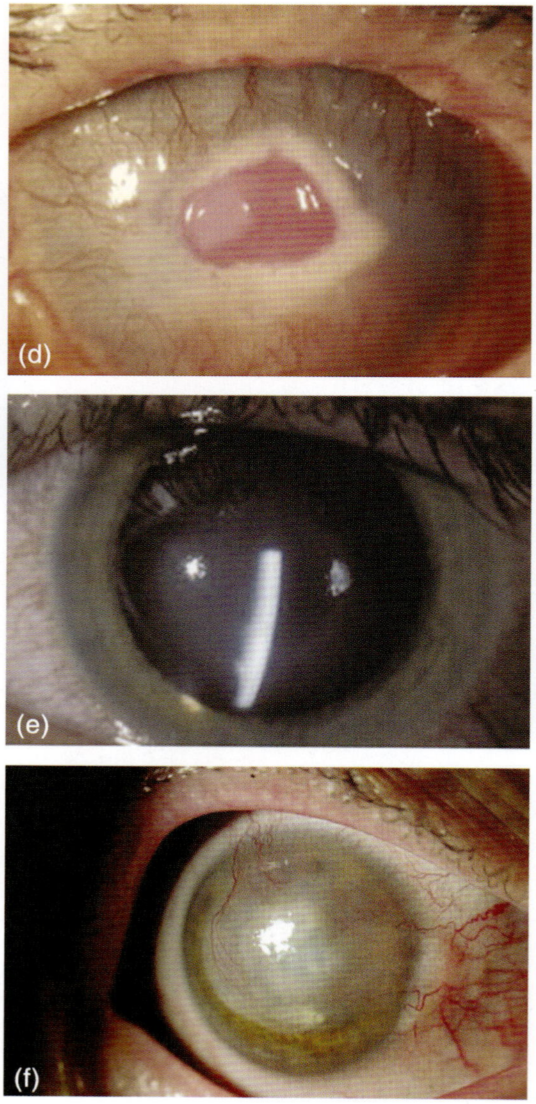

图 109.22　**单纯疱疹病毒**

（a）儿童原发性单纯疱疹性眼睑结膜炎。（b）树突状上皮性角膜炎。（c）间质疱疹性角膜炎。（d）疱疹性角膜炎（由英国伦敦 Moorfields 眼科医院 J. Dart 先生提供）。（e）疱疹性角膜内皮炎。（f）角膜疱疹性血管化和瘢痕形成。

治疗

由于该病的眼部表现难以控制，怀疑眼部感染单纯疱疹病毒的患者应立即进行眼科评估。结膜炎可用阿昔洛韦软膏治疗，每天 5 次，持续 5 天；或口服阿昔洛韦 400 mg，每天 5 次，持续 5 天。不能单独使用外用类固醇，因为它们会掩盖症状和体征，导致溃疡和角膜穿孔的蔓延，对患者视力造成灾难性后果。树突状角膜炎可能发生在局部皮质类固醇治疗过程中。基质型角膜炎和内皮型角膜炎的治疗超出了本综述的范围，除非它需要在局部糖皮质激素使用的同时，还应用全身或局部抗病毒药物。内皮型和基质型角膜炎可能与继发性青光眼有关。

带状疱疹[6-10]

临床特征

发生于三叉神经眼支（HZO）的带状疱疹（图 109.23a）是识别的重要条件（见第 25 章）。当影响到其他部位时，常表现为非特异性流感样疾病，伴有发热、不适和单侧神经痛症状。这种情况发生在受支配神经的分布区域，其严重程度从皮肤轻微刺痛到极剧烈疼痛不等。带状疱疹的特征性病变可能出现在最初症状出现后一周。3～4 天后，红斑发展成丘疹和簇集性小水疱，可变成脓疱和出血，随后病变干燥结痂，7～14 天后痂皮脱落，留下点状瘢痕。鼻睫神经支配鼻部边缘的皮肤，约 35％的患者出现鼻睫神经受累，该部位出现水疱（Hutchinson 征）与眼科并发症的高风险有关。眼受累可能发生在没有鼻睫神经受累的情况下，但通常较轻。无皮疹的带状疱疹可导致眼部并发症，而无需皮肤损害出现。这是罕见的，但感染的证据可以通过对疱液的聚合酶链反应分析或水痘带状疱疹病毒抗体连续滴度试验来发现。因持续性眼睑水肿而不能检查眼睛的患者，或有眼部症状和体征的患者，应立即进行眼科评估。这种疾病可以影响眼睛的任何部位，包括眼眶、眼外肌、视神经和角膜，并可能导致长期并发症，包括严重复发性角膜炎、青光眼和白内障。最常见的眼部并发症是树突状角膜病变（图 109.23b）、基质性角膜炎和葡萄膜炎（图 109.23c）。

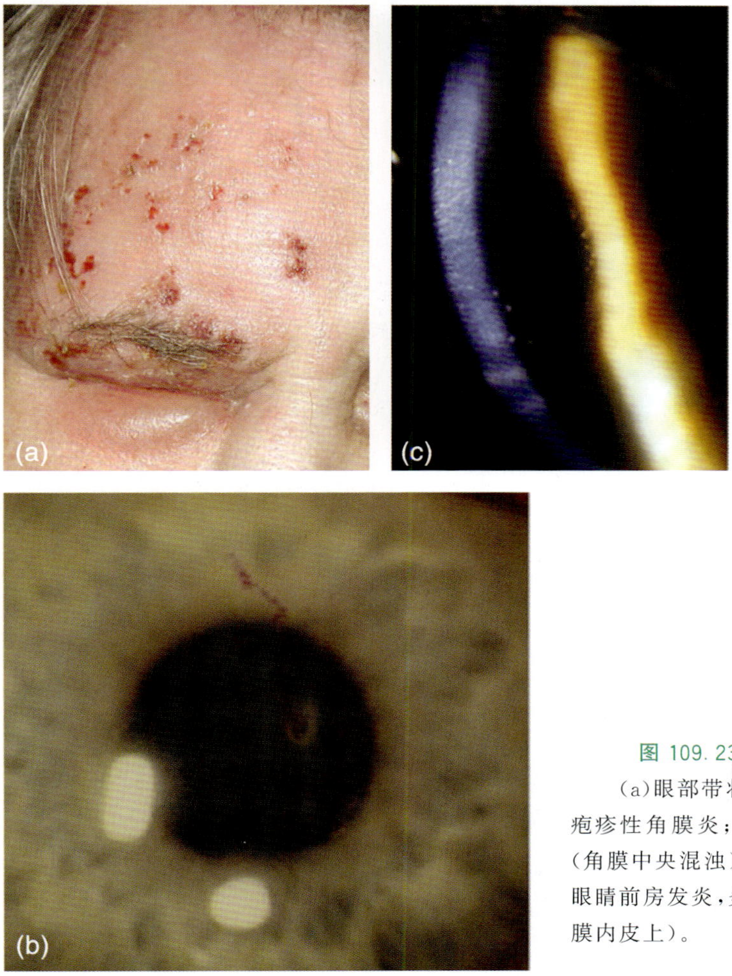

图 109.23 带状疱疹

（a）眼部带状疱疹；（b）树突状疱疹性角膜炎；（c）基质型角膜炎（角膜中央混浊）和葡萄膜炎（由于眼睛前房发炎，炎症细胞沉积在角膜内皮上）。

治疗

抗病毒药物可减少急性带状疱疹的持续时间和严重程度,但必须在皮疹开始的前 3 天内给予才能有效。口服阿昔洛韦的标准治疗剂量 800mg,每天 5 次,持续 7~10 天。现在首选伐拉昔洛韦(1000 mg,每日 3 次)或泛昔洛韦(500 mg,7 天,每日 3 次),因为其给药方案更简单,药代动力学更优越。局部使用阿昔洛韦对因带状疱疹的角膜损害几乎没有帮助,后者仅对局部类固醇治疗有反应。有一种特殊情况是带状疱疹角膜上的晚期树突状病变,它已被证明是产生水痘带状疱疹病毒的疫源地[10],因此除了局部糖皮质激素外,还需要局部或全身抗病毒治疗。局部糖皮质激素治疗是必要的,可控制该病的多种角膜损害,治疗可能需要持续数年。其中一些并发症可能会延迟出现,在最初的皮肤症状出现数月后发生。

长期或严重的疱疹后神经痛是带状疱疹感染痛苦的后遗症。它发生在大约一半的老年患者身上,但在儿童身上很少见。有证据表明,在感染早期使用阿米替林有助于降低发病率和严重程度。与抗病毒药物同时使用的口服皮质醇类药物可降低某些患者的疱疹后神经痛的严重程度。

细菌感染

葡萄球菌感染

脓疱病

临床特征

脓疱病是一种常见的皮肤感染,主要影响儿童(见第 26 章)。它可以累及眼睑,但通常是面部感染的一部分,表现为迅速蔓延的红斑,发展成松弛的小疱,随后破裂,导致表面结痂。

治疗

病变部位需要采样以进行细菌学检查,并给予适当的口服和局部抗生素。

睑腺炎

临床特征

睑腺炎(麦粒肿)由眼部毛囊其相关腺体的葡萄球菌感染引起。它在眼睑边缘呈现软的红色炎性肿胀,随后向前指向眼睑边缘,并向睫毛根部排出(图 109.24a)。

治疗

除了局部舒缓按压和去除受累及的睫毛外,通常不需要治疗。如果有局部蜂窝织炎,应给予全身抗生素。内睑腺炎是睑板腺的葡萄球菌感染引起的脓肿(图 109.24b),需要切开和引流。

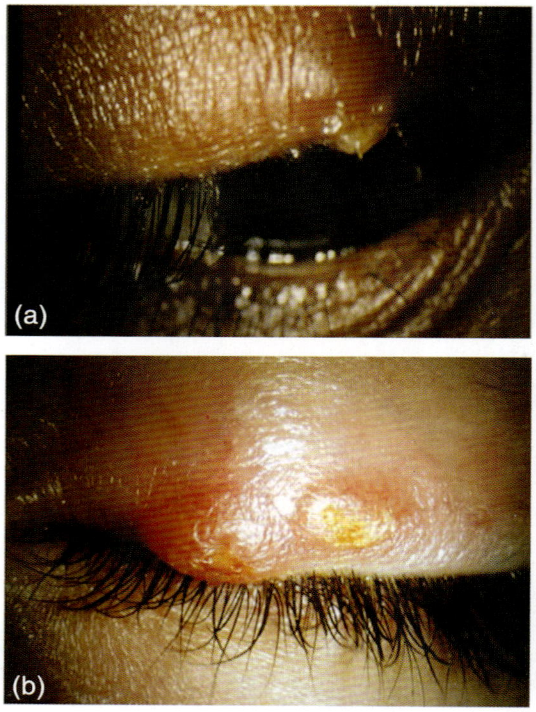

图 109.24 (a)外睑腺炎(麦粒肿);(b)内睑腺炎(感染的霰粒肿),通过皮肤自发排出内容物,这并不罕见。左边有一个大的病变,右边有一个小的病变

链球菌感染

丹毒[11]

临床特征

临床为皮下扩散性蜂窝织炎,通常由 β-溶血性链球菌引起(见第 26 章)。它通常表现为寒战,随后出现红色隆起的红斑、斑块,边界清楚,在皮肤上迅速蔓延。

治疗

丹毒是一种严重的皮肤感染,需要尽快应用适当的抗生素全身治疗。

坏死性筋膜炎[12]

临床特征

这是一种非常罕见的疾病,最常见的是由链球菌引起,主要影响老年或体弱患者(见第 26 章)。眼睑的扩张性青紫色变迅速发展为坏疽。与丹毒不同,眶周组织通常不受影响。

治疗

早期诊断、立即静脉注射抗生素，并立即转诊眼整形外科医师行坏死组织清创术是必须的，因为这种疾病具有很高的死亡率。

分枝杆菌感染

结核

临床特征

在结核病中没有特殊的眼部发现，诊断通常基于间接证据，如对皮质类固醇治疗无反应的顽固性葡萄膜炎，不明原因的其他葡萄膜炎，以及伴有远隔部位的结核(见第 27 章)。慢性虹膜睫状体炎是最常见的，通常为肉芽肿性。可能发生脉络膜炎和视网膜血管炎。

治疗

应该给予合适的抗结核治疗。

麻风[13,14]

临床特征

麻风的眼部并发症很常见，最常见的是睫毛脱落、结膜炎、巩膜外层炎或巩膜炎(见第 28 章)。角膜炎由角膜麻痹、眼睑下垂、倒睫和继发感染共同引起。虹膜炎及其并发症是导致麻风患者失明的最常见原因。与结核型麻风相比，瘤型麻风病更常与葡萄膜炎有关。

治疗

应该给予合适的抗麻风治疗。

螺旋体感染

梅毒[15]

临床特征

眼部梅毒是非常罕见的，没有任何病因学表现(见第 29 章)。眼睛受累主要发生在二期和三期梅毒，尽管有可能发展成结膜部位的原发性硬下疳。外部特征包括睫毛脱失、巩膜炎和角膜基质炎。葡萄膜炎和脉络膜视网膜炎是梅毒罕见且严重的并发症，可导致失明。神经眼病变包括阿罗(Argyll Robertson)瞳孔、视神经损伤和第三和第六颅神经麻痹。脑部的梅毒瘤样病变可导致视野缺损。

治疗

疑似眼部梅毒的患者应咨询内科医师进行评估和治疗，由专门的眼科医师来进行其眼科处理。

莱姆病[16,17]

临床特征

莱姆病的眼部病变可累及眼睛的所有部位(见第 26 章)。与梅毒一样，眼部表现因疾病的不同阶段而不同。在第一阶段，10%的患者出现局部结膜炎伴畏光。症状温和且短暂，很少需要咨询眼科医师。在第 2 阶段，已经描述了各种眼科并发症，包括颅神经麻痹；这些可能发生在皮疹出现后 1 个月内。在第三阶段晚期，大多数都会出现严重的眼部并发症，包括巩膜外层炎、睑球粘连、角膜基质炎、葡萄膜炎、脉络膜视网膜炎和视网膜血管炎。

治疗

疑似莱姆病累及眼部的患者，应咨询对该病有专长的眼科医师以评估和处理眼部并发症。

寄生虫感染

虱病(虱子)[18,19]

临床特征

一般由阴虱感染了睫毛(见第 34 章)。主要影响儿童，引起慢性瘙痒、刺激和眼睑摩擦。与其他地方的虱子感染一样，成虫虱子很难看到，尽管附着在睫毛上的虱子(卵)及其外壳是可见的(见图 109.9c、d)。最靠近睫毛根部的皮肤可能由于虱子叮咬而出现小的蓝色斑点(蓝斑)。

治疗

许多方法被用于治疗眼睑的虱子感染，包括用镊子机械清除、切除和修剪感染的睫毛、使用荧光素、封闭软膏(如凡士林)或马拉硫磷水溶液 7～10 天。

丝虫病(盘尾丝虫病)[20]

临床特征

盘尾丝虫病或河盲症是由旋盘尾线虫引起的(见第 33 章)。它是撒哈拉以南非洲第二常见的致盲原因，患病率大概为 50 万视觉障碍和 27 万失明病例。Wolbachia 内生菌是一种细菌共生体，它产生一种内毒素样物质，是眼睛的主要促炎刺激因素，导致角膜炎症和硬化性角膜炎。

治疗

疑似眼部丝虫病的患者，应咨询对热带疾病有专长的眼科医师进行评估和治疗。

其余感染

原虫感染

临床特征

利什曼病可能出现眼病，并使疾病复杂化。在杜氏利什曼原虫感染中，双侧视网膜出血可能是一个特征表现（见第 26 章）。在热带钩虫和巴西钩虫感染中，可见眼睑（见图 109.9f、g）和角膜病变，随后可能导致眼睛完全损伤。在锥虫病中，可能出现单侧眼睑水肿。

治疗

对于疑似利什曼病有眼部并发症的患者，应转诊至对热带疾病管理有专长的眼科医师，以便进行评估和治疗。

其他疾病

遗传性疾病

许多遗传性疾病累及皮肤和眼睛[1-3]。主要眼部特征总结在表 109.12[4-51]。

表 109.12 影响皮肤和眼睛的遗传性疾病

分组	疾病种类	遗传位点	眼部临床表现
大疱性疾病	肠病性肢端皮炎[4]	AR(MIM 201100)	眉毛和睫毛脱落、结膜炎、眼睑炎、畏光
结缔组织病	埃勒斯-当洛斯(Ehlers-Danlos)综合征[5]	主要 AD(MIM 130000)	眼睑松弛伴有多余的皱褶、内眦赘皮折叠、眼距过宽、斜视、蓝巩膜、角膜异常，包括圆锥角膜、血管样条纹、异位晶状体。偶尔发生视网膜脱离
	马方(Marfan)综合征[6]	AD(MIM 154700)	晶状体半脱位——60%～80%的儿童早期患者。弱视，近视，白内障，角膜异常，青光眼。视网膜脱离是最严重的并发症
	弹性假黄瘤[7]	Ⅰ型和Ⅱ AR(MIM 264800,264810) Ⅲ型和Ⅳ AD (MIM 177850, 177860)	多数血管样条纹(Bruch 膜破裂)。外伤后出血性黄斑病变可导致视力丧失
发育不良、增生、萎缩和发育不全	无脸巨口[8]综合征	未知(MIM 200110)	无眼睑和眼睑外翻
	先天性皮肤发育不全[9]	AD(MIM 107600) AR(MIM 207700)	先天性皮肤缺失导致眼睑缺损、角膜混浊、巩膜皮样瘤和板层白内障
	上睑下垂睑裂缩小反向型内眦赘皮综合征[10]	AD(MIM 110100)	上睑下垂，睑裂缩小，反向型内眦赘皮。50%的患者弱视
	科凯恩(Cockayne)综合征[11]	AR(MIM 216400)	角膜混浊，30%的患者有白内障，色素性视网膜炎，视神经萎缩，斜视，畏光
	先天性角化不良[12]	XR(MIM 305000)	80%的病例泪点闭塞，结膜炎，眼睑炎，睑外翻，睫毛和眉毛脱落

（续 表）

分组	疾病种类	遗传位点	眼部临床表现
	外胚层发育不良——一组复杂的疾病，具有不同的遗传模式和多种眼部表现[13]。如下：		
	①Christ-Siemens-Touraine 综合征	XR(MIM 305100)	畏光、干眼
	②Fischer-Jacobsen-Clouston 综合征	AD	通常正常
	③ Ellis-van Creveld 综合征	AR(MIM 225500)	虹膜缺损、小眼畸形、偶发性白内障
	局灶性皮肤发育不良(Goltz 综合征)[14]	XD(MIM 305600)	40%有眼部异常，最常见的是虹膜、脉络膜、视网膜或视神经缺损
	Fraser 综合征[15]	AR(MIM 219000)	双侧或单侧无睑裂伴眉毛缺失、无眼、小眼
	Frydman 综合征[16]	AR	一字眉、睑裂狭小、眼外肌和额肌无力
	Hallermann-Streiff 综合征[17]	未知(MIM 264090)	眉毛和睫毛脱失、小眼、白内障、弱视和眼球震颤
	MIDAS 综合征(MCOPS7)[18]	XD(MIM 309801)	小眼症，角膜硬化
	先天性甲肥厚(PC)[19]	AD(PC1 MIM 167200) PC2(MIM 167210)	白内障和角膜角化不良
毛发疾病	Brachmann-Lange 综合征[20]	AR	一字眉、长而粗的睫毛、窄的睑裂、近视、眼球震颤和斜视
	念珠状发[21]	AD(MIM 158000)	眉毛和睫毛脱失
	扭转发[22]	AR(MIM 261900)	眉毛和睫毛脱失
	点状软骨发育不良[23]	AD(MIM 215105) XR(MIM 302950)	白内障 眼白化病、白内障、小眼症
角化疾病	鱼鳞病[24]		
	①先天性重症鱼鳞病	AR(MIM 242500)	严重睑外翻
	②鱼鳞病样红皮病	AD(MIM 242100)	发病早期可见睑外翻
	③板层状鱼鳞病	AR(不同型别)	暴露性角膜炎伴随瘢痕性睑外翻可直接累及结膜
	④X-连锁鱼鳞病	XL(MIM 308100)	深层角膜混浊
	KID 综合征[25]	XD(MIM 148210)	角膜炎
	Refsum 综合征[26]	AR(MIM 266500)	夜盲、大部分患者出现后囊下白内障
	Sjögren-Larsson 综合征[27]	AR(MIM 270200)	睑缘炎、结膜炎、点状角膜糜烂和视网膜色素变性
	眉部瘢痕性红斑[28]	AD	眼至眉毛的红斑和毛囊周围丘疹，向内侧扩散，导致眉毛稀疏（发生于毛发角化病、Noonan 综合征、心面部皮肤综合征）
代谢性疾病	尿黑酸尿症[29]	AR(MIM 203500)	巩膜色素沉着是早期症状，眼睑色素沉着

(续 表)

分组	疾病种类	遗传位点	眼部临床表现
	弥漫性血管角皮瘤[30]	XL(MIM 301500)	结膜血管角皮瘤、角膜混浊、后囊性白内障
	高胱氨酸尿症[31]	AR(MIM 236200)	近视、白内障、晶状体半脱位、继发性青光眼、视网膜脱离
	Hurler 综合征[32]	AR(MIM 252800)	角膜早期混浊
神经皮肤综合征	Richner-Hanhart 综合征[33]	AR(MIM 276600)	角膜病变从糜烂到深溃疡、眼球震颤和晶状体混浊
	神经纤维瘤病Ⅰ型[34]	AD(MIM 162200)	眼睑神经纤维瘤、角膜混浊、虹膜皱褶结节、视神经胶质瘤、颅神经受累所致麻痹
	神经纤维瘤病Ⅱ型	AD(MIM 101000)	白内障眼底病变、眼外运动异常
	结节性硬化[35]	AD(MIM 191100)	结膜和视网膜上的眼睑肿瘤或结节
光敏性疾病	基底细胞痣综合征[36]	AD(MIM 109400)	眼睑及眶周基底细胞癌，高色素血症，斜视，脉络膜缺损，白内障，青光眼 5%～10%
	Bloom 综合征[37]	AD(MIM 210900)	下眼睑毛细血管扩张、下眼睑水疱、瘢痕形成
	Rothmund-Thomson 综合征[38]	AR(MIM 268400)	眉毛和睫毛稀疏，角膜退行性改变，50%的患者患有儿童期发展的双侧白内障，斜视
	着色性干皮病[39]	AR(不同表型)	眼睑上出现血管瘤、角化病、乳头状瘤/癌，有时发展到结膜和角膜，眼睑瘢痕和萎缩，伴有暴露性角膜炎，导致睑球粘连性角膜溃疡；眼部黑素瘤
	Chediak-Higashi 综合征[40]	AR(MIM 214500)	眼部皮肤白化病，角膜混浊
色素疾病	Cross 综合征[41]	AR(MIM 257800)	小眼畸形，角膜出现小而不透明斑片，明显眼球震颤
	表皮痣综合征[42]	散发性	眼黑素细胞痣、眼睑缺损、虹膜和脉络膜；结膜或脉络膜脂皮样病变
	色素失禁症[43]	XD(MIM 308300)	35%的患者有眼畸形，包括斜视、白内障和小眼畸形；可能发生视网膜脱离
	伊藤色素减少症[44]	散发性(MIM 300337)	高血压、斜视、近视
	眼皮肤白化病[45]	AR(各种类型)	眼色素完全丧失，眼球震颤，双眼视力丧失
	斑驳病[46]	AD(MIM 172800)	眉毛、眼睑、睫毛中部无色素沉着，虹膜异色
	Waardenberg 综合征[47]	AD(MIM 193150)	内眦距过宽、一字眉、部分白化、虹膜异色
血管和血液学综合征	先天性毛细血管扩张大理石样皮肤[48]	未知(MIM 219250)	角膜混浊，青光眼
	Fanconi 全血细胞减少综合征[49]	AR(MIM 227650)	小眼斜视、眼球震颤和缺损
	Lymphoedema-distichiasis 综合征[50]	AD(MIM 153400)	上下眼睑双排睫毛
	Sturge-Weber 综合征[51]	散发性(MIM 185300)	50%的患者有同侧脉络膜血管瘤改变，导致青光眼

AD. 常染色体显性；AR. 常染色体隐性；XD. X 连锁显性；XL. X 连锁；XR. X 连锁隐性。

第10部分

皮肤科治疗中发生的眼部并发症

皮肤科医师使用的许多药物对眼睛有明显的不良反应，需要仔细监测。

糖皮质激素[1-15]

使用糖皮质激素会对眼睛造成严重的不良反应。系统性和局部糖皮质激素使用都可以导致不良反应，但每天服用 10～15mg 强的松长达一年多的患者风险最大。持续治疗比间歇治疗更容易引起不良反应。

30％长期系统性使用糖皮质激素的患者可诱发后囊下白内障（图 109.25），在剂量低于每天 10mg 和疗程少于 1 年的情况下很少发生。儿童尤其容易受累。可逆性白内障并不常见，尽管糖皮质激素治疗减少或停止，但白内障仍可持续加重。

患者也有患开角型青光眼的风险，特别是在遗传易感的情况下。虽然人们认为这和房水循环减少有关，但其确切机制尚不清楚。特殊危险因素包括Ⅰ型糖尿病、高度近视、结缔组织疾病和青光眼家族史。局部糖皮质激素比系统性糖皮质激素更容易引起眼内压升高。中效或高效的糖皮质激素长期应用于眼睑或眼睑附近，可能会扩散到眼睑边缘，并通过角膜吸收，达到足够的浓度会升高眼压。长期使用局部或系统性糖皮质激素的患者需要根据其风险程度，每隔 1～6 个月定期监测其眼压。

局部糖皮质激素的应用使患者易患白内障、青光眼和继发性表面感染。在单纯疱疹病毒感染中，不恰当的使用该药物会掩盖树突状溃疡的临床症状，并加大角膜穿孔的风险。软性隐形眼镜是局部使用糖皮质激素的禁忌证。糖皮质激素引起的其他眼部并发症包括血管神经性水肿、颅内压升高引起的乳头状水肿（图 109.25b）和中毒性弱视。糖皮质激素的系统治疗可引起浆液性脉络膜视网膜病变或弥漫性视网膜色素上皮病变。

口服维 A 酸类药物[16-21,22]

异维 A 酸和阿维 A 都能引起眼部不良反应。最常见的是干眼症伴结膜炎和眼睑结膜炎，导致视物模糊。眼睑结膜炎常与葡萄球菌感染有关。暴露性角膜病变和角膜溃疡很少发生；无症状的角膜混浊可能会出现，但 6～8 周后消失。应警告患者，他们在接受维 A 酸类药物治疗时可能无法耐受戴隐形眼镜。使用催泪替代品，加湿环境和加强眼睑卫生的措施有助于改善症状。另外还可能发生视网膜异常，夜间视力差，对眩光的敏感度增加，对夜间驾驶的人来说可能是一个重大问题；由于对夜间视力的潜在影响，飞行

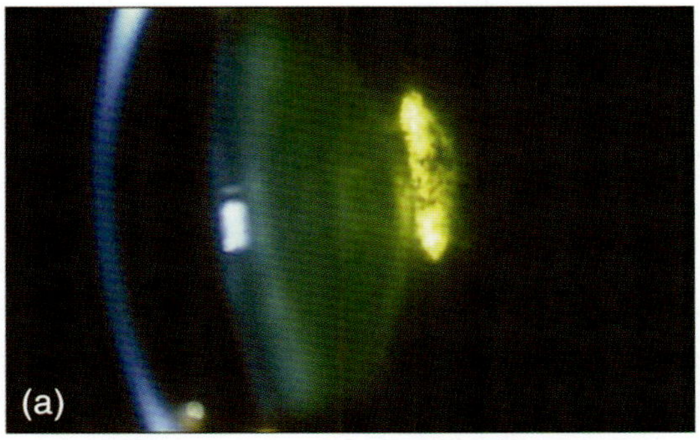

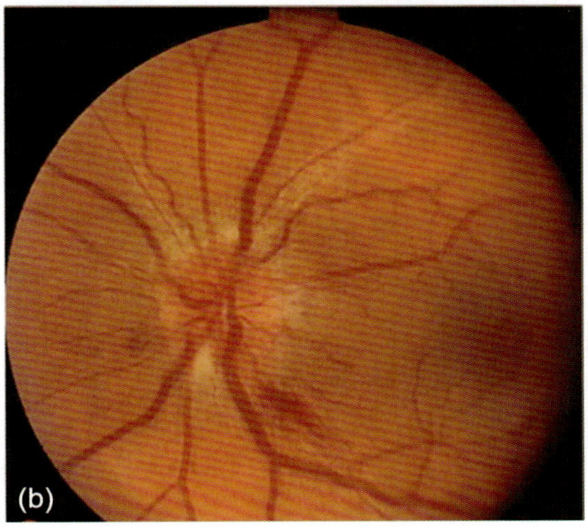

图 109.25 （a）典型地由皮质类固醇治疗引起的后囊下白内障。（b）伴随视网膜出血的视盘水肿（视盘肿胀）

员在服用异维甲酸类药物时不允许飞行，具体原因尚不清楚，可能是由于眼部视黄醇脱氢酶的竞争性抑制导致局部维生素 A 缺乏和视紫红质生成减少有关。更严重的不良反应包括颅内压升高引起的视盘水肿、视神经萎缩和白内障，尽管这些很少见，但应询问患者的视觉障碍病史，并确定何时来随访。在治疗过程中早期出现严重头痛是值得注意的。眼部表现是剂量依赖性的，只要及时认识到并且调整治疗方案，这些表现通常是可逆的。然而，有报道称维甲酸类药物停用后持续存在严重的干眼症和夜盲。

抗疟药[23-26,27]

抗疟药物最严重的潜在不良反应是视网膜病变。其机制尚不确定，但似乎取决于药物结合视网膜色素上皮的能力。抗疟药物的眼部不良反应现在少了很多，因为现在的首选药物是羟氯喹而不是氯喹。然而，这两种药物在肝肾功能损害的患者中应谨慎使用。英国皇家眼科医师学会和美国眼科医师学会就氯喹和羟氯喹的筛选方案发布了明确的指导方针。建议由皮肤科医师进行使用这些药物患者的基础眼

科评估，并要求询问患者任何已知的视力损伤（未用眼镜矫正）以及使用视力表记录近视力。如果报告或检测到视力损害，建议转诊给验光师；验光师会将任何有异常发现的患者转诊给眼科医师。患者的治疗剂量不应超过最大日剂量（羟氯喹的最大剂量为 6.5 mg/kg 或氯喹的最大剂量不超过 4 mg/kg），并且应每年重复此视觉筛查并记录在其病案中。如果在基线检查或在年度筛查中发现视力变化或患者出现视觉症状，应该寻求眼科医师的帮助。然后眼科医师将进行一系列测试，包括视力、色觉、视野、阿姆斯勒视野、角膜和视网膜检查。如果需要长期治疗超过 5 年，眼部并发症的风险会增加；在这种情况下，应与当地眼科医师商定其筛查计划。不建议对服用麦帕克林的患者进行筛查，因为它与眼科不良反应无关。

针对痤疮的抗生素[28-32]

土霉素、米诺环素和多西环素均可引起颅内压升高。其机制尚不清楚，但认为与干扰脑脊液的能量依赖性吸收机制有关，脑脊液的能量依赖性吸收机制是由蛛网膜颗粒层上的环磷酸腺苷（AMP）介导的。主诉头痛的患者，应该通过扩大瞳孔用眼底镜仔细检查以寻找视盘水肿，并且应该进行正规的视力和视野测试，病情不会是良性的，如果病情不能早期识别并停药，则可能发生永久性视野丧失。有时需要用乙酰唑胺处理来降低压力，红霉素或甲氧苄啶可引起多形性红斑和相关的眼部变化。由米诺环素引起的色素沉着可以发生在皮肤中，也有报道在巩膜中出现。

补骨脂素[33-46]

补骨脂素已被证明能与晶状体蛋白结合，部分动物研究表明该药可以诱导前皮质混浊。8-甲氧补骨脂素口服 12 小时后，可以在人晶状体中检测到。补骨脂素和长波紫外线照射（PUVA）治疗患者的白内障风险一直受到关注。虽然 PUVA 应用于临床治疗皮肤病 30 年了，临床研究尚未能够证明和正常人群相比该治疗后白内障有所增加，但仍建议在服用补骨脂素后 12 小时内进行紫外线 A（UVA）照射，以防出现严重的长期后遗症。否则可能导致其他眼毒性表现，如结膜充血、泪液减少和结膜黄斑形成，这代表角膜的弹性变性。必须注意确保眼镜是适合紫外线防护所用的。

肉毒素[47]

随着肉毒杆菌毒素越来越多地用于治疗面部皱纹和眉毛位置调整，皮肤科医师需要意识到潜在的不良反应。这些疾病包括血肿、上睑下垂、睑外翻、复视和眼睑下垂，通常与注射技术差有关。

生物制剂[48]

生物制剂的潜在眼部不良反应包括（取决于使用的药剂）睫毛粗长症、眼睑炎、结膜炎、瘢痕性睑内翻、角膜糜烂、可逆性后脑白质综合征和有可能发生的视神经炎。进一步的细节见 Hager 和 Seitz[48]。

肿瘤

眼睑良性肿瘤

眼睑组织结构复杂，很多部位会发生皮肤肿瘤。除附属结构外，肿瘤可由表皮和真皮产生，附属结构包括睑板腺和 Zeis 皮脂腺、外泌汗腺和 Moll 顶泌汗腺，以及睫毛的特定毛囊。肿瘤也可能起源于眼睑的前部组织中存在的淋巴神经和血管组织。虽然肿瘤的最佳治疗始于准确的诊断，但许多肿瘤的外观不特异，仅能通过组织病理学确诊。

角化症

在眼睑上脂溢性角化病和光化性角化病都可能发生。它们具有与皮肤上其他部位皮损相似的临床特征，需要在局部麻醉下以相同的方式采取局部破坏性措施，如精细使用冷冻疗法、刮除和烧灼或激光消融等。复发的光化性角化病应该活检并送组织学检查，以排除早期皮肤癌的可能。

睑黄瘤[1,2]

皮损表现为黄色斑块，最常见于眼睑内侧部分（图 109.26）。通常是双侧的，在老年患者中更为常见。大约 60%的患者伴有高胆固醇血症，应该检查血脂水平。患者常常因美容的需求要求治疗。虽然可以用棉签蘸取 90%三氯乙酸治疗，但是存在溢出到眼球的巨大风险。更有效的治疗方法是手术切除或二氧化碳激光烧灼。渐进性坏死性黄色肉芽肿可能看起来与黄色瘤相似，但是它们更厚，呈更明显的结节状。这些病变可能累及结膜和巩膜。在极少数情况下，它们会渗入眼眶，引起眼球突出。

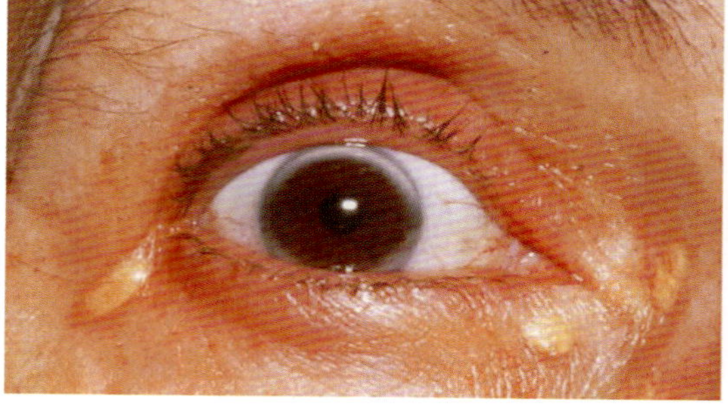

图 109.26 **睑黄瘤**

内侧眼睑有两个病灶，靠颞部眼睑有一个病灶。角膜显示角膜老年环，这也与高胆固醇血症有关。

幼年黄色肉芽肿[3]

这些病变偶尔涉及眼睑、结膜或葡萄膜。它们可能与青光眼有关，并危及视力，需要由眼科医师进行诊疗（图 109.27）。

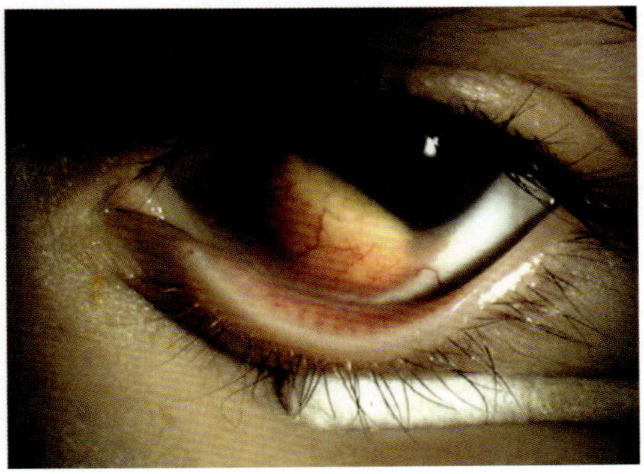

图 109.27　幼年黄色肉芽肿

附属器肿瘤[4]

汗管瘤、粟丘疹、毛发上皮瘤和毛外根鞘瘤表现为眼睑周围的小丘疹。它们可能很难相互区分。汗管瘤最常见，但是组织学检查活检是确诊的唯一方法。治疗可通过局部破坏性操作达到目的。小汗腺囊瘤可以密集地出现在面部和眼睑；它们可能对局部阿托品治疗有反应。

良性眼睑囊肿

潴留囊肿可以从 Moll 腺或 Zeis 腺发展而来。Moll 腺囊肿通常在靠近泪点的前眼睑边缘表现为一个小的半透明病变（图 109.28）。Zeis 腺体是皮脂腺，其潴留囊肿含有油性分泌物，比 Moll 囊肿更不透明（图 109.29）。小汗腺囊瘤的外观与 Moll 腺囊肿相似，但不局限附着于睑缘。这些囊肿在临床上容易与基底细胞癌混淆，通过切除来治疗，切除后需要进行组织病理学检查。

睑板腺囊肿[5]

这种病变表现为皮脂腺阻塞而引起周围的慢性肉芽肿性炎症反应。在脂溢性皮炎和玫瑰痤疮患者中，睑板腺囊肿形成的风险增加。睑板腺囊肿表现为眼睑坚固的肿块（参见图 109.8b、f），当眼睑翻转时，该肿块清晰可见；常常与慢性后睑炎有关。睑板腺囊肿通常自发消退，但大而棘手的病灶可以通过一个特殊的夹子外翻眼睑、切开囊肿和通过睑板刮除内容物来治疗。复发性睑板腺囊肿合并脂溢性皮炎和玫瑰痤疮的患者受益于长期使用四环素的治疗，热敷可以减少炎症。

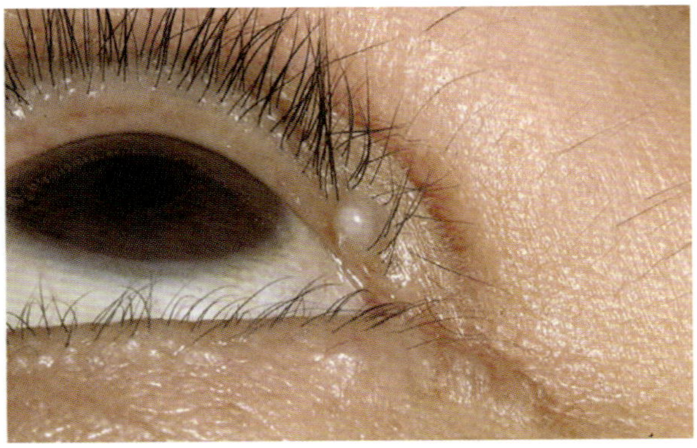

图 109.28　Moll 腺囊肿

眼睑前缘小半透明囊肿（由 N. Joshi 先生提供，英国切尔西和威斯敏斯特医院/医学插图中心，伦敦，英国）。

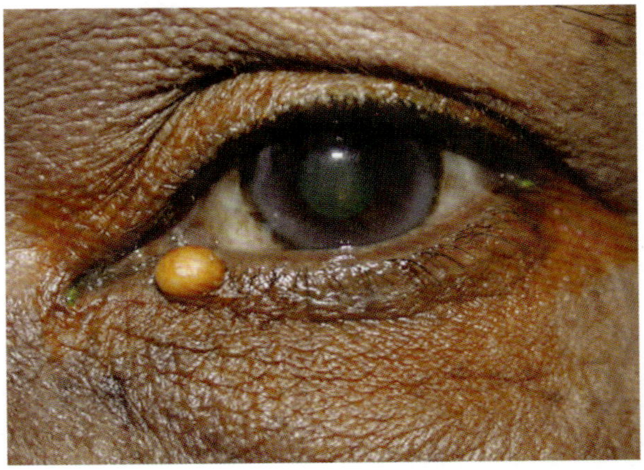

图 109.29　Zeis 囊肿。不透明的皮脂腺囊肿

色素痣[6,7]

眼睑皮肤可以出现色素痣。它们的外观、分类和潜在的恶性变化，和皮肤上的其他地方出现的色素痣完全一致。发育不良痣综合征患者应向眼科医师咨询，进行眼科评估（见第 132 章）。结膜黑素细胞病变蔓延到角膜或结膜的色素性病变，即使改变很典型，也应当咨询眼科医师切除活检。

太田痣[8]

这种病变影响眼睑、结膜和巩膜（见第 75 章）。少数情况下，色素沉着仅局限于眼睛而没有皮肤受累（图 109.30a、b）。太田痣增加了患眼部黑素瘤和青光眼的风险，需要转诊患者进行眼科检查和长期随诊观察。

黑棘皮瘤[9]

皮损是沿着睫毛线排列的小而亮的黑色丘疹，是

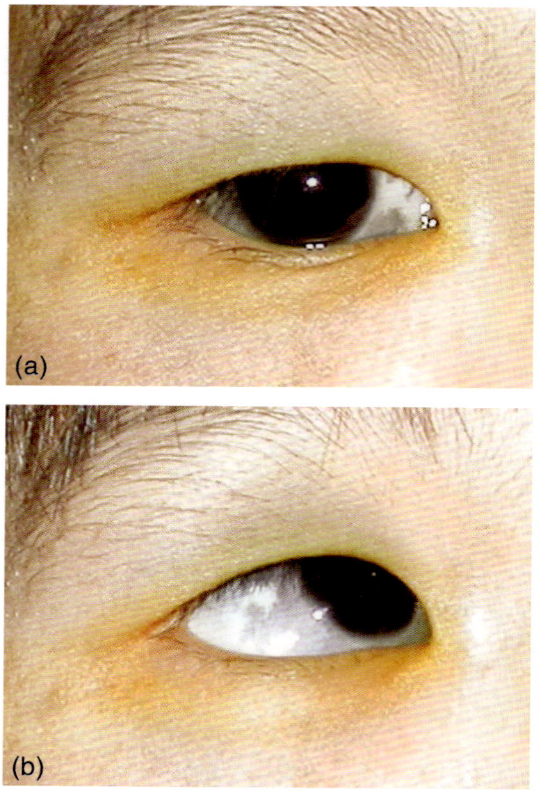

图 109.30　(a,b)太田痣

在这种情况下，色素沉着仅限于眼睛，没有皮肤受累。眼睑的黄染是由于用于测量眼压的荧光素滴入眼睛所致。

丘疹性黑棘皮病的一种。

血管痣[10-14]

草莓痣(毛细血管瘤)累及眼睑（参考 117 章）。更常见于上眼睑，表现为单侧红色隆起性损害，出生后一年内生长迅速(图 109.31)，自发性消退通常发生在 9 岁之后。弱视是眶周巨大皮损最常见的合并症，这些较大皮损还会影响到眼睛的正常闭合，遮挡瞳孔，使患者对外界光刺激能力丧失，又由于眼睑的压力导致角膜歪曲而出现屈光不正。系统使用或者皮损内注射糖皮质激素能够减小血管瘤的体积。近年来，系统和局部使用 β 受体拮抗药可以成功治疗婴儿眶周血管瘤。在一些病例中手术切除和激光治疗也有效。

鲜红斑痣

这是一种罕见的先天性血管病变，可影响眼睑（见第 73 章）。皮损表现为明显的红色斑块。累及眼周区域的广泛病变，具有中枢神经受累和同侧青光眼的高风险(特别是累及上睑)，可能要到成年后才会出

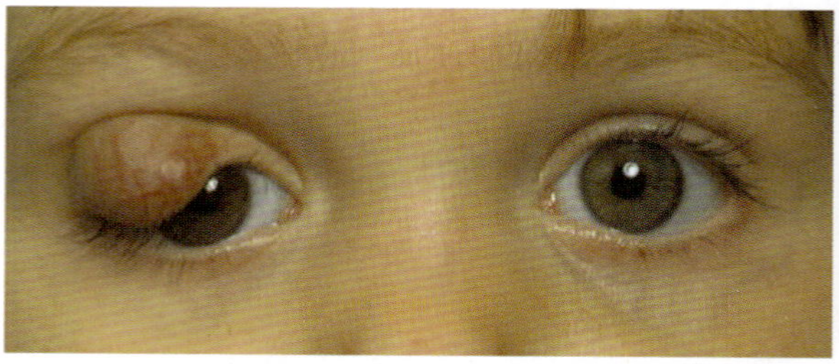

图 109.31　毛细血管瘤

右上睑病变扩大，视力开始受损(由 N. Joshi 先生提供，英国切尔西和威斯敏斯特医院/医学插图中心，伦敦，英国)。

现。这种临床特征的组合被称为斯德奇-韦伯(Sturge-Weber)综合征。

角化棘皮瘤

角化棘皮瘤可在眼睑上发生(见第 142 章)。它们表现为小丘疹，生长迅速，形成特征性的火山口样外观，中心有角蛋白填充，直径可达 3cm(图 109.32)。随后病灶一般会停止生长，保持静止 2～3 个月，随后自然消退。可能会导致显著的眼睑瘢痕。因此，病变应在早期切除。

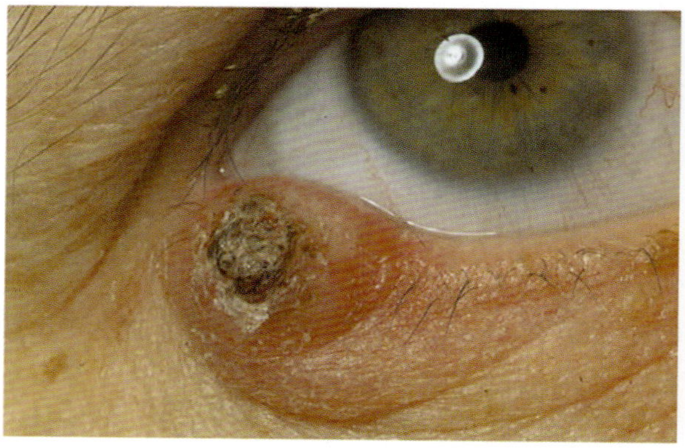

图 109.32　角化棘皮瘤。角蛋白填充在眼睑火山口样凹陷中(由 N. Joshi 先生提供，英国切尔西和威斯敏斯特医院/医学插图中心，伦敦，英国)

眼睑恶性肿瘤[15-18]

基底细胞癌(BCC)、鳞状细胞癌(SCC)和恶性黑素瘤都可发生在眼睑上，如同发生在皮肤的其他区域一样(见第 141 章和第 142 章)。在其他部位的同样的诊疗规范也适用于眼睑，但眼睑部位的特殊性对美容和功能方面提出了更高的要求。通过临床检查来确定这些病灶的边界不可靠，尤其是像 BCC 病灶范

围。应早期转诊给眼整形外科医师，适宜情况下行Mohs显微外科手术。

基底细胞癌[18-21]

这是最常见的皮肤恶性肿瘤，在大多数研究中占恶性肿瘤的90%。它们很少转移，但是由于局部组织破坏和眼眶周围组织的侵袭而引起问题。70%以上出现在下眼睑，其次是内眦、上眼睑和外眦。位于内眦附近的肿瘤可以侵犯眼眶和鼻窦。因为损伤泪道的风险很高，所以手术比其他地方的都要困难得多。大多数BCC是实性或囊性的，并且相当容易识别(图109.33)。硬化性或硬斑型的BCC较少见，并且由于它们浸润在表皮之下，因此很难诊断，形成边缘模糊的扁平浸润性斑块，局部区域可以模拟慢性皮炎的表现。缺乏网状真皮和皮下脂肪来抵抗肿瘤向深层侵袭是眼部病变的一个特殊问题。一旦眶隔被穿透，BCC会迅速侵入，威胁眶壁。在眼眦内侧，泪囊和血管丰富的吻合几乎不提供任何屏障。眼睑病变的治疗一般不建议刮除和烧灼。皮肤很薄，容易撕裂，刮匙在软组织中的敏感性不高。这些肿瘤的治疗措施要求精准评估切缘处有无肿瘤侵袭，确保一次性完全切除肿物。怀疑切缘处有肿瘤时，选择Mohs显微外科手术。放射治疗对眼睑组织和泪腺系统造成损伤及瘢痕，应保留到手术不适合的情况下使用。由于冷冻治疗存在残留肿瘤的风险，最好避免冷冻治疗。靶向治疗如vismodegib，一种hedgehog通路抑制药，在治疗眼睑较大的浸润性BCC，戈林(Gorlin)综合征患者(这些患者眼睑可能有大的肿块病变)中显示出特别好的前景。

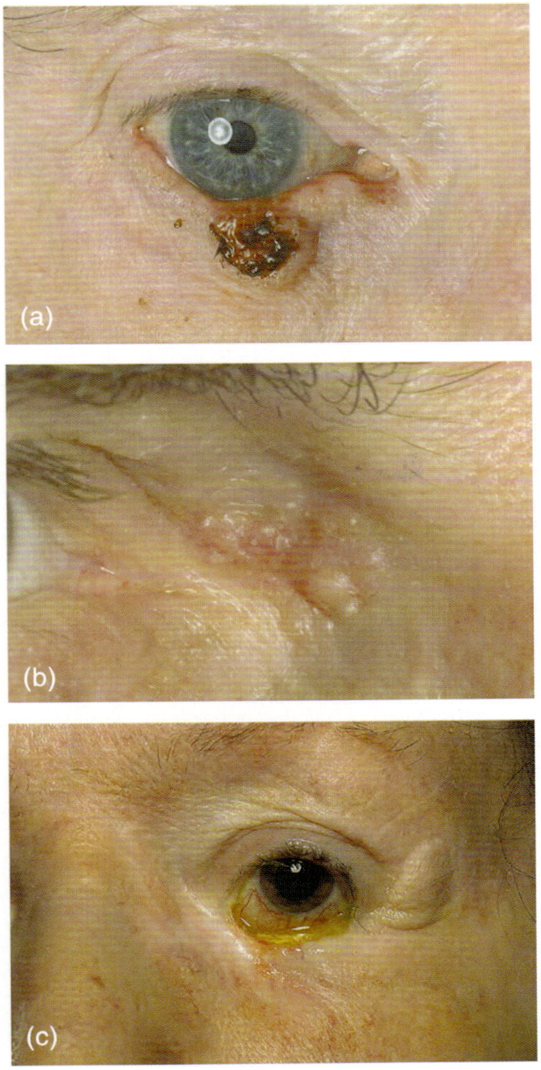

图 109.33 基底细胞癌(BCC)

(a)下眼睑溃疡性BCC；(b)内眦边界不清的BCC；(c)沿下眼睑的硬斑型BCC(由N. Joshi先生提供，英国切尔西和威斯敏斯特医院/医学插图中心，伦敦，英国)。

鳞状细胞癌[22]

比BCC少见，占眼睑恶性肿瘤的5%～10%。SCC发生于明显的光损伤的背景之上。它们主要累及下眼睑和眼睑边缘，可能新生或由先前存在的光化性角化病引起。眼睑鳞状细胞癌可以是结节状、斑块状或溃疡状(图109.34)。治疗首选扩大的手术切除。直径大于2cm的肿瘤和穿透较深的肿瘤具有较高的转移风险。分化不良或神经周围浸润的组织学证据也是不良预后因素，需要更积极的治疗。Mohs显微外科手术切除到边缘没有肿瘤的地方，这样可提供良好的预后。与BCC一样，冷冻疗法和放疗也仅适用于不适合手术的情况。靶向表皮生长因子受体(EGFR)抑制药对治疗SCC具有临床价值。

恶性黑素瘤

可能发生在眼睑或结膜上(见第143章)。和其他部位一样，黑素瘤的特征是色素病变的大小、形状或颜色发生变化(图109.35)。然而绝大多数眼睑黑素瘤是无色素的，这可能导致临床诊断困难。

皮脂腺癌和上皮瘤[23,24]

皮脂腺癌和上皮瘤是非常罕见的肿瘤，占眼睑恶性肿瘤的1%～5%(图109.36)。皮脂腺癌通常起源于睑板腺，偶尔也起源于Zeis腺体。与BCC或SCC相比，大部分病变累及上眼睑。大多数病变呈结节状，看起来非常像睑板腺囊肿(霰粒肿)(见图109.5a、b和图109.18)，导致误诊；如果"霰粒肿"持续6个月以上，则应怀疑皮脂腺肿瘤，也应高度怀疑是否是复发的"霰粒肿"，应切除并送组织学检查。由于诊断较晚，皮脂腺癌死亡率很高。治疗上可选择局

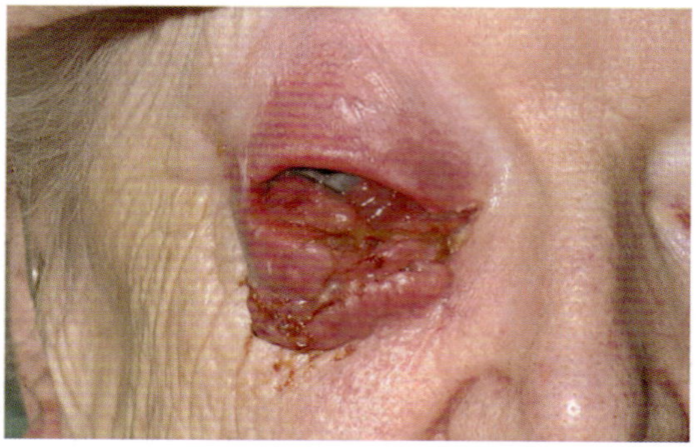

图 109.34 鳞状细胞癌。下眼睑浸润性溃疡性SCC(由 N. Joshi 先生提供,英国切尔西和威斯敏斯特医院/医学插图中心,伦敦,英国)

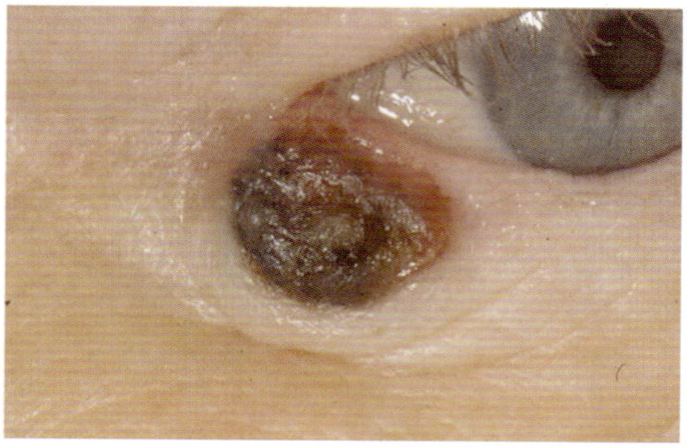

图 109.35 恶性黑素瘤。下眼睑不规则的色素性皮损(由 N. Joshi 先生提供,英国切尔西和威斯敏斯特医院/医学插图中心,伦敦,英国)

部广泛切除。肿瘤的多中心性质可能限制 Mohs 手术的使用。

小汗腺癌[25]

小汗腺癌是罕见的眼部癌症,可能表现为眼睑硬化性增厚或出现印戒样外观。多见于中老年人,切除后易复发。

梅克尔细胞癌

梅克尔细胞癌一种非常罕见的肿瘤。早期它可以模仿睑板腺囊肿的表现从而导致误诊(见第 145 章)。它是高度恶性的,并且经常在切除时已经发生转移。

卡波西肉瘤

卡波西肉瘤是一种血管源性恶性肿瘤,表现为眼睑或结膜上的紫色病变,可误诊为良性血管瘤(见第 137 章)。然而它生长迅速,可能出现溃疡和出血。

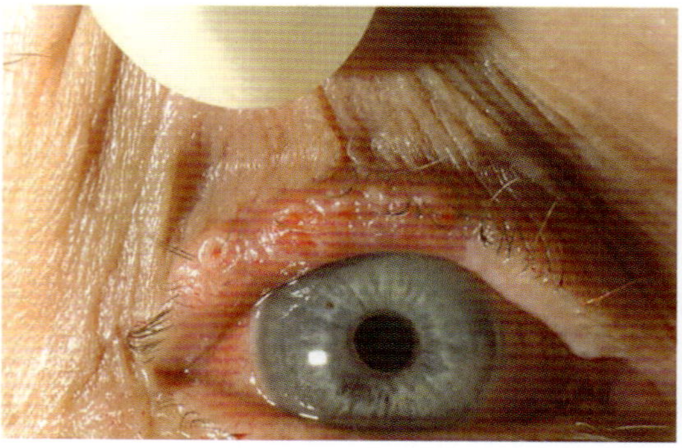

图 109.36 皮脂腺癌。上睑浸润性病变(由 N. Joshi 先生提供,英国切尔西和威斯敏斯特医院/医学插图中心,伦敦,英国)

当它发生在眼睑时,提示与 HIV 感染有关,这可能是当时唯一的表现。这些病灶对放射线非常敏感,一旦经活检证实诊断,首选的治疗方式是放射治疗。

(译者:齐显龙 郑新瑶 一审:马小莹 樊仪 李强 二审:朴永君 三审:崔勇 王子仪 润色:王千)

参考文献

所有文献请查阅网址:www.rooksdermatology.com.
以下列出的是重要参考文献。

Introduction

[6] Mannis MJ, Macsai MS, Huntley AC, eds. *Eye and Skin Disease*. New York: Lippincott-Raven, 1996.

[7] Ostler HB, Maibach HI, Hoko AW, Swab IR, eds. *Diseases of the Eye and Skin: a Color Atlas*. Philadelphia: Lippincott, Williams & Wilkins, 2004.

Skin diseases affecting the eye and eyelids

Blepharitis, meibomian gland dysfunction, rosacea and seborrhoeic dermatitis

[6] Nichols KK, Foulks GN, Bron AJ, *et al*. The international workshop on meibomian gland dysfunction: executive summary. *IOVS* 2011;52(4):1922-9.

Cicatrizing conjunctivitis and the immunobullous disorders

[4] Saw VP, Dart JK. Ocular mucous membrane pemphigoid: diagnosis and management strategies. *Ocul Surf* 2008;6:128-42.

[22] De Rojas MV, Dart JK, Saw VP. The natural history of Stevens-Johnson syndrome: patterns of chronic ocular disease and the role of systemic immunosuppressive therapy. *Br J Ophthalmol* 2007;91:1048-53.

Systemic diseases with skin and eye involvement

[1] Callen JP, Mahl CF. Oculocutaneous manifestation observed in multisystem disorders. *Dermatol Clin* 1992;10:709-16.

Viral infections

[4] Herpetic Eye Disease Study Group. Oral acyclovir for herpes simplex virus eye disease. Effect on prevention of epithelial keratitis and stromal keratitis. *Arch Ophthalmol* 2000;118:

1030-6.

Other disorders

Ocular complications of dermatological therapy

[22] Fraunfelder FT, Fraunfelder FW, Edwards R. Ocular side effects possibly associated with isotretinoin usage. *Am J Ophthalmol* 2001;132:299-305.

[27] Marmor MF, Carr RE, Easterbrook M, *et al*. Revised recommendations on screening for chloroquine and hydroxychloroquine retinopathy. A report by the American Academy of Ophthalmology. *Ophthalmology*. 2011;118(2):415-22.

第10部分

第 110 章

口唇部皮肤病

110

Crispian Scully

WHO Collaborating Centre for Oral Health-General Health，UK

《鲁克皮肤病学》第九版，由 Christopher Griffiths，Jonathan Barker，Tanya Bleiker，Robert Chalmers 和 Daniel Creamer 编辑。

Companion 网站：www.rooksdermatology.com

第10部分

引言

口腔和唇部损害通常是局部疾病的表现，也可能是包括皮肤病在内的全身性疾病的早期征兆，在某些情况下可引起主要症状。本章主要讨论可能与皮肤病有关的牙周和黏膜组织的疾病，这些疾病可能出现在皮肤科诊所。应记住，最有能力诊断和治疗口腔疾病的应为接受过正规口腔科培训、熟知口腔部位知识的专业人员。

本章仅作概述，分为口腔生理学简述、影响特定口腔组织的较常见的体征和症状的概述、与皮肤病学最相关的口腔黏膜疾病的讨论，以及系统性疾病的口腔表现的列表回顾。本章仅对典型的口腔病变附以插图。约 20 幅彩图来自《口腔颌面疾病》一书（2010 年伦敦出版，经 C. Scully，S. Flint，J. V. Bagan et al. 授权许可转载）。更多的组织学细节可参考其他书籍[1]。

由于篇幅限制，在此未探讨牙齿、唾液腺、下颌或颞下颌关节的疾病。

口腔生理学

口腔上皮

口腔上皮可分为功能区、成熟区及角化区。功能区由祖细胞（基底细胞和基底旁细胞）组成，是细胞分裂的部位。成熟区内有棘层细胞和颗粒层细胞，细胞分化成熟。角化区为鳞屑和角质层，细胞可出现角化过度或角化不全。在颊黏膜和口腔底部黏膜等非角化区域，无角质层和颗粒层细胞，表皮细胞扁平，细胞核狭长[2]。

唇

唇从鼻的下端一直延伸到颏部上端。主要由成束的横纹肌，尤其是口轮匝肌组成，其外表面为皮肤，内表面为黏膜，黏膜上有丰富的小唾液腺。

唇红为无毛皮肤与黏膜的移行部，仅在人类身上发现。唇红部无毛发及汗腺，但有皮脂腺（Fordyce 点）。其上皮较为独特，有明显的透明层且角质层非常薄。唇红部有大量的真皮乳头，毛细血管丰富，使得外观呈红粉色。基底层的黑素细胞在有色人种中数量较多，在白色人种中少见。

口角为上唇和下唇结合处。上唇还包括人中，为位于中线上的一条浅沟，从鼻小柱延伸到唇红上缘[3]。

口腔黏膜

口腔黏膜可分为咀嚼黏膜、被覆黏膜和特殊黏膜三类。咀嚼黏膜（包括牙龈和硬腭黏膜）能承受压力和摩擦，具有角化性，上皮嵴高耸而丰富，固有层结缔组织乳头多而长，黏膜下层数量较少。被覆黏膜（包括颊黏膜、唇和牙槽黏膜、口底黏膜、舌腹黏膜、软腭黏膜和唇）无角化，固有层中上皮嵴平坦，结缔组织乳头较短，弹性纤维丰富[4,5]。

特殊黏膜即舌背黏膜，司味觉和咀嚼，呈角化，其固有层中上皮嵴和结缔组织乳头丰富，有大量的中弹性纤维和胶原纤维，无黏膜下层。舌以一 V 形的界沟分为前 2/3 和后 1/3。舌背上有各种乳头，其中丝状乳头遍布整个前表面，形成一研磨面，以控制咀嚼时食物团挤压上腭的过程。菌状乳头形如其名，色红，非角化，表面有味蕾，散布在丝状乳头之间。沿界沟前方有 8～12 个体积较大的轮状乳头，每个乳头周围均有深沟环绕，浆液性小唾液腺的导管开口于此。轮状乳头侧壁有味蕾。

叶状乳头由 4～11 条并列的皱襞形成，位于舌侧缘后部，其侧壁有味蕾。舌扁桃体呈圆形或椭圆形突起，被覆非角化鳞状上皮，表面有舌隐窝，是 Waldeyer 口咽部淋巴环的一部分。舌扁桃体为淋巴组织团块，位于舌后 1/3，前界为轮状乳头，后为会厌。其通常在中线处被韧带分开。

牙

牙由神经外胚层发育而来[6]。牙发育始于胎儿，约在子宫内 28 天即开始。事实上，所有的乳牙和一些恒牙都是在胎儿时期开始发育的。在宫内第 6 周左右，口腔上皮在上颌和下颌嵴处增生，形成原始上皮带，突出到中胚层，产生牙板。牙板末端膨大，形成成釉器。成釉器最终产生牙釉，而其下方（实际上是神经外胚层）的间充质凝聚形成的牙乳头则发展为牙本质和牙髓。成釉器和牙乳头以及外周包绕的间充质牙囊共同构成牙胚，牙囊形成牙周组织，最终将牙齿固定在骨槽中。乳牙列的矿化约在宫内 14 周开始，所有的乳牙均在出生时矿化。恒切牙和第一恒磨牙在出生时或临出生时开始矿化，其他恒牙则较晚。牙齿萌出发生在牙冠形成后，此时矿化已基本完成，但牙根尚未完全形成。

牙包括牙冠和牙根：牙冠表面为不敏感的牙釉质，包绕着敏感的牙本质；牙根表面无牙釉质覆盖。牙含有重要的髓（神经）。牙由牙周膜支撑，牙根通过牙周膜附着在上颌骨和下颌骨牙槽突的骨窝（牙槽）中。牙周膜的纤维通过牙骨质附着到牙本质表面。牙槽被牙龈覆盖。牙龈在健康状态下呈粉红色，为点状并紧密束缚如一袖带包裹牙槽，在牙颈处有一小沟（齿龈缝）。

第一牙列或乳牙列共 20 颗牙，上下颌各 10 颗，每一象限包含两颗切牙、一颗尖牙和两颗磨牙，约在 3 岁时全部萌出（表 110.1）。第二牙列或恒牙列在 6—7 岁时萌出，乳牙则因正常的牙根吸收而逐渐脱落。

正常恒牙（成人）在每个象限上有 2 颗切牙、1 颗尖牙、2 颗前磨牙和 3 颗磨牙（总共 32 颗牙齿）。上下颌各 16 颗牙齿组成一套完整的恒牙牙列，大多数恒牙在 12—14 岁时就已经长出，也有一些乳牙在 12—13 岁时仍然存在。最后一颗磨牙（第三磨牙或智齿）一般较迟才萌出，也有可能因挤压而不萌出。

表 110.1 牙的萌出时间（此为平均时间，具体时间跨度较大）

	上颌	下颌
乳牙（初牙）		
A. 乳中切牙	8—13 个月	6—10 个月
B. 乳侧切牙	8—13 个月	10—16 个月
C. 乳尖牙	16—23 个月	16—23 个月
D. 第一乳磨牙	13—19 个月	13—19 个月
E. 第二乳磨牙	25—33 个月	23—31 个月
恒牙		
1. 中切牙	7—8 岁	6—7 岁
2. 侧切牙	8—9 岁	7—8 岁
3. 尖牙	11—12 岁	9—10 岁
4. 第一前磨牙	10—11 岁	10—12 岁
5. 第二前磨牙	10—12 岁	11—12 岁
6. 第一磨牙	6—7 岁	6—7 岁
7. 第二磨牙	11—13 岁	11—13 岁
8. 第三磨牙	17—21 岁	17—21 岁

黏膜与牙交界处

龈牙结合部是一个独特的解剖表现，指牙龈与黏膜的交界处。非角化的牙龈上皮围绕牙齿，形成一箍带，下方附着在牙釉质或牙骨质上。这种结合上皮的独特之处在于其牙齿和固有层都被基底膜所包围。其上方有一个浅沟或裂缝（2mm 深），即牙龈沟或齿龈缝。沟内不断有中性粒细胞流入，以及血浆渗出物（龈沟液）缓慢流出。

口腔免疫

说话和吞咽时软组织的运动以及流涎避免了人体吞入异物。面瘫或干燥症患者缺乏此清洁机制，常因口腔中残渣堆积而致感染，因而这一机制对其尤为重要。

唾液也可聚集细菌并阻止它们附着在皮肤黏膜表面。唾液溶菌酶、硫氰酸盐、过氧化物和各种黏蛋白及其他成分可能具有抗菌作用。此外，唾液对包括 HIV 在内的多种微生物具有抑制作用。

唾液腺组织的 B 细胞来源于肠道相关淋巴组织（GALT）系统[7]。唾液腺泡细胞产生分泌成分（运载肽段），该分泌成分为免疫球蛋白 A（IgA）转运至唾液中所需，并使其在唾液或胃蛋白水解酶的存在下仍保持稳定性。虽然难以评估唾液 IgA 抗体在口腔防御的确切作用，但有些缺乏 IgA 的患者会有口腔感染，而在动物中，则可诱导唾液 IgA 抗体对致龋微生物（如变形链球菌）起保护作用。

中性粒细胞和其他白细胞对口腔健康尤为重要，因事实表明 HIV 感染、中性粒细胞减少、粒细胞减少、白血病或慢性肉芽肿性疾病患者更易发生严重齿龈炎、牙周溃烂、口腔溃疡和感染。

口腔及口周检查

口腔及口周检查包括颈部淋巴结、颞下颌关节、下颌、唾液腺和口腔的视诊和触诊，视诊应在良好光线下进行。

淋巴结（表 110.2）

头颈部浅表组织中的淋巴通常先经浅表淋巴结，

再注入到颈深部淋巴结。

- 应系统地检查，用指腹轻柔地触诊淋巴结，使其在更硬的底层结构上滑动。
- 可双手同时触诊腮腺、乳突和枕部淋巴结。
- 触诊颈部浅表淋巴结时用力需轻，因其下方为胸锁乳突肌，过于用力则无法滑动。
- 检查颏下淋巴结的方法是让患者的头部向前倾，将淋巴结向下颌骨内侧方向滑动。
- 检查下颌下淋巴结时需让患者的头部偏向被检查的一侧，检查方式同前。

下颌下唾液腺与下颌下淋巴腺的触诊方式不同，后者需双手触诊，一只手指需置于口底。

表 110.2 颈部淋巴结的收纳区域

部位	注入淋巴结
头皮，颞部	腮腺浅淋巴结
头皮，枕部	枕淋巴结
头皮，顶部	乳突淋巴结
外耳	胸锁乳突肌上方的颈部浅淋巴结
中耳	腮腺淋巴结
下颌角上方	胸锁乳突肌上方的颈部浅淋巴结
额叶内侧、眼睑内侧、鼻皮肤	下颌下淋巴结
额叶外侧、眼睑外侧	腮腺淋巴结
颊	下颌下淋巴结
上唇	下颌下淋巴结
下唇	颏下淋巴结
下唇外侧	下颌下淋巴结
下颌牙龈	下颌下淋巴结
上颌牙齿	颈深部淋巴结
上颌牙龈	颈深部淋巴结
舌尖	颏下淋巴结，其余的注入到下颌下淋巴结
舌前 2/3	下颌下淋巴结，一些淋巴引流于中线分叉
舌后 1/3	颈深部淋巴结
舌腹	颈深部淋巴结
口底	下颌下淋巴结
硬腭	颈深部淋巴结
软腭	咽后淋巴结及颈深部淋巴结
扁桃体	颈二腹肌淋巴结

- 颈深淋巴结位于胸锁乳突肌的前后，可触及。应特别检查颈二腹肌淋巴结（角淋巴结），因其是扁桃体感染时最常见的淋巴结。
- 锁骨上区域应与颈部其他部位同时检查，此处淋巴结可向上延伸到颈部后三角，在胸锁乳突肌后方的斜角肌上。
- 咽旁和气管淋巴结可被器官轻微压迫。
- 可从淋巴结疾病的质地和性质获取一些信息。
- 应记录压痛和肿胀。淋巴结有压痛时可能有炎症（淋巴结炎）。需注意其质地。淋巴结大而质硬，或有浸润者，可能是恶性的。
- 考虑有全身性疾病时，应检查颈前、颈后淋巴结以及其他淋巴结，肝脏和脾脏。

颞下颌关节和咀嚼肌

虽然颞下颌关节处疾病常常单侧发作，但不应孤立地看待，而应始终将其视为口腔颌系的一部分，与其相对的关节一起关注。该区域应检查如下。

视诊

1. 面部是否对称。
2. 咬肌有无增大（咬肌肥大），有则提示磨牙症。
3. 下颌开闭路径。
4. 下颌开口度：
   - 测量最大开口距离。
   - 测量最大侧方运动范围。
   - 听取关节音（可置听诊器于关节上辅助）。

触诊

- 两个髁突：通过外耳道检测后方的压痛，并用一根手指放在耳前方的关节上，以检测关节有无疼痛、异常运动或弹响。
- 两侧咀嚼肌。

咬肌：通过手指和拇指之间的口内/口外按压触诊。将一只手的手指放在口内侧，另一只手的示指和中指放在脸颊咬肌及下颌支上方，用双手触诊咬肌。

颞肌：直接触诊颞区。嘱患者咬紧牙齿以触诊颞肌起点，沿下颌支前缘触至口内颞肌肌腱处。

翼外肌（下头）：将小指置于上颌结节后上方（翼状征）触压。翼外肌无法直接触诊，嘱患者对抗阻力张开下颌，并向受阻一侧做下颌移动，以此间接检查。

翼内肌：触压舌内侧至下颌支。有些触诊需要使用压力测量仪来标准化所用的力，并进行运动范围测量。

- 检查牙列和咬合：可能需要在半可调殆架和全可调殆架上检查。注意前磨牙或磨牙有无缺如及磨耗。
- 检查黏膜：特别注意咬合线和舌边缘有无齿痕，有则提示磨牙和舌部受压。

下颌

面部形态存在广泛的正常个体差异。大多数人的面部不对称，一般不视为异常。

- 从上方（上颌骨/颧骨）或后方（下颌骨）检查可以更可靠地确认上颌骨、下颌骨或颧骨有无畸形或肿块。应触诊下颌以检测有无肿胀或压痛。
- 上颌窦触诊时主要看其有无压痛，有压痛则提示可能存在感染。可利用透照或内镜辅助检查。

唾液腺

观察并触诊主要唾液腺（腮腺和颌下腺）：

- 对称性。
- 有无腺体肿大。
- 唾液导管有无唾液流出。
- 唾液的外观。

腮腺。将手指置于耳前腺（腮腺前深淋巴结）上触诊，检查有无疼痛或肿大。早期腮腺肿大的特点是耳垂下部向外突出，最好从患者后方观察，以与单纯性肥胖所致肿胀区别。腮腺肿大可导致牙关紧闭。肿胀可影响整个或部分腺体，也可引起压痛。腮腺导管（Stensen 导管）在咬肌前缘急转向内侧，穿过颊肌，开口于上磨牙对面的颊黏膜上，因此在下颌紧闭时易于触及。

下颌下腺。需双手触诊。将一手指置于口腔底部下磨牙舌侧处，另一手指放在下颌下三角区以检查。下颌下线（Wharton 管）向前穿过口腔底部，开口于舌系带旁。

口腔内检查

应系统性地检查以确保包括所有部位都检查到位。若患者佩戴任何可移除的假体或器械，则应首先将其移除，尽管随后可能需要再换上该器械以评估其适配性、功能及其与其他病变的关系。

完整的视野与良好的光源至关重要。应检查所有黏膜表面，避免从已知病变处或患者主诉部位开始。应首先检查唇部，然后依次为唇黏膜、颊黏膜、口底及舌腹、舌背、软腭、牙龈及牙，并在口腔示意图上标出病变（图 110.1）。

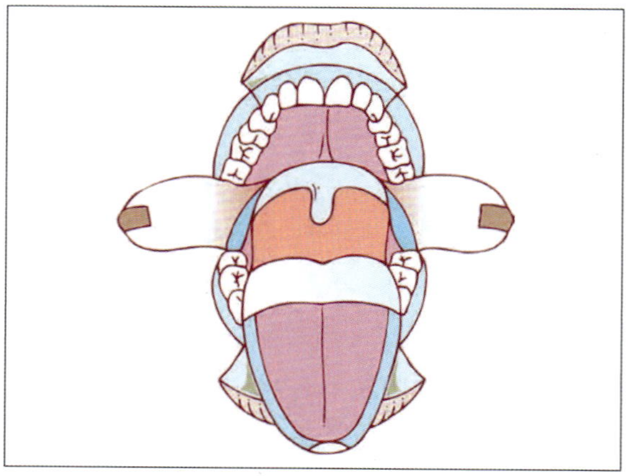

图 110.1 口腔示意图

唇。唇部发绀主要见于心脏或呼吸系统疾病；口角唇炎（口炎）主要见于口腔念珠菌病或铁、维生素缺乏或免疫缺陷。嘴唇轻闭时便于检查，可外翻嘴唇以检查黏膜。

唇黏膜。通常看起来潮湿，有一个相当突出的血管弓。下唇可看到许多小唾液腺，常分泌黏液，因此嘴唇有轻微结节感，唇部动脉很容易感觉到。许多成人唇红边缘（尤其是上唇）和口角有一些或许多针头大小的黄色丘疹，通常为异位皮脂腺（Fordyce 点），常随年龄增长而增多。

颊黏膜。口半张开时易于检查。与唇黏膜相比，颊黏膜处的血管形态和小唾液腺并不明显，但 Fordyce 点则易见，尤其在成人的连合处和磨牙后区附近。将口腔镜的表面置于颊黏膜上，镜子应该很容易抬起；如果镜面附着在黏膜上，则说明有口干。

口底和舌腹。最好让患者依次将舌顶住上腭和两颊来检查口腔底部，肿瘤往往自此处开始（口腔的“棺材”或“坟墓”区）。其后部是最难以检查的部位，也是最容易遗漏病变的地方。可见舌静脉突出，在老年人则可能更明显（舌静脉曲张）。牙槽嵴上的骨性肿块通常是圆锥状突起（下颌隆突）。口底检查时，应评估唾液的数量和稠度。检查口腔底唾液是否正常聚集；正常情况下，口腔底部会有一滩唾液。

舌背。嘱患者伸舌并用纱布把持住舌体，此时口底抬高，便于检查。口底和舌后外侧缘是肿瘤可能发生的部位。口底后方是最难检查的部位，也是最容易漏诊的部位。

舌的前 2/3 在胚胎学和解剖学上与后 1/3 不同，两者由十几个大的轮廓乳头分隔。前 2/3 被覆许多丝状乳头，菌状乳头相对较少。在轮廓乳头后方有几个大的淋巴团块（舌扁桃体），叶状乳头位于舌后外侧缘，常被误认为是肿瘤。舌可出现分裂（阴囊舌），通常被认为是发育异常。健康儿童的舌表面较少舌苔，而健康成人舌表面常见薄层舌苔。应正规测试舌的自主运动和味觉。舌运动异常（神经或肌肉疾病）可见于构音障碍、不自主运动及肌纤维震颤和消瘦等。舌下神经麻痹可导致伸舌时偏向患侧。味觉测试时，可将舌放在袖珍手电筒电池的两端以测试金属味。正式的咸、甜、酸、苦味觉测试应用棉拭子或棉签蘸取盐、糖、稀醋酸和 5% 柠檬酸溶液于舌处进行。

腭和咽门。包括前方的硬腭和后方的软腭，以及扁桃体区和咽门。硬腭的黏膜与骨膜紧密相贴，称黏膜骨膜（类似于牙龈），且无明显的血管走行。切牙孔上方的切牙乳头两侧可见腭皱襞。硬腭穹隆前方中央部分的骨质隆起通常是隆突（腭隆突）。上颌磨牙远端的骨质隆起为翼钩或结节，常被患者抱怨，认为是未萌出的牙齿。软腭和咽门可见一个小的血管走行。软腭位于与硬腭交界处的后部，含有较多的小唾液腺，外观呈黄色。腭部检查时，应嘱患者发出“啊”声，以观察其结构及运动。通过口腔镜，还可检查舌后部、扁桃体、口咽，甚至可以瞥见喉部。舌咽麻痹可导致悬雍垂偏向对侧。

解剖变异

患者有时会注意到口腔中的各种解剖变异而为之担忧。包括隆凸和外生骨疣[1-3]，均属发育性骨性肿块，尤见于蒙古族和黑人种族中。最常见的是腭隆突，是位于上腭中线的良性骨性隆起，其发生缓慢且无症状（图 110.2）。下颌隆突为双侧分布的无症状的良性骨性隆起，位于两侧前磨牙舌侧。

通过放射线检查可确诊。一般无需手术，只有对义齿造成严重影响时，才会切除或部分切除。极少情况下需排除其他疾病，如加德纳（Gardner）综合征和家族性息肉病。

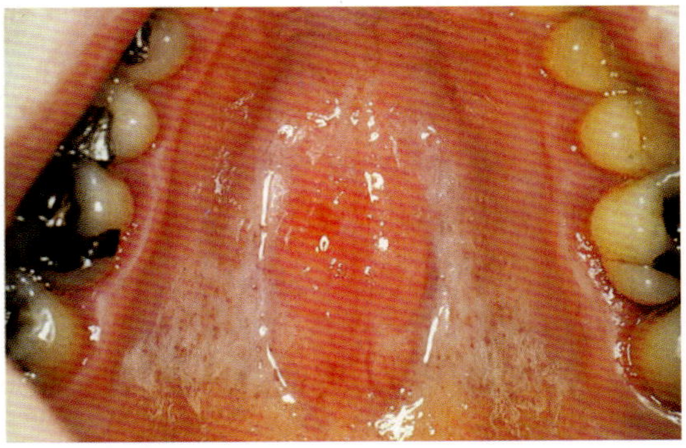

图 110.2　腭隆突

影响口腔黏膜或唇的疾病

水疱、糜烂和溃疡

水疱可能由烧伤或黏液囊肿引起。大多数黏液囊肿是因小唾液腺的黏液外渗而致，形成孤立的水疱，通常出现在下唇黏膜。浅表黏液腔可见于口腔或软腭，有时与口腔扁平苔藓有关。然而，影响口腔黏膜最重要的大疱性疾病是类天疱疮（包括瘢痕性类天疱疮）和天疱疮（框图 110.1）。黏膜类天疱疮的大疱可为血疱或水疱，前者需排除出血倾向。血疱也可由局部口腔紫癜（出血性大疱性咽峡炎）或淀粉样变引起。天疱疮的大疱很少见，因为它很快破裂而形成溃疡。大疱性表皮松解症和多形红斑（EM）可表现为口腔大疱或小水疱，但溃疡更为常见。小水疱可见于病毒感染，特别是单纯疱疹性口炎、水痘、疱疹性咽峡炎和手足口病。

框图 110.1　可引起口腔溃疡的全身性疾病

- 微生物疾病
  - 疱疹性口炎
  - 水痘
  - 带状疱疹
  - 手足口病
  - 疱疹性咽峡炎
  - 传染性单核细胞增多症
  - HIV 感染
  - 结核
  - 梅毒
  - 真菌感染（罕见）

（续框图）

- 恶性肿瘤
- 皮肤病
  - 糜烂性扁平苔藓和慢性溃疡性口炎
  - 天疱疮
  - 类天疱疮
  - 多形红斑
  - 疱疹样皮炎和线性 IgA 病
  - 大疱性表皮松解症
  - 其他皮肤病
- 血液病
  - 贫血
  - 白血病
  - 中性粒细胞减少症
  - 其他白细胞减少症
- 胃肠道疾病
  - 腹腔疾病
  - 克罗恩病
  - 溃疡性结肠炎
- 风湿性疾病
  - 红斑狼疮
  - 贝赫切特综合征（白塞病）
  - Sweet 综合征
  - 反应性关节炎
- 药物
  - 细胞毒素，非甾体抗炎药，尼可地尔，阿仑膦酸盐和其他制剂
  - 肢痛症
- 放射治疗
- 不确定发病机制的疾病
  - 出血性大疱性咽峡炎
  - 嗜酸性粒细胞增多症
  - 嗜酸性溃疡
  - 坏死性涎腺化生

口腔溃疡通常由创伤或复发性口疮引起。恶性肿瘤可表现为溃疡。各种感染或全身性疾病，尤其是血液、胃肠道或皮肤系统的疾病，以及药物和辐射均可导致口腔溃疡（见框图 110.1）。

肿块和肿胀

黏膜肿胀可发生于创伤后、异物置入（包括美容置入物）以及血管性水肿、克罗恩病、口面部肉芽肿、结节病、多血管炎肉芽肿病（GPA）（以前称为 Wegener 肉芽肿病）、淀粉样变和其他疾病。局部肿胀可能是局部病因（包括美容性填充物），也可能是肿瘤、全身性疾病或药物而引起（图 110.3）。

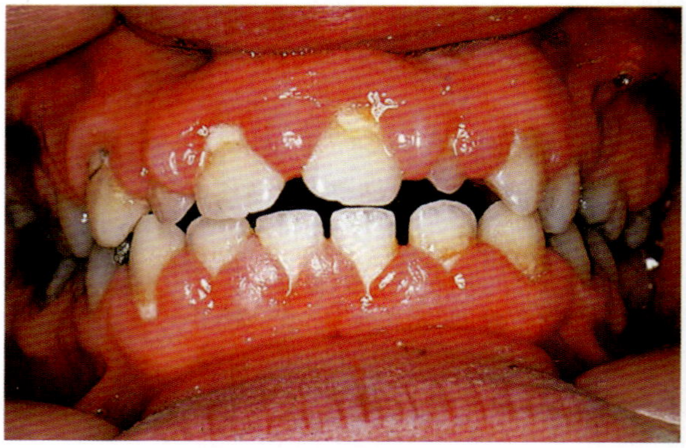

图 110.3　苯妥英治疗中出现的牙龈增生。该患者同时叶酸缺乏，导致上颌颊前庭出现溃疡

色素沉着

色素沉着常见于有色人种（白种人亦可见）（图 110.4）。其他常见原因包括汞合金的文身和黑素斑。

需排除艾迪生（Addison）病、卡尼（Carney）综合征、卡波西肉瘤、黑素瘤、Laugier-Hunziker 综合征、色素失禁症和其他原因。波伊茨-耶格（（Peutz-Jeghers）病是指口周色素沉着-肠息肉综合征（见第 152 章）。口腔瘀点通常由创伤或吮吸引起。广泛的紫癜通常是由血小板减少症/血小板病引起的出血倾向的表现，也可见于传染性单核细胞增多症、风疹、HIV 感染、白血病或坏血病。瘀点也可发生在淀粉样变。

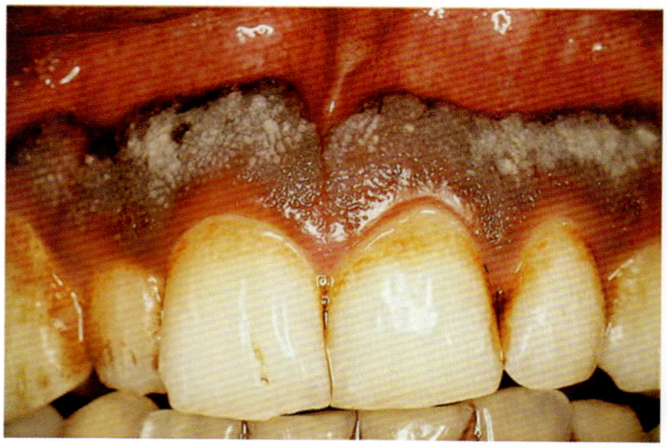

图 110.4　种族遗传的牙龈色素沉着过度。白色损害是由于口腔卫生不好、残渣堆积所致

红斑

红色损害可能是炎性的，或提示红细胞增多症、血管瘤或肿瘤如癌、GPA 或卡波西肉瘤[1,2]。放化疗可以诱发黏膜炎，引起黏膜弥漫红斑、随后糜烂/溃疡。

广泛的红斑，尤其是伴疼痛者，通常是由原发性单纯疱疹性口炎或黏膜皮肤疾病如扁平苔藓或黏膜类天疱疮引起，较少由天疱疮或其他皮肤病引起，偶可由过敏反应引起。念珠菌病可能导致红色损害，其中一些可能会疼痛。

局部的红斑可能是游走性红斑、增殖性红斑、癌、念珠菌病、扁平苔藓、红斑狼疮、卡波西肉瘤或上皮样血管瘤病。地图舌（游走性红斑）通常会引起舌背的红斑，一般无症状。在地图舌上可看到斑片状舌乳头脱失，而铁、叶酸或维生素 B_{12} 缺乏也可引起舌乳头脱失、形成红舌，以上病变均称为“舌炎”。卡波西肉瘤可表现为红色、紫色、褐色或蓝色的斑疹或结节，也可表现为上皮样血管瘤病。遗传性黏膜上皮异常增生是口腔红斑的罕见原因。

毛细血管扩张可能是遗传性出血性毛细血管扩张、原发性胆汁性肝硬化或系统性硬化的表现，也可能是放疗后的表现。血管瘤通常是孤立的，偶可向深部累及，罕见的可累及同侧脑膜而产生面部血管瘤和癫痫，有时会伴有学习障碍（Sturge-Weber 综合征）。口腔内血管瘤可见于 Maffucci 综合征。

白斑（框图 110.2）

鹅口疮（急性念珠菌病）是一种“患病的疾病”并产生口腔白斑。HIV 感染引起毛状白斑，有时在 Epstein-Barr 病毒（EBV）感染的舌部可出现白色皮疹。

白斑常与摩擦或吸烟有关，偶见于梅毒、念珠菌病或慢性肾衰竭，但大多数病例是特发性的。扁平苔藓和红斑狼疮可表现为口腔白斑。少数情况下，苔藓样病变与各种药物、肝脏疾病或移植物抗宿主病（GVHD）有关。肿瘤也可出现白斑。

极少数白斑为遗传因素所致，如白色海绵状痣和先天性角化不良等[1-8]。

框图 110.2 口腔白色损害的主要原因

- 局限性
  - 白垢
  - 念珠菌病
  - 摩擦性角化病
  - 吸烟者角化病
  - 特发性角化病
  - 癌症
  - 烧伤（包括鼻烟和可卡因）
  - 皮肤移植
- 系统性
  - 念珠菌病
  - 扁平苔藓
  - 红斑狼疮
  - 乳头状瘤（部分）
  - 毛状白斑（主要是艾滋病）
  - 梅毒性角化病
  - 慢性肾衰竭
  - 遗传性病变（如白色海绵状痣）

影响口腔黏膜或唇的遗传性疾病

本节主要讨论由于遗传因素引起的肿块和肿胀、色素性皮损、红色损害、水疱糜烂损害、白色或发白损害等一些口腔皮肤病。疾病按英文首字母顺序排列，以方便检索。

肿块和肿胀

血管性水肿（遗传性）

同义名

- C1-酯酶抑制药缺乏症

遗传性血管水肿（HANE）是一种罕见的常染色体显性遗传疾病，由 C1 抑制药缺乏引起。该病类似过敏性血管水肿（见第 43 章），而表现更为严重，可因轻微的创伤而引起唇、口、面部、颈部及四肢、胃肠道水肿[1,2-5]。

钝伤是最常见的发病诱因。牙科治疗的创伤是强有力的诱因，有时发病与情绪、压力相关。水肿可持续数小时甚至长达 4 天。累及气道时尤为危险。

第10部分

在某些家庭中死亡率可能高达 30%，但如果能避免紧急情况或经有效治疗，该病可明显延长生存期。

诊断

在 85%的病例中，血浆 C1-酯酶水平降低（1 型遗传性血管性水肿），而在另外 15%的病例中，该酶存在但功能紊乱（2 型遗传性血管性水肿）。两型均有血浆 C4 水平下降，而 C3 水平正常。

治疗

C1-酯酶浓缩物可用于治疗[3,6-10]。纤溶酶原抑制药如氨甲环酸可用于缓解发作[3,11]。更有效的药物是雄激素类固醇达那唑和康力龙（斯坦诺唑），可使血浆 C1-酯酶抑制药水平升高至正常[1,2-4]，但目前治疗上仍以 C1-酯酶浓缩物或艾卡拉肽（ecallantide）为主[12,13]。

局灶性皮肤发育不全

同义名

• Goltz-Gorlin 综合征

局灶性皮肤发育不全是一种罕见的、可能是 X 连锁的遗传性皮肤病[1-3]，为中胚层起源的组织和器官的发育异常，因此可发生于眼、皮肤、肌肉骨骼系统、中枢神经系统（CNS）和口腔。

口腔黏膜和唇处乳头状瘤、牙异常、唇腭裂为口腔的主要病变[2-6]。约半数患者有牙异常，包括牙髓发育不良、牙釉质缺损和牛齿症[7-10]。

黑棘皮病

口腔乳头状损害可能是家族性[1,2]和恶性[1,3-8]黑棘皮病的特征。继发于肿瘤的黑棘皮病（恶性黑棘皮病）患者中 30%～50%有口腔损害，主要累及舌和唇。

淋巴管瘤

淋巴管瘤在口腔中并不常见，至少有一些是错构瘤，许多是与血管瘤相似的结构。临床上淋巴管瘤与之相似，具有“蛙卵”外观，但淋巴管瘤内含有淋巴管而非血管（图 110.5）。

淋巴管瘤通常是孤立的，主要发于舌头，偶尔与囊性水肿相关[1-7]。一项研究发现，约 4%的黑种人新生儿的牙槽嵴上有蓝色半球形淋巴管瘤[3]，通常为

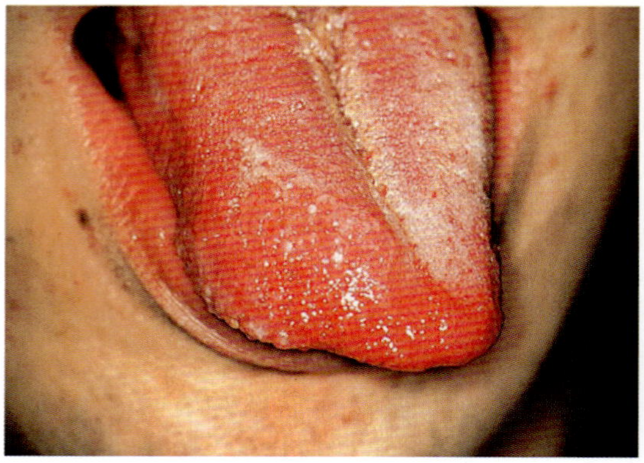

图 110.5 舌淋巴管瘤常见部位

双侧，常可自行消退。

对比增强 T_1 加权磁共振成像（MRI）可用于区分淋巴管瘤和深部血管瘤[8]。小的淋巴管瘤不需要治疗。而对于较大的病变，尽管冷冻疗法、激光治疗和硬化疗法可能有用，并且近期有用射频消融治疗的报道[7,9]，但仍需考虑手术切除。

有许多报道对新生儿牙槽嵴上出现淋巴管瘤的描述[3,10,11]。

皮样囊肿

皮样囊肿是一种错构瘤，为发育病变，通常发生在颈部中线、舌骨肌上方。偶可发生在其他地方，如舌、窦，极少发生于腮腺[1-7]。

皮样囊肿通常在 10 岁以后变得明显，导致舌抬高。偶可发生感染、引起疼痛。

皮样囊肿的治疗通过手术切除。

舌扁桃体

舌扁桃体是舌后 1/3 的淋巴组织，前界为轮状乳头，后为会厌[1,2]。其常在中线被韧带分开（图 110.6）。一般情况下舌扁桃体很小且无症状，但在过敏体质、服用苯妥英或某些感染的患者中，其体积可增大，可充满会厌谷并触碰会厌。若舌扁桃体过大，可能会引起球样异物感、声音改变、阻塞性睡眠呼吸暂停或气道阻塞[3-8]。随着年龄的增长，舌扁桃体趋于退化。

偶可出现舌扁桃体炎，表现为舌红肿、疼痛、发热和中性粒细胞增多[9]。

该结构需与舌部良、恶性肿瘤及舌甲状腺鉴别，舌扁桃体的对称性及其于中线处分裂是有意义的诊

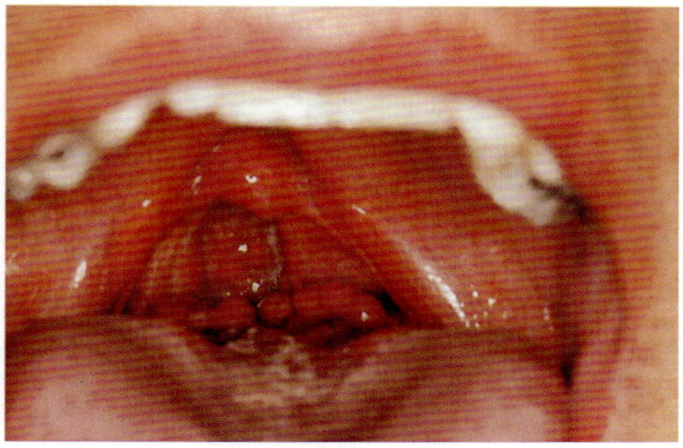

图 110.6 舌扁桃体，界限清楚的中线沟（由英国布里斯托尔皇家医务室 C. T. C. Kennedy 博士提供）

断指标。

舌扁桃体肿大引起症状时需要治疗。由于舌根供血丰富，手术可能很危险。电灼和冷冻治疗通常被认为是更安全的治疗方法[1,10,11]。

成人睡眠呼吸障碍患者出现的胃食管反流和体重指数异常，可能与舌扁桃体肥大有关[12]。

舌甲状腺

临床上异位甲状腺组织很少出现在口腔，但10%左右的尸体舌部含有甲状腺组织。舌甲状腺位于舌根中线、界沟和会厌之间的盲孔处，为一表面光滑的肿块，通常无临床症状[1-5]，偶可引起吞咽困难、咳嗽、疼痛，极少情况下引起气道阻塞[1-11]。

并非所有舌甲状腺组织都具有功能，且其功能随着年龄增长而下降。当促甲状腺激素水平较高时，需要补充甲状腺激素[1,12]。尽管有滤泡癌的报道，舌甲状腺一般罕有恶变。在考虑通过手术或放射性碘治疗舌甲状腺之前，MRI 和 ^{99m}Tc 经皮闪烁扫描对于确保颈部正常甲状腺组织的存在非常重要[1,2,13-18]。如果认为切除是合适的，建议使用显微镜或机器人内镜辅助下行经口舌甲状腺全切术[19]。

多发性黏膜神经瘤综合征

多发性内分泌肿瘤（MEN）综合征的 2b 型（也称为 3 型）为常染色体显性遗传，虽偶有新类型病例发生。该基因位点位于 RET 原癌基因突变的第 10 号染色体上。

多发性内分泌肿瘤 2b 型以甲状腺髓样癌和嗜铬细胞瘤为特征，伴有多发性黏膜神经瘤和一种异常表现型——面部外形异常，表现为嘴唇厚实而轻微外翻，常因多发性神经瘤而表面略凹凸[1-4]。这些实际上是神经轴突、施万细胞和神经节细胞在黏膜和黏膜下增殖形成的错构瘤。

病变也可累及舌和连合处，但较少发生在颊黏膜、牙龈、上腭、咽或喉部（图 110.7）。

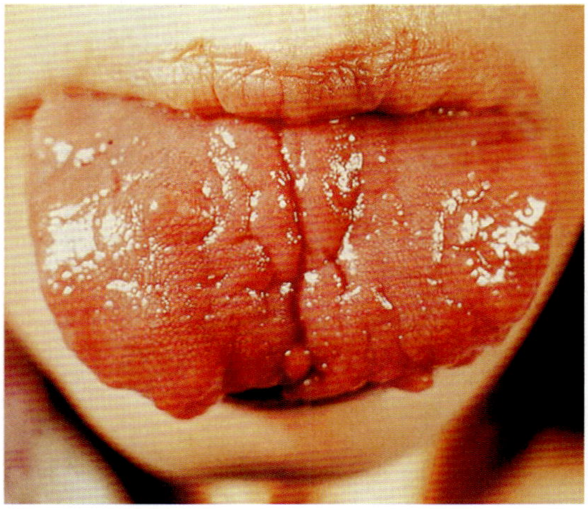

图 110.7 多发性内分泌肿瘤综合征（2 型）患者的唇和舌处可见多个神经瘤（由英国布里斯托尔布里斯托尔皇家医院 M. Hartog 博士提供）

大多数患者有马方综合征样虚弱体质，具有上腭高弓、漏斗胸、蜘蛛样指（趾）、脊柱后凸，但未见马方综合征的晶状体半脱位及心血管异常[5-12]。鉴别诊断包括多发性特发性黏膜神经瘤和多发性错构瘤综合征（Cowden 综合征）[13,14]。

色素性损害（框图 110.3）

大多数口腔色素沉着是由种族因素引起的（见图 110.4），许多其他原因也可导致，尤其是各种药物如抗疟药、伊马替尼等。主要见于非洲或亚洲人，地中海裔患者也可发现种族色素沉着，有时也可见于一些肤色较浅的人。色素沉着最明显的是前牙龈和腭黏膜，通常是对称分布的。色斑也可见于其他部位。患者有时在成年后注意到该色素沉着，遂误认为是后天获得的而非先天性病变。

框图 110.3 黏膜色素沉着的原因

- 局限性
  - 汞合金文身
  - 雀斑

第10部分

（续框图）

- 痣
- 恶性黑素瘤
- 卡波西肉瘤
- 波伊茨-耶格(Peutz-Jeghers)综合征
- Laugier-Hunziker 综合征
- 黑素斑
- 黏液瘤-色素沉着与内分泌亢进三联征

• 泛发性
- 种族
- 局部刺激，如吸烟
- 药物，如吩噻嗪、抗疟药、米诺环素、避孕药、甲苯妥英
- 艾迪生(Addison)病
- 纳尔逊(Nelson)综合征
- 异位促肾上腺皮质激素(如支气管肺癌)
- 重金属
- 奥尔布赖特(Albright)综合征
- 其他罕见原因，如血色素沉着症、泛发性神经纤维瘤、色素失禁症
- 恶性黑棘皮病

黑子病

黑子病包括波伊茨-耶格(Peutz-Jeghers)综合征、LEOPARD 综合征(雀斑、心电图改变、宽眼距、肺动脉狭窄、生殖器异常、生长迟缓、耳聋)、动脉夹层-着色斑病综合征、Laugier-Hunziker-Baran 综合征、考登(Cowden)病、Ruvalcaba-Myhre-Smith(Bannayan-Zonana)综合征和面正中黑子病、良性斑状黑子、节段性雀斑样痣等，以上均可能与多种发育缺陷有关。

面正中黑子病

同义名

- Touraine 面正中黑子病

面正中黑子病[1,2]与骨骼异常、先天性畸形、内分泌功能障碍和神经系统疾病有关。

黏液瘤-色素沉着与内分泌亢进三联征

同义名

- Carney 综合征
- 卡尼综合征

Carney 综合征基因 1 位于 17q22-24，它编码蛋白激酶 A(PRKAR1A)的 1A 型调节亚单位，具常染色体显性性状。在 Carney 综合征中，约 2/3 的患者观察到 PRKAR1A 杂合失活突变。Carney 综合征引起心脏和皮肤黏液瘤、乳腺黏液样纤维腺瘤、皮肤斑点状色素沉着、原发性色素性结节状肾上腺皮质病、睾丸 Sertoli 细胞肿瘤和生长激素分泌型垂体腺瘤。可伴有口腔色素沉着和黏液瘤[1-5]。

Carney 综合征中的色素沉着多发生于面部，约 35%发生在唇红上；口腔内色素沉着通常见于上腭及舌，约 8%者发于口腔黏膜，另约 2%的患者有口腔黏液瘤[2]。与 Peutz-Jeghers 综合征不同，Carney 综合征的色素沉着更多见于结膜而非口腔内，同时还伴有其他表现。

之前被描述为 NAME 综合征(痣、心房黏液瘤、黏液样神经纤维瘤、雀斑)和 LAMB 综合征(黑子、心房黏液瘤、黏膜皮肤黏液瘤、蓝痣)的案例可能就是本病，与 LEOPARD 综合征和伴发黑子病的动脉夹层综合征也有密切的相似之处。

黑人遗传性黑子病

这种常染色体显性疾病的特征是面部、唇、四肢、臀部和掌跖部散在分布小的色素沉着斑[1]。未见口腔黏膜损害及内脏病变的报道。

本病可能与其他黑子病相似，尤其是波伊茨-耶格(Peutz-Jeghers)综合征、面正中黑子病征和 Carney 综合征。

Laugier-Hunziker 综合征[1-12]

同义名

- Laugier-Hunziker-Baran 综合征

Laugier-Hunziker 综合征表现为唇、口腔黏膜和甲色素沉着。类似该病或 Peutz-Jeghers 综合征的表现，被称为特发性黑子样色素沉着[1-8]，表现为口腔、阴唇、肛周和指部黑子样色素沉着斑。既往也有类似的报道[9-11]。有使用 Q 开关 Nd-YAG 激光治疗该病[12]及激光治疗后复发[12]的报道。

黑子

黑子是一种后天性小而扁平、褐色至黑褐色、无

第10部分

症状的、不易变化的良性病变[1-4]。口腔损害类似于雀斑、小痣。

在任何年龄的正常人中，约 3%可见黑子。黑子为含黑素细胞聚合而成，通常是孤立、散在分布，呈褐色。一般直径小于 2cm，多见于唇、牙龈、颊黏膜或上腭。唇部的皮损大部分位于下唇红中线附近，大多数为孤立的，白种人多见，颜色从褐色到黑色不等[1,5,6]。偶见于 HIV 感染者[7]。

临床上，黑子类似于其他病变，如早期黑素瘤和雀斑，后者夏季颜色加深、冬季颜色可变淡。组织病理学上，黏膜上皮基底层色素沉着增多，上皮嵴处尤甚，余处均正常。无痣细胞或被拉伸的上皮嵴[3]。在上皮基底层和(或)上层固有层中有黑素。偶可与黑斑病(Laugier-Hunziker 综合征，见下文)并见。

黑子可切除以排除黑素瘤，或出于美容原因切除，也可通过激光去除或用口红遮盖[8-12]。

痣

色素痣在口腔黏膜中的发病率远低于皮肤。约一半的痣在组织学上为皮内痣(黏膜内痣)，1/3 是蓝痣，其余多为复合痣，还有一些是交界痣。

病理：痣由含黑素的细胞增多而形成，呈扁平或凸起，短期内大小或颜色不会变化，无痛，上腭多见。黏膜内痣最常见(约 60%)，另有 25%为蓝痣。复合痣和交界痣在口腔中较少见。黏膜内痣由固有层中的黑素细胞组成，不涉及上皮细胞。蓝痣由固有层内的梭形细胞组成。交界痣由上皮-间质交界处的良性痣细胞簇组成，固有层未涉及。

临床表现：色素痣多见于唇红唇缘和上腭或颊黏膜[1,2]，通常呈褐色、黄色，短期内大小或颜色不会变化，无痛。预后良好。

处理：虽然没有证据表明大多数色素痣会发展为黑素瘤[3]，但有人担心交界痣可能是一个危险因素，尽管证据不支持这一观点[4]。

然而，色素痣可能与黑素瘤相似，如果及早发现口腔黑素瘤，所有色素性口腔病变均应考虑。因此，建议切除活检以排除恶性肿瘤[3]，也可出于美容原因而进行活检。当皮损变凸起或结节时，切除活检尤为重要[2,3]。

波伊茨-耶格(Peutz-Jeghers)综合征

波伊茨-耶格综合征具有常染色体显性遗传特性，为丝氨酸/苏氨酸激酶 11(STK11)突变。其特征为胃肠道息肉、皮肤黏膜尤其是口周皮肤色素沉着，并有特定肿瘤的风险增加(见第 152 章)。受影响的人主要在口腔、鼻和眼周有散在的褐色至蓝黑色斑。约 98%患者的唇部，尤其是下唇有色素斑(图 110.8)。与口周病变不同，口腔内棕色或黑色斑在青春期后不会消退。在患者亲属中也可见到黏膜和面部色素沉着斑[1-3]。

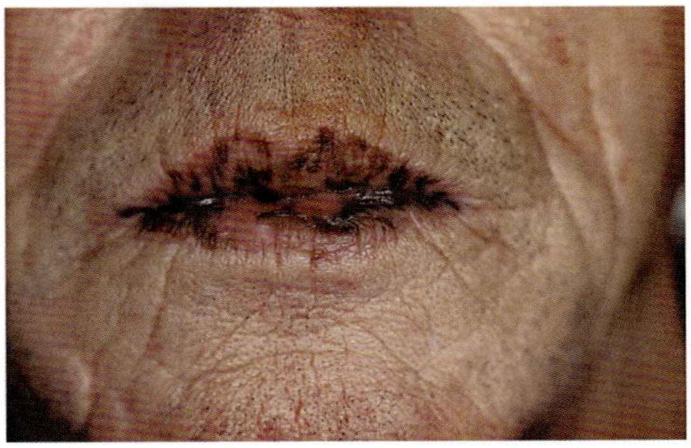

图 110.8　波伊茨-耶格(Peutsz-Jeghers)综合征

肠息肉主要发生在小肠，很少发生恶变，若出现肠套叠，则需手术治疗。胃肠道和胰腺、乳腺和生殖器官肿瘤的风险略有增加[4-9]。

红宝石和氩激光被用于治疗唇和口腔黏膜的色素沉着[10](见第 160 章)。

弹性假黄瘤

见第 96 章。

红色损害

良性游走性舌炎(地图舌)

同义名
- 舌部游走性红斑
- 地图舌

舌的良性炎症病变表现为地图样红斑，其大小、形状和位置不固定。舌部游走性红斑与皮肤游走性红斑无关。

概述

地图舌的特征为地图状的红色区域，其上丝状乳头的厚度变薄；或呈圆形，有时为扇形红色的区域，边缘呈白色(图 110.9 和图 110.10)。皮损表现每天都在变化，甚至在几个小时内发生改变。

第10部分

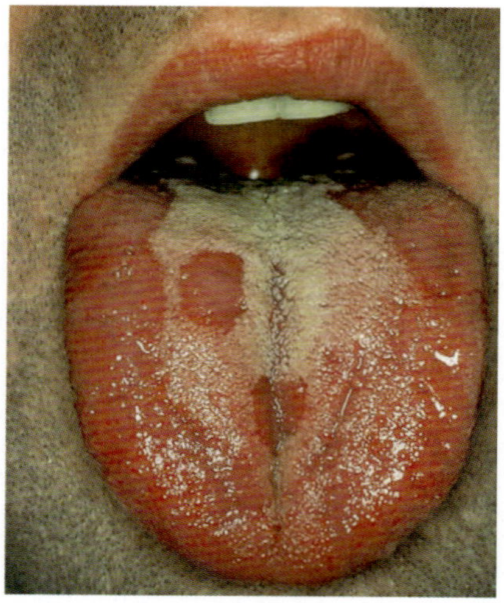

图 110.9 典型地图舌(舌部游走性红斑)

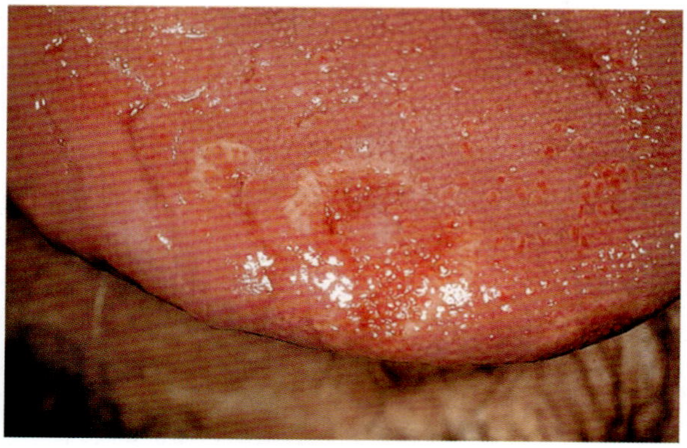

图 110.10 不典型舌部游走性红斑

流行病学

本病常见,发病率为 1%～2%[1-4]。

年龄

本病可发于任何年龄,有时可于正常状态下数十年而突发此症,具体原因尚不清楚。

病理生理学

病变中心上皮变薄并炎性浸润,主要为中性粒细胞[1,2]。

遗传学

该病可能有家族史。有报道与人类白细胞抗原(HLA)B15 和 DR7 相关[5]。

环境因素

一些患有舌部游走性红斑的患者有过敏症,如花粉热(过敏性鼻炎)。少数患者与特定食物(例如奶酪)或压力相关。

临床表现

地图舌一般无症状或引起舌痛[6,7-9]。少数情况下,其他部位如唇黏膜或腭黏膜可有与地图舌类似病损。舌通常(但并非总是)与其他部位同时受到影响[10]。无并发症。

检查

临床检查可与扁平苔藓、念珠菌病、银屑病、反应性关节炎、幼虫移行症或营养缺乏性舌炎相鉴别。许多患有裂纹舌(阴囊舌)的患者也有舌部游走性红斑。反应性关节炎(曾称 Reiter 综合征)、泛发性脓疱性银屑病和 Hallopeau 连续性肢端皮炎也可能出现类似的口腔病变[6,11-13]。有报道称与糖尿病相关[14,15],但可能是巧合而已。

治疗

无全身性疾病的患者可不必担忧。该病无有效治疗方法,0.15%盐酸苄达明喷雾剂或漱口剂或可缓解症状[16]。目前有局部使用 0.1%他克莫司治疗[17]的报道,可能与美国食品药品管理局(FDA)的一个建议相关。

遗传性出血性毛细血管扩张症

同义名

- Osler-Rendu-Weber 综合征

遗传性出血性毛细血管扩张症主要由 *ENG* 和 *ACVRL1* 突变引起,两者都属于转化生长因子(TGF)β 信号通路。该病的特征是唇、口周皮肤、口腔和鼻黏膜[1,2]以及胃肠道出现多发性毛细血管扩张。偶可出现结肠或肝脏并发症。口腔出血可通过冷冻疗法、烧灼、红外线凝固、Nd-YAG 激光或强脉冲光[7-9]及血管内皮生长因子(VEGF)抑制药贝伐单抗[10]控制,后者可减少鼻出血、毛细血管扩张和缺铁性贫血。

血管瘤

血管瘤通常呈深红色或蓝紫色,受压后褪色,触诊不到,与黏膜平齐,或表面呈分叶状,或凸起[1,2]。大多数都很小,无甚影响[1,3]。

大多数血管瘤是孤立的,少数可能是多发和(或)为广泛综合征的一部分,如马富奇(Maffucci)综合征[4,5]。面部大面积的血管瘤可累及唇,可能与斯德奇-韦伯(Sturge-Weber)综合征(图 110.11)[4]、丹迪-沃克(Dandy-Walker)综合征或其他颅后窝畸形有关[6,7]。

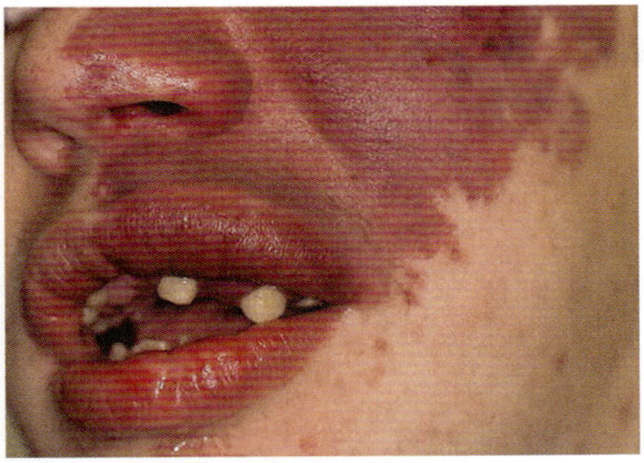

图 110.11 斯德奇-韦伯(Sturge-Weber)综合征中累及唇部的血管瘤

血管瘤存在外伤的风险，如果受损（如拔牙过程中）则易出血过多。口腔血管瘤偶可发生静脉石病。

怀疑血管瘤的口腔病变不应常规活检，观察相对来言更为安全。应排除卡波西肉瘤和上皮样血管瘤病。静脉注射造影剂后，T_2 加权 MRI 显示血管瘤与高信号区对应的区域增强。

口腔血管瘤若无症状则不需治疗。小的血管瘤最好用冷冻或激光治疗，大者通过血管结扎或血管填充栓塞治疗。

Sturge-Weber-Krabbe 综合征

斯德奇-韦伯(Sturge-Weber)综合征三叉神经区的血管瘤通常为单侧，可累及口腔，很少累及骨骼[1-7]（见第 73 章）。它可能与受累组织的肥大增生有关；如果患者接受苯妥英治疗，则可能与牙龈增生有关[3,4]。

血管骨肥大(Klippel-Trenaunay-Weber)综合征(见第 73 章)

曾报道该综合征有颊黏膜和舌部血管瘤，合并有巨舌症、上颌骨增生和前牙开合[1-8]。需注意拔牙后出血的问题[8,9]。

蓝色橡皮疱样痣综合征(见第 73 章)

同义名
- Bean 综合征

可见口腔部位血管瘤[1-5]。

静脉血管球瘤畸形

静脉血管球瘤畸形是皮肤血管球瘤的口腔播散变异。有一些使用连续脉冲染料 Nd-YAG 激光治疗的成功案例[1]。

马富奇(Maffucci)综合征

可见口腔部位血管瘤[1-5]。

黏膜上皮发育不良

遗传性黏膜上皮发育不良是一种常染色体显性遗传的黏膜发育不良综合征，累及口腔、鼻、阴道、尿道、肛门、膀胱黏膜和结膜，引起白内障、毛囊角化、非瘢痕性脱发和终末性肺部疾病[1-5]。

病理：该病症可能是桥粒和缝隙连接结构的上皮细胞缺陷。在组织化学上，缺乏角质和角质化。电子显微镜显示桥粒和缝隙连接异常，缺乏角质透明颗粒，桥粒少，细胞间积聚，胞质空泡化，细胞质中形成类似桥粒和缝隙连接的条带及丝状纤维聚集。个别细胞存在棘皮松解和良性角化不良[1,2]。组织学上，黏膜上皮表现为细胞黏着障碍、上皮层变薄及角化不良。黏膜 Papanicolaou 染色涂片显示上皮细胞欠成熟、胞质空泡化、胞质缺乏，部分细胞角化不良。

临床表现：通常在婴儿期即可观察到眼周黏膜红色损害，并可持续终身。口腔病变为无痛性红色斑疹或斑丘疹，主要见于上腭和牙龈[3-5]。

婴儿时期严重的畏光、流泪和眼球震颤预示着角膜炎、角膜血管化和晶状体白内障的发生。

此外，可能存在各种心肺并发症，尤其是可能致命的大疱性肺病——自发性气胸和大疱性肺气肿，最终成为肺心病。慢性鼻漏和反复上呼吸道感染常发展为双侧肺炎。还可见脱发、腹泻、失眠、遗尿、脓尿和血尿。

静脉黏膜畸形

静脉黏膜畸形常见于包括口腔在内的黏膜上，呈浅紫色，较静脉血管球瘤畸形色浅，可被压缩，无痛。

根据血管瘤在口腔位置及无临床症状，可与静脉血管球瘤畸形区分。本病无胃肠道血管瘤，可与蓝色橡皮疱样痣综合征相鉴别；无肢端肥大，可与 Klippel-Trenaunay 综合征相鉴别；无多汗症，且 D-二聚体正常，可与 Bean 综合征相鉴别。静脉黏膜畸形是一种罕见的常染色体显性病症，具有不完全外显率，仅有约 20 个家庭的报道。本病与酪氨酸-蛋白激酶内皮细胞受体(TEK/TIE2；9p21)中的氨基酸取代有关。约 90%的 *TEK* 基因突变个体在 20 岁时发生静脉黏膜畸形，约 10% 的人临床上不受影响。治疗采用乙醇硬化疗法。当 D-二聚体水平升高，表明凝血激活，可以使用低分子量肝素。考虑凝血倾向，女性应避免使用雌激素高的口服避孕药。

Resources

Further information

http://www.orpha.net/consor/cgi-bin/OC_Exp.php?lng=en&Expert=2451 (last accessed December 2014).

Wiskott-Aldrich 综合征（见第 82 章）

Wiskott-Aldrich 综合征表现为血小板减少症、免疫缺陷和湿疹，可出现口腔瘀点和感染如念珠菌病等[1-4]。

大疱性疾病

肠病性肢端皮炎

肠病性肢端皮炎是一种罕见的常染色体隐性遗传性先天性代谢异常性疾病，引起锌吸收不良和严重的锌缺乏，主要见于早产儿[1-8]。

临床表现：婴儿期常见腹泻、情绪变化、厌食和神经紊乱，而幼儿和学龄儿童则普遍存在生长迟缓、脱发、体重减轻和反复感染。患者可见口周水疱性皮炎，一般不累及唇红[2]。生长期间缺锌会导致男性性腺发育不足。锌缺乏的其他影响包括皮肤变化、贪欲缺乏、精神不振、伤口愈合迟缓、神经感觉障碍和细胞介导的免疫障碍。严重的皮肤损伤和伤口愈合不良可导致死亡。

诊断：粒细胞和淋巴细胞中锌水平的测定较血浆锌测定更为可靠。如有疑问，可用放射性同位素（^{65}Zn 或 ^{69m}Zn）进行锌吸收试验。碱性磷酸酶水平降低。

治疗：口服硫酸锌 2mg/kg，每日 1 次，至少至成年以后。

大疱性表皮松解症（见第 71 章）

大疱性表皮松解症以水疱为特征，有时在水疱形成前会伴有白斑，其发展迅速，尤其在外伤部位。水疱破裂会产生溃疡，通常会遗留瘢痕，尤其是隐性营养不良型[1-9]。口腔病变在营养不良型和致死性大疱性表皮松解症中相当常见，少见于单纯型，而浅表型除外，约 70% 浅表型的患者可见口腔损害[2,10-13]。总体而言，约 30% 的大疱性表皮松解症患者存在口腔黏膜病变[1-5]。有口腔鳞状细胞癌的易感性，主要为 Hallopeau-Siemens 型。

牙齿发育不全和其他缺陷，以及牙齿延迟萌出也可能是本病的特征，尤见于交界型大疱性表皮松解症（表 110.3），且由于难以保持足够的口腔卫生，容易患龋齿[4,7]。

隐性营养不良型大疱性表皮松解症患者由于严重的口咽和食管水疱或瘢痕形成，导致食物摄入减少而出现严重的生长抑制，其上颌骨和下颌骨比正常小[8,14-17]。通过（颌骨）置入物等方式治疗有所改善[17-19]。

表 110.3 总结了该病的各种遗传类型的口腔表现，在第 50 章专门讨论大疱性表皮松解症。

表 110.3 大疱性表皮松解症(EB)口腔表现

类型	EB 亚型	黏膜损害	牙齿发育不全
Ⅰ. 表皮松解型（单纯型）；常染色体显性遗传	泛发型（Koebner 型）	±	−
	局限型（Weber-Ccckayne 型）	−	−
	局限型（Kallin 型）	−	无牙症
	伴斑驳色素沉着和点状角化病	+	−
	伴瘀伤（Ogna 型）	−	±
	疱疹型（Dowling-Meara 型）	+	−
	浅表型	+	−
Ⅱ. 交界型；常染色体隐性遗传	泛发型，重度（Herlitz 型）	+	++

（续 表）

类型	EB 亚型	黏膜损害	牙齿发育不全
	泛发型，轻度	+	+
	局限型	±	+
	反向型	±	+
	进展型	+	−
Ⅲ. 皮肤松解型（营养不良型）	增生型（Cockayne-Touraine 型）	±	−
常染色体显性遗传	白色丘疹型（Pasini 型）	+	−
	胫前型（Kuske-Portugal 型）	−	−
常染色体隐性遗传（Hallopeau-Siemens 型）	局限型	+	±
	泛发型	++	++
	损毁型	+++	+++
	反向型	+	−
Ⅵ. 获得型	成人型	±	−
	儿童型	+	−

Felty 综合征

口腔溃疡可见于 Felty 综合征[1-3]。粒细胞集落刺激因子或利妥昔单抗可能是有效的治疗方法[3,4]。

免疫缺陷

口腔溃疡和早发性牙周炎可见于先天性免疫缺陷[1-7,8]，包括 Chédiak-Higashi 综合征、Papillon-Lefèvre 综合征、家族性中性粒细胞减少症、周期性中性粒细胞减少症、Job 综合征、慢性肉芽肿病和糖原贮积病 1B 型。

白色或发白损害

慢性皮肤黏膜念珠菌病

慢性皮肤黏膜念珠菌病包括一系列以慢性念珠菌病为特征的先天性疾病，涵盖口腔、甲和其他部位（另见第 32 章）。在口腔中可见持续粘连的白色病损，通常伴有角膜炎[1-4]；在念珠菌病-内分泌综合征中，也可能有釉质发育不全[5,6]，少见口腔癌[7,8]。在慢性黏膜皮肤病念珠菌病患者中，念珠菌抗原可能引发 T 辅助细胞 2（Th2）而非 Th1 细胞因子反应[9-12]。STAT1 过度磷酸化和 IL12R/IL23R 信号缺陷，可能是常染色体显性遗传病，比如慢性黏膜皮肤念珠菌病的免疫缺陷机制[13]。

Clouston 综合征

Clouston 型出汗性外胚叶发育不良是一种常染色体显性遗传性皮肤病，在法裔加拿大人群中最常见。特征为掌跖角化过度、毛发缺陷、甲发育不良和口腔白色损害。颊黏膜、腭、舌和其他部位可出现弥漫性白色损害，但恶性肿瘤的报道很少见[1-3]。

Darier 病（见第 66 章）

高达 50% 的 Darier 病患者可出现口腔损害。皮肤症状越严重的患者口腔变化越明显，通常表现为扁平的、融合的红色斑块，最终变白并影响舌、腭和牙龈背部的角化黏膜（图 110.12），临床上类似烟碱性口炎[1-6]。唾液导管异常，包括周期性狭窄和压痕的扩张，可能影响主导管[7,8]。有关于恶性肿瘤的报道[9]。

先天性角化不良

同义名

- Zinsser-Engman-Cole 综合征

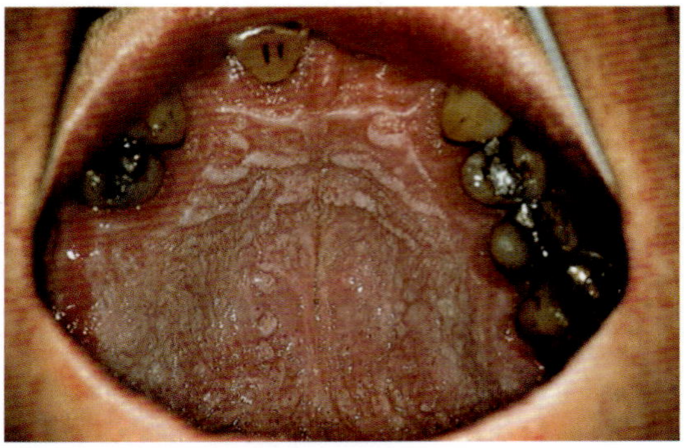

图 110.12 Darier 病：口腔白色损害，类似于烟碱性口炎

先天性角化不良通常发生在 5—10 岁，舌、有时为颊黏膜和腭发展为具有恶性潜能的弥漫性白色损害[1,2]。病变类似黏膜白斑或扁平苔藓，表现为非特异性角化过度，颗粒层增厚和轻度棘层肥厚[1-5]。

其他表现包括黏膜、皮肤和附属器的病变，以及骨髓功能障碍[6,7]。罕见的口腔特征包括牛齿症或低钙化牙齿和黏膜色素沉着过度。

局灶性掌跖和口腔角化过度综合征

同义名
- 掌跖角化病

手掌和足底受力区域的局灶性角化过度，伴牙龈附着处角化过度，偶可见于其他部位。为常染色体显性遗传[1-4]。

Fordyce 点（皮脂腺异位症）

定义和命名

Fordyce 点为皮脂腺，不与毛囊相连；皮脂腺内含中性脂质，类似于皮肤皮脂腺中的脂质[1]。

同义名
- Fordyce 颗粒

概述

Fordyce 点是在颊黏膜或唇黏膜下方处的淡黄色小丘疹。

流行病学

发病率

Fordyce 点非常普遍，约 80% 的人有此损害。

年龄

Fordyce 点在儿童中通常不明显（尽管该病变在组织学上存在），一般于青春期后表现出来，在油性肤质的男性以及老年人中尤为明显。

相关疾病

可能与生殖器 Fordyce 点有关，在某些风湿性疾病中皮疹会增多[6]。

临床表现

通常见于颊黏膜，尤其是在连合处（图 110.13），有时见于磨牙后区和上唇[1-5]。

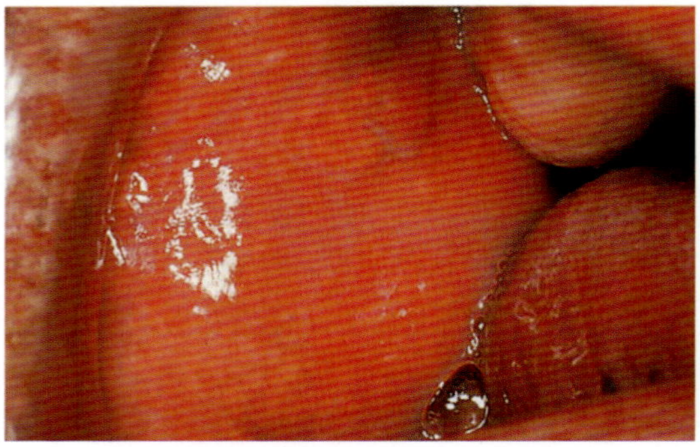

图 110.13 Fordyce 点：颊黏膜处的皮脂腺

治疗

Fordyce 点为良性病变。偶有患者或医师对其担忧，或误诊为鹅口疮或扁平苔藓。偶被误诊为黏膜白斑[7]。

可向患者解释此为生理现象，无需处理。使用异维 A 酸可能会使症状减轻[8]。有报道二氧化碳激光、电灼和刮除以及 5-氨基酮戊酸光动力疗法为有效的治疗方法[9-12]。

遗传性良性上皮内角化不良

同义名
- Witkop-von Sallmann 综合征

病因：遗传性良性上皮内角化不良是一种罕见的良性常染色体显性遗传病，与染色体 4 异常相关，主要见于一些混合种族，大多数分布在美国北卡罗来纳州[1-4]。

病理：表皮明显增生，棘层细胞空泡化，嗜酸性细胞被正常鳞状细胞（“烟草细胞”）吞噬。

临床表现：表现为口腔内光滑、略半透明状的乳白色斑，儿童期即可出现，青春期变得明显。病变主要累及口腔黏膜、唇和舌腹。

眼部病变为具有凝胶状结膜斑的结膜炎，婴儿期尤为明显。可能有畏光，最终角膜受累。

口腔活检通常用于诊断。

治疗：无需治疗。

角膜炎-鱼鳞病-耳聋综合征

同义名

• KID 综合征

角膜炎-鱼鳞病-耳聋综合征（KID 综合征）中可见牙齿发育不良、持续性口腔溃疡、慢性黏膜皮肤念珠菌病和偶发癌[1-3]。

白色水肿

白色水肿不是一种黏膜疾病，仅是对于一些出现在正常颊黏膜中的白色线状（水肿）表现的描述，多见于黑色人种。压迫黏膜时，白线会消退（一种诊查手段）[1-4]。因此应避免与扁平苔藓混淆。

Jadassohn 皮脂腺痣

同义名

• 线状痣综合征

少数皮脂腺痣患者口腔内也可出现纤维上皮瘤样结节，极少仅发于口腔者[1-3]。患者发生皮肤或皮肤附属器肿瘤的风险为 10%～20%[4]。

Olmsted 综合征[1-6]

同义名

• 先天性掌跖和角膜上皮角化不良伴角膜上皮异常增生

口周角化病可能与掌跖角化病和角膜上皮异常增生有关[1-5]，有报道称还与血管瘤和黑素瘤相关[6,7]。

先天性厚甲症

同义名

• Jadassohn-Lewandowsky 综合征

先天性厚甲症是一种与角蛋白 16 突变相关的良性疾病[1-4]。报道有 97% 的先天性厚甲症患者在 10 岁时即有“趾甲增厚-足底角化病-足底疼痛”三联征[5]。其他临床发现包括甲营养不良、口腔白斑角化症、指掌角化症、毛囊角化过度、多汗症、囊肿、声音嘶哑和胎生牙[5]。约 60% 的患者患口腔角化病（有时伴有不适），16% 患有胎生牙或新生儿牙齿，10% 患有角膜炎[5-9]。*KRT6A* 突变患者发生口腔白斑角化症的可能性较高，而 *KRT17* 突变则与胎生牙和囊肿有很强的相关性[5]。

该病无需治疗。胎生牙或新生儿牙齿应向牙科咨询。

皮脂腺瘤

皮脂腺瘤在口腔中非常罕见，其与唾液腺相关，已在颊黏膜一节中描述[1-6]。

胼胝症

胼胝症是一种掌跖角化过度的常染色体显性遗传综合征，可能易患食管癌。尽管该病也有口腔白色损害的描述，但几乎没有证据表明该损害为恶变前的征兆[1-5]（见第 147 章）。

疣状角化不良瘤[1-5]

同义名

• 局灶性棘层松解性角化不良

疣状角化不良瘤，即口腔疣状角化不良或局灶性棘层松解性角化不良，通常认为与毛囊皮脂腺相关，在口腔中很少见，主要表现为牙龈、上腭或牙槽（牙槽嵴）上的结节或丘疹。组织学表现类似于达里尔病（毛囊角化病）和短暂性棘皮松解皮肤病，伴有棘层松解和圆形小体。

白色海绵状痣

同义名

• Cannon 综合征
• 口厚皮病
• 白色皱襞性龈口炎

流行病学

发病率

一种罕见的家族性疾病，为常染色体显性遗传[1,2]。

年龄

通常在儿童期即可见。

相关疾病

类似的病变也可累及上呼吸道、生殖器和肛门。

病理生理学

棘细胞增生、过度水肿，导致编织篮筐样外观（海绵状）。浅层上皮淡染，呈“褪色”外观。

遗传学

角蛋白 k4 和 k13 缺陷，导致异常的丝状聚集[3-8]。

临床表现

白色海绵状痣基本发生在口腔，主要发生于非角化的颊黏膜、牙龈和口底。表现为无痛、毛样或皱襞样白色损害，通常发生于双侧颊黏膜，也可见于口腔其他区域，极少发生于牙龈边缘[1,2]。

口外病变最常发生在食管或肛门生殖器区域，但基本与典型口腔病变的发展一致。

检查

无。家族史和临床检查通常足以将其与其他更常见的口腔白色病变区分开来，如咬颊、烧伤、扁平苔藓和念珠菌病。

治疗

本病为良性病变，预后良好。尽管有人认为四环素可以清除病变[9,10]，但仍待考证。患者家属可能会意识到此病的发展特点（或意识到此病较难根治）[11]。

其他先天性异常

舌系带过短

定义和命名

舌系带过短是一种独立的疾病，由于舌系带短缩，舌头不能完全伸出[1,2]。舌上关节粘连综合征是一种罕见的特殊畸形，包括舌尖与硬腭之间的纤维或骨连接，以及其他先天性异常，如腭裂、胃肠道和四肢畸形[3]。

> **同义名**
> • 结舌

流行病学

发病率和患病率

罕见。

年龄

出生即有。

病理生理学

遗传学

腭裂与舌粘连是一种半显性遗传，X 连锁遗传此前在几个不同种族的大家族中被描述过，与染色体 Xq21 有关：T-box 转录因子基因 *TBX22* 发生突变[4-7]。

环境因素

有报道称可能与患儿母亲服用可卡因有关。

临床表现

舌系带缩短，舌头不能完全伸出。

并发症和合并症

可能有家族遗传史，有时有会厌和舌的偏差畸形[4]。

舌系带过短通常不会影响患者的说话能力，但可能会影响吮吸[8]和用舌头清洁颊沟的能力，也可能会影响下巴的发育[9]。

检查

无。

治疗

必要时可进行手术治疗[2,10,11]。

裂纹舌

> **同义名**
> • 皱襞舌或阴囊舌

疾病概述

通常指舌背裂隙。

流行病学

发病率和患病率

在一般人群中大于 5%[1]。

年龄

可能从儿童期即有。

遗传学

一项针对 69 名裂纹舌患者及 125 名健康志愿者的研究显示，裂纹舌患者 *HLA-DRB1* * 08，*HLA-DRB1* * 14，*HLA-DRB1* * 11 及 *HLA-DRB1* * 16 的表达显著增加，而 *HLA-DRB1* * 03 及 *HLA-DRB1* * 07 的表达减少[2]。

相关疾病

往往合并地图舌。Down 综合征的患者通常有裂纹舌，裂纹舌也是罕见的 Melkersson-Rosenthal 综合征的一个特征，该综合征包括复发性口面部肿胀、面瘫和舌皱襞。裂纹舌偶尔与银屑病相关，有报道称在英夫利昔单抗治疗银屑病期间地图舌有改善[3]。相反，有报道称出现在 1 例患有 Melkersson-Rosenthal 综合征，以及 1 例用依那西普，另一种肿瘤坏死因子(TNF)-α 治疗的银屑病患者中观察到了裂纹舌[4]。在使用贝伐单抗治疗的 4 名患者中也出现了裂纹舌[5]，但还需进一步确认。

临床表现

以舌背不同形状的裂纹为特征，通常伴有地图舌(图 110.14)。

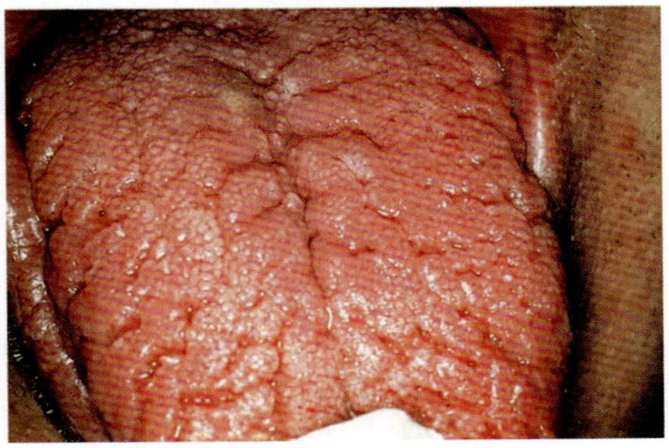

图 110.14 裂纹舌或阴囊舌

检查与检验

无。

治疗

一般不需治疗。但应做好解释工作，消除患者恐惧心理。

口腔毛发

口腔毛发是一种罕见的无损伤性异常[1,2]，注意不要将其与毛舌或口腔癌症切除术后重建所用皮瓣上的毛发混淆。

各种口唇皮肤相关综合征

唇裂/腭裂

定义和命名

原发性腭裂主要累及牙槽嵴中包含四颗门牙的部分。继发性腭裂是影响剩余的硬腭和所有软腭。伴或不伴有腭裂(CL/P)的唇裂是西方国家最常见的先天性畸形之一。基于它们与特定畸形模式的关联或它们作为孤立缺陷的存在，CL/P 可被分为综合征型和非综合征型。两种形式的 CL/P 都具有强烈的遗传倾向。很多情况下，综合征型是由染色体异常或单基因疾病引起的。而非综合征型 CL/P 是由遗传和环境因素之间的相互作用引起的多因素疾病。

口面裂缝是由于胚胎发育过程中前鼻道发育和(或)腭突融合异常所致。在黏膜下腭裂，腭架可能无法连接，但上覆的黏膜是完整的，软腭的肌肉附着是不正常的，导致腭咽闭合不全。悬雍垂裂可能是黏膜下腭裂的表现。

疾病概述

常见的是伴有或不伴有腭裂(CL/P)唇裂或仅有腭裂。

流行病学

发病率和患病率

面部裂隙在活产婴儿中的总发生率 2‰～3‰。其中一些为早产儿。唇裂在白种新生儿中的发病率约 1‰，在亚洲新生儿的患病率较高(约 1.7‰)，而在黑人新生儿中较低(约 1/2500)。腭裂是一种孤立的畸形表现，不同于伴有或不伴有腭裂的唇裂。它的发病率为 0.5‰，如果一个孩子有，其他孩子再次出现的风险是 2%左右，如果父母一方有，则风险为 6%，如果父母一方及兄弟姐妹一人有，则发病风险为 15%。

年龄

从出生即有。

性别

腭裂多发生于女性，而唇裂多发生于男性。

种族

存在种族差异，腭裂在东南亚发生率较高，而在加勒比黑人中发病率较低。

相关疾病

15%～60%的面部裂与综合征相关，被称为症状性裂缝。有 400 多种综合征可能以面部裂隙作为临床表现之一，并且唇裂/腭裂可能与多种先天性综合征相关。

唇裂/腭裂不完全是遗传因素所致；一些致畸物(可能导致出生缺陷的环境因素)以及必需营养素的缺陷与发病有关。

病理生理学

面部和上唇的发育发生于胚胎第 5—9 周。唇裂、腭裂或者同时发生的唇腭裂是最常见的颅面畸形，是由于第一鳃弓融合失败而导致。唇裂/腭裂的

第10部分

男女比例为 2:1；仅腭裂的比例则相反，为 1:2。

腭突的融合失败可能是由于不同的基因缺陷所引起：

- 腭中缝形成的问题。
- 腭突小。
- 腭突与周围结构（比如颅底）生长不同步。
- 防止舌头向下移动的小下颌骨可能机械性地阻止腭突融合。

发病诱因

在社会经济地位较低的人群中，唇腭裂更为普遍。妊娠早期环境因素可能造成唇腭裂，包括妊娠早期母体上呼吸道感染，吸烟[特别是当母亲有谷胱甘肽-S-转移酶 1（GSTT1）无义突变]、肥胖、糖尿病、精神压力或其他因素。父亲吸烟也有一定影响。与之相关的致畸因素包括异维甲酸，异维甲酸可引起如大脑畸形、学习障碍、心脏问题及面部发育异常等。孕妇服用沙利度胺，抗惊厥药（苯妥英钠、丙戊酸、拉莫三嗪、卡马西平）和皮质类固醇均可能增加唇腭裂的发病率。苯妥英钠可引起胎儿心律失常和缺氧。有报道称系统使用皮质类固醇激素可以引起发病率升高（这是有争议的），有人担心妊娠早期外用糖皮质激素可能有影响。也有人担心阿司匹林和地西泮可能有影响，但目前没有确切证据。在理论上给予叶酸可能会降低风险，但是目前证据不足[1-51]。

遗传学

唇腭裂可见于 300 多种综合征（框图 110.4），并且在翼状胬肉综合征（PPS）中也发现了 *IRF6* 基因的突变，本病可表现为唇裂或腭裂。有无腭裂的非综合征性唇裂（NSCLP）病因尚不清楚，但有明显的遗传因素；患者可能有唇腭裂家族史，并且受累成员的临床表现类型相同。在同卵双胞胎中，有近 40% 的一致性。也说明非单一基因缺陷所致。目前研究证实有几个明确的基因位点。候选基因包括 TGF-α，脊髓灰质炎病毒受体-相关 1（PVRL1），维甲酸受体（RARA），T-box 转录因子-22（TBX22），谷氨酸特异 c 亚型脱羧酶（GAD），干扰素调节因子 6（IRF6），MSX1（原同源框 7-编码肌肉节的一个成员同源框基因家族）和成纤维细胞生长因子（FGF）基因。

框图 110.4　可能包含唇裂/腭裂的综合征

- Apert 综合征
- Basal cell carcinoma naevoid 综合征
- Carpenter 综合征
- 颅骨锁骨发育不良症
- 颅缝早闭
- Crouzon 综合征
- Freeman-Sheldon 综合征
- Goldenhar 综合征
- Hallerman-Streiff 综合征
- 半侧颜面短小
- 脑积水
- 小耳症
- Miller 综合征
- Moebius 综合征
- Nager 综合征

（续框图）

- 鼻性脑膨出
- 神经纤维瘤病（NF）
- 眶距过宽征
- Parry-Romberg 综合征
- Pfeiffer 综合征
- Pierre Robin 序列征
- Saethre-Chotzen 综合征
- Shprintzen 综合征
- Stickler 综合征
- Treacher Collins 综合征
- Van der Woude 综合征
- Waardenberg 综合征

临床表现

表现

可表现为仅有唇裂、腭裂或同时患有唇裂和腭裂。单侧唇裂发生在上唇的一侧。双侧唇裂发生在上唇的两侧。最严重时，腭裂可延伸至鼻根部。唇裂并不总是完整的（比如延伸到鼻孔）。腭裂可能仅累及上唇或可延伸至鼻孔还有软硬腭。在大约 9% 的病例中，腭裂与皮桥或 Simonart 带有关。孤立的唇裂可表现为单侧或双侧（约 20%）。单侧唇裂多见于左侧（约 70%）。

当合并腭裂时，唇裂多表现为双侧（约 25%）。唇裂和腭裂多见于男性。唇腭裂约占全部病例的 50%，单纯性唇裂和单纯性腭裂各约占 25%。约 85% 的双侧唇裂和 70% 的单侧唇裂与腭裂有关。一部分伴有中面部发育不良和脑面部发育不良；其他还可伴有喉气管食管裂隙（Opitz-Firas 或 G 综合征）或颅不对称（Opitz 或 B 综合征）。

上唇中部的唇裂可能是真性的，也可能是假性的。一些真性唇正中裂、鼻裂和眼距过宽有关。其他真性唇正中裂与多指畸形或其他手指异常有关，表现为常染色体隐性遗传，称为口指综合征Ⅱ。

上唇中部假性裂可发生于口指综合征Ⅰ。表现为唇部中央缺陷，但很轻微，见于软骨外胚层发育不良(Ellis-van Creveld 综合征)。下唇的唇裂很少见，通常位于中线部位，可能累及下颌骨和舌头。唇裂的治疗在其他地方有讨论。

腭裂可能是不完整的，只涉及悬雍垂和软腭肌(软腭)。全腭裂可累及整个上腭的长度。腭裂可表现为单侧或双侧。腭裂常伴有面部发育异常、牙齿发育受损、语言障碍、听力异常和社会心理问题。

临床变异

黏膜下腭裂可表现为后鼻棘缺口，软腭中线的半透明区和悬雍垂裂，但并不是所有特征都必须存在，可仅表现为悬雍垂裂。大约发生于 1/1200 的新生儿，90%的患儿可能有喂养困难，语言缺陷和中耳感染。腺样体切除术是禁忌的，因为它可能使潜在的腭咽缺陷暴露出来。少数人还有其他问题，比如 Loeys-Dietz 综合征(类似于马方综合征)，这些患者有合并动脉瘤和破裂的风险。

并发症和合并症

腭裂患者渗出性中耳炎的发生率较高。高达 20%的患者会出现其他异常，从多方面影响治疗。腭裂合并系统性疾病比单纯腭裂更常见，系统异常包括骨骼、心脏、肾脏和中枢神经系统缺陷。

检查

经常参加多学科腭裂卫生保健团队的人员包括：听力学家；颌面、耳鼻喉科及整形外科医师，遗传学家，神经外科医师；护士；牙医(儿科牙医/牙齿矫正医师/镶牙专家)；儿科医师；社会工作者/心理学家和语言病理学家。

治疗[52-56]

气道的治疗是首要的，可以通过置入来治疗，但比较严重的病例可能需要气管切开。对父母来说美观是一个大问题。孩子们面临的问题之一是喂奶：一个带有橡胶奶嘴的 Rosti 奶瓶通常会有帮助。关于最初的唇腭裂修复时机目前是有争议的。一般来说，仅唇裂时，在 3～6 个月大的时候就会进行初次美容修复，不过早期的整容手术正变得越来越流行。许多人在出生后不久就进行修复唇腭裂手术，因为在修复后，外观得到了极大的改善，进食困难大大减少，语言能力也得到了更好的发展。如果腭部缺损太宽，可在 3 个月后修复，使腭部发育充分。无论如何，目前腭裂通常在孩子说话之前修复，一般在 6－18 个月龄，特别是 6－12 个月龄。

- 1－5 岁是应具有良好听力和正常外观的重要时期，以避免自卑和帮助语言发展。这些孩子需要进行听力评估，如果听力受损提示鼓室通气管可能受损。
- 5－13 岁时，正畸医师可以帮助纠正咬合不正，可能需要牙槽骨移植。如果语言能力较差，儿童和语言病理学家尽力治疗而无效，可以通过咽成形术纠正。
- 13－18 岁是进行最终调整的年龄。通过对瘢痕的修正、鼻整形和正颌手术等细微调整，使儿童的外貌和语言尽可能恢复正常。

唇腭裂新生儿的腭溃疡似乎是由于舌头的创伤造成的，如果安装腭板就可避免。牙齿异常包括咬合不正(几乎 100%)、牙髓过少(50%)、发育不良(30%)和多生牙(20%)。儿童的乳牙以及恒牙龋齿发病率可能较高，并有更多的齿龈炎，特别是在上颌前区。成人唇腭裂患者口腔卫生较差，患齿龈炎较多。预防和持续护理至关重要，可提高治疗成功率。

综合征型腭裂

目前的分子流行病学研究了综合征型和非综合征型(孤立)唇腭裂和腭裂。一系列研究已经确定了一些候选基因，包括 MSX1，RAR，X 连锁基因，TGF-β-3 和 TGF-α 基因。Van der Woude 综合征是唇腭裂一种常见的综合征形式，是由位于 1 号常染色体某基因显性遗传引起的。

其他疾病包括：

- 鳃弓综合征。
- 颅缝早闭。
- 与 Sonic Hedgehog(SHH)通路基因突变相关的疾病。

Resources

Further information

http://www.bmj.com/specialties/otolaryngology-ent
http://www.entnet.org/healthinformation/
http://www.niaid.nih.gov/topics/Pages/default.aspx
http://www.entnet.org/
http://www.aaaai.org/home.aspx
http://www.medicine.ox.ac.uk/bandolier/booth/booths/ent.html
http://www.nhsdirect.wales.nhs.uk/encyclopaedia/c/article/cleftlipand palate/

ghr. nlm. nih. gov/
(All last accessed December 2014.)

Cowden 综合征(见第 80 章)

同义名

• 多发错构瘤综合征

Cowden 综合征可能与 *PTEN* 基因[1]和多发性错构瘤有关[2,3]。口腔黏膜病变可发生在皮肤红斑存在或不存在的情况下[3-9]。

口腔病变通常是平滑的,特别是在腭、牙龈和唇黏膜上发生的粉红色或白色的良性纤维瘤。口腔鳞状细胞癌是一种罕见的并发症[10]。Cowden 综合征可能与 Bannayan-Riley-Ruvalcaba 综合征有重叠[11-13],鉴别诊断包括多发特发性黏膜神经瘤和 MEN2b 综合征。

阿维他汀治疗可使唇部肥厚病变消退[14]。需要注意甲状腺和乳腺癌的易感性[15]。

De Lange 综合征

同义名

• 阿姆斯特丹侏儒

典型的 Brachmann 或 Cornelia de Lange 综合征表现为面部突出,明显的生长发育和学习障碍,以及可变的肢体缺陷。大多数病例是散发性的[1,2]。约 50%的患者发现 *NIPBL* 基因发生杂合突变,部分病例由 X-连锁 *SMC1L1* 基因[3]突变引起。典型的特征是人中较长和下弯的新月形嘴[4-7]。

典型 De Lange 综合征的面部特征在出生时就存在,一生中变化不大,不过随着年龄的增长,面部会有些拉长,下颌也会变方。

复唇

定义

复唇是一种发育异常,常累及上唇。

流行病学

发病率和患病率

据报道常见于非洲的一些人群[1]。

相关疾病

复唇可单独发生或与其他异常伴发。与眼睑松弛症(上眼睑皮肤松弛)伴发,以及有时伴发无毒甲状腺肿大,被称为 Ascher 综合征[2]。非综合征复唇也已被报道[3]。有文章报道了一种新发现的综合征,包括双上下唇、眼距过宽、眼睑下垂、睑裂狭小、第三指弯曲[4]。

临床表现

在受累唇内侧可见一褶余组织[5,6]。

治疗

复唇不需要任何治疗,除非是为了美容。

唐氏(Down)综合征

在唐氏综合征患者中,由于免疫缺陷,金黄色葡萄球菌和白色念珠菌水平升高,导致唇裂和口角炎发病率增加[1-3]。唇裂可能在一段时间内间歇性出现,也可能是顽固性和长期性的。

红细胞生成性原卟啉症

红细胞生成性原卟啉症是一种常染色体显性遗传病,由于铁螯合酶障碍,从而抑制原卟啉向血红素转化。

唇周较浅的椭圆形或线形瘢痕和线状口周沟(假性皲裂)是在儿童中观察到的具有特征性的细微变化[1-3]。

局灶性黏液病

局灶性黏液病是一种罕见的临床病理病变,被认为是与皮肤黏液性病变和(或)皮肤黏液囊肿相对应的口腔表现。病变的性质尚不清楚,但可能是成纤维细胞过度产生透明质酸的结果。临床上表现为局部肿块,组织病理学表现为局部黏液瘤结缔组织。大部分表现为黏膜肿胀,可影响牙龈和牙槽[1-6]。

这些疾病具有明显的组织学特征。在早期的病灶中,成纤维细胞样细胞的数量增加,而在晚期病灶中,成纤维细胞数量减少或主要出现在病灶边缘区。黏液瘤区域显示无或只有少数网状和弹性纤维,胶原纤维碎裂并被不同数量的黏液蛋白所取代。波形蛋白持续存在并与成纤维细胞的数量相关,对 S-100 蛋白,Leu7,肌间线蛋白和 α 平滑肌肌动蛋白(α-SMA)表达阴性。

Gardner 综合征(见第 80 章)

多发性颌骨骨瘤是家族性结肠息肉症(Gardner 综合征)的特征之一[1]。约 80%的家族性结肠息肉症患者有骨瘤，30%牙齿异常，如多生或阻生牙，或牙瘤[2-14,15]。

Gorlin 综合征(见第 80 章)

同义名

- 痣样基底细胞癌综合征

颌骨牙源性角化囊性瘤(KCOT、牙源性角化囊肿或原发性囊肿)是 Gorlin 综合征的显著特征[1-4](参见第 141 章)。这种综合征是由 Sonic Hedgehog 修补基因突变引起的，该基因是一种肿瘤抑制基因[5]。一个修补等位基因中的一个单点突变可能是该综合征中各种畸形发生的原因[5-10]。两个修补等位基因的失活都会导致肿瘤和囊肿的形成(基底细胞癌、牙源性角化囊肿和成神经管细胞瘤)[5]。

角化囊肿应手术切除，但有复发的趋势。

偶尔有口腔肿瘤的报道，尤其是纤维肉瘤、成釉细胞瘤、鳞状细胞癌、基底细胞癌和 B 细胞淋巴瘤[6-15]。

雅各布病

雅各布病是一种罕见的疾病，表现为下颌骨冠状突和颧弓内侧之间新关节的形成[1,2]。

Kindler 综合征

Kindler 综合征(Weary-Kindler 综合征)的特征是受压部位皮肤大疱的形成，出生时即有，可能导致双侧所有指蹼不完全并指畸形[1-3]。

口腔病变可能包括颊黏膜萎缩、牙龈及口腔黏膜白斑、牙关紧闭(不能完全张口)、侵袭性牙周炎和脱皮性牙龈炎[4,5]。

组织学经典特征为皮肤异色症，即表皮萎缩，表皮突消失，基底细胞空泡化，真皮乳头嗜黑素细胞浸润及毛细血管扩张等。超微结构研究表明，沿表、真皮交界处基底层下，致密板发生复制，致密层与角质形成细胞的细胞膜之间的裂隙。免疫荧光染色可见Ⅶ型胶原抗体在真皮-表皮交界处有不规则的宽网状、断断续续的荧光改变。

唇瘘和唇窦

先天性唇瘘和唇窦是红唇缘上的小盲瘘[1-5]。它们是双侧对称的，通常只在人中一侧。直径可达 3～4mm，深度可达 2cm。它们可能与下方的小唾液腺相通。可能孤立存在，但通常伴随(67%)唇裂和(或)腭裂(Van der Woude 综合征)[6-11]，由 IRF6 的 DNA 变异引起[12]。这种常染色体显性综合征在白种人中出现的频率为 1/7.5 万到 1/10 万。

酒窝在唇结合处较为常见。应注意与口角瘘区分，后者直径和深度在 1～4mm[10,11]，发生于婴儿期，通常有家族倾向，可能由显性基因决定(图 110.15)。在不同人群中发病率为 1%～20%；例如，一系列研究表明，白种人的发生率为 12%，黑人的发生率为 20%[14]。口角瘘有时与耳窦或耳窝有关。极少数情况下可发生感染，并表现为复发或难治性角唇炎。

出于美观，可手术切除。

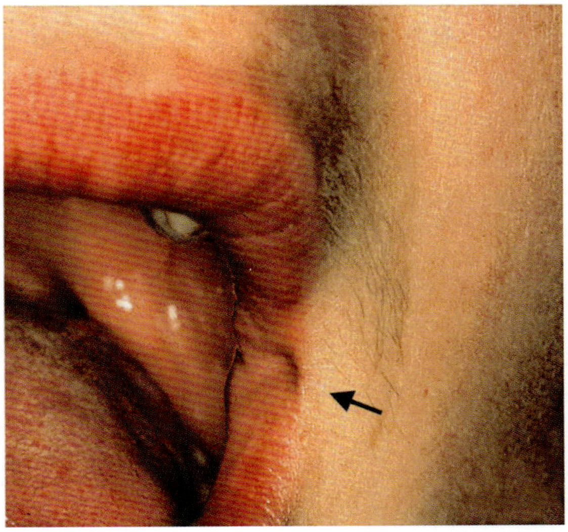

图 110.15　**角形窦(唇窦)，一种先天性异常**

Noonan 综合征

同义名

- Ullrich-Turner 综合征

Ullrich-Turner 综合征是由单染色体 X 或第二条 X 染色体结构异常引起的。见于身材矮小综合征女性，性发育不全和一种典型的轻微异常模式，包括翼状胬肉。该综合征后来被称为 Noonan 综合征，研究表明可能存在中央巨细胞病变或巨颌症[1-9]。有时可见口腔角化[10]。

结节性硬化症

同义名
- 结节性硬化
- Bourneville 病

结节性硬化症的口腔表现为双侧牙列的灶状牙釉质缺损和牙龈纤维瘤病[1-7]，以及出现罕见的黏液瘤或纤维增生性纤维瘤[8-9]。

Van der Woude 综合征

Van der Woude 综合征是一种罕见的常染色体显性综合征，由 *IRF6* DNA 变异和 *GRHL3* 突变引起[2]。它是唇腭裂最常见的综合征形式，在 Van der Woude 综合征中，下唇凹陷与唇腭裂相关[2-7]。在 Van der Woude 综合征和孤立的唇腭裂之间存在表型和基因型重叠。Van der Woude 综合征有时可见蹼指(趾)或马蹄内翻足，或认知功能障碍[8]。

Von Recklinghausen 神经纤维瘤病

神经纤维瘤病(NF)由 *NF* 基因突变引起，不同变异组成[1]：Ⅰ型(NF-Ⅰ)常被称为 von Recklinghausen 病或广泛性 NF；Ⅱ型(NF-Ⅱ)为一种少见的双侧听神经鞘瘤。NF 患者出现头颈部表现的发生率在 14%～37%。多发性神经纤维瘤可能是 NF 的一个特征；影响美观的损害包括色素改变(café-au-lait 斑点)[2-6]。

神经纤维瘤主要见于 NF-Ⅰ。NF-Ⅱ也可见神经纤维瘤，但双侧听神经瘤是该病的特征，神经鞘瘤和听神经瘤是主要的神经肿瘤。神经纤维瘤也可能是 MEN 综合征的一部分(见第 149 章)。

口腔病变在Ⅰ型神经纤维瘤病中并不少见[7-16]。约 2/3 的患者有口腔内神经纤维瘤，主要累及舌头、嘴唇和颊部黏膜或腭部。神经纤维瘤为良性，表现为周围神经的所有成分(轴突圆柱状、Schwann 细胞和纤维结缔组织)过度生长，排列方式多种多样。约 50%的患者口腔内可见增大的菌状乳头。约 60%的患者有影像学改变，特别是下牙槽管或孔扩大，或牙槽管分支的扩大。

作为 NF 的一个特征性表现，神经纤维瘤可能发生增殖，但很少发生肉瘤改变。其他罕见的恶性肿瘤包括恶性神经鞘瘤[18]、恶性蝾螈瘤[19]和 Merkel 细胞癌[20]。

着色性干皮病

唇部鳞状细胞癌可能发生于着色性干皮病患者[1-3]，因此避光防晒至关重要。口服维甲酸类药物如阿维 A 酯或异维 A 酸可能具有预防作用[4-6]。局部氟尿嘧啶或手术切除可用于治疗潜在的恶性病变。

获得性口腔黏膜或唇部疾病

本节讨论发生口腔水疱、糜烂和溃疡的后天性原因；口腔黏膜弹性丧失；肿块和肿胀；引起口腔疼痛、肿块和肿胀的其他原因；以及色素异常，红色或白色病变，本文按英文字母顺序排列，以方便参考。进一步的详细内容会在其他章节详述。

水疱、糜烂和溃疡

水疱可能是局部因素引起的，如烧伤，可由黏液囊肿引起，或与感染或水疱性疾病有关。由于外伤，口腔中的水疱很快就会破裂。湿润和感染会形成脓疱或溃疡。因此，口腔溃疡的成因多种多样(框图 110.1 及框图 110.5)，通常由下列原因引起：

1. 系统性因素：
   - 血液病。
   - 胃肠疾病。
   - 皮肤病。
   - 感染性。
   - 血管炎。
   - 医源性。
   - 不确定的原因。

框图 110.5　口腔溃疡的原因
(另见表 110.6)

- 局部原因(如创伤)
- 复发性口疮(以及 Behcet 综合征)
- 恶性肿瘤
- 与系统性疾病相关的溃疡
- 药物
- 口腔黏膜辐射损伤
- 发病机制不明的疾病

第10部分

2. 恶性肿瘤。
3. 局部因素。
4. 口疮(复发性口疮)。
5. 药物。

局部因素引起的口腔溃疡

由局部因素引起的口腔溃疡并不常见,但大多数溃疡会自行消退,患者通常不会就医。

意外的颊部咬伤或面部外伤可引起溃疡;这种情况可见于任何人,病史通常很清楚,溃疡持续时间较短(5～10 天)。在幼儿口腔局部注射镇痛药后,常见因咬伤麻醉的下嘴唇或舌头而引起溃疡。

正畸器械或假牙(尤其是新假牙)是许多创伤性口腔溃疡的原因。这些溃疡通常与器械明显相关,这一直是腭裂患者治疗中的一个问题[1]。慢性创伤可导致界限清楚的溃疡,伴发白色角化晕[2]。

临床上对于明显是局部原因引起的溃疡,应考虑其他病因学的可能。Riga-Fede 病由新生儿舌系带溃疡和出生时下切牙组成[3]。虐待儿童可能导致溃疡,尤其是上唇裂。自残可能出现在一些心理障碍患者中[4,5],如学习障碍患者、感觉障碍患者和 Lesch-Nyhan 综合征患者[6-11]。发生在舌系带或者腭部的口控紫癜和溃疡,分别见于舔阴或口交剧烈的患者[12]。溃疡的其他局部原因包括热灼伤,尤其是舌头和上腭的热灼伤(例如"比萨灼伤"——现在因使用微波炉更常见),因服药(如阿司匹林或可卡因)对黏膜造成的化学性烧伤[13,14]以及辐照性黏膜炎。

预后

如去除诱因,大部分局部因素引起的溃疡在 7～14 天自愈。

治疗

保持良好的口腔卫生,使用热盐水和 0.2%的葡萄糖酸氯己定漱口有助于愈合。0.1%的苄达明漱口水可能有助于缓解症状。有时,带有模具的机械性保护可能有所帮助[8]。患者应在 3 周内复查以确保治愈。如溃疡持续 2～3 周以上,应进一步检测,通常是活检——以明确肿瘤或其他严重的疾病[15]。

口腔黏膜嗜酸性溃疡[1-9]

定义和命名

一种良性的自限性病变,通常影响舌头。

> **同义名**
> - 创伤性嗜酸性肉芽肿
> - 外伤性溃疡性肉芽肿伴间质嗜酸性粒细胞(TUGSE)

疾病概述

嗜酸性溃疡为单发性,病程良性。

流行病学

发病率和患病率

罕见。

年龄

主要见于儿童。

病理生理学

发病诱因

病因仍然不明,可能与创伤因素有关。

病理学

病理特征显示广泛的上皮下炎症细胞浸润,黏膜下层嗜酸性细胞浸润为主,组织学上类似于 $CD30^+$ 淋巴增生性疾病[5]。口腔黏膜嗜酸性溃疡(EUOM)可能是一种反应性病变,表现出与实际疾病重叠的特征,如不典型的组织细胞肉芽肿、黏膜血管淋巴样、嗜酸性粒细胞增生、木村病[6]和表达 EBV 膜蛋白的单克隆 $CD3^+$、$CD30^+$ T 淋巴细胞增生,EBV 可能在触发这种反应性淋巴增生性疾病[7]中发挥作用。外周血嗜酸性粒细胞计数正常。

临床表现

口腔黏膜嗜酸性溃疡也称为外伤性嗜酸性肉芽肿或 Rida-Fede 病(见上文),是一种罕见的良性和自限性病变,通常影响舌头的侧面或背面。EUOM 临床表现为疼痛的结节性炎症性感染,通常伴有溃疡。

治疗

保守切除或切取活检[8,9]。

复发性口腔溃疡

不是所有复发的口腔溃疡都是阿弗他溃疡,但这是最常见的原因。

复发性阿弗他性口炎

疾病概述

复发性口腔溃疡的特征是溃疡反复发作,通常发生在儿童或青少年时期,每次发作持续 1～4 周后痊愈。患者无其他异常。

> **同义名**
> - 阿弗他溃疡
> - 口疮

流行病学

发病率和患病率

复发性口腔溃疡是一种常见病,患病率至少为

20%。社会经济阶层较高的人患病率较高一些。

年龄

初发于儿童。

病理生理学

复发性阿弗他性口腔炎的病因尚不清楚。一些患者存在明确的发病诱因(表110.4)。没有证据表明复发性阿弗他性口腔炎是一种自身免疫性疾病[1-4]。目前尚未发现系统性自身免疫性疾病与此有关,也未发现任何常见的自身抗体,且随着年龄的增长,这些抗体往往会自行消失或减少。血清免疫球蛋白水平通常正常,但IgA和IgG可能升高,并可能发现免疫复合物。

目前认为,在阿弗他溃疡的基础上可能存在轻微的免疫失调。细胞免疫可能参与了复发性阿弗他性口炎的发病机制。在病变早期,辅助T细胞及一些自然杀伤细胞占主导地位,之后细胞毒性细胞出现,有证据表明抗体依赖性细胞毒性反应可能参与发病[1-4]。

表110.4 系统性因素和其他可能导致或与复发性阿弗他性口腔炎(RAS)相关的因素

	注释
自身炎症性疾病	复发性口腔溃疡与发热和浆膜炎相关
白塞综合征	复发性口腔溃疡与眼部病变、生殖器溃疡和多系统疾病相关
内分泌因素	在一些女性中,RAS明显与月经周期中黄体期的孕激素下降有关;激素疗法可能是有益的
胃肠道疾病	吸收不良状态(恶性贫血、腹腔疾病和克罗恩病)可在少数人群中诱发RAS
贫血	一些研究表明,10%~20%的RAS患者存在铁、叶酸或维生素B_{12}的缺乏
免疫缺陷	少数患者有免疫缺陷,如艾滋病
其他因素	创伤、某些食物、压力和戒烟可能是原因之一
Sweet综合征	见第49章

致病微生物

目前未发现与复发性阿弗他性口腔炎明确相关的微生物,但口腔黏膜与微生物(如血链球菌或热休克蛋白)之间可能存在交叉反应抗原[10]。

遗传学

约1/3的患者有家族史,且*HLA-A2*、*HLA-A11*、*HLA-B12*和*HLA-DR2*出现的频率增加,这解释了某些患者易感性的遗传基础[1-4]。

环境因素

因压力、创伤和戒烟而加重。

临床表现

病史

表现为口腔溃疡的反复发作,通常从儿童或青少年时期开始发生。

临床表现

典型的多发性圆形或卵圆形溃疡,界清有红晕,底部为黄色或灰色(图110.16)。"复发性口腔溃疡"这个术语相当不准确,应该避免使用[1-4]。

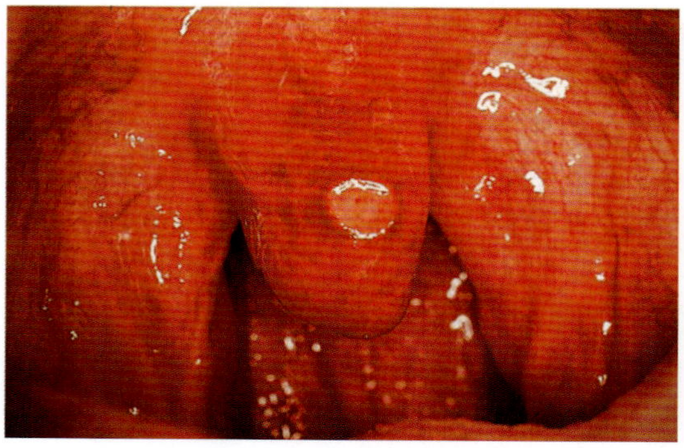

图110.16 复发性阿弗他溃疡

临床分类

复发性阿弗他性口腔炎主要有三种临床类型。最常见的是轻微复发性阿弗他溃疡(MiRAS),占复发性阿弗他性口腔炎的80%。约有10%的患者严重溃疡,另有10%患有疱疹型溃疡(表110.5)。

轻型复发性阿弗他溃疡(Mikulicz溃疡)

MiRAS主要发生在10—40岁,通常症状轻微。MiRAS的直径通常为2~4mm,主要见于嘴唇、脸颊和口腔底部、沟或舌腹的非角化移行黏膜。在牙龈、上腭或舌背等部位不常见。一次只出现一至六处溃疡;在7~10天痊愈,不定期复发。MiRAS通常为圆形或卵圆形,但在颊沟(一个常见部位)常呈线性。溃疡底部最初是黄色的,但随着上皮化的进展而变成灰白色。有红晕和水肿,但MiRAS愈合后很少或没有瘢痕。

重型复发性阿弗他溃疡(Sutton溃疡)

以前被称为复发性坏死性黏膜腺周炎(PMNR),重型复发性阿弗他溃疡(MaRAS)比MiRAS更大、复发更频繁、持续时间更长、疼痛更明显。溃疡较大,直径甚至可超过1cm。MaRAS可发生于口腔黏膜的任何区域,包括舌或上腭的背侧。通常一次只出现一至六处溃疡;它们在10~40天缓慢愈合,并经常复发。

表 110.5 复发性阿弗他性口腔炎主要特征

	轻型溃疡	重型溃疡	疱疹型溃疡
发病年龄	儿童或青少年时期	儿童或青少年时期	青年成人期
溃疡大小	2～4mm	可能≥10mm	起初溃疡很小，但可融合
溃疡数量	最多 6 个	最多 6 个	10～100
部位	主要有前庭、唇、颊黏膜和口腔底；少数可在舌背、齿龈或上腭	任何部位	任何部位，但通常位于舌侧面
单个溃疡持续时间	最多 10 天	最多 1 个月	最多 1 个月
其他	最常见	愈后可能留有瘢痕	女性为主

MaRAS 呈圆形或卵圆形，有圆晕，愈合后可留瘢痕（图 110.17）。偶尔可发现红细胞沉降率或血浆黏度升高。

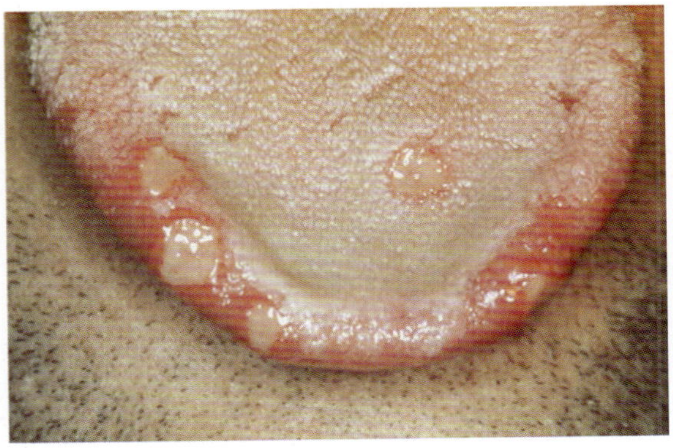

图 110.17 重型复发性阿弗他溃疡

疱疹型溃疡（图 110.18）

疱疹型溃疡发病年龄较大，女性居多。疱疹型溃疡疼痛明显且复发频繁，有时可能是连续性的。疱疹型溃疡开始表现为水疱，迅速发展为多发、孤立的小溃疡（2mm），可分布于口腔的任何部位。溃疡增大融合，成为巨大的不规则溃疡，愈合需要 10 天或更长时间。因与疱疹性口炎的相似性而得名，但没有证据表明单纯疱疹病毒（HSV）参与发病。

鉴别诊断

这种诊断经常被误用于类似的溃疡（类似阿弗他溃疡），这些溃疡可能出现在一系列的系统性疾病中，如免疫缺陷、白塞综合征、腹腔疾病，克罗恩病和自身炎症性疾病。少数（10%～20%）在门诊治疗复发性溃疡的患者有潜在的血液学异常，通常是血清铁或铁蛋白水平低，或缺乏叶酸或维生素 B_{12}。少数有多重缺乏[5,6]。约 3% 的复发性溃疡患者有腹腔疾病，但在其他患者中，无麸质饮食没有任何价值[7]。营养素

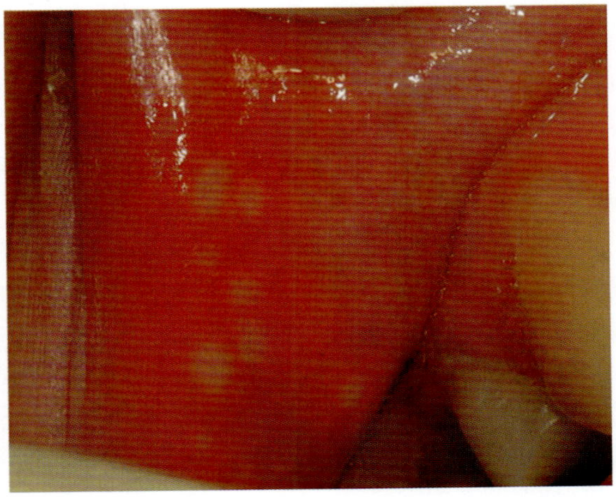

图 110.18 疱疹型溃疡

缺乏状态的患者溃疡往往新发，但不总是伴有胃肠道症状。复发性溃疡患者的其他病因包括 Behcet 综合征，Sweet 综合征，HIV 感染，周期性中性粒细胞减少症和其他免疫缺陷，自身炎症反应性疾病，少数儿童伴有发热和咽炎（周期性发热、口腔炎、咽炎、颈淋巴腺炎，PFAPA）[8,9]。然而，PFAPA 的诊断标准特异性较低，这种诊断很少被证实。

检查

复发性阿弗他性口腔炎的诊断是根据其病史和临床特点，没有特异性的检查。仅在怀疑溃疡因其他原因引起时可做活检。为了排除相关的系统性发病诱因，通常可以完善如下检查：

- 全血细胞计数。
- 血红蛋白测定。
- 白细胞计数和差异。
- 红细胞指数。
- 铁检测。
- 红细胞叶酸水平。

- 血清维生素 B_{12} 测定。
- 血清抗肌内膜抗体和 IgA 抗组织谷氨酰胺转胺酶抗体。

下面章节会讨论在鉴别复发性阿弗他溃疡和 Behcet 综合征中 HLA 相关性的意义。

治疗

复发性阿弗他性口腔炎在大多数患者中可随年龄自行减轻或消退。有明确诱因的溃疡或者成年期以后进一步恶化的，应归类为类阿弗他溃疡[5-10]。

少数患者在数年后才能自发性缓解，因此常常需要治疗[11-13]。幸运的是，复发性阿弗他性口腔炎的自然病程在大多数情况下是疾病最终的缓解原因之一。

应尽量避免发病诱因。如果明确了与某些食物有关，则应避免食用[14]。应保持良好的口腔卫生：氯己定或三氯生漱口水有助于达到这一目的，并有助于减少溃疡持续时间[1-4]。外用米诺环素和四环素口服液可能有益[15]。

外用皮质类固醇是主要的治疗药物。通常可以缓解疼痛，缩短溃疡愈合时间，使用氢化可的松琥珀酸酯(Corlan®)2.5mg 或去炎松醋酸酯羧甲基纤维素(Adcortyl® in Orabase®)每天 4 次；如果这些无效，可局部使用更强的皮质类固醇(如依他米松、倍氯米松、氟替卡松、莫米松、氯倍他索)[16-18]或系统使用皮质类固醇(如泼尼松龙)。

其他治疗方法，如硫糖铝[19]、秋水仙碱和己酮可可碱(血管扩张药)，在个别病例中可能有作用，但通常不是很有效且具有一定的不良反应[3,20-23]。

沙利度胺的剂量从每天 50mg 到 300mg，常可缓解，尤其是在严重的复发性溃疡，但应用时必须考虑其致畸作用和神经病变的风险[22,24-26]。局部应用他克莫司可能有效，但仍需随机双盲试验证实。

现有的治疗方法有多种，包括卡贝诺酮、苄达明、达普酮、克罗格力酸、左旋咪唑等，但其疗效尚未得到很好的证明，或存在不可接受的不良影响。维生素 B_{12} 可能有益[27]。在严重的情况下，可能需要使用生物制剂[28-33]。

Resources

Further information

http://emedicine.medscape.com/article/867080-overview(last accessed December2014).

白塞综合征

同义名

- Adamantiades 综合征

定义

白塞综合征以复发性口腔溃疡、生殖器溃疡及眼病(尤其是虹膜环炎和视网膜血管炎)为特征性表现[1,2-5]。还有一些其他皮肤表现或系统性损害(表 110.6)。

表 110.6 白塞综合征

	特征	发病率(%)
主要标准		
口腔	复发性溃疡	90～100
生殖器	溃疡	64～88
眼部病变	虹膜睫状体炎	10～90
	视网膜血管炎	
	视神经萎缩	
	类似播散性硬化的综合征，假性球麻痹或神经梅毒	
	脑膜脑炎	
	其他	
皮肤表现	脓疱	48～88
	结节性红斑	
	针刺反应	
次要标准	蛋白尿和血尿	
	血栓性静脉炎	
	动脉瘤	
	关节痛	

病因学

白塞综合征的病因尚不明确，但发病越来越常见(参见第 48 章)。与复发性阿弗他性口腔炎一样，白塞综合征也有遗传背景，偶尔有家族聚集病例，并与 HLA 类型有关，尤其是 HLA-B51(Bw51 分裂)。研究表明 *HLA-B51* 或其 *B101* 等位基因与日本、韩国、土耳其和法国白塞综合征患者显著相关，也与英国患者的眼部表现相关。*MICA6* 等位基因是多态性主要组织相容性复合体(MHC)I-相关基因 *A*(*MICA*)家族的成员，被认为与 *HLA-B51* 存在连锁失衡，在日本和法国已被证明与白塞综合征有显著相关性[6,7]。*HLA-DR/DQ* 单倍型比单个 *HLA-DR* 更为重要，*HLA-DQ* 表型对白塞综合征黏膜皮肤型的发展及疾病从复发性口腔溃疡向黏膜皮肤型白塞综合征的转变具有重要意义[8]。

白塞综合征的发病机制尚不清楚[5,9-11]。无传染性，无接触传播或性传播。在世界各地均有发病，但最常见的是在地中海东部国家和东亚，沿着马可波罗的丝绸之路。在这些国家，白塞综合征是导致失明的主要原因，但在经济发达的国家并非如此。

白塞综合征有多种免疫学特征：

- 针对多种成分的循环自身抗体，包括黏膜、心磷脂和中性粒细胞胞质中的中间丝。
- 循环免疫复合物和补体水平的改变。
- 免疫球蛋白和补体沉积在血管壁内和周围。
- T-辅助($CD4^+$)细胞与 T-抑制($CD8^+$)细胞的比值降低。

这些免疫变化与复发性阿弗他性口腔炎患者的免疫变化相似，各种 T 淋巴细胞异常（尤其是 T 抑制细胞功能障碍）、血清补体的变化和中性粒细胞活力的增加。也有证据表明单核细胞可能对口腔上皮细胞产生抗体依赖性细胞毒性作用，并干扰自然杀伤细胞活性。

所有损害的共同特点是血管炎，通常是白细胞破裂性血管炎。白塞综合征的许多特征（结节性红斑、关节痛、葡萄膜炎）在免疫复合物性疾病中较常见，实际上，免疫复合物（通常是抗原抗体复合物）存在于血清中。相关抗原尚未得到证实，但可能包括 HSV 或链球菌抗原[12-15]。与复发性阿弗他性口腔炎一样，热休克蛋白也与之相关。TLR（Toll 样受体）表达和单核苷酸多态性（SNPs）在白塞综合征患者组织中与疾病或健康对照组相比无明显差异，但与 TIRAP[Toll-白介素 1 受体（TIR）结构域包含受体蛋白]功能变异的增加有关，提示在黏膜部位与病原接触会导致细胞因子的产生，增加和持续的组织黏膜损伤[16]。

临床表现

白塞综合征是一种慢性多系统疾病，大多数患者为男性，多发生于 30 或 40 岁左右。

由于白塞综合征是一种罕见的疾病，其症状可与其他疾病的症状重叠，因此很难诊断。白塞综合征患者的症状自发性缓解较为常见，因此增加了诊断的难度。

白塞综合征主要表现为复发性口腔溃疡三联征[6,17,18]，生殖器溃疡[15,16]和眼部病变[19,20]。中枢神经系统，心脏和肠道也可能受累。

白塞综合征（MAGIC 综合征）的一种变异型与口腔和生殖器溃疡以及软骨炎有关[21,22]。其他眼皮肤黏膜综合征（表 110.7）也可引起类似的表现[23,24]。

表 110.7　眼皮肤黏膜综合征*

疾病	主要病变		
	口腔及生殖器	眼	皮肤
白塞综合征	复发性溃疡	葡萄膜炎	结节性红斑
Sweet 综合征	复发性溃疡	结膜炎，巩膜外层炎	发炎的丘疹或结节
多形红斑	糜烂	糜烂	靶形皮损
瘢痕性类天疱疮	大疱 糜烂	糜烂 糜烂	偶尔可见圆顶大疱
天疱疮	糜烂	糜烂	多个弛缓性大疱
反应性关节炎	溃疡	结膜炎	溢脓性皮肤角化病

* 溃疡性结肠炎、单纯疱疹、梅毒、红斑狼疮、混合性结缔组织病和其他疾病也可引起口腔、皮肤和眼睛病变。

诊断

尽管 *HLA-B*5101 和针刺反应阳性，检测心磷脂抗体和抗中性粒细胞胞质抗体等有意义，但白塞综合征通常是基于临床诊断。疾病的活动性可通过血清中急性期蛋白或中间丝抗体水平或红细胞沉降率来评估；这些指标在白塞综合征的活动期均升高。

综合征

鉴别诊断主要来自以下几个方面：

- Sweet 综合征：阿弗他溃疡、结膜炎、会厌炎、炎症性丘疹或结节。
- 多形红斑：糜烂、靶型损害。
- 大疱性类天疱疮：大疱，糜烂。
- 天疱疮：糜烂，多处松弛型水疱。
- 反应性关节炎：溃疡、结膜炎、溢脓性皮肤角化病。
- 溃疡性结肠炎。
- 单纯疱疹。
- 梅毒。
- 红斑狼疮。
- 混合性结缔组织病。

复发性口腔炎加上 2 次及以上的复发性生殖器溃疡、眼部病变、皮肤病变及针刺反应常作为诊断依据[6,25,26]。主要标准：

1. 复发性口腔溃疡，占 90%～100%。

2. 在 64%～88%的病例中，可见复发性疼痛性生殖器溃疡，愈合后留有瘢痕。生殖器溃疡在白塞综

第10部分

合征的女性中特别常见，类似于复发性口腔溃疡。

3. 眼部病变：葡萄膜炎合并结膜炎（早期）和眼前房积脓（晚期），视网膜血管炎（后葡萄膜炎），虹膜炎和视神经萎缩。最常见的眼部表现是复发性虹膜炎，但也可能发生葡萄膜炎、视网膜血管改变和视神经萎缩。两只眼睛最终都会受累，可能引起失明。

4. 中枢神经系统病变：脑膜脑炎、脑梗死、精神病、脑神经麻痹、小脑脊髓病变、偏瘫、四肢瘫痪。

5. 皮肤病变：结节性红斑、丘疹性病变、痤疮结节。在一些患者中，静脉穿刺部位可形成脓疱（针刺反应）。

次要标准：

1. 关节痛：大关节病变，表现为亚急性、非移动性、自限性和非变形性。

2. 浅表或深部移行性血栓性静脉炎，尤指下肢。

3. 肠道病变：包括炎症性肠病和散在的溃疡。

4. 肺受累：肺炎。

5. 血尿和蛋白尿。

然而，有一些非特异性的体征和症状，可能是复发性的，可能发生在黏膜溃疡开始前 6 个月到 5 年。这些症状包括不适感、厌食、体重减轻、全身无力、头痛、出汗、体温下降或升高、淋巴结病以及胸骨下和颞部疼痛。

反复出现咽喉、扁桃体炎、肌痛和移行性红斑痛，但无明显关节炎的病史也很常见。

治疗

与复发性阿弗他性口腔炎不同，白塞综合征并不是自限性的。它会引起并发症（尤其是眼部和神经系统疾病）并有一定的死亡率。大多数患者表现为口腔和眼部病变，复发与缓解交替。中枢神经系统受累、大血管血栓形成和胃肠道穿孔导致预后不良。白塞综合征患者自发性缓解较少，需要治疗[6,27,28]。

常慢性发病；眼部受累可导致失明。该疾病的影响可能是渐进的，特别是涉及神经、血管和眼睛。死亡率低，往往由神经系统受累、血管疾病、肠穿孔、心肺疾病或免疫抑制治疗的并发症引起。当怀疑白塞综合征的患者伴有严重的并发症时，应尽早专科医师咨询。

口腔溃疡的局部治疗：局部使用皮质类固醇或 5-氨基水杨酸对口腔溃疡可能有效[6,29]。甚至尼古丁贴片也可能有一些效果[30]。

系统治疗：主要包括秋水仙碱每日 0.5～1.5mg。其他系统性治疗包括糖皮质激素、硫唑嘌呤、环孢素、苯丁酸氮芥、环磷酰胺、氨苯砜、干扰素 α、左旋咪唑、沙利度胺和抗 TNF-α 的生物制剂。眼损害通常对环孢素有反应，但往往在停止治疗后复发。沙利度胺的剂量可达每日 400mg，对顽固性口腔溃疡可能有效，但基于对其致畸性和神经系统的不良影响应谨慎使用[31-34,38-41]。诸如英夫利昔单抗之类的生物制剂已被成功使用[35-38,42-45]。

Sweet 综合征（见第 49 章）

在 Sweet 综合征中可发现脓疱性病变导致口腔阿弗他样溃疡，有时也与白塞综合征及 Sjögren 综合征有关，都有口腔表现。在英国，大约 5% 的 Sweet 综合征患者有口腔阿弗他样溃疡，而在日本患者中高达 30%[1-5]。

恶性肿瘤

口腔中 90% 以上的恶性肿瘤是鳞状细胞癌（口腔鳞状细胞癌）（参见第 142 章）。

口腔鳞状细胞癌

口腔是头颈部癌症中最常见的发病部位。口腔癌可发生在唇、舌、口底（舌下）、颊黏膜、上腭、牙龈或口咽部。头颈癌可累及口腔、喉部，一些比较罕见的癌症，比如鼻、鼻窦、唾液腺、皮肤和中耳，或者其他组织的恶性肿瘤也可累及口腔。口腔癌是一个重大的世界卫生问题，在全球最常见的恶性肿瘤中排名第六。以东南亚部分地区为例，尤其是印度，约 40% 的恶性肿瘤是口腔癌[1,2-11]。在经济欠发达的国家，如巴西，以及欧洲部分地区，如法国北部和东欧，口腔癌发病率也较高。

近 30% 的鳞状细胞癌影响唇部；约 25% 影响舌，这是口腔内最常见的部位[1-9]。大多数口腔内癌症涉及舌后外侧边缘和（或）口底部（“graveyard”区域）。在嚼槟榔的患者中，颊黏膜是口腔癌常见的发病部位[10]。

口腔癌症主要包括：

- 唇癌：大多数发生在下唇（图 110.19）。
- 口腔内癌：大多数发生在舌外侧和口腔底部（图 110.20）。
- 口咽癌：从喉/后舌开始。

口腔鳞状细胞癌是 2008 年全球第 11 大常见癌症，每年约有 263 000 例新发病例及 127 700 例死亡病例。一般发生于中老年人，平均发病年龄为 60 岁。然而，有研究表明近几十年来，在 45 岁以下的男女中，舌癌和口咽癌的发病率均有所增加。

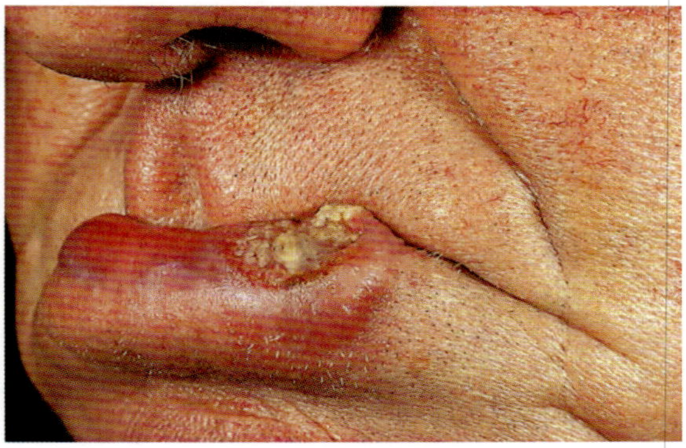

图 110.19　唇部鳞状细胞癌

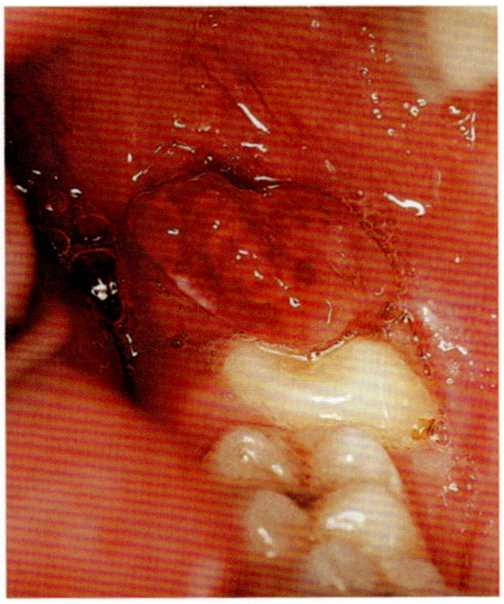

图 110.20　口腔鳞状细胞癌

流行病学

在世界范围内，每年约有 50 万名新发的头颈癌病例，其中约 378 500 例为口腔癌新发病例。口腔鳞状细胞癌是发达国家人群中第八常见的癌症。发达国家少数民族的发病率普遍较高。令人关注的是年轻患者和妇女的患病人数持续增加。

在 50 岁以下的人群中，每 10 个病例中就有 1 个以上是妇女和年轻人。

口腔癌在发展中国家尤为常见。如果把口腔癌和咽喉癌放在一起考虑，它们是世界上第六大癌症，在高发病率地区排名前三。在印度部分地区，口腔癌占所有癌症的 50% 以上。地区差异很大，但 2/3 的病例发生在经济欠发达国家和地区，如南亚（包括斯里兰卡、印度、巴基斯坦和中国台湾）；拉丁美洲（巴西、乌拉圭、波多黎各和古巴），还有巴布亚新几内亚和美拉尼西亚其他太平洋岛屿。在某些国家，如斯里兰卡、印度、巴基斯坦和孟加拉国，口腔癌是最常见的癌症。

病理生理学

发病诱因

在口腔癌中重要的因素包括，特别是生活方式可改变的危险因素和以下因素：

- 年龄。口腔癌在 45 岁以上的人群中更为常见。
- 性别。口腔癌在男性中普遍比女性更常见，这是由于高风险生活习惯（吸烟和饮酒），以及户外暴露在阳光下的职业（对唇癌而言）多见于男性。
- 社会阶层。口腔癌多发于社会经济地位较低的人群，尤其是男性。

国际癌症研究机构（IARC）和世界癌症研究基金会/美国癌症研究所（WCRF/AICR）制定的是癌症流行病学的金标准，他们关于癌症危险因素的结论见表 110.8。

表 110.8　国际癌症研究机构（IARC）和世界癌症研究基金会/美国癌症研究所（WCRF/AICR）关于口腔和头颈部癌症危险因素的评估

增加风险（“充分”或“令人信服”的证据）	可能增加风险（“有限”或“可能”证据）	可能降低风险（“有限”或“可能”证据）
酒精饮料（口腔、扁桃体、咽部）	双氢克尿塞（唇）	非淀粉类蔬菜（不含盐或腌制）（口、咽、喉）
槟榔加烟草（口腔、扁桃体、咽部）	太阳辐射（唇）	水果（不加盐或腌制）（口、咽及喉）
无烟槟榔（口腔）	人乳头瘤病毒 18 型（口腔）	含类胡萝卜素的食物（口、咽、喉）
人乳头瘤病毒 16 型（口腔、扁桃体、咽部）	放射性碘，包括碘-131（唾液腺）	
无烟烟草（口腔）	石棉（各种形式）（咽部）	
吸烟（口腔、扁桃体、咽部、鼻咽部）	酒精、热饮（咽部）	

（续　表）

增加风险（“充分”或“令人信服”的证据）	可能增加风险（“有限”或“可能”证据）	可能降低风险（“有限”或“可能”证据）
X 线 γ 射线（唾液腺）	印刷过程（咽）	
EB 病毒（鼻咽）	吸烟，二手烟（咽）	
甲醛（鼻咽）		
中式咸鱼（鼻咽）		
木屑（鼻咽）		

主要危险因素如下：

- 抽烟。
- 食用槟榔。
- 饮酒。
- 缺乏新鲜水果和蔬菜的饮食。
- 对于唇癌，暴露在阳光下。
- 对于口咽癌，人乳头瘤病毒（HPV）感染。

烟草是口腔癌的主要危险因素。所有形式的烟草，包括有烟的和无烟的都是致癌的。重度吸烟者罹患口腔癌的风险是正常人的 20 倍（深色烟草尤为严重），且两者之间存在很强的剂量-反应关系。

戒烟可降低患口腔癌的风险；戒烟 1～4 年后，罹患口腔癌的风险比目前吸烟者低 35%，戒烟 20 年后，罹患口腔癌的风险降至从不吸烟者的水平。戒烟 5～9 年后，患口咽癌/下咽癌的风险降低约一半，戒烟 20 年后几乎相当于从不吸烟的人。

酒精（乙醇）可能致癌。对于口腔癌来说，酗酒者的风险是正常人的 20 倍（烈性酒影响最大），而且两者之间存在强烈的剂量-反应关系。

酒喝的越多，喝的年限越长，患病的风险就越高。酒精代谢酶（醇脱氢酶，ADH 和乙醛脱氢酶，ALDH）活性的遗传变异可能影响暴露于酒精的结果，因此酒精对任何人而言都有致癌性。每天平均饮酒 1.25 单位酒精可使上呼吸道、消化道（UADT）继发性原发性肿瘤（SPT）的危险性增加 9%。一些研究表明，酒精含量高的漱口水可能会增加患口腔癌的风险，但其他研究发现情况并非如此，对此目前仍有争议。

烟草加上酒精会产生多种致癌效应。大量吸烟的人患病的风险是一般人的 20 倍，酗酒者的患病风险是常人的 5 倍，而同时嗜烟和酗酒者的患病风险是常人的 50 倍。长期大量吸烟和酗酒的人患头颈部癌症的风险最高。无烟烟草加上酒精也会增加口腔癌的风险。

咀嚼槟榔在亚洲部分地区以及欧洲、北美和澳大利亚的一些移民群体中很常见，它会增加口腔癌的发病率。咀嚼槟榔和抽烟的人患口腔癌的风险是不抽烟不喝酒的人的 7 倍。吸烟、喝酒和咀嚼槟榔的人患口腔癌的风险是不吸烟、不喝酒和不咀嚼槟榔的人的 30 倍以上。仅咀嚼槟榔（不含烟草）一项就会使不吸烟的人罹患口腔癌的风险增加 3.5 倍左右，而使不吸烟不喝酒的人罹患口腔癌的风险则增加 15 倍左右。槟榔可引起口腔黏膜下纤维化。

其他各种咀嚼习惯，通常含有烟草的物质，可见于不同的饮食文化（如阿拉伯茶，沙玛，土姆巴克）。阿拉伯茶是阿拉伯南部和东部非洲地区年轻男性的常用茶饮。人们也经常抽烟。大麻等其他精神药物的致癌性目前存在争议。

其他可能导致口腔癌的危险因素包括：

1. 疾病：
   - 慢性念珠菌病。
   - 糖尿病。
   - 盘状红斑狼疮。
   - 艾滋病。
   - Plummer-Vinson 综合征。
   - 硬皮病。
2. 基因：
   - 先天性角化不良。
   - Fanconi 贫血。
   - 着色性干皮病。
3. 医源性：
   - 深部 X 射线（DXR）（放疗）。
   - 药品等，包括：
     - 一降压药。
     - 一免疫抑制药。
     - 一大麻。

患有口腔癌或口咽癌的人患第二种癌症的风险更高。女性患第二种口腔癌的风险高于男性。患有其他类型癌症的人患口腔癌的风险也会增加。

这些包括：

- 食管癌。

- 肺癌。
- 皮肤鳞状细胞癌。
- 女性宫颈癌、肛门癌或生殖器癌。
- 男性直肠癌。

致病微生物

人乳头瘤病毒感染越来越受到重视，尤其是在口咽癌中。其他病原菌感染可能与一些病例有关。HPV 相关肿瘤往往见于较年轻的患者，在咽喉部，通常预后较好。HPV 阳性的口咽癌与口交和大麻使用有关。高危型（致癌）HPV 亚型已在相当一部分口咽部肿瘤中被确认，包括 HPV-16、18、31 和 33。多个性伴侣，初次性交的年龄和高风险性行为，正在成为独立于烟草和酒精滥用的 HPV 相关疾病的高危因素。然而，吸烟也会增加口腔感染 HPV 的风险。

如下因素也可引起口腔癌增加：

- 肛门癌患者。
- 宫颈癌患者。
- 宫颈癌患者的伴侣。

口腔癌患者患肛门癌、生殖器癌和皮肤癌的概率增加。IARC 将 HPV-16 分类为口腔、扁桃体和咽部癌症的病因，HPV-18 则是口腔癌可能的病因。在英国，大约 8%的口腔癌和 14%的口咽癌是由 HPV 感染引起的。在欧洲，大约 4/10（40%）口咽癌病例为 HPV 阳性。

目前，为预防宫颈癌而对年轻人接种的人乳头瘤病毒疫苗可预防包括口腔病变在内的其他与人乳头瘤病毒有关的病变，但尚无确凿证据表明其对口腔癌具有显著的保护作用。

遗传学

一些家族病例，有某些综合征的人有很高的风险发生口腔癌和喉癌。如果近亲（父母、兄弟、姐妹或孩子）患有头颈癌，那么患头颈癌的风险可能更高。家族史是口腔癌和咽喉癌风险的一个重要决定因素，与烟草和酒精的使用无关。头颈癌的家族史，尤其是兄弟姐妹的头颈癌家族史，可能使头颈癌风险增加近 1 倍（70%）。易患口腔癌的综合征主要包括：

- 先天性角化不良。
- Fanconi 贫血。
- 着色性干皮病。

环境因素

唇癌主要发生在长期暴露在阳光下的老年人身上，因为这些部位经常暴露在紫外线下。使口腔癌风险增加的职业主要涉及蓝领工人，可能包括：

- 苯暴露。
- 锻造。
- 建筑行业。
- 地毯安装。
- 施工工作。
- 开车。
- 电力工作。
- 化石燃料暴露。
- 家具行业。
- 粮食生产。
- 机械操作。
- 泥瓦工。
- 金属加工。
- 绘画。
- 接触农药。
- 石油工业。
- 水管工。
- 铁路工作。
- 纺织工业。
- 木匠。

其他原因

有确切癌症病史的人，患口腔癌的风险会增加。以前患过头颈癌（包括舌、口、咽、喉）的人后发头颈癌的风险可增加 12～16 倍。食管鳞状细胞癌的幸存者患口腔癌和咽喉癌的风险增加了几乎 7 倍。有肺癌病史的人患头颈癌的风险是一般人群的 1.5～5.7 倍。

社会经济贫困与口腔癌风险增加有关，但许多其他可能的原因（如习惯、口腔健康、饮食、营养）。如高动物脂肪、低新鲜水果和蔬菜的饮食可能会增加患头颈癌的风险。

自艾滋病病毒流行以来，已有许多艾滋病病毒携带/艾滋病患者患口腔癌的报道。Meta 分析显示，与普通人群相比，艾滋病病毒携带/艾滋病患者患口腔癌、口咽癌和咽喉癌的风险增加了约 1 倍。HIV 和 HPV 感染之间存在正相关关系，这与发病可能相关。

可能降低口腔癌风险的因素

WCRF/AICR 将不含淀粉的蔬菜和水果（不加盐或腌制）以及含有类胡萝卜素的食物进行了分类，认为这类食物可能对口腔癌、咽喉癌有保护作用。

饮食预防口腔癌症的一个重要保护作用体现在食用 β-胡萝卜素丰富的蔬菜和柠檬水果的人群中。饮用含咖啡因的咖啡与患口腔和咽喉癌的风险呈负相关。茶和脱咖啡因的咖啡似乎与口腔癌风险没有关联。休闲体育活动可使口腔癌风险降低 26%～47%，咽喉癌风险降低 33%～42%[11-26,27,28-109]。

病史

口腔癌在临床上最初表现为一个红色或红色和

白色(红血球白血病)的区域,没有症状,很难与潜在的恶性疾病(PMD)鉴别,且早期一般无症状。最初的病变很小,通常是孤立的,无症状的,因此,在早期阶段,很可能误诊。较严重的口腔癌病灶直径可达数毫米至数厘米(框图 110.6)。在晚期癌症中,通常有红色或红色和白色的单发病灶、溃疡或肿块,边缘不规则,触之坚硬(硬化),可能有疼痛,尤其是舌头和口腔底部的病灶。如果单一病灶持续 3 周或以上,表现为单发、红色和(或)白色、溃疡等中的一种或几种;质地较硬(触诊时是硬的),则应怀疑口腔癌,应进行活检。

临床表现

有些口腔癌发生在明显正常的黏膜的组织上,但也有一些发生在明显的 PMD 之前。目前有一系列的 PMD;最重要的是黏膜红斑病(增殖性红斑)、黏膜白斑病、苔藓样变损害。其他如光化性唇炎、黏膜下纤维化、Fanconi 贫血(综合征)等较少见(表 110.9)。

框图 110.6 提示口腔鳞状细胞癌

任何持久的:

- 红色病变(红细胞增多或红细胞异常)
- 红白混合病变(红细胞白斑)
- 结节性白色病变(疣状白斑)
- 肿块
- 溃疡伴裂隙或外生边缘隆起
- 疼痛或麻木
- 供应肿块的异常血管
- 牙齿松动
- 拔牙创面未愈合
- 硬化,即病灶下方的坚实浸润
- 固定深层组织或覆盖皮肤或黏膜的病变
- 区域淋巴结增大
- 吞咽困难
- 体重减轻

表 110.9 潜在恶性疾病

存在	大约 10 年恶性潜伏期		
	非常高(70%～85%)	高(10%～30%)	低(1%～5%)
主要的	增殖性红斑	念珠菌白斑	黏膜白斑病(均匀)
		黏膜白斑病(非匀质性)	苔藓样变病灶/扁平苔癣
较少见的		光化性唇炎	盘状红斑狼疮
		先天性角化不良	全身性红斑狼疮
		黏膜下纤维化	Fanconi 综合征

PMDs 转化为恶性的风险如表 110.9 所示。

潜在的恶性病变最初通常无自觉症状,但出现任何症状都应该警惕恶性病变的可能。

口腔癌最常见的部位包括下唇、舌侧缘和口底。大多数唇癌表现为下唇黏膜皮肤交界处的慢性小肿块、溃疡或结痂病变。口腔癌的临床表现多种多样,主要是溃疡、红白色皮损、肿块或裂隙。大多数口腔癌发生在舌头外侧边缘的中间 1/3 处,伴有红色增殖性皮损或硬结。晚期舌癌可表现为外生性病变、溃疡或表面溃疡区伴硬结。口腔底是口腔癌发生的第二常见部位,更常见与白斑有关。大多数癌症发生在口腔的前底部,表现为硬化的肿块,迅速溃烂,导致说话含糊不清。后舌/口腔底的积水区或"死角"是癌症的常见部位,粗略检查时可能会漏诊;需要特别注意以确保仔细检查。牙槽癌或齿龈癌多见于下颌前磨牙和磨牙区,通常表现为肿块或溃疡。50%的病例下牙槽骨受到侵犯,即使没有影像学改变,相邻的牙齿也可能松动。颊黏膜癌多见于连合处或后极区。大多数是溃疡性肿块,有些是念珠菌性白斑。典型的恶性溃疡表现为较硬较厚的皮疹,边缘常外翻或卷边,溃疡底部呈颗粒状。

口腔癌的表现通常与原发肿瘤的局部效应有关,偶尔与局部扩散、转移性疾病或副肿瘤现象有关。口腔鳞状细胞癌主要转移到局部和引流区域淋巴结,主要在前颈部。口腔癌仅在疾病晚期才通过血源性传播。

因此,口腔外检查应包括颈部淋巴结检查。口腔癌常扩散到颏下和下颌下淋巴结。无痛的颈部肿大淋巴结可能是唯一的症状。淋巴结检查至关重要,30%～80%的口腔鳞状细胞癌患者在发病时有颈部淋巴结转移。应由受过口腔疾病诊断培训的临床医师对患者颈部淋巴结、口腔和喉头进行系统和彻底的检查。

鉴别诊断

引起口腔肿块或溃疡的其他病因。

严重程度分类

分级作为预后指标，分化良好或低级别癌症预后好（框图 110.7）。低级别肿瘤通常比高级别肿瘤生长更慢，更不容易扩散。高分级意味着细胞异型性更高，肿瘤更容易转移。

框图 110.7 肿瘤分级

高分化

• 钉突延长向下，浸润固有层，可见角化珠

中分化

• 不规则浸润性生长，细胞间黏附性差

低分化

• 鳞状上皮排列结构不明显，呈片状浸润性生长，部分细胞深染，异型性和多形性明显

影响预后最重要的因素是肿瘤部位和 TNM 分期（肿瘤、淋巴结、转移），其描述如下：

• 肿瘤大小（T）。
• 肿瘤是否已经扩散到淋巴结（N）。
• 肿瘤是否转移（M）。

TNM 分类

• 主要肿瘤：
  • T0：无原发性肿瘤。
  • Tis：原位癌。
  • T1：肿瘤 2cm 或更小。
  • T2：肿瘤 4cm 或更小
  • T3：肿瘤大于 4cm。
  • T4：肿瘤大于 4cm，侵及较深肌肉，骨或深层结构（如腔）。
• 淋巴结累及：
  • N0：无淋巴结受累。
  • N1：小于 3cm 的同侧淋巴结。
  • N2：同侧淋巴结小于 6cm。
  • N3：淋巴结大于 6cm 和（或）双侧。
• 肿瘤转移：
  • M0：无转移。
  • M1：有转移。

分期

• 一期：T1，N0，M0。
• 二期：T2，N0，M0。
• 三期：
  • T3，N0，M0。
  • T1，T2，T3，N1，M0。
• 四期：
  • T4，N0，M0。
  • 任意 T，N2，N3，M0。
  • 任意 T，任意 N，任意 M。

口腔癌和口咽癌也有一个数字分期系统，它使用四个主要的分期，但有些也指 0 期，如下所示。

• 0 期或原位癌：这是一种非常早期的癌症。
• 一期：这是侵袭性癌症的早期阶段；肿瘤直径<2cm，未扩散至附近组织、淋巴结或其他器官。
• 二期：肿瘤直径>2cm，但小于 4cm，未扩散至淋巴结或其他器官。
• 三期：肿瘤大小为>4cm，但未扩散至任何淋巴结或身体其他部位；肿瘤大小不一，但已扩散至颈部一侧的淋巴结。在这种情况下，所涉及的淋巴结直径不超过 3cm。3 期癌症可分为 3a 期、3b 期和 3c 期。3b 期癌症可能与 3a 期癌症在肿瘤大小或是否扩散到淋巴结方面有所不同。
• 四期：这是高度恶性阶段；它分为三个阶段：
  • 4a 阶段：位于嘴唇和口腔周围组织区域的淋巴结可能含有癌细胞。
  • 4b 期：任意大小，扩散到颈部同侧多个淋巴结，或扩散到颈部双侧淋巴结，或任意淋巴结大于 6cm。
  • 4c 阶段：已经扩散到肺或骨骼等其他部位。

癌症数字分期由 TNM 阶段的不同组合组成。因此，一期癌症可以被描述为 T1，N0，M0 或 T2，N0，M0。

病程与预后

多年来，口腔癌患者治疗期间和之后的生活质量稳步提高，但生存率的增长速度较慢。口腔癌诊断的阶段对总体生存率和生活质量有显著影响：早期诊断可降低死亡率，并可减少：

• 患病率。
• 损容。
• 治疗持续时间。
• 治疗费用。

因此局灶性癌（限于原发部位）和小肿瘤（Ⅰ期：<2cm），2 年生存率约 90%，大多数癌症后期阶段才被发现，大于 2cm（Ⅲ期和Ⅳ期）生存率约为一半。事实上，大约 60%的口腔癌患者表现为晚期（Ⅲ期和Ⅳ期）。患者被诊断为晚期疾病的原因可能是由

于患者因素、医源性因素和客观因素，在下列情况时可能更晚：

- 重度吸烟者。
- 酗酒者。
- 社会经济地位较低的人。

检查

常规口腔检查(COE)采用白光("白炽灯")(目视和触诊检查)是诊断口腔癌前病变和癌症的金标准。毫无疑问，临床医师的技能教育提高了诊断技能和经验。

医疗市场上或科学文献中出现了一系列的辅助诊断设备，但对这些诊断设备进一步分析后，没有充分的证据表明：

- 基于自荧光的商业设备增强了传统视觉和触觉检测之外的视觉检测能力。
- 基于组织反射率的商业设备增强了传统视觉和触觉检测之外的视觉检测能力。
- 医疗设备可以评估经上皮细胞学检查为良性黏膜病变的有效性。

诊断通常是通过从原发病灶或部位活检得到的。原则是通过组织病理学确定诊断。那么，如果是口腔鳞状细胞癌，患者可能会从一系列的检查中受益。这些检查是：

- 从组织病理学方面确定癌症诊断。
- 确定其他地方是否有恶性病灶：
  - 局部侵犯(如骨骼、肌肉或颈部区域淋巴结)。
  - 转移，最初转移到淋巴结，后来转移到肝脏、骨骼和大脑。影像学可发现临床检查未发现的异常。
  - 另一个原发性肿瘤：对于内镜检查在所有病例中的成本效益存在争议。

通常在全身麻醉下检查(EUA)，能仔细确定原发肿瘤的范围，触诊颈部淋巴结，并同时确定原发病变——位于上呼吸消化道(如口、鼻、咽、喉、食管)位置。EUA 尤其适用于以下患者：

- 后舌肿瘤。
- 肿瘤边缘不易界定。
- 颈部淋巴结增大，但未见原发性肿瘤。

当颈部淋巴结呈阳性且无明显的原发部位时，仔细的 EUA 可发现原发肿瘤。如果原发部位不能通过肉眼检查或触诊确定，通常需要对鼻咽、舌根、下咽和同侧扁桃体切除术进行随机活检。这是大多数隐秘性原发肿瘤的发病部位。

内镜检查是否有必要用于所有病例来检测另一个原发性肿瘤，仍存在争议。转移最初发生在局部淋巴结，后来转移到肝脏、骨骼和大脑。影像学和其他研究可能有助于发现临床检查中遗漏的异常。PET-CT 可用于检测隐匿性受累的淋巴结及转移性病灶。特别是淋巴结活检，通常使用穿刺针类进行(FNA)。目前推崇超声引导下 FNA 细胞学检查(US-FNAC)。前哨淋巴结活检(SLNB)可以用来帮助确定癌症扩散的程度或阶段。

下颌 X 线检查、MRI 或 CT 扫描、PET 扫描、全身内镜检查和胸部 X 线检查对于排除同步的另一个原发性肿瘤和麻醉前检查是有价值的。

治疗

如果口腔癌能在病变较小的时候早期诊断，治疗通常不那么复杂，也更有效。口腔癌的治疗需要多种专业的方法。手术和放疗是早期和局部晚期疾病的唯一明确的治疗方式(框图 110.8)。手术切除，不仅要完全切除肿瘤，且切除范围边缘没有受累，还要尽可能避免损伤重要组织结构，非常具有挑战性。放射疗法作为一种确定的治疗方法，可以避免这种困难，但往往产生明显的急性和晚期毒性。单纯的化疗并不是一种有效的治疗方式，但与放疗联合使用可改善局部晚期病变的预后。

> 框图 110.8　口腔癌的治疗
>
> 有益的
> - 手术
> - 放射治疗
>
> 可能是有益的
> - 化疗
> - 机器人手术
> - 三维适形放射治疗
>
> 紧急治疗
> - 靶向治疗(主要是西妥昔单抗)

唇癌

主要采用手术治疗。

口腔内癌

- T1 期肿瘤：手术或放疗通常能得到同等治疗效果。
- 对于其他大多数患者，通过权衡存活时间和剩余生命质量，主要采用手术和(或)放疗来控制颈部引流淋巴结的原发性和转移性肿瘤。
- T2 期肿瘤：一般采用手术治疗。然而，舌侧缘肿瘤可采用外照射(40Gy)加放射性铱植入物(25～30Gy)的放射治疗。对于许多患者来说，这必须包括颈部淋巴结的治疗，因此治疗的选择通常是手术（肿瘤切除与颈淋巴结清除术），同时结合放疗。

- T3 期肿瘤：如有包膜外播散或累及多个淋巴结，一般先手术后放疗。对许多患者来说，治疗通常是手术（肿瘤切除和颈淋巴结清除术），同时结合放疗。
- T4 期肿瘤：可采用放化疗。

Cochrane 在 2010 年的一篇综述中发现，在口咽癌的手术或放疗中添加化疗比单独使用这些治疗方法效果更好[110]。

疣状癌

疣状癌（Ackerman 癌）是一种罕见的白色疣状肿瘤，很少发生溃疡[1-6]，有时也被称为隧道型癌。它可能由增生的疣状白斑发展而来。危险因素可能与人乳头状瘤病毒有关，一些疣状癌是由于局部使用鼻烟或烟草而导致的。活检确诊尤为重要，因为疣状癌对切除效果良好，但如果采用放射治疗，可能发生再生改变，随后生长和侵袭性加快[7]。甲氨蝶呤、甲异丙酚、咪喹莫特和激光可能有治疗作用[8-12]。

口腔菜花状乳头瘤病

口腔菜花状乳头瘤病是一种罕见但明确的临床疾病，发病机制不明。危险因素可能与人乳头瘤病毒、烟草和慢性感染或刺激有关。

口腔乳头状瘤病本质上是一种疣状癌，是鳞状细胞癌的临床病理变异，也有一系列其他名称，如 Ackerman 瘤、Buschke-Loewenstein 瘤、丘脑皮质上皮瘤、丘脑皮质癌和 Gottron 表皮乳头状瘤。

临床特征

乳头状瘤病变多样，表现为疣或疣状物，组织学上表现为良性特征，而且与显著的复发能力和癌变的趋势相关。由于临床上表现良性特征可能导致长时间的误诊，在此过程中肿瘤缓慢侵袭至皮下组织，但很少转移到淋巴结[1,2]。本病可能与恶性黑棘皮病相关。

诊断

活检是必要的，虽然组织学特征往往提示寻常疣或假上皮瘤增生而不是鳞状细胞癌。有时当它延伸到皮下组织时，可能被误认为是良性附件肿瘤，甚至是囊肿。

治疗

疾病早期的治疗通常是成功的。阿维 A 酯（每天 200mg）或博来霉素化疗可使病变体积缩小[3,4]。也可以用光动力、激光、干扰素 α 或咪喹莫特治疗[3-9]。

最好是手术或激光切除。放射治疗是有争议的，因为在许多病例报道中，放疗导致了再生性鳞状细胞癌的产生。

其他口腔恶性原发性肿瘤

以下肿瘤占所有口腔恶性肿瘤的 10%。

1. 唾液腺肿瘤。
2. 恶性黑素瘤。
3. 淋巴瘤：非霍奇金淋巴瘤越来越多地见于艾滋病患者和免疫缺陷患者的咽喉。
4. 肉瘤。
5. 卡波西肉瘤：口腔卡波西肉瘤常见于艾滋病患者或其他免疫缺陷患者，尤其见于后腭，呈褐色或紫色斑疹，结节状和溃疡。
6. 一些牙源性肿瘤。
7. 上颌窦癌（或其他肿瘤）。
8. 朗格汉斯组织细胞增生症。
9. 骨和结缔组织肿瘤。
10. 其他肿瘤。

颗粒细胞肿瘤

新生儿牙龈颗粒细胞瘤是一种病因不明的疾病，好发于新生儿上颌牙槽嵴，以女孩多见。镜下可见表面局部被覆鳞状上皮，瘤细胞为多边形，呈巢状排列，胞质富含嗜酸性颗粒。病变对 S-100、层粘连蛋白、色粒蛋白和除神经元特异性烯醇化酶和波形蛋白外的大多数其他标志物呈阴性[1-4]。这种病变应该与更常见的成人颗粒细胞瘤以及其他鉴别诊断区分开来。

成人粒状细胞瘤（Abrikossoff 瘤）发生于 20—60 岁，在妇女和具有非洲血统的人群中常见。在 45%～65% 的病例中，头部和颈部受到影响，其中 70% 位于口腔内（舌、口腔黏膜、硬腭）[5]。良性表现为多边形细胞，胞质呈嗜酸性颗粒状，细胞核小。而恶性表现与细胞分裂指数高低和多形细胞的组织有关。

两者的临床特征都是肿胀，上覆正常黏膜。需要进行组织学检查。治疗方法是手术。

转移性口腔肿瘤

肿瘤转移到口腔较罕见。大多数出现在颌骨，特别是下颌前磨牙或磨牙区或髁。转移灶有时表现为牙槽或牙龈肿胀或溃疡。

大多数口腔转移瘤来源于乳腺、肺、肾、甲状腺、胃、肝、结肠或前列腺癌[1-12]。可由淋巴或血源性播散引起。

在一项大型研究中[13]，25%的病例中发现口腔转移是转移性扩散的首发迹象，在未明确恶性肿瘤的患者发现23%的病例首发口腔转移瘤。下颌骨比口腔软组织更易受到影响(2∶1)。口腔软组织中，附着牙龈是最常见的受累部位(54%)。男性口腔转移的主要原发部位为肺、肾、肝、前列腺，女性为乳腺、女性生殖器官、肾、结肠。根据口腔部位定植的不同，原发部位也不同：在男性中，肺是颌骨和口腔黏膜转移最常见的原发部位(分别为22%和31.3%)，其次是前列腺肿瘤转移至颌骨(11%)和肾脏肿瘤转移至口腔软组织(14%)。在女性中，乳腺肿瘤是影响颌骨和软组织最常见的原发部位(分别为41%和24.3%)，其次是肾上腺和女性生殖器官肿瘤转移至颌骨(7.7%)和女性生殖器官肿瘤转移至软组织(14.8%)。

临床表现

转移瘤通常表现为颌骨病变，有时仅在影像学检查时偶然发现，有时可引起症状。在多达1/3的患者中，颌骨病变是肿瘤的首发表现。非霍奇金淋巴瘤常位于牙龈或咽喉部。

许多转移是无症状的，但其他表现为：

- 疼痛。
- 感觉异常或感觉减退。
- 肿胀。
- 牙齿松动。
- 不可愈合的拔牙创伤。
- 病理性骨折。
- 放射线可透性或放射线不透性。

诊断

转移的早期表现类似于增生性或反应性病变，如化脓性肉芽肿、周围巨细胞肉芽肿或纤维性肿块。诊断应依据病史和临床特点，辅以影像学和组织病理学。在任何情况下，如果临床表现不典型，特别是已知患恶性疾病的患者中，活检是必须的。

治疗

放疗、手术或化疗。

与系统性疾病相关的溃疡

类阿弗他样溃疡可能与系统性疾病相关。然而，泛发的系统性疾病，如血液系统、胃肠道和皮肤病，可能会引起口腔其他损害，损害发生后会因口腔的湿润环境、创伤和感染造成溃疡或糜烂。口腔溃疡也经常由感染引起，这些感染可能是药物或放射性检查或GVHD等医源性问题而来(见框图110.5)。

血液病

营养缺乏状态

铁、叶酸或维生素B_{12}不足可导致口腔溃疡。部分患者同时患有贫血，有时还伴有其他口腔病变，如舌炎或口角炎，但大部分患者仅为营养物质的缺乏而没有明确的贫血[1-3]。维生素B缺乏的患者偶可出现其他类型的口腔溃疡，有时还会发生表皮发育不良[4]。

白细胞减少和粒细胞缺乏症

白血病和HIV感染也常常并发口腔溃疡(图110.21)。口腔溃疡可能是白细胞减少症患者的主要症状，也可能是药物诱导的粒细胞缺乏症的首发症状。表现为深在不规则的疼痛性溃疡，通常周围炎性红晕环轻微，累及口腔和(或)咽部，并有缓慢扩张和进展的趋势。在周期性中性粒细胞减少症中，溃疡每隔21天出现一次，与中性粒细胞减少症发作有关。严重的牙周炎通常也是白细胞和其他免疫缺陷的特征，患者可能在身体别处患有复发性感染[1-5]。甲氨蝶呤可在没有白细胞减少症的情况下引起口腔溃疡。

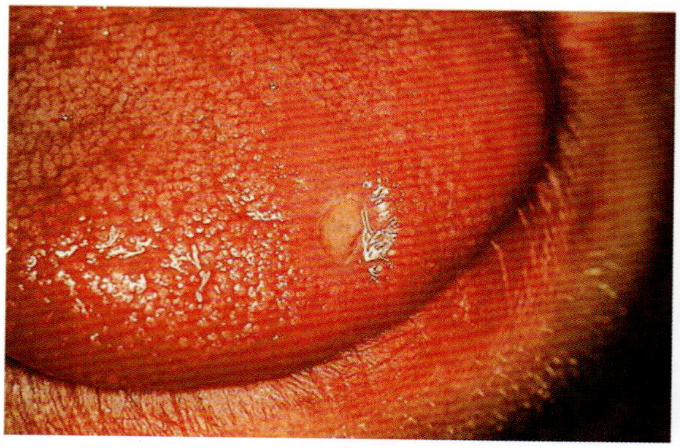

图 110.21 HIV 疾病中的类阿弗他样溃疡

白血病

口腔溃疡可能是一个突出的表现，特别是在急性白血病中。白血病的其他口腔表现包括黏膜苍白、牙龈出血、牙龈肿胀、瘀点和瘀斑[1-7]。白血病患者中常见口腔感染与白色念珠菌和革兰阴性细菌(包括假单胞菌属、大肠埃希菌属、变形杆菌属、克雷伯菌属和沙雷菌属)等相关，尤其可能是急性白血病患者发生败血症的一个主要原因[8]。单纯疱疹或水痘-带状疱疹病毒造成的溃疡也很常见(图110.22)。化疗和骨髓移植会引起口腔溃疡[1,7,9]，使得病情更加复杂。

其他偶发症状包括感觉不良(尤其是下唇)、面瘫、牙齿或颌骨挤压以及发生下颌骨肿痛和腮腺肿胀(Mikulicz综合征)[10,11]。

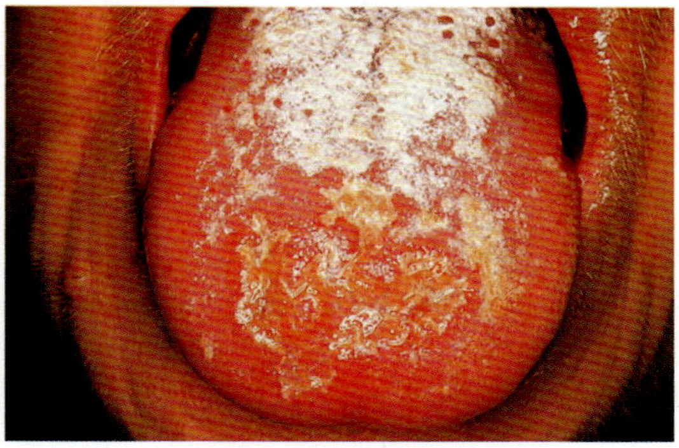

图 110.22 白血病患者舌部复发性单纯疱疹和念珠菌病，HIV 感染患者中也可看到类似病变

粒细胞肉瘤

同义名
- 绿色病

粒细胞肉瘤在口腔内很少见。大多数患者出现与骨骼受累相关的肿胀或症状[1-4]。上颌骨特别容易受累[1,5-7]。

骨髓增生异常综合征

骨髓增生异常综合征的口腔表现主要是溃疡，也包括其他症状如感觉异常、瘀点、灼热感、牙龈肿胀、口干和唇疱疹[1-4]。

淋巴瘤

2%～10%的淋巴瘤症状首先表现在口腔。在这些口腔淋巴瘤中，80%由滤泡中心细胞或滤泡后细胞组成[1-6]。淋巴瘤通常发生在咽或腭部，偶尔发生在舌、齿龈或唇部；它们表现为口腔肿胀，或是溃疡，并引起疼痛或感觉障碍。淋巴瘤患者也常见口腔带状疱疹和单纯疱疹感染。

HIV 患者中的口腔淋巴瘤发病率增加[7,8]，包括口腔浆细胞性淋巴瘤[9-11]。

致死性中线肉芽肿

这一术语有时用于一系列疾病，包括 GPA、多形性网织细胞增生症（淋巴瘤样肉芽肿）和特发性中线破坏性疾病。

肉芽肿性多血管炎

口腔损害很常见，可能是 GPA 的首发临床表现[12-26]。平素健康的口腔牙龈无痛性渐进性肿胀，特别是发现肿胀发炎的乳头状突起，应该考虑 GPA 的可能。牙龈肿胀可能会有特征性的“草莓样”外观[25]。GPA 也可能出现口腔溃疡、拔牙久不愈合或偶尔出现唇或唾液腺肿胀。

淋巴瘤样肉芽肿（同义名多形性网织细胞增生症）

淋巴瘤样肉芽肿可伴有口面部血管性水肿、腭部、牙龈或口腔的溃疡，但通常不伴有淋巴结病[20,27-30]。

特发性中线破坏性疾病[31-34]

鼻部疾病向下蔓延可导致特发性中线破坏性疾病的腭部坏死和溃疡。这种疾病偶尔会出现拔牙后的愈合延迟。

蕈样肉芽肿

口腔蕈样肉芽肿通常表现为舌的红色或白色损害，通常是疾病的晚期表现[1-6]。

假性淋巴瘤

一种罕见的肿瘤样淋巴增生浸润，无淋巴瘤恶变倾向，可在口腔尤其是上腭发现皮疹[1-3]。

组织细胞增生症

组织细胞增生症通常会造成溶解性骨损害，也可出现牙龈肿胀、牙周破坏、牙齿松动、拔牙后无法愈合和口腔溃疡。放射性核素 ^{111}In 标记的奥曲肽显像有助于诊断朗格汉斯细胞组织细胞增生症[1-9]。

多中心网状组织细胞增多症

多达 50%的多中心网状组织细胞增多症患者出现口腔病变[1,2]。病变处可见组织细胞聚集，形成结节状或肉芽肿样病变，特别是在唇部或颊黏膜。若伴有多结节病，颞下颌关节也可受累。

嗜酸性粒细胞增多症

口腔、牙龈或唇部黏膜出现的糜烂可能是嗜酸性粒细胞增多症的特征性表现[1-6]，预示着心脏受累的可能性[2]。鬼臼毒素、干扰素 α 和羟基脲可能是有效的治疗方法[4-5]。

低纤溶酶原血症

牙龈肿胀和溃疡是低纤溶酶原血症的特征性表现。

胃肠道疾病

克罗恩病

克罗恩病口腔病变与口面部肉芽肿难以区分。

口面部肉芽肿

克罗恩病可以累及口腔，但有些患者在没有确诊克罗恩病的情况下出现类似的口腔病变；这些被称为口面部肉芽肿。目前尚未明确克罗恩病/结节病/变态反应/感染（以及 Melkersson-Rosenthal 综合征和肉芽肿性唇炎等相关疾病）的病变范围[1,2-5]。

年龄病变最常见于儿童和青少年期。

病理生理学。克罗恩病会影响口腔，但有些患者因为对各种食品添加剂，如肉桂醛或苯甲酸盐、丁酸羟基茴香醚或十二烷基没食子酸酯（人造黄油），或薄荷醇（薄荷油），或钴，有不良反应，可能会出现类似的口腔损害，但这些反应并非总是相关的[1,6-20]。例如，在一项研究中，9 名患者中只有 1 名的发病与食物摄入有关系[19]。有时，肉桂和（或）无苯甲酸盐饮食可能还会改善症状[20]。

病理学。可以看到非干酪样肉芽肿和淋巴水肿，肉芽肿较稀疏、深在，往往靠近肌肉层。

遗传学。遗传背景[21]、发生变态反应的机制[22]和各种可能的其他致病因素如副结核分枝杆菌[23]尚不明确。

临床特征。典型的溃疡累及口腔颊沟，呈线性溃疡表现，通常在其两侧可见肉芽肿。黏膜病变包括黏膜增厚和堆叠，形成“鹅卵石”样外观和黏膜特征。牙龈可能出现肿大的紫色肉芽肿。唇部或面部可能肿胀（图 110.23），唇部也许会开裂及伴发口角炎[24-26]。

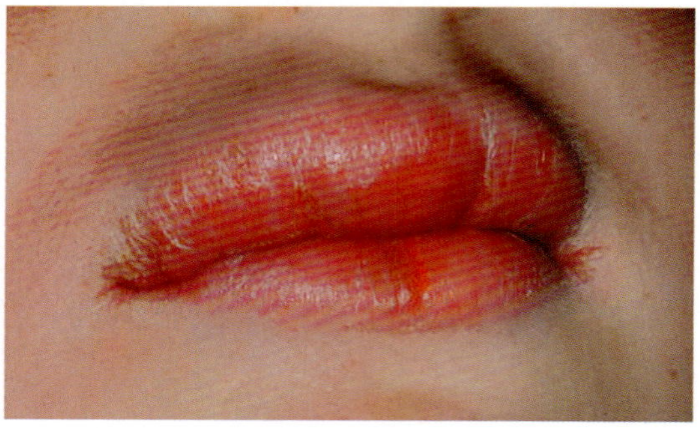

图 110.23 口面部肉芽肿

检查。口腔病史不明确，对胃肠道进行排查是必要的。排除结节病可能需要进行胸部影像学、血清血管紧张素转换酶和同位素扫描等检查。斑贴试验可用于排除对各种食品或添加剂的变态反应。

治疗。如果怀疑过敏，口腔颜面肉芽肿患者需要除外食物的影响[15,20]。局部或病灶内给予皮质类固醇可有效控制口腔病变[11]。皮损内注射皮质类固醇也可以减少肿胀。局部麻醉后，向唇部注射 10ml 曲安奈德（10mg/L）可有效控制病情[19,27-30]。病情一旦控制平稳，可能需要每 4～6 个月重复一次注射。

氯法齐明在早期有效，通过清除肉芽肿来发挥作用。在 100mg 的剂量下，每天 2 次，持续 10 天，然后每周 2 次，持续 4 个月，氯法齐明可对大部分患者有效[31-33]。

很少给予全身性皮质类固醇治疗，而且并非所有患者在任何情况下都有效[29,31]。在某些情况下，甲硝唑[8]或柳氮磺胺吡啶[31]可能有治疗意义。沙利度胺也被认为是有效的[34]。

增殖性脓性口炎

增殖性脓性口炎的口腔损害表现为深在裂隙、脓疱和乳头状突起。所记录的不到 50 份病例中大多数患者有炎症性肠病，即溃疡性结肠炎或克罗恩病[1-14]。这些病变往往遵循相关肠道疾病的病程变化[1-5,13]。

尽管口腔病变可能对局部治疗（如皮质类固醇）不同程度有效，通常仍需要系统性治疗[1-5,13]。

皮肤病

一些皮肤病可能伴有口腔溃疡或糜烂表现；扁平苔藓的病变程度最为普通，天疱疮最重，类天疱疮次之。

上皮细胞抗核抗体相关的慢性溃疡性口炎

慢性糜烂性或溃疡性口炎通常表现为剥脱性龈炎，伴或不伴有口腔或舌黏膜损伤，因为可能与苔藓病变有关，有时会有类似扁平苔藓的表现，但这种口腔表现与针对复层扁平上皮的抗核抗体有关[1-4]。这些自身抗体针对与 p53 肿瘤抑制因子和 p73 潜在肿瘤抑制因子同源的 70kDa 上皮核蛋白，并显示为 *KET* 基因的变异体[5,6]。

羟氯喹可能对这些病变有效[1-4]。

儿童慢性大疱性皮肤病（见第 50 章）

口腔溃疡和剥脱性龈炎已经有报道[1-6]。

疱疹样皮炎与成人线性 IgA 病（见第 50 章）

口腔病变可能发生在疱疹样皮炎和大多数线性 IgA 病患者。通常表现为斑疹、丘疹、瘀点、水疱、大疱和糜烂或剥脱性龈炎[1-13]。这些疾病须严格鉴别，特别是与类天疱疮、大疱性出血性咽峡炎、浅表黏液性结肠炎和扁平苔藓。

虽然能发现唾液 IgA 抗醇溶酶抗体，但没有诊断意义。配合无麸质饮食，氨苯砜和磺胺吡啶是治疗疱疹性皮炎最有效的药物。麦考酚酸吗乙酯可用于治疗线性 IgA 疾病[13]。

大疱性表皮松解症（见第 50 章）

大疱性表皮松解症患者的口腔黏膜可能出现水疱或溃疡，其抗体对应Ⅶ型胶原[1]。皮损病理活检显示，免疫电镜下可见上皮基底膜带状致密分布的 IgG 和 C3[2-5]。

多形红斑（见第 47 章）

病因学。大多数患者的病因不明，但似乎是与免疫性超敏反应相关，表皮中出现细胞毒性效应细胞

第10部分

(CD8$^+$ T 淋巴细胞),诱导角质形成细胞凋亡,导致卫星细胞坏死。

多形红斑被分为许多种,轻型影响一处黏膜,严重影响两处或更多黏膜。在 Stevens-Johnson 综合征中,有广泛的皮肤受累、多部位黏膜炎以及 10%的死亡率[1,2]。

发病诱因。可能存在遗传倾向,复发性 EM 与 *HLA-B*15(*B*62)、*HLA-B*35、*HLA-A*33、*HLA-DR*53 和 *HLA-DQB*1 * 0301 相关。*HLA-DQ*3 已被证明与复发性 EM 密切相关,作为有意义的标志物,可用来区分疱疹相关 EM 与其他具有 EM 样病变的疾病。黏膜广泛受累的患者可能有罕见的 HLA 等位基因 *DQB*1 * 0402[3]。

可由以下因素诱发:

- 感染因素,特别是 HSV(疱疹相关的 EM),这与 70%的复发性 EM 有关。细菌(肺炎支原体等)、其他病毒、真菌或寄生虫不常见[1,2,4-10]。
- 药物,磺胺类药物(如复方新诺明)、头孢菌素类药物、氨基青霉素类药物、喹诺酮类药物、巴比妥类药物、非甾体抗炎药、抗惊厥药、蛋白酶抑制药、别嘌醇和许多其他药物,可能引发严重的 EM 或毒性表皮坏死松解[1,2,11,12]。
- 食品添加剂或化学品,如苯甲酸盐、硝基苯、香水、萜烯。
- 免疫状态,如卡介苗(BCG)或乙肝免疫、结节病、GVHD、炎症性肠病、结节性多动脉炎或系统性红斑狼疮(SLE)。

临床特征。大多数(70%)EM 患者无论病情轻重,都有口腔损伤。口腔黏膜可能单独受累或与皮肤损伤共同存在。黏膜病变开始为红斑,形成水疱并破裂,形成不规则广泛的疼痛性糜烂,并伴有广泛的周围红斑。唇部黏膜常受累,浆液性渗出导致嘴唇肿胀、结痂[1,2,13-18]。

单纯疱疹诱导的 EM 表现为黏膜糜烂加上典型或非典型靶形损害和常见于四肢和(或)面部的表皮分离,一般至少累及体表的 10%,通常位于四肢和(或)面部。

黏膜糜烂加上广泛分布的扁平不典型靶形损害或紫癜性斑疹以及累及躯干、面部和四肢体表少于 10%的皮肤剥脱,是药物诱导的 Stevens-Johnson 综合征的特征[19]。

诊断。EM 的诊断很难确定,可能需要与病毒性口炎、天疱疮、中毒性表皮坏死松解症和表皮下免疫性疱病(类天疱疮等)鉴别。没有特定的具有诊断意义的化验检查。

诊断以临床表现为主,尼氏征为阴性。对肺炎支原体、HSV 或其他微生物进行血清学检查可能会有所帮助。尽管病理学表现是多样的,免疫染色无特异性,但对周围组织进行活检后行免疫染色和组织学检查可能会对诊断有所帮助。

治疗。多形红斑可缓慢自愈,轻型 EM 长达 2～3 周,重型 EM 长达 6 周。因此,治疗是有争议的。没有特殊的治疗方法,但支持性治疗非常重要;可能需要流食和静脉输液治疗。应尽快开始电解质补充和营养支持治疗。用 0.2%氯己定水漱口液来改善口腔卫生。

皮质类固醇的使用仍有争议[1,2,20-22]。

- 轻型 EM 可能对局部皮质类固醇有效,但仍需系统性皮质类固醇治疗。
- 重型 EM 应使用系统性皮质类固醇[泼尼松龙 0.5～1 mg/(kg · d),逐渐缩短 7～10 天]和(或)硫唑嘌呤或其他免疫调节药物[1,2]治疗。

左旋咪唑[22,23]和沙利度胺有时候也有一定的治疗意义[24,25]。重型病例可行血浆置换术。

抗生素可用于预防和控制感染[1,2,26,27]。

- 阿昔洛韦可用于治疗与 HSV 相关的 EM。在出现病变的首发症状时进行 5 天的疗程,或在 6 个月内每次给予 400mg,每日 3 次的剂量,以预防 HSV 相关 EM[10]。据报道,每天 2 次,每次服用 500mg 伐西洛韦持续治疗也有效[1,2,10,27]。
- 四环素可用于治疗肺炎支原体相关的 EM。

扁平苔藓(见第 37 章)

口腔扁平苔藓发病率为 1%～2%,大概是皮肤扁平苔藓的 8 倍。口腔黏膜症状可能独立存在,或与皮肤或其他黏膜上的病变同时存在,口腔病变可能是先于、伴随或跟随其他部位的症状表现[1-7]。口腔扁平苔藓与牙龈受累以及外阴阴道病变一起被称为外阴-牙龈综合征。

病因学。大多数口腔扁平苔藓是特发性的,但与对照组相比,口腔扁平苔藓患者的焦虑和抑郁程度明显更高[8,9]。临床和组织学上类似的病变称为"苔藓样病变",有时由牙齿修复材料、GVHD 或丙型肝炎病毒(HCV)引起。

一些苔藓样病变可能与牙科材料有关:对于铬酸盐、金和硫柳汞,北美接触性皮炎组(NACDG)对潜在过敏原的阳性反应率在口腔扁平苔藓中较高[10]。其他苔藓反应可能由 GVHD、药物(如非甾体抗炎药)、糖尿病[11]或肝病引起。一些南欧、日本[12-14]的糜烂性扁平苔藓患者可能与慢性肝病有关，特别是慢性活动性肝炎和丙型肝炎感染，可能存在抗心磷脂胺抗体[15]。在北欧人中，口腔扁平苔藓很少与肝病或丙型肝炎、G 型肝炎或输血传播病毒相关[16-18]。Mata 分析的证据表明丙型肝炎与扁平苔藓有关，可能参与其发病机制。

病理学。病理学上与皮肤扁平苔藓相似，尽管在口腔活检中很少见到锯齿状的表皮突，其他上皮细胞的变化可能不那么明显。

临床特征。扁平苔藓的常见口腔病变是口腔和（或）舌黏膜的双侧白色病变。它们可能是网纹状、丘疹或斑块状（图 110.24 至图 110.28）。通常无症状，但可能导致疼痛[1-6]。

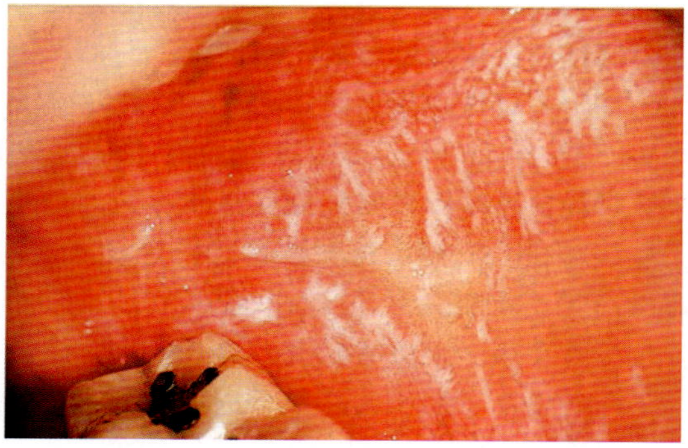

图 110.24 扁平苔藓：口腔常见部位（口腔黏膜）的网纹状丘疹损害

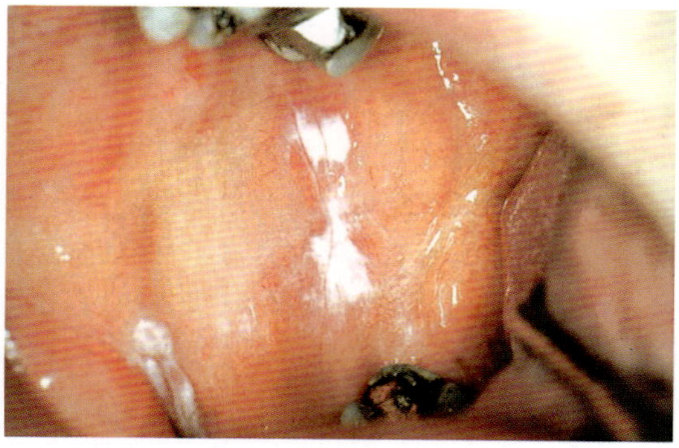

图 110.25 扁平苔藓：和黏膜白斑类似的扁平损害

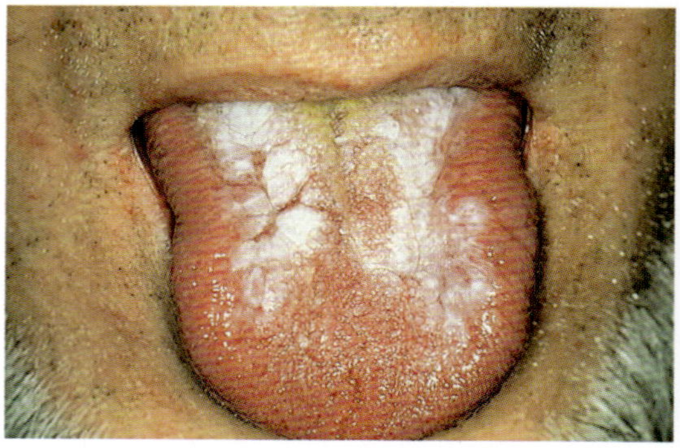

图 110.26 舌部扁平苔藓

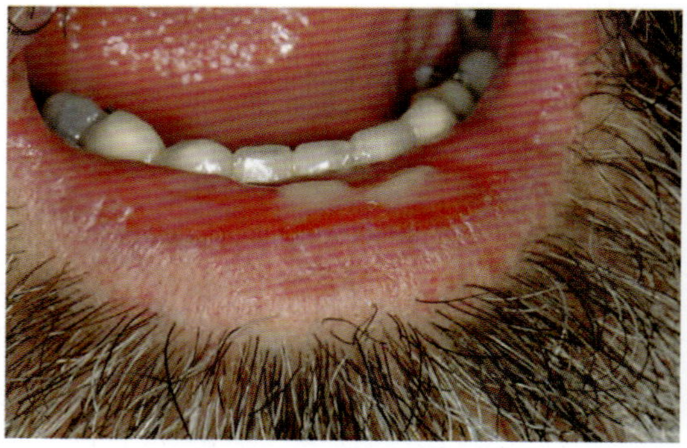

图 110.27 糜烂型扁平苔藓

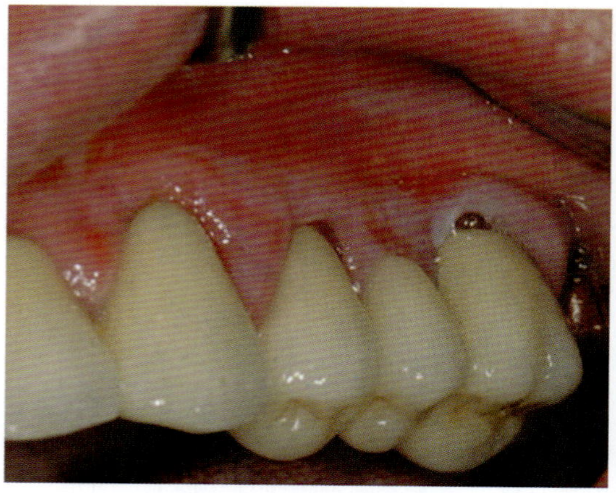

图 110.28 牙龈扁平苔藓

糜烂型扁平苔藓不常见，经常影响舌背和舌侧缘及两侧口腔黏膜。糜烂面通常很大，轻微凹陷或凸起，带有黄色凹陷，轮廓不规则（图 110.27），但其实并不会一直剧烈疼痛。周围黏膜常呈红色，表面光滑，舌乳头缺失，常有病理性白色纹。扁平苔藓也可能导致剥脱性龈炎。

口腔扁平苔藓易合并念珠菌感染。网纹型扁平苔藓是 HCV 阳性和 HCV 阴性患者最常见的临床表现。HCV 阳性患者可有唇、舌头和牙龈损伤[19]。

预后。某些口腔扁平苔藓特别是非网纹型，有恶变倾向，10 年内发病率可高达 5% 以上[1-6,20]。

诊断。组织活检行免疫荧光检查通常用于排除角化病、具有复层上皮特异性抗核抗体的慢性溃疡性口炎、硬化性苔藓、红斑狼疮、恶性肿瘤和其他疾病。

治疗。除非有症状，否则不必治疗。不幸的是，尽管皮肤型扁平苔藓在大多数情况下是可以自愈的，但口腔扁平苔藓很少缓解，因此，有症状的口腔扁平苔藓是需要治疗的[1-6,21]。

- 应纠正发病诱因。如果病变与牙科操作密切相关，或者是单侧发作的，考虑拔除牙汞合金是明智的选择[22]，但是没有可靠的检测（如斑贴测试）可以证明哪些患者将从中受益。没有证据支持，扁平苔藓或苔藓样病变在更换汞合金修复体后会一直受益。小规模非随机双盲研究表明，一小部分患者在置换汞合金后相关症状得以改善。
- 如果涉及用药，应在医师指导下用药。
- 如果有糖尿病或 HCV 感染，应由医师治疗。
- 口腔卫生的改善可能导致一些主观的影响。因此，应保持良好的口腔卫生。氯己定或三氯生漱口水用来清洁口腔可能会有帮助。
- 抗真菌药物可能有效，特别是对念珠菌感染的患者。症状通常可以通过局部用药来控制：皮质类固醇，如倍他米松磷酸钠漱口液和丙酸氟替卡松喷雾药，含有氟轻松、泼尼松、曲安奈德、戊酸倍他米松或氯倍他索的膏或漱口水或糊剂[23-26]。可以局部使用他克莫司[27,28]，但还未经 FDA 批准。局部外用芦荟、吡美莫司及口服姜黄素是最有前景的新的治疗方式。其他治疗方法有局部使用沙利度胺和氨氯地平。

轻度扁平苔藓

局部使用皮质类固醇是治疗的主要手段（如醋酸曲安奈德、倍他米松或泼尼松）。糜烂和牙龈损伤通常是顽固性的。其次，可先使用强效皮质类固醇，如氯倍他索、氟轻松或氟替卡松，然后改为弱效药物。

中度扁平苔藓

如果有严重或广泛的口腔受累，局部应用环孢素或他克莫司可能有显著的效果，通常与强效或超强效的局部皮质类固醇（如氯倍他索、氟替卡松或莫米松）一起使用。外用乳膏或糊剂时可以用在合适的定制模具或装饰板上，以便在夜间佩戴。与其他疗法相比，这种疗法对治疗扁平苔藓相关的剥脱性龈炎很有作用。

重度扁平苔藓

在多处重度扁平苔藓中，患者可能需要系统应用皮质类固醇、硫唑嘌呤、羟基氯喹、阿维 A、沙利度胺或环磷酰胺等药物。氨苯砜偶尔也会用到。其他治疗扁平苔藓的方法包括类视黄醇、低分子肝素[29,31-41]等许多其他方法。也包括生物制剂[42-47]，但其疗效尚未得到充分认证，可能有不可接受的不良反应。

非网格型扁平苔藓

对患有非网格型扁平苔藓的患者，应长期随访，以排除癌变的可能；应尽量避免吸烟和减少酒精的摄入。

重叠综合征

扁平苔藓类天疱疮。扁平苔藓类天疱疮的口腔病变可能与扁平苔藓或类天疱疮相似[1-5]。临床和组织学上直接免疫荧光显示 IgG 和补体 C3 沿基底膜呈线性沉积[3]。

扁平苔藓/硬化性苔藓重叠综合征。病变可能累及口腔和（或）生殖器黏膜[6-8]。

硬化性苔藓（见第 57 章）。口腔硬化性苔藓/硬化性萎缩是罕见的，可呈现所有扁平苔藓[1-13]的特征：白色斑块、丘疹、网状纹、糜烂，但不足以确诊。在组织学上硬化性苔藓的特征是表皮萎缩伴角化过度，真皮乳头水肿，淋巴细胞浸润与表皮的关系不如扁平苔藓那么紧密。

有人认为，黏膜性硬化性苔藓比以前认为的更加常见，甚至可能导致发育异常[5]。

红斑狼疮（见第 51 章）。几乎 50% 的 SLE 患者伴有口腔损伤，开始是红色斑块，可发展成不规则的裂隙状溃疡，这些溃疡愈合时往往会留下瘢痕[1-4]。病变尤其会累及上腭。Sjögren 综合征可发生于 SLE。口腔瘀斑和疱疹感染也很常见。极少情况下，牙科手术后可出现面部肿胀[5]。

类似糜烂，带有白色边界，发生在盘状红斑狼疮（DLE）（图 110.29）。DLE 易患口腔癌[6,7]。药源性狼疮也有口腔溃疡表现。

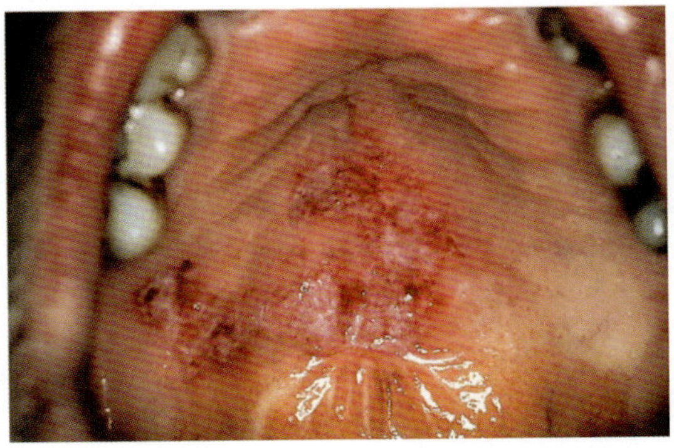

图 110.29 盘状红斑狼疮慢性口腔病变

在病情严重的 SLE 病例中需要系统使用皮质类固醇，通常联合免疫抑制药治疗，DLE 患者可用局部皮质类固醇治疗。

第10部分

类天疱疮(表皮下免疫性大疱性疾病)。一系列免疫介导的表皮下大疱性疾病可出现口腔水疱和(或)糜烂和(或)剥脱性龈炎,并在表皮基底膜区出现免疫沉积。这类疾病现已被证实可以分成多个亚型,可能还有多个重叠综合征。

黏膜型类天疱疮(见第50章)。黏膜型类天疱疮是一种黏膜皮肤免疫介导的表皮下疱病,以基底膜区不同分子的自身抗体为特征[1-10]。虽然口腔病变可能是很多疾病的一部分表现,但在许多患者中,只发现口腔皮损[9]。口腔类天疱疮患者的血清选择性地、特异性地结合到人 α6 蛋白,BP180 外功能区上一种 120kDa 蛋白,这可能是这一特定变体的靶抗原[3,8,11]。5%无瘢痕表型的患者具有抵抗 BP180 分子的自身循环抗体。在90%的患者中发现,L-4RA-1902 a/a 基因型与对 IL-4 的反应降低有关,可以部分解释瘢痕形成可能性较低的原因。

超过1/3的黏膜型类天疱疮病例涉及口腔黏膜,通常会导致牙龈损伤[1-3,10]。常见的病变是剥脱性龈炎,其特征是牙釉质周边的红斑、牙龈酸痛(图110.30)。大疱不常见,尤其在软腭。它们破裂后形成糜烂面[1-3,7,11-13]。

黏膜型类天疱疮大疱为表皮下型,其持续时间较天疱疮长。口腔损害可能会留下瘢痕,但并不常见。大疱通常充满浆膜液,应与浅表黏液囊肿、大疱性表皮松解症、疱疹性皮炎和线性 IgA 病区别开来。水疱偶尔会充血,应与出血性大疱型咽峡炎鉴别。

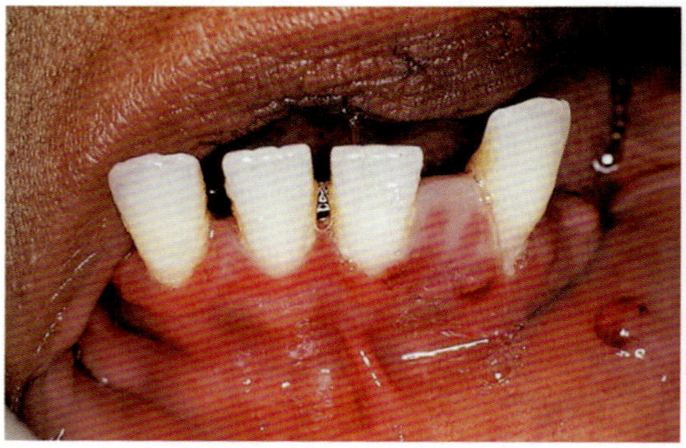

图 110.30 天疱疮:小水疱和剥脱性龈炎

确诊需要活检[3,7,13]。少数患者(表110.10)可检测到表皮基底膜的自身血清抗体,大多数患者在表皮和黏液腺基底膜区有免疫沉积。

表 110.10 口腔黏膜水疱大疱疾病的免疫染色

	DIF	口腔黏膜主要沉积	IF 模式	IIF	抗自身抗体
天疱疮	+	IgG C3	表皮细胞间	+	表皮细胞间
黏膜型类天疱疮	+	C3 IgG	表反基底膜带线状沉积	±	表皮基底细胞膜
大疱性类天疱疮	+	IgG C3	表皮基底膜带线状沉积	+	表皮基底细胞膜
疱疹性皮炎	+	IgA C3	颗粒状表皮基底膜	—	网状蛋白
线状 IgA 病	+	IgA C3	表皮基底膜带线状沉积	—	—
多形红斑	±	C3 IgM	固有层血管壁	—	—
扁平苔藓*	±	Fibrin† IgM,IgG,IgA,C3	颗粒状表皮或者固有层和在胶样小体中	—	—
盘状红斑狼疮*	+	IgG,IgA IgM,C3	颗粒状表皮基底膜	±	无,或抗核
出血性大疱性咽峡炎	—	—	—	—	—
浅表黏液腔	—	—	—	—	—

DIF. 直接免疫荧光(活检);IF. 免疫荧光;IIF. 间接免疫荧光(血清学)。
+. 存在;—. 不存在;±. 有时。
* 很少起疱;† 非特定沉积物。

大多数患者对局部皮质类固醇或他克莫司治疗有效。对于"高危"患者或天疱疮一般治疗无效时，可能需要系统性应用免疫调节剂。如果病变仅限于口腔黏膜，局部皮质类固醇通常有效；硫唑嘌呤可作为二线治疗用药[1,14-17]。有时可能需要系统性应用皮质类固醇，而且四环素联合或不联合烟酰胺也可有效[17-21]。氨苯砜对部分病例可发挥作用，特别是用于治疗剥脱性龈炎[2,3,21-23]。顽固性黏膜型类天疱疮可能对他克莫司、霉酚酸酯[7,24-26]、静脉注射免疫球蛋白、英夫利昔单抗或其他生物制剂治疗有效[27-38]。

患者可能存在相关的自身免疫性疾病，与帕金森症、脑血管病变和弥漫性硬化症有关。在一些具有抗表皮整联配体蛋白(抗层粘连蛋白 322)类天疱疮患者中可能存在诸如淋巴瘤之类的内部恶性肿瘤，但具有 α6 蛋白抗体的患者患癌的风险可相对降低[8]。

增殖型瘢痕性类天疱疮(同义名增殖型类天疱疮)呈大疱性类天疱疮的一个分支，虽然临床上与增殖型天疱疮不易区分，有时会产生口腔水疱和糜烂，但增殖型瘢痕性类天疱疮在口腔活检时显示出表皮基底膜区的 IgG 和 C3 线性沉积，没有循环抗表皮基底膜抗体[1,2]。

在一些罕见病例中上腭腭部和牙龈可特异性受累[2-4]。

天疱疮(见第 50 章)

口腔病变是寻常型天疱疮的发病特点之一[1,2,9]，但在浅表型天疱疮中很少见[1]。

寻常型天疱疮

寻常型天疱疮是由角质形成细胞自身抗原结合自身抗体引起的，它们通过协同作用引发水疱。细胞凋亡的概念将自身抗体诱导寻常型天疱疮患者角质形成细胞黏附功能丧失，进而引起细胞凋亡，这种独特的损失机制与其他已知的细胞死亡形式区分开来。寻常型天疱疮的主要抗原是桥粒蛋白(Dsg)3。然而，50%的寻常型天疱疮患者也有对 Dsg1(落叶型天疱疮的主要抗原)的自身抗体，Dsg1 和 Dsg3 抗体的比例似乎与临床严重程度相关。那些以口腔表现为主的寻常型天疱疮病例只发现 Dsg3 抗体。50%以上的寻常型天疱疮病例中发现 Dsg1 自身抗体，其比例可能因种族而异，因为与北欧白人相比，印度裔患者的比例明显更高[1,10-14]；这种差异可能与 HLA 相关[5,15,16]。

已经有人讨论过，某一型的天疱疮患者一般来说是固定不变的，但可能会通过抗原决定部位的变化而转变成另一种类型，而且某一型的临床表现可能会随着时间发生改变，这可能与 Dsg1 和 Dsg3 自身抗体比例的变化有关。

口腔黏膜几乎总是与寻常型天疱疮有关，口腔病变通常是其表现特征(图 110.31)。大疱可出现在口腔黏膜的任何部位，包括上腭，由于很快破裂，很少能见到[1,5,9,17-23]。通常，患者在出现持续大范围、不规则且伴有疼痛的红色损害，伴有继发感染时，临床上很难将其与其他糜烂性疾病(如天疱疮和其他免疫性疱病)相区分。虽然糜烂性疾病多呈现完整的大疱，但在天疱疮中，尼氏征通常呈阳性。寻常型天疱疮的口腔病变通常见于成人，罕见于儿童。

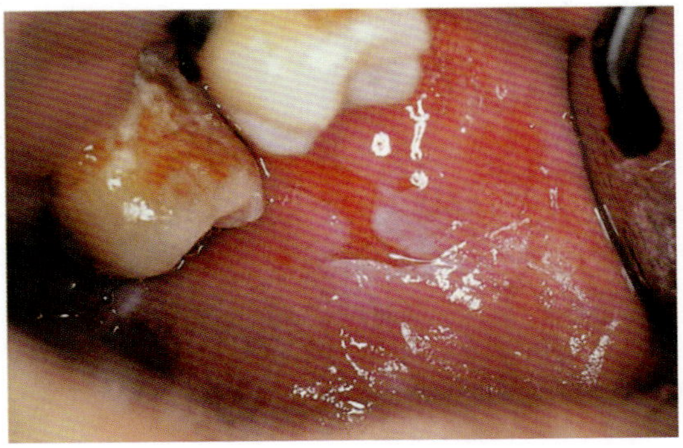

图 110.31 寻常型天疱疮：不规则的持续性口腔糜烂

口腔受累的患病率各不相同：一项涉及多个国家患者的多中心研究显示，保加利亚寻常型天疱疮患者口腔黏膜病变的发生率(66%)低于意大利(83%)和以色列(92%)[9]。在寻常型天疱疮中很少见到获得性巨舌症[22]或剥脱性龈炎[23-25]。

通过活检和免疫检查确诊。对周围黏膜活检切片行苏木精、伊红染色和免疫染色(见表 110.10)，以及收集血清进行自身抗体滴度检测，可帮助诊断和监测疾病的活动性。抗 Dsg 抗体的差异性表达说明，人类皮肤和猴子食管都可用于寻常型天疱疮的诊断，因为以口腔疾病为主的患者可能只有 Dsg3 抗体，而并不总是可以用人类皮肤检测的到[5,26]。酶联免疫吸附试验(ELISA)可能会提供帮助[27]。

口腔细胞学诊断意义不大。治疗主要在皮质类固醇的基础上使用系统性免疫抑制药，如硫唑嘌呤、氨苯砜、甲氨蝶呤、环磷酰胺、金制剂或环孢素作为辅助用药；这些药物的应用显著降低了死亡率[1,8,23-30]。上述药物的不良反应是常见的，与强的松龙相比，地夫可特的不良反应较少[31]。

麦考酚酸莫酯提供了更安全的免疫抑制作用，肾毒性和肝毒性可能更低[32-35]。黏膜病变比较顽固，通常只有在免疫抑制药治疗皮肤病变后才能愈合。即使皮肤病变得到控制，黏膜损害也可能持续存在。局部使用皮质类固醇可能会有效，或者前列腺素 E_2 也可以[36,37]。局部应用他克莫司可以很好地控制口腔病变[38-40]。

抗 CD20 单克隆抗体利妥昔单抗可能是治疗难治性寻常型天疱疮的有效替代疗法[41-52]。

副肿瘤性天疱疮

除了寻常型天疱疮，影响口腔的另一个重要天疱疮类型是副肿瘤性天疱疮。通常与淋巴增生性疾病或胸腺瘤有关[1-6]，有一例报道与口腔鳞状细胞癌有关[7]。在所有报道的副肿瘤性天疱疮病例中都有发现口腔损害[4,9-13]。口腔损害可能是唯一表现，也可单独存在[1]。

临床表现为疼痛性弥漫性口炎、甲沟炎和苔藓样丘疹。组织学可显示苔藓样改变、棘层松解水疱形成和角化形成细胞的凋亡。直接免疫荧光在表皮细胞间隙和基底膜区均呈阳性。外阴天疱疮的间接免疫荧光同样呈阳性。

静脉注射皮质类固醇通常只对部分患者有效。最近的治疗进展包括使用抗 CD20 单克隆抗体（利妥昔单抗）[14-16]和霉酚酸酯[17-19]。

增殖型天疱疮

增殖型天疱疮的口腔病变表现为舌上增生性肿块，可形成脑回形外观[1-3]。

其他类型天疱疮

口腔病变可见于较不常见的天疱疮类型中，尤其是在大部分 IgA 天疱疮（表皮内 IgA 脓疱病或表皮内中性粒细胞 IgA 皮肤病）[1-3]患者中，和一部分与炎症性肠病相关的天疱疮病例中[4-10]。

Stevens-Johnson 综合征/中毒性表皮坏死松解症（见第 119 章）

> **同义名**
> - Lyell 病

中毒性表皮坏死松解症是一种罕见的临床病理疾病，死亡率高，其特征是全层上皮广泛脱落。中毒性表皮坏死松解症和 Stevens-Johnson 综合征似乎是同一疾病的严重类型，与 EM 不同。然而，与 EM 的区别尚不清楚，但大多数中毒性表皮坏死松解症是药物诱导的，损害非常广泛[1-6]。

最近，这类病例在 HIV/艾滋病患者中的数量有所增加[7-9]。

临床特征：中毒性表皮坏死松解症初始症状为咳嗽、咽痛、眼睛灼热、乏力和低热，1～2 天后出现皮肤和黏膜损害。95%以上的中毒性表皮坏死松解症患者可出现口腔病变。可能涉及整个皮肤表面和口腔黏膜，剥脱率高达 100%。常见牙龈病变，临床表现为炎症，形成水疱后导致大面积糜烂。水疱和糜烂可能发生在皮肤损害前一天左右，并可能持续存在[3-7,10-12]。

诊断：表皮片状剥脱和尼氏征阳性是其特征。对皮损周围组织行免疫染色和组织学检查是诊断的必要手段。组织病理学检查具有特征性，显示从黏膜固有层分离的整个表皮剥脱。

治疗：患者须尽快入住重症监护室进行治疗[4,5,13-18]。没有针对口腔病变的特殊治疗方法，但 2%利多卡因（利多卡因）和 0.2%氯己定水性漱口液可使症状缓解。静脉注射免疫球蛋白（IVIG）已被认为是治疗中毒性表皮坏死松解症的一种方法，据报道治疗效果因人而异[4,17]。

胶原-血管性疾病

皮肌炎和混合性结缔组织病可能有非特异性黏膜糜烂表现[1]。

累及口腔的反应性关节炎的表现包括红色斑块或表面无痛性黏膜糜烂，无论从临床表现还是病理组织都与游走性红斑（地图舌）类似。

传染性疾病

口腔溃疡在世界范围内的一些病毒感染中很常见，尤其是儿童期出现的疱疹病毒或肠道病毒感染。它也可见于 HIV 感染/艾滋病和几种细菌性疾病，特别是急性坏死性牙龈炎（也可见于肺结核和梅毒）。在经济发达的国家，真菌感染罕见。但在经济欠发达的国家、旅行者或免疫受损的人群中，可能导致深层真菌感染。寄生虫感染有时会引起溃疡。

基孔肯雅热

这种囊膜病毒（RNA）由亚洲虎蚊（白纹伊蚊）在印度洋周边地区传播。目前已扩散到欧洲和美洲，潜伏期为 2～4 天。与登革热和奥绒绒热（ONN 热）相似。临床表现为口腔溃疡、靶形损害、头痛、乏力、关节炎和高达 39℃ 的高热[1,2]。没有有效的药物或治疗方法。

登革热

据报道，此病会出现牙龈出血和味觉改变，而溃疡并不是一个突出的特征[1-4]。

肠道病毒

疱疹性咽峡炎

病因：疱疹性咽峡炎主要由柯萨奇病毒引起。潜伏期为 3～7 天,主要影响幼儿。

临床特征:许多感染是亚临床的,但临床综合征的特征包括乏力、厌食、易怒、低热、颈部前淋巴结轻度肿大、疼痛,以及主要发生在软腭的口腔溃疡[1,2]。

诊断:可能有接触史。绝对必要的话,可以在哺乳期的老鼠体内培养柯萨奇病毒以明确诊断。主要鉴别诊断为原发性疱疹性口炎,但疱疹性口炎发热少,无急性牙龈炎表现,溃疡主要局限于软腭。

治疗:病情有自限性,对症治疗即可。

手足口病(见第 117 章)

病因:手足口病主要是由柯萨奇 A 病毒引起,但有时与柯萨奇 B 病毒或肠道病毒有关[1,2]。

临床特征:潜伏期为 3～10 天,虽然幼儿为主要感染对象,但在成人群体偶有暴发。许多感染是亚临床的,临床综合征特征包括:

- 一般特征:可能出现乏力、厌食、烦躁和发热,但通常只在重型病例中出现。
- 颈前淋巴结偶尔有轻微肿大、疼痛的表现。
- 口腔溃疡呈圆形或卵圆形,通常散在分布,可能累及任何部位[3-8]。
- 皮疹:通常在手足,特别是在手指或指骨底部,可能会伴有疼痛,有时表现为深在性水疱。

手足口病是一种自限性疾病,很少会出现诸如脑炎之类的全身性并发症的情况[9,10]。在成人感染中会表现得更为严重。

诊断和治疗:参考疱疹性咽峡炎。

疱疹病毒

所有疱疹病毒都可累及口腔[1]。

单纯疱疹性口炎

口腔疱疹病毒感染很常见,感染后这些病毒仍然潜伏,通常通过唾液排出(尤其是免疫功能低下的人),有时与临床复发和严重并发症有密切关联[1]。

发病率和流行情况:单纯疱疹病毒感染是一种非常常见的口腔感染。

年龄:主要是儿童和青少年。随着社会经济环境的改善和卫生标准的提高,越来越多的儿童没有机会接触 HSV,成年后也就没有形成对此病毒的免疫力。因此,原发性疱疹性口炎的病例现在偶尔见于成人,但其表现可能会很严重。HSV 通常通过唾液传播,无症状个体也可以传播[2-4,5]。口交更是 HSV-1 传播的一个严峻问题:HSV-1 是生殖器疱疹快速增长的原因之一。

HSV-1 感染可能降低性交感染 HSV-2 的风险。

病理学:细胞蛋白 Med23 与 HSV 转录因子 IRF7 结合,作为先天免疫反应的一部分诱导Ⅲ型干扰素(IFN-γ)。

病原体:单纯疱疹病毒。一般来说,HSV-1 引起原发性疱疹性口炎(以及复发性唇疱疹的继发感染)。目前,在引起口腔疱疹的 HSV 类型上没有确切的区别。但随着更频繁的口交和口肛性行为,口腔感染 HSV-2 更常见[6-11]。

- 80%的成人有 HSV-1 感染。
- 20%的成人有 HSV-2 感染。
- 50%的成人有 HSV-1 或 HSV-2 感染。
- 10%的成年人同时感染 HSV-1 和 HSV-2。

有可能在不同的时间发生生殖器 HSV-1 和 HSV-2 的暴发。

感染一种病毒对感染另一种 HSV 没有保护作用。

临床特征:潜伏期为 3～7 天。许多 HSV 感染发生在儿童时期,是亚临床的,并且潜伏在有病变的地方,其严重程度差异很大。在许多情况下,它不易引起重视,总被误诊或作为“出牙”而被忽略[8,11-14]。

原发性疱疹性口炎通常表现为乏力、厌食、烦躁、发热和颈前淋巴结增大疼痛,以及弥漫性、紫色、松软表现的牙龈炎(因此,也可称为疱疹性牙龈炎)。尤其是在发病前,发现多个水疱,随后出现直径 1～3mm 的圆形或卵圆形溃疡,散布在口腔黏膜和牙龈上(图 110.32)。急性疾病持续时间最多仅为 14 天左右[6,7,11,14]。免疫功能低下的人,由于疱疹可能表现为慢性溃疡,诊断可能很困难[14-18]。

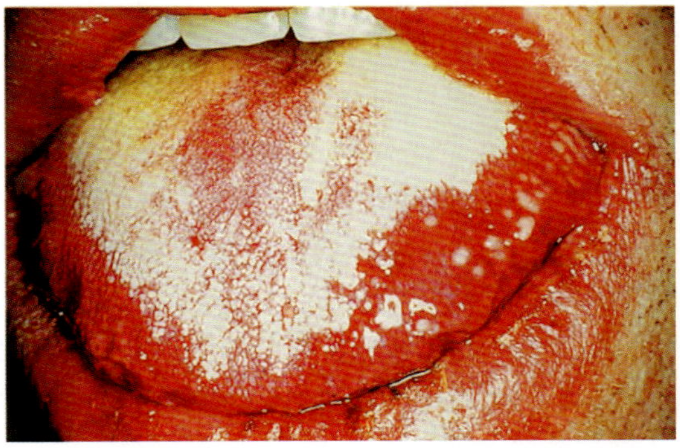

图 110.32 原发性疱疹性口炎散在溃疡和舌苔

鉴别诊断:其他健康人疱疹性口炎的主要鉴别诊断是水痘和其他引起口腔溃疡的病毒性病因,以及急性白血病。在免疫功能低下的人群中表现差异更大。

病程和预后:健康人群可自发性消退;免疫功能受损患者则会是一个长期的病程。疱疹性口炎在 7～14 天自行消退,但 HSV 仍潜伏在三叉神经节。最明显的后遗症是大约 1/3 的患者此后易反复发作[19]。HSV 会间歇性地流入唾液[2-5]。HSV 与许多 EM 病例有关，并可能导致免疫功能受损的患者引发慢性溃疡或在口腔创伤后偶尔出现溃疡（见下文）。当 HSV 传播到皮肤、眼睛和大脑（脑炎）时，在新生儿或免疫系统功能缺陷人群中是高危因素。

检查：通常是依据临床表现。必要时需要行全血检查、白细胞计数和分叶以及相关病毒学检查[6,7,11,14,20,21]。后者包括以下内容：

- 核酸研究。聚合酶链反应检测 HSV DNA：检测是灵敏的，但价格昂贵。
- 免疫检测：检测 HSV 抗原具有一定的价值。直接荧光抗原（DFA）。传统的血清抗体酶联免疫吸附试验敏感性和特异性较差，新的基于 HSV 糖蛋白的检测方法与西方的蛋白质印迹分析具有可比性。血清抗体滴度的升高是可证实的，但只能回顾性地给出诊断结果。
- 抗体滴度升高是可证实的。

治疗

- 宣教患者不要触摸皮损。
- 宣教患者不要传播病毒。
- 避免共用餐具或玩具。
- 用洗碗机或手洗餐具。
- 经常洗手。
- 水疱和溃疡应保持干燥。
- 抗病毒药物可以缩短疾病发作时间。
- 阿昔洛韦、泛昔洛韦或其他全身使用的抗病毒药物对于控制免疫受损患者的感染至关重要。

对大多数人来说，选择解热镇痛药（如对乙酰氨基酚/扑热息痛）、温水湿敷和高液体摄入量来支持治疗。止痛药（如儿童用酏剂或糖浆）和成人用利多卡因漱口剂有助于缓解不适，0.2%氯己定水漱口剂可用于缓解症状。异丙嗪等抗组胺药可能有助于烦躁的儿童。

特定的抗病毒药物在疾病的早期阶段（尽管大多数患者出现在晚期）和免疫功能受损的患者中最为有用，否则这些患者可能会受到严重感染[22-28]。

复发性唇疱疹病毒感染（RHL）：HSV 引起的原发性口腔感染可致口周病变（图 110.33）。然而，复发性唇疱疹是皮肤黏膜交界处起疱的常见原因（图 110.34）[6-9,11,19]。由于 IFN-lambda 3 启动子的单核苷酸多态性（SNP）——最常见的遗传变异类型，先天性抗病毒免疫应答的一部分是缺乏的。病变出现在皮肤黏膜交界处，表现为瘙痒的丘疹，进展到小疱、脓疱，然后结痂。皮损不美观，偶尔感染葡萄球菌或链球菌，导致脓疱的形成（图 110.35）。在免疫功能低下人群中，可能会导致广泛和持久的损害。在特应性疾病患者中，病变可能扩散，产生湿疹性疱疹（图 110.36）。5%阿昔洛韦乳膏一直是标准的治疗方式，据研究 1%喷昔洛韦更为有效[29,30]。水胶体贴片也有治疗意义。

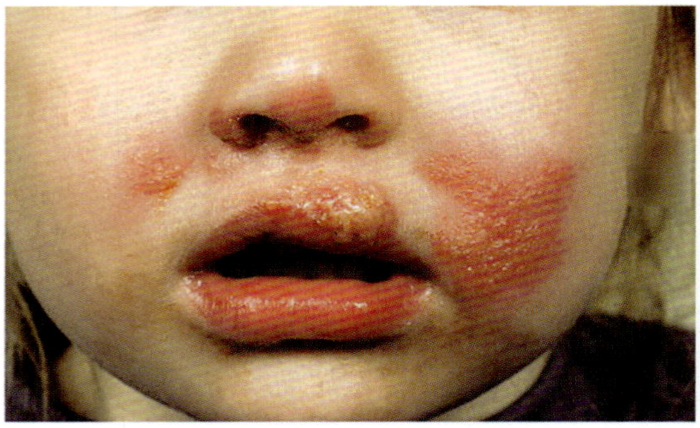

图 110.33 伴有口腔外损害的原发性疱疹性口炎

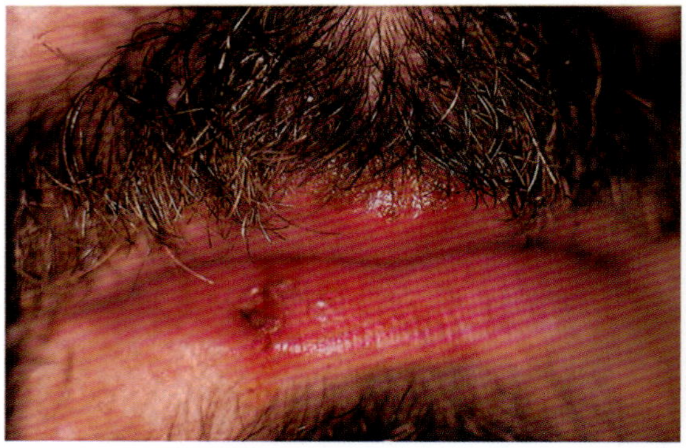

图 110.34 唇部疱疹

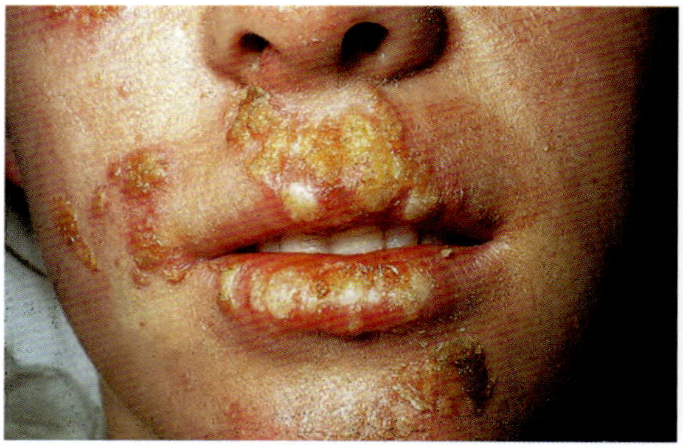

图 110.35 脓疱病

预防可通过抗病毒药物来实现。Meta 分析回顾了 2683 篇论文，其中 10 篇符合入选标准，只有一篇具有较低的偏倚风险。在症状出现或暴露于诱因之前口服阿昔洛韦（每天 800～1600mg）和伐昔洛韦（每

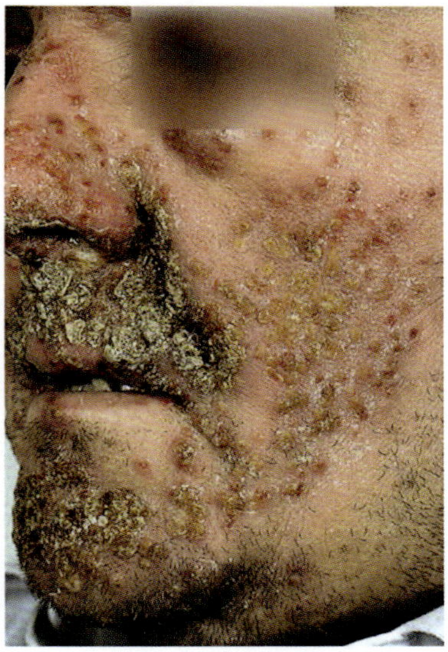

图 110.36　疱疹性湿疹

天 500mg，持续 4 个月）是有效预防 RHL 的方法[31]。螺旋酶-原酶抑制药普利特维尔对 RHL 的疗效还没有被报道。

复发性口内 HSV 感染：慢性口腔疱疹性溃疡，通常可见隆起的白色边界，有时可见树突状外观，偶尔会影响健康的个体，尤其是在创伤部位，例如在局部麻醉浸润后的腭部。中性粒细胞减少或慢性白血病患者可出现慢性不活跃性病变，通常为溃疡性或结节性病变。在免疫抑制较为严重的患者中，如急性白血病或 HIV 感染患者，可能会出现更严重的慢性溃疡[14-18,32,33]。可以给予系统性阿昔洛韦或其他抗病毒药物治疗[15,34,35]。

水痘（见第 25 章）

> **同义名**
> • Varicella

水痘主要影响儿童，可能出现类似疱疹性口炎的口腔溃疡，但没有牙龈炎[1]。可有接触史。许多水痘-带状疱疹病毒的原发性感染是亚临床的，或产生的病变很少，不易引起重视。但是水痘-带状疱疹病毒仍然潜伏在感觉神经节中，并可能被重新激活以诱发带状疱疹。

带状疱疹（见第 25 章）

> **同义名**
> • 带状疱疹

如果带状疱疹影响三叉神经的上颌或下颌部，通常会出现口腔溃疡[2-4]。

临床特征：三叉神经带状疱疹的疼痛和牙痛相似。在皮疹发生之前或同时会伴随着严重的疼痛，疱疹后神经痛可能持续数月或数年。

皮疹仅限于病变神经区域，为单侧皮疹，但有时在别处可发现少量水痘样病变。口腔溃疡出现在参与神经分支分布的相应部位[3]。如果三叉神经分支下颌支受累，舌的一侧、口腔底部以及下唇和颊黏膜会出现溃疡。上颌支受累皮疹出现在上腭一侧、上牙龈和颊沟。很少情况下，下颌支或上颌支带状疱疹会干扰发育中的牙齿形成[5-7]，有可能导致颌骨坏死[6,7]。

如果面神经的膝状神经节受到影响，可能会出现单侧面瘫，同侧耳内可见疱疹，以及同侧软腭有溃疡（Ramsay-Hunt 综合征）[8-14]。

偶尔会出现牙痛而被误诊，导致拔牙，只有出现皮疹时才可真正确诊。带状疱疹会自行消退，但令人痛苦的是疱疹后遗神经痛。

治疗：带状疱疹患者应排除潜在的免疫缺陷，如艾滋病或恶性肿瘤，尽管大多数带状疱疹只与高龄有关。

治疗方面以支持治疗为主，应用抗病毒药物如阿昔洛韦。镇痛药在带状疱疹中有使用指征，顽固性疼痛时使用，甚至有效的镇痛药都难以缓解[15,16]，这时抗抑郁药如阿米替林和氟苯嗪可能会有治疗价值[17,18]。治疗进展包括利多卡因贴片、类阿片镇痛药和加巴喷丁的应用。对于高危带状疱疹患者，早期识别和使用抗病毒药物及镇痛治疗是必要的[18]。

EB 病毒感染（见第 25 章）

EB 病毒是传染性单核细胞增多症的元凶，在咽上皮中被发现，并出现在患者的唾液中以及临床恢复后的几个月内。感染可能是通过密切的口腔接触传播的，尤其是接吻。它是在学生群体中比较常见的一种疾病。

感染通常是亚临床的。传染性单核细胞增多症的临床表现变化多端，主要包括淋巴结增大、咽喉痛、发热、乏力和皮疹。在咽峡炎型（咽喉痛型）中，表现有喉痛伴有软腭瘀点和水肿扁桃体上的白色渗出物[1-3]。可能有非特异性口腔溃疡或冠周炎[1]。腺型传染性单核细胞增多症以全身淋巴结增大和脾大为特征；发热型以发热为特征。

类似的综合征可能由巨细胞病毒、人类疱疹病毒（HHV）-6、弓形虫病和 HIV 引起。传染性单核细胞增多症的特征是血液中大量的非典型单核细胞和各种血清学变化，特别是异嗜性细胞抗体，通常在疾病的第 1 周或第 2 周通过保-邦二氏试验（异嗜抗体反应）或单点测试检测到这些抗体[4]。在传染性单核细胞增多的过程中，也出现了其他几种抗 EBV 抗体，但最常见的是病毒衣壳抗原抗体，其滴度在 4 周左右达到峰值。

传染性单核细胞增多症没有特殊的治疗方法，但支持性治疗很重要。这不仅是因为气道阻塞的可能性，还因为患病后整体状态的疲乏。如果咽部水肿严重到危及呼吸道，则需要使用系统性皮质类固醇。

免疫功能低下患者的口腔常见 EB 病毒感染[5-12]，与口腔毛状黏膜白斑、口腔溃疡、晚期牙周病[13,14]和一些口腔淋巴瘤[15-18]有关。然而与口腔鳞状细胞癌等其他恶性肿瘤的关系存在争议[19,20]。

巨细胞病毒感染

巨细胞病毒可引起腺热型综合征，很少引起口腔溃疡。免疫抑制患者和艾滋病患者可能出现不活跃的巨细胞病毒性口腔溃疡[1-7]。巨细胞病毒与牙周病的发病机制有关[8]。

疱疹病毒 6、7 和 8

口腔病变尚未在 HHV-6 或 HHV-7 感染中得到证实。然而，HHV-8 与口腔卡波西肉瘤有关[1-8]。高活性抗反转录病毒治疗（HAART）可减少 HHV-8 感染[8,9]。然而，据报道，在 HAART 开始后会造成卡波西肉瘤相关免疫重建[10-12]。

细菌感染

急性坏死性（溃疡性）牙龈炎和坏疽性口炎

> **同义名**
> - ANUG：战壕口炎
> - Noma：口颊坏疽或坏疽性口炎

急性坏死性（溃疡性）牙龈炎（ANUG）通常是一种急性牙龈溃疡，很少并发坏疽性口炎（Noma），尽管在 HIV 疾病中的报道越来越多。

发病率和流行情况：ANUG 不常见，通常见于学生、营养不良或特殊情况。坏疽性口炎是一种严重的破坏性坏死，影响口腔软组织和骨骼以及邻近的口腔面部区域。坏疽性口炎主要出现在撒哈拉以南的非洲地区，有些社区的发病率约为每 1000 人 1～7 例。

年龄：ANUG 通常见于儿童或青少年，但也可见于青年人[1,2]。

相关疾病：在 HIV/AIDS 或其他免疫缺陷患者中，ANUG 和坏疽性口炎增多。

发病诱因：病毒性呼吸道感染、过度劳累和疲劳、吸烟或免疫缺陷可能先于疾病发生，提示免疫力下降是一种易感原因。类似的病变可能是 HIV 感染和其相关疾病的特征[3-7]。

病理学：虽然 ANUG 可能以流行病的形式出现，特别是在机构或军队中（战壕口炎），但没有确凿的证据表明它具有传染性。

病原体：主要是厌氧菌群（梭形芽孢杆菌复合体），包括大部分由核梭杆菌（梭形芽孢杆菌或纺锤形芽孢杆菌）和奋森螺菌混合组合而成，与这种感染有关[8-10]。

演变：口腔溃疡通常最初局限于牙龈，特别是看起来变钝的齿间乳头（图 110.37 和图 110.38）。病史具有特征性，会出现急性牙龈酸痛、出血和口腔异味。急性坏死性牙龈炎特别是发生在口腔前部，受累的牙龈即使在极小压力接触下都易出血。有时溃疡会延伸到牙龈的其他部位或邻近的黏膜上。颈部淋巴结常有肿大，可能会伴有发热和不适。

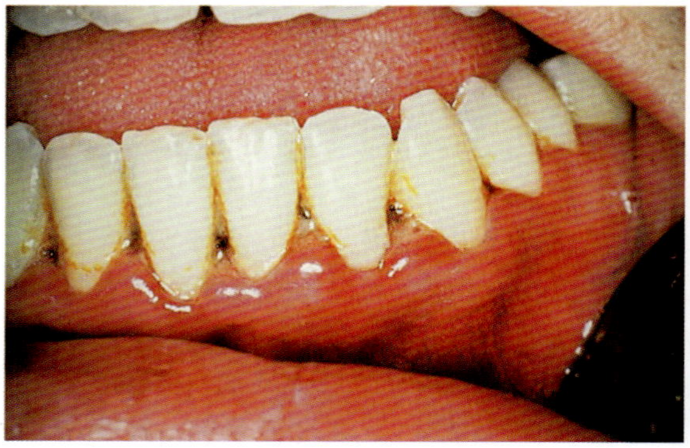

图 110.37 急性坏死性牙龈炎显示典型的齿龈间乳头溃疡。这例发生在 HIV 感染患者

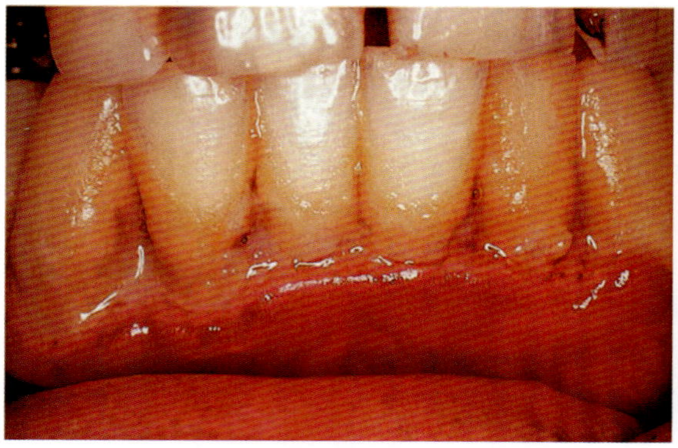

图 110.38 未经治疗的急性坏死性牙龈炎可导致弥漫的牙龈溃疡和不可修复的损害

鉴别诊断：诊断主要与原发性疱疹性口炎、白血病和艾滋病的牙龈病变相鉴别。

未能及时的治疗急性坏死性牙龈炎，可能会导致复发。营养不良或免疫功能受损的患者可能会导致Noma（口颊坏疽或坏疽性口炎）[5-15]。

检查：Noma 需要进行全面的免疫/血液学检查；细菌涂片可能会提供帮助。

治疗：过氧化氢漱口液和软牙刷温和清洁效果显著。为了控制 ANUG 对组织的破坏，口服甲硝唑200mg，每日 3 次，持续 3～7 天。应用青霉素同样有效。患者还应接受牙科诊疗[3]。Noma 需要注意营养、抗菌药物治疗，必要时还需要进行重建手术。

Resources

Further information

http://www.nlm.nih.gov/medlineplus/ency/article/001342.htm

http://emedicine.medscape.com/article/763801-overview

(All last accessed December 2014.)

上皮样(杆菌性)血管瘤病（见第 26 章）

在临床某种程度上，口腔病变在组织学上与卡波西肉瘤相似[1-4]，有时是 HIV 感染的首发表现[3]。

淋病

口腔黏膜红斑，有时伴水肿和溃疡，偶可见于口咽淋病。口咽无症状的淋球菌携带者更为常见，约4%的人在性病诊所就诊时被发现[1-5]。

麻风

麻风可在口腔表面出现肿胀、皮肤黄斑、色素过多和神经损伤后遗症，如累及三叉神经眶上支和耳大神经，进而可出现面瘫[1,2]。

梅毒

口腔溃疡可在任何阶段出现，但在二期梅毒中尤为明显[1-9]。在一期梅毒中，原发性硬下疳（硬下唇或 Hunterian 下疳）可能累及唇部、舌或上腭。初始小而坚实的粉红色斑点变为丘疹，形成无痛的圆形溃疡，边缘隆起，基底硬化[4,10]。硬下疳在 3～8 周自发愈合，但具有高度传染性，并与无痛的淋巴结增大有关。

6～8 周后出现二期梅毒，约 1/3 的患者出现口腔病变[1,3,7]。它们具有高度传染性，通常是无痛溃疡（黏液斑和蜗牛纹溃疡）。三期梅毒最典型的口腔病变是局部肉芽肿（牙龈），大小从针头到几厘米不等，尤其影响上腭或舌。牙龈破裂形成深部慢性穿孔溃疡，无传染性（图 110.39）。三期梅毒最常见的口腔表现是白斑，尤其易累及舌背，有很强的恶变[9]倾向。

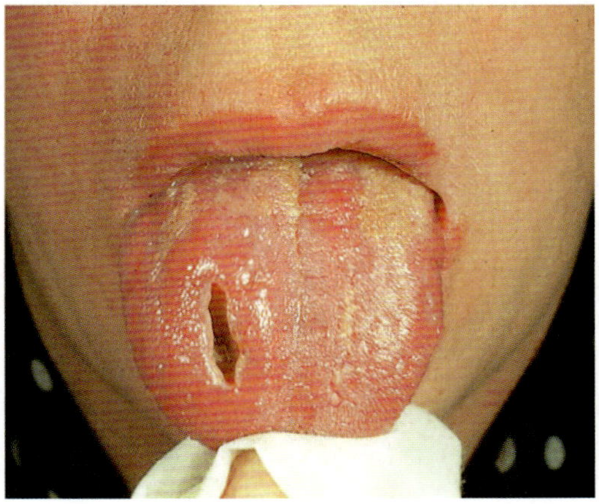

图 110.39 树胶肿

疑似梅毒口腔病变的分泌物应通过暗室显微镜检查是否有螺旋体。方法是首先用无菌纱布或棉绒彻底擦拭创面，然后用无菌刮刀轻刮，而后立即用暗室显微镜检查。血清学检查是有意义的。活检通常不作为常规检查，病变的特点是密集的浆细胞浸润[7]。

结核病

肺结核患者可出现口腔损害，但并不常见。最常见的口腔表现是发生在舌背的慢性溃疡，但也可以见到颌骨病变或颈部淋巴结受累[1-12]。非典型分枝杆菌并不罕见。

细菌性口腔溃疡，特别是由分枝杆菌引起的，已经被报道为艾滋病的并发症，偶尔也会出现在健康个体上[13-17]。宫颈面感染偶尔由切罗尼支原体引起，通常以淋巴结脓肿的形式出现，偶尔还以口内肿胀的形式出现[18-21]。

真菌感染

在经济发达的国家，除念珠菌病外，口腔真菌感染很少引起口腔溃疡，通常只在免疫功能低下或虚弱的患者（包括艾滋病患者）中出现。然而，热带地区健康人偶尔也会出现这种情况（表 110.11）。

曲霉菌病

鼻脑曲霉病可发生口腔溃疡。除非发生了严重免疫受损[1-3]，否则极少发生。腭部曲霉病也有报道[4]。有时，由于根管治疗，根管填充物进入窦腔[5-7]会导致孤立性曲霉病，但不会因此导致口腔溃疡。这种情况通常需要手术清创。

表 110.11 罕见的口腔面部真菌感染

感染	口腔表现
曲霉菌病	曲霉肿 鼻脑型患者可导致腭部坏死 在免疫功能低下患者中播散
芽生菌病	
北美洲	口腔溃疡或化脓性肉芽肿
南美洲(副球虫病)	口腔溃疡和淋巴结病
环孢子菌病	口腔溃疡少见
隐球菌病	口腔溃疡
组织胞质菌病	口腔肿块或溃疡
真菌病(毛虫病,接合菌病)	胃窦受累与腭部溃疡 可见于免疫功能低下的患者,尤其是糖尿病患者
孢子菌病	口腔病变罕见

芽生菌病

芽生菌病可引起口腔病变,通常在牙龈和牙槽处可见桑葚样溃疡性肿胀[1-3]。

念珠菌病

见第 110.69 页。

隐球菌病

新型隐球菌病偶尔会在免疫功能低下的患者中发生口腔溃疡[1-4]。

地霉菌病

地霉菌病是一种罕见的呈青色、境界分明的口腔黏膜溃疡。往往发生在免疫功能低下的人,如白血病或 HIV 感染者。感染头状地霉菌是致病主要原因,也可能会出现肺浸润[1]。治疗上可选用两性霉素、5-氟胞嘧啶和伊曲康唑。

组织胞浆菌病

组织胞浆菌病的口腔病变并不常见。常见于慢性弥漫性组织胞浆菌病,通常为舌、腭、颊黏膜或牙龈上的非特异性肿块或溃疡[1-8],有时见于艾滋病[9-15]。

毛霉菌病

鼻脑毛霉菌病通常开始于鼻腔或鼻窦,并侵入上腭,产生黑色坏死性溃疡,尽管有时病变可能开始于上腭[1-4]。大多数病例见于糖尿病患者或免疫缺陷患者,如艾滋病患者[4,5]。通常需要活检和影像学检查来确诊。治疗方法是外科清创后应用两性霉素静脉注射和(或)唑类药物。

原虫感染

利什曼病

利什曼病在北欧和美国很少见。然而在炎热的地区并不少见,可能会导致口腔溃疡或更常见的唇溃疡[1-5],并且在 HIV 患者[6-10]或其他免疫功能受损的人中越来越常见。

免疫缺陷

HIV 感染(见第 31 章)

HIV/艾滋病已成为一种主要的慢性疾病,感染者的预期寿命尚可,但发生长期并发症的趋势有所增加。口腔病变包括三种类型的口腔和咽念珠菌病(假膜性、红斑和口角炎)、EBV 感染引起的毛状白斑、其他疱疹病毒感染包括单纯疱疹和带状疱疹、乳头瘤病毒疣、严重牙周病、卡波西肉瘤和艾滋病淋巴瘤[1-7]。在接受抗反转录病毒治疗的患者中,口腔病变的发生率较低,但口腔疣在这些患者中更常见。在未经治疗或早期 HIV 感染者中,口腔病变可作为判断病情的指标,预判疾病的进展程度,其炎症程度与 HIV 疾病负荷和 CD4 细胞消耗程度相关。

感染 HIV 的患者口腔溃疡可由导致溃疡的任何原因引起,同时也可见类阿弗他样溃疡。然而,重要的是要排除感染,多见疱疹病毒感染。也有少数口腔溃疡是由真菌、罗氏杆菌、梅毒、组织血浆、隐球菌、利什曼病和其他可以发病的疾病而引发。恶性疾病(主要是卡波西肉瘤或非霍奇金淋巴瘤)可能导致肿块溃疡。

在随机双盲安慰剂对照试验中,HIV 中的类阿弗他样溃疡可能对局部治疗有效,剂量为每天 200 mg 的沙利度胺可有效治疗与 HIV 相关的复发性阿弗他溃疡[8]。

其他口腔溃疡应酌情治疗。

Resources

Further information

http://emedicine.medscape.com/article/211316-overview (last accessed December 2014).

血管炎

巨细胞动脉炎

同义名
- Horton 病

患者在咀嚼过程中可能会出现缺血性疼痛、舌头间歇性功能障碍[1,2],极少数会出现面瘫[3]和肿块[2,4,5]。有报道舌[6-18]或唇部[19]偶尔也出现溃疡和坏死[2,3]。

结节性多动脉炎

表现为单发的黏膜下结节，舌体部呈现沿着血管走行分布的多个结节。也可出现红斑、丘疹、出血、溃疡或坏死等黏膜症状[1-4]。

医源性疾病

黏膜炎

病因：黏膜炎，有时被称为黏膜屏障损伤，是指广泛的口腔红斑、溃疡和疼痛。这是许多涉及化疗、放疗或放化疗治疗过程中的常见并发症，不仅在癌症治疗中，有时在骨髓移植（即造血干细胞移植）术前预处理患者中也会出现[1-4]。黏膜炎一般在癌症治疗 3～15 天后出现，化疗后比放疗后出现得更早。

黏膜炎不仅在口面部组织体外放射治疗后出现，也常见于头颈部放射治疗，尤其在全身放射治疗后。40%～90%的化疗患者出现黏膜炎。使用氟尿嘧啶和顺铂的患者容易出现黏膜炎，而依托泊苷和美法仑则会引起特别严重的黏膜炎。造血干细胞移植后，由于辐射损伤和骨髓消融，口腔黏膜炎尤为严重，与白细胞计数相关联。

黏膜炎的黏膜屏障受损易导致败血症，是一种危及生命的并发症。据报道，在发热性中性粒细胞减少症患者中，口腔病灶的患病率高达 30%[1-3,5,6]。

临床特征：黏膜炎通常表现为疼痛（剧烈程度可影响进食并显著影响生活质量）、红斑、溃疡，有时伴出血。

诊断：依靠临床表现来确诊。有助于评估黏膜炎的程度，以监测疾病进展和治疗效果。

治疗：治疗黏膜炎的基本策略是减轻疼痛，加快愈合和预防感染性并发症。预防是最重要的。

通常通过患者自控镇痛方法给予阿片类药物来缓解疼痛。苯丙胺也可有效缓解疼痛。口含冰片降温可改善化疗诱导的黏膜炎[7-12]。

目前也在使用其他治疗的方法，但无可靠疗效的数据支持，包括：

- 减少唾液分泌的药物，从而减轻化疗药物经唾液分泌对黏膜造成的影响。
- 抗炎药。
- 细胞因子，如 IL-1、IL-11、TGFβ-3 和角质形成细胞生长因子。
- 粒细胞-巨噬细胞集落刺激因子（GM-CSF）和粒细胞集落刺激因子（G-CSF）[13]。
- 沙利度胺：一种抑制血管生成的药物。
- 氨磷汀：一种细胞保护剂。
- 褪黑素：松果体激素。
- 蛋白原抗菌肽，对革兰阳性和革兰阴性球菌和真菌具有一定的抑制作用。
- 低能量激光器。
- 其他药剂，如硫糖铝、维甲酸、谷氨酰胺、维生素 E、米索前列醇[1-3,5,10-13]。

在中性粒细胞计数低的患者中，为了避免菌群定植和过度感染，监测微生物定植和抗病毒及抗真菌的治疗尤其重要。

口腔侵袭性真菌感染可能与全身真菌感染有关，是使用脂质体两性霉素的适应证。

骨髓移植（造血干细胞移植）

口腔并发症是常见的，骨髓移植可能是发病的主要原因。黏膜炎、感染、出血、口干和味觉丧失是受基础疾病、化疗或放射治疗以及 GVHD 的影响所引发。舌腹、颊唇黏膜和牙龈可能会出现溃疡或黏膜炎的症状[1-8]。

移植物抗宿主病

急性移植物抗宿主病的口腔表现包括疼痛性黏膜剥脱、溃疡和（或）唇炎，以及苔藓样斑块或裂纹状改变。早期口腔和舌黏膜可见白色小损害，一般到第 14 天会消失[1,2]。红斑和溃疡在 7～11 天时最为明显，可能与感染有关。念珠菌病很常见，单纯疱疹性口炎（有时是带状疱疹）和口腔紫癜也可能发生，尤其是成人[1,3-7]。与巴尔通体相关的口腔假膜血管瘤性乳头状瘤病被发现继发于骨髓移植和口腔慢性移植物抗宿主病[8]。

慢性移植物抗宿主病的口腔病变与皮肤病变一致，包括全身黏膜红斑、苔藓样改变，主要分布于口腔颊黏膜，还伴有口干症状。小腺体唾液中可能有较低的唾液 IgA 水平[9]。由于药物治疗、照射和（或）GVHD，在移植后的前 14 天干燥症的表现最为显著。慢性移植物抗宿主病患者患口腔鳞状细胞癌的风险较高[10,11]。

唇活检有助于诊断移植物抗宿主病，应包括黏膜和潜在的小唾液腺[12]。组织学表现出与 Sjögren 综合征相似的变化。

药物

多种药物使用，因其相互反应有时可诱发口腔溃疡[1]。口腔局部使用腐蚀剂或可卡因等药物可引起糜烂或溃疡[2,3]。口腔溃疡通常由细胞毒性药物[4,5]引起（见上文黏膜炎）。在使用钾通道阻滞药尼可地尔[6,7]后，可能会出现类阿弗他样溃疡。

药物也可能造成皮肤黏膜的损伤。苔藓型溃疡可见于使用非甾体抗炎药和其他药物的患者，多形红斑也常见于药物激发后，药物引起的溃疡也可类似于中毒性表皮坏死松解症的表现，或具有其他皮肤病的特征。

如果能识别并停止使用致病药物，溃疡通常会在10～14 天愈合。

因汞中毒引发的肢痛症临床特点是口腔和口周溃疡、唾液分泌过多、牙龈炎和早期牙齿脱落，现在很少见到[8]。

其他原因

胰高血糖素瘤

口腔溃疡可能是胰高血糖素瘤的严重表现[1,2]，但唇炎通常更为突出[3]。

单克隆浆细胞性溃疡性口炎

溃疡性口炎有时会出现苔藓样皮疹，与浆细胞浸润有关[1,2]。

急性苔藓痘疮样糠疹

急性苔藓痘疮样糠疹（Mucha-Haberman 病）中报道有红斑和溃疡性口腔病变[1,2]。

黏膜淋巴结综合征

同义名

- 川崎病（见第 102 章和第 117 章）

皮肤黏膜淋巴结综合征病因不明，但可能具有传染性。男童是主要易感人群。至少要有一种口腔特征才能做出诊断。口腔和咽黏膜通常变红和疼痛及嘴唇干裂。可能出现口腔溃疡和“草莓舌”表现[1-4]。颈部淋巴结病、结膜炎和发热也会发生，随后是手足皮肤特有的皮肤剥脱。早期免疫球蛋白治疗是避免心脏并发症的关键。

坏死性涎腺增生

坏死性涎腺增生是一种罕见的良性自限性疾病。主要见于年轻成年男性的后硬腭，大多数为男性吸烟者[1-5]，但也有其他口腔部位的报道，如舌部、口腔底部和唾液腺[6,7]。低氧诱导因子（HIF）-1α、血管内皮生长因子和表皮生长因子受体（EGFR）与发病机制有关[8]。据报道还与贪食症有关[9-13]。

无痛性深在性溃疡持续数周后可自然愈合，属于良性病变，需与恶性肿瘤相鉴别。研究亦发现无痛性深在性溃疡时常伴随肿瘤同时发生，尤其是涎腺肿瘤[14,15]。活检通常显示坏死和假上皮瘤样增生，这可能是由于小唾液腺梗塞后的鳞状上皮化生所致[16]。

浅表黏液囊肿

腭、颊黏膜或唇黏膜内的浅表渗出性黏膜囊肿并不少见，尤其与中老年妇女的口腔扁平苔藓相关，很少与慢性 GVHD 有关[1]。这种良性的自限性疾病易与水疱大疱性疾病相混淆[2-8]。大多无需治疗。

口腔组织弹性丧失

口腔组织纤维化往往继发于烧伤或灼伤后，可引起口腔张口受限。本病也可能与嚼槟榔等习惯有关，槟榔易导致口腔黏膜下纤维化；与硬皮病等结缔组织疾病也有关。有少部分是职业性的（聚氯乙烯工人）。本病多见于大疱性表皮松解症、黏膜类天疱疮和扁平苔藓。引起瘢痕形成的患者，颜面区会出现多发性特发性纤维化[1]。

口腔黏膜下纤维化

定义

口腔黏膜下纤维化是口腔黏膜的一种慢性疾病，可能由接触槟榔果成分引起。

流行病学

发病率和患病率

在印度社区，男性为 0.2%～2.3%，女性为 1.2%～4.57%。

年龄

任何年龄。

性别

女性多于男性。

种族

似乎只发生于南亚次大陆人群。这些人大多都有用烟草、槟榔叶和消石灰咀嚼槟榔果的习惯[1-11]，可能是因为使用波尔多合剂成分的杀菌剂，喷洒槟榔种植园，导致饮食中含有铜或硫酸铜等而引起。

相关疾病

食用槟榔可能会引起以下疾病：

- 肝癌、食管癌、口腔癌、胰腺癌。
- 分娩异常。
- 慢性肾病。
- 接触性皮炎。
- 肝硬化。
- 听力障碍。
- 高血压。
- 代谢综合征。

第10部分

• 牙周炎。

病理生理学

发病诱因

嚼槟榔，在亚洲国家和产槟榔国家的人都可以得到大量槟榔[1-7]：

- 不含烟草的槟榔。主要是东南亚国家和地区（如中国、关岛、缅甸、巴布亚新几内亚、中国台湾、泰国）。
- 古特卡：槟榔的替代品，以烟草制成，一次性包装。主要供南亚次大陆（如印度、巴基斯坦、孟加拉国）人民使用。
- 美普里烟草：印度北部部分地区使用的槟榔果、烟草、消石灰和各种调味品的混合物。也可以加入甜料或香料（如茴香籽、小豆蔻、丁香、芥末、藏红花、姜黄）。
- 吗哇：槟榔果、烟草和消石灰的混合物。
- 潘：新鲜槟榔块（含或不含烟草）。
- 潘马沙拉：南亚次大陆人使用的一种由不含烟草的粉末状槟榔块制作的产品。
- 潘帕拉：南亚次大陆人使用的潘马沙拉和古特卡的品牌名。

商业冻干产品，如潘马沙拉、古特卡和吗哇，咀嚼后产生的槟榔果浓度更高，比自制的传统槟榔果更易引起口腔黏膜下纤维化。

病理学

槟榔碱是槟榔果中的一种活性生物碱，它能刺激成纤维细胞增加胶原蛋白的合成，而黄烷酸、儿茶素和单宁酸则能使胶原纤维交联。黏膜上皮下可见慢性炎症反应，逐渐导致黏膜下层和肌肉层的纤维变性。上皮细胞的变化从萎缩到角化，还可能有不典型增生。

遗传学

口腔黏膜下纤维化患者 *HLA-A*10、*HLA-B*7 和 *HLA-DR*3 的表达增加。MICA（主要组织相容性复合体Ⅰ类链相关基因 A）的 *A*6 基因在口腔黏膜下纤维化患者中表达较高。*CYP*1*AI* 和 *CYP*2*E*1 基因多态性可能增加本病的易感性，TGFβ 也可能参与了疾病的相关调控[8-10]。

环境因素

部分人群对辣椒的高敏反应能引起口腔黏膜下纤维化。

临床特征

口腔和咽喉部均可受累，最常见于颊黏膜。口腔黏膜下纤维化呈进展性发展，疾病最初表现为口腔感觉异样（灼烧感）和非特异性水疱性口炎[11-20]。

口腔黏膜下纤维化似乎局限于口腔，部分患者患有贫血。

并发症和合并症

疾病后期，脸颊、唇部或上腭可出现对称的纤维化，可能无其他症状，仅表现出黏膜纤维条索。病变部位进一步发白、触诊变硬以及张口受限加重提示病情进一步加重。

病程和预后

口腔黏膜下纤维化可能会进一步发展为白斑和口腔癌（10 年发病率为 2%～10%）。可能与 *APC* 基因突变和野生型 *TP*53 抑癌基因表达量降低相关。

诊断

活体组织学检查。

治疗

治疗困难。早期在病灶处应用皮质类固醇和颌部活动可能是有效的，但是需要通过手术方式以减轻纤维化。五氧嘧啶、螺旋藻、丹酚酸 B、芦荟、异苏嘌呤和番茄红素有一定疗效[21-32]。

系统性硬皮病（见第 56 章）

系统性硬皮病有特征性的口腔表现，弥漫性硬皮病比局限性表现更明显。主要特征是张口受限，且大部分患者张口受限，可致唇部出现线性皱纹，这往往提示病变累及食管。大约 70% 的患者有低钠血症，最常见于抗着丝粒抗体阳性的局限型系统性硬皮病，且龋病和牙周病发病率增加。影像学检查发现患者牙齿的牙周韧带间隙宽度增大[1-23]。下颌角常有骨腐蚀，髁突、喙突和二腹肌附着区也会出现骨腐蚀。亦有牙周膜间隙钙化和牙髓钙化的报道，也可见毛细血管扩张。与系统性硬皮病相关性肌病的垂头征和舌萎缩罕见发生。系统性硬皮病患者罹患癌症的风险增加，尤其是肺癌、口腔癌和咽喉癌。

专门的口腔康复训练、结缔组织按摩、卡巴特技术、运动疗法和家庭基础疗法都有助于张口。自体脂肪组织移植已有成功应用的报道[1-23]。

肿块和肿胀

口腔内的肿块和肿胀能引起明显的解剖学改变，如由炎症、囊肿（图 110.40）、肿瘤和其他疾病引起的病理肿块（框图 110.9）。

脓肿

大多数口腔内脓肿起源于牙源性，多是龋病进一

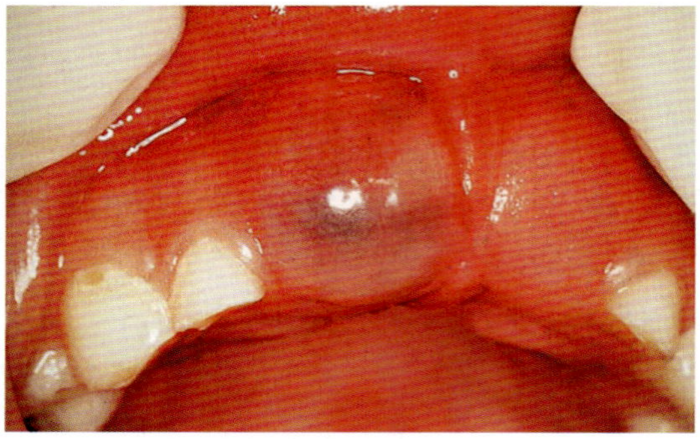

图 110.40 口腔囊肿呈蓝色,本例是上颌磨牙恒切牙上方的一个囊肿(上颌尖牙病变是早期龋齿病)

步发展导致的。脓肿多开口于颊侧龈,偶尔也开口于腭部、舌部、颌部或颌下区域等其他部位(图 110.41)。有时脓肿可由外伤或异物引起,少部分与特殊的口腔感染有关,如放线菌感染[1-3]、诺卡菌感染或葡萄球菌感染[4,5]。

建议使用引流技术和适当的抗菌药治疗[6-10]。注意牙齿护理;牙脓肿可通过拔牙、切开引流或根管引流(牙髓)排出。

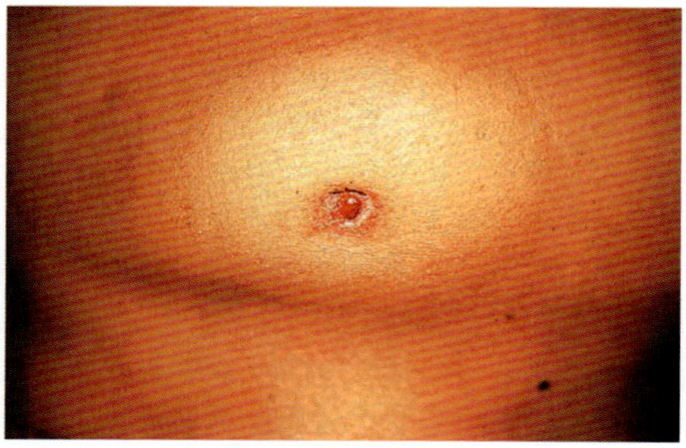

图 110.41 下颌切牙脓肿导致的颏部窦道

淀粉样变性(见第 58 章)

原发性淀粉样变性时,舌体增大或变硬。黏膜下可见黄色结节、肿块或瘀点(图 110.42)。其他部位(如软腭)可见类似的沉积物,或下颌畸形、唾液腺肿胀或分泌不足[1-15],后者比较少见,有时伴有灼烧感。

除了伴随多发性骨髓瘤或血液透析相关的淀粉样变性以外,继发性淀粉样变性较少累及口腔,偶尔可导致口腔结节或溃疡。大疱性淀粉样变性可引起口腔内水疱。

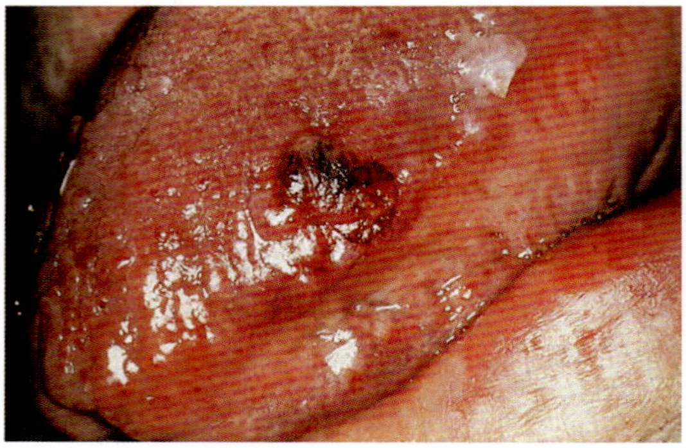

图 110.42 淀粉样变性的大舌和口腔瘀点

单发的口腔内淀粉样蛋白变性很少见。局部舌淀粉样变性很少累及全身。

框图 110.9 可能导致口腔肿块和肿胀的病变

- 解剖特征相关
  - 翼钩
  - 腮腺乳头状突起
  - 叶状或舌状乳突
  - 阻生牙
- 发育相关
  - 血管瘤
  - 淋巴管瘤
  - 上颌与下颌隆凸
  - 遗传性牙龈纤维瘤
  - Von Recklinghausen 神经纤维瘤
  - 胚胎发育囊肿
  - 牙瘤
- 炎症性
  - 脓肿
  - 化脓性肉芽肿
  - 口腔克罗恩病
  - 面部肉芽肿
  - 豆类肉芽肿
  - 结节病
  - 肉芽肿合并多血管炎
  - 其他
- 创伤性
  - 牙龈瘤
  - 纤维上皮息肉
  - 义齿肉芽肿
  - 黏液囊肿
  - 颊脂垫突出
- 感染
  - 各种乳头状瘤样病变

（续框图）

- 囊肿
  - 牙源性囊肿（如牙囊肿）
- 沉积物
  - 淀粉样变性
  - 透明质酸病
  - 低纤溶酶原血症
- 药物治疗（仅牙龈肿胀）
  - 口服避孕药（药源性牙龈炎）
  - 苯妥英钠
  - 钙通道阻滞药
  - 环孢素
- 激素
  - 青春期牙龈炎
  - 妊娠纹/牙龈炎
- 血液病
  - 白血病、淋巴瘤和骨髓瘤
- 良性肿瘤
  - 很多
- 恶性肿瘤
  - 原发性或继发性
- 其他
  - 血管性水肿
  - 纤维性骨病
  - 黑棘皮病

遗传性凝溶胶蛋白淀粉样变性（AGel 淀粉样变性）是一种罕见的由 c.654G＞A 或 c.654G＞T 凝溶胶蛋白基因突变引起的口干和多神经颅病。口腔唾液腺活检显示胶质样蛋白沉积、萎缩和炎症[16-25]。

刚果红或硫氧嘌呤 T 染色的组织活检可确诊淀粉样变性，在苏木素和伊红染色镜下可见沉积物。无有效治疗方法，但需要对潜在的疾病进行治疗。

血管性水肿

过敏性血管性水肿和 CI-酯酶抑制药的缺乏诱导的血管性水肿均可表现为口腔肿胀。过敏性血管性水肿可继发于抗生素治疗、接触乳胶制品或摄入某些食物，有时会危及生命。CI-酯酶抑制药缺乏导致的血管性水肿可能是遗传性的，初发于儿童时期；或是后天形成，通常在成年时期发病。Ⅰ型遗传性血管性水肿表现为 CI-酯酶抑制药水平低下，而Ⅱ型中 CI-酯酶抑制药则功能障碍。水肿会累及唇、舌或其他部位，也可能阻塞气道，但一般是轻微和短暂的。局部麻醉药[1]或常见的血管紧张素转换酶抑制药[2-12]都可能导致血管性水肿，有时甚至是致命性的[4]。对拟交感神经药物如肾上腺素或抗组胺药物疗效好。应用合成雄激素可有效降低症状的发生频率和持续时间[1,2]。

颊脂垫疝

外伤导致颊脂垫从颊肌突出引起口腔内肿胀[1-3]，但很少见。一般好发于 4 岁以下男童，必须行外科手术治疗。

义齿引起的增生

同义名
- 义齿肉芽肿
- 缝龈瘤

如果义齿过度延伸并刺激到前庭黏膜，可能会出现线性修复的结果，最终导致纤维上皮增生延长，称为义齿引起的增生[1-5]。常在颊前庭或唇前庭处可见硬的树叶样无痛性肿块。病理显示纤维性肿块。如果义齿修复治疗时肉芽肿未消退，则应手术切除，并进行组织学检查以排除恶性结果[2]。一些其他损害发展到义齿下方，导致黏膜受到刺激，引起的义齿增生症很少见。

局灶性上皮增生（多灶性上皮增生）

同义名
- 赫克病

局灶性上皮增生是一种少见的良性家族性疾病，无性别倾向。其特征是口腔黏膜多发、柔软、圆形、无蒂的结节状隆起[1-8]。

赫克病多发于美洲原住民、格陵兰岛的因纽特人（亦称爱斯基摩人）和中国人群，其他国家很少报道。格陵兰岛和委内瑞拉的流行率将近 35%[1,9,10]。

病因学：人乳头状瘤病毒 HPV-13 和 HPV-32 感染可能是引起局灶性上皮增生的遗传发病诱因[5-8,11-16]。人类乳头瘤病毒（HPV）可通过唾液和共同使用受污染的物品进行家庭传播。

病理学：局灶性上皮增生的特征是局部上皮增生、棘层增厚和钉突延长，并伴有气球样变性、上皮细胞形态异型性变。

临床特征：在美洲土著人中，局灶性上皮增生主要发生于儿童，常累及下唇。而因纽特人和白种人则发生于 40 岁之后，且往往累及舌头。

治疗：该病为良性病变，无需治疗。

叶状乳头炎[1]

叶状舌乳头可能会发炎和肿胀。由于其位于舌后外侧，可能引起恶性变化。一般可自愈。

Franklin 病

同义名
- 重链病

少数重链病患者自诉上腭部水肿和口腔溃疡，该病在发病早期表现多样[1,2]。

平滑肌瘤

平滑肌良性肿瘤很少发生于口腔，一旦发生会累及舌或腭部[1-5]。有时表现为血管平滑肌瘤[6-8]，多发性很少见[9]。常规治疗方法为手术切除。

脂肪瘤（见第 100 章）

脂肪瘤少见于口腔，占口腔良性肿瘤的比例不到 5%[1-8]。瘤体生长缓慢，呈球状、光滑、柔软的淡黄色半波动块状，好发于颊黏膜或口底。舌体脂肪瘤也少见[9]，一般为良性，少见浸润[10]。组织学显示成熟脂肪细胞通过纤维结缔组织间的血管间隔聚集成小叶。与血管脂肪瘤、梭形细胞脂肪和脂质体瘤鉴别诊断。除浸润性脂肪瘤外，一般不需要手术治疗[11,12]。

巨舌

唐氏综合征、贝克-维德曼综合征或血管瘤病变处，舌体会先天性增大（巨舌癌），也可在血管性水肿、巨人症、肢端肥大症或淀粉样变性时出现巨舌[1-7]。

黏液囊肿

黏液囊肿很常见，通常见于下唇黏膜（图 110.43），是由黏液从受损的小唾液腺导管进入腺体固有层导致。

同义名
- 黏液潴留囊肿
- 舌下囊肿
- 黏液囊肿
- 唇黏液样囊肿

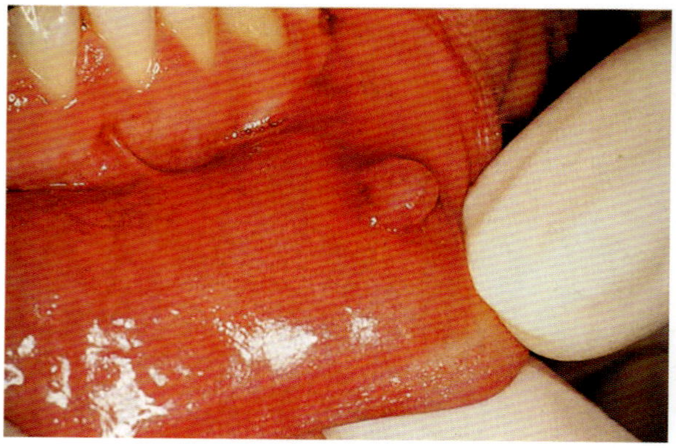

图 110.43　黏液囊肿

黏液囊肿通常表现为单个无痛性圆形半透明蓝白色丘疹或结节[1-7]。发生在上唇的明显的黏液囊肿[8]或其他病变要注意是否为伴有囊性改变的唾液腺肿瘤，还要注意其他如囊虫病和马拉杜分歧菌病。黏液囊肿亦可见于移植物抗宿主病[6]。可以行切除治疗，冷冻（单冻融循环）[9,10]或硬化疗法效果较好。

浅表黏液囊肿主要见于扁平苔藓[11,12]，也可见于腭部病变[13]。治疗方法不明确。

骨髓瘤和异常蛋白血症

多发性骨髓瘤常表现为口腔内肿块或口腔出血，溶骨性病变较常见。也可见单发的浆细胞瘤。该肿瘤 80%是在头颈部发现的，但更多见于鼻腔或咽部，而不是口腔[1-8]。

静脉注射双膦酸盐治疗骨髓瘤患者有颌骨坏死的风险。

黏液瘤

黏液瘤少见于口腔[1-5]，主要表现为黏液瘤或组织黏液瘤[6]。神经瘤（神经鞘黏液瘤[7]）也可能发生在口腔。发生在骨或软组织的黏液瘤，尽管为良性，但具有侵袭性且难以根除，可能会浸润正常组织[8,9]。

结节性筋膜炎

20%的结节性(假肉瘤)筋膜炎发生于头颈部,少见于口腔[1-7]。口腔中大多累及唇部和颊黏膜[7]。梭形细胞对平滑肌肌动蛋白和肌肉特异性肌动蛋白(HHF-35)抗体呈阳性反应。治疗方法通常为保守切除,但病变可自发消退[8]。

口腔过敏综合征

口腔过敏综合征是指口腔瘙痒及唇、舌、腭和咽喉的刺激和肿胀。有时与其他过敏症有相关性,如鼻结膜炎、哮喘、荨麻疹-血管性水肿和过敏性休克,主要由水果和蔬菜(如苹果、桃子、猕猴桃和甜瓜)等新鲜食物诱发,有时可通过花粉过敏原的交叉反应[1-6]诱发,尤其是橡木和桦树。鼻花粉症患者常伴有口腔过敏综合征[7]。通过烹煮可以破坏食物过敏原。

口腔过敏综合征治疗药物有抗组胺或拟交感神经药物,如口服麻黄碱。

黏膜骨瘤

同义名
- 骨性迷离瘤

口腔黏膜很少发生骨瘤,多发于舌部。好发于30—40 岁女性,在舌背侧出现有蒂的硬性无痛肿块,而后出现在舌盲孔[1-5]。可能继发于甲状腺疾病。单纯手术切除治疗。

乳头状增生

乳头状增生可见于腭穹隆处,或其他健康的慢性义齿相关性口炎患者中,偶见于非义齿相关性口炎患者,可能与念珠菌感染有关[1-10]。应排除其他乳头状病变,例如器官移植受体者的 HPV 相关病变[11],因此需要行病理活检。乳头状增生可通过抗真菌药物、外科切除或激光切除治疗。

乳头状瘤

病因学:由 HPV[1-5]引起。

病理学:组织学包括棘层增生,上皮过角化,可见上皮细胞异常空泡性变。

临床特征:乳头状瘤可出现于口腔任何部位,最常见于软硬腭交界处。乳头状瘤呈白色或粉红色的菜花状改变,通常乳头状瘤颜色易与常见的纤维上皮息肉混淆,而后者常见于潜在的外伤部位。HIV 感染者好发乳头状瘤,随着 HAART 的引入而患者量增加[3]。

预后:与咽喉或肠道乳头状瘤不同,口腔乳头状瘤通常为良性,虽然有些瘤体发育不良[3,6]。

诊断:切除口腔乳头状瘤进行活检,以明确诊断。

治疗:必须完全切除,保证足够深度和宽度,以切除蒂区及蒂区以外的所有异常细胞。

豆类肉芽肿

同义名
- Lewar 病
- 透明管型肉芽肿

豆类或透明管型肉芽肿是少见的明确性的口腔病变,是由纤维素性物质植入引起的。可出现慢性下颌骨膜炎,典型表现为下牙槽黏膜下肿块。组织学表现为玻璃样变和肉芽肿性炎症反应[1-4]。一般行切除治疗。

口腔外豆类或透明管型肉芽肿可累及肺、胃肠道[5]。

横纹肌瘤

横纹肌瘤很少见,大多数心外横纹肌瘤发生于口腔,尤其在口底、舌或软腭[1-5]。大部分发生于 60 岁以后,男性居多,多为单发,但有报道提示多种病变[6,7]。外科完整切除治疗有效。

横纹肌肉瘤

头颈部 45%的软组织肉瘤为横纹肌肉瘤。Costello 综合征的个体一生中患恶性肿瘤的风险为15%,包括横纹肌肉瘤和神经母细胞瘤[1]。最常见的口腔表现为逐渐扩大的肿块,约 20%的患者有淋巴结区域肿大[2-8]。病程后期可能有疼痛、感觉异常、牙关紧闭或牙齿松动。有发生骨内病变的报道[5]。

预后差。治疗包括细胞毒性化疗、手术和放射治疗。

结节病

结节病少见，主要引起口腔或口腔周围病变[5-11]，病变为单发结节[1,2]、牙龈病变[3]、面部或唇部肿胀[4]以及唾液腺受累。临床黏膜表现可正常，腭部或唇部腺体活检有特征性改变[9,12]。发生骨内病变少见[13,14]。口腔颌面部和唇部病变通常是单发的，无全身症状，偶尔可先有系统性表现，主要见于较年轻的患者，结节病更多累及泪腺或唾液腺和上呼吸道[15,16]。

血栓性血小板减少性紫癜

可出现口腔紫癜和(或)自发性牙龈出血[1-3]。建议行口腔活检[4,5]。

疣状黄瘤

疣状黄瘤最初被视为一种独立的口腔疾病，现已知其偶尔会累及皮肤和非口腔黏膜部位[1,2]。病变通常发生于50岁，病因不明，可能是对某些刺激物的反应。

病变由角化不良的疣状上皮组成，大的泡沫性黄瘤细胞中含有少量PAS阳性颗粒，上皮钉突之间的固有层富含脂质[3-10]。

疣状黄体瘤通常为单发的无症状病变，好发于牙龈，表面呈正常、苍白、泛红或角化[1-10]。切除后很少会复发。

有抗宿主移植物病出现疣状黄体瘤的报道[11]。

Waldenström 巨球蛋白血症

Waldenström巨球蛋白血症的口腔表现有紫癜、溃疡和偶发性精神神经麻痹[1-4]。

疣(见第25章)

普通疣(寻常疣)和性病疣(尖锐湿疣)都是由HPV[1-8]引起。少见于口腔(图110.44)，艾滋病患者易感，尤其是长期接受抗反转录病毒治疗的患者[9]。是否为癌前病变还有争议。大多可通过鬼臼毒素或咪喹莫特、外科切除、外科冷冻或激光治疗。

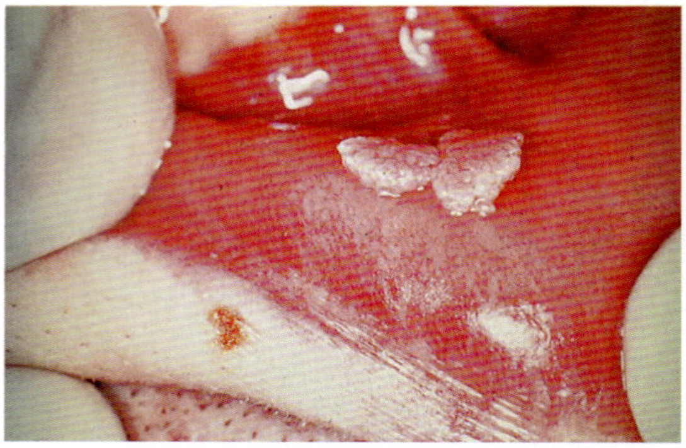

图 110.44 HIV感染者下唇寻常疣(唇部有愈合的疱疹性病变)

无溃疡的口腔疼痛

口腔疼痛大多由局部病变引起，通常为牙源性感染。神经、血管和其他相关的病因并不常见，但需要排除。常见的精神性疼痛，在下文进行讨论。

慢性口腔疼痛可由溃疡引起，或者是由地图舌、扁平苔藓中的黏膜损害或黏膜缺陷状态引起。地图舌和灼口综合征是舌痛的常见原因。扁平苔藓是颊黏膜慢性酸痛的最常见原因。剥脱性龈炎是牙龈持续疼痛的常见原因。

灼口综合征

定义和命名

口腔的一种慢性灼热感，尤其是舌头(见第84章)。

> 同义名
> • 口腔感觉异常
> • 舌炎
> • 舌痛

引言和概述

口腔的慢性灼热感可能是由器质性病变，如地图舌、念珠菌感染或无明确原因引起的，被称为灼口综合征。

流行病学

发病率和患病率

总患病率约为4%。

年龄

灼口综合征好发于中老年患者[1-4]。

性别

女性多于男性。

相关疾病

灼烧的感觉一般可有明确原因。一些器质性病变，如血红素缺乏、地图舌、溃疡、黏膜炎、扁平苔藓和念珠菌感染，可引起口腔疼痛或灼烧感。灼口综合征是临床上无法解释的一种症状。

病理生理学

特发性灼口综合征被认为是"原发性"(或"真正的")灼口综合征，而"继发性"灼口综合征往往可发现明确的病因。

1 型：白天清醒时无症状，夜间症状各异。与营养缺陷和糖尿病类似。

2 型：白天症状持续，夜间无症状。这种类型与慢性焦虑有关。

3 型：全天间歇性发病。食物过敏可能是潜在的过敏机制。

灼口综合征长期以来被认为是一种精神疾病，但可能与痛觉纤维病变的神经病理机制有关。焦虑与灼口综合征有相关性，但病因和作用不明。

病理学

灼口综合征口腔无特征性表现，可见于微量元素缺乏、药物(如血管紧张素转换酶抑制药卡托普利、依那普利、赖诺普利等；蛋白抑制药；细胞毒性药物；氯硝西泮)以及心理疾病和糖尿病等引起。一些灼口综合征病因可能是抑郁症或癌症焦虑症，或过多口交引起的性传播感染(框图 110.10)[1-15]。近期发现有神经病理学的证据[12,14,16]。

框图 110.10 灼口综合征病因

- 局部
  - 念珠菌感染
  - 其他感染
  - 地图舌
  - 扁平苔藓
  - 口腔黏膜下纤维化
  - 义齿
- 系统性疾病
  - 心源性
    - 恐癌症
    - 抑郁症
    - 焦虑症
    - 癔症
- 营养不良
  - 恶性贫血和维生素 B 缺乏
  - 叶酸缺乏
  - 缺铁
- 糖尿病
- 药物(卡托普利)

不常见的原因有甲状腺功能减退、红斑狼疮、过敏(亚硫酸钠、坚果、义齿材料和其他物质等)和口腔内金属的流电性[17-21]。

临床特征

本病多累及舌部，也有患者自诉唇、牙龈或上腭部有灼烧感。灼烧感通常为双侧，可通过饮食缓解[1,11,12]。炎症病变相关的口腔不适通常因进食而加重，可与之相鉴别。

检查

口腔检查常提示器质性病变。应排除唾液分泌过少，因为其能增加念珠菌感染机会。可行贫血、糖尿病、微量元素或念珠菌感染等实验室筛查。

治疗

部分灼口综合征患者短期内可自行缓解，其他情况需要进行治疗。首先，需要治疗任何明确的器质性病变；其次，进行心理治疗、抗抑郁治疗或精神科护理，但应避免过度的牙科或口腔外科治疗，或在无任何特别指征的情况下使用"激素替代疗法"。一般治疗无法痊愈，但很少出现病情加重。约 50% 的患者 6～7 年自行痊愈。

- 患者应避免任何加重病情的饮品，如起泡酒、橙汁类饮料和香料等。
- 明确和注意一些如义齿或血红素缺乏等致病因素。无明确的有效疗法[12-22]。
  - 可能需要认知行为疗法或专家会诊[14,23]。
- 一些患者有药物反应：
  - 维生素 B 的作用有争议[24-26]。
  - 局部使用 0.01% 苄达明洗剂或喷雾。
  - 尽管抗抑郁药物至少使用 2～3 周才能达到抗抑郁疗效，但临床显示大部分患者用药 1 周内病情就能改善[29-32]。
  - 外用 0.025% (Zacin®) 或 0.075% (Axsain®) 的辣椒素乳膏[11]。
  - 局部吸收氯硝西泮片[14]。
  - 系统性 α-硫辛酸[14,33]。

但是安慰剂疗法也能产生 72% 的药物疗效作用。

萎缩性舌炎

病因学：舌炎可能与铁、叶酸或维生素 B_{12} 缺乏有关，也可能与口角炎和(或)口腔溃疡相关。其他 B 族维生素缺乏也会引起舌炎，好发于慢性酗酒或吸收不良者[1-8]。

病理学：上皮细胞萎缩，部分异常增生。

临床特征：贫血性舌炎表现为舌红、痛，舌体光滑（图 110.45）。恶性贫血有时会引起红色或红线性病变。部分患者会感觉舌部疼痛，但临床特征正常，可能是心理因素引起的。

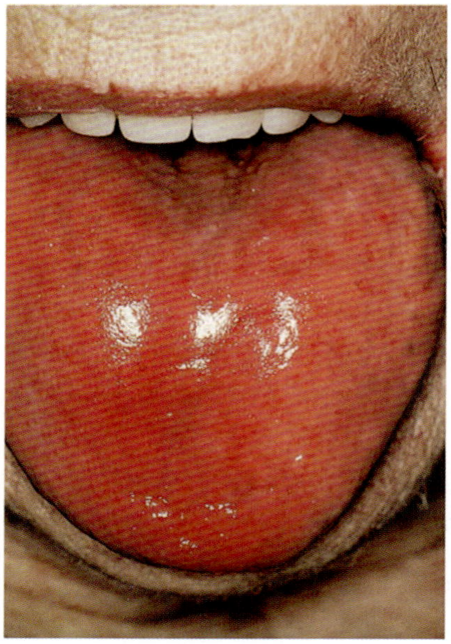

图 110.45 维生素 B_{12} 缺乏致萎缩性舌炎

诊断：有必要行全血检查和铁、叶酸和维生素 B_{12} 检测，舌痛可能是营养缺乏的初始表现，可先于血红蛋白水平下降出现症状。

治疗：先明确病因，再给予替代疗法。

地图舌

见第 110.13 页。

扁平苔藓

见第 37 章和第 110.43 页。

色素性损害

舌头常因食物、饮料或个体习惯（如烟草或槟榔）而染色。

局部色素沉着病变通常有色素性尿失禁、汞合金文身、黑斑或痣，但需要排除黑素瘤、卡波西肉瘤和上皮样血管瘤。

系统性口腔黏膜色素沉着通常是种族性的，有时为系统性疾病，如艾迪生（Addison）病。

汞合金文身

汞合金文身是引起蓝黑色色素沉着的常见原因。常见于下颌牙龈或接近牙齿处（图 110.46），或在根尖切除术后瘢痕处，汞合金被用于根端填充材料进行逆行根填充[1-6]。由于汞合金与弹性蛋白纤维连接[7]。X 线中可显影也可不显影。铅笔或其他类似异物嵌入口腔组织，也会导致这种病变[8,9]。

X 线显影有助于确诊，但这些病变不需要治疗。

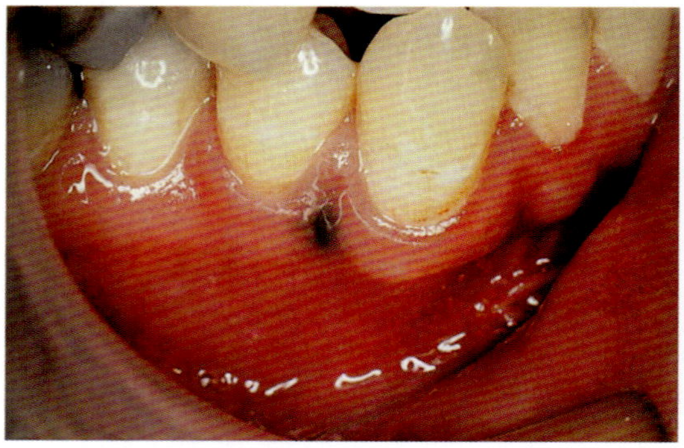

图 110.46 汞合金文身的常见部位。与填充物脱落有关

人体艺术

口腔以外的文身多见于外伤性植入异物例如车祸伤等，某些文化也会有意进行文身。

也有下唇文身，例如苏丹妇女下唇文身表明已婚。尼日利亚和喀麦隆的沃达贝人会在嘴角表皮文身，是一种躲避“邪恶之眼”的仪式。类似的文身也可见于北非的贝都因妇女。西方国家的一些人会将唇部文成深红色。越来越多的毛利人（Moki）做下巴文身，富裕国家也有行唇内文身的人。

口腔内文身很少见，有意的牙龈文身是罕见的口腔色素沉着的原因[1,2]。

非洲大陆和南美的亚马逊一些独立地区的部落群体，例如巴西的 Suia 和 Txukahamei 部落，会在口腔软组织和面部软组织穿刺，然后将异物/装饰物置于缺口中。

穿洞目前在富裕国家很常见[3]，青少年在服饰、发型或“装饰”细节上有一种迫于展现自己的倾向。口腔和（或）口腔周围穿孔的患病率尚不明确，但一项研究显示发病率在 0.8%～12%，平均患病率为 5.2%。最常见的部位是舌部（5.6%），其次是唇部（1.5%）。口腔穿洞在女性（5.6%）中的比例是男性

(1.6%)的 4 倍[4]。

美国医院急诊部门(EDS)治疗的口腔穿刺伤青少年最多。据估计,在最近 7 年期间急诊有 24 459 例口腔穿刺伤。14－22 岁的患者占急诊就诊的 73%。主要是嘴唇(46%)、舌(42%)和牙齿(10%)损伤。最常见的是感染(42%)和软组织穿刺伤(29%)。很少需要住院治疗(<1%)[5]。在这些统计中,牙齿本身患病率高于唇部穿孔。牙龈萎缩类似于舌头和嘴唇穿孔。继发于口腔和面部穿孔的并发症有疼痛、出血、牙齿断裂和牙龈损伤[6-12]。

厚舌苔,褐色或毛舌

病因学和病理学:健康儿童很少有厚舌苔,但在发热和其他疾病时可出现白腻舌苔。

健康成人常有厚舌苔,尤其在牙齿脱落、进食流食、口腔卫生不良或者禁食等时期。患者或缺涎症患者舌苔表现更明显,尤其是那些不保持口腔卫生的人。

舌苔大多由上皮、食物和微生物组成。事实上,舌头是微生物(白色念珠菌和链球菌)主要寄生的口腔部位。丝状乳头过长,会被累积的脱落上皮和有色微生物染上色。

不良的口腔卫生,饮酒、吸烟、嚼槟榔等不良习惯,使用氯己定、铁剂等药物,或糖果、饮料等,都可以使舌头(和牙齿)表面染成黑色或棕色。

棕色或黑色舌苔有时也可由 GVHD、兰索拉唑、EGFR 抑制药、凝血功能抑制药或抗生素引起,可能是因为微生物(如念珠菌)的过度生长或药物停用反应[1-5]。

临床特征:黑毛舌主要累及后段舌体,中央部位多见(图 110.47)[3-7]。

治疗:黑毛舌患者通过改良习惯或不用致染色药物、改善口腔卫生、使用硬毛牙刷刷舌苔、使用苏打水漱口、嚼口香糖或吃桃仁都可以改善症状。局部使用维甲酸有效[8]。

药物、食物、习惯和重金属诱发的色素沉着

病因(框图 110.3)[1-4]包括:

- 食物和饮料(如甜菜根、红酒、咖啡和茶)。
- 糖果(如甘草)。
- 吸烟。一个常见原因(吸烟者的黑变病),可导致外部变色,有时也引起机体内源性色素失禁,固有层色素细胞增多。这种好发于那些卷烟吸到根部后,卷入口腔的烟民,主要为亚洲人群[5-7]。

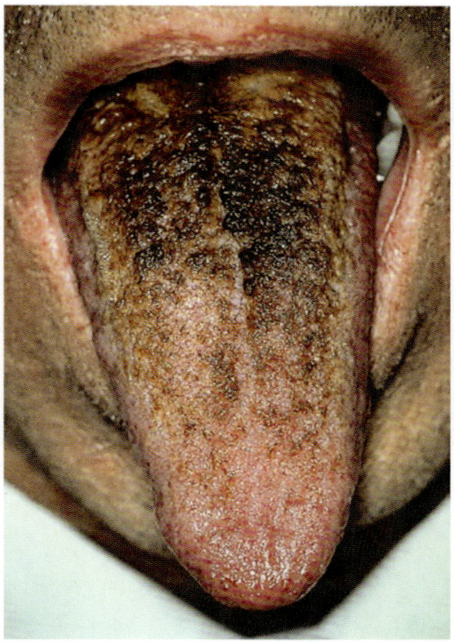

图 110.47 黑毛舌

- 嚼槟榔可使表皮变成棕红色,好发于颊黏膜(和牙齿)处,上皮表面不规则且易脱落,主要见于南亚和东南亚女性[8,9](图 110.48)。嚼槟榔常可引起黏膜上皮增生,上皮表面、细胞内和细胞间有来自于槟榔汁液中的褐色无定形物质,并伴有细胞气球样变[8]。嚼槟榔者的黏膜不一定是癌前病变,但是槟榔会诱发黏膜下纤维化和鳞状细胞癌。
- 氯己定、铁剂、灰黄霉素、纯可卡因、二甲胺四环素、次水杨酸铋、兰索拉唑和激素替代疗法等药物。药物引起特定染色如下[10-23]:
  - 抗疟药可使黏膜内多种染色,如迈帕克林黄染、阿莫地喹蓝-黑染等。
  - 二甲胺四环素可使牙齿、牙龈、骨骼、皮肤、巩膜甚至母乳变黑。少数患者可由二甲胺四环素使内部骨头染色而导致牙龈产生蓝灰色色素沉着,以及一些固有的蓝灰染色,主要是前牙旁边。
  - 白消安、羟基脲、一些细胞毒性药物、口服避孕药、吩噻嗪和抗惊厥药偶尔也可引起或加重褐色色素沉着,如齐多夫定和氯法齐明。
  - 黄金可导致牙龈变成紫色。重金属引起的口腔色素沉着(如汞、铅和铋)目前无好的治疗方法,但是现在仍偶尔可见于一些工业或意外暴露[24]。细菌产生金属硫化物会沉积

于组织中，尤其是口腔卫生较差的部位，导致龈缘色素沉着。

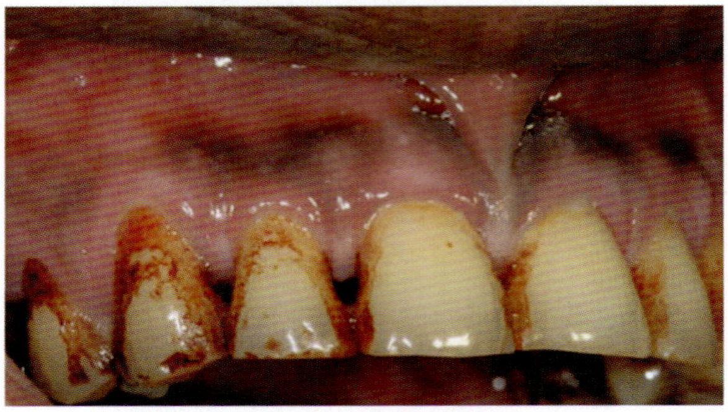

图 110.48 槟榔染色的牙齿

口腔色素沉着可见于 ACTH 治疗、艾迪生（Addison）病、Nelson 综合征或异位促肾上腺皮质激素释放（如支气管肺癌）[25-31]。褐色或黑色色素沉淀广泛分布，多见于软腭、颊黏膜和外伤部位。

治疗：停止接触药物和改善口腔卫生可以改善一些药物引起的色素沉着，但是完全消除可能需要数月或数年。

HIV 感染

在 HIV 感染中可见口腔色素沉着，可能与肾上腺功能低下或吸毒相关[1-5]。

卡波西肉瘤（见第 137 章）

卡波西肉瘤主要致病因素是艾滋病毒感染，多发生于有性行为的男同性恋中，与 HHV-8[1-9] 有关联性。高达 50％的男性同性恋艾滋病患者有口腔卡波西肉瘤，尽管发生频率可能有所降低，但在其他艾滋病的患者中较少出现。

20％～60％的 HIV 感染者初始表现为口腔卡波西肉瘤，常伴有口腔念珠菌感染。卡波西肉瘤好发于硬腭黏膜（图 110.49）。95％的病变发生在腭部，23％出现在牙龈和舌或颊黏膜处。早期病变呈红紫色斑，进展期为紫色结节状肿块，病变会扩大和引起溃疡。常见为多发病灶[3-6]。病变通常是无症状的，但 25％以上的患者会出现疼痛，约 8％会有出血。口腔卡波西肉瘤也可出现于其他非 HIV 感染免疫缺陷患者。

口腔卡波西肉瘤有时可自行消退，一般使用 HAART 疗法、齐多夫定或系统性长春藤生物碱、依

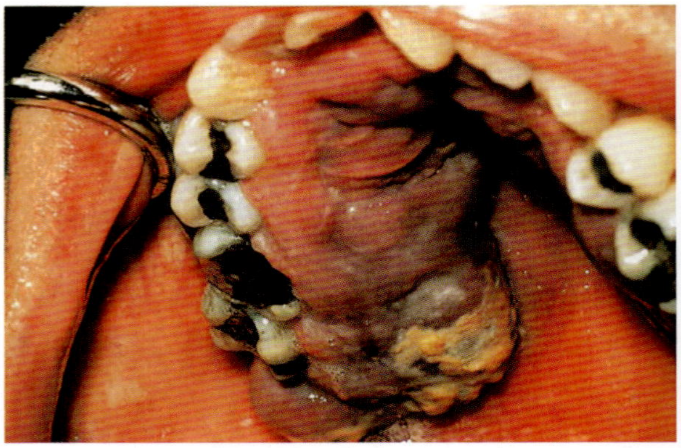

图 110.49 典型外观呈紫色的卡波西肉瘤（由加拿大温哥华癌症控制机构 J. B. Epstenin 博士提供）

托泊苷或干扰素等药物治疗。但较常用的疗法是局部放疗、激光切除或使用长春新碱。后者产生的不良反应比放疗要少一些[10-19]。

黑素瘤（见第 143 章）

口腔黑素瘤少见，好发于 50 岁以上患者，男性居多。

恶性黑素瘤可发生于正常的口腔黏膜或原先的色素痣中，最常好发于腭部或上颌牙槽[1-10]。若发现体积迅速增大、颜色改变、溃疡、疼痛、出血、出现卫星色斑或区域淋巴结增大等，常提示恶性肿瘤。除非早期发现[2,3]，否则预后差。口腔黑素瘤少见转移[4]。外科手术疗效最佳[6,8]。

组织学可见未分化的梭形细胞或鳞状细胞，由于其组织学多变，多巴染色或特异性抗体染色有助于诊断。大多数病例 S-100、酪氨酸酶和 Mart-1/Melanana-A 呈阳性。疑有黑素瘤的病变应在外科切除时进行活检[11-15]。质子治疗（PT）和碳离子疗法（CIT）疗效相同[16]。

黑棘皮瘤

口腔黑棘皮瘤是一种少见的反应性黑素细胞性病变，伴单发或多灶性弥漫性色素沉着，主要见于儿童：大多数病例报道均为黑人。表现为数日或数周内出现的无症状的色素沉着斑。单发口腔黑棘皮瘤以女性为主，而多灶性口腔黑棘皮瘤患者无性别差异。多灶性病变多发于上腭，单发性病变好发于颊黏膜。这种突然出现和快速的放射状生长特征与黑素瘤相

似。活检显示棘层上皮细胞中树突状黑素细胞数量增加。病变转归是良性的，部分病例在 6 个月内自行缓解[1-10]。无需特殊治疗，氩等离子体凝固术是一种相对安全有效的疗法。

黑斑

黑斑是一种境界清楚的黑素细胞良性病变，可发生于唇部和口腔内，颜色有棕色或黑色（图 110.50）。镜下可见基底层细胞黑素增多，数量、形态和分布均正常。表皮生发层可见充满色素的树突样细胞，即黑素细胞。与黑素瘤相比，其基底层黑素细胞没有增加[1-9]。

外伤后偶尔会出现反应性黑斑。

组织活检以排除黑素瘤。

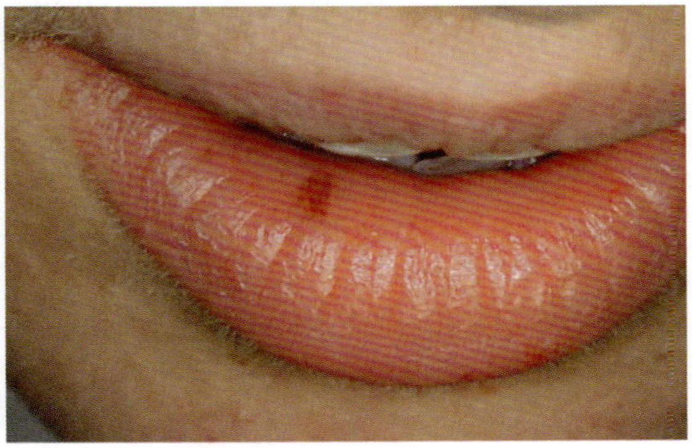

图 110.50 下唇黑斑

色素性失禁[1]

在扁平苔藓患者中，黏膜固有层上部的巨噬细胞吞噬黑素（色素性失禁）可致色素沉着，多见于深肤色者[1]。

紫癜

瘀点通常由外伤引起，一般为压力所致，但需排除老年性紫癜或血小板病变（如化疗、感染性单核细胞增多症、HIV 感染或白血病等）[1,2]（图 110.51）。瘀点可见于细小病毒相关的丘疹性紫癜"手套和袜子"综合征患者[3,5]。

淤血性血疱可见于局限性口腔紫癜（出血性大疱性咽峡炎）和类天疱疮，偶见于淀粉样变性[3,4,7]。紫癜性病变少见于着色性紫癜性口炎[6]。

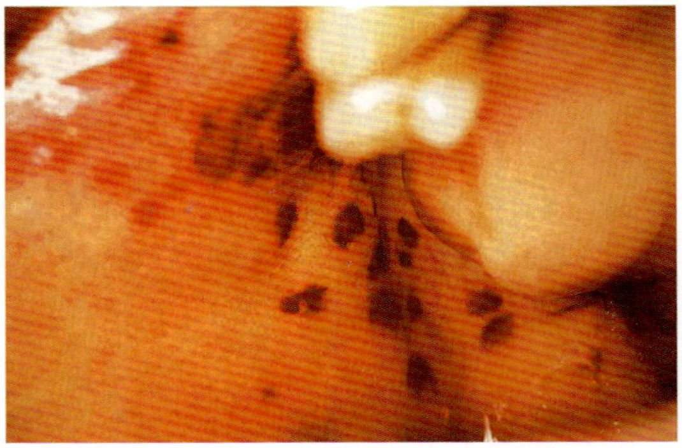

图 110.51 血小板减少症口腔紫癜

红色病变

有些口腔红色病变可能由于浅表染色，如槟榔。但大多是炎性改变，常见有上皮变薄（地图舌）和剥脱（剥脱性龈炎），主要原因是上皮萎缩，萎缩性舌炎和增殖性红斑。可有红色文身。毛细血管扩张常呈现为红色，血管瘤表现为紫色。

出血性大疱性咽峡炎

同义名
- 局部口腔紫癜

这是一种常见的良性病变，病因不明。好发于伴有口腔血疱的老年患者。软腭可见皮下水疱，数小时后破溃形成溃疡（图 110.52）。患者一般健康，无明确的免疫或出血性疾病[1-3,5]。偶有病例与使用糖皮质激素吸入剂有关。仅需对症治疗。

念珠菌感染

念珠菌感染常表现为口腔白色病变，但现今表现为红色病变的越来越多。本病总体预后良好，少有危及生命的侵袭性或顽固性疾病。

急性念珠菌病

急性口腔念珠菌感染往往是糖皮质激素或抗生素治疗的并发症，尤其是长期使用广谱抗生素的器官移植患者或者终末期患者[1-5]。表现为广泛的红斑和口腔黏膜疼痛，好发于舌部，有时伴发鹅口疮。局部抗真菌药治疗即可[6]。

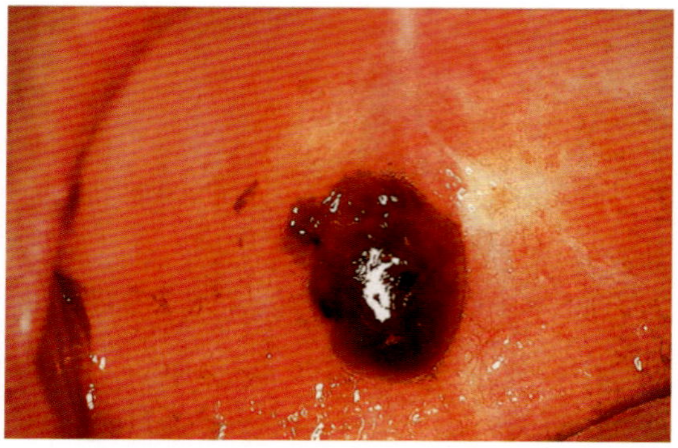

图 110.52 出血性大疱性咽峡炎，软腭典型部位的大血疱。邻近的白色病变是之前活检留下的瘢痕

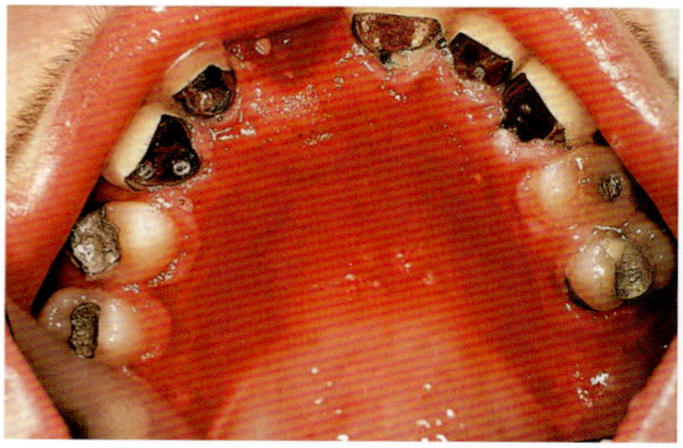

图 110.53 义齿相关性口炎在佩戴义齿处表现为弥漫性红斑

义齿相关性口炎

同义名
- 口腔疼痛

常见的轻度、慢性、萎缩性口腔念珠菌感染易发生于义齿下方，常累及整个义齿，虽然名为炎症但不常疼痛。

发病率和患病率：针对一些住院老年患者研究显示，多达 70%的患者被发现有义齿相关性口炎，而正常健康的受试者这种情况较少。

年龄：老年人。

相关疾病：整夜戴义齿或口干者易发生念珠菌感染。病因并不是由于义齿材料接触过敏，且为什么发生于戴义齿的部分患者中原因不明。该病好发于中老年人，女性发病率高于男性。患者可表现正常。

义齿相关性口炎包括义齿下轻度炎症和黏膜红斑（图 110.53）。

病理学：义齿可产生一系列的生态变化，包括以下几点。

- 口腔菌群变化。
- 义齿黏膜表面与上腭间的菌斑。
- 上颌义齿和黏膜间的唾液 pH 低于正常水平。
- 义齿下和黏膜表面的菌斑[细菌和（或）酵母菌]沉积。

部分患者病因可能与非特异性菌斑有关。菌斑次第生长，主要是念珠菌菌落。菌丝附着于粗糙表面的微小突起部位，菌丝附着力随着表面粗糙程度的增加而增加。相关的念珠菌并未促进天冬氨酸蛋白酶的生成，但唾液量的减少和义齿下 pH 降低可能导致念珠菌活性升高，从而引发感染。

90%的义齿相关性口炎患者和 66%的佩戴义齿者可检测出念珠菌。检测最多的是白色念珠菌。白色念珠菌中，75%为 A 型，25%为 B 型。与对照组（未戴义齿、HIV 血清阴性、有口腔念珠菌感染患者）相比，B 型明显增加，但是 A-CDE 型最少（占总体的 1.5%），耐药菌株 C 型最多（占总体的 24%）。白色念珠菌与义齿材料的黏附性以及机体疏水性有关。义齿相关性口炎合并念珠菌感染，也被称为“念珠菌相关性口炎”“义齿诱发性念珠菌感染”或“慢性萎缩性念珠菌感染”等。但是义齿相关性口炎并不仅与念珠菌有关，其他因素如细菌感染或机械刺激也可引起[16]。白色念珠菌最多见，其次为热带念珠菌和光滑念珠菌。

也可发现杜布利宁念珠菌、金黄色葡萄球菌、表皮葡萄球菌和肺炎克雷伯菌等多种微生物。这些微生物和微生物种群之间的相互关系在疾病的发生和发展中起着重要作用。义齿下软组织检查显示有增生或退行性变，角化减少，上皮变薄。

佩戴义齿而引发义齿相关性口炎的原因不明，患者大多为健康人群。相关研究很少。义齿相关性口炎患者无严重的细胞介导免疫缺陷，但可能缺乏迁移抑制因子以及有过度活跃的抑制 T 细胞或其他 T 淋巴细胞/吞噬细胞缺陷。与对照组相比，戴义齿者血清 IL-6 和 TNF-α 在统计学上显著升高，可溶性肿瘤坏死因子受体水平降低，但是无显著性差异[1-26]。

发病诱因：主要发病诱因为牙科用具（主要是上颌义齿），尤其是佩戴义齿过夜或口腔干燥。糖尿病、免疫抑制治疗或高碳水化合物饮食有时也可诱发口炎，HIV 也是一个潜在因素。

不常见的因素有义齿材质过敏（义齿相关性口炎不仅会影响接触义齿面，也影响口腔黏膜）、外伤（上颌义齿下比下颌义齿下多发，但是外伤多见于后者），

第10部分

药物和吸烟。

临床特征：义齿相关性口炎特征性表现为：

- 与义齿(一般是整个上颌义齿)接触面的黏膜慢性红斑和水肿。
- 下颌义齿接触面黏膜很少受累。
- 局限于义齿接触区的红斑。
- 通常无症状。
- 不常见的并发症有口角炎和腭穹隆处乳头状增生。

临床分型：病变有三种临床类型(Newton 分型)，严重程度逐渐增加。

- 1 型：局限型炎症和点状充血。
- 2 型：红斑型或泛发型。表现为弥漫性红斑，累及部分或整个义齿接触的黏膜。
- 3 型：颗粒型(炎性乳头状增生)。通常累及硬腭和牙槽嵴。

检查：义齿相关性口炎是一种临床诊断。

治疗：尽可能治疗任何潜在的系统性疾病。必须定期清洁口腔微生物。义齿菌斑和义齿接触组织面常有白色念珠菌等感染，义齿成了微生物定植场所。

治疗(并防止复发)义齿相关性口炎，应该夜间取出义齿进行清洁消毒，并存放于抗菌剂中。消毒方式有抗真菌药物、抗菌漱口水、天然抗菌药物等浸泡，光动力疗法可辅助或替代治疗。

清洁是治疗成功的关键。微波消毒结合义齿清洁剂浸泡和刷牙，可以有效消毒义齿、去除义齿生物膜。每周 1 次微波消毒，持续 2 个疗程，局部抗真菌治疗义齿性口炎有效。0.5%次氯酸钠可以对义齿衬垫以及与义齿接触的组织面消毒。次氯酸盐是一种有效的抗真菌剂，但会使铬钴合金材质义齿变黑。在这些材质中加入制霉菌素也可治疗或预防口腔念珠菌感染。义齿清洁剂有葡萄糖酸洗必泰、碱性过氧化物、碱性次氯酸盐、巴西绿蜂胶、茶树精油、蛋白水解酶、蓖麻、丹参和酵母裂解酶等。

使用抗真菌药刷洗腭部四周以上可根除黏膜感染。有效的药物有：制霉菌素糊剂或悬浮剂、两性霉素含片、咪康唑凝胶或片剂，与杀菌剂(如氯己定，本身具有抗真菌活性)等同时冲洗使用[26-67]。

有时需手术切除乳头状增生[68]。

Resources

Further information

http://emedicine.medscape.com/article/1075227-overview (last accessed December2014).

HIV 相关性念珠菌病

由于艾滋病的蔓延，口腔内和口周的真菌感染，尤其是念珠菌感染大大增加。新型菌(尤其是克鲁念珠菌)和耐药性真菌的出现是临床难题[1-10]。念珠菌可通过 HIV 感染者进行传播[9]，且发现了新型念珠菌及其分支[10,11]。CD4 计数低，佩戴义齿易导致念珠菌感染。

常见的口腔真菌，按出现频率由高到低为：

- 白色念珠菌
- 光滑念珠菌
- 热带念珠菌
- 副念珠菌(美氏念珠菌和骨性念珠菌)
- 克鲁念珠菌
- 其他念珠菌属如杜布林念珠菌、非洲念珠菌和假丝酵母。
- 其他类(红酵母、酵母属等)，罕见且短暂。

红斑或萎缩性念珠菌感染可能是由于持续的急性假膜念珠菌感染时假膜脱落发展而成，或在 HIV 感染时可能出现假膜性念珠菌感染。临床特征为舌背、腭或颊黏膜处红斑。舌背处病变表现为乳头萎缩。艾滋病患者上腭处常为红色。可伴有口角炎和(或)鹅口疮。

鹅口疮是 T 细胞免疫缺陷的特征性表现，尤其是器官移植和其他继发性免疫缺陷，如白血病、糖尿病或艾滋病病毒/艾滋病的重度 T 细胞免疫抑制。是艾滋病常见的早期特征[1-19]。

随着抗真菌药物治疗的增加，特别是艾滋病，不仅出现了耐药的白色念珠菌和新型菌株，而且出现了其他类型如变异的白色念珠菌和克鲁念珠菌。鹅口疮的特征是口腔黏膜、舌部和其他部位表面白色斑块。病变发展为类似凝乳状的融合斑块，擦除后基底部表现为原始的红斑，可伴有出血。口咽鹅口疮的并发症有时表现为邻近黏膜特别是上呼吸道和食管的病变。HIV 感染者常见口腔合并食管念珠菌感染。

建议抗真菌治疗[20-22]。0.001 65%的龙胆紫溶液不损伤黏膜，稳定性好，有较强的抗真菌活性。HAART(高活性抗反转录病毒疗法)可降低念珠菌感染的频率[13]。HAART 治疗的好处：免疫重建；减少艾滋病病毒/艾滋病相关口腔疾病；防治艾滋病相关肿瘤；减少艾滋病病毒的母婴传播。HAART 疗法的不良反应：口腔 HPV 病变增多；口干；味觉/听觉障碍、嗅觉减退、口周感觉异常；口腔黏膜色素沉着；

面部脂肪代谢障碍；溃疡等。

正中菱形舌炎

同义名

- 舌正中乳头萎缩

在舌背中线、界沟的正前方，出现红色、乳头萎缩、菱形、扁平的斑片状或乳突状良性病变。

发病率和患病率：不常见。

年龄：好发于老年人。

相关疾病：正中菱形舌炎、念珠菌感染与糖尿病三者有显著相关性，其他发病诱因有性别、吸烟，可能与义齿无关。免疫缺陷（包括 HIV）和糖尿病有时也可引起这种改变[1-9]。

病理生理学：组织学表现为类癌样不规则的假上皮细胞增生，但不是恶性的。

临床特征：典型的中央部位红色病灶，位于舌根界沟前方，呈菱形（图 110.54），有时伴有不适。偶尔会出现结节。有时表现为多处口腔病变，特别是腭穹隆处的“接吻”病变。有时可合并上腭红斑性念珠菌病，称之为“口腔慢性多灶性念珠菌感染”。

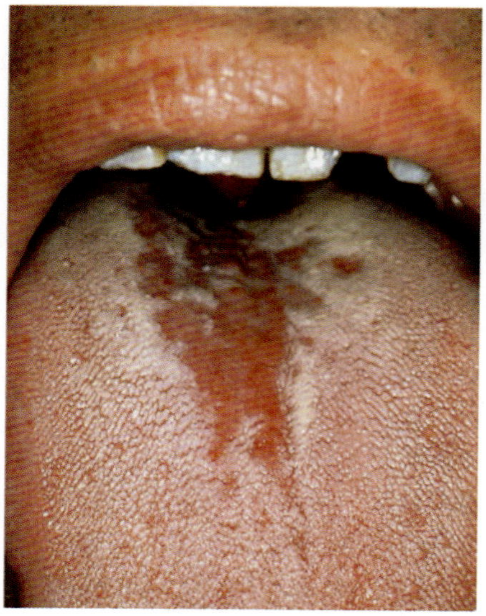

图 110.54　正中菱形舌炎

检查：正中菱形舌炎通过临床检查确诊。病程长和局部糖皮质激素治疗无效提示为该病。鉴别诊断有血管瘤、化脓性肉芽肿、淀粉样变、颗粒细胞瘤、卡波西肉瘤和肿瘤[10-12]。病变呈结节状时，易与肿瘤或其他病变混淆，因此需要活检。

治疗：正中菱形舌炎通过戒烟和使用抗真菌药物治疗有效[13]。大部分患者经抗真菌治疗后舌痛消失或明显改善。

剥脱性龈炎

是一种侵蚀性病变，通常由类天疱疮或扁平苔藓引起，也可见于寻常型天疱疮和红斑狼疮患者[1-3]。

增殖性红斑

增殖性红斑是一种红色绒毛样病变，位于黏膜周围或黏膜下。病变不常见，与性别无关，好发于 60—70 岁[1-4]。增殖性红斑常为单发，累及口底、舌腹或软腭（图 110.55）[1-5]。其高危因素与癌症类似，主要有烟草、酒精和槟榔。研究发现，咀嚼烟草与低蔬菜摄入量之间的相互作用大于两者之和，饮酒与低蔬菜摄入量、饮酒与低水果摄入量之间的相互作用大于两者之积[6]。

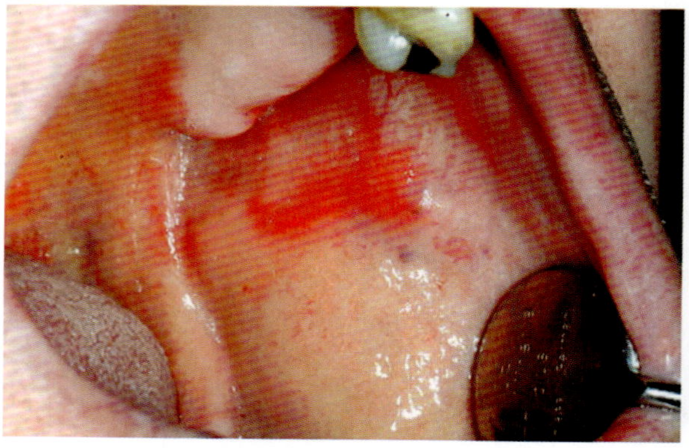

图 110.55　增殖性红斑

75%～90%的增殖性红斑被证实为癌或原位癌，或表现为重度上皮异常增生。增殖性红斑恶性变的发生率是黏膜白斑的 17 倍。

增殖性红斑可行手术切除、冷刀（外科手术刀）或激光切除，并送组织学检查。没有确切数据表明预后或复发率。

Resources

Further information

http://emedicine.medscape.com/article/1840467-overview(last accessed Decem-ber 2014).

舌炎

见正文第 110.63 页。

幼虫移行症(见第 33 章)

皮肤幼虫移行症很少出现于口腔,呈不规则的线性改变,其炎性边界类似于移行性红斑[1,2]。

草莓舌

猩红热、川崎病和家族性自主神经功能障碍综合征(Riley-Day)可见明显的舌乳头突起,状似草莓[1]。

毛细血管扩张症(见第 103 章)

口腔毛细血管扩张主要见于遗传性出血性毛细血管扩张症、CREST(C 钙化、R 雷诺、E 食管、S 硬化、T 毛细血管扩张)综合征[1-3](见第 56 章)、慢性肝病、妊娠期[4]及放疗后。

静脉曲张

青紫色口腔静脉曲张好发于老年患者,尤其以舌腹和舌侧缘多见。为良性病变,无需担心。

血管增生性病变

良性非典型血管病变可表现出类似血管肉瘤的细胞学或组织学特征,因此诊断需谨慎[1]。头颈部为好发部位,多见小叶毛细血管瘤(化脓性肉芽肿),唇部多为小叶毛细血管瘤[2-5]和血管内乳头状内皮增生(Masson 血管瘤或假性血管肉瘤)[5,6]。血管内乳头状内皮增生是一种良性、非恶性血管病变,其组织学特征为乳头状内皮增生,可形成机化血栓。主要见于女性唇部或舌部,组织学上类似血管肉瘤[7]。切除治疗有效。

需排除血管病变,如上皮样血管瘤、上皮样血管内皮瘤、梭形细胞血管内皮瘤、获得性进行性淋巴管瘤或血管肉瘤以及卡波西肉瘤等。

静脉湖

同义名

- 静脉曲张
- 唇部老年血管瘤

为蓝紫色松软肿块,直径 2~10mm,常见于老年患者下唇部,由静脉曲张导致(图 110.56)。病变内附一层扁平的内皮细胞,其纤维组织壁较厚。长时间按压后病灶内血液会排空[1-4]。

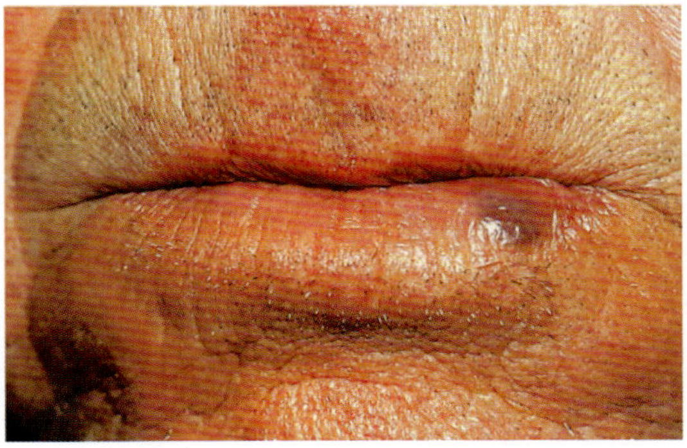

图 110.56 唇部静脉湖(英国剑桥阿登布鲁克医院提供)

静脉湖只轻微影响美容,外伤易导致严重出血。治疗可使用外科切除,或局部冷冻疗法、电灼术、红外线凝固术或氩激光治疗[2-4],疗效均可。

白色病变

先天性病变相关内容见正文第 110.17 页。

口腔获得性白色病变通常是由白垢(图 110.57)、颊部咬伤或化学灼伤等引起,但需排除角化病、感染(主要为念珠菌感染)、皮肤病(一般为扁平苔藓)、肿瘤疾病和其他情况等(见框图 110.2)。

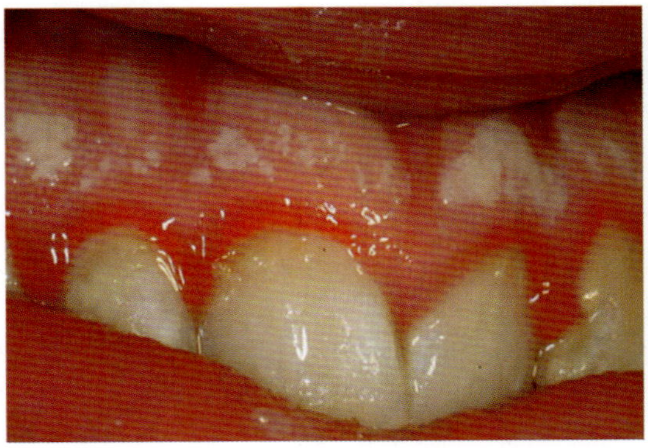

图 110.57 白垢

烧伤

化学灼伤(例如由漱口水或颊黏膜治疗药物)或热、冷以及辐射引起的灼伤可导致黏膜脱落白色变[1-11]。一般 1~3 周可自行愈合。

念珠菌感染

高达50%的健康人群以白色念珠菌为主。吸烟人群多携带病菌。念珠菌好发于舌背后部[1-8]。

感染可能由口干症、局部唾液菌群紊乱(如广谱抗生素治疗)或免疫力低下引起[1-4,9-13]。口腔念珠菌感染的疾病中，鹅口疮、念珠菌性白斑和慢性皮肤黏膜念珠菌感染病变为白色。其他类型的急性和慢性萎缩性念珠菌感染为红色(表110.12)。

表110.12　口腔内念珠菌感染

念珠菌类型	发病年龄	发病诱因*
急性	任何年龄	局部：口干、抗菌
假膜		全身：糖皮质激素、白血病、HIV
念珠菌感染(鹅口疮)†		
急性萎缩性念珠菌感染("抗生素嘴";抗生素口疮)	任何年龄	广谱抗生素或糖皮质激素
红斑性念珠菌感染	成人	很多，尤其是HIV
慢性萎缩性念珠菌感染(义齿相关性口炎)		佩戴义齿，尤其是夜间
慢性增生性念珠菌感染(念珠菌性白斑)†	一般为中老年人	吸烟、佩戴义齿、免疫缺陷
正中菱形舌炎	30岁以上	吸烟、佩戴义齿、艾滋病
慢性皮肤念珠菌感染†	10岁以后	多见于免疫缺陷；内分泌疾病少见

*免疫缺陷易患任何形式。
†白色病变。

鹅口疮

同义名
- 急性假膜念珠菌感染

病因学：尚未对念珠菌形成免疫力的健康新生儿可能患鹅口疮。其他患者发病诱因有使用抗生素或糖皮质激素、口干症和免疫抑制相关的重度T细胞免疫缺陷(例如预防器官移植的免疫排斥)或免疫缺陷疾病，如白血病或艾滋病。鹅口疮是艾滋病毒感染的常见和早期特征，可能预示着艾滋病在发展期[1-4,10,12,13]。

临床特征：口腔黏膜处的类乳膏状鹅口疮，纱布擦除后可见红斑(图110.58)。

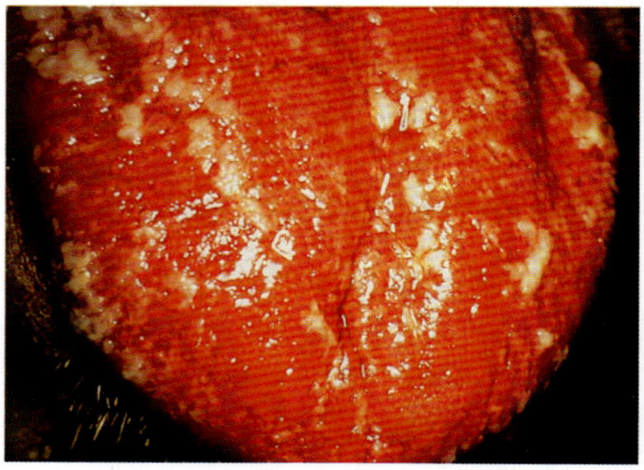

图110.58　鹅口疮：红斑上散布白色病灶

慢性念珠菌感染

病因：口腔慢性念珠菌感染病因不明，少数患者发现有局部或潜在的免疫缺陷[1-3]。罕见病因有艾滋病病毒/艾滋病和慢性皮肤黏膜念珠菌感染综合征(见第32章)。

临床特征：长期念珠菌感染形成坚硬的黏附性白色斑块(慢性增生性念珠菌感染或念珠菌白斑)，是一种潜在恶性病变。与其他白斑病较难区分，活检可确诊。但念珠菌性白斑呈斑点状散在分布。

诊断：鹅口疮通常是临床诊断，但往往易被医师过度诊断。红斑性念珠菌感染反而易漏诊。免疫低下患者，应行革兰染色涂片检查以区分鹅口疮和机会性细菌产生的斑块。菌丝一般表示病原菌为念珠菌，而不是普通共生菌。但是并无证据能够明确区分念珠菌从正常寄生至致病的界线。

疑为念珠菌性白斑应行活检，以排除其他非念珠菌感染或不典型增生病变等。苏木素伊红染色可见念珠菌菌丝和中性粒细胞浸润，PAS染色可见菌丝紫染改变。

治疗

急性念珠菌感染：除健康新生儿外，其余患者应寻找诱因并积极治疗。通常引用多烯类(如制霉素或两性霉素)或唑类(如咪康唑)药物，但在 HIV 感染患者中可能需使用抗反转录病毒药物和氟康唑。

慢性增生性念珠菌感染：多烯类抗生素对于口腔慢性增生性念珠菌感染疗效欠佳[6]。该类患者，以及慢性皮肤黏膜念珠菌感染患者，使用氟胞嘧啶、酮康唑、氟康唑、伊曲康唑或卡泊芬净疗效尚可[1,14-19]。

咬颊症

同义名

- 咬颊

健康人颊黏膜处可见一条水平白线，但紧张焦虑的人白线会变粗。咬颊症通常会在咬合线的颊侧或者下唇黏膜上形成白色碎屑状样变(图 110.59)[1-8]。该习惯常见于紧张或焦虑患者。表现为磨牙症、下颌(肌筋膜)痛觉异常或其他因心理障碍引起的口腔表现。病变为良性，类似白色海绵痣(见第 110.19 页)、黏膜白斑或扁平苔藓。

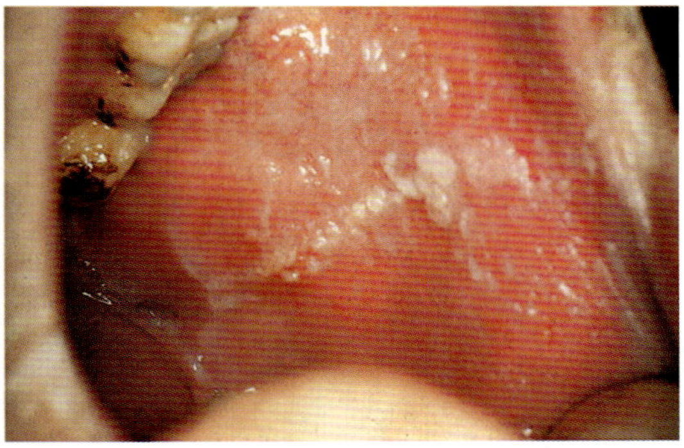

图 110.59 咬合线处的摩擦性角化病和咬颊症

光化性唇炎

见第 110.76 页。

毛状白斑

病因学：毛状白斑可见于严重的免疫缺陷患者，尤其是 HIV/AIDS，偶尔也见于明显无免疫能力患者[1-6]。毛状白斑上皮细胞基因组中未发现 HIV 病毒，该病变可能与 EB 病毒机会性感染有关。现已证实，不管是 HIV 阴性还是 HIV 阳性的个体，口腔黏膜都可潜在有 EBV[7-10]。应用 HAART 治疗可减少与 HIV 相关的口腔表现，例如口腔毛状白斑[5]。

毛状白斑可见 EB 病毒，多见于上皮外层。口腔好发白斑的部位与有 EB 病毒受体的角化黏膜有关联，如舌侧缘。毛状白斑行抗病毒治疗后可消退，但抗真菌治疗无效，尽管常有念珠菌属感染。

病理：组织学特征包括角化过度、棘细胞增生和肿胀，朗格汉斯细胞稀少或缺如，黏膜固有层仅存在少量炎细胞浸润。

临床特征：毛状白斑为白色斑块，常见于舌角化黏膜，多见于舌体两侧(图 110.60)。病变呈波浪状或毛状，多无症状，与口腔角化症不同，还未知有癌变可能性[1,4,10,11]。多数艾滋病病毒携带者最终会发展为艾滋病。毛状白斑也可见于 HIV 阴性者中[6,12-19]。

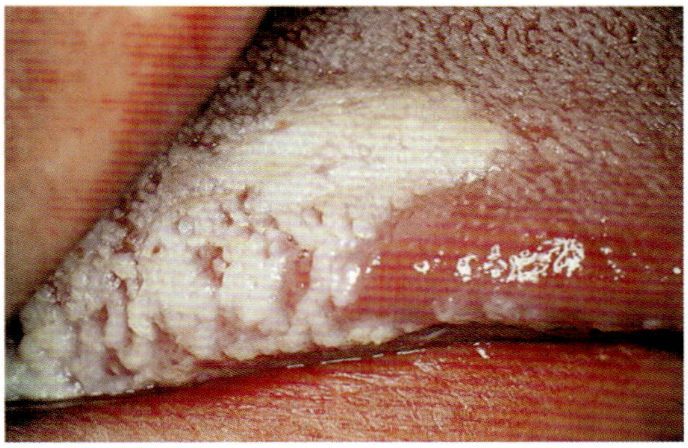

图 110.60 毛状白斑。主要见于 HIV 感染，舌侧缘有垂直于舌体呈嵴状白色固着斑

诊断：一些典型的毛状白斑组织学特征，角化过度，可在 HIV 感染者[20]的口腔白色病变而不是毛状白斑中发现。类似毛状白斑的口腔病变不仅见于 HIV 感染，也见于其他免疫缺陷患者，甚至是一些表面健康的人身上。大多数病例可以通过组织学检查 EBV DNA 缺失和必要的 HIV 血清学检查来区别是 EBV 相关的还是 HP 相关的毛状白斑。

治疗：毛状白斑不需要治疗，但在 HIV/AIDS 抗反转录病毒药物治疗时，阿昔洛韦或更昔洛韦可使白斑消退。

角化症

病因学：大多数角化症病因不明(特发性角化病)，但有些是由于慢性刺激、特殊的生活习惯或感染引起，比如：

- 烟草诱发的角化症。长期以来，烟草制品一直与口腔癌相关，是发生角化症的常见原因。烟草也易导致上呼吸道、消化道、膀胱和其他部位的癌症。所以患者应戒烟；安非布他酮或伐尼克兰有助于戒烟。
- 嚼烟草。某些地方的人好嚼烟草，这会引起角化症。在一些不发达国家地区，烟草是槟榔果、槟榔叶或石灰和香料的组成部分。有的槟榔不含烟草，有些含有烟草。可能会导致口腔癌。
- 反向吸烟（雪茄）。在一些地区，尤其是在亚洲，人们在吸烟时，会将点燃的烟头含在嘴里，这可能导致腭部或其他口腔癌。
- 香烟诱发的角化症。轻度角化症可见于上腭、唇部（有时为尼古丁染色）和口角以及尼古丁染色的牙齿上。大多是良性病变。
- 抽烟斗。上腭弥漫性白斑被称为"吸烟者角化症"或"尼古丁口腔炎"。腭部小唾液腺孔在白色背景下呈红色。恶性不常见。
- 雪茄。抽雪茄的人可能会患有尼古丁性口炎和尼古丁牙。大多是良性病变。
- 鼻烟壶角化病和其他非吸食烟草病变。鼻烟也可引起角化-白色角化过度病变，其原因是鼻烟浸渍（在口腔沟或前庭残留有香烟或烟草粉末），以及吸食部位的牙龈萎缩。恶变少见。

Koplik 斑（见第 25 章）

早期麻疹患者，颊黏膜可见白色斑点。

白斑

定义

世界卫生组织将白斑定义为无法擦除的白色斑点或斑块，而不是特定的疾病[1-4]，所以需要鉴别诊断（如扁平苔藓、念珠菌感染）。根据定义，该术语不包括摩擦性角化病或吸烟者角化病等。无论是否存在上皮异常增生，都可以使用该术语，尽管有些病变存在恶变潜能[1-6]。

流行病学

发病率和患病率

成年人白斑很常见：约 1% 人群，有些人群发病率较高。

年龄

大多病例在 50—70 岁。

性别

男性多于女性。

病理生理学

发病诱因

白斑的发病诱因与肿瘤相同，主要是烟草、酒精和槟榔。其他因素可能有：

- 增殖型疣状白斑，通常与 HPV 相关。恶变不常见。
- 念珠菌白斑，虽然不常见，但可能与增加恶变风险有关。
- 梅毒性白斑，现在较少见到。恶变多见。

病理学

可见不同程度的角蛋白产生、上皮厚度改变和上皮分化障碍。轻度不典型增生意义不大，但发现重度上皮异常增生时恶变可能性增大。42.2% 的唇部活检会发现有类佩吉特病样角化不良，多见于年轻和女性患者。类佩吉特样细胞多见于基底层上部和唇黏膜部。这些细胞对高分子量的细胞角蛋白呈阳性反应，对低分子量的细胞角蛋白、上皮膜蛋白、癌胚抗原、HPV 呈阴性反应。免疫组化与周围角质形成细胞不同，提示角化过度。角化不良的类佩吉特病细胞有独特的形态学特征，容易被认为是偶发的，因此需要与其他重要的实体病变如表皮内肿瘤相鉴别。最主要的鉴别诊断包括：白色海绵状斑痣、白色水肿、口腔空泡细胞异常增生、毛状白斑、原位癌、乳房佩吉特病。

临床特征

白斑大小不一：有小的局灶型，有大的散在型，大面积的累及口腔黏膜部位的病变少见；有些患者可见几个独立的白斑区。白斑具有多种临床特征，有均匀的白色斑块，呈淡白色或厚腻的斑块，也有结节性白色病变或混合有红色病变的斑块[1-4]。恶性病变潜能取决于以下几点。

最常见的是均质性白斑。白斑均匀分布于颊部或颊黏膜部，通常有低度癌前病变潜能（图 110.61）。

非均质或异质黏膜白斑病是由黏膜上的结节状、疣状和斑点状白斑组成的白色斑块或结节，黏膜区常有侵蚀性改变（图 110.62）。这种有很高的恶性病变潜能风险，因此较为严重。

恶变潜能高危部位是软腭复合体、舌腹外侧和口底（舌下角化病的恶变潜能很高；图 110.63）。舌下角化症女性较男性更多见，临床特征为典型的"退潮"样改变，有较高的恶变潜能。

病程和预后

白斑有的为良性，有的为癌前病变，或是上消化

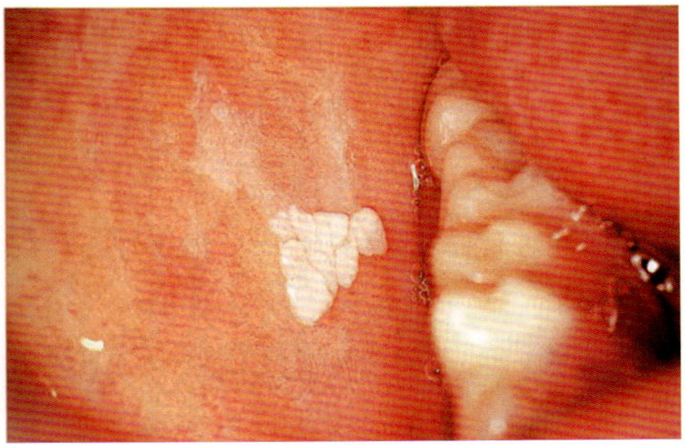

图 110.61　颊黏膜均质性白斑

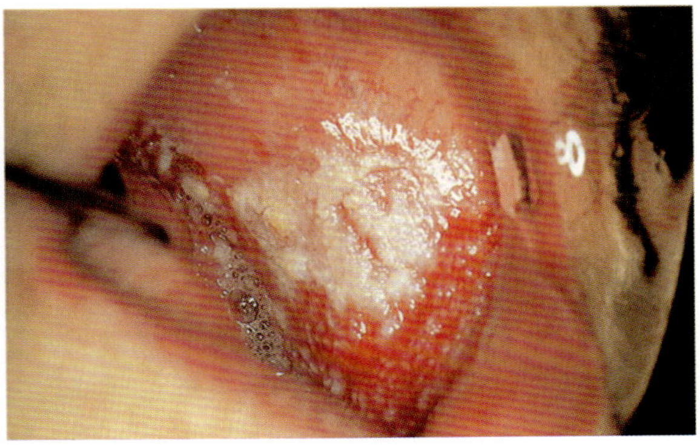

图 110.62　点状黏膜白斑

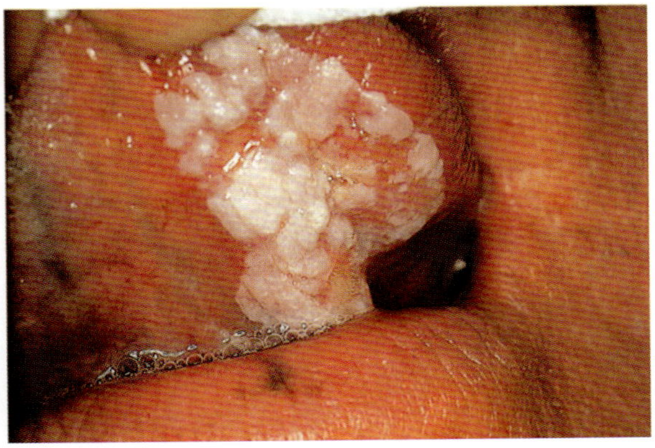

图 110.63　舌下角化病

道等其他部位癌变的标志。白斑 10 年内恶变的发生率为 3%～33%；均质性白斑病很少为癌前病变，但斑点状或疣状白斑多为癌前病变。

白斑比红斑多发，主要与烟草、酒精有关。白斑可表现为：

- 均质性白斑（扁平、薄，均匀白色）。
- 非均质性白斑：
  - 一种红白相间的病变（红白斑），可为不规则的扁平状（斑点状）。
  - 或结节状。
  - 或疣状。增殖性疣状白斑（PVL）是疣状白斑的一种特殊亚型，为多灶性病变，恶变性高。

有证据表明一些口腔黏膜白斑具有癌变潜能。总体上，10 年内有 1%～2%的癌变率。上皮异常增生的白斑患者癌变率高达 30%。生物标志物如 DNA 倍体数、抑癌基因 *p53* 的变化、3 号和 9 号染色体的杂合性丢失（LOH），可作为癌变的预测指标，如框图 110.11 和框图 110.12 所示。但目前尚不能准确预测哪些病变会进展为癌，也无法明确病变是否具有癌变潜能。

框图 110.11　白癜风恶变危险因素

- 非均质类型
- 包含上皮发育不良
- 持续时间长
- 非吸烟者
- 女性
- 舌头和（或）口腔底部
- 面积＞200mm^2
- DNA 异倍体

框图 110.12　疾病癌变的新标志物

- 癌症病史
- 染色体多倍体
- 染色体杂合性缺失（LOH）
  - 高度风险：9p，17p 和 4q LOH
  - 中度风险：单纯性 9p LOH 或加上 17p LOH 或 4QLOH
  - 低度风险：单纯性 9p LOH
- p53 蛋白表达

2%～5%的黏膜白斑在 10 年内会发生恶变，5%～20%的白斑有上皮异常增生。在上皮异常增生的白斑患者中，10%～35%会进展为癌。50 岁以上的女性患者或皮损面积大的病变更易进展为恶性肿瘤。但非吸烟者黏膜白斑发生恶变的风险比吸烟者更高，而非更低。需要注意的是，临床上一些黏膜白斑（15%～30%）患者，在去除已知的危险因素之后，会自行发生退行性改变，且不同的医师在诊断异常增生之间存在差异[7-11]。

检查

没有明确迹象或症状能准确预测黏膜白斑是否会发生恶变，因此有必要利用组织学方法观察是否有异常增生。有以下表现的黏膜白斑患者，一般建议行外科手术或穿刺活检：

- 已患或并发头颈部肿瘤的患者。
- 非均质型，即有红色区域和（或）疣状和（或）有硬化。
- 高危部位，如口腔壁或舌部。
- 有局灶性分布。
- 有临床症状。
- 无明显病因。

多数医者建议对所有角化病和白斑病行病理活检诊断。

治疗

治疗比较困难，尤其是面积较大的皮损，其常与增殖型红斑（点滴型黏膜白斑）部位相混合。目前对于各种治疗方法的疗效和预后有很多争议。没有科学证据表明，积极治疗可以防治有癌变倾向的病变。

去除可能的致病因素，2～4 周部分患者可以观察到皮损有所缓解。

一些潜在的恶性病变，虽然在初步的活检中并无明显的病理改变，但在完全手术切除病变组织中，有10%提示为癌变组织。所以，如果条件允许的话，应对所有的口腔白斑行切除处理，特别是活检时提示发现上皮异常增生的患者，不应“观察等待”。对口腔白斑患者长期随访观察效果还是不明确的。任何形式的治疗其复发率高达 30%，取决于随访时间。

最常用的治疗方法是手术切除或二氧化碳激光治疗，切除的标本必须送组织病理学检查[12-17]。对于面积较大的黏膜白斑病，可考虑光动力疗法[18]。系统回顾分析表明，药物治疗疗效并不明确：局部抗癌药物，如足叶草酯、博来霉素或维甲酸类药物等，疗效只是暂时的，最有效的治疗方法是适当范围的手术切除。

由于口腔不典型增生预示着癌变可能，而且即使行手术切除并不能显著降低这种可能，所以外科切除术和后期随访要慎重对待。手术疗效可能较好，但无明确证据表明通过手术切除可有效减少在手术部位或其他部位的术后复发风险。手术的完全知情同意非常必要，所有的不确定性因素都应告知患者。

Resources

Further information

http://emedicine.medscape.com/article/853864-overview (last accessed December 2014)

扁平苔藓

见第 37 章和第 110.43 页。

银屑病（见第 35 章）

银屑病很少累及口腔黏膜，报道的病例不超过100 例。但该病偶尔会出现唇部或口腔的白色病变，尤其是颊黏膜部位；或临床上类地图舌病变（有时被称为“迁徙性环斑”或“环状红斑”），尤其是泛发性脓疱型银屑病患者中可出现[1-15]。

获得性唇部病变

本章节前部分描述了很多疾病会引起唇部病变；本节介绍的是专门的唇部病变。

光化性唇炎（日光性唇炎）

定义与术语

一种由阳光照射引起的唇部角化性疾病，属于癌前病变。

同义名
- 光化性角化病
- 日光性唇裂
- 水手唇

流行病学

年龄

光化性唇炎多好发于肤色偏白的 40—80 岁男性下唇。

性别

男性多于女性。

种族

白种人为主。

伴发疾病

其他紫外线相关疾病。

病理生理学

发病诱因

紫外线。光化性唇炎多见于炎热干燥的地区，尤其是户外工作者和皮肤白皙人群(皮肤Ⅰ型和Ⅱ型)。特别是下唇的唇红部位易发生损害，因为其与正午的太阳光线近乎成直角，且无角蛋白和黑素细胞的保护[1-9]，易被高剂量的紫外线照射继而病变。吸烟往往会加重病情。伏立康唑治疗可能也会使病情加重[10]。长期使用光敏药物治疗高血压的非西班牙裔白人癌变风险更高[11]。

病理学

组织学上可见扁平或萎缩性上皮，上皮下可见以浆细胞为主的炎性浸润[2]。严重者皮下可见细胞核呈异型性和异常核分裂，部分会发展为侵袭性鳞状细胞癌[3-5]。胶原蛋白多呈嗜碱性(弹性)改变[6]。

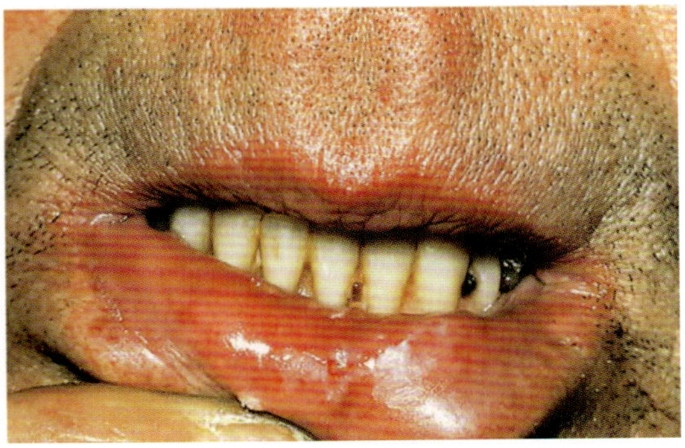

图 110.64 慢性光化性唇炎合并黏膜白斑(由英国剑桥市阿登布鲁克医院提供)

临床特征(图 110.64)

光化性唇炎多发于长期日光暴露的成年人下唇[1,7]。早期下唇可能会有红肿，随之嘴唇会变得干燥和脱屑。然后上皮细胞明显增多，可见小的灰白色斑块，最后形成疣状结节。最终进展为恶性改变。当出现溃疡进一步发展或其他以下所示可疑特征时，考虑有恶变可能：

- 出现红色和白色病变，边界模糊的朱红色斑点状表现。
- 广泛萎缩伴局灶性灰白色增厚。
- 持续性脱屑[8,9]。

溃疡和结节可能提示为恶性发展。

检查

必要时行活检。

治疗

光化性唇炎的治疗原则是缓解症状和积极预防，避免发展为鳞状细胞癌。

治疗方法：

- 局部用药：5%氟尿嘧啶，每日 3 次，连续 10 天较佳[12]。局部使用维甲酸[12]、三氯乙酸[13]或双氯芬酸凝胶[14]也有效。
- 唇红缘切除术(唇刮术)[15-17]。
- 激光切除[18-24]。
- 光动力疗法[25-29]，有时联合使用咪喹莫特[30]。

治疗后，唇部保护可常规使用含有 p-氨基苯甲酸的防晒霜[31-34]。有光敏性疾病(如着色性干皮病)的患者，以及接触 UVB 较多的患者，如农民、渔民、登山者、帆板运动员和滑雪者以及使用光敏剂的人，为保护唇红部位应适量使用防晒剂。

Resources

Further information

http://www.dermnetnz.org/site-age-specifi c/solar-cheilitis.html (last accessed December 2014)

光化性痒疹(见第 127 章)

定义

光化性痒疹是一种日光性皮肤病，其特征是皮肤、嘴唇和结膜暴露在阳光下的部位对称受累。

流行病学

发病率和患病率

少见，可能<5%的患者转诊至皮肤科诊所。

年龄

多发于儿童。

性别

主要见于女性。

种族

主要见于高海拔地区的土著人群。特别是拉丁美洲和亚洲，包括印度、泰国和中国。黏膜缺失是亚裔和白种人的一个显著特征。

伴发疾病

常伴有唇炎和结膜炎。

病理生理学

病理学

组织学检查显示棘层肥厚，轻度海绵样水肿，固有层水肿，中度密集的淋巴细胞炎性浸润带，偶见嗜酸性粒细胞和淋巴滤泡。

遗传学

英格兰、苏格兰、爱尔兰、墨西哥和哥伦比亚的光化性痒疹患者发现于 HLA 亚型 DRB1 * 0407[1-14]。

环境因素

日光暴露(紫外线 A 和紫外线 B)。

临床特征

2/3 的患者面部皮肤和唇部有剧烈的瘙痒感,伴有皮肤丘疹和结节性皮疹,以及唇部瘙痒、水肿、脱屑、皲裂、结痂和溃疡。美洲土著人的光化性痒疹中多伴有多形性日光疹(PLE),有时可表现为年轻女性的一种光敏性面部皮疹,伴有瘙痒性下唇唇炎。可能与结膜炎、眉毛斑秃和翼状胬肉有关。*HLA-DR*4(*DRB*1 * 0407)可作为多形性日光疹与光化性痒疹鉴别诊断的标志物。

检查

活组织检查。光化性痒疹与光化性唇炎不同,后者是由于长期过度紫外线暴露,无表皮发育不良和光照性弹性组织变性。

治疗

光化性痒疹的治疗可用防晒霜,β-胡萝卜素,补骨脂素和 UVA(PUVA),抗组胺药等。可试用口服沙利度胺或己酮可可碱[15-17]。

Resources

Further information

http://emedicine. medscape. com/article/1120153-overview (last accessed December2014)

口角炎

定义和命名

口角炎是一种位于口角皮肤及毗邻黏膜的急慢性炎症[1-3]。

> **同义名**
> • 传染性口角炎

流行病学

发病率和患病率

常见。

年龄

老年人群。

相关疾病

义齿性口炎。

病理生理学

发病诱因

大多数病例是由机械因素、感染原因或口干导致,营养或免疫缺陷也可引起。

- 感染是主要原因。
- 免疫缺陷,如糖尿病和 HIV 感染,可出现口角炎[4-7]。急性脓疱性和干裂性唇炎可发生于儿童,尤其是营养不良的儿童。链球菌或葡萄球菌感染可能是致病原因[8]。
- 机械因素,不戴义齿或义齿不全的无牙患者,因机械性磨损以及正常老化的结果,都会产生斜向褶皱,使局部皮肤不断开裂。还有一个非常少见的原因是牙线使用时的反复磨损引起口角炎[9]。
- 营养缺乏,特别是核黄素、叶酸、铁和必需蛋白质缺乏的营养不良,可能会引起唇部疾病,表现为伴有口角炎的光亮的舌唇改变[1,10-12]。部分患者合并克罗恩病或口腔颌面部肉芽肿性疾病[13,14]。
- 唾液过少,如药物治疗后,放射治疗或干燥综合征等可引发[15]。

病理学

炎症。

发病诱因

多数患者可分离出念珠菌和(或)葡萄球菌[16-19],特别是艾滋病病毒感染患者。可通过消除义齿下方的念珠菌进行根治[20,21]。念珠菌感染可能是一些义齿材料过敏引起唇炎的原因,因为念珠菌污染的义齿材料可能会使斑贴试验呈假阳性[22]。能使唾液分泌减少的治疗方法(如放疗、化疗或抗胆碱能药物)也容易引起感染。

临床特征

口角炎表现为位于单侧或双侧(多见)口角的大致呈三角形的红斑和水肿区(图 110.65)。严重者,尤其是佩戴义齿的患者,可见口角向外辐射的线状沟或裂隙(横纹肌)。

并发症和合并症

义齿相关性口炎。

检查

牙线清洁牙齿等活动造成的创伤可能与口角炎相似,要进行鉴别诊断,还应注意检查病变处和义齿是否有真菌感染。

治疗

建议患者夜间应从口中取出义齿,储存于次氯酸盐等液体中。义齿相关性口炎应行抗真菌药物治疗。

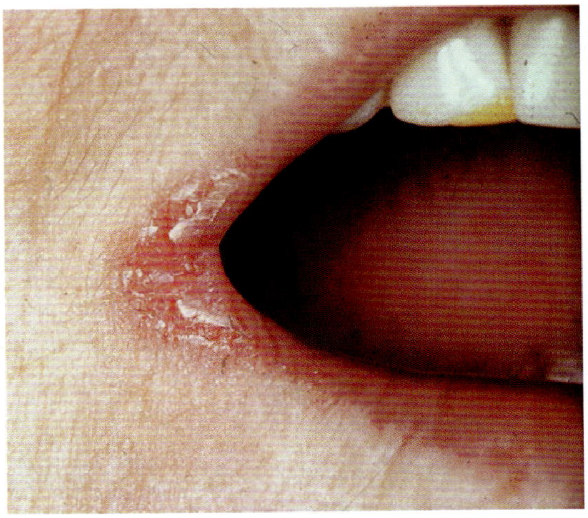

图 110.65　口角炎

咪康唑对念珠菌病有一定的抑菌作用，是一种较好的治疗方法。更换新的义齿有助于治疗。皮损区需外涂药物，若有葡萄球菌感染应涂用夫西地酸软膏治疗，每天至少 4 次。

Resources

Further information

http://emedicine.medscape.com/article/1075994-overview

http://www.dermnetnz.org/site-age-specific/angular-cheilitis.html

(Both last accessed December 2014.)

唇部水疱

唇部水疱多由唇部疱疹复发引起。也可见于各种形式的唇炎、外伤、辐射、热或化学品灼伤，滥用某种溶剂等引起。还有如脓胞疮的感染、黏液囊肿、过敏、红斑狼疮、淀粉样变或水疱性疾病等相关[1-9]。

唇部肿瘤

唇癌

与皮肤的鳞癌一样，鳞状细胞癌是唇红区域最常见的恶性肿瘤，通常是由于光照损伤引起的[1-3]，但偶尔也有皮脂腺癌和其他突变的病例。

与光化性唇炎一样，鳞状细胞癌多见于日照充足的地区，皮肤白皙户外工作者的下唇，有色皮肤人群相对少见[4-6]。英国、罗马尼亚、匈牙利、波兰、西班牙、芬兰、以色列、加拿大、美国和澳大利亚的某些人群中，唇癌较常见，但目前多数地区的发病率有所下降。

唇部鳞状细胞癌 89% 发生于下唇，上唇 3%，口角连线 8%。特别是与嚼槟榔直接接触的颊黏膜部位可以发生相关肿瘤。与光辐射有关的证据：

- 唇癌更多发于光暴露较多的下唇，而非上唇。
- 与办公室职员或城市人口相比，农业、渔业等户外工作者和农村人口患唇癌的发病率更高。
- 在日照充足地区，白皮肤的人比黑皮肤的人更容易患唇癌（以及皮肤癌和黑素瘤）。

其他高危因素包括底层人群、吸烟、梅毒、牙列不齐、疱疹病毒和人乳头瘤病毒感染以及应用免疫抑制药等[2,3,6-23]。几项大数据和 meta 分析表明，与一般人群相比，器官移植患者（有长期免疫抑制的患者）患唇癌的风险增加了 17～46 倍，患口腔癌和咽喉癌的风险增加了 2～5 倍。在肾脏、心脏或肺移植患者中，患唇癌的风险较高，这可能是由于患者存在持续的 HPV 感染和对紫外线照射的敏感性增加有关。

美国的一项研究显示，服用光敏性降压药氢氯噻嗪 5 年或 5 年以上的白人患者患唇癌的风险增加了 4 倍。国际癌症研究机构将氢氯噻嗪列为唇癌的可能致病原因。

本病基本特征是唇部角化增生或肿胀（见图 110.19）、疼痛和溃疡。大多数病变可行手术切除，70%以上患者有 5 年存活期。

唇部基底细胞癌

光照射是发生基底细胞癌的主要病因之一，85%以上的基底细胞癌发生在头颈部的光照区域[1,2]。皮肤白皙、有灼伤症状的人和职业上需要长期日光暴露的人群患此类癌风险最大；在深色皮肤的人群中此类癌少见，95%发生在 40 岁以后[3]。

其他引起基底细胞癌的重要危险因素包括：既往烧伤病史、接种疫苗、放射线照射、接触无机砷化物、遗传综合征（如着色性皮肤干燥、痣样基底细胞癌综合征、白化病和 Bazex 综合征）和使用免疫抑制药等[4-9]。少数病例有家族性遗传背景[10]。

临床特征：唇部表现为串珠状，也可表现为溃疡、结节或丘疹等。与鳞状细胞癌不同，基底细胞癌很少始发于唇红部位，常见于口唇周围皮肤[11-14]。与鳞状细胞癌相比，基底细胞癌更常见于上唇而非下唇。病变可出现于唇红部位[15]，偶尔也可见于唇旁黏膜上，肿瘤向邻近部位浸润扩散少见。

基底细胞癌类型很多，可分为以下几种：

- 结节型：唇周多呈蜡状半透明结节，伴毛细血管扩张，常有溃疡。
- 局限型：类似于瘢痕的萎缩性斑块，具有侵袭性浸润生长，切除后复发率高。
- 浅表型：表现为边缘隆起和中央萎缩或溃疡的红斑。少见于唇周部位。

虽然肿瘤很少会发生转移，但它可引发多种功能性损害和容貌毁损。

临床特征多样，常见多发病灶。类似于黑素瘤和其他黑素细胞病变，基底细胞癌常有色素沉着。基底细胞癌可能是痣样基底细胞癌综合征（Gorlin-Goltz综合征，见第141章）的一个特征。此外，除了新的皮肤癌风险显著增加外，基底细胞癌患者患非皮肤癌的风险也会增加，例如呼吸系统肿瘤、睾丸癌、乳腺癌和非霍奇金淋巴瘤等[16-18]。

诊断：唇基底细胞癌需与其他肿瘤相鉴别，如鳞状细胞癌、角化棘皮瘤、毛发上皮瘤和皮脂腺瘤等。口腔周围的病变通常具有侵袭性，早期活检和确诊可防止基底层浸润与毁损。

治疗：基底细胞癌的治疗方法有手术切除、电外科学、冷冻手术和激光手术、放疗、刮除术和病灶内化疗或者局部注射α-干扰素等[19-21]。治疗方式的选择取决于肿瘤的大小、部位和组织学形态以及患者的年龄。

如果唇部病变通常为结节状或硬斑型，可使用Mohs显微手术[22]，即显微镜下观察有无完整的切除瘤体，可在保存完好皮肤情况下，最大限度完整切除肿瘤，治愈率最高。基底的细胞癌治愈率达90%以上。

唇部角化棘皮瘤

角化棘皮瘤病变生长迅速，可能起源于皮脂腺的腺上部分。角化棘皮瘤是一种常见的自限性增生性肿瘤，好发于60岁以上的男性[1,2]。临床和显微镜下表现类似鳞状细胞癌。虽然有学者认为角化棘皮瘤代表分化良好的鳞状细胞癌，但亦有报道这两种瘤体之间存在明显不同的特点[3]。还有一类文献完整记录了特殊类型泛发性发疹性角化棘皮瘤。其中，Ferguson-Smith综合征是一种家族性疾病。

病因学：多数皮损主要发生于皮肤的曝光部位（90%），其中约10%发生于口腔周围或唇红边缘，下唇多见。人乳头状瘤病毒也是一个致病因素[4]，目前免疫缺陷患者发生角化棘皮瘤的数量在增加。

临床特征：角化棘皮瘤好发于唇红边缘，表现为硬化的圆顶状结节，进一步发展为角蛋白填充的、结痂的特点。脱痂后，常呈暗色的火山口状。虽然在其他部位的角化棘皮瘤一般无症状，但发生于唇和口腔处的病变常伴有疼痛[5-12]。

口腔内角化棘皮瘤少见，常表现为边缘隆起内卷的溃疡，好发于前或上颌牙龈，临床上与鳞状细胞癌很难区分。由于病例诊断明确后都会将病变手术切除，所以还不清楚口腔内角化棘皮瘤组织是否会自行消退。

角化棘皮瘤生长迅速，瘤体通常大于1cm，可有局部侵袭性，能引起明显周围组织损伤。但如不治疗，瘤体大多在1～2个月后自行退变[13]。

诊断：角化棘皮瘤需与鳞状细胞癌相鉴别。口腔内或唇部病变应立即进行活检确诊，因为这些部位的鳞状细胞癌易发生转移。

治疗：治疗方法通常为外科手术切除。使用甲氨蝶呤或氟尿嘧啶进行病灶内治疗效果良好[14,15]。其他可行的治疗有病灶内使用α-2a干扰素和系统性口服异维A酸治疗[16-18]。

唇部皲裂

皲裂是对恶劣环境的一种反应，通常是由于暴露在冰冷或干热的空气环境中引起的。唇红部的角质蛋白失去弹性，使唇部出现疼痛、裂口和脱屑。患者往往会舔嘴唇或撕拉脱下的皮屑，这些行为可能会加重病情。

处理方法是使用凡士林，避开恶劣环境。

唇炎

> **同义名**
> - 唇部发炎

唇炎可能是一种原发于唇红部位的疾病，或由邻近皮肤的炎症病变扩散而来，但由口腔黏膜处病变蔓延而来的很少（框图110.13）[1]。

接触性唇炎

接触性唇炎是由化学物质刺激或过敏引起的炎症反应。大多患者是由于使用非法添加物的口红或唇膏引发的，也可由意外接触了某类物质所致（框图110.14），如下所示。

第10部分

框图 110.13　唇炎的病因

- 寒冷和吹风导致的皲裂
- 湿疹性唇炎
- 接触性唇炎
- 药物性唇炎(维甲酸、伏立康唑)
- 感染性唇炎
- 口角炎
- 紫外线照射
  - 光化性唇炎
  - 光化性唇部瘙痒
- 腺型唇炎
- 肉芽肿性唇炎
- 剥脱性(人为)唇炎
- 浆细胞性唇炎
- 营养不良或缺乏性唇炎
- 皮肤疾病
- 外伤

框图 110.14　接触性唇炎相关的物质

- 阿昔洛韦
- 蘑菇提取物
- 汞合金
- 茴香脑
- 洋蓟
- 芦笋
- 苯甲酮-3
- 苄达明
- 槟榔
- 甜没药醇
- C_{18} 脂肪族化合物
- 小烛树蜡
- 芦苇
- 巴西棕榈蜡
- 香芹酮
- 肉桂
- 柠檬醛
- 椰油酰胺丙基甜菜碱
- 树脂
- D&C 黄色 11 号
- D&C 红色 7 号
- 牙科用金属
- 马来酸二异硬脂醇
- 二季戊四醇脂肪酸酯
- 二丙烷三脂
- 没食子酸十二烷基酯
- 环亚胺牙科材料
- 精油
- 酯
- 乙二醇
- 甜橙皮
- 大蒜
- 香叶醇
- 甘油基异硬脂酸
- 绿茶
- 羟基异黄酮(豆科)
- 碘仿
- 癸二酸异丙二醇酯
- 兰泊 5
- 乳胶
- 润唇膏
- 护唇膏
- 口红
- 石英红 BCA
- 芒果
- 异丁烯酸甲酯
- 薄荷牙膏
- 漱口水
- 木瓜软膏中的云兰(秘鲁香膏)
- 坚果
- 油醇
- 橄榄油
- 桑橙树
- 氧苯酮
- 季戊四醇松脂酸盐
- 薄荷油
- 水杨酸苯酯
- 菠萝
- 聚硅氧烷-15
- 聚乙烯吡咯烷酮/ 十六碳烯共聚物
- 苯二胺
- 普鲁卡因
- 蜂胶
- 没食子酸丙酯
- 蓖麻油酸
- 芝麻油
- 虫胶
- 强力清洁牙粉
- 秋兰姆
- 钛
- 牙膏

- 口红和唇膏(表 110.13)。口红由矿物油和蜡(形成棒状的主要物质)、蓖麻油,还有染料的溶剂、用作润肤剂的羊毛脂、防腐剂、香料和颜料等组成[1-7]。染料有偶氮染料和伊红,一种溴荧光素衍生物。伊红杂质过去是一种主要的过敏源[8],但现在很少使用。其他少量的配料有偶氮染料、胭脂红、油醇[9]、羊毛脂、香料、偶氮烯、没食子酸丙酯[10]、芝麻油[11]、硬脂酸盐[12]、虫胶和树脂[13,14]。口红或唇膏中的防晒成分(如肉桂醛)也会导致接触性唇炎[15]。有时会添加水杨酸苯酯和抗生素[16,17]。凡士林唇膏可导致痤疮,引起上唇皮肤边缘出现大的开放性粉刺[18]。
- 漱口水和牙膏[19-23]。一些牙膏含有的增敏剂包括香精油、薄荷、肉桂醇、丁香和绿薄荷、香芹酮与烯丙烯、蒎烯、法伦烯、二戊烯、桉油脑、芳樟醇、二氢茴香醇和去氢香芹醇的酯类、杀菌制剂、蜂胶、提取自蜜蜂酿造的树脂[24-26],以及含有焦磷酸盐化合物的清洁牙垢的洁牙剂[27]。

第10部分

- 牙科材料。
- 食品和糖果(表 110.14 列出可能的水果和蔬菜过敏原)。
- 其他物品。如金属发夹、金属铅笔、蓝色铅笔上的钴漆、指甲油,以及金属、木质、镍制和芦苇制的管乐器吹口[15]。

表 110.13 口红和唇膏中可能的过敏原

偶氮染料	偶氮烯	苯甲酸
胭脂	蓖麻油	肉桂
树脂	伊红	酯胶
防晒剂成分	羊毛脂	油醇
氧苯酮对叔丁基苯酚	水杨酸苯酯	蜂胶
没食子酸丙酯	蓖麻油酸	水杨酸苯酯
芝麻油	虫胶	香草
蜡		

表 110.14 水果和蔬菜中可能的过敏原

苹果	洋蓟	芦笋
香蕉	胡萝卜	芹菜
樱桃	茴香	大蒜
奇异果	柠檬	酸橙
芒果	洋葱	橙子
香菜	欧洲萝卜	桃子
梨	菠萝	李子
土豆	西红柿	

临床特征:口红唇炎有的局限于唇红部,但大多会扩散。可表现为持续性灼热感和脱屑,急性期呈现水肿和水疱。

其他类型的唇炎临床特征不同。与食物相关的唇炎常常会蔓延至口周皮肤。轻度吮吸引起的唇炎一般局限于单侧嘴唇。偶见重度色素沉着等并发症。

诊断:如果有明显的急性湿疹样改变,则可诊断为接触性唇炎。如果合并表现有过敏性和脱屑等病变,首先需排除剥脱性唇炎的可能。

通过斑贴试验以排除可疑致敏物。

治疗:局部使用糖皮质激素或吡美莫司可缓解症状,应避免接触发病诱因。

药物性唇炎

唇部出血结痂(图 110.66)是多形红斑的特征性表现(尤其是 Stevens-Johnson 综合征)(见第 47 章),有时药物反应可仅表现为唇炎。

阿维 A 酯和异维 A 酸等芳香类维甲酸可导致患者出现唇炎、唇干和唇裂[1,2]。使用伏立康唑后也会有类似反应[3-6]。

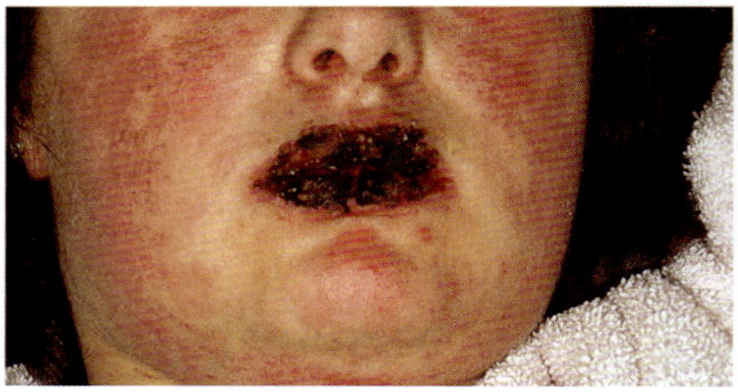

图 110.66 Stevens-Johnson 综合征患者唇部出血

湿疹性唇炎

特应性湿疹常继发唇部(见第 41 章)。治疗方法是使用润肤剂和局部使用糖皮质激素。可能需使用强效糖皮质激素,如氟氢化可的松等。

剥脱性唇炎

同义名
- Tic de lèvers
- 咬唇症

剥脱性唇炎是发生于唇红边缘部的一种慢性浅表的炎症性疾病,其特征是病变部位持续脱屑(图 110.67 和图 110.68)。现有诊断仅限于少数无其他明确病因的患者,如有明确接触过敏原或日光性损害诱因的除外(光化性唇炎,第 110.76 页)。

发病率和患病率:少见。

年龄:青少年或成人。

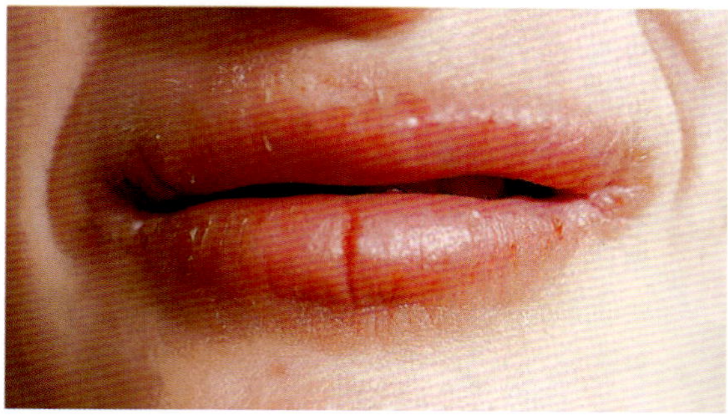

图 110.67 人为性唇炎,反复吸吮嘴唇

第10部分

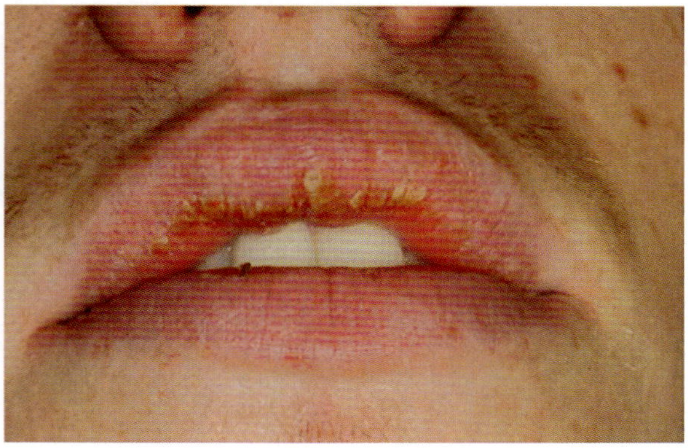

图 110.68 剥脱性唇炎

性别：女性多于男性。

相关疾病：俄罗斯的研究分析显示几乎半数患者伴有甲状腺疾病[1]，但观察结果尚未得到一致认同。

病理生理学：多数病例由反复吮吸、咬唇或其他损伤嘴唇的人为因素引起[2-6]。本病与皮肤疾病或全身性疾病无关联，但 HIV 感染患者偶发本病。部分患者有念珠菌感染[7,8]。

临床特征：多发于女孩或青年女性，患者多有人格障碍[9,10]。病程通常从下唇中间部位开始，进而扩散至整个下唇或双唇。表现为脱屑和结痂，部分局限于唇红边缘，据病情严重程度持续数月或数年。患者常自诉有刺激感或灼烧感，且常有咬唇或吮吸嘴唇的行为。有些患者初始症状表现为皲裂或特应性湿疹，最终发展为习惯性行为。

鉴别诊断：注意与接触性唇炎和活动性唇炎相鉴别。慢性剥脱性唇炎易感染念珠菌。有些病例临床表现各异，应注意与肿瘤、扁平苔藓或红斑狼疮相鉴别。

治疗：部分患者可自愈[3,11]，改善口腔卫生也有疗效[12]。保湿剂和局部糖皮质激素[2]或他克莫司[5,13]治疗有效，金盏花也有疗效[14]。有些患者需要心理治疗，以及服用抗抑郁药或镇静药[4,6,11,15]。

Resources

Further information

http://www.dermnetnz.org/site-age-specific/exfoliative-cheilitis.html (last accessed December 2014).

异物性唇炎

美容外科使用的注射填充剂有二甲多聚氧乙烯（硅酮）、牛胶原蛋白、聚乳酸、聚甲基丙烯酸甲酯（PMMA）和聚乙烯（表 110.15），这些都可引起异物反应[1-9]。常见并发症有暂时性疼痛、出血、瘀伤、肿胀、血肿（积液）、感染或过敏等。临床特征可无疼痛，或有疼痛、弥漫性唇/面部肿胀，常触之坚实有弹性。MRI 显示病变区域有明显的炎症反应。组织学检查显示异物肉芽肿内有多核巨细胞。患者需使用糖皮质激素系统治疗。聚甲基丙烯酸甲酯填充剂并发症虽然少见，但通常为终身性的，且难以治疗。

表 110.15 某些唇/面部填充物

分类	材料	来源
天然	胶原蛋白	人或牛皮肤蛋白
	脂肪（游离脂肪移植，自体脂肪转移/移植，脂肪塑形，脂肪构建，微量脂肪注射）	人大腿内侧或腹部
	透明质酸	人或动物
	羟基磷灰石	凝胶悬浮矿物质
人造*	聚丙烯酰胺	聚丙烯酰胺凝胶（HPG）
	聚乳酸	含有 20%～25% PMMA 微球的胶原凝胶
	聚甲基丙烯酸甲酯	
	硅树脂	二甲基硅氧烷

* 常为不可吸收。

腺性唇炎

定义：腺性唇炎是以唇部唾液腺的炎性改变和肿胀为特征的病变[1-3]。

病因学：这是一种罕见的特发性疾病，少数病例呈现为家族性[4]。最初认为本病病因为异位唾液腺肿大炎症，但研究证实腺体的大小、深度和组织学是正常的[5]。目前认为是由其他原因如光化性损伤或反复舔舐刺激嘴唇引起的小唾液腺分泌过多唾液而导致的异常临床反应。

病理学：轻症患者唾液腺周围部分纤维化，重症患者可有慢性炎症。少数患者有唾液腺增生或腺体导管扩张。

临床特征：可发生于任何年龄。临床有三种类型：单纯型腺性唇炎、化脓型腺性唇炎和脓肿型腺性唇炎（Volkmann 唇炎）。

单纯型腺性唇炎，下唇稍增厚，上有很多针头大小的孔，轻挤唇部，可从孔中挤出黏液。上唇很少累及[6]。

重度化脓型腺性唇炎唇部明显肿大，表现为疼痛、压痛和肿大。唇部表面覆着痂皮和鳞屑，其下可见唾液腺管口。严重的可造成深部感染，形成脓肿和瘘管。

本病可能是癌前病变；研究显示 20%～30% 的患者病变会发展为鳞状细胞癌。这些现象可以猜想为部分腺性唇炎可能是由光化性唇炎转变而来[5]。

治疗：需要与肉芽肿性唇炎、剥脱性唇炎和 Munchausen 综合征鉴别诊断[7]。若已明确诊断是光化性唇炎应予积极的较贴切的治疗。若唇部肿大明显，则需切除增大的组织；必要时手术切除唇红部。

肉芽肿性唇炎

定义和术语

由不明原因的肉芽肿性炎症引起的唇部慢性肿大。临床和组织学上与口腔肉芽肿病难以区分，口腔肉芽肿病除了唇部肿胀外，还可有口腔面部病变。

1928 年，Melkersson 等[1]阐述了唇部水肿与复发性面神经麻痹之间的联系。1930 年，Rosenthal 强调了遗传因素的作用，并增加了舌裂综合征。因此该综合征被称为 Melkersson-Rosenthal 综合征[2-4]。

Miescher 唇炎肉芽肿局限于唇部，这通常被认为是 Melkersson-Rosenthal 综合征的表现，也有可能是两种不同的疾病。

同义名
- Miescher 唇炎
- Melkersson-Rosenthal 综合征

引言和概述

肉芽肿性炎症引发的唇部慢性肿胀。

流行病学

发病率和患病率

少见。

年龄

最早的临床和症状可在儿童或青少年时期出现，亦可发生于中老年人。

性别

无性别差别。

病理生理学

发病诱因

无明确证据表明肉芽肿性唇炎是由感染引起的。部分患者表现为局部结节[6,7]或异位克罗恩病[7-9]或口腔面部肉芽肿病的特征。越来越多的证据表明，肉芽肿性唇炎患者易患克罗恩病[9-11]。部分肉芽肿性唇炎患者几年后会继发区域性回肠炎[12-16]。

少数患者对牙科材料用钴[17]或食品添加剂如肉桂醛等有反应[18-21]，且常无口腔损害，但这些反应并不都与本病相关；在一项研究中，9 名患者只有 1 名与食物摄入有关[22]。其他原因包括：

- 其他食源性抗原。
  - 叔丁基羟基茴香醚。
  - 没食子酸十二烷基酯。
  - 薄荷醇。
  - 味精。
- 接触性抗原（如钴、金、汞）。

有报道一些患者使用抗肿瘤坏死因子生物制剂治疗有效。

病理学

疾病早期，唇、面部组织活检提示细胞间水肿和血管周围淋巴细胞浸润。一些病程长的患者亦未见其他特殊改变，但有些患者浸润程度加深，形成小的局灶性肉芽肿，与结节病或口腔面部肉芽肿病/克罗恩病难以区分。颈部淋巴结也可有类似改变[23-26]。部分该病患者在淋巴管壁出现小肉芽肿样改变[27]。

遗传学

Melkersson-Rosenthal 综合征有遗传倾向[5]；表现正常的亲属同胞可受累，其子女也会出现舌裂。

临床特征

疾病初期皮肤表现为突发性弥漫性或结节性肿胀[10,11,28,29]，病变部位发生率由高到低为上唇、下唇和单侧或双侧脸颊[8,26,30]。约 75% 发生口唇肿胀，50% 发生面部肿胀[31]。本病很少累及前额、眼睑或单侧头皮。临床可伴有发热和轻微原发症状，如头痛、视觉障碍等。初次发作时，水肿通常在数小时或数天内完全消退，但在反复发作后，水肿可能持续存在，并逐渐加重（图 110.69）。病变逐渐变硬，直至硬如橡胶。肿胀可于数年后慢慢消退。

20%～40% 的患者出现舌裂或阴囊舌[11]。出生时就有，表明本病可能具有遗传易感性。患者可出现味觉丧失、唾液腺分泌减少[26]。

50% 的患者可有不明显的区域淋巴结增大[5]。

30% 的患者可出现下运动神经元型面神经麻痹。症状可能先于水肿数月或数年前发作，但后期常有进展。麻痹初期表现为间歇性，但最终变成永久性。麻痹有单侧或双侧、部分或全部[26]。偶尔也可累及其他脑神经（嗅神经、听神经、舌咽神经和舌下神经）[32]。有中枢神经系统损害的报道，但因为症状较多而易漏诊，有时出现播散性硬化症，常与精神和神

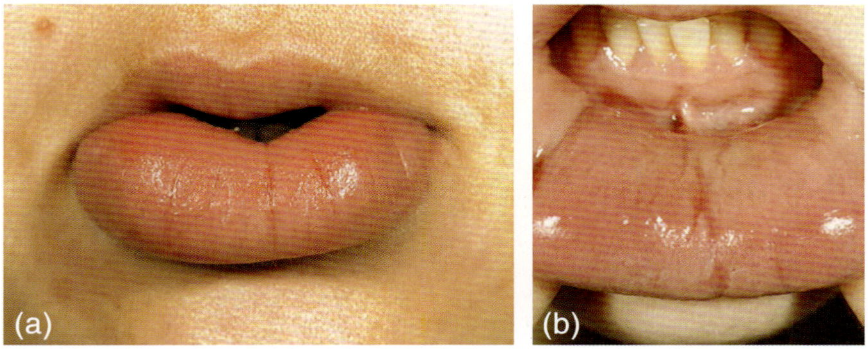

图 110.69　下唇肉芽肿性唇炎(由英国剑桥市阿登布鲁克医院提供)

经疾病有一定联系。可能有自主神经功能紊乱。

鉴别诊断

本病主要特征是唇部或面部肉芽肿样水肿。发病早期与血管神经性水肿鉴别困难,但前者可出现阴囊舌或面部麻痹。两次发病间持续性肿胀可支持本病的诊断。另外需与结节病、结核或口腔肉芽肿病/克罗恩病相鉴别。还应注意排除其他可引起巨唇的原因(表 110.16)。少数需与淋巴瘤鉴别诊断[33]。阿舍尔综合征与眼睑松弛症嘴唇肿胀是由儿童期唾液腺组织过多引起,可与本病相鉴别。

检查

可通过活检确诊。组织学改变并不明显。注意有无饮食成分的反应。

治疗

避免接触可能的过敏原。

局麻下向唇部注射 10ml 糖皮质激素(如曲安奈德 10mg/L 等)治疗有效[22,29,34-39,53-56]。达到疗效平台期,可每隔 4～6 个月注射一次。术后必须进行定期注射,否则复发率会增加。也可联合 1%吡美莫司局部外用。由于系统性使用糖皮质激素所引起的不良反应较多,且并不是所有患者治疗都有效[41,45],所以,很少系统性使用糖皮质激素治疗[44]。甲硝唑也可治疗肉芽肿性唇炎[37,49,50,57,58]。青霉素、红霉素和磺胺嘧啶(sulphasalazine)疗效较好。大多数患者使用氯法齐明治疗有效[36,46-48,59-64],用药剂量为 100mg,每日 2 次,持续 10 天,然后每周 2 次,持续 4 个月。75%～100%的患者曝光部位皮肤数周内会出现粉红色或褐色的色素沉着,40%～50%的患者会出现类似的体液和分泌物颜色改变,以及胃肠道不耐受等,若出现这些症状应停止使用氯法齐明。少数患者死于肠梗阻和肠出血,此类患者应手术治疗。近年来有使用甲氨蝶呤、酮替芬、沙利度胺、阿达木单抗、依那西普或英夫利昔单抗治疗的报道[51,52,65-72]。使用手术切除(唇成形术)的报道很少[40-42]。单纯手术疗效不佳[36,43,73]。

表 110.16　巨唇:单唇或者双唇的急性或慢性肿大

急性	慢性
外伤	病变持续进展
感染性	家族特发性
• 球菌	• 双唇
• 炭疽	• 亚瑟综合征
• 白喉	• 淋巴管瘤
• 梅毒	• 血管瘤
• 毛癣菌病	• 神经纤维瘤
• 利什曼病	• 黏多糖症
• 单纯疱疹	• 岩藻糖苷贮积症
• 线虫	软手综合征
血管性水肿	获得性
多形红斑	创伤后
光化性唇炎	继发感染
其他类型唇炎	淋巴缺陷
	• 感染
	• 结核
	• 麻风
	• 鼻硬结病
	• 利什曼病
	肿瘤
	梅氏唇炎
	梅-罗(Melkersson-Rosenthal)综合征
	腺性唇炎
	结节病
	克罗恩病
	口面部肉芽肿病

Resources

Further information

http://emedicine.medscape.com/article/1075333-overview (last accessed December 2014).

感染性唇炎

感染性唇炎类型如下。

- 病毒。唇部疱疹病毒感染常见，水痘-带状疱疹病毒和人乳头瘤病毒也可感染唇部。其他少见的如羊痘[1-4]和牛痘[5]等也可感染唇部。
- 细菌。口腔感染或疖、痈等可引起唇部肿胀。唇部疱疹可变成脓疱(见第 26 章)。口颊坏疽(梭菌螺旋体感染)可引起唇和颊部坏死[6-8]。
  - 唇部是一期梅毒最常见生殖器外部位。男性硬下疳多见于上唇，女性则多见于下唇。二期梅毒患者扁平湿疣多发生于黏膜和皮肤之间以及黏膜表面，尤其是相移行处[9,10]。热带密螺旋体感染表现与梅毒相似。
  - 结核或麻风病可引起慢性唇肿大或唇溃疡[11,16]。
  - 鼻硬结病最初表现在鼻黏膜，但病变可逐渐向上唇扩散，形成中心凹陷的斑块或结节。病变特点是触之坚硬。唇部可与牙槽突融合，唇上覆皮肤和黏膜可表现正常。
- 原虫。皮肤或黏膜利什曼病的典型表现是上唇肿胀，随后唇部出现增大和毁损性损害[12-14,17]，临床分为水肿、肉芽肿性增生和坏死三个阶段。
- 真菌。芽孢菌和孢子菌感染很少引起唇部慢性溃疡，临床特征与利什曼病类似[15]。
- 其他。皮肤黏膜淋巴结综合征(川崎病)特征性表现为唇部红肿伴裂隙和脱屑。

浆细胞性唇炎

同义名
- 浆细胞性黏膜炎

浆细胞性唇炎是一种良性的特发性炎症性疾病，其特点是大量浆细胞浸润于唇部和身体其他腔口周围[1-5]。据报道，本病可累及阴茎、外阴、唇部、颊黏膜、上腭、牙龈、舌头、会厌和喉头等部位。

浆细胞性唇炎在全身对应的是浆细胞性龟头黏膜炎(见第 111 章)。浆细胞性唇炎的临床特征为局限性的、扁平的或略隆起的红斑，多发于老年患者下唇。其病因尚不明确，局部使用强效糖皮质激素如氯倍他索、皮内注射曲安奈德[5-7]、系统性使用灰黄霉素[4,8]或局部使用他克莫司[9-12]等治疗有效。

浆细胞性棘皮瘤[14,15]具有形成过度角化性肿瘤的倾向，需与髓外浆细胞瘤鉴别诊断[13]。

唇部其他病变

恒径动脉

恒径动脉是指直径比一般动脉大的黏膜或黏膜表面的动脉。肠壁出现恒径动脉 (Dieulafoy 畸形)可引起出血，嘴唇处可引起慢性溃疡，易误诊为黏液囊肿或鳞癌[1-4]。有口腔病例的报道[5]。溃疡是由平行于其表面的大动脉持续搏动引起的，确切的机制尚不清楚[1,2]。超声可辅助诊断[6]。动脉结扎治疗有效。

唇裂

患者(尤其是儿童)经常张口呼吸可引起唇裂(图 110.70)。病因不明，但目前认为诱因可有日晒、风、寒冷天气和吸烟等。亦有与先天性遗传因素相关，胚胎第一次鳃弓融合时即发生的情况。

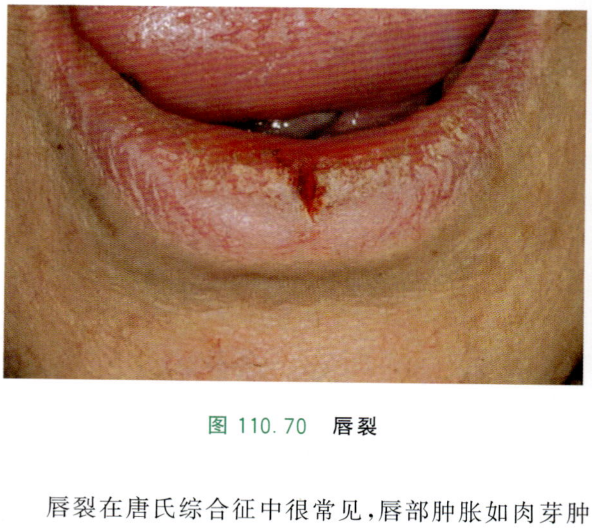

图 110.70 唇裂

唇裂在唐氏综合征中很常见，唇部肿胀如肉芽肿性唇炎等，唇部也会裂开[1-6]。

临床特征。唇裂多见于男性，多位于下唇中间，且为慢性病变，常引起不适症状和出血。与临床认为唇裂只出现在下唇的观点相反，上唇发病率也很高。

诊断。临床诊断。

治疗。应避免发病诱因。温和的面霜有助于病变自行愈合。局部使用 1%～2%硝酸银、0.5%秘鲁香膏、水杨酸和局部抑菌剂等比手术切除疗效差，使用 Z 形整形术[7-10]、冷冻手术[11]或二氧化碳激光[12]疗效较好。

红斑狼疮(见第 51 章)

盘状红斑狼疮和系统性红斑狼疮都易累及唇红部位[1-14]。系统性红斑狼疮引起的唇炎往往更严重，常伴有糜烂、出血和结痂。红斑狼疮在临床上和组织学上都很难与唇部扁平苔藓相鉴别(图 110.71)。盘状狼疮属于癌前病变[4-6]，应局部使用糖皮质激素软膏和坚持使用防晒产品积极治疗[7,8]。DLE 皮损出现小侵袭性鳞状细胞癌时使用 5%咪喹莫特乳膏疗效好[14]。

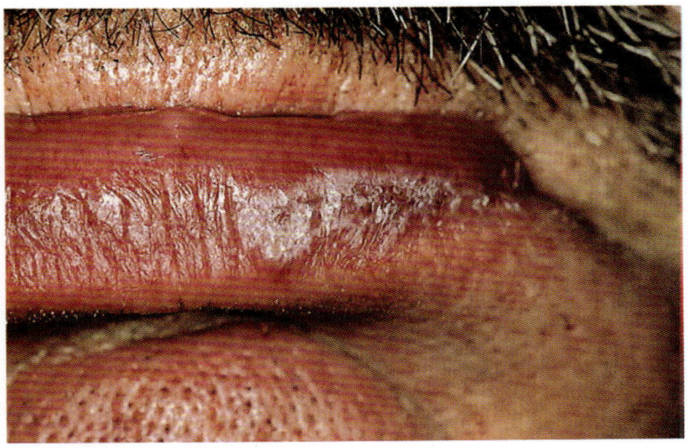

图 110.71　下唇盘状红斑狼疮

反应性穿通型胶原病(见第 96 章)

反应性穿通型胶原病有报道发生在下唇的火山口状丘疹[1]。

结节病(见第 98 章)

结节病可引起唇上或唇内的慢性紫色病变或肿胀[1-8]。

系统性疾病的口腔表现

一些全身系统性疾病常会有口腔表现(表 110.17 至表 110.31)。章节有限，见表格概要，详细内容参见其他出处[1-5]。

表 110.17　内分泌疾病

疾病	口腔表现
侏儒症	过小牙 牙萌出延迟
先天性甲状腺功能减退	巨舌 牙萌出延迟
先天性甲状旁腺功能减退	牙齿发育不良 若合并免疫缺陷，可有慢性念珠菌病
巨人症/肢端肥大症	间隙牙 下颌前突 巨舌 过大牙(巨大)
甲状旁腺功能亢进	骨质疏松 褐色瘤
艾迪生(Addison)病	黏膜色素过度沉着
糖尿病	牙周疾病 口腔干燥 念珠菌病 唾液腺肥大症 扁平苔藓
妊娠	牙龈炎 牙龈瘤
性早熟	萌牙过早(Albright 综合征的纤维异常增生)

表 110.18　肝脏疾病

疾病	口腔表现
多数伴有黄疸的肝病	出血倾向 黄疸
酒精性肝硬化	出血倾向 涎腺肿大症
慢性活动性肝炎	扁平苔藓
原发性胆汁性肝硬化	扁平苔藓 干燥综合征
丙型肝炎	扁平苔藓 干燥综合征

表 110.19　精神疾病

疾病	口腔表现
抑郁症、癔症和各种精神病	各种异常如口干、排尿困难、疼痛、味觉和感觉障碍 药物反应 多种症状 真性溃疡
焦虑症	咬颊症 夜磨牙
暴食症	牙腐蚀

表 110.20 药物作用

组织	药物作用	药物
牙龈	肿胀	苯妥英钠
		环孢素
		硝苯地平
		地尔硫䓬
唾液腺	口干	三环类抗抑郁药
		吩噻嗪类
		降压药
		锂
味觉	紊乱	甲硝唑
		青霉胺
面部运动	运动障碍	吩噻嗪类
		胃复安
黏膜	鹅口疮	广谱抗生素
		糖皮质激素
		细胞毒性药物
	溃疡	细胞毒性药物
		非甾体抗炎药
	苔藓样变	非甾体抗炎药
	多形红斑	巴比妥
		磺胺类
	唇炎	维甲酸类
		伏立康唑

表 110.21 胃肠疾病

疾病	口腔表现
恶性贫血	溃疡
	舌炎
	口角炎
	红色病变
吸收不良	溃疡
	舌炎
	口角炎
反胃	牙齿侵蚀
	口臭
胼胝症	黏膜白斑病
克罗恩病(和口腔颌面部肉芽肿病)	面部肿胀
	黏膜特征样表现
	牙龈增生
	黏膜粘连
	溃疡
	舌炎
	口角炎

(续 表)

疾病	口腔表现
乳糜泻	溃疡
	舌炎
	口角炎
	牙釉/本质发育不良
波伊茨-耶格(Peutz-Jeghers)综合征	黑变病
慢性胰腺炎	涎腺病(少见)
囊性纤维化	唾液腺肿胀
家族性结肠息肉病(Gardner 综合征)	骨瘤

表 110.22 肾脏疾病

疾病	口腔表现
任何原因导致的慢性肾脏疾病	唾液过少
	口臭/味觉异常
	黏膜白斑病
	小儿牙齿发育不良
	肾性骨营养不良
器官移植后(免疫抑制)	出血倾向(多为抗凝异常)
	感染,多为疱疹病毒和念珠菌感染
	抗凝异常引起的出血倾向
	卡波西肉瘤(少见)
	毛状白斑(少见)
肾病综合征	牙齿发育不良
肾性佝偻病(维生素 D 缺乏)	牙齿萌出延迟
	牙齿发育不良(少见)
	牙髓增生

表 110.23 血液疾病

疾病	口腔表现
血色素缺乏(铁、叶酸或维生素 B_{12})	口腔灼热感
	溃疡
	口炎
	口角炎
镰状细胞贫血	颌骨畸形
	骨髓炎或骨痛
重度地中海贫血	颌骨畸形
再生障碍性贫血	溃疡
	出血倾向
新生儿溶血性贫血	牙齿色素沉着
	牙釉质损害
白细胞异常	感染,多为疱疹病毒和念珠菌感染

（续 表）

疾病	口腔表现
任何原因引起的紫癜	出血倾向 紫癜
白血病/淋巴瘤	感染 溃疡 出血倾向和紫癜(仅发生于白血病) 髓细胞性白血病患者牙龈肿胀
多发性骨髓瘤	骨痛 牙齿松动 淀粉样变
淀粉样蛋白病	舌肿大 紫癜

表 110.24 心血管疾病

疾病	口腔表现
引起右向左分流的疾病，如法洛四联症	发绀
心绞痛	下颌痛
遗传性出血性毛细血管扩张	毛细血管扩张和出血
巨细胞动脉炎(颅或颞动脉炎)	舌痛或舌坏死
结节性多动脉炎	溃疡
使用抗凝血药引起的疾病	出血倾向
高血压	高血压药物引起的口干和其他问题，如牙龈增生(硝苯地平或地尔硫䓬)、苔藓样病变(血管紧张素酯酶抑制药、甲基多巴等)

表 110.25 原发和继发的免疫反应

疾病	口腔表现
严重联合免疫缺陷	念珠菌感染 病毒感染 溃疡 扁桃体缺如 复发性鼻窦炎
性别相关的丙种球蛋白缺乏症	溃疡 复发性鼻窦炎 扁桃体缺如
常见的免疫功能低下	复发性鼻窦炎 念珠菌感染
选择性 IgA 缺乏	扁桃体增生 溃疡 病毒感染 腮腺炎

（续 表）

疾病	口腔表现
迪格奥尔格(DiGeorge)综合征	异常面容 念珠菌感染 病毒感染 舌裂症
共济失调-毛细血管扩张	复发性鼻窦炎 溃疡 毛细血管扩张
威斯科特-奥尔德里奇(Wiskott-Aldrich)综合征	念珠菌感染 病毒感染 紫癜
遗传性血管性水肿	肿胀
慢性良性中性粒细胞减少症	溃疡 重度牙周炎
周期嗜中性粒细胞减少症	溃疡 重度牙周炎 面部湿疹样病
慢性肉芽肿病	念珠菌病 牙釉质发育不良 急性牙龈炎 溃疡
髓过氧化物酶缺乏症	念珠菌病
白细胞异常色素减退综合征(Chédiak-Higashi 综合征)	溃疡 牙周炎
乔布综合征(高免疫球蛋白血症 E)	异常面容
继发性免疫缺陷	溃疡 牙周炎 念珠菌病 病毒感染 恶性肿瘤 毛状白斑

表 110.26 代谢性疾病

疾病	口腔表现
先天性高血尿酸症(Lesch-Nyhan 综合征)	自残，人为损害
黏多糖症	牙齿间隙增宽 牙萌出延迟 囊性 X 线透光区 下颌关节异常 牙釉质异常 牙龈增生
尼曼-皮克病	牙萌出延迟 牙齿松动 黏膜色素沉着
黏脂质累积病	牙龈增生

第10部分

（续 表）

疾病	口腔表现
低磷酸酯症	牙齿松动和脱落
红细胞生成性卟啉症	红齿病 大疱/糜烂 牙齿发育不良
淀粉样变	巨舌 紫癜
维生素 B_{12} 或叶酸缺乏	溃疡 舌炎 口角炎
坏血病	牙龈肿胀 紫癜 溃疡
佝偻病（维生素 D 缺乏）	牙齿发育不良 牙髓腔增大 过大牙

表 110.27 胶原-血管疾病

疾病	口腔表现
胶原-血管疾病	干燥综合征
风湿性关节炎	颞下颌关节炎 药物反应（如苔藓样变） Felty 综合征溃疡 青少年型关节炎患者颞下颌关节僵硬
红斑狼疮	白色皮损 溃疡
系统性硬化病	唇、舌等僵硬 牙关紧闭 毛细血管扩张 下颌髁突僵硬 X 线显示牙周袋增宽

表 110.28 多种疾病

疾病	口腔表现
结节病	唾液分泌过少 唾液腺肿胀 Heerfordt 综合征（腮腺肿胀、泪腺肿胀、面神经麻痹） 牙龈肿胀
白塞综合征	口腔溃疡
反应性关节炎	溃疡
朗格汉斯细胞组织细胞增生症	牙齿松动 颌骨透视
肉芽肿病合并多血管炎	牙龈肿胀 溃疡

（续 表）

疾病	口腔表现
川崎病（黏膜皮肤淋巴结综合征）	舌痛 唇炎
Ellis-vanCreveld 综合征（软骨外胚层发育不良）	多发性骨刺 牙根变短 牙发育不全
结节性硬化	牙釉质损害 牙龈纤维瘤病

表 110.29 其他感染

疾病	口腔表现
梅毒	硬下疳 黏膜斑 溃疡 梅毒瘤 神经梅毒引发的疼痛 黏膜白斑 淋巴结增大 先天性梅毒 Hutchinson 牙和月牙
淋病	咽炎（偶尔） 牙龈炎（偶尔） 颞下颌关节炎（少见）
结核（包括非典型分支杆菌）	溃疡（少见） 颈部淋巴结病
麻风病	脑神经麻痹（少见） 肿胀
莱姆病	面瘫
念珠菌感染	白色病变 红色病变 口角炎
隐球菌感染	溃疡
孢子球菌感染	溃疡
组织胞质菌病	溃疡（尤其是免疫缺陷）
芽生菌感染	溃疡
类球孢子菌感染	溃疡
毛霉菌感染、曲霉菌感染	胃窦感染或溃疡（特别是免疫缺陷）

表 110.30 病毒感染

疾病	口腔表现
基孔肯雅热	溃疡
柯萨奇病毒和艾柯病毒	疱疹性咽峡炎溃疡和手足口病
登革热	牙龈出血 味觉异常

第10部分

（续　表）

疾病	口腔表现
巴氏病毒（传染性单细胞增多症）	咽喉痛 扁桃体渗出
单纯疱疹	原发感染溃疡 原发感染牙龈炎 复发性唇部疱疹（少见口腔溃疡） 多形红斑 面部麻痹
水痘-带状疱疹	水痘溃疡或上颌支、下颌支三叉神经带状疱疹 上颌、下颌带状疱疹疼痛 腭裂 复发性腮腺炎（可能） 毛状白斑 淋巴瘤 鼻咽癌
麻疹	Koplik 斑
腮腺炎	唾液腺肿胀
乳头状瘤病毒	疣 乳头瘤 局灶性上皮增生 口咽癌
常见的 HIV	念珠菌感染 毛状白斑 牙龈和牙周病 单纯疱疹病毒感染 带状疱疹感染 乳头瘤病毒感染 卡波西肉瘤 淋巴瘤 口疮样溃疡 唾液过少
不常见的 HIV	感染 • 隐球菌 • 分支杆菌 • 组织胞质菌 • 巨细胞病毒 • 其他 唾液腺肿胀 干燥综合征样疾病 颅神经病变 胎儿艾滋病综合征

表 110.31　神经疾病

疾病	口腔表现
面部麻痹	麻痹和同侧口腔自然清洁不良
三叉神经痛	疼痛
延髓性麻痹	束状舌

（续　表）

疾病	口腔表现
震颤性麻痹	流涎/多涎 舌震颤 发音障碍
神经梅毒	疼痛（少见） 发音障碍 舌震颤
脑瘫	舌痉挛 发音障碍 牙齿磨损 牙周疾病
舞蹈手足徐动症	核黄疸患儿牙齿绿染 先天性风疹乳牙发育不全
癫痫	牙齿/颌骨/黏膜损害 服用苯妥英引起牙龈增生
唐氏综合征	牙齿萌出延迟 巨舌 皱襞舌 上颌骨发育不良 牙殆前开 缺齿 牙周疾病 部分出现唇裂或腭裂

（**译者**：张春韶　慕珍珍　云晴　丁明　**一审**：李琳　张春韶　慕珍珍　云晴　陶安琪　**二审**：朴永君　**三审**：薛珂　竞艳　崔勇　**润色**：王千）

参考文献

所有文献请查阅网址：www.rooksdermatology.com.
以下列出的是重要参考文献。

Disorders affecting the oral mucosa or lips

[1] Scully C. *Handbook of Oral Disease*: *Diagnosis and Management*. London: Martin Dunitz, 1999.

[2] Scully C. *ABC of Oral Health*. London: BMJ Books, 2000.

[3] Felix D, Luker J, Scully C. *Oral Medicine-Update for the Dental Team*. London: Dental Update Books, 2015.

[4] Scully C, Flint S, Bagan JV, *et al*. *Oral and Maxillofacial Diseases*. London: Informa, 2010.

[5] Scully C, Almeida ODP, Bagan J, Diz PD, Mosqueda A. *Oral Medicine and Pathology at a Glance*. Oxford: Wiley-Blackwell, 2010.

[6] Bloch-Zupan A, Sedano H, Scully C. *Dento/Oro/Craniofacial Anomalies and Genetics*. London: Elsevier, 2012.

[7] Scully C, Bagan JV, Carrozzo M, Flaitz C, Gandolfo S. *Pocketbook of Oral Disease*. London: Elsevier, 2012.

[8] Scully C. *Oral and Maxillofacial Medicine*. 3rd edn. Edinburgh: Churchill Livingstone, 2013.

Genetic disorders affecting the oral mucosa or lips

Lumps and swellings

[1] Cicardi M, Aberer W, Banerji A, *et al*. Classification, diagno-

sis, and approach to treatment for angioedema: consensus *report* from the Hereditary Angioedema International Working Group. *Allergy* 2014 May;69(5):602-16.

Naevi

[4] Meleti M, Mooi WJ, Casparie MK, van der Waal I. Melanocytic nevi of the oral mucosa-no evidence of increased risk for oral malignant melanoma: An analysis of 119 cases. *Oral Oncol* 2007;43:976-81.

Red lesions

Benign migratory glossitis (geographic tongue)

[6] Pass B, Brown RS, Childers EL. Geographic tongue: literature review and case reports. *Dent Today* 2005;24:54,56-7.

Vesiculoerosive disorders

Immune defects

[8] Atkinson JC, O'Connell A, Aframian D. Oral manifestations of primary immunological diseases. *J Am Dent Assoc* 2000;131:345-56.

White or whitish lesions

White sponge naevus

[8] Zhang JM, Yang ZW, Chen RY, Gao P, Zhang YR, Zhang LF. Two new mutations in the keratin 4 gene causing oral white sponge nevus in Chinese family. *Oral Dis* 2009 Jan;15(1):100-5.

Other congenital abnormalities

Ankyloglossia

[10] Messner AH, Lalakea ML. Ankyloglossia: controversies in management. *Int J Pediatr Otorhinolaryngol* 2000; 54:123-31.

Cleft lip/palate

[4] Ghassibe M, Bayet M, Revencu N, *et al*. Orofacial clefting: update on the role of genetics. *B-ENT* 2006; 2 Suppl. 4:20-4.

Gardner syndrome

[15] de Oliveira Ribas M, Martins WD, de Sousa MH, *et al*. Oral and maxillofacial manifestations of familial adenomatous polyposis (Gardner's syndrome): a report of two cases. *J Contemp Dent Pract* 2009 Jan 1;10(1):82-90.

Van der Woude syndrome

[6] Ziai MN, Benson AG, Djalilian HR. Congenital lip pits and van der Woude syndrome. *J Craniofac Surg* 2005; 16:930-2.

Acquired disorders of the oral mucosa or lips

Eosinophilic ulcer of the oral mucosa

[8] Chawla O, Burke GA, MacBean AD. The eosinophilic ulcer revisited. *Dent Update* 2007;34:56-7.

Recurrent aphthous stomatitis

[1] Scully C. Aphthous ulceration. *N Engl J Med* 2006; 355:41-8.

[2] Chattopadhyay A, Shetty KV. Recurrent aphthous stomatitis. *Otolaryngol Clin North Am* 2011;44:79-88.

[3] Jurge S, Kuffer R, Scully C, Porter SR. Recurrent aphthous stomatitis. *Oral Dis* 2006;12:1-21.

[4] Baccaglini L, Lalla RV, Bruce AJ, *et al*. Urban legends: recurrent aphthous stomatitis. *Oral Dis* 2011 Nov: 17(8): 755-70.

Behçet syndrome

[1] Escudier M, Bagan J, Scully C. Behcet's syndrome (Adamantiades syndrome). *Oral Dis* 2006;12:78-84.

[12] Webb CJ, Moots RJ, Swift AC. Ear, nose and throat manifestations of Behçet's disease: a review. *J Laryngol Otol* 2008; Dec;122(12):1279-83.

Oral squamous cell carcinoma

[1] Scully C. Rule for cancer diagnosis. *Br Dent J* 2013;215(6):265-6.

[27] International Agency for Research on Cancer. List of Classifications by cancer sites with sufficient or limited evidence in humans, Volumes 1-105. http://monographs. iarc. fr/ENG/Classification/index. php (last accessed December 2014).

Orofacial granulomatosis

[1] Scully C, Eveson JW. Orofacial granulomatosis. *Lancet* 1991; 338:20-1.

[31] Van der Waal RI, Schulten EA, van der Mehj EH, *et al*. Cheilitis granulomatosa: overview of 13 patients with long-term follow-up-results of management. *Int J Dermatol* 2002;41:225-9.

Erythema multiforme

[1] Farthing P, Bagan JV, Scully C. Mucosal disease series. Number IV. Erythema multiforme. *Oral Dis* 2005;11:261-7.

Acute necrotizing (ulcerative) gingivitis and noma

[3] Enwonwu CO, Falkler WA Jr, Phillips RS. Noma (cancrum oris). *Lancet* 2006;368:147-56.

Mucositis

[4] Lalla RV, Saunders DP, Peterson DE. Chemotherapy or radiation-induced oral mucositis. *Dent Clin North Am* 2014 Apr;58(2):341-9.

[13] Scully C, Sonis S, Diz Dios P. Oral mucositis. *Oral Dis* 2006;12:229-41.

Graft-versus-host disease

[2] Kuten-Shorrer M, Woo SB, Treister NS. Oral graft-versus-host disease. *Dent Clin North Am* 2014 Apr;58(2):351-68.

Loss of elasticity of oral tissues

Oral submucous fibrosis

[1] Arakeri G, Brennan PA. Oral submucous fibrosis: an overview of the aetiology, pathogenesis, classification, and principles of management. *Br J Oral Maxillofac Surg* 2013 Oct;51(7):587-93.

[2] Dionne KR, Warnakulasuriya S, Binti Zain R, Cheong SC. Potentially malignant disorders of the oral cavity: Current practice and future directions in the clinic and laboratory. *Int J Cancer* 2014;Jan 31.

Oral soreness without ulceration

Burning mouth syndrome

[22] Buchanan J, Zakrzewska J. Burning mouth syndrome. *Clin Evidence* 2003;9:1506-11.

[28] Zakrzewska JM, Forssell H, Glenny AM. Interventions for the treatment of burning mouth syndrome: a systematic review. *J Orofac Pain* 2003;17:293-300.

Lichen planus

[31] Baccaglini L, Thongprasom K, Carrozzo M, Bigby M. Urban legends series: lichen planus. *Oral Dis* 2013 Mar; 19(2):128-43.

Mucous membrane pemphigoid

[3] Bagan J, Lo Muzio L, Scully C. Mucosal disease series. Number III. Mucous membrane pemphigoid. *Oral Dis* 2005; 11:197-218.

[31] Di Zenzo G, Carrozzo M, Chan LS. Urban legend series: mucous membrane pemphigoid. *Oral Dis* 2014 Jan;20(1):35-54.

Pemphigus

[1] Scully C, Challacombe SJ. Pemphigus vulgaris: update on etiopathogenesis, oral manifestations and management. *Crit*

Rev Oral Biol Med 2002;13:397-408.

46 Cirillo N, Cozzani E, Carrozzo M, Grando SA. Urban legends: pemphigus vulgaris. *Oral Dis* 2012 Jul;18(5):442-58.

Herpesviruses

[1] Grinde B. Herpesviruses: latency and reactivation-viral strategies and host response. *J Oral Microbiol* 2013;5:10.

Herpes simplex stomatitis

[5] Gilbert SC. Oral shedding of herpes simplex virus type 1 in immunocompetent persons. *J Oral Pathol Med* 2006; 35: 548-53.

Pigmented lesions

HIV infection

[8] Patton LL, Ramirez-Amador V, Anaya-Saavedra G, Nittayananta W, Carrozzo M, Ranganathan K. Urban legends series: oral manifestations of HIV infection. *Oral Dis* 2013 Sep;19(6):533-50.

Red lesions

Angina bullosa haemorrhagica

[4] Giuliani M, Favia GF, Lajolo C, Miani CM. Angina bullosa haemorrhagica: presentation of eight new cases and a review of the literature. *Oral Dis* 2002;8:54-8.

Denture-related stomatitis

[1] Figueiral MH, Azul A, Pinto E, Fonseca PA, Branco FM, Scully C. Denture-related stomatitis: Identification and characterization of aetiological and predisposing factors-a large cohort. *J Oral Rehabil* 2007;34:448-55.

Median rhomboid glossitis

[13] McCullough MJ, Savage NW. Oral candidosis and the therapeutic use of antifungal agents in dentistry. *Aust Dent J* 2005;50:S36-9.

Desquamative gingivitis

[3] Leao JC, Ingafou M, Khan A, Scully C, Porter SR. Desquamative gingivitis; retrospective analysis of disease associations of a large cohort. *Oral Dis* 2008;14:556-60.

Erythroplasia

[3] Reichert PA, Philipsen HP. Oral erythroplakia-a review. *Oral Oncol* 2005;41:551-61.

[4] Villa A, Villa C, Abati S. Oral cancer and oral erythroplakia: an update and implication for clinicians. *Aust Dent J* 2011 Sep;56(3):253-6.

White lesions

Candidosis

[12] Manfredi M, Polonelli L, Aguirre-Urizar JM, Carrozzo M, McCullough MJ. Urban legends series: oral candidosis. *Oral Dis* 2013 Apr;19(3):245-61.

Acquired lip lesions

Actinic cheilitis

[1] Markopoulos A, Albanidou-Farmaki E, Kayavis I. Actinic cheilitis: clinical and pathologic characteristics in 65 cases. *Oral Dis* 2004;10:212-16.

[8] Lim GF, Cusack CA, Kist JM. Perioral lesions and dermatoses. *Dent Clin North Am* 2014 Apr;58(2):401-35.

Actinic prurigo

[5] Vega-Memije ME, Mosqueda Taylor A, Irigoyen Camacho ME, *et al*. Actinic prurigo cheilitis: clinicopathologic analysis and therapeutic results in 116 cases. *Oral Surg Oral Med Oral Pathol Oral Radiol Endod* 2002;94:83-91.

Angular cheilitis

[1] Park KK, Brodell RT, Helms SE. Angular cheilitis, part 1: local etiologies. *Cutis* 2011 Jun;87(6):289-95.

[2] Park KK, Brodell RT, Helms SE. Angular cheilitis, part 2: nutritional, systemic, and drug-related causes and treatment. *Cutis* 2011 Jul;88(1):27-32.

Exfoliative cheilitis

[13] Almazrooa SA, Woo SB, Mawardi H, Treister N. Characterization and management of exfoliative cheilitis: a single-center experience. *Oral Surg Oral Med Oral Pathol Oral Radiol* 2013 Dec;116(6):e485-9.

[15] Crotty CP, Dicken CH. Factitious lip crusting. *Arch Dermatol* 1981;117:338-40.

Granulomatous cheilitis

[52] Van der Waal RI, Schulten EA, Van der Meij EH, *et al*. Cheilitis granulomatosa: overview of 13 patients with long-term follow-up-results of management. *Int J Dermatol* 2002;41:225-9.

111

第 111 章 男性生殖器皮肤病

Christopher B. Bunker[1], William M. Porter[2]

[1] University College London Hospitals and Chelsea & Westminster Hospitals, London, UK

[2] Gloucestershire Hospitals NHS Foundation Trust, Gloucester, UK

前言

一些患有非性病及非泌尿道皮肤问题的患者，常会就诊于生殖或泌尿外科诊所。然而这部分医师没有专业的皮肤病诊疗知识[1]。

皮肤科评估包括详细的病史和全面的检查，通常可以给出准确的临床诊断。必要时需行组织病理活检和其他检查。同时，警惕性传播疾病或泌尿系统疾病，并完善相关检查，多学科会诊有利于正确诊断。

生殖器与身体其他部位皮肤病相同，可以表现为瘙痒、皮疹甚至肿瘤。框图111.1、框图111.2和框图111.3列出了该部位的瘙痒性疾病，框图111.4和框图111.5列出了生殖器间擦疹的原因。当生殖器仅有瘙痒而无皮疹时，不能轻易认为是精神因素所致。生殖器瘙痒程度可能与感觉中枢皮质活跃，以及对暴露于性传播疾病和对生殖器清洁度的焦虑相关。

框图111.1 生殖器瘙痒的常见原因

- 肛门瘙痒症
- 湿疹/皮炎
  - 外源性因素
    - 接触
      - 刺激
      - 过敏
  - 内源性因素
    - 特应性
    - 脂溢性
    - 单纯苔藓
- 银屑病
- 硬化性苔藓
- 扁平苔藓
- 肛周链球菌性皮炎
- 红癣
- 单纯疱疹
- 念珠菌病
- 癣
- 盘尾丝虫病（发展中国家）
- 虱病
- 疥疮

从Bunker C. B.转载，男性生殖器皮肤病。伦敦：桑德斯，2004年。© 2004，获得作者许可。

框图111.2 生殖器瘙痒的罕见原因

- 虫咬皮炎/丘疹性荨麻疹
- 放射性皮炎
- 多毛症
- 多汗症
- 汗腺毛囊角化病
- 荨麻疹和皮肤划痕症[2]
- 疱疹样皮炎
- 衣原体
- 淋病
- 梅毒
- 其他性传播疾病
- 毛孢子菌病
- 钩虫性匍行疹
- 皮肤幼虫移行症
- 盘尾丝虫病（西方国家）
- Bowen病
- 乳房外Paget病
- 朗格汉斯细胞组织细胞增生症
- 药物
- 食物
- 老年瘙痒症
- 感觉障碍综合征

从Bunker C. B.转载，男性生殖器皮肤病。伦敦：桑德斯，2004年。© 2004，获得作者许可。

框图111.3 无典型临床表现的生殖器瘙痒原因

- 皮肤划痕症
- 接触性荨麻疹
  - 非免疫相关（阴毛的机械摩擦、局部刺激）
  - 免疫相关（乳液、体液）
- 接触性皮炎
- 隐匿性疾病
  - 银屑病
  - 念珠菌病
  - 疥疮
- 药物和食物
- 老年瘙痒症
- 寄生虫妄想症
- 非皮肤性疾病
- 感觉障碍综合征
- 精神性瘙痒

从Bunker C. B.转载，男性生殖器皮肤病。伦敦：桑德斯，2004年。© 2004，获得作者许可。

框图 111.4 生殖器间擦疹的常见原因

- 湿疹
  - 外源性因素
    - 刺激性，接触性
  - 内源性因素
    - 脂溢性
- 银屑病（反转型/屈侧）
- 红癣
- 念珠菌病
- 癣
- 毛孢子菌病（印度）
- 假性黑棘皮症

框图 111.5 生殖器间擦疹的罕见原因

- 湿疹
  - 外源性因素
    - 接触过敏
  - 内源性因素
    - 特应性
- 反应性关节炎
- 硬化性苔藓
- 家族性良性天疱疮（Hailey-Hailey disease）
- 毛囊角化病（Darier disease）
- 链球菌性皮炎
- 淋病
- 二期梅毒
  - 梅毒疹
  - 扁平湿疣
- 先天梅毒（婴儿期）
- 毛孢子菌病（工业化国家）
- 乳房外 Paget 病
- 卡波西（Kaposi）肉瘤
- 朗格汉斯细胞组织细胞增生症
- 丹毒样癌

从 Bunker C. B. 转载，男性生殖器皮肤病。伦敦：桑德斯，2004 年。© 2004，获得作者许可。

病史和查体

生殖器皮肤病的症状比其他部位更复杂，临床医师需考虑以下四方面问题：性功能障碍（例如性交痛、出血或撕裂）[2]、性活动异常（勃起、性冲动、射精、性高潮、生育能力）、泌尿系统功能障碍（尿频、分泌物异常、排尿困难）或结直肠症状（疼痛、出血、分泌物）。

生殖器的全面查体对于诊断至关重要。完整的查体包括生殖器和阴囊（但在临床中很难实现）。泌尿科医师检查阴囊主要包括：有无疼痛、肿胀和有无内容物缺失。同时需要检查包皮，是否存在包皮过长或者包茎。检查时应将臀部和腹股沟褶皱处充分暴露，以便进行检查，利于发现大腿内侧有无皮肤划痕症。另外，尿检可以使检查更加完善。

男性生殖器特有的疾病包括包茎、嵌顿包茎、龟头炎和包皮炎。包茎是指包皮伸缩受限。该命名存在争议；Rrickwood 等[3]认为包茎是包皮前端的瘢痕。包茎形成的原因（框图 111.6）。在成人中，许多疾病可导致包茎，包括使用外用制剂所致的钛性阴茎炎[4]。在一份调查报告中，36％的 17－59 岁男性患有糖尿病，其中包茎病史小于 2 年，包皮没有特殊的组织学病理改变[5]。有研究指出包皮环切术后约 50％男性的包皮组织学正常[6]，但并不能排除硬化性苔藓或其他皮肤病，因为这些疾病可能并未发生在包皮。

框图 111.6 包茎相关疾病

- 非特异性包皮龟头炎（糖尿病）
- 硬化性苔藓
- 扁平苔藓
- 化脓性大汗腺炎
- 克罗恩病（Crohn disease）
- 瘢痕性类天疱疮
- 慢性阴茎淋巴水肿
- 皮肤淋巴瘤
- 卡波西肉瘤

从 Bunker C. B. 转载，男性生殖器皮肤病。伦敦：桑德斯，2004 年。© 2004，获得作者许可。

嵌顿包茎指包皮上翻至阴茎头不能复位。有些学者将其描述为包皮固定在阴茎体而不能回缩，但描述为包皮嵌顿或缩窄性包皮更确切[7]。Rickwood[8]指出，嵌顿包茎主要因为手淫或性生活过度引起，但也有一些疾病可导致嵌顿包茎（见框图 111.7）。

框图 111.7 嵌顿包茎相关疾病

- 急性接触性荨麻疹
- 急性过敏性接触性皮炎
- 硬化性苔藓

从 Bunker C. B. 转载，男性生殖器皮肤病。伦敦：桑德斯，2004 年。© 2004，获得作者许可。

第10部分

龟头炎是龟头黏膜炎症。包皮炎是包皮及其黏膜炎症[9]。包皮龟头炎是指龟头和包皮炎症，临床可以认为是特殊的间擦疹（框图 111.8 和框图 111.9）。包皮环切术后男性通常不会发生包皮龟头炎，但随着年龄增长和肥胖，男性可能会出现“假”包皮，有发生包皮龟头炎的可能。一般情况下，皮肤科医师认为龟头炎、包皮炎和包皮龟头炎可能多由炎症和癌前病变引起，而泌尿生殖科医师认为本病大多是由感染引起，如念珠菌[10,11]。但是，念珠菌作为包皮龟头炎病因的证据并不充分[12]。

框图 111.8 包皮龟头炎常见病因

- 湿疹
  - 外源性因素
    - 过敏性接触
    - 刺激性接触
  - 内源性因素
    - 脂溢性皮炎
- 银屑病
- 反应性关节炎
- Zoon 浆细胞性龟头炎
- 硬化性苔藓
- 淋病
- 人类乳头瘤病毒
- 单纯疱疹
- 念珠菌病

从 Bunker C. B. 转载，男性生殖器皮肤病。伦敦：桑德斯，2004 年。© 2004，获得作者许可。

框图 111.9 包皮龟头炎的罕见原因

- 克罗恩病（Crohn disease）
- 链球菌性皮炎
- 葡萄球菌性蜂窝织炎
- 淋病
- 梅毒
  - 硬下疳
  - 扁平湿疣
- 支原体感染
- 阴道毛滴虫
- 性病淋巴肉芽肿
- 非梅毒螺旋体溃疡性包皮龟头炎
- 股癣
- 阿米巴病
- 皮肤蝇蛆病
- 疥疮

（续框图）

- 小汗腺汗管纤维腺瘤
- 增殖型红斑
- 卡波西（Kaposi）肉瘤
- 慢性淋巴性白血病
- 固定药疹

从 Bunker C. B. 转载，男性生殖器皮肤病。伦敦：桑德斯，2004 年。© 2004，获得作者许可。

男性生殖器溃疡的原因主要包括性传播感染、非性传播感染、癌症和人为损伤[13]，在 HIV 感染/艾滋病患者中可同时存在多种原因。包皮背侧穿孔是近年来备受关注的几种溃疡性阴茎疾病的并发症，可由性传播和非性传播疾病所致，见框图 111.10[14,15]。阴茎坏死罕见，但危害重，需要临床医师重视。

框图 111.10 包皮背侧穿孔的原因

- 化脓性汗腺炎
- 坏疽性脓皮病
- 红色湿疣病
- 鬼臼素（抗癌药物原因）
- 软下疳
- 单纯疱疹

检查

生殖泌尿外科诊所，常用 3%～5% 的三氯醋酸检测有无病毒疣及 HPV 亚临床感染[16]，但皮肤科未将其作为常规检查。有研究应用人类乳头瘤样病毒（HPV）聚合酶链反应（PCR）对照发现，醋酸白试验诊断特异性不强[17-20]。皮肤科医师通常不进行尿道镜检查。临床上怀疑肿瘤时，需进行阴茎皮肤活检[21,22]。活检局麻时可以使用少量肾上腺素减少出血，但需注意阴茎远端腹侧中线区域，尿道在该区域紧贴皮肤。阴茎活检处通常不需要缝合。

男性生殖器结构和功能

阴茎是男性的排尿及性交器官。包皮及其分泌物具有物理和免疫防御功能，部分区域含丰富的神经受体，刺激后能引起性欲[1]。阴囊可为精子形成提供理想温度。男性生殖器结构见图 111.1。阴茎解剖位置是阴茎完全勃起时的位置。

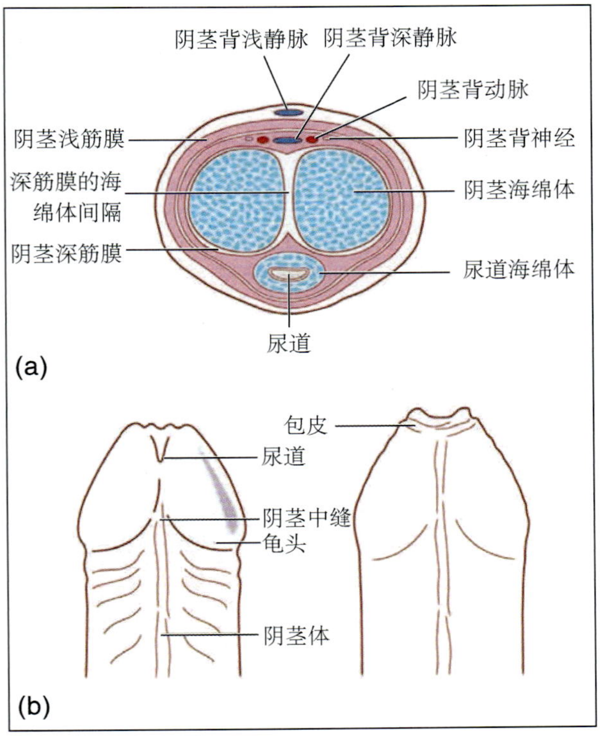

图 111.1 (a)阴茎体横截面。(b)包皮环切和未包皮环切的龟头和阴茎(改编自 Last's Anatomy,第 9 版。从 Bunker C.B. 转载。男性生殖器皮肤病。伦敦:桑德斯,2004 年。© 2004,获得作者许可)

胚胎学决定了男性生殖器的特征[2]。胎儿发育第 3 周左右,原始条纹间充质组织在泄殖腔膜周围形成泄殖腔皱褶,在前部和顶部连接形成生殖结节,在后部和尾部连接形成环状。泄殖腔膜在顶部分为尿道-生殖器膜和肛门膜,侧向出现的突起形成阴囊或大阴唇的前体。

雄激素诱导生殖结节延长,首先形成尿道沟,然后形成尿道管。因此,阴茎的尿道上皮来源于内胚层。龟头从生殖器结节发展而来。尿道腺部与尿道膜部来源于外胚层。胚胎 14 周时阴囊开始膨大,但在出生前无内容物。

包皮[1]由外胚层、神经外胚层及间充质中线融合形成,从内向外依次是鳞状黏膜上皮、固有层、肉膜、真皮和无毛的皮肤。包皮褶皱逐渐向外延伸,但也有细胞板向内生长,然后与龟头的黏膜融合。类似于女性的阴蒂包膜。

生殖器区域有密集的顶泌汗腺、大量的皮脂腺。皮脂腺通常与毛囊相连,但在某些部位如肛门缘或冠状沟(Tyson 腺)周围只有游离的皮脂腺,无完整的毛囊皮脂腺单位。腺体的分泌物可以滋润毛发、保持皮肤黏膜交界处润滑,同时保护黏膜上皮免受刺激,并且对阴茎也有润滑作用,有利于进行性活动(主要利于包皮的收缩)。

青春期出现阴毛,外阴毳毛逐渐变为终毛。男性与女性的阴毛生长模式不同,并且个体差异很大。McGregor[3]定义了三种模式(图 111.2)。一般来说,腹壁、耻骨、腹股沟、阴囊和会阴处都有毛发覆盖,但在臀沟、肛周、远端阴茎体、包皮和龟头是无毛区。

整个外生殖器上皮的角化程度不同,特别是在皮肤黏膜交界处、包皮和远端阴茎体以及包皮环切术后的龟头。男性泌尿生殖道的分化表现在可能存在不同上皮细胞角蛋白的表达[4]

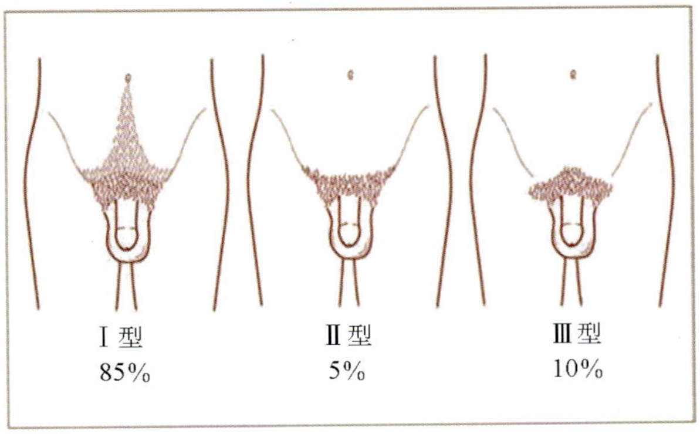

图 111.2 男性阴毛分布(三种类型)(继 McGregor 之后[3]。从 Bunker C.B. 转载。男性生殖器皮肤病。伦敦:桑达斯,2004。© 2004 获得作者许可)

正常变异

男性生殖器正常变异包括色素沉着、毛发变异(如前所述)、皮赘、阴茎珍珠样疹、皮脂腺异位、黑素细胞痣、阴茎表面静脉曲张、血管瘤和血管角皮瘤、先天性异常及包皮环切。

腹股沟皮赘常见,多见于肥胖男性。衣服摩擦可能会发生出血及感染,激光切除、电灼是常用的治疗方法。痔疮纤维化容易导致肛周皮赘。克罗恩病常合并多发、体积大的皮赘,这些大的多发皮赘可早于肠道症状出现,如果怀疑克罗恩病时需行结肠镜及活检明确诊断。

阴茎珍珠样疹很常见,约见于 50% 的男性[2,3]。皮损为肉色、粉红色的丘疹,表面光滑,直径 1~

3mm，主要发生在冠状沟边缘，很少发生在龟头上，呈环状分布（图 111.3）。少数可以发生在阴茎体[4]。本病常被误诊为病毒疣或皮脂腺异位。常见于青春期男性，病理表现为血管纤维瘤，类似于其他发生于肢端的血管瘤，如皮脂腺瘤、甲周纤维瘤、鼻部纤维性丘疹、获得性肢端血管瘤和口腔纤维瘤[5]。临床无需治疗，如需治疗可以选择激光或者冷冻[6,7]。

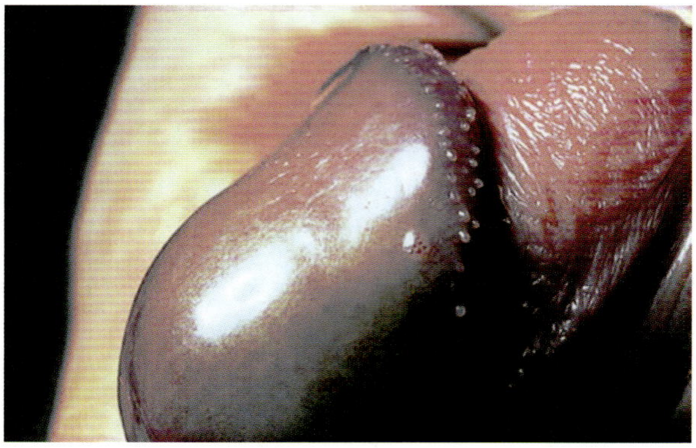

图 111.3 阴茎珍珠样丘疹（由 D. A. Burns 博士提供，莱斯特，英国）

皮脂腺异位及 Tyson 腺增生是发生在阴茎、阴囊皮肤的正常表现，但容易引起患者的关注（图 111.4）。该种变异很罕见，一些专家对本病诊断持怀疑态度[8]。皮脂腺异位在阴茎体可呈线状改变，也会发生在唇红边缘[9-11]。一般无需治疗，但有发生恐丑症的可能。

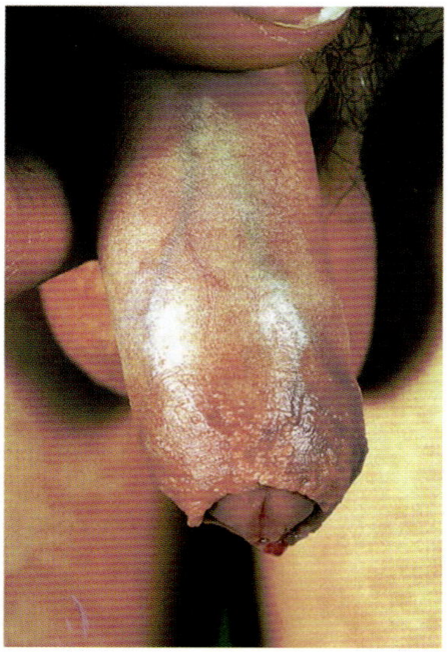

图 111.4 阴茎皮脂腺增生（由 F. A. Ive 博士提供，达勒姆，英国）

阴茎先天或获得性黑素细胞痣常见，以阴茎发育不良痣多见、蓝痣罕见[13]，但有阴茎多发蓝痣的报道[14]。阴茎也可发生 Sptiz 痣[15]、接吻痣（皮损与眼睑部位相似）。接吻痣是相邻的两种黑素细胞痣。一种痣细胞在龟头，另一种位于阴茎远端或包皮，冠状沟常不累及[16-18]。有一例接吻痣发展为黑素瘤的报道[19]。外阴巨大色素痣需要警惕发生黑素瘤的风险。

阴茎静脉曲张比较常见，但是如果面积不广泛，很少会引起患者注意。龟头上有时会看到血管性白色斑，认为是类似于手掌和前臂上看到的 Bier 斑。

血管角皮瘤常发生在外生殖器，也称为 Fordyce 角皮瘤（图 111.5）。通常好发于阴囊，为多发的蓝色、紫色，表面光滑、直径为 2～5mm 的丘疹，很少发生于阴茎体[20]和龟头[10,21]。静脉高压是否会引起血管角皮瘤仍有争议[22]。外伤后血管瘤及血管角皮瘤均会出血。血管角皮瘤的鉴别诊断包括弥漫性躯体血管角化瘤、获得性毛细血管瘤和海绵状血管瘤、马松瘤、血管球瘤、上皮样血管瘤、杆菌性上皮样血管瘤、卡波西肉瘤。有报道血管角皮瘤可合并丘疹性黄瘤，致皮损呈彩色[23]。在某些疾病的随访中（如 HIV 感染或生殖器癌），如果出现了血管角皮瘤，患者往往很警惕[25]，但大多数情况下都是良性病变，无需病理活检诊断。血管角皮瘤的治疗常采用激光或电灼[24]，但治疗后可能会复发。

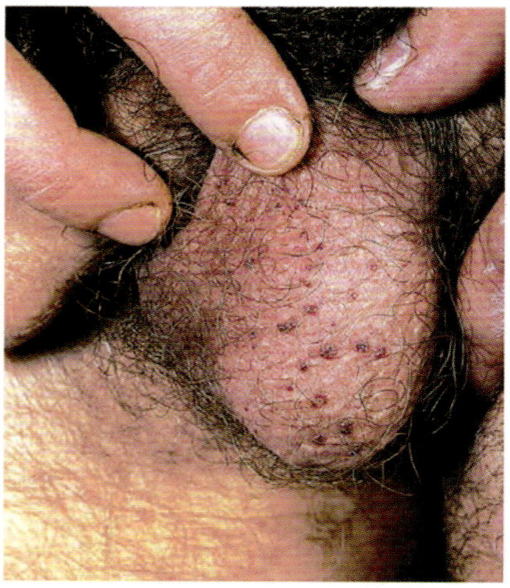

图 111.5 阴囊血管角皮瘤（由 D. A. Burns 博士提供，莱斯特，英国）

包皮

6500 万至 1 亿年前，灵长类动物已经进化出现包皮，但它的功能仍存在争议[1-4]。出生时，包皮附着在龟头，具有伸缩功能，约 4% 的男性出生时就具有该功能，约 15% 在 6 个月、50% 在 1 岁、80%～90% 在 3 岁时出现，但所有男性的包皮在 17 岁前均会出现伸缩功能[5]。包皮的长短及伸缩功能具有个体差异。

包皮环切

一些宗教有割礼（包皮环切）的习俗[1]，但是现在行包皮环切术多为外科手术[2,3]。据估计全世界约 25% 的男性做过包皮环切手术。是否常规对新生儿行包皮环切存在争议[5-8]。1997 年，英国医学总理事会（GMC）对婴儿包皮环切术进行了一次评估，结果显示"存在医师和 GMC 都无法解决的争议"[9]。尽管包皮环切对男性健康有利，但依然存在广泛争议[10]。另外，包皮环切对男性性功能和性敏感的影响也有争议[11,12]。

相比婴儿期，婴儿期后期行包皮环切更容易发生阴茎疾病[13,14]。包皮环切后，阴茎包皮中致病微生物减少[15,16]，有研究指出，包皮环切降低了男性发生 HPV 感染、阴茎癌以及艾滋病的风险[17-20]。然而在一些包皮环切率低的国家，阴茎癌也不常见[21]，这提示我们阴茎癌的发生可能还存在其他因素。此外，包皮环切对其他疾病的影响不明确（例如包皮环切者更容易发生尿道炎，而外阴溃疡在未行包皮环切者中更常见）[22]。包皮环切后可以减少外阴炎症性疾病的发生，如银屑病、脂溢性皮炎、扁平苔藓、硬化性苔藓[23]。O'Farrell 等发现包皮环切后可减少龟头炎的发生，而未行包皮环切者有 40% 可发生龟头炎[24]。

包皮环切术在阴茎和包皮疾病（包括皮肤病）的治疗中非常重要。然而，临床医师对包皮环切的适应证存在差异，尤其是对儿童患者。这些适应证包括真包茎、复发性包皮龟头炎、硬化性苔藓、阴茎淋巴水肿、上皮内瘤变和阴茎癌。

包皮环切一般不会危害健康，但是存在风险，包括出血、感染、坏死、粘连、瘘管及瘢痕形成、隐匿阴茎、阴茎坏死、过度切除包皮、尿道口狭窄、尿道炎和溃疡、囊肿形成、阴茎痛性勃起、尿道下裂和尿道上裂、神经瘤、性行为异常、心理困扰和性恐惧[25-36]。在发展中国家，包皮环切后并发症的发生率更高[35]，因此，如果包皮环切对预防 HIV 感染有帮助的话，可以在该地区进行包皮环切的相关培训，减少并发症。但也有很多男性因各种原因未进行包皮环切[37,38]。

对于已行包皮环切术的老年肥胖男性，阴茎可能会回缩到包皮内，这种现象称为"阴茎消失综合征"，会产生"假包皮"，尤其会发生在初次包皮环切不充分或不完整的患者。如果存在假包皮，可能会导致外阴皮肤病的发生，常会发生 Zoon 龟头炎和硬化性苔藓[39]。

先天发育异常

胚胎时期生殖器分化过程复杂，男性外阴先天性发育异常常见。发育异常会增加发生生殖器皮肤病的风险，因此皮肤科医师应熟悉该部位的发育异常。色素痣已在前文讨论。其他常见异常包括：尿道口凹陷、骶骨内凹、尿道下裂、阴茎中缝囊肿、瘘管及窦道形成，以及外阴性别不明[1-3]。

少见的发育异常包括变异型尿道下裂、尿道外裂、阴茎发育不全、黏液囊肿或尿道囊肿、皮样囊肿、幼年黄色肉芽肿、隐匿性阴茎、尿道闭锁、阴茎扭转、先天性淋巴水肿、淋巴管扩张、淋巴管瘤、巨大包皮、巨大睾丸、副睾丸、血管瘤、草莓样痣、白色海绵状痣、阴茎骨化、包皮缺失[2,4-6]。

以下列举几种生殖器先天异常综合征：骨盆综合征（会阴血管瘤、外部生殖器畸形、脂肪脊髓脊膜膨出、膀胱肾脏发育异常、肛门闭锁和皮赘形成）[7]；引起生殖器淋巴水肿的 Hennekam 综合征[8]；导致小阴茎畸形的 MORM 综合征（精神发育迟滞、向心性肥胖、视网膜营养不良和小阴茎）和"歌舞伎面谱"综合征[9,10]，表现为阴囊筛状萎缩伴随罕见的外胚层发育不良[11]及生殖器白斑伴随先天性角化不良[12]。

阴茎外伤

定义

阴茎损伤的外源性因素。

概述

阴茎外伤在皮肤科相对少见。

阴茎血肿与阴茎折断

外生殖器很容易受到损伤，有时性行为也会致其损伤。阴茎虽然富含血管，但发生血肿及折断相对少见[1,2]。剧烈性行为后的疼痛、肿胀及阴茎变形是本病的诊断线索。阴茎海绵体白膜破裂可导致尿道损伤、血肿和尿潴留。本病预后良好，但是也有发生阴茎纤维性海绵体炎的风险[3]。另外，局部注射治疗勃起功能障碍的药物也可诱发阴茎血肿。

硬化性淋巴管炎

硬化性淋巴管炎又称非性病性硬化性淋巴管炎。典型表现为冠状沟条索状肿块，该表现也可见于性病性阴茎水肿/浅表血栓性静脉炎/局限性阴茎淋巴水肿/阴茎淋巴囊肿。该病与过度用力或频繁的性交有关；包皮环切术后的瘢痕也可能诱发本病。本病有自限性，不能消退者可手术切除[4]。阴茎肿胀的机制目前尚不明确，可能是淋巴管炎或静脉炎所致[5]。据报道，有3例阴茎肿胀患者发生阴茎和阴囊静脉炎，其中1例为高尔夫球击伤所致，但其他2例为特发性静脉炎[6]。另外，对于阴茎远端静脉解剖学异常的患者，应用他达拉非治疗勃起功能障碍时可诱发阴茎水肿。阴茎和阴囊浅表血栓性静脉炎的表现类似于胸壁浅表血栓性静脉炎，原因可能与结节性多动脉炎和闭塞性血栓性脉管炎[8]相关。阴茎血栓性静脉炎常被误诊为阴茎纤维性海绵体炎(Peyronie病)，可能是由胰腺癌[9]引起的副肿瘤性移行性血栓性静脉炎的初始表现。尽管该病命名为非性病性硬化性淋巴管炎，需要建议患者筛查性传播疾病[10]。

阴茎绞窄

阴茎可能会被环形装置嵌顿[11,12]，常常是患者为自慰或延长勃起而自行放置在阴茎上的物品[15,16]，包括真空勃起器[13]、避孕套环[14]、橡皮筋、绳子、环形垫圈、螺母、套筒和链轮等。有些儿童为了避免尿裤或夜间尿床将阴茎用细绳或橡皮带扎紧也导致阴茎嵌顿，另外，包皮环切术后的患者也会发生阴茎绞窄[17]。阴茎嵌顿-止血带综合征会引起疼痛、肿胀、尿道瘘、假性尿道炎、阴茎坏疽、阴茎切除甚至死亡[18]。

阴茎异物

外生殖器一些装置常常具有促进性欲、缓解精神症状及治疗疾病（缓解瘙痒[19]、协助排尿及清洁等）的作用，这些装置常常是引起阴茎异物的原因[20]。应用这些装置的并发症包括尿频、血尿、脓肿、尿潴留、瘘管和结石。本病诊断依赖触诊和X线检测。内镜下切除异物是常用的治疗方法。

为了提高性高潮，一些患者将玻璃珠、塑料球或小而圆的石头（甚至珍珠）置入阴茎皮下。在菲律宾，这种做法被称为“bulleetus”，在苏门答腊被称为“persimbraon”，在韩国被称为“chagan ball”，在泰国被称为“mukhsa”或“tancho”[21-23]。曾有报道睾丸假体挤压是阴囊溃疡的原因[24]。

如果使用甘油、凡士林或硅酮，可能导致石蜡瘤、硅酮肉芽肿或（硬化）脂肪肉芽肿。

脂肪肉芽肿

一些患者自行注射各种物质以维持阴茎勃起或增大阴茎。但常常会导致感染[25]。矿物油、凡士林和硅胶进入生殖器皮肤可引起脂肪肉芽肿或石蜡瘤。大多数患者为了增大阴茎或增强快感将这些异物置入生殖器皮肤[26,27]。有报道一例患者的阴茎异物肉芽肿来源于工业高压气动润滑脂枪所致[28]。日本报道了几例内源性脂肪释放引起的阴茎脂肪肉芽肿[29]。本病患者心理负担较重[30]。

人工皮炎和阴茎残毁

阴茎人工皮炎常有规则的几何形状。有时由针、刀或香烟烧伤，也可能由外来物质进入皮肤所致（前面讨论了脂肪肉芽肿和硅酮肉芽肿）。

外生殖器的残毁常常发生于精神病患者及异装癖者[30]，但也有精神正常者发生。澳大利亚土著居民的割礼，通过阴茎腹侧切开尿道，常会导致尿道下裂[31-33]。阴茎残毁患者需要活检和其他检查排除阴茎癌。另外，阴茎溃疡时还要除外坏疽性脓皮病，虽然本病少见，但非皮肤科专业的医师应该提高对本病的警惕。

虐待儿童

在鉴别诊断儿童外阴皮肤病时，应考虑到有无虐待及性虐待（框图111.11），但应谨慎解释，避免重复检查[34-38]。当儿童外阴有皮肤病或者有腹泻症状时也容易误诊为性虐待[39]（框图111.12）。

框图111.11 性虐待的外生殖器症状体征

- 外观正常
- 情绪异常
- 排斥外生殖器检查

第10部分

（续框图）

- 肛门松弛/膨出
- 紫癜、瘀伤、撕裂
- 合并性传播疾病

从 Bunker C. B. 转载，男性生殖器皮肤病。伦敦：桑德斯，2004 年。© 2004，获得作者许可。

框图 111.12　儿童性虐待的鉴别诊断

- 尿布皮炎
- 皮赘和皮肤皲裂
- 线虫皮炎
- 湿疹
- 植物光敏性皮炎
- 硬化性苔藓
- 过敏性紫癜
- 儿童急性出血性水肿
- 生殖器链球菌性皮炎
- 腹泻的原因
  - Haemolytic-uraemic 综合征
  - 克罗恩病
- 便秘的原因
  - 先天性巨结肠

从 Bunker C. B. 转载，男性生殖器皮肤病。伦敦：桑德斯，2004 年。© 2004，获得作者许可。

肛周外生殖器疣能否提示性虐待仍有争议。然而，早期识别儿童性虐待对孩子的长期发展有重要意义。

其他外伤和人为损伤

阴茎有时会被咬伤[41]。口交或者使用真空勃起设备后，阴茎会出现紫癜或瘀斑[13]。创伤后神经瘤可能会被误认为生殖器疣或阴茎珍珠样疹[42]。在使用工业或农业设备[43]中可能发生生殖器外伤，电灼伤少见[44]。性工具可导致外阴皮肤擦伤、湿疹和溃疡。另外割礼也常会发生外伤[45]，外生殖器文身者也常见[46]。

据报道，海洛因成瘾者反复股部注射可导致阴囊和阴茎坏疽[47]。另外，蛇咬伤后也可发生阴囊坏疽[48]。

炎症性皮肤病

银屑病

疾病概述

是一种常见病，可以单独发生在男性生殖器部位，也可以广泛分布于其他部位累及生殖器区域。阴茎处皮疹具有特征性，受累严重时可能会发生环状龟头炎。阴茎皮疹具有典型的银屑病组织病理学特点。反应性关节炎（与银屑病具有相同遗传易感性）在其他章节讨论。

流行病学

银屑病的患病率大约为 2%，但超过 2% 的男性患有或曾患有生殖器银屑病。

病理生理学

银屑病及其临床表现和银屑病与 HIV/AIDS 的相关性将在其他章节中讨论（见第 35 章和第 31 章）。

临床特点

临床表现

生殖器部位银屑病皮损不典型，检查无特异性。通常不痒；当出现明显瘙痒时应考虑其他皮肤病，例如湿疹、皮炎或癣。继发感染尤其是念珠菌感染时多表现为疼痛，此时应检查其他易感染部位。因为黏膜与皮肤结构不同，未经包皮环切的患者生殖器皮疹缺乏特征性。但在包皮环切术后的男性中皮疹特点与躯干皮损相似，更容易诊断。

反转型银屑病是指发生在腋窝、臀沟、腹股沟以及包皮和未经包皮环切术的男性龟头等皮肤褶皱部位的银屑病，其发生可能是由同形反应（Koebner 现象）引起的。

鉴别诊断

湿疹、固定药疹、扁平苔藓、原位癌、乳房外 Paget 病。

检查

银屑病常通过临床诊断，但必要时可能需要进行组织病理检查（例如未经包皮环切的患者出现孤立性黏膜病变）与 Zoon 龟头炎、扁平苔藓、原位癌（Bowen 病，增殖型红斑）或卡波西（Kaposi）肉瘤等疾病相鉴别。当阴茎和（或）腹股沟上出现单个或多个病灶时，需警惕原位癌和乳房外 Paget 病。

治疗

局部外用治疗包括润肤剂、肥皂替代品、皮质类固醇激素或低浓度焦油溶液，必要时联合抗生素和抗真菌剂。鉴于生殖器部位皮肤渗透性强可增加外用药物的吸收，进而导致生殖器癌的风险增加，故应避免在该部位使用强效的粗制焦油制剂。该部位最容易好发的职业病之一是烟囱清扫工人阴囊癌。此外，该部位也应该避免使用蒽三酚。维生素 D 类似物卡泊三醇有效。已推荐局部外用环孢素（100mg/ml，湿敷，每日 3 次）[1]。外用钙调神经磷酸酶抑制药可能有效[2-4]，并且耐受性良好，但由于有诱发癌变的风险，应在未经包皮环切术的患者中谨慎使用。禁止局部光疗，因为有增加生殖器癌的风险。严重的生殖器银屑病可以给予系统治疗。局部钙调神经磷酸酶抑制药对环状龟头炎有效。

湿疹

疾病概述

湿疹很常见，在其他章节中有更详细的介绍（参见第 39、40 和 41 章）。它有多种临床表现和病因，可以单独发生在男性生殖器部位。

临床分型和特点

湿疹样皮肤病

临床中常有会阴局部瘙痒和苔藓样改变，阴囊好发。影响因素包括原发性皮肤病如皮肤干燥、特应性皮炎、银屑病，或需要经常久坐的职业，或常乘汽车、飞机长途旅行，以及穿紧身内衣裤。

局部刺激是该病的外因，刺激物包括汗液、皮脂、脱落的角质细胞、污垢、排泄物、性分泌物、衣物、洗涤剂、化妆品、避孕药和一些局部治疗性药物。对于已患某些皮肤病、性传播疾病、存在尿道、肠道疾病问题的患者，过度洗涤和过度使用肥皂和化妆品会加重病情。

慢性单纯性苔藓

单纯苔藓在男性生殖器部位很常见。它通常不发生在褶皱部位，但多发生在阴茎体和阴囊（图 111.6）。巨型苔藓样变可以表现为菠萝样外观[1]。如果搔抓严重，皮肤可出现破口，易被念珠菌二次感染或定植。

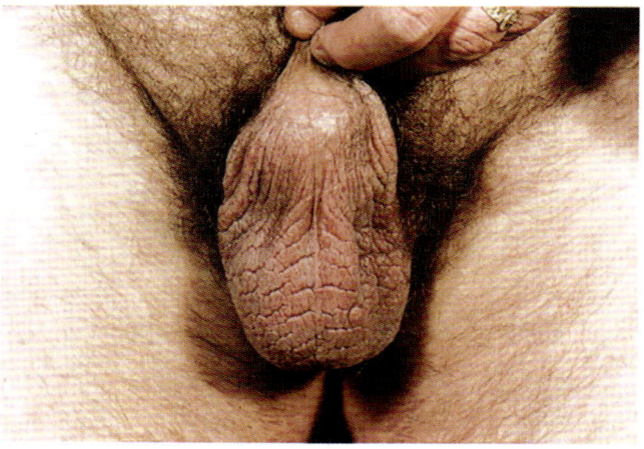

图 111.6 阴囊单纯苔藓（由 F. A. Ive 博士提供，英国，达拉谟）

刺激性接触性皮炎

前文中已讨论生殖器部位刺激物，列于框图 111.13。摩擦[2]、浸渍、挤压和伴随的肛门直肠或泌尿系统疾病是主要刺激因素。另外，还和本身特应性体质相关；Birley 等[3]诊断为刺激性皮炎的患者中 72% 患有"龟头炎"（可能是包皮龟头炎），其中 67% 的患者有特应性病史，但这些患者均未进行斑贴试验。报道许多大提琴手患有刺激性阴囊湿疹[4]。用于治疗生殖器部位角化性疾病的外用氟尿嘧啶可引起生殖器部位刺激性皮炎[5]。本病可急性或慢性起病，表现为无菌性或感染性（具有葡萄球菌或念珠菌，或两者均有），糜烂或过度角化等不同临床表现。尿布皮炎是本病典型病例。

> 框图 111.13 生殖器刺激物
>
> - 汗液
> - 皮脂
> - 脱落的角质细胞
> - 污垢
> - 排泄物
> - 性分泌物
> - 衣物
> - 肥皂和洗涤剂
> - 清洁剂
> - 卫生纸
> - 化妆品
> - 避孕药
> - 外用药
> - 摩擦
> - 浸渍
>
> 从 Bunker C. B. 转载，男性生殖器皮肤病。伦敦：桑德斯，2004 年。© 2004，获得作者许可。

过敏性接触性皮炎

生殖器皮肤过敏性接触性皮炎的病因：①直接接触过敏原（如药物，甚至煤焦油过敏[6]）、避孕药和假体[3,7]；②转移性过敏原（如毒橡木、毒藤和毒漆树中的漆酚）转移到生殖器引发皮炎[8]和暴露在阳光下诱发的光敏性皮炎（如无花果或柑橘类植物的补骨脂素，如植物性皮炎）；③自身敏感性湿疹（例如用于淤积性湿疹或溃疡患者的医用药物或敷料，发生自体致敏/继发扩散/继发性泛发综合征）。

如果先前未致敏，可在首次接触过敏原后约 1 周出现症状，如果已致敏，症状可在几小时内出现。患者可能出现肛门瘙痒[9]或包皮嵌顿[10]。出现急性红斑、血管性水肿往往提示接触性荨麻疹，多与接触含橡胶成分的避孕套和手套相关[4,5,11-14]。

最常见的致敏原是橡胶、避孕用品、洗浴用品和药物中的防腐剂、香料，以及药物中的活性剂（抗生素、类固醇、麻醉药)。越来越多人对甲基异噻唑啉酮(一种常用的防腐剂)过敏[6,15]。

生殖器橡胶皮炎不仅限于性活跃、使用安全套的年轻男性及其性伴[16-19],还见于使用导尿管的尿失禁男性。使用橡胶产品解决排尿问题的脊髓损伤患者,也需警惕乳胶过敏,也有发生过敏性休克的病例[20]。对乳胶过敏者可以用羊盲肠制成的避孕套替代,但与乳胶相比,后者对性传播疾病的保护作用较小。已证明用含铵溶液冲洗去除安全套上致敏的化学残留物无效[21]。有些患者也可能对杀精剂过敏[15]。

据报道,白屈菜汁[10]和衣物染色剂也可以导致阴囊皮炎[22]。

特应性皮炎

生殖器部位特应性皮炎并不罕见,不像其他常见的慢性皮肤病如脂溢性皮炎和银屑病可单独发生在外生殖器,本病很少单独发生。目前尚不清楚生殖器特应性皮炎与包皮环切术、性活动和性传播疾病的关系。一系列因患有“龟头炎”就诊于泌尿生殖诊所的患者,72%被诊断为刺激性皮炎,其中发现 67%有特应性证据,可能是阴茎包皮炎[8,22]。

放射性皮炎

某些皮肤病或内脏肿瘤需在生殖器部位放疗,之后出现的急性放射性皮炎通常不难诊断。慢性发展过程中,可能会出现瘙痒和典型的皮肤异色症。多年来,放疗已用于治疗多种生殖器皮肤病,包括鲍恩(Bowen 病)、增殖性红斑、鳞状细胞癌、银屑病、阴茎硬结症和肛门瘙痒症[8,22]。长期放射治疗会增加皮肤癌的风险,特别是基底细胞癌。也有学者担心鲍恩(Bowen 病)或增殖性红斑的放射治疗可能会增加鳞癌的风险。

脂溢性皮炎

常累及生殖器部位。腹股沟和阴茎可能是唯一受累部位。详细的病史(包括家族史)和对其他好发部位的仔细检查有助于该病的诊断。在头皮、面部、屈曲部位和生殖器部位,脂溢性皮炎和银屑病难以区分。

检查

诊断主要依靠临床。很少需要组织病理检查。对怀疑有接触性过敏的病例,建议斑贴试验。

治疗

治疗生殖器部位过敏性接触性皮炎的主要原则是确定潜在的变应原(框图 111.14)及其可能的来源,然后避免接触。临床表现可能提供某些线索,但通常需要斑贴试验。Shelley[5] 和 Bauer 等[14] 通过斑贴试验,发现患有生殖器皮肤问题的患者中,有 35%的患者可以诊断为过敏性接触性皮炎。即使避免了诱发的变应原,过敏性接触性皮炎仍可能持续存在。对于刺激性接触性皮炎、单纯苔藓和瘙痒症,其治疗原则同上。

框图 111.14 生殖器部位常见过敏原

- Euxyl© K 400(甲基二溴戊二腈)
- Kathon© CG(异噻唑啉酮类)
- 利多卡因和其他局部麻醉药
- 新霉素
- 制霉菌素
- 类固醇
- 硫脲二硫化物:橡胶
- 乳胶避孕套
- 杀精剂
- 丝裂霉素 C

从 Bunker C.B. 转载,男性生殖器皮肤病。伦敦:桑德斯,2004 年。© 2004,获得作者许可。

男性生殖器单纯苔藓的治疗原则强调减轻搔抓、应用肥皂替代品和加强保湿,如果可能的话,使用温和的敷料遮盖该区域,如果皮肤湿疹严重可行湿包疗法。建议短期应用局部强效皮质类固醇软膏。使用含有焦油或抗菌、抗念珠菌和抗真菌的复合制剂也有效。2 例阴囊广泛单纯苔藓的患者已通过半阴囊切除术成功治疗[1,9,23]。

刺激性皮炎的治疗原则类似于肛门瘙痒症。应确定并消除或减少接触刺激物。给予患者选择肥皂替代品、保湿剂以及毛巾和卫生纸选择方法的建议。使用含或不含抗生素和抗念珠菌的外用皮质类固醇软膏来治疗皮炎。口服抗组胺药有效。因有致敏的风险,应避免使用局部麻醉药膏。继发感染严重时,应行拭子检查,必要时口服抗生素、抗真菌药治疗。

如果意外或故意使用高浓度的刺激性化学物质接触生殖器部位,可能会出现更严重的症状(如瘙痒、灼热或疼痛、肿胀、红斑、大疱)。如果患者担心皮疹可能是性生活所致,常会使用不当的药物进行自我治疗,此时会增加接触性皮炎的发病率并隐藏潜在的性传播疾病或其他皮肤病。治疗方法通常是高锰酸钾湿敷,皮质类固醇软膏外用(有时需系统应用皮质类固醇激素),必要时全身性抗生素治疗。

对于不通过性行为传播的脂溢性皮炎,不需要进行任何治疗。然而,减少马拉色菌、减少刺激的治疗可以长期使用。这些治疗包括局部外用含抗真菌的软膏、乳膏、乳液或洗发剂(如氯碘羟喹、制霉菌素和咪唑),以及与润肤剂、肥皂替代品及中等强效皮质类固醇混合所制成的复合物。在严重的情况下,伴有脂溢性毛囊炎的患者,或患有 HIV/AIDS 的患者,口服咪唑类抗真菌药和(或)口服四环素治疗可能有效。

Zoon 浆细胞性龟头炎

疾病概述

该病是发生在龟头和包皮黏膜上无症状、炎性刺激性疾病,临床上容易被过度诊断。

流行病学

Zoon 浆细胞性龟头炎好发于中老年未经包皮环切的男性[1,2],可发生在外阴、口腔、唇部[3]和会厌[3,4]。

病理生理学

自 Zoon 首次报道以来,已有多例报道,但病因仍不确定。有证据表明,Zoon 龟头炎是一种慢性、反应性、刺激性皮肤病,由包皮功能障碍引起。由于包皮龟头的紧密接触和(或)不适当的沐浴,导致皮屑、分泌物在上皮表面存留进而干扰“包皮生态学”、过度摩擦创伤[Zoon 龟头炎通常位于背侧龟头和(或)相邻包皮的部位,是包皮收缩时摩擦最大的部位]以及尿液的刺激都是可能诱因[5-8]。尚无感染的证据。免疫组化表明,与刺激性皮肤病相同,Zoon 龟头炎是一种非特异性多克隆炎症反应[9,10]。

组织病理

典型的组织学特点是表皮变薄,角质层、颗粒层消失,伴有散在的角化不良细胞和海绵水肿,真皮可见密度不均的浆细胞浸润。还可见含铁血黄素、红细胞外渗和血管增生现象。Zoon 强调尽管生殖器部位浆细胞浸润增多,但该病血中浆细胞数量也可以变化很大[7,8,11]。

临床表现

有报道发现该病可以出现渗血[12],但典型表现常是无痛和无症状。龟头和包皮内侧可见边界清楚、有光泽,表面潮湿的鲜红色或棕色斑块,阴茎和包支外可不受累(图 111.7),也可能累及舟状窝。其他表现包括单个或多个大小不同的深红色斑点“辣椒面样”和伴有含铁血黄素沉积的紫癜,可发生在冠状沟对称性类似“接吻”样表现。另外,已有结节样皮疹等特殊表现报道,但对于非典型或不寻常的皮疹需要提高警惕并行组织活检[7,8]。

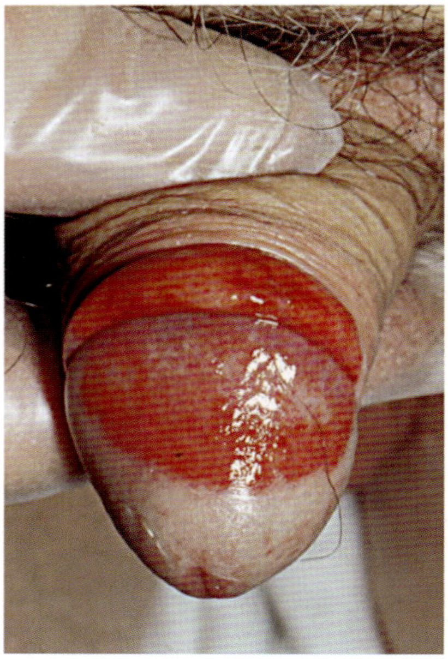

图 111.7 Zoon 龟头炎,龟头和包皮见对称的潮红斑
(由 C. B. Bunker 教授提供,经英国医学插图公司许可,Chelsea & Westminster 医院,英国,伦敦)

鉴别诊断

鉴别诊断包括硬化性苔藓、糜烂性扁平苔藓、银屑病、脂溢性皮炎、接触性皮炎、固定性药疹、二期梅毒、组织胞质菌病[13]、增殖型红斑[14]和卡波西肉瘤。仅依据临床表现有时会误诊和漏诊[6,8,15],建议行组织病理检查,病理医师应该注意是否同时合并其他疾病。一些不典型的硬化性苔藓、扁平苔藓、鲍恩样丘疹病和阴茎癌在临床和组织学上经常出现 Zoon 龟头炎样改变[8,15]。换句话说,Zoon 龟头炎的表现可能继发于外阴潜在疾病[8]。已有临床和组织学变异的个案报道[16-18],其中一例报道称 Zoon 龟头炎可能是癌前病变[19]。Zoon 龟头炎往往提示包皮功能失调并且可以掩盖更常见或更凶险的皮肤病[8]。大多数被诊断 Zoon 龟头包皮炎的患者,临床上可能有硬化性苔藓的特点。

检查

该病诊断主要依靠临床。

治疗

尽管该病可通过改变洗涤习惯和间歇性外用弱效或强效皮质类固醇激素(含或不含抗生素和抗念珠菌制剂)缓解,但通常会持续发病,容易复发[7,8]。已有局部使用钙调神经磷酸酶抑制药治疗的病例报道[21-22],但在包皮功能失调和患阴茎癌风险增加的人群中需谨慎,避免长期使用。有报道使用铒:YAG 或二氧化碳激光治疗有效[8,23-26],局部咪喹莫特有效率为 5%[27,28]。包皮环切术可以治愈[7,8]。同样,应该要求病理学家检查整个标本,明确是否合并潜在皮肤病。

硬化性苔藓

定义和命名

硬化性苔藓是一种常见的炎症性皮肤病，好发于生殖器部位。

> **同义名**
> • 硬化性萎缩性苔藓

疾病概述

硬化性苔藓是阴茎常见皮肤病。该病的诊断和治疗往往需转诊到男性生殖器皮肤门诊。

流行病学

硬化性苔藓可发生在生殖器部位及身体其他部位，但生殖器部位最常见，很少出现多个部位同时受累。成年男性生殖器硬化性苔藓的发病率是女性的10倍，但在男性中极少累及肛周。该病发病年龄呈双峰特点[1]。1977年首次报道儿童生殖器硬化性苔藓[2]。硬化性苔藓在青年男性中的发病率更高[3,4]。

病理生理学

近年来，男性生殖器硬化性苔藓的发病机制逐步明确，以下研究可能会对其发病机制有所提示：与男性未经包皮环切有关[1,5]；与女性相比，男性很少有肛周受累[1]；与器官特异性自身免疫性疾病[1,6-13]和特应性[14]不相关；与ECM1自身反应性有关（可能是一种附带现象）[15]；与鳞状细胞癌相关[6-10]；流行病学呈双峰模式[1-3,16]；与肥胖[17]、解剖异常和创伤有关[9,18]；可发生在尿道下裂并使其修复更困难[4,19]；它可在移植物中发生，与黏膜移植物相比皮肤移植物更好发[20-24]；可发生在输尿管造口和尿道造口周围使生殖器穿孔复杂化[25,26]。据报道，70%的儿童阴茎硬化性苔藓病例中合并HPV感染（6、16和18型）[27,28]，在一项研究中发现17.4%的成人病例可检测到HPV（16、18和45型），相比之下，正常男性HPV检测率为8.7%[29]。另一项研究中，成人病例HPV检出率达33%（16、18、33和51型）[30]；最近的研究表明，HPV可能不是直接致病因素，而是一种“旁观者”[2,8,31,32]。局部类固醇治疗可能导致HPV再激活[33]。莱姆病[34]和丙型肝炎[35]曾被怀疑可以诱发硬化性苔藓，但已被推翻。但是，硬化性苔藓的流行病学和临床症状均表明其不是传染性疾病或性传播疾病：性伴侣从未发生[9,36]。部分皮肤软纤维瘤（皮赘）的组织病理学有硬化性苔藓的特征，该现象提示松弛性皮肤闭塞可能是该病致病因素[37]。所有证据都表明男性生殖器硬化性苔藓是由于慢性闭塞导致易感上皮细胞暴露于尿液所致[1,38-41]。详细询问病史发现90%～100%的患者出现排尿后有轻微尿失禁的症状[42]，完整的体格检查通常会发现舟状窝解剖学变异很大，可以认为是舟状窝瓣膜的改变导致这种功能障碍。采用核磁共振波谱法进行尿液检测并未发现尿液中有有毒化学成分[43]。

组织病理

典型病理表现为表皮萎缩，伴有基底细胞液化变性。真皮浅层水肿，透明样变性，其下可见带状淋巴细胞浸润。疾病早期，可以在真皮浅层发现炎性细胞浸润，除淋巴细胞、组织细胞外还可见浆细胞。另外，真皮可见扩张的毛细血管和红细胞外渗现象。因偶尔可见动脉内膜炎样改变，该病最初命名为“闭塞性龟头炎”[44]。有文献报道2例患有生殖器硬化性苔藓的患儿皮肤组织病理中，可见皮肤淋巴组织细胞性和肉芽肿性静脉炎，其中1例有HPV感染[45]。部分病例病理上可见到一种类似“花环状”的基底层细胞超微结构[46]。有时，硬化性苔藓可能与扁平苔藓难以区分，学者Fung和LeBoit[47]已提出两者在外阴上的鉴别标准。该病组织学特征也可以模拟蕈样肉芽肿[48]。

临床表现

学龄期男孩出现继发性包茎需要高度怀疑硬化性苔藓[14]。年龄较大的男性，原发性或继发性包茎的患者都可能与硬化性苔藓相关[9]。阴茎硬化性苔藓可能无症状，但在日常生活或性交期间或性交后会出现不同症状。患者可能会有瘙痒、灼热、出血、渗出、裂隙、皮疹、出血性水疱等症状，可能影响性功能或性交困难，也可以表现为排尿不适、尿流变窄，甚至出现生殖器解剖结构的改变。生殖器皮疹特点与其他部位相似，可以表现为萎缩性白色斑疹或斑块，或呈淡紫色略带鳞屑的斑块，伴有毛细血管扩张和散在紫癜样改变（图111.8），可能伴有轻度苔藓样和Zoon龟头炎样改变。偶尔可见大面积紫癜、大疱、糜烂和溃疡表现。临床症状可以表现轻微，包括由于硬化斑块、瘢痕和粘连导致包皮收缩轻微变紧，引起尿道“针孔样”改变；不完全性包皮嵌顿或由于缩窄性包皮炎而致阴茎“扭曲”，可伴或不伴收缩困难（图111.9）。临床表现也可以是严重的炎症和粘连，解剖结构丧失和一些特征性的结构消失，特别是系带和冠状沟边缘，阴茎珍珠样丘疹可能被破坏。如上所述，尿道舟状窝也可能受累。经常可见炎症后色素沉着和色素减退现象。也可能出现发育不良或原位癌或侵袭性癌改变。

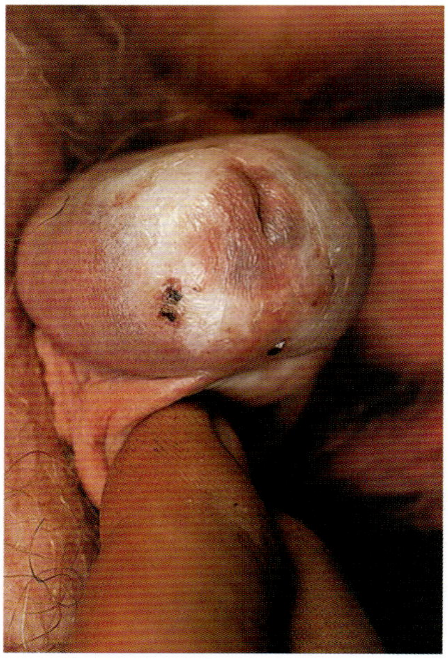

图 111.8 硬化性苔藓，龟头上白色斑块和出血（D. A. Burns 博士提供，英国，莱斯特）

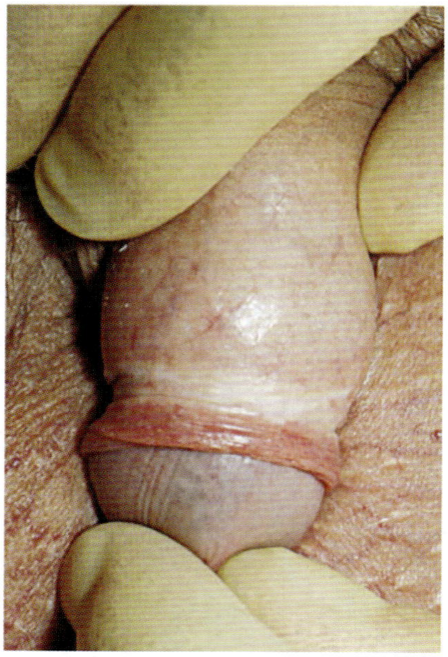

图 111.9 硬化性苔藓，包皮硬化带导致"缩腰"样结构（由 C. B. Bunker 教授提供，经英国医学插图公司许可，Westminster 医院，英国，伦敦）

硬化性包皮炎是指硬化性苔藓对包皮的慢性损伤，而硬化性包皮炎也可以累及阴茎龟头（有学者认为该术语不严谨）。硬化性包皮炎可能由其他瘢痕性皮肤病所致，如扁平苔藓和瘢痕性类天疱疮。前尿道受累可能很严重；接受尿道成形术治疗尿道狭窄的患者中 29% 有患硬化性苔藓的病理证据[25]。其他临床表现包括包茎（图 111.10）、轻度包茎、尿潴留（甚至肾衰竭）、慢性阴茎水肿[49]，假性上皮瘤样云母状角化过度性龟头炎[50]，癌前期病变（通常是增殖性红斑）和鳞状细胞癌。大多数生殖器性硬化性苔藓可通过临床诊断。

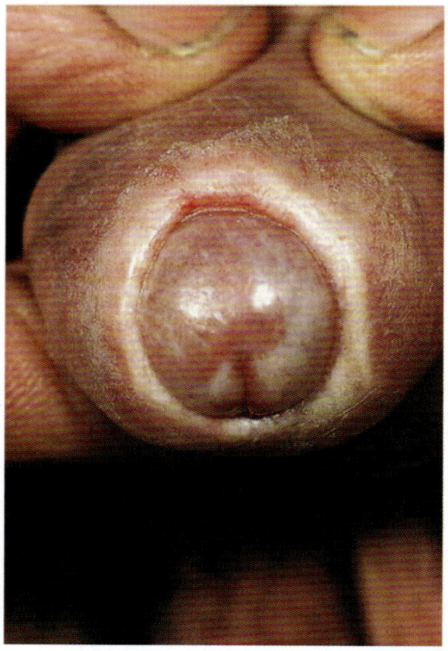

图 111.10 硬化性苔藓所致的包茎（D. A. Burns 博士提供，英国，莱斯特）

该病鉴别诊断包括扁平苔藓、Zoon 龟头炎、非特异性包皮龟头炎和相对罕见的黏膜类天疱疮。如果诊断有疑问时，需要进行组织病理活检。对于糜烂、溃疡或疣状病变应该积极行组织病理活检。活检的部位和时期也至关重要。非特异性或 Zoon 龟头炎样组织学变化不能排除硬化性苔藓。

检查

必要时行病理检查。

治疗

英国皮肤病协会[51,52]已经发布了关于硬化性苔藓的治疗指南，但没有被普遍认可[53]。治疗目的是早期诊断、有效治疗，使性功能正常化，逆转或抑制泌尿功能障碍和尿道狭窄，降低阴茎癌的风险[1,53,54]。应该使用肥皂替代品和屏障保护剂，避免接触肥皂、尿液和阴毛。在一定疗程内外用超强效皮质类固醇激素（通常为丙酸氯倍他索）疗效明确[6,55-57]且无明显不良反应，但有时能诱发单纯疱疹和病毒疣[33,51,52]。有生殖器单纯疱疹病毒（HSV）史的患者应给予预防性阿昔洛韦治疗。男性生殖器上皮的可塑性好，可以通过必要的重塑使包茎、不完全性包茎或缩窄性包皮炎改善，既能修复组织学改变又避免包皮环切术[1,9,56,58]，50%～60%患者可持久缓解。已证明外用丙酸氯倍他索可以减轻许多男孩的未分化"包茎"，从而避免了包皮环切[57]。出现继发性念珠菌和细菌感染需要积极治疗。有报道称疏螺旋体感染相关的硬化性苔藓，长期系统性抗生素治疗（青霉素和阿奇霉素）有效[59,60]。局部外用丙酸睾酮，口服司坦唑醇、氯乙烷冷冻、液氮冷冻、二氧化碳激光和促肾上腺皮质激素（ACTH）疗法都有人尝试过，但指南中未推荐[9]。最近一项试验显示口服阿维 A 治疗有效[61]。局部外用钙调神经磷酸酶抑制药因可能增加致癌风险而被弃用[1,53,62,63]。如果无法外用超强效类固醇药物治疗或治疗失败，则需要进行手术治疗。根据临床表现，可行包皮环切术（包括二氧化碳激光）、系带成形术、尿道切开术、龟头表面置换术和复杂包皮修复术[64-66]。对于男童，完全包皮环切术是首选治疗方法，因为所有受影响的组织都可切除，龟头的继发受累也可能会缓解或消退[16]；这种方法也适合大多数成年患者，但有效性尚未证实。如果硬化性苔藓是由于长期暴露于尿液刺激所致，建议手术治疗。如果不是为了解决尿液刺激问题，或者手术对尿道结构和功能完整性的损害更严重，以及使用的是皮肤而不是黏膜移植物（如果需要移植物），则不建议手术。手术可能增加末端泌尿系统的失禁而加重损伤。生殖器硬化性苔藓手术的基本原则是需要认识到生殖器皮肤对尿道口的慢性闭塞在生殖器硬化性苔藓的发生和发展中的有害作用[67]。从长远来看，大约 40%的患者对药物治疗有效，其余大部分患者可通过包皮环切术治愈[1]。

对于持续发病的患者需要个性化的随访和管理。长期外用维生素 A 类药物可改善龟头的灼痛感。皮下注射聚脱氧核糖核苷酸（成纤维细胞、内皮细胞和脂肪细胞的有丝分裂原）是一种新疗法[68]。阴茎鳞癌是硬化性苔藓最严重的并发症[1,9]。仅靠临床表现，难以诊断原位癌和早期微侵袭性癌[1,9,69]。组织学上与硬化性苔藓相关的鳞状上皮增生（SH）和分化型阴茎上皮内瘤变（PeIN）可能与鳞状细胞癌相关，容易被病理学家和临床医师忽视[70]。既往文献根据研究样本量大小、随访时间长短不同，推测出男性生殖器硬化性苔藓出现并发症的风险为 0～12.5%；潜伏期可能是 1～30 年[1,9,10,69-77]。阴茎龟头受累会增加癌变风险[71]。与硬化性苔藓相关的鳞状细胞癌类型是"寻常型"和疣状增生型[70,78]。所有报道的阴茎癌患者，有 1/3～1/2 的患者与硬化性苔藓相关[76,79,80]。药物和外科手术治疗后对其发生阴茎癌的风险尚不清楚[81,82]。Liatsikos 等[75]报道称发现硬化性苔藓行包皮环切术后随访的 8 名患者中，有一例患者发生龟头鳞状细胞癌。然而，Edmonds 等在样本量更大的一项研究中报道，没有一例患者发生鳞状细胞癌：既往研究提示准确的诊断和有效的药物及手术治疗可以降低发生鳞癌的风险[1]。有些患者可能需要长期随访，特别是没有进行包皮环切术、症状持续存在或对任何治疗效果不佳者。

Resources

Further information

British Association of Dermatologists Guidelines http://www.bad.org.uk/

Patient resources

Worldwide Lichen Sclerosus Support www.lichens-clerosus.org/

http://issvd.org/wordpress/wp-content/uploads/2012/04/LS2010.pdf

http://issvd.org/wordpress/wp-content/uploads/2012/04/LSchildren2010.pdf

All last accessed August 2015.

扁平苔藓

疾病概述

该病是一种常见的炎症性皮肤病，好发于生殖器[1]（另见第 37 章）。

病理生理学

扁平苔藓的发病机制尚不清楚。药物可引起泛发性扁平苔藓；最近，有一例由普萘洛尔诱发阴茎扁平苔藓的报道[2]。

临床表现

扁平苔藓可以只发生在生殖器，也可发生在其他部位，包括腹股沟和肛周皮肤。其表现与其他部位的典型表现一样，表现为环状紫红色丘疹、斑疹、斑块（图 111.11）。也可能导致包茎[3,4]。其中，环状扁平苔藓最常见的受累部位是男性生殖器[5]。本病具有 Koebner 反应，在一定程度上解释了该病好发口腔、生殖器部位[6]。偶尔也会出现糜烂性皮疹。男性患者也有类似于女性外阴阴道牙龈综合征的生殖器牙龈综合征，表现为牙龈和生殖器部位的慢性糜烂。在大多数情况下，生殖器部位扁平苔藓具有自限性，但有些患者容易复发。如果发生粘连可能导致包茎。该病留下的炎症后色素沉着可持续数月或数年。据报道，有一例伴有口腔生殖器副肿瘤性扁平苔藓的患者发生了结膜瘢痕，其原发肿瘤是胸腺瘤[8]。口腔慢性黏膜糜烂性扁平苔藓有进展为鳞状细胞癌的风险，阴茎扁平苔藓发展为鳞癌的病例，罕有报道[9-12]。

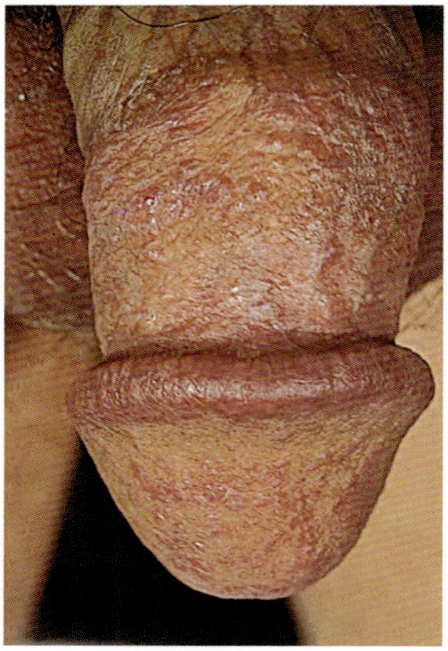

图 111.11 扁平苔藓龟头和阴茎上可见丘疹、部分呈环状，表面 Wickham 纹样改变（由 C. B. Bunker 教授提供，经英国医学插图公司许可，英国，伦敦）

光泽苔藓好发于阴茎。该病在亚洲年轻男性可以只发生在阴茎。光泽苔藓因皮疹很小，即使皮疹分布广泛时也很难发现，故临床诊断困难。

鉴别诊断

银屑病、Zoon 龟头炎、硬化性苔藓、病毒性疣、BP 和汗孔角化症。

并发症和合并症

对慢性生殖器扁平苔藓随访中，当出现糜烂、溃疡或疣状增生改变时，需要警惕鳞状细胞癌的可能。

检查

为明确诊断通常需要组织病理检查。

治疗

可以选择外用强效和超强效皮质类固醇制剂。患者需要持续治疗，直到皮损变平、症状消退；用药中需告知患者有发生色素沉着的可能，也可能合并生殖器疣的复发[13]。虽然有局部和口服环孢素[14,15]治疗该病的案例，但也有在外用环孢素治疗过程中出现鳞状细胞癌的病例报道[16]。局部也可使用钙调神经磷酸酶抑制药，但应谨慎使用[16-18]。对于包茎患者必要时行包皮环切术治疗[19]，另外，难治性糜烂性患者也可行包皮环切[20]，可减少同形反应，促进扁平苔藓消退。有报道应用光动力治疗扁平苔藓有效[21]。糜烂性扁平苔藓可应用脉冲式地塞米松治疗[22]。

其他炎症性皮肤病

非特异性包皮龟头炎

临床和组织学都提示存在非特异性包皮龟头炎[1,2]，但在临床中，本病为排除性诊断。常需通过一些检查包括组织病理检查来排除以下疾病才能诊断，包括性传播疾病、皮炎湿疹类疾病、银屑病、Zoon 龟头炎、扁平苔藓、硬化性苔藓、瘢痕性类天疱疮和阴茎原位癌。非特异性龟头包皮炎是包皮功能障碍的表现，患者通常表现为性交困难，可出现类似湿疹样、苔藓样和 Zoon 样龟头炎的皮损，甚至形成瘢痕。部分患者皮疹处可合并念珠菌和其他微生物继发感染。另外，本病还需要排查有无糖尿病。治疗上可以尝试一些特异性和非特异性疗法，例如避免接触肥皂、尿液和其他刺激物，治疗念珠菌病和其他病原体感染，治疗其他合并的疾病。但这些治疗方法常效果不佳，有一部分患者经过包皮环切可治愈。一些临床诊断为非特异性慢性包皮龟头炎的病例行组织病理可诊断为硬化性苔藓、扁平苔藓或原位癌，但多数情况下组织学无特异性改变。

溃疡性疾病和阴茎坏死

生殖器溃疡病因见框图 111.15 和框图 111.16，坏死病因见框图 111.17。其中一些病因将在本节或其他章节中讨论。

框图 111.15 生殖器溃疡的常见原因

- 外伤
- 压疮
- 阿弗他溃疡
- 藏毛窦
- 肛瘘
- 肛裂
- 多形红斑/Stevens-Johnson 综合征
- 化脓性汗腺炎
- 克罗恩病

第 10 部分

（续框图）

- 软下疳
- 杜诺凡病（腹股沟肉芽肿）
- 性病淋巴肉芽肿
- 梅毒：一期硬下疳
- 鳞状细胞癌

从 Bunker C. B. 转载。男性生殖器皮肤病。伦敦：桑德斯，2004 年。© 2004，获得作者许可。

框图 111.16 生殖器溃疡的罕见原因

- 睾丸假体挤压
- 栓塞
- 人工皮炎
- 阴茎坏死
- 自发性阴囊溃疡
- 肉瘤
- 自身免疫性大疱性皮肤病
  - 大疱性类天疱疮
  - 瘢痕性类天疱疮
  - 线性 IgA 大疱性皮病
- 类脂质渐进性坏死
- 坏疽性脓皮病
- 持久性隆起性红斑
- 坏死性血管炎
  - 肉芽肿性血管炎
  - 结节性多动脉炎
  - 系统性红斑狼疮
  - 特发性系统性血管炎
  - 遗传性球形红细胞增多症伴血管坏死
- 恶性萎缩性丘疹病
- 钙化性尿毒症性小动脉病
- 嗜酸性粒细胞增多综合征
- 假单胞菌
  - 坏死性脓疮
  - 白血病坏死性肛门直肠溃疡
- 淋病
- 软下疳
- 杜诺凡病（腹股沟肉芽肿）
- 性病淋巴肉芽肿
- 富尼埃（Fournier）坏疽
- 结核病
- 非典型分枝杆菌，如溃疡分枝杆菌
- 梅毒：漩涡样溃疡
- 热带肉芽肿
- 非梅毒螺旋体溃疡性阴茎包皮炎

（续框图）

- 单纯疱疹
- 带状疱疹
- HIV 病毒
- 基孔肯亚病毒
- 深部真菌
  - 组织胞质菌病
  - 芽生菌病
  - 隐球菌病
- 放射菌病
- 副球孢子菌病
- 利什曼病
- 阿米巴病
- 丝虫病
- 朗格汉斯细胞组织细胞增生症
- 乳房外 Paget 病
- 基底细胞癌
- 鳞状细胞癌
- 血管瘤
- 汗腺瘤
- 黑素瘤
- 卡波西（Kaposi）肉瘤
- 白血病
- 淋巴瘤
- 药物反应

从 Bunker C. B. 转载。男性生殖器皮肤病。伦敦：桑德斯，2004 年。© 2004，获得作者许可。

框图 111.17 阴茎坏死的原因

- 褥疮
- 蜘蛛咬伤
- 异常勃起
- 血管栓塞
- 止血带综合征
- 真空助勃器
- 系统性血管炎[46]
  - 系统性红斑狼疮
  - 结节性多动脉炎[47]
  - 肉芽肿性血管炎
- 糖尿病[48,49]
- 慢性肾衰竭[50]
- 血小板减少症
- 红细胞增多症
- 冷球蛋白血症
- 凝血障碍[51]

（续框图）

- 坏疽性脓皮病
- 钙化性尿毒症性小动脉病
- 坏疽性深脓疱病
- 富尼埃(Fournier)坏疽
- 单纯疱疹
- 白血病
- 毛霉菌病(急性粒细胞白血病)[52]
- 抗凝剂
- 固定性药疹

从 Bunker C. B. 转载。男性生殖器皮肤病。伦敦：桑德斯，2004 年。© 2004，获得作者许可。

HIV 感染或艾滋病患者的阴茎和阴囊出现溃疡时，首先需排除其他性传播疾病，其次需排除白塞病。但有些溃疡病因不清楚，组织学也无特异性。

青年男性阴囊自发溃疡临床罕见，可以自发消退，本病现被命名为阴囊坏疽性血管炎[1]，组织学表现为非特异性血管炎。该病与青春期前男性急性阴囊溃疡的原因不同，可能与特发性阴囊脂膜炎和脂肪坏死有关。该病可表现为急性、质软、伴疼痛、肿胀(通常见于冷水游泳后)的肿块。无全身症状、无发热或白细胞增多。Sarihan[2]在排除了创伤、冻伤和富尼埃(Fournier)坏疽后，诊断了一例年龄 2 个月，患特发性阴囊坏死的病例。成年人中，已报道了合并特发性阴囊性脂膜炎[5]、胰腺炎的病例[6]。该病以非手术治疗为主[3,4]。

多形性红斑或史-约(Stevens-Johnson)综合征也可能发生微小或严重的生殖器溃疡。

白塞病(见第 48 章)。反复性生殖器溃疡不是该病诊断的必要条件；如果患者没有生殖器溃疡，则必须有眼和皮肤的病变或针刺试验阳性[7]。其他表现包括附睾炎和尿道炎[8]、阴囊血肿[9]和勃起障碍[10]。白塞病的溃疡疼痛明显，可出现在包括肛周在内的生殖器任何部位。一般来说，它们比口腔溃疡更大、更深、数量更少，一般不易复发。已有白塞病合并复发性多软骨炎的病例报道，认为是 MAGIC 综合征(口腔和生殖器溃疡伴软骨发炎)[11,12]。本病组织学通常无特异性，很难与特发性阿弗他溃疡区分，有时可能看到坏死性血管炎样改变。

家族性良性天疱疮(Hailey-Hailey 病)也可累及阴囊[13]。

恶性萎缩性丘疹病也是阴茎溃疡的病因，可能先于其他器官发病，尽管积极治疗，累及其他器官时也是致命的[14,15]。

嗜酸性粒细胞增多综合征中 50% 会发生皮肤病变，包括口腔生殖器溃疡、红皮病和荨麻疹。其发生可能与 HIV 感染有关[16]。

肉芽肿性血管炎也能累及外阴出现阴茎龟头溃疡和坏死，在无系统表现前，抗中性粒细胞胞质抗体(ANCA)阳转需要一段时间，因此需要反复筛查 ANCA[17-20,21]。一例患有持久性隆起性红斑的患者也出现阴茎溃疡[22]。据报道，有 3 例类脂质渐进性坏死的病例出现阴茎龟头的红斑性溃疡，其中一例合并糖尿病和腿部皮疹[23]；另外 2 例仅有阴茎病变，口服己酮可可碱治疗[24,25]。

一些关于坏疽性脓皮病的病例报道指出本病可累及成人和儿童的阴茎和阴囊，包括变异性浅表肉芽肿性脓皮病(其中生殖器部位是好发部位，头部和颈部也可出现)(图 111.12)[26-28]。生殖器坏疽性脓皮病可能的病因包括：局部创伤后，如泌尿外科手术[29,30]或癌症治疗后[31]、复杂性溃疡性结肠炎[32]、慢性淋巴细胞性白血病，或者为特发性[33-36]。坏疽性脓皮病是一种排除性诊断，需除外其他疾病，例如感染(性传播疾病和一些罕见病，包括富尼埃坏疽)，恶性肿瘤和人工皮炎。通常需要全身治疗，但有 1 例报道局部他克莫司治疗有效[37]。

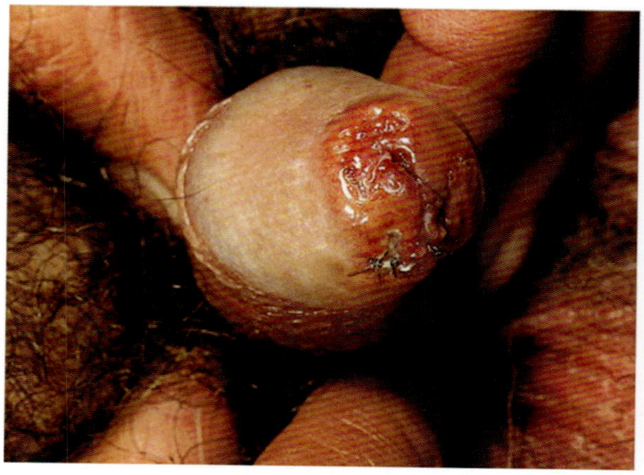

图 111.12 严重血清阴性关节病患者的坏疽性脓皮病(由 F. A. Ive 博士提供，英国，达拉谟)

钙化性尿毒症性小动脉病是一种罕见且严重的慢性肾衰竭并发症，长时间缺血性坏死影响肢端组织，有时会进展到大腿、臀部和生殖器部位[38-43]。

据报道，基孔肯亚病后 2～4 周，阴茎-阴囊区可能出现溃疡，该病是新型虫媒披膜病毒感染所致，可出现发热、头痛和关节痛[44]。

一例关于阴茎原发性皮肤 T 细胞淋巴瘤的报道中，患者称既往曾有 2 年的复发性龟头炎、包皮溃疡、包茎病史[45]。其他出现生殖器溃疡的疾病包括阿米巴病、耐甲氧西林金黄色葡萄球菌(MRSA)感染、结核病和白血病[46-50]。

阴茎坏死很少见，但已有一些文献报道，包括结节性多动脉炎、系统性红斑狼疮、甲状旁腺功能亢进、钙化性尿毒症性小动脉病、糖尿病、腔静脉血栓形成和机会性真菌感染可以引起阴茎坏死[51-60]。

其他炎症性皮肤病

毛囊对阴茎非常严重[1]，但当它发生时，通常发生在冠状沟[2,3]。一些报道的病例并发放线菌病[2,4]，其中一例与皮样囊肿有关[5]。

阴茎毛囊炎

虽然没有相关文献报道，但偶尔会遇到。患者阴茎近端有黑头粉刺、丘疹、脓疱、炎性结节。鉴别诊断应包括氯痤疮。患者对痤疮的常规治疗有效。

阴茎纤维性海绵体炎

阴茎纤维性海绵体炎[1,2]主要影响中老年人，是一种累及易勃起组织周边的局灶性纤维变性。它表现为勃起时疼痛和弯曲，阴茎有束缚感，触诊时有肿块或结节，而远端勃起减弱，产生性交障碍和进行性加重的阳萎。该病可能在许多男性中临床症状不明显，但尸检显示 23% 的人存在这种疾病的组织学证据[1]。患者可出现心理并发症和婚姻危机。阴茎向病变处弯曲，背侧弯曲是最常见的。佩罗尼(路易一四的医师)将结节描述为“串珠”，但斑块形状各不相同。该病与系统性硬化症有关[3,4]，患者可能有阴茎雷诺现象[5]。本病也可能是由于使用真空勃起装置而引起的并发症[6]，但对大多数人来说，病因不明。已有一些关于自身免疫发病机制的证据报道[7]。并有报道 1 例慢性移植物抗宿主病合并本病的病例[8]。

鉴别诊断包括先天性阴茎弯曲，继发于创伤或尿道炎和脓肿的纤维机化，梅毒性树胶肿，淋巴肉芽肿性病变和浸润性肿瘤(例如：脂肪肉芽肿)。阴茎血栓性静脉炎作为一种由胰腺癌引起的副肿瘤性移行性血栓性静脉炎的早期表现，有误诊为阴茎纤维性海绵体炎[9]。在一些男性中，可能会有自行消退。治疗方法包括病灶内皮质类固醇注射[10]，包括无针高压喷射注射器注射[11]。应避免手术治疗，但可考虑选择一些专门的治疗技术[12]。比如在地塞米松、利多卡因、对氨基苯甲酸和维拉帕米等药物进行电离子透入疗法后，症状得到了缓解[13,14]。

药物反应

阴茎是固定性药疹的好发部位。症状主要是瘙痒或灼烧感。药疹往往是急性发作的，伴有多发性斑疹，有时伴有中央水疱形成、糜烂和溃疡。有男性在性交后发病的案例，因为性伴侣使用了他们已知的过敏药物：有复方磺胺甲噁唑、双氯芬酸、异山梨酯和阿司匹林[1,2]。阴茎固定性药疹的鉴别诊断还包括单纯疱疹和多形红斑。

有治疗勃起功能障碍时皮下注射罂粟碱导致溃疡的报道[3]。地喹氯铵是一种局部抗菌药物，在 20 世纪五六十年代曾用于治疗脓疱病和念珠菌病，但在未割包皮的男性中用于治疗龟头炎时，会导致坏死性龟头炎伴溃疡[4]。据报道，全反式维甲酸可诱导急性早幼粒细胞白血病患者发生阴囊溃疡[5]。膦甲酸钠是公认的艾滋病病毒感染者生殖器溃疡的原因[6-9]。尼可地尔是一种新发现的外阴溃疡和口周溃疡的病因[10,11]。也有局部使用类固醇后出现糜烂的报道。以及长期使用磺胺嘧啶银所致的阴茎银质沉着病[12]，华法林给药后出现坏死等[13]。

其他炎症性皮肤病

Bottomley 和 Cotterill[1]描述了一名克罗恩病患者因缺锌而引起的阴囊剧烈疼痛性红斑。坏死松解性游走性红斑可局限于生殖器[2]。会阴部皮肤易破溃和溃疡是脯氨酸酶缺乏症的特征[3]。自身免疫性大疱性疾病，如天疱疮，可累及阴茎(龟头是常见部位)(图 111.13)，但很少孤立存在[4]。有报道增殖型天疱疮伴发 4 年的无痛性慢性龟头炎[5]。此患者表现为阴茎龟头湿润的浸润性斑疹，伴有牛肉红色糜烂面以及不规则的角化过度[5]。线状 IgA 大疱性病通常累及黏膜。大疱类天疱疮黏膜病变不常见；它们提示存在其他疾病或潜在的肿瘤。

瘢痕性类天疱疮(或“良性”)黏膜类天疱疮是一种罕见的大疱性类天疱疮的变种，水疱影响皮肤和黏膜。

皮损范围通常小于大疱性类天疱疮，最终形成瘢痕愈合。口腔病变主要累及上腭和牙龈，但也可能累及食管和吞咽困难，累及结膜可导致失明。阴茎受累可伴有水疱、糜烂、溃疡、包皮粘连、瘢痕和包茎[6-8]。虽然直接免疫荧光通常是阳性的，但血液循环中很少能查到基底膜带抗体。本病对口服类固醇

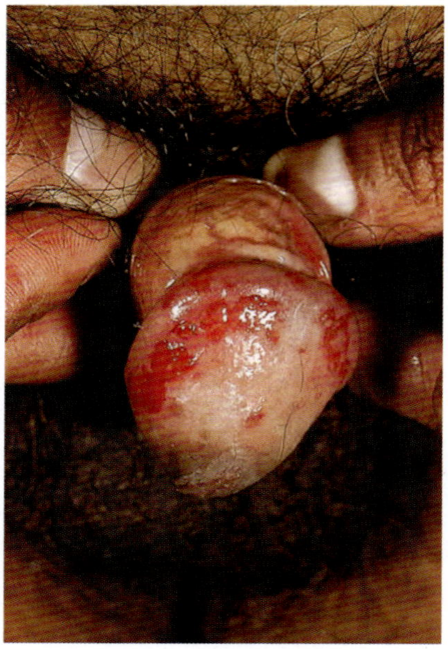

图 111.13　阴茎天疱疮(由英国达勒姆 F. A. Ive 博士提供)

的反应通常很差,但氨苯砜或其他磺胺类药物,如磺胺甲氧嗪可能有效。由于存在粒细胞缺乏症的风险,使用氨苯砜治疗时进行定期血液检查是必要的。在口服异维甲酸治疗期间,一例毛囊角化病的患者出现 HPV-16 相关性阴囊鳞癌,在此之前患者没有接受过生殖器部位的放射治疗[9]。生殖器丘疹样棘层松解性皮病可累及阴茎,环状肉芽肿也可累及。后者表现为平滑的红斑、圆形和线状结节。大多数此类患者未行包皮环切,他们很少有生殖器外其余部位的肉芽肿。

偶有全身皮肤肉瘤的患者会伴有生殖器病变[10],表现为阴茎远端有疼痛性红色结节,或龟头有淡黄色皮下结节[11]。并有 1 例表现为阴茎溃疡案例的报道[12]。重要的是,肉瘤可以伪装成睾丸恶性肿瘤[12-15]。

肉芽肿性淋巴管炎可以在组织学上发现阴茎淋巴水肿迹象[16]。它可能是梅-罗(Melkersson-Rosenthal)综合征的一个罕见临床特征。克罗恩病可累及阴茎和阴囊,表现为双侧阴囊淋巴水肿或糜烂和溃疡[17-23]。

原发性皮肤淀粉样变性累及阴茎罕见。结节性皮肤淀粉样变与系统性疾病有关,多达 10%的与之相关的副蛋白血症的病例最终进展为系统性疾病[24]。据报道,阴茎软组织肿块与全身淀粉样蛋白有关[25]。真正仅累及阴茎局限性的淀粉样变与结节性淀粉样变密切相关。原发性皮肤阴茎淀粉样变发生系统进展的概率较低。原发性尿道淀粉样变确实非常罕见,但准确的诊断是必要的,其表现类似于膀胱癌,伴有排尿困难、血性分泌物和阴茎的疼痛性硬结[26]或形成阻塞性排尿困难,伴有尿道疼痛性团块和不规则尿道狭窄[27]。

有报道累及阴茎的小汗腺汗管纤维腺瘤均可表现为龟头包皮炎[28],良性的浆液状上皮化生形成约 0.6 cm 的丘疹取代了最外层的表皮[29],并且有报道黏液性汗管化生形成阴茎体溃疡性丘疹[30]。

急性阴囊综合征是一种临床综合征,定义为阴囊或其内容物的急性疼痛性肿胀,通常发生在男童,伴有局部体征和系统症状[31]。关键的鉴别诊断是睾丸或精索扭转。病因包括特发性阴囊水肿、附睾炎、睾丸炎、疝气和积血。曾有两例血栓闭塞性脉管炎引起的报道[32]。急性阴囊肿胀可能是儿童和婴儿原发性腹膜炎的重要体征[33]或继发性阑尾炎所致的紧张性周围炎、新生儿愈合的胎粪性腹膜炎、出血性腹膜炎(脾脏破裂)和腹腔分流术所致的假性扭转的次要体征。急性特发性阴囊水肿通常影响 4—12 岁的儿童。过敏、感染(脐源性败血症)、外伤、昆虫叮咬、尿外溢和过敏性紫癜均被认为是病因。该病成人罕有发生,但有糖尿病足合并脓毒血症相关病例的报道[34]。

过敏性紫癜可能影响生殖器。输尿管炎、肾盂出血、精索疼痛肿胀均有报道。阴囊受累的发生率在 2%～38%。阴茎干受累较少见,龟头受累的情况非常罕见[35]。在某些病例中,有的表现为睾丸扭转,最终导致不必要的手术探查。超声可以帮助区分[36]。但睾丸扭转的确可能是过敏性紫癜引起的严重并发症[36]。

婴儿急性出血性水肿可表现为阴茎和阴囊疼痛、发红和肿胀,并伴有更广泛的出血性水肿性损害[37]。鉴别诊断包括急性发热性中性粒细胞性皮肤病、多形红斑、过敏性紫癜和虐待儿童。本病预后完全康复的可能性大。家族性地中海热患者的阴囊可发生急性炎症[38]。表现为疼痛、红肿、发热、白细胞增多、红细胞沉降率升高(ESR)。可能单独发生或伴随腹膜炎。鉴别诊断包括男孩的睾丸扭转,睾丸炎和附睾炎。

结节性多动脉炎可能导致睾丸和附睾受累、阴囊疼痛和肿胀。在一个病例报道中,这些特征是唯一的表现,睾丸活检提供了诊断依据[39-41]。

曾报道有一例患者最初在阴茎上出现无痛性红斑丘疹,组织学表现为肉芽肿性血管炎,而最终诊断为变应性肉芽肿性血管炎(Churg-Strauss 综合征)[42]。

第10部分

非性传播性感染疾病

葡萄球菌性蜂窝织炎

蜂窝织炎可能发生于阴茎。穿刺和植入异物易导致感染。蜂窝织炎和脓肿的形成可使囊肿、窦道和瘘管以及性传播感染复杂化。急性感染发作和慢性阴茎水肿（常因阴茎蜂窝织炎复杂化）之间的确切关系尚不清楚。

生殖器感染也可是恶性疾病的严重并发症，比如可能危及生命的坏死性筋膜炎和 Fournier 坏疽。

链球菌性皮炎/肛周蜂窝织炎

这种感染容易引起临床综合征表现[1]，成人可能发生[2]，但在儿童中更为常见，如果感染累及阴茎，可能会同时出现排尿困难、红斑、阴茎肿胀和包皮龟头炎。化脓性链球菌所致的阴茎大疱性坏死性丹毒也已有报道[3]。

慢性阴茎水肿

慢性阴茎淋巴水肿是一种相对罕见的、反应性的、致残性的疾病，可引起性功能障碍和包茎（参见第 105 章）[4]。曾被称为肿瘤性淋巴水肿或阴茎疣状象皮肿[5]。可能合并链球菌感染，并可导致不可逆的淋巴管损害。其他病例可能是特发性的，也可能是由淋巴管发育不全引起的。其他报道的原因包括强迫性手淫、慢性绞窄、包皮环切和化脓性汗腺炎[6-9]。一些患者可同时患有多种阴茎皮肤病。很少有慢性阴茎水肿的病例和系列病例报道[4,10,11]，其病因可能被误解。

阴茎阴囊水肿还可归因于持续的动态腹膜透析[12]、糖尿病患者感染性肢体截肢[13]、急性坏死性胰腺炎[14]、链球菌感染[15]以及最重要的克罗恩病，该疾病可能隐匿且无症状、同步或不同步发生，多达 1/3 的患者中可存在该病[11,16,17]。诊断时应排除丝虫病和盆腔肿块占位。阴茎性病相关性水肿与淋球菌和疱疹感染、疥疮感染有关，并在原发疾病治疗后消失[18]。而儿童阴茎水肿同样具有自限性[19]。慢性阴茎水肿的病例可能与上述任何因素和（或）反复发生的性传播疾病有关。任何原因引起的持续性淋巴管损伤都可能导致生殖器和盆腔淋巴管和淋巴结的炎症。但淋巴成像对诊断并没有特别的帮助[20]。

慢性阴茎水肿患者表现为阴茎、包皮、阴囊、耻骨联合、臀部、大腿等部位的持续性肿胀，并可有发热、发红[11]。期间可间断发生蜂窝织炎和（或）丹毒并发全身不适。急性发作需要住院治疗并全身性使用广谱抗生素；短期使用强的松龙治疗也有帮助。如前所述，检查应针对寻找可能的潜在原因［如链球菌感染（ASOT）、克罗恩病和结节病、盆腔癌和丝虫病］和发病诱因（框图 111.18、框图 111.19 和框图 111.20）。所有阴茎阴囊水肿病例在最初出现时都应积极治疗，因为生殖器淋巴水肿的慢性程度越高，在医学和外科治疗上就越困难[11,21]。慢性阴茎水肿的治疗目标是预防感染发作和积极治疗防止复发。

框图 111.18 引起男性生殖器淋巴水肿的原因

- 特发性先天性淋巴水肿（米尔罗伊病）
- 脂肪肉芽肿和硅胶肉芽肿
- 阴茎绞窄
- 医源性
- 激进的腹腔、盆腔手术
- 放射治疗
- 肉芽肿性淋巴管炎
  - 克罗恩病
  - 结节病
- 感染后
  - 蜂窝织炎和丹毒
  - 慢性阴茎淋巴水肿
  - 软下疳
  - 性病性淋巴肉芽肿
  - 结核
  - 麻风
  - 梅毒
  - 丝虫病/盘尾丝虫病
- 癌症
  - 淋巴受累
  - 淋巴管堵塞
- 淋巴瘤

转载自 Bunker C. B.《男性生殖器皮肤病》。
伦敦：Saunders，2004。© 2004，获得作者的许可。

框图 111.19 引起阴茎阴囊肿胀的常见原因

- 轻度包茎
- 异物
- 阴茎绞窄
- 医源性
  - 接触性皮炎
  - 连续动态腹膜透析
  - 右心充盈压升高导致生殖器水肿
  - 手术术后

第10部分

（续框图）

• 放疗后
• 精索静脉曲张
• 阴囊积水
• 绞窄性疝
• 阴茎异常勃起
• 阴茎纤维性海绵体炎
• 附睾炎和睾丸炎
• 蜂窝织炎
• 特发性慢性阴茎水肿
• 睾丸肿瘤

转载自 Bunker C. B.《男性生殖器皮肤病》。伦敦：桑德斯，2004。© 2004，获得作者的许可。

框图 111.20 引起阴茎阴囊肿胀的罕见原因

• 特发性先天性淋巴水肿[6]
• 淋巴管扩张（乳糜反流）[7]
• 巨大血管瘤
• 尿道憩室
• 局限性尿道下裂
• 副阴囊[8,9]
• 阴囊内容物疝入阴茎干
• 异物
• 阴囊血肿
• 脂肪肉芽肿和硅胶肉芽肿
• 主动脉瘤[10]
• 阴囊脂肪坏死
• 过敏性紫癜
• 家族性地中海热
• 婴儿急性出血性水肿
• 肉芽肿性淋巴管炎
  • 克罗恩病
  • 结节病
• 胰腺炎
• 囊肿感染
• 海绵体脓肿[11]
• 富尼埃（Fournier）坏疽
• 结核
• 南美芽生菌病
• 糖尿病患者感染性肢体截肢
• 巨大阴囊肿瘤（如神经鞘瘤）
• 上皮样血管瘤
• 卡波西肉瘤
• 上皮样血肿
• 淋巴瘤
• 肉瘤
• 药物（例如赖诺普利引起的血管水肿）

转载自 Bunker C. B.《男性生殖器皮肤病》。伦敦：桑德斯，2004。© 2004，获得作者的许可。

红霉素、克拉霉素、克林霉素磷酸酯、克林霉素加利福平、甲氧苄氨嘧啶、磺胺甲噁唑加甲氧苄氨嘧啶或环丙沙星的长期治疗可改善和稳定病情。抗生素联合口服强的松龙的短暂间歇疗程治疗可改善阴茎外观和功能。这种疗法的成功，提示感染是疾病持续存在（如果不是疾病开始）的重要因素。在使用抗生素控制病情后可以以包皮环切的形式进行外科干预。切除病变组织后可能需要进行整形修复[11,22,23]，这可能改善患者的生活质量[11,24]。

臁疮

臁疮倾向于肢端和非生殖器区域，但也可能单独影响阴茎导致坏疽[1]，预后不良。曾有报道 1 例可能由阴茎注射海洛因直接导致动脉栓塞引起的病例[2]。

富尼埃（Fournier）坏疽

Fournier 坏疽类似坏死性筋膜炎和 Meleney 坏疽。1883 年，巴黎皮肤科医师让・阿尔弗雷德・弗尔涅（Jean Alfred Fournier）描述了 5 例自发性生殖器坏疽和溃疡，但鲍瑞妮（Baurienne，1764）可能是第一个报道这种情况的人[3]。该病始于尿道及生殖器多重感染，或分离出的微生物大多为尿道或下消化道菌群，多数患者为混合性感染。在儿童中，最常见分离出葡萄球菌和链球菌[4]。随之而来的是由外毒素介导的坏死性血管炎，导致皮肤、皮下组织、筋膜和肌肉的毁灭性后果。可认为其类似于人类的局部施瓦兹曼现象[5,6]。典型的表现特征是生殖器皮肤疼痛、发红、非化脓性肿胀（尤其是阴囊[7]，深红色或黑色斑点可能出现[8]），也可累及肛周或下腹部的皮肤，伴捻发音[9]，显著的全身感染中毒症状（儿童可能没有[4]）和尿潴留。皮肤坏死和深层组织的坏死可迅速进展，死亡率很高，应及时做出诊断并进行彻底治疗。普通 X 线可见软组织内气体[10]。发病诱因列于框图 111.21。询问发病前的手术史，包括输精管结扎术、探查术以及生殖器穿刺在内的手术都很重要[11]，尤其是患者存在上述危险因素的情况下。鉴别诊断见框图 111.22。

如果诊断为 Fournier 坏疽，则对所有受影响的组织进行根治性手术清创，并开始广泛的全身性抗生素治疗。如果患者存活[7]，可以进行整形修复。高压氧、全身大剂量使用类固醇和未经加工的蜂蜜治疗已被使用[6,12-15]。在成年人中，死亡率约为 25%。儿童可以接受较为保守的手术治疗，死亡率较低[4,16]。

框图 111.21　Fournier 的危险因素

- 糖尿病
- 酗酒
- 肛门生殖器感染
- 化疗
- 艾滋病病毒
- 阴茎假体移植或植入后(尤其是在免疫缺陷患者中)
- 术后(泌尿系统及结肠直肠)
- 海洛因成瘾
- 创伤
- 非传统性行为

框图 111.22　Fournier 的鉴别诊断

- 创伤
- 单纯疱疹
- 蜂窝织炎(链球菌、葡萄球菌)
- 链球菌坏死性筋膜炎
- 淋菌性龟头炎和水肿
- 坏疽性深脓疱病
- 变应性血管炎
- 结节性多动脉炎
- 坏死性游走性红斑
- 血管闭塞综合征
- 华法林坏死

转载自 Bunker C. B.《男性生殖器皮肤病》。伦敦:桑德斯,2004。© 2004,获得作者的许可。

阴部毛癣菌病

阴部毛癣菌病可导致毛干周围无症状的黄色、红色或黑色小结节[1]。可能累及阴毛和腋毛。皮肤正常,但汗液可能会变色。毛癣菌病在西方皮肤病学临床中较为少见,但在中东较为常见[2],在印度可与毛孢子菌病同时发生[3]。鉴别诊断包括真正的真菌性感染,如白癣或黑癣。治疗方法为外用苯甲酸、水杨酸、克林霉素或萘替芬[1]。

外阴结核

阴茎结核罕见[4],但考虑到该病的死灰复燃是非常重要的。原发性阴茎溃疡(单发和多发),伴或不伴腹股沟淋巴结增大,可由性接触感染或接触受污染的衣物引起[5],溃疡也可继发于其他部位的结核(如肺)[6]。已有一例表现为阳萎的冷脓肿病例报道[7]。皮肤结核可单纯累及阴茎[8],其临床治疗也遵循免疫疗法[9,10]。

非梅毒螺旋体相关的溃疡性包皮龟头炎

该病在热带及南非发现,表现为男性生殖器匍行性的恶臭性溃疡,呈锯齿状,部分伴有无痛性腹股沟淋巴结增大。治疗方法是使用青霉素或甲硝唑[11]。

雅司病

据报道,此病流行地区的一名患者,在其早期雅司病播散性皮损中出现了包皮溃疡、结痂和乳头状瘤性病变(并伴有其他皮肤病变),且一些家庭成员也受到感染,其生殖器皮损可能是由于自身免疫所致[12]。

念珠菌病

生殖泌尿科医师认为念珠菌可引起尿道炎和龟头包皮炎[13],并引起龟头和包皮的糜烂。龟头、阴茎和包皮可被侵蚀。阴茎念珠菌病(其患病率约为阴道念珠菌病的 10%)很少引起研究关注[14]。然而,念珠菌通常只是其他性传播病原体的伴随感染。观察念珠菌病的症状,或检查到其病原体的存在,并不能证明它是所有症状和体征的原因。应排除其他皮肤病或潜在的系统性原因。念珠菌的症状和体征可能比潜在的疾病更突出而已。系统性原因包括糖尿病、医源性免疫抑制和系统性抗生素治疗。虽然 HIV 感染患者总是发现口咽部念珠菌病,但念珠菌性龟头包皮炎通常与 HIV 感染不相关,这可能是因为它被忽视,或因为许多患者长期口服咪唑类抗真菌药物。

白念珠菌是一种非常容易致病的条件致病微生物,因为它是胃肠道固有菌群的一部分,可以在没有症状和体征的情况下,在包皮褶皱处及擦烂处存在。念珠菌性阴茎炎可能是一种性传播疾病,可能与阴茎的解剖、生理异常有关,或患者暴露于其他因素或疾病,比如伴侣的慢性阴道或肛肠感染。其诊断需注意筛查排除其他性传播疾病。发现和治疗潜在疾病,纠正发病诱因。治疗包括局部外用制霉菌素、氯碘羟喹或咪唑类,通常与氢化可的松或中等强度的皮质类固醇有效结合使用。在严重的疾病中,可以使用口服咪唑类药物。

癣

阴茎或阴囊的癣并不常见，当它发生时，皮疹通常同时累及大腿。龟头发生的癣很少表现为伴有瘙痒或疼痛的红色斑块或鳞状丘疹[15-20]。在印度，阴茎癣的发生与包裹在生殖器上的一块 T 形布造成的封闭环境有关[17]。

深部真菌感染

在美国，虽然组织胞浆菌病是引起播散性真菌感染的常见原因，但泌尿系统和生殖系统受累（通常表现为患者的溃疡和腺病）依然是罕见的[21,22]。曾有报道，一名身体健康的男子龟头上因深部真菌感染出现一个小的疣状结节[23]。一名深部真菌感染的患者表现为阴茎溃疡，并通过性接触传染了其妻子[24]。另一病例患者的主诉为包茎[25]。在芽生菌病中，尽管生殖泌尿道（包括前列腺和附睾）感染率达到 20%～30%，但生殖器皮肤则很少受累。当然包皮和肛周皮肤的受累也有报道[27,28]。巴西芽生菌病可引起阴囊肿胀和生殖器结节和糜烂[29]。接合菌病通常表现为鼻腔感染，但糖尿病患者的阴茎化脓性病变也已有报道[30]。

其他非性传播性感染

杆菌性血管瘤病在艾滋病相关卡波西肉瘤的鉴别诊断中具有重要意义。已有一例表现为累及阴囊和腹股沟嫩红色结节的杆菌性血管瘤病病例报道[1]。

由溃疡分枝杆菌引起的阴茎及阴囊的布路里溃疡是一种罕见的疾病。药物治疗疗效令人失望，病灶需要切除和移植[2]。

男性生殖器感染麻风病并不常见，但也有报道，而且可能是孤立发生的[3-5]。

阴茎很少受到花斑癣的影响，且几乎不孤立发生[6,7]。当然马拉色菌可以定植于割和未割包皮的阴茎[8]。偶尔，骨盆前带可受累。

曾有报道 1 例 HIV 阳性患者，因暗色丝孢霉感染，表现出阴囊部位多发、1～3mm 的细小色素性丘疹类似脂溢性角化。显微镜下查见大量菌丝，并培养出两株暗色丝孢霉菌[9]。

生殖器单纯疱疹可能是通过非性行为获得的（例如在对抗性运动中，如橄榄球[10]）。作为功能免疫缺陷的一种表现，慢性糜烂性和疣状疱疹已在艾滋病病毒感染中被描述[11]。

骶尾部带状疱疹可以发生在阴囊、阴茎区域[12]，并导致尿潴留和便秘。

玫瑰糠疹[现在认为是人类疱疹病毒（HHV)-6/7 感染所致]的母斑出现在耻骨上皮肤或腹股沟不少见。不全型或局限型玫瑰糠疹也并不罕见（如只累及骨盆带区域），但仔细查体可能在颈部或腋窝发现另外的子斑。

基孔肯亚病的一个独特的后遗症是阴茎阴囊部位的溃疡[13]。阿米巴病的罕见症状可表现为疼痛的溃疡性龟头炎，伴有肿胀、尿频、排尿困难和尿不净[14]。感染可能来源于患者肠道阿米巴感染的自我接种，或通过与患有阿米巴阴道炎的女性性交，或鸡奸同性发生，目前推断这些都是可能的机制。如阿米巴原虫病引起生殖器溃疡需怀疑存在 HIV 感染的可能[15]。

皮肤利什曼病可影响生殖器[16,17]。曾有报道，患者龟头出现红斑鳞状斑块[18]和巨大的角化过度结节[19]，阴茎干亦有分布。黑热病后皮肤利什曼病引起皮肤型黑热病男性生殖器和阴囊皮损也已有报道。更罕见的是，生殖器皮肤损伤可能是血吸虫病的表现。它们的发生是因为成虫排出的卵进入会阴血管[21]。丘疹和结节可能是肤色、粉红色或棕色，散在或成群分布，累及阴茎和阴囊。并扩散到会阴和肛门周围，发展成软性、疣状、芽生性病变。极少形成溃疡，进展为癌变更为罕见，但已有报道[21]。

盘尾丝虫病在肛门生殖器可表现为“豹纹样”色素减退（阴囊最易受累）、阴囊阻塞性丘疹和结节、“悬吊的腹股沟”和阴囊肿大[22,23]。阴囊肿大的鉴别诊断包括班氏丝虫病[24]。其他丝虫感染可导致轻度鞘膜积液直到严重象皮肿。丝虫病可引起继发性淋巴管扩张。治疗可选择切除、移植和生殖器重建[25]。

原发性阴茎隐球菌感染已有报道[26,27]，口服唑类药物和两性霉素可成功治疗。

皮肤科性传播疾病

耐甲氧西林金黄色葡萄球菌

耐甲氧西林金黄色葡萄球菌（MRSA）在普通皮肤科面临越来越大的挑战。有新的证据表明，社区相关的 MRSA 可能是一种性传播疾病[1]。

梅毒

梅毒在世界各地流行。无论是在异性恋人群还是同性恋人群中，发病率都在上升[2]。梅毒的各期表现均可发生于生殖器[3]。1899 年，纽约报道一期梅毒是一种犹太新生男孩在摩西割礼仪式中，用嘴作为止血手段的并发症[4]。阴茎硬下疳可并发包皮龟头炎。梅毒树胶肿可能影响生殖器区域形成溃疡，白色斑块或萎缩性瘢痕。罕见情况下，还可在原一期硬下疳部位出现“复发性假下疳”，即三期梅毒的树胶肿[5]。

病毒性疣

生殖器感染人类乳头瘤病毒的影响是巨大的(另见第 25 章)[6]。包皮环切的男性比未包皮环切的男性更容易长尖锐湿疣，但是当疣长在未环切的男性身上时，他们更可能长在生殖器远端[7]。使用避孕套可以显著降低患生殖器疣的风险[8]。临床症状不明显的病例可表现像包皮龟头炎[9]。亚临床或潜在的生殖器 HPV 感染可能比典型的尖锐湿疣多 100 倍[10]。男性生殖器 HPV 的患病率与女性相似，根据年龄和人群不同在 3%～45%[11]。据估计，通过性行为感染人乳头状瘤病毒的终身风险大于 50%，甚至可能为 80%[10]。1997 年美国的调查认为只有 25% 的人以前或目前没有生殖器 HPV 感染[12]。5% 冰醋酸试验并不是鉴别疣或增生性病变的一种非常特异性的辅助检查手段[13]。HPV 感染的准确诊断可能只能通过分子检测方法来实现[14]。先天和后天免疫抑制增加了外阴区对 HPV 感染的易感性，并使其重新激活并发展为增生性疾病和恶性肿瘤[15]。越来越多的人认为，无论是男性还是女性，都应该接种针对致癌 HPV 亚型的疫苗[16,17]。但迄今为止，其有效性和成本效益尚未得到证实。局部外用类固醇治疗生殖器皮肤病可使生殖器疣复发[18]。

临床上对 HPV 感染的诊断通常是容易确定的，但需与扁平湿疣(二期梅毒)、扁平苔藓、传染性软疣、鲍恩样丘疹病和阴茎珍珠状丘疹鉴别。孤立性病变的鉴别诊断范围更大，包括巨大湿疣、鳞状细胞癌和尿道远端移行细胞癌，均可表现为尿道口处疣状病变[19]。如果诊断有疑问，应进行活检。有生殖器疣患者及其伴侣可能需要系统的性传播疾病检测，有时还需要结直肠检查评估，治疗可能具有挑战性[3,6]。

传染性软疣

年轻男性通常会在阴茎和会阴出现皮损，人们认为这是一种性传播感染，但可能并非总是如此。

HIV 感染

溃疡性生殖器疾病是感染 HIV 的危险因素[20,21]，但生殖器溃疡也可能是 HIV 感染的结果[22]。框图 111.23 列出了主要原因。活检并完善特殊染色和组织培养是必须的。HIV 相关的其他生殖器皮疹，如银屑病、疣、上皮内瘤样变、鳞状细胞癌和卡波西肉瘤，在其他地方也有讨论。

框图 111.23 艾滋病病毒感染导致阴茎和阴囊溃疡的原因

- 假单胞菌
- 梅毒
- 软下疳
- 单纯疱疹
- 青霉菌病
- 阿米巴病
- Fournier 坏疽
- 鳞状细胞癌
- 卡波西肉瘤
- 药物(如膦甲酸钠)

阴虱

阴虱可以表现为生殖器和阴部剧烈的瘙痒，但很少有明显的体征，或者表现为外阴和会阴部湿疹，而掩盖了原发感染。在多毛男性，腹部、胸部、腋窝和大腿也是发病部位。建议应向患者和伴侣提供其他性传播疾病的筛查。

疥疮

疥疮可伴有生殖器肛门瘙痒、毛囊炎(包括臀部)、阴茎、阴囊和耻骨联合的结节(图 111.14)。一位艾滋病患者龟头部的非瘙痒性、“结痂”病变已被报道[23]。疥疮结节局部应用吡美莫司乳膏已被用于对类固醇治疗抵抗者的治疗[24]。

其他感染

口交所致咬伤愈合通常良好，因口交而感染啮蚀

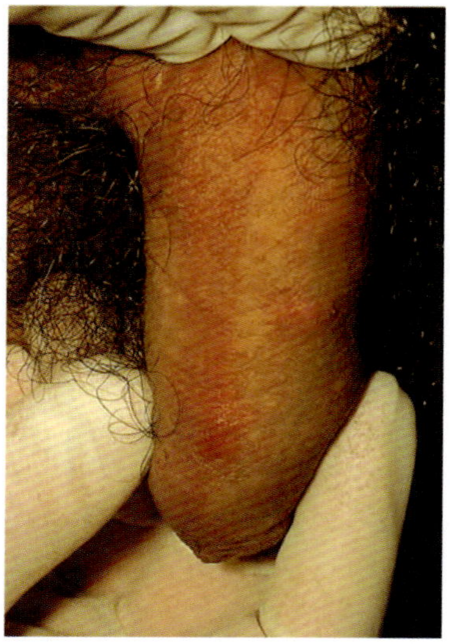

图 111.14 疥疮患者的阴茎丘疹(由 C. White 博士提供,北达勒姆大学医院,达勒姆,英国)

艾肯菌并导致阴茎溃疡的病例已有报道[25]。

良性肿瘤

下列疾病均发生在男性生殖器区域:阴茎珍珠状丘疹(血管纤维瘤);血管瘤和血管角化瘤以及弥漫性血管角化瘤;基底细胞乳头状瘤(可误认为病毒疣[1]或鲍恩样丘疹病);黑素细胞痣;腹股沟性表皮样囊肿或(更罕见的)毛发囊肿(包括巨大型);它们可能发生继发感染,还有传染性软疣,上文已有描述[2,3]。

阴茎中线囊肿

先天性中线囊性异常在成年前可能不明显。表现为发生在龟头附近阴茎腹侧的囊性或结节性和线状膨胀。在青春期或成年期,他们可能受到创伤或感染葡萄球菌,淋球菌或滴虫而被发现,表现为柔软的红色或化脓性囊肿[4]。组织学上,根据胚胎学或上皮内层的不同,它们可以是皮样囊肿,也可以是黏液样囊肿[5]。囊肿的基底上皮内衬可能含有黑素细胞,使病变呈现棕黑色,但这种情况非常罕见[6]。

黏液性囊肿

罕见,在出生时就存在或在儿童时期发展为小的、肉色的、可移动的囊性丘疹或结节,没有开口,通常发生在龟头或包皮屈侧,很少发生在会阴部。它们可能是无症状的,也可能发生感染甚至影响性交。组织学特征提示其来源于胚胎发育过程中尿道异位组织[7]。

阴囊钙质沉着

阴囊钙化是一种相对常见的良性特发性疾病,表现为阴囊上的单发或多发、硬的、表面光滑的白色丘疹或结节,偶尔发生在阴茎(图 111.15)。有趣的是,这些病变在女阴非常罕见[8]。偶尔,它们可能在外伤后出现继发炎症或感染。Hutchinson[9]首先描述了该病。疾病起源一直存在争议:报道认为可能起源于表皮样囊肿、小汗腺导管结节、小汗腺导管囊肿、肉膜肌营养不良、外伤和异物的存在[10-20]。阴囊钙质沉着可发生于胎粪性腹膜炎后,胎粪经鞘状突渗漏,睾丸内肿瘤如畸胎瘤、性腺母细胞瘤、间质细胞瘤[17]。在盘尾丝虫病流行地区,钙化的阴囊囊肿可能是由活体线虫或死亡线虫引起的,患者在其他部位也有该病的证据[21,22]。超声结节多见于髂嵴和胸腔。在局部麻醉下,对不雅观、位置尴尬的病灶可采用切开、平切的方法进行治疗。特发性阴茎钙化非常罕见[23,24]。有人报道了龟头出现圆顶状结节的病例;营养不良型钙质沉着可能由汗管瘤引起[25]。其他相关因素包括创伤、自身注射罂粟碱、阴茎纤维性海绵体炎和细胞毒性化疗[23]。转移性钙质沉着则是由肾衰竭和继发性甲状旁腺功能亢进导致。

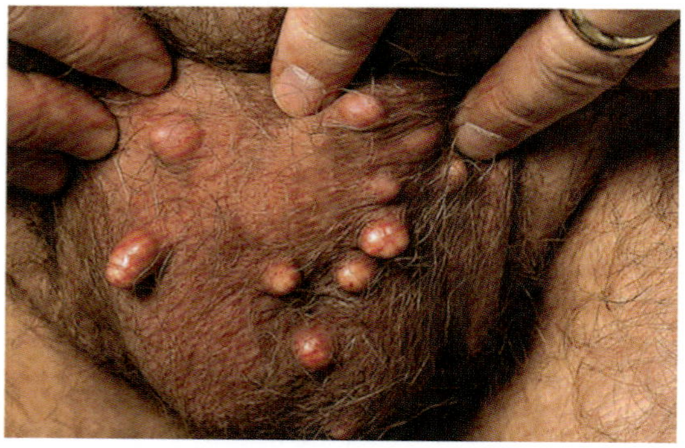

图 111.15 阴囊钙质沉着(由英国莱斯特市 Burns 博士提供)

阴囊疣状黄瘤

疣状黄色瘤主要发生在口腔。生殖器是另一个最常累及的区域,表现为无痛、黄褐色或红色、疣状、无蒂或乳头状斑块。至今报道的病例不到 20 例[26]。组织学表现为角化过度、局灶性角化不良、真皮乳头层中含有巨噬细胞和吞噬大量脂肪的泡沫细胞。疣状黄瘤被认为是表皮坏死，表皮脂质被真皮巨噬细胞吞噬而形成泡沫细胞[27]。HPV 感染和淋巴水肿被认为是发病机制中的关键辅助因素[28,29]。治疗方法是手术切除。

其他良性肿瘤

阴茎的黑头粉刺，通常缺乏毛囊皮脂腺结构，已有报道[30]。瘢痕疙瘩很少见，但可使包皮环切[31-33]和其他手术和创伤[34,35]复杂化。甚至有报道因使月避孕套[36]引起的慢性水肿在阴茎背侧形成瘢痕疙瘩。有报道称皮样囊肿继发感染影响到阴茎，表现为疼痛、肿胀和脓肿形成[37]。黑棘皮病多发生于腹股沟。而在假性黑棘皮病中，肥胖患者多形成皮肤浸渍以及皮赘。阴茎胶体变性可表现为阴茎背侧的皮内斑块[38]。有报道一些局限于阴茎的多发性汗腺瘤病例皮疹表现类似于生殖器疣或扁平苔藓[39-42]。其他良性肿瘤，已报道很少影响生殖器区域包括大汗腺囊腺瘤[43,44]，乳头状汗管囊腺瘤[45]，乳头状混合汗管囊腺瘤和乳头状小汗腺腺瘤。发生在一位阴囊尖锐湿疣患者[46]，复合附件肿瘤[47]，皮肤纤维瘤[48]，网状组织细胞瘤[49]，巨细胞成纤维细胞瘤[50]，结缔组织痣（阴囊）[51]，婴儿纤维错构瘤[52]，平滑肌瘤[48,53]，生殖平滑肌错构瘤（阴囊）[54,55]，外伤性神经瘤[56]，神经纤维瘤，神经鞘瘤，粒状细胞成肌细胞瘤[48,57-59]，静脉曲张/静脉湖，获得性毛细血管及海绵状血管瘤[48]（其他血管瘤病变非常少见，这一病变是否代表真实的肿瘤抑或海绵体疝或血肿或血栓内血管再生尚有争议[60]），弥散性血管性血管内皮瘤[61]，Mibelli 局限性血管角化瘤[62]，血管球瘤[51,63]，鲜红斑痣，草莓状血管瘤[64-66]，血管瘤及盆腔综合征[67]，上皮样血管瘤[68]，上皮样血管内皮细胞瘤[48,69]，化脓性肉芽肿[70]，嗜酸细胞增多性淋巴肉芽肿/木村病（阴茎和精索）[71-73]及局限性淋巴管瘤[74,75]。

癌前皮肤病和原位癌

增殖性红斑，鲍恩病，鲍恩样丘疹病

定义

增殖性红斑，鲍恩病（BDP），鲍恩样丘疹病（BP）是阴茎原位癌的三种临床变异。

引言及概述

阴茎原位癌的三个临床变异：增殖性红斑、BDP 和 BP 的临床和组织学表现是异质性的[1-3]。这些实体最终是组织病理学上定义的。PeIN（对应于宫颈 CIN，外阴 VIN 和肛门上皮内瘤样变 AIN）是一个组织学的总称。鳞状细胞增生（SH）和鳞状上皮内病变（SIL：鳞状细胞癌，基底细胞癌或疣状癌，高或低等级）也使用[4]。PeIN 有不同形态和亚型，分化型和未分化型（鲍恩样），后者可分为疣状、基底细胞型和疣状基底细胞型，也有混合型。分化的 PeIN 表现为基底和基底旁不典型（这可能是微妙的）与 SH 和硬化性苔藓以及阴茎鳞状上皮癌常见的疣状角化亚型有关。未分化型（或“正常”型 PeIN）具有鲍恩样组织学（2/3 到全）厚度，PeIN 3 型空泡细胞样改变和高级别 SIL，与 HPV 和扁平疣状、尖锐湿疣、基底细胞癌和阴茎鳞癌的“混合”亚型相关[5,6]。

虽然增殖性红斑和 BDP 在描述阴茎原位癌时是同义的，BD 在其他皮肤部位是指鳞状上皮原位癌。增殖性红斑应该用来描述“黏膜”阴茎（未割包皮和龟头）上有红色发亮的斑点或斑块。增殖性红斑已记录在一个部分割包皮的男子[7]。BDP 应用于描述红色，有时是轻微着色，有鳞的小块和角化阴茎的斑块。这些区别在文献中并不总是存在。BP 类似于增殖性红斑和 BDP 的增生，但在临床上不同。这个术语应该用来描述多发疣状病变，通常在角质化的部位有色素沉着，在“黏膜”部位有更多的炎症（图 111.16）。BP 病灶较少表现为乳头状瘤，顶部光滑，与常见的生殖器病毒性尖锐湿疣相比，该湿疣具有更多的多态性和更强的聚集性，并且发生在性活跃的年轻男性中，而不是在老年男性中分别出现的增殖性红斑和 BDP 的红色斑块或鳞状斑块。BP 与鳞状细胞癌的关系可能不如增殖性红斑和 BDP。它尤其与 HPV 感染（尤其是 HPV-16）和 HIV 感染有关。Voltz 等[8]在所有 HIV 阳性的男性中发现了肛门生殖器疣，其中近一半表现为上皮内瘤变的组织学征象。

病因学、病理生理学

增殖性红斑、BDP、BP 确切的病因学不明。未割包皮男性的局部致癌影响，如卫生不良、包皮垢、创伤、摩擦、发热、浸渍、炎症、包茎病、硬化性苔藓等皮肤病和吸烟（尿液中的焦油代谢物）是公认的相关因素[9]。在筛查 HPV 感染[10]的男性中可以发现 PeIN，HPV（通常为 16、18、39 和 51 型）可能是 70%～100%原位癌[11]，尤其是 BP[12]致癌中最重要的因素。的确，BP 可能是病毒诱导的上皮细胞发育不良，主要与HPV-16相关，但已发现其他类型[13-15]。增殖性红斑已被证明与罕见的疣状表皮发育不良HPV-8和生殖器高危HPV-16[16]共感染有关。在女性CIN患者的男性性伴侣中，PeIN的患病率较高[17,18]，但许多患者的配偶并无疣体或CIN的证据。一项关于原位癌组织学的研究发现免疫抑制是一个重要的风险；50%的肛门生殖器疣的患者有HIV[8]。关于免疫原型的影响我们一无所知。关于增殖性红斑/BDP可能导致鳞状细胞瘤的证据已被全面综述[9,19]。增殖性红斑发展成为侵袭性鳞状细胞癌的风险为10%～33%[11]，增殖性红斑可能比BDP更危险。BP进展为浸润性鳞状细胞癌的风险尚不清楚，但在无其他病变特别是免疫损害的情况下可能较低。自发消退可发生[11]，包括在治疗HIV时免疫功能的恢复[20]。上皮内瘤样变的级别和浸润性癌的发展与年龄有关[21]。p53基因突变在男性生殖器癌变中似乎不重要[22]。BP组织学表现为上皮内癌[23]，其组织学亚型已在较早的文献中描述过，从宏观上鉴别是不可靠的[6]。在某些情况下，特别伴有硬化性苔藓的病例，难于将SHs与分化的PeIN区分开，免疫组化指标p53和Ki-67可能有所帮助[6,14]。

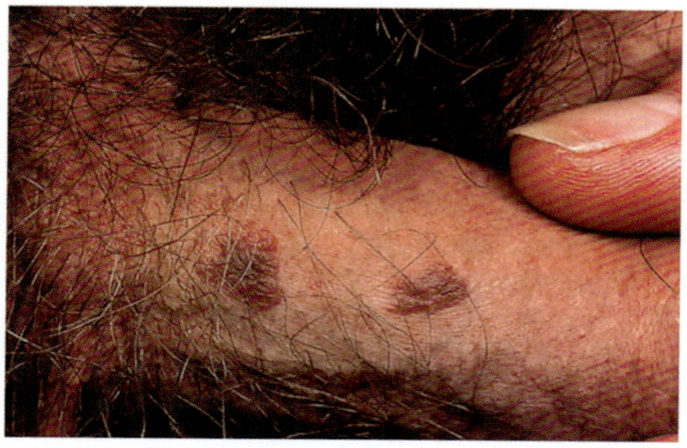

图111.16　鲍恩样丘疹病（由D. A. Burns博士提供，英国莱斯特）

临床表现

具有这些病变的患者可能很年轻[24]。可能同时出现多个BDP或增殖性红斑病灶。临床表现的非特异性使与其他疾病的鉴别诊断非常重要，那些疾病包括银屑病、硬化性苔藓、扁平苔藓、Zoon浆细胞性龟头炎和乳房外Paget病。BP的鉴别诊断包括扁平苔藓、寻常疣、脂溢性角化、痣和扁平湿疣。临床诊断在尚不明确情况下进行活检。Aynaud等的研究[25]已经表明，精确的临床解释可以预测哪些病变在组织学上将显示原位癌，哪些病变将包含致癌HPV。反射式共聚焦显微镜在诊断上有意义[26]。有BP继发性淀粉样蛋白沉积的组织学报道[27]。

检查

有时可能需要进行几次活检。

治疗

治疗选择取决于许多因素[2,3,11]，包皮环切消除了癌症的一个主要风险因素，并为组织学提供了广泛的组织。局部5%氟尿嘧啶乳膏作为治疗BDP、增殖性红斑和BP的良好传统选择[1-3,28]。其他治疗包括冷冻手术、刮除和电灼、切除手术、龟头表面置换、Mohs显微外科手术、激光和光动力疗法[1-3,11,29,30]。应避免放疗。局部应用咪喹莫特可能会帮助一些患者[31-33]。局部使用西多福韦[34-36]还没有试验。最近的一次文献采用外用氟尿嘧啶一线治疗和外用咪喹莫特二线治疗的原位阴茎癌患者回顾显示，57%的患者完全缓解，13.6%的患者部分缓解，29.5%的患者无缓解[11,37]。HPV疫苗接种可能在预防和治疗中发挥作用。应向这些情况的患者提供咨询，并对其进行HPV和包括艾滋病病毒感染在内的其他性传播疾病的筛查。患者应该戒烟。应建议性伴侣寻求评估。可能需要长期的随访观察，在个别情况下视情况而定[2,3,21]。

各种癌前病变

鳞状细胞增生和鳞状细胞上皮内病变(SH)

SH病变包括白斑和斑块（框图111.24）。虽然SH是阴茎浸润性鳞状上皮癌最常见的上皮异常，但SH组织学上无细胞异型性，有棘层肥厚和角化过度；它与分化的基底细胞癌、硬化性苔藓和阴茎癌的普通型和疣状亚型有关。SIL临床表现为更红或更多的色素性丘疹和斑疹；组织学分类分为鳞状、基底细胞样或疣状、高/低级别亚型；与未分化（或“常见”类型）的鲍恩样PeIN、HPV、疣状、尖锐湿疣、玄武岩样和阴茎鳞状癌的“混合”亚型相关[1,2]。

阴茎皮角

阴茎皮角[3]罕见。在一名70岁的男性中发现了多种病变[4]。其潜在原因包括假性上皮瘤性云母性和角化性龟头炎[5]，疣状癌[6-9]和鳞状上皮瘤[10]。长期包茎的慢性炎症和近期包皮环切术被认为是重要的发病诱因。病变是癌前病变，或在1/3的病例中，表现为恶性，以鳞状细胞癌为病理基础。治疗应通过对整个病变进行充分切除和组织学检查，做出准确诊断。随访是强制性的，因为可能会复发。

框图 111.24 白斑和斑块形成的原因

- 创伤后或手术瘢痕
- 慢性单纯性苔藓
- 硬化性苔藓
- 白癜风
- 黏膜(瘢痕)类天疱疮
- 阴茎纤维性海绵体炎
- 梅毒
  - 白斑:梅毒继发性
  - 梅毒瘤
  - 后牙龈萎缩瘢痕
- 病毒性疣
- 花斑癣
- 假上皮性云母性和角化性龟头炎
- 上皮内瘤样变
- 鳞状细胞癌

转载自 Bunker C. B.《男性生殖器皮肤病》。伦敦:桑德斯,2004。© 2004,获得作者的许可。

汗孔角化症

外阴汗孔角化症是一种罕见的疾病,但在阴茎和阴囊有典型的病变。它可能在亚洲人群中更为常见。瘙痒和溃疡可发生[12]。可能与银屑病、鲍恩病、环状肉芽肿或扁平苔藓混淆;活检为鉴别这些情况提供依据[13]。局部氟尿嘧啶和咪喹莫特已用于治疗[14,15]。

假上皮瘤性云母样和角化龟头炎

假上皮瘤性云母样和角化性龟头炎(PEMKB)是一种罕见的阴茎疾病。它表现为未割包皮的老年男性龟头上覆厚厚的鳞状云母斑块(可能是皮角)[5,16]。皮损角化过度可能导致排尿时出现多处尿流——一种“水罐阴茎”[17]。组织学检查显示角化过度,角化不全,棘细胞突起延长和轻度表皮发育不良,真皮具有非特异性嗜酸性粒细胞和淋巴细胞的炎性浸润。PEMKB 是硬化性苔藓的一种变型,与 HPV 无关,但与疣状癌密切相关[18-20]。PEMKB 一般不转移扩散[21],但也有例外,如有阴茎皮角,曾有一例患者的皮损发展成为侵袭性阴茎软组织肉瘤[22]。复发常见。局部氟尿嘧啶,放疗和手术是主要的治疗选择[5],但与硬化性苔藓应进行鉴别和治疗,避免放射治疗。

鳞状细胞癌和其他恶性肿瘤

阴茎鳞癌

引言及概述

如前所述,阴茎癌的早期和癌前病变形成了一种病谱性疾病[1,2]。虽然有些阴茎癌是原发的,但也有一些是由癌前病变发展而来,这些病变可能被误诊或诊断困难,存在多时间节点、空间变化和时间动态等问题。阴茎 PeIN 的类型与鳞癌的精确病因尚不清楚,但近年来情况已变得更加清楚:分为两类,与 HPV 相关或与硬化性苔藓相关,如发生在外阴。

流行病学

在每年约 500 个新发病例中,阴茎癌每年导致英国约 100 人死亡,在美国,这一数字不到 1%。无论是在发展中国家,还是在早期包皮环切不常见的地区,它占男性肿瘤的 10%~20%;总的来说,发病率最高的是非洲、南美和亚洲(2~4/10 万居民),最低的是美国和欧洲(0.3~1/10 万)[1,3]。

病理生理学

阴茎癌的危险因素列在框图 111.25。包皮的存在、HPV 感染和硬化性苔藓是最重要的考虑因素[1-4]。

框图 111.25 阴茎鳞癌的危险因素

- 未受割礼
- 包茎
- 包皮过长
- 卫生差
- 慢性刺激、炎症、瘢痕
- 吸烟
- 多性伴侣
- 硬化性苔藓
- 扁平苔藓
- 人类乳头状瘤病毒
- 艾滋病病毒
- 鳞状细胞增生/鳞状上皮内病变
- 鲍恩病
- 增殖性红斑
- 鲍恩样丘疹病
- 假上皮瘤性云母和角化性龟头炎
- 巨大的尖锐湿疣/疣状癌
- 光化学疗法
- 医源性免疫抑制
  - 肾移植
  - 系统性红斑狼疮
- 放射治疗

新生儿包皮环切可预防阴茎癌[1,5,6]。在以后的生活中，包皮环切术可能会降低这种风险，但并不能完全消除这种风险，尤其是在对阴茎疾病进行包皮环切手术的情况下[1,4,7-9]。然而，在犹太人和还有一些在出生时割包皮人群中本病发生率很低[4,10-12]。在日本和丹麦，阴茎癌的发病率较低，包皮环切手术在这两个国家很少见[13,14]，因此其他因素在癌变中也很重要[1,4]。

尽管阴茎癌与多个性伴侣和以前的性传播疾病有关，但其流行病学不是性传播疾病[15]的特征——不像宫颈癌，在较小程度上也不像肛门癌。在子宫颈癌中，证据表明它是一种性传播疾病，人乳头状瘤病毒是病原学病原体。然而，阴茎癌使女性性伴侣面临子宫颈癌的风险，在女性 CIN 患者的性伴侣中，HPV、尖锐湿疣、SIL 和 PIN 的患病率很高。在印度，穆斯林妇女的宫颈癌发病率低于印度教徒和基督教徒。人乳头状瘤病毒肯定与阴茎癌有关[1,3,4,16]，但许多患者没有 HPV 的证据[13,16,17]。致瘤性 HPV，尤其是 16 型和 18 型(也包括 31 型、33 型、35 型、39 型、45 型、51 型、52 型、54 型、56 型、58 型、59 型、66 型、68 型和 69 型)在 22%～45%的阴茎鳞状细胞癌和 70%～100%的阴茎原位鳞状细胞癌中被检出[1,3]。

包茎和阴茎炎是已知的阴茎癌的风险因素[14]。拥有“长”包皮可能也是重要的风险因素。不良的个人和性卫生[14]和包茎可能导致包皮垢的保留和龟头炎的发展。然而，人包皮垢的致癌性尚未确定[18]，包茎是一种物理征象而非一种诊断，也未被广泛认识。因此，包皮过长的致癌倾向可能不仅仅是包皮垢的物理存留。硬化性苔藓是男性包茎的常见病因，易导致阴茎癌[1,17-21]。Powell 等[22]发现半数阴茎癌患者有硬化性苔藓的临床病史和(或)组织学证据。

对于其他慢性皮肤病，慢性糜烂和肥大的扁平苔藓是癌前病变，扁平苔藓是包茎[4]的原因之一。慢性刺激、炎症或瘢痕都是皮肤鳞状细胞癌的危险因素，阴茎也不例外；有阴茎癌合并烧伤瘢痕和慢性窦道的报道。量化癌变前皮肤病、BDP、增殖性红斑和 PIN 的恶性潜能是困难的，但它们是公认的阴茎癌风险，70%～100%的原位阴茎鳞状细胞癌中发现了 HPV 感染[1,4,23,24]。

吸烟是阴茎癌的危险因素，独立于包皮过长[4,15]，也是公认的肛门癌和宫颈癌的危险因素。吸烟可引起鳞状上皮癌，不仅在与烟雾接触的身体部位，而且通过在血液循环或分泌物中传播致癌物质，可在远处引起鳞状上皮癌变。大鼠包皮分泌物中烟草特异性亚硝胺的存在已被证实[4]。

阴茎癌是补骨脂素和 UVA 疗法(PUVA)的并发症[4,25]，可能还有其他治疗银屑病的方法是原位癌的危险因素。单纯性生殖器疱疹的光疗在 20 世纪 70 年代停止。因为在那些没有其他原位癌危险因素的年轻患者中发生了 BDP[4]。然而，由于日光灯和日光浴床对生殖器的紫外线照射增加，到 1986 年，美国生殖器皮肤癌的发病率并没有增加[4]。

阴茎癌使实体器官移植中的免疫抑制复杂化[4,26]，并使 HIV 感染[4](风险增加 5～6 倍)。在使用免疫抑制药物治疗的银屑病患者中也可见[4,27,28]。局部免疫抑制药物，如钙神经磷酸酶抑制药，应非常谨慎地用于生殖器皮肤病，特别是在未割包皮的情况下，因为有鳞癌的风险[29-31]。没有证据表明外用类固醇有风险[32]。

综上所述，与外阴癌一样，所有证据都表明，阴茎鳞状细胞癌的发展有两种基本独立的途径：与 HPV 相关的和与硬化性苔藓相关的。HPV 通路主要导致基底细胞样和疣状亚型，硬化性苔藓相关途径主要导致常见的和疣状亚型[1,3,16]。

病理

阴茎鳞状细胞癌有一系列组织学亚型[1,3,23,24]。SH，SIL，CIS，PeIN，硬化性苔藓和 HPV 的组织学征象都是常见的。HPV 分型和免疫组化，例如 p16INK 4a(作为 HPV 的共因子)，正在成为辅助诊断工具[3,24]。Chaux 和 Cubilla[3]将阴茎鳞状细胞癌分类，见表 111.1。

表 111.1 阴茎鳞状细胞癌的分类及发病率[3]

亚型	发病率(%)
常见的鳞状细胞癌	48～65
基底细胞癌	4～10
湿疣样癌	7～10
疣状癌	3～8
乳头状癌	5～15
肉瘤样癌	1～3
混合癌	9～10
腺鳞癌	1～2
假性增生性癌	<1
隧道型癌	<1
假性腺癌	<1
疣状基底细胞癌	9～14

继 Chaux 和 Cubilla 之后，2012[3]。

第10部分

临床表现

鳞状细胞癌的症状有痒、刺激、疼痛、出血、分泌物、溃疡或盘状肿块。发生在阴茎和包皮上的这些前驱症状通常持续很长时间，表现为性交困难、阴茎炎或者包茎和排尿困难。查体见不规则性结节及溃疡(图 111.17，图 111.18)，可能有 BDP、增殖性红斑及 BP、硬化性苔藓或扁平苔藓的基础背景。未经诊断和治疗的阴茎癌是破坏性和致残的。包茎应视为高危情况，尤其是因为它阻碍了对龟头和冠状沟的完全检查和触诊。必须进行腹股沟淋巴结触诊，尽管在阴茎癌中只有 50%的肿大腺体含有肿瘤[33]。应排除伴随性传播疾病和免疫损害的情况。鉴别诊断包括上皮内瘤样变(及鉴别诊断)、糜烂性或溃疡性性传播疾病、基底细胞癌、卡波西肉瘤、坏疽性脓皮病和人工制品。应进行泌尿系统评估。

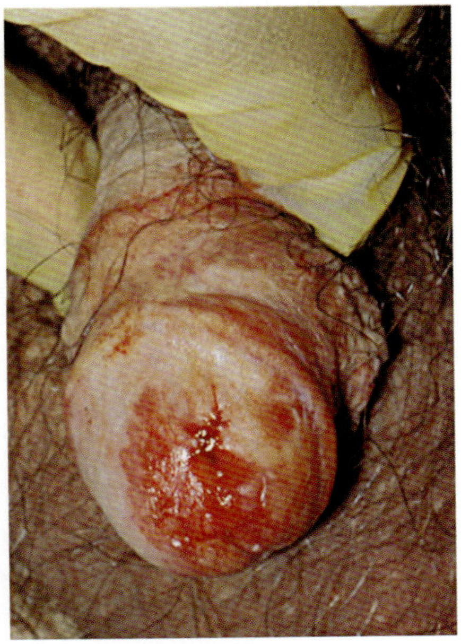

图 111.17 高等级发育不良和浸润性鳞状细胞癌(由 C. B. Bunker 教授提供，获得英国医学插图协会，英国伦敦切尔西 & 威斯敏斯特医院)

检查

诊断是通过切片或切除活检组织学确诊。活检切口应具有足够的大小和深度，可能需要对多个部位进行取样。活组织检查可能需要由泌尿科医师在全身麻醉下进行。活检阴性或可疑，但有危险因素或怀疑指数高的患者，应密切追踪，如有需要应重新活检。分期不应基于切口活检。

治疗[34]

生殖器鳞状上皮癌的治疗通常不属于皮肤科医

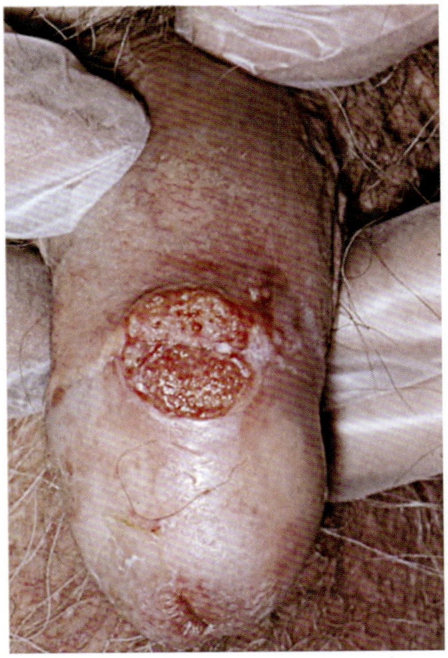

图 111.18 鳞状细胞癌。严重的硬化性苔藓(转载自 C. B. Bunker。男性生殖器的皮肤状况。医学 2001；29:9-13，经医药出版公司许可)

师的范围。最重要的一般原则是根据临床、组织学和影像资料进行疾病分期并实施足够彻底的手术切除，对阴茎病变包括包皮环切。阴茎手术根据位置和范围，可能采取根治性、完全或部分的切除。为了保存组织和尽量减少后遗性功能障碍，越来越多地使用保守技术，包括狭窄的切除边缘和创新的整形修复，以及激光治疗和 Mohs 显微外科手术治疗阴茎鳞癌。还必须考虑到局部变化、多病灶性以及人乳头瘤病毒感染的时间动态和影响等概念。阴茎硬化性萎缩性苔藓伴阴茎肉芽肿的手术规划应认识到生殖器皮肤慢性闭塞暴露于尿液[35]在硬化性苔藓的发生和发展中所起的有害作用：阴茎癌的器官保存手术值得称赞的目标应该包括避免新发的或复发性硬萎以及再次形成鳞癌。前哨淋巴结活检和腹股沟、盆腔淋巴结切除术已经确定为手术适应证。放疗可作为外科手术的辅助手段或明确的替代疗法。联合化疗已用于阴茎癌的缓解和辅助治疗，但仍在评估中。在英国，淋巴或血源性扩散生殖癌症需要由一个多学科小组进行的个性化综合治疗。

阴茎癌的预后与腹股沟淋巴结病的严重程度和机体的受累程度有关。它与 HPV 状态[36]无关。阴茎癌使女性性伴侣有患宫颈癌的风险。在患阴茎癌的黑人男性中，有很大的风险(18%)在后来出现第二原发性恶性肿瘤。

尽管有足够的外科治疗，但阴囊癌的预后并不好，5 年死亡率为 50%～60%。

阴囊癌

阴囊鳞状癌已经在烟囱清扫(暴露于煤烟中的致癌物质)[1]，骡纺纱机(暴露于纺织业中珍妮纺纱机润滑油中的致癌物质)，波斯游牧者(旅行时带着陶罐)和印度黄麻油加工商中被发现[2-6]。工业上的油雾暴露持续广泛，除了阴囊直肠癌，还与其他皮肤问题(如接触性皮炎、油痤疮)和呼吸性疾病(包括癌症)有关[7]。

其他有阴囊鳞状上皮癌危险的个体包括有银屑病病史的人，他们接受过砷、煤焦油、UVB 和 PUVA 的治疗，放疗[8-13]，阴囊 HPV 感染，化脓性汗腺炎，鲍恩病以及皮肤角化病和上皮瘤[14-18]。黑人男性很少受到影响[19]。

阴囊癌的表现与阴茎癌相似，表现为瘙痒、刺激、疼痛、出血、分泌物、溃疡或发现肿块，临床表现为不规则性结节和溃疡。曾有色素性阴囊鳞状细胞癌的报道[20]。鉴别诊断包括上皮内瘤样变(及鉴别诊断)、糜烂性或溃疡性性传播疾病、基底细胞癌、卡波西肉瘤、转移癌、乳房外 Paget 病、坏疽性脓皮病和人工制品。可通过活检来证实诊断[21]。

疣状癌/巨大尖锐湿疣/Buschke-Löwenstein 肿瘤

这些术语已经被互换用于阴茎的疣状肿瘤，表现为外生性和乳头状瘤样的生长模式。分化良好，转移率低，较正常鳞状细胞癌，患者存活率更高。将巨大的尖锐湿疣和 Buschke-Löwenstein 肿瘤视为同义或重叠的 HPV 相关实体或许更准确，也更具有临床应用价值。疣状癌与人乳头瘤病毒无关，但与硬化性苔藓有关且更危险，可见明显的息肉样或椰菜花样临床病变(图 111.19)。

除了硬化性苔藓[1]外，化脓性汗腺炎后也有肿瘤发生，发生在扁平苔藓后极为少见[2-4]。外科深层活检是必要的，因为组织学鉴别诊断可能具有挑战性。外科手术通常推荐的治疗方法是切除(如腺切除术[5]或阴茎切除术)。Mohs 手术[6-8]，冷冻疗法[9]，激光治疗[10,11]，干扰素 α 治疗[12-15]，放射治疗[16]或博来霉素[17]已有效应用。

预后可能较差，因为疣状癌可能继续生长并侵袭局部，导致股骨动脉浸润或恶病质[18]出血死亡。即使经过治疗，恶性肿瘤也会复发和进展，所以有必要进行跟踪。

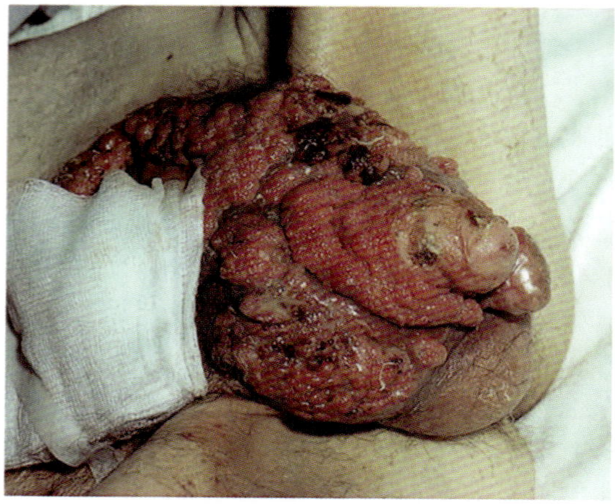

图 111.19 Buschke-Löwenstein 阴茎尖锐湿疣(由英国格拉斯哥大学 MacKie 教授提供)

乳房外 Paget 病

定义

乳房外 Paget 病是一种恶性皮肤病，表现为肿瘤细胞向表皮内浸润，表现为腺体分化。

引言及概述

临床上，乳房外 Paget 病表现为影响外阴皮肤或其他富含大汗腺部位的单侧红斑或斑块。它往往在数年内进展缓慢，因此延误诊断并不罕见。乳房外 Paget 病常常是潜在恶性的[1]。在一系统回顾中，24%的患者有近端皮肤附件腺癌，12%的患者并发，另有 17%的患者虽未并发但发生内科恶性肿瘤[2]。

乳房外 Paget 病虽然被认为是一种原位癌，但乳房外 Paget 病病变本身可能具有侵袭性和转移性。患者可能出现尿道下腺癌(如尿道周腺癌)或远处癌(如前列腺癌或膀胱癌)，或两者兼有(如尿道周腺癌和膀胱癌)。文献报道，来源于睾丸鞘膜上皮的腹股沟皮肤转移性间皮瘤发生 Paget 样表皮侵犯。

流行病学

60—70 岁男性的乳房外 Paget 病表现为刺激、瘙痒、灼烧、红色鳞屑性斑块或斑块，可为单发或多灶性。

病理生理学

免疫组化和酶组织化学证据表明，汗腺上皮细胞是乳房外 Paget 病 Paget 细胞的来源。从组织发生学上看，沿着"牛奶线"分布的"Toker 透明细胞"可能是透明细胞丘疹病和乳腺及乳房外 Paget 病的前体。

乳房外 Paget 病不存在 HPV[3]，但 c-erbB-2 癌蛋白可能在乳房外 Paget 病的发病机制中发挥作用。

病理

组织学检查显示表皮层有大的空泡细胞巢(Paget 细胞)，细胞核圆形，胞质呈泡沫状苍白。皮肤受累表明预后不佳。Paget 病样的角化异常可以在许多良性病变如色素痣、皮赘和雀斑[1]中发现。与 Paget 细胞相似的苍白细胞在良性的间擦部位乳头状增生中偶可见到，包皮环切后送检的组织学标本中近 40%也可以发现[1-5]。肛门-生殖器部位的乳房外 Paget 病可见类似于 Pinkus 纤维上皮瘤的表皮增生。

临床表现

乳房外 Paget 病可发生在肛门区域的任何地方，包括龟头[1,3,4]。阴茎的乳房外 Paget 病常误诊为银屑病、湿疹、癣或鲍恩病[3,4]。一种“内裤”型红斑已在许多患者中报道。亚临床的乳房外 Paget 病变有文献记载，其皮肤在外观上看起来正常，但在显微镜下累及。乳房外 Paget 病变表现为不痛不痒，局部扩散转移[1]。

生殖器和生殖器外乳房外 Paget 病同时出现极为罕见，但明显的和隐性的腋窝乳房外 Paget 病可与阴茎及耻骨部位 Paget 病同时存在并随时间变化。色素脱失的生殖器乳房外 Paget 病也非常罕见，需要与白癜风、脱色性蕈样肉芽肿(MF)以及硬化性苔藓鉴别诊断。皮肤鳞癌合并生殖器外 Paget 病的病例已有报道[5]。

检查

依靠活检诊断。应寻找潜在的腺癌瘤体。

治疗

广泛的切除手术是治疗的选择。用于乳房外 Paget 病变[3]的其他治疗方法包括冷冻治疗和局部外用氟尿嘧啶、显微外科手术、放疗和光动力治疗。外用咪喹莫特是有效的，通常需要综合治疗。复发是常见的。如有潜在病变进行手术切除，可导致乳房外 Paget 病变的消退。

黑素瘤

阴茎黑素瘤十分罕见。据估计，它占所有阴茎恶性肿瘤的 1%～1.5%[1,2]，占所有黑素瘤[3]的不到 0.15%。阴囊黑素瘤更为罕见，文献中仅出现 4 例[4,5]。

生殖器黑素瘤表现为色素斑，或无色素性丘疹或结节，可能来自于一个雀斑样区域或雀斑样痣或先前存在的发育不良痣或对吻痣，可溃烂或出血[1,2,6-9]。龟头多病灶的黑素瘤已报道[10]。患者通常是中年或更年长的，但也有儿童报道[11]。这种情况在亚洲极为罕见，在黑人中也未见报道(尽管也见过一例尿道黑素瘤)[12]。诊断常常是滞后的[2]。

60%～70%的病变发生在龟头。在检查中可能有黑素瘤和其他非典型或“发育不良”痣的家族史。应该触诊腹股沟、其他淋巴结以及腹部。40%～50%的患者在发病时有淋巴或其他转移性播散。临床上，非典型病变应活检，组织学需严格复查[13,14]。任何组织学亚型的恶性黑素瘤都可能出现[15]。

治疗方法是一次性切除。随后的治疗取决于病变的厚度和全面的临床分期。可能需要进行根治性手术和化疗，但对于已经转移的黑素瘤，预后较差[1,11,16]。

卡波西肉瘤

在人类免疫缺陷病毒(HIV)流行之前，阴茎单发卡波西肉瘤非常罕见，在 HIV 阴性患者中仍偶见病例[1-4]，但生殖器卡波西肉瘤(KS)本质上是一个 HIV 相关问题。发生在阴茎或阴囊，会阴或肛周皮肤时通常表现为该肿瘤的典型症状之一：紫色，轻微鳞状斑块，结节或溃疡性病变[5]。更多的非典型表现包括充血和易出血[6]，阴茎淋巴水肿[7]和包茎。鉴别诊断包括细胞痣、组织细胞瘤、血管瘤、血管角化瘤、假性卡波西肉瘤[8]、杆菌性血管瘤病和黑素瘤。

其他恶性肿瘤

虽然基底细胞癌是最常见的皮肤癌，但它在外阴区[1]很少见，包括一例影响阴茎根部的 Pinkus 纤维上皮瘤[2]，一例多发性糜烂阴囊基底细胞癌伴转移已被描述[3]。

可能出现纤维肉瘤、血管周细胞瘤、平滑肌肉瘤、恶性纤维组织细胞瘤、上皮样肉瘤、皮诺菲-布罗肉瘤隆突和梭形细胞肉瘤，表现为疼痛或无痛的结节、肿块或肿胀伴排尿困难和勃起困难(如假扮为阴茎纤维性海绵体炎)[4-6]。其他罕见的肿瘤包括 Merkel 细胞癌[7]，恶性小汗腺汗孔瘤[8]，恶性神经鞘瘤[4,9]，阴囊单发网状组织细胞肉芽肿[10]。阴囊血管肉瘤合并水肿的手术和放疗后的直肠癌已经描述[11]。

朗格汉斯细胞组织细胞增生症累及阴茎是非常罕见的；阴茎背侧肉质丘疹、包皮疼痛结节和阴茎溃疡均有报道[12,13]。

蕈样肉芽肿可局限于或集中于生殖器区域。局限性肛周受累的[14]，阴茎[15]上的一个孤立斑块以及 imiquimod 治疗的反应已被描述[15,16]。

虽然淋巴瘤是睾丸最常见的继发性肿瘤，但在男性泌尿生殖道[4]的其他部位很少见。阴茎淋巴瘤可表现为无痛的结节、红肿、包茎和溃疡[17-22]。可能没有系统性淋巴瘤的证据。溃疡性阴囊淋巴瘤[23]，已有报道白血病浸润可引起阴囊和阴茎溃疡[24,25]。

转移到阴茎的病例很少，但已有数百例报道[26,27]。它们通常继发于阴道癌[28]或胃肠道系统癌，或其他常见癌症如肺[29]，并伴有疼痛、肿胀、阴茎勃起、泌尿系统症状或血尿。曾有非常罕见的肿瘤转移至阴茎如继发性黑素瘤[26,30]和原发性胆管癌[31]。

男性生殖器其他皮肤病

阴茎黑变病

外阴色素减退和色素沉着的原因分别列于框图 111.26 及框图 111.27。

框图 111.26 生殖器炎症后色素减退的原因

- 冷冻疗法术后
  - 电疗法
  - 化学灼术
  - 激光手术
- 接触性皮炎
- 硬化性苔藓
- 系统性硬化病
- 扁平苔藓
- 瘢痕性类天疱疮
- 淋球菌性皮炎
- 梅毒
  - 白斑：继发性梅毒
  - 梅毒瘤
  - 后牙龈萎缩瘢痕
- 单纯疱疹
- 花斑癣
- “豹皮”样盘尾丝虫病
- 阴茎纤维性海绵体炎
- 假上皮瘤性云母和角化性龟头炎

转载自 C. B. Bunker《男性生殖器皮肤病》。伦敦：桑德斯，2004。© 2004，获得作者的许可。

框图 111.27 生殖器炎症后色素沉着过度的原因

- 所致创伤后
- 扁平苔藓
- 单纯疱疹
- 固定药疹

转载自 C. B. Bunker《男性生殖器皮肤病》。伦敦：桑德斯，2004。© 2004，获得作者的许可。

在龟头和阴茎干上有色素斑并不少见[1,2]。它们是良性的，但由于它们可能很大或扩大，边缘不规则，多灶性和杂色的色素模式，引起了人们对非典型性黑素细胞增生和肢端小黑素瘤的关注。这些临床问题应进行活检[3]；对深部色素性皮损的切片进行脱色是非常重要的，因为大量的黑素会模糊细胞学细节[2]。炎症后色素沉着（如硬化性苔藓、扁平苔藓）可能是许多患者阴茎色斑的原因。一些病例与之前的地蒽醌治疗、PUVA 治疗或糖尿病相关[4,5]。外阴区黑素斑和丘疹的暴发可能与晚期静息性腺癌有关[6]。

阴茎黑变病是指没有雀斑样增生的一种病变[5,7]。Revuz 和 Clerici[7]提出将阴茎黑素沉着病、外阴阴道黑素沉着病和 Laugier-Hunziker 综合征前期口腔黏膜色素沉着症归为原发性黏膜黑素沉着病。Lenane 等使用了 genital 黑变斑这一术语。组织学检查可发现基底表皮色素沉着增加，伴或不伴良性黑素细胞增生，或基底黑素细胞数量增加。Breathnach 等[9]提出脱色是阴茎黑变病的一个重要因素，在色素沉着的区域显示黑素细胞增生。Harmelin 等报道了白癜风样斑在阴茎黑变病中的发生，推测是由于局部抗黑素细胞自身免疫所致[10]。

患者要求治疗阴茎黑素沉着病，因为它是不美观和尴尬的，但治疗选择有限[2]。激光治疗或局部脱毛剂可能有助[11]。

发生在阴茎的肢端小痣性黑素瘤非常罕见，但非常重要[12,13]。

阴茎色素减退

生长或体重激增引起的妊娠纹在腰腹周围很常见，或代表局部应用皮质类固醇激素[14]的并发症。最初，它们通常是紫红色的。生殖器白癜风是一种常见的男性疾病，尽管患者可能不知道或临床医师可能观察不到[15]。阴茎白癜风归因于局部使用咪喹莫特治疗生殖器疣已被描述[16]。

疼痛和肿胀

许多患者的一些表现可能是痛苦的，但一般来说疼痛是皮肤病的一个不寻常的表现。肿胀更为常见，可能会疼痛，也可能不会。许多但不是所有肿胀原因的共同因素可能是水肿或淋巴水肿。临床评价非常重要[1,2]。生殖器水肿和阴茎肿胀的原因分别列在框图 111.18、框图 111.19 和框图 111.20 中。

医源性肿胀和淋巴水肿

先天性腹股沟管缺陷和其他非腹股沟腹膜渗漏可导致阴囊和阴茎肿胀，这是持续性腹膜透析治疗终末期肾衰竭患者透析液水肿的表现。生殖器水肿在重症监护室是很常见的，因为要保持右心充盈压力升高[3]。生殖器区域的根治性癌症手术和(或)放射治疗可导致早期或延迟性淋巴水肿[4]。因为患神经源性膀胱留置导尿管引起阴茎的瘢痕疙瘩样慢性水肿已有报道[5]。

越来越多的患者因性心理原因(如畸形恐惧症)寻求阴茎的整形手术[6]，但手术可能会导致严重的并发症(框图 111.28)。

框图 111.28 阴茎整形手术的并发症

- 肥厚性瘢痕
- 广泛瘢痕
- 阴茎近端隆起(Y 形厚韧皮瓣)
- 低置的阴茎
- 脂肪减少
- 结节
- 变形轴

转载自 C. B. Bunker《男性生殖器皮肤病》。伦敦：桑德斯，2004。© 2004，获得作者的许可。

特发性脂肪肉芽肿

在组织学和电镜检查中，伴有硬化性嗜酸性脂肪肉芽肿(但无外源性脂质)和血嗜酸性脂肪肉芽肿(1例伴有关节痛)的阴囊包括阴茎根部的特征性、自发性、无痛、Y 形肿胀的病例，已被日本报道[7]。

阴茎持续勃起症

阴茎持续勃起症的定义是阴茎长时间疼痛性的勃起，通常与性欲无关，不能通过射精来缓解。虽然对于皮肤病的关注不是主要的，但它有重要的鉴别诊断。主要原因[1,2]列于框图 111.29。它导致 50%以上的患者阳萎[3,4]，并可导致阴茎坏疽[5]。

静脉闭塞性阴茎持续勃起症可与动脉性阴茎持续勃起症区分开来。静脉闭塞性阴茎持续勃起症是由于腔隙内静脉流出物持续阻塞所致。这是一种潜在的血管急症，因为当阻塞引起局部极大膨胀时导致动脉流入减少，从而可能导致缺血、疼痛、纤维化和阳萎。动脉阴茎持续勃起症通常是创伤的继发性疾病，如海绵状动脉损伤导致不受控制的血流进入腔隙；因此它是非缺血性的[1]。

框图 111.29 阴茎异常勃起的原因

- 特发性
- Os 阴茎
  - 先天性
  - 获得性
    - 老化
    - 创伤
    - 代谢紊乱
- 会阴外伤
- 绞窄
- 高血压
- 肾病综合征
- 神经引起
- 四肢瘫痪
- 椎管狭窄
- 马尾受压
- 镰状细胞病
- 凝血障碍
  - 蛋白 C 缺乏
  - 因子 V 莱顿
  - 华法林坏死
- 阴茎纤维性海绵体炎
- 类风湿关节炎
- 血管炎
- 肺结核
- 盆腔肿瘤
- 白血病
- 淋巴瘤
- 阴茎转移癌

（续框图）

- 药物
  - 罂粟碱
  - 抗精神病药物
    - 氯丙嗪
    - 曲唑酮
  - 降压药
    - 肼苯哒嗪
    - 胍乙啶、哌唑嗪
  - 大麻
  - 肾上腺糖皮质激素
  - 华法林坏死

Levine et al. 1991[1]之后。转载自 C. B. Bunker《男性生殖器皮肤病》。

伦敦：桑德斯，2004。© 2004，获得作者的许可。

非皮肤科疾病，感觉异常和慢性疼痛综合征

“非皮肤科疾病”症候群可能是缺乏甚至没有皮肤病变迹象的一种表现。生殖器症状包括瘙痒、过度发红、灼烧和不适——在某些情况下严重到患者无法坐下。患者可能存在形态障碍、抑郁和精神病，自杀未遂等风险[1,2]。

尿道瘙痒时可能插入异物以求得缓解[3]，或者可能是为了性满足。

阴茎或阴囊出现瘙痒、灼烧和疼痛症状的患者并不少见。皮肤通常是完全正常的。这种情况类似于女性的外阴疼痛，人们创造了诸如阴茎疼痛和阴囊疼痛这样的术语来描述男性的这种症状。多虑平、阿米替林和帕罗西汀可以起到一定的缓解作用。

Fisher[4]将红色阴囊综合征定义为“阴囊前半部持续发红，可能累及阴茎根部，通常伴有瘙痒或灼烧感和痛觉过敏”。它是一种对治疗抵抗的慢性疾病，其原因尚不清楚[4,5]。红斑可伴有毛细血管扩张。它与特发性阴茎和阴囊疼痛综合征有关[6]。强的松龙和抗抑郁药物对一些患者起到了缓解作用。有强力霉素[7]治疗成功的报道。

局部皮肤划痕症可通过摩擦大腿内侧发现，因为这样的患者可以通过口服抗组胺药物治疗。

应该考虑缺锌和坏死性游走性红斑的可能性。

慢性生殖器和直肠疼痛综合征包括阴茎疼痛（阴茎痛）、阴囊痛、睾丸痛、前列腺痛、尾骨痛、直肠痛、会阴疼痛、会阴下降综合征和外阴痛[8-10]。骨盆的神经解剖学是复杂的，对上述综合征病因的神经生理学基础知之甚少，但其临床表现是众所周知的。鉴别诊断如上所述。Cohen 等警告说，“特发性”生殖器瘙痒可能归因于腰骶神经根病，因此建议进行神经学评估[11]。

缩阳综合征是一种精神疾病，其特征是害怕生殖器收缩（即阴茎收缩、向腹部卷缩或消失）、急性焦虑、害怕死亡和生殖器疼痛。很少有真正相关的生殖器病变的病理支持。虽然最初被认为是东南亚和中国特有的一种文化现象，但在西方也已经被观察到，患者对死亡毫无畏惧[12]。

心理因素对慢性疼痛综合征的发生具有相当大的影响。治疗是具有挑战性的，充其量也只是经验之谈。大多数人认为，如果可能的话，应该避免侵入性和不可逆的手术。如果发现腰骶神经根病，则可提供椎旁阻滞药物[11]。多学科管理通常是必要的[6]。

（译者：毛宁　翁文佳　**一审：**罗翔　宋冰冰　**二审：**刘玮　**三审：**崔勇　李承旭　**润色：**陈秀峰）

参考文献

所有文献请查阅网址：www. rooksdermatology. com.
以下列出的是重要参考文献。

Introduction

[3] Rickwood AM, Hemalatha V, Batcup G, Spitz L. Phimosis in boys. *Br J Urol* 1980;52:147-50.

[5] Chopra R, Fisher RD, Fencel R. Phimosis and diabetes mellitus. *J Urol* 1982;127:1101-2.

[6] Clemmensen OJ, Krogh J, Petri M. The histologic spectrum of prepuces from patients with phimosis. *Am J Dermatopathol* 1988;10:104-8.

[7] Bunker CB. *Male Genital Skin Disease*. London: Saunders, 2004.

[8] Rickwood AM. Medical indications for circumcision. *BJU Int* 1999;83(Suppl. 1):45-51.

[9] Waugh MA. Balanitis. *Dermatol Clin* 1998;16:757-62.

[10] Edwards S. Balanitis and balanoposthitis: a review. *Genitourin Med* 1996;72:155-9.

[11] English JC III, Laws RA, Keough GC, *et al*. Dermatoses of the glans penis and prepuce. *J Am Acad Dermatol* 1997;37:1-24.

[21] Mallon E, Ross JS, Hawkins DA, *et al*. Biopsy of male genital dermatosis. *Genitourin Med* 1997;73:421.

[22] Rao A, Bunker CB. Male genital skin biopsy. *Int J STD AIDS* 2011;22:418-19.

Structure and function of the male genitalia

[1] Cold CJ, Taylor JR. The prepuce. *BJU Int* 1999;83(Suppl. 1):34-44.

[2] Ammini AC, Sabherwal U, Mukhopadhyay C, *et al*. Morphogenesis of the human external male genitalia. *Pediatr Surg Int* 1997;12:401-6.

[3] McGregor D. Distribution of pubic hair in sample of fit men. *Br J Dermatol* 1961;73:61-4.

[4] Achtstätter T, Moll R, Moore B, Franke WW. Cytokeratin polypeptide patterns of different epithelia of the human male urogenital tract: immunofluorescence and gel electrophoretic

studies. *J Histochem Cytochem* 1985;33:415-26.

Normal variants

[3] Sonnex C, Dockerty WG. Pearly penile papules: a common cause of concern. *Int J STD AIDS* 1999;10:726-7.

[4] Neri I, Bardazzi F, Raone B, *et al*. Ectopic pearly penile papules: a paediatric case. *Genitourin Med* 1997;73:136.

[5] Ackerman AD, Kornberg R. Pearly penile papules. *Arch Dermatol* 1973;108:673-5.

[6] Porter W, Bunker CB. Treatment of pearly penile papules with cryotherapy. *Br J Dermatol* 2000;142:847-8.

[13] Izquierdo MJ, Pastor MA, Carrasco L, *et al*. Epithelioid blue naevus of the genital mucosa: report of four cases. *Br J Dermatol* 2001;145:496-501.

[14] de Giorgi V, Massi D, Brunasso G, *et al*. Eruptive multiple blue nevi of the penis: a clinical dermoscopic pathologic case study. *J Cutan Pathol* 2004;31:185-8.

[15] Aoyagi S, Sato-Matsumura KS, Akiyama M, *et al*. Spitz naevus of the glans penis: an unusual location. *Acta Derm Venereol* 2004;84:324-5.

[18] Phan PT, Francis N, Madden N, Bunker CB. Kissing naevus of the penis. *Clin Exp Dermatol* 2004;29:471-2.

[22] Erkek E, Basar MM, Bagci Y, *et al*. Fordyce angiokeratomas as clues to local venous hypertension. *Arch Dermatol* 2005; 141:1325-6.

[23] Caputo R, Passoni E, Cavicchini S. Papular xanthoma associated with angiokeratoma of Fordyce: considerations on the nosography of this rare non-Langerhans cell histiocytoxanthomatosis. *Dermatology* 2003;206:165-8.

The foreskin

[1] Whitfield H. Circumcision. *BJU Int* 1999; 83 (Suppl. 1): 1-113.

[2] Porter WM, Bunker CB. The dysfunctional foreskin. *Int J STD AIDS* 2001;12:216-20.

[3] Taves DR. The intromission function of the foreskin. *Med Hypotheses* 2002;59:180-2.

[4] Bunker CB. *Male Genital Skin Disease*. London: Saunders, 2004.

[5] Cold CJ, Taylor JR. The prepuce. *BJU Int* 1999;83(Suppl. 1):34-44.

Circumcision

[5] Whitfield H. Circumcision. *BJU Int* 1999; 83 (Suppl. 1): 1-113.

[9] Anonymous. *Guidance for Doctors who are Asked to Circumcise Male Children*. London: General Medical Council, 1997.

[10] American Academy of Paediatrics Task Force on Circumcision. Circumcision policy statement. *Pediatrics* 2012; 130: 585-86.

[11] Morris B, Kreiger J. Does male circumcision affect sexual function, sensitivity or satisfaction? A systematic review. *J Sex Med* 2013;10:2644-57.

[13] Fergusson DM, Lawton JM, Shannon FT. Neonatal circumcision and penile problems: an 8 year longitudinal study. *Pediatrics* 1988;81:537-41.

[16] Ladenhauf H, Ardelean M, Schimke C, *et al*. Reduced bacterial colonization of the glans penis after male circumcision in children-a prospective study. *J Ped Urol* 2013;9(6 pt B); 1137-44.

[17] O'Farrell N, Egger M. Circumcision in men and the prevention of HIV infection: a'meta-analysis' revisited. *Int J STD AIDS* 2000;11:137-42.

[22] Laumann EO, Masi CM, Zuckerman EW. Circumcision in the United States: prevalence, prophylactic effects, and sexual practice. *JAMA* 1997;277:1052-7.

[23] Mallon E, Hawkins D, Dinneen M, *et al*. Circumcision and genital dermatoses. *Arch Dermatol* 2000;136:350-4.

[39] Toker SC, Baskan EB, Tunali S, *et al*. Zoon's balanitis in a circumcised man. *J Am Acad Dermatol* 2007;57:S6-7.

Congenital and developmental abnormalities

[1] Baskin LS, Ebbers MB. Hypospadias: anatomy, etiology and technique. *J Pediatr Surg* 2006;41:463-72.

[2] Bunker CB. *Male Genital Skin Disease*. London: Saunders, 2004.

[3] Park CO, Chun EY, Lee JH. Median raphe cyst on the scrotum and perineum. *J Am Acad Dermatol* 2005;55:S114-15.

[4] Browne WG, Izatt MM, Renwick JH. White sponge naevus of the mucosa: clinical and linkage data. *Ann Hum Genet* 1969; 32:271-81.

[5] Jorgenson RJ, Levin LS. White sponge nevus. *Arch Dermatol* 1981;117:73-6.

[6] Shah A, Meacock L, More B, Chandran H. Lymphangioma of the penis: a rare anomaly. *Pediatr Surg Int* 2005; 21: 329-30.

[7] Girard C, Bigorre M, Guillot B, Bessis D. Pelvis syndrome. *Arch Dermatol* 2006;142:884-8.

[8] Musumeci ML, Nasca MR, De Pasquale R, *et al*. Cutaneous manifestations and massive genital involvement in Hennekam syndrome. *Pediatr Dermatol* 2006;23:239-42.

[9] Hampshire DJ, Ayub M, Springell K, *et al*. MORM syndrome (mental retardation, truncal obesity, retinal dystrophy and micropenis), a new autosomal recessive disorder, links to 9q34. *Eur J Hum Genet* 2006;14:543-8.

[10] Vaccaro M, Salpietro DC, Briuglia S, *et al*. Cutis laxa in Kabuki make-up syndrome. *J Am Acad Dermatol* 2005; 53: S247-51.

Trauma and artefact

[1] Nouri M, Koutani A, Tazi K, *et al*. Fractures of the penis: apropos of 56 cases. *Prog Urol* 1998;8:542-7.

[21] George WM. Papular pearly penile pearls. *J Am Acad Dermatol* 1989;20:852.

[25] Al-Mutairi N, Sharma AK, Zaki A, *et al*. Penile self-injections: an unusual act. *Int J Dermatol* 2004;43:680-2.

[29] Matsuda T, Shichiri Y, Hida S, *et al*. Eosinophilic sclerosing lipogranuloma of the male genitalia not caused by exogenous lipids. *J Urol* 1988;140:1021.

[31] Greilsheimer H, Groves JE. Male genital self-mutilation. *Arch Gen Psychiatry* 1979;36:441-6.

[34] McCann J, Voris J. Perianal injuries resulting from sexual abuse: a longitudinal study. *Pediatrics* 1993;91:390-3.

[39] Vickers D, Morris K, Coulthard MG, Eastham EJ. Anal signs in haemolytic uraemic syndrome. *Lancet* 1998;1:998.

[40] Hobbs CJ, Wynne JM. How to manage warts. *Arch Dis Child* 1999;81:460.

[43] Hrbaty J, Molitor M. Traumatic skin loss from the male genitalia. *Acta Chir Plast* 2001;43:17-20.

[45] Sagar J, Sagar B, Shah DK. Penile skin necrosis-complication following selfcircumcision. *Ann R Coll Surg Engl* 2005;87: W5-7.

Inflammatory dermatoses

[1] Wiskemann A. X-ray irradiation of dermatoses in the genital area. *Hautarzt* 1977;28:219-23.

[2] Lebwohl M, Freeman AK, Chapman MS, *et al*. Tacrolimus

ointment is effective for facial and intertriginous psoriasis. *J Am Acad Dermatol* 2004;51:723-30.

[3] Gribetz C,Ling M,Lebwohl M,*et al*. Pimecrolimus cream 1% in the treatment of intertriginous psoriasis:a double-blind,randomized study. *J Am Acad Dermatol* 2004;51:731-8.

[4] Bissonnette R,Nigen S,Bolduc C. Efficacy and tolerability of topical tacrolimus ointment for the treatment of male genital psoriasis. *J Cutan Med Surg* 2008;12:230-4.

Eczema

[1] Porter WM,Bewley A,Dinneen M,*et al*. Nodular lichen simplex of the scrotum treated by surgical excision. *Br J Dermatol* 2001;144:915-16.

[3] Birley HDL,Walker MM,Luzzi GA,*et al*. Clinical features and management of recurrent balanitis;association with atopy and genital washing. *Genitourin Med* 1993;69:400-3.

[7] Lyon CC,Kulkarni J,Zimerson E,*et al*. Skin disorders in amputees. *J Am Acad Dermatol* 2000;42:501-7.

[11] Turjanmaa K,Alenius H,Makinen-Kiljunen S,*et al*. Natural rubber latex allergy. *Allergy* 1996;51:593-602.

[14] Bauer A,Geier J,Elsner P. Allergic contact dermatitis in patients with anogenital complaints. *J Reprod Med* 2000;45:649-54.

[15] Garcia-Gavin J,Vansina S,Keree S,*et al*. Methylisothiozolinone,an emerging allergen in cosmetics. *Contact Dermatitis* 2010;63:96-101.

[19] Harmon CB,Connolly SM,Larson TR. Condom-related allergic contact dermatitis. *J Urol* 1995;153:1227-8.

[22] Wiskemann A. X-ray irradiation of dermatoses in the genital area. *Hautarzt* 1977;28:219-23.

[23] Bunker CB. *Male Genital Skin Disease*. London: Saunders,2004.

Zoon balanitis

[2] Zoon JJ. Balanoposthite chronique circonscrite benigne a plasmocytes. *Dermatologica* 1952;105:1-7.

[3] Baughman RD,Berger P,Pringle WM. Plasma cell cheilitis. *Arch Dermatol* 1974;110:725-6.

[7] Bunker CB. Topics in penile dermatology. *Clin Exp Dermatol* 2001;26:469-79.

[8] Bunker CB. *Male Genital Skin Disease*. London:Saunders,2004.

[9] Nishimura M, Matsuda T, Muto M, Hori Y. Balanitis of Zoon. *Int J Dermatol* 1990;29:421-3.

[10] Farrell AM,Francis N,Bunker CB. Zoon's balanitis: an immunohistochemical study. *Br J Dermatol* 1996;135(Suppl. 47):57.

[14] Davis-Daneshfar A,Trueb RM. Bowen's disease of the glans penis(erythroplasia of Queyrat) in plasma cell balanitis. *Cutis* 2000;65:395-8.

[15] Weyers W,Ende Y,Schalla W,Diaz-Cascajo C. Balanitis of Zoon:a clinicopathologic study of 45 cases. *Am J Dermatopathol* 2002;24:459-67.

[20] Moreno-Arias GA, Camps-Fresneda A, Llaberia C, Palou-Almerich J. Plasma cell balanitis treated with tacrolimus 0.1%. *Br J Dermatol* 2005;153:1204-6.

[28] Marconi B,Campanati A,Simonetti A,*et al*. Zoon's balanitis treated with imiquimod 5% cream. *Eur J Dermatol* 2010;20:134-5.

Lichen sclerosus

[1] Edmonds EVJ,Hunt S,Hawkins D,Dinneen M,Francis N,Bunker CB. Clinical parameters in male genital lichen sclerosus:a case series of 329 patients. *J Eur Acad Dermatol Venereol* 2011;26(6):730-7.

[6] Ridley CM. Lichen sclerosus et atrophicus. *BMJ* 1987;295:1295-6.

[15] Edmonds EVJ,Oyama N,Chan I,Francis N,McGrath JA,Bunker CB. Extracellular matrix protein 1 autoantibodies in male genital lichen sclerosus. *Br J Dermatol* 2011;165(1):218-19.

[32] Shim T,de Koning M,Muneer A,*et al*. HPV in male genital lichen sclerosus,penile carcinoma in situ and penile squamous carcinoma. *J Invest Dermatol* 2013;133(Suppl. 1):S195.

[41] Bunker CB. Atopy,the barrier,urine and genital lichen sclerosus(LS). *Br J Dermatol* 2013;169:953.

[43] Edmonds EVJ,Bunker CB. Nuclear magnetic resonance spectroscopy of urine in male genital lichen sclerosus. *Br J Dermatol* 2010;163(6):1355-6.

[49] Bunker CB,Shim TN. Male genital edema in Crohn's disease. *J Am Acad Dermatol* 2014;70:385.

[51] Neill SM,Tatnall FM,Cox NH. Guidelines for the management of lichen sclerosus. *Br J Dermatol* 2002;147:640-9.

[61] Ioannides D,Lazaridou E,Apalla Z,Sotiriou E,Gregoriou S,Rigopoulos D.(2010). Acitretin for severe lichen sclerosus of male genitalia:a randomized,placebo controlled study. *J Urol* 2010;183:1395-9.

[63] Bunker CB,Neill S,Staughton RCD. Topical tacrolimus,genital lichen sclerosus and risk of squamous cell carcinoma. *Arch Dermatol* 2004;140:1169.

[73] Nasca MR,Innocenzi D,Micali G. Penile cancer among patients with genital lichen sclerosus. *J Am Acad Dermatol* 1999;41:911-14.

Lichen planus

[3] Itin PH,Hirsbrunner P,Buchner S. Lichen planus:an unusual cause of phimosis. *Acta Dermatol Venereol* 1992;72:41-2.

[4] Bunker CB. *Male Genital Skin Disease*. London: Saunders,2004.

[6] El-Gadi S. Biopsy before excision. *J Eur Acad Dermatol Venereol* 1996;7:87-90.

[11] Leal-Khouri S,Hruza GJ. Squamous cell carcinoma developing within lichen planus of the penis: treatment with Mohs micrographic surgery. *J Dermatol Surg Oncol* 1994;20:272-6.

[12] Hoshi A,Usui Y,Terachi T. Penile carcinoma originating from lichen planus on glans penis. *Urology* 2008;71:816-17.

[15] Schmitt EC,Pigatto PD,Boneschi V,*et al*. Erosiver lichen planus der glans penis: behandlung mit cyclosporin A. *Hautarzt* 1993;44:43-5.

[16] Cox NH. Squamous cell carcinoma arising in lichen planus of the penis during topical cyclosporin therapy. *Clin Exp Dermatol* 1996;21:323-4.

[20] Porter WM,Dinneen M,Hawkins DA,Bunker CB. Erosive penile lichen planus responding to circumcision. *J Eur Acad Dermatol Venereol* 2001;15:266-8.

[21] Kirby B,Whitehurst C,Moore JV,Yates VM. Treatment of lichen planus of the penis with photodynamic therapy. *Br J Dermatol* 1999;141:765-6.

[22] Weyandt G,Vetter-Kauczok C,Becker J,*et al*. Successful dexamethasone pulse therapy for widespread erosive perianal lichen planus. *Hautarzt* 2007;58;241-2.

Miscellaneous inflammatory dermatoses

Non-specific balanoposthitis

[1] Bunker CB. *Male Genital Skin Disease*. London:Saunders,2004.

[2] Alessi E,Coggi A,Gianotti R. Review of 120 biopsies performed on the balanopreputial sac. *Dermatol* 2004;208:

第10部分

120-4.

Ulcerative disease and penile necrosis

[2] Sarihan H. Idiopathic scrotal necrosis. *Br J Urol* 1994; 74:259.

[12] Orme RL, Nordlund JJ, Barich L, Brown T. The magic syndrome(mouth and genital ulcers with inflamed cartilage). *Arch Dermatol* 1990;126:940-4.

[13] Chan C-C, Thyong H-Y, Chan Y-C, Liao Y-H. Human papillomavirus type 5 infection in a patient with Hailey-Hailey disease successfully treated with imiquimod. *Br J Dermatol* 2007;156:579-81.

[14] Thomson KF, Highet AS. Penile ulceration in fatal malignant atrophic papulosis (Degos' disease). *Br J Dermatol* 2000; 143:1320-2.

[21] Bories N, Becuwe C, Marcilly MC, *et al.* Glans penis ulceration revealing Wegener's granulomatosis. *Dermatology* 2007;214:187-9.

[29] Farrell AM, Black MM, Bracka A, Bunker CB. Pyoderma gangrenosum of the penis. *Br J Dermatol* 1998; 138: 337-40.

[37] Lally A, Hollowood K, Bunker CB, Turner R. Penile pyoderma gangrenosum treated with topical tacrolimus. *Arch Dermatol* 2005;141:1175-6.

[40] Boccaletti VP, Ricci R, Sebastio N, *et al.* Penile necrosis. *Arch Dermatol* 2000;136:261,264.

[41] Woods M, Pattee SF, Levine N. Penile calciphylaxis. *J Am Acad Dermatol* 2006;54:736-7.

[45] Thorns C, Urban H, Remmler K, *et al.* Primary cutaneous T-cell lymphoma of the penis. *Histopathology*. 2003;42:513-14.

Pilonidal sinus

[1] Al-Qassim Z, Reddy K, Khan Z, Reddy I. Pilonidal sinus cyst of the penis. *BMJ* 2013;21.

[2] Val-Bernal JF, Azcarretazabal T, Garijo MF. Pilonidal sinus of the penis: a report of two cases, one of them associated with actinomycosis. *J Cutan Pathol* 1999;26:155-8.

[3] O'Kane HF, Duggan B, Mulholland C, Crosbie J. Pilonidal sinus of the penis. *Sci World J* 2004;4(Suppl. 1):258-9.

[4] Rashid AMH, Menai Williams R, Parry D, Malone PR. Actinomycosis associated with pilonidal sinus of the penis. *J Urol* 1992;148:405-6.

[5] Tomasini C, Aloi F, Puiatti P, Caliendo V. Dermoid cyst of the penis. *Dermatology* 1997;194:188-90.

Peyronie disease

[2] Billig R, Baker R, Immergut M, Maxted W. Peyronie's disease. *Urology* 1975;6:409-18.

[3] Simeon CP, Fonollosa V, Vilardell M, *et al.* Impotence and Peyronie's disease in systemic sclerosis. *Clin Exp Rheumatol* 1994;12:464.

[5] Mooradian AD, Viosca SP, Kaiser FE, *et al.* Penile Raynaud's phenomenon: a possible cause of erectile failure. *Am J Med* 1988;85:748-50.

[8] Grigg AP, Underhill C, Russell J, Sale G. Peyronie's disease as a complication of chronic graft versus host disease. *Hematology* 2002;7:165-8.

[9] Horn AS, Pecora A, Chiesa JC, Alloy A. Penile thrombophlebitis as a presenting manifestation of pancreatic carcinoma. *Am J Gastroenterol* 1985;80:463-5.

[10] Desanctis PN, Furey CA Jr. Steroid injection therapy for Peyronie's disease: a 10-year summary and review of 38 cases. *J Urol* 1967;97:114-16.

[11] Winter CC, Khanna R. Peyronie's disease: results with dermo-jet injection of dexamethasone. *J Urol* 1975; 114: 898-900.

[12] Chun JL, McGregor A, Krishnan R, Carson CC. A comparison of dermal and cadaveric pericardial grafts in the modified Horton-Devine procedure for Peyronie's disease. *J Urol* 2001;166:185-8.

[13] Riedl CR, Plas E, Engelhardt P, *et al.* Iontophoresis for treatment of Peyronie's disease. *J Urol* 2000;163:95-9.

[14] Paullis G, Cavallini G, Brancato T, Alvaro R. Peironimev-Plus in the treatment of chronic inflammation of tunica albuginea. Results of a controlled study. *Inflamm Allergy Drug Targets* 2013;12:61-7.

Drug reactions

[1] Gruber F, Stasic A, Lenkovic M, Brajac I. Postcoital fixed drug eruption in a man sensitive to trimethoprim-sulphamethoxazole. *Clin Exp Dermatol* 1997;22:144-5.

[2] Zawar V, Kirloskar M, Chuh A. Fixed drug eruption-a sexually inducible reaction? *Int J STD AIDS* 2004;15:560-3.

[3] Borgstrom E. Penile ulcer as complication in self-induced papaverine erections. *Urology* 1988;32:416-17.

[4] Coles RB, Wilkinson DS. Necrosis and dequalinium. I. Balanitis. *Trans St John 'sHosp Dermatol Soc* 1965;51:46-8.

[5] Esser AC, Nossa R, Shoji T, Sapadin AN. All-*trans*-retinoic acid-induced scrotal ulcerations in a patient with acute promyelocytic leukaemia. *J Am Acad Dermatol* 2000; 43: 316-17.

[6] Evans LM, Grossman ME. Foscarnet-induced penile ulcer. *J Am Acad Dermatol* 1992;27:124-6.

[11] Ogden S, Mukasa Y, Lyon CC, Coulson IH. Nicorandil-induced peristomal ulcers: is nicorandil also associated with gastrointestinal fistula formation? *Br J Dermatol* 2007; 156:575-612.

[12] Griffiths MR, Milne JT, Porter WM. Penile argyria. *Br J Dermatol* 2006;154:1074-5.

[13] Harmanyeri Y, Taskapan O, Dogan B, *et al.* A case of coumarin necrosis with penile and pedal involvement. *J Eur Acad Dermatol Venereol* 1998;10:248-52.

[14] Chang I, Ha M, Chi B, *et al.* Warfarin-induced penile necrosis in a patient with heparin-induced thrombocytopenia. *J Kor Med Sci* 2010;25:1390-3.

Other inflammatory dermatoses

[2] Bewley AP, Ross JS, Bunker CB, Staughton RC. Successful treatment of a patient with octreotide-resistant necrolytic migratory erythema. *Br J Dermatol* 1996;134:1101-4.

[4] Sami N, Ahmed AR. Penile pemphigus. *Arch Dermatol* 2001;137:756-8.

[8] Fueston JC, Adams BB, Mutasim DF. Cicatricial pemphigoid-induced phimosis. *J Am Acad Dermatol* 2001;46:S128-9.

[12] Mahmood N, Afzal N, Joyce A. Sarcoidosis of the penis. *Br J Urol* 1997;80:155.

[21] Slaney G, Muller S, Clay J, *et al.* Crohn's disease involving the penis. *Gut* 1986;27:329-33.

[24] Merika EE, Darling MI, Craig P, *et al.* Primary cutaneous amyloidosis of the glans penis. Two case reports and a review of the literature. *Br J Dermatol* 2014 Mar;170(3):730-4 (review).

[31] Melekos MD, Asbach HW, Markou SA. Aetiology of acute scrotum in 100 boys with regard to age distribution. *J Urol* 1988;139:1023.

[33] Udall DA, Drake DJ, Rosenberg RS. Acute scrotal swelling: a

physical sign of primary peritonitis. *J Urol* 1981;125:75C-1.
[35] David S, Schiff JD, Poppas DP. Henoch-Schölein purpura involving the glans penis. *Urology* 2003;61:1035.
[42] Rivollier C, Martin L, Machet L, *et al*. Genital papules revealing a Churg-Strauss syndrome. *Ann Dermatol Venereol* 2002;129:1049-52.

Chronic penile oedema

[2] Neri I, Bardazzi F, Marzaduri S, Patrizi A. Perianal streptococcal dermatitis in adults. *Br J Dermatol* 1996;135:796-8.
[4] Porter WM, Dinneen M, Bunker C. Chronic penile lymphoedema. *Arch Dermatol* 2001;137:1108-10.
[6] Baughman S, Cespedes R. Unusual presentation of hidradenitis suppurativa with massive enlargement of the penis. *Urology* 2004;64:377-8.
[8] Calabro R, Gali A, Marino S, Bramanti P. Compulsive masturbation and chronic penile lymphedema. *Arch Sex Behav* 2012;41:737-9.
[11] Bunker CB, Shim TN. Male genital edema in Crohn's disease. *J Am Acad Dermatol* 2014;70:385.
[14] Choong KK. Acute penoscrotal oedema due to acute necrotizing pancreatitis. *J Ultrasound Med* 1996;15:247-8.
[16] Saha M, Edmonds E, Martin J, Bunker CB. Penile lymphoedema in association with asymptomatic Crohn's disease. *Clin Exp Dermatol* 2009;34:88-90.
[21] Malloy TR, Wein AJ, Gross P. Scrotal and penile lymphedema: surgical considerations and management. *J Urol* 1983;130:263-5.
[22] Morey AF, Meng MV, McAninch JW. Skin graft reconstruction of chronic genital lymphoedema. *Urology* 1997; 50:423-6.
[24] Modolin M, Mitre A, da Silva J, *et al*. Surgical treatment of lymphedema of the penis and scrotum. *Clinics (Sao Paulo)* 2006;61:289-94.

Non-sexually transmitted infections

Ecthyma gangrenosum and Fournier gangrene

[1] Rabinowitz R, Lewin EB. Gangrene of the genitalia in children with *Pseudomonas* sepsis. *J Urol* 1980;124:431-2.
[3] Smith GL, Bunker CB, Dineen MD. Fournier's gangrene. *Br J Urol* 1998;81:347-55.
[4] Adams JR Jr, Mata JA, Venable DD, *et al*. Fournier's gangrene in children. *Urology* 1990;35:439-41.
[6] Schultz ES, Diepgen TL, von den Driesch P, Hornstein OP. Systemic corticosteroids are important in the treatment of Fournier's gangrene: a case report. *J Dermatol* 1995;133:633-5.
[7] Ferreira PC, Reis JC, Amarante JM, *et al*. Fournier's gangrene: a review of 43 reconstructive cases. *Plast Reconstr Surg* 2007;119:175-84.
[8] Bubrick MP, Hitchcock CR. Necrotizing anorectal and perineal infection. *Surgery* 1979;86:655-62.
[9] Chang I-J, Lee C-C, Chen S-Y. Fulminant gangrenous and crepitating scrotum. *Arch Dermatol* 2006;142:797-8.
[10] Fisher JR, Conway ML, Takeshita RT, *et al*. Necrotizing fasciitis: importance of roentgenographic studies for soft-tissue gas. *JAMA* 1979;241:803-6.
[14] Tahmaz L, Erdemir F, Kibar Y, *et al*. Fournier's gangrene: report of thirty-three cases and a review of the literature. *Int J Urol* 2006;13:960-7.
[16] Bunker CB. *Male Genital Skin Disease*. London: Saunders, 2004.

Trichomycosis pubis, TB, non-syphilitic spirochaetal ulcerative balanoposthitis, yaws, candidosis, tinea and deep fungal infections

[3] Kamalam A, Senthamilselvi G, Ajithadas K, Thambiah AS. Cutaneous trichosporosis. *Mycopathologia* 1988; 101:167-75.
[4] Minkin W, Frank SB, Cohen HJ. Penile granuloma. *Arch Dermatol* 1972;106:756.
[5] Rossi R, Urbano F, Tortoli E, *et al*. Primary tuberculosis of the penis. *J Eur Acad Dermatol Venereol* 1999;12:174-6.
[11] Piot P, Duncan M, van Dyck E, *et al*. Ulcerative balanoposthitis associated with non-syphilitic spirochaetal infection. *Genitourin Med* 1986;62:44-6.
[12] Engelkens HJ, Judanarso J, van der Sluis JJ, *et al*. Disseminated early yaws: report of a child with a remarkable genital lesion mimicking venereal syphilis. *Pediatr Dermatol* 1990;7:60-2.
[14] Odds FC. Genital candidiasis. *Clin Exp Dermatol* 1982;7:345-54.
[20] Pielop J, Rosen T. Penile dermatophytosis. *J Am Acad Dermatol* 2001;44:864-7.
[22] Preminger B, Gerard PS, Lutwick L, *et al*. Histoplasmosis of the penis. *J Urol* 1993;149:848-50.
[28] English JC III, Laws RA, Keough GC, *et al*. Dermatoses of the glans penis and prepuce. *J Am Acad Dermatol* 1997;37:1-24;quiz 25-6.
[30] Cohen-Ludmann C, Kerob D, Feuilhade M, *et al*. Zygomycosis of the penis due to*Rhizopus oryzae* successfully treated with surgical debridement and a combination of high dose liposomal and topical amphotericin B. *Arch Dermatol* 2006;142:1657-8.

Other non-sexually transmitted infections

[4] Mukhopadhyay AK. Primary involvement of penile skin in lepromatous leprosy. *Indian J Lepr* 2005;77:317-21.
[11] Fox PA, Barton SE, Francis N, *et al*. Chronic erosive herpes simplex virus infection of the penis: a possible immune reconstitution disease. *HIV Med* 1999;1:10-18.
[12] Spray A, Glaser DA. Herpes zoster of the penis: an unusual location for a common eruption. *J Am Acad Dermatol* 2002;47:S177-9.
[14] Cooke RA, Rodriguez RB. Amoebic balanitis. *Med J Aust* 1964;5:114-17.
[15] Gbery IP, Dheja D, Kacou DE, *et al*. Chronic genital ulcerations and HIV infection: 29 cases. *Med Trop* 1999; 59:279-82.
[16] Cain C, Seabury-Stone M, Thieburg M, Wilson ME. Non-healing genital ulcers. *Arch Dermatol* 1994;130:1311-16.
[18] Grunwald MH, Amichai B, Trau H. Cutaneous leishmaniasis on an unusual site: the glans penis. *Br J Urol* 1998;82:928.
[20] Masmoudi A, Boudaya S, Bouzid L, *et al*. Penile sporotrichoid cutaneous leishmaniasis. *Bull Soc Pathol Exot* 2005;98:380-1.
[22] Zawahry ME. Cutaneous amoebiasis. *Indian J Dermatol* 1966;11:77-8.
[26] Narvaez-Moreno B, Bernabeu-Wittel J, Zulueta-Dorado T, *et al*. Primary cutaneous crytococcosis of the penis. *Sex Transm Dis* 2012;39:792-3.

Dermatological aspects of sexually transmitted disease

[2] Angus J, Langan SM, Stanway A, *et al*. The many faces of secondary syphilis: a re-emergence of an old disease. *Clin Exp Dermatol* 2006;31:741-5.

第10部分

[6] Fox PA, Tung M-Y. Human papillomavirus: burden of illness and treatment cost considerations. *Am J Clin Dermatol* 2005;6:365-81.

[8] Wen LM, Estcourt CS, Simpson JM, Mindel A. Risk factors for the acquisition of genital warts: are condoms protective? *Sex Transm Infect* 1999;75:312-16.

[12] Koutsky L. Epidemiology of genital human papilloma virus infection. *Am J Med* 1997;102(5A):3-8.

[13] Voog E, Ricksten A, Olofsson S, *et al*. Demonstration of Epstein-Barr virus DNA and human papillomavirus DNA in acetowhite lesions of the penile skin and the oral mucosa. *Int J STD AIDS* 1997;8:772-5.

[15] Daneshpouy M, Socic G, Clavel C, *et al*. Human papillomavirus infection and anogenital condyloma in bone marrow transplant recipients. *Transplantation* 2001;71:167-9.

[16] Luyten J, Engelen B, Beutels P. The sexual ethics of HPV vaccination for boys. *HEC Forum*. 2014;26:27-42.

[17] Lawton M, Nathan M, Asboe D. HPV vaccination to prevent anal cancer in men who have sex with men. *Sex Transm Infect* 2013;89:342-3.

[18] Von Krogh G, Dahlman-Ghozlan K, Syrjänen S. Potential human papillomavirus reactivation following topical corticosteroid therapy of genital lichen sclerosus and erosive lichen planus. *J Eur Acad Dermatol Venereol* 2002;16:130-3.

[21] Sardana K, Sehgal VN. Genital ulcer disease and human immunodeficiency virus: a focus. *J Dermatol* 2005;44:391-405.

Benign tumours

[7] Cole LA, Helwig EB. Mucoid cysts of the penile skin. *J Urol* 1976;115:397-400.

[17] Swinehart JM, Golitz LE. Scrotal calcinosis. *Arch Dermatol* 1982;118:985-8.

[22] Akogun OB, Akoh JI, Hellandendu H. Non-ocular clinical onchocerciasis in relation to skin microfilaria in the Taraba River Valley, Nigeria. *J Hyg Epidemiol Microbiol Immunol* 1992;36:368-83.

[30] Abdel-Aal H, Abdel-Aziz AM. Naevus comedonicus: report of three cases localized on glans penis. *Acta Derm Venereol* 1975;55:78-80.

[32] Gürünlüoglu R, Bayramicli M, Dogan T, Numanoglu A. Unusual complications of circumcision. *Plast Reconstr Surg* 1999;104:1938-9.

[48] Dehner LP, Smith BH. Soft tissue tumours of the penis. *Cancer* 1970;25:1431-47.

[63] Macaluso JN, Sullivan JW, Tomberlin S. Glomus tumor of the glans penis. *Urology* 1985;25:409-10.

[68] Srigley JR, Ayala AG, Ordóñez NG, van Nostrand AW. Epithelioid hemangioma of the penis: a rare and distinctive vascular lesion. *Arch Pathol Lab Med* 1985;109:51-4.

[73] Sezer E, Erbil H, Koseoglu D, *et al*. Angiolymphoid hyperplasia with eosinophilia mimicking Bowenoid papulosis. *Clin Exp Dermatol* 2007;32:281-3.

[74] Osborne GE, Chinn RJ, Francis ND, Bunker CB. Magnetic resonance imaging in the investigation of penile lymphangioma circumscriptum. *Br J Dermatol* 2000;143:467-8.

Pre-cancerous dermatoses and carcinoma *in situ*

Erythroplasia of Queyrat, Bowen disease of the penis and bowenoid papulosis

[1] Bunker CB. Topics in penile dermatology. *Clin Exp Dermatol* 2001;26:469-79.

[2] Porter WM, Francis N, Hawkins D, *et al*. Penile intraepithelial neoplasia: clinical spectrum and treatment of 35 cases. *Br J Dermatol* 2002;147:1159-65.

[9] Graham JH, Helwig EB. Erythroplasia of Queyrat: a clinicopathologic and histochemical study. *Cancer* 1973; 32: 1396-414.

[10] Zabbo A, Stein BS. Penile intraepithelial neoplasia in patients examined for exposure to human papilloma virus. *Urology* 1993;41:24-6.

[11] Brady KL, Mercurio MG, Brown MD. Malignant tumors of the penis. *Dermatol Surg* 2013;39:527-47.

[12] Griffiths TRL, Mellon JK. Human papillomavirus and urological tumours: basic science and role in penile cancer. *BJU Int* 1999;84:579-86.

[24] McAninch JW, Moore CA. Precancerous penile lesions in young men. *J Urol* 1970;104:287-90.

[25] Aynaud O, Ionesco M, Barrasso R. Penile intraepithelial neoplasia: specific clinical features correlate with histologic and virologic findings. *Cancer* 1994;74:1762-7.

[33] Micali G, Masca MR, De Pasquale R. Erythroplasia of Queyrat treated with imiquimod 5% cream. *J Am Acad Dermatol* 2006;55:901-3.

[36] Calista D. Topical cidofovir for erythroplasia of Queyrat of theglans penis. *Br J Dermatol* 2002;147:399-400.

Miscellaneous pre-cancerous conditions

[4] Tewari M, Gupta SK, Kumar M. Multiple cutaneous horns of the penis: a case report. *Indian J Pathol Microbiol* 2003;46: 53-4.

[5] Bart RS, Kopf AW. Tumor conference No. 14: on a dilemma of penile horns-pseudoepitheliomatous, hyperkeratotic and micaceous balanitis. *J Dermatol Surg Oncol* 1977;3:580.

[6] Willsher MK, Daley KJ, Conway JF, *et al*. Penile horns. *J Urol* 1984;132:1192-3.

[7] Yeager JK, Findlay RF, McAleer IM. Penile verrucous carcinoma. *Arch Dermatol* 1990;126:1208-10.

[10] Ponce De Leon J, Algaba F, Salvador J. Cutaneous horn of the glans penis. *Br J Urol* 1994;74:257-8.

[13] Levell NJ, Bewley AP, Levene GM. Porokeratosis of Mibelli on the penis, scrotum and natal cleft. *Clin Exp Dermatol* 1994;19:77-8.

[14] Porter WM, Du P, Menagé H, Philip G, Bunker CB. Porokeratosis of the penis. *Br J Dermatol* 2001;144:643-4.

[16] Ganem JP, Steele BW, Creager AJ, Carson CC. Pseudo-epitheliomatous keratotic and micaceous balanitis. *J Urol* 1999; 161:217-18.

[20] Bunker CB, Francis N. Pseudoepitheliomatous keratotic and micaceous balanitis: comment. *Clin Exp Dermatol* 2012;37(4):434-5.

[22] Irvine C, Anderson JR, Pye RJ. Micaceous and keratotic pseudoepitheliomatous balanitis and rapidly fatal fibrosarcoma of the penis occurring in the same patient. *Br J Urol* 1987;116:719-25.

Squamous carcinoma and other malignant neoplasms

Carcinoma of the penis

[1] Brady KL, Mercurio MG, Brown MD. Malignant tumors of the penis. *Dermatol Surg* 2013;39:527-47.

[2] Porter WM, Francis N, Hawkins D, *et al*. Penile intraepithelial neoplasia: clinical spectrum and treatment of 35 cases. *Br J Dermatol* 2002;147:1159-65.

[4] Bunker CB. *Male Genital Skin Disease*. London: Saunders, 2004.

[9] Rempelakos A, Bastas E, Lymperakis CH, Thanos A. Carcinoma of the penis: experience from 360 cases. *J Balkan Union Oncol* 2004;9:51-5.
[11] Boczko S, Freed S. Penile carcinoma in circumcised males. *NY State J Med* 1979;79:1903-4.
[18] Van Howe RS, Hodges FM. The carcinogenicity of smegma: debunking a myth. *J Eur Acad Dermatol Venereol* 2006;20:1046-54.
[27] Fryrear RS II, Wiggins AK, Sanguesa O, Yosipovitch G. Rapid onset of cutaneous squamous cell carcinoma of the penis in a patient with psoriasis on etanercept therapy. *J Am Acad Dermatol* 2004;51:1026.
[28] Kreuter A, Meyer MF, Wieland U. Occurrence of penile intraepithelial neoplasia following adalimumab treatment for psoriatic arthritis. *Arch Dermatol* 2011;147:1001-2.
[33] Droller MJ. Carcinoma of the penis: an overview. *Urol Clin North Am* 1980;7:783-4.

Carcinoma of the scrotum
[1] Potts P. Cancer scroti. *Chirurgical Works* 1779;3:225-9.
[6] Murthy KVN. Primary cutaneous carcinoma of the scrotum. *J Occup Med* 1993;35:888-9.
[9] McGarry GW, Robertson JR. Scrotal carcinoma following prolonged use of crude coal tar ointment. *Br J Urol* 1989;63:211-19.
[12] Gross DJ, Schosser RH. Squamous cell carcinoma of the scrotum. *Cutis* 1991;47:402-4.
[13] Loughlin KR. Psoriasis: association with two rare cutaneous urological malignancies. *J Urol* 1997;157:622-3.
[14] Dean AL. Epithelioma of the scrotum. *J Urol* 1948;60:508-18.
[15] Black SB, Woods JE. Squamous cell carcinoma complicating hidradenitis suppurativa. *J Surg Oncol* 1982;19:25-6.
[16] Andrews PE, Farrow GM, Oesterling JE. Squamous cell carcinoma of the scrotum: long-term follow-up of 14 patients. *J Urol* 1991;146:1299-304.
[19] Lowe FC. Squamous cell carcinoma of scrotum. *Urology* 1985;25:63-5.
[21] Azike JE. A review of the history, epidemiology and treatment of squamous cell carcinoma of the scrotum. *Rare Tumors* 2009 Jul 22;1(1):e17.

Verrucous carcinoma/giant condyloma/Buschke-Löwenstein tumour
[1] Weber P, Rabinovitz H, Garland L. Verrucous carcinoma in penile lichen sclerosus et atrophicus. *J Dermatol Surg Oncol* 1987;13:529.
[2] Micali G, Nasca MR, Innocenzi D. Lichen sclerosus of the glans is significantly associated with penile carcinoma. *Sex Transm Infect* 2001;77:226.
[3] Cosman BC, O'Grady TC, Pekarske S. Verrucous carcinoma arising in hidradenitis suppurativa. *Int J Colorectal Dis* 2000;15:342-6.
[4] Bain L, Geronemus R. The association of lichen planus of the penis with squamous cell carcinoma in situ and with verrucous squamous carcinoma. *J Dermatol Surg Oncol* 1989;15:413-17.
[7] Brown MD, Zachary CB, Grekin RC, *et al*. Penile tumours: their management by Mohs micrographic surgery. *J Dermatol Surg Oncol* 1987;13:1163-7.
[8] Brown MD, Zachary CB, Grekin RC, Swanson NA. Genital tumours: their management by micrographic surgery. *J Am Acad Dermatol* 1988;18:115-22.
[11] Ayer J, Matthews S, Francis N, Walker NP, Dinneen M, Bunker CB. Successful treatment of Buschke-Lowenstein tumour of the penis with carbon dioxide laser vaporisation. *Acta Derm Venereol* 2012;92:656-7.
[14] Geusau A, Heinz-Peer G, Volc-Platzer B, *et al*. Regression of deeply infiltrating giant condyloma (Buschke-Löwenstein tumor) following long-term intralesional interferon alfa therapy. *Arch Dermatol* 2000;136:707-10.
[16] Sobrado CW, Mester M, Nadalin W, *et al*. Radiation-induced total regression of a highly recurrent giant perianal condyloma: report of case. *Dis Colon Rectum* 2000;43:257-60.
[18] South LM, O'Sullivan JP, Gazet JC. Giant condylomata of Buschke and Löwenstein. *Clin Oncol* 1977;3:107-15.

Extramammary Paget disease
[1] Helwig EB, Graham JH. Anogenital (extramammary) Paget's disease: a clinicopathological study. *Cancer* 1963;16:387-403.
[2] Chanda JJ. Extramammary Paget's disease: prognosis and relationship to internal malignancy. *J Am Acad Dermatol* 1985;13:1009-14.
[3] Brady KL, Mercurio MG, Brown MD. Malignant tumors of the penis. *Dermatol Surg* 2013;39:527-47.
[4] Bunker CB. *Male Genital Skin Disease*. London: Saunders, 2004.
[5] Tanabe H, Kishigawa T, Sayama S, Tanaka T. A case of giant extramammary Paget's disease of the genital area with squamous cell carcinoma. *Dermatology* 2001;202:249-51.

Malignant melanoma
[2] Brady KL, Mercurio MG, Brown MD. Malignant tumors of the penis. *Dermatol Surg* 2013;39:527-47.
[3] Cascielli N. Melanoma maligno del pene. *Tumori* 1969;55:313-15.
[15] Lucia MS, Miller GJ. Histopathology of malignant lesions of the penis. *Urol Clin North Am* 1992;19:227-46.

Kaposi sarcoma
[1] Dehner LP, Smith BH. Soft tissue tumours of the penis. *Cancer* 1970;25:1431-7.
[2] Kavak A, Akman RY, Alper M, Büyükbabani N. Penile Kaposi's sarcoma in a human immunodeficiency virus-seronegative patient. *Br J Dermatol* 2001;144:207-8.
[3] Micali G, Nasca MR, De Pasquale R, Innocenzi D. Primary classic Kaposi's sarcoma of the penis: a report of a case and review. *J Eur Acad Dermatol Venereol* 2003;17:320-3.
[4] Cecchi R, Troiano M, Ghilardi M, Bartoli L. Karposi sarcoma of the penis in an HIV-negative patient. *J Cutan Med Surg* 2011;15:118-20.
[5] Schwartz JJ, Dias BM, Safari B. HIV-related malignancies. *Dermatol Clin* 1991;9:503-15.
[6] Bayne D, Wise GJ. Kaposi sarcoma of the penis and genitalia: a disease of our times. *Urology* 1988;31:22-5.
[7] Schwartz RA, Cohen JB, Watson RA, *et al*. Penile Kaposi's sarcoma preceded by chronic penile lymphoedema. *Br J Dermatol* 2000;142:153-6.
[8] Kapdagli H, Gunduz K, Ozturk G, Kandiloglu G. Pseudo-Kaposi's sarcoma (Mali type). *Int J Dermatol* 1998;37:223-5.

Other malignant neoplasms
[1] Brady KL, Mercurio MG, Brown MD. Malignant tumors of the penis. *Dermatol Surg* 2013;39:527-47.
[3] Staley TE, Nieh PT, Ciesielski TE, Cieplinski W. Metastatic basal cell carcinoma of the scrotum. *J Urol* 1983;130:792-4.
[4] Dehner LP, Smith BH. Soft tissue tumours of the penis. *Cancer* 1970;25:1431-7.

[11] Chiu LS, Wong KH, Lam WY, *et al*. Angiosarcoma of the scrotum after treatment of cancer of the rectum. *Clin Exp Dermatol* 2006;31:706-7.

[13] Hagiuda J, Ueno M, Ashimine S, *et al*. Langerhans cell histiocytosis on the penis: a case report. *BMC Urol* 2006;6:28.

[16] Chiam LY, Chan YC. Solitary plaque mycosis fungoides on the penis responding to topical imiquimod therapy. *Br J Dermatol* 2007;156:560-2.

[22] Thorns C, Urban H, Remmler K, *et al*. Primary cutaneous T-cell lymphoma of the penis. *Histopathology* 2003; 42: 513-14.

[23] Doll DC, Diaz-Arias AA. Peripheral T-cell lymphoma of the scrotum. *Acta Haematol* 1994;91:77-9.

[27] Chaux A, Amin M, Cubilla A, Young R. Metastatic tumours to the penis: a report of 17 cases and review of the literature. *Int J Surg Path* 2010;19:597-606.

[31] Pastore A, Palleschi G, Manfredonia G, *et al*. Penile metastasis from primary cholangiocarcinoma: the first case report. *BMC Gastroenterol* 2013;13;149.

Miscellaneous cutaneous male genital conditions

Penile melanosis and hypopigmentation

[1] Kaporis A, Lynfield Y. Penile lentiginosis. *J Am Acad Dermatol* 1998;38:781.

[3] Kopf AW, Bart RS. Tumor conference 43: penile lentigo. *J Dermatol Surg Oncol* 1982;8:637-9.

[4] Rhodes AR, Harrist TJ, Momtaz TK. The PUVA-induced pigmented macule: a lentiginous proliferation of large, sometimes cytologically atypical, melanocytes. *J Am Acad Dermatol* 1983;9:47-58.

[5] Barnhill RL, Albert LS, Sharma SK, *et al*. Genital lentiginosis: a clinical and histopathologic study. *J Am Acad Dermatol* 1990;22:453-60.

[7] Revuz J, Clerici T. Penile melanosis. *J Am Acad Dermatol* 1989;20:567-70.

[8] Lenane P, Keane CO, Connell BO, *et al*. Genital melanotic macules: clinical, histologic, immunohistochemical, and ultrastructural features. *J Am Acad Dermatol* 2000;42:640-4.

[9] Breathnach AS, Balus L, Amantea A. Penile lentiginosis: an ultrastructural study. *Pigment Cell Res* 1992;5:404-13.

[11] Delaney TA, Walker NPJ. Penile melanosis successfully treated with the Qswitched ruby laser. *Br J Dermatol* 1994; 130:663-4.

[14] Stankler L. Striae of the penis. *Br J Dermatol* 1982;107: 371-2.

[16] Stefanaki C, Nicolaidou E, Hadjivassiliou M, *et al*. Imiquimod-induced vitiligo in a patient with genital warts. *J Eur Acad Dermatol Venereol* 2006;20:755.

Pain and swelling, iatrogenic swelling and lymphoedema, and idiopathic lipogranuloma

[1] Bunker CB. *Male Genital Skin Disease*. London: Saunders, 2004.

[2] Weinberger LN, Zirwas MJ, English JC III. A diagnostic algorithm for male genital oedema. *J Eur Acad Dermatol Venereol* 2007;21:156-62.

[3] Kopecky RT, Funk MM, Kreitzer PR. Localized genital oedema in patients undergoing continuous ambulatory peritoneal dialysis. *J Eur Acad Dermatol Venereol* 2007;21:156-62.

[4] Horinaga M, Masuda T, Jitsukawa S. A case of scrotal elephantiasis 30 years after treatment of penile carcinoma. *Hinyokika Kiyo* 1998;44:839-41.

[5] Bang RL. Penile oedema induced by continuous condom catheter use and mimicking keloid scar. *Scand J Urol Nephrol* 1994;28:333-5.

Priapism

[1] Levine FJ, de Tejada IS, Payton TR, Goldstein I. Recurrent prolonged erections and priapism as a sequela of priapism: pathophysiology and management. *J Urol* 1991;145:764-7.

[2] Bunker CB. *Male Genital Skin Disease*. London: Saunders, 2004.

[3] Nelson JH III, Winter CC. Priapism: evolution of management in 48 patients in a 22-year series. *J Urol* 1977;117:455-8.

[4] O'Brien WM, O'Connor KP, Lynch JH. Priapism: current concepts. *Ann Emerg Med* 1989;18:980-3.

[5] Khoriaty N, Schick E. Penile gangrene: an unusual complication of priapism. How to avoid it. *Urology* 1980;16:280.

Dermatological non-disease, dysaesthesia and chronic pain syndromes

[1] Cotterill JA. A dermatological non-disease: a common and potentially fatal disturbance of cutaneous body image. *Br J Dermatol* 1981;104:611-19.

[2] Bunker CB, Bridgett CK. Depression and the skin. In: Robertson MM, Katona CLE, eds. *Depression and Physical Illness*. London: John Wiley, 1997:225-53.

[3] Al-Durazi M, Saleem I, Mohammed AA. Urethral foreign body. *Br J Urol* 1992;69:434.

[4] Fisher BK. The red scrotum syndrome. *Cutis* 1997; 60: 139-41.

[5] Markos AR. The male genital skin burning syndrome (dysaesthetic peno/scroto-dynia). *Int J STD AIDS* 2002; 13: 271-2.

[6] Wesselmann U, Burnett AL, Heinberg LJ. The urogenital and rectal pain syndromes. *Pain* 1997;73:269-94.

[7] Abbas O, Kibbi A, Chedraoui A, Ghosen S. Red scrotum syndrome: successful treatment with oral doxycycline. *J Dermatol Treat* 2008;19:1-2.

[10] Neill ME, Swash M. Chronic perianal pain: an unsolved problem. *J R Soc Med* 1982;75:96-101.

[11] Cohen AD, Vander T, Medvendovsky E, *et al*. Paravertebral blockade may be used for alleviation of symptoms in patients with anogenital pruritus. Neuropathic scrotal pruritus: anogenital pruritus is a symptom of lumbosacral radiculopathy. *J Am Acad Dermatol* 2005;52:61-6.

[12] Cabellero JM, Avila A, Cardona X, *et al*. Genital pain without urogenital pathology: the koro-like syndrome. *J Urol* 2000; 163:243.

112

第 112 章

女性生殖器皮肤病

Fiona Lewis

Wexham Park Hospital, Frimley Health; and St John's Institute of Dermatology, Guy's and St Thomas' NHS Foundation Trust, London, UK

引言

当一些常见皮肤病发生在外阴时，其外观可能会有所变化，典型的临床特征也经常会发生改变。生殖器部位皮肤较敏感，容易受局部温度、潮湿和摩擦等因素影响。此外，局部细菌菌群变化对于疾病发生也很重要。

目前关于外阴疾病的术语存在一些混淆。但外阴疾病的分类已经相对明确，不应再使用陈旧的术语，如外阴营养不良、白斑和外阴瘙痒症[1]。

外阴专病门诊的发展有助于改善外阴疾病患者的诊疗水平。由于许多外阴疾病的诊治需要不同学科参与，因此需要多学科共同管理，包括皮肤病学、妇科学和泌尿生殖医学。另外，与组织病理学家共同探讨，做到临床与病理联系在诊断中也至关重要[2]。正确的护理方法和与其他学科的联合治疗，包括整形外科、泌尿科、儿科、心理学和心理性医学，对这类疾病的管理都非常重要。

病史和查体

该类疾病的准确诊断取决于完整的病史、生殖器和生殖器外皮肤的查体，以及其他相关的检查。病史必须包括症状、持续时间、疾病演变过程（如随着月经周期的变化）、既往治疗方案及疗效。另外，关于“刺激”应该有明确定义，它可能是瘙痒、干燥、疼痛或烧灼感。瘙痒的患者会反复搔抓皮肤，出现单纯性苔藓或苔藓样改变，而疼痛的患者会避免接触该区域，往往不会发生这些变化。

另外，应该了解患者的个人及家族史，包括自身免疫性疾病、特应性体质或银屑病，还应了解任何已知的皮肤病史。患者的阴道分泌物、泌尿系统症状和肠道功能也应仔细询问。应了解患者宫颈细胞学是否存在异常及是否有吸烟史，因为这是上皮内瘤变的主要危险因素。最后，由于外阴对于正常的性功能很重要，必要时需了解相关情况。

外阴部位的查体往往使患者感到尴尬，因此医师应该具有同理心。查体需要充足的光线和放大手段。有序的检查方法可确保外阴和肛周无遗漏。需要了解外阴正常解剖结构，一些皮肤病可导致瘢痕，外阴结构的变化可以提供诊断线索。检查还需包括其他黏膜、头皮、指甲。此外，需要明确患者是否患有皮肤病划痕症[3]。对于患有外阴黏膜皮肤病及出现性交困难、阴道分泌物异常或性交后出血的患者，还应检查阴道和宫颈。

检查

一般根据具体的问题选择对应的检查项目。如果考虑性传播疾病，有必要请泌尿生殖科医师会诊，并对这些患者及其性伴侣进行检查。

外阴活检对肛门生殖器皮肤病的诊断十分必要。另外，临床与皮肤病理医师共同讨论，仔细分析临床病理学相关性对正确诊断也至关重要。

某些检查可能不属于皮肤科医师常规操作，但是对于肛门生殖器皮肤病是必要的，如宫颈涂片和直肠镜检查。

女性生殖器的结构和功能

外阴是女性外生殖器结构的总称。在解剖学上，此区域称为生殖三角区，前方以耻骨联合为界，两侧为耻骨下支，后界至会阴体。该区域包括阴阜、大阴唇、小阴唇、阴蒂、阴道前庭和处女膜（图 112.1a）。这些结构大小和外观差异性很大[1,2]。

阴阜为耻骨联合前上方隆起的外阴部分。该区域被覆致密的毛发上皮及皮下脂肪垫。

大阴唇是一对呈长圆形的皮肤褶皱，与男性阴囊是同源体。它从阴阜向下、向后延伸，并在向后至中线处相遇形成后联合，大约位于肛门前 2 cm 处。该结构类似于阴阜，由一层厚厚的脂肪组织和外表面密集的毛发组成。阴唇内表面没有毛发，但有许多皮脂腺分布。大阴唇的内侧横向融合至小阴唇外侧，形成阴唇间沟。

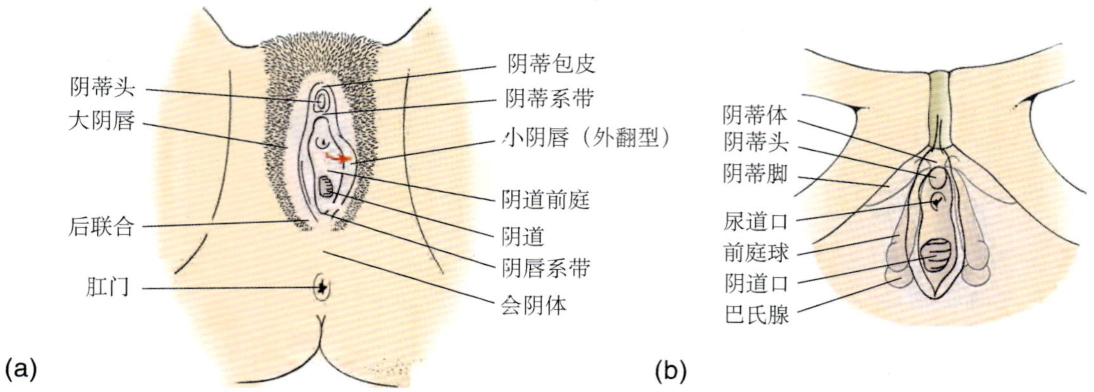

图 112.1 (a)外阴；(b)阴蒂(来自 Neill 和 Lewis，2009[2]，经 John Wiley & Sons 许可转载)

小阴唇相当于男性的包皮，是一对纵行的皮肤褶皱，位于大阴唇和阴道前庭之间。小阴唇前端相互融合并分为两叶，前叶包绕阴蒂形成阴蒂包皮，后叶形成阴蒂系带。小阴唇后端与大阴唇后端相汇合，在中线形成一条皱襞，为阴唇系带和舟状窝。小阴唇无皮下脂肪，也缺乏毛发覆盖，但有丰富的皮脂腺和汗腺。其上皮轻度角化，但屏障功能不如其他部位的皮肤。

女性阴蒂与男性阴茎是同源体，具有与男性相似的所有血管和肌肉结构。阴蒂的末端是一个小的圆形结节，称阴蒂头（图 112.1b）。

阴道前庭是位于两侧小阴唇之间的区域，包含尿道和阴道的开口。阴道口被处女膜部分闭合。当处女膜破裂时，它的残余部分形成圆形的褶皱，即处女膜阜。有时在小阴唇的角化上皮和阴道前庭的非角化性黏膜之间可以看到清晰分界线（Hart 线）。阴道前庭是黏膜上皮，缺乏毛发和皮脂腺。在阴道口两侧，可以看到前庭大腺导管位于处女膜环和小阴唇后部之间。前庭小腺导管，Skene 腺，开口于尿道口的两侧。

阴唇和阴蒂的变异

阴唇的大小和对称性存在个体差异。部分神经纤维瘤病患者的小阴唇可能有明显肥大。

阴唇粘连可能是遗传性家族特征[3]或与性别分化异常相关。一般来说，大多数发生在新生儿期和婴儿早期，通常 6 岁时自发分裂。除非排尿异常，否则无需干预。一些阴唇粘连可由硬化性苔藓引起。

阴唇-阴囊隆起在男性患者中很常见，通常与会阴脂肪瘤相关。在女性中极为罕见，仅有两例报道[4]。

如果生殖器结节融合失败，阴蒂可能缺失或发育不全[5]，而先天性肾上腺增生可能引起阴蒂肥大。Lawrence-Seip 综合征是一种先天性全身性脂肪代谢障碍，青春期时出现胰岛素抵抗，也可能导致阴蒂肥大。另外，阴蒂肿瘤可以模仿阴阳人[6-8]。在阴蒂硬化的情况下，阴蒂包皮粘连下的角质碎屑堆积可能导致阴蒂的假性囊肿。

妊娠早期母体摄入睾酮或孕激素可能导致外生殖器的男性化，如果在妊娠晚期摄入，可能仅有阴蒂肥大。

处女膜闭锁常发现于青春期，其原因是处女膜上皮细胞不能退化或在出生时处女膜炎症反应后留下瘢痕所致。

正常菌群

会阴部位皮肤 pH、温度和湿度更高。由于其靠近阴道和直肠，常会有来自这些部位的菌群定植。常驻菌群有微球菌、白色假丝酵母菌和乳酸杆菌。乳酸杆菌是最常见的常驻菌，在雌激素的影响下，阴道上皮的糖原化有助于乳酸杆菌定植于黏膜表面。乳酸杆菌又将糖原代谢为乳酸，使阴道 pH 保持在 4.5 左右，限制致病微生物的生长。

正常变异

血管角化瘤

血管角化瘤是发生在大阴唇上 1～4mm 的血管性丘疹。颜色可呈红色、蓝黑色，通常无症状。但如果受到创伤，尤其是在妊娠期间，则会增大、出血。

皮脂腺异位症

该病为皮脂腺出现在大小阴唇内侧，腺体通常无毛囊单位。皮脂腺直接开口于黏膜，突出表面且数量众多。当皮肤展平时，可以看到明显的黄色均匀性丘疹（图 112.2）。可能伴有瘙痒，月经前一周可能会发炎和出现疼痛。在极少情况下，可以变得非常大，容易被误诊为皮脂腺腺瘤[9]。

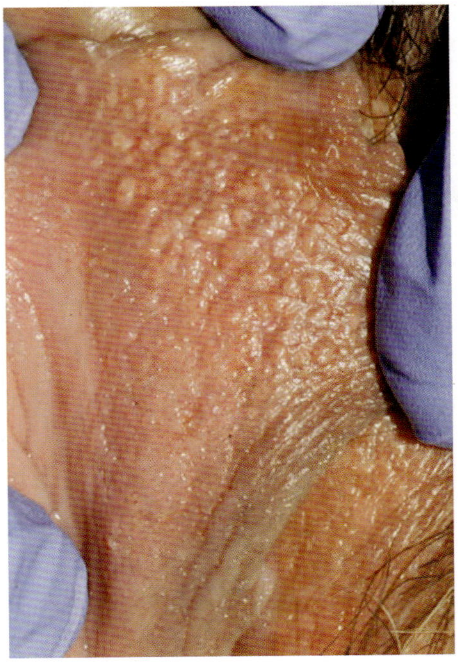

图 112.2 皮脂腺异位症

前庭乳头状瘤病

前庭乳头状瘤病是发生在阴道前庭黏膜上皮和小阴唇内侧的多个微小丝状或柔软叶状突起。对称性分布，孤立、不融合。由于前庭黏膜上皮细胞严重糖原化，在处理过程中形成类似于挖空细胞空泡化改

第10部分

变，因此容易误诊为 HPV 感染。现已明确本病与 HPV 感染无关[10]，属于正常组织，类似于男性的阴茎珍珠状丘疹。

静脉曲张

单侧阴唇静脉曲张（图 112.3）可能与下肢静脉曲张有关，可出现在妊娠期。怀孕期间外阴还可出现 pH 下降和色素沉着。绝经期外阴常出现血管分布减少，皮脂腺活动降低。

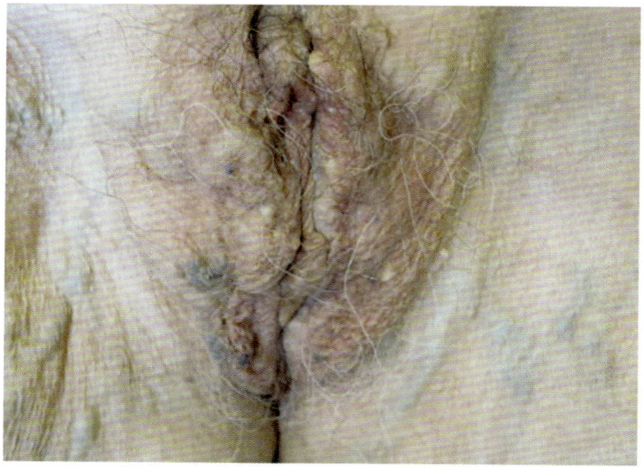

图 112.3 外阴静脉曲张

先天性畸形

性别发育障碍

定义和命名

这是一组涉及性腺发育或性别分化异常的疾病。

> 同义名
> • 外生殖器发育不良
> • 双性障碍

概述

新生儿中，外生殖器可能不是区分男性或女性的唯一标准。这些婴儿的评估和管理需要专业的多学科团队。性发育障碍（DSD）已被重新分类[1]，如表 112.1 所示。

46XX 是最常见的 DSD 类型，60%由于先天性肾上腺增生引起。患儿卵巢发育正常，外生殖器的男性化是由子宫内雄激素暴露引起。

表 112.1 性别发育障碍分类

染色体异常	举例说明
性染色体 DSD	克兰费尔特（Klinefelter）综合征 特纳（Turner）综合征
46XY DSD	
46XX DSD	
性腺发育障碍	性腺发育不全 卵睾 DSD 睾丸 DSD
雄激素过剩	
其他	

遗传性皮肤病

大疱性表皮松解症

定义

大疱性表皮松解症（EB）是一组以皮肤松解和水疱形成为特征的疾病。

概述

好发于外阴的 EB 类型是交界性 EB 和隐性营养不良性 EB（另见第 71 章）。

临床特征

临床表现

生殖器部位可表现为广泛的糜烂和溃疡，非生殖器部位也可累及，愈后遗留瘢痕。在反常型交界性 EB 中，水疱和糜烂常发生于外阴、阴道及食管屈侧部位。另外可能存在指甲营养不良和其他部位萎缩性瘢痕。

隐性反常型营养不良性 EB 常合并口腔病变，食管受累严重。也有阴道狭窄的报道[1]。

并发症和合并症

已有一例外阴鳞状细胞癌（SCC）的病例报道[2]。

治疗

治疗需遵循指南及专业护理。

Hailey-Hailey 病

定义和命名

Hailey-Hailey 病（HHD）是一种不完全外显的常染色体显性遗传性角化病（另见第 66 章）。

> 同义名
> • 家族性良性慢性天疱疮

流行病学

年龄

常于青少年时期发病，也可能发生于四十岁前任何年龄。

病理生理学

组织病理

表皮全层可见到棘层松解，从而产生“倒塌砖墙”样外观。直接免疫荧光阴性。

临床特征

病史

患者常自诉间擦部位疼痛性糜烂，特别是腋窝和腹股沟褶皱部位。

临床表现

屈侧皮肤可见红斑、渗出性斑块，可以出现糜烂和结痂。常累及外阴和会阴。温度增高、摩擦和妊娠可能会加剧症状。

鉴别诊断

该病需与间擦疹、屈侧银屑病、Darier 病、天疱疮和乳房外 Paget 病相鉴别。

并发症和合并症

常见的并发症包括细菌（最常见的是金黄色葡萄球菌）、病毒（单纯疱疹）和念珠菌的继发感染，必要时需要进行相应治疗。继发鳞状细胞癌的病例也有报道[1,2]。

检查

皮肤组织病理活检可以确诊。

治疗

一线

减少摩擦，使用润肤剂和中强效的外用类固醇激素。

二线

局部使用他克莫司可能有效[3]，但已有一例治疗后发生 SCC 的病例报道[4]。合并继发感染者需要使用抗生素。

三线

一例会阴部受累的患者对阿法西普治疗有效[5]。光动力疗法[6]和 CO_2 激光[7]也有应用。肉毒杆菌毒素已被用于腋窝 HHD 的治疗，但未有应用于外阴的报道。

Resources

Patient resources

Hailey-Hailey Disease Society: www. haileyhailey. com (last accessed June 2014).

Darier 病

定义

Darier 病是一种角化性棘层松解症，常染色体显性遗传（另见第 66 章）。

流行病学

年龄

该病常儿童期和青春期发生，病情容易反复。

临床特征

病史

患者自诉外阴和腹股沟褶皱部位不适，皮肤常有渗出浸渍。

临床表现

外阴的所有区域都可能受累，很少单一部位受累[1,2]。

鉴别诊断

与 Hailey-Hailey 病和（或）生殖器丘疹性角化不良可能同时存在。

并发症和合并症

继发性细菌和病毒感染很常见。有一例 Darier 病发展为外阴 SCC 的报道[3]。

治疗

外阴 Darier 病的治疗与其他部位相同，但外用药在生殖器部位可能刺激性更明显。另外，需及时治疗继发感染。

炎症性皮肤病

硬化性苔藓

定义和命名

硬化性苔藓（LS）是一种常见的炎症性皮肤病，好发于生殖器部位（参见第 57 章）。

> **同义名**
> • 硬化性萎缩性苔藓

概述

硬化性苔藓是好发于生殖器部位的常见皮肤病之一[1]。病因尚不清楚，一些证据表明女性 LS 是一种遗传性自身免疫性疾病，大约 75％的女性患者体内存在抗细胞外基质蛋白 1 抗体[2]。

流行病学

患病率

30 例老年女性中大约有 1 例发病[3]。儿童患病率尚不清楚。

年龄

硬化性苔藓可发生于任何年龄，但青春期前和绝经后是两个发病高峰。

性别

硬化性苔藓的患病率，女性比男性高 6～10 倍。

相关疾病

大约 21％的患者可能与其他自身免疫性疾病相关[4]，其中以甲状腺疾病最常见。然而，这种相关性不如男性患者[5]。另外，研究发现 LS 患者常伴有银屑病[6,7]。

病理生理学

发病诱因

硬化性苔藓有 Koebner 现象，可见于外阴切开瘢痕中。放射治疗部位[8]、瘢痕组织[9]、疫苗接种部位[10]和先天性血管瘤[11]部位中均有 Koebner 现象的报道。

组织病理

典型组织病理表现是表皮变薄、表皮突变平。真皮玻璃样变性，并且可见红细胞外渗。玻璃样变性下方可见慢性炎症细胞带状浸润（图 112.4）。真皮浅层弹性纤维消失。此外，研究者尝试对组织学变化进行分级，但发现病程与其组织学变化之间没有相关性[12]。某些病例可见表皮增厚，需警惕 LS 发生鳞状细胞增生的可能。大约 30％的 LS 病例与外阴 SCC 相关[13]。

LS 的组织病理可见基底膜破坏，但不确定这些是原发损害还是继发所致[14]。免疫荧光试验常阴性，在真皮-表皮连接处无特异性纤维蛋白沉积。受累真皮中也可见弹性蛋白和纤维蛋白改变[15]。细胞动力学试验可见胶原蛋白再生活跃[16]，*p*53 表达改变和表皮细胞增殖[17]。在疾病的各个阶段可发现 $CD1^{+}$ 朗格汉斯细胞增加[18]。

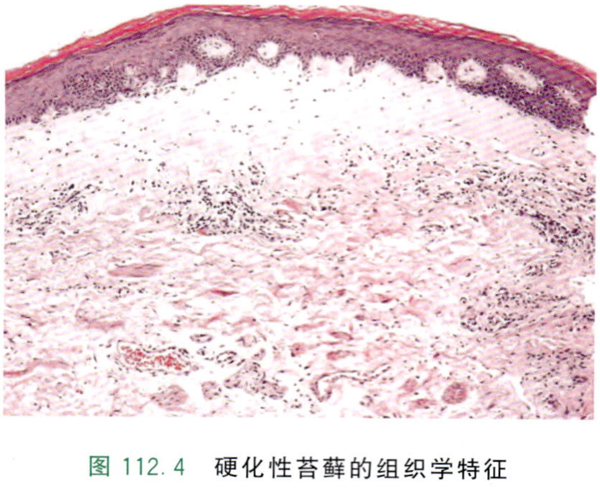

图 112.4 硬化性苔藓的组织学特征

致病微生物

伯氏疏螺旋体在 LS 中的作用一直存在争议，但没有直接证据表明它是致病因素。

遗传学

12％的患者有家族史[19]，双胞胎患病情况可以相同[20]也可以不同[21]。成年女性[22]和女童[23]的 DQ7 发病率增加。

临床特征

病史

患者常有剧烈瘙痒。继发阴道口狭窄者，可能会有性交不适或性交困难。另外青春期患者常表现为便秘。

临床表现

生殖器部位 LS 以外阴变白、扁平、萎缩为特征（图 112.5），皮损可融合，以 8 字形延伸到外阴和肛周皮肤。也可有水肿、紫癜、大疱、糜烂、皲裂（图 112.6）和溃疡。有时可见表皮增厚（图 112.7）。好发于生殖器褶皱部位，以大阴唇、小阴唇、阴蒂和阴蒂包皮内侧最常受累，阴道前庭罕见累及。LS 几乎不累及黏膜，不会发生阴道病变。但是，当发生严重阴道脱垂而导致皮肤角化时，可能会出现硬化性苔藓[24,25]。约 30％的女性患者可发生肛周病变，而男性几乎不累及肛周。生殖器部位以外皮肤 LS 的典型皮疹是象牙白色丘疹、斑块。约 10％的女性外阴

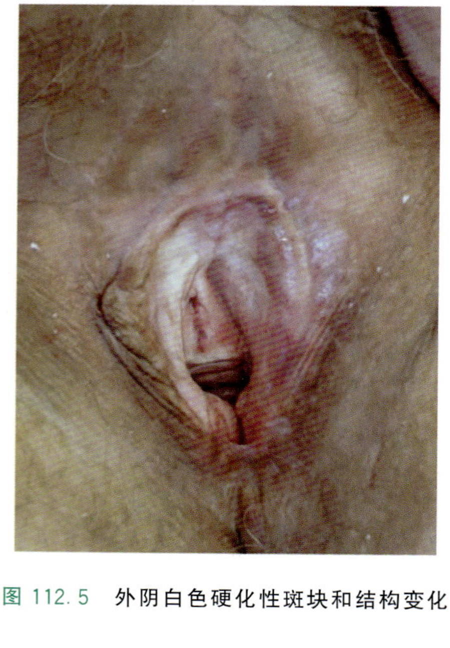

图 112.5 外阴白色硬化性斑块和结构变化

第10部分

LS 患者合并其他部位受累，包括躯干、受压部位、上背部、手腕、臀部和大腿。另外，面部[26]、唇[27]、头皮[28]和指甲受累[29]也都曾有报道。

口腔中 LS 病变极为罕见，但有 LS 累及舌头的病例报道[30]。一些口腔 LS 的文献报道常缺乏组织学证据[31]，可能是口腔扁平苔藓。外阴 LS 患者合并口腔扁平苔藓的情况并不少见[32]。

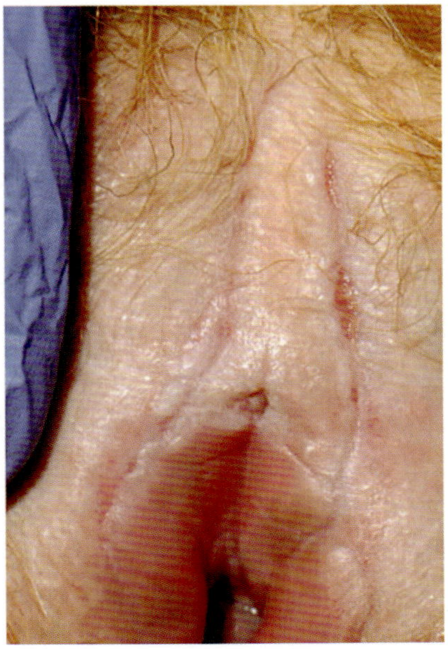

图 112.6　硬化性苔藓形成的皲裂

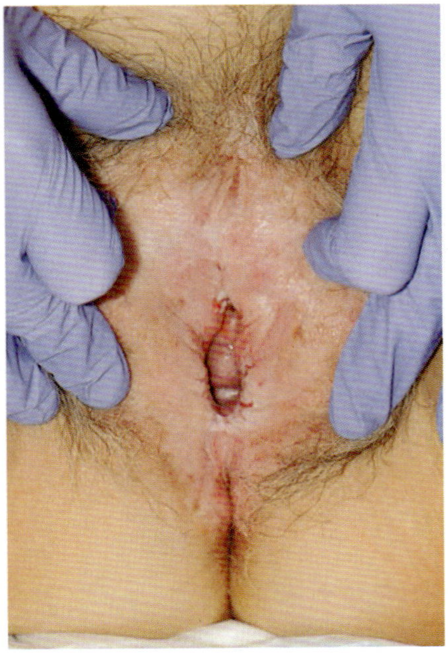

图 112.7　硬化性苔藓中表现为表皮增厚

LS 是一种瘢痕性皮肤病，外阴受累后可能发生小阴唇消失、阴蒂包皮闭合、阴蒂暴露失败（图 112.8）。大小阴唇融合也可导致阴道前庭开口变窄。同时，可能出现粟丘疹。

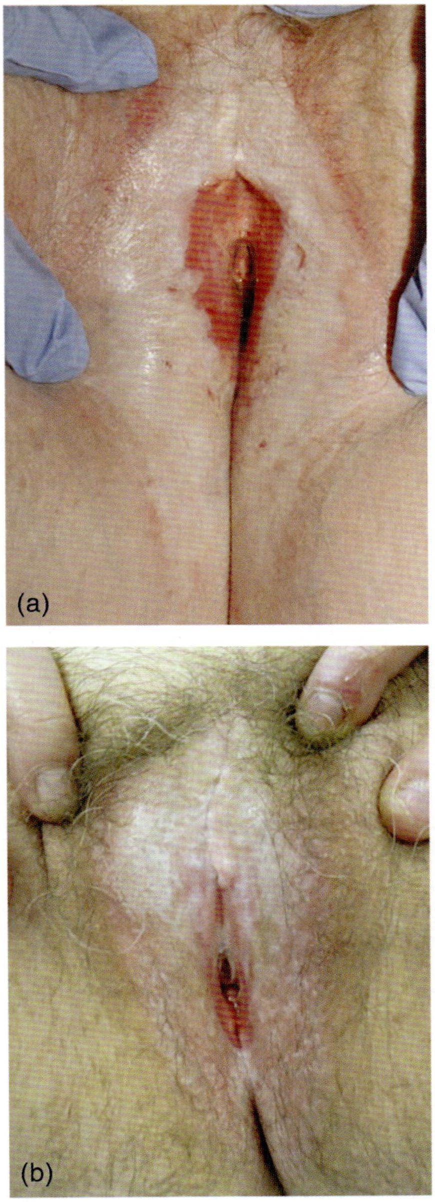

图 112.8　(a)硬化性苔藓瘢痕伴瘀斑；(b)硬化性苔藓瘢痕形成，小阴唇消失，阴蒂包皮融合

鉴别诊断

白癜风、黏膜类天疱疮、扁平苔藓和硬斑病都可能与 LS 有相似的临床表现。硬斑病、扁平苔藓和 LS 之间可能存在临床和组织病理学重叠，它们可能代表一种病谱性疾病，而不是三种不同的疾病[33]。

第10部分

硬化性苔藓和其他外阴皮肤病可能被误认为是性虐待[34-37]，有时性虐待也许是该病的起因或加剧因素[38]。对于硬化性苔藓的患儿，给予适当治疗且依从性很好时，若治疗效果仍不佳，须考虑性虐待的可能。

合并症和并发症

外阴 SCC 和 LS 有一定相关性(图 112.9)，但 LS 发生 SCC 者低于 4%[39]。然而，在一项外阴癌病理标本的回顾性研究中，大约 50%的病例存在 LS 的组织学证据[40-42]。这些病例包括 SCC 患者及 LS 长期随访者。一项针对 211 例 LS 患者的纵向队列研究显示，LS 患者发生侵袭性 SCC 的数量明显超过同龄对照组[43]。致癌性人乳头瘤病毒在 LS 中似乎与 SCC 的发生无关[44,45]。目前尚不清楚有效控制 LS 病情能否降低肿瘤的发生风险。

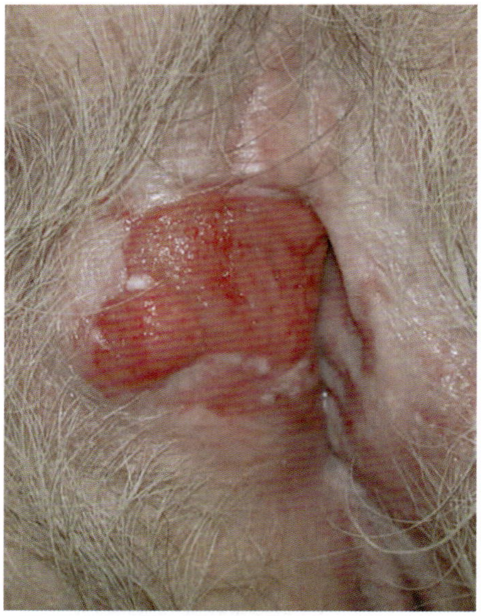

图 112.9 在硬化性苔藓背景下发生的鳞状细胞癌

LS 并发 SCC 相关的组织学模式包括上皮增生和上皮内瘤变(局限于基底层的角化不良变化)。一些研究着眼于摸索 LS 进展为 SCC 的标志物[46]。

据报道，LS 与疣状癌[47,48]、基底细胞癌[49]和黑素瘤[50-52]有关。然而，在 LS 存在时，恶性黑素瘤和非典型生殖器痣难以鉴别[53,54]。

病程和预后

局部外用超强效类固醇激素对本病有良好的治疗效果[55]，但有些患者症状易复发，需要反复治疗。青春期前女性 LS 患者是否能在青春期自愈仍不确定[56]。

检查

组织病理检查可以明确诊断，对非典型或治疗无效的病例，病理检查必不可少。

治疗

外用超强效皮质类固醇激素是本病的一线治疗，如 0.05%丙酸氯倍他索[57]。目前尚无随机对照试验能证明任何其他一种皮质类固醇激素或治疗方案比前者更有效。目前推荐用于新发病例的治疗方案是：丙酸氯倍他索软膏，每晚 1 次，持续 4 周，然后隔日每晚 1 次，持续 4 周，直至每周 2 次持续 1 个月[58]。1 支丙酸氯倍他索软膏(30g/支)大约可持续使用 12 周，然后让复查。当患者仅有瘙痒症状时，丙酸氯倍他索可按需使用来控制瘙痒，大多数患者每年需使用 30～60g。对于症状完全缓解者，不需要进一步治疗。对于间歇性发作患者，建议其按需使用丙酸氯倍他索软膏。还推荐使用乳化软膏替代肥皂。

局部使用性激素对 LS 患者无治疗作用。它不仅价格昂贵，疗效也不如丙酸氯倍他索[59]。最近报道可使用钙调神经磷酸酶抑制药他克莫司[60]或吡美莫司[61]作为类固醇激素的替代品。对强效类固醇激素无反应的 LS 患者可选用局部免疫抑制药，由于本病有发生肿瘤的风险，局部免疫抑制药不应长期使用。环孢素[62]和 UVA1[63]也可用于治疗顽固性 LS 患者。

手术仅用于治疗炎症后瘢痕形成、癌前病变和恶性肿瘤引起的功能性问题[64]。

Resources

Further information

British Association of Dermatologists Guidelines: http://www.bad.org.uk/librarymedia/documents/Lichen_sclerosus_2010.pdf (last accessed June 2014).

Patient resources

International Society for the Study of Vulvo-vaginal Disease information sheets: http://issvd.org/wordpress/wp-content/uploads/2012/04/LS2010.pdf; http://issvd.org/wordpress/wp-content/uploads/2012/04/LSchildren2010.pdf

Worldwide Lichen Sclerosus Support: www.lichensclerosus.org/.

(Both last accessed June 2014.)

扁平苔藓

同义名

- Hewitt-Pelisse 综合征
- 剥脱性阴道炎

概述

扁平苔藓(LP)是一种累及皮肤和黏膜的炎症性皮肤病。可以仅表现为生殖器皮肤和黏膜受累而不累及其他部位,也可能累及多个部位,需要多学科管理[1](另见第 37 章)。

流行病学

发病率

一般人群中该病的发病率尚不清楚,但一项对 3350 例外阴疾病的女性患者研究中,3.7%的患有外阴扁平苔藓[2]。另外,患有口腔 LP 的患者约 57%合并外阴 LP[3],皮肤型 LP 患者也有 51%合并外阴 LP[4]。

年龄

通常好发于 50—60 岁人群[5]。

相关疾病

LP 与自身免疫性疾病有关,包括斑秃、白癜风和甲状腺疾病。据报道,一些地中海和日本人群中该病与丙型肝炎感染有关,但北欧人群无这种现象[6]。

病理生理学

扁平苔藓可能是 T 细胞介导的炎症性疾病,但尚未发现可能引发 T 淋巴细胞反应的致病抗原。一些病例中存在抗基底膜抗体[7]。

组织病理

在角质增生明显的皮损处取材,组织病理可见角化过度,棘层不规则增厚,颗粒层楔形增厚,基底层液化变性及真皮带状淋巴细胞浸润(图 112.10)。另外,可以看到嗜酸性胶样小体。在糜烂性皮损中可能无表皮典型组织学特征。发生在黏膜部位的病变可见许多浆细胞,容易误诊为 Zoon 外阴炎。免疫荧光可见基底膜区纤维蛋白原、免疫球蛋白 M(IgM)不均匀染色,有时可见 IgG 或 IgA。

遗传学

已有家族性 LP 的病例报道,目前推测与 *HLA-DR1* 有关,但仍然存在争议[8]。外阴-阴道-牙龈综合征糜烂性 LP 的患者可存在不同的 HLA 亚型[9]。

临床特征

病史

患者症状和 LP 临床类型有关。经典和肥厚型 LP 患者可能表现为瘙痒,而糜烂性 LP 常有疼痛及性交困难。如果累及阴道,可能会发生血管扩张和性交后出血。

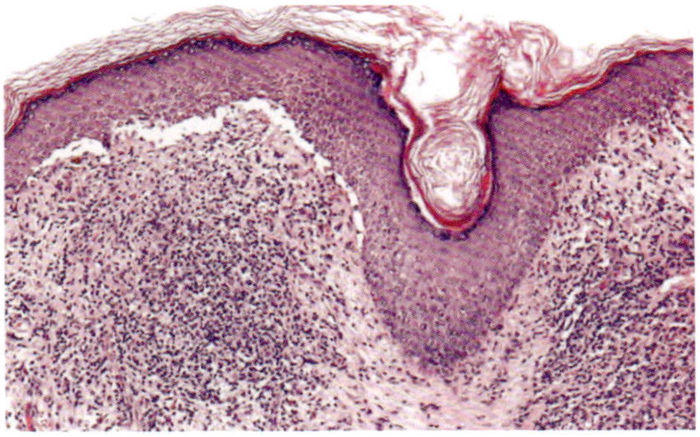

图 112.10 扁平苔藓的组织学特征

临床表现

临床表现因临床类型而异。

临床类型

主要分为三种临床类型,但有时可能存在重叠。

1. *经典型扁平苔藓* 该类型多合并其他部位受累。大阴唇外侧、阴唇间沟和阴蒂包皮上可见典型的紫色丘疹。部分可能合并小斑块或环状皮损(图 112.11a)。有时可见标志性的 Wickham 条纹(图 112.11b)。另外,腹股沟、乳房下皱褶和腋窝等间擦部位色素沉着也很常见。外阴部位也可以发生毛囊性扁平苔藓[10]。

2. *肥厚性扁平苔藓* 该类型是生殖器部位最不常见的 LP 类型。大阴唇、会阴和肛周皮肤可见到肥厚性斑块,瘙痒明显,有时可见紫色边缘。

经典或肥厚性 LP 不会累及阴道。

3. *糜烂性扁平苔藓* 最常见的类型,是常发生于阴唇系带和阴道前庭的对称性糜烂。可见不规则边缘与 Wickham 条纹。关于糜烂性 LP 的诊断标准[11],建议至少符合三个支持性指标才可以做出诊断。

- *外阴-阴道-牙龈综合征(VVG)*:LP 的这种亚型主要累及小阴唇、阴道前庭和阴道黏膜(图 112.12)。另外,可见特征性牙龈红斑(图 112.13),可以没有任何症状[12-14]。过去许多诊断为脱屑性炎性阴道炎的病例可能就是该病[15]。黏膜受到侵蚀后,可能会出现明显的结构缺失(图 112.14)。肛缘、尿道外口和子宫颈都有可能受累。

阴道病变为天鹅绒般的红色或鲜红色糜烂、红斑,触诊易破溃出血。当阴道发生粘连时,可能会迅

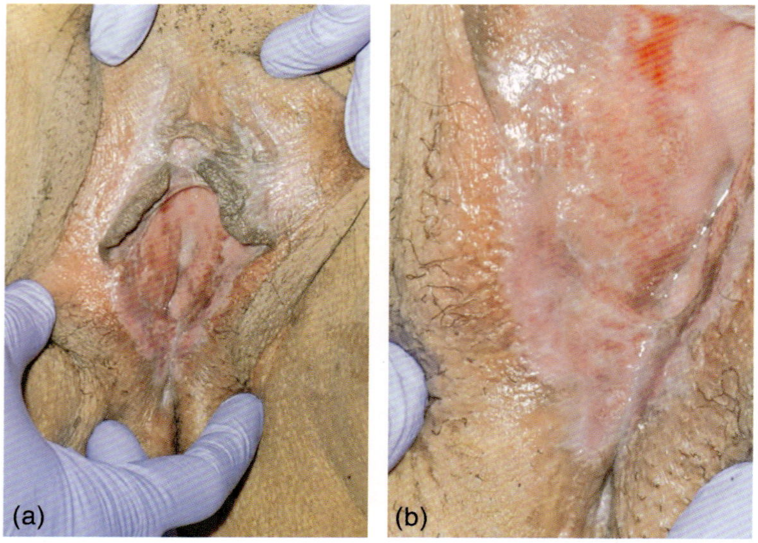

图 112.11　(a)经典型外阴扁平苔藓，阴唇间沟斑块；(b)经典型外阴扁平苔藓与 Wickham 条纹

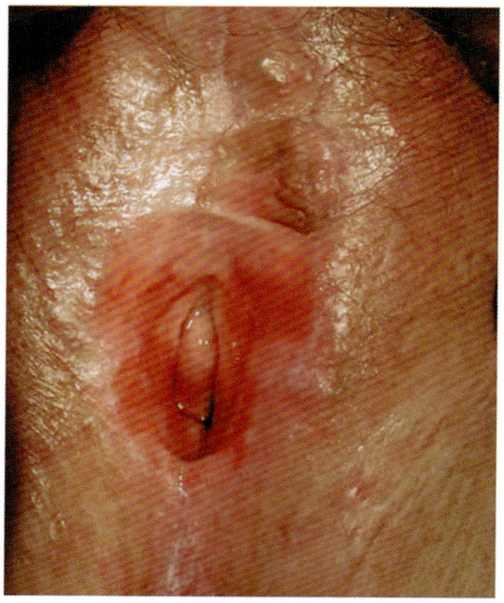

图 112.12　扁平苔藓：糜烂、红斑和结构畸形，左侧阴唇残余，部分残端覆盖上方阴蒂

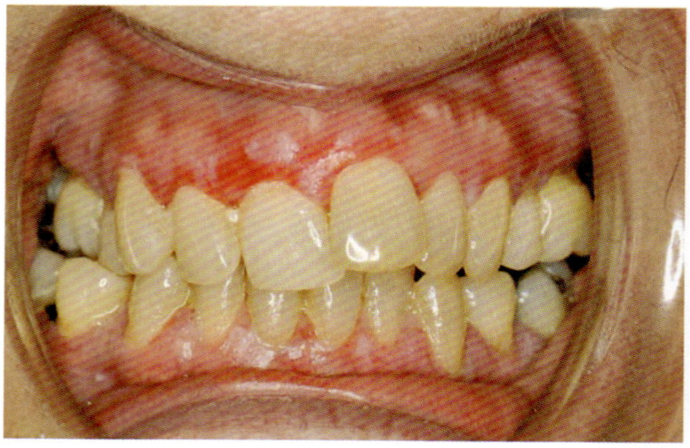

图 112.13　牙龈红斑

速导致阴道狭窄。许多患者到这个阶段才来就诊，因此这些患者必须进行阴道检查。

越来越多的人认为该病可累及结膜[16]、泪道(图 112.15)[17]、食管[18,19]和外耳道[20]多部位。但这种综合征的表现不一定同步发生。

鉴别诊断

主要的鉴别诊断是硬化性苔藓，但也应与黏膜性类天疱疮、硬斑病和扁平苔藓型药疹相鉴别。在某些情况下，LS 和 LP 的鉴别可能非常困难，因为这两种疾病有许多共同特征[21,22]。扁平苔藓样移植物抗宿主病的临床特征可能无法与糜烂性 LP 区分，但可以结合病史予以鉴别。一些 LP 也常被误诊为 Zoon 外阴炎。还有一些肥厚性皮损应与恶性肿瘤鉴别，此时组织学对鉴别诊断至关重要。

并发症和合并症

瘢痕是常见的并发症，特别是糜烂性 LP 患者，早期诊断和适当治疗对预防瘢痕形成很重要。

糜烂性 LP 一般不发生恶变，但其他类型 LP 已有发生 SCC 和原位 SCC 的案例报道[23-25]。在外阴 SCC 的研究中，大约 15% 的患者在周围组织中可发生 LP[26,27]。

和其他所有类型生殖器 LP 一样，VVG 综合征除了上述累及部位外，也可有口腔表现，可发生在颊

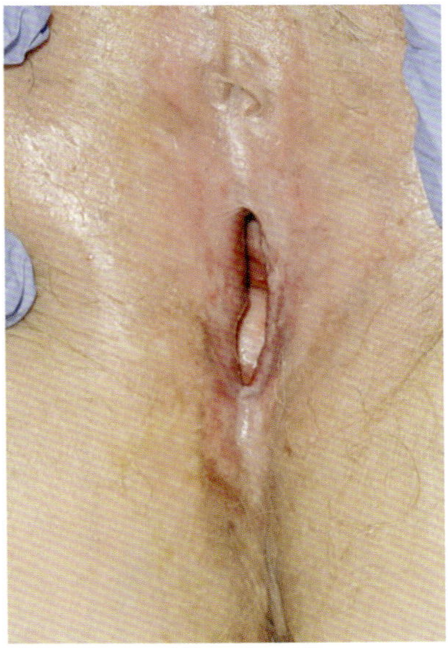

图 112.14 糜烂性外阴扁平苔藓中的瘢痕形成

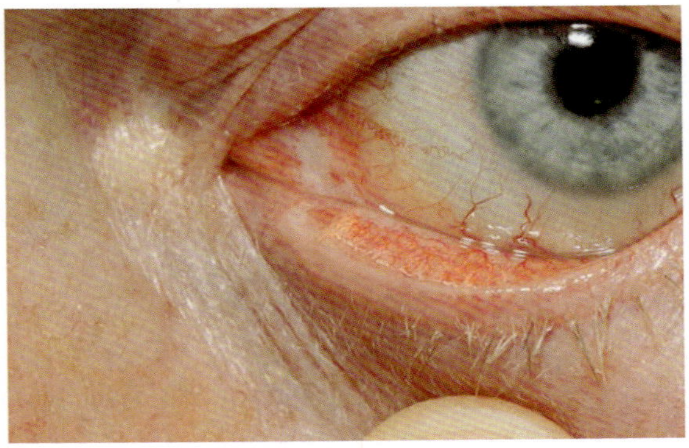

图 112.15 糜烂性扁平苔藓中的泪腺导管瘢痕形成

黏膜、舌和上腭。生殖器 LP 有时也会有指甲改变。任何类型的生殖器 LP 都可能出现瘢痕性脱发，其中前额纤维性脱发与 LP 相关性最大[28]。

病程和预后

经典型 LP 可以痊愈，很少或几乎不留瘢痕，但遗留的色素沉着可能需要数月才消退。而糜烂性和肥厚性 LP 只能达到长期缓解。

检查

组织病理是诊断的金标准。需注意局部麻醉可能会掩盖真正的组织学变化[29]。

治疗

目前对于外阴 LP 的治疗，尚无随机对照试验，大多数治疗方案基于小样本病例研究和单个病例报道[30]。最近一项 Cochrane 综述评价了黏膜糜烂性 LP 的治疗效果，但未纳入生殖器皮损[31]。

一线

外阴首选局部外用超强效类固醇软膏，阴道内可选用泡沫制剂[32,33]。

润肤剂也用作一线治疗。

二线

有报道称可使用钙调神经磷酸酶抑制药[34-36]，但须警惕恶变的风险，如硬化性苔藓使用后发生了恶变[37,38]。

三线

有报道称口服维甲酸、氨苯砜、环孢素和羟氯喹有效，但尚无证据支持[39]。低剂量甲氨蝶呤联合局部类固醇和他克莫司治疗有效也有报道[40]。

发生外阴和阴道粘连的患者可能需要手术治疗[41,42]，但在术后早期局部使用超强效类固醇激素对于预防再狭窄至关重要。

有一例使用生物制剂治疗广泛糜烂性 LP[43] 有效的病例报道，但有发生苔藓样药疹的风险[44,45]，因此应谨慎使用。

Resources

Patient resources

International Society for the Study of Vulvo-vaginal Disease information sheet: http://issvd.org/wordpress/wp-content/uploads/2012/04/VULVARLICHENPLANUS2010.pdf

UK Lichen Planus: www.uklp.org.uk/.

(Both last accessed June 2014.)

Zoon 外阴炎

同义名

- 浆细胞性局限性外阴炎
- 浆细胞性外阴炎

概述

尽管 Zoon 龟头炎的诊断已经很成熟，但真正的 Zoon 外阴炎很少见。在不同文献中该病的诊断标准不尽相同，并且对于浆细胞性外阴炎是否是一个独立的临床病理学疾病仍存在一些争议，因为很多诊断为外阴 Zoon 疾病，实际上可能是 LP[1]。Zoon 外阴炎可能是另一种炎症状态的反应模式。因为外阴部位浆细胞很常见，外阴皮损活检中大量浆细胞浸润可能

第10部分

误导诊断。许多病例可能是其他皮肤病,如 LP 或慢性炎症后反应。

病理生理学

组织病理学

基本特征是表皮变薄,角质层和颗粒层消失,角质形成细胞呈现独特的菱形,细胞间间隙增宽。在真皮中,可见致密的炎性细胞浸润,主要由浆细胞组成,可见扩张的血管和大量的含铁血黄素。有时也可出现 Russell 小体和真-表皮分离现象[2]。

临床特征

病史

患者可能会感到瘙痒或不适,但也可能没有任何症状。

临床表现

通常在小阴唇或阴道前庭上可见玻璃状红斑[3]。很少累及阴蒂。

临床分型

一些患者阴道前庭(图 112.16)可发现紫癜样斑块,病理上表皮无特殊改变,真皮可见含铁血黄素和浆细胞,该分型称为慢性外阴紫癜[4]。另一种类型与金黄色苔藓相似,与局部压力致血液外渗有关[5]。

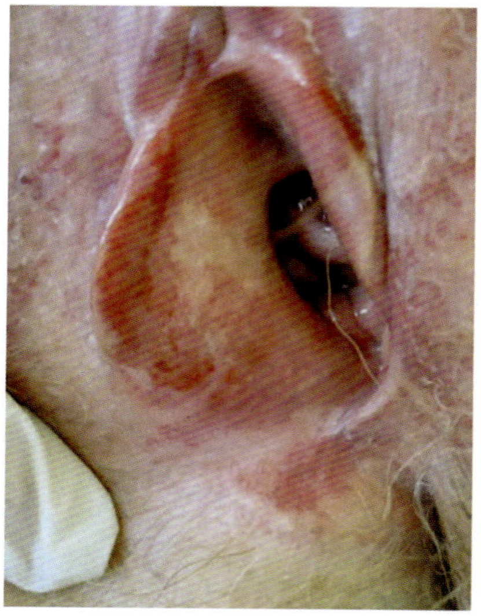

图 112.16 慢性外阴紫癜

鉴别诊断

扁平苔藓、炎症后色素沉着和阴道腺病。

病程和预后

慢性病程,预后良好。

检查

外阴活检具有诊断价值。

治疗

一线

润肤剂和局部外用强效类固醇激素。

二线

仅有烧灼感,而缺乏其他任何炎症性疾病的情况下,5%利多卡因治疗有效。

三线

有报道应用米索前列醇[6]和病灶内注射干扰素 α 治疗有效[7]。尚未发现外用他克莫司有效的病例[8]。

脂溢性湿疹

概述

该病是年轻人常见的湿疹类型,可能会累及外阴(另见第 40 章)。

病理生理学

组织病理学

组织学检查对诊断意义不大。病理无特异性,可能同时有湿疹和银屑病的特点。病理上可见中度棘层肥厚伴轻度海绵水肿,真皮炎性细胞浸润。

临床特征

病史

部分患者皮损出现裂痕时会有间歇性瘙痒和疼痛感。

临床表现

该病临床表现轻微,在腹股沟褶皱处、大阴唇、会阴和肛周皮肤可见少量皮垢和红斑。阴唇间沟可见角质堆积,有时还可发生在阴蒂包皮下。

外阴受累可能与头皮和屈侧部位皮损变化有关。

鉴别诊断

该病有湿疹和银屑病的特点,有时与银屑病鉴别困难。银屑病皮损通常边界更清楚、更肥厚。

病程和预后

外阴皮损容易复发,需间歇性治疗,直到痊愈。

检查

该病主要通过临床诊断。

治疗

阶梯治疗

一线治疗

- 润肤剂
- 局部中效类固醇激素,每日 1 次

二线治疗

- 局部外用钙调磷酸酶抑制药,但外阴耐受性不佳

刺激性湿疹

同义名

- 刺激性接触性湿疹
- 刺激性接触性皮炎

概述

因外阴皮肤屏障功能受损，经皮水分丢失增加，则患刺激性接触湿疹的敏感性增加[1,2]（另见第 129 章）。

流行病学

年龄

好发于儿童和老年妇女，特别是大小便失禁的妇女。

病理生理学

发病诱因

大量的阴道分泌物所致局部潮湿和浸渍，或尿失禁患者外阴长时间接触尿液，可能诱发本病。局部接触刺激性化学物质，特别是清洁剂、泡沫浴、润滑剂、香水产品、除臭剂和药物等，都可能导致刺激性皮炎。

临床特征

病史

刺激性接触性湿疹疼痛比瘙痒更常见。若病情严重，在排尿时会剧烈疼痛。

临床表现

皮肤损害常出现在相对凸出的部位，这些部位最容易接触外部刺激物如大阴唇外侧、肛周皮肤和臀部。

鉴别诊断

该病和脂溢性湿疹有共同特点，但外阴受累表现不同。与脂溢性湿疹相比，刺激性皮炎的脂溢性皮垢较少。

并发症和合并症

尿失禁的老年妇女常在大阴唇外侧发生类似于婴儿期臀部肉芽肿的溃疡性病变[3]。

检查

该病主要通过临床诊断。

治疗

阶梯治疗

一线治疗

- 去除刺激性物质
- 转诊给泌尿科或妇科，改善尿失禁
- 润肤剂替代肥皂
- 保护皮肤屏障

二线治疗

- 根据病情可局部使用中效类固醇激素，抗菌/抗真菌制剂

过敏性接触性皮炎

概述

过敏性接触性皮炎是Ⅳ型迟发型超敏反应。该病很少引发外阴不适，但可能会使其他皮肤病复杂化（另见第 128 章）。

流行病学

发病率

外阴过敏性接触性皮炎的发病率很高[1-4]，可能与纳入许多肛周受累患者有关。一项研究表明，外阴和肛周均受累的皮炎患者与仅外阴皮肤受累的患者相比，前者斑贴试验阳性率更高[5]。

病理生理学

发病诱因

有报道称一些阴道制剂、宫内节育器[6-8]、卫生用品[9]和避孕套[10]可以诱发外阴过敏。雌二醇在透皮贴剂部位很少引起局部过敏性接触性皮炎，其口服治疗也很少引起全身性接触性皮炎[11]。

临床特征

临床表现

过敏性接触性皮炎最常见的症状是皮肤瘙痒，但如果起病急，可能出现大面积糜烂，而且会沿大腿向下扩展。

鉴别诊断

其他类型的湿疹和生殖器银屑病。

病程和预后

脱离致敏原，疾病可好转。

检查

详细的病史信息至关重要；怀疑有过敏性接触性皮炎时需进行斑贴试验。要尽可能广泛获得包括生殖器区域所有重要过敏原。患者自己应用的产品也可能对明确过敏原有所帮助。

治疗

阶梯治疗

一线治疗

- 隔绝相关的过敏原
- 润肤剂
- 局部中等强效类固醇激素联合抗菌或抗真菌药

二线治疗

- 如果发生渗出和糜烂，高锰酸钾溶液湿敷（1∶10 000 稀释液纱布湿敷）
- 如果继发感染需应用抗生素

Resources

Patient resources

International Society for the Study of Vulvo-vaginal Disease information sheet：http://issvd.org/wordpress/wp-content/uploads/2012/04/ContactDermatitis.pdf (last accessed June 2014).

过敏性接触性荨麻疹

概述

该病属Ⅰ型超敏反应，在外阴-阴道区域发生接触性荨麻疹的两个最常见原因是乳胶和精液(另见第 42 章)。精液通常诱导荨麻疹样Ⅰ型超敏反应，很少诱发Ⅳ型超敏反应。一些报道发现某些患者属于混合性过敏；一例患者对精液和乳胶过敏，另一例患者对丈夫的精液和汗液过敏[1,2]。然而，精液本身可能不是主要致敏原，可能是由精液中携带的药物或其他过敏原诱发的过敏[3-5]。

流行病学

相关疾病

通常有“特应性”病史。

临床特征

病史

病史对疾病的诊断非常重要，接触致敏原后外阴会立即肿胀。如果患者是对精液过敏，避孕套可以消除症状，但如果对乳胶过敏，则会诱发症状。

临床表现

在性交过程中或之后立即发生外阴肿胀。

鉴别诊断

压力性荨麻疹可以出现相同的临床症状，但在有或没有使用避孕套的情况下都会发生，并且在其他部位也可看到皮肤划痕症。

检查

怀疑对精液过敏者可行皮内试验。乳胶过敏患者可行血清学检测。

治疗

消除病因——例如，如果患者乳胶过敏，请使用非乳胶避孕套。如果精液过敏，人工授精前对精液的抗原进行干预就可以成功受孕[6]。患者需要转诊到专门的过敏或免疫中心。

第10部分

单纯苔藓

同义名

- 慢性单纯苔藓
- 苔藓样变
- 神经性皮炎

概述

单纯苔藓是继发于瘙痒反复搔抓刺激后正常皮肤上出现的变化，瘙痒症状可能由皮肤病引发。苔藓样变也是一种继发皮损(另见第 83 章)。

流行病学

相关疾病

单纯苔藓更常见于患有银屑病或湿疹病史的患者。

病理生理学

组织病理

表皮角化过度，棘层肥厚，颗粒层增厚，皮突延长和真皮慢性炎性细胞浸润。此外，可以看到真皮乳头层成纤维细胞增多，呈纤维化改变。一项样本量为 12 例的单纯苔藓患者组织病理学研究发现组织中有多核异型性细胞[1]，但有学者认为该现象不是单纯苔藓的特征性改变[2,3]。

临床特征

病史

患者常有剧烈瘙痒，严重者可影响夜间休息。常始于外阴，但经常扩展至会阴和肛周皮肤。

临床表现

大阴唇外侧及肛周皮肤可见局限的肥厚性斑块(图 112.17)。表面粗糙，持续摩擦刺激可导致毛发脱失。

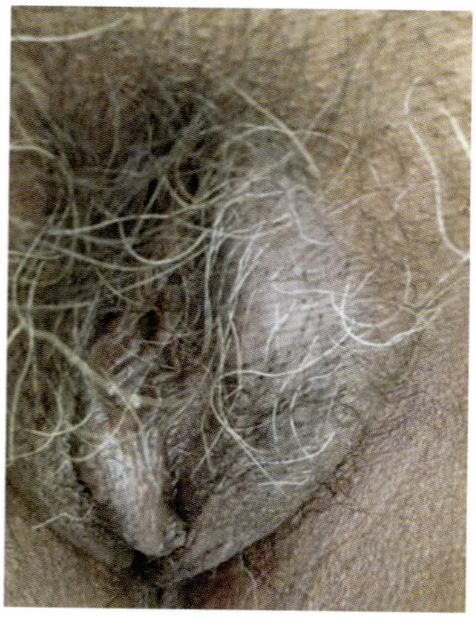

图 112.17 单纯苔藓

鉴别诊断

需排除潜在的皮肤病，苔藓样变可能是继发现象。

病程和预后

在大部分情况下，患者治疗效果良好，但有些患者进入慢性瘙痒-搔抓-瘙痒的恶性循环，此时治疗更具挑战性。当苔藓样症状缓解后，可能会出现局部感觉异常。

检查

诊断通常以临床为基础，但如果有非典型特征或对治疗无效，组织病理检查将有所帮助。当怀疑过敏性接触性皮炎诱发时，斑贴试验对于诊断有意义，但不是常规检查。

治疗

> **阶梯治疗**
>
> **一线治疗**
> - 局部应用润肤剂和强效类固醇激素，疗程需超过 2～3 个月。症状可能会迅速改善，但如果在苔藓样表现完全好转之前停止治疗，疾病通常会复发
>
> **二线治疗**
> - 晚上给予镇静类抗组胺药，如羟嗪 25～50mg
>
> **三线治疗**
> - 多塞平，低剂量三环类药物逐渐递增，如每晚 10mg，以后 3～4 周逐渐增加 10mg

银屑病

> **同义名**
> - 屈侧银屑病
> - 反向银屑病
> - 间擦部位银屑病

概述

作为全身性疾病的一部分，银屑病可能累及生殖器部位，但也可以单独发生在生殖器部位(另见第 35 章)。

流行病学

发病率

有持续性外阴症状的患者，发生外阴银屑病者高达 5%[1]。在一项研究中，约 64.9%外阴银屑病患者伴有其他部位银屑病[2]。患者常因本病感到尴尬，不愿到医院就诊[3]。

相关疾病

许多硬化性苔藓患者同时患有银屑病[4,5]。

病理生理学

组织病理

反转型银屑病的病理学表现和其他部位银屑病的典型组织学特征不完全一致，可能出现明显的真皮乳头层水肿。

环境因素

局部摩擦和潮湿是外阴银屑病加重的重要因素。

临床特征

病史

大多数患者有瘙痒症状。但如果病变发生皲裂，也可出现疼痛。另外会出现性交困难，对性功能产生影响[6]。

临床表现

在大阴唇上可见边界清楚的红色斑块，可延伸至阴阜、双侧腹股沟、肛周和臀沟等区域(图 112.18)。一般不会看到典型银白色鳞屑，但在阴阜可能看到。很少出现外阴银屑病相关瘢痕及小阴唇萎缩[7]。

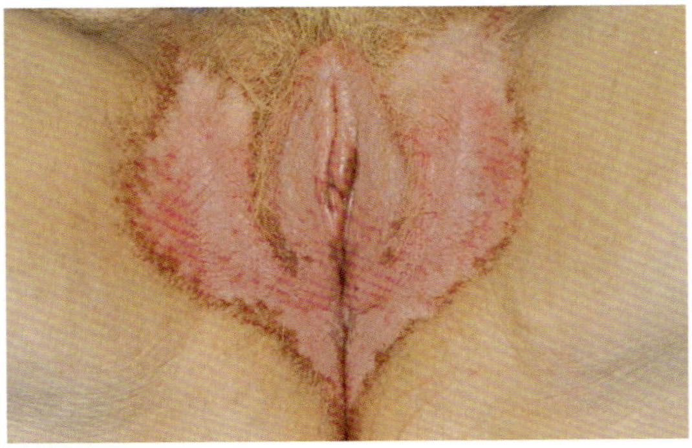

图 112.18　外阴银屑病

鉴别诊断

脂溢性湿疹和间擦疹与外阴银屑病的临床特征相似。乳房外 Paget 病偶尔也有银屑病样特征。

病程和预后

慢性病程。据报道，超过 90%的成人和儿童治疗反应良好，但需要间歇性治疗[2]。

检查

银屑病通常以临床诊断为主，很少需要进行组织病理检查。如果出现广泛的皲裂和继发感染，可能需要微生物检查以明确病原体。

治疗

> **阶梯治疗**
>
> **一线治疗**
> - 润肤剂联合局部中等强效类固醇激素，每日 1 次，逐渐减量[8]

第10部分

（续）

二线治疗
- 钙调神经磷酸酶抑制药
- 卡泊三醇（需注意局部刺激）
- 弱煤焦油制剂

三线治疗
- 如果严重，可以使用系统药物和生物制剂，但对于孤立的生殖器疾病很少应用。有一例氨苯砜成功治疗成年人反转型银屑病的病例报道[9]

Resources

Patient resources

International Society for the Study of Vulvo-vaginal Disease information sheet：http://issvd.org/wordpress/wp-content/uploads/2012/04/VulvarPsoriasis2010.pdf.

Psoriasis Association：www.psoriasis-association.org.uk.（Both last accessed June 2014.）

反应性关节炎

定义和命名

反应性关节炎表现为多发性关节炎（胃肠道或下生殖道持续感染超过 1 个月）、尿道炎和非淋菌性结膜炎三联征。可以伴有外阴皮肤脱屑和糜烂。

同义名
- 环状外阴阴道炎
- Reiter 综合征

流行病学

性别

生殖器病变在女性中很罕见。

病理生理学

组织病理

组织学显示角化过度、角化不全、颗粒层消失，表皮可见中性粒细胞为主的微脓肿。

致病微生物

志贺痢疾杆菌（志贺菌和痢疾志贺菌）是反应性关节炎第一个发现的致病菌，但沙门菌、耶尔森菌、弯曲杆菌、链球菌和支原体等病原体都与该疾病有关。沙眼衣原体的性传播感染也可能导致反应性关节炎。

遗传学

该病更容易发生在 *HLA-B27* 阳性的个体，也可以发生在 *HLA-B51* 阳性的个体中。

临床特征

临床表现

局部可见鳞屑、结痂和糜烂，可能累及整个外阴，甚至黏膜[1]。发生在手和脚上的皮疹与银屑病很难区分。

鉴别诊断

反应性关节炎的外阴病变可能与银屑病和念珠菌病相似。

并发症和合并症

有引起宫颈炎的风险。

病程和预后

该病可能会复发，HIV 感染者更难控制。

检查

相关感染必须排查。必要时组织病理检查也可以提供诊断线索。

治疗

应与风湿科联合治疗，尤其是复杂病例。出现任何感染征象均应给予相应治疗，需要泌尿生殖科专家会诊。

阶梯治疗

一线治疗
- 局部强效类固醇激素

二线治疗
- 必要时给予系统药物，如甲氨蝶呤等

溃疡和大疱性皮肤病

生殖器溃疡的鉴别诊断广泛，准确的诊断需要详细的病史、临床检查及适当的微生物和组织病理学检查。表 112.2 列出外阴溃疡的主要原因，部分内容在本书其他章节有详细讨论。

阿弗他溃疡

概述

该病易复发，表现为口腔和生殖器黏膜的多发性小溃疡。

流行病学

年龄

儿童期发病，可能有家族史。

表 112.2 外阴溃疡的原因

1. 遗传	
大疱性表皮松解症	
棘层松解性皮肤病	
2. 感染	
非性传播	性传播
单纯疱疹/带状疱疹	软下疳
EB 病毒、HIV	性病淋巴肉芽肿
结核病、放线菌病、阿米巴病	性病性肉芽肿
利什曼病、血吸虫病	梅毒
3. 炎症	
大疱性	非大疱性
自身免疫性大疱性皮肤病	阿弗他溃疡
多形红斑	硬化性苔藓/扁平苔藓
Stevens-Johnson 综合征/中毒性表皮坏死松解症	克罗恩病
	白塞病
	红斑狼疮
	移植物抗宿主病
	坏疽性脓皮病
	化脓性大汗腺炎
	药物反应、固定性药疹
	类风湿结节
	反应性关节炎
4. 肿瘤	
恶性	良性
鳞状细胞癌/外阴上皮内瘤变	毛细血管瘤
乳房外 Paget 病	
基底细胞癌	
皮肤淋巴瘤/白血病	
朗格汉斯细胞组织细胞增生症	
恶性黑素瘤	
5. 外伤	
钝器伤/锐器伤/非意外伤	
化学刺激性接触性皮炎	
人工皮炎	
放射性损伤	
处女膜损伤	

临床特征

病史

外阴可出现急性疼痛性溃疡，可能同时并发口腔溃疡。对于月经来潮后的女性，可能会出现月经前加重现象。

临床表现

皮疹特点：多为小阴唇多发、大小 2～10mm 的疼痛性溃疡。表现为黄色溃疡面，周边是红色边缘，易愈合。皮疹孤立或数量少的阿弗他溃疡不常见。较大的溃疡称为巨大阿弗他溃疡。

鉴别诊断

单纯疱疹和白塞病。

病程和预后

该病容易反复。

检查

以临床诊断为主。

治疗

局部类固醇激素和局部麻醉药治疗有效。

Lipschutz 溃疡

同义名

- 急性外阴溃疡

概述

该病是好发于青少年女性的急性外阴溃疡，通常是对感染的一种反应现象。Lipschutz 于 1913 年首次描述了该病[1]。

流行病学

年龄

好发于青少年[2]。

病理生理学

致病微生物

该病与 EB 病毒感染相关性最大，已从一些病例的溃疡面中分离出病原体[3,4]。伤寒、副伤寒和腮腺炎也与本病有关[5]。

临床特征

病史

该病急性起病、进展快速，表现为外阴疼痛性溃疡。发病前可能有全身症状或咽痛病史。

临床表现

皮疹开始表现为出血性水疱，然后扩大、破溃形成溃疡。溃疡基底被厚厚的渗出物覆盖。通常位于大阴唇内侧下方，可以发生在双侧（“接吻”溃疡）。

鉴别诊断

主要和阿弗他溃疡和白塞病相鉴别。曾有一例模仿淋巴瘤的病例报道[6]。

病程和预后

溃疡几周后自发愈合，复发并不常见。

检查

诊断一般依靠临床，病毒血清学检查可能有所帮助。

治疗

小溃疡可局部外用中强效类固醇激素治疗。5%

利多卡因软膏和口服镇痛药有助于缓解症状。较大的病变可能需要短程口服泼尼松龙治疗(如每天15～20mg,持续 10 天)。

Behçet 病

定义

Behçet 病是多系统受累的疾病,溃疡可累及黏膜,可有全身症状(另见第 48 章)。

临床特征

临床表现

外阴可见反复发作的深在性溃疡,数周后出现瘢痕性愈合。好发于小、大阴唇,可伴水肿。此外,也有发生阴道溃疡的病例报道[1]。

鉴别诊断

该病发病初期,可能与阿弗他溃疡和单纯疱疹类似,但本病会发展成为更大、病程更持久的溃疡。

检查

需要对其他部位进行全面检查。

治疗

疾病早期局部外用类固醇激素治疗有效,但治疗需要多学科联合,在其他章节讨论。

免疫性疱病

同义名
- 黏膜性类天疱疮
- 瘢痕性类天疱疮
- 儿童线性 IgA 大疱性皮病
- 儿童慢性大疱性疾病

概述

本节主要介绍累及女性生殖器部位的免疫性疱病的特点,包括大疱性类天疱疮(BP)、黏膜性类天疱疮(MMP)、寻常型天疱疮(PV)、获得性大疱性表皮松解症(EBA)和线性 IgA 大疱性皮病。

流行病学

发病率

BP 和 MMP 中生殖器受累很常见,约 50%成年患者会累及外阴[1]。在线性 IgA 中,50% 成人和80% 儿童会发生外阴病变。

临床特征

临床表现

关于外阴免疫性疱病的临床表现,见表 112.3。

鉴别诊断

糜烂性扁平苔藓和硬化性扁平苔藓可能出现类似于 MMP 的瘢痕。在疾病早期需排除单纯疱疹。

并发症和合并症

黏膜性类天疱疮患者可能形成瘢痕。

检查

与生殖器外皮肤自身免疫性大疱病的相关检查相同。

治疗

对于开放、糜烂溃疡样皮疹局部类固醇激素和高锰酸钾湿敷有效,但大多数患者需要系统治疗,如疾病累及其他部位。

色素性疾病

白癜风

定义

该病是一种后天获得性疾病,其特点是皮肤和毛发出现色素脱失(另见第 88 章)。

临床特征

病史

发现无症状的色素减退区。

临床表现

仅表现为皮肤色素脱失,其余均正常。皮疹边界清楚,大阴唇外侧常易受累。皮疹可延伸到腹股沟和肛周皮肤。有毛发的皮肤处,毛发也可能变白(白发症)。

表 112.3 外阴免疫性疱病的临床表现

	BP	MMP	PV	线状 IgA	EBA
年龄	老年人	成人,儿童不常见	中年人	儿童和成人	少见;儿童和成人
临床特点	紧张性大疱	外阴病变易形成瘢痕	松弛性大疱,疼痛性糜烂。阴道病变可导致出血[2]	紧张性大疱,儿童可以发生融合	紧张性大疱

第10部分

鉴别诊断

主要的鉴别诊断是硬化性苔藓，但白癜风没有结构改变，皮肤质地也正常。在硬化性苔藓发展过程中也会看到色素减退，可模仿白癜风。

并发症和合并症

白癜风和硬化性苔藓可以共存。

治疗

一般不需治疗，其他部位使用的治疗方式(如补骨脂素和 UVA)不合适生殖器部位的皮肤。

外阴黑变病

定义和术语

黑变病的特点是在没有任何诱因的情况下，出现色素沉着性病变。病理上黑素细胞没有增加[1]。

> **同义名**
> • 特发性黏膜色素沉着

流行病学

年龄

青年女性更常见。

病理生理学

病理学

基底细胞层色素增加，但黑素细胞数量没有增加。真皮中可见色素失禁和噬色素细胞(图 112.19)。

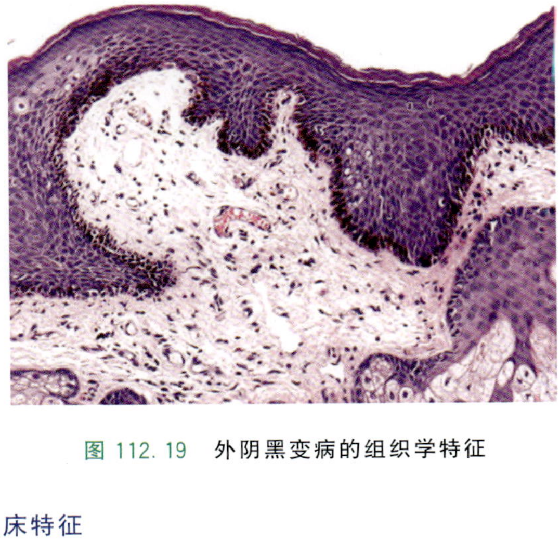

图 112.19 外阴黑变病的组织学特征

临床特征

病史

黑变病通常无症状，多为偶然发现。

临床表现

皮损通常多发(单个病变称为生殖器黑斑)，形状不规则、不对称(图 112.20)，颜色不均匀。好发于小阴唇和阴道前庭内侧，阴道和子宫颈也可累及[2]。口腔黏膜可出现相似皮疹。

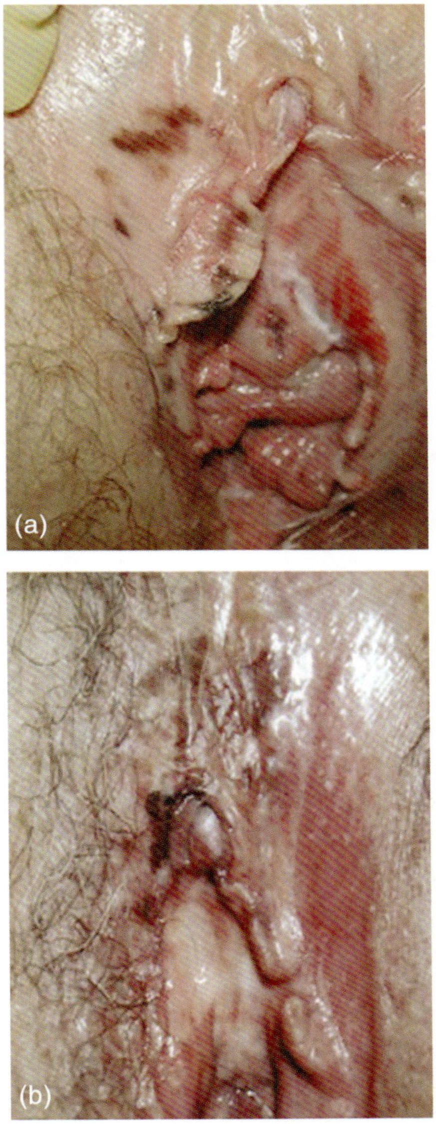

图 112.20 (a)原位黑素瘤；(b)外阴黑变病

鉴别诊断

主要的鉴别诊断是生殖器色素痣，后者常有黑素细胞数量增加。临床外观可以模仿黑素瘤。黑变病通常比炎症后色素沉着颜色更深。

病程和预后

外阴黑变病的病例中尚未有发生黑素瘤的报道，目前认为，外阴黑变病是一个良性病变，但没有长期随访研究。

检查

外阴活检。

治疗

大多数临床医师建议随诊观察，并使用照片或图表作为记录。

黑棘皮病

定义

黑棘皮病的特征是在皮肤褶皱部位出现色素沉着和增厚。

流行病学

相关疾病

大部分黑棘皮病都与胰岛素抵抗有关。在成人中，它可能是潜在恶性肿瘤的皮肤表现，通常是腺癌。如果与恶性肿瘤相关，则发病和进展均很迅速，并且可能累及不常见的部位，如眼睑、嘴唇和手掌。

临床特征

临床表现

生殖器部位常受累[1]，在大阴唇上可见天鹅绒般的黑色斑块，延伸到腹股沟区。随着病程进展，皮肤表面可出现疣状增生和皮赘。

鉴别诊断

肥胖患者可以出现假性黑棘皮病，可能与潮湿、摩擦和浸渍有关。表皮痣可能具有相似的临床和组织学特征，但不太可能在几个部位同时发生。

检查

该病可通过临床诊断，并通过组织病理检查确诊。需完善内分泌相关检查，明确有无胰岛素抵抗。如果成年人快速发作或具有不寻常特征，则应筛查潜在相关恶性肿瘤。

治疗

角质溶解剂、维 A 酸类药物及激光治疗。这些治疗对生殖器皮肤均有一定刺激性。

Dowling-Degos 病

定义和命名

该病特征表现为皮肤褶皱部位的网状色素沉着。

> 同义名
> • 屈侧网状色素异常症

流行病学

年龄

三四十岁人群好发。

病理生理学

组织病理学

皮突不规则延长，基底层黑素增加。黑素细胞数量没有增加。

遗传学

常染色体显性遗传。

临床特征

病史

Dowling-Degos 病通常无自觉症状。

临床表现

外阴可见网状色素沉着，面积可以很小[1]或是泛发性皮疹的一部分[2]。

临床分型

Galli-Galli 病是该病的棘层松解变异型。

鉴别诊断

扁平苔藓患者出现的炎症后色素沉着和单纯雀斑样痣可与本病有相似的临床特征。Laugier-Hunziker 综合征、Carney 综合征或 LAMB 综合征（雀斑样痣、心脏黏液瘤、皮肤黏膜黏液瘤、蓝痣）发生生殖器多发性雀斑样痣时也需与本病鉴别。

检查

皮肤活检可显示典型的组织学特征。

治疗

据报道，有应用脱色剂、阿达帕林凝胶和激光治疗成功的病例[3]。

外阴水肿

外阴水肿的原因一般分为急性和慢性两类（表 112.4）[1]，大多数情况是由于毛细血管渗漏所致。外阴皮肤松弛，液体容易积聚。

克罗恩病

定义

克罗恩病是一种胃肠道炎症性疾病。

引言和概述

外阴疾病可在肠道受累前数年出现，在某些情况下，只有外阴水肿，没有肉芽肿炎症的证据[1-3]。

流行病学

发病率和患病率

大约 30% 的胃肠道克罗恩病患者可能发生生殖器病变。这可能是通过直接浸润或所谓的“转移性”病变。然而，它可以在患者没有任何肠道受累和皮肤病变之前出现。

表 112.4　外阴水肿的原因

急性原因	慢性原因
炎症性皮肤病，如急性湿疹	先天性淋巴发育不良继发的原发性淋巴水肿
传染病，如念珠菌病	克罗恩病
荨麻疹-性交后压力性荨麻疹	化脓性汗腺炎
Ⅰ型过敏（见过敏性接触性荨麻疹）	感染，如丝虫病
卵巢过度刺激综合征	淋巴管瘤-局限性淋巴管瘤[2]和海绵状淋巴管瘤[3]
先兆子痫	恶性肿瘤放疗后或自行车运动员外阴淋巴结清扫术后[4]

年龄

平均年龄在 40 岁，但也有发生于儿童的报道[4]。

相关疾病

克罗恩病可能与坏疽性脓皮病、结节性红斑和白细胞碎裂性血管炎有关。

病理生理学

病理

最初只能看到皮肤水肿和淋巴管扩张。非干酪性肉芽肿发生较晚，在较严重的病例中会出现溃疡。

临床特征

病史

患者最初可能主诉外阴水肿，较严重的病例会出现疼痛和分泌物异常。

症状

水肿可能是最初的表现，可能是单侧的，通常首先影响大阴唇。可形成溃疡、糜烂、脓肿、窦道和瘘管，典型特征是沿着皮肤皱褶的深线状裂隙（刀切征）。

临床变异

与梅-罗综合征（Melkersson-Rosenthal 综合征）类似的另一种单独形式的外阴肉芽肿已有报道[5,6]。

鉴别诊断

主要需和化脓性汗腺炎相鉴别，也有部分患者兼具两种疾病的特点。

并发症和合并症

据报道，克罗恩病可伴发鲍恩病[7]，少数情况下可伴发鳞状细胞癌[8]。

病程及预后

该病为慢性病程，常出现继发感染。水肿可能会变得坚硬而固定。

检查

活检有一定帮助，但可能只提示水肿。

治疗

如果生殖器克罗恩病是患者唯一的表现，那么让消化科医师参与诊治是很重要的，因为这些患者也需要进行全面检查来评估是否有肠道疾病。在溃疡性疾病中，必须排除任何瘘道。在没有全身性疾病的患者中，局部外用强效类固醇或他克莫司软膏可以有效控制皮肤病变[9]。严重病例可能对口服类固醇药物有效，但顽固性溃疡性生殖器病变和瘘管可能需要英夫利昔单抗[10]。

非性传播感染性疾病

在肛门生殖器区域的大多数感染是通过性行为传播的，这些疾病将在其他地方介绍。非性传播感染性疾病的感染途径包括接触污染物或被污染的水。丝虫和念珠菌可能从肛门传播。

阴道分泌物诊断

诊断通常属于表 112.5 所示的类别。如果怀疑存在感染因素，应将患者转诊到泌尿生殖科进行全面评估和处理。

表 112.5　阴道分泌物的原因

病因	举例	临床特点
生理性	生理性黏液分泌过多，通常由宫颈糜烂或阴道渗液增加所致	分泌物很厚，呈灰白色，无气味，无刺激性。阴道 pH 正常
医源性	三苯氧胺（他莫昔芬）、口服避孕药、丹特仑[1]	
感染性	细菌性阴道病	pH 通常 >6，灰色、水样分泌物，异味伴有盆腔深部疼痛
	感染性宫颈炎（淋病、衣原体、单纯疱疹、滴虫）	
	线虫[2]	
炎症性	糜烂性扁平苔藓、天疱疮	慢性无味分泌物，可有血性分泌物，可发生性交后出血
肿瘤性	输卵管、子宫、宫颈和阴道肿瘤	

Resources

Patient resources

International Society for the Study of Vulvo-vaginal Disease information sheets: http://issvd.org/wordpress/wp-content/uploads/2012/04/Vaginal Discharge2010.pdf;http://issvd.org/wordpress/wp-content/uploads/2012/04/Vaginitis 2010.pdf (both last accessed June 2014).

细菌感染

葡萄球菌感染

引言和概述

金黄色葡萄球菌通常是毛囊炎、外阴溃疡和脓肿的病原体(另见第26章)。潘通-瓦伦丁白介素金黄色葡萄球菌感染[1]可导致外阴皮肤感染。

流行病学

相关疾病

葡萄球菌感染常与糖尿病和免疫抑制有关。

病理生理学

发病诱因

剃毛和打蜡脱毛会导致毛囊炎。

病理

脓疱性皮损显示角层下充满中性粒细胞的脓疱和海绵水肿,真皮乳头有中度炎症反应。急性毛囊炎可能是浅表性的,在毛囊开口处有角层下脓疱;也可能是深在性的,与毛囊周围脓肿和毛囊壁、皮脂腺的破坏有关。慢性毛囊内深部脓肿可能具有纤维化和异物巨细胞的特征。

致病微生物

金黄色葡萄球菌是引起毛囊炎和疖的最常见细菌。

临床特征

临床变异

臀部葡萄球菌性毛囊炎可继发于蛲虫感染引起的瘙痒。经期中毒性休克综合征由金黄色葡萄球菌超抗原毒素引起,与发热、低血压和红斑有关。在20世纪80年代,内置的卫生棉条是感染的常见焦点,但现在这种情况很少见。葡萄球菌烫伤样皮肤综合征是一种毒素介导的炎症,而皱褶部位往往是最先累及的。急性导管感染引起的巴氏腺脓肿可能是由金黄色葡萄球菌引起的。

鉴别诊断

假性毛囊炎是一种无菌性毛囊炎,可能在剃须或打蜡后发生,是由新生毛发引起的炎症反应。这是异物反应,导致从轻微炎症到脓肿和窦道形成不同程度的病变。

检查

病变拭子的显微镜检查和培养可明确诊断。如果反复发作,需排除身体其他部位的葡萄球菌感染。

治疗

局部外用抗生素有效,抗菌洗液足以治疗轻度毛囊炎。对于更严重或更广泛的感染,需要口服或静脉注射抗生素。

链球菌感染

引言和概述

B组溶血性链球菌常见于外阴和阴道内,并不引起症状[1]。A组溶血性链球菌可引起蜂窝织炎和更严重的感染,如坏死性筋膜炎(另见第26章)。

病理生理学

致病微生物

化脓性链球菌和其他A组β-溶血性链球菌是外阴蜂窝织炎的常见原因。粪链球菌可引起巴氏腺脓肿。

临床特征

临床变异

- 外阴蜂窝织炎:剧烈红斑、水肿,可形成水疱和大疱。通常有与感染相关的系统症状。感染发生在创伤部位,最常见于外阴切除术和淋巴结清扫术后。如果有残留的淋巴水肿,常进一步引起蜂窝织炎。
- 链球菌性皮炎:通常发生于儿童非生殖器部位。
- 坏死性筋膜炎(协同细菌性坏疽):这种严重、迅速蔓延和危及生命的疾病是由微嗜热链球菌和金黄色葡萄球菌的协同作用引起的。也可能合并厌氧菌和革兰阴性杆菌感染。

鉴别诊断

重要的是要区分更严重的感染和坏疽性脓皮病。

检查

病变的显微镜检和培养可明确诊断。严重感染时,血培养可呈阳性。

第10部分

治疗

严重感染需要适当的抗生素治疗和支持治疗。坏死性筋膜炎需要立即手术清创。

分枝杆菌感染

同义名
- 生殖器结核
- 麻风病

引言和概述

女性生殖器结核在流行地区并不少见(另见第 27 章)。外阴病变罕见,上生殖道最常受到累及[1]。

病理生理学

发病诱因

生殖器结核在 HIV 阳性患者中更常见,在肾移植患者中也有报道[2]。

致病微生物

结核分枝杆菌是肺结核的病因,通常由生殖器外病灶的血源性播散、上生殖道的远端播散、通过痰或性交接触感染灶引起的原发性外源性感染。

麻风分枝杆菌引起麻风病。

临床特征

发病

在原发性感染中,最初的损伤可能不明显,主要特征是干酪性淋巴结病。在其他情况下,病变可能是肿块或结节溃烂后导致的淋巴水肿。可能累及巴氏腺。

麻风病很少累及外阴[3],可伴有阴毛脱落。

检查

与其他部位分枝杆菌感染症状类似。

治疗

结核病和麻风的治疗需要传染病医师的专业意见。

软斑病

定义

软斑病是由大肠埃希菌或其他病原体引起的非典型炎症反应所致。

流行病学

相关疾病

通常会有引起免疫抑制的基础疾病,其病因可能包括恶性肿瘤、皮肌炎[1]、红斑狼疮、类风湿关节炎和器官移植[2]。

病理生理学

发病诱因

软斑病由巨噬细胞功能障碍引起,常见原发性或获得性免疫缺陷[3]。

病理学

可见组织细胞聚集,胞质有嗜酸性颗粒,细胞核小而偏心。细胞呈圆形,有时呈层状,被称为米氏-古特曼体;组织细胞浸润中可混合中性粒细胞、淋巴细胞和浆细胞,出现肉芽组织增生。电子显微镜显示,组织细胞含有大量的吞噬溶酶体,偶尔可能见到完整的或部分消化的细菌。

致病微生物

通常不是由一种特定的病原体引起的,涉及的微生物包括大肠埃希菌、假单胞菌和金黄色葡萄球菌。

临床特征

发病

软斑病最常见于泌尿系统或胃肠道,但皮肤损伤可能发生在阴道、外阴和会阴,可有前庭大腺受累[4]。病变包括持久性斑块、溃疡、结节和窦道。阴道病变可伴有出血。

鉴别诊断

克罗恩病、化脓性汗腺炎和恶性肿瘤可具有相似的特征。

检查

皮损的培养和组织学检查有助于明确诊断。

治疗

需要长期使用抗生素,窦道可能需要手术治疗。

其他细菌感染

同义名
- 放线菌病
- 支原体感染

引言和概述

一些高等的细菌会造成生殖器感染,主要是放线菌病和支原体感染。

病理生理学

发病诱因

生殖器感染通常由肠道疾病引起[1],但也有外阴单独发病的报道。

致病微生物

引起放线菌病的革兰阳性耐酸菌主要是以色列

放线菌和德国放线菌。

人型支原体和解脲支原体存在于阴道，很少致病。从巴氏腺肿病例中分离出人型支原体的报道非常罕见[2,3]。

临床特征

发病

放线菌病可在宫内节育器中定植，通常无症状，但可能会侵犯生殖道[4,5]。

检查

需要进行皮损培养和组织学检查。

治疗

青霉素是治疗的首选，疗程一般比较长。对青霉素过敏者，可考虑使用四环素、克林霉素和红霉素替代。

真菌感染

外阴念珠菌阴道炎

同义名
- 鹅口疮
- 酵母菌感染

引言和概述

白色念珠菌引起外阴阴道炎，75%的女性至少会发病一次(另见第 32 章)。

流行病学

发病率和患病率

外阴-阴道念珠菌病是西方国家第二常见的生殖器感染性疾病(细菌性阴道病最常见)[1]。

年龄

在月经初潮之前罕见，最常见于 30—40 岁女性。

病理生理学

发病诱因

妊娠、糖尿病，甚至口服抗生素、大剂量雌激素口服避孕药和免疫抑制都可能是发病诱因。

致病微生物

念珠菌和环孢酵母菌都是可感染外阴和阴道的酵母菌。环孢酵母菌引起的感染很少，最常分离出的是白色念珠菌，占有症状患者的 90%。在 30% 正常人群中，它也是胃肠道的一种非致病性正常寄生菌。

宿主因素和细胞介导的免疫功能变化在向致病性转变的过程中起重要作用。

临床特征

病史

主要症状是瘙痒。有些患者可出现外阴肿胀。

发病

发生在阴道内的原发性感染，引起局部炎症反应和厚重白色凝块样分泌物，然后导致继发性外阴炎，外阴表面界限清楚的红斑，有时会发展至阴唇和肛周。红斑边缘可见鳞屑或脓疱。在此边缘之外是成群的或孤立的表浅性小脓疱，脓疱迅速破裂干涸后形成鳞屑性边缘。

鉴别诊断

湿疹和反向性银屑病可能有类似的表现。

并发症和合并症

在一些外阴湿疹和银屑病的病例中，患处皮肤拭子可培养出念珠菌，但念珠菌的过度生长是继发于局部上皮的炎症。局部单独外用类固醇治疗皮肤病通常可以解决这个问题，而不需要加抗生素。

检查

通过直接镜检和培养可以明确诊断。在耐药和复发性感染的病例中，可以用拭子来鉴定菌种、进行药敏试验。

治疗

外阴阴道念珠菌病的治疗需要阴道栓剂或乳膏，或口服咪唑类药物。对于复发性感染的患者，要注意是否有糖尿病。

Resources

Further information

British Association for Sexual Health and HIV guidelines on the management of vulvo-vaginal candidiasis: http://www.bashh.org/documents/1798.pdf (last accessed June 2014).

Patient resources

International Society for the Study of Vulvo-vaginal Disease information sheet: http://issvd.org/wordpress/wp-content/uploads/2012/04/Candidiasis 2010.pdf(last accessed June 2014).

股癣

定义

股癣是一种发生于腹股沟皱褶部位的皮肤癣菌感染，可延伸至外阴和肛周区域(另见第 32 章)。

流行病学

性别

男性生殖器部位的真菌感染更为常见。

病理生理学

发病诱因

热、内衣过紧和潮湿容易引起本病。

致病微生物

致病菌为红色毛癣菌和絮状表皮毛癣菌。

临床特征

病史

皮疹通常瘙痒。

发病

皮损表现为红斑和鳞屑，边缘向外匍行性扩展（图 112.21）。可见毛囊炎，尤其是肛门周围。未明确皮肤癣菌感染的情况下，局部不当使用外用类固醇药物也可导致肛门周围出现难辨认癣。

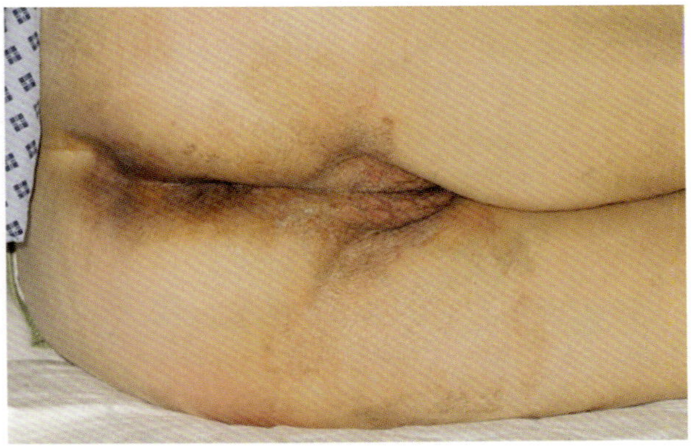

图 112.21 股癣

鉴别诊断

需要与反向性银屑病、湿疹、红癣和念珠菌病鉴别。

花斑糠疹通常发生在躯干，但在严重的泛发性感染中，可能有外阴受累[1,2]。

并发症和合并症

深部真菌感染罕见，但有犬小孢子菌感染的报道[3]。可发生外阴真菌病[4]。皮下组织感染发生在儿童和年轻人身上。组织学上，表皮无明显异常，但皮下组织中可见含菌丝的肉芽肿结构。曾有一例外阴着色真菌病（着色芽生菌病）的报道[5]。新生隐球菌可导致免疫抑制患者外阴无痛性溃疡[6]。

检查

通过皮屑真菌镜检和培养可明确诊断。

治疗

> **阶梯治疗**
>
> **一线治疗**
>
> • 无毛发皮肤局部外用唑类抗真菌药
>
> **二线治疗**
>
> • 口服特比萘芬每日 250mg，4 周；或伊曲康唑每日 200mg，2 周

病毒感染

三种病毒是生殖器感染的重要原因：痘病毒、乳头瘤病毒和疱疹病毒（另见第 25 章）。其他病毒感染很少有典型的临床表现，虽然外阴病变可为全身病毒感染的一部分。

痘病毒感染

> **同义名**
>
> • 传染性软疣
>
> • 羊痘疮
>
> • 牛痘

引言和概述

外阴最常见的痘病毒感染是传染性软疣，但也有羊痘疮[1]和牛痘[2]感染的散发报道（另见第 25 章）。

流行病学

年龄

传染性软疣可发生在成人和儿童。

病理生理学

发病诱因

特应性皮炎、免疫缺陷、艾滋病和毛囊角化病（Darier 病）都容易感染传染性软疣。

致病微生物

传染性软疣病毒（MCV）有四种亚型。MCV Ⅰ通常导致儿童感染；而 MCV Ⅱ是成人常见的原因，是 HIV 阳性者的主要感染类型。

临床特征

发病

病变多见于阴阜和大阴唇，典型的病变为珍珠状小丘疹，中心呈脐凹状。在免疫功能低下女性中，传染性软疣可以是泛发的。

临床变异

巨大传染性软疣可能会被误诊为巨大生殖器疣。

鉴别诊断

它们可能类似于生殖器疣和其他感染，如果伴有炎症，则类似于毛囊炎。

并发症和合并症

患有生殖器传染性软疣的成人需筛查其他性传播疾病。

病程及预后

本病可自愈，但可能需要数月才能恢复。

检查

通常根据临床表现可以诊断。如果诊断有疑问，病理活检可见典型的组织学特征。

治疗

一般不需要治疗，因为本病可自愈。然而，在对照试验中，鬼臼毒素[3]和咪喹莫特[4]的治愈率超过90%。也可选择冷冻疗法，刮除中心软疣小体等其他治疗方法。

Resources

Further information

British Association for Sexual Health and HIV guidelines on the management of molluscum contagiosum: http://www.bashh.org/documents/26/26.pdf(last accessed June 2014).

单纯疱疹

流行病学

发病率和患病率

90%的感染通过性行为传播，其余的是自身接种或非性接触传播(另见第25章)。

病理生理学

致病微生物

这种通过性行为传播的DNA病毒一旦感染，长期潜伏在背根神经节中，并可引起反复发作。它有两种类型：Ⅰ和Ⅱ。Ⅰ型通常发生于非生殖器部位，50%～80%的生殖器部位感染由Ⅱ型导致。

临床特征

病史

前驱症状可有刺痛或触痛，腹股沟淋巴结增大。累及 S_2-S_4 导致尿潴留，可能出现感觉异常。疼痛和水肿也可能导致尿潴留，特别是在原发性感染中。

临床表现

病变通常是疼痛性水疱或溃疡，在原发性感染中通常是多发性的，局限于一侧，常常反复发作，可见宫颈溃疡。

临床变异

免疫抑制的患者中发生增生性单纯疱疹病毒(HSV)感染可模仿肿瘤[1]。

鉴别诊断

如果水痘-带状疱疹病毒累及第三骶部皮节，外阴会出现皮损，可伴有肠道和膀胱功能障碍[2]。

巨细胞病毒感染有时与单纯疱疹病毒感染表现类似。曾报道，患有先天性HIV的婴儿发生会阴部脓疱和溃疡[3]。

并发症和合并症

HSV感染是HIV病毒传播的一个重要因素。自主神经功能障碍可导致便秘和会阴、骶部感觉过敏。据报道，36%女性患者合并有无菌性脑膜炎[4]。

检查

HSV培养阳性对明确诊断非常重要，由于病毒较难从陈旧的皮损处培养出来，因此一旦出现水疱，应立即进行化验。聚合酶链反应(PCR)技术在诊断中的应用日益广泛[5]。

本病患者应同时筛查其他性传播疾病。

治疗

口服阿昔洛韦200mg，每日5次，连续5天；伐昔洛韦500mg，每日2次，连续5天；或泛昔洛韦250mg，每日3次，连续5天。经常复发的患者(1年内6次或6次以上)有时需要延长抗病毒治疗疗程。

Resources

Further information

British Association for Sexual Health and HIV guidelines on the management of genital herpes: http://www.bashh.org/documents/HSV_2014%20IJSTDA.pdf.

Patient resources

International Society for the Study of Vulvo-vaginal Disease information sheet: http://www.issvd.org/wp-content/uploads/2016/04/Genital Herpes-2013-final.pdf.

人乳头瘤病毒感染

引言和概述

人乳头瘤病毒(HPV)是一种小型 DNA 病毒，最常见的感染外阴皮肤的类型是 HPV 6、11、16 和 18(另见第 25 章)。

流行病学

发病率和患病率

人乳头瘤病毒最常见的是性传播感染，85%的人一生中至少会感染一种类型的 HPV。

年龄

有性行为后，疣在较年轻的年龄组中更为常见。如果在儿童身上发生，一定要考虑性虐待的可能[1]。

相关疾病

免疫抑制的患者往往皮损表面鲜红，很难治疗。他们患 HPV 相关的非生殖部位肿瘤的风险更大。

病理生理学

发病诱因

多个性伴侣、患其他性传播疾病和吸烟史会增加患生殖器疣的风险。

病理

生殖器疣的组织学特征是挖空细胞，这种细胞是一种空泡化的鳞状细胞，在表皮的上部具有嗜碱性和固缩的细胞核。重要的是不要将其与前庭上皮的严重糖原化的透明细胞混淆。其他组织学特征包括：真皮乳头延长，棘层肥厚，颗粒层增厚，通常可见挖空细胞和厚度不等的角质层。

临床特征

发病

这种疣状病变称为尖锐湿疣(图 112.22)。病变广泛者可以覆盖外阴和肛周区域，特别是糖尿病、妊娠和免疫功能缺陷的患者。

鉴别诊断

二期梅毒也可能出现广泛的丘疹鳞屑性病变。

并发症和合并症

HPV16 型和 HPV18 型与非生殖器上皮内瘤变和鳞状细胞癌的发生有关。

病程及预后

疣可以自行消退，但在免疫低下的情况下皮损可持续存在。

检查

诊断通常依靠临床表现，但如果临床特征不典型，重要的是通过组织学检查排除外阴上皮内瘤变。患有生殖器疣者也应同时筛查其他性传播疾病。

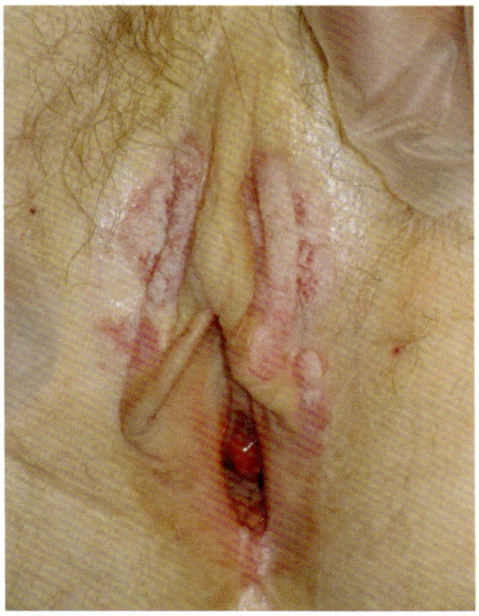

图 112.22 外阴疣，唇间沟有斑块

治疗

生殖器疣的治疗通常在泌尿生殖科进行。使用鬼臼毒素、冷冻疗法和有创性治疗。

咪喹莫特乳膏作为一种新的免疫调节药物，现在被用于耐药病例或多病灶的患者。必须谨慎使用，因为它也会导致潜在或活动性皮炎患者的炎症反应。它不能用于良性外阴溃疡患者。

在怀孕期间，只有冷冻疗法或带有烧灼等有创性治疗比较安全。

暴露前预防性疫苗接种目前可用于 HPV6、11、16 和 18 型，并已证明可降低疣和原发性上皮内瘤样变的发生率[2]。

Resources

Further information

British Association for Sexual Health and HIV guidelines on the management of ano-genital warts: http://www.bashh.org/documents/86/86.pdf (last accessed June 2014).

良性肿瘤

本节讨论了主要的良性肿瘤，表 112.6 给出了一些其他肿瘤的细节[1,2,3,4]。结节性筋膜炎[5]和血管球瘤[6,7]很少报道。

表 112.6 其他外阴良性肿瘤

	纤维瘤	纤维上皮息肉	表皮囊肿	脂肪瘤	疣状黄瘤[1]	颗粒细胞肌母细胞瘤[2,3]	尿道肉瘤	神经纤维瘤	平滑肌瘤	汗管瘤[4]
来源	较深的结缔组织，如阴道、会阴体		手术后或胚胎发生过程中融合部位的上皮植入物	大阴唇的脂肪组织			尿道黏膜发炎性外翻	孤立性或部分泛发性神经纤维瘤病	勃起组织的平滑肌，圆韧带或前庭导管的肌上皮细胞 与子宫病变无关	汗腺腺瘤
部位	大阴唇		大阴唇		常发生于大阴唇		尿道口	大阴唇	阴唇，阴蒂	大阴唇
临床特征	带蒂皮损	软性息肉结节	单发或多发		孤立斑块或疣状病变	肤色，有时表现为带蒂或溃疡的孤立性病变		无痛性结节，可以模仿椎间盘疾病	无痛结节。怀孕期间可能会增大	多发性，可瘙痒
病理		纤维血管核心被上皮覆盖。偶尔可见细胞异型性			棘层肥厚，乳头瘤样增生和真皮乳头可见泡沫状巨噬细胞		具有腺体结构的血管结缔组织或尿道黏膜岛			逗号状的导管

黏液性囊肿

引言和概述

黏液囊肿见于阴道前庭小黏液腺导管阻塞处。

流行病学

年龄

常见于成年女性，很少发生在青春期。

病理生理学

囊肿起源于生殖器窦，而不像曾经认为的那样起源于苗勒管[1,2]。

病理

囊肿由一层黏液上皮覆盖。

临床特征

发病

阴道前庭单发性或多发性皮损。

治疗

单纯切除皮损有效。

前庭大腺囊肿

引言和概述

前庭大腺囊肿非常常见，由前庭大腺的主导管阻塞引起。

流行病学

年龄

最常见于育龄期女性。

病理生理学

病理学

囊肿内衬移行上皮，可出现鳞状上皮化生。

临床特征

病史

单纯囊肿一般无症状，患者可能只注意到肿块。

发病

病变表现为小阴唇下 1/3 处 1～3cm 的肿块。

鉴别诊断

良性或恶性肿瘤可以以类似的方式存在。

并发症和合并症

如果囊肿合并感染，脓肿局部会出现肿胀、疼痛。有一例前庭大腺囊肿内出现鳞状细胞癌的报道[1]。

治疗

治疗方法是摘除囊肿，但如果摘除不彻底，囊肿可能复发。

乳头状汗腺瘤

定义和术语

这种具有大汗腺顶浆分泌的汗腺腺瘤几乎仅发生在中年白人女性的外阴[1]。

> 同义名
> • 乳头状汗腺腺瘤

流行病学

年龄

多见于中年女性。

病理生理学

病理学

可见界限清楚的结节，由凸向囊腔的乳头状突起组成，胞浆中常见 PAS 染色阳性的颗粒。

临床特征

病史

皮损通常无症状，也可伴疼痛。

表现

皮损多为 1～2cm 结节，最常见于大阴唇、唇间沟、小阴唇侧面或会阴区[2]。通常是单发的，偶可多发。当皮损多发时，所有皮损都倾向于一侧阴唇。大多数患者囊肿表面覆盖的表皮完整，但部分患者隆起的表皮可能会发生溃疡[3]。更大的皮损也有报道[4]。罕见发生于于乳头、眼睑和外耳道。

并发症和合并症

有报道乳头状汗腺瘤可恶变为大汗腺癌[5]和腺鳞癌[6]。

治疗

有效的治疗方法是手术切除。

子宫内膜异位症

引言和概述

子宫内膜发生于外阴很罕见[1]。

病理生理

病理

可见子宫内膜腺体和基质。

临床特征

病史

皮损可能伴疼痛，患者主诉随着月经周期出现大小的变化，可能会在经期出血。

表现

病变表现为小的蓝色结节，常见部位为会阴或会阴切开术部位的瘢痕和脐部。

治疗

手术切除通常有效。

非典型生殖器痣

同义名
- 生殖器型非典型黑素细胞痣

引言和概述

所有类型的痣都可能发生在生殖器部位皮肤上，但它们可能表现出非典型和令人担心的特征，重要的是要意识到这种情况的存在，避免过度治疗（另见第 132 章）。

流行病学

发病率和患病率

在一个调查研究中，外阴痣的患病率大概在 2.3%[1]。

年龄

最常见于年轻女性，但儿童和青少年也可发生。

病理生理学

病理

这些病变的组织学特征很难解释[2]。它们可能是不对称的，具有交界性，通常累及附件，可见巨大的痣细胞巢。痣样细胞是不典型的，这种细胞学异型性在真表皮交界和真皮内都能见到，核分裂象可能很明显。

临床特征

病史

痣是无症状的，通常是无意中发现的。

表现

最常见的部位是大阴唇、小阴唇和阴蒂。

鉴别诊断

黑素瘤通常见于老年妇女。

病程及预后

没有长期的随访研究，但这些痣被认为是良性的[3]。

检查

组织学检查可见上述表现。

治疗

建议完全切除。

癌前病变

外阴上皮内瘤变

同义名
- 鲍恩病
- 鲍恩样丘疹病
- 原位癌
- 单纯癌

引言和概述

外阴上皮内瘤变（VIN）是一种非侵袭性恶性疾病，可能发展为外阴鳞状细胞癌。有两种形式（未分化型和分化型）具有不同的病因和预后（表 112.7）。

表 112.7 外阴上皮内瘤变（VIN）类型的差异

	未分化型	分化型
年龄	年轻女性	中老年女性
人乳头瘤病毒感染	HPV16 和 HPV18 强相关	非常罕见
硬化性苔藓	一般不相关	通常有关
病变	通常为多灶性	通常为单发
危险因素	吸烟、免疫抑制	不明确
进展到 SCC	低风险（1～8 年为 9%）	高风险
治疗	对治疗有反应	手术切除

HPV，人乳头瘤病毒；SCC，鳞状细胞癌。

流行病学

发病率和患病率

外阴上皮内瘤变（VIN）发病率一直在增加，据估计，2005 年未分化外阴上皮内瘤变（uVIN）发病率翻了一番，达到每 10 万人口 2.1 例[1]。

病理生理学

发病诱因

吸烟是 uVIN 的已知危险因素。HIV 阳性妇女 uVIN 和外阴癌的发病率和患病率均增加[2]。

病理

未分化型 VIN 已被分为疣状、基底细胞样或混合型。整个表皮中有 2/3 到全层细胞分层丧失，细胞核大而深染，可见角化不良细胞、多核细胞和非典型核分裂(图 112.23)。在疣状 uVIN 中,外观可能是尖锐湿疣,而基底细胞样 uVIN 具有上皮增厚,表面非乳头瘤样。混合型 uVIN 指病变同时存在这两种类型的特征。

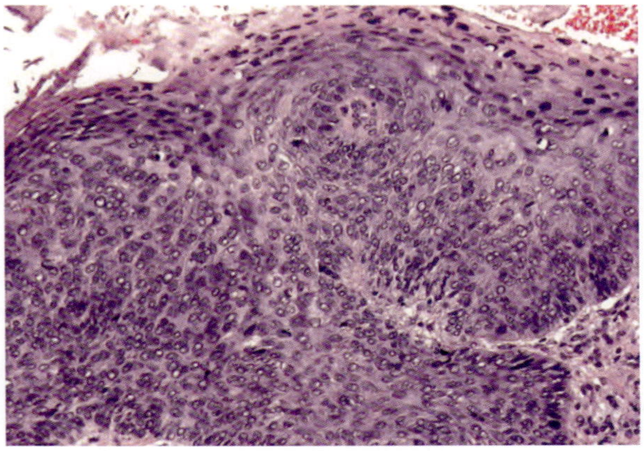

图 112.23　未分化型外阴上皮内瘤变组织学特征

VIN 有一种罕见的组织学变异,类似于乳房外 Paget 病,被称为 Paget 样的 VIN 或 Paget 样 Bowen 病。在男性生殖器部位和生殖器外都有斑块样鲍恩病的报道。外阴受累也有报道[3]。意外的是,Paget 样 VIN 中的异型细胞 CK7 阳性,就像乳房外 Paget 病的 Paget 细胞一样,但黏蛋白染色和 cam5.2 是阴性的。

分化型 VIN(dVIN)组织学上可能被误认为是良性皮肤病,因为基底层可能仅有细微的异常,角质形成细胞分化正常(图 112.24)。除了基底层病变外,皮突可能过度延长,被角珠分为叉状。在 LS/LP 背景下出现这种变化,要么代表着早期侵袭性疾病,要么预示着它即将发展为侵袭性疾病。

致病微生物

非生殖器多发性 uVIN 与高危型人乳头瘤病毒密切相关,特别是 HPV16 型和 18 型[4,5]。

临床特征

病史

主要症状为瘙痒,但部分患者无症状。

发病

uVIN 的皮损可单发也可多发,形态各不相同。可类似于病毒疣,表现为有光泽、表面光滑的斑块。皮色、红色或白色,或其他疣状和色素沉着性病变,类似于脂溢性角化病(图 112.25)。偶见皮损较大且呈乳头瘤样,尤其是肛周,可能为息肉样病变。阴道很少受累。

分化型 VIN 症状通常很轻微,但在硬化性苔藓

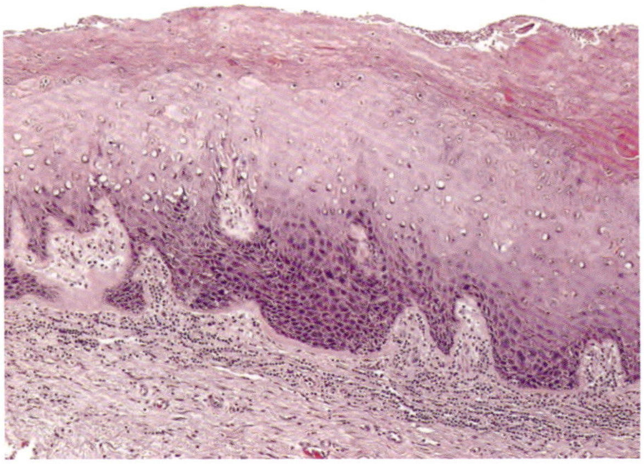

图 112.24　分化型外阴上皮内瘤变组织学特征

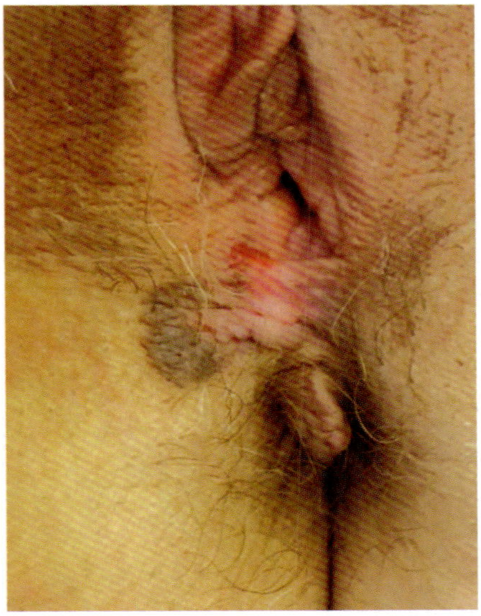

图 112.25　外阴上皮内瘤变

的背景上出现红斑、角化过度、不规则性病变或应尽早活检,通过临床病理以明确诊断。

鉴别诊断

疣状 uVIN 病变需要与尖锐湿疣相鉴别。红斑性病变可能类似皮炎和乳房外 Paget 病。

严重程度分类

以往 VIN 三级评分具有误导性,由于在分级和临床实践中存在观察者差异。

许多具有基底不典型特征的 VIN1 病例并非真正的恶性,而是修复性的(如 LP),或像良性湿疣一样增殖。因此,2004 年,国际外阴阴道病研究学会(ISSVD)提议用两种类型的 VIN 取代三级评分系统,即未分化型 VIN 和分化型 VIN。此分类取消了

VIN 1，并用“未分化 VIN”替代了 VIN 2 和 3。“分化的 VIN”仍然是对局限于基底层的严重非典型性保留的术语，最常见于慢性瘢痕性皮肤病。这一分类不包括乳房外 Paget 病或原位黑素瘤[6]。

并发症和合并症

未分化 VIN 几乎只出现在吸烟者身上。这种情况是由于宿主未能对 HPV 产生免疫反应所致。免疫功能受损的患者发病率更高，但大多数患有该疾病的年轻女性没有明确的免疫缺陷。除了多发性外，VIN 还可能与多中心疾病有关，包括宫颈、阴道和肛周皮肤的上皮内瘤样病变。近 2/3 的 uVIN 患者有宫颈上皮内瘤变的病史。

病程及预后

据估计，多灶性 uVIN 进展为侵袭性疾病的风险为 10%或更低。但免疫功能低下患者中，肛周存在皮损和患有孤立性斑块的老年女性风险可能更高。dVIN 患者更有可能发展成侵袭性肿瘤，事实上，在发展成 SCC 之前，dVIN 很少被诊断出来[7]。

检查

VIN 是一个多中心的问题，其他需要关注的部位是宫颈、阴道和肛周区域。如果有肛周疾病，应进行肛门镜检查以排除是否累及肛管。

治疗

应根据情况实施个体化治疗，但患者应在外阴专科诊所进行管理。如果孤立性病变首选就是单纯切除；对于 dVIN 区域，通常需要外科切除。对于皮损广泛的未分化型的女性，手术会造成身体上的损伤和心理上的痛苦，因为复发的风险很大，因此不能保证治愈。此类患者需要定期和长期随访，并对可疑区域进行活检。增厚或息肉样病变应予以切除，因为早期侵袭性改变在这些区域很难发现[8]。

冷冻治疗无效，但氟尿嘧啶对小阴唇、前庭和阴蒂区域的病变治疗有效。它对外阴的毛发部位无效，可能是病变累及真皮深层的附属器结构。激光汽化治疗复发率很高，特别是病变累及外阴毛发部位时，复发率更高。还有一个额外的风险是，早期侵袭性疾病可能会因被漏诊而治疗不当。术后恢复过程也非常痛苦。

已经证明，咪喹莫特对于年轻多灶性病变和手术切除后复发的 uVIN 治疗非常有效[9]。与外科手术相比，复发率更低[10]。现在这种方法在一线治疗中的使用频率较高。

2006 年在欧洲获得预防性管理许可的 HPV 疫苗的开发将对 HPV 相关 VIN 产生影响。

Resources

Patient resources

International Society for the Study of Vulvo-vaginal Disease information sheet http://issvd.org/wordpress/wp-content/uploads/2012/04/VIN2010.pdf.

Macmillan Cancer Support information sheet: http://www.macmillan.org.uk/Cancerinformation/Cancertypes/Vulva/Pre-cancerousconditions/Vin.aspx.

(Both last accessed June 2014.)

恶性肿瘤

鳞状细胞癌

引言和概述

鳞状细胞癌（squamous cell carcinoma，SCC）是女性生殖器部位最常见的恶性肿瘤（另见第 142 章）。

流行病学

发病率和患病率

SCC 占所有外阴恶性肿瘤的 90%。外阴鳞状细胞癌的发病率为 1～2/100 000。

病理生理学

发病诱因

从病因上看，有两种类型的外阴鳞状细胞癌[1,2]。第一类也是最常见的一组，常发生在老年女性的慢性皮肤病（如 LS 或 LP）背景下；另一类约占 40%，发生在年轻女性，与上皮内瘤样病变有关，与高危型 HPV 感染有关。然而，也有一些重叠，硬化性苔藓中出现的鳞状细胞癌也可能 HPV 阳性[3]。

病理

在老年人中，肿瘤通常分化较好，可见明显角化，而在较年轻的 HPV 相关组中，肿瘤的分化很差，通常没有角化。

在一些浸润细胞巢的中心还存在鳞状细胞腺样变异体，可见棘层松解，形成由立方柱状细胞巢排列形成的囊腔。与腺鳞癌不同，这些假囊肿不含黏蛋白。

致病微生物

高危型 HPV 16 型和 HPV18 型与 VIN 和较年轻组 SCC 的发生有关。

第10部分

临床特征

病史

常见的症状是疼痛和瘙痒。患者可能因结节或斑块就诊，很少引起症状。如果肿瘤出现破溃，可能会出血。

表现

肿瘤可以发生在外阴的任何部位，但常见的部位是大阴唇、阴蒂、会阴体和阴唇系带。

鉴别诊断

某些溃疡性外生感染可模仿 SCC。

严重程度分类

根据临床检查和组织学标准，结合 TNM（肿瘤大小、淋巴结、远处转移）和 FIGO（妇产联合会）分期系统进行严重程度分类。间质浸润的深度是指从邻近真皮乳头的上皮-间质交界处到肿瘤浸润的最深点的测量值[4]。

病程及预后

总的 5 年生存率约为 75%，在没有淋巴结转移的患者中甚至可以达到 90%，甚至更高。治疗失败的主要原因是无法控制淋巴结和远处转移，最主要的是淋巴结转移。

检查

活检可以明确诊断，多灶性疾病可能需要多个部位活检。如果有可能，患者需通过宫颈细胞学、阴道镜和肛门镜检查来评估其他病变部位。

治疗

手术切除应制定个体化方案，由肿瘤的大小和部位决定。手术切除较不彻底并没有降低存活率，但显著提高了发病率[5,6]。这些患者应由妇科肿瘤、临床肿瘤和内科肿瘤等多个学科进行多学科管理。

外阴淋巴管回流至腹股沟浅、深淋巴结，进一步引流至盆腔淋巴结。中心病变（位于阴蒂、尿道、阴道、阴唇系带及肛周附近的病变）有双侧淋巴引流，在这些病例中，切除两侧腹股沟淋巴结是很重要的。放射治疗可作为淋巴结转移和不能手术患者的辅助治疗。有时也被用作肛门和尿道肿瘤的一线治疗方法，与化疗一起使用，以在手术前缩小肿瘤，并尽量保留括约肌功能。

前哨淋巴结活检术现在被用于这些患者的管理。

Resources

Further information

International Federation of Gynecology and Obstetrics staging: www. figo. org/docs/staging_booklet. pdf.

Royal College of Obstetricians and Gynaecologists guidelines on the management of vulva cancer: http://www. rcog. org. uk/files/rcog-corp/uploaded-files/WPRVulvalCancerFull2006. pdf.

(Both last accessed June 2014.)

Patient resources

International Society for the Study of Vulvo-vaginal Disease information sheet: http://issvd. org/wordpress/wp-content/uploads/2012/04/VulvarCancer. pdf.

Macmillan Cancer Support information sheet: http://www. macmillan. org. uk/Cancerinformati on/Cancertypes/Vulva/Vulvalcancer. aspx.

(Both last accessed June 2014.)

疣状癌

定义与命名

疣状癌是一种低度恶性、生长缓慢的鳞状细胞癌（另见第 142 章）。

> **同义名**
> - 分化良好的表皮样鳞状细胞癌
> - 穿掘性上皮瘤
> - 楔形癌
> - Buschke-Löwenstein 肿瘤
> - Buschke-Löwenstein 巨型尖锐湿疣

流行病学

年龄

多发生于老年女性。

相关疾病

疣状癌可出现在硬化性苔藓的背景下[1]。

病理生理学

病理

组织学改变包括表皮棘层肥厚，大的球状网脊，并向下推压真皮结缔组织。细胞异型性很少发生，少数（如果有的话）核分裂象局限于基底层。上部角质形成细胞通常着色较浅，颗粒层缺失。很少发生淋巴结和远处转移。

致病微生物

有一部分病例可能存在 HPV 感染[2,3]。

临床特征

表现

临床上，病变表现为疣状斑块或菜花状肿瘤（图

第10部分

112.26)，可破溃而变得非常大。

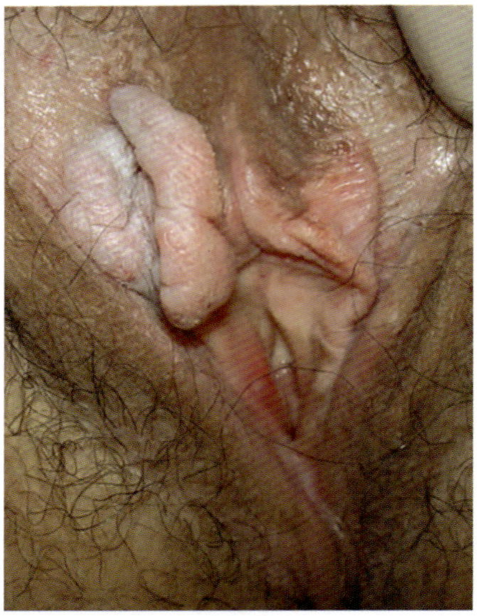

图 112.26 硬化性苔藓背景下发生疣状癌

鉴别诊断

疣状癌由于良性组织学特征常被误诊为鳞状乳头状瘤或尖锐湿疣。

检查

有时需要多次活检才能确诊。

治疗

大范围局部广泛切除。不建议使用放射治疗，医预后更差，可能是因为它能诱发间质变性[4]。口服维A酸类可能有治疗作用[5]。

乳房外 Paget 病

定义

原发性乳房外 Paget 病(EMPD)是一种发生于表皮或皮肤附属器的上皮内腺癌。继发性 EMPD 是由内部器官直接侵犯或转移至皮肤。

引言和概述

EMPD 的建议分类如表 112.8[1] 所示。与乳房 Paget 病相比，乳房外 Paget 病与恶性肿瘤的相关性仅为 30%左右[2]。

原发性和继发性的鉴别在临床上并不总是直接的，有时需要依靠免疫组化检查(表 112.9)[3-5]。

流行病学

发病率和患病率

具体患病率尚不清楚，但占所有外阴恶性肿瘤的 1%～2%。

表 112.8 乳房外 Paget 病(EMPD)的分类

原发性 EMPD	继发性 EMPD
原发性上皮内肿瘤	继发于肛门或直肠癌
上皮内肿瘤伴侵袭性	继发于泌尿系肿瘤
皮肤附属器或皮下腺体原发性腺癌的表现	继发于腺癌或其他部位的相关肿瘤

摘自 Wilkinson and Brown，2002[1]，经 Elsevier 许可转载。

表 112.9 乳房外 Paget 病免疫细胞化学标记物

	原发性 EMP	继发性 EMP	Bowen 病	恶性黑色素瘤
PAS	+	+	−	−
CK7	+	+	−	−
CK20	通常−	通常+	−	−
CEA	+	+	−	−
CAM5.2	+	+	−	−
GCDFP-15	+	+	−	−
S100	−	−	−	+
Melan A	−	−	−	+
Uroplakin Ⅲ		如尿路上皮癌+		

年龄

通常发生于 50 岁以上的妇女[6,7]。

病理生理学

病理

常见表皮增生，表皮内有淡染的 Paget 细胞。Paget 细胞具有 PAS 阳性和抗淀粉酶活性，阿辛蓝染色阳性，同时单角蛋白标志物染色阳性。

临床特征

病史

病变最初可能是无症状的，患者可能会主诉皮损长期存在，常见症状为瘙痒和灼热。

表现

典型皮损为湿润的红色斑块(图 112.27)。病变部位很重要，因为发生于尿道和肛周皮肤的疾病更可能分别与潜在的尿道或胃肠道恶性肿瘤有关。

鉴别诊断

临床鉴别诊断包括银屑病和湿疹。外阴上皮内瘤样病变具有相似的特征。重要的组织学鉴别诊断是 VIN、黑素瘤和鲍温病。

并发症和合并症

与继发性外阴 EMPD 相关的两个最常见的肿瘤是非直肠腺癌和膀胱或尿道的尿路上皮癌。报道的

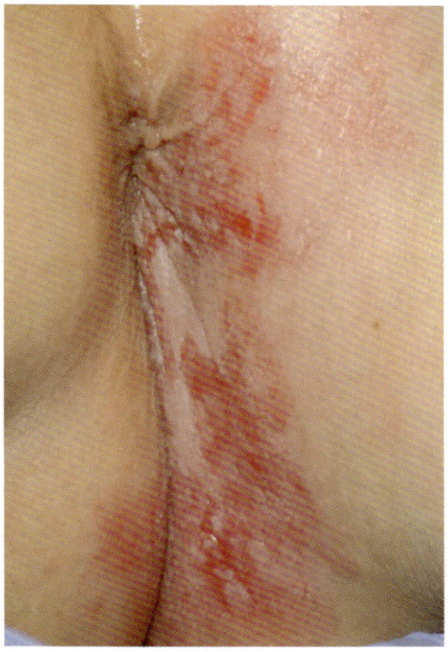

图 112.27 乳房外 Paget 病

其他相关肿瘤包括宫颈、子宫内膜和卵巢的肿瘤[2,6]。

病程及预后

复发是目前所有治疗方式共同的问题，定期监测和评估侵袭性很重要。原发性上皮内疾病预后良好。侵袭性病例的 5 年生存率估计为 72%[8]。

检查

通过组织学可以确诊，对患者应进行全面的临床检查，宫颈细胞学和乳房 X 线检查应是最新的。如果合适，应进行进一步的泌尿和肠道检查。

治疗

在原发性 EMPD 中，切除可见病灶常被推荐用于治疗和排除潜在的阑尾腺癌。有时在高龄患者中，病变广泛或在外阴切除术后复发，这种方法并不是一个很好的选择。应定期监测患者，如果出现顽固的瘙痒，可局部使用类固醇。据报道，手术后复发率超过 40%，即使进行了 Mohs 显微外科手术，本病复发率也能高达 27%，而且切缘需要足够大[9,10]。

局部使用氟尿嘧啶、博来霉素和口服维甲酸类药物有一定的效果。二氧化碳激光和放疗后复发率高。据报道，光动力疗法具有一定的益处[11]，但尚未对其长期疗效进行评估。人们对 5%咪喹莫特的使用很感兴趣，尽管它没有获得治疗 EMPD 的许可，但它可以用于广泛病变和术后复发的病例[7,12]。

在大约 30% 的病例中发现 HER-2/neu 蛋白的过度表达，在复发性疾病中，有使用曲妥珠单抗作为靶向治疗的报道[13]。

在继发性疾病中，治疗主要针对相关的肿瘤。

Resources

Patient resources

International Society for the Study of Vulvo-vaginal Disease information sheet: http://issvd.org/wordpress/wp-content/uploads/2012/04/EMPfinal.pdf (last accessed June 2014).

基底细胞癌

引言和概述

基底细胞癌占所有外阴恶性肿瘤的 2%～5%（另见第 141 章）。

流行病学

年龄

这些肿瘤通常发生在老年人，但也可见于年轻女性。

临床特征

表现

外阴基底细胞癌表现为侵蚀样斑块，可有色素沉着。较不常见的是，肿瘤可形成结节或溃疡。最常见于大阴唇或阴阜[1,2]。

病程及预后

切除不彻底可导致高复发率和局部淋巴结转移[3]。外阴基底细胞癌患者常在其他部位发生基底细胞癌[4]。

治疗

完整切除至关重要，Mohs 显微手术是首选治疗方法[5]。

外阴黑素瘤

引言和概述

外阴黑素瘤罕见，所有类型的黑素瘤都可能发生在外阴[1]（另见第 143 章）。

流行病学

发病率和患病率

外阴黑素瘤占外阴恶性肿瘤的 2%～10%。大约 3%的黑素瘤都是在生殖道发现的，估计每年女性发病率约为 1/100 万。

年龄

常见于 60—70 岁女性，有儿童发病的报道，但极为罕见[2]。

遗传学

相比于其他黏膜病变，Kit 通路突变在外阴黑素瘤中更常见[3]。

临床特征

病史

外阴黑素瘤通常无症状，直到形成溃疡或结节，可发生出血。

表现

大阴唇和阴蒂是最常见的受累部位（图 112.28）。阴道很少受累，宫颈更少受累。临床特征与其他部位的黑素瘤相似，但在一项 219 名患者的研究中，27%是无色素性的[4]。

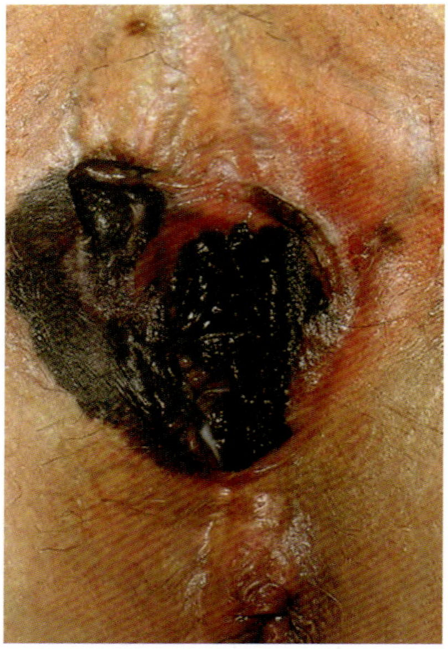

图 112.28 外阴黑素瘤

鉴别诊断

无色素性黑素瘤可以模仿 SCC 和其他肿瘤。黑变病可以具有与早期恶性黑素瘤相似的特征。

病程和预后

外阴和阴道黑素瘤的诊断最常被误诊或漏诊，预后较差。女性生殖道黑素瘤的 5 年生存率估计为 11.4%[5]。

检查

诊断需依靠组织学。

治疗

主要治疗方法是广泛的、局部切除，由多学科专家团队提供意见，辅助治疗也是需要的[6]。

Resources

Patient resources

Cancer Research UK information sheet: http://www.cancerresearchuk.org/cancer-help/about-cancer/cancer-questions/vaginal-melanoma(last accessed June 2014).

朗格汉斯细胞组织细胞增生症

定义

朗格汉斯细胞组织细胞增生症是一种伴有朗格汉斯细胞生长和增殖的全身性疾病（另见第 136 章）。它可以影响多个器官，临床表现多种多样。

流行病学

年龄

外阴朗格汉斯细胞组织细胞增生症从儿童期到老年期均可发病。原发性或孤立性生殖器受累并不常见[1,2]。

病理生理学

病理

可见大的组织细胞，细胞核呈咖啡豆样。朗格汉斯细胞 S100 染色阳性，电镜下可见特征性的 Birkbeck 颗粒。

临床特征

表现

在婴儿中，表现为尿布区一种黄色的皮疹，有时有紫癜样改变。成人的皮损为丘疹，可见明显的瘢痕和溃疡。

鉴别诊断

需要鉴别诊断的疾病较多，因为它可以模拟多种皮肤病和恶性肿瘤。

治疗

小的局限性皮损可以切除，但对于病灶广泛者，切除是不切实际的，可以放射治疗、化疗和沙利度胺治疗[3]。

其他外阴恶性肿瘤

外阴也有其他肿瘤，但不常见。详见框图 112.1。

第10部分

框图 112.1　其他外阴肿瘤

- 腺癌　表现为无痛的皮下结节，可深部浸润。黏液性癌可能起源于尿道[1]
- 淋巴瘤　非霍奇金淋巴瘤比霍奇金淋巴瘤[2]更常见，移植后[3]和 HIV 阳性的病例被报道[4]
- 巴氏管肿瘤　这些可能被认为是增生或错构瘤[5,6]
- 巴氏腺癌[7]
- 隆突性皮肤纤维肉瘤[8]
- 脂肪肉瘤[9]
- 上皮样肉瘤[10]
- 梅克尔细胞癌[11]
- 肌成纤维细胞肿瘤　血管平滑肌成纤维细胞瘤、细胞性血管平滑肌瘤和侵袭性血管黏液瘤易发生于外阴软组织[12]
- 转移性肿瘤　这些不常见，可能来自宫颈、子宫内膜、阴道、卵巢、尿道、肾脏、乳腺和肺部的恶性肿瘤[13,14]

疼痛障碍

外阴痛

定义和术语

外阴疼痛被定义为外阴不适，最常被描述为灼痛，发生在没有相关的可见症状或特定的、临床可识别的神经疾病[1]的情况下(另见第 84 章)。

同义名

- 以前被称为外阴感觉障碍、原发性外阴痛、阴道炎。

引言和概述

文献中关于外阴疼痛的术语有很多混淆，ISSVD 建立了一个简化的系统(框图 112.2)。外阴疼痛的诊断应严格保留给那些有疼痛症状，或没有任何明显的异常可以解释其症状的患者。如果发现任何活动性皮肤病或皮肤划痕症，可以解释这些症状，那么这种情况不诊断外阴痛。

常见的两种类型是前庭痛(局限性外阴疼痛)和全身性外阴疼痛(全身性自发性外阴疼痛)。这两种类型之间经常存在重叠。

框图 112.2　国际外阴阴道病研究学会(ISSVD)2003 年外阴疼痛术语和分类[1]

与外阴疼痛相关特定疾病
- 感染
- 炎症反应
- 肿瘤
- 神经病学

外阴痛
- 广泛性
  - 诱发性
  - 非诱发性
  - 混合性，诱发性和非诱发性
- 局限性
  - 诱发性
  - 非诱发性
  - 混合性，诱发性和非诱发性

另外一种形式的外阴感觉不良也很重要，可能更准确的应称为炎症后外阴感觉过敏，是一种常见的炎症后的外阴问题，尤其多见于前庭。最常见继发于扁平苔藓，尽管针对皮炎治疗有效，但患者仍有症状。

流行病学

发病率和患病率

确切的患病率尚不清楚，但一项研究中有 16% 的女性报道外阴疼痛持续 3 个月以上[2]。

年龄

前庭痛发生于年轻女性，而广泛性更常见于老年绝经后女性。

相关疾病

经常有其他疼痛问题的病史，如腹痛、偏头痛和背痛。间质性膀胱炎患者外阴痛的相对风险为 6.9[3]。

抑郁症是慢性疼痛的常见特征，但很难确定这是慢性疼痛的主要原因还是继发的影响。

病理生理学

外阴痛的病理生理学尚不清楚，但复杂区域疼痛综合征的存在已被广泛认识。慢性疼痛综合征很少像最初认为的那样由原发性精神疾病引起，而是被认为是外周和(或)中枢神经元敏化的结果。

发病诱因

大多数前庭痛的患者心理上是正常的，但他们焦虑和躯体化症状评分确实更高[4]。

病理

现在有充分的证据表明，炎症并不是外阴痛的特征[5]。

致病微生物

没有证据表明本病与念珠菌或人乳头瘤病毒的慢性感染有关。

临床特征

病史

前庭痛的典型病史是性交时的刺痛，使用卫生棉条或窥镜检查也可能发生这种情况。患者有时会将症状的发生与特定事件联系起来，如严重念珠菌病或尿路感染的发生。他们经常抱怨其他地方的敏感度增加。

在广泛性外阴痛中，病史为无明显诱因的持续性疼痛，疼痛的强度可能不同，患者可能会抱怨疼痛放射至骨盆、大腿或肛门区域。性交痛通常不是本型的特征。

表现

外阴检查完全正常。在前庭痛中，当用棉签施加压力时，前庭会有触摸引起的压痛(接触试验)。通常发生于 5 点钟到 7 点钟方向，也就是前庭大腺开口的地方。在一些患者中，疼痛局限于阴蒂，被称为阴蒂痛。

鉴别诊断

皮肤病、感染和恶性肿瘤会引起疼痛，但症状是明显的。皮肤划痕征、处女膜撕裂和前庭破裂可导致性交疼痛，有时在性交后不久对患者进行检查有助于评估这些症状。阴部神经痛可与广泛性外阴痛混淆，但这种疼痛可通过站立缓解。

病程和预后

有自愈的可能，但不常见。与任何慢性疼痛问题一样，大多数患者对治疗的反应是稳定但缓慢的，有时需要联合治疗。指南总结[6,7]了治疗结果。

分析

诊断基于临床，检查对诊断没有帮助。

治疗[6,7]

一线治疗

5%利多卡因软膏可规律外用于压痛最明显处，这对前庭痛非常有帮助。

二线治疗

低剂量三环类药物，如阿米替林每晚 10 mg，以 10 mg 增量至最大剂量每天 100 mg，还可以口服普瑞巴林和加巴喷丁。理疗对相关的阴道痉挛也非常有效。

三线治疗

疼痛科治疗和专业的性心理咨询有一定帮助。前庭切除术已用于前庭痛，但仅适用于少数人群，且长期疗效甚微。必须处理心理问题，因为这些问题会影响治疗结果。不提倡把手术作为一个常规方法，而且手术很少用于其他神经痛问题。

通常需要联合治疗[8]。

Resources

Patient resources

British Vulval Pain Society：www.vulvalpainsociety.org.

International Society for the Study of Vulvo-vaginal Disease information sheets：http://issvd.org/wordpress/wp-content/uploads/2012/04/Generalized-Unprovoked-VD-final.pdf；http://issvd.org/wordpress/wp-content/uploads/2012/04/Vestibulodynia 2010.pdf.

National Vulvodynia Association：www.nva.org.

(All last accessed June 2014.)

创伤性病变

外阴创伤有多种原因，包括意外伤害、产科撕裂和自我介导损伤[1,2]。硬化性脂肪肉芽肿[3]是一种人工诱导的肉芽肿反应。

处女膜撕裂

同义名

- 性交后破裂
- 处女膜破裂

引言和概述

女性处女膜撕裂是性交困难的原因之一，在未产妇身上每次性交都会发生。

临床特征

病史

性交后出血和撕裂处疼痛是主要症状。即使是长时间的禁欲也不能防止复发。

表现

裂缝在 3 点和 9 点呈放射状出现(图 112.29)。它们可以是双侧的，从处女膜环延伸到阴道。

鉴别诊断

前庭痛的症状可能与本病相似。

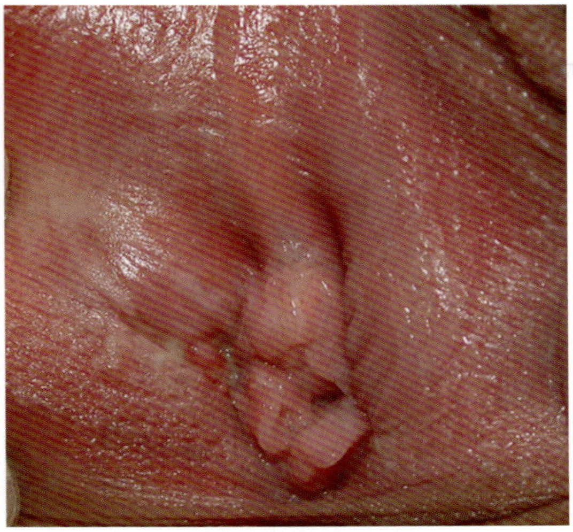

图 112.29　女性处女膜沟右下侧撕裂

病程及预后

几天内可迅速愈合，但每次性交都在同一地点复发，可能会留下一个苍白的瘢痕。

检查

诊断主要靠临床表现。性交后检查患者很重要，否则会错过体征。

治疗

切除裂缝并重新缝合通常可以解决问题。

切割女性生殖器官

同义名
- 女性割礼
- 切割

引言和概述

女性生殖器切割（FGM）虽然在大多数欧洲国家是被禁止的，但在全世界仍有许多女性被迫接受。由于曾经进行过女性生殖器切割的移民数量增加，英国现在出现了许多病例。由于非医疗原因，它涉及多种非医疗原因来切除部分女性生殖器的程序[1]。

流行病学

发病率和患病率

全世界多达 1.4 亿妇女患有本病。

年龄

大多数女性生殖器切割发生在 1 岁之前，但在埃及，女孩很可能在 5—15 岁接受割礼。

临床特征

发病

根据国家和文化的不同，有四种类型的手术：

1. 阴蒂切除术：切除阴蒂和（或）阴蒂包皮（Sunna 割礼）。

2. 切除：切除阴蒂及部分或全部小阴唇。

3. 切除或不切除阴蒂（下阴蒂），切除小阴唇和（或）大阴唇，缩小内口，为排尿和月经留下一个微小的开口。

4. 其他手术方法，可能涉及烧灼、外用腐蚀性物质、刺穿或切割阴蒂、周围皮肤或阴道等。

并发症和合并症

可能会造成尿道和阴道直接损伤，但后期的并发症通常出现在阴部封锁的女性分娩时。许多有过女性生殖器切割的妇女在性交、排尿和妊娠方面遇到困难。

治疗

建议转诊到专科进一步治疗。

Resources

Further information

Royal College of Obstetricians and Gynaecologists guidelines 2009: http://www.rcog.org.uk/files/rcog-corp/GreenTop53FemaleGenitalMutilation.pdf.

World Health Organization information: www.who.int/topics/female_genital_mutilation/en/.

(Both last accessed June 2014.)

Patient resources

Foundation for Women's Health Research and Development: www.forwarduk.org.uk (last accessed June 2014).

其他疾病

移植物抗宿主病

定义

移植物抗宿主病（GVHD）在同种异体干细胞移植后发生的急性和慢性症状，这是由于供体细胞对宿主组织起反应所致（另见第 38 章）。

流行病学

发病率和患病率

移植后生殖器官移植物抗宿主病的发生率高

第10部分

达 49%[1]。

临床表现

发病

外阴、阴道可见红斑和糜烂。

鉴别诊断

临床特征与糜烂性扁平苔藓无明显区别。有时很难从组织学上鉴别，因为可能存在苔藓样浸润。

并发症和合并症

阴道受累可导致粘连和完全狭窄。因此早期诊断至关重要[2]。可能与皮肤和口腔 GVHD 有关。

治疗

阶梯治疗

一线治疗

- 外用强效类固醇[3]

二线治疗

- 在移植专科医师指导下使用全身性类固醇或免疫抑制药治疗[4]。环孢素治疗也有效[5]

三线治疗

- 体外光电导疗法。阴道狭窄的患者需要专业的外科手术治疗来解除粘连，术后必须立即外用强效类固醇以保持阴道通畅

外阴-阴道腺病

定义

外阴-阴道腺病是指子宫颈或子宫内膜上皮化生。

流行病学

相关疾病

外阴阴道腺病可伴随严重的糜烂性疾病，如中毒性表皮坏死松解症。

病理生理学

其发病机制尚不清楚，但推测是由中肾嵴起源的残余组织发展而来。

发病诱因

长期使用口服避孕药和外伤可导致本病。目前公认为阴道疾病的发生与妊娠期间服用已烯雌酚有关。

临床表现

发病

病变呈红色，质脆。

并发症和合并症

阴道腺病与阴道腺癌发生有关[1]。

检查

组织学有典型改变。

治疗

激光已成功应用于治疗本病。

坏死性游走性红斑

同义名

- 胰高血糖素瘤综合征

引言和概述

这种皮肤病通常见于胰高血糖素瘤综合征患者，但在没有胰高血糖素瘤或胰高血糖素水平升高的情况下也有可能发生[1]（另见第 149 章）。

病理生理学

病因尚不清楚，尽管在胰高血糖素瘤综合征中与高水平的胰高血糖素有很强的联系，但它似乎不会引起这种症状。使用或注射胰高血糖素不会发病，也不会发生在其他胰高血糖素水平升高的情况下，如糖尿病和肾衰竭。

病理

角质形成细胞呈空泡状，苍白色；坏死导致表皮内裂隙，可见角层下脓疱。

环境因素

潮湿、摩擦和外伤可导致新的损伤。

临床特征

病史

皮损瘙痒，可出现松弛性大疱，水疱可出现破裂和结痂，这种症状会反复发生。

发病

病变发生在外阴、会阴和肛周皮肤，并延伸到大腿和下腹部。面中部和四肢很少受累。广泛的伴有结痂和脱屑的糜烂性红斑，匍行性边缘，离心性向周围扩散，形成特征性的环形病变。

鉴别诊断

锌和蛋白质缺乏也有类似的临床表现，目前有许多报道表明，在没有胰高血糖素瘤的情况下，肝脏疾病出现坏死性游走性红斑[2]。肢端皮炎和糙皮病具有相似的组织学特征。

病程及预后

皮疹可反复发生和消退，炎症后色素沉着可能持续数周。胰高血糖素瘤接受手术或药物治疗后，皮疹迅速消退。

检查

皮肤活检可表现上述特征，需要进一步的内分

泌和影像学检查才能确定任何相关的胰高血糖素瘤。

治疗

需要内分泌专科医师的建议，局部使用类固醇是有效的。

生殖器丘疹性棘层松解性角化不良

引言和概述

本病在1984年首次被描述[1]，其特征是生殖器部位皮肤上存在多个丘疹，或偶见单发丘疹，或斑块样皮损[2-5]。

流行病学

年龄

中年女性最常受累。

病理生理学

病理学

组织学表现为角化过度和棘层松解。

临床表现

病史

主要症状为瘙痒。

发病

腹股沟褶皱处出现多个小丘疹，约几毫米，皮疹可延伸至大腿和会阴，可融合形成结节和小斑块。

临床变异

播散性病变已有报道[6]，曾有一例免疫荧光阳性的病例报道[7]。

鉴别诊断

组织学变化与Darier病或Hailey-Hailey病相似，但没有家族史或其他部位皮损的证据。

检查

诊断依赖于组织学。

治疗

据报道，对于局部类固醇或维甲酸治疗无效的患者，激光治疗有效[8]。

（译者：宋冰冰　杨庆琪　一审：翁文佳　单士军　二审：刘玮　三审：崔勇　费文敏　润色：陈秀峰）

参考文献

所有文献请查阅网址：www. rooksdermatology. com.
以下列出的是重要参考文献。

Introduction

[1] Lynch PJ, Moyal-Barracco M, Scurry J, Stockdale C. 2011 ISSVD terminology and classification of vulvar dermatological disorders: an approach to clinical diagnosis. *J Lower Gen Tract Dis* 2012;16:339-44.

Structure and function of the female genitalia

[1] Lloyd J, Crouch NS, Minto CL, Liao L, Creighton SM. Female genital appearance: 'normality' unfolds. *Br J Obstet Gynaecol* 2005;112:643-6.

[2] Neill SM, Lewis FM. Basics of vulval embryology, anatomy and physiology. In: Neill SM, Lewis FM, eds. *Ridley's The Vulva*, 3rd edn. London: Wiley Blackwell, 2009:13-33.

Congenital abnormalities

Disorders of sexual development

[1] Hughes IA. Disorders of sexual development: new definition and classification. *Best Pract Res Clin Endocrinol Metab* 2008;22:119-34.

Inflammatory dermatoses of the vulva

Lichen sclerosus

[5] Kreuter A, Kryvosheyeva Y, Terras S et al. Association of autoimmune diseases with lichen sclerosus in 532 male and female patients. *Acta Derm Venereol* 2013;93:238-41.

[6] Simpkin S, Oakley A. Clinical review of 202 patients with vulval lichen sclerosus: a possible association with psoriasis. *Australas J Dermatol* 2007;48:28-31.

[40] Zaki I, Dalziel KL, Solomons FA, *et al*. The under-reporting of skin disease in association with squamous cell carcinoma of the vulva. *Clin Exp Dermatol* 1997;21:334-7.

[55] Cooper S, Gao X-H, Powell JJ, Wojnarowska F. Does treatment of lichen sclerosus influence its prognosis? *Arch Dermatol* 2004;140:702-6.

[57] Chi CC, Kitschig G, Baldo M, Brackenbury F, Lewis F, Wojnarowska F. Topical interventions of genital lichen sclerosus [Review]. *Cochrane Database Syst Rev* 2011; Dec. 7 (12):CD008240.

[58] Neill SM, Lewis FM, Tatnall FM, Cox NH. British Association of Dermatologists' guidelines for the management of lichen sclerosus 2010. *Br J Dermatol* 2010;163:672-82.

Lichen planus

[4] Lewis Boyd AS, Neldner KH. Lichen planus. *J Am Acad Dermatol* 1991;25:593-619.

[5] Lewis FM, Shah M, Harrington CI. Vulval involvement in lichen planus: a study of 37 women. *Br J Dermatol* 1996;135:89-91.

[9] Setterfield JF, Neill SM, Shirlaw PJ, *et al*. The vulvovaginal gingival syndrome: a severe subgroup of lichen planus with characteristic clinical features and a novel association with the Class Ⅱ HLA DQB1 * 0201 allele. *J Am Acad Dermatol* 2006;55:98-113.

[12] Pelisse M, Leibowitch M, Sedel D, Hewitt J. Un nouveau syndrome vulvo-vagino-gingival. Lichen plan erosive plurimuqueux. *Ann Dermatol Vénéréol* 1982;109:797-8.

[26] Zaki I, Dalziel KL, Solomons FA, *et al*. The under-reporting of skin disease in association with squamous cell carcinoma of the vulva. *Clin Exp Dermatol* 1997;21:334-7.

[27] Derrick EK, Ridley CM, Kobza-Black A, *et al*. A clinical study of 23 cases of female anogenital carcinoma. *Br J Dermatol* 2000;143:1217-23.

[30] Cooper SM, Haefner H, Abrahams-Gessel S, Margesson LJ. Vulvovaginal lichen planus treatment: a survey of current practices. *Arch Dermatol* 2008;144:1520-1.

[32] Cooper SM, Wojnarowska F. Influence of treatment of erosive lichen planus of the vulva on its prognosis. *Arch Dermatol* 2006;142:289-294.

[39] Panagiotopoulou N, Wong CSM, Winter-Roach B. Vulvovaginal-gingival syndrome. *J Obstet Gynaecol* 2010;30:226-30.

Zoon's vulvitis

[1] Scurry J, Dennerstein G, Brennan J. Vulvitis corcumscripta. A clinico-pathological entity? *J Reprod Med* 1993;38:14-18.

Allergic contact dermatitis

[1] O'Gorman SM, Torgerson RR. Allergic contsct dermatitis of the vulva. *Dermatitis* 2013;24:64-72.

[4] Haverhoek E, Reid C, Gordon L, *et al*. Prospective stucy of patch tests in patients with vulval pruritus. *Australas J Dermatol* 2008;49:80-5.

[5] Goldsmith PC, Rycroft RJ, White IR, *et al*. Contact sensitivity in women with anogenital dermatoses. *Contact Dermatitis* 1997;36:174-5.

Allergic contact urticaria

[6] Lee-Wong M, Collins JS, Nozad C, Resnick DJ. Diagnosis and treatment of human seminal plasma hypersensitivity. *Obstet Gynecol* 2008;111:538-9.

Psoriasis

[2] Kapila S, Bradford J, Fischer G. Vulvar psoriasis in adults and children: a clinical audit of 194 cases and review of the literature. *J Lower Gen Tract Dis* 2012;16:108.

[4] Simpkin S, Oakley A. Clinical review of 202 patients with vulval lichen sclerosus: a possible association with psoriasis. *A ust J Dermatol* 2007;48:28-31.

[7] Albert S, Neill S, Derrick EK, Calonje EJ. Psoriasis associated with vulval scarring. *Clin Exp Dermatol* 2004;29:354-6.

[8] Meeuwis K, de Hullu J, Massuger L, *et al*. Genital psoriasis: a systematic literature review on this hidden skin disease. *Acta Derm Venereol* 2011;91:5-11.

Reactive arthritis

[1] Edwards L, Hansen R. Reiter's syndrome of the vulva. The psoriasis spectrum. *Arch Dermatol* 1992;128:811-14.

Ulcerative and bullous disorders

Lipschutz ulceration

[2] Barnes CJ, Alio AB, Cunningham BB, *et al*. Epstein-Barr virus associated genital ulcers: an under-recognised disorder. *Paediatr Dermatol* 2007;24:130.

[3] Portnoy J, Arontheim GA, Ghibu F, *et al*. Recovery of Epstein-Barr virus from genital ulcers. *N Engl J Med* 1984;311:966-8.

[4] Halvorsen JA, Brevig T, Aas T, *et al*. Genital ulcers as initial manifestation of Epstein-Barr virus infection: two new cases and review of the literature. *Acta Derm Venereol* 2006;86:439-42.

Immunobullous disease

[1] Marren P, Wojnarowska F, Venning V, Wilson C, Nayar M. Vulvar involvement in auto-immune bullous diseases. *J Reprod Med* 1993;38:101-7.

[2] Batta K, Munday PE, Tatnall FM. Pemphigus vulgaris localized to the vagina and presenting as a chronic vaginal discharge. *Br J Dermatol* 1999;140:945-7.

Pigmentary disorders

Vulval melanosis

[1] Barnhill RI, Alber LS, Shama SK, *et al*. Genital lentiginosis: a clinical and histopathological study. *J Am Acad Dermatol* 1990;22:453-60.

Dowling-Degos disease

[3] Ong Kang H, Hur J, Woo Lee J, *et al*. A case of Dowling-Degos disease on the vulva. *Ann Dermatol* 2011;23:205-8.

Vulval oedema

[1] Neill SM, Lewis FM. Non-infective cutaneous conditions of the vulva. In: Neill SM, Lewis FM, eds. *Ridley's The Vulva*, 3rd edn. London: Wiley Blackwell, 2009:129-30.

Crohn disease

[2] Foo WC, Papalas JA, Robboy SJ, Selim MA. Vulvar manifestations of Crohn's disease. *Am J Dermatopathol* 2011;33:588-93.

[3] Martin J, Holdstock G. Isolated vulval oedema as a feature of Crohn's disease. *J Obstet Gynecol* 1997;17:92-3.

[10] Preston W, Hudson N, Lewis FM. Treatment of vulval Crohn's disease with infliximab. *Clin Exp Dermatol* 2006;31:378-80.

Non-sexually transmitted infections

Viral infections

Herpes simplex

[4] Lautenschlager S, Eichmann A. The heterogenous clinical spectrum of genital herpes. *Dermatology* 2001;202:211-19.

[5] Gupta R, Warren T, Wald A. Genital herpes. *Lancet* 2007;370:2127-37.

Human papillomavirus infection

[2] Garland SM, Hernandez-Avila M, Wheeler SM, *et al*. Quadrivalent vaccine against human papilloma virus to prevent ano-genital diseases. *N Eng J Med* 2007;356:1928-43.

Benign tumours

[1] Fite C, Plantier F, Dupin N, Anil MF, Moyal-Barracco M. Vulvar verruciform xanthoma: ten cases associated with lichen sclerosus, lichen planus or other conditions. *Arch Dermatol* 2011;147:1087-92.

[4] Juang YH, Chuang YH, Kuo TT, *et al*. Vulvar syringoma: a clinicopathologic and immunohistologic syudy of 18 patients and results of treatment. *J Am Acad Dermatol* 2003;48:735-9.

Papillary hidradenoma

[4] Duhan N, Kalra R, Singh S, Rajotia N. Hidradenoma papilliferum of the vulva: a case report and review of the literature. *A rch Gynecol Obstet* 2011;284:1015-17.

Cutaneous endometriosis

[1] Agarwal A, Fong YF. Cutaneous endometriosis. *S ingapore Med J* 2008;49:704-9.

Atypical genital naevi

[1] Rock B, Hood AF, Rock JA. Prospective study of vulvar nevi. *J Am Acad Dermatol* 1990;22:104-6.

[2] Brenn T. Atypical genital naevus. *Arch Pathol Lab Med* 2011;135:317-20.

[3] Ribé A. Melanocytic lesions of the genital area with attention given to atypical genital nevi. *J Cutan Pathol* 2008;35(Suppl. 2):24-7.

Pre-malignant conditions

Vulval intraepithelial neoplasia

[1] Terlou A, Blok LJ, Helmerhorst TJM, van Beurden M. Premalignant epithelial disorders of the uvlva: squamous vulvar intra-epithelial neoplasia, vulvar Paget's and melanoma in situ. *A cta Obstet Gynecol* 2010;89:741-8.

[2] Gormley RH, Kovarik CL. Human papillomavirus-related genital disease in the immunocompromised host. *J Am Acad Dermatol* 2012;66:1-14.

[6] Sideri M, Jones RW, Wilkinson EJ, *et al*. Squamous vulvar intraepithelial neoplasia: 2004 modified terminology, ISSVD Vulvaroncology Subcommittee. *J Reprod Med* 2005;50:807-10.

[9] van Seters M, van Beurden M, ten Kate FJW, *et al*. Treat-

ment of vulvar intraepithelial neoplasia with topical imiquimod. *N Engl J Med* 2008;358:1465-73.

Malignant neoplasms

Squamous cell carcinoma

[2] Crum C. Carcinoma of the vulva:epidemiology and pathogenesis. *Obstet Gynecol* 1992;79:448-58.

[3] van Seters M,ten Kate FJ,van Beurden M,*et al*. In the absence of(early) invasive carcinoma,vulvar intraepithelial neoplasia associated with lichen sclerosus is mainly of undifferentiated type: new insights in histology and aetiology. *J Clin Pathol* 2007;60:504-9.

[4] Benedet JL,Hacker NF,Ngan HYS,*et al*. Staging classifications and clinical practice guidelines of gynaecologic cancers. *Int J Gynecol Obstet* 2000;70:209-62.

[5] Ghurani GB,Penalver MA. An update on vulval cancer. *Am J Obstet Gynaecol* 2001;185:294-99.

[6] Rouzier R,Paniel BJ. Management of vulval cancers In:Neill SM,Lewis FM,eds. *Ridley's The Vulva*,3rd edn. London: Wiley Blackwell,2009:239-54.

Extramammary Paget disease

[1] Wilkinson EJ,Brown HM. Vulvar Paget disease of urothelial origin:a report of three cases and a proposed classification of vulval Paget disease. *Hum Pathol* 2002;33:549-54.

[2] Preti M,Micheletti L,Massobrio M,*et al*. Vulvar Paget disease:one century after first reported. *J Lower Gen Tract Dis* 2003;7:122-35.

[6] Maclean AB,Makwana M,Ellis PE,Cunnington F. The management of Paget's disease of the vulva. *J Obstet Gynecol* 2004;24:124-8.

[7] Delport ES. Extramammary Paget's disease of the vulva:an annotated review of the current literature. *Aust J Dermatol* 2013;54:9-21.

[12] Wang LC,Blanchard A,Judge DE,*et al*. Successful treatment of recurrent extramammary Paget's disease of the vulva with 5% topical imiquimod cream. *J Am Acad Dermatol* 2003;49:769-72.

[13] Karam A,Berek JS,Stenson A,*et al*. HER-2/neu targeting for recurrent vulvar Paget's disease. A case report and literature review. *Gynecol Oncol* 2008;111:568-71.

Basal cell carcinoma

[1] Gibson GE,Ahmed I. Perianal and genital BCC:a clinic-pathological review of 51 cases. *J Am Acad Dermatol* 2001;45:68-71.

[2] De Girogi V,Salvini C,Massi D,Raspollini MR,Carli P. Vulvar basal cell carcinoma:retrospective study and review of the literature. *Gynecol Oncol* 2005;97:192-4.

[5] Brown MD,Zachary CB,Grekin RC,Swanson N. Genital tumors: their management by micrographic surgery. *J Am Acad Dermatol* 1998;18:115-22.

Vulval melanoma

[1] Postow MA,Hamid O,Carvajal RD. Mucosal melanoma: pathogenesis,clinical behaviour and management. *Curr Oncol Rep* 2012;14:441-8.

[2] Egan CA,Bradley RR,Logsdon VK,*et al*. Vulvar melanoma in children. *Arch Dermatol* 1997;133:345-8.

[3] Omholt K,Grafstrom E,Kanter-Lewensohn L,*et al*. KIT pathway alterations in mucosal melanomas of the vulva and other sites. *Clin Cancer Res* 2011;15:3933-42.

[6] Janco JM,Markovic SN,Weaver AL,Cliby WA. Vulvar and vaginal melanoma:case series and review of current management options including neoadjuvant chemotherapy. *Gynecol Oncol* 2013;129:533-7.

Langerhans cell histiocytosis

[1] Santillan A. Vulvar Langerhans cell histiocytosis: a case report and review of the literature. *Gynecol Oncol* 2003;91:241-6.

[2] Jiang W,Li L,He Y,Yang K. Langerhans cell histiocytosis of the female genital tract: a literature review with additional thress case studies in China. *Arch Gynecol Obstet* 2012;285:99-103.

[3] El-Safadi S,Dreyer T,Oehmke F,Muenstedt K. Management of adult primary vulvae Langerhans cell histiocytosis: review of the literature and a case history. *Eur J Obstet Gynecol Reprod Biol* 2012;163:123-8.

Pain disorders

Vulval pain

[1] Moyal-Barracco M,Lynch PJ. 2003 ISSVD terminology and classification of vulvodynia:a historical perspective. *J Reprod Med* 2004;49:772-7.

[6] Mandal D,Nunns D,Byrne M,*et al*. Guidelines for the management of vulvodynia. *Br J Dermatol* 2010;162:1180-5.

[7] Haefner HK,Collins ME,David GD,*et al*. The vulvodynia guideline. *J Lower Gen Tract Dis* 2005;9:40-51.

Traumatic lesions

[2] Neill SM,Lewis FM. Traumatic lesions In: Neill SM,Lewis FM,eds. *Ridley's The Vulva*,3rd edn. London:Wiley Blackwell,2009:131.

Female genital mutilation

[1] Simpson J,Robinson K,Crieghton SM,Hodes D. Female genital mutilation:the role of health professionals in prevention assessment and management. *BMJ* 2012;344:37-41.

Miscellaneous

Graft-versus-host disease

[1] Zantomio D,Grigg AP,MacGregor L,*et al*. Female genital tract graft versus host disease:incidence,risk factors and recommendations for management. *Bone Marrow Transplant* 2006;38:567-72.

[2] Hirsch P,Leclerc M,Rybojad M,*et al*. Female genital chronic graft-versus-host disease: importance of early diagnosis to avoid severe complications. *Transplantation* 2012; 93: 1265-9.

[3] Stratton P,Turner ML,Childs R,*et al*. Vulvovaginal graft versus host disease with allogeneic haemopoetic stem cell transplantation. *Obstet Gynecol* 2007;110:1041-9.

Vulvo-vaginal adenosis

[1] Yaghsezian H,Palazzo JP,Finkel GC,*et al*. Primary vaginal adenocarcinoma of the intestinal type associated with adenosis. *Gynecol Oncol* 1992;45:62-5.

Genital papular acantholytic dyskeratosis

[7] Güneş AT,Ilknur T,Pabuççuoglu U,*et al*. Papular acantholytic dyskeratosis of the anogenital area with positive direct immunofl uorescence results. *Clin Exp Dermatol* 2007;32:301-3.

[8] Dittmer CJ,Hornemann A,Rose CJ,*et al*. Successful laser therapy in a papular dyskeratosis of the vulva:case report and review of the literature. *Arch Gynecol Obstet* 2010; 281:723-5.

第 113 章

会阴及肛周皮肤病

Eleanor Mallon

Croydon University Hospital, Croydon; and St John's Institute of Dermatology, Guy's and St Thomas' NHS Foundation Trust, London, UK

前言

病史和查体

会阴及肛周皮肤病的正确诊断取决于详细的病史采集、全面系统的查体(包括生殖器外皮肤)和相关检查。病史采集中局部治疗应包括非处方药物和湿纸巾的使用情况。伍德灯检查有助于诊断红癣和白癜风等疾病。

会阴及肛周皮肤病检查

病史和临床资料决定检查项目。与皮肤病理学家探讨临床与病理的相关性是必不可少的。临床医师应该以采取细菌和病毒拭子、刮屑真菌培养为最基本的检查。盆腔磁共振成像(MRI)和肛门内超声等影像学诊断技术用于肛瘘和肛门恶性肿瘤等疾病的检查。

肛门-生殖器部位的结构与功能

会阴位于骨盆下方，呈菱形，与骨盆出口相对应(图 113.1)。前边界由耻骨联合形成，后边界为尾骨，前外侧边界为坐骨支和坐骨结节，后外侧边界由骶结节韧带形成。

会阴的深部界限是构成骨盆横膈膜的肌肉膈面(下面)，浅部界限是与腹股沟和下腹的皮肤相连的皮肤。横向连接坐骨结节的假想线将会阴分为前面的泌尿生殖三角和后面的肛门三角。会阴体是泌尿生殖三角和肛门三角之间的中心点。肛门三角包括肛管及其括约肌、坐骨肛门窝。坐骨肛门窝是一个马蹄形区域，占据了肛门三角区的大部分。泌尿生殖三角包含男性或女性生殖器。

肛门位于尾骨前方 2～3cm 的中线，稍低于尾骨的尖端。肛门主要用于排泄粪便，但也可以是性功能器官。肛管是大肠的终末部，解剖学上定义为从齿状线延伸到肛门边缘(图 113.2)[1]。肛外缘是将肛管和肛周皮肤分开的一条狭窄的组织带,从内外括约肌间沟延伸至肛周皮肤,被覆薄层鳞状上皮,缺乏毛囊为其识别特征。肛管下端内衬鳞状上皮,与会阴皮肤相连处有明显的变化(图 113.2)。肛外缘的皮肤特点是色素沉着和皱褶,皱褶是联合纵向层的纤维收缩形成的。肛外缘的界定比较困难,特别是在男性,会阴呈漏斗状向上通向下段肛管。肛外缘和肛周皮肤之间的明显界限,是通过毛囊和角化上皮的出现来识别的,称为肛缘。肛缘是肛外缘外侧周长为 5cm 的环形区域。

肛管长 2.5~5cm,由上皮层、血管内皮下层和肛门括约肌组成。还有起源于自主神经和躯体神经的致密神经网络。肛门腺起源于肛门内括约肌,位于肛门内外括约肌之间的括约肌间平面内(图 113.2)。开口于肛瓣内的小凹陷、肛隐窝,导管将黏液从腺体输送到肛瓣[2]。腺体形成分支,内衬复层柱状上皮,腺体的囊性扩张可从内括约肌延伸至外括约肌。肛腺感染是包括肛门脓肿在内的肛门脓毒症的主要原因。

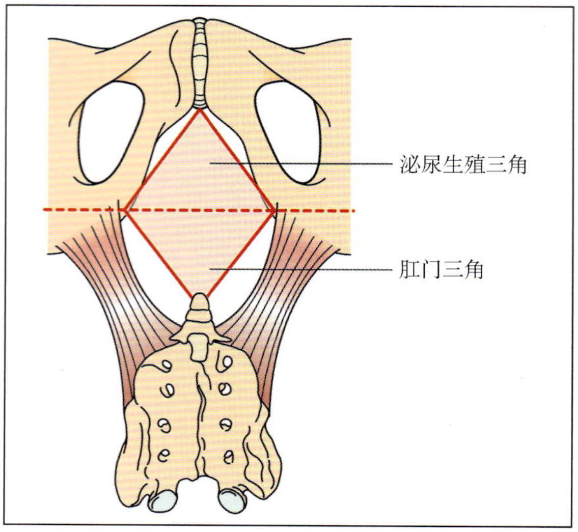

图 113.1 会阴是一个菱形区域,位于骨盆底下方。坐骨结节之间的横向假想线将会阴分为泌尿生殖前三角和肛门后三角(改编自 Snell, 2012[9]。版权所有:Lippincott Williams & Wilkins/Wolters Kluwer)

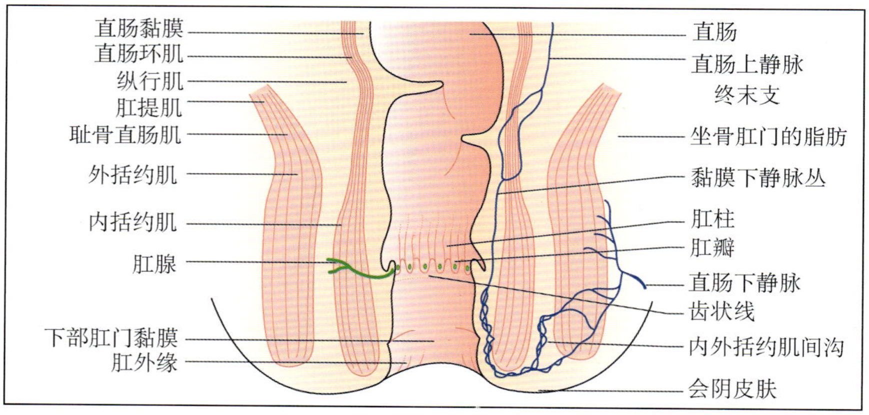

图 113.2 肛管冠状切面(来自 Standring, 2008[1])

肛管上部被覆与直肠相似的柱状上皮,内含分泌细胞和吸收细胞。肛管中段的柱状上皮呈 6~10 个垂直皱褶,即肛门柱。每根肛柱内含有一个直肠上动脉和静脉的末支。肛柱在肛管的三个区域展开,形成肛门垫。肛柱的下端形成半月形的褶皱,称为肛瓣,在褶皱之间有一些小的凹槽,称为肛窦。肛瓣和肛窦一起构成了齿状线。齿状线是一个重要的标志,肛管的血液供应和神经支配在此发生转变。齿状线近心端的肛门由副交感神经和交感神经支配,无疼痛感。齿状线远端的肛管有许多来源于直肠下神经的躯体神经末梢,对疼痛、温度、触觉和压力敏感。

肛管上部的柱状上皮细胞在距齿状线近心端 1~1.5 cm 处过渡为非角化的鳞状上皮细胞,这一区域被称之为肛管移行区。齿状线以下的黏膜缺乏汗腺、皮脂腺和毛囊。它延伸至内外括约肌间沟,即内括约肌下缘的凹陷处。内外括约肌间沟下方的肛管内衬有毛发的、角质化、复层上皮,其与肛周皮肤相连。

肛门内括约肌的平滑肌受交感神经和副交感神经支配,处于紧张性收缩状态。肛门外括约肌的横纹肌受直肠下神经支配。肛门外括约肌也处于紧张性收缩状态,但能自主控制。由于括约肌的环状紧张性收缩和肛门垫的存在，肛管在静止状态下处于闭合状态。

坐骨肛门窝是肛管两侧的楔形空间，充满疏松脂肪组织。楔形的底部由肛周和臀部皮肤形成。感染、肿瘤和积液可以在肛管一侧的坐骨肛门间隙内扩散，并可穿过中线扩散至另一侧。直肠下神经支配肛周皮肤。

肛周皮肤和下段肛管（齿状线以下）的淋巴回流至腹股沟淋巴结。齿状线以上的淋巴回流至直肠系膜、骨盆外侧和肠系膜下淋巴结，来自肛管下半部的恶性疾病的淋巴转移至腹股沟淋巴结。

臀沟（臀裂）、腹股沟皱褶和臀下皱褶属于间擦部位。因为这些部位两层皮肤非常接近。臀沟深而牢固地固定在下面的纤维和筋膜组织上，其两侧皮肤反折且紧密相贴。黏液分泌物、排泄物和水分很容易存留在这一裂隙内。

肛提肌复合体形成骨盆隔膜，将腹腔与会阴分开（图 113.3）。

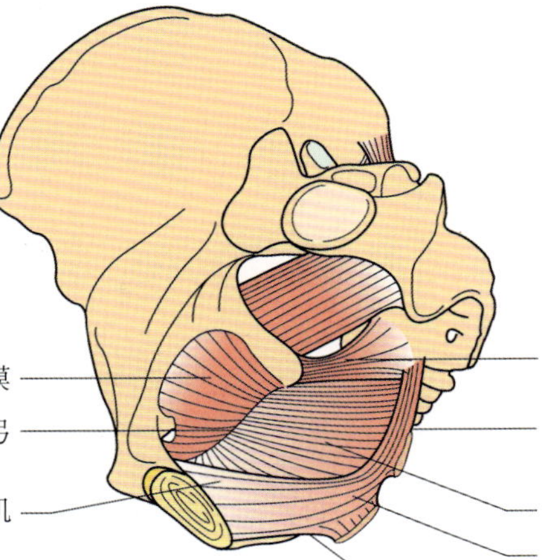

图 113.3 女性骨盆底的肌肉。肛提肌复合体是由坐骨尾骨肌、髂尾骨肌和耻骨尾骨肌组成。肛提肌是构成盆底的主要部分，将腹腔与会阴分开（来自 Standring，2008[1]）

肛门与生殖器部位的胚胎发育

在胚胎早期，被称为尿囊的盲端憩室和后肠共同通向泄殖腔的腔隙。泄殖腔分为前侧的泌尿生殖窦和后侧的肛门直肠管（图 113.4）。肛门膜在 9 周左右解体，进入后泄殖腔褶皱形成的外胚层肛门窝。肛管上半部分黏膜起源于后肠内胚层，内衬柱状上皮，受自主神经支配，淋巴管和静脉向腹部门静脉系统回流。肛管下半部分起源于外胚层，内衬复层鳞状上皮，由躯体神经支配，静脉回流向髂外系统，淋巴回流至腹股沟淋巴结。

先天性发育异常

在胚胎形成过程中，如果肛门膜不能完全吸收或部分不能吸收可导致肛门狭窄。泄殖腔区胚胎发育不全导致的其他先天性畸形包括肛门闭锁、肛门发育不全、肛门重复畸形、会阴沟槽和会阴瘘。

皮样囊肿是发生在胚胎融合线的外胚层增生。它可发生在会阴缝或其邻近区域和骶区。

先天性腰骶区中线多毛症（农牧神尾）是潜在脊柱闭合不全（脊柱裂）的一种迹象。出现于骶骨区域、与脊柱裂相关的其他皮肤病包括先天性黑素细胞痣和错构瘤。

婴幼儿血管瘤可能累及肛周皮肤（图 113.5）。婴儿会阴的大血管瘤可能与脂肪性脊髓脊膜膨出和肛门闭锁等结构异常相关[4]。

脊索瘤起源于中轴骨骼的胚胎前体——脊索。可通过直接蔓延、复发或转移累及会阴、骶骨和臀部皮肤[5]。它们表现为单发或多发、光滑、呈肤色的非触痛性结节。包括尾骨痛在内的持续性骶尾部疼痛可在诊断前许多年出现。

肛周角化性斑块可出现在 Olmsted 综合征[6]，炎症性线性疣状表皮痣可发生于肛门生殖器区[7]，遗传性黏膜上皮发育不良与会阴部擦烂性斑块相关[8]。

肛周瘙痒

肛门瘙痒症

定义

表现为肛周瘙痒或灼烧症状。肛门瘙痒症可以

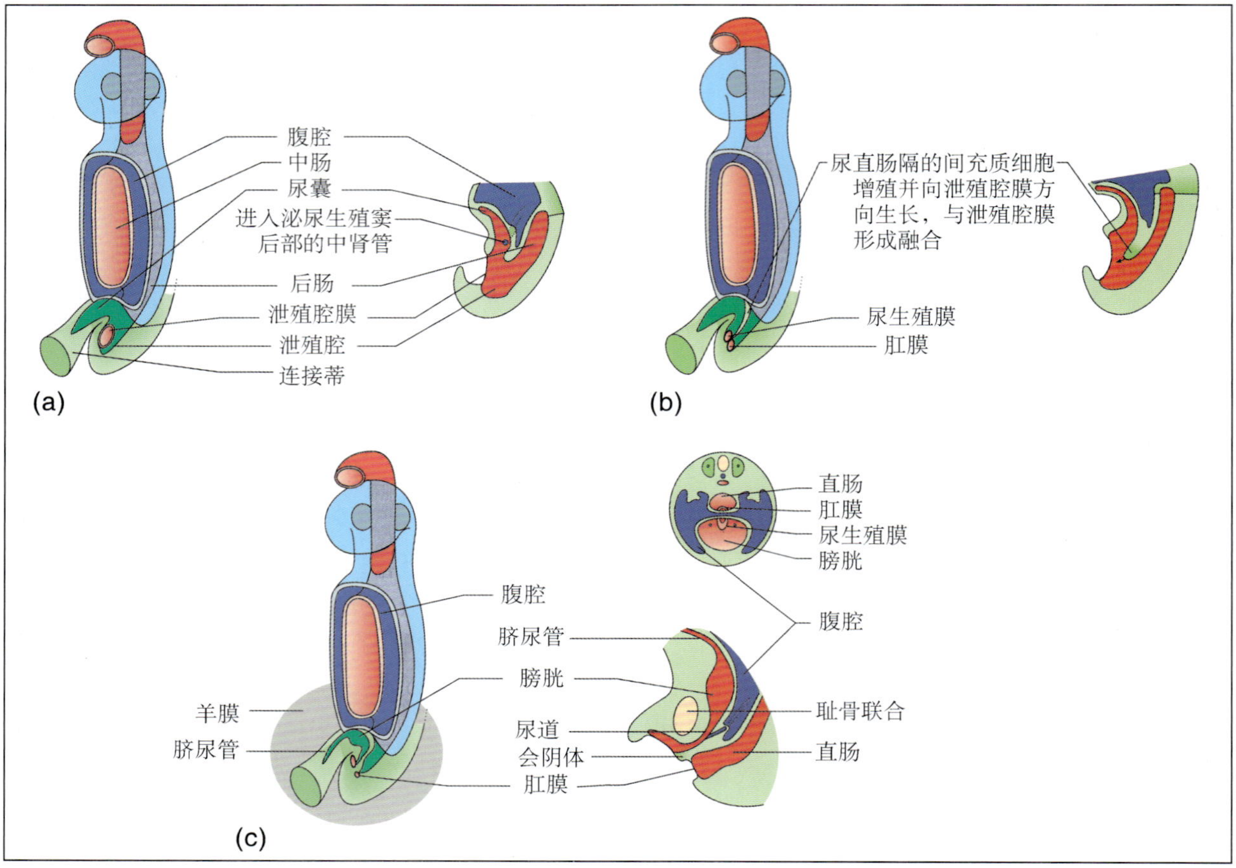

图 113.4 妊娠 5～7 周时，泄殖腔膜分为泌尿生殖器膜和肛门膜，形成会阴。位于尿囊前部和后肠后部，向尾部生长的尿直肠隔，将后肠泄殖腔分离，并与泄殖腔膜融合。融合区成为会阴体，将背侧肛膜与较大的腹腔泌尿生殖膜相分离。(a)早期泄殖腔，(b)尿直肠隔的增殖，(c)尿道与肛管分离(来自 Standring，2008[1])

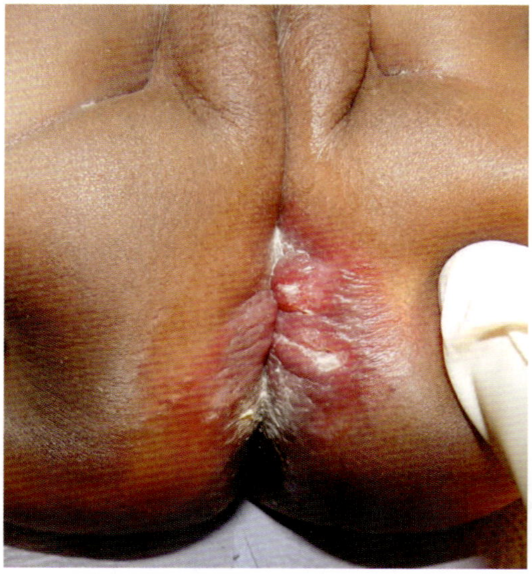

图 113.5 4 个月女婴患肛周婴儿血管瘤

是原发性(特发性)，也可以是继发性，除非具有原发性或特发性瘙痒的特征，否则肛门瘙痒症不可作为一个诊断。

概述

很多原因可引起肛门瘙痒症状。治疗肛门瘙痒需要详细的评估，以确定是否存在潜在诱因。肛门瘙痒与大多数肛门直肠疾病或肛周皮肤疾病相关。

未发现皮肤病或肛门直肠方面的病因时，肛门瘙痒被认为是特发性的。特发性肛门瘙痒占肛门瘙痒的 50%～90%[1]。特发性肛门瘙痒的发病机制被认为主要是粪便污染或是摄入某些食物或饮料的结果。下面的讨论主要针对特发性肛门瘙痒。次要原因见框图 113.1。

流行病学

发病率与患病率

发病率占总人口的 1%～5%[2]。

框图 113.1 肛周瘙痒的次要原因

炎症性皮肤病
- 内源性湿疹,包括脂溢性和特应性
- 过敏性或刺激性接触性皮炎
- 银屑病
- 扁平苔藓
- 荨麻疹
- 萎缩性硬化性苔藓(仅女性)
- 化脓性汗腺炎

感染
- 念珠菌病和皮肤癣菌
- 红癣(微细棒状杆菌)
- 金黄色葡萄球菌,β溶血性链球菌
- 淋病,梅毒
- 人乳头瘤病毒,单纯疱疹病毒
- 人类免疫缺陷病毒

寄生虫感染
- 蛲虫(蠕形住肠线虫)
- 阴虱 (阴虱病)

肛周癌前病变或恶性疾病
- 肛门上皮内瘤变,肛门癌
- 乳房外 Paget 病

肛门直肠疾病
- 痔疮,肛裂
- 肛周瘘,肛周脓肿
- 炎症性肠病

全身性疾病
- 代谢性疾病包括糖尿病、肾病、甲状腺和肝病
- 缺铁性贫血
- 恶性肿瘤包括白血病和淋巴瘤

年龄

常发生于 40—60 岁的中老年人。

性别

男性发病率是女性的 4 倍。

种族

中年白人男性更为常见。

病理生理学

发病诱因

导致大多数特发性肛门瘙痒的共同因素是粪便污染。用自体粪便和细菌来源的酶进行皮肤斑贴试验结果呈阳性,这证实了粪便中含有潜在的刺激物和过敏原。它们能够引起瘙痒和炎症。特发性肛门瘙痒症的患者稀便发生率较高,且很少便秘。结肠造瘘术的患者不会发生肛周瘙痒。任何增加粪便污染的因素都会使肛周皮肤暴露于刺激物中。久坐不动的生活方式也包括在发病诱因内。

造成粪便污染的原因包括(不止一个因素可能起作用):

1. 肛周区域难以清洁
   - 肥胖导致局部透气不良和浸渍。
   - “漏斗肛门”和多毛症等解剖学因素,致难以维持清洁卫生。
2. 肛漏
   - 能够改变肛门形态或功能的局部因素,如痔疮、肛周赘生物或肛裂可以导致肛门失禁。
   - 原发性肛门括约肌功能障碍。过度的直肠-肛门抑制反射和肛门括约肌功能障碍可导致遗粪。咖啡因可降低肛门静息压力。

3. 频繁的稀便。此因素将导致遗粪,并且由于频繁擦拭局部皮肤也会增加肛周外伤,潜在的疾病包括肠易激综合征。

其他因素包括以下几点:

1. 食品和饮料。食物和饮料的作用尚不明确,但可能涉及的食物包括咖啡、茶、可乐、啤酒、巧克力、番茄、香料和柑橘类水果。其机制包括影响肛门括约肌张力、产生稀便和未消化的食物成分,这些都会刺激肛周皮肤或导致肛周皮肤敏感。

2. 心理因素。特发性肛门瘙痒被认为是由压力和焦虑引起的。患者往往易紧张,一些日常问题引起严重的结肠反射,从而导致排便和污染。

临床特征

病史

主诉包括慢性或复发性瘙痒、刺痛或疼痛。症状可因排便或用厕纸擦拭引起,但也可发生于夜间。

表现

体征由摩擦、抓挠(图 113.6)、继发性感染或接触性皮炎引起。检查时也可能无明显异常。

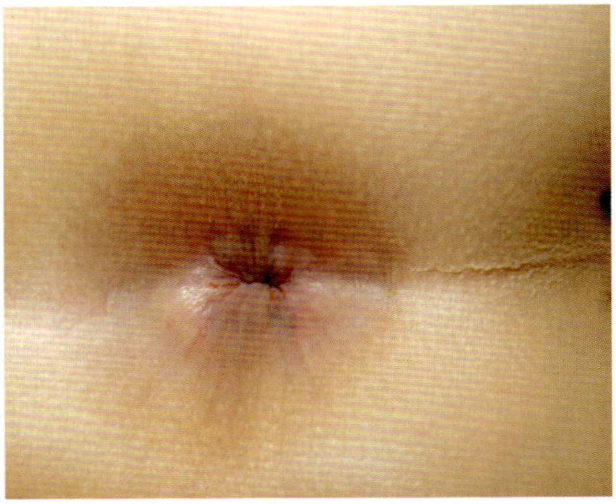

图 113.6 6 岁男孩因特发性肛周瘙痒继发皮疹。这个年龄需排除蛲虫感染

鉴别诊断

真菌感染常常导致剧烈瘙痒，所有严重或持续性念珠菌感染必须排除糖尿病。其他次要原因见框图 113.1。

并发症和合并症

可以发生苔藓样硬化斑块、表皮脱落和继发感染。过度清洗和治疗可引起接触性皮炎。局部外用药物、洗漱用品和湿纸巾对肛门瘙痒患者致敏的风险很高。常见的过敏原包括新霉素、芳香混合物、秘鲁香脂[3]和甲基异噻唑啉酮[4]。慢性肛门瘙痒可导致生活质量下降、易怒和抑郁[5]。

病程与预后

一般处理通常可改善 90%患者的症状[2]。许多因痔疮等潜在原因而接受手术的患者症状持续存在。

检查

在年轻人中，应通过透明胶带试验或粪便检查寻找蛲虫。皮肤斑贴试验应在早期进行[3]。

治疗

应明确次要原因。治疗包括让患者建立良好的清洁习惯，保持清洁，并在清洗后确保肛周区域干燥。应使用肥皂替代品，并冲洗掉洗发香波的残留物，每次清洗后应涂润肤剂。在排便之前，可以在肛周皮肤上预涂隔离剂；排便后用坐浴盆清洗比用厕纸擦拭好。使用厕纸时不要摩擦，建议轻拍。应避免使用预湿的厕纸或湿纸巾。应着宽松棉质内衣。局部麻醉制剂通常易引起过敏，应避免使用。应剪短指甲。

减少咖啡的摄入量或避免摄入相关的食物或饮料会有所帮助。如果有便秘或痔疮病史，应鼓励高纤维饮食。

如果怀疑肛门疾病，应转诊肛肠专科。

一线治疗

治疗目的是打破强迫性瘙痒——搔抓循环。局部用药应尽可能温和。每日使用 2 次液体清洁剂可以达到与每日 2 次局部外用类固醇激素同样的效果[6]。弱效类固醇激素软膏(1%氢化可的松)疗效尚可[7]，其也可与抗细菌或抗真菌的药物联合使用。局部外用类固醇激素应谨慎，其可引起肛周皮肤堵塞和萎缩。

二线治疗

其他已被提倡的治疗方法包括外用含 1%～2%苯酚的氧化锌糊，0.006%辣椒素软膏[8]，0.1%他克莫司软膏[9]，口服抗组胺药，局部注射皮质类固醇，使用皮质类固醇栓剂。

三线治疗

已有报道皮内注射 1%～2%亚甲蓝或联合 0.5%利多卡因治疗顽固性肛周瘙痒取得满意疗效[10]。冷冻疗法也被用于治疗顽固性肛周瘙痒。

炎症性皮肤病

肛门-生殖器区域、生殖器-腹股沟区域的微环境可改变皮肤的一般形态，这种形态在其他部位的皮肤很容易被识别。皮肤病可能呈现出增殖性的外观，特别是在炎热潮湿的气候或存在感染的情况下(图 113.7)。本书简要描述了常累及会阴和肛周区域的特殊炎症性皮肤病，具体疾病的详细描述请参阅相关章节。

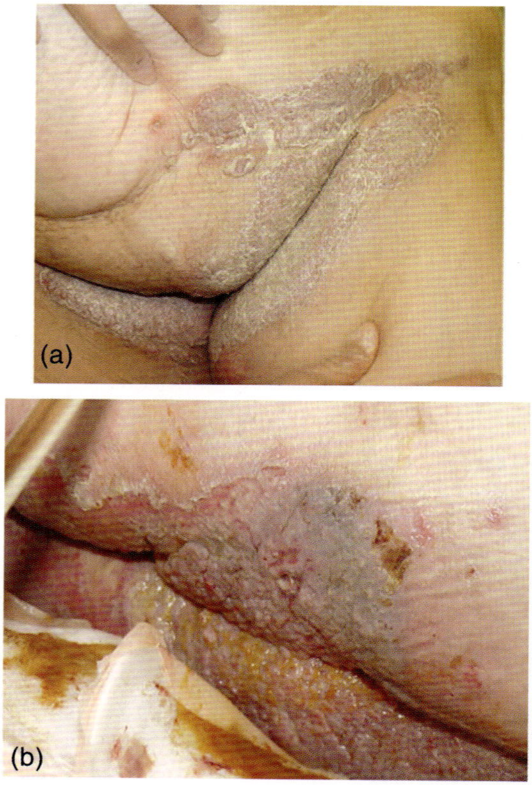

图 113.7 增殖性天疱疮(a)累及生殖器-腹股沟区域和下腹部；(b)累及同一患者的肛周及臀部

在成年人中，炎症可能是由痔疮、肛门分泌物和抓挠等多种因素共同作用的结果。在所有肛周和会阴炎症的病例中，应检查尿液中的葡萄糖含量，并检查拭子和刮屑中的微生物含量。由于肛周微环境可能改变临床特征，因此导致炎症性皮肤病诊断困难。

脂溢性皮炎。一种扩展到臀沟外的棕红色炎症反应，边缘有大量油腻的鳞屑(图 113.8)，也可累及包括头皮和皮肤褶皱等其他区域。

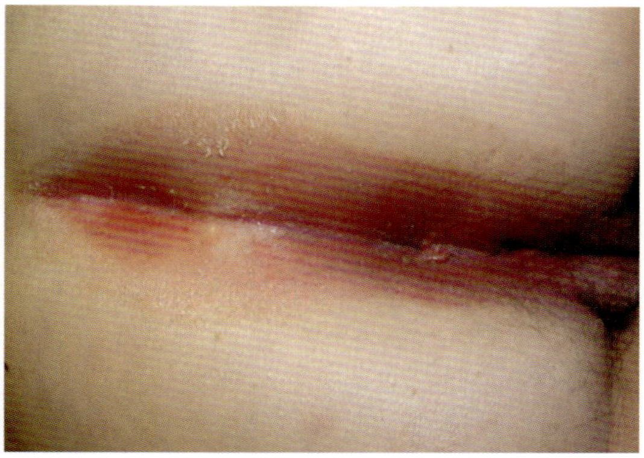

图 113.8　脂溢性皮炎累及臀沟和肛周皮肤

银屑病。银屑病表面光滑，呈暗红色，常出现裂隙(图 113.9)，其他症状包括头皮和指甲的改变。

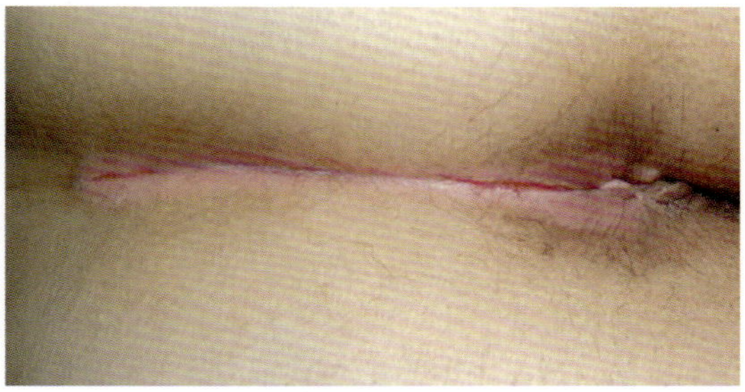

图 113.9　42 岁女性肛周和臀沟部银屑病引起的皲裂

慢性单纯性苔藓。它与银屑病皮损非常相似，常累及单侧，但累及肛周区域时除外。它可发生于肛门边缘的局限性易过敏的区域。

真菌感染。如果曾局部使用皮质类固醇药物，需鉴别有无真菌感染。

过敏性接触性皮炎。过敏性接触性皮炎有明显的炎症，边界可不清晰，可出现水疱(图 113.10)。慢性肛周皮肤病患者比生殖器皮肤病患者更易对外用药物过敏[1]。在肛门-生殖器区域常见的接触性过敏原包括新霉素、香料和秘鲁香脂。目前存在于湿纸巾中的甲基异噻唑啉酮是会阴湿疹患者的常见致敏原[2]。护理人员可出现手部皮炎。避孕套或杀精剂过敏可发生于存在肛门性行为的患者。

刺激性接触性皮炎。会阴皮炎通常是由于接触尿液或粪便引起的，丹蒽醌红斑也属于刺激性接触性皮炎，因使用含有丹蒽醌的泻药引起。

硬化性苔藓。30%的女性患者表现为由外阴皮肤延伸至肛周皮肤的皮损，呈典型的“8”字形(图 113.11)。患有生殖器部位硬化性苔藓的女性患者中有 30%伴发肛周硬化性苔藓，其发生与尿失禁有关。

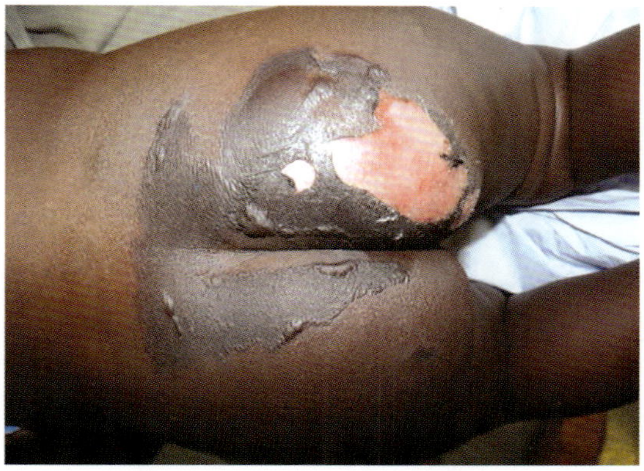

图 113.10　因使用湿纸巾引发的婴儿接触性皮炎，水疱形成

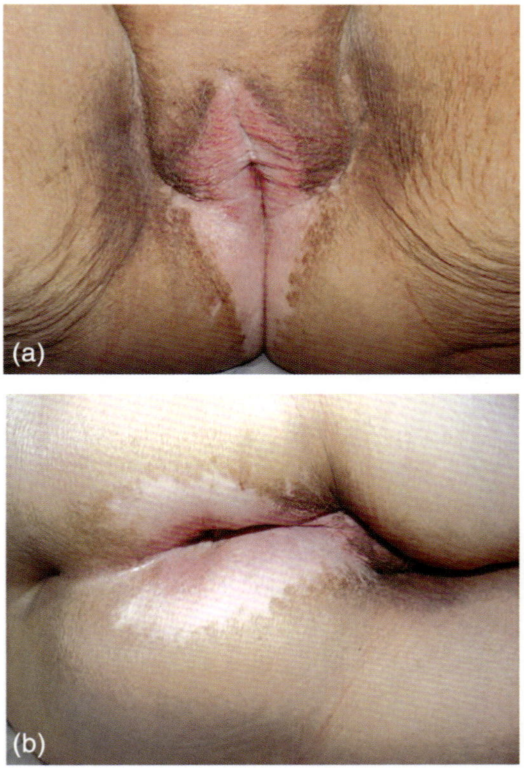

图 113.11　硬化性苔藓

(a)女性肛门-生殖器部位的硬化性苔藓呈典型的“8”字形结构；(b)肛周硬化性苔藓

这一“8”字形图案正是肛门-生殖器皮肤中与尿液接触的区域。男性很少患有硬化性苔藓，可能是因为男性会阴很少接触尿液[3]。有报道称在因前尿道狭窄而行会阴尿道造口术的患者中，曾正常的会阴皮肤发展成硬化性苔藓[4]。易感上皮长期接触尿液可能是肛门与生殖器硬化性苔藓的发病机制。湿润皮肤的

屏障功能减弱，刺激物更容易渗透。此外，湿润皮肤的摩擦系数增大，微生物含量增加[5]。

扁平苔癣。扁平苔藓累及肛周区域，常瘙痒剧烈，该区域皮肤缺失或肥厚。可仅累及肛周区域。(图 113.12)。

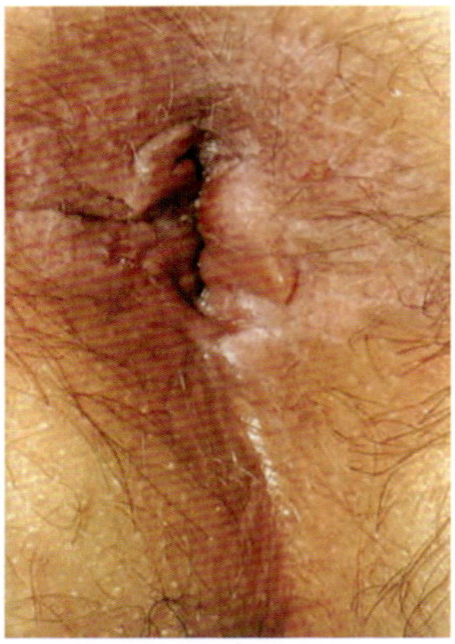

图 113.12 肛周扁平苔藓显示典型的 Wickham 纹（由英国杜伦大学 F. Ive 博士提供）

Hailey-Hailey 病。高温、摩擦、感染和接触性皮炎可引起肛门-生殖器区域的急性加重(图 113.13)。其常被误诊为其他皮肤病，如脂溢性皮炎等。需通过组织病理学和直接免疫荧光检查来确诊。

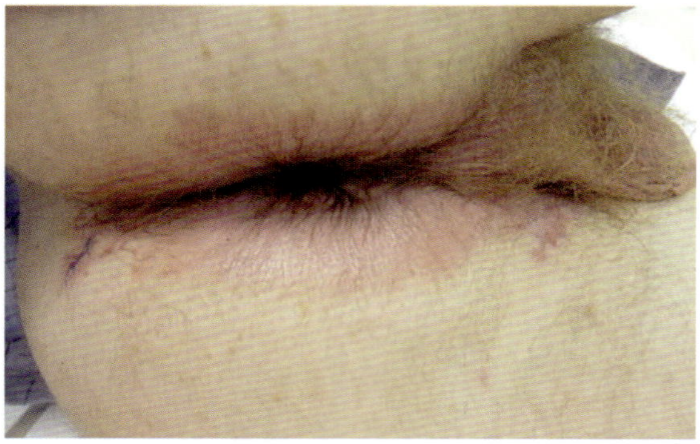

图 113.13 Hailey-Hailey 病累及肛门生殖器区域，引起炎症和表皮水疱。已取皮肤活检用于组织病理学和直接免疫荧光

肠病性肢端皮炎。在儿童或成人因营养不良或吸收不良引起的肛周炎症的鉴别诊断中应考虑这一疾病。

瘢痕性类天疱疮和 Stevens-Johnson 综合征。这些均可引起肛周炎症、溃疡和瘢痕形成，并导致肛门狭窄。

白塞病。白塞病可表现为肛门边缘的多发浅层溃疡和裂隙。

放射性皮炎。可在肛门癌治疗后出现。

药物反应

固定性药疹。固定性药疹可产生显著的色素沉着。

皮肤萎缩。长期局部外用类固醇可引起暗红斑、毛细血管扩张、萎缩和硬化。也可出现痤疮样损害和粉刺。

肛周接触性皮炎。局部治疗如外用咪喹莫特乳膏可引起接触性皮炎，这种皮炎在本质上是刺激性的或过敏性的(图 113.14)。

肛周溃疡。肛周溃疡是尼可地尔的并发症之一(图 113.15)。

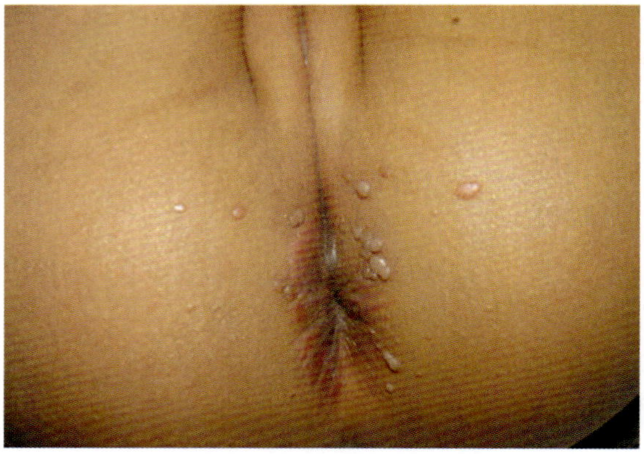

图 113.14 使用咪喹莫特乳膏治疗肛周疣引起的肛周接触性皮炎

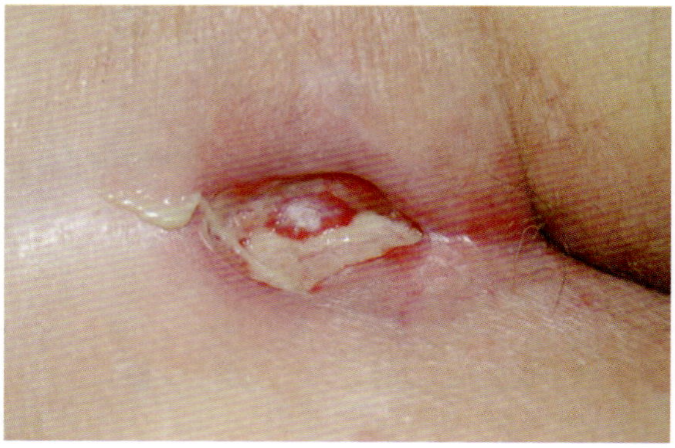

图 113.15 尼可地尔所致肛周溃疡（由英国肯特大学的 S. Baron 博士和 E. Kulakov 博士提供）

第10部分

感染

细菌感染

毛囊炎、疖病

定义和术语

毛囊炎是发生在毛囊内的一种炎症性、感染性疾病。疖病是毛囊深部感染，可导致脓肿形成，通常由金黄色葡萄球菌引起。

同义名
• 疮

概述

肛门-生殖器区域，特别是男性的臀部及大腿，尤其容易感染金黄色葡萄球菌。严重的疖肿及脓肿常提示合并有化脓性汗腺炎。

流行病学

发生率及患病率

此类感染很常见。

年龄

所有年龄段均可发病。

性别

男女患病率相当。

相关疾病

糖尿病、免疫缺陷、贫血及特应性皮炎均与此相关，嗜酸性粒细胞性毛囊炎与艾滋病病毒感染等免疫抑制状态相关[1]。

病理生理学

发病诱因

肛门-生殖器区域的高温和潮湿，加上压力和摩擦，有助于金黄色葡萄球菌的定植。不良的个人卫生习惯、多汗症、肥胖、贫血、家族史，以及特应性皮炎等皮肤状况也是发病诱因。鼻腔携带金黄色葡萄球菌是复发性疖病的主要危险因素，60%的人鼻腔携带有金黄色葡萄球菌[2]。反复发作的疖病提示可能存在潜在免疫缺陷，包括 HIV 病毒感染、糖尿病和营养不良等。中性粒细胞功能障碍可能导致复发性疖病，前者包括铁缺乏相关的骨髓过氧化物酶活性降低[3]。

毛囊炎也是某些药物的不良反应，比如表皮生长因子受体拮抗剂(如西妥昔单抗)。

病理学

毛囊内出现炎症浸润，并破坏毛囊上皮，毛囊内可发现致病微生物。

致病微生物

金黄色葡萄球菌是最常见的病原体。耐甲氧西林的金黄色葡萄球菌(MRSA)和含有杀白细胞(PVL)毒性因子的金黄色葡萄球菌，是疖病复发的常见原因(图 113.16)[2]。PVL 含有两种导致中性粒细胞溶解和细胞凋亡的蛋白，其可导致组织坏死和脓肿形成。其他致病微生物包括假单胞菌(热浴缸或潜水衣毛囊炎)、糠秕马拉色菌(糠秕孢子菌性毛囊炎)、克雷伯菌(革兰阴性菌性毛囊炎)和单纯疱疹病毒。

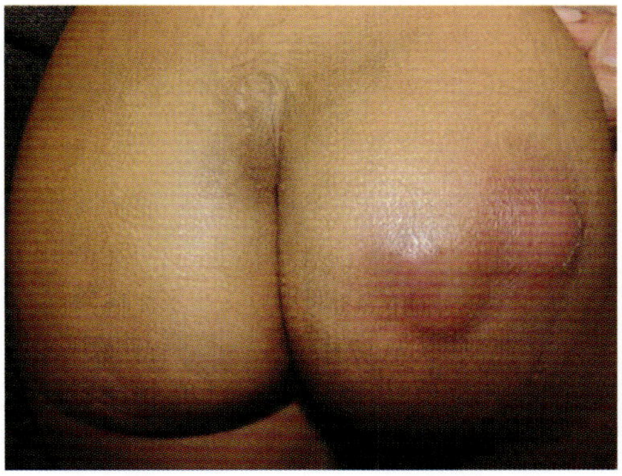

图 113.16 女童，3 岁，臀部感染了 PVL 金黄色葡萄球菌

临床特征

病史

症状包括瘙痒、疼痛性结节和脓性分泌物。

表现

可见丘疹、脓疱和化脓性结节(图 113.17)，可以出现瘢痕和毛发脱落。痛性疖肿与 PVL 感染有关，且可能感染其他家族成员[2]。

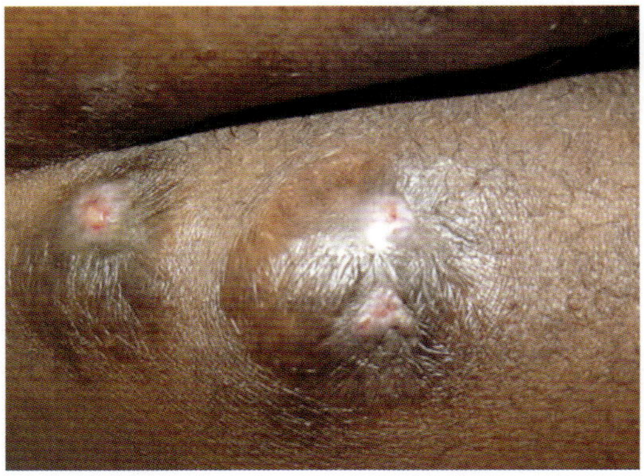

图 113.17 22 岁女性患者臀部的疖病

鉴别诊断

包括化脓性汗腺炎、藏毛窦和克罗恩病。

并发症和合并症

包括菌血症、感染性心内膜炎和坏死性肺炎。

病程与预后

大多数疖肿患者经一线治疗后可治愈，金黄色葡萄球菌的定植可导致复发性疖病。

检查

用拭子或刮屑收集细菌、真菌或病毒标本，患者及密切接触者的鼻腔及其他带菌部位也要考虑用拭子采集标本。

治疗

提倡使用抗菌肥皂，保持良好的个人、人际和环境卫生。必要时对病灶切开和引流。对于反复发作的疖病和已发现 MRSA 或 PVL 金黄色葡萄球菌感染的患者，须采用局部抗感染治疗方案。

一线治疗

局部外用抗生素对浅表的毛囊炎有效。如果可能应根据培养结果对疖病患者进行系统性抗菌治疗。

其他细菌感染

链球菌性皮炎/肛周蜂窝织炎。A 组-β 溶血性链球菌所致的肛周皮炎在 6～10 个月的婴幼儿中最为常见[1]，但也可发生于成人[2]。患儿可出现瘙痒、肛周疼痛和排便疼痛。查体可见边界清晰、质软潮湿的红斑。臀部可出现散在的脓疱，尤其多见于男性。从咽部常常可培养出 β-溶血性链球菌[1]，链球菌引起的肛周皮炎可诱发点滴型银屑病[3]。治疗包括系统性应用抗生素。

肛门-生殖器蜂窝织炎。蜂窝织炎和脓肿的形成可使囊肿、窦道和瘘管复杂化。鉴别诊断见框图 113.2。

> 框图 113.2 肛门-生殖器蜂窝织炎的鉴别诊断
>
> • 葡萄球菌蜂窝织炎
> • 链球菌蜂窝织炎
> • 化脓性汗腺炎
> • 克罗恩病
> • 淋球菌蜂窝织炎
> • 坏死性软组织感染，如坏死性筋膜炎
> • 乳房外 Paget 病
> • 丹毒样癌（膀胱、前列腺、结肠）
>
> 改编自 Bunker，2004[4]。经 Elsevier 授权转载

肛周结核。肛周结核可引起惰性的、不规则、疼痛的溃疡、瘘管和脓肿，可能难以与克罗恩病相鉴别。寻常狼疮可广泛分布于臀部和肛周区域，呈菜花样、增殖性外观。会阴瘰疬性皮肤结核（潜在淋巴结疾病的继发皮肤表现）诊断困难。

坏死性软组织感染。许多重叠的、严重的、坏疽的、坏死性的疾病可能累及肛门直肠和会阴的皮肤和皮下组织，包括肌肉。曾被称为梭状芽孢杆菌和非梭状芽孢杆菌坏疽，气性坏疽和富尼埃坏疽，现在被统称为坏死性软组织感染[5]。病原体如链球菌和梭状芽孢杆菌通常都涉及其中。早期发现和干预至关重要，因为延误诊断会增加死亡率。坏死性筋膜炎就是这些感染之一。

坏死性筋膜炎最常见于中老年人，但所有年龄段的人都可发病。其危险因素包括糖尿病、静脉吸毒、外伤和血液系统恶性肿瘤等。疼痛严重程度与躯体的体征不一致，发热和皮肤蜂窝织炎变化通常为首发症状。在感染的皮肤上可能会出现明显的暗红色至黑色的斑点。压痛和暗红斑迅速扩展至会阴部的更广泛区域。捻发音是一个重要特征，组织间存在深棕色、无脓的浑浊液体。病情恶化和败血症可迅速发生。急诊外科手术干预，如对感染组织探查和清创对改善预后至关重要。

坏疽性脓疱疮。坏疽性脓疱疮通常由铜绿假单胞菌引起，发生于病情危重或免疫抑制的患者。它好发于肛门-生殖器区域，可引起严重、疼痛性和坏死性的肛门-直肠溃疡以及败血症，病死率高。

真菌感染

所有不寻常的肛周皮炎都应考虑真菌感染的可能性。应行真菌镜检和培养。

念珠菌病。表现为鲜红色、光滑的皮损，其周边散在小脓疱，并可蔓延至腹股沟或臀沟。

皮肤真菌感染。皮肤真菌感染（如红色毛癣菌感染）会形成界限清楚的鳞屑性斑块，边缘呈环状。疾病早期皮质类固醇治疗可能会掩盖这种症状。

组织胞质菌病和芽生菌病。可引起肛周病变。

病毒感染

单纯疱疹病毒感染。通常累及臀部和肛周皮肤（图 113.18）。

人乳头瘤病毒感染。请参阅本章后面有关人乳头瘤病毒的章节。

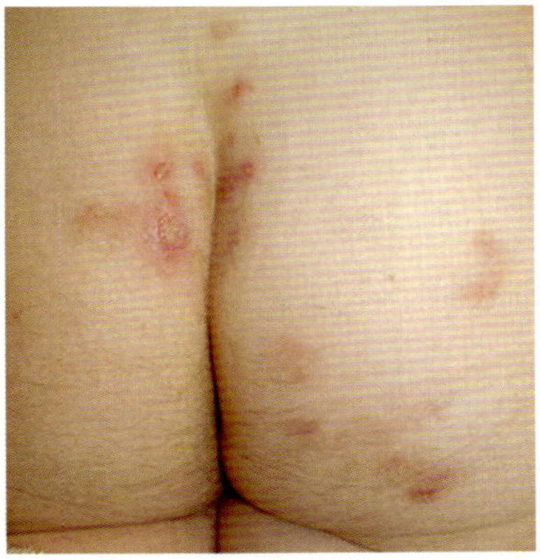

图 113.18　Ⅱ型单纯疱疹病毒感染臀沟和臀部，引起皮肤溃疡和红肿

巨细胞病毒感染。可引起肛周溃疡。它在免疫正常人群中很少见，但可发生在 HIV 感染人群中。

川崎病。病因尚不清楚，但可能由病毒引起。在疾病的第 1 周发生于会阴的红斑、脱屑性皮损可能是多达 2/3 患儿的首发皮肤表现[1]。

蠕虫感染

粪类圆线虫。粪类圆线虫通常表现为皮肤或胃肠道症状，但 60%以上的病例可能无症状，而仅表现为血嗜酸性粒细胞计数升高[1]。在慢性感染中，粪便中的丝状幼虫可附着于肛周皮肤，并通过皮肤迁移导致自体感染(外侵)。这些感染性幼虫在皮内快速迁移可引起肛周匐行疹，通常表现为肛周、臀部和大腿上部剧烈瘙痒的皮肤红斑丘疹和匐行性斑片。肛周匐行疹是粪类圆线虫病的典型特征[2]。

皮肤幼虫移行症。由犬钩虫或猫钩虫的幼虫经皮入侵人体之后引起的发生于会阴皮肤的病变。

血吸虫病。在血吸虫病流行国家，会阴肉芽肿性病变也是一种罕见的表现，表现为肛门-生殖器区瘙痒性丘疹。

其他感染

疥疮感染。感染人型疥螨可引起臀部和会阴结节。

阿米巴病。是由溶组织内阿米巴原虫引起。病谱包括直肠结肠炎，肝脏和肛周脓肿，肛周溃疡。通常经粪口途径传播，也可直接接种于破损的肛周皮肤。患病率最高的是发展中国家。典型的溃疡扩展缓慢，也可迅速进展，如崩蚀性溃疡可彻底破坏肛周和骶部组织[1]。

其他疾病及感染

性传播疾病

概述

仅讨论会阴/肛周皮肤相关的临床描述。针对具体性传播疾病的详细描述，请读者参阅他处。

女性患者的肛周症状可能是由生殖系统感染后播散所致，如念珠菌病或滴虫病。阴道或肛门分泌物可引起刺激性肛周皮炎。

临床特征

淋病。可引起肛门内瘘和分泌物外溢，或伴有多处裂隙和糜烂的水肿性肛周皮炎。

梅毒。是肛周和肛门溃疡的常见原因，尤其多见于男男性接触者(MSM)。一期硬下疳可被误认为肛裂。二期梅毒中，在肛周等潮湿区域丘疹性损害可融合，形成具有高度传染性的扁平湿疣(图 113.19)。这些损害可被误认为生殖器疣(尖锐湿疣)。三期梅毒的肉芽肿性树胶肿可累及肛周，表现为溃疡、白色斑块或萎缩性瘢痕。先天性梅毒可引起肛周皲裂。

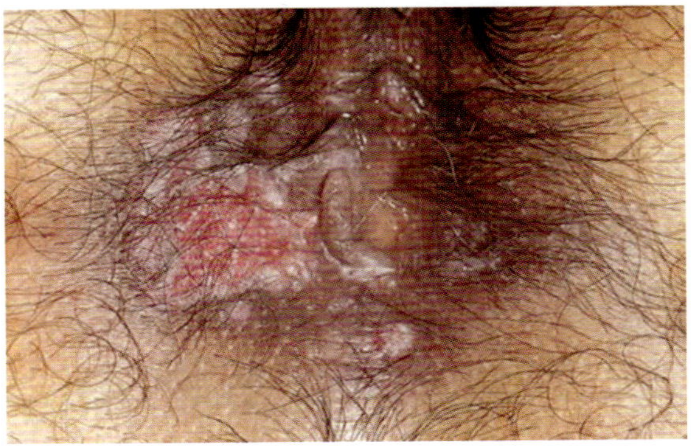

图 113.19　扁平湿疣(由伦敦 S. Gold 博士提供)

性病淋巴肉芽肿(LGV)。LGV 是包括西非在内的热带地区流行的一种性传播传染病。由三种入侵型沙眼衣原体(L1、L2 或 L3)之一引起，通常表现为腹股沟综合征。英国自 2004 年以来，MSM 感染 LGV 已成为地方性流行，尤其是 HIV 阳性的男性患者[1]。欧洲和美国也报道了类似的疫情[2]。肛门直肠 LGV 综合征在工业化国家更常见，随着溃疡性出血性直肠炎的发展，其可模仿克罗恩结肠炎，可形成肛周溃疡和裂隙[1]。如果不治疗，LGV

进展而引起生殖会阴区域广泛的增殖性和瘢痕性病变。

人类乳头瘤病毒(HPV)感染。HPV 感染是最常见的病毒性性传播疾病。肛门疣在年轻人中很常见,但并不总是通过性行为传播。

单纯疱疹病毒感染。Ⅱ型单纯疱疹病毒感染是MSM 患者肛周和肛门急性疼痛性溃疡的常见原因。直肠炎经常发生,但常常不伴有明显可见的肛周溃疡[3]。

腹股沟肉芽肿(杜诺凡病)。是一种由克雷伯菌引起的感染,最常见于热带国家,温带地区少见,它通常累及会阴皮肤,表现为相对无痛的丘疹和结节溃疡,溃疡可为崩蚀性,结节可被误认为是淋巴结(假淋巴结)。肛周病变可瘢痕化导致肛门狭窄,也可致鳞状细胞癌。

软下疳。软下疳是由杜克雷嗜血杆菌引起的感染,其特点是肛门-生殖器或肛周疼痛性溃疡和腹股沟淋巴结增大。软下疳的发病率在世界范围内有所下降。

感染。应考虑包括阴虱在内的感染。

治疗

患者应在泌尿生殖系统专科治疗。

人免疫缺陷病毒感染

概述

许多与 HIV 病毒感染相关的皮肤病会累及肛周皮肤,包括脂溢性皮炎和屈侧银屑病(可参阅第 31 章第一节)。肛门直肠疾病在 HIV 感染中很常见。66%的患者可能患有一种以上的疾病[1],肛门疣最为常见。HIV 阳性的男性和女性患者发生肛门上皮内瘤变和恶性肿瘤的风险更高[2]。

疼痛性肛周溃疡和肛内溃疡也很常见,在 180 名有肛门直肠症状的 HIV 阳性的男性和女性患者中,32%出现了疼痛性肛周溃疡或肛内溃疡[3]。多数溃疡是特发性的;12%是单纯疱疹病毒感染引起,7%是由巨细胞病毒复活所致。

肛门-生殖器溃疡可增加每次性接触感染 HIV 病毒的风险,男性传染给女性的风险为 10~50 倍,女性传染给男性的风险为 50~300 倍[4]。溃疡性Ⅱ型单纯疱疹病毒感染可导致严重的复发,这被认为是抗反转录病毒治疗开始后免疫重建的表现[5]。

框图 113.3 列出了与 HIV 感染相关的肛门溃疡的主要原因。

框图 113.3 HIV 感染者肛门/肛周溃疡的病因

- 单纯疱疹病毒感染
- 梅毒硬下疳
- 性病淋巴肉芽肿
- 阿弗他溃疡
- 肛裂
- 肛门脓毒症(肛周脓肿、肛瘘)
- 痔疮
- 巨细胞病毒感染
- 卡波西肉瘤
- 非霍奇金淋巴瘤
- 鳞状细胞癌
- 肛门瘙痒症
- 外伤
- 阿米巴病

人乳头瘤病毒感染

定义和术语

人乳头瘤病毒是一种 DNA 病毒,可感染鳞状上皮细胞或具有鳞状细胞分化潜能的细胞,包括肛门与生殖器区域的皮肤和黏膜。

同义名

- 尖锐湿疣
- 外生殖器疣

概述

肛门-生殖器区域感染 HPV 是最常见的病毒性性传播疾病。肛周和肛门内 HPV 感染也很常见。在 180 种已知的 HPV 基因型中,约有 40 种与肛门-生殖器病变有关。大多数 HPV 相关疾病是由 HPV 6 型、11 型、16 型和 18 型引起的。HPV 基因型分为低风险型,如 HPV-6 和-11,主要导致良性肛门-生殖器疣;高风险型,如 HPV-16 和-18,可能导致肿瘤形成,包括肛门上皮内瘤变(AIN)和肛门癌。已知的 HPV 基因型中至少有 13 种具有致癌潜能。

流行病学

发病率及患病率

据估计,在性行为活跃的个体中,临床可见的肛门-生殖器 HPV 感染的年发病率为 1%~2%。许多其他患者可能有亚临床表现或潜伏感染。据估计感染肛门-生殖器疣的终生风险为 10%[1]。

年龄

生殖器 HPV 感染的高峰出现在女性青少年后期和 20 多岁，在随后的几十年中发病率下降。男性在青少年后期感染，但患病率不会随着年龄的增长而下降[2]。女性生殖器感染新的 HPV 病毒的概率随着年龄的增长而降低，但男性感染的概率不随年龄的增长而变化。

性别

男性生殖器 HPV 患病率高于女性。针对男性肛门 HPV 感染的研究比女性要多。男男性接触者（MSM）肛门 HPV 患病率是女性的 2 倍[2]，女性肛门 HPV 患病率是与女性发生性关系男性的 2 倍。与女性发生性行为的男性肛门 HPV 的患病率为 12%[2]，而男男性接触者（MSM）的患病率高达 70%[3]。在患有 HPV 相关宫颈疾病的女性和有感染 HPV 风险的女性中，肛门 HPV 的患病率高于一般人群[2]。

病理生理学

发病诱因

肛管内疣与肛门性行为有关。终生性伴侣数量的增加和免疫抑制是 HPV 感染的危险因素。

病理

组织学表现为乳头瘤样增生、棘层肥厚、角化过度和角化不全（图 113.20a）。颗粒细胞层中的空泡细胞和粗糙的透明角质颗粒是其特征（图 113.20b、c）。

致病微生物

病毒基因的表达仅限于角质形成细胞。HPV 仅针对分化鳞状上皮发生感染和复制，这能使其逃避宿主识别和免疫[4]。HPV-6 和-11 属于低风险人乳头状瘤病毒，90% 的肛门-生殖器疣是由这两型引起的[5]。低风险 HPV 感染的存在可能是携带高危基因型（如 HPV-16）病毒的标志。

临床特征

病史

症状包括瘙痒、不适、出血和明显的皮损。

表现

可见疣状丘疹、斑块和结节，并可大量增殖至肛管。

临床变异

肛周病毒疣可发生于婴幼儿（图 113.21），所有病例都需要考虑性虐待的可能，特别是在不太可能发生垂直传播的 2 岁以上的儿童。垂直传播的年龄上限是不确定的，因为可能发生潜在感染。此外，儿童黏膜或皮肤部位的 HPV 基因型似乎不与成年人具

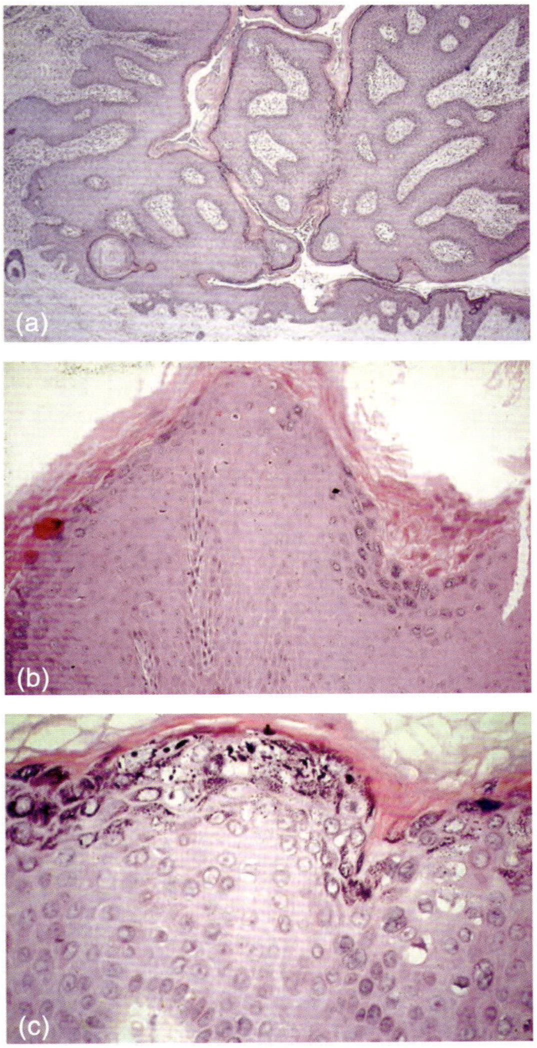

图 113.20　肛周疣

（a）低倍镜下肛周疣的组织学特征表现为角化过度、棘层肥厚和乳头瘤样增生（放大倍数 40×）；（b）高倍镜下肛周疣可见乳头瘤样增生、角化过度、粗糙的透明角质颗粒和空泡细胞（放大倍数 200×）；（c）高倍镜下肛周疣可见透明角质颗粒和空泡细胞，也有低度不典型增生（放大倍数 400×）（由英国伦敦的 Nick Francis 博士提供）

有相同程度的趋向性[6]。仅存在疣或人乳头瘤病毒 DNA 不足以诊断性虐待，还需要社会、行为和其他支持性临床信息。

鉴别诊断

须与传染性软疣、扁平湿疣、扁平苔藓、肛门内上皮瘤变（AIN）和肛门癌等进行鉴别。

并发症和合并症

肛门-生殖器疣的诊断与肛门-生殖器瘤变和其

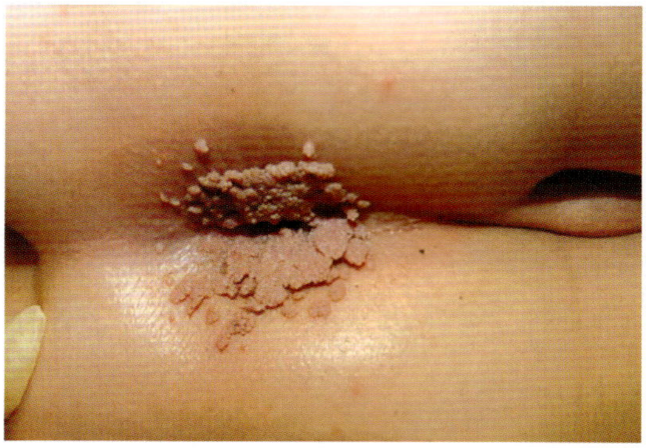

图 113.21 男孩，5 岁，鲜红色肛周疣

他恶性肿瘤(包括口咽癌在内)的长期风险相关。免疫抑制是导致肛门-生殖器疣进展为 AIN 和肛门癌的高危因素。肛门-生殖器乳头状瘤病毒感染的男性 MSM 患者获得 HIV 感染的风险明显较高[7]。

病程与预后

青壮年从性接触人乳头瘤病毒到发展为肛门-生殖器尖锐湿疣的平均潜伏期为 3 个月。80%～90%的肛门-生殖器 HPV 感染由于有效的细胞介导免疫应答而消退。高危致癌基因型 HPV 的持续感染可逃避宿主免疫，导致有效致癌基因 E6 和 E7 的表达，随后发生肿瘤转化并进展为高级别 AIN 或肛门癌[4]。

检查

应用分子杂交技术检测黏膜或皮肤活检标本、拭子或刮屑中的 HPV DNA，可了解人乳头瘤病毒的感染情况。

治疗

患者应在泌尿生殖专科治疗。如果怀疑肛门内疾病，需要进行全面的性健康检查和结肠直肠评估。如果诊断有疑问或怀疑不典型增生，应进行活检。治疗的选择取决于病变的形态、数量和患者的偏好，易复发。

人乳头瘤病毒疫苗接种

四价 HPV 疫苗由 HPV-16、-18、-6 和-11 的主要衣壳蛋白 L1 组装而成的病毒样颗粒构成。研究表明，在相同的人群中，它可使年轻女性的肛门-生殖器 HPV 感染患病率降低 90%以上，并减少高级别的宫颈上皮内瘤变[8]。四价人乳头状瘤病毒疫苗的随机对照试验表明，对男女性接触和男男性接触的肛门-生殖器疣男性患者，该疫苗对控制疾病的进展也是有效的[9]。目前，只有包括澳大利亚和美国在内的少数国家建议为青春期男孩接种疫苗。人们倡议开展与性别无关的疫苗接种计划，以诱导真正的群体免疫，并预防所有人乳头瘤病毒相关的疾病，包括男性和女性的肛门癌和口咽癌[10]。

一线治疗

5%的咪喹莫特乳膏、鬼臼脂、鬼臼毒素或三氯醋酸溶液。

二线治疗

冷冻或电灼消融治疗，手术切除或激光治疗。

三线治疗

外用、皮损内或系统性干扰素治疗已有报道，但干扰素不推荐用于常规治疗肛门生殖器疣。将干扰素 α、β 和 γ 制成霜剂外用，或注射剂型用于皮损内或系统注射的不同方案均已有报道[11]。

Resources

Further information

British Association for Sexual Health and HIV: www.bashh.org/guidelines (lastaccessed August 2015).

肛门上皮内瘤变

定义和术语

这是一种表皮内非侵袭性的鳞状细胞癌，可累及肛管和肛周皮肤。

> **同义名**
> - 肛门上皮内不典型增生
> - 原位癌
> - 肛门鳞状上皮内病变
> - 鲍温病
> - 鲍温样丘疹病

概述

肛门上皮内瘤变(AIN)的临床表现呈多样性。肛周病变常被称为鲍温病。高危 HPV 基因型 HPV-16 和-18 与 AIN 的发展密切相关。早期诊断和治疗对预防 AIN 进展为浸润性鳞状细胞癌有非常重要的意义。

流行病学

发病率与患病率

据估计，高级别 AIN 的发病率为每 10 万人 0.45 例。高危人群患病率更高，据估计 52%的 HIV 阳性 MSM 患者和 5%的肾移植患者会发生 AIN[1]。

年龄

在老年女性和青年男性中更为常见。

性别

肛门上皮内瘤变在女性和男男性接触者(MSM)中更为常见。

相关疾病

肛门上皮内瘤变可能是多中心病变的一部分，影响其他生殖器部位，包括外阴、子宫颈和阴茎等。

病理生理学

发病诱因

发病因素包括肛交、肛门生殖器疣病史、吸烟、性伴侣的数量和免疫抑制(包括肾移植受者)。AIN 的最高危险人群是 HIV 阳性的男男性接触者。

病理学

细胞学异型性局限于表皮内。AIN 的特点是分层和核极性不同程度的消失、角化不良、核呈多形性和深染，以及提示有丝分裂活性增加的上皮细胞。可见空泡细胞。异型性可根据严重程度分为低级别(图 113.22)或高级别(图 113.23)。增殖的生物标志物如 p16 的表达可作为确定疾病分级的有效诊断工具。

致病微生物

大约有 15 种公认的高危致癌的肛门-生殖器 HPV 基因型。在男性和女性患者中 HPV-16 和-18 与 AIN 显著相关[2]。

临床特征

病史

肛门上皮内瘤变通常无症状。也可表现为肛门瘙痒和出血。

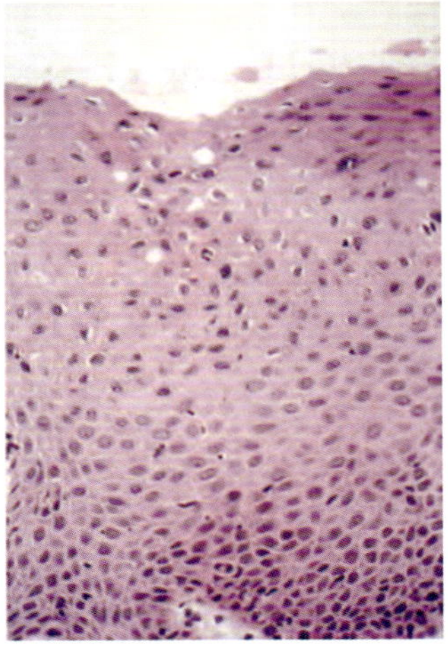

图 113.22　低级别肛门上皮内瘤变的组织病理。空泡细胞位于表皮的上半部分(放大倍数 200×，由英国伦敦的 Nick Francis 博士提供)

表现

病灶可单发或多发。肉眼可见肛门内 AIN 表现为乳头瘤状丘疹或斑块，可呈红色、白色、色素沉着或裂隙。硬化或溃疡可能表明有侵袭性。在高分辨率肛门镜检查中，3%醋酸可识别肛门内 AIN。AIN 常常是在手术标本中偶然发现的。

临床变异

肛周鲍温病表现为相对无症状的红色、有光泽或鳞屑性斑块(图 113.24)。肛管内可能存在连续的增生异常病变。60%～80%的病例中发现有 HPV-16[3]。据估计，有 2%～6%的肛周鲍温病进展为浸润性鳞状细胞癌[3]。

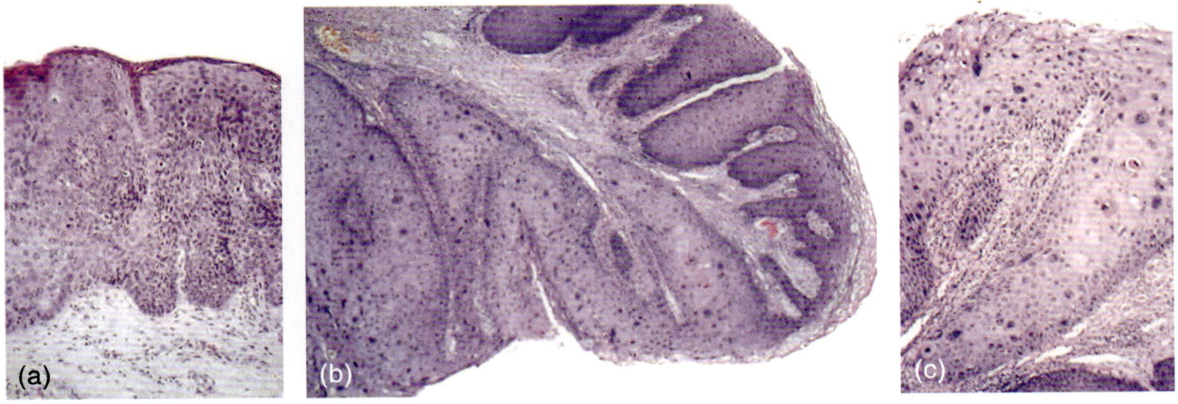

图 113.23　高级别肛门上皮内瘤变(AIN)的组织病理

(a)高级别、全层 AIN。放大倍数 100×；(b)发生在肛周疣的高级别 AIN。有明显的核异型性、角化不良和致密的基底部细胞核。放大倍数 40×；(c)发生在肛周疣的高级别 AIN。放大倍数 100×(由英国伦敦的 Nick Francis 博士提供)。

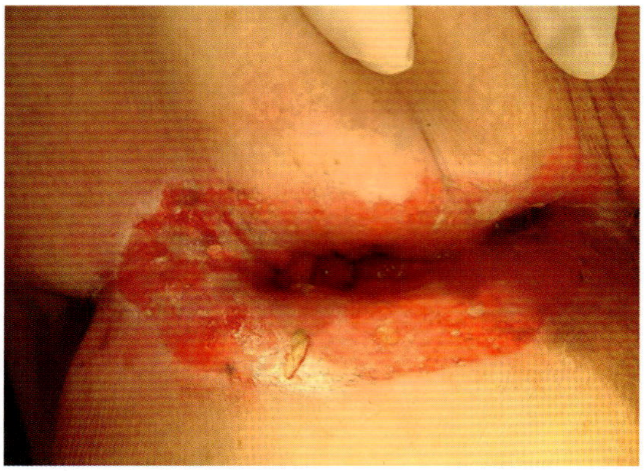

图 113.24 女性，75 岁，肛周鲍温病高级别上皮内瘤变的侵蚀性斑块

鲍温样丘疹病临床表现为单发或多发、红棕色、色素沉着性或肉色丘疹，表面扁平或疣状，可融合成斑块。它通常发生于性活跃年轻人的肛门-生殖器或腹股沟区域。组织学表现为全层上皮不典型增生，通常与 HPV-16 相关，进展为浸润性癌的风险未知。

鉴别诊断

应与肛门癌、人乳头瘤病毒感染、银屑病和扁平苔藓相鉴别。

严重程度分级

肛门上皮内瘤变通常根据细胞学异型性程度分为低级别或高级别。

病程与预后

该疾病进展为肛门或肛周鳞状细胞癌的风险目前尚不清楚，部分原因是在肛门镜检查领域专家相对较少，发表的数据少且有限。5 年以上免疫功能健全的患者由高级别 AIN 进展为浸润性肛门癌的风险约为 10%[4]。HIV 阳性患者发展为肛门癌的风险目前尚不清楚，但侵袭性疾病发展迅速[5]。

检查

需要对疑似 AIN 的区域进行组织学评估，以确定诊断，并检查是否有侵袭性疾病的证据。AIN 的筛查包括肛门细胞学检查和高分辨率肛门镜检查以及可疑部位的活检。

治疗

需多学科联合治疗。直肠指诊和肛门镜检查是必要的，以确定是否有肛门内疾病。应检查生殖器皮肤有无相关疾病的证据。鉴于其伴发的宫颈上皮内瘤变的高发病率，所有患有 AIN 的女性都需要进行妇科疾病评估。

治疗的目的是缓解症状和防止进展到肛门癌。AIN 尚未出标准治疗方案，有学者主张对低级别肛门内疾病进行密切随访，治疗后可复发，尤其在免疫抑制的患者中。

一线治疗

肛周或肛门内疾病可局部外用 5% 咪喹莫特或 5-氟尿嘧啶乳膏[6]。有针对性的消融选择包括 CO_2 激光、电灼或红外线凝固法。孤立的、小的肛周病变可能适合手术切除，但注意肛门狭窄和大便失禁等手术风险。

二线治疗

可以考虑光动力疗法。

筛查和预防

目前使用肛门细胞学和高分辨率肛门镜筛查 AIN 的实用性在成本效益方面存在争议，目前尚无全民筛查项目，但已推荐用于高危人群，包括 MSM 和 HIV 阳性患者[7]。

HPV 疫苗接种已被证明可降低 MSM 中 AIN 的患病率[8]。接种 HPV 疫苗作为预防 AIN 复发的治疗选择尚在探索中。

肛门及肛周恶性肿瘤

同义名

- 肛门癌
- 鳞状细胞癌
- 表皮样癌

概述

肛门区域的恶性肿瘤相对少见，占所有肛门直肠恶性肿瘤的 2%～4%。肛门区域肿瘤包括肛管肿瘤和肛门缘肿瘤。区别肿瘤的位置是在肛门缘还是肛管，这是非常关键的，其决定不同的治疗方案和预后。

鳞状细胞癌是肛门癌中最常见的一种，约占 80%[1]。肛门腺癌在所有肛门癌中所占比例不到 10%[2]。累及肛门区域的其他罕见恶性肿瘤包括黑素瘤、淋巴瘤和卡波西肉瘤。肛门-生殖器卡波西肉瘤本质上与 HIV 病毒相关。

肛门区域鳞状细胞癌通常发生在 AIN 之后。大多数病例通过性行为感染致癌 HPV，主要是 HPV-16 和-18 亚型。可通过接种人乳头瘤病毒疫苗预防。

下面的讨论仅限于鳞状细胞癌(SCC)。

流行病学

发病率与患病率

肛门鳞状细胞癌很少见，但在世界范围内男性和女性的发病率逐年上升。女性发病率的上升被认为是由于越来越多的女性接受肛门性行为，其增加了暴露于高危型 HPV 的风险。男性发病率的上升是由于 HIV 病毒感染者的生存期延长，使持续的高危型 HPV 感染进展为 AIN 和随后的侵袭性恶性肿瘤。全球肛管鳞状细胞癌的发病率约为每年每 10 万人中 1.5 例[3]。肛门癌不是一种艾滋病诊断，但在 HIV 阳性的患者中发病率较正常人高 40～70 倍，而在采用肛门性行为的 MSM 患者中发病率最高[4]。

年龄

50 岁以上的女性发病率更高。20—49 岁年龄的男性发病率较高[5]。

性别

在女性和 HIV 阳性的男性中更为常见。

相关疾病

包括肛门-生殖器 HPV 感染和其他性传播疾病，外阴、阴茎和宫颈上皮内瘤变和癌。

病理生理学

致病因素

增加肛门-生殖器 HPV 感染风险的因素、调节宿主对 HPV 免疫应答的因素均与肛门鳞状细胞癌相关。包括肛门性行为、性伴侣数量、免疫抑制（包括器官移植受者）和吸烟。SCC 也高发于自身免疫性疾病，如银屑病和伴血管炎的肉芽肿病（granulomatosis with polyangiitis）[6]。最高风险的人群是 HIV 阳性的 MSM。据报道控制 HIV 病毒可降低肛门鳞状细胞癌的风险，而 HIV 病毒的控制是以检测不到 HIV 病毒载量的时间百分比来衡量[7]。优化抗反转录病毒疗法和控制 HIV 病毒载量可降低肛门鳞状细胞癌的风险。

肛周鳞状细胞癌也可由一些慢性皮肤病进展而来，比如扁平苔藓、硬化性苔藓和化脓性汗腺炎。

病理学

肛门上皮内瘤变被认为是侵袭性鳞状细胞癌的癌前病变（图 113.25）。肛门鳞状细胞癌的组织学特征包括角化过度、棘层肥厚、角化不良、核多形性和有丝分裂，可出现大而苍白的嗜酸性细胞，也可有小的基底细胞样或梭形的细胞，非典型角质形成细胞呈芽蕾状侵入真皮，侵袭性边缘可从边界清楚到不规则不等。可见不同程度的淋巴细胞浸润，组织学亚型和预后之间没有明显的相关性。

致病微生物

在 96%以上的病例中，肛门鳞状细胞癌与高危 HPV 感染相关如 HPV-16[8]。

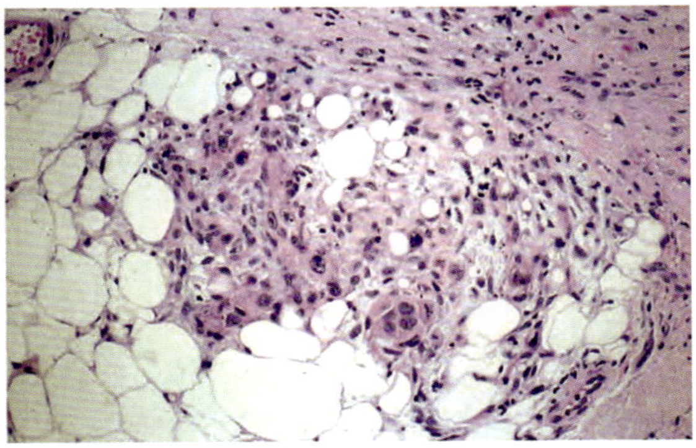

图 113.25 由邻近高级别肛门上皮内瘤变进展而来的鳞状细胞癌浸润脂肪组织。放大倍数 400×（由英国伦敦的 Nick Francis 博士提供）

临床特征

病史

症状包括肛门瘙痒、出血、疼痛、里急后重、大便失禁、排泄、排便习惯改变、溃疡和肿块。病史可包括肛门-生殖器 HPV 感染、HIV 感染、肛门性行为或吸烟。

表现

表现为溃疡或硬块，可呈扁平、隆起或息肉样（图 113.26 和图 113.27）。肛缘的鳞状细胞癌至少比肛管鳞状细胞癌少 5 倍，但却是肛缘最常见的肿瘤[9]。肛缘鳞状细胞癌在男性中较为常见[10]。很难鉴定肿瘤是起源于肛管还是肛缘，因为通常在诊断时这两个区域都已受累。

疾病进展期，局部可出现肛周感染、瘘管形成和腹股沟淋巴结病。5%～8%的病例在诊断时已伴有远处盆腔外转移，而这部分病例中有 30%～40%在诊断时淋巴结已受累。初次治疗后转移发生率在 10%～20%[10]。齿状线远端肿瘤可侵袭腹股沟和股骨节淋巴结。

临床变异

Buschke-Lowenstein 瘤（又称巨大尖锐湿疣或疣状癌）是一种罕见的且生长缓慢的菜花样外生性肿瘤，由 HPV 引起，位于肛门-生殖器区域，以侵袭性生长为特征（图 113.28）。HPV-6 和-11 是最常见的 HPV 基因型。也可检测到 HPV-16 和-18，尤其是侵袭性鳞状细胞癌病例中。其组织学特征与尖锐湿疣相似。Buschke-Lowenstein 瘤呈中等恶性程度，治疗方案选择局部扩大切除或腹会阴联合切除。如果具有侵袭性，可能需要辅助放化疗。40%～60%的病例可发生向鳞状细胞癌的恶性转化。

第10部分

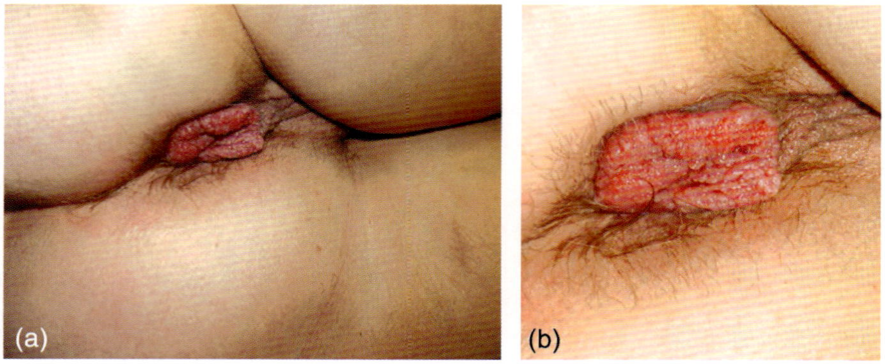

图 113.26 (a)女性,56 岁,肛周癌患者的巨大息肉样肿块;(b)同一损害的放大图

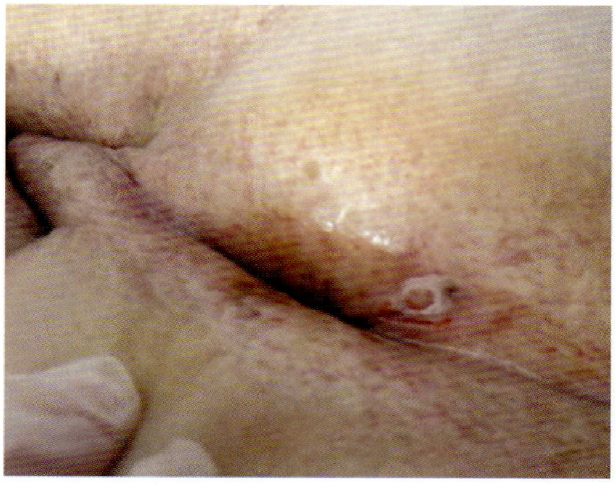

图 113.27 男性,50 岁,HIV 阴性的肛门癌患者,放化疗 10 年后,于放射治疗区域内出现肛门边缘鳞状细胞癌,呈低分化、侵蚀性、肛周结节。为了治疗复发性疾病,患者随后接受了腹会阴联合切除术和会阴重建术

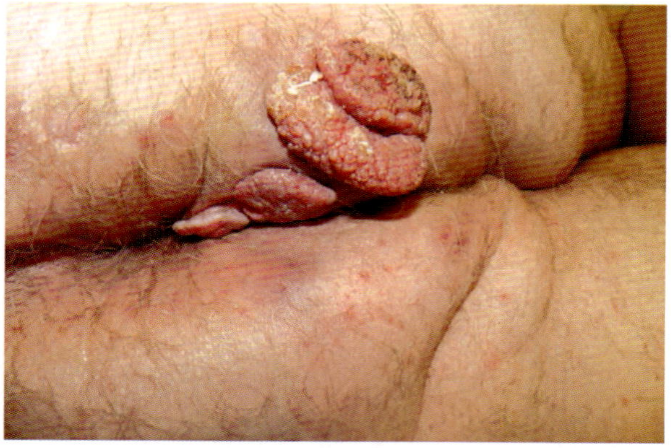

图 113.28 男性,56 岁,Buschke-Lowenstein 瘤累及肛周皮肤

鉴别诊断

所有结节性溃疡性肛门及肛周疾病均应考虑肛门癌,包括有肛周慢性炎性皮肤病病史,如扁平苔藓、硬化性苔藓、化脓性汗腺炎或有免疫缺陷病史者。肛门癌的诊断往往被延误,并被误认为是良性疾病,如痔疮或肛门赘生物。

依据美国肿瘤 TNM 分级联合委员会(American Joint Committee on Cancer Classification)的标准,通过对肿瘤、淋巴结和远处转移的评估,可以对肛门和肛周鳞状细胞癌的严重程度进行分级[11]。

病程与预后

肿瘤大小(≥5cm)、淋巴结受累、男性与预后不良相关。肛缘肿瘤预后较好。局部性疾病、伴局部淋巴结受累和伴远处转移疾病的 5 年生存率分别为 80%、58% 和 31%[12]。放化疗可使 80%～90% 的患者肿瘤完全消退。经高效抗反转录病毒治疗的 HIV 阳性患者对放化疗的临床反应和耐受性与 HIV 阴性患者相似[13]。

肛缘鳞状细胞癌预后稍好。

检查

肿瘤的分期需要组织学诊断和影像学检查。骨盆 MRI 和肛肠超声可以评估肿瘤大小和肛门括约肌受累情况。通过胸部、腹部和骨盆 CT 来评估远处转移扩散情况。

治疗

主张多学科联合治疗,包括肛门-直肠外科、放射治疗科和肿瘤科。

治疗的目的是维持排便达到治愈。5-氟尿嘧啶联合丝裂霉素 C 放化疗已被确定为侵袭性肛管疾病的一线治疗方案[10]。如果能保留肛门括约肌的功能,不累及淋巴结分化良好的肛缘小肿瘤可以通过局部扩大切除来治疗。

肛门癌手术的主要作用是治疗放化疗失败后残留或复发的疾病，称为挽救性手术。腹部-会阴切除术和会阴重建是最常见的手术方法。该手术包括肛门和直肠切除、结肠末端造瘘和会阴重建。

其他恶性肿瘤

乳房外 Paget 病(EMPD)。是一种少见但重要的疾病。原发性 EMPD 是一种上皮内腺癌，可能起源于大汗腺导管的上皮细胞或多能角化形成干细胞，它也是 EMPD 中最常见的类型[1]。继发性 EMPD 可能是来自于真皮附属腺体的潜在恶性肿瘤或具有连续上皮的邻近器官。肛周 EMPD 约占乳房外 Paget 病的 20%[2]，EMPD 与恶性肿瘤的相关性为 38%～70%[2]。最常见的肿瘤是肛门直肠腺癌和膀胱或尿道腺癌，但包括乳房肿瘤在内的远处肿瘤可能与此有关。肛周 EMPD 与肛门-直肠腺癌密切相关，高达 80%的患者患有肛门-直肠腺癌[1,2]。

常见症状为肛门瘙痒和肛周出血[3]，典型的病变是红斑或糜烂，肛周病变可延伸至肛管。

原发性疾病的治疗是根据 EMPD 的严重程度而定，包括咪喹莫特乳膏、手术(包括 Mohs 显微外科手术)或光动力疗法，易复发；继发性疾病的治疗主要针对原发恶性肿瘤。

基底细胞癌。是一种很常见的肿瘤，但其很少累及肛门-生殖器区域。发病诱因包括辐射、创伤或烧伤等[4]。

黑素瘤。肛缘黑素瘤很少见，占所有肛门直肠恶性肿瘤的 2%～4%[4]。

朗格汉斯细胞组织细胞增生症。该病可导致肛周溃疡。

丹毒样癌。肿瘤细胞浸润皮肤，表现为蜂窝织炎或丹毒样皮损。近距离观察可见浸润性丘疹。在膀胱癌和前列腺癌患者的会阴、大腿部[5]，以及继发于结肠腺癌的生殖器区域均有发病报道(图 113.29)。(E. Mallon 的个人观察)

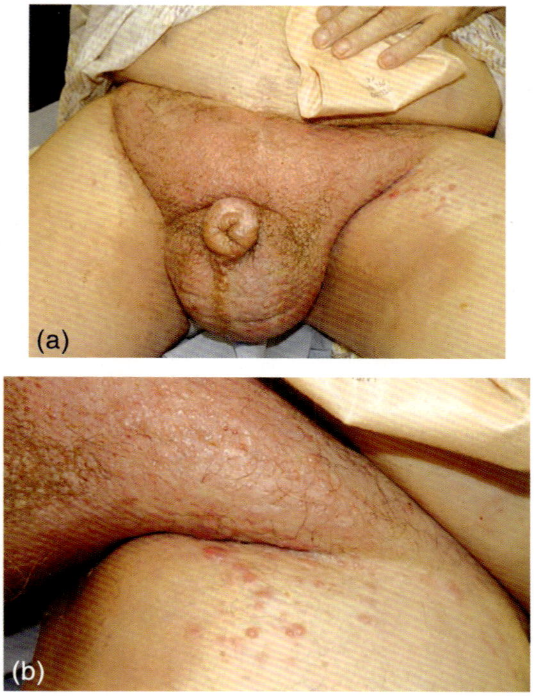

图 113.29 (a)男性结肠腺癌患者，浸润性丹毒样癌累及生殖器区域和下腹部，可见结肠造口袋。(b)放大图显示皮肤转移性腺癌的蜂窝织炎样外观和浸润性丘疹

化脓性汗腺炎

定义和术语

化脓性汗腺炎是一种慢性、囊性、闭合性的炎症性皮肤病，累及顶泌汗腺分布的腋窝、肛门-生殖器、肛周、臀部、腹股沟及乳房下皮肤中的毛囊。其特征是复发性脓肿、窦道和瘢痕(另见第 92 章)。

同义名
- 反常性痤疮
- 凡尔纳病
- 慢性肛周脓皮病

概述

它是具有易复发、疼痛性特征的深部结节和脓肿，逐步进展为聚合性暗疮(bridged comedomes)、窦道和瘢痕。通常累及男性肛门-生殖器区域和女性的腋窝。毛囊闭塞是主要原因。

流行病学

发病率与患病率

患病率高达 4%[1]。

年龄

平均发病年龄 20 岁左右。患病高峰出现在 40 岁，并随着年龄的增长而下降[2]。

性别

男女比例是 3∶1。

种族

非洲-加勒比地区更为常见[3]。

相关疾病

与化脓性汗腺炎相关的疾病，包括形成毛囊闭锁四联征的其他毛囊闭塞性疾病，即聚合性痤疮、头皮蜂窝织炎、骶尾部藏毛窦。其他相关疾病包括炎症性肠病、坏疽性脓皮病、脊椎关节病和非黑素瘤皮肤癌。

病理生理学

发病诱因

肥胖、吸烟、摩擦和压力。

病理学

特征包括毛囊增生、导管角化过度、慢性炎症、纤维化和窦道形成。

遗传学

可能有该疾病家族史。

临床特征

病史

通常有复发性疼痛肿块并伴恶臭和血性分泌物病史，严重损害生活质量，坐立、行走和排便等活动都可能受到影响。

表现

该病的临床表现与慢性疖病（图 113.30）到更严重疾病状态呈现为一种重叠的病谱变化。轻度或局限性表现常被误诊为疖病或感染性囊肿，复发性深部结节可发生在同一部位。

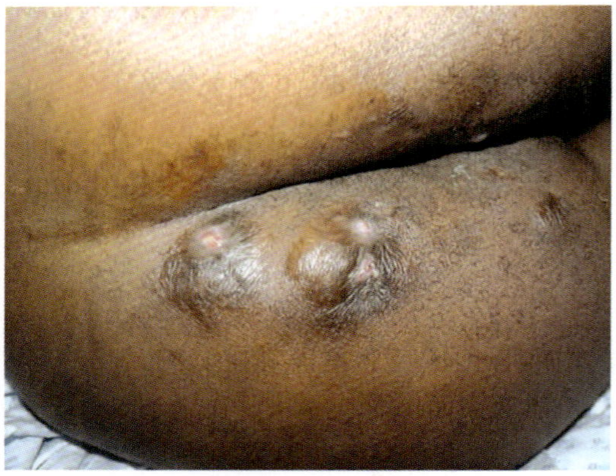

图 113.30　Hurley Ⅰ 期化脓性汗腺炎，表现为臀部慢性疖病

腹股沟化脓性汗腺炎很常见（图 113.31a）。女性上半身和腋窝更容易受累（图 113.31b），而男性会阴或肛周更易受累（图 113.32）。化脓性汗腺炎的患者可出现波动性脓肿、聚合性暗疮（bridged comedomes）、深部侵袭性有分泌物的窦道和瘢痕，其中包括瘢痕疙瘩（图 113.32a）。男性往往有更严重的疾病和严重的痤疮史[4]。炎症可侵入脂肪，并广泛蔓延至臀部和大腿（图 113.32b），常见持续的会阴窦道，深层病变可导致肛瘘。

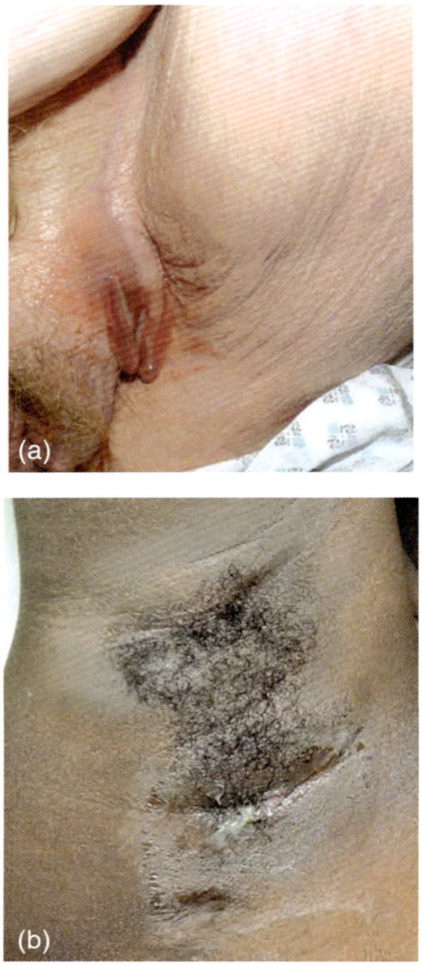

图 113.31　Hurley Ⅱ 期化脓性汗腺炎，(a) 累及女性腹股沟，形成窦道和瘢痕。(b) 累及女性腋窝，形成窦道和瘢痕

鉴别诊断

克罗恩病可与化脓性汗腺炎并存，且两者有相似的表现。聚合性暗疮、性病淋巴肉芽肿、进展中的瘘道和氯痤疮也应予以鉴别。

严重程度分级

- 可以使用 Hurley 分期系统（表 113.1）[5] 确定化脓性汗腺炎的严重程度，男性和吸烟者的疾病程度更为严重[2,4]。

并发症和合并症

继发性细菌感染是化脓性汗腺炎的重要并发症。严重化脓性汗腺炎的并发症包括贫血、鳞状细胞癌、生殖器淋巴水肿、挛缩和反应性关节炎。

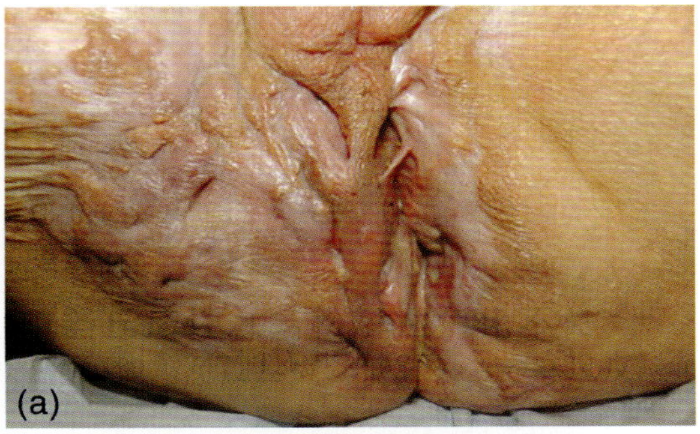

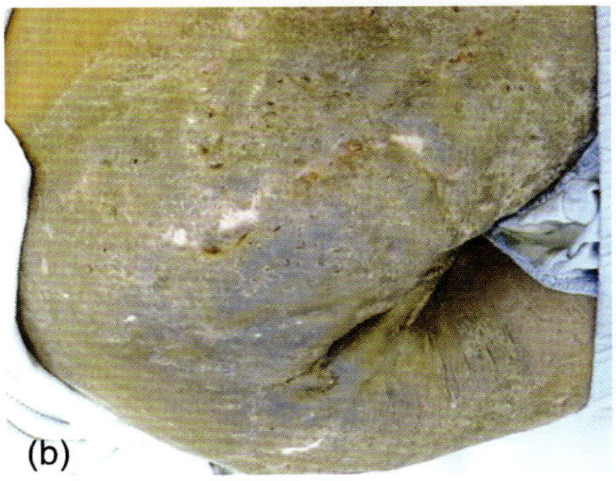

图 113.32 Hurley Ⅲ期严重的化脓性汗腺炎
(a)75 岁男性患者累及会阴并导致广泛瘢痕疙瘩形成。(b)累及臀部和大腿,形成广泛的窦道和瘢痕。

表 113.1 Hurley 严重程度分期[5]

分期	定义
Ⅰ期	单发或多发脓肿,未形成窦道或瘢痕
Ⅱ期	复发性脓肿,并在解剖区域内形成窦道和瘢痕,但与正常皮肤区域分开
Ⅲ期	累及整个解剖区域,包括多个相互连通的脓肿、结节、窦道和瘢痕

病程与预后

病程为慢性及复发性。患病率随年龄增长而降低。

检查

拭子采集标本进行培养。

治疗

化脓性汗腺炎是一种很难治疗的疾病。通常需要联合多种治疗方式。

一线治疗

应采用局部抗生素联合长期口服抗生素治疗。口服抗生素治疗尽管对消除特定的继发性感染如米氏链球菌可能是有效的,但其没有长期疗效。

局部的小窦道可以用石炭酸处理,早期病变采用病灶内注射皮质类固醇有效。外科手术和激光是治疗早期化脓性汗腺炎的有效辅助手段,在一些病例中,受累组织的造口术和电热治疗也是有效的。对于严重的化脓性汗腺炎,提倡局部扩大切除[6],其复发率很高。

二线治疗

口服维甲酸类药物,但疗效尚不确切[7]。

三线治疗

生物制剂如英夫利昔单抗和阿达木单抗已被证实是有效的[7]。

Resources

Further information

Hidradentitis Suppurativa Trust: www. hstrust. org (last accessed October 2014).

藏毛窦

定义和术语

藏毛窦是一种由于毛发包埋在骶尾部毛囊皮脂腺单位中而形成的获得性中线窦。

同义名
- 藏毛病
- 骶尾部藏毛病
- 藏毛囊肿
- 吉普病

概述

藏毛窦最常见于骶尾部,但也可发生在耻骨、会阴前部或从事某些职业的人的手部,如狗美容师或发型师。藏毛这个词来源于拉丁语 pilus(头发)和 nidus(巢)。

流行病学

发病率与患病率

挪威的一项研究表明发病率为每 10 万人中 26 人[1]。

年龄

发病高峰年龄在 20—30 岁。

性别

男女比例为 2.2∶1[1]。

相关疾病

其他涉及毛囊闭塞的疾病,如化脓性汗腺炎、间

第10部分

隔性蜂窝织炎和聚合性暗疮也与藏毛窦相关。

病理生理学

发病诱因

藏毛窦以前被认为是先天性的，由于背部中线融合失败，导致在骶尾部区域的毛囊夹闭，但目前多认为是后天获得性疾病[2]。

创伤、肥胖、多毛症、久坐生活方式和家族史是发病诱因。受压和浸渍导致毛囊变化、堵塞，毛发在表皮下继续生长，导致异物炎症反应。

临床特征

病史

藏毛窦的症状包括瘙痒、疼痛（包括尾骨痛）、复发性脓肿、脓性分泌物和臀沟内持续性结节。藏毛窦也可能没有临床症状。

表现

藏毛窦患者臀沟中可见中线凹陷和窦道（图 113.33），但可能被脓性分泌物的化脓性结节所掩盖，毛发可能从窦道中突出，窦道可延伸到骶骨。慢性疾病的继发性窦道可发展到中线以外（图 113.34）。

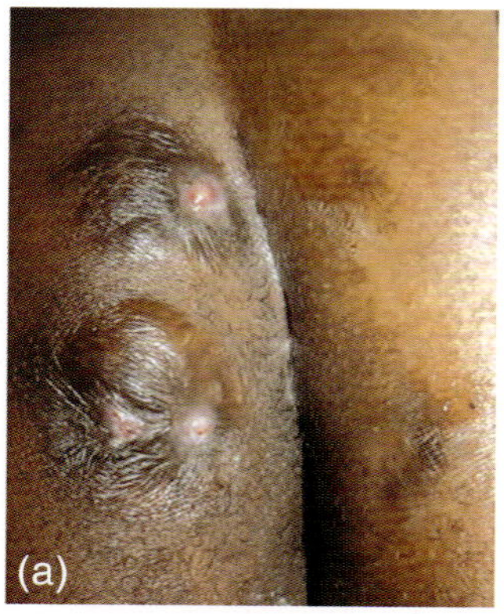

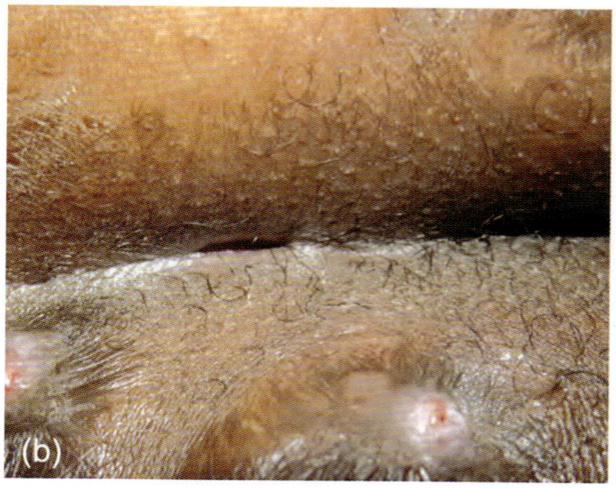

图 113.33 （a）臀沟处的藏毛窦伴臀部脓肿；（b）同一藏毛窦的放大图

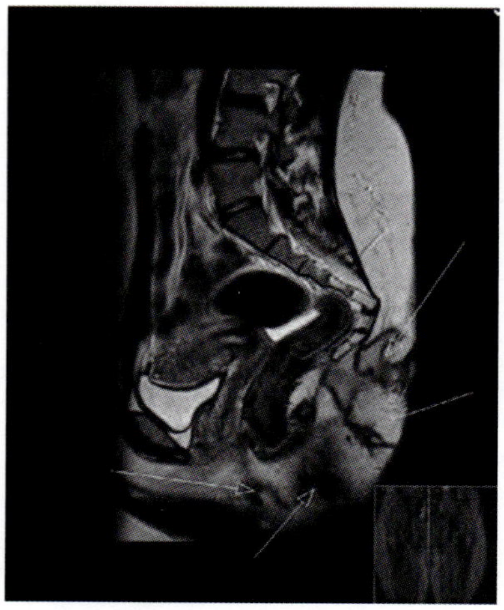

图 113.34 骶尾部藏毛窦患者（图 113.33）MRI 扫描结果，矢状 T_2 加权小视场图像显示多个窦道（箭头）从臀沟和臀部皮肤延伸到皮下组织，几乎达到尾骨（由英国克罗伊登大学医院影像学系 John Rendle 博士提供）

鉴别诊断

肛周脓肿、肛周瘘、克罗恩病和化脓性汗腺炎均应考虑。

并发症和合并症

藏毛窦经历多年的慢性炎症过程可进展为鳞状细胞癌。

检查

骨盆 MRI 扫描可以显示窦道（图 113.34）。

治疗

治疗上主张通过剃毛法进行臀沟脱毛，有症状的藏毛窦需要外科手术治疗[2]。已有文献描述了多种治疗方法，包括切除、切开和造口术及采用注射苯酚的硬化疗法，无症状的凹陷不需要治疗[3]。

克罗恩病

定义和术语

克罗恩病是一种特发性、慢性、肉芽肿性的炎症性疾病，可累及口腔到肛门之间胃肠道的任何部分。

> **同义名**
> - 局限性肠炎

概述

多达 44%的患者[1]出现克罗恩病的黏膜表现，可分为肉芽肿性（与胃肠道相邻或不相邻）、非肉芽肿性（如坏疽性脓皮病）和营养性。与胃肠道不相邻的肉芽肿性疾病称为转移性克罗恩病。克罗恩病累及肛周皮肤的病例占 20%～30%，大多数患者有瘘管或脓肿。

流行病学

发病率及患病率

据估计英国的患病率为每 10 万人中 50～100 人。

年龄

发病高峰年龄为 20—40 岁。

性别

女性更常见。

病理生理学

发病诱因

病因尚不清楚，吸烟和高脂饮食可能是危险因素。

病理学

组织学表现为非干酪样肉芽肿。

临床特征

病史

克罗恩病的肛周症状包括瘙痒、分泌物和疼痛。炎症性肠病的症状包括腹泻、腹痛和肛门直肠出血。

表现

大约 25% 的大肠或小肠疾病患者有肛周临床表现[2]。肛周疾病的症状可以先于肠道疾病发生。肛周的表现见框图 113.4。

框图 113.4　克罗恩病的肛周特征

- 肛门瘙痒
- 浸渍
- 糜烂
- 溃疡
- 裂隙
- 脓肿
- 瘘管
- 继发感染
- 皮赘
- 肛门狭窄
- 转移性肉芽肿性溃疡、结节或斑块

克罗恩病最常见的肛周病变是溃疡、肛裂、脓肿和瘘管（图 113.35）[2]。多达 50% 的克罗恩病患者出现瘘道[3]，其中 54% 是在肛周[4]。瘘管通常复杂多发，严重损害生活质量。

转移性克罗恩病很少见，病变可表现为溃疡、结节或斑块，已报道病例多发生于面部、耳后区、四肢、乳房下、腹部和生殖器皮肤。

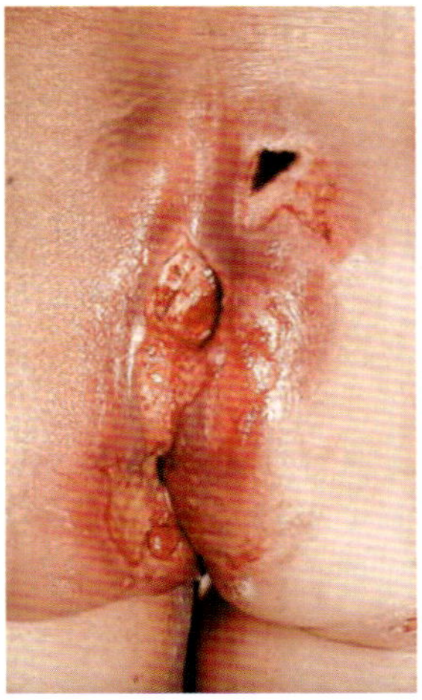

图 113.35　克罗恩病：肛周和臀部受累（由英国因弗内斯 D. I. McCallum 博士提供）

克罗恩病的皮肤病变活动性与肠道活动性并不一致，其黏膜皮肤表现见框图 113.5。

框图 113.5　克罗恩病的黏膜皮肤特征

- 结节性红斑
- 坏疽性脓皮病
- 结节性多动脉炎
- 肉芽肿性唇炎
- 口腔溃疡
- 肛门及肛周病变（见框图 113.4）
- 大疱性表皮松解症
- 生殖器疾病，包括龟头炎、慢性阴茎或外阴淋巴水肿、外阴相邻肉芽肿性疾病
- 回结肠造口周围的糜烂和溃疡
- 转移性克罗恩病
- 结肠切除术后会阴和臀部的溃疡
- 继发于吸收不良的皮肤变化，如面色苍白

鉴别诊断

包括引起肛门瘙痒、肛裂、瘘管和肛周溃疡的疾病。其他可能的诊断包括溃疡性结肠炎、憩室炎、化脓性汗腺炎和坏疽性脓皮病。

伴或不伴溃疡的肉芽肿性结节，鉴别诊断包括结节病、结核、非典型分枝杆菌感染、深部真菌感染、异物反应、腹股沟肉芽肿、性病淋巴肉芽肿、软下疳、阿米巴病和梅毒。

并发症和合并症

包括肛门狭窄、大便失禁和肛门癌。

第10部分

病程与预后

克罗恩病病程常为慢性，多复发，预后可呈多样性。

检查

需要进行内镜检查和活检。组织学证实皮肤和肠道的非干酪样肉芽肿。肛管内超声检查和磁共振成像可协助诊断为瘘管。

治疗

需要多学科联合管理。治疗方案包括外用和病灶内注射类固醇、口服泼尼松龙、口服抗生素、柳氮磺胺吡啶和免疫抑制治疗，包括抗肿瘤坏死因子(anti-TNF)等药物[5]。部分患者需要外科干预，包括瘘管的处理和脓肿的引流。

一线治疗

局部处理包括高锰酸钾浸泡和使用抗菌肥皂替代品。外用强效或超强效类固醇激素与抗生素联合用药和口服抗生素(如化脓性汗腺炎)可能对局限性肛周疾病有效。

对于伴瘘管的克罗恩病[6]，抗肿瘤坏死因子药物应被视为一线治疗药物，可使经括约肌、括约肌上方、括约肌外的瘘管达到临床缓解[2]。

Resources

Further information

Crohn's and Colitis UK：www. crohnsandcolitis. org. uk (last accessed October 2014).

肛门脓肿

定义和术语

肛门脓肿是肛门直肠脓毒症的一种。脓液形成于肛门和直肠周围的结缔组织。

同义名
- 肛周脓肿
- 肛门直肠脓肿

概述

肛门脓肿在健康人群中常见，但也可发生于炎症性肠病(如克罗恩病)的患者。肛门脓肿是根据其位置、与肛门括约肌的关系和肛门直肠区域的解剖空间进行分类的(图 113.36)。

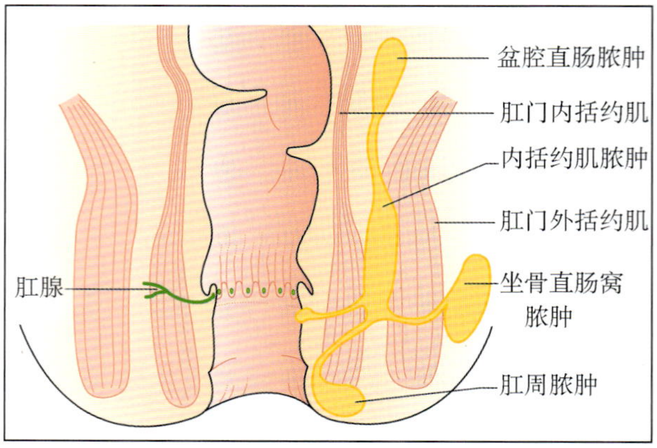

图 113.36 根据脓肿与肛门内外括约肌的关系对肛门直肠脓肿进行分类

流行病学

发病率与患病率

肛门脓肿是常见疾病。

性别

男性肛门脓肿的发病率是女性的 2 倍[1]。

年龄

肛门脓肿好发于青年人及中年人。

病理生理学

发病诱因

粪便嵌塞引起括约肌间隙中肛门腺感染，可能是肛门脓肿的原因(隐腺假说)。肛门腺会随着年龄的增长而萎缩，这也许可以解释为什么老年人肛门脓肿不那么常见。发病诱因包括创伤(如鱼刺嵌入)、便秘、久坐不动、免疫缺陷(包括白血病和 HIV 病毒感染)、糖尿病和肛门癌。

临床特征

病史

肛门脓肿症状包括疼痛、肿胀、流脓、发热和不适。

表现

肛周脓肿是一种常见的浅表感染，它在内括约肌和外括约肌之间延伸至肛门边缘(图 113.36)。如果脓肿穿透肛门外括约肌，即为坐骨-直肠脓肿。括约肌间脓肿发生在内括约肌和外括约肌之间[1]。

肛周脓肿表现为红色、波动、触痛和硬化性肿胀。

临床变异

参见图 113.36。

鉴别诊断

克罗恩病、化脓性汗腺炎、结核、血栓性外痔、肛周蜂窝织炎、蛲虫感染和恶性肿瘤均应加以鉴别。

并发症和合并症

26%～37%的病例在肛周脓肿后形成瘘管[2]。

病程与预后

肛门脓肿复发的危险因素包括糖尿病、克罗恩病、免疫抑制和坐骨-肛门的位置。

治疗

需要切开引流。

一线治疗

肛门脓肿的治疗不需要使用抗生素，除非有蜂窝织炎的表现或有潜在并发症的风险，如糖尿病或免疫抑制。手术引流后使用抗生素似乎不能预防瘘道形成[3]。

肛瘘

定义和术语

瘘管是两个上皮表面之间的异常贯通。肛瘘是肛门-直肠管腔和肛周皮肤之间的一种贯通，它内衬肉芽组织。

同义名

- 肛漏
- 肛门直肠瘘

概述

肛瘘是肛周脓毒症的部分表现，肛瘘可能是始发因素，也可能继发于急性肛门直肠脓肿。在检查肛周脓肿患者时，必须考虑肛瘘的可能性。

流行病学

发病率与患病率

在欧洲的研究中，肛瘘的患病率为每万人 1～2 例[1]，这一数据可能被低估，因为许多患者因为尴尬拒绝就医。

年龄

肛瘘通常出现在 40 岁左右。

性别

男性患病的可能性是女性的 2 倍。

相关疾病

见框图 113.6。

病理生理学

发病诱因

大约 90%的肛瘘是特发性的[2]，肛管括约肌间隙中肛腺的感染被认为是急性肛门-直肠脓肿和肛瘘的基础[2,3]，这被称为隐腺假说(图 113.37)。

框图 113.6　肛瘘相关疾病

- 克罗恩病
- 结核
- 化脓性汗腺炎
- 藏毛窦
- 艾滋病
- 创伤(产科或肛肠科)
- 异物
- 手术
- 放射治疗
- 恶性肿瘤
- 性病淋巴肉芽肿
- 肛周放射菌病
- 贯通性肛裂
- 骶尾部畸胎瘤
- 肛门-直肠套叠
- 骶前皮样囊肿

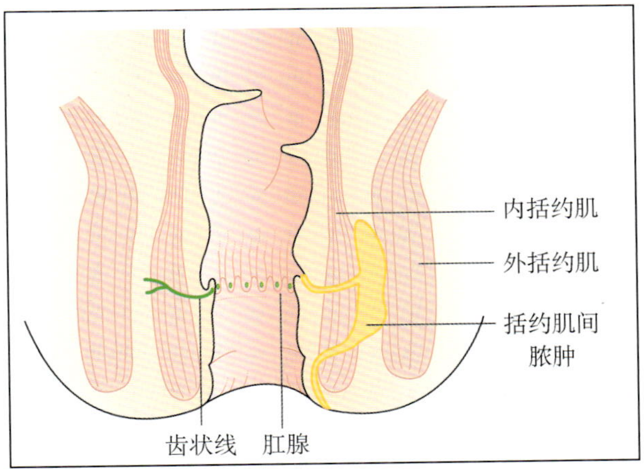

图 113.37　括约肌间瘘的形成机制即隐腺假说

目前尚不清楚为什么有些病例的肛周脓毒症仅限于脓肿的形成，而其他病例则与瘘管的形成有关。肛周脓肿后瘘管的形成率为 26%～37%[4]。

肛瘘相关疾病见框图 113.6。在克罗恩病患者中，瘘的患病率高达 50%[5]，其中大部分发生于肛周(见图 113.35)。克罗恩病具有形成透壁炎症的特点，这使患者更易形成瘘管，克罗恩病的瘘管通常复杂而多发。

临床特征

病史

肛瘘患者可有肛门瘙痒、分泌物、疼痛和便秘等症状。严重情况下，粪便会通过瘘管，导致内衣污损和皮肤刺激，这类患者通常有脓肿病史，且该脓肿经手术引流后难以愈合，或是同一部位反复出现脓肿。

表现

肛瘘可表现为皮肤上的一个凹陷，周围为肉芽组织，还可观察到分泌物。周围皮肤可硬化、变软，先前形成的脓肿可能留下瘢痕。

瘘管有一个主要的通道，但也可能有次要分支。大多数发生在中线后方，但也可能有多个开口。瘘管内可能有慢性感染，脓液可经皮肤排出。脓肿周期性积聚引起相关不适和疼痛，并通过间歇性排放以缓解不适症状[2]。

鉴别诊断

应考虑与肛瘘相关的潜在疾病，包括克罗恩病和结核病等感染性疾病（见框图 113.6），尤其应排除结核病，特别是对治疗无效或复发的患者。

严重程度的分级

肛瘘是根据瘘管与肛门括约肌复合体的关系及其高低位置来分类的。低位瘘管相对接近皮肤，很少或不穿过括约肌纤维；高位瘘管往往穿过或在大量肌肉的上方（图 113.38）。

检查时除了确定瘘道是低位还是高位之外，尚需确定是否存在瘘道分支及残余脓腔。

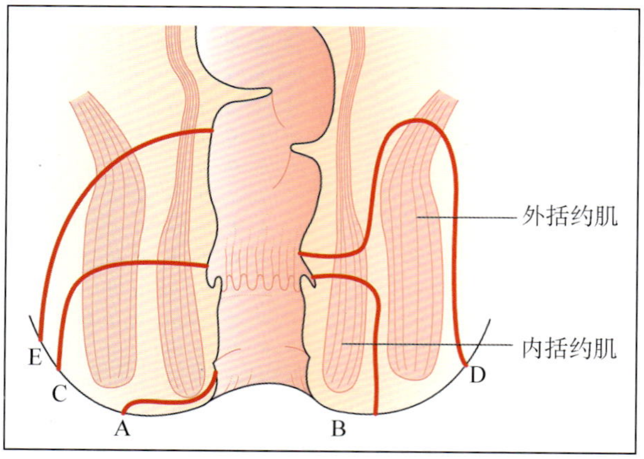

图 113.38 Parks 对肛瘘的分类

A：内、外括约肌下浅表瘘道。B：括约肌间瘘道位于括约肌间隙内、外括约肌之间。C：穿过肛门内外括约肌的括约肌瘘道。D：括约肌上瘘道，经耻骨直肠肌上方的内外肛门括约肌，穿通肛提肌，然后进入皮肤。E：肛门括约肌外瘘道，轨迹位于肛门外括约肌外侧，穿透肛提肌进入直肠（Parks 等，1976[3]）。

并发症和合并症

鳞状细胞癌是一种罕见的慢性复杂瘘管的并发症。

病程与预后

肛瘘未经干预是不会自愈的，如果不进行治疗，有肛周脓肿复发或发展为更复杂瘘管网的风险[2]，可进一步出现慢性疼痛、出血、便失禁、蜂窝织炎或全身性脓毒症。在一些病例，治疗时需实施造口术。

检查

肛门内超声和 MRI 改善了瘘道的解剖特征，是复杂病例中最有用的影像技术[6]。

治疗

肛瘘需由结-直肠专科或普外科治疗。治疗的目的是保持大便通畅的同时根除瘘道，防止复发。肛瘘的成功治疗要求引流并根除主瘘管和次瘘管[2]。抗生素通常不能有效治疗肛周脓肿或与肛瘘相关的感染，但推荐蜂窝织炎患者使用[3]。

一线治疗

外科手术包括瘘管切除术和挂线术（见下文）[7]。瘘管切开术需要切开浅表组织来打开瘘道，是一种有效治疗低瘘的方法。若有明显的肛门括约肌受累，应避免瘘管切开术，以避免术后大便失禁的风险。挂线是用一根穿过瘘道的线（通常是不可吸收的缝合线或血管悬吊），在瘘道的内外开口之间形成一个连续的环。挂线保持瘘道的开放，利用毛细作用使得脓液排出和促进窦道愈合，通常需要二次处理来关闭瘘管。

二线治疗

将纤维蛋白胶注射入瘘道，是一种保留括约肌的治疗技术。

三线治疗

其他的手术选择包括插入来源于猪小肠的瘘栓和直肠内推进皮瓣。结肠造口术是不可治愈肛瘘的最佳选择[2]。在克罗恩病中，结肠造口的功能常常丧失，其他外科手术后也存在伤口愈合不佳。

Resources

Further information

Crohn's and Colitis UK：www. crohnsandcolitis. org. uk.

Patient. co. uk：www. patient. co. uk.

（Both last accessed October 2014.）

肛裂

定义和术语

肛裂是发生在肛管鳞状上皮的纵向溃疡，位于齿状线的远端。

同义名
• 肛门裂

概述

原发性肛裂是特发性的，通常累及后中线。继发性肛裂通常发生在肛管侧面，与克罗恩病等基础疾病有关。

流行病学

发病率与患病率

肛裂无确切的发病率，可能未得到充分的报道。因为很多患者在没有干预的情况下肛裂得到自愈而未就医。据推测，其终生发病率为 11%[1]。

年龄

肛裂在年轻人中很常见，但也可发生于老年人[2]。

性别

男性和女性的患病率相同。

相关疾病

不典型裂隙（大的、不规则的、多发和非中线的）与潜在疾病如克罗恩病、HIV 感染、梅毒、结核病和恶性肿瘤有关。

病理生理学

发病诱因

病因学尚不清楚。排硬质大便时造成的创伤被认为是始动因素，这种创伤可以产生压力或导致局部坏死。妊娠相关肛裂被认为是由于分娩过程中的剪切力造成的。

病理学

特发性肛裂的组织学表现为非特异性溃疡。在继发性肛裂中可见肛门癌或克罗恩病的病理表现。

临床特征

病史

排便时的疼痛常被描述为撕裂样。粪便表面可有血迹。其他症状包括黏液和便秘。肛裂导致的局部病变导致患者生活质量下降[3]。

临床表现

撕裂通常可见于肛管远端[2]。急性肛裂通常是浅表的，黏膜边缘清晰可见，底部有肉芽组织。慢性肛裂可见边缘纤维化、肛裂外侧见皮赘，内见肛门内括约肌横向纤维。

裂隙通常是单一的，80%～90%的情况下发生在后中线[2]。前中线肛裂常见于女性。65 岁以上患者出现的肛裂通常是继发性的，需要进行检查以排除潜在疾病。

临床变异

虽然不是真正的肛裂，但在水肿痔核下方的沟槽或肛周皮肤病的任何区域（如臀沟）都可能发生局部糜烂和裂隙。这些裂隙继发于炎症性皮肤病，如银屑病或慢性单纯性苔藓，或创伤，有时被称为肛门皲裂。皮肤炎症区域即使出现一个小裂隙，也会使瘙痒持续，并易于感染。

鉴别诊断

应考虑性传播疾病，包括一期梅毒、克罗恩病、结核和 HIV 病毒感染，通过辅助检查予以排除。创伤也是原因之一。白塞病偶有表现为多处浅表溃疡和肛周皮肤裂隙，需予以鉴别。

并发症和合并症

便秘经常发生，肛裂愈合后可能会出现肛周赘生物，鳞状细胞癌是一种罕见的慢性肛裂并发症。

病程与预后

超过 50%的急性肛裂通过非手术治疗可自行愈合[2]。仅 10%的慢性肛裂会自行愈合，大部分均需要手术或药物干预才能治愈。

检查

如果病因不明，必须进行直肠镜检查和组织学检查。

治疗

肛裂治疗应在肛肠专科进行。非手术治疗包括高纤维饮食，热水坐浴（一种用于清洁会阴和肛周皮肤的浅浴）有助于症状缓解[4]。慢性肛裂的治疗目的是治疗肛门疼痛、痉挛和缺血三联征，药物治疗应该在手术干预前进行。

一线治疗

可考虑局部外用硝酸盐（如 0.4%的三硝酸甘油软膏），外用钙通道阻滞剂（如 2%地尔硫䓬凝胶）可用于局部外用硝酸盐无反应的患者。

二线治疗

手术是对一线治疗措施效果欠佳的慢性肛裂患者的主要治疗手段。外侧内括约肌切开术的治愈率高达 98%，但发生肛门失禁的风险高达 30%[2]。

外科手术后发生肛门失禁的风险相对较高，因此人们寻求药物治疗以降低肛门压力。术前可尝试的方案包括口服钙通道阻滞剂（如硝苯地平）和在肛门内括约肌注射肉毒杆菌神经毒素 A。

三线治疗

选择裂隙切除术和肛门内推进皮瓣的手术方式[2]。

痔疮

定义和术语

痔疮是肛门静脉系统的扩张。

同义名

- 痔(拉丁文 pila,球)
- 肛门静脉曲张

概述

内痔通常由肛管中的三个肛门垫发展而来(图 113.39)。解剖学上,内痔是黏膜和黏膜下层的褶皱,包含曲张的直肠上静脉分支和直肠上动脉的末端分支(图 113.40)。内痔靠近齿状线,由内脏神经支配,无疼痛的神经纤维。外痔是直肠下静脉支流的静脉曲张,位于肛管远端三分之一齿状线以下(图 113.40),被覆鳞状上皮,由躯体疼痛神经纤维支配。外痔常与内痔合并出现。

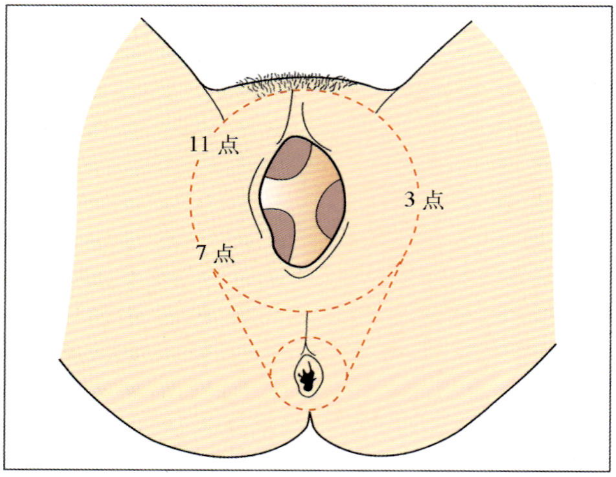

图 113.39 患者取截石位,典型的内痔发生部位是在肛管的 3 点、7 点和 11 点。肛门柱血管在肛管的左外侧、右后方和右前象限最大,在此处皮下组织扩张形成三个肛门垫。肛门垫有助于封闭肛管,以保持对粪便和胃肠胀气的克制,且在内痔的发病机制中也很重要(改编自 Snell, 2012[4]。版权所有: Lippincott Williams & Wilkins/Wolters Kluwer)

流行病学

发病率与患病率

有症状的痔疮患者高达 36%[1]。

年龄

患病率随年龄增长而增加。

性别

在男性和女性中均很常见。

病理生理学

发病诱因

增加腹内压的因素,包括怀孕、肥胖和便秘引起

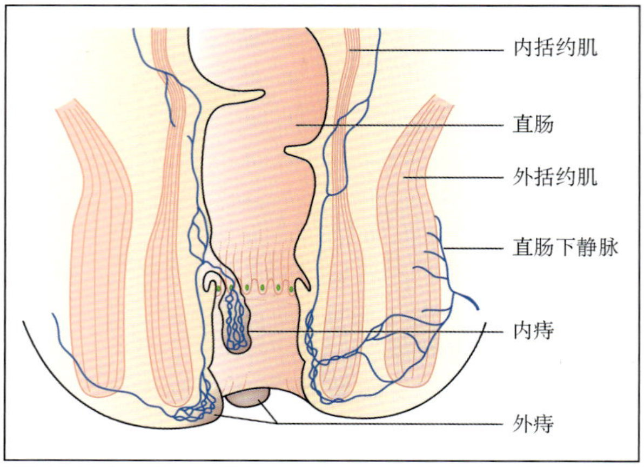

图 113.40 内痔和外痔的起源(改编自 Snell, 2012[4]。版权所有: Lippincott Williams & Wilkins/Wolters Kluwer)

的排便用力,都是痔疮发病的原因。其他发病诱因包括肝硬化引起的门脉高压和恶性肿瘤引起的直肠上静脉压迫。痔疮通常是家族性的,可能有腿部静脉曲张的家族史。肛管肌肉的支撑力随着年龄增长而丧失,这可以解释患病率随着年龄的增长而增加[2]。

临床特征

病史

痔疮的症状是出血、黏液、肛门瘙痒和脱垂。一般情况下,不严重的内痔会引起无痛出血。如果形成血栓、溃疡或感染可引起疼痛。外痔更容易引起疼痛。痔疮出血表现为粪便、厕纸上或滴入马桶的鲜红色血液。痔疮的症状与其大小无关。

表现

检查肛周皮肤时可见脱垂的内痔,其上覆有柱状黏膜表面(图 113.41)。外部血栓性痔疮可通过其覆盖的鳞状上皮来区别。肛门周围皮炎可能继发于粪便泄漏引起的皮肤刺激,或继发于过度清洗或药物引起的接触性皮炎(刺激性或过敏性)。检查应包括直肠指检,以排除肿块的存在,并进行直肠镜检查,以评估是否有其他肛门-直肠病变。

临床变异

肛周皮赘可由血栓性外痔形成,且很常见(图 113.42)。与外痔不同的是,当患者紧张或压力减轻时,肛周皮赘不会充血。肛周皮赘通常无症状,但较大或多发病灶可影响肛周卫生,易患肛周皮炎。

肛周血肿(肛周血栓形成)是由于咳嗽或用力导致的直肠下静脉支流破裂,表现为累及肛周皮肤的血肿(错误地被称为血栓性痔)。病史为突然发作的疼痛和肿胀。在肛门边缘区域可以看到一个蓝黑色结

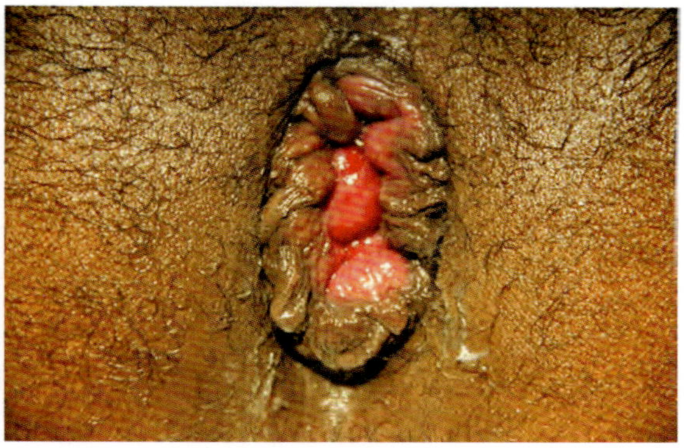

图 113.41 伴有肛周皮赘的二级脱垂内痔。(由英国克罗伊登大学医院 M. Abulafi 先生提供)

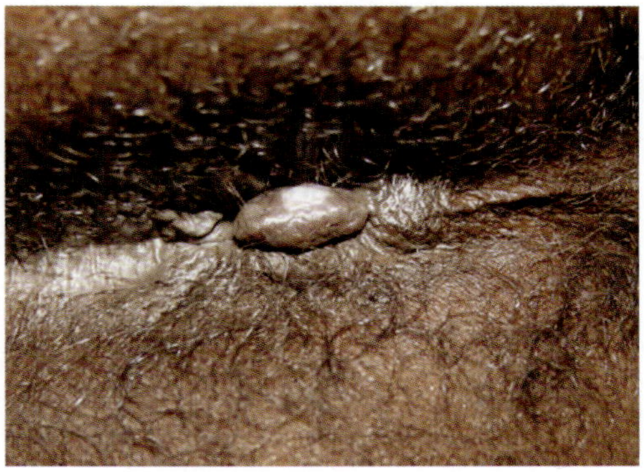

图 113.42 肛周皮赘

节。如果其上覆的皮肤穿孔,血块被挤压出来,可缓解疼痛。当血肿溶解,肛周形成皮赘。许多肛周血肿与痔疮有关。

鉴别诊断

鉴别诊断包括肛门直肠恶性肿瘤、克罗恩病、肛周的转移和卡波西肉瘤。

严重程度的分级

见表 113.2。

表 113.2 痔疮严重程度分级

严重程度	定义
一级	包含在肛管内
二级	用力和排便时脱垂,但自发复位
三级	用力时脱垂,留在肛门外,需要手动复位
四级	脱垂并嵌顿

并发症和合并症

痔疮的并发症包括疼痛、血栓形成、绞窄、溃疡、纤维化、感染、脓肿和脱出痔的嵌顿。

治疗

有症状的痔疮应在肛肠科进行治疗。Ⅰ和Ⅱ级病变(表 113.2)通常可非手术治疗,不需手术干预。治疗的目的包括寻找便秘或腹泻等发病诱因。局部外用含有润滑剂和温和类固醇的制剂,可以减轻肛周症状。应增加膳食纤维,并摄入足够的水分。

Ⅲ级痔疮通常需要手术治疗。一线方案包括硬化剂注射疗法、橡皮筋结扎、红外凝固和冷冻治疗。这些技术导致组织破坏,随后纤维化愈合,从而治疗痔疮。

Ⅳ级痔疮需要紧急手术干预。手术方式包括痔切除术、吻合器痔固定术和多普勒引导下经肛门痔血运断流术[3]。

Resources

Further information

www. pilesadvice. co. uk (last accessed October 2014).

创伤和人为现象

定义

创伤包括意外伤害、自发性伤害、医源性伤害,以及性虐待。

概述

肛门、肛周和会阴外伤并不少见。外伤可导致肛门狭窄。

临床特征

临床变异

骶骨区压疮(同义词“褥疮”)很常见。已报道的医院人群患病率 4.7%～32%,养老院中患病率为 22%[1]。在老年患者或卧床患者中,骶骨或坐骨区域持续出现不可褪色的红斑是即将发生溃疡的征兆。也可出现水肿、硬化或疼痛。如果能及时发现,可预防溃疡的进展[2]。

儿童性虐待后肛周和肛门外伤的临床表现包括肛门不闭合和肛裂[3]。肛周皮肤病可被误认为性虐待,包括硬化性苔藓和肛周链球菌感染。有明确的皮肤病也不能排除性虐待。

在英国,超过 85%的产妇在阴道分娩期间会遭受产科会阴创伤,69%的产妇需要缝合[4]。损伤可能自发发生,也可能是医源性的(图 113.43)。患病率取决于助产技术。运用肛门内超声扫描的前瞻性研究发现隐匿性肛门括约肌损伤是常见的[4]。产科创伤分类见表 113.3[5]。

表 113.3 产科会阴外伤分类[5]

创伤程度	定义
一级	仅阴道黏膜或会阴皮肤撕裂伤
二级	累及会阴肌但不累及肛门括约肌
三级	肛门括约肌断裂
	3a:<50%肛门外括约肌撕裂
	3b:>50%肛门外括约肌撕裂
	3c:肛门内括约肌也撕裂
四级	三级撕裂伴肛门上皮破裂

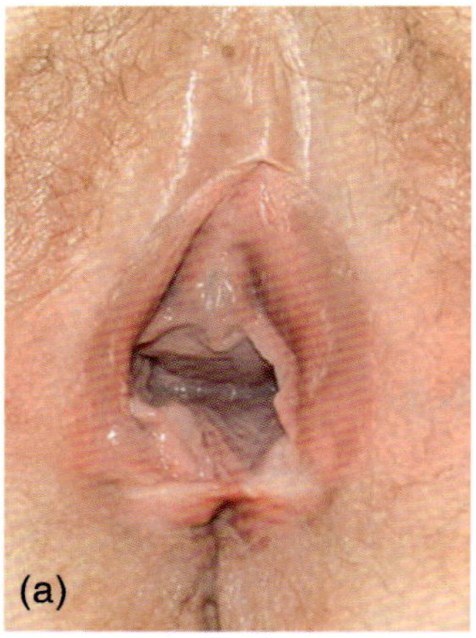
(a)

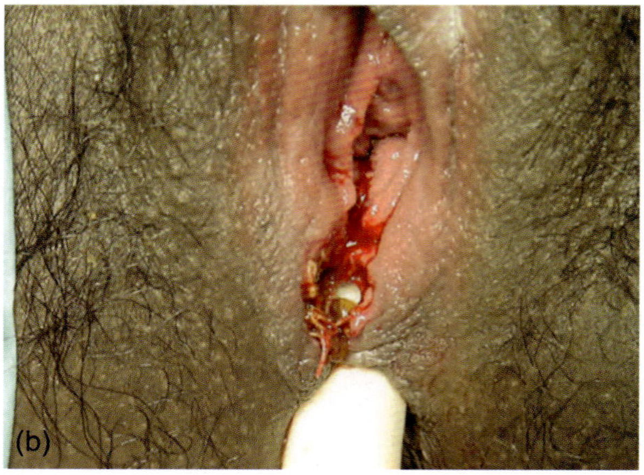
(b)

图 113.43 产科会阴外伤

(a)三度撕裂后泄殖腔样缺陷。会阴体缺失,肛门和阴道之间只有很少的组织分隔。(b)四度撕裂修复后伤口破裂,导致直肠阴道瘘。可以看到会阴撕裂闭合处的缝线(由英国克罗伊登大学医院妇产科 A. Sultan 先生提供)。

会阴和肛周疼痛

功能性肛门-直肠疼痛发生在没有任何潜在的可识别器质性疾病的情况下。会阴功能障碍引起的疼痛包括痉挛性肛门疼痛、肛提肌综合征和特发性尾骨痛[1]。

痉挛性肛门疼痛的特点是严重的、自限性的、短暂的、发作性肛门-直肠疼痛。发作往往不频繁,平均每个月 1 次[2]。突然发生抽筋样疼痛并持续数秒至 20 分钟。患者通常无法确定任何诱因。其患病率为 4%~18%,女性较常见[3]。发病机制尚不清楚,但可能是肛门内括约肌痉挛或阴部神经受压所致。

慢性肛门痛(慢性特发性肛门疼痛)定义:无器质性原因下持续 20 分钟以上的慢性且反复发作的肛门-直肠疼痛。肛提肌综合征引起会阴区域反复或持续的疼痛、压力或不适,更常见于女性[4],是由于肛提肌痉挛引起。直肠指诊可区分肛提肌综合征和未明确的功能性肛门-直肠疼痛。肛提肌综合征患者触诊耻骨直肠肌时出现压痛,而无明确原因的功能性肛门-直肠疼痛患者不出现压痛。

尾骨痛是指尾骨及其周围的疼痛。它通常是由久坐后从座位上站起来而引起。特发性尾骨痛更常见于女性,与肥胖有关。尾骨痛的继发性原因包括创伤、关节炎或罕见肿瘤,如脊索瘤、硬膜内神经鞘瘤、周围神经囊肿或骨内脂肪瘤[5]。

会阴下降综合征在女性中较为常见,与多胎妊娠有关。临床表现包括难以定位的会阴深部不适、大便失禁、便秘、直肠脱垂和会阴下降[6]。

慢性疼痛综合征的发病诱因包括坐姿、排便和心理压力。通常不需要治疗,因为痉挛性肛门疼痛的症状是短暂的。慢性疼痛的治疗选择包括镇痛、生物反馈、坐浴、三环类抗抑郁药、肉毒杆菌毒素注射和骶神经刺激。对于难治性尾骨痛提倡行尾骨切除术[7]。

(译者:陈晶晶 **一审:**马慧敏 **二审:**刘玮 **三审:**崔勇 李可可 **润色:**陈秀峰)

参考文献

所有文献请查阅网址:www. rooksdermatology. com.
以下列出的是重要参考文献。

Introduction

[1] Standring S, ed. in chief. *Grays Anatomy. The Anatomical Basis of Clinical Practice*, 40th edn. London: Churchill Livingston, Elsevier, 2008.

Perianal itching

Pruritus ani

[2] Markell KW, Billingham R. Pruritus ani: etiology and management. *Surg Clin North Am* 2010;90(1):125-35.

Other diseases and infections

Sexually transmitted diseases

[1] Singhrao T, Higham E, French P. Lymphogranuloma venereum presenting as perianal ulceration: an emerging clinical presentation? *Sex Transm Infect* 2011;87:123-4.

Human immunodeficiency virus infection

[1] Barrett W, Callahan T, Orkin B. Perianal manifestations of human immunodeficiency virus infection: experience with 260 patients. *Dis Colon Rectum* 1998;41:606-11.

[3] Yuhan R, Orsay C, Del Pino A, *et al*. Anorectal disease in HIV-infected patients. *Dis Colon Rectum* 1998;41:1367-70.

Human papillomavirus infection

[2] Giuliana A, Nyitray A, Kreimer A, *et al*. EUROGIN 2014 roadmap: differences in human papillomavirus infection, natural history, transmission and human papillomavirus-related cancer incidence by gender and anatomic site of infection. *Int J Cancer* 2014, doi: 10.1002/ijc.29082.

[4] Stanley M. Epithelial cell responses to infection with human papillomavirus. *Clin Microbiol Rev* 2012;25:215-22.

[11] Yang J, Pu YG, Zeng ZM, Yu ZJ, Huang N, Deng QW. Interferon for the treatment of genital warts: a systematic review. *BMC Infect Dis* 2009;9:156.

Anal intraepithelial neoplasia

[2] Stanley M, Winder D, Sterling J, *et al*. HPV infection, anal-intraepithelail neoplasia (AIN) and anal cancer: current issues. *BMC Cancer* 2012;12:398.

[5] Wieland U, Kreuter A. One step towards standardized management of anal dysplasia. *Lancet Oncol* 2013;14:273-4.

[8] Palefsky J, Giuliano A, Goldstone S, *et al*. HPV vaccine against anal HPV infection and anal intraepithelial neoplasia. *N Eng J Med* 2011;365:1576-85.

Anal and perianal malignancy

[6] Sunesen K, Norgaard M, Thorlacius-Ussing O *et al*. Immunosuppressive disorders and risk of anal squamous cell carcinoma: a nationwide cohort study in Denmark, 1978-2005. *Int J Cancer* 2009;127:675-84.

[8] Hillman R, Garland S, Gunathilake M, *et al*. Human papillomavirus (HPV) genotypes in an Australian sample of anal cancers. *Int J Cancer* 2014;135:996-1001.

[9] Newlin H, Zlotecki R, Morris C, *et al*. Squamous cell carcinoma of the anal margin. *J Surg Oncol* 2004;86:55-62.

Hidradentitis suppurativa

[4] Schrader A, Deckers I, Van der Zee H, *et al*. Hidradenitis suppurativa: a retrospective study of 846 Dutch patients to identify factors associated with disease severity. *J Am Acad Dermatol* 2014;71:460-7.

第 114 章

造口和瘘管的皮肤并发症

114

Calum Lyon

York Hospital NHS Trust, York; and Salford Royal Hospital NHS Trust, Salford, UK

概述

腹部造口(造口术)即经外科手术将胃肠道或泌尿管道引出至体表创建一个开口,以排出该系统的流出物。这通常需要于皮肤上固定收集装置,而收集装置多为粘合材料。在英国每年大约有 21 000 人行腹部造口术,其中很大比例患者拟行暂时或姑息性治疗方案,而非长期的根治性治疗方案。目前没有确切数据,尽管有所差异,但任何时候都有超过 10 万人装有腹部造口。皮肤问题是造口术后最常见的长期并发症,从几项研究数据表明,1/3 至 2/3 的腹部造口患者遇到皮肤问题,有时候会影响器具的正常使用[1]。理论上,多种皮肤病都可发生于造口周围皮肤,但实际上由于造口周围皮肤被遮挡,长期接触器具、药物或清洁剂,流出的尿液或粪便至皮肤上,以及腹部本身潜在的疾病,多数为可预测的一个或某几个疾病。常见的皮肤并发症有刺激性反应(包括外伤引起的皮肤病),过敏反应,感染,常见的全身炎症性皮肤病(如类天疱疮)和与手术相关的疾病(尤其是克罗恩病)。[2]

造口和器具的类型

大多数造口患者使用现代造口器具,这些器具由一个聚乙烯或乙烯袋连接到牢固的热塑性支架上,该支架本身固定接触在腹部皮肤的粘合剂系统上(图 114.1)[3]。装有短或隐藏的造口患者可使用带有凸面皮肤屏障的器具来有效延长造口出口。本章所涵盖的造口类型和使用的器具在表 114.1 中描述。

表 114.1 造口和器具的类别[a]

造口类别	位置	适应证	使用的设备类型	特定的相关皮肤问题
回肠造口术	理想出水管长度通常至少 2cm,置于右髂窝内,使液体内容物排出,其长度与残留的回肠功能成反比	炎症性肠病(IBD)可采用永久性或临时性末端回肠造口术。环状回肠造口术(双管)旨在保护远端肠道,等待再吻合或结肠袋成形术。其他适应证包括肠癌和缺血性肠病	单件式,偶尔两件式可排水袋,每 2~3 天更换	刺激性反应,尤其见于排出量大的造口。短或不完全放置的造口,例如腹部褶皱和环状回肠造口特别容易渗漏到皮肤上。发生的疾病与潜在肠道病理相关

（续 表）

造口类别	位置	适应证	使用的设备类型	特定的相关皮肤问题
结肠造口术	最小的喷口通常置于左髂窝内	大肠癌和IBD，包括远端肠道或会阴的暂时性造口	单件式封闭式器具，根据流出量每天更换或更频繁	除非粪便不成形，刺激性反应相对不常见。出血性增生性肉芽肿
尿道造口术（回肠导管）	带有造口的一段回肠，类似回肠造口术，一侧或通常双侧输尿管均经由其排出，可置于左侧或右侧	膀胱癌，尿失禁和因放疗或手术损伤引起的医源性泌尿道损伤	单件或两件式可排水器具，每2～3天更换一次	刺激性反应，尤其是短的或位置不好的造口
腹部造口	腹部脏器开口直达皮肤	通常由腹部手术损伤裂口引起，尤其是IBD，瘘管憩室或恶性肿瘤	可以使用各种器具和敷料	刺激性反应
其他	胃造口术置于左上腹，肾造口术置于两侧腹部均可	胃造口术通常用于营养支持、肾造口术多为暂时性的，用于将尿液从继发于癌症的远端梗阻中分流出来	可排水器具用于肾脏造口术	肾脏造口术偶有刺激性反应，胃肠切除术可形成明显增生的肉芽组织，伴出血和疼痛

[a] 器具通常通过水胶体材料黏附着在皮肤上。这些水胶体材料通常由提供"干粘性"粘合在皮肤上的聚异丁烯(PIB)，以及羧甲基纤维素和果胶的混合物组成，用于保持皮肤的pH并吸收水分，从而保持皮肤的干燥黏附。聚合物的粘合性在加热之前不是最佳的，因此大多数阻隔剂在表面上加入了直接的粘合性增黏剂，传统上用松香(松香季戊四醇酯)，但现在使用越来越多的是非致敏性合成烃材料。可使用一系列附件，包括皮带，附加胶带，清洁剂，粘合去除剂，除臭剂和阻隔制剂，包括丙烯酸粘合剂材料。

评估患者

经验丰富的造口护理专家参与是非常有益的，尤其是他们可能非常了解患者。造口护士就如何管理他们的造口向患者提供建议，包括对矫治器修改和使用辅助粘合剂、填充膏等的建议。通过这种方式，无需进一步的皮肤科会诊即可解决许多刺激性反应。表114.2中列出了评估造口患者时需要考虑的具体要点——除了一般皮肤科会诊。

造口常规治疗

炎症性皮肤病通常可以跟其他身体部位一样通过局部治疗来控制。然而，需谨慎选择这些局部疗法，特别是使用的有关载体，以尽量减少干扰器具黏附的油腻感(见表114.4)。对于更严重的炎症性皮肤病，如银屑病或类天疱疮，应尽早进行全身治疗，因为此类疾病本身会减少粘连，由此产生的渗漏可能会使皮肤病恶化。过敏性接触性皮炎和刺激性皮肤反应章节中讨论了避免刺激物或过敏原的问题。

表114.2 皮肤病评估：造口周围皮肤特有的相关因素

相关因素	问题	对策
患者技术	器具的尺寸或形状可能不再适合。患者可能不适当的粗暴地清洁皮肤或用错辅助填充物、药物等	积极的造口护理至关重要
患者焦虑或者接受造口	经常担心泄漏或噪声导致患者频繁更换器具，系过紧的皮带或使用太多额外的胶带	积极的造口护理至关重要
造口本身	造口可能是短的，处于错误位置或收缩导致其缩短和泄漏。造口旁疝是常见的导致袋子失效的原因	积极地造口护理可能有助于手术
肠内容物	液体流动更易导致泄漏	可予磷酸可待因或洛哌丁胺
感染	闭塞环境下局部皮肤感染症状可能不典型，并且皮肤破损可能被二次感染	频繁擦拭皮疹并考虑念珠菌感染

（续　表）

相关因素	问题	对策
潜在的肠道疾病	克罗恩病和转移性克罗恩病的肠外表现.抗肿瘤治疗的并发症	尽早活检 获取造口护士帮助
其他皮肤病	闭塞环境下表现可能不典型，例如局限性类天疱疮中的大疱可能不明显	尽早活检

变应性接触性皮炎

概述和流行病学

变应性接触性皮炎（ACD）很少累及造口周围皮肤[1]，在皮肤病门诊和造口护理门诊的 1000 名患者中患病率不足 1%。尽管如此，许多患者和造口护士对此皮炎无法解释，在考虑其他病因之前，仍首先怀疑为对造口器具的过敏。在一定程度上，可用近 30 年发表的个案报道解释，其中述及的敏感性成分，例如环氧树脂系统，已不再用于造口器具。Martin 等总结了这些报道[2]，得出了更有说服力的结论，ACD 通常是指皮肤对清洁剂中的生物杀菌剂、除臭剂中的香料或用于填补造口周围不规则皮肤缺损的药膏中的树脂（Gantrez® PMV/MA 共聚合物）发生的变态反应。

病理生理学

有关变应性接触性皮炎的致病信息，请参见第 128 章。

临床表现

在闭塞的造口周围环境中，ACD 和刺激性皮炎的症状和临床表现相似，单从临床表现难以鉴别。患者多有瘙痒感、时有灼热感、与材料粘合处的皮肤可出现湿疹样皮疹，皮疹可扩散。

实验室检查

可按标准系列、特定造口系列（表 114.3）、器具样品以及使用的任何配件产品进行斑贴试验（见第 128 章），这种测试对患者而言很有益处。这涉及应用的造口袋和附件，如附加的水胶体洗涤剂或者贴于腹部非造口侧的皮肤贴。测试持续 5～7d，测试的器具如果同时应用于造口时，要同样进行更换。如果阳性（图 114.1），该测试可以确认器具的哪个部分或哪个附件产品可能引起皮肤反应，虽然这不一定是过敏反应。

治疗

确认过敏反应后，应该避免接触致敏产品以治疗 ACD，通常没必要采取近一步的治疗措施。外用糖皮质类固醇可用于缓解症状及快速缓解皮炎。

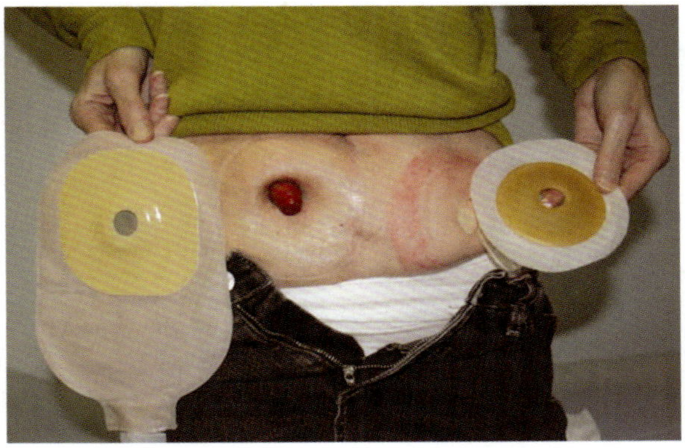

图 114.1　膀胱癌尿道造口术患者，在 5d 的皮肤试验中对两件式器具的胶带边缘出现过敏反应（如图右侧）。对水胶体中心部分或左侧的全水胶体单件装置无反应。左边的产品是一个典型的可排水尿道造口袋，在设备底部有一个尼龙水龙头。有不同排水系统的类似造口袋可用于回肠造口患者以及一些升结肠的结肠造口术患者

表 114.3　推荐的造口斑贴试验系列

序号	试剂
1	肉桂醇
2	肉桂醛
3	丁子香酚
4	α-戊基肉桂醛
5	羟基柠檬草
6	香叶醇
7	异丁子香酚
8	橡苔
9	脱水山梨糖醇倍半萜烯
10	甲基丙烯酸甲酯
11	甲基丙烯酸正丁酯
12	2-羟丙基甲基丙烯酸酯
13	甲基丙烯酸 2-羟乙酯
14	乙二醇二甲基丙烯酸酯

（续 表）

序号	试剂
15	三乙二醇二甲基丙烯酸酯
16	1,4-丁二醇二甲基丙烯酸酯
17	氨基甲酸二甲酯
18	BIS-MA(双酚 A 二)
19	BIS-GMA(双酚 A 甘油二甲基丙烯酸酯)
20	1,6-己二醇二丙烯酸酯
21	甲基丙烯酸四氢糠酯
22	四乙二醇二甲基丙烯酸酯
23	N,N-二甲基氨基甲基丙烯酸甲酯
24	氰基丙烯酸乙酯
25	Diazolidinyl 尿素
26	20%丙二醇水溶液
27	0.5%洗必泰葡萄糖酸盐水溶液
28	凡士林中 0.1%的 2-乙基己基丙烯酸酯
29	10%异丙基水溶液
30	0.1%西曲溴铵水溶液
31	1%聚乙烯吡咯烷酮水溶液
32	Gantrez ES225/gantrez ES425
33	Cavilon 泡沫涂抹器
34	10%Karaya 水溶液
35	过氧化苯甲酰
36	1%1H-苯并三唑于石油中
37	10%D-柠檬烯于石油中
38	1%没食子酸丙酯于石油中

感染

概述和流行病学

造口周围皮肤湿润及封闭的环境适宜微生物生长。尽管如此，显著的感染并不常见，在因皮肤问题寻求帮助的患者中约占 7%[1]。最常见的感染是念珠菌过度增殖(图 114.2)和毛囊炎(葡萄球菌)，通常因剃毛或造口袋粘合剂撕脱毛发引起。可继发细菌感染，尤其是蜂窝织炎(图 114.3)，偶尔出现溃疡。协同性坏疽(图 114.4)和其他严重感染很少见，体癣同样罕见。

病理生理学

有关特定细菌的致病信息，请参阅第 26 章，念珠菌性皮肤感染参阅第 32 章。

临床表现

细菌感染可以表现为典型的毛囊炎或潮湿的、表面糜烂的红斑状皮炎。后者表现为非特异性银屑病样或湿疹样皮损，并且可与多种病原体一起出现[1]。因此，应该在所有不明原因的皮损中采集拭子。细菌性蜂窝织炎可表现典型，并且可能使原有的皮肤病复杂化(图 114.3)。协同性坏疽发生在手术后数周，通常发生在手术伤口破裂后(黏膜皮肤分离)[2]。

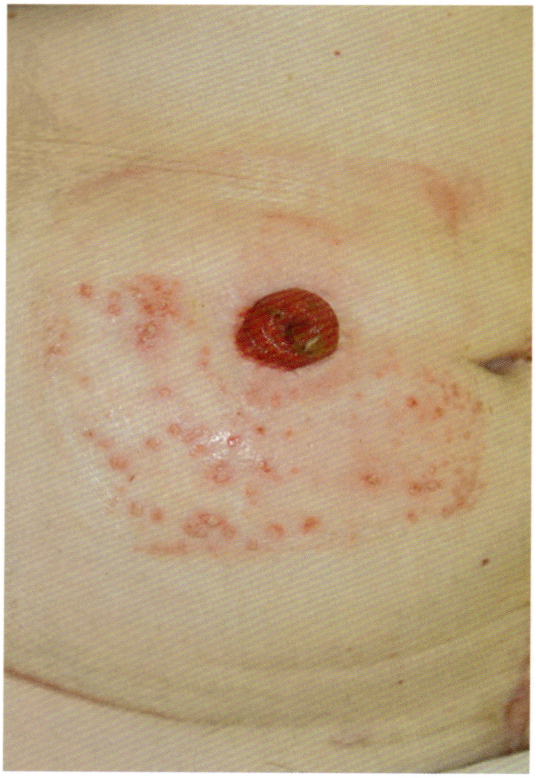

图 114.2 念珠菌感染表现为瘙痒性、非毛囊性脓疱疹，一名有免疫抑制的女性克罗恩病回肠造口术患者

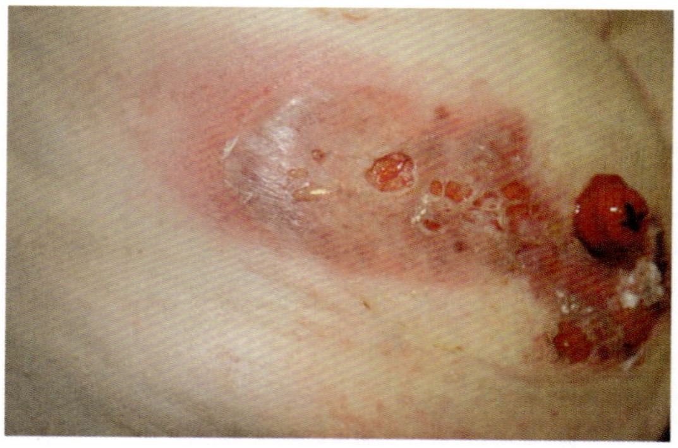

图 114.3 一位 65 岁女性炎症性肠病患者，链球菌蜂窝织炎并发愈合性坏疽性脓皮病

实验室检查

所有皮损均应采集拭子，并进行细菌学检查，刮

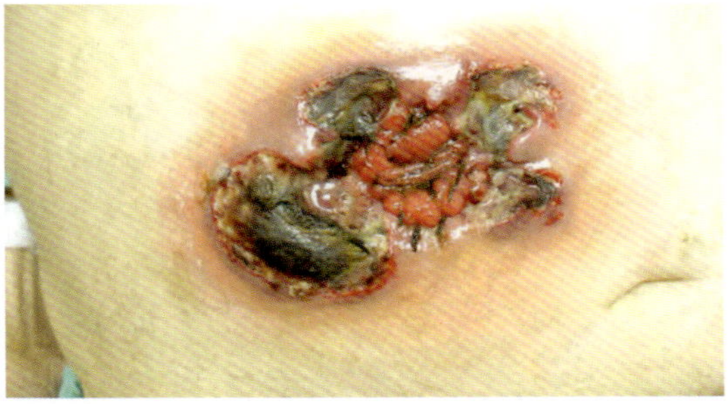

图 114.4 协同性坏疽影响近期形成的回肠造口，除系统应用抗生素外，患者还需进行手术清创

取适宜部位皮屑进行真菌学检查。

治疗

应参考微生物结果选择抗生素。首选系统治疗，因局部外用乳膏会影响器具的粘合。剃除腹部毛发建议每周不超过一次。如果强力粘合可导致毛发拔落，则脱胶喷雾会很有帮助。

造口周围其他皮肤病

概述及流行病学

理论上几乎任何皮肤病都可能发生在造口周围皮肤，皮肤科医师可根据局部和造口外的特征诊断这些疾病。实际上，一些皮肤病需特别注意，它们比预期更常见，或者临床表现不典型。虽然根据作者的经验，同形(Koebner)现象可能倾向于发生在那些造口周围潜在的创伤性皮肤的某些疾病，但除了银屑病其余非常罕见。

银屑病在炎症性肠病(IBD)的发病率是普通人群的 2 倍多[1]，由于存在 Koebner 现象，是造口周围最常见的全身性皮肤病[2]。在造口周围可表现为反向性银屑病(图 114.5)，其他部位的银屑病特征可能有限和轻微，因此不易当即诊断。

有报道硬化性苔藓可累及造口周围皮肤[3,4]，它可急性发生，表现为与活动性外阴硬化性苔藓类似的特征(图 114.6)。硬化性萎缩性苔藓极易累及尿道造口，并且可以在不累及生殖器的情况下出现[4,5]。

众所周知，抗心绞痛的硝酸盐类药物尼可地尔可导致口腔阿弗他溃疡[6]、肛周溃疡[7]、造口周围溃疡(图 114.7)[8]以及肠穿孔[9]或瘘管形成，尤其见于憩室病患者[10,11]。在转诊至造口护理专科或皮肤门诊的患者中占比高达 2%[10]。在美国，这种药很少使用，目前尚未获得美国食品和药物管理局的批准。

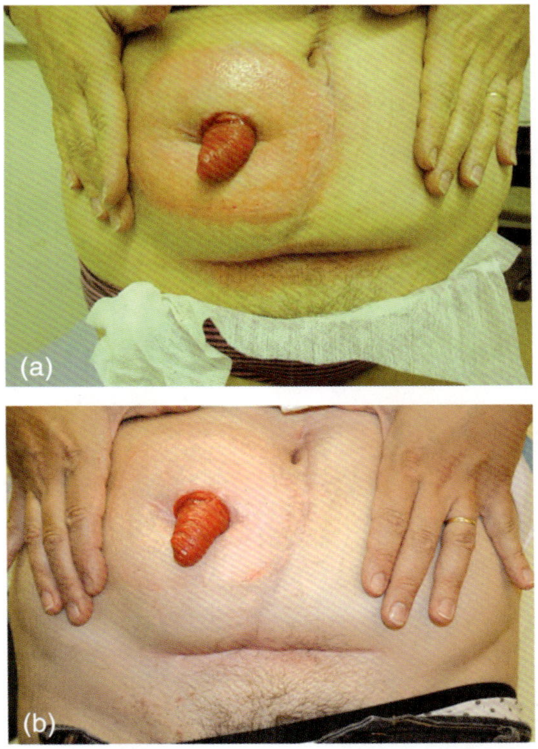

图 114.5 (a)一位患有克罗恩病并行回肠造口术的女性患者发生银屑病；组织学检查确诊。有头皮银屑病病史，腹部及臀沟有反向性银屑病。(b)在器具更换时，每周使用丙酸氯倍他索泡沫 2～3 次，反向性银屑病 1 个月内消退

局限性大疱性类天疱疮偶可累及造口周围皮肤(图 114.8)。当被器具粘合剂粘除了疱顶而无典型水疱时，诊断可能比较困难[12]。

其他先天性或获得性大疱性或角化过度性疾病在腹部造口周围非常罕见。

病理生理学

请参阅具体的疾病章节。

临床表现

典型的银屑病发生于器具覆盖区域之外，如果其他部位的银屑病特征很少或很细微可能导致诊断困难。器具之下的皮损可有反向性银屑病的特点。

硬化性苔藓可能表现为无症状、羊皮纸样、典型的外生殖器硬化性萎缩性斑疹，但通常更多表现为与溃疡相关的疼痛性紫癜斑疹。

尼可地尔导致的溃疡有时疼痛，但很少发炎并且往往看起来不明显。溃疡的出现很可能与剂量(≥40mg/d)过高有关。鉴别诊断包括浅表性、创伤性溃疡例如与造口旁疝相关的溃疡。

第10部分

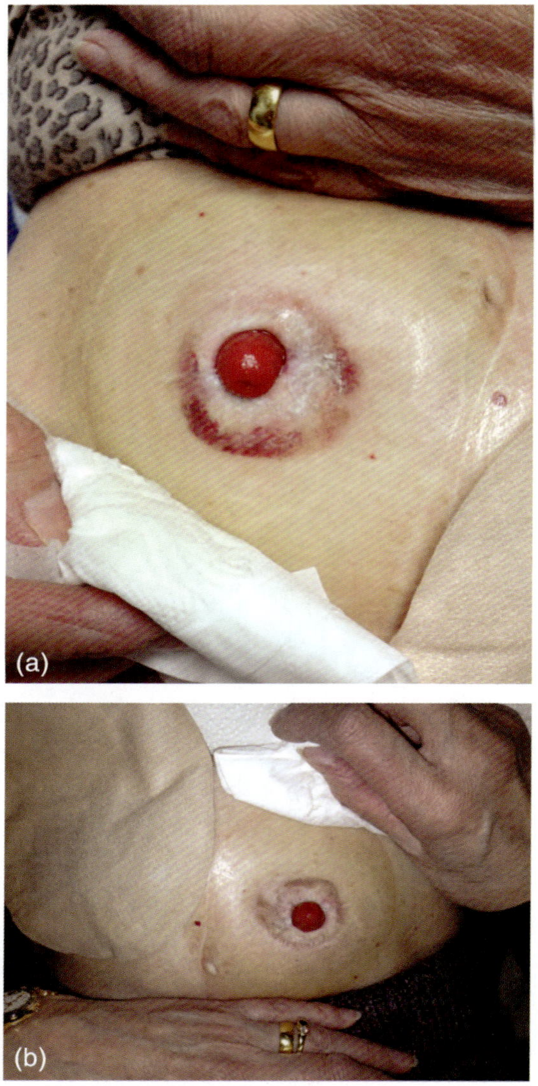

图 114.6 (a)一位泌尿造口女性患者发生硬化性萎缩性苔藓，在膀胱癌造口术前数年，患者有生殖器硬化性萎缩性苔藓病史；(b)给予曲安奈德 20mg 皮损内注射，1 个月内迅速消退

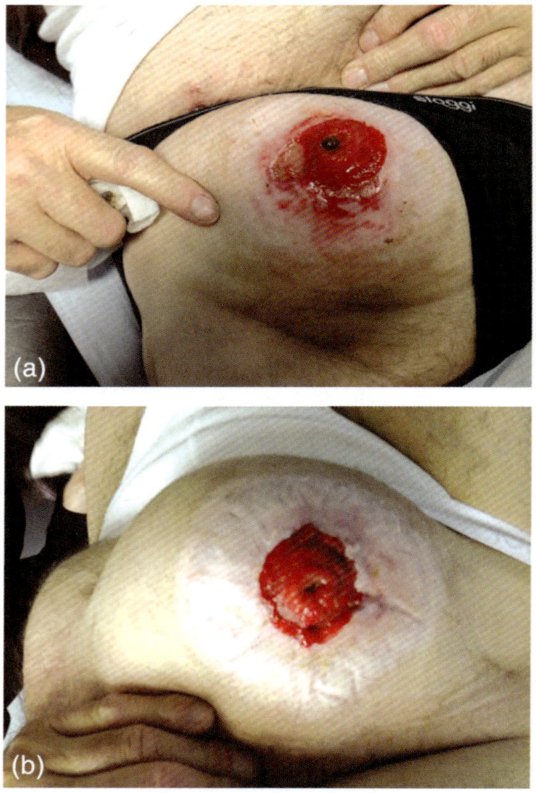

图 114.7 (a)溃疡性结肠炎的回肠造口术患者发生尼可地尔溃疡；(b)停药 6 周内完全愈合

造口部位局限性类天疱疮，多表现为裸露区域疼痛及频繁瘙痒。

实验室检查

对于所有这些情况，如果对诊断有任何疑问，则可做皮肤活检。但是，尼可地尔所致溃疡的组织病理学改变是非特异性的，通常伴有轻中度慢性炎症。因此，诊断在很大程度上是根据临床表现及停药后得到改善的程度来证实的。

治疗

局部治疗的原则详见下文表 114.4。银屑病通常单纯局部治疗有效。如果患者没有主要或完全使用水胶体敷贴，那么就应该改为应用水胶体敷贴，因为银屑病用水胶体敷贴可以清除，但不能用薄的纤维敷料[2,13]。可以使用 UV 光疗法；需在造口上方放置填塞纱布的硬纸筒（卫生纸卷筒或类似物），以防止紫外线暴露和泄漏。因银屑病可减低造口袋粘着性，而且紫外线泄漏引起的刺激会加剧皮肤病，故可能需要早期进行全身治疗。临床医师应该注意某些药物的肾毒性影响，尤其是环孢素的肾毒性作用，即使是中度输出的回肠造口，也可因血流动力学变化而增强。

硬化性苔藓，特别是溃疡，常需向病灶内注射皮质类固醇以控制症状（例如曲安奈德 20mg）。

造口周围的尼可地尔溃疡停药后即可发生反应，通常可以立即停药，硝酸盐效应被增加剂量的替代物如单硝酸异山梨酯所取代。

大疱性类天疱疮常规治疗有效果，虽然局部治疗可能已经足够，但在早期可能需要全身治疗。

与潜在肠道疾病相关的皮肤病

概述和流行病学

在造口周围继发于创伤的浅表性溃疡较为常见，

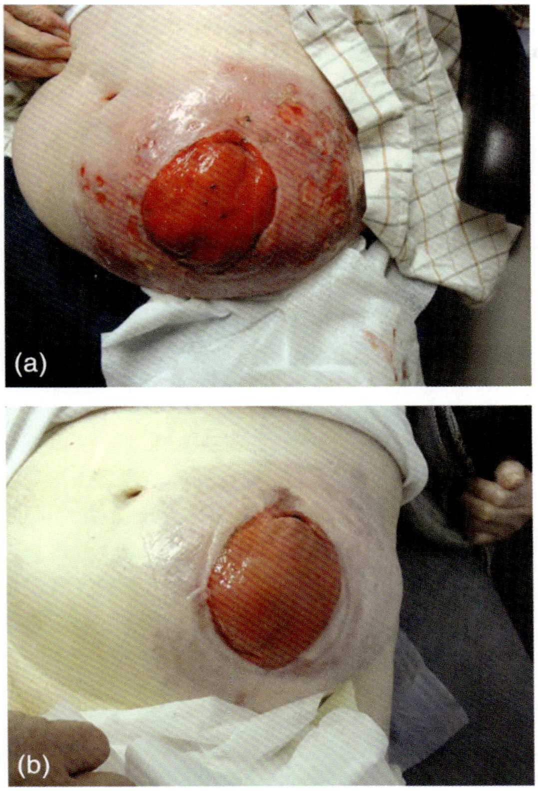

图 114.8　(a)大的结肠造口术患者(90 岁男性)发生局部大疱性类天疱疮。图中可见裸露的皮肤区域,但无明显的水疱;(b)口服泼尼松龙(每天 20mg)逐渐递减 1 个月后皮损愈合

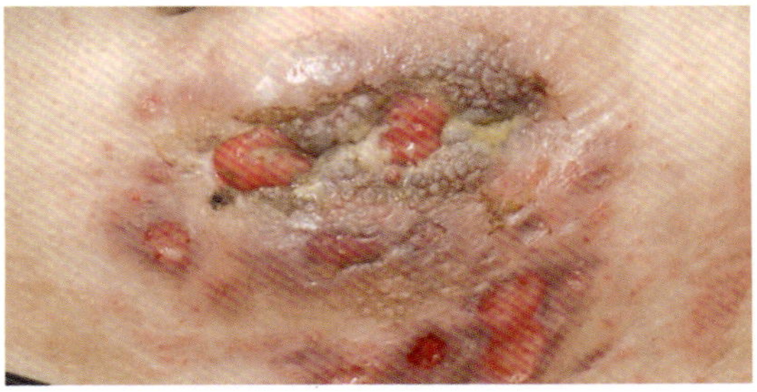

图 114.9　一位青少年女性克罗恩病回肠造口。左侧的原始造口在因炎症反应被部分破坏,粪便从原始造口和其他三个瘘口排出。伴发刺激性皮炎,可见明显丘疹形成

尤其多见于相关的造口旁疝。这种溃疡通常经造口护理专家的非手术治疗可迅速缓解。如果溃疡持续存在或恶化,应考虑其他诊断以及继发感染或者是否通过超敏反应进展为坏疽性脓皮病的可能。

在专科诊所,转诊患者以会阴和生殖器克罗恩病(CD)最常见,而 CD 累及造口周围皮肤者很少见。它发生的位置通常与造口相邻,可能伴随瘘管形成(图 114.9)。因此,大多数患者需要胃肠道或结直肠手术治疗。

相比之下,坏疽性脓皮病(PG)比预期更常见。尽管皮肤科医师平均每年可能会看到不超过两例的新病例,但 PG 占出现造口周围皮肤问题患者的比率超过 4%[1]。这种高患病率部分可能与 IBD 相关,但 PG 也可发生在没有 IBD 造口患者中,也可影响尿道造口,提示其他致病机制可能参与其中。

病理生理学

有关 PG 的致病信息,请参见第 49 章,皮肤 CD 的致病信息参见第 113 章和第 152 章。

有证据表明,PG 可能是潜在 IBD 目前正在活动的表现[2-5],但这种现象并不常见[6]。除非有其他的适应证,PG 不应被视为进一步肠切除的指征。

刺激反应(例如移除器具导致皮肤剥离)可能是造口周围 PG 多发的原因。凸起性器具(见图 114.1)所致造口周围皮肤受压与 PG 发生有关。根据作者的经验[7],21 世纪初有 14%的造口患者使用凸起性器具。在第一次发生 PG 的患者中 30%使用此类器具,反复发作的患者中比例高达 74%。

临床表现

造口附近克罗恩溃疡的临床表现(图 114.10)与 PG 类似,如果无黏膜受累,则可能需进行活检加以鉴别,PG 本身几乎从不累及造口黏膜。

尽管患者可能不记得有脓疱或丘疹阶段,医师也仅偶尔观察到,但造口周围 PG 的临床表现与其他部位 PG 的临床表现基本相同(见第 49 章),溃疡通常非常疼痛(图 114.11)且会因造口泄漏而恶化。由于局部感觉神经的手术损伤,一些溃疡可无疼痛。图 114.12 显示了隆起、紫色和潜行性边缘的典型特征,导致了筛状瘢痕形成。不规则的瘢痕本身会损害器具粘连。尽管一些患者的造口在更经典的部位,例如下肢[8]会同时合并 PG,但据经验,绝大部分仅限于造口周围。

实验室检查

如果没有克罗恩病的其他表现,则需进行活检以鉴别克罗恩溃疡和 PG 溃疡。

对于造口周围 PG 的检查与其他部位的 PG 相同,并且旨在发现潜在的疾病和排除其他鉴别诊断,因此通常建议进行溃疡组织活检,但是存在经刺激后溃疡进一步恶化的风险。因此,对于有典型的造口周围临床表现,且有伴发潜在肠道疾病者,建议在进行

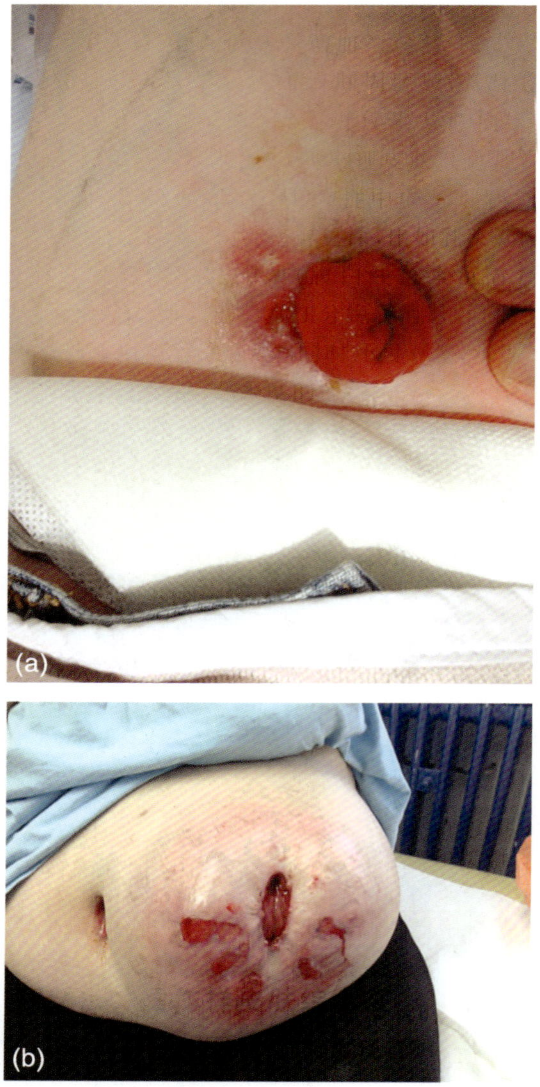

图 114.10 (a)近期成形的回肠造口术附近的克罗恩溃疡。溃疡疼痛并缓慢扩大；(b)结肠造口部位的克罗恩溃疡。脐带溃疡活检证实为克罗恩病的肉芽肿性炎症

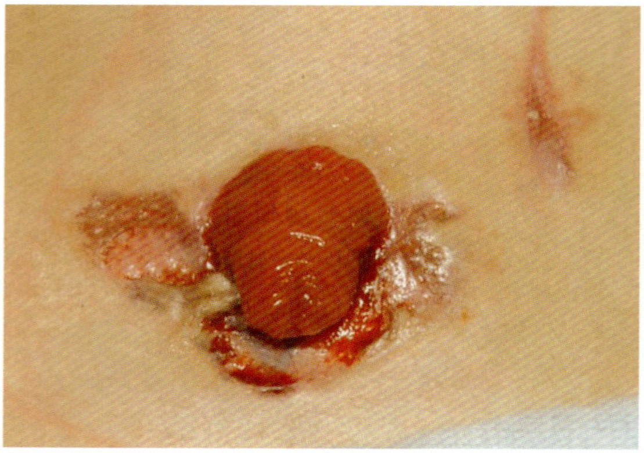

图 114.11 一位青少年女性因患有克罗恩病而接受永久性回肠造口术，回肠造口发生坏疽性脓皮病。在 5 点至 7 点位置有活动性 PG，3 点位置 PG 已愈合，9 点位置皮损部分愈合。已愈合的中线手术瘢痕已经发炎，可见无菌性脓疱。这种类型的炎症在克罗恩病手术瘢痕中较为典型且可以反复发作多年

皮肤活检之前进行 2 周的试验性局部治疗。在同时进行微生物检查时，应注意在闭塞的造口周围皮肤上活检可能会引发感染或使溃疡过程复杂化的风险。

治疗

对于 PG 和更罕见的克罗恩溃疡，疾病活动以及由此产生的瘢痕会对正常使用的造口器具产生有害影响，需早期进行有效治疗。大多数病例对单一局部治疗效果良好[9]；可使用的皮质类固醇制剂详见表 114.4。目前没有适用于造口的完美制剂，并且生产合适的药物困难且昂贵。溃疡性皮损的理想制剂是含曲安奈德的羧甲基纤维素糊（Adcortyl-in-Orabase™），但已于 2009 年退出英国市场；可能在世界其他地区以其他的商品名供应。如果一种局部用类固醇制剂在 14d 内无效或耐药，可应用 0.3%他克莫司 Orabase™ 糊剂为二线药物，每日一次，持续使用 1 个月。在糊剂中加入氟氢缩松胶带可以缩短愈合时间，并且可以最大限度地抑制愈合期间肉芽组织的过度增生[10]。如果局部治疗无效或 PG 非常严重（图 114.13），可应用 PG 的全身疗法加以治疗（见第 49 章）。患有任何活动性 IBD，特别是克罗恩病的患者，使用抗 TNF 的英夫利昔单抗[11]或阿达木单抗治疗通常非常有效。

刺激性皮肤反应

概述和流行病学

刺激性皮肤反应占造口患者皮肤问题的 50%以上[1,2]。可表现为皮炎或一系列独特的丘疹反应[3]。多数情况下，患者的专业造口护士将做出诊断并采取有效措施，通常是通过修改器具系统来防止泄漏或粘连反应。表 114.1 和表 114.2 详述了这些疾病的原因和类型。因此大多数到皮肤科就诊的患者需要进一步检查或治疗。

病理生理学

有关刺激性接触性皮炎的致病信息，请参阅第 129 章。

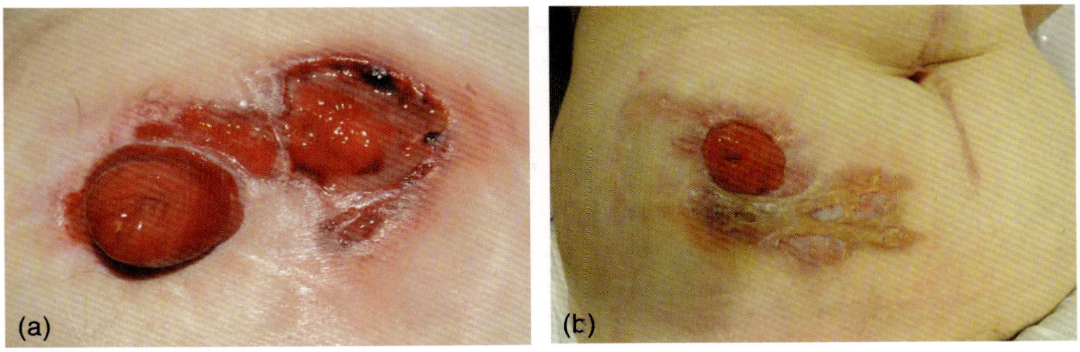

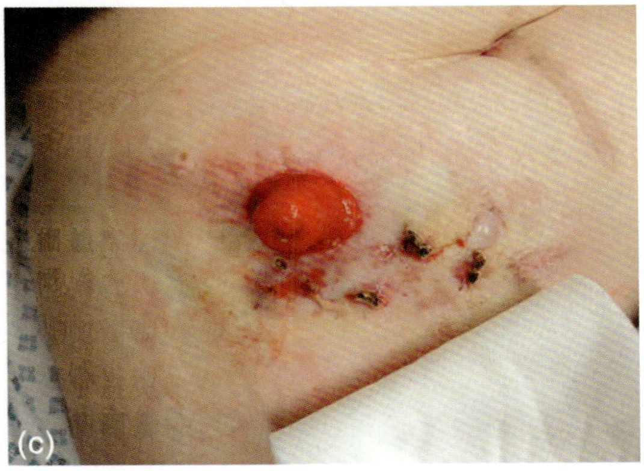

图 114.12　(a)一位溃疡性结肠炎男性患者的永久性回肠造口发生坏疽性脓皮病(PG)。穿孔边缘是典型的，严重的情况下可导致非常不规则的筛状瘢痕形成，可影响器具的黏附。(b)一位克罗恩病 30 岁女性患者，其 PG 已经痊愈；(c)局部麻醉下去除皮肤桥接，以防造成创伤和其下的皮肤浸渍，从而触发进一步 PG 的可能。这种小手术应该推迟到 PG 完全愈合之后，以尽量减少这种超敏现象而导致进一步溃疡的风险

表 114.4　用于炎性造匚周围皮肤病的局部皮质类固醇[a]

有效成分	商品名	其他成分
0.1%戊酸倍他米松：头皮洗剂	Betnovate™ (Glaxo-Smith Kline)	卡波姆，氢氧化钠和水
0.05%二丙酸倍他米松：头皮洗剂	Diprosone™ (Schering-Plough)	卡波姆，氢氧化钠和水
0.05%丙酸氯倍他索：头皮洗剂	Dermovate™ (Glaxo-Smith Kline)	卡波姆，氢氧化钠和水
0.05%丙酸氯倍他索：头皮喷雾泡沫	Clarelux™ (Fabre)	十六醇，丙二醇和硬脂醇
0.025%氟轻松：头皮凝胶	Synalar™ (GP Pharma Ltd)	苯甲酸盐和丙二醇
倍他米松和卡泊三醇：头皮凝胶	Dovobet™ gel(Leo Laboratories)	石蜡，液体聚氧丙烯-15，硬脂基醚，蓖麻油和丁基羟基甲苯(E321)
二丙酸倍氯米松 200μg：定量哮喘吸入器	Clenil modulate™ (Chiesi)	无
氟氢缩松 4μg/cm²：胶贴	Haelan™ (Typharm)	无

[a] 应避免使用含有油脂的乳液，并应警告患者，在放入袋子之前，应将含有丙二醇和得肤宝(dovobet)凝胶的制剂晾干 10min。当用于破损的皮肤时，含有酒精的乳液可引起刺痛，但它可以直接应用于引流袋，并且装配之前应保持干燥，封闭时类固醇的效力增加。每日连续治疗不应超过 4 周，此后每周不超过 3 次，以免引起皮肤萎缩。Haelan 贴可用于小溃疡病变，尤其是坏疽性脓皮病。

粪便是具有腐蚀性的，皮肤长期反复暴露于造口内容物下，从而损伤皮肤屏障产生刺激性反应。更换器具时皮肤反复轻微剥脱也可导致皮炎反应[4]。排除所有可能导致造口周围皮炎的因素(包括过敏、感染和银屑病等)后，仍有大约 10%的造口患者有特发性皮炎[2]。

临床表现

粪便或尿液刺激性皮炎可能是由于佩戴的器具

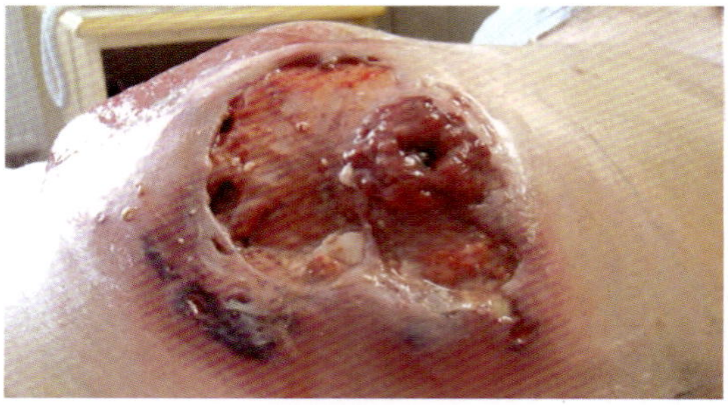

图 114.13 中年男性克罗恩病急性严重性坏疽性脓皮病(PG),需要进行全直肠结肠切除术和回肠造口术。接受阿达木单抗(每 2 周 40 mg,SC),3 个月后回肠克罗恩病得到控制,PG 痊愈

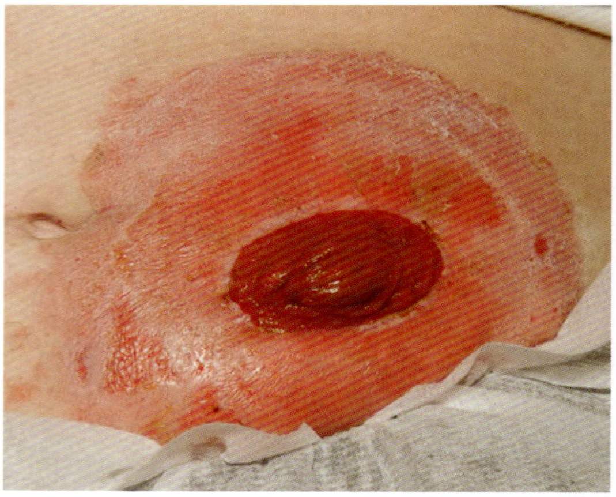

图 114.15 近端结肠造口术,由于造口短,液体流出物漏到皮肤上,导致粪便侵蚀性皮炎

太大导致皮肤暴露于排泄物下,或是由于吻合口被埋藏或陷入皮肤皱褶中(图 114.14),也可能由于造口过短(图 114.15)及敷贴残留粪便刺激。偶尔回肠造口或尿道造口的收缩性非常强,以至于产生发作性收缩,导致相同的后果(图 114.16)。一些患者对部分黏着敷贴产生持续性反应,但没有明显的过敏成分。这种尤其见于所用的胶带边框与斑贴测试所用的敷贴类似的病例(图 114.1 和图 114.17)。部分患者(高达 10%)整个造口袋闭塞的皮肤患有持续性或复发性皮炎,但病因不明(图 114.18)。

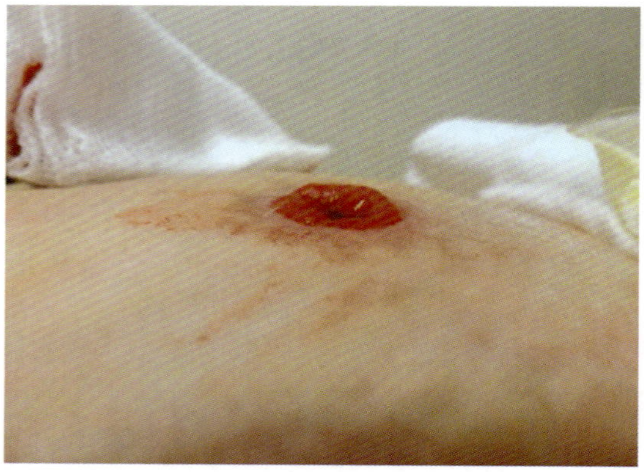

图 114.16 高度收缩的回肠造口,长度从齐平到 3cm

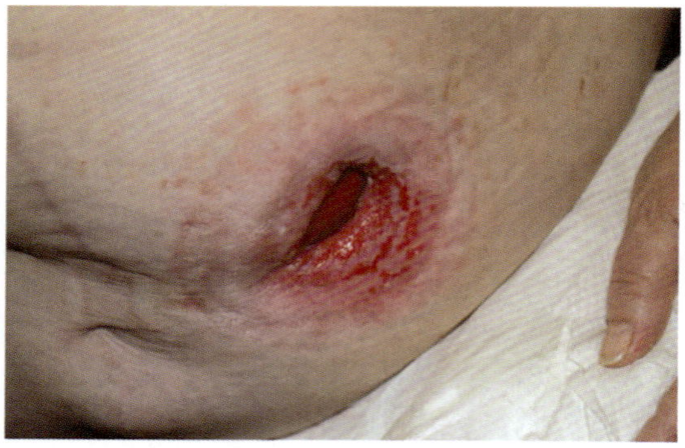

图 114.14 埋在脐部附近皮肤皱褶处的短回肠造口。该造口是作为紧急程序进行的,并且部位不是最理想的。侵蚀性皮炎是由腐蚀性粪便内容物引起的

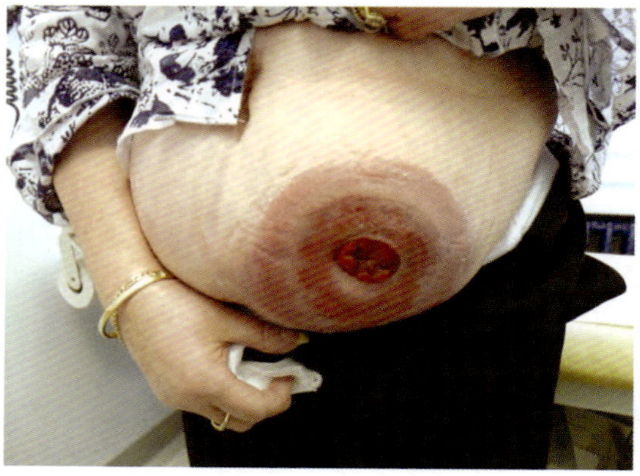

图 114.17 结肠造口短发生粪便皮炎。患者对器具的胶带边缘(外圈皮炎)也有持续的反应

三种丘疹反应模式应当特别注意。这三种模式都是暴露于造口排泄物中所致。

1. 出现增生性肉芽性息肉或"肉芽肿",特别是在结肠周围,如黏膜皮肤交界处樱桃红色的丘疹。如果暴露在粪便中,正常皮肤可发病(图 114.19)[5]。类似情况在回肠造口术常有发生,表现为平的、红色、

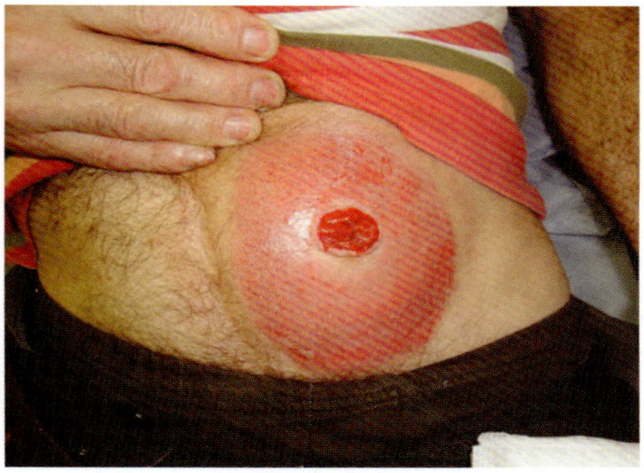

图 114.18　造口敷贴覆盖的整个皮肤区域的特发性皮炎。该器具在正常皮肤上佩戴 7d 时，该患者没有对其产生反应

出血区域皮肤的肠化生（图 114.20）。任何一个患者的出血或渗漏都可引发皮肤症状。有时，增生性肉芽性息肉是痛性的（图 114.21）。化生性病变偶可发展为原发性腺癌[6]，不过尿道造口很少发生化生（图 114.22）。

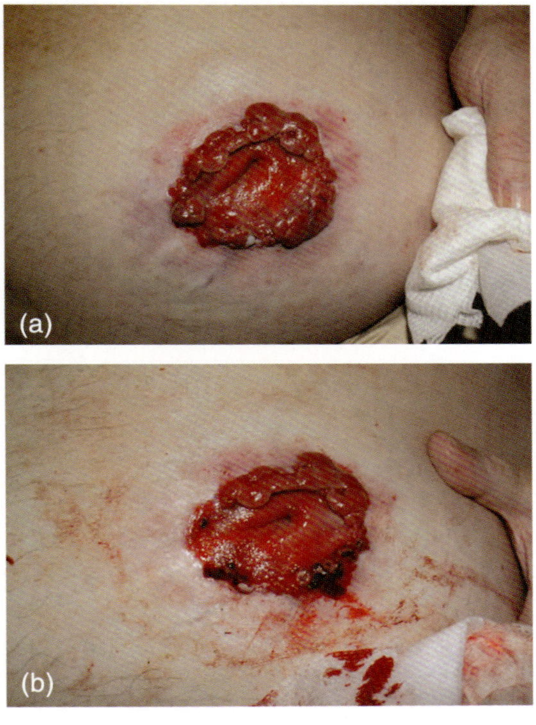

图 114.19　(a)结肠造口皮肤暴露于粪便出现炎症性息肉；(b)如果有出血、增生、引起疼痛或其他导致器具失效的情况，可通过刮除和烧灼术局部麻醉下去除

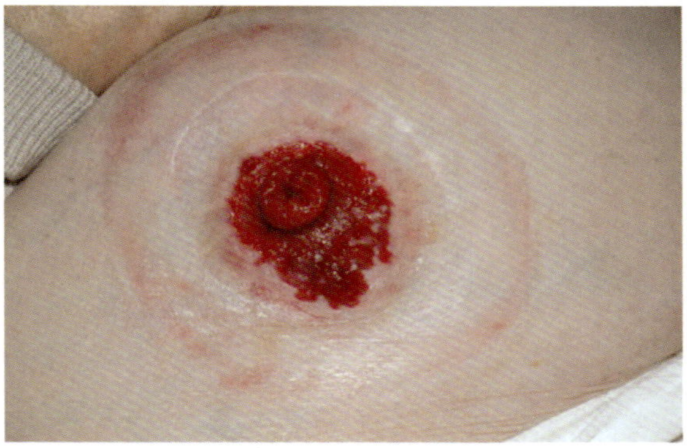

图 114.20　回肠造口的肉芽组织伴肠化生，导致气囊失效，出血明显。这种情况下，尤其是有肠化生时，应在局麻下用电灼或激光（如有）重新修平局部皮肤

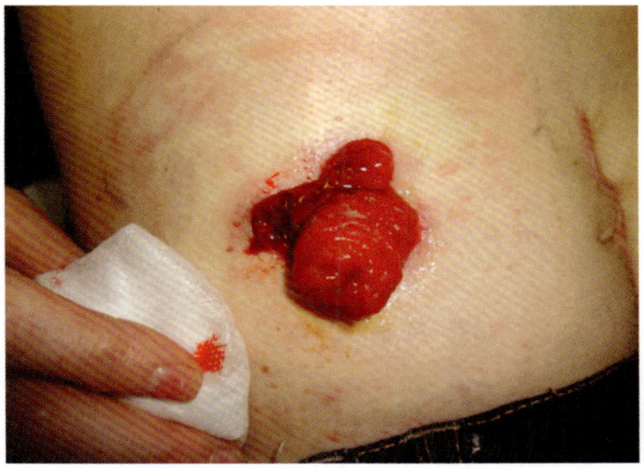

图 114.21　年轻女性溃疡性结肠炎的回肠造口疼痛有时是显著且严重的。治疗如图 114.20 中所述

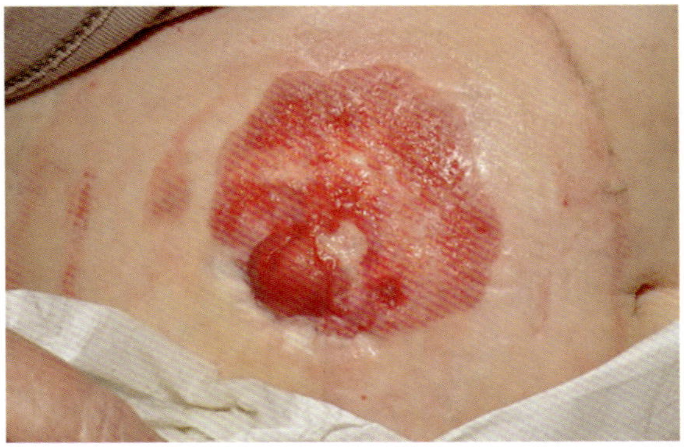

图 114.22　长期尿道造口的肠化生和广泛的皮肤覆盖。局部皮肤已被激光重新修平

2. 在短回肠造口周围，特别是腹部瘘部发生多发角化过度和棘皮样丘疹（图 114.23）。

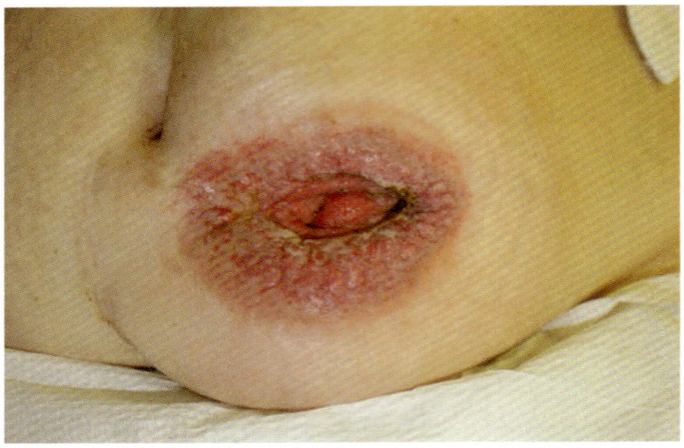

图 114.23 一个短而深的回肠造口，这种造口泄漏是难免的。可见典型角化过度丘疹的斑驳样表现

3. Bergman 等[7]使用慢性乳头瘤性皮炎这一术语，用于描述尿道造口术外漏所致的高度角化性刺激性皮肤反应。后来该术语被一些学者用于指回肠造口附近的病变，但由于临床表现明显不同，它可能还是仅适用于尿道造口术（图 114.24）。小的角化过度丘疹可发展成巨大的侵袭性角化过度性斑块，这些斑块可能会侵及造口，如果泄漏没有得到纠正，部分病例会导致造口狭窄。

检查与检验

多数情况下，临床诊断是显而易见的，从防止皮肤进一步损伤所采用措施的反应，可证实其潜在的刺激性。如为明确其他可能的诊断，可以进行活检（参见本章前面有关其他疾病的章节）。组织病理基本相同，表现为包括特发性皮炎样改变在内的各种刺激性反应，可有不同程度的棘层肥厚、角化过度、糜烂、混合性炎细胞浸润和毛细血管扩张。长期造口的患者，通常是溃疡性结肠炎的回肠造口术患者，造口周围皮肤偶可发生癌变，因此对于任何异常或持续性的病变应行活检。

治疗

所有刺激反应的一般管理是尽可能的避免接触刺激物。因此，这些患者必须得到造口护理专家的支持。尤其是慢性乳头瘤性皮炎对预防渗漏的措施反应迅速。多数情况下，到皮肤科就诊的患者已经看过护士，同时还需要专业皮肤科干预。如果造口过短、位置不理想或与疝气有关，手术重塑造口可能最为适宜。然而，手术需考虑可用的剩余肠道长度或医疗因素，如麻醉风险，这可能使手术对患者过于危险。

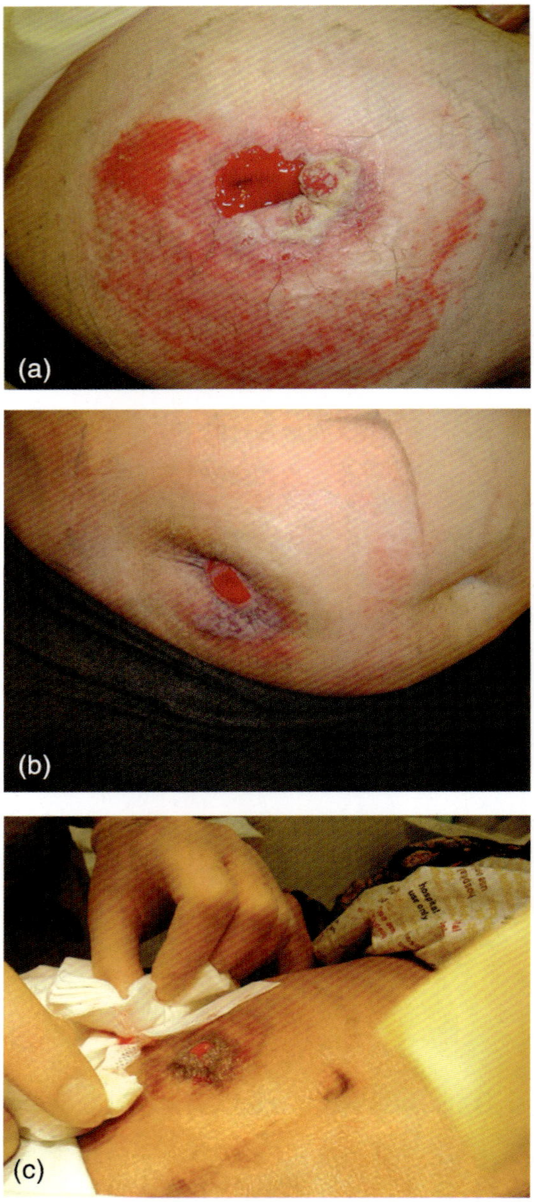

图 114.24 （a）慢性乳头瘤性皮炎（CPD）和尿道造口瘘伴发刺激性皮炎。丘疹是典型性改变；（b）由于细菌降解尿液中色氨酸产生靛蓝样物质，局部可增殖，偶呈蓝色；（c）这些角化过度的丘疹会侵及尿道造口，如图所示这名因神经性尿失禁而进行尿道造口术的亚洲妇女。严重病例可见鳞状上皮侵犯尿道造口黏膜。为了防止造口狭窄，可能需要在局麻下进行手术切除

对于皮炎，通常短期局部应用皮质类固醇即可缓解炎症反应和增强造口器具的黏附性（见表 114.4）。长期来看，可能需要间歇性用药，尤其是特发性皮炎。

慢性乳头瘤性皮炎对预防尿漏的措施反应良好，这通常较控制回肠造口、结肠造口或瘘管泄漏更容易实现。治疗早期慢性乳头瘤性皮炎的一个有效的补充治疗方法是在每天清洁皮肤后，用浸泡浓度为20%的家用醋（自来水稀释）的纱布，敷在皮肤上10min。它可能通过减少尿素分解细菌产生的氨的腐蚀作用以及保持皮肤的生理酸碱度起作用。丘疹刺激性反应性皮疹对预防渗漏没有反应，可以局部麻醉下手术去除，通常采用预先刮除或不刮除病变的电灼术（见图 114.19 至图 114.24）。因肉芽肿容易复发，可能每 3～4 个月需要重复治疗一次。

胃造口术有时因疼痛性出血和难以手术治疗的大量肉芽组织而难以处理[9]。

（译者：刘丽琴　**一审：**焦婷　**二审：**刘玮　**三审：**崔勇　王子仪　**润色：**陶冶**）**

参考文献

所有文献请查阅网址：www.rooksdermatology.com.
以下列出的是重要参考文献。

Introduction

[1] Jemec GB, Nybaek H. Peristomal skin problems account for more than one in three visits to ostomy nurses. *Br J Dermatol* 2008;159(5):1211-12.

[2] Lyon CC, Smith AD, Griffiths CE, Beck MH. The spectrum of skin disorders in abdominal stoma patients. *Br J Dermatol* 2000;143(6):1248-60.

[3] Al-Niaimi F, Almaani N, Samarasinghe V, Williams J, Lyon C. The relevance of patch testing in peristomal dermatitis. *Br J Dermatol* 2012;167:103-9.

Allergic contact dermatitis

[1] Al-Niaimi F, Almaani N, Samarasinghe V, Williams J, Lyon C. The relevance of patch testing in peristomal dermatitis. *Br J Dermatol* 2012;167:103-9.

Infections

[1] Lyon CC, Smith AD, Griffiths CE, Beck MH. The spectrum of skin disorders in abdominal stoma patients. *Br J Dermatol* 2000;143(6):1248-60.

Other skin conditions presenting near stomas

[2] Lyon CC, Smith AD, Griffiths CE, Beck MH. The spectrum of skin disorders in abdominal stoma patients. *Br J Dermatol* 2000;143(6):1248-60.

Dermatoses associated with underlying bowel disease

[6] Hughes AP, Jackson JM, Callen JP. Clinical features and treatment of peristomal pyoderma gangrenosum. *JAMA* 2000;284(12):1546-8.

[10] Lyon CC, Stapleton M, Smith AJ, Mendelsohn S, Beck MH, Griffiths CE. Topical tacrolimus in the management of peristomal pyoderma gangrenosum. *J Dermatolog Treat* 2001;12(1):13-17.

Irritant skin reactions

[1] Herlufsen P, Olsen AG, Carlsen B, *et al*. Study of peristomal skin disorders in patients with permanent stomas. *Br J Nurs* 2006;15(16):854-62.

[2] Lyon CC, Smith AD, Griffiths CE, Beck MH. The spectrum of skin disorders in abdominal stoma patients. *Br J Dermatol* 2000;143(6):1248-60.

[7] Bergman BFK, Lincoln K, Lowhagen GB, Mobacken H, Wahlen P. Chronic papillomatous dermatitis as a peristomal complication in conduit urinary diversion. *Scand J Urol Nephrol* 1979;13:201-14.

第 115 章

妊娠期皮肤病

Samantha Vaughan Jones

Department of Dermatology, St Peter's Hospital, Ashford; St Peter's Foundation Trust, Chertsey, UK

妊娠期皮肤生理改变

妊娠期性激素水平有明显波动，尤其是雌激素和孕酮，可导致皮肤发生明显变化。认识这些生理性改变对区分真正的皮肤病非常重要（框图 115.1）

框图 115.1　妊娠期皮肤生理性改变

色素沉着
- 乳晕
- 腹白线
- 黄褐斑
- 黑素细胞痣

毛发改变
- 多毛症
- 产后休止期脱发
- 产后雄激素性秃发（罕见、典型的男性模式秃发）

（续框图）

指甲改变
- 脆性增加
- 远端甲剥离
- 甲板肥厚
- 甲横沟
- 纵向黑甲

腺体功能变化
- 小汗腺分泌增强
- 大汗腺分泌减少
- 皮脂腺分泌增强

血管变化
- 远端水肿
- 静脉曲张
- 蜘蛛痣/血管瘤
- 掌红斑
- 牙龈充血水肿
- 妊娠性牙龈瘤
- 化脓性肉芽肿

膨胀萎缩纹
- 腹部、大腿及臀部

色素沉着

大多数女性在怀孕期间会出现皮肤颜色加深的现象，这种变化在肤色较深的女性中更为明显[1]，原有色素沉着的区域颜色会变得更深，比如乳头、乳晕、外生殖器以及腹部正中线（腹白线色素沉着）（图 115.1）。这种色素沉着通常在分娩后消退，但很少完全恢复到妊娠以前的水平。同时还可观察到黑素细胞痣的大小、数量、活跃程度的变化[2]。

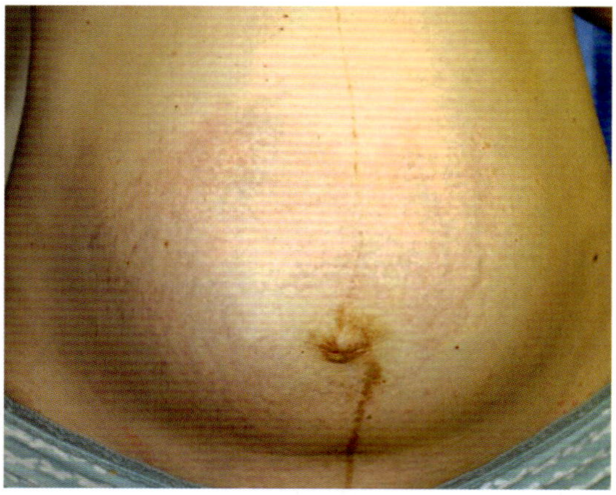

图 115.1 妊娠期间皮肤生理性改变，显示妊娠 28 周时黑线和膨胀纹突出

大约 70％的女性，尤其是深色皮肤的女性，其黄褐斑（或褐黄斑）也会在孕后期出现进展，表现为大片、边缘清晰的、对称分布的色素斑，可累及前额、双鬓或面中部。黄褐斑通常在分娩后完全消退，但也可能持续存在，需要在产后进行治疗。

色素的变化可能与雌激素、孕激素、衍生于前阿黑皮素的黑素细胞刺激素（MSH）以及其他目前尚未知晓的因素的变化相关。

毛发及指甲改变

许多女性发现妊娠期头发生长更旺盛，孕后期生长期的毛囊数量增多，但分娩后头发有明显的代偿性减少，被称为产后脱发或产后休止期脱发[1]。通常在产后 6～12 个月自然恢复，但可能遗留轻微前额发际线上移[3]。

轻度多毛症也并不少见。多毛症伴有痤疮，严重病例甚至伴有其他男性化表现的病例非常罕见，通常出现在孕后期。多因分泌雄激素的肿瘤、黄体瘤、黄体囊肿、多囊卵巢所致[1,4]，故此类患者应当全面排查上述情况。患者所生女婴可能出现男性化特征，并且如果肿瘤未能根除，多毛问题在以后的怀孕中往往会复发，虽然也可能某次妊娠不发生，但这种情况非常少见。

常有妊娠妇女指甲脆性增加的报道，部分可发展为远端甲剥离，类似于甲状腺功能亢进患者的表现[3]。其他的指甲改变包括甲肥厚、甲横沟、纵向黑甲也有发生于妊娠期的报道。

小汗腺、大汗腺及皮脂腺活动

妊娠期尽管手心出汗减少，但小汗腺功能可能显著增强[1,3]。这可能导致发生痱子的概率明显增高。在产后并没有发现大汗腺分泌增多的情况，但 Fox-Fordyce 病（顶泌汗腺性痒疹或汗腺毛囊角化病）在妊娠期间通常会有改善，这提示妊娠期顶泌汗腺活动是降低的[1]。

妊娠期皮脂腺分泌增加，产后恢复到正常水平[5]，这可能与孕晚期孕酮及雄激素的水平增高有关，因此皮脂腺活跃通常发生在妊娠后期。

血管变化

妊娠期的血管变化类似于甲状腺功能亢进或肝硬化时的表现。目前认为它们均因循环中雌激素水平持续增高所致。蜘蛛痣在妊娠期非常常见，产后通常消退。掌红斑也很常见，至少有 70％的皮肤分型为Ⅰ型和Ⅱ型的女性和 30％的深色皮肤女性有此现象。

较少发生的血管改变包括小血管瘤或化脓性肉芽肿。大约 5％的孕妇可出现血管改变，通常在头颈部或手足[1]。

下肢静脉曲张和痔疮是妊娠常见的并发症。深静脉血栓形成是更少见但严重的并发症，可导致下肢静脉永久性受损，偶尔还会导致肺栓塞而死亡。许多孕妇（高达 50％）会在面部、眼睑、足部和手部出现非凹陷性水肿。水肿通常在清晨最为明显，在一天内消失。该现象并无特殊治疗方案，重要的是要识别并区分由心脏、肾脏疾病或子痫前期的水肿。

80％甚至更多的孕妇还会出现牙龈水肿或红肿[6]。尤其当口腔卫生情况较差时，可能伴有疼痛并形成溃疡。2％的牙龈损害的表现类似于化脓性肉芽肿，被称作妊娠性牙龈瘤或妊娠性肉芽肿[1]。可能引起接触性出血，该现象和掌红斑及血管性蜘蛛痣发生机制类似，可能是由雌激素水平增高相关的血管增生导致。大多数女性在分娩后牙龈的变化会消失。

膨胀萎缩纹

膨胀萎缩纹在妊娠中期及晚期非常普遍，接近90%的孕妇可能发生。表现为与皮肤张力线垂直分布的粉红色或紫红色条纹，累及腹部、乳房、大腿及臀部（图 115.1）。类似于库欣综合征、使用皮质类固醇治疗的患者及体重迅速增加人群所发生的皮损。膨胀萎缩纹在非洲-加勒比地区及亚洲地区并没有那么常见，并可能有家族性倾向[7]。

免疫系统变化

为了避免胎儿排异反应，女性免疫系统在怀孕期间会发生显著变化，Th1 淋巴细胞主导的免疫转化为 Th2 淋巴细胞主导。这种来源于胎盘的细胞因子变化导致 IL-12、γ-干扰素的水平下降，而 IL-4、IL-10 水平增高。这些变化可导致女性皮肤疾病易感性增加，比如诱发自身免疫性疾病、降低细胞免疫功能（皮肤感染风险增加）。由 Th1 介导的疾病比如银屑病倾向于好转，而由 Th2 介导的疾病比如特应性皮炎、系统性红斑狼疮（SLE）则会加重[8,9]。细胞免疫功能降低可能导致妊娠期感染性疾病的发生率增加、严重程度加重，比如念珠菌病、单纯疱疹、带状疱疹[10]。而念珠菌感染、生殖器疣、单纯疱疹都可能在分娩时传染给婴儿。

皮肤感染

人乳头瘤病毒感染

同义名
- 尖锐湿疣

尖锐湿疣［由人乳头瘤病毒（HPV）感染所致］可加重，生长非常迅速，尤其在妊娠中期，偶尔会阻塞产道。如果产妇宫颈存在 HPV 感染，婴儿出生时感染喉部乳头瘤病的风险会增高，通常为 HPV-6 型、HPV-11 型。因此妊娠期发现 HPV 感染应当治疗，必要时应选择剖宫产。然而，治疗是否可以避免胎儿感染单纯疱疹或生殖器疣仍有争议[1]。因鬼臼毒素、咪喹莫特、氟尿嘧啶具有潜在的母体及胎儿毒性，故不应用于妊娠期间疣的治疗；物理治疗，比如冷冻治疗或电凝治疗则更可取（框图 115.2）[1]。随着新 HPV 疫苗的出现：二价疫苗（希瑞适®）针对于 HPV-16、18 型病毒；四价疫苗（加德西®）针对于 HPV-6、11、16、18 型病毒；未来妊娠期该类病毒感染率应当会有明显降低。这两种疫苗能预防约 70%宫颈癌相关 HPV 感染。

框图 115.2 人乳头瘤病毒感染的治疗

物理治疗
- 冷冻治疗
- 电凝治疗

避免
- 鬼臼毒素
- 咪喹莫特
- 氟尿嘧啶

单纯疱疹病毒感染

2%的孕妇妊娠期会发生单纯疱疹（HSV-1 或 HSV-2）感染，通常比非妊娠期感染症状更重。极低体重儿发生单纯疱疹病毒感染有致死风险（见第 25 章）[2]。围产期原发或复发性单纯疱疹病毒感染（通过临床或培养诊断）是剖宫产及药物治疗指征。尽管美国食品药品监督管理局（FDA）妊娠分级为 C 级，但我们认为系统性使用阿昔洛韦是安全的，在妊娠期应用广泛，并未发现不良反应。

水痘-带状疱疹病毒感染

妊娠期带状疱疹（见第 25 章）［因水痘-带状疱疹病毒（VZV）潜伏感染后再激活而致病］并不形成病毒血症，因此不会有导致胎儿感染的风险。原发性水痘-带状疱疹病毒感染率高达 1∶2000（图 115.2），这种情况下母亲及婴儿都有病毒性肺炎或脑炎的风险。孕 1—20 周（最高风险期为第 13－20 周）（见第 25 章）发生原发感染，可导致新生儿发生先天性水痘综合征（1%～2%），并伴有严重的神经系统及生长发育异常。在感染后的 72h 内，为血清反应阴性的母亲注射水痘-带状疱疹疫苗被动免疫，可阻止或减轻母亲的感染。为预防肺炎及其他并发症，一旦确诊水痘应早期口服或静脉阿昔洛韦治疗。围产期水痘-带状疱疹病毒感染引起新生儿肺炎的风险较大，尤其当婴儿在产程中或产后即刻被感染（框图 115.3）的情况下，常会发生大范围的皮肤及内脏受累，形成严重肺炎，死亡率达 30%。新生儿水痘应静脉使用大剂量阿昔洛韦治疗[3]。

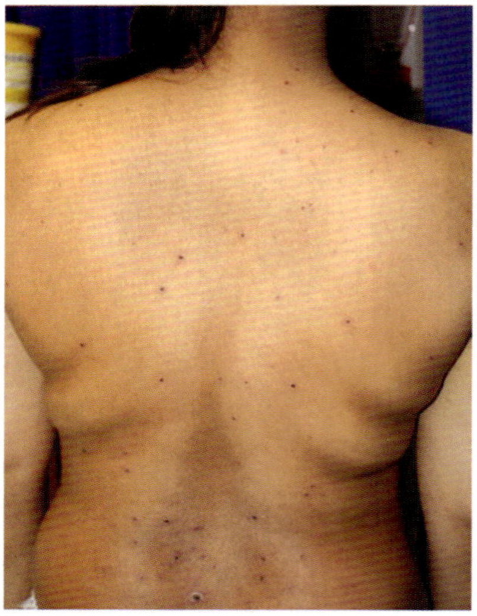

图 115.2　妊娠中期出现水痘（原发性带状疱疹感染），背部有多个剥脱的丘疹

框图 115.3　水痘-带状疱疹病毒感染可能并发症

先天性水痘综合征
- 神经系统异常
- 生长发育异常
- 肺炎
- 脑炎

产妇感染水痘
- 肺炎
- 脑炎

艾滋病病毒感染

随着产前常规筛查 HIV-1 的广泛实施，母亲传给孩子的情况在英国现在已经很少见。英国产妇 HIV 感染率调查是通过独立匿名的基于新生儿残留血样完成的。2009 年的产妇 HIV 感染率约为 2.2/1000[4]。艾滋病病毒感染通常伴有皮肤症状，尽管高效抗反转录病毒疗法（HAART）出现后，皮损表现已明显减轻[5,6]。对于艾滋病病毒阳性的孕妇，在妊娠期及分娩后都应当给予抗反转录病毒治疗。如果病毒载量低，仍然可以允许正常的阴道分娩，但如果病毒载量很高，则必须采用剖宫产[4]。建议 HIV 阳性的母亲避免母乳喂养，婴儿出生就应只使用配方奶喂养，HIV 阳性母亲所生的婴儿应当接受国家基本免疫规划，而如新生儿本身 HIV 检测阳性，则必须给予复方磺胺甲噁唑预防肺囊虫感染（框图 115.4）[4]。

框图 115.4　HIV 孕妇妊娠建议

- 病毒载量高时选择剖宫产
- 避免哺乳
- HIV 阳性新生儿须给予复方磺胺甲噁唑预防肺囊虫病
- 可以给予婴儿常规免疫接种

疥疮

疥疮感染（由人疥螨导致）孕期常见，对于任何一个表现为瘙痒性皮疹的孕妇，均应考虑疥疮的可能（见第 34 章）。一线治疗药物推荐 5% 苄氯菊酯，二线药物推荐 25% 苯甲酸苄酯[7]。考虑到妊娠导致细胞介导免疫的降低，在治疗一周后重复治疗非常重要，以便可以杀死虫卵及顽固疥螨。密切接触者有潜在的感染风险，都应当同时治疗。可能需要使用弱效至中强效糖皮质激素软膏，以便控制疥螨死亡导致的明显的刺激性皮炎。如果瘙痒剧烈，同时可以口服抗组胺药物改善睡眠。林旦乳膏现在已经退出市场，而口服伊维菌素在怀孕期间使用是不安全的。

治疗

阶梯治疗

一线治疗
- 外用 5% 苄氯菊酯
- 抗组胺药物缓解瘙痒，比如氯苯那敏、氯雷他定、西替利嗪

二线治疗
- 25% 苯甲酸苄酯

孕期不应使用林旦乳膏和伊维菌素

麻风病

妊娠、分娩和产褥期细胞介导免疫功能的降低，对麻风的发病也带来负面影响[8]（见第 28 章）。大部

分关于麻风与妊娠的研究都发生在联合化疗方案推出之前，因此其结论较难采信[9]。患有结节型麻风的孕妇较非妊娠期患者更容易出现早期神经功能受损。如果不使用药物干预，神经损伤及致残风险很高，因此对于孕妇或初产妇应当常规进行神经系统查体，治疗应当及时。

孕期麻风反应会更为常见，药物耐药率也有增加，这些可能与免疫反应降低有关[8]。麻风反应的处理可以给予泼尼松每天 40～60mg，2 周后逐渐稳步减量。使用抗麻风药物还需注意的特殊问题：沙利度胺因其致畸性是不能使用的；氯法齐明可以通过胎盘，可能导致新生儿轻度色素斑以及不能解释的胎儿死亡。如果可行，建议患者在病情被良好控制后再计划怀孕。

自身免疫性皮肤病

系统性红斑狼疮

大约 60％的 SLE 女性在妊娠及产褥期会出现病情加重，而同期未怀孕的 SLE 女性患者病情加重的概率为 40％[1]（见第 51 章）。皮肤症状最为常见，其次是关节症状。糖皮质激素是首选治疗药物，但并不能预防病情加重。妊娠期 SLE 可能导致自发流产、胎儿死亡、先兆子痫、早产、宫内发育受限（IUGR）（框图 115.5）。同时该病还与抗磷脂综合征有关，有形成静脉血栓的风险。近期一项大规模回顾性调查研究，对 396 例 SLE 妊娠妇女超过 27 年的随访发现：抗心磷脂抗体阳性、狼疮肾炎、雷诺现象、高血压、妊娠初期发病或妊娠期间首次发病可能是不良妊娠的高危因素[2]。

框图 115.5　妊娠期 SLE 可能并发症

- 狼疮活动（60％）
- 自发流产
- 胎儿死亡
- 抗磷脂综合征——静脉血栓栓塞
- 先兆子痫
- 早产
- 宫内发育受限
- 新生儿红斑狼疮——头面部环状红斑
- 先天性心脏传导阻滞（2％～3％）

新生儿红斑狼疮

大约 30％的 SLE 女性抗-Ro 抗体阳性。通常表现为亚急性皮肤型红斑狼疮以及干燥综合征的症状。这些抗体可以通过胎盘，导致胎儿损伤，并最终形成新生儿狼疮。皮肤型新生儿红斑狼疮发生于出生后的前 2 周，表现为面部和头皮覆有鳞屑的环状红斑，这些皮疹通常在 6 个月内可以自然消退，一般不会留下萎缩性瘢痕，但有造成先天性心脏传导阻塞的风险（如果抗 Ro 抗体阳性，概率 2％～3％），通常可以在孕 18—20 周时被发现。20％的受累婴儿可能在新生儿期死亡，存活者可能需要安装心脏起搏器[3]。

治疗

糖皮质激素是推荐的治疗用药，但并不能预防 SLE 加重。孕期及哺乳期使用羟氯喹是安全的，如果孕期病情活动，建议继续使用。孕前咨询对于患有 SLE 的女性是有益的，可以帮助其了解孕期疾病的治疗。

阶梯治疗

一线治疗

- 外用糖皮质激素
- 羟氯喹
- 泼尼松

二线治疗

- 硫唑嘌呤

寻常型与落叶型天疱疮

寻常型与落叶型天疱疮在孕期都可能发展和加重，并可能有胎儿受累（见第 50 章）。文献已完整记载了许多孕期寻常型天疱疮的病例（图 115.3）。胎儿皮肤桥粒芯蛋白-3 抗原含量与成人口腔黏膜相同，因此如果母亲有口腔损害，新生儿则更容易发生天疱疮。胎儿预后存在差异，有以下三种可能情况：

- 正常分娩，生下健康的婴儿。
- 短暂的新生儿天疱疮皮损，持续约数周的糜烂及大疱（框图 115.6）。这是由于免疫球蛋白（IgG4）通过胎盘导致。
- 死胎或自然流产导致胎儿死亡[4]。

母亲疾病的严重程度与新生儿的受累情况无直接关联性。病情缓解期的母亲可以诞下皮损泛发的新生儿，相反活动性天疱疮的妇女也可分娩出无皮损的婴儿[4-7]。疾病活动可能在妊娠晚期自然缓解，这是由母体内源性皮质醇水平升高而形成的免疫抑制

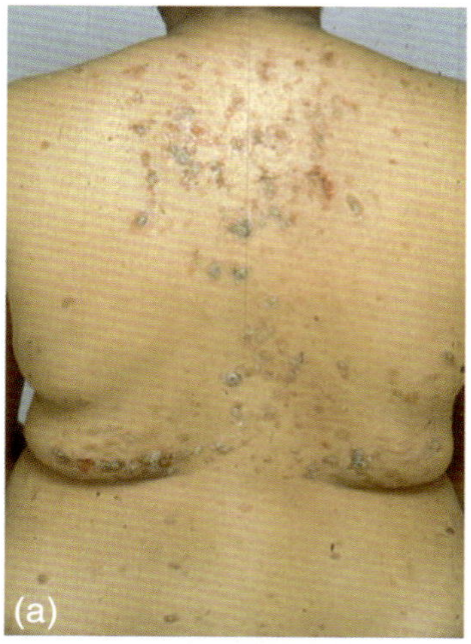

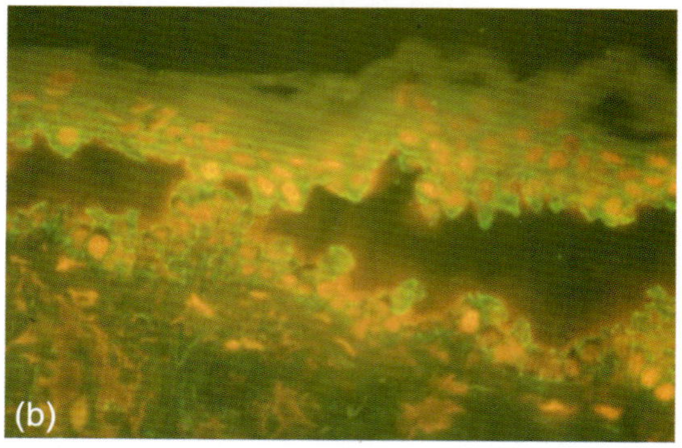

图 115.3 寻常型天疱疮

(a)发生在妊娠中期的新发皮损，背部糜烂；(b)间接免疫荧光检测可见细胞间 IgG 沉积及表皮内裂隙。

框图 115.6 孕期寻常型天疱疮可能并发症

- 自发性流产
- 病情加重(Th2 介导)
- 死产
- 如外阴及阴道皮损重，需剖宫产
- 新生儿出现短暂水疱损害
- 如有胎盘功能障碍，围产期死亡率为 12%[4]

导致。但疾病通常需要额外的免疫抑制治疗。临床常见表现为水疱和糜烂，与妊娠类天疱疮非常相似，因此确诊需要活检及直接免疫荧光检查。桥粒芯蛋白-3 酶联免疫吸附法(ELISA)检测也可确诊[8]。

2009 年一篇文献综述中报道了 49 例女性寻常型天疱疮患者，其中 38 例是孕妇。在 40 位可提供详细临床资料的患者中，33 例有病情活动，7 例病情稳定。75%的患者使用了强的松治疗，其他治疗包括：血浆过滤、血浆置换术、氨苯砜(1 例)、硫唑嘌呤(1 例)。在 44 例活产新生儿中，20 例在出生时有皮疹，24 例无受累，另有 5 例死产。所有的新生儿天疱疮皮疹均在产后 4 周缓解。围产期死亡率为 12%(49 例中有 6 例)[4]。

另一项关于 48 例妊娠天疱疮的进一步研究表明，28 例(54%)孕期病情加重，15 例(31%)病情稳定，9 例(17%)病情有改善[5]。总之，对于高危孕妇及胎儿应当严格监测。在天疱疮的治疗中，妇产科医师和皮肤科医师之间的密切合作对降低围产期死亡率非常关键。

尚有 2 例落叶型天疱疮孕妇所生婴儿皮肤受累的报道，虽然这种情况较寻常型天疱疮患者少见[9]。

治疗

阶梯治疗

一线治疗
- 强的松

二线治疗
- 硫唑嘌呤

三线治疗
- 血浆置换
- 血浆过滤

其他结缔组织病

患有Ⅰ型及Ⅳ型先天性结缔组织发育不全综合征的女性通常会发生以下严重情况：出血、子宫破裂或伤口撕裂[10]。个别弹性纤维性假黄瘤患者可能出现消化道大出血，必要时需要输血[10]。

皮肤肿瘤

良性黑素细胞痣

原有色素痣在孕期可能会变得更黑，这与循环中的促黑素及性激素水平增高有关。这可能导致孕妇对黑素瘤的焦虑及关注。随着皮肤镜及数码图谱时代的到来，我们对于痣的变化的判断及监测更加准确。多个研究表明妊娠期间色素痣的皮肤镜表现会出现变化，从而引起诊断方面的担忧。皮肤镜可以观察到 Stolz ABCD 评分(A 对称性、B 边界变化、C 颜色变化、D 直径变化)总分值的增高[1]，并在孕晚期出现血管增生现象。这些改变在产后可能消退。建议所有孕期发现的可疑色素性皮损应尽早活检，因为黑素瘤可能发生在育龄期女性。近期一项基于 56 名妊娠女性，共 97 颗色素痣的统计中发现从妊娠早期到晚期，痣的平均直径和皮肤镜总评分都有明显增高[2]。作者认为部分痣的改变可能与妊娠期的皮肤膨胀有关系（尤其躯干前部）。当然，一项之前的研究表明色素痣在孕期没有显著变化[3]。

恶性黑素瘤

恶性黑素瘤是妊娠期第四种常见的恶性肿瘤，约占所有妊娠期恶性肿瘤的 8%（图 115.4）（见第 143 章）。对于妊娠是否影响黑素瘤的进程及预后过去存在大量争议。而现在数个可信度高的研究显示孕妇与非孕妇黑素瘤的死亡率是相似的。因此认为 20 世纪 50 年代关于妊娠期间黑素瘤后果更严重的结论可能与其确诊太晚有关。一项对患有黑素瘤孕妇追踪随访 9 年的研究（1997－2006，$n=11$）与 65 位对照组人群相比表明，孕妇黑素瘤的平均厚度为 4.28mm，而对照组为 1.69mm（$P=0.15$）。5 例孕妇发生前哨淋巴结转移，而对照组共 4 例（$P<0.0001$）。结论认为妊娠对恶性黑素瘤预后有着负面的影响，妊娠会引起皮损厚度增加[4]。另外两个研究报道则显示孕妇与非孕妇黑素瘤的存活率没有显著差异[5,6]。因此这个主题依然存在争议（表 115.1）。

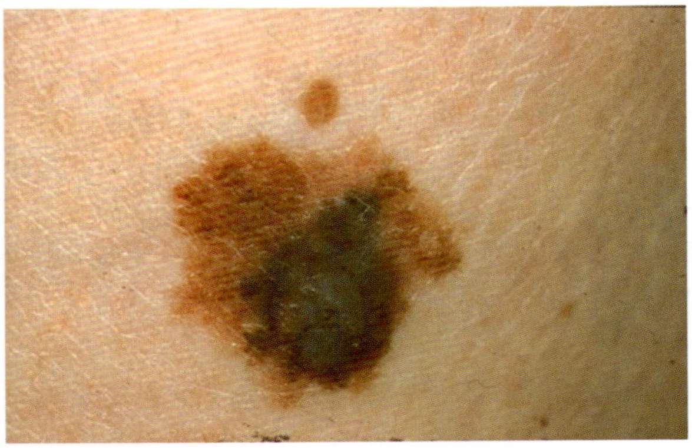

图 115.4 腹部播散性黑素瘤（见第 132 章）

通过临床随访和皮肤镜记录妊娠期色素病变的变化非常重要，还需要仔细评估皮肤肿瘤的其他风险因素。晚期的恶性黑素瘤可经胎盘转移扩散，所以分娩后应仔细检查胎盘，以排除胎盘转移。近期一项小鼠研究显示，妊娠可能导致淋巴管生成，从而促进黑素瘤转移[7]。2011 年，一项与美国癌症联合委员会（AJCC）合作完成的回顾性研究显示，22 例Ⅲ期以及Ⅳ期黑素瘤孕妇均未出现新生儿转移，但有 1 例发生了胎盘转移。Ⅲ期及Ⅳ期黑素瘤孕妇的 2 年生存率为 56%与 17%。死亡率数据并不支持妊娠会导致黑素瘤预后更坏的结论[8]。

表 115.1 近期妊娠期黑素瘤研究简要信息

研究	结论
Driscoll 和 Grant-Kels，2006[5]	妊娠不影响黑素瘤预后
Silipo 等，2006[6]	妊娠不影响黑素瘤预后
Miller 等，2010[4]	妊娠时黑素瘤厚度增加（4.28mm 对 1.69mm）并导致更差的预后（11 例患者）$P=0.15$
Pages 等，2010[8]	妊娠不影响黑素瘤预后（22 例患者）但有 1 例发生胎盘转移

框图 115.7 列出了孕期黑素瘤一些重要的管理指标。

框图 115.7 孕期黑素瘤管理指导

- 大部分研究显示妊娠对黑素瘤预后并没有负面影响
- 妊娠期间，黑素瘤的厚度可能会增加
- 对于有变化的色素性皮损建议尽量切除
- 可能发生经胎盘转移——仔细检查胎盘
- 超声或 MRI 检查优于 CT 扫描
- 可进行前哨淋巴结活检（避免使用亚甲基蓝染料，可引起胎儿肠闭锁畸形）
- Ⅲ期黑素瘤，5 年生存率为 56%
- Ⅳ期黑素瘤，5 年生存率为 17%

炎症性皮肤病

银屑病与泛发性脓疱性银屑病

妊娠对于银屑病的影响是非常大的（见第 35 章）。大部分银屑病在妊娠期病情会有改善（因前文所述免疫变化所致），但有近 10%～20%的女性可能加重，需要强化治疗（图 115.5）[1]。

先前一项针对 1463 名中国台湾银屑病孕妇的研究显示，严重银屑病孕妇生出低出生体重婴儿的风险增加，而轻度银屑病则与不良出生事件无明显相关性[2]。

Yoon-Soo 等最近发表了孕妇银屑病的治疗建

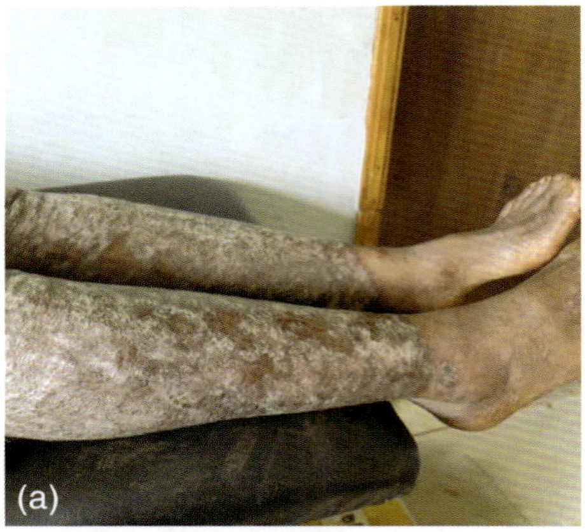

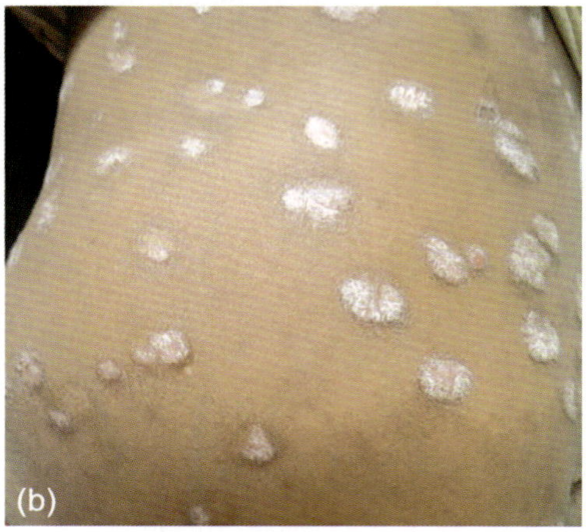

图 115.5 妊娠期慢性斑块型银屑病表现为大量银白色鳞屑及浸润性红斑
(a)小腿;(b)躯干。

议[3]:妊娠期可出现泛发性脓疱型银屑病表现,通常需要系统治疗。疱疹样脓疱病通常被用来描述发生在妊娠期的一种严重脓疱性银屑病。表现为褶皱处红斑、脓疱以及脐周脓疱,同时伴有发热、抽搐及低钙血症。再次妊娠时会发病更早,病情更重。近期有1例采用强的松与窄谱 UVB 成功治疗的病例报道[4]。目前对于使用疱疹样脓疱病来描述妊娠期的脓疱型银屑病是否正确仍有争议。

治疗

阶梯治疗

一线治疗

- 润肤剂
- 外用糖皮质激素(弱效至中效)

二线治疗

- 窄谱 UVB(TL-01)
- 或宽谱 UVB

(续)

三线治疗

- 环孢素
- 脓疱型银屑病系统应用强的松(仅用于妊娠中期和晚期)
- 肿瘤坏死因子拮抗药(阿达木单抗、依那西普、英夫利昔单抗)

寻常痤疮与玫瑰痤疮

寻常痤疮(见第 90 章)通常在妊娠早期会有改善,但在妊娠晚期随着母体雄激素水平的升高会有加重。鉴于其已知的致畸风险,应避免系统或局部使用维 A 酸类药物[5]。口服红霉素和阿奇霉素是安全的(在妊娠 3 个月后)。严重的痤疮除了口服抗生素,还可能需要使用糖皮质激素治疗。新生儿也可能发生痤疮,这是因为妊娠晚期母体雄激素可以通过胎盘转移至其体内。但这通常只是出生后的一种短暂性皮损,不需要进行治疗。

玫瑰痤疮(见第 91 章)因妊娠期雌激素水平增高,通常会有加重,而且可能需要系统治疗。暴发性玫瑰痤疮是一种可发生在妊娠期的严重而罕见的玫瑰痤疮亚型。其特征是大量脓疱,严重的面部红斑、囊肿及窦道形成。暴发性玫瑰痤疮通常需要口服红霉素及糖皮质激素治疗。有一项研究报道了 3 例不同治疗方案及不同的妊娠结局[6]。阿奇霉素用于这种状况的治疗也获得了良好效果[7]。

口服红霉素通常是妊娠期寻常痤疮及玫瑰痤疮的首选抗生素,口服四环素禁用于妊娠早期,因为可能会影响胎儿骨骼及牙齿发育。然而,瑞典最近的两项研究表明,红霉素有导致新生儿心血管缺陷的风险,因此,如果可能,在妊娠早期也应当避免红霉素的使用[8,9]。窄谱 UVB 可以作为妊娠期较重痤疮的二线治疗选择[10]。

寻常痤疮及玫瑰痤疮的治疗

阶梯治疗

一线治疗

- 外用药物 10%～15%壬二酸
- 2.5%～10%过氧化苯甲酰
- 口服红霉素(妊娠早期避免使用)
- 口服阿奇霉素

二线治疗

- 窄谱 UVB((TL-01)

三线治疗

- 口服泼尼松(与口服抗生素联合使用)

外用及口服维 A 酸类药物必须避免妊娠期使用

玫瑰糠疹

玫瑰糠疹是另一种妊娠期常见的炎症性皮肤病，可能诊断困难(皮损类似于银屑病及体癣)。其典型皮疹表现为椭圆形斑块、上附鳞屑，通常有一个先驱"母斑"(图 115.6)。该病与人类疱疹病毒 6(HHV-6)感染有关。一项对 38 名怀孕期间患有玫瑰糠疹妇女的调查发现：有 9 名妇女发生早产，5 名发生流产，发生新生儿肌张力低、运动能力弱、低反应性的病例共 6 例。通过这个小样本统计分析，作者得出结论：玫瑰糠疹可能因 HHV-6 活动性感染所致，并与妊娠早期的胎儿死亡相关[11]。

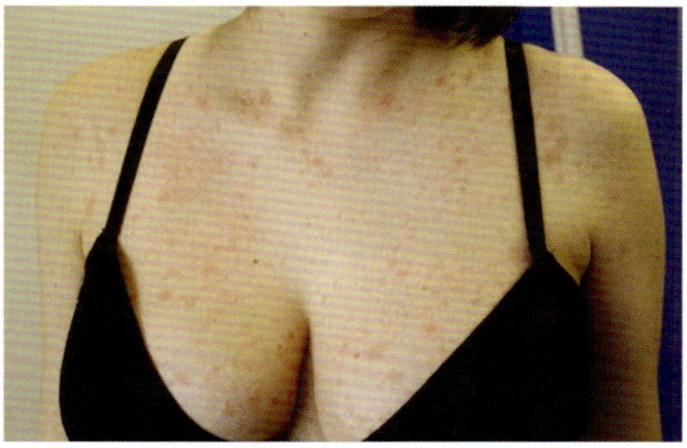

图 115.6 妊娠期玫瑰糠疹，表现为累及躯干上部及上肢的暴发性红斑

荨麻疹

荨麻疹可能模仿其他妊娠期皮肤病，特别是未发生大疱时的妊娠类天疱疮及妊娠多形疹。孕期经常出现，并难以有效控制(图 115.7)(见第 42 章)。口服抗组胺药是治疗的首选；第二代抗组胺药氯雷他定和西替利嗪从妊娠中期开始使用是安全的。

治疗

阶梯治疗

一线治疗

- 外用润肤剂：水溶性乳霜+1%～2%薄荷醇
- 口服抗组胺药：氯雷他定和西替利嗪

二线治疗

- 氢化泼尼松

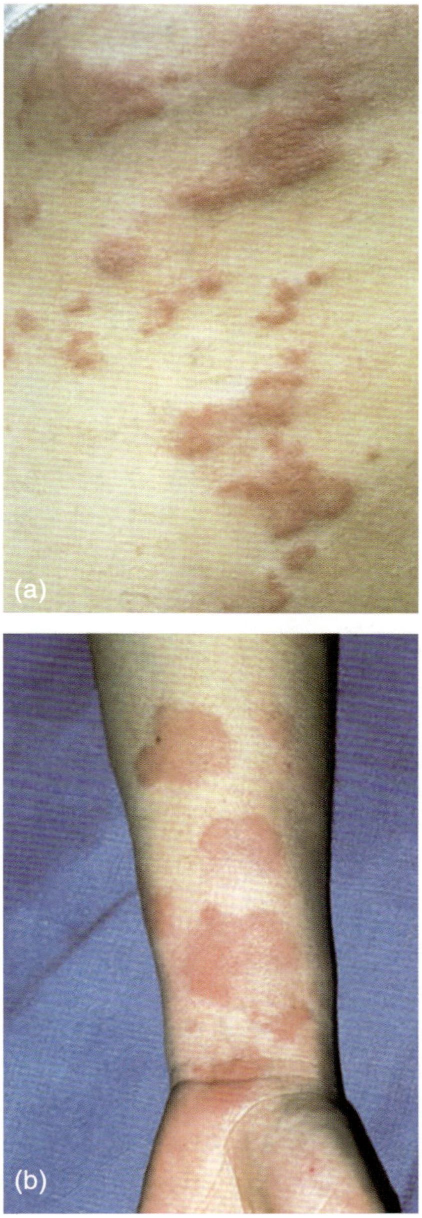

图 115.7 荨麻疹皮损表现为躯干(a)和前臂(b)典型的水肿性红斑。(由圣约翰学院皮肤病研究所提供，英国，伦敦)

结节性红斑

结节性红斑(见第 99 章)是一种皮下脂肪的反应性炎症性疾病，通常继发于多种潜在疾病，包括链球菌感染、结核病、麻风病、结节病和炎症性肠病。怀孕和口服避孕药也可诱发这种皮疹，表现为下肢伸侧的压痛性红斑、结节或斑块。经常伴有发热、全身不适和关节痛等症状，病情一般持续 6～8 周。通常只需

要给予支持治疗：休息、抬高下肢、弹力袜和镇痛均有助于改善症状。

瘙痒

妊娠瘙痒症

大约有 1/4 的孕妇在妊娠期会出现瘙痒[1]。大多数瘙痒由于存在潜在的皮肤疾病，如湿疹、荨麻疹或某种妊娠相关的炎症性皮肤病所导致。然而也有一小部分孕妇有强烈的瘙痒，但缺乏皮肤原发性变化，这类患者则适合于诊断妊娠瘙痒症。

妊娠瘙痒症被认为是妊娠期复发性胆汁淤积症的一种轻度变异型（见第 83 章），发生概率 0.02%～2.4%[2]。

妊娠肝内胆汁淤积

同义名

- 产科胆汁淤积
- 妊娠胆汁淤积
- 妊娠黄疸
- 妊娠瘙痒症

临床特征

概述

瘙痒一般始于孕中期或晚期，通常局限于腹部、手掌和脚掌，但也可能呈泛发性。大约 10%的患者可能有轻度黄疸。继发性皮损的发展取决于搔抓的程度，可从轻微的脱屑到因剧烈瘙痒形成严重的痒疹结节。

病程及胎儿预后

母亲的预后一般良好。分娩后，瘙痒会在几天到几周内自然消失，但再次妊娠或口服避孕药可能复发[3]。在出现黄疸或维生素 K 缺乏的情况下，母亲和儿童发生宫内出血和产后出血的风险会增加[3]。实际上，对胎儿预后还有更严重的影响，包括早产、胎儿窘迫和死胎风险增加[3,4]。因此，该病的及时诊断、有效治疗、密切产科监测和产妇咨询非常重要。

病理生理学

妊娠期肝内胆汁淤积是一种激素诱导的可逆性胆汁淤积，通常发生于具有遗传易感性个体的妊娠晚期。病因复杂[5]。

检查与检验

肝功能检查结果通常正常，而碱性磷酸酶会有升高（由胎盘产生，在妊娠期增高属于正常现象）[6]，血清胆汁酸升高。

治疗

熊去氧胆酸（UDCA）是首选药物，可有效止痒和降低血清胆汁酸水平[7]。

其他药物包括抗组胺药、S-腺苷基甲硫氨酸、地塞米松和消胆胺，但均未被证明能改善胎儿预后[3]。值得注意的是，消胆胺等一系列胆汁酸交换树脂可能导致维生素 K 吸收不良，因此可能导致出血，故应当尽量避免使用[8]。除了熊去氧胆酸治疗外，还建议密切产科监测，推荐从 34 周起，每周监测胎儿心率、心电图。多位作者还建议（在 36－37 周胎儿肺发育成熟）应当尽早分娩[9]。

阶梯治疗

一线治疗

- 外用润肤剂：水溶性乳霜＋1%～2%薄荷脑
- 口服抗组胺药：氯雷他定和西替利嗪
- 口服熊去氧胆酸 15mg/(kg • d)

二线治疗

- S-腺苷基甲硫氨酸
- 地塞米松
- 消胆胺

其他推荐

- 每周定期胎心监测，注意胎儿心率，早期发现胎儿宫内窘迫
- 补充母体维生素 K（如果出现黄疸）
- 提前分娩（36～37 周）
- 胎儿肺成熟可能需要地塞米松

妊娠特有皮肤病

在过去的 50～100 年里，妊娠期特有皮肤病被多次重新命名和分类，每种疾病都有不同的名称，这导致了概念的混淆。表 115.2 给出了最新的分类，包括以前的同义词。

一项回顾性研究调查了 500 余例妊娠期瘙痒患者，发现特应性湿疹、妊娠痒疹、妊娠期瘙痒性毛囊炎在临床表现和组织病理学上有相当多的重叠（共占患者数据库的 50%）[2,3]。故可以将这些疾病归为一类疾病“妊娠特应性皮疹”[2,3]。因此出现了一种新的妊娠特异性皮肤病分类：妊娠性类天疱疮、妊娠多形疹、

妊娠肝内胆汁淤积和妊娠特应性皮疹[2,3]。

尽管在美国，妊娠疱疹、妊娠瘙痒性荨麻疹丘疹及斑块病(PUPPP)仍然是首选术语，但在欧洲，妊娠类天疱疮(强调自身免疫性发病机制，避免与疱疹病毒产生联系)和妊娠多形性疹(突出疾病形态谱的特征)现在被广泛接受。

表 115.2 妊娠特有皮肤病

分类	同义词
妊娠性类天疱疮	妊娠疱疹
	妊娠期类天疱疮
妊娠多形疹[a]	妊娠瘙痒性荨麻疹丘疹及斑块病
	妊娠毒血症疹
	妊娠晚发性痒疹
	妊娠中毒性红斑
妊娠肝内胆汁淤积	妊娠胆汁淤积
	妊娠瘙痒症
	产科胆汁淤积
	妊娠黄疸
妊娠特应性皮疹	妊娠痒疹[a]
	妊娠性痒疹
	妊娠早发型痒疹
	妊娠丘疹性皮炎
	妊娠瘙痒性毛囊炎
	妊娠湿疹

[a] 由 Holmes 和 Black 命名的原分类。

妊娠多形疹

同义名

- 妊娠瘙痒性荨麻疹丘疹及斑块病(PUPPP)
- 妊娠毒血症疹
- 妊娠晚发性痒疹
- 妊娠中毒性红斑

简介与概述

妊娠多形疹(PEP)是英国流行的皮肤科术语，由 Holmes 和 Black[1] 提出。在其他地方，妊娠瘙痒性荨麻疹丘疹及斑块病(PUPPP)这一冗长的描述性短语仍然受到青睐，尤其是在美国[2]。

流行病学

妊娠多形疹是一种良性、自限性、瘙痒性、炎症性疾病，通常在初产妇妊娠的最后几周或产后迅速发生(15%)。其发生率约为 1∶160，可能与体重过度增加和多胎妊娠有关[3,4]。

病理生理学

妊娠多形疹的具体机制仍然不明。其主要理论机制集中于腹壁膨胀、激素变化及免疫变化等因素[3,5]。妊娠多形疹通常始发于腹壁膨胀最严重时的妊娠纹，这一事实似乎表明，结缔组织的过度拉伸损伤可能起中心作用。虽然之前的一项研究没有发现新生儿超重与该病有关[3]，但在这之前两者被认为是相关的[5]。

局部炎症浸润中 CD1a 细胞的增高，可证实之前的理论，过度拉伸使惰性结构发展为抗原，从而触发炎症反应。激素水平和免疫功能的变化还没有明确的证据证明其起作用；也没有证据表明发病与新生儿超重或新生儿性别有关[3,6]。同时与妊娠类天疱疮不同，发病与 HLA 没有相关性[2]。但妊娠期外周胎儿微嵌合现象，即胎儿 DNA 在母体皮肤中的嵌合现象，可能在炎症的触发中发挥了作用[7]。

临床表现

概述

妊娠多形疹通常开始于腹部，如果存在妊娠纹，常发生在妊娠纹处，表现为伴有严重瘙痒的荨麻疹样丘疹、融合成斑块，扩散到臀部和大腿近端(图 115.8 和图 115.9)。皮疹通常局限于上述部位，但在严重病例中也可迅速泛发。与妊娠天疱疮相反，脐部通常不受累，这是其重要特征。随后皮疹可以更为多形，一半的患者会出现小水疱(1～2mm，没有大疱)、大范围的非荨麻疹样红斑、靶形皮损、湿疹样皮损。皮疹通常在 4～6 周消退，与胎儿是否娩出无关[7]。

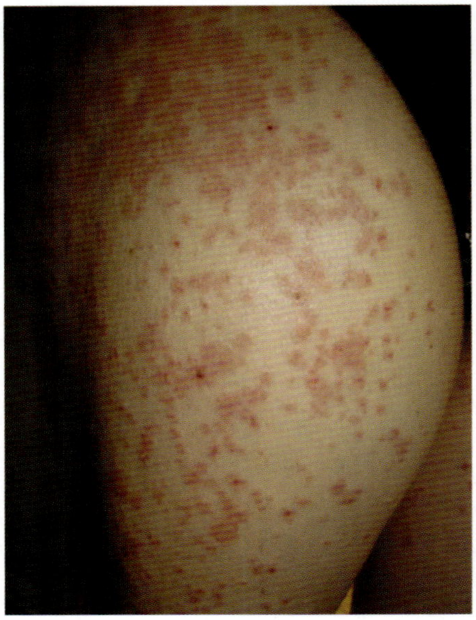

图 115.8 妊娠多形疹显示妊娠晚期大腿上部有典型的丘疹和荨麻疹靶样皮损

第10部分

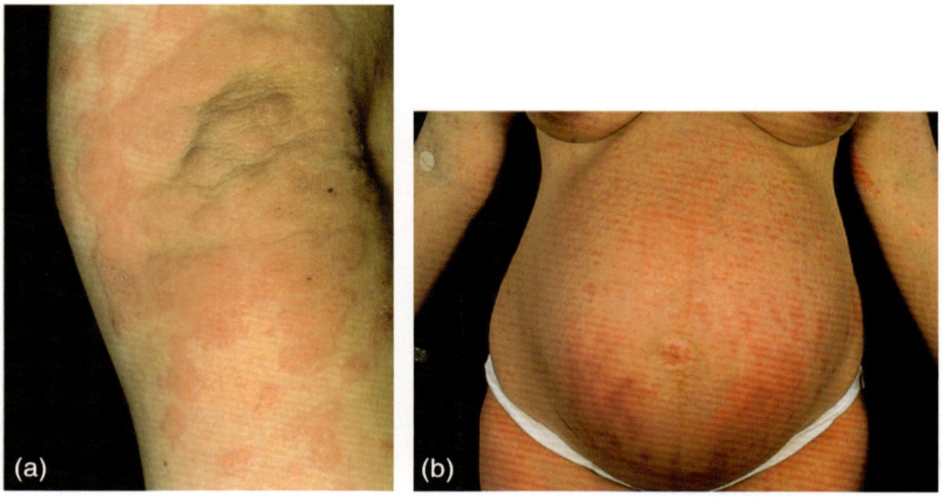

图 115.9 (a)手臂和(b)腹部典型妊娠多形疹皮损(由英国莱斯特皇家医院 D. A. Burns 医师提供)

疾病病程及预后

母亲及胎儿预后良好,新生儿也没有皮损[7]。病情具有自限性,通常不会复发;但再次妊娠会复发,而且皮疹往往会出现得更早。没有证据表明妊娠多形疹对妊娠结局有任何不良影响[4,5]。

检查与检验

该病的组织病理学是非特异性的,与妊娠类天疱疮非大疱期病理表现有许多相似之处。大多数活检显示表皮和真皮浅层水肿,血管周围淋巴细胞和组织细胞浸润。大量嗜酸性粒细胞浸润(类似于妊娠类天疱疮)。也可见到棘层海绵水肿,角化过度、角化不全[2]。

通过免疫电镜,直接免疫荧光检查的结果是阴性的,借此可以将本病与妊娠类天疱疮进行鉴别。在极少数情况下,妊娠多形疹会有模棱两可的直接免疫荧光表现,包括表皮、基底膜带和血管周围中少量 C3 沉积[2]。在这种罕见的免疫荧光结果不明确的情况下,BP180 NC16a ELISA 检查被证明在区分妊娠类天疱疮和妊娠多形疹(PEP)方面具有高度敏感性和特异性[9]。间接免疫荧光也呈阴性[6]。

治疗

局部外用皮质类固醇和润肤剂对症治疗,无论是否使用抗组胺药,通常都足以控制瘙痒和皮肤损伤。在严重的全身性病例中,短疗程系统性使用皮质类固醇治疗可能是必要的(氢化泼尼松从每天 40~60mg 开始,几周内逐渐减停),通常治疗有效[4]。如果接近预产期,可以考虑提前分娩。大多数妇女在得知情况并不严重,母亲和孩子预后好,且皮疹在分娩时或分娩后不久就会消失的信息后,都会自然放松[4,5]。

阶梯治疗

一线治疗

- 外用润肤剂:水溶性乳霜+1%~2%薄荷脑
- 外用糖皮质激素(参考治疗总则部分)
- 口服抗组胺药物:氯雷他定和西替利嗪

二线治疗

- 氢化泼尼松

如患者已接近预产期,可考虑提前生产

Resources

Further information

British Association of Dermatologists, leafl et: http://www.bad.org.uk/for-the-public/patient-information-leaflets/polymorphic-eruption-ofpregnancy?returnlink=http%3a%2f%2fwww.bad.org.uk%2ffor-thepublic%2fpatient-information-leaflets%3fl%3d10%26q%3dPOLYMORPHIC+ERUPTION+OF+PREGNANCY#.UKhE1aHeBI (last accessed August 2014).

妊娠类天疱疮

同义名

- 妊娠疱疹
- 妊娠性类天疱疮

简介及概述

妊娠类天疱疮是一种罕见、自身免疫性大疱性皮肤病，主要发生在妊娠晚期或产后初期（见第 50 章）。在机体出现滋养细胞肿瘤（如绒毛膜癌、葡萄胎）时也可能发生。该病妊娠期间患病率从 1∶2000 到 1∶50 000～60 000，与人类 HLADR3、DR4 具体基因亚型有关联[1,2]。可能伴随其他器官特异性自身免疫性疾病发病率增高，尤其是 Graves 病（毒性弥漫性甲状腺肿）。

发病机制

本病是由于一种循环免疫复合物 IgG 的抗体亚型 IgG1（也曾被称为妊娠疱疹因子），与一种分子量 180KD 的蛋白（即 BP-180，又称大疱性类天疱疮抗原-2）结合，作用于真表皮交界处的半桥粒，导致了皮肤损伤及大疱形成[2]。这种免疫应答与 NC16A 片段的强关联性比在大疱性类天疱疮中表现更明显。另外，自身免疫攻击的主要靶组织似乎并非皮肤而是胎盘。因为该抗体除了可与表皮的基底膜带抗原相结合，更易与同样源于胚胎外胚层的绒毛膜及羊膜上皮抗原结合。绒毛膜异常表达的 MHC Ⅱ 类抗原（来源于父系）可能导致了人体针对胎盘抗原的免疫反应。

临床表现

简介

妊娠类天疱疮常在皮疹出现前即有剧烈瘙痒。皮损最初表现为荨麻疹样丘疹和斑块，通常发生在腹部，并特征性地累及脐周区域，当然也可累及更大范围的皮肤（图 115.10a，b）。在大疱发生前，无论是临床上还是组织病理上，都很难与妊娠多形疹（PEP）鉴别。但当妊娠类天疱疮出现类似于大疱性类天疱疮的紧张性大疱时，诊断逐渐变得清晰（图 115.10c）。通常皮损不累及面部和黏膜[1]。

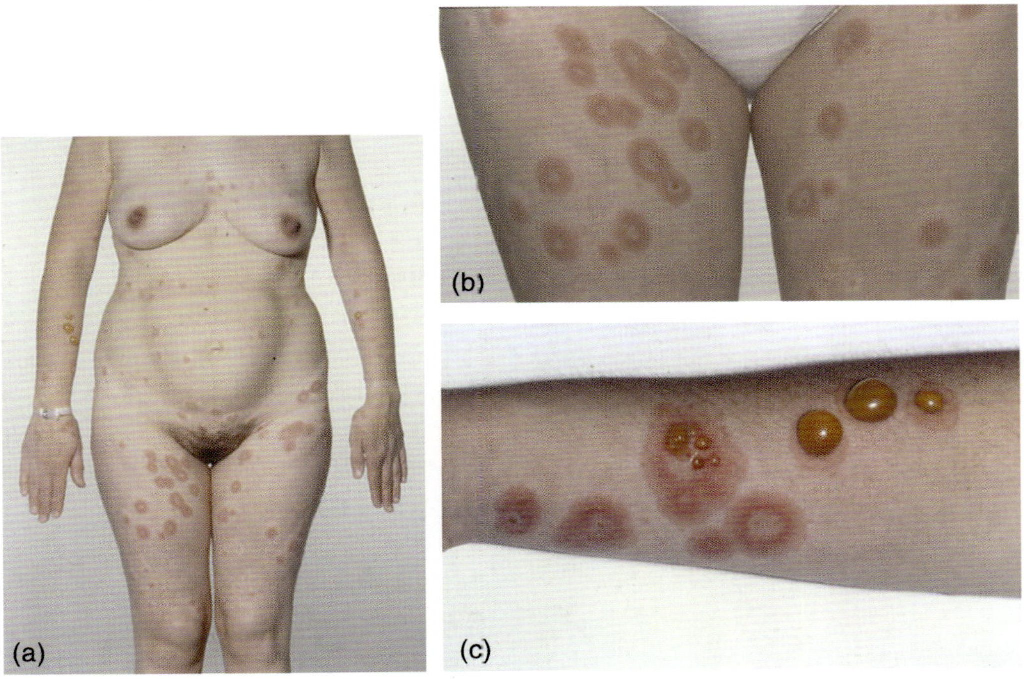

图 115.10 产后 3d 暴发妊娠类天疱疮

（a）躯干及四肢广泛荨麻疹样红斑，迅速发生的大疱；（b）大腿根部荨麻疹样靶形皮损的近景；（c）近距离观察，前臂荨麻疹样红斑的背景上，紧张而完整的水疱。

病程及预后

妊娠类天疱疮自然病程的特点是妊娠期病情加重或缓解。通常妊娠后期病情有所缓解，但分娩时突然加重（75%的患者）。分娩后，症状则往往在几周到几个月内消失，但月经和避孕药可能导致病情反复，罕见情况下，皮疹可持续反复数年。胎儿预后一般良好，但早产儿和小于胎龄儿概率可能增高。研究表明，这种风险与疾病严重程度相关，表现为起病早、水疱多，而不是像之前反复推测的那样与糖皮质激素治疗相关[3]。该病的抗体可从母亲转移到胎儿，导致大约 10%的新生儿可能出现轻微的皮肤损伤（新生儿类天疱疮），但其皮疹通常在数天至数周内自行消失[1]。通常这种状况，在母亲抗体完全被清除出胎儿血液循环之前，需进行非手术治疗。

再次妊娠或者口服避孕药，妊娠类天疱疮可能复发。但妊娠类天疱疮复发时，通常其发病会更早，并且病情更重，因此女性在规划未来怀孕时需要了解这一点。“跳过”某次妊娠的现象也可能发生，但其确切的病因仍不清楚。

检查与检验

病变皮肤的组织病理学表现取决于疾病的分期和严重程度。大疱形成前皮疹病理表现为真皮中上层水肿，淋巴细胞、组织细胞和数量不等的嗜酸性粒细胞血管周围炎性浸润。大疱形成后的组织病理学表现为表皮下水疱，超微结构位于真皮-表皮交界处的透明层[1]。

病变周围皮肤直接免疫荧光是妊娠类天疱疮诊断的金标准，100%的病例在真皮-表皮交界处 C3 呈线性沉积，30%病例在真皮-表皮交界处有 IgG 沉积。根据所使用技术的不同，有 30%～100%的病例可以通过间接免疫荧光检测到患者血清中循环的 IgG 抗体，该抗体可与盐裂皮肤表面的靶点相结合。抗体水平也可以通过 ELISA 和免疫印迹技术监测，其水平与疾病活动性有良好的相关性[1,4]。

治疗

治疗方案选择取决于疾病的阶段和严重程度，目的是控制瘙痒和防止水疱形成。对于轻度无大疱形成的妊娠类天疱疮，推荐局部外用糖皮质激素，加或不加口服抗组胺药均可[1]。而其他病例则均需要系统使用糖皮质激素[氢化泼尼松，通常起始剂量为 0.5～1mg/(kg • d)][3,5]。

病情好转后，剂量通常可以减少，但在产前也应及时加量，以预防产后暴发。三线治疗对系统性糖皮质激素治疗无反应的病例可能有益，包括硫唑嘌呤、静脉注射免疫球蛋白和血浆置换[6]。分娩后如有必要，可进行全面的免疫抑制治疗。

> **阶梯治疗**
>
> **一线治疗**
> - 外用润肤剂：水溶性乳霜+1%～2%薄荷脑
> - 外用强效激素(参考治疗总则部分)
> - 口服抗组胺药物：氯雷他定和西替利嗪
>
> **二线治疗**
> - 氢化泼尼松
>
> **三线治疗**
> - 硫唑嘌呤
> - 血浆置换
> - 静脉注射免疫球蛋白

Resources

Further information

British Association of Dermatologists, leafl et: http://www.bad.org.uk/for-thepublic/patient-information-leafl ets/pemphigoid-gestationis? returnlink=http%3a%2f%2fwww.bad.org.uk%2ffor-the-public%2fpatient-information-leafl ets%3 fl %3d10%26q%3dPEMPHIGOID + GESTATIONIS #.U-KhdlaHeBI (last accessed August 2014).

妊娠特应性皮疹

> **同义名**
> - 妊娠早发型痒疹
> - 妊娠痒疹
> - 妊娠性痒疹
> - 妊娠瘙痒性毛囊炎
> - 妊娠湿疹

简介与概述

妊娠特应性皮疹(AEP)是一种良性的妊娠瘙痒性疾病，指的是有特应性体质的患者出现的湿疹样或丘疹样皮损，需要除外其他妊娠期皮肤病(见第 41 章)。妊娠期最常见的皮肤病，占总数的 50%。通常发病时间较早，75%的病例发病时间在孕晚期之前，再次妊娠时有复发倾向[1]。

发病机制

妊娠特应性皮疹的发病机制被认为与妊娠期间特有的免疫学变化相关：细胞免疫功能的下调及 Th1 细胞因子(IL-2、γ 干扰素、IL-12)的减少；体液免疫形成主导，Th2 细胞因子(IL-4、IL-10)分泌增多。既往特应性湿疹的加重或首次出现特应性皮疹都可以用妊娠期 Th2 主导的免疫反应来解释。

临床表现

描述

20%的患者表现为先前存在的特应性湿疹在妊娠期加重。其余 80%的患者是首次出现或在长时间缓解后再次出现特应性皮疹。在这些患者中，2/3 表现为大范围的湿疹样皮损(又称为 E 型 AEP)，皮疹通常累及常见的特应性部位比如面颈部、肩部或四肢屈侧(图 115.11)；1/3 表现为丘疹性皮损(又称为 P

型 AEP)(图 115.12)[1]。后者的特点是躯干和四肢散布的小红丘疹和位于小腿和手臂的典型痒疹结节。一个关键的特征是表现出严重的皮肤干燥,这是 Hanifin 和 Rajka 所指"特应性皮肤"常见的"次要"特征[3]。

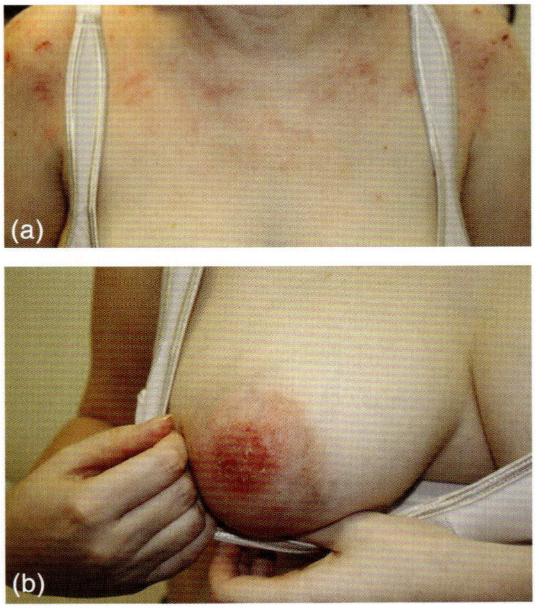

图 115.11 妊娠特应性皮疹:(a)孕中期躯干上部和肩部的皮损;(b)乳头湿疹

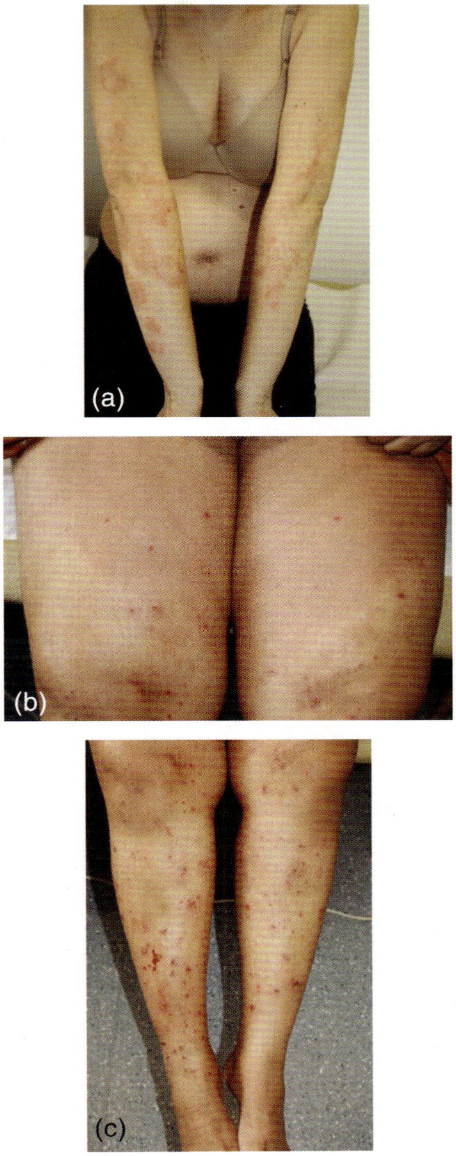

图 115.12 妊娠特应性皮疹表现:(a)手臂红斑、斑片伴抓痕;(b)大腿皮肤干燥,可见丘疹、红斑;(c)小腿痒疹样皮损伴抓痕(均发生在妊娠中期)

病程与预后

即使在病情严重的情况下,母亲的预后也是良好的,因为皮肤损伤通常对治疗反应迅速。再次怀孕时病情复发较为常见。胎儿预后也不受影响,但出生后可能有出现特应性皮炎的风险。

检查与检验

组织病理学改变是非特异性的,并随疾病的临床类型和分期而变化。直接免疫和间接免疫均为阴性。实验室检查发现有 20%~70%的患者血清 IgE 水平升高[1]。

治疗

润肤剂与外用糖皮质激素制剂搭配使用的基础治疗方案使用数日后,皮损即可改善。严重病例可能需要短期系统性使用糖皮质激素和抗组胺药。光疗(UVB)是一种安全的辅助治疗手段,尤其对于妊娠早期的严重病例。

阶梯治疗

一线治疗
- 外用润肤剂
- 外用糖皮质激素(参考治疗总则部分)
- 口服抗组胺药物:氯雷他定和西替利嗪

二线治疗
- 窄谱 UVB 光疗

三线治疗
- 泼尼松
- 硫唑嘌呤

妊娠皮肤病安全治疗通则

外用糖皮质激素

基于证据的妊娠期外用激素使用指南已经发表[1]。通过孕期外用皮质激素的系统回顾，发现外用皮质激素与面裂畸形、早产、胎儿死亡之间无相关性。然而，胎儿生长受限与母亲暴露于强效或超强效外用糖皮质激素之间存在显著的相关性。因此，给孕妇或潜在育龄妇女处方外用糖皮质激素时，应尽可能选择所需最低效力的激素，并限定使用时间，以减少对胎儿的任何潜在风险。

系统用药

当孕期需要系统性糖皮质激素治疗时，应使用非卤族激素。在胎盘中，氢化可的松、泼尼松和氢化泼尼松是可被酶灭活的，而倍他米松和地塞米松则不能被灭活。泼尼松是妊娠期系统性糖皮质激素治疗的首选。根据疾病的性质和严重程度，通常的初始剂量为 0.5～2mg/(kg・d)。在孕早期，维持剂量不应超过每天 10～15mg，因为不能排除可能轻微增加唇腭裂的风险。在治疗妊娠期皮肤病时，糖皮质激素通常只作为一种短期治疗(<4 周)，以使不良反应最小化。在罕见的需要大剂量治疗且疗程超过数周的情况下，胎儿的生长情况应当有超声监护。如果这种治疗需要一直持续到分娩，应警惕新生儿可能出现肾上腺功能不全，注意进行相应的治疗。如果怀孕期间需口服抗组胺药，推荐第一代抗组胺药马来酸氯苯那敏(扑尔敏)，因为马来酸氯苯那敏的使用经验更丰富，尤其是孕早期。如果需要使用非镇静抗组胺药，那么第二代抗组胺药氯雷他定和西替利嗪可在孕中期和晚期使用[2,3]。

(译者：罗翔 一审：毛宁 二审：刘玮 三审：崔勇 费文敏 润色：陶冶)

参考文献

所有文献请查阅网址：www. rooksdermatology. com.
以下列出的是重要参考文献。

Physiological changes

[8] Vaughan Jones SA. Physiologic skin changes of pregnancy. In: Black MM, Ambros-Rudolph CM, Edwards L, Lynch P, eds. *Obstetric and Gynaecologic Dermatology*, 3rd edn. New York: Mosby, 2008: 23-30.

Skin infections

[4] De Ruiter A(Chair), Taylor GP, Clayden P, *et al*. British HIV Association guidelines for the management of HIV infection in pregnant women 2012. *HIV Med* 2012; 13(2): 87-157.

Autoimmune skin diseases

[1] Khmashta MA. Systemic lupus erythematosus and pregnancy. *Best Pract Res Clin Rheumatol* 2006; 20: 685-94.

Skin tumours

[7] Khosrotehrani K, Aractingi S, *et al*. Pregnancy promotes melanoma metastasis through enhanced lymphangiogenesis. *Am J Pathol* 2011; 178(4): 1870-80.

Inflammatory skin diseases

[3] Yoon-Soo CB, Van Vorhees AS, Hsu S, *et al*. Review of treatment options for psoriasis in pregnant or lactating women: from the Medical Board of the National Psoriasis Foundation. *J Am Acad Dermatol* 2012; 67(3): 459-77.

Specific dermatoses

[2] Vaughan Jones SA, Hern S, Nelson-Piercy C, *et al*. A prospective study of 200 women with dermatoses of pregnancy correlating clinical findings with hormonal and immunopathological profiles. *Br J Dermatol* 1999; 141: 71-81.

[3] Ambros-Rudolph CM, Müllegger RR, Vaughan-Jones SA, Kerl H, Black MM. The specific dermatoses of pregnancy re-visited and reclassified: results of a retrospective two-center study on 505 pregnant patients. *J Am Acad Dermatol* 2006; 54: 395-404.

Polymorphic eruption of pregnancy

[6] Vaughan Jones SA, Hern S, Nelson-Piercy C, *et al*. A prospective study of 200 women with dermatoses of pregnancy correlating clinical findings with hormonal and immunopathological profiles. *Br J Dermatol* 1999; 141: 71-81.

Pemphigoid gestationis

[1] Jenkins RE, Black MM. Pemphigoid(herpes) gestationis. In: Black MM, Ambros-Rudolph CM, Edwards L, Lynch P, eds. *Obstetric and Gynaecologic Dermatology*, 3rd ed. London: Elsevier, 2008: 37-47.

[5] Briggs GG, Freeman RK, Yaffe SJ. *Drugs in Pregnancy and Lactation: A Reference Guide to Fetal and Neonatal Risk*, 8th edn. Philadelphia: Lippincot Williams & Wilkins, 2008.

General guidance on safe treatments in pregnancy

[1] Chi CC, Wang SH, Kirtschig G, Wojnarowska F. Systematic review of the safety of topical corticosteroids in pregnancy. *J Am Acad Dermatol* 2010; 62: 694-705.

第 116 章

新生儿皮肤病

116

David G. Paige

Department of Dermatology, Barts Health NHS Trust, London, UK

概述

术语

- 新生儿期:子宫外生活的前 4 周。
- 婴儿期:子宫外生活的第 1 年。
- 早产儿:妊娠 37 周以前出生的婴儿。
- 足月儿:妊娠 37—42 周出生的婴儿。
- 过期产儿:妊娠 42 周后出生的婴儿。
- 低出生体重:出生体重不足 2500g。
- 宫内发育迟缓:出生体重低于胎龄(小于胎龄儿)。

新生儿皮肤功能

屏障功能

人们对早产儿和足月儿的皮肤屏障功能产生了极大的兴趣，因为有证据表明，这两种状态都存在对局部外用药物的毒性具有高反应的风险[1]。正常的足月婴儿具有功能性角质层，具有几乎发育完全的皮肤屏障功能[2-5]。在出生后的头几天，经表皮水分流失略高，但这种情况会迅速改善。足月新生儿经皮吸收的毒素较少依赖于屏障功能受损本身，而通常与以下一种或多种情况相关：

1. 表面积与体积的比例大大增加。
2. 经常出现封闭状态，例如在被防水尿布覆盖。
3. 高环境温度和湿度。

与之相反，有确切证据表明早产儿，特别是那些不到 34 周的早产儿的皮肤屏障功能会受到损伤。皮肤吸收作用与胎龄呈负相关，但在早产儿出生后，皮肤屏障功能似乎迅速改善，并且在出生后第 2 周或第 3 周结束时通常是正常的[3,4,6]。

很明显，如果仔细考虑经皮吸收的潜在危险，尤其是对那些患有皮肤病的婴儿或早产的、低出生体重的婴儿，任何婴儿的皮肤都不该涂抹任何东西。

关于导致潜在风险的最全面记录显示其与下列物质有关：苯胺染料[7]，六氯酚和相关的消毒剂[8]，酒精[9-11]和糖皮质激素[12]。新生儿，特别早产儿中绝不应使用包括新霉素[13]，硼酸[14]，间苯二酚（在 Castellani 涂剂中）[15]，γ-六氯化苯[16]，苯甲醇[17]，尿素[18]和水杨酸[19]在内的一些物质。应谨慎使用氯己定[20]和碘[21,22]等消毒剂，并应考虑到“化学灼伤”的风险，避免使用含酒精的产品[23]。

然而，在对来自尼泊尔的 17 500 名低出生体重新生儿进行的社区研究中，低剂量（0.25%）氯己定水溶液用于足月婴儿可降低败血症的死亡率，但对于出生体重超过 2500g 者没有差异[24]。

除以上物质之外，还应注意用于洗涤、消毒或标记尿布及床上用品的化学品[7,25]，以及储存上述物品时所用的樟脑丸[26]。

最近，即使是常规使用的外用凡士林润肤剂也被质疑。虽然这些成分可以减少经皮水分流失（TEWL），但 Cochrane 四项研究综述显示，它们的使用与凝固酶阴性葡萄球菌感染和医院感染的增加有关[27]。孟加拉国，Darmstadt 等的进一步研究证实了使用凡士林润肤剂的早产儿发生医院感染的风险增加，但使用葵花籽油作为替代药物可显著减少感染[28,29]。目前还没有关于在患有严重皮肤病的早产儿中使用润肤剂的数据，例如 Netherton 综合征或丑角鱼鳞病，对于他们来说院内感染是常见问题并且通常是致命的。

与足月儿相比，早产儿 TEWL（经皮水分流失值）大大增加[3,30]。

通过经皮水分丢失可导致较高的热损失，这甚至可能超过婴儿的静息产热量。

可以通过使用塑料气泡毯或有机玻璃罩覆盖婴儿，或通过外涂脂质增加环境湿度[29,31]（尽管这会增加感染的风险）使这种热量的流失减少。虽然在相对的高湿度环境中护理婴儿有助于减少急性期 TEWL，但它会减慢皮肤屏障成熟和恢复的速度，使异常 TEWL 比在相对低湿度环境中护理的婴儿需要更长时间才能恢复[32-35]。

皮肤屏障的不成熟，对早产儿来说，也可能导致微生物更容易渗透到皮肤中，引起全身性感染。这可能是患有先天性皮肤念珠菌病的早产儿患播散性念珠菌病风险更高的原因[36]。

在清洁和（或）保湿方面，几乎没有科学证据可以为父母提供关于新生儿常规皮肤护理的建议，并且关于这个问题，医师、卫生访视员和助产士之间的建议各不相同。鉴于经皮吸收的风险，值得关注的是，几年前在美国进行的一项研究表明，父母在 1 个月大的婴儿皮肤中使用了 48 种不同的非处方制剂的化学品[37]。

最近一项关于清洁剂的研究表明，使用普通的水和婴儿洗涤产品清洗之间没有区别，这至少可以让父母们做出选择。同一项研究还表明，橄榄油（通常用于新生儿病房或婴儿按摩）会损害成人的皮肤屏障，因此新生儿也应该避免使用[38-40]。研究中使用的葵花籽油没有表现出相同的有害作用，但葵花籽油的成分变化很大，有些确实有害。由于商业上可获得的葵花籽油不像标签上宣称的那样名副其实，因此不能被推荐用在新生儿皮肤上。如何对足月儿进行常规的新生儿皮肤护理需要进行更多的研究来获得答案。

汗液分泌

在妊娠第 28 周宫内胎儿即可出现解剖学上正常的外泌汗腺，但从其对皮内注射乙酰胆碱和肾上腺素的反应以及对热应激的反应上看，外泌汗腺在妊娠第 36 周之前是不成熟的[1,2]。然而，妊娠 36 周之前出生的婴儿通常在出生后 2 周内出现反应。妊娠 36 周后出生的新生儿，出生时就能对热应激做出泌汗反应，尽管这种出汗最初作为一种热调节机制相对来说是低效的[3]。因此，必须小心不要使任何新生儿过热，尤其是早产新生儿，虽然严重过热导致高热是罕见的，但较小程度的医源性过热似乎是常见的，甚至可能诱发窒息[4-7]。

前额是新生儿热性出汗的主要部位。而手掌和足底是“情绪”出汗的部位，是对兴奋的反应，这种反应在足月儿出生时就已具备，但早产儿却没有。

皮肤电导测量（作为测量汗液增加的方法）可能有助于评估新生儿的疼痛程度[8]。

皮脂腺分泌

胎儿的皮脂腺分泌功能对胎脂形成有重要作用[1]。胎脂是一种天然的“屏障保湿霜”，也含有抗菌肽，从妊娠第 24 周开始形成[2,3]。出生时胎脂的存在与表皮更好的水合作用有关。一组研究人员甚至将其作为一种“天然的”屏障保湿霜来研究，用以帮助试验组伤口模型的愈合[4,5]。

与年龄较大的青春期前儿童相比，新生儿的皮脂分泌率较高，并认定新生儿时期皮脂腺活跃可能来自经由胎盘传递的母体雄激素的刺激，特别是脱氢表雄酮的刺激[6]。皮脂腺的活动从出生后第一个月月末开始逐渐减少，到出生后第一年年末达到稳定水平[6,7]。

新生儿皮肤外观

足月新生儿

新生儿常见的多种皮肤损害被视为“生理性的”。它们的出现频率已由多位作者进行过研究，发现其在不同的种族群体中的表现有所不同[1-4]。

胎脂

出生时，皮肤上覆盖着一层白色的、油腻的膜，即胎脂。胎脂可以覆盖整个皮肤表面，也可能只存在于身体褶皱处，如腹股沟。它通常干得很快，在出生后几个小时内就开始脱落。胎脂由脂质组成，含有抗菌肽，因此它在保持皮肤水分和预防感染方面发挥着一定作用[5,6]。其颜色可能反映宫内情况，如新生儿溶血性疾病以及胎儿过熟，两者都可导致胎脂呈现金黄色。胎儿宫内窘迫可导致胎脂被胎粪中的胆色素染色。

周围性紫绀

周围性紫绀（或手足发绀）是新生儿的特征表现，特别是足月新生儿，通常在手掌和脚掌以及口腔周围特别明显。在温暖的中央部位，如舌头，没有发绀的情况下，周围性紫绀在婴儿出生后 48h 左右出现可视为正常。低体温使其更加明显，而变暖可使其改善[7]。

新生儿红斑

出生后几个小时，许多婴儿会出现一种明显的全身性充血，通常称为新生儿红斑，在 24～48h 会自行消退。

小丑样颜色改变

高达 15%的新生儿在出生后 1 周内的某个时间会沿着身体的中线出现明显的颜色差异。这种现象发生在婴儿侧卧时：身体中线的上半部苍白，下半部呈深红色[8,9]。这种表现持续的时间变异比较大，通常在 30s 至 20min。如果婴儿转向另一侧，颜色的变化可能与之前相反。个别新生儿可能只发生一次，也可能在多种情况下反复。这种奇怪的现象被称为小丑样颜色改变，在大多数病例中似乎没有病理意义，被认为是反映负责控制周围血管张力的下丘脑中枢发育不成熟。如果该变化持续超过出生后第 4 周，可能与心血管异常引起的缺氧有关[10]。

大理石样皮肤

新生儿受冷后，皮肤会出现明显的大理石花纹。虽然这些花纹会在复温时有所消失，但许多正常的新生儿即使在最佳环境条件下也会表现出微弱的大理石花纹。大理石花纹表现为网状的蓝色血管的图案，通常被称为大理石样皮肤[11]。这种生理反应可以贯穿整个婴儿期。先天性毛细血管扩张性大理石样皮肤是一种独特的血管发育异常，它是固定不变的（见第 73 章），并且可能与各种其他疾病相关，例如肢体生长异常或肾脏异常，因此两者很容易区分[12,13]。

脱屑（新生儿的生理鳞屑）

相当浅表的皮肤脱屑发生在近 75%的正常新生儿中[14]。脱屑通常在出生后第一天，发生在脚踝周围，并且局限于手足。它可能局限于某处或逐渐扩大，通常在出生后第 8 天达到其分布的最大程度和最严重的表现。通常在低出生体重的新生儿中表现更为严重，无论其胎龄如何。生理性脱屑有时相当明显，但脱屑程度不足以导致与任何更严重类型的先天性鱼鳞病相混淆。轻型的鱼鳞病，例如寻常型鱼鳞病，可能难以鉴别。需要牢记的是 X 连锁少汗型外胚叶发育不良患者在新生儿期也可以出现皮肤脱屑[15]。

吸吮水疱

出生时在手指、嘴唇或前臂偶尔会出现一两个孤立的水疱或糜烂面，可能是由于婴儿在子宫内剧烈的吮吸造成的；因此成为吸吮水疱。它们会迅速愈合而没有后遗症[16]。

新生儿枕秃

在胎儿期的第5个月，头皮上的头发会同步脱落，在胎儿出生前12周左右，头发重新生长后会从前到后呈波浪状进入休止期。在休止期的头发从额头到头顶逐渐脱落之后，发根重新以同样的从前到后的波浪状模式进入到生长期[17,18]。

在枕部的发根直到出生时才进入休止期，因此，这种格外显著的秃发会在出生时出现在枕部或者在出生后2个月内出现（新生儿枕秃）。由平卧导致的枕部的外伤也可导致新生儿枕秃[19]。

婴儿期脱发

在婴儿早期，似乎有两波从额头到枕部头发的脱落与重新生长的过程，但是，在婴儿出生后第一年末，典型的头发生长的模式就会成功建立[20]。在一些婴儿中，新生儿阶段会出现不寻常的同步的脱发，导致了明显的弥漫性脱发（新生儿休止期脱发），但是，在出生后6个月末，大多数婴儿都会拥有满头头发。在这一阶段，发际线通常会延伸到眉毛的外侧末端，但是构成这种延伸的终毛会在婴儿出生后第一年的剩余时间里逐渐变为毳毛，导致发际线退化到童年特有的位置。

皮脂腺增生/粟丘疹

皮脂腺增生是新生儿的一种生理表现，反映了母体雄激素的影响。在绝大多数婴儿中，肉眼可见多个、均匀的、针尖大小的黄色丘疹，主要出现在鼻子、脸颊、上唇和额头，也可能在躯干上部，尤其是乳晕、生殖器和四肢上。这种规律在大约40%的出现粟丘疹的婴儿身上可以体现，粟丘疹表现为微小的表皮囊肿[21]。

粟丘疹的数量从一个或两个到数百个不等。它们表现为直径1～3mm的白色、球状丘疹，常发生在与皮脂腺增生相同的部位。大而孤立的粟丘疹，通常被称作角珠，有时可在乳晕、阴囊和大阴唇上看到。尽管少数可能会持续更长时间，但多数皮脂腺增生和粟丘疹都可在出生后最初几周内自行消退。特别广泛及持久存在的粟丘疹，或者其分布不典型，可能是口-面-指综合征1型（见第67章），Marie-Unna型遗传性稀毛症（见第68章），或以稀毛症及粟丘疹为特征的X连锁Bazex-Dupré-Christol综合征（见第141章）的表现。

“青春期缩影”

母体和胎盘激素对胎儿的影响可能会产生一系列特征性表现[22]：阴蒂增大；黏液状阴道分泌物；增大的发育良好的生殖器（男孩和女孩）；可在2～4周消退的乳腺肥大（男孩和女孩）；阴道增生上皮脱落（出生后几天）；在出生后第3/4天出现的，可能在子宫内就已经出现的，会持续2～3d的撤退性出血；在出生后第2～3天出现的，乳汁分泌（“女巫奶”）——如果持续存在，会使女婴出现乳腺炎/乳房脓肿。

色素沉着症

8%的婴儿出现白线，可能持续2～3个月。蒙古斑在东方婴儿中发生率可高达85%[23]，在黑人婴儿也较为常见，但白人婴儿发生率仅3%[24]。也可出现阴囊色素沉着尤其东方婴儿（高达30%）[23]。有报道黑人新生儿可出现线性/网状色素异常[25]。

口腔发现

马牙（epstein's pearl）为在85%的新生儿口腔中的，沿着牙槽嵴和（或）位于软硬腭交界处的中线出现的，直径1～2mm的，黄白色角质囊肿[26,27]。它们通常在几周之内无需治疗就会消失。牙龈增生，与孕妇常见的肥厚性牙龈炎相似，常见于新生儿。口腔黏膜呈白色（“白色水肿”）也很常见。这可能与其他作者所说的“吮吸垫”同义[26,27]。

早产新生儿

早产儿的皮肤往往具有半透明、胶冻状的质地，而所谓的“青春期缩影”特征则不那么突出。皮肤血管清晰可见[1,2]。早产儿经常被胎毛覆盖，在面部、四肢和躯干最为密集。胎毛通常在足月前1个月在子宫内脱落，取而代之的是第二层较短的胎毛，出现在足月儿出生时。和头皮终毛一样，这种柔软的胎毛在出生后的头几个月脱落，随后被毳毛所取代[1]。

低出生体重儿和过期产儿

由于出生前营养不良，低体重或成熟不良的新生儿具有典型的外观。婴儿体型很小，从皮肤学的角度来看，最显著的特征是皮下脂肪的缺乏，这使得婴儿看起来瘦小且干瘪。极端早产儿没有胎脂，但在婴儿接近足月时，胎脂可能大量产生。胎粪常使皮肤和胎脂呈黄绿色。出生后，皮肤表面迅速变干，并在躯干上表现为长长的横向的“裂纹”。之后脱落并露出下面正常的皮肤。指甲通常很长。

过期产儿身长较长，但与低体重儿具有相似的外观，并且同样经历了由于胎盘功能不全造成的宫内营养不良。胎脂常缺失[1]。

新生儿皮肤疾病

新生儿毒性红斑

定义和命名

新生儿毒性红斑是一种常见的、短暂性的点状红斑（有时伴有小脓疱），出现在出生后最初几天。因为完全没有任何证据说明病因和中毒有关，广泛使用的中毒性红斑这个定义是不恰当的[1]。

> **同义名**
> - 新生儿中毒性红斑

流行病学

发病率和患病率

30%～50%的孩子会出现中毒性红斑。早产儿及低出生体重儿的发病率在下降。

年龄

发生在出生后最初几天。

性别

多数研究表明男女发病率相同。

种族

可发生在所有人种。

相关疾病

与嗜酸性粒细胞增多相关。

病理生理学

原因不明。常与外周血中嗜酸性粒细胞增多有关。这可能说明本病不是一种过敏反应，因为组织嗜酸性粒细胞增多，在新生儿阶段，是非特异性炎症反应的表现[1]。在毛囊内出现成熟的脓疱，暗示了炎症的发生是由皮脂腺的某些成分引起的[2]。扫描电镜显示，在新生儿皮肤上出现葡萄球菌定植于毛囊上皮，是生命初期一种常见的表现。近来已经证明，在皮损毛囊周围聚集着表达类胰蛋白酶的肥大细胞，而这和葡萄球菌定植以及中毒性红斑发生之间的意义，尚不清楚[3,4]。

发病诱因

无已知的发病诱因。

病理表现

组织学上，红斑表现为真皮上部水肿，血管周围具有稀疏的、以嗜酸性粒细胞为主的炎性浸润。丘疹性皮损是特征性的，可以发现在一个或多个毛囊中，皮脂腺导管进入点上方的外毛根鞘存在嗜酸性粒细胞浸润。脓疱性皮损表现为角质层下的毛囊内嗜酸性粒细胞的聚集。脓疱内容物涂片显示具有炎症细胞，其中 90%以上为嗜酸性粒细胞[2,5-8]。

有大约一半的病例中白细胞计数升高，其中20%与嗜酸粒细胞增多相关，在出现明显脓疱性皮损的病例中更为显著。

致病微生物

脓疱中无致病菌可被分离。

环境因素

没有已被证实的环境因素。

临床特点

病史

所有人种中，30%～50%的足月儿会在出生后的最初几天出现一定程度的中毒性红斑。在大多数情况下，发病是在出生后 48h 之内，但它可以发生在出生后 4d 之内的任何时间。它很少在出生时即发病[5,8-10]。

临床表现

最常见的皮损最初呈现为点状红斑，独立的皮损可以是 1 个或者 2 个或者几百个。皮损大多数集中在躯干，特别是胸腹部、面部和四肢近端，尤其是大腿也很常见。除了手掌和脚掌，在其他各处出现的皮损都有文献记载。在症状最轻的病例中，这些红斑可在 1d 内消失[11-16]。

临床变异

在严重的病例中，在红斑中可出现荨麻疹样丘疹，偶尔他们也可独立存在（特别是在背部和臀部）。在约 10%的病例中，这些丘疹周围分布着直径 1～2mm 的小脓疱。最近有报道发现出生时出现在阴囊皮肤上的脓疱[17]。

鉴别诊断

新生儿中毒性红斑需要和新生儿期其他的以脓疱性皮损为特征的皮肤疾病进行鉴别，特别是痱子，新生儿暂时性脓疱性黑变病，色素失禁症，最重要的是单纯疱疹病毒（HSV）感染，水痘，新生儿脓疱疮以及糠秕马拉色菌性脓疱病。这些疾病中，脓痱是一个最常见的临床上易与中毒性红斑相混淆的疾病。

严重程度分级

没有严重程度分级，不过严重病例中会出现丘疹和脓疱。

并发症和合并症

婴儿状态良好，并不会受到皮损的影响。没有并发症。

病程和预后

可迅速自愈，通常在 3d 之内恢复正常，但偶尔出现复发，有报道称，最迟出现在出生后第 6 周。

检查与检验

很少需要实验室检查，因为本病通过临床诊断。如果有任何诊断疑问，通过对脓疱内容物涂片(Giemsa 染色)，即可迅速对中毒性红斑进行诊断，镜下可见嗜酸性粒细胞，而无细菌及病毒。

治疗

无需治疗。

Resources

Further information

Medscape, toxic eythema of the newborn: emedicine.medscape.com/article/1110731-overview (last accessed December 2014).

痱子

定义

痱子是由于外泌汗腺导管堵塞引起的疾病(见第 94 章)。它根据阻塞部位分为三种类型：水晶痱(角质层)，红痱(表皮中层)和深在性痱子(表皮-真皮连接处)[1,2]。

> 同义名
> • 热疹(主要指红痱)

流行病学

发病率和患病率

3%～8%的新生儿出现痱子。

年龄

任何年龄都可能发生痱子，但在新生儿中红痱和水晶痱很常见。

性别

男女比例相当。

种族

可发生在所有人种中。

相关疾病

很少有高钠血症或醛固酮增多症同时出现。

病理生理学

发病诱因

虽然在任何年龄中，过热和湿度过大都是导致本病的重要原因，但是在新生儿中，汗腺导管未发育成熟是发病的重要因素。对成年人来说，穿衣不透气与本病相关。高钠血症和(或)醛固酮增多症是非常罕见的潜在因素。

病理表现

水晶痱的特征改变是在角质层内或角质层下形成与汗管相连的水疱。在红痱中，汗管附近可见海绵水肿病灶和海绵状小疱的形成，汗管内含有非结晶的、过碘酸-Schiff(PAS)染色阳性的栓子[3-7]。

致病微生物

可能与表皮葡萄球菌和金黄色葡萄球菌有关。

环境因素

相关因素包括热、潮湿、包裹性衣物和塑料床单。

临床特点

病史

新生儿通常在出生后的前几周出现痱子。

临床表现

水晶痱表现为直径 1～2mm 的透明、薄壁、浅表的小水疱，周围无红斑，类似水滴(图 116.1)。这些水疱非常脆弱，通常在 24h 内破裂，然后出现糠状脱屑。皮损是无症状的。它们最常在出生后前 2 周出现，尤其容易出现在前额、头皮、颈部和躯干上部。虽然出生后 4d 内出现很少见，但也有先天性病例的报道[7-11]。

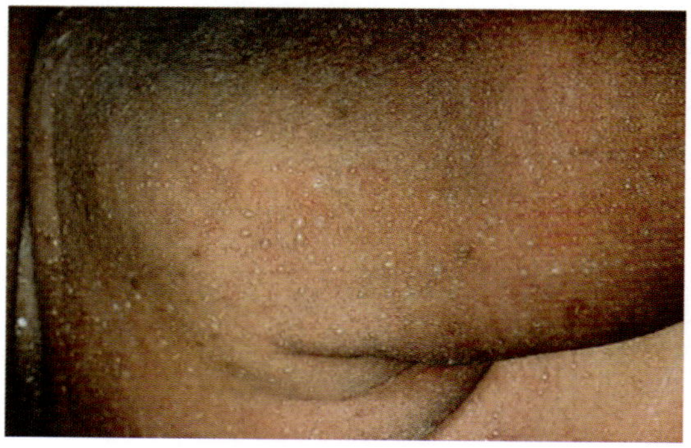

图 116.1　7 日龄婴儿上臂水晶痱

红痱(“热疹”)表现为直径 1～4mm 的红色斑丘疹、丘疱疹，周围伴有红晕。有时，会发生相当大的类似风团样的皮损。经常出现一些脓疱样皮损(脓痱)，但这并不一定代表继发性感染。然而，痱子继发葡萄球菌感染(汗孔周围炎)并不少见，并可导致汗腺脓肿。

红痱很常见，虽然在整个婴儿期均可见，但它最常发生在新生儿期。成批出现对称分布的皮损，通常发生在褶皱部位，尤其是在颈部、腹股沟和腋窝。面部、头皮和躯干部也经常受到影响。它也可能发生在局部被封闭的部位，例如皮肤与塑料床垫或塑料裤直接接触的部位。皮损可出现瘙痒或疼痛。皮损弥漫可使婴儿出现焦躁不安、烦躁。每一批皮损会在 2～3d 消退，但很容易反复，除非诱发的环境得到改善。

反复发作的脓痱是1型假性醛固酮增多症的常见表现[12,13]。

深在性痱子在新生儿中非常少见，它通常发生在反复出现红痱的成人身上。然而，最近在2个3个月大的婴儿中发现了离心型巨大肉芽肿型的深在性痱子[14]，表现为分布在四肢和躯干伸侧的丘疹及地图状的、环状的斑块。

临床变异

有三种临床分型：水晶痱、红痱和深在痱（离心型巨大肉芽肿）。

鉴别诊断

水晶痱与皮肤病毒感染（如单纯疱疹）的区别在于：周围没有红晕，在水疱内容物的细胞学检查中也没有炎性细胞或巨大的角质形成细胞。出生后的最初几天发生的红痱，经常与中毒性红斑相混淆，特别是当它变成脓疱时。然而，红痱通常可以通过其在褶皱部位好发、经常出现的水疱性皮损和复发趋势来与之区分。如果对诊断存疑，水疱/脓疱的涂片显示其缺乏嗜酸性粒细胞（而在中毒性红斑中则大量可见）。脓痱也可与婴儿痤疮或毛囊炎混淆，但皮损不是毛囊性的。

并发症和合并症

金黄色葡萄球菌感染和汗腺脓肿很少发生。

病程和预后

当汗管成熟时，晶痱会自行缓解。如果去除易感病因（高热/湿度和闭塞环境），红痱可改善。

检查与检验

通常为临床诊断。有时，水疱或脓疱的涂片可用于排除 HSV 感染或中毒性红斑。

治疗

随着汗管成熟，水晶痱在几周内无需治疗即可自行改善。

一线治疗

让婴儿离开高温/高湿度的环境，并除去包裹过厚的衣物或床上用品，那么红痱会在几周内改善，而无需治疗。

二线治疗

如果发生葡萄球菌感染，可能需要抗生素，但这种情况很少见。

Resources

Further information

Medscape, dermatologic manifestations of miliaria: emedicine. medscape. com/article/1070840-overview (lasat accessed December 2014).

暂时性脓疱性黑变病

同义名

• 新生儿暂时性脓疱性黑变病

尽管早在30多年前本病就首次被描述[1]，但其病因仍不清楚。它的首次报道是发生在美国黑人中，并且在黑人新生儿中更为常见，但并不仅限于此（美国黑人新生儿4.4%，白人新生儿0.6%）。有人认为它只是新生儿中毒性红斑发病早期的一种变异表现[1,2]。

皮损通常在出生时出现。最典型的皮疹为1～3mm松弛、浅表而脆弱的脓疱，边缘没有红斑。这些脓疱可发生在任何部位，但好发于下巴、颈部、前额、背部和臀部[3-9]。它们破裂的地方最初是一个可分开的棕色痂皮，然后变为覆盖在色素沉着斑的领圈状的鳞屑，有时，色素沉着斑在出生时就已经存在了。色素沉着斑在黑人婴儿中是特征性的表现，在其他人种中则较为少见[5]。色素沉着可持续约3个月。患病婴儿其他方面都正常。诊断通常为临床诊断，无需活检或涂片。

脓疱的皮肤活检显示角层内或角层下中性粒细胞和少量嗜酸性粒细胞聚集[1]。真皮未见异常，或有散在的血管周围及毛囊周围的炎性浸润，也以中性粒细胞为主，伴少量嗜酸性粒细胞。色素沉着斑表现为基底层和基底层上方仅色素增加，无色素失禁。脓疱内容物涂片以中性粒细胞为主，细菌培养阴性。

这种能自愈的情况不需要治疗。新生儿脓疱性皮疹的鉴别诊断见框图116.1。

框图 116.1 新生儿脓疱性皮疹

- 先天性或新生儿念珠菌病
- 先天性梅毒
- 嗜酸性脓疱病
- 单纯疱疹病毒感染
- 脓疱疮
- 婴儿痤疮
- 婴儿肢端脓疱病
- 马拉色菌脓疱病
- 痱子

（续框图）

- 新生儿李斯特菌病
- 新生儿脓疱病伴暂时性骨髓增生性疾病
- 脓疱型银屑病
- 疥疮
- 新生儿中毒性红斑
- 暂时性脓疱性黑变病

婴儿肢端脓疱病

婴儿肢端脓疱病是一种罕见的、病因不明的疾病。它可以发生在所有人种中[1]，尽管它最初是在黑人婴儿中发现的[2]。嗜酸性脓疱性毛囊炎和婴儿肢端脓疱病可能是同一疾病的不同表现[3]。也有研究表明，至少在某些病例中发现，疥疮治疗彻底后随后出现婴儿肢端脓疱病[4-6]。也有报道发现，本病会在兄弟姐妹中发生[7]，而只发生在同卵双胞胎中的一个[8]。

婴儿肢端脓疱病呈现出反复发作的剧烈瘙痒，主要出现在足底、足边缘、手掌，但也可出现在足背、手背和手指背部，以及脚踝、手腕和前臂的 1～4mm 水疱脓疱。散在的皮损可以出现在面部、头皮和躯干，但以肢端分布为特征性表现。皮损不会累及黏膜[2,7,9,10]。单个皮损起初表现为很小的、红色丘疹，在 24h 内发展为水疱，之后变为脓疱。搔抓引起皮肤糜烂进而结痂。皮肤愈合后出现炎症后色素沉着斑。

多数情况下，本病发生在婴儿出生后第 1 年，特别是在出生后 6 个月内[7]。皮损很少在出生时出现。每一批皮损持续 7～14d。多数情况下，它们往往以 2～4 周为间隔出现，在夏季出现得更频繁，数量也更多。

皮损好发于掌跖部位以及反复发作的特点，使本病可以与多数新生儿期的其他的脓疱性疾病相鉴别，尤其是中毒性红斑、痱子和一过性脓疱性黑变病。疥疮最初可能很难排除，疑诊时，可以使用适当的杀螨剂进行试验式治疗。本病通常为临床诊断。取脓疱皮损区进行皮肤活检结果显示角层下或表皮内界限分明的中性粒细胞聚集，伴有真皮乳头区血管周围少量的淋巴组织细胞浸润[9,11]。脓疱出现前皮损的活检显示局灶性表皮内水疱伴角质形成细胞坏死。表皮内水疱随后被中性粒细胞和（或）嗜酸性粒细胞涌入。脓疱在表皮深处开始生长，但直到完全生长到角质层下的位置时，才会有临床表现。直接免疫荧光和间接免疫荧光均为阴性，脓疱内容物涂片染色一般以中性粒细胞为主，但在疾病早期可能以嗜酸性粒细胞为主。有时外周血嗜酸性粒细胞增多[12-14]。

治疗方法是外用强效激素，封包或不封包[7,9]。少数严重的病例中可使用氨苯砜[2]，同时外用马沙骨化醇[15]。通常在发病后 2 年内，皮损数量逐渐减少，发病频率逐渐降低，直至完全消失。

新生儿脓疱病伴暂时性骨髓增生性疾病

有几例 21 三体（和嵌合体 21 三体）新生儿在面部红斑背景基础上出现脓疱和水疱，是先天性白血病或一过性骨髓增生性疾病（TMD）表现的一部分[1-4]。它们可能在创伤部位出现脓疱，如静脉穿刺部位或胶带下。患者也可能有肝脾大。白细胞计数明显升高。皮肤活检显示表皮内脓疱，真皮血管周围有中性粒细胞、嗜酸性粒细胞和非典型单核细胞浸润。皮损通常在数周内自行消退，同时白细胞数量相应降低。

转录因子 GATA1 的突变似乎是 TMD 的基础，但要发展成白血病，还需要第二次基因突变[5]。多达 20%的 TMD 患者在出生后 4 年内会发展成急性巨核细胞白血病，因此必须进行随访。

愈合伴柔软网状瘢痕的先天性糜烂性水疱性皮肤病

定义和同义词

愈合伴网状柔软瘢痕的先天性糜烂性水疱性皮肤病，是出生时出现水疱性皮疹的罕见原因[1-6]。

同义名

- 广泛的先天性糜烂和水疱，愈合伴网状瘢痕形成

疾病概述

这是一种罕见的自限性水疱性疾病，病因不明，由 Cohen 等于 1985 年首次报道[1]。

流行病学

发病率和患病率

本病非常罕见。截至 2013 年 12 月，共有文献报道 28 例。

年龄

出生时发生，大多数患病婴儿都是早产儿。

性别

男婴的发病率高于女婴。

第10部分

病理生理学

病理表现

水疱区域的活检显示海绵水肿或表皮坏死，同时伴有真皮的出血及炎症[1-6]。在一例报道中，糜烂区域显示的表皮缺失，真皮浅层和深层的炎性细胞浸润，大部分为中性粒细胞[4]。可见角化不全性鳞屑。瘢痕区域显示真皮胶原密度增加，汗腺缺失。直接免疫荧光不显示任何特定模式的免疫球蛋白、C3 或纤维蛋白沉积。皮损周围皮肤的电镜和免疫组化图显示，没有证明这是大疱性表皮松解症的一种变体的任何提示[5]。

临床特点

病史

本病在出生时即出现，表现为水疱和糜烂，愈合后伴柔软瘢痕。

临床表现

本病表现为广泛的、浅表的糜烂，伴有分散的水疱和大疱，覆盖全身 75% 的皮肤。糜烂面在最初几天会不断扩大。躯干和四肢比面部和头皮表现更严重。手足不受累[7-9]。在皮肤愈合前患者易出现感染。细菌、真菌和 HSV 感染已有报道。

在患儿出生后的最初几周内，水疱/糜烂愈合得相当快，并留下相当典型的柔软的网状瘢痕。

随着皮损的愈合，可能会在瘢痕区出现汗腺缺失，在某种情况下可能导致体温过高、斑秃、睫毛部分脱落、指甲缺失或发育不良。牙齿正常。可出现轻度、局部、复发性水疱。

对发表的 18 例病例进行回顾分析提示该病与下列情况相关：早产(79%)、甲营养不良(46%)、体温过高/少汗(46%)、母体绒毛膜炎(43%)、神经系统疾病(小头畸形、惊厥、发育迟缓)和眼科并发症(泪道阻塞、黄斑或角膜瘢痕)(各 36%)和舌萎缩(29%)[7]。

鉴别诊断

包括感染性水疱(如单纯疱疹)、大疱性表皮松解症、大疱性鱼鳞病样红皮病、色素失禁、先天性皮肤发育不全、局灶性真皮发育不全和葡萄球菌性烫伤样皮肤综合征。

并发症和合并症

产后感染是一种风险。目前尚不清楚疾病的相关性(见上文临床表现)是由先天性糜烂性和水疱性皮肤病本身引起的，还是由早产或不明宫内病理改变引起的。

病程和预后

自发性愈合发生在 2 周到 3 个月。

检查与检验

需要用皮肤拭子和血液培养来检查感染(病毒、细菌和真菌)。皮肤活检可能有价值。

治疗

如果出现这种情况，则需在新生儿监护病房就维持婴儿体液平衡、温度控制和预防感染方面进行治疗。在出生后的前几周需要使用非黏附敷料(如硅敷料)，直至皮肤愈合[7-9]。本病没有明确的治疗方法。

早产并发症

早产儿皮肤斑状萎缩

疾病概述

斑状萎缩是由真皮弹性组织丧失引起的，表现为萎缩性皮损，呈松弛外观。斑状萎缩可能发生在早产婴儿出生时或出生后不久[1-3]。其早期发病与心电图电极引起的皮肤萎缩不同[4]。

流行病学

发病率和患病率

发病率不明，但非常罕见。

年龄

常见于极端早产儿(小于 29 周)。

性别

男女发病率相等。

病理生理学

尽管在早产儿中发现了这种疾病，但其潜在原因尚不清楚。皮损的皮肤活检显示弹性组织减少或缺失，符合斑状萎缩[1-4]。可能有潜在的遗传倾向。在两个同卵双胞胎中发现了斑状萎缩，但所有其他病例均为散发性[3]。

临床特点

病史

Prizant 等在 1996 年首次描述了极端早产儿出现的斑状萎缩[1]。

临床表现

早产儿皮肤斑状萎缩表现为出生几周内出现在躯干和(或)近端肢体的钱币大小的皮肤萎缩区[1-3]。所有病例都是在妊娠 24—29 周出生的，几乎所有病例的皮损都是在婴儿还在新生儿重症监护病房时首次出现的。斑状萎缩很少出现在出生时。2～3 个月后出现的病例更可能是心电图电极凝胶损伤的结果[4]。

鉴别诊断

包括创伤导致的斑状萎缩及第 5 型先天性皮肤

发育不全。

并发症和合并症

患者患有极端早产合并症。

病程和预后

本病不会进展，但持续存在。

检查与检验

应进行皮肤活检。

治疗

没有已知的治疗方法。

胎儿和新生儿的医疗行为并发症

产前医疗行为

产前检查和羊膜穿刺术可导致胎儿出现一系列问题(表 116.1)。

表 116.1 一些产前医疗行为引起的并发症

医疗行为	并发症或疾病
羊膜穿刺针	
产前活检(皮肤、肝脏、肿瘤)	点状瘢痕和皮肤凹陷(在实时超声引导下进行可使发病率降低)[1-5]
宫内红细胞输注(用于溶血性疾病/Rh 血型不相容)	腹壁坏疽[6]
头皮电极(用于监测胎心率)	瘢痕性脱发/头颅血肿[7,8] 电极部位的新生儿 HSV(皮肤水疱/脑炎)[9-12]
头皮采血(监测酸碱平衡)	头皮脓肿(在 4%新生儿中出现；很少出现深部组织感染)[13-17]
产钳分娩	皮下脂肪坏死
剖宫产时的手术刀损伤	撕裂伤/瘢痕
胎吸助产(非常罕见)	瘢痕性脱发(通常在严重的胎头水肿之后)[18] 头皮环状水疱(“胎吸辅助分娩的水疱疹”)可以是创伤性的或由 HSV 感染导致[19]

HSV，单纯疱疹病毒。

新生儿医疗行为并发症

由医疗行为引起的新生儿不良后果在早产儿中更为常见(表 116.2)。

表 116.2 一些新生儿治疗行为引起的并发症

医疗行为	皮肤并发症
脐动脉插管[1-6]	主动脉血栓形成/痉挛，动脉栓塞 (下肢缺血/坏疽)
经皮氧监测(加热电极)[7-10]	浅表灼伤(红斑/水疱)—使用未加热的脉搏血氧仪可降低风险
心电图电极[11,12]	继发于创伤的斑状萎缩(最初可能是紫癜)
透照(如果关闭红外过滤器则更常见)[13]	水疱：直径 2～4mm，常出现在肢端
静脉药物外渗[14-17]	皮肤坏死
足跟取血[18-20]	皮肤钙化(局部)
含钙溶液外渗[21-23] 头皮脑电图电极(含氯化钙糊)[24]	
穿刺针插入(反复)/胸腔引流插入[17]	点状白色瘢痕(斑点样瘢痕)
消毒剂/含酒精清洁剂化学灼伤[25-30]	皮肤坏死(通常在清洁剂汇集的背部或臀部)

光疗

光疗通常用于新生儿黄疸，并可导致各种并发症(表 116.3)。

表 116.3 光疗诱发的皮疹

皮肤并发症	原因
红斑	
色素沉着	红斑丘疹(当胆红素下降时)[1]紫外线诱发的红斑(“灼伤”)[2] 皮肤变黑(特别是 6 型皮肤)[3] 青铜婴儿综合征(潜在的肝脏疾病)[4-10]

（续 表）

皮肤并发症	原因
	（鉴别诊断：中枢性紫绀，“碳婴儿”和灰婴综合征[11,12]）
大疱性皮损	药物光毒性反应（呋塞米，亚甲蓝）[13,14] 先天性卟啉症[15-17]
表皮松解性大疱性皮损	暂时性血卟啉症（反复输血后出现严重的新生儿溶血）[18]
“暴露”部位的局部紫癜	一过性血卟啉症（继发于输血）[19,20]

新生儿萎缩性皮损

造成新生儿萎缩性皮损的原因有很多（框图 116.2）。本章将介绍其中一些。

框图 116.2 引起新生儿萎缩性皮损的原因

- 硬斑病
- 萎缩性隆突性皮肤纤维肉瘤
- 先天性毛细血管扩张性大理石样皮肤
- 先天性皮肤发育不全
- 早产儿皮肤斑状萎缩
- 愈合伴网状柔软瘢痕的先天性糜烂性水疱性皮肤病
- 徽章样真皮树突细胞错构瘤
- 先天性感染（HSV 和 VZV 或带状表现）
- Goltz 局灶性真皮发育不良
- 新生儿红斑狼疮

HSV，单纯疱疹病毒；VZV，水痘-带状疱疹病毒。

徽章样真皮树突细胞错构瘤

定义

徽章样真皮树突细胞错构瘤是一种出生时出现的良性萎缩性病变，于 2004 年首次在女性新生儿中发现[1-5]。

流行病学

发病率和患病率

非常罕见，已报道的病例不足 15 例。

年龄

有先天性表现。

性别

女性更常见。

病理生理学

根本原因尚不清楚。

病理表现

表现为表皮萎缩，真皮梭形细胞增生，皮下组织少量梭形细胞增生，附属器结构减少。梭形细胞染色 CD34、因子ⅩⅢa、波形蛋白和肌动蛋白呈阳性，提示真皮树突细胞起源。萎缩性隆突性皮肤纤维肉瘤也可出现 CD34 阳性，但是因子ⅩⅢa 阴性[1-3]。

临床特点

临床表现

这种罕见的情况表现为棕红色，先天性，皮肤萎缩性皮损，通常在颈部一侧或躯干上部。皮损通常为圆形或椭圆形，直径 2～6cm，皮损会持续存在。它们可能会出现局部毛发增多，皱缩的表皮下可见血管[1-5]。组织学和免疫组化有助于区分这种疾病与其他原因的新生儿皮肤萎缩。

鉴别诊断

鉴别诊断包括先天性隆突性皮肤纤维肉瘤、先天性皮肤发育不全、早产儿皮肤斑状萎缩、神经纤维瘤（变异的萎缩性红蓝色斑片）和先天性毛细血管扩张性大理石样皮肤。

病程和预后

病程持久，但无转化为恶性疾病的记录。

检查与检验

皮肤活检和免疫染色是有用的。

治疗

没有已知的治疗方法。皮损可以被保留或切除（通常由整形外科医师根据皮损大小进行切除）。

经胎盘或母乳传递的疾病

母体自身抗体经胎盘传递

已有报道，临床上许多母体疾病在新生儿身上会有表现，这些疾病被认为是由循环自身抗体诱导的。包括寻常型天疱疮、落叶型天疱疮，妊娠疱疹和红斑狼疮。

因为免疫球蛋白 A（IgA）、IgM 和 IgE 抗体不会大量穿过胎盘，所以这类疾病仅限于由 IgG 类自身抗体引起的疾病。当补体也参与发病时，补体则由胎儿自己提供，因为它不能穿过胎盘。从妊娠第 11 周起，即可在胎儿中检测到补体。母体 IgG 在出生后的 3～6 个月逐渐完全分解，抗体介导的经胎盘疾病可在这段时间内自发缓解。

新生儿寻常型天疱疮(也可见第50章)

寻常型天疱疮在妊娠期间是罕见的，因为它主要发生在老年人群中，并且因为接受全身治疗的患病个体很少怀孕。尽管如此，仍有经胎盘传递的寻常型天疱疮的病例报道[1-6]。在这些报道中，并非所有母亲在怀孕期间都有明显的临床表现[7]。在有些情况下，疾病症状一直很轻微[8]。

患病婴儿会出现皮肤和(或)黏膜糜烂或大疱，有些已经死亡[1-6]。直接免疫荧光在所有患病婴儿的皮肤活检中均呈阳性，大多数病例中都可发现循环IgG天疱疮抗体，不需要治疗；病灶在约3周内自行消退，循环IgG抗体在出生后第二个月末已无法检测到。

经胎盘传递的落叶型天疱疮也有类似的报道[9,10]。

经胎盘传递的妊娠类天疱疮

虽然在所有妊娠类天疱疮母亲的婴儿中都可以发现母体IgG抗基底膜自身抗体，但只有约10%的婴儿会出现皮损[1,2](另见第115章)。皮损可能在出生时出现，也可能出现在出生后3d内的任何时间[3]。皮损是多样的，从短暂出现的、非特异性的、红斑或荨麻疹样丘疹，到典型的大疱都可出现[4]。婴儿可出现泛发性皮损[5]。皮损在3周内自行消退是常规表现。直接免疫荧光在婴儿出生后第一个月末显示为正常，循环IgG抗基底膜抗体不再被检测到。

早期关于母亲患有妊娠类天疱疮的胎儿及婴儿发病率和死亡率会增加的报道[6]尚未得到证实[7-9]。但早产的风险确实会增加[8,9]。母亲长期接受泼尼松龙治疗的新生儿应考虑肾上腺皮质功能不全的风险。

新生儿红斑狼疮

疾病概述

新生儿红斑狼疮(NLE)是一种罕见的综合征，表现为短暂性亚急性皮肤红斑狼疮(LE)皮肤损害和(或)先天性心脏传导阻滞(另见第51章)。NLE发生在患有临床或亚临床自身免疫性结缔组织疾病的母亲的婴儿中，与经胎盘传递的母体自身抗体如核糖核蛋白抗体(RNPs)Ro-SSA(>90%)，La-SSB或极少的U_1-RNP有关[1]。

流行病学

发病率和患病率

只有1%～2%的Ro阳性/La阳性的母亲的婴儿会出现NLE，但有这种情况的母亲再次怀孕分娩的婴儿，患皮肤疾病或心脏病的风险为20%～25%[2,3]。

年龄

发生在新生儿至3个月大的婴儿中。

性别

男女发病率相同。

种族

在所有人种中都有描述。

相关疾病

成年患结缔组织病的风险增加。

病理生理学

目前公认的是，这种疾病是由穿过胎盘的母体IgG自身抗体在胎儿或新生儿中引起的[4,5]。95%的病例中为IgG1类抗体，直接针对Ro RNP抗原[6-8]。这些抗体在年轻女性中相对普遍，而且往往与正常的健康状况相适应。抗La，抗双链DNA，抗心磷脂抗体或抗核抗体或类风湿因子，可能存在于Ro抗体之外[9]。一小部分患病婴儿检测不到Ro抗体，但可检测到La抗体和U_1-RNP抗体。

Ro和La抗原的存在已在胎儿皮肤和心脏传导组织中得到证实[10,11]。多达60%的新生LE患儿母亲在婴儿出生时没有结缔组织病的临床表现[5,9,12]。然而，之后会有自身免疫性结缔组织病表现的潜在风险。尽管症状可能很轻，但大约40%的母亲有系统性红斑狼疮、亚急性皮肤型红斑狼疮或干燥综合征的体征或症状[13-16]。最近人们发现，5%出现白细胞碎裂性血管炎的育龄期妇女会出现Ro抗体[17]，而5%患有新生LE的婴儿其母亲患有白细胞碎裂性血管炎[18]。

诱发(易感)因素

新生儿心脏并发症的发生似乎有遗传易感性。

病理表现

从新生儿皮损处获得的皮肤活检标本具有LE特征性表现：表皮萎缩、基底角质形成细胞液化变性、胶样小体、真皮血管周围及附属器周围的淋巴组织细胞炎性浸润[13,19]。直接免疫荧光在50%左右的病例中呈阳性，表现为真皮-表皮交界处及血管周围IgG、IgM、C3沉积。

环境因素

阳光会诱发皮损。

临床特点

临床表现

大多数新生红斑狼疮患儿不是出现皮肤病变(90%)就是出现心脏病变(1%);大约 8%的患儿两者都有[2,20,21]。大约 2/3 具有皮肤病变的婴儿在出生时就会出现皮损。其余患儿的皮损在出生后 2～3 个月出现(有时是由日晒诱发的),但这些皮损最晚可以在出生后 5 个月出现。

新生儿红斑狼疮的皮损通常表现为边界清晰的斑片或轻微隆起的红斑,通常为环状,主要出现在面部,尤其是额头、颞部、上脸颊以及头皮和颈部(图 116.2)。眼睛周围的皮损呈"眼镜样"分布,这一特点尤为明显。胸部、背部或四肢也有可能受到影响[20-23]。据报道,在一些病例中,日光照射可诱发或加重皮损。

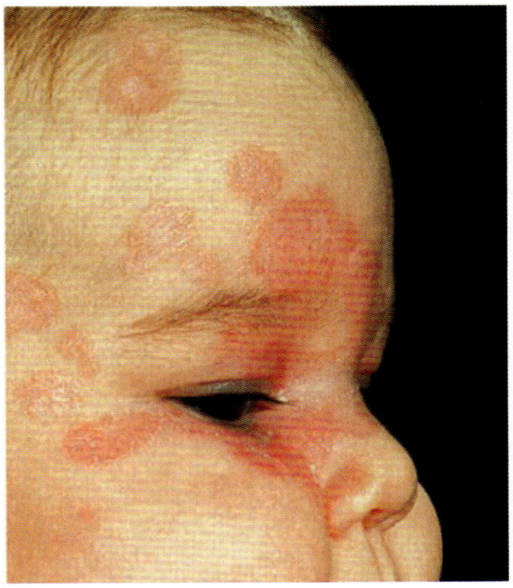

图 116.2　一名 4 个月婴儿的新生儿红斑狼疮皮损:逐渐消退的面部皮损,特征性眶周分布,伴有局部萎缩

毛囊角栓不明显,早期常见的特征是鳞屑。一定程度的皮肤萎缩和(或)毛细血管扩张是常见的长期表现。可能会出现永久性脱发。

在大多数情况下,皮损会在一年内消退,但皮肤萎缩和(或)毛细血管扩张的部分可能会更持久[24]。皮肤的长期凹陷伴随着皮下病变的发生。最常见的部位是颞部和头皮[25]。

临床变异

较少见的皮损为环形红斑且表皮缺失;这种表现主要报道于日本婴儿[22]。也有记录表明可以出现皮下的皮损[25]。新生儿红斑狼疮偶尔表现为广泛的网状红斑伴萎缩,与先天性毛细血管扩张性大理石样皮肤相似[26,27]。在深肤色人种的婴儿中色素减退的表现可能非常明显[28]。类似于硬斑病样的皮损也有报道[29]。

鉴别诊断

需考虑先天性风疹或巨细胞病毒感染的皮损,这些皮损呈紫色,且紫癜通常很明显。先天性梅毒也需要排除,黏膜、腔口周围、掌跖部位的皮损在先天性梅毒常见,但这些特征性表现在新生儿红斑狼疮中是罕见的。诊断不清可能是由抗体测试假阳性导致,在新生儿红斑狼疮和获得性红斑狼疮中都容易出现这种情况。

双颊的皮肤萎缩和毛细血管扩张在 Bloom 综合征(见第 79 章)中表现为伴有光敏感,而在 Rothmund-Thomson 综合征(见第 77 章)中则表现为不伴有光敏感(在大多数情况下)。在这些疾病中,皮损不在出生时出现,而通常会晚于新生儿红斑狼疮出现。

并发症和合并症

在半数患病婴儿中可发现系统性表现,其中最常见的是心脏受累。先天性心脏传导阻滞(由于传导组织纤维化)发生在 1%～2%的 Ro 阳性孕妇中,可能具有遗传易感性[2,30-34]。在这些家庭中,再次妊娠有 20%会复发本病[3]。抗 Ro 抗体与心脏传导细胞结合可在胎儿中晚期发育过程中出现,从而导致膜复极改变和房室结的选择性损伤。先天性心脏传导阻滞最早可在妊娠第 18 周通过超声或心电图检测到[33]。阻滞通常是永久性的,与心脏结构性异常(如室间隔缺损)无关。大约一半的患儿需要起搏器[32,33]。

少数婴儿合并有肝大、脾大、淋巴结增大和肺炎,一般程度轻,并能迅速缓解。一小部分患儿可出现自身免疫性溶血性贫血和血小板减少[35]。

新生儿红斑狼疮可能会累及中枢神经系统,导致无症状血管病变或更严重的脑血管炎[36,37]。

病程和预后

单纯皮肤病变的婴儿,或有皮肤病变和心脏传导阻滞以外的系统症状的婴儿,一般在 1 岁后无残留疾病的迹象[38]。不过,他们的长期预后,根据近期的报道表明,他们之后仍有出现全面暴发结缔组织病的轻微风险[32,39,40]。心脏传导缺陷往往是永久性的,严重时可伴有较高的死亡率[2,32,41]。

再次怀孕时出现新生儿红斑狼疮的风险为 20%～25%[2,3]。自然流产和死胎不会更容易出现在那些有过新生儿红斑狼疮的母亲的再次怀孕中[2]。

新生儿红斑狼疮抗体大约在 6 个月内会从婴儿血清中消失。

检查与检验

皮肤活检通常可以准确诊断新生儿 LE,尤其是结合直接免疫荧光检查和适当的对母亲及患儿体内循环自身抗体的检测。

治疗

新生儿红斑狼疮的皮损不需要治疗，但防晒是必不可少的。

偶尔针对血小板减少、溶血性贫血或肝炎可能需要系统性糖皮质激素治疗[42]。多达 50％心脏受累的婴儿需要安装起搏器[22]。

对于具有 Ro、La 或 U_1-RNP 抗体的孕妇，应监测其妊娠情况，胎儿出现低心率应进行检测[43,44]。大剂量的系统性糖皮质激素治疗对于有心脏衰竭预兆的胎儿心动过缓，可能是有效的[45]。

Resources

Further information

Medscape, neonatal and pediatric lupus erythematosus: http://emedicine.medscape.com/article/1006582-overview#aw2aab6b2b4 (last accessed December 2014).

Patient resources

Lupus UK: www.lupusuk.org.uk/ (last accessed December 2014).

经胎盘传递的母体恶性疾病

幸运的是，母亲的恶性疾病经胎盘传递极为罕见，尽管 1000 例妊娠中有 1 例会出现恶性肿瘤[1,2]，并且可以确定母体细胞通常会接触到胎儿。

以这种方式传递的恶性肿瘤大约 90％的病例是黑素瘤，尽管这种特殊的恶性肿瘤仅占孕妇发生恶性肿瘤的 8％[3]。以这种方式传递的黑素瘤可能导致新生儿出现皮肤结节。经胎盘传递的黑素瘤自发性消退已被报道[4,5]。

还有关于急性单核细胞白血病[6]，自然杀伤细胞淋巴瘤[7]和绒毛膜癌[8]经胎盘传递的报道。

新生儿肿瘤的母体来源可以通过定量聚合酶链反应(PCR)技术进行快速检查[9,10]。

经过母乳传递有毒物质

在考虑婴儿出疹的原因时，需要考虑到，这可能是由于母亲暴露在有毒物质下，而这些有毒物质已经由母乳中传递到婴儿体内导致的。有两例新生儿溴皮炎的病例很好的说明了这一点，在两例病例中新生儿的母亲服用了溴类药物[1]或意外地暴露在摄影实验室[2]中，从而导致新生儿出现溴皮炎。

皮下脂肪疾病

四个独立的疾病会在本章内进行介绍：寒冷性脂膜炎、新生儿冷损伤、新生儿皮下脂肪坏死和新生儿硬肿症，它们在临床和病理上有所重叠。

寒冷性脂膜炎

寒冷性脂膜炎是脂膜炎的特殊形式，它是由于暴露于寒冷而引起的，婴儿尤为易感。新生儿的脂肪似乎比年龄较大的儿童和成人的脂肪饱和度更高，因此发生冷凝的温度也高一些[1,2]。在皮肤上冰敷 50s 可以致使所有新生儿发生脂膜炎，而 6 个月大的婴儿中只有 40％会发生脂膜炎，在 9 个月大的婴儿中几乎不会出现[3]。

婴儿患寒冷性脂膜炎最常见的原因是脸颊暴露于：①极冷空气[4]；②使用冰袋治疗室上性心动过速[5,6]；③冷冻棒棒糖(冰棒)[7,8]。受冷数小时或数天内出现硬化、发热、红色、皮下斑块和结节。皮肤活检通常不需要，但如果活检进行得早，则能显示出在真皮和皮下脂肪交界处血管周围的淋巴组织细胞浸润[9]。几天后，脂肪细胞破裂，形成囊性空腔，周围有明显的淋巴细胞和组织细胞浸润，以及少量中性粒细胞和嗜酸性粒细胞浸润。硬化会在 1 周左右的时间消失，通常会留下一些炎症后色素沉着，不需要治疗。

新生儿冷损伤

新生儿冷损伤是一种疾病，目前在发达国家很少见。在这种疾病中，低出生体重儿暴露于寒冷环境中，会导致低体温，伴嗜睡和全身皮肤凹陷性水肿，临床和病理上与新生儿硬肿症不同。环境温度低是几乎是所有已被报道本病的主要原因[1-4]。其他可能导致婴儿易患这种冷暴露并发症的因素包括宫内发育迟缓，这会导致相对较薄的脂膜和包裹较紧，限制肌肉活动。

婴儿通常是足月新生儿，在家中出生，但小于胎龄。在绝大多数情况下，疾病发生在出生后前 4 天内，通常是在最初的 24h 内。最显著的特征是面部和四肢显著的红斑或紫绀，以及从四肢开始并向中央扩散的坚硬的凹陷性水肿，并且在一定比例的病例中，水肿逐渐硬化[1-4]。偶尔会观察到瘀点。皮肤温度低，婴儿通常体温低，核心温度低。通常存在相关的冷损伤的非皮肤特征，并且可以在没有皮肤变化的情况下发生。这些包括无法活动，嗜睡，喂养不佳，呕吐，少尿和胃肠道出血伴吐血或黑粪。

皮肤活检显示薄的脂膜层；除了真皮血管扩张外，几乎没有明显的异常[5]。在尸检中切割皮肤表面出现大量渗出的清澈液体表明硬结是由于水肿引起的。

过去本病的死亡率约为 25%（通常由于大量肺出血）。幸运的是，与 40 年前相比，这种情况现在在英国似乎不那么常见了，这可能是因为家庭供暖条件的改善、在家中分娩的频率降低以及人们摒弃了在婴儿出生时给他们洗澡的习惯。

新生儿皮下脂肪坏死

定义

新生儿皮下脂肪坏死是一种罕见且短暂的新生儿疾病，其中脂肪坏死的局灶区域引起结节性皮损[1,2]。

流行病学

发病率和患病率

发病率不明，并且本病罕见。

年龄

皮下脂肪坏死通常发生正常出生体重的足月儿或过熟儿出生后的 6 周内。

性别

男女发病率相同。

种族

此方面的影响不明。

相关疾病

孕产妇先兆子痫，糖尿病，围产期窒息和体温过低可能有关[1-9]。

病理生理学

发病诱因

确切的原因尚不清楚，但多种损伤在个别病例中产生影响。这些疾病包括出生窒息、母亲先兆子痫、母亲糖尿病、产科创伤、低温和低温心脏手术[1-9]。局部组织缺氧与冷损伤的联合作用是其最重要的发病诱因。棕色脂肪的异常也被认为是发病诱因[10]。

病理表现

受累的皮下组织活检显示片状脂肪坏死，伴有异物肉芽肿性炎症反应，并伴有纤维化[1,11,12]。脂肪细胞和巨细胞均含有针状裂隙，可呈放射状排列。也观察到小动脉纤维化闭塞。钙沉积常见于坏死脂肪中。

超微结构检查显示脂肪细胞中有低电子密度物质以及针状空隙平行排列[11,12]。受影响婴儿的尸检研究中发现内脏脂肪组织也有类似变化。在高钙血症患者的尸检标本中发现了内脏广泛的钙沉积，在这些婴儿的生存期内观察到肾钙沉着[13]。

环境因素

缺氧、寒冷和创伤都与之相关。

临床特点

临床表现

发生皮下脂肪坏死的婴儿通常是正常体重的足月儿或过熟儿[1-3,7-9]。在婴儿出生后第 2～21 天，首先出现皮下结节性增厚。有时候，这种变化会在出生时出现，并且很少会在出生后第 6 周出现。结节倾向于对称分布，好发于臀部、大腿、肩膀、背部、脸颊和手臂。皮损可以是单个或多个，圆形或椭圆形，豌豆大小或直径数厘米。它们最初是分散的，但可能融合形成大斑块。上覆的皮肤通常是红色或蓝红色。结节有橡胶感或质地坚硬，并且不附着于更深的皮肤。皮损可能出现疼痛感[14]。新的结节可能会持续发生约 1 周或更长时间。

在大多数情况下，孩子的健康状况基本上不会受到损害，结节在几个月内就会消失。如果有钙沉积的情况，皮损可能需要相当长的时间来消退。皮损消退后，通常没有结节的痕迹，但可能遗留轻微的萎缩。结节很少发生破溃、排出脂肪，并留下瘢痕。

本病偶尔会出现生命危险，特别是涉及内脏脂肪时[3]，或者并发高钙血症[15-19]。

临床变异

有报道称，在接受过低温心脏手术的儿童中，出现了与新生儿皮下脂肪坏死类似的皮损[6-8]。冰敷皮肤导致的低温，创伤和（或）缺氧可能都会造成影响。值得注意的是，这些儿童的皮损似乎是皮下脂肪坏死，而不是寒冷性脂膜炎。手术时患儿的年龄从 12d 到 20 个月。皮损出现在手术后 14～30d 后，主要是在冷暴露最严重的部位。皮损在几周内消退，通常不需要治疗。

鉴别诊断

使用产钳分娩的新生儿可能在使用产钳的地方出现皮下结节，这可能是由于创伤性脂肪坏死所致。新生儿皮下脂肪坏死过去常与新生儿硬化病混淆。有时，这两种情况可能同时发生[20]。

并发症和合并症

新生儿皮下脂肪坏死可能与高钙血症有关。高钙血症发生在近 1/4 的病例中，常见于泛发疾病的婴儿，并且几乎只和躯干受到皮下脂肪坏死影响时有关[15-19]。

高钙血症的原因尚不清楚。这可能是由于肾外产生 1,25-二羟维生素 D 导致的钙吸收增加所致[17,18]，该现象已在包括结节病在内的其他肉芽肿性疾病中观察到。尿排泄前列腺素 E_1 的增加提示骨钙吸收增加可能与高钙血症的发生有关[19]。

有报道称，在皮损的最初发展阶段，可能由于血小板滞留，出现了短暂性血小板减少[21]。在皮下脂肪坏死的新生儿中，血浆脂质异常已被报道，但其相关性尚不清楚[22]。

所有发生皮下脂肪坏死的婴儿应在发病时测量血清钙，并且每 2～3 周测一次，至少监测 3 个月，因为钙的增加可能会延迟。如果存在高钙血症，其原因需要彻底调查以排除原发性甲状旁腺功能亢进和维生素 D 中毒等疾病。肾钙沉着即使在接受高钙血症治疗的儿童中也是一种很常见的持续存在的现象，但幸运的是，肾损害非常罕见。

病程和预后

皮肤表现几周后就会消失，虽然高钙血症可以持续几个月。

检查与检验

明确诊断需要皮肤活检。血清钙需要监测 3 个月。

治疗

一般不需要治疗，因为病情会在数周内自行缓解。有时可能需要镇痛。

应积极治疗高钙血症，以防止软组织钙化。治疗包括利尿药，限制钙和维生素 D 的饮食，有时口服糖皮质激素[9,15,16]。在耐药的情况下，双膦酸盐可以使用[23,24]。

Resources

Further information

Medscape, subcutaneous fat necrosis of the newborn: http://emedicine. medscape. com/article/1081910-overview#a0104 (last accessed December 2014).

新生儿硬肿症

定义

新生儿硬肿症被归类为新生儿脂膜炎。它通常影响病情严重的、出生后第 1 周的早产儿，表现为皮肤和皮下脂肪组织的硬化，其程度可阻碍进食和呼吸，甚至致死[1,2]。

流行病学

发病率和患病率

本病罕见，患病率不详。

年龄

新生儿硬肿症几乎总是出现在出生后的第 1 周，虽然偶尔也有记录其发生在早产儿出生 1 周后。

性别

男女发病率相同。

相关疾病

有潜在的严重疾病。

病理生理学

发病诱因

早产和小于胎龄似乎是常见的发病诱因[2]。据记载，胎盘功能不全的婴儿出生时已经出现[3]。这种疾病不会发生在其他健康的婴儿身上。其最典型的症状是在各种严重疾病的过程中发生的，尤其是严重的感染、先天性心脏病和其他重要器官的发育缺陷[2]。这些婴儿中有一部分体温过低，有时硬肿症被描述为新生儿冷损伤并发症[4]。然而，在大多数病例中，寒冷似乎不是一个重要的病因。

新生儿特别是早产儿脂质分解机制发育不完善[5]。严重感染或缺氧可能进一步影响这类酶系统的成熟。有人认为，硬肿症可能反映了脂肪组织内脂质分解功能的缺陷，这将导致脂肪动员的失败和维持体温的能力受损。有报道称，在所有新生儿的脂肪组织中，饱和脂肪酸和不饱和脂肪酸的比例相对较高，而在患有硬肿症的婴儿中，这一比例甚至更高[6]。这将导致脂肪融点升高，而皮下脂肪的硬化，作为硬化病的主要临床特征，可能是由于周围循环衰竭期间脂肪组织温度下降而导致的凝固。

病理表现

在大多数情况下，皮下脂肪层增厚是由于单个脂肪细胞的增大和水肿导致的结缔组织相交带（间隔）宽度的增加导致的[6,7]。几乎没有证据表明脂肪坏死，通常只有最轻微的炎症迹象。新生儿硬肿症最典型的组织学特征：脂肪细胞中存在放射状针状裂隙，偶尔也存在于多核巨细胞中，这反映出在疾病发展前存在晶体。

环境因素

不详。

临床特点

病史

新生儿硬肿症最早由 Underwood 于 1784 年描述，被称为“皮肤绷紧的疾病”[1]。1817 年，Alibert 引入了硬化病这个词，这个词来源于希腊语 *skleros*，意

第10部分

思是“硬”。

临床表现

新生儿硬肿症是一种非常罕见的疾病，几乎总是出现在出生后的第 1～2 周[1-3]。它通常被认为是严重疾病的非特异性征象，与高达 75%的死亡率有关。婴儿在硬肿症出现时通常伴有严重病情。木头样的硬化的斑块从臀部、大腿或小腿开始，并迅速、对称地延伸，几乎覆盖整个皮肤表面，除了掌跖和生殖器。皮肤硬而冷，呈黄白色，常伴有紫色斑点。它不会因压力而凹陷。活动度是有限的，因此面部可能呈现出类似面具的表情。

鉴别诊断

容易混淆的诊断主要是硬肿症和皮下脂肪坏死[8,9]。现已明确，这两种疾病在病理和临床上是截然不同的，尽管它们偶尔可同时发生。表 116.4 概述了它们各自的临床特征。

表 116.4　新生儿冷损伤、硬肿症、皮下脂肪坏死的鉴别

	新生儿冷损伤	硬肿症	皮下脂肪坏死
发病频率	过去常见，现在少见	罕见，通常出现在新生儿重症监护病房	不常见
患者情况	足月儿，通常是低出生体重儿，在家出生	患严重疾病的新生儿，通常为早产儿或低出生体重儿或过熟儿	健康婴儿，通常为足月儿
起病时间	出生后第 1 周	大多数只出现在出生后第 1 周	出生后至 6 周
部位	四肢，向中心扩散	起初为下肢，逐渐变为泛发	躯干，臀部，大腿，手臂，面部
临床表现	初为凹陷性水肿伴红斑，或面部及四肢发绀	弥漫的，黄白色，木质感硬化，伴四肢活动不利	坚实的，紫红色皮下结节
组织学	脂膜层变薄	轻微变化；增厚的结缔组织小梁，放射状针状裂隙	炎性肉芽肿，脂肪坏死
预后	死亡率约 25%	差；既往死亡率超过 50%	通常极好

有病例报道，2 周大的婴儿可出现硬化性水肿(scleredema)，通过组织学证据可将其与硬肿症(sclerema)进行鉴别[10]。Turner 综合征通常在婴儿出生时就能被识别出来，表现为女婴手背及足背的坚实的、非凹陷性的淋巴水肿，同时伴有低出生体重和颈部皮肤松弛。如果新生儿发生原发性淋巴水肿，那么在出生时其表现就已经很明显了。这可能是家族性的表现，通常首先影响双腿，尤其是小腿。该病在婴儿出生时即可见水肿的存在，并且在健康新生儿中可以缓慢的进展，这是原发性淋巴水肿和硬肿症的主要区别。

并发症和合并症

呼吸功能不全是由于胸壁运动受限引起的。

病程和预后

预后不良，很大程度上取决于潜在疾病的性质。尽管许多易患疾病的治疗取得了进展，尤其是败血症，但死亡率可能仍然超过 50%。在存活的婴儿中，皮肤外观恢复正常，没有钙化等长期并发症。

检查与检验

皮肤活检是最有价值的检查。

治疗

一线治疗

在新生儿病房中，针对潜在疾病的治疗是生存的关键。

二线治疗

全身性糖皮质激素治疗[11]可能无效，但有证据表明，在某些情况下，反复交换输血[12,13]和静脉注射免疫球蛋白[14]可能有所帮助。

Resources

Further information

Medscape, sclerema neonatorum: http://emedicine.medscape.com/article/1112191-overview (last accessed December 2014).

其他疾病

婴儿隆起性线性条带

定义

婴儿出生后的前几个月内出现在皮肤上的隆起条带，通常发生在腿部。

同义名

- 婴儿持久性线性条带
- 婴儿获得性隆起性条带

疾病概述

婴儿隆起性线性条带首次描述在 2002 年，发生在两个早产儿身上[1]。在那以后，已有 13 例早产儿和足月儿出现同样情况[2,3-7]。

流行病学

发病率和患病率

不详，但非常罕见。

年龄

发病年龄通常为出生后 1～2 个月。

性别

女男比例为 8:5。

相关疾病

在少数情况下，羊膜带综合征可能存在，伴随出生时可能出现明显的肢体缺陷。

病理生理学

原因尚不清楚，各种围绕着皮肤受压后异常反应的可能性的理论被提出[5,6]。在已报道的前 4 例病例中，有 3 例为早产儿(28－31 周)，并有明确的出现羊膜带或胎盘早剥/胎盘撕裂的记录[1-4]。其中 2 个孩子的短趾和畸形足(内翻足)。由此可以推测，这可能是羊膜带或一些未确定的产前损伤引起的。然而，在已报道的 13 个病例中，9 个是足月儿，且未记录有羊膜带或肢体挛缩/畸形。Marque 等在他们的 3 个病例中假设皮损发生在穿紧袜子的地方，考虑衣服的压力可能与之有关[6]。然而，也有记录表明皮损发生在躯干、臀部和腿部更高的部位，而这些部位出现皮损，似乎不太可能是由于衣物缠绕压力导致的[3,4]。

病理表现

皮肤活检通常没有特征性改变。真皮和脂肪组织间可能有轻微水肿，但胶原纤维和弹性纤维正常[1-4]。没有平滑肌或脂肪瘤样痣的表现。一位作者描述了 2 例真皮中沿血管和汗腺导管脂肪细胞的浸润，并提出此病的病因类似于创伤后足部压力性丘疹[5]。

遗传学

目前尚不清楚是否存在潜在的遗传原因。已经描述了两个家族的病例(兄弟和姐妹)，但没有记录血缘关系。

临床特点

病史

隆起性线性条带通常出现在出生后的最初几个月。它们通常是多发的，也可以是对称的。它们通常出现在腿部，也可出现在上肢，但很少出现在躯干。直径 1～3mm。

临床表现

皮损可触及，紧实却不坚硬。

鉴别诊断

鉴别诊断包括羊膜带综合征/先天性假性阿洪病。虽然在少数情况下，羊膜带被认为是婴儿隆起性线性条带的潜在原因。但羊膜带综合征是一种独立的、更严重的在出生出现的实体的挛缩。这些可能导致肢体畸形，淋巴水肿，甚至缺血和自发性截肢(先天性假性阿洪病)。挛缩带也可能发生在其他情况下，如米其林轮胎婴儿综合征。如果羊膜带综合征早期发生在子宫内，畸形的范围往往更广，包括脱发、表皮发育不全、神经管缺损、颅面缺损以及肢体挛缩带；超声和多普勒可用于评估四肢状态。在这种情况下治疗是困难的，可能的条件下可以进行宫腔镜手术[7-9]。

严重程度分级

本病为良性，非进展性疾病，但可持续存在。

病程和预后

在所有病例中均表现为持续存在，除了 1 例(最长随访至 18 岁)[5]。

检查与检验

多数病例可通过临床表现进行诊断，但有时需要进行皮肤活检(通常表现为正常)以排除其他疾病，比如米其林轮胎婴儿综合征。一例作者报道的发现沿血管的脂肪细胞浸润仍需通过其他病例的病理结果进行确认。

治疗

安慰通常是所需的，并应解释，此损害可能会持续终生。1 例患儿口服抗组胺药物无效。1 例给予局部抗组胺药物治疗，3 个月内皮损消退。这个病例没有进行活检，并且有一些不典型的特征：皮损在孩子 6 个月大的时候出现(比通常的 1～3 个月要晚得多)，并且伴有明显的皮肤划痕征[10]。此外，临床图片显示比典型的肢体条带更像风团且更宽。

新生儿附属器息肉

在日本的一项调查中，大约 4% 的新生儿会出现孤立的、自愈性的息肉样皮损[1,2]；它们在其他国家发生的情况尚未得到记录。这些皮损是坚实的、粉红色的、息肉样的结节，直径约 1mm，通常在乳头附近或者两个乳头之间出现。组织学显示正常的表皮，富含血管的真皮内出现明显的毛囊及退化的皮脂腺和发育良好的汗腺。皮损通常在出现几天后与皮肤自然分离，但也可能会在幼年持续存在[3,4]。

火棉胶婴儿

定义

该术语描述了具有高度特征性的临床表现，在婴儿出生时具有类似闪亮膜或火棉胶的“额外的”皮肤。

> **同义名**
> • 新生儿层状脱屑/角质剥脱

疾病概述

火棉胶婴儿在出生时具有非常独特的表现。它通常随后进展成鱼鳞病的一种类型，前者最常见的是常染色体隐性鱼鳞病[1,2]。

流行病学

发病率和患病率

火棉胶婴儿的发病率约为每分娩 10 万例出现 1 例[3]。

年龄

出生时出现。

性别

男性略多发。

种族

各人种平等分布。

相关疾病

近 90% 的火棉胶婴儿在出生后几周内会发展成一种严重的常染色体隐性鱼鳞病：板层状鱼鳞病和非大疱性鱼鳞病样红皮病（先天性鱼鳞病样红皮病）是最常见的（见第 65 章）[1,2]。火棉胶婴儿也可以是罕见的常染色体显性板层状鱼鳞病[4]和泳衣鱼鳞病[5]表现；它也是毛发硫营养不良鱼鳞病综合征的特征表现[6,7]。

也有其他类型鱼鳞病在初期为火棉胶婴儿的报道。这些疾病包括 Netherton 综合征[1]、中性脂质贮存病[8]、兜甲蛋白角皮病（Camisa 角皮病）[9]和 Sjögren-Larsson 综合征[1]，但患这些疾病的绝大多数新生儿未表现出火棉胶婴儿表型。有报道发现，在 Gaucher 病中可出现短暂的火棉胶皮肤[10]。

在大约 10% 的病例中，火棉胶婴儿期之后会出现相对轻微的板层状鱼鳞病或正常皮肤（自愈性鱼鳞病）[11,12]。

病理生理学

发病诱因

潜在的基因突变易导致本病发生。

病理表现

很少在婴儿出生时进行皮肤活检，因其可以进行临床诊断。病理学检查不能帮助预测皮肤病的预后。组织学上，该膜为致密增厚的正角化角质层：表皮和真皮均表现为相对正常[1,13,14]。基因诊断越发容易，并且价格上可以负担。

遗传学

火棉胶婴儿可表现为多种基因表型。

临床特点

临床表现

表现严重的婴儿呈鲜红色，包裹在一层紧绷、闪亮的、黄色的、类似火棉胶的半透明覆盖物中[1,2,15]。面部是固定的；皮肤紧张会导致睑外翻，嘴唇外翻（唇外翻），呈现出鱼嘴状，鼻子和耳朵消失。鼻孔可能被堵塞。覆盖在手指、手、脚趾和脚上的皮损可能会导致肢体无法活动，还会干扰血液流动，偶尔会导致部分指（趾）缺失。

在数小时内，膜会变干并破裂，在皮肤的裂痕处出血。在 1～2d 内，皮肤开始脱落，呈大片状脱落，或者呈大片、浅棕色的鳞屑般脱落，并且会脱落许多次。皮肤脱落一般在 4 周内完成。随后，几种鱼鳞病之一的典型特征会在几周或几个月的时间内逐渐出现。

在头一两天，胸部皮肤的紧绷可能会影响呼吸，由鼻腔堵塞引起呼吸困难非常常见。

临床变异

火棉胶表型很少局限于肢端。这一型通常可以自发愈合（肢端自愈型火棉胶婴儿）[12]。

鉴别诊断

火棉胶婴儿的临床表现是不会误诊的。不过，有着严重的火棉胶表型表现（标志性睑外翻和唇外翻）的婴儿可能会与丑角鱼鳞病混淆，因为他们的面部特征是相似的（见第 65 章）。但是患有丑角鱼鳞病的儿童的皮肤要厚得多，就像用带有深深的裂缝的盔甲包裹着婴儿。丑角鱼鳞病表现为手指、脚趾的融合，伴有肥厚的掌跖皮肤。在丑角鱼鳞病中，耳朵通常束缚在头皮上，而火棉胶婴儿的耳朵通常是“自由的”。

限制性皮肤病也会导致新生儿皮肤紧绷和无法活动，但这种情况下的皮肤显得薄而透明，可以看到明显的皮下血管。嘴是张开的，但没有唇外翻。皮肤不会变干而脱落。呼吸衰竭会导致死亡迅速发生。

致命的常染色体隐性遗传 Neu-Laxova 综合征的新生儿的皮肤变化可以与火棉胶膜类似。其特点是宫内发育迟缓，中枢神经系统、骨骼和颅骨异常。

并发症和合并症

火棉胶婴儿的危险主要是失去皮肤屏障功能的结果[16]。表现如下：

- 温度调节受损。
- 增加不显性失水，高钠血症脱水和急性肾衰竭[17,18]。
- 败血症（细菌、念珠菌）。
- 外用药物的经皮毒性（增加吸收）。
- 呼吸衰竭。产前吸入羊水中脱落的鳞状碎屑可能会影响呼吸。胸部不活动也可能损害呼吸功能，并易患肺炎[19]。

良好的新生儿护理，西方火棉胶婴儿的死亡率从 20 世纪 60 年代的 50％下降到今天的不到 5％。

病程和预后

长期前景取决于发展成为哪种鱼鳞病，重要的是要，火棉胶婴儿初期的严重表现和随后出现的鱼鳞病的严重性之间没有相关性。虽然遗传学的进步，使得我们很快就可以对火棉胶婴儿进行常规的基因筛查，但基因型与临床表型之间并不总一致，因此仍需采取“观望”的策略。

检查与检验

条件允许的情况下，可进行基因分析。

治疗

治疗中最重要的因素是要认识到皮肤屏障衰竭可能导致的并发症。婴儿应在高湿度环境的保育箱中进行护理，并仔细监测体温（过热也是一个问题）。要足够重视观察体液和电解质平衡[20]。严重时，应给予静脉补液，病情较轻时，口服或鼻胃补液即可。如果发生肾衰竭，可以进行腹膜透析。频繁涂抹脂质可显著减少体液丢失；50％/50％白软石蜡和液状石蜡的混合物是最理想的。经常润滑皮肤可以增加皮肤的活动度和舒适度，加速皲裂愈合，并可降低感染风险[21]。患儿可能需要通过鼻胃管来补充喂养。避免使用含有活性物质的外用制剂（如尿素或水杨酸），因为经皮吸收的药物毒性是一种风险。

在拯救这些婴儿时，预防感染是最重要的。应该在这方面格外注意。皮肤穿刺应满足最低标准即可，血管通路应尽量避免开启。较深的皲裂更容易感染，尤其是在感染的情况下，应常规利用皮肤拭子检查细菌和念珠菌，因为败血症是常见的并发症[20]。

致使指（趾）、手或脚挛缩的紧绷的皮肤条带，有时需要手术切除。

Resources

Further information

Medscape, lamellar ichthyosis: http://emedicine.medscape.com/article/1111300-overview (last accessed December 2014).

Patient resources

Foundation for Ichythyosis and Related Skin Typss: www.firstskinfoundation.org/. Ichthyosis Support Group: www.ichthyosis.org.uk

(Both last accessed December 2014.)

“蓝莓松饼”婴儿（皮肤髓外造血）

此术语用于描述一种新生儿的特征性皮疹，通常在出生时出现，包括广泛的、紫红色的、椭圆形或圆形的斑疹、丘疹和结节，反映皮肤的红细胞生成。有时皮损表面会出现明显的瘀点。好发部位包括躯干、头部和颈部。皮损通常在出生后几周内消退为浅棕色斑点。

“蓝莓松饼”样皮损可以发生在一些先天的感染性疾病中，也可出现在各种先天性血液病中（表 116.5）。

表 116.5 导致蓝莓松饼样婴儿的原因

潜在疾病的发展	具体事例
先天性感染	风疹，巨细胞病毒，柯萨奇 B2，梅毒，弓形虫病[1-6]
血液系统疾病	遗传性球形红细胞增多症，恒河猴溶血性贫血，ABO 血型不合，双胎输血综合征[7-9]
药物诱发	促红细胞生成素[10]
各类肿瘤[a]	先天性白血病，神经母细胞瘤，先天性横纹肌肉瘤，朗格汉斯细胞组织细胞增生症[11-17]
炎症性疾病[a]	新生儿红斑狼疮

a 表现为“蓝莓松饼样”皮损，但组织学上并不总表现为真皮红细胞生成。

组织学上表现为真皮红细胞生成灶。真皮网状层含有有核和无核的红细胞前体聚集物，但通常没有髓细胞或巨核细胞类型的细胞。这一过程可能代表了真皮红细胞生成的持续性和扩大性，这是胎儿早期发育时的正常现象。

新生儿暴发性紫癜

新生儿暴发性紫癜是一种潜在的致命疾病，特征表现为由皮肤血管血栓导致的进行性皮肤出血、坏死。它通常是由遗传性的血栓性疾病引起的。最常见的是蛋白 C 纯合子缺乏，较少发生的是蛋白 S 缺乏[1-6]。有报道蛋白 C 抵抗也是由于因子Ⅴ基因的突变导致的[7,8]。在大一些的儿童中，暴发性紫癜是脑膜炎球菌败血症的一个高度特征性表现，由获得性蛋白 C 或 S 缺乏引起。罕见情况下，新生儿因感染引起暴发性紫癜，如感染 B 组链球菌、耐甲氧西林金黄色葡萄球菌、水痘和麻疹病毒[9-12]。

最典型的皮损出现在出生后的 12h 之内，但其最初的发生偶尔会延迟。它们通常由对称的、清晰可见的瘀斑融合成的“湖”组成，而没有瘀点[1-13]。皮损最常发生在四肢，特别是在受压部位，但也可能出现在躯干、面部和头皮。本病发病突然，病灶迅速扩大，合并出血性大疱，大疱中央坏死。大疱柔软且周围有红斑。患者常常出现发热。这些婴儿还具有出现中枢神经系统血栓和视网膜血管血栓的危险，同时有内脏出血、休克和死亡的重大风险。

应在新生儿专科病房进行治疗[6,12,13]。首先应紧急给予新鲜冰冻血浆，剂量为 10～15 ml/(kg · 12 h)。如果确认为蛋白 C 缺乏，应继续使用蛋白 C 浓缩液进行治疗，直至皮损愈合。较长期的治疗是口服抗凝剂。肝移植是有效的。任何伴随的感染也需要进行治疗。

感染性疾病

虽然累及皮肤的感染性疾病，在本书的其他章节已有详细的描述，但一些发生在新生儿期的，更重要的皮肤感染，会因其在鉴别诊断中的重要意义，在此进行简要的介绍。

病毒感染

新生儿单纯疱疹

单纯疱疹病毒感染，对于新生儿而言通常是一种死亡率较高的严重疾病（另见第 25 章）。它的发病率约为 7/10 万活产婴儿，其中高达 40％患病婴儿为早产儿。此类感染多数是在分娩过程中，接触感染的生殖道而传播单纯疱疹病毒 HSV1 型（20％）及单纯疱疹病毒 HSV 2 型（80％）所致[1-3]。然而，宫内 HSV 感染却很少发生（占新生儿 HSV 感染的 5％）[4]，这与通过胎盘直接感染或者胎膜延迟破裂导致的上行性感染有关。宫内 HSV 通常是由 HSV-Ⅱ引起的，当 HSV 在母体中是原发性和（或）播散性感染时更为常见。感染也可能在出生后通过接触非生殖器部位发生，包括母体和非母体的[5]。

大多数新生儿 HSV 感染婴儿的母亲既没有生殖器 HSV 病史，分娩时也没有明显的疱疹临床症状。

新生儿时期有 HSV 感染的患儿 70％以上有皮肤或黏膜病变[6,7]，但仅有 10％左右的患儿仅局限于皮肤。皮肤损伤出现在第 2～20 天，在宫内感染情况下，新生儿出生即可见到皮损[4,8]。

孤立或聚集的水疱是最常见的病变类型。头皮和面部是最常见的受影响部位，尽管皮损几乎可以在任何部位发生（图 116.3）。有时皮损可表现为泛发的和大疱性的，出现大面积的糜烂并不伴随明显的水疱或大疱，类似于大疱性表皮松解[8]。当感染是在分娩过程中获得的，头位产的原发皮损出现在头皮，而臀位产的原发皮损则在臀部。皮损也可能出现在宫内感染或分娩时皮肤受损的区域[9]，例如胎儿头皮电极片贴附的区域。皮肤萎缩或瘢痕形成在宫内感染型中并不罕见，并且水疱样皮损可能继续出现在这些萎缩或瘢痕的区域内或周围[4,10]。也有报道，在某些病例中，出现带状疱疹式皮损，以及局限或泛发的非水疱性红斑。一例伴随儿童宫内 HSV 感染的先天性皮肤钙化曾被报道[12]。

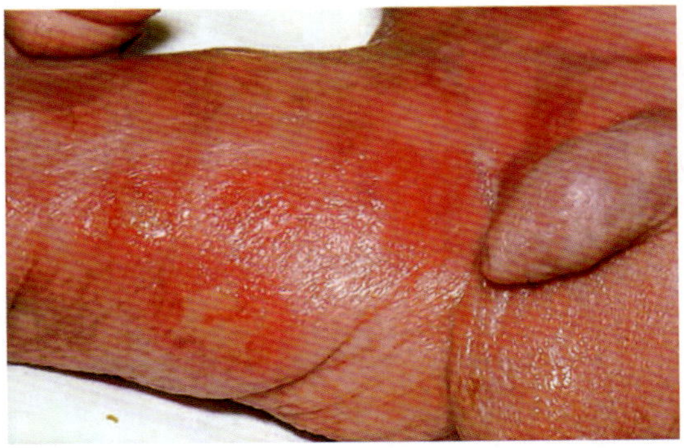

图 116.3 在出生后第 10 天，表现为先天性溃疡和瘢痕的新生儿单纯疱疹。这名婴儿对阿昔洛韦治疗反应迅速，除了局部的皮肤萎缩外，现已完全健康

口腔损害也很常见，表现为舌头、上腭、牙龈和颊黏膜的糜烂。

当感染皮损局限时出现致命结果的比较少，但是在播散性感染及中枢神经系统感染时，即使采用了适当的治疗，死亡率仍然很高。感染 HSV2 型病毒的死亡率也会更高[2]。早期发现及早期应用阿昔洛韦合理治疗，可以防止婴儿由最初仅限于皮肤感染的状况出现播散性感染[9,10,13]。

早产儿的 HSV 感染在临床表现上更为严重。在一项研究中表明，12 名婴儿中有 9 名死亡，另外 3 名有神经后遗症[14]。早期诊断更加困难是由于仅在不到一半的病例中，发现了水疱样皮损。它常表现为呼吸窘迫和血小板减少。非特异性体征，如嗜睡、低血压、谷草转氨酶升高/正常也可出现。诊断需要经过病毒培养或 PCR，但一旦怀疑 HSV 感染，则立即进行静脉注射阿昔洛韦。

更昔洛韦（需要监测中性粒细胞减少症）和磷甲酸也偶尔用于治疗[15]。没有足够的证据表明，在高危妊娠的妊娠晚期使用阿昔洛韦进行预防会影响新生儿 HSV 感染的发病率，但会减少对剖宫产的需求[16]。

胎儿水痘综合征

大约 90% 的成年人的水痘-带状疱疹病毒（VZV）抗体呈血清阳性。如果一位女性血清阴性，那么她可能在怀孕期间患上水痘（另见第 25 章）；这种情况在每 10 000 例怀孕中有 10 例发生[1]。而这其中约 25% 的病例中，病毒感染可以传播给胎儿。但在怀孕期间发生带状疱疹的母亲中，这种 VZV 向胎儿传播非常罕见[2]。

当母亲在怀孕的第 7 周和第 20 周之间出现水痘时，可能会出现自然流产，或者在孩子出生时，可出现多种异常表现，这些表现被认为是胎儿水痘综合征（FVS）的特征性表现（框图 116.3）[3-5]。这种情况最常出现在怀孕第 13 周和第 20 周母体感染时[1]。然而，尽管实验室检查已明确宫内感染，但大多数这类母亲的孩子在出生时并没有明显的异常表现。因此，FVS 似乎是一种相对少见的，在妊娠早期出现的母体水痘并发症，胎儿患病的风险约为 2%[2,5,6]。一些作者认为 FVS 偶尔可能会在怀孕 28 周后发生[7]。

局限性瘢痕，被认为是宫内溃疡的继发表现，是 FVS 最常见的皮肤特征表现。较大的单个皮损特征性地发生在肢体上，通常与该肢体的发育不全有关；而这类皮损通常伴随着妊娠早期感染而出现[3,6-12]。这些皮损的节段性分布形态可能是胎儿神经系统受损的直接后果[4,8]，因为 VZV 具有强烈的嗜神经性，或与胎儿带状疱疹相关[10]。大量较小的皮损的出现，基本上是妊娠后期水痘的结果；他们的前身可能表现为水疱样皮损，本质上与出生后水痘的临床表现相同。如果胎儿感染发生在妊娠最后 3 个月，这些代表胎儿水痘的较小的皮损在出生时可能表现为皮肤溃疡[13]。

框图 116.3 胎儿水痘综合征的主要临床特征

- 低出生体重儿
- 皮损表现：
  - 局部皮肤缺失，通常在肢体上
  - 瘢痕，通常表现为皮肤节段性改变
  - 丘疹样皮损类似于结缔组织痣
- 一个或多个肢体发育不全（通常是受局部皮肤缺失或瘢痕影响的肢体）和（或）指畸形
- 眼部异常，包括脉络膜视网膜炎，白内障，小眼畸形，霍纳综合征
- 中枢神经系统异常，包括：癫痫，精神发育迟滞，脑积水，皮质萎缩，脑炎，脑脊髓炎，背侧神经根炎

出现先天性局部皮肤缺损，并且不伴有相关肢体发育不全或其他神经系统异常，公认不是宫内水痘的结果[14,15]，它可能代表着妊娠后期胎儿带状疱疹的发生。肤色的丘疹性皮损[16]和疣状皮损[17]在 FVS 儿童患者中也有描述。

如果孩子出生时具有典型 FVS 临床表现，那么在出生后的前 3 个月死亡率约为 25%[1]。

婴儿早期出现带状疱疹可能表明它在子宫内感染了 VZV[18]。

没有接种过疫苗（根据病史，最好是血清学结果）以及曾经暴露在水痘-带状疱疹下的孕妇，应该给予水痘-带状疱疹免疫球蛋白（VZIg）[19,20]。虽然在接触 3d 内给予孕妇此类免疫球蛋白，可以预防或减轻水痘临床表现，但没有明确的证据表明这可以防止胎儿感染或损伤[2]。在分娩时，将 VZIg 给予母亲患有水痘的新生儿，似乎并不会降低临床感染的发生率，但可能会降低感染的严重程度[21]。由于胎儿受损的风险很小，无需因此终止妊娠。超声检查可以发现胎儿心血管系统的异常，但是一些重要的眼部和神经系统的继发表现不能通过此类检查明确诊断。

没有报道肯定阿昔洛韦在预防 FVS 中的作用。因此，决定是否对母亲进行治疗完全取决于其病情的严重程度[19]。

潜在的危险情况和产妇在分娩前后 4d 内出现水

痘的情况有关[22]。在这种情况下，新生儿水痘也可能发生，但是，在没有母体免疫系统提供保护的情况下，死亡率可能高达 30%。此时发生母体感染，建议新生儿使用 VZIg。如果孩子出现明显的水痘，应在 VZIg 应用的同时静脉注射阿昔洛韦[23]。

先天性风疹

妊娠 20 周前胎儿感染风疹病毒可能导致病毒的播散性感染，引发胎儿宫内发育迟缓，小头畸形，小眼畸形和各种其他异常表现[1,2]（另见第 25 章）。皮损表现是先天性风疹最突出的临床表现[3-5]。典型的皮损在婴儿出生时就存在，或者在出生后 48h 内出现。它们表现为散在的、圆形的、红色或紫红色的浸润斑疹，直径 3～8mm。尽管皮损可以出现在任何部位，但它们通常会大量出现在面部、头皮、颈后和躯干。偶尔，皮损会略微隆起。它们往往会在几周内逐渐消退。这类皮损通常被描述为“紫癜样的”，并且通常归因于血小板减少，而血小板减少是先天性风疹的另一个常见的特征性表现[4]。然而，组织学检查显示为真皮红细胞生成的病灶[3,6]。这种皮损经常被描述为“蓝莓松饼”样皮损。真正的血小板减少性紫癜可能并不常见。

其他关于先天性风疹的皮肤表现包括大理石皮肤，前额、面颊和脐周的皮脂溢出及色素沉着[7]，以及在骨突出部分，特别是髌骨上有散在的深凹陷[8]。

现今所能看到的类似病例很少，这是因为全面的疫苗接种计划将此类情况彻底根除[9]。

人类免疫缺陷病毒感染

人类免疫缺陷病毒（HIV）可在子宫内、分娩过程中或通过母乳喂养传播给婴儿（另见第 31 章）。由于大多数感染可能在出生时传播，因此在婴儿出生后最初的几个月内临床表现并不常见，并且一些感染的婴儿保持多年的无症状状态。

皮肤黏膜表现在婴儿 HIV 感染中很常见，并且常常具有感染性病因[1-3]。在埃塞俄比亚最近的一项研究中，高达 75% 的艾滋病病毒阳性儿童出现一种或多种皮肤黏膜的异常表现，这再次表明感染表现比炎症性表现更常见[4]。坦桑尼亚[5]和泰国[6]的研究也显示出类似的结果。当存在较高程度的免疫抑制时，皮肤疾病则更为普遍。

持续性皮肤黏膜念珠菌病是最常见的。除了口腔和尿布区皮肤的感染外，还可能存在广泛的皮肤受累。皮肤癣菌真菌感染也是特征性表现，同时，可能会出现更多不常见的真菌感染，包括曲霉菌感染[7]。细菌感染包括异常严重的或反复发作的脓疱病、毛囊炎、蜂窝织炎和脓肿。病毒引发的问题包括非典型性水痘、带状疱疹、单纯疱疹和异常严重的软疣和人乳头瘤病毒感染。挪威疥疮可在婴儿期出现。

艾滋病病毒感染的各种非感染性表现也可能发生。在一项对埃塞俄比亚儿童的研究[4]中显示，“HIV 相关的瘙痒性丘疹样皮损”是最常见的炎症性疾病，在 30% 的病例中可见。脂溢性皮炎（有时是严重的）也很常见，8% 的儿童可见。

药疹的出现更频繁，尤其是对甲氧苄啶-磺胺甲噁唑。

细菌感染

与年龄较大的儿童和成人一样，金黄色葡萄球菌在新生儿中引起多种皮肤病变。其他细菌来源也很重要，如链球菌、单核细胞李斯特菌、铜绿假单胞菌和奈瑟脑膜炎球菌。

大疱性脓疱疮

新生儿特别容易发生大疱性脓疱疮，大疱性脓疱疮通常由噬菌体Ⅱ型的金黄色葡萄球菌菌株引起[1]（另见第 26 章）。本病以前常与新生儿天疱疮鉴别，而后者是一个相当易混淆的术语。本病在新生儿的表现与在年龄较大的儿童和成人中表现没有显著差异。流行病学显示，在婴儿期出现大疱性脓疱疮的患儿，其感染的传播主要是由护理人员或医务人员在护理过程中造成的，这些患者中有些会发展成为葡萄球菌性烫伤样皮肤综合征[2-6]。尽管感染是在分娩后在医院获得的，但皮损通常在出生后第 2 周才会出现，而此时患儿通常已经出院了。

会阴、脐周区和颈部皱褶是原发皮损的好发部位。迅速扩大的大疱，有着薄而易碎的疱壁，边缘有细小的红晕，最初疱液清澈，之后变为浑浊或全部为脓液。病情可能局限或泛发。未经治疗的新生儿泛发性大疱性脓疱疮死亡率显著升高；据报道，即使在接受抗生素治疗的病例中，也存在严重的并发症，包括肺脓肿、葡萄球菌性肺炎和骨髓炎[7,8]。

框图 116.4 给出了新生儿大疱和糜烂性皮肤表现的鉴别诊断。

框图 116.4 流行病学与新生儿大疱和(或)糜烂性皮肤表现的鉴别诊断[9]

常见疾病
- 水晶痱
- 大疱性脓疱疮
- 热或化学灼伤
- 吸吮水疱

罕见疾病
- 肥大细胞增多症
- 感染:新生儿单纯疱疹,胎儿水痘综合征,带状疱疹,先天性梅毒
- 被动转移:寻常型天疱疮,妊娠类天疱疮
- 大疱性类天疱疮
- 卟啉病:先天性红细胞生成性卟啉症,一过性卟啉症
- 一过性骨髓增生性疾病(唐氏综合征)
- 先天性皮肤缺失
- 朗格汉斯细胞组织细胞增生症
- 泛发型先天性糜烂和水疱伴网状瘢痕形成
- 基因皮肤病:大疱性表皮松解症,AEC 综合征,Weary 综合征/Kindler 综合征,外胚层发育不良-皮肤脆弱综合征(血小板亲和蛋白-1 缺乏症),大疱性鱼鳞病性红皮病,色素失禁症

AEC,睑缘粘连/外胚层发育不良/唇裂和腭裂。

葡萄球菌性烫伤样皮肤综合征

葡萄球菌性烫伤样皮肤综合征(SSSS)在新生儿中发生,最初是由德国人 Ritter von Rittershain 记录的[1]。它由表皮剥脱毒素 A 和(或)B 引起,其由金黄色葡萄球菌的某些菌株,最常见的噬菌体Ⅱ组,特别是菌株 71 型和 55 型引发[2](另见第 26 章)。这些毒素由远距离感染灶中细菌产生通过血液循环到达皮肤,通常在脐部、乳房、结膜或包皮环切或疝气修补部位。有报道称,致病毒素可以通过母乳传播[3]。这两种毒素都会攻击桥粒芯蛋白 1(一种桥粒蛋白),因此不会发生黏膜受累(这和天疱疮类似,它们具有相同的靶抗原)[4,5]。

这种疾病最常见于幼儿,尤其是新生儿。在新生儿中这种情况的发生率要高得多,这反映了新生儿对毒素的代谢和排泄效率较低。多发病例可在新生儿病房出现[5]。大龄儿童发生 SSSS 往往与潜在疾病有关,特别是免疫抑制和肾衰竭[6]。

虽然它可能在婴儿出生后的最初几个小时内发生[7],但 SSSS 很少在出生时出现临床表现。该疾病的第一个征兆是淡淡的、橙红色的斑疹,猩红热样皮疹[2,3]。皮疹通常会迅速进展,并且在接下来的 24~48h 内融合成深红色的水肿性红斑。红斑表面出现褶皱,之后开始剥脱,留下新鲜、潮红的糜烂面。糜烂面的好发部位是面部中央,腋窝和腹股沟。

皮肤的强烈触痛是早期特征,并且可能发生在皮肤表现尚未引入重视的阶段。孩子出现发热并且情绪不安。这些表现会疑诊孩子是否出现关节炎或急腹症。在鼻子和嘴巴周围存在脓疱疮样的结痂有助于诊断。即使没有应用抗生素治疗,患病后通常迅速恢复,但即使进行了抗生素治疗,婴儿偶尔会死亡。皮肤愈合不伴有瘢痕形成。

皮肤的烫伤样外观将本病与大疱性脓疱疮区分开来,起病迅速伴显著皮肤触痛可以将其与婴儿期其他可以导致红皮病出现的大多数疾病区分开来。临床上表现为十分罕见的大疱和皮疹趋向于融合的特点有助于将其与在幼儿中可能出现的其他大疱类疾病区分开来。

在轻症 SSSS 中,也可分离出相同的产生毒素的金黄色葡萄球菌,但临床上皮疹开始时表现为面部的脓疱疮,继而皮疹剥离,但大部分局限于皮肤褶皱处[8]。孩子有轻微的发热,但没有休克或体液紊乱。

主要的鉴别诊断是中毒性表皮坏死松解症,但这种情况会出现黏膜受累。如果有任何疑问,可以通过组织学来区分这两种情况;冰冻切片可以迅速进行鉴别诊断。中毒性表皮坏死松解症的裂隙在表皮下,但 SSSS 的分离是表皮内的。

使用耐青霉素酶的青霉素类药物,如联合阿莫西林或头孢菌素或夫西地酸钠进行治疗[9,10]。如果病情严重,应首先静脉给药。系统性使用糖皮质激素治疗是禁忌,因为它们会加重疾病[11,12]。必须对发热和体液流失以及低钠血症进行纠正。皮肤疼痛也需要治疗,如果受损皮肤被包裹起来而不是敞开着,患儿通常会因此感到更舒适[13]。在严重的情况下,为获得足够的疼痛缓解,有时可能需要对患者进行通气治疗。肺炎本身可能是一种并发症。

即使经过治疗,儿童的死亡率仍为 2%~10%,但这通常是因为明确诊断过晚。

葡萄球菌源性汗腺孔周围炎和汗腺脓肿

葡萄球菌源性汗腺孔周围炎这个术语用于描述继发于由金黄色葡萄球菌感染的痱子之后,出现在新生儿皮肤上的脓疱性皮损[1-4]。此类病变可能会发展

为汗腺脓肿，尽管尚不清楚汗腺脓肿是否总是痱子的并发症。这些疾病在过去被错误地称为“新生儿毛囊炎和疖病”。临床上，汗腺脓肿与疖病区别在于，缺乏“脓点”“皮肤温度低”和无触痛。曾有文章报道有因为新生儿病房医务人员的原因而导致该病的暴发[5]。

汗腺孔周围炎必须和非感染性疾病脓痱，以及新生儿阶段通常由金黄色葡萄球菌引起的细菌性毛囊炎进行鉴别。白色念珠菌和糠秕马拉色菌也可能在新生儿中引起脓疱病，并且许多非感染性疾病例如嗜酸性粒细胞性脓疱病可能混淆诊断。

乳腺炎和乳房脓肿

乳房感染很常见并且通常与金黄色葡萄球菌有关，但也可能和其他各种细菌有关[1]。乳房感染几乎总是发生在单侧；它最常发生在出生后第2周或第3周，女孩多于男孩，在早产儿中很少发生。受影响的乳房表现为肿胀，发红和发热。通常不存在全身毒性反应。波动意味着脓肿形成，这需要手术引流[2]。彩色多普勒超声有助于区分乳腺炎和乳房脓肿[3]。乳房脓肿形成可能导致长期丧失乳房组织[2,4]。

新生儿大褶皱处的葡萄球菌性冷脓肿

许多新生儿在出生后不久就出现皮肤皱襞处（腹股沟和腋窝）的“冷”脓肿[1]。这些儿童没有发热或不适，但病变可能有瘘管形成。枕骨、下颌下和锁骨上也可见病变，可能伴有脐炎，这些病灶中的脓液可以培养出金黄色葡萄球菌。口服抗生素治疗通常是足够的，可以迅速改善皮损。

脐炎

脐炎在发达国家很少见（占出生人口的0.7%），但对发展中国家（占出生人口的6%）来说是个很大的问题。它的特征是局部红肿和排出“残端”。病情可发展为蜂窝织炎和更深的组织感染。它在长时间分娩、非无菌分娩和脐带护理、早产、低出生体重常见，一些文化习俗，如使用烟灰涂抹脐带残端更为常见[1]。

脐带可能会被各种可能致病的细菌定植，为了减少这种定植，人们还使用了各种各样的外用消毒剂和抗生素。六氯甲烷曾经是最为普遍的方法，直到发现会明显导致严重的神经毒性，尤其是对早产儿[2]。最好的替代品可能是氯己定，作为粉剂或水溶液使用，而不是作为酒精溶液[3]。在发展中国家，4%的氯己定溶液已被证明可降低脐炎和新生儿死亡率[4-6]。

偶尔，脐带的感染可以呈现播散性的趋势，可以通过血液入侵或直接通过脐带血管到腹腔。破伤风、白喉和坏死性筋膜炎[7]也可作为脐感染的并发症发生。在发展中国家，这类感染仍然是新生儿期死亡的高比例原因。

眶前和眼眶蜂窝织炎

眶前蜂窝织炎局限于眶中隔前的部分，表现为眼睑肿胀。眼眶蜂窝织炎累及中隔深部结构，表现为疼痛性眼球突出，眼睑水肿和结膜红斑[1]。多种细菌可以引起这些感染，包括金黄色葡萄球菌、A组及其他链球菌。鉴于有引起败血症的高风险，应始终警惕B组链球菌作为罕见原因引起新生儿眼眶周围蜂窝织炎或新生儿任何形式蜂窝织炎的可能性[2,3]。治疗方法是静脉注射抗生素，偶尔可进行手术。

坏死性筋膜炎

这是一种特殊形式的蜂窝织炎，感染沿着筋膜横向播散，导致流经筋膜的血管血栓形成，导致皮肤、皮下脂肪甚至肌肉坏死[1,2]（另见第26章）。在新生儿中，它可能是自发产生的，但最常见的作为下列情况的并发症出现，比如出生时物理性创伤、脐炎、乳房脓肿或医源性皮肤伤口，如头皮电极片[3]或包皮环切[4]导致的皮肤伤口。母亲的生殖道也可能是感染的来源[5]。

最初，婴儿会出现明显的蜂窝织炎，通常影响腹壁。然而，患儿出现与临床症状不符的全身毒性反应，病变区域变硬、变色，并逐渐扩展[2,6-8]。表面可呈现橘皮样外观，紫癜，有时是大疱，可在硬化的中心出现，之后迅速出现全面坏死。浅表神经的破坏导致局部皮肤感觉缺失。气体和咯吱声可能在临床上很明显，也可通过影像学检查观察到。并非总是出现发热。

多种细菌与坏死性筋膜炎有关，最常见的是A组链球菌，但也有B组链球菌、金黄色葡萄球菌和大肠杆菌[6-8]。在许多情况下，与需氧和厌氧菌的协同感染相关。偶尔，与真菌感染也有关系。在这种可能致命的情况下，抗生素（和抗真菌）治疗的价值似乎有限。治疗最重要的是早期手术切除坏死组织[7,8]。这种治疗的“黄金标准”受到了一些作者的挑战，他们建议采取更为保守的治疗方法[9,10]，但大多数医师仍然建议早期手术清创。

新生儿李斯特菌病

新生儿期李斯特菌病并不常见，但具有危险性。致病微生物单核细胞增生性李斯特菌主要通过受污染的食品传播给人类[1]。在孕期，它会导致母亲出现一种非特异性的、轻微的、类似流感的表现[2,3]，但它可能会导致胎儿经胎盘感染。母体 HIV 感染可能导致新生儿李斯特菌易感[2]。21 世纪早期，一些欧洲国家的成人李斯特菌病有所增加，但主要发生在老年人中，而尚未在妊娠相关病例中发现。重视食品卫生和召回受污染产品已使美国新生儿李斯特菌病的患病率降低了 44%。用未经巴氏消毒的牛奶制成的食品是常见的感染源。

临床上，新生儿李斯特菌病分为早发型和晚发型[5-10]。早发型是由于血液播散感染引发的粟粒性肉芽肿导致的。受严重影响的婴儿往往早产，死亡率很高。尸检显示许多器官出现粟粒性肉芽肿。一些婴儿后来会出现类似的粟粒性皮损，表现为直径 1～2mm 的散在的、不融合的、灰白色丘疹或脓疱，边缘呈红色，可作为细菌培养的来源。背部是皮损的好发部位，皮损也可见于口腔和结膜。其他类型的皮损也可在这类婴儿身上发现，包括紫癜和麻疹样皮疹。

这种疾病的晚发型更常见，以脑膜炎的形式出现，在出生后一两周后发生。

诊断通过微生物培养获得，这些微生物来自不同部位，包括脑脊液、血液、尿液以及活检组织，其中包括皮肤活检。治疗通常是肠外氨苄西林联合庆大霉素或托布拉霉素，之后持续口服氨苄西林 3～4 周。

坏疽性深脓疱疮

铜绿假单胞菌在医院环境中很常见，广谱抗生素的广泛使用增加了感染的可能性（另见第 26 章）。大多数，但不是所有，出现坏疽性深脓疱疮的新生儿，都患有铜绿假单胞菌败血症，这通常是在早产、肾功能衰竭、嗜中性粒细胞减少症和其他免疫缺陷、坏死性肠炎和肠道手术等发病诱因的背景下发生的[1-3]。有时，病灶发生在直接接种病原体的部位。偶尔也会发现其他细菌，如大肠埃希菌[4]。

组织学上，血管炎是特征性表现，是由于细菌浸润血管壁引起的，同时伴有出血和坏死[5]。因此，皮肤活检对诊断非常有帮助。

临床上，皮损最初表现为疼痛性红斑或紫色瘀斑[1-3,6-8]。然后，皮损中心逐渐发展成为水疱（或不太常见的大疱）或脓疱，脓疱迅速破溃。随后出现一个或多个溃疡，每个溃疡有凹陷、坏死、常为黑色、结痂的中心和突起的边缘。口腔周围和肛门周围区域可出现成群皮损。

当此类感染发生在败血症的背景下时，它是一种潜在的危险。需要进行适当的肠外抗生素联合治疗。

新生儿走马疳（坏疽性口炎/口-面坏疽）

新生儿走马疳是一种发生在低出生体重和（或）早产儿中的鼻、唇、口、肛周区，偶尔也发生在阴囊和眼睑的坏疽性疾病，几乎只发生在世界上不发达的地区[1-3]。它常由铜绿假单胞菌引起，在缺乏合适的抗生素治疗的情况下是致命的。在伴随营养不良、生长迟缓和免疫缺陷等状态的年龄较大的儿童和成人中，也可能出现类似的情况[4,5]。在第二次世界大战的集中营受害者身上也可以看到。

治疗方法是非经口使用抗生素，并且通常需要后期的整形手术来修复大面积面部缺损。

暴发性紫癜

尽管在新生儿中，这种情况通常是遗传性血栓性疾病的表现，但它也可能是由急性感染引起的，特别是内毒素相关革兰阴性细菌，如脑膜炎奈瑟菌[1,2]。

先天性梅毒

先天性梅毒在第 29 章中有详细的描述，但由于其在新生儿皮肤表现鉴别诊断中的重要性，我们将在此简要讨论[1]。患有梅毒而未经治疗的母亲所生的孩子中约有 15% 会感染先天性梅毒，但约 20% 的此类妊娠中会发生胎儿流产/死胎。

约 40% 先天梅毒的新生儿临床上可见皮肤受累[1,2]。在这些病例中，皮肤通常在出生时呈现正常外观，最初的皮损出现在出生后第 2～8 周，偶尔在这之后出现。受累部位为会阴部、面部、手掌和脚底。皮损本身呈红棕色；它们可能是斑疹或丘疹，往往比后天二期梅毒更大和更紧实（图 116.4）。大约 3% 的病例中，皮损呈大疱性。甲沟炎很常见。小的、圆形的、潮湿的、丘疹样皮损，传统上称为黏膜斑块，经常出现在口腔和其他黏膜表面。扁平湿疣可能出现在

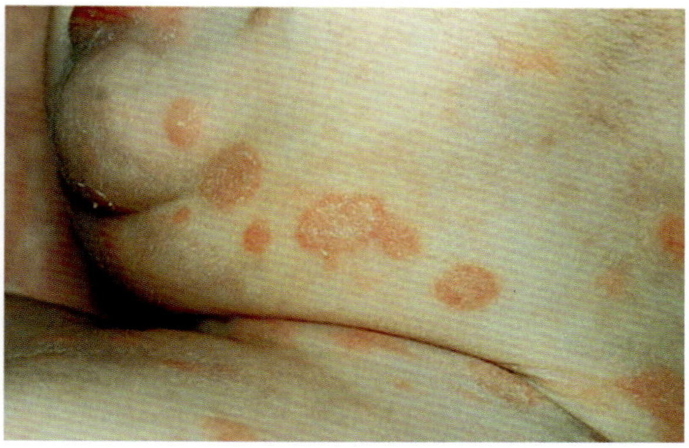

图 116.4　先天性梅毒的钱币状，红斑鳞屑性皮损，4 周大婴儿

于外阴褶皱或其他褶皱部位，如脚趾间或口角。

大约 50%的受影响婴儿的出生体重低于 2500g。除了皮肤特征外，新生儿先天性梅毒最常见的临床表现是肝脾大、黄疸、肺炎和鼻炎，常伴有血性分泌物。

许多国家梅毒发病率的回升可能导致先天性疾病数量的增加，尤其是在产前检查不完善的国家[2-4]。

先天性肺结核

在新生儿中，因子宫内感染导致的结核病相对少见(另见第 27 章)。肺部和(或)肝脏往往是主要的受累部位，皮肤的表现并不常见。然而，皮肤损害偶尔发生，表现为少量的、散在的、脐窝状的红斑性丘疹，直径达 4mm[1]。

真菌感染

念珠菌和马拉色菌都可引起新生儿真菌性疾病。有两种不同形式的新生儿念珠菌病：出生时或出生后的最初几周出现。

新生儿念珠菌病

这是一种相对常见的疾病，发生在出生后的最初几周，以口腔念珠菌病伴有或不伴有尿布区念珠菌感染的形式出现(另见第 32 章)。皮疹通常集中在肛周区域，是很深的“牛肉色”的红色，表面湿润，周边有脓疱，常表现为扇形的轮廓。在皮损边缘外，尚未受到影响的皮肤中，可能存在点状红斑，有时是脓疱性的(“卫星”灶)。

通常认为感染是从母亲的生殖道，在分娩过程中获得的，分娩时阴道念珠菌病的发生率在 20%～25%[1]。

偶尔皮疹可能会变得更加广泛。患有新生儿口腔念珠菌病的婴儿，手掌局部出现脓疱，被认为是吸吮时将念珠菌从口腔接种到皮肤的表现[2]。

治疗采取局部涂抹抗真菌药膏和口腔涂抹凝胶。全身性新生儿念珠菌病对于在重症监护病房的早产儿来说是一个很特殊的问题，它可导致败血症和死亡。它通常不伴有相关的皮肤损害。治疗方法是静脉注射抗真菌药物。

先天性念珠菌病

这是一种罕见的情况，见于出生时，一般认为这反映了由生殖道上行感染引起的母体念珠菌性绒毛膜羊膜炎[1-7]。念珠菌似乎能够在没有羊膜破裂的情况下进入羊水。子宫或子宫颈的异物，尤其是宫内节育器会增加患病风险[8]。没有证据表明母体抗生素治疗或婴儿免疫缺陷会增加易感性[6,9]。

泛发的皮疹表现为散在的、粉红色斑疹和丘疹，在出生时或者出生后几小时内出现。皮损一般进展到水疱期，然后进入脓疱期或大疱期，为期 1～3d。

皮肤表面的任何部分或多或少都会受到影响，包括指甲、手掌和脚底。事实上，手掌和足底部位的脓疱被认为是先天性皮肤念珠菌病的标志性皮损。也有报道显示，可以出现甲沟炎或孤立的甲板受累[10]。通常不存在口腔受累，并且至少在最初时，尿布区域往往不受影响。

非常低出生体重的婴儿可能有烫伤外观，并且特别容易发生全身感染。

当感染局限于皮肤时，通常患儿整体情况良好，通过适当的局部抗真菌治疗，例如使用外用酮康唑，皮疹会在 1 周内消退。皮疹消退后通常有明显的炎症后脱屑。

系统性念珠菌病可能使皮肤和黏膜受累并发，尤其是早产儿[2,11]。肺部可能受到影响[12]；也有记录表明会出现肝脾大和肝功能异常[6]。念珠菌性脑膜炎是另一种潜在的并发症[13]。已经提出了评判系统受累风险高低的标准。对有风险的婴儿应考虑系统性抗真菌治疗[9]；两性霉素 B 可能是首选药物[8,11]。

研究表明，对极低出生体重婴儿进行静脉注射氟康唑预防，可以降低侵袭性念珠菌病和死亡率[14-16]，但对早产儿使用口服抗真菌药物预防的循证医学回顾评价并未显示其明确的益处[17]。

马拉色菌脓疱病

糠秕马拉色菌 *M. furfur* 在皮肤的定植于出生后很快开始，并且进展至约 3 月龄，这可能反映了在此期间皮脂腺的活动[1,2]。在接受静脉内脂质治疗的婴儿中，这种酵母菌是全身感染的原因之一，据推测，此种情况中，微生物的来源是皮肤[3]。

现在认为糠秕马拉色菌 *M. furfur* 和合轴马拉色菌 *M. sympodialis* 可能是新生儿面部和头皮上发生红斑性丘疹脓疱性皮疹的常见原因，这种疾病现在被广泛称为新生儿头部脓疱病[2,4,5]，大部分具有该类临床表现的新生儿，都能在皮损中检测到马拉色菌[6]。

据报道，在儿童皮肤科门诊就诊的新生儿中，有 10% 的患者出现此类皮疹[5]，其中一半患者的脓疱内容物中可以检查到糠秕马拉色菌 *M. furfur* 酵母。

几乎在所有病例中都观察到局部外用 2% 酮康唑乳膏 15d 后良好的治疗反应。一项研究报道，有效率为 66%，其中 62% 为马拉色菌培养阳性[6]。

鉴别诊断包括头皮嗜酸性脓疱病、一过性脓疱性黑变病、疥疮、新生儿痤疮和念珠菌或金黄色葡萄球菌感染[7]。

（译者：翟瑞洁　**一审：**向娟　**二审：**刘玮　**三审：**崔勇　韩洋　**润色：**陶冶）

参考文献

所有文献请查阅网址：www. rooksdermatology. com.
以下列出的是重要参考文献。

Skin function in the neonate

Barrier function

[5] Raone B, Raboni R, Rizzo N, *et al*. Transepidermal water loss in newborns within the first 24 hours of life: baseline values and comparison with adults. *Pediatr Dermatol* 2014; 31: 191-5.

[6] West DP, Halket JM, Harvey DR, *et al*. Percutaneous absorption in preterm infants. *Pediatr Dermatol* 1987; 4: 234-7.

[37] Cetta F, Lambert GH, Ros SP. Newborn chemical exposure from over-the-counter skin care products. *Clin Pediatr (Phila)* 1991; 30: 286-9.

Eccrine sweating

[1] Szabo G. The number of eccrine sweat glands in human skin. *Adv Biol Skin* 1962; 3: 1-5.

[4] Harpin VA, Rutter N. Sweating in preterm babies. *J Pediatr* 1982; 100: 614-18.

[8] Munsters J, Wallström L, Agren J, *et al*. Skin conductance measurements as pain assessment in newborn infants born at 22-27 weeks gestational age at different postnatal age. *Early Hum Dev* 2012; 88: 21-6.

Sebaceous gland secretion

[1] Rissman R, Groenink HWW, Weerheim AM, *et al*. New insights into ultrastructure, lipid composition and organization of vernix caseosa. *J Invest Dermatol* 2006; 126: 1823-33.

[4] Visscher MO, Utturkar R, Pickens WL, *et al*. Neonatal skin maturation-vernix caseosa and free amino acids. *Pediatr Dermatol* 2011; 28: 122-32.

[6] Agache P, Blanc D, Barrand C, *et al*. Sebum levels during the first year of life. *Br J Dermatol* 1980; 103: 643-9.

Appearance of neonatal skin

Full-term neonate

[1] Hidano A, Purwoko R, Jitsukawa K. Statistical survey of skin changes in Japanese neonates. *Pediatr Dermatol* 1986; 3: 140-4.

[3] Rivers JK, Frederiksen PC, Dibdin C. A prevalence survey of dermatoses in the Australian neonate. *J Am Acad Dermatol* 1990; 23: 77-81.

[20] Barth JH. Normal hair growth in children. *Pediatr Dermatol* 1987; 4: 173-84.

Toxic erythema of the newborn

[3] Marchini G, Nelson A, Edner J, *et al*. Erythema toxicum neonatorum is an innate immune response to commensal microbes penetrated into the skin of the newborn infant. *Pediatr Res* 2005; 58: 613-16.

[5] Levy HL, Cothran F. Erythema toxicum neonatorum present at birth. *Am J Dis Child* 1962; 103: 617-19.

[11] Berg FJ, Solomon LM. Erythema neonatorum toxicum. *Arch Dis Child* 1987; 62: 327-8.

Miliaria

[3] Mowad CM, McGinley KJ, Foglia A, *et al*. The role of extracellular polysaccharide substance produced by *Staphylococcus epidermidis* in miliaria. *J Am Acad Dermatol* 1995; 33: 729-33.

[4] Holzle E, Kligman AM. The pathogenesis of miliaria rubra. Role of the resident fl ora. *Br J Dermatol* 1978; 99: 117-37.

[9] Engür D, Türkmen MK, Savk E. Widespread miliaria crystallina in a newborn with hypernatremic dehydration. *Pediatr Dermatol* 2013; 30: e234-5.

Transient pustular melanosis

[2] Ferrándiz C, Coroleu W, Ribera M, *et al*. Sterile transient neonatal pustulosis is a precocious form of erythema toxicum neonatorum. *Dermatology* 1992; 185: 18-22.

[7] Van Praag MC, Van Rooij RW, Folkers E, *et al*. Diagnosis and treatment of pustular disorders in the neonate. *Pediatr Dermatol* 1997; 14: 131-43.

[8] Chia PS, Leung C, Hsu YL, *et al*. An infant with transient neonatal pustular melanosis presenting as pustules. *Pediatr Neonatol* 2010; 51: 356-8.

Infantile acropustulosis

[3] Vicente J, Espana A, Idoate M, *et al*. Are eosinophilic pustular folliculitis of infancy and infantile acropustulosis the same entity? *Br J Dermatol* 1996; 135: 807-9.

[5] Prendiville JS. Infantile acropustulosis: how often is it a sequela of scabies? *Pediatr Dermatol* 1995; 12: 275-6.

[7] Dromy R, Raz A, Metzker A. Infantile acropustulosis. *Pediatr Dermatol* 1991; 8: 284-7.

Neonatal pustulosis of transient myeloproliferative disorder

[1] Burch JM, Weston WL, Rogers M, *et al*. Cutaneous pustular leukemoid reactions in trisomy 21. *Pediatr Dermatol* 2003; 20: 232-7.

第10部分

[2] Viros A, Garcia-Patos V, Aparicio G, *et al*. Sterile neonatal pustulosis associated with transient myeloproliferative disorder in twins. *Arch Dermatol* 2005;141:1053-4.

[5] Groet J, Mc Elwaine S, Spinelli M, *et al*. Acquired mutations in GATA 1 in neonates with Down's syndrome with transient myeloid disorder. *Lancet* 2003;361:1617-20.

Congenital erosive and vesicular dermatosis healing with reticulated supple scarring

[2] Gupta AK, Rasmussen JE, Headington JT. Extensive congenital erosions and vesicles healing with reticulate scarring. *J Am Acad Dermatol* 1987;17:369-76.

[6] Stein S, Stone S, Paller AS. Ongoing blistering in a boy with congenital erosive and vesicular dermatosis healing with reticulated supple scarring. *J Am Acad Dermatol* 2001; 45: 946-8.

[8] Mashiah J, Wallach D, Leclerc-Mercier S, *et al*. Congenital erosive and vesicular dermatosis: a new case and review of the literature. *Pediatr Dermatol* 2012;29:756-8.

Complications of prematurity

Anetoderma of prematurity

[1] Prizant TL, Lucky AW, Frieden IJ, *et al*. Spontaneous atrophic patches in extremely premature infants: anetoderma of pregnancy. *Arch Dermatol* 1996;132:671-4.

[2] Wain EM, Mellerio JE, Robson A, *et al*. Congenital anetoderma in a preterm infant. *Pediatr Dermatol* 2008; 25: 626-9.

[4] Goujon E, Beer F, Gay S, *et al*. Anetoderma of prematurity: an iatrogenic consequence of neonatal intensive care. *Arch Dermatol* 2010;146:565-7.

Complications of medical procedures on the fetus and neonate

Antenatal procedures

[2] Bruce S, Duffy JO, Wolf JE. Skin dimpling associated with midtrimester amniocentesis. *Pediatr Dermatol* 1984;2:140-2.

[5] Cambiaqhi S, Restano L, Cavalli R, *et al*. Skin dimpling as a consequence of amniocentesis. *J Am Acad Dermatol* 1998; 39:888-90.

[9] Parvey LS, Ch'ien LT. Neonatal herpes simplex virus infection introduced by fetal monitor scalp electrodes. *Pediatrics* 1980;65:1150-3.

Phototherapy

[4] Ashley JR, Littler CM, Burgdorf WHC. Bronze baby syndrome. *J Am Acad Dermatol* 1985;12:325-8.

[18] Mallon E, Wojnarowska F, Hope P, *et al*. Neonatal bullous eruption as a result of transient porphyrinemia in a premature infant with hemolytic disease of the newborn. *J Am Acad Dermatol* 1995;33:333-6.

[20] Paller AS, Eramo LR, Farrell EE, *et al*. Purpuric phototherapy-induced eruption in transfused neonates: relation to transient porphyrinemia. *Pediatrics* 1997;100:360-4.

Neonatal medical procedures

[1] Cutler VE, Stretcher GS. Cutaneous complications of central umbilical artery catheterization. *Arch Dermatol* 1977; 113: 61-3.

[17] Cartlidge PH, Fox PE, Rutter N. The scars of newborn intensive care. *Early Hum Dev* 1990;21:1-10.

[25] Harpin VA, Rutter N. Percutaneous alcohol absorption and skin necrosis in a premature infant. *Arch Dis Child* 1982;57 477-9.

Atrophic lesions of neonates

Medallion-like dermal dendrocyte hamartoma

[1] Rodriguez-Jurado R, Palacios C, Duran-McKinster C, *et al*. Medallion-like dermal dendrocyte hamartoma: a new clinically and histopathologically distinct lesion. *J Am Acad Dermatol* 2004;51:359-63.

[4] Cheon M, Jung KE, Kim HS, *et al*. Medallion-like dermal dendrocyte hamartoma: differential diagnosis with congenital atrophic dermatofibrosarcoma protuberans. *Ann Dermatol* 2013;25:382-4.

[5] Marque M, Bessis D, Pedeutour F, *et al*. Medallion-like dermal dendrocyte hamartoma: the main diagnostic pitfall is congenital atrophic dermatofibrosarcoma. *Br J Dermatol* 2009; 160:190-3.

Disorders caused by transplacental transfer/maternal milk

Transplacental transfer of maternal autoantibodies

Neonatal pemphigus vulgaris

[2] Hup JM, Bruinsma RA, Boersma ER, *et al*. Neonatal pemphigus vulgaris: transplacental transmission of antibodies. *Paediatr Dermatol* 1986;3:468-72.

[8] Chowdhury MMU, Natarajan S. Neonatal pemphigus vulgaris associated with mild oral pemphigus in the mother during pregnancy. *Br J Dermatol* 1998;139:500-3.

[10] Avalos-Diaz E, Olague-Marchan M, Lopez-Swiderski A, *et al*. Transplacental passage of maternal pemphigus foliaceus autoantibodies induces neonatal pemphigus. *J Am Acad Dermatol* 2000;43:1130-4.

Transplacental pemphigoid gestationis

[2] Shornick JK. Herpes gestationis. *J Am Acad Dermatol* 1987;17:539-56.

[7] Schornick JK, Bangert JL, Freeman RG, *et al*. Herpes gestationis: clinical and histologic features of twenty-eight cases. *J Am Acad Dermatol* 1983;8:214-24.

[9] Mascaró JM, Lecha M, Mascaró JM. Fetal morbidity in herpes gestationis. *Arch Dermatol* 1995;131:1209-10.

Neonatal lupus erythematosus

[10] Lee LA, Harmon CE, Huff JC, *et al*. The demonstration of SS-A/Ro antigen in human fetal tissues and in neonatal and adult skin. *J Invest Dermatol* 1985;85:143-6.

[15] Korkij W, Soltani K. Neonatal lupus erythematosus: a review. *Pediatr Dermatol* 1984;1:189-95.

[20] Porcel Chacón R, Tapia Ceballos L, Díaz Cabrera R, *et al*. Neonatal lupus erythematosus: a five-year case review. *Reumatol Clin* 2014;10:170-3.

Transplacental transfer of maternal malignant disease

[1] Antonelli NM, Dotters DJ, Katz VL, Kuller JA. Cancer in pregnancy: a review of the literature. *Obstet Gynecol Surv* 1996;51:125-42.

[6] Osada S, Horibe K, Oiwa K, *et al*. A case of infantile acute monocytic leukaemia caused by vertical transmission of the mother's leukemic cells. *Cancer* 1990;65:1146-9.

[10] Raso A, Mascelli S, Nozza P, *et al*. Detection of transplacental melanoma metastasis using quantitative PCR. *Diagn Mol Pathol* 2010;19:78-82.

Disorders of subcutaneous fat

Cold panniculitis

[6] Ter Poorten JC, Hebert AA, Ilkiw R. Cold panniculitis in a neonate. *J Am Acad Dermatol* 1995;33:383-5.

[7] Epstein EH, Oren ME. Popsicle panniculitis. *N Engl J Med* 1970;282:966-7.

[9] Duncan WC, Freeman RG, Heaton CL. Cold panniculitis. *Arch Dermatol* 1966;94:722-4.

Neonatal cold injury

[1] Arneil GC, Kerr MM. Severe hypothermia in Glasgow infants in winter. *Lancet* 1963;ii:756-9.

[2] Bower RD, Jones LF, Weeks MM. Cold injury in the newborn: a study of 70 cases. *BMJ* 1960;1:303-9.

[3] Mann TP. Hypothermia in the newborn: a new syndrome ? *Lancet* 1955;i:613-14.

Subcutaneous fat necrosis of the newborn

[2] Burden AD, Krafchik BR. Subcutaneous fat necrosis of the newborn: a review of 11 cases. *Pediatr Dermatol* 1999;16:384-7.

[8] Hogeling M, Meddles K, Berk DR, *et al*. Extensive subcutaneous fat necrosis of the newborn associated with therapeutic hypothermia. *Pediatr Dermatol* 2012;29:59-63.

[9] Mahe E, Girszyn N, Hadj-Rabia S, *et al*. Subcutaneous fat necrosis of the newborn: a systematic evaluation of risk factors, clinical manifestations, complications and outcome of 16 children. *Br J Dermatol* 2007;156:709-15.

Sclerema neonatorum

[1] Zeb A, Darmstadt GL. Sclerema neonatorum: a review of nomenclature, clinical presentation, histological features, differential diagnoses and management. *J Perinatol* 2008; 28:453-60.

[14] Buster KJ, Burford HN, Stewart FA, *et al*. Sclerema neonatorum treated with intravenous immunoglobulin: a case report and review of treatments. *Cutis* 2013;92:83-7.

Miscellaneous disorders

Raised linear bands of infancy

[1] Meggitt SJ, Harper J, Lacour M, *et al*. Raised limb bands developing in infancy. *Br J Dermatol* 2002;147:359-63.

[2] Russi DC, Irvine AD, Paller AS. Raised limb bands developing in infancy. *Br J Dermatol* 2003;149:436-7.

[8] Rossillon D, Rombouts JJ, Verllen-Dumoulin C, *et al*. Congenital ring-constriction syndrome of the limbs; a report of 19 cases. *Br J Plast Surg* 1988;41:270-7.

Neonatal adnexal polyp

[1] Hidano A, Kobayashi T. Adnexal polyp of neonatal skin. *Br J Dermatol* 1975;92:659-62.

[2] Hidano A, Purwoko R, Jitsukawa K. Statistical survey of skin changes in Japanese neonates. *Pediatr Dermatol* 1986; 3:140-4.

[3] Koizumi H, Itoh E, Ohkawara A. Adnexal polyp of neonatal skin observed beyond the neonatal period. *Acta Derm Venereol* 1998;78:391-2.

Collodion baby

[1] Larrègue M, Ottavy N, Bressieux JM, *et al*. Collodion baby: 32 new case reports. *Ann Dermatol Vénéréol* 1986; 113:773-85.

[17] Buyse L, Graves C, Marks R, *et al*. Collodion baby dehydration: the danger of high transepidermal water loss. *Br J Dermatol* 1993;129:86-8.

[20] Prado R, Ellis LZ, Gamble R, *et al*. Collodion baby: an update with a focus on practical management. *J Am Acad Dermatol* 2012;67:1362-74.

'Blueberry muffin' baby (dermal erythropoiesis)

[2] Bowden JB, Hebert AA, Rapini RP. Dermal hematopoiesis in neonates: report of five cases. *J Am Acad Dermatol* 1989; 20:1104-10.

[7] Hebert AA, Esterly NB, Gardner TH. Dermal erythropoiesis in Rh hemolytic disease of the newborn. *J Pediatr* 1985; 107:799-801.

[12] Gottesfeld E, Silverman RA, Coccia PF, *et al*. Transient blueberry muffin appearance of a newborn with congenital monoblastic leukemia. *J Am Acad Dermatol* 1989; 21:347-51.

Neonatal purpura fulminans

[9] Powars DR, Rogers ZR, Patch MJ, *et al*. Purpura fulminans in meningococcaemia associated with acquired deficiencies of proteins C and S. *N Engl J Med* 1987;317:571-2.

[12] Darmstadt GL. Acute infectious purpura fulminans: pathogenesis and medical management. *Pediatr Dermatol* 1998; 15:169-83.

[13] Price VE, Ledingham DL, Krümpel A, *et al*. Diagnosis and management of neonatal purpura fulminans. *Semin Fetal Neonatal Med* 2011;16:318-22.

Infections

Viral infections

Neonatal herpes simplex

[7] Whitley RJ, Corey L, Arvin A, *et al*. Changing presentation of herpes simplex virus infections in neonates. *J Infect Dis* 1988;158:109-16.

[15] Wang Y, Smith KP. Safety of alternative antiviral agents for neonatal herpes simplex virus encephalitis and disseminated infection. *J Pediatr Pharmacol Ther* 2014;19:72-82.

[16] Hollier LM, Wendel GD. Third trimester antiviral prophylaxis for preventing maternal genital herpes simplex virus (HSV) recurrences and neonatal infection. *Cochrane Database Syst Rev* 2008;Issue 1:CD004946.

Fetal varicella syndrome

[1] Sauerbrei A, Wutzler P. Herpes simplex and varicella-zoster virus infections during pregnancy: current concepts of prevention, diagnosis and therapy. Part 2: Varicella-zoster virus infections. *Med Microbiol Immunol* 2007;196:95-102.

[2] Enders G, Miller E, Craddock-Watson J, *et al*. Consequences of varicella and herpes zoster in pregnancy: prospective study of 1739 cases. *Lancet* 1994;343:1548-51.

[21] Miller E, Cradock-Watson JE, Ridehalgh MK. Outcome in newborn babies given anti-varicella-zoster immunoglobulin after perinatal maternal infection with varicella-zoster virus. *Lancet* 1989;2:371-3.

Congenital rubella

[1] Karthikeyan K, Venkatesh C, Soundararajan P. Congenital rubella syndrome: a continuing conundrum. *Lancet* 2012; 379:2022.

[2] Freij BJ, South MA, Sever JL. Maternal rubella and the congenital rubella syndrome. *Clin Perinatol* 1988;15:247-57.

[9] Papania MJ, Wallace GS, Rota PA, *et al*. Elimination of endemic measles, rubella, and congenital rubella syndrome from the Western hemisphere: the US experience. *JAMA Pediatr* 2014;168:148-55.

Human immunodeficiency virus infection

[2] Straka BF, Whitaker DL, Morrison SH, *et al*. Cutaneous manifestations of the acquired immunodeficiency syndrome in children. *J Am Acad Dermatol* 1988;18:1089-102.

[3] Wananukul S, Deekajorndech T, Panchareon C, *et al*. Mucocutaneous findings in pediatric AIDS related to degree of immunosuppression. *Pediatr Dermatol* 2003;20:289-94.

[4] Endayehu Y, Mekasha A, Daba F. The pattern of mucocuta-

neous disorders in HIV infected children attending care and treatment in Tikur Anbesa specialized hospital, Addis Ababa, Ethiopia. *BMC Dermatol* 2013;13:12.

Bacterial infections

Bullous impetigo

[3] Dancer SJ, Simmons NA, Poston SM, *et al*. Outbreak of staphylococcal scalded skin syndrome among neonates. *J Infect* 1988;16:87-103.

[5] Koningstein M, Groen L, Geraats-Peters K, *et al*. The use of typing methods and infection prevention measures to control a bullous impetigo outbreak on a neonatal ward. *Antimicrob Resist Infect Control* 2012;1:37.

[6] Piechowicz L, Garbacz K, Budzyn′ska A, *et al*. Outbreak of bullous impetigo caused by *Staphylococcus aureus* strains of phage type 3C/71 in a maternity ward linked to nasal carriage of a healthcare worker. *Eur J Dermatol* 2012;22:252-5.

Staphylococcal scalded skin syndrome

[2] Handler MZ, Schwartz RA. Staphylococcal scalded skin syndrome: diagnosis and management in children and adults. *J Eur Acad Dermatol Venereol* 2014;11:1418-23.

[8] Hubiche T, Bes M, Roudiere L, *et al*. Mild staphylococcal scalded skin syndrome: an underdiagnosed clinical disorder. *Br J Dermatol* 2012;166:213-15.

[9] Braunstein I, Wanat KA, Abuabara K, *et al*. Antibiotic sensitivity and resistance patterns in pediatric staphylococcal scalded skin syndrome. *Pediatr Dermatol* 2014;31:305-8.

Periporitis staphylogenes and sweat gland abscesses

[1] Lubowe II, Perlman HH. Periporitis staphylogenes and other complications of miliaria in infants and children. *AMA Arch Dermatol Syphilol* 1954;69:543-53.

[2] Maibach HI, Kligman AM. Multiple sweat gland abscesses. *JAMA* 1960;174:140-2.

[5] Sylvest B, Eriksen KR. An outbreak of periporitis staphylogenes of complex origin. *Acta Derm Venereol Suppl (Stockh)* 1979;59:181-4.

Mastitis and breast abscesses

[2] Panteli C, Arvaniti M, Zavitsanakis A. Long-term consequences of neonatal mastitis. *Arch Dis Child* 2012;97:673-4.

[3] Borders H, Mychaliska G, Gebarski KS. Sonographic features of neonatal mastitis and breast abscess. *Pediatr Radiol* 2009;39:955-8.

[4] Rudoy RL, Nelson JD. Breast abscess during the neonatal period: a review. *Am J Dis Child* 1975;129:1031-4.

Omphalitis

[1] Fraser NIA, Davies BW, Cusack J. Neonatal omphalitis: a review of its serious complications. *Acta Paediatrica* 2006;95:519-22.

[4] Imdad A, Mullany LC, Baqui AH, *et al*. The effect of umbilical cord cleansing with chlorhexidine on omphalitis and neonatal mortality in community settings in developing countries: a meta-analysis. *BMC Public Health* 2013;13(Suppl. 3):S15.

[6] Imdad A, Bautista RM, Senen KA, *et al*. Umbilical cord antiseptics for preventing sepsis and death among newborns. *Cochrane Database Syst Rev* 2013;Issue 5:CD008635.

Necrotizing fasciitis

[2] Hsieh WS, Yang PH, Chao HC, *et al*. Neonatal necrotizing fasciitis: a report of three cases and review of the literature. *Pediatrics* 1999;103:e53.

[7] Wilson HD, Haltalin KC. Acute necrotising fasciitis in childhood: report of 11 cases. *Am J Dis Child* 1973;125:591-5.

[9] Pandey V, Gangopadhyay AN, Gupta DK, *et al*. Neonatal necrotising fasciitis managed conservatively: an experience from a tertiary centre. *J Wound Care* 2014;23:270-3.

Neonatal listeriosis

[1] Schlech WF, Lavigne PM, Bortolussi RA, *et al*. Epidemic listeriosis: evidence for transmission by food. *N Engl J Med* 1983;203:203-6.

[3] Lamont RF, Sobel J, Mazaki-Tovi S, *et al*. Listeriosis in human pregnancy: a systematic review. *J Perinat Med* 2011;39:227-36.

[9] Smith K, Yeager J, Skelton H, *et al*. Diffuse petechial pustular lesions in a newborn: disseminated *Listeria monocytogenes*. *Arch Dermatol* 1994;130:245-8.

Ecthyma gangrenosum

[1] Boisseau AM, Sarlangue J, Perel Y, *et al*. Perineal ecthyma gangrenosum in infancy and early childhood: septicemic and nonsepticemic forms. *J Am Acad Dermatol* 1992;27:415-18.

[6] Prindaville B, Nopper AJ, Lawrence H, *et al*. Chronic granulomatous disease presenting with ecthyma gangrenosum in a neonate. *J Am Acad Dermatol* 2014;71:e44-5.

[8] Yan W, Li W, Mu C, Wang L. Ecthyma gangrenosum and multiple nodules: cutaneous manifestations of *Pseudomonas aeruginosa* sepsis in a previously healthy infant. *Pediatr Dermatol* 2011;28:204-5.

Noma neonatorum (cancrum oris/oro-facial gangrene)

[3] Enwonwu CO, Falkler WA, Jr, Phillips RS. Noma (cancrum oris). *Lancet* 2006;368:147-56.

[4] Rotbart HA, Levin MJ, Jones J, *et al*. Noma in children with severe combined immunodeficiency. *J Pediatr* 1986;109:596-600.

[5] Enwonwu CO. Noma-the ulcer of extreme poverty. *N Engl J Med* 2006;354:221-4.

Congenital syphilis

[1] Chawla V, Pandit P, Nkrumah FK. Congenital syphilis in the newborn. *Arch Dis Child* 1988;63:1393-4.

[3] Gomez GB, Kamb ML, Newman LM, *et al*. Untreated maternal syphilis and adverse outcomes of pregnancy: a systematic review and meta-analysis. *Bull World Health Organ* 2013;91:217-26.

[4] Hawkes S, Matin N, Broutet N, *et al*. Effectiveness of interventions to improve screening for syphilis in pregnancy: a systematic review and meta-analysis. *Lancet Infect Dis* 2011;11:684-91.

Fungal infections

Congenital candidiasis

[5] Darmstadt GL, Dinulos JG, Miller Z. Congenital cutaneous candidiasis: clinical presentation, pathogenesis and management guidelines. *Pediatrics* 2000;105:438-44.

[6] Cosgrove BF, Reeves K, Mullins D, *et al*. Congenital cutaneous candidiasis associated with respiratory distress and elevation of liver function tests: a case report and review of the literature. *J Am Acad Dermatol* 1997;37:817-23.

[14] McGuire W, Clerihew L, Austin N. Prophylactic intravenous antifungal agents to prevent mortality and morbidity in very low birth weight infants. *Cochrane Database Syst Rev* 2004;Issue 1:CD003850.

Malassezia pustulosis

[2] Niamba P, Weill FX, Sarlangue J, *et al*. Is common neonatal cephalic pustulosis (neonatal acne) triggered by *Malassezia*

sympodialis ? *Arch Dermatol* 1998;134:995-8.
[4] Ayhan M, Sancak B, Karaduman A, *et al*. Colonization of neonate skin by *Malassezia* species: relationship with neonatal cephalic pustulosis. *J Am Acad Dermatol* 2007;57:1012-18.
[6] Bernier V, Weill FX, Hirigoyen V, *et al*. Skin colonisation by *Malassezia* species in neonates: a prospective study and relationship with neonatal cephalic pustulosis (neonatal acne). *Arch Dermatol* 2002;138:215-18.

第 117 章

婴儿皮肤病及血管瘤

117

Elisabeth M. Higgins[1], *Mary T. Glover*[2]

[1] King's College Hospital, London, UK

[2] Great Ormond Street Hospital for Children NHS Foundation Trust, London, UK

引言

目前没有对婴儿期的明确定义，因此本章将婴儿期定义为从 4 周到 18 个月，重点放在第一个生命年。本文概述了这一年龄组最常见或最重要的皮肤病以及婴儿和先天性血管瘤，但并不全面。

婴儿皮肤病

炎症性疾病

乳痂

虽然新生儿可见乳痂，但是乳痂最常见于 4—16 周龄婴儿，并且可影响多达 41.7%的婴儿[1]。乳痂可单独出现或与脂溢性皮炎相关(见下一疾病)。

头皮上可见大片黄色鳞屑,尤其是头顶和前部区域(图 117.1a)可能会形成大块的厚痂。通常有轻度炎症反应,眉毛可能会受累(图 117.1 b)。本病往往比较轻,但也可发展严重。本病一般无症状,婴儿健康,但父母非常担心。在严重的病例,需要考虑是否存在朗格汉斯细胞组织细胞增生症,但在朗格汉斯细胞组织细胞增生症中,皮疹会有渗出并且有明显的系统症状。

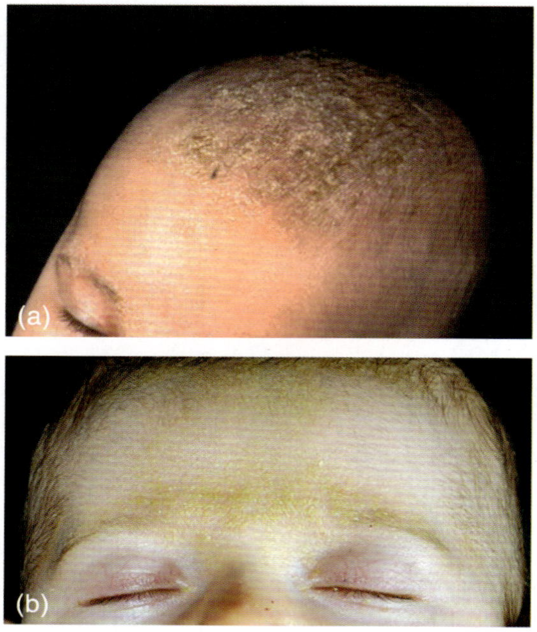

图 117.1 乳痂

(a)6 周大婴儿,头顶和前部区域可见鳞屑;(b) 8 周大婴儿,眉毛和前额可见黏附黄色鳞屑。

大部分乳痂可几周后自愈。润肤剂有助于鳞屑脱落,同时应该配合适当的洗发水。最近有试验表明外用非类固醇乳膏可能有治疗效果[2]。

脂溢性皮炎

婴儿脂溢性皮炎不同于晚期脂溢性皮炎(见于第 40 章)。通常,婴儿脂溢性皮炎发生在 4—12 周,大部分在两个月之前出现(占 64%),部分(28%)出现稍晚,在 2～4 个月出现[1]。典型的临床表现除了头皮和眉毛上的红斑和鳞屑(见乳痂部分)外,皮肤皱褶处有较多的浸润性红斑,尤其是颈部(图 117.2)和腹股沟区域。可从间擦区域分离出来酵母菌,尤其是马拉色菌,婴儿脂溢性皮炎患儿的酵母菌定植明显高于健康婴儿[2]。

患儿一般很健康,而且体重也不会受明显影响。婴儿脂溢性皮炎很少有症状,但可能会导致父母的担

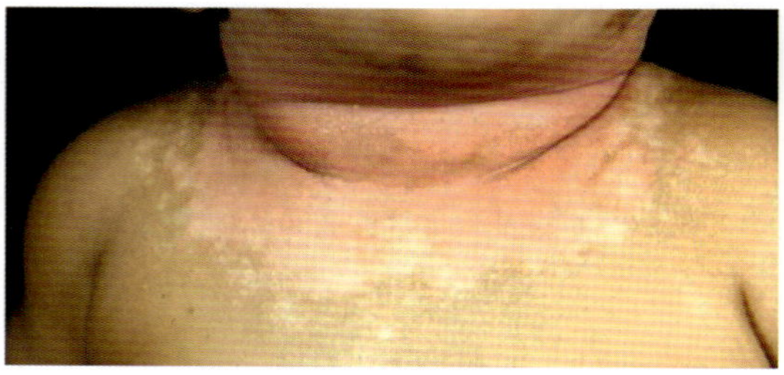

图 117.2 3 个月女婴,脂溢性皮炎,颈部皱襞处浸润性红斑,伴有炎症后色素减退

忧。通常情况下,这种炎症反应会随着短暂的色素减退而消失,这种情况在深色皮肤儿童中非常明显。然而,这是一个后炎症现象,而且会在几周内恢复,而不是因为所应用的治疗手段导致的。

本病鉴别诊断包括尿布皮炎、特应性湿疹和郎格汉斯细胞组织细胞增生症。如果患儿是急性病程,有发热或明显的脱屑,需要注意川崎病的可能性。

在轻度病例中,单独应用润肤剂治疗与应用弱效糖皮质激素一样有效[3]。当有明确炎症时,通常联合糖皮质激素-抗真菌乳膏,但只能短时间应用。

一些婴儿可能会发展为特应性湿疹,有时两者兼而有之。据估计,34%患有婴儿脂溢性皮炎的患儿,在平均 6 个月的时间间隔可继续发展为婴儿湿疹[4]。

特应性湿疹

特应性湿疹在发达国家很常见,是婴儿就诊于皮肤科医师最常见的原因(另见第 41 章)。丝聚合蛋白编码基因的突变破坏表皮屏障功能[1]已被证实是特应性湿疹易感性的主要因素。一项欧洲队列研究表明,出生前 2 年的累积患病率为 21.5%[2],但在 18 个月[3]时发病率最高为 10%,男孩比女孩稍早[4]。流行病学研究表明,在英国或美国出生的黑人儿童中,特应性湿疹发病率比白人儿童高[5,6],而且在国外出生的黑人儿童在移民[6]后至少 10 年内似乎可以免受特应性疾病的困扰。

在婴儿中,AD 的特征皮疹在面部像巴拉克拉法帽分布[4](图 117.3),视严重程度逐渐扩散至躯干和四肢。在一些病例中,会出现硬币状(盘状)皮疹,尤其是在背部和腿部,可能会被误诊为体癣。有证据表明,在婴儿期发生持续 3 年的屈侧皮疹对预测特应性湿疹有较高价值[4]。虽然继发性感染在特应性湿疹中很常见,但早期的金黄色葡萄球菌定植与特应性湿疹的持续性无关[7]。

第10部分

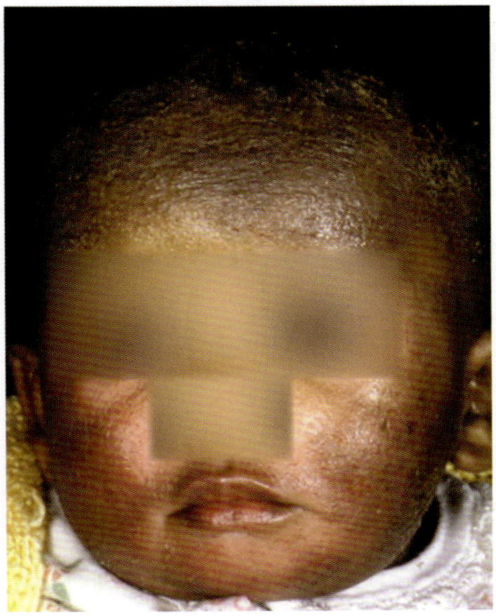

图 117.3　5 个月特应性湿疹患儿,面部可见特征性巴拉克拉法帽分布模式

1 月龄的婴儿湿疹与脐带血中嗜酸性粒细胞,高喘息率和发生特应性湿疹相关[8]。特别是在病情严重时,纯母乳喂养的特应性湿疹患儿对普通食品的敏感性更高,这可能与表皮屏障功能障碍有关[9]。然而,极早产儿(<29 周妊娠)[10]的特应性湿疹发生率较低。

大多数特应性湿疹的婴儿随着时间的推移会好转:43.2%的早期特应性湿疹患儿在 3 岁时完全缓解[2];38.3%会间断发病,18.7%每年都有症状[2]。早期特应性湿疹的病史与学龄期哮喘相关[2]。但是,6 个月时间对总 IgE 的评估是特应性湿疹持续存在的最佳预测指标[11]。某些丝聚合蛋白编码基因突变也被发现可以预测持续症状[12]。

治疗婴儿特应性湿疹主要采用局部外用药物治疗,主要目的是恢复皮肤屏障功能[13,14],减少感染,治疗继发性感染,对家长进行教育。

据报道,10%~30%的特应性湿疹患儿对食物过敏。在婴儿中最常见的是牛奶、鸡蛋、花生和大豆[15]。虽然前 6 个月纯母乳喂养具有保护作用[16],但是在此基础上延长母乳喂养时间似乎并不会有优势。母乳喂养明显优于完全牛奶配方奶粉喂养[16,17],对牛奶敏感的婴儿,首选水解配方[17]。然而,将断奶时间推迟到 4 个月以上似乎没有任何益处[18,19]。

对于患有特应性湿疹的婴儿,在最初的管理方法上是存在差异的,儿科医师更倾向于饮食干预,而皮肤科医师更倾向于推荐局部治疗[20]。虽然饮食管理在患儿父母中很普遍和受欢迎,需要以知情和循证的方式进行,以确保其适当,并保持婴儿的基本营养、生长和发育。

尿布皮炎

在英国,自从现代一次性尿布问世以来,尿布皮炎的发病率低很多。现代一次性尿布比以前的毛圈布更具吸水性,可以保护正常皮肤屏障[1]。然而,传统的布尿布仍在世界其他地区广泛使用;在中国地区尿布皮炎的发病率高达 50%~70%[2]。长时间接触尿液会引起刺激性红斑,如果不治疗可能会形成糜烂。有尿布皮炎的婴儿皮肤,其经表皮失水和 pH 比正常婴儿高[2],可见皮肤屏障功能在发病中有重要作用。

皮疹的区域是与刺激物接触的区域(例如臀部),相比之下,这不同于脂溢性皮炎或婴儿牛皮癣,皮肤褶皱处可能不会受累(图 117.4)。

治疗的目的是保持皮肤干燥和使用屏障恢复的霜剂和润肤剂。局部糖皮质激素仅在严重病例中短期内使用,应适当治疗继发感染。

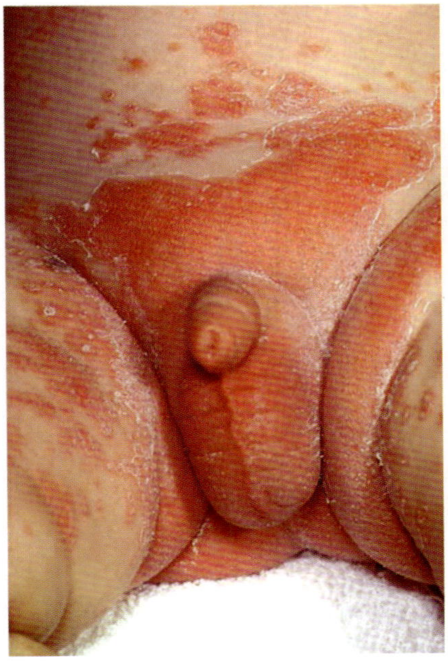

图 117.4　尿布皮炎表现为腹股沟区红斑和鳞屑,皮肤皱褶处无受累

雅克皮炎

穿孔溃疡可在持续的尿布皮炎病例中看到,认为是由于尿液刺激合并继发性感染造成,是尿布皮炎和婴儿臀部肉芽肿[1]疾病谱的一部分。然而,由于现代尿布在吸水性方面的技术进步,如今这种现象已经很少见。

第10部分

婴儿臀部肉芽肿

患有尿布皮炎的婴儿过度使用强效的，特别是含氟的糖皮质激素已被认为是肉芽肿性炎症反应形成的原因，特征皮疹是臀部红棕色结节[1]。治疗方法是避免进一步应用局部糖皮质激素和使用适当的润肤剂恢复表皮屏障功能。

虽然目前此病已经很少见，但是相似的情况可见于因尿失禁穿尿布的老年人[2]。

婴儿银屑病

虽然婴儿期银屑病较少见（参见第 35 章），但是 1/3 的银屑病患者是在儿童期（15 岁之前）发病。据估计，儿童银屑病的发病率为 3%～4%[2,3]，但随着时间的推移[2]，银屑病患病率也在增加[2]，其中 27% 的儿童在 2 岁之前就开始发病[4]。尿布银屑病在婴儿中最为常见（图 117.5）。

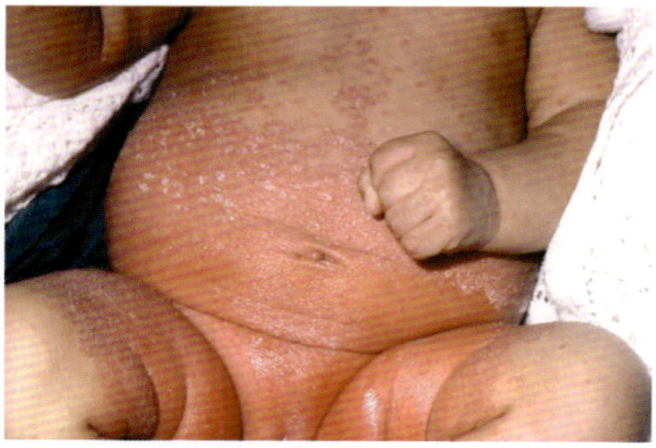

图 117.5 婴儿银屑病

尽管一些人认为婴儿银屑病是一种自限性疾病[5]，但它可能发展成典型的慢性斑块型银屑病[6]。所有类型的银屑病都曾在儿童中有报道：点滴型、慢性斑块型、脓疱型、红皮病型[3,5]，但严重的类型和关节受累相对少见[1]。

治疗取决于疾病的严重程度。大多数婴儿，通常温和的局部糖皮质激素联合抗念珠菌药物和润肤剂就足够了。

脓疱性角化不全病

脓疱性角化不全病是一种涉及远端指骨的局部炎症性疾病。通常涉及一个指（趾），手指比脚趾容易受累。特征是拇指、示指或大脚趾受影响。皮肤表现很有特点[1,2]，在邻近甲褶的皮肤处有明显的红斑和鳞屑，伴有甲营养不良，类似于 Hallopeau 银屑病（图 117.6）。25% 的病例可见脓疱，但细菌检查是无菌的，真菌也是阴性的。指甲可能脱落。

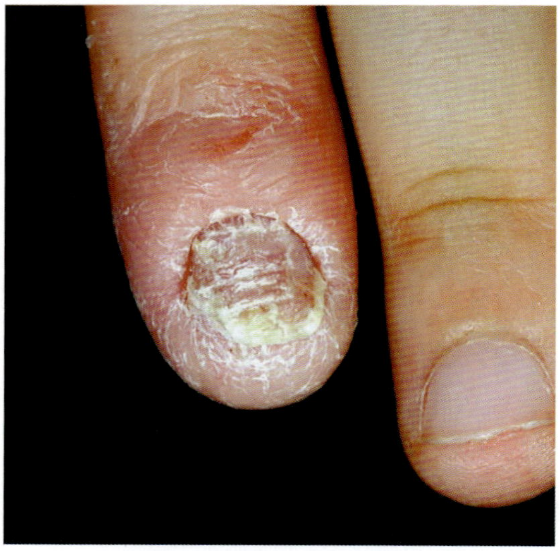

图 117.6 脓疱性角化不全可见示指红斑并伴有甲营养不良

这种情况对治疗有一定的抵抗，但在 12～18 个月的时间里通常是可以治愈的。常用强效糖皮质激素和抗生素联合外用。

患者可能有银屑病家族史，这种患者被认为在后期可能更易患银屑病[1]。

婴儿肢端脓疱病

同义名

- 脓疱性肢端皮炎

婴儿肢端脓疱病是一种罕见的疾病，其特点是影响 1—2 岁的儿童[1]。男孩更易受累。可见足部边缘出现直径 2～4mm 瘙痒的小脓疱，特别是在足跟周围（图 117.7）。有时手掌也会出现类似的皮疹。

其发病机制尚不清楚。鉴别诊断是疥疮感染，有时这种情况被认为是伴有疥疮感染，作为一种持续，反应性，炎症后的现象。

治疗通常外用糖皮质激素，但效果不是很明显。这种情况往往会在 6～12 个月自行缓解。

第10部分

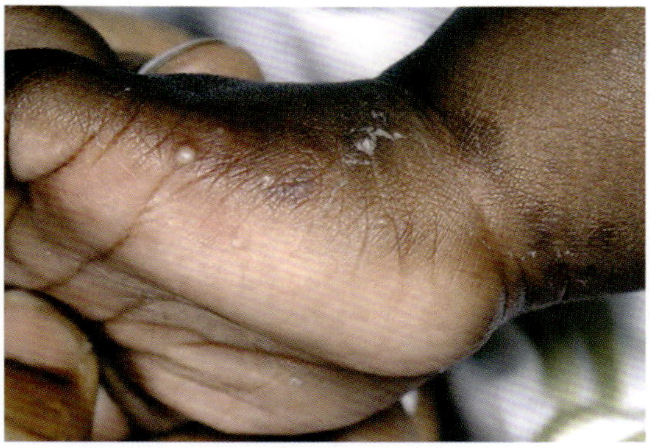

图 117.7　11 个月男婴足部内侧边缘出现散在脓疱

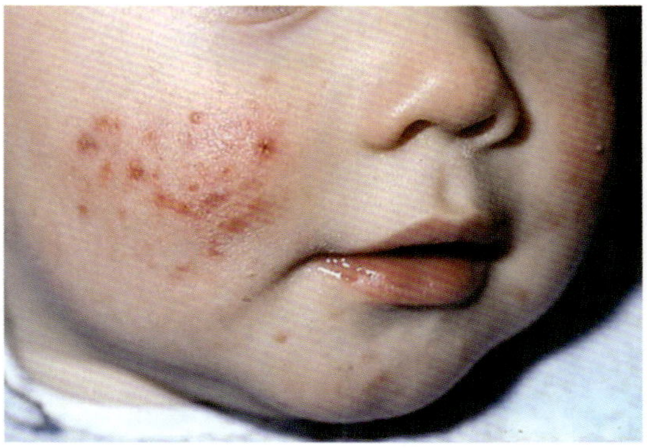

图 117.8　6 个月男婴痤疮表现为丘疹、脓疱和粉刺

白色糠疹

面部暂时性色素减退，有时有细鳞屑，这种情况在儿童中并不少见，但通常见于年龄稍大的儿童而不是婴儿。如果白色糠疹发生在婴儿身上时，可能会更广泛[1]。更常累及的是男孩[2]。最常见于下脸颊，皮疹一般卵圆形，边界不清楚。虽然完全没有症状，这种情况在皮肤较暗的儿童中很明显[1]，这时父母可能会比较关心。

个别皮疹可在数周内消退，但可复发。这种情况被认为是特应性范畴[2,3]（85%有特应性病史[3]），但无特异性治疗的必要。润肤剂可以帮助减少鳞屑，但应避免局部使用糖皮质激素。钙调神经磷酸酶抑制药可以缩短病程[1]，但很少需要应用。

婴儿痤疮

婴儿痤疮相对罕见，但应与新生儿短暂皮脂腺增生/乳斑（另见第 90 章）区分。在 25 年的时间里，在一个大型专科中心仅发现了 29 例[1]。大多数受影响的婴儿（75%）是男婴，多数没有家族痤疮病史[1]。平均发病年龄为 6 个月（范围 0～21 个月），主要累及面颊[2]。

大多数婴儿痤疮的患儿有轻度或中度炎症性丘疹（图 117.8），17%有粉刺，14%皮疹严重[1]。患儿没有发现潜在的内分泌疾病[1,3]，相比之下，年龄较大的有青春期前痤疮的儿童可能更需要详细的调查。

轻症病例治疗可以局部应用过氧化苯甲酰、红霉素或维 A 酸类[1]。在严重病例中，大多数患儿口服红霉素可清除，但如果有红霉素耐药时也可使用甲氧苄氨嘧啶[1]。可能需要延长治疗时间（18～24 个月）。在严重病例中，口服异维 A 酸已被证明对婴儿是安全有效的[2]。据估计，17%的痤疮婴儿会有瘢痕[1]，这也反映出病情严重的比例。

荨麻疹

婴儿荨麻疹与成人荨麻疹的区别在于大约有 50%表现为出血病灶，以及有 60%会出现血管性水肿[1]（参见第 42 章）。过敏性休克在出生的第一年是非常罕见的，但是发病率会随着年龄的增长而增加，特别是在工业化社会[2,3]。大约一半的荨麻疹婴儿有个人或家庭特应性病史[1]。

在大多数情况下，感染（主要是病毒感染）是否摄入药物，是荨麻疹的主要原因[1]。大约 10%的病例是由食物引起的。在出生的第一年牛奶、鸡蛋和小麦是最常见的过敏原。在出生后的第二年和第三年，食物过敏原排名前三分别是鸡蛋、牛奶和花生[4]。

据报道，慢性或复发性荨麻疹发生率为 30%[1]。物理因素更有可能与慢性荨麻疹相关[5]。由运动、情绪和热引起的胆碱能性荨麻疹比较常见。寒冷可能会诱发 8%的荨麻疹[6]。

婴儿荨麻疹可能是系统性疾病的特征，包括系统性红斑狼疮、幼年类风湿关节炎、肥大细胞增多症和川崎病[7]，但很少是唯一的表现特征。荨麻疹与发热、肌肉骨骼和感觉神经性感染有关，并与冷蛋白相关的周期性综合征包括 Muckle-Wells 综合征和 NOMID/CINCA（新生儿多系统炎性疾病/慢性炎症性神经、皮肤、关节综合征）中急性期反应物水平高有关。这些情况是由于 NLRP3 基因的功能突变导致白细胞介素 1（IL-1）信号过度引起[8-10]。

感染性疾病

病毒疹

许多皮疹与短暂的病毒感染有关，皮疹可能表现为斑疹、斑丘疹（有或没有瘀点）、荨麻疹或水疱[1,2]。通常是非特异性和无害的[1]，但是一些病毒感染有非常典型的特征可以单独做出诊断。非典型皮疹诊断很有挑战性[2]。病毒感染的详细情况会在第 25 章叙述，但是在儿童中常见或重要的感染性疾病在这里重点叙述。病毒疹是儿科急诊最常见的疾病[3]。然而，需要注意与其他原因（药物、细菌、自身免疫性疾病）引起的皮疹相鉴别[1,2]。总的来说，瘀斑在感染性皮疹中比较常见，特别是病毒性皮疹（脑膜炎球菌败血症也需要考虑）[2]。病毒性发疹有季节流行性（春季和夏季）[2]。实验室检查中新型聚合酶链反应（PCR）有助于病毒的诊断[4]。

玫瑰疹

同义名
- 幼儿急疹

尽管本病最初报道与人类疱疹病毒 6（HHV-6）感染有关[1]，但 HHV-7 引起的病例现在也有报道[2]。本病很常见，据报道在日本男婴患儿居多，但在美国女婴感染率较高。40%的儿童在 12 个月之前有 HHV-6 感染的证据，90%在 2 岁之前[3]。

高热会持续 3d，而且可能很少伴发热性惊厥[4]。当热退时，会出现细小的红斑，可能伴有枕部淋巴结增大。皮疹 48h 后消退不脱屑。潜伏期为 5～14d。

第五病

同义名
- 婴儿红斑

本病因感染细小病毒 B19 引起[1]，潜伏期 7～14d。传染病主要发生在春天。脸上突然出现皮疹，热，亮红脸颊，形成典型的“掌掴脸颊”的样子。四肢和身体出现更多的网状皮疹，掌跖红斑很常见。皮疹在 7d 内逐渐消失，但复发并不罕见，尤其是当孩子受热后（例如在阳光下；沐浴或劳累后）。

欧洲的研究估计本病在 1—3 岁儿童血清流行率为 20%，并且随年龄增长而增长[2]。年龄较大的儿童可能出现手套袜子分布样丘疹，并伴有细小病毒 B19 感染[3]，但这种情况在婴儿中很少见。该病毒可导致儿童白血病，患者血细胞出现明显减少[4]。

手足口病

本病是幼儿常见感染，累及口腔和四肢。口腔内可见水疱，有时伴疼痛，可能出现溃疡。手掌和脚底可出现小的、疱壁紧的水疱，周围有红晕（图 117.9），3d 内消退。本病最常与柯萨奇 A 型病毒感染相关，最常见的类型是 A16[1]，但 A6[2]，柯萨奇 B[1] 和肠道病毒 71[1] 也有报道。本病通过粪口途径传播，潜伏期为 7d。然而，病毒可能在感染数周后仍存在于粪便中，这样进行隔离是不切实际的[1]。本病只需要对症治疗，但它具有高度传染性，而且广泛暴发很常见。

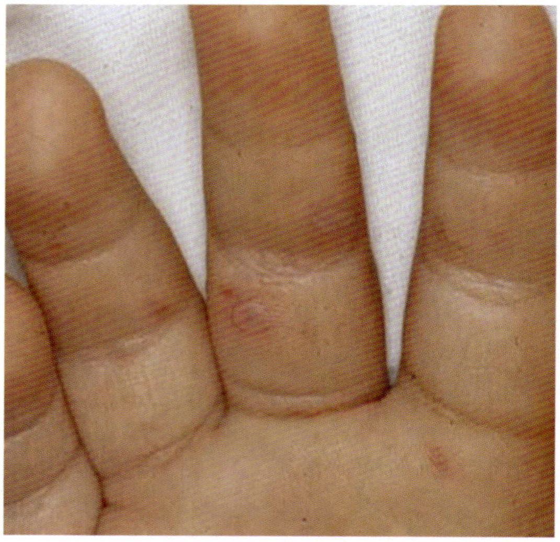

图 117.9 手足口病，指掌侧周围有红晕的小水疱

水痘

同义名
- 水痘疮

第10部分

水痘在疫苗不常规接种的英国仍然很常见。潜伏期为 14～21d。小红斑丘疹出现在躯干、头皮或生殖器区域。出疹前 1～2 天可伴有不适和发热。病灶成批出现，消退时结痂，会出现明显的不同阶段的皮疹。皮疹可能分布广泛，但仍保持向心模式。患儿应隔离，直到皮损结痂。绝大多数病例是自限性的，可以在社区中进行管理。严重病例或水痘发生儿童免疫抑制时，应用阿昔洛韦治疗。水痘可能会引发脑炎，但在 12 个月以下的婴儿中很少见。婴儿并发症的患病率与抗水痘-带状疱疹病毒母体抗体和水痘严重程度成反比[1]。被动获得的母体免疫可持续大约 4 个月的时间，但会在新生儿期后迅速下降[2]。感染住院的重症水痘患儿，其并发症发生率的比例从一个月大的 10%上升到 5 个月大的超过 70%[1]。

麻疹

近年来，在英国缺失了群体免疫的麻疹感染死灰复燃与英国麻疹-流行性腮腺炎-风疹（MMR）三联疫苗接种率下降有关。在最近英国西北部的一次疫情中，22%的病例年龄在 13 个月以下[1]。在英国这个年龄的孩子通常不会接受他们最初的疫苗接种，但是群体免疫会给予保护。令人欣慰的是，最近的公共卫生运动和免疫接种课程似乎又再次增加了接种率[2]。

麻疹是由 RNA 副黏病毒引起的。由飞沫传播感染，潜伏期为 7～14d。前驱症状有发热和卡他症状，3d 后口腔中出现小的、白色的麻疹黏膜斑（Koplik 斑）。在疾病的第 4 天开始出现皮疹，起始在前额上，然后沿着脸部向下到躯干和四肢。它的并发症可能很严重，包括细支气管炎、中耳炎和脑炎。支持治疗，但是儿童在皮疹出现后 7d 内仍有传染性。

脓疱疮

脓疱疮是一种具有高度传染性的皮肤感染，是世界儿童最常见的感染性皮肤病[1]。主要的病原菌是金黄色葡萄球菌，但化脓性链球菌也可能与之有关（另见第 26 章）。在红斑基础上可见蜂蜜色厚痂。患儿一般状态良好，2—5 岁的儿童最易受累，但是由于疾病具有很强的传染性，可在家庭中传播，包括婴儿都很常见。

本病可见大疱型和非大疱型。非大疱型脓疱疮常见于面部（图 117.10），而大疱型脓疱疮多见于间擦部位，如尿布区、腋窝或颈部褶皱。大疱型脓疱疮中的葡萄球菌可产生针对桥粒芯糖蛋白-1 的外毒素，使皮疹区域疼痛并被侵蚀。大疱型脓疱疮在秋季更常见，可能是因为病毒感染使皮肤易于葡萄球菌定植[2]。少数非大疱病例有自限性，但通常是需要治疗的。根据严重程度给予局部或口服抗生素，但抗生素耐药性正在显现[3]。外用消毒剂可帮助减少定植[3]。

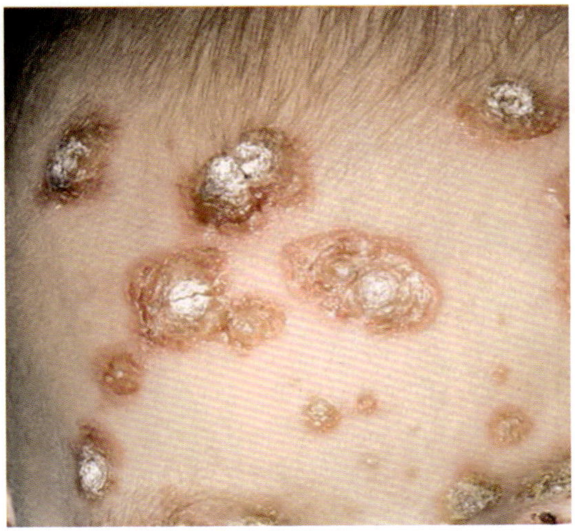

图 117.10　9 个月脓疱疮患儿，前额可见多处结痂

其他感染疾病

葡萄球菌性烫伤样皮肤综合征

葡萄球菌性烫伤样皮肤综合征（SSSS）的发病率估计为每年 0.56 例/百万人口，中位数年龄 2 岁，男女发病率相等（另见第 26 章）。秋季是发病高峰。目前几个表皮剥脱的毒素已确认为与发病相关[1]，但表皮剥脱毒素 B 与 SSSS 更相关，表皮剥脱毒素 A 与大疱型脓疱疮有关[2]。分离病原体困难。

在发热、烦躁和萎靡前驱症状之后，随着表面松弛的水疱的发展，出现了嫩红斑，通常在屈侧皮肤和口腔周围，逐渐剥落形成糜烂（图 117.11）。疼痛是本病突出的特征，婴儿会出现抗拒运动或拒碰。

治疗包括静脉注射抗生素、支持治疗及适量润肤剂的应用，注意液体平衡和充足镇痛。本病因涉及黏膜症状需与 Stevens-Johnson 综合征/中毒性表皮坏死松解症相鉴别。通常病程 2～3 周，其他方面健康的婴儿的死亡率较低。

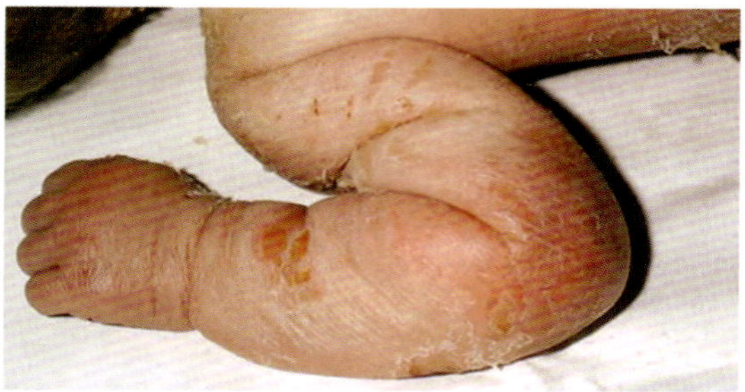

图 117.11 3个月葡萄球菌性烫伤样皮肤综合征婴儿，广泛脱皮

水疱性远端指炎

典型的皮损为直径1～3cm的大椭圆形肢端大疱，指腹上常见，也可累及近端如手指甚至是手掌。本病由于革兰阳性细菌感染，最常见的是金黄色葡萄球菌[1]，但也有aβ溶血性链球菌。当多个大疱存在时，葡萄球菌更可能是罪魁祸首，这种情况被认为是局部的大疱型脓疱疮。

婴儿应用拭纸检测鼻孔、结膜和肛门是否有细菌定植共存[1]。鉴别诊断包括单纯性大疱性表皮松解和吸吮性水疱，但临床症状有很高的诊断性，拭子检测也可证实。治疗方法是抽疱、包扎并使用适当的抗生素。消退通常相当快。

肛周皮炎

幼儿肛门边缘周围2～3cm处分布可见边界清楚肥厚的红斑伴水肿[1]（图117.12），疼痛明显，粪便中可能带血。本病病因为β溶血性链球菌感染，虽然与尿布皮炎可以共存，但很容易将两者区分开来。它对适当的口服抗生素反应敏感，很少复发，除非是家庭内链球菌引起的传播。

皮肤念珠菌感染

念珠菌病是一种酵母菌感染，短暂的口腔念珠菌病在婴儿中并不少见。感染可能是在分娩期间获得的[1]。可能会在间擦区域特别是尿布区域出现继发的浸渍改变[2]，但由于尿布皮炎的减少本病普遍较少见。卫星灶脓疱是本病特征性皮疹。

通常外用治疗，很少出现耐药，但是口腔念珠菌需要用抗酵母菌的抗菌悬浊液来治疗。如果出现复发性、持续性或广泛性感染需要注意是否存在潜在的

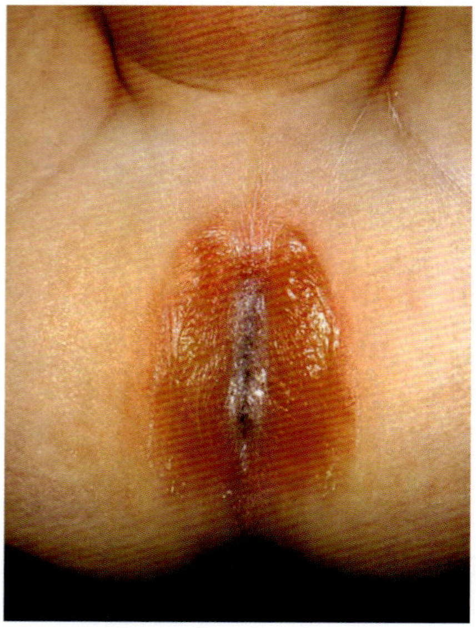

图 117.12 8周肛周皮炎婴儿，可见局限性红斑和水肿

免疫缺陷。

体癣

1岁以下的儿童感染癣是有报道的，并且经常是由较大的孩子传染而来[1]（另见第32章）。然而，体癣在婴儿中还是很少见，但当它出现时，很可能被误诊。在小婴儿，面部是最常见的受累部位（图117.13）。在英国，断发毛癣菌是主要的致病菌，特别是在城市地区和非洲-加勒比地区后裔儿童中，但偶尔也可能出现犬小孢子菌或奥氏小孢子菌的散发性病例。在断发毛癣菌的病例中，感染源始终是受感染的头皮，因此，如果婴儿出现面癣，应检查患儿的头皮，同时需要注意他们的哥哥姐姐的头皮是否有头癣。

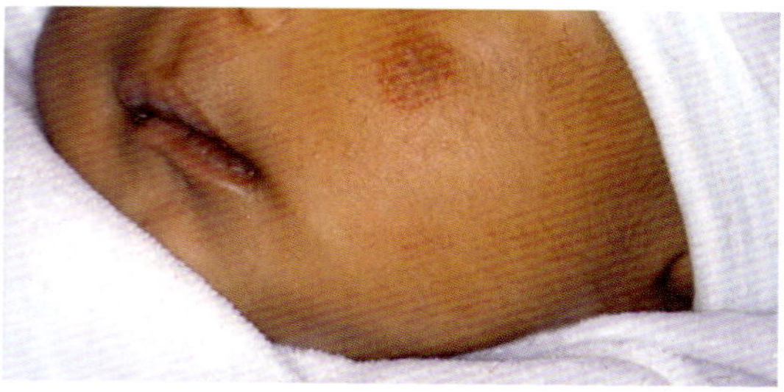

图 117.13 4周婴儿面部癣，由患有头癣的哥哥或姐姐传染而来

环状的炎症性病变，从中央开始消退，常见于面部和身上，但最常见于婴儿的面颊。可能会出现水疱，常出现感染后色素沉着。单纯皮损的治疗是外用抗真菌药物 2 周，如果头皮受累，口服药物治疗是必要的。

头癣

在过去的二十年中，由于断发毛癣菌引起的头癣已经在英国和美国的城市地区达到了流行的程度（另见第 32 章）。通过在托儿所和日托所传播很常见，在英国，学龄前儿童的患病率最高。然而，这种感染在婴儿[1,2]中很少见，但如果确实发生了感染，可能会误诊[1]为脂溢性皮炎。在农村地区，偶有动物癣菌的散发病例，但在这个年龄段极为罕见。在欧洲，犬小孢子菌仍然占主导地位，但随着更广泛的迁徙，感染模式正在发生变化[3]。

表现和临床症状各不相同，包括斑片状或局部脱发，弥漫性鳞屑和由于浸润形成的黑点、断发。脓疱或局部炎症性瘢痕也可能发生。颈部淋巴结增大很常见。由于治疗方案因病原菌不同而有所不同，因此建议进行真菌检查确认[1]。口服治疗是金标准[1]，尽管灰黄霉素仍然是英国儿童头癣的唯一许可治疗方法，但全世界的实践证明，在断发毛癣菌患者中，口服特比萘芬或伊曲康唑的疗效更好，且对幼儿耐受性良好。伊曲康唑具有液体配方的优点，因此婴儿更喜欢。应对所有家庭接触者进行筛查，尽量减少再感染[3]。

疥疮

极度瘙痒是疥螨感染的特征。这种疾病传染性很强。对儿童患病率的估计范围从欧洲部分地区的 4.8%到印度的 21.5%，本病在全球范围内非常常见，对健康有明显影响（另见第 34 章）[1-3]。在婴儿中，手掌和脚掌上出现的隧道会比手指的皮疹更有特点，手腕皮疹也很常见。隧道和周围的继发性湿疹变化会表现出炎性改变。如果不治疗，腋窝和生殖器区域会出现结节改变。

根除需要对个人和所有人密切接触的人进行治疗，可局部使用杀疥洗剂或霜，两次治疗间隔为 7d。在顽固性病例中，伊维菌素已被证明对婴儿是安全且耐受性良好的[4]。瘙痒可持续较长时间，通常需要对症治疗。

传染性软疣

本病是一种非常常见的皮肤病毒感染，以直径 2～5mm 的散在珍珠状脐凹状丘疹为特征。病变通常发生在腋窝或腹股沟，但可能广泛分布，尤其是在有特应性湿疹的儿童中[1]。兄弟姐妹之间的传播很频繁，这种情况在热带气候中更为普遍[2]。皮疹通常是自限性的，但患者父母往往对此极度关注[2]。用冷冻疗法（如果可以耐受）、使用过氧化氢乳膏或市面上的氢氧化钾溶液进行局部处理可以加快皮疹消退速度。

反应性疾病

婴儿急性出血性水肿

急性出血性水肿是一种良性的、皮肤的、白细胞碎裂血管炎，发生于呼吸道感染，药物治疗和大约 75%免疫接种后[1]。本病可能是一种免疫复合物介导的血管炎。

虽然组织病理学通常显示白细胞碎裂性血管炎，有纤维蛋白样坏死和红细胞外渗，但是有些病例纤维蛋白样坏死不明显[1]。在大约 1/3 的病例中发现血管周围的 IgA 沉积[2]。

本病会影响 4 个月至 2 岁的婴幼儿，男孩受感染的频率是女孩的 2 倍。发热轻微，全身症状较轻。四肢和面部是最常见的累及部位。病变散在或与紫癜融合，常呈靶向或翘起状（图 117.14）。水肿主要影响眼睑、面部和四肢。内脏和关节受累不明显。有些病例可能表现为过敏性紫癜的特征[1]。鉴别诊断包括暴发性紫癜、多形红斑、荨麻疹和川崎病。3 周内皮损好转，一般不复发。

川崎病

川崎病是一种伴有系统性血管炎的发热性疾病，40 年前首次在日本被发现，但现在已被全世界认识[1]（另见第 102 章）。它通常影响 3－6 岁的儿童，也可出现在婴儿中。据估计，大约 17%的病例发生在 1 岁以下的儿童，平均年龄为 7 个月[2]。

本病临床体征的识别是非常必要的，因为早期诊断治疗是预防并发症的核心，如冠状动脉瘤。婴儿川崎病的表现可能非典型（皮疹和结膜炎可能不太明显），治疗开始较晚，导致并发症的风险更高，预后较差[2,3]。所有 6 个月以下的婴儿，有不明原因的持续

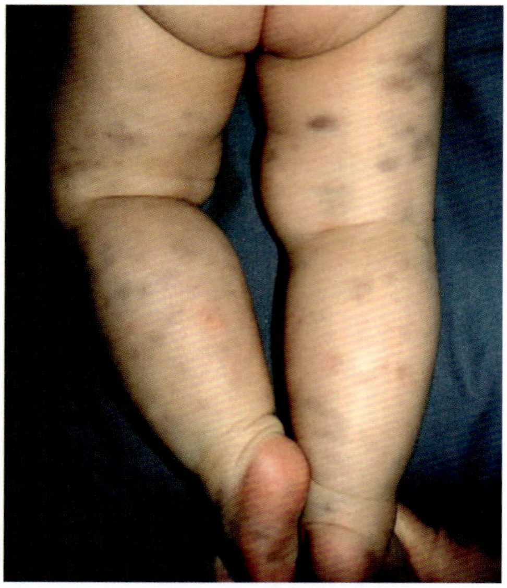

图 117.14 10 个月急性出血性水肿患儿，腿部可见多处瘀血和紫癜

发热应该注意是否存在川崎病，因为对于这个年龄段临床表现往往是“不完整的”[1]。

持续 8d 的高热，伴有结膜充血和口唇发红干裂，随后出现全身性斑丘疹，手和脚有明显的肿胀和红斑，然后脱屑。颈部淋巴肿大可能很明显。白细胞增多、血小板增多和高红细胞沉降率是其特点，超声心动图可对非典型表现的婴儿做出诊断[2]。治疗包括早期尽快使用静脉注射免疫球蛋白，加上支持治疗措施。

儿童慢性大疱性疾病

儿童慢性大疱性疾病(CBDC)(另见第 50 章)是一种发生在青春期前儿童的非家族性自身免疫性疱病，其特征是直接免疫荧光上基底膜区的线性 IgA 沉积[1]。本病通常是特发性的，但可能由感染、药物、疫苗接种、紫外线辐射或恶性肿瘤引起[2]。IgA 自身抗体的产生表明交叉反应抗原通过黏膜进入或 IgA 素存在于患者中[3]。自身抗体通常针对胶原 XVII 的蛋白水解片段。

CBDC 最初常诊断为大疱型脓疱病，甚至暂时用抗生素治疗也会有所改善。患儿突然出现紧张、透明或出血性小疱以及正常或红斑皮肤上的大疱。新的病变经常出现在好转病灶周围，这些弓形或环形疱围绕着一个中央结痂被描述为珍珠串、珠宝串或玫瑰图案(图 117.15)。皮疹在面部、躯干和四肢。下躯干、生殖器和大腿内侧为其好发部位；会阴部位皮疹曾被误认为是性虐待[4]。在面部，病变往往发生在口周。较小的儿童更常有面部和会阴的典型皮疹分布。

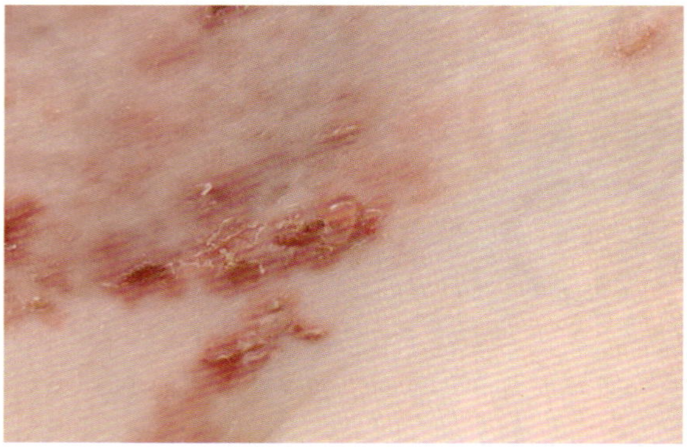

图 117.15 慢性儿童大疱病患儿，腹股沟可见一簇小疱

这种疾病发病率高，通常需要全身治疗。治疗的目的是控制起疱，同时避免不良反应。有一些关于治疗方案的报道，但缺乏对照研究或比较研究[5]。自发消退通常发生在几个月或几年内。

Gianotti-Crosti 综合征

同义名
- 丘疹性肢端皮炎
- 儿童丘疹性肢端皮炎

早期报道的这种独特的在面部、臀部和四肢的红斑丘疹与乙型肝炎感染有很大联系[1]。然而，自从开始接种乙肝疫苗，乙型肝炎病毒感染已经很少成为本病的病因，现在皮疹可能与许多病毒相关[2]，包括 EB 病毒[3]、疱疹病毒 6[4] 和柯萨奇病毒[5] 及免疫因素[6,7]。

皮疹呈单形、扁平、粉红色至红棕色丘疹或丘疱疹，呈对称分布。好发于面颊、四肢伸侧和臀部，通常之前会出现轻微病变(图 117.16)。有时皮疹出现在躯干和屈侧皮肤[8,9]，特别是在婴儿期，可能出现水肿。原发症状通常较轻。淋巴结增大和肝炎不再是诊断的必要条件[10]。皮疹至少持续 10d，并可能持续长达 8 周。复发不常见。

组织病理学没有特异性的[11]，同时也没有特异性治疗方法。

丘疹性荨麻疹

丘疹性荨麻疹是昆虫咬伤后超敏反应的结果，通

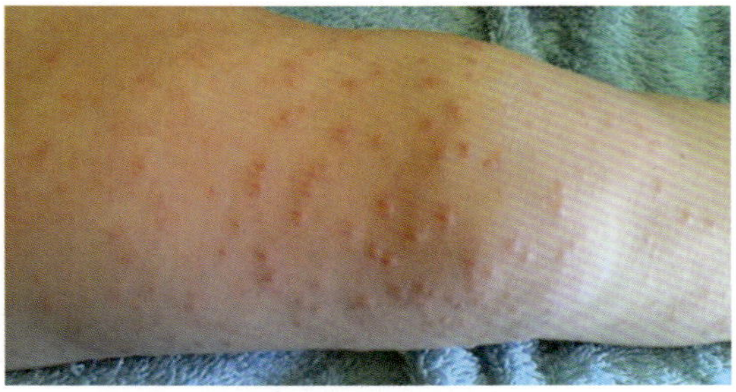

图 117.16　Gianotti-Crosti 综合征。1 岁儿童上呼吸道感染 2 周后，双膝出现多形性丘疹

常表现为对称分布瘙痒的丘疹和丘疱疹，最常见于四肢暴露部位。皮疹经常搔抓严重，继发性细菌感染很常见。

在夏季的几个月里，吸血昆虫很多，本病往往发生得更多[1]，但是本病可发生在一年中的任何时候，尤其是由在家庭中繁殖的昆虫引起的，如猫跳蚤和臭虫。当儿童接触到更多的过敏原时，从被昆虫叮咬到形成一个坚硬、剧烈瘙痒的丘疹的时间开始延长。这种延迟会使父母很难接受昆虫是皮疹的原因[2]。诊断也可能因为在不同部位新咬伤使旧病变重新激活而变得复杂[2]，这是由先前致敏部位的循环昆虫抗原刺激皮肤 T 细胞引起的[3]。

丘疹性荨麻疹的组织病理学表现随昆虫类型、病变的时间和患者敏感性有所不同。典型的荨麻疹病变会表现出明显的乳头状水肿和血管周围淋巴细胞、嗜酸性粒细胞和肥大细胞浸润；可见密度不等的淋巴细胞和嗜酸性粒细胞在浅、深血管周围及间质浸润。慢性病变可表现为假性上皮瘤样增生和非典型真皮浸润[2,4]。

丘疹性荨麻疹的治疗包括局部应用糖皮质激素和系统应用抗组胺药，但反应通常有限，而且只有避免昆虫叮咬，才能控制病情。儿童最终会通过多次接触节肢动物后脱敏而摆脱本病[5]。

嗜酸性脓疱性毛囊炎

同义名

- 嗜酸性脓疱病

与成人和较大儿童的情况不同，婴儿嗜酸细胞性脓疱性毛囊炎是一种少见的疾病[1,2]。由于病变并不总是真正的毛囊炎[3]，嗜酸细胞性脓疱病这一术语有时是首选。本病男性比女性更常见（4∶1），通常出现在 14 个月前，3 岁时消退[4]。本病病因不明。理论包括对微生物或尘螨的超敏反应[5]，以及神经元一氧化氮合成酶的作用[6]。

头皮病变的组织病理学通常表现为毛囊周围真皮中上层以嗜酸性粒细胞为主，伴中性粒细胞和单核细胞浸润。胶原束间可见间质嗜酸细胞样改变[2,7]。其组织病理学与新生儿红斑有一定的相似性，提示其可能与新生儿红斑有关[7]。

本病特点是红斑基础上复发性群集瘙痒性的丘疹脓疱，最常见于头皮，也在躯干和四肢，包括手和足（图 117.17）[7]。本病可能会在 1～2 周缓解，之后每隔几周可能会有新发皮疹。通常 3 岁之前可自行消退。患儿身体情况良好。

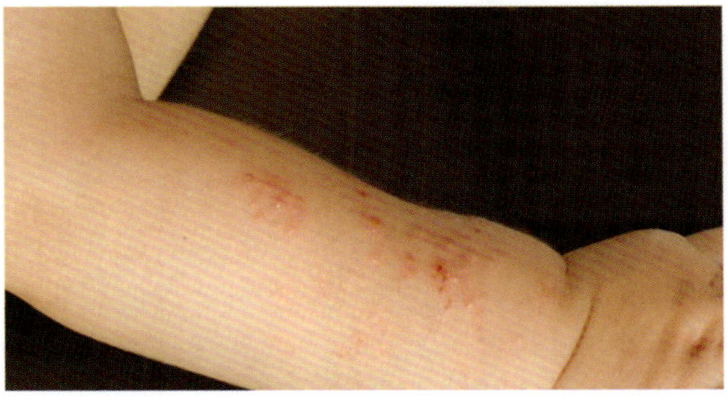

图 117.17　嗜酸细胞性脓疱病，男婴手臂上可见小脓疱伴瘙痒

病情加重时外周血嗜酸性粒细胞和白细胞增多。脓疱内容物的瑞氏染色涂片可见大量嗜酸性粒细胞。本病鉴别诊断包括葡萄球菌性毛囊炎、疥疮、单纯疱疹、婴儿肢端脓疱病和朗格汉斯细胞组织细胞增生症。

由于条件的自限性，同时缺乏对照试验，很难对治疗提出具体的建议。有报道盐酸西替利嗪[8]，外用中高强度的糖皮质激素[1,7]和外用钙调神经磷酸酶抑制药[9]有效。

发育/遗传性疾病

皮样囊肿

皮样囊肿起源于沿胚胎闭合线的皮肤。可能含有附属器结构，如毛发或皮脂腺，很少有骨头和牙齿。本病最常见于头部，表现为皮下结节（图 117.18），尤其是在前外侧额窦区[1]，但也包括枕顶头皮和鼻子。它们可能连接到底层结构，如果皮疹位于中线部位，有可能连接中枢神经系统[2]。

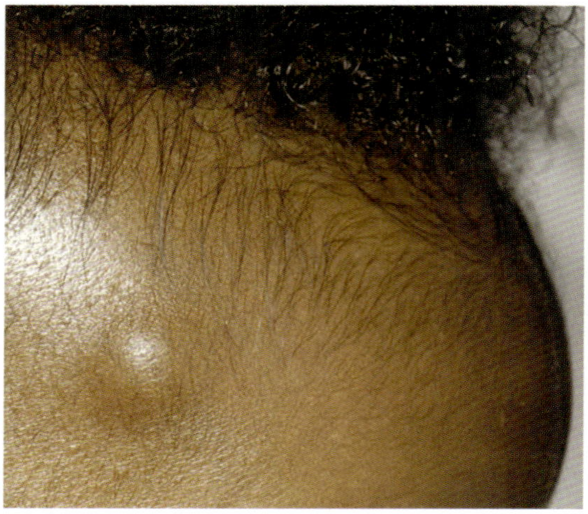

图 117.18 皮样囊肿

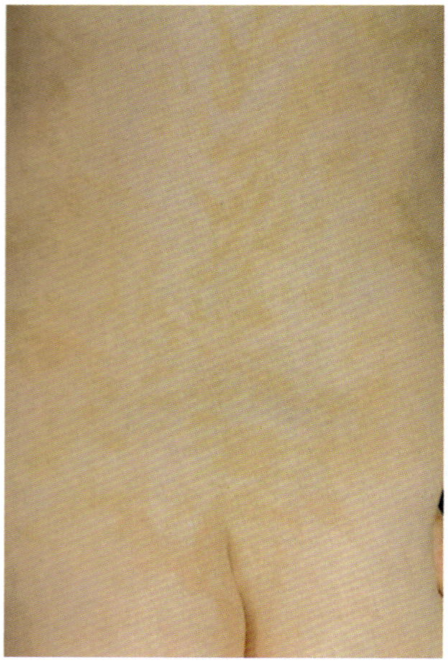

图 117.19 沿着 Blaschko 线的色素沉着纹

耳前瘘管

耳前瘘管目前被认为是由于听觉部分或前两个鳃弓融合失败引起的，通常表现为耳轮脚前非常小的凹陷。当出现双侧，可能是常染色体显性遗传。可能与耳聋和其他异常有关，如腮-耳-肾综合征和鳃裂综合征[1,2]。如果耳前凹陷与畸形特征或其他异常相关，或与耳聋家族史相关，则需要进行听力测试和肾超声检查[3]。

耳前瘘管在婴儿期通常无症状，但偶尔可能出现感染。手术治疗需要完成瘘道及相关囊肿切除术[4]。

色素镶嵌

色素镶嵌是一种通用术语，用来描述包括遗传决定的肤色变异在内的一系列表型[1]。它通常表现为沿着 Blaschko 线的条纹或螺旋状色素减退或色素沉着(图 117.19)，具有中线界限，由具有不同色素生成潜能的神经嵴胚胎迁移路径决定[2]。色素镶嵌也可能表现为斑块、旗状、叶状[3]或方格状，或无中线分界线的斑片状变化。它可能由非常广泛的细胞遗传异常引起[4]，因此可能与许多的相关临床特征有关，最常见的是神经和肌肉骨骼受累。对于患有色素镶嵌症的婴儿，应特别对其进行全面评估。注意发育、内脏、骨骼和眼睛是否存在异常。

线状硬斑病

与学龄前儿童相比，局限硬皮病在婴儿期较少见[1]，最常见的表现形式为线性[1,2](另见第 57 章)。本病原因不明。发病诱因可能包括疫苗接种[3]，感染，包括 EB 病毒[4]和伯氏疏螺旋体[5]，自身免疫[2]和遗传因素[6]。线性形态遵循 Blaschko 线，提示易感细胞可能处于镶嵌状态[7]。

线性型比斑块型发展更快，更可能累及肌肉和骨骼[8]，可导致面部偏侧萎缩[9]。可伴有红斑，有时会误诊为血管畸形[10]。当皮疹在头上(所谓的“刀砍状”)，瘢痕性脱发和眉毛或睫毛部分脱落是其特征。高达 13% 的线性刀砍状皮疹儿童伴有癫痫发作[11]。

儿童线状型皮疹出现在面部或头皮至少需要检查脑磁共振、葡萄膜炎筛检及牙科评估[12]。临床上很难确定疾病的活动性。扫描激光多普勒成像可用于疾病预测进程[13]。

对于最佳治疗方案缺乏共识[14]，但首选治疗通常是联合全身类固醇和甲氨蝶呤，单独应用甲氨蝶呤治疗至少 3 年以上[15]。

其他疾病

粟丘疹

小而坚实的白色丘疹，在新生儿和婴儿中主要发生在面部，是常见和无害的。病变不应与乳斑或与大疱性疾病相关的更为鲜艳的粟丘疹相混淆。婴儿粟丘疹可能偶尔与牙龈或上腭的口腔损伤有关。估计

第10部分

患病率为 16%，大部分病变发生在脸颊、前额或下巴[1]。粟丘疹在白人儿童中更常见，但在早产或妊娠期体重较轻的儿童中较少见[1]。

匙状甲

婴儿的甲板非常柔软，有韧性。甲盖暂时凹陷并不少见[1]，通常不是铁缺乏的表现。这种情况可随着时间的推移正常成长自愈。

非意外伤害

令人遗憾的是，非意外伤害（NAI）对于婴幼儿目前仍然是一个普遍存在的问题。受伤可能有很多形式[1]，但医护专业人员、托儿所员工及社会服务机构应充分了解到可能的迹象以及报告和保护处于危险之中儿童的机制。

婴儿结膜下出血应引起怀疑是摇晃婴儿综合征的受害者。幼儿和较大的儿童经常发生真正的事故，但对于还没有活动能力的婴儿来说，这些事故发生的可能性较小[1,2]。对于多次就诊急诊、受伤或不明原因受伤后迟到的儿童，应注意是否存在非意外伤害，临床医师必须考虑进行骨骼检查。咬伤、灼伤、疏忽或性虐待的迹象都可能构成这一范围的一部分[1,2]。情感虐待可能共存或独立发生。一个年幼的孩子变得孤僻，或对成人警惕，应该引起怀疑，并采取适当的措施进行调查。

咬伤

婴儿咬伤并不少见。确定咬伤来源是必要的。动物咬伤通常很明显，在急诊就诊时病史清晰，但伤口可能很深很粗糙，通常需要抗生素治疗感染，同时需要整形医师手术，以减少瘢痕。

人类咬伤可能只留下瘀伤或紫癜，而不是刺伤的痕迹。但是，必须通过评估皮肤上牙印的大小确定伤害是由成人还是其他儿童造成的。成人咬伤表明是非意外伤害，需要进行相应的管理。儿童咬伤可能反映的是兄弟姐妹的竞争/嫉妒（图 117.20）[1]，通常可以通过对家庭的临时支持来管理。

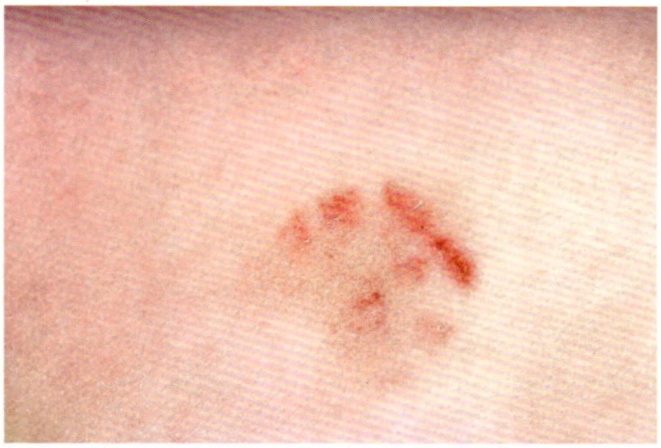

图 117.20　10 个月婴儿上肢的咬痕（由 4 岁的哥哥造成）

婴儿足部丘疹

对称、无痛、皮色结节，常出现在婴儿足跟的内侧，可能在出生时就存在，但是通常直到婴儿期才明显。尽管曾经认为本病不常见，最近的调查表明，它们可能发生在 40% 的婴儿[1]。皮疹可能孤立存在（图 117.21），但不像成人压迫性丘疹往往较大且无症状[2]。

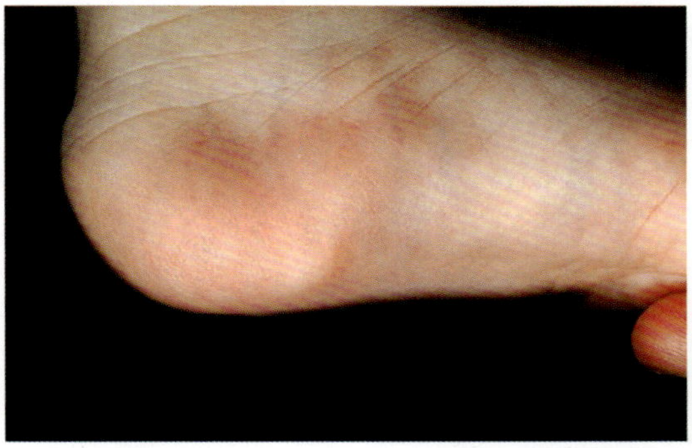

图 117.21　婴儿期足部丘疹，足跟内侧可见软质肿物

足跟钙化皮肤结节

小而坚实、钙化的皮肤损伤常出现在新生儿重症监护室中，多次进行足部静脉穿刺的婴儿的脚跟部[1]。组织学上，病变似乎具有表皮囊肿的特征，因此被认为是由于外伤引起的表皮植入，随后囊肿钙化，而不是营养不良钙化[2]。正常在 18 个月后自然消退，但如果消退缓慢，在较大的儿童行走时可能会导致压力疼痛[1]。

婴儿期脱发

除了枕骨部分，婴儿在子宫内的第 7～8 个月发生脱发，枕骨部分脱发延迟到产后 2～3 个月[1]，导致本年龄组枕部正常脱发。

婴儿时期头发稀少或弥漫性稀疏可由开始生长异常、毛干异常和毛发周期异常引起。

斑秃在出生后的第一年是相对罕见的[2]，而早期发病往往预示着预后不良。重要的是区分婴儿期广泛脱发的罕见原因，包括抗维生素 D 佝偻病[3]。

与成人相比，婴儿中的休止期脱发不常见，并且更可能与突发性和短暂性疾病有关，而不是由于药物或激素波动引起的。

毛发生长初期松发综合征是一种常见于儿童的病症，女孩常见，头发稀疏，易拔出，毛球畸形，没有根鞘和皱褶的表皮[4]。

幼年黄色肉芽肿

幼年黄色肉芽肿(JXG)常出现在出生第一年，男孩比女孩更常见。病变通常开始为红棕色丘疹，后变为橙色(图 117.22)，最常见于面部、头皮和躯干上部。其中 0.4%的病例发生在 2 岁以下儿童的眼睛部位[2]，并可能导致自发性前房积血、青光眼、白内障、葡萄膜炎[3]。局部皮肤的幼年黄色肉芽肿会自行消退，有时会留下萎缩的瘢痕。

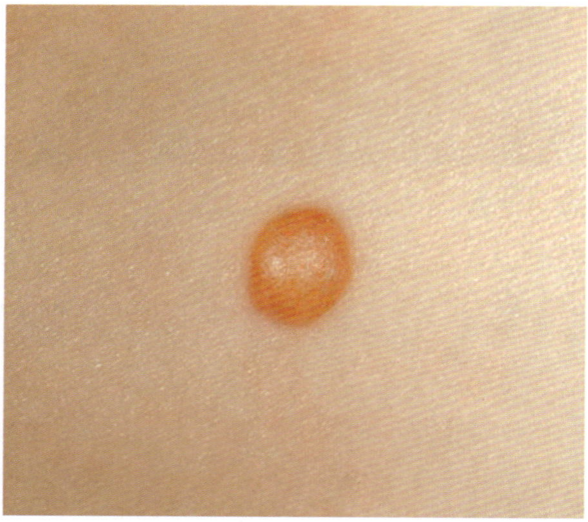

图 117.22 6 个月幼年黄色肉芽肿患儿，背部可见边界清晰的黄色结节，边缘可见红斑

良性头部组织细胞增多症与幼年黄色肉芽肿有许多相似之处，可能是同一疾病[4]。它通常出生后第一或者第二年，多个、小的、黄红相间的斑疹和丘疹，最初出现在头部，但有时会扩散到其他部位[5]。病灶自然愈合，无瘢痕。

朗格汉斯细胞组织细胞增生症

朗格汉斯细胞组织细胞增生症(LCH)是儿童组织细胞病中最常见的疾病，最常见于 1 岁以下婴儿[1]，男患儿是女患儿的 2 倍[2](另见第 136 章)。LCH 的原因尚不清楚。*BRAF V600E* 突变已在许多病例中论证[3]，但这种突变的临床意义尚不清楚[4]。

LCH 可分为：①急性播散型(以前称为莱特尔-西韦病)；②慢性局限型(嗜酸性肉芽肿)；③进行性、多灶性、慢性型(Hand-Schüller-Christian disease)；④良性自愈型(先天性自愈性网状细胞增多症或 Hashimoto-Pritzker disease)。在实际中，这些倾向于重叠，因此最好将其视为一个连续体。

由于皮肤的特征是多变的，包括脂溢性皮炎样红斑和鳞屑(图 117.23)，丘疹、脓疱、小疱、结节、瘀点、溃疡，所以往往诊断会延迟[5]。预后取决于疾病的严重程度。真正的单系统疾病几乎有 100%存活率[6]，但高达 56%出现皮肤疾病的婴儿可进展为多系统疾病[7]。

非朗格汉斯细胞组织细胞增生症在婴儿期是罕见的，主要与树突状细胞系(少年黄色肉芽肿组)或巨噬细胞系(网状组织细胞瘤，皮肤 Rosai-Dorfman disease，多中心网状组织细胞增多症，窦组织细胞增生症)有关[8]。

肥大细胞增多症

婴儿期肥大细胞增多症通常局限于皮肤，有 3 种临床表现：斑丘疹(色素性荨麻疹)(图 117.24 a)，弥漫性皮肤肥大细胞增多症(图 117.24 b)和孤立性肥大细胞瘤(图 117.25)。

激活 c-kit 突变可以在一定比例上得到证实，但突变状态似乎不足以解释儿童和成人发病的生物学差异[1]。血清胰蛋白酶是婴儿肥大细胞的最佳标志物，并且与严重程度有很好的相关性[2]。而在成人，肥大细胞增多症被认为是全身性的，直到证明在婴儿中的情况并非如此，全身性肥大细胞增多症在儿童中极为罕见，通常是不活跃的[4]。

针对皮肤广泛受累的患儿，应告知其父母，避免刺激肥大细胞脱颗粒的因素，包括阿司匹林、非甾体抗炎药、可待因、阿片剂、多黏菌素 B 和静脉造影剂及磁共振造影剂[5]。症状治疗，通常包括 H_1 受体阻滞剂，可能有助于控制瘙痒、水疱、渗出[6]，如果有高酸性或溃疡症状[7]，加用 H_2 阻滞剂，口服或不口服三甘酸钠治疗腹泻[8,9]。有过敏反应史的儿童应备肾上

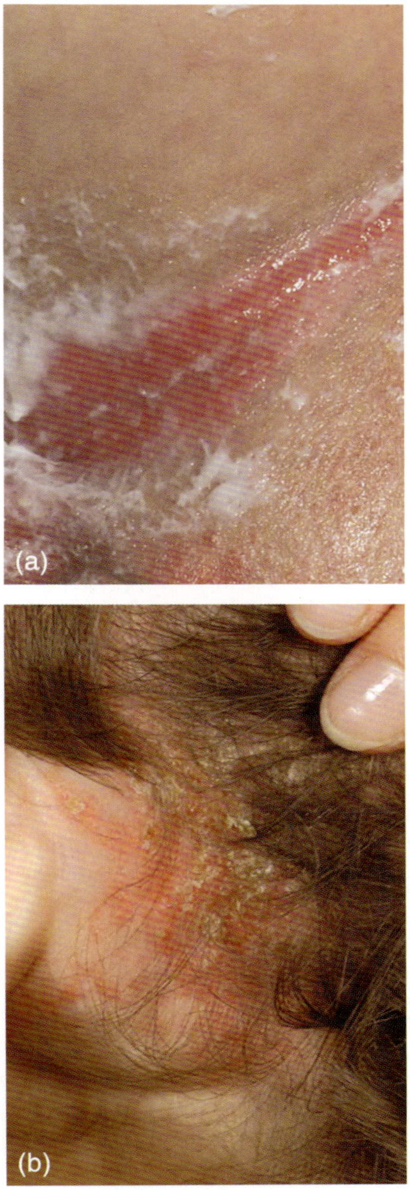

图 117.23 朗格汉斯细胞组织细胞增生症
(a)腹股沟可见浸渍、浸润性红斑；
(b)头皮可见痂状丘疹和红斑。

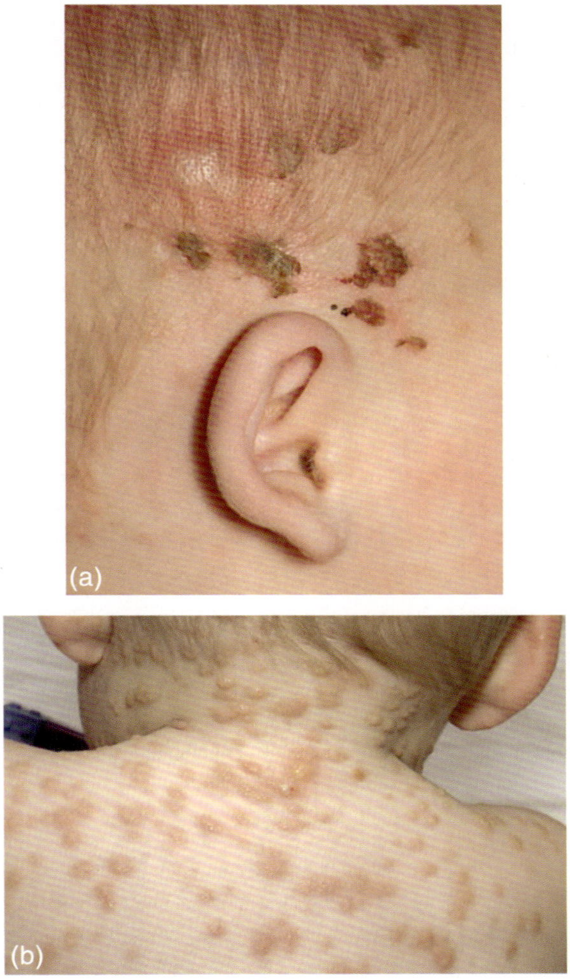

图 117.24 肥大细胞增多症
(a)肥大细胞脱颗粒引起红斑，头皮上有丘疹和结痂；(b)弥漫性皮肤肥大细胞增多症婴儿背部的丘疹和斑块。

腺自动注射器。

婴儿和先天性血管瘤

婴儿血管瘤

定义和命名

婴儿血管瘤是一种常见的良性血管瘤，在婴儿早期发育并在之后可自行消退。

同义名

- 婴儿血管瘤
- 术语如草莓状痣、毛细血管瘤和海绵状血管瘤等在血管畸形的临床诊断上造成了混乱，最好避免使用。

简介

婴儿血管瘤是迄今为止在婴儿期最常见的良性血管肿瘤。自然进程是在出生最初的几个月里扩大明显，在几年后消退。大多数自愈后无后遗症，但对造成或可能造成功能障碍，畸形和溃疡的患者应进行治疗。

头颈部和腰骶部节段性或斑块状婴儿血管瘤可能存在结构异常。多发的婴儿血管瘤通常无症状，但

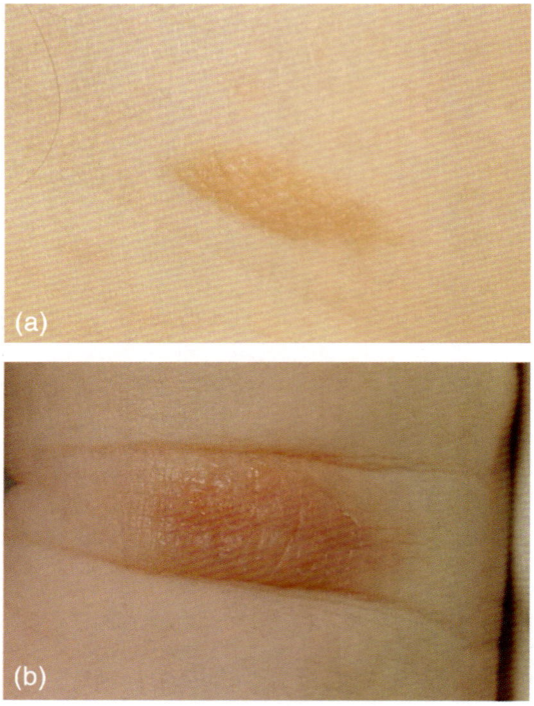

图 117.25 孤立性肥大细胞瘤：(a)摩擦前；(b)摩擦后出现风团样皮疹

有时可能存在广泛的内脏受累。快速消退型先天性血管瘤、不消退型先天性血管瘤和部分消退型先天性血管瘤在临床上与婴儿血管瘤不同，似乎是在子宫内完成了增殖期。

2014 年 4 月国际血管瘤和脉管畸形研究学会(ISSVA)的分类将血管异常分为脉管畸形和血管肿瘤(包括婴儿血管瘤和先天性血管瘤)(表 117.1)[1]。

表 117.1 良性血管肿瘤和脉管畸形简化分类

良性血管肿瘤	脉管畸形
婴幼儿血管瘤(IH)：	高流量：
肝血管瘤(HH)	动静脉
多发型血管瘤	低流量：
不伴有系统受累	毛细血管
伴有系统受累	静脉
先天性血管瘤：	淋巴管
快速消退型	混合性：
不消退型	例如
部分消退型	毛细静脉
丛状血管瘤	毛细淋巴静脉
梭状细胞血管瘤	毛细动静脉
上皮样血管瘤	
化脓性肉芽肿	

根据病史和检查结果，通常可以直接区分婴儿血管瘤和脉管畸形，但有时需要进行超声、组织病理学和免疫组织化学等检查(表 117.2)。

表 117.2 婴幼儿血管肿瘤和脉管畸形的区别

	婴幼儿血管瘤	脉管畸形
临床特点	在出生的第 1 周比较明显	通常出生时即有
	快速生长	成比例增长
	几年后消退	不消退
流行病学	好发于女孩和低出生体重儿	没有性别和出生体重偏向
免疫组化	葡萄糖转运蛋白-1 阳性	葡萄糖转运蛋白-1 阴性

婴儿血管瘤可根据形态学分为以下不同的类型：

- 浅表性
- 深在性
- 混合性(浅表+深在)
- 网状性/顿挫性/微增生性
- 局灶性
- 多发型
- 节段型
- 中间型

婴儿血管瘤也可伴有或不伴有相关病变(表 117.3)[1]。

表 117.3 与节段型或斑块型婴幼儿血管瘤相关的异常

面部节段型血管瘤	脉管畸形
颅后窝畸形，血管瘤、动脉异常 心脏畸形，眼异常，胸骨缺陷/脐上裂(PHACES 综合征)	下躯体婴幼儿血管瘤，泌尿生殖系统病变，溃疡，脊髓病变，肛门直肠畸形、动脉病变和肾脏病变(LUMBAR 综合征)
	脊柱裂，肛门生殖器异常，皮肤异常，肾和泌尿系统异常，腰骶部婴幼儿血管瘤(SACRAL 综合征)
	会阴部婴幼儿血管瘤，外生殖器异常，脂肪性脊髓脊膜膨出，膀胱-肾异常，肛门闭锁(PELVIS 综合征)

来自国际血管瘤和脉管畸形研究学会 2014 版。

© 2014 ISSVA. 网址 http://issva.org/(上次访问时间：2015 年 4 月)。

婴幼儿血管瘤

流行病学

婴幼儿血管瘤是婴儿最常见的肿瘤，发生在多达10%的婴儿中，女孩比男孩更常见[2]。大多数病例是散发性的。羊膜穿刺术，体外受精，臀位，头胎，出生体重轻(<2500 g)似乎与婴儿血管瘤相关[2]。

病理生理学

发病机制

婴幼儿血管瘤的病因尚不清楚。内皮细胞的特征是表面标志物葡萄糖转运蛋白-1(GLUT-1)，一种红细胞型葡萄糖转运蛋白，也表达于胎盘血管系统。有人提出这个胎盘表型可能是胎盘内皮细胞栓塞胎儿循环的结果[3]。反对这个理论的是缺乏母胎嵌合体的证据[4]。

据报道，在少数家庭中有常染色体显性遗传模式与5q连锁模式[5]，有先证患病者的兄弟姐妹，患本病的相对风险增加了2倍[6]。已经提出了体细胞突变导致血管瘤细胞不受控制增殖的理论。为了支持这一理论，婴幼儿血管瘤病灶中内皮细胞的克隆在一小部分婴幼儿血管瘤中被发现[6]。整合素样受体肿瘤内皮标记物8和*VEGFR2*的突变已在血管瘤来源的内皮细胞亚群中被发现，并在婴儿血管瘤患者的相应血样中被发现[7]。

病理学

婴幼儿血管瘤诊断基本依据临床，很少进行活检区分婴幼儿血管瘤和其他血管异常。在生长的早期，血管瘤由几乎没有腔隙的固体细胞群组成。内皮细胞随着腔的发展而变平。细胞被厚的基底膜包围。在退化的过程中，会出现小叶结构，小叶之间有纤维岛状和脂肪组织。在所有时期，肥大细胞都很明显。免疫组化检测因子Ⅷ、CD31和血管假性血友病因子阳性。葡萄糖转运蛋白-1(GLUT-1)阳性可用于鉴别婴儿血管瘤和其他血管病变，如先天性血管瘤，但它也可能在疣状血管畸形中阳性。

临床特征

血管瘤可能是明显的出生后出现的轻微的毛细血管扩张斑或苍白的区域(图117.26)，或是一个迅速变红并扩张的粉红色扁平的皮疹(图117.27)。浅表性婴幼儿血管瘤在生后5.5～7.5周的生长最迅速[8](图117.28)。深部血管瘤，发生在真皮下和皮下，呈蓝色或紫色，可能没有表面的皮肤变化(图117.29)，通常出现较晚，并且比浅表性血管瘤生长期长。无论是什么类型或深度，大多数婴幼儿血管瘤在3个月时会达到最终大小的80%[9]。混合性婴幼儿血管瘤，具有浅表型和深部型的特征，临床上常见(图117.30和图117.31)。少数婴幼儿血管瘤，有时被称为流产性婴幼儿血管瘤，表现出相对较小的增殖，为一小片毛细血管扩张。

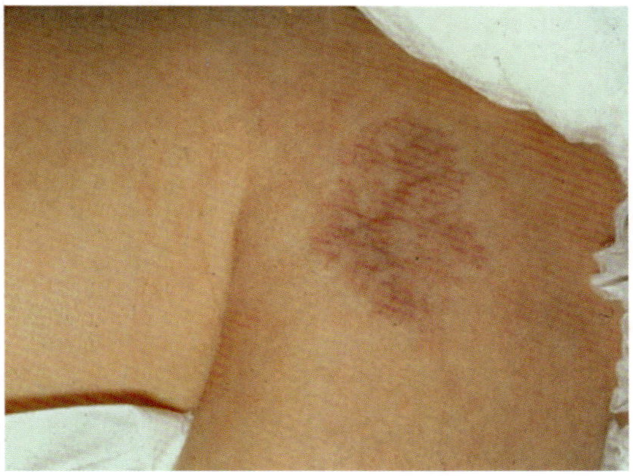

图 117.26　血管瘤前体

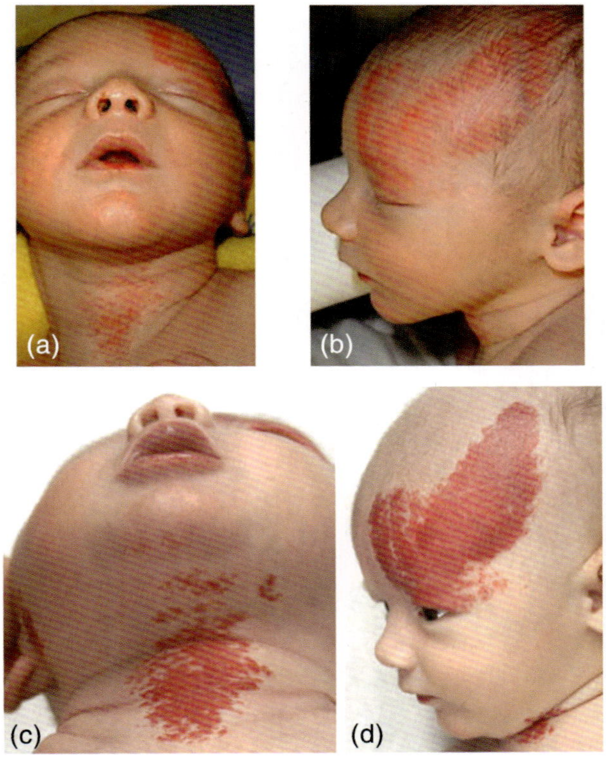

图 117.27　面颈部斑块型血管瘤自第 1 天(a,b)至第 10 天(c,d)的演变情况

在增殖期，婴幼儿血管瘤是坚硬的，随着消退会变软。表面的血管瘤会变成在红色区域内形成灰色的岛状，表面有些变平。未经治疗的病变，完全消退的中位年龄为3岁，大多数病例在3.5岁后停止显著改善[10]。因此，如果有指示的话，手术重建可能最好

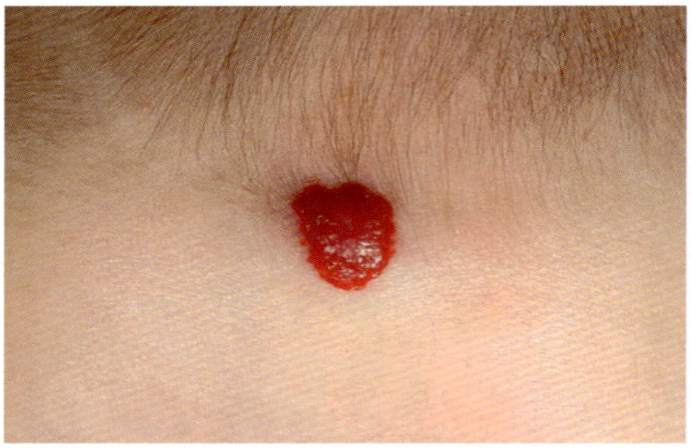

图 117.28 3 个月婴儿前额增生期毛细血管瘤

在这个年龄进行，因为进一步对美观有益，自发的改善不可能发生。据报道，永久性变化在未治疗的血管瘤中高达 69%[11]，最常见的是毛细血管扩张、萎缩和纤维脂肪组织形式的残余（图 117.30c）。溃疡后常有萎缩性瘢痕。

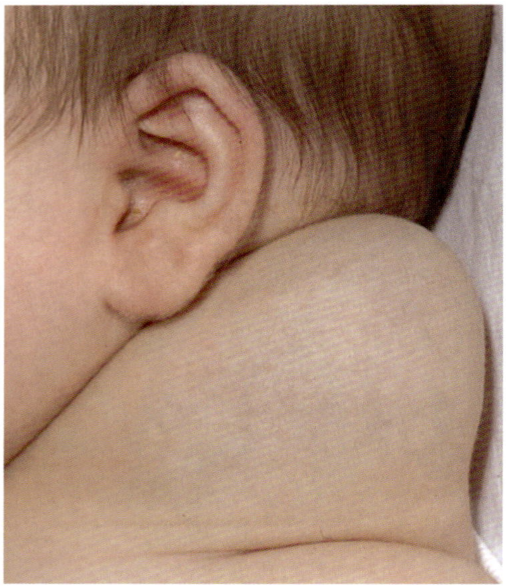

图 117.29 8 周婴儿累及颈部侧面的深在性婴幼儿血管瘤

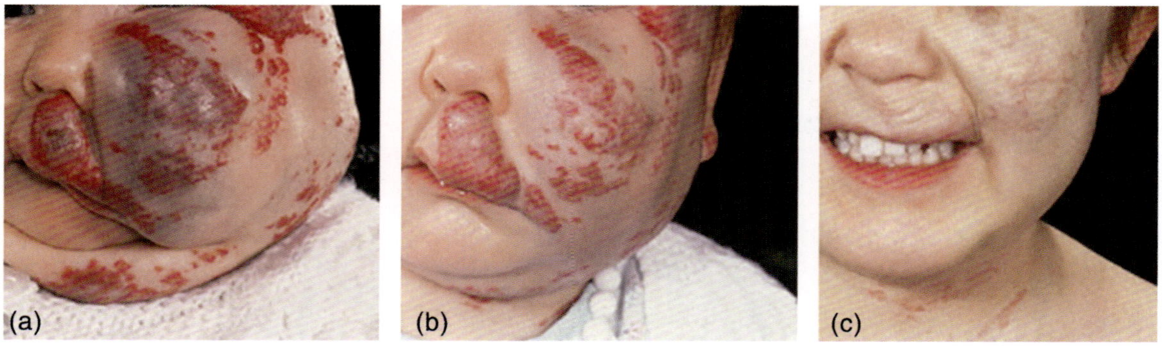

图 117.30 大的混合性婴幼儿血管瘤：3 个月(a)、16 个月(b)和 3 年(c)。在 3 个月时口服泼尼松龙

临床类型

节段型婴幼儿血管瘤。一部分婴幼儿血管瘤称为节段型或斑块样，累及广泛的解剖学区域，被认为反映胚胎学的异体[12]。面部（图 117.32）和腰骶区（图 117.33）的节段型婴幼儿血管瘤常有底层结构异常（见表 117.3）。高达 30% 的大面积面部节段型婴儿血管瘤与 PHACES 综合征相关（颅后窝畸形、血管瘤、动脉异常心脏畸形、眼异常、胸骨缺陷/脐上裂）[13]。额颞叶或下颌区域节段型婴幼儿血管瘤是风险最高的，但是很少有报道不涉及面部的 PHACES 综合征[14]。脑血管异常和主动脉缩窄是最常见的皮肤外病变[15]。头颈磁共振血管造影术（MRA）、超声心动图和眼科检查建议用于面部大面积婴幼儿血管瘤患儿。

胡须区域的节段型婴儿血管瘤，特别是双侧的，可能与气道血管瘤有关。即使婴儿没有明显的呼吸系统症状，也应该寻求耳鼻喉科的建议。

腰骶部和会阴部的节段型婴幼儿血管瘤可能与脊柱裂、泌尿生殖系统异常、肛门-直肠畸形、动脉异常和肾脏异常有关[16]。对于 3 个月以下的婴儿，脊柱超声可能有助于初步评估，脊柱磁共振造影是可取的。

多发型皮肤婴幼儿血管瘤伴或不伴皮肤外受累。历史上，术语“血管瘤”可分为散在型、粟粒型或弥漫型，指多发型血管瘤，伴或不伴内脏累及。在 GLUT-1 阴性条件下，如多灶性淋巴管内皮细胞瘤，出现了进一步的混淆。在本文中，将使用术语多发型婴幼儿血管瘤，伴或不伴皮肤外表现。

多发型血管瘤的数量可能从几个到几百不等。通常很小（图 117.34）。在组织学和免疫组化与单发

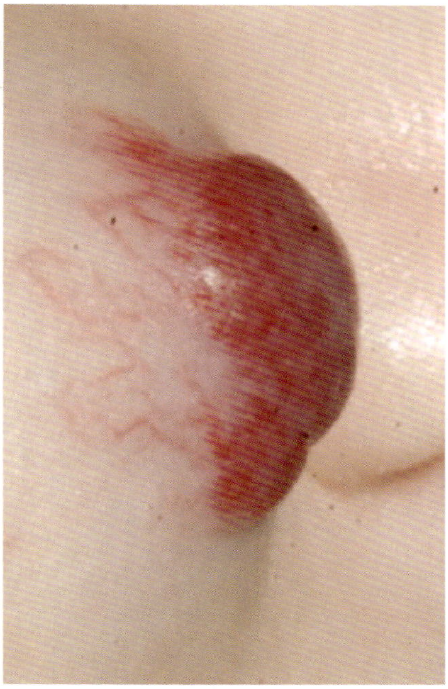

图 117.31　7 周婴儿面部的婴幼儿血管瘤侧视图，显示浅表和深层成分（混合性）

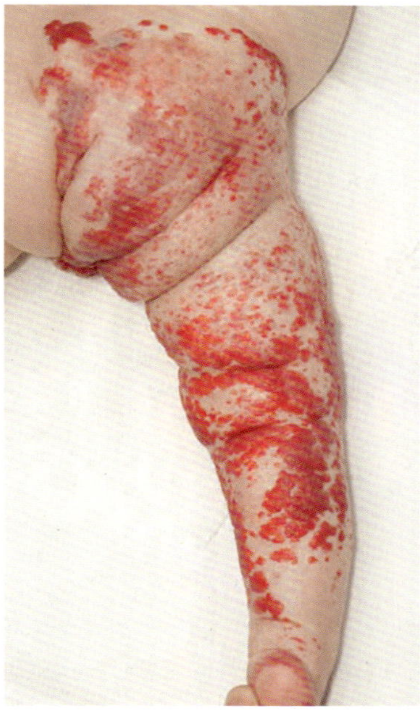

图 117.33　6 周龄男婴，节段型婴幼儿血管瘤伴复杂脊柱裂

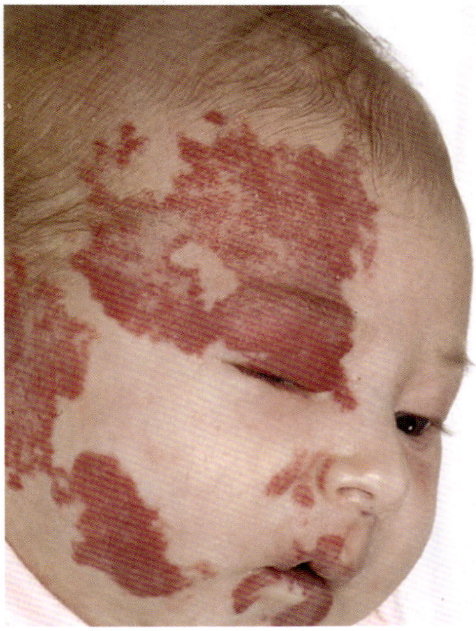

图 117.32　4 周龄女婴，面部节段型婴幼儿血管瘤，伴有右颈内动脉、大脑中动脉和后交通动脉近端扩张、右Ⅲ神经麻痹和右主动脉弓、食管后左锁骨下动脉和左动脉导管未闭形成的血管环

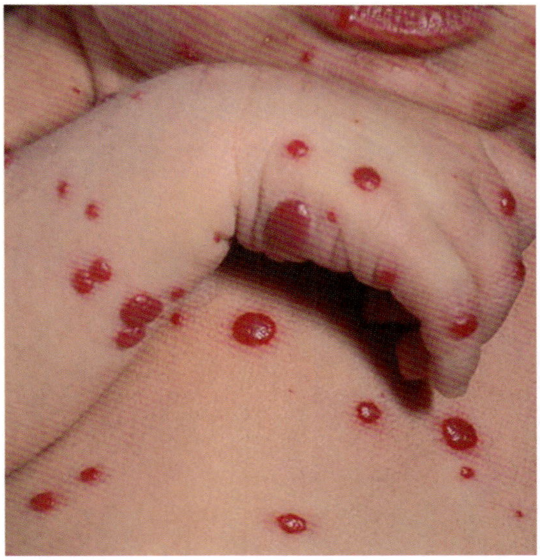

图 117.34　多发型皮肤婴幼儿血管瘤

型皮肤婴幼儿血管瘤相同。通常受影响的婴儿无合并症，但有些有内脏病变，以肝脏受累最常见。

肝血管瘤。肝血管瘤（HH）可能伴有或不伴有婴儿皮肤血管瘤。很多肝血管瘤都是无症状的，而有症状通常会出现在出生后前 3 个月内[17]，表现为肝大和高输出量心力衰竭。肝血管瘤可以是单发的、多发的或弥漫性的[18]。单发的肝血管瘤在产前超声上很明显，通常为 GLUT-1 阴性，无皮肤表现，迅速退化，可能代表肝的快速消退型先天性血管瘤。

多发的肝血管瘤通常伴发多个、小的皮肤婴幼儿血管瘤，GLUT-1 阳性[19]。大多数患者无症状，不需要治疗[20]。

弥漫性肝血管瘤是用于描述肝脏大量受累的术语，常伴有症状性动静脉分流和高输出量心力衰竭。既往由于把多发型淋巴管内皮瘤和多发型卡波西样血管内皮瘤误诊为肝血管瘤，可能高估了肝血管瘤的发病率。

并发症和合并症

婴幼儿血管瘤的主要并发症是溃疡、畸形和功能损害。

- 溃疡很常见，4～6 个月的风险最大。溃疡更易发生在大的婴幼儿血管瘤（图 117.35）节段型、颈部、肛门-生殖器区域或嘴唇等易摩擦和湿润的部位。溃疡可发生在多达 20% 的情况下，伴有疼痛，可能出血和感染，经常会出现瘢痕[21]。
- 毁容的风险取决于位置、形态类型和大小。即使是在中央面部、嘴唇和鼻子上（图 117.36）相对较小的婴幼儿血管瘤，特别是有真皮成分的会导致永久性畸形[22]。

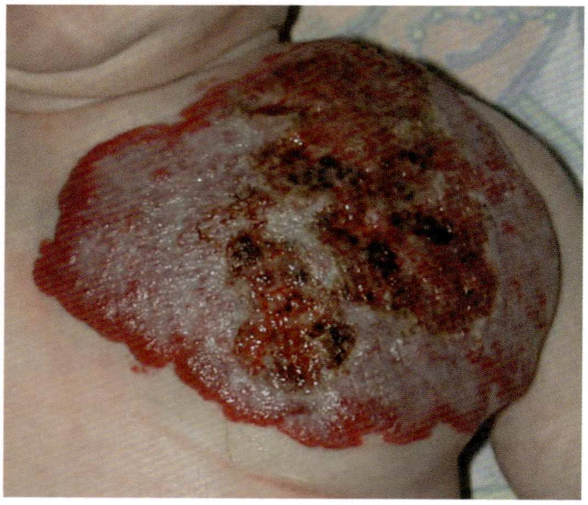

图 117.35 大节段型溃疡性婴幼儿血管瘤

- 功能受损最常见的是眼周婴幼儿血管瘤（图 117.37），可能引起散光、视轴障碍和斜视，从而导致弱视和永久性失明[23]。累及气道和鼻子会影响呼吸，累及嘴唇会干扰喂食。

病程和预后

大多数婴幼儿血管瘤遵循一个可预测的过程，在

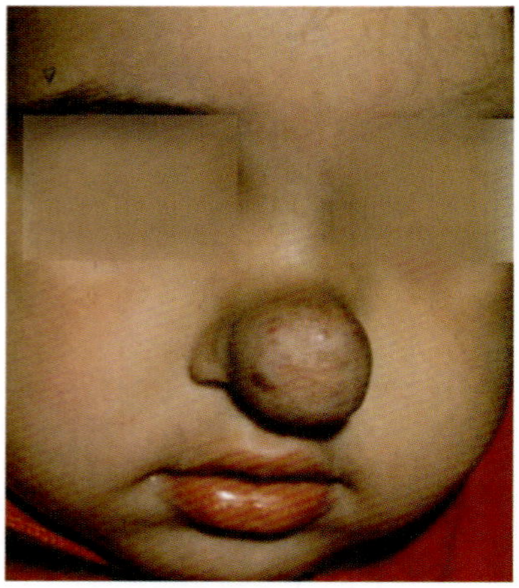

图 117.36 鼻尖血管瘤残留

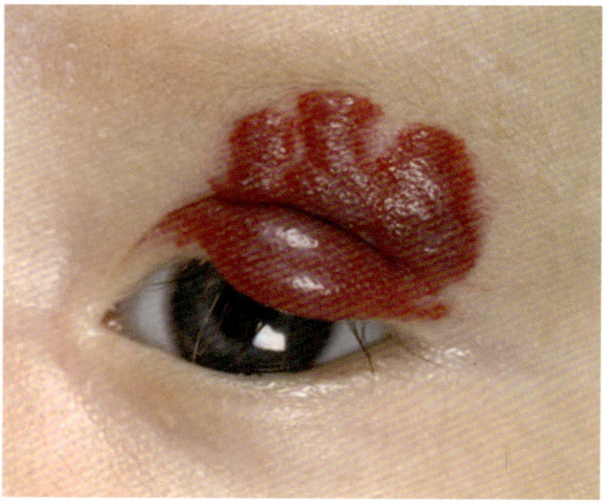

图 117.37 眼睑血管瘤影响视线范围

出生后不久后出现，通常在 3 个月内生长 80%，在 9 个月内完成生长。大约 3% 的婴幼儿血管瘤，主要是深部血管瘤，可能会持续较长时间生长。退行性变发生在几年内，未经治疗的病例中 25%～60% 会有明显皮肤残留。

未经治疗的小的婴幼儿血管瘤预后良好。较大的血管瘤如果没有功能损害，并且没在影响美观的位置预后也很好。如果及时开始适当的治疗，也有利于引起（或可能引起）功能或美学障碍的婴幼儿血管瘤的预后。

检查

本病诊断通常是临床诊断，很少需要进一步检查。偶尔需要应用超声与来自其他软组织肿块或血管畸形相鉴别。对于婴儿面部和下躯干的斑块型血管瘤和在应用 β 受体阻滞药治疗之前，均需要进行进一步检查。

管理

治疗将取决于位置、形态和发展阶段、功能影响、畸形风险和共患病。如果没有功能障碍,没有溃疡形成可不进行积极干预,人们认为自然转归会有一个很好的结果。在早期,父母通常很关心孩子的美观,需要详细解释婴幼儿血管瘤的自然病程,需要从最大扩散面积到完全消退的一系列摄影照片的支持。

直到 2008 年,导致或可能导致功能损害或永久性畸形的婴幼儿血管瘤的治疗方法包括全身和皮内应用糖皮质激素和 α-干扰素。所有这些治疗都有显著的不良反应。2008 年首次成功使用普萘洛尔彻底改变了婴幼儿血管瘤的治疗方法,普萘洛尔现在是一线治疗药物(附录 117.1)[24]。已证明普萘洛尔比系统应用糖皮质激素有更好更快的效果,并且不良反应少[25-29]。

治疗前建议详细检查,患者应用的剂量和监测计划各不相同,但大多数治疗方案都强调在治疗非常小的婴儿和有并发症的婴儿时要特别注意[29-31](附录 117.1)。如果至少连续治疗 12 个月,复发的可能性似乎较小[32]。

虽然外用 1% 普萘洛尔每日 2 次来治疗浅表性婴儿血管瘤疗效有报道[33],但应用马来酸替莫洛尔的使用经验要丰富得多,它通常是凝胶液(GFS),对非常小的浅表皮疹[34]尤其有效。尽管广泛使用,但很少有关于经皮吸收的数据,估计与口服普萘洛尔的等效性差异很大[35,36]。每天 3 次,每次 1 滴 0.5% 马来酸噻吗洛尔用于无溃疡、无黏膜部位的病变是安全的。

尽管 β 受体阻滞药可能有助于治疗婴幼儿血管瘤溃疡,但溃疡恶化仍会发生,这可能反映了血流减少。大多数婴幼儿血管瘤溃疡对保护性非黏附敷料治疗和基于拭子培养敏感性的局部或全身抗菌治疗反应良好。应用 β 受体阻滞药治疗的作用机制仍不清楚,有可能是通过诱导血管收缩和促血管生成因子表达下降[37]。

脉冲染料激光(PDL)有助于治疗溃疡[38]、毛细血管扩张和消退后红斑。在非溃疡性婴幼儿血管的早期增殖期使用脉冲染料激光似乎不能改善长期预后,治疗后更有可能出现萎缩或色素减退[39-43]。

如果增殖期的婴幼儿血管瘤出现功能损害或不能应用药物治疗的溃疡,可能需要手术治疗。在消退期,只要手术造成瘢痕的大小和外观优于自然消退后的结果,就可以进行手术治疗。在消退完成期,手术指征包括由于纤维脂肪残留物和重要解剖结构的畸形引起的外形异常[44,45]。

栓塞术对危及生命的血管瘤有作用,尤其是那些对药物治疗没有反应,导致充血性心力衰竭的患者。

先天性血管瘤

先天性血管瘤是一种良性的血管肿瘤,在出生前就出现增殖,出生后没有进一步的增殖。通过产前超声检查[2],可能早在妊娠 12 周时就可发现。先天性血管瘤可能在 1～2 年消退(快速消退型先天性血管瘤,RICH),或者完全不消退(不消退型先天性血管瘤,NICH)。还有一种少见的中间型,表现为早期特征类似于快速消退型先天性血管瘤,但只有部分消退,被称为部分消退型先天性血管瘤(PICH)[3]。这三种类型都是 GLUT-1 阴性。

先天性血管瘤在男婴和女婴中发病率相同,通常出现在头部或四肢。目前发病机制尚不清楚。

快速消退型先天性血管瘤通常呈蓝色或紫色肿物,常伴有毛细血管扩张和周围苍白(图 117.38),有时伴有中央溃疡、瘢痕或凹陷。快速消退可能会留下明显的萎缩。超声显示一个均匀的低回声肿块,小叶中心引流通道[4],组织学显示毛细血管小叶周围内皮饱满,血管壁较薄围绕中央纤维组织[5]。快速消退型先天性血管瘤可能与暂时性血小板减少症有关,通常会自行好转[6],大的病变可能导致血流动力学不稳定。

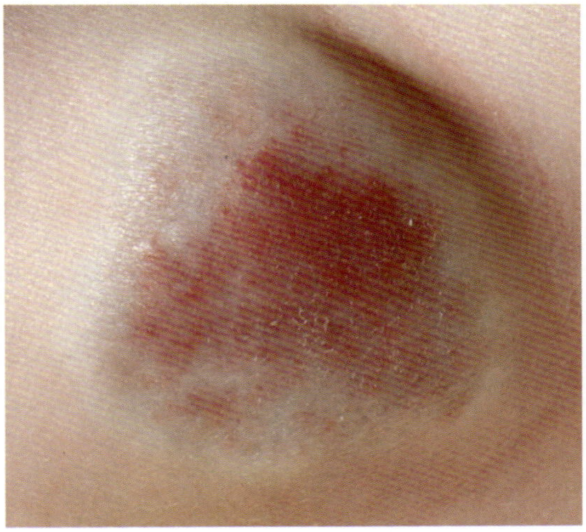

图 117.38 6 周男婴腿部快速消退型先天性血管瘤,周围呈苍白色

对于溃疡、出血或引起血流动力学不稳定的快速消退型先天性血管瘤,可能需要考虑栓塞或切除。目前没有明显的证据表明 β 受体阻滞药能加速快速消退型先天性血管瘤的消退。硬化治疗可用于消退后萎缩的区域明显的静脉。

不消退型先天性血管瘤呈紫罗兰色斑块或肿物,

伴有毛细血管扩张和周围苍白（图 117.39），触摸表面温热。它们与受影响的个体成比例增长，但从不消退。在超声检查中，不消退型先天性血管瘤常显示出明显的动脉血流。组织学显示纤维组织间质中的小血管大叶，含有异常出现的动脉和静脉[5]。

对于需要治疗的不消退型先天性血管瘤，手术是首选。

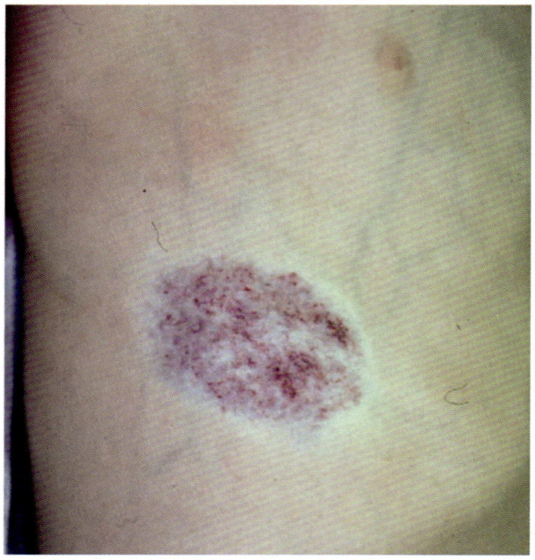

图 117.39 11 岁儿童不消退型先天性血管瘤

Resources

Patient resources

Birth Mark Support Group: www.birthmarksupport-group.org.uk.

Changing Faces: https://www.changingfaces.org.uk.

Great Ormond Street Hospital, haemangioma information: http://www.gosh.nhs.uk/medical-information/search-for-medical-conditions/haemangioma/haemangioma-information/.

(All last accessed August 2015.)

附录 117.1 普萘洛尔治疗婴幼儿血管瘤

使用普萘洛尔前

- 完整的临床病史和检查，包括心率、血压和血氧饱和度
- 治疗说明加上给家长的书面信息
- 临床照片
- 患者的超声心动图和心电图（见下表）

心电图	心电图和超声心动图
心率低于正常年龄心率 既往有心律失常或检查时发现心律失常者	有心血管疾病病史、症状或体征的患者，包括疑似高输出量心力衰竭
先天性心脏病家族史、心律失常家族史或母亲有结缔组织疾病史	面部和颈部大面积节段型血管瘤和疑似 PHACE 综合征的患者

给药方案

第 1 周	1 mg/(kg • d)，分 3 次服用
第 2 周	2 mg/(kg • d)，分 3 次服用
疑似 PHACE 综合征患者	0.5 mg/(kg • d)，谨慎小剂量递增直到 MRA 排除头动脉异常

观察和监测

体重＞3.5 kg 且无合并症	第一次给药前监测血压和心率，每 30 分钟 1 次，持续 2h
体重＜3.5 kg 和（或）有共病	第1 次给药前监测血压和心率，每 30 分钟 1 次，持续 4h 或更长时间

其他检查[a]

检查	人群
甲状腺功能检查	肝血管瘤 腮腺血管瘤 PHACE 综合征
肝功能检查	肝血管瘤
全血检查	出血性血管瘤
腹部超声	超过 10 个皮肤血管瘤 肛周和会阴血管瘤超过中线和（或）延伸至臀部
脑和颈部 MRA	面部和颈部大面积节段型血管瘤和疑似 PHACE 综合征
脊柱 MRI	腰骶部斑块血管瘤超过中线和（或）延伸至臀部

推荐检查

耳鼻喉	疑似气道血管瘤
眼科检查	眼周血管瘤

后续治疗

评价	开始治疗后 4～6 周，然后每个月 3～4 次
增量	大于 0.5 mg/(kg・d)的增量应监测用药 2h 后心率和血压
停止治疗	通常在 12～14 个月大的时候，但也可以在 2～4 周后逐渐减少剂量

来自 Solman，2014[30]。经 BMJ 出版集团有限公司许可转载。

a. 在检查结果悬而未决时，可开始使用普萘洛尔

MRA，磁共振血管成像；MRI，磁共振成像；PHACE 综合征，颅后窝畸形、血管瘤、动脉异常、心脏畸形、眼异常、胸骨缺陷/脐上裂。

（译者：李琳 一审：慕珍珍 二审：刘玮 三审：崔勇 韩洋 润色：陶冶）

参考文献

所有文献请查阅网址：www. rooksdermatology. com.
以下列出的是重要参考文献。

Infantile dermatoses

Seborrhoeic dermatitis

[4] Alexopoulos A, Kakourou T, Orfanou I, Xaidara A, Chrousos G. Retrospective analysis of the relationship between infantile seborrhoeic dermatitis and atopic dermatitis. *Pediatr Dermatol* 2014;31(2):125-30.

Atopic eczema

[11] Kawamoto N, Fukao T, Hirayama K, *et al*. Total IgE at 6 months predicts the persistence of atopic dermatitis at 14 months. *Allergy Asthma Proc* 2013;34:362-9.

Napkin dermatitis

[2] Liu N, Wang X, Odio M. Frequency and severity of diaper dermatitis with use of traditional Chinese cloth diapers: observations in 3-9 month old chidren. *Pediatr Dermatol* 2011;28:380-6.

Infantile psoriasis

[2] Tollefson MM, Crowson CS, McEvoy MT, Maradit Kremers H. Incidence of psoriasis in children: a population-based study. *J Am Acad Dermatol* 2010;62:979-87.

Infantile acne

[1] Cunliffe WJ, Baron SE, Coulson IH. A clinical and therapeutic study of 29 patients with infantile acne. *Br J Dermatol* 2001;145:463-6.

Urticaria

[1] Mortureux P, Leaute-Labreze C, Legrain-Lifermann V, *et al*. Acute urticaria in infancy and early childhood: a prospective study. *Arch Dermatol* 1998;134(3):319-23.

Viral exanthems

[2] Drago F, Paolino S, Rebora A, *et al*. The challenge of diagnosing atypical exanthems: a clinico-laboratory study. *J Am Acad Dermatol* 2012;67:1282-8.

Varicella

[1] Pinquier D, Lécuyer A, Levy C, *et al*. Inverse correlation between varicella severity and level of anti-varicella zoster virus maternal antibodies in infants below one year of age. *Hum Vaccin* 2011;7:534-8.

Staphylococcal scalded skin syndrome

[1] Lamand V, Dauwalder O, Tristan A, *et al*. Epidemiological data of staphylococcal scalded skin syndrome in France from 1997 to 2007 and microbiological characteristics of Staphylococcus aureus associated strains. *Clin Microbiol Infect* 2012;12:514-21.

Tinea capitis

[1] Michaels BD, Del Rosso JQ. Tinea capitis in infants: recognition, evaluation and management suggestions. *J Clin Aesthet Dermatol* 2012;5:49-59.

Acute haemorrhagic oedema in infancy

[1] Legrain V, Lejean S, Taieb A, *et al*. Infantile acute hemorrhagic edema of the skin: study of ten cases. *J Am Acad Dermatol* 1991;24(1):17-22.

Kawasaki disease

[3] Chang FY, Hwang B, Chen SJ, *et al*. Characteristics of Kawasaki disease in infants younger than 6 months of age. *Pediatr Infect Dis J* 2006;25:241-4.

Chronic bullous disease of childhood

[1] Mintz EM, Morel KD. Clinical features, diagnosis, and pathogenesis of chronic bullous disease of childhood. *Dermatol Clin* 2011;29(3):459-62, ix.

Gianotti-Crosti syndrome

[10] Chuh A, Zawar V. The epidemiology, etiology and Chuh and Zawar's diagnostic criteria of Gianotti-Crosti syndrome. *Exp Rev Dermatol* 2013;8.1:57-64.

Eosinophilic pustular folliculitis

[4] Hernandez-Martin A, Nuno-Gonzalez A, Colmenero I, *et al*. Eosinophilic pustular folliculitis of infancy: a series of 15 cases and review of the literature. *J Am Acad Dermatol* 2013;68(1):150-5.

Pigmentary mosaicism

[4] Taibjee SM, Bennett DC, Moss C. Abnormal pigmentation in hypomelanosis of Ito and pigmentary mosaicism: the role of pigmentary genes. *Br J Dermatol* 2004;151(2):269-82.

Non-accidental injury

[1] Maguire S. *Which injuries may indicate child abuse? Arch Dis Child Educ Pract Ed* 2010;95:170-7.

Langerhans cell histiocytosis

[7] Lau L, Krafchik B, Trebo MM, *et al*. Cutaneous Langerhans cell histiocytosis in children under one year. *Pediatr Blood Cancer* 2006;46(1):66-71.

Mastocytosis

[2] Torrelo A, Alvarez-Twose I, Escribano L. Childhood mastocytosis. *Curr Opin Pediatr* 2012;24(4):480-6.

Infantile and congenital haemangiomas

Infantile haemangiomas

[1] International Society for the Study of Vascular Anomalies (ISSVA). *ISSVA classificaiton for vascular anomalies* 2014. http://www.issva.org(last accessed May 2015)

[13] Metry D, Heyer G, Hess C, *et al*. Consensus statement on diagnostic criteria for PHACE syndrome. *Pediatrics* 2009;124(5):1447-56.

[16] Luu M, Frieden IJ. Haemangioma: clinical course, complications and management. *Br J Dermatol* 2013;169(1):20-30.

[17] Dickie B, Dasgupta R, Nair R, *et al*. Spectrum of hepatic hemangiomas: management and outcome. *J Pediatr Surg*

第10部分

2009;44(1):125-33.
[19] Vredenborg AD, Janmohamed SR, de Laat PC, *et al*. Multiple cutaneous infantile haemangiomas and the risk of internal haemangioma. *Br J Dermatol* 2013;169(1):188-91.
[30] Solman L, Murabit A, Gnarra M, *et al*. Propranolol for infantile haemangiomas: single centre experience of 250 cases and proposed therapeutic protocol. *Arch Dis Child* 2014.
[31] Drolet BA, Frommelt PC, Chamlin SL, *et al*. Initiation and use of propranolol for infantile hemangioma: report of a consensus conference. *Pediatrics* 2013;131(1):128-40.
[34] Chakkittakandiyil A, Phillips R, Frieden IJ, *et al*. Timolol maleate 0.5% or 0.1% gel-forming solution for infantile hemangiomas: a retrospective, multicenter, cohort study. *Pediatr Dermatol* 2012;29(1):28-31.
[39] Batta K, Goodyear HM, Moss C, *et al*. Randomised controlled study of early pulsed dye laser treatment of uncomplicated childhood haemangiomas: results of a 1-year analysis. *Lancet* 2002;360(9332):521-7.

Congenital haemangiomas

[3] Nasseri E, Piram M, McCuaig CC, *et al*. Partially involuting congenital hemangiomas: a report of 8 cases and review of the literature. *J Am Acad Dermatol* 2014;70(1):75-9.

索　引

E

F

G

H

L

M

N

O

P

Q

R

S

U

V

W

X

扫一扫,查阅英文版索引

鲁克皮肤病学

Rook's Textbook of Dermatology

第 9 版

第 4 册

主　编 Christopher Griffiths　Jonathan Barker
Tanya Bleiker　Robert Chalmers
Daniel Creamer

总主译 李　强　刘　玮　王　刚　李承新

主　译 崔　勇　施　辛

副主译 陈玲玲　陈爱军　牟宽厚

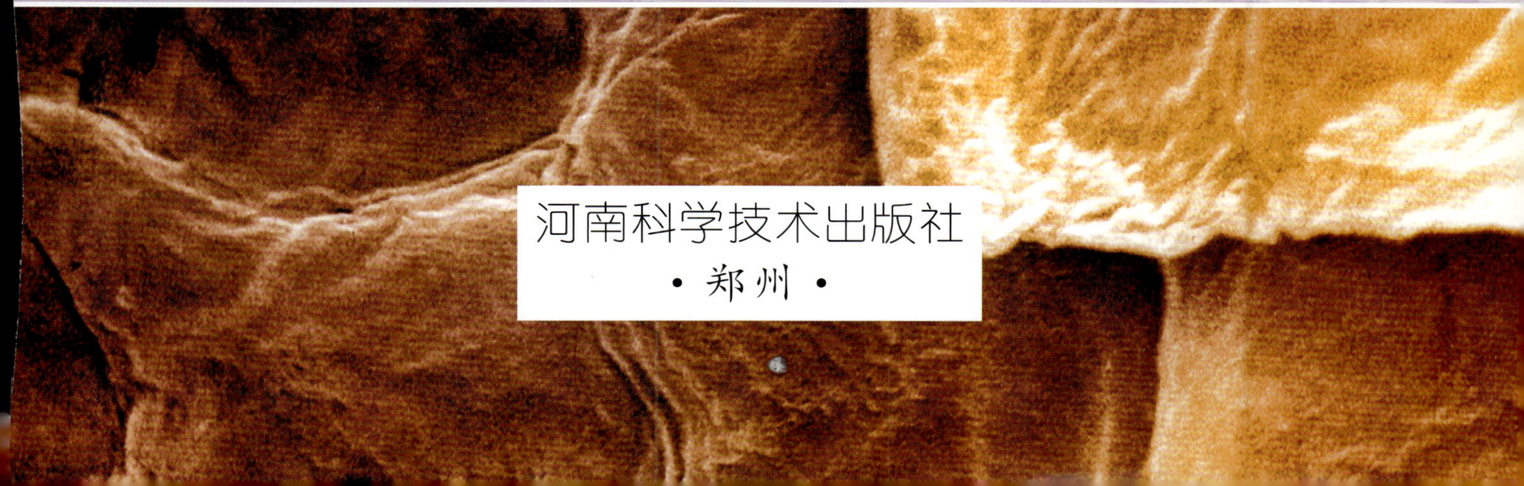

河南科学技术出版社
· 郑州 ·

内容提要

《鲁克皮肤病学》(*Rook's Textbook of Dermatology*)约 880 万字,被誉为皮肤病学圣经级巨著。本书由曼彻斯特大学萨尔福德(Salford)皇家 NHS 基金会皮肤病中心克里斯托弗·格里菲斯(Christopher Griffiths)等 5 位教授领衔主编,汇集了 150 名世界顶级皮肤病学专家参与编写而成。本书特点:①基础理论深入完整;②理论与临床相结合;③临床实用性突出;④约 5000 幅清晰彩图,每种疾病均用清晰的彩色图片展示相关皮肤病损害;⑤病种约 4000 种。全书内容包括皮肤科基础、皮肤科临床、性传播感染、皮肤外科学、皮肤美容等部分。对具体疾病逐项介绍了定义、病因、病理、临床表现、基础检查、诊断与鉴别诊断、治疗方法等。本书完整地介绍了皮肤科学的基础理论,基本操作技能及方法,世界皮肤科学新进展等。本书适合皮肤科医师、全科医师及皮肤科技术人员阅读参考。

图书在版编目(CIP)数据

鲁克皮肤病学/(英)克里斯托弗·格里菲斯(Christopher Griffiths)等主编;崔勇,施辛主译. —9 版. —郑州:河南科学技术出版社,2022.7
ISBN 978-7-5725-0817-2

Ⅰ.①鲁… Ⅱ.①克… ②崔… ③施… Ⅲ.①皮肤病学 Ⅳ.①R751

中国版本图书馆 CIP 数据核字(2022)第 085025 号

Rook's Textbook of Dermatology, 9th Edition, ISBN 978-1-1184-4119-0
This edition first published 2016

备案号:豫著许可备字-2021-A-0234

出版发行: 河南科学技术出版社
北京名医世纪文化传媒有限公司
地址:北京市丰台区万丰路 316 号万开基地 B 座 115 室　　邮编:100161
电话:010-63863186　010-63863168
策划编辑: 焦万田
文字编辑: 郭春喜　杨永岐　韩　志　陈　鹏
责任审读: 周晓洲
责任校对: 龚利霞
封面设计: 中通世奥
版式设计: 崔刚工作室
责任印制: 程晋荣
印　　刷: 河南瑞之光印刷股份有限公司
经　　销: 全国新华书店、医学书店、网店
开　　本: 889 mm×1194 mm　1/16　　**总印张:** 281.5　　**总字数:** 8870 千字
版　　次: 2022 年 7 月第 9 版　　2022 年 7 月第 1 次印刷
定　　价: 3398.00 元(1、2、3、4 册)

如发现印、装质量问题,影响阅读,请与出版社联系并调换

原著主编简介

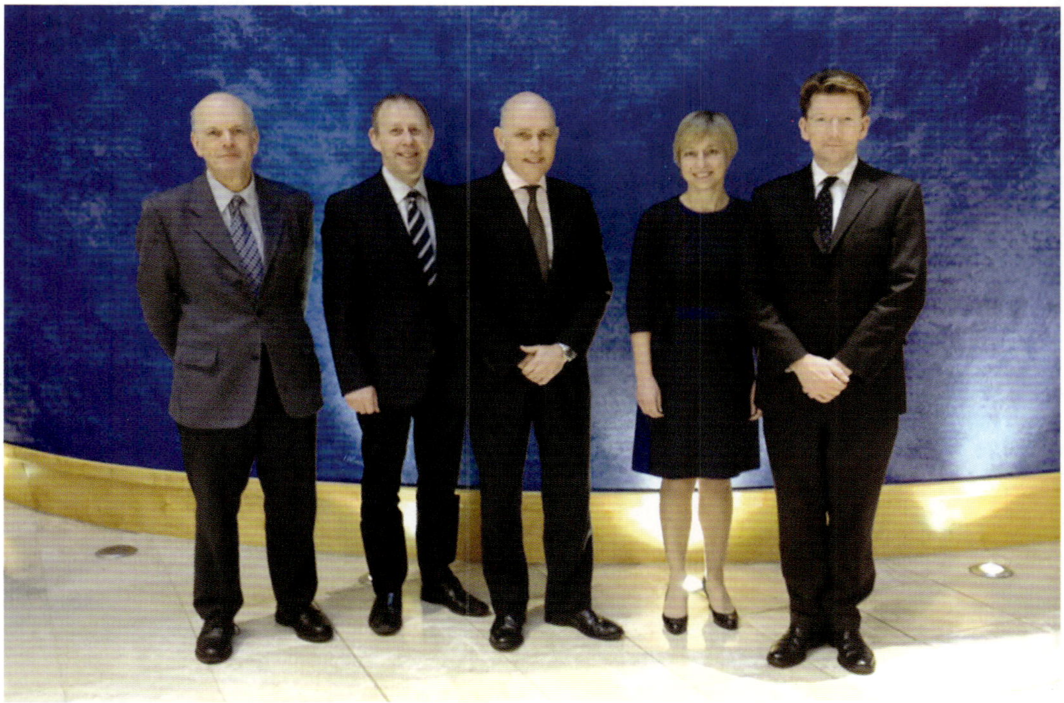

克里斯托弗·格里菲斯(Christopher Griffiths)教授，萨尔福德(Salford)皇家 NHS 基金会皮肤病中心，曼彻斯特大学(左 3)

乔纳森·巴克(Jonathan Barker)教授，伦敦国王学院(左 2)

塔尼娅·布莱克(Tanya Bleiker)教授，NHS 基金会德比教学医院(左 4)

罗伯特·查尔默斯(Robert Chalmers)教授，萨尔福德(Salford)皇家 NHS 基金会皮肤病学中心，曼彻斯特皇家医院(左 1)

丹尼尔·克里默(Daniel Creamer)教授，伦敦国王学院附属医院(左 5)

总主译简介

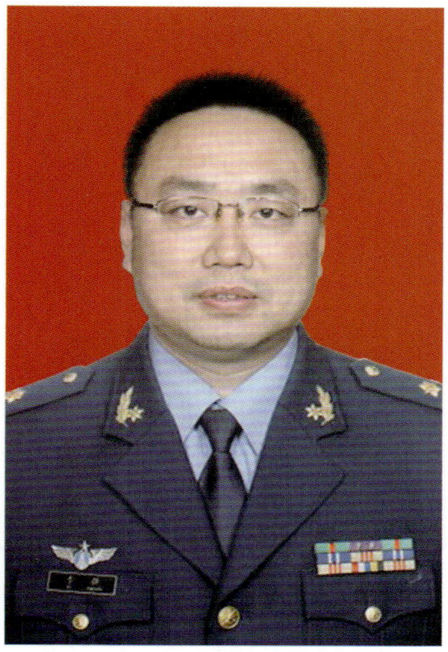

李　强　医学博士、博士后(日本)，副主任医师，硕士研究生导师，空军特色医学中心皮肤科副主任。兼任中华医学会医学美学与美容学分会第八届委员会皮肤美容学组委员，中国医师协会皮肤科分会委员，中华医学会白癜风研究中心委员，中西医结合皮肤病分会青年委员。2007 年 9 月至 2009 年 12 月赴日本北海道大学医学研究科皮肤科分野做博士研究员工作。先后负责 2 项国家自然科学基金、1 项北京市自然基金、1 项军队后勤科研重点项目、1 项军医大学人才基金科研项目。以第一作者发表 SCI 论文 20 篇、统计源期刊文章 40 余篇，主编专著 4 部、副主编 3 部、参编 10 余部。

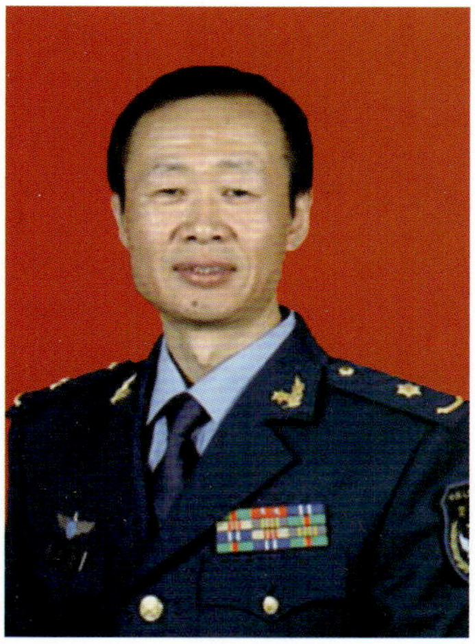

刘　玮　主任医师、教授、博士研究生导师，空军特色医学中心皮肤病医院院长、皮肤科主任。现任中央军委保健委员会会诊专家。兼任中国医师协会皮肤科医师分会顾问，中华医学会医学美学与美容学分会副主任委员，中国整形美容协会标准委员会会长，中国照明学会光生物及光化学委员会主任委员等。2019 年被评为国之名医(卓越建树)。《中华皮肤科杂志》《临床皮肤科杂志》《中国皮肤性病杂志》《中华医学美容杂志》等十余种期刊编委。长期从事皮肤病性病专业的医疗、科研和教学工作，主要研究方向为皮肤光生物学、化妆品皮肤不良反应及化妆品功效性评价，编写《化妆品皮肤病诊断标准及处理原则》等 7 项强制性国家标准。在国内外专业期刊上发表学术论文 100 余篇，主编及主译著作 20 余部，代表著作《现代美容皮肤科学基础》《皮肤科学与化妆品功效评价》。

总主译简介

王　刚　医学博士、主任医师、教授、博士研究生导师，空军军医大学西京皮肤医院院长、西京医院皮肤科主任。兼任中华医学会皮肤性病学分会副主任委员、实验学组组长，中国医师协会皮肤科医师分会会长，亚洲银屑病学会副理事长，*Eur J Dermatol* 和 *JID Innovations* 副主编。2005 年和 2007 年先后赴日本北海道大学和美国托马斯杰弗逊医学院做访问学者，从事合作研究工作。先后负责国家自然科学基金重点项目等国家级课题 16 项，以第一和通讯作者发表 SCI 论文 86 篇，主编专著 6 部，获得国家和省部级科技进步奖 7 项，入选第二届国之名医。

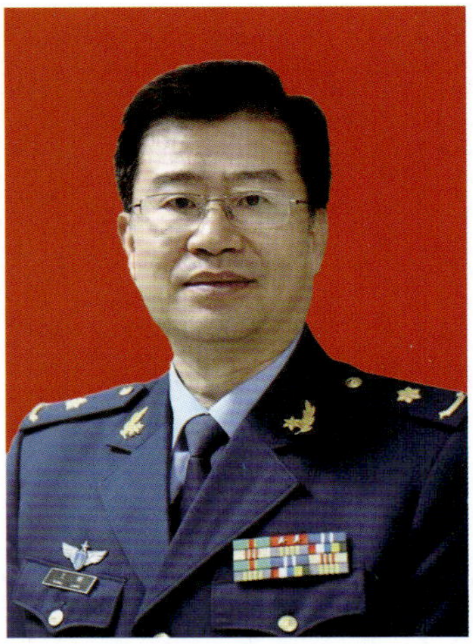

李承新　医学博士、博士后（美国）、主任医师、教授、博士研究生导师，解放军总医院第一医学中心皮肤科主任。兼任中国整形美容协会医疗美容继续教育分会会长，中国中西医结合学会变态反应专业委员会候任主任委员，中国整形美容协会激光美容分会副会长，全军皮肤病专业委员会副主任委员，北京市医学会皮肤性病学分会副主任委员等。曾获"教育部新世纪优秀人才""中国人民解放军总后勤部科技新星"等称号。先后承担国家"863"计划课题 3 项、国家自然科学基金课题 6 项等十余项科研课题。发表论文 300 余篇，其中 SCI 收录 40 余篇。获国家科技进步三等奖 1 项、陕西省科技进步一等奖 2 项。

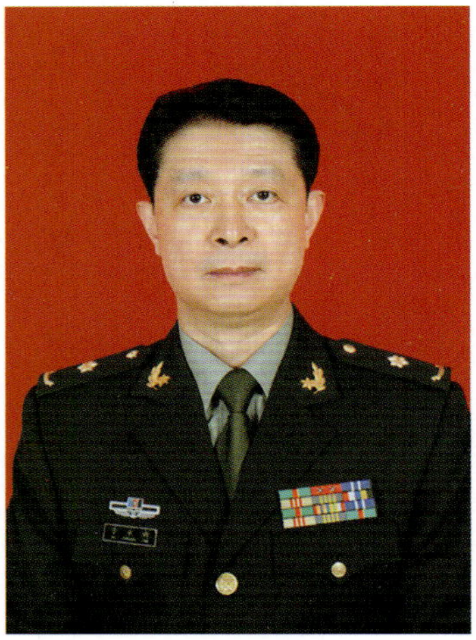

原著副主编名单

Anthony Bewley
BA(Hons), MB ChB, FRCP
Consultant Dermatologist, Department of Dermatology, Barts Health NHS Trust, London; and Senior Lecturer, Queen Mary College of Medicine, University of London, London, UK

Eduardo Calonje
MD, DipRCPath
Consultant Dermatopathologist, St John's Institute of Dermatology, Guy's and St Thomas' NHS Foundation Trust, London, UK

Tamara Griffiths
MD, FRCP, FAAD
Consultant Dermatologist, The Dermatology Centre, Salford Royal Hospital, Manchester, UK

Gregor B. E. Jemec
MD, DMSc
Professor and Clinical Lead, Department of Dermatology, Roskilde Hospital; Health Sciences Faculty, University of Copenhagen, Copenhagen, Denmark

Nick J. Levell
MD, FRCP, MB ChB, MBA
Clinical Director of Dermatology, Norwich Medical School, Norfolk and Norwich University Hospital, Norwich; National Specialty Lead Dermatology, National Institute for Health Research, London; Clinical Vice-President, British Association of Dermatologists, London, UK

John A. McGrath
MD, FRCP, FMedSci
Professor of Molecular Dermatology, St John's Institute of Dermatology, Division of Genetics and Molecular Medicine, Faculty of Life Sciences and Medicine, King's College London, London, UK

Graham Ogg
DPhil, BM BCh, FRCP
Professor of Dermatology, MRC Human Immunology Unit, Weatherall Institute of Molecular Medicine, University of Oxford; and Consultant Dermatologist, Oxford University Hospitals NHS Trust, Oxford, UK

Nick J. Reynolds
BSc, MB BS, MD, FRCP
Professor of Dermatology, Department of Dermatology, Royal Victoria Infirmary and Institute of Cellular Medicine, Newcastle University, Newcastle upon Tyne, UK

Robert P. E. Sarkany
FRCP, MD
Consultant Dermatologist and Head of Photodermatology, St John's Institute of Dermatology, Guy's and St Thomas' NHS Foundation Trust, London, UK

Eli Sprecher
MD, PhD
Professor and Chair, Department of Dermatology, Tel Aviv Sourasky Medical Center; and Department of Human Molecular Genetics and Biochemistry, Sackler Medical School, Tel Aviv University, Tel Aviv, Israel

Jane C. Sterling
MB BChir, MA, FRCP, PhD
Senior Lecturer and Honorary Consultant Dermatologist, Department of Dermatology, University of Cambridge, Addenbrooke's Hospital, Cambridge, UK

Hensin Tsao
MD, PhD
Head, Skin Cancer Genetics Laboratory/Wellman Center for Photomedicine; Director, MGH Melanoma and Pigmented Lesion Center/Department of Dermatology; Director, MGH Melanoma Genetics Program/MGH Cancer Center Massachusetts General Hospital, Boston, MA; Professor of Dermatology, Harvard Medical School, Boston, MA, USA

原著者名单

Christina Antoniou
MD
Professor of Dermatology, Department of Dermatology, University of Athens Medical School, Andreas Sygros Hospital, Athens, Greece
Chapter 132

Michael R. Ardern-Jones
BSc, MB BS, DPhil, FRCP
Dermatoimmunology, University of Southampton, Southampton General Hospital, Southampton, UK
Chapters 12, 41, 118

H. Ruth Ashbee
PhD
Principal Clinical Scientist, Mycology Reference Centre, Leeds Teaching Hospitals NHS Trust, Leeds, UK
Chapter 32

Matthias Augustin
MD
Director and Professor of Dermatology and Health Economics, Institute for Health Services Research in Dermatology and Nursing, University Medical Center Hamburg-Eppendorf, Hamburg, Germany
Chapter 6

Robert Baran
University of Franche-Comté, Nail Disease Centre, Cannes, France
Chapter 95

Richard J. Barlow
MD, FRCP
Consultant Dermatologist, St John's Institute of Dermatology, Guy's and St Thomas' NHS Foundation Trust, London, UK
Chapter 23

Saqib J. Bashir
BSc(Hons), MB ChB, MD, FRCP
Consultant Dermatological Surgeon, King's College, Hospital, London, UK
Chapters 123, 125

Tanya N. Basu
MA, PhD, MRCP
Consultant Dermatologist, King's College Hospital, London, UK
Chapter 38

Jürgen C. Becker
MD, PhD
Head of Department, Translational Skin Cancer Research (TSCR), German Cancer Consortium (DKTK), University Clinic of Essen, Essen, Germany
Chapter 145

Emma C. Benton
MB ChB, MRCP
Consultant Dermatologist, St John's Institute of Dermatology, Guy's and St Thomas' NHS Foundation Trust, London, UK
Chapter 4

John Berth-Jones
FRCP
Consultant Dermatologist, University Hospital, Coventry, UK
Chapter 18

Anthony Bewley
BA(Hons), MB ChB, FRCP
Consultant Dermatologist, Department of Dermatology, Barts Health NHS Trust, London; and Senior Lecturer, Queen Mary College of Medicine, University of London, London, UK
Chapters 84, 86

Balbir S. Bhogal
BMS, BSc, MSc
Head, Immunodermatology Laboratory, St John's Institute of Dermatology, Guy's and St Thomas' NHS Foundation Trust, London, UK
Chapter 3

Michael Bigby
MD, FAAD
Associate Professor of Dermatology, Harvard Medical School and Beth Israel Deaconess Medical Center, Boston, MA, USA
Chapter 17

Laurence M. Boon
MD, PhD
Coordinator, Center for Vascular Anomalies, Cliniques Universitaires Saint-Luc; Professor, Division of Plastic Surgery, Cliniques Universitaires Saint-Luc; Professor of Human Genetics, Human Molecular Genetics, de Duve Institute, Université catholique de Louvain, Brussels, Belgium
Chapter 73

Elena Borzova
DMedSci
Associate Professor of Allergy, Russian Medical Academy of Postgraduate Education, Moscow, Russian Federation
Chapter 44

Johnny Bourke
MD, FRCPI
Consultant Dermatologist, South Infirmary-Victoria University Hospital, Cork; Clinical Senior Lecturer, University College, Cork, Ireland
Chapters 61, 64, 97

Stephen M. Breathnach
MA, MB BChir, MD, PhD, FRCP, DipDerm(USA)
Consultant Dermatologist, St John's Institute of Dermatology, Guy's and St Thomas' NHS Foundation Trust, London, UK
Chapter 37

Aparna Briggs
MA, MB BChir, MRCP, DipGUM, DFSRH, DipHIV
Specialist Registrar in Genitourinary Medicine, Sheffield Teaching Hospitals NHS Foundation Trust, Sheffield, UK
Chapter 30

Christine Bundy
PhD, CPsychol, AFBPS
Senior Lecturer in Behavioural Medicine and Honorary Consultant Health Psychologist, Institute of Inflammation and Repair, University of Manchester, Manchester, UK
Chapter 11

Christopher B. Bunker
MA, MD, FRCP
Consultant Dermatologist, University College London Hospitals and Chelsea & Westminster Hospitals, London, UK; Professor of Dermatology, University College and Imperial College, London, UK
Chapters 31, 111

A. David Burden
MD, FRCP
Consultant Dermatologist, Western Infirmary, Glasgow; Professor of Dermatology, University of Glasgow, Glasgow, UK
Chapter 35

Nigel Burrows
MD, FRCP
Consultant Dermatologist, Department of Dermatology, Addenbrooke's Hospital, Cambridge University Hospitals NHS Foundation Trust, Cambridge, UK
Chapter 72

Eduardo Calonje
MD, DipRCPath
Consultant Dermatopathologist, St John's Institute of Dermatology, Guy's and St Thomas' NHS Foundation Trust, London, UK
Chapters 3, 137, 138

Rino Cerio
BSc, MB BS, LRCP, MRCS, FRCP(Lond), FRCP(Edin), FRCPath, DipRCPath, ICPath
Consultant Dermatologist and Director of Dermatopathology, The Royal London Hospital, Bart's Health NHS Trust, London; Queen Mary's Medical and Dental School, University of London, London, UK
Chapter 47

Kelly B. Cha
MD, PhD
Assistant Professor of Dermatology, Department of Dermatology, University of Michigan Health System, Ann Arbor, MI, USA
Chapter 143

Amy Y.-Y. Chen
MD, FAAD
Assistant Professor of Dermatology, Department of Dermatology, University of Connecticut School of Medicine, Canton, CT, USA
Chapter 100

Ai-Lean Chew
MB ChB, MRCP
Consultant Dermatologist, Guy's and St Thomas' NHS Foundation Trust, London; King's College Hospital, London, UK
Chapters 123, 125

Fiona Child
MD, FRCP
Consultant Dermatologist, St John's Institute of Dermatology, Guy's and St Thomas' NHS Foundation Trust, London, UK
Chapters 135, 140

Olivier Chosidow
MD, PhD
Professor and Chairman, UPEC-Université Paris-Est Créteil Val de Marne, Department of Dermatology, Hôpital Henri Mondor, Créteil, France
Chapter 34

Anthony C. Chu
FRCP
Professor of Dermatology, Hammersmith Hospital, Imperial College Healthcare NHS Trust, London, UK
Chapters 36, 87

Derek H. Chu
MD
Resident, Department of Dermatology, Children's Hospital of Philadelphia, Philadelphia, PA, USA
Chapter 63

Lis Cordingley
PhD, CPsychol
Senior Lecturer in Health Psychology, Institute of Inflammation and Repair, University of Manchester, Manchester, UK
Chapter 11

Ian H. Coulson
BSc, MB BS, FRCP
Consultant Dermatologist, Burnley General Hospital, East Lancashire NHS Trust IHC, Burnley, UK
Chapters 4, 94

Daniel Creamer
MD, FRCP
Consultant Dermatologist, Department of Dermatology, King's College Hospital, London, UK
Chapters 53, 119, 121

Robert Dawe
MB ChB, MD, FRCPE
Consultant Dermatologist and Honorary Reader, Photobiology Unit, University of Dundee, Ninewells Hospital and Medical School, Dundee, UK
Chapter 127

David A. R. de Berker
BA, MB BS, MRCP
Consultant Dermatologist, Bristol Dermatology Centre, Bristol Royal Infirmary, Bristol, UK
Chapters 89, 95

Pascal Delaunay
PharmD, PhD
Professor and Chairman, Department of Parasitology-Mycology, Centre Hospitalier Universitaire de Nice, Hôpital de l'Ardet, Nice, France; INSERM, Centre Méditerranéen de Médecine Moléculaire, Université de Nice-Sophia Antipolis, Nice, France
Chapter 34

Christopher P. Denton
PhD, FRCP
Professor of Experimental Rheumatology, Division of Medicine, University College London, London; Consultant Rheumatologist, Royal Free London NHS Foundation Trust, London, UK
Chapter 56

Nemesha Desai
MB BS(Hons), BSc(Hons), FRCP, PGCHE
Consultant, St John's Institute of Dermatology, Guy's and St Thomas' NHS Foundation Trust, London, UK
Chapter 92

Anne Dompmartin
MD, PhD
Coordinator, Consultation of Vascular Anomalies, Université de Caen Basse Normandie, Caen; Department of Dermatology, CHU Caen, Caen, France
Chapter 73

Christopher Downing
MD
Dermatologist, University of Texas Health Science Center, Houston, TX, USA
Chapters 33, 131

Reinhard Dummer
MD
Professor, Department of Dermatology, University Hospital Zurich, Zurich, Switzerland
Chapter 143

Alison B. Durham
MD
Assistant Professor of Dermatology, Department of Dermatology, University of Michigan Health System, Ann Arbor, MI, USA
Chapter 143

Jan Dutz
MD, FRCPC
Professor, Skin Care Centre, Vancouver General Hospital, Vancouver, BC, Canada
Chapter 51

E. Anne Eady
PhD
Principal Research Fellow, Department of Dermatology, Harrogate and District NHS Foundation Trust, Harrogate, UK
Chapter 90

David J. Eedy
MD, FRCP
Consultant Dermatologist, Department of Dermatology, Craigavon Area Hospital, Craigavon, UK
Chapter 85

Lennart Emtestam
MD, PhD
Professor, Department of Medicine Huddinge, Karolinska Institutet, Stockholm; Department of Dermatology, Karolinska University Hospital, Stockholm, Sweden
Chapter 147

Robyn Evans
MD, CCFP
Director, Wound Healing Clinic, Women's College Hospital; Lecturer, University of Toronto, Toronto, Ontario, Canada
Chapter 124

Khaled Ezzedine
MD, PhD
Doctor and Consultant, Service de Dermatologie et Dermatologie Pédiatrique, Hôpital St André, Bordeaux, France
Chapter 70

Paul Farrant
MB BS, BSc(Hons), FRCP
Consultant Dermatologist, Brighton and Sussex University Hospitals, Brighton, UK
Chapters 89, 107

Hiva Fassihi
MA, MD, MRCP
Consultant Dermatologist and Clinical Lead for the National XP Service, St John's Institute of Dermatology, Guy's and St Thomas' NHS Foundation Trust, London, UK
Chapter 78

Louise Fearfield
MA, DM, FRCP
Consultant Dermatologist, Chelsea & Westminster and The Royal Marsden Hospitals, London, UK
Chapter 120

Andrew Y. Finlay
CBE, FRCP(Lond, Glasg)
Professor of Dermatology, Department of Dermatology and Wound Healing, Cardiff University School of Medicine, Cardiff, UK
Chapter 16

Gary Fisher
PhD
Professor of Dermatology, University of Michigan Medical Center, Ann Arbor, MI, USA
Chapter 155

Carsten Flohr
FRCP, FRCPCH, MA, MPhil, DLSHTM, MSc, PhD
Reader and Consultant, St John's Institute of Dermatology, Guy's and St Thomas' NHS Foundation Trust, London, UK
Chapter 41

Paul D. Flynn
PhD, FRCP
Consultant Physician, Acute and Metabolic Medicine, Addenbrooke's Hospital, Cambridge; Associate Lecturer, Department of Medicine, University of Cambridge, Cambridge, UK
Chapter 62

John Frew
MB ChB, MRCP, FRCR
Consultant Clinical Oncologist, Northern Centre for Cancer Care, Freeman Hospital, Newcastle upon Tyne, UK
Chapter 24

Amit Garg
MD, FAAP
Associate Professor and Founding Chair, Department of Dermatology, Hofstra NSLIJ School of Medicine, Manhasset, NY, USA
Chapter 100

Caroline Gaudy-Marqueste
MD, PhD
Assistant Professor of Dermatology, Service de Dermatologie et Cancérologie Cutanée, Hôpital de la Timone, Marseille, France
Chapter 143

Andrew R. Gennery
MD, FRCPCH, MRCP
Reader in Paediatric Immunology and HSCT, Institute of Cellular Medicine, Newcastle University, Newcastle upon Tyne, UK
Chapter 82

Sam Gibbs
FRCP
Consultant Dermatologist, Great Western Hospital, Swindon, UK
Chapter 15

Mary T. Glover
MA, FRCP, FRCPCH
Consultant Dermatologist, Great Ormond Street Hospital for Children NHS Foundation Trust, London, UK
Chapter 117

Robert Gniadecki
MD, PhD
Consultant and Clinical Professor of Dermatology, Department of Dermatology, Bispebjerg Hospital and University of Copenhagen, Copenhagen, Denmark; and Division of Dermatology, University of Alberta, Alberta, Canada
Chapter 148

Chee-Leok Goh
MD, MB BS, MRCP(UK), MMed, FRCPE
Senior Consultant Dermatologist and Clinical Professor, National Skin Centre, National University of Singapore, Singapore
Chapter 159

Simone M. Goldinger
MD
Senior Physician, Department of Dermatology, University Hospital Zurich, Zurich, Switzerland
Chapter 143

Portia C. Goldsmith
MD, FRCP
Consultant Dermatologist, Barts Health and Homerton University Hospital, London, UK
Chapter 103

Mark Goodfield
MD, FRCP
Professor and Consultant Dermatologist, Department of Dermatology, Chapel Allerton Hospital, Leeds, UK
Chapters 51, 52, 54, 55

Kristiana Gordon
MB BS, MRCP, MD(Res)
Consultant in Dermatology and Lymphovascular Medicine, St George's Hospital, London, UK
Chapter 105

Patrick Gordon
FRCP, PhD, MB BS
Consultant Rheumatologist and Honorary Senior Lecturer, Department of Rheumatology, King's College Hospital, London, UK
Chapter 53

Michael Gossop
BA, PhD
Emeritus Professor, National Addiction Centre, King's College London, London, UK
Chapter 121

Clive E. H. Grattan
MA, MD, FRCP
Consultant Dermatologist, Norfolk and Norwich University Hospital, Norwich; and St John's Institute of Dermatology, Guy's and St Thomas' NHS Foundation Trust, London, UK
Chapters 42, 43, 44, 45, 46

Malcolm Greaves
MD, PhD, FRCP
Emeritus Professor of Dermatology and Honorary Consultant in Dermatology, Cutaneous Allergy Clinic, St John's Institute of Dermatology, Guy's and St Thomas' NHS Foundation Trust, London, UK
Chapter 83

Jean Jacques Grob
MD
Professor of Dermatology, Head of Dermatology and Skin Cancers, Service de Dermatologie et Cancérologie Cutanée, Hôpital de la Timone, Marseille, France
Chapter 143

Richard Groves
MB BS, FRCP
Head, Clinical Immunodermatology, St John's Institute of Dermatology, Guy's and St Thomas' NHS Foundation Trust, London, UK
Chapter 50

Girish Gupta
MB ChB, FRCP
Consultant Dermatologist and Skin Cancer Lead, Department of Dermatology, Monklands Hospital, Airdrie, UK
Chapter 142

Nadi K. Gupta
MB ChB, MRCP, DipGUM, DFFP, DipHIV
Honorary Senior Clinical Lecturer, University of Sheffield, Sheffield; Consultant Physician in Genitourinary Medicine, Sheffield Teaching Hospitals NHS Foundation Trust, Sheffield; Rotherham Hospital NHS Foundation Trust, Rotherham, UK
Chapter 30

Richard H. Guy
MA, PhD
Professor of Pharmaceutical Sciences, Department of Pharmacy and Pharmacology, University of Bath, Bath, UK
Chapter 13

Jürg Hafner
MD
Professor, Dermatologist, Angiologist and Phlebologist (SIME/FMH) and Senior Staff, Department of Dermatology, University Hospital of Zurich, Zurich, Switzerland
Chapter 104

Philip J. Hampton
MB BS, BMedSci, PhD, FRCP
Consultant Dermatologist, Newcastle Hospitals NHS Trust, Newcastle Upon Tyne, UK
Chapter 49

Catherine A. Harwood
MA, PhD, FRCP
Professor of Dermatology and Consultant Dermatologist, Department of Dermatology, The Royal London Hospital, London; Centre for Cutaneous Research, Blizard Institute, Barts and the London School of Medicine and Dentistry, Queen Mary University of London, London, UK
Chapter 146

Roderick J. Hay
DM, FRCP, FRCPath, FMedSci
Professor of Cutaneous Infection, Dermatology Department, King's College Hospital, London, UK
Chapters 26, 32, 93

Elisabeth M. Higgins
MA, FRCP
Consultant Dermatologist, King's College Hospital, London, UK
Chapter 117

Colin A. Holden
BSc, MD, FRCP
Consultant Dermatologist, Department of Dermatology, Epsom & St Helier NHS Trust, St Helier Hospital, Carshalton, UK
Chapter 41

S. Walayat Hussain
BSc(Hons), MB ChB, MRCP(UK), FRACP, FACMS
Consultant Dermatological Surgeon, Leeds Centre for Dermatology, Chapel Allerton Hospital, Leeds Teaching Hospitals NHS Trust, Leeds, UK
Chapter 20

Sally Ibbotson
MB ChB, MD, FRCPE
Clinical Senior Lecturer in Photobiology and Honorary Consultant Dermatologist, Photobiology Unit, University of Dundee, Ninewells Hospital and Medical School, Dundee, UK
Chapters 21, 22, 127

John R. Ingram
MA, MSc, DM, MRCP(Derm), FAcadMEd
Senior Lecturer and Consultant Dermatologist, Department of Dermatology & Wound Healing, Cardiff University, Cardiff, UK
Chapter 39

Alan D. Irvine
MD, FRCP, FRCPI
Consultant Dermatologist, Our Lady's Children's Hospital, Crumlin; St. James's Hospital, Dublin; and Trinity College, Dublin, Ireland
Chapters 76, 77, 79, 80

Peter Itin
MD
Professor for Dermatology and Venerology, Head of Department of Dermatology, University Hospital Basle, Basle, Switzerland
Chapter 67

Natalia Jaimes
MD
Attending Physician, Dermatology Service, Universidad Pontificia Bolivariana and Aurora Skin Cancer Center, Medellín, Colombia
Chapter 144

Gregor B. E. Jemec
MD, DMSc
Professor and Clinical Lead, Department of Dermatology, Roskilde Hospital; Health Sciences Faculty, University of Copenhagen, Copenhagen, Denmark
Chapters 92, 93

Melinda V. Jen
MD
Assistant Professor, Department of Dermatology, Children's Hospital of Philadelphia, Philadelphia, PA, USA
Chapter 63

Marc G. Jeschke
MD, PhD, FACS, FCCM, FRCSC
Professor, Ross Tilley Burn Centre, Sunnybrook Health Sciences Centre, Toronto; Department of Surgery, Division of General Surgery, Plastic Surgery, Department of Immunology, University of Toronto, Toronto; Sunnybrook Research Institute, Toronto, Ontario, Canada
Chapter 126

Timothy M. Johnson
MD
Lewis and Lillian Becker Professor of Dermatology, Professor of Otolaryngology and Surgery (Division of Plastic Surgery), Department of Dermatology, University of Michigan Health System, Ann Arbor, MI, USA
Chapter 143

Charles G. Kelly
MB ChB, MSc, FRCP, FRCR, FBIR, DMRT
Consultant Clinical Oncologist and Lead for Radiotherapy, Northern Centre for Cancer Care, Freeman Hospital, Newcastle upon Tyne; Deputy Degree Program Director and Honorary Clinical Senior Lecturer, Northern Institute for Cancer Research, Newcastle University, Newcastle upon Tyne, UK
Chapter 24

Cameron Kennedy
MA, MB BChir, FRCP
Consultant Dermatologist, Bristol Royal Infirmary and Bristol Royal Hospital for Children, Bristol; Honorary Clinical Senior Lecturer, University of Bristol, Bristol, UK
Chapter 108

Alexandra B. Kimball
MD, MPH, FAAD
Department of Dermatology, Massachusetts General Hospital, Boston, MA, USA
Chapter 156

George R. Kinghorn
OBE, MD, FRCP
Honorary Professor and Consultant Physician in Genitourinary Medicine, Sheffield Teaching Hospitals NHS Foundation Trust, Sheffield, UK
Chapters 29, 30

Veronica A. Kinsler
MA, MB BChir, MRCPCH, PhD
Consultant Paediatric Dermatologist and Academic Lead Clinician, Paediatric Dermatology, Great Ormond Street Hospital for Children NHS Foundation Trust, London, UK
Chapter 75

Brian Kirby
MD, FRCPI
Consultant Dermatologist, St Vincent's University Hospital, Dublin; Associate Clinical Professor, University College, Dublin, Ireland
Chapter 35

Eubee Koo
BS
Department of Dermatology, Massachusetts General Hospital, Boston, MA, USA
Chapter 156

Magdalene Krensel
MSc
Project Manager in Health Economics, Institute for Health Services Research in Dermatology and Nursing, University Medical Center Hamburg-Eppendorf, Hamburg, Germany
Chapter 6

Alison M. Layton
MB ChB, FRCP
Consultant Dermatologist, Department of Dermatology, Harrogate and District NHS Foundation Trust, Harrogate, UK
Chapter 90

John T. Lear
MD, FRCP
Consultant Dermatologist, Department of Dermatology, Manchester Royal infirmary, Manchester, UK
Chapters 133, 134, 141, 142

Laurence Le Cleach
MD
Consultant Dermatologist, Service de Dermatologie, Satellite Français du Cochrane Skin Group, Hôpital Henri Mondor, Créteil, France
Chapter 37

Haur Yueh Lee
MB BS, MRCP(UK), MMed(IntMed), FAMS(Derm)
Head of Department and Consultant Dermatologist, Department of Dermatology, Singapore General Hospital; Adjunct Assistant Professor, DUKE-NUS Graduate Medical School, Singapore
Chapters 118, 119

Jonathan N. Leonard
BSc, MD, FRCP
Consultant Dermatologist, Department of Dermatology, Imperial College Healthcare NHS Trust, London, UK
Chapter 109

Tabi A. Leslie
BSc(Hons), MB BS(Hons), FRCP(Lond)
Consultant Dermatologist, Royal Free Hospital, London, UK
Chapter 101

Nick J. Levell
MD, FRCP, MB ChB, MBA
Clinical Director of Dermatology, Norwich Medical School, Norfolk and Norwich University Hospital, Norwich; National Specialty Lead Dermatology, National Institute for Health Research, London; Clinical Vice-President, British Association of Dermatologists, London, UK
Chapters 1, 102

Fiona Lewis
MD, FRCP
Consultant Dermatologist, Wexham Park Hospital, Frimley Health; St John's Institute of Dermatology, Guy's and St Thomas' NHS Foundation Trust, London, UK
Chapter 112

Joyce Teng Ee Lim
MB BS, FRCPI, FAMS(Derm)
Senior Consultant Dermatologist, National Skin Centre, National University of Singapore, Singapore
Chapter 159

Dan Lipsker
MD, PhD
Professor, Faculté de Medicine, Université de Strasbourg, Strasbourg, France
Chapter 45

Diana N. J. Lockwood
BSc, MD, FRCP
Professor of Tropical Medicine, London School of Hygiene & Tropical Medicine, London; Consultant Leprologist, Hospital for Tropical Diseases, University College Hospital NHS Trust, London, UK
Chapter 28

Christopher R. Lovell
MB ChB, MD, FRCP
Consultant Dermatologist, Department of Dermatology, Royal United Hospital and Royal National Hospital for Rheumatic Diseases, Bath, UK
Chapters 45, 96, 154

Nicholas J. Lowe
MB ChB, MD, FRCP, FACP, FAmAcadDerm
Consultant Dermatologist, The Cranley Clinic, London, UK; Clinical Professor of Dermatology, UCLA School of Medicine, Los Angeles, USA
Chapter 158

Calum Lyon
FRCP
Dermatologist and Honorary Clinical Lecturer, York Hospital NHS Trust, York; Salford Royal Hospital NHS Trust, Salford, UK
Chapter 114

Vishal Madan
MD, FRCP
Consultant Dermatologist, Laser and Mohs Surgeon, Dermatology Centre, Salford Royal NHS Foundation Trust, Salford, UK
Chapters 23, 133, 134, 141, 142

Eleanor Mallon
MB BS, MD, FRCP
Consultant Dermatologist, Croydon University Hospital, Croydon; Honorary Senior Lecturer in Dermatology, St John's Institute of Dermatology, Guy's and St Thomas' NHS Foundation Trust, London, UK
Chapter 113

Juan Mañá
MD, PhD
Associate Professor of Medicine and Internal Medicine Clinical Chief, Department of Internal Medicine, Bellvitge University Hospital, Barcelona University, Barcelona, Spain
Chapter 98

Joaquim Marcoval
MD, PhD
Associate Professor and Consultant Dermatologist, Department of Dermatology, Bellvitge University Hospital, Barcelona University, Barcelona, Spain
Chapter 98

Ashfaq A. Marghoob
MD
Attending Physician, Dermatology Service, Memorial Sloan-Kettering Cancer Center, New York, NY, USA
Chapter 144

Alexander M. Marsland
BSc(Hons), MB ChB, FRCP
Consultant Dermatologist and Honorary Senior Lecturer, Salford Royal Foundation Trust and University of Manchester, Manchester, UK
Chapter 42

Marcus Maurer
MD
Professor of Dermatology and Allergology, Charité, Berlin, Germany
Chapter 43

Collette McCourt
MB, BCH
Clinical Fellow in Immunodermatology, Skin Care Centre, Vancouver General Hospital, Vancouver, BC, Canada
Chapter 51

John A. McGrath
MD, FRCP, FMedSci
Professor of Molecular Dermatology, St John's Institute of Dermatology, Division of Genetics and Molecular Medicine, Faculty of Life Sciences and Medicine, King's College London, London, UK
Chapters 2, 7, 71

Jane M. McGregor
MA, MB BChir, MRCP, MD
Senior Lecturer and Consultant Dermatologist, Department of Dermatology, The Royal London Hospital, London; Centre for Cutaneous Research, Blizard Institute, Barts and the London School of Medicine and Dentistry, Queen Mary University of London, London, UK
Chapter 146

Kevin McKenna
MD, FRCP
Consultant Dermatologist, Dermatology Department, Belfast Trust, Belfast, UK
Chapters 21, 22

Jemima E. Mellerio
BSc, MD, FRCP
Consultant Dermatologist and Honorary Senior Lecturer, St John's Institute of Dermatology, Guy's and St Thomas' NHS Foundation Trust, London, UK
Chapters 76, 77, 79, 80

Andrew G. Messenger
MB BS, MD, FRCP
Professor of Dermatology, Department of Dermatology, Royal Hallamshire Hospital, Sheffield, UK
Chapter 89

Dieter Metze
MD
Professor, Department of Dermatology, University Hospital Münster, Münster, Germany
Chapter 65

George W. M. Millington
PhD, FRCP
Consultant Dermatologist, Dermatology Department, Norfolk and Norwich University Hospital, Norwich, UK
Chapter 74

Sonja Molin
MD
Assistant Professor, Department of Dermatology and Allergology, Ludwig Maximilian University, Munich, Germany
Chapters 150, 151, 152, 153

Gentiane Monsel
MD
Professor and Chairman, UPEC-Université Paris-Est Créteil Val de Marne, Department of Dermatology, Hôpital Henri Mondor, Créteil, France
Chapter 34

Fanny Morice-Picard
MD, PhD
Doctor and Consultant, Service de Dermatologie et Dermatologie Pédiatrique, Hôpital St André, Bordeaux, France
Chapter 70

Andrew Morris
BM BCh, MA, PhD, FRCPCH
Consultant in Paediatric Metabolic Medicine, Manchester Centre for Genomic Medicine, Central Manchester University Hospitals NHS Foundation Trust, Manchester, UK
Chapter 81

Rachael Morris-Jones
BSc, MB BS, MRCP, FRCP, PhD, PCME
Dermatology Consultant, Dermatology Department, King's College Hospital, London, UK
Chapters 26, 93

Peter S. Mortimer
MD, FRCP
Professor of Dermatological Medicine, St George's Hospital, London, UK
Chapter 105

Richard J. Motley
MA, MD, FRCP, FAcadMEd
Consultant in Dermatology and Cutaneous Surgery, Welsh Institute of Dermatology, University Hospital of Wales, Cardiff, UK
Chapter 20

Megan Mowbray
BSc(Hons), FRCP, MD
Consultant Dermatologist, Department of Dermatology, Queen Margaret Hospital, NHS Fife, Dunfermline, UK
Chapter 107

Chetan Mukhtyar
MB, MSc, MD, FRCP, FRCP(Edin)
Consultant Rheumatologist, Norwich Medical School, Norfolk and Norwich University Hospital, Norwich, UK
Chapter 102

Colin S. Munro
MD, FRCP(Glasg)
Honorary Consultant Dermatologist, Queen Elizabeth University Hospital, Glasgow, UK
Chapter 66

Rabindranath Nambi
MD, DD, DNB
Consultant Dermatologist, Royal Derby Hospitals Foundation NHS Trust, Derby, UK
Chapter 122

Janakan Natkunarajah
MRCP(Derm)
Consultant Dermatologist, Kingston Hospital, London, UK
Chapter 120

Tim Niehues
MD
Professor of Paediatrics, Centre for Child Health and Adolescence, HELIOS Klinikum, Krefeld; Academic Hospital, RWTH, Aachen; Immunodeficiency and Rheumatology Centre, Krefeld, Germany
Chapter 82

Síona Ní Raghallaigh
MRCPI, MD
Clinical Research Fellow in Dermatology, Charles Institute of Dermatology, University College Dublin, Dublin, Ireland
Chapter 106

Stephanie Ogden
MRCP, PhD
Consultant Dermatologist and Honorary Senior Lecturer, Salford Royal Hospital, Greater Manchester, UK
Chapter 4

Vinzenz Oji
MD
Private Lecturer, Department of Dermatology, University Hospital Münster, Münster, Germany
Chapter 65

Rasha Omer
MB BS, MRCP, DTM&H, DipGUM, DipHIV
Specialist Registrar in Genitourinary Medicine, Sheffield Teaching Hospitals NHS Foundation Trust, Sheffield, UK
Chapter 29

Anthony D. Ormerod
MB ChB, FRCP(Edin), MD, FRCP(Lond)
Emeritus Professor of Dermatology, University of Aberdeen, Foresterhill, Aberdeen, UK
Chapter 49

Catherine H. Orteu
MB BS, BSc, MD, FRCP
Consultant Dermatologist, Department of Dermatology, Royal Free London NHS Foundation Trust, London, UK
Chapters 56, 57

David Orton
BSc(Hons), MSc(Allergy), MB BS, FRCP
Consultant Dermatologist, Hillingdon Hospitals NHS Foundation Trust, Uxbridge; Honorary Consultant Dermatologist, Royal Free London NHS Foundation Trust, London, UK
Chapter 128

Edel A. O'Toole
MB, PhD, FRCP
Professor of Molecular Dermatology and Honorary Consultant Dermatologist, Centre for Cutaneous Research, Barts and the London School of Medicine and Dentistry and Barts Health NHS Trust, London, UK
Chapter 10

Carol Ott
MD, FRCPC
Physician, Wound Healing Clinic, Women's College Hospital, Toronto; Geriatrics and Wound Care Clinics, Baycrest Hospital, Toronto, Ontario, Canada
Chapter 124

David G. Paige
MB BS, MA, FRCP
Consultant Dermatologist, Department of Dermatology, Barts Health NHS Trust, London, UK
Chapter 116

Amy S. Paller
MS, MD
Walter J. Hamlin Professor and Chair of Dermatology, Professor of Pediatrics, Departments of Dermatology and Pediatrics, Northwestern University, Chicago, IL, USA
Chapter 69

Ralf Paus
MD, FRSB
Professor of Cutaneous Medicine and Director of Research, Centre for Dermatology Research, Institute of Inflammation and Repair, University of Manchester, Manchester, UK; Head, Laboratory of Hair Research and Regenerative Medicine, Department of Dermatology, University of Münster, Münster, Germany
Chapter 149

Vincent Piguet
MD, PhD, FRCP
Clinical Professor of Dermatology, Department of Dermatology, Cardiff University; Consultant Dermatologist, University Hospital of Wales, Cardiff, UK
Chapters 31, 37

Elena Pope
MD, MSc, FRCP(C)
Staff Dermatologist and Associate Professor, Hospital for Sick Children, Toronto, Ontario, Canada
Chapter 136

William M. Porter
BSc, MB BS, MRCP
Consultant Dermatologist, Gloucestershire Hospitals NHS Foundation Trust, Gloucester, UK
Chapter 111

Frank C. Powell
FRCPI
Professor and Consultant, Charles Institute of Dermatology, University College Dublin, Dublin, Ireland
Chapters 91, 106

Charlotte M. Proby
MA, FRCP
Professor of Dermatology and Consultant Dermatologist, Skin Tumour Laboratory, Division of Cancer Research, Medical Research Institute, Jacqui Wood Cancer Centre, Dundee, UK
Chapter 146

Deepti H. Radia
BSc(Hons), MRCPI, FRCPath, MSc(MedEd)
Haematology Consultant, St John's Institute of Dermatology; Department of Haematology, Guy's and St Thomas' NHS Foundation Trust, London, UK
Chapter 46

Madhuri Reddy
MD, MSc
Director, Wound Healing Program, Hebrew Senior Life Instructor, Department of Medicine, Harvard Medical School, Boston, MA, USA
Chapter 124

Luis Requena
MD, PhD
Chairman of Dermatology and Professor of Dermatology, Department of Dermatology, Fundación Jiménez Díaz, Madrid, Spain
Chapter 99

Nicole Revencu
MD, PhD
Consultant Clinical Geneticist, Center for Human Genetics and Center for Vascular Anomalies, Cliniques Universitaires Saint-Luc, Université catholique de Louvain, Brussels, Belgium
Chapter 73

Nick J. Reynolds
BSc, MB BS, MD, FRCP
Professor of Dermatology, Department of Dermatology, Royal Victoria Infirmary and Institute of Cellular Medicine, Newcastle University, Newcastle upon Tyne, UK
Chapter 41

Bertrand Richert
MD, PhD
Clinical Professor, Dermatology Department, Brugmann – St Pierre and Children's University Hospitals, Université Libre de Bruxelles, Brussels, Belgium
Chapter 95

Franco Rongioletti
MD
Professor of Dermatology, Section of Dermatology, Department of Health Sciences (DISSAL), University of Genova, Genoa; Consultant in Dermatopathology, University of Genova, Genoa, Italy
Chapter 59

Adam Rubin
MD
Assistant Professor of Dermatology, Pediatrics, and Pathology and Laboratory Medicine, Hospital of the University of Pennsylvania, the Children's Hospital of Philadelphia and Perelman School of Medicine at the University of Pennsylvania, Philadelphia, PA, USA
Chapter 69

Malcolm Rustin
BSc, MD, FRCP
Consultant Dermatologist, Royal Free London NHS Foundation Trust, London, UK
Chapter 47

Thomas Ruzicka
MD
Professor and Chairman, Department of Dermatology and Allergology, Ludwig Maximilian University, Munich, Germany
Chapters 150, 151, 152, 153

Berthold Rzany
MD, ScM
RZANY & HUND, Private Practice for Dermatology and Aesthetic Medicine, Berlin, Germany
Chapter 157

Dana L. Sachs
MD
Professor of Dermatology, University of Michigan Medical Center, Ann Arbor, MI, USA
Chapter 155

Nazanin Saedi
MD
Assistant Professor, Department of Dermatology and Cutaneous Biology, Thomas Jefferson University, Philadelphia, PA, USA
Chapter 160

Robert P. E. Sarkany
FRCP, MD
Consultant Dermatologist and Head of Photodermatology, St John's Institute of Dermatology, Guy's and St Thomas' NHS Foundation Trust, London, UK
Chapter 60

Karin Sartorius
MD, PhD
Consultant Dermatologist, Department of Clinical Sciences and Education, Karolinska Institutet, Stockholm; Department of Dermatology, Södersjukhuset, Stockholm, Sweden
Chapter 147

Valerie P. J. Saw
MB BS(Hons), FRANZCO, PhD
Consultant Ophthalmologist, Moorfields Eye Hospital NHS Foundation Trust and UCL Institute of Ophthalmology NIHR Biomedical Research Centre, London, UK
Chapter 109

Enno Schmidt
MD, PhD
Consultant, Department of Dermatology, Lübeck Institute of Experimental Dermatology, University of Lübeck, Lübeck, Germany
Chapter 50

David Schrama
PhD
Group Leader, General Dermatology Department, University Clinic of Würzburg, Würzburg, Germany
Chapter 145

Stephan Schreml
MD, PhD
Attending at the Department of Dermatology, University Medical Centre Regensburg, Regensburg, Germany
Chapter 58

Crispian Scully
CBE, MD, PhD, MDS, MRCS, BSc, FDSRCS, FDSRCPS, FFDRCSI, FDSRCSE, FRCPath, FMedSci, FHEA, FUCL, FSB, DSc, DChD, DMed(HC), Dr.h.c.
Co-Director, WHO Collaborating Centre for Oral Health-General Health; Council Member and Examiner, Royal College of Surgeons of Edinburgh; and Emeritus Professor, University College London, London, UK
Chapter 110

Neil J. Sebire
BSc, FRCPath, MD
Professor of Paediatric Pathology, Paediatric Pathology Department, Great Ormond Street Hospital for Children NHS Foundation Trust, London, UK
Chapter 75

Rodney D. Sinclair
MB BS, MD, FACD
Professor of Medicine (Dermatology), University of Melbourne, Melbourne; Director of Dermatology, Epworth Healthcare, Richmond, Victoria; Director, Sinclair Dermatology, Research and Clinical Trials Centre, Melbourne, Australia
Chapters 89, 107

Catherine H. Smith
MD, FRCP
Professor of Dermatology and Therapeutics and Consultant Dermatologist, Skin Therapy Research Unit, St John's Institute of Dermatology, Guy's and St Thomas' NHS Foundation Trust, London, UK
Chapters 14, 19

Reinhart Speeckaert
MD, PhD
Dermatologist, Department of Dermatology, Ghent University Hospital, Ghent, Belgium
Chapter 88

Eli Sprecher
MD, PhD
Professor and Chair, Department of Dermatology, Tel Aviv Sourasky Medical Center; and Department of Human Molecular Genetics and Biochemistry, Sackler Medical School, Tel Aviv University, Tel Aviv, Israel
Chapter 68

Sonja Ständer
MD
Dermatologist and Dermatopathologist, Department of Dermatology, University Hospital Münster, Münster, Germany
Chapter 83

Irene Stefanaki
MD
Dermatologist, Department of Dermatology, University of Athens Medical School, Andreas Sygros Hospital, Athens, Greece
Chapter 132

Martin Steinhoff
MD, PhD, MSc
Professorial Chair, Department of Dermatology; and Director, UCD Charles Institute of Dermatology, University College Dublin, Dublin, Ireland
Chapter 8

Jane C. Sterling
MB BChir, MA, FRCP, PhD
Senior Lecturer and Honorary Consultant Dermatologist, Department of Dermatology, University of Cambridge, Addenbrooke's Hospital, Cambridge, UK
Chapter 25

Alexander Stratigos
MD
Professor of Dermatology, Department of Dermatology, University of Athens Medical School, Andreas Sygros Hospital, Athens, Greece
Chapter 132

Alain Taïeb
MD, PhD
Professor and Head of Department, Service de Dermatologie et Dermatologie Pédiatrique, Hôpital St André, Bordeaux, France
Chapter 70

Ruth E. Taylor
MRCPsych, PhD
Consultant Liaison Psychiatrist, Department of Liaison Psychiatry, Barts Health NHS Trust, London; and Senior Lecturer, Queen Mary College of Medicine, University of London, London, UK
Chapter 86

Fernanda Teixeira
MD, PhD
Consultant Dermatologist, Imperial College Healthcare Trust, London, UK
Chapter 87

Michael J. Tidman
MD, FRCP(Edin), FRCP(Lond)
Consultant Dermatologist, Department of Dermatology, Royal Infirmary of Edinburgh, Edinburgh, UK
Chapter 19

Thai Hoa Tran
MD, FRCP(C), FAAP
Research Fellow, Hospital for Sick Children, Toronto, Ontario, Canada
Chapter 136

Heiko Traupe
MD
Assistant Professor, Department of Dermatology, University Hospital Münster, Münster, Germany
Chapter 65

Kenneth Y. Tsai
MD, PhD, FAAD
Assistant Professor, Departments of Dermatology and Translational Molecular Pathology, University of Texas MD Anderson Cancer Center, Houston, TX, USA
Chapters 137, 139

Stephen Tyring
MD, PhD
Clinical Professor, University of Texas Health Science Center, Houston, TX, USA
Chapters 33, 131

Jouni Uitto
MD, PhD
Professor and Chair of Department of Dermatology and Cutaneous Biology, Thomas Jefferson University, Philadelphia; Director, Jefferson Institute of Molecular Medicine, Sidney Kimmel Medical College, Thomas Jefferson University, Philadelphia, PA, USA
Chapter 2

Hessel H. van der Zee
MD, PhD
Department of Dermatology, Erasmus Medical Center, Rotterdam, the Netherlands
Chapter 92

Nanja van Geel
MD, PhD
Dermatologist, Department of Dermatology, Ghent University Hospital, Ghent, Belgium
Chapter 88

Samantha Vaughan Jones
MD, FRCP
Consultant Dermatologist, Department of Dermatology, St Peter's Hospital, Ashford; and St Peter's Foundation Trust, Chertsey, UK
Chapter 115

Miikka Vikkula
MD, PhD
Coordinator, Center for Vascular Anomalies, Cliniques Universitaires Saint-Luc; Professor of Human Genetics, Human Molecular Genetics, de Duve Institute; Principal Investigator, Walloon Excellence in Lifesciences and Biotechnology (WELBIO), Université catholique de Louvain, Brussels, Belgium
Chapter 73

John J. Voorhees
MD, FRCP
Duncan and Ella Poth Distinguished Professor of Dermatology and Chair of Department of Dermatology, University of Michigan Medical Center, Ann Arbor, MI, USA
Chapter 155

Shyamal Wahie
MB BS, MD, FRCP
Consultant Dermatologist, University Hospital of North Durham, Durham, UK
Chapter 52

Sarah Wakelin
BSc, MB BS, FRCP
Consultant Dermatologist and Honorary Senior Lecturer, Imperial College Healthcare Trust, London, UK
Chapter 40

Stephen L. Walker
PhD, MRCP(UK), DTM&H
Clinical Lecturer, Faculty of Infectious and Tropical Diseases, London School of Hygiene and Tropical Medicine, London, UK
Chapter 27

Sarah Walsh
MB BCh, BAO, BMedSci, MRCP
Consultant Dermatologist and Clinical Lead, Department of Dermatology, King's College Hospital, London, UK
Chapter 119

Timothy S. Wang
MD
Associate Professor, Department of Dermatology, and Director, Cutaneous Surgery Unit and Micrographic Surgery and Dermatologic Oncology (Mohs) Fellowship Program, Johns Hopkins Health System, Baltimore, MD, USA
Chapter 20

Molly Wanner
MD, MBA, FAAD
Department of Dermatology, Massachusetts General Hospital, Boston, MA, USA
Chapter 156

Sheila Weitzman
MB BCh, FCP(SA), FRCP(C)
Senior Staff Oncologist and Professor, Hospital for Sick Children, Toronto, Ontario, Canada
Chapter 136

Jonathan M. L. White
BSc, MRCP(UK)
Consultant Dermatologist, Department of Cutaneous Allergy, St John's Institute of Dermatology, Guy's and St Thomas' NHS Foundation Trust, London, UK
Chapters 129, 130

Sean J. Whittaker
MD, FRCP
Professor of Cutaneous Oncology, Division of Genetics and Molecular Medicine, King's College London, London; St John's Institute of Dermatology, Guy's and St Thomas' NHS Foundation Trust, London, UK
Chapters 135, 140

Mark Wilkinson
MD, FRCP
Consultant Dermatologist, Leeds Teaching Hospitals NHS Trust, Leeds, UK
Chapter 128

Hywel C. Williams
DSc, FRCP, FMedSci
Professor of Dermato-Epidemiology and Director, Centre of Evidence-Based Dermatology, Nottingham University Hospitals NHS Trust, Nottingham, UK
Chapters 5, 17

Niall J. E. Wilson
BSc(Hons), MB ChB, FRCP, FRCPI
Consultant Dermatologist, Royal Liverpool and Broadgreen University Hospitals, Liverpool, UK
Chapter 94

Albert C. Yan
MD, FAAP, FAAD
Section Chief, Associate Professor, Department of Dermatology, Children's Hospital of Philadelphia, Philadelphia, PA, USA
Chapter 63

Victoria M. Yates
MB ChB, FRCP, DTM&H
Honorary Consultant Dermatologist, Formerly at The Dermatology Centre, Salford Royal NHS Trust, Manchester, UK
Chapter 27

Antony R. Young
BSc, MSc, PhD
Professor of Experimental Photobiology, St John's Institute of Dermatology, Division of Genetics and Molecular Medicine, Faculty of Life Sciences and Medicine, King's College London, London, UK
Chapter 9

Christopher B. Zachary
FRCP
Professor and Chairman, Department of Dermatology, University of California, Irvine, Irvine, CA, USA
Chapter 160

Joanna M. Zakrzewska
MD, FDSRCS, FFDRCSI, FFPMRCA
Consultant and Lead for Facial Pain, Facial Pain Unit, University College London Hospitals NHS Foundation Trust, London, UK
Chapter 84

Mozheh Zamiri
MD, MRCP
Consultant Dermatologist, Queen Elizabeth University Hospital, Glasgow, UK
Chapter 66

Christos C. Zouboulis
Prof.Dr.med., Prof.h.c., Dr.h.c.
Director and Professor of Dermatology and Venereology, Departments of Dermatology, Venereology, Allergology and Immunology, Dessau Medical Center, Dessau, Germany
Chapters 48, 90

Axel zur Hausen
MD
Chair, Department of Pathology, Maastricht University Medical Center, Maastricht, the Netherlands
Chapter 145

译委会名单（以姓氏笔画为序）

丁　明　空军特色医学中心皮肤科医师
王　刚　空军军医大学西京医院皮肤医院院长、主任医师、教授
王兴旺　南部战区总医院主治医师
冉玉平　四川大学华西医院皮肤科教授、博士生导师
朴永君　大连医科大学附属第一医院皮肤科主任医师、教授
刘　玮　空军特色医学中心皮肤病医院院长、主任医师
许　阳　南京医科大学第一附属医院主任医师
许德田　同济大学附属上海市皮肤病医院助理研究员
牟宽厚　西安交通大学第一附属医院皮肤科主任、主任医师
李　强　空军特色医学中心皮肤科副主任、副主任医师
李承新　解放军总医院第一医学中心皮肤科主任、主任医师
陈玲玲　江苏省苏州市立医院皮肤科副主任、主任医师
陈爱军　重庆医科大学附属第一医院皮肤科主任、副主任医师
单士军　厦门大学附属翔安医院主任医师
侯麦花　江苏省人民医院（南京医科大学第一附属医院）皮肤科教研室副主任、主任医师
施　辛　苏州大学附属医院皮肤科主任、主任医师
高　敏　安徽医科大学第一附属医院-医院教育处临床实践教育科科长、主任医师
高天文　空军军医大学西京医院主任医师
崔　勇　中日友好医院副院长、主任医师
蔡　宏　空军特色医学中心皮肤科副主任、副主任医师
魏爱华　首都医科大学附属北京同仁医院皮肤科、主任医师

秘书

丁　明　空军特色医学中心
王　涛　空军特色医学中心
王一宇　空军特色医学中心
池佼妮　空军特色医学中心
李智敏　空军特色医学中心
王姚俊　空军特色医学中心

译者名单（以姓氏笔画为序）

丁　明　空军特色医学中心
丁　薇　浙江中医药大学附属第三医院
于春水　四川省遂宁市中心医院
马　彦　山西医科大学第二医院
马　莉　厦门医学院附属第二医院
马一平　中国医学科学院皮肤病医院
马小莹　空军第九八六医院
马慧敏　首都医科大学电力教学医院
王　千　空军特色医学中心
王　月　民航总医院
王　刚　空军军医大学西京医院
王　伟　安徽省阜阳市人民医院
王　涛　空军特色医学中心
王　娟　陆军军医大学第一附属医院
王　颖　中国医科大学附属盛京医院
王　睿　解放军总医院第一医学中心
王　蕊　北京市鼓楼中医医院
王一宇　空军特色医学中心
王大光　南京医科大学第一附属医院
王子仪　中日友好医院
王文菊　成都市第二人民医院
王兴旺　南部战区总医院
王红梅　天津市中医药研究院附属医院
王明科　海军军医大学特色医学中心
王忠杰　北京泰美丽格医疗美容诊所
王春花　河南省南阳市第一人民医院
王思佳　南方医科大学南方医院
王姚俊　空军特色医学中心
王彦晰　空军特色医学中心
王艳青　山西医科大学第二医院
王晓露　中国科学院大学宁波华美医院
王清玉　武警北京总队医院
王毅侠　空军特色医学中心
云　晴　空军特色医学中心
巴　伟　解放军总医院第一医学中心
牛建荣　空军特色医学中心
毛　宁　安徽省太和县人民医院
方　圣　重庆医科大学附属第一医院
方润平　江西省上犹县人民医院
尹利莎　烟台芝罘医院
尹晓雅　空军特色医学中心
甘钊炎　首都医科大学附属北京同仁医院
石　航　深圳市儿童医院
石　琼　空军军医大学西京医院
叶张章　澳门科大医院
叶莉华　海口市人民医院
田洪青　山东第一医科大学附属皮肤病医院
田金兰　四川省遂宁市中心医院
史冬梅　济宁市第一人民医院
冉　昕　四川大学华西医院
冉玉平　四川大学华西医院
冉立伟　首都医科大学附属北京朝阳医院
丛　林　北京市美莱医疗美容医院
付　俊　橙蝶医美集团上海中心
冯仁洋　首都医科大学电力教学医院
冯文莉　山西医科大学第二医院
宁小荔　中日友好医院
宁静茹　空军特色医学中心
司佳薇　河南省南阳市第一人民医院
邢晓婧　解放军总医院第一医学中心
朴永君　大连医科大学附属第一医院
毕世鹏　空军特色医学中心
毕晓东　河南省南阳市第一人民医院
吕亚萍　山西白求恩医院
朱龙飞　西安交通大学第二附属医院
朱丽萍　苏州大学附属第一医院
朱晓玲　哈尔滨市第一医院
朱婷婷　苏州大学附属第一医院
乔　丽　空军特色医学中心
乔建军　浙江大学医学院附属第一医院
向　娟　重庆医科大学附属儿童医院
庄凯文　四川大学华西医院
刘　丹　空军特色医学中心
刘　方　首都医科大学附属北京朝阳医院
刘　玮　空军特色医学中心
刘　玲　空军军医大学西京医院

刘　艳　西安交通大学第二附属医院
刘　莎　南阳市第一人民医院
刘　腾　首都医科大学附属北京同仁医院
刘　毅　中国医学科学院皮肤病医院
刘子君　广州中医药大学第一附属医院
刘付倩　中山大学附属第一医院
刘仲荣　南部战区总医院
刘军麟　海南医学院第二附属医院
刘丽琴　中国科学院大学宁波华美医院
刘海霞　空军特色医学中心
刘建彬　空军特色医学中心
刘思萌　空军特色医学中心
刘梦茜　南京医科大学第一附属医院
刘鹏月　中国医科大学附属盛京医院
齐显龙　齐显龙医疗美容诊所
江　维　空军特色医学中心皮肤激光医学中心
池佼妮　空军特色医学中心
汤自洁　解放军总医院第一医学中心
汤庄力　浙江大学医学院附属第二医院
许　阳　南京医科大学第一附属医院
许丛丛　南阳市第一人民医院
许灿龙　空军特色医学中心
许静凯　中日友好医院
许德田　同济大学附属上海市皮肤病医院
孙　欣　首都医科大学附属北京佑安医院
孙中斌　新疆军区总医院
孙东杰　昆明医科大学第一附属医院
孙明强　沈阳市第七人民医院
孙晓颖　上海中医药大学附属岳阳中西医结合医院
牟宽厚　西安交通大学第一附属医院
严冬梅　空军特色医学中心
杜　娟　河北医科大学第三医院
李　凡　四川大学华西医院
李　鸣　95876部队医院
李　欣　上海中医药大学附属岳阳中西医结合医院
李　峥　广西壮族自治区皮肤病防治研究所（皮肤病医院）
李　娟　首都医科大学附属北京佑安医院
李　菲　空军特色医学中心
李　琳　中国医科大学附属盛京医院
李　琛　中山市人民医院
李　强　空军特色医学中心
李力翠　石家庄市藁城人民医院
李小红　郑州大学第一附属医院
李可可　中日友好医院
李永荷　空军特色医学中心
李安琪　解放军总医院第一医学中心
李志强　解放军总医院第三医学中心
李泓馨　首都儿科研究所附属儿童医院
李承旭　中日友好医院
李承新　解放军总医院第一医学中心
李晓欣　空军特色医学中心
李智敏　空军特色医学中心
李清扬　空军军医大学西京医院
杨　帆　中国医科大学附属盛京医院
杨　军　江苏省无锡市人民医院
杨　青　山东第一医科大学附属皮肤病医院
杨　枫　宁波大学医学院附属医院
杨　怡　解放军总医院第一医学中心
杨　静　山西医科大学第二医院
杨　璐　中国医学科学院皮肤病医院
杨庆琪　空军特色医学中心
杨宇光　解放军总医院第四医学中心
杨闰平　解放军总医院第六医学中心
杨京润　解放军总医院第一医学中心
杨宝琦　山东第一医科大学附属皮肤病医院
杨桂兰　深圳禾正医院
杨晓雯　苏州明基医院
肖学敏　福建医科大学附属协和医院
吴伟伟　海南省第五人民医院
吴良才　中山大学附属第六医院
吴朋娟　河南省南阳市第一人民医院
吴盼倩　昆明市儿童医院
何晓玥　四川省遂宁市中心医院
狄正鸿　中国医科大学附属盛京医院
应为红　浙江中医药大学附属第三医院
汪　奕　海南省第五人民医院
沙　爽　空军特色医学中心
沈　雪　成都市第二人民医院
沈长兵　北京大学深圳医院
宋冰冰　首都医科大学附属北京康复医院
宋育瑶　空军特色医学中心
张　龙　陆军军医大学陆军特色医学中心
张　松　空军特色医学中心
张　明　首都医科大学附属北京佑安医院
张　悦　中国医科大学附属盛京医院

张　悦　空军特色医学中心
张　萍　空军特色医学中心
张　敏　空军特色医学中心
张　斌　山东第一医科大学第一附属医院
张士德　福建中医药大学附属福鼎医院
张天骄　首都医科大学附属北京同仁医院
张伟刚　空军军医大学西京医院
张延浩　北京希诺谷生物科技有限公司
张江安　郑州大学第一附属医院
张希萌　中国医科大学附属盛京医院
张春韶　深圳市龙岗中心医院
张莉莉　同济大学附属同济医院
张继刚　火箭军特色医学中心
张朝霞　山东第一医科大学附属皮肤病医院
张燕飞　西安交通大学第二附属医院
陆捷洁　海南省第五人民医院
陈　垚　空军特色医学中心
陈　杰　空军特色医学中心
陈　鑫　96717 部队医院
陈玉欣　首都医科大学附属北京佑安医院
陈向齐　解放军第九〇〇医院
陈红清　广州和睦家医院
陈秀峰　空军特色医学中心
陈玲玲　江苏省苏州市立医院
陈柳青　武汉市第一医院
陈思倩　厦门大学附属福州第二医院
陈莹莹　河南省南阳市第一人民医院
陈爱军　重庆医科大学附属第一医院
陈晶晶　空军特色医学中心
陈嘉雯　上海交通大学医学院附属新华医院
范　星　安徽医科大学第一附属医院
范秀针　清远市人民医院
林志鹏　陆军军医大学陆军特色医学中心
罗　杨　海南医学院第二附属医院
罗　翔　成都市第二人民医院
罗玲玲　中国医学科学院皮肤病医院
罗娅珺　联合利华研究发展中心
岳红红　解放军总医院第三医学中心
周　艳　西安交通大学第一附属医院
周　蜜　上海中医药大学附属岳阳中西医结合医院
周春丽　陆军军医大学第二附属医院
周炳荣　南京医科大学第一附属医院
周琼艳　宁波大学医学院附属医院
周澜华　解放军总医院第一医学中心皮肤科
庞晓文　空军特色医学中心
郑力强　陆军第 81 集团军医院
郑思婷　浙江大学医学院附属第一医院
郑智心　中山大学附属第六医院
郑锦芬　深圳市慢性病防治中心，深圳市皮肤病防治研究所
郑新瑶　南方医科大学南方医院
单士军　厦门大学附属翔安医院
孟　晓　中国中医科学院广安门医院
孟如松　空军特色医学中心
赵　洋　北京市顺义区妇幼保健院
赵敏玲　广州贝漾美天医疗美容门诊部
赵敬军　同济大学附属同济医院
胡小平　北京大学深圳医院
胡莉芳　杭州市第三人民医院
钟剑波　浙江大学医学院附属杭州市第一人民医院
侯麦花　南京医科大学第一附属医院
施　辛　苏州大学附属第二医院
宫　姝　北京大学第一医院
费文敏　中日友好医院
贺　赞　解放军总医院第一医学中心
骆彦霏　海南省人民医院
秦　思　广东省第二人民医院
袁　超　上海市皮肤病医院
晋　亮　空军特色医学中心
夏　旋　中部战区总医院
夏艾婷　空军特色医学中心
夏汝山　南京医科大学附属无锡第二医院
顾　华　昆明医科大学第一附属医院
顾伟杰　空军特色医学中心
党　林　深圳市人民医院
徐　劲　空军特色医学中心
徐刚林　湖北省荆门市第二人民医院
翁文佳　首都医科大学附属北京佑安医院
奚志琴　山西医科大学第二医院
栾兴宝　首都医科大学附属北京佑安医院
高　敏　安徽医科大学第一附属医院
高天文　空军军医大学西京医院
高方铭　海南省人民医院
高全平　安徽医科大学第一附属医院
高艳青　首都医科大学附属北京佑安医院
郭　杰　空军特色医学中心

郭伟楠　空军军医大学西京医院
郭运达　61889 部队门诊部
唐利利　安徽医科大学第一附属医院
唐教清　四川大学华西医院
竞　艳　中日友好医院
涂　颖　昆明医科大学第一附属医院
涂云华　昆明医科大学第一附属医院
涂瑶筠　四川大学华西医院
陶　冶　空军特色医学中心
陶安琪　北京大学口腔医学院
黄　也　空军特色医学中心
黄　晨　南京医科大学第一附属医院(江苏省人民医院)
黄巧荣　北京同仁医院
黄显琼　陆军军医大学陆军特色医学中心
黄谢平　湖北省荆门市第二人民医院
崔　勇　中日友好医院
崔丽霞　海南医学院第二附属医院
符文好　海南省人民医院
梁齐飞　同济大学医学院
彭智鹏　南宁市第四人民医院
葛　格　解放军总医院第七医学中心
董海玲　空军特色医学中心
韩　科　海南省人民医院
韩　洋　中日友好医院
韩向春　天津市北辰区中医医院
韩秀萍　中国医科大学附属盛京医院
焦　彬　武警北京总队医院
焦　婷　中国科学院大学宁波华美医院
游　弋　陆军军医大学第一附属医院
雷　霞　陆军军医大学陆军特色医学中心
虞亦武　上海市同济医院
路雪艳　北京大学第三医院
鲍　丽　空军特色医学中心
解　方　解放军总医院第一医学中心
慕珍珍　中国医科大学附属盛京医院
蔡　宏　空军特色医学中心
裴晨晨　空军军医大学西京医院
廖宁馨　海南省人民医院
廖培羽　广东省深圳市人民医院
谭伟华　广州市第一人民医院
翟瑞洁　中国中医科学院广安门医院
樊　仪　北京市第六医院
樊一斌　浙江省人民医院
樊建勇　南部战区总医院
潘　之　甘肃省中医院
潘　芸　重庆医科大学附属第一医院
潘　毅　德国波恩大学
薛　珂　中日友好医院
薛亚东　哈尔滨医科大学附属第一医院
穆　欣　西安交通大学第一附属医院
穆　潺　重庆医科大学附属第一医院
戴韵佳　昆明市盘龙区人民医院
魏　萌　首都医科大学附属北京同仁医院
魏爱华　首都医科大学附属北京同仁医院

序　一

作为一门历史悠久的临床科学，皮肤病学具有临床病种多、皮疹表现千变万化等特点。许多全身性的系统疾病可以通过皮疹等外在表现“窥一斑而知全豹”，同一疾病在不同患者或不同时期又有不同表现，具有很大的不典型性和不确定性，皮肤科医师在临床实践中时刻要面临着如何正确诊断和处理。“工欲善其事，必先利其器”，一名好的皮肤科医师，面对复杂的皮肤病要做到诊断正确，除了要有扎实的基本功外，迫切需要有一部优秀的参考书作为指导。

《鲁克皮肤病学》（第 9 版）（*Rook's Textbook of Dermatology*）由美国威立出版社（Wiley-Blackwell）于 2016 年正式出版，曾荣获 2017 年度 PROSE 图书奖，被评为皮肤病学领域最权威的多卷本教学参考书。本书由全球 150 余位皮肤病专家联合编辑，全书共 14 部分，160 章节，880 多万字，涵盖病种约 4000 种、彩色图约 5000 幅，是全球最权威的皮肤病学教科书之一，具有极高的临床参考价值，其内容可为很多学者提供学术研究参考。本书第 1 至第 9 版已有法文、日文等多种语种版本，但至今尚无中文版面世。

作为我国皮肤病学科的一支重要力量，以空军军医大学为代表的军队皮肤病学科队伍近年来不断发展壮大并逐渐形成了独特的专科特色，其在学科发展、师资力量、科学研究等方面，一直位居国内本专业发展领域的第一梯队，在国内外专业领域具有较大的影响。在 2018 年中国医师协会皮肤科分会年会上，由空军军医大学、解放军总医院等单位牵头，联合全国 127 所大学附属医院的 280 余名资深皮肤科医师、博士研究生参与，启动了《鲁克皮肤病学》（第 9 版）的翻译工作，经过 3 年的艰苦努力，终于完成了这部书的中文翻译、互审、二审、修订、润色、编辑、校稿等一系列工作。该书将由河南科学技术出版社北京名医世纪文化传媒有限公司付梓出版，相信本书一定会成为广大皮肤科医师的一部重要的参考书。

出于对青年皮肤科同仁的欣赏，当本书的主译人员找到我时，“吾乐而序之”！

中国工程院院士 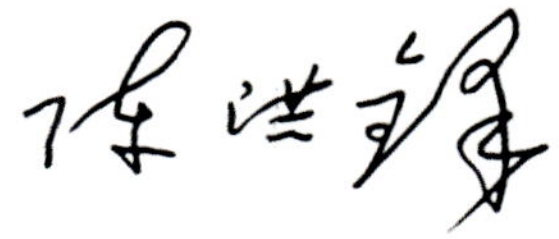

二〇二一年八月八日

序 二

随着科技的进步和信息化的发展，现代皮肤病学进入了知识“大爆炸”时期，不仅内容快速增加而且变化日新月异，同时皮肤科临床医师也面临着日益繁重的医疗服务工作。在如此背景下，如何能更快速、便捷和高效地获取皮肤科的重要信息并准确地应用到临床实践中，就显得尤为重要。为顺应这一临床需求，由空军军医大学、解放军总医院等多家单位牵头，组织全国近 300 名专家、学者，历时 3 年共同编译完成的皮肤病专业著作《鲁克皮肤病学》(第 9 版)终于与读者见面了。

《鲁克皮肤病学》(*Rook's Textbook of Dermatology*)是全球皮肤科学界的经典专著，它以体量大、病种多、图文并茂而著称。本书的主译是目前活跃在我国皮肤科科研、临床诊疗一线的中坚力量，他们年富力强，经验丰富，是当代皮肤科领域的著名专家。参加本书翻译的有全国 127 所大学 280 余名中青年皮肤病专家和博士研究生，他们是我国皮肤科领域的后起之秀，是我国皮肤科未来的希望之星。好马配好鞍，这部集皮肤病之大成的专著的编译饱含了国内众多皮肤病专业机构和专业医务人员集体协作和集体智慧的结晶，体现了我国年轻一代皮肤科学工作者团结协作的精神。本书的翻译全程遵循了“忠于原著、精益求精”的思想，3 年时间里，大家集思广益，按照国人的阅读习惯对版式进行不断优化，对文字进行反复润色，翻译、互审、二审、中文润色、文字修订……每一步都精雕细琢，每一个环节都是再学习、再创作、再提高的过程。“千淘万漉虽辛苦，吹尽狂沙始到金”，今天，当我们手捧这部装帧精美、有面子又有里子的好书，我们由衷地感谢全体编译人员的辛勤劳动。

一部好书能升华我们的思想、开豁我们的心智，它能让我们学会思考，使我们思想深厚、知识增长；一部好的专业书更是很多专业人士长期经验的总结，它能指导我们的实践，让我们在专业探索的过程中少走很多弯路。《鲁克皮肤病学》(第 9 版)正是这样一部好书，它基础理论完整、与临床结合紧密、实用性强，又有国内一流的专业队伍精心编译，相信一定能成为广大皮肤科医师得心应手的参考书。同时，我也要为我们专业的编译队伍点赞，有这样朝气蓬勃的专业队伍，相信这部书的编译出版只是万里长征的第一步，假以时日，他们一定会在皮肤科科研、诊疗等领域带给我们更多的惊喜，我国皮肤病学科的明天必将会更加美好！

中国工程院院士

二〇二一年五月八日

第 9 版前言

大家亲切地将第 9 版 *Rook's Textbook of Dermatology* 谓之"教材"，这标志着本书的结构和格式有别于传统。第 9 版的编辑团队发生了较大的变化，Tony Burns，Stephen Breathnach 已经退休了，Neil Cox 英年早逝，幸运的是，Chris Griffiths 成为团队中唯一保留下来的成员。我们谨向 3 位作者致以崇高的敬意，他们用自己的智慧、热情为本书前几版的成功发行倾注了大量的精力。

Rook's Textbook of Dermatology 是一部内容丰富、规模宏大的教科书，4 名主编远远不够，因此第 9 版成立了一个由 5 名主编及 12 名副主编组成的团队。本书的整体篇幅变化不大，但内容被重新改编成 14 个部分，共 160 章。皮肤学基础是新设立的内容，它不仅提供了一个全面的主题介绍，还有一个扩展的部分——皮肤美容。作者团队也得到了壮大，在保留了前一版本作者的基础上，又有新作者的加入。其中，有许多作者来自英国以外的国家，这为英国"本土化"的 *Rook's Textbook of Dermatology* 增加了非常重要的"国际范"。

本版最重要的一个变化是将其成功带入 21 世纪的出版界，这就要求将本书设计成既可用于传统印刷的图书，也可用于在线使用的电子书。因此，本书的模板将被分为两个层次，全部模板须进行重新编辑和格式修订。印刷版本与在线版本基本类似，主要区别在于，前者只打印关键的参考文献列表，而后者可获取完整的参考书目。这使我们能够增加图形和图片的数量，而且所有这些内容都可以下载为 PPT。我们还吸纳了关于第 8 版索引只在一册中印刷造成阅读不便的意见，确保第 9 版的每一册都有索引。

作为英国皮肤病学学会成员，很荣幸我们主编 *Rook's Textbook of Dermatology* 一书，并认识到自己需要承担的责任。因此，我们会非常谨慎地对待本书任何一部分的任何修改。皮肤病学作为一门不断发展的学科，正处于一个重要而激动人心的发展阶段。正如 Arthur Rook，Darrell Wilkinson，John Ebling 在 1968 年第 1 版 *Rook* 序言中所期盼的那样，尽快实现基础研究成果的转化，以对皮肤病学基础病理、发病机制有更充分的理解，让更多的患者得到更高质量的医疗救助。我们在第 9 版本中也将继续贯彻这一理念。

非常感谢来自 Wiley 的 Jenny Seward，Catriona Cooper，Nick Morgan，Charlie Hamlyn，Oliver Walter 和 Martin Sugden 等组成的优秀团队，他们为实现新版 *Rook* 出版做出了不懈的努力！还要感谢我们杰出的项目经理 Lindsey Williams 和编辑 Jane Andrew，Karen Stephenson，Jill Halliday，以及美工师 David Gardner 等。

Chris Griffiths
Jonathan Barker
Tanya Bleiker
Robert Chalmers
Daniel Creamer

第1版前言

近10年来，全球一直没有出版一部全面的、综合性的英文皮肤病学专著；近25年，英国也没有出版类似的著作。虽然，近期出版了很多最新的篇幅较短的皮肤病学文献和专著，但并不能完全满足读者需求。长期以来，以英文为母语的皮肤科医师需要一部既可用于日常工作参考，又可为其他专题专著和期刊文献提供指导的专著，于是本书就诞生了。本书不仅能用于皮肤科医师的临床培训、指导临床实践，也能满足其他医学领域对皮肤毒理学、皮肤美容学感兴趣的研究者的需求。

本书整合了大量最新的皮肤生理学、病理学的基础知识，为解决临床实际问题做了一些有益的探索，但离解决所有临床实际问题仍有较大的差距，因此，还需要我们付出更多的辛苦和努力。由于篇幅限制，本书仅保留部分密切相关的基础科学知识，确保这些章节的相对完整性，方便临床医师和其他工作者阅读。为了便于大家学习，本书重复使用了一些与各章节密切相关的资料，确保每个章节的独立性、完整性及可读性。

到目前为止，皮肤疾病的发病机制、发病诱因尚不完全清楚，无法根据病因做到皮肤疾病更为科学、更为合理的精确分类，因而本书仍然采用了传统的、实用的疾病分类方式。因为某些临床综合征会涉及多种病因，如果过分强调某一病因而忽视了其他病因，则容易产生误导。例如，大部分皮肤疾病在某种程度上会受到遗传因素的影响，还有很多皮肤疾病会由患者的情绪变化而诱发，如果简单地将上述的数百种疾病归类为遗传性皮肤病，将其他的数十种由情绪变化诱发的疾病归类为心身疾病，临床医师并不能从此分类中获益。

目前，人们会通过统计某疾病的发病率来揭示其发病因素，但是，现在报道的疾病发病率数据往往不是完全可靠，据此找到的疾病发病因素也不完全准确。因此，为了对种族及环境因素的评估更加科学，本书做了更细致的设计。

医师临床实践的有效性取决于其对疾病临床诊断的准确度。本书对疾病的临床表现和疾病的诊断、鉴别诊断进行了非常详尽的论述。组织病理学检查作为一种主要的辅助检查，可为疾病的最终确诊提供更全面的参考依据。

治疗方法非常关键，也必须实用。许多经验性疗法证明是有效的，我们不能因为其有效性未得到科学的解释而弃用。本书略去许多熟知的老药和新药，因为临床试验证实这些药物疗效不确切，或者其已被其他更有效、更安全的药物所取代。

本书附900余幅图片，但并没有为每种疾病提供插图。否则，本书的体量和价格都会大幅增加，而实用价值却没有多少提升。选用插图目的是为文字描述提供补充。个别病例没有加入插图的原因，可能是未找到合适的未出版的图片。

为方便读者查阅，我们提供了参考文献列表。本书省略了很多只具有历史意义的重要文章，简化了病史对现有概念和术语的理解。星号标记处提示该处提供了较多的参考文献和书籍。

我们写作团队的全体成员及特邀专家仔细阅读完全部章节，在此需要特别感谢 Wilson Jones 教授、R. S. Wells 博士及 W. E. Parish 博士在组织病理学、遗传学、免疫学相关问题上给予的巨大帮助。还有许多专家，分别在不同的章节中为我们提供过巨大的支持，一并予以致谢！书中如有未勘正的错误均由本书的编辑和作者负责。

我们非常希望本书能帮助到所有对皮肤病学感兴趣的人，无论您是临床医师还是研究工作者。本书如有不妥之处，欢迎读者提出宝贵的批评意见和建议，以使其再版时更加完善。

Arthur Rook，Darrell Wilkinson，John Ebling

译者前言

《鲁克皮肤病学》(第 9 版)，被誉为皮肤病学圣经级巨著。本书由英国伦敦国王学院附属医院等多家医院，邀请 150 名世界顶级专家编写而成，由全球知名出版机构 Wiley-Blackwell 于 2016 年出版发行，先后历经 8 次修订再版，对近年来皮肤医学领域的新进展进行了补充与更新，是世界最权威的皮肤病学教科书。本书第 1 至第 9 版已有法文、日文等多种语种版本，但至今尚无中文版面世。因此，能够将这部内容丰富、实用性强、彩图精美的皮肤病学圣经级巨著向中国医师引荐，是我们翻译本书的初衷。

本书是一部百科全书式的著作，全书分为 4 册共 160 章，其特点：①基础理论深入完整；②理论与临床相结合；③临床实用性突出；④约 5000 幅彩图，每种疾病均用清晰的彩色图片展示相关皮肤病损害；⑤病种多，全书涵盖近 4000 种；⑥引用参考文献多，对日新月异的医学研究进展进行了跟进，使得我们对皮肤病的认识不断深入。本书完整地介绍了皮肤科学的基础理论、基本操作技能及方法，世界皮肤科学的进展等，内容包括皮肤科学基础、皮肤科临床、性传播感染、皮肤外科学、皮肤美容等部分，并逐项介绍了疾病定义、病因、病理、临床表现、基础检查、诊断与鉴别诊断、治疗方法等。

译者们采用分章节翻译，然后交叉校对的方式，要求符合汉语的表达习惯，并努力达到医学专著的“信、达、雅”标准，对每章节反复审校，包括翻译、一审、二审、终审、文字润色等。本书既适合年轻医师的系统学习，也适合高年资医师的知识扩充和资料查阅。尽管经过多轮校对，鉴于东西方文化、语言结构的不同，加上参编作者较多，各自对问题的见解及水平的差异，在翻译上可能会有疏漏或不准确之处，恳请各位专家、同行斧正。

由于本书内容涉及面广，与多个学科相关，故我们特邀全国皮肤科专家、教授、相关学者对专业问题给予了指导。本书的译作完成，凝聚了许多专家和同仁的心血，为此表示诚挚的感谢。

在本书的翻译过程中，我们得到了河南科学技术出版社北京名医世纪文化传媒有限公司的大力支持，在此深表感谢。希望这部宏伟译著出版后，能够对每一位从事皮肤病与性病的工作者有所帮助。

刘　玮

空军特色医学中心皮肤病医院院长

全军皮肤病研究所所长

2021 年 2 月

目　录

第一册

第二册

第三册

第四册

第 13 部分　系统性疾病与皮肤病

第 14 部分　皮肤美容

索引

第11部分　外界因素引起的皮肤病

第 118 章

药物的轻度皮肤不良反应

Michael R. Ardern-Jones[1], *Haur Yueh Lee*[2]

[1] Dermatoimmunology, University of Southampton, Southampton General Hospital, Southampton, UK

[2] Department of Dermatology, Singapore General Hospital; and DUKE-NUS Graduate Medical School, Singapore

发疹型药疹

定义和术语

发疹型药疹可由多种药物引起,其皮疹形态与麻疹病毒感染所导致的典型皮疹相似,发疹型药疹通常不会像病毒感染一样,出现发热的系统症状[1]。

> **同义名**
> • 麻疹型药疹
> • 斑丘疹型药疹(这是一个经常使用但不推荐的术语,因为大多数药疹不表现为丘疹)

概述

发疹型药疹是所有药疹中最常见的类型,可由多种药物所引起,几乎任何一种药物服药后的 3 周内(通常在给药后 1～2 周)都可引起药疹。很多种药物都可以导致发疹型药疹,最常见的致敏药物是青霉素、抗惊厥类药物、磺胺类、非甾体类抗炎药(NSAIDs)、别嘌醇(框图 118.1)。一般不能通过药疹的疹型来判断致敏药物。

流行病学

发疹型药疹是最常见的非速发型(非 IgE 介导)的药疹,其流行病学特征并不典型。法国的一项研究发现,每 1000 名住院患者有 3.6 例发生药疹,其中有 56%为发疹型药疹[2],随后的一项研究显示相似的结果[3]。

> **框图 118.1 发疹型药疹的相关致敏药物**
> • 阿莫西林和青霉素
> • 卡马西平
> • 磺胺类
> • 苯妥英钠
> • 非甾体类抗炎药
> • 别嘌醇

病理生理学

发疹型药疹的皮肤炎症反应是由药物特异性 T 细胞介导的(请参阅第 12 章)。

病理学

发疹型药疹的组织学一般无典型特征。但是,一些组织学特征可用于区分发疹型药疹及非发疹型药疹,包括角质形成细胞凋亡、嗜酸性粒细胞浸润、真皮乳头水肿及血管改变[4](图 118.1)。

临床特征

服用药物到出现皮疹的潜伏期为 5～21 天,但通常发生在 7～10 天。发疹型药疹可伴瘙痒。其临床

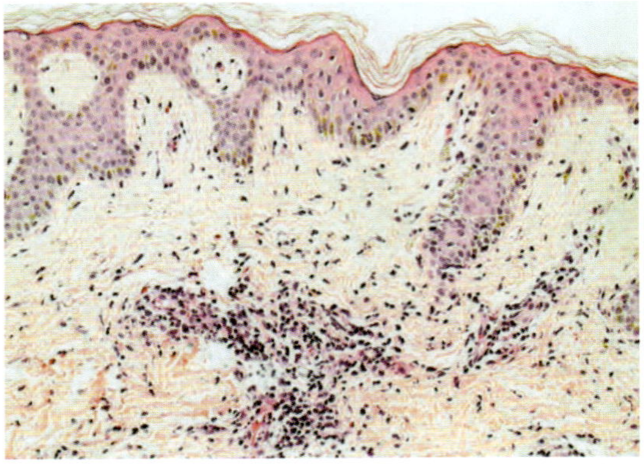

图 118.1 发疹型药疹的组织病理，HE 染色，放大倍数 20× 表皮角化正常，轻度海绵水肿。真皮乳头轻度水肿，真皮浅层血管周围淋巴细胞浸润，其间见较多嗜酸性粒细胞，并可见噬黑素细胞。（由 Dr Marianna Philippidou，伦敦国王学院医院提供）

表现多种多样，皮疹可表现为猩红热样、风疹样、麻疹样，或者与任何感染性皮疹不相似的大量粉红色小丘疹（图 118.2 和图 118.3）。少部分可表现为大斑疹、多环状及旋涡状红斑、网状红斑和片状红斑。皮疹主要分布于躯干及四肢，也可发生于间擦部位，但一般不会累及颜面部。皮疹也会发生于掌跖部位，有时会泛发全身。可发展为多发于腿部的紫癜性皮疹和糜烂性口腔炎。但受压部位少见。

鉴别诊断

病毒感染与发疹型药疹的鉴别诊断非常重要。

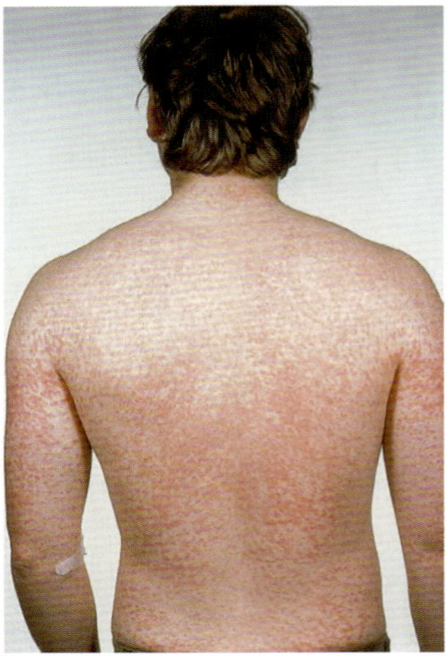

图 118.2 氨苄西林引起的药疹

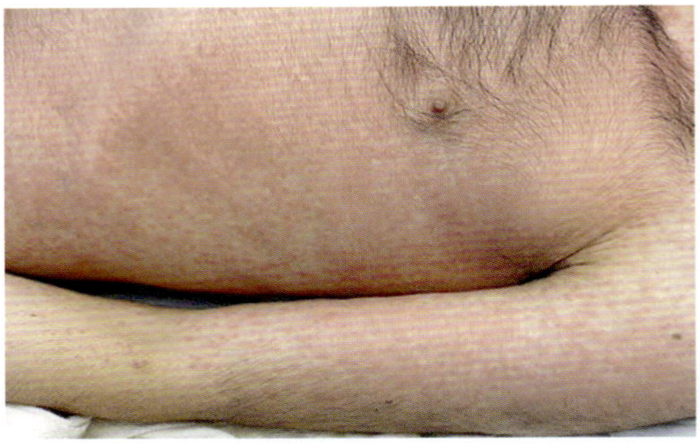

图 118.3 一种药物引起的由黄斑和丘疹病变组成的皮疹，在胸部汇合

典型的病毒性发疹如麻疹、水痘和药疹易于与发疹型药疹区分[5]。最近对一系列非典型皮疹的研究发现，通过皮疹形态和实验室检查，有 77％的病例可得到病因诊断[6]。25％的病例是由药物引起（成年人中更为常见），并主要是由抗生素及非甾体类抗炎药引起。鉴别发疹型药疹及病毒性皮疹，出疹顺序有意义，病毒性皮疹通常先发生于颜面部及肢端，后蔓延至躯干，且多合并发热、咽痛、胃肠道反应、关节炎、咳嗽、失眠[6]。黏膜损害通常与感染相关。瘙痒是成人药疹的典型伴随症状。排除伴嗜酸粒细胞增多和系统症状的药疹（DRESS）（请参阅第 119 章）很重要，因为其亦可表现为发疹样皮疹。

并发症和共病

如果继续给药，可能会出现剥脱性皮炎，但即使继续给药有时皮疹也会消退。

病程和预后

本病是良性疾病，停止使用致敏药物后会好转，无后遗症。麻疹样型药疹再次用药通常会复发，但不绝对。

检查

血液检查可以排除器官功能障碍及血流动力学异常，这是与 DRESS 鉴别的重要检查。病毒血清聚合酶链式反应（PCR）有助于排除病毒感染。不必常规进行皮肤组织学检查，因其不能判断是否为药物引起，但当临床特征不典型时，可予组织学检查帮助诊断。

治疗

必须停用可疑致敏药物。停用药物后，斑丘疹为主的皮疹通常会消退脱屑，有时遗留炎症后色素沉着。通常仅需对症治疗和外用润肤剂治疗。大约 50％的发疹型药疹伴有瘙痒，在这种情况下局部外用中效糖皮质激素有效。

药物性瘙痒

定义

由药物引起的瘙痒。可以是局部性瘙痒，也可以是全身性瘙痒。

概述

瘙痒通常与系统用药相关，但有时局部用药也可引起瘙痒，如钙调磷酸酶抑制药和β-肾上腺素能受体阻滞药的外用制剂引起的瘙痒[7,8]。导致药物性瘙痒的系统性药物见框图 118.2。

框图 118.2 瘙痒的相关药物[a]

- 阿片类
- 他汀类
- 紫杉醇类
- 抗疟药
- 粒细胞-巨噬细胞集落刺激因子
- 白细胞介素-2
- 马妥珠单抗
- 血管紧张素转化酶抑制药
- 磺胺类衍生物
- 非甾体类抗炎药

改编自 Reich et al，2009[19]

[a]须排除药物超敏反应和药物引起的胆汁淤积性肝损伤后瘙痒

流行病学

据报道，全科诊疗中处方药导致的瘙痒占不良反应的 13.3%[9]。阿片类药物导致的瘙痒最常见，是公认的引起瘙痒的主要药物。据报道，在使用阿片类药物治疗的患者中有 2%～10%出现瘙痒[10]。

病理生理学

药物引起的瘙痒可能是原发性的，由外周神经元和中枢神经系统相互作用形成，也可能是继发性的。导致继发性瘙痒的原因包括：①直接皮肤反应，如药物超敏反应，其他炎症性皮肤病或皮肤干燥症；②生化指标改变（如肾或肝的功能障碍）；③其他不明机制。

阿片类药物可导致肥大细胞脱颗粒，组胺释放，从而引起荨麻疹样瘙痒性皮疹，但是大部分阿片类药物引起的瘙痒是由于药物与位于脊髓后根的中枢性 μ-阿片样疼痛感受器结合[11]。5-羟色胺和多巴胺 D(2)受体、脊髓抑制通路、前列腺素也与阿片类药物引起的瘙痒相关[12]。

氯喹可导致肥大细胞释放组胺引起瘙痒。60%～70%接受抗疟药治疗的美国黑种人会引起全身瘙痒（白种人很少会发生），但确切原因尚不清楚，可能与多种因素相关，包括 μ-阿片类受体的信号传导和基因调控[13,14]。选择性 5-羟色胺再摄取抑制药（SSRI）皮下注射会导致瘙痒[15]。有趣的是，选择性 5-羟色胺再摄取抑制药也可用于治疗心因性瘙痒[16]。

羟乙基淀粉（HES）在某些情况下作为胶体溶液替代品使用，它会引起约 1/3 的患者出现慢性瘙痒。小剂量使用 HES 即可引起瘙痒，但并发症的出现往往与大剂量使用有关。症状通常出现在 HES 输注 1～6 周[17]，可持续 12～24 个月[18]，一般难以治疗[19]。

临床特征

使用药物到发生瘙痒的潜伏期仅数天。患者常诉全身瘙痒，常伴表皮剥脱，伴或不伴苔藓样变，皮肤划痕征通常阴性。

鉴别诊断

需要排除其他情况引起的瘙痒（请参阅第 83 章）。

病程和预后

尽管被认为是轻微的药物不良反应，但慢性瘙痒会对生活质量产生明显的负面影响。

检查

必须排除其他引起瘙痒的原因（请参阅第 83 章）。

治疗

通常，停用药物后瘙痒可迅速缓解。但一些药物（如 HES）引起的瘙痒可长期存在。虽然抗组胺药经常用于药物性瘙痒，但其对瘙痒的改善很少有帮助。冷却的润肤剂如含有 0.5%的薄荷脑水性乳膏可能有效。

鉴于阿片样受体直接参与阿片类药物引起的瘙痒症，最有效的治疗方法是减少剂量或停止阿片治疗。可选择使用纳洛酮、纳曲酮（μ-受体拮抗药）或环丁甲羟氢吗啡（部分 μ-受体激动药、μ-受体拮抗药）替代，但使用上述药物后会减弱镇痛效果。其他方法包括使用 D2 受体拮抗药、血清素（5-HT3）受体拮抗药（昂丹司琼、多拉司琼）、抗组胺药和加巴喷丁[19]。有趣的是，μ-受体拮抗药可用来治疗内源性内啡肽引起的瘙痒，如胆汁淤积性瘙痒[20]。

药物性瘙痒治疗抵抗的病例采用光疗或其他治疗方法可能有效（请参阅第 83 章）。

湿疹型药疹

定义和术语

湿疹型药疹是由药物超敏反应导致的全身性过敏性接触性皮炎(SACD)。

同义名
- 全身性过敏性(接触性)皮炎
- 全身性接触性皮炎
- 内源性接触性湿疹

概述

当对某种药物致敏的患者系统使用同种药物或者化学结构相似的药物后,可产生湿疹样反应[21-23]。常见的引起湿疹型药疹的药物见框图 118.3。当对乙二胺接触过敏的患者注射了含有增溶剂乙二胺的氨茶碱时,会发生全身性或局部性的湿疹[24,25]。对羟基苯甲酸酯接触过敏的患者使用含有防腐剂的对羟基苯甲酸酯的药物,可出现全身泛发性湿疹[26]。同样,致敏的患者口服新霉素和羟基喹啉后可出现湿疹[27]。糖尿病患者对含有对氨基化合物的局部制剂致敏,如对苯二胺染发剂、对氨基苯甲酸(PABA)防晒霜、某些局部麻醉药(如苯佐卡因),若与降糖药甲苯磺丁胺或氯丙胺合用,可发生全身性接触性皮炎。因为交叉反应,使用磺脲类药物可引起对磺胺过敏的患者产生湿疹型药疹。吩噻嗪可引起过敏性接触性皮炎、光变态反应、湿疹型接触性皮炎,以及可能与某些抗组胺药发生交叉反应。用于酒精中毒治疗的四乙基秋兰姆二硫化物(双硫仑,戒酒硫®)可通过橡胶手套引起秋兰姆致敏患者的湿疹反应。在未经接触致敏的情况下,系统给药也被确定可引起湿疹型药疹,约 50%的 SACD 病例是由青霉素或 β-内酰胺类抗生素引起的。术语"内源性接触性湿疹"[28]是指在通过口服治疗初次致敏后发生湿疹型接触型药物反应,如患有药疹的患者后来由于局部治疗而发展为局限性皮炎。对称性药物相关的间擦与皱褶疹(SDRIFE)与湿疹型药疹相比,具有完全不同的典型临床表现(请参阅下文)。

流行病学

罕见。

病理生理学

湿疹反应由药物特异性 T 细胞诱导的皮肤炎症反应(请参阅第 12 章)。

病理学

最主要的组织学特征是海绵水肿样皮炎改变,真皮浅层血管周围单核细胞为主的浸润。

框图 118.3 湿疹型药疹相关的系统药物[a]

- 8-甲氧补骨脂素
- α-受体拮抗药
- 5-氨基水杨酸类
- 氨茶碱
- 镇痛药:非甾体类抗炎药、阿片类、对乙酰氨基酚
- 抗微生物用药:阿莫西林、头孢曲松钠、氯霉素、克林霉素、红霉素、夫西地酸、庆大霉素、异烟肼、咪康唑、新霉素、制霉菌素、喹诺酮、链霉素、磺胺甲噁唑-甲氧苄啶、特比萘芬
- 抗组胺药:西替利嗪、苯海拉明、羟嗪
- 降压药:阿普洛尔、卡托普利、替米沙坦-氢氯噻嗪
- 抗炎药:阿司匹林、5-氨基水杨酸、糖皮质激素、环氧化酶-2 抑制药
- 抗病毒类药物:阿昔洛韦、伐昔洛韦
- 生物制剂:西妥昔单抗
- 钙离子通道阻滞药
- 化学治疗剂:氟尿嘧啶,丝裂霉素 C
- 氯巴占
- 可乐定
- 多塞平
- 麻黄碱类药物
- 三酰甘油
- 肝素
- 羟基脲类药物
- 注射用人免疫球蛋白
- 碘造影剂
- 雌二醇
- 苯巴比妥
- 吩噻嗪类药物
- 伪麻黄碱类药物
- 利斯的明
- 磺胺类药物
- 琥珀胆碱

摘自文献[29-36]。

[a]包括引起对称性药物相关的间擦与皱褶疹(SDRIFE)的致敏药物。

临床特征

使用药物后到出现湿疹改变的潜伏期通常为 7～14 天。皮疹倾向于对称性,可能首先或主要累及原发性皮炎的部位,然后才泛发全身。

鉴别诊断

- 特发性湿疹反应。
- 过敏性接触性皮炎。

• 刺激性接触性皮炎。

并发症和共病

停止使用致敏药物后很少出现并发症和共病。

病程和预后

停止使用致敏药物后 1～3 周临床症状会逐渐好转。若再次使用相同致敏药物则会再次出现相同的临床表现。

检查

斑贴试验通常阳性，但在检查过程中经常产生水疱，尽管病理组织切片可观察到白细胞碎裂性血管炎表现。用可疑过敏原进行口服激发试验有助于证实诊断。

治疗

首先停止使用一切可疑致敏药物。轻度湿疹型药疹与湿疹的治疗类似，局部外用糖皮质激素软膏通常是有效的。若病情重，则可以系统使用糖皮质激素，如泼尼松龙。

对称性药物相关的间擦与褶皱疹

定义和术语

具有自限性的轻型药疹，主要累及臀部及易摩擦部位，一般无系统损害。

同义名

• 药物-导致的狒狒综合征（SDRIFE）

概述

SDRIFE 是一种具有典型临床特征的药疹，主要累及臀部、大腿和其他易摩擦部位的对称性皮疹，如腋窝、膝盖、手肘和颈部。显而易见，这就是我们称其为药物导致的狒狒综合征的原因，它是系统性过敏性接触性皮炎的一种类型。2004 年，提出了 SDRIFE 的概念，作为方便学术交流的中立术语，包括了不仅累及臀部而涉及所有易摩擦部位的药疹[37,38]。引起 SDRIFE 的相关药物见框图 118.4。

流行病学

年龄

所有年龄段均有报道。

性别

男性居多[37]。

病理生理学

免疫组化显示真皮层 $CD4^+$ T 淋巴细胞浸润。延长的潜伏期和致敏药物偶尔斑贴试验阳性，说明 SDRIFE 是Ⅳ型迟发性超敏反应导致的[38]。系统用药不需要预先皮肤致敏和与先前接触的相同抗原进行交叉反应即可导致 SDRIFE。引起这种特殊反应的原因目前并不清楚。有假设认为产生的原因是原本产生物理/炎症损害的部位记忆 T 细胞直接活化导致的记忆现象。尽管人们推测在皮疹部位存在致敏药物的排泄物和代谢产物，但是汗腺无炎症反应这一点不支持其在发病中发挥核心作用[39]。

框图 118.4 导致 SDRIFE 相关药物

• 青霉素[a]
• 头孢类抗生素[a]
• 克林霉素
• 红霉素
• 非甾体类抗炎药
• 伪麻黄碱
• 替米沙坦
• 氢氯噻嗪
• 特比萘芬
• 西咪替丁
• 地夫可特
• 氯氟乙酯
• 肝素
• 利培酮
• 利斯的明
• 伐昔洛韦
• 丝裂霉素

摘自于 Hausemann et al，2004[37]，Tan and Tan，2011[38] and Winnicki et al，2011[40]。

[a]最常见的报道的药物。

病理学

SDRIFE 的组织病理具有典型的异质性[37]。组织病理特征包括：真皮浅层血管周围淋巴细胞浸润，也可见中性粒细胞和嗜酸性粒细胞浸润，表皮海绵水肿和基底层细胞液化变性。

临床特征

病史

使用药物到出现皮疹的潜伏期为数小时到数天[37,38]。

临床表现

SDRIFE 的诊断标准如下：①系统使用药物；②快速发生的位于臀部/肛周/或者腹股沟 V 形区域的境界清楚的红斑；③至少一个其他易摩擦褶皱部位的受累；④皮疹对称；⑤无系统症状（图 118.4 和图 118.5）。偶尔可见小丘疹，脓疱，水疱，大疱少见，掌跖、颜面部和黏膜无累及[37]。

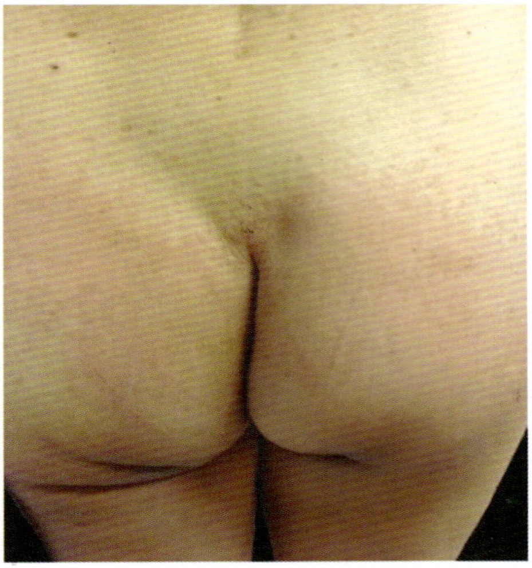

图 118.4　对称性药物相关的间擦与褶皱疹(SDRIFE)：臀部境界清楚的片状红斑

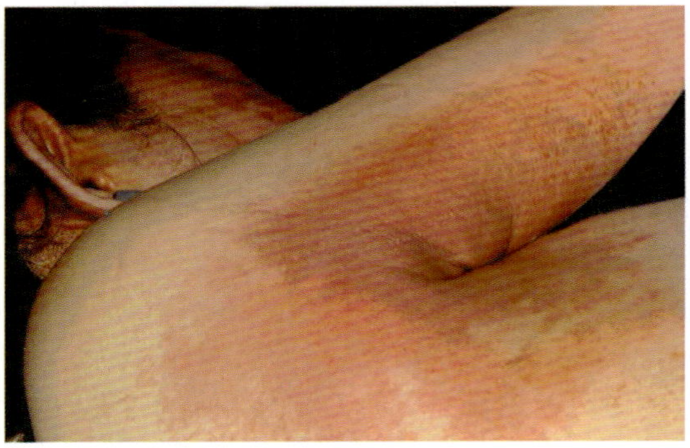

图 118.5　对称性药物相关的间擦与褶皱疹(SDRIFE)：腋窝密集分布的红斑

鉴别诊断

主要与炎症性皮肤病如接触性皮炎、反转型银屑病、慢性家族性良性天疱疮(Hailey-Hailey disease)、感染性皮肤病如糜烂性股癣和其他类型药疹如急性泛发性发疹性脓疱病(AGEP)和化疗药物导致的毒性红斑相鉴别。尽管 AGEP 以广泛无菌性脓疱和系统症状为主，但皮疹开始好发于皮肤褶皱处。化学药物治疗反应如中性粒细胞分泌性汗腺炎/分泌性鳞状上皮化生也好发于皮肤褶皱处。

病程和预后

停止使用致敏药物后病情可迅速好转。

检查

至少 50%的 SDRIFE 的斑贴试验阳性，80%的患者口服激发试验阳性[38]。在大部分报道的 SDRIFE 病例中皮肤点刺试验和淋巴细胞刺激试验阴性。

治疗

主要以对症处理为主。首先必须停止使用致敏药物，并在以后的治疗过程中避免使用相同药物。尽管外用糖皮质激素或系统使用糖皮质激素病情能快速好转，但目前为止没有明确推荐的治疗药物[38]。

荨麻疹型，血管性水肿型，全身过敏反应型药疹

定义

荨麻疹和血管性水肿的皮疹以局限性水肿性红斑为主(请参阅第 42 章和 43 章)。全身过敏反应可引起一系列临床表现，包括致命的呼吸系统及心血管系统损害(支气管痉挛和低血压)(请参阅第 42 章)。此章节主要探讨的是由药物引起的荨麻疹、血管性水肿及全身过敏反应。

假性过敏(无免疫介导)临床上很难与真性过敏(有 IgE 介导)相鉴别。假性过敏引起的荨麻疹、血管性水肿及全身过敏反应通常是药物介导的，详见后续内容，有时这些反应也称为“过敏反应”。

概述

药物导致的荨麻疹可单独发生，也可伴随全身过敏反应和血管性水肿。阿司匹林和非甾体类抗炎药是最常见的引起过敏性反应的药物，临床上以荨麻疹[41]和严重的特发性荨麻疹最为多见[42]。

引起全身过敏反应最常见的药物是抗生素(通常为 β-内酰胺类抗生素)和非甾体类抗炎药[43]。生物制品导致的过敏性反应越来越多。因全麻导致的过敏反应在手术中是很难被记录到的。区分免疫性和非免疫性过敏反应具有挑战性。通常围术期导致的全身过敏反应或者全身过敏中毒反应的药物包括：麻醉药物(尤其是含有硫代硫酸钠的麻醉药)、神经肌肉阻滞药(可能是非 IgE 介导的)、镇痛药(阿片类药物导致的过敏反应通常是非 IgE 介导的)、抗生素，鱼精蛋白和输血治疗(机制不明)[43]。最近发现生物医疗器械如中枢神经氯己定包膜导管可导致过敏反应[44]。β 受体阻滞药可加剧其他过敏物质导致全身过敏反应，使抗休克治疗更加困难[45]。

流行病学

荨麻疹是常见的排名第二的药物不良反应[46,47]。住院患者中荨麻疹型药疹发生率 0.16%，皮肤科门诊慢性荨麻疹和血管性水肿患者占 9%[46]。据估计，在英国每 1500 个人中就有 1 个人在其生活的某一阶段出现全身过敏反应[48]，平均每年有 20 例患者因全

身过敏反应死亡，其中至少有一半病例是由于药物导致的[49]。据估计，全麻导致的全身过敏反应的发生率为 1∶(4000～25 000)[43]。英夫利昔单抗导致的全身过敏反应病例据估计有 2%～3%[50]，同时也有报道其他肿瘤坏死因子拮抗剂导致的过敏反应[51]。

病理生理学

荨麻疹型药疹的发生基础机制是药物导致的血管扩张、水肿和瘙痒，而血管性水肿（发生于皮肤的深部）和全身过敏反应（循环系统受累）的发生机制相同。经典的发生机制是由药物致敏性 IgE 介导的过敏反应。药物作为抗原与肥大细胞（可能是嗜碱性粒细胞）表面的 IgE 交叉联合后释放炎症递质（包括组胺），炎症递质导致血管扩张、神经元激活和平滑肌收缩（请参阅第 8 章）。环氧化酶抑制药如阿司匹林和吲哚美辛从药理学机制上可能导致荨麻疹或血管性水肿。其他药物如放射造影剂、右旋糖酐（血浆扩容剂）可使肥大细胞直接释放炎症递质。血管紧张素转化酶抑制药（ACEI）可以导致血管性水肿，但释放的炎症递质为缓激肽而不是组胺，所以抗组胺药治疗无效[52]。

遗传学

请参阅第 42 章。

病理

请参阅第 42 章。

临床特征

第一次使用药物后 24～36 小时可发生荨麻疹、血管性水肿和全身过敏反应。药物再激发反应则在数分钟内出现。全身过敏性反应一般在第二次使用相同致敏药物后发生，因为持续给药被认为导致的是药物耐受而不是过敏（与 T 淋巴细胞介导的超敏反应相对照）。全身过敏反应和全身中毒性过敏反应通常在用药后数分钟到数小时发生（绝大部分在 1 小时内发生）。

荨麻疹单独发生比荨麻疹合并血管性水肿发生更为常见（图 118.6）。全身过敏反应和全身毒性过敏反应常伴皮肤及黏膜的改变：症状不严重病例通常有头晕或者乏力的前驱症状，皮肤刺痛和球结膜充血，之后伴随荨麻疹、血管性水肿、支气管痉挛、腹痛和血管舒缩功能障碍。静脉给药常引起严重的过敏反应，进展快，数分钟后可出现心搏骤停。相比之下，昆虫叮咬和食物导致的全身过敏反应病情进展较慢[45]。

鉴别诊断

荨麻疹型药疹需要和其他原因导致的荨麻疹相鉴别，尤其与感染导致的荨麻疹鉴别。可能需要行特殊试验进行鉴别。药物引起的全身过敏反应需要和其他原因导致的过敏反应相鉴别。

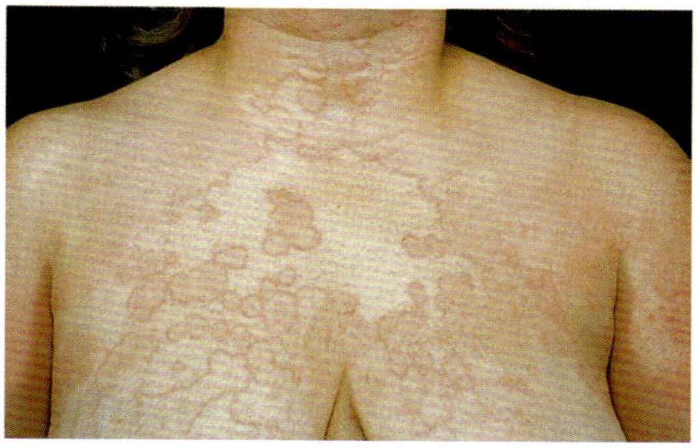

图 118.6　阿司匹林导致的荨麻疹型药疹
（英国国王学院圣约翰皮肤研究所提供）

并发症和共病

全身过敏反应若不及时治疗可导致死亡，早期干预一般治疗效果满意。找到致敏药物非常关键，以避免再次出现药物过敏反应。

病程和预后

停止使用致敏药物后荨麻疹型药疹和血管性水肿型药疹临床症状在 24～48 小时后逐渐好转。需要注意全身过敏反应病情开始好转 5～6 小时后会出现延迟反应。全身过敏反应型药疹导致的死亡病例并不常见（<2%）；造成预后不良的主要诱因是患者合并严重的哮喘[53,54]。

检查

目前针对速发型药物过敏反应的检测方法已经明确，并且不同的临床指南都使用了同样的针对可疑致敏药物的检测方法[55]。为了确定最可疑的致敏药物，常用的方法是仔细询问过敏反应产生前数小时的用药史。并且需要仔细询问患者的临床症状变化过程，从而得到细致的临床记录。检测方法是给予患者浓度逐渐增加的致敏药物，直至出现阳性症状后停止给药，从而尽可能降低风险。在很多情况下，阴性结果比阳性结果更有意义，因为阴性结果可以明确患者哪些药物是可以使用的。辅助检查方法包括了检测患者血清中的药物致敏特异性 IgE、皮肤点刺试验、皮内试验和激发试验。

β-内酰胺类抗生素引起的药物过敏反应主要是由于致敏药物抗原与已经致敏的 IgE 结合导致的。皮肤试验需要使用青霉素多聚赖氨酸“主要致敏原”和“次要致敏原”（其他青霉素抗原）。药物特异性 IgE 是由免疫捕获检测到的（RAST®），此试验特异性高，敏感性低，故仅适用于可进行所有皮肤试验的专科医师[56]。欧洲及英国的临床指南提倡有必要完善皮内试验及激发试验确定致敏药物[55]。大量研究显示,标记为青霉素过敏的患者经过包括口服激发试验在内的负面测试,阳性预测值很低。尽管在很多病例中避免使用青霉素并不困难,但是因青霉素过敏标记错误导致的不良后果已被重视,并被专家组建议完成验证性测试[56]。

全身过敏反应采取斑贴试验进行辅助诊断是没有意义的,但是需要引起注意的是,如果患者临床症状显示由 IgE 介导的过敏反应时,需要进行斑贴试验检测过敏原。通过非黏膜途径局部皮肤外用药物,尤其伤口及皮肤屏障功能受损时,会引起全身过敏反应[57]。

治疗

对于荨麻疹型药疹伴或不伴血管性水肿、全身过敏反应,最主要的治疗原则是停止一切可疑致敏药物,停止使用药物后病情会快速好转。

几乎每个国家临床指南都指出可以口服Ⅳ代抗组胺药、Ⅳ代糖皮质激素和肾上腺素治疗[58]。尽管使用非甾体类抗炎药可发生交叉过敏反应,但是对于非甾体类抗炎药存在低风险过敏的患者可以使用 COX-2 抑制药抗炎治疗[56]。

血清病样型药疹

定义

血清病样型药疹(SSLR)临床上以发热、皮疹及关节痛/关节炎三联征为特征。

概述

SSLR 属于药疹的一个类型,其命名是根据临床症状与血清病类似而起的。典型的血清病是由外界抗原形成免疫复合物沉积在不同器官的小血管上,如皮肤、关节或其他系统,从而导致的Ⅲ型超敏反应。作为区别,SSLR 是由于药物引起的,尽管临床相似,但通常找不到循环免疫复合物[59]。

发病率和患病率

在三甲医院 β-内酰胺类引起的皮肤药物过敏反应中 SSLR 占 2%[60]。SSLR 的发生风险在潜在致敏药物中是独立的。头孢克洛是最常见的引起 SSLR 的致敏药物,相比阿莫西林导致 SSLR 1/12 000 的发生率,头孢克洛导致 SSLR 的发生率为 1/3000。

年龄

SSLR 最常见于儿童,这可能是由于在儿童中经常使用某种易导致 SSLR 的致敏药物有关,如头孢克洛。

病理生理学

关于 SSLR 的病理生理学研究并不是很多。先前的头孢克洛体外实验显示药物通过体内药物代谢及生物转化产生的活性代谢产物非常重要,代谢产物的活性中间体的遗传缺陷可能是主要诱因[61],但发生机制并不清楚。然而,头孢克洛导致的 SSLR 及其他头孢菌素引起的过敏反应的患者体内缺乏循环免疫复合物和交叉过敏显示可能并不是超敏反应导致的。

病理学

SSLR 的组织病理特征与荨麻疹反应模式一致。其病理特征主要包括了真皮水肿,真皮浅层及深层血管周围淋巴细胞、中性粒细胞及嗜酸性粒细胞浸润。一般无血管炎表现[62]。

临床特征

病史

可导致 SSLR 的药物见框图 118.5。使用药物到发生皮疹的中位潜伏期在 1～13 天,一般为 7 天[63,64]。

框图 118.5 血清病样型药疹(SSLR)相关致敏药物

- 头孢克洛[a] 和其他头孢类抗生素
- 青霉素[a] 和其他 β-内酰胺类抗生素
- 美罗培南
- 米诺环素
- 复方磺胺甲噁唑
- 利福平
- 伊曲康唑
- 灰黄霉素[a]
- 氯吡格雷
- 保泰松
- 氟西汀
- 链激酶
- 地特胰岛素
- 英夫利昔单抗[a]
- 利妥昔单抗
- 奥马珠单抗

摘自文献[59,63]和[65-82]。

[a]常见报道的药物。

临床特征

SSLR 的原发皮损为瘙痒的游走性荨麻疹样风团(图 118.7)。有时可见皮疹中心颜色暗淡伴瘙痒,较可误诊为多形红斑,可同时出现面部及眶周水肿。

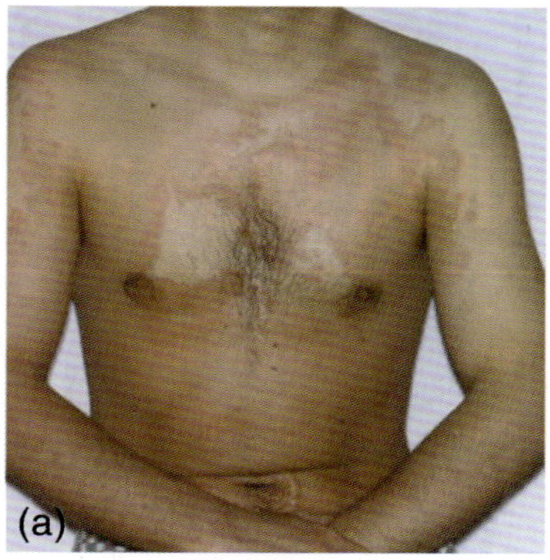

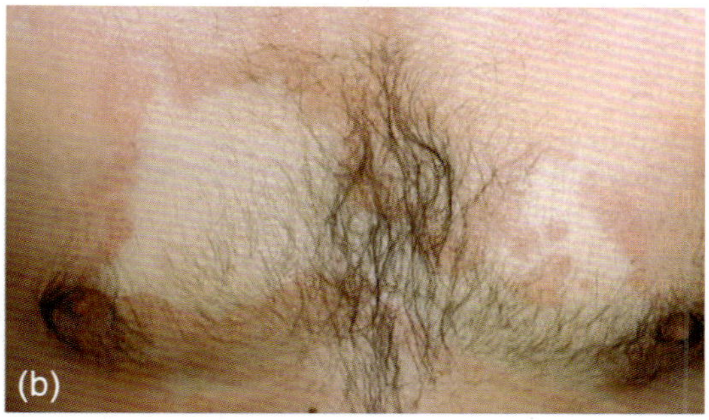

图 118.7 (a,b)青霉素导致的持续荨麻疹样皮损的血清病样型反应

黏膜无累及[64]。其他的皮疹包括多种形态的皮疹、荨麻疹样或瘙痒性大疱性斑块[62-67]。

四肢肢端关节通常可受累,临床上可见关节疼痛、肿胀、发热及活动受限[64]。相比血清病,SSLR 很少累及肾和肝[68]。

鉴别诊断

临床上需要与荨麻疹型血管炎、成人斯蒂尔病、Schnitlzer 综合征、人类细小病毒 B19 感染、川崎病和遗传性自身免疫疾病相鉴别[69]。

病程和预后

停止使用致敏药物后皮肤及骨骼肌肉症状会逐渐消失。典型的皮肤及关节症状一般分别持续 3～5 天。尽管有时皮疹及关节症状会持续存在更长时间,但 SSLR 一般不发生迁延不愈和后遗症[63,64]。

检查

皮内试验和斑贴试验通常阴性。药物激发试验通常阳性,若需要确诊 SSLR,药物激发试验是比较安全的方法[70]。

治疗

停止使用一切可疑致敏药物。皮疹及关节症状一般在停止用药后 1 周内会逐渐消失[63]。基于文献报道,使用抗组胺药、解热镇痛药和系统使用糖皮质激素可以对症治疗并缩短疾病病程[64]。

苔藓样药疹

定义

扁平苔藓样药疹(LP)临床难以与扁平苔藓鉴别,虽然扁平苔藓样药疹症状更为严重。药物导致的狼疮可表现特发性红斑狼疮的临床症状及免疫学表现(LE)。

概述

苔藓样药疹临床表现多样,可表现为扁平苔藓样和红斑狼疮样。有人认为,不同的临床类型与组织学上富淋巴细胞的浸润(如 LP)和少淋巴细胞浸润(LE)的苔藓样变有关[83]。目前没有证据表明不同的苔藓样药疹有不同的发病机制。引起 LP 样药疹的原因见表 118.1。药物导致的 LE 通常由普鲁卡因胺、甲基多巴、奎尼丁、米诺环素和肼苯达嗪引起,但上述药品不是很常用[84-88]。目前报道了很多生物制剂(尤其是抗 TNF-α 抑制剂)导致的 LE 样药疹病例,这可能是苔藓样药疹病例增加的原因[89-91]。导致 LE 型药疹的原因见表 118.2。

表 118.1 导致扁平苔藓样药疹的相关药物

常用药物	不常用药物
抗疟疾药物	血管紧张素转化酶抑制药
金制剂	β 受体阻滞药
汞合金制剂	锂
非甾体类抗炎药	甲基多巴
青霉胺	奎尼丁
噻嗪类利尿药	其他磺脲类药物

摘自 Ellgehausen et al,1998[93] 和 Halevy 和 Shai,1993[94]。

流行病学

在所有扁平苔藓中大约 10%是由于药物导致的。大约 10%的皮肤红斑狼疮是由药物导致的。

病理生理学

苔藓样药疹的发生机制并不清楚,但是目前认为其发生是因为自身活化的 T 淋巴细胞针对药物-主要组织相容性复合体抗原复合物导致的,如角质形成细胞和朗格汉斯细胞被机体视为"异己"而遭受免疫攻击。药物导致的 LE 的发生与基因有很强的联系,如肼苯达嗪(73%病例可检测到 HLA-DR4)[84]和米诺环素(可检测到 HLA-DQB1),这可以支持 T 淋巴细胞介导的药疹发生机制理论。有文献(Lage 等)报道,与非药物导致的 LP 相比,药物导致的 LP 皮肤活检中的穿孔素表达与CD8T淋巴细胞比例呈显著的

表 118.2 导致红斑狼疮样药疹的相关药物

重要/广泛使用的药物	使用不太广泛的药物	近期报道的药物
血管紧张素转化酶抑制药(如卡托普利)	抗甲状腺素药物(如丙硫氧嘧啶)	抗肿瘤坏死因子生物制剂
β受体阻滞药[a]	氯丙嗪	单克隆抗体生物制剂
钙离子通道阻滞药(如地尔硫䓬)[b]	氟尿嘧啶(系统性)[b]	西咪替丁
		氯巴占
异烟肼	肼苯达嗪	氯吡格雷
他汀类[a]	甲基多巴	氯氮平
柳氮磺吡啶	普鲁卡因胺	干扰素
特比萘芬[b]	奎尼丁	白细胞介素-2
噻嗪类利尿药	米诺环素	噻氯匹定
		扎鲁司特

摘自于 Antonov et al,2004[95],Valeyrie-Allanore et al,2007[96]和 Pretel et al,2013[97]。

[a] 导致皮肤亚急性红斑狼疮样反应的典型相关药物。

[b] 可能导致系统性红斑狼疮和亚急性皮肤红斑狼疮的相关药物。

正相关,这表明细胞毒性 CD8 T 淋巴细胞是导致角质形成细胞凋亡的主要原因[86]。然而有文献报道,给模型小鼠注射自身活化的 CD4 T 淋巴细胞,在实验第 5 天时足以引起最严重的苔藓样皮炎[83]。在苔藓样皮疹中发现亲表皮性的 T 淋巴细胞与表达 MHC-Ⅱ(HLA-DR)的角质形成细胞及朗格汉斯细胞有关[83]。有文献报道发现了单纯疱疹病毒特异性 T 淋巴细胞与药物的交叉反应,这表明苔藓样型药疹的发生可能与驻皮肤的抗病毒 CD8 记忆 T 淋巴细胞与药物抗原的交叉反应有关[83]。

病理学

苔藓样药疹的组织病理有典型的苔藓样变特征,包括角化过度,颗粒层增厚,棘层"锯齿状"增厚,真皮浅层细胞的带状浸润。药物导致的苔藓样变的组织病理也有其特征,包括薄但多形的细胞浸润带,角质层及颗粒层可见细胞样小体,局部角化不全和颗粒层局部中断[87](图 118.8)。然而,近期研究发现,与非药物导致的 LP 相比,药物导致的 LP 仅有的组织学特征是可见更多的角质形成细胞坏死(簇集性分布)和浆细胞及嗜酸性粒细胞浸润[86]。

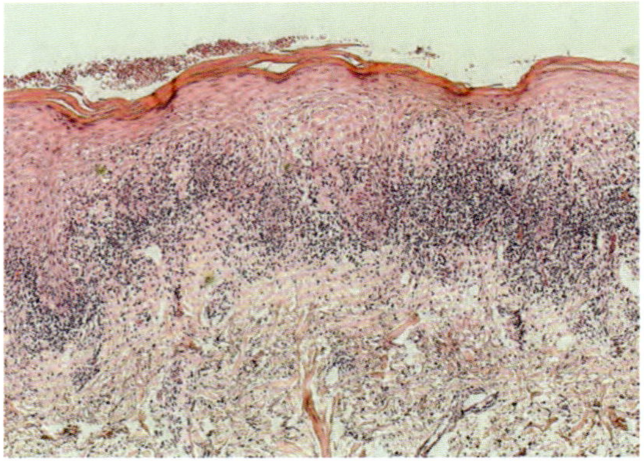

图 118.8 苔藓样药疹的组织病理学表现,HE. 放大倍数 10×

表皮致密型角化过度,棘层"锯齿状"增厚,散在淋巴细胞浸润。基底层细胞空泡样变,可见胶样小体,真表皮界面带状淋巴细胞浸润。真皮乳头层可见散在分布的嗜酸性粒细胞。(由 Dr Marianna Philippidou,英国国王学院医学院提供)

临床特征

LP 样药疹及 LE 样药疹从第一次使用药物到发疹的潜伏期通常为数月(甚至数年),但是导致这种延迟发病的原因并不清楚。扁平苔藓样药疹皮疹表现并不典型,或类似于表面光滑的小丘疹或者斑块,可见 Wickham 纹,与特发性 LP 相似(图 118.9,图 118.10)。药物也可导致黏膜苔藓样变。很多药物可以导致曝光部位的苔藓样皮疹,如噻嗪类利尿药。

药物导致的 LE 的临床特征通常比亚急性 LE 更像 SLE[88]。

鉴别诊断

- 特发性 LP
- 特发性皮肤红斑狼疮

并发症和共病

若未经治疗则会出现一些未知的特发状况(请参阅第 37 章和第 51 章)。

病程和预后

若停止使用致敏药物后病情逐渐好转,则可明确苔藓样药疹的诊断。病情需要数周至数月才会逐渐

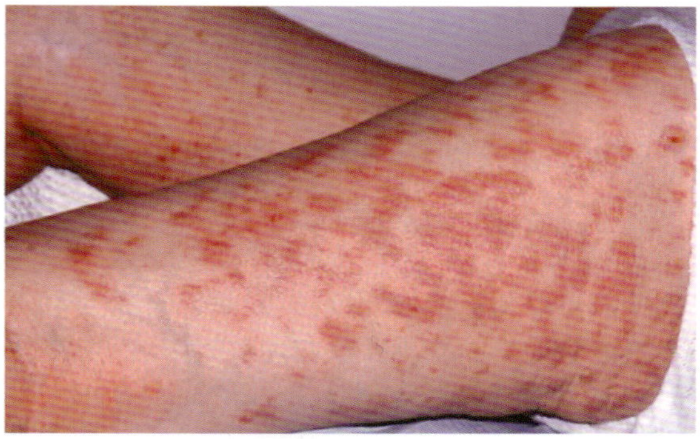

图 118.9　金制剂治疗导致的苔藓样型药疹，表现为多种形态的炎症性斑块

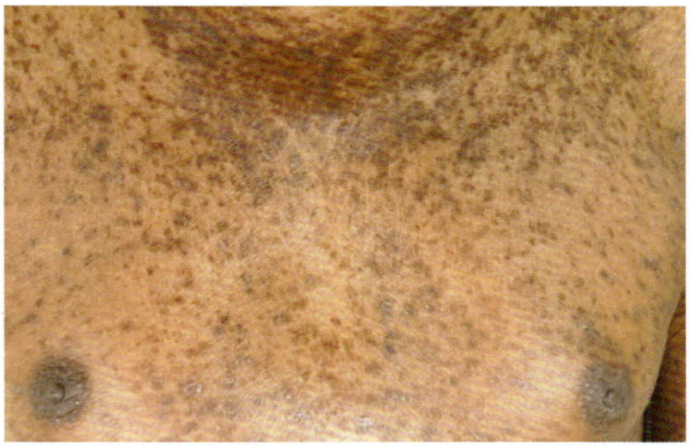

图 118.10　普伐他汀导致的苔藓样药疹，躯干播散性分布大量色素沉着斑片及斑块

好转。

检查

皮肤活体组织病理检查对苔藓样药疹的诊断至关重要。药物导致的 LE 患者可发现抗核抗体及抗 Ro 抗体阳性，75％的病例可见抗组蛋白抗体阳性(90％病例 ANA 阳性)[92]。

治疗

停止一切可疑致敏药物非常重要。局部外用强效及超强效糖皮质激素可有效清除皮疹。严重病例可以口服糖皮质激素。

固定型药疹

定义

固定型药疹(FDE)是一种皮肤黏膜对药物的过度反应，每次使用同一种致敏药物后可在同样的部位反复出现境界清楚的皮疹[98,99]。

概述

当再次使用相同致敏药物后 FDE 患者可在同一个部分反复出现皮疹，潜伏期短，呈良性疾病病程。

病史

FDE 一般在使用药物后 30 分钟至 8 小时发生。有很多药物可以导致固定型药疹，最常见的致敏药物见框图 118.6。导致 FDE 最常见的三种药物分别为磺胺甲嘧唑、四环素和非甾体类抗炎药[100,101]。一项英国皮肤科医师的调查也显示相似的结果，非甾体类抗炎药(25％)、对乙酰氨基酚(24％)、复方磺胺甲基异嘧唑(5％)和四环素(5％)为最常见的 FDE 致敏药物[102]。然而，法国全国范围内药疹分析报告中最常见的 FDE 致敏药物为非甾体类抗炎药(25％)，对乙酰氨基酚(15％)，羧甲司坦(7％)和阿莫西林(7％)，导致结果不同的原因可能与不同国家使用不同的处方药有关[103]。食物及草药也可导致固定型药疹[104-106]。

框图 118.6　导致固定型药疹相关药物

- 非甾体类抗炎药[a]
- 对乙酰氨基酚[a]
- 复方磺胺甲嘧唑[a]
- 四环素[a]
- 青霉素
- 甲硝唑
- 利福平
- 红霉素
- 羧甲司坦
- 伪麻黄碱
- 酚酞
- 巴比妥类药物
- 卡马西平
- 柳氮磺吡啶
- 钙离子通道阻滞药
- 血管紧张素转化酶抑制药
- 奥美拉唑
- 含碘造影剂
- 系统性唑类抗真菌药
- 补充治疗药物
- 食物，如腰果、芦笋

摘自文献[98-100，102，103，106，116，120，121]。

[a]常见报道的药物。

第11部分

流行病学

发病率和患病率

药疹中 FDE 占 4%～39%[107-109]。

年龄

FDE 可发生于所有年龄段，但更常见于成人，尤其 40—80 岁常见[103]。

性别

所有性别都可发生 FDE，但女性相对更多[103]。

病理生理学

FDE 的发病原理是典型的迟发型超敏反应，位于皮肤的 T 淋巴细胞被认为是导致 FDE 的关键炎症递质。病情好转后的一段时间内，“静止的”FDE 皮疹处存在 $CD8^+$ T 淋巴细胞效应器/记忆表型。药物再激发之前，这些淋巴细胞定植于真表皮交界处并处于静止状态。再次暴露于相同致敏药物后，$CD8^+$ T 淋巴细胞再次被激活并扩大反应，通过释放干扰素(IFN)-γ 及毒性颗粒导致角质形成细胞凋亡。免疫反应最终导致调节 T 细胞聚集于皮疹处阻止细胞毒性 T 淋巴细胞的进一步破坏。大量增殖和活化的细胞毒性 T 淋巴细胞通过凋亡机制被清除，小部分淋巴细胞因角质形成细胞分泌的(IL)-15 免于凋亡，并保留于皮疹处成为定植于皮肤的记忆 T 淋巴细胞，直到下一激活周期[98,110,111]。

遗传学

有报道发现，特定药物遗传易感性与药物特异性 HLA 相关。目前报道的有非普拉宗导致的药疹相关 HLA-NB22 和甲氧苄啶相关 HLA-A30[112,113]。

病理学

早期活检标本呈现界面皮炎反应模式，主要表现为基底层角质形成细胞空泡样变性，真皮水肿，真皮上部淋巴细胞浸润。可见嗜酸性粒细胞。治愈后的皮损病理检查可见真皮上部有深染的巨噬细胞[98,114]（图 118.11）。

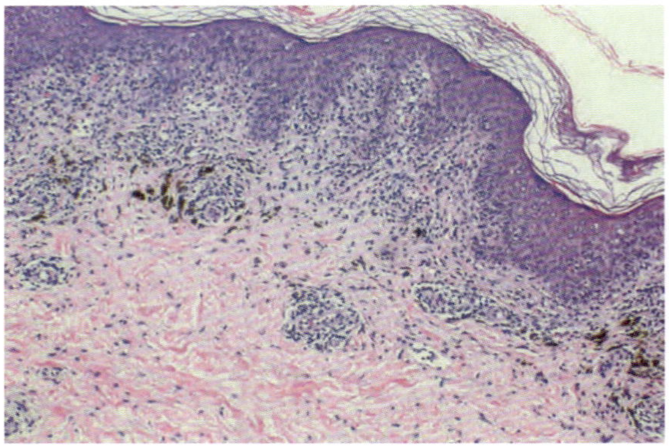

图 118.11 固定型药疹病理组织学特征

真表皮界面空泡样变性，淋巴细胞外渗，色素失禁；血管周围淋巴细胞浸润。（由 Dr Ronald Goh 提供，新加坡中央医院）

临床特征

病史

FDE 通常在使用药物后 30 分钟至 8 小时发生。

临床表现

典型的 FDE 皮疹为境界清楚的、圆形或卵圆形红斑，水肿型斑块并可逐渐演变为暗紫色斑块，有时可形成水疱或大疱（图 118.12）。初次或再次暴露于相同致敏药物后可表现为孤立、数量少、形态多样的皮疹[115]（图 118.13）。通常受累的部位为唇部、生殖器、手掌、足底，5%的病例仅有黏膜损害[103]。

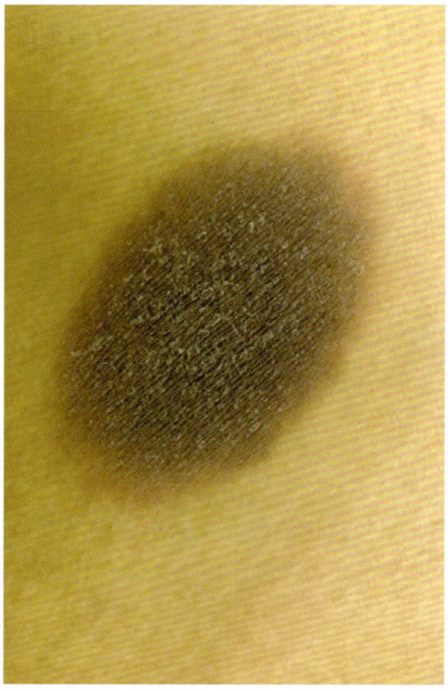

图 118.12 固定型药疹：大腿一枚卵圆形境界清楚灰暗的色素沉着斑块

有报道称，不同药物导致的固定型药疹有不同的主要受累部位。包括了非甾体类抗炎药导致的 FDE 常发生于生殖器及口唇部；四环素及甲氧苄啶导致的 FDE 常累及生殖器；安乃近导致的 FDE 常发生于躯干及四肢；羧甲司坦导致的 FDE 常累及面部[103,114,115]。

泛发大疱型 FDE(GBFDE)是泛发全身的一种 FDE 类型，常误诊为中毒性表皮坏死松解症(TEN)[98,116]（图 118.14）。与 TEN 的鉴别诊断包括：①既往固定型药疹发作病史；②黏膜未受累；③可有大疱，但疱与疱间有完整的皮肤；④无紫癜样皮损和靶形皮损。

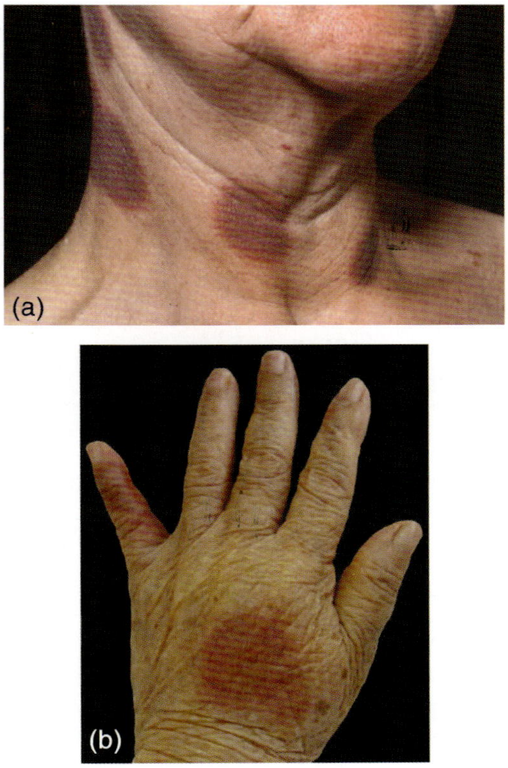

图 118.13 (a)阿司匹林(安乃定)导致的散在分布的多形固定型药疹。(b)手背及小指背部境界清楚的红色斑块

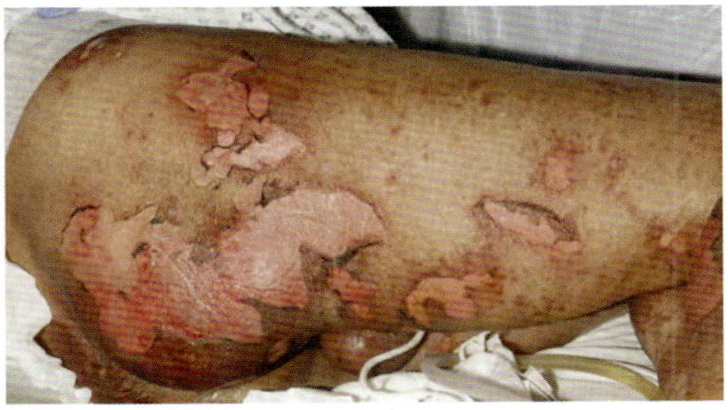

图 118.14 广泛分布的大疱型固定型药疹:帕瑞昔布导致的大量大疱和皮肤缺损

鉴别诊断

FDE 的鉴别诊断取决于皮疹部位、皮疹数量及疾病进展阶段。发生于黏膜的固定型药疹需要与单纯疱疹、复发性口腔溃疡、寻常型天疱疮及 Stevens-Johnson 综合征(SJS)鉴别。GBFDE 的广泛皮疹需要与 SJS/TEN 及寻常型天疱疮鉴别。治愈后的炎症后色素沉着斑需要与持久性色素异常性红斑鉴别[98,99,116]。

并发症和共病

GBFDE 患者一般无内脏受累,并且认为是良性病程。相比 SJS/TEN,GBFDE 一般病情轻,黏膜无受累,也无呼吸道及胃肠道累及。然而 GBFDE 与 SJS/TEN 病例对照研究发现,根据年龄及表皮剥脱程度进行分组,GBFDE 的死亡率并不低于 SJS/TEN[117]。

病程和预后

大部分 FDE 有自限性,预后良好。炎症后色素沉着在急性发作后非常明显并可持续数月,GBFDE 死亡率大约 20%。GBFDE 患者需要与 SJS 及 TEN 相同级别的治疗和护理(见第 119 章)。

检查

致敏药物口服激发试验是确诊固定型药疹的金标准,但如果患者有发生 GBFDE 的可能性时不可以行此项检查。斑贴试验为可选择性的辅助检查方法。与传统的斑贴试验不同,检查试剂需要放置于 FDE 发生的原发皮疹部位而不是上背部。如果检查试剂放置于非皮疹部位则斑贴试验可出现阴性结果[118,119]。研究报道,有大约 50%的皮疹处斑贴试验结果阳性[95]。

治疗

停止一切可疑致敏药物,局部外用糖皮质激素。若患者有多发皮疹时需要系统使用糖皮质激素。GBFDE 需要到皮肤重症监护中心或烧伤外科治疗(见第 119 章)。

玫瑰糠疹型药疹

定义

临床上皮疹类似于玫瑰糠疹的药物性皮炎(PR)。

概述

PR 型药疹是一种不常见的药物性皮炎。临床上以主要分布于躯干的鳞屑、红斑、丘疹、斑块为特征[122]。导致 PR 型药疹的药物见框图 118.7。

框图 118.7 导致玫瑰糠疹型药疹相关药物

- 血管紧张素转化酶抑制药[a]
- 非甾体类抗炎药[a]
- 金制剂[a]
- 奥美拉唑
- 甲硝唑
- 特比萘芬

第11部分

（续框图）

- 异维A酸
- 阿塞那平
- 拉莫三嗪
- 氯氮平
- 麦角胺
- 去甲替林
- 伊马替尼
- 利妥昔单抗
- 干扰素-2α
- 抗肿瘤坏死因子制剂
- 疫苗

摘自文献[123,124,128,129,131-145]。
[a]最常报道的药物。

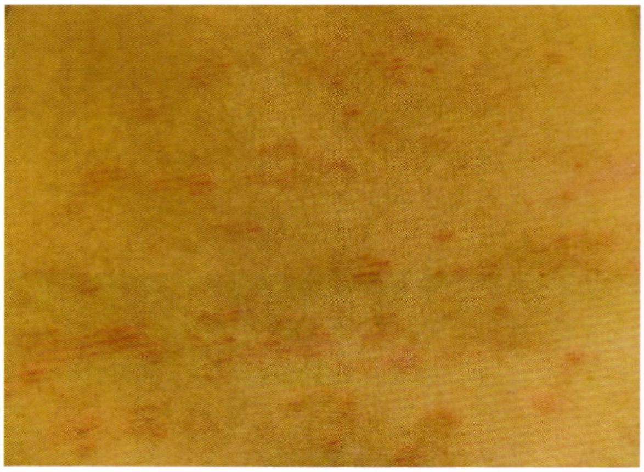

图118.15 玫瑰糠疹型药疹：分布于下背部上方的领圈样鳞屑、斑丘疹

流行病学

发病率和患病率

药物检测中心数据显示在所有药物性皮炎中有2%为PR型药疹[123]。

病理生理学

确切的病理机制目前并不清楚。然而，有些文献报道玫瑰糠疹型药疹的反应是药物剂量依赖性的，与药物的药理作用相关（如血管紧张素转化酶抑制药导致激肽水平升高，非甾体类抗炎药导致环氧化酶抑制），其发生并不是超敏反应导致的[123-125]。

病理学

病理特征与玫瑰糠疹相似，包括了表皮角化不全、局部海绵水肿、真皮乳头层水肿、真皮浅层血管周围淋巴细胞浸润。相比非药物导致的玫瑰糠疹，PR型药疹的病理特征为显著的嗜酸性粒细胞浸润[126,127]。

临床特征

病史

导致PR型药疹的药物见框图118.7。

临床表现

使用药物到发生皮疹的潜伏期为6～40天[123,128,129]。PR型药疹的临床特征为红斑、紫色丘疹或斑块，伴领圈样鳞屑，主要沿躯干长轴平行排列（图118.15）。与非药物导致的玫瑰糠疹相比，PR型药疹的临床特征包括皮疹数量少但面积大，枞树型排列的多样皮损，没有典型的前驱斑，皮疹持续存在超过2个月，伴明显瘙痒的巨大鲜红皮疹[123,124,128]，也可见口腔黏膜损害[130]。

鉴别诊断

需要与其他的红斑鳞屑疾病相鉴别，如典型的玫瑰糠疹、二期梅毒、慢性苔藓样糠疹、点滴型银屑病、钱币状湿疹。

病程和预后

PR型药疹与非药物导致的玫瑰糠疹不同，如果不停止使用相关致敏药物皮疹可持续存在超过8周，相反，PR型药疹一旦停止使用药物后皮疹可在1～2周后迅速消退[124]。

检查

口服激发试验虽然并不是常规进行的检查，但可以辅助证实诊断。

治疗

停止使用致敏药物后皮肤症状可逐渐恢复[124]。对于恢复缓慢的病例可以局部外用糖皮质激素[131]。

结节性红斑样型药疹

定义

药物导致的间隔性脂膜炎。

概述

药物导致的结节性红斑（EN）是由多种药物导致的间隔性脂膜炎。药物导致的EN难以与其他原因导致的结节性红斑相鉴别[146]。据文献报道，有很多药都可导致EN，见框图118.8。

框图118.8 导致结节性红斑样型药疹相关药物

- 口服避孕药[a]
- 激素替代治疗药物[a]
- 磺胺类药物[a]
- 青霉素[a]

（续框图）

- 硫唑嘌呤
- 米诺环素
- 环丙沙星
- 非甾体类抗炎药
- 金制剂
- 苯二氮䓬类药物
- 巴比妥类药物
- 异维 A 酸
- 孟鲁司特
- 疫苗（肝炎病毒，人类乳头瘤病毒，狂犬病）
- 芳香化酶抑制剂
- 粒细胞集落刺激因子
- 辅助治疗药物

摘自文献[146,149,152-161]。

a 最常报道的药物。

流行病学

发病率和患病率

据估计十万人中每年有 1～5 人患 EN，其中 3%～15%的病例由药物导致[146-149]。

年龄

所有年龄均有文献报道，但儿童罕见[150]。

性别

女性居多[149]。

病理生理学

EN 认为是由多种抗原导致的Ⅳ型迟发超敏反应导致的，包括药物导致的 EN[146,151]。

病理学

EN 是典型的间隔性脂膜炎，但无血管炎表现。早期皮疹病例可见水肿、出血和中性粒细胞分布于脂肪小叶间隔，晚期皮疹病理表现为纤维化，间隔周围出现肉芽组织，可见淋巴细胞、组织细胞和多核巨细胞[146]。

临床特征

病史

使用药物到发生皮疹通常需要几周的潜伏期。然而有文献报道，环丙沙星导致的 EN 患者在多次口服用药激发后，潜伏期为 1 天[152-154]。

临床表现

EN 的典型临床特征为对称的红色柔软的皮下结节或斑块，主要分布于四肢伸侧。几天后皮疹变紫，后变为棕色，无溃疡，且双上肢较少累及[146]。

药物导致的 EN 可能与机体对药物产生高敏反应紊乱相关，其中硫唑嘌呤及米诺环素导致的 EN 会伴发热及内脏损害[155,156]。

鉴别诊断

需要与非药物导致的结节性红斑、其他脂膜炎和皮肤结节性多动脉炎鉴别。

病程和预后

结节性红斑样型药疹病程是自限性的，停止使用致敏药物后皮疹通常在 2～4 周内逐渐消退[152-154]。

检查

排除其他导致结节性红斑的原因是很重要的。需要行 X 线胸片、微生物培养、血清学检测，如抗链球菌溶血素滴度以排除感染因素。必要时可能需要行其他的实验室检查和影像学检查辅助诊断。

治疗

停止使用致敏药物，对症治疗。非甾体类抗炎药和弹力袜可减轻疼痛及炎症。一般不系统使用糖皮质激素。

痤疮样型药疹

定义和术语

痤疮样型药疹是药物导致的临床上类似于痤疮样皮疹的药物性皮炎。

同义名

痤疮型药疹

概述

痤疮样型药疹是一种药物导致的临床上与寻常型痤疮皮疹相类似的毛囊炎症反应。主要临床特征为孤立不融合的丘疹、脓疱，临床上有很多药物可导致痤疮样型药疹，包括激素、维生素、卤素、神经精神治疗药物、抗结核治疗药物、免疫调节因子、细胞毒因子和新型靶向治疗药物[162-164]。常见的导致痤疮样型药疹的药物见框图 118.9。

框图 118.9 导致痤疮样型药疹相关药物

- 激素类药物
  - 糖皮质激素
  - 雄激素和合成代谢类激素
  - 避孕药
  - 达那唑
- 神经精神类药物
  - 三环类抗抑郁药
  - 锂

（续框图）

- 丙戊酸钠
- 苯妥英
- 丹曲林
- 维生素类药物
  - 维生素 B_1，维生素 B_6，维生素 B_{12}
- 免疫抑制药
  - 环孢素
  - 西罗莫司
  - 硫唑嘌呤
- 化疗药物
  - 放线菌素
  - 硫脲，硫脲嘧啶
  - 表皮生长因子受体拮抗药
  - 多激酶抑制药：伊马替尼
  - 组蛋白脱乙酰基抑制药：伏立诺他
- 卤素类药物
  - 碘
  - 溴
  - 氯
- 抗结核药物
  - 异烟肼
  - 利福平
  - 乙硫异烟胺
- 其他
  - 粒细胞集落刺激因子

摘自文献[162-164，168-171，173-185]。

流行病学

发病率和患病率

有 1%的药疹为痤疮样型药疹[165]。

病理生理学

痤疮样型药疹不是超敏反应导致的。病理生理机制根据致病因子的不同而有所不同。在寻常型痤疮中，丙酸痤疮杆菌通过结合 Toll 样受体 2（TLR-2）促进炎症的发生。使用糖皮质激素后可导致 TLR-2 的上调，从而引起人类角质形成细胞的炎症反应，从而产生丘疹及脓疱[166]。雄激素刺激毛囊角质形成细胞增殖，促进皮脂腺增生，皮脂分泌增多[167,168]。西罗莫司通过其直接毒素作用、皮脂化学修饰、影响表皮生长因子受体（EGFR）和合成睾酮导致痤疮样型药疹[169]。

病理学

不同药物导致的痤疮样型药疹的组织病理表现不同。糖皮质激素导致的痤疮样型药疹的早期皮损病理特征为毛囊漏斗部表皮局部坏死，皮脂腺滤泡及毛囊周围白细胞聚集产生炎症反应[170]。EGFR 导致的痤疮样型药疹病理特征为毛囊漏斗部扩张，上皮细胞内侧破裂，伴浅表性中性粒细胞性毛囊炎[171]。

临床特征

病史

无寻常型痤疮病史的患者使用药物后突然发生痤疮需警惕痤疮样型药疹。其他需要警惕痤疮样型药疹的情况有病情稳定的中度痤疮患者痤疮加重、进展期的痤疮和不常发生痤疮年龄段的患者发生痤疮[162,163]。有很多药物可导致痤疮样型药疹，最常见的药物见框图 118.9。不同种类药物导致的痤疮样型药疹有不同的潜伏期。潜伏期短则 1 个月或更短，常见于糖皮质激素[170]、雄激素[172-174]、维生素 B[175] 导致的痤疮样型药疹，潜伏期超过 1 个月的常见于环孢素[176]、氨基比林[177]、锂[178]、抗癫痫药物[179]和抗结核药物[180]。EGFR 抑制药导致的痤疮样型药疹临床以丘脓疱为主（见第 120 章）。痤疮样型药疹的发病率为 24%～91%，相比口服酪氨酸激酶抑制药包括厄洛替尼、吉非替尼和拉帕替尼，痤疮样型药疹更常见于使用单克隆抗体类药物的患者，如西妥昔单抗和帕尼单抗。开始用药到产生皮疹的平均潜伏期为 7～10 天[181,182,183]，病程第二周时病情最为严重。

临床特征

痤疮样型药疹临床主要表现为孤立存在不融合的丘疹、脓疱，无粉刺及囊肿。皮疹可广泛分布，而不仅局限于皮脂溢出部位，包括手臂、下背部和外生殖器。然而 EGFR 抑制药导致的痤疮样型药疹常分布于皮脂溢出部位包括颈部、胸部、肩部和上背部[182-184]。

鉴别诊断

需要与寻常型痤疮、革兰阴性菌毛囊炎和糠皮孢子菌毛囊炎相鉴别。

病程和预后

停止用药后病情逐渐好转。

治疗

停止使用致敏药物后病情会逐渐好转，可以使用治疗寻常型痤疮的外用和口服药物治疗。

（译者：吴盼倩　一审：戴韵佳　二审：施辛　三审：顾伟杰　润色：严冬梅）

参考文献

所有文献请查阅网址：www.rooksdermatology.com
以下列出的是重要参考文献。

[1] Yawalkar N. Drug-induced exanthems. *Toxicology* 2005;209

第11部分

(2):131-4.

[2] Fiszenson-Albala F, Auzerie V, Mahe E, *et al*. A 6-month prospective survey of cutaneous drug reactions in a hospital setting. *Br J Dermatol* 2003;149(5):1018-22.

[9] van der Linden PD, van der Lei J, Vlug AE, Stricker BH. Skin reactions to antibacterial agents in general practice. *J Clin Epidemiol* 1998;51(8):703-8.

[19] Reich A, Stander S, Szepietowski JC. Drug-induced pruritus: a review. *Acta Derm* Venereol 2009;89(3):236-44.

[37] Hausemann P, Harr TH, Bircher AJ. Baboon syndrome resulting from systemic drugs: is there strife between SDRIFE and allergic contact dermatitis syndrome? *Contact Dermatitis* 2004;51:297-310.

[43] Lieberman P, Nicklas RA, Oppenheimer J, *et al*. The diagnosis and management of anaphylaxis practice parameter: 2010 update. *J Allergy Clin Immunol* 2010; 126 (3): 477-80. e1-42.

[55] Mirakian R, Ewan PW, Durham SR, *et al*. BSACI guidelines for the management of drug allergy. *Clin Exp Allergy* 2009; 39(1):43-61.

[56] National Institute for Health and Care Excellence (NICE) 2014. Drug allergy: diagnosis and management of drug allergy in adults, children and young people http://www.nice.org.uk/guidance/cg183(last accessed 20 August 2015).

[83] Shiohara T, Mizukawa Y. The immunological basis of lichenoid tissue reaction. *Autoimmun Rev* 2005;4(4):236-41.

[92] Hess E. Drug-related lupus. *N Engl J Med* 1988;318(22):1460-2.

[93] Halevy S, Shai A. Lichenoid drug eruptions. *J Am Acad Dermatol* 1993;29(2 Pt 1):249-55.

[103] Brahumi N, Routier E, Raison-Peyron, *et al*. A three-year analysis of fixed drug eruptions in hospital setting in France. *Eur J Dermatol* 2010;20:461-4.

[110] Mizukawa Y, Yamazaki Y, Shiohara T. In vivo dynamics of intraepidermal $CD8^+$ T cells and $CD4^+$ T cells during the evolution of fixed drug eruptions. *Br J Dermatol* 2008;158:1230-8.

[163] Du-Thanh A, Kluger N, Bensalleh H, Guillot B. Drug-induced acneiform eruption. *Am J Clin Dermatol* 2011;12:233-45.

[181] Robert C, Soria JC, Spatz A, *et al*. Cutaneous side-effects of kinase inhibitors and blocking antibodies. *Lancet Oncol* 2005;6:491-500.

第 119 章

药物的严重皮肤不良反应

Sarah Walsh[1], Haur Yueh Lee[2], Daniel Creamer[1]

[1] Department of Dermatology, King's College Hospital, London, UK

[2] Department of Dermatology, Singapore General Hospital; and DUKE-NUS Graduate Medical School, Singapore

急性泛发性发疹性脓疱病

定义和术语

急性泛发性发疹性脓疱病(AGEP)是一种严重皮肤不良反应(SCAR)综合征。发病前大多有用药史，其特点为用药后迅速出现片状的非毛囊性无菌性脓疱，通常以皮肤皱褶处为主，具有自限性，预后较好。

同义名

- 发疹性脓疱型银屑病
- 中毒性脓疱病
- 脓疱性药疹

这些术语现在已不再使用，使用 AGEP 一词更准确。

概述

1968 年，Baker 和 Ryan 最先发现 AGEP 为药物引起的变态反应，在对脓疱型银屑病进行回顾性分析时发现，有 5 例患者无银屑病病史，起病急、消退迅速，未见复发，皆有用药史，于是提出了"发疹性脓疱型银屑病"这一命名[1]。之后陆续提出"中毒性脓疱病""脓疱性药疹"的命名，用以描述有服药史、起病较快、病程较短，皮疹可以完全消退且无复发的脓疱疹[2,3]。1980 年，Beylot 等以急性泛发性发疹性脓疱病报道，该命名逐步得到认可[4]。

流行病学

AGEP 的发病率为每百万人中每年有 1～5 人发病[5]。

年龄

成人 AGEP 的发病率高于儿童，来自 EuroSCAR 处确诊的 97 例 AGEP 患者的病例资料对照研究结果显示，该病平均发病年龄为 56 岁[6]。

性别

EuroSCAR 处病例资料显示女性发病率偏高，男性与女性发病比率为 0.8[6]。

种族

没有明显种族差异。

相关疾病

虽然 90%的 AGEP 病例被认为与药物有关，但已有个案报道发现 AGEP 伴发多种潜在感染，如肺炎支原体[7]、柯萨奇病毒[8]、细小病毒 B19[9,10]和巨细胞病毒(CMV)[11]。个案报道中，汞暴露[12]和蜘蛛叮咬[13]也与 AGEP 有关。

病理生理学

虽然已经提出了一些 AGEP 致病机制，但其病理生理学尚未完全阐明。

在 AGEP 患者斑贴试验部位及外周血中提取的药物特异性 $CD4^+$ 和 $CD8^+$ T 细胞增多，上述细胞 CXCL8 表达增加[14,15]。此外，在 AGEP 患者的外周血中也发现了产生白细胞介素(IL)-8(一种中性粒细胞趋化因子)的 T 细胞亚型[16,17],在 AGEP 发病中,这一产生 IL-8 的 T 细胞亚型通过募集中性粒细胞进入已经水肿的皮肤、形成脓疱是无菌性脓疱形成和 AGEP 发病的重要机制。最近在部分 AGEP 患者中发现编码 IL-36 受体拮抗剂(IL-36Ra)的 IL36RN 存在基因突变[18]。该突变被认为容易诱发脓疱型银屑病,特别是在没有寻常型银屑病病史或其他表型脓疱病的患者身上[19,20]。这表明遗传易感性是 AGEP 发病的可能机制之一。

发病诱因

药物是导致 AGEP 的最常见的原因(框图 119.1)。在临床最大规模的研究中发现,最常见的相关药物是普那霉素、氨苄西林、喹诺酮类、氯喹和羟氯喹、磺胺类、特比萘芬和地尔硫䓬[6]。不太常见的相关药物是皮质类固醇、其他大环内酯类抗生素、昔康类非甾体类抗炎药和抗癫痫药(丙戊酸除外)。值得注意的是,这项研究还表明,许多常见的容易诱发 Stevens-Johnson 综合征/中毒性表皮坏死松解症(SJS/TEN)的处方药似乎不会引发 AGEP,这包括对乙酰氨基酚、苯二氮䓬类、血管紧张素转换酶(ACE)抑制药、β 受体阻滞药、阿司匹林、钙通道阻滞药、噻嗪类利尿药、沙坦、别嘌醇和头孢菌素[6]。EuroSCAR 研究调查了 AGEP 其他潜在的危险因素,未发现 AGEP 的发生与感染有关,也未发现与个人和家族的银屑病史有关系[6]。

框图 119.1 引起急性泛发性发疹性脓疱病(AGEP)最常见药物

- 普那霉素
- 氨基青霉素
- 喹诺酮类药物
- 氯喹和羟氯喹
- 磺胺类药物
- 特比萘芬
- 地尔硫䓬

病理学

AGEP 的病理学特征为表皮海绵水肿,表皮内浓疱及水疱,真皮浅层水肿,血管周围有以中性粒细胞为主的炎症浸润,偶有嗜酸粒细胞浸润,但不常见,角质形成细胞坏死亦不常见(图 119.1)。由于 AGEP 缺乏银屑病的典型组织病理学特征,故可借此与最需要鉴别的脓疱型银屑病相区分。

21 例 AGEP 患者的组织病理学特征分析显示:所有标本均显示中重度真皮乳头水肿和真皮混合性

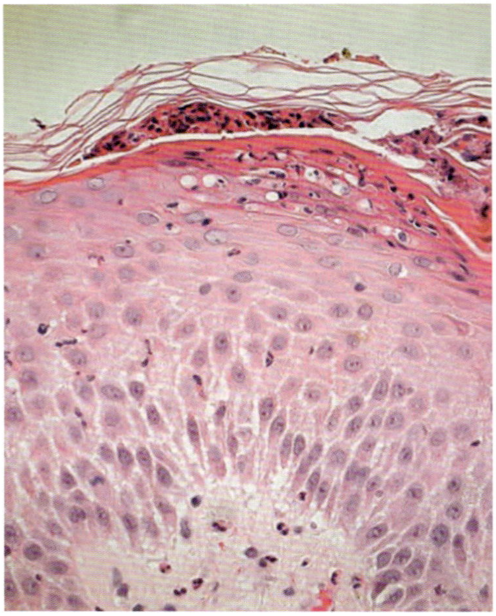

图 119.1 急性泛发性发疹性脓疱病(AGEP)组织病理学

炎症细胞浸润。表皮海绵状脓疱,偶见角化不良细胞,伴真皮血管周围水肿。虽然未见明确的血管炎,但在皮疹发生 48 小时后的活检标本的真皮层可见有白细胞破碎。

遗传学

最近提出,AGEP 和脓疱型银屑病患者可能存在相同的遗传易感性,由 *IL36RN* 基因突变引起。该基因编码 IL-36Rα,一种抗炎细胞因子。在一项对 96 名 AGEP 患者的研究中,发现 1 例患者存在 IL36RN 纯合子突变,另外有 3 名患者存在该基因杂合子突变[18]。据推测,IL36RN 突变可能是多种脓疱表型疾病(包括 AGEP)发展的遗传发病诱因,这种突变可能在 AGEP 患者亚群中发现[22]。

临床特征

病史

通常在使用致病药物后 2~5 天发病。潜伏期短是 AGEP 的典型特征。前驱症状为皮肤瘙痒、烧灼感,患者可能伴有乏力。已确定 90% 以上的 AGEP 患者由药物所致,因此应仔细询问患者的自行用药及处方用药史。

临床表现

主要表现皱褶部位出现的成片的多发性无菌性非毛囊性的脓疱,如颈部、腋窝、乳房下和腹股沟皱褶(图 119.2 和图 119.3)。非皱褶部位也可能受累。表现为水肿性红斑基础上发生的无菌性脓疱,可伴有其他不典型皮损表现,如水疱、大疱、紫癜等。黏膜损害少见而轻微，常为局部发作，以口腔黏膜损害最常见。少数患者可出现尼氏征阳性。

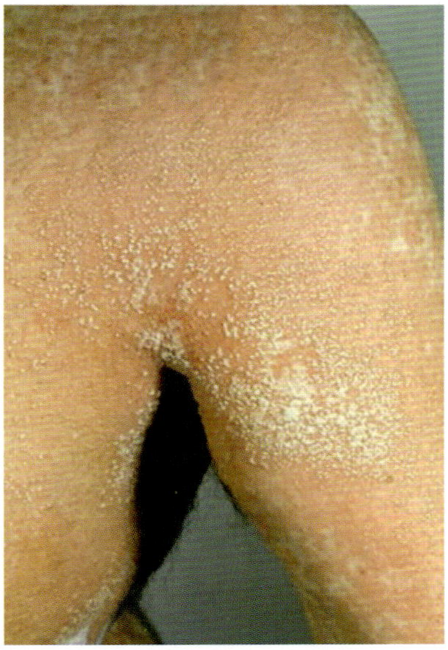

图 119.2 急性泛发性发疹性脓疱病(AGEP) 一名服用阿莫西林 3 天后出现 AGEP 的患者，手臂上无菌性脓疱。

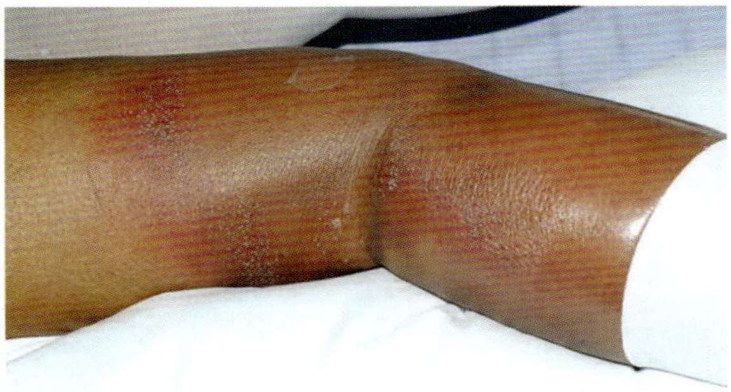

图 119.3 急性泛发性发疹性脓疱病(AGEP)，膝关节屈曲处的脓疱

患者可出现发热，伴外周血白细胞(尤其是中性粒细胞)升高，嗜酸性粒细胞升高较不普遍。最近一项针对 58 例 AGEP 患者的研究表明，高达 18% 的 AGEP 患者可能存在内脏器官受累，包括肝、肾和肺功能障碍[23]。也有少数病例出现粒细胞缺乏症，提示骨髓抑制可能，这种系统性的受累可能为自限性。

皮疹在几天内迅速消退，脓疱干涸后脱屑(图 119.4)。

Roujeau 等在 1991 年提出了一套诊断标准[24]如下。

1. 皱褶部位多个非毛囊性无菌性小脓疱。

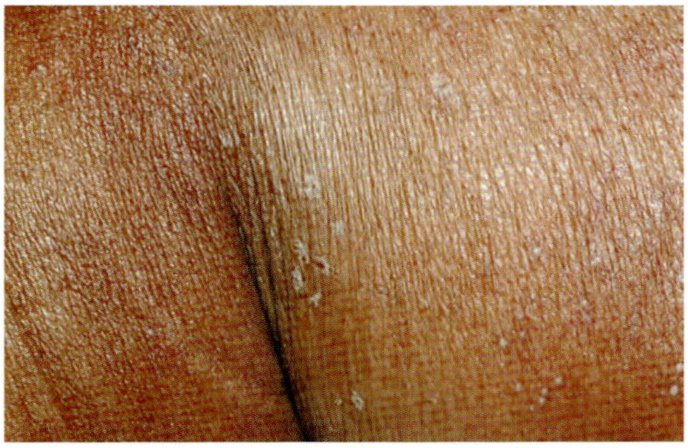

图 119.4 急性泛发性发疹性脓疱病(AGEP)，典型的脓疱后脱屑

2. 皮肤组织病理示角层下和(或)表皮内海绵状脓疱形成。

3. 伴有发热，体温>38℃。

4. 中性粒细胞计数升高>7×10^9/L。

5. 急性病程。

在 2001 年，Sidoroff 等对其进行了改进，同样以一系列的标准来协助诊断 AGEP，并与脓疱型银屑病进行鉴别(表 119.1)[5]。

表 119.1 急性泛发性发疹性脓疱病(AGEP)与银屑病的鉴别

	急性泛发性发疹性脓疱病	银屑病
银屑病病史	少见	常见
皮损分布	常见皱褶部位	泛发全身
脓疱持续时间	短	长
发热持续时间	短	长
药物过敏史	常见	罕见
最近用药史	常有	少有
关节炎	罕见	约 30%
组织病理	角层下表皮海绵水肿和(或)表皮内脓疱，真皮乳头水肿，血管周围炎，局灶性角质细胞坏死	角层下和(或)表皮内脓疱，表皮乳头瘤样增生，棘层肥厚

临床亚型

发生于局部的 AGEP，称为急性局限性发疹性脓疱病(ALEP)，以局限于身体某一部分的脓疱为特征，最常发生于颈部。临床过程潜伏期短，恢复快，无复发。2005 年，首例病例发表以来，又报道了 9 例 ALEP 的病例[26-32]。

鉴别诊断

AGEP 主要需要与脓疱型银屑病（Von Zumbusch 型）相鉴别，两者从皮疹形态很难区分。患者的用药史、有无个人或者家族银屑病病史，以及相关的临床检查有助于这两种疾病的鉴别诊断（表 119.1）[5]。

角质层下脓疱皮肤病（Sneddon-Wilkinson 病）可以通过其慢性病程和表现为疱壁松弛的脓疱来区分。

AGEP 需与药物超敏综合征（DRESS）鉴别，后者可能以脓疱为特征；但 DRESS 中的脓疱通常少于 AGEP[33]。DRESS 通常有内脏损害，但 AGEP 很少出现。

念珠菌感染可以在皱褶部位出现脓疱，可通过皮疹的临床发展过程及真菌检查进行鉴别。

严重程度分级

虽然 AGEP 为药物的严重皮肤不良反应之一，但其发病和消退速度较快。即使患者在急性发作期间可能感到不适，特别是在系统受累明显的情况下，通常只需要局部治疗。本病一般不需要重症监护或器官支持治疗。

并发症和共病

患者以后需要避免再次服用可疑药物及含有相关成分的药物。目前尚无 AGEP 导致后遗症的报道。

病程和预后

AGEP 的预后良好。

检查

多数情况下，在治疗前必须仔细询问患者用药史。在疾病早期进行皮肤活检，有助于鉴别脓疱型银屑病。查外周血有无中性粒细胞和嗜酸性粒细胞增多。生化检查以排除肾和肝功能障碍及低钙血症。测定急性期反应物如 C-反应蛋白（CRP）可能有助于鉴别 AGEP 累及全身的感染。如果怀疑感染情况严重，可行炎症指标筛查。

治疗

一般应用皮质类固醇，给药途径根据病情严重程度决定。如果患者受累面积有限，且无系统受累，可局部外用强效糖皮质激素治疗。如有系统受累或者出现发热，血流动力学异常或有全身不适症状，需口服糖皮质激素，通常不需要静脉给药。在脓疱愈合脱屑阶段应加强润肤管理，直至皮肤完全恢复。

如有系统受累如肾功能或肝功能损害，应给予适当的支持性治疗如静脉输液和血流动力学监测。如果患者发热，应注意排除感染因素，如果存在感染，则应考虑经验性抗生素治疗。

伴嗜酸性粒细胞增多和系统症状的药疹

定义和术语

伴嗜酸粒细胞增多和系统症状的药疹（DRESS）的药物反应是药物的严重皮肤不良反应之一，其特征为皮疹伴随血液学异常、内脏受累的全身症状[1]。

曾有相当多的术语用来定义 DRESS，这反映了在命名这一疾病时遇到的困难。

对该病的首次描述可追溯到 20 世纪 40 年代，当时第一代抗惊厥药、乙内酰脲及其衍生物问世。在这些药物使用的早期，有报道患者出现皮肤不良反应、淋巴结病、发热及全身不适。这些患者皮肤活检的病理学特征类似于皮肤淋巴瘤，于是有了药物诱导的假性淋巴瘤这个术语[2]。卡马西平等新型抗惊厥药物的引入，拓宽了抗惊厥药的定义，并提出了“抗惊厥超敏综合征”一词[3]。有些患者使用别嘌醇和某些抗生素后，也可出现类似的症状，于是他们更建议使用“药物相关超敏综合征”（DIHS）这一名词。Sontheimer 在 1998 年尝试将这种疾病命名为“药物引起的迟发性多器官过敏综合征（DIDMOHS）”，但并没有得到普遍认可[5]。

1996 年，Bocquet 等提出首字母缩写 DRESS，由于描述了综合征[6]的组成，有助于记忆，因此被作者推荐。

概述

DRESS 是一种特殊的多系统药物过敏疾病。它的特征是多种形态的皮疹和多系统多器官受累。其中包括血液学异常，以嗜酸性粒细胞增多最常见，也有白细胞增多、淋巴细胞增多或减少、血小板增多或减少。DRESS 患者血涂片可见异型淋巴细胞，为诊断标准之一。超过 75% 的患者发现淋巴结增大，至少 2 个部位的淋巴结增大才能达到诊断标准。

系统病变包括实体器官受累，最常见的是肝损伤，也有肾、肺、肠、心肌、心包、脾、胰腺、甲状腺及神经系统受累的报道，本病通常伴有发热。

急性期治疗，应立即停用所有可疑药物，并根据患者病情的严重程度给予外用、口服及静脉输注糖皮质激素。大多数患者经积极治疗，在 4 周内可以完全恢复，基本不留后遗症。然而也有少数患者病程迁延，表现为皮疹和系统受累持续存在。

流行病学

发病率和患病率

在一项针对服用抗惊厥药[7]人群患病风险的研究中，DRESS 的发病率估计为 1/10 000～1/1000。

年龄

目前对大量诊断明确的病例研究发现，患者的平均发病年龄是 48 岁[7]。

性别

研究表明，女性发病率较高，男性患者为女性的 0.8[7]。

种族

尽管某些单倍型人类白细胞抗原（HLA）类型的人在服用特定药物后，患病的风险会增加，目前尚不明确该病存在种族易感性。迄今为止，许多观察结果都有种族特异性。2002 年观察到 HIV 阳性的白种人 HLA-B * 5701 与抗病毒药物阿巴卡韦发生超敏反应的相关性[8]。随后，人们注意到卡马西平导致的超敏反应与携带 HLA-B * 1502 变异型有关。HLA-B * 1502 在东南亚人群中表达较为普遍[9-13]。相比之下，白种人中卡马西平的易感性与 HLA-B * 3101 的表达有关[14]。这种单倍型也被证明在日本的[15]人群中具有易感性。针对别嘌醇超敏反应的药物遗传学研究表明，在汉族[16,17]和葡萄牙[18]人群中，表达 HLA-B * 5801 的人容易发生超敏反应。

相关疾病

虽然没有特定的疾病与 DRESS 的发生有明确的关系，但是因抗惊厥药、抗生素和别嘌醇的临床运用，导致神经内科、神经外科及风湿科的患者中比例过高，也多见于因发热住院用药的患者。感染艾滋病病毒的患者也可能有更高的风险发展成 DRESS，部分原因是由该疾病治疗药物所导致。

病理生理学

已经提出了多种发病机制来解释 DRESS 多系统受累的特性，目前尚未达成共识。两种主要理论是药物特异性 T 细胞反应和病毒再激活[19,20]。实际上可能存在许多机制协同作用，产生临床表现。

药物特异性 T 细胞理论：特定的药物可能引起该药物的特定 T 细胞反应。对此提出了许多机制，其中主要是半抗原理论，其次是 *p-i* 概念。半抗原是一个小的免疫中性分子与蛋白质结合时产生抗原的过程。为了使这种结合过程发生，药物首先必须进行酶降解。人们认为，编码这些酶的基因中导致 DRESS 易感的一个位点具有多态性；然而，到目前为止还未发现这种变异[21,22]。

有人指出，药物可以刺激 T 细胞受体的产生而无须半抗原化。药物分子可以通过与 MHC 结合的蛋白质直接与主要组织相容性复合体（MHC）结合，或者可以将自身插入 MHC 槽中。在这些情况中，抗原呈递细胞（APC）呈递给 T 细胞受体的组成部分已经被重置，从而激活 T 细胞反应。如果随后在共刺激的情况下 T 细胞识别了药物修饰的结构，则会发生 T 细胞反应的级联效应。通过与 MHC 分子结合的药物引发 T 细胞反应的假定机制被称为 *p-i* 概念——“药物和免疫受体间的药理学交互作用”[23]。

已证实，DRESS 的发病机制和人类疱疹病毒的再活化相关[24-26]，包括 HHV-6、CMV、Epstein-Barr 病毒（EBV）和 HHV-7[19,27]。病毒的再活化似乎是按顺序发生的，在疾病早期检测到 HHV-6 和 EBV，随后是 HHV-7 和 CMV[25]。据推测，药物诱导的免疫抑制状态，以低 γ 球蛋白血症为特征，促进了潜伏疱疹病毒的初步重新激活[28]。病毒再活化的顺序与 DRESS 的临床分期有关。皮疹和发热通常是首发症状，其次是淋巴结增大和内脏器官功能障碍。有些学者假设，病毒载量的波动导致了 DRESS[29] 中疾病的“波动”。也有人推测病毒重新活化的持续性可以解释某些患者出现 DRESS 的“慢性”病程[29-31]。

通过检测 DRESS 患者的血液和病变皮肤中的抗 HHV-6 免疫球蛋白 G（IgG）和 HHV-6 病毒 DNA，推测其在疾病发病机制[32]中起关键作用。然而，病毒再活化现象与疾病发病机制之间的假设关系难以得到证实。一些学者认为，该病毒是导致皮疹、发热、血液学和实体器官功能障碍的直接原因；而另一些学者则认为，该病毒的重新活化是一种类似于移植物抗宿主病[25]。病毒、宿主对病毒的免疫反应和药物特异性免疫反应之间存在着一种复杂的相互作用，这种相互作用产生了[26]的临床表现。

病理学

DRESS 的病理学特征差异很大，但常见的特征包括表皮海绵水肿、真皮浅层血管周围淋巴细胞浸润和真皮嗜酸性粒细胞浸润[32,33]，可见苔藓样浸润（图 119.5）。在一些病例中，基底细胞液化变性，角质形成细胞坏死，改变类似于多形红斑[34]（图 119.6）。Walsh 等发现，组织病理学上存在多形红斑样改变与更严重的肝功能损害相关，并提示这些特征可能预示着更高的死亡率[35]。

发病诱因

如上所述，某些致敏药物的运用，使得患有神经性疾病、风湿性疾病及 HIV 人群的 DRESS 发病率升高。下面所述的某些基因多态性也可能使某些药物更容易导致 DRESS。

遗传学

与药物超敏反应的易感性之间存在强烈的遗传相关性的范例是 2002 年观察到 HIV 阳性的白种人 HLA-B * 5701 与抗病毒药物阿巴卡韦发生超敏反应

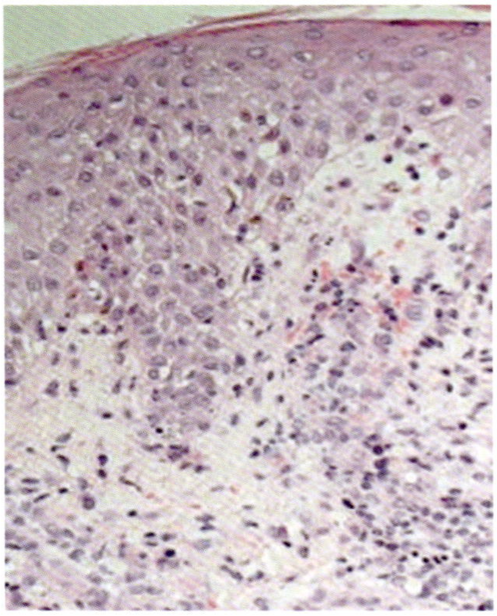

图 119.5 伴嗜酸性粒细胞增多和系统症状的药疹(DRESS)的药物反应

在 DRESS 病例中的组织病理学:表皮中可见海绵状水肿,真皮浅层血管周围淋巴细胞浸润,少许嗜酸性粒细胞。

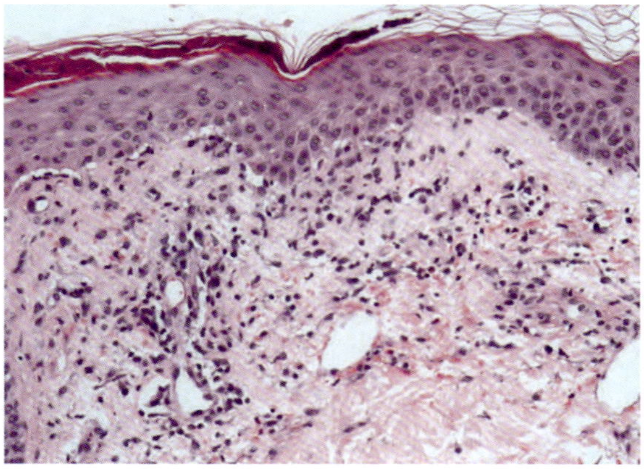

图 119.6 伴嗜酸性粒细胞增多和系统症状的药疹(DRESS)的反应

DRESS 的组织病理学:皮肤活组织检查显示基底细胞液化变性,角质形成细胞坏死,改变类似于多形红斑。(由英国伦敦国王学院医院 Marianna Philippidou 博士提供)

呈强相关性[8]。随后,卡马西平导致的超敏反应与携带 HLA-B*1502 变异型有关,HLA-B*1502 是一种在东南亚人群中常见的单倍型[9,11-13,36,37]。白人和中国人群对卡马西平反应的易感性似乎与 HLA-B*3101 的表达有关[14,38]。这种相关性也在日本人群中得到证实[39,40]。针对别嘌醇超敏反应的药物遗传学研究表明,汉族[16,17]和葡萄牙[18]人群中 HLA-B*5801 阳性者易感。更常见的是,卡马西平致 DRESS 与 HLA-DR3 和 HLA-DQ2 相关[41,42]。

其他学者发现,细胞因子基因多态性与对 DRESS 的易感性增加之间存在关联[43]。IL-1 基因簇多态性、单倍体型及 IL-10 等位基因与 DRESS 的发病相关[43]。这一假定机制可能是该类基因变异降低了药物的耐受性,促进了疱疹病毒的活化[44]。

临床特征

病史

患者在疾病的早期可能出现各种非特异性临床特点,DRESS 患者服药后较长的潜伏期,给非专科医师诊断带来困难。因此,在病程早期呈现的特征可能会误诊为感染。患者通常多在用药 2～6 周才发病,前驱症状以乏力、不适伴发热为特点,皮疹多先累及面部。患者可能忽略他们很久以前服用的药物,因此必须仔细询问用药史。记录服用药物的时间有助寻找诱因,因为这与症状的发作有关[6]。框图 119.2 显示导致 DRESS 的常见药物。

框图 119.2 致 DRESS 的常见药物

- 别嘌醇
- 抗癫痫药:卡马西平,苯妥英钠,拉莫三嗪
- 抗生素:万古霉素,阿莫西林,米诺环素,哌拉西林他唑巴坦
- 磺胺类药物:柳氮磺吡啶,氨苯砜,磺胺嘧啶
- 呋塞米
- 奥美拉唑
- 布洛芬

询问家族史中类似性质的药物反应也具有价值。已有描述与 HLA-A3101 相关的卡马西平导致 DRESS 的家族性病例[45]。

临床表现

根据定义,DRESS 的特征是应用致敏药物导致的皮疹,伴有发热、淋巴结增大和系统性受累,后者指的是至少一个器官系统的功能紊乱,以及血液学异常[6,46-48]。

已有 DRESS 的皮肤临床分型[35]。最常见的是丘疹性荨麻疹样,包括广泛的水肿性丘疹和斑块(图 119.7)。少部分患者中出现麻疹样疹,包括类似麻疹的粉红色斑疹(图 119.8)。偶尔会出现红皮病样疹,其特征是广泛的剥脱性红斑(图 119.9)。许多 DRESS 患者可能在皮肤中出现多形性红斑特征,形成靶形紫癜性红斑,不局限于肢端部位(图 119.10)。多形性红斑表现可能与更严重的系统受累相关[35]。

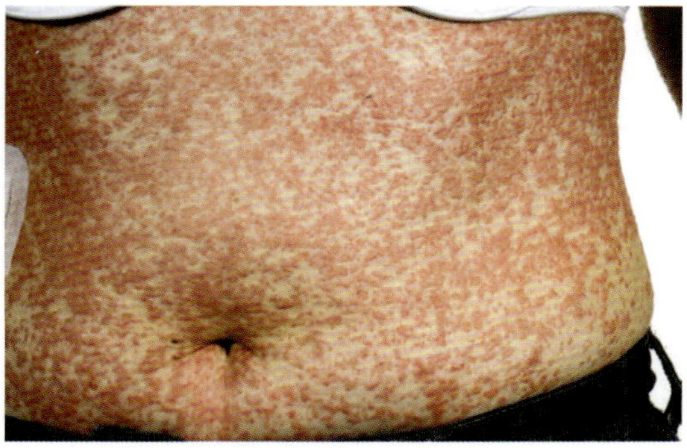

图 119.7　伴嗜酸性粒细胞增多和系统症状的药疹(DRESS)

最常见的临床表现是伴有广泛的丘疹和水肿性红斑。此为苯妥英致 DRESS 的患者。

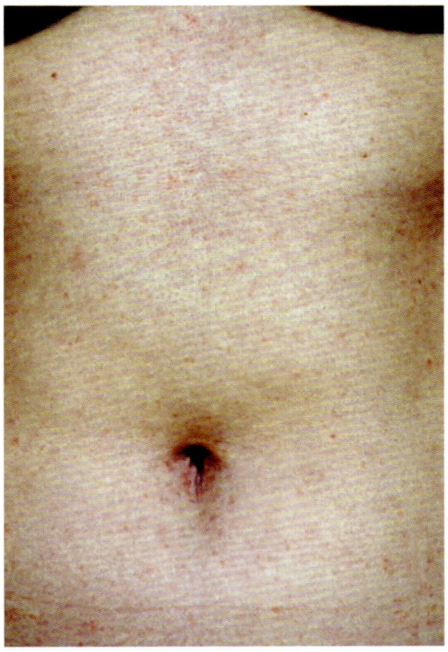

图 119.8　伴嗜酸性粒细胞增多和系统症状的药疹(DRESS)。麻疹样疹

大多数 DRESS 患者的重要临床表现是头颈部皮肤水肿。最明显的部位为耳部。在临床医师不确定是否存在水肿的情况下，建议询问患者本人或家属面部与平时相比是否发现有肿胀的情况。面部可能均匀肿胀，或有可能呈狮面[1]。

黏膜受累为罕见的临床表现(应对 DRESS 的诊断提出质疑)，唇炎临床比较常见，也可见到脓疱，但是比起 AGEP 成片的脓疱，DRESS 的脓疱比较少[7]。

临床检查显示，大多数患者至少有 2 处淋巴结增大。淋巴结直径至少 2cm 才被认为符合临床诊断标准[47]。

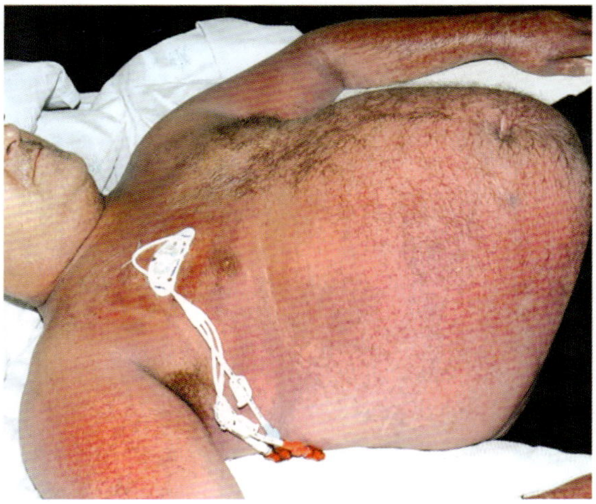

图 119.9　伴嗜酸性粒细胞增多和系统症状的药疹(DRESS)

在使用别嘌醇预防肿瘤溶解综合征后，DRESS 患者身上出现广泛的剥脱性红斑。

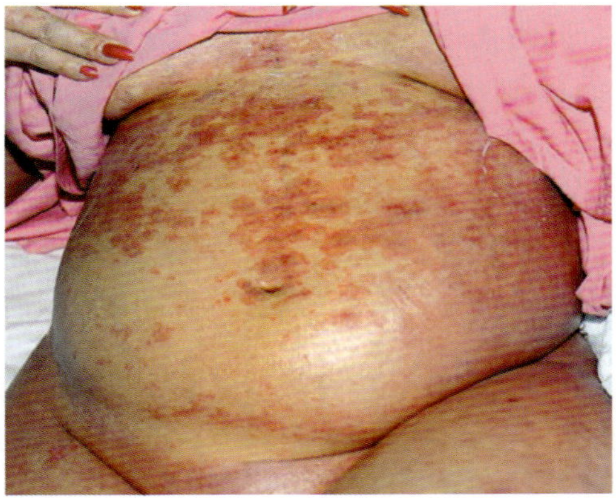

图 119.10　伴嗜酸性粒细胞增多和系统症状的药疹(DRESS)

DRESS 中的多形性红斑样表型通常伴有更严重的肝功能障碍；这名患者继发了急性肝衰竭，需要肝移植。

关于血液学异常，最常见的是嗜酸性粒细胞增多，有中等和显著的升高。在疾病进展的初始阶段嗜酸性粒细胞水平可能会波动，但大致与临床改善水平一致。在某些病例中全血细胞减少是预后[49]的负预测因子。已经注意到刺激嗜酸性粒细胞释放的 IL-5 水平在 DRESS 中升高[50,51]。也有推测嗜酸性粒细胞颗粒的蛋白质含量可能在 DRESS 的内脏受累中具有致病作用，对许多组织(包括肝[51])有毒性作用。还可见明显的淋巴细胞增多，白细胞水平升高到>20×10^9/L。在所有情况下，必须检查血液中是否存在异型淋巴细胞，这种细胞经常出现在 DRESS 中。此外，也可伴有白细胞计数减少、淋巴细胞计数(可能是病毒引起的)和血小板减少[29,49]。

肝是最常见的受累脏器,肝细胞型和阻塞型肝炎均有报道。70%～95%的 DRESS 病例出现了肝异常的问题[7,31,52]。尽管任何药物都有可能引起肝功能障碍,但苯妥英钠、米诺环素和氨苯砜被认为具有激发这种疾病复合体的特殊倾向。受累的严重程度差别很大,从轻度和短暂性肝炎(丙氨酸氨基转移酶水平<250 U/L)到需要肝移植的暴发性肝衰竭。早期识别高危患者已被证明是困难的,但有迹象表明,某些临床标志物(如出现不典型靶形损害和紫癜)[35]和特定的高危药物(如米诺环素)[53]是导致更严重肝损害的危险因素。肝功能损害是 DRESS[7]致死的主要原因。

DRESS 引起的肾损害临床报道很多,患病期间发病率达 10%[9,11,12]。另外,某些药物被认为引起肾损害的风险较高,尤其是别嘌醇。任何潜在的肾功能损害都可能因该综合征而加重,而肾功能损害的肾前原因,如前驱期发热脱水也可能是原因之一。虽然超声不一定看到肾结构异常,但患者可能患有血尿、蛋白尿和出现尿嗜酸性粒细胞。在组织学上可见间质性肾炎。与上述暴发性肝衰竭类似的严重肾功能损害非常罕见,但有临床报道在病情急性期引起的肾功能障碍需要透析[54-56]。

据报道,心包炎和心肌炎均可发生在 DRESS 患者[57-59]。这些较为罕见,一旦出现可能会造成严重后果。胸痛和呼吸困难表示存在心脏并发症。检查可发现心动过速、低血压和心包和(或)胸腔积液的体征。心电图可显示 T 波异常或其他心律失常。超声心动图可显示心包积液或射血分数降低。心肌酶如肌酸激酶 MB 分数(CK-MB)和肌钙蛋白 I 可能升高。大多数心包炎、心肌炎患者通过标准治疗会好转[57]。然而,在 DRESS 的背景下,临床变异的心肌炎称为急性坏死性嗜酸性心肌炎(ANEM)。这是一种严重的心肌炎,死亡率很高(>50%)。超声心动图表现更为明显,可明确诊断,如射血分数极低,收缩功能障碍[60]。

DRESS 中的很少引起肺损害,但出现咳嗽和呼吸困难的临床表现后应及时检查呼吸系统,寻找胸腔积液、胸膜炎或急性间质性肺炎[61]。肺功能测试可能显示扩散梯度降低[31,52]。

DRESS 累及的中枢神经系统综合征很少见[62]。主观的症状如头痛,被认为是脑膜炎症的表现。关于癫痫和脑神经麻痹等客观现象的描述偏少,但这些较为特殊[31]。曾尝试对 DRESS 的神经系统受累情况进行客观评估;一名有 DRESS 和边缘脑炎症状的患者大脑 MRI 显示杏仁核、扣带回和颞叶对称强化,在患者脑脊液(CSF)上的聚合酶链反应(PCR)显示 HHV-6[63]。也有报道一名患有边缘性脑炎的 DRESS 患者出现抗利尿激素异常分泌[64]。

胃肠受累的发生率尚不清楚,但可能被低估。内镜下对本病这一方面的评价较少,最常见的表现为腹泻带血[52]。作者在内镜活检中描述了溃疡性结肠炎,伴有或不伴有嗜酸性浸润[13,65-69]。也有报道上消化道受累,伴有嗜酸性食管炎[66]和吞咽困难[70,71]。

与急性期相比,内分泌系统受累在 DRESS 后期更常见,甲状腺最常受累。在疾病的恢复期甲状腺功能亢进及甲状腺功能减退均可出现,容易转化成慢性病程,因此在疾病发生后的 1 年内应定期监测甲状腺功能[72]。在一个药物不良反应研究中心,对 27 名 DRESS 患者进行了 5 年的随访调查发现有 5 名患者出现严重的药物反应,出现甲状腺功能障碍,即甲状腺功能正常性病变综合征、游离 T_4 升高、促甲状腺激素降低和甲状腺炎[61]。

当 DRESS 发生胰腺炎时,可能继发胰腺功能不全,表现为 1 型糖尿病[73-75]。DRESS 发生的 1 型糖尿病似乎不伴有胰岛细胞抗体。而糖尿病最常见的原因是皮质类固醇治疗引起。

有报道 DRESS[29,76,77]的后遗症可出现其他自身免疫现象,如斑秃和 SLE。

临床亚型

DRESS 病谱广泛。一些学者提出了其诊断标准[47,48];首选标准是 RegiSCAR group(表 119.2)[47]提出的标准。疾病各组成部分的发病可能具有顺序性,因此在入院时最初未达到诊断标准的患者可能会逐渐发展并满足这些诊断标准。有一些患者似乎从未达到完整的诊断标准,但却明显表现出比单纯药疹治疗更复杂的临床综合征。"mini-DRESS"这个词已经被用来描述这种现象,但尚未获得广泛接受。

近年来,DRESS 重叠综合征的概念逐渐获得了认可,具有其他 SCAR 诊断之一的特征,如 AGEP 或 SJS/TEN。一项研究检查记录到 SCAR 疾病登记处的重叠病例,发现 DRESS 重叠综合征很罕见,216 例中只有 3 例(2 例 SJS/TEN-DRESS 和 1 例 AGEP-DRESS,2.1%)被确诊为真正的重叠综合征(即同时满足 2 个疾病的诊断标准)。然而,更多的病例(45,21%)具有一种主要的 SCAR 诊断,一种或多种其他 SCAR 综合征的特征。虽然真正的重叠综合征并不多见,但在 DRESS 中可能会更多的看到其他 SCAR 诊断的特点[78]。

表 119.2　RegiSCAR DRESS 评分系统

临床表现	评分
皮疹的范围＞50%体表面积	1 分
皮疹提示 DRESS	1 分
系统参与	最多 6 分
淋巴结增大[a]，嗜酸粒细胞增多症[b]，非典型淋巴细胞增多症[b]，器官受累[c]	
相关血清学试验阴性[d]	1 分

＜2 分，正常；2～3 分，可疑；4～5 分，高度可疑；＞5 分，确诊。

[a]淋巴结≥2 个，≥1cm。淋巴结病最多得 1 分。

[b]嗜酸性粒细胞增多，白细胞总数的 10%～19%＝1 分；≥20%＝2 分[如果总计白细胞＜4×10^9/L，嗜酸性粒细胞计数为(0.7～1.5)×10^9/L，可得 1 分。嗜酸性粒细胞计数≥1.5×10^9/L 得 2 分]。非典型淋巴细胞增多症得 1 分。

[c]肝：连续 2 天检测血清转氨酶水平＞2 倍正常值上限(ULN)，或连续 2 天检测胆红素水平＞2 倍正常值上限，或检测一次天冬氨酸氨基转移酶(AST)、γ-谷氨酰转移酶(GGT)和碱性磷酸酶＞2 倍正常值上限。肾：肌酐＞1.5 倍正常值上限。心脏：心包炎的超声心动图证据。内脏器官受累最多可得 2 分。

[d]相关血清学检测阴性，以下 3 个以上表现为阴性：甲型肝炎，乙型和丙型肝炎；支原体/衣原体；抗核抗体；血培养(住院后≤3 天)。相关的阴性血清学检测最高得 1 分。

鉴别诊断

DRESS 引起的败血症/感染，易被误诊为由病毒或细菌所致，必须注意将其排除在患者症状的原因之外。应该注意，在 DRESS 患者入院后可能会感染复发[79]。

在 DRESS 的鉴别诊断中应考虑其他 SCAR 综合征[80]。不同的 SCAR 综合征有共同临床表现，如脓疱，当出现脓疱时，应考虑与 AGEP 进行鉴别诊断。然而，AGEP 中的脓疱主要在皱褶部位，而在 DRESS 中它们不局限于这些部位。DRESS 可能出现表皮脱落、紫癜和靶形损害，均可能发生在多形红斑(EM)、SJS 或 TEN 中。区分 DRESS 与其他 SCAR 综合征最重要体征之一是出疹的潜伏期：AGEP(＜5 天)和 SJS/TEN(7～10 天)比 DRESS 较短，其中潜伏期可能是药物摄入后 2～6 周。如上所述，重叠综合征确实存在，因此两种诊断可能并不是相互排斥[78]。

剥脱性红皮病是 DRESS 的皮肤特征表现，类似急性严重湿疹、银屑病或皮肤淋巴瘤。如果存在紫癜和靶形损害，应考虑与系统性血管炎相鉴别。血管免疫母细胞淋巴瘤临床表现与 DRESS 十分相似，不易鉴别[6,80,81]。

严重程度分级

已有部分研究者根据患者的皮疹形态、药物特性及实验室检查结果来判断患者的预后。Walsh 等将在 DRESS 中看到的皮疹形态分为四类：荨麻疹样丘疹性皮疹、麻疹样红斑，剥脱性红皮病和 EM 样反应。EM 样组显示出更严重的肝功能障碍，并且该组的死亡率过高[35]。

有学者发现，在 DRESS 病例中，别嘌醇和米诺环素与疾病加重有关[49,53]。关于更高的病毒滴度是否与更严重的病程有关，存在相互矛盾的证据[22,30]。血液学标志物如嗜酸性粒细胞增多、全血细胞减少症和血小板减少症被认为是预后不良的指标。进一步的研究发现，淋巴细胞增多、嗜酸性粒细胞增多、铁蛋白升高和肌酐升高与病程延长和死亡率升高有关。

血清胸腺和活化相关趋化因子(TARC)水平已被用来推测疾病的严重程度，但 TARC 水平和疾病严重程度间的关联缺乏一致和重复性[44,82,83]。高迁移率组 box1(HMGB1)已被证明在 DRESS 中明显升高，并被建议作为疾病严重程度[21]的标志。编码 IL-1 和 IL-10 基因的多态性也被证明是 DRESS[43]的一个发病诱因。一项研究也发现许多临床特征，如呼吸急促、心动过速、凝血功能障碍和胃肠道出血，可预测 DRESS 预后不佳[84]。

并发症和共病

DRESS 最严重和危及生命的并发症是暴发性肝衰竭，必须行肝移植，否则会导致死亡。死亡率估计为 5%～10%，肝衰竭是导致死亡的主要原因。迟发性间质性肾炎在 DRESS 肾受累中发病率最高[36]，类似于此，也有报道存在肺部受累的持续性间质性肺炎病例。在 DRESS 的恢复期可能会发生甲状腺功能障碍。还有报道伴有心功能不全的心肌炎。

DRESS 后可能会出现自身免疫现象，包括红斑狼疮、自身免疫性甲状腺疾病。一名学者对 34 名 DRESS 患者中的 44%的人进行了自身抗体检测，检测的自身抗体有抗核抗体(ANA)、抗甲状腺球蛋白抗体(ATGA)和抗甲状腺过氧化物酶抗体(AT-POA)。结果表明，与接受糖皮质激素治疗组相比，接受非糖皮质激素治疗组的自身抗体阳性率较高，提示该治疗可能具有保护作用[31]。

少数患者可能经历长期的皮肤受累过程，临床表现为慢性剥脱性皮炎。

病程和预后

及时停用致敏药物，急性期予积极的治疗，大多数 DRESS 患者会完全康复。在急性期器官受累后可能出现许多器官特异性慢性后遗症。此外，DRESS 会导致许多自身免疫现象，如斑秃和自身免疫性甲状腺疾病。

检查

这些列于表 119.3 中。

表 119.3　DRESS 综合征的推荐检查

血液学检查	血液学全血计数（包括白细胞差异）
肝	肝功能检查
	乳酸脱氢酶（LDH）
	铁蛋白
	凝血功能（凝血酶原时间/国际标准化比值）
	乙型肝炎，丙型肝炎
	Epstein-Barr 病毒，巨细胞病毒，HHV-6，HHV-7 滴度
心脏	心电图
	超声心动图
	心肌酶（肌酸激酶、肌钙蛋白）
肺部	胸部 X 线检查
	肺功能检查
自身免疫	抗核抗体
	可提取核抗原
	补体
	抗中性粒细胞胞质抗体
肾	尿素和肌酐
	钙
	尿液分析
	肾超声
神经学	脑脊液的显微镜检查、培养及药敏分析
	头部 CT/MRI
	脑电图
内分泌	促甲状腺激素
	T_3/T_4
	血糖
感染	血培养
	支原体血清学
	单纯疱疹病毒的 PCR
胃肠道	淀粉酶
	脂肪酶
	三酰甘油
	结肠镜检查

斜体字不构成 DRESS 患者标准评估的一部分，但有临床表现时可参考。

治疗

一旦诊断为 DRESS，首先必须找出并停用致敏药物，对服用多种药物的患者，根据药物的潜伏期、临床常见的易致敏的药物要进行排查，确定致敏药物。对需要按时服药的患者进行回顾性分析，以排除非致敏药物。在所有情况下，都应该优先考虑支持性治疗，将患者安置在一个临床区域，以提供与疾病严重程度相适应的临床护理和监测，包括静脉输液、体温调节、导管插管以促进液体平衡管理和补充氧气。体外膜肺氧合（ECMO）已用于心脏功能不全继发性心肌炎的 DRESS 患者[59]。应对器官中或皮肤中存在的共存感染进行仔细监测。然而，在没有感染指标的情况下，不应给予经验性抗生素治疗。皮肤护理应由具有 DRESS 管理方面专业知识的医师开具处方，包括润肤剂，如果合适可局部使用糖皮质激素治疗。

器官受累的患者需要相应专科（如肝病科、心内科、肾内科、呼吸科）的医师来指导治疗。

治疗的主要方法是予糖皮质激素治疗，可局部、口服或静脉用药。在难治性病例或疾病进入慢性期，可能需要免疫抑制药治疗如环孢素。尽管尚无确切证据，但根据最新的文献报告显示这些药物临床应用有效果。

一线治疗

轻症患者、皮肤受累极少或通过其他途径给予糖皮质激素是禁忌的情况下，可局部予强效糖皮质激素治疗。然而，大多数患者需要通过口服或静脉进行糖皮质激素治疗。建议口服泼尼松 1 mg/(kg • d)作为初始剂量，逐渐减少，服用 1～3 个月[32]。如需静脉注射治疗或口腔受累未见满意改善，可改为甲泼尼龙[26]。一项研究表明，连续使用 1g/d 的甲泼尼龙 3 天，是安全且有效的[85]。

二线治疗

对糖皮质激素治疗抵抗的 DRESS 病例可能需要替代药物。环孢素可作为替代药物，对长期病程（如持续性肝功能不全或慢性剥脱性皮炎）[56]的患者治疗有效。已有报道静脉注射免疫球蛋白可作为二线治疗[86-91]。静脉注射免疫球蛋白运用的原理是基于早期的观察结果：DRESS 患者有内源性免疫球蛋白降低，且会导致病毒的再激活[28,92,93]。然而，当静脉注射免疫球蛋白用于 DRESS 时，已观察到严重的不良反应，文献报道的结果之间存在相互矛盾[89,90]。

三线治疗

文献报道了多种方法来治疗难治性 DRESS，有血浆置换术[94,95]及 ECMO[59]。免疫抑制药如环磷酰胺[96]具有类激素作用，可以作为激素的替代治疗。

有报道，利妥昔单抗对 DRESS 治疗有效[95]。缬更昔洛韦理论上可以对抗病毒的再激活，故可用于治疗该综合征[97]。在有严重肝受累的患者，N-乙酰半胱氨酸也可用作其他药物的辅助治疗[97]。

剥脱性皮炎型药疹

定义和术语

泛发性剥脱性皮炎(GED)是一种药物不良反应，其特征是累及体表面积 90% 以上的弥散性红斑和鳞屑。

> **同义名**
> • 药物诱发的红皮病

概述

药物是已知的导致泛发性剥脱性皮炎的因素，以红斑、瘙痒和鳞屑为临床表现，累及体表面积 90% 以上[1-5]。虽然 GED 通常单独发生，但也可能是由发疹性药物反应或 DRESS 发展而来[1,5]。

流行病学

发病率和患病率

GED 占住院患者所有皮肤不良反应的 2%～8%[6,7]。药物诱导的 GED 占所有红皮病的 5%～40%[1-4]。

病理生理学

GED 的特点是表皮更新加快，表皮通过时间缩短，有丝分裂活性增加。目前尚不清楚药物如何驱动这些免疫途径，但细胞因子、趋化因子和黏附分子之间的复杂相互作用被认为与此有关。与 Sézary 综合征[8]的 Th2 细胞因子谱相反，良性剥脱性皮炎的病例(包括药物引起的病例)被发现具有 Th1 和 Th2 相关趋化因子受体和相应配体的过度表达。上调角质形成细胞上的黏附分子如 CD62L，也可能通过表皮 T 细胞和朗格汉斯细胞的聚集[9]促进超敏反应。

遗传学

没有针对药物诱导 GED 的特异性遗传标记。然而，在某些种族群体中，DRESS 与人类白细胞抗原(HLA)密切相关(如汉族的 HLA-B＊5801 和白人的 HLA-A＊3101 与别嘌醇引起的 DRESS)[10,11]。

病理学

药物诱导的 GED 组织学检查无特异性。只有 35% 的病例的病理与临床诊断存在相关性[12]。药物相关病例的组织学中的嗜酸性粒细胞无特异性，在其他炎症性皮肤病引起的 GED 病例中也可存在[13]。

临床特征

病史

已报道多种药物皆可引起 GED，常见药物见框图 119.3。原发性药物诱导的 GED 发病通常在服用可疑药物后的几天内突然发病[1,14]。然而，与 DRESS 相关的病例中，服用药物到出现皮疹的潜伏期可达 12 周。

> **框图 119.3 与泛发性剥脱性皮炎的相关药物[1-4,14-27]**
> • 卡马西平
> • 苯妥英钠
> • 苯巴比妥
> • 别嘌醇
> • 复方磺胺甲噁唑
> • 青霉素
> • 头孢菌素
> • 万古霉素
> • 抗结核药物
> • 抗 HIV 治疗
> • 非甾体类抗炎药
> • 阿维 A
> • 奥美拉唑
> • 兰索拉唑
> • 钙通道阻滞药
> • 锂
> • 氯丙嗪
> • 硝西泮
> • 伊马替尼
> • 干扰素-α
> • 重金属
> • 补充药物

临床表现

患者表现为全身红斑、鳞屑及瘙痒。伴有系统症状，如全身不适，体温过低或发热，以及淋巴结增大、器官肿大症和高输出量性心力衰竭等。药物引起的患者常常伴有发热[1]。

鉴别诊断

包括全身性剥脱性皮炎的其他原因，如急性银屑病，湿疹或皮肤 T 细胞淋巴瘤。

并发症和共病

剥脱性皮炎的并发症包括体温过低，体液和电解质紊乱，高输出性心力衰竭和皮肤屏障受损引起的败血症。也可能发生炎症后色素沉着的长期后遗症。

病程和预后

药物引起的GED通常在停药后改善，预后最好[15,16]。DRESS相关的病例除外，即使停药后，皮肤反应也可能持续数周。

检查

斑贴试验在检查GED是否与药物有关具有一定的价值。然而，阳性反应率与测试的药物有关。对卡马西平、普那霉素、复方磺胺甲噁唑、β-内酰胺和地尔硫䓬进行贴剂检测时，阳性反应的可能性更大[17]。

治疗

寻找和停用致敏药物是关键。通常使用局部和系统应用皮质类固醇激素治疗。

Stevens-Johnson综合征/中毒性表皮坏死松解症

定义和术语

Stevens-Johnson综合征(SJS)和中毒性表皮坏死松解症(TEN)是一种严重皮肤和黏膜反应，通常为药物引起，以水疱及表皮剥脱为临床特征。这两个术语描述了严重程度范围内的表型，其中SJS的表型较不广泛，TEN表型较广泛。这2个名称都用来描述此综合征，故：SJS/TEN。

同义名

- Lyell综合征

概述

Stevens-Johnson于1922年首次报道他们的同名综合征，描述了2名年龄分别为7岁和8岁的男孩，出现严重的快速进展性的皮肤、口腔及眼部黏膜受累伴高热[1]。最初的报道表明，皮肤病变是多形性红斑(EM)，因此SJS多年来被认为是EM的一种严重形式。1956年，Lyell报道了6名患者，其表现为表皮广泛剥脱，类似于烫伤，并伴有明显的全身不适[2]。Lyell发明了“中毒性表皮坏死松解”这个术语来描述这种新综合征。随着时间的推移，人们认识到严重的SJS可能导致广泛的表皮松解，因此在1993年一组临床专家建议将SJS从EM谱中去除并添加到TEN中，提出了一种新的严重的药物诱导性皮肤病谱，SJS/TEN[3]。

SJS/TEN表现为急性起病，表现为表皮剥脱和多部位黏膜糜烂，伴全身不适。虽然罕见，但SJS/TEN是一种致死性疾病；严重时急性期伴有多种全身并发症，可发展为多器官衰竭。在疾病急性期，患者的死亡率相当高，幸存者往往出现严重的慢性后遗症[4]。

流行病学

发病率和患病率

SJS/TEN的发病率为每年1～2/1 000 000[5,6]。

年龄

SJS/TEN发生在所有年龄组，包括婴儿和儿童。老年人的发病率增加。

性别

女性发病率较高，女性与男性的比例为2∶1[4]。

种族

所有种族群体均可发生SJS/TEN。

相关疾病

艾滋病毒感染者[7]中SJS/TEN的风险增加。与SLE有关，但泛发性大疱性红斑狼疮表现类似于TEN[8]。

病理生理学

SJS/TEN是一种主要由药物引起的疾病，大约85%的病例中为药物过敏所致[9]。该病的特征是皮肤和黏膜上皮角质形成细胞广泛坏死，这一过程是由药物诱导的细胞毒性T淋巴细胞(CTLs)[10]启动。主要组织兼容性复合体Ⅰ类分子限制的药物呈递导致$CD8^+$细胞毒性T淋巴细胞克隆性增殖，渗入皮肤，其可溶性因子诱导表皮角质形成细胞发生广泛的凋亡与坏死[11]。肿瘤坏死因子α、干扰素γ和诱生型一氧化氮合酶等促凋亡分子将药物诱导的免疫反应与角质形成细胞损伤相关联[12]。尽管可溶性Fas配体、穿孔素和颗粒酶都参与触发角质形成细胞凋亡[13,14]，然而目前的证据支持颗粒酶为SJS/TEN细胞凋亡的关键介导因子[15]。Chung等的一项研究表明，在TEN水疱液中存在高浓度分泌性15kDa颗粒溶素，而把15kDa颗粒注入小鼠皮肤诱导的变化类似SJS/TEN的临床特征[15]。Saito等的一项研究表明，SJS/TEN中的角质形成细胞坏死(坏死性凋亡)可能是通过甲酰肽受体1作用的膜联蛋白A1介导的[16]。

引起SJS/TEN特定的可疑药物可以从人群药物安全检测数据中获得，从而有助于确定可疑药物[17]。两项多国病例对照研究评估了药物致病风险：第一项研究于1989—1995年，包括372个病例和1720个病例对照[18]；第二次是在1997—2001年期间进行的，包括379个病例和1505个病例对照[17]。从这些研究中，已经确定了一份与SJS/TEN密切相关的致敏药物清单，一半病例由这些药物引起(框图119.4)。

框图 119.4 引起 Stevens-Johnson 综合征/中毒性表皮坏死松解(SJS/TEN)的常见致敏药物

- 别嘌醇
- 卡马西平
- 拉莫三嗪
- 奈韦拉平
- 昔康类非甾体抗炎药
- 苯巴比妥
- 苯妥英钠
- 磺胺甲噁唑和其他磺胺类药物
- 柳氮磺吡啶

病理学

表皮损伤程度从单个细胞凋亡到融合性表皮坏死不等[19]。在黏膜活检中也可见坏死的角质形成细胞。表皮剥脱与基底细胞液化变性和表皮下小疱或大疱形成有关(图 119.11)。偶尔累及皮肤附属器如汗腺导管和毛囊。真皮内血管周围少量淋巴细胞和组织细胞浸润。少数病例中出现真皮少量嗜酸性粒细胞浸润。

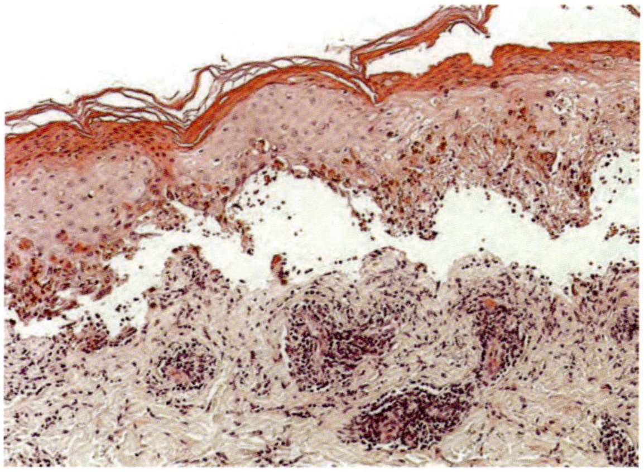

图 119.11 Stevens-Johnson 综合征/中毒性表皮坏死松解症(SJS/TEN)

组织病理学:表皮上方角化不全,表皮与真皮乳头分离。左侧表皮全层有多个 Civatte 小体,呈“枪伤”样分布;右侧为全层表皮坏死。真皮浅层血管周围淋巴细胞浸润,毛细血管扩张和红细胞外渗。(由英国伦敦国王学院医院 Marianna Philippidou 博士提供)

致病微生物

在至少 15%的 SJS/TEN 病例中,未发现可疑致敏药物。在一些 SJS 患者,尤其是儿童患者,有可能是由感染所引起,最多的是肺炎支原体感染[20]。

遗传学

中国台湾的研究调查了汉族人群 SJS/TEN 易感性,具有高度同源性。研究表明,在携带 HLA-B * 1502[21]的个体中,卡马西平诱导的 SJS/TEN 具有很强的遗传易感性,并且 HLA-B * 5801 与别嘌醇-诱导的 SJS/TEN[22]之间存在关联。在包括泰国和马来西亚[23]在内的其他亚洲国家,HLA-B * 1502 也显示了对卡马西平的同样敏感性。在一个民族群体中这种基因联系的存在取决于该群体中的等位基因频率。这些研究表明,药物的 MHC 限制性是 SJS/TEN 发病机制的核心。遗传标记有可能被用作药物遗传学测试,以识别有 SJS/TEN[24]风险的个体。

临床特征

病史

SJS/TEN 的药物潜伏期通常为 7~10 天,范围为 5~28 天。通常在出现皮肤病变几天(前驱症状)就有全身不适、发热和上呼吸道症状的病史。SJS/TEN 的皮疹通常首发于面部和胸部,随后几天广泛扩散。伴有瘙痒和皮肤疼痛等皮肤症状。黏膜部位病变可能发生于皮肤病变之前、之后或与皮肤病变同时发生。SJS/TEN 累及呼吸道,表现为咳嗽、胸痛、呼吸困难或咯血;累及肠道表现为腹泻。

临床表现

SJS/TEN 的患者往往有萎靡、发热、乏力等不适。最早的皮损是非典型靶形皮疹或紫癜性斑疹,主要分布于面部,躯干上部和四肢近端(图 119.12 和图

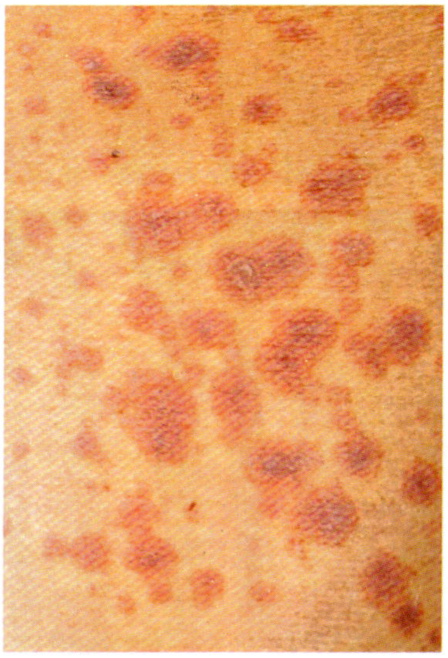

图 119.12 Stevens-Johnson 综合征/中毒性表皮坏死松解症(SJS/TEN)

非典型靶形红斑:多处散在红色斑疹,每个红色斑疹的中央颜色较深,周围颜色较淡。

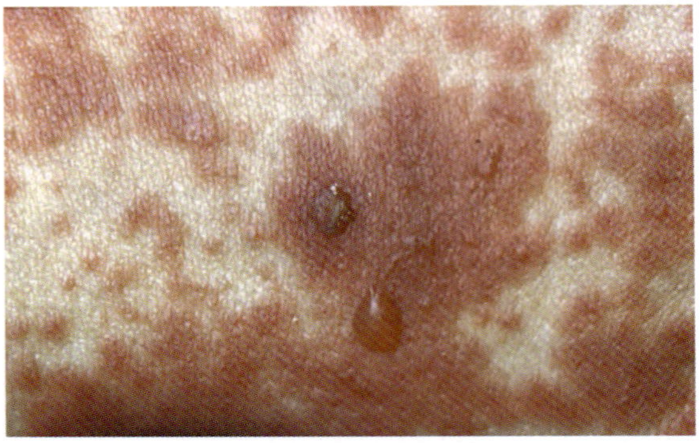

图 119.13 Stevens-Johnson 综合征/中毒性表皮坏死松解症（SJS/TEN）

紫癜性斑疹：患者皮肤上的紫癜性斑疹出现水疱并融合。

119.13）。随后，病变扩散到躯干和四肢的其余部分；掌跖部常形成大片非典型融合性红斑（图 119.14）。常见的是甲周皮肤暗红斑。皮损进展快，于发病 5～7 天达高峰。病变皮肤内形成水疱或充满液体的大疱（图 119.15）。可能从无损伤处或散在病灶处出现大面积融合性红斑（图 119.16）。Nikolsky 征阳性表现为可分离的表皮（相对于分离表皮），即轻微的侧压力也可导致皮损处表皮与真皮剥离。虽然 Nikolsky 征阳性不是 SJS/TEN 的特异性表现（其在天疱疮中也是阳性的），但 Nikolsky 征阳性是表皮坏死的临床指标。施加在皮肤上的剪切力（通常是由于患者不小心触碰造成的）会导致脆弱受损的表皮剥落，呈裸露真皮的糜烂面（图 119.17）。松解的水疱和剪切引起的表皮剥离的联合作用，会导致裸露的真皮容易出血，并可继发感染（图 119.18）。

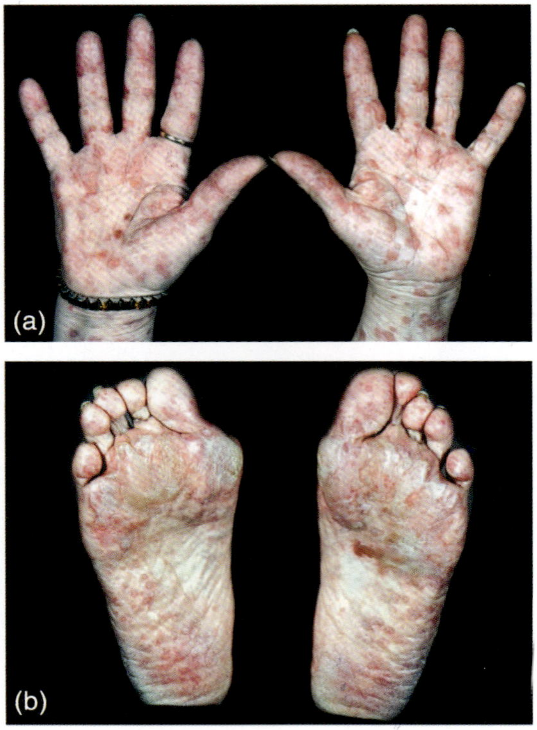

图 119.14 Stevens-Johnson 综合征/中毒性表皮坏死松解症（SJS/TEN）

掌跖部位受累，手掌（a）和足跖部（b）多个圆形病变。两个部位皆出现水疱，但足跖部明显。

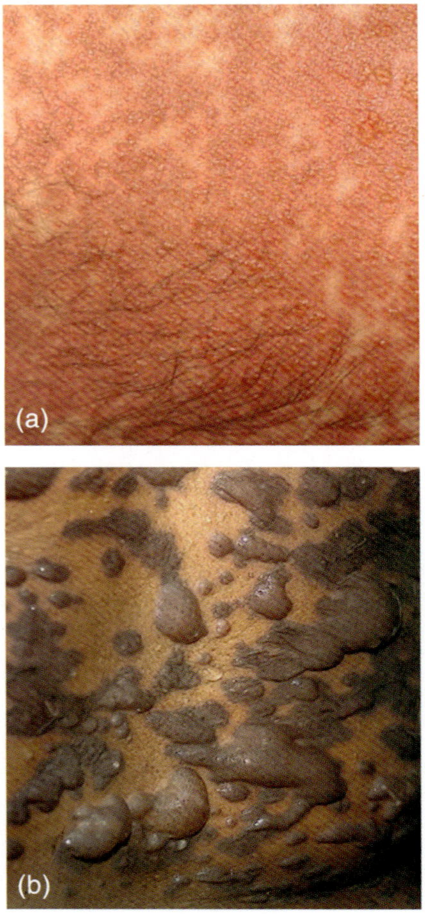

图 119.15 Stevens-Johnson 综合征/中毒性表皮坏死松解症（SJS/TEN）

水疱：SJS/TEN 的病变皮肤典型的水疱形成囊泡（a）和松弛性大疱（b）。

眼、口、鼻和生殖器的黏膜受累通常是早期特征，并导致糜烂和出血性黏膜炎。在 87 例 SJS/TEN 的患者中，几乎所有患者都发生了糜烂性黏膜病变，其中口腔黏膜病变占 93%，眼部黏膜病变占 78%，生殖器黏膜病变占 63%[25]。所有 3 个部位都涉及占 66%。

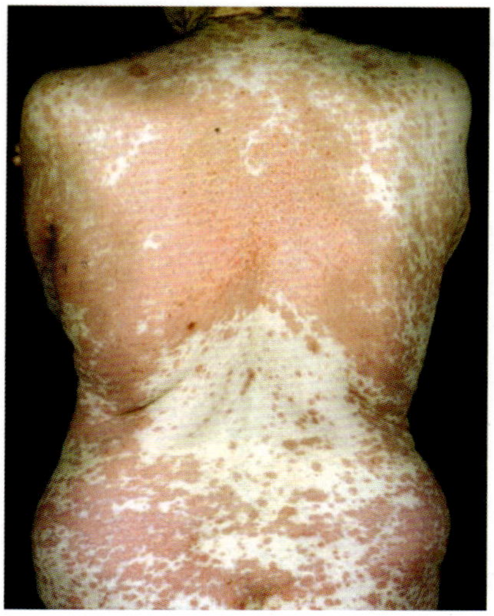

图 119.16　Stevens-Johnson 综合征/中毒性表皮坏死松解症(SJS/TEN)

融合红斑:个别病灶可融合形成大面积红斑,如图所示。此患者的病例中,水疱/表皮脱落可忽略不计。

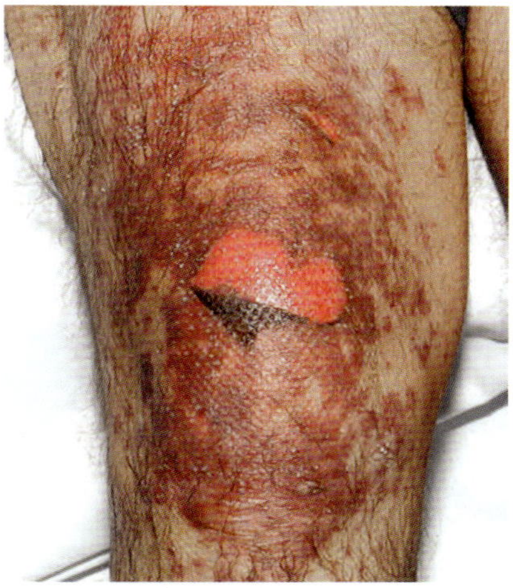

图 119.17　Stevens-Johnson 综合征/中毒性表皮坏死松解症(SJS/TEN)

表皮剥脱:在 SJS/TEN 中,病灶性坏死溶解表皮容易剥离,显露真皮。

眼和眼睑黏膜表面的急性炎症伴疼痛,并引起视力损害(图 119.19)。眼部表现多种多样,包括化脓、结膜炎、假膜形成、角膜及结膜上皮缺损[26]。与 SJS 相比,TEN 患者的急性眼部受累更为常见,但并非更严重[26]。

口腔黏膜溃疡在 SJS/TEN 是常见的,其特点是疼痛性黏膜红斑伴随水疱和溃疡。唇红上覆血痂(图 119.20)。舌部和上腭经常受累。严重时,黏膜受累

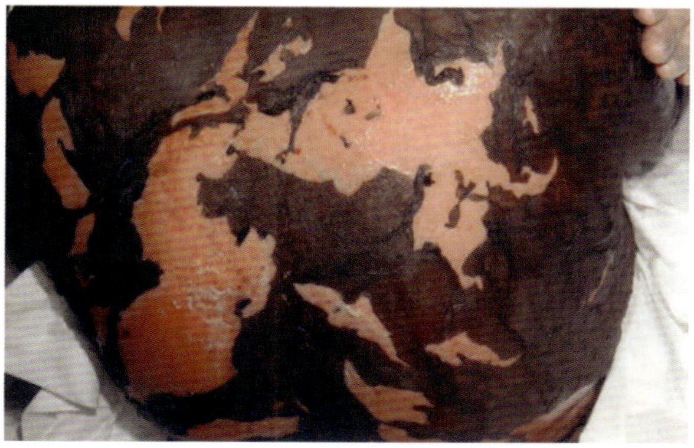

图 119.18　Stevens-Johnson 综合征/中毒性表皮坏死松解症(SJS/TEN)

剥脱的皮肤:TEN 中广泛的表皮丢失导致大面积的真皮暴露。

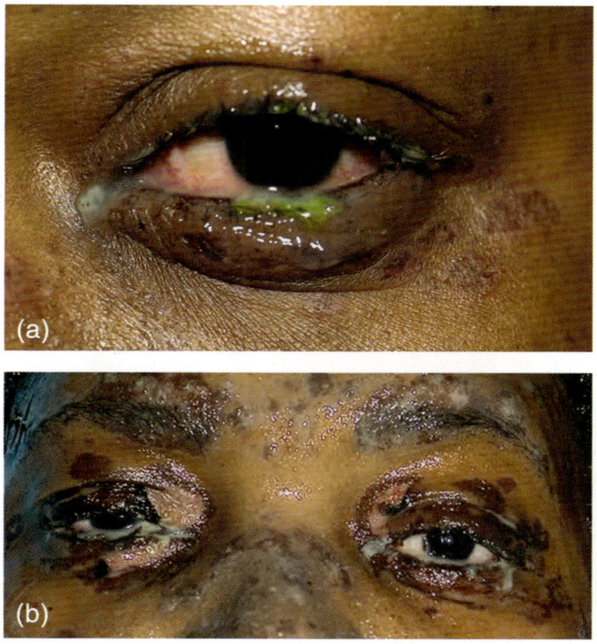

图 119.19　Stevens-Johnson 综合征/中毒性表皮坏死松解症(SJS/TEN)

眼受累:(a)眼睑水肿、结膜炎、角膜炎,绿色分泌物,荧光素染色用于眼科检查。(b)5 天后显示同一患者:眼睑表皮脱落,眼部有脓性分泌物。

可能延伸到口咽、喉、呼吸道和食管。急性 SJS/TEN 的口腔黏膜受累通常会严重影响吞咽和进食。

SJS/TEN 累及泌尿生殖道,以黏膜红斑、水疱和糜烂为特征(图 119.21)。急性期以泌尿生殖系统疼痛为主,泌尿功能障碍(排尿困难或尿潴留)较为常见。

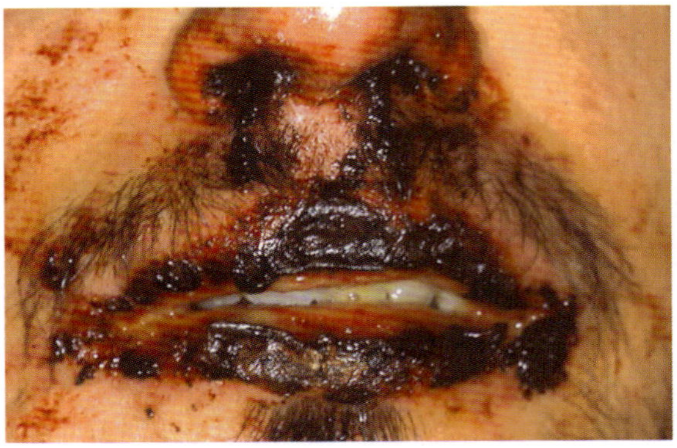

图 119.20　Stevens-Johnson 综合征/中毒性表皮坏死松解症(SJS/TEN)

唇部受累:严重的唇炎已经产生厚厚的出血性结痂。该 SJS/TEN 患者患有凝血功能障碍,导致口腔和鼻腔黏膜出血。

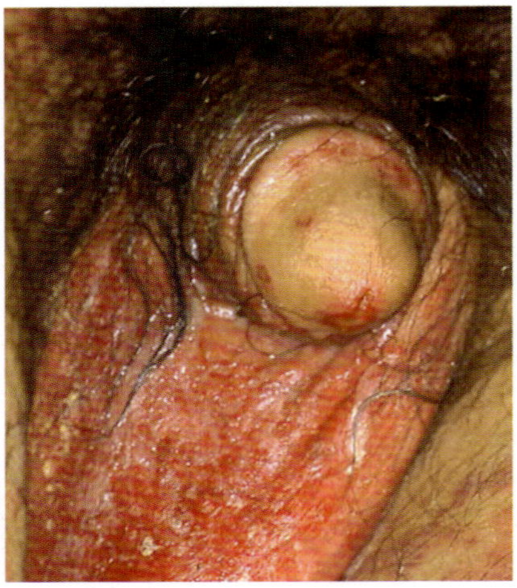

图 119.21　Stevens-Johnson 综合征/中毒性表皮坏死松解症(SJS/TEN)

生殖器受累:阴囊明显的红斑,阴茎头上有散在病灶。尿道发红表明尿道受累可能。

1/4 的 SJS/TEN 患者在疾病早期出现肺部受累表现,其特征是呼吸困难、呼吸频率加快和支气管高分泌[27]。纤维支气管镜显示近端气道支气管上皮弥漫性丢失,并由上皮坏死导致上皮脱落[28]。

临床亚型

SJS 与重症多形红斑(EMM)的鉴别是困难的。EMM 和 SJS 均有黏膜累及和皮肤水疱,剥脱面积小于体表面积 10%(BSA)。然而,EMM 的病变包括典型靶形损害或隆起的非典型靶形损害,主要集中在四肢;SJS 的病变是不典型的靶形损害,集中在躯干。临床可以通过病因学来区分 EMM 与 SJS/TEN:EMM 主要与单纯疱疹病毒的再活化有关,很少与药物有关;SJS/TEN 通常由药物诱发,很少由感染诱发。据报道,支原体诱导的 SJS 在某些情况下(主要是儿童)可能以黏膜受累为主,皮肤损害少见。这种临床不典型的 SJS 被称为肺炎支原体相关黏膜炎(MPAM)[29]。

鉴别诊断

许多疾病可伴有皮肤水疱和黏膜糜烂或黏膜炎(框图 119.5)。

框图 119.5　Stevens-Johnson 综合征/中毒性表皮坏死松解症(SJS/TEN)的鉴别诊断

- 重症多形性红斑
- 寻常天疱疮
- 黏膜类天疱疮
- 大疱类天疱疮
- 副肿瘤性天疱疮
- 大疱性红斑狼疮
- 线状 IgA 大疱性皮肤病
- 泛发性大疱性固定性药疹
- 急性大疱性急性移植物抗宿主病
- 葡萄球菌烫伤样皮肤综合征
- 急性泛发性发疹性脓疱病

严重程度分级

在 Bastuji-Garin 等的研究中,一组专业医师回顾 200 余例患者的临床照片,并根据皮肤病变类型和最大表皮剥脱程度对病例进行了分类[3]。

- SJS 定义:表皮剥脱面积小于 BSA 的 10%,加上广泛的紫癜性斑疹或平坦的非典型靶形损害。
- 重叠 SJS-TEN:表皮剥脱面积占 BSA 的 10%~30%,加上广泛的紫癜性斑疹或平坦的非典型靶形损害。
- 有斑疹的 TEN:表皮剥脱面积大于 BSA 的 30%,加上广泛的紫癜性斑疹或平坦的非典型靶形损害。
- 没有斑疹的 TEN:表皮剥脱面积大于 BSA 的 30%,表皮大片脱落,无紫癜性斑疹或平坦的非典型靶形损害。

Power 等已经根据急性眼部 SJS/TEN 的严重程度和受累程度进行分级[30]。

并发症和共病

急性并发症

SJS/TEN 中广泛的表皮脱落可以导致体温调节

紊乱引起体温过低。皮肤缺失导致体液经皮流失增加，加上口腔疾病使得经口液体摄入量减少。50% BSA 的表皮脱落会导致每天渗出和蒸发 2000～3000ml 水分。体液消耗过多可导致终末器官灌注不足，导致急性肾损伤。SJS/TEN 急性期的血液学检查异常很常见，最明显的是贫血和白细胞减少。肝功能异常是本病早期的典型表现，但很少导致肝衰竭。低蛋白血症通常发生在 TEN。急性 SJS/TEN 可发展为应激反应性高血糖。广泛的表皮脱落伴随着代谢需求的大幅增加[31]。

在 SJS/TEN 的急性期，支气管可能发生上皮坏死松解，导致支气管糜烂和气道被脱落的上皮阻塞。这一比例高达 25%，可引起患者呼吸困难、咯血、支气管分泌物增多和低氧血症[32]。SJS/TEN 可以发生结肠受累，但这种并发症罕见[33]。

急性 SJS/TEN 最常见的危及生命的并发症是败血症。SJS/TEN 中裸露的真皮作为微生物定植的底物，最初是金黄色葡萄球菌，后来是消化菌群中的革兰阴性杆菌，尤其是铜绿假单胞菌。皮肤感染可继发全身脓毒症，导致多器官功能衰竭[4]。

长期并发症

急性 SJS/TEN 的幸存者可能会遗留慢性后遗症，后遗症的发病率与疾病的严重程度有关，导致生活质量下降。最常见的后遗症包括皮肤和黏膜损伤，最严重的致残并发症发生于眼部。

在皮肤方面，在急性皮疹[34]消退后，肤色较深的患者炎症后色素沉着持续数月至数年。表皮细胞再生通常没有瘢痕形成，但在急性期感染的区域、压力损伤未缓解的部位和进行皮肤移植的情况下，皮肤愈合后可能形成瘢痕[35]。在恢复期偶尔会出现黑素细胞痣，在儿童和年轻人中更为常见[36]。指甲脱落（甲缺失）可发生在急性发作数周后，由于甲基质停滞，偶尔会有继发永久性无甲[37]。头皮受累在急性 SJS/TEN 非常罕见，约 20%的患者在急性期后[37]发生休止期脱发。其他皮肤并发症包括瘙痒、光敏感、出汗异常、异位骨化[37]。

长期的眼部后遗症是 SJS/TEN 最严重的致残并发症。在 49 例急性眼部受累患者中，31 例发展为慢性眼病；急性眼部受累的严重程度是晚期眼部并发症的唯一重要危险因素[38]。慢性并发症包括角膜、结膜溃疡及瘢痕形成、眼干燥症、双行睫、睑内翻、倒睫及眼表功能衰竭[39]。角膜糜烂和溃疡是由于角膜缘干细胞的丢失及结膜杯状细胞的破坏而造成，并破坏了泪膜[39]。结膜穹瘢痕阻塞泪腺导管开口，加重眼干燥症。球部及穹瘢痕的改变导致睑球粘连或强直睑球粘连的形成，限制了眼球的活动和干扰撕裂半月板。眼睑缘瘢痕导致眼睑外翻、内翻和睫毛错位。慢性眼部受累的患者需要终身治疗眼干燥症、结膜炎症和眼部不适；许多人遭受永久性视力障碍或失明。

口腔也可能出现长期的并发症，导致功能障碍。口腔黏膜瘢痕可引起牙龈粘连，导致食物潴留和口腔活动受限[40]。据报道，高达 40%的幸存者中发生干燥样综合征（ANA/Ro/La 阴性）[41]。

肺受累最严重的晚期并发症是闭塞性细支气管炎，气道上皮损伤后再生并瘢痕化[42]。它导致严重的气道阻塞和进行性呼吸困难。大多数合并肺部受累的病例在急性发作后 3～4 个月出现，预后较差[42]。

胃肠道的长期并发症较为罕见，但据报道有食管狭窄[43]。急性 SJS/TEN 可能发生肠溃疡，并且通常伴随皮肤再生而愈合，但在一些患者中，小肠溃疡可引起持续腹泻和吸收不良。已有报道胆管缺失综合征，以胆汁淤积和小叶间胆管的组织学缺失为特征[44]。

SJS/TEN 引起的泌尿生殖器慢性病变多为粘连：阴道和阴道前庭粘连可能导致性交困难，曾有阴道积血的报道[45]。其他妇科并发症包括阴道腺病，即宫颈分化的化生替代了非角化的阴道上皮[46]。

多数 SJS/TEN 的幸存者都有心理后遗症，包括创伤后应激障碍[47]。在定性研究中，发现许多患者在急性 SJS/TEN 发作后害怕服用药物[47]。

病程和预后

在 SJS/TEN 的急性期，最初的 5～7 天皮肤受累程度增加。适当的支持性治疗和加强皮肤/黏膜的对症处理（见后文），一旦疾病停止扩展，立即可出现上皮再生。皮肤脓毒症、系统并发症或药物（可疑致敏药物）未去除，将导致延迟愈合。不复杂的糜烂皮肤需 2～3 周表皮再生愈合。

总体 SJS/TEN 死亡率约为 22%；在 SJS 中，只有不到 10%的患者死于急性疾病；而在 TEN 中，死亡率约为 30%[48]。SJS/TEN 的死亡原因通常是败血症引起的多器官衰竭。2000 年，Bastuji-Garin 等发布了一种经过验证的 SJS/TEN 预后评分系统，称为 SCORTEN（中毒性表皮坏死松解评分），该系统使用 7 个临床参数来预测医院死亡率（框图 119.6）[49]。在 SCORTEN 中，每一个参数都对应一分，得分越高，死亡率越高（表 119.4）。对 SJS/TEN 患者进行回顾性分析后确定 SCORTEN 能够准确预测死亡率[50,51]。

框图 119.6　SCORTEN(中毒性表皮坏死松解症)用于计算的七个参数

- 年龄＞40 岁
- 合并恶性肿瘤
- 心率＞120 次/分
- 入院时表皮剥脱大于 BSA 的 10%
- 尿素＞10 mmol/L
- 血糖＞14 mmol/L
- 碳酸氢盐＜20 mmol/L

表 119.4　SCORTEN(中毒性表皮坏死松解症的SCORe)预测死亡率

参数数量	预测死亡率(%)
0	1.2
1	3.9
2	12.2
3	32.4
4	62.2
5	85.0
6	95.1
7	98.5

急性期过后的患者往往会发生严重的慢性后遗症(见前文)。

检查

如果临床上怀疑 SJS/TEN,需要进行一系列的检查:证实诊断,排除其他疾病,确定各个系统性并发症。框图 119.7 列出重要的血液检查。为了进行常规的组织病理学检查,必须对水疱进行活检。第二次活检取水疱周围的皮损进行直接免疫荧光检查,以排除免疫大疱疾病。

在取材化验时,应从受损皮肤上取拭子并送细菌学检查。X 线胸片是必要的检查。应拍摄皮肤的临床照片,以显示病变的类型和程度。在体表上分别记录红斑程度和表皮剥脱程度;对于每个参数,都应该估计所涉及的 BSA 百分比。

治疗

一旦怀疑 SJS/TEN 诊断,应立即对皮肤病变和系统疾病进行评估。必须尽快查明并停用可疑致敏药物(见下文)。

SJS/TEN 患者最基本的治疗是对受损皮肤和黏膜的精心护理,以及加强因皮肤受损引起的并发症支持治疗。患者必须在良好的护理环境中进行治疗,通常是重症监护病房(ICU)或烧伤病房,由一组有治疗SJS/TEN 经验的临床医师组成。

框图 119.7　Stevens-Johnson 综合征/中毒性表皮坏死松解(SJS/TEN)的血液检测

- 全血细胞计数
- 尿素和电解质
- 淀粉酶
- 碳酸氢钠
- 葡萄糖
- 肝功能检查
- 红细胞沉降率
- C-反应蛋白
- 凝血功能检测
- 支原体血清学
- 抗核抗体和可提取的核抗原
- 补体
- 间接免疫荧光

目前,治疗药物的疗效尚不清楚,尚缺乏 SJS/TEN 治疗试验的确切数据。同样,SJS/TEN 行外科清创治疗的作用也受到质疑[4]。

可疑致敏药物

一旦诊断出 SJS/TEN,立即停止使用致敏药物是必要的干预措施;这种操作可以降低死亡率[52]。患者必须继续使用日常所服用的药物。为了查明可疑药物,必须注明不良反应发生的日期,并记录患者过去 2 个月服用的所有药物。对于每一种药物,描绘一个时间表,说明与 SJS/TEN 发病相关的药物开始日期。从药物摄入开始到 SJS/TEN 发病之间始终存在潜伏期;潜伏期通常为 7～10 天,但潜伏期可以从 5～28 天不等。

在涉及单一药物的情况下,查明原因很简单,但服用过多种药物的患者排查有一定难度。虽然从理论上讲,任何药物都可以引起 SJS/TEN,某些特定的药物更有可能引发反应。已经确定了一份与 SJS/TEN 诱导密切相关的药物清单,这些药物占所有病例的一半(框图 119.4)。对乙酰氨基酚、阿司匹林、布洛芬和皮质类固醇的相关性尚不清楚,但可能是用于治疗 SJS/TEN 前驱症状的混杂药物。已开发出一种被称为 ALDEN(表皮坏死松解中药物因果关系算法)的算法,以帮助定义 SJS/TEN 中的药物因果关系[9]。ALDEN 通常被用作药物因果关系回顾性评估的工具,而不是用于疾病的急性期。

护理环境和护理服务

大面积表皮脱落(大于 BSA 的 10%)的患者应转

入 ICU 进行危重护理和专科护理。由于 SJS/TEN 的皮肤缺损类似于大面积的浅表烧伤，许多患者被转移到烧伤科，该科可以提供强化支持治疗和皮肤导向治疗。快速转入专科病房可以提高生存率，而延迟转诊则会增加死亡率[53,54]。

需要一些专科人员来有效管理 SJS/TEN 患者。应召集由皮肤急性损伤方面的专家（皮肤科医师或烧伤外科医师）协调的多学科团队（MDT）来管理患者。除了皮肤病学和伤口护理专业医师外，SJS/TEN MDT 还必须包括来自重症监护，眼科和皮肤护理的临床医师。邀请胸外科、胃肠病学、妇科学、泌尿科、口腔医学、微生物学、营养学、物理疗法和药学的专家参加管理。在 ICU 或烧伤护理单元中，SJS/TEN 患者必须隔离，单独平躺于减压床垫上，病房湿度可控，环境温度保持在 25～28℃。

皮肤黏膜护理，局部治疗和敷料

由于 SJS/TEN 患者的表皮坏死剥脱，必须加强皮肤护理。日常床边护理应由熟悉皮肤病的专业护士来完成[55]。细心处理患者的皮肤，避免剪切力以减小表皮剥脱范围。为限制表皮创伤，应避免使用血压计袖带、有黏性的心电图极板、粘胶敷料和手腕识别标签。

尽管仔细护理，病变表皮（简称 SJS/TEN 中的“可剥离的表皮”）经常剥离，特别是在受压区域，导致真皮裸露。尽量将皮损区分离的表皮保留在原处而发挥生物敷料的作用。在大疱明显时，可以通过吸液减压，并保留疱皮覆盖表面。在许多烧伤外科医师所青睐的介入性方法中，可通过多种手术切除坏死或感染的已完全脱落的表皮。目前还没有非手术疗法和介入疗法的比较研究。

采用温热的无菌水、生理盐水或抗菌剂定期轻轻冲洗、清洁伤口和未受损皮肤（如 1/5000 氯已定），如果活动能力允许，患者可以沐浴在稀释的氯已定溶液中。采用油性润肤剂外搽全身皮肤（包括裸露部位），如 50% 白凡士林和 50% 液状石蜡制剂（50/50WSP/LP）；考虑使用雾化剂，以减少搽药时产生的剪切力。仅对表皮剥脱面外用抗菌剂。基于局部微生物培养结果选择外用抗生素。

在 SJS/TEN 的裸露区域使用敷料将减少体液和蛋白流失，限制微生物定植，帮助控制疼痛并加速上皮再生。对于裸露的真皮区域，建议使用硅胶敷料，使用可吸收非黏性敷料用作第二层，以收集渗出液并保护受损皮肤。在与患者接触之前，把 50/50 WSP/LP 涂抹于敷料表面。

在烧伤专家青睐的外科手术方法中，包括全麻下对裸露部位使用生物敷料或植皮。

眼部、口腔和泌尿生殖道的局部治疗

眼部

由眼科医师检查患者眼部的受累情况是初步评估的一部分，对急性期患者需每天进行眼部检查。急性期患者应每 2 小时使用一次眼润滑剂并持续使用。每天进行眼部护理，清理其炎性分泌物和分离结膜粘连。当出现角膜荧光素染色或 frank 溃疡，且排除微生物性角膜炎时，建议外用广谱抗生素治疗。在眼科医师的指导下外用糖皮质激素滴眼液，可减少 SJS/TEN 患者急性期的眼表损害。对于眼表上皮细胞大量丧失且对保守措施效果不佳的患者，可考虑羊膜移植（AMT）[56,57]。AMT 在急性期的益处包括减少炎症，增强上皮再生，减少瘢痕和睑球粘连的形成[58,59]。

口腔

急性期患者需每天检查口腔情况。应及时在唇部涂抹白凡士林软膏，用保护黏膜的漱口水保护黏膜溃烂面。每天用温盐水或口腔用海绵清洁口腔。每 3 小时一次使用含苄达明盐酸盐的喷雾剂，每天 2 次消毒漱口水（如氯已定二葡糖酸盐）。在没有继发性感染的情况下，考虑每天使用 4 次糖皮质激素制剂治疗（如 10ml 水加入 0.5mg 倍他米松磷酸钠，每次含漱 3 分钟）。

泌尿生殖道

在疾病急性期间定期检查泌尿生殖道。应立即在泌尿生殖器的皮肤和黏膜上涂抹白凡士林软膏。使用柔软敷料覆盖外阴和阴道糜烂处。在受累但未发生糜烂的泌尿生殖器表面，可外用强效的糖皮质激素软膏。所有患者均需导尿处理，以防止形成尿道狭窄。

补液与营养

广泛的表皮剥离会导致大量的经皮液体丧失，再加上口腔疾病引起的经口液体摄入量减少。在急性疾病期间，使用 2 ml/kg BSA 表皮脱离的晶体液静脉注射液体，或者使用尿液排出量来指导液体置换[60]。选择未受累皮肤建立周围静脉通路。过度的液体复苏可能与肺水肿、皮肤水肿和肠道水肿有关。

在 SJS/TEN 皮肤明显受损伤的病例中，必须尽早开始营养方案，以支持代谢紊乱、减少蛋白损失和促进愈合。肠内营养比肠外营养更有利于减少消化性溃疡和减少肠道细菌定植。由于在 SJS/TEN 中频黏膜炎常常妨碍正常的摄入，必要时应使用硅胶管进行鼻饲治疗。在 SJS/TEN 早期分解代谢阶段，应提供至少 20～25kcal/(kg · d)的能量；在合成代谢恢复阶段,需提供 25～30kcal/(kg·d)的能量[61]。

镇痛

SJS/TEN 的特点是皮肤疼痛,在表皮剥脱部位最严重。患者应该接受简单镇痛以确保休息时的舒适度,必要时根据患者自控镇痛(PCA)或输液给药的方式规律使用阿片类制剂进行镇痛。SJS/TEN 累及手部皮肤可能会限制患者 PCA 的能力。如果患者处于严重的疼痛中,那么应该考虑通过适当的途径进行阿片类镇痛方案(如吗啡)。通常需要额外的镇痛来解决因给患者更换敷料和物理治疗而增加的疼痛不适:可以在开始前 10～20 分钟静脉内给予 0.1mg/kg 吗啡的推注。推注氯胺酮镇痛(0.5 mg/kg)可用于手术镇痛。佐剂包括 γ-氨基丁酸(GABA)类似物,可能有阿片保护作用。局部黏膜麻醉可能有助于放置鼻胃管和导尿管。

其他支持治疗

SJS/TEN 患者易发生与应激相关的胃或十二指肠溃疡,如果卧床不能活动,有静脉血栓栓塞的危险。对不能进行肠内营养的患者需使用质子泵抑制药预防上消化道应激性溃疡。除禁忌外,采用低分子肝素进行预防性抗凝治疗,以防止静脉血栓的形成。

贫血和白细胞减少是 SJS/TEN 急性期常见的并发症。中性粒细胞减少症将增加脓毒症的风险,因此使用重组人粒细胞集落刺激因子(G-CSF)来抵抗感染并发症[62]。有人认为,SJS/TEN 中的 G-CSF 也可能具有免疫调节作用,并可增强再上皮化[62]。

感染监测

皮肤感染是 SJS/TEN 常见的并发症之一,它会损害上皮再生,可能导致全身性脓毒症。在 SJS/TEN 的急性期,应从多个部位,特别是松软或结痂的地方,取拭子进行细菌和念珠菌培养。预防性全身抗菌治疗可增加皮肤微生物定植,尤其是白色念珠菌,因此只有在出现感染的临床特点时才应使用抗生素。SJS/TEN 疾病过程可能伴有发热,使继发性败血症的检测复杂化。因此,应仔细监测患者的其他全身性感染症状,如意识混乱、低血压、尿量减少、氧饱和度降低等[63]。脓毒症的检测也可能表现为 CRP、中性粒细胞升高和皮肤疼痛的加重。对不同部位采集的拭子中提取的微生物进行单菌种培养,表明一种细菌已成为优势菌株,增加了侵入性感染的可能性[63]。

系统治疗

在 TEN 治疗中,只进行了一次积极的随机对照研究:抗肿瘤坏死因子(TNF)、沙利度胺与安慰剂进行了比较,然而,由于沙利度胺治疗组死亡人数过多,该研究过早终止[64]。许多免疫调节药物被用作研究治疗 SJS/TEN,主要有 IVIG、系统应用皮质类固醇激素和环孢素[65]。然而,SJS/TEN 的本质使已发表的研究被确认偏倚、患者数量少、干预时间和性质的变化、病例组合和背景的多样性及支持性护理的差异所影响。到目前为止,尚无明确提出针对 SJS/TEN 有效的积极治疗方案。

静脉注射免疫球蛋白

IVIG 在 SJS/TEN 中可能有效的证据来自一项研究,Fas 通过与其配体(FasL)相互作用(Fas-FasL)而促进角质形成细胞的凋亡[13]。Viard 等的研究表明,高浓度的正常免疫球蛋白具有抗 Fas 活性的作用,抑制 Fas-FasL 相互作用和细胞凋亡。一项非对照性、前瞻性开放实验观察了 10 例接受 IVIG 治疗的 TEN 患者,无死亡病例[13]。自 1998 年 Viard 等的报道以来,已发表了许多关于 SJS/TEN 中 IVIG 治疗的研究,利弊各不相同[66-78]。在 2012 年发表的一项系统回顾和荟萃分析中,比较了 TEN 患者的 IVIG 和支持性护理的死亡率风险[79]。IVIG 和支持性护理死亡率比较的合并优势比(OR)为 1.00[95%置信区间(CI)0.58～1.75;$P=0.99$][79]。接受 IVIG 治疗的儿科患者的死亡率明显低于成人(分别为 0 和 21.6%;$P=0.001$)。大剂量 IVIG 治疗的成人死亡率明显低于小剂量 IVIG 治疗的成人(分别为 18.9% 和 50%;$P=0.022$)。然而,多变量 logistic 回归模型校正表明 IVIG 剂量与死亡率无关(大剂量与小剂量:OR 0.494;95% 可信区间 0.106～2.300;$P=0.369$)[79]。还有两项研究在荟萃分析后发表,共包含 87 名 SJS/TEN 患者,在接受 IVIg 治疗的受试者中,生存率没有改善[78,80]。

糖皮质激素

系统性糖皮质激素用于治疗 SJS/TEN 已有较长历史。有人认为,在疾病早期给予系统应用大剂量的皮质类固醇激素可能会"关闭"炎症过程[81]。然而,人们也认识到,不加选择地系统使用糖皮质激素可能增加败血症的风险,并损害上皮再生。大多数关于 SJS/TEN 系统性皮质类固醇治疗的研究表明其疗效显著,但均为病例分析研究,无随机对照试验,且多数为回顾性研究[66,67,81-87]。对法国和德国的大量 SJS/TEN 患者(EuroSCAR 研究)的回顾性分析表明,与单独接受支持性治疗的对照组相比,接受皮质类固醇治疗的德国患者(但不是法国患者)死亡率较低[66]。两项研究调查了静脉注射大剂量皮质激素的效果[81,83]。Kardaun 等的研究中,12 例患者接受 100mg 或 1.5mg/kg 静脉地塞米松治疗 3 天,死亡率比 SCORTEN 预测值低[83]。Hirahara 等进行了对 8 个 SJS/TEN 患者为一组的研究，这些患者连续 3 天接受静脉注射甲泼尼龙 1000mg，随后或口服泼尼松龙并逐渐减量，或再接受 2 天的半剂量静脉注射甲泼尼龙[81]，没有患者死亡，低于 SCORTEN 预测的死亡率为 1.6[81]。

环孢素

环孢素有效抑制淋巴细胞功能是其治疗 SJS/TEN 的理论基础；因此环孢素是一种理论上对 SJS/TEN 有效的药物。四项队列研究表明，对 SJS/TEN 患者行环孢素治疗，可改善预后[88-91]。Valeyrie-Allanore 等在法国克雷泰皮肤病学 ITU 的一项研究表明，对 29 例 SJS/TEN 患者采用 3mg/(kg • d)环孢素，连续 10 天，然后逐渐减量，无死亡病例，而 SCORTEN 预测的死亡率为 2.75/29[89]。Singh 等报道了 11 例 SJS/TEN 患者接受 3 mg/(kg • d)环孢素治疗，持续 7 天，然后逐渐减量，并将其结果与 6 例接受系统性皮质类固醇治疗的历史对照组进行比较[90]，结果显示，环孢素组患者上皮再生的速度明显加快，住院时间也明显缩短。与 SCORTEN 预测的死亡率比较发现，环孢素的疗效好于糖皮质激素[90]。Kirchhof 等在一组接受环孢素治疗的患者与另一组接受 IVIG 治疗的患者中证实了类似的阳性结果[91]。

SJS/TEN 的其他治疗方法

其他的治疗方法曾被用来治疗 SJS/TEN，但只是用于少数难治性患者。血浆置换技术已在 SJS/TEN 中得到应用，有报道称其可能具有快速的疗效[92,93]。TNF-α 抑制剂的疗效引起了研究者的兴趣。Paradisi 等报道了 10 例 SJS/TEN 难治性患者接受依那西普 50mg 皮下注射治疗，结果没有患者死亡，显著低于 SCORTEN 预测的死亡率约为 50%[94]。

阶梯治疗

第一步

• 停用可疑致敏药物
• 如果表皮缺失大于 10%BSA，转移至专科病房（重症监护病房或烧伤病房）
• 建立支持性护理
注意
  • 温暖的环境
  • 补液
  • 营养方案
  • 镇痛

（续）

  • 预防/治疗感染
• 专科皮肤护理对于提供局部治疗/敷料至关重要

第二步

在急性期的早期阶段考虑使用
• IVIG[0.5～1g/(kg • d)，连续 3～4 天]，或
• 系统应用皮质类固醇激素[如泼尼松龙 0.5～1 mg/(kg • d)10 天，逐渐减量；或静脉注射甲泼尼龙 500mg 连续 3 天]，或
• 环孢素[3 或 4 mg/(kg • d)，分次剂量，10 天，逐渐减量]

Resources

Further information

Stevens-Johnson Syndrome Awareness UK www.sjsawareness.org.uk (last accessedJune 2015).

（译者：杨晓雯 施辛 一审：李琛 二审：施辛 三审：顾伟杰 润色：严冬梅）

参考文献

完整的参考文献列表见线上版，网址 www.rooksdermatology.com 以下列出的是重要参考文献。

Acute generalized exanthematous pustulosis

[5] Sidoroff A, Halevy S, Bavinck JN, Vaillant L, Roujeau JC. Acute generalized exanthematous pustulosis(AGEP)-a clinical reaction pattern. *J Cutan Pathol* 2001 Mar;28(3):113-19.

[6] Sidoroff A, Dunant A, Viboud C, *et al*. Risk factors for acute generalized exanthematous pustulosis (AGEP)-results of a multinational case-control study (EuroSCAR). *Br J Dermatol* 2007 Nov;157(5):989-96.

[15] Britschgi M, Steiner UC, Schmid S, *et al*. T-cell involvement in drug-induced acute generalized exanthematous pustulosis. *J Clin Invest* 2001 Jun;107(11):1433-41.

[18] Navarini AA, Valeyrie-Allanore L, Setta-Kaffetzi N, *et al*. Rare variations in IL36RN in severe adverse drug reactions manifesting as acute generalized exanthematous pustulosis. *J Invest Dermatol* 2013 Jul;133(7):1904-7.

[23] Hotz C, Valeyrie-Allanore L, Haddad C, *et al*. Systemic involvement of acute generalized exanthematous pustulosis: a retrospective study on 58 patients. *Br J Dermatol* 2013 Dec;169(6):1223-32.

[24] Roujeau JC, Bioulac-Sage P, Bourseau C, *et al*. Acute generalized exanthematous pustulosis. Analysis of 63 cases. *Arch Dermatol* 1991 Sep;127(9):1333-8.

Drug reaction with eosinophilia and systemic symptoms

[1] Walsh SA, Creamer D. Drug reaction with eosinophilia and systemic symptoms (DRESS): a clinical update and review of current thinking. *Clin Exp Dermatol* [Review] 2011 Jan;36

(1):6-11.

[6] Bocquet H, Bagot M, Roujeau JC. Drug-induced pseudolymphoma and drug hypersensitivity syndrome (Drug Rash with Eosinophilia and Systemic Symptoms: DRESS). *Semin Cutan Med Surg* [Review] 1996 Dec; 15(4): 250-7.

[7] Kardaun SH, Sekula P, Valeyrie-Allanore L, *et al.* Drug reaction with eosinophilia and systemic symptoms (DRESS): an original multisystem adverse drug reaction. Results from the prospective RegiSCAR study. *Br J Dermatol* 2013 Nov; 169 (5): 1071-80.

[26] Shiohara T, Inaoka M, Kano Y. Drug-induced hypersensitivity syndrome (DIHS): a reaction induced by a complex interplay among herpesviruses and antiviral and antidrug immune responses. *Allergol Int* 2006 Mar; 55(1): 1-8.

[29] Chen Y-C, Chang C-Y, Cho Y-T, Chiu H-C, Chu C-Y. Long-term sequelae of drug reaction with eosinophilia and systemic symptoms: A retrospective cohort study from Taiwan. *J Am Acad Dermatol* 2013; 68(3): 459-65.

[31] Ushigome Y, Kano Y, Ishida T, Hirahara K, Shiohara T. Short-and long-term outcomes of 34 patients with drug-induced hypersensitivity syndrome in a single institution. *J Am Acad Dermatol* 2013; 68(5): 721-8.

[32] Chiou CC, Yang LC, Hung SI, *et al.* Clinicopathological features and prognosis of drug rash with eosinophilia and systemic symptoms: a study of 30 cases in Taiwan. *J Eur Acad Dermatol Venereol* 2008 Sep; 22(9): 1044-9.

[35] Walsh S, Diaz-Cano S, Higgins E, *et al.* Drug reaction with eosinophilia and systemic symptoms: is cutaneous phenotype a prognostic marker for outcome? A review of clinicopathological features of 27 cases. *Br J Dermatol* 2013 Feb; 168 (2): 391-401.

[49] Chen Y-C, Chiu H-C, Chu C-Y. Drug reaction with eosinophilia and systemic symptoms: a retrospective study of 60 cases. *Arch Dermatol* [Comparative Study] 2010 Dec; 146 (12): 1373-9.

[78] Bouvresse S, Valeyrie-Allanore L, Ortonne N, *et al.* Toxic epidermal necrolysis, DRESS, AGEP: Do overlap cases exist? *Orphanet J Rare Dis* 2012; 7(1): 72.

[84] Chung-Yee HR, Chang CJ, Ho HC, *et al.* Identifying prognostic factors for drug rash with eosinophilia and systemic symptoms (DRESS). *Eur J Dermatol* 2011; 21: 930-7.

Drug-induced generalized exfoliative dermatitis

[1] Khaled A, Sellami A, Fazaa B, *et al.* A cquired erythroderma in adults: a clinical and prognostic study. *J Eur Acad Dermatol Venereol* 2010; 24: 781-8.

[2] Li J, Zheng HY. Erythroderma: a clinical and prognostic study. *Dermatology* 2012; 225: 154-62.

[3] Nicolis GD, Helwig EB. Exfoliative dermatitis. A clinicopathologic study of 135 patients. *Arch Dermatol* 1973; 108: 788-97.

[4] Sigurdsson V, Toonstra J, Hazemans-Boer M, *et al.* Erythroderma-a clinical and follow-up study of 102 patients with special emphasis on survival. *J Am Acad Dermatol* 1996; 35: 53-7.

[5] Kardaun SH, Sekula P, Valeyrie-Allanore L, *et al.* Drug reaction with eosinophilia and systemic symptoms (DRESS): an original multisystem adverse drug reaction. Results from the prospective RegiSCAR study. *Br J Dermatol* 2013; 169 (5): 1071.

[7] Lee HY, Tay LK, Thirumoorthy T, Pang SM. Cutaneous adverse drug reactions in hospitalized patients. *Singapore Med J* 2010; 51: 767-74.

[8] Fierro MT, Comessatti A, Quaglino P, *et al.* Expression pattern of chemokine receptors and chemokine release in inflammatory erythroderma and Sezary syndrome. *Dermatology* 2006; 213: 284-92.

[12] Walsh NMG, Prokopetz R, Tron VA, *et al.* Histopathology in erythroderma: review of a series of cases by multiple observers. *J Cutan Pathol* 1994; 24: 419-23.

Stevens-Johnson syndrome/toxic epidermal necrolysis

[3] Bastuji-Garin S, Rzany B, Stern RS, *et al.* Clinical classification of cases of toxic epidermal necrolysis, Stevens-Johnson syndrome, and erythema multiforme. *Arch Dermatol* 1993; 129: 92-6.

[5] Roujeau JC, Guillaume JC, Fabre JP, *et al.* Toxic epidermal necrolysis (Lyell syndrome). Incidence and drug etiology in France, 1981-1985. *Arch Dermatol* 1990; 126: 37-42.

[6] Rzany B, Mockenhaupt M, Baur S, *et al.* Epidemiology of erythema exsudativum multiforme majus, Stevens-Johnson syndrome, and toxic epidermal necrolysis in Germany (1990-1992): structure and results of a population-based registry. *J Clin Epidemiol* 1996; 49: 769-73.

[10] Roujeau JC. Immune mechanisms in drug allergy. *Allergol Int* 2006; 55: 27-33.

[11] Schwartz RA, McDonagh PH, Lee BW. Toxic epidermal necrolysis. Part I: *J Am Acad Dermatol* 2013; 69: 173, e1-13.

[12] Viard-Leveugle I, Gaide O, Jankovic D, *et al.* TNF-alpha and IFN-gamma are potential inducers of Fas-mediated keratinocyte apoptosis through activation of inducible nitric oxide synthase in toxic epidermal necrolysis. *J Invest Dermatol* 2013; 133: 489-98.

[13] Viard I, Wehrli P, Bullani R, *et al.* Inhibition of toxic epidermal necrolysis by blockade of CD95 with human intravenous immunoglobulin. *Science* 1998; 282: 490-3.

[15] Chung WH, Hung SI, Yang JY, *et al.* Granulysin is a key mediator for disseminated keratinocyte death in Stevens-Johnson syndrome and toxic epidermal necrolysis. *Nat Med* 2008; 14: 1343-50.

[17] Mockenhaupt M, Viboud C, Dunant A, *et al.* Stevens-Johnson syndrome and toxic epidermal necrolysis: assessment of medication risks with emphasis on recently marketed drugs. The EuroSCAR-study. *J Invest Dermatol* 2008; 128: 35-44.

[18] Roujeau JC, Kelly JP, Naldi L, *et al.* Medication use and the risk of Stevens-Johnson syndrome or toxic epidermal necrolysis. *N Engl J Med* 1995; 333: 1600-7.

[21] Chung WH, Hung SI, Hong HS, *et al.* Medical genetics: a marker for Stevens-Johnson syndrome. Nature 2004; 428 (6982): 486.

[25] Revuz J, Penso D, Roujeau JC, *et al.* Toxic epidermal necrolysis. Clinical findings and prognosis factors in 87 patients. Arch Dermatol 1987; 123: 1160-5.

[26] Gueudry J, Roujeau JC, Binaghi M, *et al.* Risk factors for the development of ocular complications of Stevens-Johnson syndrome and toxic epidermal necrolysis. *Arch Dermatol* 2009; 145: 157-62.

[49] Bastuji-Garin S, Fouchard N, Bertocchi M, *et al.* SCORTEN: a severity-of-illness score for toxic epidermal necrolysis. *J Invest Dermatol* 2000; 115: 149-53.

[66] Schneck J, Fagot JP, Sekula P, *et al.* Effects of treatments on the mortality of Stevens-Johnson syndrome and toxic epider-

mal necrolysis: A retrospective study on patients included in the prospective EuroSCAR Study. *J Am Acad Dermatol* 2008;58:33-40.

[79] Huang YC, Li YC, Chen TJ. The efficacy of intravenous immunoglobulin for the treatment of toxic epidermal necrolysis: a systematic review and meta-analysis. *Br J Dermatol* 2012;167:424-32.

第 120 章

放化疗后皮肤不良反应

Louise Fearfield[1], Janakan Natkunarajah[2]

[1] Chelsea & Westminster and The Royal Marsden Hospitals, London, UK

[2] Kingston Hospital, London, UK

化疗毒性红斑

定义和术语

化疗毒性红斑这个术语是用于描述化疗药物所引起的各种各样的重叠皮肤反应。

同义名

- 掌跖红斑感觉不良——手足综合征
- 化疗相关的擦烂性发疹
- 中性粒细胞性小汗腺炎

概述

很多化疗药物在治疗之后都有可能发生皮肤毒性反应，包括多种不同类型的皮肤炎症，目前建议使用术语“化疗毒性红斑”(TEC)来涵盖由抗癌药物引发的各种各样不同类型的皮疹[1]。同时作为一个简化的术语，这个名称包含了化疗诱发红斑的各种重叠的临床和组织病理学特征。TEC 包括以下疾病：掌跖红斑感觉不良——“手足综合征”；与化疗相关的擦烂性发疹及中性粒细胞性小汗腺炎[1]。避免使用多个复杂的名称有助于改善临床医师之间及医患之间的沟通。最常见诱发 TEC 的化疗药物见框图 120.1。

框图 120.1 与化疗毒性红斑相关的肿瘤化疗药物

- 阿糖孢苷
- 蒽环霉素(如阿霉素)
- 氟尿嘧啶
- 卡培他滨
- 紫杉醇(如多西紫杉醇)
- 甲氨蝶呤

对于临床医师而言，认识到 TEC 是一种非过敏性反应是非常重要的。对于这个概念的正确理解可避免错误地为患者贴上药物过敏的标签。

流行病学

发病率和患病率

接受化疗患者中 TEC 的发病率或患病率目前尚无可靠的资料和数据。

年龄和性别

化疗引起的毒性红斑没有性别差异，可发生于任何年龄。

病理生理学

有推测认为，TEC 是由化疗药物通过小汗腺导管的直立部、末端汗管和表皮排出时的直接毒性所致[1]。手掌和足底的高汗腺密度可以部分解释为何

TEC好发于掌跖部位。其他影响因素，包括温度梯度、摩擦、损伤和血管分布均可能会影响TEC在皮肤的分布[1,2]。TEC反应呈剂量依赖性。

病理学

TEC的组织病理学改变取决于进行皮肤活检的时间。早期组织学特征（在发疹24小时内）包括：伴有丝分裂象增加的小汗腺导管增生，无相关角化的多发导管细胞坏死。晚期组织学特征（发疹72～96小时内）包括：汗腺导管鳞状化生，小汗腺的立方形细胞发生非炎症性化生，转化成为两层或多层伴导管内角化的鳞状细胞[3-5]。在减瘤细胞治疗后可以在表皮中观察到表皮发育不良（角质形成细胞极性丧失，基底层及基底层上方的多发有丝分裂），无皮疹区域的皮肤也会出现这种组织学改变。

临床特征

化疗毒性红斑通常出现在给予化疗药物后2天至3周，表现为手足及间擦部位的疼痛、瘙痒、感觉异常和压痛[1,2]。患者会出现红斑或水肿性斑块，典型分布区是在肢端皮肤和屈侧皮肤（腋窝、腹股沟和乳房下皱褶），偶尔也可累及肘部、膝部和耳部。某些部位的红斑可能变得暗淡，或出现瘀点。偶尔TEC皮损区可能会出现水疱。

在接受持续低剂量静脉化疗的患者中，可以看到在治疗开始2～10个月后出现TEC延迟发作[1,2]。

临床亚型

在采用TEC这一概括性术语之前，皮肤科文献中应用多种名称来描述该疾病。

掌跖红斑感觉不良：这描述了一种肢端反应性红斑，开始于使用化疗药物的24小时至3周。患者最初的症状是发疹前局部的刺痛或灼烧感，皮疹开始出现后在掌跖部可见界限清楚的水肿性红斑。病变区域的皮肤可能会出现大疱或糜烂破溃（图120.1）。一般在停用化疗药物1～2周后局部反应消失[6,7]。阿霉素、阿糖胞苷、多西他赛、氟尿嘧啶和卡培他滨是最常见引起TEC的化疗药物。当联合使用紫杉烷（尤指多西紫杉醇）与卡培他滨时掌跖红斑感觉不良的发生率增加。降低相关药物的剂量通常能改善皮肤症状。

与化疗相关的擦烂性发疹：这种发疹出现在化疗周期开始后的1～25天。典型皮损为暗红色丘疹，可融合成斑片或斑块状，皮损处的红斑颜色逐渐变淡。发疹主要位于屈侧，尤其是在腋窝、腹股沟皱襞和肘窝，也可见于其他密闭的体表区域。组织学上可见汗腺鳞状导管上皮化生。皮损可自行消退伴局部色素沉着和脱屑[8,9]。

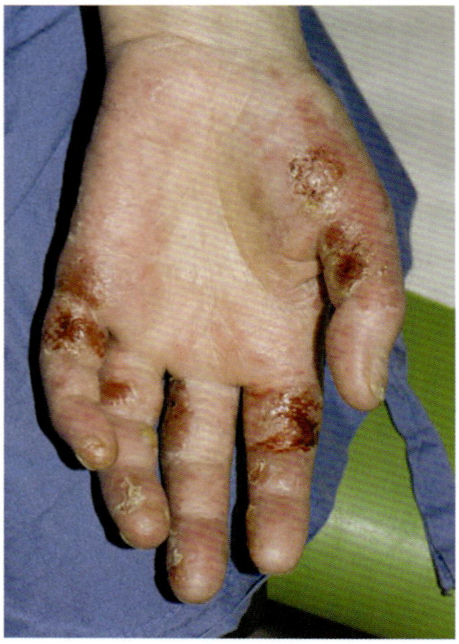

图120.1 多西他赛继发的严重掌跖红斑感觉不良，表现为局部红斑、脱屑和糜烂

中性粒细胞性小汗腺炎：其特征性皮损为四肢、躯干、面部及手掌的红色丘疹、结节或斑块。它通常出现在化疗开始后的2天到3周，患者可能会伴有发热。发疹时患者往往出现中性粒细胞减少，部分患者会出现脓疱、紫癜和荨麻疹样皮损[10,11]。组织学上表现为中性粒细胞浸润的小汗腺炎症。中性粒细胞性小汗腺炎可由多种化疗药物，特别是阿糖胞苷引起，通常在停用致病药物4周内消退。

鉴别诊断

TEC需要与药物过敏反应或移植物抗宿主病进行鉴别诊断。与化疗相关的擦烂性皮疹可被误诊为是一种感染性擦烂或者是药物相关的对称性擦烂和屈侧发疹（见第118章）。中性粒细胞性小汗腺炎可能会被误诊为是丹毒。

病程和预后

当患者再次接受同等剂量的同样化疗药物的治疗时TEC可能复发，当同种化疗药物的剂量提高时可能会出现更严重的皮肤反应。减少化疗药物剂量并且延长化疗周期间隔时间可能减少TEC复发。

不予特殊治疗时TEC患者最终会表现为局部脱屑。

检查

皮肤活检对诊断有困难的病例有帮助。

治疗

对于TEC来说没有标准的治疗方案，由于TEC患者脱屑现象严重且皮肤反应常自行消退，治疗主要是对症处理。如果 TEC 患者的皮肤损害非常严重则需要停止使用化疗药物。

丘脓疱疹样发疹

定义和术语

丘脓疱疹样发疹是化疗药物引起的痤疮样皮肤炎症，在皮损形态和分布上类似痤疮，但通常没有粉刺。

> **同义名**
> • 痤疮样发疹

概述

丘脓疱疹样发疹被认为是目前用于癌症治疗的多种新型靶向制剂的一种不良反应，特别是表皮生长因子受体（EGFR）抑制剂，也包括酪氨酸激酶（TK）抑制剂和有丝分裂原-活化蛋白激酶（MAPK）抑制剂。最常见诱发丘脓疱疹样发疹的化疗药物在框图 120.2 列出。

框图 120.2　最常引起丘脓疱疹样发疹的肿瘤化疗药物

表皮生长因子受体靶向单克隆抗体
- 西妥昔单抗（用于结直肠癌）
- 帕尼单抗（用于结直肠癌）
- 西妥昔单抗（用于治疗头颈部癌症）

酪氨酸激酶抑制剂
- 厄洛替尼（用于治疗肺癌和胰腺癌）
- 吉非替尼（用于治疗肺癌）
- 拉帕替尼（用于治疗乳腺癌）

有丝分裂原-活化蛋白激酶抑制剂
- 曲美替尼（用于治疗 BRAF 突变黑素瘤）
- 司美替尼（用于治疗肺癌）

流行病学

发病率和患病率

在接受 EGFR 抑制剂治疗的患者中，约有 90% 会出现丘脓疱疹样发疹。

年龄和性别

任何年龄的患者都可能发病。厄洛替尼会增加 70 岁以上老年患者发生严重丘脓疱疹样发疹的风险；西妥昔单抗会增加 70 岁以下男性患者发生严重丘脓疱疹样发疹的风险。

病理生理学

信号转导通路的抑制是靶向制剂诱发丘脓疱疹样发疹的主要原因。在基底层表皮和毛根鞘中 EGFR 在未分化和增殖的角质形成细胞中表达[1]。EGFR 抑制剂干扰 EGFR 介导的信号通路，导致生长停滞及角质形成细胞的过早分化。随后释放的炎症细胞趋化因子会大量募集白细胞并诱导产生以毛囊为中心的炎症反应[2]。

病理学

EGFR 抑制剂诱导的丘脓疱疹样发疹的组织病理学改变表现为浅层中性粒细胞性化脓性毛囊炎，伴毛囊漏斗部扩张和毛囊壁上皮内衬破裂[3]。

临床特征

与 EGFR、MEK 和 TK 抑制剂相关的丘脓疱疹样发疹通常发生在药物治疗开始 2 周。在出现皮肤损害之前，患者可能会出现灼痛和瘙痒症状。皮损主要分布于头皮、面部、胸背部等皮脂溢出区；其他部位包括四肢、腹部和臀部也可受累。

皮疹由无菌性毛囊性脓疱和丘疹组成，没有粉刺（图 120.2）。皮疹的演化过程经过四个阶段：①面部和躯干上部感觉障碍伴红斑水肿；②丘脓疱疹样皮损；③结痂病变；④持续性干燥、红斑和毛细血管扩张[4]。

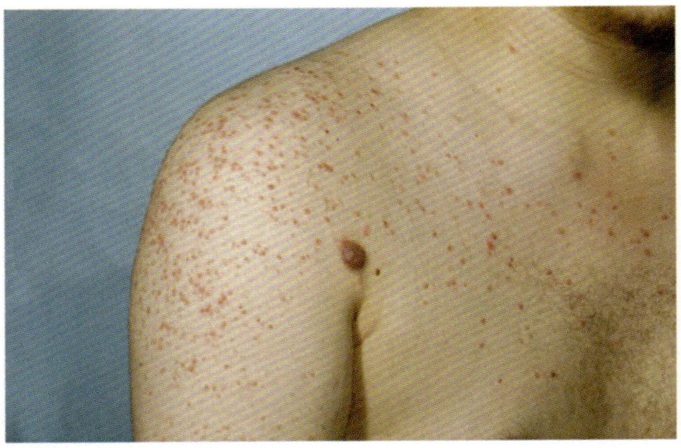

图 120.2　丘脓疱疹样发疹，继发于 EGFR 抑制剂，累及躯干

皮肤白皙（皮肤光分型Ⅰ/Ⅱ类）的患者尤其容易发生 EGFR 抑制剂诱导的丘脓疱疹样发疹。

鉴别诊断

鉴别诊断包括药物性痤疮、马拉色菌性毛囊炎、葡萄球菌性毛囊炎、嗜酸性毛囊炎和须癣。

严重程度分级

美国国立癌症研究院通用不良事件术语标准（CTCAE）已经制订出版了目前广泛使用的丘脓疱疹样发疹严重程度的分级量表（表 120.1），多国癌症辅助治疗协会(MASCC)皮肤毒性研究小组已经为EGFR抑制剂诱导的皮肤毒性建立了一个分级标准(表120.2)[5]。

病程及预后

与EGFR和TK抑制剂相比[6],临床上单克隆抗体引起皮疹的严重程度因人而异。如果没有合并皮肤感染,EGFR抑制剂相关的丘脓疱疹通常在EGFR抑制剂治疗停止后2个月内消退,不伴有瘢痕形成[4]。皮损痊愈后局部炎症后色素沉着会非常明显。

表120.1 美国国立癌症研究院通用不良事件术语标准(CTCAE)丘脓疱疹样发疹严重程度分级量表

分级	严重程度
1级	丘疹和(或)脓疱覆盖<10%体表面积(BSA)±瘙痒或轻度瘙痒
2级	丘疹和(或)脓疱覆盖10%~30%BSA±瘙痒或轻度瘙痒;与社会心理影响有关;限制日常生活活动
3级	丘疹和(或)脓疱覆盖>30%BSA±瘙痒或轻度瘙痒;提示与口服抗生素局部重复感染有关;限制日常生活中的自理活动
4级	丘疹和(或)脓疱覆盖任何% BSA±瘙痒或轻度瘙痒;提示与静脉注射抗生素的广泛重复感染有关;威胁生命

来自国家癌症研究所,癌症治疗评估项目。CTCAE v4.03,2010. http://ctep.cancer.gov/protocolDevelopment/electronic_applications/ctc.htm(2015年6月最后访问)

表120.2 多国癌症辅助治疗协会(MASCC)皮肤毒性研究小组EGFR抑制剂诱导的丘脓疱疹样发疹严重程度分级量表

分级	不良事件
1A	丘疹或脓疱数<5或红斑/水肿面积<1cm
1B	丘疹或脓疱数<5或红斑/水肿面积<1 cm,伴有疼痛或瘙痒
2A	丘疹或脓疱数6~20个或面积<1cm的红斑/水肿区2~5个
2B	丘疹或脓疱数6~20个或面积<1cm的红斑/水肿区2~5个,伴有疼痛瘙痒或伴有对情绪、功能的影响
3A	丘疹或脓疱数>20个或面积<1cm的红斑/水肿区>5个
3B	丘疹或脓疱数>20个或面积<1cm的红斑/水肿区>5个,伴有疼痛瘙痒或伴有对情绪或功能的影响

Lacouture et al,2010[5].

越来越多的证据表明,皮疹的发生和严重程度可能与肿瘤对靶向制剂的治疗反应即疗效有关。早前的一项Ⅱ期临床研究显示:57位晚期非小细胞肺癌(ⅢB期或Ⅳ期)使用厄洛替尼治疗,显示中位生存期与皮疹的严重程度呈正相关:0级皮疹,中位生存期1.5个月;1级皮疹,中位生存期8.5个月;2~3级皮疹,中位生存期19.6个月[5,7]。针对其他类型肿瘤(包括结直肠癌、卵巢癌和胰腺癌)使用EGFR抑制剂治疗的几项Ⅱ期和Ⅲ期回顾性分析也证实了这种关联性[7,8]。皮疹是EGFR抑制剂临床疗效最好的替代性标志物。

检查

皮肤活检有助于展示组织病理学特征但并非必须。应进行皮肤拭子检查以除外感染性毛囊炎。

治疗

在开始使用EGFR抑制剂之前,患者必须被告知此类药物潜在的皮肤不良反应。患者应在治疗期间避免过度日光暴晒,因为紫外线辐射可能会诱发皮疹的产生。在阳光照射前1~2小时应给裸露的皮肤涂抹高防护系数的外用防晒霜,每2小时重新涂抹一次。

鉴于使用EGFR抑制剂的丘脓疱疹发生率较高,建议采取预防措施(见表120.3)[6]。在开始使用EGFR抑制剂的24小时前开始预防性皮肤治疗(包括外用保湿霜、防晒霜、1%氢化可的松和口服多西环素100mg每日2次),可在6周时将2级不良反应发生

表120.3 多国癌症辅助治疗协会(MASCC)皮肤毒性研究:丘脓疱疹推荐措施

预防管理	
外用	1%氢化可的松乳膏,每天使用保湿霜和防晒霜两次
全身	米诺环素每日100mg/多西环素每日100mg
治疗	
外用	0.05%氟轻松乳膏每日2次/0.05%阿氯米松乳膏/1%克林霉素
全身	多西环素100mg每日2次/米诺环素100mg/d 低剂量异维A酸20~30mg/d

引自Lacouture et al,2011[6].

率降低 50%[9]。一项随机、双盲、对照试验显示，预防性口服米诺环素 100mg 可减少西妥昔单抗治疗初始 8 周内丘脓疱疹病灶的数量[10]。

积极治疗 EGFR 抑制剂诱导皮肤反应的措施包括：局部使用强效皮质类固醇和口服四环素类抗生素（表 120.3）。对 EGFR 抑制剂诱导的标准治疗无效的严重皮疹推荐使用低剂量异维 A 酸[20～30mg/(kg · d)]治疗[11]。

Resources

Further information

National Cancer Institute, Cancer Therapy Evualuation Program. Common Terminology Criteria for Adverse Events (CTCAE) v4.03, 2010. http://ctep.cancer.gov/protocolDevelopment/electronic_applications/ctc.htm (last accessed June 2015).

化疗引起的黏膜炎

参见第 110 章。

化疗引起的头发改变

化疗引起的脱发

定义

化疗药物对毛囊的抑制作用所引起头发和体毛的脱落。

概述

化疗引起的脱发（CIA）是一种常见且令人苦恼的症状，可见于绝大多数化疗药物应用过程当中。化疗药物通过靶向分裂细胞杀伤肿瘤，头发基质细胞的分裂也不可避免地被阻断，从而使头发成为化疗无辜的牺牲品。

高达 90%的头皮毛发处于生长期和增殖期，因此该脱发的模式被称为生长期脱发。然而，脱发的程度取决于具体的化疗药物、剂量方案、治疗持续时间和给药途径[1]。与单药治疗相比，由两种或两种以上药物组成的联合治疗通常 CIA 发生率更高[2]。最常与 CIA 有关的药物见框图 120.3。

流行病学

发病率和患病率

化疗所致脱发的总发生率大约是 65%[2]。四类主要药物引起 CIA 的频率存在差异：抗微管剂＞80%；拓扑异构酶抑制药 60%～100%；烷基化物＞60%；抗代谢类 10%～50%。

> **框图 120.3 脱发相关肿瘤化疗药物**
>
> - 抗微管剂（如紫杉醇、多西紫杉醇）
> - 拓扑异构酶抑制药（如依托泊苷、阿霉素）
> - 烷基化物（如环磷酰胺、异环磷酰胺）
> - 抗代谢类（如氟尿嘧啶）

年龄和性别

化疗引起的脱发可累及所有年龄段人群且无性别差异。

病理生理学

细胞抑制剂在头发的增殖期、生长期优先作用于毛囊。这就导致完全着色的毛干脱落的生长期脱发。然而，化疗也可导致休止期脱发，导致这些患者失发。

我们对 CIA 发病机制的理解很大部分是来源于环磷酰胺导致人及 C57BL/6 小鼠脱发模型的研究。这些研究表明，头发毛囊损伤呈剂量依赖性，并伴有生长期和退行期反应通路营养不良[3]。

病理学

CIA 的组织病理学特征包括黑素沉积的中断，不规则的毛干束带样模式，毛囊直径不规则，毛管变宽及毛囊变形。永久性脱发的特征是：毳毛/终毛的比例增加，静止期/生长期毛囊比例增加和出现不伴有瘢痕或炎症的基底层样上皮[4]。

临床特征

脱发通常发生在初始治疗的数天到数周内。头发常常首先从头顶部及耳上方头部的两侧发生脱落。此后的 2～3 个月可观察到更为明显的弥散性或斑片状秃发，并持续于整个治疗过程当中。

鉴别诊断

脱发的发病速度有助于我们区分 CIA 与休止期脱发。

病程和预后

停止化疗后脱发通常是可逆的，一般在停药 1～3 个月开始自行恢复，6 个月后完全恢复[1]。轻度至中度毛囊损伤引发生长期通路营养不良，而生长期通路营养不良是由严重毛囊损伤所触发。这些通路决定了临床表现及随后的毛发再生的速度和质量。营养不良的生长期毛发恢复更慢，表现为毛干质量差并伴有色素缺陷。相比之下，营养不良的退行期毛囊在受损后通常会很快并完整地恢复。

有时在化疗结束后，毛发可能会以不同的质地、颜色和厚度重新生长回来。一种罕见的不良反应是永久性 CIA，它最常见于白消安、环磷酰胺和紫杉醇治疗，表现为治疗结束后 6 个月不完全和完全缺乏头发再生。

检查

不需要。

治疗

CIA 的治疗包括细致解释、心理支持和提供假发。

自从 20 世纪 70 年代以来，头皮冷却方法已经被使用和研究作为 CIA 的预防措施，据报道成功率超过了 50%[5]。然而，绝大多数已发表的关于头皮冷却的实验数据来自于实验设计不佳的小样本量研究，使得疗效评估变得困难[6]。一种通过冷却帽作用于头皮上的冷却剂（空气或液体）被认为通过引起局部血管收缩作用降低化疗药物的细胞毒性，从而减慢毛囊细胞对药物的吸收和限制其毒性。头皮降温最常见的不良反应是头痛、发冷和幽闭恐惧症[6]。

目前还没有针对 CIA 的药理学治疗方法。虽然外用 2%米诺地尔洗剂被证明是一种 CIA 后安全的毛发再生促进剂，但并不能有效预防和防止 CIA[2]。

化疗引起的多毛症

定义

是指由化疗药物引起的头皮和体毛过度生长。

概述

多毛症是癌症治疗中多数与应用 EGFR 抑制药相关的一种不良反应[1,2]。这些药物与身体不同部位的毛发数量变化有关，包括：①面部毛发过多；②生长缓慢、易碎、卷曲头发；③眉毛和睫毛的厚度、长度和弯曲度增加（睫毛粗长症）。EGFR 抑制药也可导致头皮和身体的弥散无瘢痕性脱发。多靶向受体 TK 抑制剂，包括舒尼替尼和达沙替尼，可能会引起可逆性的头发脱色。最常见引起多毛症的肿瘤化疗药物见框图 120.4。

框图 120.4　多毛症相关肿瘤化疗药物

- 干扰素 α
- 西妥昔单抗
- 厄洛替尼
- 吉非替尼

病理生理学

表皮生长因子受体生理性表达于毛囊的外毛根鞘。EGFR 的功能是作为一个生物学开关来调控毛发生长期增长阶段的进入和退出。

临床特征

在接受 EGFR 抑制药治疗时，患者必须注意体表不同部位毛发质地、长度和厚度的变化。毛发生长的变化通常会发生于 EGFR 抑制药治疗开始后 2～6 个月[3,4]。倒睫是睫毛粗长症常见的并发症；表现为睫毛长向眼睛的方向，导致角膜擦伤并增加结膜炎的风险[5]。

鉴别诊断

鉴别诊断包括副肿瘤性多毛症。

病程和预后

头发的变化通常是可逆的，一般在治疗停止后的 1 个月内消失。化疗诱导产生的多毛症极少见出现长期受累的问题。

检查

不需要。

治疗

停止使用导致多毛的化疗药物。EGFR 抑制药引起的面部多毛症可以通过暂时或永久性脱毛的方法来治疗，包括外用依氟鸟氨酸或激光脱毛。

化疗引发的甲改变

定义

包括化疗药物引起的任何一种甲变化。

概述

甲异常是全身化疗常见的不良反应之一，可引起严重的并发症，尤其是在使用 EGFR 抑制药进行长期的维持化疗过程中更为常见。化疗药物引起甲改变的临床表现取决于细胞毒性损害的持续时间和严重程度，以及累及何种指甲成分。最常见引起指甲改变的化疗药物及其相应临床表现参见表 120.4。

流行病学

发病率和患病率

已发表的一项 meta 分析显示：与 EGFR 抑制药相关的所有等级甲毒性的总体发生率为 17.2%，严重甲毒性发生率为 1.4%[1]。已发表的实验数据提示：紫杉醇所致甲毒性的发生率为 0～44%[2]。

年龄和性别

化疗引起的指甲变化会累及所有年龄段人群且无性别差异。

表 120.4 肿瘤化疗药物相关的甲改变[6-9]

药物	甲改变
多西他赛 紫杉醇	甲分离,Beau 线,色素沉着,甲脱落、甲下出血
索拉非尼,舒尼替尼	甲下出血
曲美替尼	甲分离,甲沟炎
西妥昔单抗,帕米图单抗	甲分离,甲沟炎
博来霉素	甲分离,营养不良
环磷酰胺	Beau 线,甲分离
放线菌素 D	Beau 线
柔红霉素	横白带(Mee 线)
阿霉素	甲分离,Beau 线
氟尿嘧啶	甲分离,营养不良,甲脱落
吉非替尼	甲沟炎
羟基脲	甲分离,营养不良
拉帕替尼	甲沟炎
马法仑	横白带(Mee 线)
甲氨蝶呤	甲沟炎、甲分离

病理生理学

绝大部分病例的甲损害是由药物对甲板的直接毒性作用所致。由增殖性细胞构成的甲母质上皮不断进行分化和角质化,非常容易受到细胞毒性物质的破坏而造成甲板生长缺陷。最典型的变化是 Beau 线和脱甲病(反映上皮细胞增殖停止)或白甲(提示异常角化)。化疗药物对甲母质上皮的毒性作用可导致黑素细胞活化后甲板色素沉着及黑甲。

甲床上皮很薄,主要的作用是保护贴附在其下方的甲板结构。甲剥离是由化疗药物对甲上皮的细胞毒作用所致,并可导致甲板脱落。

化疗药物影响近端甲襞的完整性就可能造成指甲母质外露,导致指甲生长紊乱。

病理学

很少通过指甲活检来评估化疗所诱导的指甲变化。

临床特征

甲由于化疗药物而发生的各种不良反应包括甲营养不良、甲剥离、甲脱落、Beau 线、横白带(Mee's 线)、黑甲、甲下红斑、甲下出血及甲沟炎。

所有接受 EGFR 抑制药治疗的患者都有甲改变的风险,通常发生在治疗开始后 1～2 个月。使用 EGFR 抑制药为发生甲损害的独立风险因素[1]。患者主诉甲板和甲襞的敏感和疼痛,并出现与之相关的出血、结痂和分泌物。甲生长缓慢并且易碎;周围的皮肤常常干燥并出现裂隙。EGFR 抑制药相关的甲沟炎是伴有疼痛的化脓性炎症;通常发生在拇指和踇趾。当病情严重时,甲周化脓性肉芽肿可伴有指甲外侧皱褶的脆性肉芽组织形成(图 120.3)。随后可发生甲剥离和甲营养不良。接受 MEK 抑制药治疗的患者也可见到类似的变化。

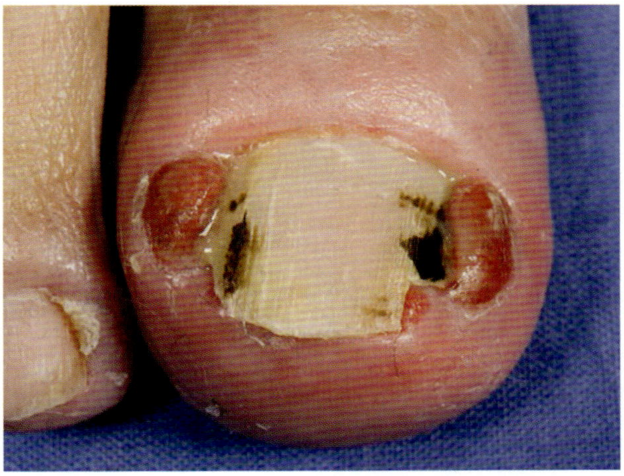

图 120.3 厄洛替尼引起的 3 级反应:甲周化脓性肉芽肿

鉴别诊断

鉴别诊断包括甲银屑病、甲真菌感染、创伤和血管炎。当涉及指甲色素沉着时,鉴别诊断还应包括特发性黑甲、黑素细胞痣和黑素瘤。

严重程度分级

表 120.5 是 EGFR 抑制药引起的甲板和甲襞不良反应分级量表[3]。

病程和预后

EGFR 和 MEK 抑制药所致的指甲改变通常始于用药的第 1～2 个月,有时甚至在停止 EGFR 抑制药治疗后仍可持续数月。甲干燥和裂隙常在 EGFR 抑制药治疗后 30～60 天出现。Beau 线可以发生在每个化疗周期,当化疗停止后逐渐消失。指甲色素沉着异常在化疗停止后可能还会持续存在很长时间。

停止使用导致甲脱落的化疗药物后,绝大多数的指甲变化可以逆转,但全面恢复一般需要很多个月。

检查

应进行皮肤拭子检查以排除 EGFR 抑制药引起的甲沟炎是否存在继发性感染[4]。营养不良的甲屑必须送检真菌学,以排除皮肤癣菌感染。

治疗

绝大多数由化疗药物引起的甲变化应保守处理。表 120.6 中总结了 EGFR 抑制药相关甲沟炎的推荐处理措施[5]。

表 120.5　多国癌症支持治疗协会(MASCC)皮肤毒性研究组表皮生长因子受体抑制药引起的指甲改变分级量表

分级	不良反应		
	甲板改变	甲床改变	指/趾端
一级	甲剥离或甲嵴 不伴有疼痛	甲护皮破坏或缺失 甲褶皱红斑	干燥和(或)红斑无疼痛
二级	甲剥离伴有轻/中度疼痛 任何甲板损害导致使用器具的 ADL 受到影响	红斑/变脆/疼痛性甲皱改变 或化脓性肉芽肿 或结痂性损害 或任何甲褶皱损害导致使用器具的 ADL 受到影响	干燥和(或)红斑伴有轻/中度疼痛或刺痛感 指尖裂隙 任何指/趾尖损害导致使用器具的 ADL 受到影响
三级	甲板损害导致自我护理 ADL 受到影响	甲周脓肿 或甲褶皱变化导致自我护理 ADL 受到影响	指/趾尖损害导致自我护理 ADL 受到影响

ADL, activities of daily living. 日常生活能力。

表 120.6　多国癌症支持治疗协会(MASCC)皮肤毒性研究:甲沟炎的推荐处理措施

预防和处理	
局部处理	稀释漂白剂浸泡/稀释白醋浸泡,避免接触刺激物
治疗	
局部治疗	糖皮质激素,钙调磷酸酶抑制剂
全身治疗	四环素类
	细菌培养敏感的抗生素
	脆性指甲用生物素
	硝酸银/化学烧灼
	电干燥
	指甲切除

摘自 MASCC Inhibitor Skin Toxicity Tool (MESCC©): http://www.mascc.org/MESTT (last accessed June 2015)

不建议停药,鉴于 EGFR 抑制药相对较长的半衰期及甲缓慢的生长速度,甲病变的改善通常会需要好几个月的时间。减少甲周外伤的预防性措施包括:穿舒适的鞋,避免过度修剪指甲。减少重复感染的措施包括:使用外用抗生素清洗,局部外用类固醇和口服四环素至少 4～6 周。脆性指甲可用生物素治疗。过多的肉芽组织可通过烧灼或局部外用硝酸银去除。

化疗诱发的色素沉着异常

皮肤、黏膜和甲色素的变化被公认为抗癌药物治疗的不良反应[1]。下文将对色素沉着及色素减退进行描述。

化疗诱发的色素沉着

定义和术语

指肿瘤化疗药物引起的皮肤色素增加[2]。

同义名
- 色素沉着
- 炎症性后色素沉着
- 鞭笞状皮肤炎症

概述

最常见诱导色素沉着的抗癌药物见表 120.7。

表 120.7　与色素沉着相关的癌症化疗药物[1,5]

药物	色素沉着的类型	发生率
博来霉素	鞭笞状皮肤炎症,甲板	频繁
白消安	全身性,黏膜	频繁
卡培他滨	全身性,甲板	偶见
卡莫司汀	局部注射部位	偶见
环磷酰胺	全身性	偶见
柔红霉素	全身性,甲板	偶见
阿霉素	全身性,甲板,黏膜	频繁
表柔比星	指甲	频繁
氟尿嘧啶	全身性,甲板,黏膜	频繁
羟基脲	全身性	偶见
异环磷酰胺	局部注射部位	偶见
甲氨蝶呤	全身性,甲板	偶见
长春瑞滨	全身性,甲板,黏膜	偶见

流行病学

发病率和患病率

据报道,博来霉素相关鞭笞状皮肤炎症的发病率在 8%～22%[3]。

年龄和性别

发病与年龄及性别均无关联。

病理生理学

药物诱导色素沉着的假说包括:①药物在皮肤中沉积直接产生的色素沉着;②对表皮黑素细胞的直接

毒性作用刺激了黑素合成增加；③肾上腺功能抑制导致的促肾上腺皮质激素和黑素细胞刺激素升高引起色素沉着；④酪氨酸酶抑制剂的耗竭和缺乏导致色素沉着增加。

博来霉素诱导的鞭笞状色素沉着似乎是由皮肤轻微创伤所致，创伤部位出现血流量增加及药物的局部蓄积。皮肤组织含有能够灭活博来霉素的半胱氨酸蛋白酶；皮肤中这种酶浓度的降低可能导致局部可逆性色素沉着[4]。

病理学

鞭笞状皮肤色素沉着的组织病理学改变包括有：基底层角化过度，表皮灶状角化不全和海绵水肿。表皮基底层黑素增加。有时可见真皮水肿和血管周围的淋巴细胞浸润。

临床特征

色素沉着可表现为局部融合性或是全身弥散性分布[1]。博来霉素导致的鞭笞状色素沉着的特征是多发斑状、线状条纹，初起呈红色，随后变为色素沉着（图 120.4）。皮损的条纹通常形成一种纵横交错的图案，呈现出鞭笞样外观。氟尿嘧啶、长春瑞滨和柔红霉素可引起色素沉着，主要分布在静脉周围，不呈鞭笞样外观，将之命名为蛇形分布于静脉周围区域的色素沉着。化疗所致的色素沉着更多表现为广泛分布的典型斑片。也有文献报道患者的指甲、黏膜和牙齿发生变色。

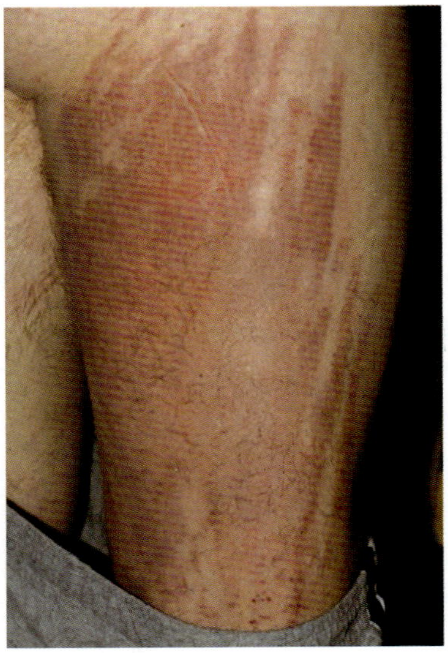

图 120.4 患者腿部由博来霉素引起的鞭笞状色素沉着

鉴别诊断

鉴别诊断包括炎症后色素沉着、血色病、艾迪森病（肾上腺皮质功能减退）和转移性黑素瘤患者的色素沉着。

病程和预后

如果患者继续使用化疗药物，色素沉着会持续进展，或局限于最初的发病部位。

有些色素沉着可能是不可逆的，但绝大多数情况下这种色沉在停止使用相关化疗药物后就会消退。

检查

通常会在采集完备临床病史，判定最可能的诱发药物和患者查体后做出诊断。如果对诊断有怀疑，可以进行皮肤活检。

治疗

化疗引起的色素沉着尚无特效治疗。当停止使用化疗药物后，色素沉着有望缓慢消退。在开始使用表 120.7 中所列的任何一种化疗药物时，患者都应提前被告知治疗过程中发生色素沉着的风险。如果患者在化疗过程中出现瘙痒症状，建议使用抗组胺药止痒来限制和减少皮肤的损伤以及随后的色素沉着。

化疗诱发的色素减退

定义和术语

癌症化疗药物引起的皮肤色素减少（部分性或全部性）。

同义名

- 炎症性后色素减退
- 黑素过少症

概述

多种化疗药物已被证实可导致色素减退或者是白癜风。最常见引起色素减退的肿瘤化疗药物列在框图 120.5 中。

框图 120.5 最常引起色素减退的肿瘤化疗药物[9]

- 阿霉素
- 伊马替尼
- 达沙替尼
- 吉非替尼
- 维莫非尼
- 咪喹莫特
- 干扰素 α
- 干扰素 β
- 白细胞介素 2
- 白细胞介素 4
- 米托蒽醌
- 生存素抑制药

第11部分

病理生理学

绝大多数由化疗药物诱导的色素减退的发病机制尚不清楚。目前有几种假说来解释其发病机制，包括遗传因素、神经因素、毒性代谢物和黑素细胞生长因子缺乏[6]。酪氨酸激酶抑制剂中的原癌基因 c-Kit 突变，干细胞因子配体的阻断及黑素细胞中 c-Kit 信号转导通路受抑制，上述因素被假设可能参与了化疗药物所致色素减退的发病机制[7]。

病理学

受药物影响发生色素减退区域皮肤的组织病理学检查显示：Fontana-Masson 染色显示缺乏黑素，使用 S-100 及 melan A 染色显示缺乏黑素细胞[8]。

临床特征

化疗药物诱导的色素减退是由于黑素细胞被破坏而产生，临床表现为皮肤色素的部分和(或)完全脱失，通常会在末端指节及口周区域发生类似特发性白癜风的对称性色素减退和色素脱失斑。

鉴别诊断

包括特发性白癜风和炎症后色素减退。

病程和预后

化疗诱导产生的色素减退最早出现在开始相关药物治疗后的几天到 6 个月。尽管诱发产生的色素减退会持续进展，大多数患者仍然继续坚持化疗。

停止使用相关药物后色素减退可持续存在。

检查

伍德灯检查有助于区分是化疗所致色素减退还是炎症后色素减退。如果不能做出临床诊断，则建议进行皮肤活检。

治疗

建议患者涂抹防晒霜。

光敏性

定义

是指化疗药物引起的异常光敏感性。

概述

感光性药疹发生在服用一种药物后或其代谢产物暴露于紫外线(UVA，UVB)和(或)可见光后出现光敏感性[1,2]。化疗相关的光敏感反应可分为光毒性、光过敏性和紫外线回忆反应，其中光毒性反应是一种最常见的反应模式，它是非免疫途径介导的，其特征是严重的日光晒伤反应[3]。药物诱导的光毒性需要三个基本步骤：①药物或其代谢物必须达到有活力的皮肤细胞中；②适当波长的光必须穿透皮肤；③光子必须被感光性化学物质所吸收[4]。光过敏性反应发生于少数个体，由免疫途径介导，需要免疫敏化过程。紫外线回忆反应是由某些特定化疗药物所引起的一种罕见和独特现象。

与异常感光性有关的常见化疗药物列于框图 120.6 中。

框图 120.6　与光敏感相关的肿瘤化疗药物[6-8]

光毒性
- 氟尿嘧啶
- 甲氨蝶呤
- 达卡巴嗪
- 放线菌素 D
- 羟基脲
- 硫鸟嘌呤
- 丝裂霉素 C
- 长春花碱
- 阿霉素
- 维莫非尼

光诱发的甲剥离
- 巯嘌呤

光敏性
- 氟他胺
- 替加氟

病理生理学

化疗相关的光敏性包括感光药物本身或药物代谢产物吸收辐射(UVA、UVB 和可见光)后造成的皮肤内光毒性或光过敏反应[1]。光毒性反应是由于光活化化学物质对细胞膜和 DNA 的破坏作用所致。光过敏反应则是一种细胞介导的免疫反应，紫外线辐射将药物转化成免疫活性化合物(光抗原)，随后诱导 T 细胞介导的炎症性皮肤反应。

病理学

光毒性反应的组织学表现为：海绵形成、角质形成细胞坏死、真皮水肿和单核细胞浸润。光过敏反应的组织学类似于过敏性接触性皮炎，表现为海绵形成及真皮血管周围中等密度淋巴细胞浸润[5]。

临床特征

光毒性反应的特征是感光性药物暴露在光照下 12～24 小时发生烧灼感，通常累及面部、颈部、胸部和前臂的前“V”区等曝光部位。可表现为疼痛性界限清楚的红斑、水肿和逐渐形成的水疱与脱屑。还有可能导致持续长达数月的色素沉着。光诱导的甲脱离是一种累及远端 1/3 指甲的光毒性反应，通常会伴有局部压痛，见于使用巯基嘌呤治疗时[6]。

光过敏反应可表现为曝光部位的湿疹样反应，该反应可扩散到暴露的辐照区域之外，有文献报道与使用氟他胺和替加氟有关[6]。

鉴别诊断

鉴别诊断包括其他光敏性疾病，如慢性光化性皮炎。

病程和预后

光毒性反应通常在1周内消退，而光过敏反应可能持续长达3周。化疗引起的光敏感性反应通常会在数周内消失，然而随后的色素沉着可能会持续数月。

检查

通常不需要进行实验室检查。怀疑光毒性药物反应时可以通过光学检测来判定所涉及的波段，光敏感的程度及对可疑药物的反应[1,2]。

治疗

针对化疗引起的光敏反应通常采用对症治疗。如果皮肤反应严重时就应立即停止使用导致光敏感的化疗药物。此外，有的时候减少药物剂量可能会有帮助。推荐使用外用皮质类固醇，广谱防晒霜和紫外线防护衣[4,5]。

回忆反应

定义

回忆反应是一种罕见的药物反应，其特征是药物引起的炎症性发疹发生于既往曾接受过辐射治疗区域的皮肤。

概述

辐射回忆表现为在既往接受过放射治疗的皮肤区域出现类似急性放疗反应的“回忆”。相关药物所导致的回忆反应通常发生于暴露于电离辐射后的数天到数年。抗癌药物，特别是细胞毒药物是辐射回忆反应最常见的原因，但其他药物也可能与之有关，其中包括有抗生素和辛伐他汀[1-3]。尽管很少见，回忆反应也可能发生在以前被晒伤的部位。最常见可能会引起回忆反应的药物在框图120.7中列出。

流行病学

发病率和患病率

少有关于辐射回忆反应发生率的系统性报道。然而，一项包括91例转移性肿瘤患者的观察性研究中显示：接受姑息性放射治疗后再使用一系列化疗药物[4]，患者的辐射回忆反应发生率为8.8%。

框图 120.7　与回忆反应相关的肿瘤化疗药物[7,8]

- 吉西他滨
- 甲氨蝶呤
- 多西他赛
- 紫杉醇
- 羟基脲
- 依托泊苷
- 阿霉素
- 卡培他滨
- 他莫昔芬
- 威罗菲尼

年龄和性别

与性别和年龄都没有特殊的相关性。

病理生理学

回忆反应的机制尚不清楚。人们提出了各种各样的假说，包括放疗诱导的皮肤突变，使得皮肤细胞易受细胞毒性治疗药物的攻击[1-3]。Camidge 和 Price 也提出假说：皮肤辐射回忆反应是一种类似于固定性药疹的特殊性药物超敏反应所引起[3]。有人提出其机制是辐射诱导的炎症介导细胞因子的持续低水平分泌所致，当使用大量的化疗药物时可上调这些细胞因子，导致辐射回忆反应的发生。发生辐射回忆反应与使用的辐射剂量之间没有关系。远低于20 Gy的治疗剂量也可引起辐射回忆反应[3]。

病理学

8例辐射回忆反应患者的皮肤标本显示：表皮角质形成细胞气球样变性伴混合性炎症细胞浸润[5]。

临床特征

皮肤辐射回忆的一个重要特征是这种反应会影响到之前处于静止状态的皮肤（图120.5）。尽管偶尔可能表现为全身广泛性发疹，其病变范围通常就局

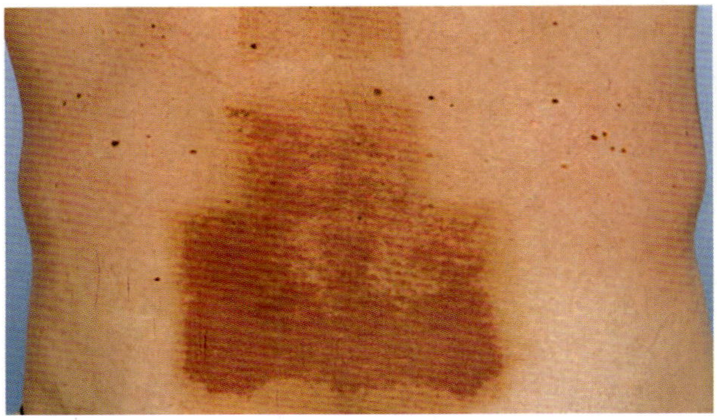

图 120.5　威罗菲尼在以前放疗部位引起的辐射回忆反应

限在既往受过辐射的区域。它应该与尚未完全愈合的皮肤辐射反应进行鉴别。发生辐射回忆反应的患者可能有，也可能没有经历过急性辐射反应。

放射治疗与辐射回忆反应的时间间隔至少是用药 7 天以上。绝大多数辐射回忆反应中放疗和化疗的时间间隔通常不超过 2 个月[6]；中位数间隔为 40 天[3]。然而，有好几项报道显示某些辐射回忆反应甚至发生在已经完成放射治疗的数年后。当放射治疗和接触诱发药物的时间间隔越短，皮肤反应就会表现得越严重。

服用诱发药物后几分钟到几天内就可能会产生皮肤反应。口服药物相比静脉注射药物发生反应的时间可能稍长，提示了两种用药方式的生物利用度差异。辐射回忆反应通常发生在第一次接触特定的触发药物时。

鉴别诊断

应该与急性或慢性放射性皮炎进行鉴别诊断。接触性皮炎和光敏性反应也可能引起类似的表现。

病程和预后

皮肤辐射回忆反应通常会在停药后几天内稳定下来。再次用药有时可能并不会导致皮肤反应复发。

检查

要诊断药物所致的皮肤辐射回忆反应，必须有详细的病史及用药史来支持，有时可做皮肤活检。

治疗

严重的反应要使用全身或局部类固醇、非甾体类抗炎药和抗组胺药来治疗[2]。其他治疗措施还包括尽量减少日光暴晒。一旦反应发生，建议停止使用触发药物。

有时提前口服皮质类固醇或减低触发反应化疗药物的剂量，可以实现安全性的再用药治疗。

第11部分

肿瘤放疗相关的皮肤不良反应

定义和术语

放射治疗包括使用高能电离辐射，通常使用 X 射线和类似射线，如电子束照射，定位杀死治疗区域的癌细胞。有两种放射治疗方式：外照射或内照射。放疗可能会导致多种皮肤不良反应。

> **同义名**
> • 放射性皮炎

概述

放疗导致的皮肤不良反应很常见，可以将其分为治疗早期发生（数天到数周）和治疗晚期发生（数月到数年）。绝大多数反应是由于放疗辐射诱发的皮炎。放射性皮炎是电离辐射外照射的一种不良反应。绝大多数放射疗法用于治疗潜在的恶性肿瘤。然而辐射诱发的皮炎却很少发生在介入治疗过程后，如冠状动脉造影、栓塞术及留置导管置入[1]。皮肤不良反应的轻重主要有赖于电离辐射的剂量，它们来自于已知阈值剂量辐射所造成的直接组织损伤。具体而言，红斑形成、永久性脱毛、湿性脱屑和组织坏死的阈值剂量分别是 3～10、7～10、12～25 和 25Gy[2]。

流行病学

发病率和患病率

放射性皮炎的发生是很常见的。例如，在乳腺癌放疗过程中，绝大多数患者（74%～100%）会发生放射性反炎[3]。也有报道放射性皮炎发生于大多数接受局部放射治疗的晚期头颈部癌症患者[4]。在大多数患者身上，放射性皮炎表现为轻至中度（1 级和 2 级），但是有 20%～25%患者会出现严重反应（3 级和 4 级）[5]。

已发现某些危险因素会导致辐射诱发皮炎的发生率增高，包括肥胖、营养不良、现有的皮肤病及需要长时间或多次接受辐射的治疗过程。同时，潜在的伴随疾病和综合征增加了放射性皮炎的风险，包括卟啉症、结缔组织疾病、共济失调性毛细血管扩张症、HIV 感染和糖尿病。

病理生理学

皮肤受到辐射后会导致复杂的直接组织损伤和炎症细胞募集，包括表皮基底细胞、内皮细胞和血管成分损伤及朗格汉斯细胞[6]减少。辐射诱导的角质形成细胞损伤机制包括：通过活化 p53 通路诱导 DNA 损伤修复，自由基产生的同时释放炎症性细胞因子。参与这个反应的主要细胞因子是肿瘤坏死因子 α，白细胞介素 1、6 和转化生长因子 β[7]。

在严重的放射性皮炎中可见表皮内显著中性粒细胞浸润及相关的细胞凋亡。表皮的恢复受到放射治疗性质的限制，如果每天重复放射治疗，就会导致进一步的累积损伤。慢性辐射引起的皮肤变化特征是：毛囊结构消失、真皮胶原增加和弹性纤维损伤。

临床特征

放射性皮炎一般出现在放疗开始后的数天至数周后。通常发生在接受了放射治疗区域的皮肤，皮肤损害通常境界清楚。它的发病取决于辐射剂量强度和个体正常组织对辐射的敏感性。随着累积辐射剂量的增加，在最初几周的放射治疗中会出现短暂的红斑，可能会发展成更持久的红斑干燥，甚至潮湿脱皮，这反映了辐射对基底细胞层、汗腺和皮脂腺的损害。

辐射诱发皮炎可分为急性或慢性两类。

急性放射性皮炎

急性放射性皮炎发生在暴露于辐射的 90 天内。最初的症状通常是皮肤红斑，通常伴有水肿，进而发展为脱屑，严重的病例甚至会出现皮肤坏死和溃疡。如果治疗区内包含有黏膜组织，还有可能发生黏膜炎。

慢性放射性皮炎

慢性放射性皮炎的发病时间为放射治疗开始后 15 天到 10 年，甚至是更长时间之后。这是一个急性发病过程的延长，包括皮肤的进一步炎症损伤。主要变化包括：真皮胶原增加、弹性纤维损伤、毛囊结构消失（脱发）和毛细血管扩张，某些病例会出现色素沉着。通常皮肤会现色素减退和萎缩。

鉴别诊断

受辐射部位可能会发生同位反应现象，因此应考虑与银屑病的鉴别诊断。如果出现复发性紧张性大疱，则必须做活检排除大疱性类天疱疮。放射治疗部位也有可能发生辐射回忆反应，但这是由同时使用的化疗药物所触发，而非放射治疗单独引起。此外，还应考虑排除感染和接触性皮炎。

严重程度分级

表 120.8 给出了放射性皮炎 CTCAE 的 1～5 分类标准。

表 120.8　放射性皮炎 CTCAE 的 1～5 级分类标准

分级				
1	2	3	4	5
轻度红斑或干燥性脱屑	中度到轻度红斑片状潮湿脱屑，主要位于皮肤褶皱和折痕处中度水肿	除皮肤皱褶以外，其他部位潮湿脱屑小的创伤擦烂诱发的出血	皮肤坏死或真皮全层溃疡受累部位的自发性出血	死亡

National Cancer Institute，Cancer Therapy Evualuation Program. http://ctep. cancer. gov/protocolDevelopment/electronic_applications/ctc. htm(last accessed June 2015)

检查

仔细采集病史及发疹时间有助于对绝大多数病例做出临床诊断。诊断有疑问时可以进行皮肤活检。如果考虑有感染就需要进行皮肤拭子检查。

治疗

除了保持辐照区域的清洁和干燥外，目前尚没有证据表明预防性治疗能有效地减少放射性皮炎的发生率及严重性。可在治疗初期就开始使用润肤剂和肥皂替代品[8]。接受放射治疗的患者应该避免阳光暴晒、注意遮盖及使用广谱防晒剂。1 级反应不需要特殊治疗，在用肥皂替代品清洗该区域后仔细干燥，涂搽常规的、无香料的润肤剂有助于缓解症状。

与 1 级放射性皮炎的治疗类似，在 2 级和 3 级放射性皮炎中也应注重清洁和干燥辐射区，即使局部发生溃疡也应如此。可以使用多种外用药物，包括抗感染制剂（如银磺胺嘧啶），亲水性敷料及中等或强效的局部类固醇。这些局部药物通常是在晚间清洁受累区域之后使用。

如果怀疑感染，应进行皮肤拭子检查，依据感染的严重程度，给予局部或全身抗生素治疗。一些病例会伴有严重的脱屑，从而增加败血症的风险。2 级和 3 级放射性皮炎最好是由包含肿瘤放疗医师、肿瘤内科医师（如必要）、护士及皮肤科医师组成的整合团队来共同制定治疗方案。每周至少评估一次皮肤反应。4 级放射性皮炎相对罕见，在因头颈部鳞状细胞癌而接受放射治疗的患者中发生率不超过 5%[4]。这一阶段的放射性皮炎需要专业的伤口护理，而且应根据患者的具体情况适当处理。

放疗的其他皮肤不良反应

由于以前接受放射治疗的区域坏死，慢性溃疡可能在多年后发展（图 120.6）。通常需要进行活检来排除是否继发恶性肿瘤。既往的放射治疗部位发生基底细胞癌和鳞状细胞癌均有文献报道。

辐射诱发的皮肤血管肿瘤发生率较低，包括良性的非典型性血管病变和血管肉瘤，后者则是高度恶性肿瘤[9]。这两种情况通常见于既往接受保乳治疗癌症患者接受放疗的皮肤区域。非典型性血管病变是否是血管肉瘤的先兆目前尚无定论。

辐射后硬斑病是放疗的一个潜在并发症，尤其是乳腺癌的放疗[10,11]。它可发生在治疗后的数月至数年，具有相当高的发病率、疼痛明显，甚至导致局部出现毁容性损害（图 120.7）。临床治疗非常困难，所有各种报道的治疗措施包括局部或系统使用皮质类固

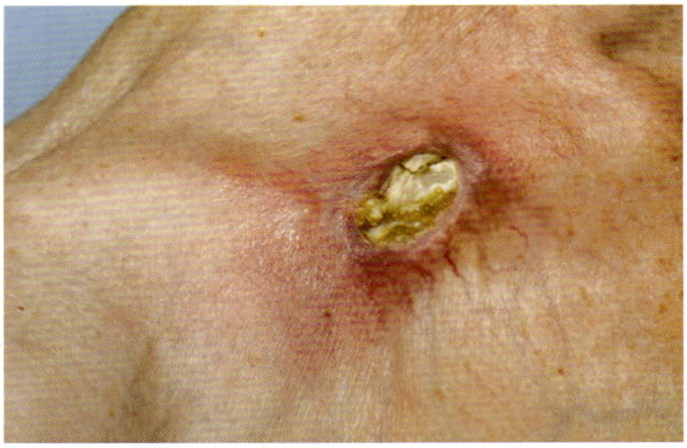

图 120.6　放射治疗后20年锁骨区域发生的放射性坏死性溃疡

醇和光疗均未能显示出好的疗效。接受辐照后出现硬化性脂膜炎是一种罕见情况，表现为以前接受辐射部位出现皮下结节。

也有报道称，放疗可能会导致结节性红斑的发生[12]。

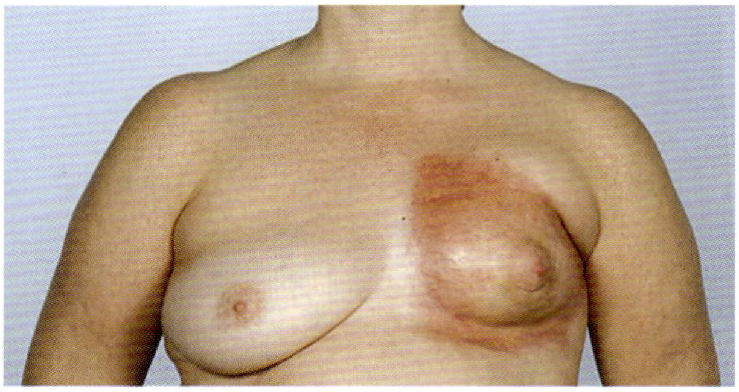

图 120.7　左侧乳腺癌放射治疗区域发生的硬斑病

亦有报道称，放疗后可发生白癜风和脱色[13-15]。患者既往可有或无白癜风的病史。色素减退的可能发生机制是辐射诱导的易感黑素细胞凋亡。在既往患有白癜风的患者当中，应仔细权衡放射治疗的利弊，以避免意料之外的皮肤改变，尤其是在有其他治疗措施可供选择时。色素再生罕有发生。

（译者：穆欣　一审：刘艳　二审：施辛　三审：冯文莉　奚志琴　杨璐　润色：严冬梅）

参考文献

所有文献请查阅网址：www. rooksdermatology. com.
以下列出的是重要参考文献。

Toxic erythema of chemotherapy

[1] Bolognia JL, Cooper DL, Glusac EJ. Toxic erythema of chemotherapy: a useful clinical term. *J Am Acad Dermatol* 2008; 59(3): 524-9.

[2] Choi JN. Chemotherapy-induced iatrogenic injury of skin: new drugs and new concepts. *Clin Dermatol* 2011; 29(6): 587-601.

[10] Susser WS, Whitaker-Worth DL, Grant-Kels JM. Mucocutaneous reactions to chemotherapy. *J Am Acad Dermatol* 1999; 40: 367-98.

Papulopustular eruptions

[5] Lacouture ME, Maitland ML, Segaert S, *et al*. A proposed EGFR inhibitor dermatologic adverse event-specific grading scale from the MASCC Skin Toxicity Study Group. *Support Care Cancer* 2010; 18: 509-22.

[6] Lacouture ME, Anadkat MJ, Bensadoun RJ, *et al*. Clinical practice guidelines for the prevention and treatment of EGFR inhibitor-associated dermatologic toxicities. *Support Care Cancer* 2011; 19: 1079-95.

[7] Choi JN. Chemotherapy induced iatrogenic injury of skin: new drugs and new concepts. *Clin Dermatol* 2011; 29: 587-601.

Chemotherapy-induced hair changes

Chemotherapy-induced alopecia

[1] Chon SY, Champion RW, Geddes ER, Rashid RM. Chemotherapy-induced alopecia. *J Am Acad Dermatol* 2012; 67(1): e37-47.

[4] Lacouture ME, Anadkat MJ, Bensadoun R-J, *et al*. Clinical practice guidelines for the prevention and treatment of EGFR inhibitor-associated dermatologic toxicities. *Support Care Cancer* 2011; 19: 1079-95.

Chemotherapy-induced hypertrichosis

[5] Choi JN. Chemotherapy induced iatrogenic injury of skin: new drugs and new concepts. *Clin Dermatol* 2011; 29: 587-601.

Chemotherapy-induced nail changes

[1] Garden BC, Wu S, Lacouture ME. The risk of nail changes with epidermal growth factor receptor inhibitors: a systematic review of the literature and meta-analysis. *Am Acad Dermatol* 2012; 67: 400-8.

[3] Lacouture ME, Maitland ML, Segaert S, *et al*. A proposed EGFR inhibitor dermatologic adverse event-specific grading scale from the MASCC Skin Toxicity Study Group. *Support Care Cancer* 2010; 18: 509-22.

[5] Lacouture ME, Anadkat MJ, Bensadoun RJ, *et al*. Clinical practice guidelines for the prevention and treatment of EGFR inhibitor-associated dermatologic toxicities. *Support Care Cancer* 2011; 19: 1079-95.

[6] Susser WS, Whitaker-Worth DL, Grant-Kels JM. Mucocutaneous reactions to chemotherapy. *J Am Acad Dermatol* 1999; 40: 367-98.

Dyspigmentation

[1] Alley E, Green R, Schuchter L. Cutaneous toxicities of cancer therapy. *Curr Opin Oncol* 2002; 14: 212-16.

Photosensitivity

[6] Susser WS, Whitaker-Worth DL, Grant-Kels JM. Mucocutaneous reactions to chemotherapy. *J Am Acad Dermatol* 1999; 40(3): 367-98.

Recall reaction

[3] Camidge R, Price A. Characterizing the phenomenon of radiation recall dermatitis. *Radiother Oncol* 2001; 59: 237-45.

Radiotherapy-associated skin side effects

[4] Bernier J, Bonner J, Vermorken JB, *et al*. Consensus guide-

lines for the management of radiation dermatitis and coexisting acne-like rash in patients receiving radiotherapy plus EGFR inhibitors for the treatment of squamous cell carcinoma of the head and neck. *Ann Oncol* 2008;19(1):142-9.

[6] Hymes SR, Strom EA, Fife C. Radiation dermatitis: clinical presentation, pathophysiology, and treatment 2006. *J Am Acad Dermatol* 2006;54:28-46.

121

第 121 章 违禁药物导致的皮肤病

Daniel Creamer[1], *Michael Gossop*[2]

[1] Department of Dermatology, King's College Hospital, London, UK

[2] National Addiction Centre, King's College London, London, UK

概述

使用违禁药物早已不是特例和“反常”行为，而较常见于社会各个阶层。通常认为，药物滥用的主体是青少年和青年人，但是儿童和中老年人也可能发生，不同年龄组药物的使用规律呈现差异。

用于描述违禁药物使用的术语通常语义模糊、定义不清，尤其是术语“误用”和“滥用”并无准确的医学或科学含义。药物滥用的行为可能出于初次尝试、偶尔消遣或经常性依赖。药物滥用的概念可从以下三个维度来定义：服药行为（如使用频率、剂量水平、给药途径），药物相关问题（中毒、意外及损伤、过量、感染）和依赖程度（戒断症状、行为控制受损）。这三个维度在概念上相互区分、彼此独立。然而在实际中，它们可能以多种方式相互关联（有时密切相关）。药物依赖（成瘾）与单纯使用药物存在根本性区别：在心理和行为上表现出对药物的强烈渴求和难以抗拒，这些异常在大脑中具有神经生理学改变的基础。

多种形式的药物滥用，尤其是药物依赖，可导致一系列严重的健康和社会问题，药物滥用者也比一般人群占用更多的医疗资源。尽管接诊时不易察觉，但所有医师都可能遇到大量使用违禁药物的患者。一项关于接受药物成瘾治疗人群治疗结局的全国性研究显示，在药物成瘾戒断治疗开始之前 2 年，约半数患者就诊过急诊科，1/4 患者至少因健康问题住院一次，超过 2/3 患者看过全科医师[1]。医师应该牢记，药物滥用者对于自身健康的担忧往往可能是导致他们寻求药物治疗的一个重要刺激因素。

在英国药物滥用的花费无法准确估算，但已知数额巨大，全国每年药物滥用相关问题导致的花费可能高达数十亿英镑。美国最近的一项评估显示，2007 年违禁药物使用给美国经济带来超过 1930 亿美元损失[2]。医疗费用包括治疗各种疾病和精神、成瘾问题。其中大部分用于治疗海洛因成瘾及相关并发症，其他费用则用于社会服务及刑事司法体系中维持治安、禁毒和惩处罪犯。

皮肤科医师可能在多种临床情境中遇到由违禁药物导致的皮疹，这类患者的皮肤病可能包括药物的药理学不良反应、用药后的皮肤并发症等[3]。

大麻

大麻（cannabis）是使用最广泛的违禁药物，保守估计大约有 7800 万欧洲人(占 15－64 岁人群的 20%)至少使用过一次大麻,约 2250 万人过去一年中使用过大麻[4]。

大麻从植物大麻(*Cannabis sativa*)中制备,可以食用、饮用,而在欧洲和美洲最常见的使用方法是吸食。大麻的药理学成分复杂,主要有效成分为大麻素(cannabinoids),其中四氢大麻酚(tetrahydrocannabinol)最具精神活性作用。大麻的主观效应是伴随感官意识增强的放松感觉。大麻的短期不良反应包括眼红、口干、血压轻度升高。如大量服用可产生强烈焦虑感,可能被误认作急性精神疾病。尚无有力证据支持长期使用大麻可导致真性精神分裂[5]。

大麻导致的皮肤病

长期使用大麻可能导致大麻动脉炎,这是一种血栓闭塞性脉管炎的亚型,可能导致周围血管坏死,最常出现在下肢[6](见第 103 章),被认为由 Δ-9-四氢大麻酚和其他不明污染物的血管收缩作用引起。大麻动脉炎呈现雷诺现象,如果忽视,会出现指端坏死。多普勒超声可以区分大麻动脉炎和动脉粥样硬化[6]。戒断大麻并使用抗血小板和血管舒张药物治疗后,患病肢端可以出现血管再生和再灌注[7]。

吸入剂

滥用挥发性物质(有时尽管并不准确,但通常被称为“吸胶毒”)可能包括吸入气溶胶、胶水、打火机燃料、稀释剂和其他溶剂,主要见于儿童和青少年,难以估算可靠的患病率。但 3.5%～10%的青少年可能至少尝试过一次挥发性物质[8]。溶剂气雾通常经鼻吸入(“鼻吸”)或通过在口周紧密套上塑料袋(“套袋”)或将溶剂浸泡过的布放入口中(“口吸”),或把气罐喷嘴上的吸管放入鼻孔中(“喷粉”)来吸入雾化后的电器清洁剂。

吸入剂导致的皮肤病

出现典型的口周或鼻周丘疹、脓疱被称作“嗅胶疹”,是由非特异性接触反应导致,可见于长期使用吸入剂者[9]。滥用雾化清洁液与皮肤及黏膜发疱、血管性水肿相关[10]。也有报道称,溶剂刺激引起口鼻周围的化学灼伤[11]。

摇头丸

摇头丸是口服制剂 *N*-甲基-3,4-亚甲基二氧甲基苯丙胺(MDMA)的俗称,主要作为一种“舞会药品”广泛使用于“舞曲(dance)”“锐舞(rave)”和“科技舞(techno)”中。摇头丸具有独特的精神活性功效,可制造出一种可控的放松和欣快情绪。剂量通常在 75～150mg,口服后 30 分钟内起效,峰值效应倾向于 1 小时后出现,持续 2 小时后消失。

摇头丸的常见不良反应是牙关紧闭、不断磨动牙齿(磨牙症),也可发生焦虑、心悸、血压升高。除了易识别急性肝损伤外,快速跳舞还可加重摇头丸的药理学作用导致昏倒、抽搐和急性肾损伤[12]。体温过高是另一种潜在致命的不良反应,可能由于分泌过多的多巴胺作用于 D1 受体所致[13]。

摇头丸导致的皮肤病

“摇头丸皮疹”描述了一种使用摇头丸后不久发生的面部皮肤病[14],皮疹包括炎性丘疹和脓疱,但无粉刺,表现类似于口周皮炎[14]。

甲基苯丙胺

甲基苯丙胺结晶(冰毒)是将麻黄碱或伪麻黄碱还原而制成,制备过程有毒性且易燃,通常是在移动的“制毒工厂”中使用电池和化肥制得,可以注射、烟吸或鼻吸。甲基苯丙胺引起精神欣快,并给使用者造成精力旺盛的感觉,“嗨感”可持续长达 10 小时。

冰毒的不良反应为心理或精神影响,短期出现焦虑和非理性恐惧,长期大量使用冰毒可伴随类似于偏执型精神分裂症的迫害妄想症状[15]。

甲基苯丙胺导致的皮肤病

滥用冰毒的常见皮肤不良反应是干燥和瘙痒,瘙痒和蚁行感(“冰毒螨”)易被识别,可以导致患者抠抓皮肤,尤其是面部皮肤[16]。“冰毒口”是一种颜色鲜艳的牙齿腐蚀,易于识别,其特征是严重龋齿、牙齿磨损过度和牙龈疾病[17],由口腔卫生不良、磨牙、口腔干燥、唾液 pH 降低而导致。牙齿腐蚀和牙龈疾病导致的牙龈骨再吸收使下面部容量减少,加重了冰毒滥用者早衰的特征[18]。

可卡因

可卡因是从古柯植物(*Erythroxylum coca*)中提取的膏状物,然后被提纯为水溶性粉末,鼻吸、吞食或与水混合注射，仅以“快克可卡因”的形式燃吸。快克可卡因是一种游离碱，质硬、易碎，由可卡因加入碳酸氢钠溶液或氨水中和而成。可卡因是一种拟交感神经药物，可在燃吸后几分钟甚至几秒内引起欣快感。

经鼻吸入可卡因可导致鼻腔感染，局部的血管收缩可导致黏膜坏死，鼻黏膜上的微小创口被金黄色葡萄球菌感染可加重可卡因引起的鼻中隔损害[19]。持续吸入大剂量可卡因会引发精神异常：使用者可有迫害感，或者在极端情况下出现中毒性精神病[20]。

可卡因导致的皮肤病

使用可卡因可以和其他毒品一样引发蚁行感，导致皮肤搔抓[21]。几篇病例报道发现，长期滥用可卡因者发生了坏疽性脓皮病。在一个病例中，患者在腿部发生坏疽性脓皮病，同时在胸腔出现了空洞性病变。检查显示，细胞核周围抗中性粒细胞质抗体(ANCA)呈阳性，提示 Wegener 肉芽肿样综合征[22]。在该患者中还发现坏疽性脓皮病的发作与使用可卡因的时间相关，戒除可卡因同时坏疽性脓皮病的病情缓解[22]。

自 2010 年以来，有病例报道称可卡因使用者发生皮肤血管炎[23]（见第 102 章），致病物质是可卡因填充剂中掺杂的左旋咪唑[24]。左旋咪唑引起的血管炎表现为紫癜性网状皮损，一般出现于耳、颊、鼻和肢端[24]。皮损可能融合成大片皮肤坏死或出血性大疱[24]。组织病理学显示，病变表现出累及中小型血管的白细胞破碎性血管炎和(或)血栓性血管病变[25]。许多患者的 ANCA 和其他自身抗体呈阳性[26]。

海洛因

海洛因由吗啡合成，吗啡是由亚洲阿片植物罂粟的种荚中提取的自然物质。海洛因的最常见形式是白色粉末或黑色黏性物质（被称作“黑焦油”）。海洛因碱（常见于欧洲）必须与柠檬汁等酸性物质才能混合溶解于水中，海洛因盐酸盐（常见于美国）只需要加水就能溶解。海洛因通常被注射，也可以烟吸或鼻吸。静脉注射海洛因可引发即刻的销魂感（“冲动感”），然后是一段时间的超脱和梦幻般的放松（“嗨感”）。

“鳄鱼(krokodil)”是一种阿片毒品的行话，多在东欧等地使用。通过加热可待因片和其他物质得到含有二氢脱氧吗啡的悬浮液制作而成[27]，“鳄鱼”起效快，半衰期短。

使用海洛因的主要不良反应是毒品注射的危险，最显而易见的是感染 HIV 或肝炎病毒。而毒品本身被认为会损伤性欲，可引起阳痿。

海洛因导致的皮肤病

海洛因使用者普遍可出现注射部位、面部中央和生殖器皮肤的瘙痒。但是在一项盲法交叉研究中，39 例注射吗啡者比使用海洛因者出现更严重的瘙痒和荨麻疹[28]。长期使用海洛因可出现增殖性天疱疮、固定性药疹、中毒性表皮坏死松解症、坏死松解性游走性红斑（与胰高血糖素瘤无关）[29]。“鳄鱼”含有大量有毒污染物，可导致血管和软组织受损，常可引发血栓性静脉炎、脓肿、皮肤软组织坏死，也可造成广泛的瘢痕性和鳞状皮肤改变，令人想到鳄鱼皮，因此得名[27]。

注射毒品导致的皮肤病

瘢痕、溃疡和坏死

皮肤是最易受到注射毒品影响的组织[30]。使用毒品的最常见皮肤烙印是一条沿静脉分布或与之平行的穿刺瘢痕。起初最常注射的部位是肘窝，接下来发展到上臂，然后手部。随着已注射静脉发生硬化，吸毒者会使用颈、足、腿、腹股沟、手指，甚至阴茎的静脉[31]。注射部位也可出现炎症后色素沉着，特别是用火烧的针头可能造成“烟灰文身”[32]。当所有静脉都被破坏以后，吸毒者可能采取皮下或肌内注射，被称作“皮注”，可能导致圆形、苍白、萎缩（或增生性）的瘢痕，直径为 1～2 cm[30]。皮下注射也可能导致坏死性溃疡，通常由感染、毒品或掺杂物的刺激性引起[30]。注射镇痛药喷他佐辛可能引发溃疡、脂膜炎、硬化症和色素沉着[33]。注射美沙酮可能引发大面积皮肤纤维化夹杂溃疡形成[34]。

一旦吸毒者无静脉可用，则可能向动脉内注射，引发注射后疼痛、发绀、水肿[35]。动脉血栓形成或注射药物中的微粒物质可导致皮肤坏死，进而引发栓塞性脑梗死。手背出现不可逆的非凹陷性水肿（淋巴水肿），即手部肿胀综合征，是由于长期静脉注射毒品对皮肤淋巴造成损伤导致[36]。

皮肤和软组织感染

皮肤感染是静脉内毒品滥用的一种常见并发症。伦敦一所教学医院进行的一项为期超过 5 年的回顾性研究发现，124 名注射吸毒者住院 191 次，最常见原因是皮肤和软组织感染（58%）[37]。脓肿、蜂窝织炎和坏死性皮损经常发生。一项静脉注射吸毒者的研究发现，11%的受试者称过去 6 个月内至少发生 1 处脓肿[38]，“皮下给药（皮下注射）”出现脓肿的风险比静脉内注射高 5 倍[39]。大多数细菌感染由受试者自身定植的皮肤菌群导致，最常见的病原体是金黄色葡萄球菌和链球菌[40]。诸多原因可导致皮肤感染，包括毒品受到污染、器械未消毒、缺乏无菌技能、HIV 阳性、皮内注射和“冲洗”（在注射中反复冲洗和回吸的行话）[41]。注射“快球”（一种可卡因和海洛因的混合物）被认为具有引发皮肤脓肿的风险。有研究提示，可卡因的缩血管作用可能增加皮肤脓毒血症的风险[42]。从皮肤感染中分离出来的其他细菌性病原体包括革兰阴性菌和厌氧菌，可能来源于口腔，因为吸毒者常使用唾液作为皮肤清洁剂和毒品稀释剂。

在过去 20 年中，有多起美国和欧洲的吸毒者发生伤口肉毒杆菌中毒的报道[43,44]。注射部位受到厌氧、产孢子肉毒杆菌（*Clostridium botulinum*）感染，释放可以引起脑神经麻痹和下行性弛缓性瘫痪（肉毒杆菌中毒）的神经毒素。这些病例大多可以从患者使用的毒品（尤其是黑焦油海洛因）中分离出肉毒杆菌。这些患者大多通过皮下注射毒品，提示了皮注的作用。在英国，一些吸毒者还发生了破伤风，提示毒品受到破伤风梭菌（*Clostridium tetani*）的污染[45]。还出现过由于梭菌感染导致的坏死性筋膜炎。在美国一项的关于注射吸毒者坏死性筋膜炎的研究中，全部 32 名患者注射黑焦油海洛因，24 例由梭菌感染导致，其中 8 例由索氏梭菌（*Clostridium sordelli*）导致[46]。其他可引起皮肤感染的有害微生物包括念珠菌（*Candida*）[47]和产生 PV 杀白细胞素（Panton-Valentine leucocidin）的金黄色葡萄球菌[48]。

2013 年，英国医疗服务体每年用于治疗吸毒者软组织感染的花费估算为 7700 万英镑。

（**译者**：裴晨晨　**一审**：石航　**二审**：陈玲玲　**三审**：冯文莉　奚志琴　**润色**：严冬梅）

参考文献

完整文献列表可参见网络版 www.rooksdermatology.com
以下列出的是重要参考文献。

[1] Gossop M, Marsden J, Stewart D, *et al*. Substance use, health and social problems of service users at 54 drug treatment agencies: intake data from the National Treatment Outcome Research Study. *Br J Psych* 1998;173:146-71.

[3] Hennings C, Miller J. Illicit drugs: what dermatologists need to know. *J Am Acad Dermatol* 2013;69:135-42.

[18] Liu SW, Lien MH, Fenske NA. The effects of alcohol and drug abuse on the skin. *Clin Dermatol* 2010;28:391-9.

[21] Brewer JD, Meves A, Bostwich JM, Pittelkow MR. Cocaine abuse: dermatologic manifestations and therapeutic approaches. *J Am Acad Dermatol* 2008;59:483-7.

[23] Strazzula L, Brown KK, Brieva JC, *et al*. Levamisole toxicity mimicking autoimmune disease. *J Am Acad Dermatol* 2013;69:954-9.

[27] Gahr M, Freudenmann RW, Hiemke C, *et al*. Desomorphine goes 'crocodile'. *J Addict Dis* 2012;31:407-12.

[30] Del Giudice P. Cutaneous complications of intravenous drug abuse. *Br J Dermatol* 2004;150:1-10.

[37] Marks M, Pollock S, Morris-Jones S, *et al*. Needles and the damage done: reasons for admission and financial costs associated with injecting drug use in a Central London teaching hospital. *J Infect* 2013;66:95-102.

[40] Gordon RJ, Lowy FD. Bacterial infections in drug users. *New Engl J Med* 2005;353:1945-54.

[44] Hope VD, Palmateer N, Wiessing L *et al*. A decade of spore-forming bacterial infections among European injecting users: pronounced regional variation. *Am J Public Health* 2012;102:122-5.

第 122 章

金属中毒的皮肤表现

Rabindranath Nambi

Royal Derby Hospitals Foundation NHS Trust, Derby, UK

概述

过度暴露于任何金属都可以导致皮肤和全身中毒。金属中毒的皮肤表现多种多样，从急性皮肤疾病到长期慢性皮肤疾病，可以伴随或不伴随系统症状。金属化合物可能来源于环境，通过污染的空气、水或土壤(如经食物)，或可以在工作环境接触到。在某些情况下，需要考虑医源性来源，通常来自替代医学，如天然保健品可能含有中毒剂量的金属和微量元素[1,2]。患者还可能由于故意投毒而发生金属中毒的迹象。

考虑中毒时，应进行一套完整评估来测量患者体内金属异常含量。金属排泄的主要途径是泌尿道和胆管系统，但是皮肤及其附属器也会发挥一定作用。皮肤中天然存在多种金属，这意味除非和对照值比较，否则不能判定金属含量是否达到中毒水平。

毛发的易获得性使其作为检测金属含量的组织，能检测出钯、砷、镉、汞等金属的正常值和毒性值[3]。指甲也可以用于测量金属含量，通常指甲的生长规律为接触的毒物提供了 3 个月的检测期。足趾甲由于外部污染较少，结果更可靠：用这种方法测量铅、铬和锰的含量可以合理记录暴露情况。

对于锑的反应

锑(Sb)
- 原子序数：51
- 原子量：125.75 Da
- 正常浓度：血清＝3μg/L

同义名
- 锑中毒

概述

锑是一种半金属的化学元素，和砷一起，曾一度被奉为治疗多种疾病的灵丹妙药。

锑是一种金属化合物，以光泽的银白色、易碎、质硬的金属形式存在，易转化为氧化锑或三氧化二锑。锑名字的来源具有“抗单”(“抗拒独处”或“不孤单”)之意，这是由于锑经常和其他金属一起出现。

使用锑作为治疗疾病的药物可追溯到公元前 3000—前 4000 年，具有广泛的历史意义，可与砷媲美。锑曾被用于治疗梅毒、百日咳、麻风、癫痫和肺炎，现在依然被用于治疗利什曼病和血吸虫病[1]。

锑暴露的风险存在于搪瓷业和陶瓷业，冶炼工人也可能出现职业暴露。利什曼病和血吸虫病流行地区的患者也可能通过服药无意间中毒。

病理生理学

锑和铅一样，对于巯基团和磷酸盐具有亲和力，从而干扰多种代谢功能[2]。

病理学

锑没有特殊的病理学表现。

临床特征

急性锑暴露可导致脓疱和结痂，类似于水痘样外观。一些患者可出现沿口唇的小水疱、齿龈炎、口腔炎、结膜炎、角膜炎，还可能发生鼻中隔穿孔，屈曲部位可能出现结节。

慢性锑暴露可导致屈曲部位湿疹，不累及面、手、足部[3]。"锑斑"是由于空气中的锑污染导致躯干和四肢部位出现脓疱性皮疹，见于汗腺和皮脂腺附近，外观类似红色粟粒疹。凉爽的环境可以使皮疹在 2 周之内消失[4]。近期有报道称，三氧化二锑引发了陶瓷工业的上釉工和装饰工出现接触性湿疹[5]。

检查

可使用 24 小时尿锑浓度测试评估毒性，正常值为 0.5～6.2 μg/L。

治疗

皮肤问题采用对症治疗，锑中毒的主要治疗是支持疗法。由于病例报道稀少，螯合治疗的经验有限。二巯丙醇（英国路易斯毒气对抗剂，BAL）可能有助于解救急性重度锑中毒[6]。

对于砷的反应

砷（As）
- 原子序数：33
- 原子量：74.92 Da
- 正常浓度值：全血＜5 μg/L（＜0.067 μmol/L）
  尿＜50 μmol/g（＜13.3 μmol/g 肌酐）

同义名
- 砷中毒

概述

砷或二氧化二砷是一种类金属，常以三价和五价形式存在。

多种来源可导致人体砷暴露，最常见的途径是药物来源（包括传统疗法）、工作场所（职业性）和环境来源[1]。人一般通过土壤和水暴露于无机形成的五价砷，世界卫生组织（WHO）推荐的砷在饮用水中的安全值最高浓度约为 10 ppb。砷被用于制造肥料，所以可见于鱼和水藻。砷还在半导体行业中使用，也可见于砷黄矿、斜方砷铁矿和三氧化二砷矿中。砷暴露是一个全球性问题，因为它普遍在饮用水中少量存在。水砷中毒（水的砷污染）在许多国家均有报道。仅在孟加拉，据估计 4000 万人处于危险之中[2]。中国台湾，以及智利、巴西、印度、墨西哥和阿根廷也报道过水砷中毒的案例[1]。

砷由于其无嗅无味的特性，成为备受青睐的毒药。

病理生理学

砷作用于氧化磷酸化过程，阻碍三磷腺苷（ATP）合成而发挥毒性。亚砷酸盐对于角蛋白等分子中的硫醇基具有亲和性，所以其代谢物更易出现在皮肤、毛发和指甲中。有报道发现，砷还直接损伤 DNA 引起 p53 突变[3]。肝中的甲基化是砷代谢的一个主要途径，因此患有肝基础疾病可导致毒性增加。如皮肤发生炎症，会吸收更多外涂的砷。患有皮肤恶性肿瘤的受试者与健康者相比，提示有砷中毒倾向者，对于砷的吸收增加，排泄降低。[4]。

病理学

砷中毒可见弥散性色素沉着，原因是黑素生成过多，而非黑素细胞数量增加。这种由砷导致的癌前病变和肿瘤没有特殊的病理学表现。

临床特征

砷的急性中毒反应包括脱发、口腔疱疹样溃疡和出汗（大量出汗）。急性砷皮炎是一种瘙痒性红斑丘疹，可以起水疱并可导致红皮病[5]。有报道称，砷是导致急性接触性皮炎的一种职业性接触过敏原[6]米氏线（Mee's lines）是指甲出现的横向白色条带（横向条状白甲白斑），发生于砷中毒和铊中毒。

慢性砷中毒的特征包括手掌和足跖出现砷角化症，一般发生在接触 2 年后，具有癌前病变的性质（图 122.1 和图 122.2）。慢性砷中毒的显著表现是外周神经病变，表皮内肿瘤、基底细胞癌和鳞状细胞癌也有报道。有报道称，发展到鳞状细胞癌的潜伏期可长达 40 年[7]。

长期暴露于砷环境可导致弥散性色素沉着，中间掺杂色素脱失斑，主要发生在屈侧[8]。这种色素异常被描述为"雨点滴在尘土飞扬的马路上"。脱发和掌跖水疱性皮炎也是砷中毒的表现。

"乌足病"描述了继发于慢性砷毒性的坏疽足，过去常见于中国台湾西南部[9]。

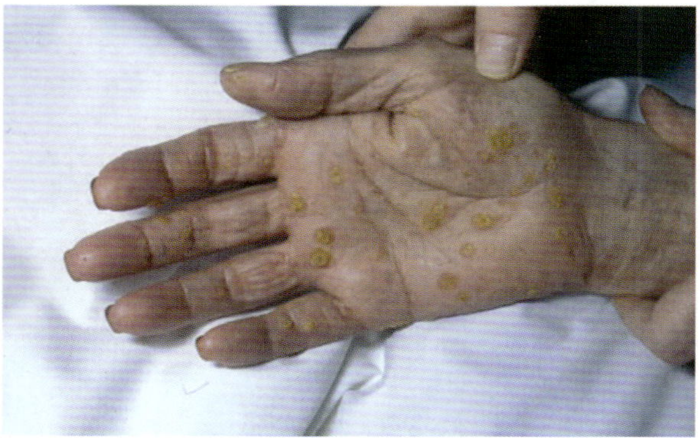

图 122.1　慢性砷暴露导致手掌出现多个散在分布的点状角化(图片来源于 S. Evans)

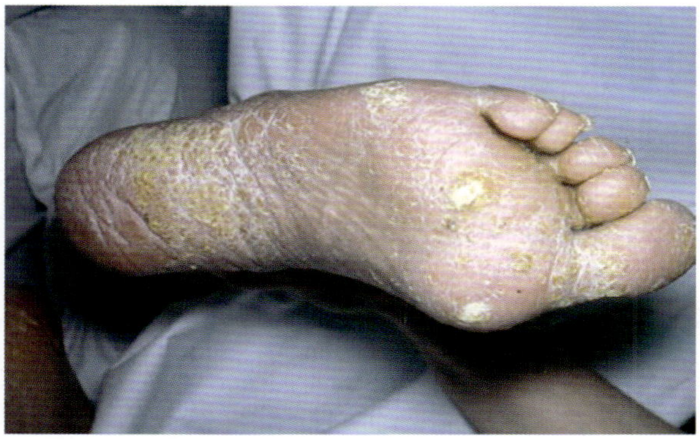

图 122.2　慢性砷中毒的手掌广泛脱屑和角化过度

出现慢性砷中毒特征表现的患者应筛查肝、肺和膀胱肿瘤[10-12]。

检查

为了评估砷过量,可以进行现场尿检或 24 小时尿检。24 小时尿检更可靠,如果砷含量超过 50 μg/L、100 μg/g 肌酐或总砷含量超过 100 μg 则为阳性[1]。

治疗

急性砷中毒可以使用二巯丙醇 2,3-二巯丁二酸(二巯丁二酸)或 2,3-二巯基丙磺酸(DMPS)进行螯合治疗[13]。

对于金的反应

金(Au)
- 原子序数:79
- 原子量:196.96 Da
- 正常浓度:全血=0.055 ng/ml

同义名
- 金中毒
- 金质沉着病

概述

单质金是一种惰性物质,但单价或三价形式可与电子供体结合。这些离子和巯基团结合紧密[1]。

金是一种存在于世界各地的惰性物质,暴露途径主要是通过采矿业和药物。皮肤中的金质可能来源于文身、穿环、牙齿修复和长时间佩戴金饰品[2]。金被用于治疗类风湿关节炎、天疱疮和银屑病关节炎。同位素 ^{198}Au 被用于治疗癌症。可食用的金箔无特殊味道,被用于调制利口酒和作为昂贵食品的包装[3]。

病理生理学

人体对于金有多种免疫反应,最典型是一种细胞介导的 4 型超敏反应,导致了苔藓样变,也可能发生 1 型(速发)和 3 型(免疫复合物)超敏反应。

金在被巨噬细胞吞噬后,储存在细胞的溶酶体中,抑制溶酶体的酶活性、肥大细胞释放组胺、吞噬作用和前列腺素的炎性作用[4]。金还减少了促炎性细胞因子,如肿瘤坏死因子 α(TNF-α)、白细胞介素-1(IL-1)和 IL-6(4)的产生。多种人白细胞抗原(HLA),尤其是 HLA-DRW3、HLA-DR5、HLA-B7、HLA-B8 和 HLA-B27,与皮肤对于金的反应有关[5-8]。一项研究显示,类风湿关节炎患者的金致皮炎与 HLA-B35 及患病时长均有关[9]。Ro 52-kDa 抗原的抗体可导致使用金治疗类风湿关节炎的患者出现皮损[10]。

病理学

金导致的湿疹和苔藓样变的组织学特征为稀疏的真皮血管周围淋巴细胞浸润,主要为 $CD4^+$ HLA-DR 阳性的辅助 T 淋巴细胞,真皮朗格汉斯细胞和表皮巨噬细胞样细胞数量增加,朗格汉斯细胞紧贴单核细胞[11]。真皮巨噬细胞中和血管周围可见金属性金颗粒[12]。

临床特征

使用金治疗类风湿关节炎中可导致金反应的发生率为 23%～30%[3,13,14],大多数较轻微,但是约 15%可能出现严重甚至致命的反应[15]。常见的反应是皮疹和口腔溃疡[2,3,16-21],约占胃肠外使用金引起并发症的 50%,口服金引发并发症的 35%。局部或全身瘙痒是潜在金中毒的重要警告标志。金反应可能模仿发疹型药疹[22]、离心性环状红斑[23]、脂溢性皮炎或扁平苔藓[24,25]。特征性改变为这几种皮疹混合存

第 11 部分

在，有时伴发盘状湿疹样皮疹。扁平苔藓通常属于肥厚型，特别是在头皮，可能导致严重不可逆的脱发[26]。患者可能出现明显的、持久的炎症后色素沉着。甲剥离后出现永久指甲营养不良[27]，还可出现黄甲[28]。

在一项研究中，中断金治疗后湿疹或苔藓样皮疹仍持续长达 11 个月[21]。一名出现苔藓样和脂溢性皮炎样皮疹的患者对于硫代苹果酸金钠的皮试呈阳性，对于硫代苹果酸（硫代苹果酸金钠的硫醇载体）斑贴试验阳性，但是对于单质金却呈阴性[29]。有趣的是，这名患者随后在使用金诺芬时发生了脂溢性皮炎样皮疹，而不是苔藓样疹，这时患者又对金诺芬和单质金斑贴试验均呈现出阳性。

由金饰导致的接触性皮炎可能复发[30]，其他反应包括结节性红斑[31]、严重超敏反应[32]、血管炎[33]、多动脉炎、系统性红斑狼疮样综合征、广泛剥脱性皮炎和中毒性表皮坏死松解症。据报道，使用金治疗关节炎的患者的银屑病加重[34]。长期使用金可能导致暴露皮肤出现独特的灰白色、蓝色或紫色色素沉积（金质沉着病），这是一种剂量依赖反应，超过 20 mg/kg 的阈值时发生，真皮中的内皮细胞和巨噬细胞可见金颗粒[35-39]。即使不发生色素沉着，使用金治疗 20 年后仍可使用组织化学方法检出来。局限性银质沉着和金质沉着可由针灸针导致[40]。有报道，一例广泛分布的瘢痕疙瘩样血管纤维样皮损中出现皮肤对于金发生异常的迟发型变态反应[41]。金导致的口腔损伤包括红疹样侵蚀区域和苔藓样反应，也可导致口腔炎[42]。炼金业中使用的氰化浸金过程可引起皮肤的刺激性反应，伴随指甲变色[43]。

良性的血管舒张"亚硝酸盐样"反应包括潮红、头晕和一过性低血压，可能在首次注射金后即刻发生[2,44]，见于大约 5% 使用硫代苹果酸金钠的患者中。非血管舒缩作用包括关节痛、肌肉痛和全身症状，在用药后最初的 24 小时内发生。黏膜症状包括味觉减退、口中金属味、口腔炎、舌炎和腹泻。点状口腔炎可能伴发或不伴发皮疹。金沉积在角膜中可能导致溃疡性角膜炎。

常见嗜酸性粒细胞增多，血清 IgE 可能升高[45]。其他免疫反应罕见，但有肺纤维化的记录[46]。小部分病例出现血液恶病质（blood dyscrasias），尤其是血小板减少性紫癜，偶尔也出现致命的嗜中性粒细胞减少或再生障碍性贫血，这些症状通常在治疗后的 6 个月内出现。约 3% 病例发生黄疸，可能由特发性肝内胆汁淤积导致[47]。也可能出现蛋白尿和肾损伤。

治疗

通常对于局限或广泛的金质沉着病无有效治疗方法。近年有用长脉冲红宝石激光成功治疗一例局限性金质沉着病[48]。

二巯丙醇也被用于治疗，效果不一。乙酰半胱氨酸和粒细胞集落刺激因子主要被用于减少造血系统的不良反应[3]。

对于铅的反应

铅（Pb）
- 原子序数：82
- 原子量：207.0 Da
- 正常浓度：全血 <10 μg/dl（<0.48 μmol/L）

同义名
- 铅中毒
- 染色工绞痛
- Devon 绞痛
- 油漆工绞痛
- 铅毒性

概述

铅是一种银灰色金属，有三价和五价形式。铅中毒是一个重大的健康问题，既有环境危害也有职业危害。环境中暴露的铅可以来自于灰尘、被污染的土壤和水源。过去涂料中使用的铅是中毒的原因之一，尤其可以引起舔食刷漆玩具的儿童中毒。2007 年，中国生产的几百万件玩具由于含铅量过高被召回。另外一个重要来源是发动机燃料中的铅，但是含铅燃料现在已经被大多数国家禁用。高风险的职业暴露包括汽车维修工、陶瓷工、铅冶炼工、蓄电池生产工、油漆工和建筑工人[1]。

病理生理学

铅和钙竞争，从而影响各种代谢路径。尽管铅可以和多种元素形成复合物，和巯基结合时生成毒性最强的化合物[2]。有研究推断，铅对于细胞有直接致癌作用[3]。三个基因多态性位点影响人体中铅的毒物动力学：一个编码 δ-氨基酮戊酸脱水酶的基因、维生素 D 受体基因和 HFE 蛋白基因[4]。

病理学

铅导致的皮肤病没有特殊的组织学特征。

临床特征

慢性铅中毒导致了一种典型的皮肤呈"铅色调"的蜡样苍白。在中东和亚洲一些国家销售的科尔（Kohl）眼线笔，被发现有很高的铅含量，可能导致眼周色素沉着[5]。另一病例报道称，铅笔导致了左胸的湿疹[6]。一例患者皮肤呈绿色改变，是由于皮肤中嵌入了二战子弹的含铅碎片[7]。

伯顿铅线(Burton's lead line)是一种在齿龈边缘的蓝线，见于铅中毒，是由口腔定植菌来源的硫和铅反应产生的硫化铅沉积导致[8]。

铅中毒可影响多种器官，引起包括周围神经病变、学习和记忆功能障碍、红细胞脆性增加、Fanconi综合征、铅中毒痛风(铅性痛风)、血尿酸浓度增加、关节中尿酸结晶增加、高血压、心脏电生理学改变、不孕不育、甲状腺功能减退、垂体功能减退、骨骼铅线、骨骼生长受损、身材矮小，胃肠毒性包括铅绞痛和铅便秘。

检查

为了判定铅中毒，可以测量全血铅含量。在一些病例中，放射影像也可显示骨骼中的铅线。

治疗

三种螯合剂：二巯丙醇、乙二胺四乙酸(EDTA)、二巯丁二酸已用于治疗铅中毒。

对于汞的反应

汞(Hg)
- 原子序数：80
- 原子量：200.59 Da
- 正常浓度：全血<10 μg/L(<50 μmol/L)
  尿<20 μg/L(<100 μmol/L)

同义名
- 汞中毒
- 水银中毒

概述

汞是一种以单质形式或有机化合物、无机化合物形式存在的微量元素，是唯一在室温下以液体形式存在的金属。由于担忧其毒性，汞的使用受到诸多限制。汞以三种主要形式存在：温度计和涂料中的金属汞，泻药、杀虫剂和防腐剂中的无机汞盐，商用杀菌剂中的有机汞。

汞的三种形式——金属汞、有机汞、无机汞，对于胃肠、肾、中枢神经系统具有不同的毒性，影响皮肤的主要是无机汞盐。汞被广泛使用于替代药物中，意外暴露事件曾被多次报道。18 世纪"帽匠震颤"发生在美国丹伯里市帽业工人中，衍生了短语"疯癫得像个帽匠"[1,2]。后来在 19 世纪，肢端痛或粉红病出现在服用甘汞(氯化亚汞)的儿童中[3]。最近一次大规模汞中毒发生在 1971 年的伊拉克，经过甲基汞处理杀灭真菌的种子被误用于制作面包，这场灾难导致了至少 400 人死亡[4]。用数字温度计代替老式水银温度计减少了汞暴露。值得注意的暴露危险包括：荧光灯、牙科用汞合金、气压计、老式涂料、被已禁用的氯化亚汞处理过的种子。

病理生理学

汞主要和巯基结合，但是对于磷酰基、羧基、酰胺基也有亲和性，导致多种细胞机制被破坏，形成广泛的器官毒性。

病理学

汞沉积的皮肤组织病理学检查显示在巨噬细胞和真皮内有棕黑色颗粒。在多数情况下，颗粒存在于真皮浅层血管周围，也沿结缔组织纤维分布[5]。汞肉芽肿被描述为球形、大小不一的周围有坏死区的不透明球状体。这种混合浸润的肉芽肿炎症可伴有表皮或真皮坏死[6]。伴真皮水肿的角质层下脓疱是汞诱发的泛发性发疹性药疹的特征性改变，少数患者还可能出现白细胞破坏性脉管炎[7]。汞导致的皮肤色素沉着部分由于表皮中黑素生成过多，部分是由于真皮乳头出现许多汞颗粒[8]。外分泌腺增生伴非特异性浸润可见于肢痛症[9]。

临床特征

急性汞暴露可导致龈口炎、多涎(流涎)和异常兴奋的症候群，异常兴奋包括颜面潮红和震颤，患者表现出特殊的情绪状态，包括羞怯、焦虑、情绪不稳定和谵妄。

有关于暴露于汞及其代谢产物的汞皮炎的报道，描述了 15 名患者在双侧大腿内侧出现典型的倒三角形或 V 形红斑，其他屈侧部位也在红斑基础上出现紫癜和脓疱。这些患者之前曾使用红汞作消毒剂，随后又由于使用温度计或接受牙科治疗导致了皮疹的发生[10]。

1903 年，Selter 首次描述反复暴露于汞可能导致肢痛症，称为营养性皮肤神经功能症(trophodermatoneurose)或自主神经症(vegetative neurose)[11-13]。首次描述了患有明显肢端红斑、脱屑和硬化及掌跖、面部角化过度的儿童，其也可能出现肢端溃疡。肢痛症的特征性皮疹可有荨麻疹、水疱、出血性皮损组成，其他特征包括多汗、易怒、畏光、脱发、指甲脱落、面颊和耳鼻鲜红。

长期使用含汞乳膏作为皮肤漂白剂可导致汞复合物累积，反而造成瓦灰色色素沉着，常见于面部和屈侧，组织病理学示多个汞颗粒沉积在真皮上层[14]。有报道称，一名 21 岁患者皮下和肌内注射汞剂后发生膜状脂肪坏死[15]。加到牙齿填充剂中的汞可成为一种接触致敏原，导致口腔苔藓样变。Laine 等对 118 名患有口腔苔藓样斑块的患者开展了原创性研究，68%患者对于汞金属复合物的斑贴试验为阳性，更换这些填充物使 45%患者痊愈[16]。随后也有研究显示斑贴试验的诊断价值有限[17,18]，建议采取实用的方法测试口腔苔藓样反应与牙科修复材料间的关系[16]。文身中的硫化汞在苔藓样或肉芽肿反应中可产生鲜明的红色（见第 123 章）。

检查

全血或 24 小时尿检可以显示汞含量增加，皮肤活检可识别汞颗粒。

治疗

对于汞导致的皮疹主要根据皮肤表现采用对症治疗。急性汞中毒可使用螯合剂，可联合腹膜透析和血液透析。螯合剂如二巯丙醇曾被用于汞中毒救治。

对于硒的反应

硒（Se）
- 原子序数：34
- 原子量：78.96 Da
- 正常浓度：
  全血＝0.1～0.34 mg/L（1.27～4.32 μmol/L）
  血清＝0.04～0.06 mg/L（0.51～7.6 μmol/L）
  尿（24 小时）＜0.03 mg/L（＜0.38 μmol/L）

同义名
- 硒中毒
- 硒毒性

概述

硒是一种必需的微量元素，推荐的每日摄入量为 55μg。由 Jons Berzilius 在 1817 年作为硫酸蜡中的污染物发现，硒的化学活性和硫、碲非常相似[1]。

硒得名于月亮女神赛琳娜，其特点是具有良好光伏和光电导性能，因此广泛应用于电子和玻璃制造业。亚硒酸钠也见于动物饲料和食品补充剂中。中毒常见于职业暴露、意外摄入大剂量硒补充剂或过度食用猴钵树的果实（*Lecythis ollaria*）。硒天然存在于环境中，可见于谷物、粮食和肉类中，水也可导致人接触过量的硒。中国和委内瑞拉的富硒地区曾发生慢性硒中毒，患者皮肤出现湿疹、大疱性皮肤改变、脱发、甲营养不良和指甲改变[2]。

病理生理学

硒缺乏会降低谷胱甘肽过氧化物酶水平，从而干扰了活性氧的解毒功能。有人提出，在硒中毒中，由于氧化剂的亚硒酸盐和离子过高，导致氧化应激引起组织损伤。细胞酶周期中硒和硫之间的分子拟态，可以导致线粒体功能障碍。硒还干扰结构蛋白（如角质蛋白）中的二硫键，导致组织损伤[3]。

病理学

病理学结果无特异性，且与活检皮损相关。

临床特征

皮肤急性暴露于亚硒酸或二氧化硒可导致严重的组织坏死，形成化学灼伤[4]。摄入无机硒可导致胃肠道和心血管系统的毒性反应，引起暴发性损伤，使患者死于循环衰竭，有时患者一小时以内即可死亡。这些患者出现了一种特殊的大蒜气味[5,6]。

过度摄入某种营养补充剂可以导致慢性硒中毒或硒毒性[7]。一项研究发现，201 名接受 200 倍规定摄入量硒的患者发生了多种皮肤问题[8]。常见脱发（70%）、指甲变灰变脆（61%）、26%患者还发生了非特异性皮疹、37%患者呼吸呈大蒜味。

硒中毒还见于过量食用猴钵树的果实[9]。这个病例报道显示，一名 55 岁女性患者表现出头痛、头晕、恶心、腹痛 5 天。出现明显脱发，毛发镜显示生长期毛发及毛囊营养不良，第二天发展成完全性脱发。一些病例中，患者全身皮肤广泛变灰，四肢出现特征性红色湿疹样斑块，可发生水疱、溃疡[2]，也有患者出现龋齿[10]。

慢性硒中毒的指甲改变包括白甲病（可呈横向或纵向）或伴随甲沟炎。一例患有缺硒克罗恩病的患者出现白甲病[11]。在这个病例中，一名 30 岁患者出现白甲病，影响了指甲和趾甲近端的一半，服用硒补充剂 14 周后指甲恢复正常。

检查

硒含量过高表现为血清浓度＞2 mg/L，毛发中的硒含量检查被广泛使用，但是在使用硫化硒洗发水的患者中，毛发检测结果具有误导性。

治疗

皮肤和甲床急性暴露于硒可导致疼痛，可以使用 10%硫代硫酸钠溶液治疗，将二氧化硒转化成单质硒[1]。去除污染物是治疗急性暴露的关键，一些患者尝试了血液透析治疗。二巯基丙醇和 EDTA 无效，反而会加重硒的毒性。

对于银的反应

银(Ag)
- 原子序数:47
- 原子量:107.9 Da
- 正常值:血清<1 μg/L(<9 μmol/L)
  尿(24 小时)<2 μg/L(<18.0 μmol/L)

同义名
- 银中毒
- 银质沉着病
- 银质沉淀

概述

银是一种稀有但天然存在贵金属,其抗菌性被作为药用和净水剂。

银是一种常用的、色泽亮白、延展性高的柔软金属,显示出绝佳的导电、导热性,几乎无接触电阻。银还作为一种杀菌剂,被加进金属容器中用于运输水,或加进手术器械中。银也被用作药品治疗多种疾病,现在依然被用作抗生素的替代品。银在包括医疗、工程和科学等多个行业中发挥重要作用。由于数码摄影盛行,银越来越少被用作摄影试剂。碘化银结晶通过"云催化"在干旱地区人工降雨,结晶导致云中水分凝结成冰晶,降落成雨[1]。

银暴露主要出现在摄影、医疗、制药等行业中,皮肤暴露也出现在采矿和制造业。胶质银蛋白作为一种"天然健康的抗菌保健品"广泛使用。

病理生理学

活性银可导致细菌膜的电子位移,与巯基、羧基、磷酸基团具有亲和性,导致了明显的蛋白质变性和沉淀[2],这种活性使银具有杀菌作用。大剂量银可阻碍 Na^+-K^+-ATP 酶活性,严重影响心脏、肝和骨髓。单次摄入 50mg 银可致人死亡[1,3]。

银纳米颗粒在光还原作用下变成单质银和光学活性银刺激黑素生产被认为是银质沉着病中色素沉着的基础[4-7]。摄入的银被胃酸转化成活化纳米银的形式,转运到皮肤,再通过一个类似黑白照片中光化学的过程转变为单质银。Liu 等详细描述了这个现象的科学基础,Shelley 将这种情况形象简明地描述成一种"皮内照片"[5,7]。

病理学

真皮中的银颗粒出现在血管周围和基底膜带附近,非常接近真皮弹性纤维[8],颜色被描述为棕黑色。

银颗粒还可以游离形态存在于上皮细胞的细胞质中、外分泌腺的分泌部中和肥大细胞中。

银颗粒在暗场照明中易见,电子显微镜和 X 线弥散微量分析也被用于银颗粒的显相[9]。

临床特征

银质沉积是皮肤银中毒的主要表现,分为局限性银质沉积和泛发性银质沉积。

局限性银质沉着是由于反复直接接触外源性银颗粒,导致银颗粒嵌入皮肤,真皮中的单质银使皮肤变成蓝灰色。局限性银质沉着还可以表现在黏膜和角膜中[10,11]。角膜银质沉着是由于使用含银滴眼液,由于含银滴眼液大部分被停用,现在发生率降低。有报道称,一名反复使用被摄影固色剂污染的布擦眼泪的摄影师出现了模仿黑素瘤的单侧结膜和角膜银质沉着[12]。经常使用磺胺嘧啶银可以在伤口周围产生局限性银质沉着,蓝色的银质沉着斑点还被发现在针灸部位出现[13]。银耳环也可以造成局限性银质沉着。局限性银质沉着如果足够小可能被误认成蓝痣[14]。

使用牙科银合金导致的银质沉着表现在舌和齿龈上[15]。由于含有金属银和硫化银,银质沉着可能在齿龈上出现一条蓝色的线。

泛发性银质沉着是人体系统性吸收银所致。皮肤表现经常分布在光敏区,影响面、颈、背部和手背[4]。纽约巴纳姆和贝利马戏团中的"蓝人"就是一例泛发性银质沉着。泛发性银质沉着可能由于皮肤或黏膜大面积吸收银或口服银作为保健品而导致广泛色素沉着,皮肤呈现蓝灰色,巩膜、黏膜、指甲也可能色素沉着过度。有报道称,甲半月永久性蓝色变(蓝色甲半月)被报道和银质沉着一起出现[16]。含银的鼻喷剂也被报道导致银质沉着,暴露部位更明显[17,18]。

据报道,有 4 例患者咀嚼银箔包裹槟榔后出现银质沉着。有研究提出,饮食中的银质暴露在亚洲国家较常见,银质沉着是导致光敏色素沉着的一个原因,经常诊断不足[19]。

检查

在一些特殊病例中可以使用电子显微镜和 X 线衍射对皮肤活检组织中的银颗粒进行诊断。银在尿和血清中的浓度可能有助于银中毒的诊断。

治疗

可以尝试使用脱色剂治疗,但是通常无效。应建议所有的泛发性银质沉积患者使用防晒霜。Q-开关 1064 nm Nd:YAG 激光成功治疗服用了胶质银蛋白的银质沉积患者[20,21]。

对于铊的反应

铊(Tl)
- 原子序数:81
- 原子量:204.37 Da
- 正常浓度:全血<2 μg/L(<978.9 μmol/L)
  尿(24 小时)<2 μg/L(<24.5 μmol/L)

同义名
- 铊中毒
- 铊毒性

概述

铊是一种柔软的金属,通常无毒,但是转换成一价铊和三价铊盐则产生剧毒。

铊在历史上曾长时间被用于治疗多种疾病,包括梅毒、结核和头癣。一项关于铊治疗头癣的病例研究发现 700 例患者中死亡 46 例[1]。铊是一种有效的灭鼠药,由于其无色无味,过去常出现意外中毒和蓄意投毒,直到 1972 年绝大多数国家禁止铊作为商用。顺势疗法药物受到铊污染或滥用含铊药物也被报道发生中毒[2,3]。铊也见于投毒杀人。

病理生理学

铊在体内会与钾竞争代谢,具有取代钾影响其生理学功能的倾向。主要发生在中枢和周围神经系统、肝和横纹肌中[4]。替代钾以后,小剂量铊刺激钾依赖性酶,而大剂量铊则起到抑制作用。与其他重金属一样,铊对于巯基具有高度亲和性,导致酶功能改变和蛋白质变性。在毛发中,铊干扰角蛋白结合导致脱发。同样的机制发生在甲中,导致指甲生长缺陷,出现米氏线(Mees' line)[5,6]。

临床特征

脱发和周围神经病变是铊中毒的突出特征。脱发被认为是铊中毒极典型的症状,通常发生在铊暴露的 10 天后。脱发的延迟发生可能导致早期误诊。仔细检查头发显示发根处色素沉着增加[7-11],还可能在毛干上出现多个交替的条带。"枪刺毛发"和椎体点状改变可见于铊中毒。严重铊中毒导致的脱发或不可逆。也有报道称患者出现痤疮、皮肤干燥、手掌红斑[12]。米氏线是均匀的、白色的水平条带,横贯于整个甲板。多个指甲可发生病变,这也是砷中毒的一个特征。

心血管影响包括心动过速和高血压。周围神经病变,经常发生疼痛,病情为进展性,伴感觉异常。其他特征包括肾毒性和视神经炎。

检查

铊含量增加可见于毛发、指甲、唾液、血液和尿液中。

治疗

推荐暴露后即刻去除污染。急性铊中毒可使用活性炭,普鲁士蓝在铊中毒中有广泛使用,每天使用 3~4 次,总剂量为 250 mg/(kg • d),通过鼻胃管应用[13]。

对于其他金属的反应

铍

铍是一种质轻、碱性的稀有金属,1950 年前在包括荧光灯的多个行业中使用。由于现在铍的使用减少,铍中毒病例已不多见。完整的皮肤暴露于铍不会引起明显毒性,尽管可溶性铍盐可以穿透感染和破损的皮肤导致超敏反应和过敏性接触性皮炎[1]。

铍过敏为永久性,再暴露可导致铍皮炎复发[2,3]。Koebner 现象被报道发生于铍皮炎中[4]。铍也被加在铜中,暴露于铍铜合金可以导致铍皮炎。在牙科材料中使用铍导致了铍口腔炎和超敏反应[5]。

铍结节无触痛,永久存在,推荐外科切除[8,9]。

钼

钼的毒性主要来自铸造业和钼矿中的高度暴露。钼敏感性可以导致湿疹反应和荨麻疹反应[1]。种植牙可导致荨麻疹泛发全身[2]。骨科中使用的植入物含有钼,可导致全身致敏,现在新型合金已减少了钼的使用[3]。

铂

铂是一种惰性物质,但铂盐可以四和六氯铂酸盐的形式被吸收,导致铂盐过敏,被称作铂中毒。

主要特征为接触性荨麻疹、哮喘、发绀、鼻结膜炎,严重病例可出现全身过敏[1,2]。曾报道过一例职业性银质沉着和铂中毒[3]。

(**译者**:裴晨晨 **一审**:石航 **二审**:陈玲玲 **三审**:冯文莉 奚志琴 **润色**:严冬梅)

参考文献

参考文献完整列表可见网络版 www.rooksdermatology.com.
以下列出的是重要参考文献。

Introduction

[2] MacFarquhar JK, Broussard DL, Melstrom P, *et al*. Acute selenium toxicity associated with a dietary supplement. *Arch*

Intern Med 2010;3:256-61.

Reactions to antimony

[1] Tarabar AF. Antimony. In: Nelson LS, Lewin NA, Howland MA, *et al.*, eds. *Goldfrank's Toxicologic Emergencies*, 9th edn. New York: McGraw-Hill, 2011: 1207-11.

Reactions to arsenic

[7] Wong SS, Tan KC, Goh Cl. Cutaneous manifestations of chronic arsenicism: review of seventeen cases. *J Am Acad Dermatol* 1998;139:1092-6.

Reactions to gold

[1] Guy RH, Hostynek JJ, Hinz RS, Lorence CR,. Gold. In: *Metals and the Skin: Topical Effects and Systemic Absorption*. New York: Marcel Dekker, 1999: 75-87.

[3] Schonwald S. Gold. In: Dart RC, Caravati EM, Mcguigan MA, *et al.* eds. *Medical Toxicology*, 3rd edn. Philadelphia: Lippincott Williams and Wilkins, 2004: 1048-50.

Reactions to mercury

[8] Granstein RD, Sober AJ. Drug-and heavy metal-induced hyperpigmentation. *J Am Acad Dermatol* 1981;5:1-18.

Reactions to silver

[5] Liu J, Wang Z, Liu FD, *et al.* Chemical transformations of nanosilver in biological environments. *ACS Nano* 2012; 6: 9887-99.

[7] Shelley WB, Shelley ED, Burmeister V. Arygyria: the intradermal "photograph," a manifestation of passive photosensitivity. *J Am Acad Dermatol* 1987;16(2):211-17.

Reactions to thallium

[7] Moore D, House I, Dixon A. Thallium poisoning: diagnosis may be elusive but alopecia is the clue. *BMJ* 1993;306:1527-9.

第 123 章

皮肤机械性损伤

Saqib J. Bashir[1], Ai-Lean Chew[2]

[1] King's College Hospital, London, UK

[2] Guy's and St Thomas' NHS Foundation Trust, London; and King's College Hospital, London, UK

皮肤损伤概述

皮肤不断地受到内在和外在机械力的作用，因此在实验中可能无法确定什么是正常静息状态下的皮肤。这些力量很可能在维持真皮结缔组织的结构完整性[1-3]、表皮的角蛋白中间丝网络结构与骨的连接中发挥同样重要的作用[4]，这些结构在太空旅行中失重状态下会发生脱钙软化[5]。角质形成细胞的机械拉伸通过激活细胞外信号相关的激酶引起过度增生[6]。与整个生物体的事件相反，分离的人体真皮的成纤维细胞在低重力环境下培养会产生更多的胶原蛋白[7]。皮肤的许多正常生化功能依赖于适当的机械力，当机械力过度时，如淋巴水肿时，蛋白酶抑制剂就会被释放，产生很多不良反应[8]。

健康的皮肤能很好地适应各种机械损伤的不良影响[9]。这些包括摩擦、压力、挫伤、撕裂、吸力和振动。损伤的临床后果将取决于有害刺激的特征，如强度和持续时间。与皮肤有关的因素也会影响反应；因此，相同程度的摩擦可能在一个人身上产生水疱，但在另一个人身上却没有明显的变化。适应性反应（如胼胝形成和苔藓化）的发生需要时间。

当皮肤受到机械应力时，它的特性可能改变，这些变化很可能致病。例如，拉伸的皮肤会有更高的经皮水分流失[10]。

损伤反应的决定因素

种族和遗传因素在决定机体对机械力的反应中很可能起着重要作用。在年幼或年老的人，皮肤承受剪切和其他力的能力下降。身体的部位决定皮肤对机械力的反应，如摩擦水疱不会发生在松弛的皮肤上。皮下脂肪的存在和厚度会影响压力对皮肤的作用。

受到伤害的皮肤的生理状态会产生重大变化。例如，中等程度的出汗会使角质层水化，增加摩擦系数，而较高程度的出汗足以在表面产生自由流体，反而会显著降低摩擦系数。环境温度和湿度也很重要，当湿度降低时，角质层脆性增加且缺乏弹性。神经系统疾病可导致机体不能对有害刺激做出反应从而受到伤害，如脊髓空洞症的神经系统存在缺陷，因此发生烧伤和其他损伤的情况很常见。一些全身性疾病会导致机体对损伤产生不同程度的反应，如糖尿病相关性皮肤病，一些使人衰弱的疾病会增加人体对压力的敏感性。机械性大疱病中真皮-表皮交界或浅表真皮受损导致皮肤受到微小外伤即可轻易形成水疱。那些有结缔组织疾病，如 Ehlers-Danlos 综合征、Marfan综合征的人对机械性损伤表现出异常的脆性。一些药物，尤其是糖皮质激素，可以改变皮肤结构的完整性。偶尔也有些情况，皮肤结构的变化可以保护患者免受机械损伤。在肌萎缩性脊髓侧索硬化症患者中，压疮的发生率低于长期卧床的患者，这可能是由于胶原纤维的密度更高[11]。最后，个体之间的反应似乎存在着可复制的差异，而这些差异人们知之甚少。

本章对皮肤机械损伤的讨论仅限于皮肤科医师关注的方面。

同形(Koebner)反应

概述

Koebner 最初是描述银屑病患者的皮肤在受到各种刺激导致受损伤的部位发生的银屑病皮损[1]，这个术语现在也用于描述其他疾病[2]中的类似现象。

同形反应是指以前正常的皮肤在受到外伤后形成新的病变[1,2]。这种反应应该是可重复的，而且不限于一种外伤。当皮肤病是由感染源(如传染性软疣或疣)的传播引起时，最好不要使用 Koebner 反应这个术语；对于这种现象，可以使用“伪-Koebner”一词。在“反向” Koebner 反应中，外伤可以清除病灶。它不同于同位反应[3,4]，同位反应是指在先前已治愈且无关的皮肤病部位出现皮肤病的现象。

病理生理学

发病诱因

多种形式的物理外伤都牵涉其中，包括摩擦、压力、切伤和挫裂伤、皮肤移植、咬伤、疫苗接种、烧伤、冷冻、紫外线和电离辐射等。许多皮肤病都与 Koebner 反应有关。

发病机制

潜在的发病机制主要是通过研究银屑病得出的(图 123.1)[5]。其中表皮和真皮似乎都参与其中[6]，但表皮损伤可能是关键事件[7]。CD4 淋巴细胞的聚集[8]；细胞因子和黏附分子的局部产生也可能很重要。关于 Koebner 现象在其他条件下发生的发病机制，我们知之甚少。

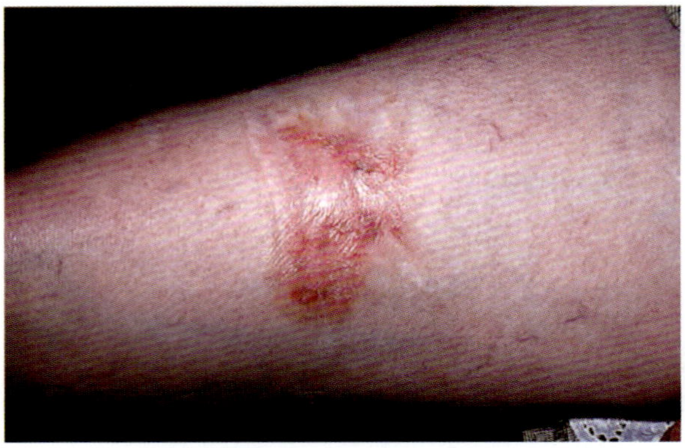

图 123.1 组织学证实银屑病出现在植皮的供皮区
(由英国布里斯托尔的 Southmead 医院提供)

临床特征

皮肤病发生在外伤部位。在银屑病患者中，约 20% 的患者出现 Koebner 反应，但不同报道间的差异很大[5]。潜伏期为 10～14 天，当疾病活跃时更容易出现 Koebner 反应。同银屑病一样[9]，Koebner 反应常见于扁平苔藓[2]和白癜风[10-13]。在很多其他疾病中它也被很好的记录，其中一些如表 123.1 所示[14-29]。

表 123.1 具有 Koebner 反应的疾病

疾病	参考
癌	Fisher 等[14]
毛囊角化病	Penrod 等[15]
多形性红斑	Huff 和 Weston[16]
环状肉芽肿	Borgia 等[17]
Hailey-Hailey 病	Morales 等[18]
白血病	Koizumi 等[19]
扁平苔藓	见第 37 章
硬化性苔藓	Todd 等[20]
红斑狼疮	Ueki[21]
硬化性黏液水肿	Durani 等[22]
多中心网状组织细胞增多症	Aldridge 等[23]

（续 表）

疾病	参考
类脂质渐进性坏死	Gebauer 和 Armstrong[24]
落叶型天疱疮	Rotunda 等[25]
穿通性胶原病和毛囊炎	Jelinek[26]
银屑病	Farber 等[9]
胫前黏液性水肿	Missner 等[27]
血管炎	Green 和 Narajan[28]
白癜风	Sweet[10]
黄色瘤	Miwa 和 Kanzaki[29]

白塞病和坏疽性脓皮病的针刺反应是否适用“Koebner 现象”这一术语尚存争议；这种现象通常被认为是过敏反应（见第 48 章）。

尼氏征

这种众所周知的剪切损伤的作用最初被描述为引起落叶型天疱疮的损害，但可能在其他大疱性疾病如 Stevens-Johnson 综合征/中毒性表皮坏死松解（SJS/TEN）中呈阳性。

机械刺激的应用

可以选择性地使用机械刺激来确认诊断，或在动态变化和继发效应迅速发生的情况下对早期病变进行活检[1]。简单的摩擦损伤，如在皮肤表面扭转顶端带有橡皮的铅笔，有助于机械性大疱疾病的准确诊断。

Nikolsky 和 Koebner 现象可用于研究疾病的早期变化，这些变化具有特征性，在患者已经接受治疗且免疫荧光技术尚未成熟的情况下，对天疱疮的诊断有价值[2]。针刺出现脓疱反应（包括静脉穿刺）是白塞综合征活动期的证据。吸力[3,4]可引起大疱性疾病及导致坏血病患者产生瘀点[5,6]。

用力划淀粉样变患者的皮肤可诱发紫癜出现，这也常被用于皮肤划痕征的诊断。也被用于研究血管炎[7]的早期病变和确认迟发性压力性荨麻疹[8]。

生物力学因素

抵抗外部和体内产生的各种机械刺激，是皮肤的基本属性[1-4]。外力包括摩擦、拉伸、压缩、振动和穿透。皮肤的主要力学性能是刚度（抵抗形状变化）、弹性（变形后恢复初始形状的能力）和黏弹性。多因素使量化皮肤在机械力作用下的行为变得复杂。皮肤是由多个相互关联的功能成分组成，其行为受到生理现象的混合影响，如组织的既往经历、营养状况、出汗和皮脂排泄等。与实际相关的其他变量[5]与身体部位、年龄、性别和疾病有关——不仅是皮肤疾病，还有系统性疾病（如糖尿病）。此外，皮肤的力学性能受紫外线和热辐射等环境因素的影响较大。

长期以来，外科医师对皮肤和皮下组织产生的机械力感兴趣，正如早期 Langer 用圆形穿刺针穿刺皮肤时会产生椭圆的形状并发现了松弛皮肤的张力线[6]。皮肤的力学性质，特别是蠕变，是理解扩张技术应用于皮肤科手术的关键[7]。机械力对于伤口愈合和组织间隙液体过多的影响也被广泛地研究[8]。

体外研究表明，机械应力可增加 DNA 合成[9]、胶原蛋白和蛋白多糖的产生[10]、非胶原蛋白[11]和细胞骨架的形成。间歇性施加机械力比持续性施加产生更多的细胞活性[12]。在一定压力下愈合的伤口比没有压力的伤口愈合得更结实[13]。

负重对维持骨骼正常结构完整性的重要性在很久以前就已经被认识到，重力施加的应力对维持真皮各种成分也很重要[14]。

定量分析皮肤和皮下组织的力学性能必须从工程原理出发[1,15]。大多数研究内容都涉及测量以时间为变量给予恒定外力所产生的变形作用。力被标准化为单位面积的力或“应力”。垂直于表面的应力称为“正应力”或“法向应力”，而其他方向的应力称为剪切应力。尺寸的变化可以表示为“应变”，是形变量与原始长度的比值。许多弹性材料的应力和形变量呈线性关系。

$$压力 = 杨氏模量 \times 应变$$

同样，线性黏性液体遵循牛顿定律，其中应力与应变速率成正比，但与应变本身无关。许多生物材料结合了弹性固体和黏性液体的特性，称为黏弹性材料。与其他黏弹性材料一样，即使在低载荷的情况下，表皮也具有非线性应力-应变特性和时间依赖性[16]。其中最著名的是滞后现象（即加载和卸载之间的应力-应变关系不同）、应力松弛（由恒定应变引起的应力随时间减少）和“蠕变”（当恒定应力保持不变时，应力或材料长度增加）的特性。这些时间依赖性的属性被认为是细胞基质功能的一部分。此外，皮肤表现出非均质的特性；其力学性能和黏弹性性能有着系统的、规律的定向变化。弹性元件大致类似于线性弹簧，黏性元件类似于减震器。

早期关于皮肤力学性质的研究大多是在体外对组织或其成分(胶原蛋白、弹性蛋白等)进行的[1,17]。强度相关值,如断裂应变、时间相关蠕变和非时间相关参数,如弹性和黏度,已被测量,但这些研究可能无助于预测全部皮肤在体内的行为。

皮肤和表皮下机械强度的主要来源是真皮网状层。真皮乳头层、皮肤附属器周围真皮组织、脂肪小叶与皮肤深层结构之间的结缔组织具有一定的相似性,易发生变形,从而可以抵抗较大的外力[18],而表皮成分不易变形,因而相对只能抵抗较小的外力[2]。在分子水平上,胶原蛋白(通常为Ⅰ型和Ⅲ型)的性质及其与弹性纤维和基质的关系决定了皮肤的机械反应。

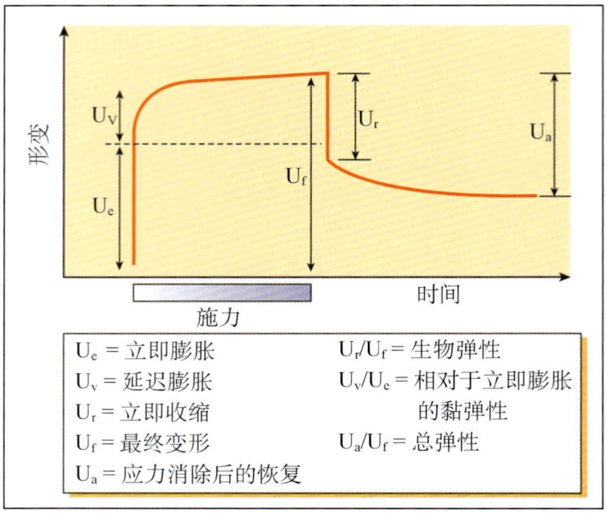

图 123.2 皮肤在外力作用下的形变,展示了如何从测量值的比值推导出弹性和黏弹性的性质

皮肤的机械性能

评价方法[1-4]

许多方法被用来获得关于皮肤力学性能的信息,其中一些包含了皮下组织的[5,6]。大多数方法用于测量真皮的特性,也有些方法主要针对角质层的[7,8],但都有局限性。以下是主要的测试方法。

1. 拉伸试验,通过施加平行于表面的力来拉伸皮肤[9-17]。
2. 扭力试验,在扭力作用下旋转粘在皮肤表面的圆盘[3,18-20]。
3. 垂直牵引力[7,21-23]。
4. 划痕[8,24-26]和纳米划痕[27]。
5. 用杯子按压在皮肤上抽吸[28-34]。
6. 振动,如使用带有一个弹力球的锤[35-38]。
7. 弹性波的传播[39]。
8. 硬度,使用硬度计[40,41]。

由于方法的标准化存在问题,研究人员之间的结果通常不具有可比性。测试方法的细节,如皮肤受吸引的区域,对于了解在评估的是皮肤的哪个区域是非常重要的。皮肤厚度的结果应始终标准化[42,43]。在少数直接比较不同方法的研究中,其中一个得出结论:吸盘装置主要测量弹性,而弹力计主要测量刚度[44]。

体内实验得到的测量值如扭转[42]和吸力[43]结果可以用比值表示,消除了皮肤厚度的影响,得出了关于皮肤弹性和黏弹性的有用信息(图 123.2)。尽管有不足之处,但所使用的各种方法已使人们对皮肤的力学性质有了基本的了解,量化这些特性对识别无临床表现之前的结缔组织病理变化是有用的。

决定皮肤力学性能的因素

角质层

角质层的主要功能是提供一个有限的屏障,通过它与内外环境发生交换。它由嵌入细胞外脂质基质的凋亡的角质细胞组成。在体内,它是由一系列勾勒出多边形区域的凹陷交叉而成。这种模式是各向异性的,并与真皮下层的各向异性有关。当受到拉伸时只有轻微的扩展[1],变形是由这些凹陷变平或重新分布引起的[2]。这些变化导致表皮生发层和真皮乳头层细胞形状的继发性改变[2]。单个角质形成细胞的弹性模量远高于整个角质层的弹性模量,说明角质层的生物力学特性在很大程度上是细胞相互结合的物质的作用[3,4]。最近发表了用纳米技术直接测量角质层的生物力学性质[5]。

角质层的延展性受相对湿度及其水化状态的影响较大[4,6,7-9]。

与角质层的摩擦接触是触觉和许多机体生理活动的基本前提。它也是造成各种急性和慢性皮肤损伤的原因之一。当受到摩擦时,角质层充当黏弹性膜。产生摩擦的主要原因是表面有黏附的倾向。一般来说,摩擦阻力随着水化状态的增加而增加,尽管表面的自由水或皮脂减少了阻力。角质层对皮肤生物力学的贡献可以在评估保湿剂和润肤剂效果的研究中看到。加入水和液状石蜡后,延展性和蠕变均迅速增加；水只产生非常短期的影响[10]。角质层蛋白的化学修饰（如戊二醛）也可以降低摩擦阻力[11]。

以各种方式研究了角质层在抵抗分离力中的重要特性，如透明胶带剥离时的情况[12]。

基底膜区

这主要是通过吸引装置来评估的，它可以在这个区域使皮肤分离。尽管在某些类型的交界性大疱性表皮松解性疾病中，结构成分（如透明层中的层黏连蛋白 5）的异常导致皮肤易分离，但基底膜区域在皮肤的整体力学完整性中所起的作用可能相对较小[13]。

真皮

真皮胶原束是一种呈波浪状互相交织的纤维网络（见第 3 章）。尽管电子显微镜研究表明胶原束的排列呈各个方向，但网状真皮的主要方向平行于皮肤表面，和外膜的真皮和皮下组织对齐垂直于表面。变形的最初反应是使胶原纤维束变直，并使变直的纤维沿施加的力的方向重新排列；除此之外，纤维间的滑移可能会导致胶原的伸长，而这一过程与糖胺聚糖密切相关（见第 3 章）。弹性纤维负责将胶原蛋白恢复到其预变形状态，尤其是在低负荷的情况下[14]。弹性蛋白是唯一具有真正弹性的哺乳动物蛋白。弹性组织和胶原蛋白的相互作用在选择性去除的实验中得到了证实[15]。除了胶原蛋白，弹性蛋白和黏多糖，α 和 β 整合蛋白的机械完整性也至关重要，并有助于成纤维细胞内稳态[16]。

生理变化

年龄

女性约从 35 岁开始，男性约从 45 岁开始，皮肤厚度随着避光部位皮肤老化而变薄，真皮-表皮交界处变得平坦[1-4]。许多研究，使用各种技术评估了不同年龄的皮肤（在文献[5]中回顾）。虽然有一些结果相互矛盾，但总体上一致认为弹性性能随年龄的增长而下降。至少在 60 岁之前，真皮对平行于皮肤表面的牵引力似乎有越来越大的阻力，但真皮-表皮交界处及真皮和皮下组织内部的垂直阻力逐渐下降。通过使用低振幅剪切干扰传播的装置进行的相关研究表明，随着年龄的增长，皮肤的黏度会逐渐增加[6]。

性别

此外，除了绝经后皮肤厚度和弹性的下降，两性之间是否存在差异还没有明确的答案。一些方法已经表明女性皮肤更具延展性[7-9]，尽管其他方法未能证实这一点[1,10,11]。女性皮肤角质层水合增加，其延展性可能比男性大[12]。激素替代疗法似乎可以缓解绝经期相关弹性的丧失[13,14]。

身体部位

不同身体部位差异较大，主要是由于皮肤厚度的差异[3,15]。校正后，肢端皮肤的膨胀性和弹性比近端要低，并受昼夜变化的影响，晚上皮肤的弹性会增加[16]。手指指尖的表皮嵴部弹性更大，这一特征可能有助于其特殊的触觉功能[17]。这些特性有助于抵抗重力性水肿的形成，并在老年人中减少，因而老年人更易发生皮肤水肿。

采用小吸力装置，外阴黏弹性变形与生物弹性的比值（即刻恢复与总变形的比值）低于前臂皮肤[18]。

光照

长期暴露在阳光下会导致延伸性、弹性恢复和弹性模量下降。黑素含量越高，光照处与避光处皮肤之间的差异就越小[19]。暴露在阳光下的面部真皮厚度增加，弹性参数降低[20]。

病理变化

在一段时间内，各种体内技术被用来测量疾病状态下皮肤的机械性能。在某些情况下，异常的发生早于临床表现（如硬皮病前的雷诺现象）[21]。显然，这样的测量可以应用于监测治疗[22]。例如，硬皮病[23-27]及其治疗[28,29]；硬皮病膨胀性降低但弹性不变[30,31]；皮质类固醇导致的萎缩[32,33]；糖尿病患者蜡质皮肤[34]；肢端肥大症的弹性增加，与胰岛素样生长因子 1（IGF-1）水平[35]相关；补骨脂素和 UVA（PUVA）治疗导致的延展性降低（光硬化）[36-38]；在放射治疗[39]和重力综合征[40]中弹性急剧增加。神经纤维瘤病患者的正常皮肤会发生一定程度的过度扩张[41]。淋巴水肿患者黏弹性[42]降低。慢性血液透析对皮肤的黏性有一定的损害，类似于[43]老化。结缔组织疾病如弹性假黄瘤[44]和 Ehlers-Danlos 综合征的生物力学和遗传差异之间已经出现了有用的相关性[45-47]。吸烟可导致面部皱纹[48]，但其生物力学相关性尚未明确。

Piérard 等[36]研究了多种疾病状态下皮肤的伸长能力（皮肤的可扩展性）及其变形后恢复初始位置的能力（生物弹性）。图 123.3 根据他们的发现来说明本节概述的原则。

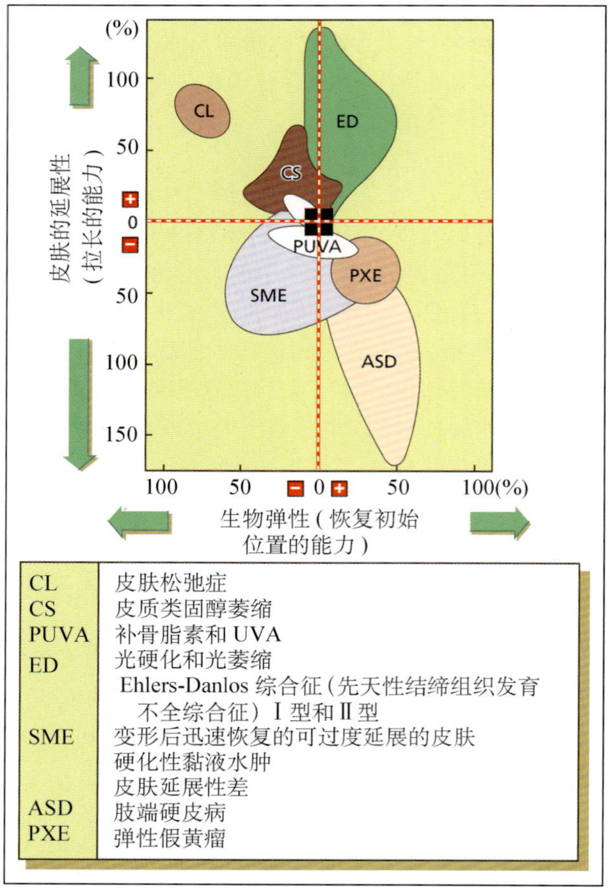

图 123.3　影响真皮的一些条件的流变特性

每一个面积表示来自多个患者的数据。（摘自 Piérard 等[36]）（经 MTP 出版社许可转载）

摩擦的影响

摩擦力的定义是任何物体经过另一物体时所遇到的阻力。尽管即使是轻微的摩擦也会造成痛苦，如毛线对特应性受试者造成不愉快感，但如没有自身与环境之间的摩擦，人类就无法正常工作。摩擦力过大造成的伤害，可能是急性的，发生在几秒或几分钟内，或慢性的，由于反复的较小程度的摩擦。皮肤的反应将取决于所施加的摩擦力的大小和持续时间及皮肤本身的性质。擦伤和摩擦水疱是急性摩擦损伤的例子，但只有角质层足够坚硬和厚到形成水疱疱壁时，才会形成水疱。因此，除了掌跖部位，摩擦水疱很难产生[1]。摩擦的慢性效应取决于适应性，如在苔藓化中所见，表皮更替稳定增速，真皮乳头出现垂直增粗的胶原束。慢性摩擦损伤的最明确的临床结果是胼胝和鸡眼，但是各种形式的皮炎都长期存在，并且可能是由摩擦引起的。

摩擦损伤的科学研究主要是为了了解摩擦水疱的形成。静态摩擦的规律为：①摩擦阻力与负载成正比；②摩擦阻力与表面接触面积无关[2]。因此，从一个表面移动到另一个表面所需的力与两个表面之间的负载之比是一个常数，称为摩擦系数。静摩擦系数是启动一个物体移动通过另一个物体所需要的力，而动摩擦系数是需维持移动通过另一个物体所需要的力。由于它的黏弹性，皮肤偏离了阿蒙顿定律。几种不同的技术被用来测量摩擦力[1-13]。许多材料在接触人体皮肤时，在有润滑剂和没有润滑剂的情况下，静摩擦系数和动摩擦系数都已确定，但存在较大的个体差异[1,2,14,15]。在测量的各种解剖部位中，手掌的摩擦系数[16]最高。目前已经设计了多台模拟重复摩擦的机械，但对于慢性摩擦损伤[6]尚无完全令人满意的模型。

生理变化，如水合程度对于大多数部位有很大的影响（除前臂伸侧或腰背部），非常干燥或潮湿的皮肤比中等水化皮肤[17]摩擦阻力低[18]。皮肤表面脂质对摩擦力的影响相对较小[19]。凡士林起初由于它的润滑性能使摩擦系数降低，随后由于其对皮肤的保水作用而增加摩擦系数，导致水化作用增加[15]。年龄和性别对皮肤摩擦性能无显著影响，但身体部位影响较大；前额和耳后的动摩擦系数最高，腹部的动摩擦系数最低[18]。在异位性皮炎中，粗糙皮肤的摩擦系数低于正常[10]。

老茧、鸡眼和胼胝

定义

老茧是由反复摩擦和（或）压力引起的角化过度斑块。鸡眼是多发生在手或足骨突处界限清楚疼痛性老茧。柔软的鸡眼长在脚趾之间。足科医师通常把鸡眼称为胼胝（希腊语 helus，楔形石）。胼胝是多发生在足跖的基底比较宽且较厚的角化过度（图 123.4）[1]。

概述

足部胼胝和鸡眼多因足畸形导致，有时与足功能动态变化有关。在老年人中更为常见，尤其是足底皮肤压力大的人[2]。不合适的鞋子使之更糟，甚至本身就是不合适的鞋子引起。

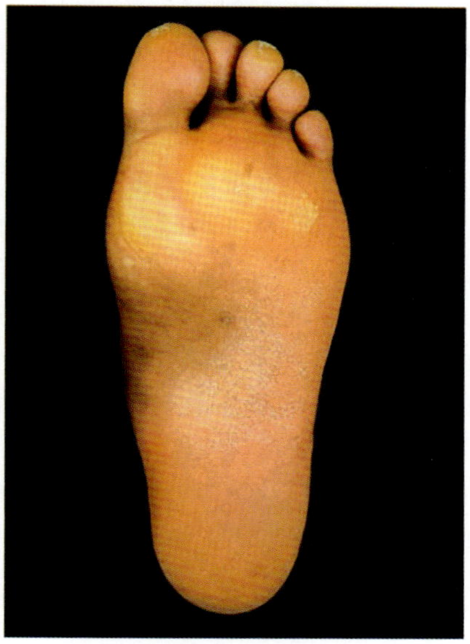

图 123.4 前脚掌的胼胝

最极端例子可能是中国的缠足综合征，西方的潮鞋如“尖头皮鞋”和高跟鞋也可能造成类似的损害，只是危害程度较小[3]。各种足畸形易导致老茧，包括骨突起，如发生踇外翻、髁突突出或骨折畸形愈合。

流行病学

年龄

所有年龄组都可能形成老茧，这取决于患者所接触的发病诱因。

性别

尽管胼胝的分布和表现可能因职业和爱好等社会因素而异，但两性都易于形成胼胝。

病理生理学

发病诱因

在一些风湿性疾病（如类风湿关节炎）中，从涉及的关节[4]可以预测出不同的胼胝形成模式。糖尿病患者尤其是有周围神经病变的易形成胼胝，足部或皮肤高压与溃疡密切相关[5]。当脚趾畸形（如爪、锤或槌状趾）、第 1 跖骨短或踇趾僵直时，可发生足部力学缺陷。皮肤科医师应该了解足部畸形的影响。足内翻或外翻将导致足部无法吸收在站立时施加在其上的负荷。最终过多的负荷被施加在足底导致老茧。这些变化的模式可能非常独特。后足畸形常伴有前足畸形，伴跖骨过度内翻或后仰，踇外翻和小脚趾固定畸形。足底承重区域边缘的老茧通常是由鞋子太松造成的。

导致老茧形成的足部生物力学已被详细研究[6-8]。各种测量装置可记录异常力，并协助设计合适的矫形器[9]。

在足背，引发老茧的因素包括穿鞋和盘坐的习惯[10,11]，不管踝部是否突出。当紧绷的鞋子将跖骨或趾骨的髁突压在相邻足趾的趾骨基部时，就会产生软的鸡眼。

通过病史可得知在手和其他部位出现老茧，通常反映反复的摩擦损伤。

病理学

胼胝表皮增生，角质层增厚致密，有时真皮乳头角化不全，颗粒层可增厚。真皮神经血管束周围胶原和纤维增生。黏附分子如角膜锁链蛋白、桥粒芯蛋白-1、桥粒芯蛋白-3 表达增加，基底细胞增殖增多，提示胼胝形成的机制[12]。

鸡眼不同的是有楔形的角化不全柱插入表皮伴颗粒层消失。

遗传学

胼胝有遗传倾向，为常染色体显性遗传[13,14]。

临床特征

病史

患者表现为皮肤增厚，随着时间的推移逐渐加重，通常局限于受累区域。在某些情况下，这些区域在直接压力作用下可变软。

临床表现

足[1,5,10,11,13]：尽管足弓和足跟的两侧也可受累，鸡眼和胼胝最常见部位在跖骨头上（见图 123.4）。胼胝界限不清，多黄色蜡样，增厚处皮纹模糊。鸡眼比较小，通常很痛，可能有玻璃状的中心。鸡眼可发生在胼胝内。在足背，鸡眼和老茧多见于指间关节和脚趾尖。距骨上有一种特殊的胼胝，位于外踝[13]的前内侧。老茧和鸡眼会很痛，妨碍活动，还会损害深层组织，甚至导致溃疡。

在常染色体显性遗传性胼胝中，水疱发生在角化过度的皮肤周围[13]。这与大疱性表皮松解症、表皮松解性角化过度和掌跖角化病的水疱不同。

柔软的鸡眼通常位于第 4 和第 5 趾之间，通常非常疼痛，并表现出角化过度，浸渍后变白。可见窦道，继发性细菌感染可表现为蜂窝织炎。

手：手老茧作为明显的职业性皮疹在许多行业会出现[15,16]。手掌表面和掌指关节增厚最常见。胼胝的位置可能是高度特异性的[17]。一项对固体废物处理者的调查显示，75％的人手上有老茧，但他们并不抱怨[18]。除非皲裂或感染，否则他们应该被视为一种适应，而不是一种残疾。

咬或咀嚼手指侧面或指节的习惯在儿童中并不少见（“咬疣”）。严重学习困难的个体有较大的胼胝。

神经性暴食症患者反复手工刺激呕吐反射而引起的牙齿摩擦伤导致手部胼胝[19,20]。使用打火机[21]可导致拇指一侧明显的角化过度。

来自衣服和器具的老茧：疝气带，尤其是不合适的疝气带，可能会引起局限性的角化过度和色素沉着。卡钳或加固鞋的压力可能会使穿着卡钳或加固鞋的人产生老茧。

临床亚型

祈祷结节出现在穆斯林教徒的额头上，因为他们反复用额头磕祈祷石[22-25]。也可出现在采用蹲姿的礼拜者的膝盖、脚踝和脚背上。盘坐者的脚踝也会出现类似的情况[10]。

鉴别诊断

鉴别诊断包括病毒性疣、角化病、环状肉芽肿和指节垫。

检查

很少需要皮肤活检。

治疗

诊断的主要困难在于足部胼胝。应检查患者的鞋和任何矫形器、步态和双脚的对齐方式。触诊可发现异常骨突起。既往可能有手术史。X 线可能有帮助。压力研究（足压计）有助于评估足部生物力学[9,26]。

治疗的目的

1. 减轻症状。
2. 确定异常机械应力的来源。
3. 非手术治疗。
4. 如果这些都失败了，考虑手术。

定期仔细的修剪可缓解鸡眼和老茧的症状[27]。一开始最好用手术刀修整再用工具研磨。对于软鸡眼，使用脚趾分离器（毛毡、泡沫或硅胶）可快速缓解。10%～20%水杨酸作为角质剥脱剂可能有一些帮助，但需要注意避免刺激。

应仔细评估患者鞋子在产生老茧中的作用，并采取适当的纠正措施。尤其在脚趾处需要较大的空间。可能需要一个更软的鞋面。边缘处的老茧，可能是由于鞋子太松了。鞋子要能接收矫形器这种缓冲装置，旨在重新分配引起松弛的机械力。如为高弓内翻足局限性胼胝设计的中间为楔形的跖垫。定制的鞋子嵌体可以从一只鞋移动到另一只鞋。另一种有用的矫形器是硅胶套，可以用在有鸡眼的畸形脚趾上。

有时非手术治疗不行或是失败的。外科矫正脚趾畸形和切除导致软鸡眼的骨突是有益的。其他骨性原因的手术应由具有该领域专业知识的骨科医师仔细研究 X 线片和脚踏图后进行[28,29]；结果可能是令人鼓舞的[30,31]，但也可能是令人失望的[32]。当皮下脂肪减少时，硅胶注射有时使用[33]。

上述原则可应用于其他有症状的胼胝，如假肢有异常压力部位。偶尔，切除是合理的美容理由，如运动员的结节[34]。然而，在一项随机、双盲手术清创疼痛性老茧的研究中显示，与安慰组干预老年患者相比，疼痛评分没有显著改善[35]。类似的，在接受足底老茧清创的类风湿关节炎患者中也没有发现任何改善[36]。在本研究中，疼痛评分与假手术治疗相比没有改善，局部压力或步态功能也没有明显改善。类风湿关节炎患者的多中心随机对照试验比较了标准足部护理包括教育、定制矫形器或提供足部护理与标准护理加手术刀清创。在手术刀清创组没有发现其他优势[37]。

然而，简单清创联合局部应用 1%斑蝥素、30%水杨酸和 5%足叶素已被证明可以有效治疗老茧，复发率为 1.4%。这种封包疗法，约 2 天后导致水疱形成，第 5 天胼胝剥离。79%(57/72)的患者在一个疗程内治愈，其余患者对多疗程的治疗有良好疗效[38]。

摩擦水疱

定义

这些水疱是由于摩擦力作用在皮肤表面而形成的。

概述

为了产生摩擦水疱，角质层必须足够坚固，不能被摩擦掉。通常情况下，摩擦水疱不是在松弛或薄的皮肤上形成的，而是常见于手掌（图 123.5）、足底、足跟或手指背侧。摩擦力和物体在皮肤上摩擦的次数决定了水疱形成的可能性；力越大，所需的摩擦循环次数就越少。

流行病学

发病率和患病率

肢端皮肤易发生机械损伤的人群发病率可能会增加。例如，长跑运动员或滑冰运动员可能会经历水平剪切力，这可能会使颗粒层分离[1]。在一项针对 872 名在伊拉克服役的军事人员的研究中，应答率为 97%。水疱自我上报的患病率为 33%，其中 11%的人寻求治疗[2]。

美国军方的一项研究发现，女性与男性的患病率比为 1.55∶1，这可能与穿的靴子磨合不好有关。确定的其他因素包括年龄在 26—34 岁，有水疱病史，服现役超过 6 个月。

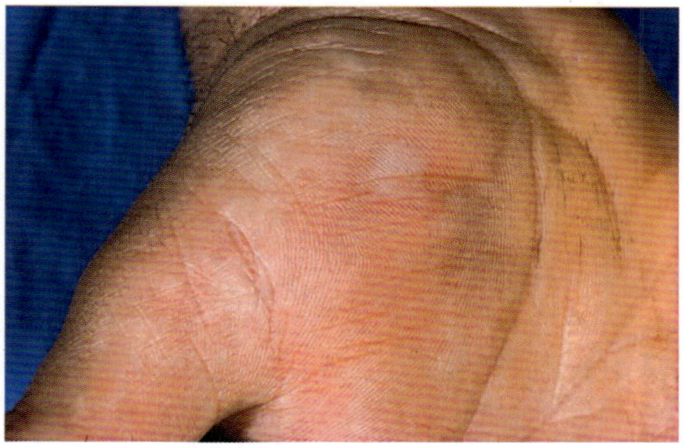

图 123.5 模拟多形红斑的靶形皮疹

本例患者为胆汁性肝硬化所致的全身瘙痒症，反复用手掌鱼际肌摩擦皮肤止痒。

病理生理学

任何形式的摩擦作用在皮肤上，只要有足够的强度，就会形成水疱。在脚上，袜子和皮肤之间的摩擦会导致水疱。这可能会因为皮肤湿度的增加而加剧。

病理学

水疱通常形成在棘层，颗粒层下方。水疱底部的角质形成细胞表现出不同程度的水肿，可能还伴有退行性改变。有丝分裂活动在 30 小时内开始于基底部[3,4]。

遗传学

大疱性表皮松解症患者对摩擦诱发的水疱具有遗传易感性(见第 71 章)。

环境因素

皮肤水合作用和皮肤温度升高可能会增加起水疱的风险。

临床特征

病史

仔细采集关于适当摩擦外伤的病史有助诊断。水疱形成的具体情况往往与职业原因有关[5]。其他情况，如体育活动，也可能是相关的。

临床表现

很明显，病因明确很少有诊断问题。然而，当大疱意外出现或出现在不适当的情况下时，患者会寻求建议。对于皮肤科医师来说，重要的是要考虑外伤是否只是一种尚未确诊的先天性或后天性疾病的局部因素(见图 123.5)。除水疱形成外，可能还会引起其他刺激性外伤，如胼胝、瘀点等。

外伤可引起获得性和遗传性大疱性表皮松解损伤。系统性淀粉样变偶尔可表现为皮肤脆性增加，神经损伤昏迷或药物过量引起的水疱临床上与摩擦所致水疱相似；然而，它们在组织学上是不同的。有时，大疱性虫咬反应和其他大疱性疾病可与摩擦水疱混淆。

鉴别诊断

鉴别诊断包括遗传性大疱性表皮松解症、获得性大疱性表皮松解症和大疱性疾病。

病程和预后

简单的水疱愈合迅速。

检查

这些通常不是必需的。

治疗

预防措施包括使用止汗剂[6]；一些病例研究表明，在单纯性大疱性表皮松解症(Weber-Cockayne disease)[7]和先天性厚甲病(pachyonychia congenita)[8]中，这些可能会减少水疱。虽然大多数对照试验没有显示出令人信服的疗效证据[9,10]，但在徒步旅行前 3 天使用 20%的六水氯化铝无水乙醇可以减少起疱[11]，但这种制剂可能会引起刺激性皮炎。以吸收水分为目的的足粉是另一种传统方法[12]，但对照试验再次显示其缺乏有效性[13-15]。

相比之下，某些类型的合成鞋垫可以吸收摩擦力并减少起疱，如 Spenco，一种封闭的氯丁橡胶材料[16,17]和聚氨酯产品 Poron[18]。腈纶袜[19]和在厚而致密的袜子里面加穿薄的涤纶袜子[20]可以减少起疱。很可能低于阈值的接触摩擦不易形成水疱[21]。

当出现水疱时，引流可以让疱壁附着水疱基底部，缓解症状，促进创面的愈合[22]。如果水疱破裂，疱壁撕裂，伤口应该用非黏附敷料和保护衬垫处理。水胶体敷料已成功应用于这些皮损[23,24]。没有证据表明氰基丙烯酸酯胶有助于改善[25]。

黑踵和黑掌

定义

足跟或手掌的色素沉着，继发于红细胞外溢。

> **同义名**
> - 黑足跟
> - 足跟瘀点

概述

这种情况是由于乳头状毛细血管受到剪切应力导致血管破裂造成的，如在剧烈运动中，特别是在反复跳跃和突然停止或扭转脚跟的情况下。手掌也可出现同种情况。

流行病学

年龄

除了运动员外，青少年可能更容易患病。

性别

任何一种性别都可能受到影响。

病理生理学

当表皮反复承受剪切力滑过真皮乳头，造成真皮乳头毛细血管损伤，导致表皮内出血时，就会出现黑踵。

病理学

在真皮乳头中可发现渗出的红细胞[1]，但组织学改变通常局限于角质层，在角质层，经皮清除后的圆形集合中可发现无定形的黄棕色物质。这种物质在珀尔斯染色（含铁血黄素）时通常呈阴性，但联苯胺反应呈阳性，表明它来源于血红蛋白[2,3]。

临床特征

病史

患者可能不记得确切的发病时间，因此不能把蓝黑色的色素沉着与他们自己的活动联系起来。但可问出参与体育运动或其他脚跟创伤暴露病史。

临床表现

在足跟的后及侧面高度角化边缘的上方（图 123.6）突然密集聚集的蓝黑色斑。跖骨区域很少被累及。病变可能类似于文身[4]，甚至类似于黑素瘤[2,5]。男女都可能发病[2]，但这种情况实际上仅限于运动青少年[6]。主要是足球、篮球、长曲棍球及网球和垒球运动员。这种情况也可能发生在举重运动员的手上[7]。皮肤镜可以帮助观察角质层下出血。

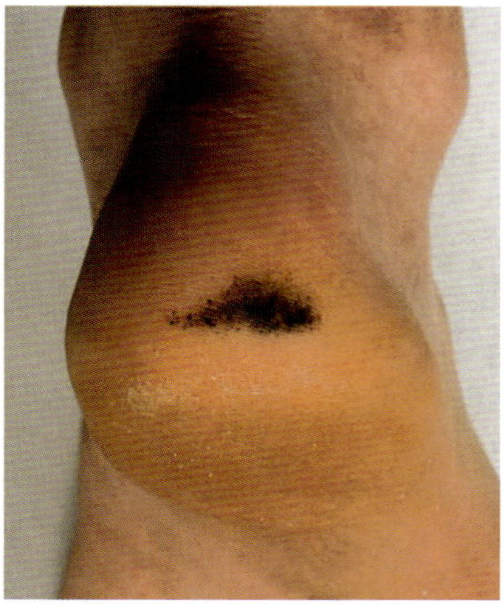

图 123.6　黑踵显示角质层内斑点状色素沉着

当一个好发部位突然出现典型色素性皮损时，常能明确诊断。偶尔需要排除黑素瘤或非典型黑素细胞增生性疾病[8]。

鉴别诊断

包括恶性黑素瘤（肢端型）和病毒性疣，可伴随出血。

检查

经外发光显微镜观察，黑踵具有高度特异性的特征[9]。镜下可见明显分界的红棕色或红黑色色素沉着。在皮嵴处可见卵石状的液滴，无色素网络。

根据临床病史和外观，必要时需要皮肤活检来排除黑素瘤。

治疗

这种情况是无症状的，其重要性在于它与恶性黑素瘤相似。当对诊断有疑问时，仔细去除角质层通常足以去除色素。

皮肤对乐器的反应

定义

音乐家重复动作可能导致接触部位皮肤表面发生的变化。

同义名

- 单簧管演奏者唇炎
- 提琴手颈

概述

音乐家，无论是专业的还是业余的，都需要长时间的练习，这使他们容易患上各种各样的疾病，如肌肉骨骼过度使用性损伤。尽管接触性过敏不能忽视，但从皮肤病角度，乐器练习中反复运动产生的摩擦力或压力会导致或加重皮肤变化。表现上的不同取决于乐器和所涉及的身体部位。

流行病学

发病率和患病率

在一项针对德国大学音乐专业学生的自诉问卷调查中，22%（89/412）的受访者称他们的皮肤变化与乐器有关[1]。58%有老茧，19%有接触性皮炎，19%有提琴颈。26%的受访者称轻或中度改变他们的音乐创作，只有 2%的人报告说自己病情严重。

性别

在德国大学的研究中，弦乐器组和拨弦乐器组的性别差异最大，男女比例为 19∶42，但这可能只是调查对象的统计学特征（115 名女性对 66 名男性）[1]。

第11部分

病理生理学

皮肤对乐器的病理生理学反应的大多数是老茧、慢性单纯性苔藓样糠疹或刺激性接触性皮炎，接触部位反复摩擦或压力是恶化因素。变态反应性接触性皮炎是一种重要的鉴别诊断。

发病诱因

发病诱因取决于演奏的乐器和个人的易感性。错误的技巧、出汗或演奏时间过长都是加重的因素。

临床特征

病史

根据乐器和身体部位的不同，患者可表现为苔藓化、色素沉着、红斑、肿胀、丘疹、脓疱，偶尔也可表现为囊肿。

临床表现

这些已经按乐器类型[2-4]和损伤原因类型[5,6]进行了评估。一项前瞻性研究显示[7]，机械损伤可以是急性的(如红斑、水疱和擦伤)，但更常见的是由音乐家和乐器之间的反复摩擦和(或)压力造成的慢性损伤。在某些情况下，皮肤对乐器的反应会因出汗、错误的技巧或演奏时间过长而加重。不仅皮肤，还有骨骼和软组织都可能受到影响，在年轻的管乐器演奏者中，可能会出现牙齿和腭部形态的永久变形。手指受伤也会损伤指甲和相关组织。

音乐家接触过敏通常是对松香(弦乐器)、独特木材(弦乐器、木管乐器、下巴托)、镍(长笛、铜管乐器)、藤条(萨克斯管、单簧管)或蜂胶(小提琴清漆)[4,8]。

小提琴和中提琴演奏者可能会发展为提琴手颈[9]，其特征是局部有苔藓化斑块，常伴有色素沉着、红斑、炎性丘疹、脓疱，有时还伴有囊肿。某些病例可伴有明显水肿[10]。这种情况发生在乐器的腮托压在下颌角的位置(图 123.7)。握持乐器的方式和腮托的配件可能是原因之一，一块软布可能在短期内改善不舒适[11]。小提琴手也容易在指间关节上形成增厚的指节垫(Garrod 指节垫或提琴手指)。这些是左侧第 2 和第 3 近端指间关节伸侧皮肤增厚的区域。它们可能是指间关节在极度屈曲时伸肌腱间歇性放松和收缩的结果[12]。腋下和锁骨下静脉血栓形成是由于中提琴的压力所致[13]。拨奏性甲沟炎是弦乐演奏员的另一个危险因素。

在许多乐器演奏者的手指上都会出现老茧。典型的例子是“竖琴手的手指”。这通常表现为甲沟炎和指尖两侧的老茧，常伴有甲剥离和甲下出血[14]。

钢琴甲沟炎与长时间的钢琴演奏有关，反复的滑奏(手指在琴键上反复滑动)导致指甲松动。

“吉他乳头”通常见于年轻女孩，表现为乳头底部

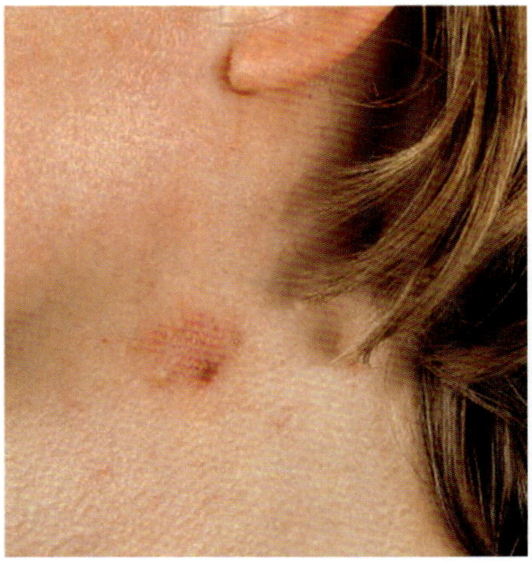

图 123.7 “提琴手颈”小提琴手颈部的苔藓样变和囊肿

(由英国布里斯托尔皇家医院 R. D. G. Peachey 博士提供)

炎症性囊性肿胀[15]。在吉他手中，深静脉血栓是由于左腿弯曲和来自大腿内侧吉他的压力共同作用的结果[16]。肢端溶骨症是由于左手指的指甲受到压力引起，唯一症状是压痛[17]。

大提琴手可能会因为压力而患上“大提琴家胸”，胸部会出现红斑、水肿和色素沉着[18]。可能会有类似于“小提琴手颈”的变化。“大提琴手膝盖”甚至“大提琴阴囊”都被描述过，尽管后者的准确性受到了质疑[19]。

“单簧管演奏者唇炎”[20,21]是一种位于下唇中部、单簧管簧片下的局限性湿疹。斑贴试验通常是阴性的，排除了过敏，被认为是继发于摩擦、压力、剪切力、血栓栓塞。

“长笛手颏”[22]可能和提琴手颈相似。

管乐器演奏者双颊长期松弛，用力吹奏可导致口轮匝肌破裂(Satchmo 综合征)[23]。

“鼓手指”是左手环指糜烂或水疱[24]。

笛演奏者使用含有氧化锌、二氧化钛、氧化铁和滑石粉的乳液后出现唇部黑色划痕症[25]。

鉴别诊断

这包括变态反应性接触性皮炎和局部皮肤感染。

治疗

如果可能的话，建议一段时间停止演奏乐器。可能需要进行斑贴试验来识别潜在的致敏原。在许多情况下，改变技巧可全面解决音乐家皮肤反应。对于更多顽固性病例，特别是刺激性或变态反应性接触性皮炎，局部使用皮质类固醇或钙调神经磷酸酶抑制剂是有用的。在变态反应性接触性皮炎时，可以替换乐

器的致敏成分。可通过润肤剂、角质剥脱剂和滑石粉轻柔的摩擦来降低胼胝。

Resources

Further information

Gambichler T，Boms S，Freitag M. Contact dermatitis and other skin conditions in musicians. BMC Dermatology 2004；4：3. http://www. biomedcentral. com/1471-5945/4/3 (last accessed June 2015).

小鱼际锤打综合征

定义

小鱼际锤打综合征是指在重复外伤后尺动脉支配的手指出现缺血和神经学改变。

概述

这种情况是反复的创伤作用于小鱼际隆起处，尺动脉及相关软组织的反应[1]。它通常与用手锤击、推或挤压的动作联系在一起。

流行病学

该综合征主要见于从事手工业的个体，如机械师和木匠，也可出现在运动性损伤（如高尔夫和羽毛球）[2]及使用振动工具[3]的人群中。

年龄

这种情况往往出现在 40—50 岁[4]。

性别

体力劳动者中，男性居多。

相关疾病

令人惊讶的是，周围血管疾病的常见危险因素，如高血压、糖尿病和高脂血症，在受影响的人群中并没有被过度表现出来。

病理生理学

提出的发病机制是尺动脉掌浅支被钩骨压迫，导致狭窄、闭塞或动脉瘤，继而发生血栓形成或栓塞。虽然这种情况通常是单侧出现的，但在对患者进行调查时出现存在潜在的双侧异常的易感性[5]。

临床特征

临床表现

患者表现为疼痛或感觉异常，并有不同程度的缺血改变，包括惯用手第 2、第 3、第 4 或第 5 指末梢黑痂形成。可能有周围的角化过度改变[6]。受血管病理影响的手指较冷，并可能出现其他慢性缺血症状。艾伦试验通常是阳性的。

鉴别诊断

这种情况经常被误诊为手臂振动综合征[7]（见本章后面的章节和第 130 章），结缔组织疾病或其他血管闭塞性疾病。

并发症和共病

有些患者有共同的发病因素，如吸烟和寒冷暴露。

检查

应包括动脉造影，可显示狭窄、闭塞、动脉瘤等，为血管外科修复提供必要的信息。磁共振血管造影被证明是信息量大、微创的方法[8]。

治疗

一线治疗

治疗包括咨询，以避免重复的外伤，尽量减少暴露在寒冷中和停止吸烟。

二线治疗

阿司匹林和钙通道阻滞药可能有帮助。

三线治疗

溶栓措施或异常血管的切除和适当的重建通常需要血管外科专业知识。

Achenbach 综合征

定义

这是一种突发的，疼痛的，皮肤变蓝和肿胀的单个手指或多个手指（有时是手掌），通常是在手用力握紧或扭动之后出现[1]。

> **同义名**
> - 阵发性手指血肿
> - 手指卒中

流行病学

性别

据报道，女性发病率更高[2]。

相关疾病

雷诺现象可能与此有关。

病理生理学

可能是小静脉破裂引起的。

临床特征

病史

患者可能会出现手部剧烈疼痛，尤其是指掌侧疼痛，并伴有受累手指迅速泛蓝变色。这可能发生在轻微外伤后或轻微的体力劳动，但可能会复发，并迫使患者退出涉及体力劳动的工作。

手指掌侧、指间关节处可见明显的静脉曲张。

鉴别诊断

重要性在于它可能与雷诺现象相混淆。

病程和预后

这种情况是自限性的，并在几天内消退。

检查

一些患者可能出现血管造影异常，但一般情况下，无并发症的自限性病例不需要进行侵入性检查。

治疗

让患肢休息并冷却以减少肿胀。避免触发活动。

对机械损伤的其他反应

眼镜框棘皮瘤

定义

这种情况发生在与眼镜架接触部位的皮肤变化，常模仿基底细胞癌。

> 同义名
> - 耳裂纹肉芽肿
> - 裂纹性棘皮瘤

概述

眼镜框棘皮瘤的特点是局部皮肤增厚，以应对眼镜框的低等级慢性压力[1]。它通常是单侧的，发生在耳后沟或鼻梁上，常被误认为基底细胞癌。

流行病学

性别

已发表的 27 个综述显示男性居多[2]。

发病诱因

影响发病机制的因素包括眼镜的重量、局部解剖的轻微失常和浸渍。

病理生理学

耳后皱襞或鼻翼皮肤与镜架的摩擦可导致局部表皮增生。

病理学

组织学表现为表皮棘层增厚和角化过度，伴有中央凹陷和偶尔的溃疡。真皮胶原蛋白常玻璃样变，伴轻度混合炎症浸润[2]。肉芽肿性改变少见。

临床特征

临床表现

典型的病变发生在耳后或鼻翼[3-5]，为软性肉色丘疹、结节或斑块，常在与眼镜架接触处有凹槽（图123.8）。双侧受累的病例并不常见[6]。

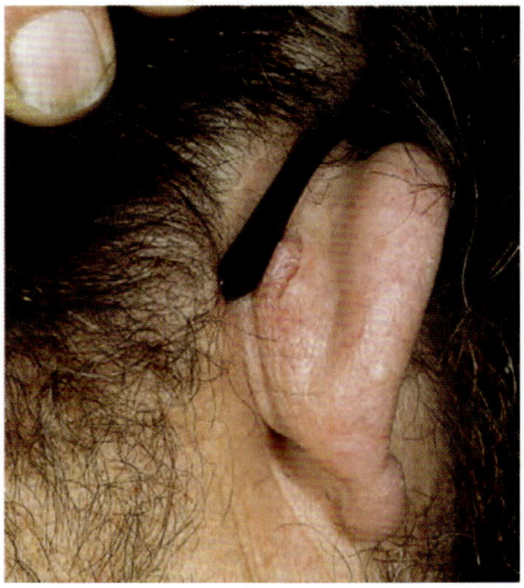

图 123.8 眼镜框棘皮瘤显示软斑块，模仿基底细胞癌，由眼镜架的压力和摩擦引起

鉴别诊断

鉴别诊断应考虑基底细胞癌。

检查

如果临床怀疑，应进行活检以排除基底细胞癌或鳞状细胞癌。

阶梯治疗

一线治疗

眼镜框棘皮瘤通常在数周或数月后消失，如果患者停止戴眼镜或进行改变以避免机械损伤。例如，薄的水胶体或硅树脂敷料可以作为垫子盖在皮损处。

二线治疗

可皮损内注射皮质类固醇。

三线治疗

如有必要，可通过手术切除、电切和刮除来治疗。

半环形脂肪萎缩

定义

半环形脂肪萎缩是由于皮下脂肪的机械损伤引起的带状皮肤凹陷。

> 同义名
> - 半环状脂肪萎缩

概述

需注意皮下脂肪的机械损伤尤其是小腿，可能是脂肪损伤的主要原因[1,2]。常继发萎缩。自最初报道以来[3]，半环形脂肪萎缩的病例相对较少，因无症状故报道少；一些作者认为本病可能并不罕见[4]。

流行病学

性别

该病主要发生于 20－40 岁的女性。

临床特征

病史

反复的轻微外伤被认为是大多数病例的病因。一个系列研究中，在同一间办公室工作的 7 名不同身高和体重指数的女性都出现了与地面垂直距离相同部位出现相同的症状，与她们办公桌边缘的高度对应；对这一边缘的压力被认为是造成半环形脂肪萎缩的原因[5]。来自裤子褶皱的压力也与此有关[6]。靠在桌子边缘工作或传递文件给同事的行为常见于许多报告的案例中。大腿半环形脂肪萎缩也可发生在局部注射治疗后[7]。

临床表现

半环形脂肪萎缩的特点是一个或多个部位，水平分布，带状凹陷，通常在大腿前外侧或双大腿。

治疗

当原因确定并采取补救措施时，通常在 9 个月到 4 年后自行缓解[5]。

机械性痤疮

定义和术语

机械性痤疮是由闭塞或摩擦引起的痤疮样皮损[1]。

> 同义名
> • 粉刺

概述

文献中的机械性痤疮病例大多是使用假肢或拐杖等医疗器械的患者，或因使用器械和防护服而产生摩擦的运动员。

病理生理学

摩擦伴随高温、湿度增加和浸渍可使易感人群产生痤疮样毛囊炎。临床通常并不可见阻塞导致微粉刺破裂[1]。

临床特征

临床表现

右势手学生可能主要是由于左手支撑面部的压力造成面部痤疮。高领运动衫、垫肩、卡车座椅靠背甚至胶布都可能产生所需的机械应力。有些运动员容易出现这种情况[2]。机械性痤疮也可出现在以下这些情况中，如卧床数周的青年患者的背部，夹板固定的下颌[3]及使用骨科拐杖[4]。由此产生的痤疮可能是严重的（如聚合性痤疮发生在一位跨大西洋赛艇划桨手的臀部）[5]。

治疗

与皮肤接触的装置在不使用时应立即拿走。例如，运动器材应在运动结束后立即取下。可在清洗前使用过氧化苯甲酰清洁 5 分钟[2]。外用类维生素 A 可在夜间使用[6]。其他的角质剥脱剂可能有用，如 3％水杨酸盐和在 70％乙醇中加入 8％间苯二酚[2]。

运动创伤效应

定义

与运动有关的皮肤损伤包括机械损伤和其他运动直接后果。

概述

本文就运动诱发的外伤性皮肤病的发病过程[1]、病因[2,3]进行了综述。虽然专业运动员和教练可能很清楚这些皮肤状况，但业余爱好者未了解其中的相关性，甚至皮肤科医师有时也会感到困惑。一些临床特点是具有高度特征性的。皮肤适应训练，产生更高程度的“弹性效率”，但这需要时间和被选运动的连续性。很多创伤效应出现在“周末慢跑者”或暑假活动中。轮椅运动员特别容易出现水疱和压力损伤[4,5]。

一些皮肤病是体育运动创伤的间接后果导致的。这些包括通常通过接触传播的感染[6,7]，如单纯疱疹[8]、传染性软疣[9]和体癣[10,11]。其他更常见的感染包括病毒疣[12]，脓疱疮和疖病[13]。泥浆摔跤与革兰阴性毛囊炎有关[14]。足癣与革兰阴性菌混合感染，是一个常见的问题，特别是在那些游泳者。外耳炎也是游泳者的一个重要问题（见第 108 章）。炎热、潮湿可能是各种运动中获得性接触性皮炎的诱因[15,16]。

体育爱好者常面临晒伤、皮肤癌或冻伤等重大风险。在炎热的环境下，痱子和多汗症可能是问题。接触性皮炎可以发生在许多情况下——来自运动器材、环境过敏原等[3,16,17]。体育活动会加重已经存在的皮肤病，如特应性皮炎、银屑病、痤疮和其他皮肤病。运动相关皮肤疾病还包括合成激素的滥用、物理性荨麻疹、运动诱发的过敏反应[18]和白细胞破碎性血管炎[19]。

临床特征

水疱

这通常是由于剧烈或异常的局部摩擦造成的，最常发生在承重表面；可发生在轮椅运动员的背部[5]。炎热和潮湿有利于水疱的形成。本章前面讨论了预防措施和摩擦水疱的治疗。

出血反应

黑踵[20]在本章的前面描述。尤其是在运动后突然停止的时候，如篮球，这种情况尤为常见。举重运动员也会出现类似的情况[21]，高尔夫和网球运动员偶尔也会出现这种情况。长跑运动员脚踝周围的瘀点也属于该病[22]。当皮肤被乒乓球击中时，可发生环状紫癜[23]。踏板操运动可使腿部发生不同类型的环状紫癜[25]。甲下出血在球拍类运动爱好者（“网球脚趾”）[25]和跑步者（“慢跑者脚趾”）[26]中很常见，多先于红斑、水肿和跳痛出现。甲床出血发生在高尔夫球手[27]。网球脚趾最常影响第1或第2脚趾，取其长者，其症状和体征可能类似骨折。“慢跑者脚趾”倾向于发生在第3、第4或第5脚趾。由臀沟部上方两侧皮肤的瘀斑引起的色素沉着是长跑运动员的一个独特表现，被称为“跑步者臀部”，它是由跑步时臀部互相接触摩擦造成的[28]。耳血肿常发生于摔跤、拳击和柔道这类密切接触的运动员，这是由于剪切力分离软骨膜和软骨导致血液和血清的淤积。

擦伤

这在许多运动中很常见，与摔跤垫和人造草皮的接触密切相关[29,30]，人造草皮也会产生“草皮趾”。由滑板所致的擦伤也很常见[31]。

急性炎症

“草皮趾”是指在人造草皮上比赛的运动员经常出现的一种疼痛情况，即蹰趾背部出现红斑和水肿，伴有屈肌腱和伸肌腱的急性肌腱腱鞘炎[32,33]。“慢跑者乳头”出现在没有胸罩的女性身上[34]，也出现在穿粗纤维衬衫的男性身上。当周围环境凉爽，乳头挺直，皮肤因出汗而湿润，增加摩擦阻力时，这种情况可能更为普遍。类似的情况也可以在竞技自行车中看到，但有人认为这种损伤是热损伤，而不是摩擦造成的[35]。

鸡眼和老茧

许多体育活动导致老茧和鸡眼。一些特殊的例子会出现额外的寒冷伤，包括“划艇手”[36]和“桨手臀”[37]。当跑步者脚上出现老茧和鸡眼，很重要的是考虑脚的基本生物力学原理，这可能需要骨科专家的干预。

运动员结节

冲浪者或运动员结节可出现在胫骨前凸[38]，足背或指关节[39]。这些无症状结节显示真皮纤维化和表皮增生。指节垫可出现在这些位置，但如体育活动不停止则不能自行消退[40]。由于自行车鞍座对骶骨后部突出的某部分有明显异常的压迫导致很多日本学生的尾骨区域出现了大量真皮结节[41,42]。

其他摩擦效应

机械性痤疮在许多体育运动参与者中很常见[43]，并且可能发生在足球运动员的颈项部瘢痕性痤疮之前[44]。这可能是由于防护服，如头盔、面罩和护垫、压力、摩擦、闭塞和高温等[45]的综合因素导致局限性痤疮样皮损。

“泳者肩膀”是自由泳时，未刮干净的脸摩擦产生的暂时性红斑[46]。

腹股沟擦烂是肌肉发达的运动员经常遇到的问题。“柔道慢跑者瘙痒”[47]发生在剧烈的柔道后再慢跑之后，主要可能是异常的物理和气候创伤导致了皮肤干燥。据报道，儿童在水下游泳时，手掌上出现了对称性线状红色斑块，这是由于他们抓游泳池的地板和墙壁[48]。

“滑雪者手掌”是由反复抓滑雪杖造成的小鱼际处的瘀斑[49]。“挂钩拇指”是竞技性举重运动员特有的，由拇指远端1/3的擦伤、血肿和老茧组成[50]。

其他各种因素

与举重有关的萎缩纹[51,52]，皮肤最常受累的部位是前肩、下背和大腿。痛性压力性足部丘疹和肌肉疝被认为是体育运动带来的后果[53,54]。“骑自行车者外阴”是由反复摩擦和毛囊炎引起的单侧淋巴水肿；检查显示以前未发现的腹腔骨盆的淋巴管畸形[1]。

机体对异物的反应

异物反应

定义

这是宿主对皮肤内外源性物质的免疫反应，典型的是肉芽肿。

概述

“异物反应”一词用于这种组织反应，但也可用于对沉积在皮肤或深层组织中的外来物质的其他病理反应模式。这通常是手术或注射过程中，材料本身直接穿透皮肤的结果。如果植入真皮或皮下，表皮、头发和指甲会引起“异物”反应。

一些外来物质（如二氧化硅、锆）会引发肉芽肿反应，独特的多核巨细胞（异物巨细胞）为显著特征。

病理生理学

对异物的生物反应将取决于它的组成、它如何进入人体、身体部位、物质的数量及其物理形式。在某些情况下（如汞和一些动植物物质），毒性或变态反应和迟发异物反应都可出现。一些反应因感染而变得复杂，尤其是外伤性接种木碎和植物的刺，可引起孢子丝菌病和深部真菌病及更常见的化脓性感染。在菌血症期间，感染也可局限于惰性异物的部位[1]。当物质刺入皮肤后，通常会出现急性炎症反应。如果有明显的外伤、毒素释放或细菌感染，可能是坏死性的。异物的持续存在导致单核细胞聚集，并演化为组织巨噬细胞、上皮样组织细胞和巨细胞（朗格汉斯型和异物类型），以及在异物沉积区域周围沉积新的结缔组织，从而形成纤维细胞反应。

穿透性损伤也可导致囊肿植入合并肉芽肿反应。

可极化异物可在其他典型结节病的活检中发现，如果满足结节病诊断的充分标准，则此类异物不会改变诊断[2]。

病理学

典型的异物反应的组织病理学是异物肉芽肿，包含多核巨细胞，细胞核不规则排列，夹杂中性粒细胞和坏死碎片（图 123.9b）。肉芽肿可能含有异物，如缝合线材料、滑石粉、文身色素、毛发等。当怀疑异物反应时应使用偏振光显微镜和特殊染色（见检查）。

临床特征

临床表现

临床表现取决于异物进入的方式和性质、组织对异物的反应及是否有相关感染。在某些情况下，可能会出现典型的毒性作用（如从破损的温度计中吸收汞）[3]，药理作用（如黑刺李中的生物碱）[4]或过敏反应（如对某些木材中的油和树脂）。

残留异物通常与细菌感染有关，而细菌感染往往对抗生素治疗产生抵抗。植物性异物可能与真菌感染有关。软组织感染可表现为蜂窝织炎、脓肿或引流窦。伤口不能愈合或持续性的运动疼痛提示有异物的存在和持续排脓的可能。

许多异物引起肉芽肿反应，表现为红棕色或紫色丘疹、结节或斑块。随着时间的推移，由于纤维化，病变往往变得更硬。即使没有感染，有些物质（如石蜡和其他油）也会排出。

植入的材料可能会产生色素变化（如碳和金属会产生类似文身的黑色或蓝色黑色）。富含铁的金属异物可表现为黑色皮肤病变，并被误认为黑素瘤[5]。

临床表现可通过表皮囊肿的形成而改变，表皮囊肿是由穿透性异物带入的表皮碎片形成的。认识到

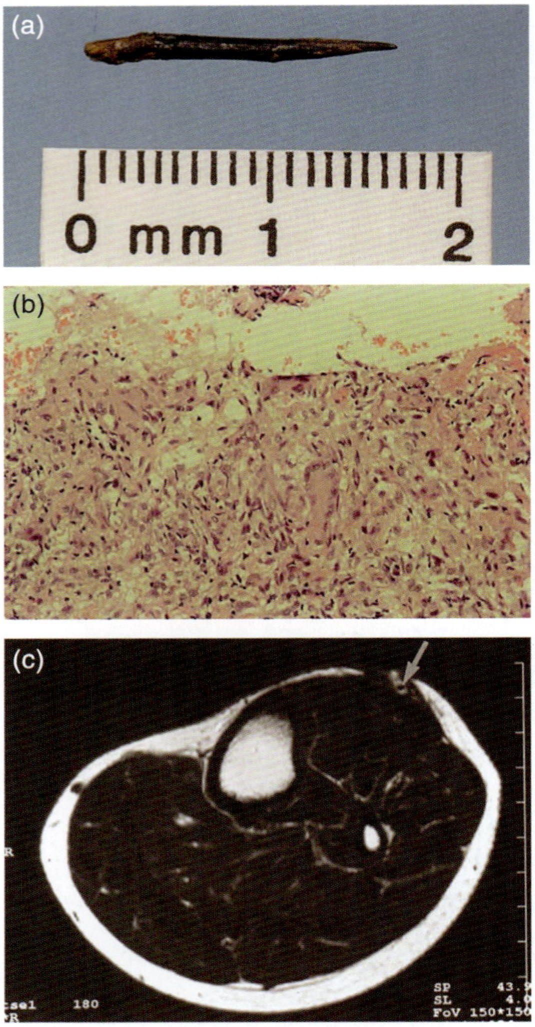

图 123.9 深植的刺导致的异物反应。患者腿部慢性溃疡

（a）刺最终自行排除；（b）溃疡底部混合性炎症和肉芽肿反应；（c）磁共振扫描示含有刺的窦道（横断面，箭所指）。

这一点是很重要的，即使很小的异物进入后都可以造成对深层结构的严重损害，如肌腱、关节和骨骼。高压喷射（油脂、油漆、水和一些枪伤）尤其如此。

考虑到所涉及的时间和材料类型，对任何可疑的穿透性损伤进行详细的病史记录是必要的。异物植入皮肤的患者可能在伤口部位有不适。伤口应仔细检查异物，如果伤口中可能有尖锐物体，应使用器械而不是戴手套的手指。触诊肿块可使伤口扩张，以便充分探查。

当强烈怀疑异物的全部或部分在皮肤内或皮下时，应考虑使用 X 线平片。

检查

X 线平片

X 线平片通常会探测到异物，但其显示取决于物体的密度、结构、大小和方位。金属、骨头、牙齿、铅笔石墨、塑料、玻璃和砂砾是不透射线的，如果它们位于像骨头这样辐射密集的背景上，就可能看不见。一些密度小于组织的物质可被视为填充缺陷（如白松）[6]，但通常在 X 线平片上看不到有机异物，尤其是进入 48 小时或更久后[7]。使用多投影技术的平片可提高定位。

超声

超声有助发现在 X 线平片上不显影的植物性异物。然而，在解释时也存在一些缺陷，尤其是在手部，因为肌腱本身可产生回声图像[8,9]。木质碎片可被周围肉芽肿组织所遮挡[10]，旧瘢痕组织、小的骨骼、新鲜出血、手术缝合线可产生假阳性回声[11]。

计算机断层扫描

计算机断层扫描（CT）可以显示木质材料，其优点是可以在多个平面上生成图像，这可以帮助定位，并可以将异物准确地与附近的结构联系起来。然而，由于 CT 的辐射剂量大于 X 线平片，因此不宜将 CT 作为一种筛查手段。

磁共振成像

对于软组织密度相近的材料，磁共振成像（MRI）可与 CT 相媲美（图 123.9c），对于塑料的检测可能优于 CT[12]，但对于金属碎片则不能使用。砾石会产生严重的伪影。

组织病理学技术[13]

对于成像技术检测不到的异物，可以通过显微镜或超微结构技术对活检取的材料进行诊断。一些外来物质具有独特的显微结构，如某些植物性物质中植物细胞的规整排列，如木头碎片和刺。用常规的苏木精和伊红（H&E）染色可发现吞噬细胞中微粒物质。过碘酸-雪夫（PAS）染色可显示碎片、滑石粉、淀粉和真菌。暗视野照明法可帮助发现一些金属物质。偏振光显微镜可以发现硅、滑石粉、缝合线材料、木材和植物物质[14]。

在适当处理的材料中，存在的元素可以通过电子-色散 X 线分析（EDXA）确定，对于较低分子量的物质，电子能量损失光谱（EELS）可能是合适的[15]。不同方法的应用见表 123.2。

表 123.2　异物来源及检测技术

来源	材料	病理特点	参考文献
外伤	金属	H、EDXA（如汞）	
	玻璃	P，EDXA（硅）	
	石墨，如碳纤维	P，特性耐热性高达 600℃	Young 等[18]
	荆棘、木头碎片		Mehregan 和 Faghri[19]
	其他植物	P，H&E；矩形细胞墙结构	Hirsh 和 Johnson[20]
	仙人掌	PAS；可能并发细菌和（或）真菌感染[24]	Winer 和 Zeilenga[21]
			Snyder 和 Schwartz[22]
			Lindsey 和 Lindsey[23]
			Connor 和 Gibson[25]
	海胆刺		Kinmont[26]
	节肢动物的口器		Allen[27]
	油枪伤	H&E；广泛坏死和血栓形成	Schon 等[28]
	爆炸伤	EDXA（硅）	Mesquita-Guimaraes 等[29]
			Hanke 等[30]
	汞合金文身	EDXA（通常为汞、铝、锡）	Hatch 等[31] Hartman 等[32]
	人工合成材料：		
	塑料		Cortez Pimentel[33]
	纤维	P，H，FTIRM	Centeno 等[34]
	表皮		Stein[35]
	毛发	P，H&E 可见毛发	Hogan[36]
	甲		Brown 等[37]
职业相关	铍	EELS	Jones Williams[38]

第11部分

（续 表）

来源	材料	病理特点	参考文献
	二氧化硅	P，EDXA（硅）	Mowry 等[39]
	毛发	P，H&E 可见毛发	Hogan[36]
	玻璃纤维	P	See Fibreglass dermatitis in this chapter
化妆品	文身	H&E 可见，EDXA（合适的元素）	See Complications of tattoos in this chapter
	硅胶		Travis 等[40]
	胶原	IRS 或 EDXA（硅），H&E；液泡	Swanson 等[41]
		使用抗牛Ⅰ型胶原抗体的免疫过氧化物酶	Kligman[42]
			Morgan[43]
	石蜡		Oertel 和 Johnson[44]
	植物油	H&E；“瑞士奶酪”蛀牙	Alagaratnam 和 Ong[45]
		FDMS	Nakamura 等[46]
	锆	EDXA（锆）	Hirsh 和 Johnson[47]
外科手术植入	缝合材料	P，H&E	Postlethwaite 等[48]
	滑石粉	P，EDXA	Terzakis 等[49]
	淀粉	？P，PAS 偏光显微镜下具有马耳他交叉外观的晶体	Leonard[50]
	可吸收明胶		Jaworsky[51]
药物注射	胰岛素	H&E 无细胞海绵材料的外观	Jordaan 和 Sandler[52]
	疫苗		Slater 等[53]
		EDXA（锌）	Garcia-Patos 等[54]
		EDXA（铝）	Morgan[55]
	钙盐	H，EDXA（钙）	
	皮损内注射皮质类固醇激素	H&E；颗粒状、无定形、无细胞物质	Goldman[56]
			Weedon 等[57]
			Bhawan[58]
			Morgan[55]
	聚维酮		Kossard 等[59]
			Morgan 等[60]
	维生素 K		Texier[61]
由自己造成	滥用麻醉药和镇痛药，如：	H&E（如果使用片剂中的滑石粉，则为 P）；血栓形成和纤维化	Padilla 等[62]
			Posner and Guill[63]
	喷他佐辛（见图 123.10）		
	哌替啶		
	静脉吸毒者使用滑石粉作为毒品的填充物	EDXA	Hirsch[64]
	注射牛奶、排泄物等造成的人工皮炎	H&E；坏死，脓肿	Sullivan[65]

EDXA（electron dispersive X-ray analysis），电子色散 X 射线分析；EELS（electron energy loss spectroscopy），电子能量损失光谱学；FDMS（field desorption mass spectroscopy），场解吸质谱分析；FTIRM（Fourier transform infrared microscopy），傅里叶变换红外显微镜；H（histochemical reaction available），相应地组织化学反应；H&E，苏木精、伊红染色；IRS（infrared spectrophotometry），红外分光光度法；P（birefringence by polarization microscopy），偏振显微镜下的双折射；PAS，过碘酸-希夫染色。

治疗

一线治疗

很难判断是否要移除异物[16]。移除异物的一些适应证如框图 123.1 所示。应清除活性物质，特别是天然有机物质（如动植物的刺），以防止感染及炎症。非反应性、体积小、难接近的异物在权衡后可保留。所有伤口应清洁，必要时应提供破伤风免疫接种。

框图 123.1　异物清除的适应证

- 材料的反应性（如动植物的刺、衣物）
- 严重的细菌污染（如牙齿、土壤）
- 毒物（如带有毒液的刺、重金属）
- 邻近肌腱、血管、神经或骨折的骨头
- 机械功能障碍（如足部异物步态异常）
- 位于关节内
- 向重要解剖结构迁移的潜力
- 位于血管内
- 持续性疼痛
- 确定感染或炎症
- 变态反应
- 美容或心理因素

上述内容来自 Lammers 和 Magill[16]。

去除异物的最佳方法取决于异物的大小、位置和性质，以及存在的时间长短。一个简单的方法来定位一个不透射线的异物是插入 2 个或 3 个针头大小成 90°角的针。使用多种投射的射线照片、超声或 CT 可识别最接近异物的针头，并沿其路径解剖组织[17]。有可能完整地拔出异物，或者沿着它进入的轴滑出一个长而尖的物体。皮肤科医师处理方式通常是切除一块组织。

如有必要，术后应对伤口冲洗和清创。如果异物是不透 X 线的，并且对清除的完整性有任何疑问，可以进行术后拍片。

特定的异物反应

石蜡瘤

有些含有三酰甘油的植物油可以被脂肪酶消化，但有些植物油、矿物油、油脂和蜡则不能被分解，从而引起异物反应。目前大多数石蜡瘤是由于被误导的自我组织填充导致的。阴茎是最常见的部位[1]，其他部位包括男性乳房[2]、臀部和四肢。用于填塞鼻道和鼻窦的石蜡纱布引起眶周组织慢性炎性石蜡瘤[3,4]。一项对 11 例眼周沉积石油基物质的患者的研究显示了一系列医源性原因，包括在术后将软膏涂在眼睑皮肤、小管和筛腔上[5]。

石蜡瘤的病理表现为纤维组织包围的圆形、不同大小的透明空腔和混合炎症反应，包括泡沫巨噬细胞和多核巨细胞——“瑞士奶酪”的外观。一项对女性乳腺石蜡瘤的研究报道了 MRI 表现，可以可靠地将石蜡注射引起的肿块与乳腺癌区分开[6]。

治疗方法是切除，可能需要局部或远端皮瓣重建。

维生素 K 和维生素 B_{12} 注射导致的硬皮病样反应

肌内注射维生素 K 制剂后，腰骶区出现红斑，呈暗色，10～15 天后浸润发痒。几个月后，它就像一小块硬皮病，呈乳白色，周围淡紫色环。股骨粗隆和腰骶区的斑块汇合形成所谓的“牛仔带”外观，包括手枪皮套。这些变化的分布反映了维生素 K 注射的部位。有一例在上臂肌内注射了维生素 K 出现类似的变化病例被报道[1]。病理组织学检查显示真皮和脂肪硬化。还报道了一例像嗜酸性筋膜炎的病例[2]。Texier[3] 所研究的 9 例患者均曾服用过其他维生素、肝提取物或铁注射液，均未见单独服用维生素 K 的病例，但该成分是一种常见因素。在停用维生素 K 注射后，硬化反应有缓慢消退的趋势[1,4]。在一个报道的病例中，维生素 K 皮内试验在 2 天内产生红斑和硬结[4]。

局部硬皮病样皮肤反应也有报道发生在肌内注射维生素 B_{12} 的部位[5,6]。

喷他佐辛溃疡

反复肌内或皮下注射镇痛药喷他佐辛会产生一个典型的表现就是溃疡上出现木板样的硬化（图 123.10）[1]。这种反应通常发生在滥用麻醉药物的人身上。主要关节周围的长期变化可导致肌肉纤维化和挛缩[2]。

对皮损内注射糖皮质激素的反应

偶尔注射的不溶性糖皮质激素的沉积与肉芽肿反应有关[1,2]。有一例类似类风湿结节反应的病例被报道[2]。另一例健美运动员使用合成代谢类固醇形

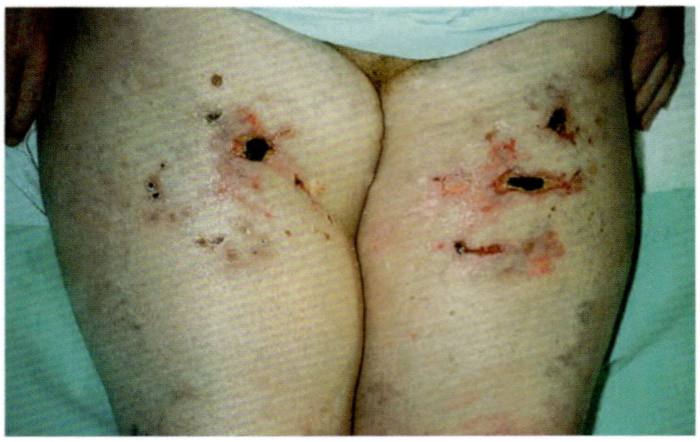

图 123.10 喷他佐辛溃疡

成肉芽肿炎症和骨化[3]。

对硅的反应

硅酮(聚二甲基硅氧烷)在医学上有三种使用形式:用于软组织填充的液体,用于隆乳的袋装凝胶植入物,以及用于关节假体的固体弹性体。在组织中,它有局部迁移和通过淋巴管迁移的趋势。许多报道的不良反应可能是掺杂物的结果,尽管医用级硅酮也能产生肉芽肿反应[1,2]。

硅胶袋凝胶材料破裂时,可沿筋膜面迁移并向皮肤内迁移,形成硬化性炎症性皮下肿块[3]。

液体或凝胶硅胶注射后,组织学表现为大小不等的液泡,类似石蜡瘤,但纤维化程度较低,如果使用医用级硅胶,通常没有肉芽肿反应[4]。然而,有时肉芽肿反应确实发生[5],如多个病例报道涂有硅油的针灸针进入处出现多个含硅的肉芽肿[6,7]。有面部注射硅胶后多年发生广泛的肉芽肿性丘疹的病例报道[8]。EDXA 显示面部病灶以硅胶为主,面部以外病灶不含异物,组织学与结节病一致[8]。提示本例硅胶肉芽肿反应表现为结节病[9]。

如果存在掺杂物,则会出现更严重的炎症反应。硅橡胶弹性体颗粒可引起强烈的异物肉芽肿反应。

硅碳键是硅胶的特征性化学键,自然界没有,可以通过红外光谱检测到。EDXA 可检测到硅胶。

如肯接受,可手术治疗硅酮反应。有文献报道米诺环素能缓解炎症反应[10]。个案报道显示多种外用或系统药物有用[11]。

玻璃纤维性皮炎

对玻璃纤维的反应通常是由物理损伤引起的,尽管人们已经描述过纤维上残留的环氧树脂引起的变态反应性接触性皮炎[1]。诱发反应的纤维直径一般>4μm[2]。瘙痒常见,可发生在有或没有皮损的皮肤上,如有,则通常是短暂的红色丘疱疹。前臂、手、面部、颈和皱褶部位是常见的部位。由于纤维可以穿透衣物,遮盖的部位会受到影响。白皮肤、蓝眼睛的人似乎更易感[3]。纤维只能穿透较浅表的表皮,组织病理学改变包括角层下脓疱、海绵水肿和真皮浅层混合性炎[4]。这些变化背后的潜在机制仍是推测性的。活检标本中很难看到玻璃纤维,但可以通过透明胶带法粘除而恢复,这可能用于诊断[5]。

随着暴露时间的延长,会出现硬化伴瘙痒,此瘙痒无明显的皮炎迹象且强度会降低[3]。

文身的并发症

文身这个词来源于塔希提岛的塔图[1],既指通过穿刺将永久性的颜色有意引入皮肤,也指意外进入的色素物质[2]。后者在擦伤后易见,如自行车手和煤矿工人。有近距离暴露于仿制枪支中的黑色火药而出现文身的报道[3]。罕见的医源性病例是由蒙塞尔溶液或氯化铁溶液导致的意外文身[4,5]。珠宝(如耳环)接触可导致文身[6]。近年来,出于美容目的的文身数量有所增加。美国 2004 年的一项调查显示,18—50 岁的成年人中有 24%的人至少文过一次文身[7]。

在身体艺术中,最常见的文身方法是使用电动文身机,一组以每秒 80~150 次的速度振荡的针将墨水注入皮肤。由于文身器具与血液接触,如果不采取适当的预防措施,可能会传播传染病。一个装备齐全的文身工作室会有一个放使用过的针头的锐器盒,一个生物危害容器和一个消毒用的高压锅。在美国的某些州,文身师必须通过健康和安全认知测试才能获得执照。由于潜在的感染风险,在美国是禁止文身后 12 个月内献血(除非是在国家监管和许可的工作室进行的),英国则是 6 个月。

现代文身墨水是碳基颜料,在文身之外也有应用。许多较亮的文身颜料都来自于塑料丙烯腈丁二烯苯乙烯(ABS)。ABS 是被研磨到直径<1μm 的粒子,刺入皮肤后会产生鲜艳的颜色且不易脱色。传统的颜料有胭脂红、靛蓝、朱砂、印度墨、铬绿、钴蓝、朱砂(红色)和硫化镉(黄色)。氧化亚铁用于眉区的着色[8]。一项使用能量色散光谱法的研究分析了 30 种文身墨水的成分,发现最常见的元素是铝、氧、钛和碳[9]。组织学上文身颜料有折光性,见于真皮中上层血管周围的巨噬细胞和成纤维细胞中[10]。胶原束之间也可见色素沉积[10]。

文身后的即刻反应是局部结痂。虽然化脓性感染作为术后并发症通常不常见，但美国的一项研究证实无证文身者是 6 组不相关的社区获得性耐甲氧西林金黄色葡萄球菌（MRSA）皮肤感染的来源[11]。文身者被发现使用非无菌设备和糟糕的感染控制程序[11]。肝炎感染也被归因于文身[12]，然而，美国的一项研究未能确定，在接受过文身的低风险成年人中，乙型肝炎或丙型肝炎病毒感染的风险增加[13]。在一项对 345 名巴西人的研究中，文身与丙型肝炎感染呈阳性相关，但与乙型肝炎、艾滋病病毒或梅毒无关[14]。据报道，文身可传播传染性软疣[15]和病毒疣[16]。

除感染并发症外，文身的其他不良反应还包括通过同形反应诱发皮肤病，如扁平苔藓、银屑病、Darier 病、盘状红斑狼疮等。结节性肉芽肿炎症也可在文身中发生，并可与全身结节病同时发生[17-20]。对文身墨水的超敏反应最常见的是红色颜料朱砂（硫化汞）[21,22]，但也有含有钴、铬、锰[23]和铝（紫色）[24]的墨水。组织学上，真皮内见弥散性淋巴组织细胞、浆细胞和嗜酸性粒细胞[9]的混合物浸润。报道的其他组织学模式包括苔藓样变[25,26]和假淋巴瘤浸润[27,28]。有记录显示，B 细胞淋巴瘤由文身诱导的假淋巴瘤演变而来[29]。在文身中观察到异常的光敏感，认为是由对含有镉黄的色素的光反应引起的[30,31]。环状肉芽肿穿孔也会使文身复杂化[32]。

外伤性文身（如爆炸）可接受激光治疗［如铒：钇铝石榴石（Er：YAG）激光］[33]。第 23 章讨论了激光对文身的治疗。

毛发异物

毛发碎片可能会穿透皮肤，根据穿透的部位和深度引起各种反应，从轻微红斑到脓肿和藏毛窦的形成。慢性反应表现为异物肉芽肿，可表现为皮下结节或上覆表皮肥厚。临床症状多样，难发现病因。

理发师藏毛窦：因给男性剪发后会产生短而尖锐的头发碎片，手指藏毛窦多见于男性理发师[1,2]。女性美发师[3]和剪动物毛发的人[1]也有这种情况。藏毛窦通常在左手第 1 或第 3 个手指或右手第 2 个手指指蹼。皮损是受累指蹼内中央含窦的软结节，可间歇性排泄。理发师藏毛窦不明显，易被忽略。如既往有指甲畸形或已存在的皮肤病，当毛发插入指腹[4]或指甲下[5]时会导致炎症反应[6]。

足藏毛窦：毛发碎片可能会穿透足部皮肤。有记录显示，有长波浪的毛发嵌入了女性美发师的脚趾或踝部[7]。较深的穿刺可引起结节或脓肿。一种罕见的特殊综合征，一根毛发穿入有裂缝的足趾皮肤（通常是第 4 趾）所致。患者诉说疼痛和压痛，这通常是由其他原因引起的。受累裂隙以上的足背水肿。在堆积的趾间碎片下面发现一个针孔状藏毛窦。手术切除可能是必要的。发线止血带综合征也可能累及足部（见下文）。

蠕行毛发：松散的单个毛发可以穿透皮肤表面迁移，产生波浪状的线状红斑，毛发位于前端。被称为“蠕行毛发”，临床上类似皮肤幼虫的迁移。2 例报道的病例涉及阴毛穿透下腹或阴部皮肤，沿 Langer 线迁移至髂骨区域[8,9]。通过一个较浅的切口可以很容易地把毛发拔掉。

挤奶人藏毛窦：挤奶人藏毛窦罕见但易致残。牛毛的碎片可能会深入，甚至累及肌腱鞘。继发性感染常继发，有时由皮肤癣菌[10]引起。大部分病变累及右手第 2 或第 3 指蹼，形成痛性结节排泄出藏毛窦[11]。接下来是反复发作的蜂窝织炎。最终会自愈，但时间比较长，所以还是建议手术治疗。

肛门生殖器藏毛窦：第 113 章更详细地讨论了肛门生殖器藏毛窦。有些病例是由发育引起的，但许多病例是由毛根通过角质层细胞的作用穿透皮肤引起的。藏毛窦本身没有毛囊。穿透性毛发可引起异物巨细胞反应，有时伴有继发性细菌感染，可导致藏毛脓肿的突然发作。除了最初由发丝形成的原始痕迹外，可能还有从空腔中打开的继发的痕迹。表现通常是在距肛门约 5cm 的臀沟中线开口或一系列开口。藏毛窦通常开始于青春期初。男性比女性更易感。发病高峰年龄为 15—24 岁，45 岁以上发病较为罕见。常见于黑色或褐色发质较硬的人。

半数患者因急性藏毛脓肿就诊于急诊室，其余患者则是慢性波动性的不适，即一个或多个藏毛窦开口排泄出恶臭的分泌物[12]。检查显示臀沟处的特征性开口（图 123.11），常可从中找到一簇毛发。

没有统一的治疗方法。小藏毛窦有时可以通过去除毛发和定期刮除周围皮肤上的毛来治疗。单独用苯酚注射刮除，或联合切除术[12]。大多数患者的治疗方法要么是切除后一期缝合[13]，要么是开放二期愈合或皮瓣修复[14]。一期缝合或皮瓣修复可快速治愈和缩短误工[14,15]；预防性使用克林霉素可减少缝合后伤口破裂[16]。改良的直接缝合可使裂隙变平减少复发[17]，但如这些技术失败，发病率可能会更高[12]。

藏毛脓肿最好的治疗方法可能是切开、引流、刮除毛发和肉芽组织，并让其处于开放状态，等待二期愈合。

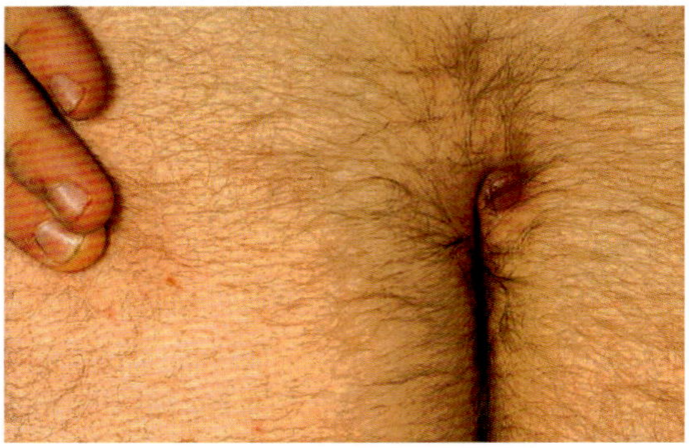

图 123.11 藏毛窦

鳞状细胞癌被描述为一种罕见的藏毛窦并发症[18,19]。报告病例的高转移率和死亡率表明，与藏毛窦相关的鳞状细胞癌具有侵袭性[20,21]。

各种各样的藏毛窦：阴茎有时会出现藏毛窦样皮损[22]。脐部疼痛、压痛和分泌物与毛发的存在有关，可能与腹部多毛和脐卫生不良有关[23]。下颌的藏毛窦致牙齿脱落，这种藏毛窦穿透了切牙的牙槽[24]。据报道，外伤可导致下颌骨藏毛窦[25]。

发线止血带综合征：毛发或毛发样纤维缠绕手指、脚趾和阴茎导致的异物反应通常是意外[29]，但也见于被虐待的儿童。受累区域出现暗色肿胀，时有局灶排泄，毛发有可能被完全包埋，仅在术后明显[30]。去除缩紧的纤维通常足以解决这个问题[29,31]。

须部假性毛囊炎：斜剪的通常紧密卷曲的毛发向内生长导致的异物反应会引起胡须区域的红斑丘疹[32,33]。深肤色人种中更常见。拉伸皮肤和剃除紧贴皮肤的毛发会增加这种倾向。阴毛也参与其中。类似的情况也发生在伊拉克妇女身上，她们拔掉自己腿上的毛发，使得断掉的毛发干卷曲回毛囊[34]。鼻毛的假性毛囊炎是因剪鼻毛剪得太靠根部导致的变异，与鼻部穿孔性毛囊炎易混淆[35]。

预防措施包括停止剃须和使用修剪器保持胡须长度为 1mm。

治疗一般不令人满意；报道的对症治疗包括局部外用维 A 酸、α-羟基酸和抗生素。脱毛技术改变了假性毛囊炎的物理触发机制，激光脱毛可能是目前为止最好的方法[36,37]。多种激光和光设备可选：翠绿宝石激光器和 Nd:YAG 激光，还有强脉冲光。

人工毛发植入的并发症：尽管多年来人们都知道，将合成纤维植入头皮会产生严重的异物反应[38-40]，但脱发患者仍在继续使用合成材料进行植入术。尽管一些纤维，如聚酯，被认为不容易产生反应[41]，但慢性化脓性异物反应仍然是一个典型的后果[42,43]。

其他皮肤损伤

手-手臂振动综合征

定义

振动被定义为围绕平衡点的重复运动。振动能量传递到皮肤与许多慢性生物后果有关，其中最好的定义是手-手臂振动综合征（另见第 130 章）。

同义名

- 振动白手指
- 振动综合征

概述

“振动白手指”这个术语长期以来被用来描述由于使用手持振动工具而产生的雷诺现象。由于受累肢体暴露于振动还会造成神经和肌肉骨骼方面的影响，现在人们更倾向于使用“手-手臂振动综合征”（HAVS）。[1-4]。振动相关的变化也可能发生在足[5]。

造成 HAVS 最常见的工具是冲击式金属加工机械，如铆接和修补工具、钻头、冲击扳手、凿岩机、道路破坏工具和链锯。在许多其他职业中也存在一些风险，尽管研究较少[6]。这种情况甚至出现在一个长时间使用手握振动电脑游戏的青少年身上[7]。

研究还发现，振动可引起局部多汗症、胼胝形成、振动性血管性水肿，此类血管性水肿表现为疼痛、肿胀和红绀病[8]。振动可能是小鱼际锤打综合征的原因。潜在有益效应见于短期暴露于振动中，如皮肤温度升高和淋巴清除增加[9]。Griffin[10] 和 Pelmear 等[11]的专著全面研究了振动及其医学后果。

流行病学

发病率和患病率

在英国，大约有 50 万名工人受到振动的影响，其中大约 2 万人遭受中度到重度的手-手臂振动综合征[3]。在高风险职业中，发病率和患病率可达 90% 或更高[12,13]。

暴露在振动下的时间少到 1 月多到 30 年，但是暴露的时间越长，风险就越大。一项对瑞典汽车机械师的纵向研究显示，在暴露 20 年后，振动白手指的患病率从 15% 上升到 25%[12]。

发病诱因

有许多变量决定条件是否发生[14]。一些与设备有关，一些与环境有关，另一些与个人有关[15]。因此，环境温度低、紧握设备和吸烟是危险因素[16,17]。

病理生理学

只要足够强烈，几乎任何 4000～5000 Hz 范围内的振动源都能产生手-手臂振动综合征。在实验条件下，125Hz 的振动频率比更高或更低的频率对手指循环的影响都大[18]。对不同频率下振动传递的研究表明，在低频(＜25Hz)时，手掌对能量的吸收大于手指对能量的吸收，但在高频(＞100Hz)时，两者相似。同样的研究表明，手指对振动能量的吸收与手把耦合类型无关[19]。有证据表明，间歇性振动的影响没有连续振动严重[20]。在某些情况下，现有的血管疾病和血管收缩药物可能是危险因素[21]。手-手臂振动综合征被认为不会发生在炎热的气候中；一项对越南采石场工人的研究发现，没有其他证据来解释凿岩机操作员的振动白手指[22]。然而，我们认识到在热带气候中白手指临床表现与神经系统变化相比是不同的，症状没那么明显[23]。

最初疾病没有很好地被理解[24]。以下记录的变化可能是重要的：①机械性感受器神经末梢和无髓质神经纤维的损伤[25]；②比原发性雷诺现象更普遍的神经活性丧失[26]；③选择性损伤血管上的 α_1-肾上腺素能受体，主要由 α_2 受体介导的过度的血管收缩剂反应[16,27,28]。表达降钙素基因相关肽的能强烈舒张血管的皮肤神经纤维也减少[29]。一项前臂皮肤活检的超微结构研究表明，与对照组相比，暴露于手传振动的工人表皮神经密度明显降低[30]。与正常对照组相比，振动性白手指患者桡神经远端传导速度降低，再次证实推断的神经源性病理生理[31]。其他结构神经的变化包括髓鞘丢失、施万细胞增多和纤维化[32]。

血管腔缩小可能是由于内皮增厚和平滑肌肥大[25,33-35]。血管内及周围纤维组织增加[36]，动脉血栓可发生[37]。激光多普勒血流测量研究表明，与原发性雷诺现象相比，振动白手指标准刺激后最大反应性充血时间更长。这一发现提示除了微循环血管痉挛外[38]，动脉闭塞性疾病也参与其中。一项体内研究表明，当振动性白手指患者受到组胺和内皮素-1 的刺激时，手指皮肤血管舒张反应降低[39]。这些发现与无症状的振动暴露工人对两种递质均有正常反应形成对照，而原发性雷诺病患者有正常的组胺诱发症状，但内皮素-1[39]的血管舒张作用减弱。如硬皮病，可溶性细胞间黏附分子 1(ICAM-1)水平升高提示中性粒细胞可能黏附并促进微血管损伤[40]。全血黏度可能升高[41]，尽管其重要性尚不确定。

自主神经系统[42]的普遍异常可引起直立性低血压[43]和非直接暴露于振动的肢体血管收缩[44]。振动性白手指与听力损失有关，这不能单纯由职业接触噪声来解释[45]。听觉损伤可能是由于内耳[46]缺血，通过对中枢神经系统[47]的损伤，以及振动对自主神经系统的影响而加重[48,49]。

除了对神经的损伤，还有证据表明对肌肉的损伤，尤其是手部[50]的固有肌肉。骨囊肿已被描述在手-手臂振动综合征，但可能是一个巧合的发现，而不是单纯的振动损伤的结果[51]。

临床特征

临床表现

手-手臂振动综合征可能有三个主要组成部分：血液循环、神经和肌肉骨骼[52]。

潜伏期变化很大，最初的症状通常是一个指头刺痛和(或)麻木。这通常发生在直接使用振动工具后，也可在夜间。这种感觉上的变化之后是一段时间的变苍白，最初是指暴露在振动源下的指尖，随着向底部的发展，然后是越来越多的手指受到影响。拇指在指尖以下通常是幸免的。受累手指模式反映了受试者对工具的握持情况，并且随着累计振动暴露程度的增加参与程度增加。通常是寒冷，有时是潮湿诱导发病。最常见的是在清晨和休息期间，而不是在工作期间。有些是无缘无故和出乎意料的发作。发作可持续 15～120 分钟，随后出现疼痛性反应性充血。随着病情的发展，触觉减退，难以进行精细的体力劳动。肌肉疲劳和虚弱是常见的，可能是由于不完全的肌肉收缩。

在疾病晚期，苍白的发作减弱，但有持续的暗色发绀，手指肿胀和僵硬，手指局限性坏死。潜伏期较短时，手-手臂振动综合征的症状和体征往往较严重，进展较快。

脚趾可以直接受到影响(如暴露在振动的平台上)，也可以受到反射性交感神经痉挛的影响。

振动损伤引起的其他变化包括腕管综合征[53,54]，尽管这可能更多是机械和缺血因素[55]的结果。

严重程度分级

应对手-手臂振动综合征患者的每个手指分步进行伤残评估。斯德哥尔摩车间量表[1,56]使用最广泛(表 123.3)。

鉴别诊断

这包括原发性雷诺病、胸廓出口综合征、脊髓空洞症、脊髓受压、结缔组织疾病、周围血管疾病和血管收缩药物[2,57,58]。

其他血管舒缩性症状：这是一种由高速电动工具(频率为 166～833Hz)引起的疼痛、肿胀和红绀病，在许多年前就有描述[8]。这种综合征不是由寒冷引发。

表 123.3 评估振动损伤的斯德哥尔摩车间量表

	阶段	级别	描述
血管影响	0V		没有攻击
	1V	轻度	只有一个或多个手指的指尖偶尔受到攻击
	2V	中度	偶尔攻击，影响一个或多个手指的远端或中部(很少也包括近端)指骨
	3V	重度	频繁攻击，影响大多数手指的指骨
	4V	极重度	在第三阶段，大多数手指的所有指骨都受到频繁的攻击，指尖的供血发生变化
感觉神经影响	0SN		振动暴露但无症状
	1SN		间歇性麻木，有刺痛感或无刺痛感
	2SN		间歇性或持续性麻木，感觉知觉减退
	3SN		触觉和(或)操作灵活性减退

振动性血管性水肿：与其他由振动引起的皮肤病不同，振动性血管性水肿往往发生在低频(约10Hz)[59]，如使用电动割草机或摩擦或用毛巾擦皮肤产生。这种情况常见于山地自行车手[60]。

病程和预后

手-手臂振动综合征的早期阶段是可逆的，但45岁以上患者的晚期阶段是不可逆的，即使停止振动也可能进展[9,61]。一项观察性研究表明，初次检查时，43%的2期振动白手指患者和70%的3期振动白手指患者在出现症状15年后仍有手指变苍白发作[62]。然而，如果在疾病早期采取措施，就有可能得到改善[63]。

检查

手-手臂振动综合征的诊断是基于症状出现前的振动暴露史。多种测试方法被用于诊断和评估血管、神经和肌肉骨骼异常[58,64]。鉴于工伤赔偿的要求，某些测试可能被认为是最可靠的[65]。因此，在英国，建议行如下检查：冷却后手指收缩压以评估血管异常；黏度测定法或感觉测量法评估神经功能障碍；握力[66,67]。这些检查可能只在专门评价手-手臂振动综合征的中心提供。一般来说，冷却后手指收缩压降低提示振动白指，而收缩压为零则为雷诺现象[68]。激光多普勒血流仪可用于评估冷刺激后的皮肤血流，并可区分振动性白手指患者与对照组，振动性白手指患者明显低灌注[69,70]。

治疗

由于手-手臂振动综合征的晚期是不可逆转的，因此对高危工人的预防措施和监测必不可少。可以采取各种措施减少接触，如自动化[71]、缩短班次、工具上的防振动手套和防护垫。为了减少振动[72,73]和对过度握力的需求，对设备进行了大量的重新设计。在芬兰对林业工人的一项大型研究中，振动白手指在引进振动链锯的19年间从13%下降到4%[74]。工人应了解其职业的危害，并应戴上防振手套，避免吸烟，并定期接受医疗监督。对于那些有风险的患者，最好避免服用可能导致血管收缩的药物(如β受体阻滞药)。

美国和欧洲的现行行业标准进行了综述[75]。

一线治疗

重要的是要保持身体中心温度，避免让手变冷。连指手套比普通手套好。应该坚决反对吸烟。如果可能，应避免进一步的振动暴露；如不行，应该允许工作中频繁的休息。

二线治疗

钙通道拮抗药，如硝苯地平对血管症状有帮助。可能有用的其他药物包括α-肾上腺素能受体拮抗药如莫西赛利(百里胺)和前列环素。一份病例报告显示，一名严重手-手臂振动综合征患者对伊洛前列素注射液反应良好[76]。交感神经切除术通常无效。

Resources

Further information

UK Health and Safety Executive, hand-arm vibration at work: http://www.hse.gov.uk/vibration/HAV/ (last accessed June 2015).

压迫性足部丘疹

定义

表现为柔软的、肤色的丘疹和结节，当受试者站立时出现在足跟侧面，通常是内侧，当足部不受压时会消失[1]。

概述

对健康受试者的观察表明，该病常见，但有些是无痛性的，故常常漏诊[2-6]。这使我们很难判断压迫性足部丘疹是否是遗传病[7]，而且在一些疾病如Ehlers-Danlos综合征[8]中，这种情况的频率也在增加。在一项人群调查中显示，这与关节过度活动无关[5]。也有人在 Prader-Willi 综合征的一部分患者身上描述过这种情况[9]。

病理生理学

无痛丘疹由正常脂肪组织[3]组成，但当疼痛发生时，其原因是真皮厚度减少导致的真皮脂肪疝[10,13]。推测造成这种疼痛的原因包括脂肪组织分隔的缺陷[13]和血管内脂肪和相关神经挤压造成的缺血[14]。

临床特征

临床表现

足跟压力性丘疹是暂时的、柔软的、肤色的丘疹或结节，站立时出现，躺下时消失。它们通常发生在足跟内侧(图 123.12)。站立时疼痛是就诊的常见原因，尽管有些患者即使没有症状也会对丘疹表示好奇。

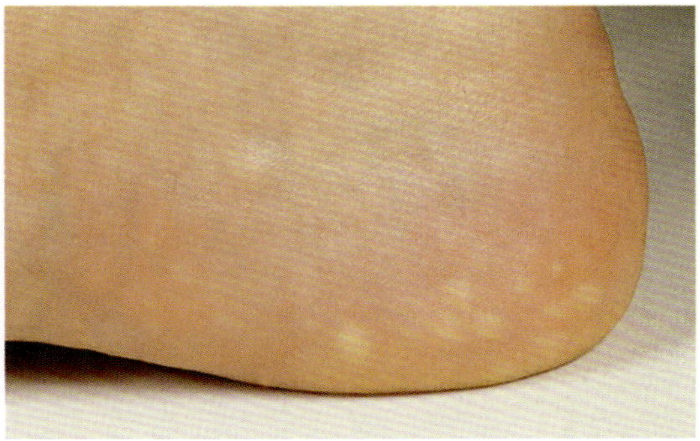

图 123.12 压迫性足部丘疹

在手部[10]和腕部[11]的外侧边缘也发现了类似的丘疹，而压迫性手掌丘疹最近被描述为手掌筋膜脂肪瘤[12]的一种体征。

检查

临床评估要充分，超声可发现突入真皮的脂肪小滴。

治疗

一线治疗

当足的压迫性足部丘疹疼痛时，有时可通过避免长时间站立和减轻体重(如有相关)来改善症状。

二线治疗

据报道，弹力袜[15]、电针[16]和倍他米松丁哌卡因1:1注射[17]可缓解症状。有稳定支撑作用的橡胶鞋垫和缓冲减震的鞋子也很有帮助。

三线治疗

如果非手术治疗失败，小的丘疹切除可以治愈[18]。

(译者：罗杨 **一审：**崔丽霞 **二审：**陈玲玲 **三审：**杨璐 **润色：**严冬梅)

参考文献

完整的推荐信列表可以在 www. rooksdermatology. com 网站上找到.

以下列出的是重要参考文献。

Overview of skin injury

[1] Smith DW. Mechanical factors in the normal and abnormal development of the skin and its derivatives. *Birth Defects* 1981;17:61-6.

[8] Ryan TJ. Biochemical consequences of mechanical forces generated by distension and distortion. *J Am Acad Dermatol* 1989;21:116-30.

[9] Suskind RR. Environment and the skin. *Med Clin North Am* 1990;74:307-24.

[10] Pedersen L, Jemec GB. Mechanical properties and barrier function of healthy human skin. *Acta Derm Venereol* 2006;86:308-11.

Isomorphic (Koebner) response

[1] Köbner H. Zur aetiologie der psoriasis. *Vierteljahresschr Dermatol Syph* 1876;3:559-61.

[2] Boyd AS, Neldner KH. The isomorphic response of Köbner. *Int J Dermatol* 1990;29:401-10.

[5] Mohla G, Brodell RT. The Köbner phenomenon in psoriasis: a common response to skin trauma. *Postgrad Med* 1999;106:39-40.

[6] Miller RAW. The Köbner phenomenon. *Int J Dermatol* 1982;21:192-7.

[10] Sweet RD. Vitiligo as a Köbner phenomenon. *Br J Dermatol* 1978;99:223-4.

Utilization of mechanical stimuli

[1] Shelley WB. Experimental disease in the skin of man. *Acta Derm Venereol Suppl (Stockh)* 1983;108:5-32.

[2] Hameed A, Khan AA. Microscopic Nikolsky's sign. *Clin Exp Dermatol* 1999;24:312-14.

Biomechanical considerations

[1] Tregear RT. *The Physical Functions of Skin*. New York: Academic Press, 1966.

[4] Serup J, Jemec GBE, Grove GL, eds. *Handbook of Non-Invasive Methods and the Skin*, 2nd edn. Boca Raton, USA: CRC Press, 2006.

[5] Kligman AM. The chronic effects of repeated mechanical trauma to the skin. *Am J Ind Med* 1985;8:257-64.

Mechanical properties of the skin

[3] Elsner P, Berardesca E, Wilhelm K-P, Maibach HI, eds. *Bioengineering of the Skin: Skin Biomechanics*. Boca Raton, FL: CRC Press, 2001.

[4] Serup J, Jemec GBE, Grove GL, eds. *Handbook of Non-Invasive Methods and the Skin*, 2nd edn. Boca Raton, FL: CRC Press, 2006.

Determinants of the mechanical properties of the skin

[1] Park AC, Baddiel CB. Rheology of stratum corneum: a molecular interpretation of the stress-Figure 123. 12 Piezogenic pedal papules. ess-strain curve. *J Soc Cosmet Chem* 1972;23:3-12.

[2] Schellander FA, Headington JT. The stratum corneum: some structural and functional correlates. *Br J Dermatol* 1974;91:507-15.

[5] Yuan Y, Verma R. Measuring microelastic properties of stra-

第11部分

tum corneum. *Colloids Surf B Biointerfaces* 2006;48:6-12.

[6] Blank IM. Factors which influence the water content of the stratum corneum. *J Invest Dermatol* 1952;18:433-40.

[12] Marks R, Nicholls S, Fitzgeorge D. Measurement of intracorneal cohesion in man using in vivo techniques. *J Invest Dermatol* 1977;69:299-302.

Physiological variation, Pathological variation

[3] Cua AB, Wilhelm KP, Maibach HI. Elastic properties of human skin: relation to age, sex and anatomical region. *Arch Dermatol Res* 1990;282:283-8.

[4] Lévêque JL, Agache PG. *Ageing Skin: Properties and Functional Changes*. New York: Marcel Dekker, 1993.

[9] Piérard G, Lapière CM. Physiopathological variations in the mechanical properties of skin. *Arch Dermatol Res* 1977;260:231-9.

[12] Auriol F, Vaulant L, Machet L, *et al*. Effects of short-term hydration on skin extensibility. *Acta Derm Venereol (Stockh)* 1993;73:344-7.

[19] Berardesca E. Racial differences in skin function. *Acta Derm Venereol Suppl (Stockh)* 1994;185:44-6.

[36] Piérard GE, de la Brassine M, Lapière CM. Effects of long term photo-chemotherapy on the dermis. *J Invest Dermatol* 1977;68:249-50.

Effects of friction

[1] Sulzberger MB, Cortese TA, Fishman L, *et al*. Studies on blisters produced by friction. I. Results of linear rubbing and twisting techniques. *J Invest Dermatol* 1966;47:456-65.

[2] Comaish S, Bottoms E. Skin and friction: deviations from Amonton's laws, and the effects of hydration and lubrication. *Br J Dermatol* 1971;84:37-43.

[10] Loden M, Olsson H, Axell T, Linde YW. Friction, capacitance and transepidermal water loss (TEWL) in dry atopic and normal skin. *Br J Dermatol* 1992;126:137-41.

[12] Elsnau WH. Skin friction measurement. In: Berardesca E, Elsner P, Wilhelm K-P, Maibach HI, eds. *Bioengineering of the Skin: Methods and Instrumentation*. Boca Raton, FL: CRC Press, 1995:120-3.

[18] Cua AB, Wilhelm K-P, Maibach HI. Frictional properties of human skin: relation to age, sex and anatomical region, stratum corneum hydration and transepidermal water loss. *Br J Dermatol* 1990;123:473-9.

Callosities, corns and calluses

[1] Singh D, Bentley G, Trevino SG. Callosities, corns and calluses. *BMJ* 1996;312:1403-6.

[2] Menz HB, Zammit GV, Munteanu SE. Plantar pressures are higher under callused regions of the foot in older people. *Clin Exp Dermatol* 2007;32:375-80.

[9] Orlin MN, McPoil TG. Plantar pressure assessment. *Phys Ther* 2000;80:399-409.

[12] Kim SH, Kim S, Choi HI, *et al*. Callus formation is associated with hyperproliferation and incomplete differentiation of keratinocytes, and increased expression of adhesion molecules. *Br J Dermatol* 2010;163(3):495-501.

[13] Baden HP, Bronstein BR, Rand RE. Hereditary callosities with blisters. *J Am Acad Dermatol* 1984;11:409-15.

[25] Abanmi AA, Al Zouman AY, Al Hussaini H, Al-Asmari A. Prayer marks. *Int J Dermatol* 2002;41:411-14.

[27] Pitei DL, Foster A, Edmonds M. The effect of regular callus removal on foot pressures. *J Foot Ankle Surg* 1999; 38:251-5.

[31] Okuda R, Kinoshita M, Morikawa J, *et al*. Surgical treatment for hallux valgus with painful plantar callosities. *Foot Ankle Int* 2001;22:203-8.

[38] Akdemir O, Bilkay U, Tiftikcioglu YO, *et al*. New alternative in treatment of callus. *J Dermatol* 2011;38(2):146-50.

Friction blisters

[1] Tlougan BE, Mancini AJ, Mandell JA, *et al*. Skin conditions in figure skaters, icehockey players and speed skaters: part I-mechanical dermatoses. *Sports Med* 2011;41(9):709-19.

[3] Brehmer-Andersson E, Goransson K. Friction blisters as a manifestation of pathomimia. *Acta Derm Venereol (Stockh)* 1975;55:65-71.

[5] Pigatto PD, Legori A, Bigardi AS. Occupational dermatitis from physical causes. *Clin Dermatol* 1992;10:231-43.

[6] Darrigrand A, Reynolds K, Jackson R, *et al*. Efficacy of antiperspirants on feet. *Mil Med* 1992;157:256-9.

[11] Knapik JJ, Reynolds K, Barson J. Influence of an antiperspirant on foot blister incidence during cross-country hiking. *J Am Acad Dermatol* 1998;39:202-6.

Black heel and palm

[1] Crissey JT, Peachey JC. Calcaneal petechiae. *Arch Dermatol* 1961;83:501.

[2] Kirton V, Wheatley-Price M. Black heel. *Trans St John's Hosp Derm Soc Lond* 1965;51:80-4.

[9] Saida T, Oguchi S, Ishihara Y. In vivo observations of magnified features of pigmented lesions on volar skin using video microscope. *Arch Dermatol* 1995;131:248-304.

Skin reactions to musical instruments

[1] Gamblicher T, Uzun A, Boms S, *et al*. Skin conditions in instrumental musicians: a self-reported survey. *Contact Dermatitis* 2008;58(4):217-22.

[2] Rimmer S, Spielvogel RL. Dermatologic problems of musicians. *J Am Acad Dermatol* 1990;22:657-63.

[4] Gambichler T, Boms S, Freitag M. Contact dermatitis and other skin conditions in instrumental musicians. *BMC Dermatol* 2004;4:3.

Hypothenar hammer syndrome

[1] Conn J, Bergan JJ, Bell JL. Hypothenar hammer syndrome: post-traumatic digital ischaemia. *Surgery* 1970;68:1122-8.

Achenbach syndrome

[2] Thies K, Beschorner U, Noory E, *et al*. Achenbach's syndrome revisited. *Vasa* 2012;41(5):366-70.

Other reactions to mechanical injury

Spectacle-frame acanthoma

[2] Benedetto AV, Bergfeld WF. Acanthoma fissuratum: histopathology and review of the literature. *Cutis* 1979;24:225-9.

Semicircular lipoatrophy

[4] Nagore E, Sanchez-Motilla JM, Rodriguez-Serna M, *et al*. Lipoatrophia semicircularis: a traumatic panniculitis-report of cases and review of literature. *J Am Acad Dermatol* 1998;39:879-81.

Acne mechanica

[1] Mills DH, Kligman AM. Acne mechanica. *Arch Dermatol* 1975;111:481-3.

Traumatic effects of sports

[1] Adams BB. Dermatologic disorders of the athlete. *Sports Med* 2002;32:309-21.

[2] Metelitsa A, Barankin B, Lin AN. Diagnosis of sports-related dermatoses. *Int J Dermatol* 2004;43:113-19.

[3] Mailler-Savage EA, Adams BB. Skin manifestations of run-

ning. *J Am Acad Dermatol* 2006;55:290-301.

[6] Beck CK. Infectious diseases in sports. *Med Sci Sports Exerc* 2000;32:431-8.

[16] Kockentiet B, Adams BB. Contact dermatitis in athletes. *J Am Acad Dermatol* 2007;56:1048-55.

[20] Wilkinson DS. Black heel: a minor hazard of sport. *Cutis* 1977;20:393-6.

[26] Sher RK. Jogger's toe. *Int J Dermatol* 1978;17:719-20.

[28] Basler RSW. Skin injuries in sports medicine. *J Am Acad Dermatol* 1989;21:1257-62.

[30] Birrer RB, Halbrook SP. Martial arts injuries: the results of a 5 year national survey. *Am J Sports Med* 1988;16:408-10.

[32] Clanton TO, Ford JJ. Turf toe injury. *Clin Sports Med* 1994;13:731-41.

[43] Basler RSW. Acne mechanica in athletes. *Cutis* 1992;50:125-8.

Foreign-body reaction

[13] Jaworsky C. Analysis of cutaneous foreign bodies. *Clin Dermatol* 1991;9:157-78.

[14] Bloom W, Fawcett DW. *A Textbook of Histology*, 10th edn. Philadelphia: Saunders, 1975:21-30.

Specific foreign-body reactions

Paraffinoma

[1] Claudy A, Garcier F, Schmitt D. Sclerosing lipogranuloma of the male genitalia: ultrastructural study. *Br J Dermatol* 1981;105:451-6.

[3] Feldman R, Harms M, Chavaz P, *et al*. Orbital and palpebral paraffinoma. *J Am Acad Dermatol* 1992;26:833-5.

Sclerodermiform reaction to vitamin K and vitamin B12 injections

[1] Alonso-Llamazares J, Ahmed I. Vitamin K-induced localised scleroderma (morphea) with linear deposition of IgA in the basement membrane zone. *J Am Acad Dermatol* 1998;38:322-4.

[6] Ho J, Rothchild YH, Sengelmann R. Vitamin B12-associated localized scleroderma and its treatment. *Dermatol Surg* 2004;30:1252-5.

Pentazocine ulcers

[1] Prasad HRY, Khaitan BK, Ramam M *et al*. Diagnostic clinical features of pentazocine-induced ulcers. *Int J Dermatol* 2005;44:910-15.

Reactions to intralesional corticosteroids

[1] Goldman L. Reactions following intralesional and sublesional injections of corticosteroids. *JAMA* 1962;182:613-16.

Reactions to silicone

[1] Ellenbogen R, Ellenbogen R, Rubin L. Injectable fluid silicone therapy: human morbidity and mortality. *JAMA* 1975;234:308-9.

[4] Selmanovitz VJ, Orentreich N. Medical-grade fluid silicone: a monographic review. *J Dermatol Surg Oncol* 1977;3:597-611.

[10] Senet P, Bachelez H, Ollivaud L, *et al*. Minocycline for the treatment of cutaneous silicone granulomas. *Br J Dermatol* 1999;140:985-7.

Fibreglass dermatitis

[3] Bjornberg A. Fiberglass dermatitis. *Am J Ind Med* 1985;8:395-400.

Complications of tattoos

[7] Laumann AE, Derick AJ. Tattoos and body piercings in the United States: a national data set. *J Am Acad Dermatol* 2006;55:413-21.

[10] Goldstein AP. Histologic reactions in tattoos. *J Dermatol Surg Oncol* 1979;5:896-900.

[12] Limentani AE, Elliott LM, Noah ND, *et al*. An outbreak of hepatitis B from tattooing. *Lancet* 1979;ii:86-8.

[18] Sowden JM, Cartwright PH, Smith AG, *et al*. Sarcoidosis presenting with a granulomatous reaction confined to red tattoos. *Clin Exp Dermatol* 1992;17:446-8.

[22] Mortimer NJ, Chave TA, Johnson GA. Red tattoo reactions. *Clin Exp Dermatol* 2003;28:508-10.

Hair as a foreign body

[1] Price SM, Popkin GL. Barbers' interdigital hair sinus. *Arch Dermatol* 1976;112:523-4.

[7] Schroder CM, Merk HF, Frank J. Barber's hair sinus in a female hairdresser: uncommon manifestion of an occupational dermatosis. *J Eur Acad Dermatol Venereol* 2006;20:209-11.

[8] Sakai R, Higashi K, Ohta M, *et al*. Creeping hair: an isolated hair burrowing in the uppermost dermis resembling larva migrans. *Dermatology* 2006;213:242-4.

[12] Jones D. Pilonidal sinus. *BMJ* 1992;305:409-12.

[21] Matsushita S, Ohtake N, Mochitomi Y, *et al*. A case of squamous cell carcinoma arising in a pilonidal sinus. *J Dermatol* 2002;29:757-8.

[33] Perry PK, Cook-Bolden FE, Rahman Z, *et al*. Defining pseudofolliculitis barbae in 2001: a review of the literature and current trends. *Am Acad Dermatol* 2002;46:113-19.

[43] Kelly RI, Marsden RA. Complications of artificial hair implantation. *J R Soc Med* 1994;87:291-2.

Other skin injuries

Hand-arm vibration syndrome

[1] Gemne G, Pyykk I, Taylor W, *et al*. The Stockholm Workshop Scale for the classification of cold-induced Raynaud's phenomenon in the hand-arm vibration syndrome (revision of the Taylor-Pelmear Scale). *Scand J Work Environ Health* 1987;13:275-8.

[6] Palmer KT, Griffin MJ, Syddall H, *et al*. Risk of hand-arm vibration syndrome according to occupation and sources of exposure to hand-transmitted vibration: a national survey. *Am J Ind Med* 2001;39:389-96.

[11] Pelmear PL, Taylor W, Waiserman DE. *Hand-Arm Vibration: a comprehensive guide for occupational health professionals*. New York: Van Nostrand Reinhold, 1992.

[23] Su AT, Darus A, Bulgiba A, *et al*. The clinical features of hand-arm vibration syndrome in a warm environment-a review of the literature. *J Occup Health* 2012;54(5):349-60.

[25] Takeuchi T, Imanishi H. Histopathologic observations in finger biopsy from 30 patients with Raynaud's phenomenon of occupational origin. *J Kumamoto Med Soc* 1984;58:56-70.

[28] Ekenvall L, Lindblad LE, Norbeck O, *et al*. Alpha-adrenoreceptors and coldinduced vasoconstriction in human finger skin. *Am J Physiol* 1988;255:1000-3.

[31] Hirata M, Sakakibara H, Abe M. Reduced sensory nerve conduction velocity of the distal part of the radial nerve among patients with vibration syndrome. *Electromyogr Clin Neurophysiol* 2002;42:113-18.

[34] Takeuchi T, Futatsuka M, Imanishi H, *et al*. Pathological changes observed in the finger biopsy of patients with vibration induced white finger. *Scand J Work Environ Health* 1986;12:280-3.

[37] Noel B. Pathophysiology and classification of the vibration

white finger. *Int Arch Occup Environ Health* 2000; 73: 150-5.

[52] Pelmear PL, Taylor W. Hand-arm vibration syndrome. *J Fam Prac* 1994;33:180-5.

[65] Bilgi C, Pelmear PL. Hand-arm vibration(HAVS): a guide to medical impairment assessment. *J Occup Med* 1993; 35: 936-42.

[75] Pelmear PL, Leong D. Review of occupational standards and guidelines for hand-arm (segmental) vibration syndrome (HAVS). *Appl Occup Environ Hyg* 2000;15:291-302.

Piezogenic pedal papules

[1] Cohen HJ, Gibbs RC, Minkin W, *et al*. Painful piezogenic pedal papules. *Arch Dermatol* 1970;101:112-13.

[3] Schlappner OLA, Wood MG, Gerstein W, *et al*. Painful and non-painful piezogenic pedal papules. *Arch Dermatol* 1972; 106:729-33.

[5] Van Straaten EA, van Langen IM, Oorthuys JWE, *et al*. Piezogenic papules of the feet in healthy children and their possible relation with connective tissue disorders. *Pediatr Dermatol* 1991;8:277-9.

[15] Boni R, Dummer R. Compression therapy in painful piezogenic pedal papules. *Arch Dermatol* 1996;132:127-8.

[16] Woodrow SL, Brereton-Smith G, Handfield-Jones S. Painful piezogenic pedal papules: response to local electro-acupuncture. *Br J Dermatol* 1997;136:628-30.

[17] Doukas DJ, Holmes J, Leonard JA. A nonsurgical approach to painful piezogenic pedal papules. *Cutis* 2004;73:339-40,346.

[18] Ronnen M, Suster S, Huszar M, *et al*. Solitary painful piezogenic pedal papule in a patient with rheumatoid arthritis. *Int J Dermatol* 1987;6:240-1.

第 124 章

124

压力性损伤与压疮

Robyn Evans[1], Carol Ott[2], Madhuri Reddy[3]

[1] Wound Healing Clinic, Women's College Hospital, Toronto; and University of Toronto, Toronto, Ontario, Canada

[2] Wound Healing Clinic, Women's College Hospital, Toronto; Geriatrics and Wound Care Clinics, Baycrest Hospital, Toronto, Ontario, Canada

[3] Wound Healing Program, Department of Medicine, Harvard Medical School, Boston, MA, USA

定义和命名

压疮是局限性组织损伤,由骨突与其表面皮肤挤压导致[1]。最重要的力是压迫,但其他力如摩擦、剪切、潮湿、共病和骨骼、皮肤、脂肪、肌肉的机械因素也可能导致组织损伤[1,2]。

最常发生压疮的解剖学部位是骶骨和足跟[3],其他部位见图 124.1 所示[3]。

同义名

褥疮。此类伤口的首选术语是"压疮"而不是褥疮。"褥"意为"卧",但组织损伤可发生在身体不同的部位,而不仅限于患者仰卧或俯卧时。

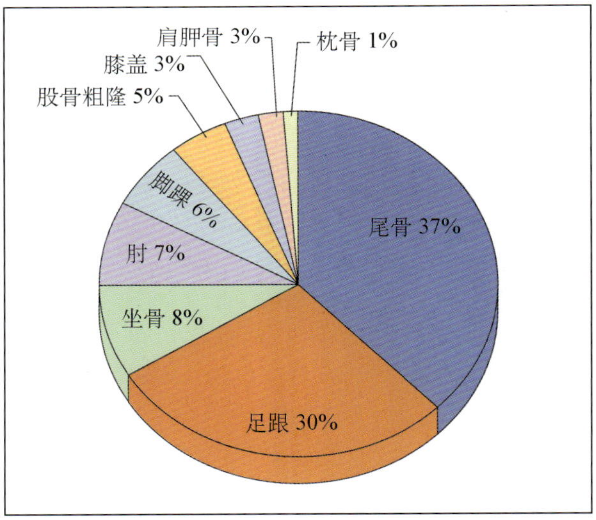

图 124.1 压疮的解剖学部位

概述

压疮是患者、家属和资助机构担忧的一个重大健康问题。绝大多数压疮发生在 65 岁以上的患者[4]。脊髓损伤患者是压疮的高危人群,在受伤后第一个 5 年中压疮的患病率为 20%~30%[5]。压疮通常被认为是衡量医疗机构护理水平的一个指标,越来越成为(成功)起诉长期护理机构的理由[6],因此压疮的预防和管理最好由一个多学科团队完成。压疮会增加在急症护理医院的住院时长，也可能导致患者过早死亡[5]。

绝大多数压疮经过合适的评估及管理多种内在（患者相关）和外在（压迫、剪切、摩擦、皮肤微气候）因素等是可以预防的。可以根据美国国家压疮咨询委员会（NPUAP）的分级体系对于组织的损伤程度分类[1]。

有许多种用于预防和治疗压疮的支撑表面可供患者选择，然而根据现有证据选择最经济的支撑表面仍颇具挑战。

压疮感染是养老院感染的一个主要原因，伤口严重延迟愈合[7]。在这种慢性伤口中诊断压疮感染难度较大，因为可能缺乏典型的症状和体征。

流行病学

在美国，急症护理医院每年治疗超过 250 万例压疮[8]。不同研究对于压疮发病率和患病率的估计值相差甚远。

在美国，一项涉及数所急症护理医院超过 90 000 名患者随访 2 年（2008—2009 年）的大型研究显示，压疮的患病率为 12.3%～13.5%，发病率为 5%～6%[9]。发病率在成人 ICU 和心脏科最高（8.8%～12.1%）。2007 年一项对于压疮患病率的预调查在比利时、意大利、葡萄牙、瑞典和英国的 25 所医院 5947 名患者中进行，压疮的总体患病率为 18.1%（1078 例），大多数为Ⅰ期（42%，454 例）或Ⅱ期（26%，282 例），而Ⅲ期（18%，199 例）和Ⅳ期（13%，143 例）则不常见[10]。

在长期护理中，美国的压疮发病率在 2.2%～23.9%[11]，患病率在 2.3%～28%[12]。

治疗压疮的花费取决于溃疡分期。一项英国研究发现，治疗Ⅰ期溃疡花费为 1064 英镑，Ⅳ期溃疡为 10 551 英镑[13]。NHS 每年为此总花费估计为 14 亿～21 亿英镑，占 NHS 总支出的 4%，其中大多用于护理时间[13]。

病理生理学

仅减轻压力（即使用减压床垫）通常不足以预防和治疗压疮，因为内在和外在因素之间存在复杂的相互作用关系。

内在危险因素

评估患者发生溃疡的内在危险使医师可以正确地选择资源。

近期进行的一项系统性综述涉及了 54 个研究共计 34 000 多名患者，目的是预测压疮的风险因素[14]。3 个主要风险因素和示例如表 124.1 所示。所有的研究均显示，移动性越差发生压疮的风险越高。皮肤/压疮状态与压疮的风险因素有关[14]。其他重要因素包括：年龄、血液学指标、营养状况和并发症。

表 124.1 发生压疮的主要内在因素

移动困难程度	血管灌注	皮肤/压疮状态
坐轮椅	糖尿病	发红
卧床	高血压	压之褪色的红斑
行走不便	吸烟	干燥
	水肿	Ⅰ期皮肤改变
	血管疾病	既往压疮病史

Coleman 等，2013[14]，转载获得 Elsevier 允许。

外在风险因素

组织损伤相关的外在因素有压迫、剪切、摩擦和皮肤微气候。

压迫

最重要的外在因素是压迫，定义为一种垂直施加的力。在压疮的病例中，通常发生在骨性突起上（图 124.2）[15]。如果压力足够大，可以阻塞毛细血管和淋巴管中的流动，导致水肿和组织局部缺血[5]。组织损伤的程度和施加压力的强度与持续时间有关。

摩擦

摩擦指的是两个物品相互摩擦的动作。摩擦通常不是导致压疮的直接原因，但是可以引起一系列皮肤改变，使之更容易发生溃疡。

剪切

剪切由对固定物体的平行（切向）力产生[16]。例如，患者在床上滑着躺下去，骶骨部皮肤和皮下组织相对于固定的骨骼发生了移动；患者发生无意识的肌肉收缩和痉挛；随着年龄增加，皮肤弹性和饱满度下降。这些情况导致血管受到压迫，组织变形、血管收缩。

患者转运时（如从床到马桶或从床到椅子）经常发生摩擦和剪切，而不是压迫。受到明显剪切的压疮可能形成一个窄而深的隧道状伤口。

皮肤微气候

皮肤微气候是一个相对较新的概念，与温度、湿

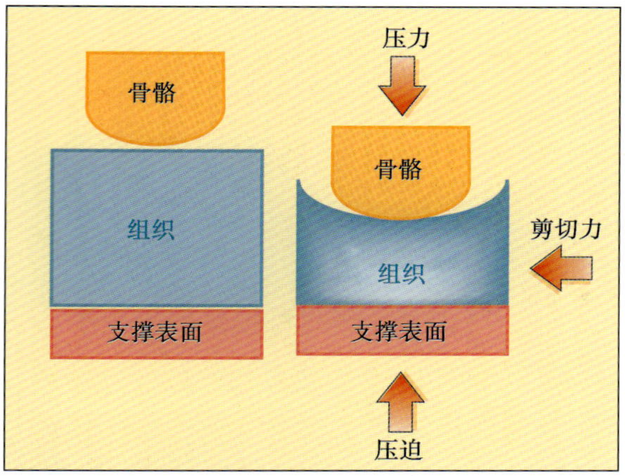

图 124.2 压迫的图示

压迫是一个垂直作用于组织的力，而剪切是一个正切的力，结果是骨骼下组织的受压变形。在这个图中，支撑表面指不会将压迫重新分节的固体。（改编自 Takahashi 等 2010[15]）

度、皮肤和支撑表面间接触面的湿润程度有关[17]。皮肤温度每增加 1℃组织代谢增加 10%[17,18]。因此，在局部受力不变的情况下，体温增加时组织损伤发生得更快。由出汗、尿液、粪便或引流管引起的过度潮湿可导致皮肤浸渍，使组织更容易发生损伤，对压迫、剪切、摩擦的耐受降低[17]。皮肤太干也可能导致类似结果。

临床特征和分类

NPUAP 分期体系和欧洲压疮咨询委员会（EPUAP）根据皮肤及其下组织的受损程度对压疮进行分类[1]。NPUAP 最新的压疮分类体系（2007）定义了 6 个阶段（表 124.2）。压疮是唯一使用这个系统分期的伤口，而其他慢性伤口（如静脉淤积性溃疡、糖尿病足溃疡）另有各自的分类系统。

表 124.2 美国国家压疮咨询委员会（NPUAP）的压疮分期体系

分期	描述	
Ⅰ期	皮肤完整，局部有不褪色的红斑，经常出现在骨性突起上	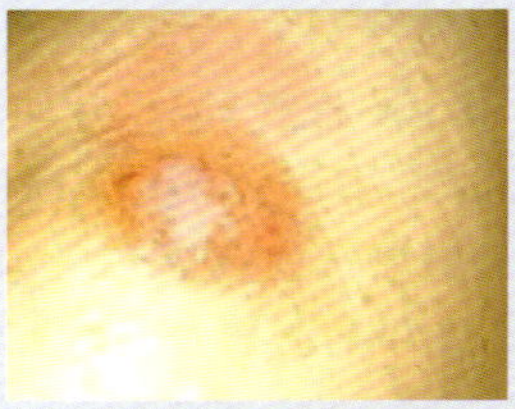
Ⅱ期	真皮部分脱失，表现为浅溃疡，伤口底部粉红色，无坏死组织；也可呈现为一个完整的或开放性/破裂性内含血清的水疱（相对于可疑的深部组织损伤，其可出现血疱） 该分期不能用于描述皮肤撕裂，胶布疹和会阴部皮炎、皮肤浸渍或表皮脱落	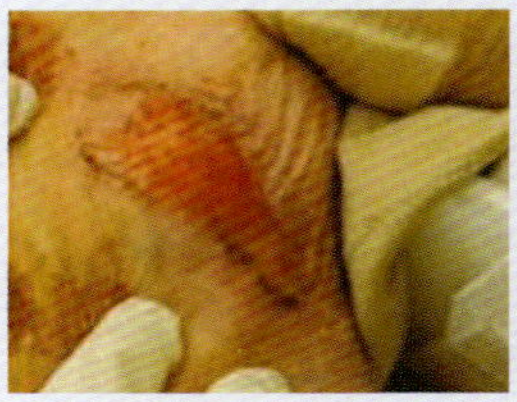
Ⅲ[a] 期	皮肤全层脱失；可见皮下脂肪，但未暴露出骨骼、筋腱或肌肉；可能有坏死组织，但是仍能看清组织缺失的深度；下面可能有空洞或隧道	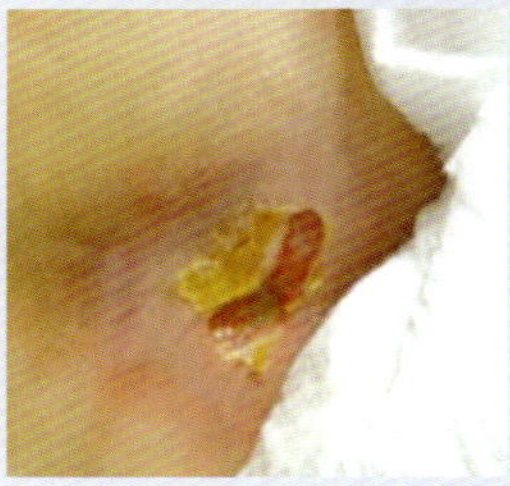
Ⅳ[a] 期	组织全层脱失，暴露骨骼、筋腱或肌肉；坏死组织或痂可能在伤口底部的某些地方出现，下面经常有空洞或隧道。可以直接看到或触摸到暴露的骨骼或肌腱	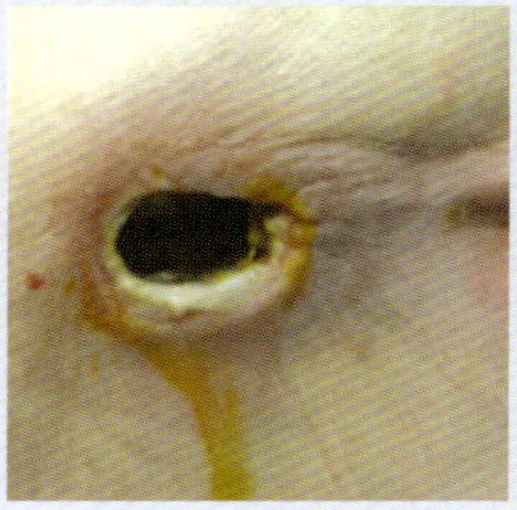

（续 表）

分期	描述	
可疑的深部组织损伤	局部皮肤完整，皮色呈紫或褐红样改变；或出现血疱（对比Ⅱ期可能呈现内含血清的水疱） 发生褪色之前组织可能变得和周围不同（如疼痛、坚硬、肿胀、变热或变冷）	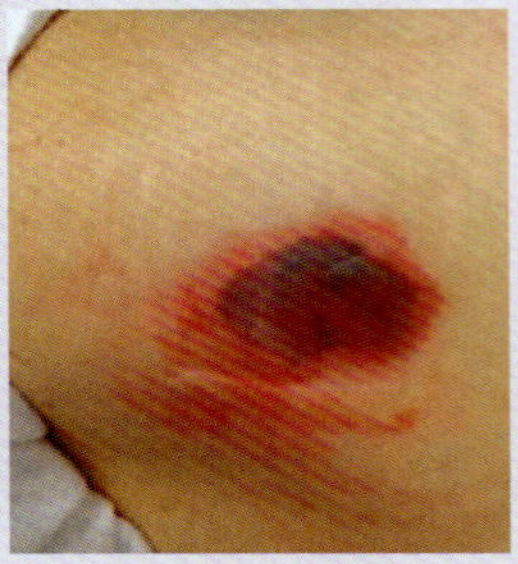
不能分期[a]	全层组织脱失，伤口底部的溃疡基底上覆盖坏死组织（黄色、棕褐色、灰色、绿色或褐色）或痂（棕褐色、棕色或黑色）	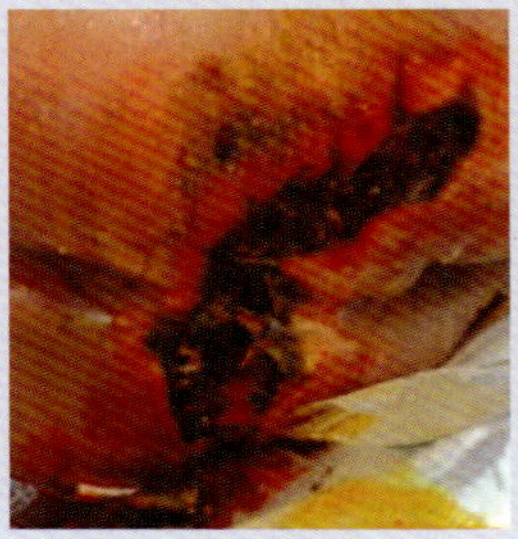

改编自美国国家压疮顾问小组/欧洲压疮顾问小组 2009[1]。[a] Ⅲ期和Ⅳ期溃疡在不同的解剖部位深度不同。鼻、耳、枕骨、踝的骨嵴上没有皮下组织，所以这些部位的溃疡较浅（如 0.3cm），而在脂肪堆积较多的部位如臀部，可以发展为非常深的Ⅲ期和Ⅳ期溃疡。

最新的 NPUAP 分期体系里包括的一个分期是疑似深部组织损伤（sDTI）[1]。与邻近组织相比，sDTI 表现为紫色或瘀紫的外观且常肿胀或发热，也可能表现为出血性水疱（与Ⅱ期压疮相反，后者可能表现为充满血清的水疱）。sDTI 是骨骼和肌肉接触面的损伤，发生于可见的皮肤损伤之前，因此可能和Ⅰ期压疮混淆，尤其是肤色较深时。在鉴别诊断Ⅰ期和Ⅱ期压疮时一定要考虑 sDTI，因为 sDTI 可能更快发展为Ⅲ期或Ⅳ期溃疡，即不遵循通常从Ⅰ期到Ⅳ期的发展过程。sDTI（见表 124.2）由骨骼肌肉接触面的压力过大导致，损伤自内部开始，向外进展[18]。

由患者大小便失禁引发的潮湿相关皮肤损伤（MASD），难以与Ⅰ期和Ⅱ期压疮区分。潮湿相关皮肤损伤治疗可能采用和压疮不同的方法，所以在鉴别诊断时考虑这种可能显得非常重要[19]。

按从高到低的分期顺序描述压疮愈合过程并不准确。例如，将曾经为Ⅳ期的浅部伤口称为愈合中的Ⅳ期压疮。全层压疮（Ⅲ期或更高）愈合后，依然有进一步发生溃疡的风险，因为愈合后抗张强度降低。

检查：组织病理学

关于压疮及其在人类中的前期表现最完整的组织学检查由 Witkowski 和 Parish 完成[20]。在临床最早能识别的可褪色红斑期，真皮浅层小静脉和乳头状毛细血管扩张，伴随轻度血管周围炎性浸润，偶尔见汗腺和导管退行性改变。在不可褪色红斑期，浅部血管具有明显的红细胞充盈，其中多出现血小板血栓和红细胞外溢。更多的外分泌腺发生退化，并且出现明显的脂肪坏死。在溃疡发生前，可以识别出多种其他改变，包括表皮萎缩、表皮下水疱形成、组织中嗜酸性粒细胞增多、毛囊坏死。另外一些研究强调血管内或血管外出现纤维蛋白[21,22]。在溃疡形成早期出现表皮缺失，在黑痂期出现皮肤全层坏死。黑痂期形成的前期表现没有在活检中发现，但推测是更深层次的血管破坏。慢性溃疡中有纤维变性夹杂毛细血管丛，无残留附属器。

处理

并发症

压疮可以导致严重的并发症。

住院时长

压疮会延长住院时间，但更重要的是会增加死亡率。患有压疮的老年患者在急症护理时，死亡风险提高了 5 倍，达到 25%～30%[23]。

疼痛

应考虑到所有压疮患者都会出现疼痛问题。推荐使用疼痛评估工具来评估疼痛的。2 项大型研究调查了医院和社区姑息治疗患者，评估了疼痛患病率分别为 37％和 66％[24]。疼痛也可能长期存在，由更换敷料或清创引发。疼痛的各个方面均应得到管理，故而通常需要联合多学科。疼痛可分为伤害性的（如咬噬痛、酸痛、搏动痛）或神经病理性（如灼痛、刺痛），需要根据疼痛的类型选择药物。疼痛经常与感染有关，需要接受彻底评估。

感染

压疮易受感染，可发生在局部或深部，导致骨髓炎或全身感染，引发败血症或坏死性筋膜炎。由于溃疡经常发生在骨性突起上，骨髓炎并不少见，尤其是溃疡达到骨骼时。X 线平片可能有助于诊断这种情况，但磁共振成像效果更优[25]。用标记性白细胞骨扫描是一种替代方法，但敏感性不高[25]。

马氏溃疡

马氏溃疡（Marjolin ulcer）通常指发生于烧伤或瘢痕部位的鳞状细胞癌，尽管它也可以发生于包括压疮在内的任何慢性溃疡[26]。这种并发症十分罕见，发生率不到 0.5％[27]。

系统性淀粉样变性

是压疮的一种罕见并发症。

预防

压疮可发展迅速，不易愈合。因此预防优先于治疗，因为治疗通常花费更多，效果更差。

风险评估

风险评估工具可以帮助识别高风险人群，预防压疮。

一项关于压疮风险评估量表的系统综述发现，3 个研究报告了评分量表的临床有效性，并在 30 个研究中得到验证[28]。

- Braden 评分显示敏感性为 57.1％，特异性为 67.5％，预测压疮的优势比为 4.08（95％ CI 2.56～6.48）。
- Norton 评分的敏感性为 46.8％，特异性为 61.8％，预测风险的优势比为 2.16（95％ CI 1.03～4.54）。
- Waterlow 评分显示的最高敏感性为 82.5％，最低敏感性为 27.4％，优势比为 2.05（95％ CI 1.11～3.76）。

这项研究结论为：量表的使用并未降低压疮的实际发生率，但是 Braden 和 Norton 评分预测风险的效果优于护士的临床判断。Braden 评分在敏感性/特异性方面最平衡[28]。其他综述没有发现目前的研究足够推荐哪一种风险评估量表更优，甚至优于临床判断[29,30]。

更换体位

更换患者体位是减少易感部位压力的最重要干预方法。没有足够证据显示患者应该多长时间变换一次体位[6]，但是大多数压疮的预防策略推荐每 2 小时一次。使用高级支撑表面不能代替给患者更换体位。

更换患者体位需要考虑的其他因素包括以下几种。

- 使床头保持低于 30°，以尽量减少剪切。
- 托举而不是拖曳/拉动患者离开表面，以减少剪切和摩擦，可使用升降机。
- 使用脚踝托举器可以减少这个脆弱部位的压迫，但没有足够证据显示哪种器材效果最佳[31]。至于能否将这个装置固定住，而不对足的其他部位发生摩擦或压迫还存在诸多问题。
- 正确使用和放置医疗器械，如引流管、导尿管和支架。在一项 2079 名住院患者的研究中，医疗器械造成压疮的最常见部位为耳、腿和足跟。使用医疗器械的患者发生压疮的风险增加了 1 倍[32]。

支撑表面（表 124.3）

为了解决骨性突起压迫的问题，发明了许多支撑表面或压力再分布系统。支撑表面包括专门的病床、床垫、床垫覆盖物和轮椅垫。

支撑表面通常根据是否需要电力，被分为“电动和非电动”两类。

尽管许多研究评价了支撑表面的有效性，但这些研究的质量不佳。更先进的支撑表面（专门的泡沫或浓密羊毛）比标准床垫更能减少高风险患者发生压疮[6,33]。一项 447 名患者的随机对照研究对比了电动和非电动支撑表面，压疮的发生率无明显差异[34]。有证据显示，在手术台上放置覆盖物可能减少压疮的发生率[35]。

营养

良好的营养摄入可能会影响发生溃疡的风险，大多数患者应该由营养师评估其营养状态。

目前的研究没有证据支持使用口服或肠内营养补充剂可预防溃疡的发生。大多数研究质量不佳，随机性不足，或分组、评价未采用盲法[6]。一项试验对 672 名 65 岁以上重症住院患者进行试验对比了标准饮食与标准饮食加每日 2 片口服营养补充剂，显示了 15 天压疮发病率降低[36]。

表 124.3　减压床垫

方法	注释	分类
泡沫	特殊的泡沫卷或块状泡沫。泡沫床垫被用于绝大多数的长期护理机构	非电动
空气或胶体填充系统	由空气或胶体填充的立柱或隔室。空气填充的表面通常指不漏气的表面。可能有助于保持皮肤温度和微气候	非电动
空气流化	硅胶珠或玻璃珠间有空气流动，使该系统具有流体的特性	电动
交变压力	小隔室周期性充气、泄气，可以根据频率和充气压力调整，价格昂贵	电动

皮肤护理

关注皮肤状况是预防干燥和避免表面潮湿的重要方法，然而目前尚未发现哪种特定的外用制剂有益于减少压疮[6]。

治疗

一旦患者发生压疮，需要进行全面评估来解决有关的内在和外在因素。应采取以患者为中心的方法，解决如疼痛、移动性和个人因素等问题。应合理采集病史，了解患者处境，从而判断这些问题。

需要预防和治疗双管齐下，以使这些病情复杂的患者获得最佳方法处理。管理患者时可以采用一种预防和治疗的算法来确定分类（图 124.3）。

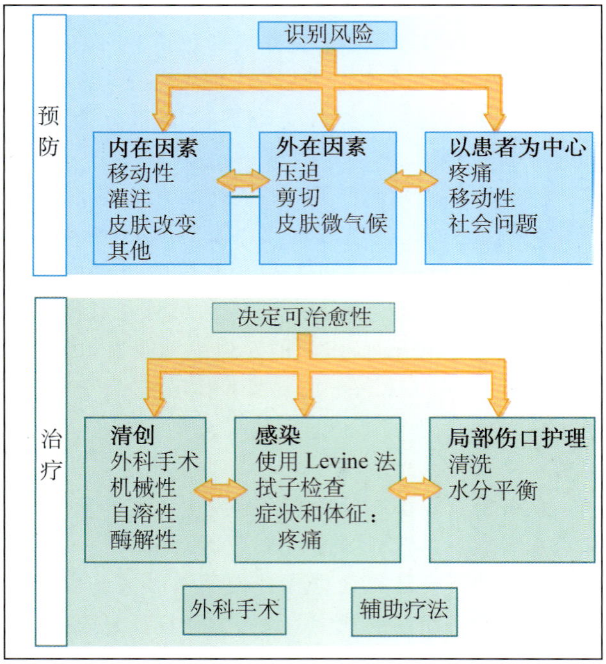

图 124.3　预防和治疗压疮的算法（改编自 Sibbald et al，2011[40]）

减压装置

应给患者的脆弱部位提供减压措施。

有中等质量证据显示，空气流动性病床与标准病床相比，更有利于伤口恢复[37,38]。

没有足够研究比较其他高级支撑表面。尤其是对比电动和非电动支撑表面的评估显示在治疗压疮中得到的结果并不一致[39]。

应判定伤口的“可治愈性”（表 124.4）[40]，这将给患者、家属和其他医护人员切合实际的期望。当导致伤口的潜在问题可以得到纠正时，这个伤口被认为是可以愈合的。维持性伤口是指有可能愈合的伤口，但是如有医疗保健供给问题或者患者相关因素，也可能阻碍伤口愈合，这样的例子包括缺少减压装置，或预计患者难以遵循治疗计划。不能愈合的伤口是指无法纠正潜在病症的伤口：压疮伴有不可逆的血管疾病、潜在肿瘤或并发症。

补充营养

使用营养补充剂可能有助于促进压疮愈合。12 项研究发现蛋白质补充剂有助于减小溃疡的面积[37]。但是由于缺乏合适的对比研究，目前还不清楚是否有一种特定的蛋白质补充剂具有最大益处。

有研究探讨过维生素 C 和锌补充剂，但目前没有足够的数据推荐使用锌[30]。同样，在一项研究中，补充维生素 C 500mg 每日 2 次和 10mg 每日 2 次连续 12 周，并没有显示出改善伤口愈合率或溃疡大小变化的平均值具有差异[41]。1974 年的一项研究显示，维生素 C 500mg 每日 2 次与安慰剂相比可以减小压疮的大小[42]。可能维生素 C 补充剂有一定作用，但是目前缺乏明确的受益证据[44]。

局部伤口的护理

清洗伤口

伤口应使用生理盐水、无菌水或伤口清洗剂清洗。浅表的假单胞菌感染通常可以通过使用稀释的醋酸清洗伤口来控制。0.5%～1%醋酸溶液具有杀灭静止期细菌的功效，尤其对于假单胞菌和其他的革兰阴性细菌[43]。

表 124.4　"可愈合性"分类

可愈合性	定义	注释
可愈合性伤口	溃疡下的组织使伤口可以得到处理、纠正	继续算法
维持性伤口	伤口有可能愈合，除非另有不能纠正的基础病因。	如 • 不能治疗的疾病 • 附着的组织 • 医疗照护系统问题(资金不足)
不可恢复性伤口	伤口不可能恢复，溃疡下的组织不能治疗。	如 • 供血不足 • 不能治疗的疾病 • 缺乏营养

Riet 1995[41]，转载获得 Elsevier 允许。

清创

坏死组织(死亡的细胞及碎片)和腐肉(纤维蛋白、细胞和蛋白质物质)可在伤口表面形成，促进细菌生长，影响水分平衡，反过来也会减慢和(或)延迟伤口的愈合。通过清创去除这些物质，可减少微生物和毒素。主要有 5 种清创类型。

- 外科/急剧清创：这是去除坏死组织最快速的方法，可能引起疼痛和出血，但这种方法可以引发新的急性伤口的反应，刺激停滞的伤口开始愈合。
- 自溶清创：内源酶将最终分解坏死组织，不痛，但需要大量时间。封闭性敷料和水凝胶可能有助于这个过程。
- 酶解清创：酶疗法可以使用于清创。可使用的酶包括细菌性胶原蛋白、木瓜蛋白酶/尿素、溶纤维蛋白酶/DNA 酶、胰蛋白酶、链激酶/链道酶组合、枯草杆菌蛋白酶。
- 机械清创：可以使用物理方法去除伤口的坏死组织和碎片。使用湿的敷料任其干燥是最常见的方法，即在伤口上敷盐水浸透的纱布，待其自然干燥后揭掉纱布，顺带撕掉坏死组织。其他的机械方法包括加压灌洗、旋涡疗法、超声和负压伤口疗法(NPWT)。但是这些方法可能对健康的肉芽组织造成损伤，通常会使患者感到疼痛。
- 生物外科清创：在伤口上使用无菌的蝇蛆清创，但是这种方法不经常使用[23]。

敷料

敷料的选择应使伤口底部达到最佳湿度，以预防周围皮肤的损伤，治疗浅表感染。没有具体推荐或证据支持应如何选择敷料类型[40]。如果需要包扎，敷料必须具有足够的强度可以完整取下，要防止线头或者部分敷料遗落在溃疡中[41]。如果压疮被认为是不可愈合或维持性伤口，应该使用抗菌剂。关于聚维酮碘等药剂尚存争议，但是从非随机对照试验获得的证据支持了其在这些特定类型的溃疡中使用(表 124.5)[44]。尚不可知生物制剂如血小板来源的生长因子，是否比标准的伤口护理更经济[45]。

表 124.5　在压疮中使用的几种敷料类型

敷料类型	在压疮中的使用
薄膜	• 保护皮肤免受摩擦 • 自溶性清创
水凝胶	• 伤口未感染，肉芽肿组织生长，渗出少 • 自溶性清创
水胶体	• 清洁Ⅱ期溃疡 • 中低度渗出伤口
海藻酸钙	• 中重度渗出伤口 • 有助于止血 • 一项随机对照研究发现其优于葡聚糖糊[46]
泡沫	• Ⅱ期或浅Ⅲ期 • 可以防止剪切和摩擦 • 中度渗出伤口
亲水性纤维	• 高度渗出伤口
卡地姆碘	• 自溶性清创 • 中度渗出伤口 • 避免由于较深伤口 • 抗感染
纱布	• 纱布并不总是最佳选择，因为可能在伤口中残留 • 可以使用纱布条填塞深部伤口或窦道 • 可使用聚亚己基双胍浸透

控制感染

伤口不愈合时，应怀疑感染。慢性伤口感染由于缺乏典型的感染征象，可能造成诊断困难，需依赖症状/体征和伤口拭子检查的结果。

其他考虑因素包括基础的并发症。糖尿病患者因软组织感染住院的风险比无糖尿病者高 10 倍[47]。

几个高质量研究评估了使用 Levine 法（即转动拭子时施加足够的压力使伤口流出液体，时间超过 5 秒，取样范围>1 cm^2）的定量拭子法与标准的深部组织活检相比，更有助于预测伤口感染（LR 6.3，95% CI 2.5～15）[48]。使用这个方法检测结果为阴性说明发生感染可能性小（LR 0.47，95% CI 0.31～0.73）。使用深部组织活检诊断感染的参考标准为：每克伤口组织含有 10^5 个微生物，或出现任何水平的β-溶血性链球菌[49]。深部组织活检适用于一些临床情况，但因其有创性不能普遍使用。Z 法拭子（即在整个创口区域“之”字形使用拭子）和深部组织活检相比，不能预测或排除感染（LR 1.3，95% CI 0.91～2.0）[50]。

评估伤口感染的相关症状，包括气味、疼痛、红色肉芽组织、渗出、愈合延迟、发热、脓性分泌物和形成脓腔等，只有疼痛可以预测感染[51]。将两个使用深部组织活检作为参考的研究显示，疼痛具有 11～20 的似然比（LR）（95% CI）[51]。但是不出现疼痛也不是预后良好的指标，因为仍有 0.64～0.88 似然比（95% CI）的可能性[51]。

与深部组织活检相比，结合症状和体征的判断的敏感性和特异性只有 52%和 46%，LR 为 0.96（95% CI 0.60～1.6）[51]。其他研究不使用参考标准，而是结合 5 个体征中的至少同时出现 3 个（不愈合、渗出、组织易碎、碎片和味道），对浅部感染表现出 73%敏感性和 80%特异性[50]。对于深部感染，结合 7 种体征中同时出现 3 种（溃疡变大、局部温度升高、可探达骨骼、新组织破坏、渗出、水肿或气味）获得的敏感性和特异性分别为 90%和 69%[52]。美国感染性疾病协会将感染性糖尿病足溃疡定义为：产生脓性分泌物，或具有 2 项或以上的感染指标（疼痛、红斑、硬结、发热或水肿）[51]。

在临床怀疑感染时，应该使用 Levine 法进行定量拭子检查。疼痛加重提示医师考虑感染[51]。但是不出现疼痛也不能排除感染，尤其在患者感觉缺乏时需要特别考虑。因此诊断感染依然困难，应进一步研究。

辅助疗法

负压伤口疗法（NPWT）是指在伤口底部施加可控的吸力，控制吸引器的计算机设备连在一个开孔泡沫制成的敷料上，使用带黏性的透明敷料固定在伤口上[52]。

7 项研究将 NPWT 法和潮湿纱布敷料或其他外用制剂进行对比，没有发现效果差异[53]。只有一个小型低质量研究（7 个伤口）显示了 NPWT 法在减少伤口大小和深度上效果更佳[55]。尚无有效或可靠的证据证明外用负压会促进伤口愈合[55]。

同样地，研究其他辅助疗法（电磁、超声和高压氧治疗）的综述也没有获得有力证据，没有显示这些疗法可以帮助或阻碍压疮的愈合[54-56]。

外科手术

手术治疗可能是某些患者的选择。最常见的 2 个重建术是肌肉皮肤重建和筋膜皮瓣重建，这两种术式提供了有血供的组织，可以闭合深部的压疮[57]。文献中没有明确定义患者的入选标准，但患者必须健康状况良好，可以参加康复治疗（框图 124.1）[58]。

手术具有很高的复发率，应仔细筛查患者。

框图 124.1　外科治疗压疮的指征

- 患者有能力去除伤口的压迫
- 患者的护理目标与恢复能力相匹配（如痴呆患者通常不是合适人选）
- 持续性伤口感染
- 使用非手术治疗无法愈合的深部溃疡
- 骨髓炎
- 表面积大的溃疡
- 恶变（马氏溃疡）

White-Chu 和 Reddy 2013[60]。转载经 Lippincott Williams & Wilkins 允许。

压疮可否避免

尽管做了很多研究和努力希望减少压疮，压力性损伤和压疮的发病率和患病率近些年没有明显变化[17]。虽然一致认为压疮在很大程度上可以预防，但也有患者不可避免[59]。很少有高质量研究评估晚期患者发生压疮的情况[60]。两个共识文件的结论是在病危时，如果不能给患者提供营养/水合、压力再分配，压疮的发生可能无法避免[61,62]。只有在充分采用预防护理措施后才能判定压疮的潜在不可避免性。

在姑息疗法中出现的皮肤衰竭和压疮是两种不同疾病，Kennedy 晚期溃疡阐明了这个概念。这种梨状或蝶状溃疡通常发生于骶骨，进展迅速，常预示患者即将死亡[63]。尽管患者受到了最好的照护，在终末期仍可发生皮肤改变[64]。在疾病晚期，皮肤的生理改变是多脏器衰竭的一个部分。姑息疗法的压疮患病率为11%～18%[18]。对于不可避免的终末期皮肤改变治疗目标是根据需要给这些脆弱的患者提供安抚措施。

（译者：裴晨晨　**一审：**石航　**二审：**陈玲玲　**三审：**吕亚萍　**润色：**严冬梅**）**

参考文献

完整的参考文献见网络版 www.rooksdermatology.com.
以下列出的是重要参考文献。

[1] National Pressure Ulcer Advisory Panel/European Pressure Ulcer Advisory Panel. *Prevention and Treatment of Pressure Ulcers: clinical practice guidelines*. Washington DC, USA: National Pressure Ulcer Advisory Panel, 2009 http://www.npuap.org(last accessed August 2014).

[6] Reddy M, Gill SS, Rochon PA. Preventing pressure ulcers: a systematic review. *JAMA* 2006;296(8):974-84.

[14] Coleman S, Gorecki C, Nelson EA, *et al*. Patient risk factors for pressure ulcer development: systematic review. *Int J Nursing Studies* 2013;50:974-1003 doi:10.1016/j.ijnurstu.2012.11.019 epub 2013 Feb 1.

[15] Takahashi M, Black J, Dealey C, Gefen A. Pressure in context. In: *International Review: pressure ulcer prevention; pressure, shear, friction and microclimate. A consensus document*. London: Wounds International, 2010.

[25] Lipsky BA, Berendt AR, Cornia PB, *et al*. Infectious Diseases Society of America clinical practice guideline for the diagnosis and treatment of diabetic foot infections. *Clin Infect Dis* 2012;54(12):e132-73.

[30] Moore ZEH, Cowman S. Risk assessment tools for the prevention of pressure ulcers. *Cochrane Database Syst Rev* 2014; Issue 2: CD006471, doi: 10.1002/14651858.CD006471.pub3.

[33] Chou R, Dana T, Bougatsos C, *et al*. Pressure ulcer risk assessment and prevention. *Ann Intern Med* 2013;159:28-38.

[37] Smith MEB, Totten A, Hickam DH, *et al*. Pressure ulcer treatment strategies: a systematic comparative effectiveness review. *Ann Intern Med* 2013;159:39-50.

[39] Reddy M, Gill S, Kalkar SR, Wu W, Anderson PJ, Rochon PA. Treatment of pressure ulcers: a systematic review. *JAMA* 2008;300(22):2647-62.

[40] Sibbald RG, Goodman L, Woo KY, *et al*. Special considerations in wound bed preparation 2011: an update. *Adv Skin Wound Care* 2011;24:415-36.

[49] Reddy M, Gill SS, Wu W, Kalkar SR, Rochon PA. Does this patient have an infection of a chronic wound? *JAMA* 2012;307(6):605-11.

第 125 章

冷热刺激性皮肤病

125

Saqib J. Bashir[1], *Ai-Lean Chew*[2]

[1] King's College Hospital, London, UK

[2] Guy's and St Thomas' NHS Foundation Trust, London; and King's College Hospital, London, UK

机体对寒冷的反应

维持一个稳定的核心体温需通过各种体温调节机制来实现，其中最重要的是控制皮肤的血液流动。暴露在寒冷环境中引起小动脉和小静脉的收缩，部分原因是由内皮合成的血管收缩肽内皮素-1 直接介导完成[1]。交感神经张力反射增强是由皮肤上的冷觉感受器触发的；如果血液温度下降，则由下丘脑的体温调节中枢进行调节。四肢动静脉间的逆流交换系统进一步加强了热能的保存。寒冷引起的血管收缩导致血液分流到深静脉系统，从而使热能从动脉转移到深静脉。结果是进入肢体的动脉血温度更低，回流入体内的静脉血温度更高，只有较少的热能向外界散发。

手指在寒冷中持续暴露会导致刘易斯(Lewis)的“打猎反应”，即反复地出现血管收缩后的血管舒张[2]。寒冷引起的血管收缩是一种机体保温的保护机制，但长期的血管痉挛可能危及皮肤的活性。因此，短暂的血管舒张通过动静脉短路的开放可以防止皮肤坏死。随着持续的冷暴露，通过皮肤微血管血流量有一个阶段性的增加和减少。然而，当体内核心温度受到威胁时，“打猎反应”停止，血管会持续收缩[2]。

寒冷诱导的血管收缩导致毛细血管内压力升高，液体进入间质增加，导致血液浓缩和血浆体积减少。寒冷的其他生理效应包括血液黏度增加、氧血红蛋白解离为血红蛋白的速度减慢、皮肤神经传导速度减慢及血小板黏附性的改变[3]。

由寒冷引起或加剧的疾病

环境温度和暴露时间决定了所有人在遭受严重寒冷时所受损伤的类型和程度。然而，部分人对寒冷有一定的遗传易感性，如某些人在暴露于中等程度的寒冷时，就会患上与寒冷相关的疾病，而大部分正常人可以忍受而不会受到不良影响。因此，冷源性疾病可分为两组：①暴露于寒冷中引起的疾病；②对寒冷异常敏感的疾病(框图 125.1)。

框图 125.1　由寒冷引起或加剧的疾病

暴露于寒冷中引起的疾病

- 冻伤
- 战壕足

（续框图）

对寒冷异常敏感的疾病

- 雷诺现象
- 网状青斑（见第 103 章）
- 冷球蛋白血症（见 101 章）
- 冷凝集素综合征
- 冷溶血（见 101 章）
- 寒冷性荨麻疹（见第 42 章）
- 冻疮
- 肢端青紫症
- 红绀病
- 冷红斑
- 寒冷性脂膜炎（见第 99 章）
- 新生儿冻伤（见第 116 章）

冻伤

定义和术语

冻伤是用来描述由冷冻引起的组织损伤的术语。皮肤和皮下组织暴露于寒冷的空气、液体或金属时有冻伤的危险。

同义名

- 冻结伤。是一种比冻伤轻微的皮肤损伤，表现为可逆性红斑，灼热感

概述

冻伤及其前兆冻结伤可导致不同程度的组织损伤，从红斑到软组织、肌肉和骨骼的坏死。大多数冻伤发生在冬季运动爱好者和登山者身上，他们被困后长时间暴露于寒冷中。冻伤也发生在战士、流浪汉和在寒冷气候下户外工作的人群。

病理生理

发病诱因

饮酒和吸烟会增加冻伤的风险[1]。

病理学

冷冻诱导的损伤主要是由细胞内和细胞外间质中冰晶的形成造成的[2]。快速冷冻会产生细胞内冰晶，而缓慢冷冻则会形成细胞间冰晶。冰晶不仅损害细胞结构，还会干扰电解质和水的跨细胞膜流动[3]。冻伤程度也受冰晶融化速度的影响。缓慢的复温会导致更大、更具破坏性的冰晶的形成，并产生更大的渗透压。除了对细胞的直接影响外，冻伤中的组织损伤还因寒冷引起的血管和血液反应而加剧。四肢反射性血管收缩导致毛细血管灌注减少，寒冷引起的血液黏稠度过高和血栓形成的风险增加会加重这种情况[4]。

临床特征

身体最易受到寒冷影响的部位是手指、足趾、足、耳、鼻和面颊。冻结伤只发生在皮肤上，以疼痛性红斑为特征，红斑随着复温而恢复正常。浅表冻伤累及皮肤和皮下组织，初期伴有红斑、疼痛，随后出现发热。受累的皮肤变得蜡样亮白。深部冻伤损害延伸至皮下组织，可累及神经、大血管、肌肉和骨骼，导致关节僵硬，甚至瘫痪[5]。冻伤的即刻症状是相当明显的，但损害的程度可能需要数周才能表现出来。

严重程度分级

对冻伤的严重程度提出了分级方法。Ⅰ级冻伤为局部皮肤的冻伤，伴有红斑、水肿、充血，无水疱和坏死。5～10 天脱屑，可完全恢复。Ⅱ级冻伤是全层厚度皮肤的冻伤，伴有红斑、严重水肿、水疱和黑痂，只需要切除坏死的软组织。Ⅲ级冻伤需要截肢。Ⅳ级冻伤需要完全截肢，并因伴有全身反应而复杂[6]。

并发症和共病

组织损伤的程度和严重程度在复温时变得明显，轻微冻伤后出现持续数小时的红斑和轻微疼痛。严重者可出现水疱、全层皮肤坏死和坏疽[7]。神经和血管损伤可导致感觉异常，对寒冷和多汗症异常敏感，可能持续数月至数年[7]。

预后

冻伤的预后需数周后才能判断，因为数周后活组织和坏死组织之间的界限才会变得清晰。

检查

^{99}锝骨扫描成像有助于评估冻伤的预后，并能提示严重病例需要截肢的程度[8]。磁共振血管造影术也可能是有益的，可直接显示任何血管闭塞，同时对周围的软组织进行成像。

治疗

一线治疗

最重要的是要制定立即复温的技术。清创手术应该在组织全部恢复和持续损伤的程度完全清楚之后进行。

快速复温推荐完全浸泡在 37～39℃ 水里。使用温度计或护理人员的手测量水温，以确保温度不会太高而造成额外的烫伤。因为水会迅速冷却，所以需要不断加热水来保持温度，并在肢体周围循环。快速复温被证明比缓慢复温更有效，当组织呈现出红色或紫色的外观，摸起来柔软、易弯曲时，可以认为是完全复温。此时再进一步的升温并不会带来更多的益处。冻伤区域应风干或拍干，以避免剪切力损伤组织[9]。其他作者则主张在 40～41℃ 的温度下进行至少 30

分钟的再次升温，直到组织变得柔软和易弯曲，并且每天持续复温 2 次。

非甾体抗炎药（NSAIDs）如布洛芬已被推荐使用，尽管它们的使用证据不足。荒野医学会建议每天 2 次，用量为 12mg/kg，以降低前列腺素和血栓凝集素的水平，因其可能导致血管收缩、缺血和组织损伤。此外，非甾体抗炎药可能有助于减轻复温的疼痛。外用芦荟凝胶也被认为可以减少炎症性前列腺素；然而，目前缺乏强有力的临床证据或动物研究来证实其疗效。建议吸除非出血性水疱疱液，因为疱液中可能含有前列腺素和血栓凝集素。疱壁应保持完整，不得清除。

二线治疗

在医院环境中，应用其他药物干预是有益的。

一项回顾性研究表明，如果在损伤后 48 小时内给予组织纤溶酶原激活剂（tPA）动脉内灌注，可以减少截肢[10]。在该项研究中，在受伤 24 小时内给予治疗，截肢的概率从未治疗时 41%降至 10%。血管扩张药可改善预后，而且除可使血管扩张外[11]，还可抑制微血管闭塞和血小板聚集。在一项阿司匹林联合丁咯地尔、阿司匹林联合伊洛前列素和阿司匹林联合伊洛前列素和 tPA 的对比研究中，伊洛前列素组（0/16）与联合 tPA（3/16）或联合丁咯地尔组（9/15）的患者相比，均未见截肢。笔者推荐阿司匹林联合伊洛前列素治疗Ⅲ度冻伤，可考虑联合 tPA 治疗Ⅳ度冻伤[12]。

三线治疗

坏死组织的手术切除应推迟到活组织和坏死组织之间出现明显的界限时再进行，通常需要等待几周时间。

Resources

Further information

McIntosh SE, Hamonko M, Freer L et al. Wilderness Medical Society Practice Guidelines for the Prevention and Treatment of Frostbite, http://wemjournal.org/article/S1080-6032(11)00077-9/fulltext (last accessed June 215).

战壕足

定义

战壕足是一种瘀滞、非冻结性冷损伤和潮湿导致远端下肢足的麻木和皮肤变化。

同义名

- 浸渍足

概述

战壕足和浸渍足被认为具有类似的病理过程。战壕足是第一次世界大战[1]初期士兵普遍存在的问题，但目前主要发生在无家可归的人群中[2]。一个类似的情况，如热带浸渍足，是一种温水浸渍损伤，但不太严重。

病理生理

发病诱因

吸烟和周围血管疾病可能增加组织损伤的严重程度。

病理学

病理改变为淋巴、静脉回流障碍所致的水肿。血管周围发生炎症，严重者发生动脉闭塞和缺血性坏死。对有髓神经纤维和无髓神经纤维都有损伤[3]。

临床特征

患者出现足和下肢远端麻木，并伴有非冻伤引起的皮肤改变。潮湿的环境、腿部制动、过紧的鞋等会加剧这些症状。

患肢和足冰冷、麻木。有红斑、水肿、疼痛，严重者出现表皮坏死。复温时水肿加重，充血，痛性感觉异常。

鉴别诊断

与引起肢体溃疡的其他疾病鉴别，其他如糖尿病、动静脉功能不全、自身免疫性疾病、炎症性疾病如坏疽性脓皮病和感染。

预后

最初表现为无汗，但随后，会出现多汗症、冷敏感和血管舒缩功能障碍。这些变化可能会持续数月或者数年。

检查

主要取决于临床表现。该病通常有明确的冷水浸没史，不需要特别的检查。

治疗

最好的方法是预防，一旦发生需卧床休息，抬高患肢，使用镇痛药是有益的，坏死组织的保守切除是必要的，如果合并感染，应给予抗生素。

冻疮

定义和术语

冻疮是指易感人群对寒冷的异常反应，表现在肢端局部皮肤的炎症性改变的一种疾病[1]。

> **同义名**
> • 冻疮

概述

冻疮是由寒冷引起的，对寒冷敏感的皮肤易受影响，如手指、足趾、鼻和耳。

流行病学

年龄和性别

多见女性占绝大多数(79%)[2]。

相关疾病

病因包括营养不良、神经性厌食症和全身疾病，最典型的是系统性红斑狼疮(LE)和血液系统的恶性肿瘤等[3-5]。

病理生理学

在冻疮患者中，寒冷会引起一种皮肤深部小动脉的血管持续性收缩，而浅表小血管出现扩张的现象。这与正常受试者形成对照，在正常受试者中，寒冷会导致皮肤血管收缩，随后血管舒张，这是维持再灌注所必需的一种稳态机制。对冻疮皮肤的神经研究显示，与对照组相比，P 物质、神经肽 Y、降钙素基因相关肽、血管活性肠肽的免疫反应性无定量或定性差异[6]。然而，在既往有极低体重的肢端冻疮患者中，受影响的皮肤免疫组化显示真皮乳头神经束大量增加，部分形态异常[6]。这表明在单纯的冻疮患者中，微血管的神经是正常的，并提示病理涉及微血管本身。

病理学

组织病理学显示真皮水肿伴真皮浅层和深层的炎症[7]。单一核细胞浸润，主要是 T 细胞，分布在血管周围，但在外分泌腺也有分布[8]。冻疮表皮变化主要有坏死角质形成细胞和海绵水肿。发生在大腿外侧的冻疮以密集的单一核细胞浸润为主，并贯穿整个真皮层深入至皮下脂肪为特征，血管壁呈“蓬松状水肿”[7]。这种深度冻疮，真皮水肿不是其突出的特征。真皮深层及皮下组织炎症的发生可能是由于外部冰冷与内部温暖相互隔绝共同作用造成的[7]。

遗传学

可能有遗传因素的影响存在，因为在一个家族中几代人都可以受到影响[1]。

环境因素

多发于处于气候寒冷、潮湿的秋季和冬季的易感人群中。

临床特征

病灶呈紫红色，通常为斑疹、丘疹或结节状。会发生斑块样冻疮，环状损害也会发生。冻疮对称地发生在肢端皮肤上，尤其是手指和足趾，其他常见部位还包括足跟、小腿、鼻和耳。常见症状是瘙痒和灼痛，部分患者可能无症状。严重者可出现水疱和溃疡。多数病灶在 2～3 周自行消退；但在部分患者中，冻疮会持续整个冬天，偶尔在夏天还继续发展。

冻疮性狼疮(也称为蛤钦森狼疮，Hutchinson lupus)是皮肤狼疮的一种特殊形式，其表现类似于特发性冻疮。在寒冷的天气中形成紫红色丘疹，位于手指和足趾上，并持续存在，在某些情况下形成溃疡[9]。冻疮性狼疮可伴有盘状红斑狼疮或其他类型的皮肤红斑狼疮。多达 20%的冻疮性狼疮患者会发展为系统性红斑狼疮[10]。

冻疮也可能使血液恶性肿瘤复杂化，特别是骨髓增生异常综合征和慢性骨髓单核细胞白血病等(见第 148 章)。据报道，在这些患者的肢端指、趾部皮肤，尤其是足趾常出现青紫肿胀[11]。冻疮可能与白血病急变期同时发生，皮肤组织活检可证实，在血管周围浸润的大的、不典型的单核细胞[12]。

临床亚型

临床上有各种少见的亚型。在丘疹性冻疮中，通常在肢端发绀基础上，手指两侧出现小的冻疮[13]。据报道，在女性骑马爱好者中，大腿外侧会发生冻疮(又称为“马术脂膜炎”)[9]。临床上，表现为群聚的丘疹或斑块，甚至有溃疡。发病与紧身裤，如马裤密切相关[9]。慢性冻疮，特别是有动脉疾病或持续暴露在寒冷环境中，可能会发生不可逆的纤维化、淋巴水肿和角化过度等变化，临床表现不同。

鉴别诊断

需与环状肉芽肿、周围血管疾病和血管炎等疾病相鉴别。

预后

预后取决于发病原因。当采取适当措施防止冷暴露，大多数患者将会得到良好的疾病控制。

检查

主要根据临床表现进行诊断，但也可包括辅助检查，如全血细胞计数和(或)血涂片、蛋白质电泳、自身免疫筛查、冷球蛋白和冷凝集素。梅奥诊所数据显示，测试患者中 11/20 呈阳性[2]。

治疗

衣物保暖和集中供暖通常可以预防冻疮。易感人群必须避免暴露于寒冷、潮湿的环境，不要吸烟。一项双盲安慰剂对照研究显示，硝苯地平对清除现有冻疮和预防新发病灶方面是有效的[14]。另一项研究表明，用吗替麦考酚酯治疗可以成功治疗冻疮性狼疮[15]。

肢端青紫症

定义

肢端青紫症是一种表现为双手持续性青紫或紫红色样的变色斑，少见于双足和面部的一种疾病。

概述

肢端青紫症可以是特发性的也可继发于一些系统性疾病，包括潜在的恶性肿瘤（框图 125.2）[1]。患者有时有家族聚集现象，表明有遗传基础。由药物引起的罕见。

框图 125.2 肢端青紫症的病因

- 特发性
- 继发性
  - 自身免疫性
    - 结缔组织疾病
    - 原发性和继发性抗磷脂抗体综合征
  - 肿瘤性
    - 良性和恶性副蛋白血症
    - 副肿瘤综合征
  - 冷凝集素综合征
  - 冷球蛋白血症
  - 饮食障碍
    - 神经性厌食症
    - 神经性暴食症
  - 直立性疾病
    - 慢性直立不耐受
    - 青少年体位性直立性心动过速综合征
    - 青少年慢性疲劳综合征
  - 神经障碍
    - 臂丛神经病变
  - 慢性砷中毒
  - 药物
    - 硝酸丁酯
    - α 干扰素（2α）
  - 代谢性疾病
    - 岩藻糖苷酶贮积病
    - 乙基丙二酸脑病
  - 精神性
    - 严重的学习障碍
    - 精神分裂症
  - 原发性血小板增多症

流行病学

年龄和性别

典型的表现是在青春期，据报道女性多发[2]。

病理生理学

周围小动脉血管痉挛，受冷后痉挛加重，真皮乳头下静脉丛扩张[3]。这种情况可能是一种原发性的血管功能障碍，因为没有研究证明皮肤血管有神经供应的缺陷[4]。血浆黏稠度增高可能进一步降低肢端血液流速。乙基丙二酸脑病变是一种罕见的代谢紊乱性疾病，伴神经运动迟缓、高乳酸血症和直立性肢端青紫症，已经在直立性肢端青紫症患者中，发现了编码线粒体基质蛋白 ETHE1 基因突变[5]。

临床特征

特发性肢端青紫症通常始于青春期，并可持续到成年。在冷暴露后可短暂发生这些变化，但也可在整个冬季甚至到夏季都持续存在。临床上，有正常的外周血管搏动时，双手可有无痛的点状暗斑。在足和面部也可以看到类似的改变。保持营养良好，一般不会发生溃疡。部分患者的肢端青紫会自行消退。临床上必须把肢端青紫症与雷诺现象区分开来，雷诺现象是一种偶发的三相反应，通常只涉及少数几个手指和（或）足趾。必须排除有无动脉和静脉的闭塞。如果在成年人中首次发生肢端青紫症，应该积极寻找有无继发病因（框图 125.2）。

鉴别诊断

需与雷诺现象，动脉闭塞和静脉闭塞相鉴别。

预后

预后取决于基础病因。青少年原发性肢端青紫症到中年时可以自行消失。

检查

毛细血管镜检查显示指甲底部扩张和充血的毛细血管襻。然而，这项技术在区分原发性肢端青紫症和结缔组织疾病方面的作用还有待于确定。多普勒血管超声可用于排查血管内血栓形成。

治疗

目前尚无有效的药物治疗方法。使用血管扩张药治疗，如钙通道拮抗药，似乎没有受益。药物引起的肢端青紫症停止使用该药物后病情会得到改善。对继发性肢端青紫症，针对病因进行治疗，该症状可以得到改善。

红绀病

定义

红绀病是一种表现为持续性的暗红色斑块，发生在皮下脂肪较厚部位，如大腿和小腿，少见于臀部及手臂的一种疾病。

概述

红绀病是一种主要影响下肢的疾病，与肢端青紫症不同，后者发绀影响末梢部位，如手指、足趾及其附属器[1]。

流行病学

年龄和性别

红绀病最常见于青春期少女和中年妇女。

病理生理学

据推测，这些部位的皮下脂肪使表层血管与深部血液供应的热能隔绝，从而使其易受寒冷的影响。寒冷会加重这种症状，因此通常在冬季更为明显。

临床特征

红绀病好发于青春期少女的小腿、超重男孩的大腿和臀部、中年妇女的大腿和小腿。偶尔会发生在婴儿的前臂。其有特征性的皮肤暗红色斑，可伴有毛囊角化、血管内皮细胞瘤和毛细血管扩张，局部发凉。冷暴露后发生的结节样冻疮样狼疮损害，可使红绀病病情复杂化。水肿和纤维化改变可见于慢性红绀病。

鉴别诊断

根据典型的临床症状即可明确诊断，仍需与其他血管性疾病如网状青斑等进行鉴别。

预后

该病持续时间不定，但在青少年患者中可以出现自发的改善。

检查

无须特别的检查。

治疗

保暖、适当的运动、减肥、弹力袜可能对病情有所帮助。血管扩张药如钙通道拮抗剂作用有限。

网状青斑

定义和术语

网状青斑是一种具有典型的网状或树枝状结构的青紫色斑，寒冷会使这种症状加重的一种疾病。

同义名

- 葡萄状青斑
- 环状青斑

概述

网状青斑表现为皮肤表面“蕾丝样”的网络状图案，是由于皮肤血管交通支内的低血流量造成的。

病理生理学

皮肤的血供呈圆锥状分布，圆锥的基底的直径是1～4cm，位于皮肤表面[1]。每个锥体由一个小动脉供应，小动脉穿过真皮垂直于皮肤的表面。当供血小动脉的血流减少时，血管交通支内的还原血红蛋白在皮肤上形成一个青紫色的网状结构，即网状青斑（图125.1）。网状青斑可能是生理性的、特发性的或继发于管腔闭塞或血管壁的疾病（框图125.3）。

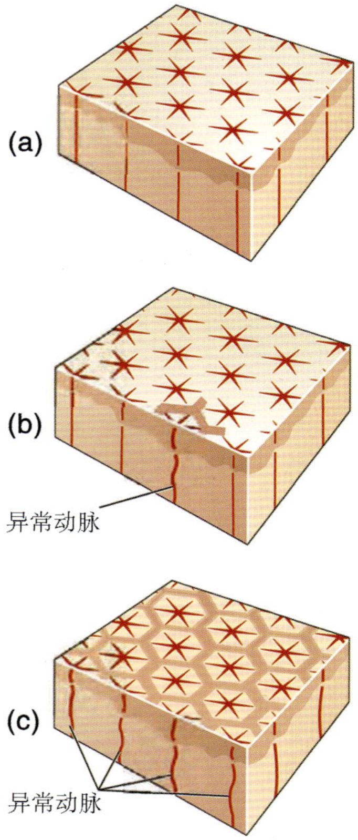

图 125.1 (a)正常血管。(b)散在的动脉异常导致的网状青斑。(c)弥散性动脉异常引起的网状青斑

框图 125.3 网状青斑的分类

- 生理性网状青斑
  - 大理石样皮肤
- 特发性或原发性网状青斑
  - 先天性
    - 真皮毛细血管扩张性大理石样皮肤
  - 获得性
    - 单纯型
    - 伴冬季溃疡
    - 伴夏季溃疡

第11部分

（续框图）

- 系统性血管受累
- 继发性网状青斑
  - 血管内梗阻
    - 淤滞
      - 麻痹
      - 心力衰竭
      - 金刚烷胺治疗
    - 血管闭塞性疾病
      - 栓子[7,8]
      - 草酸沉积症(原发性高草酸尿)[9,10]
      - 空气栓塞
      - 铋、喷他佐辛、非甾体抗炎药物、米诺环素[11]
    - 血小板增多症[12,13]
    - 冷球蛋白
    - 冷凝集素
  - 血管壁疾病
    - 动脉硬化
    - 动脉炎
      - 结节性多动脉炎
      - 系统性红斑狼疮
      - 抗磷脂抗体综合征
      - 类风湿关节炎
      - 皮肌炎
      - 淋巴瘤
      - 胰腺炎
  - 感染
    - 肺结核
    - 梅毒
    - 丙型肝炎
    - 布鲁菌病
    - 伯纳特立克次体
- 代谢性疾病
- 甲状旁腺功能亢进和高钙血症[14]
  - 钙化性尿毒症性小动脉病[15]

病理学

有角化过度，红细胞聚集，真皮深部血管壁增厚。如果网状青斑是由血管炎引起的，真皮深部和皮下组织会发生血管炎症和动脉闭塞。网状青斑区与白斑区组织学特征无明显差异[2]。

临床特征

网状青斑最常发生在腿部，也可发生在手臂和躯干。寒冷通常会使青斑症状加重，而腿部抬高症状则会减轻。弥散性动脉疾病或血液高黏度会引起弥散性网状青斑；局限的动脉疾病导致局部出现网状青斑。在大多数情况下，网状青斑形成一个结构完整的网络，在个别情况下，出现一种分支状结构称为葡萄状青斑。青斑区域内很少发生溃疡，但如果存在，明确提示大血管炎或腔内血栓形成。如果基础病因得到及时治疗，其外观最初是可逆的，但如果存在慢性疾病，该病将会发展成为永久性的毛细血管扩张。

临床亚型

生理性网状青斑：也称为大理石样皮肤，这是一种短暂的皮肤青紫斑，是对寒冷暴露的生理反应，会随着温度升高而消失。它通常发生在健康的婴儿，1周岁以内可消失，常见于躯干及四肢。生理性网状青斑很少发生在成年人，如果发生，常常与引起血瘀的疾病有关，如瘫痪。

先天性网状青斑：也称为先天性毛细血管扩张性大理石样皮肤，是一种罕见的先天发育缺陷，出生时表现为紫红色的血管网[3-5]。病变通常是不对称的，典型皮损发生在四肢，很少累及躯干或头部。皮损通常是持久存在，在寒冷、哭泣和锻炼均可使皮损加重，可伴有皮肤萎缩。通常先天性网状青斑是孤立存在的，但也可能伴有其他先天性异常。在大多数情况下，病情会逐渐缓解，大部分 2 周岁以内会好转。

获得性特发性网状青斑：主要发生在青年人和中年妇女，轻度的一般无害，而较严重的病例常合并溃疡，通常在冬季发生。网状青斑最初只是在寒冷的环境下短暂发生，持续的网状青斑可能会随着时间的推移而进展。皮肤可有刺痛、麻木感，有时伴有水肿。临床诊断只有在排除了其他疾病，包括火激红斑、毛细血管痣、匍行性血管瘤，以及继发性网状青斑等后，才能做出诊断。在 20%～25%的偏头痛患者中会发生网状青斑，而且该亚型在这一亚群中发生卒中的频率更为频繁，这就增加了网状青斑作为一种临床标志的可能，以确定那些卒中风险较高的偏头痛患者[6]。

鉴别诊断

需与火激红斑，毛细血管痣和匍行性血管瘤等进行鉴别。

预后

预后与基础疾病密切相关。

检查

实验室检查应以基础疾病的临床表现为指导。常规检查包括血栓筛检、自身免疫筛检、全血细胞计数、代谢和血清蛋白电泳等。进一步的检查，如超声和超声心动图可以帮助寻找栓子的来源。皮肤活检取材应包括中央色变白区和紫色青斑区，以提高诊断准确率，因为这两个区域皮肤都可能存在变化。

治疗

明确发病原因，以治疗病因为主。

雷诺现象

定义

雷诺现象是指在寒冷和(或)情绪刺激下发生的间歇性指、趾缺血现象。

概述

雷诺现象的特征是皮肤颜色的顺序变化：白色(苍白)、蓝色(发绀)、红色(潮红)。苍白是诊断的必要条件。然而，在严重的顽固性雷诺现象中，尤其是与结缔组织疾病有关的情况下，最初的苍白期持续时间较短，继而是持久的发绀。原发性雷诺现象是特发性的(也称为雷诺病)，是一种孤立无害的疾病，见(框图 125.4)。继发性雷诺现象发生多与基础疾病相关，或由物理因素或药物引起，具体病因可见(框图 125.5)。

框图 125.4 原发性雷诺现象的诊断标准

- 四肢间歇性变色
- 无器质性周围动脉闭塞的证据
- 对称或双侧分布
- 排除任何可能导致血管痉挛的疾病、职业、创伤或药物史
- 无免疫异常
- 女性居多，发病年龄在 25 岁以下
- 自幼有寒冷不耐受史
- 甲皱襞毛细血管正常

框图 125.5 雷诺现象的病因学

- 原发性雷诺现象(雷诺病)
- 继发性雷诺现象
  - 创伤或振动
    - 反射交感性营养不良
    - 振动暴露
    - 动静脉瘘
    - 小鱼际锤打综合征(尺动脉血栓形成)
    - 动脉内给药
  - 结缔组织疾病和血管炎
    - 系统性硬化症
    - 系统性红斑狼疮
    - 类风湿关节炎
    - 干燥综合征

(续框图)

    - 混合性结缔组织疾病
    - 皮肌炎
    - 颞动脉炎
    - 乙型肝炎抗原性血管炎
  - 闭塞性动脉疾病
    - 动脉粥样硬化
    - 血栓闭塞性脉管炎(Buerger 病)
    - 小鱼际锤打综合征(尺动脉血栓形成)
  - 神经系统疾病
    - 胸廓出口综合征(颈肋)
    - 腕管综合征
    - 小鱼际锤打综合征
    - 反射交感性营养不良
  - 血液学的疾病
    - 冷球蛋白血症
    - 冷凝集素症
    - 阵发性睡眠性血红蛋白尿
    - Waldenström 巨球蛋白血症
  - 药物和毒素
    - 麦角
    - β 受体阻滞药
    - 二甲麦角新碱
    - 博来霉素
    - 安非他命
    - 丙咪嗪
    - 溴隐亭
    - 可乐定
    - 环孢素
    - 口服避孕药
    - 氯乙烯
    - 硝化甘油
    - 重金属
  - 其他
    - 副肿瘤综合征
    - 慢性肾衰竭
    - 原发性肺动脉高压
    - 甲状腺功能减退
    - 神经性厌食

1862 年，莫里斯 • 雷诺(Maurice Raynaud)首次描述了这种连续的颜色变化。1901 年乔纳森 • 哈钦森(Jonathan Hutchinson)报道了出现这种现象的多种原因[2]，随后艾伦(Allen)和布朗(Brown)建立了临床标准来区分单纯性原发性雷诺现象和继发性雷诺现象[3]。结缔组织疾病的免疫学检查的出现，有助于改进对原发性雷诺病的诊断(见框图 125.4)。

流行病学

发病率和患病率

雷诺现象流行病学的研究由于诊断标准和诊断技术的不同而受到阻碍。基于人口的调查报告显示，女性的患病率为 6%～20%，男性的患病率为 3%～12.5%。有证据表明，雷诺病患者具有家族聚集现象，提示其具有遗传易感性[5]。一项对一个家族中患者的基因组连锁研究显示，有可能存在连锁的候选区域有 5 个，其中 3 个是潜在的候选基因：肌肉乙酰胆碱受体的 β 亚基及 5-羟色胺 1B 和 1E 受体[6]。

年龄

发病年龄通常在 40 岁以下，但也可发生在 40 岁以上。

性别

原发性雷诺病在女性中较为常见，男女比例至少为 1∶5[7]。

病理生理学

雷诺现象的发病机制以血管内皮细胞、平滑肌细胞和神经末梢组成的功能单元为中心。这个完整的神经血管系统对一系列可溶性递质和物理刺激做出反应，这些递质和刺激决定了血管收缩和血管扩张之间的平衡。在原发性雷诺现象中，血管的变化被认为是功能性的。而继发性雷诺病则表现为血管结构的改变，特别是在系统性硬化症患者中表现最为明显。由胶原沉积造成血管内膜严重增生常伴有血管内血栓，可完全阻断血管腔[8]。在系统性硬化症中，也有扭曲的指甲褶皱毛细血管结构，扩张成环状和血管面积减少。

内源性血管舒张物质（一氧化氮、前列环素、前列腺素和白三烯）和血管收缩因子（内皮素、血管紧张素 Ⅱ 和血栓素 A2）的异常表达与雷诺现象的发病机制密切相关[9]。血管内源性失衡可能导致血管舒缩失控，研究表明，雷诺综合征患者一氧化氮水平下调，内皮素 1 水平上调[10,11]。研究显示，在寒冷诱导血管收缩时，血管平滑肌神经通路上的 α2 肾上腺素能受体发挥了显著作用[12]。对雷诺现象患者的研究显示，与正常对照组相比，冷和 α2 肾上腺素能受体激动药引起的血管平滑肌收缩反应的增强与酪氨酸激酶及酪氨酸磷酸化活性增加有关[13]。

临床特征

雷诺现象主要影响双手，较少影响足，舌也可以累及；其他部位更少见[14]。

典型的发作包括一个或数个指（趾）突然变得苍白，几分钟后出现青紫发绀或红斑。在原发性雷诺现象中，通常累及数个对称的指（趾）。在继发性雷诺现象中，只有一个或数个指（趾）受累，通常不对称。发病通常是由局部或全身的寒冷或心理刺激引起的。发作可以不频繁或者每天多次发作。严重的病例通常是继发性的，可并发指甲皱褶毛细血管扩张、指甲变薄和嵴状突起形成、手指萎缩或硬化（指硬皮病）。皮肤坏死在原发性雷诺病中极为罕见，但在继发性雷诺病中并不少见，并可能导致指（趾）的毁损。

该病的病程变化多端。在原发性雷诺现象中，80%的患者预后良好，其余 20%的患者可出现一些肢体毁损。在继发性雷诺现象中，预后取决于病因。

鉴别诊断

需与包括肢端青紫症、手臂振动病、重金属中毒、麦角碱中毒、胸廓出口综合征及颈肋、血栓闭塞性脉管炎和其他动脉疾病等相鉴别。

预后

预后因基础疾病不同而不同。

检查

辅助检查是为了查明雷诺现象的根本原因。各种血管影像学检查已被采用，但在临床诊断中没有明确的应用价值。

治疗

治疗包括手足保暖、减少冷暴露和控制情绪。暖手和暖足器材可能有用。使用药物治疗时，临床医师必须平衡药物的作用与不良反应之间的关系[15]。

一线治疗

钙通道拮抗药可降低发作的频率、发作持续时间和严重程度。

对 18 项随机安慰剂对照双盲试验的 meta 分析，评估了原发性雷诺现象患者应用钙通道阻滞药与安慰剂的疗效，对照显示：钙通道拮抗药可减少发作频率、降低症状严重度。硝苯地平的推荐剂量为每日 30～180mg，氨氯地平的推荐剂量为每日 5～20mg。建议使用缓释或长效制剂以增强依从性和减少不良反应。尽管如此，仍有大约 15%的受试者因头痛和下肢水肿而停止服用[17]。

二线治疗

在一项对 16 名继发性雷诺现象患者的双盲安慰剂对照研究中，给予西地那非每日 2 次，每次 50mg，在平均发作频率和持续时间方面均有显著改善[18]。西地那非是一种磷酸二酯酶抑制药，通过增加一氧化氮和前列环素的血管舒张作用而发挥作用。多种新型磷酸二酯酶抑制药正在研究中，这些抑制药可以增加灌注，但在疾病发作的持续时间和严重程度方面，疗效各有不同。

三线治疗

静脉输注血管舒张性前列腺素可逆转雷诺现象的缺血性并发症。伊洛前列素是一种前列环素类似药物，常用于严重的指(趾)溃疡患者。在一项随机、安慰剂对照的双盲研究中，对 131 名系统性硬化症患者进行了研究，与安慰剂相比[19]，使用伊洛前列素的患者，雷诺现象每周发作的平均次数显著减少。连续使用伊洛前列素治疗 1 年以上，与硝苯地平相比能更有效降低系统性硬化症患者雷诺现象的严重程度评分[20]。

一项针对内皮素受体拮抗药波生坦的研究显示，波生坦明显减少系统性硬化症患者的新发指(趾)溃疡，但并未降低雷诺综合征发作的频率或严重程度[21]。一项随机对照试验表明，血管紧张素Ⅱ受体拮抗药氯沙坦显著降低了原发性雷诺现象和继发于系统性硬化症患者的雷诺现象的发作频率和严重程度[22]。

与安慰剂相比，局部外用硝酸甘油，系一氧化氮供体，可显著降低原发性雷诺现象和继发性雷诺现象患者的发作频率和严重程度[23]。患者出现的头痛与硝酸甘油 2%的浓度有关，浓度为 1%的硝酸甘油降低了不良反应的发生率，但在雷诺现象症状改善方面保持了类似的作用[23]。手部注射 A 型肉毒杆菌毒素也可扩张血管，但其在雷诺现象治疗中的作用尚未确定。

冷球蛋白血症

定义

冷球蛋白血症指的是机体内存在的一种免疫球蛋白复合物，低于体温时这些免疫球蛋白复合物能在体外沉淀[1](见第 101 和第 102 章)。

概述

冷球蛋白血症的皮肤特征是冷球蛋白在皮肤小血管内沉淀的结果或作为一种免疫复合物疾病出现(见第 102 章)。在冷球蛋白实验检查中，静脉血被抽到一个温热的注射器内并在 37℃凝固。将血清(或血浆，如果怀疑是冷纤维蛋白原)在 4～5℃中冷却，可见沉淀析出，沉淀还可随着温度升高而重新溶解。所报道的能引起症状的冷球蛋白的浓度范围变化很大，据报道<25mg/dl 的冷球蛋白很少能引起临床症状，过高浓度的冷球蛋白，如>80g/L 可能也没有症状。

流行病学

发病率及患病率

关于冷球蛋白血症的流行病学数据很少。而在意大利的一个小镇——奥里焦(Origgio)的一项人口研究显示，混合冷球蛋白血症在普通人群中的患病率是 8.5/10 000，在 50 岁以上人群中的患病率是 26/10 000。在这项研究中，主要的基础病因是丙型肝炎[2]。

年龄

据报道，混合冷球蛋白血症出现症状的平均年龄为 53 岁，确诊时的平均年龄为 56 岁[3]。

病理生理学

Ⅰ型冷球蛋白是一种单克隆免疫球蛋白，通常与血液病有关，如多发性骨髓瘤、巨球蛋白血症和淋巴瘤。这些蛋白沉淀在血管中，导致血管闭塞、缺血。

Ⅱ型混合冷球蛋白是由一个单克隆抗体(通常是 IgMκ)对活动性类风湿因子的多克隆免疫球蛋白 IgG 构成。在Ⅲ型混合冷球蛋白中，所有成分均为多克隆的[3]。混合冷球蛋白血症，主要是Ⅲ型，通常与丙型肝炎病毒(HCV)感染有关[4]。其他感染也与混合冷球蛋白血症有关，包括乙型肝炎病毒和艾滋病病毒。也与自身免疫性疾病有关，如干燥综合征、系统性红斑狼疮和类风湿关节炎[5]。混合冷球蛋白血症会引起全身性血管炎，多器官受累，主要累及皮肤、关节、肾和周围神经。

临床特征

最常见的皮肤表现是小腿紫癜，可在四肢受凉后加重。在所有类型的冷球蛋白血症中，其他皮肤表现还有网状青斑、雷诺现象、下肢非典型溃疡、指(趾)皮肤坏死和寒冷性荨麻疹等[6]。

鉴别诊断

其他原因引起的血管闭塞，如高凝状态、栓塞性疾病和血管炎等需要与之鉴别。

检查

皮肤活检排查血管闭塞或血管炎，免疫球蛋白测定和血浆蛋白电泳，乙型肝炎和丙型肝炎血清学检查等。还应进行自身免疫性疾病血清学检查。

临床上如果怀疑存在冷球蛋白血症性血管炎，应证实血液循环存在冷球蛋白、高类风湿性因子滴度和低 C4 水平。

组织学检查：皮肤活检可见小血管的白细胞碎裂性血管炎。无血管炎的冷球蛋白血症的组织病理学示：冷球蛋白沉积导致的真皮血管腔内均质透明的嗜酸性物质。

治疗

混合冷球蛋白血症的治疗旨在通过免疫抑制(使用泼尼松龙和环磷酰胺)和血浆置换来降低免疫复合物活性。在丙型肝炎病毒感染的情况下，治疗也应以

第 11 部分

聚乙二醇干扰素和利巴韦林根除病毒为目标。最近的报道显示，使用利妥昔单抗（一种嵌合的单克隆抗CD20 抗体）选择性地对 B 细胞进行控制是有益的[7]。

冷凝集素综合征

冷凝集素综合征是一种自身免疫性溶血障碍，由对冷敏感的免疫球蛋白与红细胞表面抗原发生反应引起。在原发性冷凝集素疾病中，骨髓来源的 $CD20^+$ κ+单克隆的 B 淋巴细胞群中可以产生冷凝集素，而淋巴浆细胞淋巴瘤是其他患者产生冷凝集素的基础[1]。也可继发于各种疾病，特别是支原体和 EB 病毒感染。皮肤症状主要发生在肢端部位，包括雷诺现象、肢端青紫症和皮肤坏死。

糖皮质激素、烷化剂和 α 型干扰素疗效差。而嵌合型抗 CD20 抗体利妥昔单抗的研究显示较好疗效[2]。

对热和红外辐射的生理效应

红外辐射（IR）约占太阳辐射的 40%，其物理和生化效应相对被忽视[1]，但这是一个需要全面回顾的主题[2]。

红外光谱是在红色可见光、微波和无线电波之间的一段电磁光谱。波长范围 0.75μm（750nm）到 100μm。就像紫外线（UV）一样，可细分为近红外线（0.75～3μm），中红外线（3～30μm）和远红外线（30～100μm）。能量与波长成反比，因此大多数生物效应出现在较短的波长上。红外线引起分子振动，其最明显的效应是升高温度。射线在 0.75～0.8μm 会引起光化学反应。红外光谱的某些波长能被大气中的水分和含水角质层强烈吸收。发射的红外线穿透能力强，深达 30mm[3]。

红外辐射的主要来源是太阳和红外光灯，但在临床实践中，家庭和工作场所存在各种形式的辐射加热设施，如热水瓶、加热垫等都是很重要的辐射源。关于红外辐射对皮肤影响，大多数实验工作都使用了还可发射紫外线和（或）可见光的光源，而且数据相互矛盾。

实验室效应

急性效应

红外辐射仅产生红斑，一般 6 小时可消失[4]。组织学研究显示：能使血管扩张和肥大细胞脱颗粒[5]。在对水疱中的递质进行分析后发现，与 UVB 水疱中的递质本质上相似：游离的花生四烯酸、前列腺素 PGD_2、PGE_2、PGF_2 和 6 oxo-$PGF_{1\alpha}$。72 小时后游离的花生四烯酸浓度水平仍然很高[6]。表皮增殖被红外辐射抑制，直到 7 天后才可恢复正常[7]。

用红外辐射预先加热可降低甲氧补骨脂素和 UVA 的光毒性反应[8]。紫外和红外辐射的相互作用已经被评估，但结果相互矛盾[8-10]，需要进一步的研究。

慢性效应

在小鼠模型中，在 45 周的时间内，我们研究了辐射的组织学效应。使用可见光加红外源，单独或联合 UVA、UVB 使用，或先后使用紫外线和红外线[11]。在单独接受可见光加红外源的动物体内，存在具有弹性蛋白染色特性的纤维沉积，而弹性组织变性的增加是由于紫外线辐射所致。与临床上日光性弹力纤维变性一样，细胞间质也有所增加。

致癌作用

红外辐射能使蛋白质变性和核酸凝固，并与紫外辐射协同作用使 DNA 变性。UVB 依赖温度诱导产生环丁烷二聚体[12]，因此红外辐射的升温作用，可能增加了诱发肿瘤的概率。在 41～43 ℃时受紫外线和 X 射线辐射后损伤的 DNA 修复比 37 ℃时要缓慢，这也是由于红外辐射升温作用所致[13]。研究显示，与对照组相比，加热到 35～38℃时小鼠患紫外线诱发的肿瘤潜伏期更短[14,15]。热、风、潮湿已经被证明可以增强紫外线的致癌作用[16]。

由热和红外辐射所致的疾病

火激红斑

定义

火激红斑是一种由于反复或长时间暴露在红外线辐射下，形成不足以产生烧伤的典型的网状毛细血管扩张和色素沉着的皮肤病。

概述

这种情况一度在英国很常见，但自从引入中央供暖系统以来，已经变得很少见了。不过在农村地区，仍会出现在习惯靠近火堆站着或坐着，或使用热水袋的老年人中。这也可能是甲状腺功能减退的一个有价值的指征。因为中央供暖费用很高，这种情况在美国卷土重来，不仅影响到老年人，也影响到贫困的学生。

其他身体部位的红斑可能是由家庭供暖以外的其他热源引起的。例如，反复使用热水袋或加热垫治疗慢性背痛，内置加热器的躺椅等[2]，甚至也会发生在洗热水澡中[3]。在各种职业中，铸造工人、面包师和搬运热煤的工人是高发人群。汽车加热器也是可能的原因之一[4]。在笔记本电脑使用者的大腿上也发现了火激红斑[5-8]。据报道，它也是慢性胰腺炎的一个有价值的标志，因为局部加热可以缓解腹痛[9]。但也发生在用加热来治疗其他真实存在和想象的疼痛的患者中[10]，如癌症[11]。在嗜热性精神障碍患者中，有时火激红斑还会出现在一些特殊的部位。

流行病学

年龄和性别

火激红斑最常见于女性腿部。

病理生理学

病理学

早期主要表现为表皮萎缩、真皮色素沉着、毛细血管扩张。结缔组织嗜碱性变性、局灶性角化过度和上皮细胞异型等发生较晚，与光化损伤引起的变化非常相似[12]。电子显微镜显示，弹性纤维的改变与慢性日晒引起的改变相似[13]。基底膜区Ⅳ型胶原丢失[14]，角化过度并最终形成鳞状细胞癌[15-17]。

临床特征

在大多数情况下，患者有一个明确的热暴露病史，虽然部分患者可能否认。身体的任何部位的皮肤都可出现皮损[18]，可发生于包括儿童在内的所有年龄段人群[19]。

在单次暴露于阈下强度的红外辐射后，仅出现轻度和短暂的网状红斑。进一步反复暴露可引起更明显的红斑及色素沉着，有时伴浅表表皮萎缩。受累皮肤甚至可出现表皮下水疱[20]（图125.2）。小剂量、重复的热暴露的累积效应在夏季往往很明显，但会逐渐变得不完整。反复长时间暴露在红外辐射下所引起的最终变化类似于皮肤异色症，表现为网状毛细血管扩张、萎缩、色素沉着和弥散性的角化过度。

皮损的分布不仅取决于热辐射的部位，还取决于皮肤的轮廓和衣物。当坐在火前时，部分人常会侧身而坐，导致一条腿的外侧和另一条腿的内侧受到更明显的影响。另一部分习惯直接坐在火前的人，可以看到一个完全对称的皮损。在受影响严重的患者中，皮肤出现大面积色素沉着和萎缩，中间网状结构消失，仅在皮损外周出现典型的网状结构。

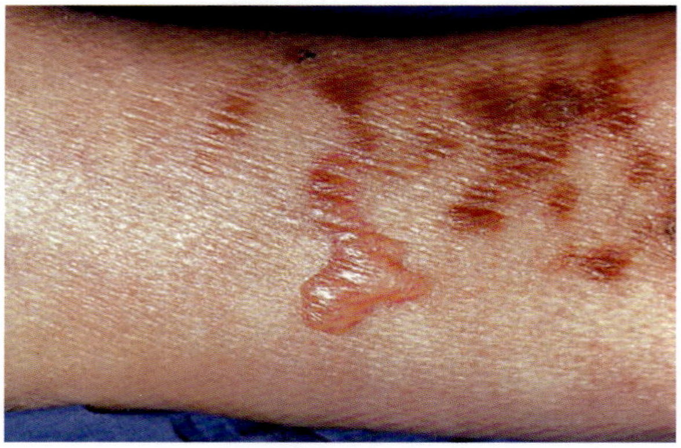

图125.2 表皮下大疱形成的火激红斑

行动不便的老年女性淋巴管水肿患者中，发现有可以被压缩的网状组织嵴，这是一种特殊的变异[21]。

扁平苔藓、银屑病或冻疮样红斑狼疮可能作为一种同形反应（Koebner现象）出现在皮损的区域，一般很罕见。

热相关的癌

自古以来就知道在热损伤的区域会发生皮肤鳞状细胞癌。常因罕见，其重要性被忽视[22]。如中国北方的炕癌[23]（kang cancer）和日本的[24]热砖床，克什米尔人穿着带热媒服装引起的Kashmir癌[25,26]和日本用来抵御寒冷的金属苯烧瓶装置所引起的Kairo癌。与长时间站在热泥炭堆上有关的爱尔兰农村妇女腿部的癌等[27]。同时发生的梅克细胞癌合并鳞状上皮细胞癌已被记载[28,29]。据报道，戴无框眼镜的人面颊上出现基底细胞癌和日光性角化病，是由于太阳光线聚焦后，面颊上的温度比周围皮肤的温度高所致[30,31]。

鉴别诊断

临床症状通常可直接诊断，但可能与网状青斑混淆，后者是严格对称的毛细血管扩张，而不是色素改变。

并发症和共病

可能伴有甲状腺功能减退，这就能解释在某些情况下保暖的需要。当热被用来缓解疼痛时，如腹部，应该积极检查疼痛的基础病因。

预后

较轻微的火激红斑可自行消退，然而严重的情况下，色素沉着和萎缩可能会持续存在。无论对于患者还是医师来说，皮肤癌风险的增加意味着可能需要长期监测。

检查

必要时，可检查甲状腺功能及腹部超声。

治疗

主要的治疗包括去除皮肤上的热源和查清疼痛的潜在病因。应排除甲状腺功能减退。在独居的老年妇女中，火激红斑可能是体温过低的标志，可能需要社会福利事业的帮助。应就着装和帮助改善微血管循环提出合适的建议。氟尿嘧啶乳膏已经被用于去除角化不良角质形成细胞[32]。

（译者：江维 一审：王彦晰 蔡宏 二审：陈玲玲 三审：吕亚萍 润色：严冬梅）

参考文献

所有文献请查阅网址：www.rooksdermatology.com.
以下列出的是重要参考文献。

Diseases caused or aggravated by cold

Frostbite

[1] Golant A, Nord RM, Paksima N, Posner MA. Cold exposure injuries to the extremities. *J Am Acad Orthop Surg* 2008; 16:704-15.

[9] McIntosh, SE, Hamonko M, Freer L, *et al*. Wilderness Medical Society practice guidelines for the prevention and treatment of frostbite. *Wilderness Environ Med* 2011;22(2):156-66

[12] Cauchy E, Cheguillaume B, Chetaille E. A controlled trial of a prostacyclin and rt-PA in the treatment of severe frostbite. *N Engl J Med* 2011;364:189-90.

Trench foot

[3] Irwin MS, Sanders R, Green CJ, Terenghi G. Neuropathy in non-freezing cold injury (trench foot). *J Roy Soc Med* 1997; 90:433-8.

Perniosis

[2] Cappel JA, Wetter DA. Clinical characteristics, etiologic associations, laboratory findings, treatment, and proposal of diagnostic criteria of pernio (chilblains) in a series of 104 patients at Mayo Clinic, 2000 to 2011. *Mayo Clin Proc* 2014;89(2): 207-15.

Acrocyanosis

[4] Goldsmith PC, Leslie TA, Polak JM, Dowd PM. Acrocyanosis and perniosis: an investigation of cutaneous neural and endothelial peptides in digital skin. *Skin Pharmacol* 1994; 7: 563-73.

Livedo reticularis

[2] In SI, Han JH, Kang HY, Lee ES, Kim YC. The histopathological characteristics of livedo reticularis. *J Cutan Pathol* 2009;36(12):1275-8.

Raynaud phenomenon

[15] Boin F, Wigley FM. Understanding, assessing and treating Raynaud's phenomenon. *Curr Opin Rheum* 2005; 17: 752-60.

[18] Fries R, Shariat K, von Wilmowsky H, Bohm M. Sildenafil in the treatment of Raynaud's phenomenon resistant to vasodilatory therapy. *Circulation* 2005;112:2980-5.

[24] Jenkins SN, Neyman KM, Veledar E, Chen SC. A pilot study evaluating the efficacy of botulinum toxin A in the treatment of Raynaud's phenomenon. *J Am Acad Dermatol* 2013;69 (5):834-5.

Cryoglobulinaemia

[2] Monti G, Francesco S, Laura C, *et al*. Prevalence of mixed cryoglobulinaemia syndrome and circulating cryoglobulins in a population-based survey: the Origgio study. *A utoimmun Rev* 2014;13(6):609-14.

Cold agglutinins

[1] Berentsen S, Beiske K, Tjonnfjord GE. Primary chronic cold agglutinin disease: an update on pathogenesis, clinical features and therapy. *Haematology* 2007;12:361-70.

Physiological reactions to heat and infrared radiation

[1] Kligman LH, Kligman AM. Reflections on heat. *Br J Dermatol* 1984;110:369-79.

[11] Kligman LH. Intensification of ultraviolet induced dermal damage by infrared radiation. *Arch Dermatol Res* 1982;272: 229-38.

Diseases caused by heat and infrared radiation

Erythema ab igne

[1] Kligman LH, Kligman AM. Reflections on heat. *Br J Dermatol* 1984;110:369-79.

126

第 126 章

烧伤与热损伤

Marc G. Jeschke

Ross Tilley Burn Centre, Sunnybrook Health Sciences Centre, Toronto; Department of Surgery, Division of General Surgery, Plastic Surgery, Department of Immunology, University of Toronto, Toronto; Sunnybrook Research Institute, Toronto, Ontario, Canada

概述

没有什么创伤比重大烧伤更严重，我们可依据不同的烧伤原因与深度对其进行分级。美国每年都有50多万名烧伤患者[1]。尽管仍有约50 000例烧伤患者需要就诊于烧伤中心或烧伤医院，但此类患者的病情通常并不严重。烧伤的衰弱效应导致大量资源投入，而资源的投入对预后有极大改善[2-4]。预后的改善可归因于烧伤中心专科治疗、复苏术的进步、危重症护理程序化与专科化、改进创面覆盖、改善感染和吸入性损伤的治疗及强化治疗烧伤诱导的高代谢反应[4,5]。另一个重大进展是近期烧伤护理人员倡议举行共识会议并具体定义严重烧伤患者疾病过程，从而进行合适的多中心试验[6]和比较研究。这些改革都已经显著降低烧伤后的发病率和死亡率。事实上，《柳叶刀》近期的一项研究指出，烧伤中心死亡率的升高与烧伤面积有关，即烧伤体表总面积（TBSA），在儿童患者中，这一指标从40％TBSA增长至60％TBSA，在成人患者中，则是从20％TBSA增加至30％～40％TBSA（M. G. Jeschke及其同事，未发表的观察结果，2014）。

尽管在烧伤护理方面取得进展，但严重烧伤依然使机体的几乎所有器官受损，引起明显的虚弱性并发症，或者甚至死亡[2-7]。在所有烧伤病例中，近4000人死于热损伤相关的并发症[2,8,9]。由于感染脓毒症、多器官功能衰竭或高代谢分解反应，一般会在损伤后立即出现烧伤死亡，或者在数周后出现死亡[5,10]。在过去十年间，死亡原因已经发生了深刻的变化[10]。收治于烧伤中心的严重烧伤患者的主要死亡原因是缺氧性脑伤，继而出现脓毒症和多器官功能衰竭。目前，烧伤儿科患者的主要死亡原因是脓毒症，然后继发多器官功能衰竭和缺氧性脑伤[10]。死亡原因的这一变迁需要开发进一步改善烧伤后发病率和死亡率的新范式和新治疗方法。烧伤患者所接受的全方位护理的质量与患者预后和生存率直接相关。护理的重要方面如下。

- 现场初步护理、院前急救和入院早期：充分及时应对，烧伤评估，复苏，烧伤中心收治；行焦痂切除术/筋膜切开术，复苏与吸入性损伤治疗。

- 入院后：创面护理包括烧伤手术、感染控制、维持器官功能及减少高代谢。
- 长期：持续高代谢，重建与恢复。

烧伤休克与复苏、吸入性损伤、创面闭合及烧伤高代谢是烧伤后生存的四个关键，它们之间相互关联。因此，本章将会对护理标准和治疗新途径进行讨论。

初步评估、院前急救措施

烧伤患者的初步评估与治疗始于院前急救。为了提高这些患者的总体预后，极有必要对他们进行高效、准确的评估、运送和急救。一旦完成初步评估，运送到合适的医疗机构就是重中之重。此时，有必要将患者送至具有救治热损伤患者能力的医疗机构；但有时，患者需要送到就近的医疗机构稳定生命体征（即开放气道、建立静脉入路等）。

一进入急诊室，要对所有创伤患者进行评估，包括初步评估和二次评估（框图 126.1）。作为初步评估的一部分，保持气道通畅是最重要的。由于呼吸道水肿一旦出现便会迅速恶化，故气道管理专家应快速完成气道开放。初步评估完成后，将会按照美国烧伤协会（ABA）标准对患者的病情进行评估（框图 126.2）。

框图 126.1 烧伤患者的初步评估

初步评估

- 气道
  - 经口插入气管插管
  - 始终为可能的手术气道做准备
- 呼吸
  - 通过听诊/X 线确保插入气管插管合理
  - 支气管镜评估吸入性损伤
- 循环
  - 建立适当的静脉通路（如有可能，在非烧伤组织外周置入大口径静脉导管，可能需要中心置管，但可以等待）
  - 根据 Parkland 公式开始复苏

二次评估

- 完成对患者从头到脚的评估
- 获取患者既往史、用药史、过敏史、破伤风接触状况等信息
- 确定受伤的情况/机制
  - 受困于密闭场所

（续框图）

  - 意识消失
  - 受伤时间
  - 火烧伤、烫伤、油脂烧伤、化学烧伤、电烧伤
- 检查应包括全面的神经系统评估
- 应检查四肢以确定是否累及神经血管（即可能有筋膜室综合征）及是否需要切除焦痂
- 应在评估结束时确定烧伤面积与烧伤深度

框图 126.2 美国烧伤协会（ABA）的烧伤科转介标准

- Ⅱ度烧伤面积大于体表总面积的 10%
- 烧伤累及面部、双手、双足、外生殖器、会阴部或主要关节
- 任何年龄段Ⅲ度烧伤
- 电烧伤，包括闪电击伤
- 化学烧伤
- 吸入性损伤
- 有既往史的患者烧伤后使治疗更加复杂，延长恢复期或影响死亡率
- 所有烧伤伴创伤（如骨折）的患者的发病率和死亡率更大。在这种情况下，如果创伤带来的直接风险较大，患者在转介烧伤科前可以首先在创伤中心稳定情况。在这种情况下，医师的判断十分重要，并且应该与地区医学监控方案和分诊协议一致。
- 烧伤患儿所在的医院缺乏符合资质的人员或儿童护理设备

出自美国外科医生学会创伤委员会。

烧伤科手术指南：损伤患者优化护理资源。芝加哥：美国外科医生学会，2006 年，得到许可。

确定烧伤的烧伤体表总面积（TBSA）百分比可采用“九分法”；然而，该法则并不如伦德-布劳德表准确（图 126.1），该表进一步将身体细分作更准确的计算。TBSA 计算不包括Ⅰ度烧伤。即使对该领域的专家而言，评估烧伤深度也是很困难的。为了协助评估烧伤深度制定了一些基本原则（表 126.1 和图 126.2）。永远要意识到烧伤是动态变化的，烧伤深度能够发展或转化到更深层。因此，再评估对确定烧伤深度很重要。

烧伤休克与复苏

患者一进入烧伤中心进行评估，治疗也同时开始了。此阶段的中心环节是确定患者的烧伤是否属于“可存活性”还是徒劳的。成人或老年烧伤患者的治疗无效性可通过年龄（岁）、烧伤面积（%）与是否存在

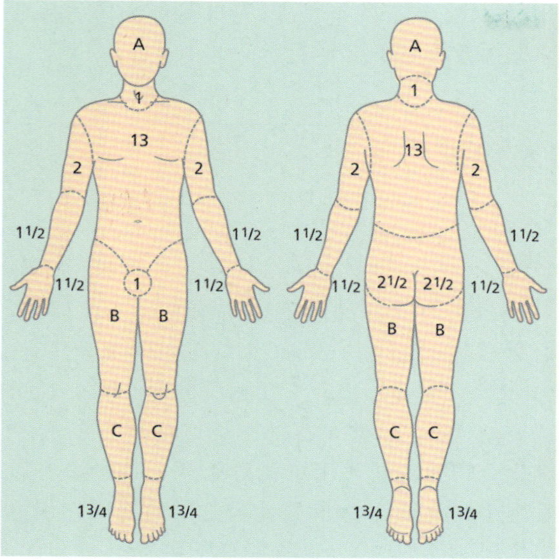

区域	二度 (%)(NB1)	三度 (%)
头		
颈		
躯干后部		
躯干前部		
右臂		
左臂		
臀部		
外生殖器		
右腿		
左腿		
烧伤总面积		
NB1：不包括红斑		

面积	0 岁	1 岁	5 岁	10 岁	15 岁	成年
A= 半侧头部	91/2	81/2	61/2	51/2	41/2	31/2
B= 单侧大腿半侧	23/4	31/4	4	41/2	41/2	43/4
C= 单侧小腿半侧	21/2	21/2	23/4	3	31/4	31/2

图 126.1　计算烧伤体表面积的伦德-布劳德表

表 126.1　烧伤深度的典型临床表现(另请参见图 126.2)

一度烧伤	只累及表皮,从不起水疱
	表现为"晒伤"
	不纳入体表总面积百分比计算
二度烧伤	浅二度烧伤:呈粉红色,均匀,毛细血管再充盈,疼痛,湿润,毛囊完整
	深二度烧伤:呈斑点状或白色,毛细血管再充盈延迟或毛细血管无再充盈,干燥,感觉减退或无感觉,毛囊不完整
三度烧伤	干燥,呈白色或焦黑,革质,无感觉

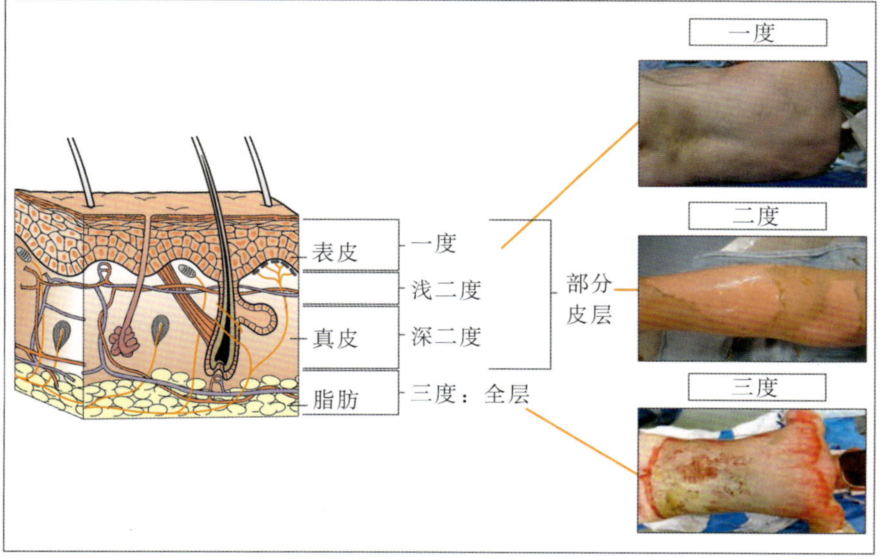

图 126.2　皮肤一、二、三度烧伤示意图

吸入性损伤(±14)之和大于等于 140～150 来判断[11]。在儿科患者中,许多儿科烧伤中心的原则是,除非在极罕见的情况下,如全身皮肤均为Ⅲ度烧伤,否则患儿不存在治疗无效性。一旦决定治疗,初治和治疗目标就是保肢和预防器官功能衰竭,这始于明确损伤程度、首诊方案和外科治疗[2,4]。

复苏公式

临床疗效的核心部分是充分复苏[12-15]。人们已对许多公式进行了研究,所有公式都有相同的目的。

4 ml×%TBSA×体重(kg)

=24 小时补液量,前 8 小时内补液一半,余下在后 16 小时内补液

在烧伤休克及恢复血管内容量过程中维持器官灌注。最常用的公式是 Parkland 公式[13]。

然而,最近有证据表明,Parkland 公式可能在估算大面积/深度烧伤、吸入性损伤、延迟复苏、肥胖、饮酒或吸毒及电击伤等患者的补液量方面不如之前认为的准确,从而使复苏不充分/不当[12,16-18]。与复苏不充分相关的后果包括多器官功能衰竭和死亡。过度复苏引起"体液蠕变"及其相关的并发症,如肺水肿、胸腔积液、心包积液、腹腔室隔综合征、肢体筋膜室综合征及烧伤累及创面深层[6]。此外,补液量大于烧伤患者所需的量可显著增加发生急性呼吸窘迫综合征、肺炎、血流感染、多器官功能衰竭和死亡的风险[19]。

复苏目标

复苏的最大难题之一就是监测复苏是否充分有效。尿量[0.5～1ml/(kg · h)]、平均动脉压(>65 mmHg)、碱剩余和乳酸水平正常等传统终点并不总是准确的,可具有误导性[13,16,17,19]。然而,当前还没有更好的生理指标评估复苏是否成功,因此这些指标依然是"金标准"。复苏的改善及个性化的新尝试包括使用热稀释导管(如 PiCCO®)[14,20]及计算机评估的闭环复苏[21,22]。虽然这些技术前景广阔,但目前尚未在临床上推广。

复苏液的类型

现有文献提到复苏不仅与所用的液量有关,而且与液体类型有关。人们已将晶体液与胶体液或其他复苏液体(如高渗盐水)进行对比。迄今为止,尚未进行大型前瞻性、随机试验来确定晶体液的复苏是否优于胶体液。然而,大部分烧伤外科专家使用晶体液(如林格液),并加入胶体液(如白蛋白)作为急救手段[13,23]。虽然新鲜冰冻血浆现可用于创伤患者的复苏,但目前尚未在烧伤患者中使用,而且其应用仅限于临床实验性试验。虽然高渗盐水在小型烧伤患者研究中展现出一些前景[24],但它无法改善颅脑损伤患者的预后[25]。在过去的 20 年里,复苏有了巨大的变化,并且将会继续如此,因为复苏对烧伤后初期生存率发挥着核心作用。

吸入性损伤

背景

共 20%～30%的严重烧伤伴发吸入性损伤,损伤后机械通气超过 1 周的患者死亡率可达 25%～50%[2,4,26]。相当一部分火灾相关的死亡并非是由烧伤造成的,而是由吸入有毒燃烧产物所致的[16,26-28]。许多化合物的协同作用可能导致死亡率的上升。人们发现一氧化碳(CO)和氰化氢之间的协同作用可增加组织缺氧和酸中毒,也可能降低脑耗氧量和代谢。因为氰化物(CN)中毒的指标(即血乳酸升高、碱缺失升高或代谢性酸中毒)也可能是复苏不充分、合并伤、CO 中毒或缺氧引起的,所以与吸入性损伤相关的 CN 中毒仍然是诊断上的难点。无论如何,积极复苏和吸入纯氧仍然是主要治疗手段。有关 CN 中毒需要特效解毒药的问题仍存在争议[29]。羟钴胺素的使用(部分欧洲中心院前急救的标准)在北美还没有被广泛接受。几乎没有证据表明 CN 解毒剂对烟雾吸入伤起作用,因此积极的支持治疗目的在于,在不使用特效解毒药的情况下通过肝清除 CN,这种治疗应该成为一线治疗。其他可能的有毒物质是氯化氢(通过聚氯乙烯降解生成)、一氧化氮或醛类,它们能够引起肺水肿、化学性肺炎或刺激呼吸道。热对肺部的直接损伤很罕见,除非因为高压蒸汽所致,高压蒸汽的载热能力是干燥空气的 4000 倍。喉反射和上呼吸道的散热效率可防止热力损伤肺实质。

吸入性损伤患者的临床病程可分成三个阶段。

- 第一阶段:急性肺功能不全期。重度肺损伤患者在损伤合并窒息、CO 中毒、支气管痉挛、上呼吸道阻塞和实质损伤后 0～36 小时出现急性肺功能不全。
- 第二阶段:肺水肿期。此阶段的发生率为 5%～30%,通常发生在损伤后 6～72 小时,此阶段可伴随高死亡率。
- 第三阶段:此阶段支气管肺炎发生率为 15%～60%,报道死亡率为 50%～86%。支气管肺炎通常发生在烧伤后 3～10 天,通常与气管支气管树中形成大型黏液栓有关。最初几天出现的这些肺炎通常是因为耐青霉素葡

萄球菌所致的，而在 3～4 天后，烧伤创面的菌落改变反映在肺部出现革兰阴性菌，特别是假单胞菌。

诊断

早期诊断支气管肺损伤对改善疑似吸入性损伤后生存率至关重要。临床表现包括以下方面[16,26]。

- 密闭场所中烟雾暴露史（患者昏迷或无意识）。
- 阳性体征：面部烧伤/鼻毛烧焦/支气管黏液漏/痰中含炭粒/听诊异常（哮鸣音或啰音）等阳性体征。
- 实验室检查：低氧血症或一氧化碳水平升高。
- 胸透（由于入院检查极少不正常，并且烧伤后 7 天可能仍然正常，故这种方法并无特异性）。
- 支气管镜检查应该是每例烧伤患者的标准诊断方法。采用以下 Gamelli 等[28]的量表可对吸入性损伤进行分级。
  - 无吸入性损伤（0 级）：无含炭沉积物、红斑、水肿、支气管黏液漏或阻塞。
  - 轻度损伤（Ⅰ级）：小或斑片状红斑区，近端或远端支气管有含炭沉积物，任意一种或兼有。
  - 中度损伤（Ⅱ级）：中度红斑，含炭沉积物，支气管黏液漏伴或不伴支气管损伤，任意一种或兼有。
  - 重度损伤（Ⅲ级）：重度炎症伴脆弱，大量含炭沉积物，支气管黏液漏，支气管阻塞，任意一种或兼有。
  - 大面积损伤（Ⅳ级）：黏膜脱落迹象，坏死，腔内闭塞，任意一种或兼有。
- 为了定义实质损伤，最具特色的方法就是^{133}Xe肺通气显像，这是通过静脉注射放射性氙气，然后拍摄序列胸部闪烁照相图的检查。这项技术通过显示肺泡气洗出减少的区域从小气道部分或完全阻塞识别空气潴留区。
- 另外，可进行肺功能检查，其可显示^{133}Xe扫描异常患者阻力增加与流量减少的情况。

治疗

吸入性损伤的治疗应立即开始，经面罩或鼻导管吸入纯氧。纯氧可将一氧化碳的半衰期从 250 分钟降至 50 分钟，这有助于逆转一氧化碳中毒的影响并帮助清除一氧化碳。维持气道通畅至关重要。如有上呼吸道水肿的早期迹象，需要尽早行气管插管，因为上呼吸道水肿通常在 8～12 小时加剧。然而，不应在没有合适指征的情况下进行预防性插管。

多项临床研究表明，限制补液不能预防肺水肿。事实上，满足患者其他恰当的液体复苏可使肺水量减少，对肺组织没有不良影响，并且提高生存率。尽管水分过多可增加肺水肿，但水合不足可增大多核巨细胞吞噬作用引起的肺损伤的严重程度，并且使死亡率升高。

虽然吸入性损伤不需要预防性抗生素，但显然适用于已患肺部感染的病例。培养结果出来之前可根据经验选择抗生素治疗肺炎。应覆盖出现在烧伤后初期的耐甲氧西林金黄色葡萄球菌（这发生在损伤后第一周内）及大部分出现在烧伤后 1 周的革兰阴性杆菌（特别是假单胞菌和克雷伯菌）。全身性抗生素方案是基于连续监测的痰培养、支气管冲洗液或气管抽吸物培养结果。

药物治疗

- 支气管扩张药：每 2 小时一次。
- 肝素雾化吸入：5000～10 000U 肝素＋3 ml 生理盐水，每 4 小时一次，交替使用。
- 乙酰半胱氨酸雾化吸入：20%，3 ml，每 4 小时一次。
- 高渗盐水：诱导有效咳嗽。
- 消旋肾上腺素：减少黏膜水肿。

糖皮质激素的理论优点包括减少黏膜水肿，减少支气管痉挛，维持表面活性剂功能。但在多项动物研究和临床研究中，死亡率随着糖皮质激素的使用而上升，并且支气管肺炎呈现更广泛的脓肿形成。因而，禁用糖皮质激素。

烧伤创面的评估与早期处理

烧伤深度的评估

烧伤创面的闭合决定了住院时间、感染风险及最终的生存期，创面无法闭合相当于死亡。浅表创面与深度创面的治疗方案不同。改善患者预后的最重要的就是早期行切痂植皮，这是由 Janzekovic 及其同事于 20 世纪 70 年代首先提出的[30]。后续研究明确指出，如果及早消除应激和炎症，生存期可得到显著提高[31-33]。伴随着这种方法而来的难题是如何完美地覆盖切痂后的烧伤创面。目前的金标准是利用自体移植物或联合同种异体移植物覆盖创面，自体移植物选择较宽的网状皮片（1∶3、1∶4或以上）或者较薄皮片，或选择 1∶1.5 或 1∶2的网状皮片。有许多治疗新策略或将改变烧伤患者的手术护理。

一度烧伤影响最小，只累及表皮，伴红斑，无水疱，无须处理。

二度及二度以上的烧伤（真皮烧伤）是需要治疗。真皮烧伤可分成浅层烧伤和深层烧伤。其临床表现如表 126.1 所示（及图 126.2）。烧伤深度不仅决定了是否需要住院治疗，而且决定了治疗方式——手术治疗或非手术治疗。对于所有在 14～21 天不能愈合的烧伤患者，理想的治疗方法是手术切除和植皮。其他患者可选择非手术治疗。烧伤的非手术治疗包括适当的创面护理及针对维持关节活动度和改善总体机能的治疗。

二度烧伤

二度烧伤可分为浅二度烧伤和深二度烧伤。浅二度烧伤创面通常在 7～14 内愈合。相反，深Ⅱ度烧伤达到完全再上皮化则需 4～6 周，这通常伴随真皮缺失引起的瘢痕形成。目前有各种外用乳霜和创面用药可供治疗使用，大都是具有抗感染作用的银基药物（如表 126.2 所示）。近期研究支持人工膜和生物合成膜在烧伤创面的应用（如 Biobrane® 和 Suprathel®）。这些膜可减少换药次数及镇痛药的使用[34]。1982 年开始的针对 Biobrane 的多项研究证明这种膜对浅二度烧伤有效[35-37]。Suprathel 是一种含 70%以上乳酸的合成共聚物。二度烧伤和厚刃供皮区的前瞻性随机临床研究表明，Suprathel 应用时疼痛轻于其他市售的膜，但它们的创面愈合时间及远期瘢痕形成大致相当[34]。

表 126.2 皮肤烧伤治疗的外用疗法

药物	说明
杆菌肽/多黏菌素 B	• 用于浅度烧伤
莫匹罗星	• 2%乳膏，用于浅度烧伤
	• 抗 MRSA 活性
Biobrane®	• 人工皮肤替代物双层硅胶膜状物，外层为尼龙织物，内层由三组丝线与胶原相结合
	• 用于治疗浅度皮肤烧伤，可保持完整，直至创面完全愈合为止
	• 减少疼痛和蒸发损失
Aquacel® Ag	• 含银离子的甲基纤维素敷料，用于浅度皮肤烧伤
	• 可保持完整，直至创面完全愈合为止
	• 创面底部需要清洁，以便敷料贴附
磺胺嘧啶银	• 1%乳膏，用于深度皮肤烧伤和Ⅲ度烧伤
	• 具有广谱抗菌性
	• 焦痂渗透性中等
醋酸磺胺米隆	• 剂型包括 11%水溶性乳膏或 5%溶液，用于深度皮肤烧伤和Ⅲ度烧伤
	• 具有广谱抗菌性，但抗葡萄球菌作用极低
	• 焦痂渗透性优异
爱银康®	• 黏合嵌入银晶体的聚乙烯网的薄韧人造丝/聚酯片
	• 可留在创面上 3～7 天
	• 具有广谱抗菌性

MRSA，耐甲氧西林金黄色葡萄球菌。

另一种烧伤创面覆盖方法是采用生物膜。人羊膜用作创面敷料有着悠久的历史。然而，羊膜只能暂时覆盖创面，不能用于植皮手术。在过去的 20 年中，有关羊膜用于烧伤创面覆盖的资料越来越多。羊膜的某些好处是薄、柔韧、有贴附性，但不易粘连，而且便于取下。在 Branski 等最近的一项小儿烧伤前瞻性研究中，羊膜表现出显著的创面愈合特性，并产生优异的远期美容效果。因为羊膜采集、加工和储存复杂，多家认识到羊膜潜力的企业目前已将其加到他们的技术体系。羊膜最吸引人的方面在于含有干细胞，干细胞能够以各种方式用于创造新的治疗方法。这些方法有待在前瞻性临床试验中作进一步评估。

生物工程方法也已经被用于Ⅱ度烧伤的治疗。包括角质形成细胞纤维蛋白胶、含纤维蛋白胶的生长因子及细胞悬液。一种名为 ReCell® 的自体细胞悬液最近已引起了人们的兴趣。这种喷雾剂含有取自厚刃皮肤组织的自体角质形成细胞、黑素细胞、成纤维细胞和朗格汉斯细胞。小型临床研究指出，ReCell 缩短了创面愈合时间及提升了创面愈合质量。这些结果促成了 ReCell 与自体皮移植比较的前瞻性、随机、多中心试验[39,40]。

三度烧伤

三度烧伤不会愈合，可通过切除和自体植皮治疗。如上所述，如果因为烧伤面积大导致无法自体移植的话，则需要同种异体移植或其他真皮/表皮替代物。科学界和商业界一致认为，虽然自体移植采集是一种古老的方法，但仍然是Ⅲ度烧伤治疗的金标准。因此，过去的 20 年中已涌现了几种新方法。

应用时间最久且研究最为深入的真皮替代物是由麻省总医院外科医师 John Burke 和麻省理工学院科学家 Ioannis V. Yannas 所带领的团队开发的 Integra®[41,42]。Integra 是由促进纤维血管长入向内生长的牛胶原和葡糖胺聚糖组成的。多项临床试验表明，Integra 对烧伤外科医师而言是一种有效的工具，其美容效果和功能恢复效果极好[43,44]。另一种可用于治疗Ⅲ度烧伤的真皮替代物是 Alloderm®。Alloderm 是由无细胞和上皮成分的尸体真皮构成的，其用途与其他真皮替代物非常类似，并且已取得良好的效果[45]。

了解真皮替代物的潜力后，出现了一种生产含有或不含真皮的上皮皮肤替代物的趋势。人工培养的自体表皮膜片（CEA）成为治疗烧伤 TBSA 超过 90%的大面积损伤患者的一种手术方式。CEA 是由自体角质形成细胞体外生成的，顾名思义，纯粹是由一层角质形成细胞组成的。由于成本和新生皮肤质量低等原因，该技术的前景尚未得以完全实现[46]；然而，目前该技术主要作为大面积烧伤的一种抢救手段。可能对 CEA 有所改进的是 ReCell。ReCell 可喷到创面上，通常与大张自体皮片一同使用，并且这种喷雾剂含有混合表皮细胞，可能会优于 CEA。小型动物研究与临床试验得出的阳性结果需要在更大型的随机试验中确证[39,40]。另一种极有前景的生物工程方法是人工培养的皮肤替代物（CSS），这是一种自体角质形成细胞与 Integra 结合使用的方法。CSS 在 20 世纪 90 年代由 Boyce 等首先提出[47-50]。虽然愈合和效果极佳，但 CSS 存在几个弱点：它完全没有色素沉着或仅有点状色素沉着，生产时间长，价格高昂。从那时起，该团队在 CSS 中加入了黑素细胞，缩短生产时间，运用新手法引入毛囊和汗腺[51,52]。皮肤附属器的加入使之成为今后护理烧伤患者方面极具前景的工具。研究也正在探讨用猪真皮作为真皮替代物的可能性。猪真皮基质与人真皮基质极其相似。尽管它们具有异种移植物的缺点，但它们仍是首选的非人源天然生物真皮替代物，许多研究者认为它们将称为今后最适合的人非细胞的真皮基质替代物[53,54]。目前，市场上有三种猪非细胞的真皮基质：Permacol®、Strattice™ 和 Xenoderm®，它们的效果还需要在临床试验中进一步证明。

干细胞是烧伤治疗的新希望。无论从局部还是全身来看，这些细胞都在创面愈合过程中发挥重要的作用，并且其在创面愈合过程中的多个作用机制已得到阐明。在人体中，干细胞可见于脂肪组织、骨髓、脐血及胚胎的囊胚[55,56]。干细胞有许多具有前景。鉴于它们的阵挛性和多能性，它们可用于真皮再生和促进再上皮化。干细胞的另一个重要特性就是没有免疫原性，这样可使干细胞较容易地移植[57,58]。骨髓中的干细胞迁移到损伤累及的组织，并且对愈合和再生过程有帮助[56]。人胚胎干细胞可在体外分化成角质形成细胞，并且分层成为类似人表皮的上皮[59]。于是，这种移植物可用在烧伤患者开放性创面上作为临时皮肤替代物，同时自体移植或其他永久覆盖手段也可以使用。

外用敷料的选择

可用于烧伤治疗的外用制剂很多。通常，深度烧伤的局部处理需要用抗菌剂减少细菌定植，从而最大限度减少感染。对于浅度烧伤，外用制剂旨在减少引起疼痛的环境因素，并为创面愈合提供适宜的环境。表 126.4 概括了部分适用于烧伤局部处理的药物，药物的选择取决于其有效性及看护的舒适度和认知。烧伤敷料的选择需要考虑以下因素。

- 需要消除引起疼痛的环境因素。
- 充当环境菌落的屏障。
- 减少蒸发损失。
- 吸收和控制脓液。
- 提供夹板固定以保持姿势和功能。

焦痂切除术

在评估创面时，还需要考虑是否需要切除焦痂。所有肢体深度环形烧伤均有伴随神经血管损伤的可能，因此可得益于焦痂切除术。烧伤后肢体/手部灌注受损的典型临床表现包括低温、毛细血管再灌注减少或毛细血管无再灌注，隔室紧张，手呈爪形，后期表现为脉搏消失。由于患者可能因为全面损伤或无法进行连续再评估而需要大容量复苏，故深度非环形烧伤或Ⅱ度环形烧伤可能偶尔需要行预防性焦痂切除术。肢体保持在解剖位置，沿中线和侧线切除肢体焦痂。沿第 2 和第 4 掌骨切除手部焦痂。注意防止损伤手指任何神经血管；因此，通常不会沿拇指尺侧或食指桡侧行焦痂切除术。

手术治疗

一旦热损伤患者已入院复苏、评估所有创面并适当地通过切除焦痂和包扎进行处理，外科医师就需要决定最高效的烧伤切痂覆盖的手术方案。患者一经复苏就需要实施，通常在损伤后 24～48 小时。

感染控制

感染仍然是烧伤患者的主要死亡原因之一[10]。这不仅是皮肤屏障破坏的结果，而且与免疫抑制、炎症、高代谢与分解代谢等因素有关，所有因素共同造成烧伤患者免疫功能紊乱[2,3]。为了降低烧伤患者的发病率和死亡率，及早诊治是至关重要的。烧伤创面感染的病理生理进展过程经历了从细菌定植感染到侵袭性创面感染的阶段[60]。每步特点如下。

- 细菌定植
  - 细菌水平＜10^5 个。
  - 不一定影响创面愈合。
- 细菌感染
  - 细菌水平＞10^5 个。
  - 能够造成伤口愈合不良和移植失败。
  - 能够引起全身感染。
- 侵袭性创面感染
  - 临床上，能够将焦痂与创面床分离。
  - 创面外观局部呈深棕色、黑色或变紫。
  - 皮下脂肪有绿脓菌素(绿色素)。
  - 皮肤周围红斑、水肿、疼痛、发热。
  - 与全身感染/脓毒症和血培养阳性等表现相关。

并非每家烧伤中心都采用这种鉴别方法。有些中心相信定性检测，而不进行定量检测。一般而言，引起烧伤创面感染/浸润的微生物初始为革兰阳性菌，而烧伤后 5～7 天则以革兰阴性菌为主。酵母菌/真菌定植/感染紧随而至，最后多重耐药微生物通常因为广谱抗生素、烧伤切痂不充分或患者对治疗的反应而出现。最近，烧伤科医务人员不仅要面对常见病原菌(表 126.3)，而且要面对极不常见的病原菌和多重耐药菌[60]。

表 126.3 烧伤创面感染的常见病原菌

微生物	常见种
革兰阳性菌	葡萄球菌和链球菌
革兰阴性菌	铜绿假单胞菌(*Pseudomonas aeruginosa*)、鲍氏不动杆菌(*Acinetobacter baumannii*)、大肠埃希菌(*Escherichia coli*)、肺炎克雷伯菌(*Klebsiella pneumoniae*)、阴沟肠杆菌(*Enterobacter cloacae*)
酵母菌	念珠菌
真菌	曲霉、青霉、根霉、毛霉、根毛霉、镰刀菌和弯孢霉——具有更大的侵袭性
病毒	单纯疱疹病毒、巨细胞病毒
多药耐药菌	MRSA、VRE、MDR 假单胞菌和不动杆菌

MDR，多重耐药；MRSA，耐甲氧西林金黄色葡萄球菌；VRE，抗万古霉素肠道链球菌。

烧伤创面感染的临床处理

早期切痂和创面覆盖不仅可以消除炎症源，而且是减少烧伤创面感染的最佳方法。烧伤创面手术治疗的延误可使细菌负荷增加，每克组织细菌总数超过 10^5 个的创面可发生烧伤创面脓毒症。除了烧伤创面切痂以外，烧伤创面感染的治疗包括局部治疗和全身治疗[2,4,60]。

局部/外用

- 烧伤早期创面切痂。
- 尽量完全切除坏死/感染组织。
- 细菌或真菌侵入活体组织需要被视作一个“癌变”过程，并将其从健康未侵染组织中清除。
- 创面用药如表 126.4 所示；其目的是最大限度减少细菌定植。使用任何特定创面用药应基于创面中的病原菌种类，但有时可遵循医院处方集药物的可用性指导用药。但这些不能代替积极手术治疗创面感染。

系统性治疗

- 有严重感染或脓毒症全身症状或明显免疫抑制的患者应保留使用抗生素和抗真菌药。预防性应用抗生素备受争议；尽管采用全身预防法可降低手术创口感染率，但同时也提高细菌耐药性。

表 126.4　创面用药与抗菌活性

药物	有效对象
磺胺嘧啶银	革兰阳性菌、革兰阴性菌、酵母菌
醋酸磺胺米隆(5%)	革兰阳性菌、革兰阴性菌
硝酸银(0.5%)	革兰阳性菌、革兰阴性菌、酵母菌、真菌
醋酸(0.5%,2%)	革兰阳性菌、革兰阴性菌、较高浓度的假单胞菌
达金液(0.25%或0.5%次氯酸钠)	革兰阳性菌、革兰阴性菌、酵母菌、真菌
爱银康®	革兰阳性菌、革兰阴性菌、酵母菌、真菌、MRSA、VRE

MRSA,耐甲氧西林金黄色葡萄球菌;VRE,抗万古霉素肠道链球菌。

- 选择抗菌药物需要基于每家机构的抗菌谱,并且需要特异性针对微生物定制。
- 酵母菌种(如念珠菌)通常对氟康唑敏感,而真菌感染很可能需要用两性霉素或卡泊芬净治疗。
- 病毒感染,通常为单纯疱疹病毒、巨细胞病毒或 HIV,应用阿昔洛韦治疗。

30%～40%的烧伤患者会出现烧伤创面感染,并且是一种常见的并发症。常见病原菌仍然是葡萄球菌和假单胞菌;然而,更多的“外来细菌”和危险的多重耐药菌株正变得越来越流行。虽然预防是烧伤创面感染和脓毒症预后改善的关键,但如果无法早期发现,则治疗是最重要的。

中央导管相关感染

中心动、静脉导管置入是处理烧伤患者的常规做法,而且是必需的,但其与感染及血栓形成风险升高相关。据报道,中央导管相关感染率为1.5%～20%。最近,美国疾病控制与预防中心(CDC)引入的中央导管插管束已显著降低这些感染率。CDC 对中央导管插管束进行完整说明。导管相关性感染(CRI)的诊断是基于临床标准和微生物标准的。诊断 CRI 后,拔管延误或者没有及早开始适当抗生素治疗可增大发病率和死亡率。目前还没有明确的证据表明常规更换管线可降低导管相关性血流感染(CRBSI)的概率;然而,一旦诊断 CRBSI,或者一旦不再需要这些导管,就需要拔除所有导管。如上所述,CDC 还为中央导管护理和置管提供指导。

呼吸机相关性肺炎

CDC 所定义的呼吸机相关性肺炎(VAP)是气管插管时或气管切开插管行机械通气中发生的一种感染(按照定义,入院后 48 小时以上)。由于烧伤本身引起的炎症反应也会出现发热、白细胞增多、心动过速和呼吸急促等症状,所以诊断烧伤患者的 VAP 极具挑战性。病原菌也有时间特征,VAP 早期以社区获得性微生物(肺炎链球菌 *Streptococcus pneumoniae* 和流感嗜血杆菌 *Haemophilus influenzae*)为主,革兰阴性菌和多重耐药菌[即耐甲氧西林金黄色葡萄球菌(MRSA)]是晚期 VAP 的常见病原菌。不管是什么微生物,早期根据 VAP 发病时期(早期与晚期)对可能存在的病原菌进行经验性治疗,对患者的总体预后大有裨益。在细菌培养和药敏实验结果回示后,广谱抗菌药物需要降阶梯治疗。

脓毒症

据指出,烧伤脓毒症的发病率为 8%～40%,死亡率为 28%～65%。虽然烧伤科医务人员已经意识到脓毒症的存在,但定义烧伤脓毒症极具挑战性。ABA 对烧伤脓毒症的定义标准已由 ABA 专家小组进行阐述[6]。然而,Mann-Salinas 等对 ABA 标准的预测能力提出挑战,证明他们提出的多变量模型(心率>130 次/分,平均动脉压<60 mmHg,碱缺失≤6 mmol/L,体温<36℃,血管活性药物和葡萄糖用量>150 mg/dl)能够胜过 ABA 模型[61]。尽可能多地诊断出烧伤脓毒症是很困难的,烧伤脓毒症的治疗是非常直观的。烧伤脓毒症的治疗应遵循拯救脓毒症运动指导委员会所推荐的指南[62]。

高代谢

高代谢反应是烧伤后预后不良的一个重要原因,其与糖代谢、脂质代谢和氨基酸代谢发生严重变化相关[3,7,63,64]。高代谢导致与肌肉及特定器官蛋白质降解相关的分解代谢剧增,从而引起多器官功能障碍。因此,高代谢、器官功能及生存可能彼此之间都有紧密的联系。烧伤诱导的高代谢反应很明显,极其复杂,最有可能是由应激和炎症引起的[3,7,63,64]。虽然这种反应的原因尚不完全清楚,但目前认为儿茶酚胺、糖皮质激素、胰高血糖素和多巴胺分泌持续升高参与了激活促发高代谢反应和随后分解代谢的级联反应[65,66-72]。此外,凝血与补体级联反应及细胞因子、内毒素、中性粒细胞黏附复合物、活性氧及一氧化氮可调节高代谢反应[73]。激活后，高代谢反应上游的途径使糖代谢、脂质代谢和氨基酸代谢发生改变从而延长高代谢反应[7,63]。

烧伤诱导的代谢变化分别发生在两个阶段[74]。"退潮期"通常发生在烧伤 48 小时内[74,75]，并且与心输出量下降、耗氧量及代谢相关。还与糖耐量下降及高血糖状态相关。退潮期过后，代谢率会在随后的头 5 天内缓慢升至平稳状态或"涨潮期"。此阶段与高代谢和高动力循环相关。涨潮期还与胰岛素抵抗(IR)相关[76,77]，表现为对糖负荷做出反应时胰岛素释放增大 2 倍[78,79]及血糖水平升高。另外，脂肪分解大增，使游离脂肪酸和三酰甘油水平有所升高。这些代谢变化以前认为在创面完全闭合不久后才消退。然而，烧伤诱导的高代谢似乎持续的时间更长，表现为持续 3 年的能量需要量、儿茶酚胺类、尿皮质醇和血清细胞因子升高，并且糖代谢和胰岛素敏感性受损[7,63,80]。这些结果强调了严重烧伤患者长期随访和治疗的重要性。高代谢反应涉及大量的途径；然而，特别是有两条似乎对烧伤后预后的影响最为明显：①糖代谢：IR 和高血糖[81-84]；②脂质代谢：脂肪分解增加[85-88]。

高代谢反应的治疗

各种研究表明，高代谢是烧伤后预后不良的一个主要因素，治疗或缓解高代谢反应有利于改善患者的预后。治疗方案包括药物治疗策略和非药物治疗策略(图 126.3)。

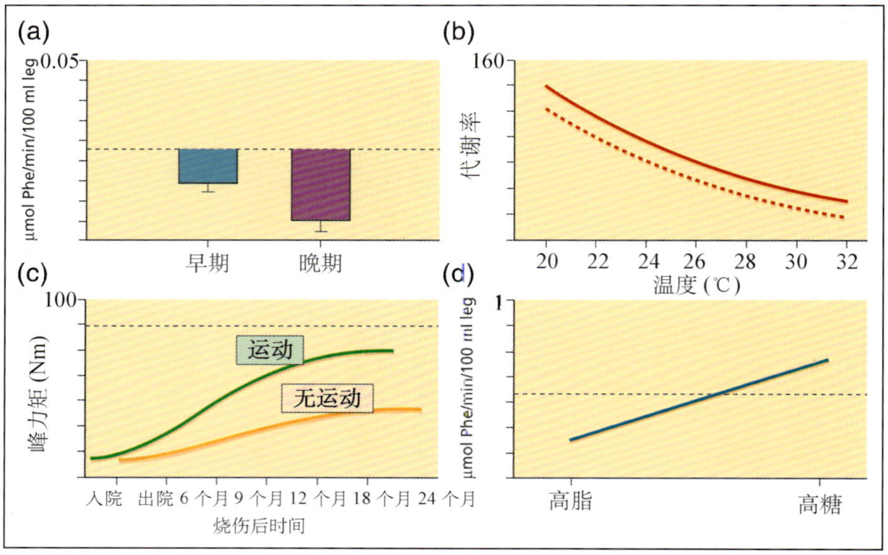

图 126.3　早期切痂移植(a)、较高的环境温度(b)、运动(c)和饮食(d)均可缓解高代谢反应，从而改善烧伤后的预后

Phe，苯丙氨酸。[Williams FN，Jeschke MG，Chinkes DL，Suman OE，Branski LK，Herndon DN 允许转载。Modulation of the hypermetabolic response to trauma：temperature，nutrition and drugs. *J Am Coll Surg* 2009 Apr；208(4)：489-502；《美国外科医生学会志》及版权持有人爱思唯尔有限公司(Elsevier)允许转载]

营养

营养支持的主要目的是提供充足的能源供应及维持器官功能和生存所需的营养物质。早期充足的肠内营养可缓解分解代谢并改善预后[89]；然而，热能和(或)蛋白质过剩的饮食习惯与高血糖、二氧化碳潴留、器官脂肪浸润及氮质血症相关[90]。因此，虽然营养是缓解高代谢的重要一环，但进食过度是有害的。所以，尽可能准确地计算需热能是绝对必要的。目前，一般采用整合了体重、年龄与性别的方程评估烧伤患者的静息能量需求。尽管这些方程是基于患者特异性因素，但需热能可能依然会被大大高估，从而增加进食过度的风险[91,92]。改编的多伦多方程似乎是最适合计算静息能量消耗的公式，原因是计算结果与实测值非常匹配[93]。一般而言，适量营养是烧伤护理必要的一环，并且应在损伤后 12 小时内开始[94]。

目前对烧伤患者没有理想的营养标准或金标准。许多专家建议，进食含有不饱和脂肪酸的高糖、高蛋白/氨基酸和低脂的食物[4]。碳水化合物和氨基酸应作为主要的能量来源，从而使蛋白质免遭氧化供能，并使之更有效地被皮肤和器官利用。补充单一氨基酸是有争议的，特别是丙氨酸和谷氨酰胺。烧伤后，血清和肌肉的谷氨酰胺迅速被消耗[95,96]。然而，这种消耗主要发生在细胞内；将谷氨酰胺有效地送到细胞是非常困难的。小型针对烧伤患者的研究指出，补充谷氨酰胺可降低感染发生率，缩短住院时间，并减少死亡率[95,96]。因此，补充谷氨酰胺可能会大有裨益。一项多中心试验[减少氧化应激所致死亡(REDOXS)]正在研究这个问题，并且预期在接下来的 4～5 年产生结果。有关丙氨酸的文献会更少，尚没有与是否应该予以烧伤患者丙氨酸有关的资料。最后，近期人们更多关注的膳食成分是维生素、微量营养素及微量元素[97]。由于尿排泄增加和皮肤严重缺损，急性烧伤后血浆维生素和微量元素水平显著降低。补充这些微量营养素可降低严重烧伤患者的死亡率[98-104]。因此，每天应全面补充多种维生素/矿物质。

其他非药物治疗策略

在过去几十年中，早期切痂和闭合伤口是最大的有关烧伤护理的研究进展。其大大降低了基础能量消耗、死亡率和治疗成本[3,31-33,105]。烧伤早期切痂并以临时覆盖材料或自体皮覆盖切痂区是势在必行的。这样将会减少烧伤诱导的炎症反应和应激反应，从而相应地减少高代谢。

少部分学者认为，高代谢反应的发生是补偿因失水所导致的热耗散。相应地，皮肤温度和核心体温提升 2℃。人们通常不会意识到，升高室温是一种抵消这种烧伤反应的捷径[106]。事实上，研究表明，温度从 25℃ 变为 33℃ 可减少严重烧伤患者静息能量消耗[3]。

理疗对于烧伤患者来说是一种关键而简单的治疗手段，理疗能够改善代谢紊乱并防止烧伤创面挛缩。研究表明，渐进式抗阻训练可促进肌肉蛋白质合成，增加体重，强化肌肉，提升耐力[91,107]。抗阻训练对没有运动性高热的小儿烧伤患者是安全的。

药物治疗手段

除了非药物疗法以外，各种药物已用于尝试减少高代谢反应并改善烧伤患者的预后。

重组人生长激素

研究表明，急用重组人生长激素(rhGH)[0.1～0.2 mg/(kg·d)，肌内注射]有诸多好处。其增加供区的愈合并提高创面愈合质量[108]，减少应激反应和炎症[109,110]，升高胰岛素样生长因子 1(IGF-1)的水平，减少基础能量消耗和心输出量[112]，增加肌肉蛋白质并维持肌肉生长[113,114]。尽管如此，但一项大型多中心试验指出，接受大剂量 rhGH(0.10 ± 0.02 mg/kg)治疗的危重患者的发病率和死亡率比接受安慰剂治疗的患者高[115]。生长激素治疗还与高血糖和 IR 有关[116,117]。尽管有这些发现，但无论是短时间还是长时间予以 rhGH，都没有发现其对严重烧伤患儿的生存造成影响[68,118]。

胰岛素样生长因子

鉴于 IGF-1 是生长因子的效应子，予以 IGF-1/结合蛋白 3(BP-3)复合物(即等摩尔量的重组人 IGF-1 和 IGFBP-3)可改善烧伤患儿和成人的蛋白质代谢，低血糖次数比 rhGH 少[119]，这种情况并不奇怪。BP-3 减少肌肉蛋白质降解，改善肠道黏膜完整性，改善免疫功能，减轻急性时相反应，提升血清结构蛋白，减少炎症反应[119-122]。然而，未发表的数据表明，IGF-1/BP-3 可增加严重烧伤患者神经病变，因此暂停临床使用。其他研究者的各种研究指出，单独使用时，IGF-1 对非烧伤危重患者无效。

美雄诺龙

美雄诺龙的结构与睾酮相似，但在极大程度上缺少这种激素的男性化作用。研究表明，蛋白同化剂可刺激肌肉蛋白质合成[123]，减少体重下降并促进创面愈合[124]。研究还表明，美雄诺龙(10 mg，每天 2 次)可缩短住院时间，降低发病率和死亡率[46]。当给药剂量为 0.1 mg/kg(雾化吸入)时，美雄诺龙可缩短住院时间，不增加体重，改善身体成分，增强肝内蛋白质合成[125]。美雄诺龙在各年龄段患者中的作用大致相当[126,127]。最后，长期用美雄诺龙治疗可减少高代谢，促进体重增加，烧伤后 6～12 个月瘦体重和骨矿含量有所增加[128,129]。近期一项小儿严重烧伤的长期研究发现，5 年内长期服用美雄诺龙治疗效果显著[130]。

普萘洛尔

在烧伤的抗分解代谢治疗中，β-肾上腺素能受体阻滞药普萘洛尔或许是最有效的[131]。急用时，普萘洛尔发挥抗炎和抗应激作用[132]。在烧伤患者中，普萘洛尔具有逆转骨骼肌丢失的作用，增大瘦体重[133,134]，降低 IR[135]。长期用普萘洛尔治疗可显著降低预测心率和静息能量消耗，减少中心性质量和中心性体脂的积聚，防止骨丢失，改善瘦体重增量[136]。按剂量使用普萘洛尔极少出现不良反应[136]。近期圣地兄弟会儿童医院、美国国家卫生研究院和 ABA 资助的多中心试验确定了普萘洛尔对小儿和成人严重烧伤的作用：普萘洛尔可有效治疗儿茶酚胺诱导高代谢应激反应。

胰岛素

相对于血糖控制良好的烧伤患者，烧伤合并应激性高血糖的患者的菌血症/真菌血症发生率更高，创面愈合更差，蛋白质分解代谢更明显，生存可能性更低[81,82]。用胰岛素控制血糖是一种对应激性糖尿病合并 IR 和高血糖有效的疗法。注射胰岛素也能促进肌肉蛋白质生成，有助于预防体重下降，阻滞急性期反应，加速创面愈合[69,137-143]。在近期一项研究中，接受胰岛素治疗的患者创面愈合和器官功能均优于对照组[84]。这些结果与其他两项队列研究一致，这两项研究表明注射胰岛素有益于烧伤患者[83,144]。严重烧伤患儿的理想血糖控制浓度为 130 mg/dl，当血糖浓度在 150～160 mg/dl 要避免有害的低血糖[145]。无论如何必须小心避免低血糖。在一个大型小儿烧伤人群中，低血糖（血糖＜60 mg/dl）发生一次以上的患者，发病率和死亡率几乎大 5～10 倍（M. G. Jeschke 及其同事，未发表数据，2014）。同时，以上数据表明，与 IR 相关的高血糖是烧伤患者中的一个具有临床意义的问题，并且注射胰岛素可改善发病率和死亡率。

其他选择

进行中的试验正在研究其他治疗烧伤后高血糖的药物。其中包括胰高血糖素样肽-1（GLP-1）、过氧化物酶体增殖物激活受体（PPAR-γ）激动药（如吡咯列酮和硫代格列酮类）及糖尿病药物联用。在糖尿病患者中，PPAR-γ 激动药非诺贝特可减轻 IR。这一发现已被一项盲法、安慰剂对照试验证实，该试验还指出非诺贝特可增加线粒体葡萄糖氧化，最终降低血糖浓度[146]。研究还表明，非诺贝特可促进胰岛素受体信号转导，表现为按照高胰岛素-正葡萄糖钳夹技术能够刺激胰岛素受体及其下游效应子胰岛素受体底物 1 的酪氨酸磷酸化[146]。研究表明，GLP-1 可降低严重烧伤个体的血糖水平；然而，GLP-1 本身可能不足以降低血糖，并需辅助给予胰岛素治疗。二甲双胍（格华止®）抑制糖异生作用并增强外周胰岛素敏感性，使之成为治疗与严重烧伤相关的高血糖的候选药[147,148]。迄今为止，尚且没有相关的大型随机对照试验；然而，有两项小型研究表明，二甲双胍可减少葡萄糖生成，加速葡萄糖的去除，改善肌肉蛋白质合成/肌肉净蛋白平衡[147,149]。尽管二甲双胍具有明显的优势，但二甲双胍及其他双胍类药物通常会产生乳酸酸中毒[150]。二甲双胍是一种有趣的药物，可能在烧伤后代谢的治疗中有一席之地。

总结与结论

烧伤触发明显的代谢变化，伴随糖代谢长时间受损，两者都可以导致预后不良。减少高代谢反应的进展，使得改善患者预后具有临床意义；然而，开发可逆转长期高代谢及相关高血糖的治疗方案仍然是一大难题。早期切痂闭合仍然是过去 20 年中在烧伤护理方面取得最重要的成就，这一进步大大减少基础能量消耗并提高生存率。目前，β-肾上腺素能受体阻滞药普萘洛尔似乎是逆转烧伤患者分解代谢最有效的药物治疗。其他可减轻烧伤诱导的高代谢的药物包括生长激素、美雄诺龙和 IGF。旨在将血糖维持在 130 mg/dl 以下的胰岛素强化治疗也可以降低危重患者的发病率并提高生存率，但与此方法相关的低血糖提示要寻找更佳的替代品，如二甲双胍和 PPAR-γ 激动药。还需要进行其他研究才能确定理想的血糖范围及确定上述药物是否对危重患者是安全的。

Acknowledgement

This chapter was supported by National Institutes of Health R01-GM087285, the CFI Leader's Opportunity Fund (project no. 25407), CIHR grant no. 123336.

（译者：毕晓东　一审：张江安　二审：陈玲玲　三审：吕亚萍　润色：严冬梅）

参考文献

所有文献请查阅网址：www.rooksdermatology.com. 以下列出的是重要参考文献。

[4] Jeschke MG, Kamolz L, Sjoeberg F, Wolf SE. *Handbook of Burns*, Vol. 1. Wien, New York: Springer, 2012.

[5] Kraft R, Herndon DN, Al-Mousawi AM, Williams FN, Finnerty CC, Jeschke MG. Burn size and survival probability in paediatric patients in modern burn care: a prospective observational cohort study. *Lancet* 2012;379(9820):1013-21.

[6] Greenhalgh DG, Saffle JR, Holmes JH, *et al*. American Burn Association consensus conference to define sepsis and infection in burns. *J Burn Care Res* 2007;28(6):776-90.

[7] Jeschke MG, Chinkes DL, Finnerty CC, *et al*. Pathophysiologic response to severe burn injury. *Ann Surg* 2008;248(3):387-401.

[62] Dellinger RP, Levy MM, Rhodes A, *et al*. Surviving Sepsis Campaign: international guidelines for management of severe sepsis and septic shock: 2012. *Crit Care Med* 2013;41(2):

580-637.

[63] Jeschke MG, Gauglitz GG, Kulp GA, *et al*. Long-term persistance of the pathophysiologic response to severe burn injury. *PLOS One* 2011;6(7):e21245.

[65] Hart DW, Wolf SE, Chinkes DL, *et al*. Determinants of skeletal muscle catabolism after severe burn. *Ann Surg* 2000;232(4):455-65.

[84] Jeschke MG, Kulp GA, Kraft R, *et al*. Intensive insulin therapy in severely burned pediatric patients: a prospective randomized trial. *Am J Respir Crit Care Med* 2010;182(3):351-9.

[85] Barrow RE, Wolfe RR, Dasu MR, Barrow LN, Herndon DN. The use of betaadrenergic blockade in preventing trauma-induced hepatomegaly. *Ann Surg* 2006;243(1):115-20.

[134] Herndon DN, Hart DW, Wolf SE, Chinkes DL, Wolfe RR. Reversal of catabolism by beta-blockade after severe burns. *N Engl J Med* 2001;345(17):1223-9.

[136] Herndon DN, Rodriguez NA, Diaz EC, *et al*. Long-term propranolol use in severely burned pediatric patients: a randomized controlled study. *Ann Surg* 2012;256(3):402-11.

第 127 章

光敏性皮肤病

127

Sally Ibbotson, Robert Dawe

Photobiology Unit, Dermatology Department, Ninewells Hospital and Medical School, University of Dundee, Dundee, UK

概述

皮肤出现红斑是紫外线照射(UVR)后的正常反应,被称为光敏(图 127.1)。当个体皮肤对日光[紫外线照射和(或)可见光]的反应超出健康个体的范围时就是异常光敏反应,包括以低于正常人最小红斑剂量照射即可出现红斑,也包括皮肤在日光照射中及之后产生的异常形态皮损。

光敏性疾病的大致分类如框图 127.1 所示。由于多形性日光疹(PLE)的高患病率,特发性(免疫性)光线性皮肤病最常见。遗传性光线性皮肤病很少见(见第 77 章和第 78 章)。药物和化学诱导的光敏性皮肤病可能是由于过量的内源性光感性化学物质,如卟啉,或外源性药物或化学物质的光致敏作用。日光加重性疾病相对常见,且通常很难根据临床证据区分特定的光线性皮肤病,因而强调光检测的重要性。

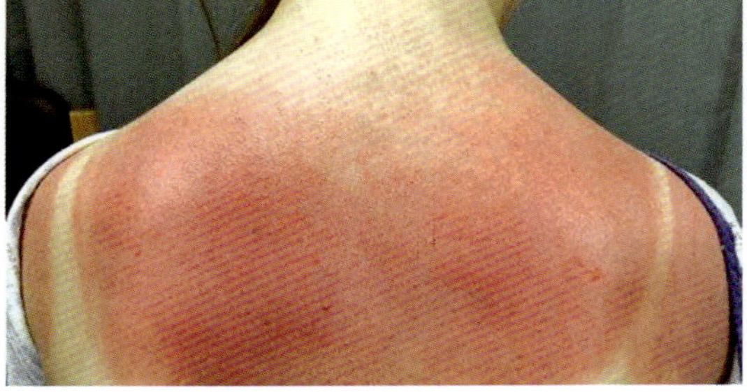

图 127.1 急性紫外线照射(强烈的自然光照射)后出现红斑("晒伤")

框图 127.1 光敏性皮肤病

- 特发性(免疫性)
  - 多形性日光疹(PLE)
  - 青少年春季疹(JSE)
  - 光化性痒疹(AP)
  - 慢性光化性皮炎(CAD)
  - 日光性荨麻疹(SU)
  - 牛痘样水疱病(HV)
- 遗传性光敏性皮肤病(见第 78 章)
- 代谢性(见第 63 章)
- 药物-化学物质诱导光敏性皮肤病
  - 内源性-卟啉病(见第 60 章)
  - 外源性-全身或局部药物/化学光敏性
- 日光加重性皮肤病

特发性(免疫性)光线性皮肤病

多形性日光疹

定义和术语

多形性日光疹(PLE)是一种复发性、迟发性,对日光(或人工紫外线)照射的异常反应,消退后不留瘢痕。皮损形态多变[1-5],故称为“多形性”。

> **同义名**
> - 多形性日光疹(PMLE)
> - 青少年春季疹:可能为 PLE 的一种变异类型[6]
> - 春夏肘部疹:可能为 PLE 的一种变异类型[7]
> - 良性夏季日光疹:可能为 PLE 的一种变异类型[8-10]
> - 台湾日光性皮炎:可能为 PLE 的一种变异类型[11]

概述

多形性日光疹比较常见,病情严重程度差异大,但明显影响生活质量[12-15],因此不应被忽视。通常基于病史诊断不难。通常不需要进行检查以除外其他或伴发疾病[16,17]。治疗包括防晒,可能也需要预防性局部或系统使用皮质类固醇激素,如病情严重,也可采用预防性光疗。采用其他免疫抑制治疗比较罕见。

以往,光化性痒疹有时被认为是 PLE 的一种变异类型,但目前多数研究认为它是一种独立疾病[18,19]。

流行病学

发病率和患病率

在世界很多地区,PLE 是最常见的光敏性皮肤病。研究表明,特定的北欧和北美人群患病率高(10%~20%)[20-23]。关于中国光线性皮肤病的调查提示,尽管本病仍然是最常见的光线性皮肤病[24],但其患病率较低。虽然越远离赤道的地方本病越常见,但包括赤道附近的国家在内都报道过 PLE 病例。

年龄

尽管邓迪大学的研究发现 545 名患者中有 25% 起病较晚[25],但通常 30 岁前发病。

性别

在女性中更常见[26,27]。

种族

非洲人、非洲裔美国人[4,28-30]、中国人和印度[31]人及西欧背景人群中均有多形性日光疹的报道。

相关疾病

有 PLE 相关疾病的报道,但可能是巧合。确定相关的疾病包括下列几种。

- 红斑狼疮(LE:系统性、亚急性皮肤型和盘状红斑狼疮)。对瑞典和芬兰 LE 患者的问卷调查发现,49% 的受访者可能同时患有 PLE 和 LE[32]。另一份问卷调查证实了上述发现[33]。但是,对 94 名 PLE 患者的前瞻性随访未发现这些患者罹患 LE 的风险增加[34]。如果 PLE 患者患 LE 的风险增加,这种风险也较低。
- 光化性痒疹(AP):PLE 在 AP 患者中可能更常见,据报道 35% 的 AP 患者也有 PLE 的临床表现[35]。
- 光敏性银屑病:还未有证据表明 PLE 和银屑病同时发生的概率超出预期。然而,PLE 是光敏性银屑病最常见发病诱因[36]。

病例报告

有报道认为,同患丙型肝炎和 PLE[37] 的患者使用干扰素 α2a(IFN-α2a)(用于治疗丙型肝炎)可对 PLE 有明显治疗作用。然而,另一个病例报道了在 IFN-α2a 注射部位出现与 PLE 具有相同组织病理学特征的皮疹,且曝光部位同时发生典型的 PLE 皮损[38]。PLE 与日光性荨麻疹之间存在可能的相关性[18],另外一个病例发现本病与水源性荨麻疹有关[39]。其他伴发疾病的报道是由于 PLE 发生在特殊部位,如发生于白癜风[40]和痣样毛细血管扩张症[41]的发病部位。当可变性低球蛋白血症患者接受静脉注射免疫球蛋白治疗时,PLE 有所改善,两者的共存被学者所关注[42]。PLE 和自身免疫性甲状腺疾病的共存也有报道,尽管这两种疾病都很常见,尚未证实两者确切的关联性[43]。

病理生理学

多形性日光疹被认为是对紫外线诱导的过敏原(光过敏原)的迟发型超敏反应。此观点得到以下证据支持:①浸润淋巴细胞的性质,早期主要为辅助性 T 淋巴细胞,但在 72 小时后占优势的是抑制性 T 淋巴细胞[44];②黏附分子表达模式,类似于接触性皮炎[45,46]。

目前尚不清楚导致 PLE 发病的原因。它可能是一种自身免疫性疾病,对未知内源性分子产生异常的迟发性超敏反应。不同纬度、不同波长、不同的光暴露强度可能决定是否发生 PLE,但目前不确定在较高纬度地区,相对较长波长、更大强度光线照射对于疾病的发生是关键因素,还是仅仅是一个发病诱因。一些研究者认为,本病多在特别强烈的 UVR 暴露后发病，如接受日光浴或使用日光浴床。也许这种暴露导致了自身敏感[47]。

有证据表明，与无 PLE 人群相比，PLE 患者 UVR 对迟发型超敏反应的诱导期抑制作用更弱[48,49]。这可能是某个因素诱导一些人发生了假定的 PLE 自身敏感。这符合这样一个事实，即由于避免阳光照射，患有 PLE 的人比预期的更不易患皮肤癌[50]；也许那些在 UVR 暴露后更容易产生皮肤抗原识别的人，有更好的免疫保护而免于皮肤癌，但更容易出现 PLE。

发病诱因

在高纬度地区 PLE 更常见。尽管没有得到证实，但有观点认为，强烈日光照射后继以反复的、间歇性的低强度日光照射更易导致 PLE 发生。

病理学

大多数病例表现为真皮浅部和深部的血管周围炎性细胞浸润(图 127.2)。浸润细胞以 T 淋巴细胞为主[51-53]，早期多为 $CD4^+$ T 细胞，此后多为 $CD8^+$[44]。真皮浅层水肿比较常见[54]。有学者提出，真皮缺乏酸性黏多糖沉积可能有助于将其与 LE 区分开[55]，这一点在临床实践中可能并无用处。基底层液化并不少见，但不像 LE 那样明显。可见表皮海绵水肿，特别是在丘疹水疱型 PLE 中[56]。直接免疫荧光呈阴性。

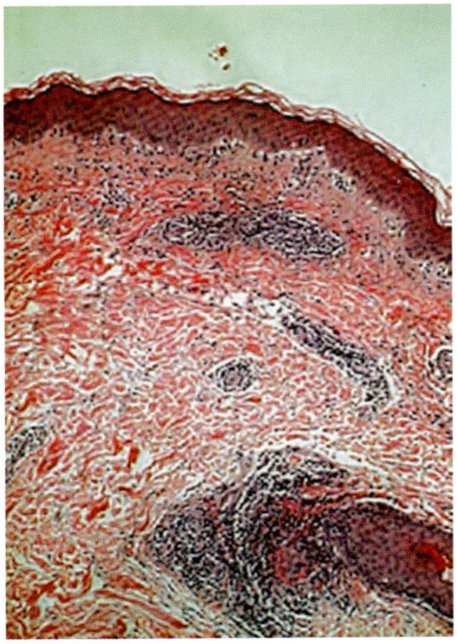

图 127.2　多形性日光疹组织病理学呈现出真皮浅部和深部以血管周围淋巴、组织细胞浸润为主的炎症

致病微生物

以往认为 PLE 可能由衣原体诱发的观点未得到证实[57]。

遗传学

许多 PLE 患者的近亲也有类似的问题。12%～46%的患者具有阳性家族史[23,58,59]。我们预计至少 10%～20%(与人群患病率相同)的患者亲属患 PLE。然而，与 5%的异卵双生双胞胎相比，15%的单卵双生的双胞胎患有 PLE[58]，这有助于确认遗传是 PLE 重要的发病诱因[60]。在患有 PLE 或光化性痒疹(AP)的家庭中，揭示 PLE 异常光敏的遗传模型进一步证实了遗传是该疾病发病的重要因素[59]。

环境因素

紫外线和偶尔的可见光[61]暴露在 PLE 的发病中起重要作用。一项中国研究发现，在高海拔地区发生 PLE 的概率更大[24]；然而，这项研究的病例可能包括了 AP，这是一种被认为与海拔有关的光皮肤病[24]。以往认为与 PLE 可能相关的避孕药[62,63]目前未得到证实[64,65]。

临床特征

病史

10 分钟至数小时的日光照射(或偶尔为其他紫外线光源)后，经过一段时间的潜伏期，曝光部位出现明显瘙痒的皮疹。一些患者，尤其是只在日晒充足的假期才发病的患者，描述了一种“激发现象”——在发生 PLE 之前需要 2～3 天的初始暴露。光线暴露到发病之间的潜伏期至少为 6 小时。通常，正午日晒后，症状或皮疹直到晚上或第二天才被发现。然而，有一种速发的 PLE 亚型，第一次光线暴露后 30 分钟即可发病，易与日光性荨麻疹混淆。

随后在防晒的情况下，皮疹通常在发病后的几天到两周消退。有时，患者描述皮疹持续时间较长。造成这种情况的原因包括：①病史不清造成炎症后改变与原发皮疹相混淆；②因防晒措施不足造成真正的病情迁延；③继发的“湿疹化”改变，特别是在特应性体质患者中，当然也不能除外防晒霜的接触致敏和光致敏反应的可能。不明原因的超出常规时间的皮疹要怀疑 AP 或 LE。

临床表现

受累区域

多形性日光疹仅影响曝光部位。偶有非曝光部位发病，可能是由于紫外线穿透衣物。面部(549 例患者中的 28%面部不受累[25])和手背不常受累，推测可能是由于长期反复紫外线暴露导致耐受。这类似于“强化”现象，表现为反复日光照射后 PLE 易感性下降，以及在夏末时 PLE 的病情趋于缓解。面部受累更常见于儿童 PLE 患者（图 127.3）。除非继发性抓痕比较明显，PLE 通常无瘢痕形成。

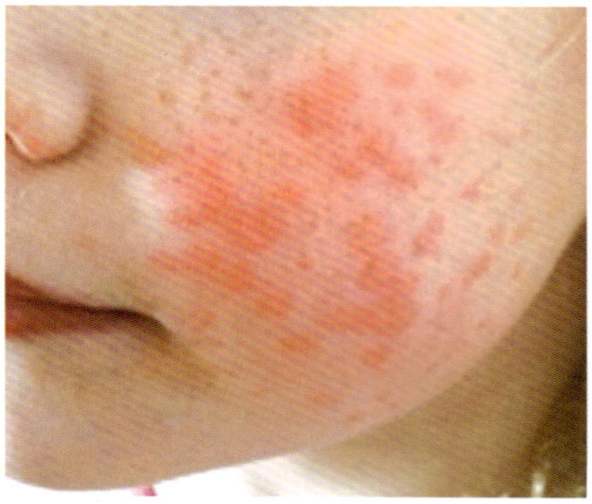

图 127.3 儿童丘疹疱性多形性日光疹。面部受累多见于儿童

曝光源

通常为日光，无论是直射还是透过窗玻璃或薄衣物。通过日光浴床照射也可致病，有报道认为日光浴床可作为 PLE 发病的唯一触发因素，因为只在日光浴床照射后的压迫部位出现皮疹[66]。如直接被问及日光浴床的使用，这些信息通常不是自愿提供的，许多患者会描述使用日光浴床后引起的发作。许多人使用日光浴床的目的是希望能起到预防作用，但使用后反而导致“有史以来最严重的”PLE 的说法也屡见不鲜。据报道，电弧焊接和影印设备等的职业照射，也可引起 PLE[67-69]。

临床亚型

最近的一个系列研究发现，丘疱疹的混合型最常见（图 127.4a），其次是斑块型（图 127.4b）和丘疹/微丘疹型（图 127.4c）；水疱-大疱型和多形红斑样型不常见（图 127.4d）[30,70]。昆虫叮咬样型（strophula）、

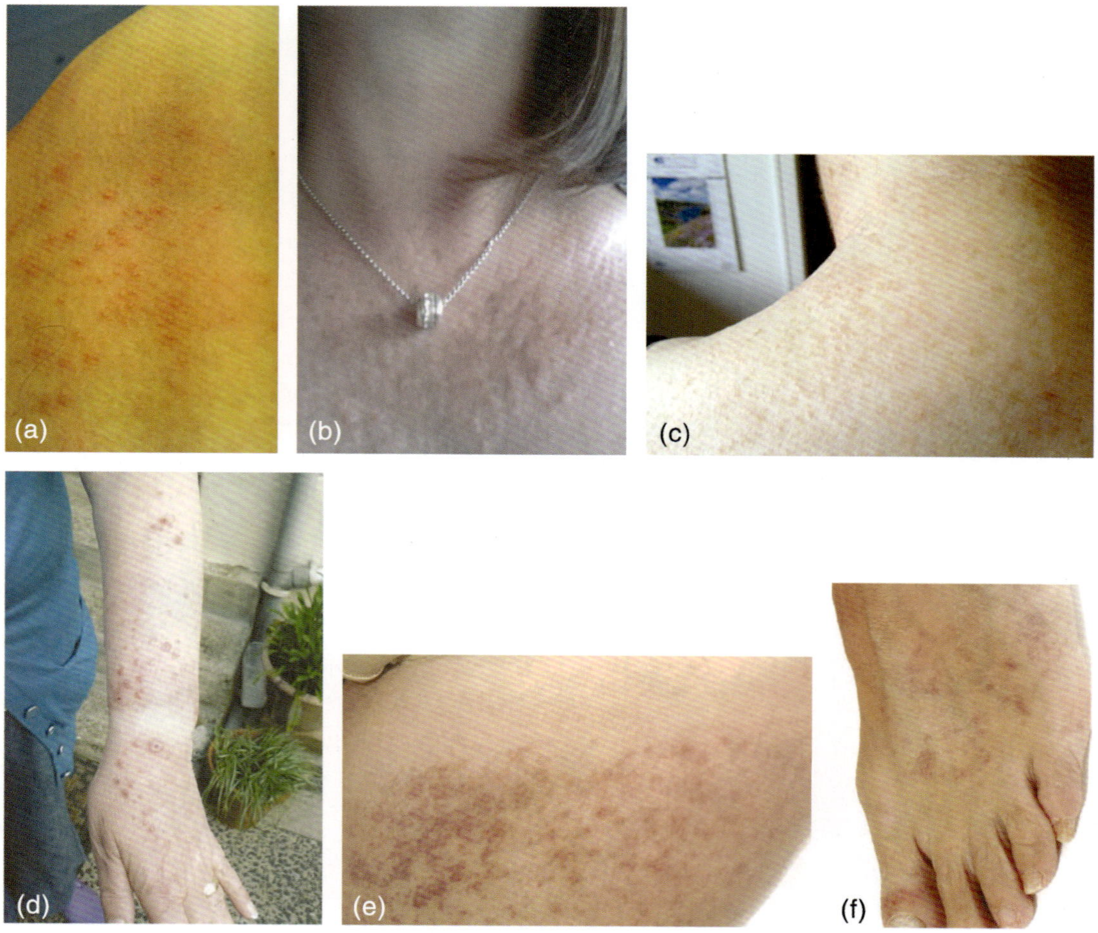

图 127.4 多形性日光疹（PLE）亚型

（a）成人以水疱为主的丘疱疹混合型。（b）斑块型 PLE 显示大小不等的红斑丘疹，已融合形成斑块（患者自己提供的照片）。（c）微丘疹/丘疹型 PLE。（d）多形红斑样 PLE；注意表带遮盖处未受累。（e，f）大腿前侧紫癜/出血性 PLE，比基尼线及足背未受累；注意凉鞋鞋带遮盖处未受累。

无皮疹型("无疹性",具有典型时间进程,但无明显可见的皮疹)和紫癜/出血性型很少报道(图 127.4 e,f)[1,71,72]。有学者认为,一些特殊形态皮损的变异,如丘疱疹型[73]或紫癜型[71,72] PLE 应作为独立疾病[74]。然而目前,由于我们不知道不同亚型是否具有不同病因,且治疗方法相同,因此最好继续将它们视为同一疾病的变型。PLE 通常被认为同一患者皮损形态相对单一——每次发病时皮损相似。然而,部分患者在不同部位有不同的皮损形态,如面部的水肿斑块和前臂的丘疱疹[25]。

鉴别诊断

PLE 诊断相对容易。如果疑似 PLE 患者在日光照射后几乎立即发生,那么在鉴别中应该考虑日光性荨麻疹(特发性或继发于药物、狼疮或卟啉症)。如果病情持续超过 3 周,应除外皮肤红斑狼疮的可能。Jessner 淋巴细胞浸润症也需要鉴别,但通常两者有明显区别。光化性痒疹可以通过其典型的早年发病、常累及鼻背、口唇和结膜等特点来鉴别。偶尔需注意与慢性光化性皮炎(CAD)鉴别,CAD 患者发病前常有特应性湿疹病史,这是 CAD 和 PLE 诱发的光线加剧性湿疹之间的区别。

严重程度分级

对患者的生活质量的影响是关键因素,取决于是仅偶尔发生于假日,还是贯穿于一年中日晒充足的几个月,或更罕见的常年存在。多种严重程度评分标准已用于临床试验。

并发症和共病

防晒霜过敏和光致敏会使 PLE 复杂化[75-77]。患者不必担心患皮肤癌的风险增加;事实上,他们患皮肤癌的风险比无 PLE 的人群要低[50]。

病程和预后

随访 94 例芬兰患者(通过问卷调查,并辅以小组为单位的多次临床评估),从发病开始平均随访 32 年,发现 24%患者出现病情消退,51%病情减轻[34]。最近的研究表明,激发试验阴性的患者比阳性患者更易进入缓解期[78]。考虑到不同中心之间的激发试验程序不同,以及不同光诊断单位患者的差异,探讨这一结果是否可重复将是非常有趣的事情。如果结果可靠,激发试验可为新诊断的患者提供有价值的预后信息。在苏格兰邓迪,有相当一部分严重到需要每年重复进行预防性光疗的患者,数年后疾病消退,或有明显的改善,从而可以停止诊治[79]。目前尚不清楚这是自行消退还是多次治疗的结果。

检查

单色仪光敏试验:大多数患者最小红斑量(MEDs)正常[25],但约 1/3 的患者 UVA 和(或)UVB 的 MED 中度降低。

激发试验:使用单色仪照射非常小的皮肤区域、在 UVB 光疗前测定 MED 值、使用补骨脂素和 UVA(PUVA)治疗前的最小光毒量测定(MPD)时,偶尔会引发 PLE。这种情况下,在红斑阈值剂量(有时剂量更低)就可出现丘疹。然而,对于大多数患者而言,需要照射更大面积——边长 4~6cm 的正方形区域[70],甚至全身[10]才能激发 PLE。通常,每日重复多次测试是必要的(图 127.5)[26,80,81]。在一组 PLE 患者中,每日照射、连续 4 日才能使 90%患者达到激发试验阳性的结果[82]。接近红斑阈值的高剂量 UVA 照射可能也是必要的[83-85]。照射部位的选择是另一个需要考虑的因素:大多数中心使用容易发生皮疹的手臂或腿部(图 127.6)[86]。然而,在非曝光和不易受累部位进行检测,尽管对于初诊帮助不大,但对于预后评价更有价值[78]。在多数病例中,UVA 比 UVB 更容易引起 PLE(图 127.7a),但毫无疑问,从局部皮肤的激发试验[87]到全身 UVB 治疗经验来说,UVB 也可导致许多患者发生 PLE(图 127.7b)[79,88]。

光斑贴测试:可用于发现与防晒剂相关的接触致敏或光接触致敏[75-77]。

自身抗体筛查:如需进行光疗或 PUVA,或存在疑似 LE 的不典型临床特征,应进行自身抗体筛查[抗核抗体(ANA)、抗 Ro 和抗 La]。尽管 ANA 筛查敏感性相对高,但特异性差。换句话说,ANA 阴性结果更可靠,而 ANA 低滴度阳性(常见于 PLE 患者)很难解释[89]。一般而言,如果抗 Ro 或抗 La 抗体阴性,也没有指向 LE 的临床指标(如异常持久的皮损或全身症状),可以忽略低滴度 ANA 阳性结果。高滴度 ANA 阳性除非有明确的原因,如 Sjögren 综合征,一般不要进行光治疗,除非是 UVA1 治疗[90],UVA1 治疗在 LE 中也可应用。

卟啉筛查:水疱/大疱性 PLE 偶尔需与迟发性卟啉症鉴别,而早发性 PLE 需与红细胞生成性原卟啉病(EPP)鉴别。血浆色谱荧光筛查快速,易操作,即使怀疑指数不高做此检测也是有价值的。

HLA-分型:如疑诊 AP,本技术可能很有用。基于 AP 或 PLE 出现阳性和阴性结果的似然比,我们可以认为,在英国人群中(基于汇总的伦敦和邓迪数据)[35,91],HLA-DR4 缺失有助于排除 AP(从而诊断 PLE),而 HLA-DRB1 * 0407 亚型的存在有助于确诊 AP(而不是 PLE)。

皮损标本的组织病理学检查:通常是不必要的,但有助于诊断非典型病例。

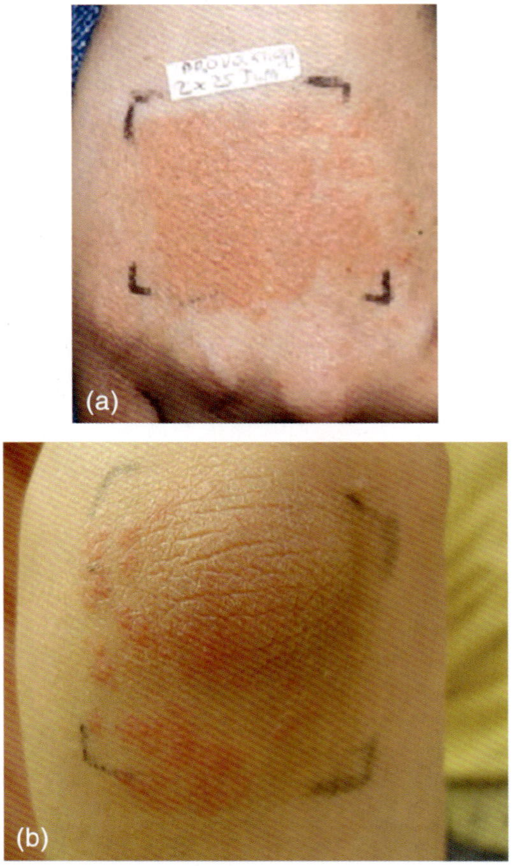

图 127.5 人工诱导的多形性日光疹(PLE)

(a)多次 UVA 光激发(2×25 J/cm²)后的手背。(b)肘部多形红斑样 PLE。

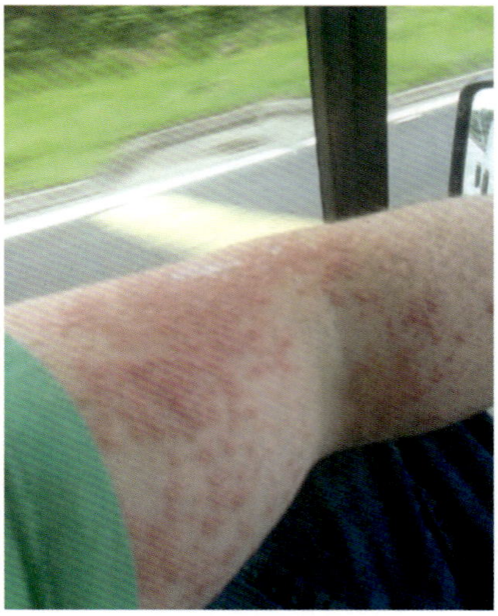

图 127.6 日光透过玻璃窗诱发的前臂伸侧多形性日光疹(患者自己提供照片)

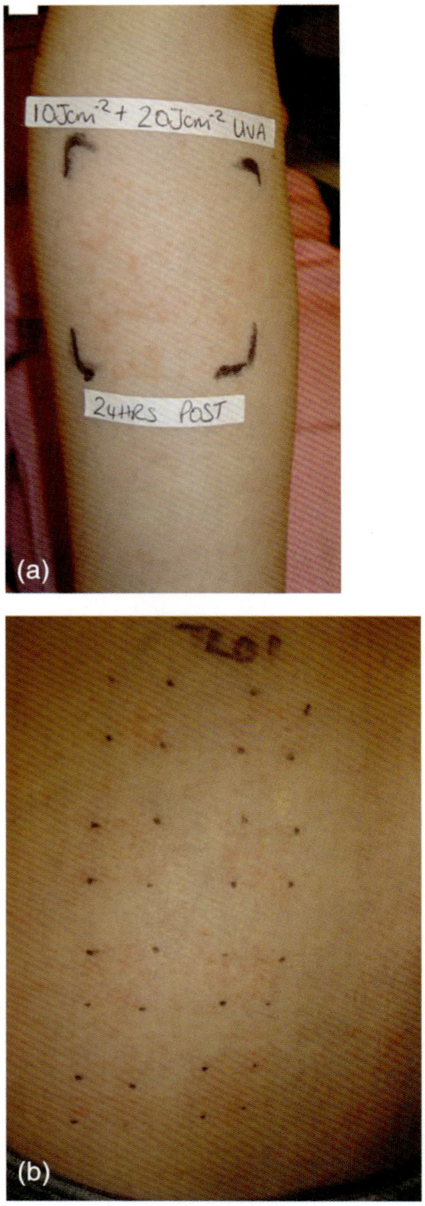

图 127.7 人工诱导的丘疹型多形性日光疹

(a)前臂伸侧(2 次 UVA 照射:10 J/cm² 和 20 J/cm²)。(b)窄波 UVB(TL-01)MED 测试位置。

治疗

一旦确诊并与患者讨论过,治疗取决于疾病的严重程度、患者意愿和对影响风险-疗效的多种因素的综合评估。对于那些每年只发病几次的患者,如在节假日发病,防晒——偶尔辅以局部或全身预防性使用皮质类固醇激素——通常就已足够。患者有时可以通过反复低水平的光照射诱导自然“强化”或耐受。对于那些整个春季或者夏季发病的严重患者,可以选择一种二线光疗治疗方案[92-94]。对于那些接受了预防性光疗/光化学治疗后病情仍然严重的患者，推荐系统使用免疫抑制药。

一线治疗

对于大多数轻度/中度患者来说，避光、防晒等保护措施已足够。许多严重到需就诊的患者当然需要进一步治疗，但防晒对所有患者都极为重要。在条件允许的情况下（需兼顾其他家庭成员的需要），避免不必要的环境暴露，如不去日晒强烈的地方度假。对于一些病情严重的患者，建议在汽车和房屋玻璃窗上使用能吸收紫外线的窗膜或“博物馆玻璃膜”（Dermagard）[95]。应避免在中午（上午 11 点至下午 3 点）晒太阳，并穿适当的衣服（密织织物）。应正确使用（厚涂、均匀涂抹和多次涂抹）[101]广谱、高 SPF 值的防晒霜[96-100]。

二线治疗

预防性光疗/光化学疗法是主要的二线治疗手段。随机、双盲、对照研究表明，窄波（TL-01）UVB 与 PUVA 一样有效[88]，尽管 PUVA 比宽谱 UVB 更有效[102]。UVA1 疗法也可以使用[103]，虽然有报道提到这一方法可能导致 PLE 病情延长[104]。

春季预防性光疗/光化学疗法有助于“强化”皮肤[通过晒黑和表皮增厚和（或）对免疫反应的影响]，对大多数患者是有益的。但没有任何治疗方案允许无限制的暴露。谨慎起见，应尽可能限制采用预防性治疗，对于那些既往有反应的患者，可以考虑不进行“脱敏”治疗[79]。

如何治疗很重要。优化治疗方案应考虑的因素包括如何选择一年中的治疗时间（过早治疗会导致其在 UVR 暴露达到峰值前失去效果），是全身治疗还是仅治疗正常曝光部位，如何处理照射治疗诱发的 PLE，照射的次数，以及在治疗后应给出的建议[79,105]。

对仅在假日发病的患者，首次出现皮损时服用泼尼松龙片能显著缩短病程[106]。虽然没有完全得到文献的支持，从假期前一天到假期第三天，每天局部使用强效到超强效的皮质类固醇激素，对“仅假日发病”的 PLE 患者也很有帮助[107]。

实验性二线系统治疗

- β-胡萝卜素已被证明是无效的。一项随机交叉试验发现，15%的患者出现“极好的”反应（大面积暴露在阳光下却不出现皮肤症状），而在他们接受安慰剂治疗期间，没有人出现“极好的”反应[108]。因此，β-胡萝卜素的治疗作用可能很小。尽管尝试采用受试者盲法（采用相同的胶囊）进行 β-胡萝卜素相关研究，但实际上在这些研究中不太可能实现真正的受试者盲法（使用 β-胡萝卜素会使皮肤颜色发生变化）。β-胡萝卜素似乎对部分患者有效的这种边际效益也许是由于受试者知晓了已采用“积极的”治疗，从而增强了暴露于日光的信心，达到了自然的皮肤“强化”治疗的效果。另一项对照研究发现，β-胡萝卜素有较小的疗效[109]，但加大 β-胡萝卜素的剂量，却没取得类似的结果。
- 抗疟药物的对照试验仅显示出很弱的治疗效果（如果有的话）[108,110-112]。在这些研究中也很难实现真正的受试者盲法，因为口服氯喹后会留下苦涩的味道。
- 一项使用来自鱼油的 ω-3 多不饱和脂肪酸进行治疗的初步研究结果显示了有统计学意义的疗效[113]。然而，目前还不清楚这种实验环境中缓解 PLE 病情的能力能否成为临床实践中真正有效的治疗方法。
- 对照试验研究发现，口服大肠埃希菌可能有效[114-118]。然而，这些疗法并没有应用于临床。
- 一项无对照研究的结果表明，一种热带蕨类植物白绒水龙骨的提取物可能具有抗氧化和抗炎作用，具有应用价值[92-94]。
- 一项随机对照研究表明，预防性应用维生素 D 类似物可能有效[119]。

三线治疗

难治性病例可长期使用免疫抑制药物，如咪唑硫嘌呤[120]和环孢素[121]。

青少年春季疹

定义和术语

青少年春季疹是一种复发性水疱性疾病，多发于男孩和青年男性的耳郭上部，常于春季强烈的日晒后发病[1]。

同义名

- 良性春季疹
- “羔羊耳”
- 弹簧耳皮炎
- 春季“冻疮”

概述

青少年春季疹具有典型的临床特征，比我们所认知的更常见，人们通常将它看为一个小困扰而不是一个严重的疾病，而且发病与日晒之间的关系非常明确。因此，患者一般不会寻求就诊。

流行病学

青少年春季疹（JSE）常见，至少在经常暴露于强光照射下的男孩和青年男性中很常见[2-4]。有研究发现，在一组新西兰学龄男童中，本病在春季患病率为12%[5]。也有报道患病人群包括学龄儿童、春天产羔季节的农民[6]及军人[7,8]。

性别

尽管也有女性患者的病例报道，但通常男性是主要患病人群。这可能是由于男性和女性之间的发型差异，男性的耳郭上部更经常暴露在强烈的阳光下。

种族

青少年春季疹患者主要是欧洲血统的人群。

相关疾病

青少年春季疹可与多形性日光疹伴发，有人认为其是多形性日光疹的亚型。

病理生理学

青少年春季疹的病理生理机制尚未完全明确，但多认为与多形性日光疹相似。

发病诱因

青少年春季疹多发于留短发和耳郭突出的男性。

病理学

新发皮损的病理组织活检表现为真皮内血管周围单一核细胞浸润，随着病情迁延，可出现表皮溃疡和棘层肥厚。

致病微生物

据报道，青少年春季疹曾在军事活动中出现集中暴发。然而，相同的发型和日晒等因素可以很好地解释本病并非感染性疾病，况且该病也未发现致病微生物。

遗传学

尚未发现明显的遗传因素。

环境因素

青少年春季疹多见于具有四季分明气候特点的国家。

临床特征

病史

典型的皮损是耳郭上部单房性水疱，偶有融合，常在日晒数天后发生，多伴有瘙痒和丘疹。

临床表现

耳郭上部出现水疱和丘疹（图 127.8）。

鉴别诊断

本病可能是多形性日光疹的亚型。多形红斑也有类似临床表现[9]，红细胞生成性原卟啉病、牛痘样水疱病和大疱性红斑狼疮在少数情况下也会出现相似皮损，需要鉴别。

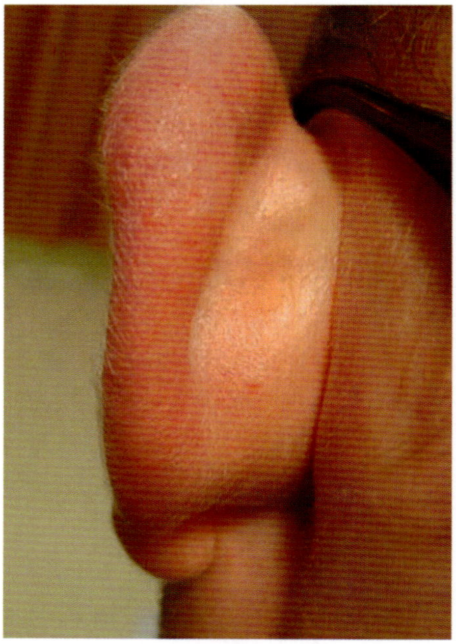

图 127.8 青少年春季疹皮损
青年男性耳郭上部出现日光诱导的丘疹。

严重程度分级

目前尚无标准的严重性评分方案。包括 DLQI（皮肤病生活质量指数）在内的与疾病相关的生活质量评分已用于临床评估。

并发症和共病

暂无相关描述。

病程和预后

关于青少年春季疹尚缺乏高质量的随访研究资料，本病有时会在数年内反复发生，但也可自行消退。

检查

诊断基于病史和实验室检查结果。少数情况下，如临床表现不典型，需排除其他疾病，如卟啉病或红斑狼疮。一般无须行光敏试验，如检测，单色仪结果多为正常，多次 UVA 激发试验可为阳性。

治疗

应告知患者青少年春季疹是一种预后良好且具有自愈倾向的疾病。如患者无特殊职业要求，在可能的情况下，建议留长发覆盖耳郭上部以预防本病。

阶梯治疗

一线治疗

• 避免暴晒，头发遮盖最佳

第11部分

（续）

二线治疗

- 外涂广谱防晒霜
- 脱敏，通过反复低水平、低强度的日光照射实现对光脱敏

三线治疗

- 预防性（脱敏）光疗较少用，方法同使用 NB-UVB 预防性治疗多形性日光疹

光化性痒疹

定义和术语

光化性痒疹是一种特殊的光化性皮肤病，诊断依赖于特征性临床表现，包括病史迁延（夏季更严重），急性发作的瘙痒性丘疹和水疱、持续存在的结节和（或）斑块、瘢痕，鼻背也可受累，常伴发唇炎和结膜炎[1,2]。

同义名

- 美洲印第安人遗传性多形性日光疹
- Hutchinson 夏季痒疹
- 北美印第安人日光性皮炎
- 夏令水疱病（该词条常包括其他光线性皮肤病）

概述

光化性痒疹（AP）在欧洲很少见，但在美洲的一些族群中很常见。对 UVA 和 UVB 比较严重的异常光敏反应，但通常会逐渐改善，特别是在 10 岁之前发病的患者（至少在美洲印第安人和欧洲的病例中）。经典 AP 在临床上有特征性表现，但有时与严重 PLE 重叠。一般来说，本病治疗可参照 PLE。严重时，可能需要加用沙利度胺进行治疗。

流行病学

发病率和患病率

光化性痒疹在苏格兰普通人群患病率为 3/100 000[3]，某些孤立的易感人群中患病率为 10%左右。世界大部分地区均可发生 AP[3-9]。

年龄

大多数情况下，AP 于儿童期发病。

性别

AP 更多见于女性。

种族

多见于美洲印第安人后裔[10]。

相关疾病

与其他光化性皮肤病一样，AP 可能伴发防晒剂过敏。

病理生理学

紫外线照射是 AP 重要的发病因素，致敏作用光谱通常包括 UVB 和 UVA（单独 UVA 致敏罕见）。AP 和 PLE 可能有相同的发病机制，有人认为 AP 是发生于遗传易感者的持久型 PLE。潜在的机制有可能与免疫相关：迟发型超敏反应；与 PLE 一样，本病中吸收光线的发色团和（或）光诱导抗原仍未知。

病理学

从新发皮损活检显示真皮内血管周的单一核细胞浸润。随着病期延长，可出现表皮溃疡，棘层增厚和纤维化。有研究发现，唇炎的组织病理表现具有特征性[11]，但其他部位皮损的病理改变并非 AP 所特有。

遗传学

有充分证据表明，AP 有家族聚集的遗传倾向。大多数 AP 患者具有 HLA-DR4 组织型，这在多数人群中常见；超过 2/3 患者表达 DRB1 * 0407 亚型[12-15,20]，这在多数人群中罕见。

环境因素

光化性痒疹多见于生活在高海拔地区的人群中。但也有一些例外，如居住在哥伦比亚地区海平面附近的奇米拉美洲印第安人患病率也很高[13]。

临床特征

病史

光化性痒疹任何年龄均可发病，但最常见于儿童时期，也有迟发变异的报道（特别是在亚洲）。虽然 AP 常常是慢性病程、反复发作，但大多数患者均意识到发病与紫外线照射有关，通常来自日光。本病剧痒，早期出现粉红色丘疹、小结节或斑块，有时伴发水疱，表皮迅速剥脱形成结痂（图 127.9），常常发生“湿疹化”并形成瘢痕。眼部症状、嘴唇疼痛和炎症也很常见。

临床表现

面部（包括鼻背）（图 127.10）和肢体远端最常受累，衣物覆盖部位较少受累。病情严重时臀部也可能受累。痊愈后可能遗留色素减退、色素沉着及瘢痕（图 127.11）。本病可并发唇炎和结膜炎（图 127.10），这些特征在美洲印第安人较在西欧和亚洲血统人群中更常见。这些特点在美国土著人群发生率更高，也更严重。

临床亚型

有人认为，美洲印第安人的 AP 与其他人群中的 AP 不同。确实，在美洲印第安人群中，并发唇炎和结膜炎的概率更高，病情更重。

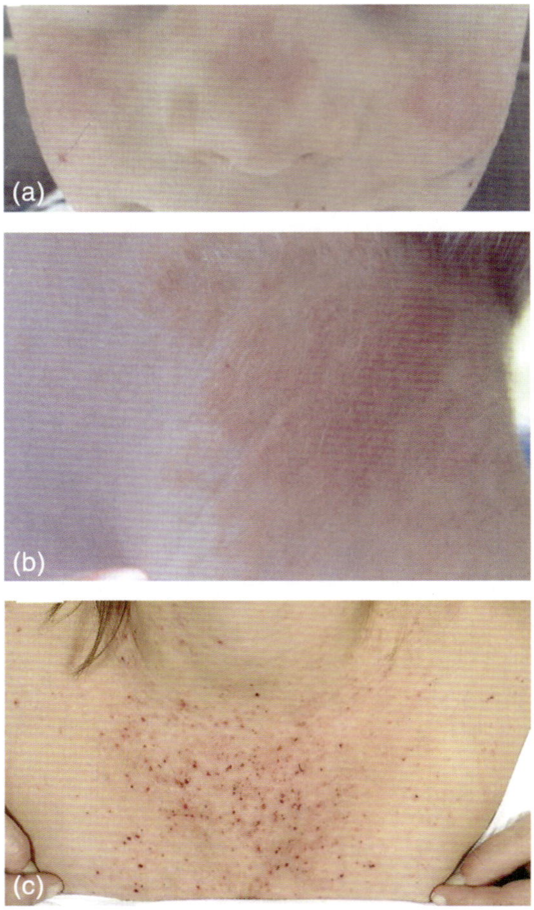

图 127.9 光化性痒疹(AP)急性发作期曝光部位的丘疹和斑块

(a)面颊和鼻部皮损;注意鼻尖受累。(b)颈部乳突区受累。(a、b 为患者自己的照片。)(c)AP 患者胸部曝光部位的表皮剥脱性丘疹。

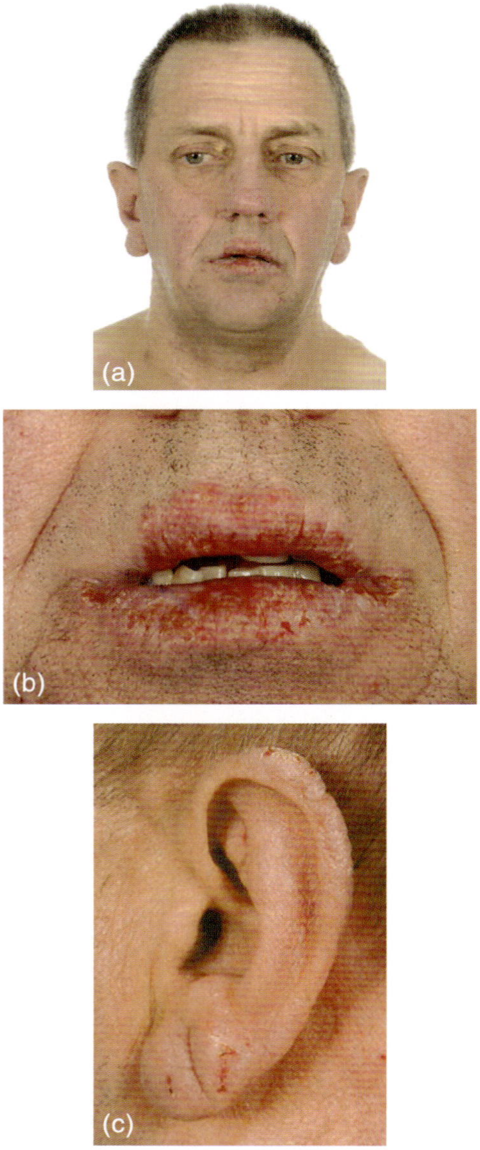

图 127.10 成人持续性光化性痒疹

(a)注意下眼睑炎,鼻尖受累和唇炎(合并睑黄瘤)。(b)唇炎的特写。(c)耳郭曝光部位的特写。

鉴别诊断

严重的 PLE,尤其是患有异位性湿疹的患者,临床表现与本病看起来很相似,需注意鉴别。泛发的鲜红色的昆虫叮咬反应可能与早期 AP 具有相似的特征。此外,光照加重的特应性湿疹和结节性痒疹也需与本病鉴别。

严重程度分级

目前还没有本病严重程度的标准评分方案。包括 DLQI(皮肤病生活质量指数)在内的与疾病相关的生活质量测量已被用于临床评估[21]。

并发症和共病

可能继发葡萄球菌和链球菌的感染。

病程和预后

AP 通常会自愈,可能在青年期或成年早期自愈;详细比例尚不清楚。偶可出现疾病持续到成年期。

检查

AP 的诊断主要基于病史,特别是发病的年龄和部位,鼻背受累通常是诊断的有效线索。检查结果可作为支持诊断的依据。单色仪光敏试验对诊断很有帮助,大多数病例显示严重的异常光敏反应,有时与慢性光化性皮炎(CAD)的典型结果一样显著,AP 的异常光敏反应明显强于大多数 PLE 患者(图 127.12a)。多次 UVA 激发试验通常会引起异常的丘疹反应(图127.12b)。在NB-UVB的MED测试

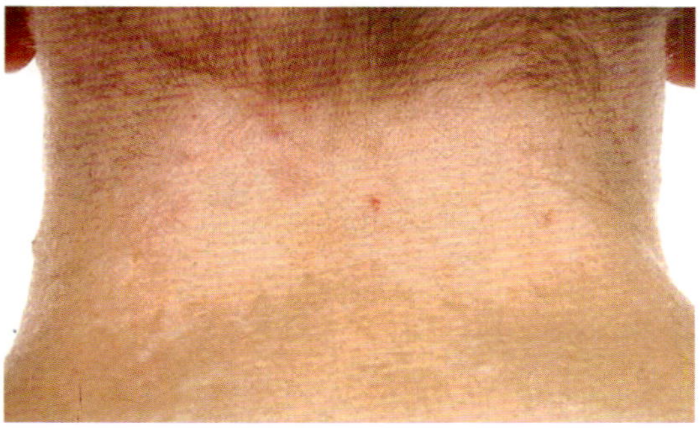

图 127.11　光化性痒疹患者长期曝光的项背部的瘢痕和色素减退

及暴露于紧凑型荧光灯时，异常光敏反应也很明显（图 127.12 c,d）。HLA 分型不是 AP 的诊断性检验，但有助于疑似病例的诊断。缺乏 HLA-DR4 的患者发生 AP 的可能性不大，而 DRB1 * 0407 亚型的存在（在大多数人群中很少见）则支持 AP 诊断[18]。为了排除偶尔可出现类似于 AP 皮损的其他疾病，通常会行抗核抗体、抗可提取性核抗原抗体的检测和卟啉症生化筛查，皮损组织病理学也有所帮助[11]。光加重性特应性湿疹和结节性痒疹可根据临床证据排除。昆虫叮咬可根据其病程较短，皮损不对称性进行区分；在这些情况下光试验是正常的。AP 在早期可能不能确诊，需要随访疾病进展。

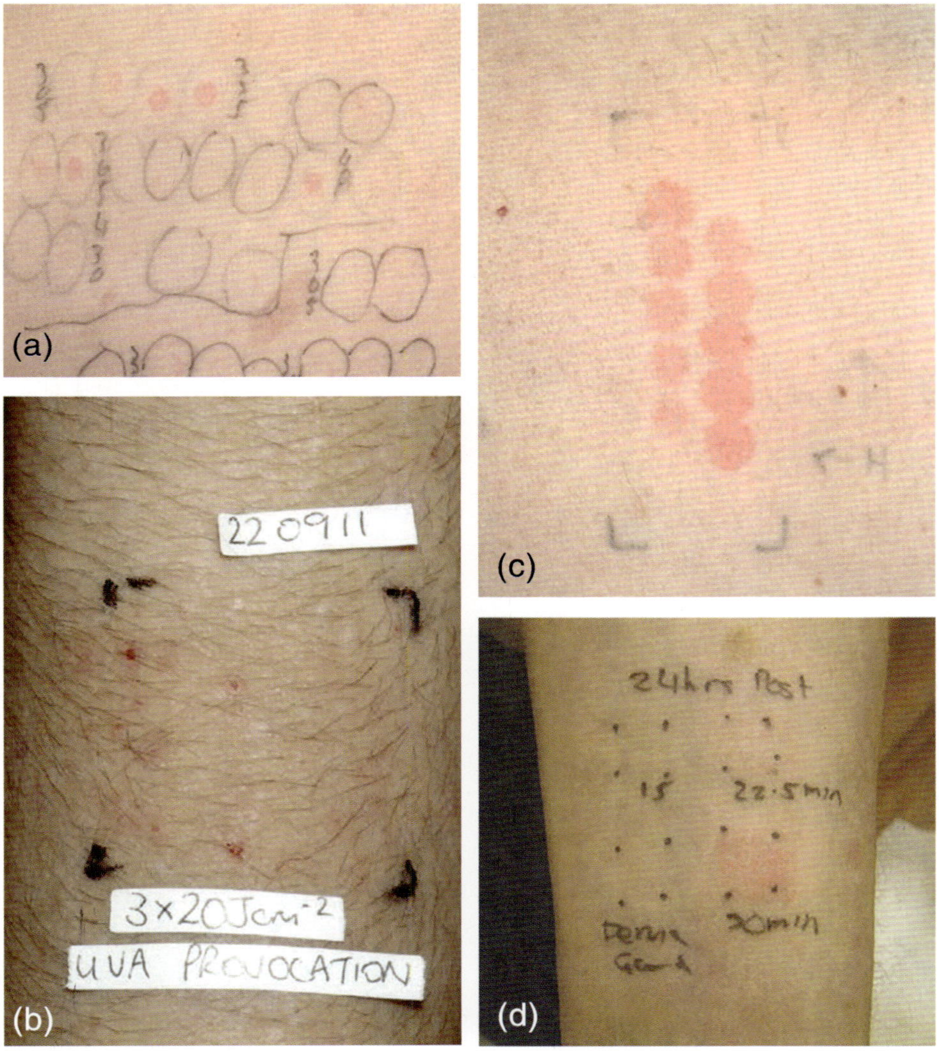

图 127.12　光化性痒疹(AP)中的异常光敏试验结果

(a)单色仪光敏测试显示宽谱 UVB 和 UVA 敏感。(b)AP 患者前臂 UVA 激发试验阳性。(c)所有窄谱 UVB(TL-01)MED 测试中均出现红斑，证实存在异常 UVB 光敏。(d)暴露于紧凑型荧光灯的部位出现异常红斑。注意，通过研究所玻璃膜照射的部位(一种可阻挡所有紫外线透过的膜)结果为阴性。

治疗

一旦确诊，初步治疗包括建议做一些避免阳光照射的措施（行为、衣着、帽子、防晒霜、窗膜）和使用强效或超强效的外用糖皮质激素。窗膜的紫外线吸收性能可能会随着光降解作用而逐渐降低，根据窗膜的结构，可能需要每 5 年左右更换一次[22]。如果这一方法效果不佳，可能需要增加春季窄谱 UVB 或 PUVA 的预防性治疗；通常只需对光暴露部位进行处理。每次光暴露后立即在相应区域外用强效类固醇可降低疾病发作的风险。

多数情况下，在苏格兰没有必要进行系统治疗。在不便进行光疗的情况下及全年日照较强的国家，系统治疗往往更为必要。有人尝试过抗疟药和 β-胡萝卜素，但效果不确定。沙利度胺可能更有效，但其应用受到致畸性和发生不可逆的周围神经病变的风险所限制。己酮可可碱具有抗肿瘤坏死因子 α（抗 TNF-α）的作用，在使用沙利度胺之前可以考虑使用，因为它的安全性更好。

阶梯治疗

一线治疗

- 避光：环境、行为、衣着、防晒霜、窗膜[23,24]
- 强效/超强效的外用糖皮质激素[2,25]
- 窄波（TL-01）UVB 光疗[26]

二线治疗

- PUVA 光化学疗法[27]
- 没有生育可能性的患者可以使用沙利度胺[2,28,29-36]

三线治疗

- β-胡萝卜素[37]
- 己酮可可碱[38]
- 四环素和维生素 E[39]
- 口服糖皮质激素
- 硫唑嘌呤[40]
- 氯喹[41]
- 局部外用环孢素[42,43]

慢性光化性皮炎

定义和术语

慢性光化性皮炎是一种主要影响光暴露部位皮肤、伴随异常光敏反应的慢性皮炎，皮炎的临床表现和光敏试验异常是诊断所必需的。

同义名

- 光线性类网状细胞增多症
- 光敏性湿疹
- 光敏性皮炎/光线性类网状细胞增多症
- 持久性光反应

概述

慢性光化性皮炎（CAD）是一种主要影响光暴露部位、伴有确切光敏感证据的持续性或复发性皮炎。光敏感对应的波长通常是宽波段的，但主要是 UVB[1]。慢性光化性皮炎[2,3]一词包括 4 种先前报道过的诊断：①光线性类网状细胞增多症，描述了宽波段光敏患者中观察到了假性淋巴瘤样浸润性改变[4]；②光敏性湿疹，描述光暴露部位皮炎[5]和 UVB 光敏的患者；③光敏性皮炎/光线性类网状细胞增多症，该术语用于描述同时具有光暴露部位皮炎与宽波段光敏感相关的光线性类网状细胞增多症双重特征的患者[6]；④持久性光反应，则描述了光接触变态反应和光斑试贴验阳性的患者，在间断暴露于光变应原[3,7-9]（通常为卤代水杨基苯胺或麝香琥珀酸酯）的情况下发展为持续性光敏感。目前一致的观点认为，这 4 种病症都是同一疾病慢性光化性皮炎的组成部分，这也说明慢性光化性皮炎在不同患者之间及患者不同阶段存在异质性[2]。

流行病学

发病率和患病率

慢性光化性皮炎在世界范围内均有发生，但在温带气候[6,10-13]中更为常见。通常在光学诊断单位中，慢性光化性皮炎仅次于多形性日光疹，是第二个最常诊断的特发性（免疫性）光皮肤病，占调查患者的 7%～17%[12,14-19]。在苏格兰 Tayside，慢性光化性皮炎在 75 岁以上的老年人中发生率为 1/2000[20]，估计总患病率为 1～5/10 000。

年龄

慢性光化性皮炎通常发生在老年男性[6]，虽然有报道在青年时期就起病[21-24]，但这通常与特应性皮炎有关。在纽约、日本、墨尔本和邓迪分别进行的三项独立研究显示，慢性光化性皮炎平均诊断年龄为 60—62.7 岁[11,12,25]。

性别

据报道，男女患病比例为（2.6～7.1）：1[11,12,25]。

种族

慢性光化性皮炎可发生于所有皮肤光表型的人群[6,10-13,18,26]。

相关疾病

在大多数患者中，慢性光化性皮炎与接触和（或）光接触变态反应有关[27]。在无预先存在皮炎的情况下发展为慢性光化性皮炎是少见的[6]。在光敏发生之前，可能有一个漫长的皮炎前驱症状。在对 34 名慢性光化性皮炎患者的一项研究中，23%有超过 20 年的持续性皮炎病史[6]。

特应性皮炎的年轻患者中发生慢性光化性皮炎的情况越来越受到重视[21-24]。男性和高皮肤光型（Ⅳ-Ⅵ）患者在已报道的病例中比例较高，也有报道与 HIV 感染有关联[11,28-32]。在 3 名患者中发现慢性日光性皮炎和日光性荨麻疹并发，虽然这可能是巧合，但考虑到这两种均是少见的诊断，巧合的可能性似乎不大[33]。

病理生理学

慢性光化性皮炎的发病具有免疫学基础，但其病理生理机制尚未完全了解。可能与接触/光接触变态反应、特应性皮炎、免疫抑制药物及艾滋病病毒感染有关，光活性药物的作用已被考虑，但尚未得到证实[2,3,7,8,34,35]。特应性或变态反应性皮炎在发展成为光敏感之前存在一个持久的前驱期，表明需要持续的 T 细胞激活来触发光敏性，尽管这并不能解释一些从一开始就出现光敏的患者的情况。而没有可以确认的光变应原/变应原，光暴露本身似乎就足以作为触发因素。最合理的假设是类似于变态反应性接触性皮炎的机制，是细胞介导的对未知内源性光诱导抗原的迟发超敏反应[36-41]。

近期研究较少，但既往对诱发皮损的皮肤进行的研究显示 CD8 细胞毒性抑制 T 淋巴细胞占优势，这与已明确的变态反应性接触性皮炎相似，尽管皮损中的早期 CD4 辅助 T 淋巴细胞有所增加[37,38,40,41]。研究进一步支持了细胞介导的迟发超敏反应机制，慢性光化性皮炎和变态反应性接触性皮炎中都存在黏附分子（E-selectin，VCAM1，ICAM1）和白细胞介素 1、白细胞介素 6 和白细胞介素 8 的上调[42]。

虽然光化学修饰使内源性蛋白具有抗原性的解释似乎是合理的[3]，但对抗原/光抗原的性质目前仍缺乏了解。体外研究表明，光致变应原四氯水杨酰苯胺能够光氧化组氨酸并修饰载体蛋白，形成弱抗原[43]。由于接触/光接触变态反应不是慢性光化性皮炎的先决条件，这些发现在体内的相关性尚不清楚。其他关于光变应原残留[44]、犬尿酸代谢改变[45]及氧化应激反应异常的理论尚未得到证实[26,46-49]，皮肤朗格汉斯细胞的作用也未被证实[37]。最近一篇关于内酯对胸腺嘧啶的光反应性的报道很有趣，因为它可能在某种程度上解释了接触性变态反应和光敏感性的演变，但它并没有解释在没有内酯过敏的情况下发生的慢性光化性皮炎，这需要进一步的研究[50]。慢性光化性皮炎抗体介导的免疫正常。

发病诱因

各种类型的皮炎是发病诱因。

病理学

慢性光化性皮炎的组织学改变并不特异，表皮海绵形成、棘层肥厚和真皮上部血管周围淋巴组织细胞浸润出现在急性期（图 127.13 a）。表皮增生、真皮深部炎性浸润、血管周围组织细胞增多及肉芽肿改变出现在慢性期[51]。可见嗜酸性粒细胞、浆细胞、有不典型大核、核深染、核卷曲及有丝分裂的细胞及朗格汉斯细胞增多[37]。慢性期可出现苔藓样变和假性淋巴瘤样（光化性类网状细胞增多症）改变，伴有亲表皮现象和非典型淋巴细胞（图 127.13 b），这可能难以与蕈样肉芽肿区分[4,6]。不典型循环细胞也可能出现，通常可以通过免疫表型[52-55]和 T 细胞受体重排研究来与 Sèzary 综合征相区分。有慢性光化性皮炎患者发生淋巴瘤的零星报道，但在长期随访研究中未发现淋巴瘤或其他恶性肿瘤风险增加[56-58]。如果对异常的湿疹样光敏试验部位进行活检，则可见急性海绵水肿性皮炎（图 127.13c，d）。

遗传学

慢性光化性皮炎是一种散发性疾病，至今尚未发现有相关的遗传因素[59]。

环境因素

多重接触性过敏的患者中慢性光化性皮炎更常见[6,27]。

临床特征

病史

慢性光化性皮炎的典型特征为主要影响光暴露部位、夏季加重的瘙痒的、复发性或持续性皮炎（图 127.14），但一些患者并没意识到其与日光暴露有关[1,6]。这可能是由于先前就存在皮炎，如一名患有特应性皮炎的患者在发病模式上发生了变化，出现了头部和颈部的受累，或者发病季节变化，出现了夏季加重。由于宽波段光敏感和覆盖部位受累，慢性光化性皮炎可能会持久不退。大多数慢性光化性皮炎患者有多年的特应性、接触性过敏、脂溢性或内源性手部湿疹的病史，只有 21%的患者既往没有皮炎病史，可能很难从病史准确知道光敏感何时开始的[6]。

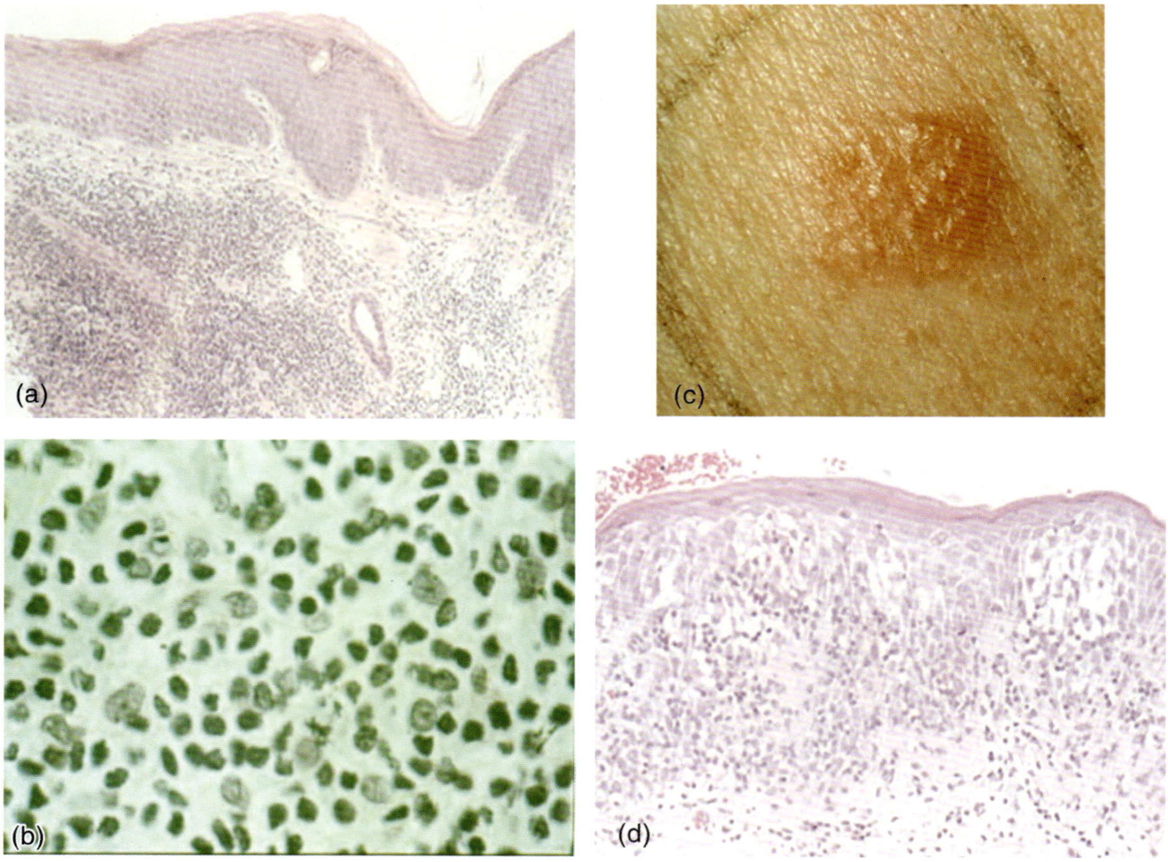

图 127.13 慢性光化性皮炎的组织病理学

（a）表皮海绵形成、棘层肥厚及真皮上淋巴组织细胞炎性浸润（见于急性期）。（b）不典型淋巴细胞见于慢性期假性淋巴瘤图像中。（c，d）对湿疹样异常光敏试验部位进行活检，可见急性海绵水肿性皮炎。

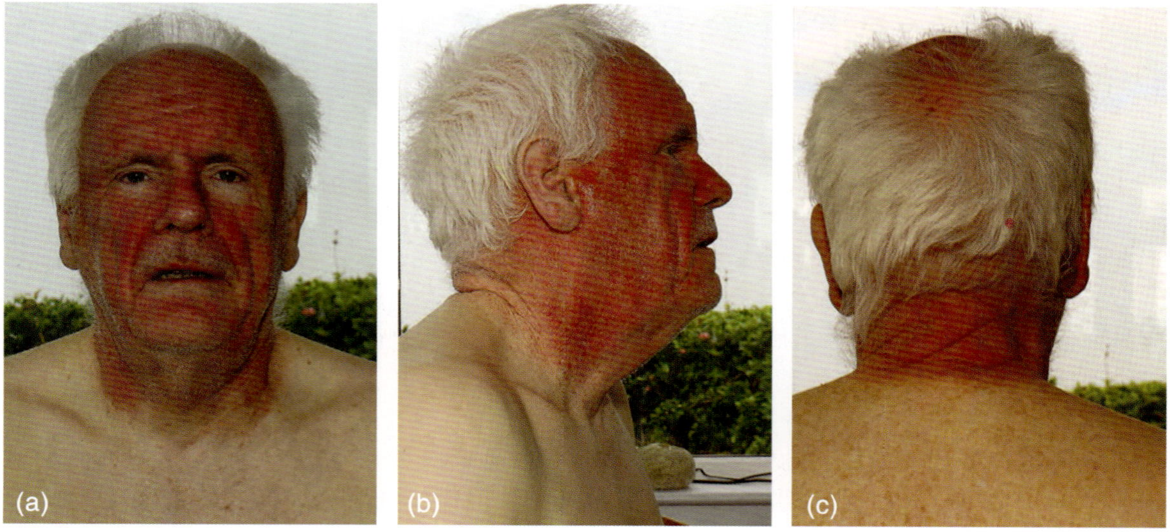

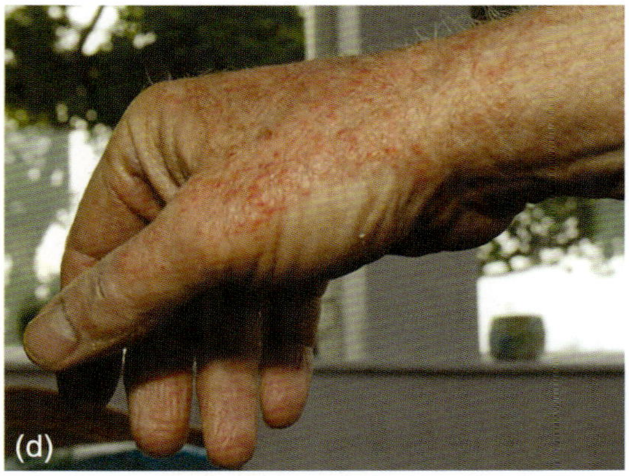

图 127.14　慢性光化性皮炎急性表现为光暴露部位皮炎

(a,b)注意主要是头部和颈部受累，衣领线处有明显境界线。上眼睑受累较少，眼窝下、下唇和下颌下方的阴影部分皮损都比较散在。(c)受累的颈后部皮损在领口线处有一个境界线，同时注意头皮秃发处受累。(d)注意手部主要累及鱼际隆起及伸侧表面，在遮光部位有明显的境界线。

临床表现

在同一患者中可有多样的临床表现和临床特征。例如，持续不间断的炎症可导致局部发展为假性淋巴瘤表现[4,6]；这可能是冬季唯一可以见到的病情活动部位，而在夏季，可能发生更广泛的光暴露部位皮炎(图 127.14)。急性期光暴露部位表现为红斑，渗出性、水疱性皮炎；慢性期则苔藓样变、假性淋巴瘤样浸润性斑块、脱发、睑外翻和色素沉着/色素减退(可出现白癜风[60])都可能发生。在皮肤光型较高(Ⅳ至Ⅵ)的患者中，可出现结节性痒疹样外观(图 127.15)查体可见头部、颈部和四肢等光暴露部位首先受累。查体时脱掉衣物、帽子、手表和眼镜等很重要，因为受遮盖保护的部位可能未受累从而可见明显的隔离带。在一项针对 34 名患者的研究中，44%的患者出现了覆盖部位受累，15%的患者出现了红皮病(图 127.16)[6]。患者也可能并发手掌和(或)足跖皮炎。

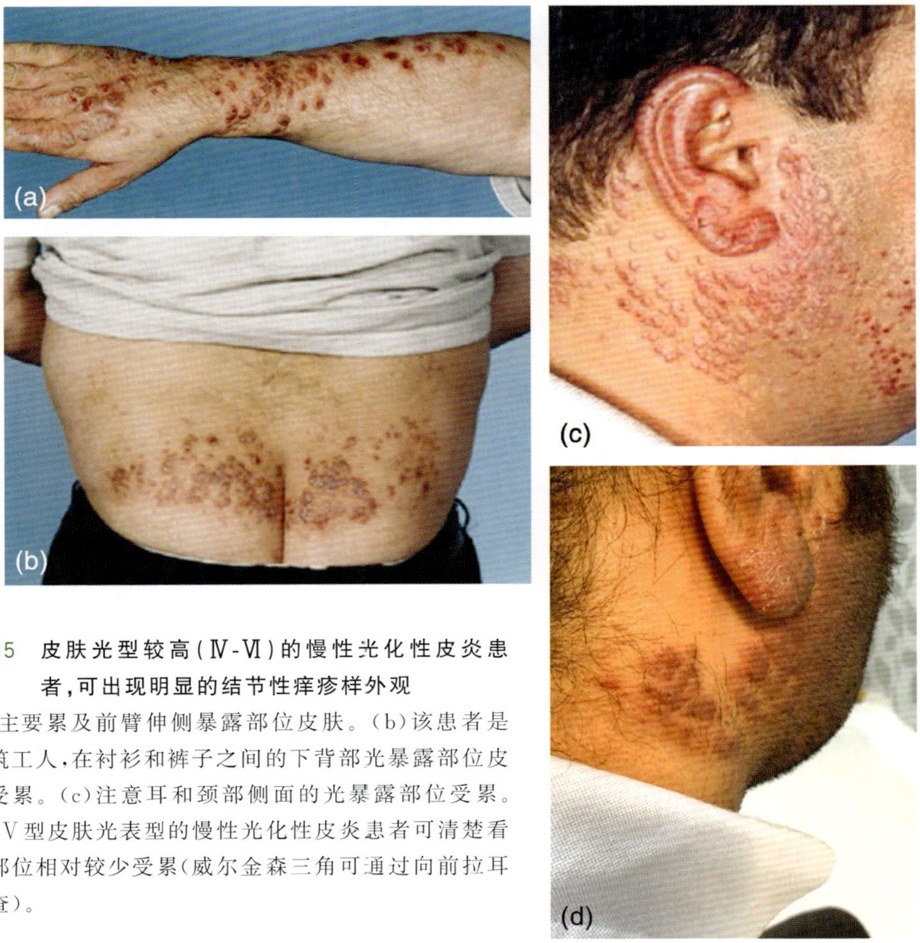

图 127.15　皮肤光型较高(Ⅳ-Ⅵ)的慢性光化性皮炎患者，可出现明显的结节性痒疹样外观

(a)主要累及前臂伸侧暴露部位皮肤。(b)该患者是一名建筑工人，在衬衫和裤子之间的下背部光暴露部位皮肤同样受累。(c)注意耳和颈部侧面的光暴露部位受累。(d)本例Ⅴ型皮肤光表型的慢性光化性皮炎患者可清楚看到耳后部位相对较少受累(威尔金森三角可通过向前拉耳郭来检查)。

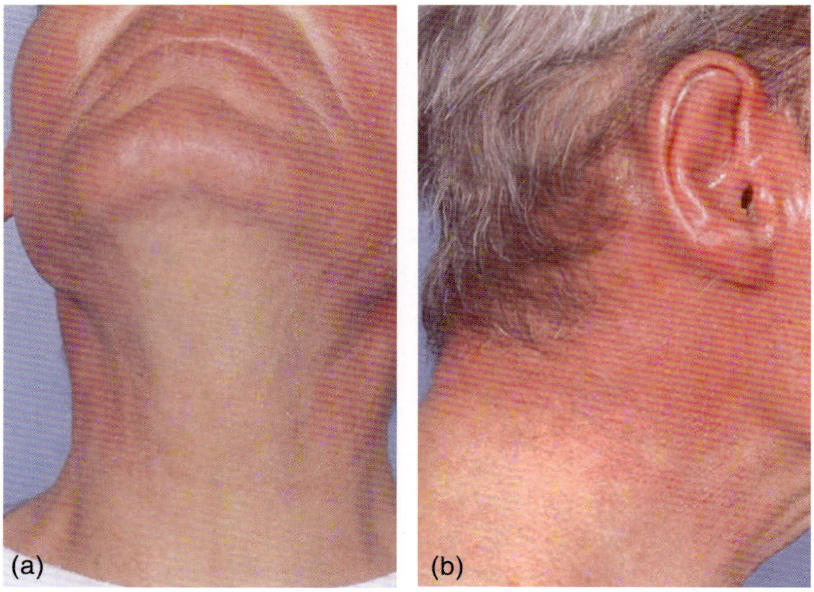

图 127.16　患者表现为不明原因的红皮病

下颌下方(a)和领口线及头皮内(b)可见大致正常的皮肤，慢性光化性皮炎是在患者红皮病接受住院强化治疗后通过光敏试验检查确诊的。

临床亚型

形态学上的表现为典型的光敏感到变态反应性接触性皮炎，也可出现假性淋巴瘤样(光线性类网细胞增多症)[4,6]和结节性痒疹样改变。慢性光化性皮炎还可表现为不明原因的红皮病[6]。

严重程度分级

慢性光化性皮炎的严重程度和影响并没有特异性客观评价指标，但皮肤病生活质量指数(DLQI)是一种有用的工具。单色仪光敏试验中的波长依赖性和光敏程度可为疾病严重程度和预后的提供了一些信息[25]。一项针对 51 例慢性光化性皮炎患者的研究显示，总 IgE 水平、趋化因子 CCR4 表达与疾病严重程度之间存在相关性，但其临床的重要性尚未明确[61]。

鉴别诊断

空气传播的接触性皮炎通常累及上眼睑、鼻和下颌下方，而颈后部则不受影响。由于临床原因，光加重的特应性皮炎或脂溢性湿疹可能无法与慢性光化性皮炎鉴别(图 127.17)。同样，要与药物诱导的光敏感及皮肤 T 细胞淋巴瘤鉴别，尤其是红皮病，必须考虑后者[62]。

并发症和共病

大多数患者有先前存在的或同时并发的皮炎湿疹：内源性、特应性、脂溢性或接触性变态反应性等，也有可能是防晒剂引起的接触性变态反应/光变态反应。

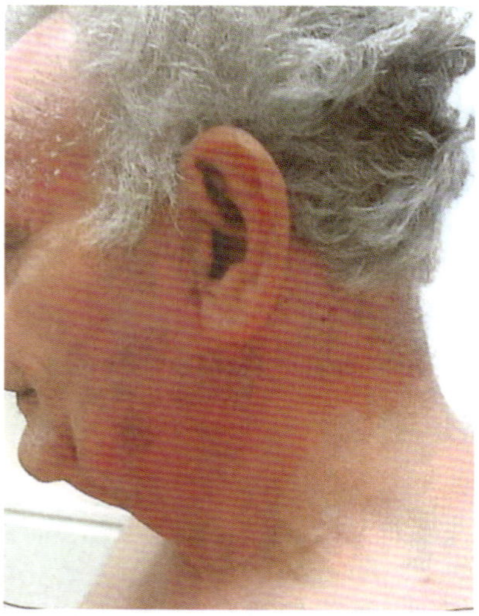

图 127.17　本例患者表现为光暴露部位皮炎，但光敏试验结果正常，为光加重的脂溢性皮炎(由患者提供)

病程和预后

一旦患者明确诊断，由于避免了光线和致敏原，症状通常会得到改善。苏格兰的一项回顾性研究显示，在 5 年的随访中，1/10 患者的异常光敏感得到治愈，10 年后上升到 1/5，15 年后则是 1/2[25]。

如果对 UVB 严重敏感，且有两个或两个以上独立的接触性变应原，则光敏感完全消退的可能性较小[25]。虽也有例外[63]，但接触性变态反应通常会持续存在[25,64]，而且目前还不清楚青年期就出现慢性光化性皮炎的患者预后是否会有不同[65]。

在没有红皮病的情况下，慢性光化性皮炎患者预期寿命是正常的，没有证据表明淋巴瘤或其他恶性肿瘤风险增加[58,66]。

检查

光敏试验：单色仪对太阳光谱中的紫外和可见光进行光敏试验是检查的首选（图 127.18 a）[1,20,67,68]。异常红斑反应（通过在每个波段进行最小红斑量测试进行评估）在光敏试验后 24 小时最明显并发展成为皮炎（图 127.18 b）。大多数慢性光化性皮炎患者主要对 UVB 过敏，但也有许多患者同时对 UVA 和可见光过敏（100% UVB，88% UVA，59% 400 nm，26% 500nm）[6]。单独对 UVA 敏感者在慢性光化性皮炎中也有报道[12,13]，但很少见，应怀疑药物性光敏感[69-72]。慢性光化性皮炎中诱发异常皮炎反应的作用光谱与“晒伤”的正常红斑反应的作用光谱相似，但反应发生的剂量要低得多[73]。

单色仪光敏试验需在背部有足够面积的正常皮肤的情况下方可进行。如果背部正常皮肤有限，可用日光模拟器光源作为光敏试验初筛的波谱[74]。使用宽波段紫外光源的激发试验提供关于光敏感的信息少于单色仪的光敏试验[75]。慢性光化性皮炎也可能在光疗前最小红斑量测试时被意外发现[76-78]，如一例疑似光加重的特应性皮炎患者就是如此（图 127.18 c）。如果最小红斑量异常低就应怀疑慢性光化性皮炎并进行单色仪光敏试验（图 127.18 d）。这凸显了在光疗前常规进行最小红斑量测试或小面积光敏试验作为安全措施的重要性[79]。

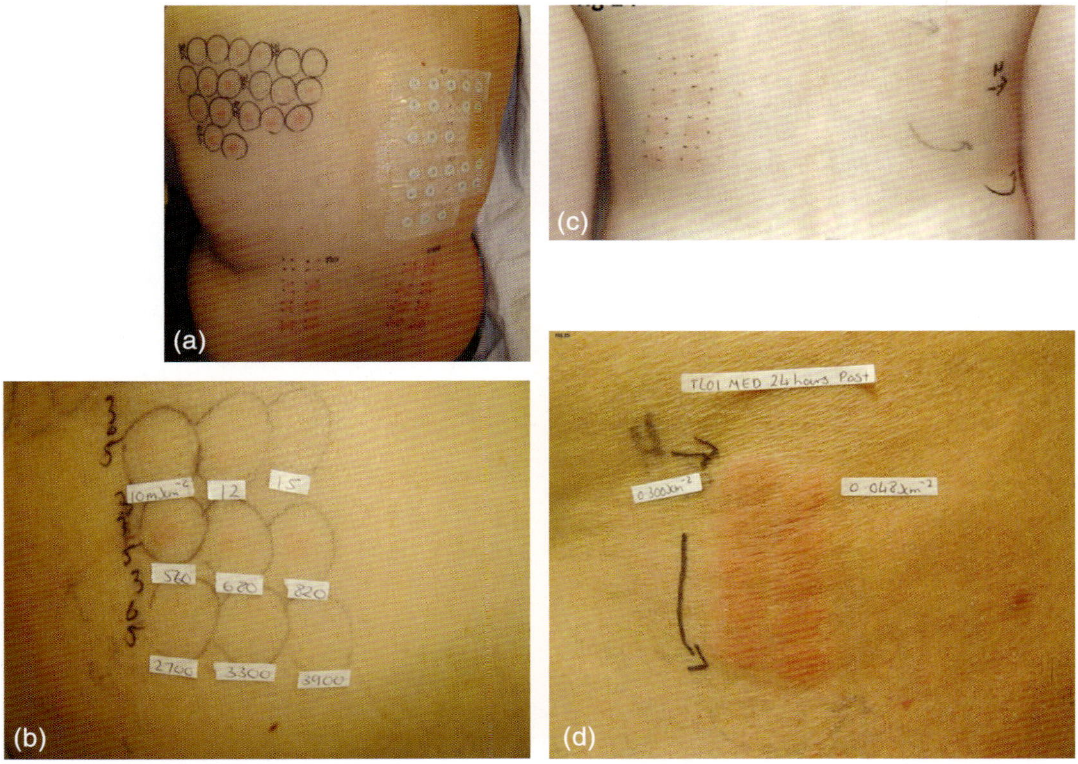

图 127.18　慢性光化性皮炎（CAD）患者异常单色仪光敏试验，显示对宽谱 UVB、UVA 及可见光光敏感

（a）该慢性光化性皮炎患者同时有低于正常的窄谱 UVB（TL-01）（背部左侧）和宽谱 UVA（背部右侧）的最小红斑量。作为检查的一部分，该患者还接受了光斑贴试验，尽管在存在严重光敏的情况下，光斑贴试验实施操作和结果解释都是困难的。（b）近距离观察慢性光化性皮炎患者光敏试验部位异常的湿疹样改变。（c）特应性皮炎患儿的慢性光化性皮炎。光敏感异常是在光疗前最小红斑量测试中发现的，该患者拟诊为光加重的特应性皮炎。窄谱 UVB（背部右侧）和宽谱 UVA（背部左侧，作为斑贴试验的一部分）最小红斑量的测试部位出现异常红斑。如果儿童能够配合检查，并且后背有足够的正常皮肤，就可以进行光敏试验。（d）该患者在光疗前接受了窄谱 UVB 最小红斑量测试，所有的测试部位均发现异常红斑。经单色仪光敏试验证实其为宽谱光敏感后，诊断为慢性光化性皮炎。在光疗前进行最小红斑量测试是发现未知光敏感的一项重要安全措施。

如果患者在光敏试验前一周背部外用了强效的糖皮质类固醇激素制剂，可能会抑制光敏反应[80]，应避免使用。同样，尽管一项研究显示健康志愿者每天服用30mg的泼尼松并没有抑制单色仪光敏试验的红斑反应[81]，但在慢性光化性皮炎患者中，每天口服10mg泼尼松就可能抑制异常的光敏试验反应[82]，所以应该考虑这个问题。其他系统性免疫抑制药对慢性光化性皮炎光敏试验异常结果的影响尚不清楚。

斑贴与光斑贴试验：在可疑存在慢性光化性皮炎的患者中，斑贴试验是必要的检查，如有条件，光斑贴试验也有帮助[61]。在86例慢性光化性皮炎的患者中，74%的患者对多种多样的普通变应原斑贴和(或)光斑贴阳性(图127.19)[27]。年轻的慢性光化性皮炎患者通常也有斑贴试验阳性[21-23]。变应原通常种类很多，包括芳香剂、橡胶添加剂、镍、树脂、药物和防晒霜[27,83]。植物接触性过敏在慢性光化性皮炎中也很常见，尤其是菊类(菊科植物)、地衣类和油性树脂[27,84,85]。在一项研究中，36%的慢性光化性皮炎患者斑贴试验对倍半萜内酯[27]过敏。然而，这些筛查会错过一些有意义的植物性变应原，如菊科植物、蒲公英和蓟，超过23%的慢性光化性皮炎患者这些变应原呈阳性[86,87]。另外，菊科植物也是接触性变应原，它们不是光变应原，但同时具有光毒性，因而不需要归类到光斑贴试验的变应原系列中去[88,89]。

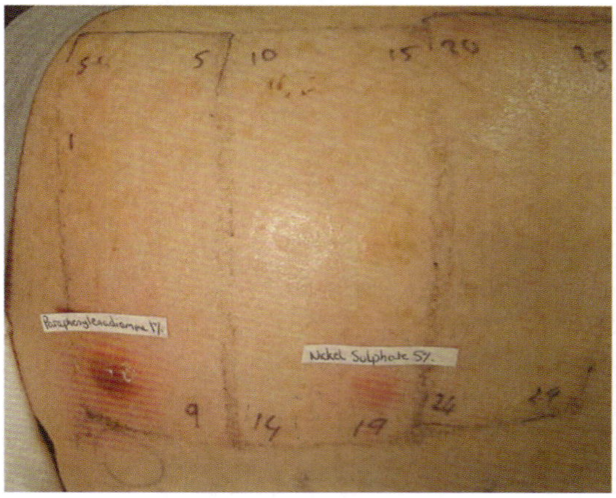

图127.19 慢性光化性皮炎患者斑贴试验强阳性
斑贴试验是本组患者必须进行的一项基本检查。

慢性光化性皮炎患者经常使用防晒霜，因此对防晒霜发生变态反应和光变态反应并不奇怪[90,91]。吸收紫外线的防晒化学物质，如苯并酮、二苯甲酰甲烷和辛基乙烯是最可能的罪魁祸首，但这种变应原的谱系会随着时间和暴露模式的变化而改变[92]。虽明显光敏感的患者进行光斑贴试验及对结果进行解释会有困难甚至不可能，阳性结果的相关性也不明确，但光斑贴试验仍是可选择的检查[93-97]。在对慢性光化性皮炎患者的3个独立研究中，12%～33%的患者阳性反应，所以如果出现不明显原因的病情恶化，需要考虑光斑贴试验的[11,27,90]。这些可能存在接触/光接触变应原的前驱症状，会在发展为光敏感前持续多年[98]。

在光加重的特应性皮炎或脂溢性皮炎中，光斑贴试验是正常的(见图127.17)。在气传接触变态反应或光接触性变态反应中，光试验正常但斑贴试验和(或)光斑贴试验阳性。在药物诱导的光敏反应中，服用光敏药物的患者通常主要对UVA敏感，发疹的形态通常不是湿疹。在红皮病型慢性光化性皮炎中，则需要排除Sèzary综合征/T细胞淋巴瘤，如果可以进行光试验，这通常是正常的。红皮病型慢性光化性皮炎偶尔也可出现少量不典型循环细胞，如果有疑问，可以进行T细胞受体基因重排研究，以确认慢性光化性皮炎中这些细胞的多克隆性质。虽然皮肤型红斑狼疮和卟啉病临床上通常不会与慢性光化性皮炎相混淆，但也应该被排除。

治疗

确定诊断、排除药物性光敏感及明确异常光敏感的作用光谱都是很重要的[1,99]，必须考虑到疾病对日常生活的影响[100,101]。如果患者正在服用噻嗪类或奎宁等光活性药物，应停止服用，在条件允许的情况下，应在3～6个月后重复进行光试验[70-72]。疾病管理包括预防复发和控制疾病活动。通过行为矫正、帽子、衣服遮盖等进行光防护、小心避免紫外线辐射、必要时避开可见光[102-104]、患者教育及高防晒指数、宽光谱、无香味、低致敏性的防晒霜使用都至关重要[105]。对于对可见光异常敏感的患者，在广谱产品中添加大颗粒、色素级、反射性的防晒霜(如邓迪霜、泰赛德制药)可以提供额外的保护[106]。对于UVA敏感的患者，吸收紫外线的玻璃贴膜是有帮助的。尽管采用紧凑型荧光灯会发射更多紫外线，可能对包括慢性光化性皮炎患者在内的严重光敏感患者构成风险，但对于大多数患者来说，看电视、使用电脑和接触人工照明都不是问题[108-111]。变应原和光变应原必须进行确认并无限期避免。患者还应意识到有必要优化膳食中维生素D的摄入量，必要时，应口服补充维生素D[112,113]。应考虑每隔一段时间重复进行光试验，如果需要，可进行斑贴试验/光斑贴试验，以确定光敏性是否发生变化，并明确新的变应原。

一线治疗

诊断明确的患者，治疗首选外用超强效/强效的

第11部分

局部糖皮质类固醇激素制剂。

二线治疗

对于某些患者，可能需在贴有可见光和紫外线吸收玻璃贴膜病房内进行治疗护理[114,115]。外用他克莫司或吡美莫司可能有效[116-119]。如果局部治疗措施不足，急性发作可以系统使用糖皮质激素治疗。如果耐受性良好，PUVA 也可能有效[120-123]。UVB 光疗可能有效的[38,121]，但通常由于其光敏感程度高而不可行。进行光疗或 PUVA 在早期阶段常需要系统使用糖皮质激素进行控制，以预防病情突然加重[124]。

三线治疗

一项随机安慰剂对照试验显示，在治疗前测定硫嘌呤甲基转移酶（TPMT）活性后，使用硫唑嘌呤 150mg/d 治疗临床有效（未采用光敏试验评估），可作为系统用糖皮质类固醇替代剂使用[125-129]。已报道羟氯喹[11,126]、环孢素[37,130-134]、麦考酚酸酯[135,136]、羟基脲[137]、阿维 A 酯[11]、达那唑[138]、硫鸟嘌呤[139]、外用氮芥[140]、沙利度胺[141]、英夫利昔[142]和干扰素-α[143]均有效，但均为小样本病例系列和个案。由于光致癌风险，建议避免联合应用光（化学）疗法和全身免疫抑制药，尤其是环孢素[131,132,144]。

日光性荨麻疹

定义和术语

日光性荨麻疹可以原发（特发性）或继发于药物、化学药品、卟啉症或红斑狼疮。特发性日光性荨麻疹是一种由不明确的光诱导抗原诱发的Ⅰ型速发超敏反应的免疫性光皮肤病[1]，其特点是在暴露于 UVA、可见光及 UVB（较少见）的照射后即刻发生的荨麻疹[2]。

> **同义名**
> - 日光性血管性水肿

概述

日光性荨麻疹（SU）是一种少见的免疫性光皮肤病，通常是特发性的，其特征是暴露于紫外辐射和（或）可见光下几分钟内暴露部位发生荨麻疹，并在一小时左右消退[3-15]。

流行病学

发病率和患病率

特发性日光性荨麻疹不常见，占第三级光诊断中心诊断的 2.2%～17.8%，具有较高皮肤光型（Ⅳ-Ⅵ型）的患者诊断率更低，表明这种疾病在肤色较浅的人群中更常见[8,9,16-18]。苏格兰的一项研究估计患病率为 3.1/100 000[3]。估计总患病率 1～5/10 000 人。

年龄

日光性荨麻疹可发生于任何年龄，发病的高峰期在 30—50 岁[3,13,19,20]。

性别

女性略多见[3,6,13]。

种族

可发生于所有种族。

相关疾病

日光性荨麻疹可以与其他类型的荨麻疹[21]及其他光皮肤病并发，特别是多形性日光疹（PLE）[22]、慢性光化性皮炎（CAD）[23]或光化性痒疹（AP）[24]。特应性体质者的发病率似乎没有增加。

病理生理学

在一些病例中，特发性日光性荨麻疹可能是变态反应性Ⅰ型超敏反应，至少部分由组胺和其他递质介导[1,25-28]。最可能的途径是紫外辐射和（或）可见光对内源发色基团进行光化学修饰，从而形成抗原。随后，肥大细胞上的特异性 IgE 识别该抗原、肥大细胞脱颗粒、组胺和其他递质释放导致血管通透性增加和真皮水肿。在继发性日光性荨麻疹中，药物或卟啉可能充当发色基团。一些患者具有可检测的循环因子“光变应原”；早期研究表明，这种循环因子能被动地转移到正常个体（出于伦理原因在后期实践中没有这样做）。该因子的表现像球蛋白，分子量为 25～1000kDa。激发波长在不同患者之间及同一患者有所变化，表明紫外辐射和可见光激活的一系列而非单一的光变应原可能与此有关。不同波长的光增强和光抑制的机制目前尚不清楚[29,30]。不同患者之间及同一患者治疗反应的差异则表明可能涉及多种途径。

抗组胺药在大多数情况下至少部分有效提示日光性荨麻疹与组胺密切相关。然而，日光性荨麻疹可能也涉及其他递质，包括白三烯、血小板活化因子、P 物质、5-羟色胺和乙酰胆碱。非组胺类递质的作用尚未完全明确。使用患者能够耐受的波长，如窄谱中波紫外线，诱导患者耐受性的作用机制尚不清楚，但可能涉及免疫调节（如采用光疗治疗其他的慢性荨麻疹）、免疫抑制、角质层增厚和色素沉着等。

病理

照射后几分钟内，皮肤血管周围出现中性粒细胞、嗜酸性粒细胞和肥大细胞的浸润[31]，随后是真皮血管内皮细胞肿胀和真皮水肿，偶尔可见血管炎的特征。日光性荨麻疹的组织学变化与其他病因的荨麻疹没有显著差异，只有诊断有疑问时才需进行活检。

遗传学

日光性荨麻疹是散发性的，尚未确定有遗传因素参与。

临床特征

病史

发病通常是突然且印象深刻的。由于是对UVA/可见光的光敏感，大多数(63%)患者常年出现症状。瘙痒、灼热感、红斑和风团通常发生在日光暴露的几秒钟到几分钟(图 127.20)。少数人可能只发生瘙痒性红斑(光敏试验可诱发荨麻疹性风团)[32]。任何光暴露部位都会受到影响，因为松散的织物不能防止 UVA 和可见光的透射，大多数(76%)患者轻薄衣物的覆盖部位也会受累。在层叠的衣物、手表和鞋类下的部位可能不被累及。大多数(83%)患者也会因为 UVA 和可见光透过窗玻璃引发日光性荨麻疹而感到困扰。硬化现象在日光性荨麻疹中没有代表性的报道，尽管确实有一些患者较少累及光暴露的面部和手背。此外，在急性发作后可能存在一个不应期，此时受累的皮肤几个小时内可能对进一步刺激具有更强耐受性。大多数患者的荨麻疹病变在 2 小时内消退，但暴露部位的红斑可能持续 24 小时。日光浴暴露可触发日光性荨麻疹，如果患者暴露面积大，则可能出现全身不适、头痛、畏光、喘息、恶心、头晕及少有的低血压和过敏性休克症状。室内照明可能导致病情恶化，特别是低能量紧凑型荧光光源[33-36]，以及较少见的红外辐射[37]。

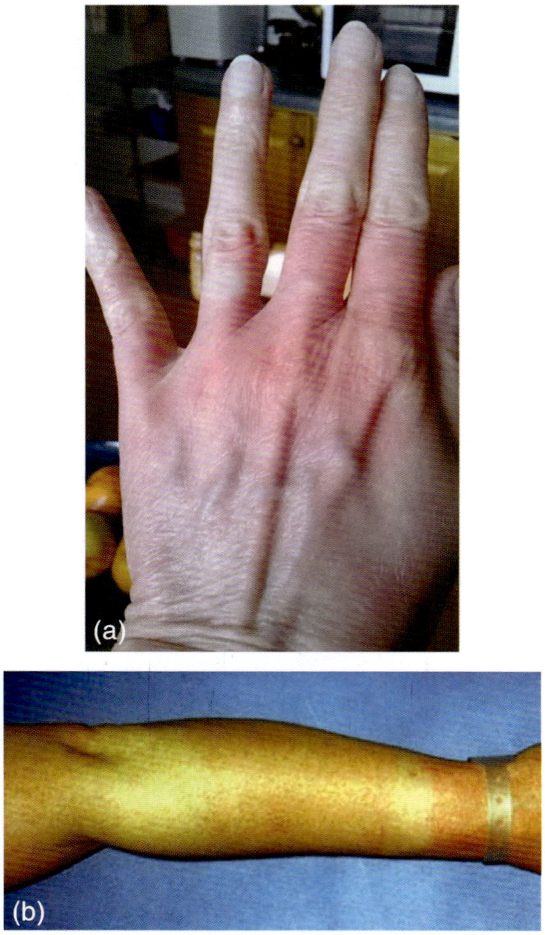

图 127.20 日光性荨麻疹

(a)冬季日光暴露 2 分钟后手背的急性红斑。注意远端指节和婚戒下方皮肤未受累。(b)在阳光照射几分钟内发生的日光性荨麻疹。注意表带和前臂上部的袖子遮盖的部位留有正常的皮肤空隙。

临床表现

如果在急性发作期进行检测，在光暴露或浅装部位可见明显的红斑和荨麻疹风团(图 127.21)。如果患者没有急性发作，可能没有异常体征。

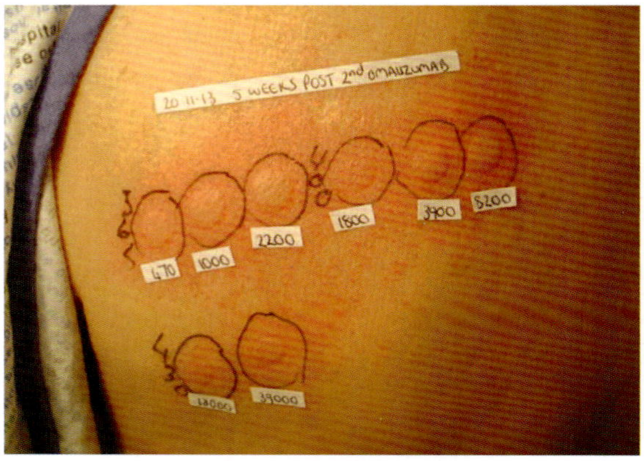

图 127.21 治疗耐受的日光性荨麻疹患者对 UVA (365nm)和可见光(400 和 430nm)异常的即时性光敏感

注意红斑、水肿、风团和周围红晕在光敏试验 5 分钟内出现。

临床亚型

迟发性[38,39]和持续时间更长的日光性荨麻疹很少有报道[40]。在这些情况下，光试验对于鉴别日光性荨麻疹和早发性多形性日光疹是必不可少的。日光性荨麻疹偶尔可见白细胞碎裂性血管炎的变化[41]。也有罕见报道，一些日光性荨麻疹只发生在固定的可重复发生的部位或瘀伤部位[39,42-45]。全身症状及少见的过敏性休克也可能发生[46]。日光性血管性水肿已经被报道并且似乎是日光性荨麻疹的一个变异[47,48]。

鉴别诊断

排除继发的原因非常有必要，因为日光性荨麻疹可继发于一些药物，如四环素[49]、喹诺酮类、氯丙嗪[50,51]、一些非甾体抗炎药(NSAID，特别是已不再临床应用的苯氧沙普洛芬[52,53])、雷帕林(repirinast，抗过敏药)[54]、局部外用焦油、沥青[55]和一些防晒剂，如二苯甲酮[56]。有个案报道[57]与黄体酮有关，但没有进一步证实。卟啉症(包括红细胞生成原卟啉症[58,59]和迟发性皮肤卟啉症[58,60]，特别是在 430～460nm 有光敏性的情况下)和红斑狼疮必须除外诊断。其他原因的荨麻疹也应考虑，特别是热诱发性荨麻疹。

严重程度分级

没有对严重程度正式的分类。对生活质量的影响应由皮肤病生活质量指数(DLQI)评估。

并发症和共病

日光性荨麻疹患者可能发生焦虑和抑郁。患者也可能患有其他类型的荨麻疹，尤其是物理性荨麻疹[21]。据报道，日光性荨麻疹可伴有多形性日光疹[22]、慢性光化性皮炎[23]和光化性痒疹[24]。据报道，有一例与 Churg-Strauss 综合征有关，考虑到这两种疾病的罕见性，这可能是有意义的[61]。接触性/光接触性防晒霜变态反应也可能发生。

病程和预后

特发性日光性荨麻疹大多是慢性病程。一份报道指出，发病后 5 年，疾病消退的可能性为 58%[13]，但在对 87 名患者随访中发现，其中 60 名患者的第二次报道显示，5 年消退率仅 12%，15 年消退率 36%[3]。

检查

继发性日光性荨麻疹并不常见，但必须加以考虑。详细的用药史很重要，卟啉症和红斑狼疮必须考虑[58-60]。首选单色仪光试验，几分钟内会在光敏试验部位出现红斑、水肿、风团及周围红晕(图 127.21)，并在大约一个小时消退，通常伴有 24 小时的延迟性异常红斑[14]。在每个测试波段应确定即时最小荨麻疹剂量(MUD)和 24 小时最小红斑量(MED)，大多数患者对于异常的即刻光敏反应有相当宽的作用光谱，最常见的是较长的 UVA 和较短的可见波长[2,3,5,13,62]。如果强烈怀疑日光性荨麻疹，但在单色仪光试验中未检测到致病光谱，则可建议使用更宽的光谱源进行光测试，如日光模拟器或者甚至是自然太阳光。少数情况下，日光性荨麻疹由相互作用的光波激发的。增强性的和抑制性的光谱均有报道，这些将有助于制定相应的治疗措施[29,30,63-65]。对光敏感性的波长依赖性地详细了解对于患者管理和治疗反应的监测至关重要。随着时间的推移，患者的作用光谱可能会发生变化，这就增加了后续随访中光试验的必要性[66,67]。如果病情严重且对治疗无反应，用光照后的自体血清和(或)血浆进行皮内试验可能有助于判断血浆置换是否能取得较好的反应，但只有少数人为阳性[3]。

治疗

焦虑和抑郁在日光性荨麻疹中很常见，可能需要心理支持治疗[68,69]。光防护很重要，但除非症状很轻微的，仅光防护通常是不够的。建议避免日晒，使用分层、紧密编织、深色衣服和宽边帽。窗户贴膜在家、工作场所或车窗上可能很有用。光防护窗膜阻断 UVA 透射，但是由于许多患者对可见光[33-36]也敏感，所以防护可能也不充分。注意饮食中维生素 D 的摄入，必要时口服补充维生素 D 很重要。大多数患者受益于广谱、高保护因子的防晒霜，添加反射性防晒霜如 Dundee 乳膏(Tayside 制药公司)在可见光谱的较短部分提供保护可能也有帮助[3,70]。

一线治疗

1/3 的患者对非镇静的 H_1 抗组胺药有完全反应，1/3 的患者对 H_1 抗组胺药有部分反应，其余患者无反应[10,71-76]。抗组胺药在减少或消除风团及周围红晕方面最有效，而不是立即或延迟的红斑[73,77]。抗组胺药物可能需要联合使用，与防晒霜[70,78,79]可能有协同作用。增加 H_2 拮抗药使用可以提高疗效[79]。对于不同的抗组胺药患者的反应存在差异，通常必须尝试几种以便制定有效的方案，并且其剂量通常要高于常规单独阻断组胺所需剂量。

二线治疗

多塞平[27]、酮替芬、色甘酸和孟鲁司特也可能对个别患者有效，但由于病情罕见，这些药物尚未得到全面的评价。对二羟基丙酮这种"不晒黑"产品已被开发出来，但作用有限[80]。

可以使用自然光或人工光源进行脱敏，这取决于波长依赖性和光敏程度[64,81,82]。患者可能通过逐渐暴露于日光诱导自然耐受，但许多患者由于对光太敏感而无法应用这种方法。如果可以耐受，光疗是有帮助的[83-88]。由于大多数患者对 UVA1 和可见光谱最为敏感，而对窄谱 UVB 反应通常正常，这可以成功地应用于治疗日光性荨麻疹[84-86,89,90]。尽管效果可能是短暂的。有报道用窄谱 UVB、UVA 和 PUVA 进行了有效的脱敏，可以考虑生活和家庭脱敏[83-85,91,95]。在应用 PUVA 治疗之前或单独使用通常每天几次、频繁的亚荨麻疹诱发剂量(SUD)的宽谱 UVA 暴露急速减敏，也可能有效[46,92,96-100]。在脱敏之前，通过光测试以确定日光性荨麻疹的致敏光谱、即时最小荨麻疹量(MUD)和延迟最小红斑量(MED)(或 PUVA 的最小光毒性量,MPD)是有必要的。脱敏治疗通常只在光暴露部位进行,整个过程应结合应用抗组胺药物。经过一段脱敏过程后,需要一些自然日光曝露来延长耐受性。

三线治疗

对于严重顽固的病例,可能需要其他方法,但大多数方法仅用于个案或小样本的病例,缺乏有力的证据支持。可以考虑应用环孢素、系统性糖皮质激素和其他免疫抑制药[101]。β-胡萝卜素[102]和羟氯喹似乎不是很有效。静脉注射免疫球蛋白可能对某些患者有效,而其他患者无效[103-109]。对于严重的患者,尤其是皮内试验阳性的,血浆置换可能有效,但即使是治疗应答的患者,也不能保证持续缓解,而且该治疗只能在专科中心进行并且存在其他风险[110-116]。最近有报道称,抗 IgE 单克隆抗体-奥马珠单抗(omalizumab)对日光性荨麻疹有效,但也有报道无效[117-121]。口服青莲提取物与 α-黑素细胞刺激素(α-MSH)类似物已经在实验中少量使用,但需要进一步研究[122-124]。总之,日光性荨麻疹很可能是异质性的,没有一种治疗方法适用于所有患者。

种痘样水疱病

定义和术语

种痘样水疱病(HV)是一种罕见的获得性光皮肤病,通常发生在儿童,以光暴露部位水疱、结痂和痘疮样瘢痕为特征。

> **同义名**
> • 夏季痒疹,轻症的夏季水疱病

第11部分

概述

Bazin[1]于 1862 年首次描述了种痘样水疱病。这种疾病通常发生于 10 岁以内的儿童,其典型症状是在光暴露部位水疱、结痂(通常为出血性)和随后的痘疮样瘢痕。

流行病学

发病率和患病率

本病罕见。苏格兰一项对 17 名种痘样水疱病患者的回顾估计发病率至少为 0.34/100 000[2],推测这可能会随着时间推移而减少,估计总患病率为 1～9/1 000 000。

年龄

种痘样水疱病通常发生于儿童,发病年龄在 1—7 岁或 12—16 岁呈双峰分布,在一项研究($n=17$)[2]中报告的平均发病年龄为 7.9 岁(1—16 岁)。有例外的情况,在婴儿期发病[3]或迟发[4]并持续到老年[5-8]。

性别

最初的报告表明,种痘样水疱病在女性中较为常见,但最近的一项研究表明两性都同样受到影响。然而,与男性(平均年龄 8.7 岁)相比,女性可能出现得更早(平均年龄 6.7 岁),持续时间更短[2,3]。

种族

所有的种族均可发病。

病理生理学

种痘样水疱病的病因尚不清楚。春夏日光或人工紫外线引起的 UVA 光波与皮损的激发有关。发色基团尚未明确。由于在东南亚的患者的皮肤炎症浸润中发现了潜伏病毒,Epstein-Barr 病毒(EBV)感染的作用已被提及。然而,这可能是 EBV 感染相关[6,9-18]的种痘样水疱病样表现。据报道,在儿童中,种痘样水疱病样表现可能是 EBV 驱动的侵袭性 T 细胞淋巴瘤,其临床表现通常不同于经典的种痘样水疱病[18-24]。家族性病例与 HLA-DR4 组织分型有关,由于病例罕见,未得到证实。更早的体外研究报道了 DNA 修复障碍[25]和吡哆醇光产物[26,27]在组织损伤中的作用,也未得到证实。

病理学

在阳性的 UVA 激发部位的皮损活检组织病理可显示非特异性急性炎症的改变,表现为网状角质形成细胞变性、海绵水肿和血管周围包括淋巴细胞、组织细胞和中性粒细胞的炎性细胞浸润。而数日后病变的组织病理通常表现为溃疡、表皮坏死、真皮乳头水肿、真皮上部皮肤坏死和瘢痕形成(图 127.22)。直接免疫荧光通常为阴性[3,28]。

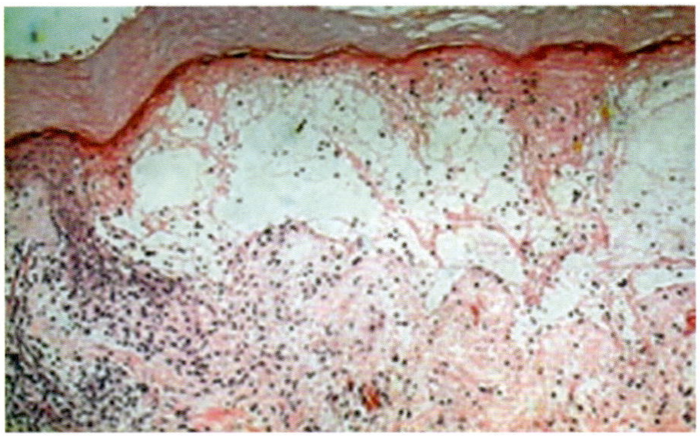

图 127.22 种痘样水疱病的组织病理显示表皮坏死、真皮水肿和淋巴组织细胞炎性浸润

致病微生物

EBV 的致病作用尚未完全确定。

遗传学

种痘水疱病通常是散发的，但有家族性包括同卵双胞胎的病例报告[29-31]。

临床特征

病史

患者通常在春季/夏季发病，在经过 15 分钟到数小时的直接或透过窗玻璃的日光照射后的 12～24 小时，暴露部位在红斑、水肿基础上出现剧烈瘙痒的簇集性丘疹和水疱，可伴灼烧感和疼痛，疱液常为血性，急性发作期间可能出现全身不适和发热。

临床表现

最常见的受累部位是面颊、鼻、耳和手背（图 127.23a，b）。随着水疱破溃吸收，血性结痂形成及脱落，形成痘疮样瘢痕，并且可能很严重（图 127.23c）[32]。可能发生甲下出血[33]。罕见软骨破坏，如耳[34]或鼻或手指挛缩。眼也可能受到影响，可表现为畏光、结膜炎、角膜炎、前葡萄膜炎[35]、角膜混浊和新血管形成、瘢痕形成和视力障碍[36-38]。罕见口腔黏膜受累，但也可能发生[11,39]。

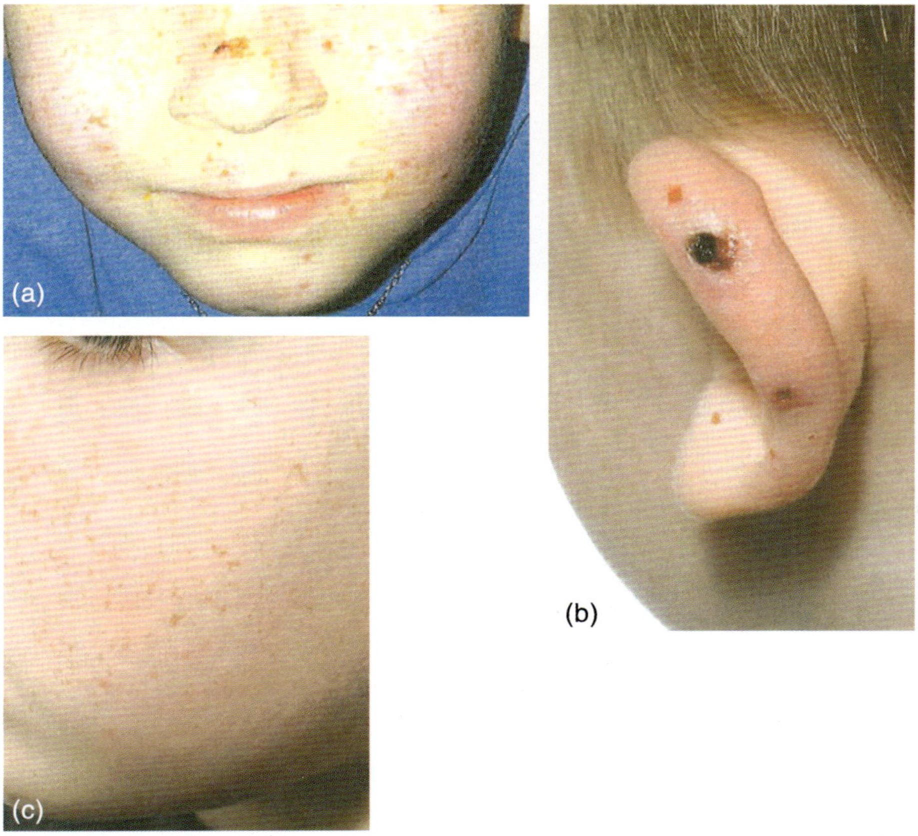

图 127.23　种痘样水疱病

（a）面颊上的丘疹、水疱和出血性结痂（患者提供的照片）。（b）耳上的丘疹。（c）在先前的炎性病变部位，颊部有轻微但界限清楚的痘疮样瘢痕。

鉴别诊断

首先应除外大疱性红斑狼疮[40]、红细胞生成性原卟啉病（EPP）[40]、Hartnup 病[41]，如果患儿有其他方面不适，还应和 T 细胞淋巴瘤鉴别[19]。

严重程度分级

没有具体的严重程度分级。皮肤病生活质量指数（DLQI）评分可能有帮助[42]。

并发症和共病

可能有明显的瘢痕[32]、眼部并发症[35-38]及罕见的软骨破坏[34]。

病程和预后

病情通常在青春期后期缓解和痊愈，平均病程 9 年[2]，但也可能持续到中年[5,6,8]。

第11部分

检查

应进行全血细胞计数、抗核抗体(ANA)、可提取核抗原(ENA)和卟啉生化等检查。也可能需要检查尿中的氨基酸。这些检查在种痘样水疱病[2,3]中是正常的。单色仪光试验可能是正常的,更有代表性的是对 UVA 光敏感(图 127.24a)[2,3,43]。重复的人工 UVA 激发通常会诱发皮损(图 127.24b),典型表现为丘疹、水疱,有时是紫癜[8],这些皮损与自然日光[40,43]引起的皮损是无法区分的。人工光源激发试验阴性被认为是一个有利的预后因素[44]。

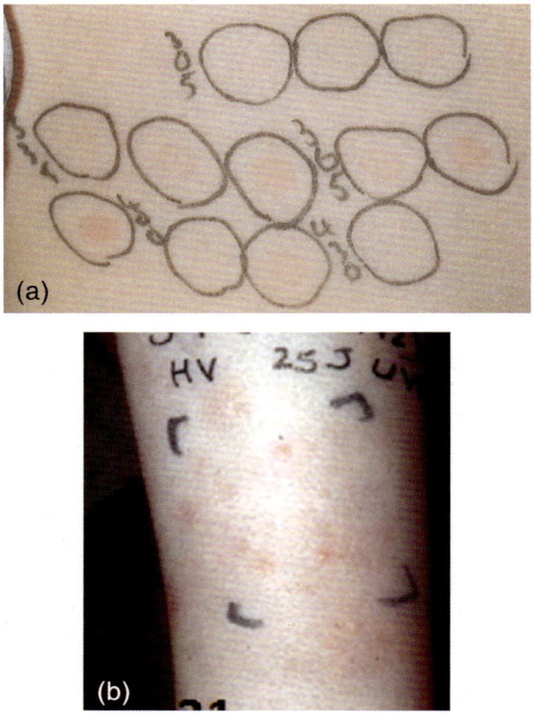

图 127.24　(a)单色仪光试验,显示 UVA 光敏异常。(b)种痘样水疱病中 UVA 光激发试验阳性

治疗

通过行为矫正,使用衣服、帽子、太阳镜、紫外线吸收窗膜和宽谱高 SPF 防晒霜进行光防护是很重要的。优化膳食中维生素 D 的摄取,如果必要的话,应考虑口服补充。心理支持也是有必要的[42]。

一线治疗

活动性种痘样水疱病应进行光防护及外用糖皮质类固醇激素制剂治疗。

二线治疗

用窄谱 UVB 光疗进行春季脱敏治疗是有效的,在一项研究中发现这种疗法对 60% 的患者有帮助[45]。因为大多数患者是儿童,PUVA 的应用较少[3,40]。

三线治疗

种痘样水疱病罕见,其治疗方案的证据基础局限于个案报告和小样本病例系列报告。口服糖皮质激素、β-胡萝卜素[2,3,37,40]、硫唑嘌呤[7]、环孢素[7]和抗疟药[3]都被用于治疗,但它们的疗效及风险仍有待进一步评价。食用鱼油可能有帮助,但通常耐受性较差[46-48]。沙利度胺似乎无效[3]。尽管可能很有效,具有全身不良反应的药物的应用必须权衡利弊,因为种痘样水疱病通常随时间而自然痊愈。

药物-化学物质诱导的光敏感

外源性药物和化学物质诱导的光敏感

定义和术语

指光敏药物和化学物质诱发的皮肤对紫外线和可见光辐射的异常反应。可根据全身给药还是局部给药进一步细分[1-6]。

> **同义名**
> - 光毒性反应
> - 过度晒伤
> - 光变态反应
> - 假卟啉症
> - 脆性皮肤
> - 光诱导毛细血管扩张
> - 局部光接触变态反应
> - 药物引起的狼疮

概述

药物和化学品引起的光敏感可能有不同的临床表现,但光毒性("过度晒伤")是最常见的[1-7]。重要的是要及时诊断,因为只要停止药物暴露,本病可消退。

流行病学

发病率和患病率

药物光毒性反应理论上可发生于任何第一次接触者,但可能存在特殊的遗传因素,这意味着并非所有暴露于光活性药物者都会出现光敏感。系统药物诱导的光敏感可能占三级光诊断单位诊断病例的 2%～15%[8-12]。在对接受环丙沙星治疗的囊性纤维化患者进行的一项问卷调查中,48.4%的人表示对阳光的敏感性增加了,对照人群则约为 2.4%[13]。局部外用药物和化学品引起的光敏感更可能发生于经常使用防晒霜或使用外用非甾体抗炎药制剂者中[14-19]。后者在欧洲大陆，尤其是法国、葡萄牙和西班牙最常见。

年龄

接受多种药物（常包括光活性药物）治疗的老年患者，更有可能发展成药物诱导的光敏感。

性别

性别似乎不是易感性的决定因素。

种族

所有种族和皮肤光型的人群都可能受到影响[8-12]。

病理生理学

药物和化学物质诱导光敏感有多种机制，大多数需要氧气参与，从而形成有毒的光敏剂和底物[2,6,20]。大多数全身药物的光敏感是光毒性的，即非免疫性的。这种药物光敏感的临床表现取决于药物和光活性代谢物的亚细胞定位，并且可能是多种多样的。局部应用的药物/化学品也可能引起光毒性。多种多样的药物和化学品，无论是全身给药还是局部给药，都可能引起光敏感[21,22]。框图 127.2 详细列出了英国和欧洲其他地方最常见引起光敏感的药物/化学品。

框图 127.2 外源性光敏剂的选择性列表

系统用药

- 利尿药：噻嗪类、呋塞米、萘啶酸
- 抗生素类：氟喹诺酮类、四环素类[a]、磺胺类
- 非甾体抗炎药物[b]
- 奎宁
- 羟氯喹[79,95]
- 抗精神病药：吩噻嗪类（氯丙嗪[b]）
- 心脏用药：胺碘酮、钙拮抗药、血管紧张素转换酶抑制药，他汀类药物
- 降低血糖药：磺脲类
- 维 A 酸类化合物
- 补骨脂素类[b]
- 抗真菌药物：伏立康唑、伊曲康唑、酮康唑[89,90]
- BRAF 抑制药
- 吡非尼酮[91]
- 抗丙型肝炎病毒药物[92]
- 莱氟米特[93]
- 文拉法辛
- 艾司西酞普兰
- 塞来昔布
- 用于光动力疗法的外源卟啉[75,76]

（续框图）

- 伊马替尼[94]
- 硫唑嘌呤
- 纤维蛋白类
- 吡哆醇 B_6

局部用药

- 补骨脂（光毒性）
- 多环芳烃（光毒性）
- 染料（光毒性）
- 吩噻嗪（氯丙嗪）（光毒性和光变态反应）
- 卤代水杨基苯胺（主要是光变态反应）
- 香料（光毒性和光变态反应）
- 防晒霜（光毒性和光变态反应）
- 非甾体抗炎药（光毒性和光变态反应）

[a] 多西环素和去甲基金霉素具有光毒性，米诺环素可能引起药物诱发的 LE。

[b] 也可以通过局部应用引起光敏性。

其他较不常见的机制包括假卟啉症、药物诱导的狼疮、类苔藓样反应、多形红斑、糙皮病和光变态反应（框图 127.3 和表 127.1）[20]。后者在全身性药物中不常见且界定不清，最常见于局部外用防晒霜、非甾体抗炎药，以及现在不太常见的某些香水[14-19]。防晒霜是最常见的局部光变应原[14-19]。局部光毒性可发生于接触染料和含补骨脂素的植物（植物性光皮炎）[23,24]。对药物诱导的光敏感的了解可来源于轶闻报道、上市后监测和最近监管机构要求的对照试验[2,25-27]。

框图 127.3 光敏机制

- 光毒性反应
- 假卟啉症
- 光变态反应
- 苔藓样损害
- 狼疮
- 糙皮症

病理学

最常见的组织学图像是光毒性反应：表皮坏死、角质形成细胞凋亡、轻度炎症[28]。病变组织学可表现狼疮样或苔藓样界面改变，在一些不太常见的临床表现中，多形性红斑的病理改变常无法与迟发性皮肤卟啉病（PCT）鉴别。可发生海绵水肿性皮炎，但常不典型，除了是通常由局部外用药物引起的光变态反应。

表 127.1　药物和化学品引起的光敏感的表现形式和光敏药物的举例

表现模式	举例
即时性灼烧、刺痛及随后的色素沉着	胺碘酮，氯丙嗪，光卟啉，Foscan®（光敏感的药物）、外用焦油、沥青
过度晒伤	噻嗪类、氟喹诺酮类、奎宁、四环素、胺碘酮、氯丙嗪
迟发性红斑和色素沉着	补骨脂素类
假卟啉症	非甾体类抗炎药（特别是萘普生、双氯芬酸和吡罗西康）、呋塞米、萘啶酸，四环素类，氟喹诺酮类，维 A 酸类
光暴露部位毛细血管扩张	钙拮抗药
红斑狼疮	见第 118 章
苔藓样损害	见第 118 章

遗传学

可能有遗传因素使个体倾向于对特定药物出现药物性光敏感，但是尚不明确[29]。

临床特征

病史

药物光毒性反应的症状通常是在光暴露部位即刻产生灼烧感，经常伴有红斑，有时还有风团。迟发性红斑也常见，有时还有水疱。根据药物的不同，这些反应可能遵循与晒伤相同的时间过程，在 24 小时达到高峰，但补骨脂素在暴露后 72～120 小时产生延迟性红斑。

新增药物或者原有药物剂量增加后出现光敏感更为常见，但也可能在长时间服用后才出现。钙拮抗药尤其如此，光暴露部位毛细血管扩张可能只在药物服用数月至数年后才发生[30]。详细的病史采集是必要的，包括对使用非处方药和保健品的深入查问。

临床表现

药物和化学品诱导的光敏感的表现模式见表 127.1。在药物光毒性的急性发作期，在光暴露部位可见红斑、水疱、水肿，甚至风团（图 127.25）。有报道，左氧氟沙星光敏感表现为少见的光分布性紫癜[31]。偶尔也会出现发疹范围扩展并随后可能出现红皮病。也可能发生苔藓样皮炎，如噻嗪类或非甾体抗炎药[32,33]。假卟啉症通常表现为光暴露部位的脆性增加、起疱、粟丘疹和瘢痕，临床上无法与迟发性皮肤卟啉病或混合型卟啉病相鉴别，其卟啉是正常的，被认为是由于药物在真皮-表皮连接处引起的慢性光毒性损伤所导致的[34-36]。非甾体类抗炎药是假卟啉症的常见罪魁祸首[35]。药物诱发的狼疮并不常见，但可能发生，如为噻嗪类化合物[37]及包括质子泵抑制药的其他药物所致[38]。糙皮病很罕见，但可以由异烟肼、苯妥英钠及其他药物所诱发。有报道钙拮抗药[30,39]和文拉法辛[40]可导致药物诱导的光分布毛细血管扩张和血管瘤。据报道，光线性甲剥离与某些光敏性药物的使用有关，如多西环素和补骨脂素[41-44]。

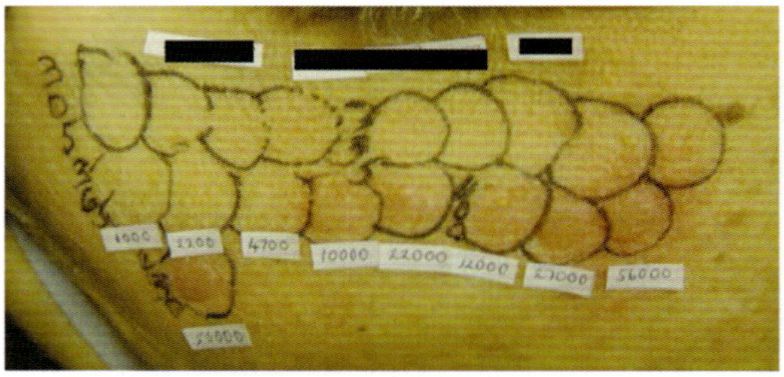

图 127.25　地美环素的光毒性

主要是对 UVA 和可见光的光敏感。光敏试验后 15 分钟内可见检测部位急性红斑、水肿和风团，24 小时仍可见异常的迟发性红斑。

局部药物性和化学性光敏感可由多种外用药物和化学品引起，尤其是焦油、沥青[45,46]、植物、染料[47]、非甾体抗炎药、香料、卤代水杨基苯胺[48,49]、吩噻嗪[50]和化学防晒剂[14-19]。特别是皮肤接触含有补骨脂素的伞形科和芸香科植物的汁液，随后暴露于日光 UVA，将导致光毒性反应，48～72 小时后，在接触部位出现明显线状和多角形红斑，伴有水疱及随后的色素沉着（植物光敏皮炎）（图 127.26）。临床上应该认识到这种情况，因为这可能与非意外伤害相混淆[23,24,51,52]。植物光敏皮炎可能遵循特定的临床模式，如草坪修剪器皮炎或化妆品皮炎（香料皮炎），取决于暴露物质的类型。有机防晒化学品、香料和非甾体抗炎药既有光毒性又有光变态反应性。对于后者，需要预先致敏，因此临床症状不会出现在首次暴露，而且虽然主要发生在暴露于药物/化学品和光照的部位，也可能蔓延超过这些部位，发展成为更加泛发的皮炎，特别是在持续暴露于药物/化学品和光的情况。

尽管有报道称在口服或局部外用药物/化学光敏剂后发生“持续性光反应”，但大多数病例都属于慢性光化性皮炎的范围，并没有令人信服的证据支持药物光敏剂停止后存在长期持续光敏感的情况[48,49,53,54]。全身或局部外用药物和化学物质引起的光毒性可导致色素沉着。例如，线状色素沉着条纹在植物性光皮

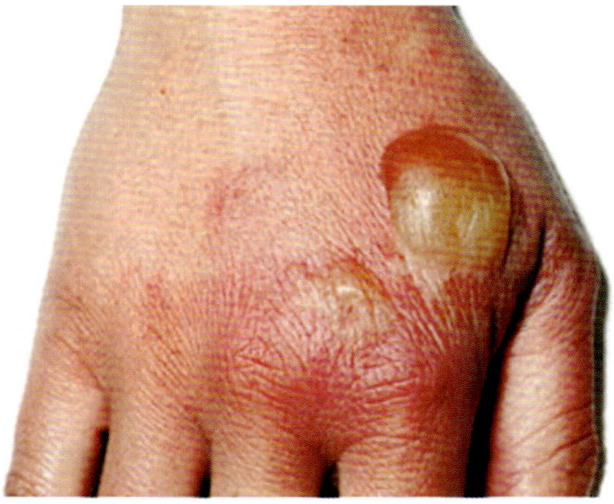

图 127.26 植物性光皮炎

烧烤时浸泡在富含补骨脂的石灰腌料中，然后暴露在阳光下，接触光照部位可见红斑和水疱。红斑和水疱通常在暴露后 72～96 小时最严重。

炎发作后通常持续数月。已报道钙拮抗药地尔硫䓬引起的光敏感可导致网状色素沉着[55]。色素减退或脱失也可能发生，尤其是噻嗪或奎宁光毒性之后，这可能由于黑素细胞功能障碍所致[56]。氯丙嗪和胺碘酮的光敏感经常由于色素沉着时间延长而变得复杂（图 127.27）[57,58]，胺碘酮在光暴露部位可导致痤疮样疹。

临床亚型

见框图 127.3 及表 127.1。

鉴别诊断

根据临床表现，需与包括慢性光化性皮炎、迟发性皮肤卟啉病、混合型卟啉病、狼疮和特发性日光性荨麻疹，以及皮肤 T 细胞淋巴瘤（如果有红皮病）鉴别。

严重程度分级

没有正式的分级。

并发症和共病

药物和化学品光敏在光致癌发生中的作用尚不清楚，尽管最近有证据支持光敏性药物的应用与鳞状细胞癌（SCC）、基底细胞癌（BCC）和黑素瘤[59-61]的风险之间可能存在关联。毫无疑问，补骨脂素具有光致突变性，随着反复的 PUVA 暴露，皮肤癌的风险是增加的[62]。其他光活性药物在光致癌发生中的作用尚不清楚[63]，但在服用光活性药物伏立康唑（图 127.28）[64-66]的患者中已经观察到异常雀斑样痣及包括鳞状细胞癌和黑素瘤在内的皮肤癌增加，暴露于氟喹诺酮和光照的小鼠中也诱发出了皮肤肿瘤[67]。氮硫平可引起 UVA 光敏感并具有光致突变性[68]。有趣的是，已经报道了在接受 BRAF 抑制剂[69]的黑素瘤患者中出现了光敏感，这些患者发生鳞状细胞癌的风险也显著增加[70]。大多数药物光敏感涉及UVA/可见光波长，也应当考虑导致急性或慢性眼损伤的可能。

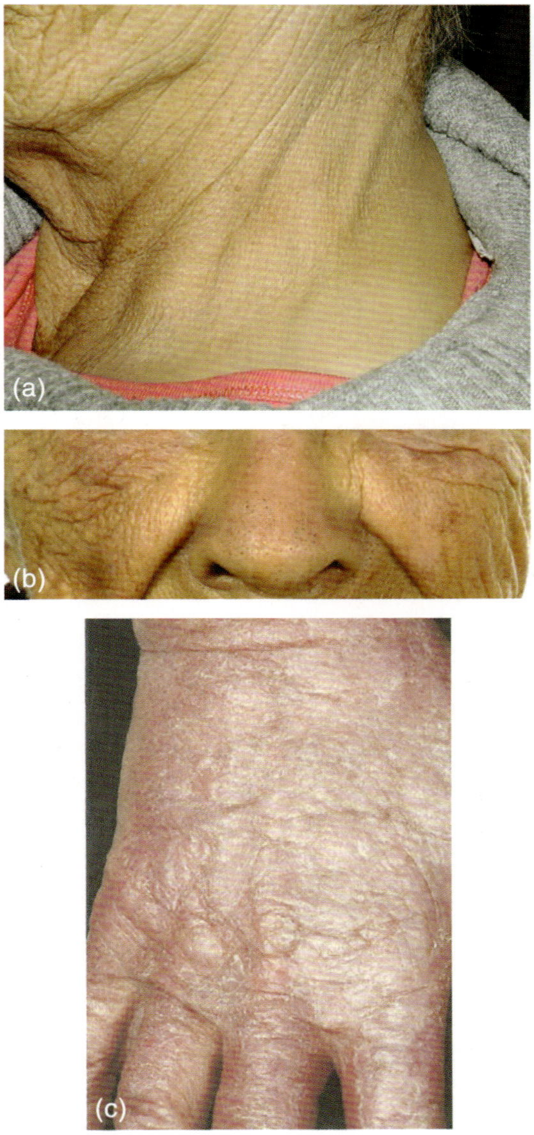

图 127.27 氯丙嗪的光毒性

(a)特征性的棕灰色色素沉着，与继发于氯丙嗪的慢性光敏感有关。(b)面部光暴露部位的紫罗兰色红斑。(c)手背曝光部位严重的红斑和水肿。

病程和预后

药物性光敏感的消退时间进程取决于药物的生物利用度及其所有的光活性代谢产物的半衰期。补骨脂素的光敏性经过强烈的可饱和的首过代谢，在数小时内就会清除[2,71,72]，氟喹诺酮类[5,25,73,74]和氯丙嗪[2]则在 48 小时内清除。其他药物光敏感的消退可

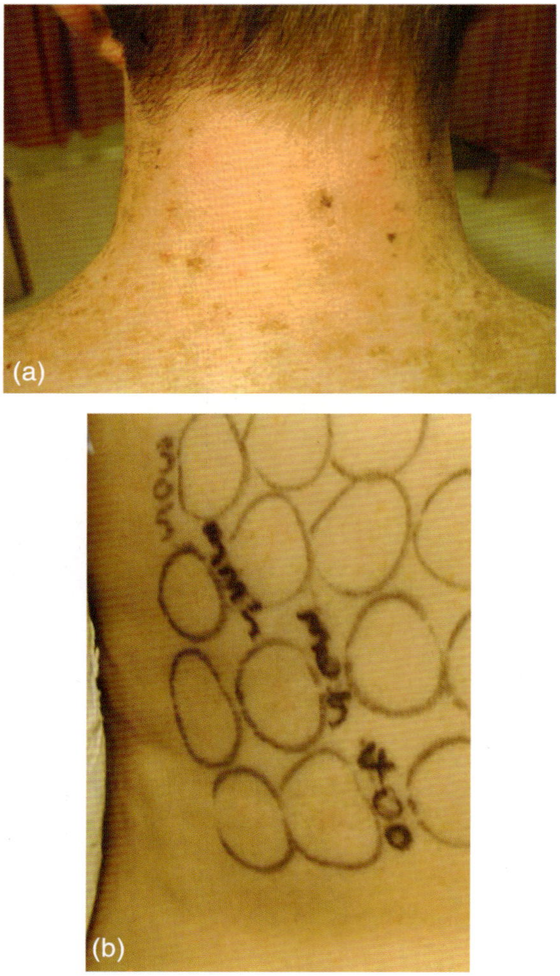

图 127.28 伏立康唑光敏感

(a)服用伏立康唑几个月的患者在光暴露部位出现异常星状雀斑样痣。注意后颈部的红斑。(b)单色仪光敏试验中的异常 UVA 光敏感。

能需要更长的时间，如噻嗪类的光敏性可能持续 3～6 个月[6]，用于光动力疗法(PDT)的系统性卟啉在 3 个月仍可检测到[75](尽管临床光敏性可在数周内消退[76])，奎宁的光敏性可持续数月，胺碘酮效应则可在停药后持续一年以上[2,57,77,78]。羟氯喹的光敏性在停药后也可能持续较长时间[79]。皮肤易脆性可能持续多月，而色素沉着和毛细血管扩张则可能持续更长时间[30]。

检查

单色仪光试验应在用药期间进行，并在停药一段时间后重复进行，间隔时间取决于药物及其代谢物的动力学。大多数光活性药物在 UVA 波段具有最大的吸收峰，因此光敏感要么局限于 UVA 波长，要么不同程度地涉及 UVA 波段[80]。一些药物，如奎宁和噻嗪类药物，它们的作用光谱扩展到 UVB 波段[1,33,37,78,81]，而其他药物，如氟喹诺酮类药物和用于光动力疗法的全身性卟啉类药物，则可导致对可见光敏感。实际上有些药物，特别是非甾体抗炎药、吩噻嗪类及钙拮抗药，可能会降低光疗患者窄谱 UVB 的最小红斑量[82]。对卟啉症和狼疮的筛查应常规进行。组织学检查可提供丰富的信息[28]。针对可疑的局部光接触变态反应(图 127.29)应首选光斑贴试验进行检查[14-19]，但对于全身性药物光敏感的检查光斑贴试验并不可靠。体外、离体和对照的健康志愿者的药物光毒性研究日益重要，同时也是美国食品和药物管理局(FDA)和欧盟等监管机构的要求[2,25-27,83]。

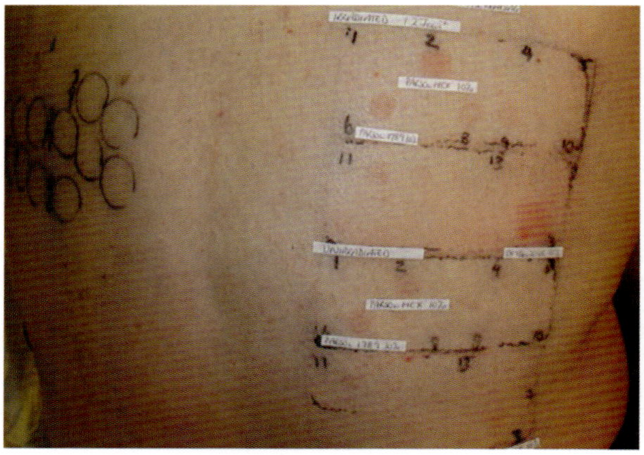

图 127.29 防晒化学品的光斑贴试验阳性

治疗

明确诊断并停止使用可疑药物/化学品是必需的。尽管主要对 UVA 光敏感则药物所致的可能性大，主要对 UVB 光敏感则倾向于慢性光化性皮炎的诊断，两者之间的鉴别仍可能是一个挑战。如果有怀疑，应停止可疑光敏药物的使用，并在停药后间隔一段时间重复进行光试验[80]。对于大多数药物来说，是有非光毒性替代药物可供选择的。但如果该药物不能停止使用，减少剂量可能是有帮助的[84,85]。在光敏感没完全缓解之前，包括广谱和反射性遮光剂在内的光保护非常重要[86]。

一线治疗

停药、提高光防护及外用润肤剂和局部皮质类固醇制剂对症治疗。

二线治疗

如果不能停止使用光敏感药物，如胺碘酮[87]，应用窄波段 UVB 光疗或 PUVA 疗法诱导光耐受可能是有帮助的[88]。

光加重性皮肤病

同义名

• 光加重，光恶化皮肤病

指因自然或人工紫外线或可见光的照射而加重或恶化一系列皮肤病，尽管无日光暴露也会发生（框图 127.4）[1-4]。光加重性皮肤病比较常见，几乎可占三级光诊疗机构[5-7]中诊断患者的 1/3。这类疾病是异质的，通常只有部分患者出现光加重，患者可能意识到或没意识到日光的激发作用。例如，银屑病和湿疹通常随着日照而改善，但是少数（大约 10%或更少）[8]日光暴露后皮损加重（图 127.30a，b）。这可能表现为在光暴露部位的皮损加重，随后皮肤炎症扩展至被覆盖的皮肤。这可能是因为日光的热能所致，或者像银屑病和湿疹经常发生的情况那样，在诱发多形性日光疹（或其他光敏性疾病）的部位出现皮损的加重[9,10]。部分光加重的皮肤病通常对光疗有反应，包括银屑病和湿疹，可以通过谨慎使用 UVB 光疗或 PUVA 疗法得到成功的治疗。而这在其他光加重的皮肤病如大疱性类天疱疮、皮肌炎或皮肤狼疮等中通常应该避免使用（图 127.30c）。光防护和治疗原发病是治疗光加重性皮肤病的主要方法。

框图 127.4　光加重性皮肤病

• 银屑病[11-18]
• 湿疹——特应性[8]、脂溢性[19]，变应反应接触性[20,21]
• 寻常痤疮[22-24]
• 酒渣鼻和面部毛细血管扩张[25]
• 单纯疱疹和其他病毒疹[26,27]
• 多形红斑[28-30]
• 红斑狼疮[31-34]
• Jessner 淋巴细胞浸润/肿胀性狼疮[1,35]
• 皮肤淋巴细胞瘤[1]
• 扁平苔藓[36-41]
• 大疱性类天疱疮[42-44]
• 天疱疮和家族性慢性良性天疱疮[45]
• 线状 IgA 皮病[1]
• 疱疹样皮炎[1]
• 皮肌炎[46]
• Darier 病和暂时性棘层松解性皮肤病[47-49]

（续框图）

• 播散性表皮光化性汗孔角化病[50-53]
• 糙皮病[54]
• 蕈样肉芽肿[55]
• 黄褐斑[56,57]
• 白癜风[58]
• 毛发红糠疹[59,60]
• 网状红斑性黏液沉积症[61]
• 荨麻疹[1]
• 光化肉芽肿[62]
• 毛发角化病[1]
• Sweet 综合征[63-65]

疑似光敏感患者的临床评估及治疗

详细的病史采集和检查是必不可少的。对于许多患者来说，皮损与日光的关系是明确的，特别是如果只在春/夏季发病且只有日光暴露部位受累的，如多形性日光疹。但对于常年性光敏感或在覆盖部位也受累或红皮病的患者，可能没有意识到日光的作用。

重要信息包括发病年龄和病程、性别、是否有特应性表现、职业和爱好、家族史和药物/化学品（全身和局部）暴露。一些疾病最可能出现在儿童期，如着色性干皮病（XP）、红细胞生成性原卟啉症（EPP）、光化性痒疹（AP）和种痘样水疱病（HV）；慢性光化性皮炎更可能出现于老年男性，尽管也可能发生于年轻的特应性皮炎患者。着色性干皮病和红细胞生成性原卟啉症患者多有阳性的家族史。诱发皮疹所需的光暴露的细节提供有用信息。是常年还是季节性发病？暴露的类型和持续时间如何？（如是直射阳光、窗户玻璃透射光、室内人工灯光、日光浴暴露还是联合作用）。在一些光线性皮肤病中，特别是药物光敏感和多形性日光疹，可由窗户玻璃透射光引发皮疹，表明是 UVA 和（或）可见光起的作用，但在着色性干皮病中这种情况并不常见，或许实际上是正常的晒伤反应。了解从光暴露开始到皮损发生的间隔时间（潜伏期）是有帮助的。出疹的时间过程：何时达到顶峰及需要多长时间才能消退，也是重要的。例如，在典型的多形性日光疹中，需要数小时的光暴露触发，当天晚些时候出现皮疹，第二天达到高峰，并在 2～3 天消退。相比之下，在日光性荨麻疹中，通常几分钟的暴露就会触发暴露部位立即出现荨麻疹皮损，并在 1～2小时消退。同样重要的是要确定是否有“硬化现象”，

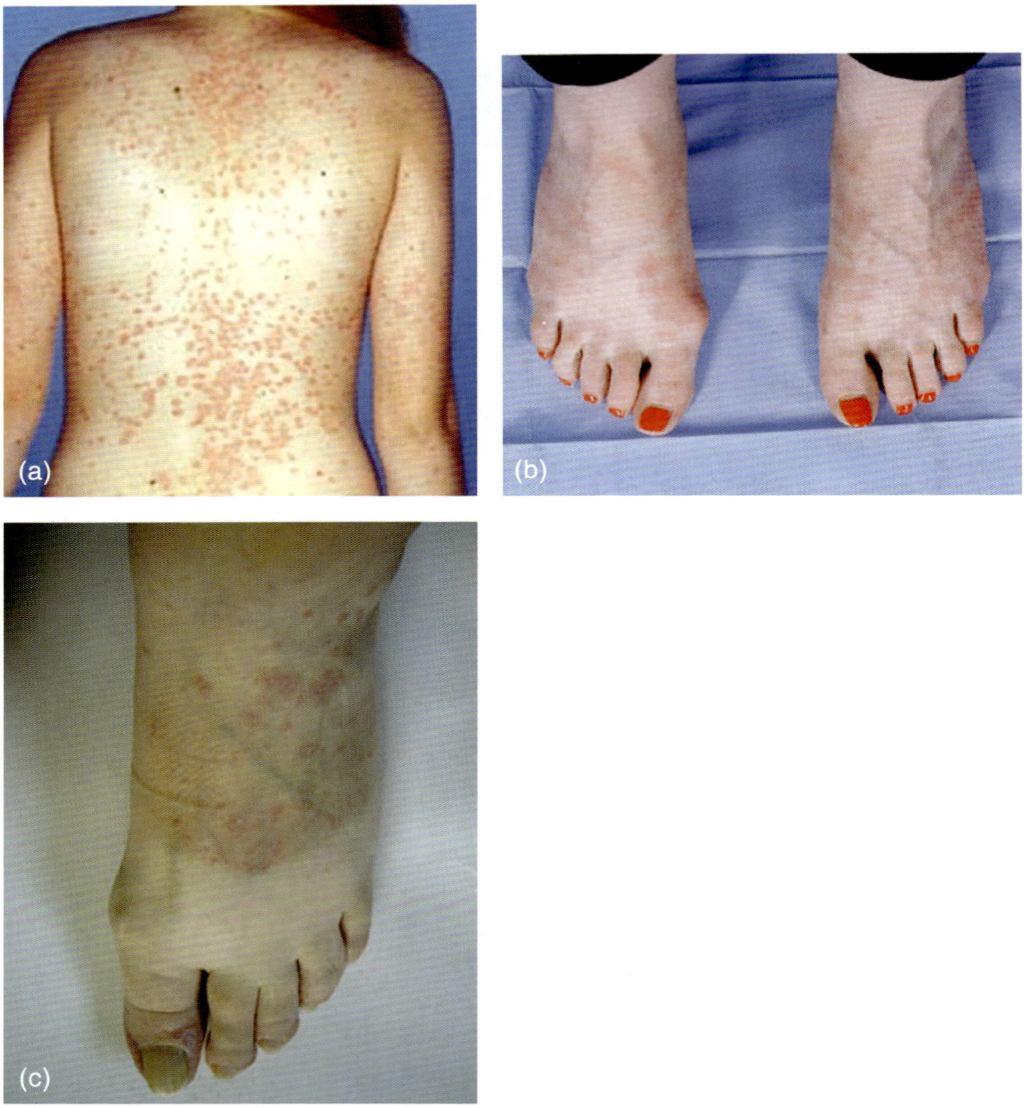

图 127.30 (a)光加重的点滴状银屑病。注意露腹短上衣遮盖保护的部位较少受累。(b)该患者患有特应性皮炎和系统性红斑狼疮，主要累及足背光暴露部位，鞋子遮盖的部位较少受累。(c)注意该皮肤红斑狼疮患者主要为光暴露部位受累，凉鞋遮盖的部位明显未受累

皮疹不太可能发生在经常性光暴露的面部、手背或在晚夏较不容易被激发，这种“硬化现象”经常出现在多形性日光疹中。

临床症状是很重要的。瘙痒发生在多种光线性皮肤病中，如多形性日光疹或慢性光化性皮炎。日晒引起疼痛或灼烧感则诊断红细胞生成性原卟啉症或药物光敏感的可能性增加。皮疹的分布是很重要的：是只发生在光暴露部位，还是遮盖的部位也受累，像光化性痒疹和慢性光化性皮炎中常见的一样？像在日光性荨麻疹，透过衣物的也可诱发。冬季就诊的患者常缺乏相应的体征，因此病史及描述的皮损形态对确立诊断至关重要。例如，丘疱疹性皮疹是多形性日光疹的特征，而风团是日光性荨麻疹的标志。血疱和痂皮可见于种痘样水疱病，瘢痕发生于种痘样水疱病、日光性痒疹和红细胞生成性原卟啉症中。过度的“晒伤”红斑可能发生在药物性光敏感和着色性干皮病，皮损常在 2～3 天或更晚的时间最严重，光损伤和雀斑样痣是着色性干皮病的特征。判断是否有系统性损害同样重要，这些损害可能与诊断相关，如在系统性红斑狼疮、种痘样水疱病或日光性荨麻疹中。还应考虑伴随接触性/光接触性变态反应的可能性，其可能改变原发病的临床表现。

要检查通常显著受累的曝光部位：光秃的头皮、前额、颧面、鼻、下颌、耳缘、乳突和胸锁乳突肌部位，以及颈前后部（见图 127.9，图 127.14，图 127.15 和图 127.23）。在由鬓角、眼镜、发际线、额部的深皱纹、鼻下方、下颌（见图 127.16a）和下唇、耳后（威尔金森三角形）（见图 127.15c，d）和上眼睑等投射阴影的部位则受累较少。手背，特别是鱼际（见图 127.4d，图 127.14d，图 127.20a，图 127.26 和图 127.27c）和足（见图 127.4f、图 127.30b 和 127.30c）及四肢的伸侧也可受累（见图 127.4d、图 127.6、图 127.15a 和图 127.20b）。在指蹼间隙和远侧指骨及表带（见图 127.4d 和图 127.20b）、戒指（见图 127.20a）和鞋（见图 127.4f 和图 127.30b，c）遮盖的部位较少受累。如果遮盖部位受累，通常程度较轻。皮疹的分布和形态是重要的诊断线索，如在多形性日光疹或青少年春季疹（JSE）中是丘疱疹性皮疹（见图 127.3、图 127.4 和图 127.8）；在慢性光化皮炎中是湿疹样皮疹（见图 127.13c、图 127.14 和 127.15）；在迟发性皮肤卟啉病或假卟啉症中皮肤脆性增加，在光化性痒疹中出现唇炎（见图 127.10b）和结膜炎（见图 127.10a），都是有相关性的特征。即使在检查时患者没有活动性皮损，查看有无瘢痕也很重要，如种痘样水疱病（见图 127.23c）、红细胞生成性原卟啉症、迟发性皮肤卟啉病或光化性痒疹；其他相关体征包括着色性干皮病中的雀斑样损害及药物性光敏感中的色素沉着（见图 127.27 和图 127.28）。

根据病史和检查，应能对诊断有清楚的思路，或至少可在较窄的范围进行鉴别诊断。但通常从临床的角度不可能完全确诊，怀疑有光敏感的患者应进一步进行相关的检查检验。

检查

通常应在专业的光诊疗中心进行检查，因为对用于光试验的光学设备的质量控制、计量的校准和光谱辐射测量至关重要[1-3]。所进行的检查要根据患者的临床表现和疑似诊断进行调整。最主要的检查是单色仪光试验，它使用过滤高压氙弧灯，在非常精确的剂量范围内，将日光光谱中相对单色的紫外和可见光分别辐射到背部的皮肤（图 127.31 a）[1,2]。如果儿童背部有足够的皮肤，并且可以配合检查，光试验通常也适用于儿童（图 127.31 b）；即使是婴儿也可以接受有限的测试（图127.31c）。根据每个波段的最小红

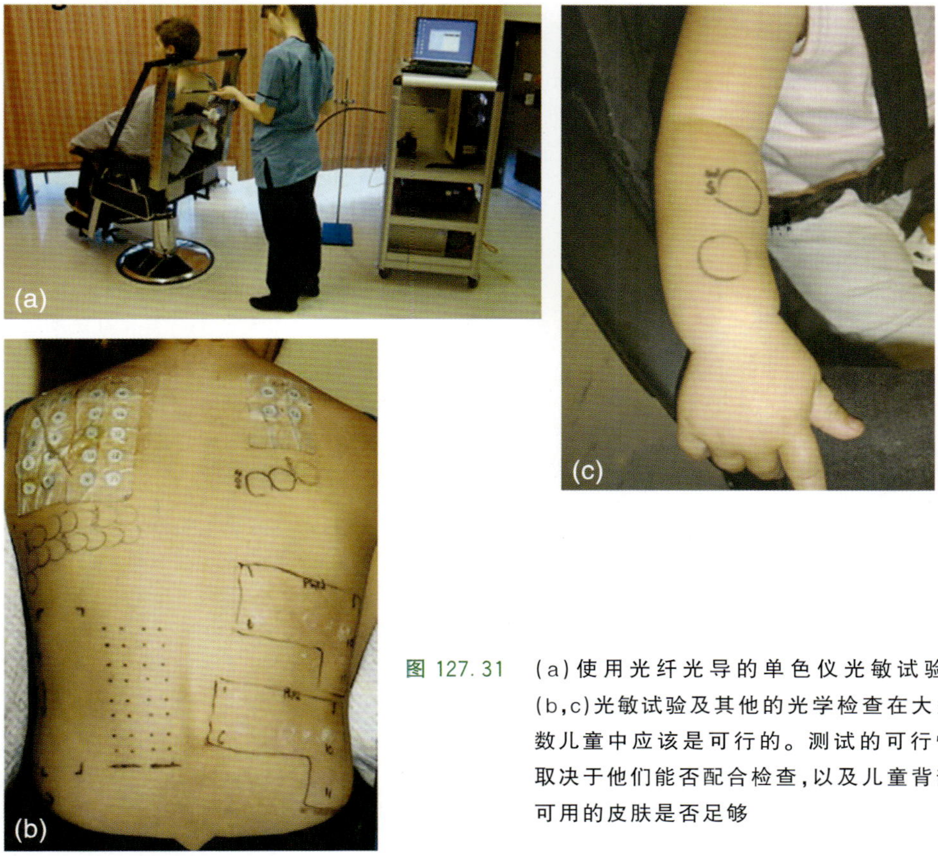

图 127.31　(a)使用光纤光导的单色仪光敏试验。(b,c)光敏试验及其他的光学检查在大多数儿童中应该是可行的。测试的可行性取决于他们能否配合检查，以及儿童背部可用的皮肤是否足够

斑量评估即时和延迟的红斑反应，并与正常人群的数据进行比较。低于正常范围的最小红斑量就表明是光敏感异常。光试验可以做出异常光敏感的诊断，并提供有关波长依赖性和光敏感程度的信息。一般来说，24 小时最小红斑量是主要评估要点，但是对于日光性荨麻疹来说，则以即时的最小荨麻疹量（MUDs）作为评估依据。光试验反应的形态学表现很重要，如在慢性光化性皮炎中，这些反应会表现为湿疹样，从而确立诊断。

光试验也是一项可用于随访评估疗效或确定病情是否自发好转的重要检查。

在暴露于自然光后出现皮疹的部位使用宽谱光源（通常是 UVA）大面积反复进行激发试验，可能会诱发皮损，在对多形性日光疹和光化性痒疹的诊断中特别有用（图 127.32）[4]。利用日光模拟器进行的光试验可能也有一定作用，特别是当疾病活动导致后背可以进行光试验的正常皮肤有限时[5]。然而，这种光源照射引起的红斑主要是由 UVB 所致，因此它只是对光敏感的一个粗筛，提供的光敏感相关波长的信息是粗略的。如果要考虑光治疗，则始终建议对光源（如窄谱 UVB）的最小红斑量（或 PUVA 的最小光毒性剂量）进行检查确定以排除异常的光敏感（图 127.33）。最近发现，已取代钨丝光源用于内部照明的紧凑型荧光灯，可发射出更多的紫外线，并对严重光敏感的患者构成风险（图 127.34）[6-9]。可以通过这些光源进行光敏试验来明确患者光暴露的风险，但不是常规使用的。

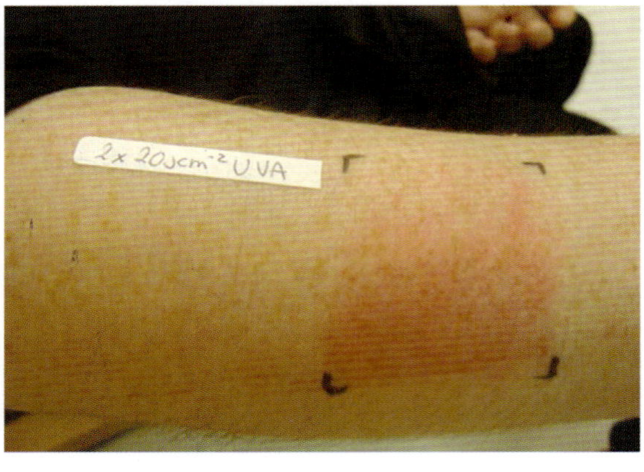

图 127.32　重复光激发试验

通常使用宽波段的 UVA 光源，对确认多形性日光疹的诊断特别有用，如图所示。

如果患者有湿疹样皮疹和（或）疑似接触性变态反应性皮炎，则应进行斑贴试验和光斑贴试验。因此，斑贴试验是慢性光化性皮炎患者的一项基本检查。采用标准化欧洲方法进行光斑贴试验，对疑似光接触变态反应进行检查（见图 127.30）[10-15]。最常见的光变应原是防晒化学品，非甾体抗炎药类次之。应根据临床表现和光敏感的患者（如慢性光化性皮炎患者、经常使用防晒霜的患者及病情出现不明原因恶化的患者）来考虑光斑贴试验。在光斑贴试验中，使用了两组相同的系列光变应原：一组斑贴试验，一组在 24～48 小时后用 UVA 的亚红斑量照射，照射 48 小时后读取读数。这确保了与接触性变态反应相对立的光接触性变态反应不会被错过，因为有些防晒霜化学品只有在受到光照射后才具有致敏性。在临床实

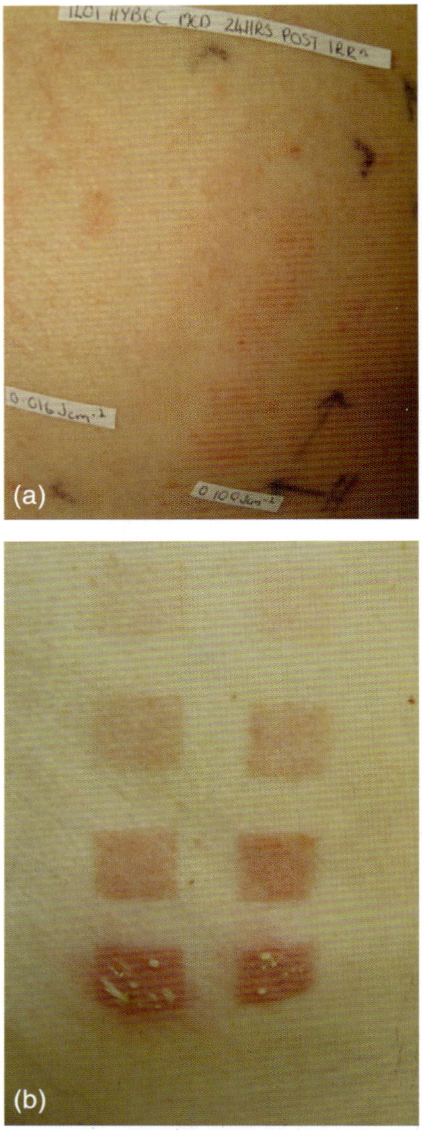

图 127.33　异常红斑反应

窄谱 UVB（TL-01）最小红斑量（MED）测试（a）和补骨脂素-UVA（PUVA）最小光毒性剂量（MPD）测试（b）。

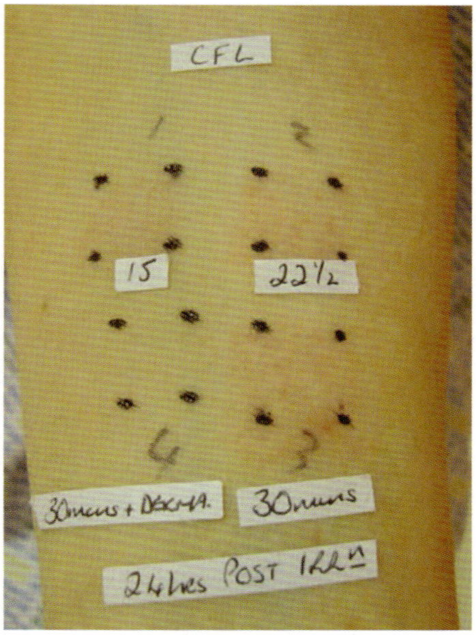

图 127.34 紧凑型荧光灯光敏试验的异常红斑反应 注意采用能阻止所有紫外线穿透的 Dermagard 滤膜覆盖的照射部位红斑反应阴性。这个患者患有慢性光化性皮炎。

践中，如果患者有严重的光敏感，光斑贴试验可能很难进行和解释，但如果可行，应该尽可能进行检查。

其他检查将视个别患者的临床表现而定。对于怀疑光敏感的患者来说，排除红斑狼疮很重要，应通过血清学检查明确是否有抗核因子和可提取的核抗原[抗 SA(Ro)和抗 SSB(La)]的阳性。如有相关指征，应排除卟啉病，如果临床怀疑的程度较小，血浆荧光分光光度法检测卟啉通常就足够了，如提示有必要，可对血液、尿液和粪便的卟啉进行更详细的定量分析。如怀疑为光化性痒疹，应要求进行 HLA 分型。对原有或激发的皮疹的组织学检查可能提供许多有用的信息，如种痘样水疱病，但很少有特征性的。如果怀疑有遗传性光线性皮肤病，则应采集必要的皮肤和血液样本进行 DNA 修复活性和基因研究(见第 78 章)。对于由于光敏感而严格进行光保护的患者，应测量其维生素 D 水平，并建议对缺乏维生素 D 的患者进行补充(≤25 nmol/L)。

治疗

对光敏感患者的治疗有赖于正确诊断及对光敏感光谱的了解。一般的光防护方法都适用，重点是行为矫正，如出门寻找阴凉处并避免在上午 11 点到下午 3 点直接暴露在阳光下。应告知患者，由于沙、水、雪和浅色路面的反射作用，相应的光暴露量会增加，在多云天气仍可能发生明显的紫外线辐射。用编织紧密、深色的衣物覆盖，必要时，穿着分层的衣物，戴宽檐帽是有帮助的。建议每 2～3 小时定期足量使用广谱高防晒指数的防晒霜。实际上，防晒霜对正常晒伤只能提供所标识防晒系数 25%～33%的防护作用，因此 SPF30 实际上只提供了 SPF10 的防护作用，患者必须了解防晒霜的局限性[16-21]。特别是应该根据异常光敏感的性质来调整防晒霜的使用。例如，如果患者对可见光敏感，如在日光性荨麻疹、慢性光化性皮炎或皮肤卟啉症中，建议额外使用反射性防晒霜(如 Dundee 霜、泰赛德制药)，以提供更多对可见光的防护[22]。对于 UVA 光敏感的患者，吸收紫外辐射的紫外线阻隔玻璃薄膜(Dermagard)可应用于车窗、家庭或工作场所[23]。这种薄膜可能在 5 年后由于光降解而失去部分保护作用，需要定期更换[12]。应优化维生素 D 摄入量。光敏感对生活质量较多负面影响，尤其是慢性和严重时，应加以重视并提供可能的心理支持[24,25]。对焦虑和抑郁的认识和管理是必要的[24,26-28]。

针对特定疾病特定的治疗措施，已在本章的相关章节中讨论。一般管理分为预防和治疗，预防是主要目标。活动性疾病应采用常规的治疗方法，经常使用外用糖皮质激素，如用于抑制多形性日光疹或慢性光化性皮炎。光(化学)疗法可用于诱导耐受，最常用于特发性(免疫性)光皮肤病，如多形性日光疹，也可用于其他疾病。在选择最合适的脱敏方案时，首先必须了解异常光敏感的特征。严重疾病可能需要全身治疗，通常可使用免疫抑制药或免疫调节药。

(**译者**：孙东杰 刘仲荣 **一审**：张继刚 杨桂兰 **二审**：陈玲玲 **三审**：吕亚萍 **润色**：严冬梅)

参考文献

完整的参考书目可以在 www.rooksdermatology.com 网站上找到.

以下列出的是重要参考文献。

Idiopathic(immunological) dermatoses

Polymorphic light eruption

[13] Richards HL, Ling TC, Evangelou G, *et al*. Evidence of high levels of anxiety and depression in polymorphic light eruption and their association with clinical and demographic variables. *Br J Dermatol* 2008;159:439-44.

[21] Pao C, Norris PG, Corbett M, *et al*. Polymorphic light eruption: prevalence in Australia and England. *Br J Dermatol* 1994;130:62-4.

[22] Rhodes LE, Bock M, Janssens AS, *et al*. Polymorphic light e-

ruption occurs in 18% of Europeans and does not show higher prevalence with increasing latitude: multicenter survey of 6,895 individuals residing from the Mediterranean to Scandinavia. *J Invest Dermatol* 2010;130:626-8.

[26] Boonstra HE, van Weelden H, Toonstra J, *et al*. Polymorphous light eruption: a clinical, photobiologic, and follow-up study of 110 patients. *J Am Acad Dermatol* 2000; 42: 199-207.

[34] Hasan T, Ranki A, Jansen CT, *et al*. Disease associations in polymorphous light eruption. A long-term follow-up study of 94 patients. *Arch Dermatol* 1998;134:1081-5.

[79] Man I, Dawe RS, Ferguson J. Artificial hardening for polymorphic light eruption: practical points from ten years' experience. *Photodermatol Photoimmunol Photomed* 1999; 15: 96-9.

[88] Bilsland D, George SA, Gibbs NK, *et al*. A comparison of narrow band phototherapy (TL-01) and photochemotherapy (PUVA) in the management of polymorphic light eruption. *Br J Dermatol* 1993;129:708-12.

Juvenile springtime eruption

[3] Berth-Jones J, Norris PG, Graham-Brown RA, *et al*. Juvenile spring eruption of the ears. *Clin Exp Dermatol* 1989; 14: 462-3.

[5] Tan E, Eberhart-Phillips J, Sharples K. Juvenile spring eruption: a prevalence study. *NZ Med J* 1996;109:293-5.

[7] Stratigos AJ, Antoniou C, Papadakis P, *et al*. Juvenile spring eruption: clinicopathologic features and phototesting results in 4 cases. *J Am Acad Dermatol* 2004;50:S57-60.

Actinic prurigo

[1] Addo HA, Frain-Bell W. Actinic prurigo-a specific photodermatosis? *Photodermatology* 1984;1:119-28.

[13] Bernal JE, Duran de Rueda MM, Ordonez CP, *et al*. Actinic prurigo among the Chimila Indians in Colombia: HLA studies. *J Am Acad Dermatol* 1990;22:1049-51.

[14] Sheridan DP, Lane PR, Irvine J, *et al*. HLA typing in actinic prurigo. *J Am Acad Dermatol* 1990;22:1019-23.

[26] Collins P, Ferguson J. Narrow-band UVB(TL-01) phototherapy: an effective preventative treatment for the photodermatoses. *Br J Dermatol* 1995;132:956-63.

[28] Londono F. Thalidomide in the treatment of actinic prurigo. *Int J Dermatol* 1973;12:326-8.

Chronic actinic dermatitis

[3] Norris PG, Hawk JLM. Chronic actinic dermatitis-a unifying concept. *Arch Dermatol* 1990;126(3):376-8.

[6] Frain-Bell W, Lakshmipathi T, Rogers J, Willock J. The syndrome of chronic photosensitivity dermatitis and actinic reticuloid. *Br J Dermatol* 1974:617-34.

[23] Russell SC, Dawe RS, Collins P, Man I, Ferguson J. The photosensitivity dermatitis and actinic reticuloid syndrome (chronic actinic dermatitis) occurring in seven young atopic dermatitis patients. *Br J Dermatol* 1998;138:496-501.

[25] Dawe RS, Crombie IK, Ferguson J. The natural history of chronic actinic dermatitis. *Arch Dermatol* 2000; 136 (10): 1215-20.

[58] Bilsland D, Crombie IK, Ferguson J. The photosensitivity dermatitis and actinic reticuloid syndrome-no association with lymphoreticular malignancy. *Br J Dermatol* 1994; 131(2): 209-14.

[64] Addo HA, Frain-Bell W. Persistence of allergic contact sensitivity in subjects with photosensitvity dermatitis and actinic reticuloid syndrome. *Br J Dermatol* 1987;117:555-9.

[73] Menage HD, Harrison GI, Potten CS, Young AR, Hawk JLM. The action spectrum for induction of chronic actinic dermatitis is similar to that for sunburn inflammation. *Photochem Photobiol* 1995;62(6):976-9.

[122] Hindson C, Downey A, Sinclair S, Cominos B. PUVA therapy of chronic actinic dermatitis-a 5-year follow-up. *Br J Dermatol* 1990;123(2):273.

Solar urticaria

[3] Beattie PE, Dawe RS, Ibbotson SH, Ferguson J. Characteristics and prognosis of idiopathic solar urticaria-a cohort of 87 cases. *Arch Dermatol* 2003;139(9):1149-54.

[13] Monfrecola G, Masturzo E, Riccardo AM, Balato F, Ayala F, Di Costanzo MP. Solar urticaria: a report of 57 cases. *Am J Contact Dermat* 2000;11:89-94.

[68] Jong CT, Finlay AY, Pearse AD, *et al*. The quality of life of 790 patients with photodermatoses. *Br J Dermatol* 2008;159(1):192-7.

[85] Collins P, Ferguson J. Narrow-band UVB(TL-01) phototherapy-an effective preventative treatment for the photodermatoses. *Br J Dermatol* 1995;132(6):956-63.

[91] Bernhard JD, Jaenicke K, Momtaz K, Parrish JA. Ultraviolet-A phototherapy in the prophylaxis of solar urticaria. *J Am Acad Dermatol* 1984;10(1):29-33.

Hydroa vacciniforme

[2] Gupta G, Man I, Kemmett D. Hydroa vacciniforme: a clinical and follow-up study of 17 cases. *J Am Acad Dermatol* 2000; 42:208-13.

[3] Sonnex TS, Hawk JLM. Hydroa vacciniforme: a review of ten cases. *Br J Dermatol* 1988;118:101-8.

[17] Iwatsuki K, Xu Z, Takata M, *et al*. The association of latent Epstein-Barr virus infection with hydroa vacciniforme. *Br J Dermatol* 1999;140:715-21.

[20] Sangueza M, Plaza JA. Hydroa vacciniforme-like cutaneous T-cell lymphoma: clinicopathologic and immunohistochemical study of 12 cases. *J Am Acad Dermatol* 2013;69:112-19.

[38] Bennion SD, Johnson C, Weston WL. Hydroa vacciniforme with inflammatory keratitis and secondary anterior uveitis. *Pediatr Dermatol* 1987;4:320-4.

[43] Sunohara A, Mizuno N, Sakai M, Kawabe Y, Sakakibara S. Action spectrum for UV erythema and reproduction of the skin-lesions in hydroa vacciniforme. *Photodermatology* 1988; 5:139-45.

Drug-and chemical-induced photosensitivity

Exogenous drug-and chemical-induced photosensitivity

[7] Johnson BE, Ferguson J. Drug and chemical photosensitivity. *Semin Dermatol* 1990;9(1):39-46.

[17] Kerr AC, Ferguson J, Haylett AK, *et al*. A European Multicentre Photopatch Test Study (EMCPPTS). *Br J Dermatol* 2012;166(5):1002-9.

[25] Dawe RS, Ibbotson SH, Sanderson JB, Thomson EM, Ferguson J. A randomized controlled trial (volunteer study) of sitafloxacin, enoxacin, levofloxacin and sparfloxacin phototoxicity. *Br J Dermatol* 2003;149(6):1232-41.

[48] Wilkinson DS. Photodermatitis due to tetrachlorsalicylanilide. *Br J Dermatol* 1961;73:213-19.

[49] Wilkinson DS. Patch test reactions to certain halogenated salicylanilides. *Br J Dermatol* 1962;74:302-6.

[53] Frain-Bell W. A study of persistent photosensitivity as a sequel of the prior administration of the drug benoxaprofen. *Br J Dermatol* 1989;121:551-62.

[63] O'Gorman M, Murphy GM. Photosensitizing medications and photocarcinogenesis. *Photodermatol Photoimmunol Photomed* 2014;30:8-14.

[80] O'Reilly FM, McKenna D, Murphy GM. Is monochromatic irradiation testing useful in the differentiation of drug-induced photosensitivity from chronic actinic dermatitis? *Clin Exp Dermatol* 1999;24:118-21.

[82] Cameron H, Dawe RS. Photosensitizing drugs may lower the narrow-band ultraviolet B(TL-01) minimal erythema dose. *Br J Dermatol* 2000;142(2):389-90.

Photoaggravated dermatoses

[7] Wong SN, Khoo LSW. Analysis of photodermatoses seen in a predominantly Asian population at a photodermatology clinic in Singapore. *Photodermatol Photoimmunol Photomed* 2005;21:40-4.

[8] Ten Berge O, van Weelden H, Bruijnzeel-Koomen CAFM, de Bruin-Weller MS, Sigurdsson V. Throwing a light on photosensitivity in atopic dermatitis: a retrospective study. *Am J Clin Dermatol* 2009;10(2):119-23.

[14] Ros A. Photosensitive psoriasis. Epidemiological, clinical and experimental studies. *Acta Derm Venereol Suppl (Stockh)* 1987;131:1-48.

[34] Sanders CJG, Van Weelden H, Kazzaz GAA, Sigurdsson V, Toonstra J, Bruijnzeel-Koomen CAFM. Photosensitvity in patients with lupus erythematosus: a clinical and photobiological study of 100 patients using a prolonged phototest protocol. *Br J Dermatol* 2003;149:131-7.

[41] Wadhwani AR, Sharma VK, Ramam M, Khaitan BK. A clinical study of the spectrum of photodermatoses in dark-skinned populations. *Clin Exp Dermatol* 2013;38(8):823-9.

[54] Hegyi J, Schwartz RA, Hegyi V. Pellagra: dermatitis, dementia, and diarrhea. *Int J Dermatol* 2004;43(1):1-5.

[62] O'Brien JP. Actinic granuloma: an annular connective tissue disorder affecting sun and heat-damaged (elastotic) skin. *Arch Dermatol* 1975;111(4):460-6.

Clinical assessment and management of a patient with suspected photosensitivity

[1] Diffey BL, Farr PM, Ive FA. The establishment and clinical-value of a dermatological photobiology service in a district general-hospital. *Br J Dermatol* 1984;110(2):187-94.

[2] Mackenzie LA, Frain-Bell W. The construction and development of a grating monochromator and its application to the study of the reaction of the skin to light. *BrJ Dermatol* 1973;89:251-64.

[7] Fenton L, Ferguson J, Ibbotson S, Moseley H. Energy saving lamps and their impact on photosensitive and normal individuals. *Br J Dermatol* 2013;169:910-15.

[24] Jong CT, Finlay AY, Pearse AD, *et al*. The quality of life of 790 patients with photodermatoses. *Br J Dermatol* 2008;159(1):192-7.

[27] Richards HL, Ling TC, Evangelou G, Brooke RCC, Fortune DG, Rhodes LE. Evidence of high levels of anxiety and depression in polymorphic light eruption and their association with clinical and demographic variables. *Br J Dermatol* 2008;159(2):439-44.

第 128 章 变应性接触性皮炎

Mark Wilkinson[1]，*David Orton*[2]

[1] Leeds Teaching Hospitals NHS Trust, Leeds, UK

[2] Hillingdon Hospitals NHS Foundation Trust, Uxbridge; and Royal Free London NHS Foundation Trust, London, UK

历史沿革

“过敏”最早是由科学家 von Pirquet 在 1906 年提出[1,2]。这个词来源于希腊语 allos 和 ergon，意思是其他或不同的反应[3]。自 17 世纪以来，人们已经认识到对不同物质的特异反应[2]。1829 年，Dakin 观察到 Rhus 皮炎的选择性[4]，1840 年，Fuchs 认为“Venenata 皮炎”是指体质上的特异性[5]。1884 年，Neisser 在描述碘仿皮炎时再次使用到“特异性”一词[6]。

皮肤的变应性致敏被 Bloch 和 Steiner-Woerlich 在人体上用樱草提取物时首次证明[7]。此后，关于变应性皮炎发病机制的研究主要是涉及豚鼠的动物实验。其中，Landsteiner 和 Jacobs[8] 进行了一项基本实验，表明引起接触性皮炎的单一化学物质必须与蛋白质结合才能致敏。1940 年时，人们仍不知道过敏反应的发生是否取决于皮肤局部的某个因素。直到 1942 年，Landsteiner 和 Chase[9] 成功地利用致敏豚鼠中的单核腹腔渗出液，将致敏效应从一只豚鼠转移到另一只豚鼠身上。同年 Haxthausen 进行了移植实验[10]，最终证明过敏反应是由皮肤内部某种因子引起的。

斑贴试验是变应性皮炎的诊断工具，这项技术公认是由 Josef Jadassohn 1895 年在法国布雷斯劳大学工作时所创建，次年发表[11]。而在此之前，也观察到将可疑致病物应用于完整皮肤的类似性质轶事[12]。到 1847 年，Stadeler 已经开发了一种初步的斑贴试验，即利用吸墨纸重现腰果引起的皮损[13]。

1911 年，Bruno Bloch 作为皮肤领域的先驱，在巴塞尔工作期间发展并改进了 Jadassohn 的技术，并为斑贴试验的结果制定了评价系统[14]。之后他搬到了苏黎世，在那里他提出了一系列标准过敏原的概念[15]。他还对交叉致敏和系统性变应性接触性皮炎提出了重要理念[1]。Marion Sulzberger 曾是 Bloch 和 Jadassohn 的助手，他在纽约引进了这种斑贴试验技术，并大力倡导和推动这项技术的应用。而 Bloch 的另一位前任助手，哥本哈根职业病学教授 Paul Bonnevie，将标准过敏原系列进行了扩展，形成了我们目前所使用的过敏原系列的原型。

到 20 世纪 60 年代早期，斯堪的纳维亚的皮肤科医师们开发出一种用于斑贴试验的标准化方案，他们的小组先是扩大到其他的欧洲成员国，后来发展成国际接触性皮炎研究小组（ICDRG）[1]。在过去 20 年里，更多的国家和国际研究团体激增，这是对这些早期先驱者的发现和研究意义的认可。

定义和术语

变应性接触性皮炎是一种湿疹样反应，即预先被致敏的免疫系统接触某种物质后产生的免疫反应。

同义名

- 接触性过敏
- 变应性接触性湿疹

概述

接触性过敏是由皮肤接触低分子量半抗原引起的，如果接触超过个体阈值，可能演变成变应性接触性皮炎。大量研究调查了一般人群和一般人群中未选择亚组的接触性过敏的患病率。对主要来自北美和西欧的一般人群中的已发表研究的回顾表明，根据 1966—2007 年间收集的所有年龄组和所有国家的数据，至少一种过敏原接触过敏的中位患病率为 21.2%（范围 12.5%～40.6%），加权平均患病率为 19.5%。总体流行率与研究组的年龄、种族或地理来源之间的相关性似乎不大。最普遍的接触过敏原是镍、硫柳汞和香料混合物。此外，在一些研究中，钴、铬、对苯二胺（PPD）和甲基氯异噻唑啉酮/甲基异噻唑啉酮（MCI/MI）也是普遍的过敏原。

其他大多数流行病学研究都是基于已经就诊于皮肤科门诊的患者，或者涉及特殊的职业或特殊的人群，如特应性皮炎，这显然会造成数据的偏差，本章将对此进行更全面的讨论。引用两位著名的 Niels Hjorth 和 Siegfried Fregert 他们的话“在特定的诊所，变应性接触性皮炎的发病率取决于皮肤科医师对该病的关注”。

变应性接触性皮炎的诊断只能通过斑贴试验来确诊。对于顽固的湿疹样疾病及从湿疹的形态或分布上怀疑为变应性接触皮炎的病例，应始终要排除接触致敏这个复杂因素。这对传统治疗无效的慢性皮炎病例尤为重要。英国最受尊敬的皮肤科医师和斑贴试验的支持者 Etain Cronin 简洁地总结了这个问题：理想情况下，每位湿疹患者都应进行斑贴试验，现在这项试验的重要性已被普遍接受。该技术的简单掩盖了它的许多缺陷，而其中最大的缺陷是缺乏选择正确过敏原和解释结果所需的知识[1]。1982 年，Calnan 曾说过，“斑贴试验最大的弊端是没有被应用，许多皮肤科医师从未对患者进行过一次斑贴试验”[2]。同样甚至比这更严重的问题可能是错误的斑贴试验导致的错误结论[3]。

斑贴试验，实际上是一种生物测定方法，目前是诊断变应性接触性皮炎的唯一实用方法。在过去的几十年里，人们对过敏原、载体、浓度、胶带和测试反应的评级标准付出了很多努力。尽管如此，研究者的技术和经验仍是向患者提供准确信息的关键因素。Kligman 认为，“任何人都可以做斑贴试验，但很少人能做得好，更少人能准确解释试验结果[4]”。其中，一些专家认为斑贴试验应该只能由皮肤科医师亲自做[5]。

尽管存在这些潜在的困难，但随着时间的推移，跨多中心（包括在不同国家/地区）收集斑贴试验数据势在必行。持续监测可确定流行病趋势，反过来又影响监管机构的决策，如由甲基二溴戊二腈和甲基异噻唑啉酮引起杀菌剂接触性皮炎的流行，分别导致这两种化妆品成分禁用及建议禁用。

过敏原广泛存在于家庭环境和职业场所中。预防策略包括一级、二级和三级预防。在一级预防中，应强调尽量减少工作者和消费者过敏的风险。在工作场所，一级预防包括就业前筛查、最大限度地减少过敏原与皮肤之间的接触，以及对高危职业的员工进行教育。这些策略都被认为是有效的。

目前，由化妆品行业制定的针对香料的定量风险评估（QRA）程序（一级预防），因其无法预测化学品的诱发风险而具有很大的缺陷“可接受的暴露水平”并不能保护那些已经致敏的人。大约 1/3 化妆品过敏是由香料引起的。

近年来，欧洲已经成功实施了一整套关于减少劳动者和消费者过敏原暴露的管理条例。例如，“镍指令”，要求与皮肤接触的镍释放限制在每周 0.5$\mu g/cm^2$[6]；“铬指令”，要求水泥总干重中铬（CrVI）限制在 2 ppm[7]。

洗涤剂的指令则要求，如果防腐剂和某些香料在洗涤剂和家居用品中的含量超过 100 ppm 需要列详细清单[8]。洗涤剂应按冲洗型化妆品进行要求。此外，必要时须公布产品配方的细节，以利于研究不良反应的发生。由于这些条例的实施，在德国[9]、瑞典[10]和丹麦[11]等国家，年轻患者镍过敏的发病率有所下降。在丹麦，镍过敏的发病率从欧盟指令颁布前的 26.9%下降到 12.4%[11]。

针对 CrVI 的接触性皮炎已成为职业环境中公认的问题，如在连接欧洲大陆和英国的英吉利海峡隧道施工期间，水泥工人的接触性皮炎患病率为 17%[12]。2005 年，欧盟对水泥中的 CrVI 含量进行了规定，此后建筑工人对铬酸盐的过敏反应有所下降[13,14]。但是，这一规定并不包括皮鞋等皮革制品，尽管人们已经认识到针对此类产业的发病率越来越高[15]。

产品贴标签可能是解决此类问题的方法之一。但由于部分过敏人群可能未被发现，或尽管发现过敏，他们中大多数人在阅读标签和识别致敏原时较为困难，这导致该方法的有效性可能不高。

二级和三级预防，则旨在降低诱发皮炎的风险和皮炎的发病率，这里不进行详述。

虽然这不是本章要详细讨论的内容，但已经建立了几个体内试验，能够可靠地识别潜在过敏原并评估其效力。与此同时，由于公众对体内试验替代的需求、动物福利和成本，体外试验正在开发之中。这些试验能否在规范上被接受，不仅取决于针对其他方法的彻底验证，还取决于临床流行病学监测系统中人类观察数据的彻底验证。这种验证是任何预测性安全评估的黄金标准。

在这一背景下，临床数据和应用于皮肤的斑贴试验，正如 Jadassohn 在 100 多年前描述的[16]，仍然是无价的，因为它们强调了其他方法所忽略的实质和问题。

流行病学[1]

发病率和患病率

定义这些术语很重要，因为它们意味着两件不同的事情。患病率是指在一个特定时间点或一段时间内确认为所研究疾病的人数或比例（如接触性皮炎、镍过敏）。发病率是指在确定的一段时间内发生的新增病例数，用单位时间内的病例数表示。其中，样本量对于判断数据的可靠性至关重要。

方法

流行病学研究一般是对普通群体或选定的群体进行开展，如进行斑贴试验的群体或具有特殊职业的群体。

随访研究可根据是否存在“湿作业”这个确定的风险因素来选择研究个体。计算出发生手部皮炎的相对风险，即比较暴露群体中发生皮炎的比率与非暴露群体发生皮炎的比率。可理解为归因危险度，即定义为两个群体（暴露与非暴露）发病率之差。

病例对照研究可根据是否存在特定疾病来选择研究个体。通过比较两个群体（疾病与非疾病）在暴露因素（如“湿工作”等）较非暴露因素下的比值，计算得出比值比，以表示疾病与暴露之间的关联强度。在研究中，对照组的选择对控制偏倚至关重要。

但在横断面研究中，则与上述相反，无论是否暴露或是否患病，所有个体都应被加入到研究中。

数据采集：普通人群研究收集数据的方法，需要大样本来获得有用的信息，且操作具有较大挑战性，对结果容易产生显著影响。为了方便，问卷调查常被采用，但单一调查时往往会低估皮炎患者情况，因为随着时间推移回忆的准确性会逐渐降低。此外，结果的有效性某种程度上还取决于被调查者对问卷的回答情况。做一个粗略的评估，回答率低于 70%的研究可能不具代表性。

由全科医师或皮肤科医师进行群体评估可能是不可靠的，特别是在英国，因为只有少数人能及时就诊于皮肤科医师。在英国的一项调查中，那些被认为应接受医学护理的皮肤病患者，只有 21%在过去的 6 个月里看过他们的全科医师[2]。在超过 107 000 人的瑞典进行的另一项大规模研究中，只有 50%的皮炎患者在过去一年内曾看过医师[3]。

接触性皮炎的研究报告常因收集方法和数据收集者的不同而有所不同。英国 EPI-DERM 职业性皮肤病监测研究的结果显示，关于职业性皮肤病的研究，来源于皮肤科医师和职业健康医师的报告并不相同（表 128.1）[4]。这些差异很大程度上反映了两种职业调查的职业类型不同。职业健康医师常涉及大型工业和集体工作群体，而皮肤科医师则主要接受个人转诊，其中具有相对较高的代表性如理发师、花艺人和美容师。

案例定义：皮炎的流行病学研究常可能因其多因素起源而导致会被混淆。例如，难以分析刺激性接触性皮炎与变应性接触性皮炎的相对患病率，因为两者通常共存，也可能涉及湿疹的体质。理想情况下，所有这些研究都应该进行调查和斑贴试验，但当大量未被筛选的群体正在进行评估时，这是个不实际的提议。

标准化：总体致敏率的差异可能与人口结构的不同有关，特别是年龄和性别。这可以通过使用标准化人群或报告指定年龄段内的结果及通过报告每个性别的结果来分别校正。

然而，在特定的临床中，变应性接触性皮炎的发病率不仅反映在患者的性别和年龄上，还反映在该地区的工业发展程度及皮肤科医师对接触性皮炎的兴趣程度（如职业性皮炎、药物过敏、腿部溃疡）。此外，当地的处方习惯也会影响斑贴试验结果。有人建议所有斑贴试验数据应包括患者详细信息，MOAHL 指数（其中 M 是测试的男性百分比，O 是职业百分比，A 是特应性的百分比，H 是手部湿疹患者的百分比，L 是患有腿部溃疡或淤积性湿疹患者的百分比）。特应性的百分比很重要，特别是涉及刺激性接触性皮炎。身体某些部位，特别是淤积性湿疹或溃疡的小腿、耳、眼睑和会阴，药物引起的变应性接触性皮炎会明显升高。斑贴试验中如包含以上任何情况，将影响各种过敏原的总体致敏率。MOAHL 指数也被建议进一步改进，即增加面部皮炎患者的百分比 F、40 岁以上人群的百分比 A，生成 MOAHLFA 指数[5]。关于接触性过敏数据的介绍指南已经制定[6]。

普通人群研究

接触性皮炎在所有皮肤科就诊者中占 4%～7%[1]。所有皮肤病中，皮炎最为常见，几乎占所有报告的职业病病例中的一半。超过 20% 的女性会在其一生中的某阶段患有手部湿疹。在瑞典南部的一项人群研究中，11.8% 的 20－65 岁人在 12 个月内被手部湿疹困扰。最近的一项随访研究表明，尽管儿童特应性皮炎发病率仍较高，但这一比例已降至 9.8%[7]。

虽然关于未筛选人群接触性皮炎患病率的研究已大量开展，但其中涉及临床评估和斑贴试验的研究较少，导致仍较难确定变应性接触性皮炎的患病率。一项关于 1500 名丹麦 12－16 岁儿童的研究，通过初步问卷调查、随访、临床检查和斑贴试验，发现手部皮炎的终身患病率为 9.2%，1 年患病率为 7.3% 和时点患病率为 3.2%。斑贴试验则显示，变应性接触性皮炎的时点患病率为 15.2%，并有明显的性别差异，19.4% 女孩和 10.3% 男孩斑贴试验阳性。接着的随访和调查发现，变应性接触性皮炎的终身患病率为 7.2%，时点患病率为 0.7%。其中，11.3% 女孩有相关接触过敏史，但仅 2.5% 男孩有此情况。相关过敏原包括镍（8.6%）、香精（1.8%）、树脂（1%）和对叔丁基苯酚（PTBP）甲醛树脂（0.9%）。该研究显示，接触性过敏和手部湿疹之间存在显著关联，但接触性过敏与特应性湿疹或吸入性过敏无关[8]。另一项较小规模的成人研究显示，1990 年接触性皮炎时点患病率为 15.9%，1998 年上升至 18.6%，其中参与率也不同（1990 年为 69%，1998 年为 51%）。1990 年以前，镍过敏的风险因素包括女性、低龄和穿耳洞。但随着对珠宝镍释放控制的介入，穿耳洞与镍过敏的关联消失[9]。挪威最近一项回应率为 60% 的研究，通过使用 TRUE® 产品（批准的薄层快速使用皮肤试验）对 1236 名成人进行斑贴试验，发现 35.4% 女性和 14.8% 男性接触性致敏。其中，阳性过敏原包括镍（17.6）%、钴（2.8%）、硫柳汞（1.9%）、香料混合物（1.8%）和松香（1.2%）。而吸烟和特应性皮炎被认为是危险因素[10]。

选定的人群研究

其他大多数流行病学研究都是基于已经就诊于皮肤科诊所的患者，或者涉及特定职业或其他特定人群。选择皮肤病诊所中接触性过敏患者来研究，并不能代表普通人群。但是，这些研究可能反映了该人群中变应性接触性皮炎病因的相对比例。斑贴试验可为普通个体、患者提供资讯和进行过敏原检测，还可用于评估工作群体和群体特定亚群的风险因素。

皮肤病患者

尽管一些过敏原，如树脂、秋兰姆混合物和镍，在女性中变得少见，但其他致敏物质有所增加，如秘鲁香脂和对苯二胺，这使得许多标准物质测试呈阳性的患者百分比基本不变[11]。在斑贴试验的患者中，对特定过敏原过敏的患病率将在本章后面讨论。应该记住，致敏的存在并不意味着存在皮炎。此外，对斑贴试验结果的不同解读或诠释将影响变应性接触性皮炎的患病率。

一般来说，常见过敏原在不同国家是相似的，尽管常见次序各有不同[12-15]。某些环境中的过敏原广泛分布，致敏水平保持相当稳定，但化妆品和香料成为越来越重要的致敏源。药物过敏原，如苯佐卡因、新霉素和羊毛脂，在所有国家都很常见。然而，即使在同一个国家，处方习惯也可能存在差异，这可通过药物致敏的模式来反映。在牛津，糖皮质激素过敏的情况，与英国曼彻斯特相比，非常不同，这可能是由于后者因不同的处方习惯更多地使用不含氟的糖皮质激素导致的[16]。

表 128.1　职业性皮肤病：每 10 万工人的估算比率，来自 EPI-DERM（曼彻斯特大学职业性皮肤病监测计划）皮肤科医师和职业病医师研究报告

报告组	10 万的比率
皮肤科医师	
理发师	116.3
印刷人员	85.8
美容师	76.8
其他化学操作员	69.1
橱窗展示人员，园艺人员	68.1
职业病医师	
其他化学工作人员	183.8
玻璃制品和陶瓷制造商	101.2
车辆和金属装配师	94.8
工程人员	82.4
机床操作员	67.9

年轻女性更倾向于化妆品和职业性过敏。而老年人过敏更多与过去情况相关，药物过敏也呈现更高的患病率。镍致敏时，应考虑到其在女性中很普遍，否则可能会错误地推断为与职业相关。过敏原变化多样[17]，对某一物质过敏的患病率取决于许多变量，包括要检测物质的选择、暴露水平、流行程度、环境、新成分的引入和其他成分的丢失、允许的最大浓度及用量。

因此，过敏反应的发病率和患病率与暴露程度呈平行关系，某些情况下这可能引起对特定过敏原的致敏局部"流行"。由于使用情况的不同，暴露于化妆品和防腐剂的程度也因不同国家和不同地区而异。这一原则可能适用于其他过敏原，因此每个中心和国家都有理由建立自己的流行病学基础。

模式也随着时尚潮流变化而变化，如镍的吊带皮炎几乎消失，取而代之的是耳环、手表和牛仔裤铆钉引起的皮炎。发现的致敏物质因患者的社会背景不同而不同，但这可能会随着时间的推移而改变。

不同的环境暴露会影响致敏物质的性质：如漆树科皮炎在美国非常普遍，但在欧洲几乎不存在；报春花皮炎在英国常见，但在许多其他国家几乎不存在。新引入的潜在致敏物，如甲基异噻唑啉酮会增加暴露人群中接触性皮炎的发病率[18]；与此同时，以前常见的过敏原可能会消失。

技术进步导致了新的更广泛的过敏原暴露，如职业环境中的环氧树脂和丙烯酸树脂[19]，尽管可以通过改进个人防护设备、更好地控制致敏化学品和过敏原替代手段来减少接触过敏的可能性。相似地，在家庭环境中，英国的三硫化四磷过敏现象已经消失，因为这个国家"随处擦"火柴减少了。

职业研究

大多数西欧国家的职业性皮炎发病率为每年 0.5～1.9/1000；皮肤病占所有职业病的 13%～34%，而皮肤病中接触性皮炎占 90%～95%[1]。危险因素为体质易感性（特应性）和暴露。皮肤病是一个严重的职业问题，每 10 万工人中有 5.73 人患有皮肤病，其中 47%的工作期限不到 1 年。这项美国研究的平均缺勤时间为 23.9 天，费用为 3552 美元[20]。22%的职业性皮肤病可能归因于特应性[21]。

职业病监测和补偿登记处确定了皮炎高危职业（见表 128.1）。大多数人无法区分刺激性和变应性皮炎。有些国家实行强制性的报告制度。在英国，EPI-DERM 是一项接受皮肤科医师和职业病医师自愿报告的计划[4]。在最近一项涵盖 1993－1999 年的研究中，皮肤科医师报告的 52%皮炎病例和职业病医师报告的 30%病例，是由变应性接触性皮炎作为主要原因或促成因素[19]。皮肤科医师报告的发病率较高可能反映了他们更频繁地使用斑贴试验。最常见的过敏原是橡胶化学品（包括手套）、镍和树脂。在超过 6 年的报告期间，职业范围内的接触性皮炎病例数量和比例保持相当稳定，尽管护理人员的数量有所增加，这可能是由于为减少传染病传播所需的药剂暴露增加所致。在巴伐利亚州北部，有一项强制性报告和随访调查计划[22]。在一项皮炎高危职业调查中，对于职业性皮肤病患者（其中 73%为建筑工人、72%为理发师，仅 20%为食品工业工人），其职业和临床相关性的斑贴试验呈阳性的占 52%。

就业模式对皮肤病的发病率有显著影响，但因最常见的过敏原分布广泛，除小型职业群体外，人群中的过敏模式主要反映的是环境过敏原而非职业过敏原。然而，铬酸盐仍是一种主要的职业过敏原，其正常人群的过敏发病率较低。

年龄

年龄对致敏能力的影响很小[1]。儿童像成年人一样容易过敏，婴儿和老年人都可以对常春藤毒素（Toxicodendron spp）过敏。漆树科皮炎在美国儿童中非常常见[2]。这表明，其他类型接触性皮炎较少可能是由于儿童时期环境较为简单，以及年龄较小没有足够时间致敏。二硝基氯苯（DNCB）易致敏性在 70 岁之后下降，但在其他方面是不变的，并且过敏可随

着时间而消退[3]。然而,斑贴试验阳性率往往随着年龄的增长而增加[4],因为一生中接触的过敏原逐渐累积。年轻人更可能得职业性过敏或化妆品过敏,而老年人更容易对药物[5]和"过去情况相关"的过敏。年龄是任何斑贴试验研究中的重要因素[6]。

儿童接触性皮炎似乎在增加,要么是儿童的环境现在变得更加复杂,要么是皮肤科医师一直低估了儿童变应性接触性皮炎的发生率,这可能是因为他们不愿意对年幼的儿童进行斑贴试验。Goossens 和 Morren[7]总结了儿童斑贴试验的一系列结果。儿童过敏发病率增加与暴露于含镍物体的增加和较早的穿耳洞时间有关[8]。最常见的过敏原是镍(尤其是女孩)[7]、香水、硫柳汞、药物、橡胶化学品、铬酸盐和鞋类树脂[9]。对硫柳汞的大量致敏出乎意外,其相关性仍不清楚,但其反应程度的增加归咎于疫苗和接种[10]。被 PPD 污染的海娜文身应用于儿童,导致接触性过敏病例数增加[11]。

幼龄儿童做斑贴试验常会遇到实际问题。可用于做系列斑贴试验的皮肤区域有限,试验一旦进行,他们可能会变得焦躁不安,从而黏附成为问题。建议必要时多次进行斑贴试验,并使用更强的黏合剂来保持位置的固定[12]。还有人提出,儿童比成人对斑贴试验更易产生刺激反应[13],但与我们的经验不符(除外镍和钴)。而且,虽然儿童的斑贴试验阳性反应比成人少见,但大部分反应结果与成人似乎是相关的(除外硫柳汞)。有人建议对某些过敏原使用较低浓度,但大多数已发表的报告都不主张改变。

曾尝试通过辨别临床模式来揭示哪些儿童应进行斑贴试验,但最近的研究表明任何患有持续性湿疹的儿童都应该考虑进行斑贴试验[14,15]。虽然一个基于上述研究结果的简短标准也被建议为儿童专门制定[16],但我们将尽力编写一个完整的成人标准,并尽可能添加与其相关的检测。

性别

女性的细胞介导免疫反应比男性更强[1,2],可女性似乎并不是更容易致敏(至少在试验上是)[3]。但是,对于某些过敏原(如羊毛脂、香料和 PPD)可能更容易致敏,这可能是由于先前的暴露和亚临床致敏[4]。在一项研究中,发现女性对 DNCB 的反应性高于男性[5],而在另一项研究中,男性比女性更易对 DNCB 致敏[6]。在临床斑贴试验研究中女性占多数的原因,主要是暴露[1]于金属(穿耳洞)[7]、香水、化妆品和染发剂。多种过敏症也常见于老年妇女[8]。有趣的是,即使男性戴耳环,镍致敏性在男性中也不常见[9]。

性激素对接触性皮炎有一定影响[10]。在一项研究中,服用口服避孕药的女性对 DNCB 的反应增强[11]。妊娠和使用孕激素可能会不可预测地改善或加重接触性皮炎[12,13]。接触性皮炎可能发生在经期前,皮肤对斑贴试验的反应可能会随着月经周期的不同而不同[14],对镍的斑贴试验强度在排卵期要低于孕前期[15]。经前期镍致敏加重已描述[16]。

种族

种族差异似乎存在。从试验中对常春藤毒素和 DNCB 致敏来看,非洲加勒比人通常比白人更为抵抗[1],尽管在非洲加勒比人皮肤上对激发剂量的微弱反应很难辨别。不同种族对单个过敏原的致敏患病率差异,被认为是可以反映暴露的情况,而非易感性[2,3]。

相关疾病

患有急性或衰竭性疾病(如癌症,霍奇金病或蕈样真菌病)的患者接触致敏能力受损[1-3]。其他原因导致 T 淋巴细胞功能受损的患者也如此。

药物

Schopf[1]对影响皮肤试验反应性的药物进行了综述。抗组胺药和色甘酸钠(色甘酸二钠)似乎影响不大,而泼尼松龙(剂量>15mg/d)[2]和局部外用强效类固醇[3]均可抑制变应性斑贴试验反应。同样,其他免疫调节药如环孢素和硫唑嘌呤可降低变应性接触反应的强度[4]。UVB 治疗或补骨脂素联合 UVA (PUVA)治疗也可暂时减少接触性过敏反应[5,6]。在大鼠实验中,已发现阿片类药物可增强变应性接触性皮炎而非刺激性接触性皮炎。这种效应在雌性大鼠中更为明显,并且被发现是通过外周激素作用增强中枢机制介导的[7]。

病理生理学

致敏和诱发

第 8 章详细讨论了皮肤病的免疫学。变应性接触性皮炎主要涉及两个过程:致敏(过敏的诱导或传入);接触性皮炎的诱发(或传出)。四种不同类型的对外源性化学物质的迟发型超敏反应(其中变应性接触性皮炎是一种形式)已被提出了[1]:

1. Th1 介导，伴随干扰素 γ(IFN-γ)和肿瘤坏死因子 α(TNF-α)释放，以及变应性接触性皮炎、结核菌素皮肤试验、大疱性疹中单核细胞和巨噬细胞的活化。

2. Th2 介导，伴随白细胞介素 5(IL-5)，IL-4，IL-13 和嗜酸性粒细胞趋化因子的释放，导致在斑丘疹和大疱性疹中见到的嗜酸性粒细胞浸润。

3. 由细胞毒 $CD4^+$ 和 $CD8^+$ T 细胞介导，释放穿孔素、颗粒酶和 Fas 配体，导致变应性接触性皮炎、斑丘疹、脓疱或大疱性疹。

4. T 细胞释放 CXCL-8 和粒细胞-巨噬组胞集落刺激因子(GM-CSF)，导致脓疱疹中嗜中性粒细胞的募集。

可见，树突状细胞和局部组织微环境是变应性接触性皮炎发生的关键因素。在免疫系统中，树突状细胞启动幼稚 T 细胞，因此在先天免疫系统和适应性免疫系统之间形成了关键的连接。树突状组胞在变应性接触性皮炎中的确切作用仍在研究中；特别是，其对应细胞群集的作用仍存在争议。

较新的研究发现，变应性接触性皮炎与 Treg 细胞缺陷有关，事实上已经清楚了 Treg 细胞影响致敏和诱发过程。最初，Treg 细胞被定义为 $CD4^+$ $CD25^+$ T 细胞，并且主要与自身耐受相关。现在我们知道，这个定义包含了一个异质细胞群，如天然型 Treg 和诱导型 Treg 细胞。皮肤主要包含诱导型 Treg 细胞，其可由朗格汉斯细胞及真皮树突细胞触发。然而，参与变应性接触性皮炎的 Treg 细胞的精确表型仍不清楚。

最后，Treg 细胞参与了炎症反应的控制和终止过程[2]。

致敏

诱导致敏是主要事件，其必须发生在皮炎的临床表现之前。主要事件如下所述。

过敏原与皮肤成分的结合。从广义上讲，导致变应性接触性皮炎的化学物质太小，免疫系统无法识别。穿透皮肤的过敏原要么需要足够的化学活性，致使它们能直接与皮肤中的多肽共价结合；要么其体内代谢产物能发生结合反应：形成的产物与主要组织相容性复合物(MHC)Ⅱ类分子相关[3]。干扰半胱氨酸和赖氨酸残基中的硫醇和氨基的蛋白结合过程，已被证明会影响致敏过程[4]。化学物质也可以直接结合 MHC Ⅱ类分子，诱导致敏反应。MHC Ⅱ类分子被编码在人白细胞抗原(HLA)D 区基因中，并表达于表皮树突细胞和朗格汉斯细胞上。应用于表皮的过敏原会在 6 小时内与这些抗原呈递细胞结合。

完全抗原或结合抗原的识别："危险模型"假设，除非存在其他共刺激因子并且细胞发生"应激"，否则 MHC 结合抗原不会发生致敏作用。IL-1β，TNF-α 和 GM-CSF 对朗格汉斯细胞活化、成熟和迁移都是必需的[5]。受损的角质形成细胞产生这些细胞因子可导致朗格汉斯细胞迁移和随后的致敏。危险假说已被应用于接触性超敏反应，并且提供证据支持刺激性皮炎在接触性超敏反应中的作用[6]。没有共刺激因子可能会产生免疫耐受。

只有当与区域淋巴结的联系是完好时，才有可能致敏[7]。携带过敏原的朗格汉斯细胞通过传入淋巴管进入区域淋巴结的副皮质区域，在那里它们与 T 淋巴细胞结合。这种结合不仅受到物理因素的辅助——朗格汉斯细胞的皱褶膜和树突状结构及副皮质区域的复杂结构，而且还受到特殊细胞黏附分子(CAMs)的辅助。这些 CAMs 在不同的位点促进结合。例如，CD4 辅助细胞上的白细胞功能抗原-1(LFA-1)与朗格汉斯细胞上的细胞间黏附分子-1(ICAM-1)相互作用，T 细胞上的 CD2 与大多数有核细胞上的质膜中的 LFA-3 结合。通过识别抗原，许多递质或细胞因子被释放，如抗原呈递细胞的 IL-1 和 T 淋巴细胞的 IL-2。

致敏 T 淋巴细胞的增殖和传播

细胞因子在淋巴结内形成风暴，促进抗原特异性细胞毒性 $CD8^+$(Tc1)和 $CD4^+$(Th1)淋巴细胞的增殖[8]。T 细胞应答的类型取决于抗原的处理途径：脂溶性小分子如漆酚进入细胞质中，作为内源性抗原呈递给 MHC Ⅰ类；极性半抗原更可能作为外源性抗原呈递给 MHC Ⅱ类[9]。

T 细胞通过淋巴管传出，传播到全身各处，并与朗格汉斯细胞和皮肤残留抗原相互作用。接触性超敏反应是通过表达皮肤淋巴细胞相关抗原(CLA)的 T 细胞亚群介导。通过基底角质形成细胞产生趋化因子 CCL27，其可结合真皮糖蛋白，使 T 细胞定位到炎症区域。CLA 阳性淋巴细胞也表达 CCR10(CCL27 的受体)[10]。细胞毒性 T 细胞通过释放 Fas 配体和通过穿孔素介导的通路诱导角质形成细胞死亡[11]。

诱发

在第一次接触到强致敏物质(如二硝基氯苯)时，大部分受试者在 5～25 天后出现局部反应。在此期间，过敏原的致敏作用已经完成，皮肤中过敏原残留物与新形成的致敏 T 淋巴细胞发生反应。这种反应被称为"迟发型"反应。有证据表明，过敏原特异性 T 淋巴细胞在初次致敏暴露后，会在最初接触的部位持续存在数月，这可能解释了斑贴试验中，再次在远隔部位暴露时，有时会观察到“再试验”或“爆发”反应[6]。

如果被致敏的人再次暴露于足够浓度的特定过敏原，临床反应发生得更快，通常在 24～48 小时。但是，由于过敏程度、渗透性和其他因素的不同，这也可能会从几小时到几天不等。抗原不仅可以通过呈递抗原的朗格汉斯细胞呈递，还可以通过分泌 IL-1 的角质形成细胞呈递，这些角质形成细胞获得 Ⅰa/HLA-DR 状态，增强细胞因子、免疫细胞和炎症反应的级联。这种级联是自动调节的，虽然其机制尚不完全清楚，但它可能涉及 $CD4^+$ T 细胞。

延迟反应时间(有时也称为“晚期”反应)描述了已经致敏的人在抗原接触后，延迟的诱发反应。使用该术语一直存在混淆，因为它不仅用于描述超过通常 4 天发生的反应，而且还用于急性初级致敏反应，在正常临床实践中，通常表现为抗原接触后 21 天左右更为突然和充分的反应。当接触少量过敏原(需要更长时间来增加 T 细胞反应)和过敏原延迟渗透的情况下(如凡士林中的新霉素)，延迟反应时间也存在，且致敏程度较低(记忆 T 细胞非常少)。

发病诱因

湿疹可分为内源性湿疹和外源性湿疹，后者又可分为接触性刺激性湿疹和变应性湿疹。通常会看到这些共存，特别是在手部。先前存在的或伴随体质的和(或)刺激性接触性的皮炎，损害皮肤，影响其屏障功能，增加过敏原吸收和继发致敏的机会。众所周知，手部湿疹易于出现镍过敏，反之亦然[1]，有手部湿疹的男性铬酸盐、钴和香脂的过敏的患病率是增加的[2]。湿疹持续时间越长，过敏的机会越大。封包极大地促进了经皮吸收，也可能导致在淤滞性湿疹、外耳炎和肛周皮炎中药物性皮炎的发病率升高，并且也是鞋、橡胶手套皮炎的致病因素之一。

由于将过敏原应用于受损皮肤更易致敏，因此对于暴露于相关过敏原的人来说，伴随的刺激性接触性皮炎将促进致敏，并降低变应性接触性皮炎的诱发阈值[3]。在致敏实验中，预先使用十二烷基硫酸钠造成皮肤损伤。增加的致敏风险可能是由于：①皮肤屏障破坏致过敏原吸收增加；②预先募集免疫活性细胞、细胞因子等启动免疫应答；③单核细胞的积聚。此外，通过对致敏采用 Matzinger 的“危险模型”概念[4]，有人提出接触性过敏只能在非免疫皮肤细胞(主要是角质形成细胞)释放细胞因子的情况下发生，这些细胞因子是由共存刺激物(通常与过敏原相同)或创伤引起的[5,6]。如果没有伴随的刺激，则会出现耐受而非致敏。

在豚鼠中，即使没有皮炎，洗涤剂或石蜡诱导的棘皮症也促进致敏[7]。尽管棘皮症促进致敏的机制尚不清楚，但它可能与烧伤和其他已知会增加致敏机会的皮肤损伤有关[8]。

一旦确定过敏，似乎可合理假设，过敏原可能以低浓度重新激活或维持皮炎。然而，即使这种暴露似乎已经停止，以接触性皮炎开始的手部湿疹，可能会持续皮炎，这可能是一种明显的“体质”的损害后结果[9]。

化学因素

皮肤细胞，尤其是它们的核酸和蛋白质，是由含有亲核原子的分子组成，这些亲核原子是含有带负电荷和富含电子的。大多数过敏原(半抗原)是低分子量(500～1000Da)的“简单”化学物质，含有带正电荷和缺电子的亲电原子[10,11]。这两种原子之间的相互作用导致强共价键形成半抗原-蛋白质复合物或“完整抗原”。金属和金属盐可以通过夺取一些电子形成配位键而与富电子原子(配体)结合。半抗原可根据其与假定载体蛋白的化学反应活性或按功能基团进行分组(表 128.2)。

表 128.2 基于功能分组的半抗原分类

半抗原组	例子
1. 酸	马来酸
2. 醛	甲醛
3. 胺	乙二胺、对苯二胺
4. 重氮化合物	比斯马克棕、刚果红
5. 酯	苯佐卡因
6. 醚	苄醚
7. 环氧化合物	环氧树脂
8. 卤化物	二硝基氯苯、苦基氯
9. 醌	樱草素、对苯二酚
10. 金属	Ni^{2+}，Co^{2+}，Cr^{3+}，Hg^{2+} 等
11. 不饱和化合物	Δ^3-carene(松节油)

因此，低分子量化合物成为半抗原的潜力取决于其对皮肤蛋白的化学反应。一些化合物直接反应(如镍)，而另一些化合物则需要在皮肤内代谢激活或外部激活。根据激活模式的不同，后者又称为亲半抗原或前半抗原。需要代谢激活的非致敏化合物是亲半抗原，而前半抗原是没有或具有低致敏潜力的化合物，并且在外部被激活。

亲半抗原在皮肤中代谢活化，因此活化程度可根据个体的酶表达模式不同而不同。已知的亲半抗原有肉桂醇（3-苯基-2-丙烯-1-醇）和漆酚。

前半抗原常见的有芳香萜、来自树脂和乙氧基表面活性剂中的二萜。斑贴试验显示这些物质中的一些在通过自动氧化激活后，成为强力的皮肤致敏剂。柠檬烯（来自柑橘）和芳樟醇（来自薰衣草）是两种常用的香料，它们的自动氧化会产生相应的氢过氧化物。多中心研究表明，氧化柠檬烯和氧化芳樟醇是变应性接触性皮炎最常见的原因，而化合物本身很少引起过敏[12]。

根据所采用的途径，皮肤中的酶可将化学物质转化为不同的代谢产物，使得确定原始化学物质的变应性更加困难。多重过敏是交叉反应还是伴随致敏，这个问题也很难解释。

酶系统也可能起到预防作用，就像谷胱甘肽对某些药物诱导的反应[13]。

致敏潜力评估

致敏潜力是一组人或动物中给予某种特定药剂而诱导致敏的相对能力[14]。在豚鼠和人类中，致敏指数的估计需要对斑贴试验暴露量进行修正，以增加致敏影响。这种预测性斑贴试验用于比较新产品或化学品与已知物质的致敏性能。在过去的 40 年中，已开发出许多试验程序来评估新化学品的致敏性能。Kligman 和 Basketter[15] 批判性地评估了各种预测试验方法。大多数先前的方法甚至无法发现强效的致敏剂。Kligman 和 Epstein 描述了一种"最大化试验"，该测试是将被研究的高浓度化学物质应用于预先被十二烷基硫酸钠刺激的皮肤区域[14]。这种方法后来被 Marzulli 和 Maibach 改进，他们对被研究的高浓度过敏原进行重复斑贴试验。Jordan 和 King 证明，男性的最大化试验中呈阴性的物质，有时会使女性致敏。这可能反映了该物质先前在阈值下的暴露，如化妆品的成分。

伦理方面的考虑可能会阻止在人体行致敏实验。Magnusson 和 Kligman 描述的豚鼠最大化试验，给出了与人类预测性斑贴试验相比有利的结果。为了增强致敏性，豚鼠最大化试验是结合斑贴试验和皮内注射弗氏佐剂简单溶液中的过敏原。其他试验，如 Buehler 试验和开放性表皮试验，仅使用于表皮途径；而 Draize 试验和弗氏完全佐剂试验使用纯皮内致敏方法。然而，在小鼠、豚鼠或人类中，物质的致敏潜力没有绝对的一致性。

1997 年 1 月，生效的欧委会化妆品指令第 6 修正案，承诺禁止所有动物实验。局部淋巴结检测的小鼠模型已获监管部门批准。根据诱导淋巴细胞增殖所需的剂量，使用对数尺度对化学物质诱导致敏的潜力进行分类，从强致敏到非致敏[16]。小鼠耳肿胀试验[17]避免了对受试动物的尸检。

化合物理论上的致敏性，可参考报道的致敏性病例数据库和之前进行的豚鼠最大化试验结果[11,18]。通过将已知过敏原和反应基团的结构与任何新化合物的结构比较，可开发出一个专业系统来预测化合物可能的致敏潜力。利用结构-活性关系进行分子建模，被应用于倍半萜内酯和樱草素及磺酸内酯的相关烷基化指数，以此验证该模型。

致敏风险

致敏的风险不仅取决于所用物质的致敏潜力，还取决于在刺激免疫系统前化学物质能否渗透表皮[19]。每单位面积（应用面积＞$1cm^2$）施加的对数剂量，似乎是致敏风险的最重要决定因素其与反应性呈 S 型剂量-反应曲线[20]。在实践中，暴露的条件也很重要：暴露持续时间（冲洗掉或残留在产品上）、重复暴露[21]，以及皮肤状况（预先存在的皮炎引起致敏过程中的辅助信号）。

此外，还有个体因素；对已致敏的个体研究表明，与未表现出任何预先存在的接触性过敏的人相比，那些接触性过敏的人更易对其他过敏原致敏。对于高浓度的强过敏原，如 DNCB，个体致敏性并不重要；几乎每个人都能被致敏。

在个人护理产品中，对任何过敏原浓度的调整使致敏风险减小，尽管在已致敏的个体中仍可能诱发皮炎。一种对这类产品的致敏风险评估方法已被描述[22]。根据文献综述和已知的结构-活性关系，对暴露（包括皮肤吸收知识）和致敏潜力进行评估。如果需要进行体内试验，则可以进行各种动物实验或人体重复损伤斑贴试验。已采取立法措施以减少接触性皮炎的患病率[23]。

皮炎的发生

一些对某种物质致敏的人可以耐受与它正常接触，被认为是具有潜在的致敏。潜伏期致敏和表达致敏之间免疫学上无差异。致敏是显现还是潜在，部分取决于致敏阈值，即使斑贴试验阳性的过敏原最低浓度。诱导剂量部分决定了挑战，较高诱导剂量时的反应强度，这个剂量导致挑战时反应更强[20]。临床上对常春藤毒素敏感的人总是对 1∶10 000 十五烯基儿茶酚（PDC）有阳性反应，但许多只对 1∶100 PDC 反应的人具有临床免疫力。斑贴试验灵敏度和临床灵敏度不一定成比例。斑贴试验确定的阈值取决于许多技术因素，如使用的基础和应用试验的区域，同一个人随着时间的不同也会不同。在反复接触过敏原后，阈值可能下降，而潜在过敏中的阳性试验反应可能揭示出未来变应性接触性皮炎的候选者。

使用新物质进行斑贴试验可能会发现，某些人已经对其致敏，要么是因为接触了相关物质，要么是暴露于这种化合物的其他形式。200人的阴性反应并不能排除38名消费者中的一人可能出现致敏性（99.5%）。这种比率会立即妨碍该物质的任何实际用途。据计算，5300名受试者的阴性斑贴试验预示着，1000名消费者中不到一人可能会出现致敏。

免疫耐受

致敏反应诱导效应性T细胞和抑制性T细胞，后者缩短免疫反应，使表皮反应消退，不会无限制持续[24]。因此，从理论上讲，优先刺激抑制细胞可能导致抗原无反应。这可以通过非皮肤途径（如静脉注射，口服或腹腔注射）给予过敏原（以前未致敏的个体）来实现[25]，从而绕过表皮朗格汉斯细胞。这种耐受性也可以通过将过敏原应用于没有朗格汉斯细胞的皮肤来实现，如小鼠尾巴，或朗格汉斯细胞已被紫外线抑制或被糖皮质激素耗尽的皮肤。抑制性T细胞或其前体对抑制细胞生长的药物敏感，因此环磷酰胺的给药可以逆转耐受状态。

病理学

活检对接触性皮炎的帮助有限。湿疹的大部分类型表现出相同的病理变化，病理学上无法明确区分变应性和原发性刺激性接触性皮炎。区分刺激性和变应性接触性皮炎的唯一可靠方法是通过研究炎症过程的早期事件，因为炎症级联的其余部分在两个疾病中是相似的[1]。

致病微生物

动物不是接触性过敏的主要原因，尽管欧洲的谢尔曼人在夏季处理含有海洋生物（称为苔藓虫）的渔网时，暴露在外的皮肤易出现接触性皮炎。这种疾病在英国被称为“道格海岸瘙痒”[1]。过敏原已确定为（2-羟乙基）二甲基亚硫酸氢铵离子[2]。

遗传学

遗传危险因素是基于接触性皮炎发展相关步骤中涉及的基因变异（如多态性）。在遗传学上，有影响的步骤是抗原通过皮肤屏障的吸收、免疫细胞介导的抗原特异性反应和皮肤中的酶介导的抗原代谢[1]。后者的实例是由表皮N-乙酰转移酶（NATs）介导的抗原代谢和可能激活。研究发现，这些Ⅱ期酶的遗传多态性与接触性皮炎的风险之间存在关联。接触性皮炎患者的NATs酶活性往往高于平均水平[2]。其他研究将快速乙酰化NAT-1的等位基因与PPD致敏的较低易感性联系起来[3]。

细胞因子基因多态性代表了免疫应答水平上可能存在的遗传风险因素[4]。其他增加变应性接触性皮炎风险的基因多态性，在酶的编码区域被观察到，如血管紧张素转换酶[5]。

致敏以个体易感性为前提。已经使用流行病学、家庭和双胞胎研究对此进行了探讨[6]。在人类中，易感性似乎不遵循孟德尔遗传定律，并且在某些情况下，可能通过非抗原特异性扩增免疫应答[7]。几乎每个人都能被报春花提取物致敏，大多数被2,4-DNCB致敏。然而，后者的实验表明，几乎所有易感受试者在适当浓度的过敏原作用一次或两次后都会致敏；重复使用只能轻微增加致敏人数。有些人抵抗致敏。这种抵抗可能是通过反复接触亚致敏剂量的过敏原[8]或通过口服途径暴露产生耐受[9]而获得的。

致敏能力因人而异，但某些人更容易对特定物质（如镍）产生过敏。镍过敏的“遗传性”计算约为6C%[10]。这可能是一种由基因决定的性状，但如果是这样，尚不清楚遗传的特性是否增加了结合形成有效抗原、致敏或促进经皮吸收的能力。在豚鼠中，对一般物质和特定物质的致敏能力已被证实是遗传的[11,12]。对人类而言，因为很难区分遗传因素和环境因素，此类研究不太可能具有结论性。一项实验比较了父母及其子女对DNCB和硝基二甲基苯胺接触致敏的易感性。父母致敏的儿童比父母未致敏的儿童更容易致敏[13]。变应性接触性皮炎患者的兄弟姐妹和子女的斑贴试验呈阳性的概率增加，镍过敏受试者的一级亲属患同样疾病的概率增加[14]。相反，对手部湿疹和镍过敏的双胞胎的研究表明，环境较遗传因素更为重要[15]，之前的研究也未能显示单卵双胞胎和双卵双胞胎对DNCB致敏能力有任何差异[16]。到目前为止，对HLA类型和血型的研究尚未证实有用[17,18]。然而，在接触性过敏患者中发现快速乙酰化的比例有统计学意义[19]。作者无法说明这种情况是导致过敏的原因还是一种遗传标记。多重敏感受试者中IL-16-295启动子[20]和TNF-α-308多态性表明，这些也可能对接触致敏的易感性有影响[21]。

特应性，特别是特应性湿疹，其与变应性接触性皮炎的关系引起了广泛争议。已知特应性皮炎表现为Th1细胞的下调[22,23]，这应该意味着发生变应性接触性皮炎的趋势降低；确实，重度特应性皮炎患者可能会对DNCB致敏能力降低[24]。然而，临床研究却相互矛盾，有些研究表明接触性过敏的患病率升高，特别是药物[25]，有些研究患病率相同[26]，有些研究患病率降低[27,28]。在一项 101 对双胞胎的研究中，发现斑贴试验阳性和特异性之间没有相关性，而特异性人群中变应性接触性皮炎的患病率与盘状或脂溢性湿疹患者的患病率相似。此外，一项研究[29]中提到的镍致敏水平升高，而另一项研究则没有升高[30]。混淆因素包括了在许多慢性特应性皮炎病例中，对于破损皮肤，药物和润肤剂的暴露无论是在面积和时间上都是相当大，这可能解释了一些研究中提到的药物成分致敏率增加的原因。镍、铬酸盐、钴和其他轻微刺激性过敏原的斑贴试验假阳性反应，常见于特应性皮炎患者，这可能难以解释。目前对于特应性患者接触致敏的相对风险尚无定论。

环境因素

根据定义，环境会影响潜在过敏原的暴露，从而影响接触过敏的可能性。对于个人而言，某些直接环境，包括在家、工作中和在业余活动中遇到的环境，尤为重要。然而，更普遍的影响包括气候、地理、生态、社会经济和文化因素。这些也可能影响个体对过敏原暴露的反应。气候、地理和生态往往是相互关联的。

气候

由于不同的紫外线照射、热能和相对湿度，气候在接触过敏中可能起到部分作用。UVB 暴露已被证明会降低皮肤对接触过敏原的免疫反应[1,2]。然而，UVA 暴露似乎没有相同的效果，且有证据表明免疫反应性的降低是短暂的，这可能是由于适应性机制[2]。因此，来自太阳的 UVB 暴露可以暂时减少接触性过敏反应，尽管关于阳光对斑贴试验反应的影响存在相互矛盾的证据[3,4]。相反，冬季皮肤的皲裂易诱发刺激性接触性皮炎，也会增加对甲醛[4]和丙二醇等物质的斑贴试验假阳性反应的发生率[5]。封包和出汗增加可能会增加对鞋子和衣服的过敏反应。阳光充足的地方，暴露在吸收紫外线的化学滤光剂的情况会增加，因此在夏季，来自该来源的接触和光接触过敏也会随之增加，而其他原因造成的光过敏也会成为一个更大的问题。这些不同的观察结果表明，有些因素必定影响了接触性皮炎容易季节性。

植物群和动物群

植物性皮炎通常表现出明显的季节性，一些植物如报春花的致敏性随光照和季节而变化较大[6]。许多致敏植物，尤其是属于菊科系列的植物，在寒冷和霜冻的天气中被摧毁，但在温暖的春夏季回归。全球变暖也被认为是一个问题，有证据表明，漆树属物种可能因此变得更加丰富和具有致敏性[7]。干燥和多风的气候将促进过敏性植物的分布。同样，地理位置也是一个非常重要的影响因素。暴露于漆树属物种主要局限于北美洲。菊科过敏在世界许多地方都可见，但致敏的植物各不相同：在美国，豚草是主要原因，在欧洲是菊花和花园杂草，在印度是杂草银胶菊，在澳大利亚是在“丛林”中发现的大量野生菊科植物。植物的职业性接触性过敏通常是季节性的，如青苔采摘者[8]和植物或蔬菜种植者[9,10]。

社会经济和文化因素

尚未对接触性皮炎与社会经济群体的关系进行详细研究，但在可支配收入较少的人群中，预计接触廉价金属首饰（释放镍）的风险可能相对增加。同样，香水和化妆品的使用和暴露模式可能因社会阶层而异。

文化因素很重要，并不总是完全被认为是接触性过敏的发病诱因，特别是使用致敏的传统草药和香油来治疗皮肤病的中东和远东地区[13,14]。此外，食入漆树属的草药偏方已在韩国引起全身变应性接触性皮炎的暴发[15]。

中东和印度次大陆的男性更常使用染发剂，包括在胡须上使用[16]。印度女性可能会对用于前额的番红花粉和眉心红点染料和黏合剂过敏[17]。相比之下，西方文化更注重美容和休闲，包括躺在阳光下，以及海边度假时涂抹防晒霜。近年来，文身和穿刺的频率增加，特别是在年轻人中，从而增加了与潜在过敏原（包括镍和 PPD）接触的风险。

临床特征

病史

接触性皮炎可模仿任何类型的湿疹样皮炎，或与其有关。诊断应基于详细的病史，并结合对环境中常见过敏原和刺激物的充分了解。全面的病史对于确定曾接触的过敏原至关重要，其中化学和工业过程的相关知识是有价值的。尽管在通常情况下致敏和皮炎发生之前需要多次暴露，一次单一的暴露也可能引起致敏和随后发生接触性皮炎[1]。

原发部位

这必须通过仔细询问患者来确定。根据定义，接触性皮炎必须与发生在致敏原接触的地方，而原发部位是致病的重要线索。患者经常在皮炎恶化和继发扩散的阶段被进行评估，模糊了最初的模式。

持续时间和行为

一旦确定了发病日期和原发部位，就必须确定该疾病的后续行为。特别是这种情况是否扩散，扩散到哪里？问题是持续性的还是间歇性的？反复突然加重可能提示变应性接触性皮炎。有没有明显的加重因素？

皮炎在周末或假期改善可能提示职业来源。周末复发可能与爱好或非职业过敏原相关。季节性变化（光照强度最大时加剧）可能暗示植物过敏原，可能具有光敏性。植物性皮炎可能以非典型模式复发。伤口周围的皮炎，尤其是腿部溃疡，表明对药物过敏（图 128.1），特定药物或化妆品引起的加重和复发提示接触性过敏来源于这些。

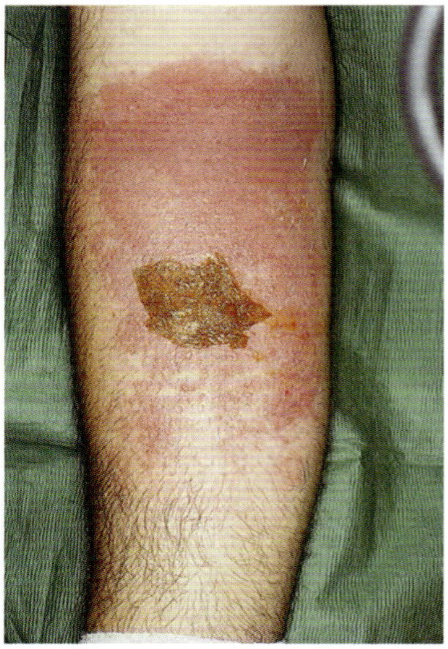

图 128.1 药剂接触性皮炎

（由 J. D. Wilkinson 博士提供，阿默舍姆总医院，阿默舍姆，英国）

既往病史

既往皮炎病史可能提供复发起源的线索。例如，耳环皮炎可能比手部镍皮炎早几年。既往皮炎，特别是小腿局限性皮炎，可能由于反复使用含有致敏剂的药物而引起或复杂化的。特别询问有关服装、珠宝、香水和胶布的皮肤反应是很有用的。

婴儿或儿童期屈侧湿疹、哮喘或季节性过敏性鼻-结膜炎的病史可能提示特应性体质。特应性皮炎也容易引起手部刺激性接触性皮炎，在这种情况下，体质因素可能是主要的，但不一定是唯一的原因。

过敏源

寻找变应性接触性皮炎的可能来源应包括对患者所有活动的回顾，但首先应集中于：职业、现在和过去；爱好；化妆品、衣物及个人物品；家居环境；目前和以前的局部应用药物，无论是处方药还是非处方药。大多数患者认为新接触的物品是皮炎的原因，而事实上，那些长期使用的物品通常是罪魁祸首。

职业：在怀疑患有职业性皮炎时，必须提供准确的病史，并对使用的材料、操作的机器和使用的个人防护有全面的了解（图 128.2）。然而，皮肤科医师不能完全依赖他或她对工业过程的了解，并且可能需要参观工厂以熟悉所描述的过程，特别是如果它是新的。必须检查健康和安全数据表，因为这些数据表可能提供所用材料的化学名称，以及它们的刺激性或过敏性的指示。如有需要，可提供电话号码或电子邮件地址以供进一步查询。其他类似病例的存在将提示职业性皮炎的可能性增加。对工作中提供的清洁剂、护肤霜和护发素成分过敏的情况越来越多被报告，员工必须被询问这些产品的使用情况[2]。

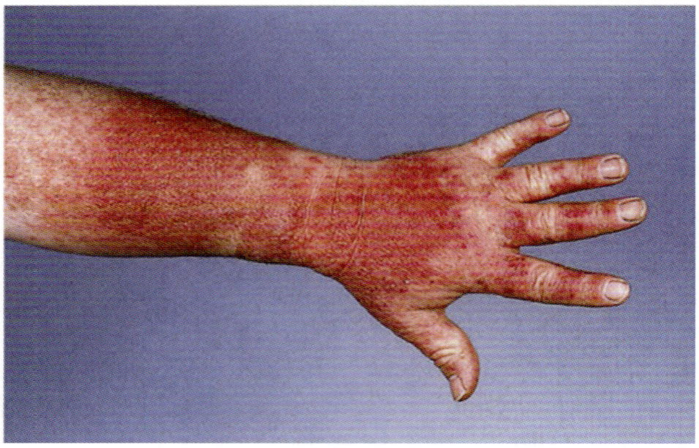

图 128.2 在印刷业中使用丙烯酸酯致敏的急性变应性接触性皮炎患者

（由 J. D. Wilkinson 博士提供，阿默舍姆总医院，阿默舍姆，英国）

不应忽视与家务相关的问题。执行的家务量和使用的方法千差万别。还应确定孩子的数量和年龄及节省劳力装置的可用性。很少有人在家庭以外自愿提供家务信息，所有的都必须直接询问。

事实上，失业的患者或学生可能从事临时工作，甚至应该询问就业人员是否从事第二份工作。

嗜好：大多数家庭自制手工作品所使用的材料可包含工业过敏原，这是一种常见过敏原。许多家庭会使用到水泥、胶水、油漆、木材和木材防腐剂。相关皮炎的另一个重要来源是园艺。还应考虑其他爱好，如汽车维修、运动和烹饪。

个人物品和药品：这些是与皮肤接触或应用于皮肤的物品，包括纺织品、鞋类、防护服和手套、珠宝、眼镜、助听器、医疗器具、化妆品、香水和药物。对化妆品、洗漱用品和外用药物的不良反应是医院转诊疑似变应性接触性皮炎的最常见原因。使用的产品数量可能很大，有些产品可能只是间歇性使用。通常，仅处方药物才被公布，必须对非处方制剂进行重复的具体询问，包括用作保湿剂的化妆品、草药和借来的药物。患者通常不会提到"低过敏性"产品，因为他们错误地认为不是这些产品引起的。涂抹的化妆品可以通过涂抹面霜、乳液或湿巾从皮肤上擦除，而使用这些很容易被忽视。应特别询问患者使用指甲油、人造指甲和染发剂的情况。皮肤清洁和头发产品，"冲洗"而不是"残留"，也可能是罪魁祸首。许多患者对所用产品的记忆很差，而且大多数患者忘记一些产品。当他们参加斑贴试验时，他们应该被邀请带上所有的局部使用的物品，如果有说明，这些可以被专门测试，并在适当的时候检查成分列表。

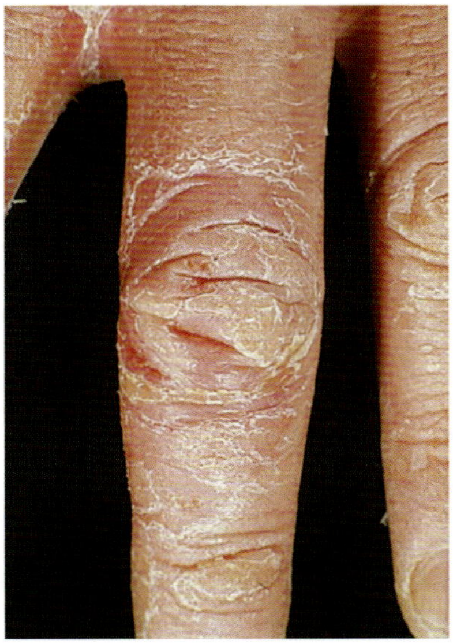

图 128.3 慢性接触性皮炎，皮肤干燥、脱屑、增厚及皲裂

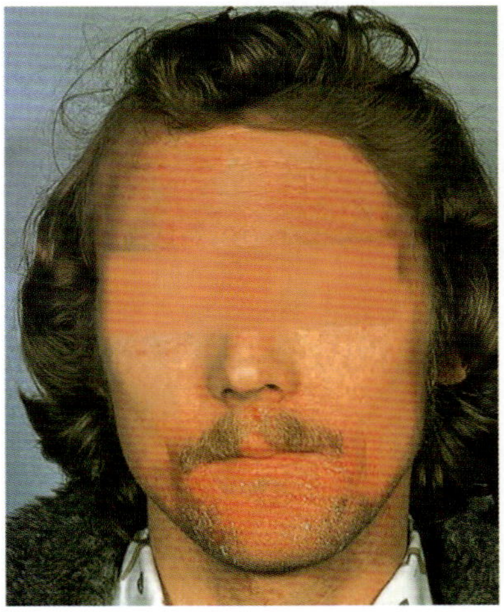

图 128.4 由倍半硫化磷引起的脂溢性皮炎样变应性接触性皮炎

（由 J. D. Wilkinson 博士提供，阿默舍姆总医院，阿默舍姆，英国）

临床表现

湿疹反应(皮炎)

皮炎的严重程度取决于暴露强度和敏感程度。临床表现在某种程度上还取决于皮炎部位和致病因子。皮炎的分布可能提示病因，如镍或纺织品。

急性接触性皮炎的主要症状是红斑、肿胀、丘疹和丘疱疹，这反映了真皮中炎症变化的顺序和表皮细胞内和细胞间水肿。在更严重和急性的病例中，这可能导致细胞间桥的破坏和更大的水疱形成；如果它们破裂，就会导致渗出性皮炎。主要症状是瘙痒。

如果接触性皮炎持续存在，可能是由于持续或反复接触过敏原，或由于继发性刺激物或过敏原。皮肤变得干燥、鳞屑和增厚是由棘层增厚、角化过度、真皮水肿和细胞浸润导致。苔藓样变和皲裂可能会在以后发生(图 128.3)。慢性变应性接触性皮炎的这些临床特征不是总能与体质性(图 128.4)或刺激性接触性皮炎区别开来，其病因往往很复杂。

皮炎的分布具有重要的诊断价值，但其形态通常无助于追踪病因。也有例外，如异常强烈的过敏原可能在短暂接触后引发大疱性皮疹，植物叶片可能引发线状皮炎。

初发模式

皮炎的解剖图案通常暗示一个特定的原因，但在其他情况下，该图案仅表示一系列可能的过敏原，如鞋类皮炎。有时，皮炎严重局限于通常接触的部位，但由于与大多数物体接触的面积变化很大，分布可能更不稳定。一些过敏原可以通过手指局部扩散或被携带到远处的身体区域。即使手上没有皮疹，指尖上的过敏原也可能引起其他部位的皮炎，如生殖器、眼、面部和颈部。

一旦确定了原发部位，问题应该集中在那些特别是经常导致该部位皮炎的过敏原。

手和手臂：手部皮炎通常是多因素的。约 2/3 的接触性皮炎病例涉及手，手是刺激性和变应性接触性皮炎最重要的部位[1,2]。手部湿疹没有特定的病因学特征，重要的是要强调变应性接触性皮炎可能模拟体质模式。家庭主妇的皮炎和大多数职业性皮炎仍局限于手部。尽管大多数病例是原发性刺激的，但是对斑贴试验的相关阳性反应的发生率较高[1]。可以通过将湿疹斑块的形状和部位与处理的物品相关联来追踪过敏原。橡胶手套可引起穿戴部位明显的皮炎，特别是在手背部、手腕处有明显的分界线。

手掌水疱性接触性皮炎可能类似于体质性湿疹，如果这个人已经被致敏，可以由直接接触或食入过敏原导致。水泥中的铬酸盐、N-异丙基-N-苯基-对苯二胺(IPPD)、1,2-苯并异噻唑啉-3-酮(图 128.5)是三种过敏原，特别容易诱发手掌变应性皮炎。铬酸盐过敏可引起盘状湿疹。

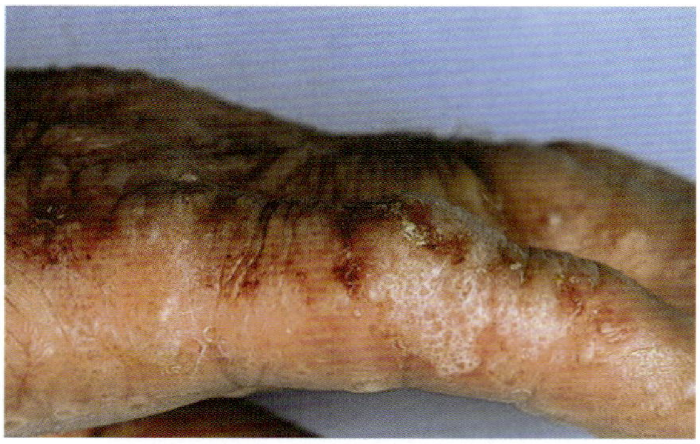

图 128.5 对 1,2-苯并异噻唑啉-3-酮结构溶血蛋白过敏的急性水疱性湿疹患者

(由 J. D. Wilkinson 博士提供，阿默舍姆总医院，阿默舍姆，英国)

手指、手背和前臂的条纹性皮炎通常由植物引起(图 128.6)，可能为变应性的(如报春花和常春藤毒素)，刺激性的(如花叶万年青和大戟)或光毒性的(如大猪草和芸香)。

农业、动物和食物加工有关的人的手部皮炎可能与动植物蛋白的瞬时即刻超敏反应有关[3,4]。手指变应性接触性皮炎可见于植物过敏原，如园艺家中的郁金香("郁金香指")[5]。厨师的大蒜过敏通常影响非支配性拇指、示指和中指(图 128.7)[6]。

手臂与手受到相同的过敏原影响，但通常较晚。如果双手在工作时戴着手套保护，前臂可能是职业性皮炎的主要部位(图 128.8)。因为表带里含有这些过敏原，对镍、铬酸盐和对叔丁基苯酚甲醛树脂的过敏会发展为手腕处各自对金属、皮革和胶水过敏。灰尘(外来木材、水泥)、镍和纺织品会导致肘部屈侧皮

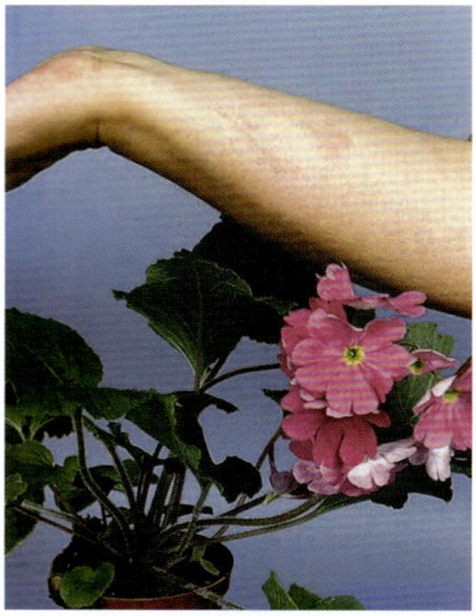

图 128.6 对报春花过敏的患者手腕上典型的"条纹"接触性皮炎

(由 J. D. Wilkinson 博士提供，阿默舍姆总医院，阿默舍姆，英国)

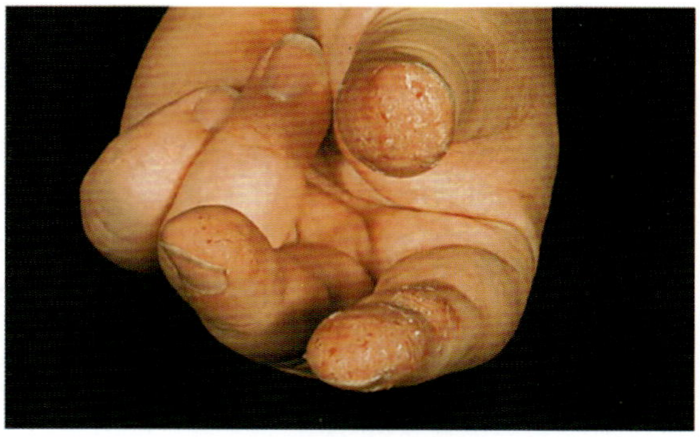

图 128.7 大蒜变应性接触性皮炎的指尖模式影响非支配性拇指、示指和中指

炎，这必须与特应性皮炎区别开来。

面部：面部皮炎可单独发生或与其他地方的皮炎同时发生。来自香料、染发剂、防腐剂和皮肤护理产品或化妆品的其他成分(包括指甲油)的面部变应性接触性皮炎很常见。

化妆品引起的皮炎可能从干燥、紧绷和瘙痒开始。大多数女性在此阶段转为用另一个品牌，并且从未被皮肤科医师评估过。只有在症状持续或严重时，才会提及它们。一些过敏原，如染发剂，可引起急性水肿(图 128.9)和强烈的瘙痒，但不是湿疹，随后脱屑。指甲油过敏通常引起面部非常局限的斑块，但也可与眼睑皮炎和颈部、胸部，甚至更远部位的广泛受累有关[7]。重要的是要注意，这些指甲油过敏原也可

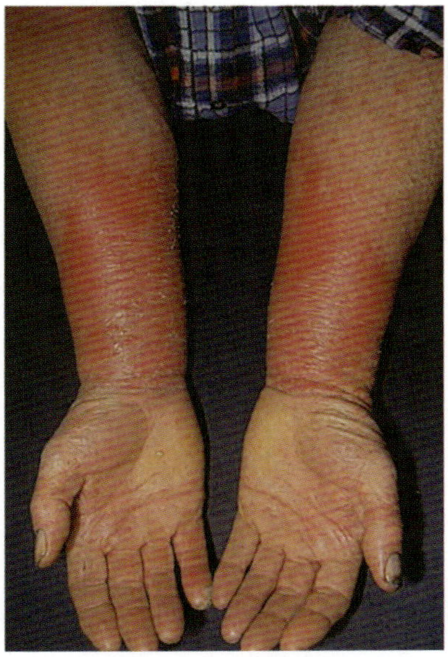

图 128.8　接触环氧树脂和硬化剂的过敏，影响无保护的前臂

以存在于其他指甲化妆品中，如指甲强化剂和硬化剂。临床表现可以提示人为因素，因为受影响的部位界限清楚[8]。从对丙烯酸基人造指甲和橡胶海绵涂抹器的过敏可以看出类似的分布[9,10]。前额会对头发上涂抹的任何东西过敏，也会对皮革帽带中的铬酸盐过敏。含镍或塑料的眼镜架可能会引起脸面、鼻、眼睑和耳接触的区域的皮炎。

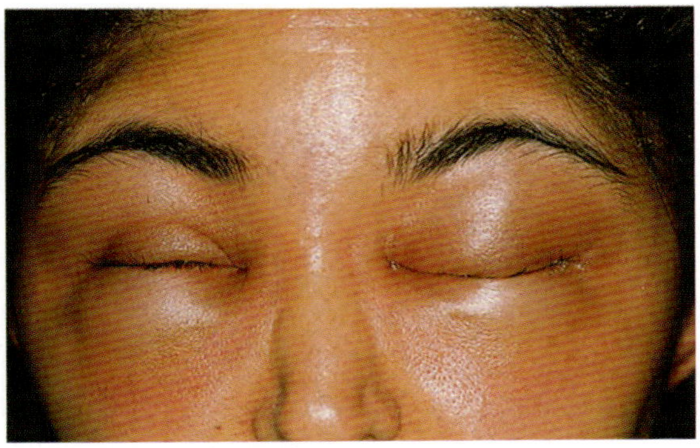

图 128.9　接触性皮炎表现为急性水肿

见于对报春花和对苯二胺型染发剂敏感的患者和接触性皮炎易感的患者。（由 J. D. Wilkinson 博士提供，阿默舍姆总医院，阿默舍姆，英国）

气传、挥发性过敏原[11]和光敏剂引起的皮炎分布模式如下：前者累及眼睑，后者则以颏下方、耳垂后和耳垂下为皮肤免受累三角区。

面部变应性接触性皮炎必须区别于化妆品不耐受、刺激性接触性皮炎和体质性皮炎，但有时是多因素的。

眼睑：影响面部的过敏原最初可能导致眼睑皮炎[12,13]，因为眼睑皮肤薄、敏感并且可能被手指（如指甲油[7]）、空气飞沫滴（如香水喷雾）或挥发性物质（如环氧树脂）污染。眼霜、眼影、睫毛膏和眼部卸妆剂可能是导致眼部皮炎的罪魁祸首，斑贴试验可能会发现相关的过敏原。睫毛夹和化妆涂抹器可能含有镍和（或）橡胶，并在该部位引起接触性过敏[14,15]。

报春花和常春藤毒素过敏可能累及眼睑，通常与接触部位的条纹状皮炎有关，可能是出血性的。

眼部疾病的治疗也可引起皮炎。滴眼剂和软膏中的致敏剂包括新霉素、庆大霉素、妥布霉素、氯霉素、夫西地酸，以及磺胺类药物、局部麻醉药、抗组胺药、β 受体阻滞药、抗胆碱能药和拟交感神经药。滴眼液和隐形眼镜液通常含有防腐剂[如苯扎氯铵、乙二胺四乙酸盐（EDTA）、汞]，它们也可能致敏。

嘴唇或口周区域：口红、药膏、镍、药物、调味剂、大蒜[16]、虫胶[17]和化妆品辅料可能会致敏。口红皮炎可能仅限于红唇边缘，看起来干燥、脱皮或皲裂；口周区域也可能受影响。在 1960 年之前，曙红是口红中常见的致敏剂[18]，但后来发现它的致敏性是由杂质引起的，因此没有进一步的不良反应报告，口红皮炎不太常见。

牙膏过敏是唇炎和口周皮炎的公认原因。香料是常见的原因，如肉桂醛[19]、留兰香油、薄荷油、茴香脑和 l-香芹酮[20]。口香糖中的松香及其衍生物可引起变应性接触性唇炎[21]。对其他食品添加剂如偏亚硫酸氢钠、防腐剂、色素和抗氧化剂也可能会导致唇炎。在欧洲，可以通过识别在食品包装的成分标签上的相关 E 编号来确定它们的存在。含有防晒指数的唇部化妆品也可能含有防晒剂，甚至光敏性接触性唇炎也已经被阐述[22]。

本章后面的黏膜部分讨论了对假牙和填充物的过敏反应。有棱角的唇炎通常由假牙造成，但唇炎也可能是由于习惯性地带到嘴里的致敏剂引起，如指甲油或镀镍物（如钥匙、别针、乐器）[23]。

耳部：外耳炎病因复杂（见第 108 章），通常是慢性复发病程。神经性皮炎也很常见，可叠加在脂溢性皮炎上。通常未曾预料到的继发性药物接触性皮炎在耳中特别常见[24]。皮炎也可以通过用发夹（镍）或指尖（指甲油）抓挠引起和维持。

虽然易发生助听器皮炎，但通常是闭塞的非特异性后果[25]。助听器可能含有丙烯酸酯、增塑剂和稳定剂。耳机可能含有尿素、酚醛树脂或橡胶。

眼镜框皮炎可能具有刺激性，尤其是在耳后方和上方。金属，特别是镍和钯可致敏，一些导致皮炎的镜框被错误地描述为无镍或由钛制成[26,27]。塑料成分，包括环氧树脂、丙烯酸酯、增塑剂、紫外线抑制剂和染料，也被认为是皮炎的原因。用于噪声防护的耳塞可能含有防腐剂、染料、橡胶和塑料化学品，以及甲醛树脂在内的饰面材料。淋浴帽和染发剂帽上的弹性圈可引起耳后区域的皮炎。

由于镍或不太常见的黄金，耳环和夹子通常在耳垂上引起皮炎。耳垂穿刺可能是镍皮炎的致敏事件，导致慢性接触性皮炎。耳穿刺后可见由镍、钯和黄金导致的肉芽肿性接触性过敏[28]。

头皮：头皮往往相对不易发生变应性接触性皮炎。由香料、防腐剂和两性洗涤剂引起的皮炎通常仅限于耳、颈部和面部，但在此之前可能伴有头皮持续性瘙痒。永久性染发剂过敏原、PPD 和相关的半永久性染料仍然是皮炎的重要来源。正确使用永久性染发剂用于头发，而不是头皮，然后进行氧化和冲洗。漂白剂含有过硫酸铵，可引起特异性荨麻疹和接触性皮炎。酸性或冷烫的甘油单硫甘氨酸是美发师的重要致敏剂，只偶尔引起顾客过敏。诸如摩丝、凝胶、蜡和定型喷雾剂，通常含有致敏的香料和防腐剂，还含有调理性季铵化合物，而这些化合物通常具有刺激性。药物洗发剂可含有焦油提取物、吡啶硫酮锌或其他试剂，并且许多洗发剂含有甲醛、甲醛释放剂或异噻唑啉酮，这些均作为防腐剂加入产品。在许多洗发水中也发现了椰油酰胺丙基甜菜碱。所有这些材料都可能具有潜在的致敏性，尽管过敏性受试者可能会因为接触时间短而耐受，前提是洗发要彻底冲洗干净。用于促进头发生长的外用米诺地尔洗剂偶尔会致敏[29]。据报道，在尼龙假发中对偶氮分散染料致敏而导致头皮皮炎[30]。

颈部：项链或拉链扣上的镍会在颈后产生小面积皮炎。指甲油（图 128.10）或指尖的樱草素可能是斑片状变应性皮炎的原因，有时会类似单纯苔藓。纺织品（衣领的表面材料、染料）和项链（镍、异国木材）可能会导致领圈样皮炎或颈部两侧的皮炎。如果穿着衬衫或开领衬衫，那么来自空气中的过敏原和光敏剂引起的皮炎会局限于颈部“V”区。香水可导致颈部变应性接触性皮炎和光毒性皮炎，尤其是颈部两侧。

腋下：许多皮炎病例是由于出汗、闭塞和使用止汗剂引起的刺激，止汗剂通常含有铝盐以阻止汗腺出汗。用于掩盖气味的香料和用于减少细菌的防腐剂可能会致敏。纺织品产生的皮炎多为腋下皮炎。

躯干：服装皮炎的分布可能提供了有关衣服的线索。无论男性或女性，镍纽扣和拉链都会导致穿戴部位的皮炎，但经常会出现更广泛的继发性皮炎。由于“镍指令”，这种情况在欧洲不太常见。来自皮革的铬酸盐致敏和来自弹性橡胶的致敏可表现为躯干性湿疹。来自连衣裙、衬衫和毛衣的皮炎主要影响颈部和腋窝褶皱处，内衣覆盖的区域不受累。过敏原通常是纺织染料。

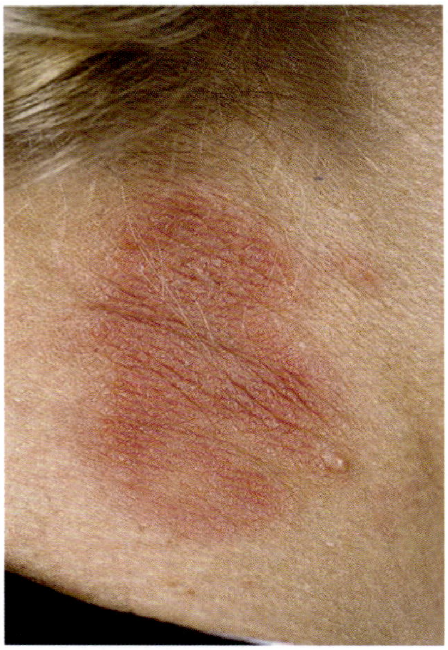

图 128.10　颈后单纯性苔藓样湿疹
与甲苯磺酰胺甲醛树脂（指甲油）过敏有关。（由 J. D. Wilkinson 博士提供，阿默舍姆总医院，阿默舍姆，英国）

对菊科植物过敏的户外工作者如果脱衣服上班，可能出现播散性皮炎或气传性皮炎模式，会影响所有暴露区域，包括躯干。

洗涤剂和织物柔顺剂通常是导致躯干皮炎的原因，但又通常缺乏客观证实[31]。弥散性丘疹性湿疹可能是药物致敏的特征，伴继发扩散。

肛门生殖器：肛门生殖器区域是药物致敏的常见部位。对瘙痒、皮疹和痔疮的各种处方药和非处方药进行实验，其中许多含有致敏剂，最常见的是香料、局部麻醉药和秘鲁香脂。医学界规定的其他致敏剂包括新霉素、羟基喹啉、乙二胺、皮质类固醇和局部抗真菌剂。潮湿的卫生纸和湿巾可能含有多余的高浓度的防腐剂，这使得变态性过敏的患病率升高，特别是甲基异噻唑啉酮[32]。指甲油异位接触性皮炎也可能影响该部位[33]。尼龙染料，尤其是紧身裤，也可能产生变应性接触性皮炎，主要局限于该区域。

接触性变应原的摄入可能会导致肛门瘙痒症，特别是如果它们不经改变排泄。偶尔可能会怀疑香料和药物。在常春藤毒素与漆酚交叉致敏的个体中，发现黄油中的腰果油可诱发肛周皮炎[34]。

许多对女性的研究没有将肛周与外阴区域的皮炎区分开来，但局限于外阴的变应性接触性皮炎似乎不太常见[35]。用于阴道炎的药物很少引起黏膜上的变态反应，但有时会在邻近的皮肤上产生皮疹，并可能在性伴侣中偶然引起皮炎。药物过敏常常与外阴皮炎有关[36,37]，而在另一项研究外阴瘙痒症的研究中，49%的患者在斑贴试验中有一个或多个相关的过敏反应，16 例硬化性苔藓患者中就有 7 例。超过 50%的患者在采取防护措施后症状明显改善或消失[38]。肥皂、喷雾剂或卫生巾中的香水或防腐剂是生殖器皮炎的罕见原因，尽管女性卫生喷雾剂可能引起刺激性和过敏性反应。外阴痛似乎不常与接触性过敏有关[39]。

避孕套中的橡胶乳剂可能是生殖器湿疹或外阴瘙痒的原因。还报道了对精液的迟发型超敏反应[40]。通过手携带物质转移引起的生殖器皮炎可能发生于木匠和橱柜制造商及使用树脂的人身上。

大腿：现在很少看到来自吊带裤的镍和橡胶的皮炎。纺织品皮炎始于内衣物的边缘，并且通常在腘窝间隙或臀部皱褶中更明显。口袋或口袋内物品（如镍币或火柴盒）的饰面材料可能会引起皮炎（图 128.11）。过敏原可能会穿透工作服。

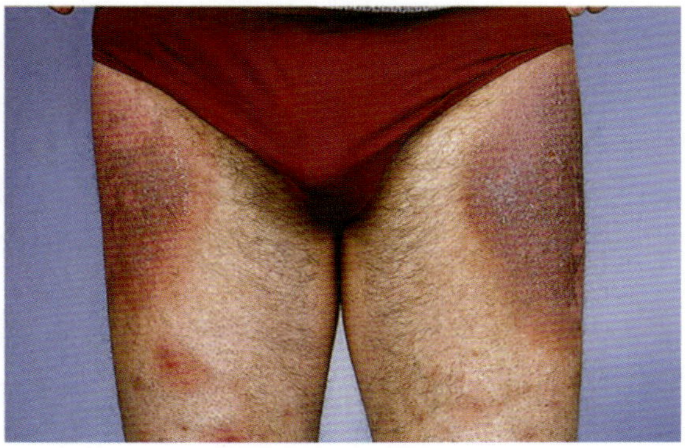

图 128.11　由于物品放在裤袋中而导致变应性接触性皮炎

（由 J. D. Wilkinson 博士提供，阿默舍姆总医院，阿默舍姆，英国）

小腿：小腿特别容易接触过敏。药物和敷料引起的变应性接触性皮炎占主导地位，特别是那些患有静脉曲张性湿疹和溃疡的人。常见的药物过敏原是局部抗生素乳膏和粘贴绷带的成分，如羊毛脂、十六醇十八醇和防腐剂[41]。对于在其他部位很少出现问题的材料（如对羟基苯甲酸酯类）来说，这里似乎更易发生过敏。橡胶过敏可能与压迫包扎和弹性袜子有关。对树脂及其衍生物的过敏可能来自敷料黏合剂，尼龙染料过敏可能来自袜子。橡胶靴会引发皮炎，要么是在鞋面，要么是在摩擦最严重的部位。

脚：鞋类材料包括皮革、橡胶、胶水、镍、长袜、局部药物、防腐剂和止汗剂，均可能导致皮炎。

全身：全身性红皮病可能是由于持续暴露于多种过敏原（包括局部药物成分）而出现持续的慢性接触性皮炎的结果。皮肤恢复后才能进行斑贴试验。

暴露部位

由灰尘、喷雾剂、花粉或挥发性化学物质引起的接触性皮炎通常局限于手部、手臂、面部和颈部的暴露面上。首次发作通常源于对过敏原的直接接触，但尽管避免了直接接触，仍可能反复出现。空气传播反应的性质差异很大，可能有刺激性、变态反应性、光毒性、光变态反应性或接触性荨麻疹。一些因子能引起多种反应。

Huygens 和 Goossens 已经发表并更新了空气中的过敏原名单[1]。植物、天然树脂和木材是这种接触性过敏分布的常见原因。在美国，豚草的含油树脂通常会引起变应性接触性皮炎。在夏季，英国的菊科杂草，当它们出现在世界其他地方时，也会产生"空气传播"的皮炎模式。在印度和巴基斯坦，银胶菊与严重皮炎甚至死亡的广泛流行有关[2]。

木屑所致皮炎在木匠和橱柜制造工中很常见。它通常从眼睑或脸的下半部开始，并且通常在瘙痒之前开始。红肿蔓延至颈部、手部和前臂。当患者接受治疗时，可能已发展成弥散性皮炎，明显局限于袖子和衣领边缘。由于灰尘和汗液的积累，肘窝和衣领下的皮肤常苔藓样变。橱柜制造工经常在锯切和刨削过程中通过衣服上的锯末堆积和手工接触而患生殖器皮炎。眼睑红肿可能是复发的唯一迹象。外来木材比冷杉或云杉更易致敏，尽管后者可能会对树脂和松节油敏感的患者引起皮炎。木工皮炎可能还会由树皮上的苔藓引起。由于存在于焊剂、纸屑、抛光剂和油毡地板中，树脂也可能导致皮炎的暴露模式[3,4]。

树脂类，特别是环氧树脂，包括更易挥发的胺硬化剂，可能引起气传过敏，特别是在职业环境中。这种模式的其他原因包括香水、金属、许多工业和医药化学品、杀虫剂、杀菌剂、动物饲料添加剂、纺织染料和火柴[1]。Ⅰ型过敏原可能会出现在空气传播性皮炎的等效模式中，如特应性中的屋尘螨抗原[5]。

光接触过敏引起类似的分布，本章的另一节将对此进行讨论。

黏膜

在某些情况下，DNCB 在口腔黏膜中的应用可能会诱发低浓度的接触致敏，但更常见的是对后期致敏的免疫耐受[1]。同样，先前在正畸矫治器中暴露于镍和铬酸盐似乎可以降低后期致敏的风险[2,3]。

黏膜的接触性炎症是罕见的，并且通常继发于使用相同物质的皮肤致敏。过敏反应本质上可能是变应性或刺激性的。免疫性和非免疫性的即刻性接触性荨麻疹可能发生。

皮肤和黏膜在解剖学和功能方面都不同。在口腔中，除牙龈和硬腭之外的黏膜没有含屏障功能和储存能力的角质层。没有脂质分泌，而是连续的唾液流动，以清除外来物质。水溶性物质的渗透很快。目前尚不清楚这些差异是否与黏膜较少发生变应性接触反应有关。已经显示，致敏动物的口腔黏膜在被过敏原激发时具有与皮肤相同的细胞表型和细胞因子表达[4]。

口腔中的过敏反应表现出红斑和肿胀，但除了红色边缘外，很少见到水疱。肉桂过敏可见口内水疱[5]。症状是疼痛感和灼热感，瘙痒是不常见的。邻近皮肤可能发生湿疹反应，这可能是变应性接触性皮炎的唯一症状。

口腔烧灼综合征是一个心理因素性疾病（另见第 84 章）。有时，已发现金属、橡胶、食品添加剂和香料等过敏原被确定与之有关，通过避免接触症状可以减轻[6]，但调查结果通常是令人失望的[7]。

口面部肉芽肿病与食物添加剂的接触性过敏有关，当饮食消除已确定的过敏原时，一些人会出现良好的反应，但通常只是部分人[8]（另见第 110 章）。

假牙经常被认为是口腔症状和病变的原因。在一些病例中发现了对假牙材料的过敏反应[9]，这是由于在佩戴新的牙科器具后或在用冷固化树脂修复后微量残留的丙烯酸单体引起。大多数病例是由于不合适的假牙引起的刺激。念珠菌感染也可能起作用[10]，并且通常存在于口角炎中。牙科修复工作后很少见到丙烯酸酯过敏[11]，但可见于继发致敏，即继发于人工指甲的使用后原发致敏。

汞合金填充材料中的汞可能引起局部黏膜反应[12]或苔藓样变[13,14]；也可能发生补牙后的口周皮炎，也可能是全身性皮疹[15]。与其他金属的接触反应也有报道，尤其是牙科修复材料中使用的镀金，以及正畸矫治器中的镍和钯[16,17]。据报道，补齿水泥的丁香酚可致牙龈炎[18]。牙膏香料可引起口腔炎、舌炎、牙龈炎、唇炎和口周湿疹[19]。

鼻黏膜可能对抗菌药和抗组胺药起反应。据报道，鼻腔喷雾剂引起皮质类固醇过敏，其中 1 例伴有鼻中隔穿孔[20]。另报道，在结膜中，各种药物引起变应性接触反应，如用于治疗青光眼的 β 受体阻滞药，应用于药物和隐形眼镜液中的抗生素和防腐剂[21]。

生殖器黏膜可能受到过敏原的影响，尤其是药物，会在周围皮肤上引起皮炎[22]。关于材料是否通过黏膜途径致敏，或是否仅在已经致敏的材料中诱发已有的过敏和在尚未致敏的材料中诱导耐受，仍存在争议[3,4]。

特应性变应原

金属

镍[1-3]

化学：与钴一样，但不同于铬，金属本身会致敏，在生活中它是最常见的致敏源[2]。大多数盐，如氯化镍（$NiCl_2$）和硫酸镍（$NiSO_4$），易溶于水和汗液，并具有很强的致敏性。一些氧化物（如 Ni_2O_3）和氢氧化物[$Ni(OH)_2$]可以引起接触性皮炎，但加热的 NiO 不会。这种化合物即使在盐酸中也不溶解。

发病率和患病率：镍是最常见的接触过敏原，女性比男性更容易过敏。在临床斑贴试验记录的镍过敏患病率在 15%～30%，并且受测试女性相对数量的影响。镍是女性接触性皮炎最常见的病因。所有年龄组均受影响，但女性镍过敏的患病率往往在 10 岁以后开始上升[4]。丹麦镍皮炎的发病率随第二次世界大战期间和之后镍的进口总额而发生变化[5]，这表明过敏程度是由环境中镍的总暴露量决定的。20 世纪 90 年代初，丹麦发现镍皮炎在普通人群中女性患病率为 11.1%，男性为 2.2%。穿耳洞者患病率为 14.8%和未穿耳洞者为 1.4%，证实穿耳洞是镍过敏发生的重要危险因素[6]。挪威北部最近的一项研究显示，镍过敏在女性中患病率为 27.5%，男性为 5.1%，而且与女性耳垂穿孔的数量之间存在明显的关系[7]。

女性的这种显著性并不是普遍存在的。在科威特，镍过敏在男性中更为常见[8]，而在尼日利亚[9]和日本[10]，在斑贴试验的患者中，镍过敏在男性和女性中的患病率是相似的。

在某些职业群体中，镍过敏的患病率可能更高，如理发师，研究表明，27%～38%的人对镍过敏[11,12]。

丹麦于 1990 年颁布了一项法律，旨在控制与皮肤接触的释放镍的物品使用。1994 年，欧盟根据丹麦立法通过了条例（框图 128.1）。这些法律只适用于长时间和直接接触皮肤的金属物品，如珠宝、衣服和眼镜框。与之有相对短期接触的其他金属材料（如硬币、钥匙、餐具）被排除在该法律之外。在一项对1985—2010年的斑贴试验数据进行的大范围泛欧洲回顾性研究中，丹麦、德国和意大利30岁以下的女性镍过敏显著下降。在英国女性患者中，这是在2004—2010年间观察到的。在年轻男性中，德国和英国的镍过敏有统计学意义的下降，而意大利的镍过敏则无统计学意义的上升。镍过敏在年轻妇女中发病率的降低是与《镍条例》的颁布同时发生的。德国和英国的男性的镍过敏也在减少[13]。在丹麦参加斑贴试验的18岁以下人群中，镍过敏的患病率显著下降，从1985—1986年的24.8%下降到1997—1998年的9.2%，在德国，30岁以下人群中镍过敏的频率也有显著下降[15]。

框图 128.1　欧盟镍条例（摘要）

1. 穿刺后：在表皮再植期间使用的桩、环或其他物品的镍含量不得超过0.05%
2. 直接和长时间接触皮肤的物品，镍不得超过每周 $0.5\mu g/cm^2$，如珠宝、手表、纽扣和拉链

应用[16]：金属镍最常见的来源是合金和电镀物品。过敏主要是由于皮肤与含镍的腐蚀物频繁接触的结果。镍镀物品、镍铁、德国银、硬币和其他几种合金的腐蚀率很高[17]。镀铬金属通常先镀镍，长期使用后镍可能会到达表面，如在水龙头上。不锈钢中含有镍，但大多数不能释放足够的镍来引起变应性接触性皮炎。定量研究表明，反复接触闭塞的金属物品，其释放镍速率每周 $0.5\mu g/cm^2$，可以引起显著的镍致敏的风险[18]，但此后非常少量的镍在已经致敏的人群足以引起皮炎。

长期接触皮肤的首饰和衣服的金属部件是镍的常见来源。触摸硬币、钥匙、剪刀、编织针、顶针、洗涤垫和其他金属工具和器具时，可能会出现短暂的、频繁且反复的接触。大多数硬币，包括新的英国1英镑和2英镑硬币，都含有镍，对于那些已经对镍过敏的人，是否暴露是危险因素仍然存在争论[19]。镀金匠和一些金属机械师必然有职业镍过敏的风险。其他来源包括玻璃、陶器和珐琅中的颜料、电烙板[20]、手机[21]、笔记本电脑[22]、眉心贴[23]、静脉套管[24]、文身颜料[25]、正畸用具[26]、金属洗涤垫，甚至肥皂[27]和洗涤剂[16]。在一些眼部化妆品中发现了镍[28,29]。

全身性暴露可能发生于饮食。某些食品和植物的浓度比其他食品和植物高得多，生活用水[30]的特定来源也可能是如此，镍也可能是化肥[31]和杀菌剂中的杂质。不锈钢平底锅释放的镍可以忽略不计，但在其中烹煮酸性水果，尤其是新鲜水果的时候，可能会增加人们的摄入量[32]。

植入金属的全身暴露将在“植入金属的皮肤反应”一节详细讨论。

临床表现：典型的镍过敏是通过接触金属物体部位的形状来鉴别的，最常见的耳部位来自耳环，手腕部来自手表和手镯，脖子来自项链和扣环，背部和胸部中部来自胸罩组件，腹中部来自裤子（尤其是牛仔裤）的装饰钉和拉链（图128.12），脚背部来自鞋扣。面颊上部、鼻两侧和面部的病变可能与金属眼镜框有关，眼睑上的病变可能与睫毛夹有关。尽管在紧身衣（连裤袜）出现后，大腿上由于金属吊带引起的过敏的情况几乎消失了，但在下半身和大腿周围，由于衣服上的金属嵌钉引起的盘状红斑还是很常见的。

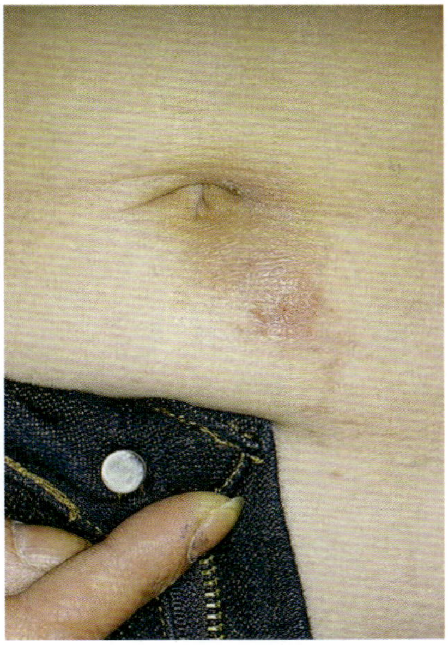

图 128.12　牛仔裤金属钉镍导致的过敏性接触皮炎图

（作者：J. D. Wilkinson，安玛西亚综合医院，安玛西亚，英国）

暴发可能是丘疹，钱币状的，弥散性或仅仅是几乎正常的皮肤的表皮剥脱的丘疹。由于皮炎逐渐向远处扩散，一些患者被转到皮肤科医师那里。这些继发的是镍皮炎的一个特征[33]，但现在似乎不太常见。继发性皮疹通常在原发性皮疹暴发后不久或同一时间出现。它会影响颈部、面部（尤其是眼睑；图128.13）、肘部皱褶处和手臂屈侧；肛门-生殖器区域也可能受到影响，皮疹可能是泛发的。屈侧病灶类似于纺织皮炎或特应性湿疹。

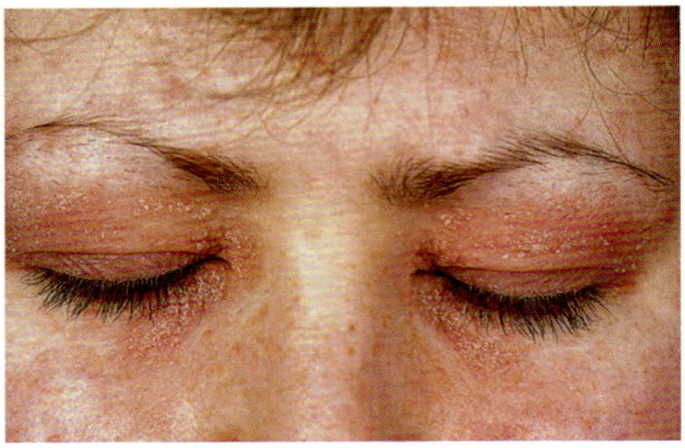

图 128.13 镍敏感患者继发性眼睑皮炎
（作者：J. D. Wilkinson，安玛西亚综合医院，安玛西亚，英国）

手部湿疹与镍过敏的关系仍然比较复杂[34]。然而，充分控制的统计研究支持了手部湿疹和镍过敏之间的联系[35-37]，镍过敏的女性似乎更容易患手部湿疹[34,38]。然而，在一项研究中发现，儿童时期对镍过敏似乎并不会导致日后的手部皮炎[39]。手部湿疹通常是多因素的，尤其常见于有繁重家务工作的妇女或从事经常皮肤暴露于创伤或潮湿工作的职业妇女。可能有手掌水疱（出汗障碍），也有其他未做出诊断的皮疹。潮湿的作业、特应性及镍过敏和手部皮炎风险增高有关[39]，尽管特应性可能是最重要的因素[40]。分析数据表明，个人护理用品、洗涤剂和清洁产品等消费品含的镍、钴或铬量不足以对从事潮湿作业的人构成危险[16]。

有时，镍过敏是由职业直接引起的，在这些病例中，有一半以上是双手开始的。它通常与金属和镀镍工业有关。手上的皮炎很少被诊断。播散到肘部屈侧、眼睑和面的皮损与上述描述的一致。

复发性手掌大疱性湿疹（出汗不畅）与饮食中镍的摄入有关。在 Christensen 和 Möller 的研究中[41]，12 名患者中有 9 名患者因摄入硫酸镍而出现水疱性手部湿疹。这一结果的重要性一直存在争议，因为类似的结果已经在未致敏的患者中得到证实，并且激发剂量被人为地提高了[42-45]。然而，随后的安慰剂对照口服激发试验显示，10 名镍过敏受试者中，有 4 名接受相当于正常饮食摄入镍的镍过敏受试者出现皮炎发作，包括原发部位[46]。一项对 17 个相关研究的进一步 Meta 分析得出结论，在摄入正常膳食镍的人群中，有 1%的人会发展为系统性接触性皮炎[47]。

对已经致敏的人来说，正畸材料中的镍也会引起口腔症状和系统性皮炎[26,48,49]。矛盾的是，未致敏的人暴露于齿矫正器释放的镍时，会出现免疫耐受[50,51]。

避免：大多数人认为，他们在环境中接触到的是物质而不是材料，重要的是要认识到，除非具体列出了接触的可能原因，否则将很难识别镍。小物件是很重要的，如睫毛夹、拉链和牛仔裤钉，可能不会被注意。许多皮肤科医师为所有对镍敏感的患者提供了一份可能接触的物品清单。二镍试剂检测试剂盒（见本章后面的单独章节）也可用于识别患者在工作或家庭中的含镍的物品[17]。

在日常生活中，镍是不能完全避免的，但是从衣服中去除镍和避免佩戴含镍首饰足以避免皮炎。根据我们的经验，最初对回避建议的依从性很差，尤其是在衣着方面，可能需要反复解释。防水胶带和金属漆可用于覆盖不能更换的镀镍物体，但如果局部出汗且容易摩擦，镍可能会渗出。在某些职业中，接触是很难避免的。橡胶手套的保护可能不够，因为镍溶液可能会渗透到手套中[52]。建议使用重型乙烯基手套作为替代。

预后：如果避免进一步使用镀镍的物品，首饰和衣服中的镍导致的皮炎的预后非常好。一旦涉及手部，湿疹可能是持续慢性的，顽固的或者是间歇性的。镍的摄入可能是导致慢性过敏的一个原因[53]。

特殊疗法：护肤霜和含有螯合剂的清洁剂可能有潜在的好处，一些产品在实验条件下已经显示作用前景[54-56]。众所周知，氯碘羟喹可以螯合镍[57]，外用氯碘羟喹-类固醇类药物联合可作为一种治疗方法。

推荐饮食中减少镍的摄入量，尤其是手掌患复发性水疱性湿疹的那些人。目前对食品中镍含量的了解还不够精确，低镍饮食[58]的处方实用性不强[45]。尽管如此，还是有很多人强烈支持这种方法，减少饮食中镍的量的方法是值得尝试的，尽管这在我们的经验中常常令人失望。

四乙基硫脲（双硫仑；戒酒硫）能螯合镍，据报道是有用的[59]，但是它有一个显著的不良反应[60]。必须仔细监测肝酶。另一种螯合剂曲恩汀，在一项小规模公开试验中得出了令人失望的结果[61]。

斑贴试验：石油中 5%的硫酸镍凡士林用于斑贴试验。假阴性反应常见于 2.5%的石油镍或 2%的水镍[62]。5%的石油中的硫酸镍凡士林也可能发生假阴性反应，因为镍离子只能非常缓慢地穿透皮肤[63]。用硫酸镍进行检测可能会产生刺激性的假阳性反应，并伴有深红斑和脓疱，尤其是在特应性体质中。一些滤泡反应是刺激性的，但那些隆起性的丘疹通常是真正的过敏。

钴[1]

化学：钴金属及其氧化物（如 Co_2O_3 和 CoO）和盐（如 $CoCl_2$ 和 $CoSO_4$）是致敏剂。同样，加热 CoO

第11部分

会引起阳性的斑贴反应(不像 NiO)。

患病率:对普通人群过敏的患病率知之甚少,但一项研究显示,在567名未经选择的丹麦人中,斑贴试验阳性率1.1%[2]。挪威最近的一项研究发现,4.3%的女性和0.9%的男性对钴过敏[3]。皮炎患者斑贴试验阳性率为4.6%~9%,以女性为主[4]。

应用:金属钴存在于用于金属切割和钻孔的"硬金属"中。在磁铁和珠宝含有钴。它一直是镍中的一种杂质[5]。它存在于合金中,如假牙和骨折钉。

微量存在于水泥中的钴氧化物是致敏剂;然而,从水泥中分离出的钴过敏比铬过敏少见得多[6]。水泥中钴的含量与铬的含量基本相同。钴化合物存在于油漆、玻璃、瓷器、陶瓷、珐琅(蓝色)、彩色蜡笔和动物饲料添加剂[7]、多种维生素片、纺织染料[8]、文身[9]、肥皂[10]、化妆品色素、染发剂和洗涤剂[11]中。最近,皮革也被证明是一种常见的致敏源[12]。

尽管氯化钴已经在金属蚀刻液中致敏,但是,不像镍盐,氯化钴很少用于电镀[13]。有机化合物(如环烷酸钴、树脂酸酯、硬脂酸酯)用作油漆和清漆的干燥剂、橡胶与金属[13]的黏合剂及不饱和聚酯树脂[14]的促进剂。它们也可以作为润滑油的添加剂。

临床表现:钴是镍的固定杂质,钴过敏的临床表现与镍过敏的临床表征是一致的。钴过敏也许可以解释为什么一些典型的由镍引起的皮炎的妇女对镍的斑贴试验反应为阴性。此外,它在水泥中的存在可能导致一种与铬酸盐过敏相同的临床表现。游离钴过敏常见于五金工人、陶器和玻璃行业,通常与手部皮炎有关。口腔炎的报道来自于假牙[15]。对文身色素过敏的肉芽肿反应已被认可,但对此我们的经验非常少。动物饲料可诱导接触性过敏[16]。

这种来源的光接触性皮炎已被报道,和水泥的一致[17]。维生素 B_{12} 是一种含钴化合物,口服维生素 B_{12} 可以导致唇炎[15],肠外使用导致皮炎[18]。对铬/钴假体过敏引起的口腔苔藓样皮疹已报道[19]。当只有钴斑贴试验呈阳性时,很难确定钴为过敏源。

钴过敏与金属植入物的关系在"金属植入物的皮肤反应"一节中讨论。

避免:这将取决于确定相关原因并避免接触。对于那些与镍过敏模式相同的人,建议与镍过敏的人一样的原则;同样,对于那些对水泥过敏的人,建议与铬酸盐相同。

膳食中钴摄入量的减少(可持续监测血浆维生素 B_{12} 含量)可能对某些钴敏感患者有益。钴斑点测试也已开发出来,现已投入商业使用。

预后:共存的钴酸盐和铬酸盐过敏与单独的铬酸盐过敏相比,会导致更棘手的皮炎。这可能也适用于镍和钴的过敏,因为接触源的数量增加,这可能导致皮炎复发。

斑贴试验:斑贴试验使用含1%的氯化钴的凡士林是可靠的[11]。假阳性,刺激性的紫癜反应是常见的,特别是在特应性体质者中。

铬[1,2]

化学:金属,如果不溶解在油[3]或酸或作为盐,似乎是非致敏性的,不像镍和钴。这可能是由于[4]表面的铬(Ⅲ)氧化物(Cr_2O_3)的单分子层不溶性所致。

六价铬酸盐(作为阴离子出现),如铬酸或三氧化铬(Ⅵ)(CrO_3),铬酸盐和重铬酸盐中的钾、钠和氨,是最常见的致敏原。它以铬酸盐(K_2CrO_4)的形式出现在碱性溶液中,以重铬酸盐($K_2Cr_2O_7$)的形式出现在酸性溶液中。较难溶的铬酸铅、铬酸钡和铬酸锌($ZnCrO_4$)也会引起过敏。

三价铬化合物(以阳离子形式出现),如三氯化铬($CrCl_3$),是致敏剂,但由于不易被皮肤吸收,因此认为其在临床中不太重要[5]。然而,最近的工作对这一观点提出了质疑,联合的 Cr Ⅲ和 Cr Ⅵ的过敏反应可能同样重要[6]。

发病率和患病率:在欧洲,铬酸盐多年来是职业性过敏性接触性皮炎和渐渐丧失工作能力的常见原因[5]。铬酸盐的患病率在男性中比女性更常见,在男性职业性皮炎中其患病率更高。一项对在德国建筑工人职业接触性皮炎的研究表明,重铬酸钾是最常见的过敏原,为31.9%[7],而在普通斑贴试验测试的患者中,只有不到2%的人对铬酸盐敏感。在一些国家(包括英国),铬酸盐敏感性较低[8]。然而,在英法海底隧道建设过程中,近25%的英国灌浆者有职业性皮炎病史,17%对铬酸盐过敏[9]。对英国 EPIDERM 数据的回顾发现,皮肤科医师报告的职业性皮炎病例中,有6%由铬酸盐引起,通常发病年龄较晚[10]。

在斯堪的纳维亚,向水泥中添加硫酸亚铁使易致敏的六价铬酸盐转为致敏性较低的三价铬酸盐(因为它不容易吸收),似乎降低了建筑工人的过敏风险[11],虽然水泥生产的其他变化和机械化程度的提高也可能是促发因素。2005年,欧盟指示水泥中的铬酸盐含量应限制在2ppm六价铬(欧盟指令2003/53/EC)[13],英国禁止使用或供应其他来源的水泥。与工作相关的铬酸盐变应性接触皮炎相关的数据显著下降[14]。

应用[1,2]:六价铬的主要来源是水泥[9],但其含量差异较大[15,16]。其他重要的来源是防锈漆(铬酸铅和铬酸锌)[17],包括钻孔、钻削或砂纸打磨金属释放的灰尘，这些灰尘可能导致手、手臂和面部的接触性皮炎。更多的来源是镀盐、金属合金、光刻/胶印材料、防腐油、切削油、冷却水[18]，铸造用砂、聚硫密封剂[19]、火柴[20]、相片用化学药品、测定牛奶脂肪含量用的化学物质、焊接烟雾[21]、木材防腐剂、木灰、木浆[22]、羊毛染色媒染剂、染色的玻璃、玻璃瓷釉[23]、肠线、小提琴弦[24]、镀锌铁皮上的涂层[25]、纺织品[26]、抛光玻璃[27]、面粉[28]，轮胎配件[29]、彩电制造[30]、肥皂和洗涤剂[31]和牙科假体[32]。在一些欧洲妇女中发现铬酸盐过敏与家用漂白剂中的铬酸盐有关[33]，随后去除过敏原过敏消失。

在三价化合物中，碱式硫酸铬是很重要的皮革鞣剂[5]。制革工人在工作中发生铬酸盐的职业暴露，在一般人群中来源于接触服装，尤其是鞋子和家具。铬是非职业性接触性过敏性皮炎最重要的来源。

临床表现：由水泥中铬酸盐过敏引起的急性渗出性皮炎不常见；常见的是，干性的潜在的皮疹，这往往表现为裂隙，特别是在手上。继发的苔藓样变是常见的特征性表现。由于水泥是碱性、吸湿性和腐蚀性的，因此常常伴有刺激性表现。原发性过敏性皮炎、盘状皮炎和特应性湿疹都可以被模拟，手掌的皮损可能很难与慢性手癣区分。水泥粉尘可引起泛发皮疹，累及身体屈侧、脚踝和足背。手掌水疱性皮疹被认为是饮食中微量铬酸盐引起的[34]。接触皮鞋、手套、皮带等衣物，甚至手袋和钱包，接触该物质的部位都可能会发生皮炎。致敏的人暴露于皮革家具会在背部、小腿、手臂和足部出现湿疹样皮疹。由铬/钴假体引起的口腔苔藓样变已经有报告[36]。

预后：铬酸盐过敏一般会持续存在[37]，而职业性皮炎由于其持续性及相关的社会和经济原因，预后较差[38]。只有不到20%的病例在10年后复查时皮炎清除。在男性中，对铬酸盐过敏的预后比对其他过敏原过敏的预后更差[40]。发病特点是呈慢性和频繁的复发；后者比任何其他工业皮肤病更常见[41]，我们称受影响的个人为“铬残疾”[39]。一旦发生过敏，手皮炎一般是持续性的，与鞋皮炎伴发的话可能对治疗没有任何反应，除非穿无铬的鞋。很少有人因对铬酸盐过敏而放弃他们的工作，尽管这样的影响是长期的[42]，在一项研究中发现，只有8%的铬酸盐过敏的水泥工人在最初发作后10～13年没有发生皮炎。更换工作以避免与水泥接触似乎不能改善预后[43]。这些发现与瑞士的一项研究形成了鲜明对比。在瑞士的一项研究中，72%的职业铬酸盐皮炎患者是通过严格执行回避措施和监管机构提供的财务支持才得以治愈的[44]。许多铬酸盐过敏的水泥工人会出现皮肤硬化现象，尽管皮炎仍在持续但是是可以控制的，所以患者可以继续工作。有无皮炎的水泥工人斑贴试验呈阳性的报道[45]。在没有皮炎的水泥工人中，斑贴试验呈阳性。对环境中铬酸盐的存在了解不足可能是不良预后的原因，提示微量及口服可导致皮炎的持续[46]。

避免：避免接触含铬酸盐的物品，包括皮鞋和手套，是非常必要的，尽管那些发生硬化的水泥工人可能继续工作，但是需要记住铬过敏会有不良的预后。在水泥中添加硫酸亚铁可将可溶性六价铬酸盐转化为不可溶性三价铬酸盐，从而有可能防止对水泥中铬的过敏。各种还原剂[47]、螯合化合物和离子交换剂被建议作为护手霜的成分以预防铬酸盐过敏个体发生皮炎[48,49]，这些可能很有价值；然而，还缺乏长期的研究结果。

目前尚不清楚降低膳食中铬酸盐的摄入量是否对铬酸盐敏感的患者有帮助[50]。已经建议氨苯砜作为一种治疗方法，但尚未进行对照试验[51]。对皮鞋中的铬过敏的患者中，可以采购“素食鞋”，并用软木鞋垫代替皮革鞋垫；更换污染的袜子是非常有必要的。

斑贴试验：用0.5%重铬酸钾凡士林进行斑贴证实其过敏。在这个浓度下，弱刺激反应是很常见的，特别是在特应性体质患者中，但较低的浓度将错过相关的阳性结果[51]。然而，在美国，由于可能出现假阳性结果，建议浓度为0.25%。一个折中方案(0.375%)被提出，尽管这个浓度仍然存在假阳性和假阴性反应的风险[52]。稀释剂可以用来帮助区分过敏反应和刺激性反应。

钯[1]

化学：钯是一种相对便宜的铂族金属元素。

患病率：在做氯化钯常规斑贴试验的患者中，3%～8%的患者可以出现过敏[2]。据报道，其致敏率有所增加[3]。并且几乎总是与镍过敏伴发，而豚鼠和临床研究表明，这可能是一个真正的交叉过敏反应[4,5]。然而，对于这种关联是伴随敏感性、交叉反应还是硫酸镍对氯化钯的污染存在看法不一[6-8]。

应用：钯在牙科合金、假体和工业上的应用越来越广泛[3]。它可以用作纯金的增白剂。就职业上讲，它的主要用途是电子元件和催化剂。

临床表现：氯化钯斑贴试验阳性反应与临床的相关性在许多情况下很值得怀疑，可能只是镍过敏的反应。然而，口腔炎和扁平苔藓却与牙科材料中的钯有关[9,10]。在这些情况下，可能需要考虑去除含有钯的假体或牙科合金。耳穿孔后的肉芽肿反应也见于钯过敏[11]。

斑贴试验：通常拿 1% 氯化钯凡士林油测试。

金[1]

化学：金属金柔软、易延展。性能稳定，耐腐蚀。当与其他金属合金化时，它的强度增加。金盐，如三氯化金和氰化亚金钾，被认为是有致敏性和刺激性的。

应用：金属金主要用于首饰、支架和牙科材料。金盐广泛应用于电镀、电子、摄影、玻璃、陶瓷等行业[1]。

患病率：直到最近，人们还认为金属金是安全的，不太可能会致敏。然而，当标准斑贴试验系列中加入硫代硫酸钠金时，在瑞典患者中 8.6% 出现阳性反应[2]，随后对所选各亚组的调查，发现其阳性反应率在 1%～23%[1]。女性是金过敏的主要人群，通常在珠宝首饰或牙科黄金制品中发现与金过敏有关[3]。然而，阳性斑贴试验的过敏机制及其相关性一直受到质疑[3,4]。牙齿含金量与过敏频次之间存在相关性[5]。也有证据表明，使用镀金心脏支架后，对黄金的过敏率增加（见本章后关于皮下金属植入物反应的章节）[6]。

临床表现：在我们的经验中，硫代硫酸钠金阳性斑贴试验阳性很少发生，而且这些患者通常可以佩戴首饰，并且使用黄金牙齿填充物没有问题[2,3]。然而，其他研究人员对涉及的解剖部位进行了分析，发现皮炎主要累及手指、耳垂和眼[3]。脂溢性湿疹表现被描述[7]，在耳垂有持续性丘疹和结节，伴有淋巴瘤或肉芽肿组织学表现[8,9]。据报道，金过敏的口腔表现包括红斑、口腔灼烧、糜烂、溃疡、口面部肉芽肿和扁平苔藓样病变[10-13]。

注射抗类风湿关节炎药物金硫丁二钠会诱发系统性接触性皮炎和发热，而这些患者早先被金属金致敏[14]。

在镀金工业中，由于对金盐过敏引起的肢端皮炎已有报道[15]。

斑贴试验：许多金盐已被应用于斑贴测试，但大多数研究中心现在使用的是 0.5% 金硫代硫酸钠凡士林作为检测物质[16]。迟发反应很常见，建议增加 7 天甚至第 2 或第 3 周再判定结果。阳性反应的斑贴试验表现可能是“真皮的”，有红斑和水肿，但无水疱形成，持续的斑贴试验反应被广泛认可的[16]。关于黄金过敏存在争议，这导致许多人建议不要进行常规的黄金过敏标准系列筛查[4]。

汞[1]

化学：金属及其无机盐，如氯化汞（$HgCl_2$）、氯化亚汞（HgCl）、雷酸汞［$Hg(CNO)_2$］和氨化汞（$HgCl \cdot 2NH_4Cl$），以及有机化合物（如汞铬、硫柳汞和苯汞盐），都可能致敏。

应用：这种金属用于各种仪器和汞合金（银或铜和汞的合金）填充牙齿。汞和无机汞可用于消毒剂、杀菌剂、除草剂、杀虫剂、雷管、乳胶漆和珠宝，以及烧碱和氯的生产。红色硫化汞（朱砂，HgS）可用于红色文身和艺术家的绘画。

有机汞可以在外用药物和非肠道药物中使用（见本章后面关于有机汞的章节）。氨化汞已被用于银屑病的局部治疗，尽管因为对其毒性的担忧已导致在英国停用。汞和氨化汞已被用于美白面霜。

临床表现：在英国，因为接触汞和无机汞引起的皮肤接触性皮炎很少见，但是在已经对汞致敏的患者中使用汞合金填充物可以引起局部黏膜反应和口腔炎，当去除这些充填物时[2]，这些反应就会消失。已报道模拟舌癌的肥大性汞皮炎 1 例。补牙后引起的口周皮炎也可能发生[2]。

有许多关于口腔扁平苔藓与汞合金充填物相关的报道[4,5]，但两者之间的关系并不一致[6,7]。当扁平苔藓与汞合金填充物相邻时，对汞的斑贴试验通常呈阳性，但如果二者没有密切的解剖关系时[5]，其结果就不那么明显了。当存在腐蚀时[8]，这种混乱就更加明显。在许多致敏的受试者中，当汞合金被移除时，过敏的情况会改善或稳定[5,9]。扁平苔藓的病因可能是多因素的[5]。

口腔炎、口腔灼烧综合征和汞过敏之间的关系是有争议的[6,10,11]，但一些汞过敏患者在汞合金去除后症状缓解。口腔一面部肉芽肿病也与汞过敏有关，在移除汞合金填充物后症状得到缓解[6,12]。

据报道，由于汞暴露，包括吸入、牙齿填充物、体温计在口腔内破损，以及使用抗寄生虫粉末治疗蟹虱，出现了全身泛发性皮疹和多形红斑[13,14]。有记录的对汞敏感的顽固性湿疹患者，是在清除汞合金填充物后才出现的症状[15]，尽管在大多数情况下，全身反应似乎是在使用或除去汞合金后几小时出现，并在 10～14 天后出现稳定[16]。在我们看来，身体不适与汞合金中的汞过敏无关。

文身中的红色硫化汞（朱砂）可能会引起过敏者的肉芽肿反应[17]。我们已经看到几个肉芽肿和苔藓样反应局限在文身的红色部分，但我们的患者没有人对汞过敏。

斑贴试验：汞的检测通常是以 0.5% 凡士林汞，2% 红汞凡士林或水溶液，0.1% 氯化汞凡士林溶液，2% 氨化汞凡士林溶液。然而，汞化合物是刺激性的，汞盐水溶液可能与铝在芬氏腔中发生反应，引起假阳性反应。如果怀疑过敏，建议使用汞和氨化汞进行斑贴试验。对汞合金进行斑贴试验也可以，可以通过商品化的 5% 汞或者 20% 汞合金金属来获得。

铝

应用与临床特征：铝的使用非常广泛，但接触过敏是非常罕见的。大多数报道的病例来自于铝吸附疫苗和用于脱镁的肠外液，在注射部位可以有肉芽肿反应[1,2]。它存在于止汗剂中，也可能发生腋窝皮炎（通常是刺激性的）。慢性外耳道炎的儿童患者用醋酸铝滴耳液治疗后可以出现过敏反应[3]。

斑贴试验：由于斑贴试验的检测憩室是铝制的，在对铝敏感的人群中，铝阳性的斑贴试验，往往是环形的，可能发生在每一个单一的检测憩室。如果怀疑有这种铝过敏的可能，最好使用塑料盒进行斑贴试验。可以使用纯金属铝或盐，如 10%乙酸铝水溶液或 2%氯化铝水溶液来进行测试。

其他金属

铜是一种很常见的金属，特别是在硬币、珠宝、管道、电气设备和电线中。它的盐类用于杀虫剂、杀菌剂、木材防腐剂、食品加工、肥料和毛皮染料。因为铜引起的接触性过敏很少见。铜制的宫内节育器引起的皮炎已有报道，并通过斑贴试验和去除铜制宫内节育器后皮炎可以消退得到证实[1,2]。

其他用于牙科的金属也可能会引起接触性过敏，包括铂、铑、铟和铱[3-5]。

香水、香脂、调味剂和香料

香水是由香味化学物质混合而成的，能产生一种令人愉悦的气味，或者掩盖其他不那么愉悦的气味。这些成分要么是天然形成的，要么是人工合成的。天然来源包括植物、树木、苔藓和动物（如麝香、麝香猫）的提取物[1,2]。可用于商业用途的香水是由这些来源的精油和合成化合物混合而成的，通常含有至少 10 种，甚至几百种成分[3]。气味或“调子”是由挥发性物质的混合物决定的。添加“固定剂”以延迟蒸发，从而影响香水的质量和持久性。常用的固定剂有香脂、苯甲酸苄酯、水杨酸苄酯和合成麝香。

树香脂含有许多不同的香味和调味成分。秘鲁香脂就是这样一种被深入研究过的物质[4]。它来自一种生长在中美洲的树（而不是秘鲁！）。这种香脂之所以叫秘鲁香脂是因为它包装好后，从秘鲁运到欧洲[5]。20 世纪初，它被广泛用于治疗伤口，也用于治疗疥疮[4]。其成分尚不完全清楚，但香脂确实含有苯甲酸苄酯、肉桂酸苄酯、肉桂酸醇和醛、苯甲酸、香兰素、法尼醇和橙花叔醇[6]。它可能与用于纤维素酯塑料[7]的间苯二酚单苯三酸酯交叉敏化。其他相关的香脂包括妥鲁香脂、云杉香脂、安息香胶和苏合香脂。

香料可以是天然的或合成的。典型的自然香料包括柑橘果皮、薄荷油、留兰香和香草。天然香料包括肉豆蔻、芥末、肉桂、丁香和杜松油。在现代食品工业中使用了大量的合成调味剂。和香水一样，香料也可能是复杂的混合物。

2011 年，欧洲消费者安全科学委员会（SCCS）对香水的评估（SCCS/1459/11）列出了 82 种可被归类为与香水接触的过敏原的物质。其中，54 种是单一化学物质，28 种是天然提取物，而这些天然提取物又包括所有需要列在消费者产品目录上的化学物质。此外，12 种化学物质和 8 种天然提取物被发现对消费者有很高的致敏风险，因为至少有 100 例这样的报告。

发病率：一般来说，根据患者的常规斑贴试验过敏反应来判定，香味料是第二常见的过敏原（仅次于镍）。研究表明，成人香水过敏反应的比例为 1%，而儿童和青少年的比例为 1.8%[8,9]。在那些调查过敏性接触性皮炎的临床机构中，这一比例在 5.7%～17.4%，在欧洲的临床调查机构大约平均值是 10%[1]。女性的发病率在性别差异中有轻度增高，在某些情况下，男女比例是一致的[10]。一些研究中心的证据表明，香水过敏症状正在显著增加[1]。

过敏的类型可能发生改变。在英国的一个中心，尽管对测试过敏原香料混合物的过敏程度保持稳定，但在对混合物的成分进行测试时[10]，肉桂醛和肉桂醇过敏的发生率显著减少。认为这一现象反映了在过去的 17 年里化妆品中这些物质浓度的下降。

用秘鲁香脂做常规斑贴试验，作为对香水和某些香料过敏的标志，结果显示过敏的阳性率约为 4%[11]。它被认为是香水过敏的一个逐渐减少的相关标志，但最近芬兰的一项研究显示，过敏的发生率急剧上升，可能与接触相关成分的增加有关[12]。

在欧盟，香水标签规定现在已经被广泛推广。如果残留产品中含有 10ppm 或以上的香味过敏原，而漂洗产品中含有 100ppm 或以上的过敏原，我们会发现 26 种已命名的香味过敏物成分中的一种或多种在成分标签上有标识。这将有助于今后对人群中香味过敏的评估和监测。

应用：香水是无处不在的。香水、化妆品、保湿霜、除臭剂、须后水、香皂、沐浴添加剂、香薰油、卫生纸和湿巾都是典型的来源。药物、工作乳霜和清洁剂通常含有香水。在家居环境中，清洁用品、织物调理剂、蜡烛、盆栽香料、空气清新剂和抛光剂都可能是有香味的。在工作中的一些材料（如冷却剂油）可能包含隐性香水[13]。柠檬烯用于工业和组织学溶剂和脱脂剂。d-柠檬烯和其他萜烯在被氧化时被证明是过敏原，因此可能只是在长时间暴露于空气中才会引起过敏[14]。萜烯的自动氧化可能对香水的致敏性产生重要影响[15]。

调味剂和香料存在于食物、饮料、唇膏和牙科用品中，包括牙膏，通常会用“芳香”这个词来表示它们的存在。

临床表现：对香水皮炎常见发生部位的分析显示，女性有涉及手、脸和颈部的趋势（图 128.14）；男人的手、脸和小腿；以及两性的腋窝发生较多[16]。可以观察到一种条纹状的图案。有证据表明，对一种以上的香水成分过敏可能导致协同作用[1]。

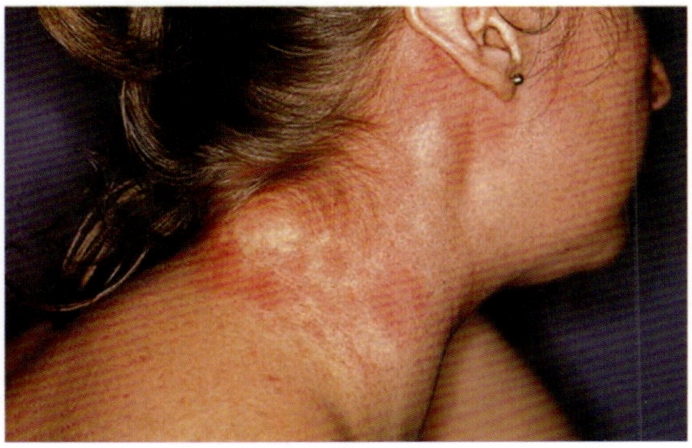

图 128.14　对香味过敏的患者出现皮肤接触性荨麻疹

（Dr. J. D. Wilkinson，安玛西亚综合医院，安玛西亚，英国）

对伴侣（配偶）过敏是众所周知的[17]，对薰衣草枕头过敏也已经被报道[18]。许多受试者怀疑他们受伴侣的影响，有过敏反应，但相当一部分人其实并没有。此外，那些意识到自己过敏的人可能继续遭受皮炎的折磨，因为他们没有采取适当的避免措施，如不知情的情况下在他们的皮肤上涂抹芳香药物和化妆品。芳香治疗师和他们的客户在接触精油的地方容易致敏[19,20]。

d-柠檬烯在氧化状态下可能导致职业性手部过敏性皮炎[14]，面包师和厨师中也可由于接触致敏调味剂发生手部过敏[21]。在家庭环境中，剥除柑橘类水果也可能引起手部过敏性皮炎。

唇炎可能是对牙膏、唇膏[24]和食品饮料[25]中的调味剂过敏的一种反应[22,23]。齿龈炎是由对牙水泥中的丁香酚过敏引起的[26]，桂皮可引起口腔水疱、糜烂和扁平苔藓[27,28]。

秘鲁香脂仍然被作为药物使用，特别是在痔疮制剂中，因此过敏与肛周问题有关。特别是在远东地区，致敏香脂经常用于药物和治疗伤口、扭伤和关节痛的治疗中[29]。苯偶氮酊的使用方法与此类似，也可用于矫形石膏模型[30]。手部水疱性皮炎与饮食中摄取的秘鲁香膏有关。麝香龙涎香是一种合成香料，其会导致光过敏，尽管在西方国家已经停止使用，但在世界其他地方，它可能仍然存在于香水原料中[31]。

香水过敏者出现更频繁和更严重的眼部和呼吸系统症状的风险比一般随机过敏者更高[32]。

预防：在市场上，香水是浓缩的液体，以淡香水或喷雾剂等较稀释的形式出售，所有这些都应该避免。在衣服上喷香水可能仍然会引起敏感者过敏，这些过敏者通常认为只有香水直接喷在皮肤上才会有过敏反应。偶尔，受影响的对象能够使用特定的香水没有任何问题。其他应避免使用的芳香护肤品包括除臭剂、须后水、爽身粉、肥皂和沐浴添加剂。

在欧盟，化妆品或湿巾上的香水要使用国际化妆品成分命名法（INCI）术语“香精”来表示，而秘鲁香脂在 INCI 命名法中用“秘鲁香脂（Myroxylon pereirae）”来表示；对香料过敏的患者应避免使用这些产品。有一些化妆品的标签可能暗示它们不含香料，但对完整的成分标签进行研究，发现这些产品含有香水成分，所以一定要强调未标注产品成分的预防。一些植物提取物可能是化妆品中潜在的香味来源，因为 INCI 的命名法可能使用这种植物的林奈命名，而不是香精这个词。而且，有些提取物可能只含有微量的香味化学物质。在一些个人护理产品中，“香料”这个词也可以用“芳香”这个词来代替。需要让患者意识到，越来越受欢迎的含有“植物性”成分的产品也可以作为芳香化学物质的来源，最好避免接触。

令人惊讶的是，一些处方用药物，包括保湿霜、润肤剂、沐浴添加剂和皮质类固醇，以及非处方药物都含有香料。薄荷醇、薰衣草油和薄荷油是患者对乳霜过敏的主要过敏原[33]。对香料过敏的患者如果有持续存在的问题，也应该谨慎地建议患者避免使用这些药物。

在我国，应避免使用含香料的喷雾剂，如空气清新剂、驱虫剂和发胶，以及皮肤可以接触到的芳香类家居清洁产品和抛光剂。不含香料的肥皂或肥皂替代品是用来清洗皮肤的。洗衣粉和衣物用织物调理剂中残留的香料浓度很低，一般不会导致临床问题[34]，但对于那些有和衣物图案一致的湿疹皮损的，可以考虑进行额外清洗和避免使用织物调理剂。患有手部湿疹和对秘鲁香脂过敏者应避免赤手剥柑橘类水果。

此外，如果香料材料在配方中有第二种功能，如防腐剂（苯甲醇）或润肤剂（苯甲酸甲酯），那么这些物质仍然可以被无良制造商列为“无香料”产品。因此，患者自己的个人护理产品的回顾可能是非常有用的。

在职业环境中，许多洗面奶、调理乳和隔离乳都是芳香型的，需要采取类似的避免措施。一些工作材料，包括切削油和油漆，可能含有隐性香水，可能需要检测以确定其成分。

食物检测不仅对因香料引起的口腔和口周过敏有帮助，对因秘鲁香脂过敏引起的手掌湿疹也有帮助。但是，结果可能是令人失望的[35,36]。

斑贴试验：由于香料的复杂性，目前还没有一种完美的香料过敏检测方法。在 1977 年以前，香料过敏的主要标志物是秘鲁香脂，目前仍被建议使用。25%秘鲁香脂溶于凡士林油中测试，但认为只有50%的香料过敏受试者能检出[37]。Larsen 的研究结果表明，香味混合剂的开发大大促进了对香料过敏的筛查[38,39]。他建议 8 种物质混合使用（表 128.3）。原有的混合物经过了修改，现在每个成分的浓度都是1%[40]。这种混合物现在被称为香料混合物Ⅰ（FMⅠ），它含有一种乳化剂，即 5%山梨醇倍半油酸盐，据报道，这种乳化剂可以改善已经发现的香料过敏症状的恢复[41]。

表 128.3　香料混合物Ⅰ[a]

成分	浓度（%）[b]
肉桂醛	1
肉桂醇	1
丁香酚	1
戊基肉桂醛	1
羟基异己基	1
香叶醇	1
异丁子香酚	1
绝对橡苔（橡苔）	1

[a] 香精混合过敏原含有山梨醇倍半油酸盐（5%溶于凡士林油）作为乳化剂。

[b] 所有成分都用凡士林油稀释。

我将从香精过敏的受试者中鉴别出大约 75%的混合香精过敏。尽管据报道，如果同时测试秘鲁香脂的话，这个数值已经增加到 90%[42,43]。然而，最近在对一系列香料进行研究之后，人们已经开始努力改变过敏受试者的认知[44,45]。特别是来自欧洲的证据表明，4-(4-羟-4-甲基戊基)3-环己烯羧基醛（新铃兰醛®）是一种香水增敏剂，如果只依赖于复合香料Ⅰ和秘鲁香脂的检测，则可能会忽略这种增敏剂的作用[42,46]。这和其他 5 种香料（柠檬醛、金合欢醇，香豆素，香茅醛，α己基肉桂醛）进一步混合称为复合香料Ⅱ（FM Ⅱ）作为新的斑贴试验的研究结果（表128.4）。自 2008 年以来，欧洲接触性皮炎协会（ESCD）建议使用 FMⅡ混合物系列作为基线测试，同时在5%的聚对苯二甲酸乙二醇酯的浓度下分别检测新铃兰醛，因为它是一个需要重点考虑的过敏原，在某些欧洲调查中心，其过敏率似乎没有从 2.5%下降[47]。

表 128.4　香料混合物 Ⅱ

成分	浓度（%）[a]
α-己基肉桂醛	5
柠檬醛	1
香茅醛	0.5
金合欢醇	2.5
香豆素	2.5
羟基-甲基戊基-环己烯-羧醛（新铃兰醛）	2.5

[a] 所有成分都用凡士林油稀释。

随着时间的推移，随着行业的发展、时尚趋势的变化和监管干预，香料过敏的模式已经发生了变化。1990－2011 年间，比利时对 13 332 名患者进行了大规模的横断面研究，其中 9.6%的患者对 FMⅠ过敏，个别过敏成分呈波动趋势，但橡苔是最常见的过敏原。在这项研究中，FMⅡ鉴别了 6%的香料过敏患者和 99 名如果只使用 FMⅠ可能会漏诊的香料过敏患者。最常见的致敏剂为新铃兰醛和金合欢醇[48]。

其他潜在的香味过敏原包括茉莉、檀香、薄荷油、柠檬草油、水仙和依兰油[43,49]。这 5 种商业上可用的过敏原可能值得测试，因为一些重要的相关过敏可能会被遗漏，特别是在职业诱发的手部皮炎的相关的疑似病例中（如使用精油的美容治疗师和按摩师）。

氧化萜烯，特别是 d-柠檬烯和芳樟醇的氢过氧化物，也已经成为香味过敏的主要原因，现在可以用商业上可用的过敏原进行测试。芳樟醇存在于 200 多种天然油中，包括薰衣草油、依兰油、佛手柑油、茉莉油和天竺葵油。研究表明，90%～95%的高档香水中也含有这种物质。一个多中心斑贴试验研究评估了6% 氧化芳樟醇聚对苯二甲酸乙二醇酯（1%芳樟醇氢过氧化物），结果表明，其对调查香料接触过敏是有用的，引起接触性皮炎的总发病率为 6.9%[50]。柠檬烯也是一种半抗原，氧化后形成主要的氢过氧化物敏化剂。它存在于许多油中,包括迷迭香、桉树、薰衣草、柠檬草和薄荷。一项多中心研究表明,3.0%的柠檬烯和规定浓度的 0.33%柠檬烯氢过氧化物也是非常有用的,可用于国际上平均发生率为 5.2%香料过敏反应的识别[51]。

FMⅠ和 FMⅡ都可能出现假阳性的刺激性反应,对其成分分别检测可能有助于避免这些反应。然而,当个别材料混合时,尽管成分本身是阴性的,但它们可能以这样一种方式结合,从而产生复合过敏,或其他协同效应,诱导真正的过敏反应。相反的情况(抑制),即混合是阴性,但是一个或多个成分呈阳性,也需要质疑[52]。尽管如此,当强烈怀疑香料过敏时,除香料混合物外,还有必要测试单独的成分情况。

对于那些患有唇炎或口腔问题的人,可以开发一个扩展的额外香味系列斑贴试验。

最近也有一些关于各种各样香料斑贴试验过敏原稳定性的研究。这些化学物质是挥发性的,而凡士林制剂可能会随着时间的推移而变得不稳定。其中一组对比了 7 种成分的 FMⅠ分别置于室温下的斑贴试验箱与在冰箱中保存 4~144 小时的斑贴试验箱的稳定性。商业制造商认为,试验制剂中存在规定浓度的±20%的偏差是可接受的。采用液相色谱法对 FMⅠ成分进行分析,在室温条件下 8 小时内,7 种测试香味制剂中 4 种的浓度下降了≥20%。当储存在冰箱中的时候,只有肉桂醛在 24 小时内降低了≥20%。事实上,在分析 FMⅠ中的成分时发现,肉桂和肉桂醇比单独的制剂更稳定。这表明,在几个小时内,一些香味化学物质从斑贴测试室蒸发到一定程度,可能会影响斑贴测试的结果[53]。因此,一般的建议是,应尽快使用斑贴测试盒,并建议将其储存在冰箱中。此外,保持注射器的盖子和冷藏,挥发性过敏原要定期更换是必不可少的。

应用药物[1,2]

患病率和发病率:在所有过敏性接触性皮炎中,约 15%是由药物过敏引起或并发的,尽管在易感人群中这一比例可能更高。关于接触性皮炎的文献中有大量关于药物反应的报道,这里不可能对所有这些进行综述。发病率是否发生显著改变尚不能确定,虽然发病率的灵敏度对特定的过敏原来说在每个国家和不同年代是有差异的,这是根据当地医师的处方习惯和高危患者的数量来计算的,如小腿溃疡和淤积性湿疹,包括在任何系列。对由药物引起的接触性过敏在老年人中也更为常见,特别是对香水、羊毛脂、局部麻醉药、新霉素和糖皮质激素过敏[3]。除非进行常规的斑贴试验,并且如果本地使用的药物不包括在药物过敏原系列中,那么这些病例将被漏诊。由于在职业环境和家庭环境中使用杀菌洗手液的增加,还应考虑对苯扎氯铵和氯己定过敏的检测。只有当过敏的患病率与药物的使用相关时,才能计算出各种药物的有意义的敏感性指数。

临床表现:某些部位容易发生药物引起的过敏性接触性皮炎。这可能是由于在这些部位频繁使用药物,局部皮肤密闭和已经存在皮肤损伤而发生。药物致敏在小腿溃疡或小腿湿疹患者中尤为常见(图 128.15),在慢性淤积性湿疹患者中约有一半发现药物致敏。即使是弱变应原,使用在小腿也会引起过敏。接触性皮炎在慢性肛周炎性疾病(图 128.16)、压疮、慢性外耳道炎[4,5]和经常眼用药物[6]的患者中也很常见。

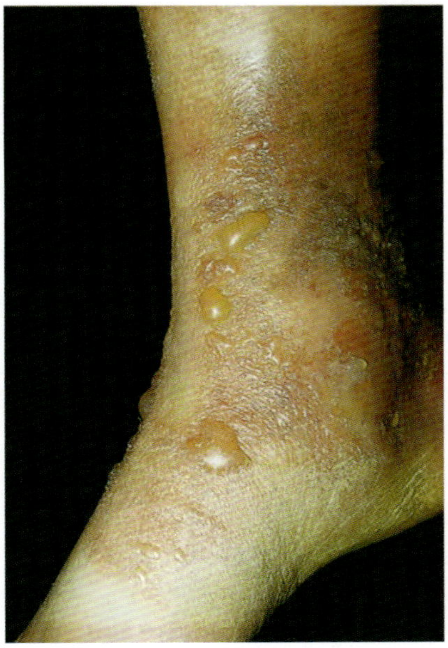

图 128.15 药物过敏接触性皮炎伴发瘀淤积性湿疹 局部抗生素/抗菌剂、防腐剂、羊毛脂和其他成分的基础药物往往是病因。(由 Dr. J. D. Wilkinson 提供,安玛西亚综合医院,安玛西亚,英国)

但是,应用药物引起的皮炎可以发生在身体的任何地方。有时,过敏是明显的,但往往是隐性的,很容易被忽视,它只会通过斑贴试验检测出来。在烧伤的皮肤上,受损的皮肤过敏可能无法反映出来,过敏症状可能只在烧伤部位的周围可见。

局部用药引起的过敏可能导致多种类型的反应。

1. 局部皮损加重,瘙痒加重,红斑加重。

2. 传播到其他区域,在大多数情况下,先有局部恶化。这在淤积性湿疹或有腿部溃疡的患者是非常

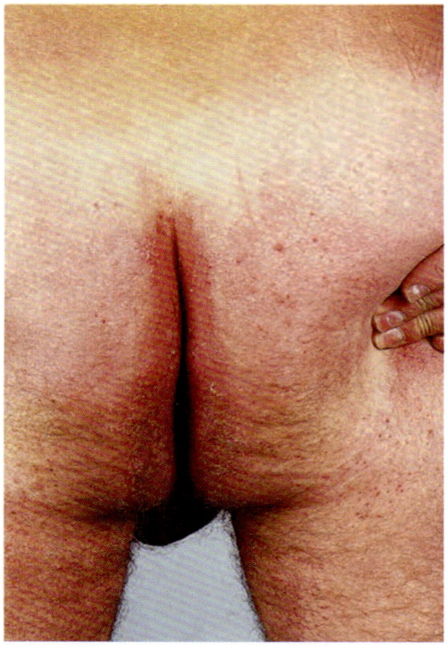

图 128.16 肛门瘙痒症常因局部麻醉或其他药物引起的继发性接触性皮炎而并发
（由 Dr. J. D. Wilkinson 提供，安玛西亚综合医院，安玛西亚，英国）

常见的。

3. 局部反应可能不会发展，播散可能是过敏的唯一标志。这种情况通常发生在乳膏和软膏中含有一种能抑制局部反应的强效类固醇，但在其他区域则没有。

4. 过敏也可能仅仅表现为治疗无效。最初的情况可能会使皮损加重或无法改善，但不会有严重的暴发或播散，从而引起怀疑药物过敏。这种情况主要出现在敏感性低、过敏原浓度低的情况下，特别是在使用苯甲酸酯类和羊毛脂的情况下，或者接触性过敏原是皮质类固醇的情况下。

5. 持续性泛发性红皮病是一种罕见的药物过敏接触致敏症状。

6. 接触性荨麻疹反应也有报道。

系统性反应：局部用药致敏的患者，如果局部用药或使用与局部用药相似的药物，则可能发生全身反应。一种有臀部红斑和其他部位有弯曲皮损的皮炎被称为“狒狒综合征”。据报道，有局部接触性皮炎患者使用系统性药物后可引起泛发性皮炎或全身性剥脱性皮炎。

其他患者可能在局部用药后出现全身反应。已报道的过敏反应有，如在局部使用杆菌肽、头孢菌素、利福霉素和氯己定。局部药物引起的多形红斑反应也有报道。一些患者对局部应用的药物有阳性的斑贴试验反应，这是因为之前该患者已经通过全身使用而致敏。

因为局部使用盐酸异丙嗪过敏的患者，如果系统给药，可能出现严重的光敏反应。如果已知患者局部暴露于相同或化学性质相似的药物，则在系统地开抗组胺处方时必须始终小心。已知对乙二胺过敏的患者不应服用盐酸安他唑林、哌嗪或其他几种抗组胺药物。

预防和预后：单一成分致敏可能导致复发性皮炎，因为它包含在不同的配方中。只有少数国家在包装上标明或在数据表上列出所有的药物成分，即使这样，这些信息往往也是不够充分的，因为药物成分有时是以商品名或只列出“活性”成分。为了减少复发的风险，应确定所有外用药物的成分。理想情况下，所有的外用药物，无论是处方药还是非处方药，都应该有完整的成分标识。

还需要考虑对其他未经检测药物的交叉敏感性。目前已经有关于抗生素氨基糖苷类引起的接触性皮炎的特别研究。类似的情况也可能发生在对“聚芳基酰胺”类化学物质敏感的患者身上，在局部麻醉、染料、磺胺类药物、紫外线过滤器等之间发生交叉过敏。

斑贴试验：疑似接触性皮炎的患者应对他们所使用的所有药物进行检测。在病史中获得的信息可能不完整，常用药物也应进行常规检测。拥有一个载体和药物系列，或几个常用的有相同化学结构的局部用药配方是非常有用的。对药物的检测可能会漏掉过敏原，因为它们可能存在浓度不足。当怀疑指数高时，应获取个人成分并适当稀释以进行贴片测试。对药物（不予任何处理）进行检测可能会漏掉过敏原，因为它们可能浓度很低。当高度怀疑药物过敏时，应获取单独的药物成分并适当稀释再进行斑贴试验。

重要的是，不要忘记非处方药物。各国、各地区流行的自行治疗方式各不相同。这些治疗的知识都是通过经验获得的，但当地药剂师通常可以在药物上提供帮助。某些疗法可能在一个国家很流行，但在另一个国家却几乎无人知晓。“天然”或草药治疗越来越受欢迎。其中有一些是刺激物，另一些，如中药[7]和茶树油[8]，里面含有过敏原。

各种药物的发展与应用药物引起的皮炎的持续波动变化有关；例如，从 1945－1950 年的磺胺类药物，然后是抗组胺药膏，后来是新霉素和乙二胺。对新霉素、庆大霉素、羊毛脂、香脂、汞和防腐剂的过敏在今天仍然很普遍。较新的增敏剂包括咪唑类、局部非甾体抗炎药（NSAIDs）、经皮给药系统和局部类固醇。某些局部非甾体类抗炎药也有光敏性。较少见的药物过敏原见框图 128.2。

框图 128.2　其他药物过敏原

抗雄激素药物

螺内酯可能致敏

防腐剂

居住环境中使用局部防腐剂在目前很流行，许多在医疗保健和食品行业工作的人员也暴露在这种环境中。氯甲酚和氯氧烯醇都属于英国标准系列过敏原。不太常见的致敏剂有用于治疗痤疮的过氧化苯甲酰、用于滴耳液中的苯扎氯铵、氯乙酰胺、呋喃唑酮、苄醇、碘、氯己定、原黄素、间苯二酚、戊二醛，用于医用皮肤湿巾的 4-氨基喹那尔丁、三氯生和异丙醇。应该记住，这些物质中有许多是刺激性的，因此斑贴试验应谨慎解释

抗生素

氨基糖苷类是常见的致敏物质，包括庆大霉素和新霉素 B、夫西地酸、米诺环素和氯霉素。虽然新霉素有许多过敏原的标准系列，但夫西地酸的选择性更强。而青霉素、甲硝唑和四环素（如糖浆）、杆菌肽、阿奇霉素、万古霉素和克林霉素较少见。链霉素是一种强致敏剂，但由于其使用很谨慎，所以现在很少发生链霉素皮炎

抗真菌的药物

大多数抗真菌药都具有致敏性：托萘酯、制霉菌素、阿莫罗芬、十一烯酸和萘替芬。咪唑类药物过敏比较罕见，但是经常发生持续过敏和交叉过敏反应

抗病毒药物

阿昔洛韦、干扰素、金刚烷胺、托曼他丁、拉米夫定、三氟尿定和碘苷均被报道可引起接触性皮炎

抗组胺药

吩噻嗪类药物是最强的致敏剂，但包括多塞平在内的所有药物在局部使用时均可致敏

细胞毒性药物

外用二氯甲基二乙胺（氮芥）、卡莫司汀和氟尿嘧啶，以及膀胱灌注丝裂霉素均可致敏。二乙基 β 氯乙胺常引起职业性接触性皮炎，顺铂和接触性荨麻疹有关

免疫抑制药物

已报道，硫唑嘌呤可以引起职业接触性皮炎。外用大环内酯类药物越来越多地用于湿疹的治疗，并可作为对外用皮质类固醇敏感的个体的潜在替代药物。对吡美克莫司和他克莫司过敏的病例已有报道，它们可能存在交叉过敏反应

非甾体抗炎药

芳基丙酸类衍生物，尤其是酮洛芬，但也包括布洛芬、布普罗森和噻洛芬酸，如果局部使用，会引起接触性和光接触性皮炎。局部使用的苄达明也是一种接触和光接触致敏剂，而苯丁氮酮可引起多形红斑样反应

眼科制剂

治疗青光眼的药物，特别是 β 受体阻滞药，包括噻吗洛尔和左布诺洛尔，可以引起过敏问题。滴眼液斑贴试验可能会出现假阴性反应。最好是用更高浓度的药物进行检测或加强药物的渗透。据报道，其他治疗青光眼的药物包括副交感神经药毛果云香碱、交感神经药阿普拉克尼定、布里莫尼定和双哌夫林、碳酸酐酶抑制药多扎拉胺、前列腺素拉他前列素和双马前列素都可以引起接触性皮炎

用抗生素治疗结膜炎可能会引起过敏反应，如克罗莫酸钠和用于治疗过敏性结膜炎的抗组胺剂苯那敏。用于缓解眼干燥症的 N-乙酰半胱氨酸可致敏，瞳孔放大剂同样也可致敏，特别是去甲肾上腺素，这个可以引起斑贴试验假阴性发生。对麻醉药引起的过敏反应也有报道

耳鼻咽喉科制剂

抗生素是常见的致敏剂，特别是新霉素和多黏菌素。有些是耳疾病所特有的药物，如呋喃他酮

银屑病药物

对焦油和蒽林都有过敏反应的报道（也见维生素）

中国传统药物

据报道，日本、新加坡和中国香港都有中药引起的过敏和刺激反应

透皮治疗系统

据报道，对活性成分（可乐定、尼古丁、硝化甘油、雌二醇、诺蓟酮和睾酮、东莨菪碱、溴化吡啶和芬太尼）和非活性成分（未指定的黏合剂、丙烯酸酯、乙醇、薄荷醇、羟丙基纤维素和聚异丁烯）均有致敏作用

疫苗

硫柳汞是一种防腐剂，经常是不明的相关物，人们认为在接种疫苗时接触到硫柳汞会使其致敏。其他可能的过敏原包括甲醛、新霉素、苯氧乙醇和铝，它们可能导致注射部位出现结节性反应

维生素

维生素 A、维生素 E 和维生素 K、维生素 D_3 衍生物钙三醇、他卡西醇和泛醇均在局部用药后致敏

过敏可以发生在一些暴露在药物中的患者，尤其是青霉素，可通过体外淋巴细胞转化试验和Ⅰ型变态反应的特异性 IgE 试验来确定其敏感性。皮试有时也可能在那些服用药物后出现湿疹或荨麻疹反应的患者呈阳性反应。对有Ⅰ型变态反应阳性的患者进行再次检测必须小心，因为可能会引起过敏反应。研究潜在药物反应的指南已经制定了[9]。

欧洲环境和接触性皮炎研究组推荐的欧洲标准系列药物过敏原包括以下内容[10]。

- 20%新霉素（凡士林溶剂）：新霉素有两种活性成分，即新霉素 B 和新霉素 C，它们是立体异构体。它与其他氨基糖苷类抗生素发生交叉反应。对豚鼠的交叉过敏模式进行了研究。在临床中，已知新霉素与卡那霉素和弗拉霉素（Soframycin®）经常发生交叉反应，而后者几乎完全（99%）由新霉素 B 组成，因此可能会发生交叉反应。与庆大霉素和妥布霉素也存在不同程度的交叉敏感性。新霉素通常产生迟发型反应（超过 96 小时）。
- 3%氯碘喹啉（凡士林溶剂）：在氯喹诺使用率高的地区，由于喹啉与氯喹诺之间缺乏交叉反应，因此保留喹啉混合物可能是非常必要的。
- 5%苯佐卡因（液状石蜡溶剂）：经验表明，至少在英国，用含有 2.5%的辛可卡因（双卡因）和 2.5%的地卡因（丁卡因）的混合物代替苯佐卡因将使阳性过敏反应的发生率增加 1 倍。局部麻醉为酯类或酰胺类，交叉反应可在组内发生。尽管辛可卡因是一种氨基烷基胺，而利多卡因（利诺卡因）是一种氨基酰胺，但大多数个体不会发生交叉反应。理想情况下，对混合物的任何反应都应该进行成分测试和利多卡因的测试。并不是所有对局部麻醉的反应都能通过混合试验检测到，斑贴试验应该由患者的特定暴露情况来决定。
- 皮质类固醇（1.0%三甲基乙酸盐氢化可的松液状石蜡和 0.1%布地奈德液状石蜡）[11,12]：使用皮质类固醇进行检测时，由类固醇诱导的血管收缩后出现反射性血管舒张并不罕见，这不应被解释为阳性反应。相反，由于皮质类固醇的中枢抑制反应，环状反应常引起过敏。

对替索科尔的过敏反应几乎总是意味着患者对氢化可的松交叉过敏。英国皮肤过敏学会（BSCA）建议在 1.0%水平检测替索科尔哌酸酯[12]。在英国，对布地奈德出现过敏反应几乎肯定是对另一种皮质类固醇存在交叉反应，很可能是一种“酯”，如氢化可的松 17-丁酸酯或一种“丙酮”，如曲安奈德。对标准系列中这两种类固醇的反应应该会促使对扩展类固醇系列的进一步测试，因为 50%的替索科尔托酯阳性组个体和 90%的布地奈德阳性组个体会对其他皮质类固醇产生反应。我们的经验表明，虽然皮内测试可能有作用，但以 1%的浓度溶于乙醇中测试其他皮质类固醇更敏感，尽管这些测试制剂目前还没有商业化。结合交叉反应的知识[13]，这有助于决定使用何种局部类固醇药物作为替代药物。根据经验，醋酸氟轻松（Synalar®）制剂的过敏反应最不常见，并且其具有一定的药效。考虑到这两种皮质类固醇和泼尼松龙及其衍生物之间的潜在交叉反应，如果需要系统使用类固醇药物，建议使用倍他米松或地塞米松，以减少诱发全身性皮炎的风险。

虽然类固醇药物也用于呼吸道疾病的局部黏膜表面治疗，但报道的接触过敏是非常罕见的。事实上，对吸入类固醇过敏的人，通常会出现皮肤反应，而不是呼吸道反应。相反，有报道称，在其他各种途径系统给药后均出现了即时和迟发型过敏反应。

化妆品[1-3]

化妆品被定义为任何涂抹在皮肤、口腔、头发或指甲上，以达到清洁、改善外观、散发宜人气味或提供保护的目的的制剂[1]。因此，有相当大范围的产品能够被包括在这个定义中，如香水、除臭剂、须后水；发胶、口红、指甲油和人工指甲、保湿剂、清洁剂、睫毛膏、眼影、化妆品、卸妆剂、防晒霜、头发染色剂和造型剂、脱毛剂、肥皂、洗发水、沐浴露、浴油和牙膏。

好的制造商的目标是消除已知的过敏物质和刺激物。然而，由于所有的化妆品和盥洗用品都必须防止细菌污染和分解，而且大多数消费者都要求他们的化妆品有令人愉悦的气味，所以大多数化妆品中都可能含有使人过敏的防腐剂和芳香剂。用一种替代成分代替一种过敏原，可能导致引入一种更致敏的物质[4]。当大量消费者使用全新的产品或成分时，可能会出现意想不到的过敏或刺激性反应，可能需要一段时间才能确定原因。

化妆品过敏原的范围可能是相当大的。在与香料、防腐剂、载体和赋形剂、对苯二胺及相关染料和紫外线滤光剂相关的特定章节中讨论了更频繁检测到的过敏原。

对指甲油中甲苯磺酰胺甲醛树脂的过敏反应在使用指甲油的人群中较为常见，并有严重的不良后果[5,6]。对人造指甲胶和雕刻指甲中使用的丙烯酸酯过敏也会产生类似的后果[7,8]。

现在越来越流行在化妆品中加入天然植物成分，

如茶树油，这些产品可能会引起过敏反应[9-11]。

理发师（和他们的客户）暴露在染料、漂白剂（过硫酸铵）、烫发剂（巯基乙酸盐）、洗发水和发胶等多种过敏原中[12,13]。脱毛蜡可能含有树脂衍生物，可诱发过敏性皮炎[14]。

发病率和患病率：对化妆品和洗浴用品成分过敏引起的皮肤接触性皮炎是在诊所中最常见进行斑贴试验的人群；在一项欧洲多中心研究中，约有10%的接触性皮炎患者对化妆品过敏[15]。敏感人群的确切发病率和患病率很难确定。在英国一项针对1022人的研究中，8.3%的人在前一年对化妆品或盥洗用品有过某种不良反应；大多数反应是刺激性的，而不是过敏性质的[16]。在一项由30 000个美国消费者参与的调查中，700个消费者在1年内反应发生[17]。有些反应是短暂的，如刺痛、刺痒和接触性荨麻疹。大多数有反应的人只是换了化妆品品牌，并不向制造商报告不良反应。然而，据估计，1%～3%的人对化妆品或化妆品成分过敏[18]，其中女性占多数。

最常见的过敏原是香水和防腐剂。同样重要的还有PPD、UV过滤剂、指甲油中的甲苯磺酰胺甲醛树脂、羊毛脂及其衍生物和椰油酰胺丙基甜菜碱，可能还有许多其他的过敏原[1]。多达6.6%的习惯性涂指甲油的女性对指甲油过敏，1.6%的患者对常用的过敏原——托西酰胺甲醛树脂的常规斑贴试验呈阳性[5,19]。

临床表现[1]：因为化妆品引起的过敏最初有一半患者没有考虑化妆品过敏，但在随后的诊断中被确诊[20]。急性渗出和水肿反应除了在染发剂过敏中常见，在其他过敏中并不常见。更常见的临床表现是鳞屑性红斑或弥散性红斑。特应性皮炎、脂溢性湿疹和红斑狼疮鉴别比较困难，尤其是面部皮损。

发病部位多样，取决于使用的含有过敏原的产品类型和使用的部位。香料过敏的类型在香料部分有阐述，染发剂过敏在对苯二胺和相关染料部分有阐述。眼睑、面部（图128.17）和颈部（见图128.14）是化妆品过敏的常见部位，但也可见手部过敏和更泛发的皮炎。化妆品，尤其是润肤霜，不仅用于干燥皮肤，也用于先前存在的湿疹，包括体质型湿疹，其使用频率经常被忽视。红斑可能被错误地归咎于潜在的疾病，除非进行适当的斑贴试验，否则化妆品过敏很可能被忽视。在一般情况下，免洗产品比需要清洗的化妆品更容易导致过敏，尽管在过敏的受试者中，后者可能会导致过敏性皮炎[1]。

唇炎常见于口红、唇膏和牙膏过敏。头发化妆品过敏可能导致头皮边缘皮损及眼眶周围肿胀。对烫发剂过敏的烫发者也可以出现类似情况。

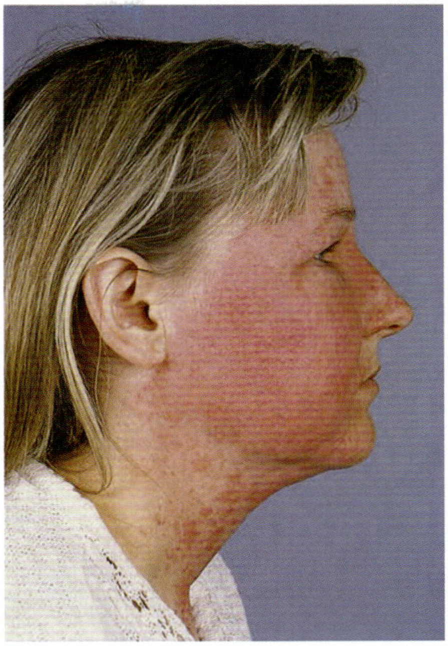

图128.17 面部变应性接触性皮炎
常由香料、防腐剂或其他化妆品成分引起。（Courtesy of Dr J. D. Wilkinson, Amersham General Hospital, Amersham, UK.）

指甲油过敏通常是异位性的，在面部、颈部（见图128.10）和耳后面都有斑块和条纹，还有周期性的眼眶周围肿胀。约80%的病例发生在面部和颈部，约50%的病例发生在眼，甲周皮炎虽然通常不存在或很少发生，但是仍有60%的病例发生[5]。变应原通常为氨基甲醛树脂，但其他的变应原正变得越来越重要，如苯酐[21]。更多的发病部位，如胸部和肛门生殖器区域可以看到皮损[4,22]。也可以发生甲分离[23]，但甲分离更可能因为人工指甲中丙烯酸盐过敏引起，也可能引起甲营养不良和甲沟炎[24]。同样的，潜在影响是广泛的，异位模式的接触过敏可能发生在丙烯酸指甲用化妆品使用后[8]。调查显示，指甲油过敏引起的社会经济和医疗后果可能很严重，可能会导致病假、失业，甚至住院[6]。

需要注意伴侣（夫妻或配偶过敏）和亲属使用的化妆品后对过敏的被动转移[25-27]。

职业性过敏性手部皮炎与美容材料有关的阐述见第130章。

预防：在欧洲，列出化妆品的全部成分对规避过敏做出了重大贡献。重要的是要提供给患者过敏物质的INCI名称，因为这是化妆品成分标签上的术语。

但仍有混淆的可能，尤其是在使用植物化妆品，在林奈体系中是用拉丁文命名的。一些植物提取物可能潜在地含有香料，或可以与香料发生交叉反应，对于患者和皮肤科医师来说，可能很难完全确定含有天然植物提取物的产品对香料过敏者是否安全。所以未加成分标签的产品不得使用。读者可参考个别化妆品过敏原的章节以获得更多知识。

从 http://ec. europa. eu/consumers/cosmetics/cosing/可以获得关于物质的 INCI 名称的完整列表。(last accessed Feberury 2015.)

斑贴试验：ESCD 基线系列包含许多化妆品过敏原，包括 FMⅠ和 FMⅡ、秘鲁香脂(秘鲁香树)、新铃兰醛、苯甲酸酯混合物、季安盐-15、MCI/MI、甲基异噻唑啉酮、甲醛、PPD 和树脂。在其推荐的 BSCA 基线系列中包括其他化妆品化学物质：咪唑烷基脲、双唑烷基脲、甲基二溴戊二腈、爱美高 L101、氯氧烯醇和 2-溴-2-硝基丙烷-1,3-二醇[见 http://www. cutaneousallergy. org/(last accessed Feberury 2015.)]。

然而，在调查化妆品过敏时，建议使用更广泛的过敏原筛查，特别是，当调查面部和斑片状弥散性湿疹和甲周炎时，建议使用甲苯酰胺甲醛树脂(10%凡士林油)，如果相关，还应使用丙烯类甲化学品系列。还建议使用一系列紫外线过滤剂进行斑贴试验。此外，主要的过敏原供应商还有一系列其他潜在的过敏原试剂盒，包括更多的防腐剂、抗氧化剂、表面活性剂、乳化剂和其他化妆品辅料。

考虑用患者使用的化妆品进行斑贴试验也很重要。一般来说，免洗产品和香料可以"原产品"进行测试，但考虑到刺激性，肥皂和洗发水应用水稀释至1%再进行检测。即使这样仍然存在假阳性反应的风险，而且由于稀释，还可能存在假阴性反应。我们用25%牙膏凡士林油来检测牙膏。睫毛膏和指甲油通常是刺激性的，在使用它们之前，应该先把它们涂在一个容器里，让溶剂蒸发掉，然后再行斑贴试验。

除非所有化妆品的所有成分都在适当的浓度和适当的载体中单独测试过，否则过敏不能完全排除。然而，在具体实施中，大多数化妆品最初都是"原产品"检测的，但假阴性反应和边缘刺激反应很常见。理想情况下，对可疑化妆品的每个成分都应该单独检测，如果高度怀疑过敏，如果制造商愿意提供的话，那么应该从制造商那里获得化妆品的各个成分。理想情况下，原材料应与可疑产品中使用的相同，因为批次差异、来源和纯度可能都很重要。有时是对物质本身过敏，有时是对杂质过敏。检测一种物质所需的浓度通常大于其在产品中的浓度。制造商的斑贴试剂盒所含成分的浓度可能和产品中一致，这可能会误导消费者，不应使用。

在对苯二胺及其相关染料一节中讨论了染发剂的检测。

其他检测：如果对含有防晒霜的化妆品仍然怀疑有化妆品过敏反应，那么也应该考虑到光过敏的可能性，如果有临床症状，应该进行光斑贴试验[28]。

重复开放应用测试(ROATs：见本章后面)为确定违规化妆品也值得尝试，虽然这些可能不一定能区分刺激物和过敏反应。最后，在与患者讨论后，可以考虑使用产品测试，重新使用可疑产品，一次一个，每次使用最多 3 天。

抗菌剂和防腐剂

化妆品行业目前面临的最大挑战之一是在产品中防腐剂的选择。随着监管法规的实施，可用化学品的种类正在迅速减少，主要原因并不是接触性过敏，虽然最近也有这样的例子。在欧洲基于监管撤回了常用的防腐剂，所以监测较不常用防腐剂的使用很重要。

甲醛[1]

化学：甲醛(HCHO)是一种气体，福尔马林是这种气体在水中的溶液(约 38%)。羟甲基可以与其他化合物结合形成甲醛释放物，被广泛用作防腐剂。甲醛可能与其他化学物质结合产生树脂，使之致敏(见树脂和塑料部分)。

患病率：虽然北美接触性皮炎组(NACDG)在2001—2002 年发现 8.4%的甲醛过敏反应为阳性，但在个人接触性皮炎的常规测试中，甲醛过敏反应的频率一般为 2%～3%[2,3]。

发生：甲醛是一种普遍存在的过敏原，而框图128.3 提供了关于过敏原的各种潜在来源。甲醛诱发接触性皮炎的阈值浓度在腋窝低至 30ppm[4]，在封闭的斑贴试验低至 250ppm[5]。

框图 128.3 甲醛暴露

- 止汗剂
- 着色剂
- 化妆品杀菌防腐剂
- 棉质衣物(耐洗耐穿，不起皱)
- 消毒剂和除臭剂
- 干燥-清洁材料
- 防腐液体和组织固定剂
- 肥料
- 纤维板或刨花板
- 烟熏器

第11部分

（续框图）

- 胶水
- 硬化剂
- 家用清洁产品
- 多汗症的治疗
- 工业杀菌剂
- 杀虫剂（粘蝇纸）
- 金属处理液
- 骨科矫正用管
- 油漆/涂料
- 感光板和溶液
- 胶合板
- 抛光剂
- 防腐剂
- 印刷化学品
- 人造丝
- 肾透析
- 可重复使用的手套
- 洗发水和香皂
- 皮革鞣剂
- 疣治疗
- 防水纸和纸巾
- 来自烟草、煤炭和木材的烟雾

通常很难确定阳性斑贴试验的相关性，但更常见的原因是化妆品成分[1]和现在不太常见的服装树脂。洗发香波可能含有甲醛，尽管这更可能与理发师的手部皮炎有关，而不是因为头发上短暂使用有关。一些纺织树脂会释放甲醛，在处理过的棉衣和人造丝中可能会发现游离甲醛。油漆/喷漆、印刷油墨和清洁产品、填充剂和胶水是丹麦市场上最常见的含有甲醛的注册产品[6]。甲醛用于保存解剖和病理标本，而那些与这些标本打交道的人，如组织病理学家和防腐人员，有游离甲醛过敏的危险。它在医学上用于肾透析，也可用于矫形模。它也被用于治疗疣和多汗症，特别是脚，含有多聚甲醛的粉剂也可以在足部使用。在可重复使用的防护手套中也发现了甲醛[7]。广泛使用的表面活性剂硫酸月桂醇钠可在 0.1%甲醛内保存[8]。这种活性剂常被用于洗涤剂、洗发水、沐浴露和泡泡浴等。

此外，必须考虑能释放甲醛的化学物质，包括某些广泛用于工业的防腐剂和杀菌剂（如切削油）。化妆品中使用的许多防腐剂，以及局部药物中较少使用的防腐剂，可能释放甲醛（表 128.5）。许多释放性物质不仅可以与甲醛同时致敏，而且可以与甲醛分别致敏[9-12]。在瑞典，给甲醛过敏患者开皮质类固醇软膏是一种常见的做法，因为一些乳霜类产品已经被证明会释放少量的甲醛[13]。

表 128.5 化妆品和药物中释放甲醛的防腐剂

物质	斑贴试验浓度
季铵盐-15	1%凡士林
咪唑烷基脲	2%凡士林（或 2%水溶液）
重氮烷基脲	2%凡士林（或 2%水溶液）
2-溴-2-硝基丙烷-1，3-二醇乙内酰脲	0.25%凡士林（或 0.5%凡士林）
1，3-二羟甲基-5，5-二甲基乙内酰脲	2%水溶液

临床表现：皮炎的临床表现取决于接触的过敏原，如衣服模式、化妆品模式或涉及手的职业性皮炎。甲醛过敏通常只有通过斑贴试验阳性才能进行回顾性诊断，并通过识别接触到受影响部位的甲醛或释放甲醛的化学物质将其与问题的分布联系起来诊断。

避免：致敏物质分布广泛导致避免接触很困难，但重要的是要认识到，当皮肤问题与接触物有相关性的时需采取规避措施。对于那些皮损类型和衣服一致的人，应该建议患者避免穿这类衣服（见本章后面关于衣服的章节）。如果化妆品、药物和润肤霜接触到受影响的部位，应该仔细评估它们的成分标签，以避免那些不仅含有甲醛，而且还含有表 128.5 中列出的释放甲醛的防腐剂致敏的可能。一些过敏患者可能会发现做到这个是很困难的[14]。也可能需要联系制造商或检查材料安全数据表，以确定其产品中是否存在甲醛，特别是切削油。在一项对患有持续性皮炎的敏感人群的研究中，所有人仍在使用至少一种含有甲醛的产品，这凸显了患者在鉴别产品中的甲醛时所面临的困难。只有通过详细的查询和对产品数据库的访问，才能证明甲醛的存在[15]。可能会遇到的一个特殊问题是，供应商从源头向洗涤剂中添加甲醛，然后将其用于各种配方中，由于产品中不能再添加甲醛，因此其没有标签显示。

有很多方法可以用来检测甲醛的存在。嗜铬酸试验可能会出现假阳性反应，而替代的乙酰丙酮方法可能更敏感、更具体（参见本章后面的“点试验”）。封闭容器扩散法被设计用于甲醛定量测定。高效液相色谱法是一种比色谱法更准确的替代方法[13]。

预后：在一项对 57 例甲醛皮炎患者的随访研究中，29 人（51%）在几年后仍然有频繁或持续的皮炎。其中38名患者在化妆品、盥洗用品、家用清洁剂和其他仍在使用的材料中发现了甲醛。作者的结论是重视过敏的患者比不重视的在统计学上皮疹要少得多[17]。

斑贴试验：现在推荐使用2%甲醛水溶液进行斑贴试验[18]。这是一个普遍推荐的基线过敏原测试。

释放甲醛的防腐剂/杀虫剂[1]

季铵盐15

季铵盐15也被称为Dowicil 75、100或200、氯丙基甲基氯胺、N-(3-氯丙基)-六甲基氯铵、1-(3-氯丙基)-3、5、7-三氮杂-1-偶氮达曼坦。它是水溶性的，无色无味。其广谱的抗菌活性不依赖产品的pH值。

患病率：季铵盐15既可以单独致敏，也可以通过释放甲醛致敏，或者两者都致敏。在北美参加常规检测的人群中，斑贴试验的阳性率很高，在北美接触性皮炎组(NACDG)对4910例患者的调查中，其阳性率为9.3%[2]。在欧洲，尽管其流行程度取决于某一国家的使用量，结果基本相同，均显示出较低患病率。泛欧洲的研究表明，接触性过敏的水平在1%到1.5%，在过去20年里，这一水平相当稳定[3,4]。

发生：季铵盐15存在于化妆品和护手霜中，包括工作中使用的皮肤隔离霜和其他工作用霜剂。在英国，从少量药物[5]和脑电图皮肤准备凝胶[6]中发现了季铵盐。

临床表现：这些将在关于化妆品和药物过敏的章节中讨论。

避免：INCI标准命名是季铵盐-15。只有有成分标签的产品才可以使用，任何显示含有该成分的产品都应避免使用。了解其同义词很有必要，尤其是非化妆品，包括药物，可能使用不符合INCI的术语。

斑贴试验：对于季铵盐-15，1%的浓度和凡士林是常用的浓度和载体。在欧洲和北美，它被作为标准的测试过敏原来使用。

重氮烷基脲

重氮烯基脲又称双咪唑烷基脲Ⅱ。它是一种广谱杀菌剂，可溶于水，各种pH的溶液都有效[1]。

患病率：在英国进行的常规斑贴试验研究显示，3062名患者中，0.7%的人斑贴试验呈阳性[7]，这与西班牙多中心研究的0.79%相似[8]，而在北美，3.1%的人的斑贴试验呈阳性[3]。

发生：自1982年以来，重氮烯基脲一直被使用，主要用于化妆品、洗发水和面霜，包括工作用的皮肤隔离霜和其他工作用霜剂。

临床表现：这些将在化妆品过敏一节中讨论。

避免：其INCI命名为二唑烷基脲。过敏者只能使用明确标有成分的化妆品和面霜，应避免使用任何含有本成分的产品。ROATs证实甲醛过敏的受试者也应避免使用含有双唑烷脲的乳霜[9]。

斑贴试验：我们建议使用1%和2%的水溶液中进行斑贴试验[10]，但常用的是在2%凡士林中进行斑贴试验，结果是令人满意的。虽然BSCA在英国不是一个常见的致敏剂，但BSCA推荐将其纳入过敏基础系列[11]。

咪唑烷基脲

咪唑烷基脲又称重氮烷基脲115。它具有广谱抗菌活性，无色，水溶性，不依赖于pH。可以与其他防腐剂协同作用，杀灭铜绿假单胞菌[1]。它只释放少量的甲醛，因此可能比其他甲醛释放剂对甲醛过敏者的影响更小[12]。

患病率：在大多数欧洲的研究中，它不是一种常见的过敏原，如在英国接受斑贴试验的人群中，0.7%的人出现了阳性反应，而在西班牙这一比例略高，为1.05%[8]。在北美，NACDG报告的数据为3.0%[3]。

发生：咪唑烷基脲常用于化妆品、洗发水和护手霜，包括隔离霜和其他工作用霜剂。它存在于一种含有皮质类固醇氟替卡松的乳霜中，这种乳霜在英国作为克廷肤®销售，它用“咪脲”来表示。

临床表现：这些将在化妆品过敏一节中讨论。

避免：咪唑烷基脲是INCI名称。应仅使用标有明确成分的化妆品，并应避免使用任何含有该成分的产品。克廷肤®乳霜也应避免使用，这也适用于那些甲醛过敏者[13]。在局部用药中，它可能被称为咪脲。

斑贴试验：虽然有人建议用2%的水溶液进行斑贴试验，但通常使用2%的凡士林进行斑贴试验。英国的BSCA推荐将其纳入基线系列[11]。

2-溴-2-硝基丙烷-1,3-二醇

2-溴-2-硝基丙烷-1,3-二醇也被称为溴硝丙二醇和BNPD。它具有广谱抗菌活性，对铜绿假单胞菌尤其有效。它可溶于水、酒精、乙二醇，也可溶于油[1]。

患病率：2001—2002年，在北美进行常规斑贴试验的人群中，BNPD阳性率为3.3%[3]。2003年，英国的患病率为0.8%，在西班牙的研究报告[8]其阳性率为0.16%[11]。

发生：BNPD广泛存在于化妆品、润肤霜、洗发水、药物和护手霜中。当检测牛奶样品时，发现牛奶中有防腐剂，并且因为牛奶中BNPD已有暴发过敏性皮炎的报道[15]。在美国，Eucerin®乳霜出现了过敏问题[16]，在英国，用于治疗酒渣鼻的甲硝唑凝胶也出现了过敏问题[17]。BNPD也存在于许多化学产品中，特别是油漆、清漆和清洁剂中[18]。我们已经发现，当BNPD与异噻唑啉酮类化合物一起作为一种生物杀菌剂在润版液中使用时，会使打印机成为致敏原。

临床表现：这些将在化妆品过敏一节中讨论。在职业性过敏中，通常发病的部位是手部。

避免：INCI标准名称为2-溴-2-硝基丙烷-1，3-二醇。在其他产品中也可能使用溴硝丙二醇这个简单的名字。过敏者应该使用标有明确成分的化妆品，应避免使用任何含有本成分的产品。

斑贴试验：推荐0.5%和0.25%凡士林进行斑贴试验；0.5%的浓度可能偶尔会出现假阳性反应。BSCA推荐使用0.5%（聚对苯二甲酸乙二醇酯）作为基线斑贴系列[11]。

DMDM乙内酰脲

DMDM乙内酰脲也被称为内酰脲，是一种无色液体，含有0.5%～2%的游离甲醛和17%以上的复合甲醛[1]。

患病率：在荷兰，在进行常规DMDM乙内酰脲斑贴试验的患者中，1.2%出现了过敏反应[4]，NACDG报告的阳性率为2.8%[3]。甲醛测试显示，15人中有8人（57%）同时具有敏感性[19]，但德国的这一比例要低得多[20]，西班牙的比例为0.85%[8]。

发生：DMDM乙内酰脲广泛用于化妆品。奇怪的是，因为这一来源引起的过敏文献中并没有具体的报道[12]，但偶尔有与化妆品有关的过敏报道。

临床表现：这些将在化妆品过敏一节中讨论。

避免：DMDM乙内酰脲是INCI的标准名称，如果使用的产品贴有所有的成分标签，那么它可以被识别出。有来自ROATs的证据表明，甲醛过敏患者应避免含有DMDM乙内酰脲的产品[19]。

斑贴试验：我们用1%～3%的水溶液和1%凡士林分别进行了斑贴试验。我们认为2%水溶液效果令人满意。

其他杀虫剂

上述的甲醛释放物在包括洗发水和其他护发产品的化妆品中尤其常见。在工业和家庭清洁剂、着色剂、油漆和清漆、抛光剂，特别是金属加工液等材料中发现了更广泛的甲醛释放剂[21-23]。在这些液体中有大量的甲醛释放生物杀灭剂会致敏，应该使用特殊的过敏原系列来检测这些暴露的过敏原，以及材料本身[24]。

异噻唑啉酮

异噻唑啉酮类防腐剂对细菌和真菌均有广谱的抗菌活性。已证明许多不同的配方对皮肤有致敏性。

1. 5-氯-2-甲基-4-异噻唑啉-3-酮和2-甲基-4-异噻唑啉-3-酮的3∶1混合物。INCI命名为甲基氯异噻唑啉酮和甲基异噻唑啉酮（MCI/MI）。这种混合物还有其他不同的名字，包括Kathon CG，Kathon WT，Euxyl k100和Acticide。自2005年以来，MI本身也被作为一种化妆品防腐剂引入欧洲，其允许使用浓度为100 ppm。在写这篇文章的时候，我们正在欧洲和澳大利亚经历一场前所未有的MI过敏暴发流行，主要是由于它在化妆品中的使用引起的。

2. 1，2-本齐索亚佐林-3-酮（BIT）。这是在一系列生物杀灭剂的商品名中使用的名称。

3. 2-n-辛基-4-异噻唑啉-3-酮。这也被称为卡松893，卡松LP和斯卡恩M-8。

这些化合物之间似乎很少出现交叉过敏反应。异噻唑啉酮的衍生物，2-甲基-4，5-三亚甲基-4-异噻唑啉-3-1酮（MTI），也已经敏化，但仅在实验室的研究中有[3]。

甲基氯异噻唑啉酮和甲基异噻唑啉酮[4,5]

患病率：自1980年首次上市以来，已经有许多关于MCI/MI过敏的报道，特别是来自欧洲的报道，在其引入后的头几年，常规检测患者的阳性反应发生率高达8.3%[6]。直到最近，这一水平一直稳定在2.5%左右[7]。但是，各国过敏患病率存在相当大的差异。在美国，通常的患病率是2%～3%[8]。

关于全球患病率差异的原因有很多讨论。有人指出，在一些国家，对添加到与皮肤接触的产品中的这种生物杀灭剂的数量缺乏监控[8]。此外，在一些中心使用浓度高达300ppm的斑贴试验可能产生假阳性反应，而其他中心使用100 ppm的进行测试[8]。

认为低于15ppm的浓度不太可能诱发过敏[9]，而且在已经过敏的人群中，该浓度已被证明在许多情况下不足以诱发过敏性皮炎[9]。过敏患病率的降低和稳定反映了对使用浓度的更严格的控制。在欧盟，需要冲洗的化妆品和免洗化妆品的最大允许浓度为15ppm。（如MI浓度为3.75 ppm），美国规定的免洗产品推荐浓度为7.5 ppm[7]。由于欧洲各地对MI的高过敏率，对混合MCI/MI的皮肤过敏患病率现在同样增加了[10]。

发生：MCI/MI用于化妆品，主要用于漂洗产品，包括液体肥皂和清洁剂、沐浴露、泡沫浴和洗发水。尽管如此，免洗化妆品中也可能含有这种物质。它可能存在于药物湿巾和湿厕纸[11]。在丹麦，1990年的一项研究显示，使用的漂洗化妆品中，有48%的产品含有该物质，在使用的免洗化妆品中，该物质占31%[12]。1988年，据报道，在荷兰的所有化妆品中，有25%含有这种物质[4]。

然而，这种生物杀灭剂也可用于其他情况，特别是水溶性切削油、油漆、墙纸糊、胶水、纺丝面漆、军用燃料、家用清洁剂、印刷油墨和润版液、乳胶乳剂、水冷却系统，以及造纸厂的一种稀释剂。

临床表现：这些将在化妆品过敏一节中讨论。洗发水通常不会因为洗头发而引起头皮过敏，但可能与理发师的手过敏皮炎有关。对与肛周皮炎相关的 MCI/MI 检测呈阳性，提示可能是湿厕纸或湿巾引起的[11]。然而，这种来源的 MCI/MI 也会引起手部和其他部位的过敏性皮炎[11,13]。

在刚粉刷过的房间里，敏感的受试者因为暴露在空气中引起过敏性皮炎很容易被忽视[14]。

手是职业性过敏性皮炎的常见部位，虽然可能会扩散到身体的其他部位，包括空气中的暴露，也可能在手部发生[15]。在皮肤的任何部位由浓缩的 MCI/MI 引起的化学烧伤，可能继发由活性致敏物引起迟发性皮炎[16,17]。

斑贴试验：推荐的斑贴试验浓度和载体是 200ppm 水溶液，因为有证据表明这可能鉴别出 100ppm 斑贴试验漏诊的敏感受试者[18,19]。一般推荐 MCI/MI 作为标准过敏原。

甲基异噻唑啉酮

MCI/MI 的致敏特性归因于甲基氯异噻唑啉酮，而甲基异噻唑啉酮被认为是一种弱致敏剂，无法在浓度低于 1000ppm 的情况下致敏[20,21]。2000 年以后，由于其较弱的生物杀灭作用（在高浓度下），MI 被引入工业产品（油漆、胶水、油漆、清漆、冷却液）。

患病率：第一例因 MI 引起的职业性变应性接触性皮炎的报告是 2004 年[16]，2005 年 MI 在欧洲被允许作为和化妆品防腐剂 MCI 一样独立使用，最高允许浓度为 100ppm（化妆品指令 2005/42/EC）。观察到几例由油漆中 MI 引起的职业性过敏性接触性皮炎，随后在 2010 年出现了因化妆品暴露后的第一例病例报告[22]。由于其存在于湿巾、发用化妆品、面部化妆品、除臭剂和防晒霜中，随后出现了更多的病例报告。这些产品导致了的广泛的症状，包括生殖器湿疹、面部湿疹和手部湿疹。此外，最近有 MI 空气暴露导致严重的空气传播和泛发性皮炎的病例被报道，这些病例有发生在近期粉刷墙壁的工人，甚至厕所清洁工[10]。

在过去几年里，在英国，法国，丹麦，葡萄牙，德国和西班牙，有记录的 MI 过敏率急剧上升[23-25]，在英国 14 个斑贴试验测试中心，患病率急剧上升，从 1.7%上升至 11.1%[26]。在患者中确定的相关暴露主要来自化妆品暴露。在患者中确定的相关暴露主要来自化妆品暴露。含有 MI 的欧洲化妆品数量的增加，以及在免洗产品中更多使用 MI 的趋势，都引起了人们的极大关注。在撰写本文时，欧洲和澳大利亚正面临着因 MI 的接触引起的过敏流行，ESCD 呼吁欧洲监管当局迅速采取行动，以避免危机。

斑贴试验：在欧洲基线系列中，目前推荐的斑贴试验浓度和载体为 2000ppm 水溶液[27]。

1.2-苯并异噻唑啉-3-酮

发生：过敏通常发生在制造或处理原材料的过程中，如涂料制造、水处理或实验室中。油漆工和装饰工不仅会接触油漆，还会接触墙纸糊。据报道，在陶瓷工业中，脱模剂中含有过敏物质。其他潜在来源包括可溶性切削油、洗衣粉和织物软化剂、清漆、染料、印刷材料、水软化剂和空气清新剂制造。对聚氯乙烯手套的过敏可以追溯到在生产中 BIT 的应用[28]。

临床表现：典型的手部皮炎表现为较轻的手掌银屑病样或汗疱疹样皮炎（见图 128.5）。严重的病例可以在暴露部位出现皮损[29]。工厂工作的敏感的工人可能会出现在工厂环境中眼和面部的灼烧感，但并没有明显的皮炎发生。

斑贴试验：有人建议调整斑贴试验凡士林的浓度，为 0.05%～1%。据报道，在液状石蜡中有 0.1% 的假阳性反应[30]。根据我们的经验，我们建议使用的这个浓度有超过 0.05%的假阳性反应。

2-正-辛基-4-异噻唑啉-3-酮

发生：2-正-辛基-4-异噻唑啉-3-酮可在皮革、纺织、可溶性切削油、油漆和抛光剂、黏合剂、清洁剂、木材防腐剂和塑料制造中出现。

临床表现：该物质引起的接触过敏多为零星报道，这还包括与涂料相关的手皮炎[31]。皮鞋中的皮革引起的接触性过敏有报道[32]，我们发现可能有鞋皮炎的人中有少数人斑贴试验阳性，但其相关性未被证实。

斑贴试验：以 0.1% 2-正-辛基-4-异噻唑啉-3-酮凡士林来进行斑贴试验。

苯甲酸酯类（对羟基苯甲酸丁酯）[1,2]

苯甲酸酯是对羟基苯甲酸的酯。主要使用的四种酯是甲基-、乙基-、丙基-和丁基对羟基苯甲酸酯（羟苯甲酸酯）。它们联合使用时可能产生协同作用。它们对革兰阳性菌的活性比革兰阴性菌强（包括对假单胞菌的弱的活性）。它们也对真菌和酵母有作用。它们是稳定，无色，无臭，难溶于水的[1]。

患病率：在常规斑贴试验的患者中，该物质的阳性反应的发生率相对较低，一般在 0.5%～1.7%[3-5]。

发生：苯甲酸酯类防腐剂在外用和胃肠外药物、

绷带、超声波凝胶和食品中被广泛使用。然而，由于其他的健康问题，尽管它们引起过敏的风险相对较低，但它们不再作为欧洲化妆品中的防腐剂被广泛应用。

临床特征：与人群的使用和暴露程度相比，出现显著的对羟苯甲酸酯类药物过敏症状的发生率相对较低。相关过敏主要来自对用于静脉溃疡和湿疹的药物（包括膏状绷带）的过敏，但接触性过敏可能叠加在其他炎症性皮肤病上，特别是在高危部位，如肛门-生殖器区域。化妆品中苯甲酸酯类物质引起的过敏相关问题比较少见。有趣的是，许多人对药物中的苯甲酸酯过敏，但他们可以在正常皮肤上使用含有苯甲酸酯的化妆品，不会产生任何问题，这就是所谓的“苯甲酸酯悖论”[6]。然而，也有例外，有时必须放弃含苯甲酸酯类的化妆品[7]。有报道，被致敏的人由于食物和药物中含有对羟基苯甲酸酯类物质而导致皮疹暴发，但低剂量的对羟基苯甲酸酯类饮食并不能帮助两名因口服激发的湿疹患者[9]。

避免：根据所使用的酯类，这类防腐剂的INCI名称以“对羟基苯甲酸酯”结尾。对于可能与化妆品过敏有关的人，必须检查完整的成分标签，以避免发生过敏。药物的术语可能不同，其名称可能以“羟基苯甲酸酯”结尾。此外，有时可能使用商业名，特别是尼泊金、尼波沙索、尼波布替，还有许多其他名称。只有成分已知的药物和绷带才能使用，避免使用含有苯甲酸酯或名称为苯甲酸酯同义词的药物。建议避免使用所有的苯甲酸酯，即使在分解试验中只有一两个是阳性的。

斑贴试验：苯甲酸酯通常是四种酯的混合物，在凡士林中各占3%。混合物有轻微的刺激性，分别用每个酯进行测试将有助于确认斑贴试验反应是否真的过敏。通常会有多个酯发生反应，这可能是同时发生过敏和交叉过敏的标志。苯甲酸酯在凡士林中混合浓度为12%通常被建议用于基线系列。

甲基二溴戊二腈[1]

甲基二溴戊二腈（MDBGN），又称二溴氰丁烷，存在于防腐剂Euxyl K400（也称为Tektamer38）中，它是MDBGN和苯氧乙醇按1∶4的比例混合而成的。Euxyl K400是一种广谱防腐剂，具有抗真菌和细菌的活性。当对Euxyl K400发生过敏反应时，几乎总是因为MDBGN过敏。

患病率：在欧洲禁令之前，欧洲和美国各地都报道了该物质致敏率的上升。特别重要的一项关于防腐剂过敏率的欧洲多中心研究发现，在1991－2000年间，MDBGN过敏率从0.7%升至3.5%，而所有其他化妆品防腐剂过敏率保持稳定[2]。

因此，欧盟国家已经禁止使用这种防腐剂，最初是禁止在免洗化妆品中使用，后来禁止在冲洗化妆品中使用。因此，预计其致敏率将大大下降。与此同时，据报道美国的MDBGN过敏率很高，在一项小型研究中有11.7%的人对它过敏[3]。根据使用的测试浓度，NACDG报告的比率为2.7%～7.6%[4]。这引起了对正确测试浓度的关注[5]。

发生：历来MDBGN广泛用于化妆品、防晒霜、洗发水、液体肥皂及工作中使用的隔离霜和保湿霜。其他来源包括湿纸巾、超声波凝胶、黏合剂、可溶性切削油、乳胶涂料、阴道检查凝胶和卫生巾。欧盟的禁令大大减少了这些物质引起过敏的风险。尽管如此，由于它在工作用的产品中的使用，如隔离霜和工作后霜，使得它被包含在欧洲和BSCA基线系列中，在当前仍然与过敏相关。

临床表现：这些将在化妆品过敏一节中讨论。然而，因为接触护手霜和液体肥皂，手皮炎很高发[6]。在进行斑贴试验之前，怀疑可能有刺激性手皮炎。在许多情况下，证实是过敏后停止使用可疑过敏产品及其相关产品后手皮炎好转[7,8]。对湿巾、湿厕纸、阴道检查凝胶和卫生巾中的MDBGN过敏是引起肛门-生殖器皮炎的潜在原因[8-10]。

避免：产品详细的成分标签上该物质INCI名称为甲基二溴戊二腈。在某些情况下，它是以其同义词1,2-二溴-2,4-二氰基丁烷或Euxyl K400（Tektamer 38）来命名的。现在，许多生产洗面奶和面霜的厂家都在健康和安全数据表上列出了完整的成分表。过敏患者不应使用成分未知的皮肤产品。

其他可能引起过敏的来源可能需要对特定有关使用的生物杀灭剂/防腐剂的性质进行查询。

斑贴试验：关于斑贴试验的最佳浓度一直有很多讨论。我们更喜欢用0.3%MDBGN凡士林进行检测，尽管一些人和我们自己都发现它有轻微的刺激性[2]。有人建议用0.2%作为最佳斑贴试验浓度[11]，使用0.1%的浓度进行测试可能会产生假阴性反应[12]。相反，ROAT阳性结果和一些相关过敏反应仅用0.5%～1%浓度去测试便得以证实[13]。0.5%和1%的Euxyl K400（含0.1%和0.2% MDBGN）就可出现阳性反应，但有假阳性反应的风险。目前仍建议使用0.3%作为BSCA基线系列浓度[14]。

氯二甲苯酚[1]

氯二甲苯酚（对氯间二甲苯酚）是一种卤代芳香族化合物，不仅用作防腐剂，而且用作活性消毒剂。它溶于水和油，对革兰阳性和阴性细菌都有抗菌活性。

患病率：一般来说，关于氯二甲苯酚过敏大多是零星报道，也没有大规模研究。在英国的一项研究中，951 名常规测试者中有 1.8% 斑贴试验阳性，目前或既往为高度相关[1]。美国报告了 7 例使用药用凡士林或心电图敷贴致敏的患者，2 例对肥皂和护手霜过敏的患者[3,4]。

发生：氯二甲苯酚是一种潜在的过敏原，因为在英国家庭常用消毒剂滴露®中发现它的存在。它也可以稀释后作为伤口清洁剂使用。然而，重要的是要知道，滴露可以用在很多方面，这些反应并不总是可预测的。有些人用这种产品来“清洁”自己或环境。对他们来说，在洗澡水里添加滴露并不罕见，如果他们认为皮肤疾病是一种感染性疾病，他们可能会额外添加滴露，以期根除这种疾病。患有会阴炎性疾病的人尤其容易发生这种情况。有些人可能会在皮肤上涂上纯滴露，希望能根除真正的或想象的感染；残留气味是有用的提示可能使用滴露的诊断指标。衣服和床上用品可能用滴露洗，有时漂洗不充分，然后再穿或使用。

在许多用于割伤、擦伤和感染的药物制剂中也可能发现氯二甲苯酚。其他来源包括足部和滑石粉、肥皂和清洁剂、工作面霜、冷却剂油、心电图敷贴，偶尔也包括化妆品。

临床表现：许多情况下，在使用含有氯二甲苯酚的产品的部位会出现局部的皮疹，或过敏可表现为已有皮炎加重。

当清洁工的手在未保护的状态下接触消毒剂时，手皮炎是一个潜在的问题。对其他工作材料（如冷却剂油）中的氯二甲苯酚过敏可能会引起类似的皮疹。

清洗和沐浴中使用，以及衣物都可导致更广泛的过敏暴发（图 128.18）。最近，有对添加到洗浴水中的氯二甲苯酚接触性过敏后引起广泛的色素减退的报道[5]。通常情况下，只有在发现斑贴试验阳性后才会回顾性地确定来源。

避免：氯二甲苯酚是 INCI 的命名。化妆品和工作霜通常可以从完整的成分标签或数据表中识别出含有该物质。药用足粉和滑石粉上的标签一般都标识有该物质，但为了确定在某些局部药物和消毒剂中是否有该物质的存在，可能需要进行特定的查询。

斑贴试验：通常以 1% 氯二甲苯酚凡士林进行斑贴试验。它可能与氯甲酚存在交叉敏化[6]。在英国，它被推荐作为基准过敏原[1,4]。

氯甲酚

氯甲酚（对氯甲苯甲酚，PCMC）除了苯环上没有

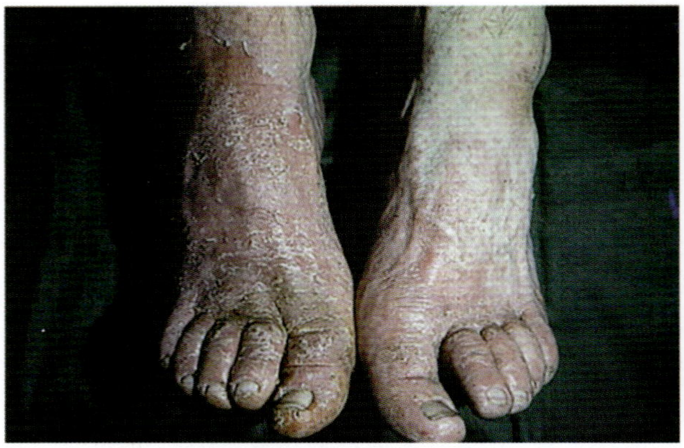

图 128.18 使用滴露后对氯二甲苯酚过敏
（由杰弗里奥克兰提供，希望医院，曼彻斯特，英国）

甲基外，与氯二甲苯酚完全相同。它对革兰阳性和革兰阴性细菌都有抗菌活性，并且是水溶性和油溶性的。

患病率：氯甲酚是一种罕见的过敏原。

英国一项多中心的常规斑贴试验患者调查发现其过敏率低为 0.6%[2]。

发生：这类物质主要来源于皮质类固醇霜。在过去，水溶性乳霜 BP 是用氯甲酚防腐的，但现在通常不用。我们只把它看作是局部药物的致敏剂，尽管它可能存在于手部清洁剂、金属工作液中，偶尔也用于化妆品中。

临床表现：这些将在药物过敏一节中讨论。红皮病发生在一名已知对氯甲酚过敏的糖尿病患者身上，该患者在使用 m-甲酚保存的胰岛素时出现了红皮病，而在改用使用苯甲酚保存的胰岛素后情况有所改善[7]。

避免：给敏感的患者一份皮质类固醇药膏的清单是有用的，标明产品的成分及不含氯甲酚。患者不应该使用保湿霜，除非保湿霜的成分标签标明或已知不含这种防腐剂。INCI 的名字是氯甲酚。

斑贴试验：推荐的斑贴试验检测浓度和载体是 1% 的氯甲酚凡士林。虽然接触性过敏很少见，但在英国很多流行的皮质类固醇药膏中都有使用，这促使 BSCA 建议将其纳入斑贴试验基线系列[8]。公认其与氯氧烯醇存在交叉过敏[6]。

有机汞

致敏化合物包括苯汞盐和硫柳汞（硫柳汞酸钠；硫柳汞）。硫柳汞由有机汞和硫代水杨酸盐组成。可能因为任何一个成分引起过敏[1]。

发生：有机汞被用作疫苗、抗原提取液、眼药水、

第11部分

隐形眼镜液、鱼油、眉心红点及眼部化妆和卸妆产品中的防腐剂。欧洲法律禁止在所有其他化妆品中使用它们。苯汞盐已被用于避孕胶冻、抗真菌治疗、鞋垫和乳胶漆中。

患病率：常规使用硫柳汞进行斑贴试验时出现4%～5%的阳性反应；北美(10.9%)和日本(9.5%)的发病率更高[2,3]。儿童和青少年中患病率甚至更高[4]。

临床表现：对眼科药物和隐形眼镜防腐剂中的有机汞过敏会引起眼睑局限性皮炎，皮炎会向眶周蔓延。已有一个敏感的护士因为接种疫苗导致手部湿疹的报道[5]。还有手掌和手指皮炎，分离性结膜炎，甚至因为接触隐形眼镜护理液而引起的角膜新生血管生成的报道[6-8]。

许多人对硫柳汞的斑贴试验呈阳性，但并没有明确的相关性[9,10]。因此，具有讽刺意味的是，2002 年在北美其被命名为"年度接触(非)过敏原"[11]。在以色列，尤其在机械学领域，相关过敏反应的发生率要高得多，主要诱发手部皮炎。它被归咎于与含有硫柳汞的油接触有关[12]。大多数致敏作用被认为是月硫柳汞防腐的肠外疫苗和免疫治疗药物发展而引起[13-15]。局部注射反应很少见，但也有偶发病例，而全身性皮炎非常罕见[16,17]。在 57 例可证实的硫柳汞过敏患者中，只有 5 例在接受肌内刺激后出现轻度局部红斑，因此作者认为使用硫柳汞保存的疫苗是相对安全的[18]。

对硫代水杨酸成分过敏可能与对吡罗昔康的光过敏有关[19]。

斑贴试验：苯基汞盐在凡士林和水中的浓度分别为 0.01%和 0.05%。有证据表明，0.05%经常会出现假阳性刺激反应[20]。通常以 0.1%硫柳汞凡士林进行检测。

其他防腐剂/杀虫剂

有许多其他抗菌剂已被用作防腐剂和杀菌剂，并有过敏的报道。这些物质包括氯乙酰胺、三氯生(氯苯酚 DP300)[1]、苯扎氯铵[2]、戊二醛、山梨酸、苯甲醇、苯二噁英[3]、乙二醛、卡潘、氯己定[4]、EDTA、二氯酚、碘丙基丁基氨基甲酸酯[5]等[6,7]。尤其是，焦亚硫酸钠作为亚硫酸盐过敏的标记物，其本身作为药物和化妆品(尤其是染发剂)中经常出现的相关过敏原已有报道，其相关性很容易被忽视[8]。

根据我们在英国的经验，这可能与某些药物有关，包括 Trimovate cream®。有许多需要抗菌保护的，尤其是药物、化妆品、清洁剂、油漆和可溶性冷却剂油。在这类材料中，对防腐剂/杀菌剂过敏的可能性必须始终被视为引起皮炎的原因之一。

载体、其他化妆品和药物赋形剂

羊毛脂[1]

羊毛脂是从羊毛中提取的天然产物。它是甾醇、脂肪醇、脂肪酸及其酯类化合物的复杂多变的混合物。羊毛蜡醇是由羊毛的油蜡部分水解而得。虽然这些过敏原并不都是已知的，但认为它们都属于这一小部分[2]。

通过各种途径减少变应原性，包括乙酰化、氢化、乙烯化、酯交换和用净化工艺去除变应原部分[1]。已证实通过去除洗涤剂残留物和将酒精含量降到低于3%(w/w)的方式[3]，过敏原性实际上已经消失[3]。

患病率：多数认为，在一般人群中羊毛脂过敏的患病率较低[4]。接触性过敏通常是通过使用羊毛醇进行斑贴试验来发现的，用更广泛的羊毛脂衍生物和羊毛脂本身来进行斑贴试验可识别更多的过敏患者。

大多用羊毛醇行常规斑贴试验的患者的调查结果显示，1.7%～3.3%出现阳性反应[5-7]。然而，在其他研究中，使用包括爱美高 L 101(矿物油和羊毛脂醇)在内的羊毛脂衍生物进行的斑贴试验显示，与单独使用羊毛醇相比，阳性反应率要高得多[8,9]。

Kligman 质疑羊毛脂是一种常见的致敏剂的观点[10]，这是有根据的，因为并没有获得动物和人类的致敏实验数据[11]。此外，使用 30%羊毛醇凡士林(推荐的通用浓度及载体)和 Amerchol L 101 进行斑贴试验，尤其是使用 100%羊毛醇进行斑贴试验，可能会出现假阳性结果[5,10]。此外，重复检测显示，在最初被认为有阳性反应的患者中，有高达 40%的人过敏反应"消失"了[12]。但有充分的证据显示，用含羊毛脂的药物治疗曲张性湿疹，过敏率很高[13,14]。用含羊毛脂的药物治疗其他慢性湿疹，特别是在老年妇女中，可能导致羊毛脂致敏。

但是，在正常皮肤上使用似乎很少产生严重的过敏[15]。

发生：羊毛脂常见于药物，润肤剂，洗浴用品添加剂和化妆品中。其他含有羊毛脂的物质包括抛光剂、蜡、油墨、胶带和绷带、防腐涂料、密封剂和切削油乳剂等。

临床表现：这些将在关于化妆品和药物过敏的章节中讨论。

避免：羊毛脂醇是羊毛脂的 INCI 名称，可以通过检查完整的成分标签来确定它在化妆品中是否存在。然而，在英国，处方和非处方药物并不总是完全标明成分，可能需要检查数据表或与制造商联系，以确定其是否在药物中。这也适用于其他潜在的家庭和工作环境的暴露，如抛光剂、蜡、涂料和油。

斑贴试验：许多患者声称他们对羊毛脂过敏，但是斑贴试验并没有证实这一点。相反，过敏可能被忽略，尤其是当有一个相关的湿疹正在使用含有羊毛脂的药物进行治疗时。

建议对使用30%的羊毛醇凡士林进行标准测试，但如果怀疑或排除药物过敏，则应测试额外的羊毛脂过敏原。我们用50% Amerchol L 10凡士林和羊毛脂"本身"进行测试。弱阳性反应可能是假阳性反应，但与弱过敏反应非常难以区分。

棕榈醇

棕榈醇具有乳化和稳定的性能，也被称为十六烷基硬脂醇和Lanette O。它本质上是两个长链立体异构体的混合物，十六烷基和硬脂醇。这些醇是羊毛脂的组成部分。

患病率：关于该物质引起过敏的报道常是偶发的，尽管有证据表明，棕榈醇是一种严重的过敏原，可并发于静脉曲张湿疹和溃疡，在这些情况下进行斑贴试验的患者中有高达16%的阳性反应率[13,16]。在英国，常规斑贴试验患者的阳性率为0.8%[17]。

发生：棕榈醇广泛应用于类固醇霜、润肤剂和化妆品中。有时只使用一种立体异构体。它是乳化蜡的一种成分，因此可以在乳化软膏和含水软膏中找到这种物质。

临床表现：这些将在关于化妆品和药物过敏的章节中讨论。

避免：棕榈醇是INCI的名称，但是应该避免使用含有十六烷醇或硬脂醇的化妆品。因为药物，包括润肤剂并不总是有完全的成分标签，所以避免使用这些药物及润肤剂是非常困难的。即使他们是，他们也可能不遵守化妆品的要求。乳化蜡是作为成分的一种，可能被列出，但不清楚制剂中是否含有棕榈醇。可以使用十六硬脂醇或Lanette O来代替INCI名称。最好向敏感个体提供不含棕榈醇的产品清单。

斑贴试验：虽然棕榈醇是一种不常见的过敏原，但它在皮肤病治疗中无处不在，这意味着识别该物质过敏是很重要的。因此，BSCA建议将其包含在英国的标准过敏系列中[17]。患有静脉曲张性湿疹的患者应该经常用它做皮肤斑贴试验。它通常使用20%的浓度在凡士林载体中进行检测。

乙二胺盐酸盐

乙二胺是一种低分子量脂肪胺。一些抗组胺药物具有相关的化学结构，对过敏患者可能有重要意义。

患病率：因为乙二胺引起的过敏越来越不常见了，因此欧洲环境与接触性皮炎研究小组（EECDRG）建议从他们推荐的基础系列中删除乙二胺[19]。一般来说，过敏的流行反映了在被测者的局部皮肤使用的制霉菌素/硫酸新梅毒/短杆菌肽/曲安奈德乳膏的量，因为这是常见的致敏原。在美国这种制剂已重新配制，但在普通面霜中仍可能使用原来的配方。在英国现在仍在使用以往的配方。行常规斑贴试验的患者中，1.3%的患者显示过敏，因此BSCA建议在基线系列中继续涵盖乙二胺[17,18]。

发生：乙二胺被用作含有制霉菌素、硫酸新霉素、短杆菌肽和曲安奈德复合制剂的稳定剂，在英国作为曲安西龙®（Tri-Adcortyl®）乳霜销售，在美国和其他国家作为Mycolog®乳霜销售。同样成分的软膏则不含乙二胺。它是口服与注射用氨茶碱制剂的组成部分，也可能与手接触有关。其他全身和局部用药也与乙二胺有关，特别是羟嗪，可能是西替利嗪和左西替利嗪[19,20]，以及哌嗪类药物[21]，其中包括抗组胺药甲氯嗪和环丙嗪[22]。工业暴露也非常广泛，因为乙二胺和相关胺被用作环氧固化剂、冷却剂油、拉丝润滑剂、地板上光剂、防冻剂、合成蜡、防腐涂料和染料制造等多种用途。它作为橡胶稳定剂来使用，但我们没有看到因为橡胶服装而发生的过敏现象。

临床表现：这些将在药物和全身接触过敏部分讨论。因职业暴露而引起的过敏模式取决于接触源，但手是最有可能受到影响的部位。在那些对环氧树脂类物质过敏测试的试验中，往往伴随着对环氧树脂的过敏，并伴有暴露部位的皮肤过敏。

避免：避免外用含有制霉菌素、硫酸新霉素、短杆菌肽和曲安奈德的乳霜是非常有必要的。也要避免局部使用抗组胺药膏和眼药水。一旦发生过敏反应，个体可能有发生系统性接触性皮炎的危险。在英国，避免系统使用羟基嗪、哌嗪、西替利嗪和左西替利嗪是非常有用的[20,21,24]。致敏患者还必须避免口服和注射氨茶碱[25,26]。

避免职业性接触取决于对污染源的识别。

斑贴试验：用1%的乙二胺凡士林进行测试。仍然推荐在BSCA基线系列中使用该物质，但由于Tri-Adcortyl®乳霜不再是处方用药，因此可能在将来被漏掉。

其他辅料

化妆品或药物的任何载体成分都有可能引起过敏。如果怀疑其过敏，可能有必要扩大过敏原测试的范围。例如，抗氧化剂（丁基羟基茴香脑、丁基羟基甲苯、t-丁基对苯二酚和没食子酸盐)、表面活性剂(如椰油酰胺丙基甜菜碱)、可能导致美发师手部皮炎的洗发水、烷基糖苷,特别包括癸基糖苷[27]、椰油酰胺 DEA(椰子二乙醇酰胺)和保湿剂(如丙二醇)。

这个清单也不是完全详尽无遗的。许多赋形变应原可从主要变应原供应商处获得,所以可适当准备这些物质用于斑贴试验,但其他变应原可能需要从材料制造商处获得,并适当稀释以用于斑贴试验。

对苯二胺及其相关染料[1,2]

对苯二胺(PPD)和甲苯 2,5 二胺(PTD)是苯胺衍生物,主要用于染发剂。这些化学物质是无色的,直到在氨气存在的情况下被过氧化氢氧化,然后被偶联剂聚合,通常在其他中间体存在的情况下,产生各种颜色,这些颜色保持在毛干中[1]。一旦氧化和聚合,PPD 不再致敏[3]。半永久性染发可使用相关染料,如 O-硝基-对苯二胺(ONPPD)。

某些偶氮染料(如对氨基偶氮苯)具有结构上的相似性。许多用于印染人造服装和纤维的分散染料都是偶氮染料,这些染料将在服装章节中讨论。

患病率:近年来,染发的比例大幅增加。据报道,75%的美国和丹麦女性染过头发[4];在日本,1991—2001 年间,染发的盛行率在女高中生中从 14%上升到 41%,在 20 多岁的女性中从 6%上升到 85%,在 20 多岁的男性中从 2%上升到 33%[5]。有明确的证据表明,在英国过敏的发生率越来越高,在 6 年期间,一家诊所的过敏发生率几乎翻了一番,达到 7.1%[6]。2000 年早期 NACDG 测试的那些斑贴试验中,4.8%对 PPD 过敏[7]。同样,在德国和奥地利,4.8%的人对 PPD 过敏,这两个国家的过敏率(2.8%~7.1%)存在相当大的地域差异[8]。在比利时的一项大型研究中,对 5000 多名患者进行了常规斑贴试验测试,7.2%的患者对 PPD 过敏,1.6%的患者对 PTD 过敏,1.8%的患者对 ONPPD 过敏[9]。在最近发表的一篇综述中,在皮炎患者中,PPD 过敏的中位患病率在亚洲为 4.3%,欧洲为 4%,北美为 6.2%。相关的 PPD 阳性反应最常与染发剂接触有关,尽管一些阳性反应可能是由于交叉过敏引起的[10]。PPD 也是欧洲理发师的第二常见过敏原[11]。

发生:PPD 和 PTD 存在于永久性染发剂中,而 PPD 存在于半永久性染发剂中,其颜色可保持 5~10 次洗发。在欧盟,PPD 在染发剂中的最大允许浓度为 6%的游离基[12]。PPD 也用来给毛皮染色。PPD 可与指甲花混合,在皮肤上作为临时文身染料使用(黑色指甲花文身),PPD 的实际浓度可能有很大差异,浓度可能差异>10%。这种用法在西欧的儿童、青少年和年轻人中非常流行,通常多使用于度假胜地。这些患者中的一部分会通过文身对 PPD 产生强烈的过敏反应,并且会对含有 PPD 或相关化学物质的染发剂产生严重的过敏反应[13]。

对 PPD 过敏的报道还见于小提琴腮托和大提琴弓弦染色[14,15]。PPD 衍生物被用作橡胶抗氧化剂,特别是在高强度黑橡胶中。

偶氮染料主要用作人造服装的分散染料。已有对用作鱼饵的蛆中的偶氮染料过敏的报道[16]。

临床表现:PPD 和相关的染发剂过敏可导致极其严重的皮肤反应。头皮通常相对较少受累,但头皮边缘、耳和眼可能出现严重的水肿和渗出,以及更广泛的继发损害。然而通常情况是头皮边缘反应较轻。患者常常意识不到到皮疹与染发的关系。曾有报道,接触偶氮染过的头发导致过敏性接触性皮炎。这可能是由于在染色工艺较差的情况下,存在未氧化残渣,更有可能是由于染料的自身应用[17,18]。

尽管欧盟禁止使用永久性染发产品,但它们很容易用于睫毛和眉毛。曾报道可引起失明在内的严重反应[19]。

在胡须上使用永久性染发剂,特别是在阿拉伯语或亚洲男性中,接触过敏的可能性不容忽视[20]。印度次大陆已经报道了类似扁平苔藓样表现的染发剂过敏,我们在英国的亚洲患者中也发现了类似的情况[21]。此外,根据我们的经验,染发剂过敏在这一种族中男女都比较常见。在非裔美国人中也有同样的过度反应[22],也有淋巴瘤样皮疹的报道[23]。

染发师在染色过程中手可以致敏引起手部皮炎。既往的刺激性手部皮炎更可能出现这种情况。考虑到氧化染料没有致敏性,理论上应该不会在染色头发的造型中出现致敏。

如前所述,近年经常报道对 PPD 污染的黑色指甲花文身过敏[24]。临时文身处的致敏反应可能延迟约 2 周时间,但随后的反应可能是严重和持久的。可表现为多形红斑样和苔藓样皮疹、炎症后色素减退和色素沉着[25-27]。如果这类患者后期染发则可能会出现严重的变应性接触性皮炎[28]。随后的服装染料过敏也可能出现[29]。

对 PPD 的一种荨麻疹反应是速发型超敏反应[30],接触性过敏症也有报道[31]。

服装染料过敏的临床表现见服装部分。

避免:永久性染发剂应清楚地标明"含有苯二胺",并应建议消费者在染发前进行斑贴试验。对耳后皮肤进行开放性测试(2 天后判读)是识别敏感人群的准确方法[32],但消费者和美发厅很少进行该测试。一旦确诊 PPD 过敏,头发就不能永久染色。可能半永久性染料能耐受,但约 25%的 PPD 过敏患者可能因交叉敏感而出现过敏[1]。所以在使用这些染料前也建议先进行开放性斑贴试验。其他替代品包括纯指甲花和带有临时(非 PPD 相关)染料的彩色染发剂。

最近开发并销售了一种新的"不致敏"的 PPD 变体(2-甲氧基甲基-对-苯二胺)。目前,它的目标是减少市场上可能变得过敏的消费者的数量。到目前为止,它还没有与 PPD 交叉反应程度的公开数据,不建议用于已经对 PPD 过敏的人群。避免偶氮分散服装染料在服装部分讨论。

交叉过敏:具有类似结构的分子可与 PPD 交叉过敏,如苯佐卡因、普鲁卡因、磺胺类、美沙拉嗪、二氨基二苯甲烷、对氨基苯甲酸(PABA)紫外滤光片和某些偶氮染料,应告知患者这种可能性[1,2,29]。

斑贴试验:过敏原供应商将凡士林中 1%的 PPD 碱基改为 PPD 二氢氯化物后,阳性过敏反应的频率明显下降,未发现相关的阳性病例[33]。PPD 是首选的基线测试过敏原。

人们曾关注 PPD 常规斑贴试验中存在的主动致敏风险[34,35],但是大多数数据都令人放心[36,37]。和其他人一样,我们认为应继续将其作为标准过敏原进行检测[38],尤其是相关过敏原并不总能发现。

在某些个体中,需要仔细检查斑贴试验部位,因为斑贴试验留下的黑色可能会掩盖阳性反应。偶尔会出现对 PPD 的强烈反应(卌)。在那些近期出现严重的染发过敏性皮炎的患者中,特别是那些出现暂时性文身反应的患者,我们通常采取初始测试浓度为 0.5%,但更保守的做法是从 0.01%浓度开始,逐渐增加至 0.1%,最后增加至 1%[39]。不推荐使用 1%凡士林斑贴试验测试达 48 小时。

染发剂相关的化学成分通常也在凡士林中以 1%的浓度进行测试。如果怀疑永久性染发剂过敏,也必须进行 PTD 测试,因为许多染发剂含有这种物质,而不是 PPD。研究表明,约 9%的 PTD 过敏受试者的斑贴试验中 PPD 为阴性[40]。

为调查纺织性皮炎,偶氮染料通常会被纳入更大系列的过敏原中(见服装部分)。他们在凡士林中的测试浓度也是 1%。

紫外线过滤剂

流行病学:紫外线滤光剂的工作原理是通过化学方式吸收光线,或者充当物理阻挡。后者通常是基于钛或氧化锌,而不是致敏剂。然而,一些化学紫外线过滤剂可能是接触过敏原、光接触过敏原或两者兼而有之。由于紫外线滤光剂的使用模式不同,患病率也相应变化。这部分数据见光过敏章节。

临床表现:紫外线滤光剂的过敏和光过敏可能共存或分别发生。其临床特征见光过敏性接触性皮炎和化妆品章节。需要认识到部分光线性皮肤病可能会因治疗中使用的紫外线滤光剂导致的光过敏而变得复杂,这点很容易被忽略。在诊断特发性光线性皮肤病如多形性日光疹之前,必须考虑患者到对紫外线滤光剂过敏和光过敏的可能性。

检查:这些化学物质不仅限于防晒霜。它们可以少量添加到化妆品中,以防止光降解,也可以作为"抗老化"剂。紫外线吸收剂可以添加到塑料和弹性纤维中。这种来源的过敏不常见,但曾有报道过,最显著的是来自 2-(2-羟基-5-甲基)苯并三唑(苯三唑甲酚)[1,2]。紫外线滤光剂一般在凡士林中的浓度为 10%,尽管也提倡使用 5%。我们发现苯甲酮-4 在 10%的浓度下检测会经常产生微弱的反应,我们认为这些反应是假阳性的,特别是在它们的相关性值得怀疑时。所以较低的浓度可能是更好的试验浓度。防晒霜和含有紫外线滤光剂的化妆品也应进行斑贴试验,必要时应同时进行光斑贴试验。

治疗

一旦出现过敏或光过敏,应告知患者需要避免使用含有过敏原的防晒霜和化妆品,过敏原将通过其 INCI 名称进行识别。他们只能使用全成分标记的化妆品(包括发胶)。此外,应向患者提供同义词列表,因为防晒霜在其他国家可能贴上不同标签。

橡胶

流行病学:术语"乳胶"定义了橡胶的水分散体。由天然橡胶干燥或凝结而成的叫乳胶。天然乳胶来自巴西橡胶树的树液。在世界大战期间,由于天然乳胶的供应受限,进而促使各种合成橡胶的发展,如丁腈橡胶和氯丁橡胶。橡胶性皮炎通常由制造过程中使用的加速剂、抗氧化剂和其他化学物质引起。超过 1000 种物质被用于这些用途。

在大多数斑贴试验系列中,过敏的发病率为 5%~10%[1]。橡胶性皮炎在两性中发生的频率相当,但实际的致敏剂由于接触的差异而不同,如由于职业接触所致的黑橡胶中的抗氧化剂过敏在男性中更常见。

潜在的暴露源包括以下几种。

1. 橡胶工业和硫化车间:非硫化和硫化橡胶添加剂都是致敏剂;在橡胶轮胎厂,很多皮炎是刺激性的，而不是过敏性的。

2. 其他工作场所：橡胶手套、手和手指的其他保护装置、电线、管子、把手（如锤子上）、包装、口罩、橡皮筋等。

3. 日常生活：鞋、手套、衣服、避孕套等许多物品。

临床表现：橡胶过敏可能是导致皮炎的主要原因，也可能会叠加在现有的皮炎上，这有时发生在使用橡胶防护手套后（图 128.19）。这并不总是显而易见的，如果患者不常规用橡胶化学物质系列进行斑贴试验，许多病例将被忽略。斑贴试验中对橡胶化学物质的阳性反应通常与临床表现相关。

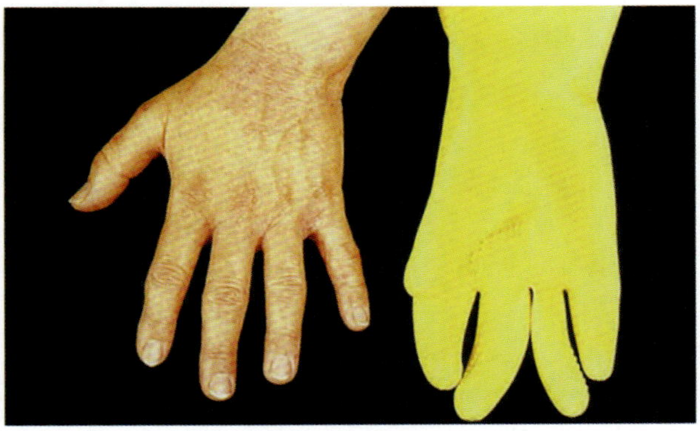

图 128.19 橡胶手套接触性皮炎

（Courtesy of Dr J. D. Wilkinson, Amersham General Hospital, Amersham, UK.）

橡胶手套引起的皮炎[2]可能是弥散性的，但更常局限于手背，尤其是指关节和手腕处，近端边缘通常很明显。由于手套接触到面部，皮损也可能累及眼睑和面部。日常活动中短暂接触的物体也可能引起皮炎。医师手套检查可致先前致敏的患者出现指状和片状皮炎。

成人和儿童可发生鞋皮炎，后者需要与幼年足底皮炎相鉴别[3]。橡胶化学物质几乎可以出现在鞋的任何部位，而橡胶黏合剂通常用于将各部件黏合在一起。皮炎可能发生在脚背、脚底或脚趾上，通常趾间和趾背不受累。继发性皮炎，尤其是手部皮炎，并不少见。鞋外底很少引起鞋皮炎。全橡胶靴和橡胶鞋的原发致敏很常见，尤其是在农业工人中。

与 PPD 有关的抗氧化剂用于汽车轮胎和耐磨橡胶产品。他们常使硫化的橡胶材料颜色呈深色或黑色。并非所有病例都有职业来源。黑色橡胶手套或电缆、软管、把套，甚至是潜水面具或壁球都可能是原因。随后发生的皮炎有时可能是紫癜，也有报道为多形红斑样表现。

在某些情况下，皮炎的部位可提供线索，如数钱时戴的橡皮指套或者腕表的橡皮带引起的皮炎。橡胶性皮炎也可能发生在接触橡胶的部位如衣服（图 128.20）或敷料处、面部接触泳镜处、大腿间或腹部接触热水瓶处、膝盖接触跪垫处。生殖器皮炎或外阴瘙痒可能在使用避孕套和子宫帽后发生，也可能由橡胶导管引起，此时皮炎也会蔓延到大腿。静脉性湿疹的明显恶化可能与弹性绷带中的橡胶过敏有关，并且这些患者容易发展为继发性泛发性湿疹。泛发性皮炎可能发生在睡过橡胶床垫或使用橡胶枕头后，或皮炎可能主要发生在患者睡觉的一侧。

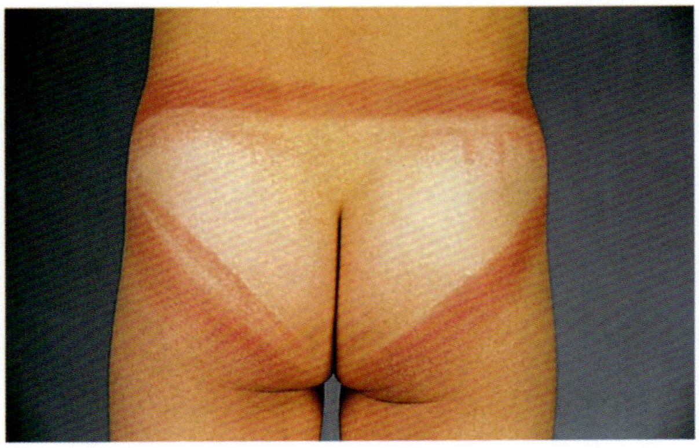

图 128.20 衣服紧绷部位的变应性接触性皮炎

（Courtesy of Dr J. D. Wilkinson, Amersham General Hospital, Amersham, UK.）

检查

大多数类型的橡胶含有高达 5% 的潜在过敏性添加剂。作为原材料的烟熏橡胶板很少报道引起皮炎。随着工业发展、技术要求和市场价格的变化，橡胶中的敏化剂也随之变化。除非斑贴试验的物质经常补充，否则橡胶性皮炎可能会忽略。橡胶中的潜在致敏剂列表如框图 128.4 所示。

框图 128.4 橡胶中常见的致敏物质

巯基混合物

- 巯基苯并噻唑（MBT）
- 环己基苯并噻唑基亚磺酰胺（CBS）
- 二苯并噻唑二硫化物（MBTS）
- 吗啉巯基苯并噻唑

斑贴试验浓度：每种 0.5% = 凡士林中总含量 2%

第11部分

（续框图）

秋兰姆混合物

- 四甲基秋兰姆二硫化物（TMTD）
- 四甲基秋兰姆单硫化物（TMTM）
- 四乙基秋兰姆二硫化物（TETD）
- 二戊亚甲基乌拉姆二硫化物（PTD）

斑贴试验浓度：每种 0.25%＝凡士林中总含量 1%

黑色橡胶混合物

- 苯基环己基-对-苯二胺（CPPD）
- 苯基异丙基-对-苯二胺（IPPD）（与异丙氨基二苯胺）
- 二苯基对苯二胺（DPPD）

斑贴试验浓度：CPPD 0.25%＋DPPD 0.25%＋IPPD 0.1%＝凡士林中总含量 0.6%

卡巴混合物

- 1,3-二苯基胍（DPG）
- 二乙基二硫代氨基甲酸锌（ZDC）
- 二丁基二硫代氨基甲酸锌（ZBC）

斑贴试验浓度：每种各 1%＝凡士林中总含量 3%

上述混合物均在市场上可买到。

大多数标准系列都含有橡胶化学物质，包括混合物和单独的化学物质，用于筛查橡胶引起的接触过敏。橡胶化学品的混合物是有用的，因为它们可以减少斑贴试验的次数。为了避免斑贴试验致敏，必须降低个别化学品的浓度，但这有可能出现假阴性。这对于巯基苯并噻唑（MBT）尤其如此，因此 MBT 和 MBT 混合物通常都包含在大多数斑贴试验系列中[4]。因此，选择这些混合物中单个化学品的浓度作为折中方案。过高的浓度会带来主动致敏的风险，而过低的浓度会导致假阴性反应和遗漏发现敏感性。PPD 衍生物在凡士林中的含量为 2%时具有致敏作用，应在 0.25%和 0.1%时进行测试。同时对橡胶中的 PPD 和 PPD 衍生物敏感是不常见的。黑色橡胶混合物不再包括在欧洲标准系列中，已被 IPPD 取代。单独使用 IPPD 测试可能会使 10%的对这类抗氧化剂过敏的个体出现漏检[5]。卡巴混合物和卡巴混合物中的二苯基胍经常产生边际刺激反应。尽管欧洲标准系列中已经删除了卡巴混合物，氨基甲酸酯是橡胶手套制作中的主要加速剂[6]，有争议认为应保留。北美和英国系列中有卡巴混合物，而不是依靠与秋兰姆的交叉反应来检测其过敏性。

如果怀疑橡胶过敏，对混合物的成分和其他橡胶相关过敏原进行的额外测试可以提示可能被忽略的接触过敏[7,8]。环己基硫代邻苯二甲酰亚胺，一种常见的橡胶抗降解剂，经常引起反应，但其相关性往往是不确定的，特别是在没有成分标签的情况下[9]。二硫基二吗啉[10]也被报道为鞋中的橡胶过敏原；如果不使用扩展系列进行测试，可能会忽略其敏感性。如果对任何标准或橡胶系列中没有的化学物质过敏，就有必要用可疑橡胶样品进行试验。也有报道对天然乳胶本身有迟发型超敏反应[11]。

合成橡胶，如苯乙烯、聚丁二烯、聚氯丁烯（氯丁橡胶）和聚氨酯（氨纶），可能含有类似的促进剂和抗氧化剂。尤其是氯丁橡胶制品，如手套、鞋和潜水衣，经常含有硫脲[12]。弹性纤维（莱卡）不含橡胶促进剂。

尽管对氨基甲酸酯和硫脲的过敏表明是橡胶手套，巯基化合物表明是鞋，而 PPD 组主要与黑色橡胶制品（如轮胎）有关。但对某种橡胶化学物质的过敏并不一定表示任何特定的来源。

治疗：尽管完全避免接触橡胶是不可能的，但如果患者采取简单预防措施避免接触橡胶材料，很多患者皮炎可得以消除或者仅表现为间歇性症状。如果能说服患者从橡胶手套改为棉质乙烯基手套，在许多情况下患者的手部湿疹会改善或消除。

服装

流行病学：纺织纤维可以是天然的，如棉花、羊毛、丝绸、亚麻和橡胶，也可以是合成纤维，如纤维素衍生物（人造丝）、聚酰胺，如尼龙、聚酯、丙烯酸和弹性体。除了橡胶，它们本身很少敏化。

服装中常见的过敏原包括镍、铬酸盐（皮革和染色媒染剂）、橡胶、胶水、纺织染料、甲醛和树脂。尽管缺乏关于服装过敏发病率和患病率的准确信息，但自 1970 年以来，纺织性皮炎可能变得越来越少见，主要是由于生产方法的改变。在进行斑贴试验的人中，对纺织染料的过敏率在 1.1%～5.8%（无论是甲醛还是树脂，或者两者都是），对树脂的过敏率在 1.2%到 2.3%[1]。

分散染料是最有可能致敏的一类染料[2]，特别是因为他们不能与纤维完全结合。它们主要是蒽醌和偶氮染料。分散染料可能含有一种以上的部分，以及杂质，所有这些都能致敏[3]。最终的颜色可能是由几种不同的染料混合而成。

纤维活性染料与纤维共价结合，不太可能引起衣物问题，但可能会使处理染料粉末的人致敏[4]。但是，如果在生产过程中没有充分清洗衣物，新的未洗衣物中的活性染料残留物可能会导致过敏性皮炎[5]。酸性染料、碱性染料、直接染料、还原染料和溶剂染料

第11部分

及偶联剂等均有报道引起服装皮炎。

许多服装树脂会释放甲醛[6]，处理过的衣服上可能会发现游离甲醛，并会自行诱发皮炎。大多数(但不是全部)甲醛纺织树脂皮炎患者对甲醛也很敏感。1950—1965 年间，抗皱表面材料中的甲醛树脂引起了许多纺织性皮炎。用于纺织品中抗皱表面材料比较便宜，但有抗皱和防污性能。尿素和三聚氰胺甲醛树脂表面材料现在正被其他树脂取代，如二甲基丙烯烷基氨基甲酸酯、二甲基亚乙基脲、二羟基二甲基乙烯脲和其他类似的活性环脲树脂。这些新树脂可能不容易致敏[7]，特别是当它们相对较快地释放更少的甲醛。

临床表现：接触性皮炎分布在出汗和摩擦区域，这与染料和表面材料相同(图 128.21)。皮疹通常从腋窝开始，腋窝穹的多毛部分不受累，因为内衣的限制在前胸壁上形成界限清楚的新月形斑片(图 128.22)。也会累及胸部前后的褶皱部位。皮炎通常是片状的。当裤子或紧身裤(裤袜)是有关联的服装时，内后侧大腿、腘窝和小腿可能会受累。对袜子、长筒袜和紧身衣中的染料过敏，皮疹通常始于脚背，因为此处它们被鞋子的包裹。对紧身衣和长袜过敏的皮炎典型模式如图 128.23 所示。长袖会引起肘窝处皮疹，而衣领会在脖子周围引起皮疹。在疾病发展的后期，胸部和上背部可能会受累，除去肩带和内衣保护的区域。在屈肌和颈部周围，病变呈弥散性水肿，肩部和胸部通常为丘疹。丘疹性皮炎可能覆盖全身。

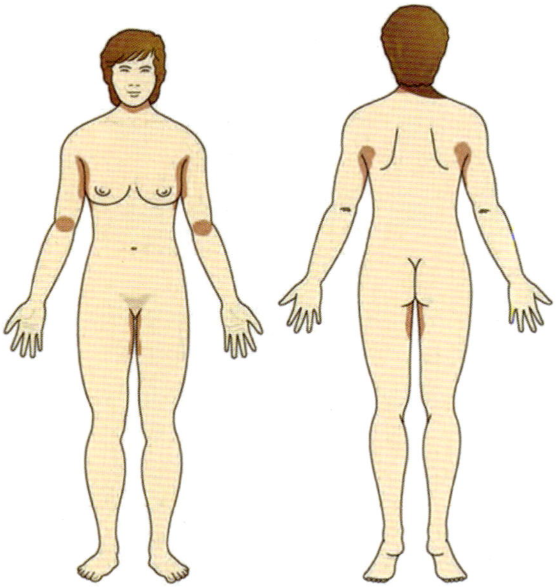

图 128.21　纺织性皮炎的模式图

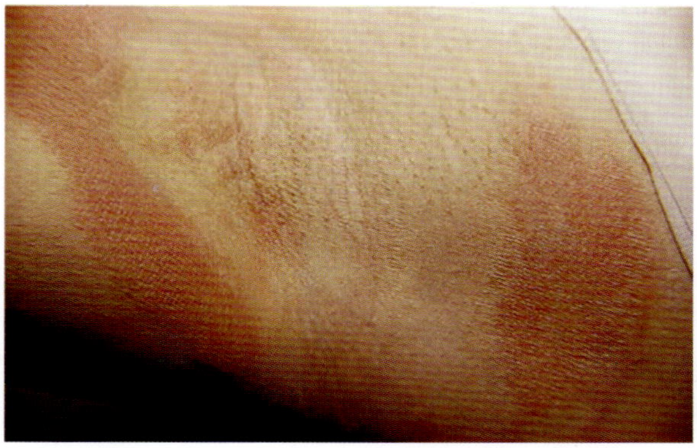

图 128.22　腋窝皮炎(腋窝穹隆部位不受累)

对纺织染料和表面材料过敏患者的典型表现。(Courtesy of Dr J. D. Wilkinson, Amersham General Hospital, Amersham, UK.)

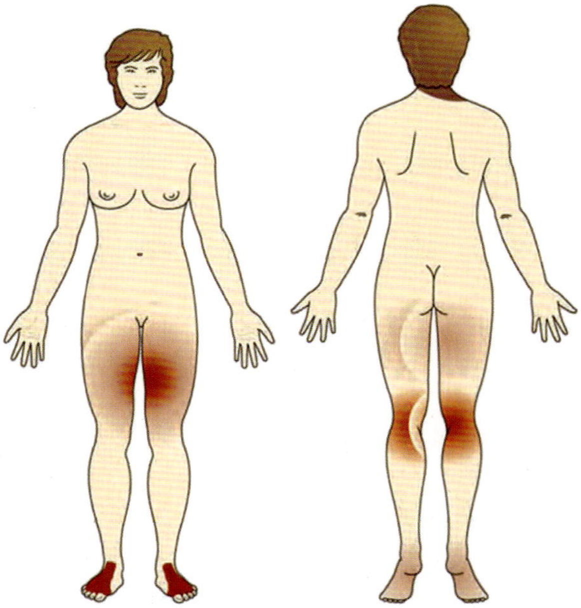

图 128.23　尼龙袜引起的皮炎的模式图

20 世纪 70 年代初，加拿大彩色床单中的免烫树脂导致滤泡性皮炎的暴发[8]。患者出现泛发的瘙痒性毛囊性皮疹，尤其是四肢。因为接触枕套也出现面部和耳部的湿疹。染料也被描述为床上用品的致敏剂[9]。

有些织物会在接触区域引发紫癜，有时是苔藓样皮炎，如二战时的制服(卡其布皮炎)[10]。纺织染料和树脂偶尔会因接触过敏引起紫癜[11]。20 世纪 70 年代初曾报道由洗涤剂中的光学增白剂过敏引起的色素性皮炎。它始发于上臂内侧，逐渐蔓延到躯干，主要皮损为境界不清的融合性斑点[12]。部分患者会遗留持续性色素沉着。

手部皮炎可能是职业性接触纺织品导致过敏的一个特征[13]。

镍、铬酸盐(皮革)和橡胶的过敏模式在讨论这些过敏原的章节中描述。

检查:尽管很可能出现假阴性结果,仍然可以对可疑衣物进行斑贴试验。在试验前,将 1 cm^2 的织物浸泡在水中 10 分钟可能会提高阳性率,并且建议采用提取技术[14]。

虽然甲醛是一种标准系列的过敏原,但不能检测出对甲醛基树脂的接触过敏,因此当怀疑衣物过敏时,还应测试甲醛基树脂。在最近的研究中,最常见引起过敏的树脂有三聚氰胺甲醛、亚乙基脲三聚氰胺甲醛、二羟甲基亚乙基脲、二羟甲基丙烯脲和脲醛树脂[15,16]。

PPD 斑贴试验阳性结果可能会提醒人们注意衣物染料过敏,但这并不足以筛查衣物染料过敏。提倡使用四种纺织分散染料进行过敏原标准系列筛选。正在探索使用纺织染料混合物检测的可能性,但这需要进一步的研究数据[17]。由于各种偶氮染料和 PPD 在结构上相似,所以在对服装染料过敏的患者进行过敏筛查时可能存在多重强阳性反应的风险。尽管风险很低,仍应警示进行系列纺织偶氮染料斑贴试验的患者可能出现多重阳性反应,尤其是既往曾有染发剂过敏或者暂时性文身过敏的患者[18]。

最近的调查[19-22]证实,最常见的偶氮分散染料过敏原是分散蓝 124 和密切相关的分散蓝 106,其次是分散橙 3、分散红 1、分散黄 3 和分散红 17。需要特别注意的是,来自蓝色/黑色聚酯或醋酸纤维服装衬里中的分散蓝色染料 106 和 124,据报道它们在加拿大引起了较多的过敏问题。然而在瑞典南部,分散橙 1 是最常见的纺织染料过敏原。最常见的致敏蒽醌染料是分散红 11、分散蓝 3 和分散蓝 35。亚克力混合袜子中的基本红 46 曾引起足部皮炎的暴发,但到目前为止这种情况似乎仅出现在澳大利亚[23]。

其他化学物质,如萘酚 A(一种用于棉染色的偶联剂)[24]和衣物中的阻燃剂很少报道引起过敏[25]。抗起球表面材料中的异氰酸酯可造成职业性皮炎[26]。过去报道衣服中常添加的光学增白剂可引起接触性皮炎,但最近没有相关的报道。

治疗:对甲醛或其中一种甲醛树脂过敏的患者应避免使用经过处理的织物,如悬挂快干、抗皱或耐久压烫棉、棉混合物和人造纤维衣服。较好的替代品有羊毛、丝绸和 100% 尼龙、聚酯或丙烯酸织物,因为这些织物很少含有大量甲醛或甲醛树脂。新衣服在穿之前至少洗 2 次也可能有用,因为这有助于去除游离甲醛[27]。

分散染料被用来给人造纤维上色,如聚酯、醋酸、丙烯酸和尼龙。人造纤维的偶氮和蒽醌染料及天然纤维的非分散偶氮染料都可能引起皮炎。活性染料可与天然纤维和聚酰胺中的蛋白质和纤维素结合。清楚地知道引起个人过敏的染料是没有帮助的,因为交叉过敏很常见,而且成品颜色通常是多种染料混合而成的。应避免穿色彩鲜艳的合成服装,可以穿浅色服装。一般纯天然纤维衣物可以穿,如棉花、羊毛、亚麻和任何颜色的丝绸。

患有分散性染料袜性皮炎的患者可以购买未染色尼龙袜,并将其浸泡在高锰酸钾溶液(0.3%～0.6%)中 30～60 分钟进行染色。不含偶氮染料的袜子和紧身衣可能在市场上出售,但必须直接联系制造商。灰色长袜和紧身衣通常不含分散黄 3 或分散橙 3。莱卡产品通常用酸性染料而不是偶氮染料染色。

穿内衣可以保护皮肤不受外衣过敏的影响;但是出汗仍有可能导致过敏原渗出。

鞋

流行病学:在接受斑贴试验检查的患者中,鞋过敏的患病率在 3%～11%。据报道,在炎热的气候条件下皮炎的发病率最高,因为天气炎热促使出汗和鞋的过敏性物质渗出[1]。年龄范围很广,许多研究都以幼儿好发。在一项 55 例患者的研究中发现,最常见的阳性反应如下:橡胶 43.1%,铬酸盐 23.6%,PTB 甲醛树脂(PTBPFR)20.0%,树脂 9.0%,PPD 3.6%。然而,还有 14.5%的人对他们鞋的碎片有阳性反应,但对所测试的鞋过敏原没有阳性反应。大多数患者有多汗症,43%存在特应性。最近的欧洲研究也有类似范围的过敏原,但频率普遍较低。

在这些报道中,铬酸盐比橡胶过敏更常见[2]。钴也是常见的过敏原,但其来源并不是很清楚。

临床表现:出汗会导致鞋中的过敏原渗出和迁移,因此皮炎的模式往往不明显。它可能是斑片状的或叠加在先前存在的湿疹上。然而,在许多情况下,分布特点可反映致敏原是在鞋面或鞋底[1]。

鞋面皮炎通常从踇趾的背面开始,并扩散到脚背和其他脚趾背。鞣制剂(铬酸盐和植物)、染料和黏合剂引起的皮炎通常都遵循这种模式。趾间常不受累。脚后跟可能会受累,但不如脚趾常见。脚后跟的皮炎可能对应于鞋跟,脚背上的皮炎可能对应于鞋舌。黏合剂和橡胶成分可能导致局限于鞋头的皮炎[3]。来自鞋扣和鞋孔眼的镍过敏可能导致邻近皮肤的局部皮炎。印度凉鞋皮炎有特征性模式，往往是严重的，并主要影响第一脚趾趾蹼、相邻的脚趾和足背[4]。

橡胶化学过敏主要影响足底。通常只影响足底负重部位——足弓经常不受影响。但运动鞋的鞋底通常被塑造成适合足弓的形状，皮炎可能影响整个足底[5]。一般只累及脚前部(图 128.24)，如发生在儿童，必须通过斑贴试验与幼年足底皮肤病区别开来。

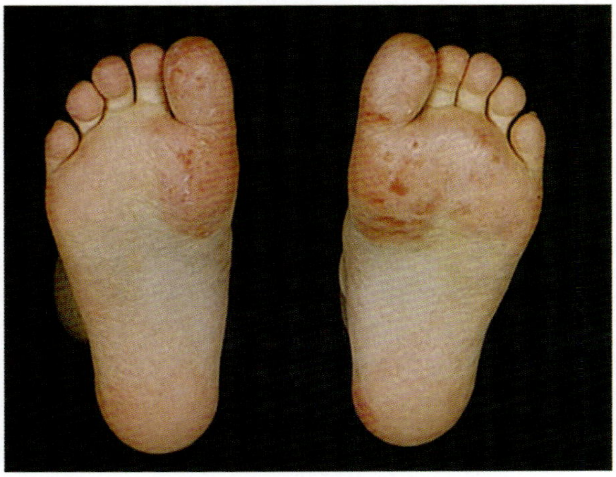

图 128.24 由鞋过敏引起的脚前部皮炎

令人惊讶的是，并非所有的病例都是双侧的[6]，但绝大多数是双侧发病。鞋皮炎患者通常在其他部位也有皮炎表现，特别是手部。

靴子会产生类似于鞋皮炎的症状，有时会在小腿上出现皮疹。据报道，对硫脲和 IPPD 过敏的患者可表现为湿疹和过敏性接触性紫癜性皮炎[7]。

对袜子、长筒袜，或者鞋中使用的香水喷雾剂、滑石粉和抗真菌粉末，以及皮肤外用的药物过敏，都可以模拟鞋皮炎表现[8]。鞋织物可能成为用于足部皮肤的物品的贮存器，并成为持续暴露的来源，即使不再应用这些物品。

检查：标准系列中包含许多常见的鞋过敏原，包括重铬酸盐、某些橡胶促进剂和抗氧化剂、PTBPFR、树脂和镍。此外，应使用特定的鞋系列，商业过敏原供应商提供这样的系列过敏原。很重要但不是标准过敏原的包括尼龙染料、十二烷基硫醇、2-硫氰基甲基苯并噻唑(TCMTB)、硫脲、二硫吗啉、异氰酸酯、二甲氨基乙基醚、2-正辛基-4-异噻唑啉-3-酮和对叔丁基邻苯二酚(PTBC)[9]。提倡采用更广泛的系列进行筛查，但即使这些仍可能错过一些鞋过敏原，包括杀菌剂，植物鞣料，对苯二酚和聚氨酯剂。2008－2009年流行期间，偶尔出现富马酸二甲酯过敏，认为它与鞋类有关，因为其被用作皮革沙发和鞋子的杀真菌剂[10]。

对可能存在的鞋过敏的检查是令人沮丧的，因为即使应用特定的筛选系列，仍有 10%～20% 的鞋过敏需要通过测试鞋本身来确定。理想情况下，斑贴试验测试的样品应取自与皮炎部位接触的鞋。它们应该很薄，1 cm^2 或更大。一些人建议在一个特殊的大的 Finn 室中测试这些碎片，而另一些人则建议使用封闭胶带。进一步推荐在使用前将碎片在水中浸泡 15 分钟，并将碎片保留 4～5 天[11]。从压力可以看出假阳性反应，尤其是在边缘附近，假阴性反应很常见。此外，由于非鞋过敏原(如患者过敏的药物或香水)的污染，可能出现阳性反应。

治疗：典型的鞋是由鞋面、鞋底、鞋垫、鞋跟和脚趾支撑物，以加强鞋并赋予其形状。鞋内可能需要黏合剂。

鞋面一般由皮革、橡胶或合成材料制成。皮革通常用铬酸盐进行鞣制，但也可使用其他鞣剂，包括植物鞣剂、树脂、甲醛和戊二醛。甲醛与白色或防水皮革的鞣制有关，并紧密结合在一起，使过敏的可能性降低。鞣制后，皮革可能要上油、染色和加工。可将诸如 2-正辛基-4-异噻唑啉-3-酮等杀生物剂添加到油和表面材料中。鞋帮可以用染色织物制成，也可以用染色织物做衬里。鞋面可能是由染色织物制成的，或内衬染色织物。聚氨酯、橡胶和氯丁橡胶泡沫用于鞋面，特别是运动鞋。氯丁橡胶是一种合成橡胶，可以加入酚醛树脂，尤其是 PTBPFR、硫脲、氨基甲酸酯和其他加速剂和添加剂。

鞋底由类似的材料和更坚固的橡胶制成。鞋垫也可以由类似的材料制成。用于鞋垫的纤维板是一种纤维的复合材料，通常是纸，偶尔是木材或用胶水做的皮革，可能含有杀菌剂。鞋垫也可能含有过敏性除臭剂，包括甲醛和香水。

鞋头可以由许多种不同的潜在过敏性材料制成，包括天然橡胶、甲醛树脂、杀菌剂和松脂。

主要黏合剂有热熔胶、聚氨酯、氯丁橡胶和天然橡胶。热熔粘接剂不会引起过敏，但其他粘接剂可能会引起过敏，尤其是橡胶促进剂和 PTBPFR。添加剂包括异氰酸酯、环氧树脂和杀菌剂。增粘剂可能含有甲醛树脂和树脂。

对皮革鞣剂和添加剂过敏的人可以建议穿合成纤维或橡胶鞋。一些专门的商店出售不是皮革的“素食”鞋。

然而，与其他过敏原一样规避往往很困难。制造商和分销商一般不会保证他们的鞋所用的胶粘剂不含有橡胶化学品或 PTBPFR，他们可能甚至不知道其他的致敏物质。对橡胶、PTBPFR 或者树脂过敏的患者应考虑全真皮缝制无内底鞋，或注塑塑料鞋，软鞋或木鞋。某些制造商可生产不含过敏原的定制鞋，但这些鞋很贵。有时候，为医院矫形科提供咨询的矫形师在制作特殊的鞋时很有帮助。

对染料过敏的人需要避免染布和尼龙衬里的鞋子，以及彩色尼龙袜子和长袜。旧袜子可能是过敏原的贮存器，应该和可能导致过敏的鞋子、药物等一起丢弃。

多汗症在鞋皮炎中很常见，用离子导入疗法或其他方法治疗出汗，并穿棉袜吸汗，可以帮助治疗皮炎。

对 48 名患者进行随访（平均 3 年），采用多种策略避免接触导致其皮炎的过敏原，结果显示 87.5% 的患者病情明显好转，10% 的患者病情相同，只有 1 人病情更糟[12]。

树脂和塑料

树脂是聚合的中间合成物质，通常使用硬化剂和其他添加剂来生产最终产品塑料。许多低分子量的材料，包括树脂中使用的单体和低聚物，有变应原性的，但是完全聚合的树脂不致敏。许多添加剂、填料和硬化剂也有潜在的致敏性。最常见的与接触过敏有关的体系包括环氧树脂、丙烯酸树脂和甲醛树脂。

环氧树脂

流行病学：就用途而言，75%～90% 的环氧树脂由双酚 A（DGEBA）的二缩水甘油醚组成。它们是表氯醇和双酚 A 的反应产物，单体（分子量 340）是主要致敏剂，分子量 900 以上的低聚物不致敏[1]。双酚 A 型环氧树脂是标准过敏原。然而，斑贴试验的皮炎患者过敏患病率的数据将反映特定诊所及当地行业的职业兴趣程度。一系列相对未经选择的斑贴试验患者报道阳性反应率为 0.4%～3%，男性占多数。然而，职业性转荐率较高。每年大约 1% 的职业工人会发生环氧树脂过敏[2]。

对环氧树脂体系其他组分的过敏通常伴随树脂过敏，但也可能单独发生[3,4]。对芬兰 182 例患者的详细分析显示，80% 的患者对 DGEBA 环氧树脂过敏，23% 的患者对多胺固化剂过敏，16% 对活性稀释剂过敏，9% 对非 DGEBA 环氧树脂过敏。

高暴露个体过敏发病率高，并在工厂暴发，如 56% 在飞机制造厂，45% 为大理石工人，27% 为滑雪厂工人和 21% 为油漆厂工人[5-7]。环氧树脂是近年工业生产中最可能致敏的物质之一。涂层材料，包括涂料、清漆和金属，大约占环氧树脂使用量的 45%。它们广泛应用于建筑业的防水水泥，以及地板、灌浆和填充材料，包括大理石和窗框。它们通常用作玻璃纤维和碳纤维的黏合剂和涂层，如在汽车车身维修、风力涡轮机转子叶片和飞机构造中。它们是金属、橡胶、聚酯树脂和陶瓷的有效黏合剂。心脏起搏器和皮下注射针可能含有它们。牙科工作人员和他们的患者在填充材料中被环氧丙烯酸酯致敏后，也经常会发生对环氧树脂过敏反应。在实验室中，环氧树脂可用于显微镜浸泡油，从而成为致敏剂。

金属或木材涂层的高分子树脂可能有残留的低分子树脂。有时，未固化的环氧树脂用作稳定剂和增塑剂，如聚氯乙烯塑料和眼镜架。因此，在消费者和职业工人中可能引起接触性皮炎。

非 DGEBA 环氧树脂在电子显微镜、电子、碳和玻璃纤维复合材料中的应用越来越多，特别是在航空航天建筑业中。液压油和纯金属加工油中的环脂族环氧树脂也可能过敏。异氰尿酸三缩水甘油酯主要用作热固性单组分聚酯粉末涂料的硬化剂。

临床表现：皮炎主要是职业性的。它通常影响手和手臂（见图 128.8），也经常影响面部和眼睑。面部和眶周受累提示可能与易挥发的环氧稀释剂和硬化剂相关[8]。部分固化的环氧树脂磨光和钻孔产生的粉尘可引起类似分布的皮炎。

严重水肿和渗出性皮损并不少见，如果持续暴露，可能会进展成泛发性皮疹。多形红斑样皮疹也有报道[9]。

局部皮炎有时可归因于在各种产品中发现的微量的游离环氧单体，如拧下的盖子、涂层门把手、工具手柄、显微镜浸泡油、气孔袋、衣服标签、便携式输液泵、眼镜架、医疗器械中的塑料管和手套。据报道，植入含环氧树脂的针头可导致手部湿疹[10]。其他身体部位，特别是生殖器，在手接触后可能会受到影响。牙龈炎和口炎可能是由于在牙科材料中使用的环氧丙烯酸酯所致[11]。

对环氧树脂成分接触过敏较少引起白癜风[12]。

检查：双酚 A 型环氧树脂在凡士林中以 1% 浓度加入标准系列；除乙二胺外，环氧树脂体系的其他组分均不包括在内。尽管普通胺硬化剂和反应性稀释剂不包括在内，但是它们可以从商业过敏原供应商处获得。除非对工人自己的材料进行测试，否则可能会忽略对非 DGEBA 环氧树脂和其他成分的过敏。

环氧树脂可与其他树脂(如丙烯酸树脂和甲醛树脂)反应产生可能具有不同于其母树脂的过敏特征的新树脂[13]。

高分子树脂可能含有少量的低聚物或单体,但很少量不足以诱导过敏。然而,他们可以引起那些已经致敏的患者出现临床症状和斑贴试验反应阳性。

有时,用于降低黏度的树脂中的“活性稀释剂”是其致敏的原因。这些稀释剂通常是缩水甘油醚或有时是缩水甘油酯,存在于超过 50%的环氧树脂产品中。双酚 A 和表氯醇本身很少引起环氧树脂过敏。

硬化剂中最常见的致敏剂是胺类,如脂肪族胺乙二胺、二乙烯四胺、三乙烯四胺、二丙三胺和二甲氨基丙胺。三乙烯四胺是一种特别强的致敏剂[14]。还有增敏环脂族胺(如异氟二胺)和芳香胺,如 ASM-二甲苯二胺、二氨基二苯甲烷(亚甲基二苯胺)和 2,4,6-三(二甲氨基甲基)苯酚。

聚氨基酰胺型硬化剂、酸酐(如邻苯二甲酸酐)相对不容易致敏。它们用于热硬化。

非 DGEBA 环氧树脂的斑贴试验的粗略推荐浓度(均为凡士林)为 0.5%,反应稀释剂为 0.25%,大多数聚胺硬化剂为 1%,但也应进行文献检索,如果有疑问,应首先考虑较低的浓度。

添加剂包括染料、填充剂、紫外线吸收剂、阻燃剂和增塑剂。

治疗:职业性皮炎通常需要更换工作以避免接触环氧树脂,但即使如此,预后也不总是好的[15]。应避免在家庭和业余活动(如汽车车身维修)中使用环氧树脂(通常为两部分)黏合剂和填料。通过色谱技术鉴定可疑材料中的环氧化合物可能有助于确定环氧树脂的来源[16]。

预防环氧树脂皮炎很重要,包括对员工进行教育、指导和警告,强调“良好内务管理”的必要性。在可能和适当的情况下,最好使用高分子环氧树脂和稀释剂,因为它们的致敏性较低。脂肪族胺和芳香胺可由聚酰胺或胺-环氧内收剂取代。如果可行,建议采用自动化或“二合一”混合包装,否则应使用一次性容器进行混合。应穿戴防水的防护服和手套,最好是一次性的。然而,环氧树脂会穿透塑料和橡胶手套[17]。重型乙烯基手套或对开式多层手套(4H 手套;安全 4,丹麦)可提供最好的保护[18]。

丙烯酸酯树脂

流行病学:丙烯酸酯过敏不是常规检查,过敏程度将反映到特定诊所的转诊模式。英国的一项研究调查了大约 14 000 名未经选择的患者的记录,并确定了 440 名可能对(甲基)丙烯酸酯过敏的患者:67 名患者有一个或多个阳性反应;47 名患者是职业性的,牙科人员和印刷人员是最常见的,其次是汽油工、变速箱油漆工和美容治疗师。16 例患者对丙烯酸甲酯类化妆品过敏。美国一项针对 56 名过敏患者的类似调查显示,最常见的过敏源是指甲化妆品(25 例)、牙齿材料(14 例)和黏合剂(7 例)[2]。大多数其他系列都集中在职业暴露上。

临床表现:职业性过敏最常见的部位是指尖和手(见图 128.2),但也可能涉及面部、手臂和眼睑。美甲师可能会患手部皮炎,有时可因为指甲锉产生的灰尘引起更广泛的接触性皮炎。丙烯酸盐不仅与鼻炎有关[3],也可能诱发职业性哮喘。应经常询问指尖皮炎患者是否接触过螺丝刀和胶水,因为这是过敏性皮炎的典型分布。从事牙医和牙科技术人员的患者中也有类似的表现。假肢、手术中使用透热板和尿失禁垫可引起局部皮炎。也可以出现继发的皮疹。

人工指甲引起的皮炎可能与疼痛性甲剥离、甲营养不良、甲周皮炎、触觉异常及面颈部或其他部位的特应性皮炎有关。在患者停止戴甲后,触觉异常仍可持续数月[4]。

口腔炎被归咎于新制或修复义齿中未完全固化的丙烯酸酯,而牙龈-口炎则归咎于临时牙冠中的丙烯酸酯。以前对丙烯酸指甲敏感的人可能会出现口腔问题[5]。对修复正畸假体的牙科复合树脂过敏的患者可以出现大面积皮疹[6]。

检查:针对主要接触源(黏合剂、指甲和印刷),过敏原供应商共生产三种(甲基)丙烯酸酯系列产品。一般来说,甲基丙烯酸酯单体在凡士林中的测试浓度为 2%,丙烯酸酯单体在凡士林中测试浓度为 0.1%。较低的 0.1%浓度降低了先前提到的主动致敏的发生率[7]。如果将整个系列作为复杂交叉反应模式的结果进行测试,则可以看到多个阳性结果。回顾性分析建议缩短筛选序列[8]。可能会发生迟发和持续性斑贴试验反应[9]。有报道,斑贴试验检测后出现接触性皮肤白斑[10]。

丙烯酸盐单体和甲基丙烯酸盐可用于生产透明塑料(如有机玻璃)、义齿、助听器、假肢、眼镜架、指甲化妆品和骨科手术用骨水泥。其他常见的接触包括涂层、清漆、涂料、油墨和黏合剂(包括用于黏指甲的)。紫外线固化单体也可用于涂料、印刷板、印刷油墨和牙科。

多功能丙烯酸酯(至少有两种活性丙烯酸基)也用于 UV 固化树脂、印刷电路板、人造指甲、黏合剂、牙科材料和用于螺丝锁和煤气管道的厌氧密封剂。环氧丙烯酸酯用于牙科修复材料、紫外线固化印刷油墨和厌氧胶[11]。丙烯酰胺及其衍生物可从印刷版和涂料制造中致敏。

氰基丙烯酸酯被称为"超级胶水",广泛用于连接人造指甲、金属、玻璃、橡胶、塑料和纺织品。外科医师可用它来黏合组织和密封伤口,皮肤科医师用它来治疗手足的疼痛性裂缝。由于氰基丙烯酸酯几乎能立即聚合,由它所引起的致敏很罕见。但最近有报道称它被当作假睫毛胶使用[12]。氰基丙烯酸酯在凡士林中的浓度为10%。

有时,添加剂如二甲基-对-甲苯胺、过氧化苯甲酰、对苯二酚、对-甲氧基苯酚、邻苯三酚、间苯二酚或季戊四醇四烷基3-巯基丙酸盐可能引起接触性皮炎。

治疗:一旦确定,应通过消除原因、调换工作、充分保护或改变工作方式来避免。丙烯酸酯可渗透乳胶和乙烯基手套[13]。4H多层手套(Safety 4,Denmark)是最好的保护,但可能不适合一些活动[14]。对于那些有问题的患者(尤其是牙医),可将4H手套指头戴在另一个更柔软的手套上。理想情况下是牙科人员应使用非接触式技术。双层手套、聚乙烯手套和丁腈手套可作为替代,但可能不太有效。

教育、操作说明、打印的警告通知和"良好的内务管理"是重要的预防措施。

甲醛树脂

流行病学:除了对衣物、鞋和指甲油过敏外,甲醛树脂过敏很少见。许多苯酚甲醛树脂(PFR)过敏病例都是散发性的。瑞典的层压板制造业有较高的过敏发生率[1]。最近的一项研究显示,一家诊所在15年的时间里发现了17例PFR过敏病例。常见的有关联的职业有生产摩擦材料(如刹车片)、制作玻璃纤维和接触铸造砂[2]。在常规斑贴试验的患者中,0.3%~2.6%对PTBPFR过敏[3]。在许多情况下,很难找到阳性斑贴试验的相关性。

临床表现:在相关章节中讨论了甲醛树脂在服装、鞋和指甲油中的皮炎。在大多数其他PTBPFR过敏病例中,皮炎局限于皮革表带和假肢下。但是在工作和家庭环境中,手可能会因接触胶水而受到的影响。

大多数PFR过敏病例都有手部职业性皮炎,偶尔会因手的接触而累及面部和生殖器。

通常,当树脂以"半浓缩"的形式处理时会发生敏化。同时存在的甲醛敏感性在PTBPFR和PFRs中很少见,但在尿素和三聚氰胺甲醛树脂中比较常见[4]。

检查:PTBPFR斑贴试验在鞋部分讨论,胺甲醛树脂在衣服部分讨论,托西酰胺甲醛树脂在化妆品部分讨论。PFR的成分和过敏性各不相同[5]。

"酚塑料"是甲醛和酚类化合物的缩合产物,如苯酚、甲酚、对叔丁基苯酚和间苯二酚。PFR主要有两种类型:间苯二酚(苯酚在碱性条件下与过量甲醛反应)和酚醛树脂(甲醛在酸性条件下与过量苯酚反应)。已从PFR中分离出14种不同的致敏原[6]。这两种类型的PFR可能不存在交叉过敏,而且它们似乎与PTBPFR也没有交叉过敏。

有很多商业化的过敏原试剂可供选择。Chemotechnique公司生产的PFR(凡士林中浓度21%)和单甲基苯酚(凡士林中浓度1%)。TROLAB公司生产的酚醛树脂和酚醛树脂,凡士林中浓度均为5%。PFR-2是识别过敏患者最成功的方法。然而,用患者自己的树脂在凡士林中以1%和5%的浓度进行测试,如果阳性,随后进行对照测试,可能是最可靠的方法。

治疗:一旦确定,应通过消除原因、调换工作、充分保护或改变工作方式来避免。

PFR具有电阻和黏合性能,因此广泛应用于电器、胶水、层压地板、胶合板、玻璃纤维(包括绝缘材料)、制动衬里、离合器面、砂轮、铸造砂模、砂布和纸张、塑料模具、电话和方向盘。成品塑料通常是棕色或黑色的,属于胶木类型。现在已利用腰果壳油对PFRs进行改性,使之与制动衬里相结合,这有致敏性[7]。

PTBPFR用作黏合剂,存在于密封剂和氯丁橡胶胶水中。用作胶水时会直接接触,特别是在鞋匠和工匠,或当它被用于贴假指甲和连接心电图监测电极时[8]。间接接触则见于鞋、表带、潜水衣和假肢。其他来源包括家具和室内装饰胶和记号笔墨水。

氨基甲醛树脂存在于纺织品、胶合板和防水纸中。它们也用于装饰镶木地板、黏合木材和整形石膏。聚酰胺甲醛树脂广泛应用于指甲油中。甲醛不断地从地板和墙壁上的甲醛树脂中释放出来,可能会引起非常敏感的人发生接触性皮炎。"氨基塑料"是甲醛或六亚甲基四胺、尿素(尿素)、硫脲、三聚氰胺、磺胺或苯胺的缩合产物。它们通常是白色或透明的。甲醛、六亚甲基四胺或低分子量的缩合物可以单独或同时致敏。

其他塑料

其他塑料制品很少引起工业以外的过敏性接触性皮炎。其他树脂体系,尤其是不饱和聚酯及其硬化剂，以及聚氨基甲酸酯中的异氰酸酯可能会致敏。共聚合物是化妆品、防晒剂和指甲油的致敏剂[1]。醋酸纤维素眼镜架中的添加剂可引起皮炎。文献中报道了许多特殊产品过敏引起的病例报告，如眼镜架[2]、助听器、圆珠笔和其他塑料制品。其他塑料添加剂，如增塑剂、抗氧化剂、紫外线吸收剂、引发剂、交联剂、阻燃剂和颜料，有时会在制造过程或使用过程中致敏。

植物[1-3]

流行病学：植物的生命是非常多样的，有很多地理和季节性的变化，因此报告的过敏原的范围是非常广泛的，在世界范围内的发病率和患病率有相当大的差异。我们只关注那些经常与接触过敏相关的植物家族。目前还没有准确的植物过敏的患病率和发病率的统计数据。这些数据因国家而异，取决于当地的植物群和人群的生活方式。大量调查表明，25%～60%的北美洲人对常春藤和漆树科其他物种敏感。植物职业性皮炎在园丁、花匠和殡葬业者中很常见。英国常春藤（Hedera helix）与此无关，但现在越来越多报道的认为它是植物过敏的原因之一[4]。

据估计，在欧洲皮肤科诊所中发现的所有接触性过敏病例中，有 5%～10%是由植物或其产品引起的。樱草属植物中发现的长春草，在欧洲被推荐为标准系列过敏原。在丹麦 3075 名接受斑贴试验的患者中，长春草的阳性发生率为 1.8%，约 95%的阳性反应为女性。在英国，3462 例常规检查患者中有 1%的患者出现长春草阳性反应。有证据表明，由于无过敏原植物的发展，英国和欧洲[5]的过敏率显著降低。在英国，由于反应率低且缺乏相关性，这种过敏原已从标准系列中去除。

标准系列中倍半萜内酯混合物用于鉴定菊科过敏。一项多中心欧洲研究显示，斑贴试验患者的过敏率各不相同，根据该中心的数据，从 0.1%到 2.7%不等，在大约 3/4 的病例中发现了临床相关性[6]。然而，有人认为倍半萜内酯混合物可能只能检测出大约 1/3 对菊科过敏患者，并开发出一种菊科混合物进行联合测试[7]。

大蒜过敏在西班牙很常见，调查中有 2%的患者对大蒜过敏，主要是家庭主妇[8]。其他经常在烹饪中使用大蒜的国家可能也有类似的情况。在英国，咖喱厨师是一个风险群体。

茶树油（互叶千层树油）越来越多地用于化妆品和药物中，并已引起这些来源的过敏反应[9]。

临床表现

- 漆树科：漆树科皮炎是在与植物的汁液接触后发生的。典型的皮疹呈条纹状，在暴露部位有红斑、丘疹和丘疱疹。硬化的树液可能会在皮炎部位的皮肤上留下黑点，这可有助于诊断[10]。远距离播散是很常见的，尤其是面部和生殖器可因受到污染的手而累及。由于全身吸收也可引起严重的多形红斑样、发疹型和荨麻疹样皮疹，甚至肾损伤。口炎和直肠炎发生在咀嚼树叶后，伴脱敏作用。污染的衣物、动物、园艺工具、木柴、鱼竿和高尔夫球杆也可能是接触致敏源。在鉴别诊断中必须考虑植

物日光性皮炎（见第 127 章）、对报春花和其他植物过敏。这个家族的植物引起的接触过敏比所有其他植物加起来都要多。这种致敏作用大多与毒常春藤、漆树和橡木有关，后者是一种广泛存在于北美的漆树科植物。这些植物通常在室外，并由它们的三叶结构来识别。Guin 描述了它们的不同形态和栖息地[11]。

- 菊科（菊科）：描述了 8 种类型的皮炎，在温带气候的夏季通常更严重[12]。

1. 假性光敏性皮炎：包括眼睑在内的暴露部位，以及下颌下方和耳后方的光保护区域。在炎热地区的夏季，干枯的植物会导致气传模式的皮炎。在美国，许多菊科杂草，包括豚草（豚草属），可引起这种类型的皮炎，几乎只在男性。欧洲的菊科花卉和杂草、印度的子宫角蕨引起的皮炎和澳大利亚的灌木皮炎也有类似的症状。慢性病例可导致面部皮肤明显增厚如狮面。光敏性通常与菊科过敏共存（图 128.25）。在一项英国研究中，22%的接触过敏患者也具有光敏性。然而，对菊科植物的真正光过敏通常不是一个特征。

2. 特应性湿疹样：菊科植物过敏可模拟迟发性特应性湿疹，伴有屈侧加重，可能包括腹股沟和生殖器区域。

3. 红皮样剥脱：银胶菊野草可以引起典型的红皮样剥脱，银胶菊野草来自从美国运到印度的被污染的小麦种子。不幸的是，野草已经蔓延到许多次大陆，包括城市地区。在这些环境条件下，它已成为明显的过敏原，干燥植物灰尘和花粉也增加它的传播。因为许多土著男性穿的衣服相对较少，所有皮肤接触的机会增加。银胶菊皮炎可导致严重的致残甚至死亡。

4. 手部湿疹：这种模式在园丁接触杂草后尤其明显。手掌分布通常占主导地位。手部皮炎也与处理生菜有关。

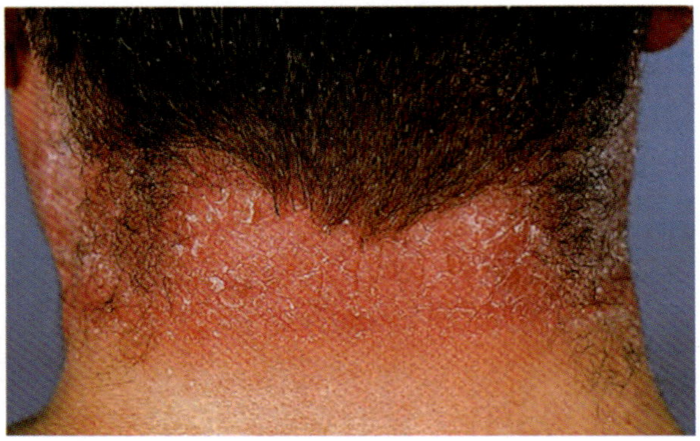

图 128.25 对菊科植物(倍半萜内酯)过敏的光敏性湿疹患者

对苔藓过敏的伐木工人和其他有光敏性(包括光接触过敏)湿疹患者中也可有类似的表现。(Courtesy of Dr J. D. Wilkinson, Amersham General Hospital, Amersham, UK)

5. 局限性皮炎:皮炎可能局限于一个或多个局部部位,尽管这种情况在我们的经验中并不常见。蒸洋甘菊茶可引起面部皮炎,用草药敷手或手臂可引起手部皮炎。

6. 口腔:据报道,在敏感人群中,吃生菜可引起口腔肿胀和疼痛[13]。

7. 多形红斑:有报道称,斑贴试验检查后多形红斑复发[14]。

8. 系统性:报道了敏感受试者饮用甘菊茶后出现了口腔肿胀、肛周瘙痒和躯干及手臂皮炎[15]。

菊科植物又称菊科。全世界已发现超过 25 000 个物种,超过 200 个已被报道可引起过敏性接触性皮炎。它们可以是装饰性植物(如菊花、大丽花、向日葵)、杂草(如豚草、蒲公英、三色堇、沼泽接骨木、铁线菊、洋甘菊、蓍草、山金车、银胶菊属)或食物(如莴苣、菊苣、洋蓟)。草药茶、药品和化妆品都可能含有菊科植物或提取物。菊科植物之间存在着相当大但可变的交叉过敏。在其他植物科中,特别是月桂科和木兰科的植物中,也发现了与弗鲁拉尼亚苔的交叉过敏。此外,有一些证据表明,香精中可能含有对松香和一些精油的交叉过敏[16]。

• 报春花科:报春花过敏的典型表现是在手掌、手背和前臂出现线状丘疱疹、水肿和水疱,可能是出血(见图 128.6 和图 128.26)。过敏原可通过手指转移到面部,或更广泛的范围,是很常见的。部分患者以眼睑水肿为表现特征,但半数患者有其他类型表现,若不想到报春花皮炎的可能性,极易漏诊。误诊包括体质性汗疱疹、荨麻疹或复发性血管水肿和播散性单纯疱疹。多形红斑、扁平苔藓样皮疹和由报春花过敏引起的毒性红斑也会导致诊断困难。四季报春花(Primula obconica)是最重要的致敏植物,尽管其他报春花也可能引起过敏性接触性皮炎[17]。四季报春花是室内装饰性植物。尤其是当用手清除死叶和植物的头部时,会发生接触。在 4—8 月间,樱草素的含量达到了最高水平。植物过敏原的含量也随阳光照射、温度和饲料的不同而变化。皮炎的类型取决于植物的过敏原含量和患者的敏感度及暴露程度。目前已开发出无樱草素的品系[18],有证据表明过敏率降低[5]。

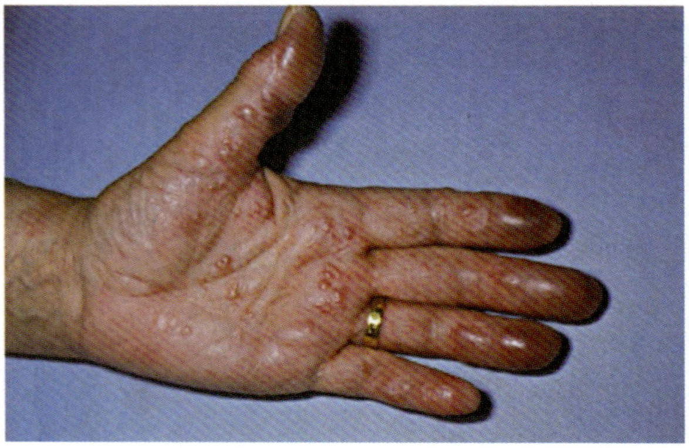

图 128.26 报春花过敏引起的手掌出血性水疱

• 金丝桃科和百合科:郁金香球茎引起的皮炎可表现为疼痛、干裂、角化过度性过敏性皮炎。指甲的游离缘下首先起病,然后累及指尖。郁金香是百合科的一种,球茎收集者、分选者、包装者及园艺家中易引起皮炎。类似的皮炎模式可见于对百合水仙过敏的花匠,可能会出现皮肤色素脱失。百合水仙是一种具有高度装饰性的植物,通常与其他花卉一起展示。花匠在修剪枝叶时接触其汁液也可能会过敏。

• 葱科:大蒜和洋葱都是这一家族的成员,可能会致敏,但似乎通常不会相互交叉致敏。传统上,对大蒜(图 128.7)和洋葱过敏的人会有指尖受累。这可能首先影响到非优势手,因为非优势手持蔬菜,便于优势手切割。唇炎和光过敏性接触性皮炎也有报道[19]。有报道摄入大蒜可引起包括汗疱疹在内的系统性接触过敏[20]。

• 地衣和苔藓:对地衣和苔类过敏引起的樵夫皮

炎中发现了一种类似于菊科假性光线性皮肤病的表现。严重者可继发红皮病。即使穿过森林，也可能导致敏感个体暴露部位出现皮炎[21]。地衣由真菌和藻类组成。它们存在于树、岩石、屋顶和墙壁上。林业工人、园丁、地衣采摘者和伐木工人特别容易与他们接触。苔类(Frullania)是一种小的红棕色植物，通常与地衣和苔藓一起生长。

检查：欧洲基线系列推荐两种植物过敏原，樱草素(凡士林中浓度为0.01%)和倍半萜内酯混合物(其中含有阿兰托内酯0.033%、去氢木香烃内酯0.033%和半油酸山梨坦乳化的木香烯内酯0.033%)。

樱草素是四季报春中的主要过敏原，是一种醌类物质，存在于该植物叶片、茎和花中；然而，由于另一种潜在的过敏原是野牡丹素(miconidin)[23]，故可能偶尔检测不到报春花过敏[22]。其他报春花品种可能含有报春花素。过敏病例的减少使人们对将其列入标准系列的必要性产生了疑问。

倍半萜内酯混合物不能识别所有对菊科植物过敏的患者[24]。过敏原为倍半萜内酯，目前已知的过敏原有1350多种，包括脱氢肋内酯、阿兰托内酯、木贼内酯和帕台农内酯。在莴苣和菊苣中，莴苣苦素和山莴苣苦素也被鉴定为致敏剂[25]。单萜类也可能导致对菊科过敏[26]。

已经开发出一种由山金车、蓍草、艾菊、德国洋甘菊和甘菊精华混合而成的替代筛选物[27]。在一项研究中，通过倍半萜烯内酯混合物检测到的致敏人群数量增加了1倍，通过对2种过敏原的检测，能识别76%的过敏受试者。然而，这种菊科植物混合物经常产生假阳性反应，并引起过敏。为了避免这些问题，进一步开发了浓度为6%和5%的制剂[28]。倍半萜内酯混合斑贴试验可能会遗漏蒲公英过敏，而萃取物补充试验增加了菊科植物过敏受试者[29]的数量。其他商业可售的植物过敏原由许多菊科植物提取物组成，包括蒲公英[30]。

大蒜中的主要过敏原为己二烯二硫化物，在凡士林中以1%的浓度检测。郁金香和六出花属植物中的过敏原为α-亚甲基-γ-丁内酯(Tulipalin A)，在凡士林中以0.01%的浓度检测。

橡树苔(*Evernia prunastri*)和其他树苔是从地衣中提取的香水成分。氯化苔黑醛和苔黑醛是主要的过敏原[31]。它们是香水原料的常见成分。其他致敏成分包括阿特拉诺林、地衣酸和苔酰苔色酸。地衣酸混合物由阿特拉诺宁、地衣酸和苔酰苔色酸组成，每种酸在凡士林中的含量均为0.1%。与通常发生交叉反应的菊科植物一样，苔类中的过敏原是倍半萜内酯。氧化茶树油的浓度为5%，但最近的研究表明，可选择的浓度为10%[9]。

植物提取物可用于斑贴试验，最好是已知浓度的。建议的简单方法是将植物浸泡在二乙醚中60～90秒，蒸发至干燥并在凡士林(1%～10%)中重新悬浮，但也有很多替代方法[32]。

如果认为有必要进行漆树科斑贴试验，可以用丙酮将油树脂以1∶10稀释来检测。在油树脂(或漆酚)中发现的主要过敏原是儿茶酚的衍生物，特别是五烷基儿茶酚、苯酚、间苯二酚和水杨酸。可与腰果油发生交叉反应，腰果油可在工业上用于树脂、胶浆剂、打印机墨水和电绝缘。海地的巫毒娃娃和腰果壳制成的调酒棒也有致敏作用。此外，还发现杧果、银杏树果实、印度坚果树的不褪色洗衣标记墨水、日本漆树的家具漆、南美洲的立陶宛树及澳大利亚银桦属的植物和树木存在交叉敏感性。虽然常春藤不是欧洲本土的植物，但它可以从北美带回来种植。从这个来源可以看到接触致敏的散发病例。与日本漆树接触引起的局部皮炎曾在英国发生。

可对植物本身进行斑贴试验，但存在假阳性刺激反应和活性致敏的风险。如果对植物和植物过敏原进行多次检测，可能会出现许多强阳性反应，导致“激惹背”，并对其他过敏原产生假阳性反应。理想情况下，在用植物进行斑贴试验之前，应该对其进行鉴定，如果它是已知的刺激物，则不建议试验。一本关于植物性皮炎的教科书是一个有用的参考资料。一种植物的几个部分可能含有相同的过敏原，在这种情况下，$1cm^2$ 的叶子被一根橙色的棍子轻轻地碰伤就足以进行斑贴试验了。然而，有时过敏原集中在植物的一个部位(橘皮、肉桂皮)或过敏原的浓度因部位而异。当用未知的植物进行测试时，应该测试多个部分。一半的材料应保存在冰箱中，以备日后植物鉴定。任何有阳性过敏反应的植物都应该用其林奈名称来正确识别。

为了防止刺激性试验的发生，在对植物及其提取物进行试验时，必须采用控制措施。

治疗：知道自己过敏的患者，如果学会识别他们过敏的植物，可能会避免进一步接触。对于报春花、柳杉、郁金香、葱科植物、地衣和苔类植物来说，这是相当简单的。郁金香和六出花属植物中的山慈姑内酯A可穿透乙烯基手套。丁腈手套更适合处理球茎和植物体[33]。二烯丙基二硫化物能渗透大多数手套材料[34]。

对漆树科植物的认识尤为重要。虽然传统的三叶形叶片是一个有用的特征，但可以出现由五个或更多叶片组成的集群。由于这些物种的形态存在相当大的区域变异性，因此最好让致敏的人熟悉其所在区域内的漆树科植物。漆树科油树脂可能残留在指甲和衣服上，导致持续过敏问题。洗涤剂、肥皂和水会灭活残留的未反应的过敏原。接触后，应尽快彻底清洗双手、手指和身体其他部位，最好在 10 分钟内完成。应更换衣服。被污染的工具和衣服，包括鞋，应该用洗涤剂清洗。已经开发出了含有季铵盐和其他屏障的特殊乳膏，这些乳膏可能有一定程度的预防作用[35,36]。重型乙烯基手套比橡胶手套能提供更好的保护。

季节性菊科植物可能很难避免。严重的菊科过敏可能需要改变职业（如花匠、园丁）或避免安排插花和园艺等娱乐活动。在准备食物时，避免接触生菜、菊苣、洋蓟是必要的。那些有光敏的人可能会因此出现严重的问题，尤其是在夏季。这类人需要高防护广谱防晒霜。如果不可避免地接触到漆树科和某些菊科植物，如豚草（如户外工作者），可尝试脱敏，但作用有限。有不良反应的危险，包括广泛的皮疹和肛周皮炎[37]。这种治疗方法未经美国食品药品监督管理局批准。

对地衣敏感的人也可能对某些香水过敏，特别是那些含有橡树苔的香水。应遵守避免使用香水的建议。

木材、松香、松节油和蜂胶[1-3]

流行病学：职业性木材过敏的发生率和患病率尚不清楚。松香是一种标准的过敏原，在斑贴试验人群中有 2%～6% 的过敏率。松节油已从 ICDRG 推荐的标准系列中去除，因为它不经常过敏。虽然在西班牙和葡萄牙仍然有很高的过敏率，但它被排除在许多工业产品之外，特别是溶剂，并被石油溶剂等石油产品所取代[4]。据报道，在 20 世纪 90 年代末，德国接受斑贴试验的患者中，过敏发生率出现不明原因地上升，从 1.7% 上升到 3.1%。[5] 不同中心的斑贴试验患者对蜂胶过敏的发生率在 1.2%～6.6%[6]。

临床表现：大多数木材过敏病例是因为职业环境中接触空气中的锯屑有关[7]。因此，皮炎主要会影响暴露部位，秃头男性的头皮通常会受累及。故很难与光敏性皮炎相鉴别，但光保护部位（如下颌下方、耳后）在木材皮炎也容易受累。然而，锯末可以进入衣服内部，从而引起以屈侧为主的皮炎。生殖器受累是一个特殊的特征，可能原因是排尿过程中过敏原的转移。曾经报道了严重的多形红斑样皮疹，尤其是由酸枝过敏引起[8]。局部皮炎可能发生在外来硬木下，如小提琴下巴托或木制装饰物和器皿。

松香过敏可以许多不同的方式出现，因为松香是无处不在的。已经确定了 300 多个潜在的过敏原。在加工松树和修剪树枝后，暴露部位可以出现皮疹。对莱兰地咖啡树的过敏与其同时发生的松香过敏有关。对焊料烟雾中的松香过敏可以产生类似的表现，但皮炎可能局限在面部。隐匿的不易察觉的致敏原包括油毡地板、纸屑和地板抛光剂[9]。

面部和眼部皮炎可以因接触含松香的化妆品引起，特别是睫毛膏[10]。对胶带、膏药和含松香药物的过敏反应通常局限于接触部位，但继发性传播可能是由于下肢敷料黏合剂中的松香和松香衍生物（如酯胶松香）过敏所致。这可能与静脉曲张性湿疹和继发药物致敏相混淆[11]。胶布经常用来覆盖手足疼痛性裂缝。手足疼痛性裂缝可能是由患者自身的湿疹或银屑病引起，但会因松香过敏而持续进展或恶化。黏合剂脱毛条可能含有松香或衍生物，局部外用的药物可能含有松香，如疣的治疗药物，这些可引起局部皮炎[12]。

松香可能会引起手部皮炎，因为手与各种含松香的材料接触，如胶水、上光剂、纸张、松香、防滑粉、外用药物、蜡和金属加工冷却液中的高脂油。

口周皮炎和唇炎与口香糖中的松香有关。牙科材料，包括牙线、氟化物清漆、敷料和印模材料，可能含有松香，但很少在口腔中致敏。曾报道一例过敏患者在牙科治疗后出现泛发的皮炎。

松香也可以存在于鞋粘合剂中。它还以一种改良的形式加在浸渍布的鞋中。

松节油过敏通常与手部皮炎或局部皮炎有关。

蜂胶是蜜蜂收集的一种树脂材料，在蜂箱中用作胶水。主要来源于杨树。敏感的养蜂人可能会在面部和眼周围出现问题。对蜂胶过敏的患者在外用化妆品和药物的部位出现症状。对咀嚼口香糖中的蜂胶过敏可引起口腔周围的皮炎。也有报道称由于摄入过敏原而引起固定型药物[13]。

检查：木材通常有两种类型，硬和软。相同的木材可能有许多不同的名称，有时会错误或故意使用错误的名称。由于偶尔在硬木材中引入“流氓”木材，情况变得更加复杂。表 128.6 列出了最常见的过敏性木材。

表 128.6　引起皮炎的主要木材[a]

学名	普通名称[b]	用途来源	Uses
夹竹桃科			
Dyera costulata	竹桃木	东南亚	模型制作
			木工教学
紫草科			
Cordia goeldiana Huber	龙凤檀	巴西	造船
	Frei jorge		家具
			室内建筑
			细木工
天牛草	Canalete	委内瑞拉	家具
			室内建筑
			细木工
Cordia millenii Baker	Cordia	西非	家具
			室内建筑
			细木工
Cordia platythyrsa Baker	Cordia	西非	家具
			室内建筑
			细木工
柏科			
Calocedrus decurrens（Torrey）花椰菜	香雪松	美国	铅笔
			围栏柱
			家具
			室内建筑
Cupressocyparis leylandii	莱兰柏树	温带	园林灌木
			树篱
Thuja plicata Donn ex D. Don	西方桧柏	美国	建构
	侧柏		造船
牛羚科			
芹菜	Macassar	印度尼西亚	橱柜和镶嵌物
			乐器
			尺子
粗叶薯蓣	非洲乌木	非洲	橱柜和镶嵌物
			乐器
Diospyros ebenum Koenig	锡兰乌木	斯里兰卡、印度、印度尼西亚	橱柜和镶嵌物
	东印度乌木		乐器
黑木叶薯蓣	科罗曼德尔	斯里兰卡、印度、印度尼西亚	橱柜和镶嵌物
			乐器
Leguminosae 豆科			
Caesalpiniaceae 仙人掌科	Ayan	西非	棺材
底栖动物	Movingui		家具
巴伦	尼日利亚讽刺木材		地板
			窗框
含羞草科			
Acacia melanoxylon R. Br.	澳洲乌木	西澳大利亚	造船厂
			施工
			家具
			乐器

第11部分

（续　表）

学名	普通名称[b]	用途来源	Uses
蝶形花科			
Bowdichia nitida Spruce ex Benth.	Sucupira	巴西	建筑 地板 家具
Brya ebenus	Cocus 牙买加乌木	西印度群岛	乐器 把手 盘子
黄檀	东印度紫檀 孟买黑木 西索	印度、印度尼西亚	单板 家具 乐器 把手 木制首饰
黑檀	非洲黑木 Grenadil	非洲	乐器 把手
黑檀	巴西紫檀 Rio-Palisander Grenadilla Jacaranda	巴西	贴面 家具 乐器 把手 木制首饰
Dalbergia retusa Hemsley	Cocobolo	中美洲	把手 科学仪器 木制首饰
菌核马钱草	Pao ferro Santos palisander Caviuna vermelha	巴西	贴面 家具 把手
Pterocarpus soyauxii Taub.	红非洲紫檀	西非	单板 把手 乐器 家具
锦葵科			
Thespesia populnea (L.) Sol.	乳香	美国	雕刻器皿 手镯 家具
楝科			
Khaya anthotheca C. DC	非洲桃花心木 Krala	西非	家具
Khaya grandiflora DC	大叶桃花心木	西非	家具
Khaya ivorensis A. Chev.	卡雅桃花心木	西非	家具
Khaya senegalensis (Desr.) A. Juss.	干区桃花心木	西非	家具
桑科			
Chlorophora excelsa Benth. & Hook.	伊罗科 坎巴拉 非洲柚木	西非	施工 造船 实验室工作台

第11部分

（续　表）

学名	普通名称[b]	用途来源	Uses
松科			
松属	松树	北温带	建设 家具 普遍存在
云杉属	云杉 冷杉	北温带	建设 杉木家具 普遍存在
蛋白科			
Grevillea robusta Cunn. ex R. Br.	澳洲丝栎	澳大利亚（其他地方种植）	地板 家具 胶合板 电线杆
梧桐科			
Mansonia altissima A. Chev.	曼陀罗 非洲黑核桃 Bété	西非	家具 核桃替代品
马鞭草科			
Tectona grandis L.	柚木印度，东南亚	印度、东南亚	家具 地板 施工 造船

摘自 Hausen[4]。

[a] 木材上的苔藓也可能致敏。

[b] 没有公认的国际术语。

建议在凡士林中使用 10% 未受污染的新鲜锯末进行斑贴试验，但可能存在假阳性和假阴性结果及主动致敏的风险。阳性反应需要进行对照试验进行确认。建议让患者带锯末的同时带一块未加工的木头。如果出现阳性反应，可以将该木头送给木材解剖学家，他将确认木材的正确名称。如果已知木材的过敏原，有时可以用适当浓度的木材进行斑贴试验。然而，这很困难，因为大多数木材过敏原还没有商业化。

松树是两种重要的致敏物质——松节油和松香的来源。松节油是松树的一种香脂。松节油是从这种香脂中蒸馏出来的挥发油，松香是香脂中不挥发的部分。瑞典和芬兰的松节油是在加工木浆过程中制成的。威尼斯松节油是落叶松的香脂。

松香是从松树树桩中提取的蒸馏物，称为木松香。当它是制浆松木的副产品时，称为高油松香。化学成分因地理来源、生产方法和储存条件而异。它由大约 90% 的树脂酸和 10% 的中性物质组成。松香酸和脱氢松香酸的自动氧化产物，包括过氧化物、过氧化氢、环氧化合物和酮，被认为是过敏原。最强效的过敏原是 15-过氧化松香酸。松香可以被改性，从而随着新的过敏原的产生而改变其致敏性[14,15]。顺铂酸和单枞酸甘油酯已被确定为改性松香中的过敏原。

松香是一种标准的过敏原，在凡士林中浓度为 20%。目前，中国和葡萄牙松香的混合物用于市售的斑贴试验过敏原。根据松香的来源，过敏原的特征可能有所不同；特别是如果它已经被改性过，因此当用未改性的标准系列过敏原进行斑贴试验时，可能会出现假阴性反应。如果怀疑存在改性松香过敏，则应考虑更广泛的斑贴试验，如酯胶树脂、Granuflex® 及可疑产品[16]。

松节油中的主要致敏剂是 Δ3-过氧化氢萜烯，它也是一种自氧化产物。瑞典和芬兰的松节油比法国和美国的松节油含有更多的这种物质。松节油在凡士林中的含量为 10%。氧化柠檬烯（D 或 L）和松烯（α 或 β）也可以致敏[17]。术语“矿物松节油”用于石油产品的非敏化但具有刺激性的石油溶剂油。

蜂胶在凡士林中以 10% 的含量进行斑贴试验。它也可以在蜂蜡中找到[18]。过敏原包括咖啡酸酯类和苄基异阿魏酸[19]。

地衣、苔类和致敏植物由于与树木共存而可能引起过敏。木材添加剂,如清漆、染料、胶水或防腐剂,也可能在工作中起致敏作用。

治疗:确定对木材过敏后,应进行植物名称的结构学确认,理想情况下,应使用已知的木材过敏原进行测试。随后可能需要避免使用该木材和相关木材。职业性过敏性接触皮炎多与硬木有关,尤其是橱柜、木工、乐器等行业。一些热带硬木特别容易引起过敏。在许多情况下,确切的过敏原并不为人所知,但有些过敏原已确定。化学上包括醌类(包括黄酮类和拉帕醇)、酚类、萜类、芪类和花萼类。除了松树和其他针叶树外,软木通常不与接触过敏有关。木桐(Dyera costelata)是一种东南亚树种,其木材使木制品老师致敏[8]。

检测松香过敏需要仔细评估其潜在的来源。松香的常见来源及其改性见框图 128.5。应该用"低过敏性"胶带代替传统贴膏药。绝缘胶带、某些腿部溃疡敷料也可能含有松香。应避免接触松树、其他针叶树和莱兰咖啡树(Cupressocyparis leylandii)。对于那些极度敏感的人来说,砍伐和移除这些致病性的树木可能是必要的。从职业上讲,可将这种致敏产品换成另一种替代品。

框图 128.5　树脂来源

- 胶布敷料
- 膏药和胶带
- 香膏和药膏
- 咀嚼口香糖
- 透明和棕色肥皂
- 化妆品(眼影、睫毛膏)
- 牙科敷料
- 脱毛条
- 捕蝇纸
- 胶水、黏合剂和密封剂
- 草药
- 绝缘和接合胶带
- 油毡
- 金属加工液(高油)
- 造口器械
- 纸张
- 松树和木材
- 印刷油墨
- 松香(握把/防滑材料)
- 鞋胶和鞋柜台
- 鞋油和地板抛光剂
- 焊锡流
- 云杉和木材
- 清漆和涂层
- 疣的治疗
- 刨花

松香和衍生物可以在化妆品的全成分标签中识别。INCI 术语为松香。可用于化妆品的松香衍生物包括松香酸、氢化松香酸。清洗时应避免使用透明树脂肥皂。还应避免使用含有胶棉的树瘤涂料,以及含有松香的局部药物和药膏。手部皮炎与纸上的松香过敏有关,如果可能的话,建议使用棉手套[21]。然而,潜在接触的范围是如此之广,以至于常常需要根据框图 128.5 中所标识的来源来确定是否相关,并相应地调整避免接触的建议。

松节油替代品现在很容易用于致敏受试者。松节油存在于香脂、松树和云杉的锯末中。它曾被用作工业溶剂,但现在已被石油衍生物和 D-柠檬烯所取代。艺术家和陶瓷装饰仍然会使用到松节油。在某些生产国,如西班牙和葡萄牙,松节油的使用仍然较广泛,它仍然是常见的过敏原。在美国它常用作除漆剂。

不仅是养蜂人接触蜂胶,在保健品商店和主流化妆品商店的"天然"产品中,蜂胶的系统性和局部应用也很常见。固体蜂胶可以咀嚼。增加自我药物治疗可能意味着增加接触过敏原。化妆品和外用药物中的蜂蜡中也可含有蜂胶。

临床亚型

系统性再活化接触性皮炎

系统性再活化变应性接触性皮炎,是指已致敏的个体摄入或系统暴露于接触致敏原出现许多不同类型的皮疹出现。反应的阈值存在个体差异,取决于所接触的剂量和过敏水平。反应不仅可能发生在系统暴露于原发过敏原,也可能发生在与其相近的过敏原。

最常见的反应类型是以前斑贴试验处的发红和以前有皮炎的部位、手部水疱性湿疹或更广泛的湿疹和红斑,有时还有其他荨麻疹特征。在严重的病例中,可能会发生血管炎[1]、多形红斑[2]和全身性不适。过敏受试者口服镍可引起眼睑、身体皱褶部位和臀部受累,这种特殊反应被称为"狒狒综合征"。这也是汞中毒患者常见的症状[4]。在一些广泛反应的患者中,以及在其他尝试"脱敏"的患者中,斑贴试验反应性似乎降低了[5]。

可能所有接触性过敏原都能引起全身性反应,前提是患者具有充分的预先致敏,并且致敏剂量相当大。其原因很多,不仅包括经口,也包括通过肠外、直肠、膀胱或作为吸入剂进行的药物治疗。饮食原因包括金属、植物和香料。

由于局部致敏剂（如抗生素链霉素、磺胺类和青霉素）和局部抗组胺药（如异丙嗪）的使用减少，药物引起的系统性接触性皮炎有所减少[6]。然而，接触其他的局部和全身性药物致敏剂仍然会产生问题。引起这些反应的标准过敏原包括新霉素、喹啉、局部麻醉药、乙二胺和皮质类固醇。对乙二胺接触过敏的患者注射或口服氨茶碱（含有乙二胺）可引起广泛的湿疹。一些抗组胺药（如羟嗪、西替利嗪、左西替利嗪）的结构与乙二胺相关，因此可能引发全身性反应[7]。斑贴试验中异戊醇阳性表明对氢化可的松过敏，因此全身给予氢化可的松可引起皮炎复发和病程延长[8]。此外，给予肠外肾上腺皮质激素，可提高内源性氢化可的松，可导致氢化可的松过敏患者出现病情暴发。其他全身性类固醇也可引起系统性接触性皮炎。吸入布地奈德与阳性贴片试验的再激活有关，因此继续从该来源接触布地奈德可能会维持致敏受试者的皮炎[9]。

持续性皮炎，特别是金属过敏患者的手部湿疹，一直被归咎于饮食摄入，特别是镍。在不锈钢锅中烹饪酸或咸性食物时，溶解出来的微量金属可能导致金属（如铬、镍和钴）引起的皮炎持续存在[10]。在一项研究中，饮食中限制镍的摄入，约 1/4 的镍过敏的顽固性皮炎患者病情减轻。然而，摄入或饮食中的镍在手部皮炎中的作用仍然存在争议。特别是一部分斑贴试验阴性的患者在口服金属激发后，似乎也有一部分患者出现手部水疱性湿疹，并且激发剂量是人为增加的。最近的一项荟萃分析表明，1%的镍过敏受试者会因为日常饮用水和饮食中的镍而发生全身性过敏性接触性皮炎。也有报道系统性镍皮炎可由外周静脉导管和正畸器械引起[11,12]。

据报道，秘鲁的香脂、大蒜、某些食用色素、防腐剂和抗氧化剂也会引起手部水疱性湿疹[13-15]。

对漆树科脱敏的患者可能会发生皮炎和肛门周围瘙痒，并且在摄入腰果后可能诱发系统性接触性皮炎，因为腰果壳中含有一种与毒常春藤密切相关的油树脂[16]。同样的问题也可能在食用银杏树的果实和使用草药后产生[17]。

植入金属的皮肤反应

骨科金属假体植入物由多种金属制成，通常是合金，尤其是不锈钢[18]。不锈钢含有高达 25%的镍，但用于骨科的不锈钢通常含有 13%～16%的镍和至少 17%的铬。然而，除了含有硫的不锈钢外，不锈钢中镍的释放量非常低[19]。镍、钴和铬酸盐也可用于锻制和铸造合金。活合金（一种钴铬钼合金）和钛也可用于植入物。

骨科植入物可以是静态的（如钢板和螺钉）或动态的（如人工髋关节）。与金属过敏和这些植入物相关的两个潜在问题是：过敏性皮肤病和松动。毫无疑问，静态植入物可能引起致敏患者植入部位的局部湿疹，甚至广泛的皮疹，有时仅在切除植入物后才能解决[20]。假体插入与皮炎发作之间的延迟时间可能是几天或几年。在髋关节置换术的早期，金属头与金属杯连接时也有类似的皮疹。随着塑料关节表面的引入，这一问题似乎已基本消失。对金属过敏的患者进行髋关节置换的前瞻性研究结果是令人放心的。

有证据表明，金属致敏增加与关节松动和破坏有关，特别是当这些关节涉及金属-金属接触时。这表明过敏的增加是由于关节松动引起。

近年来，由于金属髋关节假体产生的磨损碎片更少，金属髋关节假体又重新回归。因此，与之相关的金属过敏问题又重新出现了[18,21]。由于过敏在普通人群中很常见，因此需要进行前瞻性对照研究，以评估皮炎与关节松动之间是否存在真正的风险关系。建议应在术前进行斑贴试验，以指导选择合适的假体，并且如果术后出现过敏问题，移除过敏患者的植入物，大多数症状会得到解决[22]。

目前几乎未发现钛过敏，因此对其他金属极度敏感的患者可选择钛作为替代品。可能需要对患者进行评估，因为钛的耐用性不如不锈钢那样持久。

据报道，胸骨切开线、弹片、二尖瓣假体、牙科假体和填充物、起搏器、房间隔封堵器、输液、针灸针及妇科植入器械也可出现过敏反应[23]。尽管支架中金属离子的释放已被证实，但支架置入后冠状动脉再狭窄的临床相关性尚未得到明确证实[24]。然而，有证据表明，当使用镀金支架时，支架植入术后再狭窄和对金过敏的发生率增加[25]。

目前已提出了一种用于怀疑对金属植入物有过敏反应的诊断流程[26]。

非湿疹反应

多形红斑样反应

其特征表现为皮疹从原发部位向外扩散，也可能涉及远端部位。皮疹具有多形红斑的特征，单一皮损可呈“靶形”表现，但分布和组织学特征不一定像典型多形红斑那样明显。有时皮疹有血管炎性紫癜，尽管其机制尚不清楚，但似乎表现为免疫复合物（Ⅲ型）反应和迟发性超敏反应（Ⅳ型）。这些患者中的许多人会对致敏过敏原的斑贴试验出现非常强烈反应，通常伴有皮肤疾病的发作。

它经常由强烈的过敏原引起，如外来木材中的醌类[1]和报春花。与其他植物材料接触可能会引起这种反应，包括毒常春藤(漆树科)、菊科(Asteraceae)和茶树油。致敏者摄入含有漆树科和倍半萜内酯的草药，也会诱发类似多形红斑的发作。

局部药物，特别是抗菌药、皮质类固醇和抗感染药物，都会引起多形红斑样皮损。硝化甘油贴片也会导致外用部位出现多形红斑，继发播散性皮疹。应用于黏膜表面的药物可能会致敏，也可能吸收后导致全身性多形红斑样反应，如阴道乳膏和眼部制剂中的磺胺。

染发剂和暂时文身、橡胶化学品和服装染料中的PPD也可以导致多形红斑样表现。

躯干的离心性环形红斑与衣服挂钩、饰钉中的镍和钴接触过敏有关。

紫癜反应

最初的描述是与卡其布制服有关，虽然没有确定确切的原因，但色素性紫癜并不常见，最近主要见于纺织偶氮染料[2]和纺织树脂中。据报道，鞋、潜水服、绷带和胸罩中的橡胶化学物IPPD也可导致过敏性接触性紫癜[3]。据报道，紫癜反应可见于对热保持器中的硫安布新过敏、对黑帽中的PPD过敏，以及秘鲁香脂过敏的继发性播散性皮疹。

扁平苔藓和苔藓样反应

这些表现见于接触摄影行业使用的彩色显色剂后[4]，彩色显色剂是PPD的衍生品。新的彩色显色剂已经被引进来取代旧的、易过敏的化学物质，但并不总是成功的。印度曾报道染发剂中的PPD过敏可引起过敏性苔藓样接触反应[5]。四季报春花过敏也可引起手部扁平苔藓样皮疹[6]。

口腔黏膜的扁平苔藓样反应表明可能对金属[7]、用于牙科治疗的材料、肉桂醛或者绿薄荷过敏。一些患者在去除部分或全部填充物后，其扁平苔藓有所改善[8]。口腔扁平苔藓在有腐蚀迹象的地方更明显，苔藓病变的病因可能是多因素的。组织学可显示符合扁平苔藓或非特异性慢性浅表血管周围炎的特征。文身色素引起的苔藓反应在肉芽肿反应一节中讨论。

淋巴瘤样皮疹

接触性皮炎偶尔表现为皮肤淋巴瘤样斑块，组织病理学提示为蕈样肉芽肿[9]。在那些对金敏感的患者的耳洞里也发现过这种情况。即使避免与金属金接触，这种反应也会持续数月。这些患者对金硫代硫酸钠的斑贴试验反应呈丘疹样强阳性反应。丘疹和斑贴试验反应处的组织学均显示有密集的T淋巴细胞浸润。其他报道的致病原因包括火柴、镍、银汞合金、药物成分、PPD、异丙基二苯二胺和PTBPFR。

色素性皮炎

接触性皮炎可引起炎症后色素沉着，可表现为色素性皮炎的独特模式，无苔藓样外观或组织病理学表现。这种模式在欧洲也有，但远东地区更为常见[10]。色素沉着主要发生在遮盖部位，该部位可以有皮炎也可以没有皮炎，追溯到与洗衣粉中的一种荧光增白剂Tinopal CH 3566有关。另一次病情暴发发生在纺织工人中，并追踪到与一种偶氮染料偶联剂萘酚AS的接触有关。日本服装也报道引起覆盖部位的色素性皮炎，这引发了对其他引起纺织性皮炎物质的系统研究。涉及的化学物质包括杀菌剂Biochek 60、颜色指数Blue 19的杂质和纺织整理剂。

色素性化妆品皮炎主要见于亚洲妇女[11]。轻微皮炎可先于或与色素沉着共存，色素沉着主要发生在面颊。与此相关的过敏原被发现是芳香剂和色素，特别是D和C Red 31(来自杂质)，以及化妆品和肥皂中的Yellow 11。对唇膏中蓖麻油的蓖麻油酸过敏可引起色素性唇炎[12]。作为一种化妆品应用于前额的番红花粉成分，通常导致色素性皮炎[13]。

口服与香精有关的食物，如肉桂，不仅会引起局部的皮疹，还会使身体出现弥散性色素沉着[10]。环境因素，可能是杀虫剂和杀菌剂，有时被认为是一个因素。在一项研究中，大多数色素性皮炎病例对香蕉种植园中用作杀菌剂的四氯异苯腈斑贴试验呈阳性反应。它在其他国家用作木材和油漆的防腐剂[14]。

脱色

刺激性和过敏性接触性皮炎可引起炎症后色素减退，作为炎症后反应或白癜风的同形反应。这必须与某些醌类和取代酚类的直接黑素细胞毒性作用区别开来，后者最常见于职业性白癜风(见第130章)。这种效应与它们的致敏性无关。

报道了一些变应性接触性皮炎后出现持续性白斑病病例。在某些情况下，很难确定病因是炎症还是黑素细胞毒性。尤其是这些报道来自染发剂，更常见于临时文身；出现了持续2年以上的色素减退现象[15]。

环氧树脂成分、甲基丙烯酸酯、香水、阿斯特罗梅亚和氯二甲苯酚也可引起色素减退。报春花过敏可导致先前存在的白癜风扩散至皮炎的部位(图128.27)。樱草素过敏患者可在斑贴试验阳性部位出现白癜风[16]。

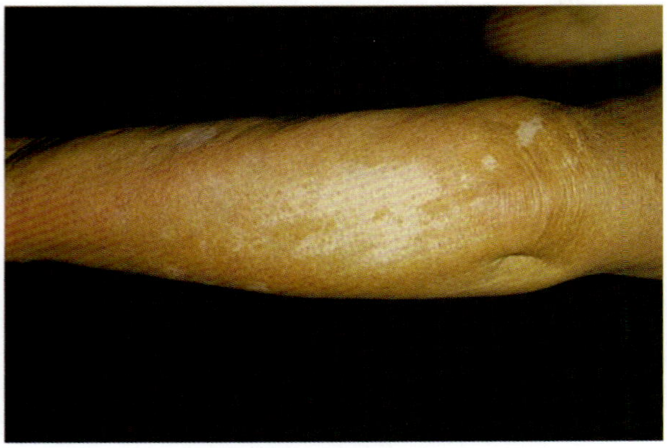

图 128.27 樱草素过敏致白癜风的同形反应

肉芽肿反应

一些局部应用的金属盐可产生非过敏性肉芽肿皮肤反应，如除臭剂中的锆。曾进行铝吸附疫苗免疫接种的部位或使用肠外低致敏制剂后发生的肉芽肿通常是由铝过敏引起的[17]。斑贴试验对 2%氯化铝水溶液或空的芬恩室均呈阳性。肉芽肿反应也发现与耳环中的金和钯过敏有关[18]。

文身中的色素可能引起过敏性肉芽肿和苔藓反应。历史上，金属盐被认为是罪魁祸首：汞（红色）、铬（绿色）、钴（蓝色）和镉（黄色）。然而，根据我们的经验，大多数反应都是在红色区域，但是用汞剂进行的斑贴试验却是阴性的，这说明可能存在其他的原因。不幸的是，文身师对他们使用的颜料的性质非常保密，但有研究对从 20 家文身店获得的一系列颜料进行了分析[19]。研究表明，他们可能应用了多种多样的金属盐、颜料和染料。因此建议对文身反应进行合适的斑贴试验系列。

口腔面部肉芽肿与对黄金牙冠和汞填充物过敏有关[20]。在一项研究中，22%的这类患者对斑贴试验中的一种或多种食品添加剂过敏，并且大多数患者通过饮食排除可得到改善。作者认为，导致该病的原因是多方面的，斑贴试验可对其中一部分患者有帮助[21]。

甲剥离

甲剥离可能是美容化学品引起的接触性皮炎的唯一表现。它可以是指甲油过敏的唯一表现。对厌氧密封剂和假指甲中的多功能丙烯酸酯敏感的患者更常出现甲剥离。此时可能伴随甲营养不良和持续性感觉异常。

系统性非湿疹反应

广泛的变应性接触性皮炎通常与疾病本身的代谢异常、继发性感染引起的全身不适有关，尤其是在红皮病患者中。硫酸月桂基乙酯中所含的硫酸钠杂质在过去曾多次引起接触性皮炎的暴发，其特征是严重水肿并伴有全身不适[22]。

鉴别诊断

应该记住，变应性接触性皮炎可以模拟或使其他类型的湿疹和皮肤病复杂化。对局部应用过敏可能是任何皮肤病的并发症，导致专科转诊。根据皮炎部位的不同，诊断也不同。在彻底确定原因之前，通常需要进行斑贴试验。

头：面部过敏和光过敏的情况必须与很多疾病鉴别。特应性皮炎可能局限于面部，特别是眼周围，尤其是内侧。既往史或家族史中婴儿或儿童屈侧湿疹、哮喘、过敏性结膜炎、花粉症或皮肤对动物和某些食物的立即反应可能表明患者的特应性状态。可能伴有屈侧湿疹、鱼鳞病或干皮病。采用放射变应性吸附试验或点刺试验对常见环境过敏原进行检测，多种阳性结果用于确认患者的特异性体质。

脂溢性皮炎，通常开始于鼻周，常伴有头皮屑或头皮和眉毛的脂溢性湿疹、眼睑炎。常累及胸骨前区、外耳道和耳后。老年患者常出现屈曲的脂溢性皮炎。变应性接触皮炎可模仿脂溢性皮炎[1]。

虽然在耳部和头皮周围的银屑病可能模拟干燥鳞屑性接触性皮炎的表现。但通常很容易区分，因为银屑病在身体其他部位可有皮损。

光敏性，包括摄入的药物引起的光敏反应，并不总能与光过敏性接触性皮炎区分开来，它也可以模拟气传致敏剂引起的接触性皮炎。红斑狼疮在临床和组织学表现上都可能与接触过敏混淆[2]。皮肌炎最初可能表现为变应性接触性皮炎。眼睑的紫色/淡紫色是主要的线索，必须仔细检查手掌、手指和甲皱襞。可能会没有肌肉疼痛和无力的特征性表现。

血管性水肿，尤其是眼睑部位，很难与接触性过敏区分开来。肿胀常在 24～48 小时消退。斑贴试验有助于鉴别。

蜂窝织炎和丹毒很难与急性过敏性接触性皮炎区分开来，但前者通常伴有发热和系统症状。

四季报春引起的皮炎可累及面部和其他部位，可模拟单纯疱疹。血性水疱似乎更常见于前者。

眼镜架的镍过敏可模拟基底细胞癌的表现[3]。

手和手臂：变应性和刺激性接触性皮炎与手部湿疹只能通过仔细的病史和斑贴试验来进行区分。它们通常共存。来自家庭和工作接触的叠加性刺激性接触皮炎是很常见的。

特应性皮炎的指标已在本章前面讨论。湿疹可能仅局限于手部,特别是在晚年。钱币型湿疹通常是体质性的,但可能是刺激性和过敏性接触性皮炎的一个特征,尤其是在水泥中的铬酸盐引起时。

复发性掌部水疱性湿疹可提示体质性的汗疱疹,尽管接触过敏也可有相同的表现。一些物质引起的接触性过敏,如 IPPD 和 BIT,似乎首先引起手掌皮炎。报春花过敏常引起手掌表面和指尖出血性水疱性皮炎。汗疱疹与摄入接触性过敏原的关系,特别是镍,是有争议的[4]。有证据表明,在斑贴试验阳性患者中,口服香脂和大蒜可诱发手掌水疱性湿疹[5,6]。足癣可诱发掌部汗疱疹。手和手指上的丘疹和小水疱是疥疮的特征,必须仔细通过病史和诊断性检查排除这种疾病。疥疮通常有更广泛的瘙痒和皮疹。

手掌银屑病和角化过度性湿疹常混淆。有时鉴别有点武断。在手掌银屑病中,角化过度性斑块通常局限于接触处,如工具接触处,但并非所有摩擦性角化过度都是银屑病的表现。应记住银屑病可在接触性皮炎的区域出现同形反应[7]。

典型的手足癣是单侧或不对称的。炎症边缘可延伸至手部背侧。可能与指甲营养不良有关。手掌鳞屑应该进行真菌学检查。这些表现可能会因水疱样皮疹而变得复杂。

局限于手掌的扁平苔藓很难与手掌皮炎区别开来,但通常在皮肤或口腔的其他部位有更典型的表现。接触彩色显影剂可引起手和前臂出现扁平苔藓样皮损[8]。

迟发性皮肤卟啉病可模拟大疱性接触性皮炎,如植物性皮炎。微小创伤后形成大疱、白色萎缩性瘢痕和粟粒疹常提示诊断,可通过检测卟啉确诊。

屈侧和肛门-生殖器区域:脂溢性皮炎和银屑病可首先累及屈侧,很难与变应性接触性皮炎区分开来,但在其他部位往往有临床表现。癣通常是不对称的或单侧的,有炎症性边缘。真菌学检查应取自屈侧炎症性皮疹。在伍德灯下,典型的珊瑚粉荧光有助于区分红癣和其他屈侧皮疹。

下肢和足:持续性静脉曲张性湿疹是斑贴试验的一个适应证,因为它常常因对局部药物和敷料(包括支撑绷带和袜子中的橡胶)过敏而复杂化。足癣可出现水疱和丘疱疹,如怀疑足癣,应进行真菌学检查。与手一样,疥疮可引起足部出现丘疱疹,在鉴别诊断时必须加以考虑。

躯干:丘疹性药疹或疥疮有时很难与镍或纺织品皮炎区分开来。皮肌炎和蕈样肉芽肿有时表现为湿疹。

暴露部位:光敏性皮肤病和药疹必须与对挥发性和空气传播性物质的接触过敏进行鉴别。尽管不总是可靠的,但在某些部位,如耳后和颏下方的皮疹可能为光敏性皮疹。然而,在做出诊断前部分患者需要进行全面的光试验检查、斑贴和光斑贴试验。

泛发型:红皮病很少是由于接触过敏引起。应考虑其他原因,如药疹、湿疹和银屑病。应考虑到局部药物继发接触过敏的可能性。皮肤活检可能对这些病例有帮助。泛发性瘙痒性皮疹,尤其是皮疹看起来像典型的湿疹时,疥疮很容易漏诊。需要仔细检查手、足和生殖器部位的皮损来进行诊断。

并发症和共病

接触性过敏性皮炎的并发症一般包括湿疹。接触性皮炎可能从一个部位开始,但通常随后会累及其他部位,有时同时累及多个区域。当患者被致敏时,身体的许多部位可能已经接触过过敏原,有些是通过污染的指尖间接接触的。污染严重的部位,或最后暴露的部位,往往最先发生反应,其他部位随后才反应。常春藤实验表明,这是四季报春花皮炎的一个典型的临床特征。靠近变应性接触性皮炎原发部位的区域容易受过敏原污染。

如此简单的解释不能说明皮炎从足到手的频繁播散的原因,反之亦然。这主要发生在体质性湿疹,但也可能发生在接触性皮炎。有时,我们发现一种常见的过敏原可以解释这两个部位的发病,但它通常是继发性播散的模式。没有确切的解释。由于与 Darier 的毛癣菌和湿疹相类似,远端部位的播散被称为"类"传播。局部皮损加重可先于继发播散前数天。

播散模式在很大程度上取决于原发部位。手部皮炎通常蔓延到手臂和面部;足部皮炎往往扩散到下肢和手部。许多淤积性皮炎患者在皮肤科就诊前已出现继发皮疹,并且由于皮损的播散而被转诊。这可能是由于"类"反应或继发性接触性皮炎。腿部湿疹的播散通常累及手臂和肩部,呈片状分布,通常以瘙痒开始,有时发展为泛发性红皮病。在面部常见到弥散性红肿。可见到眼睑皮炎或脂溢性干性皮炎。

严重的镍过敏可能导致广泛的斑片状湿疹,对治疗反应缓慢,除非采取严格的镍规避措施,否则无法解决。

如果对局部接触的药物成分存在过敏,则治疗特别困难。过敏原可能是一种活性成分或辅料。如果皮炎在治疗后继续扩散,则可能会错误地认为是内源性原因。在外用类固醇制剂引起的接触性皮炎中,类固醇的作用可部分抑制局部反应。这种过敏在临床上表现为原发湿疹的"治愈失败",或随着继发性支疹而进展。

因此,经常保持警觉是诊断泛发性变应性接触性皮炎的先决条件。应在急性皮疹治愈后进行斑贴试验。

病程和预后

变应性接触性皮炎的预后取决于其致敏原因和避免反复或持续性接触致敏原的可能性。相关的刺激性皮炎和体质因素也很重要。一些研究表明,发病年龄对职业性皮炎的预后并不重要,但另一些研究表明年纪越大则预后越差[1,2]。在美国,变应性接触性皮炎患者如果是非白种人、年轻人或工业工人,其生活质量往往较差,但性别并不重要[3]。在瑞典,皮肤特应性是最糟糕的预后因素,其次是接触性过敏,尤其是对镍的过敏,以及女性患者[2]。

对镍[4]和铬酸盐[5]过敏的患者的预后一般较差,可能是由于它们在环境中的普遍存在的原因,尽管大多数铬酸盐的研究都涉及职业性皮炎,但是这些研究存在群体选择性。有人认为,饮食中摄入的镍[6]和铬酸盐[7]可能是导致慢性病情的原因,但这一点存在争议[8]。

对容易识别和避免的物质过敏的患者预后较好,如果认真采取避免措施,皮炎通常会在几周内缓解。欧洲的一项联合研究证实了这一点。在对松香过敏的人群中,只有 35%的人能找到过敏原来源,而在对四甲基硫脲过敏的人群中,有 85%的人能找到过敏原来源。松香的发现率低的原因可能是对这种致敏剂的来源缺乏了解。然而,在澳大利亚的一项小型研究中,对环氧树脂过敏的工人尽管避免接触,但他们的预后却比预期差[9]。在这个调查中,年龄越大、持应性、诊断时皮炎持续时间越长和严重程度越高,则预后越差。其他许多研究表明,依从性和理解力差导致持续接触致敏原的比率越高,则预后越差[10-12]。

由于皮肤完整性受损,在皮炎过程中对药物或其他物质产生新的过敏的机会增加。对橡胶手套的过敏可使已经存在的手部皮炎复杂化。这种过敏只有通过重复的斑贴试验才能发现。在复发性皮炎的长期病程中,对各种过敏原的过敏可能累积,这会导致复发性或持续性皮炎的风险增加[13]。

手部接触性皮炎通常是混合性的,交替或同时暴露于过敏原和刺激物。在一项关于手部皮炎患病率的研究中,一半患者的皮炎发作时间超过 5 年。6～22 个月后的随访显示,1/4 的患者完全康复,1/2 好转,1/4 的患者没有变化或更糟。刺激性皮炎和变应性皮炎的预后无差异。改变职业并不一定会改变职业性手部皮炎的预后,特别是改变不适当时[14]。尽管在出现职业性皮炎后避免接触最初的致敏物质,仍可因刺激性和变应性接触性皮炎再次出现职业性皮炎[15]。

一旦获得,接触性过敏往往会持续发生[16]。过敏程度可能会下降,除非受到反复接触的刺激,但由于最初的过敏程度很高,即使几年后,仍然高度过敏[17]。据报道,对无处不在的过敏原(如镍和铬酸盐)及对强过敏原(如樱草素和 PPD)的过敏会持续存在,而对其他较弱和可避免的过敏原的过敏可能消失。交叉过敏的模式倾向于持续存在。

复发或慢性化不仅是由于不可避免或无法识别的再次接触过敏原和刺激物,而且还由于其他的致病机制。

1. 皮炎发作后皮肤屏障功能可受损达数月之久。即使接触正常皮肤能耐受的过敏原或刺激物,皮肤屏障的恢复仍会受到影响。

2. 不适当的治疗,包括过度使用清洁剂和防腐剂,以及使用常用的致敏药或草药,也可能延长皮炎的病程。

3. 摄入过敏原。

4. 继发性感染,尤指手部皮炎。微生物过敏也可能是湿疹的一个原因。

5. 认为某些情况下接触过敏涉及对半抗原-蛋白质结合物的蛋白质部分(protigen)的敏感性。基于这一假设,自体致敏可能是慢性化的原因[18]。

6. 压力在慢性皮炎中很常见,可能是湿疹的结果,也可能是湿疹的诱因。

7. 体质因素倾向于慢性化。

8. 几乎所有湿疹似乎都有一种"固有的倾向",即持续性和慢性湿疹,但导致这种倾向的因素尚不清楚。

检查

斑贴试验

背景

采用斑贴试验对变应性接触性皮炎进行诊断。尽管存在一些差异,特别是读取结果的时间和试验单元方面,但这些技术已经发展成为全球通用的标准化方法。斑贴试验依赖于遍布全身的抗原特异性 T 淋巴细胞,因此斑贴试验的过敏原可以应用于正常皮肤，通常在试验最不可能受到干扰的背部上方。当这不可行时，也可考虑其他部位，如当背部已有炎症或其他皮肤变化时。

这项试验依赖于足够量的过敏原被吸收，导致在致敏受试者使用部位诱导皮肤炎症的再现性。对正确制备和应用的斑贴试验，其阳性反应证实受试者具有变应性接触过敏，尽管这并不一定意味着该物质是引起临床皮炎的原因，但应始终仔细考虑其相关性。

适应证

有充分的证据表明，针对一些疑似过敏原的斑贴试验是次要的。原因是，即使是经验丰富的皮肤科医师也不能很好地预测斑贴试验的结果；17%过敏患者在一家大型诊所的预先试验评估中被遗漏[1]。这与我们自己的经验是一致的，20%过敏患者在斑贴试验前被认为绝对不过敏；相反，16%患者被认为有接触性过敏，但在斑贴试验时结果却是阴性。

对斑贴测试的评估表明，检查不足，导致失去了改善或解决潜在致残和错误分类湿疹/皮炎的重要机会[2]。评估得出的结论是，每年每 10 万人口中至少应有 142 个可行斑贴试验，并且在可行的情况下，对具有框图 128.6 所列适应证的患者进行斑贴试验。由于更准确的诊断和更早的干预，皮肤病特异性生活质量在接受斑贴试验的患者中得到了显著改善[3-5]。此外，研究表明，该研究具有成本效益，可降低严重变应性接触性皮炎患者的治疗成本[3,6]。

> 框图 128.6 斑贴试验的适应证
>
> - 怀疑或排除接触过敏的湿疹性疾病(包括职业性)
> - 湿疹性疾病未能按预期治疗(包括职业性)
> - 慢性手足湿疹
> - 面部、眼睑、耳部和会阴的持续性或间断性湿疹
> - 静脉曲张性湿疹

方法

测试的基础是通过激发致敏人群一定量过敏原引发免疫反应并评估反应程度。过敏原的量是由其在基质中的浓度和应用的量来定义的。通过平行测试相同的过敏原，该技术已被证实具有普遍的可重复性[7,8]。

小室或圆盘用于确保与皮肤的封闭接触。固定胶带应为非封闭性、非过敏性和非刺激性胶带。如果胶带脱落，应重复试验。理想情况下，不应对活动性湿疹患者进行斑贴试验，因为它可能降低反应阈值并引起非特异性反应，但在实践中，这通常是不可能的。理想情况下，该方法应推迟至试验部位湿疹消退后至少 2 周。在日光浴后，斑贴试验应延迟 4 周，且贴片不应暴露在阳光或其他紫外线源下。这些信息应该在患者预约之前提供给他们。皮质类固醇和其他免疫抑制药物应在斑贴试验前停止(如果可行)，因为它们可能减少或抑制致敏受试者斑贴试验阳性率。然而，每日剂量低于 15mg 泼尼松不太可能出现这种情况[9]，我们已经确定了当服用其他免疫调节因子时才进行研究的相关阳性斑贴试验。

虽然我们不知道有任何已证实的问题，但我们更倾向于不要对孕妇进行斑贴试验，以防不良事件被归咎于试验。幼儿，甚至婴儿，可以在有指征时进行斑贴试验，但由于缺乏试验面积，测试的过敏原数量可能必须减少[10]。

试验材料

Allergens are obtainable from the following manufacturers or from their local distributors.

- SmartPractice Europe (http://www.trolab.com/, last accessed May 2015), which markets TROLAB® allergens.
- Chemotechnique Diagnostics AB, Modemgatan 9, S-235 39 Vellinge, Sweden (http://www.chemotechnique.se/; last accessed March 2015).
- SmartPractice® Canada, 2150 29 Street NE, Unit 30, Calgary, AB T1Y 7G4 Canada (http://allergeaze.com/; last accessed March 2015), which markets allergEAZE®.

最常使用的过敏原系统是芬恩小室(Epitest 有限公司，Oy.，Rannankoukku 22 号，FIN-04300 Tuu-Sula，芬兰)，其贴附在斯堪波尔胶带(Norgesspaster，Granliveien 21，N-4702 Vennesia，挪威)上。这些也可从当地经销商处获取。这些小室 5 个或 10 个(2 排 5 个)排列呈条状销售，由小型封闭式铝盘组成。它们安装在非封闭胶带上，带有低致敏性的丙烯酸基粘合剂背衬。

现在很少使用旧式的 AL 测试系统(安装在铝化纸上的过滤纸盘)。其他系统包括方形塑料室(Van Der Bend chambers)和椭圆形塑料室(Epicheck)。还在不断开发新系统(如 IQ-Ultra)以提高黏合性和舒适性，并具备防水性，以便在测试期间能进行短暂的淋浴(如 Cureset F)。

也有预制的斑贴测试系统，即 TRUE 测试系统，过敏原均匀分散在亲水性聚合物中。这是一个以 24 个过敏原为基础的系列，但可以扩充到 36 个。该系

统与芬恩小室系统进行了对比测试，结果表明二者有密切的相关性[11]。对那些只想测试少量过敏原的人来说，这是一种一致的、方便、便捷的方法，但为了实现调查的全面性，必须进行补充测试[12]。估计，使用预制的测试系统可能会遗漏 60%～70%的相关过敏反应。

斑贴试验的溶媒

很少有物质能按原样作用于皮肤上。为了避免刺激性影响，必须将其混合或溶解在溶媒中，以达到合适的试验浓度。试验物质应尽可能溶于溶媒中。如果过敏原分散在凡士林中，与皮肤的接触取决于颗粒的大小及它们在凡士林中的溶解性或分散性。均匀的分散度和粒径是很重要的。许多物质也可以溶解在水、乙醇、丙酮、甲基乙基酮或橄榄油中，视情况而定。不得使用氯仿和苯等刺激性溶剂。当使用不合适的溶媒时，可能会出现假阳性或假阴性反应。凡士林通常更可靠，并具有封闭性的额外优势，有助于防止氧化和延长保质期。对凡士林本身的过敏反应非常罕见[13]。在炎热的气候下，凡士林可能不是理想的，因为它在制备和应用斑贴实验之间融化得太快。印度接触性皮炎组设计了一系列改良塑料基质[14]。

斑贴试验的浓度

选择合适的浓度至关重要。浓度过高会导致假阳性反应，因为其刺激作用，甚至可能使患者致敏；浓度过低会产生假阴性结果。在某些情况下和某些个体中，常规用于斑贴试验的过敏原浓度可能会引起假阴性或假阳性反应。因此，浓度的选择采取折中的方法，但浓度的选择多根据长期使用常用过敏原的经验。用于斑贴测试的浓度通常比皮炎发生时的浓度高很多。为了证明镍皮炎的存在，从镀镍物体中溶解微量的镍，有必要在凡士林油加入 5%浓度的硫酸镍。需要 0.25%～0.5%的铬酸盐来证明对含有 0.0005%～0.002%铬酸盐的水泥过敏。新霉素尽管在许多外用药物中只有 0.5%的浓度，但应采用 20%的浓度进行测试。

De Groot 在文中提供了合适的浓度和溶媒清单。特别是使用金属盐试验时，边缘的刺激反应，可能产生假阳性结果，尤其是在特应性个体中。弱性反应可能不是过敏导致的。对存疑的重要病例，可以用连续稀释液对患者进行再次检测。其他标准过敏原，如香料混合物、对羟基苯甲酸酯混合物和羊毛醇也可能有轻微的刺激性。罕见的情况下，即使使用推荐的浓度，也可能会发生强烈的致敏。基线系列中其他物质的使用，刺激反应罕见。刺激反应可能更常见于带到诊所进行试验的材料。许多工业或家用化学品，如果未经稀释，会产生刺激性假阳性反应，有时甚至是严重的。在了解其成分和潜在刺激性或毒性之前，不应在皮肤上使用任何化学品或物质。

如果是工作材料或其他物质，在将其用于斑贴测试之前，应考虑到多种因素。用这种材料进行试验合适吗？有些材料具有强烈的刺激性但不是过敏原（如强酸和强碱），其他材料可能受到污染或具有不确定或混合的成分（如工作环境中的灰尘或污垢）。产品可能具有危险性（如爆炸或产生有毒烟雾），需要特殊处理。有些患者错误地认为试验能诊断对摄入的食物过敏。

应通过询问患者并检查产品标签确定材料的准确性质。在英国，法律要求雇主对工作中使用的所有材料都有健康和安全数据表，其中提供了关键信息和制造公司的联络点。必须仔细检查，特别是相关产品及其成分的刺激性、致敏性、稳定性和溶解性。某些已知的化学物质可能被认为是刺激物或过敏原，并且其浓度也被记录。可以检测物质的酸碱度，必要时可以中和[15]。应记住，数据表的好坏取决于编写的人，因此可能不全面或不完全准确。因此，一定程度的质疑有助于对数据的解读。

斑贴试验初始浓度通常可以通过参考标准文本或联系制造商以获取毒理学测试数据的详细信息来选择。如果没有关于材料的文献，建议使用一系列不同的试验浓度。建议从低浓度（0.01%或更低）开始，如果对测试的最佳水平有疑问，应逐渐增加浓度。建议在进行封闭斑贴试验之前先进行开放试验，因为封闭会增强刺激物的效果。拟留在皮肤上的材料，如药物和化妆品，可按原样测试，冲洗产品的浓度为 5%，肥皂、洗发水和清洁剂的浓度为 1%或更低。但是，皮肤科医师在进行斑贴测试时，需要参照标准参考，以获取有关稀释液和溶媒的指南，以便在试验成品或特殊化学品时参考。

如果对未知物质发生阳性反应，不应立即视其为过敏。志愿者，在对皮炎相关的某一物质进行试验，应使用相同浓度和相同方法。如果在 50 个对照者中发生任何反应，该物质应被视为该浓度下产生的刺激反应，随后的试验应降低浓度。

斑贴试验的剂量

如果使用凡士林作溶媒，一次性注射器作容器，则注射器中 5mm 长度的试验物质就足够了。对于芬恩小室，凡士林溶解 20mg 的过敏原被证明是最佳剂量[16]。如果溶媒是液体，则应使用数字移液管将 15μl 的液体转移到小室内的滤纸上。过敏原制造商提供的滴瓶往往会满溢整个小室。应避免过量，因为它可能污染邻近的试验部位。真正做测试时，贴片是预先准备好的。斑贴试验致敏的风险随着试验物质的浓度和用量的增加而增加。

过敏原的储存

如果试验物质不是每日使用，储存在 4℃ 冰箱的暗室中，“保质期”是延长的。如果暴露在光线下，许多物质是不稳定的。市面上出售的过敏原都贴上了有效期标签。由于过敏原具有潜在的挥发性，即使在冷藏过程中，过敏原也可能随着时间的推移而丢失，因此应定期更换。对于某些材料，如异氰酸酯，冷冻是防止过敏原流失的关键[17]。

小罐储存的缺点是导致易挥发试验物质氧化、干燥和蒸发。橡胶移液管帽会污染溶液，并可能导致对橡胶敏感的人出现假阳性反应。如果不冷藏，斑贴试验过敏原的同质性可能会丧失，特别是在炎热的天气。

许多中心在使用前都会预先准备好过敏原。但是必须谨慎保存，尤其是对于挥发性过敏原，在使用后，即使是冷藏，过敏原也会迅速从试验小室中消失[18]。最好在当天准备并立即使用，以避免随后出现假阴性反应。

试验部位

大多数皮肤科医师喜欢在背部做斑贴试验。试验部位将影响试验结果：过敏和刺激反应最容易出现在上背部（表 128.7）[19]。上臂外侧的反应比内侧强。除背部和上臂的外侧以外的部位通常不适合做试验区，但必要时可以用腹部甚至大腿，而不是放弃试验。

表 128.7 各试验部位的反应性

试验部位	反应类型	
	刺激性(%)	过敏性(%)
上背部	100	100
下背部	50	95
上臂	52	72
前臂	38	74
大腿	36	50

标记

试验部位必须用不褪色的墨水或角质层染色液或用于深色皮肤的荧光笔进行标记。标记材料可从过敏原供应商处获得。在移除贴片之前必须重复标记，因为一旦压痕消失，就无法辨别贴片的位置。在试验期间，应指导患者不要洗澡或淋浴，并避免运动或其他可能会使贴片脱落的活动。

暴露时间

仅触碰报春花叶片可能会引起敏感人群出现大疱反应，但对于某些材料（如纺织品），即使 5 天的封闭性贴片试验也可能导致假阴性反应。然而，关于暴露时间、剂量和诱发作用之间关系的正式研究很少。最近对 PPD 和异丁香酚的研究表明，诱发作用不仅取决于暴露时间，还取决于过敏原应用的浓度和数量[20,21]。

然而，已确定的过敏原进行测试时通常是以这样的浓度，即在封闭贴片下暴露 48 小时，允许足够量的过敏原渗透引起反应。由于敏感度低、过敏原浓度低或对特定药物的吸收不良，可能存在较长的潜伏期。典型的方案是 48 小时斑贴时间，移除后 1 小时判读，48 小时后再次判读（即第 2 天和第 4 天），每次最好由相同的观察者进行读取。也有人认为，第 5 天时进行二次判读更好。不建议同一天 2 次判读，因为这可能会导致将一些边缘刺激物标记为过敏原，并且可能会漏掉对吸收不良过敏原的阳性反应。为了适应门诊时间和方便需长途旅行的患者，可对本时间表进行改动。如果只能对斑贴结果进行一次判读，建议在第 4 天进行[22]。但根据某些作者的说法，第 4 天判读也与遗漏一些显著阳性反应的风险有关。第 5～7 天的第三个判读似乎可以识别出一小部分额外的相关阳性过敏，即致敏性较弱或部分“遗忘”，或过敏原吸收不良[23]。新霉素（图 128.28）和皮质类固醇特别容易引起迟发反应。

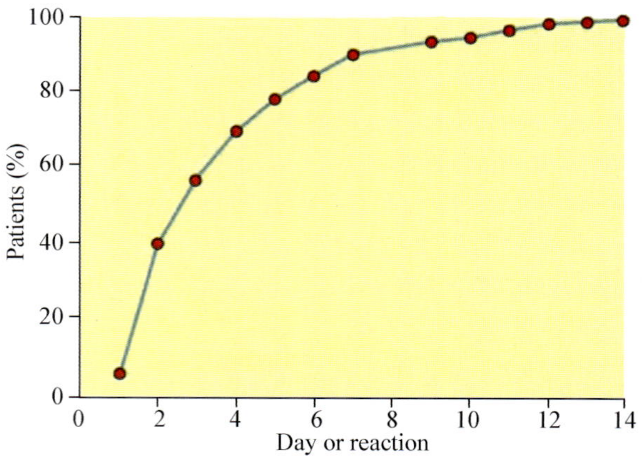

图 128.28 溶于凡士林的 20% 的新霉素的斑贴试验：使用后的阳性反应率

在去除贴片后，可能会立即出现因胶带剥离作用而产生的红斑，尤其是在皮肤划痕症患者中，必须考虑到这种情况发生。此外，因胶带产生的压力一旦释放，某些反应可能需要 1 小时才能发生，并且会导致真皮肿胀。

判读和解释

重要的是，斑贴试验的判读是根据观察到的反应来评分，而不是根据判读者对反应的解释来评分。由于反应强度并不总是可重复的，因此应避免过于详细的定量。ICDRG 于 1970 年设计的评分系统如表 128.8[24] 所示。ICDRG 系统的缺点在于它混淆了形态学和判读。理想的体系是记录第 2 天和第 4 天的情况，然后决定是否代表过敏或刺激性反应。这是通过评估形态学和皮肤类型，结合试验物质的知识和经验及患者的病史来完成的。斑贴试验结果应客观记录，对结果的解释应单独记录。这样，原始数据仍然可以用于复查。

表 128.8 根据国际接触性皮炎研究组评分系统记录斑贴试验反应

评分	描述
—	阴性
? +	可疑反应；仅轻度红斑
+	弱阳性反应；明显的红斑、浸润，可能有丘疹
++	强阳性反应；红斑、浸润、丘疹、小疱
+++	极端阳性反应；张力性红斑、浸润、簇集性水疱
IR	不同类型的刺激反应
NT	未检测

一旦出现阳性过敏反应，通常会持续几天。反应强度取决于屏障功能、有无出汗、环境湿度、试验材料、技术和个体的反应性。

强烈过敏反应为红色，通常伴有微小的丘疹或小疱（图 128.29），严重反应时，小丘疹或小疱融合成大疱。这种浸润导致真皮增厚，可以触摸得到，可以与表皮的表面变化区分开来。这种反应可能会延伸到斑块边缘以外，而且经常会出现瘙痒。然而，有时真正的过敏反应可能比这弱，使得判读更为困难。

在大多数情况下，经验丰富的临床医师在确定斑贴试验反应真正的阳性过敏几乎没有困难。然而，有时区分过敏和假阳性的非过敏性刺激反应是困难的，甚至是不可能的。可能有线索：无浸润、无瘙痒、深红色或褐色，以及斑贴试验边缘相对应的清晰轮廓，都指向刺激反应。有些刺激物会引起“肥皂效应”，表面会有很好的局部光泽和细皱纹。尽管在更典型的过敏反应方面取得了一些进展，用镍进行斑贴试验可能会引起脓疱反应，这种反应通常是假阳性的（图 128.30）。钴也会产生一种独特的假阳性紫癜反应，这可能是由于过敏原在凡士林分散不良所致。根据我们的经验，这些症状在特应性个体中的发生率更高，需要区别于由无脓疱或紫癜的丘疹组成的过敏性滤泡反应。

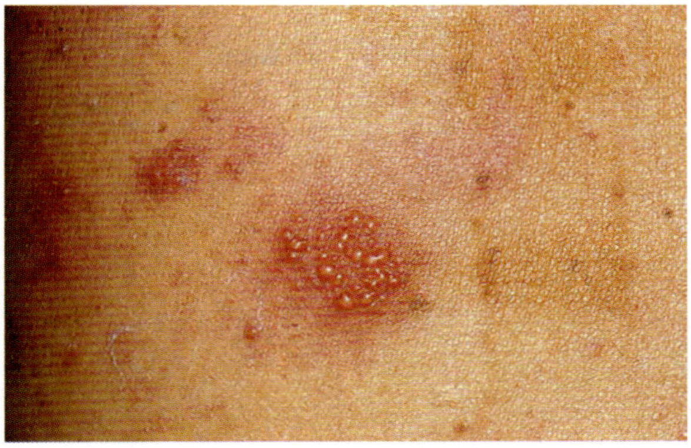

图 128.29 对新霉素过敏患者的阳性（++）斑贴试验反应

（由英国阿默沙姆总医院 J. D. 威尔金森博士提供）

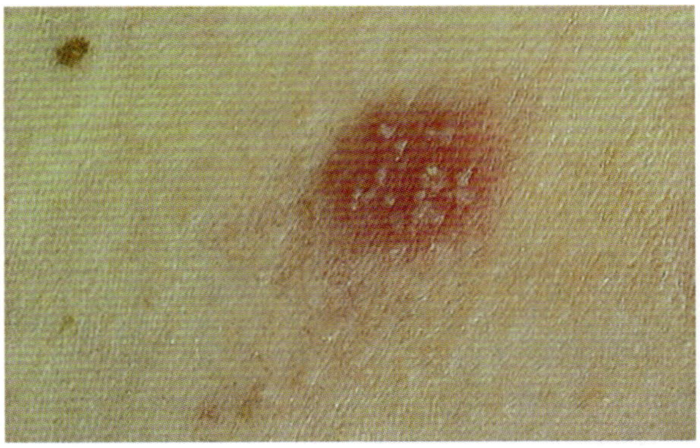

图 128.30 在特应性患者中对金属出现脓疱反应的斑贴试验很常见，而且属于刺激性反应类型

假阳性刺激反应在第 2 天比在第 4 天更容易引起强烈的反应，即所谓的渐强减弱效应。然而，情况并非总是如此，依我们的经验，也可能发生相反的情况。评估困难尤其常见于患者携带来用于试验的物质。可能有必要在第一次就诊时使用几种浓度；应使用产生阳性反应的任何物质进行对照。

丰富的知识和经验在过敏原斑贴试验中是最重要的。即使是一些标准过敏原也可能引起微弱的假阳性反应（如金属盐、香料混合物、对羟基苯甲酸混合物、羊毛醇、卡巴混合物）。尤其是在混合物分解的情况下，重复斑贴试验可能会有所帮助。

斑贴试验的相关性

一旦确定患者的变应性斑贴试验呈阳性，通过仔细复查患者的病史、皮疹的分布情况及曾经接触过的物质来确定其相关性，这是很重要的。在许多情况下，可以清楚地确定相关性并提出避免建议。在某些情况下，相关性可能已经过去，可能不再适用。在其他情况下，相关性可能不确定或无法确定。需要告知患者所有过敏原的潜在来源，以备将来参考，如果他们的问题仍在持续，可能有必要重新评估他们的暴露程度。有些人可能对斑贴有反应，但仍然能对接触过敏原耐受。然而，如果与皮炎无关的材料给予广泛避免接触的建议，可能会造成困惑，因此建议应该是有针对性的。

非侵入性的检测技术

有几种非侵入性技术可用于量化和描述斑贴试验的效果，包括测量皮肤表面变化、表皮水化和水合屏障功能及炎症参数。目前，这些对研究者比临床医师更有用。它们包括复制技术、经表皮失水、皮肤反射、激光多普勒血流测量、热成像和高频超声。已经尝试使用其中一些技术来区分刺激性和变应性斑贴实验反应，但它们并没有取代结合人脑、眼和手在评估斑贴试验中的作用。

错误的来源

假阳性反应（框 128.7）：如果在过量浓度下测试化学品，会发生刺激反应。错误地预测假阳性反应可能导致对皮炎原因的错误结论，这可能导致不适当的职业或医学建议。测试部位近期的或活动性皮炎降低了刺激反应的阈值，其他部位的皮炎也一样；也可能发生非特异性反应。真阳性反应附近的继发性非特异性反应被称为“愤怒背”或“兴奋皮肤综合征”[25]。这可能是导致斑贴试验假阳性反应的一个重要原因。Bruynzeel[26]对这种现象进行了广泛的研究。然而，Andersen 等的一项研究表明，对镍的多重阳性反应并没有引起“愤怒背”[27]。

如果有任何疑问，应在几周后重复斑贴试验，最好是单独使用某一试剂不同的稀释度，因为假阳性刺激反应往往会在低于某一浓度时突然停止，过敏反应尽管相对较弱，但往往会在较低浓度下仍持续。使用一组对照来测试同一种物质，采用肘关节屈侧重复开放应用试验或用法测试，可能有助于区分所有过敏反应和刺激反应。对照组应在阳性试验的最低浓度下进行，以避免将假阳性刺激反应解释为过敏反应。

假阴性反应（框图 128.8）：有时斑贴试验不能在对被测物质敏感的人身上引起阳性反应。这是由于长期接触过敏原，皮炎持续存在。造成假阴性反应的最常见原因是皮肤渗透不足。敏感度低或渗透性差有时会导致阳性反应发生前存在长时间的潜伏期，因此高达 7.5%的过敏性阳性斑贴试验直到 4 天后才变得明显，除非在试验后 7～14 天判读，否则可能会被忽略掉。这尤其适用于新霉素和皮质类固醇。

框图 128.7 假阳性反应的原因

- 浓度过高
- 杂质（污染物）
- 刺激性基质
- 使用过量过敏原
- 未分散均匀
- 斑贴试验部位正患皮炎或附近患皮炎
- 测试时远处患有皮炎
- 硬材料的压力效应
- 胶带反应
- “愤怒背”反应导致弱刺激反应
- 人为所致

框图 128.8 假阴性反应的原因

- 浓度不足
- 应用的剂量不足
- 贴片附着不良
- 在错误位置应用贴片
- 不恰当的基质
- 判读太早
- 被测试物质降解
- 用局部皮质类固醇预处理斑贴试验部位
- 贴片试验部位的紫外线照射
- 免疫抑制剂的系统治疗

许多因素可解释引起临床皮炎所需的过敏原浓度与引起反应的斑贴试验偶尔失败之间的明显差异。特别是在正常皮肤上进行一次暴露可能无法代表过敏原在反复暴露条件下的累积，以及在已经致敏皮肤上的长期使用状况。

当用纺织品、化妆品、药物、皮革和橡胶进行试验时，假阴性反应很常见，因为有些成分的浓度很低。当过敏原存在于刺激性产品中时，也会出现假阴性反应。由于刺激性，产品在安全试验前可能必须稀释到一定程度，使过敏原浓度不足以引起反应。这些产品包括切削油和洗涤材料。对成品和局部使用制剂的致敏性最好通过成分单独测试来确定和揭示。

如被测材料不溶于基质或被不当地稀释，则斑贴试验可能会漏掉过敏的情况。此外，不当的稀释剂可能会将过敏原完全变成另一种物质。溶解系数也很重要，油/水的溶解性可能是影响皮肤渗透和致敏可能的重要因素。

局部用皮质类固醇，全身用免疫调节药，包括环孢素、硫唑嘌呤和皮质类固醇，如泼尼松（剂量高于 15～20mg/d），就像试验前日光浴一样[29]，可能会减少或消除反应[28]。尽管临床上很敏感，但如果使用不恰当的过敏原检测，光接触性皮炎也会出现阴性反应。

复合过敏[30]：发生于成品测试时阳性，但成分测试时阴性。因此，当怀疑过敏时，应对成品和成分均进行斑贴试验。

产品中可以形成新化合物，可以通过光谱上不一致的峰来检测到它们的存在。这在喜疗妥乳膏中得到了很好的验证，在喜疗妥乳膏中，两种防腐剂在药物中的反应产物形成一种新的过敏原[31]。应考虑多种弱致敏剂叠加效应[32]，或弱过敏原和刺激物的叠加效应[33]。

还有其他几种解释。对成品的反应可能是刺激性的。产品的刺激性不仅是成分刺激性的总和，还是其成分亲水-疏水平衡的表现。这可以随着不同的制造技术而改变，如改变温度或控制其中一种成分的比例。成分过敏原也可能是未申报成分，或者原始化合物和随后提供的成分之间可能存在批次/来源差异。过敏原可能存在容器中，如橡胶塞，而不是在产品中。可能存在没有在适当的基质中或在正确的浓度下测试过敏原的情况，但其在自身的基质中测试可能会发现过敏。

猝灭：理论上，正如过敏反应和刺激性反应可能会增强一样，化学物质的组合可能导致猝灭效应。这一现象主要在香精原料醛类中进行了研究。这可以解释为复合化合物改变了Ⅱ类分子的可结合位点，或者形成了一种不遵循相同解毒途径的化合物。然而，由于作者无法证明物理化学相互作用，其是否存在受到了质疑[34]。

其他观察到的猝灭效应可能是由于其中一种化合物具有抗炎症性质[35]，如三氯生对镍变应性接触性皮炎具有“猝灭”作用。

其他因素：斑贴试验反应的解释可能会受到杂质或降解产物的存在与否、隐藏添加剂、批次差异及某些化学品可能在皮肤中发生反应性代谢变化的影响。天然产物因来源、季节和提取方法而异。产品的储存或“老化”也可能影响其致敏性和刺激性；D-柠檬烯仅在其老化和氧化状态下才显示出致敏性[36]。因此，患者应尽量使用自己的产品进行试验。季节也可能影响斑贴试验结果，但仍不确定这是由于夏季紫外线辐射抑制试验反应或冬季刺激性反应增强所致[37]。

登记测试部位时可能会出错。因此，如有疑问，建议重复测试。

试验物质的选择

采用哪些物质进行试验取决于对常用致敏剂充分的了解，以及暴露史的全面了解。幸运的是，尽管潜在的接触物可能有数千种，但接触性皮炎的病例中很大一部分是对为数不多的接触物过敏引起的。在为数不多的接触性皮炎病例中，临床表现和病史非常典型，很容易发现过敏原。

因此，必须用标准系列的常见接触过敏原进行试验。许多诊所都有额外的过敏原，其中一些可能被分类为额外的特殊试验系列（如某些职业或暴露部位）。此外，可能需要对患者工作和家庭环境中接触到的材料进行试验，并对患处使用的任何药物和化妆品进行试验。

基线系列

目前已经确立了用患者环境中常接触到的系列过敏原筛选所有患者的原则。针对性的斑贴试验是不理性的。目前，标准系列中应包含哪些成分的决定权基本上已从 ICDRG 组织移交给其他国家和国际组织。EECDRG 推荐的基线系列包括 28 种过敏原[38]。BSCA 目前有 39 种标准系列过敏原（表 128.9）[39]。国家食品药品监督管理总局公布的最新标准筛查结果包括 65 种过敏原[40]。当某些过敏原从特定环境中消失，而其他过敏原具有重要意义时，基线系列相应的改变非常重要。

过去，一些常见的接触性皮炎过敏原常被忽略，直到它们被纳入基线系列。如今，香料是人们熟悉的接触过敏原，但实际上 40 年前还不为人知[41]。相反，其他的过敏原（如木屑、松节油）几年前已从基线系列中去除。欧洲推荐的最新基线过敏原包括香料混合物Ⅱ和防腐剂甲基异噻唑啉酮，目前的趋势是，除 MCI/MI 混合物外，还应进行单独的成分测试。在一项多中心研究中，确定了用于诊断的 75%～80% 的欧洲标准系列过敏原[42]。

在一些研究中，多达一半的阳性反应是出乎预料的。显然，如果对斑贴试验扩大适应证，阴性反应的比例将增加，但同时意外的阳性反应将修正对特应性皮炎或刺激性皮炎的误诊。

第11部分

表 128.9　欧洲和英国标准系列过敏原比较列表

	ESCD/EECDRG[a]	BSCA[a]
重铬酸钾	0.5	0.5
硫酸新霉素	20	20
秋兰姆混合物	1	1
对苯二胺(PPD)基	1	1
氯化钴($CoCl_2 \cdot 6H_2O$)	1	1
苯甲卡因	5	—
甲醛	1(aq.)	2(aq.)
松香(松香)	20	20
喹啉	5	—
秘鲁香脂(肉豆蔻属)	25	25
N-异丙基-N′-苯基-P-苯二胺	0.1	0.1
羊毛(羊毛脂)醇	30	30
巯基混合物	2	2
环氧树脂	1	1
对羟基苯甲酸酯混合物	12	12
对叔丁基苯酚甲醛树脂	1	1
香水混合Ⅰ	8	8
季铵 15	1	1
硫酸镍($NiSO_4 \cdot 6H_2O$)	5	5
甲基氯异噻唑啉酮/甲基异噻唑啉酮	0.01(aq.)	0.02(aq.)
巯基苯并噻唑	2	2
樱草素	0.01	—
倍半萜烯内酯混合物	0.1	0.1
异戊醇	0.1	1
布地奈德	0.01	0.1
甲基二溴戊腈	0.5	0.3
香料混合物Ⅱ	14	14
羟基异己基 3-环己烯甲醛	5	5
菊科混合物	—	2.5
喹啉混合物	—	6
甲基异噻唑啉酮	—	0.2
咪唑啉脲	—	2
咪唑烷基脲	—	2
2-溴-2-硝基丙烷-1,3-二醇	—	0.5
焦亚硫酸钠	—	1
阿米歇尔 L101	—	50
氯氧己烯醇	—	0.5
氯甲酚	—	1

（续　表）

	ESCD/EECDRG[a]	BSCA[a]
卡巴混合物	—	3
乙二胺二盐酸盐	—	1
凯恩混合物	—	10
十六醇	—	20
夫西地酸	—	2
氯甲酚	—	1
分散蓝混合物	—	1

[a] 除非另有说明，否则浓缩物在凡士林中以百分比呈现。AQ，水溶性；BSCA，英国皮肤过敏学会；EECDRG，欧洲环境与接触性皮炎研究小组；ESCD，欧洲接触性皮炎学会。

基线斑贴试验系列的选择必须基于当地的经验，但有几种物质是公认的过敏原。尽管某些物质阳性反应率很低，但除非有一份永久性记录，否则仍应被保留在基线试验物质内。一般来说，如果一种物质在超过 1%的受试者中产生阳性反应，或者如果没有该物质，某未知过敏反应的数量明显减少，那么该物质应包括在标准组中。橡胶化学品、镍和铬酸盐、香精材料是普遍存在的过敏原，常见的医药和化妆品过敏原，如羊毛脂、新霉素和防腐剂等。然而，如果过敏原不常见、容易被忽视但很重要，那么也可能包括在基线系列内。系列标准过敏原的检测结果因地区和国家不同而不同（表 128.10）（B. N. Statham，个人交流；[40-45]）。在大多数国家，需要增加国际标准。为了减少试验次数，可将确定的物质组成“混合物”。

表 128.10　斑贴试验系列的对比结果（以阳性百分比表示）

	英国（BSCA）2007	欧洲 1996—2000	美国 2007—2008	日本 1994
金属				
硫酸镍	21.0	17.9	19.5	13.5
二氯化钴	6.3	5.9	8.2	17.3
重铬酸钾	2.5	4.6	4.1	9.2
橡胶的化学物质				
秋兰姆混合	2.6	3.2	3.4	2.6
卡巴混合	2.2	NT	4.5	0.5
含巯基的混合	0.7	1.0	0.6	0.6
IPPD/黑色橡胶混合	0.3	0.9	2.0	1.2
药品				
凯恩混合/苯唑卡因	1.1	1.6	1.3	1.8
硫酸新霉素	2.5	3.0	10.1	4.0
喹啉混合/奎诺仿	0.5	0.8	NT	NT
乙二胺二盐酸盐	1.1	NT	1.5	0.3
苯甲酸脂类	0.7	0.6	1.1	1.8
羊毛脂醇	1.8	2.9	2.1	2.8
氢化可的松三甲基乙酸盐	1.5	1.3	2.5	—
布地奈德	0.7	1.6	0.9	—

（续 表）

	英国(BSCA) 2007	欧洲 1996—2000	美国 2007—2008	日本 1994
化妆品成分				
秘鲁香脂(锡兰白蜡)	6.6	6.0	11.0	5.2
香味混合	8.1	9.7	9.4	5.8
甲醛	2.3	2.3	7.7	1.2
季铵盐-15	2.1	1.3	8.6	NT
甲基氯异噻唑啉酮/甲基异噻唑啉酮	1.9	2.2	3.6	1.3
甲基二溴戊二腈	1.2	NT	5.5	—
植物				
倍半萜烯内酯混合	1.1	0.7	0.6	NT
樱草素	0.2	1.1	NT	0.7
其他				
对叔丁基苯酚甲醛树脂	0.7	1.3	1.2	1.7
环氧树脂	1.0	1.3	1.7	NT
松香	3.8	4.0	2.8	2.3
对苯二胺	3.8	3.9	5.3	6.1

BSCA，英国皮肤过敏学会；IPPD，N-异丙基-N-苯基-对-苯二胺；NT，未测试。

附加系列

多数情况下，附加的过敏原系列是有价值的，如在调查某些易引起药物过敏的部位（眼、耳、会阴、静脉溃疡/湿疹）发生的皮炎，或对鞋或衣服的成分过敏时。一些职业群体，如美发师、花农、牙医和金属机械师，他们职业暴露于不包括在标准系列中的各种潜在过敏原。还有一些人可能处理一组特殊致敏化学物质，如环氧树脂或丙烯酸树脂。现在，大的斑贴试验过敏原生产商出售基线外的产品系列，尽管这些产品可能需要进一步适应当地的习惯或职业暴露特点。商业过敏原制造商提供的致敏剂往往都是药品级别的，当实际过敏原是商品中的杂质时，其结果可能是阴性的。

其他材料

无论是单个或多个商品化的斑贴试验过敏原，宜用在与之有关的部位。患者可以从自己的家中或工作场所带来各种材料进行试验。如前所述，这些材料必须在试验前进行完全评估和适当稀释。利用薄层色谱法的装置，有可能对提取的纺织品、塑料、植物和其他材料成分进行斑贴试验[46]。

斑贴试验的浓度与载体

在本节末尾列表中的一些标准接触性皮炎参考资料中，整理了推荐使用的许多不同材料（包括特殊化学品、化学品组合和物质）的斑贴试验浓度、溶媒及经过处理的产品。这些列表中的大多数（但未必全部）都是可靠的，因为推荐的浓度通常不会产生刺激作用。在使用任何不熟悉的材料进行试验之前，应从一个或多个数据库中查询适当的溶媒和浓度。

斑贴与斑贴试验并发症

一般来说，正确实施斑贴试验的风险很小，但有许多潜在的并发症（框图128.9）。

框图128.9 斑贴试验的潜在并发症

- 瘙痒
- 毛囊炎
- 测试材料泄漏到衣服上，尤其是染料
- 局部皮炎和其他皮肤疾病
- 以前接触部位的皮炎发作
- 全身性皮炎
- 患者自带产品稀释不当导致的刺激反应
- 主动致敏
- 色素沉着或色素脱失
- 瘢痕
- 过敏反应（非常罕见）

阳性反应可能会在局部蔓延，并在原发部位引起接触性皮炎或引起更广泛的接触性皮炎。长条胶带会导致湿疹、瘙痒或毛囊炎，尤其是温度和湿度较高时。在温暖的气温下，试验材料可能会泄漏到衣服上，建议患者在试验期间穿旧衬衫或宽松的上衣。过高浓度的刺激物可能会引起腐蚀性灼伤，甚至强烈的过敏反应，极少数情况下可能会留下瘢痕。阳性反应继发性感染一般不严重。

在阳性斑贴试验后，确实偶尔会发生短暂的炎症性色素减退，但更多可能会发展成永久性色素减退，包括白癜风的同形反应（图 128.31）。炎症后色素沉着也可能发生，尽管这是暂时的。如果暴露在光斑贴试验的紫外线或自然阳光下，光毒性物质可能会导致色素沉着。

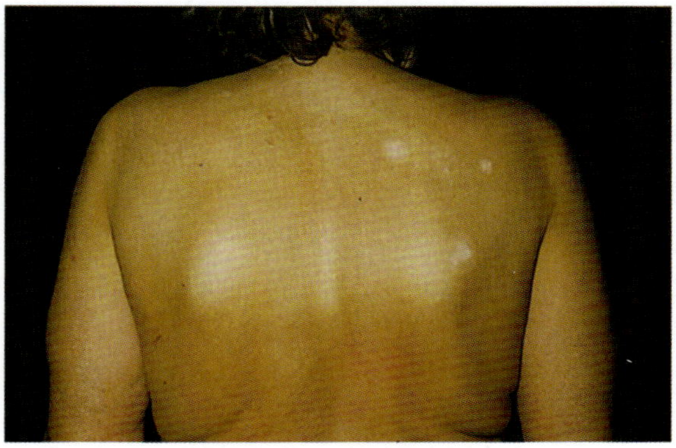

图 128.31　斑贴试验后持续性色素减退

在去除斑贴试验物后，疱病患者（包括落叶型天疱疮和 Hailey-Hailey 病）会出现明显的表皮剥脱[47,48]。

短暂的非免疫性荨麻疹反应是常见的，尤其是肉桂酸和山梨酸。更重要的是，使用某些材料特别是天然橡胶乳胶[49]和青霉素进行斑贴试验时，过敏反应是潜在的风险。在用乳胶进行斑贴试验之前，应先询问橡胶过敏史。

主动致敏

斑贴试验会有很小的致敏风险。开始试验 7 天或更长时间后出现的反应可能表明斑贴试验的过敏表达延迟或致敏。然而，一些由渗透性差的过敏原引起的弱致敏性所致的迟发性反应，发生在斑贴试验后的 14 天。主动致敏常表现为斑贴试验后 3 周左右出现强阳性结果。很少有诊所观察患者这么长时间，但患者会报告这种反应。因此，很难确定致敏的真实发生率，因为即使对受试患者的随机样本进行重新检查，也无法区分是斑贴试验致敏还是斑贴试验前已存在的阈下致敏被斑贴试验再次激发。大多数常规试验物质导致斑贴试验致敏罕见，而在研究新物质以确定适当的斑贴试验浓度时却常见。当使用未精制的木材或植物提取物或患者提供的材料进行试验时，致敏更为常见。

德国接触性皮炎研究小组因 PPD 存在主动致敏的可能性，已将其从标准系列中删除，等待进一步评估。然而，一项针对重复斑贴试验的患者随访 10 年的深入研究表明，PPD 的最大致敏率为 0.3%[50]。因此，作者支持它继续保留在标准系列中。

试验本身可能导致重新激发致敏。然而，这种观点的实际情况是不确定的。那些能被斑贴试验再次致敏的患者，肯定也容易被日常生活中接触的过敏原再致敏。

这种诱发的致敏往往会较快消失，患者的临床过程似乎没有受到不利影响。这些罕见的不良事件通常没有远期后果，而且与患者在斑贴试验中的获益相比是值得的。斑贴试验反应持续数周的情况很少见，除非不治疗。这一点在硫代硫酸金钠[51]中尤其明显。

多次斑贴试验反应

斑贴试验的多种阳性反应结果是常见的，究其原因很重要，以便给患者提供恰当的建议。主要解释如下。

1. 非特异性高反应性。
2. 多发性原发性过敏。
3. 交叉反应（真性和假性）。

非特异高反应性

理想情况下，斑贴试验的浓度应始终能够识别过敏原，且不会引起假阳性反应。不幸的是，有些过敏原的浓度对某些受试者有轻微的刺激性，这样就被误判为阳性反应。假阳性刺激反应的阈值在不同个体、甚至可能在同一个体中是可变的。在活动性皮炎期间，未受累皮肤，甚至在远隔部位表现出对刺激反应的敏感性增加。这种“湿疹状态”可能导致假阳性结果。“湿疹产生湿疹”已成为公认的原则，强阳性的斑贴试验反应可引起其他非特异性假阳性斑贴试验反应[52]。这种反应更容易发生在有轻微刺激性的化学物质上。当影响到相邻的斑贴试验部位时，通常被称为“溢出”“兴奋的皮肤”或“愤怒背”。Rietschel[53]提出这可能涉及“随机共振”。这表明免疫介导的信号放大受神经系统影响。其发生率在不同的文献中报道为 8.6%～63.5%[54]。鉴于此，有人建议对所有出现三个或以上强阳性过敏反应的个体重复进行排除最强反应物的斑贴试验。然而，也有些研究称并未发现证据支持非特异性超敏反应的概念[55]。

推迟斑贴试验，直到所有活跃湿疹都平息下来，可以减少弱假阳性斑贴试验反应的发生。但即使皮炎已经消退，皮肤过敏也可能持续数周或数月，因此通常是不切实际的。

多种原发性超敏反应

接触性皮炎患者对化学结构不相关的多种物质有原发性特异性（或伴随性）过敏。在 5000 名斯堪的纳维亚患者中，20%的受试者出现了这种情况。一些患者出现多重过敏而另一些没有，这其中的原因并未清楚。有长期皮炎史的患者最容易累积几种原发性过敏，因为在易致敏的条件下，有机会遇到新的过敏原。腿部溃疡患者尤其容易发生多种过敏，慢性光化性皮炎患者也一样。其中一种过敏的产生可能使人易于获得另一种过敏，并且可能存在遗传或体质因素使其倾向于获得过敏[56]。

如果过敏原应用于有损伤的（如湿疹）皮肤上[57]，尤其是当其被封包时，会促进致敏，并且这些局部因素可能足以解释对局部药物过敏的频率和对几种成分同时过敏的频率。在药物引起的皮炎中，同时对抗生素和不相关的递质成分过敏均很常见。同样的，在橡胶性皮炎中，对不相关的硫化剂的过敏也很常见。

在足部皮炎中，对鞋或长袜中的铬酸盐、橡胶和染料的过敏是很难解决的临床问题；其中一种过敏原可能是主要原因，但其他过敏原对保持湿疹状态很重要。对过敏原的反应是叠加的[58]，对过敏原和刺激物的反应也是叠加的[59]。

交叉反应

交叉反应是由一种化合物（原发变应原）引起的致敏，由于结构相似，延伸到一种或多种其他化合物（继发变应原）上的现象[60]。原因是原发性和继发性过敏原结构相似，以使致敏 T 细胞无法区分它们，因此反应就像是相同化合物产生的。具有"para"基团的芳香化合物，如 PPD、苯甲凯恩、普鲁卡因、磺胺类、美沙拉秦、二氨基二苯甲烷和对氨基苯甲酸紫外滤光剂，都可以交叉致敏。氨基糖苷也可能在不同程度上起作用。其他示例包括氯甲酚和氯二甲酚，以及类似结构的皮质类固醇。映像异构性或立体异构性可能导致与某些异构体发生交叉反应，而不是其他物质。示例包括松萝酸、4-甲氧基降血糖素和氟柳醇。智能化的资源已被用于系统评估结构-活动性的关系。

污染物可能导致"假"交叉过敏性，因为一种物质可能含有微量的另一种物质。在交叉敏感性研究中，必须使用绝对纯的试验物质。过去的试验研究很少能满足这些要求，大多数都应该用现在的方法分离后重复前述研究。

在同时对诸如香水、香脂和木焦油等天然产物敏感的情况下，不可能确定对这几种物质的反应是否由相关或相同的化学物质引起。举例来说，肉桂醛可能在前述几种物质中均存在。这同样适用于菊科（紫菀科）、耳叶苔属和漆树属等植物。

其他检查

封闭性斑贴试验经受住了时间的考验。虽然这是一种人工模拟手段，但尚未被取代。然而，仍在寻求替代方案，其中一些替代方案可能是有用的辅助调查手段。

开放试验

斑贴试验通常在封闭的条件下进行，以增加经皮吸收。这是一个人工模拟过程，通过未受累皮肤简单地接触致敏剂可以非常相似地模拟临床暴露。但是，很少有过敏原仅在正常皮肤上暴露一次就引发皮炎。报春花皮炎属于这种情况，有些患者对叶片进行开放性斑贴试验呈阳性反应，甚至出现大疱。然而，在大多数临床接触性皮炎病例中，过敏原逐渐积聚在表皮，刺激物和机械损伤促进其吸收。这些条件不容易在试验过程中重现。

在高度敏感的个体中，渗透性好的过敏原可以在开放试验中产生阳性反应，尽管用于试验的浓度必须远远高于封闭性试验中的浓度。因此，5%重铬酸钾水溶液，10%～20%氯化镍的乙醇溶液，会在许多铬酸盐或镍敏感的人身上引发阳性反应[1]。阳性反应通常在几个小时内发生。

技术很简单。将液体试验物质滴在直径约 1 cm 的皮肤上，使溶液干燥。判读时间和反应特性与封闭斑贴试验相同。反应可以从一开始就进行，并且可能比封闭式斑贴试验反应发展得更快。反应通常较弱，阳性反应、特别是初始阶段，可能仅表现为孤立的丘疹。

开放性试验被广泛应用并提倡的其中一种情况是染发之前的试验。将染发剂涂于耳后区，并在 2 天后检查该部位，结果表明这是检测致敏受试者的准确方法[2]。然而，美发师和消费者往往只做一次，而不是每次染发前都做，而且他们往往错误地仅等待 30 分钟就判断是否过敏。因此，如果此后出现过敏，他们会发生误判。

对于刺激物，由于吸收减少，开放试验中的反应通常比封闭试验中的反应更少和更弱。因此，开放性试验有时被用作一种对了解较少的物质的初步筛选步骤，以降低严重反应的风险。然而，开放试验的经验有限有不能总是预测到致敏的风险。

使用试验

如果封闭性斑贴试验或开放性试验呈阴性，但病史表明接触性皮炎，在有疑问的情况下，可要求患者再次使用该制剂。这对化妆品和衣物皮炎尤其有帮助。因使用试验复制了与原发性皮炎相关的所有其他因素，如出汗、摩擦和在老化或致敏前的皮肤上使用过敏原，所以当常规斑贴试验不能揭示过敏时，使用试验有时是阳性结果。然而，不可能总是区分过敏和非特异性或刺激性反应。对于化妆品或药物，可对先前受累的皮肤进行重复的"dab"试验。

重复开放应用试验

在这项试验中，被试验物质每天应使用 2 次，持续最多 4 周，或直至出现湿疹反应[3]。最合适的部位是上臂或前臂的屈侧，因为患者可以自行进行试验并能观察到任何反应变化。如果出现湿疹，应告知他们停止用药。应使用至少 $5cm^2$ 的面积。尽管可能出现假阴性结果，但该试验可用于确定可疑阳性斑贴试验反应与假定过敏原浓度过低的相关性。还可以确定这些产品的临床相关性，并确认过敏原。提出并提倡记录 ROAT 反应的量表[4]。

皮内试验

尽管主要为了检查，同样也使用了简单的化学物质进行了皮内试验，正如检测结核菌素过敏试验一样。1 天内，注射部位出现红斑和肿胀。之后，通常 2～4 天后，可能会出现丘疹或水疱。有时，可能在注射后不久出现强烈的反应，持续几个小时。在接下来的几天里，试验部位的淋巴引流区有时会出现红斑和浸润。

通过对结核菌素的广泛研究，发现皮内试验的技术缺陷是多方面的。注射太深会导致不良反应。对金属盐（并不少见）的即刻反应可能导致试验物质被稀释和消除。所采用的浓度应至少比皮外试验的浓度低 10～100 倍[5]。在极度敏感的情况下，浓度可能需要降低 1000～10 000 倍。

该技术已被证明对镍是可靠的，并可能在假阴性斑贴试验的患者中识别出过敏。事实证明，它对皮质类固醇过敏的研究特别有帮助[6]。

体外试验

尽管外周血检查作为接触性皮炎常规检查似乎不太可行，但通过体外试验诊断接触性过敏仍然是有吸引力的。这不仅是因为预算的问题，还从逻辑和实际出发。即使只使用单一的或少量的过敏原，但仍试图去完成它。已经尝试了许多不同的技术，下面将对这些技术进行阐述。

到目前为止，这些试验中没有一项可以替代或挑战斑贴试验这一体内试验的。然而，由于检测 T 细胞活化产物，它们可能有助于阐明免疫级联反应。它们还可能在交叉过敏模式的研究中发挥作用。

迁移抑制试验：迁移抑制因子是一种刺激后由致敏淋巴细胞释放的可溶性因子。它抑制单核细胞和巨噬细胞的迁移，但不抑制多形核白细胞。直接和间接试验，结果以迁移指数表示。该试验用于镍和铬酸盐过敏，但不完全可靠，因为致敏患者和非致敏患者之间存在重叠。过敏原的细胞毒性作用可能会对结果造成干扰，因此浓度在略低于无毒水平时是最佳的。这项技术如果作为药物接触过敏的调查是不可靠的[7]，但毛细血管分析已证明对诊断铬过敏具有实用临床价值[8]。这种方法需要进一步的研究和改进。

淋巴细胞转化试验：抗原能够诱导淋巴细胞特异性转化为大的淋巴母细胞，最终完成有丝分裂。尽管有关镍的最佳刺激浓度和放射性胸腺嘧啶摄取试验培养细胞的制备方法存在冲突，但大多数研究都是针对镍过敏[9,10]进行的。镍可能在非过敏性受试者中诱导非特异性转化，但几组研究报告了镍敏感患者和对照者在淋巴细胞转化之间的显著差异。可通过向培养基中添加细胞因子组合增强试验效果[11]。其他被研究的标准系列过敏原具有潜在的前景，包括香料、铬酸盐、PPD、硫酸新霉素和噻姆兰[12,13]，但使用一系列药物过敏原进行试验时，未能达到统计显著性[7]。

培养后检测细胞因子水平也可能提高体外试验的准确性，并且，根据研究，已经注意到 IL-2、IL-4、IL-5、IL-10、IL-13 和 IFN-γ 水平的升高[14,15]。不幸的是，许多半抗原即使在低浓度下也对淋巴细胞有毒[16]。

白细胞促凝活性：当受到一种抗原刺激时，白细胞会产生一种明显的促凝剂，它会激活血液凝结的外在级联反应。它的活性是以血浆与细胞孵育时在有抗原和无抗原下的凝结时间之比来衡量的。因促凝活性随着刺激性镍浓度的增加而增加，因此它已被用于镍敏感患者[17]。

现场试验

两个现场试验在斑贴试验诊所具有特殊的实用价值，因为其材料易于处理和储存。

检测镍的丁二酮肟试验[18]：1％的丁二酮肟（乙醇溶液）和氢氧化铵（水溶液）分别存放在单独的瓶子中。将几滴药水分别滴入干净的白色托盘中，然后将棉签先后浸入每一个托盘中，其后摩擦被试验物体的表面。棉签上的粉红色表示有镍存在（图 128.32）。这项试验精确到 10 ppm 的镍，但免疫系统可能能够检测到比这更低的水平。这是一个非常有用的试验，患者凭借工具包可以在家里和工作中试验物品。

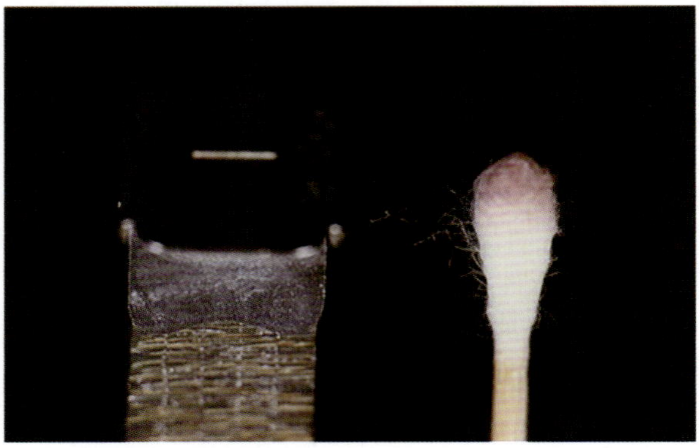

图 128.32 丁二酮肟试验

当金属释放大量镍时，检测到粉红色。（由英国阿默沙姆总医院 J. D. 威尔金森博士提供）

乙酰丙酮法测定甲醛[19]：将 15 g 乙酸铵、0.2 ml 乙酰乙酸酮和 0.3 ml 冰醋酸溶解在 100 ml 蒸馏水中制备该试剂。然后可以将其储存在冰箱中。将待测产品样品（1ml 或 1mg）放入一次性玻璃试管中，加入 2.5ml 该试剂。将混合物摇匀并塞住，然后置于 60℃的水浴中 10 分钟。由于形成 3,5-二乙酰-1,4-二氢吡啶，在甲醛存在下产生黄色。另外，与此类似的变色酸法特异性稍差。

其他分析：铬酸盐和环氧树脂[20]还有其他的现场试验，它们的方法在诊所里操作起来都不简便。更复杂的检测方法，如色谱法、分光光度法、质谱法和核磁共振光谱法，需要专门的设备和专业知识。

治疗

一般原则

避免接触建议

变应性接触性皮炎的诊断基于详细的病史和检查，然后进行斑贴试验，并评估任何阳性反应的相关性。一旦做出诊断，应确定接触致敏原的可能来源，并给出避免再次接触的建议。在某些情况下，特别是与工作有关时，可能会建议穿戴适当的防护服或更换操作设备。用于防护的材料，尤其是手套，应避免过敏原渗透导致皮炎。

治疗的首要原则是提供给患者量身定做的、避免再次接触过敏原的建议。例如，告知患者使用塑料手套而不是橡胶手套、化妆品和药物不含已明确的过敏原、避免衣服上带有含镍的饰钉、拉链等。关于过敏原来源的更多书面信息可能会对患者有帮助，但如果有些信息与患者本人无关，反倒可能令其困惑。

理想情况下，避免接触过敏原就能达到治愈皮炎的目的，但并非总是如此，应考虑到其他因素，如刺激因素或湿疹体质也可能导致皮炎经久不愈，必须与患者充分沟通。应考虑到患者不遵从避免接触的建议的可能性。影响依从性的因素包括个体的社会地位和受教育程度及资源的缺乏[1]。为了使患者完全了解他们应该怎么做，通常需要对避免措施进行重新评估和加强，有时需要重复进行。在一些患者中，持续接触是不可避免的，但可以减少到最低程度，以使皮炎保持在可接受的水平。最好强调，过敏反应不会在皮炎清除后消失，与过敏原进一步接触后复发的风险会终生存在。

积极治疗

尽管治疗的主要方法是避免病因，但在大多数情况下需要局部皮质类固醇来控制变应性接触性皮炎。使用这些药物的方法不同，目前还没有确定最佳的治疗方案[2]。强效类固醇通常用于手上[3]。治疗的一般原则与其他形式的湿疹相同。特别是，建议常规和随时使用保湿润肤剂和肥皂替代品。手指间隙、掌跖部位可以用低致敏性胶带覆盖。另外，每天使用 2 次锌和水杨酸糊剂 BPC 可能会有帮助，外用氰基丙烯酸酯（超级胶）也有益。

顽固性、严重影响生活工作的病例可能需要考虑系统治疗，如阿维 A 酸、硫唑嘌呤和环孢素。动物实验中有证据表明，环孢素抑制变应性接触性皮炎[4]，但大多数报告的临床研究都是针对混合病因的慢性手部湿疹进行的。浅层 X 线和境界射线已被证明可以抑制实验性接触性皮炎[5]，可以安全地用于局部皮炎，尽管这种治疗方法的设施在英国逐渐减少。光疗法，包括 PUVA 和 UVB，对一些受试者有帮助，包括对光敏感的菊科过敏者[6]。

对于已经过敏的人，使用隔离霜作为预防措施通常不能令人满意。然而，有文献证明，含有季铵盐-18-苯妥酸盐的产品在预防漆树科皮炎中有价值[7]。含有活性剂（如螯合剂）的其他隔离乳膏对特异性过敏原可能具有未来的潜力[8,9]。在一项研究中，氯碘羟喹是预防镍皮炎最有效的药物[10]。

据报道，某些类型，特别是水疱性手掌湿疹，可因饮食避免或减少过敏原的摄入而使致敏受试者获益，尤其是镍和香树脂[11,12]。在我们的经验中，低镍饮食的效果令人失望；然而有很多人强烈支持这些措施，也曾被尝试过[13]，但由于不良反应，在实践中并没有被广泛应用。

据报道，饮食策略也有助于治疗唇炎和口腔症状，特别是那些对秘鲁香脂、肉桂酸盐、丁香酚、树脂、香料和抗氧化剂斑贴试验呈阳性的患者[14]。已经开发出其他与食物相关的防腐剂过敏原的饮食[15]。然而，"烧灼口"和接触过敏之间的关系仍值得商榷[16]。

脱敏[17]

许多人试图降低已经敏感的个体对过敏原的免疫反应。事实证明，这在实践中很难实现。口服致敏原所达到的脱敏的程度是有限和短暂的，如豚鼠体内的 DNCB 和铬酸盐，以及人体内的毒常春藤。尽管已尝试用于漆树科过敏[18]，但口服脱敏并非常规建议。然而，在印度有人声称，对解热银胶菊的脱敏获得成功[19]。

预防

许多法定机构在预防接触性皮炎方面发挥作用，包括医务人员、立法机构、中央和地方政府、企业界、媒体、监督和消费者机构及患者支持团体。预防原则可分为个人预防原则和集体预防原则，又进一步分为一级、二级和三级[20]。一级预防的重点是接触致敏的诱导和控制接触。二级预防与疾病的诱发有关，三级预防与控制已形成的和持续的皮炎有关。下面将讨论一些更重要的预防因素。

过敏原遏制和替代[21]

在工业中遇到的强过敏原可以保存在封闭的系统中，从而避免皮肤直接接触的可能性。在其他情况下，产品可以保存在特殊的容器中，使用时不允许触摸。更换和消除潜在的过敏性危害在家庭和工作环境中都是有益的，如无香料化妆品和药物，非乳胶手套，高分子量环氧树脂，以及用白酒代替松节油。

法律和其他监管措施[22]

监管措施可以影响皮炎的发病率[23]。它们可以是法律性的，也可以是自愿的。欧盟已经通过了一些与接触性皮炎有关的条例，特别是与镍、铬酸盐和化妆品有关的条例。

由于大多数消费者在穿耳孔后或与镍释放合金长时间密切接触后对镍敏感，因此建议此类物品的镍释放量每周不应超过 0.5μg/cm²。欧洲和美国 10％的女性对镍敏感，这对手部湿疹和就业都有明显影响；因此，镍敏感是一个问题，法律限制可以证明对改善人口健康有效。在丹麦和瑞典的领导下，欧盟 1994 年引入了"镍条例"为的是一级和二级预防镍过敏[24]。建议汇总在框图 128.1。一项比较 1985－1986 年和 1997－1998 年镍致敏模式的丹麦随访研究表明，在 19 岁以下的受试人群中，过敏性从 24.8％降低到 9.2％；自 1994 年以来，德国发现 30 岁以下镍致敏女性的频率已显著下降[23]。

皮炎在职业病中占很大比例。对水泥中的铬酸盐过敏是建筑业的一个大问题。自 20 世纪 80 年代初以来，一些斯堪的纳维亚国家将水泥中的六价铬限制在 2 ppm 以下，这是通过添加硫酸亚铁实现的。随后，建筑工人对铬酸盐过敏的程度有所降低[25]。2005 年，欧盟随后指示，水泥中六价铬酸盐的含量应限制在这一水平。

乳胶接触性荨麻疹也会导致严重的职业和非职业性疾病，导致当地、国家和欧洲的手套相关立法，从而降低致敏性[26]。

欧盟化妆品条例列出了允许、不允许和限制的材料。例如，化妆品中的防腐剂 MCI/MI 不得超过 15ppm，甲醛不得超过 0.2％。甲基二溴戊二腈是在 20 世纪 90 年代流行的一种防腐剂，在 10 年的时间里，斑贴试验患者的过敏性增加了 5 倍[27]。因此，采取了措施先是禁止其使用在可残留的化妆品上，后禁止其在洗涤产品中。化妆品包装贴成分标签是使过敏消费者避免化妆品过敏原的主要因素，这也是美国强制性要求。自 2005 年以来，欧盟还要求对免洗型产品的含量＞10 ppm、洗涤产品的含量＞100 ppm 的某些香精物质（总共 26 种）进行标签标注。

关于危险物质和危险制剂的条例列出了 360 种皮肤致敏剂及其浓度限值（如甲醛 0.2％，丙烯酸 0.5％～2％）。含有浓度超过 1％的一类皮肤致敏剂的化学产品必须贴上危险标签"R43-可能通过皮肤接触引起过敏"。对许多物质而言，1％是高于接触性皮炎致敏和诱发的浓度。这种非选择性定量标记方法的有效性受到质疑[28]。

有些立法可能只适用于一个或几个国家。例如，在某些国家禁止在染发剂中使用 PPD，而在许多其他国家则只是控制使用。芬兰限制了衣服中的甲醛含量。丹麦（1938 年）和德国（1956 年）禁止过硫酸盐改进剂，导致两国面包师皮炎的发病率显著下降。在德国，油漆中使用松节油是严格限制的[29]。在英国，随着健康危害物质控制（COSHH）立法的出台，工作中的危害和风险的评估和监测工作已经得到了改善，但对皮炎检查和风险的关注仍然不理想[30]。此外，如果相关的皮肤问题被报告，健康与安全执行委员会有权通过就业和医疗咨询服务调查工作中的支肤问题[31]。

企业责任

虽然法律措施可以影响皮炎的发病率,但很少被涉及。在很多情况下,政府会依靠企业自律而不是以法律来干预企业,包括化妆品和制药行业。合成麝香的禁用是化妆品行业自我监管的一个例子。所有商品的制造商应确保其产品使用安全,包括进行市场前和市场后风险评估。风险评估项目包括危险识别、剂量反应评估、暴露评估和风险特征,包括任何导致过敏的可能性[32,33]。产品必须清楚地贴上标签,以确保安全。

皮肤科医师和消费者有一个关键的作用,他们提醒政府在社区内新的和现有的过敏原的出现。国家组织、监测系统、特别是职业性皮炎的监测系统,或更全面的数据网络,如欧洲接触过敏原监测系统,可以将其诊断结果反馈给负责的代理商,这些代理商随后可以对任何问题做出反应[34]。通过对流行病学信息的快速计算机分析,并向相关方反馈信息,可以对新的过敏原和工作相关的皮肤病源提供早期预警。

工作

第 130 章详细讨论了职业接触性皮炎的预防方面。

家庭

现代家用设备的出现显著减少了皮肤与家中刺激物和潜在致敏剂的接触;然而,就手部皮炎的发展而言,家庭主妇仍是最大的"高危"人群之一。当手接触刺激物(包括食物、清洁剂和擦亮剂)时,应戴上棉质衬里的手套。塑料手套与橡胶手套相比不易过敏,但柔韧性和延展性较差。

教育

在公共场所(包括医疗候诊区)和工作场所通过媒体、课程、讲座和挂图对社区和工人进行教育,有助于提高对接触性皮炎问题的认识。皮肤保护课程和教育已被证明可以减少职业性皮炎[35]。患者支持小组在公众和皮炎患者的教育中发挥了越来越大的作用。

Resources

Further information

De Groot AC. Patch Testing , 3rd edn. Wapserveen: Acdegroot Publishing, 2008 (andupdate at http://www.escd.org/education/Patch_testing_update_2008-2012.pdf; last accessed March 2015).

Johansen JD, Frosch PJ, Lepoittevin J-P, eds. Contact Dermatitis , 5th Edn. Berlin:Springer, 2010.

Johansen JD, Thyssen J, Lepoittevin JP. Quick Guide to Contact Dermatitis. Berlin: Springer, in press.

Lachapelle JM, Maibach HI. Patch Testing and Prick Testing: A Practical Guide. Official Publication of the ICDRG. Berlin: Springer, 2012.

Lovell CR. Plants and the Skin. Oxford: Blackwell Science, 1993.

Rietschel RL, Fowler JF. Fisher's Contact Dermatitis , 6th edn. Hamilton: BC Decker,2008.

Rustemeyer T, Elsner P, John SM, Maibach HI, eds. Kanerva's Occupational Dermatology, 2nd edn. Berlin: Springer, 2012.

光敏性接触性皮炎

定义和术语

光敏性接触性皮炎(PACD)是一种典型的Ⅳ型细胞介导的皮肤超敏反应,是人体对先前对已致敏的同一化学物质或有交叉反应的半抗原产生的反应。半抗原是在紫外线照射后产生的——产生光激活化学物质或光产物。

> **同义名**
> - 光变态反应
> - 光敏性接触性湿疹

概述

光敏性接触性皮炎(PACD)是一种迟发的Ⅳ型超敏反应,与其他形式的变应性接触性皮炎表现相似,但对光暴露部位有偏好,特别是在最初阶段。然而,由于存在循环活化的 T 淋巴细胞,皮炎随后可能涉及非曝光部位,从而掩盖了考虑诊断性斑贴试验的潜在线索。

局部用药和全身用药都能引起光过敏反应。全身反应在其他地方进行了综述,本节将重点介绍皮肤局部用药在紫外线或可见光照射下或照射后引起的光过敏反应。它比光毒性要罕见得多。

流行病学

发病率和患病率

光过敏是一种相对罕见的疾病,尚未进行充分的人口研究。暴露对致敏作用的发展至关重要。

年龄

随着防晒霜使用量的增加,采取了适当的预防措施减少了阳光对皮肤的伤害，但儿童接触性过敏却增加了[1]。引起接触过敏的辛基丙烯酸酯主要与儿童使用防晒霜有关。

种族

一般来说，防晒霜主要是由那些易于在阳光下晒伤的人使用的，也就是 FitzPatrick Ⅰ型和Ⅱ型皮肤。

相关疾病

光敏性疾病需要使用防晒霜来缓解症状。光敏疾患的存在与光敏反应的发展有关，报道的光敏反应发生率为 1%～40%。对于那些有光敏疾患的人来说，用光斑贴实验进行研究是必不可少的。报道的光过敏发生率的这种变化可能是由于患者选择、光斑贴实验方法、使用的实验组套和对试验结果的解释等方面的差异造成的。

一项针对 1031 名患者的欧洲多中心光斑贴实验研究提供了关于欧洲 PACD 发病率和常见光敏原的信息[2]。200 名受试者(19.4%)共发生 346 次光过敏反应。PACD 最常见的原因是外用非甾体抗炎药酮洛芬(128 名受试者)和依托非诺酯(59 名受试者)。有机防晒吸收剂中，氰双苯丙烯酸辛酯、苯佐酚酮-3 和丁基甲氧基二苯甲酰甲烷最常引发 PACD。这些结果与之前的文献相矛盾，并表明，至少与防晒霜成分导致的变应性接触性皮炎相比，PACD 并不像人们曾经认为的那样不常见。

病理生理学

某些物质在紫外线或短波可见光(280～600nm)照射后转化为敏化剂(光敏剂)。所需波长通常(但并非总是)与物质的吸收光谱相同[3]。

Thune 综述了光致敏的基本机制[4]。所有光反应的初始阶段取决于光敏化学物质对光子的吸收。后续吸收，在分子(光激活)中会产生更高的能量状态(激发状态)。一些能量可能以荧光的形式释放，也就是在较长波长下辐射的发射。或者，可能存在磷光、热能或其他能量转移到另一个分子，或者分子的光化学改变[5]。

光激活是一种物理现象，可能发生在体外。当它在体内发生时，激活可能具有光毒性(非免疫性)或光过敏(免疫性)作用。光激活分子可转化为具有刺激物或半抗原功能的新物质。光过敏反应是基于免疫学机制，只有少数人因之前接触过该光敏剂而致敏，才可能由紫外线辐射引起。对光过敏原的反应与接触性过敏反应是基于相同的免疫机制。在豚鼠中，敏感性可通过单核细胞[6]转移。光过敏的作用谱一般在 UVA 范围内，但也有一些在 UVA 和 UVB 范围内均能引起反应，如盐酸苯海拉明和非甾体抗炎药[7]。

新形成的半抗原可能由于激发态和自由基的形成而能够与其他物质(如蛋白质)进行化学结合以产生完整的抗原。光致敏原三溴水杨基苯胺已被证明可转变为二溴水杨基苯胺和单溴水杨基苯胺[8]，而磺胺类化合物则表明可形成氧化产物[9]。一些光敏剂在紫外线照射下可能只产生短暂的活性分子。停止使用已知的光过敏原后对光照射的反应持续时间是可变的，取决于光过敏原。例如，对于防晒霜，它可能少于 4～6 天[11]。然而，酮普罗芬等非甾体抗炎药可能会导致受试者在停止局部应用后，仍对阳光产生数周的反应。这很可能是由于分子滞留在了表皮[12]。

几种光敏感物质在高浓度、足够剂量和某种辐射类型下同时产生光毒性反应。因此，在个别病例中，这两种反应在临床上可能无法区分。

病理学

组织学变化与其他形式的接触性皮炎相同。

环境因素

光变应性接触性皮炎只发生在暴露于环境中潜在的光过敏原的情况下。目前，吸收紫外线的化学滤光剂和外用非甾体抗炎药是引起临床光过敏问题的主要物质。由于紫外线滤光剂不仅在防晒产品中使用越来越多，而且在化妆品(包括发胶)中使用也越来越多，接触紫外线滤光剂变得越来越普遍。它们出现在化妆品中，可能是为了延长保质期，并支持产品的“抗衰老”主张。这些紫外线滤光剂也会引起包括儿童在内的常规接触过敏。另一类光敏剂是局部非甾体类抗炎药，尤其是酮洛芬。酮洛芬可与紫外滤光剂苯并苯酮-3 和氰双苯丙烯酸辛酯交叉过敏(图 128.33)[13]。

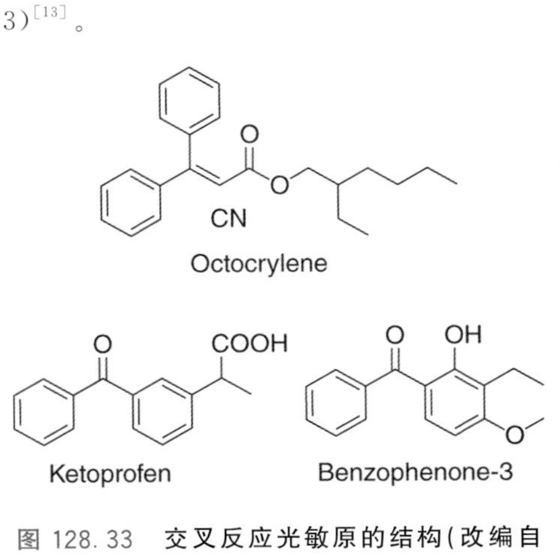

图 128.33 交叉反应光敏原的结构(改编自 Karlsson 等[12])

第11部分

尽管如此，其他光接触过敏原也已被鉴定并确认，这些总结如下。

1. 香水：合成麝香和 6-甲基香豆素，虽然现在在欧洲和美国被禁止，但在 20 世纪 80 年代却造成了严重的问题。这些产品现在几乎已经销声匿迹了。

2. 卤代水杨酰苯胺：三溴水杨酸盐和四氯水杨酸盐作为肥皂和洗涤剂中的抗菌药物，在 20 世纪 60 年代引起了许多光敏性湿疹的暴发。芬特氯[双(2-羟基-5-氯苯)硫化物和溴水杨基氯苯胺]在澳大利亚被用作局部抗真菌剂，在瑞典作为家用品使用。这是一种已知的光敏剂。

3. 吩噻嗪类：导致医院工作人员职业性皮炎的镇静剂、局部抗组胺剂及杀虫剂。

4. 磺胺类：用于局部治疗。

5. 双硫诺和六氯酚：用于香皂、洗发水和除臭剂。

6. N-丁基-4-氯水杨酸酰胺：如抗真菌 Jadit。

7. 奎宁：护发素、奎宁定、喹多克辛和奥拉多司，以及动物饲料之用[14]。

相关的化学物质之间交叉反应已被频繁报道。

临床特征

病史

最早发现的由光过敏引起的问题与 20 世纪 60 年代早期在杀菌肥皂中使用氯化水杨酰苯胺有关，数千人受到影响。到 20 世纪 80 年代中期，最重要的光敏原是合成麝香，现已禁止其使用[16]。合成麝香，用于男性的剃须后洗剂和古龙水，历史上造成了面部边界清楚的光敏性斑片。

临床表现

光过敏反应类似于晒伤，但通常表现出与变应性接触性皮炎相同的光谱特征。皮炎局限于皮肤暴露的部位，通常有界限清楚的边缘，与皮肤被衣服覆盖的边界一致，如在衣领和颈部的“V”处，在手背袖子末端以下，在裤腿以下的脚踝处。颏以下的区域通常不受累。最明显的标志是耳垂后面的“威尔金森三角”。然而，也可能有些扩散到覆盖的部位。不对称可能是由于身体一侧的紫外线暴露增加造成的，如那些开着车窗开车的人。过敏原可能从身体的一个部位转移到另一个部位，如转移到对侧区域，也可能是由于交叉腿效应或通过手转移。

化妆品中紫外线滤光剂的光过敏在临床表现上可能与传统化妆品过敏相同。当涉及大量使用防晒霜时，这种情况可能会很普遍。此外，它可以类似晒伤和成为其他光敏感的原因。

对光过敏原的反应强度取决于若干因素。

1. 应用物质的性质和浓度。

2. 暴露于该物质的时间。

3. 经皮吸收。

4. 辐射的强度和波长。

5. 辐射暴露的持续时间。

6. 皮肤对辐射的吸收，取决于角质层的厚度、黑素的数量和分布。

7. 皮肤上的异物和分泌物。

鉴别诊断

光过敏可模拟其他光敏性皮肤病和气传接触性过敏，反之亦然。此外，可能在同一个人身上有这些疾病的组合。同样重要的是要认识到，光过敏有时可能无法遵循典型的不累及非暴露部位的模式，而气传接触过敏可能自相矛盾地诱导经典的光过敏分布。联合了气传和光加重接触性过敏特别见于菊科植物[17]和地衣类植物[18](见图 128.25)。对松香、松树和云杉敏感的患者也可能出现类似的皮炎。因此，通过使用斑贴实验(特别是对植物)筛查接触性过敏，使用光斑贴试验筛查光过敏，以及使用光试验来确定这些临床表现的每一个潜在成分是非常重要的。

并发症和共病

在一些个体中，光过敏反应可能会发展为光敏感，这种光敏感在致敏剂消除后可以持续很长时间。这被称为持续光反应[19]。氯丙嗪[20]、卤代水杨酸酯、麝香、盐酸丙嗪、酮洛芬[21]、喹多克辛[22]、奥拉多司等多种物质均有报道会产生这种现象。这种慢性光敏性皮炎表现为暴露区域扩散至其他部位或不扩散至其他部位的慢性湿疹改变。在单色仪检测中，患者对紫外辐射反应异常，转为对 UVB 的敏感[23]。

已确定有光敏反应的患者，如果他们的皮炎突然发作，可能是由于光照水平增加或再次暴露于原过敏原或气传接触交叉反应过敏原所致；或者，他们可能对防晒霜或其他药物产生了继发性过敏或光接触过敏。

慢性光化性皮炎(见第 127 章)可能与接触性过敏有关，尤其是菊科植物。通常，有多重接触过敏。光试验结果异常，但菊科植物和其他过敏原的光斑贴试验一般正常。然而，光过敏后持续的光反应可能发展为慢性光化性皮炎。

病程和预后

一般情况下，避免了引起皮炎的原因就会自愈；很少发生随后的并发症。

检查

光斑贴试验

适应证：光斑贴试验的主要临床适应证包括检查主要累及的光暴露部位及在阳光照射后有病情恶化病史的湿疹性皮疹患者。对防晒霜的过敏反应只是进一步的适应证。适应证可以扩展到检测任何暴露部位有皮炎分布的人。部分患者同时存在光敏疾病，在试验的实施和解读中存在实际问题。

方法：一个英国光皮肤科小组（BPG）的研讨会已经在英国和爱尔兰进行的光斑贴试验的协议达成了共识[24]，但是这项技术在世界其他地区可能略有不同。BPG 指出，光斑贴试验是一项不断发展的技术，需要更多的研究。

UVA 光源是必需的，在大多数中心将使用 PUVA 治疗的 UVA 灯，通常是手/脚治疗单元。在光生物学中心，较复杂的辐照单色仪可作为另一种选择。其他的 UVA 光源包括 UVA 黑灯、滤过的金属卤化物和氙弧灯。在所有情况下，辐照度应该用校准的 UVA 计测量。能源必须定期监测，因为灯管随着时间的推移而衰退。

从历史上看，作用于光斑贴试验点上的 UVA 剂量一般在 5～10 J/cm²。然而，在不增加对光过敏受试者检测的情况下，高剂量的光毒性反应更容易产生假阳性，因此建议剂量为 5 J/cm²。UVA 光敏个体可能需要调整剂量，在这种情况下，推荐 50% 的 UVA 最小红斑剂量。然而，建立 UVA 最小红斑量的检测并不总是可行的或切实可行的，但仍建议在对已知的光敏个体进行光斑贴实验之前进行 UVA 最小红斑量的检测。过敏原的应用与传统的斑贴实验方法是相同的，除了它们必须重复使用——一组照射，另一组（对照）不照射。通常，两组试验在同一水平面上应用于脊柱的两侧。建议将患者背部置于距离灯前面板 15cm 的位置。必须采取措施避免自然光偶然照射到受照射的过敏原和对照过敏原。在斑贴试验部位的照射过程中，对照部位和皮肤的其余部分必须用不透明材料覆盖。截至目前，已经使用了三种方案，如表 128.11 描述。有证据表明，48 小时的应用优于 24 小时的[25]，而其中一项研究也并未证明 UVB 照射（图 128.34）或 7 天判读可改进试验[26]。

表 128.11　斑贴试验方案

方案	天 0	1	2	3	4
方案 1	光试验 应用过敏原	判读光试验结果 移除贴片和照射过敏原		判读结果	
方案 2	应用过敏原		移除贴片，判读结果并照射过敏原		判读结果
方案 3	应用过敏原		判读光试验结果 移除贴片和照射过敏原		判读结果

来自英国光线性皮肤病学小组[23]。

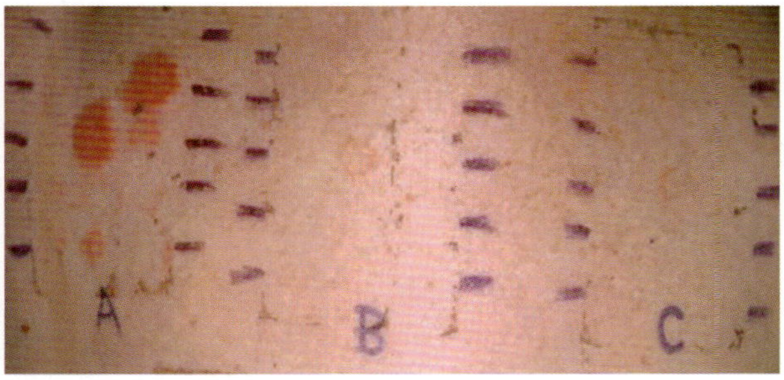

UVA　　UVB　　control

图 128.34　光试验显示，接受 UVA(A)照射后对光过敏，但对照(C)或接受 UVB(B)照射后无光过敏反应

试验材料：基线系列的原理也适用于光斑贴试验。欧洲多中心光斑贴试验研究小组根据最近的一项欧洲研究推荐了这样的系列（表 128.12）。然而，对于一些中心来说，因为确定了新的暴露和光敏原，可能需要更多的紫外线滤光片和其他材料的建议。

判读：仅在照射一侧出现阳性反应是光过敏的表现。有时很难将假阳性的光毒性反应与光过敏区分开来，但 5 J/cm² 剂量不太可能出现光毒性反应。判读与传统的斑贴试验评分相同，但阳性符号前面有前缀 Ph，如 Ph++ 是一种强烈的阳性光过敏反应。如果同样的过敏原在双侧都引起了同样强烈的反应，这仅仅是接触性过敏的一种表现；如果在照射

表 128.12 光斑贴试验基线系列

制剂类型	制剂名称（INCI 的紫外线吸收剂名称）	浓度和基质	内容
老式有机紫外线吸收剂	丁基甲氧基二苯甲酰甲烷	10% pet.	在紫外线吸收剂中，在 EMCPPTS 中 PPT 反应的第三高原因。一种常用的紫外线吸收剂
	二苯甲酮-3	10% pet.	在紫外线吸收剂中，在 EMCPPTS 中 PPT 反应的第二高原因。随着时间的推移，有许多已发表的 PACD 报告
	二苯甲酮-4	2% pet.	可用于防晒霜，但主要用于其他化妆品，以防止光降解。在 EMCPPTS 中很少有 PPT 反应
	辛基 4-甲基亚苄基樟脑	10% pet.	紫外吸收剂，在 EMCPPTS 中最常引起 PPT 反应。似乎有可能与酮洛芬和二苯甲酮发生交叉反应
	甲氧基肉桂酸辛酯	10% pet.	这些试剂在 EMCPPTS 中导致相对较少的 PPT 反应，但仍在防晒霜中使用
	甲氧基肉桂酸辛酯	10% pet.	
	对甲氧基肉桂酸异戊酯	10% pet.	
	对氨基苯甲酸	10% pet.	欧洲的防晒霜大多是不含对氨基苯甲酸的，但这种典型的光过敏原可能仍然存在于其他地方购买的防晒霜中
新型有机紫外线吸收剂	亚甲基双-苯并三唑基四甲基丁基苯酚	10% pet.	在EMCPPTS 中最常导致阳性斑贴试验反应的试剂。添加表面活性剂癸基葡萄糖苷的作用需要进一步阐明
	双-乙基己氧基苯酚甲氧基苯基三嗪	10% pet.	这些药物在 EMCPPTS 中导致少量 PPT 反应。然而，由于它们在市场上出现的时间相对较短，因此将其纳入这一欧洲基线光贴片测试系列将获得有关其光致敏性潜力的更多有用信息
	三硅氧烷	10% pet.	
	对苯二甲酸	10% 水	
	苯甲酸二乙氨基羟基苯甲酰己酯	10% pet. 10% pet.	
	乙基己基三嗪酮	10% pet.	
局部非甾体抗炎药	酮洛芬	1% pet.	在EMCPPTS 以及一些国家的其他研究中，最常导致 PPT 反应的药剂
	依托芬那酸	2% pet.	在EMCPPTS 中 PPT 反应的第二高原因，通常具有未知的相关性
	吡罗昔康	1% pet.	一个引起 PACD 和系统光敏性的非甾体抗炎药物
	苄达明	2% pet.	在葡萄牙和西班牙，经常导致唇部或手部皮炎。也用于其他欧洲国家
局部抗组胺药	异丙嗪	0.1% pet.	作为局部抗组胺药广泛应用于一些南欧国家

改编自 Goncalo 等[27]。

EMCPPTS，欧洲多中心光斑贴试验研究；INCI，化妆品成分国际命名法；PACD，光过敏性接触性皮炎；pet，凡士林；PPT，光斑贴试验。

侧明显较强，则可能发生合并变态反应和光接触变态反应。疑似和轻微放大的光过敏反应可能是光毒性的结果。

治疗

对紫外线的光过敏应该很容易消除。一旦对紫外线滤光剂显示出光过敏，应告知患者其敏感材料的 INCI 名称和同义词。完全依赖于不透明/稀土微粒化的二氧化钛和氧化锌的紫外线滤光剂，不含化学紫外线滤光剂，可用于对化学紫外线滤光剂过敏的皮肤病患者。在常用外用非甾体抗炎药的部位，一旦确定了光过敏，避光应是最直接的。

Resources

Further information

De Groot AC. Patch Testing, 3rd edn. Wapserveen: Acdegroot Publishing, 2008 (and update at http://www.escd.org/education/Patch_testing_update_2008-2012.pdf; last accessed March 2015).

European Multicentre Photopatch Test Study (EMCPPTS) Taskforce. A European multi-centre photopatch test study. Br J Dermatol 2012; 166: 1002-9.

Gonçalo M, Ferguson J, Bonevalle A, et al. Photopatch testing: recommendations for a European photopatch test baseline series. Contact Dermatitis 2013;68:239-43

Johansen JD, Frosch PJ, Lepoittevin J-P, eds. Contact Dermatitis ,5th edn. Berlin: Springer, 2010.

Rietschel RL, Fowler JF. Fisher's Contact Dermatitis ,6th edn. Hamilton: BC Decker, 2008.

Rustemeyer T, Elsner P, John SM, Maibach HI, eds. Kanerva's Occupational Dermatology, 2nd edn. Berlin: Springer, 2012.

Wong T, Orton D. Sunscreen allergy and its investigation. Clin Dermatol 2011;29:306-10.

过敏性接触性荨麻疹

定义和术语

该术语是由费舍尔在 1973 年引入的[1]，其定义为与外部物质接触后的风团和红斑反应，通常在 30 分钟内出现并在数小时内完全清除，无残留迹象[2]。

> **同义名**
> - 免疫接触性荨麻疹
> - 接触性荨麻疹综合征
> - 蛋白质接触性皮炎

概述

接触性荨麻疹可能是非免疫的，或免疫的（由 IgE 抗体针对蛋白肽导致的）。低分子量的化学物质很少会引起过敏反应。免疫接触性荨麻疹在特应性个体中较为常见，但并不仅限于特应性个体。它属于一种与诱发物质接触后几分钟内出现的即刻接触性炎症反应的异质性组合。

接触性荨麻疹与蛋白质接触性皮炎有关，包括接触性荨麻疹综合征。该综合征的异质性包括机械性的和临床表现，可表现为局部或全身，并涉及皮肤以外的器官，包括呼吸、胃肠道和血管系统，导致全身型过敏反应。

流行病学

关于接触性荨麻疹的大多数流行病学数据来自于职业的研究，这反过来可能会歪曲报告的病因。基于一般人群的数据是有限的。

发病率和患病率

在芬兰，接触性荨麻疹自 1989 年以来被分类为一种独特的职业性皮肤病。Kanerva 等研究了芬兰《职业病登记册》（1990－1994），确定接触性荨麻疹（29.5%）是继过敏性接触皮炎（70.5%）[3]之后第二常见的过敏性接触皮肤病。最常见的原因（按频率递减顺序）是奶牛皮屑、天然胶乳和谷物/饲料。这些致病因素占所有病例的 79%，受影响最严重的职业（每 10 万名工人）是面包师、食品加工人员和牙科助理[3]，其发生频率按降序排列。

一项在三级职业性皮肤科诊所进行的澳大利亚回顾性研究发现，该疾病的患病率为 8.3%。特应性是天然胶乳过敏和食物或过硫酸铵引起的接触性荨麻疹的重要危险因素。在这项研究中，最常见的三种职业是医护人员、食品加工师和美发师[4]。

病理生理学

接触性荨麻疹的发病机制可分为免疫性荨麻疹和非免疫性荨麻疹两大类。

非免疫性接触性荨麻疹是更常见的形式，继发于没有参与免疫过程的血管生成递质的释放。临床反应往往是红斑无水肿，而不是真正的风团潮红反应。能够产生非免疫性接触性荨麻疹的物质通常是低分子量的化学物质，很容易穿过皮肤的屏障，如植物、动物或化学物质。这些化学物质中有许多在仿生、制药和食品工业中的调味品、香精和防腐剂[5]。

免疫(过敏性)接触性荨麻疹的发病机制涉及典型的Ⅰ型超敏反应、在一个预先致敏的个体由特异性免疫球蛋白 E(IgE)介导发生。第 8 章描述了 IgE 在肥大细胞上的结合、随后的脱颗粒和组胺及其他血管活性递质的释放。

第三类不确定的机制也存在,其临床症状类似于免疫接触性荨麻疹反应,但在患者血清或受累的组织中没有特异性 IgE,被动转移试验阴性。这方面的一个例子是对季铵盐的反应。

发病诱因

除特应性皮炎外,由于存在促进过敏的“危险信号”,任何先前存在的皮炎都容易发展成变应性接触性荨麻疹。据报道,在特应性湿疹和 IgE 水平升高的患者中,IgE 可能附着在朗格汉斯细胞或其他抗原呈递细胞表面的高亲和性 IgE 受体上。

这进而可能向 Th2 细胞呈递蛋白过敏原,诱导迟发性超敏反应,导致湿疹损害。这在 IgE 水平正常的特应性个体中或对照的非特应性个体中并不发生,这可能解释了为什么特应性湿疹患者在斑贴试验中对气传过敏原的超敏反应延迟,并对处理食物蛋白(蛋白接触性皮炎)产生水疱反应[6,7]。

病理学

接触性荨麻疹的组织学与其他原因引起的荨麻疹相同,在此不再讨论。

遗传学

过敏性接触性荨麻疹与各种形式的遗传性特应性疾病有很强的相关性。在这些个体[8]中,也有一种速发型超敏反应,特别是对花生的超敏反应与丝聚合蛋白突变之间的相关性[8]。

环境因素

接触致敏是在接触后产生的,环境中接触过敏原的变化将影响过敏的发生。通过环境措施控制乳胶过敏和使用低蛋白无粉手套已经证明了这一点[9]。

临床特征

临床表现

症状通常在 1 小时内出现,3 小时后消失,相关症状的范围较广。局部症状包括瘙痒和灼烧,红斑的发展和特征性的风团潮红反应。早期症状通常被医师忽略,但患者却能很好地识别。在“隐形”接触性荨麻疹中,只有主观症状(瘙痒、刺痛、灼烧)发生,没有任何客观变化,或只有轻微红斑。这些反应通常见于化妆品、水果或蔬菜。

对于高度敏感的人群,经口服或呼吸道途径暴露于过敏原可导致广泛的荨麻疹和黏膜肿胀,导致结膜炎、鼻炎、口咽肿胀、支气管收缩和罕见的过敏反应。Gimenez-Arnau 等编制了一份全面的病因物质清单[10]。

食物接触性荨麻疹:接触性荨麻疹最常见的原因是食物,它可引起摄入后咽部症状(口腔过敏综合征),或食品加工人员的手部皮肤症状。口腔过敏综合征(花粉-水果综合征)是由于吃生的/未煮的/未加工的水果、蔬菜和坚果引起的。症状通常局限于局部黏膜表面,伴有刺激或刺痛。临床症状通常是局部黏膜肿胀,尽管全身过敏反应很少报道。

在欧洲北部和中部桦树资源丰富的地区,几乎所有桦树花粉过敏患者都对 Bet v1 过敏,这是桦树花粉的主要过敏原成分。据报道,50%~90%的桦树花粉过敏患者有一些花粉相关的食物过敏——特别是对蔷薇科植物家族的 Bet v1 同源蛋白(PR-10 蛋白),如苹果、桃和樱桃[11]。其他临床上与 Bet v1 相关的重要过敏食物通常是芹菜科(如芹菜、胡萝卜)和(或)豆科(如花生、大豆)。蔷薇科的 Bet v1 同源蛋白对热和蛋白酶非常敏感,在食用熟的或罐装的蔷薇果时,临床反应常常中止。

乳胶果实综合征最重要的分子基础是乳胶的橡胶蛋白(Hev b 6.02)与植物Ⅰ类几丁质酶的橡胶蛋白样 N-末端域具有同源性。

这种交叉反应的免疫学现象对某些食物过敏的诊断和治疗有影响(表 128.13)[12]。重要的是,要确定这些交叉反应的临床相关性,以及它们是否仅代表敏感或实际的临床反应(过敏)。皮肤科医师可能会被要求确定对相关食物和各种其他植物源食物的反应风险,这些食物可能与花粉、乳胶和其他食物有共同的蛋白质。

临床评估需要仔细的病史,皮肤针刺试验和 IgE 介导的血液试验。评估中的缺陷是解释阳性皮肤针刺试验或放射性吸附剂试验的临床相关性,并决定何时为假阳性结果。应用成分解析诊断法检测单一过敏原成分的 IgE 抗体,有助于这一过程。

在职业环境中,接触性荨麻疹通常发生在接触动物的人身上,如农业工人、鱼类加工者和屠宰场工人,或从事食品生产的人,如面包师和厨师[5,13]。在斯堪的纳维亚,职业接触性荨麻疹最常见的原因是农民的奶牛皮屑[14]。接触过敏性荨麻疹职业暴露的工人中,面包师、肉贩和农业工人比卫生保健工作者更容易被致敏。

对天然乳胶的接触性荨麻疹:Nutter 于 1979 年在杂志上首次发现了天然乳胶的过敏反应[15]。过敏

表 128.13 食物、食物与花粉、食物与乳胶之间可能引起接触性荨麻疹的交叉反应的实例

食物类型	风险(%),如果已知	交叉反应	其他交叉反应过敏原
鱼翅,如鳕鱼	5	其他鱼类,如黑线鳕、鲑鱼	
甲壳纲动物	75	其他甲壳纲动物	
谷物,如小麦	20	其他谷物,如大麦、黑麦	草花粉
苹果	55	其他蔷薇科水果,如桃、梨、樱桃、李子等	桦树花粉
花生		其他豆类	树坚果,草花粉
牛奶	92	羊奶	
乳胶(乳胶食品综合征)	35	香蕉、梨、猕猴桃、栗子、土豆、木瓜	
花粉类			
桦树		生苹果,生胡萝卜,樱桃,梨,桃,李子,茴香,核桃,土豆,菠菜,小麦,花生,猕猴桃,榛子,茴香,香菜,孜然	
艾蒿		芹菜,胡萝卜,甜瓜,西瓜,榛子	
草		土豆,甜瓜,西红柿,西瓜,橘子,樱桃,花生	
豚草		甜瓜,洋甘菊,香蕉	

改编自 Sicherer[25]。

原存在于橡胶树液中的水溶性蛋白部分,主要产于马来西亚和东南亚。这个问题主要与原来浸泡过的橡胶物品有关,包括手套(图 128.35)、避孕套、气球、导管和医用导管。这些产品在低于固体橡胶制品的温度被硫化,如轮胎、密封件和垫圈。随着艾滋病的出现和医护人员乳胶检查手套使用的大量增加,廉价、一次性、天然乳胶手套的生产逐步升级。在生产过程中,天然胶乳没有在储罐中停留太长时间,硫化温度较低,缩短了工艺时间,终产品清洗不彻底[16]。所有这些措施导致手套的蛋白质含量增加,再加上使用量增加,导致对天然橡胶乳胶过敏的发病率增加。

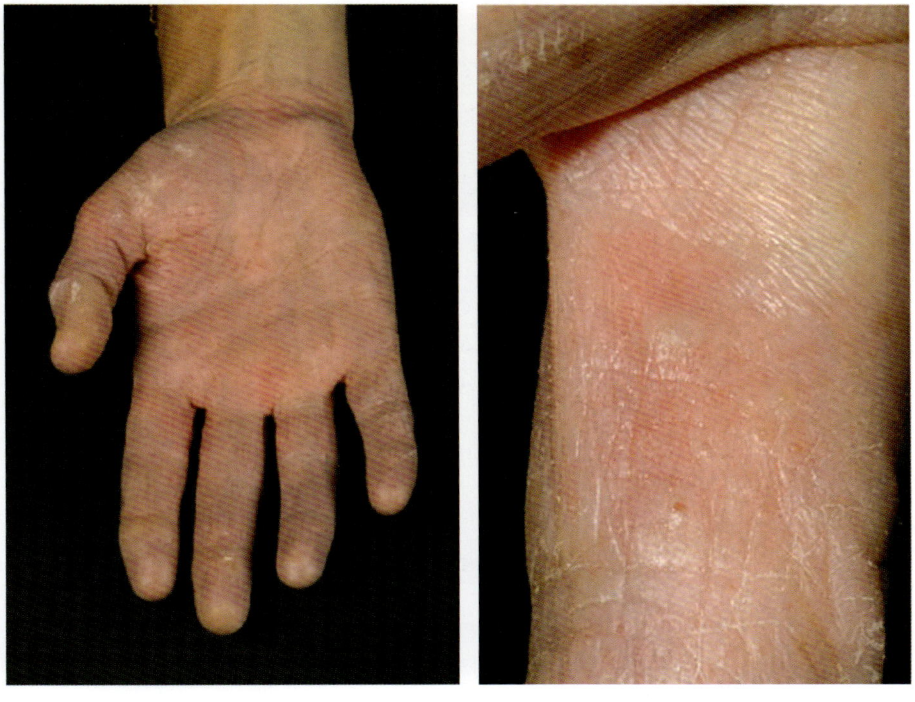

图 128.35 天然胶乳过敏患者在接受带粉乳胶手套刺激后 20 分钟内出现了过敏性接触性荨麻疹风团

过敏症可发生在任何已致敏的患者中，尤其是通过黏膜表面，如牙科和阴道检查、腹腔内手术、导管更换（尤其是脊柱裂患者，经常接受手术和更换导管）和钡灌肠时，过敏症似乎特别普遍。过敏性蛋白质是多种多样的。天然乳胶中的许多致敏肽会与其他植物（如香蕉、荔枝、栗子和鳄梨）中的肽发生交叉反应，对乳胶过敏的患者可能对这类食物过敏。

由于一些干预措施，包括增加使用无粉乳胶手套、非乳胶手套和医疗设备，医护人员对天然乳胶过敏的频率似乎开始下降了[9]。

蛋白质接触性皮炎：Hjorth 和 Roed-Peterson（1976）认为这是由于与蛋白质接触引起的直接皮炎。他们描述了 33 名餐饮人员在接触肉类、鱼类和蔬菜后 10～30 分钟出现瘙痒，随后出现红斑和水疱形成。将相关食物应用于受影响的皮肤会导致荨麻疹或湿疹[18]。反复接触手，特别是指尖接触食物蛋白等接触致痒的患者，可能发生蛋白质接触性皮炎。典型的情况是，这种情况涉及的皮肤部位，以前曾受到皮炎的影响。受损的皮肤可能有助于过敏原的渗透，而真皮内原本就有皮炎的炎症细胞，可能解释了临床反应加速的原因。在大约 50%的病例中，特应性和蛋白质接触性皮炎有关。它在乳品工人、兽医、屠宰场工人、厨师和三明治制造商中很常见，这些人在工作时接触到蛋白质会变得敏感。

鉴别诊断

变应性接触性荨麻疹的鉴别诊断是其他形式的荨麻疹，并在第 42 章讨论。在确定外源性病因时，必须考虑其可能性并有必要转诊至专家进行检查。局部症状性皮肤划痕征是无乳胶过敏时手套荨麻疹较为常见的原因[19]，对橡胶化学品的接触性荨麻疹极为罕见[20]。

严重程度分级

以下是由 Amin 和 Maibach 描述的接触性荨麻疹综合征的分期系统[21]。

- 第一阶段：局部荨麻疹（红肿）、皮炎（湿疹）和非特异性症状（如瘙痒、刺痛、灼烧感）。
- 第二阶段：全身荨麻疹。
- 第三阶段：支气管哮喘（喘息）、鼻炎、结膜炎（如流鼻涕、流泪）、喉部隐痛（如唇肿胀、声音嘶哑、吞咽困难）和胃炎（如恶心、呕吐、腹泻、痉挛）。
- 第四阶段：过敏性反应（休克）。

病程与预后

只要确定并消除了过敏原，即使过敏可能会持续，症状也会消失。

检查

接触性荨麻疹的诊断基于完整的病史和可疑物质的皮肤试验。特别是，对专业食品操作者的慢性手湿疹的研究应包括即刻和延迟检测。关于即刻出现的症状，不论是否与皮肤有关的详细病史和接触，特别是与职业接触的关系，应始终予以考虑。对于未知的过敏原，应先进行初步应用试验（先开放后封闭），然后进行点刺试验，如果合适的话，还应进行皮内试验。非甾体抗炎药、抗组胺药和紫外线照射都可能导致假阴性结果。

von Krogh 和 Maibach 制定了评估即刻皮肤反应类型的指南[22]。接触性荨麻疹最简单的测试是开放试验，即 0.1ml 的疑似物质首先涂搽在 3cm×3cm 的正常皮肤（上背或上臂、前臂伸侧，图 128.36）。如阴性，试验将在轻微受影响的皮肤或先前受影响的皮肤上重复。使用乙醇基质或在基质中加入丙二醇可提高试验的灵敏度[23]。通常在 15 分钟内观察到水肿和（或）红斑的阳性结果。检测部位通常在 20、40 和 60 分钟进行判读，以观察最大的反应。免疫接触性荨麻疹反应一般出现在 15～20 分钟，而非免疫接触性荨麻疹反应可延迟 45～60 分钟。在对“天然”食品进行试验时，还应试验至少 6 名对照受试者。

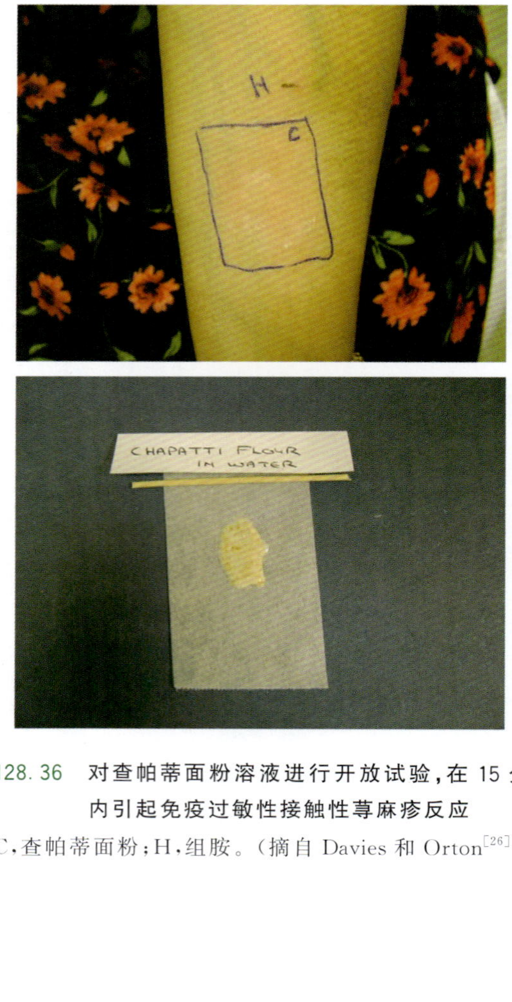

图 128.36 对查帕蒂面粉溶液进行开放试验，在 15 分钟内引起免疫过敏性接触性荨麻疹反应

C，查帕蒂面粉；H，组胺。（摘自 Davies 和 Orton[26]）

当开放试验为阴性时,应使用带有适当组胺和生理盐水对照的疑似物质的针刺试验。虽然市面上有出售的过敏原提取液,但必须记住,除非经过标准化,否则这些提取物中可能不含有相关的蛋白质过敏原,而金标准则应一直以新鲜材料为样本进行试验和检验。皮肤试验只能在有急救设施的地方进行。

如果患者有过敏症,并且有特定的 IgE 检测,血液检测可以确定诊断,从而避免皮肤试验导致过敏症的风险。

划痕试验和划痕斑贴试验(与一个小铝腔接触 15 分钟)是不太标准化的试验,也应该在适当的对照下进行。一小片该物质在封闭斑贴试验(芬兰海瑞克 Epitest 公司的芬恩室)被应用到皮肤的某个部位。皮肤可用针轻轻划伤或用 96% 乙醇脱脂[24]。20 分钟后检查该区域是否有红斑或肿块。偶尔,在正常皮肤上没有反应,该物质必须应用于以前受影响的皮肤,如指尖。刮痕斑贴试验在测试非标准化的材料时特别有用,此时必须延迟判读时间。

治疗

治疗是通过避免使用致敏物质或使用适当的个人防护设备(如由适当材料制成的手套)来实现的,因为大多数相关过敏原没有脱敏治疗。荨麻疹症状及其并发症的一般治疗在第 42 章中讨论。急性发作的治疗包括在罕见的过敏反应病例中使用全身抗组胺药和肾上腺素。

Resources

Further information

De Groot AC. Patch Testing , 3rd edn. Wapserveen: Acdegroot Publishing 2008 (and update at http://www.escd.org/education/Patch_testing_update_2008-2012.pdf; last accessed March 2015).

Gimenez-Arnau A, Maurer M, de la Cuadra J, Maibach H. Immediate contact skin reactions, an update of contact urticaria, contact urticaria syndrome and protein contact dermatitis-"a never ending story". Eur J Dermatol 2010; 20: 552-62.

Johansen JD, Frosch PJ, Lepoittevin J-P, eds. Contact Dermatitis , 5th edn. Berlin:Springer, 2010.

Rietschel RL, Fowler JF. Fisher's Contact Dermatitis , 6th edn. Hamilton: BC Decker,2008.

Rustemeyer T, Elsner P, John SM, Maibach HI Eds. Kanerva's Occupational Dermatology, 2nd edn. Berlin: Springer, 2012.

Patient resources

DermNetz, NZ: http://dermnetnz.org/reactions/contact-urticaria.html (last accessed March 2015).

(**译者**:潘毅 杨静 张朝霞 刘方 **一审**:罗玲玲 马彦 冉立伟 杨青 **二审**:陈玲玲 **三审**:刘付倩 **润色**:严冬梅)

参考文献

所有文献请查阅网址:www.rooksdermatology.com.
以下列出的是重要参考文献。

Introduction and general description

[5] Aberer W, Andersen KE, White IR. Should patch testing be restricted to dermatologists only. *Contact Dermatitis* 1993;28:1-2.

Epidemiology

Incidence and prevalence

[13] Uter W, Hegewald J, Aberer W, *et al*. The European standard series in 9 European countries, 2002/3—first results of the European surveillance system on contact allergies. *Contact Dermatitis* 2005;53:136-45.

Drugs

[2] Feuerman E, Levy A. A study of the effect of prednisolone and an antihistamine on patch test reactions. *Br J Dermatol* 1972;86:68-71.

Pathophysiology

Sensitization and elicitation

[6] Smith HR, Basketter DA, McFadden JP. Irritant dermatitis, irritancy and its role in allergic contact dermatitis. *Clin Exp Dermatol* 2002;27:138-46.

Predisposing factors

[5] McFadden JP, Basketter DA. Contact allergy, irritancy and 'danger'. *Contact Dermatitis* 2000;42:123-7.

[20] Friedmann PS. The relationships between exposure dose and response in induction and elicitation of contact hypersensitivity in humans. *Br J Dermatol* 2007;157:1093-102.

Environmental factors

[4] Uter W, Geier J, Land M, *et al*. Another look at seasonal variation in patch test results. A multifactorial analysis of surveillance data of the IVDK. Information Network of Departments of Dermatology. *Contact Dermatitis* 2001;44:146-52.

Clinical features

Presentation

Primary patterns

[3] Hjorth N, Roed-Petersen J. Occupational protein contact in food handlers dermatitis. *Contact Dermatitis* 1976;2:28-42.

Fragrances, balsams, flavouring agents and spices

[1] Johansen JD. Contact allergy to fragrances. Clinical and experimental investigations of the fragrance mix and its ingredients. *Contact Dermatitis* 2002;46(Suppl. 3):1-31.

[10] Buckley DA, Wakelin SH, Seed PT, *et al*. The frequency of fragrance allergy in a patch-test population over a 17-year period. *Br J Dermatol* 2000;142:279-83.

[44] Frosch PJ, Pirker C, Rastogi SC, *et al*. Patch testing with a new fragrance mix detects additional patients sensitive to perfumes and missed by the current fragrance mix. *Contact*

Dermatitis 2005;52:207-15.

[45] Frosch PJ, Rastogi SC, Pirker C, *et al*. Patch testing with a new fragrance mix-reactivity to the individual constituents and chemical detection in relevant cosmetic products. *Contact Dermatitis* 2005;52:216-25.

[46] Frosch PJ, Johansen JD, Menné T, *et al*. Lyral is an important sensitizer in patients sensitive to fragrances. *Br J Dermatol* 1999;141:1076-83.

[53] Mowitz M, Zimerson E, Svedman C, Bruze M. Stability of fragrance patch test preparations applied in test chambers. *Br J Dermatol*. 2012;167(4):822-7.

Applied medicaments

[3] Green CM, Holden CR, Gawkrodger DJ. Contact allergy to topical medicaments becomes more common with age: an age-stratified study. *Contact Dermatitis* 2007;56:229-31.

[9] Barbaud A, Goncalo M, Bruynzeel D, Bircher A. Guidelines for performing skin tests with drugs in the investigation of cutaneous adverse drug reactions. *Contact Dermatitis* 2001;45:321-8.

Cosmetics

[8] Lazarov A. Sensitization to acrylates is a common adverse reaction to artificial fingernails. *J Eur Acad Dermatol Venereol* 2007;21:169-74.

[13] Uter W, Lessmann H, Geier J, Schnuch A. Contact allergy to ingredients of hair cosmetics in female hairdressers and clients-an 8-year analysis of IVDK data. *Contact Dermatitis* 2003;49:236-40.

Formaldehyde

[18] Pontén A, Aalto-Korte K, Agner T, *et al*. Patch testing with 2.0%(0.60 mg/cm^2) formaldehyde instead of 1.0%(0.30 mg/cm^2) detects significantly more contact allergy. *Contact Dermatitis*. 2013;68:50-3.

Formaldehyde-releasing preservatives/biocides

[3] Wilkinson JD, Shaw S, Andersen KE, *et al*. Monitoring levels of preservative sensitivity in Europe. A 10-year overview (1991-2000). *Contact Dermatitis* 2002;46:207-10.

[4] Svedman C, Andersen KE, Brandao FM, *et al*. Follow-up of the monitored levels of preservative sensitivity in Europe. Overview of the years 2001-2008. *Contact Dermatitis* 2012;67:312-14.

Isothiazolinones

[10] Goncalo M, Goossens A. Whilst Rome burns: the epidemic of contact allergy to methylisothiazolinone. *Contact Dermatitis* 2013;68:257-8.

[25] Lundov MD, Opstrup MS, Johansen JD. Methylisothiazolinone contact allergy-a growing epidemic. *Contact Dermatitis* 2013;69:271-5.

[26] Johnston GA; contributing members of the British Society for Cutaneous Allergy (BSCA). The rise in prevalence of contact allergy to methylisothiazolinone in the British Isles. *Contact Dermatitis* 2014;70(4):238-40.

Vehicles and other cosmetic and medicament excipients

[10] Kligman AM. The myth of lanolin allergy. *Contact Dermatitis* 1998;39:103-7.

[15] Wolf R. The lanolin paradox. *Dermatology* 1996; 192:198-202.

p-Phenylenediamine and related dyes

[4] Thyssen JP, Johansen JD, Menné T. Contact allergy epidemics and their control. *Contact Dermatitis* 2007;56:185-95.

[5] McFadden JP, White IR, Frosch PJ, Sosted H, Johansen JD, Menne T. Allergy to hair dye. *BMJ* 2007;334:220.

[10] Thyssen JP, White JML. Epidemiological data on consumer allergy to p-paraphenylenediamine. *Contact Dermatitis* 2008;59:327-43.

[39] Ho SG, White IR, Rycroft RJ, McFadden JP. A new approach to patch testing patients with para-phenylenediamine allergy secondary to temporary black henna tattoos. *Contact Dermatitis* 2004;51:213-14.

Rubber

[2] Rose RF, Lyons P, Horne H, Wilkinson SM. A review of the materials and allergens in protective gloves. *Contact Dermatitis* 2009;61:129-37.

[10] Belsito DV. Common shoe allergens undetected by commercial patch-testing kits: dithiodimorpholine and isocyanates. *Am J Contact Dermat* 2003;14:95-6.

Clothing

[1] Reich HC, Warshaw EM. Allergic contact dermatitis from formaldehyde textile resins. *Dermatitis* 2010;21:65-76.

[3] Malianauskiene L, Bruze M, Ryberg K, *et al*. Contact allergy from disperse dyes in textiles-a review. *Contact Dermatitis* 2013;68:65-75.

[6] De Groot AC, Le Coz CJ, Lensen GJ, *et al*. Formaldehyde releasers: relationship to formaldehyde contact allergy. Formaldehyde releasers in clothes: durable press chemical finishes. Part 1. *Contact Dermatitis* 2010;62:259-71.

[7] De Groot AC, Le Coz CJ, Lensen GJ, *et al*. Formaldehyde releasers: relationship to formaldehyde contact allergy. Part 2. Formaldehyde releasers in clothes: durable press chemical finishes. *Contact Dermatitis* 2010;63:1-9.

Shoes

[1] Nardelli A, Taveirne M, Drieghe J, *et al*. The relation between the localization of foot dermatitis and the causative allergens in shoes: a 13-year retrospective study. *Contact Dermatitis* 2005;53:201-6.

[2] Holden CR, Gawkrodger DJ. 10 years' experience of patch testing with a shoe series in 230 patients: which allergens are important? *Contact Dermatitis* 2005;53:37-9.

[8] Landeck L, Uter W, John SM. Patch test characteristics of patients referred for suspected contact allergy of the feet-retrospective 10-year cross-sectional study of the IVDK data. *Contact Dermatitis* 2012;66:271-8.

Epoxy resins

[4] Geier J, Lessmann H, Hillen U, *et al*. An attempt to improve diagnostics of contact allergy due to epoxy resin systems. First results of the multicentre study EPOX 2002. *Contact Dermatitis* 2004;51:263-72.

[15] Cahill J, Keegel T, Dharmage S, *et al*. Prognosis of contact dermatitis in epoxy resin workers. *Contact Dermatitis* 2005;52:147-53.

Acrylate resins

[8] Goon AT, Bruze M, Zimerson E, *et al*. Contact allergy to acrylates/methacrylates in the acrylate and nail acrylics series in southern Sweden: simultaneous positive patch test reaction patterns and possible screening allergens. *Contact Dermatitis* 2007;57:21-7.

[11] Aalto-Korte K, Jungewelter S, Henriks-Eckerman ML, *et al*. Contact allergy to epoxy(meth)acrylates. *Contact Dermatitis* 2009;61:9-21.

Formaldehyde resins

[2] Owen CM, Beck MH. Occupational allergic contact dermatitis from phenol-formaldehyde resins. *Contact Dermatitis* 2001;45:294-5.

[3] Tarvainen K. Analysis of patients with allergic patch test re-

actions to a plastics and glues series. *Contact Dermatitis* 1995;32:346-51.

Other plastics

[1] Quartier S, Garmyn M, Becart S, Goossens A. Allergic contact dermatitis to copolymers in cosmetics-case report and review of the literature. *Contact Dermatitis* 2006;55:257-67.

[2] Walsh G, Wilkinson SM. Materials and allergens within spectacle frames: a review. *Contact Dermatitis* 2006;55:130-9.

Plants

[1] Mitchell JC, Rook A. *Botanical Dermatology*. Philadelphia: Lea and Febiger, 1979.

[2] Schmidt RJ, ed. The Botanical Dermatology Database. http://www. botanical-dermatology-database. info/(last accessed March 2015).

[3] Lovell CR. *Plants and the Skin*. Oxford: Blackwell Scientific Publications, 1993.

[25] Jacob M, Brinkmann J, Schmidt TJ. Sesquiterpene lactone mix as a diagnostic tool for asteraceae allergic contact dermatitis: chemical explanation for its poor performance and sesquiterpene lactone mix II as a proposed improvement. *Contact Dermatitis* 2012;66:233-40.

Woods, colophony, turpentine and propolis

[1] Hausen BM. *Woods Injurious to Human Health. A Manual*. Berlin: Walter de Gruyter, 1981.

[5] Treudler R, Richter G, Geier J, *et al*. Increase in sensitization to oil of turpentine: recent data from a multicenter study on 45 005 patients from the German Austrian Information Network of Departments of Dermatology (IVDK). *Contact Dermatitis* 2000;42:68-73.

[6] Walgrave SE, Warshaw EM, Glesne LA. Allergic contact dermatitis from propolis. *Dermatitis* 2005;16:209-15.

[16] Pereira TM, Flour M, Goossens A. Allergic contact dermatitis from modified colophonium in wound dressings. *Contact Dermatitis* 2007;56:5-9.

Clinical variants

Systemically reactivated contact dermatitis

[10] Jensen CS, Menné T, Johansen JD. Systemic contact dermatitis after oral exposure to nickel: a review with a modified meta-analysis. *Contact Dermatitis* 2006;56:79-86.

[24] Svedman C, Möller H, Gruvberger B, *et al*. Implants and contact allergy: are sensitizing metals released as haptens from coronary stents? *Contact Dermatitis* 2014;71:92-7.

[26] Schalock PC, Menné T, Johansen JD, *et al*. Hypersensitivity reactions to metallic implants-diagnostic algorithm and suggested patch test series for clinical use. *Contact Dermatitis* 2012;66:4-19.

Disease course and prognosis

[1] Cahill J, Keegel T, Nixon R. The prognosis of occupational contact dermatitis in 2004. *Contact Dermatitis* 2004;51:219-26.

[2] Meding B, Lantto R, Lindahl G, *et al*. Occupational skin disease in Sweden-a 12-year follow-up. *Contact Dermatitis* 2005;53:308-13.

[3] Kadyk DL, Hall S, Belsito DV. Quality of life of patients with allergic contact dermatitis: an exploratory analysis by gender, ethnicity, age, and occupation. *Dermatitis* 2004;15:117-24.

[15] Sajjachareonpong P, Cahill J, Keegel T. Persistent post-occupational dermatitis. *Contact Dermatitis* 2004;51:278-83.

Investigations

Patch testing, Concentrations and vehicles for patch testing, Complications of patch and photopatch tests, Multiple patch test reactions

[3] Rajagopalan R, Anderson RT, Sarma S, *et al*. An economic evaluation of patch testing in the diagnosis and management of allergic contact dermatitis. *Am J Contact Dermatitis* 1998;9:149-54.

[4] Thomson KF, Wilkinson SM, Sommer S, *et al*. Eczema: quality of life by body site and the effect of patch testing. *Br J Dermatol* 2002;146:627-30.

[16] Bruze M, Isaksson M, Gruvberger B, Frick-Engfeldt M. Recommendation of appropriate amounts of petrolatum preparation to be applied at patch testing. *Contact Dermatitis* 2007;56:281-5.

[17] Goon AT, Bruze M, Zimerson E, *et al*. Variation in allergen content over time of acrylates/methacrylates in patch test preparations. *Br J Dermatol* 2011;164:116-24.

[18] Mowitz M, Zimerson E, Svedman C, Bruze M. Stability of fragrance patch test preparations in test chambers. *Br J Dermatol* 2012;167:822-7.

[45] Uter W, Aberer W, Armario-Hita JC, *et al*. Current patch test results with the European baseline series and extensions to it from the 'European Surveillance System on Contact Allergy' network, 2007-2008. *Contact Dermatitis* 2012;67:9-19.

[46] Bruze M, Frick M, Persson L. Patch testing with thin-layer chromatograms. *Contact Dermatitis* 2003;48:278-9.

Other tests

[4] Johansen JD, Bruze M, Andersen KE, *et al*. The repeated open application test: suggestions for a scale of evaluation. *Contact Dermatitis* 1998;39:95-6.

[6] Seukeran DC, Wilkinson SM, Beck MH. Patch testing to detect corticosteroid allergy: is it adequate? *Contact Dermatitis* 1997;36:127-30.

[11] Spiewak R, Moed H, von Blomberg BM, *et al*. Allergic contact dermatitis to nickel: modified in vitro test protocols for better detection of allergen-specific response. *Contact Dermatitis* 2007;56:63-9.

Management

[1] Noiesen E, Larsen K, Agner T. Compliance in contact allergy with focus on cosmetic labelling: a qualitative research project. *Contact Dermatitis* 2004;51:189-95.

[15] Scheman A, Cha C, Jacob SE, Nedorost S. Food avoidance diets for systemic lip and oral contact allergy. *Dermatitis* 2013;23:248-47.

[20] Thyssen JP, Johansen JD, Menné T. Contact allergy epidemics and their control. *Contact Dermatitis* 2007;56:185-95.

[33] Jowsey IR. Proactive surveillance of contact allergies: an important component of the risk management strategy for skin sensitizers. *Contact Dermatitis* 2007;56:305-10.

Photoallergic contact dermatitis

[1] Avenel-Audran M, Dutartre H, Goossens A, *et al*. Octocrylene, an emerging photoallergen. *Arch Dermatol* 2010;146:753-7.

[24] British Photodermatology Group. Photopatch testing: methods and indications. *Br J Dermatol* 1997;136:371-6.

[27] Gonçalo M, Ferguson J, Bonevalle A, *et al*. Photopatch testing: recommendations for a European photopatch test baseline series. *Contact Dermatitis* 2013;68:239-43.

第 129 章

刺激性接触性皮炎

Jonathan M. L. White

Department of Cutaneous Allergy, St John's Institute of Dermatology, Guy's and St Thomas' NHS Foundation Trust, London, UK

129

刺激性接触性皮炎

定义和术语

刺激性接触性皮炎是皮肤对各种环境暴露因素的物理/毒性反应。这可能是急性(毒性)刺激性接触性皮炎或累积性刺激/损伤性皮炎。

同义名

- "磨损性"皮炎
- 创伤性皮炎
- 接触性皮炎

概述

接触性荨麻疹或皮炎是由不同的刺激因素引起的细胞可逆性损伤。在没有明显的细胞损伤的情况下,可能会出现各种感觉症状,如刺痛、瘙痒和灼热。刺激性接触反应可分为以下类型。

1. 灼伤。
2. 刺激性接触性皮炎。
   - 急性(毒性)刺激性接触性皮炎。
   - 累积性刺激性/损伤性皮炎。
3. 短暂或速发型,非免疫性,接触性荨麻疹。
4. 症状性(主观)刺激反应。
5. 其他:色素性和肉芽肿性反应及局限于附属器的反应(表 129.1)。

表 129.1 其他皮肤刺激性接触反应及其原因

毛囊炎	焦油和油、三氧化二砷、玻璃纤维
痤疮	卤代芳香烃
粟丘疹	氯化铝,封闭
色素性	
• 色素沉着	光毒剂,金属(砷,银,金,汞,铋)
• 色素减退	替代酚类和儿茶酚
肉芽肿性	二氧化硅,滑石,铍
脱发	硼砂,氯丁二烯调光剂

不同个体之间反应明显不同,同一患者也可因各种内源性和外源性影响因素出现不同反应(表 129.2)。多种化学物品,包括植物均具有刺激性(框图 129.1 和框图 129.2)。

流行病学

发病率和患病率

关于刺激性接触性皮炎的流行病学研究,很多诊断不明确,或易受主观偏好影响。

一个对瑞典南部某工业城镇中 20 000 人进行的问卷调查显示:手部湿疹患病率为 5.4%(1 年期患病率为 11%),35%的手部湿疹患者被认为刺激引起。特应性手部湿疹患者占22%;儿童期曾患湿疹的患

表 129.2 影响物质刺激人体皮肤的因素

外源性因素	内源性因素	共同因素
化学特性	个体易感性	机械性因素
分子结构	过敏体质	热因素
pH	种族/肤色/感光类型	气候性因素
pK_a	年龄	
疏水性	激素	
遗传毒性	屏障功能	
浓度/剂量	修复能力	
渗透特性	其他部位湿疹	
递质	其他皮肤疾病	
溶解度	其他未知情况	
接触时间	接触部位	
接触方式		

框图 129.1 常见刺激物

- 水上或湿法作业：密闭环境下出汗
- 家用清洁剂：清洁剂、肥皂、洗发水、消毒剂
- 工业清洁剂：包括溶剂和腐蚀剂
- 碱，包括水泥
- 酸
- 切削油
- 有机溶剂
- 氧化剂，包括次氯酸钠
- 还原剂，包括酚类、联氨、醛类、硫代磷酸盐
- 某些植物，如泽漆、紫草科、毛茛科
- 农药
- 生食、动物酶和分泌物
- 干燥剂粉末、灰尘、土壤
- 其他化学品

框图 129.2 刺激性植物

- 毛茛科
  - *毛茛*（许多毛茛属）
  - *银莲花*
  - *铁线莲*
  - *嚏根草属*
- 天南星科
  - *花叶万年青属植物*（热带观赏植物和欧洲室内植物）
- 大戟科（大戟；许多物种的乳胶，具有强烈的刺激性）
  - *马疯木*（加勒比海的曼扎尼洛树，具有强刺激性）
- 十字花科
  - *甘蓝*和其他“芥”
- 菊科
  - *欧蓍草*（西洋蓍草和相关品种）
  - *春黄菊属*（小白菊）
  - 洋甘菊属

者比非特应性个体手部皮炎的患病率高 3 倍。变应性接触性皮肤炎患者占 19%。“非特定”的化学物品、水、清洁剂、灰尘和污垢等是最常见的接触源[1]。肥皂（22.0%的病例）、湿法作业（19.8%）、石油产品（8.7%）和切削油和冷却剂（7.8%）等职业相关因素是最常见的发病诱因。从事采矿/制造业、美发业、农业、医疗和护理行业的个人皮炎患病率最高[2]（框图 129.3）。一项关于化妆品不良反应的大型研究表明[3]，刺激因素引起的皮炎占 16%。在一个大的队列中，每 10 000 名从事高风险职业的女性工人中，高达 98.6 名患有刺激性接触性皮炎。而平均年龄比变应性接触性皮炎患者的平均年龄小[4]。

框图 129.3 与刺激性接触性皮炎相关的职业

- 美容
- 医学、牙科、兽医
- 清洁
- 农业、园艺、林业
- 烹饪和餐饮
- 印刷和绘画
- 金属加工
- 机械工程
- 建筑
- 捕鱼

性别

女性的患病率可能是男性的 2 倍[1]。

种族

在北美，虽然不同种族的人对敏感皮肤的认知有所不同，但患病率上没有种族差异。欧美人对风敏感，对化妆品耐受；非洲裔美国人对大多数环境因素耐受；亚洲人对香料、温度的变化及风敏感，更容易瘙痒；西班牙人对乙醇耐受。但是，总体来说，所有种族的共同点比不同点多。[5]。另外一项对不同肤色南亚人群的研究同样证实了这一点[6]。

相关疾病

- 变应性接触性皮炎。
- 特应性皮炎。

病理生理学

某些化学物质具有不同程度的内在刺激性，但外界因素也会产生影响，如温度（来自化学物质、环境或个人）、气流（龟裂）、低湿度（是引起“低湿度职业性皮肤病”的唯一条件，好发于面部）及闭塞等皮肤屏障功能障碍是引起刺激的关键因素。

皮肤是抵御外在外源有害物质的第一道也是最

重要的防线，这是其主要生理功能之一[7]。但即使在表皮无破损的情况下，许多物质也能轻易渗透至或穿透表皮，因此皮肤防御还远不够。

角质层是最主要的表皮屏障。正常更新周期为17～27天，但角质层剥离或受损后皮肤屏障功能可在2～5天恢复。角质层是一个同质的单元，大部分渗透剂聚集于最外层。角质层受损通常伴随着渗透吸收和经表皮失水（TEWL）的增加，TEWL的增加与角质层厚度的减少程度相一致。

溶剂萃取研究表明，表皮脂质由神经酰胺（45%～50%）、胆固醇（25%）、游离脂肪酸（10%～15%）和其他脂质（包括胆固醇硫酸盐）组成，是皮肤屏障的主要成分。脂质由颗粒细胞中的层状颗粒产生，并层状分布于细胞间隙。由此可见，遗传通路异常可能导致屏障功能受损，常见的有鱼鳞病。

除类脂屏障外，表皮细胞之间的紧密连接也能阻止皮肤水分流失。毁坏 Claudin-1（紧密连接的一种必需蛋白质）结构的小鼠皮肤出现皱纹，TEWL大大增加。出生后1天内死亡[8]。

真皮-表皮连接处或基底膜处或附近可能是阻止某些物质渗透的第二个屏障[9]，但角质层仍然是阻止大多数物质的主要皮肤屏障。

新的数据表明，聚丝蛋白突变与刺激性接触性皮炎的发病相关[10]。

刺激物作用机制

刺激物可以是任何物理和化学物质，这些理化物质在足够的接触时间和浓度作用下，能引起细胞应答。皮炎的发生与免疫记忆无关，发生前没有致敏。许多化学物质直接渗入皮肤，而许多物质会改变或损害皮肤细胞。皮肤的防御或修复能力丧失，或化学物质渗透皮肤激发炎症反应，进而诱发皮炎。强刺激物会引起几乎所有个体的临床反应，而相对较弱的刺激物仅引起无明显表现的生理性反应，只有在敏感个体或反复接触刺激物时才会诱发皮炎[11]。

细胞毒性与物理化学结构之间的关系尚未阐明，但似乎疏水性（log P）和离解常数（pKa）是引起皮肤刺激的潜在因素[12,13]（见表129.2）。十二烷基硫酸钠的浓度已被证明是比暴露时间更重要的引起皮炎的因素[14]。刺激物在一定程度上决定了反应的性质[15]。

实验证明，屏障破坏可诱导小鼠表皮预先形成池释放白细胞介素1α（IL-1α）[16]及肿瘤坏死因子α（TNF-α）和粒细胞-巨噬细胞集落刺激因子（GM-CSF）的表达上调。GM-CSF和IL-1α可诱发朗格汉斯细胞分泌IL-1α增加。同时，正常细胞外钙梯度的丧失诱发层状体的分泌和屏障修复[17]。氧化应激反应还可促进各种刺激物引起的炎症[18]。

低浓度的清洁剂主要通过破坏角质层中的溶酶体酶来引起皮肤干燥和鳞屑[19]，高浓度的清洁剂可溶解细胞膜并损坏溶酶体[20]。反复接触，皮肤会出现DNA合成增加、棘层肥厚、细胞代谢改变等慢性炎症反应。

在不足于中毒的浓度下，清洁剂及巴豆油和酚酯等其他刺激物对多形核白细胞具有趋化作用[21]，并引起脓疱症状。甲醇或氯仿等有机溶剂损伤血管导致血管充血[22]，二甲基亚砜（DMSO）可使肥大细胞脱颗粒[23]。

尽管皮炎进展情况差异很大，但刺激物对所有人均有一定程度的影响。机体免疫反应在皮炎发病过程中发挥重要的作用，CD4缺陷小鼠对刺激物的反应减弱印证了此观点[24]。

变应性接触性皮炎在组织学上表现总是湿疹样的，而不是单形性的，而刺激物引起的反应多形性表现更明显。组织学变化因刺激物的化学性质和浓度、接触方式和时间、反应的严重程度和取样时间而异。有些刺激反应与变应性接触性炎症在组织学上无法鉴别，但某些特定化学物引起的反应则具有典型的形态特征。同一刺激物可引起多种反应模式。

临床特征

病史和临床表现

刺激物引起的皮肤反应表现多样，不仅是湿疹样表现。这些反应包括如刺痛、剧痛、灼热或干燥和紧绷感等单纯的主观感觉，延迟的刺痛或短暂的荨麻疹反应，以及更持久的刺激性反应或刺激性接触性皮炎。刺激性接触性皮炎临床表现多样，可表现为轻微干燥、红斑或皲裂或各种湿疹样皮炎，甚至急性腐蚀性烧伤。刺激物也可能通过附属器渗入皮肤，引起毛囊炎或其他类型的反应（见表129.1）。

同一种化学物质不同浓度可引起不同刺激反应；例如，DMSO能够诱发典型的刺激性皮炎或速发型非免疫性接触性荨麻疹反应。接触部位及方式和模式、递质、环境条件（机械、热、气候）也是影响皮肤反应的重要因素，个体之间的差异同样会导致不同的皮肤表现（见表129.2）。

刺激性接触性皮炎好发于手部。刺激性和过敏性因素经常并存。虽然女性更易患手部湿疹[25]，但并不是女性有更高的易感性而是女性刺激因素暴露增加导致[26]。过敏永远不能完全排除，也不是任何模式的手部皮炎的单一原因。尽管如此，有些类型的手皮炎至少提示是刺激性接触性皮炎。包括两种与湿法作业和清洁剂接触有关的湿疹，一种为常见于指背、指侧和指腹，表现为斑片的“家庭主妇”型湿疹；一种表现为“环状”湿疹。首先变现为皮肤干燥，逐渐发展为斑片状或弥散性红斑，并伴有鳞屑、裂痕，甚至水疱。

然而，刺激性湿疹常表现为干燥或皲裂，罕见水疱。可见于手腕和前臂。随着家庭或工作中机械化程度越来越高及防护手套和护手霜的使用越来越频繁，这种类型的手部湿疹越来越少见了。

另一种常见的刺激性手部湿疹类型是“围裙”或扩展的指尖湿疹，皮肤表现为干燥、发红和皲裂，好发于手指和远端手掌部位。常见于长期直接接触含有洗涤剂或家用化学品的湿布的人身上。发病与摩擦、刺激和湿润/干燥反复交替均有一定关系。反复接触溶剂、摩擦或刺激性食物成分的工人，也可以看到类似的表现。另一种罕见的刺激性接触性皮炎盘状或钱币状手部湿疹，好发于手或手指的背部。

手部皮炎与真菌感染相鉴别，后者表现为单侧手掌皮炎(图 129.1)，类似于手背湿疹(图 129.2)。皮肤鳞屑是诊断癣的重要表现，是“皮炎”难以治疗的原因。银屑病好发于手掌，表现为角化过度。无其他部位病变时，与皮炎难以鉴别。此外，手工作业可引起手部皮损加重，出现 Koebner 现象。指间关节上鳞状红斑是诊断重要线索(图 129.3)。指缝刺激性皮炎表现与疥疮相似(图 129.4)。粟粒疹是少见的皮肤表现，见于迟发性皮肤卟啉病(图 129.5)。

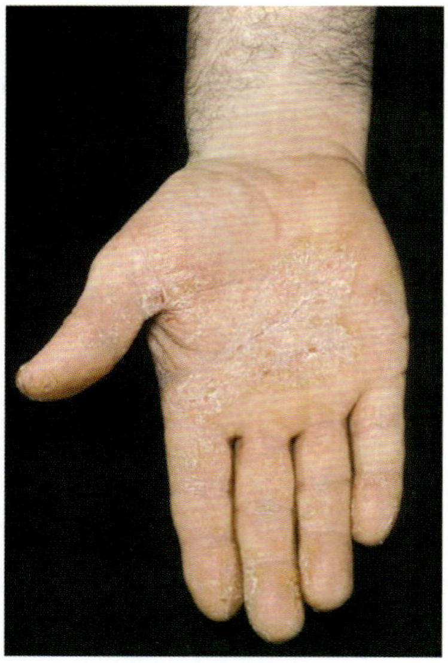

图 129.1 机械刺激引起的手掌表面银屑病样刺激性接触性皮炎
(由英国伦敦圣约翰皮肤病研究所提供)

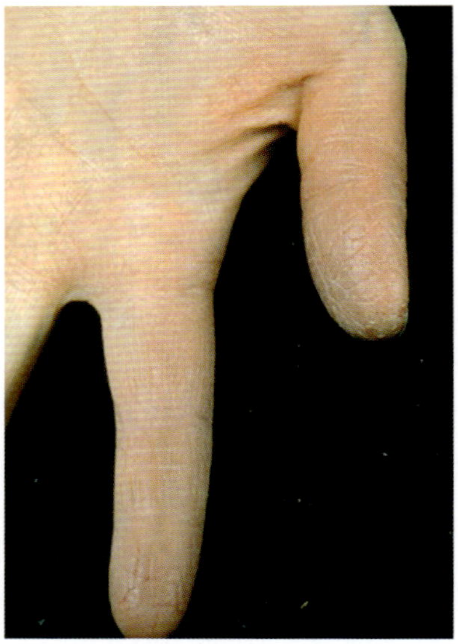

图 129.2 由湿法作业引起的湿疹
(由英国伦敦圣约翰皮肤病研究所提供)

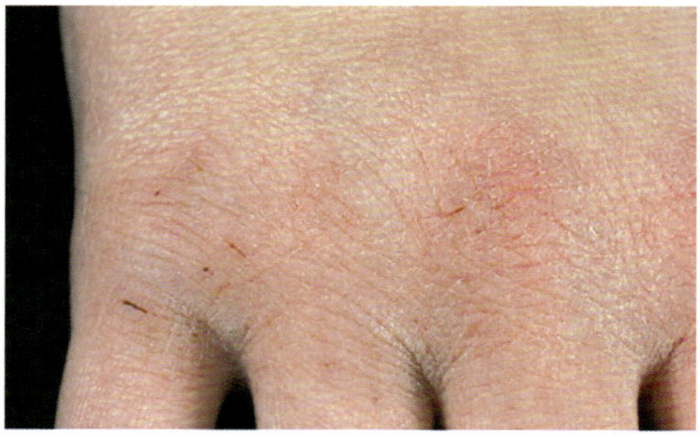

图 129.3 常洗手及户外暴露引起的手背皲裂
(由英国伦敦圣约翰皮肤病研究所提供)

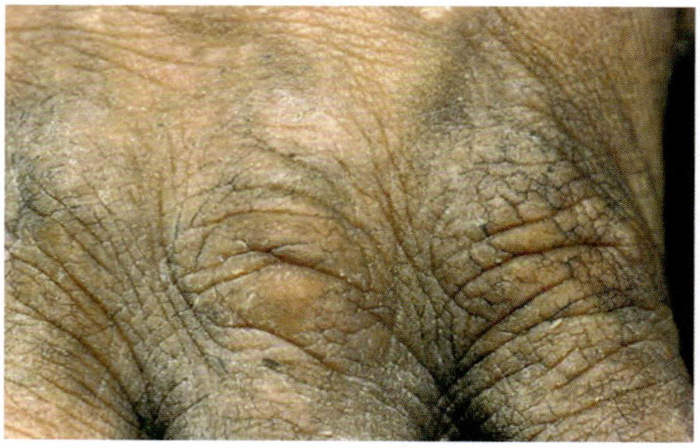

图 129.4 慢性刺激引起的苔藓化。深色皮肤红斑表现不明显
(由英国伦敦圣约翰皮肤病研究所提供)

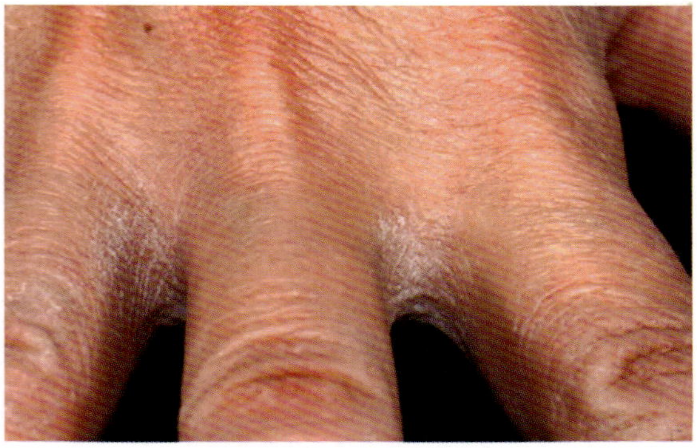

图 129.5 洗手后未充分干燥引起的指缝刺激性接触性皮炎，常见于理发师的非支配手
（由英国伦敦圣约翰皮肤病研究所提供）

化妆品性皮炎

化妆品、洗漱用品及包括防晒霜在内的护肤品经常引起不良的刺激反应[27]。在大多数情况下，这些只是温和的或短暂的，大多数消费者只是换了一种替代产品。少数反应严重，有发红、水肿、干燥和结痂等表现。眼睑对刺激物特别敏感[28]，特应性体质的和皮肤白皙、玫瑰或脂溢性皮肤的人也是如此。有趣的是，刺激反应在年轻（更年期前）妇女中更常见。大量使用化妆品的个体易出现"化妆品疲劳"现象，称为积累性化妆品刺激性接触性皮炎。过敏需通过包括产品和成分在内的全面的斑贴试验才能排除。

挥发性/空气传播的刺激性接触性皮炎

刺激物和过敏原可能导致挥发性接触性皮炎[29]。挥发性刺激物是引起眼睑皮炎的常见原因。所有暴露部位皮炎皆应考虑带有刺激性和挥发性的烟雾或空气颗粒造成的。烟雾可能来自酸、碱、溶剂、树脂或包括如氨或甲醛在内的任何其他刺激性化学物质。刺激性粉尘包括某些木材（主要是热带）、水泥、玻璃纤维或石棉、某些金属或金属盐及粉末状化学品。

唇炎

唇炎较常见，可由多种因素引起，特应性皮炎易使唇炎加重[30]。舐唇、外用化妆品或药物引起的刺激性皮炎，或多种不同原因导致的过敏性接触性皮炎是导致唇炎常见原因。

餐巾（尿布）、造口周围和肛门周围皮炎

由长期或过度接触降解的尿液、粪便/粪便残留物可引起刺激性皮炎[31]。汗液、封包、刺激性清洁剂、继发感染或继发药物过敏也是其重要的发病诱因。该类型的皮炎最常见于婴幼儿，或粪尿失禁的老年人。应注意改善老年人自制力，及时更换婴儿的尿不湿[32]，使用温和的清洁剂、护肤霜或硅基乳膏。局部应用类固醇或类固醇-抗菌剂联合可用于控制皮炎或继发性感染。尿布皮炎常继发念珠菌感染，常规使用咪唑抗真菌药物治疗有效[33]。

肛周皮炎有类似的情况，由痔疮和（或）括约肌功能不良引起的黏液或粪便泄漏导致。日常坐浴或清洁类乳膏有效。

造口周围皮炎是保持造口袋和皮肤之间保护性密封所造成的附加并发症。在不妨碍造口粘连的情况下外用含皮质类固醇的洗剂（包含或不包含乙醇）有效[34]（见第 114 章）。皮炎可由渗漏引起，也可能是长期封包或皮肤反复剥脱造成。局部外用硫糖铝对于造口周围糜烂有效，但对于其他原因引起的糜烂无效[35]。硫糖铝不仅可作为皮损的物理屏障，也可通过结合碱性成纤维细胞生长因子来阻止其降解，从而刺激愈合。

临床特征

鉴别诊断

- 特应性皮炎。
- 变应性接触性皮炎。
- 接触性荨麻疹。
- 热损伤。
- 儿童非意外损伤。

严重程度分级

在临床实践中，并没有客观的方法来划分病情的严重程度，可以通过红斑的程度和表面变化来评估反应。可以使用某些非特异性评估工具，包括医师全面评估皮肤病生活质量指数（DLQI；以患者为中心的问卷）。还可以通过测量红斑、TWEL、水合作用和皮肤厚度来量化刺激反应。根据不同的刺激选择不同的评价方法[36]。

红斑

红斑是刺激反应最显著表现之一，评价方法多种多样。激光多普勒血流仪（LDF）通过光纤将氦氖激光器发出的单色光发射到皮肤表面，进而测量浅表血流。光通过真皮浅层流动的血细胞时发生多普勒移动，而在周围组织中保持不变。使用差分信号探测器和信号处理装置对背光散射或反射光进行检测。最终输出参数用相对单位和无量纲单位表示，与体积内血细胞数量和平均速度呈线性关系。大量研究表明，LDF 检测红斑结果不仅与肉眼观察相符，而且能够识别阴性和弱阳性的刺激反应[37]。

第11部分

血流量增加及血管扩张引起的红细胞的广泛增加是其他客观量化红斑仪器的评价依据。这些仪器基于透射光谱原理通过卤钨灯或LED光源发射红光和绿光。血管中的氧血红蛋白吸收一定比例的绿光，并大量地反射红光。氧合血红蛋白含量不同，吸收绿光量不同，但对红光的反射影响不大。红斑指数为反射的绿光和红光之比，因此红斑越大红斑指数越高[38]。

三色计度计也可以用于红斑定量检测，实际上所有的三色计度计都采用同一种颜色定义系统，即国际照明委员会(CIE)L＊A＊B＊颜色系统。该系统包括一个三维坐标系，其中L＊表示亮度轴，A＊表示绿色-红色轴，B＊表示黄色-蓝色轴。

经表皮失水

刺激物不仅能引起红斑，还会影响屏障功能，导致TEWL变化。测量仪通过一个开放的室置于皮肤表面，利用水蒸气蒸发形成的水压梯度计算蒸发的TEWL，单位为g/(m^2 • h)。TEWL测量值受多种因素的影响。严格依照如欧洲接触性皮炎协会标准化小组的报告所述的“良好的实验室操作”降低由环境和仪器操作不当引起的影响[39]。与个体直接相关的因素，如年龄、接触部位等是最重要的影响因素。TEWL测量已被证明在预测皮肤刺激敏感性、评价护肤霜的保护作用和评估不同化学物质的刺激潜力方面有价值。

水合作用

刺激性接触性皮炎也可引起皮肤水合状态改变，并且可客观测量。不同的测量仪器基于不同的生物物理学原理。利用电容原理，角质层水合测量深度可达0.1 mm左右。相反，皮肤电导也用来测量水合作用。研究表明，电容测量适用于干性皮肤，而电导测量则更适合用于研究角质层中的水的积聚[40]。利用阻抗电容原理是评估水合的第三种方法。

皮肤厚度

皮肤厚度的变化是评估刺激反应的另一参数，可利用高频超声测量，但目前尚未广泛应用[41]。

检查

刺激性接触性皮炎是基于有明确的化学物质和暴露因素接触史的临床诊断。但是，某些化学物质同时具有刺激性和过敏性，或者患者可能先后接触过几种刺激性或过敏性的化学物质。斑贴试验可用于排除皮疹过敏成分。试验临床医师应避免试验已知刺激物，或谨慎进行连续稀释试验，并警惕假阳性反应。

治疗

刺激性接触性皮炎的成功治疗[42]包括预防和发病后的治疗。避免病因是治疗的关键(框图129.4)。生产自动化可以避免职业因素的暴露，但成本过高。而个人防护装置和(或)替代化学品可降低成本。应注意的是，天然橡胶乳胶手套可避免水溶性物质的接触，但不适用于非水溶性物质的接触(表129.3)。针对不同的有机溶剂和化学品，手套的材料会有所不同[43]，产品的材料安全数据表中可见相关建议。

框图129.4 对手部湿疹患者建议：

为了加速湿疹愈合并防止复发，需小心保护手部皮肤以使皮肤愈合并恢复到正常弹性/强度(此过程需几个月，皮肤外观在此之前可恢复正常)

1. 每天多次使用护手霜，避免皮肤干燥
2. 使用医师开具的类固醇乳膏/软膏
3. 使用温水和肥皂替代品(如乳剂)洗手。应选择无香精、焦油或硫黄的肥皂；尽量少用肥皂并彻底清洗及擦干(尤其是指缝和手腕)
4. 如工作环境潮湿且无法避免，请戴手套；最好使用棉衬里的塑料手套而不是橡胶手套
   - 避免接触洗涤剂和其他清洁剂。按照厂家说明稀释。保持容器外干净，否则你的手会接触到清洁产品
   - 使用流动的水和刷子而不用布清洗餐具
   - 使用洗衣机和洗碗机，但要使用带把手的量具以避免接触洗衣粉(或)液
   - 使用水软化器，但价格昂贵，如果你有固定的住处，可以考虑使用。在洗碗水、淋洗水、浴缸中等加入软水剂，如六偏磷酸钠，可以减少肥皂/清洁剂的用量
   - 避免接触上光剂，如金属、鞋、地板、汽车、家具、窗户和蜡的上光剂
   - 避免接触洗发水。要么用塑料手套，要么让别人帮你和孩子洗头

（续框图）

- 请勿徒手使用护发产品，如摩丝/凝胶/乳液、染发剂、面霜、发蜡。其中某些是刺激性的，但是手与头发间摩擦同样重要
- 避免接触溶剂，如石油溶剂油和刷子清洁剂（汽油，三氯乙烯，二甲苯，四氯化碳），干洗剂和去污剂。溶剂可以透过橡胶手套。从事相关工作应使用乙烯树脂手套
- 不要徒手剥柑橘类水果的皮，如橙子、柠檬、小蜜橘

5. 天气寒冷时在户外要戴手套
6. 如果皮肤发炎或疼痛，那可能有感染。及时就诊，取皮肤拭子并使用抗生素

- 手部湿疹患者皮肤受损，感染的风险增加，接触血液或可能具传染性的生物分泌物时应戴手套，如处理染污的亚麻布、清洁洗手间等。
- 手部湿疹患者不应从事商业食品生产工作，因为引起感染的细菌也可能导致食品中毒

依照这些建议，手部湿疹应该会有所改善。即使皮肤外观愈合，也应继续保护双手

表 129.3　化学防护手套推荐材料

手套材料	腈	丁基	氯丁橡胶	氟碳化合物	PVC	PVA	注释
脂肪烃	+			+		+*	环己烷除外*
芳香烃	+			+		+*	乙苯除外*
卤代烃			+		+*		氯甲烷*和氟烷*除外
醛/胺/酰胺	+*						丁胺*和三乙胺*除外
酯类			+*			+†	丁酸丁酯*和邻苯二甲酸辛酯†除外
碱		+		+		+	
有机酸	+*	+	+†				丙烯酸*†、甲基丙烯酸*†和乙酸*除外
无机酸	+*		+†		+‡		铬†、氢氟酸*、硝酸*‡和硫酸*‡除外

来自 Berardinelli 1988[43]。

＊†‡，手套不能提供足够保护的化学试剂。

PVA，聚乙烯醇；PVC，聚氯乙烯。

局部应用类固醇和润肤剂可缓解皮炎症状。有研究表明，局部应用皮质类固醇治疗刺激性接触性皮炎有效[46]，但其疗效仍存在争议[44,45]。维 A 酸和维生素 D 类似物对于治疗没有任何价值[44]。

实验证明，仅使用润肤剂就可以改善屏障修复功能。润肤剂的选择很重要，应选择富含油脂的制剂。研究表明，生理性脂质混合物的成分决定了屏障功能修复的受损或加速。当皮肤板层小体分泌系统受损或不成熟（放射性皮炎、晒伤、某些表面活性剂和维 A 酸类引起的刺激性皮炎及妊娠不足 33 周的早产儿）时，有人建议使用非生理性脂质（如凡士林）进行治疗，而对于大多数其他原因引起刺激性皮炎，如无脂质代谢紊乱的刺激性皮炎（如尿布皮炎），用胆固醇：神经酰胺：游离脂肪酸为3∶1∶1比例混合的润肤剂治疗，皮肤屏障功能可快速修复至正常[48]。

病情严重者，需光疗或全身应用糖皮质激素、硫唑嘌呤和环孢素等药物。如发生继发性感染，则局部或全身应用抗菌剂。由于部分患者去除刺激因素仍不能改善皮肤问题[49]，因此制定职业操作规范对于初级预防至关重要（框图 129.5）（见第 130 章）。

阶梯治疗

一线治疗

- 避免刺激

二线治疗

- 刺激物替代/个人防护措施（选择如表 129.3 所示的合适的手套，以及具有保护作用服装等）

三线治疗

- 隔离霜，局部应用皮质类固醇，系统应用免疫抑制药

框图 129.5　职业性皮肤保护措施建议

清洗

- 温水清洗，由清洁剂造成的损坏与温度相关
- 彻底漂洗和干燥，皮肤炎好发于指缝及其他容易遗漏的部位
- 不要佩戴戒指，肥皂及其他刺激物容易聚积在下面

消毒

- 非工作要求不使用，消毒剂比普通洗涤更具刺激性
- 使用乙醇凝胶，即使会有刺痛感，以消毒剂为基础刺激性更强[10]

手套

- 戴手套，无保护的湿法作业是刺激性皮炎的主要诱因
- 佩戴时间尽可能短，长时间使用会损害屏障功能
- 搭配棉质衬里，防止手套封包引起的刺激
- 经常更换，手套封包将使得污染或穿透手套的刺激物效果增强

润肤剂

- 工作中及工作后使用，可预防或治疗进展期皮炎
- 涂抹全手，包括经常遗漏部位
- 使用富含油脂的产品，比其他替代品更有效

家庭防护

- 保护措施相同，添加剂是常见的家庭致病因素
- 在冬天戴上温暖的手套，冬天皮肤更容易受到刺激

Holness & Nethercott 1991[50].

非免疫性接触性荨麻疹

定义和术语

是接触一种没有特异性免疫反应的物质而引起的局部红斑或风团和潮红反应。

同义名

- 非过敏性接触性荨麻疹

概述

即刻的接触反应要么是过敏性的，要么是毒性反应。起病突然，几分钟即可进展，并很快消失（通常在几小时内）。可见于正常或受损/湿疹皮肤上，并且可能只表现为短暂的、症状性红斑或接触性荨麻疹（另见第 42 章）。而对于一些引起速发型反应的药物，是否由免疫机制引起尚不清楚。非免疫性的即刻接触反应无预先致敏。反应仍局限于局部，根据浓度、接触面积、暴露方式和所涉及的药物，可表现为短暂的红斑或荨麻疹样的风团和潮红反应[1,2]。已报道的可引起非免疫性接触性荨麻疹的物质列在框图 129.6 中。其中苯甲酸、山梨酸、肉桂酸、肉桂醛和尼古丁酸酯最强，50%以上的受试者可在 45 分钟内引起局部反应。0.1%浓度的苯甲酸、山梨酸和苯甲酸钠及 0.01%浓度的肉桂醛即可引起反应。封包不会加重反应，但可影响黏膜表面；在牙膏和漱口水中加入低浓度肉桂醛可产生“清新”的感觉。对人群的随机研究表明，致痒物引起的荨麻疹反应是不可预测的；个体对一种致痒物反应强烈，则对其他致痒物无明显反应。此外，荨麻疹反应与年龄、性别无显著相关性[3]。

框图 129.6　已报道的可引起非免疫性接触反应的递质

动物

- 节肢动物
- 毛毛虫
- 珊瑚
- 水母
- 飞蛾
- 海葵

食物

- 辣椒
- 鱼
- 芥末

香水和香料

- 秘鲁香脂
- 苯甲醛
- 肉桂酸肉桂醛
- 肉桂油
- 麝香草

药物

- 醇
- 苯唑卡因
- 樟脑
- 斑蝥素
- 辣椒素
- 氯仿
- 二甲亚砜
- 香脂（复方安息香酊）

植物

- 荨麻
- 海藻

防腐剂

- 苯甲酸
- 氯甲酚
- 甲醛
- 苯甲酸钠
- 山梨酸

其他

- 丁酸
- 钴

第11部分

（续框图）

- 富马酸二甲酯
- 组胺
- 松树油
- 吡啶碳水化合物醛

来自 Lahti and Basketter 2006[2].

流行病学

发病率和患病率

发病率和患病率不详，由于许多轻症患者不会就医，致使很大一部分病例漏报。

病理生理学

非免疫性接触反应的作用机制尚不清楚，推测是通过直接释放前列腺素、白三烯等炎症递质引起[4]；该反应可被非甾体抗炎药和紫外线，辣椒素预处理而非抗组胺药阻断[5-7]。

临床特征

鉴别诊断

- 免疫性接触性荨麻疹（Ⅰ型超敏反应）
- 慢性普通荨麻疹

检查

20 分钟斑贴试验或皮肤刺痛试验可确诊，但不能与免疫性接触性荨麻疹相鉴别。正常对照也可能表现为假阳性。

治疗

阶梯治疗

一线治疗
- 避免接触或者替换致敏物质

二线治疗
- 个人防护装备（如手套等）

三线治疗
- 期待疗法

光毒性接触性皮炎

定义和术语

物质吸收光后被修饰形成刺激原，进而引起光毒性接触性皮炎。

同义名
- 光刺激过敏

概述

局部或全身使用的化学物质可吸收光子，化学修饰后引起刺激。临床上，这种反应类似于晒伤，只发生在皮肤暴露部位。一级预防很重要。测量化学物质的吸收光谱可初步筛选光毒性化学物质。例如，表明该化学物质可能具有光反应性，则可进行 3T3 中性红摄取光毒性试验（3T3 NRU PT），该试验已被立法认可。本试验对化学物质暴露或不暴露于非细胞毒性剂量的模拟日光（UVA/可见光谱）的细胞毒性进行比较。化学物质与小鼠 3T3 成纤维细胞一起孵育，24 小时后测量该化学物质浓度依赖性的活性染料中性红摄取降低程度。系统给药弥散至皮肤或局部用药后，经鉴定的物质可能是光毒性的。除了刺激物外，这项试验还可检测光致敏原，进一步人白蛋白的光结合研究可以鉴别二者。一般来说，光过敏需要蛋白结合作为抗原呈递的前奏。

如需行体内实验，需考虑在人体志愿者中进行伦理测试[1]。强刺激物在第一次接触时即可引起皮炎，而弱刺激物则需反复接触才能观察到[2]。需制定一定的标准以比较多种刺激物[3]。

临床特征

病史和临床表现

光毒性可由四环素相关抗生素引起，也可由补骨脂素、卟啉、胺碘酮、吩噻嗪类和非甾体抗炎药引起。由植物（如巨大的猪草）汁液引起的光毒性反应，称为植物光-皮炎。这种反应可以是鞭样或线形排列的囊泡。愈后可遗留持续的色素沉着。

鉴别诊断

- 光过敏。
- 变应性接触性皮炎。
- （非光）刺激性接触性皮炎。

检查

在某些情况下，光斑贴试验可用于排除光过敏，而临床表现是诊断的主要依据。

治疗

阶梯治疗

一线治疗
- 一级预防

二线治疗
- 避免光毒素或有替代物

三线治疗
- 润肤剂和局部皮质类固醇可用于急性日晒斑，同时避免阳光

主观感觉刺激

定义和术语

主观感觉刺激是接触刺激物时皮肤不适的主观感受，而无任何可见的皮肤改变。

> **同义名**
> • 敏感性皮肤
> • 主观刺激

概述

某些刺激反应，几乎或完全看不到皮肤改变，但个人主观感觉刺痛、灼热或刺痛。这些感觉最常见于头部和颈部，可能是对化妆品不耐受一种表现类型，通常被称为"敏感性皮肤"[1]。虽然乳酸涂抹于鼻唇沟可用来评估刺痛感觉的存在，但其结果与面部其他部位的感觉相关性不大[2]。使用肥皂和清洁剂时主观症状与刺激性皮炎的临床症状有关，并与预后相关[3]。然而，更典型的是，感觉与刺激性皮炎或非免疫性接触性荨麻疹的易感性无关。主观刺激反应的发病机制尚不清楚[1]。刺激物可能通过汗管和毛囊渗透，而与酸碱度无关，刺激感觉神经末梢产生反应。无汗时，刺激反应程度大大降低，而在夏天更为常见。易引起敏感性皮肤的因素包括：女性、激素水平、年轻、肤色白皙、易脸红/潮红、角质层薄、汗腺和神经支配增多、表皮屏障功能受损。尽管敏感皮肤与抑郁无明显相关，但也影响个体生活质量评分，增加精神心理负担[4]。发病诱因可为非化学因素，如风等环境因素。毛织品引起特应性皮炎患者的感官刺激也很常见。实验研究表明，这是由于刺激了传递疼痛的神经纤维。在直径 40μm 的纤维末端施加 100 mg 的力可触发神经受体。因此，这种织物需有明显的纤维末端，承受 100mg 压力而不会弯曲。如体表温度低或接触面积＜1 cm^2，织物摩擦皮肤时则不会出现刺痛感。含水量与刺痛感程度成正比[5]。

速发型刺痛

有些化学物质接触几秒钟即会引起疼痛感[6]。其中酸引起的刺痛可能是导致严重皮肤损伤的前驱症状。然而，其他化学物质会引起刺痛感，而不会引起任何明显的皮肤实质性损伤。其中最为人知的是氯仿和甲醇(1∶1)，以及 95％的乙醇。反应程度与接触部位和个体敏感性直接相关，可能与角质层厚度间接相关。移除刺激物，感觉迅速减弱。

迟发型刺痛

许多物质可引起延迟型刺痛[6]（框图 129.7）。一般来说，接触后刺痛感不是立即出现，而是在 1～2 分钟出现，在 5～10 分钟达到峰值，并且后继的半小时内逐渐消失。该反应通常只发生于面部，与湿热或出汗明显相关。洗净该类化学物质刺痛感有时并不能有所缓解。这是一种仅见于小部分人的特殊反应。

> **框图 129.7　已知可引起延迟刺痛或烧灼的物质**
>
> **弱**
> • 30％氯化铝水溶液
> • 1％苯乙醇溶液
> • 1％苯酚乙醇溶液
> • 1％磷酸水溶液
> • 5％间苯二酚水溶液
> • 5％水杨酸乙醇溶液
> • 30％盐酸锆水溶液
>
> **中**
> • 5％过氧化苯甲酰水溶液
> • 100％二甲基乙酰胺
> • 100％二甲基甲酰胺
> • 100％二甲基亚砜
> • 50％二乙基甲苯甲酰胺乙醇溶液
> • 50％邻苯二甲酸二甲酯乙醇溶液
> • 50％ 2-乙基-1,3 己二醇乙醇溶液
> • 100％丙二醇
> • 100％碳酸丙烯酯
> • 100％丙二醇二乙酯
> • 15％碳酸钠水溶液
> • 5％磷酸钠水溶液
>
> **重**
> • 5％戊二甲基对氨基苯甲酸(Escalol 506)乙醇溶液
> • 2％ 2-乙氧基乙基对甲氧基肉桂酸酯(Giv-Tan FR) 2％乙醇溶液
> • 1.2％盐酸水溶液
> • 5％乳酸水溶液
> • 3.3％磷酸水溶液
> • 1.3％氢氧化钠水溶液
>
> 来自 Frosch & John 2006[6].

诱发出汗后将 5％乳酸水溶液涂于鼻唇沟，可对个体进行筛选，以确定其是否为刺痛。可以利用预先设定好的"刺痛和敏感"面板来筛选可能引起刺痛感的制剂成分。

流行病学

发病率和患病率

“敏感性皮肤”被认为是皮肤刺激的一种标志。在对 3300 名女性和 500 名男性进行的一项问卷调查中，有 51.4%女性及 38.2%男性自认为是敏感性皮肤[7]。生活中，57%女性和 31.4%男性对个人护理产品有不良反应。认为自己有敏感性皮肤的女性(53%)比认为自己没有敏感性皮肤的女性(17%)更易感到皮肤刺激(灼伤、刺痛等)。敏感性皮肤与干性皮肤和易脸红/潮红相关。敏感性皮肤(49%)的特应质发病率高于非敏感皮肤(27%)，由此特应性可能是敏感性皮肤的预测因素。然而，敏感性皮肤组中包含相同数量的特应性和非特应性患者，这表明存在其他相关因素。

临床特征

鉴别诊断

- 刺激性接触性皮炎。
- 变应性接触性皮炎。
- 特应性皮炎。
- 心理疾病。

检查

斑贴试验有助于排除其他诊断。

治疗

治疗主要是预防，而实验证明锶盐可以抑制这种感觉[8]。目前，锶盐的抑制作用并无明显的临床价值。

化学烧伤

定义

组织接触腐蚀性化学物质(如强酸或强碱)可引起化学烧伤，发生不可逆的细胞损伤和坏死(另见第 126 章)。

概述

通常表现为接触部位疼痛性红斑，几分钟内迅速发作，随后出现水疱和坏死性溃疡，也可见风团。症状常与接触化学物质同时发生，但接触酚类和弱氢氟酸等化学物质症状可能会延迟出现。通过与化学结合或中和化学试剂相关治疗，可终止损伤继续发生。多表现为职业性化学烧伤，但家庭因素引起的化学烧伤患病率在逐渐增加[1]。根据深度，烧伤可分为(1 度—浅至 4 度—深达皮肤)。

流行病学

发病率和患病率

现有的资料很少，但一些研究表明，发病率为 2%～10%[1]。一项调查显示，美国 119 家医院 1 年内诊治了 11 759 名患者。化学烧伤常见于上肢，好发于年轻人和婴儿。职业性化学烧伤较多见，29%的化学烧伤需要住院治疗，发生率为 26.4/10 000 人。女性化学烧伤最常见于手腕和手，而男性最常见于眼。焊工、工人、厨师和机械师的患病率最高[2]。

年龄

少量研究数据表明，化学烧伤好发年龄为工作年龄段[1]。

性别

患病率男性高于女性(男女之比为 6:1)。

相关疾病

烧伤后瘢痕可导致功能丧失，如关节挛缩。

临床特征

病史和临床表现

疼痛和红斑通常在化学物质接触几分钟内出现，但也可能延迟出现。大多数酸(如硫酸、硝酸、盐酸、铬酸)使皮肤蛋白凝固，从而形成一道屏障，阻碍其进一步渗透。有些酸会改变皮肤颜色(如硝酸会使皮肤变黄)。不同的是，氢氟酸[3]可导致皮肤液化坏死，接触后可持续渗透数天，甚至深达骨头。疼痛持续数天，是氢氟酸或其他氟化物烧伤的典型临床表现。疼痛与氟离子与钙结合导致神经破坏功能相关。

如果累及超过身体表面积的 1%，就会产生全身毒性。

碱类(如钠、钙、氢氧化钾；湿混凝土[4]；钠和氰化钾)会降解油脂，脂肪酸皂化会形成肥皂，更有助于渗透皮肤。因此，脂肪酸造成的皮肤损伤比大多数酸严重，疼痛更明显。死皮先呈棕色，后变黑，通常无水疱形成而结成硬痂。酚类化合物[5]和未硬化的酚醛树脂很容易渗入皮肤，不会引起皮肤表面变化，但偶尔会造成神经损伤。血管收缩可使坏死进展，全身吸收时，可引起休克和肾损害。

鉴别诊断

- 刺激性接触性皮炎。
- 变应性接触性皮炎。
- 接触性荨麻疹。
- 热损伤。
- 儿童非意外伤害。

严重程度分类

烧伤按皮肤受累深度可分为浅二度至四度。

1. 浅表二度烧伤累及真皮乳头层。乳头血管完整，皮肤受压变白，血管扩张可使皮肤呈现亮粉色到红色，而毛细管渗漏可导致皮肤湿润。可出现水疱，而感觉尚存。通常在 10～14 天痊愈，不留瘢痕。

2. 深二度烧伤累及达真皮层，但不损伤皮肤附属器。创面呈白色或浅粉红色，有水肿。深压时可有皮肤感觉。表皮细胞再生开始于残余附属器，通常在6周内恢复，愈后遗留瘢痕。

3. 三度烧伤累及达皮下组织。创面表现为棕色/黑色或白色，可见皮革样焦痂。感觉完全丧失，愈合非常缓慢，从创面边缘开始。愈合后遗留瘢痕，甚至挛缩。

4. 四度烧伤累及达肌腱、肌肉、骨骼或关节。

治疗

治疗的关键是识别导致烧伤的化学物品，由此进行净化或特定的化学中和。化学烧伤的初步治疗是用大量温水冲洗并去除被污染的衣物[6,7]。对于不溶于水的化学物质，需皂液或溶剂代替温水冲洗。水压不能过高，以防腐蚀性物质溅到身体其他部位或旁观者身上。

尽管中和溶液可替代冲洗，但从理论上讲，放热反应和治疗延迟会导致组织进一步的损伤，所以不常规推荐[8]。目前，建议使用的解毒剂包括，牛奶或者蛋清作为铬酸和高锰酸钾的中和氧化剂；肥皂、氢氧化钠和氢氧化镁作为盐酸和硝酸的中和还原剂。

出现以下情况时应当考虑转至烧伤科。

1. 二度烧伤，且累及超过10%的体表面积。

2. 面部、手、脚、生殖器或关节处的烧伤，可能导致其挛缩甚至影响其功能。

3. 三度烧伤。

4. 有全身感染风险的或者吸入性的化学烧伤。

5. 伴发并发症并使治疗复杂化的化学烧伤。

入院后，对患者进行初步评估，包括系统支持及补液治疗。根据体重和烧伤面积决定液体入量。摘除首饰以防止其充当止血带作用加重水肿，并评估是否要注射破伤风疫苗。

对于某些化学物质，进一步使用特定的解毒剂治疗，如使用2.5%的葡萄糖酸钙凝胶治疗氢氟酸。每4小时治疗一次，直至疼痛消失[9]。如疼痛不能解决，需浸润或局部注射治疗。治疗延迟可使氟离子解离并与钙、镁离子络合，在组织中形成不溶盐，破坏软组织和骨组织。低钙血症导致心律失常。在铬酸中毒时[10]，可出现全身中毒风险，早期清创坏死区可降低血压，同时使用血液透析以清除血液中的铬。使用抗菌乳膏治疗溃疡，以防止表皮再植时继发感染。局部使用中等强度的皮质类固醇抑制溃疡周围炎症反应。建议使用蒸汽渗透敷料，因 TEWL 可促进屏障修复[11]。

溃疡可在几天内进展，所以需反复检查。进一步切除/清创和(或)移植治疗可加快愈合。如溃疡深达真皮层，愈后常遗留瘢痕及色素改变。即使皮肤受累面积很小(1%)，某些化学物质(如氢氟酸、酚类化合物、铬酸、汽油)也会引起全身中毒反应。此时，需定期检查血常规、肝肾功能，并给予一定的支持治疗[12]。

当这种化学物质是致敏剂时，变应性接触性皮炎可能会在再次暴露于非刺激物浓度时发生，因为烧伤和刺激性皮炎似乎会促进致敏[13]。

> **阶梯治疗**
>
> **一线治疗**
>
> • 彻底修复创面；生理敷料；局部应用抗生素；局部应用皮质类固醇激素。
>
> **二线治疗**
>
> • 植皮/清创治疗深度创伤
>
> **三线治疗**
>
> • 外科治疗引起功能损害的瘢痕

(**译者**：袁超 **一审**：许德田 **二审**：陈玲玲 **三审**：方润平 **润色**：严冬梅)

参考文献

所有文献请查阅网址：www.rooksdermatology.com.
以下列出的是重要参考文献。

Irritant contact dermatitis

[14] Aramaki J, Loffler C, Kawana S, *et al*. Irritant patch testing with sodium lauryl sulphate: interrelation between concentration and exposure time. *Br J Dermatol* 2001; 145: 704-8.

[36] Fluhr JW, Kuss O, Diepgen T, *et al*. Testing for irritation with a multifactorial approach: comparison of eight non-invasive measuring techniques on five different irritation types. *Br J Dermatol* 2001; 145: 696-703.

[42] Saary J, Qureshi R, Palda V, *et al*. A systematic review of contact dermatitis treatment and prevention. *J Am Acad Dermatol* 2005; 53: 845-55.

[43] Berardinelli SP. Prevention of occupational skin disease through use of chemical protective gloves. *Dermatol Clin* 1988; 6: 115-19.

[49] Nicholson PJ, Llewellyn D and English JS. Evidence-based guidelines for the prevention, identification and management of occupational contact dermatitis and urticaria. *Contact Dermatitis* 2010; 63: 177-86.

[50] Holness DL, Nethercott JR. Is a worker's understanding of their diagnosis an important determinant of outcome in occupational contact dermatitis? *Contact Dermatitis* 1991; 25: 296-301.

Non-immune contact urticaria

[1] Wakelin SH. Contact urticaria. *Clin Exp Dermatol* 2000; 26: 132-6.

第11部分

Phototoxic contact dermatitis

[1] Cooper K, Marriott M, Peters L, Basketter DA. Stinging and irritating substances: their identification and assessment. In: Lóden M, Maibach HI, eds. *Dry Skin and Moisturisers*, 2nd edn. Boca Raton, FL: CRC Taylor & Francis, 2005: 501-14.

Subjective sensory irritation

[1] Farage M, Katsarou A, Maibach HI. Sensory, clinical and physiological factors in sensitive skin: a review. *Contact Dermatitis* 2006; 55: 1-14.

Chemical burns

[1] Hardwicke J, Hunter T, Staruch R, Moiemen N. Chemical burns. An historical comparison and review of the literature. *Burns* 2012; 38: 383-7.

第 130 章

职业性皮肤病

130

Jonathan M. L. White

Department of Cutaneous Allergy, St John's Institute of Dermatology, Guy's and St Thomas' NHS Foundation Trust, London, UK

职业性刺激性接触性皮炎

定义和术语

职业性刺激性接触性皮炎是对工作场所环境中暴露的物理/毒性因素的皮肤反应。这可能是急性(毒性)刺激性接触性皮炎或者慢性刺激性皮炎(见第 129 章)。

同义名

- 磨损皮炎
- 创伤性皮炎
- 接触性皮炎

概述

关于刺激性接触性皮炎的一般概述在第 129 章有相应描述。职业性刺激性接触性皮炎是职业性皮肤病最常见的一种形式。

一种与在英国被称为"可溶性油"的金属加工流体或冷却剂有关的皮炎,是职业性接触性皮炎的最好例证,通常是慢性刺激性而不是过敏因素导致[1,2-6]。可溶性油是用于冷却和润滑金属加工和某些其他工业制造业务的水包油乳液[7]。合成冷却剂是含水化学溶液,并且可以对皮肤产生类似的刺激作用。两种类型的产品都含有多种添加剂,其中一些是潜在的致敏物质(尤其是杀虫剂[8,9]),而冷却剂中含有的多种表面活性剂,如乳化剂或润湿剂,才是潜在的皮肤刺激物。合成冷却剂还含有微量亚硝胺,由三乙醇胺或二乙醇胺与亚硝酸盐反应形成。虽然目前认为冷却剂中的亚硝胺有致癌性,但没有证据表明其对皮肤有刺激性或敏感性。

可溶性油性皮炎是典型的职业性刺激性接触性皮炎,是由慢性刺激引起的,病因复杂[3,4]。除了金属加工流体本身的种类和状态外,皮肤接触程度[11],个体易感性,机器类型和控制方法[12]及抗微生物添加剂[13]都是重要的因素。临床上,手背,指腹,手腕和前臂都是常见的受累部位[14],且可能模仿钱币湿疹的斑片状分布[4](图 130.1)。其他的职业性接触性皮炎也有类似表现,如水泥皮炎[15]和接触机油的针织工人的皮炎[16]。有两篇报道[17,18]可溶性油性皮炎

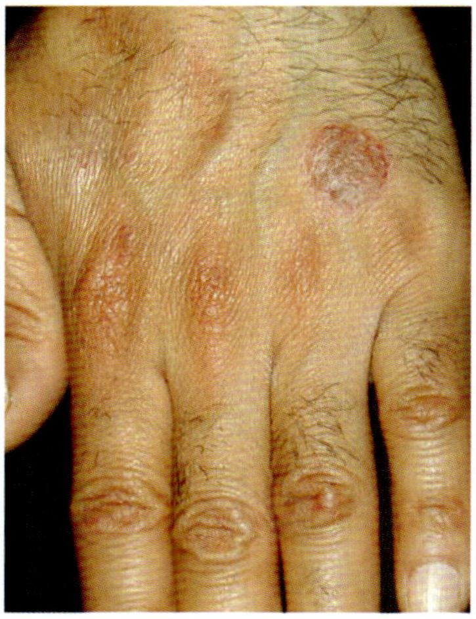

图 130.1 来自可溶性油的刺激性接触性皮炎的盘状损害

表现为汗疱疹，与之前报道的机械刺激性皮炎相似[19]。本病预后差异性大，但即使没有更换工作，预后也可能良好[20]。

皮肤过度摩擦和微创伤会产生物理性刺激性接触性皮炎，临床表现复杂[21,22]。其反应取决于内在因素，如可能发生银屑病的倾向（图 130.2）或形成创伤[23]。各种各样的反应都可以出现，如皮肤粗糙、裂隙、苔藓样变、水疱、同形反应（可加重银屑病和肉芽肿）。

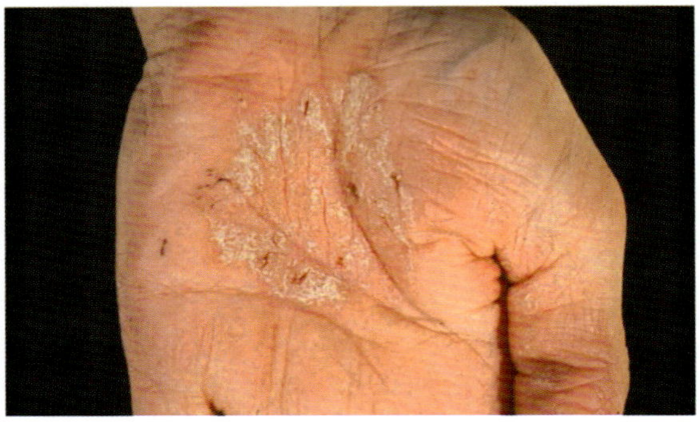

图 130.2　反复使用螺丝刀产生的摩擦力引起的手掌银屑病

玻璃纤维皮炎是一种众所周知的物理性刺激性接触性皮炎，最早在 1942 年被描述[24]。玻璃纤维由尖锐的玻璃针状物组成，能够穿透皮肤角质层，从而立即引起皮肤刺激。这种急性刺激可导致瘙痒性皮炎；如果衣物中含有玻璃纤维，那么身体接触衣物的部位可能发生这种皮炎。

流行病学

患病率和发病率

根据刺激性和职业的不同，该病的发病率差别很大（表 130.1 和见第 129 章）。据估计，职业性接触性皮炎的年人口发病率为 5.7～101/100 000（其中大多数是刺激性的，而非过敏性）[25]。

表 130.1　最高风险的职业（年发病率/100 000）使用劳动力调查数据为分母、以英国皮肤科医师的经验接触性皮炎病例报告作为分子进行调查

职业	年发病率/100 000
理发师	120
油漆工	71
机器操作员	56
化工厂，天然气厂和石油厂操作员	45
汽车组装员	35
机床安装工	34

大多数可用的发病率统计数据不适用于相互比较，其中有些数据无法区分职业因素还是疾病因素；其他数据则无法区分皮炎或是其他皮肤疾病。关于短期缺勤或不伴有功能受限的皮炎的信息很少，而且大部分是支付了赔偿金。然而，英国皮肤科医师（英国 EPIDERM）和 Berufskrankheiten-Verordnung Saarland（BKH's）监测计划正在解决职业性接触性皮肤反应的流行病学现况[26,27]。与荨麻疹（3.3%）相比，感染性疾病（21.7%）和肿瘤（18.0%）相比，皮炎是主要的皮肤反应（73.5%）[26]。最近的研究结果显示，仅次于肌肉骨骼疾病（57%），皮肤病在各种职业病中排名第二（29%）[26]。已经在各种职业群体中研究了与工作相关的皮肤反应的发生率（表 130.1）。

新型化学品的引入可能会增加工业性皮炎的发病率，但这种趋势可以通过预防和教育措施来阻止。随着工业就业人数的增加，受影响的总人数有所增加。在来自工业城市的人口样本中，手部湿疹的年患病率为 11.8%[28]。手部湿疹在那些报道有潜在有害皮肤暴露的人群中更为常见，如清洁工人的手部湿疹发生率为 21.3%。

在一项针对皮炎患者的欧洲联合研究中，30%的男性和 12%的女性患有职业性皮炎[29]。

在所有职业病中，在不同国家中皮肤病占 20%～70%，其中 20%～90%的皮肤病是接触性皮炎。其相对比例是由某一个地区的工业化程度和类型决定，也取决于皮肤科医师对接触性皮炎的诊断水平和重视程度[29]。

年龄

职业性皮炎可以发生在任何年龄阶段。发生的平均年龄因职业不同而不同[30]。有研究表明[31]，该病有两个发病的高峰，分别是职业生涯的开始和结束阶段。低年龄组常见的职业性皮肤病为手部的刺激性和特应性皮炎。其他研究发现职业性皮肤病发生的风险随年龄的增长而增大[32]。

病理生理学

见第 8 章。

发病诱因

职业

特定的工业和职业群体可以诱发特定的皮肤病，在英国和德国常见于理发师[33,34]，而在意大利常见于砖瓦工[35]。在美国，排名靠前的职业是农业、制造业和建筑业[36,37]。如果考虑到暴露人数，那么某些大型工业特定的部门和分组中皮炎发生率很高[38]。水泥中的高铬含量会使建筑工人皮炎的发病率位居榜首。在 1071 名建筑工人中，6%有职业性水泥性皮炎，其

中一半对铬敏感[39]。

此类高风险人群可能不会被识别出，因为其从业人员数量较少。因此，当所观察病例数与本行业总人数的比例时，会发现砖瓦工的患病风险更高。个体经营者很少被补偿，因此无法被登记记录。因此，兽医中皮炎的高发生率就很难被观察到。最常见的职业性接触性皮炎可能是家庭主妇皮炎。在一项瑞典公共卫生普查中发现，1%的成年妇女患有家庭主妇皮炎。其中，38%的患者具有过敏性接触性皮炎[40]。

暴露周期

面包师很早就出现皮炎，而砖瓦工则较晚发生皮炎[41]。一项研究中，引物中的铬在平均接触 5～7 个月后可以引起皮炎[42]。理发师经常在其工作早期出现皮炎[41]，但 30 岁前离开美发行业的人数很多，其中大多数原因并不是因为皮炎[43]。

没有全面的统计数据分析职业性皮炎发生风险的因素。Wagner 和 Wezel[44]提出了一个建议。他们通过 3 个因素评估职业性皮炎发生的风险。

- 发病病例数和总的受雇人数。
- 出现职业性皮炎的平均发病年龄。
- 出现症状前的平均工作时间。

理想状态下，受雇总人数应该按照年龄段分组。上述 3 种因素应当独立分别评估。这 3 个因素各不相同。许多年长工人才开始工作（如制造业的非熟练劳动力）就迅速出现皮炎，而在其他一些工人中，工作数十年才发生皮炎。

遗传学

在特应性的背景下，丝聚蛋白基因突变似乎会加重职业性刺激性皮炎的严重程度[45]。显而易见，在刺激性反应的个体化差异中，其他突变发挥了作用。

临床特征

病史

职业接触性皮炎具有与任何其他接触性皮炎相同的发病机制，即累积刺激性、过敏性和光感型皮炎。因为职业性接触性皮炎主要是分布在暴露部位，所以分布位置的差异很大。在所有职业性接触性皮炎病例中，发生于手部者占 80%～90%，可单独或与其他部位同时发病[25,26]。12%的女性和 2%的男性刺激性接触性皮炎常开始于指环部位[47]。手臂也经常受累，特别是在手臂裸露状态下。灰尘和蒸气会影响面部和颈部。水泥工人和矿工经常在小腿和脚上有皮炎。经常穿着橡胶靴的人可能患有足部皮炎。

鉴别诊断

- 过敏性接触性皮炎。
- 特应性皮炎。
- 非职业性刺激性/过敏性接触性皮炎。
- 真菌感染性疾病。

严重性分级

目前还没有明确的职业性疾病的评价标准，但手部受累时，可以采用手部湿疹严重性评分方法[48]。

并发症和共病

裂隙性皮炎通常会引起感染并迁延不愈，导致患者无法正常工作（可能涉及财务问题），从而可能导致心理疾病，如焦虑和抑郁。

病程和预后

脱离已知刺激物后，疾病也可能会持续发生。职业性皮肤病中，无论是刺激性还是变应性接触性皮炎，更换工作环境均可改善预后[49-54]。这会对治疗疾病及初级预防产生重要影响。

检查

化学分析法

目前有一系列的化学试剂定量检测手段[55,56]，其中 4 个是最常用于职业性皮肤病的检测方法，即镍的二甲基乙二肟试验[57]、铬的二苯卡巴肼试验[55]、甲醛的二甲基吡啶试验[58]和环氧树脂的纸浆试验[59]。这些试验具有容易开展、耗时短和所用空间小的特点。过敏原定量微量分析和过敏原物理化学的提取技术[60]对于大多数皮肤科医师并不实用，更多是作为一种科学研究。然而，薄层层析法确实提供了相对简单的分离和鉴定的可能，如检测敏感的低分子量的环氧树脂低聚物[56,59]。

液相和气相层析法，可能与质量谱法、比色分光光度法、原子吸收和发射分光光度法类似，都在当前的研究中发挥重要作用[56]。

工作环境考察

皮肤科医师观察患者开展工作的方式对疾病诊断的优势不容小觑。已经有一些公认的原则可供参考[61-65]，但亲自对患者的随访是更好的指导。在随访中，重点的检查信息包括以下几点。

- 组织结构：如姓名，地址（包括邮编）和电话号码；医疗有关的名称和状态、护理、与雇主及员工代表见面。
- 人口学特征：总雇员人数和患者人数；目前的扩张、收缩、周转情况；换班系统、薪酬计划。
- 技术性：生产的广义概念；发生皮肤病的员工所从事的工作具体内容，包括所有潜在的刺激性或者过敏性物质及其皮肤接触的程度和范围；供货商的名字和地址。
- 预防：工作场所如空间大小、照光系统、通风系统。预防设施、防护衣物和皮肤护理品及预防教育的材料。预防措施实际使用情况。

- 其他：劳资关系；心理、社会或经济因素；同类工厂的任何类似问题。
- 临床：除患者以外的其他员工的皮肤问题反馈，他们的临床评估可细分为职业性和非职业性（通常是临时的）。
- 流行病学：皮肤病患病率占比例暴露的总数；评估职业性皮肤病的患病率。
- 病因学：其他人的意见，归因于来源和可靠性估计；自己的意见，证据（可能是尚无定论的）。
- 可操作性：对调查结果进行摘要总结；对今后调查的指导，管理和审查；随访。

工厂（或者其他工作场所）的参观可带来如下的益处[64]。

- 检测以往无法解释的阳性斑贴试验结果的相关性。
- 检测以往漏检的过敏原。
- 进一步证实刺激性接触性皮炎的诊断。
- 诊断发生于同一个工作场所的不同人员的轻度或者不常见的职业性皮炎。
- 确定各种非职业性皮肤病被确定“伪”职业性的原因。
- 识别肉眼可见的皮炎，不论是否职业或者非职业，造成的焦虑或者引起其他员工的类似症状[67]。
- 启动新的职业性皮肤病的研究。
- 附带影响，包括改善皮肤科医师和职业病医师[68]及皮肤病医师和患者的关系。
- 促进皮肤科医师对于其患者职业性皮肤病的认识。

如果无法参观工厂，还可以采取与医疗、护理、雇员和雇主代表通过信件或者电话沟通的方式，提供更多有用的信息。

治疗

预防[69-72]

二级预防可以降低特定工作环境中皮炎发生的风险，有效的预防需要工厂的管理人员和皮肤科医师的紧密合作。

如果能改善生产条件，会产生比个人防护更多的有益保护[73]。一些来自于皮肤科医师的建议对于工业环境可能并不安全或者不适用。由于这些限制，戴手套常常不被接受[74]。

用于防护服的材料，现实中可以被多种接触物质穿透。有许多相关的指导性材料可供参考[70,75-79]。目前有多种材料对于一些过敏原如甲基丙烯酸甲酯[80]和刺激物如有机溶剂[75]有很好的防护作用。虽然防护衣可以起到保护作用，但穿脱防护衣可能导致衣服内面的污染。由于封闭会增加穿透力，因此戴上受污染的手套比不带手套更危险[72]。因此，必须制定正确的工作程序并严格执行。只有当认真挑选、安全穿戴和定期替换/维护，个人防护设备才会有效[25]。棉衬手套可以减少刺激性接触性皮炎的可能性[25]。

自动化生产通常可以避免皮肤接触。Fregert[81]列出了许多可能引起皮肤污染的行业。其中服务类工程师风险更大[82]。

过敏原替代品是一个有效的办法[69,82,83]。必须尽可能确保这种替代品在各方面都更安全。

经各种检测方法证实，一些皮肤护理霜（屏障修复液和保湿霜）对某些特定的刺激物有保护作用[70,84-87]。它们的有效性在实际的应用中仍然不足的[25,70]。外用黏合剂可能在防止镍引起的皮炎方面发挥作用[88]。

预防职业性接触性皮炎最根本的原则仍是减少接触或者有效避免。如果化学物在皮肤上停留 24 小时，而不是 8 小时，那么过敏和刺激性就更容易发生[72]。具有循证医学证据支持的皮肤护理建议已经发表（见框图 130.1）。如果加强改善工作条件的预防措施，就会减少职业性接触性皮炎的发生[90,91]。

框图 130.1 基本的工作场所皮肤护理原则

- 温水清洗
- 使用正确的手套以暴露最短的时间
- 取下戒指
- 防护手套下方设计棉衬
- 避免使用消毒洗手液
- 涂抹润肤护手霜
- 在家保护双手
- 劳动者教育

确诊病例的管理[92,93]

由于大多数工作人员不愿意更换岗位，这就要求我们对于发病诱因需要研究得更加精细。一旦确定问题所在，轻微调整工作流程就可能有效避免疾病的发生。对于那些由易于避免的物质引起的无并发症的过敏性接触性皮炎或在不可避免地接触过刺激物的患者，若在第一年的实习阶段中，则可以考虑更换工作。这需要全面的皮肤专科检查后才能确定。且在大多数情况下，应该还可以继续同一职业[92,94-96]。

皮炎风险评估

化学制剂作为接触性刺激物[97,98]，接触性致敏原[99-103]，光刺激物[104]和光致敏剂[103,105,106]的潜在可能性可以通过实验动物模型或者志愿者身上来检测。这些检测只是评估可能性，但无法预测皮炎的发生率。皮炎的发生不仅取决于皮炎本身，还取决于其他因素，其中最重要的是暴露的条件（如浓度、频率和持续时间）及皮肤的健康度。了解化学基团的结构-活性关系的背景知识也很有帮助[107]。

对广泛使用的检测方式如豚鼠最大化试验[102]在应用过程中可能出现变动[108-110]，而且已经出现了不同的试验可以区分这些名称[103,111-113]。标准化的检测极大地降低了不同实验室之间和实验室内部检测的差异性[114]，新实验的发展可能提供更好的标准化检测手段[115]。已经建立了使用老鼠模型来预测致敏的可能性[116,117]。

碱测试

耐碱性和碱中和试验对刺激物易感性的预测，其有效性仍然存在争议。这些检测都很复杂，而且可靠性较差，无法大规模用于临床[118-120]，其诊断价值或被高估。

现已用更精密的方格状板块刺激物实验来确定“皮肤极度过敏”者，该过敏者占总人口的 14%左右[118]。然而，对于同一个个体，其对一种刺激物的易感并不能说明对另一种物质也易感[118,121]。皮肤刺激阈值与美发师皮炎的工作年限长短有关[122]。

经表皮水分流失

经表皮失水（TEWL）的测量可能是对刺激物反应性的一个有效指标，尽管研究之间存在差异[123]。

皮肤污染物的检测

量化皮肤受物质污染程度的方法包括皮肤擦拭[124]，皮肤漂洗[125]，暴露垫[126,127]和天然荧光（油和焦油）的使用[128]或荧光示踪剂[129]。

阶梯治疗

一线治疗

- 预防

二线治疗

- 工作流程或者个人防护设备的微小改动以避免接触刺激物

三线治疗

- 如果需要，则考虑更换工作或者系统性免疫抑制治疗

职业性过敏性接触性皮炎

定义和术语

职业性过敏性接触性皮炎是一种发生在工作场所的过敏性疾病，属于Ⅳ型变态反应。发生于有湿疹体质者，可能会因暴露于家庭、娱乐或者工作环境中的过敏原而引发。

同义名

- 工作相关性接触性皮炎
- 职业性过敏性皮炎

概述

虽然比职业性刺激性接触性皮炎更少发生，但职业性过敏性接触性皮炎[1,2-4]的诊断也一直很少见[5]。详细的病史采集[3]，更加全面的斑贴试验，工作场所的调查及试验化学检测手段[3]可以明显提高与职业相关的接触物敏感的患者数量。在职业病例中，过敏性接触性皮炎也常常使刺激性接触性皮炎复杂化。职业性过敏性接触性皮炎的一个典型例子是铬引起的[6,7]（见第 128 章）。

流行病学

发病率和患病率

据估计，职业性接触性皮炎的年人口发病率为 5.7～101/10 万（但其中大部分是由于刺激性，而非过敏性引起的皮炎）[8]。最常见的过敏原是钴、铬、化妆品、香水、环氧树脂、镍、植物、防腐剂、树脂和丙烯酸[8]等。

病理生理学

见第 128 章。

特应性似乎是职业性过敏性接触性皮炎发展的独立危险因素[8]。丝聚蛋白突变在职业性过敏性接触性皮炎中的作用尚未最终阐明。

临床特征

对于可疑的职业性皮肤病需要接受系统性的检查。大多数的诊断困难来自于湿疹样皮肤病[9]。在准确区分接触性皮炎和内源性湿疹、刺激性和过敏性接触性皮炎时，必须非常谨慎（因为其中有很多重叠的部分）。这就要求不仅仅有皮肤病学知识，还需要仔细询问职业经历[10,11]，以获得尽可能详细的患者工作环境的资料[12]。

发生在手部、前额或者面部的内源性湿疹、刺激性接触性皮炎和过敏性接触性皮炎，难于鉴别诊断。皮疹分布和皮疹形态的不同有助于鉴别，但也可能导致误诊。刺激性接触性皮炎更容易累及手背（见图 130.1）和手指（图 130.3），指蹼而不是手掌，相对不容易出现水疱。手掌和手指侧缘的水疱更倾向于是内源性湿疹。然而，有些刺激性或者过敏原（图 130.4）可以出现手部和手指处水疱型湿疹改变，过敏

性接触性皮炎和内源性湿疹经常累及手、手指和指蹼的背部。手部和前臂背侧的湿疹往往是内源性的，而由镉引起的过敏性接触性皮炎或者累积性刺激性接触性皮炎可以出现非常相似的临床表现（见图130.1）。眼睑肿胀通常表示过敏性接触性皮炎，但不同程度的眼睑肿胀在刺激性接触性皮炎和内源性湿疹中均可出现。

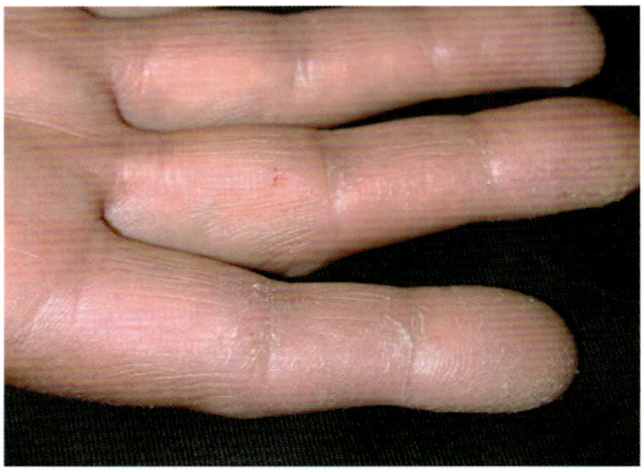

图 130.3 打印机操作员手指的刺激性接触性皮炎

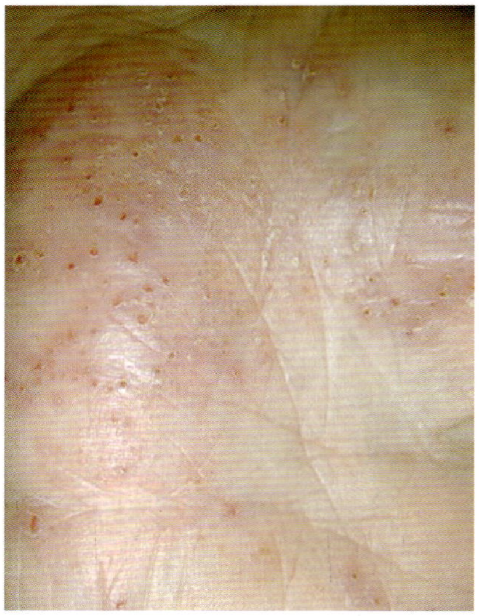

图 130.4 花店中菊科植物的过敏性接触性皮炎

对于工作场所的刺激物、过敏原及斑贴试验有一个全面的认识在临床鉴别诊断中具有重要的作用。需要知道的是，手部湿疹通常是内源性、刺激性和过敏性，甚至气候因素的共同作用结果，与职业因素有不同程度的关联或者与职业因素完全无关。不能忽视对于原发的和（或）主要的接触性皮炎的致病因素及诱发和加重因素的识别。例如，职业性接触性皮肤病继发细菌感染可以通过使用抗生素治疗后得到显著的改善而被诊断。英国皮肤病学会制定了接触性皮炎的治疗指南[13]。

鉴别诊断

- 非职业性过敏性接触性皮炎。
- 职业性刺激性接触性皮炎。
- 非职业性刺激性接触性皮炎。
- 特应性皮炎。

严重程度分级

参见职业性刺激性接触性皮炎的严重程度分类。

病程和预后

和职业性刺激性接触性皮炎类似，即使脱离了致敏原（如铬酸盐），本病仍可以持续数月或数年。预后差异性很大[8]。高达 50% 的患者在生活质量、日常活动和家庭关系中受到不良影响[8]。

检查

皮肤点刺试验/特异性 IgE

尽管速发型超敏反应不常用于接触性皮炎的检测，但它却很重要，特别是当出现对橡胶乳胶过敏的Ⅰ型变态反应所导致手部湿疹的情况[14]。最常用的两种检测手段是皮肤点刺试验和血液中 IgE 检测。手套激惹试验需要一个高度过敏的手套，且具有潜在的危险性——必须具备抢救条件[15]。皮肤点刺试验包括皮内注射过敏原。阳性结果包括风团，通常发生在 15 分钟之后，有时可能需要 45 分钟才会出现。组胺阳性对照试验需要同时进行，以排除口服抗组胺药物引起的假阴性反应。还需要阴性对照试验如使用生理盐水。偶尔有报道用橡胶乳胶提取物进行刺破试验后的过敏反应[16]，在实验前需要患者签署知情同意书。随着更标准的、商业化橡胶乳胶提取物，该风险已经有大幅度的降低。有些医师由于没有应对过敏性反应的设备或者接受过此类培训，因而会使用血液 IgE 检测橡胶乳胶致敏原，但和皮肤点刺试验相比，其敏感性和特异性相对较低。皮肤点刺试验和其他检测（如将实际生活中的物质放于皮肤上并观察）对于检测职业中的蛋白接触性皮炎风险性也有帮助，如厨师或者兽医[17]。

斑贴试验[18-22]

之前的章节已经详细讲述了斑贴试验的标准流程（见第 128 章）。当检测可疑的职业性皮肤病时，斑贴试验具有以下普遍问题。

- 假阳性反应。
- 假阴性反应。
- 无法解释的阳性反应。
- 过敏源不全。

如果工业化学制剂没有稀释，斑贴试验出现假阳

第11部分

性反应是很常见的[20]。如果对照受试者的测试也显示阳性反应，则此类反应可被判定为假阳性刺激性反应；对最初的患者连续使用化学稀释剂，通常会显示出反应的突然消失。使用未稀释的化学样品用于斑贴试验也会增加过敏和其他并发症的风险（见第 128 章）。当检测一个未知的物品时，需要格外小心。如果无法避免检测，那么建议先进行一个开放性预实验[21]。

假阴性反应从患者工作的场所中可以得到。这时因为样本中（如乳胶）的浓度过低无法引发阳性的斑贴试验结果。这种情况也见于刺激性物品，如切割液体，溶剂和肥皂中所含过敏原。为避免假阳性反应的出现而稀释这些致敏原，可能导致过度稀释，从而使其中致敏原的浓度也变得很低（见第 128 章）。

无法解释的阳性反应发生于可疑的职业性病例中标准化的斑贴试验中[22,23]。当过敏原是已知的、具有多种工业用途时，特别是铬、钴和松香，更加容易出现这种情况。这种情况就需要到工厂实地考察以发现之前没有发现的可疑致敏原[24-26]。

当临床评估高度提示为职业性过敏性接触性皮炎时，出现阴性斑贴试验结果就需要引起重视[22,23]。工厂实地考察的另一个重要作用是检测被遗漏的致敏原。在准备上岗时不宜常规使用潜在的敏化剂进行就业前测试[21]，主要是因为有使员工致敏的风险。

更多的检测和实地考察原则，请参考职业性刺激性接触性皮炎内容。

治疗

一级预防是重点。特定的职业性危害（过敏性和刺激性）[27-30]列举如下。

农业[31-41]

“刺激物”：人工肥料，挤奶器具的消毒剂和清洁剂，汽油，柴油。

“增敏剂”：橡胶（靴子、手套、挤奶机）、水泥、局部兽医用药、木材防腐剂、植物、杀虫剂、动物饲料中的抗生素、用于乳腺炎的青霉素、镍和动物饲料中的钴、和维生素 K_3 中的钴、饲料中的乙氧基喹（防腐剂）、喹喔啉和衍生物（生长因子）、二硝托胺（抗球虫病）、吩噻嗪镇静药和土壤消毒剂。

接触性荨麻疹：动物毛和皮屑。

艺术[42,43]

刺激物：溶剂、黏土、石膏。

增敏剂：松节油、钴镍颜料和铬颜料、偶氮和酞菁染料、松香和环氧树脂、丙烯酸和甲醛树脂。

汽车、航空和空勤人员[44-46]

刺激物：溶剂、油、切削油、油漆、玻璃纤维、碳纤维、手部清洁剂、低湿度、煤油。

增敏剂：铬酸盐（底漆、防腐剂、油和切割油）、镍、铍、钴、橡胶、环氧树脂和丙烯酸树脂、稀释剂中的二戊烯。

烘焙和糕点制作[47-51]

刺激物：面粉、洗涤剂。

增敏剂：柑橘类水果、面粉改良剂、硫胺素、香料（肉桂，豆蔻）、精油、偶氮染料、脂肪防腐剂（月桂基没食子酸酯），羧甲基纤维素钠。

接触性荨麻疹：面粉、香料、精油、α-淀粉酶。

调酒师[52-54]

刺激物：洗涤剂、柑橘类水果、潮湿的工作环境。

增敏剂：调味剂、柑橘类水果、洗涤剂中的抗菌剂、镍。

洗澡服务员[55,56]

刺激物：洗涤剂、游离或结合氯/溴。

增敏剂：抗菌剂、次氯酸钠、甲醛、精油。

接触性荨麻疹：次氯酸钠。

装订[57,58]

刺激物：胶水、溶剂、纸张。

增敏剂：胶、甲醛、塑料单体、大小（松香，马来酸）。

建筑业[59-62]

刺激物：水泥、粉笔灰、粉煤灰、盐酸和氢氟酸、玻璃棉、木材防腐剂（也有光毒性）、有机锡化合物。

增敏剂：水泥和粉煤灰（铬酸盐、钴）、橡胶和皮手套、页岩油添加剂、胶水（苯酚或尿素甲醛树脂）、木材防腐剂、柚木、浸渍酚醛树脂的玻璃棉、环氧树脂、聚氨酯、橡胶条密封、焊接材料。

屠宰者[50,63-66]

刺激物：洗涤剂、肉类、内脏。

增敏剂：镍、松香（锯末）、防腐剂、硬木刀柄、肉。

接触性荨麻疹：肉、血。

罐头行业

刺激物：盐水、糖浆、虾。

增敏剂：芦笋、胡萝卜、防腐剂、橡胶手套。

接触性荨麻疹：水果、蔬菜、虾。

木匠，橱柜制造商[67-71]

刺激物：法国抛光漆、溶剂、胶水、清洁剂、木材防腐剂（也有光毒性）、玻璃纤维。

增敏剂：进口木材（柚木、桃花心木、红木等）、胶水、抛光剂、松节油、镍、橡胶（手柄）、塑料、松香和环氧树脂、丙烯酸、甲醛和异氰酸酯树脂。

化学和制药业[72-76]

刺激物和致敏物质很多，并且存在于几乎每个工作场所。

卤化化学中间体是常见的增敏剂。

清洁工作[77,78]

刺激物：洗涤剂、溶剂。

增敏剂：橡胶手套、镍、甲醛、香水。

接触性荨麻疹：橡胶手套、香水、乙醇。

煤矿工人[79-82]

刺激物：石粉、煤尘、油脂、液压油、木材防腐剂、水泥、粉状石灰石和无水硫酸钙。

增敏剂：橡胶（靴子）、面罩、炸药、铬酸盐和水泥中的钴。

厨师，餐饮业[28,50,83-87]

刺激物：洗涤剂、调味品、醋、鱼、肉、水果和蔬菜汁。

增敏剂：水果和蔬菜（洋葱、大蒜、柠檬、生菜、朝鲜蓟）、硬木刀柄、香料、甲醛、塑胶手套。

接触性荨麻疹：肉、鱼、水果、蔬菜。

牙医和牙科技师[77,88-90]

刺激物：肥皂、洗涤剂、巴黎石膏、丙烯酸单体。

增敏剂：局部麻醉剂（丁卡因、普鲁卡因）、汞、橡胶、紫外线固化丙烯酸酯，芳香环氧丙烯酸酯、脂肪族丙烯酸酯、三聚氰胺-甲醛树脂、BAC-酯氯化物、消毒剂和消毒剂（甲醛、戊二醛、丁香酚）、镍、环氧树脂（flling）、牙周敷料[秘鲁香脂、松香、丁香酚、在印模和密封材料中的催化剂（甲基-p-甲苯磺酸盐和1,4-二氯苯磺酸甲酯）]。

接触性荨麻疹：唾液、橡胶手套。

染发师[29,60,91-94]

刺激物：溶剂、氧化剂和还原剂、次氯酸盐、脱毛剂。

增敏剂：染料、铬酸盐、甲醛。

电工[27,95]

刺激物：金助焊剂。

增敏剂：合金助焊剂、绝缘胶带（橡胶、松质、焦油）、橡胶、镍、沥青、环氧树脂、胶水（酚醛）、聚氨酯。

电子工业[96-98]

刺激物：合金助焊剂、有机溶剂、氢氟酸、玻璃纤维、抗静电剂。

过敏原：合金助焊剂、铬酸盐、钴、镍、环氧树脂、厌氧丙烯酸密封胶。

接触性荨麻疹：合金助焊剂。

珐琅工人[99]

刺激物：珐琅粉。

增敏剂：铬酸盐、镍、钴。

渔业[83,100-104]

刺激物：潮湿的工作环境、摩擦、油、汽油、来自鲭鱼的红色饲料、果汁（多肽）。

增敏剂：焦油、渔网中的有机染料、橡胶靴、橡胶手套、海洋生物（多格海岸痒病）和植物。

接触性荨麻疹：鱼类、海洋生物和植物。

地板工作人员[27,105]

刺激物：溶剂、洗涤剂、水泥（可以引起溃疡）。

增敏剂：铬酸盐（水泥）、环氧树脂、胶水（酚醛树脂和脲醛）、进口木材、丙烯酸酯、清漆（尿素-甲醛）、聚氨酯。

花匠，园丁，植物种植者[106-110]

刺激物：粪肥、球茎、树液、肥料、杀虫剂、潮湿工作环境。

增敏剂：植物[报春花（obconica）、菊花、菊科（Compositae）]、杂草、郁金香、水仙、水仙花、六出花（Alstroemeria）、甲醛、农药、苔藓。

食品工业[50,51,83,85,87]

刺激物：洗涤剂、蔬菜。

增敏剂：橡胶手套、香料、蔬菜、水果、防腐剂。

接触性荨麻疹：蔬菜、水果、肉类、鱼类。

铸造工作[27,60,111]

刺激物：油、酚醛树脂。

增敏剂：苯酚和脲醛树脂、环氧树脂、铬酸盐（水泥、手套、砖）。

玻璃安装工[27]

增敏剂：橡胶、环氧树脂、硬木。

理发师[28,77,112-114,115,116]

刺激物：洗发水、肥皂、永久波液、漂白剂。

增敏剂：染发剂、橡胶、镍、香水、香羊毛脂、巯基乙酸盐、椰油酰胺丙基甜菜碱，甲基异噻唑啉酮。

接触性荨麻疹：过硫酸铵、指甲花、橡胶手套。

组织学技术人员[27,117,118]

刺激物：溶剂、甲醛。

增敏剂：甲醛、戊二醛、有机染料、环氧树脂、丙烯酸酯、d-柠檬烯。

医院工作人员[77,78,119-122]

刺激物：消毒剂、季铵化合物、手面霜、肥皂、洗涤剂。

增敏剂：橡胶手套、甲醛、氯二甲苯酚、青霉素、头孢菌素、链霉素、新霉素、哌嗪、吩噻嗪、护手霜、镍、戊二醛、丙烯酸单体、氮芥、局部麻醉药、丙帕他莫。

接触性荨麻疹：橡胶手套、顺铂。

家务[85,87,123]

刺激物：洗涤剂、溶剂、抛光剂、潮湿工作环境、蔬菜。

增敏剂：橡胶（手套）、镍、铬酸盐、花和植物、手霜和乳液、刀柄和铁杆、橙子、香脂、香料、除虫菊、甲基异噻唑啉酮。

接触性荨麻疹：蔬菜、水果、肉类、鱼类、香料、橡胶、手套。

珠宝商[27,124,125]

刺激物：溶剂、流体。

增敏剂：镍、环氧树脂、搪瓷（铬酸盐，镍，钴）、稀有金属。

泥瓦匠[59,126]

刺激物：水泥、粉笔灰、砖、酸。

增敏剂：水泥、橡胶和皮革中的铬酸盐和钴、手套、环氧树脂、硬木。

技术员[27,44,127,128]

刺激物：溶剂、清洁剂、脱脂剂、润滑剂、油、冷却系统流体、电池酸、焊接流体。

增敏剂：橡胶、铬酸盐、镍、环氧树脂、聚酯树脂、d-柠檬烯。

冶金工人[27,60,129,130]

刺激物：切削和钻孔油、手部清洁剂、溶剂。

增敏剂：镍、铬酸盐（防锈剂和染料、焊接油烟）、钴、松香（妥尔油）、抗菌剂和切削油中的抗氧化剂以及铬酸盐、用过的切削油中的钴和镍。

办公人员[27,131-135]

刺激物：复印纸、玻璃纤维、室内气候、低湿度。

增敏剂：橡胶（擦除橡胶，垫子，绳索，护指套）、镍（夹子，剪刀，打字机）、复印纸、胶水、毡尖笔染料。

画家和杂工[27,125,136-140]

刺激物：溶剂、松节油、稀释剂、乳胶漆、壁纸黏合剂、有机锡化合物。

增敏剂：松节油、二戊烯、d-柠檬烯、钴（染料、干燥剂）、铬酸盐（绿色、黄色）、聚氨酯、环氧树脂和丙烯酸树脂、异氰脲酸三缩水甘油酯、胶水（尿素和酚醛）、清漆（松香、脲醛）、水性涂料和胶水中的防腐剂（羟甲基-氯乙酰胺、氯乙酰胺、甲基异噻唑啉酮）、聚酯涂料颜料。

表演艺术家[141-144]

刺激物：机械、出汗。

增敏剂：化妆品、松香、镍、硬木。

摄影[27,145,146]

刺激物：碱、还原剂和氧化剂、溶剂。

增敏剂：甲氨基酚（对氨基苯酚）、彩色显影剂（偶氮化合物）、铬酸盐、甲醛、过硫酸盐漂白剂（PBA-1）。

塑料工业[147,148]

刺激物：溶剂、苯乙烯、氧化剂、酸。

增敏剂：低分子量原料、硬化剂、添加剂、染料、苯乙烯。

电镀-电镀（和电铸）[27,60,149-153]

刺激物：金属清洁剂、碱、酸、洗涤剂、热能、金属爆尘。

增敏剂：镍、铬酸盐、钴、汞、金、铑、橡胶手套。

管道工[27,154,155]

刺激物：油、焊接液、手部清洁剂。

增敏剂：橡胶（手套、包装、软管）、镍、铬酸盐（水泥、防锈漆）、环氧树脂、肼、表氯醇（溶剂水泥）。

印刷工人[27,60,156,157]

刺激物：辐射固化印刷油墨中的溶剂，丙烯酸酯漆。

增敏剂：镍、铬酸盐、钴、甲醛、异噻唑啉酮、松香、纸张、胶水、松节油、偶氮染料、丙烯酸酯等，用于辐射固化印刷油墨、清漆和印刷板、橡胶手套。

无线电、电视维修工[27,60]

刺激物：焊接助焊剂、溶剂。

增敏剂：焊接氟（肼、松香）、环氧树脂、镍、铬酸盐。

餐厅人员[85,87]

刺激物：洗涤剂、蔬菜、柑橘类水果、虾、鲱鱼。

增敏剂：镍、香料、蔬菜、硬木（刀柄）。

接触性：荨麻疹蔬菜、水果、肉类、鱼类。

道路工人[27]

刺激物：砂油混合物、沥青（光毒）、手部清洁剂。

增敏剂：水泥、手套（皮革、橡胶）、环氧树脂、焦油、防锈漆中的铬酸盐。

橡胶工人[158-161]

刺激物：滑石粉、硬脂酸锌、溶剂。

增敏剂：橡胶助剂、有机染料、焦油、松香、铬酸盐、钴、酚醛树脂。

钣金工人[60,162,163]

刺激物：溶剂、油漆。

增敏剂：涂料和镀锌板上的铬、胶水。

鞋匠[27,164-166]

刺激物：溶剂。

增敏剂：胶（对叔丁基苯酚甲醛树脂）、皮革（甲醛、氯乙酰胺、铬酸盐、染料）、松节油、橡胶、松香、双酚 A。

店员[167]

刺激物：洗涤剂、蔬菜、水果、肉类、鱼类。

增敏剂：镍、松香（价格标签）。

接触性荨麻疹：蔬菜、水果。

制革商[27,60,168-170]

刺激物：酸、碱、还原剂和氧化剂。

增敏剂：铬、甲醛、戊二醛、蔬菜鞣剂、防蛀剂、防霉剂、染料、树脂。

接触性荨麻疹甲醛。

纺织工人[27,93,169,171,172]

刺激物：溶剂、漂白剂、纤维、甲醛。

增敏剂：表面处理（甲醛树脂）、染料、媒染剂、己内酰胺、镍、重氮纸。

接触性荨麻疹：甲醛。

兽医[77,173-176]

刺激物：次氯酸盐、季铵化合物、甲酚、牛的直肠和阴道检查。

增敏剂：橡胶手套、抗生素（青霉素、链霉素、新霉素、酒石酸泰乐菌素、维吉尼亚霉素）、抗真菌药、在药物中的巯基苯并噻唑（MBT）、戊二醛、直肠润滑剂中的防腐剂。

接触性荨麻疹：动物毛和皮屑、产科液体、动物组织、橡胶手套。

焊工[27,60]

刺激物：油。

增敏剂：铬（焊接烟雾、手套）、镍、钴。

木工[67-69,177-180]

刺激物：木材、木材防腐剂、溶剂、洗涤剂、纤维板（脲醛树脂）。

增敏剂：木材、木材防腐剂，松香、松节油、香脂、焦油、清漆、胶水（尿素、苯酚和对叔胺丁基酚醛树脂）、Frullania、苔藓。

接触性荨麻疹：树木。

> **阶梯治疗**
>
> **一线治疗**
> - 一级预防
>
> **二线治疗**
> - 致敏原取代或者避免接触，包括个人防护设施
>
> **三线治疗**
> - 脱离原岗位、局部或全身免疫抑制治疗

化学性痤疮

定义和术语

外部或化学来源的痤疮：化学性或物理性刺激引起的痤疮样皮疹。

> **同义名**
> - 氯痤疮

概述

皮肤接触各种各样的化学制剂后，在不同程度上，都可能出现痤疮[1]。许多是职业危险品，但有些在家中也可以接触到。职业性氯痤疮具有突出的医学重要性，因为它们的出现提供了暴露于有毒危害的有价值的指标。许多导致氯痤疮的物质也具有肝毒性。

卤代芳烃[2-7]是最常见的引起痤疮的化学剂。氯萘、氯联苯[8]和氯代二苯基氧化物是用作导体和绝缘体中的电递质。制造这些物质或处理电缆的人员职业性高危人群[9,10]。用于"防羽毛"防蛀的萘蜡会导致儿童的面部和手臂出现痤疮[11]。这些物质导致的痤疮在暴露 1～2 个月后，可以发生在任何部位和任何年龄段[12]。氯酚用作杀虫剂、杀菌剂、除草剂和木材防腐剂[13]。它们引起氯痤疮的能力取决于它们被氯化二噁英污染的程度及后者的精确化学结构，如 2,3,7,8-四氯二苯并-二噁英（TCDD）（图 130.5）是已知最强大的氯代灭活剂[14-18]。同样，多氯联苯（PCBs）的毒性也是如此，很大程度上是由于多氯二苯并呋喃（PCDFs）的污染。氯痤疮是由除草剂中的 2,4-二氯苯氧基乙酸和 2,4,5-三氯苯氧基乙酸[19]，作为木材防腐剂的四氯苯酚钠[2]，除草剂中的 2,6-二氯苯腈[20]，开发为抗风湿药的三氟甲基吡唑衍生物[21]和制造中发现的中间产物四氯偶氮苯[4]所引起。

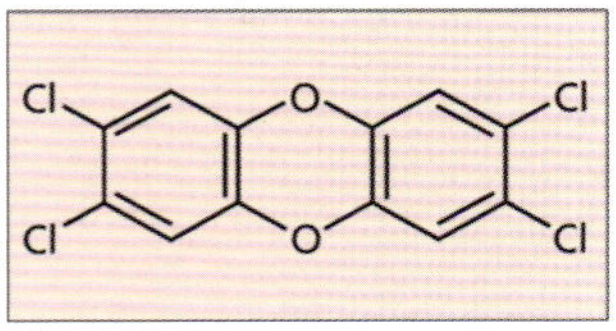

图 130.5 2,3,7,8-四氯二苯并-对-二噁英-卤代芳族化合物化合物——一种剧毒，会导致氯痤疮

由于工业或其他原因，很多个人可能会无防护接触此类化学品[22]。在这些情况中，TCDD 可以导致严重的症状和严重的氯痤疮[23]。在另一个工业事故中，同样的化学剂导致受影响的工人家属也出现了氯痤疮[24]。在意大利的塞维索化学污染事故中，TCDD 导致的痤疮主要发生于儿童，大约 10 年后才消退，并没有出现严重的系统影响[25]。

在烹饪油污染造成的两次大规模流行病中已经发生了由于摄入 PCB 诱导的痤疮[2,26]；氯霉素可以经胎盘产生直接的毒性作用[27]。由于多溴联苯的标签错误，导致混入牛饲料从而在密歇根州广泛

分布[22]。

纯净的(不溶的)切削油是不纯的石蜡混合物，是痤疮最常见的化学原因，这是由于它们广泛用于工程行业，但他们的致痤疮能力并不稳定，也不一定很高。男性比女性更容易受到影响，而寻常痤疮的患者尤其容易受到影响。在使用成型油预制混凝土的制造过程中会导致油痤疮的发生[28]。润发油中所含的不纯的石蜡，可能会产生类似的效果[29]。耳后面的粉刺和囊肿是由于剃须肥皂中的石蜡产品清洗不彻底引起[30]。

原油导致的痤疮发生于油田工人和炼油厂工人[7]。柴油导致的痤疮发生于汽车修理工[31]。重煤焦油馏分，特别是沥青和杂酚油，在某种程度上也促使痤疮发生。管道制造商和道路工人受到影响。在实验条件下，粗煤焦油引起的病变在白人中比在黑人中更容易发生炎症[32]。

化妆品[33]：在美国 1/3 的成年女性中出现轻度粉刺性痤疮，偶尔出现丘疹脓疱。在一项试验中，25 种面部美容面霜用于兔子，其中 50% 发生了粉刺，其成分为羊毛脂、凡士林和一些植物油[34]。润发油对非裔美国人的影响更为显著[29]。印度的当地植物油也有痤疮[35]。如果使用过量，常用的肥皂中所含的脂肪酸可引起粉刺[36]。已经发现，脂肪酸酯尤其是亚油酸异丙酯、乙酰化羊毛脂醇、葡萄籽和甜杏仁油在兔中具有明显的致粉刺性[37]。

德国硬质纤维板工厂的大部分工人都患上了痤疮，这种痤疮归因于石棉[38]。在封闭敷料下，持续局部使用皮质类固醇软膏也可以诱导粉刺形成。但这种情况并不发生在 10 岁以下，试验条件下，也难以在 50 岁以上的受试者中发生痤疮[39]。

在补骨脂素和补骨脂素 UVA(PUVA)疗法期间发生的痤疮以口周为主[1]。

流行病学

文献报道了散发病例，但没有基于人口的发病率或流行率的统计。

临床特征

寻常痤疮和化学制剂诱发的痤疮之间存在重要的临床差异，详见表 130.2。稻草色囊肿，颞区粉刺和耳后受累都是诊断氯痤疮的重要线索；然而，应该注意的是那些已经具有寻常痤疮倾向的人可能更容易患有化学痤疮。

鉴别诊断(表 130.3)

- 寻常痤疮。
- 毛囊炎。

表 130.2 寻常痤疮与卤素痤疮的临床特征

临床特征	寻常痤疮	卤素痤疮
常见年龄	青少年	任何年龄
粉刺	可见	＞3 个(如果缺少则非氯痤疮)
稻草色囊肿	罕见	病原学价值
颞角粉刺	罕见	诊断价值
炎性丘疹和囊肿	≥3	可见
耳后受累	不常见	常见
鼻部受累	不常见	不常见
相关的全身发现	罕见	常见

表 130.3 职业性痤疮不同表现的鉴别诊断

	病因学	部位	皮损
氯痤疮	卤化的芳香族	颊部，耳后，下颌骨	稻草色粉刺、囊肿(0.1～1.0 cm)
油性毛囊炎	油类	手臂，大腿，臀部	红斑丘疹、脓疱
沥青痤疮	焦油/沥青	暴露的面部区域特别是面颊	开放性粉刺
热带痤疮	热/湿	背部，颈部，臀部，四肢近端	结节、囊肿

病程和预后

去除发病诱因后，皮损可以得到改善或者消退。然而，可能需要数年的时间才会完全消退，或者遗留瘢痕。

治疗

如果去除发病诱因后，皮疹仍持续存在，可以采用标准化的治疗(见第 90 章)，如口服抗生素和异维 A 酸。

阶梯治疗

一线治疗

- 避免痤疮发病诱因/更换职业

二线治疗

- 口服抗生素

三线治疗

- 服异维 A 酸

职业性色素脱失

定义和术语

职业性色素脱失是因部分或全部的工作相关因素而出现皮肤上的颜色变化。职业性色素脱失定义为由于接触工业化学品,引起的皮肤色素脱失或色素减退,这是由于表皮黑素细胞受损所致[1]。

同义名

- 职业性白斑病

概述

某些化学物质,特别是取代苯酚,对功能性黑素细胞具有破坏作用[2]。许多类似化合物可以导致皮肤永久性脱色,外观类似白癜风。最常见的此类化学物质是对叔丁基苯酚、对叔丁基儿茶酚、单苄基对苯二酚醚(图 130.6)、对苯二酚和相关的化合物[1,2]。已知会导致职业性白斑病的化合物见框图 130.2 中。

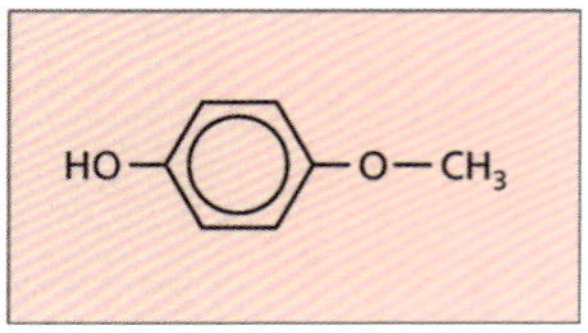

图 130.6 对苯二酚单甲醚(4-羟基茴香脑或 4-甲氧基苯酚)是多种化学品生产的中间体

框图 130.2 能够引起职业性白皮病的化学物质

- 对苯二酚
- 对苯二酚单苄醚
- 氢醌的单乙醚(对乙氧基苯酚)
- 对苯二酚单甲醚(对甲氧基苯酚)
- 对甲酚

(续框图)

- 对异丙基邻苯二酚
- 对甲基儿茶酚
- 对壬基苯酚
- 对辛基苯酚
- 对苯酚
- 对叔戊基苯酚
- 对叔丁基邻苯二酚
- 对叔丁基苯酚
- N,N,N″-三亚乙基硫代磷酰胺(thio-TEPA)
- 巯基胺,如 N-2-巯基乙基二甲胺盐酸盐(MEDA)
- 毒扁豆碱

流行病学

目前还没有关于职业性白斑病发病率或患病率的可靠数据。虽然在较深的皮肤类型中,会表现得更为明显,但没有证据表明发病有种族差异。

病理生理学

与白斑病相关的化学物品通常会导致黑素细胞的凋亡;然而,作用机制可能非常复杂[3]。

临床特征

暴露部位,特别是在手背部,出现无症状的色素减退斑。患者经常将此现象与工作中化学品的接触联系起来。如果一个工人已经暴露于潜在的化学物质并出现局部或全身色素减退斑,应考虑职业性白斑病的诊断[4]。如果不止一个工人发病,则应该引起高度怀疑。

鉴别诊断

- 白癜风。
- 炎症后色素减退(如脂溢性皮炎、刺激性接触性皮炎等)。

并发症和共病

严重病例中可能为影响美观而出现心理问题。

病程和预后

去除发病诱因,可能会引起局部皮肤复色,但其过程需要数年,也可能不复色。

检查

应识别工人所接触的化学品并进行调查,以确定其是否是已知的脱色剂。框图 130.3 列出了工作中可能导致脱色的化学品。斑贴试验可能有助于排除过敏性接触性皮炎引起的白斑病。有时,皮肤活检可能有助于排除其他鉴别诊断。

治疗

职业性白癜风没有特定的治疗方法。治疗要点在于防止进一步接触相关化学品。可以使用遮盖剂,涂抹防晒剂保护脱色的皮肤免受紫外线照射。

框图 130.3 工作中容易引起色素沉着的化学物质

- 杀虫剂，油漆，塑料和橡胶
- 润滑油和机油
- 摄影化学品
- 抗菌剂和消毒剂
- 洗涤剂和除臭剂
- 油墨

阶梯治疗

一线治疗

- 一级预防

二线治疗

- 个人防护措施

三线治疗

- 局部涂抹防晒剂

职业性皮肤肿瘤

定义

职业性皮肤肿瘤被定义为由职业因素导致的皮肤肿瘤。既往已有关于职业暴露导致的皮肤肿瘤流行病学研究。公认的主要职业致癌物是多环烃、电离辐射和砷。紫外线辐射现在被认为是职业性皮肤肿瘤中最重要的致癌物质。

概述

户外工作日光照射是最常见的职业性皮肤肿瘤的发病诱因，其他与职业接触如化学物质、电离辐射或其他致癌物质则相对罕见。日光是很容易被忽视的职业致癌物质[1]，与非职业接触相比，很难判断，有多少紫外线辐射来自工作[2]。紫外线光源与太阳光源的致癌性可能也存在差异[3]。从接触到发生皮肤肿瘤需要很长一段时间。

1775 年，Percivall Pott 报道了首例与职业接触有关的癌症是发生在英国烟囱清扫工人中的阴囊鳞状细胞癌[4]。和燃烧煤炭为主的英国相比，由于穿着防护服且使用木材作为燃料的低致癌性，导致这种疾病在欧洲其他地区的发生率是未知的。与煤烟灰相比，木材燃烧产生的烟灰中多环烃、苯并(a)芘含量低得多，这两种物质与皮肤肿瘤的发生有关(图 130.7)，与皮肤癌的病因有关。20 世纪 50 年代，英国的烟囱清扫工人仍有皮肤癌的报道。直到 1945 年，英国近 50%的工业性皮肤肿瘤与接触沥青和焦油有关，多发生于纺纱工人、黄麻工人和机械制造业[4-7]。在焦油炼制行业中仍然可以发现各种皮肤肿瘤[8]。

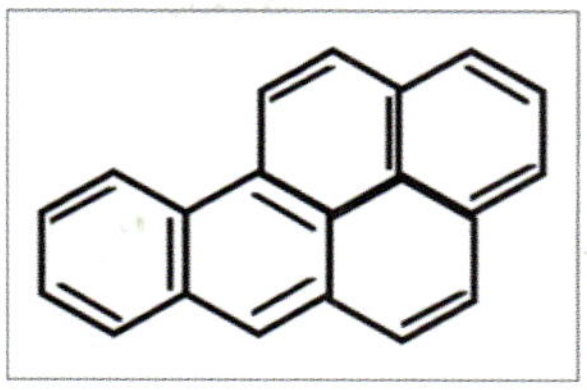

图 130.7 苯并(a)芘

流行病学

目前，关于职业性皮肤肿瘤的发病率和患病率并没有确切的数据。

病理生理学

见框图 130.4 和表 130.4。多环烃是通过煤，天然气和页岩油的不完全燃烧和蒸馏产生。这些化学物质存在于焦油、燃料油、润滑油和油脂、页岩油和沥青中。太阳光线诱导皮肤肿瘤的机制将在其他章节讨论(见第 9 章)。

框图 130.4 职业皮肤癌症的致病因素

- 多环烃
  - 煤烟
  - 柏油
  - 沥青
  - 矿物油
  - 页岩油
  - 粗石蜡
  - 沥青
- 电离辐射
- 砷
- 紫外线

表 130.4 可能接触致病原导致职业相关性皮肤癌的职业

致病原	职业
多环烃	焦油蒸馏
	煤气制造
	型煤制造
	页岩油工人
	炼油厂工人
紫外线	户外工人
	电焊工
	激光曝光
	印刷工
电离辐射	核电厂工人
	X 射线技师
	铀矿开采

第11部分

临床特征

职业性皮肤肿瘤的诊断与非职业皮肤肿瘤的相似。通常，诊断涉及暴露的部位。以前，阴囊好发，因为持续暴露于致癌物质并且该部位皮肤吸收能力强。有些伴随症状可能提示皮肤肿瘤的发生。这些可能包括油脂性毛囊炎和角化过度症，在使用矿物油和沥青的工人中更加常见。油性角化过度通常表现为白色圆形平滑的角化过度斑块，直径小，常常聚集分布。此外，还有疣状的、色素沉着的、圆形或椭圆形不规则凸起的“疣”。焦油“疣”是有色素沉着的小丘疹，常见于眼周、眼睑、脸颊、前臂和手背。

鉴别诊断

皮肤肿瘤完全与从事的职业正相关。

检查

其他章节讨论了对皮肤肿瘤的正确管理（见第 142 章）。如果对于在工作场所接触潜在的致癌物质有疑问，可能需要实地考察。

治疗

预防皮肤肿瘤的发生是最重要的措施。那些皮肤癌高风险的人（如非常苍白的皮肤类型，肾移植接受者等），建议不要在光照充足的户外工作。在工作场所，关键的措施是考虑在可能的情况下替代致癌物质；一个例子是近几十年来对多环烃的暴露程度下降。穿防护服或机械性控制对保护皮肤都很重要。日常洗涤也至关重要。由于大多数皮肤肿瘤潜伏期很长，因此对老年人或退休工人进行持续监测非常重要。最后，皮肤肿瘤的治疗要采取适当的措施。

> **阶梯治疗**
>
> **一线治疗**
> - 一级预防
>
> **二线治疗**
> - 个人防护（如防晒服装、防晒霜等）
>
> **三线治疗**
> - 对于高风险人群进行定期的皮肤肿瘤监测

振动性白指

定义和术语

振动白手指是由于振动工具（特别是在 50～150 Hz）或环境寒冷，血管血流量减少，引起的手指皮肤局部发白，并伴有继发性的感觉丧失[1]（另见第 123 章）。它可能是手臂振动综合征的一部分，但并不是同义词[2]。

> **同义名**
> - 职业性雷诺现象

概述

振动性白指的发病机制尚不清楚。慢性振动可能通过干扰内皮生长因子介导的血管舒张功能，从而破坏血管内皮调节机制[3]。

流行病学

缺乏该疾病的人口学研究，其患病率和发病率并不清楚。非洲黑人可能比白人更容易发生振动性白指[4]。去乙酰化酶 1 单核苷酸多态性可能是此病的诊断标记分子[5]。

生理病理学

见第 123 章。

临床特征

使用振动工具的操作员，如伐木工人、煤矿工人及道路和建筑工人，都有发生振动性白指的风险。通常在使用振动工具多年后，受影响的个体在暴露于寒冷或振动时会出现雷诺现象[2]。典型的临床表现一过性麻木、刺痛、皮肤颜色改变和手动灵巧性丧失。

鉴别诊断

非职业性雷诺现象。

病程和预后

症状可能会加重，甚至无法正常工作。

检查

诊断通常可仅由病史确诊；冰激发试验有时不能引起振动性白指[2]。

治疗

进一步探索其发病原因、控制使用相关机械的时间和改善个人防护设备会明显降低振动白指的发生率[2]。治疗方法与雷诺现象相同。一般认为，祛除病因后，本病可逐渐恢复正常[2]。

> **阶梯治疗**
>
> **一线治疗**
> - 一级预防
>
> **二线治疗**
> - 更换工作
>
> **三线治疗**
> - 雷诺现象的标准治疗如保温、戒烟、使用硝苯地平

Resources

Further information

For all the above sections: www. bohrf. org. uk (last accessed August 2014).

Patient resources

Resources from the Canadian Centre for Occupational Health and Safety for patientswith occupational skin disease: www. ccosh. ca (last accessed August 2014).

(译者:叶莉华 一审:贺赞 二审:施辛 陈玲玲 三审:方润平 润色:严冬梅)

参考文献

所有文献请查阅网址:www. rooksdermatology. com.
以下列出的是重要参考文献。

Occupational irritant contact dermatitis

[1] Rycroft RJG. Occupational contact dermatitis. In: Rycroft RJG, Menné T, Frosch PJ, Lepoittevin J-P, eds. *Textbook of Contact Dermatitis*, 3rd edn. Berlin: Springer, 2001: 555-80.

[14] Wilkinson DS, Budden MG, Hambly EM. A 10-year review of an industrial dermatitis clinic. *Contact Dermatitis* 1980; 6: 11-17.

[21] Freeman S. Repeated low-grade frictional trauma. In: Kanerva L, Elsner P, Wahlberg JE, Maibach HI, eds. *Handbook of Occupational Dermatology*. Berlin: Springer, 2000: 111-14.

[45] Landeck L, Visser M, Skudlik C, *et al*. Clinical course of occupational irritant contact dermatitis of the hands in relation to filaggrin genotype status and atopy. *Br J Dermatol* 2012; 167: 1302-9.

[48] Held E, Skoet R, Johansen JD, *et al*. The hand eczema severity index (HECSI): a scoring system for clinical assessment of hand eczema. A study of inter-and intra-observer reliability. *Br J Dermatol* 2005; 152: 302-7.

[63] Carmichael AJ, Foulds IS. Performing a factory visit. *Clin Exp Dermatol* 1993; 18: 208-10.

[89] Agner T, Held E. Skin protection programmes. *Contact Dermatitis* 2002; 47: 253-6.

[90] Dickel H, Kuss O, Schmidt A, Diepgen TI. Impact of preventative strategies on trend of occupational skin disease in hairdressers: population based register study. *BMJ* 2002; 324: 1422-3.

[118] Frosch PJ. Cutaneous irritation. In: Rycroft RJG, Menné T, Frosch PJ, eds. *Textbook of Contact Dermatitis*, 2nd edn. Berlin: Springer, 1995: 28-61.

[122] Smith HR, Armstrong DK, Holloway D, *et al*. Skin irritation thresholds in hairdressers: implications for the development of hand dermatitis. *Br J Dermatol* 2002; 146: 849-52.

Occupational allergic contact dermatitis

[2] Veien NK. Allergic contact dermatitis: immunological aspects and common occupational causes. In: English JSC, ed. *A Colour Handbook of Occupational Dermatology*. London: Manson, 1998: 31-52.

[3] Foussereau J, Benezra C, Maibach HI. *Occupational Contact Dermatitis*. Copenhagen: Munksgaard, 1982.

[4] Dickel H. Kuss O, Schmidt A, *et al*. Occupational relevance of positive standard patch-test results in employed persons with an initial report of an occupational skin disease. *Int Arch Occup Environ Health* 2002; 75: 423-34.

[8] Nicholson PJ, Llewellyn D, English JS, *et al*. Evidence based guidelines for the prevention, identification and management of occupational contact dermatitis and urticaria. *Contact Dermatitis* 2010; 63: 177-86.

[9] Freeman S. Diagnosis and differential diagnosis. In: Adams RM, ed. *Occupational Skin Disease*, 3rd edn. Philadelphia: Saunders, 1999: 189-207.

[11] Lee WR, McCallum RI. The occupational history. In: Raffle PAB, Lee WR, McCallum RI, Murray R, eds. *Hunter's Diseases of Occupations*. London: Hodder & Stoughton, 1987: 229-36.

[13] Bourke J, Coulson I, English J. Guidelines for the management of contact dermatitis: an update. *Br J Dermatol* 2009; 160: 946-54.

[17] Ale SI, Maibach HI. Occupational contact urticaria. In: Kanerva L, Elsner P, Wahlberg JE, Maibach HI, eds. *Handbook of Occupational Dermatology*. Berlin: Springer, 2000: 201.

[26] Rycroft RJG. Occupational contact dermatitis. In: Rycroft RJG, Menné T, Frosch PJ, Lepoittevin JP, eds. *Textbook of Contact Dermatitis*, 3rd edn. Berlin: Springer, 2001: 555-80.

[115] Cronin E, Kullavanijaya P. Hand dermatitis in hairdressers. *Acta Derm Venereol Suppl (Stockh)* 1979; 85: 47-50.

Acne of chemical origin

[2] Crow KD. Chloracne: a critical review including a comparison of two series of cases of acne from chlornaphthalene and pitch fumes. *Trans St John's Hosp Dermatol Soc* 1970; 56: 79-99.

[5] Tindall JP. Chloracne and chloracnegens. *J Am Acad Dermatol* 1985; 13: 539-58.

[7] Zugerman C. Chloracne, chloracnegens, and other forms of environmental acne. In: Adams RM, ed. *Occupational Skin Disease*, 2nd edn. Philadelphia: Saunders, 1990: 127-35.

[13] vCoenraads PJ, Brouwer A, Olie K, *et al*. Chloracne: some recent issues. *Dermatol Clin* 1994; 12: 569-76.

[34] Kligman AM, Mills OH. Acne cosmetica. *Arch Dermatol* 1972; 106: 843-50.

Occupational dyspigmentation

[1] Wattanakrai P, Miyamoto L, Taylor JS. Occupational pigmentary disorders. In: Kanerva L, Elsner P, Wahlberg JE, Maibach HI, eds. *Handbook of Occupational Dermatology*. Berlin: Springer, 2000: 280-94.

Occupationally induced skin tumours

[1] Gawkrodger DJ. Occupational skin cancers. *Occup Med (Lond)* 2004; 54: 458-63.

[3] Surdu S, Fitzgerald EF, Bloom MS, *et al*. Occupational exposure to ultraviolet radiation and risk of non-melanoma skin cancer in multinational European study. *PLOS One* 2013; 8: e62359.

Vibration white finger

[1] Raynaud M. [*De l'Asphyxie locale et la gangrène symétrique des extrémités*] [Thesis]. Ringoux, Paris: 1862.

131

第 131 章

蜇伤与咬伤

Stephen Tyring, Christopher Downing

University of Texas Health Science Center, Houston, TX, USA

蜇伤

水母、海葵和珊瑚虫

概述

刺胞动物门包含水母、海葵和珊瑚虫[1-3]。它们均为水生生物，且大部分生活在海中。该门生物有75%生活史中具有海蜇型或“水母型”阶段。刺胞动物的触须上有大量的刺细胞(刺丝囊)，用来防御和捕捉猎物。每个刺丝囊内部都有一条螺旋状盘绕的细丝，可以外翻、展开和有力弹射。一旦触碰到猎物或人类皮肤，刺丝囊就会射出，并注射毒液。毒液的性质和毒理作用因物种而异。许多物种会导致触碰者不适，有些物种则有潜在的危险性[3-7]。

病理生理学

病理学

接触刺胞动物的刺可引起急性皮疹，皮疹组织病理显示角质层细胞内水肿，其中细胞核固缩多见，且在水肿的真皮浅层中有淋巴细胞浸润[8]。一个被箱水母刺伤并注入了致死性毒液的 5 岁儿童皮损处，可明显见到刺丝囊刺入了表皮层[9]。

复发反应的组织学表现为海绵水肿性皮炎，伴血管周围致密的淋巴细胞和组织细胞浸润，常有大量的嗜酸性粒细胞[10,11]。真皮浅层水肿。免疫组化研究显示，朗格汉斯细胞和辅助性 T 淋巴细胞扮演了重要角色，同时Ⅳ型迟发型超敏反应也参与了损伤的发病机制[11]。火珊瑚引起的迟发型反应中可出现类上皮肉芽肿和大量 $CD30^+$ 淋巴细胞[12]。

致病生物

水螅纲：该纲包括火珊瑚和管水母亚纲的浮游生物。管水母是寄生生物，其中包含许多结构相近、功能各异的个体。最著名的管水母目生物大概是僧帽水母属，也称葡萄牙战舰水母。澳大利亚有些地方称其为“蓝色水瓶”。它有类似船帆作用的充气浮囊体和摇曳的触须。刺丝囊存在于触须上分布的类似“电池”物质(battery)和“刺盘”中，机体接触它们后，它们会释放大量刺胞并注入毒液到机体。

箱水母纲：通常称箱水母目，部分种类对人存在严重威胁[3]。最恶名昭著的是 *Chironex fleckeri* 箱水母，在澳大利亚海域，有许多相关的致死病例。其他危险物种包括 *Carybdea rastoni*(澳洲灯水母)、*Carukia barnesi*(伊鲁康吉水母)[13]、“莫巴卡卡”(火水母)[14]，以及夏威夷箱水母，阿拉丁鲽。

钵水母纲：在这一纲中，水母型是生活史中的主要形态。在世界各地分布广泛。例如，一般认为夜光游水母(“紫纹水母”)存在于地中海和亚德里亚海，但在全世界海洋中均有广泛分布。

珊瑚虫纲：这一纲包含几千个物种，包括海葵、软珊瑚虫和石珊瑚或真珊瑚。现已发现有数种海葵蜇伤人后可引起疼痛症状[2,3,15,16]。石珊瑚的刺丝囊或者钙化的外骨骼[17]可对皮肤造成损害。

临床特征

接触僧帽水母触须后通常会引起线状红斑性丘疹伴局部剧烈疼痛[3,18-20]。刺丝囊的"按钮状蜇口"的排列模式可导致蜇伤部位呈局限的串珠状小风团。对人类来说,疼痛和皮损通常表现为局部中毒反应,但偶尔也会有更严重的系统性反应[21]。有报道称,一个 4 岁女孩[22]出现了红细胞溶解和急性肾衰竭,最终引起死亡[23,24]。

接触箱水母触须后局部可立即出现剧烈疼痛,并有线状风团,中央苍白缺血。大风团可出现和触须结构相匹配的典型"网格状阴影"或"梯形磨砂样图案",可引起皮肤部分或全层坏疽。箱水母蜇伤不仅可引起局部皮肤损伤,而且还可以诱发危及生命的系统性伤害[3,4,8,25-28]。

除了毒物本身引起的急性皮肤损伤外,刺胞动物蜇伤部位还可出现迟发性、持续性或复发性免疫损伤[10,29-35]。复发皮损可呈单发或多发表现,并且可以出现红斑、荨麻疹、丘疹或斑块。山羊鱼刺丝囊制剂的斑贴试验呈阳性证明水母抗原可引起一种迟发性超敏反应[36]。研究显示,水母蜇伤也可引起其他后遗症,包括结节性红斑[37]、寒冷性荨麻疹[38],以及胸壁浅表血栓性静脉炎(Mondor 病)[39]。

人体接触火珊瑚的毒液后通常会立即产生灼烧样疼痛或刺痛,接下来接触部位依次出现荨麻疹样皮损,水疱大疱性皮损,进而导致慢性肉芽肿样和苔藓样变[40-42]。有报道称,一名水族馆的店员曾被石珊瑚 *Euphyllia picteti* 蜇伤后出现上述皮损反应[43]。

海浴者皮疹是一种局部变红、发痒的丘疹样和风团样皮肤病,主要出现在泳衣下;病变部位常集中于泳衣紧贴部位(图 131.1)[44-49]。致病生物被困在泳衣下,引发刺丝囊释放。在不同的水域中,不同的腔肠动物都可能引起如图所示的表现。在佛罗里达州、墨西哥湾和加勒比海,*Linuche unguiculata*(顶针水母)可引起这种皮疹。最新证据表明,常出没于这三个区域的水母,都可导致海浴者皮疹[50],因为针对海浴者皮炎患者的酶联免疫吸附试验(ELISA),成功检测到顶针水母抗原的特异性 IgG 抗体[51]。纽约长岛地区的病例则是由海葵幼虫 *Edwardsiella lineata* 引起的[46]。

值得注意的是,上文所述的海浴者皮炎完全不同于"游泳者瘙痒"或"挖蛤蜊者瘙痒",这两种皮炎是由生物的尾蚴刺激所引起的,且主要影响裸露的皮肤,尽管两者都可能发生在海水中,并且在名称上有些类似。

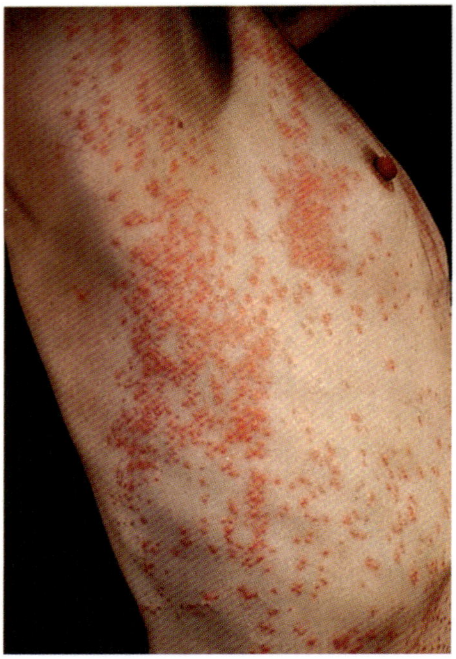

图 131.1 海浴者皮炎
(由加拿大安大略省金斯顿市 R. MacSween 博士提供)

治疗

关于某些刺胞动物蜇伤的急救,抑制刺丝囊进一步释放毒液是治疗的一个重要方面[3,20,52,53]。醋对于所有箱水母刺丝囊的释放均有抑制作用,应尽快涂在被蜇伤的皮肤上,在澳大利亚海滩上的集装箱商店里,醋很容易获得。然而,对其他水母,醋不仅不能抑制刺丝囊释放,而且可能会诱发刺丝囊释放。

使用冰袋冷敷可缓解僧帽水母和多种水母的蜇伤造成的轻度到中度疼痛。但有证据表明,似乎热敷对疼痛的缓解效果更明显,可能是通过灭活毒素而起作用。这种现象可能对水母毒素的治疗具有参考价值[54,55]。对于大多数水母蜇伤,移除触须和缓解疼痛是主要的治疗方法。

一种抗毒血清可用于处置蜂水母的毒素。在澳大利亚,用保护性布料制成的莱卡"防蜇伤服"对预防水母的毒素很有效。

海绵

概述

接触某些海绵动物后,可诱发皮疹,这是由于毒刺滞在皮肤上引起的反应。接触有毒海绵动物后也会有其他皮肤症状，甚至可能出现全身症状。这类综合征会在潜水员和那些拾取海绵动物的人身上出现，尤其是出现在澳大利亚和新西兰海岸附近海域[1]。

临床特征

Tedania ignis（火海绵）能够引起严重的皮肤病，并且也有报道称在接触10天后，面部和掌跖部出现多形红斑样皮损[2-4]。其他海绵动物也可引起皮肤病，包括加勒比火海绵（有毒的盘状海绵）和 *Microciona prolifera*（红海绵）。最初的瘙痒和灼烧感可进展为红斑丘疹、小水疱或大疱。系统症状虽然很少见，但有些患者也可能出现恶心和呕吐等。

治疗

治疗方法包括用普通盐水或海水冲洗伤口，用醋湿敷受损皮肤区域，用胶带去除毒刺。局部应用糖皮质激素可有效缓解症状，应用非甾体抗炎药（NSAIDs）消除持续数周的疼痛。

海胆

概述

海胆纲，或称海胆，属于棘皮动物门，棘皮动物门也包括海星和海参[1-3]。海胆通常呈球形或卵圆形，并且背覆紧密贴合的胆壳，上面有许多可移动的体刺。体刺由表皮下结缔组织的柱状突起钙化形成。在体刺之间是三爪叉棘，有些具有毒性。它们既能用于捕猎，也可用于防御。有些海胆的体刺也有毒性。

临床特征

接触海胆体刺或叉棘的毒液会立即引起灼烧样疼痛，有些十分剧烈，并可以持续几个小时[1,3-5]。局部肿胀的程度容易缓解，但有时十分严重。在没有继发感染的情况下，刺伤的伤口一般1～2周即可愈合。

有研究发现，体刺刺伤可造成上皮组织碎片，进而导致植入性表皮样囊肿。在受伤几个月后，通常发生迟发性肉芽肿反应，在体刺刺破的部位形成蓝色丘疹或结节。肉芽肿性炎是一种异物或结节样炎症。有学者提出，海洋分枝杆菌可能是某些海胆引起的肉芽肿病例的致病因素[6,7]。

发生在手指上，可能呈弥散性梭形肿胀引起活动受限。如果不加以治疗，这种病变将是永久性的。如果体刺刺入关节腔内，则可能引发滑膜炎和关节损伤[8]。有时，局部的病变也会伴有系统性症状。

海胆蜇伤一名患者的膝盖和脚踝，引起瘙痒性红斑，在这名患者身上，海胆体刺提取物斑贴试验反应呈阳性[9]。

治疗

紧急治疗包括仔细地清除体刺和叉棘；但是体刺（成分是碳酸钙）的质地很脆，容易断裂，并且很难拔出。将受损区域浸泡在热水中可使疼痛缓解，并可以灭活对热不稳定的毒素。在某些海胆蜇伤很普遍的地区，当地居民把热蜡涂到皮损区域以缓解症状[10]。刺通常会使皮肤变色——如果在刺入48小时以后仍有颜色改变，很可能是体刺残留在了皮肤中。使用X线平片或超声成像对于辅助识别残余的体刺也是很有必要的。包埋的体刺难以手术切除，但铒钇铝石榴石（Er：YAG）激光消融已被证明是有效的[11]。如果体刺已经刺入关节中，可采取手术探查的方法。肉芽肿性病变可用糖皮质激素局部封闭治疗。

海苔藓虫

概述

苔藓虫门是固着生活的寄生动物，体型小。在岩石、海藻或者其他物体表面上形成像垫子一样的硬壳（因此又称海垫子）。接触 *Alcyonidium diaphanum*（海萝卜）会导致较重的职业性皮炎，这种皮肤病的描述最初见于北海渔民，由于该病与多格浅滩渔场相关，因此也被命名为"多格浅滩瘙痒症"。然而 *A. diaphanum* 在不列颠群岛四周和欧洲大陆附近的海域也有广泛分布[1,2]。这种皮疹是一个变应性接触性皮炎（而不是一个物理性皮肤病或蜇伤），并且出现在夏季，主要是因为该生物遭遇冬季风暴的拍打，在春季和夏季数量激增，导致渔民大量患病。

临床特征

由 *A. diaphanum* 引起的皮肤病是一种好发于手部、臂部和面部的急性、丘疹性、偶尔表现为大疱性的接触性皮炎[3-6]，可能具有光敏成分[5]。过敏原为（2-羟乙基）-二甲基磺酸，是苔藓虫门生物产生的一种代谢产物[7,8]。也有报道表示另一种苔藓虫 *Electra pilosa* 可引发超敏反应[5,6]。

治疗

尽快局部应用强效糖皮质激素软膏进行治疗，也可使用润肤剂进行联合治疗。

软体动物

概述

单壳软体动物中最值得一提的有毒生物是芋螺属的圆锥贝类[1-3]。芋螺属的全部物种都具有毒液器官，并且有几种已经确认可损伤人类。这种非常小的，浮游软体动物尖笔帽螺（于 1828 年发现）已经被证明是佛罗里达州游泳者被蜇伤的原因之一[4]。某些物种的蜇伤，可能是致命的，尤其是地纹芋螺[2,5]。有蓝色小环状花纹的章鱼（斑点豹纹蛸）属于头足纲软体动物，主要生活在澳大利亚和新几内亚沿海水域，被称为世界上最致命的章鱼。这类生物通常只有在受到严重刺激时才会攻击人。受到激惹时，“小蓝环”会变得异常凶猛。

临床特征

蜇伤表现为针刺样疼痛，伴局部缺血、发绀和麻木。麻木迅速蔓延到全身。蓝环章鱼的蜇伤处含有唾液毒素，可能会导致致死性全身症状，死因通常是呼吸衰竭[6,7]。斑点豹纹蛸蜇伤后的皮肤症状包括剧烈瘙痒和荨麻疹[3,6,8]。北太平洋巨型章鱼蜇伤后会引起红斑、水肿和烧灼感，继之出现持续性的红斑和淋巴水肿[9]。软体动物引起的中毒相关性病例，死亡率总计多达 20%。

治疗

斑点豹纹蛸蜇伤最主要是支持治疗，压迫固定以减少毒液扩散。

有毒鱼类

概述[1-3]

许多种鱼类能通过背鳍或尾鳍上带有复杂毒腺的体刺刺入人体后，造成疼痛，甚至危及生命。有毒鱼类造成的大部分伤害都是接触刺鳐（软骨鱼纲）或海鲶鱼及鲉鱼（硬骨鱼纲）的结果。有毒物种的栖息地并不局限于热带海域。小鲈鱼（*Echiichthys vipera*）[4,5]、白斑角鲨（*Squalus acanthias*）和几种刺鳐出现在大西洋海岸，并可引起严重的蜇伤。在温暖的海域中，刺鳐、鲉鱼、海鲶鱼[6]、河豚、石鱼[7]等物种具有潜在的危险性，这些物种被形象地命名为“留胡子的食尸鬼”、蟾星鱼和蟾鱼。

在许多病例中，蜇伤是由于患者在浅水中不小心踩到了鱼。刺鳐的尾鳍上带有锯齿状的体刺，上包覆着有毒的毒腺。但踩在它身上时，就会激发它的尾鳍“抽打”，而将体刺刺入皮肤，通常是腿上的皮肤[8]。几种有毒鱼类会把他们自己埋进浅水的沙子中，并露出体刺，因此对海浴者构成危险。

临床特征

患者踩到鱼类时，受伤部位普遍在脚或腿上。鱼的体刺通常会立即引起患处疼痛。常表现为裂伤或刺伤样疼痛。剧烈疼痛可以持续数小时，伤口周围的肿胀和红斑可模仿感染性蜂窝织炎样损伤。接触某些鱼类后，可以出现系统性症状。据报道，被鲈鱼体刺刺伤的个别手指会发生雷诺现象[9,10]。刺鳐的体刺可造成裂伤，或者可能会在皮肤内折断。如果包被的毒鞘破裂，毒液就会释放。在严重的刺鳐伤口中，受累部位呈暗黑或青紫，随后变为红斑或青紫色花斑，并伴有皮下脂肪和肌肉坏疽[11]。

刺鳐蜇伤引起炎细胞浸润，包括大量单核细胞，其中有许多单核细胞的 T 细胞限制性细胞内抗原 1（TIA）呈阳性，提示免疫反应可能是导致刺鳐蜇伤后延迟愈合的常见原因[12]。

过去认为，致死病例是有毒鱼类注入毒液导致的。关于这种病例的报道十分罕见，可能原因更倾向于继发性细菌感染所致的败血症。

治疗

鲈鱼的毒液和刺鳐、石鱼及其他有毒鱼类的毒液一样，是一种不稳定、不耐热的蛋白质，因此热水对处置蜇伤十分有效[3,13-15]。尽可能将受伤部位浸泡在热水中（患者以外的人应测量一下水温），这样疼痛将得到缓解。抗蛇毒血清也可用于治疗石鱼的蜇伤。

咬伤

啮齿动物咬伤

概述

鼠咬热（又称流行性关节红斑）是受感染的鼠类咬伤或抓伤所引起的发热性、系统性疾病。鼠咬热的其他传播途径是处理受感染的鼠类，或者接触其粪便。该病也可通过其他啮齿动物传播[1,2]。有报道称，约有 30% 的鼠咬热患者没有被老鼠咬伤或者抓伤[3]。

病理生理学

致病生物

鼠咬热的致病菌是念珠状链杆菌和小螺菌。

临床特征

该病的前驱期开始于暴露后的 2～10 天，以发热、肌痛和关节痛、恶心、呕吐和头痛症状为特点。随后四肢出现皮疹，有时出现在手掌和足底。皮疹通常被描述为斑丘疹，但也有可能是瘀点、紫癜或脓疱。皮疹发生后，多达 50% 的患者会出现多发性关节炎[4,5]。有些患者会持续发热和寒战。

这些症状通常反复发作或间歇性发作。这种感染对儿童和成人都可能致命，未治疗患者的病死率高达 25%[6-8]。已有 2 例报道显示，既往体健的成年人，因继发败血症死亡[1]。

治疗

即使在没有临床症状或疾病迹象的情况下，被老鼠咬伤的患者也需要进行预防性治疗。应使用恰当的处置方式清洁伤口。成人的一线治疗是静脉滴注青霉素（每 4 小时 20 万 U），5～7 天。二线治疗方法是口服四环素 500 mg，每日 4 次，7 天；或者口服或静脉滴注多西环素 100 mg，每日 2 次，7 天（成人）。

蛇咬伤

概述

蛇咬伤发病率最高的地区是南美洲、西非、印度次大陆和东南亚[1,2]。在印度蛇咬伤每年大约造成 10 000～50 000 人死亡，而在缅甸每年约 1000 人死于蛇咬伤[3]，全世界大约有 12.5 万人因蛇咬伤致死[4]。

蛇毒的影响因毒液的成分而异。例如，黑颈射毒眼镜蛇（*Naja nigricollis*）的咬伤会产生局部肿胀和坏疽、血液学的异常和补体消耗[5]；马来亚金环蛇（*Bungarus candidus*）的毒液中含有一种毒素（金环蛇毒素），可干扰神经肌肉接头的递质传递[6]；澳洲棕蛇（拟眼镜蛇属）毒素会导致明显的凝血障碍[7]。对澳洲蛇咬伤造成的死亡调查表明[8,9]，大多数是棕蛇造成的。

临床特征

被蛇咬后的最初迹象和症状是非特异性的，如全身不适、头痛、恶心和呕吐。

中毒后，必须区分几种症状：神经毒性、血液毒性、凝血功能障碍、横纹肌溶解和肾衰竭。局部组织坏死呈多样性。在澳洲，大多数蛇咬伤不会留下痕迹；但毒蛇和眼镜蛇的咬伤可能产生广泛的组织损伤。

治疗[10]

大多数蛇咬伤不会引起中毒。出院前应密切监测患者的症状和体征。当有明确的体征和全身中毒症状或局部组织破坏时，可使用抗蛇毒血清。不接受抗蛇毒血清治疗的患者应在指导下寻求医疗护理，以防止凝血障碍或疼痛等症状、体征加剧。抗生素仅限用于咬伤部位有感染的患者。

犬科和猫科动物咬伤

概述

狗咬伤发病率最高的人群是学龄期儿童。狗咬伤和猫咬伤引起的感染大部分为多重病原体感染。

病理生理学

致病生物[1]

狗咬伤和猫咬伤引起的感染通常是多种病原体导致的，包括需氧菌（葡萄球菌、链球菌、棒状杆菌）和厌氧菌（脆弱拟杆菌、普雷沃杆菌、卟啉单胞菌、消化链球菌、梭杆菌属和小韦氏杆菌）。猫抓病是猫咬伤后由汉塞巴尔通体引起的疾病（见第 26 章）。

犬咬嗜二氧化碳菌是健康的狗、猫和许多其他动物的正常口腔定殖菌的一部分[2,3,4-6]。大约 80% 的嗜二氧化碳嗜细胞菌感染是由于狗咬伤或与狗有过接触而引起。既往行脾切除术和酗酒是重要的发病诱因，但完全健康的人也可能发生感染。感染的确诊依靠外周血涂片和血液、组织培养，可分离出典型的多形性革兰阴性杆菌。此类微生物对青霉素和环丙沙星敏感。

多杀性巴氏杆菌是一种需氧革兰阴性球杆菌，是猫、狗口腔菌群的正常组成部分，经常从感染的咬伤中分离出来[2,3]。它是一种产毒病原体，会引起剧烈的炎性反应且可能引起转移性感染。腱鞘炎是感染的一种情况，尤其见于手部咬伤后。

临床特征

狗咬伤

狗咬伤会造成一系列的损害，从轻微的抓伤和擦伤到创口较深的开放性裂伤和深部刺伤[7]。四肢是最常见的受伤部位。嗜二氧化碳噬细胞菌属的感染涉及从创口感染到暴发性败血症等一系列疾病。皮损包括咬伤部位的局部焦痂、蜂窝织炎、非特异性斑疹或斑丘疹、多形红斑[8]、瘀点、暴发性紫癜和对称性末梢坏疽。更严重的病变可表现为败血症和弥散性血管内凝血[4-6]。

猫咬伤

深部刺伤和猫咬伤密切相关，因为它们有长而锋利的牙齿[9]。当手部被咬伤时，由于骨膜下或关节内的细菌接种，可引起骨髓炎或脓毒性关节炎[10]。

检查

如果伤口感染，应进行伤口细菌培养。如果伤口疑似侵及骨组织或关节，则需进行影像学检查。软组织损伤、皮下气体和骨髓炎均可通过影像学检查发现。

治疗

所有狗和猫咬伤应采取伤口规范化护理。必须对伤口进行探查，以排除异物残留的可能性。狗咬后造成的单纯裂伤可采取一期缝合。相比之下，大多数猫咬伤要开放创面，进行二期缝合以利于痊愈。猫咬伤患者普遍应给予抗生素预防性治疗。阿莫西林-克拉维酸钾列为一线治疗药物，可有效降低动物咬伤感染的发生率[11]。应避免使用多杀性巴氏杆菌不敏感的抗生素。克林霉素或多西环素列为二线治疗药物。

任何咬伤造成的皮肤破损，都必须判定患者破伤风疫苗免疫接种状态[12]。某些患者可以注射一支破伤风类毒素疫苗。伤口污染较严重，且破伤风类毒素疫苗史少于三针或免疫接种史不详的患者，应接种人破伤风免疫球蛋白。还应该评估患者是否需要进行狂犬病暴露后的免疫接种。

人类咬伤

概述

人类咬伤很普遍。最为常见的是斗殴伤害（“搏击咬伤”），可导致严重的细菌感染[1]。有报道称，一名患者由于小腿被人咬伤引发 A 组链球菌感染，进而导致了坏死性筋膜炎[2]。也有关于 1 型和 2 型疱疹病毒，以及乙型肝炎和丙型肝炎病毒传播的记载。乙型肝炎传染的病例可追溯到某精神病康养机构一名经常咬其舍友的病毒携带者[3]。咬伤也是 HIV 感染的一种可能传播途径[4]。

病理生理学

致病微生物

需氧革兰阳性球菌感染可能使人咬伤复杂化[1]。在人咬伤病例中，7%～29%能发现腐蚀艾肯菌[1]。

临床特征

根据咬伤的程度不同，可能会出现半圆或椭圆形红斑或青肿；伴有或不伴有皮肤破损。

治疗

在治疗人咬伤时，应该使用创伤规范化护理。大多数创伤都应该保持开放以利于二期愈合。可能考虑到美容，一些创伤被一期缝合，但这种治疗仅应该在临床表现为伤口无感染、损伤在 12 小时以内且不位于手或脚上等情况下采取。手上的伤口通常感染率最高。对于咬伤穿透真皮层的患者应给予抗生素预防性治疗。阿莫西林-克拉维酸钾列为一线治疗药物；多西环素被列为二线治疗药物（但儿童除外）。

Acknowledgement

The authors gratefully acknowledge the contribution of Dr Tony Burns to the content of this chapter.

（**译者**：郭运达 **一审**：杨怡 **二审**：陈玲玲 **三审**：方润平 **润色**：严冬梅）

参考文献

所有文献请查阅网址：www. rooksdermatology. com.
以下列出的是重要参考文献。

Stings

Jellyfish, sea aneomones and corals

[1] Southcott RV. Coelenterates of medical importance. In: Keegan HL, Macfarlane WV, eds. *Venomous and Poisonous Animals and Noxious Plants of the Pacific Region*. Oxford: Pergamon, 1963: 41-65.

[2] Halstead BW. Poisonous and Venomous Marine Animals of the World, 2nd edn. Princeton, NJ: Darwin Press, 1988.

[3] Williamson JA, Fenner PJ, Burnett JW, Rifkin JF, eds. Venomous and Poisonous Marine Animals. Sydney: University of New South Wales Press, 1996.

[4] Currie BJ, Jacups SP. *Prospective study of* Chironex fleckeri and other box jellyfish stings in the 'top end' of Australia's Northern Territory. *Med J Aust* 2005; 183: 631-6.

[5] Burnett JW, Calton GJ, Burnett HW. Local and systemic reactions from jellyfish stings. *Clin Dermatol* 1987; 5: 14-28.

[6] Burnett JW, Calton GJ, Burnett HW. *Jellyfish envenomation syndromes*. *J Am Acad Dermatol* 1986; 14: 100-6.

[7] Halstead BW. Coelenterate (cnidarian) stings and wounds. Clin Dermatol 1987; 5: 8-13.

[8] Letot B, Piérard-Franchimont C, Piérard GE. Acute reactions to coelenterates. *Dermatologica* 1990; 180: 224-7.

[9] Strutton G, Lumley J. Cutaneous light microscopic and ultrastructural changes in a fatal case of jellyfish envenomation. *J Cutan Pathol* 1988; 15: 249-55.

[10] Reed KM, Bronstein BR, Baden HP. Delayed and persistent cutaneous reactions to coelenterates. *J Am Acad Dermatol* 1984; 10: 462-6.

Sponges

[4] Burnett JW, Calton GJ, Morgan RJ. Dermatitis due to stinging sponges. *Cutis* 1987; 39: 476.

Sea urchins

[1] Halstead BW. *Poisonous and Venomous Marine Animals of the World*, 2nd edn. Princeton, NJ: Darwin Press, 1988.

[2] Edmonds C. *Dangerous Marine Animals of the Indo-Pacific Region*. Newport, Australia: Wedneil Publications, 1978.

[3] Williamson JA, Fenner PJ, Burnett JW, Rifkin JF, eds. *Venomous and Poisonous Marine Animals*. Sydney: University of New South Wales Press, 1996.

[4] McGoldrick J, Marx JA. Marine envenomation part 2: invertebrates. *J Emerg Med* 1992; 10: 71-7.

[5] Rietschel RL, Fowler JF, Jr. *Fisher's Contact Dermatitis*, 5th edn. Philadelphia: Lippincott Williams and Wilkins, 2001.

[6] De la Torre C, Toribio J. Sea-urchin granuloma: histologic profile. A pathologic study of 50 biopsies. *J Cut Pathol* 2001; 28: 223-8.

[7] De la Torre C, Vega A, Carracedo A, Toribio J. *Identification of Mycobacterium marinum in sea-urchin granulomas*. *Br J Dermatol* 2001; 145: 114-16.

[8] Cracchiolo A, 3rd, Goldberg L. Local and systemic reactions to puncture injuries by the sea urchin spine and the date palm thorn. *Arthritis Rheum* 1977; 20: 1206-12.

[9] Asada M, Komura J, Hosokawa H, *et al*. A case of delayed hypersensitivity reaction following a sea-urchin sting. *Derma-*

第11部分

tologica 1990;180:99-101.
[10] Laird P. Sea-urchin injuries. *Lancet* 1995;346:1240.

Sea mats

[1] Porter JS, Ellis JR, Hayward PJ, *et al*. Geographic variation in abundance and morphology of the bryozoan*Alcyonidium diaphanum* (*Ctenostomata*: *Alcyonidiidae*) *in UK coastal waters*. *J Mar Biol Assoc UK* 2002;82:529-35.
[2] Pathmanaban ON, Porter JS, White IR. Dogger Bank itch in the eastern English Channel: a newly described geographical distribution of an old problem. *Clin Exp Dermatol* 2005;30:622-6.
[5] Jeanmougin M, Lemarchand-Venecie F, Hoang XD, *et al*. Eczéma professionel avec photosensibilité par contact de bryozoaires. *Ann Dermatol Vénéréol* 1987;114:353-7.

Mollusca

[1] Halstead BW. *Poisonous and Venomous Marine Animals of the World*, 2nd edn. Princeton, NJ: Darwin Press, 1988.
[3] McGoldrick J, Marx JA. Marine envenomations part 2: invertebrates. *J Emerg Med* 1992;10:71-7.
[7] Williamson JA, Fenner PJ, Burnett JW, Rifkin JF. *Venomous and Poisonous Marine Animals*. Sydney: University of New South Wales Press, 1996.

Venomous fish

[1] Halstead BW. *Poisonous and Venomous Marine Animals of the World*, 2nd edn. Princeton: The Darwin Press, 1988.
[2] Halstead BW, Mitchell LR. A review of the venomous fishes of the Pacific area. In: Keegan HL, Macfarlane VN, eds. *Venomous and Poisonous Animals and Noxious Plants of the Pacific Region*. Oxford: Pergamon, 1963:173-202.
[3] Williamson JA, Fenner PJ, Burnett JW, Rifkin JF. *Venomous and Poisonous Marine Animals*. Sydney: University of New South Wales Press, 1996.

Bites

Rodent bites

[1] Centers for Disease Control and Prevention. Fatal rat-bite fever-Florida and Washington, 2003. *MMWR Morb Mortal Wkly Rep* 2005;53:1198.
[4] Stehle P, Dubuis O, So A, Dudler J. Rat bite fever without fever. *Ann Rheum Dis* 2003;62:894.
[8] Raffin BJ, Freemark M. Streptobacillary rat-bite fever: a pediatric problem. *Pediatrics* 1979;64:214.

Snake bites

[1] Warrell DA. Venomous bites and stings in the tropical world. *Med J Aust* 1993;159:773-9.
[2] Warrell DA, Fenner PJ. Venomous bites and stings. *Br Med Bull* 1993;49:423-39.
[9] Sutherland SK, Leonard RL. Snakebite deaths in Australia 1992-1994 and a management update. *Med J Aust* 1995;163:616-18.

Dog and cat bites

[1] Rosenkrans JA. Animal and human bites. In: Barkin RM, ed. *Pediatric Emergency Medicine*, 2nd edn. St Louis: Mosby, 1997:459-64.
[2] Morgan M, Palmer J. *Dog bites*. *BMJ* 2007;334:413-17.
[3] Griego RD, Rosen T, Orengo IF, Wolf JE. Dog, cat, and human bites: a review. *J Am Acad Dermatol* 1995; 33:1019-29.
[9] Wright JC. Repeated cat bites in Dallas: characteristics of the cats, the victims and the attack events. *Public Health Rep* 1990;105:420-4.

Human bites

[1] Griego RD, Rosen T, Orengo IF, Wolf JE. Dog, cat, and human bites: a review. *J Am Acad Dermatol* 1995; 33:1019-29.
[2] Wienert P, Heiss J, Rinecker H, Sing A. A human bite. *Lancet* 1999;354:572.
[4] Pretty IA, Anderson GS, Sweet DJ. Human bites and the risk of human immunodeficiency virus transmission. *Am J Forensic Med Pathol* 1999;20:232-9.

第12部分　肿瘤、增生性皮肤病

132

第 132 章 良性黑素细胞增生和黑素细胞痣

Irene Stefanaki, Christina Antoniou, Alexander Stratigos

Department of Dermatology, University of Athens Medical School, Andreas Sygros Hospital, Athens, Greece

雀斑

定义

雀斑是一种发生在光暴露部位的淡红色或淡褐色到深褐色的斑点，界限不清楚(表 132.1)。雀斑会在紫外线照射期间出现或颜色加深。

流行病学

年龄

雀斑多发生在童年时期。

种族

雀斑出现在所有种族中，但更常见于肤色浅，红色头发和蓝眼睛的个体。

病理生理学

紫外线暴露会导致黑素细胞产生大量黑素，随后转移到邻近角质形成细胞中。雀斑被认为是易感个体在紫外线辐射下黑素细胞的增生和过度活跃反应[1]。

病理学

表皮结构没有改变，基底细胞层出现色素的过度沉着（图 132.1）。与黑子相比，黑素细胞的数量是正常的。

遗传学

黑皮质素 1 受体基因(MCR1)是雀斑主要的致病基因[2]。MCR1 的变异与雀斑有关，可能是通过诱导褐黑素(与真黑素相比)，也可能存在其他机制。不能排除其他色素生成基因的潜在贡献[3]。

环境因素

紫外线照射是加剧黑素细胞色素产生的原因，并进一步导致雀斑的发展。

临床特征

临床表现

浅肤色的红发或金发个体的雀斑通常在过度日晒(慢性或者间歇性)后出现。它们表现为圆形或椭

表 132.1 良性黑素细胞肿瘤中使用的基本术语和定义

术语	定义
雀斑	日光暴露区域的色素斑，由增加的黑素沉着组成
黑子	边界欠清、均匀色素沉着的区域，由增加的黑素沉着，表皮增殖和替代基底层角质形成细胞的黑素细胞组成
咖啡斑	一种界限清楚，均匀的浅棕色至深棕色的斑块或斑片，不累及黏膜，主要表现为基底细胞层中黑素含量增加
黑素细胞巢	一群黑素细胞与表皮基底层接触但向下突入真皮
交界痣	色素沉着的黑素细胞痣，其主要组织学特征是真皮-表皮连接处存在黑素细胞巢
复合痣	色素沉着的黑素细胞痣，其组织学特征包括交界巢和真皮中存在痣细胞
皮内/真皮痣	真皮中有痣细胞的黑素细胞病变。通常不存在黑素沉着，并且表皮中的黑素细胞很少或没有异常。最深的真皮细胞倾向于向神经或成纤维细胞分化

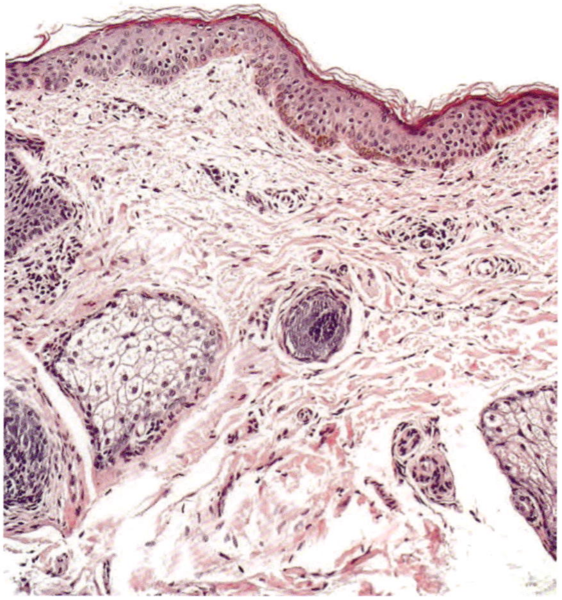

图 132.1 良性黑素细胞肿瘤中使用的基本术语和定义 雀斑的表皮显示出色素沉着的基底细胞层，没有细长的表皮突或黑素细胞增生。放大 20 倍（H&E）。（由 K. Frangia 博士提供，HBD HistoBio Diagnosis，希腊雅典）

圆形，边界不清楚的色素沉着斑（图 132.2）。在冬季雀斑往往会减轻甚至消失。

鉴别诊断

尽管雀斑和日光性黑子不同，但在研究中通常被归为一类。它们一般被认为是对光暴露的反应，日光性黑子的程度更深，并且都会增加罹患黑素瘤和上皮细胞皮肤癌的风险。不同的是，在没有紫外线照射的情况下，黑子会持续存在，好发于老年人，在组织学上黑子表现为真表皮交界处黑素细胞数量的增加。雀斑可发生在 1 型神经纤维瘤病中，更常见于非暴露区域（躯干和腋窝），同时存在神经纤维瘤病的其他表现。

并发症和共病

雀斑被认为是黑素瘤发病的危险因素。在最近的一项荟萃分析中，雀斑所致罹患黑素瘤的相对风险系数约为 1.99，人群归因分数为 0.23[4]。

病程和预后

雀斑是良性病变，通常随着年龄的增长而消退。

检查

在皮肤镜检查中，雀斑呈现均匀的色素沉着和虫蚀边缘（图 132.2b）。

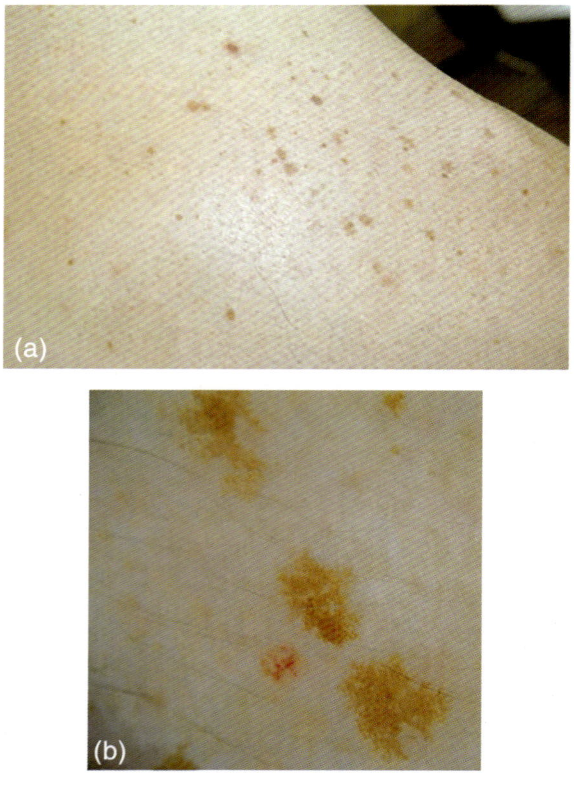

图 132.2 (a)雀斑。(b)皮肤镜图像显示具有网状图案和虫蚀边缘的色素沉着过度损伤

治疗

无须治疗。化学换肤、激光、局部脱色药物和皮肤美容产品可用于美容需要[5]。由于是由紫外线照射引起的皮损，光保护措施是有效的。

黑子

定义

黑子是色素过度沉着的斑点，在没有紫外线照射的情况下不会消失。在显微镜下表现为，与邻近未受累皮肤相比，基底层色素增多和单个排列的黑素细胞数量增加。

概述

黑子通常见于浅肤色的人，表现为黑素细胞对自然或人工紫外线照射的增殖反应。下面讨论的不同黑子类型主要是基于紫外线暴露史、解剖部位和特定形态特征而进行人为划分的，包括单纯性黑子，日光或光化性黑子，光化学疗法性(PUVA)黑子和墨点黑子。

极少数情况下，黑子会出现在与恶性肿瘤相关的潜在严重遗传性多系统综合征的背景下。这些家族性黑子病的特点是常染色体显性遗传，包括 Peutz-Jeghers 综合征、PTEN(磷酸盐和张力蛋白同系物)血管性综合征[Ruvalcaba-Myhre-Smith 或 Bannayan-Zonnana 综合征和 Cowden 病、Carney 综合征(和其密切相关的 NAME 综合征(痣，房性黏液瘤，黏液性神经纤维瘤和雀斑)]和 LAMB 综合征(黑子、心房黏液瘤、黏膜皮肤黏液瘤和蓝痣)，以及 LEOPARD/Noonan 综合征(黑子、心电图异常、眼部异常、肺动脉狭窄、生殖器异常、生长迟缓和聋)(表 132.2)(见第 70 章)。这些综合征的大多数都是由大鼠肉瘤——丝裂原活化蛋白(RAS-MAP)激酶的突变和哺乳动物西罗莫司靶蛋白(mTOR)信号通路引起的[6]。

泛发性黑子病是一种罕见的情况，大量黑子在出生或者幼年出现，但没有系统异常或者黏膜受累，该疾病为常染色体显性遗传，但其确切的遗传背景尚不清楚。囊状或节段性黑子病表现为童年期出现的呈节段分布的局限性黑子，它们被认为代表了一种不明基因的镶嵌现象[7]并应和 1 型神经纤维瘤病加以区别。黑素瘤可能发生在患有节段性或全身性黑子病的患者中。

表 132.2　家族性黑子病综合征

病变	临床表现	遗传	相关基因(染色体座)
Peutz-Jeghers 综合征	黑子(嘴唇，口腔和肠黏膜，手掌，脚掌，眼，鼻孔，肛周区域)，错构瘤胃肠道息肉，肿瘤(胃肠道，胰腺，乳房，卵巢，子宫，睾丸)	常染色体显性遗传	*LKB1/STK11* (19p13.3)
PTEN 错构瘤综合征	巨头畸形，脂肪瘤，龟头色素沉着，精神迟滞，多发性错构瘤，肿瘤(乳腺癌，滤泡性甲状腺癌，子宫内膜癌)	常染色体显性遗传	*PTEN*(10q23.31)
Carney 综合征	黑子(嘴唇，结膜，内或外眦，生殖器黏膜)，原发性色素性结节性肾上腺皮质病(PPNAD)，心脏和皮肤黏液瘤，神经鞘瘤，肢端肥大症，乳腺和睾丸肿瘤	常染色体显性遗传	*PRKAR1A*(17q22-24)
黑子病	黑子(面中部，掌跖，躯干) 黑子(面中部，掌跖，躯干)和精神发育迟滞	常染色体显性遗传 常染色体显性遗传/散发	未知 未知
LEOPARD 综合征	黑子(主要在面部和上躯干；很少在口腔黏膜，四肢，生殖器，结膜上)，心脏传导异常，动脉瘤，肺动脉狭窄，头面部畸形，身材矮小，感觉神经性聋，智力低下，骨骼异常	常染色体显性遗传 常染色体显性遗传	*PTPN11*(12q24.1)和 Noonan 综合征相同 *RAF1*(3p25)

改编自 Guerrero 2012[5]。

LEOPARD，雀斑、心电图异常、眼部异常、肺动脉狭窄、生殖器异常、生长迟缓和聋。PTEN，磷酸盐和张力蛋白同系物。

单纯性黑子

定义

单纯性黑子是浅至深棕色或黑色的斑疹，一旦出现则不会消退。组织学表现为真表皮交界处的黑素细胞增加。

> **同义名**
> • 黑子单纯型

流行病学

发病率和患病率

单纯性黑子十分常见，尤其是对于红发和浅肤色的个体。

年龄

黑子通常出现在童年期间且至 40 岁时黑子数目仍增加。在成年后大多数黑子保持不变。

相关疾病

泛发性黑子病极少与黑素瘤的发展相关。目前有一个单独的病例报告称黑子患者合并 c-kit 突变的胃肠道间质瘤[7]。

病理生理学

发病诱因

有报道称，黑子可发生在他克莫司、方酸二丁酯和二苯环丙烯酮等局部免疫药物治疗之后[8,9]。

病理学

沿着真皮-表皮连接处的黑素细胞数量略有增加，没有成巢现象。在真皮乳头中的黑素细胞、邻近的角质形成细胞和噬黑素细胞中存在显著的黑素过度沉着（图 132.3）。表皮嵴通常是细长的，并且在真皮浅层可能存在轻微的炎性浸润。

遗传学

早期出现在暴露和未暴露区域的多发黑子通常是遗传性综合征的表现，其特征在于增生、错构瘤和肿瘤新生物（图 132.4）。这些综合征大多数是由 RAS-MAP 激酶和 mTOR 通路的突变引起的。

最近的一项研究比较了单纯性黑子、日光性黑子和黑素细胞痣的 *BRAF* 突变（常见于黑素细胞痣），*FGFR3* 和 *PIK3CA* 基因突变（常见于日光性黑子和脂溢性角化病）情况。单纯性黑子没有显示任何这些基因的突变，因此可在遗传学上与黑素细胞痣和日光性黑子相鉴别。单纯黑子中的 *BRAF* 突变与黑子—痣进化序列相矛盾，但不能因此排除。

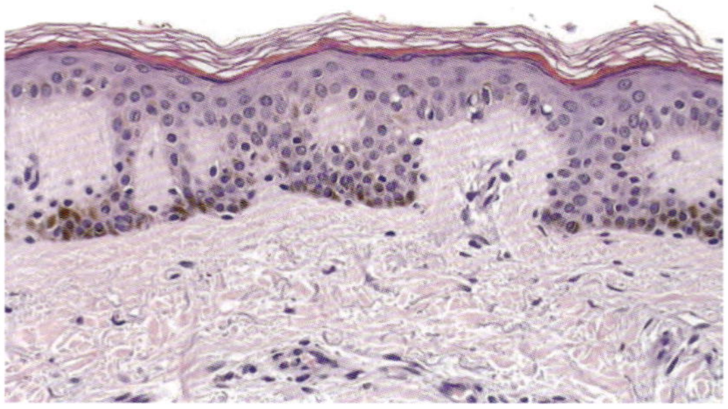

图 132.3 单纯性黑子

基底和鳞状表皮细胞中可见明显的过度色素沉着。表皮基底细胞之间的非典型黑素细胞轻度增加。放大 40 倍（H&E）。（由 K. Frangia 博士提供，HBD HistoBio Diagnosis，希腊雅典）

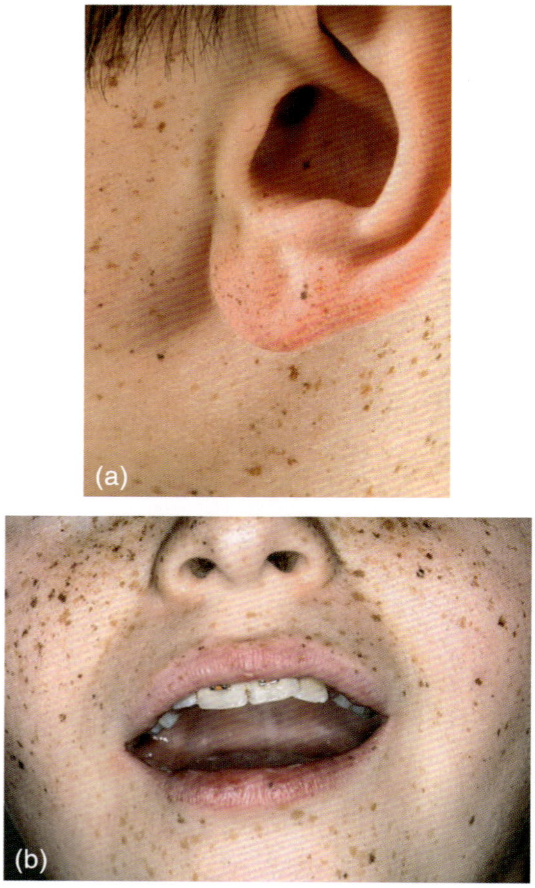

图 132.4 (a,b) 患有 Carney 综合征和 *PRKAR1A* 突变的患者的多发黑子

只有约 1/3 的综合征患者具有这种经典的色素沉着。（美国马里兰州贝塞斯达国立卫生研究院 Constantine A. Stratakis 博士提供）

环境因素

日晒是最重要的环境因素。

临床特征

临床表现

黑子是一种界限欠清，色泽均匀的斑点，呈圆形或椭圆形，直径可达 5 mm（图 132.5），表面可能会有轻微的鳞屑，并且几个相邻的病变可能会融合。它们的颜色为浅棕色至深棕色，具体取决于个人的肤色。它们主要位于光暴露部位，因为它们是紫外线照射过多所致病变（雀斑，单纯性黑子，日光性黑子）的一部分。

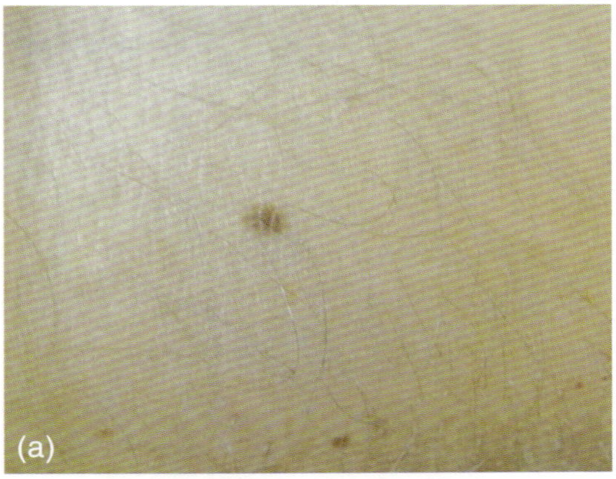

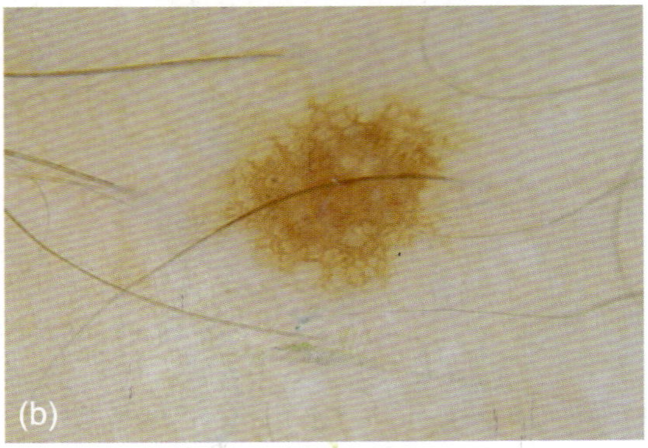

图 132.5 (a)单纯性黑子。(b)单纯性黑子的皮肤镜图像

鉴别诊断

黑子与雀斑的鉴别诊断在于临床上它们相对较暗的颜色，更分散的分布及不受阳光照射影响的不变状态。与雀斑不同，黑子在组织学上呈现出黑素细胞数量的增加。

临床上很难将黑子与小的交界痣进行鉴别。病理学上，痣表现为成巢的痣细胞，而在黑子中，黑素细胞彼此分开通常不形成巢。然而，有些较大的皮损在临床上表现为黑子，但在真皮-表皮连接处有少量的痣细胞巢。这种模式通常被称为"jentigo"模式，意思是相应的皮损结合了黑子和交界痣的特征。这些过渡性病变被认为是黑素细胞痣的前体[1]。

黑子有时可能在临床上或组织学上与扁平脂溢性角化病（当位于手背部时称为"肝斑"）重叠。这种重叠在临床上是不显著的，因为它们都是浅肤色、过度日晒和皮肤癌风险的标志（见第 143 章）。

通过皮肤镜检查或病理学来鉴别恶性黑痣。

病程和预后

这些是良性的、相对静止的病变。

检查

在皮肤镜中，黑子显示为扇形边界，轻微不规则网络或假网络和无结构区域（图 132.5b）。

治疗

没有必要接受治疗。由于大部分出现在光暴露部位，光保护可以降低新病变发展的速度。出于美容需要，各种脱色局部外用药物和皮肤病学治疗方法，如化学换肤、激光和光动力疗法，可减少色素沉着（见第 159 和第 160 章）[8]。对于在非暴露部位早期出现多发黑子的患者，应考虑遗传性多系统综合征的可能性（表 132.2）。在非常罕见的泛发性黑子病例中，个体患黑素瘤的风险可能增加，因此应该接受避免晒伤和自我皮肤检查的教育。

日光性黑子

定义和术语

日光性黑子是在太阳暴晒后出现的棕色斑点。

> **同义名**
> - 老年雀斑
> - 老年性雀斑样痣
> - 老年斑

流行病学

年龄

日光性黑子的数量随着年龄的增长而增加。

病理生理学

导致日光性黑子发展的致病机制仍不清楚。UVB 刺激角质形成细胞产生白细胞介素 1α(IL-1α)，导致角质形成细胞生长因子（KGF）分泌。已发现 KGF 可增加色素表皮拟似物和人皮肤移植物中的色素产生，表明 KGF 可能参与日光性黑子的发病[9]。另有研究支持成纤维细胞的作用，其在紫外线照射后释放黑素生长因子（肝细胞生长因子，角质形成细胞生长因子和干细胞因子），随后通过角质形成细胞作用导致日光性黑子的过度色素沉着[10]。

发病诱因

一项独立病例报告发现，职业性氡暴露史和休闲性日光暴露与多发性黑子的发展有关[11]。

病理学

日光性黑子的组织学特征与单纯性黑子相同。真皮的日光性弹力组织变性和黑素细胞的光活化特征通常是存在的。

遗传学

在日光性黑子和脂溢性角化病中均观察到 *FGFR3* 和 *PIK3CA* 突变，表明两者存在共同的遗传学基础[12]。

环境因素

日光性黑子与间歇性和慢性光暴露有关[3]。背部的日光性黑子与 20 岁以前的晒伤史有关，而面部日光性黑子与皮肤光损伤征象有关[3]。

临床特征

临床表现

对于年轻患者，日光性黑子最常见于光暴露部位，如男女性的面部和男性的肩部。它们是黄褐色、棕褐色的皮损，可能非常大，具有醒目的不规则边界，通常有急性晒伤病史，随后突然出现大量不规则色斑[13,14]。在英国，它们在 12 岁之前很少见，但在阳光充足的国家，它们可能在很小的时候出现。

浅肤色老年人在阳光过度照射后也可见到日光性黑子(图 132.6)[14]。手背和面部是常见的部位。皮损同样是较大的色斑，具有不规则边界，通常是均匀的棕色。它们位于临床上受阳光照射损伤的皮肤区域，表现为临床和病理上与脂溢性角化病的重叠。

鉴别诊断

鉴别诊断包括单纯性黑子，脂溢性角化病。在某些情况下包括恶性雀斑样痣和原位黑素瘤。

病程和预后

日光性黑子有时可能演变成脂溢性角化病。

检查

皮肤镜检查与单纯性黑子相同，而相邻皮肤可能会出现光损伤的特征。日光性黑子应与表现为粟粒状囊肿、脑状模式和明显边界的脂溢性角化病相鉴别。色素性日光性角化病具有明显的色素性假网络和具有红色假网络的背景红斑（“草莓图案”）。恶性雀斑样痣具有特定的皮肤镜检查特征，如不对称的卵泡开口，“环形颗粒”图案，色素菱形结构和消失的毛囊，这些在日光性黑子中是不存在的。在某些情况下，经典病理学很难区分日光性黑子和恶性雀斑样痣或原位黑素瘤。此时，免疫组织化学是有价值的诊断工具。有几种染色标记已经被使用，其中小眼相关转录因子(MiTF)在鉴别诊断日光性黑子和原位黑素瘤中更有优势[15,16]。

治疗

患者经常要求对身体暴露部位(如面部和手背部)的这些色素性皮损进行治疗。

避免阳光的严格光保护，使用广谱和高防晒因子的防晒剂，以及适当的穿着可以降低未来出现进一步病变的可能性，并可能导致一定程度的自发消退。一项共识支持使用冷冻疗法作为一线治疗方法，局部治疗(如外用维 A 酸)作为替代或用于维持。此外，一些文献显示使用其他方法[如强脉冲光和颜料特异性(Q 开关)激光系统]进行黑子的美容治疗(见第 160 章)。

日光性黑子是良性病变，但任何色素病变都需要在激光治疗前仔细评估。一些美容激光治疗的病例被认为是日光性黑子，但实际上是黑素瘤[17]。此外，非侵入性共聚焦成像显示，在 Q 开关红宝石激光治疗后，所有患者的日光性黑子部位仍然存在黑素细胞，但在临床检查中几乎没有观察到任何皮肤色素沉着[18]。

光化学疗法黑子

定义

黑子可在长期使用 PUVA 疗法后出现。

流行病学

发病率

PUVA 黑子通常发生在接受高累积剂量 PUVA 治疗的患者中。据报道，198 例患者中有 20%的患者 UVA 平均累积剂量为 169.5 J/cm²[19]。在开始 PUVA 治疗后平均 5.7 年内，1380 名银屑病患者中有 53%的臀部出现不同程度(轻度、中度或重度)的 PUVA 黑子[20]。

病理生理学

发病诱因

浅肤色个体和接受过更多 PUVA 治疗的患者风险更大[21]。在窄谱中波紫外线(NB-UVB)照射后出现的黑子也有报道[22]。

病理学

有类似于雀斑或黑子的特征。黑素细胞数量增加并且可能具有核异型性。超微结构研究表明，与日光性黑子和未暴露的正常皮肤相比，PUVA 黑子中黑素细胞具有更长更多的树突及更活跃的黑素生成[23]。

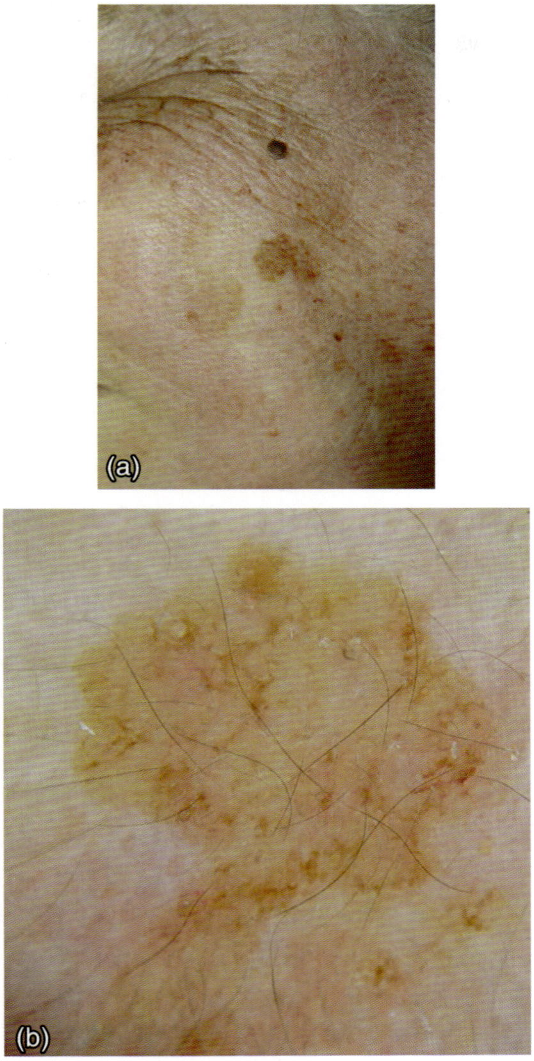

图 132.6 (a)左脸颊中间的日光性黑子。(b)日光性黑子的皮肤镜图像显示均匀的不规则斑，边界清楚

临床特征

临床表现

PUVA 黑子是相对较大的色素斑，在接受光化学疗法的患者的皮肤上发展(图 132.7)。

鉴别诊断

与日光性黑子相同。

并发症和共病

在美国对接受 PUVA 治疗的患者随访中显示，PUVA 黑子是非黑素瘤皮肤癌风险增加的标志物[24]。其与黑素瘤的关联尚未确定，在美国的一项研究中观察到能够增加风险[20]，但在斯堪的纳维亚半岛的一项研究中未得到证实[25]。

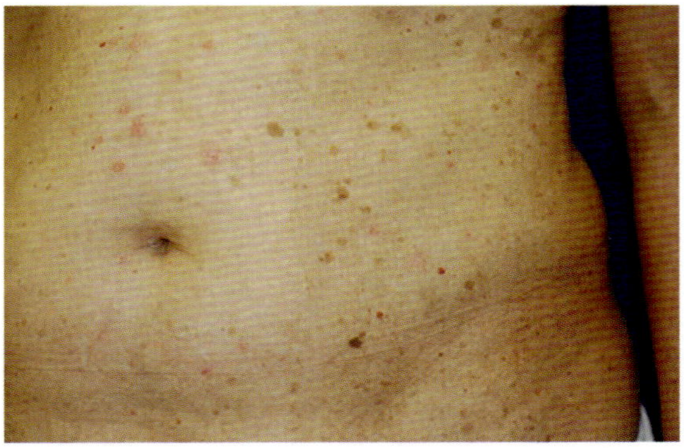

图 132.7 银屑病患者光化学疗法诱发的黑子

病程和预后

在完成 PUVA 治疗后，一些皮损会持续数月。

检查

皮肤镜检查有助于确定诊断，显示出类似于日光性黑子的表现。

治疗

PUVA 黑子不需要治疗。由于被认为是非黑素瘤皮肤癌发展的潜在标志物，因此 PUVA 黑子患者应定期随访。

墨点黑子

定义

墨点黑子是一种小而浓密的黑色斑点，类似于墨点，具有明显不规则的轮廓，其分布类似于日光性黑子。

病理生理学

病理学

表皮有明显的增生和基底细胞显著的色素沉着，伴随包括表皮突的“跳过区域”(图 132.8)。也有报道显示，存在黑素细胞数量的少量增加[26]。

临床特征

症状

墨点黑子是界限清楚的形状不规则的黑色斑点(图 132.9)[26]。它们通常出现在暴露区域，如上背部，虽然同一患者可能有多个日光性痣，但墨点黑子通常是孤立性病变。

鉴别诊断

由于颜色为黑色，鉴别诊断主要包括恶性雀斑样痣和原位黑素瘤。

检查

皮肤镜特点包括由细线和(或)粗线构成的显著

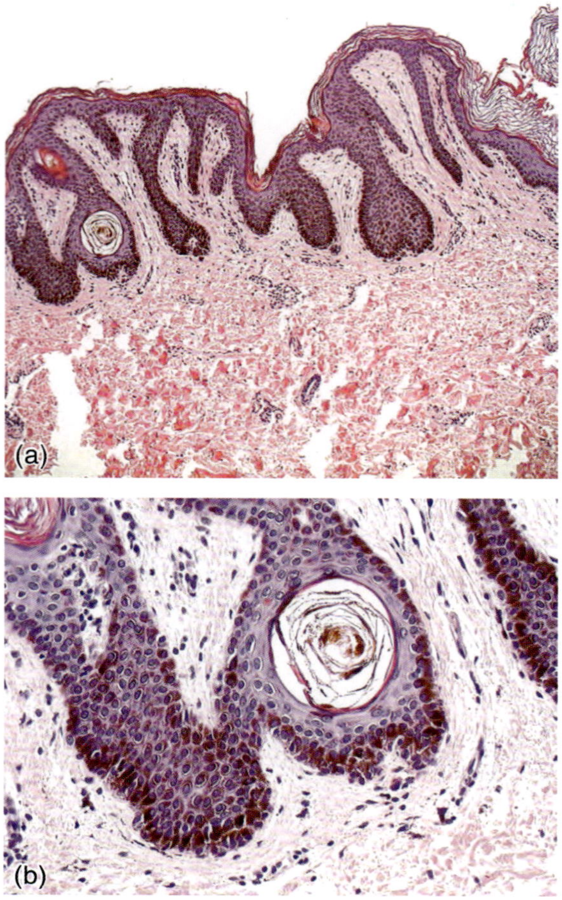

图 132.8 墨点黑子

(a)表皮具有黑子样增生和重度色素沉着的基底细胞。通常在真皮乳头上色素沉着较少或没有。放大 10 倍(H&E)。(b)表皮突侧缘和尖端色素沉着显著。表皮基底细胞之间的黑素细胞略有增加,并且可以看到真皮乳头中的噬黑素细胞。放大 40 倍(H&E)。(由 K. Frangia 博士提供,HBD HistoBio Diagnosis,希腊雅典)

的黑色网络。

治疗

无须治疗。

黏膜色素损害

斑状色素沉着

定义和术语

斑状色素沉着(或雀斑样痣)是良性的黏膜色素斑。尽管它们偶尔有令人警惕的临床表现,但在组织学上它们表现为基底细胞过度的色素沉着及没有非典型特征或融合增殖的正常数量或略微增加的黑素细胞。

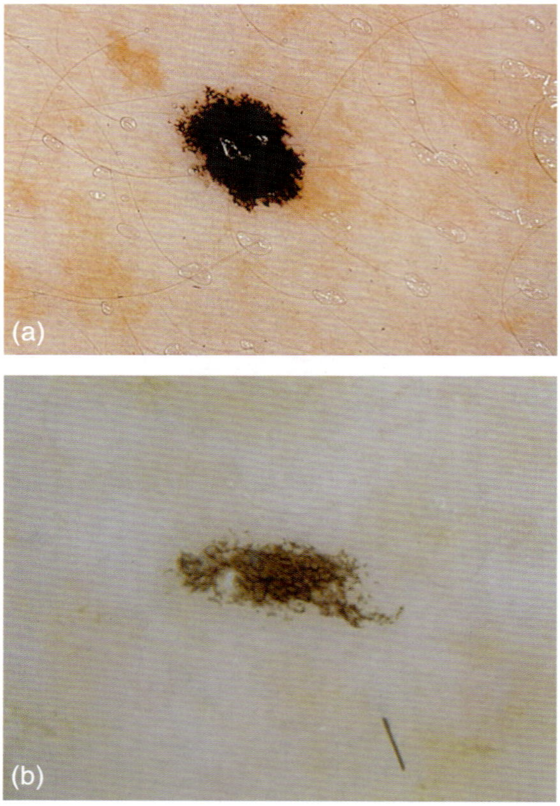

图 132.9 (a)墨点黑子。(b)墨点黑子的皮肤镜表现,显示一个典型的奇异的黑素网络(由西班牙巴塞罗那 IDIBAPS 巴塞罗那医院诊所 S. Puig 博士提供)

> **同义名**
> • 黏膜黑变病/生殖器黑子病(这些术语可互换使用)

概述

口腔或生殖器黏膜一定程度的色斑是正常的。更多时候,深色斑也常见于外阴,有时也见于龟头,通常被称为生殖器黑斑,或黏膜黑变病。这些色斑是由正常数量的黑素细胞在局部产生过量的色素引起的[27]。罕见的情况下,这些黑色斑点可能会扩大到几厘米大小且分布不均匀。它们可能形成不规则的深色素沉着,类似于黑素瘤并引起关注。由于生殖器区域的黑素瘤可能从一个伸展性的原位病灶开始,临床上类似于黏膜黑素斑,因此通常进行活检以排除这种可能性。

流行病学

发病率

确切的发病率尚不清楚。然而，它们是口腔黏膜或生殖器上最常见的孤立性色素性黑素细胞病变(占口腔单发黑素细胞病变的 86%)[28]。

年龄

这些斑点累及从儿童到老年各个年龄。很少有先天性病例的报道。

性别

有 2∶1的女性发病偏好。

种族

色素性黑斑出现在所有种族中，但在肤色较深的个体中更常见。颊黏膜的斑点可能在黑人中更常见[29]。

相关疾病

女性生殖器部位的色素斑偶尔与硬化性苔藓相关[30]。这些病变的组织学检查显示出非典型黑素细胞痣的特征。

病理生理学

发病诱因

在口腔病变中，创伤部位的色素沉着更为明显。吸烟也可能导致黑变病。在口腔扁平苔藓的疾病中也可以观察到炎症后色素沉着。家族性黑子病在家族背景中表现为多发性黑子。一些 HIV 患者存在口腔黑斑，但尚不清楚这些是由病毒还是由于治疗引起的[31]。生殖器黑斑的发病机制尚不清楚。

病理学

观察到表皮的轻度棘层肥厚，基底层角质形成细胞的过度色素沉着和未成巢的黑素细胞数量的轻微增加(图 132.10 和图 132.11)。由于色素失禁，在真皮上层可见散在的噬黑素细胞。

临床特征

临床表现

在口腔中(主要在嘴唇和牙龈上，其次是腭和颊黏膜)或生殖器(主要在外阴，但也包括阴茎或会阴)(图 132.12)，出现的均一棕色、黑色或灰色色素沉着斑。

鉴别诊断

口腔黑斑应与其他孤立性色素性黑素细胞病变加以区别，包括口腔黑素细胞痣、蓝痣、口腔黑棘皮瘤和口腔黑素瘤。口腔黑素瘤非常罕见，通常发生在上腭，占口腔恶性肿瘤的比例不到 1%[32,33]。还应排除外源性色素沉着(如汞合金文身)，炎症性黑素沉着症和吸烟者的黑变病。生殖器黑子应区别于黑子、黑素细胞痣、临床非典型痣和原位黑素瘤。

病程和预后

尚无疾病恶变的报道。

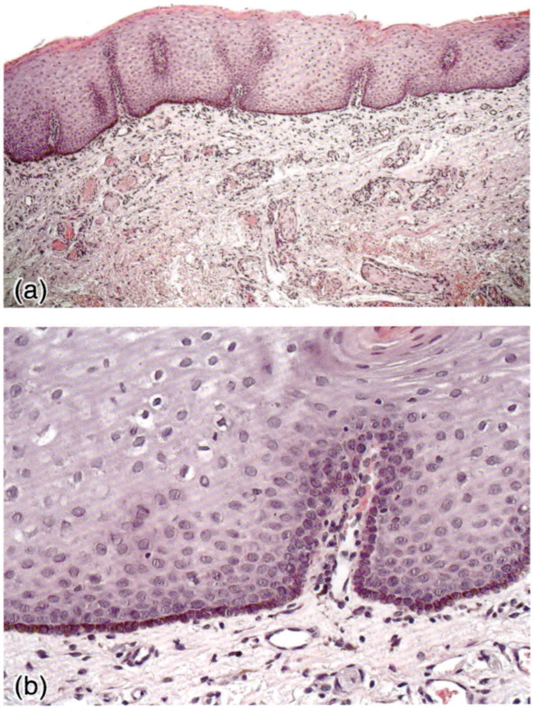

图 132.10　黏膜黑变

(a)口腔鳞状上皮基底细胞色素增多。放大 10 倍(H&E)。(b)基底层色素增加，无黑素细胞增生。放大 40 倍(H&E)。(由希腊雅典 HBD 组织生物诊断公司 K. Frangia 博士提供)

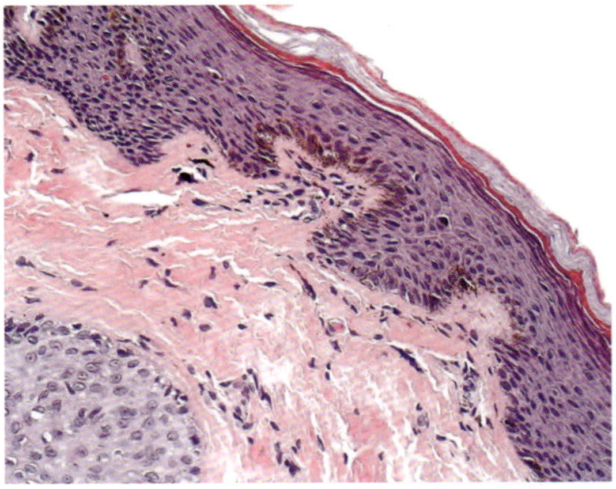

图 132.11　阴茎黑斑病：色素沉着的基底层细胞中突出的黑素细胞树突。放大 40 倍(H&E)(由 K. Frangia 博士提供，HBD HistoBio Diagnosis，希腊雅典)

检查

黑斑病的皮肤镜表现为平行的、网状的、无结构的模式或球状模式。在外阴黑变病中已经描述了一种环状图案，其特征在于具有深褐色，明确定义的规

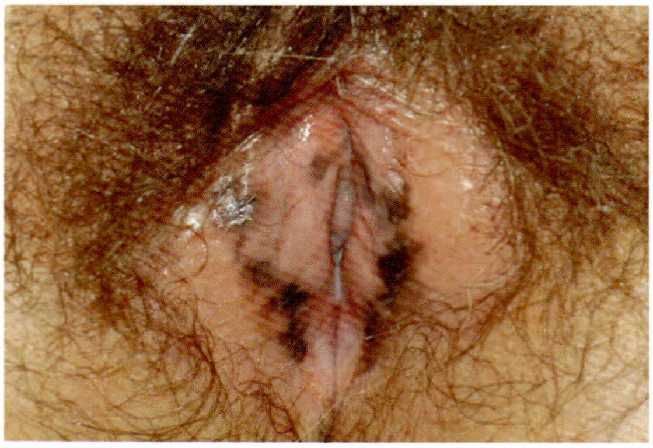

图 132.12　生殖器黑变病

则边界的多个白色至棕褐色结构[34]。

治疗

如果在临床上存在疑问，则需要进行适当代表性区域的活检以排除黑素瘤。如果组织学排除恶性肿瘤，则无须治疗。跟踪具有非典型临床表现的病变是合理的，以便检测黑素瘤的提示性变化。

如果活组织检查显示类似于恶性黑斑病的显著黑素细胞增殖，那么应该完整切除病变并在组织学上进行检查。在技术上难以进行手术切除的情况下，可考虑局部使用 5%咪喹莫特治疗，并在治疗后进行新的活组织检查[35]，虽然有些患者可能会遭受严重的局部刺激。

唇部黑斑病

定义

唇部黑斑病是唇部的一种良性的色素沉着斑，非常类似于雀斑或单纯性黑子。

> 同义名
> • 唇部黑子

流行病学

发病率

大约在 3%的人群中会出现这种斑点。

年龄

唇部黑斑通常发生于 40 岁左右，较深肤色个体中会在青春期出现[36]。

性别

女性好发。

病理生理学

病理学

表皮基底层中黑素的线性增加，黑素细胞数量正常或略有增加，单独位于基底角质形成细胞之间。

环境因素

由于好发于下唇中间，提示存在 UV 照射的机制参与其中。

临床特征

临床表现

这种斑点为棕色到黑色，在 6～7 mm(图 132.13)，最好发于下唇，尤其是中央 1/3，通常为孤立性皮损，在年轻的成年人中发展得相当快[36]。

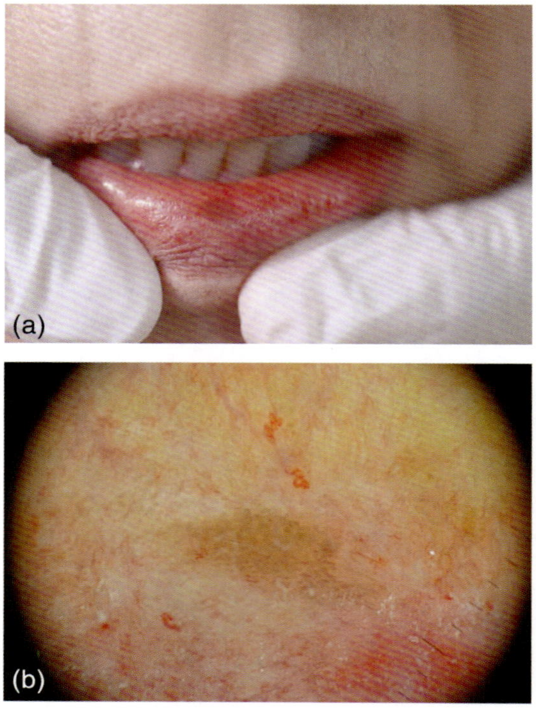

图 132.13　(a)唇部黑素斑。(b)唇部黑素斑的皮肤镜图像显示以平行线排列的灰褐色点和浅褐色均匀色素背景的组合

鉴别诊断

唇部黑斑病能够在组织学上与唇部黑素棘皮瘤鉴别，后者上皮内存在树突状黑素细胞。唇部黑斑病根据其普通组织学特征很容易与黑素瘤鉴别。

病程和预后

在这些病变中尚未报道恶变。在一项平均随访时间约为 6 年的研究中，未观察到任何显示恶性肿瘤的明显变化[37]。

检查

皮肤镜检查证实这是一种良性病变，表现为均一的棕色平行线（“指纹”图案）(图 132.13b)。

治疗

唇部黑斑为良性病变。用于美容目的的去除可以使用多种方法实现，包括冷冻疗法，红外凝固或激光疗法[38]。在新形成的病变或者原先的病变颜色或大小发生变化的情况下，需要对患者进行及时评估。

真皮黑素细胞病变

概述

通常在胎儿期间，黑素细胞会从神经嵴迁移到真皮-表皮连接处。然而，迁移的黑素细胞有时可能仍然在真皮中，未到达其在表皮中的目的，并且引起真皮黑细胞病变。由于丁达尔效应，这些病变表现为蓝色。

蒙古斑

定义

蒙古斑是发生在正常婴儿骶骨区域，不同形状大小的蓝灰色色素沉着的先天性斑。

流行病学

发病率

发病率因人群肤色不同存在差异。

年龄

病变在子宫内发展，在婴儿期的一段时间内增加，然后减少。

种族

蒙古斑在白人中并不常见。在欧洲多见于地中海地区，而在世界范围内发病率最高的是来自远东地区的新生儿，在 13%～26% 的土耳其婴儿[39,40]和 11%～71% 的伊朗新生儿[41,42]观察到了该病的发生。除遗传因素外，种族间的发病率差异也可归因于深肤色个体皮肤黑素细胞产生的色素量。

相关疾病

有报道称，其与唐氏综合征、节段性咖啡斑和先天性血管瘤有关[43-45]。广泛的蒙古斑与 Hurler 综合征，GM1 神经节苷脂病 1 型和黏脂病 Ⅱ[46-50]及双侧太田痣[51]有关。

病理生理学

病理学

神经血管束周围存在细长的树突状黑素细胞，并且真皮中下部的胶原纤维之间呈带状分布，与皮肤表面平行。没有纤维化或真皮噬黑素细胞是与蓝痣的鉴别点。

临床特征

临床表现

病变是弥散性斑片，呈现较均匀的淡蓝色至灰色，为圆形或椭圆形，直径很大，通常达 10 cm。通常表现为单个病变，但偶尔会出现多个蒙古斑（图 132.14）。最常见的位置是腰骶部。在全身性病变的情况下，臀部、侧腹甚至肩膀和小腿可能受到累及。

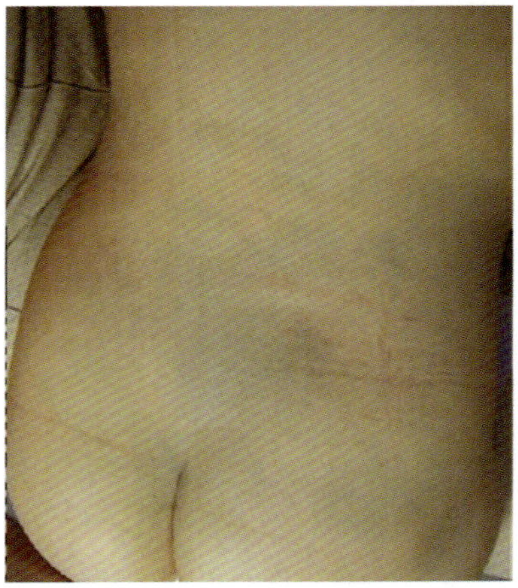

图 132.14　腰骶部位蒙古斑
（由希腊雅典安德烈亚斯赛格罗斯医院儿科皮肤病科 A：Katsarou-Katsari 教授提供）

鉴别诊断

蒙古斑可以在临床上通过其灰蓝色表现与先天性痣相区别，后者也是在出生时存在斑片。组织学上，蒙古斑类似于蓝痣。

病程和预后

蒙古斑通常在童年时期消退，但有时可能会持续到成年。

治疗

无须治疗。Q 开关激光，强脉冲光和漂白霜已被用于顽固病例[52-54]。成人通常预后不佳[52,53]。

太田痣

定义和术语

太田痣是一种广泛的、蓝色的、斑片状的真皮黑素细胞增多症，影响巩膜和邻近眼睛的皮肤，沿着三叉神经的第一支和第二分支分布。皮肤外病变也可能存在于葡萄膜、硬脑膜、鼻咽、鼓室和上腭。

流行病学

发病率

太田痣通常出现在亚洲人中，发病率在 0.014%～0.034%[55]。在其他人群中非常罕见。

同义名

- 眼颧部褐蓝痣
- 先天性眼球黑变病
- 眼皮肤色素细胞增多症
- 眼黏膜皮肤色素细胞增多症
- 眼球部黑变病
- 异常真皮黑素细胞增多症

年龄

大多数病变在出生时存在或在出生后的第一年发展，随后几年在大小和数量上增加（图 132.15）。在少数青春期的病例描述中存在第二个发病高峰。

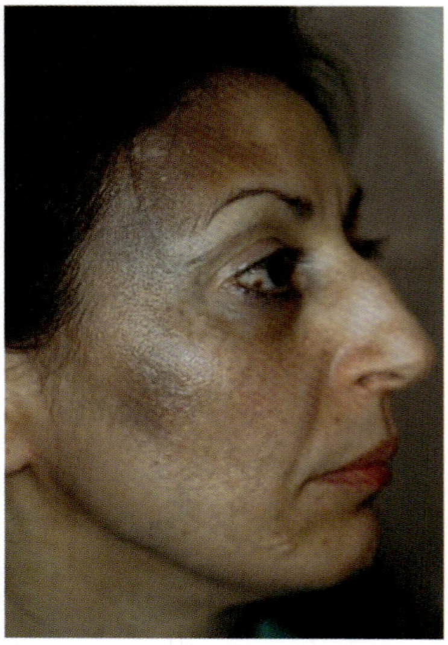

图 132.15 太田痣

性别

皮损在女性中更多见。

种族

太田痣更常见于深肤色个体，特别是亚洲人和黑人，尽管白人也可能受到影响。它在日本人中特别常见（占据 0.4%～0.8%的皮肤病患者）。

相关疾病

它很少与伊藤痣相关联。双侧太田痣的病例有时与广泛的蒙古斑有关。Sturge-Weber 和 Klippel-Trenaunay 综合征很少与太田痣相关。

病理生理学

病理学

细长的树突状黑素细胞主要分散在浅表真皮的胶原束中，与蒙古斑相比数量较多（图 132.16）。偶尔它们可能在真皮或皮下组织中延伸得更深。噬黑素细胞很少存在。

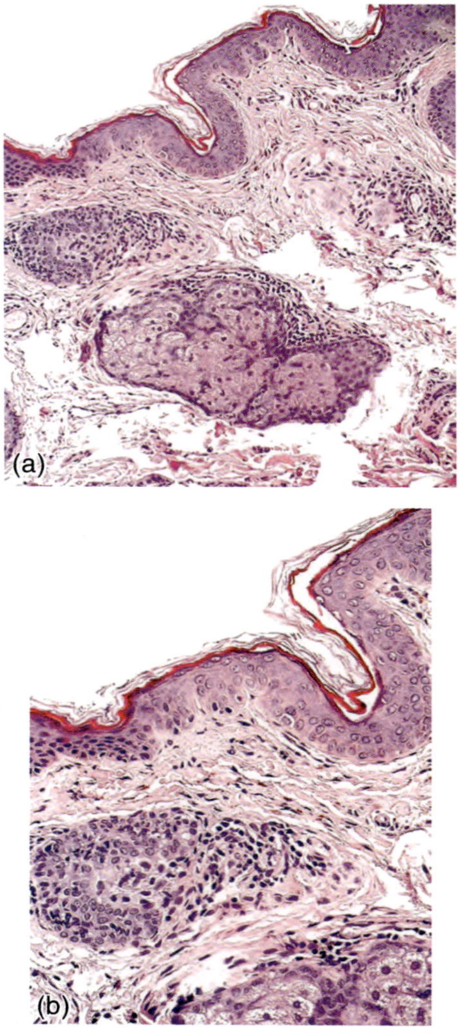

图 132.16 太田痣

（a）真皮上层有稀疏的树突状黑素细胞，上覆表皮没有黑素细胞增生。放大 20 倍（H&E）。（b）孤立的树突状黑素细胞分布在网状真皮的胶原束中。放大倍数 40×（H&E）。（由 K. Frangia 博士提供，HBD HistoBio 诊断，希腊雅典）

遗传学

据报道，太田痣中有 6%的 GNAQ 突变，表明 GNAQ 突变是太田痣与葡萄膜黑素瘤之间的遗传学联系[56]。

临床特征

历史

该疾病由伊藤命名，在 1939 年使用了“眼颧部褐蓝痣”这个词语。

临床表现

病变通常是斑点状的，由蓝色和棕色成分组成，并不总是重合。在眼部近段可以更好地观察到这种现象,其中巩膜呈现蓝色并且结膜呈棕色。棕色色素沉着是片状和表面的,表现为网状或地图模式;蓝色色素沉着更加分散和深在。

太田痣通常沿着三叉神经的眼支和上颌支分布。它出现在眶周区域,包括延髓、眼睑结膜和巩膜,以及太阳穴、前额、头皮、鼻、耳、腭和颧骨区域。它通常是单侧的,但也存在双侧病变。

临床亚型

目前已经有一些基于临床或组织学特征的分类[57-59]。

鉴别诊断

获得性双侧太田样斑痣(Hori 痣)表现为双侧、蓝灰色或棕色的小的面部色斑,和太田痣的累及区域一样,但没有黏膜受累[60]。它们发生在 15—40 岁的亚洲女性中,会导致美容问题。它们的发病机制尚不清楚[61],但雌激素和紫外线辐射在其中具有重要作用。

并发症和共病

脑膜黑素细胞瘤是良性肿瘤,可能使太田痣变得复杂[62]。大多数与太田痣有关的黑素瘤发生在脑膜或脉络膜,虹膜或眼眶[63-67]。在太田痣中发生皮肤黑素瘤的病例较罕见。

病程和预后

和蒙古斑不同,不会随着时间消退。

治疗

Q 开关激光是一线治疗,根据患者的年龄,病变的颜色和组织深度,可以实现高比率的色素清除[68],但可能发生治疗后色素减退或色素过度沉着、瘢痕形成和病变复发[53,59-71]。也可以使用化妆品遮盖。

尽管太田痣很少发生恶变,但在涉及眼的情况下,必须进行密切的眼科监测。在太田痣上出现的任何新的皮下结节应进一步进行组织学研究,以排除黑色瘤的可能性。

伊藤痣

定义和术语

伊藤痣是一种真皮黑素细胞增多症,累及肩锁区和上胸部。

同义名

• 肩峰三角肌蓝褐痣

流行病学

发病率

伊藤痣是一种罕见的疾病,在亚洲人中更为常见。它比太田痣的发病率低。

种族

原发于中国和日本人。

病理生理学

病理学

组织学表现与太田痣一致。

临床特征

历史

这种痣在 1954 年由伊藤最先描述。

临床表现

伊藤痣呈现为单侧、蓝灰色的异色斑。它与太田痣的区别在于其位于由锁骨上后侧和外侧皮肤肱神经支配的区域(图 132.17)。偶尔有双侧分布的报道[72-75]。

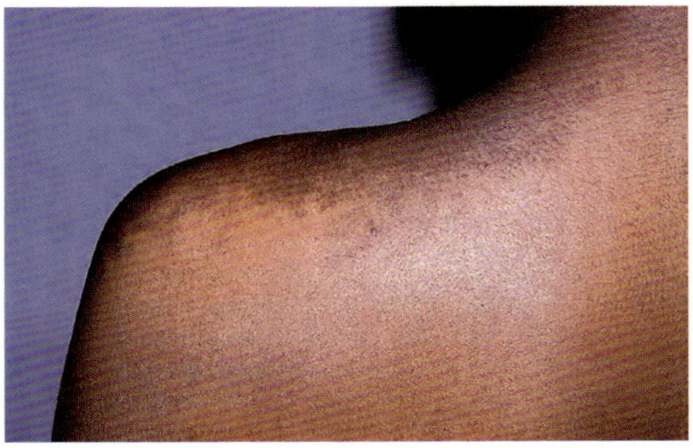

图 132.17 伊藤痣,显示肩部区域的典型分布

鉴别诊断

Becker 痣是一种大的、有色的、通常有毛的斑片,位于年轻男性的肩部、胸部或背部(见第 75 章)。在组织学上,它显示基底层色素过度沉着、轻度棘层肥厚、表皮突延长和真皮上部大量噬黑素细胞。

并发症和共病

伊藤痣是一种良性病变。文献报道的黑素瘤恶变仅有 3 例[76-78]。

病程和预后

和太田痣相同。

治疗

色素靶向 Q 开关激光系统是首选治疗方法。

先天性黑素细胞痣

见第 75 章和表 132.3。

表 132.3 获得性和先天性黑素细胞痣的基本临床,病理和皮肤镜模式(见第 75 章)

痣类型	亚类	临床表现	病理特点	皮肤镜表现
先天性痣	小(<1.5 cm) 中(1.5~20 cm) 大(>20 cm)	浅至深棕色,平坦或隆起,具有光滑、乳头状至疣状表面和明确的边界;可以有粗糙的头发	更深的痣细胞表现出相对于皮肤附属物深度延伸的趋势	网状,球状或混合模式;可能存在粟粒样囊肿,毛囊周围色素脱失/沉着,黑色或棕色斑点/小球和多毛症
	斑点状雀斑样痣	在黑子样斑上出现多个深色色斑或丘疹(代表交界和复合痣)	扁平痣在斑状黑子上出现,黑素细胞数量微微增加	在若隐若现的网络上的球状、网状、不规则的棕色和混合图案
一般性获得性痣	交界痣	色素均匀的棕色斑,直径 2~10 mm	表皮中黑素细胞的良性增殖	球状、网状、不规则的棕色和混合图案
	复合痣	略呈凸起,呈椭圆形或圆形的丘疹,形状对称;颜色为可变棕色色调	表皮中黑素细胞的良性增殖,表现出细胞迁移到真皮中和真皮深层内细胞的"成熟"	球状、网状、不规则,棕色,多成分和混合图案
	皮内/真皮痣	肉色,圆顶状,外生的丘疹或结节	黑素细胞的良性肿瘤,其中不再有表皮增殖;痣细胞已迁移到真皮中并在那里成熟	对称均匀图案;可能有轻微的色素球状图案或黑点。可能存在类似粉刺的开口,隐窝和逗号血管
非正常部位的痣	生殖器部位的痣	与常见的获得性痣相比,通常色素沉着更多且体积更大	可能存在非典型的黑素细胞交界性增生(大的巢,黑素细胞的解聚)	颜色和结构不对称,通常有不规则的点/小球或灰黑色斑点
	肢端痣	斑点样的或稍隆起的,均匀色素沉着的病变,边界不规则或清楚	可能存在黑素细胞的非典型交界性增生	平行沟,格子状或纤维状图案
	指甲相关的痣	纵向平行且均匀的淡至深棕色至黑色的甲板	具有显著色素沉着过度和核染色过深的交界性或复合性痣	棕色,纵向平行线,具有规则的间距和厚度
非正常形态的痣	结合黑素细胞痣	黄斑棕色区域包围的蓝色斑点或丘疹	两种不同类型的痣(其中一种通常是蓝色的痣)在同一病变内未知	通常是带有中心或偏心不规则蓝色色素沉着的褐色网状和(或)球状图案
	复发性黑素细胞痣	常染色体显性遗传/散发	表皮内存在黑素细胞,黑素丰富,偶见异型,高于瘢痕水平	不规则的突出网络,小球和异质色素沉着,通常在瘢痕的边界内
	晕痣	黄斑区域有色素沉着或减退,线性条纹和斑点色素沉着在瘢痕内出现	在早期阶段密集的淋巴细胞浸润,随后痣细胞消除	中央痣呈现球状和(或)均匀的图案,被白色边缘包围
	Meyerson 痣	被褪色的晕环绕的黑素细胞痣	良性痣表皮上覆海绵状血管	累及的痣的模式通常为覆盖的黄色表浅外壳
	帽徽痣	发展出红斑—鳞状晕的黑素细胞痣 具有靶样外观的痣	中央为交界性或复合性组成,而外围由交界巢组成	较暗的中央球状或均匀图案,由不规则内环和周边更暗的网状环包围
	靶样血吸虫性痣	棕色或红褐色或紫罗兰色的丘疹,周围有薄的苍白区域和外围的褶皱环	痣细胞与外围血管混合	被红色至紫色的出血包绕的痣

（续　表）

痣类型	亚类	临床表现	病理特点	皮肤镜表现
Spitz 痣	经典 Spitz 痣	孤立、坚实、对称、边界清晰，圆形或圆顶形粉红色至红色至红棕色结节（直径≤5～6mm）	有序构筑的对称痣；由上皮样组成/梭形细胞排列在巢中，在病变深处显示出分区和成熟；完整的表皮，Kamino 小体，很少有表浅有丝分裂	带有交叉白线的点状血管模式（经典的非着色型）；在色素变体中可见一个"星暴"模式，球状模式（蓝色色素沉着包围着色的小球边缘）或多组分非典型模式
蓝痣	Reed 痣	单发，色素浓密，形状不规则，深棕色或黑色丘疹或结节	与经典的 Spitz 痣相似；交界黑素细胞产生大量黑素	"星暴"图案（外围有径向条纹的漫蓝黑色色素沉着）
	普通蓝痣	蓝黑色或深蓝色圆顶状丘疹，直径<1～2 cm	真皮内的纺锤体或树突状黑素细胞，甚至在真皮中甚至深处含有色素	无结构，均匀，淡蓝色，蓝灰色至钢蓝色图案
	细胞性蓝痣	与普通蓝痣相同；通常直径较大	真皮痣细胞数量更多并且延伸到网状真皮深层或皮下脂肪中	与蓝痣相似；可能周围为淡白色或淡黄色
	深部穿通痣	比普通的蓝色痣更大，可能表现出弥漫性和不规则的侧缘	痣细胞成楔形延伸至真皮深部	负球状图案，蓝褐色均匀色素沉着
临床不典型痣		>5 mm，边界不规则和色素沉着；可能含有微红色调。中央丘疹部分通常被周边黄斑包围	特征性结构和细胞学异型（见表 132.5）	多种模式；常见的皮肤镜图案显示中心同质性和周边成网状的网或点

斑点状雀斑样痣

定义

斑点状雀斑样痣（SLN）是一种先天性黑素细胞痣，在早期表现为一种雀斑样斑，随后以斑点状分布形成多个深色斑点或丘疹（表 132.3）。

> **同义名**
> - 斑痣
> - 斑点状斑痣
> - 斑点状雀斑样斑痣
> - 带状疱疹样雀斑样痣

流行病学

发病率

估计患病率为 1%～2%。

年龄

痣可能在出生时或在童年时出现。

性别

无性别倾向。

相关疾病

斑点状雀斑样痣偶尔也是复杂疾病的一部分，如斑点状雀斑样痣综合征（SLN 综合征），色素性血管炎（PPV）或色素性角化病（PPK）[79-81]。SLN 综合征的特征在于与同侧神经肌肉，周围神经和（或）中枢神经系统缺陷相关的丘疹 SLN。根据 Happle 在 2005 年的新分类，斑痣性错构瘤病是一种与之前的Ⅲa 和Ⅲb 型相对应的 PPV，其特征在于黄斑 SLN 与浅粉红色毛细血管扩张性痣的共存[82]。PPK 的特征在于存在皮脂腺痣和丘疹 SLN，伴有或不伴有骨骼和神经紊乱。

病理生理学

病理学

背景斑点显示黑素细胞的轻微增加，而深色斑点呈现黑子及交界痣的混合表型。丘疹病变对应于叠加的真皮或复合黑素细胞痣。

遗传学

色素性血管炎被认为是具有早期杂合重组的同种异体病[83]。然而，Groesser 和同事们提出 PPK 中的痣（皮脂腺痣和 SLN）是由多能祖细胞中的后合子 HRAS 突变引起的，因此应该被视为嵌合的 RAS 病[84]。

临床特征

临床表现

SLN 通常若隐若现，皮损包括棕褐色背景上的扁平斑，和颜色较深的斑点状病变或痣（图 132.18）。其他类型的痣，如蓝痣、Spitz 痣或罕见的先天性黑素细胞痣，可在皮损上发生。更多受累的部位是躯干和四肢。痣的大小各异，偶尔呈现带状疱疹样或节段分布。

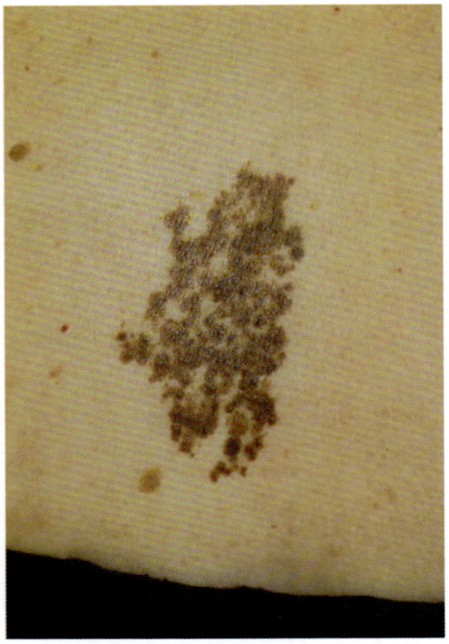

图 132.18 斑点状雀斑样痣，在隐约可见的棕褐色黄斑背景上可以看到许多较暗的斑疹和丘疹（代表交界和复合痣）

临床亚型

Vidaurri de la Cruz 等对 SLN 的病例报道进行了广泛的综述，并提出了两种不同的痣类型：斑状（斑状斑痣）和丘疹状（丘疹状斑痣）[85]。斑状 SLN 的特征是浅棕色斑点，斑点较暗，类似波尔卡圆点图案。在丘疹状 SLN 中，浅棕色斑块叠加有多个丘疹或结节，分布不均匀，使人联想到星图，同时也可能出现深色斑点。斑状 SLN 与疱疹性皮炎类型的 PPV 有关，而丘疹样 SLN 存在于 PPK 和 SLN 综合征中。

鉴别诊断

斑点状雀斑样痣容易与咖啡斑、先天性黑素细胞痣、Becker 痣、聚集性痣黑素细胞痣和节段型黑子病混淆。

病程和预后

有一些关于不同大小的 SLN 内出现黑素瘤的报道，但相对风险尚不清楚。考虑到报告的恶性转化数量有限及人群中估计的 2%SLN 患病率，这种风险可能很低。

治疗

SLN 没有标准化的治疗方法。虽然它们不被认为是黑素瘤或真正的黑素瘤前体的主要危险因素，但应指导患者监测他们的痣。照片和随后的临床变化记录可能是有用的。对于大痣覆盖广泛的体表区域而难以自我检查的患者，应提供临床监测和序贯皮肤镜检查。预防性切除不合理，但应对可疑病变进行活组织检查。由于美容原因，切除、消融、非消融激光和皮肤磨削已被使用，但效果各异[86-88]。

一般获得性痣

获得性黑素细胞痣

定义和术语

是最初位于真表皮连接处的均一黑素细胞的常见良性增殖，随着时间的推移，趋向于迁移到真皮，并随着随后的形态学变化而退化。

同义名
- 细胞痣
- 痣细胞痣
- 痣

概述

获得性黑素细胞痣是黑素细胞的良性肿瘤，在真表皮连接处开始增殖（交界性痣），并且随着时间的推移倾向于迁移到真皮中，同时组分保持与基底层接触（复合痣）（表 132.3）。在该过程的最后阶段，所有的痣细胞与上覆的表皮完全分离（皮内痣）。常见黑素细胞痣的典型生命周期遵循起始、发展、衰老和退化的阶段。

流行病学

发生率

获得性黑素细胞痣是白人中最常见的肿瘤，通常是多发性的。

年龄

获得性黑素细胞痣的数量从儿童期到中年期增加，之后逐渐减少。年轻个体中出现新的黑素细胞病变是常见事件，而 60 岁以上患者的相同现象应引起黑素瘤的关注。

性别

发病没有性别倾向。

种族

这些痣在所有种族中都存在，但它们的发病率和数量在白种人中更高。

相关疾病

多发性黑素细胞痣的存在是黑素瘤的危险因素。色素痣数量超过 100 的患者罹患黑素瘤风险会增加 7 倍[89]。获得性黑素细胞痣的恶性转化风险极低，40 岁以下的人群为每年 1/200 000，60 岁以上男性为每年 1/33 000[90]。

病理生理学

黑素细胞痣发展的确切机制尚不清楚，但可能涉及遗传和环境因素的相互作用。一种常见的理论指出痣来源于未知性质的单一前体黑素细胞。

发病诱因

在不同的患者中痣数量的变化各异。儿童期[91]或肾移植后[92]用于治疗白血病的化疗与痣数量的增加有关。局部创伤可能会引发易感患者发生暴发性痣[93]。患有特纳综合征的个体黑素细胞痣的数量会增加[94]，而患有特应性湿疹的儿童与对照组相比呈现出更少的痣，这表明特应性皮肤中的促炎性细胞因子环境可能抑制肿瘤发生[95,96]。

病理学

获得性痣的病理学包括部分排列成簇或巢的痣黑素细胞，它们通常是圆形或立方形的，具有含黑素的胞质内颗粒。

在交界性痣中，沿着真表皮连接处，单个痣细胞存在于基底层中。成巢的痣细胞主要分布在尖端处，或者较少见的是在表皮突之间（图 132.19）。

复合痣具有连接和皮内部分，包括形态各异的痣黑素细胞（A，B 和 C 细胞）在真皮中以成巢、成条索或者单个细胞的形式分布（图 132.20a）。在丰富的细胞质中具有胞质内色素的 A 型或上皮样细胞通常存在于真皮上层。B 型或 naevic 细胞小于 A 型，含有较少的黑素，位于真皮深处（图 132.20b）。C 型或梭形细胞很少含有黑素，并具有神经化的雪旺形态。它们位于真皮下层，通常是成股或松散的纤维状聚集体，称为痣小体。多核细胞也可以存在于真皮上层。

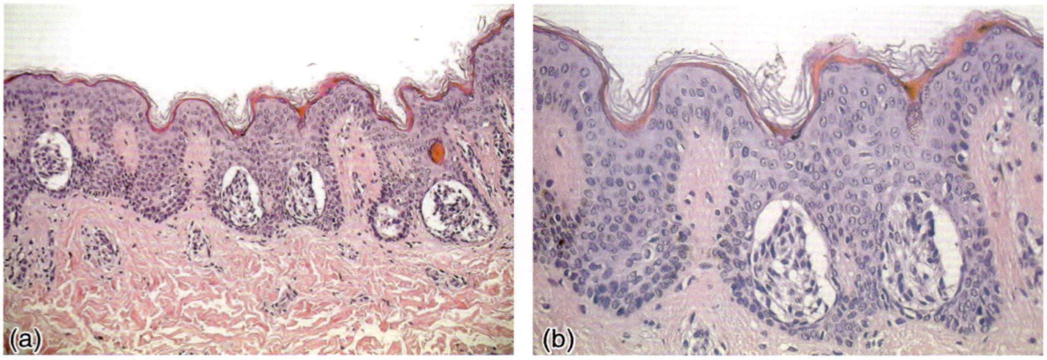

图 132.19　交界痣

（a）增生性表皮的表皮突中痣黑素细胞聚集体。没有真皮成分。放大 10 倍（H&E）。（b）痣黑素细胞巢通常位于表皮突的尖端和基底区域，并且通常与相邻的鳞状细胞分开。放大 40 倍（H&E）。（由 K. Frangia 博士提供，HBD HistoBio Diagnosis，希腊雅典）

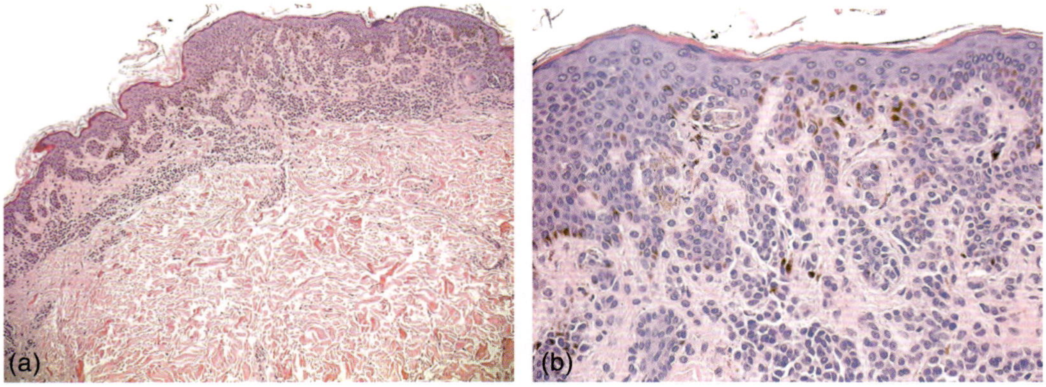

图 132.20　获得性复合痣

（a）在交界区和真皮中的痣黑素细胞增殖。真皮组分延伸超出交界部的边界。放大 10 倍（H&E）。（b）存在于真—表皮连接处和真皮中的 A 型（上皮样）或 B 型（无显著异型性）的痣细胞，处于孤立或成巢的发育模式。黑素沉着在皮损的上部更明显。放大 40 倍（H&E）。（由 K. Frangia 博士提供，HBD HistoBio Diagnosis，希腊雅典）

第12部分

皮内痣与复合痣的成分具有相同的特征，黑素细胞在从真皮上层向深层进展时逐渐丧失产生黑素的能力(图 132.21)。当梭形的 C 型细胞占优势时，皮损类似于神经纤维瘤，而神经痣则指没有 A 型或 B 型细胞成分的变异体。痣细胞之间的脂肪细胞和痣黑素细胞的非典型衰老被认为表明病变的老化。上覆的表皮可能是增生的，伴有角化过度和乳头瘤样变。

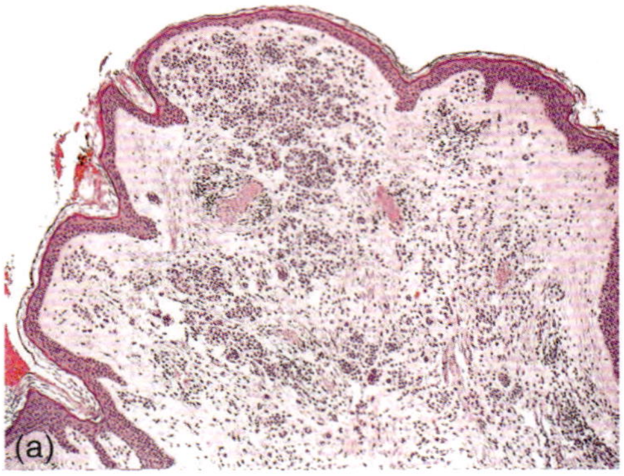

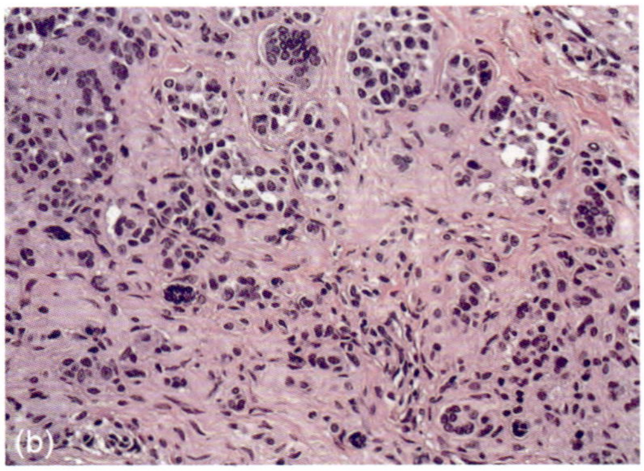

图 132.21 获得性真皮痣

(a)病变上部的成巢发育模式。没有交界部分。放大 10 倍(H&E)。(b)所有类型的痣细胞(A,B,C 和巨细胞)以孤立或成巢的模式存在。放大 40 倍(H&E)。(由 K. Frangia 博士提供，HBD HistoBio Diagnosis，希腊雅典)

总之，当黑素细胞从表皮进入真皮并且"衰老"时，黑素细胞逐渐失去产生色素的能力。但并非每个痣都遵循这些阶段。

气球细胞痣是复合痣的组织学亚型。它由具有溶胀的、空泡化的细胞质的特征细胞组成，其中不含或含有少量小黑素颗粒，有时是多核的。在痣周围可以发现规则的黑素细胞。气球细胞的生物学意义尚不清楚，它们不是球囊细胞黑素瘤的前体。据推测，"气球膨胀"是一种由于黑素体中黑素的生物合成停滞所致的固有的细胞退化过程[97]。据报道，在上呼吸消化道黏膜和结膜中有罕见的气球细胞痣[98,99]。

遗传学

体细胞 *BRAF* 突变存在于大部分(约 80%)获得性黑素细胞痣中，提示在痣的发病机制中 RAS/MAPK 激酶途径显著激活。*BRAF* 突变是痣发生的早期起始事件，导致黑素细胞增殖和肿瘤克隆的形成[100]。在没有其他遗传改变的情况下，这些克隆通过诱导 p16INK4a 和酸性 β-半乳糖苷酶进入细胞周期停滞和衰老[101]。全基因组关联研究已经确定了染色体 9p21 和 22q13 上的几个遗传基因座，它们可能与痣的数量和黑素瘤发展有关[102,103]。

环境因素

虽然普通痣的流行并不总是与紫外线照射有关[104]，但国际比较研究表明，与居住在北方国家的相似种族的儿童相比，生活在阳光充足气候中的儿童的痣数量更多[105,106]。澳大利亚的研究表明，环境中的阳光与儿童痣的数量增加有关[107-109]。

临床特征

临床表现

新形成的黑素细胞痣是一种交界性痣，呈均匀着色的棕色斑点，直径为 2～10mm(图 132.22)。痣的色素沉着与个体肤色有关，浅肤色人群通常表现为较淡的痣。它还与紫外线照射有关，在暴露于阳光下(如在暑假之后)或人工紫外线源时颜色会加深。它可以位于身体的任何位置，但更常见于躯干和四肢。

复合痣是一种略呈凸起的椭圆形或圆形丘疹，具有对称的形状(图 132.23)。这种痣也具有色素沉着，参照患者的肤色呈现为棕色。

皮内(或真皮)痣是肉色的圆顶结节，可以比交界痣更大(图 132.24)。它们的表面通常是光滑的，但也可能出现乳头状。它们主要位于头部、颈部和肩部。一个或几个毛干可以从痣表面突出。皮内痣的急性炎症，表现为疼痛的红斑和肿胀，可能由于痣内的毛囊的机械摩擦或细菌感染而发生，并且不应引起恶性转化的担忧。

临床亚型

偶尔会发生聚集性的或发疹性的黑素痣(见第 146 章)。

鉴别诊断

在临床和皮肤镜检查中，最初几年中非常小的先天性和普通获得性黑素细胞痣之间的区别可能非常困难。

病程和预后

虽然 20%～30% 的黑素瘤与先前存在的痣相

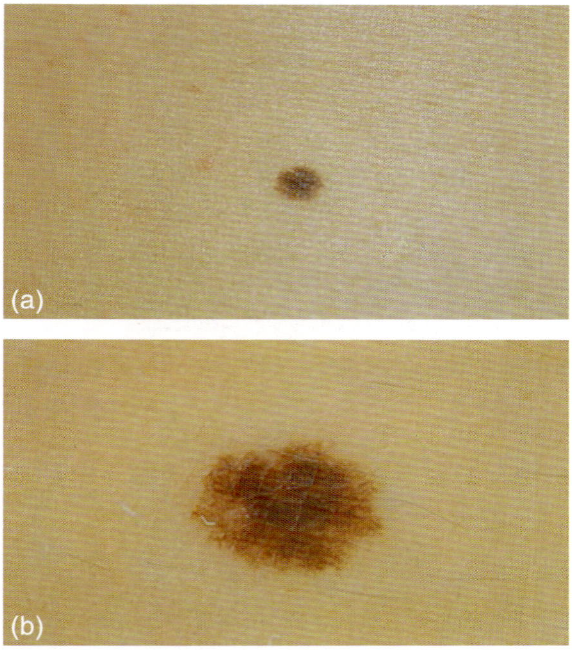

图 132.22 (a)交界痣。(b)交界痣的皮肤镜图像，显示在周边具有光滑末端的网状图案

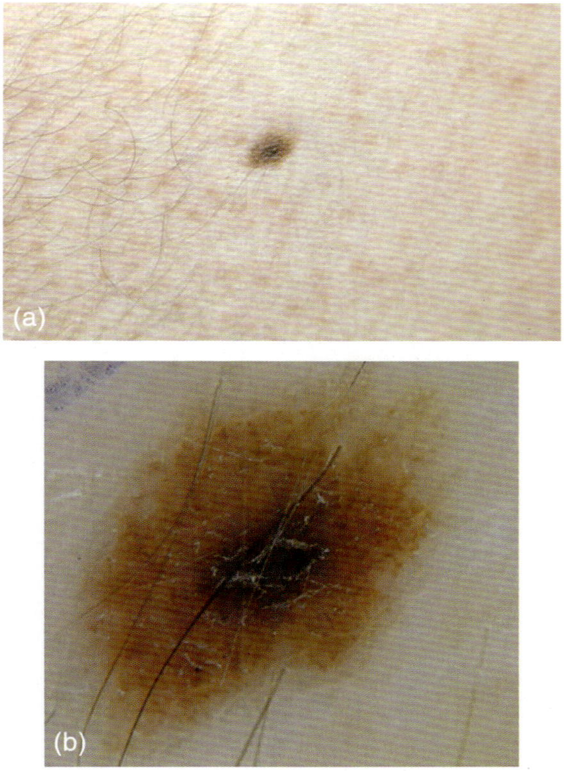

图 132.23 复合痣

(a)色素沉着的丘疹，周围有对称的浅棕色黄斑区。(b)显示具有网状周边的不规则棕色中心的皮肤镜图像。

关，但痣的恶性转化是非常罕见的事件。

检查

皮肤镜检查(图 132.21b，图 132.22b 和图 132.23b)，数字皮肤镜随访和反射共聚焦显微镜(图 132.25 和图 132.26)已经能够详细描述不同的形态特征。在皮肤镜检查中，常见的获得性黑素细胞痣可分为球状，网状，无结构的褐色和混合模式，其与不同的组织病理学特征相关。皮肤镜模式也与患者的年龄和皮肤色素沉着以及解剖位置有关[110]。

治疗

无须治疗。手术切除仅用于美观目的，但具有瘢痕形成的潜在风险。刮除、皮肤磨削、切除、电外科和激光等表面切除技术不会破坏所有痣细胞，因此痣可以通过非典型表现形式("假黑素瘤")复发。瘢痕、炎症、血管新生和炎症后过度或色素减退也是这些方法的常见后遗症。

非正常部位的痣

定义

某些部位的痣包括一组组织学特征与临床上不典型痣或黑素瘤相似的良性黑素细胞痣。这些痣通常位于特殊的解剖部位如头皮、耳部、胚胎乳线、曲侧部位、乳房、生殖器部位及肢端等，构成一组存在于这些特殊部位的痣的亚类(见表 132.3)。

概述

本组皮损作为一个独特的实体虽然没有得到广泛认可，但其组织形态学类型与普通的黑素细胞痣有所不同。这些不同部分归因于解剖学因素、激素影响、创伤及表皮厚度[111]。这些痣临床上更不典型，体积更大，颜色斑驳，有独特的组织学特征如 Paget 病样伸展(肢端痣)[112]，扩大的、松散的交界痣痣细胞巢(屈侧和生殖器部位痣)[113]及奇形怪状、延伸至毛囊上皮的大的痣细胞巢(头皮)[114]。这些痣也可以表现为不典型的痣细胞巢类型、基质纤维化及非典型的真皮细胞学[115]。本组皮损正如其他部位的痣一样经过良性，但需要临床监察。

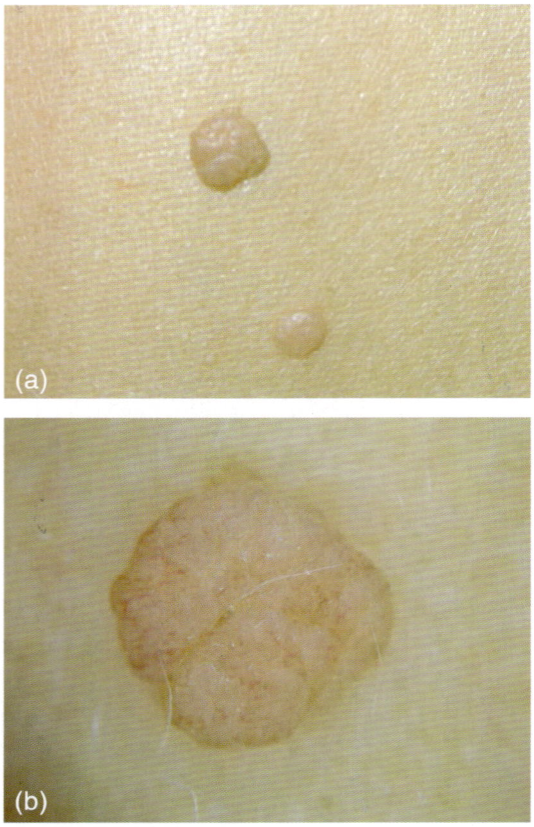

图 132.24 (a)真皮痣。(b)皮肤镜图像显示具有彗星形血管的对称的肉色均匀图案

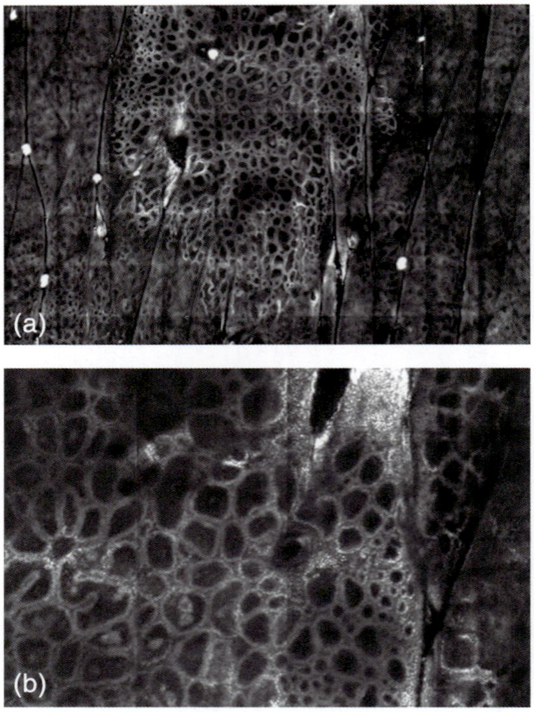

图 132.25 (a)通过反射共聚焦显微镜显示为环状模式的交界性黑子样痣(3.5 mm×5 mm)。(b)细节(1.2 mm×1.7 mm),其中环状模式更明显。该模式对应于黑素细胞的隆起增殖(由意大利摩德纳大学和雷焦艾米利亚皮肤病学系 Giovanni Pellacani 博士提供)

生殖器部位的黑素细胞痣

流行病学

发病率和患病率

这些并不常见,在 2.3%接受常规妇科检查的患者中存在[116]。

病理生理学

病理学

大多数为复合痣,其特征为真表皮交界区活跃的黑素细胞增殖、细胞排列松散,细胞学特征具有非典型性[117]。

临床特征

临床表现

这些痣主要位于外阴,但也发生在会阴、阴阜、阴茎和阴囊。生殖器痣的一小部分(5%)被称为生殖器类型的非典型黑素细胞痣,主要发生在绝经前的年轻女性中,其特征为明显的结构和细胞学的非典型性[118]。临床上,这些病变常为色素加深,与常见的后天性痣相比体积较大。

鉴别诊断

尽管它们的病程是良性的,且外阴黑素瘤主要见于绝经后妇女,这些病变仍往往很难与外阴黑素瘤区分开来[119]。

肢端痣

同义名
- 肢端皮肤的黑素细胞痣
- 黑素细胞痣伴表皮内细胞上移

病理生理学

病理学

组织学上,这些痣与其他部位后天性痣具有相同的特征。它们可以是交界痣、复合痣或皮内痣(图 132.27a)[120,121]。雀斑样痣样黑素细胞增殖和痣细胞一定程度的向上迁移(图 132.27b),后者是由于这些部位经常受到创伤和摩擦而产生的经皮消除效应。肢端痣的真皮成分分化成熟,细胞形态静止,无有丝分裂。

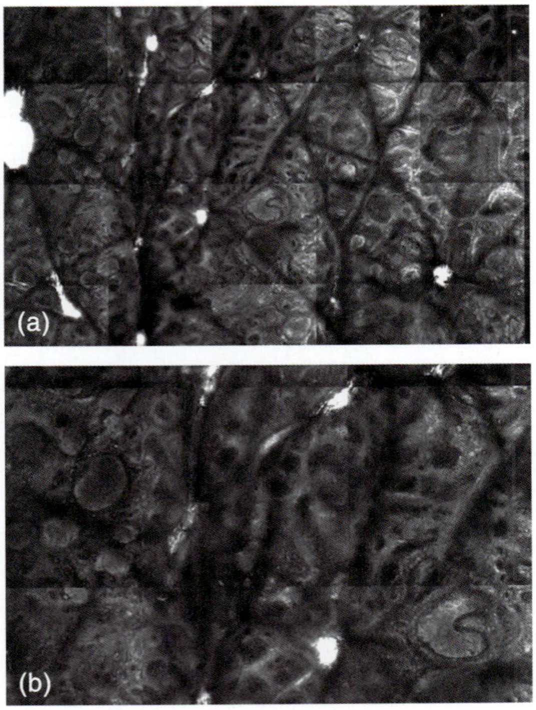

图 132.26　(a)用反射聚焦显微镜观察复合痣的概况(1.8 mm×2.6 mm),在图像中央和左侧可以清楚地看到真皮乳头的细胞巢(紧凑致密的细胞巢)。(b)在更高的放大倍数下(1.2 mm×1.7 mm)观察细胞巢的细节(由意大利摩德纳大学和雷焦艾米利亚分校皮肤系 Giovanni Pellacani 博士提供)

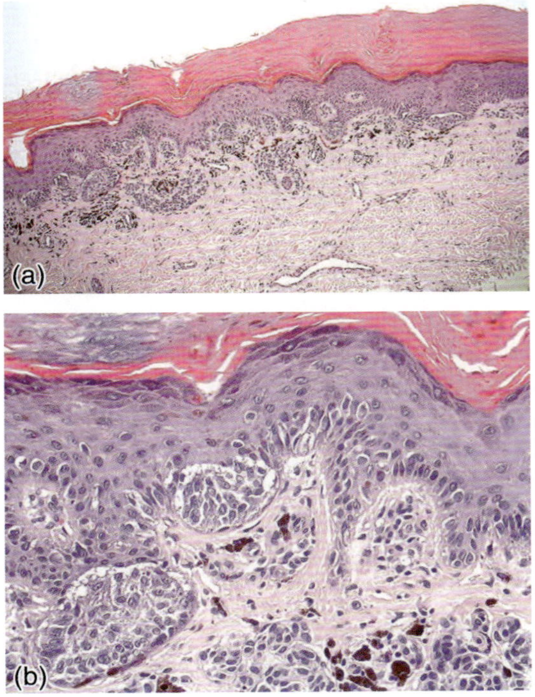

图 132.27　肢端复合痣

(a)以交界痣成分为主,巢的大小和形状各不相同,主要分布在钉突的顶端,也存在真皮成分(HE×10)。(b)表皮单个黑素细胞呈 Paget 样扩散,可能导致病理学家误诊为黑素瘤(HE×10)。(希腊雅典,HBD HistoBio Diagnosis,K. Frangia 博士提供)

临床特征

临床表现

肢端痣通常呈斑状或微隆起,皮损色素均匀,边界不规则且尖锐[120]。它们的颜色从棕色到深棕色不等,通常呈条纹状外观,分布在肢端皮肤平行的皮沟上(图 132.28),而黑素瘤则分布在掌跖的皮嵴。

检查

肢端痣皮肤镜下最常见的模式为平行纹路(图 132.28b),其次为格状纹路和纤状纹路[122]。

治疗

尽管他们的组织学略有不典型,大多数肢端痣在临床和组织学上与其他部位的良性痣难以区分,应采取类似的治疗。

结膜痣

流行病学

发病率和患病率

结膜痣是结膜最常见的肿瘤,可以是后天形成的,也可以是先天性的[123]。

病理生理学

病理学

组织学上以复合痣为主,尽管所有的组织学变异都有报道,包括快速增长并经常涉及儿童和青少年病变[124]。结膜痣的特征性表现为组织学可见皮损内囊肿(图 132.29)。

临床特征

临床表现

这些痣类似于发生在皮肤上的痣,表现为局限性、扁平或轻微隆起的斑疹或丘疹,最常见于球结膜[125](图 132.30)。它们通常是无色素沉着(30%的病例),尤其是在青春期后经常出现色素沉着的儿童中。

病程和预后

目前还没有明确的临床症状可以预测结膜痣向黑素瘤的转化(据推测,只有不到 1%的结膜痣发生恶变)。在裂隙灯检查中,附着于巩膜的、延伸至角膜和"滋养"血管的发育都是令人担忧的变化[126,127]。

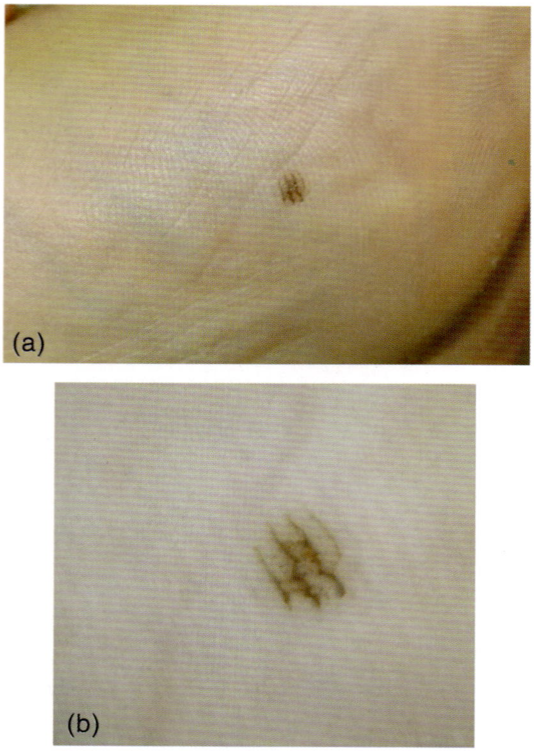

图 132.28 (a)脚底的痣。(b)肢端痣皮肤镜图像，显示平行的沟纹

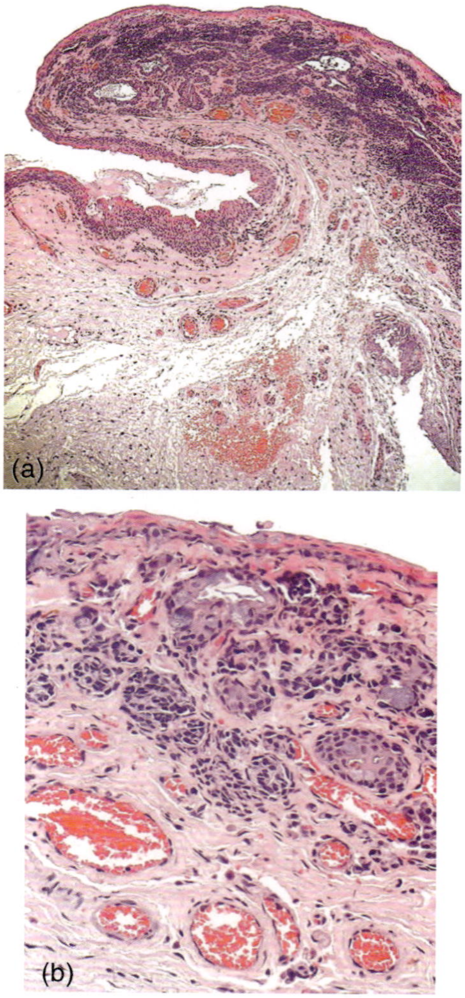

图 132.29 结膜复合痣

(a)痣细胞主要见于结膜上皮下方、固有层，部分结膜囊上皮包涵体周围(HE×10)。(b)均匀一致的黑素细胞痣胞巢，与局部结膜囊上皮包涵体有部分关系。在结膜囊表面上皮的基底部也有一小块痣的成分。(HE × 40)(希腊雅典，HBD HistoBio Diagnosis，K. Frangia 博士提供)

甲母痣或甲床痣

流行病学

年龄

这些痣通常见于儿童或年轻人[128]。

临床特征

临床表现

指甲相关的痣可能是先天性或后天形成的。手指甲比脚趾甲更容易受累。

它们最常见的表现包括色素沿甲板下面纵向、平行且均匀排列，颜色由浅棕色至深棕色到黑色不等(图 132.31)[129]。假哈钦森征，表现为通过相对半透明的角质层可见色素沉着，是甲母痣的特征。

鉴别诊断

与早期甲下黑素瘤的鉴别往往是困难的，需要色素条带完整的纵向切除，以便准确的组织学评估。

检查

皮肤镜可以提高对此类病变的临床诊断准确率，与黑色瘤中观察到的不规则的模式不同，皮肤镜可以显示有规则间距和厚度的棕色纵向平行线(图 132.31b)[130,131]。

形态异常的痣

概述

有一组独特的痣，表现出不寻常的临床病理和皮肤镜特征。这些痣被称为“特殊”痣，包括那些具有模拟黑素瘤临床不典型表现的痣(如联合痣和复发痣)

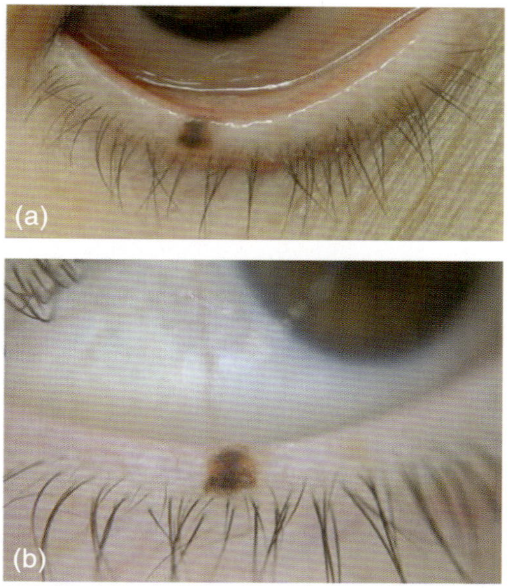

图 132.30　结膜痣

(a)不同深浅褐色的界限分明的丘疹。(b)皮肤镜图像,显示均匀的棕灰色,带有红色色调。(希腊雅典 Andreas Sygros 医院 D. Sgouros 博士提供)

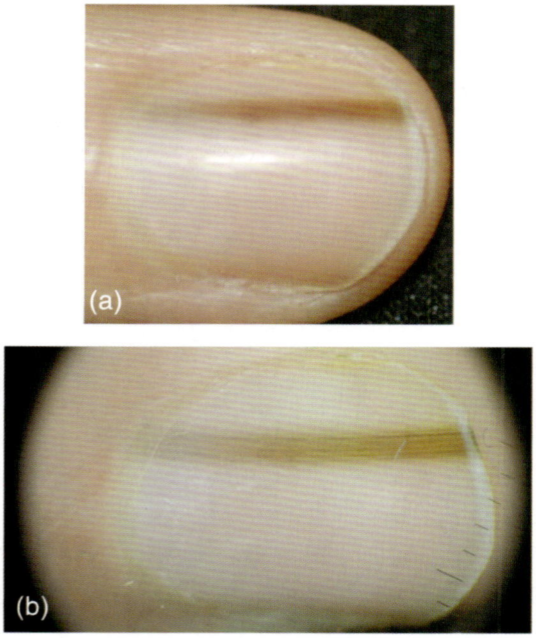

图 132.31　甲母痣

(a)纵向色素条带。(b)皮肤镜图像显示,有规则间距和厚度的棕色纵向平行线。

和具有靶样形态学的痣(如晕痣、Mayerson 痣、徽章样痣和靶样含铁血黄素样痣)(表 132.3)。

混合型色素痣

定义

同一痣内合并两种不同类型的良性黑素细胞增生[132]。最常见的组合是蓝痣与先天性痣、后天性痣或 Spitz 痣联合。

流行病学

发病率和患病率

联合痣约占切除的痣的 1%[133]。

病理生理学

目前尚不清楚它们的致病机制是仅仅代表两种不同的痣共存,还是源自于分化为两种不同类型痣的单细胞增殖。

临床特征

临床表现

临床表现为淡蓝色斑疹或丘疹(代表蓝痣),周围环绕有黄色斑点的棕色区域(代表复合痣)(图 132.32)[134]。背部是最常见的位置。

鉴别诊断

由于存在两种不同的痣成分,混合型色素痣的特征是颜色不均匀,这增加了疑似黑素瘤的可能。因此,一般建议对这些病变进行切除和组织病理学分析。

检查

皮肤镜下,最常见的模式是典型的棕色网状模式和(或)球状模式,中心或偏心的无结构蓝色色素结构(图 132.32b)[135,136]。

复发性黑素细胞痣

定义

复发性黑素细胞痣是一种良性黑素细胞痣,在手术不完全切除或外伤后复发。

流行病学

发病率和患病率

在 20—30 岁的女性中更为常见。

病理生理学

目前有各种理论,如由残留的皮内痣再生,从最初失去活性的黑素细胞扩增,或是从附属器结构再生及从残留的毛根或病变边缘的真表皮交界部位的激活产生[132]。

病理学

组织病理学上,瘢痕上方的复发性痣的表皮内存在黑素细胞。可以见到表皮突变平,痣细胞呈雀斑痣样或成巢增殖。黑素痣细胞富含黑素,核仁均匀,偶

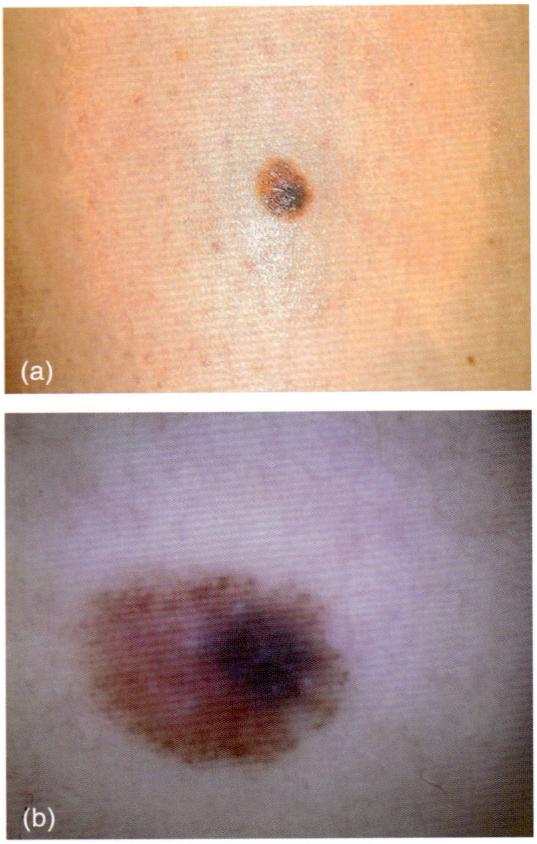

图 132.32 (a)联合痣。(b)合并有偏心性、无结构、带蓝色区域和周围褐色球状结构的痣(由希腊雅典 Andreas Sygros 医院 D. Sgouros 博士提供)

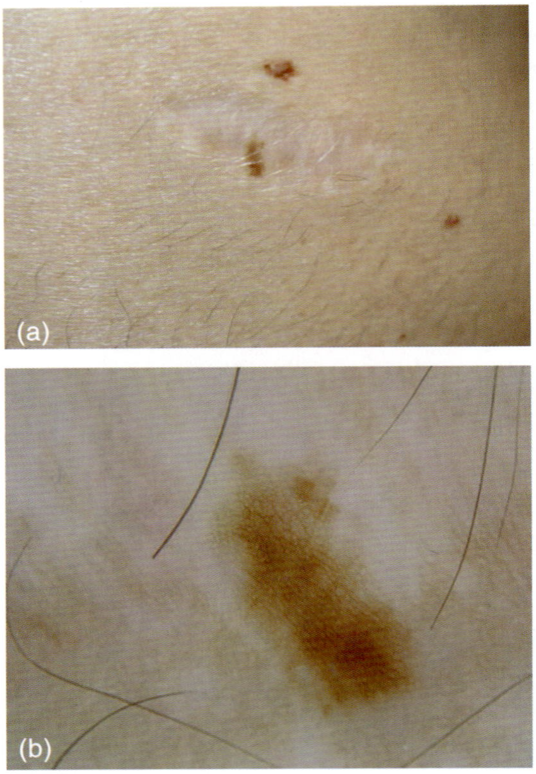

图 132.33 复发性痣

(a)斑点出现在既往切除黑素细胞痣的瘢痕内。(b)皮肤镜图像,显示一个轻微不对称的斑点,光滑的网状细线和白色瘢痕上的棕色组成。(由希腊雅典 Andreas Sygros 医院 D. Sgouros 博士提供)

尔可见细胞学轻度不典型性。

临床特征

病史

复发性痣通常来源于因美容原因而通过刮除活检去除的获得性普通黑素细胞痣。蓝痣、Spitz 痣和临床不典型痣或发育不良痣不完全切除后复发也有报道[137]。典型的复发性痣发生在瘢痕中心,通常发生在最初的痣切除后 6 周到 6 个月这段时间范围内[138]。

临床表现

临床表现为色素加深或减退斑,线状条纹和斑驳样色素沉着(晕状、点状或弥漫性),直径 2～5mm(图 132.33)[139]。由于其非典型的临床和组织病理学表现,他们被视为黑素瘤的模仿者,因此术语为“假黑色瘤”。它们最常见的位置是躯干(背部),其次是面部和四肢[138]。

鉴别诊断

复发性黑素瘤和瘢痕反应性色素沉着是复发性痣鉴别诊断的难点。既往痣切除后的皮损出现的病史、瘢痕内色素沉着的分布及特定的皮肤镜检查结果是确定正确诊断的重要参数。手术后 6 个月内出现的及皮损在瘢痕边界之内更倾向诊断复发性痣[140]。相比之下,复发性黑素瘤的生长速度较慢,往往会从瘢痕边缘向邻近的正常皮肤生长。

检查

在皮肤镜检查中,复发性痣皮肤镜显示突出不规则的网状结构,存在球状结构和不均匀的色素沉着(图 132.33b)[141]。根据最近的一项对比复发痣和复发性黑素瘤皮肤镜检查特征的研究,复发痣的结构更对称并且离心性生长局限于瘢痕区域内,而复发性黑素瘤常不对称,呈偏心性生长,色素不均匀而且不连续,扩展会超出了瘢痕边缘。

治疗

这些病变的治疗往往是不明确的。

年龄、解剖部位、去除时间、去除类型(手术方式与破坏性物理疗法)和生长方式等因素是重要线索,但最重要的是第一次切除的组织病理学。如果原发病灶的诊断是一般的痣，则无须进一步治疗。如果先前的报道是非典型痣或者没有原发病灶的组织病理学，则需要彻底切除复发病灶并进行组织病理学评估。

晕痣

定义和术语

晕痣是一种黑素细胞痣，周围有类似晕的脱色区。

同义名

- Sutton 痣
- 离心性获得性白斑

流行病学

发病率和患病率

晕痣比较常见，约占总人口的 1%。皮损可单发或多发。

年龄

这些痣常见于儿童、青少年和年轻人。

性别

无性别差异。

相关疾病

晕痣可能与自身免疫性疾病相关，如白癜风、桥本甲状腺炎、斑秃和特应性湿疹。

病理生理学

晕痣的确切病理生理学尚不清楚。现认为是针对痣细胞的自身免疫反应。有一些实验室证据表明，未做切除的晕痣患者，其皮损和循环的免疫 T 细胞被活化[143]。

发病诱因

压力和青春期被认为是触发因素[132]。家族性病例也有报道[144]。可以观察到接受 ipilimumab 治疗的转移性黑素瘤患者某些黑素细胞痣发生退化[145]。

病理学

晕痣通常为复合性黑素细胞痣，偶尔也可见交界痣或皮内痣。现已证实晕发生时真皮内有密集的、苔藓样的淋巴细胞浸润，痣细胞呈巢状或单个排列于炎性细胞之间（图 132.34）。在复合痣的病例中，淋巴细胞超出了真皮成分的边界，可以在表皮中见到单个淋巴细胞以线性的模式分布于黑素痣细胞之间。使用二羟基苯丙氨酸染色显示在脱色区表皮的黑素细胞缺失。

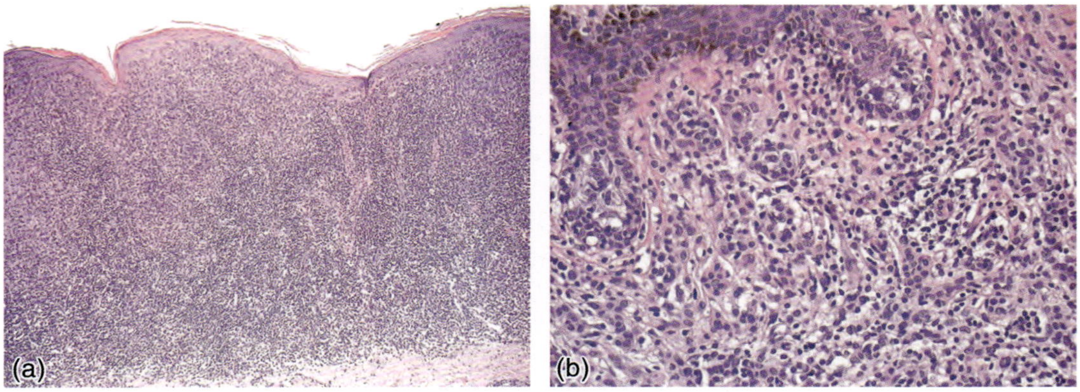

图 132.34 晕痣

(a)致密的淋巴细胞浸润，破坏了黑素痣细胞的聚集，特别是在痣的真皮中部和深部（HE×10）。(b)真皮中的小淋巴细胞破坏了痣的聚集，并与单个黑素痣细胞混杂分布。淋巴细胞也分布于表皮底层的基底细胞和交界痣细胞巢的痣细胞之间（HE×40）。（希腊雅典，HBD HistoBio Diagnosis，K. Frangia 博士提供）

环境因素

晕痣有时出现在强烈的阳光照射后[146]。

临床特征

临床表现

最初，脱色边缘出现在已存在的黑素细胞痣周围（图 132.35）。在未受影响的邻近皮肤被晒黑的同时，这个白晕在夏天的几个月里特别明显。在接下来的几个月里，痣可能会逐渐缩小，甚至完全消失，留下一个白斑。大约一半的晕痣最终会在临床和组织学方面完全退化。晕痣主要位于背部。也可出现多发晕痣，而邻近的其他的痣保持不变。

鉴别诊断

老年患者的单发皮损应排除黑素瘤退化的可能性。在黑素瘤的病例中，中央区的色素和周围环绕的

第12部分

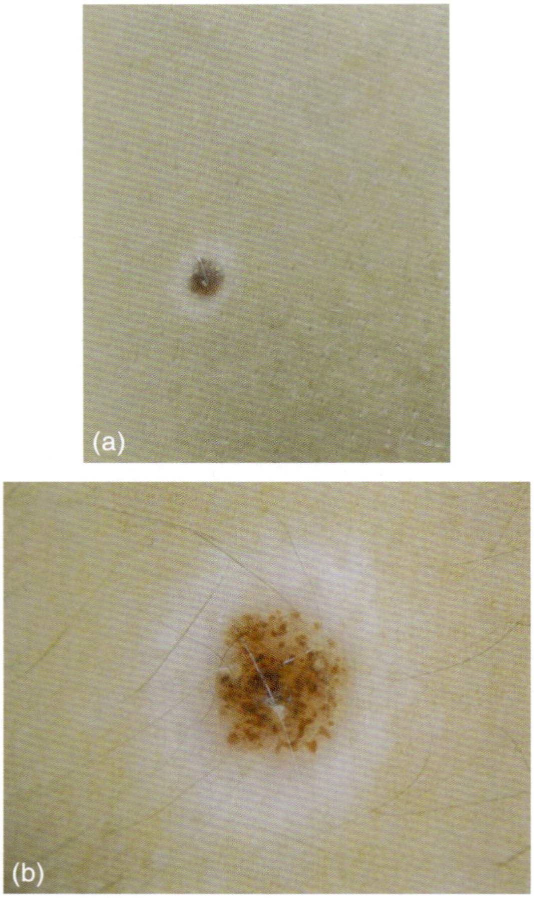

图 132.35 (a)晕痣。(b)晕痣的皮肤镜图像，显示一个对称的复合痣(球状模式)周围有一个白色的晕

晕都是不规则的，而病灶的中心呈现的皮肤镜特征提示黑素瘤。可疑病例应行切除活检。

病程和预后

脱色区通常可持续 10 年或更长时间。小部分病例可能会在退化的过程中恢复到正常颜色，但这些病变通常也会持续数年(平均 7.8 年)[147]。

检查

在皮肤镜检查中，痣中央呈现出年轻人黑素细胞痣特征性的球状和(或)均质模式，周围环绕着一圈直径不断变化的退行性白色脱色区(图 132.35b)[132,148]。

治疗

不需要治疗。建议患者放心，特别是在多发性损伤的情况下，并采取紫外线防护措施，以避免脱色皮肤区域的晒伤。老年患者出现晕痣应引起重视，尤其是在既往没有白癜风和晕痣病史的情况下。在这种情况下，建议进行彻底的皮肤和淋巴结检查，以排除其他部位的黑素瘤。

Meyerson 痣

定义和术语

这是一种出现了湿疹样炎症反应的黑素细胞痣。

> **同义名**
> - 湿疹晕痣
> - 皮炎晕痣

流行病学

发病率和患病率

Meyerson 痣是痣的一种少见类型。

年龄

通常发生在年轻人身上。

相关疾病

Meyerson 痣与特应性湿疹相关。

病理生理学

这种痣的病理发病机制尚不清楚。有理论提出，这可能是一种不典型的玫瑰糠疹样反应、亚急性过敏性皮炎或超敏反应，但尚未得到证实[149-152]。

发病诱因

有出现 Meyerson 痣之前应用干扰素 α 治疗的报道[153-154]。

病理学

组织学显示一种常见的、普通的复合性黑素细胞痣，伴有被覆表皮的海绵水肿性皮炎。真皮上部可见致密的血管周围炎细胞浸润，主要由 $CD4^+$ 淋巴细胞组成，偶见嗜酸性粒细胞。

环境因素

严重的晒伤也可能相关[155]。

临床特征

临床表现

Meyerson 痣表现为在黑素细胞痣的基础上出现红斑样晕，上覆鳞屑(图 132.36)。病变类似于痣伴发钱币状湿疹，可有轻度瘙痒。通常发生在躯干和近端肢体。皮损可多发。

报道的晕皮炎可发生在各种良性皮肤病变(如常见的后天性痣和先天性痣、Sutton 痣、Spitz 痣、临床非典型痣、皮脂腺痣、瘢痕疙瘩、昆虫叮咬、脂溢性角化病、皮肤纤维瘤)和恶性皮肤病变(如黑素瘤、基底细胞癌和鳞状细胞癌)周围[156]。

鉴别诊断

单个病变有时可与黑素瘤或晕痣混淆。在多发的Meyerson痣病例中，鉴别诊断包括玫瑰糠疹和

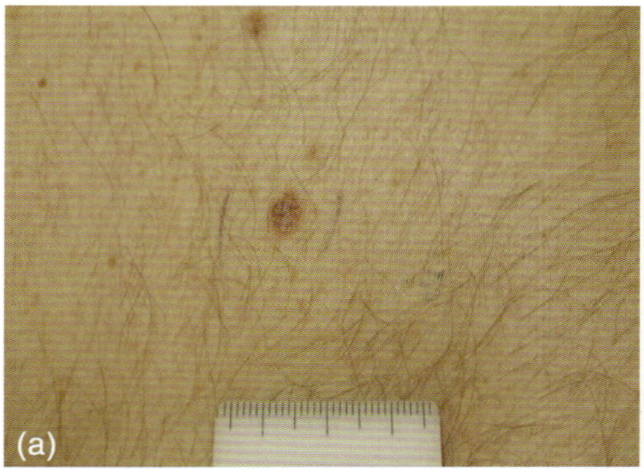

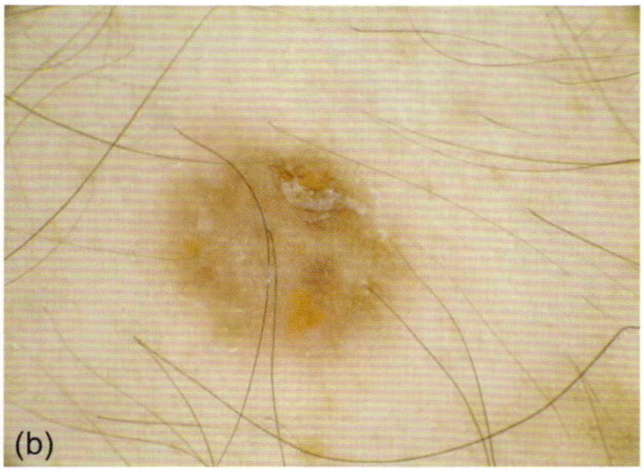

图 132.36　Meyerson 痣
(a)小痣伴湿疹样表现。(b)皮肤镜图像，显示有模糊褐色网状结构的痣表面覆盖着一层淡黄色痂。
(Courtesy of Dr I. Zalaudek, Skin Cancer Unit Arcispedale Santa Maria Nuova-IRCCS Reggio Emilia, Italy.)

二期梅毒玫瑰疹[132]。

病程和预后

湿疹样改变通常在几个月后自行消退，受累的痣保持原状，但也有报道称痣有某种程度的色素减退，甚至色素完全消退[157]。Meyerson 痣是一种类似晕痣的病变，也可共同出现在同一患者。有时，Meyerson 痣也可以发展为晕痣，反之亦然[158,159]。

检查

皮肤镜显示受累黑素细胞痣呈良性模式，常被一层淡黄色的、薄的浆痂所覆盖，而显得模糊（图 132.36b）[132]。

治疗

正常情况下，痣在 1～2 周后消退，用中等效力的局部类固醇治疗。临床再研究评估和皮肤镜检查将确认下面的痣是良性的。

徽章样痣

定义和术语

徽章样痣是一种良性黑素细胞病变，具有类似于玫瑰花结的靶样外观。

同义名
- 靶样痣
- Kokarden 痣
- 帽章痣

流行病学

发病率和患病率

徽章样痣是痣的一种罕见类型。

年龄

通常出现在儿童和青少年。

病理生理学

有人提出，痣细胞在中心区和周围区产生黑素的活性强[160]，或者无色素边缘的黑素细胞缺乏黑素合成能力[161]。

病理学

痣的中心成分是交界痣或复合痣，而病变的周围由交界痣细胞巢组成，可能出现真皮内色素增加[162]。

临床特征

临床表现

痣的中心部分是一个深色的区域，常为丘疹状，周围有一个无色素的圆形区域和一个色素外环（图 132.37）。年轻患者的病灶通常是多发的，位于躯干或头皮上。

鉴别诊断

类似的靶样外观也可出现在蓝痣[163]和黑素瘤[164]中。

检查

皮肤镜显示的痣呈较深的中央球状或均质结构，周围有无结构的内环和较深的外周网状环（图 132.37b）[165,166]。

治疗

徽章样痣是一种良性病变，因此不需要治疗。

靶样含铁血黄素样痣

定义

靶样含铁血黄素样痣起源于黑素细胞性痣的机械损伤，通常是隆起的或外生的。

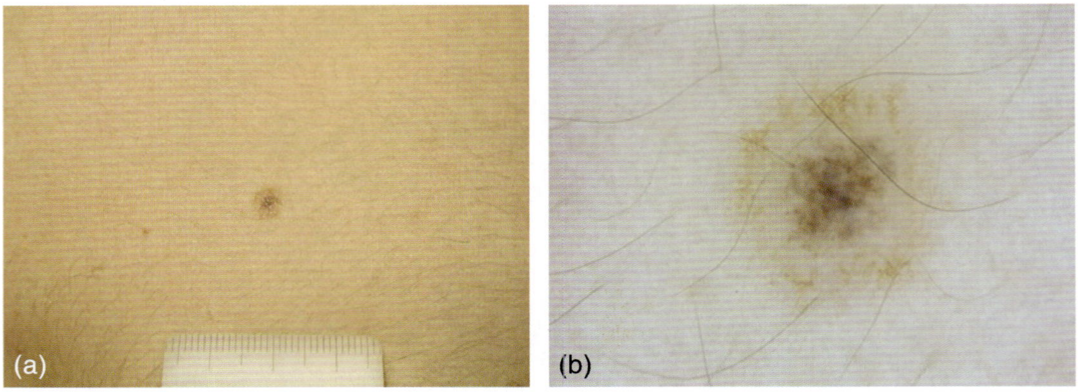

图 132.37　(a)徽章样痣。(b)徽章样痣的皮肤镜图像,显示较深的中心均质结构、较浅的内环和外围棕色网状环(由意大利 Arcispedale Santa Maria Nuova-IRCCS Reggio Emilia 皮肤肿瘤科 I. Zalaudek 博士提供)

流行病学

发病率和患病率

这在儿童和年轻人中很常见。上胸部是最常见的发病部位[167,168]。

病理生理学

病理学

在组织病理学上,靶样含铁血黄素样痣由痣细胞混杂于血管外红细胞渗出和增多的不规则扩张的血管组成。外周的晕提示大量出血,并含铁血黄素和纤维蛋白沉积,在胶原束之间有分割胶原的裂隙状血管扩张。轻度炎症,主要是嗜酸性粒细胞浸润。

临床特征

病史

靶样含铁血黄素样痣通常表现为预先存在的痣在机械刺激后突然的色素改变,通常与衣物、刮脸或抓挠相关[167,168]。外伤或刺激史对患者来说并不总是很明显。疼痛、触痛或瘙痒等外伤症状很常见。

临床表现

临床表现为棕色、红棕色或紫罗兰色丘疹,外围瘀斑区,周围有薄的苍白区,该区域逐渐扩大、变淡并消退,而中心丘疹持续存在(图 132.38)。

鉴别诊断

鉴别诊断包括靶样含铁血黄素样血管瘤、徽章样痣、创伤性血管角化瘤和黑素瘤。

检查

皮肤镜显示痣通常呈球状模式,周围为出血改变,颜色从红色到紫色(图 132.38b)[169]。可见深黑色区,形状和大小不规则,以及逗号样血管。病灶的外围显示一个模糊的苍白区,对应淤血环,周围有带锯齿状边缘的红色区域。

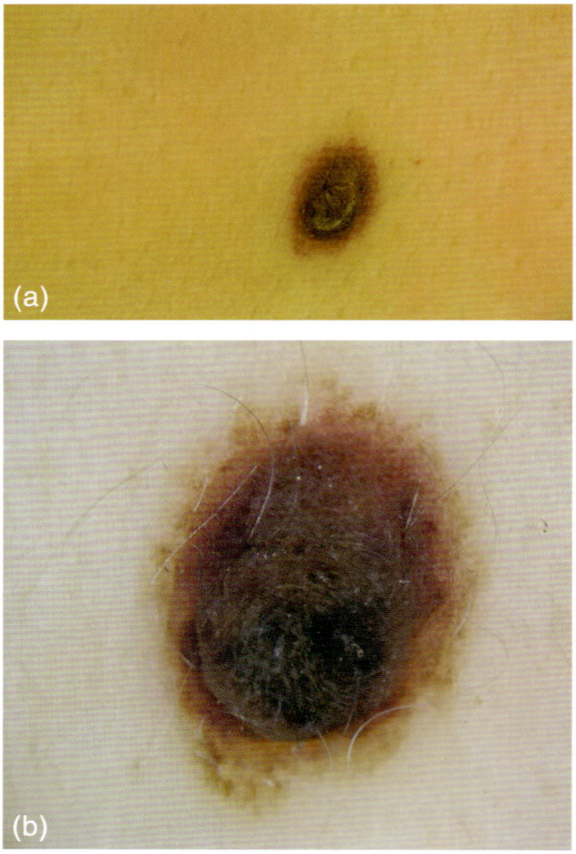

图 132.38　靶样含铁血黄素样痣

(a)痣突然出现出血晕。(b)皮肤镜图像,显示外围无结构的紫色环围绕着中心预先存在的复合痣

治疗

治疗包括患者的安慰和局部抗生素或糖皮质激素制剂的使用,直到炎症/出血情况得到解决。

第12部分

其他痣

Spitz 痣

定义和术语

Spitz 痣是一种以纺锤状和(或)上皮样痣细胞为特征的黑素细胞病变。

同义名

- 梭形和上皮样细胞痣
- Spitz 瘤
- 良性幼年黑素瘤

概述

Sophie Spitz 最早使用"Spitz 痣"一词,用来描述儿童特殊类型的黑素细胞增殖性疾病,其特征是在组织学上与黑素瘤(因此最初称为"幼年黑素瘤")难以区分,但预后良好[170]。目前,由于 Spitz 痣的临床和组织学变异性、与黑素瘤重叠的组织学特征及某些病例生物学行为的不确定性,Spitz 痣的本质仍然是一个有争议的话题。Spitz 痣的各种临床和组织学亚型的细化导致了这些肿瘤高度复杂的形态学分类[171,172]。在谱系的一端是常见的或经典的 Spitz 痣(表 132.3),常发生于儿童的良性增生性病变;另一端病变明显异型,足以诊断为黑素瘤("Spitz 痣样黑素瘤")。

介于两者之间的是一组具有不同特征和未知恶性潜能的异质性病变,称为"非典型 Spitz 肿瘤""未知恶性潜能的非典型 Spitz 痣样肿瘤"或"诊断上有争议的 Spitz 痣样黑素细胞瘤"[173-175]。

流行病学

发病率和患病率

Spitz 痣占儿童切除的痣的 1%[176]。

年龄

Spitz naevi 更常见于儿童。大约 50%的病变发生在 14 岁以下,25%发生在 15—30 岁,25%发生在 30 岁以上[177]。

性别

尽管可能观察到年龄相关的变化,但两性受到的影响是相同的[178-180]。

种族

Spitz 痣主要发生在白人中,但也出现在黑人、西班牙裔和亚裔群体中[181,182]。

相关疾病

有报道,播散性暴发性 Spitz 痣可发生在 Addison 病、HIV 感染、化疗、青春期和妊娠等情况[183,184]。

病理生理学

大多数病变是后天形成的,但高达 7%的 Spitz 痣可先天发生[185]。

病理学

"经典"的 Spitz 痣通常是对称的、明确诊断的复合痣。表皮内型和真皮内型也有报道[186]。痣上方有一定程度的表皮增生,没有痣细胞在表皮内呈 Paget 样恶性扩张(图 132.39a)。痣细胞巢整齐地位于角质形成细胞之间,不像黑素瘤中的无序排列。真皮-表皮交界处的痣细胞巢常因人工引起的收缩裂隙而与周围的角质形成细胞分离。痣细胞可以是梭形的,交织成束伸入进真皮;也可以是上皮样的,成簇排列,其中可见巨大的多核痣细胞。Kamino 小体(即含有 PAS 阳性基底膜成分的无定形嗜酸性球状体)位于表皮内和真皮-表皮交界处(图 132.39b)[187,188]。它们的存在对于 Spitz 痣既不敏感也不特异,因为它们也可能出现在早期黑素瘤中。

在经典的 Spitz 痣中,真皮痣细胞呈巢和束状,表现出一种具有深度的分带现象,如大小、形状和沿水平面的间距的均匀性。典型的有丝分裂可以见到,尤其是在病变的中上部。它们的比率通常不超过 $2/mm^2$。真皮血管扩张,基质水肿,淋巴细胞浸润[180]。

一些组织学特征被认为预示更具侵略性的生物学行为。Spitz 痣深度>1mm,具有不对称性、界限不清、扩张较深和发生溃疡等特点,被认为增加了转移潜能[189]。此外,单细胞呈 Paget 样向表皮细胞巢外扩散,缺乏深度的分带性,以及更深在的具有有丝分裂活性、可持久扩张的深在细胞巢,被认为是不典型的组织学特征。细胞异质性和非典型细胞学特征(更高的核浆比,着色过度和异常的核边界)是支持非典型病变的其他表现[190]。

Reed 痣被广泛认为是 Spitz 痣的色素亚型,呈现出与经典 Spitz 痣相似的排列有序、结构对称的特点。可以见到界限清楚的真表皮交界部位含有大量的黑素颗粒的活跃的黑素细胞(图 132.40a)。纺锤形黑素细胞向下增殖到真皮乳头状,但很少累及网状真皮(图 132.40b)[191]。

促结缔组织增生性 Spitz 痣是一种主要发生于真皮内的病变,其特征是细胞数量相对较少,主要是分布在厚的胶原纤维中大的、孤立的、奇异的细胞质丰富的细胞。有丝分裂象罕见[192]。

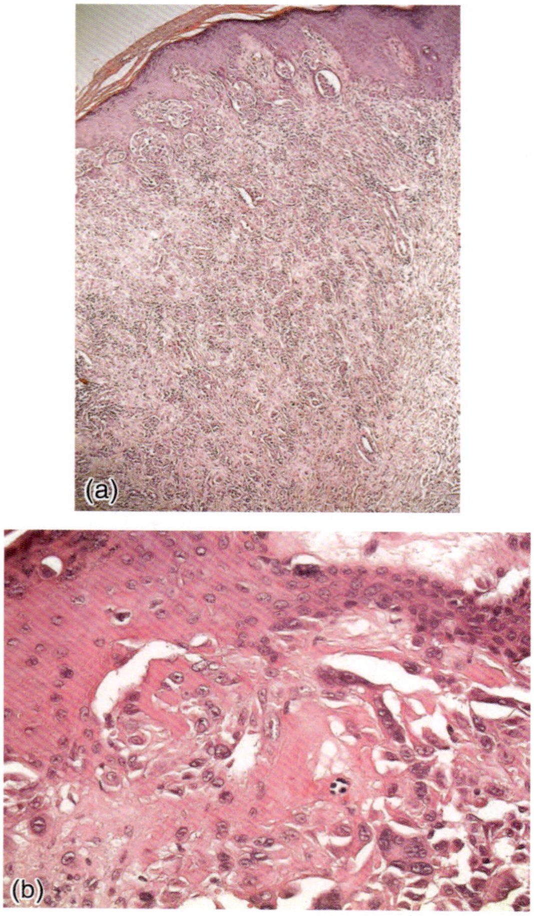

图 132.39 Spitz 复合痣

(a)真表皮交界区和真皮内连续的痣细胞增殖，主要位于真皮内。真皮成分有明显的细胞多形性，在损害较深的部分可以找到痣细胞成熟的证据(HE×10)。(b)上皮样细胞，胞质嗜酸性，核多形性，核仁明显。多核巨细胞常见。嗜酸性部分融合的 Kamino 小体位于真表皮交界区和真皮乳头层上部(HE×40)。(希腊雅典 HBD HistoBio Diagnosis 的 K. Frangia 博士提供)

免疫组织化学染色可以用来鉴别 Spitz 痣和黑素瘤。与黑素瘤相比，MIB-1 即染色的增殖标志物 Ki-67 在 Spitz 痣中表达较低[193]，同时 HMB-45 在真皮深层组织中表达较浅，染色减少[194]。S100 和 Mart-1 在 Spitz 痣中染色较弱[195]，而 S100A6 亚型在 Spitz 痣中表达较强且弥漫，而在黑素瘤中染色较弱且呈斑片状[196]。p16 染色在促结缔组织增生性 Spitz 痣中染色更强，而在黑素瘤中基本不存在[197]。

细胞遗传学技术，如比较基因组杂交(CGH)和荧光原位杂交(FISH)，揭示了 Spitz 痣的一个亚群(约 15%)，特别之处在于 11p 染色体(包含 HRAS 基因)扩增，拷贝数变化，三倍体增加[198,199]。Spitz 痣突

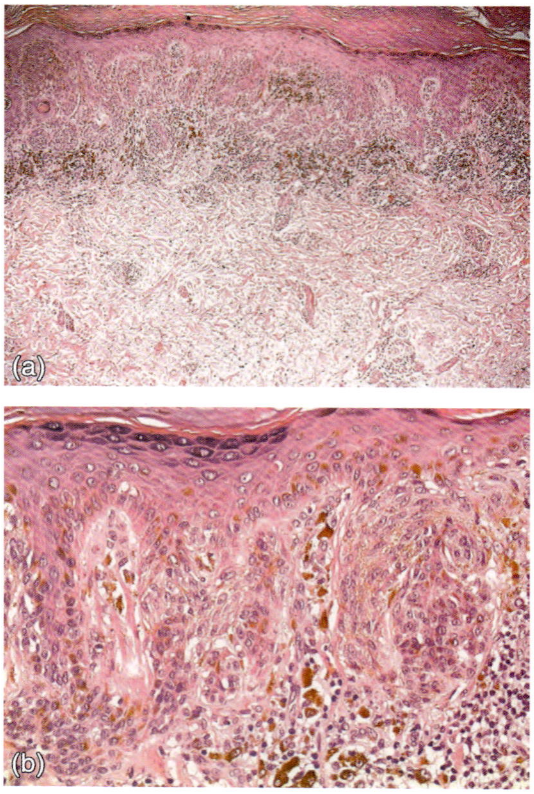

图 132.40 Reed 色素型梭形细胞痣

(a)几乎完全没有表皮内细胞病变，富含色素的梭形细胞排列呈束状。病灶下方的真皮内有噬黑素细胞聚集(HE×10)。(b)上皮样细胞排列成束状，通常垂直于皮肤表面。病灶下方可见含有噬黑素细胞的慢性炎症成分(HE×40)。(由希腊雅典 HBD HistoBio Diagnosis 的 K. Frangia 博士提供)

变分析显示 HRAS 突变率较高，而在黑素瘤和其他黑素细胞痣中更为常见的 BRAF 和 NRAS 突变率较低[200]。

遗传学

与其他黑素细胞病变相比，Spitz 痣中 NRAS 和 BRAF 突变的发生率较低，并且在 Spitz 痣的一个亚组中存在 HRAS 突变(11%～15%的病例)，这表明在不同的黑素细胞肿瘤中，RAS 通路成分的激活程度不同[199,201,202]。在非典型 Spitz 肿瘤中，已经发现了许多拷贝数的畸变，包括 3p21(在 BAP1 相关的 Spitz 肿瘤中)、6q23 和 9p21 的分离丢失[203,204]。

应用荧光原位杂交发现与杂合子 9p21 缺失的肿瘤相比，具有 9p21 缺失的非典型 Spitz 肿瘤预后较差[204]。

多种皮肤肿瘤、Spitz 样肿瘤及黑素细胞肿瘤可发生在由于 BAP1 基因突变失活导致的家族性常染色体显性综合征患者。皮色的丘疹和结节，在组织学

上以痣的结构为特征，伴有大型上皮样黑素细胞和免疫组化 BAP-1（用来定义痣样黑素瘤样黑素细胞增生，或 BAPomas）阴性，是该综合征的典型特征，该综合征同时易患皮肤和眼葡萄膜黑素瘤[205,206]。

临床特征

病史

Spitz 痣通常在 3～6 个月的时间内迅速发育，达到 1～2cm 的大小。在这个快速增长的时期之后，病变的大小保持稳定[207]。

临床表现

经典的 Spitz 痣通常表现为单个、坚实、对称、界限分明、圆形或圆顶状结节，平均直径为 5～6 mm。皮损的颜色为粉红色至红色或红褐色（图 132.41）。压实或玻片压诊法可显示黑素沉积的程度。10%的 Spitz 痣是色素性皮损，颜色从棕褐色到棕色或黑色不等（图 132.42）。病变表面光滑，表皮薄而脆弱，轻伤后常引起出血和结痂。Spitz 痣最常见的发生部位是头部和颈部（37%），尤其是儿童的面部，年轻人的下肢（28%）[177,208]。非典型 Spitz 痣往往有增大的倾向、多不对称或有溃疡，颜色不均匀且边界轮廓不规则（表 132.4；图 132.43）。

临床亚型

Spitz 痣的一种颜色较深的变异型称为 Reed 梭形细胞痣，最初是在 1975 年被描述的[209]，主要发生于年轻女性，最常见于大腿。通常表现为单发、色素密集、形状不规则、深褐色或黑色结节（图 132.44）[208]。

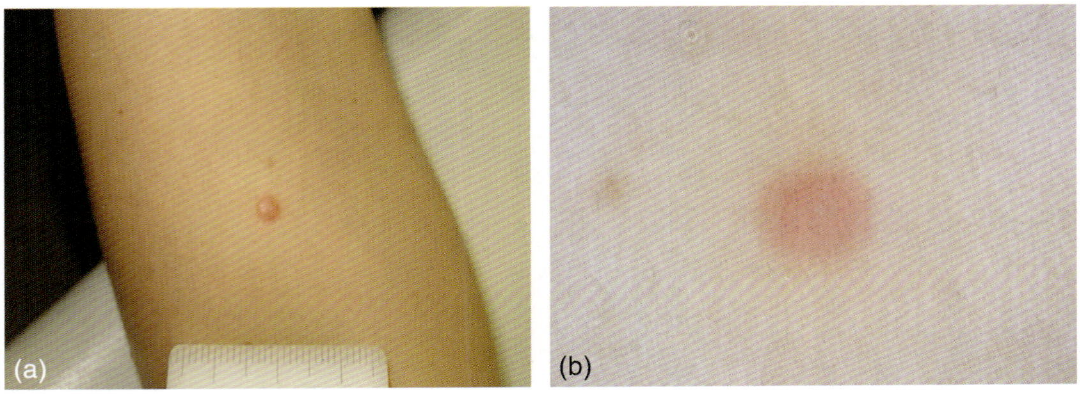

图 132.41 经典的 Spitz 痣

（a）边界清楚的粉红色结节。（b）圆形对称病灶，点状血管，无色素结构。（由意大利 Arcispedale Santa Maria Nuova-IRCCS Reggio Emilia 皮肤肿瘤部门 I. Zalaudek 博士提供）

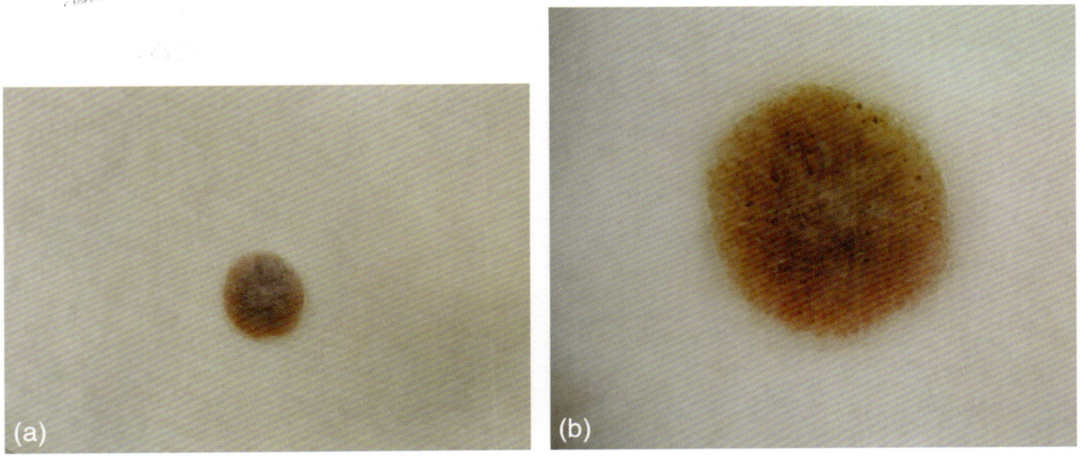

图 132.42 （a）色素性 Spitz 痣。（b）皮肤镜下色素性 Spitz 痣图像，显示边界清楚的对称结节，表面呈乳头瘤样，颜色为棕色色调，深浅不一。病灶中心可见散在分布的棕色小点、小球和白色垂直线

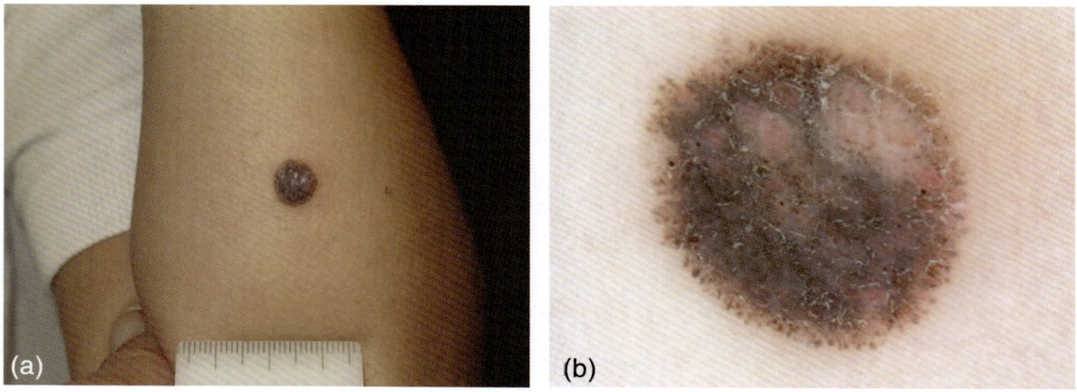

图 132.43 非典型 Spitz 肿瘤

(a)色素不均的非对称结节。(b)皮肤镜下对称的、周围分布有色素性条纹和不均匀的蓝/黑色色素沉着和白色苍白区。(由意大利 Arcispedale Santa Maria Nuova-IRCCS Reggio Emilia 皮肤肿瘤部门 I. Zalaudek 博士提供)

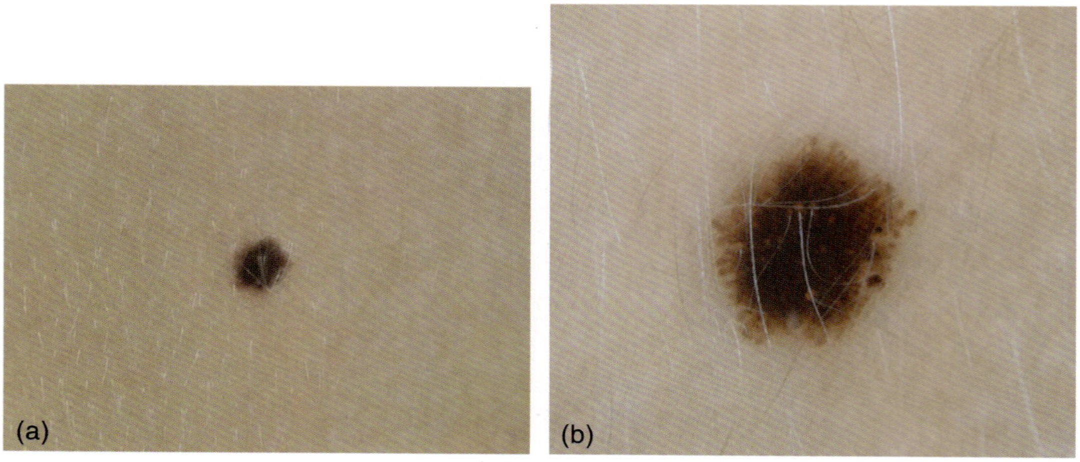

图 132.44 Reed 痣

(a)暗黑色对称斑。(b)皮肤镜图像显示"星爆"结构,弥漫蓝色-黑色色素沉着,周围对称分布的放射状条纹。

表 132.4 经典与非典型 Spitz 痣的临床、组织学、免疫组化及分子特征

	经典 Spitz 痣	非典型 Spitz 痣
临床特征		
年龄	<10 岁	>10 岁
位置	面部、颈部、四肢(大腿)	躯干(男性为背部)
直径	<10 mm(通常为 5~6 mm)	>10 mm
对称	通常是对称的	日趋不对称
边境	轮廓分明	不规则的
表面	表面光滑	溃疡
颜色	粉红色/红色	不规则的

（续 表）

	经典 Spitz 痣	非典型 Spitz 痣
组织学特征		
结构	结构对称，界限分明，圆顶形，无分裂象，细胞巢和细胞之间有序散布和间隔规则	不对称，界限不清，浸润性，不规则细胞巢和细胞之间排列紊乱和间距不一致
表皮改变	完整的表皮	溃疡
Paget 样播散	在表皮下层有限的 Paget 样播散	单个细胞 Paget 样播散，超出了表皮细胞巢
裂隙	存在真表皮之间的裂隙	缺乏真表皮之间的裂隙
Kamino 小体	Kamino 小体聚集	缺乏或少量 Kamino 小体
分带性	细胞学特征在水平面上的一致性	缺乏分带性
成熟	成熟（深部小的细胞巢），无深部浸润	持续性扩张的细胞巢，皮下受累
细胞类型	梭形细胞型或上皮样细胞	异质性细胞
有丝分裂	有丝分裂＜$2mm^2$，表浅，通常无非典型	有丝分裂＞$2\sim 6mm^2$，位置深，非典型
细胞学	低核浆比	高核浆比
	磨砂玻璃或不透明的细胞质	上皮样细胞内颗粒状或“尘埃”样细胞质梭形细胞很少
胞核变化	核仁均匀，核仁细腻，染色质分散	大，嗜酸性核仁，着色过度
免疫组化特征		
免疫组化	S100 和 Ki-67 染色较弱；浅部 HMB45 表达，较强表达 S100-A6	S100 和 Ki-67 表达较强；深部 HMB45 染色阳性，S100-A6 表达较弱
分子的特征		
细胞遗传学技术（CGH，FISH）和突变谱	11p 染色体扩增；（+）HRAS（占 Spitz 痣的 15%）；NRAS 和 BRAF 突变率低	多重损益；BRAF/NRAS 突变（+）

Adapted from Luo et al. 2011[172]；Spatz et al. 1999[189]；Barnhill 2006[272].

CGH（comparative genomic hybridization），比较基因组学；FISH（fluorescent in situ hybridization），荧光原位杂交。

有报道，罕见的多发的、暴发性、播散性 Spitz 痣，累及整个皮肤表面[210-212]。在簇集性 Spitz 痣中，多个 Spitz 痣也可以成组发生，类似于先天性斑痣。

Spitz 痣是成年人中最常见的一种罕见的 Spitz naevus 亚型[178]。这些病变通常是粉红色或红色，坚实，隆起结节，很少或没有临床可见的黑素沉着。促结缔组织增生性 Spitz 痣通常是不完全切除后复发性 Spitz 痣的表现类型[213,214]。

鉴别诊断

Spitz 痣的鉴别诊断包括后天性发育不良和先天性黑素细胞痣的变异型和黑素瘤。一些非黑素细胞来源肿瘤也应考虑，如皮肤纤维瘤，传染性软疣，化脓性肉芽肿，血管瘤，肥大细胞瘤，青少年和成人黄肉芽肿，血管纤维瘤，组织细胞瘤和肉芽肿等。

病程和预后

尽管非典型 Spitz 肿瘤的转移已被证实，但其恶性潜能仍存在争议，因为它们很少导致致命的结果[215,216]。非典型 Spitz 肿瘤前哨淋巴结活检明确了淋巴结阳性率（平均 38%）[217-221]。几乎所有前哨淋巴结活检阳性病例在随后的淋巴结完全切除后均为阴性淋巴结，在立即开展的随访周期中很少有死亡病例。使用病理学标准的风险分层方案试图根据转移潜能对 Spitz 肿瘤进行分类。一项研究发现，异常的有丝分裂、有丝分裂计数超过 $2/mm^2$ 的和深部有丝分裂提示 Spitz 样黑素瘤[222]。Spatz 等发现，年龄超过 10 岁、直径超过 10mm、溃疡、皮下脂肪浸润、有丝分裂象超过 $6/mm^2$ 等提示为 Spitz 样黑色瘤，而不是 Spitz 痣[189]。对于 Spitz 样病变观察者之间的差异，甚至是有经验的病理学家之间的差异仍然是显著的[171]。

检查

基于皮肤镜检查，Spitz 痣可以显示出多种模式[223]。经典的、色素较少的变异型（粉红色）显示以网状脱色为主的点状血管图案（见图 132.41b）。色素型的 Spitz 痣或 Reed 痣表现出“星爆”模式、球状模式或多组分非典型模式（见图 132.42b 和 132.44b）[224]。尽管非典型 Spitz 肿瘤没有可靠的皮肤镜特征，但这些病变通常表现周围分布有非对称性色素性条纹，同时有不均匀的蓝/黑色色素沉着和白色苍白区（见图132.43b）。

治疗

在治疗方面目前缺乏共识。由于Spitz痣和黑素瘤的临床和组织学上的重叠，一些作者建议所有的Spitz样病变都应该通过手术切除并进行组织学检查。

局部切除1～3mm边缘的病灶通常足以确诊[225]。由于报道的局部复发的发生率为7%～16%[226]，通常表现为更不典型的组织学伴有结缔组织增生，不完全切除的肿瘤应再次切除[176]。由于患有典型或经典Spitz痣的儿童患黑素瘤的概率非常低，一些专家更喜欢对这些病变进行临床监测，而不是干预，前提是进行密切的临床和皮肤镜随访[227,228]。巨大（>1 cm）、结节状、溃疡性或快速增长的病变例外[224]。非典型Spitz肿瘤的组织学诊断应更积极地一些，并遵循黑素瘤切除指南进行宽边缘广泛的切除治疗。患者可以放心，病变可能实际上是良性的。

前哨淋巴结活检阳性的意义以及如何进一步管理存在的淋巴结病变目前尚不明确[215]。鉴于非典型Spitz肿瘤死亡率低，前哨淋巴结活检阳性病例选择性淋巴切除术生存获益的证据有限性，以及可能发生的与淋巴切除术相关疾病的患病率，在得到进一步的证据之前，推荐更加精准的逐个应用前哨淋巴结活检[229]。

Resources

Patient resources

Congenital Melanocytic Naevus Support Group: www.caringmattersnow.co.uk.

Nevus Network: www.nevusnetwork.org.

Nevus Support Australia: www.nevussupport.com.

(All last accessed May 2014.)

蓝痣及变异

定义和术语

这是一种比较常见的来源于真皮黑素细胞的蓝色、蓝灰色或蓝黑色良性黑素细胞痣，具有多种临床和组织学变异（见表132.3）。

> **同义名**
> - Jadassohn-Tièche蓝痣
> - 蓝色神经痣

流行病学

发病率和患病率

在白色人种中的患病率为0.5%～4%。

年龄

蓝痣通常发生于儿童、青春期或成年早期，但可以发生在任何年龄。

性别

女性多见。

相关疾病

多发性上皮样蓝痣可能与LAMB（雀斑、心房和黏膜黏液瘤和多发性蓝痣）综合征有关。

病理生理学

发病机制尚不清楚。最受认可的假说认为，蓝色痣起源于真皮潜能树突状黑素细胞，是黑素细胞在妊娠期从神经嵴迁移到表皮过程的残留。

病理学

常见的蓝色痣由纺锤形、树突状黑素细胞组成，混有卵圆形或梭形细胞及细长的黑素细胞，位于真皮呈倒楔状（图132.45a）。痣细胞可沿附属器向下延伸至真皮深层或在血管及神经周围。树突状黑素细胞无明显的有丝分裂活性或非典型细胞学表现，S100、HMB-45和MART-1染色阳性（图132.45b）。胞质内含有粗大黑素的噬黑素细胞较常见。蓝痣没有交界成分，但复合型蓝痣例外，后者是蓝痣与先天性痣、后天性痣及Spitz痣的共同存在。蓝痣还可以见到不同程度的间质纤维化。

细胞蓝痣“哑铃”状的结构特征与病灶向真皮网状层深部或皮下脂肪延伸有关（图132.46）。普通蓝痣由呈结节状或束状排列的大的卵圆形至纺锤形痣细胞构成，胞质空泡透明，胞质淡染。这些细胞S100、HMB-45和MART-1阳性染色，具有罕见的有丝分裂活性或细胞学异型性[230]。同时也有数量不等的含有粗大黑素颗粒的噬黑素细胞。

细胞蓝痣伴非典型性和有丝分裂增加（3～4个有丝分裂/mm^2）的被定义为非典型性细胞蓝痣，这一术语被用于表示生物学行为介于细胞蓝痣和恶性蓝痣之间的病例。

上皮样蓝痣（或色素上皮样黑素细胞瘤）可偶发或与Carney综合征有关。其组织学特征与普通蓝痣不同，包括树突状细胞的胞核呈空泡状而非深染，以及色素增多、多角形和更典型的大上皮样细胞。

深部穿透痣的特征是由疏松的多形性深染的上皮样细胞巢构成，呈倒楔状深入真皮或皮下脂肪[231]。与大多数蓝痣不同，深部穿透痣不含Gnaq和Gna11蛋白突变。最近在这些痣中检测到HRAS突变，提

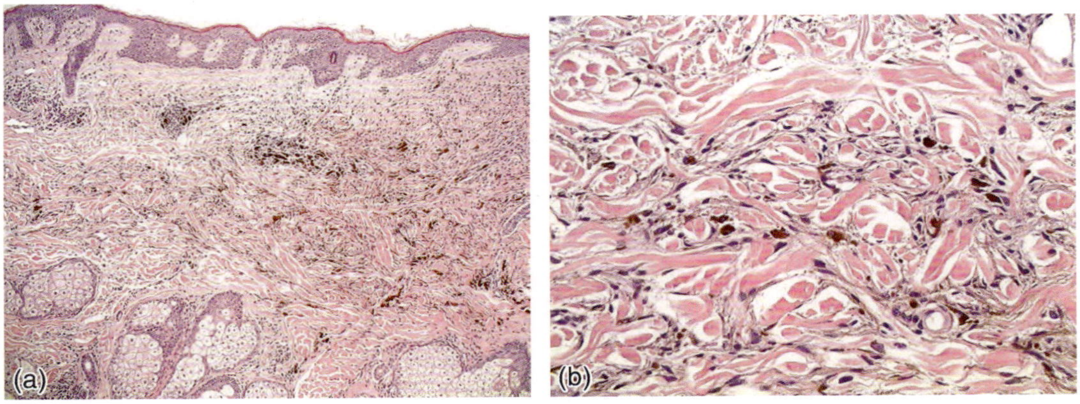

图 132.45　普通蓝痣

(a)真皮中长条状深染黑素细胞，病变界限不清。树突状黑素细胞位于真皮网状层的胶原束之间。其上表皮可轻微增生(HE×10)。(b)真皮网状层胶原束间可见增生的细长的树突状黑素细胞，无异型性或有丝分裂，胞质内散布细小的黑素颗粒。黑素细胞间混有圆形的噬色素细胞，其细胞质深染，含有粗大的黑色颗粒(HE×40)。(由希腊雅典 HBD HistoBio Diagnosis 的 K. Frangia 博士提供)

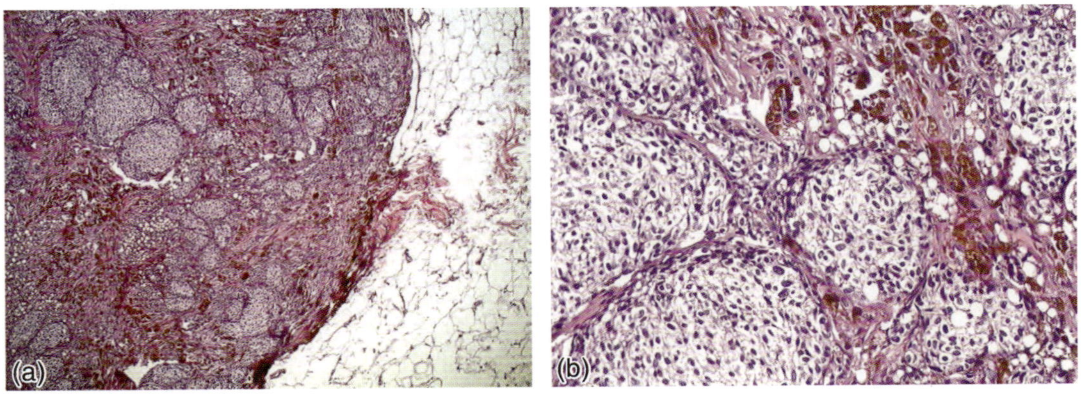

图 132.46　细胞蓝痣

(a)多个无色素的痣细胞组成结节状为特征。蓝痣的细胞成分深达真肤的网状层，甚至经常深入到毗邻的皮下脂肪，没有坏死的结构(HE×10)。(b)瘤细胞团由均一的黑素细胞组成，胞质呈浅嗜酸性，甚至透明。胞质内可见局灶性、精细分布的黑素颗粒。在细胞结节之间有含有大量黑素的树突状黑素细胞聚集(HE×40)。(由希腊雅典 HBD HistoBio Diagnosis 的 K. Frangia 博士提供)

示它们可能是 Spitz 痣的变异型，而不是蓝痣[232]。

硬化性(或称促结缔组织增生性)蓝痣表现为明显的真皮纤维化和玻璃样硬化，应与促结缔组织增生性黑素瘤鉴别。偶尔，蓝痣可以是无黑素或者少黑素表现。由于缺乏黑素，此类蓝痣的诊断主要基于真皮梭形细胞 HMB-45 阳性的免疫组化。

遗传学

蓝痣中未显示 MAP 激酶通路的信号组分(如 BRAF 或 NRAS)的致癌突变，而在其他类型的黑素细胞痣和黑素瘤中很常见。作为 G-蛋白 a 亚单位的一员，GNAQ 基因(密码子 209)在 46%～83%的蓝痣、50%的恶性蓝痣和 46%的眼葡萄膜黑素瘤中发生体细胞突变，转化为显性作用癌基因。一小部分(约 7%)蓝痣中有 Gna11 基因发生突变，该基因也是一种膜结合的鸟苷三磷酸酶(GTPase)[56]。

临床特征

临床表现

蓝痣通常表现为单发、蓝黑色或深蓝色、圆顶状丘疹，直径 1～2 cm。但是少见的病例也可以观察到大的或巨大的病变，出现溃疡或进展成皮下结节。

蓝颜色是由“丁达尔效应(Tyndall effect)”引起的：真皮色素吸收较长波长的光并散射蓝光。面部和

第12部分

头皮、四肢远端伸侧区域(图 132.47)和臀部是最常见的发病部位。

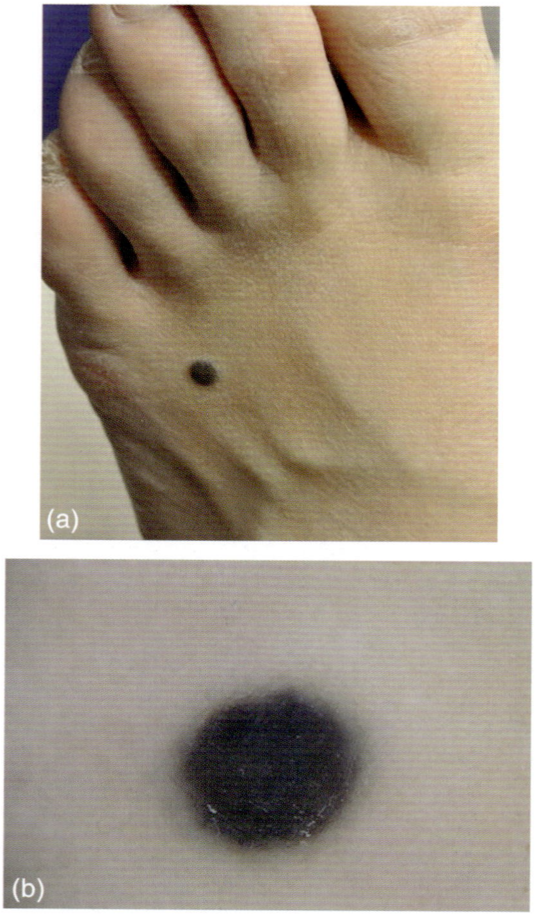

图 132.47 (a)蓝色痣。(b)蓝痣的皮肤镜图像,呈均匀的蓝色结构区

蓝痣可偶然出现在前列腺、女性生殖道、淋巴结、结膜、鼻和口腔黏膜以及肺部。

临床亚型

已有多种临床变异的描述,如大的先天性蓝痣,大斑块状蓝痣伴皮下细胞结节,以及聚集性暴发性靶向蓝痣。一些蓝痣的组织学变异也可具有显著的临床特征。

蓝痣的一些组织学变异也可能表现出明显的临床特征。细胞蓝痣(图 132.48)可能在出生前就出现,但通常在青春期前后变得明显。深部穿通痣常见于头部及颈部,表现为弥漫性分布,边缘不规则。

鉴别诊断

主要是与黑素瘤鉴别。蓝痣具有明显的皮肤镜特征,病变相对静止。各自的组织学特征使两者很容易鉴别。免疫组织化学和 FISH 检测在鉴别有挑战性的病例时可能是有用的。

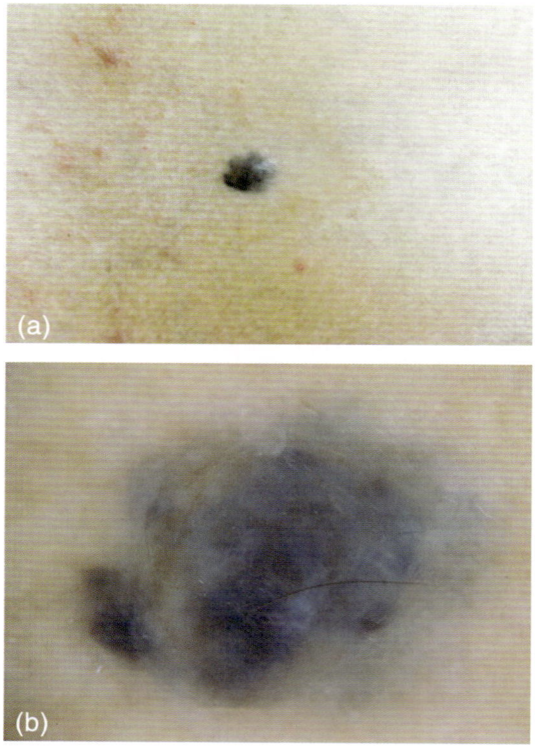

图 132.48 (a)细胞蓝痣。(b)细胞蓝痣的皮肤镜图像,显示一个边界清楚的隆起性结节,具有均匀的深蓝色色素结构和散在分布的白色区域,白色区域组织病理学上与纤维化相对应

文献报道了类似于黑素瘤皮肤转移卫星灶样的蓝痣皮损[233]。

病程和预后

蓝痣通常不会渐进增殖。病变扩大需密切关注,可能是发生了恶性转化。

检查

在皮肤镜检查中,蓝痣缺乏其他黑素细胞病变的色素网,呈现出明显的均匀性、无结构、蓝色、蓝灰色、蓝棕色或蓝黑色(图 132.47b)。然而,蓝痣的皮肤镜表现也可能会多样的表现,如具有多色色素沉着和局部皮肤镜标准(小点/小球、白色、瘢痕样区域、周边条纹和血管)的病变并不少见,很难与黑素瘤区分(图 132.48b)[131]。

治疗

蓝痣不需要治疗,除了美容原因(如面部)。当临床有疑问时,进行切除活检,排除黑素瘤。

恶性蓝痣

定义

这个描述性术语对应于出现在蓝痣或类似蓝痣基础上的恶性黑素瘤。

概述

恶性蓝痣实际上是一种源于蓝痣(通常是细胞性蓝痣)的黑素瘤,或者发生在先前切除蓝痣的部位,或者是组织学特征类似于蓝痣的新生黑素瘤[234]。

流行病学

发病率和患病率

恶性蓝痣极为罕见。

年龄

与蓝痣相比发生的年龄晚一些,通常发生于 40 岁之后。

性别

与蓝痣不同,恶性蓝痣在男性中更为常见。

病理生理学

病理学

恶性蓝痣通常具有细胞性蓝痣的结构特征,并伴有恶性成分。

异常的有丝分裂象、明显的细胞异型性、坏死灶、血管浸润和破坏性肿瘤浸润是支持恶性肿瘤诊断的组织学表现。

临床特征

临床表现

恶性蓝痣表现为逐渐形成的深蓝色或黑色的结节或斑块,可出现溃疡。它和蓝痣的发生部位相同,最常见的部位是头皮(图 132.49)。与其他黑素瘤亚型一样可以发生转移。

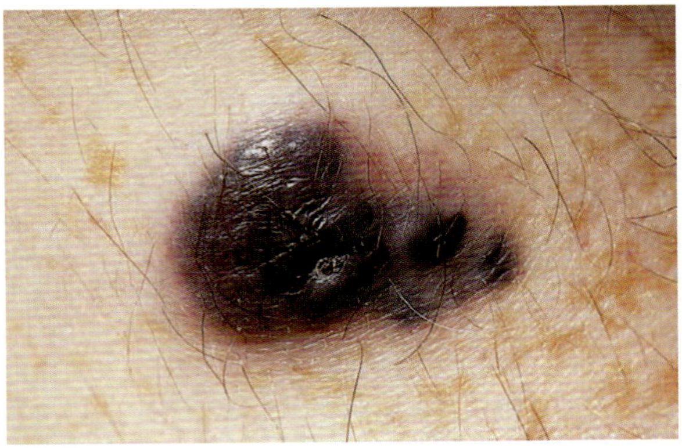

图 132.49 恶性蓝痣发生在以前的细胞蓝痣的基础上,病变随后转移至淋巴结

鉴别诊断

恶性蓝痣应与蓝痣和所谓的非典型蓝痣鉴别。

病程与预后

人们普遍认为,恶性蓝痣比其他亚型黑素瘤更具侵袭性,但澳大利亚的一项研究并未证实这一观点。在这项研究中,存活率或转移风险与对照组比较均无差别[235]。

治疗

扩大 2 mm 边缘切除活检和组织学证实恶性肿瘤后,应遵循既定的黑素瘤指南去治疗(见第 143 章)。

临床非典型性痣

定义和术语

色素痣,直径 5 mm 或更大,表面有污点状结构,形状欠规则,界限不清,非对称性,并且色素不均匀(见图 132.3)。

> **同义名**
> - 发育不良痣
> - Clark 痣
> - B-K 痣
> - 结构异常伴黑色细胞非典型性痣
> - 家族性非典型痣黑素瘤综合征(FAMMM)
> - 发育不良痣综合征(DNS)
> - 不典型痣综合征(ANS)
> - B-K 痣综合征

概述

1978 年,Clark 等描述了一组有家族倾向的黑素瘤患者,他们有黑素瘤病史,并且有较多的明显临床和病理特征的色素痣[236]。这些痣被命名为 B-K 痣和 B-K 痣综合征,用了两个渊源者的首字母。它们的恶性潜能类似于不典型增生。同年,Lynch 等使用了家族性非典型性痣黑素瘤综合征(FAMMM)这个术语[237]。1980 年,Elder 等引入了发育不良痣综合征(DNS)这个术语,其具有家族性和散发变异的特征,组织学特征表明这些痣是黑素瘤的前体细胞[238]。发育不良痣一词也是同一时期由 Greene 等提出的,在黑素瘤发生的谱系中用以区别于普通的色素痣和中间型痣的表型[239]。自此,术语、定义和标准(临床与组织学)的差异引起的混乱和争议从未停止过。

一般认为,临床非典型痣是一组有独特特征的痣。虽然是良性病变,但其临床病理特征类似于早期

第12部分

呈放射性生长的黑素瘤。它们也是黑素瘤的危险因素，在较小程度上它们可能是黑素瘤的潜在前体。因此，它们代表了黑素细胞肿瘤谱的中间部分，一端是常见的痣，而另一端是黑素瘤。

在本章中，术语"非典型性痣"是用于临床描述，而"发育不良痣"用于组织学。

流行病学

发病率和患病率

不同的研究中，非典型性痣的患病率差异很大，2%～50%[240]。黑素瘤患者的发病率更高，34%～59%[241]。在一般人群中，它们的发病率低于普通痣，在有个人或家族黑素瘤病史的"高风险"人群中发病率明显上升[242]。

年龄

它们在较年轻的年龄(30—40岁)更普遍，可能是因为其中一部分在以后的生活中退化。通常，它们出现在儿童时期，在青春期变得更加突出。非典型性痣在年龄较大的人群中发病率较低，应谨慎检查以排除黑素瘤。

性别

无性别差异。

种族

在不同种族中的患病率是不同的。

相关疾病

在相关研究中，临床上的非典型性痣始终与黑素瘤风险相关。这种风险似乎取决于非典型性痣的数量，以及个人和家族的黑素瘤病史。在散发性非典型性痣中，单发痣的相关风险(RR)为1.45，患有5个非典型性痣的相关风险(RR)可高达6.36[89]。在Tucker等的研究中[243]，患10个或10个以上的非典型性痣者患黑素瘤风险增加到12倍。非典型性痣同样与患多发原发性黑素瘤的高风险相关[244-248]。在非典型性痣和多发普通痣(FAMMM，DMS，AMS)数量明显增多的黑素瘤家族中，黑素瘤的相对风险更大，在患有发育不良痣的黑素瘤家族成员中可高达85倍(图132.50)[249]。

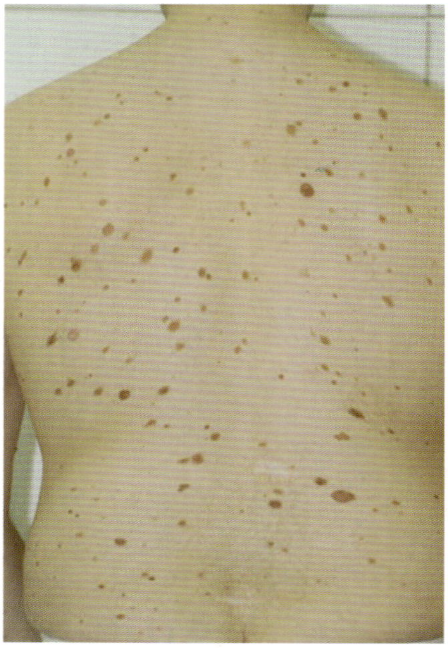

图 132.50 发育不良痣综合征

背部多发性临床不典型痣。骶尾部位置较低的手术瘢痕对应于先前切除的浅表播散型黑素瘤。该患者还患有头皮上的另一个原发性黑素瘤。

病理生理学

发病诱因

与普通痣相似，非典型性痣也被认为是由基因决定的，这是基于双胞胎研究的证据得出的[250]。环境暴露的作用尚不清楚，尽管晒伤可能在此很重要[251]。

病理学

临床非典型痣或发育不良痣的主要组织学特征包括特征性的结构和细胞学特征，以及纤维化和炎症反应(图132.51)。这些特征最初被认为是特定的，但与其他类型的痣(如后天的＜5mm的痣、部分先天性痣、非典型性小痣、特殊部位痣)有明显重叠[252]，也与恶性雀斑样痣和径向生长期黑素瘤有明显重叠。不同的组织分别草拟并提出了发育不良痣的诊断标准[253-256](见表132.5)。根据世界卫生组织，对发育不良痣的组织学诊断需要有两个主要标准和至少两个次要的标准。主要标准是：①非典型性痣细胞沿基底膜增殖(在任何真皮痣细胞结构以外至少延伸三个表皮突或"钉")；②以雀斑样痣或上皮样细胞模式进行增殖的组织结构。次要标准包括：①存在板层状纤维化或同心嗜伊红性纤维化；②新血管形成；③炎症反应；④表皮突融合。在对良性后天痣、发育不良痣和径向生长期黑素瘤的114个标本进行验证的10名小组成员中，平均一致性达到92%。美国国立卫生研究院(National Institutes of Health)建议放弃"发育不良痣"(dysplastic naevus)一词，代之以"伴有结构异常的痣"(naevus with architectural disorder)一词，并发表声明，描述黑素细胞异型性的存在和程度[257]。

虽然临床上不典型的痣通常表现为组织学异常结构，反之亦然，但情况并不总是如此。这种临床和组织学诊断之间的不一致可能不会带来真正的问题，

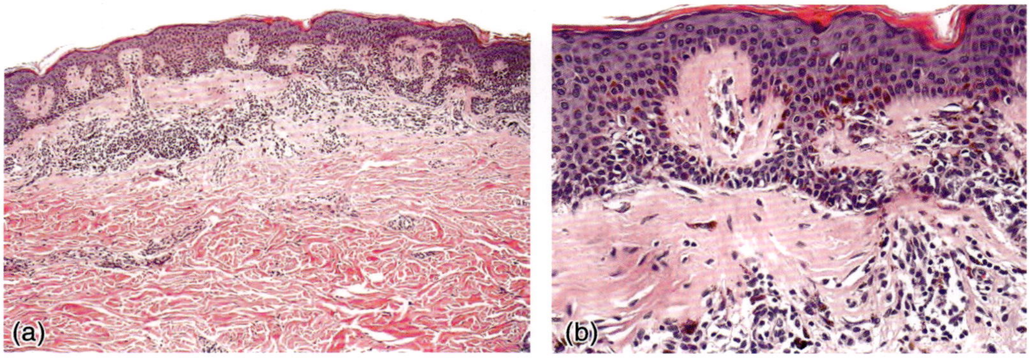

图 132.51　复合性发育不良痣

(a)表皮增生,表皮突呈网状交联,真表皮交界区和交联的表皮下真皮板层状纤维化的区域可以见到黑素细胞巢,大小和形状各异。真皮局灶性淋巴细胞浸润(HE×10)。(b)在痣的真表皮交接部有不典型或多核的巨大黑素细胞(HE×40)。(希腊雅典 HBD HistoBio Diagnosis 的 K. Frangia 医生提供)

表 132.5　已发表的临床不典型痣或发育不良痣定义标准

参数	Clark 组织学标准[253]	WHO 标准[254]a	EORTC 标准[255]b	Duke 大学标准/评分系统[256]c
结构	细胞巢跨过相邻的表皮突 表皮突边缘的细胞巢 细胞巢间单个细胞 表皮突雀斑痣样结构延长 表皮突相互交联吻合 很少或没有 Paget 样扩展	不典型黑素细胞沿基底膜扩散,延伸至少 3 个表皮突,越过真皮乳头(主要) 雀斑样痣样或上皮样细胞模式的扩展的结构(主要)表皮突的融合(次要)	沿真表皮交接显著扩散 不规则的痣细胞巢	真表皮交界的细胞巢跨过 2 个表皮突 整体的对称性 >5%的细胞巢聚集 肩胛上展(突出或边缘) >50%的增殖汇聚在一起 无或仅有局灶性单个细胞增殖
细胞学的异型性	细胞学的轻微到中度非典型性 很少(如果有的话)有丝分裂 散在上皮样痣细胞和含微小颗粒黑素细胞		大核	细胞核圆形或椭圆形,常染色质 细胞核比基底细胞的大 核仁显著 细胞直径是基底细胞的 2 倍
宿主反应	不协调的淋巴细胞浸润 嗜酸性纤维素增生 层状纤维素增生	层状或同心圆型嗜酸性纤维化(次要) 新血管形成(次要) 炎症反应(次要)	淋巴组织细胞浸润	

源自 Elder et al. 1982[253];Clement et al. 1991[254];de Wit et al. 1993[255];Shea et al. 1999[256]。

a 诊断发育不良痣需要同时满足 1 个主要标准和 2 个次要标准。

b 列出的 3 个特征是诊断发育不良痣所必需的。

c 每组(结构异常/细胞学)的分级评分如下:轻度,0～1 条;中度,2 条;严重,3～4 条。

因为对具有临床不典型特征的黑素细胞病变进行组织学检查的真正价值在于排除黑素瘤。

遗传学

在分子水平上，非典型性痣表现出的特征使其在从普通痣到明确的黑素瘤的谱系中处于中间位置[258]。CGH 分析显示，黑素细胞痣的不同之处在于，它们没有染色体畸变，或有仅限制序列的修饰，但与黑素瘤基本没有重叠[259]。BRAF 突变率较高，但在常见的痣（67%）和非典型性痣（62%）中基本相同[260]。虽然不同的研究并不总是一致的，但在非典型性痣中最常见的分子发现包括 p16 基因的突变/缺失、p53 表达的变异、微卫星不稳定性的增加、黑素代谢通路的改变及修饰基因表达的错配[261-263]。

环境因素

20 岁前疼痛性晒伤与发展成为黑素细胞痣[OR 值 1.5；可信区间(CI)1.1～2.0]和非典型性痣（OR 1.4；可信区间 0.88～2.3)[264]的风险增加相关。

临床特征

临床表现

临床上非典型痣＞5mm，边界不规则，色素沉着（图 132.52)。它们有时呈现出与炎症程度相对应的微红色。中央丘疹部分常被周围的黄斑所包围，因此痣的外观像一个“煎蛋”。众所周知的黑素瘤的 ABCDE 规则也适用于这些痣，尽管程度不那么明显。

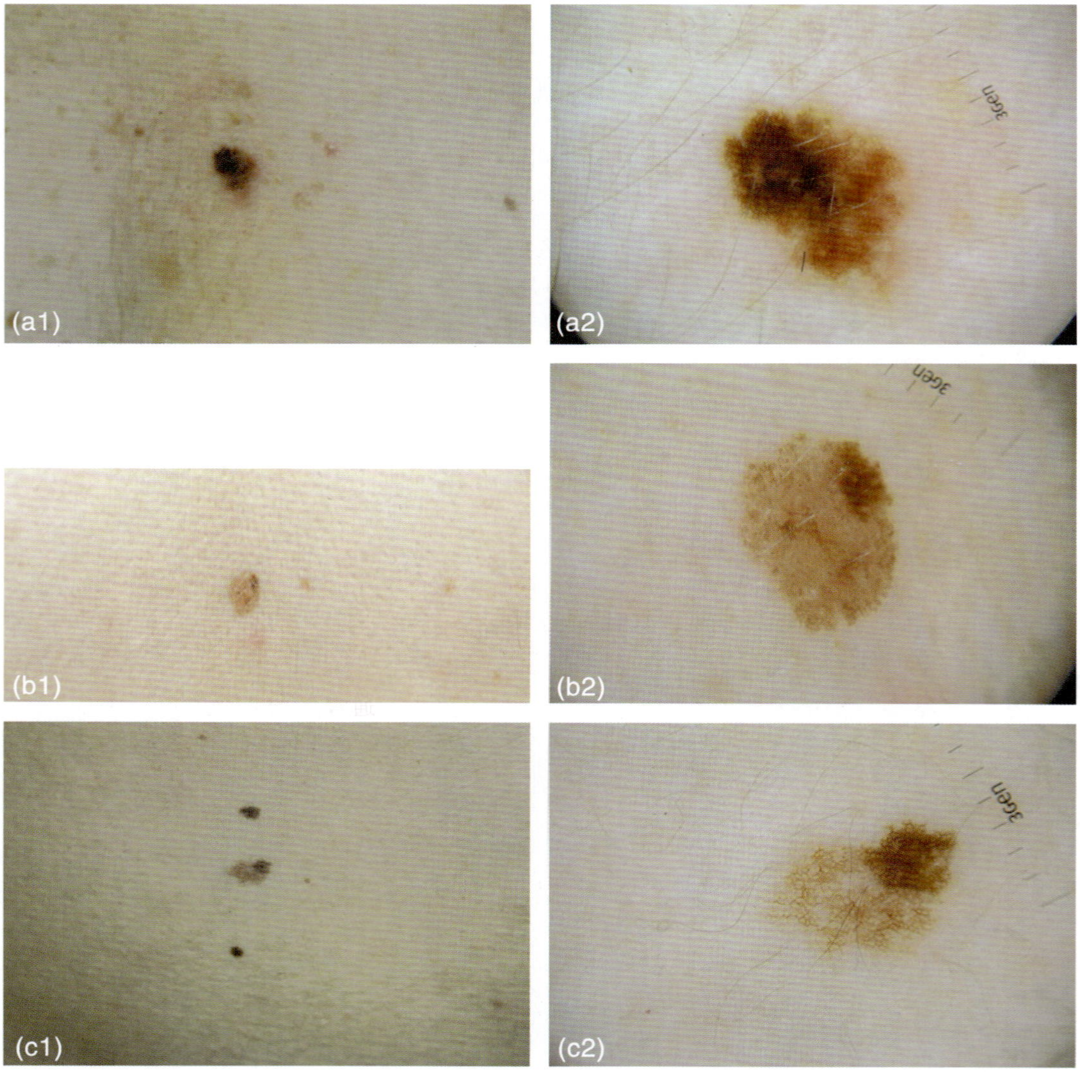

第12部分

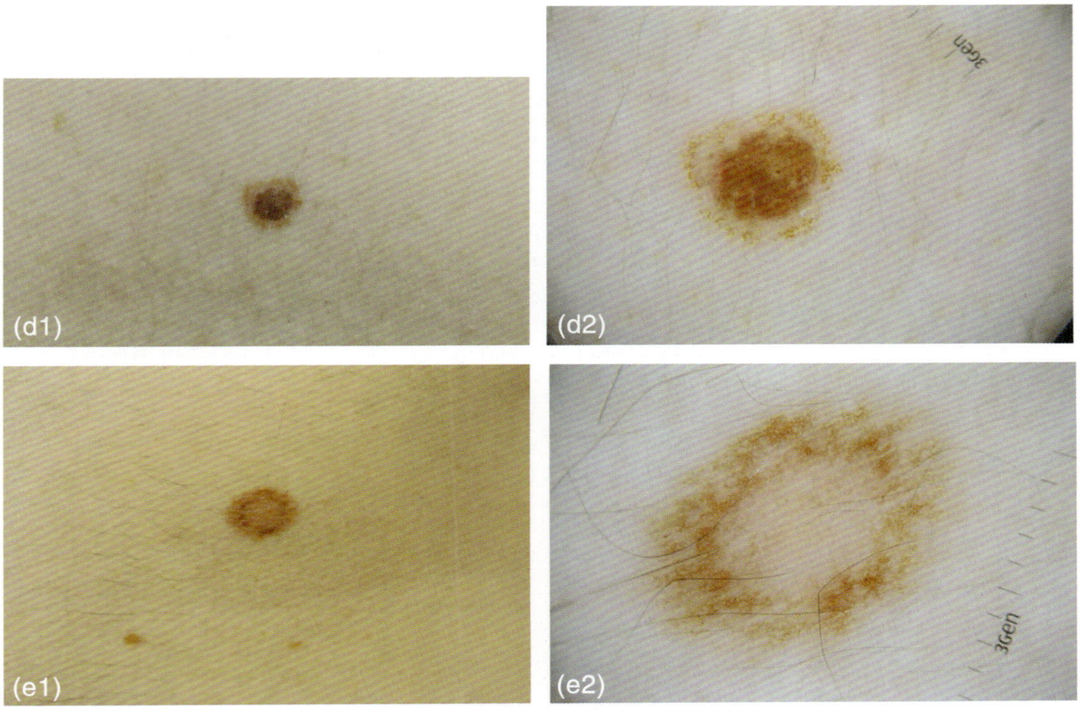

图 132.52　(a-e)临床上不同形状、大小、色素分布的不典型痣(左图)及其对应的皮肤镜图像(右图)(c 图和 e 图由希腊雅典 Andreas Sygros 医院 D. Sgouros 博士提供)

鉴别诊断

最关键是非典型痣和原位或早期径向生长期黑素瘤之间的鉴别[265]。

虽然早期发现黑素瘤对预后至关重要,但在普通人群中非常常见的良性痣的过度预防性切除,仍然是不合理的。先天性黑素细胞痣和复合蓝痣有时也可表现出不典型的临床特征。

严重程度分级

有几项研究试图将这些病变的组织学非典型性等级(轻度、中度或重度)与发生恶性黑素瘤的风险进行关联[266]。虽然组织学上较严重的非典型性痣患者发生黑素瘤的风险较高[242],但由于缺乏统一、客观的标准,该分类的预后价值仍然有限。

病程和预后

后天良性黑素细胞痣的一般自然发展过程是从交界性到复合性,最后是真皮痣,随后停止痣细胞增殖。非典型性痣在其发育成熟前仍保持较长时间的增殖能力,与普通痣相比,其体积更大,形状不规则,色素沉着。虽然绝大多数痣都遵循这一过程,但也有一些普通痣和非典型性痣演变成径向生长期黑素瘤的病例。黑素瘤的组织学检查显示,大约 1/4 的黑素瘤发生在原有的痣上。然而,痣向黑素瘤的恶性转化率还是非常低的[90]。目前没有数据支持非典型性痣比普通痣更容易发展成黑素瘤的观点,也没有分子标志物可以识别病变转化的高风险。因此,一般非典型性痣应被视为黑素瘤的危险标志,偶尔也应被视为黑素瘤的模拟物,而不是真正的前驱病变。

检查

皮肤镜在评估具有临床不典型特征的黑素细胞病变时总是有用的。不同的分析方法,如定性模式分析、ABCD 规则和七分列表法,对黑素瘤的诊断精度的百分率不同,但它们都加入了非典型痣和黑素瘤的临床鉴别诊断。非典型痣的皮肤镜特征各不相同[267-271]。通常可以见到不典型或不规则的色素沉着网络,不规则分布和形状的棕色小球和小点,以及退行区域(图 132.52,右手图像)。在体共聚焦显微镜下,非典型痣表现出与其结构和细胞学特征相对应的特征(图 132.53),但由于成本高和可用性有限,目前其应用局限。

治疗

由于非典型痣是危险标志而不是黑素瘤的前体,因此不需要出于预防原因而切除。非典型痣的存在导致黑素瘤的风险在切除后仍然存在,因为大多数黑素瘤是从头开始的。因此,"预防性"切除未必能真正预防黑素瘤的未来发展,因为它涉及患者的额外成本和疾病发生率及可能是一种错误的安全意识。

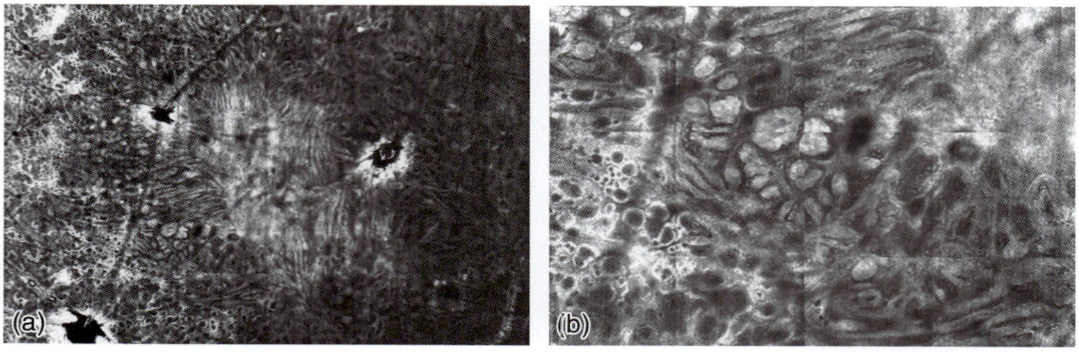

图 132.53 (a)发育不良痣(4.2 mm×6 mm)经反射共聚焦显微镜观察,中央有细长的真表皮交界部位的细胞巢,有些细胞巢向外凸出。(b)细节(1.4 mm×2 mm)更高的放大倍率(>40μm)下可以看到细胞巢里有明亮有核细胞就是非典型性黑素细胞(意大利摩德纳大学和雷焦·埃米利亚大学皮肤 Giovanni Pellacani 博士提供)

非典型性痣患者,尤其是有大量非典型性和常见痣和(或)有个人或家族黑素瘤病史的患者,患黑素瘤的风险较高。这些患者应该学会自我检查他们现有的痣及皮肤的其他部位,以发现潜在的可疑病变。他们还应该得到关于防晒策略的建议。非典型性痣患者除进行全身皮肤检查外,还应使用皮肤镜和摄影记录(通过数字皮肤镜成像或全身摄影)。对于随访的频率或单个病灶的总体监测时间,目前尚无共识。对于特别不典型的病变,临床上应进行边缘扩大 2~3 mm 的完整手术切除,随后进行组织学检查以排除原位黑素瘤或早期黑素瘤。

Resources

Patient resources

American Academy of Dermatology. Moles: who gets and types. http://www.aad.org/dermatology-a-to-z/diseases-and-treatments/m—p/moles/who-gets-types(last accessed May 2014).

(译者:郭伟楠 李琛 一审:施辛 石琼 二审:刘玮 三审:孙晓颖 润色:陶冶)

参考文献

所有文献请查阅网址:www.rooksdermatology.com.
以下列出的是重要参考文献。

[2] Bastiaens M, ter Huurne J, Gruis N, *et al*. The melanocortin-1-receptor gene is the major freckle gene. *Hum Mol Genet* 2001;10:1701-8.

[90] Tsao H, Bevona C, Goggins W, Quinn T. The transformation rate of moles(melanocytic nevi) into cutaneous melanoma: a population-based estimate. *Arch Dermatol* 2003;139:282-8.

[100] Yeh I, von Deimling A, Bastian BC. Clonal BRAF mutations in melanocytic nevi and initiating role of BRAF in melanocytic neoplasia. *J Natl Cancer Inst* 2013;105:917-19.

[132] Larre Borges A, Zalaudek I, Longo C, *et al*. Melanocytic nevi with special features: clinical-dermoscopic and reflectance confocal microscopic-findings. *J Eur Acad Dermatol Venereol* 2013, doi:10.1111/jdv.12291.

[170] Spitz S. Melanomas of childhood. *Am J Pathol* 1948;24:591-609.

[172] Luo S, Sepehr A, Tsao H. Spitz nevi and other Spitzoid lesions part I. Background and diagnoses. *J Am Acad Dermatol* 2011;65:1073-84.

[238] Elder DE, Goldman LI, Goldman SC, *et al*. Dysplastic nevus syndrome: a phenotypic association of sporadic cutaneous melanoma. *Cancer* 1980;46:1787-94.

[242] Duffy K, Grossman D. The dysplastic nevus: from historical perspective to management in the modern era: part I. Historical, histologic, and clinical aspects. *J Am Acad Dermatol* 2012;67:e1-16;quiz 7-8.

第 133 章

良性角化细胞棘皮瘤及增生

Vishal Madan[1], *John T. Lear*[2]

[1] Dermatology Centre, Salford Royal NHS Foundation Trust, Salford, UK

[2] Department of Dermatology, Manchester Royal Infirmary, Manchester, UK

良性角化细胞棘皮瘤

良性角质细胞性角化病和棘皮瘤是一组良性的、不同表现的表皮增生紊乱，具有多变的临床和组织病理表现。

脂溢性角化病

定义和术语

脂溢性角化病是一种由表皮角质形成细胞组成的良性肿瘤，具有多变的形态学特征，通常有颜色，好发于老年人。

同义名

- 脂溢性疣
- 老年疣
- 基底细胞乳头状瘤

概述

脂溢性角化病(seborrhoeic keratoses，SK)通常无自觉症状，具有多变的临床特征，可表现为苍白的浅表性斑块，也可表现为深色的疣状斑块。

流行病学

发病率和患病率

一项澳大利亚的研究发现，30 岁以下被检测人群的患病率为 30%，而 50 岁以上的患病率增加到 100%[1]。英国，总体患病率略低，70 岁以上的受试者患病率约为 75%[2]。研究表明，脂溢性角化病的皮损总数及大小同样随着年龄增长而增多。

年龄

生活在温带的患者，脂溢性角化病通常在 50 岁开始出现，而生活在热带的患者，发病的时间可能会更早。皮损自行消退的可能性极小，同时在相当长一段时间内会持续出现新的皮损。

性别

无明显性别差异。

相关疾病

进展迅速的大量脂溢性角化病皮损可以出现在患有炎症性皮肤病的患者(如湿疹[3])，或者与潜在的恶性肿瘤相关，即所谓的 Leser-Trélat 征[4]。与 Leser-Trélat 征相关性最强的肿瘤是胃癌和结肠癌。部分患者与黑棘皮病的进展相关(详见第 87 章)。

病理生理学

发病诱因

日晒被认为与脂溢性角化病的发病相关[5]。

病理学

在基底层和表皮角质层之间出现正常但不成熟的角质形成细胞聚集。可能出现黑素细胞的增殖。未成熟的角质形成细胞会形成角质囊肿。成团聚集的角质囊肿可以随着表皮细胞的增生而被带到皮肤表面。皮损表面可呈疣状，真皮乳头可能延长。乳头瘤样增生同样会产生一种不规则的“塔尖(church steeple)”式的外部轮廓，其内含角蛋白。

相反的，皮损也可为表面平坦、圆顶状外观，黑素细胞的数量及内含色素颗粒的程度不一，因此皮损颜色可能很深。细胞为小的多边形，具有张力原纤维和细胞间桥，排列十分有序。

病理分型有三种，分别是实体型、角化过度型和网状型。实体型SK最为常见，表现为大量不成熟角质形成细胞团块，主要位于周围环绕的正常表皮水平之上(图133.1)，在这些位点偶尔可见角质层碎片，角化过度型较少见，临床上常被误诊为光线性角化病。网状型由条索状排列的角质形成细胞构成，这种类型通常在面部表现为扁平皮损。

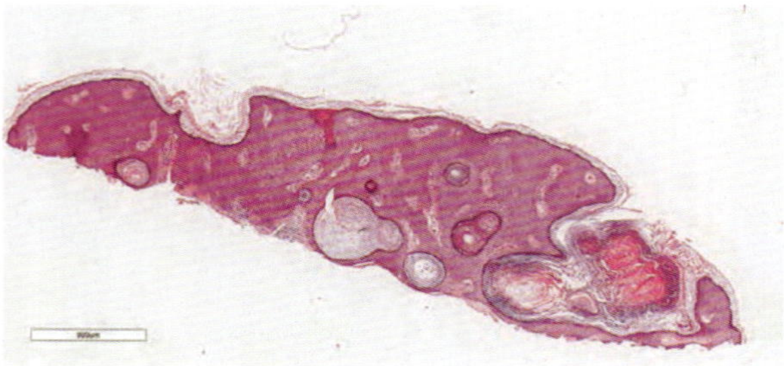

图133.1 脂溢性角化病的组织病理学特征

图中可见典型的皮肤角化过度、不规则棘层增厚、充满角蛋白的凹陷和小的假性囊肿。

对刺激型SK的皮损，最重要的鉴别诊断是与早期侵袭性鳞状细胞癌(SCC)相区别。尽管在鳞状窝中有局灶性角质形成细胞的旋涡出现，但有丝分裂象少见，且皮损基底部与真皮组织界限清晰，没有单核细胞浸润(见图133.1)。

病原微生物

人乳头瘤病毒被认为与非生殖器的脂溢性角化病有关，但尚未得到证实[6-8]。

遗传学

在39%～85%的SK患者中检测到了*FGFR3*突变[9,10]。已证实，如果*FGFR3*突变出现在扁平SK病损，提示该基因突变至少是一部分脂溢性角化病发病机制中的早期基因事件[9]。此外，年龄被证实是皮肤出现FGFR3突变的一个主要风险因素，这与脂溢性角化病发病率从中年到老年的变化曲线一致[9]。在人类皮肤肿瘤中检测到的种系FGFR3突变与致死性发育不良、严重软骨发育迟缓和黑棘皮病综合征及克鲁松综合征(Crouzon syndrome)相关[9]。良性表皮痣的组织学表现与脂溢性角化病非常相似，并具有*FGFR3*和*PIK3CA*原癌基因突变作为潜在的遗传基础[11,12]。

在人类皮肤中激活*FGFR3*突变可能为脂溢性角化病中的角质形成提供了增殖信号。此外，在脂溢性角化病中同样发现Ki-67和抗凋亡的bcl-2表达上调[13,14]。

最近的研究发现，*DNp63a*基因，表达量最高的p63同种型，在脂溢性角化病中的表达显著高于正常皮肤，同时在16%的脂溢性角化病病例中检测到*PIK3CA*突变的活化[15]。

环境因素

紫外线照射的累积被认为与该病有关[16]。

临床特征

临床表现

脂溢性角化病通常没有症状，但也可有瘙痒。皮损可以出现在身体的任何部位，最常见于面部和上半身。最初表现为轻微的色素沉着(图133.2)，此时与单纯性雀斑样痣、恶性雀斑样痣及有颜色的光线性角化病等黑素细胞性皮损难以鉴别。皮损可以是有蒂的或棘皮瘤样的，也可以是表面光滑的、圆顶状的，或者颜色很深。脂溢性角化病皮损表面有很多堵塞的毛囊小孔，产生一种脑回样的外观(图133.3)。皮损表面没有光线反射，这可以与痣相鉴别。此外，病损区域与邻近正常皮肤相比毛发较少。疣状斑块的表面颜色多变，介于蜡黄色与黑色之间，且表面可能会有松散附着的油腻角蛋白形成的一种典型的“黏着(stuck-on)”样外观(图133.4)。皮损通常是圆形或卵圆形，大小从1mm至数厘米不等。眼睑和主要折褶部位的皮损可带蒂且角化程度较低。刺激或感染会引起皮损肿胀，有时会出血、渗出并结痂，并且炎症会使病损颜色加深，颜色加深可能是继发性的自行消退的标志。

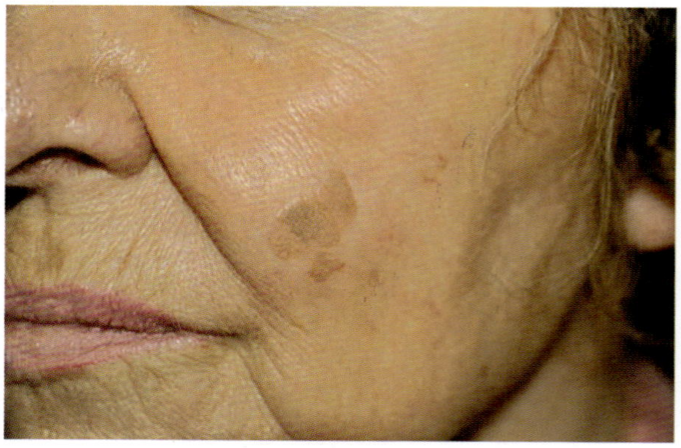

图133.2 扁平的脂溢性角化病

第12部分

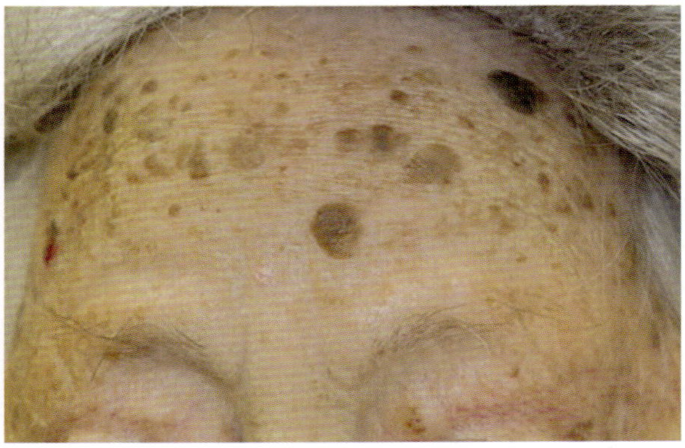

图 133.3 脂溢性角化病的脑回样外观

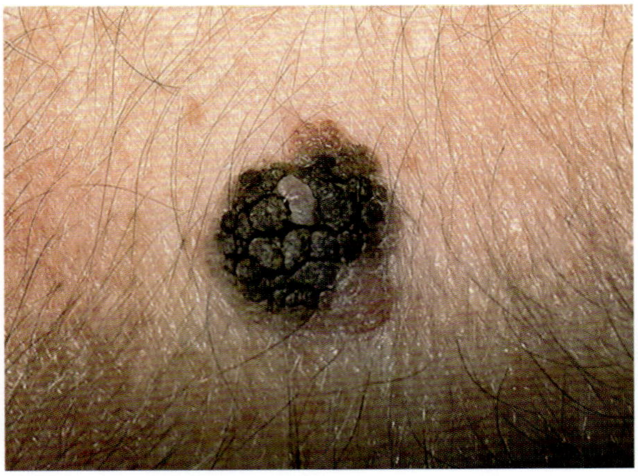

图 133.4 脂溢性角化病表现出暗淡、无光线反射的过角化性表面。这与黑素细胞性皮损形成对比

临床亚型

当前认为，脂溢性角化病的临床变异型包括以下三种。

- 黑色丘疹皮病。
- 倒置性毛囊角化病（详见第 138 章）。
- 灰泥角化病。

鉴别诊断

有色素沉着的浅表性脂溢性角化病，特别是面部皮损，可能与恶性雀斑样痣及光化性角化病难以区分。皮损表面细裂纹的排列样式可能有助于鉴别。黑素细胞痣的表面通常是光滑的并且有反光，其表面毛囊小孔较少且无堵塞。炎性的脂溢性角化病皮损可能容易与恶性黑素瘤相混淆，此时应切除活检。色素性基底细胞癌通常是不规则的，边缘卷曲，表皮薄而有光泽并有毛细血管扩张，中央凹陷或有溃疡。

检查

脂溢性角化病的主要皮肤镜检特征包括脑回样图案、粉刺样开口、粟丘疹样囊肿、虫蚀样边缘、指纹样结构和发夹形血管（图 133.5）。

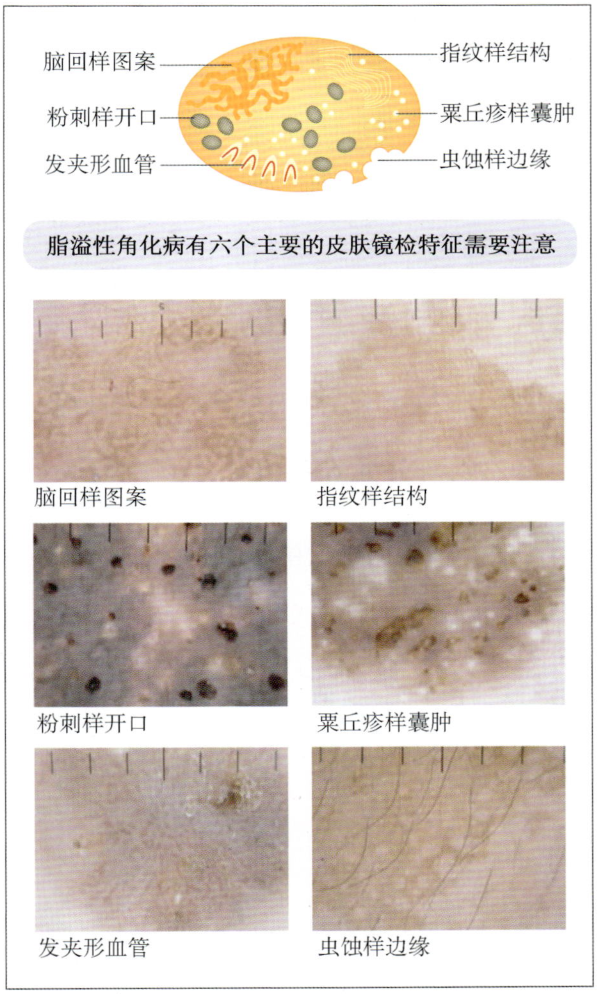

图 133.5 脂溢性角化病的 6 种主要皮肤镜检特征

（图片由牛津大学医院 NHS 信托基金会皮肤科 Jonathan Bowling[18] 博士提供）

治疗

患者寻求治疗主要是出于美观的考虑。皮损也可能会有瘙痒或是局部刺激症状。对于面部扁平的色素性皮损，活检可能是排除恶性雀斑样痣的必要手段。

破坏性治疗如冷冻和刮除通常可以很好地祛除皮损。皮损祛除后可能出现色素沉着。应用纯三氯乙酸治疗同样是一种有效的治疗方法。烧灼性激光会有非常好的疗效。非烧灼性点阵激光磨皮已应用于斑片状皮损的治疗[17]。

治疗分级

一线治疗

- 刮除术;冷冻

一线治疗

- 烧灼性或非烧灼性激光

一线治疗

- 中等深度化学剥脱

灰泥角化病

定义

灰泥角化病是脂溢性角化病的一种临床亚型。表现为小、鳞状白色或浅灰色角化斑块。用指甲可以轻松将其从皮肤上剥离。

流行病学

病理学

呈规则的钉状乳头瘤样增生,表皮可覆盖松散的薄层角化过度。

基因学

PIK3CA 突变可能与部分灰泥角化病的发病有关[1]。

临床特征

临床表现

灰泥角化病被视为脂溢性角化病的一种亚型,有着与之相同的黏着样外观。皮损主要位于四肢远端。

鉴别诊断

灰泥角化病的诊断通常较容易,有时与鱼鳞病及汗孔角化病的鉴别诊断具有一定的难度。

治疗

通常无须治疗,局部使用润肤剂可以改善病损外观,冷冻和刮治极少采用。另有一篇报道称局部应用马沙骨化醇同样有效[2]。

治疗分级

一线治疗

- 局部应用润肤剂

二线治疗

- 冷冻或刮除

三线治疗

- 冷冻或刮除

倒置性毛囊角化病

见第 138 章。

黑色丘疹皮病

定义

脂溢性角化病的一种亚型,表现为面部和颈部皮肤的色素性隆起性丘疹,系毛囊皮脂腺的痣样发育缺陷所致,组织学特点与脂溢性角化病类似。好发于肤色较深的个体。

流行病学

发病率和患病率

此病好发于肤色较深的个体。

年龄

10 岁之前少见,10 岁之后发病的频率、皮损数量和大小呈稳定增长趋势。

性别

女性更多见。

种族

好发于非洲裔美国人和东南亚人。

病理生理学

病理学

不规则的棘层肥厚和角化过度类似于脂溢性角化病的病理学特征。

基因学

近期有研究表明,*FGFR3* 突变可能与此病相关[1]。

临床特征

临床表现

皮损通常为黑色或深棕色的扁平或杯状丘疹(图 133.6)。直径 1~5mm。最常见于颊部和前额。皮损也出现在下面部、颏部、颈部、胸、腹和背部,但较少见。

治疗

冷冻和刮除通常有效。皮损常见于深肤色患者,因此术后存在色素沉着异常的风险。激光烧灼能取得很好的效果,而非烧灼性激光治疗可能同样有效[2,3]。

治疗分级

一线治疗

- 冷冻或刮出

二线治疗

- 烧灼性激光

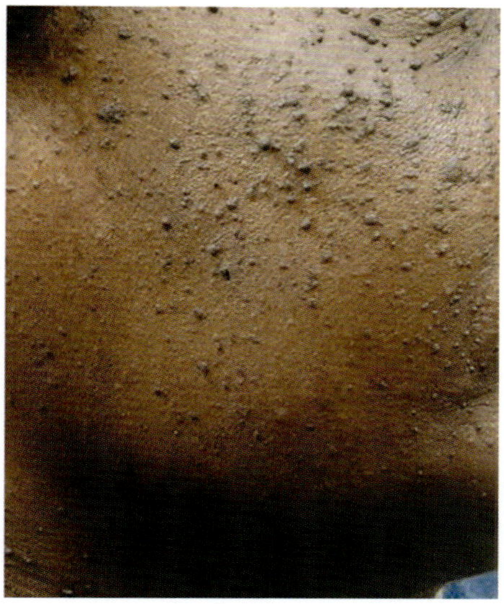

图 133.6 黑色丘疹皮病的杯状丘疹

疣状角化不良瘤

定义

疣状角化不良瘤(warty dyskeratoma)是一种罕见的良性表皮肿瘤,通常表现为中老年患者头颈部的丘疹或结节。

概述

疣状角化不良瘤是一种罕见的良性皮肤肿瘤,通常表现为单个丘疹或结节。特征性的组织病理学变化包括角化不良细胞、基底层上部的裂隙、棘层松解和角栓。

发病诱因

病毒感染、吸烟、自身免疫及紫外线照射均与本病相关[1,2]。

病理学

单个毛囊出现杯状凹陷,其中填充有角质栓。在凹陷的入口处可见大量棘层松解性角化不良细胞及典型的圆体。在皮损下部,可见大量由单层基底样细胞覆盖的绒毛样结构,绒毛向上延伸。囊性和结节状结构也有报道[1]。

临床特征

病史

表现为中老年患者头颈部出现单发的瘙痒性皮损,中央有角质栓。其他症状还包括反复出现恶臭的干酪样分泌物或外伤后出血等。

临床亚型

多发性皮损及口腔、生殖器黏膜受累病例也有报道。

鉴别诊断

局灶状棘层松解性角化不良同样可见于棘层松解性鳞状细胞癌、光化性角化病、基底细胞癌和毛囊角化病。

> **治疗分级**
>
> **一线治疗**
> - 疣状角化不良瘤的首选疗法是手术切除
>
> **二线治疗**
> - 刮除或烧灼
>
> **三线治疗**
> - 放射治疗

透明细胞棘皮瘤

定义和术语

一种病因不明的无症状良性病变,典型表现为腿部红棕色、半球形丘疹,以透明的含糖原细胞在表皮的聚集为特点。

> **同义名**
> - Degos 棘皮瘤
> - 苍白棘皮瘤
> - 透明细胞棘皮瘤

流行病学

年龄

病变常见于中老年人。

性别

无性别差异。

病理生理学

病理学

特征性的病理学表现包括:PAS 染色阳性、富糖原的苍白角质形成细胞(透明细胞)形成的银屑病样增生(图 133.7);透明细胞的细胞质富含糖原,在电子显微镜下可见糖原取代了张力原纤维[1,2];细胞间水肿,并常有多核粒细胞浸润形成角化不良的微脓肿;真皮乳头水肿,表浅的毛细血管和静脉增多。

临床特征

临床表现(图 133.8)

图中展示的皮损为无症状的、红棕色、半球形单个丘疹或结节,表面常覆盖一层薄衣领状鳞屑。生长缓慢,大小 3~20mm。与脂溢性角化病类似,该皮损也可具有黏着样外观,但常含小的血管,轻微损伤即会出血[2]。

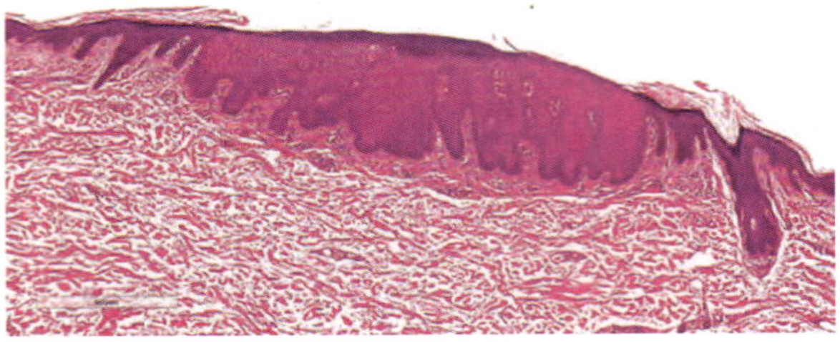

图 133.7 透明细胞棘皮瘤的组织病理学特征

丘疹结节样病灶，表皮增生（棘层增厚），边界清晰。由于糖原的集聚，病灶区角质形成细胞苍白（在本病例中并非明显的细胞透明变）。

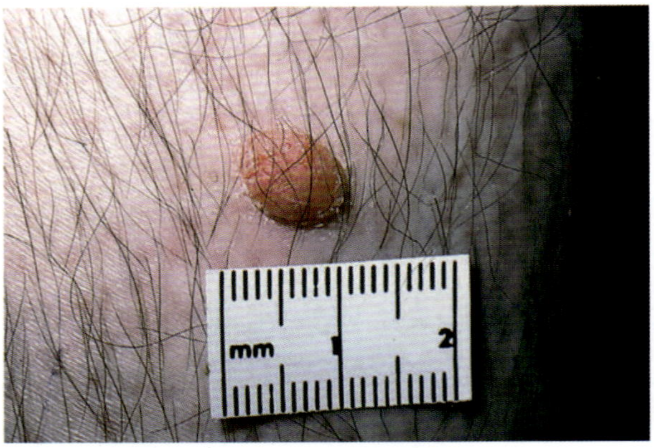

图 133.8 透明细胞棘皮瘤

临床亚型

临床也可见到巨大的、有蒂的、非典型的、囊性的及含色素性等类型。暴发性透明细胞棘皮瘤，是指数月内出现多个皮损。

鉴别诊断

透明细胞棘皮瘤需要与光化性或脂溢性角化病、病毒疣、化脓性肉芽肿、皮肤纤维瘤、外泌汗腺汗孔瘤、透明细胞汗腺瘤、非黑素细胞皮肤癌及转移癌相鉴别。

> **治疗分级**
>
> **一线治疗**
> - 如能确诊，首选观察
> - 手术，沿皮损边缘略扩大切除效果良好
>
> **二线治疗**
> - 刮治或电灼
>
> **三线治疗**
> - 烧灼性激光治疗或冷冻适用于多发性病变[4]

检查

皮肤镜下特征性表现包括：显著毛细血管襻扩张（"葡萄串"外观）及网状或线状花纹[2,3]。

苔藓样角化病

定义和术语

良性苔藓样角化病（BLK），又称扁平苔藓样角化病，是一种无症状性单发皮损，常见于躯干或上肢远端。女性发病率高于男性，白人发病率更高[1]。质地粗糙或有鳞屑，随着皮损的退行性改变，颜色可由红色变为紫罗兰色，或颜色逐渐加深。在同一病灶可同时呈现多个退行性改变阶段的表现[2,3]。

> **同义名**
> - 扁平苔藓样角化病

概述

良性苔藓样角化病表现为躯干和上肢远端单发的、无症状的皮损，可能来源于退行性改变的脂溢性角化病或日光性雀斑样痣。

病理生理学

病理学

最突出的组织学特征为棘层增厚、角化不全及带状苔藓样淋巴细胞浸润。数量不一的中性粒细胞、浆细胞、嗜酸性粒细胞及角化不良细胞使其区别于典型的扁平苔藓[1]。其亚型包括经典型、早期型或界面型、大疱型、含非典型淋巴细胞浸润的非典型类型及晚期退变型或萎缩型[1]。

临床特征

临床表现

良性苔藓样角化病通常有鳞屑的粉色至紫罗兰色斑片，部分有色素沉着，可见于头颈、躯干和上肢远端。在面部，良性苔藓样角化病可表现为无症状孤立的棕色皮损[2]。

鉴别诊断

应与基底细胞癌、鲍温病、单纯性雀斑样痣、脂溢性角化病、日光性角化病和黑素瘤相鉴别。

> **治疗分级**
>
> **一线治疗**
> - 小皮损可切除活检
> - 刮治或电干燥法
>
> **二线治疗**
> - 冷冻治疗
> - 二氧化碳激光或 Er:YAG 激光烧灼

其他良性增生

皮赘

定义和术语

一种常见的由疏松纤维组织构成的良性病变，好发于颈部和大的折褶部位，是小而软的带蒂赘生物。

同义名
- 软疣
- 软垂疣
- 纤维上皮息肉

流行病学

年龄

常见于成年人和老年人。

相关疾病

可能与血脂异常、2 型糖尿病、心血管疾病及肥胖症有关[1]。

病理生理学

病理学

表皮变薄，基底细胞扁平，常出现色素加深。突出的团块部分由疏松的纤维组织构成。突出的团块与皮肤通过一条细窄的蒂相连(图 133.9)。黑素细胞增生和痣细胞少见，大多数病变很可能来源于脂溢性角化病谱系。其特点与黑素细胞痣和神经纤维瘤有重叠。部分皮赘可能是先天黑素细胞痣的残余。

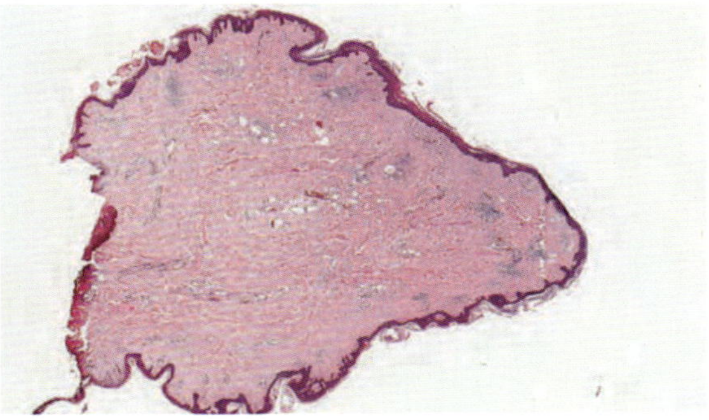

图 133.9 皮赘的组织结构

轻度角化过度的表皮覆盖的息肉样皮肤，真皮基质中包含薄壁和厚壁血管。

临床特征

临床表现

皮损有蒂。茎部长短不一，皮损平均直径约为 2mm。圆形、柔软的皮赘很容易诊断。皮损可能是正常肤色，也可能有色素沉着。好发于颈侧、腋窝和腹股沟的折褶部位。也可见小而无蒂的脂溢性角化病皮损。

鉴别诊断

黑素细胞痣和神经纤维瘤的皮损往往更大。

并发症和共病

皮赘可能发生蒂部扭转而出现炎症。

治疗分级

一线治疗
- 剪除、烧灼和冷冻均可

假上皮瘤样增生

定义

一种鲜红的表皮增生，可能继发于慢性皮肤溃疡、脓肿、烧伤和感染，表现可类似鳞状细胞癌。

病理生理学

发病诱因

假上皮瘤样增生可能继发于慢性腿部皮肤溃疡、慢性皮肤肉芽肿性疾病，如系统性红斑狼疮、疣状皮肤结核、虫咬性肉芽肿、增殖型天疱疮、慢性红斑狼疮、肥厚性扁平苔藓、卤素皮炎、着色性真菌和酵母菌感染、腹股沟肉芽肿和利什曼病[1,2]。该病也可能是对文身颜料的反应[3]，或与肿瘤相关，尤其是颗粒细胞肌母细胞瘤和恶性黑素瘤。

病理学

原发疾病的特性对该病组织病理学表现影响很大。若继发于单纯溃疡和炎性疾病(目前已知最常见的原发疾病)，真皮上层出现异常，常伴有正常真皮胶原组织被幼稚成纤维细胞和黏液瘤结缔组织基质所取代。排列成柱状的棘细胞向真皮层不规则增生。在部分区域，柱状增生的中央会出现由棘细胞成熟形成的角珠。病灶整体表现为上皮的侵袭性增生(图 133.10)。然而，从单个细胞来看，并无提示恶变的异型性特征。增生的棘细胞可有炎性细胞浸润，这是恶性增生所不具备的一个特征。在绝大多数情况下，真皮和表皮比例的改变往往提示，前者才是病因而非后者产生的结果。

临床特征

临床表现

临床特点根据原发疾病的不同而有所差别。若继发于肉芽肿性疾病，如着色性真菌病，可出现增厚

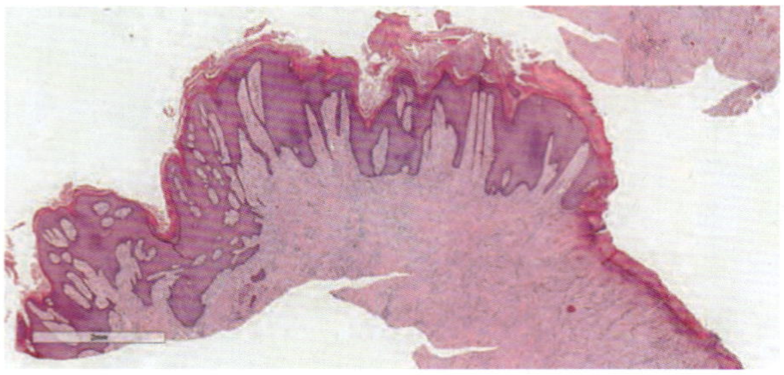

图 133.10 假上皮瘤样增生的组织学特征

皮肤表现出致密的角化过度，上皮显著的不规则向下生长，真皮纤维化。真皮乳头层可见垂直的毛细血管。

的、疣状或堆积的表皮。继发于慢性溃疡时，皮损边缘隆起，常产生一种边缘卷曲的外观，表面不规则。皮损边缘硬化通常达不到鳞状细胞癌的程度。其典型特征为：这种增生会随着溃疡的治愈而消退。溃疡边缘若曾受到假性上皮瘤样增生的影响，最终可能会成为转移性鳞状细胞癌病因。

鉴别诊断

临床上难以与鳞状细胞癌相鉴别。组织病理学特征有助于鉴别诊断。

检查

基因芯片研究发现，鳞状细胞癌和假上皮瘤样增生具有不同的基因表达模式，这有助于与两者的鉴别诊断。在鳞状细胞癌，*C15orf48*基因表达水平高于KRT9；而在假性上皮瘤样增生，*C15orf48* 基因表达水平低于 KRT9[4,5]。

治疗

取活检以排除鳞状细胞癌。积极治疗原发病。

（**译者**：马小莹　**一审**：齐显龙　**二审**：刘玮　**三审**：骆彦霏　**润色**：陶冶）

参考文献

所有文献请查阅网址：www. rooksdermatology. com.
以下列出的是重要参考文献。

Seborrhoeic keratosis

[4] Dantzig PI. Sign of Leser-Trélat. *Arch Dermatol* 1973;108:700-1.

[6] Li YH, Chen G, Dong XP, Chen HD. Detection of epidermodysplasia verruciformis-associated human papillomavirus DNA in nongenital seborrhoeic keratosis. *Br J Dermatol* 2004;151:1060-5.

[10] Hafner C, Lopez-Knowles E, Luis NM, *et al*. Oncogenic PIK3CA mutations occur in epidermal nevi and seborrheic keratoses with a characteristic mutation pattern. *Proc Natl Acad Sci USA* 2007;104:13450-4.

[12] Hafner C, Toll A, Fernandez-Casado A, *et al*. Multiple oncogenic mutations and clonal relationship in spatially distinct benign human epidermal tumors. *Proc Natl Acad Sci USA* 2010;107:20780-5.

[15] Seo EY, Lee DH, Lee Y, Cho KH, Eun HC, Chung JH. Microarray analysis reveals increased expression of ΔNp63α in seborrhoeic keratosis. *Br J Dermatol* 2012;166:337-42.

第 134 章

皮肤囊肿

John T. Lear[1], Vishal Madan[2]

[1] Department of Dermatology, Manchester Royal infirmary, Manchester, UK

[2] Dermatology Centre, Salford Royal NHS Foundation Trust, Salford, UK

概述

通常过去称为皮肤囊肿的包括皮脂腺囊肿、表皮样囊肿和毛鞘囊肿。

这几种皮肤囊肿在临床上鉴别困难，但他们的组织学不同且具有特征性。分类是：根据囊内容物和囊壁内层情况。真正的皮脂腺囊肿包含油性皮脂——可见于多发性脂囊瘤。

其他囊肿囊壁的内层是角质物。这些角质囊肿可以是表皮样的（内层与表皮或毛囊皮脂腺导管的角质层完全一致；图 134.1），或者是毛鞘囊肿（内层类似于毛囊的外毛根鞘）。

表皮囊肿

定义

囊肿包含角质物和角质物的分解产物，周围由一层表皮样的囊壁围成。

> **同义名**
> - 上皮囊肿
> - 表皮样包涵囊肿
> - 漏斗部囊肿
> - 表皮包涵囊肿

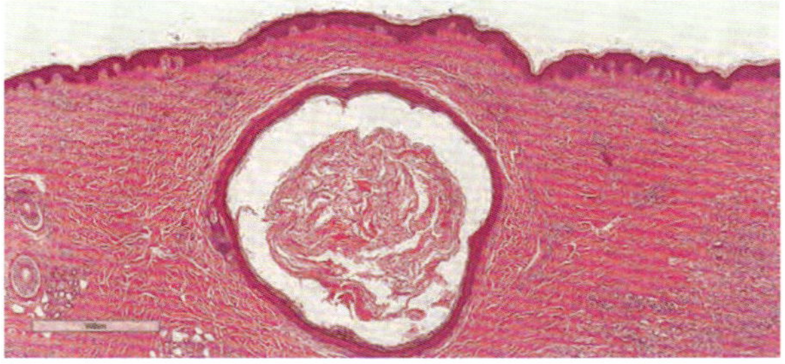

图 134.1　表皮样囊肿的组织病理

流行病学

发病率和患病率

这是最常见的皮肤囊肿。

年龄

大多数见于青年人和中年人。

性别

男女无差异。

相关疾病

表皮样囊肿可见于 Gardner 综合征（见第 80 章），是家族性腺瘤息肉病的一种异型，也可见于痣样基底细胞癌综合征（NBCCS）（见第 141 章）[1,2]。

病理生理学

常见的表皮样囊肿是皮脂腺受损鳞状化生的结果。许多时候是毛囊皮脂腺周围炎症引起的。因此，多发囊肿见于寻常痤疮皮损较重的患者。有些可能是由于钝性穿透性损伤深层植入表皮碎片形成的（包涵囊肿)。作为 Gardner 综合征和 NBCCS 的一部分可能是由发育缺陷引起的。

临床特征

病史

表皮囊肿常见于面部及躯干上部(图 134.2)。由于它们位于真皮,导致表皮隆起形成黄色、白色或肤色,坚实、球形、表面光滑、有弹性、圆顶状凸起,这些凸起在更深的结构上是可以移动的。它们与表皮相连,中央可以有一个角蛋白填充的细孔。大小不等,直径从几毫米到 5 cm 以上,病变可以是单发的,但多发的也常见。缓慢增大,可能会发炎、变软。

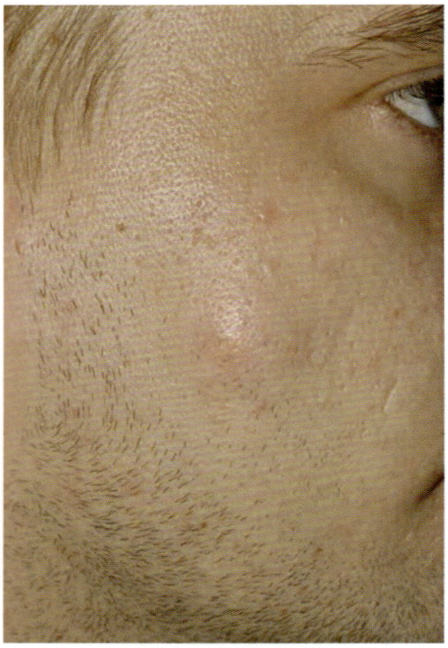

图 134.2 一个面颊部的表皮样囊肿

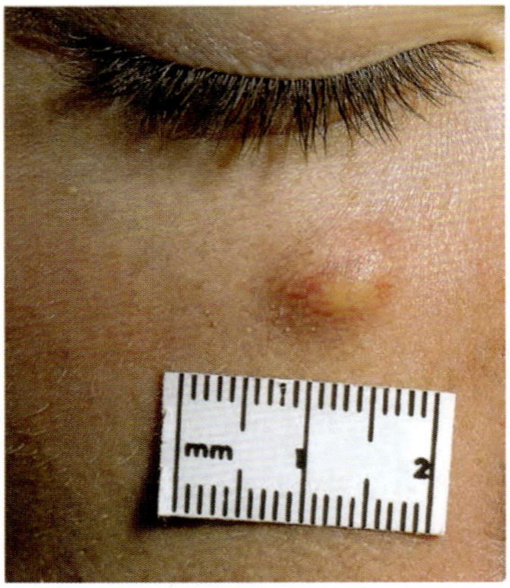

图 134.3 眼睑下方的钙化囊肿

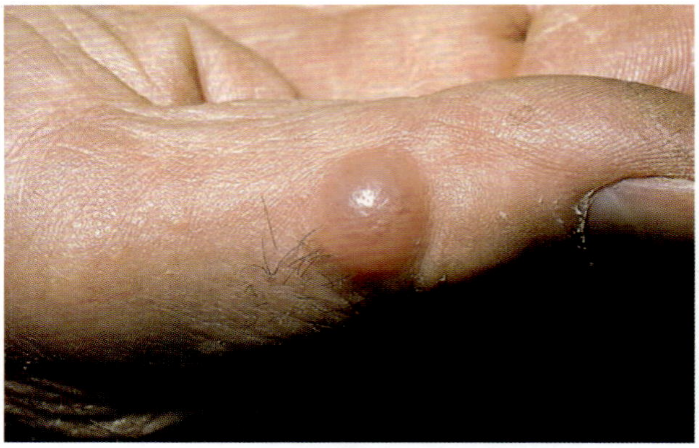

图 134.4 拇指创伤后的包涵囊肿

外伤性包涵体囊肿通常发生在手掌或足底、臀部或膝盖。有时候没有明确的穿透性损伤史。

鉴别诊断

毛鞘囊肿通常位于头皮上,没有细孔。脂肪瘤整体是柔软的。其他良性和圆形真皮肿瘤(图 134.3 和图 134.4)可能被误认为是表皮囊肿,皮肤利什曼病等炎性肉芽肿可能与炎症性囊肿类似。在极少数情况下,转移到皮下或真皮内的转移癌可能类似囊肿。

并发症和共病

可以出现化脓,可能释放难闻的气味。囊肿壁破裂可引起剧烈的炎症。痤疮后囊肿和复发性炎症可能很难完全清除。临床上通常不能检测到表皮样囊肿内容物的钙化,当躯干上部多发囊肿时胸部 X 线上会出现令人困惑的图像。阴囊的营养不良钙化也有报道。恶变的表皮囊肿已有报道,但很罕见。

病程和预后

预后通常良好。

检查

通常可依据临床表现诊断,而切除活检可确诊。

治疗

没有并发症的囊肿可以不治疗。没有发炎的囊肿可以切除。发炎的囊肿最好切开引流。如果有感染的迹象,可能需要口服抗生素。炎症性痤疮囊肿腔内注射曲安奈德可能有疗效,因此无须切除。

毛鞘囊肿

定义和命名

毛鞘囊肿包含角蛋白及其分解产物。好发于头皮上,其囊壁类似于外毛根鞘,因此命名。

同义名
- 毛发囊肿

概述

毛鞘囊肿类似于表皮囊肿，但并不常见。

流行病学

发病率和患病率

占外科手术所见角化囊肿的 5%～10%[1]。

年龄

中年更常见。

性别

女性更常见。

病理生理学

病理学

毛鞘囊肿由复层鳞状上皮排列组成。上皮细胞间未见明显的细胞间桥，可见明显的栅栏状外周[2]。个别细胞变大凸入管腔。骤然角化缺少中间的颗粒层。囊肿内容物均一，嗜酸性。胆固醇裂隙在角蛋白 K10 和 K17 阳性的角质物质中很常见。在某些病例中可见囊肿内钙化。囊肿破裂可引起异物巨细胞反应和明显炎症，使囊肿难以完全切除。增生性毛鞘囊肿可能表现为囊肿内层的上皮细胞增生，临床和组织学上表现为类似鳞状细胞癌的小囊性区域[3]。头皮囊肿的真正恶性变是非常罕见的。

遗传学

可能是常染色体显性遗传病。

临床特征

临床表现

通常多发，主要发生在头皮，表现为光滑、可移动、坚实的圆形结节（图 134.5 和图 134.6）。与表皮囊肿不同，毛鞘囊肿通常没有细孔。

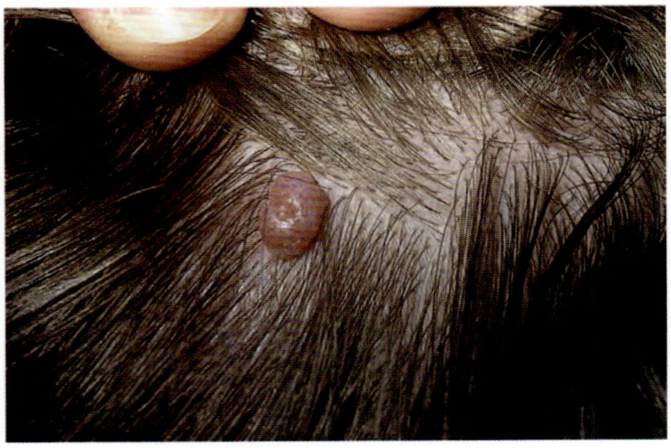

图 134.5 典型头皮毛鞘囊肿

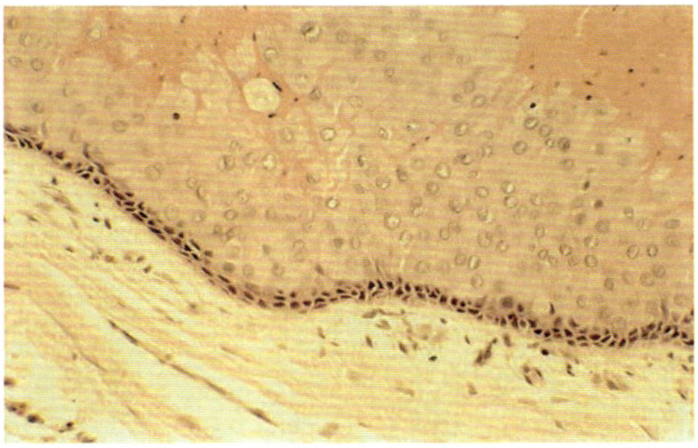

图 134.6 毛鞘囊肿典型的病理表现

炎症性的囊肿可能会变软，囊壁可能在感染后破裂。囊壁可与表皮融合形成隐窝（袋化囊肿），有时可通过排出囊肿内容物而自行愈合。相反，内容物可以突出表面形成柔软的皮角。

临床亚型

增生型毛鞘肿瘤是罕见的单发、多叶、大的外生的肿块，好发于老年女性头皮。

鉴别诊断

表皮囊肿和增生型毛鞘囊肿。

检查

囊肿切除病理活检。

治疗

不复杂的囊肿通常有完整的囊壁，可以相对容易切除。增生性囊肿需要切除边缘，因为如果残留组织，就会复发。

多发性脂囊瘤

定义和术语

多发性脂囊瘤是一种少见的常染色体显性疾病，其表现为囊壁有皮脂腺小叶，并含有皮脂的多发真皮囊肿是真正的皮脂腺囊肿。

同义名
- 皮脂囊肿病
- 遗传性表皮多发囊肿病

病理生理学

多发性脂囊瘤很可能是皮脂腺小叶和毛囊孔之间的管道的基因调控缺失引起的。

病理学

囊肿位于真皮中部。囊肿壁薄，由角化上皮组成，无颗粒层（图 134.7）。在某些阶段，可以看到皮脂腺小叶形成部分管壁或通过导管进入囊肿。其内容物是油性的，由皮脂的未分裂酯（前体）组成。可能含有毛发，有时还会发现发根和汗腺与囊肿相连，整个囊肿由未分化的细胞组成的条索连接到表皮。

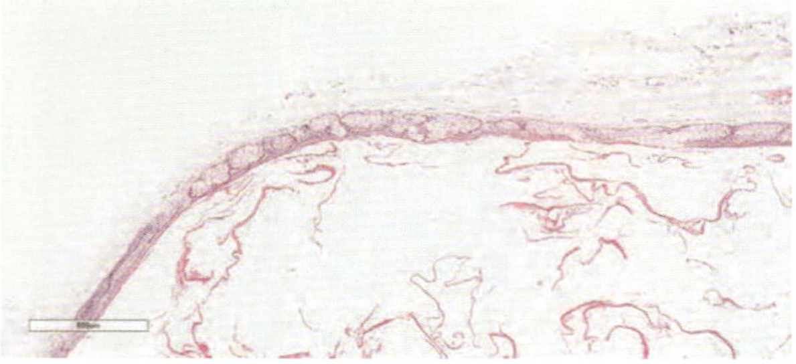

图 134.7 多发性脂囊瘤的组织病理

囊肿由类似于皮脂腺导管的上皮排列而成，囊壁可见成熟的皮脂腺。

遗传学

已发现角蛋白 17 的突变[1]。

临床特征

病史

表现为多发、光滑、淡黄色，可压缩性真皮丘疹和结节。大小从几毫米到 20 mm 或以上不等（图 134.8）。躯干和肢体近端最常受累，尤其是胸骨前区。病变也可能出现在面部和肢端部位[2]。囊肿上方通常没有孔，但也可能有广泛的黑头粉刺。这种情况较难与痤疮鉴别。如果囊肿被刺破，可以有油性液体流出来。可以伴发发疹性毳毛囊肿和先天性厚甲 2 型。

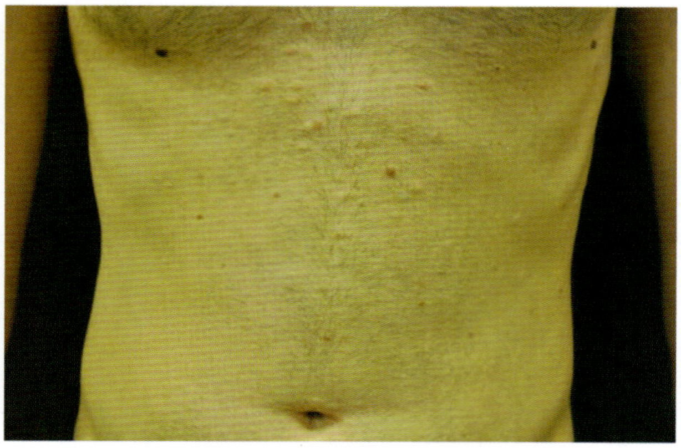

图 134.8 多发性脂囊瘤

多发性皮肤颜色的囊肿。

临床表现

常出现在青春期前后，好发于成年期[3]。

鉴别诊断

结节性痤疮，毳毛囊肿。

并发症和共病

通常是无症状的。有些病灶会发炎，化脓并结疤愈合。

治疗

一线治疗

在大多数情况下，由于囊肿数目较多导致切除治疗是不切实际的。口服异维 A 酸可减小已存在囊肿的大小或降低新皮损的发展速度[4]。

二线治疗

二氧化碳激光穿孔清除囊肿是有效的[5]。

粟丘疹

定义

小的表皮下角质囊肿。

概述

粟丘疹是孤立或成群的小均匀球形白色丘疹，顶部光滑无脐。

流行病学

发病率和患病率

粟丘疹在各个年龄段都很常见。

相关疾病

Rombo 和 Bazex 综合征。

病理生理学

发病诱因

二度烧伤、大疱性表皮松解症、迟发性皮肤卟啉、大疱性扁平苔藓、磨皮术后，以及局部长期外用皮质类固醇诱导的萎缩和放疗的区域。

病理学

起疱后的粟丘疹通常可以追溯到外泌汗腺导管的连续部分。辐照区边缘的粟丘疹通常位于毛囊皮脂腺导管扭曲的残端。更常见的面部粟丘疹出现在包绕许多毳毛毛囊的未分化的皮脂腺圈内。粟丘疹样囊肿呈复层鳞状上皮，内衬颗粒层。白色粟丘疹由层状角蛋白组成。

临床特征

粟丘疹是硬的、白色或黄色，直径很少超过 1 mm 或 2 mm，位于表皮下。通常只位于面部，并发生在毳毛毛囊的区域，尤其是在面颊和眼睑上（图 134.9）。

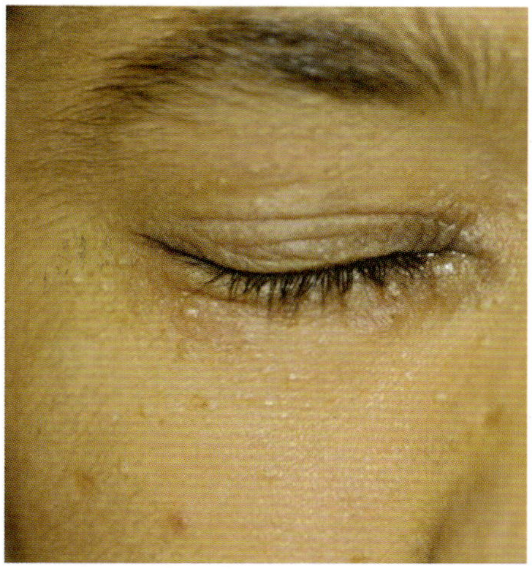

图 134.9 眶周的粟丘疹

临床亚型

斑块状粟丘疹表现为红斑水肿的基础上成簇的粟丘疹，好发于耳后区域。

治疗

一线治疗

切开上覆表皮并排出其内容物是有效的疗法。复发不常见。许多婴儿粟丘疹可以自然消退。

二线治疗

激光烧灼或穿刺或电干燥是非常有效的疗法。局部外用维 A 酸可能有效。

(**译者**：党林 **一审**：郑锦芬 **二审**：刘玮 **三审**：王颖 **润色**：陶冶)

参考文献

所有文献请查阅网址：www.rooksdermatology.com.
以下列出的是重要参考文献。

Epidermoid cysts

[1] Juhn E, Khachemoune A. Gardner syndrome: skin manifestations, differential diagnosis and management. *Am J Clin Dermatol* 2010;11:117-22.

[2] Gorlin RJ. Nevoid basal cell carcinoma syndrome. *Dermatol Clin* 1995;13:113-25.

[3] Morritt AN, Tiffin N, Brotherston TM. Squamous cell carcinoma arising in epidermoid cysts: report of four cases and review of the literature. *J Plast Reconstr Aesthet Surg* 2012;65:1267-9.

Trichilemmal cysts

[1] Ramaswamy AS, Manjunatha HK, Sunilkumar B, Arunkumar SP. Morphological spectrum of pilar cysts. *N Am J Med Sci* 2013;5:124-8.

[2] Leppard BJ, Sanderson KV. The natural history of trichilemmal cysts. *Br J Dermatol* 1976;94:379-90.

[3] Wilson Jones E. Proliferating epidermoid cysts. *Arch Dermatol* 1966;94:11-19.

Steatocystoma multiplex

[1] Covello SP, Smith FJ, Sillevis Smitt JH, *et al*. Keratin 17 mutations cause either steatocystoma multiplex or pachyonychia congenita type 2. *Br J Dermatol* 1998;139:475-80.

[2] Rollins T, Levin RM, Heymann WR. Acral steatocystoma multiplex. *J Am Acad Dermatol* 2000;43:396-9.

[3] Cho S, Chang SE, Choi JH, Sung KJ, Moon KC, Koh JK. Clinical and histologic features of 64 cases of steatocystoma multiplex. *J Dermatol* 2002;29:152-6.

[4] Statham BN, Cunliffe WJ. The treatment of steatocystoma multiplex suppurativum with isotretinoin. *Br J Dermatol* 1984;111:246.

[5] Bakkour W, Madan V. Carbon dioxide laser perforation and extirpation of steatocystoma multiplex. *Dermatol Surg* 2014;40:658-62.

第 135 章

淋巴细胞浸润性皮肤病

Fiona Child[1], *Sean J. Whittaker*[2]

[1] St John's Institute of Dermatology, Guy's and St Thomas' NHS Foundation Trust, London, UK

[2] Division of Genetics and Molecular Medicine, Kings College London, London; and St John's Institute of Dermatology, Guy's and St Thomas' NHS Foundation Trust, London, UK

假性淋巴瘤

定义和术语

假性淋巴瘤不是一种具体的疾病，它是真皮内的良性淋巴细胞增生，较难与低度恶性的淋巴瘤相鉴别，在某些病例中转化为淋巴瘤的情况可能很少见[1-3]。也有学者提出了皮肤淋巴细胞增生这个名词，这两个术语更常用来描述病理表现而非临床表现。假性淋巴瘤可能起源于 T 细胞或 B 细胞。B 细胞假性淋巴瘤又称为皮肤淋巴细胞瘤。T 细胞假性淋巴瘤可能是特发性的，但也可能包括淋巴瘤样药疹，淋巴瘤样接触性皮炎和光化网状细胞增多症。如果仅仅提供病理检查而没有提供充分的现病史，如近期服药史，疥疮感染史等，假性淋巴瘤和淋巴瘤是很容易被混淆的。

同义名

- 皮肤淋巴增生
- 皮肤淋巴细胞瘤（B 细胞假性淋巴瘤）

流行病学

发病率和患病率

尚无确切数据。

年龄

好发于 40 岁以下的人群。

性别

局限性假性淋巴瘤（B 细胞类型）男女比例为 1∶2。

种族

未见与种族相关联系。

病理生理学

病因和发病诱因

B 细胞和 T 细胞假性淋巴瘤均可发生在文身上（一种对色素的反应）[4,5]、接种疫苗后[6]、外伤后、针灸后[7]，或感染有关的情况下。T 细胞假性淋巴瘤可能是药物不良反应的一种形式。致病药物范围广，包括抗惊厥药，血管紧张素转移酶抑制药，β 受体阻滞药，细胞毒素，抗风湿类药物，抗抑郁药物和许多其他药物[8-11,12]，持续性接触性皮炎也可以诱发 T 细胞假性淋巴瘤[13-14]。

病理学[15-20]

如果要区分淋巴瘤和假性淋巴瘤，那么给予病理医师一个完善的临床病史尤为重要，因为病理、表型和分子分化不是绝对的。T 细胞或 B 细胞淋巴增生，通常在 B 细胞中呈结节状，在 T 细胞中呈结节状或带状（图 135.1）。可能存在一些有丝分裂现象，但这是非常小的非典型细胞学特征。在 B 细胞增生中，生发中心可能存在，也可能不存在，但典型的反应性生发中心含有可染色的巨噬细胞碎片。T 细胞假性淋巴瘤通常不表现明显的表皮增生。在体外淋巴细胞转化实验[21]中,淋巴样细胞可能非常特别,类似于有丝分裂原刺激的淋巴细胞。

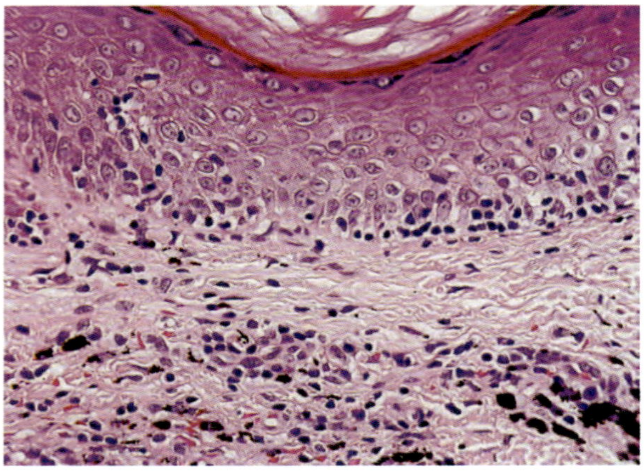

图 135.1 假性淋巴瘤患者皮肤的 H&E 染色切片

表皮基底层有明显的淋巴细胞标记,类似于蕈样苔藓样肉芽肿,真皮存在文身色素。原图放大 400×(图片由 Dr Alistair Robson 提供)

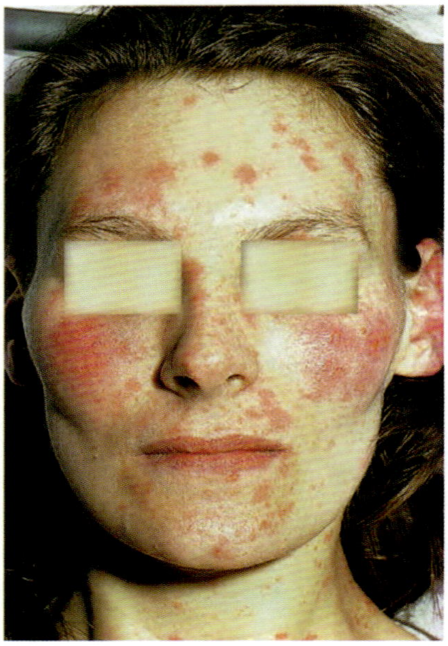

图 135.2 复方磺胺甲噁唑药物诱导面部爆发 T 细胞假性淋巴瘤的多发结节和斑块

免疫表型研究显示,T 细胞表型正常,且 κ/λ 混合表达。当生发中心存在时,Bcl-2 在 B 细胞假性淋巴瘤中不表达[22],T 细胞受体(TCR)和免疫球蛋白基因分析通常显示多克隆模式,而极少有发现单克隆模式提示肿瘤增殖。然而目前尚不清楚该发现的意义[23,24-26,27]。

致病微生物

持续性疥疮结节和节肢动物咬伤可能会导致 T 细胞假性淋巴瘤的病理改变[28-30],可能是由于残留异物刺激,持续性抗原反应所致。B 细胞假性淋巴瘤可能和伯氏疏螺旋体[31,32]、利什曼原虫[33]、传染性软体动物[34]和水痘-带状疱疹病毒[35,36]的感染有关。

临床特征

临床表现和亚型

B 细胞假性淋巴瘤通常表现为单发或多发,有或无瘙痒症状,表皮光滑或脱屑,真皮(或皮下)丘疹和结节。T 细胞假性淋巴瘤表现为单发或者散在的丘疹、结节和斑块(图 135.2),但也可以在药物反应或者接触性皮炎诱发时表现为持续性红斑,而发展为剥脱性红皮病[37]。也有可能表现为持续性淋巴结增大,低热及其他症状,包括头痛、不适、关节痛等。

鉴别诊断

最重要的鉴别诊断是皮肤 B 细胞淋巴瘤和 T 细胞淋巴瘤。详细的临床病理相关性是区分它们的关键。原发性皮肤中/小、$CD4^+$,多形性 T 细胞淋巴瘤是一种罕见但日益被认识皮肤 T 细胞淋巴瘤的亚型。它预后良好,可能具有与假性淋巴瘤非常相似的临床特征和组织学特征[38,39]。

并发症和共病

有报道表明,其会发展成淋巴瘤,但许多病例最初可能是不明显的低恶性淋巴瘤。

病程和预后

如果发现潜在的诱因,应尽快去除,但是皮肤反应可能需要数周乃至数月才能消退。若病因不明,假性淋巴瘤可能持续存在。假性淋巴瘤的诊断和预后应予以重视,因为在许多病例中,已经记录到假性淋巴瘤向恶性淋巴瘤的明确进展[1-3,23,40]。这些表现似乎证明了一个观点,最初良性、慢性、炎症反应性的假性淋巴瘤较少发展为真性淋巴瘤或者最初可能是低恶性的淋巴瘤,最后转化为更明显的恶性细胞的细胞学/形态学。

检查皮肤活检可进行组织病理学检查和 TCR/免疫球蛋白基因重排分析。有必要进行伯氏疏螺旋体血清学(B 细胞假性淋巴瘤)检测。如果怀疑是淋巴瘤样接触性皮炎,可使用斑贴试验。在严重药物诱导的 T 细胞假性淋巴瘤病例中,由于可能会出现嗜酸性粒细胞增多和引起肝炎,应进行全血细胞计数(FBC)和肝功能检查。

第12部分

治疗

去除可疑病因。这对于药物不良反应引起的案例是最容易的，但皮肤反应可能需要几周甚至几个月才消退。药物诱导的假性淋巴瘤也可能在治疗开始几个月甚至几年之后出现。所有的相关治疗都是来源于个案报道和小规模的研究，无随机对照临床试验。类固醇的局部治疗可缓解瘙痒的症状，单发的小结节也可进行皮损内类固醇注射。羟氯喹可用于泛发性假性淋巴瘤的治疗中。皮肤淋巴细胞瘤的治疗在本章后面会进行讨论。

皮肤广泛受累或有全身症状的患者，如果怀疑是药物引起的，可能需要住院接受支持治疗。

苔藓样糠疹

定义和术语

苔藓样糠疹的病因尚不明确。在临床上，苔藓样糠疹主要分为两种类型：慢性苔藓样糠疹(PLC)和急性苔藓痘疮样糠疹(PLEVA 或穆-哈病)。PLC 和 PLEVA 两者的区别在于临床形态学和组织病理学而非病程发展。另一种更为罕见且侵袭性更强的发热型溃疡坏死性穆-哈病(FUMHD)也是存在的[1-4]。从病理学上看，苔藓样糠疹被认为是副银屑病的一种变体，与淋巴瘤样丘疹病有重叠(见第 140 章)[1,5]。

> **同义名**
> - 穆-哈病

流行病学

发病率和患病率

发病率尚不清楚，但是 PLC 是最常见的类型。PLEVA 和 PLC 的病程平均可持续 18 个月。

年龄

好发于儿童和年轻人。最近的一项大型研究表明，在幼龄儿童中 PLEVA 是最常见的类型(PLEVA 占 57%，PLC 占 37%，混合型占 6%)[6]。所有的类型在婴儿期和老年人群均不常见，但已有新生儿 PLEVA 病例的报道[7]。大多数 FUMHD 发生在 20～30 岁人群中[3]。

性别

在 PLC 的儿童患者中，男性为主要发病人群[8]，在成人中，男女的发病率大致相当[3,8]。FUMH 好发于男性(约 75%)[3]。

种族

苔藓样糠疹的报道来自欧洲和美国，但发病率并没有显著的地域差异。

相关疾病

蕈样肉芽肿样皮损也可见于一些蕈样真菌病患者的典型临床特征中，并且在同一患者的两种皮损中发现了相同的 T 细胞克隆，这可能解释了其和"副银屑病"有重叠[9]。在大多数 PLEVA 病例和一些单发的 PLC 病例[8,10,11]、FUMHD 病例[12,13]中检测到了 T 细胞克隆性的证据。PLEVA 也有相关淋巴瘤的报道[14]。这些结果表明，至少一些病例是细胞毒性 $CD8^+$ T 细胞淋巴增殖性疾病，可能与其他原发性皮肤 T 细胞淋巴瘤共存。

病理生理学

发病诱因

已报道的诱因除了感染因素(主要是病毒)以外，还包括药物，如化疗药物，口服避孕药，阿司咪唑，可能还有一些草药。

病理学[3,15,16]

组织病理学在疾病的不同阶段，程度和强度有着不同的变化，PLEVA 的变化比 PLC 的变化更剧烈。在早期病变中，以小淋巴细胞为主的浸润围绕并累及扩张的真皮毛细血管壁，显示内皮细胞的增生(图 135.3)。在 PLEVA 中，浸润是较深较致密的楔形，而不是在血管周围。表皮水肿，界面皮炎主要由 $CD8^+$ 淋巴细胞组成，也可见一些坏死的角质形成细胞，特别是在 PLEVA 中。表皮内和血管周围有典型的红细胞外渗。随后在病灶的中央，有角化不全的鳞屑覆盖，包含淋巴细胞假性 Munro 微脓肿和明显的淋巴细胞突出胞吐作用。轻度细胞学异形可能存在。如果反应更强烈，发生 FUMHD，则会出现 Frank 坏死，从组织学上与其他形式的急性皮肤坏死区分会更加困难。在 FUMHD 中可能有明显的深部血管的纤维样坏死伴腔内血栓、部分毛囊坏死和小汗腺完全坏死。

免疫荧光研究显示，早期的病变血管壁中富含 IgM、C3 和纤维蛋白[15]。巨噬细胞增多，朗格汉斯细胞减少。HLA-DR 通过淋巴细胞浸润和上覆表皮表达。

组织学上，该病与许多其他疾病相类似，包括常见的炎症反应，如银屑病、湿疹。最重要的是与副银屑病的区别，特别是 PLEVA 和淋巴瘤样丘疹病之间的区别(因为两者在临床上可以很相似)。

与淋巴瘤样丘疹病最有用的鉴别点是后者出现更明显的丘疹结节病灶聚集，以大量的非典型的 $CD30^+$ 细胞(通常是 $CD4^+$，偶尔为 $CD8^+$)为主。非典型性 $CD30^+$ 很少在 PLEVA 中出现，多为 $CD8^+$[9]。

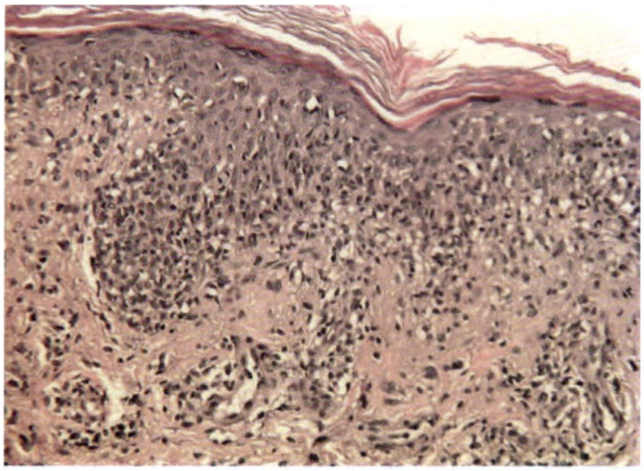

图 135.3 皮肤 H&E 染色切片显示淋巴细胞浸润 真皮表皮交界处境界模糊，没有细胞学上的异型性。原稿放大 400×(由 Dr. Alistair Robson 提供)

皮肤淋巴细胞相关抗原(CLA)和 T 细胞间抗原 1(TIA-1)在两种情况下均有表达，提示细胞毒性 T 细胞[17]的增殖。

致病微生物

PLEVA 潜在血管炎的组织学特征提示免疫复合物介导的发病机制。许多被记录的感染诱因病例支持了这一假设。秋季和冬季[6]的季节性发病高峰，和罕见的家庭暴发案例[18]提示感染性诱因的可能性。文献综述[3,16]总结了许多潜在的感染诱因，包括弓形虫病[19,20]、巨细胞病毒[21]、细小病毒 B19[22-24]、腺病毒[25]、EB 病毒(EBV)[26,27]、单纯疱疹病毒[28]、水痘-带状疱疹病毒[29,30]、艾滋病病毒[31]、麻疹和 MMR 疫苗[32,33]、链球菌[34]、葡萄球菌和支原体感染。许多类似的报道显示，在发病的时候，有血清转阳现象，而在感染性诱因得到治疗时，苔藓样糠疹消失，这为因果关系提供了证据。30%的 PLEVA[35]患者皮损中发现了细小病毒 B19 基因组 DNA。在治疗慢性扁桃体炎的案例中，报道了 PLC 是对扁桃体切除术的治疗反应，也有是对红霉素[1,37,38]或四环素[39]等抗生素的治疗反应。一名丙型肝炎感染[40]的患者在使用聚乙二醇干扰素和利巴韦林后皮损也得到消退。最近的一项研究显示，在 11 名(21%)PLEVA 患者的皮肤中检测到了 HSV-8 的 DNA，但在对照组皮肤中没有发现[41]。

临床特征

病史和临床表现[1-5,37,41-44]

急性痘疮样苔藓样糠疹，皮疹在暴发期时呈多态性。发热、头痛、不适和关节痛等一系列非特异性症状可先于或伴随皮损病变发生。早期皮肤损害是水肿性的淡红色丘疹，中央可见囊泡和出血坏死。囊泡形态可以小或者大至暴发大疱[42]。个体病变的进展速度、频率及病变的程度都有很大差异。新的皮损出现时通常无症状，也可能引起刺激感或烧灼感。主要受累部位为躯干、大腿和上臂，尤其是屈肌，但皮疹的暴发也可能累及全身。手掌、足底及头面部较少受累；黏膜可能会出现红斑或坏死的情况。皮损愈合后可能会遗留不同形态的瘢痕。妊娠期的 PLEVA 患者，若宫颈口有黏膜病变，可能有早产的潜在风险[43]。

FUMHD 急性溃疡坏死型病例可出现高热、大片坏死病灶(图 135.4)；皮疹可能会继续发展好几个月。50%～75%的病例发生在成年人，伴有暴发性发作，可能危及生命[1,2,44,45]。患者可出现全身不适、乏力、肌痛、神经精神症状和淋巴结增大，非特异性血清学炎症标志物，如血沉(ESR)和 C-反应蛋白可升高，也有血清学证据表明可能存在相关的病毒感染。

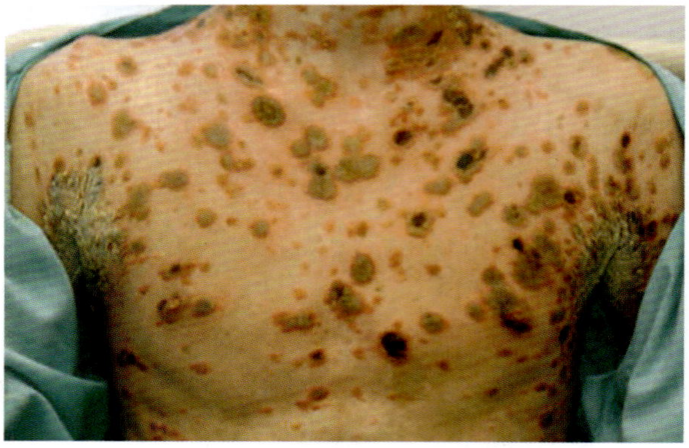

图 135.4 一名患有 FUMHD 的年轻男子的结痂坏死和溃疡性斑块

PLC 特征性病变为直径 3～10mm 的小而坚固的红棕色苔藓样丘疹(图 135.5)。特异性诊断特征：通过轻刮粘着的“云母样”鳞屑，露出闪亮的棕色表面。在 3 或 4 周的病程中，丘疹变平，痂皮自然脱落，色素沉着斑遗留，逐渐消退。炎症后色素沉着可能持续一段时间，瘢痕不常见。皮损分布与 PLEVA 相同，已有节段性分布的相关报道[49]，也可能出现孤立的肢端形态[46-48]。

鉴别诊断

急性水疱型必须与水痘相鉴别；急性坏死性病变可能提示其他坏死性皮肤感染、血管炎或坏疽性脓皮病。尽管淋巴瘤样丘疹病的特征与 PLEVA 相比，有较少的水疱和较多的坏死性丘疹结节病变，但正如之

第12部分

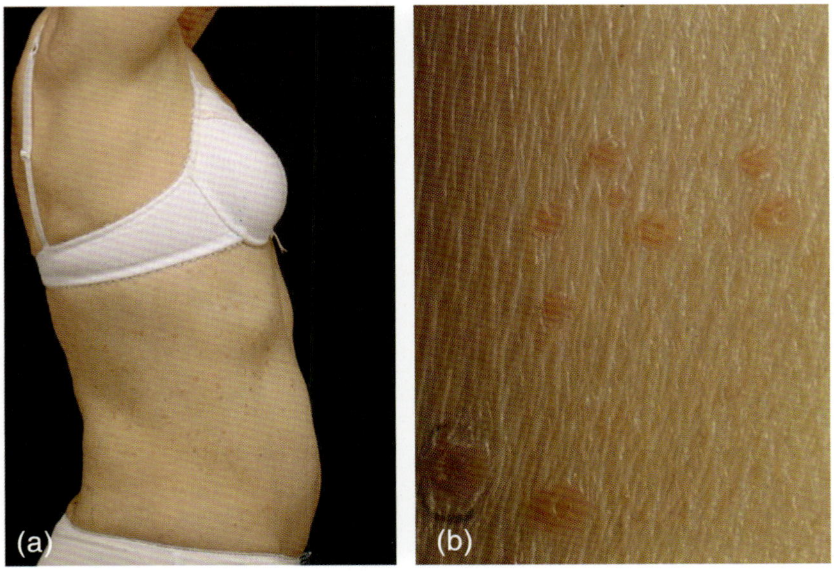

图 135.5 (a)一位慢性苔藓样糠疹(PLC)患者躯干散在分布的苔藓样丘疹;(b)PLC 患者单一皮损云母样鳞屑的近距离观察

前讨论过的,鉴于组织学上的相似性,淋巴瘤样丘疹病是一种特别难以与其他坏死性病变相鉴别的疾病。

PLC 必须与点滴型银屑病和扁平苔藓相鉴别。PLC 的肢端皮损形态和银屑病相似,需要排除二期梅毒,尤其是当皮损累及手掌和足底或者黏膜时。PLC 的特征性标志为:红棕色丘疹上的单个、可分离的鳞屑痂皮。Gianotti-Crosti 综合征较少与慢性苔藓样糠疹混淆,但虫咬皮炎和药疹应列入该病的鉴别诊断。

并发症

在 FUMH 和 PLEVA 中,溃疡性病变可继发感染。

病程和预后

慢性苔藓样糠疹的病程存在个体差异。如果急性病程,新皮疹可能在几周后停止发展,许多病例在 6 个月内就会痊愈。然而,几年后有可能出现急性复发,也可能发展为慢性。在某些病例中,皮损从一开始呈慢性鳞屑状,类似皮疹的新发皮损可能在几年内反复发作。慢性病变数月至数年后再出现急性发作是比较罕见的。一般来说,急性发作的情况预后更好(起病急和连续出现的皮损都属于急性类型),但在一项以 124 名儿童为研究对象的大型研究中显示,PLEVA(平均 18 个月)和 PLC(平均 20 个月)的皮损清除时间并无明显的差异[6]。在一项规模较小的针对成人和儿童的对比研究中发现,该病在儿童中往往病程较长,病变程度较大,色素沉着较多,对常规治疗反应较差[50]。

检查

皮肤活检需要进行组织病理学、免疫组化和 TCR 基因重排分析。在 FUMH 病例中,可能涉及复杂的病原体,研究应根据每个患者进行个性化设置。它们可能包括抗链球菌溶血素(ASO)滴度、咽喉拭子、肝炎、EBV 和艾滋病病毒血清学、传染性单核细胞增多症检测和弓形虫感染检查。

治疗

PLC 和 PLEVA 的治疗是相似的,在已进行的少量对照试验中,这两种情况都包括在内。局部皮质类固醇可以改善症状和促进皮损愈合,但不会改变疾病的进程。也有关于局部应用他克莫司软膏治疗的报道[51,52]。在成年人中,光疗[3]通常是首选的一线治疗方法,包括自然光、UVB[53]、窄谱 UVB[54,55]、UVA-1[56]和补骨脂素联合 UVA(PUVA)[57]。在难治性病例治疗[58]中,PUVA 联合维 A 酸也有用。

一项比较窄谱 UVB 和 PUVA 的随机试验显示,皮损两种治疗方法[55]的反应率没有显著差异。对于儿童,治疗方案包括抗生素,如四环素[59]或红霉素[6,38,50](由于四环素对牙齿色素沉着的不良反应,儿童更易出现此情况)。在侵袭性或难治性的 PLEVA 或 FUMHD 疾病治疗中(在 PLC 中较少见),甲氨蝶呤[60]、环孢素和氨苯砜[3]及静脉注射免疫球蛋白等多种免疫抑制药均可能治疗成功[61]。抗肿瘤坏死因子α抑制剂可用于患有FUMHD且血清肿瘤坏死因子α水平升高的患者[62]，这种疗法已经在少数患者中成功使用[63,64]。然而，也有关于英夫利昔单抗和阿达利马单抗导致PLEVA的报道[65-67]。

阶梯治疗

慢性苔藓糠疹

一线治疗

• 局部类固醇/免疫调节药

二线治疗：成人

• 光疗(广谱UVB，PUVA)
• 抗生素(四环素，红霉素)

二线治疗：儿童

• 抗生素(红霉素)

三线治疗：成人

• 阿维A(阿维A加PUVA)
• 甲氨蝶呤，环孢素，氨苯砜，UVA-1

三线治疗：儿童

• 甲氨蝶呤、环孢素、氨苯砜

急性痘疮样苔藓样糠疹

一线治疗

• 口服抗生素(红霉素)

二线治疗：成人

• 光疗(宽带UVB，PUVA)阿维A联合PUVA

二线治疗：儿童

• 光疗(宽/窄波段UVB)

三线治疗：成人

• 全身皮质类固醇，甲氨蝶呤，环孢素

三线治疗：儿童

• 全身皮质类固醇、甲氨蝶呤、环孢素、氨苯砜

副银屑病

这个术语自从1902年引入以来就引起了争议，因为缺乏一个普遍被赞同的临床特征的定义。由于这个原因，许多皮肤科医师不喜欢使用这个术语，而宁愿用许多同义词中的一个，来代替可能包含在副银屑病中的一组临床症状。关于副银屑病的两个变型是否是皮肤T细胞淋巴瘤和蕈样肉芽肿(MF)的前体，还是一开始就是早期的MF，尚存在争议。副银屑病分为大斑块和小斑块变异，每个变异都有很多同义词。有证据表明，大多数小斑块副银屑病(SPP)是一种慢性、良性的疾病。相比之下，有11%的大斑块副银屑病(LPP)患者有明确的MF的发生，但这些病例是否从一开始就是MF目前仍不清楚[1]。然而，最近对SPP和LPP的回顾性研究表明，10%的SPP患者和35%的LPP患者分别在10年和6年的时间内发展成MF[2]。不幸的是，尽管在SPP中有单克隆证据的病例比例较低[3-6]，但是TCR基因重排的研究一直没有定论。这些病例需要进行长期的随访。

小斑块副银屑病

定义和术语

这是一种慢性无症状的疾病，其特征是主要发生在躯干上的持续性、小的鳞屑的斑块[1-3]。

同义名

• 慢性浅表性鳞屑性皮炎
• 持续性浅表性皮炎
• 指状皮病
• 持久性黄色红皮病

流行病学

发病率

SPP的发生率尚不清楚，由于通常是无症状的，可能导致报道不足。

年龄

好发于中年人，50岁为发病年龄的高峰。

性别

好发于男性，男女发病率为3∶1。

病理生理学

病理学

无特异性。局部可见角化不全和角化过度，真皮下可见少量形态正常的$CD4^+$ T细胞聚集，主要分布在血管周围。无表皮增生，无Pautrier微脓肿(图135.6)。

免疫表型研究显示正常成熟T细胞表型。报道通过聚合酶链反应(PCR)分析在某些SPP病例中发现了"显性T细胞克隆"[3,4]。就MF与疾病进展的关系而言，这一发现的意义尚不清楚。也有报道称，SPP患者外周血中检测到克隆性T细胞的频率较高[6]，而皮肤中没有克隆性的证据。这一发现的意义值得怀疑，因为在良性皮肤浸润患者和正常健康志愿者的外周血中可以检测到非病理性T细胞克隆[7,8]。

临床特征

临床表现

好发于躯干，无明显症状，偶尔在年轻人四肢发病。单个病变为单形性，圆形或椭圆形的红斑斑块，直径2.5～5 cm，有轻微的鳞屑(图135.7)，淡黄色，蜡样表面。指状水肿是一种独特的形态，由胸部和腹

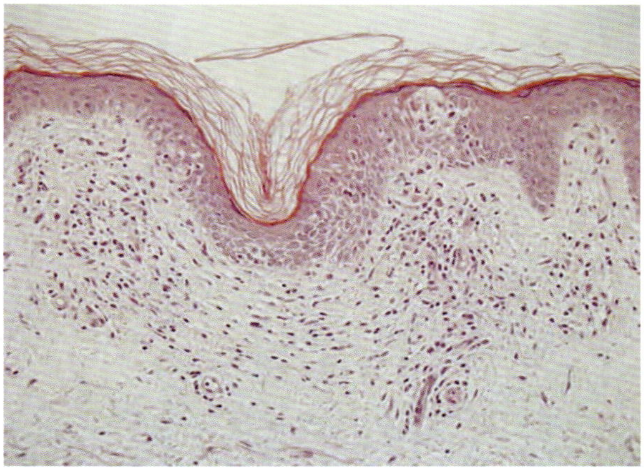

图 135.6 H&E 染色的皮肤切片显示海绵状血管病、轻度淋巴细胞性真皮炎症和胞吐-常见于慢性浅表鳞屑性皮炎。原稿放大 100 倍。(由 Alistair Robson 博士提供)

部外侧皮肤的指状突起组成。病变持续数年甚至数十年,在冬季可能更为明显。腰带区皮疹稀少,缺乏 MF 单一斑疹的明显多形性。

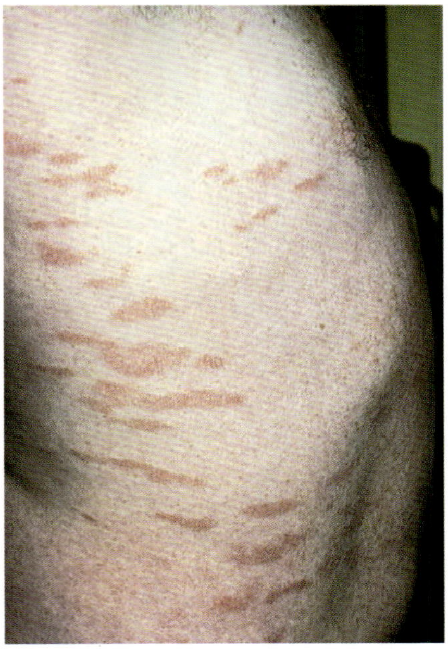

图 135.7 典型的慢性浅表鳞屑性皮肤病,表现为躯干两侧的手指状突起

鉴别诊断

包括可能出现红斑、鳞屑的其他炎症性皮肤病,如盘状湿疹,点滴型银屑病,花斑藓和接触性皮炎。早期皮肤 T 细胞淋巴瘤也应考虑在内。

病程和预后

它可能会持续许多年,然后自然消退。少数病例有进展为 MF 的报道[1,2,9]。

检查

由于组织学的非特异性,诊断通常依赖于临床表现。但是,如果怀疑有 MF,应行皮肤活检进行组织学检查和 TCR 基因重排研究。

治疗

很少需要治疗。润肤剂可以帮助控制皮肤鳞屑的产生。目前还没有随机的临床试验,但回顾性和前瞻性研究表明,PUVA 和窄谱 UVB 光疗都可能使得病灶暂时消退[10-12,13]。局部外用氮芥[14]也有完全和部分有效的报道。

大斑块副银屑病

定义和命名

这是一种慢性疾病,其特征是固定的、大的、萎缩性红斑,常累及躯干,偶尔发于四肢。

同义名

- 苔藓样银屑病
- 网状副银屑病
- 萎缩性副银屑病
- 皮肤异色病性副银屑病

流行病学

性别

男性略占优势。

相关疾病

它可能会发展为 MF[15],也可能从一开始就是早期阶段的 MF。

病理生理学

病理学[16,17]

常有表皮萎缩,在真皮-表皮交界处也可见苔藓样或界面反应。真皮乳头有带状淋巴细胞浸润,也可能有游离红细胞存在。组织学对 MF 没有太大诊断价值,大多数活检仅显示轻度皮炎。免疫表型研究可见正常的 T 细胞表型。TCR 基因重排研究显示,在 12 例患者中有 6 例患者的皮肤中存在克隆 T 细胞群,但在 12 例[18]患者中只有 1 例患者的皮肤中出现明显的皮肤 T 细胞淋巴瘤的进展。

临床特征

躯干、四肢均可表现有持续性的、大的、黄色-橙色的萎缩斑块和薄斑块。乳房和臀部皮肤受累提示 MF 可能,在这些病例中,斑疹和斑块具有显著多形

性和异色性，进展缓慢[19]。

检查

皮肤活检需要进行组织学、免疫组织化学检查和 TCR 基因重排分析。

治疗

局部润肤剂、UVB 和 PUVA 都有助于缓解症状[20,21]。外用氮芥也能清除病灶[22]。有一例成功使用准分子激光的报道，且具有长期效益[23]。局部应谨慎使用类固醇，因为这可能会诱发皮肤萎缩。考虑到进展为皮肤 T 细胞淋巴瘤的风险，患者应定期进行皮肤检查。

皮肤淋巴细胞瘤

定义和术语

皮肤淋巴细胞瘤是一种良性、皮肤 B 细胞增生性疾病，是假性淋巴瘤的一个亚型。它包括一系列良性 B 细胞淋巴增生性疾病，它们具有相同的临床和组织病理特征。它是对已知或未知的抗原刺激的一种反应，这种刺激导致淋巴细胞和其他炎性细胞在皮肤的局部区域聚集。

> 同义名
> - Spiegler-Fendt 肉瘤
> - 皮肤良性淋巴结
> - 反应性皮肤淋巴增生

流行病学

发病率和患病率

尚不清楚，在欧洲，与伯氏疏螺旋体感染相关的淋巴细胞瘤主要发生在蓖麻硬蜱流行的地区[1]。

年龄

发生在任何年龄，但最常见于成年早期。伯氏疏螺旋体淋巴细胞瘤在儿童中比成人更常见。

性别

好发于女性，男女比例约为 1∶2[3]。

种族

种族间无差异。

病理生理学

病理学[3-6]

表皮通常不受影响，通常被一个相对无细胞的 grenz 区域从真皮中分离出来，取而代之的是一个结节状、致密的浸润，贯穿真皮的全层，但没有细胞异型(图 135.8)。在典型病例中，淋巴细胞和组织细胞形成类似于淋巴结外观的滤泡排列(生发中心)(图 135.9)。滤泡细胞中可见有丝分裂象，偶尔也可见嗜酸性粒细胞。附属器和血管仍存在。尽管组织学上正常的淋巴细胞和组织细胞外观相似，但有些病例缺乏明显的淋巴滤泡。真皮中淋巴细胞以 B 细胞为主，在生发中心形成良好的情况下，在 B 细胞聚集的周围可看到反应性 T 细胞带。生发中心的细胞有表达 CD10 和 BCL-6，未见表达 BCL-2。κ 和 λ 轻链有多型的表达。组织学主要是与原发性皮肤淋巴瘤，尤其是边缘区淋巴瘤相鉴别。

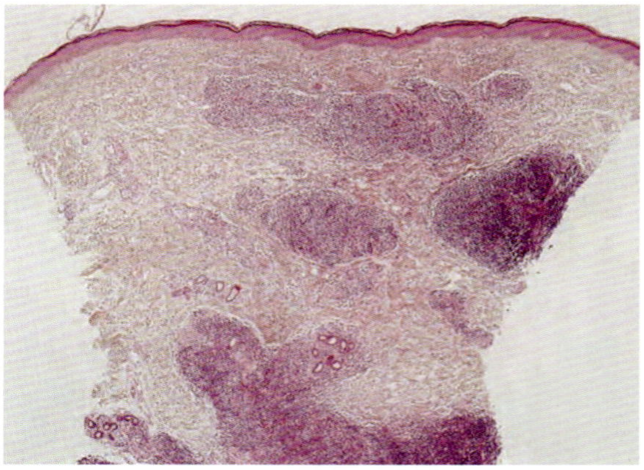

图 135.8 H&E 染色的皮肤切片，显示真皮中的致密结节浸润。有一个灰色区域和一个正常的表皮。原稿放大 20×(由 Alistair Robson 博士提供)

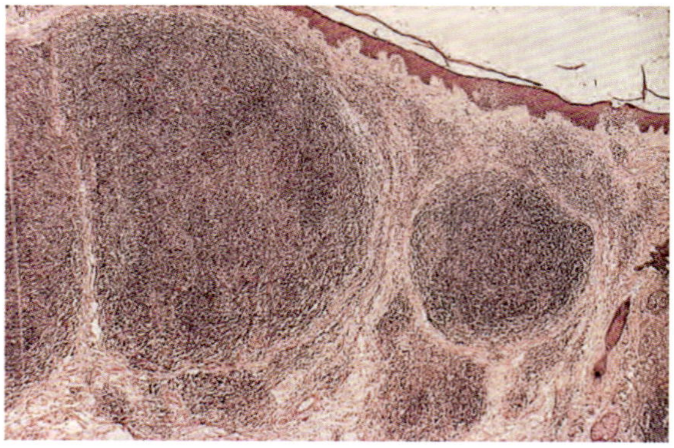

图 135.9 H&E 染色显示皮肤淋巴细胞瘤中可见的大的反应性淋巴滤泡

致病微生物

感染性刺激包括伯氏螺旋体[1,2]、传染性软疣和杜利什曼原虫[7]。皮肤淋巴细胞瘤的刺激也可能出现在带状疱疹病毒感染后所产生的瘢痕中[8]。

环境因素

其他引起皮肤淋巴细胞瘤的刺激包括创伤、疫苗接种[9]、脱敏注射[10]、药物摄入、节肢动物咬伤、针灸、金属穿耳环[11]和水蛭[12]治疗。

临床特征

临床表现

大多数患者表现为单发或成片、无症状的红斑、丘疹、结节或斑块，多数集中于面部、胸部和上肢（图 135.10）。有时外观呈半透明。常无症状，偶有瘙痒或质软，生长缓慢，直径可达 3～5 cm。有报道称，一些患者对光敏感[13]。Bafverstedt[14]描述了另一种罕见淋巴细胞瘤，表现为阴囊皮肤的孤立肿瘤。播散性或粟粒性皮肤淋巴细胞瘤也有报道[15,16]。继发于伯氏螺旋体感染的淋巴细胞瘤最常见于皮肤温度较低的部位，如耳垂、乳头、鼻和阴囊[1]。

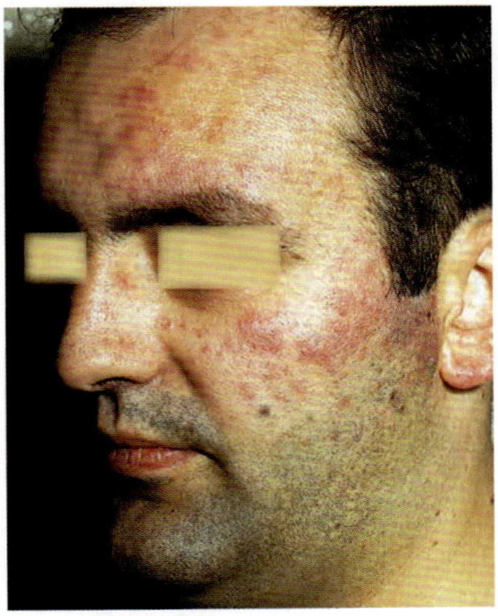

图 135.10　面部皮肤淋巴细胞瘤的广泛真皮结节

鉴别诊断

组织学检查应区分淋巴细胞瘤与肉芽肿性疾病，包括结节病、面部肉芽肿和酒渣鼻。与原发性皮肤B-细胞边缘区淋巴瘤（MZL）的鉴别较为困难，尽管存在非典型淋巴细胞、免疫球蛋白轻链限制及通过分子分析检测克隆免疫球蛋白基因重排可能提示原发性MZL。昆虫叮咬反应也可能无法与淋巴细胞瘤区分开来。

Jessner 良性淋巴细胞浸润，结节性盘状红斑狼疮（LE）和多形性日光疹之间的鉴别也较困难。然而，在 Jessner 淋巴细胞浸润由 T 细胞主导，以严重程度轻重不一为特征。基底细胞液化变性和直接免疫荧光染色阳性有助于 LE 的鉴别。

病程和预后

病程各不相同，但往往呈慢性。如果确定病因，一旦病因被移除，病变可能会消失。有些病变会自行消退。对这些患者的长期随访表明，一小部分进展为皮肤 B 细胞淋巴瘤或为原发性皮肤 B 细胞淋巴瘤开始阶段（MZL）[5,17,18]。

检查

皮肤活检需进行组织学、免疫组织化学和免疫球蛋白基因分析。有必要进行伯氏疏螺旋体的血清学检查。如果怀疑过敏原可能是接触性的，可能需要进行斑贴试验。

治疗

皮肤淋巴细胞瘤目前尚无有效治疗方法，仅有个案报道和小病例展示，缺乏临床试验。如果确定了病因，应尽可能将其去除。

如果伯氏疏螺旋体血清学阳性，局限性病灶的一线治疗包括切除，局部或皮损内皮质类固醇激素治疗和口服抗生素治疗。在全身性疾病中，羟氯喹[19]可能有效。有成功报道的二线治疗方案包括表面放射治疗[20]，局部病灶干扰素 α 治疗（IFN-α）[21,22]，冷冻疗法，局部利妥昔单抗[23]，外用 0.1% 他克莫司软膏[24]和局部光动力疗法[25-27]。有报道称，皮下干扰素 α 注射[28,29]和沙利度胺[16]对全身性的疾病有效。

Jessner 淋巴细胞浸润

定义

这是一种慢性良性炎症性疾病，好发于有光暴露的皮肤。1953 年，Jessner 和 Kanof[1]首次对其进行了描述，但人们对它的了解仍然很少。近年来的文献表明，无论在临床还是组织学上，它都与 LE 有许多相似之处[2-4]。

流行病学

发病率和患病率

发病率和患病率尚不清楚，不常见。

年龄

主要发生在 50 岁以下的成年人中。它可能发生在儿童[5]，家族病例也有报道[6,7]。

性别

关于男性和女性占主要发病率有不同的文献报道。

种族

未见种族差异报道。

相关疾病

最近的文献表明，它可能是 LE 的变体。

病理生理学

尚不明确。其与 LE 及其他良性皮肤淋巴细胞浸润的关系尚不清楚。

病理学[2,8,9,10]

表皮正常，无萎缩、毛囊堵塞或基底膜增厚。可见血管周围浅表和深部淋巴细胞浸润。它也可能是毛囊周围并延伸到皮下（图 135.11）。浸润组织中含有小的成熟的淋巴细胞，偶有大的淋巴细胞、浆细胞样细胞和浆细胞。未见丰富的真皮黏蛋白。免疫组化证实混合淋巴细胞浸润，以 $CD8^+$ 细胞为主。直接免疫荧光为阴性。T-细胞和 B-细胞群体的分子分析都是多克隆的。

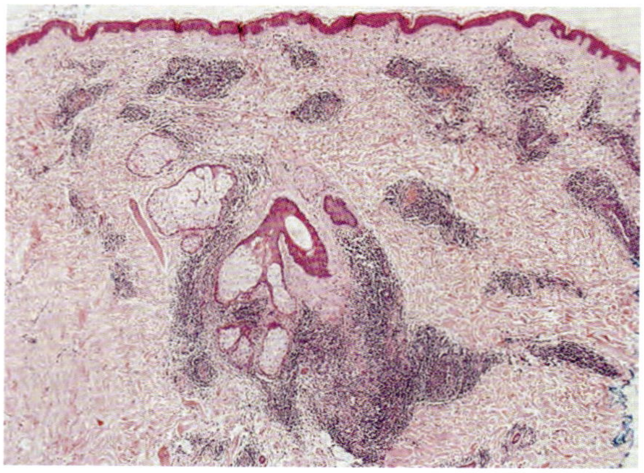

图 135.11 Jessner 淋巴细胞浸润患者皮肤的 H&E 染色切片，显示浅部和深部血管周围真皮淋巴细胞浸润。原稿放大 40×

临床特征

临床表现

其表现为无症状、无鳞屑、红斑丘疹和斑块，主要累及面部、颈部和上胸部。可能有一个、几个或多个病灶，并可能出现病灶中央清除，使其形成环状外观（图 135.12）。无萎缩或毛囊堵塞。存在或不存在暴露阳光下的病史。病变可能持续数月或数年，通常会自行消退，但也可能在同一部位或不同部位复发。

鉴别诊断

多形性日光疹可通过病史及短期皮损排除，LE 和淋巴细胞瘤可以通过组织病理学排除。

病程和预后

由于良性的，因此预后良好，可以自愈，且死亡率没有上升。

检查

皮肤活检需要进行组织学、直接免疫荧光和分子基因重排研究。应考虑对患者进行系统性红斑狼疮相关的血清学检测，包括抗核抗体、ESR、抗 Ro 和抗 La 抗体、FBC 和尿液分析。光敏试验可能对那些有光敏史的患者有用。

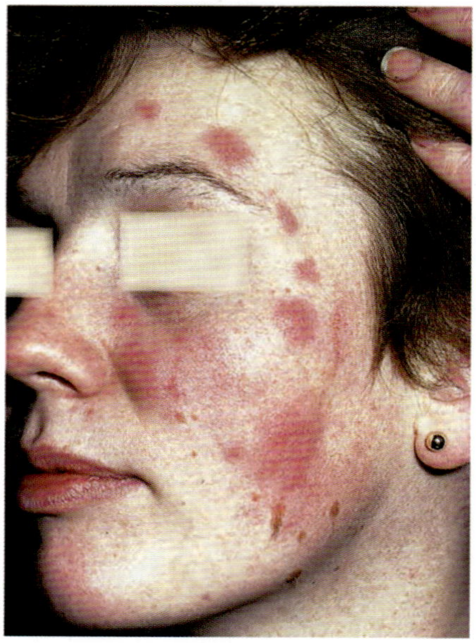

图 135.12 Jessner 淋巴细胞浸润的年轻女性脸上的非鳞屑红斑斑块

治疗

治疗效果常不令人满意，仅基于病例报道。如果没有症状，可能不需要治疗。化妆、小病灶切除、光保护、局部[2]或局灶内[5]类固醇应用均可提供益处。羟氯喹[2]、系统类固醇和冷冻疗法已成功应用在该病的治疗上。有报道称，甲氨蝶呤[11]、维 A 酸[12]和口服奥拉诺芬[13]均有疗效。有一项随机双盲交叉研究比较了 27 例患者分别使用沙利度胺和安慰剂的疗效；59%的患者在停止[14]治疗 1 个月后仍处于完全缓解状态。脉冲染料激光[15]和甲氨基乙酰丙酸光动力疗法[16]也被报道可以清除病变。

（译者：秦思 一审：李强 二审：刘玮 三审：王颖 润色：陶冶）

参考文献

所有文献请查阅网址：www. rooksdermatology. com.
以下列出的是重要参考文献。

Pseudolymphoma

[4] Kluger N, Vermeulen C, Moguelet P, *et al*. Cutaneous lymphoid hyperplasia (pseudolymphoma) in tattoos: a case series of seven patients. *J Eur Acad Dermatol Venereol* 2010;24:208-13.

[6] Maubec E, Pinquier L, Viguier M, *et al*. Vaccination-induced cutaneous pseudolymphoma. *J Am Acad Dermatol* 2005;52:623-9.

[12] Nathan DL, Belsito DV. Carbamazepine induced pseudolymphoma with CD30 positive cells. *J Am Acad Dermatol* 1998;

第12部分

38:806-9.

[14] Martinez-Moran C, Sanz Munoz C, Morales-Callaghan AM, *et al*. Lymphomatoid contact dermatitis. *Contact Dermatitis* 2009;60:53-5.

[23] Wood G, Ngan B, Tung R, *et al*. Clonal arrangements of immunoglobulin genes and progression to B-cell lymphoma in cutaneous lymphoid hyperplasia. *Am J Pathol* 1989; 35: 969-78.

[27] Wood GS. Analysis of clonality in cutaneous T-cell lymphoma and associated diseases. *Ann NY Acad Sci* 2001;941:26-30.

[32] Colli C, Leinweber B, Mulleegger R, Chott A, Kerl H, Cerroni L. *Borrelia burg-dorfori*- associated lymphocytoma cutis: clinicopathological, immunophenotypic and molecular study of 106 cases. *J Cutan Pathol* 2004;31:232-40.

[37] Rijlaarsdam JU, Scheffer E, Meier CJLM, Willemze R. Cutaneous pseudo T-cell lymphomas. *Cancer* 1992;69:717-24.

[38] Beltraminelli H, Leinweber B, Kerl H, Cerroni L. Primary cutaneous $CD4^+$ small-/medium-sized pleomorphic T-cell lymphoma: a cutaneous nodular proliferation of pleomorphic T lymphocytes of undetermined significance? A study of 136 cases. *Am J Dermatopathol* 2009;31:317-22.

[39] Ally MS, Prasad Hunasehally RY, Rodriguez-Justo M, *et al*. Evaluation of follicular T-helper cells in primary cutaneous $CD4^+$ small/medium pleomorphic T-cell lymphoma and dermatitis. *J Cutan Pathol* 2013;40:1006-13.

Pityriasis lichenoides

[3] Bowers S, Warshaw EM. Pityriasis lichenoides and its subtypes. *J Am Acad Dermatol* 2006;55:557-72.

[6] Ersoy-Evans S, Greco F, Mancini AJ, *et al*. Pityriasis lichenoides in childhood. A retrospective review of 124 patients. *J Am Acad Dermatol* 2007;56:205-10.

[9] Magro C, Crowson A, Morrison C, *et al*. Pityriasis lichenoides chronica: stratification by molecular and phenotypic profile. *Hum Pathol* 2007;38:479-90.

[16] Sarantopoulos GP, Palla B, Said J, *et al*. Mimics of cutaneous lymphoma. Report of the 2011 Society for Haematopathology/European Association for Haematopathology Workshop. *Am J Clin Pathol* 2013;139:536-51.

[23] Kempf W, Kazakov DV, Palmedo G, Fraitag S, Schaerer L, Kutzner H. Pityriasis lichenoides et varioliformis acuta with numerous CD30(+) cells: a variant mimicking lymphomatoid papulosis and other cutaneous lymphomas. A clinicopathologic, immunohistochemical, and molecular biological study of 13 cases. *Am J Surg Pathol* 2012;36:1021-9.

[35] Tomasini D, Tomasini CF, Cerri A, *et al*. Pityriasis lichenoides: a cytotoxic T-cellmediated skin disorder. Evidence of human parvovirus B19 DNA in nine cases. *J Cutan Pathol* 2004;31:531-8.

[38] Hapa A, Ersoy-Evans S, Karaduman A. Childhood pityriasis lichenoides and oral erythromycin. *Pediatr Dermatol* 2012; 29:719-24.

[55] Farnaghi F, Serafi H, Ehsani AH, Agdari ME, Noormohammadpour P. Comparison of the therapeutic effects of narrow band UVB vs PUVA in patients with pityriasis lichenoides. *J Eur Acad Dermatol Venereol* 2011;25:913-16.

[64] Meziane L, Caudron A, Dhaille F, *et al*. Febrile ulceronecrotic Mucha-Habermann disease: treatment with infliximab and intravenous immunoglobulins and review of the literature. *Dermatology* 2012;225:344-8.

[67] Said BB, Kanitakis J, Graber I, Nicolas JF, Saurin JC, Berard F. Pityriasis lichenoides chronica induced by adalimumab therapy for Crohn's disease: report of 2 cases successfully treated with methotrexate. *Inflamm Bowel Dis* 2010; 16: 912-13.

Parapsoriasis

[1] Ackerman AB, Schiff TA. If small plaque parapsoriasis is a cutaneous T-cell lymphoma, even an abortive one, it must be mycosis fungoides. *Arch Dermatol* 1996;132:562-6.

[2] Vakeva L, Sama S, Vaalati A, Pukkala E, Kariniemi AL, Ranki A. A retrospective study of the probability of the evolution of parapsoriasis en plaques into mycosis fungoides. *Acta Derm Venereol* 2005;85:318-23.

[3] Klemke CD, Dippel E, Dembinski A, *et al*. Clonal T cell receptor gamma-chain rearrangement by PCR-based GeneScan analysis in the skin and blood of patients with parapsoriasis and early-stage mycosis fungoides. *J Pathol* 2002; 197: 348-54.

[6] Muche JM, Lukowsky A, Heim J, Friedrich M, Audring H, Sterry W. Demonstration of frequent occurrence of clonal T cells in the peripheral blood but not in the skin of patients with small plaque parapsoriasis. *Blood* 1999;94:1409-17.

[13] Aydogan K, Karadogan SK, Tunali S, Adim SB, Ozcelik T. Narrowband UVB phototherapy for small plaque parapsoriasis. *J Eur Acad Dermatol Venereol* 2006;20:573-7.

[14] Lindahl LM, Fenger-Gron M, Iversen L. Topical nitrogen mustard therapy in patients with mycosis fungoides or parapsoriasis. *J Eur Acad Dermatol Venereol* 2013;27:163-8.

[15] Vakeva L, Sama S, Vaalati A, Pukkala E, Kariniemi AL, Ranki A. A retrospective study of the probability of the evolution of parapsoriasis en plaques into mycosis fungoides. *Acta A cta Derm Venereol* 2005;85:318-23.

[18] Simon M, Flaig MJ, Kind P, *et al*. Large plaque parapsoriasis: clinical and genotypic considerations. *J Cutan Pathol* 2000;27:57-60.

[20] Rosenbaum MM, Roenigk HH, Jr, Caro WA, Esker A. Photochemotherapy in cutaneous T-cell lymphoma and parapsoriasis en plaque. Long term follow-up in forty-three patients. *J Am Acad Dermatol* 1985;13:613-22.

[21] Arai R, Horiguchi Y. Retrospective study of 24 patients with large or small plaque parapsoriasis treated with ultraviolet B therapy. *J Dermatol* 2012;39:674-6.

Lymphocytoma cutis

[1] Colli C, Leinweber B, Mullegger R, Chott A, Kerl H, Cerroni L. *Borrelia burgdorferi*- associated lymphocytoma cutis: clinicopathologic, immunophenotypic, and molecular study of 106 cases. *J Cutan Pathol* 2004;31:232-40.

[3] Baldassano MF, Bailey EM, Ferry JA, Harris NL, Duncan LM. Cutaneous lymphoid hyperplasia and cutaneous marginal zone lymphoma: comparison of morphologic and immunophenotypic features. *A m J Surg Pathol* 1999;23:88-96.

[4] Sarantopoulos GP, Palla B, Said J, *et al*. Mimics of cutaneous lymphoma. Report of the 2011 Society for Haematopathology/European Association for Haematopathology Workshop. *A m J Clin Pathol* 2013;139:536-51.

[5] Arai E, Shimizu M, Hirose T. A review of 55 cases of cutaneous lymphoid hyperplasia: reassessment of the histopathologic findings leading to reclassification of 4 lesions as cutaneous marginal zone lymphoma and 19 as pseudolymphomatous folliculitis. *H um Pathol* 2005;36:505-11.

[6] Bergman R, Khamaysi K, Khamaysi Z, Ben Arie Y. A study

of histologic and immunophenotypical staining patterns in cutaneous lymphoid hyperplasia. *J Am Acad Dermatol* 2011; 65:112-24.

[17] Wood GS, Ngan BY, Tung R, Hoffman TE, Abel EA, Hoppe RT. Clonal rearrangements and progression to B cell lymphoma in cutaneous lymphoid hyperplasia. *Am J Pathol* 1989; 135:13-19.

[18] Hammer E, Sangueza O, Suwanjindar P, White CR, Braziel R. Immunophenotypic and genotypic analysis in cutaneous lymphoid hyperplasias. *J Am Acad Dermatol* 1993; 28: 426-33.

[22] Tomar S, Stoll HL, Grassi MA, Cheney R. Treatment of cutaneous pseudolymphoma with interferon alfa-2b. *J Am Acad Dermatol* 2009;60:172-4.

[23] Martin SJ, Duvic M. Treatment of cutaneous lymphoid hyperplasia with the monoclonal anti-CD20 antibody rituximab. *Clin Lymphoma Myeloma Leuk* 2011;11:286-8.

[29] Singletary HL, Selim MA, Olsen E. Subcutaneous interferon alfa for the treatment of cutaneous pseudolymphoma. *Arch Dermatol* 2012;148:572-4.

Jessner's lymphocytic infiltrate

[1] Jessner M, Kanof NB. Lymphocytic infiltration of the skin. *Arch Dermatol* 1953;68:447-9.

[2] Toonstra J, Wildschut A, Boer J, *et al*. Jessner's lymphocytic infiltrate of the skin: a clinical study of 100 patients. *Arch Dermatol* 1989;125:1525-30.

[3] Lipsker D, Mitschler A, Grosshans E, Cribier B. Could Jessner's lymphocytic infiltration of the skin be a dermal variant of lupus erythematosus? An analysis of 210 cases. *Dermatology* 2006;213:15-22.

[4] Rémy-Leroux V, Léonard F, Lambert D, *et al*. Comparison of histopathologicclinical characteristics of Jessner's lymphocytic infiltration of the skin and lupus erythematosus tumidus: multicenter study of 46 cases. *J Am Acad Dermatol*. 2008;58:217-23.

[5] Higgins CR, Wakeel RA, Cerio R. Childhood Jessner's lymphocytic infiltrate of the skin. *Br J Dermatol* 1994; 131: 99-101.

[10] Rijlaarsdam JU, Nieboer C, de Vries E, Willemze R. Characterization of the dermal infiltrates in Jessner's lymphocytic infiltrate of the skin, polymorphous light eruption and cutaneous lupus erythematosus: differential diagnostic and pathogenetic aspects. *J Cutan Pathol* 1990;17:2-8.

[11] Laurinaviciene R, Clemmensen O, Bygum A. Successful treatment of Jessner' slymphocytic infiltration of the skin with methotrexate. *Acta Derm Venereol* 2009;89:542-3.

[14] Guillaume JC, Moulin G, Dieng, MT, *et al*. Crossover study of thalidomide vs placebo in Jessner's lymphocytic infiltration of the skin. *Arch Dermatol* 1995;131:1032-5.

[16] Park KY, Kim HK, Li K, *et al*. Photodynamic therapy: new treatment for refractory lymphocytic infiltration of the skin. *Clin Exp Dermatol* 2012;3:235-7.

第 136 章

皮肤组织细胞增生症

Thai Hoa Tran, Elena Pope, Sheila Weitzman

Hospital for Sick Children, Toronto, Ontario, Canada

概述

皮肤以各种形式参与各年龄段的组织细胞增生症。一般来说，为了方便起见，组织细胞增生症可以根据来源分为树突状起源（树突状细胞异常相关性疾病）和单核-巨噬细胞系起源（非树突状细胞异常相关性疾病）。然而免疫细胞之间的联系是紧密的，在组织细胞增生症中常可以发现各种细胞受到破坏。朗格汉斯细胞组织细胞增生症（Langerhans cell histiocytosis，LCH）是最常见的树突状细胞疾病，而家族性嗜血性网状细胞增生症是最常见的非树突状细胞疾病。罕见的非朗格汉斯细胞组织细胞增生症也可以根据来源分为树突和非树突细胞的起源。此外，他们还可以根据临床表现进一步细分为两种类型：主要累及皮肤，较少累及系统型；全身系统受累为主，较少累及皮肤型。

本章将简要介绍组织细胞增生性疾病的致病机制，主要讨论其皮肤表现、组织病理和治疗，着重突出本组疾病在幼儿和成人之间的异同。

组织细胞的起源

组织细胞代表单核吞噬细胞系统的细胞（mononuclear phagocyte system，MPS）。它们共享一个共同的骨髓祖细胞，即中性粒细胞-巨噬细胞集落形成单元（neutrophil-macrophage colony-forming unit，NM-CFU）。组织细胞可大致分为两个功能不同的细胞群："专业"吞噬细胞和抗原呈递细胞（antigen-presenting cell，APC），后者以朗格汉斯细胞（Langerhans cell，LC）为主。与所有其他树突状细胞群体不同，朗格汉斯细胞并非起源于成人骨髓来源的髓系祖细胞，而是来源于胎儿肝的单核细胞前体，这些单核细胞在出生之前就存在于皮肤中[1]。出生后，在稳定状态下，它们直接从其他皮肤朗格汉斯细胞重新繁殖，但当发生重大感染时，它们可以被循环单核细胞[2]所取代。单核细胞起源于 NM-CFUs，释放进入循环后，迁移到各种组织中分化为巨噬细胞和其他组织细胞系。

组织细胞的功能

吞噬细胞包括大部分的驻留组织巨噬细胞和未成熟巨噬细胞。巨噬细胞具有吸收和降解颗粒的功能。吞噬作用首先通过表面受体识别外来物质，特别是糖类和凝集素受体，然后是内吞作用[1]。这种机制涉及对细菌和肿瘤细胞的吞噬作用。吞噬细胞还表达特异性的补体成分受体 CR1 和 CR3，分别与 C3b、C3bi 及与 IgG 的 Fc 片段结合的免疫球蛋白(FcIgG)受体相结合。这些受体在与 IgG 和补体结合的物质的吞噬作用中非常重要，而 IgG 和补体作为调理素增强吞噬作用。吞噬细胞也具有一定的抗原呈递能力，虽然有限。它们通常向致敏 T 细胞提供抗原，但不向幼稚 T 细胞或“记忆”T 细胞提供抗原。在向 T 细胞提供抗原时抗原呈递细胞是一种具有特殊的功能活性的组织细胞，或在某些情况下呈现其他细胞类型。这些细胞在人体内表现为血树突细胞、表皮朗格汉斯细胞、淋巴结副皮质的镶嵌型网状细胞和传出淋巴的面纱细胞。这些细胞没有吞噬活性，不像“专业”的吞噬细胞，它们不能附着在表面。它们能够通过内吞作用将抗原内化，通过溶酶体消化处理抗原，并与 MHC 分子结合在其表面重新表达抗原(外源抗原为Ⅱ类，内源抗原为Ⅰ类)。这些细胞是有效的抗原呈递细胞，不仅能向致敏 T 细胞呈递抗原，而且能向记忆 T 细胞和幼稚 T 细胞呈递抗原[2]。

组织细胞增生症的分类

由于在儿童和成人中的异质性，组织细胞增生症的分类一直具有争议性。目前的分类主要根据组织病理学和免疫组化的特点及其临床表现。1987 年，组织细胞疾病编委会首次根据组织细胞亚群与正常组织细胞亚群的关系对组织细胞疾病进行分类[1]。1997 年，结合疾病的生物学行为对这一分类进行了修订[2]。在新分类中，组织细胞增生症大致分为两大类，一类是具有不同生物学行为的，另一类是真正恶性的。在每一类疾病中，根据与树突状细胞(DC 疾病)或巨噬细胞-单核细胞通路(也称为非 DC 疾病)的关系将这些疾病进一步细分。虽然这种分类方法并不完善，但它确实为规范命名提供了一个框架，并建立了一种“通用组织细胞语言”[3,4]。

树突状细胞类疾病

朗格汉斯细胞组织细胞增生症

定义和术语

朗格汉斯细胞组织细胞增生症(LCH)是一种在不同部位过度积累 CD1a$^+$ 朗格汉斯细胞，导致组织损伤的增殖性疾病。

同义名

- 组织细胞增生症 X
- 嗜酸性肉芽肿
- 勒雪病
- 韩-薛-科病
- 先天性自愈性网状组织细胞增生症
- 自愈性组织细胞增生症
- 单纯皮肤组织细胞增多症
- 朗格汉斯细胞肉芽肿病
- Ⅱ型组织细胞增多症
- 非脂质网状组织细胞增生症

流行病学

发病率和患病率

朗格汉斯细胞组织细胞增生症是一种罕见的疾病，每年每百万人中 2～5 名儿童发病，估计在 15 岁以下儿童中发病率为 1∶50 000。瑞典最近的一项研究报告称，本病的儿童发病率更高，每年约 8.9/1 000 000[2]。尽管如此，本病的发病率仍可能被低估，因为疾病表现呈现多样性，许多患者可能仍未被诊断或自行消退，特别是那些仅局限于骨或皮肤的患者。

年龄

朗格汉斯细胞组织细胞增生症可出现在任何年龄阶段，从新生儿期到老年，但最常见于 0—4 岁。法国研究机构[1]一项涵盖 348 名年龄在 15 岁以下患者的报告总结发病年龄中位数为 30.2 个月。其中，单系统(SS)受累占儿科 LCH 的 70%，骨骼是最常见的受累器官，其中单纯皮肤受累约占 10%[3]。5 岁以上单纯骨受累的 LCH 患儿中有 50%是单灶性骨病，多灶性骨受累多发生于 2—5 岁患儿[1]。多系统受累的 LCH 常见于 2 岁以下儿童。

在成年人中，平均发病年龄为 35 岁，其中 10%＞55 岁。LCH 成人中有 69%伴发多发性硬化症，其中皮肤和肺的受累比例分别为 51% 和 62%[4]。成人单系统受累的 LCH 患者约 31%，其中肺部受累占 51%，大部分为吸烟者，其次是骨骼和皮肤，分别占 38% 和 14%。

性别

大多数研究报告了本病的发病率男性略高于女性。有报道男女发病率高达 2∶1[1]。

病理生理学

病理学

朗格汉斯细胞（LCs）是一种在表皮、支气管和黏膜中特异性的抗原呈递细胞。LCs 中低表达 MCH-Ⅱ、中度表达 CD11c 和高表达 Langerin（CD207）[5]。Langerin 与球拍状细胞器被称与 Birbeck 颗粒的形成有关，这是 LCs 的特征性结构[6]。人 LCs 表达骨髓标志物 CD13 和 CD33，白细胞标志物 CD45，黏附分子如 CD40、CD44、E-cadherin、CD1a。CD1a 是一种类似 MCH-Ⅰ的蛋白，其功能是将脂质抗原呈递给 T 细胞[7]。

LCs 的起源一直是有争论的。主要争议是 LCs 是血源性的还是源自于原位定位的表皮 LC 前体。但最新的证据表明 LC 网络具有双重起源。在稳定状态下，LCs 可能来源于维持 LC 更新的表皮局部 LC 前体，而 LCs 可能来源于炎症过程中的血源性前体[6,8-10]。

LCH 的临床表现与朗格汉斯细胞的组织病理学表现具有惊人的一致性。皮损的组织病理学表现与 LCs 具有相同的免疫表型，包括 CD1a、细胞质和细胞壁的 Langerin（图 136.1）。此外，S-100 染色（+）。在少数细胞中表达肌束蛋白。高尔基体胞质内 HLA-Ⅱ（LN3 抗体）和 CD68（KP-1）染色（+）[11]。在显微镜下，LCH 细胞呈长椭圆形，圆形，20～25μm 大小（体积为淋巴细胞的 2～3 倍），呈聚集状态，却缺乏“树枝状”形态。细胞核呈分叶状、咖啡豆状或舟状，但最典型的 LCH 核具有不规则棱角。细胞质宽大，呈均质粉红色。典型的 LCH 病变通常表现为 LCH 细胞与嗜酸性粒细胞和淋巴细胞等炎症性细胞共存。巨噬细胞的各种形态可以在许多位点被查见。破骨细胞样巨细胞在任何涉及骨[11]的病变中占主导地位。

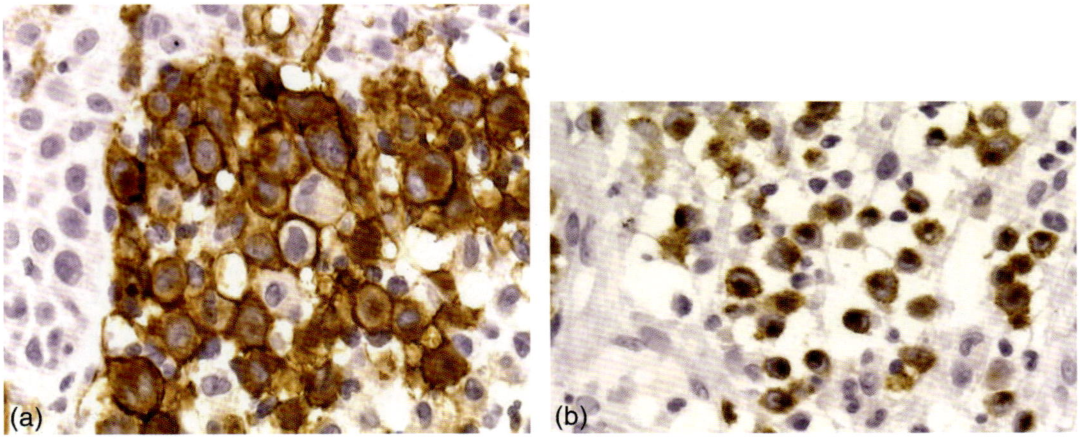

图 136.1 朗格汉斯细胞组织细胞增生症（LCH）

(a)皮损表现为 LCH 细胞特异性表达 CD1a；(b)皮肤 LCH 细胞的细胞壁及胞质均可见其特异性凝集素。

遗传学

LCH 的病因尚不清楚，但分子遗传学的最新进展为 LCH 的病理生理学提供了重要的参考依据，加深了我们对该病的认识。长期以来，由于 LCs 具有免疫性和感染性，LCH 中 T 细胞的扩增，免疫失调和细胞因子表达异常被认为是 LCH 的潜在致病机制[12-14]。然而，已经证明没有特异性的免疫功能障碍的患者不增加感染的风险。最近，分子和基因组技术的进步支持了 LCH 作为一种肿瘤疾病的概念。在非肺部受累的 LCH 中发现的病理性 LCHs 的克隆性为 LCH 是一种肿瘤的观点提供了第一个论据[15,16]。到目前为止，本病 RAS 途径激活中 57% 检测到 BRAF V600E 的突变，即使那些没有检测到 BRAF 突变的仍提供一个共同的信号转导通路的激活机制，大力支持 LCH 为肿瘤，虽然不一定是恶性肿瘤[17,18]。BRAF V600E 突变在所有危险组中均有发现，对总体生存无影响，但其存在使再活化的风险增加了 2 倍（$P=0.04$）[18]。尽管二代测序为解决 LCH 的分子基础提供了宝贵工具，LCH 细胞中的 BRAF 突变是否对 LCH 的发展是必要的或充分的，仍然没有答案。

临床特征

尽管不同形式的 LCH 具有相同的组织病理学表现，但该疾病的临床特征不同，影响许多不同的器官。LCH 的分类是根据初始细分为单系统（single system，SS）和多系统（multisystem，MS）疾病所涉及的器官系统的数量。SS-LCH 又分为单病灶和多病灶疾病，MS-LCH 又分为“低风险”疾病和“风险”疾病，其中风险代表死亡风险。为清楚起见，后一组在本章将被称为“高风险”。

临床表现

单系统骨骼受累是朗格汉斯细胞组织细胞增生症最常见的形式。颅骨穹是最常见的受累部位，但除了手和脚以外，任何骨头都可能受累。皮肤是 SS-LCH 第二常见的受累器官（表 136.1）。MS-LCH 指的是任何器官均可受累，尽管性腺和肾通常不会受累。“风险”的定义仅限于造血系统、肝和脾。与成年吸烟者的肺 LCH 不同，在儿童中肺 LCH 不再被认为是死亡的主要风险[19]。本章只详细讨论皮肤 LCH 及其变异。

表 136.1　在 DAL-HX 研究中，170 名接受治疗的单器官受累的朗格汉斯细胞组织细胞增生症患儿的分布比例

受累部位	患者比例（%）
单病灶骨受累	68
多病灶骨受累	19
单纯皮肤受累	11
单纯淋巴结受累	2

来源：Titgemeyer et al. 2001[30]. 经 John Wiley & Sons. 授权后转载。

皮肤是第二常见的受累器官。据报道，在 30%～60% 的儿科病例中，皮肤是唯一受累部位的占 10%（仅为皮肤的 LCH）[20]。皮肤朗格汉斯细胞组织细胞增多症可发生在任何年龄。皮损表现多种多样，包括黄斑、丘疹、斑块、鳞片、囊泡、脓疱、结痂、大疱和溃疡等（图 136.2）。儿童 LCH 最典型的皮肤病变为丘疹鳞屑状皮损，上覆油腻性皮屑，累及头皮，类似脂溢性皮炎（图 136.3）。其他受累部位包括皮肤褶皱部位，如臀裂和躯干中线，包括指甲在内的任何区域都可能受累。即使在没有其他症状和体征的情况下，儿童出现头皮或头皮上持续的皮疹应怀疑 LCH。在婴儿时期，如“摇篮帽”或“尿布疹”的不寻常表现，应该怀疑 LCH 的可能性，并建议完善活检。血小板减少时，皮损可出现瘀点或紫癜。外耳道受累通常被认为是皮肤 LCH 的一部分，可能与继发性铜绿假单胞菌感染有关。相比之下，中耳和内耳的 LCH 常与颞骨疾病有关。口腔和生殖道的黏膜也可能受到影响，后者在成人患者中更为常见。

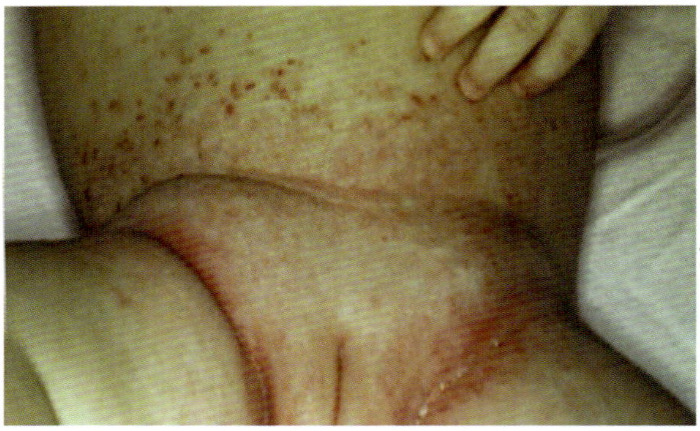

图 136.2　朗格汉斯细胞组织细胞增生

婴儿尿布区（包括尿布皱褶）密集分布的丘疹、水疱、结痂和毛细血管扩张。

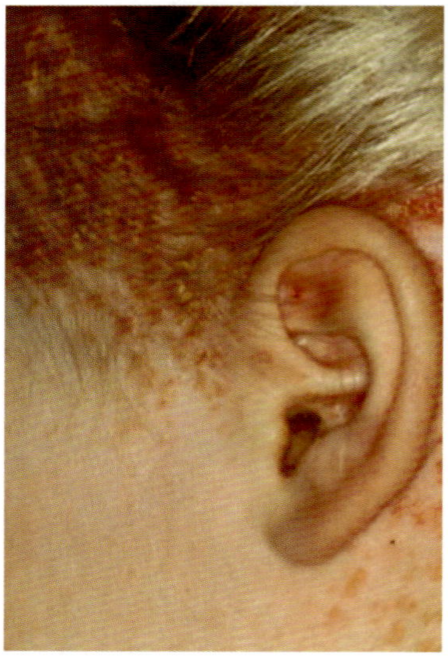

图 136.3　朗格汉斯细胞组织细胞增生症，儿童脂溢性皮炎区域可见黄色坚实性丘疹

临床亚型

成人朗格汉斯细胞组织细胞增多症

国际组织细胞学会统计成人 LCH 患者，发现 14.3% 的 SS-LCH 患者和 62% 的 MS-LCH 患者出现皮肤受累[4]。皮肤受累通常是本病的主要特征。受累区域与儿童相似，但屈肌、腹股沟、肛周或外阴区域溃疡很常见。乳房下也可能受累。与儿童一样，皮损可能是丘疹、脓疱、结节、红斑、苔藓样变、黄色瘤、赘生物和菜花状。可以累及指甲和黏膜，包括

生殖器黏膜。本病可以是无症状的，也可能仅表现为瘙痒或灼烧感[20-22]。

单纯皮肤受累的 LCH

大约 10%的儿童和成人 SS-LCH 患者皮肤局部存在朗格汉斯细胞组织细胞增多症。单纯皮肤受累的 LCH 见于幼儿，可能在数周至数月自行消退（图 136.4）。然而这种疾病可能发展成 MS“高风险”疾病，这可能是致命的。在来自多伦多儿童医院（SickKids，Toronto）[23]的 12 名皮肤 LCH 婴儿中，有 10 名未接受治疗；其中 4 例在确诊后 5 周至 5 个月发展为多发性硬化症，其中 2 例死亡。此外，一名患者在确诊为单纯皮肤受累 LCH 近 4 年后出现骨损害。在出生至 4 周的婴儿中，单纯皮肤受累的 LCH 有时被称为 Hashimoto-Pritzker 病或先天性自愈性网状组织细胞增生症（congenital self-healing reticulohistiocytosis，CSHRH）变体（图 136.5）。单纯皮肤受累的 LCH 和 CSHRH 在组织病理和免疫染色上具有相同性。尽管一些皮肤科医师声称能够在临床上将 CSHRH 与单纯皮肤受累的 LCH 区分开来，但文献并不支持这一点，除非在电镜下查找髓磷脂致密体（代表衰老的线粒体）可用于区分两者。Battistella 等描述了一项研究：31 例患者，21 例为“自行消退”，10 例为“非自行消退”。发现除了远端累及以外，单病灶形式、坏死病灶和低色素斑仅见于可自行消退的皮肤受累 LCH 患者[24]。由于单纯皮肤受累的 LCH 和 CSHRH 都需要进行初步的研究以排除系统性疾病，而且如果仅限于皮肤，两种形式都可以在不进行治疗的情况下观察到，因此认为这种区别没有真正的价值。我们强调，所有单纯皮肤受累的 LCH 幼儿都应仔细观察，对自行性退行性疾病仅做回顾性地诊断[23]。

一个常见的问题是，单纯皮肤受累的 LCH 患者是否有长期并发症的风险，如尿崩症。不幸的是，没有前瞻性的研究关注这个问题。在两个发表的小型回顾性研究中，一个研究涉及 25 名[25]和另一个涉及 19 名单纯皮肤受累的 LCH 婴儿[26]，每个研究中有一名患儿最终发展为尿崩症。因此，建议延长随访时间，但鉴于预后一般良好，基于临床怀疑才行放射学检查。

皮肤 LCH 是低风险多系统疾病的一部分

这种皮肤 LCH 的临床变异以前被称为 Hand-Schuller-Christian 综合征。这是一种慢性、多灶性 LCH。其特点是溶解性骨病变、突眼症、尿崩性糖尿病和皮损，虽然这些特征都不是诊断所必需的。发病年龄通常晚于单纯皮肤受累的 LCH，一般在 2－6 岁。皮肤表现包括结节和肿瘤，呈黄褐色或脂溢性皮炎样，但可见任何皮损表现。口腔黏膜受累可能与牙龈溃疡和出血有关。在某些病例中，早期牙萌出可能是这种变异的最初表现。

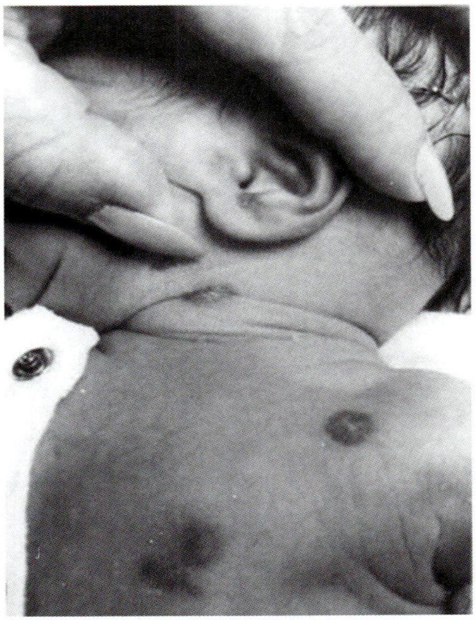

图 136.4 单纯皮肤受累的朗格汉斯细胞组织细胞增生症，患儿皮损出现自行消退

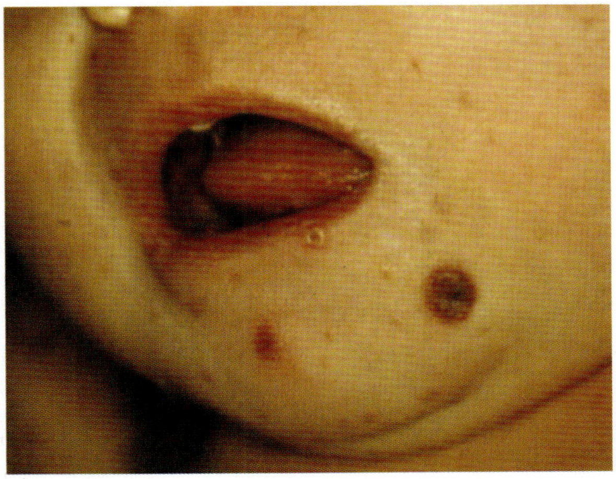

图 136.5 先天性自愈网状组织细胞增多症（Hashimoto-Pritzker 病），婴儿出现溃疡性结节

皮肤受累是播散性疾病的一部分

这种变异以前被称为 Letterer-Siwe 病，是 LCH 中受累最广泛、最严重的一种。它发生在不到 15% 的儿科病例中，通常见于 2 岁以下的新生儿。75%～100%的病例涉及皮肤，主要表现为头皮和尿

布区典型的皮脂腺样改变，尽管身体的任何部分都可能受累。可伴发广泛的溃疡，反复感染，瘀点和紫癜。可涉及多个器官，包括骨骼、肝、脾、肺、中枢神经系统(central nervous system，CNS)和骨髓。这种形式的预后最差，几乎不可能自行消退，需要系统性治疗[22]。

鉴别诊断

皮肤 LCH 的鉴别诊断包括皮肤癣菌病、肥大细胞增生症和疥疮。如果皮损是水疱，LCH 需要区别于大量的水疱性疾病，包括单纯疱疹和带状疱疹。丘疹结节皮损可能需要与神经母细胞瘤、白血病和淋巴瘤的恶性结节鉴别。尿布区和耳后受累常与脂溢性皮炎混淆。在成人中，可能需要考虑其他情况，如化脓性肾炎、Paget 病、毛囊角化病和性传播疾病。

病程和预后

儿童 LCH 的自然病程演变从自行性消退发展为具有多重再活化性产生显著长期后果可能的低级别慢性疾病，再到可能致命的"高风险"疾病。它的病程也因不同的亚群和疾病的程度而不同。单系统和低风险多系统的朗格汉斯细胞组织细胞增生症的死亡率极低。这些亚群的问题是倾向于再活化和发展的重大长期后遗症，其中尿崩症是最常见的，而中枢神经系统疾病是最严重的。

单系统受累的患者倾向于自行消退或对有限的治疗反应良好。多伦多患病儿童医院(Sick Children，Toronto)的一个早期系列研究包括 180 名骨受累的 LCH 患者，12%的单系统单灶骨重新激活，没有发展为糖尿病性尿崩症的病例。在 SS 多灶骨患者中，25%的患者恢复活动，尿崩症的风险为 12%；而在骨受累的低风险 MS-LCH 患者，其复发率为 50%，超过 25%的患者出现尿崩症[3]。在最近的治疗方案[27]中，高风险器官受损伤的幼儿死亡率已降至 10%。回顾以往，在那些对治疗反应良好的高风险多发性硬化症患儿中，50%的患儿在骨受累重新激活；这些患者有出现长期后遗症的风险。

作为尿崩症和中枢神经系统疾病的低危 MS 组。在最近发表的 LCH-Ⅲ研究中，所有高危险 MS 患者的治疗延长至 12 个月，低危险 MS 患者被随机分到 6 个月和 12 个月的治疗组。在这两个亚组中，延长治疗时间至 12 个月可使复发率从 50%降低到约 30%，但这是否能减少本病晚期的后遗症[27]尚未得到证实。LCH-Ⅳ开放研究将随机对患者进行 12～24 个月的治疗，以观察复发率是否可以进一步降低，并将长期跟踪患者，评估其对严重晚期并发症的影响。

成人 LCH 的自然病史尚不清楚。但据认为，即使在 SS 疾病中，自行性退行性变也不太可能发生，成人患者通常需要某种形式的治疗，这取决于器官受累的程度。在成人 LCH 中，SS 患者的生存率接近 100%[4]。包括皮肤在内的 MS-LCH 的成人患者由于涉及的器官数量较少，其存活率显著高于儿童[22,28]。

检查

诊断

朗格汉斯细胞组织增生症(LCH)是通过皮肤组织活检的组织病理学和免疫染色诊断的。由于 LCs 通常存在于皮肤、淋巴结和肺中，因此在这些区域区分 LCH 和反应性 LCs 非常重要(框图 136.1)。因此，LCH 是一种临床病理诊断；换句话说，它的诊断需要选择正确的皮损进行组织病理学检查和免疫组化染色。

评估

评估的目的是确定疾病的严重程度，以便指导治疗和随访评估。患者可能表现为皮肤、骨骼、淋巴结、垂体、肺或肝为主要受累部位，但在诊断 SS 疾病之前需要充分检查。作为骨骼检查的一部分，普通 X 线成像术通常是评估骨受累的首选方法(图 136.6)。儿童 LCH 的诊断、检查和治疗指南已发表[29]。框图 136.1 详细列出了对可疑病例应进行的检查，以及对部分患者进行更专业检查的适应证。

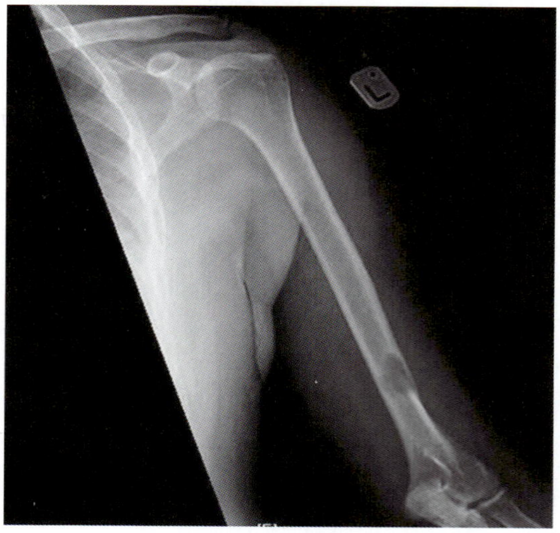

图 136.6 肱骨的 X 线，显示典型的朗格汉斯细胞组织细胞骨溶解

治疗

现代治疗方法采用基于疾病程度和严重程度的风险分层策略，这是影响预后的主要决定因素。SS-LCH 患儿的病程一般为良性，在数月至数年的时间

内自行性缓解的概率较高，不经治疗或者仅对症治疗[30]预后良好。

框图 136.1 朗格汉斯细胞组织增生症患者检查

所有患者均需做的检查

- 全血计数
- 电解质，尿素，肌酐，肝功能测试，凝血，红细胞沉降率和 C-反应蛋白
- 骨骼检查
- 胸部 X 射线
- 受累部位活检

部分患者所需的检查

- 磁共振成像（MRI）检查：颅骨溶解，尿崩症，症状提示中枢神经系统受累
- 禁水试验：多尿、多饮
- 成人胸部高分辨率计算机断层扫描（HRCT）：吸烟，呼吸道症状
- 肺功能检查：是否累及肺
- 腹部超声检查：如果肝功能异常，进行肝活检

在单灶性骨病中，简单的刮除甚至活检都可以治愈。体内注射类固醇（甲泼尼龙 75～150mg）已被证明是一种有效和安全的治疗方式，通常用于有症状的骨损害[31]。出于对长期后遗症和继发性恶性肿瘤的考虑，低剂量（6～10Gy）的放射治疗应仅在视神经和（或）脊髓等重要结构受到损害的紧急情况下使用。

系统治疗是针对多灶性 SS-LCH 和 MS-LCH。可用的药物除了非甾体抗炎药和类固醇抑制的药物如长春新碱、长春花碱、依托泊苷、硫唑嘌呤、甲氨蝶呤、阿糖胞苷和克拉屈滨外，还有免疫治疗药物（干扰素 α，TNF-α 拮抗剂、环孢素、沙利度胺等）[7,32,33]。在过去的 20 年里，由组织细胞学会（LCH-Ⅰ，LCH-Ⅱ，LCH-Ⅲ）进行的三次大规模、国际性、前瞻性的治疗试验（LCH-Ⅰ，LCH-Ⅱ，LCH-Ⅲ）为 MS-LCH 的管理提供了重要的见解[27,34,35]。首先，最常用的方案如长春碱和皮质类固醇是一个安全有效的方案。在长春碱-类固醇-6-MP 为主的治疗方案添加 VP-16 或甲氨蝶呤均不能改善 MS-LCH 患者或高危器官受累患者的预后[27,36]。在 MS-LCH 患者中，12 个月的维持治疗期与 6 个月的相比降低了复发率[28]。据日本研究小组报道，长春新碱、类固醇和阿糖胞苷的联合治疗是一种等效的替代治疗方案。对于难治性疾病，单用克拉屈滨或联合用药是一种有效的治疗选择。在高危器官受累者和难治性患者中可考虑造血干细胞移植治疗[39]。

靶向治疗

最近的研究发现，大多数 LCH 细胞携带 V600E BRAF 突变，且都可激活 RAS 通路，这增加了 BRAF 和其他抑制剂作为 LCH 中有前途的新疗法的可能性。vemurafenib 是一种新近批准的 BRAF 抑制剂，其显著疗效已在两名多系统和难治性 Erdheim-Chester 疾病患者中显示，LCH 中含有 BRAF V600E 突变[40]。使用 vemurafenib 和其他 BRAF 抑制剂作为成人 LCH 的第一个一线治疗和儿童 LCH 再激活患者的挽救治疗的临床试验在美国和加拿大的几个中心已经展开，但目前这种疗法只是实验性的。

皮肤 LCH 的处理

儿科

对于单纯皮肤受累的 LCH，年轻患者只有在出现疼痛、出血和（或）溃疡时需要检查和治疗。医师应该避免仅仅因为美容的原因而进行治疗。如果需要治疗，可以尝试局部治疗，如局部使用皮质类固醇。其他已被描述但不常用的局部治疗包括吡美莫司或他克莫司，窄波段 UVB 和补骨脂素 UVA（PUVA）[22,32]。

皮肤受累作为 MS-LCH 的一部分，治疗通常包括全身化疗。最常用的方案是按照组织细胞学会 LCH-Ⅱ 和 LCH-Ⅲ 方案的标准，联合使用长春碱和泼尼松龙[27,34]，无论是否进行局部治疗（通常包括中等至高强度皮质类固醇）。其他的治疗包括单独静脉注射阿糖胞苷、长春新碱或泼尼松龙。仅经过 6 周治疗病情出现进展是一个非常糟糕的预后信号，需要立即更改抢救方案，甚至可能需要造血干细胞移植（RIC-HSCT）。

阶梯治疗

儿童 LCH

单纯皮肤受累的 LCH

- 一线治疗：观察（除非有疼痛、溃疡或出血）
- 二线治疗：局部中效皮质类固醇
- 三线治疗：UVB 治疗/PUVA 或外用他克莫司（适用于 2 岁、血清他克莫司水平升高者）或严重时的全身治疗

皮肤受累的低风险 MS-LCH

- 一线治疗：长春碱/泼尼松（A 级证据）
- 二线治疗：长春新碱/阿糖胞苷联合或不联合泼尼松
- 三线治疗：单用克拉屈滨治疗

皮肤受累的高风险 MS-LCH

- 一线治疗：长春碱/泼尼松（A 级证据）
- 二线治疗：克拉屈滨联合其他药物（如阿糖胞苷）或氯法拉滨
- 三线治疗：造血干细胞移植

成人

与年幼的儿童相比，单纯皮肤受累的成人 LCH 患者通常需要某种形式的治疗。一般而言，前瞻性试验仅限于儿童 MS-LCH，而大多数已发表的成人 LCH 治疗报告由个案报告或小型研究报告组成。组织细胞学会的成人 LCH 研究组最近发表了成人 LCH 的管理指南[41]，这些指南仍在修订中。成人皮肤 LCH 的治疗方法包括手术、局部治疗、紫外线、放疗或全身治疗。

- 手术：对于有限的皮肤损伤，手术切除是一个不错的选择，但不推荐致残性手术，如外阴切除术或部分结肠切除术。
- 局部治疗：一线局部治疗通常包括外用高效皮质类固醇或皮损内注射类固醇。其他选择包括局部外用他克莫司，有报道称已经取得了成功，但全身毒性限制了它的使用，尤其是在大面积治疗或出现溃疡时使用期间应监测他克莫司浓度。1 例成人顽固性疾病[41]患者外用咪喹莫特每周 5 天，持续 2 个月后成功治愈。
- 紫外线治疗：全身 UVB 和 PUVA 已成功应用于成人皮肤 LCH 患者[42]。此外，最近的一份研究报告了通过准分子激光在局部应用窄普 UVB 的成功案例[43]。
- 放射治疗：局部放射治疗和电子束放射治疗已被使用，但不是治疗的首选[44]。
- 系统性治疗：成人对长春碱和泼尼松龙治疗的耐受性和反应不如儿童。尽管如此，长春碱和类固醇的联合仍然是许多国家成人 LCH 的首选系统治疗，特别是在欧洲，其中包括对皮肤 LCH 的治疗。其他国家更倾向于避免使用这些药物，并建议从单药阿糖胞苷开始，每个月给药 5 天[45]。Girschikowsky 等总结的用于成人 LCH 患者的其他系统性治疗方法包括每周口服甲氨蝶呤[47]、每日口服依托泊苷[22]和口服氮芥(A. Chu，personal communication)。每日口服依托泊苷已被证明对骨髓抑制作用较弱，与静脉注射相比，其引起继发性急性骨髓母细胞白血病的风险要小得多。干扰素 α 已成功治愈某些难治性病例[21]，其作用类似于口服沙利度胺[48]、口服异维 A 酸[42]。干扰素 α 和沙利度胺联合治疗难治性病例优于单独使用[49]。

在所有的治疗方式中，中断治疗后皮肤 LCH 的复发是常见的，相同的治疗但该疾病往往需要更长期治疗，可能需要一个缓慢减量的过程。

阶梯治疗

成人 LCH

单纯皮肤受累的 LCH

- 局部治疗
  - 局部外用或皮损内注射皮质类固醇
  - 局部外用咪喹莫特(1 例报告)
  - 外用氮芥(儿童报告)
  - 外用他克莫司/西罗莫司(监测血药浓度)
- 紫外线治疗
  - UVB/PUVA
- 局部疾病的手术切除(不允许进行部分结肠切除术等致残手术)
- 放射治疗
- 系统治疗

单纯皮肤受累的 LCH 对局部治疗无反应，或皮肤受累的低风险 MS-LCH

一线治疗

- 甲氨蝶呤每周 20mg，口服/皮下注射
- 硫唑嘌呤 2mg/(kg · d)，口服
- 沙利度胺 100mg，口服(长期治疗)
- 干扰素 α 每日 600 万 U(长期疗法)
- 干扰素 α 和沙利度胺，联合应用
- 依托泊苷，口服

伴发多灶骨 LCH

- 唑来膦酸 4mg 静脉注射，每 1～6 个月一次(根据严重程度和对药物反应)

二线治疗

- 阿糖胞苷 100mg/m² 静脉注射，每 4 周 1～5 天
- 依托泊苷 100mg/m² 静脉注射，每 4 周 1～5 天
- 长春碱/泼尼松(用于儿科研究)

皮肤受累的高风险 MS-LCH

- 一线治疗：克拉屈滨 6mg/m² 皮下注射/静脉注射，每 4 周 1～5 天(2～6 个疗程)或长春碱/泼尼松(机构选择)(LCH-A1 方案)
- 二线治疗：氯法拉滨每日 20～40mg/m²，每 4 周 5 天(2～6 个疗程)
- 三线治疗：试验性靶向治疗(仅针对在研究中注册的患者)

改编自 Girschikofsky et al. 2013[46]。

Resources

Further information

Euro-Histio-Net：http://www.eurohistio.net/.

Histiocyte Society: http://www.histiocytesociety.org.
National Cancer Institute at the National Institutes of Health, Langerhans cell histiocytosis treatment: http://www.cancer.gov/cancertopics/pdq/treatment/lchistio/HealthProfessional.
(All last accessed July 2014.)

非树突状细胞疾病

噬血性网状细胞增生症

定义和术语

噬血性网状细胞增生症(haemophagocytic lymphohistiocytosis,HLH)是由于免疫应答不受控制而产生的炎症反应。

同义名

- 噬红细胞性网状细胞增生症
- 全身性淋巴组织细胞感染
- 噬红细胞淋巴组织细胞增生
- 组织细胞性网状细胞增生症
- 家族淋巴组织细胞增生症
- 法夸尔病

概述

噬血性细胞增生症(HLH)是一种罕见的组织细胞增生症,其特点是淋巴细胞和成熟组织细胞广泛感染多个器官,表现出明显的吞噬作用。具有潜在遗传缺陷的 HLH 被认为是"原发性 HLH",而其他类型的 HLH 都是反应性的,如巨噬细胞活化综合征,因此归类为"继发性 HLH"[1]。原发性 HLH 可分为仅以嗜血性细胞增生为临床表现的遗传性病例[如家族性噬性细胞增多症(familial haemophagocytic lymphohistiocytosis,FHL)]和以嗜血性细胞增生为临床重要组成部分的其他临床表现,包括眼外白化病。在这两种亚型中,HLH 通常是由于基因突变导致细胞凋亡。在继发性 HLH 中,噬血细胞是巨噬细胞被刺激下活化的结果,可能是传染性的、恶性的、自身免疫性的或躯体的。以 EB 病毒感染最为常见,已被证明与继发性 HLH 有关。尽管病因不同,共同的途径包括辅助性 T 细胞产生高水平的炎症因子,以及单核细胞和巨噬细胞过度活化导致血细胞吞噬。

流行病学

发病率和患病率

据估计,FHL 在新生儿中的发病率为 1/50 000,但随着更多的遗传缺陷被发现,这一数字几乎肯定会上升。

年龄

大多数 FHL 患者在 1 岁以前发病,而大多数成人病例是继发性 HLH。但是原发性 HLH 可发生在任何年龄。

性别

男性与女性的比例是 1:1[2],尽管一些研究表明[3]男性略高于女性。

种族

在近亲结婚的民族中,发病率有所增加[4]。

相关疾病

通过对来自日本、中国台湾超过 50%的患者的研究,继发性 HLH 和 EBV 感染的相关性已经得到了描述[5]。在原发性 HLH 患者中,EBV 也可触发 HLH。超过一半的 EBV 相关 HLH 病例发生在 3 岁以下儿童[5]。另一方面,淋巴瘤是成人发病的继发性 HLH[6]的最常见原因。

病理生理学

病理学

组织学上,受累组织表现为淋巴细胞和成熟组织细胞的弥散性感染。组织细胞表现出活跃的吞噬作用,尤其是红细胞,但也有白细胞和血小板(图 136.7)。组织细胞表达酸性磷酸酶、非特异性酯酶、溶菌酶和 α-抗胰蛋白酶。一个典型的组织表现是淋巴结、脾和胸腺[7]中出现淋巴细胞显著减少。皮损的活检可见真皮血管周围浸润的非特异性表现。尽管噬血细胞作用在皮肤中并不常见,但一位 HLH 患者被浸润性皮肤结节内的噬血细胞作用被证实(Sheila Weitzman,personal communication)。

遗传学

HLH 的病理生理特征是多细胞分裂性血症(血

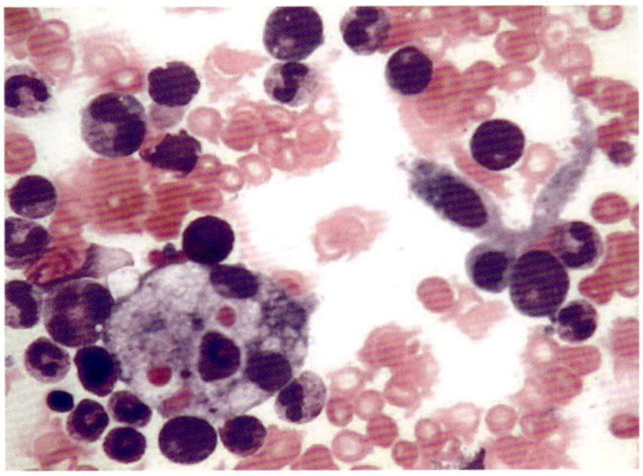

图 136.7 噬血性网状细胞增生症:嗜血性组织细胞

清炎症性细胞因子水平升高），效应淋巴细胞即细胞毒性 T 淋巴细胞和自然杀伤细胞同时存在缺陷[4,8,9]。FHL 是一种常染色体隐性遗传疾病，但某些 X 性锁疾病，如 X 连锁淋巴增生性综合征（X-linked lymphoproliferative syndrome，XLP）的两种形式，也会导致 HLH 表型[10]。最近的遗传学研究表明，穿孔蛋白基因突变占 FHL 病例[11]的 20%～40%。MUNC13-4 突变占 20%～25%[11]。穿孔蛋白是一种凋亡因子造粒酶 B 诱导靶细胞[12]凋亡所需的制剂和 MUNC13-4 介导含穿孔蛋白颗粒的外分泌效应淋巴细胞[13]。大多数 HLH 基因病例是由于同一通路的重要基因突变所致。这些潜在的遗传缺陷为 HLH[14]细胞毒性缺陷提供了一个合理的解释。

临床特征

临床表现

主要症状为长期高热、肝脾大和血细胞减少。发热通常是该病的最初症状，表现为上呼吸道或胃肠道感染。面色苍白、厌食症、呕吐、易怒、肝脾大和淋巴结增大是常见的症状。大约一半的患者出现短暂的、非特异性的红斑丘疹，通常在高热时可见[15]。约 20%的患者有神经系统症状，表现为癫痫发作或其他脑膜刺激症状。

HLH 最初的临床表现往往类似于一种无害的病毒性疾病。然而，临床症状的进展和实验室指标的恶化应提醒医师警惕 HLH 的可能性，如感染性炎症标志物升高或进行性血细胞减少。患者最初可能通过输血或抗生素等对症治疗得到症状改善，但改善通常是短暂的，疾病可能很快就会致命。

检查

诊断

HLH 的诊断是通过结合临床表现和大量的实验室特征得出（框图 136.2）。实验室检查应包括一个完整的血细胞计数，通常显示血细胞减少，最初伴有贫血或血小板减少。28%的人有白细胞增多症，伴有嗜中性粒细胞增多症或淋巴细胞增多症。嗜中性粒细胞减少症最终影响大多数儿童，未治疗的患者可出现进行性全血细胞减少。常合并转氨酶升高及高胆红素血症。

一些患者表现为低纤原性的消耗性凝血异常，大多数患者 D-二聚体升高。高三酰甘油血症可见于大多数儿童，甚至可能超过 10 mmol/L。大部分患者出现血清铁蛋白水平＞500μg/ml，但血清铁蛋白水平＞10 000μg/ml 高度提示 HLH[10]。部分患者的 Coombs 试验和血小板抗体呈阳性。免疫学检查显示，免疫系统的体液和细胞成分异常。患者的细胞毒性 T 细胞和自然杀伤细胞活性明显降低或消失。高浓度的可溶性 IL-2 受体的 α 链应承担（sCD25）和可溶性的 FAS（CD178）配体反射等刺激组织细胞和 T 细胞，而可溶性 CD163 升高（sCD163）反映了激活巨噬细胞的替代途径激活。

框图 136.2　HLH-2004 诊断标准 & 治疗方案

如果满足以下 1 项或 2 项中的一项：

1. 则可确定嗜血淋巴组织细胞增多症（HLH）的诊断
2. 与 HLH 一致的分子诊断
   - 发热
   - 脾大
   - 血细胞减少［影响≥2 或 3 种外周血成分：血红蛋白＜90 g/L（＜4 周的婴儿）］
     血红蛋白＜100 g/L
     血小板＜100×10^9/L
     中性粒细胞＜1.0×10^9/L
   - 高三酰甘油血症和（或）低纤维蛋白原
     空腹三酰甘油＞ 3.0mmol/L（即≥265 mg/dl）
     纤维蛋白原≤1.5 g/L
   - 骨髓、脾或淋巴结查见噬血细胞
   - 自然杀伤细胞活性低或缺失（根据当地实验室文献）
   - 铁蛋白≥500μg/L
   - 可溶性 CD25（如 IL-2 受体）≥2400U/ml

来自 Gupta 和 Weitzman 2010[10]报道。

评价

骨髓检查是必需的，以排除潜在的恶性肿瘤，但只有少数人可查见嗜血细胞。在没有其他临床表现和实验室标准的情况下，仅存在噬血细胞不能诊断 HLH。腰椎穿刺检查也是推荐的，因为超过 50%的患者将有无症状的神经病理异常。目前已有分子遗传学研究有助于 FHLs 的诊断，但尚未鉴定出所有的基因（表 136.2）。重要的是要进行详细的病史采集工作，以排除导致相同的炎症表型的各种潜在情况。感染、全身炎症性、风湿性疾病、恶性肿瘤、遗传缺陷均与 HLH 表型有关。

治疗

如果不及时治疗，家族性噬血细胞淋巴组织细胞增多症会迅速死亡。据报道，中位生存期不到 2 个月，96%的患者在 12 个月内死亡。当没有家族史或遗传缺陷的证据时，诊断困难。因此，应该强调的是，即使诊断标准没有完全满足，有时也应该开始治疗。各种细胞毒性治疗方法都曾尝试过，但均未成功。只

表 136.2　导致噬血淋巴组织细胞增多症(HLH)的遗传缺陷

疾病	缺陷基因[a]
FHL1	未知
FHL2	*PRF1*
FHL3	*MUNC13.4*
FHL4	*STX11*
FHL5	*STXBP2*
Chediak-Higashi	*LYST*
Griscelli Ⅱ	*RAB27a*
Hermansky-Pudlak Ⅱ	*AP3B1*
XLP1	*SH2D1A(SAP)*
XLP2	*BIRC4(XIAP)*

摘自 Weitzman 2011[21]。

除了 XLP 和一些先天性免疫缺陷外，所有已知的遗传性 HLH 都是由于细胞溶解分泌通路中重要基因的突变导致穿孔蛋白和颗粒酶诱导靶细胞凋亡。

疾病：FHL1-5，家族性噬血细胞淋巴组织细胞增多症 1-5；XLP1-2，X-连锁淋巴增生性疾病 1 型和 2 型。基因：PRF1，穿孔蛋白 1；STX11，syntaxin 11；STXBP2，syntaxin 结合蛋白 2；LYST，溶酶体转运调节器；RAB27a，RAS 相关蛋白 27a；AP3B1，适配器 3B1 亚单元；SH2D1A，信号淋巴细胞活化分子-相关蛋白；BIRC4，杆状病毒 IAP 复制包涵体 4。

有将依托泊苷与皮质激素联合应用于 HLH 治疗[16]时，才能观察到生存率的显著改善。HLH-94 治疗方案由依托泊苷和皮质类固醇诱导期治疗 8 周，维持期加环孢素。113 例符合条件的患者的 3 年生存率为 55%，接受造血干细胞移植的患者的 3 年生存率为 62%[3]。所有存活的 HSCT 患者均无疾病。法国一项研究显示，皮质类固醇、环孢素和抗胸腺细胞球蛋白组成的另一种方案已经成功地诱导了疾病的缓解，但复发是常见的[17,18]。因此，异体造血干细胞移植是迄今为止唯一治疗 FHL 的方法。接受移植的 HLH 患者在移植前应继续接受维持治疗。对于 HLH-94 方案诱导失败的患者，一些患者对相同药物剂量的增加有反应，尤其是地塞米松剂量的增加。如果这一策略失败，使用抗 CD52 抗体 alemtuzumab(Campath)治疗已被证明是目前[19]的最佳挽救疗法。Campath 也是降低药物剂量方案的一个重要组成部分，该方案成功地降低了 HLH-HSCT 相关的高移植死亡率，尽管原发性移植物排斥反应仍然令人担忧。HLH-HSCT 的经验对于进行这些困难移植的治疗中心是必要的。轻度 HLH 如继发性 HLH，可单独使用皮质类固醇或与静脉注射免疫球蛋白联合治疗。如果治疗反应不佳，可加免疫抑制药如依托泊苷或环孢素。

阶梯治疗

原发性 HLH

一线治疗

- 根据 HLH-2004 采用大剂量地塞米松、依托泊苷和环孢素，随后进行造血干细胞移植(HSCT)

替代治疗

- 皮质激素、环孢素和抗胸腺细胞球蛋白的联合治疗

抢救治疗

- 高剂量皮质类固醇冲击和(或)阿仑妥珠单抗

继发性 HLH

二线治疗

- 单独使用皮质激素或与静脉注射免疫球蛋白联合使用

三线治疗

- 如果疾病进展迅速或无反应，则添加免疫抑制药，如依托泊苷或环孢素
- EB 病毒相关的 HLH 中可加用利妥昔单抗
- 巨噬细胞活化综合征中可加入肿瘤坏死因子-α 拮抗剂、IL-1 拮抗剂或抗 IL-5 抗体

非朗格汉斯细胞组织细胞病

非朗格汉斯细胞组织细胞病(non-Langerhans cell histiocytoses，non-LCHs)是一种由不符合 LCH 表型诊断标准的组织细胞积累所导致的疾病。非 LCHs 通常是良性增生疾病，可根据其树突状或非树突状细胞来源进行分类。在临床上，它们可以进一步分为两大类：①主要影响皮肤但可能有系统受累的疾病(如幼年黄色肉芽肿、网状组织细胞增生症)；②如 Erdheim-Chester 病和窦性组织细胞增生症伴巨大淋巴结病(Rosai-Dorfman disease)，这些主要是系统性疾病，可能涉及皮肤。

树突状细胞起源

以皮肤受累为主伴/不伴有系统受累的疾病

幼年黄色肉芽肿

定义和术语

幼年黄色肉芽肿(juvenile xanthogramuloma，

JXG)是一种发生在婴儿期和儿童期的良性组织细胞增殖异常性疾病,可自行消退。

同义名

- 痣样黄色肉芽肿
- 多发性黄色瘤
- 幼年黄色瘤
- 婴儿期多发黄色瘤
- 先天性结节性黄色瘤
- 痣样黄色瘤
- 幼年巨细胞肉芽肿

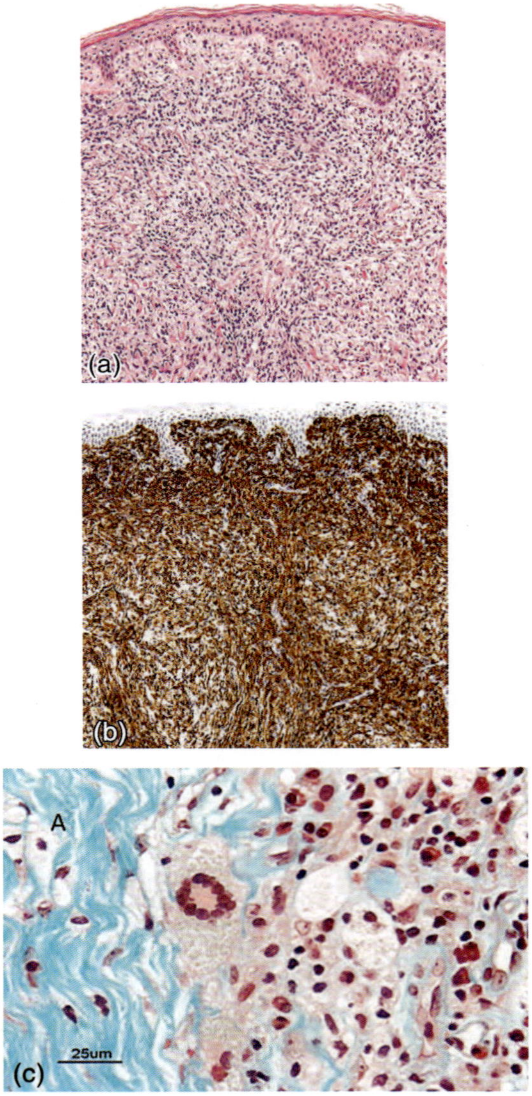

图 136.8 幼年黄色肉芽肿

(a)真皮可见小而微纺锤状的组织细胞,散在分布的胶原纤维。视野未查见 Touton 细胞。200×(H&E)。(b)皮损中高表达ⅩⅢa 因子。200×(DAB)。(c)CD68⁻ 阳性的 Touton 巨细胞。(a 图和 b 图由美国匹兹堡 Children's Hospital of Pittsburgh 的 R. Jaffe 博士提供)

流行病学

发病率和患病率

幼年黄色肉芽肿是最常见的非 LCH,非 HLH 组织细胞紊乱。JXG 的发病情况尚不清楚,可能由于本病可以自行消退而未引起重视。

年龄

JXG 主要发生在婴儿期,发病时的中位年龄为 5 个月至 1 岁[1,2]。病变可能发生在出生时,在成人[3]中非常罕见。

性别

没有性别差异;在多发皮损的患儿中,男性远多于女性(男性:女性=12:1)。

种族

白人儿童比黑人儿童多 10 倍。

相关疾病

JXG 与 1 型神经纤维瘤病(neurofi bromatosis type 1,NF1)和早幼粒细胞白血病(juvenile myelomonocytic leukaemia,JMML)[5]有关。JXG 和 NF1 患者发生髓系白血病的风险明显高于正常[6]。

病理生理学

病理学

JXG 的特征是真皮小组织细胞密集浸润,ⅩⅢa、CD68、CD163、CD14、fascin 染色阳性(图 136.8 a,b),S-100、CD1a 染色阴性。在 85%的 JXG 病例中可见 Touton 巨细胞,其特征是细胞有丰富的嗜酸性胞质,外围[1]有明显的黄色(图 136.8 c)。在皮肤外 JXG 病变,Touton 细胞缺失或数量减少。在 6 个月以下的婴幼儿中,JXG 可表现为以空泡化的组织细胞为主,无泡沫组织细胞或巨细胞。

JXG 的发病机制尚不清楚。脂质异常在 JXG 中不发挥任何作用。提示真皮树状细胞是包括 JXG 在内的大多数非 LCHs 的前体细胞[4,5,7]。基于因子ⅩⅢa 的阳性免疫染色,我们推测其起源于真皮树突状细胞,但最近有研究认为其起源于早期循环的前体细胞,可以更好地解释皮肤外 JXG 的发生[6]。

遗传学

由于参与 NF1 基因的蛋白产物神经纤维瘤蛋白负性调控 RAS 致癌基因,因此 JXG 与 NF1 和 JMML 的关联导致了 RAS 致癌基因功能障碍诱发的细胞凋亡失调可能同时导致白血病和 JXG[6]。有趣的是,最近在 LCH[8]和 Erdheim-Chester 病[9]中发现的 BRAF V600E 突变,到目前为止尚未在 JXG[10]中发现。尽管许多已发表的 JXG 和 LCH 病例报告都发生在同一患者身上[11-13]，要么是同时发生，要么是先发生 LCH 再发生 JXG。由于一些 LCH 病变在不活动时可能变成黄色瘤，因此需要将其与 LCH 或 LCH 后转变的 JXG 区分开来。此外，本病自行消退的机制还有待阐明。

临床特征

临床表现

临床上，皮肤病变是 JXG 最常见的表现。表现为单发或多发丘疹或结节，以面部、头部和颈部居多，其次是躯干上部和上下肢。单发病灶（单灶性 JXG）是最常见的病灶，但多发病灶可能出现，范围从几个到数百个，尤其是在男婴中。它们通常以略带红色的黄色斑点/丘疹开始，这些斑点/丘疹可能会扩大并演变成带有表面毛细血管扩张的棕黄色斑/斑块（图 136.9）。这种单一的皮损通常是坚实而有弹性的。已有报道称，巨大的 JXG 定义为直径>2 cm 的皮损。通常发生在女性，年龄不足 14 个月，在四肢近端或上背部，并可能被误诊为血管瘤，特别是当它是先天病变时[14]。

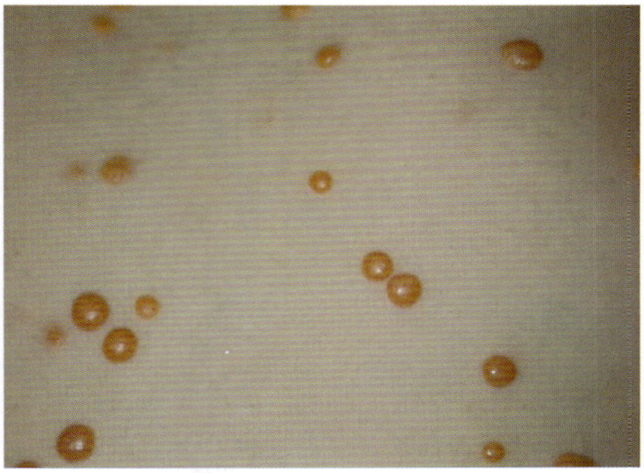

图 136.9　幼年黄色肉芽肿，多发、播散性黄色丘疹

临床亚型

4%的儿童发生系统性感染，主要发生在婴儿时期，平均年龄为 0.3 岁。几乎一半的患者没有皮肤损伤。最常见的部位是深部软组织（深在性幼年黄色肉芽肿）单发肿块，其次是肝、脾、肺和中枢神经系统（CNS）。大多数系统性病变都是自行消退的，但眼部和中枢神经系统受累会导致明显的并发症。

眼部 JXG 发生在多达 10%的病例中，但在与反肤 JXG 共存的儿童中不足 1%[15]。眼部受累通常是单侧的，但不局限于单侧，通常表现为红斑、刺激和畏光，可导致急性前房积血、青光眼和失明（图 136.10）。因此，眼 JXG 的识别对预防视力下降具有重要意义。

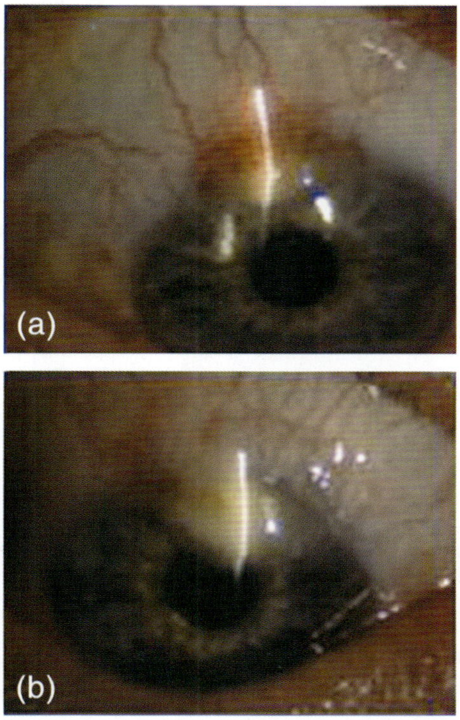

图 136.10　幼年黄色肉芽肿患儿的虹膜

（a）右眼，2001 年 11 月 4 日。（b）右眼，2003 年 7 月。（由法国巴黎 Trousseau 医院 J. Donadieu 博士提供）

病程和预后

无论是皮肤的还是全身的 JXG，通常是一个良性的病程，病灶在 1～5 年自行消退。长期后遗症很少报道。然而，中枢神经系统受累可导致显著的并发症，包括癫痫发作、共济失调、颅内压升高、硬膜下积液、发育迟缓、尿崩症和其他神经功能缺损[17]。目前有 JXG 伴进展期 CNS[17,18]和伴肝损害新生儿死亡病例的报道[19]。

检查

对 JXG 的诊断需要进行免疫组化检查。那些临床怀疑累及系统性的患者更需要关注。

治疗

JXG 的治疗取决于干预的节点。对于单病灶和可触及病灶的患者，手术切除似乎是有疗效的，尽管大多数儿童期病灶会自行消退。因此，皮肤 JXG 不需要治疗，需要向患儿父母解释贸然处理可能会导致瘢痕。对于眼部 JXG，治疗包括局部外用、病灶内注射和结膜下注射皮质类固醇，可能需要手术治疗并发症，如前房积血和青光眼；治疗效果差的患者[20]可能需要全身皮质类固醇、化疗或低剂量的“非白内障”放

疗(300～400 cGy)。推荐2岁以下高危患者进行眼科检查,每3～6个月进行一次筛查,直到2岁。对于系统的JXG,目前还没有建立标准的化疗方案。各种治疗方案的试验结果各不相同;这些方案中大多数都包含了以LCH治疗为基础的药物如长春碱,泼尼松龙和(或)甲氨蝶呤[21],但对化疗的反应是不可预测的。由于药物对这些幼儿的潜在毒性,应大力强调支持治疗。包括阿糖胞苷、甲氨蝶呤、长春新碱和泼尼松龙在内的化疗药物,是为出现生命威胁或进展性疾病[22]时所保留的。CNS受累已成功地用克拉屈滨[23]治疗,但对于该病并不总是有效的。据报道,沙利度胺和氯法拉滨在预处理重度、难治性患者中具有作用[24,25]。在JXG缺乏BRAF突变的情况下,BRAF抑制剂可能无效,需要寻找其他治疗靶点。

良性头部组织细胞增生症

定义和术语

良性头部组织细胞增生症(benign cephalic histiocytosis,BCH)是一种罕见的、自限性的组织细胞疾病。许多人认为,BCH是一种临床变型或一种较轻形式的幼年黄色肉芽肿,无系统性累及[1,2]。

> 同义名
> • 头部丘疹组织细胞增多症

病理生理学

病理学

免疫组化显示BCH细胞与JXG细胞完全相同。在电子显微镜下,它们可能显示"蠕虫样"的细胞质内含物。

临床特征

患者通常是平均发病年龄为15个月(2－66个月)[3]的幼儿。无症状,在面颊上可见红斑,棕色斑点/丘疹/结节,并蔓延到前额,耳垂和颈部(图136.11),甚至延及躯干,上肢和臀部很少可见。无黏膜受累。

治疗

鉴于这种疾病具有自限性,不需要治疗。

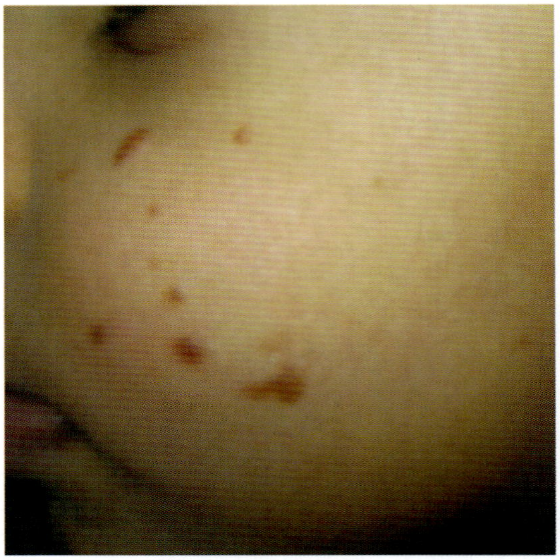

图 136.11 良性头侧组织细胞增生症,幼儿面部多发、无症状、红褐色丘疹

泛发性发疹性组织细胞增生症

概述

泛发性发疹性组织细胞增生症(generalized eruptive histiocytosis,GEH)是一种少见的皮肤组织细胞增生症,主要累及成人,但也有儿童受累的病例报道[1,2]。它的特点是无症状,对称性丘疹发生在面部、躯干和手臂,通常身体屈侧不受累。GEH必须与高脂血症相关的发疹性组织细胞增生症区分开来。

病理生理学

病理学

组织学表现为真皮中上层形态一致的组织细胞的增殖。未见巨细胞或泡沫细胞。可见散在的淋巴细胞。免疫组化,细胞与JXG相同,CD68、Mac-387、溶菌酶和因子Ⅷa阳性,S-100和CD1a阴性。

临床特征

临床表现

该病表现为面部、躯干和手臂上多发、对称、小的红棕色丘疹,通常身体屈侧不受累(图136.12)。病灶无症状,数量不定。GEH的特征性表现是大量病灶的快速出现,这些病灶可自行消退或留下黄斑区域的色素沉着。罕见黏膜受累。

治疗

GEH向其他非LCHs的演化已有报道。如果病变进展为黄色瘤样或弯曲或全身系统受累[2],患者需要重新活检。这种疾病具有自限性,通常不需要治疗。一个儿科病例显示,在阳光照射的区域皮损愈合,表明紫外线可以作为一种治疗选择[3]。一名32岁女性患者经20次系统的PUVA治疗后好转,无诱发其他系统疾病复发的迹象。一名因外貌和心理原因接受治疗的患者对氯喹、沙利度胺和糖皮质激素治疗效果良好。

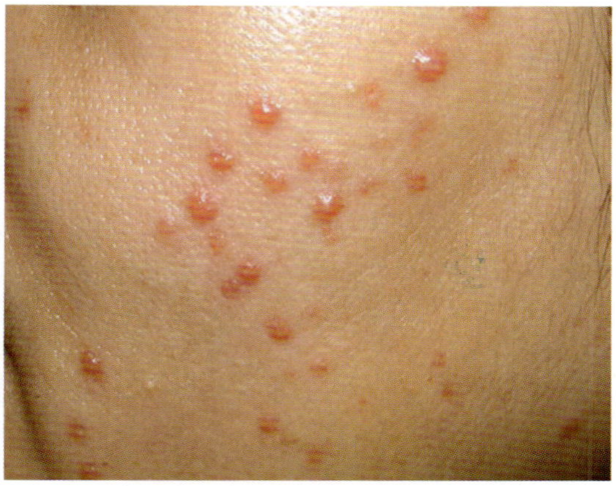

图 136.12　泛发性发疹性组织细胞增生症，皮损表现为多个、小的、对称的红棕色丘疹(由加拿大多伦多 Sunnybrook 医院 S. Walsh 医生提供)

丘疹性黄瘤

概述

这是一种罕见的组织细胞疾病，最初见于成人，后来又见于儿童。它是否代表一个单独的临床病理实体或演变成其他黄色肉芽肿的条件是有争议的。

病理生理学

病理学

组织学上，真皮中上层可见泡沫组织细胞和巨细胞浸润。炎症细胞很少。组织细胞 CD68 和 ⅩⅢa 阳性，S100 和 CD1a 阴性[1,2]。然而，最近的研究表明，本病的泡沫细胞为因子 ⅩⅢa 阴性[3,4]。在这种罕见的情况下，需要进一步的研究来确定病变细胞的真皮树状细胞来源。电镜显示与成熟的幼年黄色肉芽肿相似的改变，髓样体充满组织细胞的细胞质，伴有溶酶体包裹体、层状体和脂滴。

临床特征

临床表现

临床上，它可能类似于 JXG，但未与全身累及或咖啡斑点相关，也可能类似于泛发性黄色瘤，但其丘疹不融合，也没有累及身体屈侧。其特征性皮损是 2～15mm 的黄色或淡红色丘疹/斑块，累及皮肤和黏膜。背部和头部是最常见的受累部位。成人的临床表现与儿童不同。黏膜受累和疾病进展是成人表现的特征。相比之下，自行消退是儿童的常见表现，消退开始于数周或数月后，在 1～5 年完成，通常会留下类似于无真皮的瘢痕[2]。

治疗

儿童不需要治疗，而成人则治疗无效。

进行性结节性组织细胞增生症

定义和术语

进行性结节性组织细胞增生症(progressive nodular histiocytosis，PNH)是一种罕见的良性组织细胞疾病，病因不明。临床表现为皮肤浅表多发肤色或红橙色丘疹，深部结节散在分布于全身。

> **同义名**
> • 进行性结节性组织细胞瘤
> • 梭形细胞黄色肉芽肿

概述

进行性结节性组织细胞增生症是一种罕见的非 LCH 疾病，累及皮肤和黏膜。皮肤表现包括两种类型的皮损：浅表丘疹和深部皮下结节，主要由梭形组织细胞组成[1]。该病最常见于成人，尽管儿童期 PNH 偶也有报道[2,3]。主要的鉴别诊断是其他原因所致 ⅩⅢa 阳性的非 LCHs，它们在临床基础上是有区别的。

病理生理学

病理学

组织学上，这是一种既不累及表皮也无亲表皮现象的真皮疾病。早期病变表现为黄色瘤和扇形组织细胞的聚集，并伴有淋巴细胞的浸润。在较早的病变中，组织细胞呈梭形，呈层状排列。偶尔可见巨细胞。未见有丝分裂象。细胞表达 CD68 和 ⅩⅢa 因子。不表达 S100 和 CD1a[4]。

临床特征

临床表现

该病的特点是无症状的皮损逐渐出现，没有自行消退的倾向，随着时间的推移可导致严重的毁容(图 136.13)。直径 2～10mm 的浅表丘疹，呈黄色-橙色；直径 1～5cm 深部皮下结节，由于其上毛细血管扩张[5]，可能呈肤色或微红橙色。这两种类型的病变数量都可以达到数百个。皮损散在分布，不局限于身体屈侧。病变可发生在口腔、喉部和结膜黏膜。

治疗

PNH 通常不伴有系统受累或其他疾病。目前还没有特效疗法在减少皮肤损伤的大小或诱导缓解[6]方面有效。虽然 Chu 认为 PNH 的早期阶段对化疗和放疗更敏感[7]，但这些方式通常没有太大作用。对于大的或疼痛的病灶可采用手术切除。

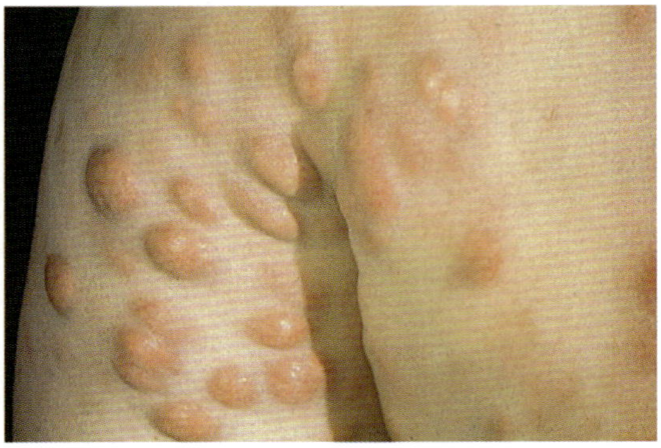

图 136.13 进行性结节性组织细胞增生症，48 岁男性患者的腋窝后皱襞可见结节（由比利时根特大学医院 J. M. Naeyaert 教授提供）

播散性黄瘤

定义和术语

播散性黄瘤（xanthoma disseminatum，XD）是一种罕见的非家族性疾病，其特征是组织细胞增生，继发脂质沉积。

同义名

- 播散性黄色铁质沉着性组织细胞增生症
- Montgomery 病

概述

播散性黄瘤的特征是组织细胞的增殖，其中脂质沉积是继发性，皮肤、睑结膜、上呼吸道和脑膜可受累。其他器官很少受累，包括肝、脾和骨髓[1]。

流行病学

该病主要影响男性儿童和年轻人，也可发生在任何年龄和任何性别。50%的病变出现在 25 岁之前，36%的患者是儿童。

病理生理学

XD 被认为是一个反应性的过程而不是肿瘤，其病理免疫反应由未知的炎症触发。病变细胞似乎是一种炎症性脂质巨噬细胞，具有典型的泡沫样外观，可能代表脂质[3]摄取增加、合成或流出减少。

病理学

组织学上，XD 是一种真皮疾病，其特征是真皮早期有细胞浸润，包括梭形单核细胞、泡沫组织细胞、巨细胞、淋巴细胞、多形态学和嗜酸性粒细胞（图 136.14）。XD 皮损处的细胞边界不规则，胞质广泛，胞核呈卵圆形。ⅩⅢa、CD68 和 Ki-M1p 的标记强阳性，S100 和 CD1a 为阴性。组织细胞的边缘可检出铁和脂质。在陈旧的病灶中，可见较多的泡沫细胞、Touton 巨细胞。在超微结构水平上，组织细胞包含骨髓体和膜结合的脂肪滴。XD、PNH 和 GEH 因子ⅩⅢa 阳性黄色肉芽肿家族的不同成员在组织病理学上可能无法区分，诊断可能取决于临床表现。可能在疾病发展过程中进行活检，发现组织细胞形态的差异，如泡沫黄瘤细胞与肿瘤细胞或上皮细胞，但这不是诊断的差异[4]。

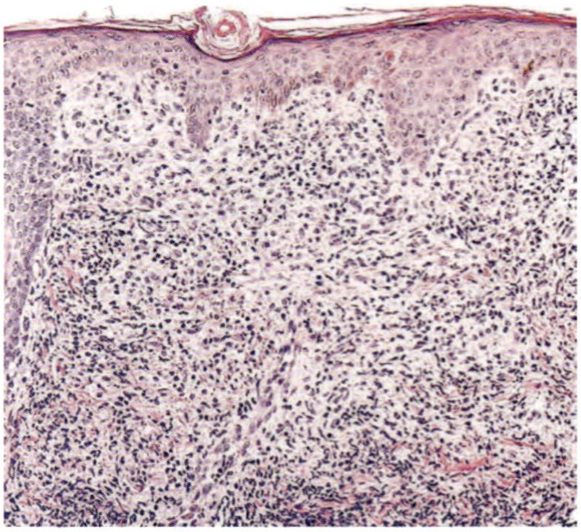

图 136.14 播散性黄瘤：与幼年黄色肉芽肿相似，由真皮内的小纺锤状的组织细胞组成。（H&E）（由美国匹兹堡儿童医院 R. Jaffe 博士提供）

临床特征

临床表现

XD 的临床病灶为红斑、黄褐色丘疹及结节，对称分布于躯干、头皮、面部及肢体近端。病灶可融合形成黄色斑块，并可能发展成疣状黄斑，尤其是在身体屈侧（图 136.15）。39%～60%的患者黏膜受累，尤其是嘴唇、咽喉、结膜和支气管。XD 可累及上呼吸道（气管、喉）而非下呼吸道，可导致喘鸣或呼吸困难[5,6]。脑膜受累是常见的，发生率高达 40%，颅底浸润出现一过性尿崩症。脑膜受累的其他表现为癫痫发作和生长迟缓。据报道，脑内累及表现为类似胶质瘤的肿块[7]，多达 63%的患者[8]因进行性颅内疾病而死亡。已经有关于肝和骨受累的报道，但这属于相对罕见的并发症。

病程和预后

XD 是一种自限性疾病，但可能引起局灶性损害并持续数年。三种临床模式已被确认：一种罕见的自愈形式，一种缓慢进展的形式和一种进展为多脏器功能不全的形式，后者可能是致命的。

第12部分

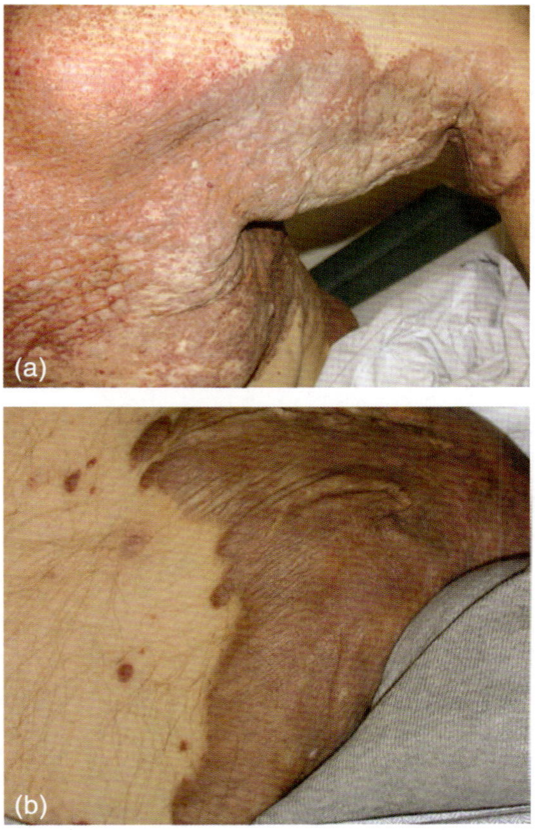

图 136.15　(a,b)播散性黄瘤:皮肤皱褶部位巨大的黄棕色斑块
（由加拿大多伦多 Sunnybrook 医院 S. Walsh 医生提供）

治疗

因 XD 影响容貌,患者常要求治疗。采用二氧化碳激光治疗可取得良好的效果。其他治疗包括手术切除、磨皮和电凝[2,9]有一定疗效。局部结膜受累可通过手术治疗。中枢神经系统受累可采用手术治疗,但有复发的可能,且不适用所有的中枢神经损伤。肺、肝或中枢神经系统受累时建议积极治疗,但治疗的效果是不确定的。糖皮质激素、氮芥、硫唑嘌呤和环磷酰胺对部分皮肤受累的患者有效[3,10]。最近有个案报道称,克拉屈滨[11]是有用的。有趣的是,一名患者联合使用三种降脂药物(罗格列酮、辛伐他汀和烟酸类似物 acipimox[3])后出现部分缓解,另一名患者单独使用辛伐他汀 5 个月后出现明显好转[12]。在难治性 XD 患者中,他汀类降脂药物和抗感染药的使用需要进一步循证医学的证据,结合本病有自发消退的可能性,这对治疗效果的评估更加困难。

> **阶梯治疗**
>
> **皮肤播散性黄瘤**
>
> 一线治疗
> • 二氧化碳激光治疗
>
> 二线治疗
> • 手术切除或磨削或电凝
>
> **系统性播散性黄瘤(肺、肝、中枢神经系统)**
>
> 一线治疗
> • 化疗(如糖皮质激素、氮芥、硫唑嘌呤、环磷酰胺)
>
> 二线治疗
> • 克拉屈滨或抗感染药物和降脂药物(如他汀类药物)已用于个例

播散性扁平黄瘤

定义和术语

本病与单克隆副蛋白血症相关,皮肤上出现多个扁平的黄色斑点和斑块。

> **同义名**
> • 非典型播散性黄瘤
> • 血脂正常的播散性扁平黄瘤

概述

播散性扁平黄瘤(diffuse plane xanthomatosis,DPX)是一种罕见的非血脂性疾病,本病皮肤中的黄色瘤与副蛋白血症或一种潜在的系统性疾病有关,通常为血液或淋巴增生性疾病。

流行病学

该病通常发生在成人,但仍有罕见的儿科病例报道[1]。

病理生理学

由于脂蛋白-免疫球蛋白复合物沉积在血管周围。抗脂蛋白抗体是伴随着副蛋白血症形成的。虽然血脂水平通常正常,但可能由于脂蛋白抗体复合物清除减少而升高。

病理学

其组织学特征包括黄色瘤和炎症性改变。真皮血管周围见大量泡沫状巨噬细胞聚集,可见炎症细胞[2]。目前尚无免疫组化研究的报道。

临床特征

皮损为黄色大斑块,主要累及眼睑、颈部、躯干上部、臀部和屈肌(图 136.16)[3]。血脂一般是正常的。多发性骨髓瘤和单克隆丙种球蛋白病是 DPX[4]最常见的两种相关疾病。有报道,本病与许多其他淋巴增生性疾病有关,包括慢性髓系白血病、急性单核细胞白血病、慢性淋巴白血病、慢性髓单胞白血病、淋巴瘤、Sezary 综合征和 Castleman 病[3]。

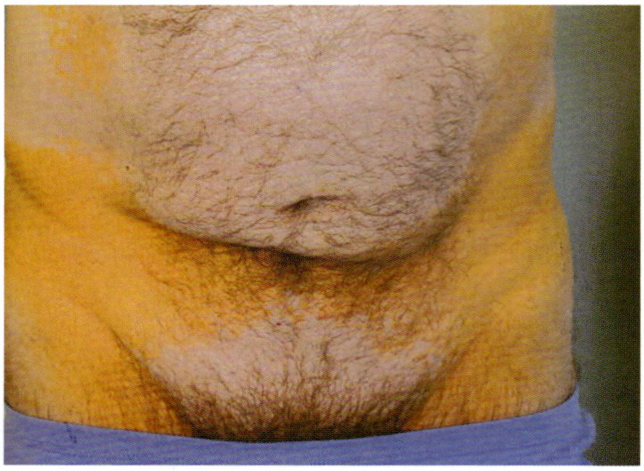

图 136.16 播散性扁平黄瘤,一名 73 岁老年患者伴有长达 7 年的 IgG-κ 副蛋白血症

治疗

若患者存在潜在的骨髓增生性疾病或副蛋白血症,则需要治疗。对散在皮损的患者中,可以选择手术切除。其他治疗包括化学祛除、磨削和激光治疗[5]。Erbium:YAG 激光治疗面部 DPX 1 例,效果良好。

累及皮肤但以系统受累为主的疾病

Erdheim-Chester 病

定义和术语

本病以内脏、骨骼、腹膜后及皮肤浸润为特征。

同义名

- 脂质肉芽肿

概述

Erdheim-Chester 病(ECD)是一种罕见的脂质肉芽肿病,其特征是内脏、骨骼、腹膜后及皮肤受累。ECD 可能是播散性黄瘤(xanthogranuloma,XG)的一种变体,主要累及骨和内脏,在临床上和影像学上可与 XG 区别开来。

流行病学

本病主要累及成人,发病年龄 7—84 岁,平均 53 岁。有报道男女患病之比为 33:26[2]。

病理生理学

病理学

ECD 组织细胞形态学和免疫组化与 JXG 相同。CD68 和 XIIIa 阳性,CD1a 和 S100 阴性。组织学检查显示黄色肉芽肿大量充满脂肪的组织细胞被纤维组织包围。表达 XIIIa 因子的组织细胞刺激成纤维细胞增殖,导致纤维化,在本病中较为常见[3]。可见较多的 Touton 巨细胞和嗜酸性粒细胞。

遗传学

ECD 的发病机制尚不清楚。最近在半数以上的 ECD 患者中发现 BRAF 突变,提示参与 RAS 信号通路,这对治疗具有重要的意义。当然还需要进一步研究 BRAF 在 ECD 发病机制中的潜在作用。

临床特征

临床表现

轻者无症状,重者可出现多脏器衰竭。膝关节和踝关节痛是最常见的症状。常见的体征有虚弱、体重减轻和发热等。几乎总是累及双侧对称长骨[2]。本病的诊断是骨硬化的放射学特征结合典型的组织病理学检查。

并发症和共病

在 Veyssier-Belot 的一项研究涵盖了 59 例患者,其中 86%的患者累及长骨,其中最常见的受累部位为股骨远端、腓骨近端和胫骨[2]。超过 30%的患者出现骨溶解,这一点与 LCH 难以区分。与 JXG 不同,ECD 中皮肤受累较少见,约 20%的患者出现皮肤受累,通常在眼睑,但偶尔在躯干和乳腺下区[5],表现为黄色瘤,尽管患者的血脂水平正常。在 25%~50%的患者中可见肺受累[6],大多无症状,如果出现咳嗽和进行性呼吸困难提示其预后较差。然而,在一个大样本研究中[7],肺受累并不是降低生存率的独立因素。心脏受累在 ECD 中较为常见,72 例伴有心血管受累的 ECD 患者中,主动脉周围纤维化占 55.6%,心包受累占 44.4%,心肌受累占 30.6%[8]。15%的患者出现中枢神经系统受累,表现为共济失调、偏瘫、偏瘫或精神状态改变。脑部影像学可显示硬脑膜增厚或更少见的类似脑膜瘤样肿瘤的脑内肿块[9]。

病程和预后

与其他组织细胞增生症相比,Erdheim-Chester 疾病的预后明显更差。在一项研究[2]中,总体死亡率约为 60%,主要死因为由肺纤维化引起的心肺衰竭或腹膜后纤维化引起的肾功能衰竭。

治疗

并非所有诊断为 ECD 的患者都需要接受治疗。有症状的患者才需要采取治疗措施。然而,对于

CNS受累的无症状患者建议治疗，因为CNS受累可能是一个独立预后影响因子[10]。不同治疗方法取得不同的治疗效果。这些治疗方案包括高剂量皮质类固醇、外科切除、环孢素、干扰素α、全身化疗和放射治疗[2,11]。常用的化疗药物有长春花碱、蒽环和环磷酰胺[12]。然而，治疗方案并没有明确的共识。经过对3个晚期疾病患者的长期随访，目前推荐的一线治疗为干扰素α[13,14]。多个病例报告提示伊马替尼在治疗ECD中取得疗效[15,16]。虽然伊马替尼治疗的确切作用模式仍然是未知的，但它为上述治疗失败或不能耐受干扰素α的患者提供了一种治疗选择。最近有文献报道1例使用BRAF抑制剂vemurafenib成功治疗BRAF V600E突变的难治性ECD患者[17]。

非树突状细胞起源

以皮肤受累为主伴/不伴有系统受累的疾病

网状组织细胞增生症

定义和术语

网状组织细胞增生症是一种少见的、累及皮肤和软组织的非特异性组织细胞增生症。

> **同义名**
> • 单发的上皮样组织细胞增生症
> • 单发的组织细胞增生症

概述

网状组织细胞增生症是多中心网状组织细胞增生症的变异。这种罕见的肿瘤通常是孤立的，无症状的。病灶直径<1 cm，表现为丘疹或圆顶状结节。可能发生在身体的任何部位，包括生殖器。已有累及口腔黏膜的报道[1]。它们被认为是一种非肿瘤性反应过程。

流行病学

网状组织细胞增生症常见于年轻成年男性。较少发生于新生儿时期。

病理生理学

病理学

组织学显示，乳头状真皮延伸至真皮中部可见由较大的上皮组织样结节，组织细胞胞质丰富呈嗜酸性，伴有淋巴细胞，偶尔可见中性粒细胞。细胞外周的间隙可能是细胞质。细胞表达CD68和CD163，不表达CD1a和S100，表达或不表达ⅩⅢa因子。对5例单发的网状组织细胞增生症的研究中，均表达ⅩⅢa因子[1,2]。

治疗

可采用手术切除。对12例患者平均随访13年，原位手术切除后未见复发。

家族性海蓝色组织细胞增生症

概述

这是一种罕见的脂质代谢遗传异常性疾病，在骨髓和其他组织中发现特征性的组织细胞。May-Gruenwald染色可将细胞质颗粒染成海蓝色，因此得名“海蓝色组织细胞增生症”。海蓝色组织细胞增生症曾被描述为多种脂质代谢紊乱性疾病，如Niemann-Pick病（见于长期静脉注射脂肪乳剂、部分神经鞘磷脂酶缺乏症和慢性骨髓性白血病的患者）[1]。

流行病学

发病年龄在1—83岁，但通常在成年早期，表现为肝脾大和血小板减少。

病理生理学

本病的生物学行为尚不清楚，可能是一种糖脂和（或）磷脂在骨髓、肝和脾等器官的组织细胞中积累所致的贮藏性疾病。

病理学

组织学上，它的特征是由具有空泡胞质和颗粒的单发的大组织细胞的微结节浸润。颗粒H&E染色呈黄棕色，Giemsa染色呈深蓝色，May-Gruenwald染色呈海蓝色[2]。

遗传学

家族性海蓝色组织细胞增生症是一种常染色体隐性遗传疾病。

临床特征

可能累及皮肤、肺、胃肠道、眼和神经系统。在皮肤上，面部、躯干上部、肩部等可见斑片状和不规则的棕色灰色色素沉着和（或）结节，严重可导致毁容。在眼部，可以出现黄斑及中央凹或黄斑边缘可以出现白色斑点沉积。神经系统症状在早期出现，伴共济失调、癫痫和痴呆。海蓝色组织细胞增生症通常是良性的，但它可能进展累及心脏、肝或肺，甚至出现死亡。

治疗

对于海蓝色组织细胞增生症没有特定的治疗方法。可对症治疗相关的脂质代谢障碍。

遗传性进行性黏蛋白组织细胞增生症

定义

遗传性进行性黏蛋白组织细胞增生症是一种少见的常染色体显性遗传性皮肤病，主要累及鼻、手、前臂和大腿。

流行病学

这是一种罕见的常染色体显性遗传性皮肤病，于1988年首次被描述。到目前为止，所有的病例报告都是女性，因此提示与荷尔蒙[1]有关。

病理生理学

组织学上，表皮是正常的，但在真皮内部有少量上皮样组织细胞，早期病变时真皮上部有毛细血管扩张。随着肿瘤的发展，紧密包裹的梭形细胞的结节状聚集物在真皮中浸润。在早期皮损中，上皮样组织细胞和梭形细胞均可产生中等至广泛的黏蛋白。电镜显示梭形细胞为树突状组织细胞，具有丰富的溶酶体贮存细胞器、髓磷脂体和海马体。免疫组化染色细胞表达CD68和MS1[2]。

临床特征

皮肤损伤出现在10岁以前，并逐渐加重。典型的皮损为肤色或红褐色丘疹，分布于鼻子、手、前臂和大腿。

治疗

本病属于进展性疾病，随着时间增长瘤体的数量逐渐增加。本病未见自行消退的迹象。目前没有系统受累的报告，也没有特效治疗[3,4]。

软化斑

定义

软化斑是一种巨噬细胞不能充分吞噬和消化细菌的免疫防御疾病。“malakoplakia”是描述性术语，意为柔软的斑块。

病理生理学

病理学

组织学上，皮肤中存在大量胞质丰富的组织细胞，可存在于表皮到皮下脂肪的任何位置。这些细胞的细胞质中含有嗜酸性颗粒，称为Hansemann细胞。它们还包含一个或多个圆形嗜碱性包涵体(Michaelis-Gutmann包涵体)。Michaelis-Gutmann包涵体直径5～15μm，对PAS染色、von Kossa染色(钙)和亚铁氰化物反应(三价铁)均为阳性。它们被认为是这种疾病的病征，是细菌的异常降解，钙和铁沉积在残留的糖脂上所致[1]。

病原体

软化斑的病因尚不清楚。然而，慢性感染被认为在本病的发病机制中发挥作用[2]。常见的微生物包括大肠埃希菌、变形杆菌、结核分枝杆菌和金黄色葡萄球菌[2]。

临床特征

临床表现

软化斑可影响许多器官，但最常累及的是泌尿系统和胃肠道[3,4]。皮肤受累是罕见、非特异性和可变的。皮损表现多样，可形成脓肿、窦道、溃疡、波动性肿块、孤立的小结节和簇集性丘疹[5,6]。包括舌和子宫颈在内的黏膜亦可受累。

病程和预后

本病通常是良性自限性疾病，但仍有死亡病例的报道[6]。

治疗

治疗包括手术切除和(或)使用抗生素等抗感染治疗。一些病例报道显示，与抗生素治疗相比，手术切除的治愈率更高[7]。此外，选择抗生素时更推荐使用喹诺酮类[7]。

渐进坏死性黄色肉芽肿

定义

渐进坏死性黄色肉芽肿(Necrobiotic xanthogranuloma，NXG)是一种罕见的多系统组织细胞疾病，其广泛的感染性黄原性结节及斑块与血液恶性疾病有密切的关系。

流行病学

1980年，首次被确认为一种独立的皮肤病，文献中仅报道了约100例。

病理生理学

NXG的发病机制尚不清楚。一些人认为，本病是副蛋白作为自身抗体的功能导致成纤维细胞的增殖和真皮巨噬细胞的沉积所致[2]，也有人认为，是异常的副蛋白与脂质结合沉积在皮肤中，在皮肤中产生异物巨细胞肉芽肿反应[3]。然而，这不能解释无副蛋白血症的NXG病例。在一些皮肤活检标本中发现Borrelia螺旋体[4]，提高了其感染致病的可能性。80%～90%的患者有潜在单克隆丙种球蛋白病[5]，其中最常见的单克隆丙种球蛋白依次是IgG-κ(65%)、IgG-λ(35%)、IgA[1]。丙种球蛋白血症中一半是单克隆丙种球蛋白病(MGUS)，另一半为骨髓瘤[6]，可在皮损发生数年后表现出来。由于皮肤病的发病时间与恶性肿瘤的发病时间间隔较长，两者的发病机制尚不明确。

病理学

组织学上，真皮大部及皮下组织的肉芽肿融合成呈片状或结节状。结节的坏死区有大量的巨细胞存在，包括 Touton 细胞和多角鬼影巨细胞[7]。其特征是可见到胆固醇结晶、淋巴结（生发中心）、浆细胞及血管周围的聚集物。最具特征的是栅栏状胆固醇裂隙的肉芽肿和黄色肉芽肿性脂膜炎，但比较罕见[8]。肉芽肿侵犯血管可致血栓形成。

临床特征

临床表现

NXG 的临床表现为缓慢进展、微红黄色、浸润性和破坏性的黄色斑块/结节（图 136.17）[9]。超过 80%的皮损发生在眶周病变，但也可能发生在躯干和四肢，表现为皮下结节和黄色斑块伴萎缩、溃疡。眼受累常表现为结膜炎、角膜炎、葡萄膜炎、虹膜炎和眼球突出，有报道称可致失明[10]。

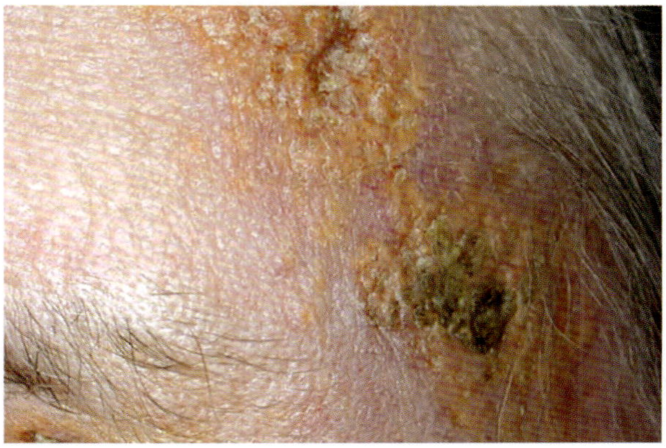

图 136.17 渐进坏死性黄色肉芽肿，淡红色浸润性斑块，中央可见坏死
（由加拿大多伦多 Sunnybrook 医院 S. Walsh 医生提供）

并发症和共病

本病与血液学和淋巴增生性恶性疾病具有相关性，如骨髓瘤、非霍奇金淋巴瘤和慢性淋巴细胞白血病，这些疾病通常发生于皮损出现 2 年后[1,5]。NXG 的诊断应详细评估后排除上述疾病。文献报道一例典型的皮肤病变和脑受累表现为强直性阵挛发作的患者[11]。据报道，全身症状包括恶心、呕吐、疲劳、鼻出血、背痛和雷诺现象。非典型的 NXG 已被报道，表现为单发的皮肤肿瘤[12]。

治疗

由于本病罕见，目前没有公认有效的治疗方法。治疗通常针对相关的副蛋白血症。皮肤受累可以使用 melphalan 等烷基化剂和（或）泼尼松治疗[9]。其他治疗方法包括皮损内注射糖皮质激素、大剂量全身应用类固醇，苯丁酸氮芥，干扰素 α，环磷酰胺、甲氨蝶呤、羟氯喹和硫唑嘌呤[9]。最近的一项回顾性的研究提示，氮芥可作为一线治疗[13]。在一名细胞毒性药物无效的患者应用血浆置换通过降低了体循环中单克隆 IgG 的水平病情得到缓解[10]。有报道累及眼部的患者经放射治疗好转[12]。皮损用二氧化碳激光治疗，随访 12 个月没有复发。2 例患者经静脉注射免疫球蛋白[2]治疗成功。另有报道有患者口服沙利度胺 2 年联合地塞米松冲击 9 个月后获得长期缓解。同时这些作者认为，这种联合治疗可以作为系统性治疗的一线方案，但需要高剂量长期治疗。

累及皮肤但以系统受累为主的疾病

多中心网状组织细胞增生症

定义

多中心网状组织细胞增生症（multicentric reticulohistiocytosis，MRH）是一种罕见的非 LCH 疾病，其特点是特征性皮肤结节和破坏性关节炎。

同义名

- 网状组织细胞肉芽肿
- 类脂皮肤关节炎
- 巨细胞组织细胞增生症
- 皮肤网状组织细胞增生症
- 多中心巨细胞网状组织增生症

概述

这是一种罕见的多系统疾病，其特征是累及皮肤和黏膜，破坏关节。关节病变通常发生在皮肤受累和黏膜浸润之前。其他器官也可能参与其中，约 28%的患者有相关的内部恶性肿瘤[1]。本病必须与单发或多发网状组织细胞增生症区分开来，后者局限于皮肤，没有相关的关节病变或内部恶性肿瘤。此外，本病需与成纤维细胞性风湿病（fibroblastic rheumatism，FR）进行鉴别（FR 也可表现为破坏性多关节炎、出现皮损），因为两个疾病在预后和治疗上都是不同的。FR 最初被归类为ⅡB 类组织细胞疾病，但最近的研究表明，FR 更适合于归为成纤维细胞疾病[2]。本章不会进一步讨论 FR。

流行病学

本病多发生于中年成人，儿童受累罕见[3-5]。女性为主，男∶女＝1∶3，85％为白种人[3]。

病理生理学

发病机制尚不清楚。该病通常被认为是一种反应性组织细胞增生症。MRH 结节高度表达炎性细胞因子，如肿瘤坏死因子 α（TNF-α）、IL-1 和 IL-6[6]。IL-6 可导致破骨细胞生成，因此皮损中可见多核巨细胞。

病理学

皮肤和黏膜的特征性组织病理学检查单核和多核巨细胞浸润，并伴有大量磨玻璃样的细胞质（图 136.18）。早期病变以组织细胞、淋巴细胞和嗜酸性粒细胞为主，巨细胞较少，但巨细胞浸润较快。多核巨细胞有 1～20 个直径 100μm 的细胞核，散在分布在细胞边缘或中心，细胞内含淀粉酶、一定数量的脂质和游离或酯化胆固醇，PAS 阳性。在陈旧病灶中，炎症细胞浸润减少和纤维化是病灶消退的标志。电镜下，MRH 中存在Ⅳ型胶原包涵体。这些包涵体既有胞质内的，也有胞质外的。这种包涵体通常见于淋巴组织细胞肿瘤，提示 MRH 是一种增生性疾病，而非炎症性疾病[7]。免疫组化提示细胞表达酸性磷酸酶，三磷腺苷酶、溶菌酶和 α1 抗胰蛋白酶。vimentin、CD45、CD68、CD11b、HAM56 阳性，CD1、S100、CD34、ⅩⅢa 阴性[8]。CD14 在破骨细胞样巨噬细胞中通常为阳性，在真正破骨细胞中为阴性[9]。

病原体

未发现确切的病原体，但在一项研究中，33％的患者有结核暴露的证据，5％的患者在检查中发现活动性结核[10]。

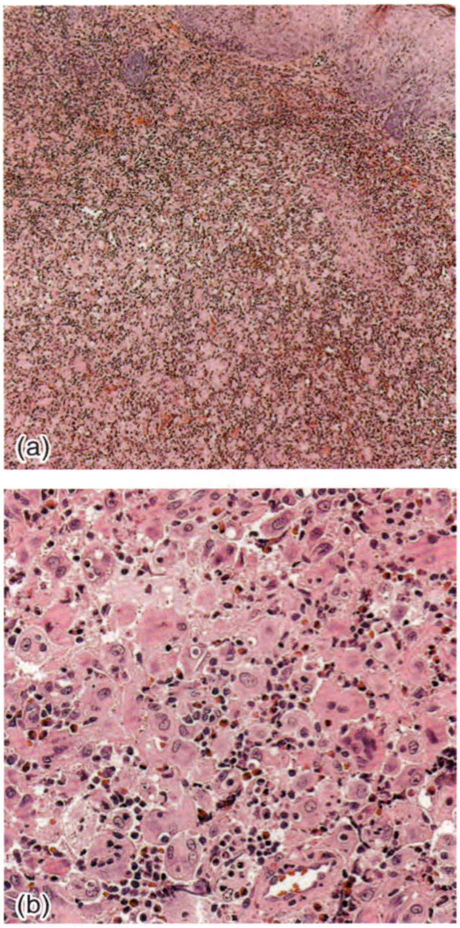

图 136.18 网状组织细胞增生症/多中心网状组织细胞增生症

（a）真皮含有大的、嗜酸性的、富含细胞质的组织细胞，炎性细胞浸润。100×（H&E）。（b）巨大的嗜酸性组织细胞通常有一个或两个细胞核。淋巴细胞和嗜酸性粒细胞浸润明显。可见“伸入运动”。400×（H&E）。（由美国匹兹堡儿童医院 R. Jaffe 博士提供）

临床特征

临床表现

本病通常局限于皮肤、黏膜和关节，但可累及心脏和其他器官等。2/3 的患者表现为对称性多发性关节炎，其次是出现皮损。手部关节受累多见，但也可能累及其他关节，包括膝盖、肩膀、手腕、臀部、脚踝、脚、肘部、脊柱和颞下颌关节。虽然本病大多自行消退，但 15％～50％的病例进展为致残致畸的骨关节炎[1,4]。在 20％的病例中皮肤结节为首发症状，也有同时出现皮肤和关节病变[3]。典型的皮损是坚实的棕色或黄色丘疹和斑块，主要累及前臂伸侧（图 136.19）。面部、头皮、手和耳常受累，但较少累及下躯干和腿部。甲襞周围可以出现串珠状皮损，导致甲营养不良。皮损大小不一，很少出现溃疡。受累关节可出现大结节病变和肌腱鞘囊性肿胀。大约 25％患者出现瘙痒。1/3 患者有发热、体重减轻和不适的症状。超过 50％的患者有黏膜受累，以嘴唇和舌为主，也可累及口腔、牙龈、咽喉和巩膜。

并发症和共病

大约 15％的患者伴发自身免疫性疾病，如系统性红斑狼疮、糖尿病或干燥综合征，20％的患者有相关的内脏恶性肿瘤，最常见的肿瘤是胃癌、卵巢癌[11]、乳腺癌和子宫癌[12]、骨髓瘤、黑素瘤[13]和淋巴瘤。在大多数病例中，MRH 的诊断早于肿瘤的诊断，但本病可随着肿瘤的复发而复发。

病程和预后

预后良好，如无全身恶性肿瘤本病 7～8 年逐渐

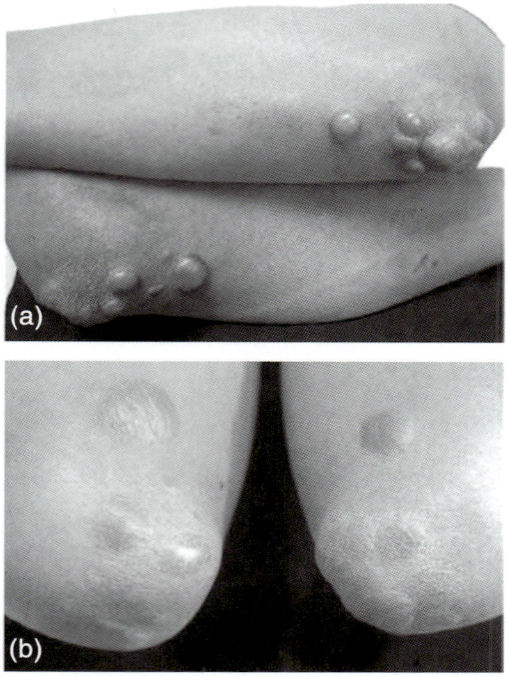

图 136.19　多中心网状组织细胞增增生症，肘部结节(a)，注射唑来膦酸 43 天后同部位结节缩小(b)（摘自 Codriansky K et al. 2008[22]. 经 John Wiley & Sons 允许转载）

好转。系统受累严重可发生致命的心脏病[14]。MRH 可能会伴随致残性关节病和瘢痕性皮肤[15]。

治疗

虽然伴随疾病不影响本病的病程，但对于伴随疾病的治疗是必要的。有报道称，肾细胞癌切除术后 MRH 发生消退。大多数儿童的非变形性关节炎具有自限性。但成年人反之，通常需要接受治疗。Gold、他莫昔芬、青霉胺对本病均无效。研究表明，单独或联合使用甲氨蝶呤有效[3-5,17]。单用环磷酰胺诱导[17]完全缓解 3 例。其他免疫抑制药如环孢素、来氟米特[18]、泼尼松龙和氮唑嘌呤[19]也有效。单独使用双膦酸盐或与泼尼松龙和甲氨蝶呤联合治疗亦有效[20,21]。对甲氨蝶呤和泼尼松龙[6]耐药的患者可考虑使用抗肿瘤坏死因子抗体如依那西普、英夫利昔单抗和阿达木单抗[15,19]或抗 IL-6 抗体托珠单抗。过去通常使用皮质类固醇和低剂量甲氨蝶呤的联合治疗，对于治疗无效的患者添加环磷酰胺。现在严重感染或耐药的患者，可推荐甲氨蝶呤、皮质类固醇联合新型靶向药物联合治疗作为一线方案。与所有非 LCH 疾病一样，由于个体差异，患者可能需要尝试较多的药物。

窦性组织细胞增生症伴巨大淋巴结病

定义

窦性组织细胞增生症伴巨大淋巴结病（sinus histiocytosis with massive lymphadenopathy，SHML）是一种罕见的非肿瘤性疾病，病因不明，通常是自限性的。其特点是全身淋巴结内有大量的组织细胞。

同义名

- Rosai-Dorfman 病

流行病学

发病年龄从出生到 74 岁，大多数患者为年轻人（平均年龄 20.6 岁）。出现孤立性颅内受累的患者年龄更大（平均 37.5 岁）[2]。在男性（58%）和黑人中更为常见。

病理生理学

发病诱因

SHML 的病因尚不清楚。有假说认为，感染或恶性过程可能导致巨噬细胞系统异常活化促使巨噬细胞和 T 细胞释放过量的细胞因子。据报道，本病患者更容易患自身免疫性疾病如自身免疫性溶血性贫血和各种风湿性疾病[4]。

病理学

组织学上，受累淋巴结可见大量窦性浸润的大的组织细胞，期间有淋巴细胞和浆细胞浸润（图 136.20）。免疫组化标记，SHML 细胞表达 S-100、CD68、CD163、α1-抗胰凝乳蛋白酶、α1-抗胰蛋白酶，不表达 CD1a[1]。SHML 病变组织显示高表达 IL-1 和 TNF-α，低表达 IL-6[5]。后者可能与多克隆浆细胞增多和高丙种球蛋白血症有关。SHML 的一个特点是在表达 S-100 的组织细胞观察到伸入运动（白细胞，尤其是淋巴细胞的吞噬作用）。皮肤真皮层可见密集的组织细胞浸润，散在多核巨细胞和浆细胞。皮肤中的伸入运动不如淋巴结多见。

临床特征

临床表现

临床上，约 80% 的患者出现双侧无痛性颈部淋巴结增大，可能伴有发热、不适、盗汗、体重减轻、白细胞增多和高丙种球蛋白血症。其他部位的淋巴结，如腋窝、纵隔和腹股沟也可受累。淋巴结可增大几倍。43% 的患者出现结外受累，皮肤是最常见的部位[7]。

临床亚型

皮肤是最常见受累的结外部位，50% 的患者出现

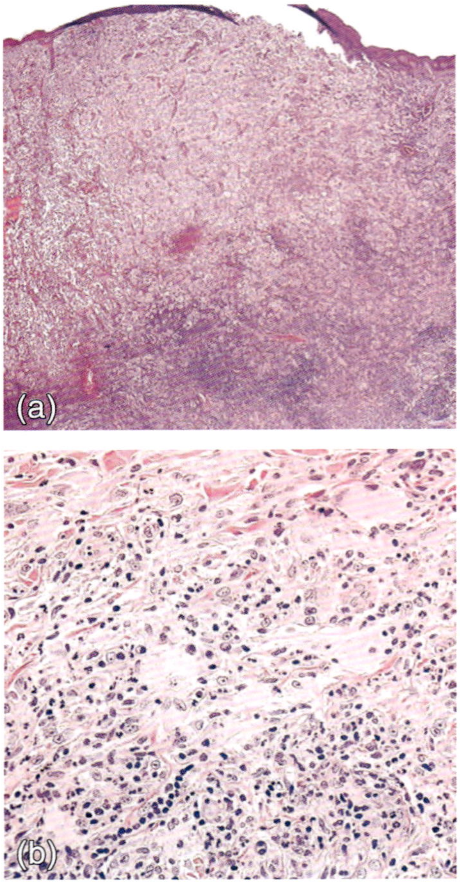

图 136.20 Rosai-Dorfman 病

(a)低倍镜下可见明显的皮肤淋巴结 20×(H&E)。(b)Rosai-Dorfman 组织细胞的胞液清亮，内含 1～2 个淡染的细胞核。可见淋巴细胞的伸入运动。400×(H&E)。(由美国匹兹堡儿童医院 R. Jaffe 博士提供)

孤立存在的皮损(图 136.21)[6]，黄色的丘疹、结节或浸润斑块，可见鳞屑和毛细血管扩张。皮损可发生在任何部位[8]。

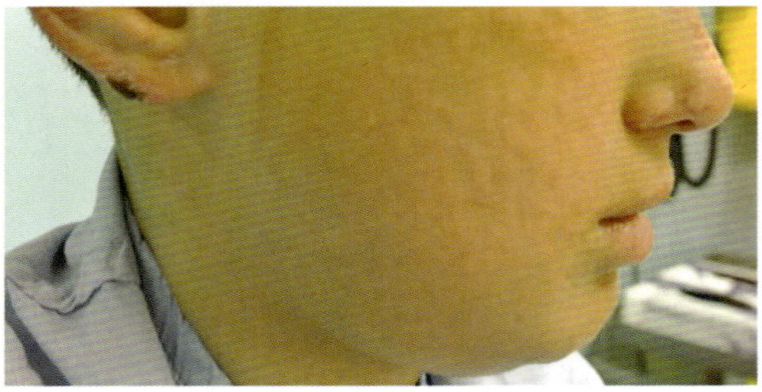

图 136.21 Rosai-Dorfman 病，鼻部多发结节/肿瘤，上覆薄痂，可见旧瘢痕

并发症和共病

其他结外部位包括肺、阴道口、乳房、胃肠道、肝和胰腺。22%的患者出现头颈部受累，以鼻腔和腮腺为最常见部位。在 SHML 中可发生孤立性颅内淋巴结受累而无颅外淋巴结受累的，诊断困难。大多数颅内病变附着在硬脑膜上，患者表现为头痛、癫痫、麻木或截瘫[9]。

病程和预后

SHML 的临床病程是不可预测的，加重和缓解交替出现会持续多年。预后通常是好的，疾病往往具有自限性。5%～11%出现死亡。发病时或发病前存在潜在免疫异常的患者淋巴结受累更广，病死率较高，因此预后较差[7,10]。

检查

实验室化验：轻度正常色素贫血或小细胞低色素性贫血，红细胞沉降率升高。血清蛋白异常表现为人血白蛋白降低，多克隆丙种球蛋白血症。血脂正常。有临床症状的患者应行胸部或头部计算机断层扫描成像(HRCT)检查。

治疗

只有在重要器官受损或淋巴结增大导致气道阻塞时才需要治疗。对于颅内硬脑膜病变，大部分可采用手术切除[2]。目前对系统性治疗没有指导方针或共识。本病应用抗生素无效。有报道[11]称，9 例患者中有 8 例通过切除病变组织病情完全缓解。全身应用皮质类固醇在缓解症状、缩小瘤体方面是有用的，但停药易复发。单纯化疗通常无效。有报道称，有患者经过干扰素 α、化疗[12,13]联合沙利度胺或阿昔洛韦使本病完全缓解[14]。最近有报道，应用利妥昔单抗治疗有效，其中包括作者(Sheila Weitzman, personal communication)治疗的 3 名患者，其中 1 名患者有严重的肝损伤。利妥昔单抗是一种嵌合的抗 CD20 抗体，有 1 例患者接受利妥昔单抗治疗，在停药后出现复发。对于这些难治性患者，可能需要再次治疗和维持治疗，类似于滤泡性淋巴瘤，但这种方法是试验性质的。

恶性组织细胞增生症

恶性组织细胞增生症是单核细胞/巨噬细胞系的恶性肿瘤。根据临床标准，这些疾病可分为单核细胞白血病、恶性组织细胞增生症和真性组织细胞淋巴瘤，但它们之间存在重叠，往往无法区分。在单核细胞白血病中，恶性肿瘤主要影响骨髓和血液，但髓外受累也是常见的。本病归类于骨髓单核细胞性白血

病，将在第 140 章中讨论。在恶性组织细胞增生症中，组织细胞保留了在体内迁移的能力，导致网状内皮细胞广泛参与。在真性组织细胞淋巴瘤中，细胞来源于固定的组织细胞，尽管会转移，但肿瘤一般是局限性的。在组织细胞肉瘤中，成熟的组织细胞具有高度侵袭性。

恶性组织细胞增生症

定义

恶性组织细胞增生症（malignant histiocytosis，MH）是一种广泛存在于肝、脾、淋巴结、骨髓等组织细胞的肿瘤增生。

同义名

- 恶性网状组织细胞增生症
- 恶性网状细胞增生症
- 髓性网状细胞增生症
- 窦性血液淋巴样恶性肿瘤
- 恶性星形胶质细胞增生症
- 白血病性网状细胞增多症
- 组织细胞性网状细胞增生症

概述

MH 可见大量组织细胞聚集于肝、脾、淋巴结和骨髓。这些细胞通常来自于窦状组织细胞，尽管很少有朗格汉斯细胞表型恶性组织细胞增生的报道。此外，以前报道的许多 MH 病例最终被证明为 T 细胞淋巴瘤和 B 细胞淋巴瘤，包括间变性大细胞淋巴瘤[1]。

流行病学

性别

恶性组织细胞增生症是一种罕见的疾病，男女比例为 3.5∶1。所有年龄组均有报道，平均年龄为 35 岁[2]。儿童受累罕见[3]。这种疾病在女性（20－30 岁）中比男性（30－40 岁）更早发病[4]。

种族

来自马拉维和乌干达的报告表明，在非洲热带地区这种疾病的发病率偏高[5,6]。一项研究对 1997－2006 年期间美国“组织细胞增生症”的患者死因进行分析表明，对于朗格汉斯细胞组织细胞增生症患者在 5 岁以下的死亡率更高（$P<0.0001$），但没有性别差异；而恶性组织细胞增生症患者＞54 岁的死亡率更高（$P<0.00001$）[7]，且男性 MH 死亡人数多于女性。

病理生理学

恶性组织细胞增生症是单核吞噬细胞系统的一种肿瘤细胞的异常增殖。

病理学

皮肤和淋巴结的组织学表现相似，特征性表现为异型性的组织细胞浸润，其间无黏附性。组织细胞，直径约 50μm，富含胞质，胞质不均匀表现为明显的空泡化，甚至是泡沫状，是吞噬红细胞、白细胞和细胞碎片的结果。其他组织细胞则更“原始”，细胞质呈嗜酸性、无定形。细胞核通常呈分叶状，核仁明显，核膜较厚，可见分裂的细胞核。诊断所有组织细胞恶性肿瘤均需要免疫组化标记。免疫组化显示细胞起源于组织细胞，骨髓、树突或其他淋巴标记阴性。细胞化学和免疫组织化学研究表明，MH 细胞不表达氯乙酸酯酶，苏丹黑 B，碱性磷酸酶和 β-葡萄糖醛酸酶[8]。非特异性酯酶、酸性磷酸酶和溶菌酶的存在是可变的，成熟的细胞表达这些酶[9]。分化程度越高的吞噬细胞表达ⅩⅢa 因子和抗单克隆抗体 MOI[10]。在一些病例中，检测到表达上皮膜抗原（EMA）、HLA-DR、CD25、CD30、CD68 和 CD71。在罕见的病例中，可以发现表达 CD1a 或 CD21/35。在淋巴结中，淋巴结结构紊乱，但未被恶性细胞完全侵袭。在皮肤上，真皮及皮下脂肪组织的血管壁及血管周围有组织细胞浸润。在病变晚期可能发生脂肪坏死。表皮和乳头状真皮一般不受累，但在瘤样皮损的表面可以发生溃疡。

病原体

没有证据表明本病与病毒感染有关，目前无家系报道。

遗传学

有报道称，MH 中检测到特征性染色体易位 t(5;6)(q35;p21)[11,12]，但目前尚不清楚这些病例是否会被称为 MH。

临床特征

临床表现

恶性组织细胞增生症通常是急性发作，伴有发热、出汗、消瘦、全身疼痛性淋巴结增大和肝脾大。随着病情的发展，会出现黄疸、紫癜、贫血和白细胞减少。50％的患者可见结外受累，最常见的是皮肤、骨骼和胃肠道[13]。10％～15％的病例发生皮肤受累，可发生在任何部位，下肢和臀部多见，表现为单一或多个肤色斑丘疹、结节[14]，大的病灶可发生溃烂。密集分布的丘疹结节类似急性单核细胞白血病。骨损害是局灶性的、破坏性的、溶解性的，多伴有高钙血症。胃肠受累通常发生在疾病晚期，小肠和大肠可能受累，好发于固有层和局部腔内表现为梗阻和（或）出血。多发病灶比较罕见，表现为吸收不良。这种疾病在过去是致命的,在诊断后数周至数月发生死亡。然而,在积极的治疗(放疗/放疗和化疗)下,50%的病例得到完全缓解,平均完全缓解时间超过 12 个月[2]。镜下血管浸润提示预后较差[13]。

鉴别诊断

主要鉴别诊断为大细胞间变性淋巴瘤,其临床和组织学特征可能相似。其他可能与恶性组织细胞增生症混淆的疾病有家族性噬血淋巴组织细胞增生症、病毒相关性噬血细胞综合征、霍奇金病和窦性组织细胞增生症伴巨大淋巴结病(SHML)。

诊断

本病的诊断根据疾病的临床病理特征,但需要特殊染色来排除大细胞间变性淋巴瘤。

治疗

恶性组织细胞增生症对放疗和化疗都很敏感,但必须及时开始治疗,许多患者在开始治疗前就已经死亡。一篇关于 MH 治疗的综述已经发表[15],但是与其他恶性组织细胞疾病相似,没有足够的大型研究来指导治疗决策。目前主要的治疗方案是化疗和放疗。在一项针对 27 名儿童 MH 的研究中,22 名儿童使用长春新碱、环磷酰胺、阿霉素和泼尼松治疗后完全缓解,5 年生存率为 81%。有传闻称,根据 LCH-S-2005 指南参照急性 T 淋巴细胞白血病治疗方法使用克拉屈滨和阿糖胞苷成功抢救 1 名 LCH 患者。常规化疗后复发的患者经骨髓移植已成功实现长期缓解[15]。对于巨大的皮肤肿瘤或溃疡性肿瘤,化疗效果差,可结合放射治疗。

真性组织细胞淋巴瘤

定义

真性组织细胞淋巴瘤是一种可播散的恶性组织细胞肿瘤。

> **同义名**
> - 网状组织细胞肉瘤
> - 组织细胞肉瘤
> - 单核细胞肉瘤

概述

该疾病表现为非朗格汉斯细胞组织细胞或更罕见的朗格汉斯细胞的恶性增殖。与恶性组织细胞增生症难以鉴别。许多早期的"组织细胞淋巴瘤"被重新分类为其他淋巴瘤,包括皮肤原发 B 细胞淋巴瘤,最近有研究建议将组织细胞淋巴瘤分类为组织细胞肉瘤[1]。

病理生理学

病因尚不清楚。真性组织细胞淋巴瘤表现出恶性组织细胞增生症的许多特征,浸润细胞主要聚集于真皮,无黏附性。Nemes 和 Thomazy 提示,真性组织细胞淋巴瘤细胞分化程度高于恶性组织细胞增生症,细胞群更加均匀,表现为吞噬作用,并表达 XIIIa 因子[2]。这些细胞表达巨噬细胞标记 CD11c 和 CD68,不表达 T 和 B 细胞标记[3]。已报道,一种罕见的梭形细胞变体,表达 CD163、CD68、CD45、溶菌酶和 NSE(神经元-特异烯醇化酶)[4]。

临床特征

这是一个局部的恶性组织细胞肿瘤,可以累及淋巴结或结外组织。在 40%的患者中,表现为一组或多组浅表淋巴结无痛性增大。体征包括身体不适,厌食症,出汗和发热。结节外表现可伴有骨、胃肠道或皮肤损伤。恶性组织细胞增生症表现为骨和胃肠道病变。限局性的皮肤带蓝点的红色肿瘤可达到大尺寸。在一位 79 岁的患者身上发现的皮肤肿瘤,其直径达到了 20 cm[5]。肝脾大只发生在少数真正的组织细胞淋巴瘤患者中,外周血受累罕见。在一例报告中,一名 44 岁的真实组织细胞淋巴瘤患者接受自体骨髓移植治疗,随后发展为 M5c 单核细胞白血病[6]。真性组织细胞淋巴瘤是可治疗的,预后可能优于恶性组织细胞增生症。

治疗

文献综述显示,目前对许多新药物都是针对"组织细胞淋巴瘤"U937 细胞系,除此以外治疗方面没有任何进展。从早期文献来看,真正的组织细胞淋巴瘤对放疗和化疗敏感。对于局部皮损使用电子束治疗可缓解。由于对早期诊断是否确切的怀疑,很难对治疗反应的报告进行评估。

组织细胞肉瘤

定义

组织细胞肉瘤(histiocytic sarcoma,HS)是一种非常罕见的原因不明的非 LCH 疾病,最常见的症状是单发或多发结外肿瘤。

流行病学

本病主要发生在成人,但也有儿童受累。可发生在任何年龄(3 个月至 89 岁),无性别差异。

病理生理学

病理学

组织细胞肉瘤由与成熟组织细胞形态学和免疫

组化相似的细胞组成。组织学检查显示大的上皮样细胞密集浸润，细胞核圆形至卵圆形，核仁大而清晰，核分裂，胞质丰富，H&E 染色呈嗜酸性，Giemsa 染色呈银色[2]。双核细胞是常见的肿瘤细胞，偶尔可见多核巨细胞。Ki-67 表达在 5%～40%，在一项研究中平均值为 18.8%[3]。组织坏死不明显。免疫组化显示细胞表达 CD45、CD68、溶菌酶和 CD163，不表达 Langerhans 细胞树突状细胞标记如 CD1a、CD21 和 CD35，表达或不表达 S-100。

遗传学

HS 的发病机制尚不清楚。有几项研究描述了来源于淋巴血液样恶性肿瘤，最常见的是急性淋巴细胞 laeukemia[4,5]和淋巴瘤[5-9]引起的 HS 和其他组织细胞疾病的病例。这些组织细胞肉瘤与原发性恶性肿瘤具有相同的分子或细胞遗传学异常，提示两者之间存在克隆关系。最近的报告描述 1 例长期患有毛细胞白血病的患者发展成组织细胞肉瘤。在毛细胞白血病和组织细胞肉瘤细胞[10]中均检测到 BRAF V600E 突变和相同的克隆免疫球蛋白重排。所有在毛细胞白血病中发现的细胞遗传学异常在 HS 中也得到了确认。此外，在参与 B 淋巴生成的基因中，E2A/TCF3 是本例在 HS 中缺失的唯一基因[10]，而在毛细胞白血病中没有。

综上所述，这些结果支持了 HS 和淋巴样恶性肿瘤可能起源于一种常见的 B 细胞前体的假说，以及继发的遗传事件可能促进了淋巴样肿瘤向 HS 的分化[10]。除了淋巴样恶性肿瘤，HS 还与生殖细胞肿瘤和畸胎瘤有关[11]。

临床特征

临床表现

HS 的临床表现因受累部位而异，最常见受累的是肠道、皮肤和软组织。在一项研究中分析了 18 例 HS 患者[3]，3 例患儿分别表现为多发孤立皮损、多发淋巴结受累及播散性疾病。在成人中，受累部位更广泛，甲状腺、胃肠道、肾、脾、睾丸和中枢神经系统均有报道[3,12]。发病年龄中位数平均为 46 岁。

病程和预后

组织细胞肉瘤通常具有侵袭性。在 12 名随访的患者中，6 例治疗无效死亡，3 例进入缓解期的患者在 3～5 年复发，只有 1 例对化疗不敏感的患者存活下来[3]。由于该病罕见，预后因素尚不清楚。受累部位、局限性疾病和肿瘤大小可能会影响预后。小的、局限性的、低分级的、可接受手术切除的肿瘤预后较好。对于伴有/继发淋巴样恶性肿瘤的 HS 患者，预后通常较差，在最近的综述中[4]，4 例患者中有 3 例在接受治疗后死亡。

治疗

组织细胞肉瘤是一种罕见但高度侵袭性的疾病。它通常表现为手术、化疗和放疗等治疗几乎无效。化疗通常参照非霍奇金淋巴瘤的治疗方案，如 ICE（异环磷酰胺/卡铂/依托泊苷）或 CHOP（环磷酰胺/多柔比星/长春新碱/泼尼松龙）方案，局限性的病灶可以考虑手术和放疗[14]。对于难治性或复发的 HS 目前没有有效疗法。个案报道提示，大剂量化疗和自体/异体干细胞移植有效[15]。抗 CD52 抗体 alemtuzumab 在难治性 HS 患者[16]中获得成功，沙利度胺长期维持治疗对 4 例其他多种治疗无效的患者有效[17,18]。最近在 4 例 HS 中发现了具有表达血小板源性生长因子受体、血管内皮生长因子受体、表皮生长因子受体的药物靶点[19]。其中一例 BRAF V600E 突变[10]为靶向治疗提供新的靶点。

（译者：王晓露　一审：王颖　二审：刘玮　三审：王颖　润色：陶冶）

参考文献

所有文献请查阅网址：www.rooksdermatology.com.
以下列出的是重要参考文献。

Langerhans cell histiocytosis

[17] Badalian-Very G, Vergilio JA, Degar BA, *et al*. Recurrent BRAF mutations in Langerhans cell histiocytosis. *Blood* 2010;116(11):1919-23.

[18] Badalian-Very G, Vergilio JA, Fleming M, Rollins BJ. Pathogenesis of Langerhans cell histiocytosis. *Annu Rev Pathol* 2013;8:1-20.

[27] Gadner H, Minkov M, Grois N, *et al*. Therapy prolongation improves outcome in multisystem Langerhans cell histiocytosis. *Blood* 2013;121(25):5006-14.

[33] Minkov M. Multisystem Langerhans cell histiocytosis in children: current treatment and future directions. *Paediatr Drugs* 2011;13(2):75-86.

[34] Gadner H, Grois N, Potschger U, *et al*. Improved outcome in multisystem Langerhans cell histiocytosis is associated with therapy intensification. *Blood* 2008;111(5):2556-62.

[40] Haroche J, Cohen-Aubart F, Emile JF, *et al*. Dramatic efficacy of vemurafenib in both multisystemic and refractory Erdheim-Chester disease and Langerhans cell histiocytosis harboring the BRAF V600E mutation. *Blood* 2013; 121(9): 1495-500.

[46] Girschikofsky M, Arico M, Castillo D, *et al*. Management of adult patients with Langerhans cell histiocytosis: recommendations from an expert panel on behalf of Euro-Histio-Net. *Orphanet J Rare Dis* 2013;8:72.

Haemophagocytic lymphohistiocytosis

[10] Gupta S, Weitzman S. Primary and secondary hemophagocytic lymphohistiocytosis: clinical features, pathogenesis and therapy. *Expert Rev Clin Immunol* 2010;6(1):137-54.

Juvenile xanthogranuloma

[6] Newman B, Hu W, Nigro K, Gilliam AC. Aggressive histiocytic disorders that can involve the skin. *J Am Acad Dermatol* 2007;56(2):302-16.

[8] Badalian-Very G, Vergilio JA, Degar BA, *et al*. Recurrent BRAF mutations in Langerhans cell histiocytosis. *Blood* 2010;116(11):1919-23.

[10] Haroche J, Charlotte F, Arnaud L, *et al*. High prevalence of BRAF V600E mutations in Erdheim-Chester disease but not in other non-Langerhans cell histiocytoses. *Blood* 2012; 120 (13):2700-3.

Erdheim-Chester disease

[17] Haroche J, Cohen-Aubart F, Emile JF, *et al*. Dramatic efficacy of vemurafenib in both multisystemic and refractory Erdheim-Chester disease and Langerhans cell histiocytosis harboring the BRAF V600E mutation. *Blood* 2013; 121 (9): 1495-500.

Familial sea-blue histiocytosis

[1] Newman B, Hu W, Nigro K, Gilliam AC. Aggressive histiocytic disorders that can involve the skin. *J Am Acad Dermatol* 2007;56(2):302-16.

Sinus histiocytosis with massive lymphadenopathy

[5] Newman B, Hu W, Nigro K, Gilliam AC. Aggressive histiocytic disorders that can involve the skin. *J Am Acad Dermatol* 2007;56(2):302-16.

Malignant histiocytosis

[13] Newman B, Hu W, Nigro K, Gilliam AC. Aggressive histiocytic disorders that can involve the skin. *J Am Acad Dermatol* 2007;56(2):302-16.

137

第 137 章
软组织肿瘤与肿瘤样增生

Eduardo Calonje[1]

[1] St John's Institute of Dermatology, Guy's and St Thomas' NHS Foundation Trust, London, UK

概述

对于许多临床皮肤科医师来说，在真皮、皮下组织或更深的软组织中出现的肿瘤，其诊断存在一定挑战。部分原因是软组织肿瘤的种类繁多，并且大部分原发于皮肤或者后期影响皮肤表型。这些肿瘤大多数没有特征性的临床表现，并且表现为非特异性真皮或深在结节。然而，所有临床皮肤科医师都必须了解真皮中可能出现的肿瘤类型，以及个体病变可能产生的生物学行为。虽然恶性皮肤软组织肿瘤很少见，但许多良性病变可能在组织学上与恶性肿瘤相混淆。此外，存在一组具有低度恶性潜能(中度恶性肿瘤)的软组织肿瘤，易局部复发但转移性扩散的可能性很少或没有[如隆突性皮肤纤维肉瘤(DFSP)]。这些肿瘤可能有较高的发病率，因此识别它们，对制定治疗和随访的方案至关重要。识别各类的软组织肿瘤也非常重要，因为许多的这类病变，尤其是多发的皮损，可能是遗传综合征的标志性症状(如 1 型神经纤维瘤病中的多发性神经纤维瘤和丛状神经纤维瘤)。

根据细胞分化的形态学方向，可以将肿瘤进行大致的分类，包括成纤维细胞、肌纤维母细胞、神经、血管、肌肉和脂肪细胞等类型。在许多肿瘤中，其分化方向不明确，像一些正常细胞的来源无法被鉴定(如上皮样肉瘤)。在一个范围更广的肿瘤分类中，它们的起源被归因于纤维组织细胞，但是有越来越多的证据表明这类病变中许多是由成纤维细胞和(或)肌成纤维细胞分化，而几乎没有一个显示出真正的组织细胞分化。该类肿瘤范围广泛，本章列举的并非全部，若要全面了解这类肿瘤，读者可参考该领域的相关著作[1,2]。真正的组织细胞肿瘤(见第 136 章)、瘢痕疙瘩和肥厚性瘢痕(见第 96 章)和转移性恶性肿瘤(见第 147 章)在其他章节有介绍。

最有用的生物学分类为：绝对良性的病变；可能在局部复发但不会或几乎不会发生转移的病变；真正的恶性且可能发生转移的病变。绝大多数皮肤或浅表软组织肿瘤属于前两类，而真正恶性的软组织肿瘤更常发生在深筋膜下方。就这些罕见的恶性肿瘤而言，体积和预后之间存在相关性，较小的病变预后较好。较浅表的病变往往比深在的病变预后更好。有丝分裂(尤其是异常的有丝分裂象)和坏死都提示为恶性病变而非良性病变。

本章描述的许多肿瘤的常见临床表现是非特异性肿块或结节。手术活检是必要的检验手段，并且必须取到足够深度，以便确定最深处病变的性质。一旦病理学家确定了肿瘤的性质，就可以制定最适合的手术方式和手术范围。因为对于软组织肿瘤的诊断可能需要用到细胞遗传学，电子显微镜或免疫组织化学分析，所以强烈建议术前事先咨询病理学家。以上手段均可能有助于准确诊断。

纤维和肌纤维母细胞肿瘤

面部纤维性丘疹[1]

定义和术语

在组织学检查中具有明显纤维血管成分的一种面部小丘疹。

同义名
• 鼻部纤维性丘疹

流行病学

发病率和患病率

病变十分常见[2-4]。

年龄

大多发生于中年人。

性别

男女发病率相同。

病理生理学

有研究者认为，该病可能是黑素细胞痣的变异[2,4]，但也存在不同意见[3]。S100 蛋白阴性，进一步支持非黑素细胞增殖理论。

组织病理学[2-4]

表皮大致正常，病变部位可有透明细胞增多。在真皮层中可见增多的透明变性的胶原和散在分布的轻度扩张的血管腔（图 137.1）。在背景中，单核和多核的组织样细胞数量增加。在一些病变中，上皮样细胞或透明细胞及异常颗粒状细胞为主要浸润细胞[5-8]。可见明显扩张的毛细血管。

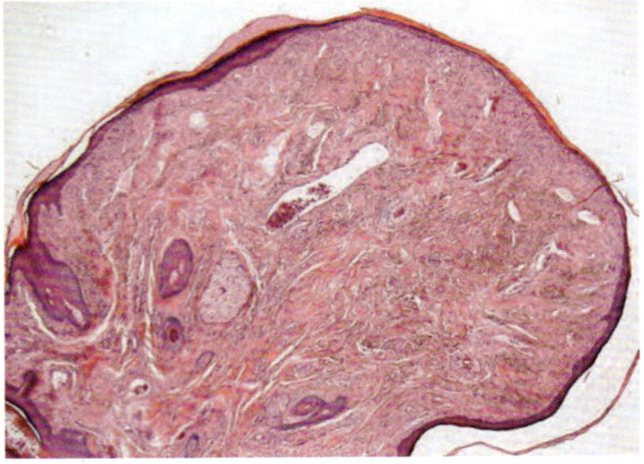

图 137.1　具有透明变性胶原束和明显血管扩张的纤维性丘疹

临床特征[2-4]

病史和临床表现

病变通常单发于鼻部，鲜见于前额、面颊、下颏或颈部，少有多发。皮损进展缓慢，呈圆顶状丘疹，为肤色，也可呈淡红色或色素增加，通常无蒂。多无症状，但大约 1/3 的皮损在受到轻微创伤时可有出血。

鉴别诊断

临床上主要需鉴别的为皮内痣，其次为基底细胞癌。

治疗

良性病变，出于对美观的需求，可予以局部手术切除。

席纹状胶原瘤[1,2]

定义和术语

席纹状胶原瘤是一种纤维性细胞减少的皮肤病变，多发时可能与 Cowden 病或同源性磷酸酶-张力蛋白（PTEN）错构瘤综合征（多发性错构瘤和瘤变综合征见第 147 章）有关[3]。

> **同义名**
> - 硬化性纤维瘤

流行病学

发病率和患病率

病变相对罕见。

年龄

年龄范围广，成人多见[2,3]。

性别

发病无性别差异。

病理生理学

散发病例的病因尚不清楚。在合并 Cowden 病的情况下，多发性病变的发生与 PTEN 突变后功能丧失导致 mTOR 通路的过度激活有关。

组织病理学

典型的席纹状胶原瘤表现为境界清楚的真皮内结节，结节主要由透明样变的胶原束组成，排列呈席纹状，细胞成分较少（图 137.2）。梭形细胞少见。在病变的晚期可以看到与多形性纤维瘤、纤维组织细胞瘤（FH）和肌纤维瘤类似的组织学模式，已有研究人员提出此种组织学特点不代表肿瘤的特定模式而是一种反应模式[4,5]。

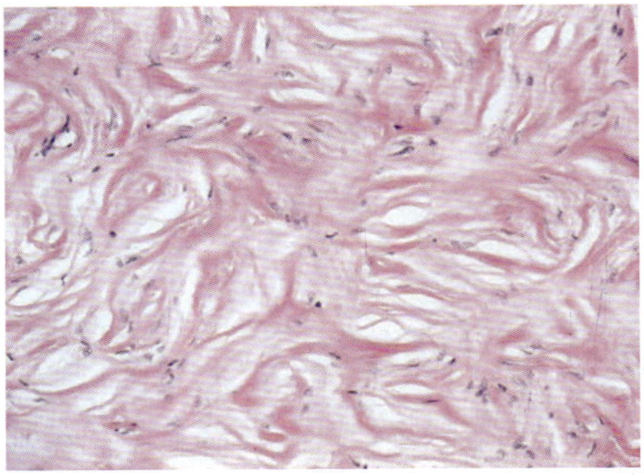

图 137.2　席纹状胶原瘤

透明样变的胶原束呈席纹状排列，细胞成分少。

有多核奇异细胞的多细胞成分的变异被称为巨细胞胶原瘤[6]。巨细胞胶原瘤提示多形性纤维瘤（见后文）和席纹状胶原瘤存在关联性，有研究人员提出这两种疾病为同一病谱的不同表现形式[7]。

第12部分

临床特征

病史和临床表现

席纹状胶原瘤通常表现为小的、孤立的、无症状的丘疹，可发生于身体的各个部位。

治疗

手术切除是有效的治疗方法。

多形性纤维瘤

定义[1]

多形性纤维瘤是一种相对罕见的病变，其临床表现与纤维上皮息肉（皮赘）非常相似，组织学上的特征为有奇异的单核或多核基质细胞。

流行病学

发病率和患病率

多形性纤维瘤相对罕见。

年龄

成人多见。

性别

发病无性别差异。

病理生理学

病因尚不清楚。

组织病理学

正常或轻度棘层增厚的表皮包绕胶原和血管间质，其中可见散在分布的核深染、形态多样的奇异的单核或多核细胞。有丝分裂象罕见。

临床特征

病史和临床表现

临床表现与纤维上皮息肉类似，可发生于身体的各个部位，但好发于肛周、面部。

治疗

手术切除是有效的治疗方法，无局部复发倾向。

获得性指状纤维角皮瘤[1]

定义

获得性指状纤维角皮瘤是一种良性病变，可能是创伤后反应，多发生于指或趾（图137.3），偶可发生于掌跖部位。

流行病学

发病率和患病率

发病率低。

年龄

成人多见。

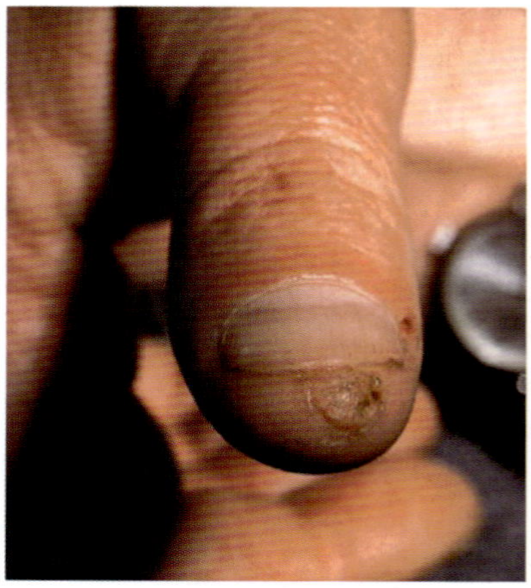

图137.3 获得性指状纤维角皮瘤的临床表现

性别

发病无性别差异。

病理生理学

组织病理学

组织学上可见致密的胶原束、稀疏的弹性纤维和血管增生。有时可见成纤维细胞的明显增加，水肿明显时可能会导致胶原束分离[3]。表皮相对正常，但有时可见棘层肥厚和角化过度。

临床特征

病史和临床表现

病变常表现为单发的半球形皮损，其基底部稍隆起呈项圈状。有时病变细长或有蒂，或皮损巨大[4]。表面可呈轻度的疣状改变。

鉴别诊断

临床鉴别诊断范围广泛，包括皮肤纤维瘤、病毒疣、多指畸形与皮角。在组织学上，病变与Koenen瘤非常相似[5]，即结节性硬化症中发生于指甲褶皱部位的甲周纤维瘤。

治疗

手术切除是有效的治疗方法。

结节性筋膜炎[1-5]

定义和术语

由于肌成纤维细胞和成纤维细胞的增殖而快速生长的皮下肿瘤，在组织学上类似于肉瘤。

同义名
- 假肉瘤性筋膜炎
- 假肉瘤性纤维瘤病

流行病学

发病率和患病率

相对常见，但血管内筋膜炎和颅骨筋膜炎较为罕见[6,7]。

年龄

可以在任何年龄发病，但在年轻人中更常见。血管内筋膜炎在年轻人中更常见，颅骨筋膜炎往往发生在 2 岁以下的儿童[6,7]。

性别

发病无性别差异，但颅骨筋膜炎更多见于男性[7]。

病理生理学

发病诱因

尽管颅骨筋膜炎可能与创伤有关，但目前无明确证据表明创伤可导致该病[8]。

组织病理学[1-5]

由于活跃的有丝分裂和生长快速，这些病变可能看起来非常令人担忧(见后文)。肿瘤界限清楚，由大量均匀的成纤维细胞和肌成纤维细胞束组成，具有粉红色的细胞质、泡状核和单个小核仁。黏液样改变和黏蛋白沉积通常很明显，呈典型的“羽毛”样外观(图 137.4)。在黏液沉积的背景中，有许多微小血管、外渗的红细胞和散在的淋巴细胞。偶见多核巨细胞，与破骨细胞类似。有丝分裂较常见，但没有异型性。胶原束常常透明样变并表现出瘢痕样外观。在肿瘤外周，致密的成纤维细胞束和毛细血管浸润至筋膜层并可侵入脂肪或骨骼肌。这种组织学形态常与恶性肿瘤相混淆。结节性筋膜炎包括多种亚型：化生性骨骼(骨化型筋膜炎)；累及骨膜的亚型(骨膜筋膜炎)；累及头皮且好发于儿童的亚型(颅骨筋膜炎)[6]；累及血管腔的亚型(血管内筋膜炎)[7,9]。真皮型筋膜炎也已有报道但少见[10,11]，关节内也可受累[12]。肿瘤细胞对平滑肌肌动蛋白和钙调蛋白呈不同程度的阳性[13]，并且通常对平滑肌标记物呈阴性，包括结蛋白和钙调结合蛋白[14]。组织学诊断通常非常困难，尤其是在小块组织活检中。最容易与恶性肉瘤或纤维瘤病发生混淆，误诊将导致不良后果。

免疫组化可能有助于区分纤维瘤病和结节性筋膜炎。前者倾向于表现为胞核 β-catenin 阳性，而后者通常为阴性或仅为细胞质阳性[15]。然而在一些纤维瘤病中，尤其是位置较为浅表的纤维瘤病，β-catenin 为阴性，其诊断应与临床病理相结合。

遗传学

目前认为，*MYH9-USP6* 融合基因是导致该肿瘤发生的病因[16]。像这种具有自限性和独特克隆遗传易位的病变被称为暂时性肿瘤[16]。

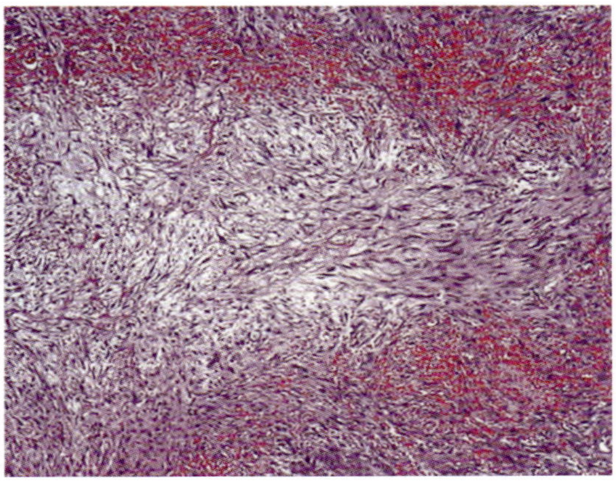

图 137.4 结节性筋膜炎的黏液性质基质，形成典型的羽毛状外观

临床特征[1-4]

病史和临床表现

大多数肿瘤表现为皮下快速生长的肿块，质软，平均直径为 1～3 cm，好发部位是上肢，尤其是前臂，但病变可发生于任何部位，包括眼眶和口腔[9]。儿童好发于头颈部。有近一半的患者就诊时，仅发现肿瘤存在 2 周或更短的时间。

鉴别诊断

快速生长的病变可能需要与恶性肿瘤相鉴别。

病程和预后

通常在部分切除后就能缓解此病，但极少数患者有局部复发的可能性。

治疗

手术切除是有效的治疗方法。

手指或足趾假性纤维骨瘤[1-3]

定义

这是一种反应性肌纤维母细胞增生伴骨形成的疾病，仅发生于指(趾)端。

流行病学

发病率和患病率

比较少见。

年龄

任何年龄可发病，但年轻人多见。

性别

男性发病率较女性高。

病理生理学

发病诱因

创伤可能是诱发该肿瘤的重要因素。

组织病理学

肿瘤边界不清，除类骨质及成熟骨形成以外，其组织学改变和结节性筋膜炎类似。组织学可见水肿的基质、血管增生和梭形肌纤维母样细胞束与类骨质、成熟骨相混合。可见有丝分裂，其数量取决于皮损的时间。

临床特征

病史和临床表现

本病发展迅速，但不累及骨骼。手指比足趾更常见。

病程和预后

少有局部复发。

治疗

手术切除是有效的治疗选择。

缺血性筋膜炎[1-5]

定义和术语

缺血性筋膜炎是一种反应性假肉瘤性成纤维细胞/肌纤维母细胞增生疾病，通常由局部循环改变和局部长期受压引起。

> **同义名**
> • 不典型压疮样纤维增生

流行病学

发病率和患病率

相对罕见。

年龄

大多数患者通常在70—90岁。

性别

男性发病率稍高。

病理生理学

发病诱因

行动不便患者的局部持续性缺血和创伤是导致本病发生的重要原因，但是在许多病例中却没有发现其发生与行动不便和身体虚弱有关[4]。

组织病理学

病变边界不清，有纤维化、血管增生、坏死和局部黏液样变，并具有血栓形成后血管再通、纤维蛋白样坏死区域、局灶性出血和单核炎性细胞浸润的特征性表现。数量不等的梭形肌成纤维细胞/成纤维细胞，泡状核或核深染，核仁明显。可见有丝分裂象，但不明显。

临床特征

病变表现为无症状的皮下肿块，主要发生在骨突出部位，可累及深层软组织和真皮。

治疗

手术切除是有效的治疗方法。

婴儿纤维性错构瘤[1-5]

定义

本病是一种成纤维细胞/肌纤维母细胞性的发生于真皮深层或皮下的良性肿瘤，好发于儿童，特征性的具有三种病理成分，如下文所述。

流行病学

发病率和患病率

较为罕见。

年龄

大多数患者为2岁以下的儿童，1/4患者出生时即有。

性别

男性多见。

病理生理学

组织病理学

该肿瘤由三种成分组成。

1. 纵横交错的、长梭形的成纤维细胞，排列呈宽束状分布于旋涡状胶原基质中。
2. 呈巢状的不成熟的间叶细胞伴局部黏液样改变。
3. 成熟的脂肪组织。

在许多病例中，可见局灶性假性血管瘤成分[6]。当第一种成分占优势时，局部可与神经纤维瘤相似，但肿瘤细胞常呈肌动蛋白阳性和S100阴性[7]。

肿瘤发生在真皮之下时，外分泌腺可能发生继发性病变，包括腺体增生、乳头突出和鳞状化生[8]。

遗传学

虽然该病被认为是错构瘤，但其本质上还是肿瘤。最近在一例报告中证实该疾病存在复杂的基因重排，并涉及染色体1、2、4和17[9]。

临床特征

病史和临床表现

大多数病例表现为无症状的、单发的、肤色斑块或结节，直径仅几厘米。罕有病变巨大、多发[10]。很少见到色素变化和(或)多毛症[11]。肿瘤生长迅速，好发于腋窝、手臂和肩带部位[1-3]。发生在头颈部极为罕见[6]。尚未有家族遗传报道。

第12部分

病程和预后

局部复发极为罕见。

治疗

手术切除是治疗方法之一[5]，但也有局部复发的病例。

钙化性纤维瘤/纤维假瘤[1-3]

定义

这是一种罕见的细胞成分减少的良性肿瘤，其特征是致密的胶原束，钙化区域和散在单核细胞浸润。该病与炎性肌纤维母细胞瘤无关[3]。

流行病学

发病率和患病率

非常罕见。

年龄

大多数患者发生于儿童，少数可见于年轻人。

性别

发病无性别差异。

病理生理学

组织病理学

肿瘤通常由不规则排列的胶原束和散在的成纤维细胞组成，其中可见局灶性小钙化区和淋巴细胞及浆细胞聚集。肿瘤细胞 CD34 呈阳性，平滑肌肌动蛋白可能是局灶性阳性，结蛋白阳性更为少见[3]。

临床特征

病史和临床表现

病变表现为皮下或更深部位的无症状巨型肿块，具有广泛的解剖学分布，也可能发生在内脏[3]。

病程和预后

局部复发为较罕见。

治疗

可选择手术切除。

钙化性腱膜纤维瘤[1,2]

定义

这是一种罕见的成纤维细胞肿瘤，其特征是结节状增生，结节周围环绕淡染的梭形细胞，可有不同程度钙化。可见软骨结构，有时也可见骨形成。

流行病学

发病率和患病率

非常罕见。

年龄

大多发生于儿童。

性别

发病无性别差异。

病理生理学

组织病理学

肿瘤生长模式呈多结节状。肿瘤细胞细长，胞质呈淡粉色，泡状核，极少出现有丝分裂象。肿瘤结节通常含有钙化区域，这些区域被肿瘤细胞呈栅栏状包围。

临床特征

病史和临床表现

肿瘤好发于手部，其次是足部。其他部位的发生很少见，但也可能发生于膝部、背部和大腿等部位[1,2]。肿瘤较小，生长缓慢，通常无症状。少数病例可多发[3]。

病程和预后

局部复发率为 50%。但恶性转移除外[4]。

治疗

治疗选择手术切除。

皮肤肌纤维瘤

定义和术语[1-4]

皮肤肌纤维瘤是一种良性的真皮和浅表的皮下肌纤维母细胞增生的疾病，在镜下模式与纤维瘤病类似。但是，皮肤肌纤维瘤一般无局部复发并且无浸润性生长模式。

> **同义名**
> • 皮肤斑块样纤维瘤病

流行病学

发病率和患病率

相对罕见。

年龄

大多数患者都是青年人，少数儿童可能受累[5-7]。

性别

女性发病率较高。

病理生理学

组织病理学

低倍镜下，肌纤维母细胞样细胞束斑块样增生，与表皮几乎平行。肿瘤细胞淡染，有丝分裂象罕见。肿瘤不破坏附属器结构，但可以局灶性侵入皮下组织中。罕见的病例有出血症状可能类似于斑块型卡波西肉瘤（见第 139 章）[8]。但是后者对人疱疹病毒 8（HHV8）一般呈阳性。肿瘤细胞对平滑肌肌动蛋白和钙结合蛋白呈不同程度的阳性，但在某些病例可呈阴性或弱阳性。CD34 在约 20% 的病例中呈局灶性阳性[7]。

临床特征

病史和临床表现

皮肤肌纤维瘤表现为单发、无症状、肤色或色素减退的斑块，直径小于 4cm。少有多发病变，特殊的病例可呈线性模式[9]。

病程和预后

几乎没有局部复发。

治疗

手术切除。

斑块样 CD34 阳性的皮肤纤维瘤[1,2,3]

定义和术语

这是一种非常罕见的病变，其特征在于真皮浅层成纤维细胞的斑块样增殖，而不是先前报道的树突状细胞[1]。

> 同义名
> • 徽章样真皮树突细胞错构瘤

流行病学

发病率和患病率

极其罕见。

年龄

发病年龄广泛。早期的报道主要是儿童，但也可发生于成人中。先天性的病变极为罕见。

性别

女性发病率较男性高。

病理生理学

组织病理学

表皮无明显改变或略显扁平，在真皮中，大量淡染的梭形细胞呈斑块状增生。这些细胞 CD34 呈阳性，S100 呈阴性。只有少数散在的细胞对 XIIIa 因子(FXIIIa)呈阳性。病变外观可能类似早期的隆突性皮肤纤维肉瘤(DFSP)，鉴别两种疾病非常重要。斑块样 CD34 阳性的皮肤纤维瘤几乎不会仅局灶性侵入皮下组织中，并且不会呈花边样浸润生长。此外，这种肿瘤并未发现在 DFSP 中的典型 t17;22 易位[3]。

临床特征

病史和临床表现

好发于躯干和四肢，病变有时呈圆形或椭圆形，具有黄红色萎缩的外观。然而，更多时候临床表现不明显。

病程和预后

良性病变。

治疗

手术切除。

血管肌成纤维细胞瘤[1-4]

定义

血管肌成纤维细胞瘤是一种特殊的良性肿瘤，绝大多数发生在骨盆和会阴部，尤其是外阴。与另一种好发于骨盆和会阴的肿瘤(细胞性血管纤维瘤，见后文)及侵袭性血管黏液瘤有重叠[5]。

流行病学

发病率和患病率

罕见。

年龄

青中年女性，少见于老年女性。

性别

多发于女性，少见于男性。

病理生理学

组织病理学

病变境界清楚，在黏液样或水肿基质中存在大量圆形和梭形淡染细胞，伴有许多扩张的小血管。肿瘤细胞聚集在血管周围，有丝分裂象少见。常有成熟的脂肪细胞聚集[4]。

有时在肿瘤的退行期可见到细胞异型性。肿瘤细胞结蛋白、雌激素和孕激素受体呈阳性。平滑肌肌动蛋白和肌肉特异性肌动蛋白呈局灶性阳性。一些病例 CD34 可呈阳性。

临床特征

病史和临床表现

该病好发于外阴，男性通常发生于阴囊。表现为无症状的直径<5 cm 的皮下病变。偶有报道较大的带蒂病变[6]。

病程和预后

良性病变，没有局部复发的倾向。只报道过一例为恶性肿瘤[7]。

治疗

手术切除。

细胞性血管纤维瘤[1-4]

定义和术语

细胞性血管纤维瘤是一种特殊的良性肿瘤，几乎全部发生在外阴，少数见于男性的阴囊和腹股沟软组织。有些病例在组织学上与血管肌成纤维细胞瘤重叠。有学者认为，本病与梭形细胞脂肪瘤和乳腺型肌成纤维细胞瘤有关[2]，这种相关性是基于组织学重叠和独特的细胞遗传学特征（见后文）。

同义名

• 男性血管肌成纤维细胞瘤样肿瘤

流行病学

发病率和患病率

相对罕见。

年龄

主要发生于年轻人。

性别

多发于女性。

病理生理学

组织病理学

肿瘤境界清楚但无包膜，其内包含短的、淡染的梭形细胞，细胞质不明显呈淡粉红色。这些细胞呈束状排列且细胞数量各异。在背景中，有纤细的胶原束和大量中小血管。有丝分裂象罕见，偶见细胞异型性。以淋巴细胞为主的散在的单核炎性细胞及退行性改变较为常见。后者包括出血、血栓、透明样变和含铁血黄素沉积等改变。在黏液样变区域，可见肥大细胞和数量不等的成熟脂肪细胞。最稳定的免疫组织化学结果是在大多数病例中 CD34 呈弥散性阳性。包括肌动蛋白和结蛋白在内的肌肉标志物往往是阴性的，但在男性肿瘤中曾有报道呈阳性。在少数情况下，雌激素和孕激素受体呈局灶阳性。

遗传学

位于染色体 13q14 上的 RB1 的单等位基因缺失[5]。

临床特征

病史和临床表现

肿瘤表现为小的、界限清楚的、无症状的皮下结节。在男性患者中，皮损往往较大，可能与鞘膜积液或疝有关[2]。

病程和预后

病变是良性的，几乎很少出现局部复发。在组织学上，少数病例可表现出非典型或肉瘤性转化的特点，尽管随访的病例有限，但也未发现恶性生长模式[5,6]。

治疗

手术切除。

弹力纤维瘤[1-3]

定义和术语

弹力纤维瘤是深部软组织弹力纤维的一种反应性或者退行性病变，发病部位多在肩部周围。尽管该病被认为是退行性病变，但染色体改变（见后文）及某些病例中的克隆特性已经表明该病为肿瘤性疾病[4]。

同义名

• 背部弹力纤维瘤

流行病学

发病率和患病率

尚不清楚。然而，CT 检测显示 60 岁以上的人中发病率为 2%，并且在 55 岁以上的成人尸检中检测到 16%的发病率[5,6]。

年龄

多发于老年人。

性别

发病无性别差异。

病理生理学

发病诱因

虽然认为弹力纤维瘤是弹力纤维受创伤后的退行性变，但是细胞遗传学的异常结果表明它更可能是肿瘤性的疾病（见后文）。

遗传学

在一系列的弹性纤维瘤中比较基因组杂交已发现一定比例的染色体发生改变。最常见的改变是染色体 Xq12-q22 的增加[7]。

组织病理学

肿块界限不清，其外观具有特征性。最显著的特征是在细胞减少的透明变性的胶原中，含有大量粗大的嗜酸性弹力纤维。有时纤维是串珠状和碎片状的。弹力纤维染色可以很好地反映出这些变化。

临床特征

病史和临床表现

病变表现为肩背部无症状的缓慢生长的肿块，疼痛罕见。一些特殊的病例发生在其他地方，包括内脏器官。多发性病变通常是双侧的、对称性的[8]。

病程和预后

无局部复发倾向。

治疗

手术切除。

包涵体纤维瘤病[1,4]

定义和术语

包涵体纤维瘤病是一种纤维/肌成纤维细胞增生性疾病，几乎仅发生在手指和脚趾部位。其特征为圆形的、明亮的、胞质内富含嗜酸性内含物。

> 同义名
> • 婴儿肢端纤维瘤病
> • 儿童复发性肢端纤维瘤病

流行病学

发病率和患病率

病变很少见，占儿童期成纤维细胞肿瘤的 2%[5]。

年龄

大多数病变发生于出生时或出生后第一年。少数发生于成年人[6]。

性别

男女均可发病。

病理生理学

组织病理学

在真皮和皮下组织中可见单一淡染的肌成纤维细胞束(图 137.5a)。肿瘤细胞具有泡状核，核仁不明显，胞质呈粉红色。可看到一些有丝分裂象。显著特征是肿瘤细胞中存在数量不等的小圆形嗜酸性包涵体(图 137.5b)。肿瘤细胞对过碘酸-雪夫(PAS)呈阴性，但是用 Masson 三色染色呈红色。对平滑肌肌动蛋白呈阳性。

临床特征

病史和临床表现

病变呈小且多发的结节，好发于第 3、第 4 和第 5 指指背侧或背外侧。第一个指端(拇指和踇趾)不会发生。手指和脚趾同时受累非常罕见。新病变往往会发展很长一段时间。发生于其他部位(包括腿部、手臂和乳房)的病变仅有极少数病例报道[4,7]。

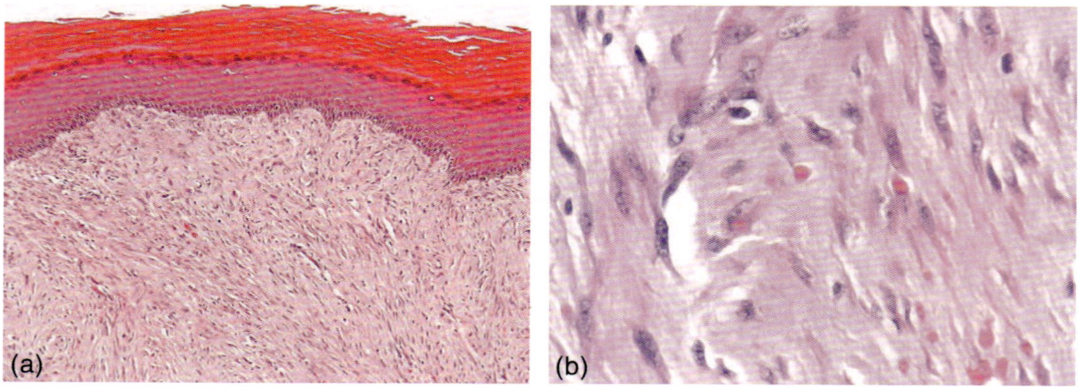

图 137.5 (a)包涵体纤维瘤病，在真皮中成束状的淡染的肌成纤维细胞。(b)胞质内有许多典型的嗜酸性包涵体

病程和预后

部分病例可自行消退[8]。大约 25% 的病例可出现局部复发。尚未有关于该病具有侵袭性的报道。

治疗

对于影响功能的病变可采取手术切除，同时组织学明确病变的性质十分必要。

腱鞘纤维瘤[1,2]

定义和术语

这是一种特别的边界清楚的成纤维细胞肿瘤，绝大多数发生在四肢远端。

> 同义名
> • 腱鞘膜纤维瘤

流行病学

发病率和患病率

较为罕见。

年龄

大多数发生于青中年。少数发生于儿童。

性别

发病无性别差异。

第12部分

病理生理学

组织病理学[1,2]

肿瘤界限清楚，分叶状，由细胞性和乏细胞性区域组成，间质不同程度的胶原化，可看到间质裂隙。肿瘤细胞呈梭形，具有较少的细胞质和泡状核。无细胞异型性，有丝分裂象较少。部分病例中可见退行性改变，包括囊性变性、黏液样变和骨化生。偶尔可见巨细胞。

遗传学

已有报道证实，在腱鞘纤维瘤中 t(2;11)(q31-32;q12)位点发生易位[3]。该位点的易位也在结缔组织增生性成纤维细胞瘤的病例中得到证实(见下文)。

临床特征[1,2]

它是一种小的缓慢生长的无症状肿瘤，好发于上肢远端，特别是手和手指(第 1、第 2 和第 3 指节)。少数病例可出现腕管综合征[4]。发生于足部的较少。

病程和预后

大约 20%的病例可出现局部复发，但生长不具破坏性。

治疗

手术切除。

结缔组织增生性成纤维细胞瘤[1,2]

定义和术语

结缔组织增生性成纤维细胞瘤是一种主要由胶原基质组成的独特的皮下的成纤维细胞肿瘤。

> 同义名
> • 胶原纤维瘤

流行病学

发病率和患病率

相对常见。

年龄

多为中老年患者。

性别

男性发病率是女性 2 倍。

病理生理学

组织病理学

肿瘤界限清楚，由淡染的细长或星状细胞组成，背景有胶原基质和局灶性黏液样病变。有丝分裂象罕见。

遗传学

在该肿瘤中发现 t(2;11)(q31;q12)特征性地位点易位[3]。染色体 11q12 的重排导致 *FOSL1* 的表达失调[3,4]。

临床特征

病史和临床表现

病变呈直径<4 cm 的无症状结节，可发生于身体任何部位，好发于背部和四肢。

病程和预后

无局部复发倾向。

治疗

手术切除。

颈部纤维瘤[1,2]

定义和术语

颈部纤维瘤是由致密的细胞成分较少的胶原组成的真皮或皮下肿瘤。

> 同义名
> • 项部胶原病

流行病学

发病率和患病率

相对罕见。

年龄

30—50 岁成年人。

性别

男性多见。

病理生理学

发病诱因

患者常患有 2 型糖尿病。

组织病理学

胶原蛋白密集聚集，细胞稀疏，主要由脂肪组织包绕。炎症较轻，可见散在淋巴细胞。在某些病例中，可以看到局部增生的神经，类似创伤性神经瘤。

临床特征

病史和临床表现

大多数病例报道都发生于颈背部。肿瘤也可出现在上背部、四肢和面部[3]。与硬皮病共存时，可能与糖尿病存在关系，并且该病常发生于 Gardner 综合征(第 80 章)，并且被称为 Gardner 相关的纤维瘤[3,4]。后者常是多发，可发生于任何部位并且可能复发。这些病变可能是提示 Gardner 综合征的诊断线索。

病程和预后

局部复发较常见，但无侵袭性。

治疗

手术切除。

掌跖纤维瘤病(表浅性纤维瘤病)[1,2]

定义和术语

掌跖纤维瘤是成纤维细胞和肌成纤维细胞的浅表肿瘤样增生,具有局部复发的倾向,但无转移倾向。

> **同义名**
>
> **跖部纤维瘤病**
> - Ledderhose 病
>
> **掌部纤维瘤病**
> - Dupuytren 病
> - 手掌腱膜挛缩症

流行病学

发病率和患病率

掌部纤维瘤病相当普遍且比跖部纤维瘤病更常见。两者的发生率,尤其是前者,随着年龄的增长而增加。

年龄

两者均好发于中老年患者,并且在年轻人中并不常见。儿童很少受累,尤其是跖部纤维瘤病[3]。

性别

两者均好发于男性,但性别差异在掌部纤维瘤病中更显著。

种族

患病人群主要来自北欧;非白人很少发病。

病理生理学

发病诱因

遗传易感性及外伤被认为在该病发病机制中发挥重要作用。有报道,该病与糖尿病、酒精性肝病和癫痫并发。

组织病理学

早期病变细胞成分丰富,由束状淡染的成纤维细胞和部分胶原沉积组成。后期胶原成分显著增加。有趣的是,虽然表浅性纤维瘤病在组织学上与深部纤维瘤病(腹部、腹腔外和肠系膜纤维瘤病)非常相似,但表浅性纤维瘤病的生物学行为通常不具有侵袭性。这可能是由于深部纤维瘤病通常表达 *APC* 基因突变及体细胞 β-catenin 基因突变,而浅表性纤维瘤病中缺乏这些基因突变。然而,更有趣的是,尽管深部纤维瘤常表现出 β-catenin 的核表达,但在少数缺乏基因突变的浅表纤维瘤中也可以发现该表达[4]。

掌跖纤维瘤病可伴发硬化性纤维瘤病、阴茎纤维瘤病(Peyronie 病)和指节垫。

临床特征

病史和临床表现

掌部纤维瘤病表现为坚实结节或界限不明的区域增厚,约 50% 的双侧病变可导致挛缩。跖部纤维瘤病通常由单个结节组成。

病程和预后

病变常导致功能受限。易局部复发。

治疗

手术全切往往可以达到满意疗效。

阴茎纤维瘤病[1-3]

定义和术语

尽管通常被认为是表浅性纤维瘤病的亚型,但这种疾病更可能是一种病因不明的反应性纤维化病症。

> **同义名**
> - Peyronie 病

流行病学

发病率和患病率

该病较少见。

年龄

大多数患者为中年人。

病理生理学

发病诱因

该病与 2 型糖尿病相关。

组织病理学

在病变早期,可见散在慢性单核炎性细胞浸润和局灶性血管炎改变。病变后期可见致密的透明样变的胶原束。

临床特征

病史和临床表现

该病表现为靠近阴茎海绵体的背侧单发或者多发结节,并且大多数皮损较小。常伴有疼痛和阴茎勃起时弯曲。糖尿病的存在会增加疾病的严重程度[4]。

病程和预后

该病可导致阴茎畸形和性功能障碍。

治疗

可选择手术切除治疗,但近年来有人尝试了侵入性较轻(创伤更小)的治疗方法。后者包括皮损内注射干扰素 α-2b 或溶组织芽孢梭菌胶原酶[5]。

脂肪纤维瘤病[1]

定义和术语

脂肪纤维瘤病是一种由大量的成熟脂肪细胞和成纤维细胞组成的儿童局限性侵袭性肿瘤。

> 同义名
> • 婴儿/青少年纤维瘤病变异型(非硬化型)

流行病学

发病率和患病率

该病较罕见。

年龄

该病好发于婴儿和儿童;大多数病例出现在10岁以内。

性别

男性好发(约60%为男性)。

病理生理学

组织病理学

肿瘤具有浸润性,由成熟的脂肪小叶与成纤维细胞束交错构成,无细胞异型性,有丝分裂罕见。通过免疫组织化学发现,肿瘤细胞对S100蛋白、CD34、bcl-2、肌动蛋白、上皮膜抗原(EMA)和CD99呈灶性阳性。病变与婴儿纤维性错构瘤非常相似,但具有更明显的脂肪组织。除此之外,还缺乏后者黏液样背景中的圆形类原始细胞。

遗传学

有一例病例曾报道过t(4;9;6)的位点易位[2]。

临床特征

病史和临床表现

部分肿瘤是先天性的。好发于男性。典型临床表现是缓慢生长的界限不清的肿块。好发于手和足部,但其他部位如四肢,极少数躯干也可能会受累。局部复发率很高。

病程和预后

肿瘤局部侵袭性生长,无转移倾向。局部复发率很高。

治疗

手术完全切除可达到满意疗效。

隆突性皮肤纤维肉瘤[1-3]

定义

隆突性皮肤纤维肉瘤是一种起源于真皮并向成纤维细胞分化的局限性侵袭性肿瘤。

流行病学[1-3]

发病率和患病率

隆突性皮肤纤维肉瘤虽然发病率低,但是最常见的皮肤肉瘤之一。据估计,该病在美国的发病率为每百万人中4.2例[4]。

年龄

肿瘤好发于30—50岁患者。然而,儿童和老年人发病并不是非常罕见[5-7]。已报道过先天发病的病例[7,8]。

性别

女性发病率略高。

种族

黑种人较白种人好发[4]。

病理生理学

发病诱因

有些病例发生在曾受过创伤的部位,据报道,包括烧伤瘢痕[9]和疫苗接种部位。少数病例显示病变区域与放射治疗有关[10]。隆突性皮肤纤维肉瘤(DFSP)与患有腺苷脱氨酶缺乏导致的重度免疫缺陷的儿童之间存在关联[11]。患有该病的患者在早期出现肿瘤的发生率较高且肿瘤通常是多发性的。

组织病理学[1-3]

肿瘤通常是孤立的多结节性肿块。真皮和皮下组织被束状形态一致的梭形细胞替代,这些细胞胞质很少,核细长深染,无异型性。有丝分裂少见。在某些情况下可能会出现更深层的浸润。水平方向上,肿瘤细胞广泛浸润至真皮层深部的胶原束之间并与真皮融合,形成界限清楚的条带,它们像车轮的辐条呈交织或辐射状,这被描述为"席纹状"模式(图137.6)。除肿瘤细胞成分最多的部分外,间质组织包括有胶原纤维。皮下组织被广泛浸润并以典型的花边状形式替代。黏液样改变可能是局灶性的,少数情

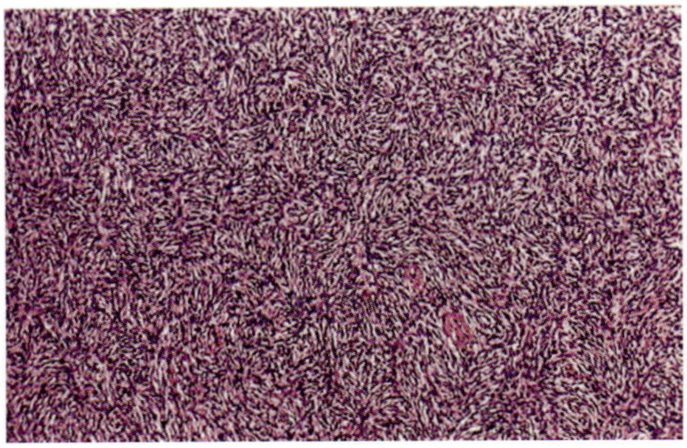

图 137.6 **隆突性皮肤纤维肉瘤的病理学表现** 大量均匀的梭形肿瘤细胞呈席纹状或车轮状分布。

况下黏液样变可以非常突出，广泛黏液改变的隆突类型组织学诊断很困难[12,13]。一些肿瘤由深部散在的黑素细胞增生形成，这种亚型被称为色素性 DFSP (Bednar 瘤)[14,15]。另一种亚型表现为肌样结节，被认为向肌纤维母细胞分化[16]。一些特殊的病例表现局灶性颗粒细胞改变。

纤维肉瘤样 DFSP[17-20] 是该病的一个重要亚型，表现为局部成束长弧形排列的肿瘤细胞以锐角交叉，呈典型的"鱼骨状"模式，与纤维肉瘤中的模式相同。在这些区域，有丝分裂增加，核深染。纤维肉瘤区 P53 表达增加[20]。识别该模式的存在及其数量非常重要，因为它与转移密切相关。纤维肉瘤样区域在复发性肿瘤中更常见。一些罕见的 DFSP 亚型可能出现高分化肉瘤特征，无论是原发肿瘤或复发肿瘤[21]。隆突性皮肤纤维肉瘤可显示巨细胞纤维母细胞瘤的表现(见后文)，两者中一个肿瘤可能复发，表现出另一个肿瘤的特征[22]。

大多数病灶对 CD34 染色呈阳性，尽管这不是 DFSP 特异性的标记[23]。其他标志物通常是阴性的，但在某些情况下，可以看到上皮膜抗原的局灶性阳性。纤维肉瘤样区域通常表现出 CD34 阳性减少[19]。

遗传学

细胞遗传学对该病诊断是有帮助的，因为环状染色体中发现了 17;22 位点易位[22]。然而，需要重点强调的是，部分病例显示变异的环状染色体的 17 和 22 的位点发生隐性重排[24]。这种染色体易位涉及染色体 17 上的 Ⅰ 型胶原蛋白 α1(*COL1A1*)基因和 22 号染色体上的血小板衍生生长因子 B(*PDGFB*)基因。这种转录物的异常融合可刺激 PDGFB 和血小板衍生生长因子受体 β(*PDGFRB*)的分泌及细胞增殖。通过聚合酶链反应(PCR)和荧光原位杂交(FISH)在几乎所有肿瘤组织中都发现了这种异常融合转录物[23]。在巨细胞纤维母细胞瘤中也发现了相同的细胞遗传学异常，证实两种肿瘤都属于同一种谱系。

临床特征

病史和临床表现

肿瘤好发于躯干(约一半的病例)，特别是在腹侧，其次是四肢或头部[1,2]。四肢受累通常在近端。手和足的病变，特别是指端非常罕见。病变在早期可表现为一个或多个坚实的、无痛的、皮色或红色的皮肤小结节(图 137.7)。

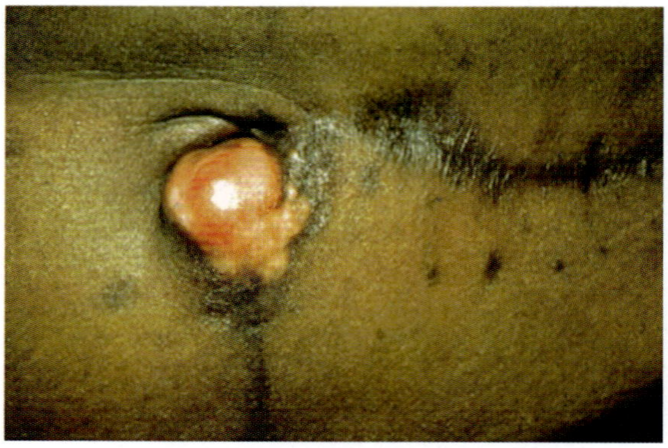

图 137.7　腹部复发性隆突性皮肤纤维肉瘤

肿瘤开始呈斑块状，偶可表现为萎缩性的斑块[6,25]。进展通常非常缓慢，可能会持续数年；大部分肿瘤在很长一段时间后才会变得突起[26]，最终结节发展融合并延伸，随着皮损逐渐扩大形成不规则的隆起肿块，且颜色变得更红或变蓝。在这个阶段，病变的基底表现为不规则的硬化斑块。在后期，一部分病变出现疼痛，并且快速生长，形成溃疡和分泌物。

鉴别诊断

在早期阶段，本病与组织细胞瘤或瘢痕疙瘩难以鉴别。部分病变也可能与深部硬斑病混淆。进展慢，深红色或蓝红色，以及轮廓不规则且逐渐增大的斑块状皮损，有这些症状需高度怀疑 DFSP。

病程和预后

据报道，原发 DFSP 的局部复发率为 15%～60%[3,27,28]。纤维肉瘤样 DFSP 具有相似的局部复发率，但转移扩散率更高[20,21,29-31]。淋巴结和内脏器官的转移在原发 DFSP 中极为罕见[20,32,33]，但在纤维肉瘤样 DFSP 中发生率高达 13%[20-22,30,31]。

治疗

肿瘤应该采用手术完全切除治疗，并扩大切除范围[34]。早期发现较小的肿瘤是实现完全治愈且无复发的最佳机会。手术切除不完全时易发生局部复发；手术切除肿瘤所需要扩切的范围经常不足[35]。推荐使用 2～4 cm 的边距[28,36]。据报道，Mohs 显微外科手术可有效降低局部复发率，并已成为许多大型医疗中心推荐的标准治疗方法[37,38]。如果使用这种治疗方法，应使用福尔马林固定的石蜡包埋切片而不是冷冻切片进行，再由经验丰富的病理学家进行评估。尽管 Mohs 手术明显降低了局部复发率，但局部复发仍然存在，有时发生在术后 5 年以上[39]。已经提倡术后放疗以降低局部复发率[40]，但这种类型的治疗尚未在大量患者中进行评估。近年来，已经证明甲磺酸伊马替尼是许多蛋白激酶(包括 PDGFR)的有效抑制剂，对巨大的不能切除或转移性肿瘤的患者有良好的临床效果[41-45]。

巨细胞成纤维细胞瘤[1-4]

定义

这是一种局部复发的成纤维细胞肿瘤，与 DFSP 密切相关。其特点是纤维黏液样基质中可见梭形、卵圆形或星状单核或多核细胞，肿瘤细胞排列于不规则的血管腔样裂隙中。

流行病学

发病率和患病率

该病较罕见。

年龄

大多数病例发生于儿童。少数病例见于年轻人，极少见于老年人。

性别

该病约 60%为男性。

病理生理学

组织病理学

纤维黏液区域伴随不同程度的胶原沉积，其中包含星状和梭形的单核和多核肿瘤细胞，细胞核深染。病变中可见散在扩张的不规则的血管腔样裂隙。其裂隙腔面内衬肿瘤细胞，肿瘤细胞通常是多核的(图 137.8)。有丝分裂象较少见。通常可以看到血管周围淋巴细胞聚集呈“洋葱圈”模式和局灶性出血的现象[4]。部分区域可能看到与 DFSP 相同的病理改变，并且占据肿瘤的大部分。切除的病变可以复发为单纯性巨细胞成纤维细胞瘤、局灶性 DFSP 或单纯性 DFSP[4-7]。所有类型的肿瘤细胞均为 CD34 阳性。

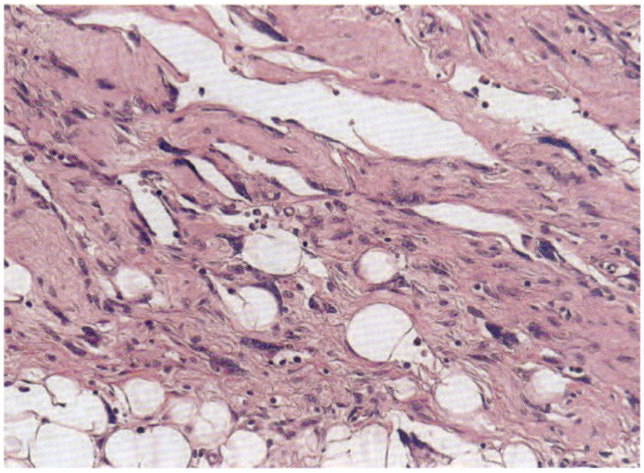

图 137.8 巨细胞成纤维细胞瘤
典型的血管腔样裂隙局部内衬多核细胞。

遗传学

已报道过在该肿瘤中发现有序列 17 和 22 的环状染色体，与在 DFSP 中发现的染色体相同，证实了它们在组织遗传学上有密切的联系[8,9]。

临床特征[1-4]

病史和临床表现

绝大多数病例表现为皮下界限不清的肿块，少数表现为息肉样。在年轻人中很少见，在老年人中更为罕见。好发于躯干、腋窝和腹股沟，其次为四肢近端。头颈部肿瘤十分罕见。直径数厘米，往往无症状。

病程和预后

大约一半的病例可复发，但尚未报道转移病例。

治疗

手术完全切除并足够范围的扩切是治疗首选。

黏液炎性成纤维细胞肉瘤[1-4]

定义和术语

黏液炎性成纤维细胞肉瘤是一种具有独特的发病过程的肿瘤，好发于肢端部位，由于存在明显的炎症且肿瘤细胞核中可见病毒细胞样包涵体，其组织学特征非常类似于炎症反应。由于该病存在病毒细胞样包涵体这一特点，最初被认为是感染性疾病。该病可能与含铁血黄素沉着性纤维脂肪瘤性肿瘤有关。两者都具有相似的基因位点易位(见后文)，并且已经报道了后一种病变进展为具有黏液炎性成纤维细胞肉瘤特征的肿瘤，出现复发，转移导致患者死亡的肿瘤的实例[5]。

> **同义名**
> - 伴有病毒样细胞或 Reed-Sternberg 样细胞的肢端炎性黏液透明细胞肿瘤
> - 肢端黏液炎性成纤维细胞肉瘤

流行病学

发病率和患病率

较罕见。

年龄

大多数患者是中年人。儿童[6]和老年患者的报道非常罕见。

性别

女性稍多。

病理生理学

组织病理学

病变呈分叶状，界限不清，可浸润皮下脂肪组织并且经常延伸到真皮和更深的组织，不累及骨骼。低倍镜下初步印象易误诊为炎症性疾病。可见透明样变小叶及黏液样组织内含数量不等的炎性细胞。包括淋巴细胞、组织细胞、中性粒细胞和较少见的嗜酸性粒细胞和浆细胞。高倍镜下可发现数量不等的圆形或梭形肿瘤细胞。这些细胞中部分可能是多核的。圆形细胞类似神经节细胞，核仁类似病毒包涵体。很少可见到类似于脂肪母细胞的空泡化肿瘤细胞。有丝分裂较少。表现以下一种或多种组织学特征的病变可能具有较高的局部复发率：具有复杂肉瘤样脉管系统的区域、细胞明显增多的区域、细胞有丝分裂活跃或存在不典型有丝分裂象[4]。免疫组织化学显示肿瘤细胞 D2-40(86%)、CD34(50%)、角蛋白(33%)、肌动蛋白(26%)、CD68(27%)呈不同程度阳性表达，而结蛋白、S100 和 EMA 阳性较少见[4]。

遗传学

该病很少有细胞遗传学研究报道[7,8]。在已报道的两个病例中，一个显示 t(1;10)(p22;q24)相互易位和染色体 3 和 13 的丢失[7]，另一个显示 t(2;6)(q31;p21.3)易位[8]。这些发现证实了该病变是肿瘤性质疾病。

临床特征

病史和临床表现

肿瘤的特点是长期的、无症状的、缓慢生长的多结节性病变，通常不超过 4cm。绝大多数发生在肢端部位，特别是手和手腕的背面，其次是足部。然而，病变少数发生于四肢的其他部位（手臂、前臂和大腿）[4,6,9,10]，特别是身体的其他部位，包括头部和颈部[4,5,9]。大多数病例临床易误诊为神经节囊肿或腱鞘巨细胞瘤。

病程和预后

局部复发率很高，据报道，局部复发率为 11%～67%[1,2,4]。没有明确的手术切缘与复发率的关系的数据。远处转移较罕见，主要是区域淋巴结。

治疗

局部扩大切除术是有效的治疗方法，这常意味着可能需要截肢。

恶性纤维组织细胞瘤[1-4]

“恶性纤维组织细胞瘤”是一个涵盖了一组异质性肿瘤的总称，最初包括五种不同的临床病理学亚型：多形性、黏液样、巨细胞性、炎症性和血管瘤样。不同的亚型之间关系不大；血管瘤样亚型最近被重新分类为纤维组织细胞肿瘤，并更名为“血管瘤样纤维组织细胞瘤”。多形性恶性纤维组织细胞瘤的概念一直存在争议，因为它不代表一组独特的肿瘤，而是一个异质类别，包括多形性低分化肉瘤。如果通过辅助检查（包括免疫组织化学、电子显微镜和最近的细胞遗传学[5,6]）对包括此类的病例进行广泛研究，则很大一部分可能被重新分类为其他软组织肿瘤的多形性亚型，包括脂肪肉瘤、横纹肌肉瘤和平滑肌肉瘤。恶性纤维组织细胞瘤的黏液样亚型现在被称为“黏液样纤维肉瘤”，它可表现出成纤维细胞的分化；这种肿瘤常累及皮肤，因为它通常起源于皮下组织，因此将在下面章节更详细地讨论。血管瘤样纤维组织细胞瘤已在纤维组织细胞肿瘤章节描述。恶性纤维组织细胞瘤的炎症性和巨细胞性两个亚型几乎不累及皮肤，将不再进一步讨论。

黏液纤维肉瘤[1-4]

定义和术语

黏液纤维肉瘤是皮下和深层软组织的肿瘤，伴数量不等的细胞、黏液样变和多形核细胞。该病细胞末端序列与多形性恶性 FH（纤维组织细胞瘤）相同，基于小叶状模式的少细胞性黏液样区域进行诊断。黏液样变应占肿瘤的 10%以上才可能诊断为黏液纤维肉瘤。

> **同义名**
> - 黏液样恶性纤维组织细胞瘤

流行病学

年龄

主要发生于中老年人。

性别

男性稍多。

病理生理学

组织病理学[4]

肿瘤呈小叶状模式生长。根据细胞数量和多形性程度分为低分化、中分化、高分化三个等级。低分化肿瘤细胞较少，显著的黏液样基质中可见圆形或梭形淡染和多形性细胞。不典型细胞具有不规则的深染核，并且有丝分裂活跃。在背景中，可以看到许多弯曲的薄壁血管。空泡化、阿辛蓝阳性细胞、灶性类脂肪母细胞相对较常见。在一些肿瘤中，可见少细胞区与多形性细胞增多的多细胞区混合，这类肿瘤被归为中分化。多细胞性（高分化）肿瘤与所谓的多形性恶性纤维组织细胞瘤难以区分且可出现坏死区。病变分级很重要，因为局部复发和转移率不同（见后文）。一些肿瘤，特别是高分化肿瘤，可能具有上皮样形态[5]。肿瘤细胞对波形蛋白（vimentin）呈阳性，对肌动蛋白极少数呈灶性阳性。

临床特征

病史和临床表现

肿瘤好发于四肢，尤其是下肢，其次是上肢，少见于躯干、头部和颈部[4]。通常表现为皮下或深层软组织中的直径为几厘米的无症状肿块。该肿瘤常由皮下或者深部软组织浸润扩展累及真皮，而不是直接起源于真皮。大约 50% 的病例发生在皮下组织中并且侵犯真皮[5]。伴有烧伤瘢痕的特殊病例曾有报道[6]。

病程和预后

高分化病变具有较高的局部复发和区域淋巴结转移倾向。整体 5 年生存率在 60%～70%[4-6]。具有上皮样形态的肿瘤似乎更具侵袭性[7]。

治疗[4]

手术扩大切除是治疗首选措施。

低分化纤维黏液样肉瘤[1-3]

定义和术语

这种独特的肿瘤被认为是纤维肉瘤的低分化亚型。它的特征是胶原或者黏液背景中可见淡染的梭形细胞和迂曲的血管。

同义名
- 伴巨大玫瑰花结的透明化梭形细胞肿瘤

流行病学

发病率和患病率

较罕见。

年龄

主要发生于中青年人。

性别

男女均可发病。

病理生理学

组织病理学[1-3]

肿瘤由波状、淡染的梭形细胞组成，细胞排列成短束状，周围有胶原或黏液样基质。细胞数量不等，肿瘤细胞淡染，有丝分裂象非常少见。整个肿瘤中都可见到许多细长的薄壁血管。只有少数病例表现出一定程度的细胞异型性。由于组织学表现具有欺骗性，易被误诊为良性肿瘤。在部分病例中可见局灶性透明变性的胶原区被上皮样肿瘤细胞包绕，形成玫瑰花结样结构。这种肿瘤最初被描述为伴巨大玫瑰花结的透明化梭形细胞肿瘤[5]。玫瑰花结样结构不会影响肿瘤的行为。免疫组织化学的诊断价值有限，因为肿瘤细胞对大多数标记物是阴性的。然而，它们可能对 EMA 呈阳性，这可能导致误诊为神经束膜瘤。

遗传学

肿瘤显示出独特的 t(7;16)(q33;p11) 易位，导致 *FUS* 和 *CREB3L2* 基因的融合[4]。该发现非常有价值，可通过 FISH 确诊。

临床特征

病史和临床表现

肿瘤通常好发于中青年患者，缓慢生长，男女发病率相等；好发于四肢近端，其次是躯干。肿瘤往往是长期无症状的，直径数厘米的肿块，位于皮下组织或更深的软组织中。皮下病变通常在临床上被误诊为脂肪瘤。

病程和预后

迄今为止，最大系列的病例报道中显示局部复发率为 9%，转移率为 9%，死亡率为 2%[6]。似乎细胞分化程度更高的区域不会更具有侵袭性行为。但是，这需要在进一步的研究中得到证实。在诊断后多年可发生转移性扩散，因此需要进行长期随访。

治疗

手术扩大切除是治疗首选措施。

纤维组织细胞性肿瘤

腱鞘巨细胞瘤[1-4]

定义

这是一种良性肿瘤，其局限型主要发生在手部，由组织细胞样细胞的结节性增生、散在的多核巨细胞和数量不等的单核炎症细胞组成。本章中不进一步讨论此肿瘤累及关节的弥散型。

流行病学

发病率及患病率

相对罕见。

年龄

主要发生于中青年人。

性别

女性多见。

病理生理学

组织病理学

它是一种多结节病变，由片状组织细胞样细胞组成，核淡染，呈空泡状，伴多核巨细胞、泡沫细胞、噬铁细胞和散在的单核炎症细胞。可见透明样变性、含铁血黄素沉积、胆固醇裂隙。组织学特征不能预测局部复发的可能[3]。

临床特征

病史和临床表现

肿瘤主要发生于手部，尤其是手指。通常直径在1～3 cm，多无症状，有时会导致手指功能障碍。多发性肿瘤非常罕见[4]。

病程和预后

局部复发率为 5%～15%[3,5]。

治疗

手术切除是治疗首选措施。

纤维组织细胞瘤（皮肤纤维瘤）[1-4]

定义和术语

纤维组织细胞瘤（FH）是一种真皮内良性肿瘤，通常表现为表皮下类组织细胞的椭圆形细胞或者类成纤维细胞或肌成纤维细胞的梭形细胞增生。它们的分化方向仍然不确定，但根据肿瘤细胞的显微外观，这些病变被归类为纤维组织细胞肿瘤。FH 的发病原因尚不清楚，但有细胞遗传学研究显示病变的克隆性支持该病是肿瘤性的疾病[5,6]。FH 的肿瘤性质也表现为它们的临床表现会持续存在和部分亚型（细胞性、动脉瘤样和非典型性；见后文）的局部复发，而且少许亚型（如细胞性、动脉瘤样和非典型性，更特殊的是上皮样，甚至普通类型）可发生转移（罕见可发生播散性转移致死）[7-10]。

> **同义名**
> - 皮肤组织细胞瘤
> - 结节性表皮下纤维化
> - 硬化性血管瘤

流行病学

发病率和患病率

普通纤维组织细胞瘤可能是最常见的皮肤软组织肿瘤。一些重要的临床病理亚型（细胞性、非典型性和动脉瘤样）较为罕见。细胞性 FH 占所有 FH 的不到 5%[11]。动脉瘤样和非典型性 FH 更为罕见。

年龄

大多数 FH 发生在中青年人中。细胞性、非典型性和上皮样 FH 在青年人中更常见。

性别

普通 FH 在女性中更常见。细胞性和非典型性 FH 在男性中更常见。其他亚型在女性中更常见。

病理生理学

组织病理学

被覆表皮表现出一定程度的增生[12]（图 137.9）。表皮增生表现为不同的类型，包括类似鳞状细胞乳头状瘤、脂溢性角化病和慢性单纯性苔藓的改变。有时，表皮增生与未成熟的毛囊结构伴发，易与基底细胞癌相混淆。在真皮中，可见组织细胞样细胞和成纤维细胞样细胞的局灶性增生，伴数量不等的单核炎性细胞。存在不同程度的泡沫巨噬细胞、噬铁细胞和多核巨细胞。常可见局部涡纹状模式。肿瘤融合于周围的真皮组织。病变周围可见由散在肿瘤细胞包围的胶原蛋白束，并呈现某种程度透明样变。可见局部向肌成纤维细胞分化，特别是在细胞性 FH 中。陈旧性病变可见小血管的局灶性增生伴含铁血黄素沉积和纤维化，曾称之为“硬化性血管瘤”。

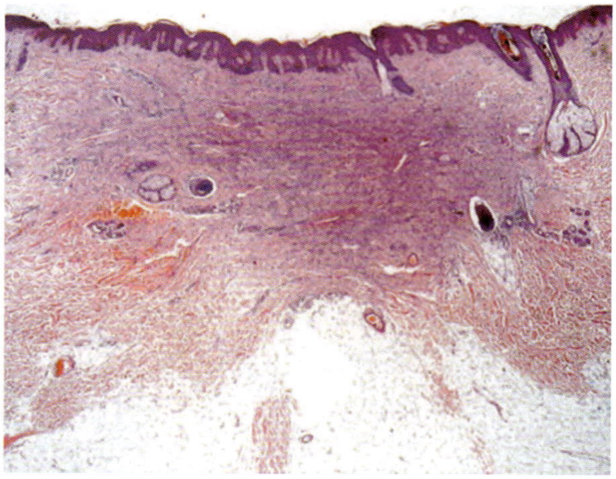

图 137.9 皮肤纤维瘤的组织学表现。真皮硬化部分上方的表皮增生

细胞性 FH[11]：此型表现为表皮增生，但瘤细胞丰富，多形性较少，并由胞质嗜伊红染的梭形细胞束和局灶性涡纹模式组成（图 137.10）。有丝分裂率不等，并且在高达 12% 的病例中可发现坏死。累及皮下组织比普通 FH 更明显。然而，该病的浸润的模式主要是沿着间隔，并且仅以局灶性花边状模式侵入皮下小叶。细胞形态和生长模式通常与 DFSP 难以区分，特别是在送检组织很小的情况下。然而，DFSP

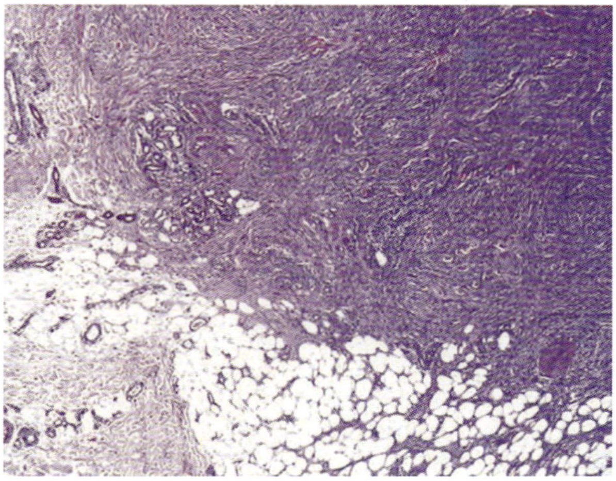

图 137.10　细胞性纤维组织细胞瘤。注意增多的细胞，呈束状外观和局灶性向皮下组织延伸

细胞形态更加单一，倾向于弥散性的向皮下组织浸润，并且通常对 CD34 呈弥散阳性。细胞性 FH 可能对 CD34 呈局灶性阳性，但这主要见于肿瘤周围。FⅫa 的染色在 FH 中为阳性，在 DFSP 中为阴性。此外，细胞性 FH 通常对于平滑肌肌动蛋白呈局灶性阳性的，而该标记在 DFSP 中是阴性的。

动脉瘤样 FH[13,14]：此型表现为广泛性出血，具有明显的海绵状假性血管腔隙（图 137.11），腔隙面未见内皮细胞排列。有丝分裂率有所不同，但可能较明显。背景与普通 FH 相同。

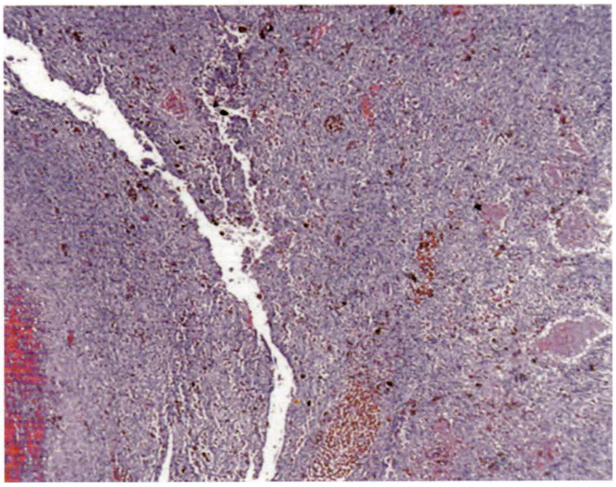

图 137.11　动脉瘤样纤维组织细胞瘤

明显的出血和海绵状间隙掩盖了纤维组织细胞瘤的典型组织学背景。

非典型性 FH[15,16]：此型表现为在普通 FH 的组织学背景中可见数目不等的单核或多核、多形性、梭形或组织细胞样细胞。这些细胞可能非常显著，使组织学诊断变得困难。可以看到有丝分裂，包括非典型分裂。这些病变过去被归类为“发生在年轻患者非曝光皮肤的非典型性纤维黄瘤（AFX）”。

上皮样 FH[17,18]：此型含有大量的细胞，这些细胞富含嗜伊红染色的胞质和泡状核，并且通常有黏液样改变和显著的血管成分。与 Spitz 痣的区别可能比较困难，但在上皮样 FH 中没有交界成分，肿瘤细胞没有成巢并且对 S100 呈阴性。

许多 FH 的组织学分型已描述；但是，认识以下这些分型对于避免误诊也是非常重要。这些分型包括栅栏状颗粒细胞样改变[19]、富脂型（踝型）[20]、透明细胞样改变[21]、气球状细胞样改变[22]和瘢痕疙瘩样改变[23]。FH 病变内脂质的存在通常与全身性脂质异常无关[24]。

临床特征

病史和临床表现

纤维组织细胞瘤最常见于四肢，表现为坚实的丘疹，通常呈黄褐色，伴少许鳞屑（图 137.12）。如果挤压上覆表皮，将看到“酒窝征”，表明上覆的表皮与皮下的病变是连在一起的。偶尔会看到巨大的病变（直径＞5 cm）[25]且在某些亚型中更常见到较大的肿瘤（见后文）。可出现多发皮疹，称之为发疹型，此型可能是家族性[26]，或可能与免疫抑制（如 HIV）有关[27]，也可能与全身性疾病有关，包括自身免疫性疾病，如红斑狼疮和肿瘤，特别是血液系统恶性肿瘤[28-32]，甚至与高效抗反转录病毒疗法（HAART）[33]有关。

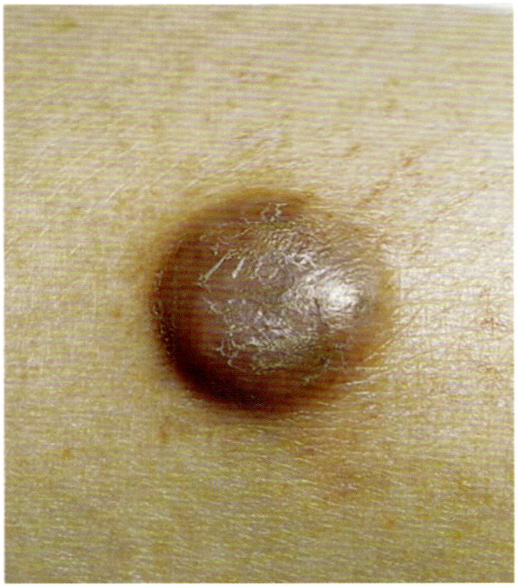

图 137.12　纤维组织细胞瘤或皮肤纤维瘤的临床表现

如前所述，FH 分为不同临床病理亚型，临床医师和病理学家应该掌握到这些亚型以避免恶性肿瘤的误诊。这些亚型包括：细胞性 FH[11]，动脉瘤样 FH[13,14]，非典型性 FH(假肉瘤性 FH，皮肤纤维瘤伴异型细胞)[15,16] 和上皮样 FH[17,18]。另一种亚型为"萎缩性"[34]，类似瘢痕并且通常比较容易鉴别。一些特殊病例可表现为溃疡、糜烂或苔藓样变[35]。

细胞性 FH：此型与普通 FH 一样，好发于四肢。但是，年龄和部位的分布很广泛；细胞性 FH 在儿童中并不少见，在头部、颈部、手指和足趾等部位也并不少见。这些病变的大小较普通 FH 大。大多数细胞性 FH 的直径＜2 cm，但也可能出现超过 5 cm 的病变。对这种亚型的识别很重要，因为它的局部复发率为 25%，并且在少数病例中已经有转移的报道[7,9,10]。

动脉瘤样 FH：此型通常生长迅速并且可形成巨大的皮损。它们临床上与血管瘤相似。少数肿瘤为多发性的[36]。局部复发率为 19%[20]。

非典型性 FH：此型表现为丘疹、结节或斑块，通常直径＜1.5 cm。局部复发率约为 14%，并且已报道过转移病例[23]。

上皮样 FH[24,25]：此型好发于年轻患者的四肢部位，女性多发。典型的临床表现是息肉样，通常是血管性病变，类似于非溃疡的化脓性肉芽肿。

病程和预后

普通和上皮样 FH 几乎不会局部复发。细胞性 FH 复发率 25%，动脉瘤样 FH 复发率 19%，非典型性 FH 复发率 14%。在所有临床病理亚型中包括普通 FH 及上皮样 FH 都报道过转移病例。这种现象虽然较少，但在细胞性、动脉瘤样和非典型性 FH 中更常见[7-10]。已有一例细胞性 FH 转化为多形性肉瘤的报道[10]。通过形态学特征不能预测肿瘤是否具有侵袭性[9]。通过基因学分析证明，转移性肿瘤更常与染色体异常相关[10,37]。致命性肿瘤相关的染色体异常的数量最多[37]。

治疗

大多数 FH 只造成美观的影响，不需要治疗。然而，细胞性、非典型性和动脉瘤型这三种类型应该采取手术完全切除，因为存在局部复发和偶尔发生远处转移的风险。

丛状纤维组织细胞瘤[1-5]

定义和术语

丛状 FH 是一种独特的肿瘤，主要累及皮下组织，由两种成分组成。

1. 束状纤维/肌成纤维细胞。

2. 结节性组织细胞样成分，也包括巨细胞。

尽管使用这一新名称，但并不代表它是普通 FH(皮肤纤维瘤)的丛状亚型。基于形态学相似性，有人提出它与细胞型神经鞘瘤有关联[5,6]，后者主要发生在真皮中。

> **同义名**
> • 丛状纤维组织细胞肿瘤

流行病学

年龄

主要发生于儿童和年轻人。一个罕见案例是先天性发病[7]。

性别

绝大多数为女性患者。

病理生理学

组织病理学[1-5]

低倍镜检查显示，肿瘤主要位于皮下及部分真皮，并具有独特的丛状生长模式。偶尔会出现仅累及真皮[8]。通常由两种成分组成，一种成分是束状淡染的梭形纤维/肌成纤维细胞样细胞，另一种成分是结节状组织样细胞，可见散在巨细胞、局灶性出血和含铁血黄素沉积。不同肿瘤中，某种成分可能占主导。梭形细胞对平滑肌肌动蛋白呈局灶性阳性，结节中的细胞对 CD68 呈局灶性阳性。

临床特征[1-5]

病史和临床表现

肿瘤好发于上肢。通常是孤立的，直径不超过几厘米且无症状。

病程和预后

大约 30%的病例中发现局部复发。已经报道了局部淋巴结或肺部的转移病例[1,3,9]。

治疗

手术完全切除和随访十分必要。组织学特征不能预测病变是否具有侵袭性。

非典型纤维黄瘤[1-4]

定义

非典型纤维黄瘤发生于老年人日晒曝光的皮肤部位。该肿瘤的高度恶性的组织学特征和低度恶性的临床特征相矛盾。当肿瘤具有更强侵袭性组织学特征时应诊断为多形性皮肤肉瘤(见后文)[5]。

流行病学

年龄

大多数患者为 70—80 岁老年人。肿瘤在少数年轻患者中与着色性干皮病并发[6]。

性别

肿瘤在男性患者中较女性更常见。

种族

几乎只发病于白种人。

病理生理学

发病诱因

在皮损中发现紫外线辐射诱导的 *p*53 突变，证实与皮肤的光损伤有关[7]。最近，在 AFXs 中发现了具有 UV 标记的端粒酶反转录酶（TERT）启动子突变，进一步支持了与阳光暴露的关系[8]。

组织病理学

肿瘤是外生性的，境界清楚且被衣领样的表皮包绕。AFX 组织学特征非常特异，它并非高度恶性的软组织肿瘤，但它却与高度恶性的软组织肉瘤组织学相似（图 137.13）[9-11]。发病于真皮中，并可局部延伸到脂肪中，但边缘是推进性生长模式而不是浸润模式。肿瘤由大的梭形或者组织细胞样多形细胞组成，其中许多细胞为多核。细胞排列无序，并可见较多有丝分裂象，包括不典型核分裂象。组织细胞可能含有脂质或含铁血黄素[12,13]。在某些病例中，其多形性的梭形细胞的数量较少，这可能对诊断造成困难[14]。少数病例表现为明显的硬化[15]，肿瘤很少见有自行消退，全部消退更少见[16]。在一些肿瘤中，存在局灶性或明显的透明细胞或颗粒细胞改变、瘢痕样改变区域、明显的黏液样改变、破骨细胞样巨细胞和假性血管瘤区[17-20]。浸润性生长、累及深层组织、肿瘤坏死、淋巴血管浸润和神经周围浸润的肿瘤，因其比传统的 AFXs 更具有侵袭性，所以被分类为多形性皮肤肉瘤[5]（见下文）。AFX 的诊断是排除性诊断。所有病例应行免疫组织化学检查排除以下疾病：黑素瘤（S100）、梭形细胞鳞状细胞癌（pankeratin，主要 MNF116 和 AE1/AE3，因为低分子量角蛋白 Cam5.2 通常在梭形细胞鳞状细胞癌阴性）和平滑肌肉瘤（结蛋白、高分子钙调结合蛋白）。这些基本的免疫组织化学标志物有助于准确诊断大部分 AFX。其他标志物，通常在 AFX 中是阳性的，并且在鉴别诊断其他肿瘤中是阴性的。这些包括 CD99、CD10 和 pro-collagen1[21-23]。据报道，CD31 和 EMA 在肿瘤细胞中通常呈局灶性阳性，而 melan-A 在极少数病例中呈局灶性阳性[20,24]。自免疫组织化检查出现以来，转移性肿瘤的报道非常少见。这表明过去许多报告中仅依靠单独 HE 染色诊断为转移性 AFX 的病例，可能为其他肿瘤，如梭形细胞黑素瘤或肉瘤样鳞状细胞癌。年轻患者在非光损伤皮肤发生的肿瘤为非典型 FH 的病例。

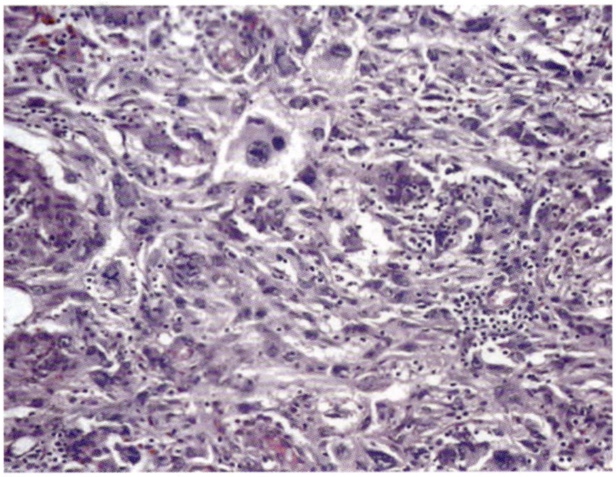

图 137.13 非典型纤维黄瘤中明显的细胞多形性

临床特征

病史和临床表现

病变好发于耳部、头皮和面颊（图 137.14）。病变通常容易形成溃疡，红色肉芽状外观；直径很少超过 30 mm，病程通常不超过 6 个月。一些少见的因心脏移植而使用免疫抑制药引起此病的病例有报道[25]。已有多发性皮损的报道[26]。

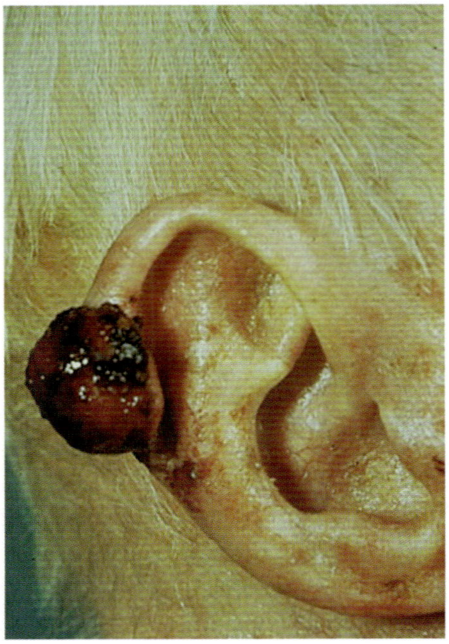

图 137.14 具有息肉样结构的非典型纤维黄瘤的典型临床表现

病程和预后

大约 10%的病例可出现局部复发，偶有淋巴结和内脏器官转移报道[27,28]。然而，后者可能是现在被分类为多形性皮肤肉瘤的病例。后者的局部复发率约为 28%，转移率为 10%[5]。

治疗

肿瘤性质为良性，所以可通过局部手术切除来治疗。虽然少数病例报道通过 Mohs 显微外科手术治疗[29]，但肿瘤通常界限清晰一般不需要 Mohs 显微手术切除即可获得良好的治愈率。通常不推荐放射治疗。

血管肿瘤

关于血管肿瘤的综述可以在文献[1,2]中找到。血管扩张症(见第 103 章)、疣状血管瘤，海绵状血管瘤和毛细血管瘤及先天性血管瘤(见第 117 章)在他处另有描述。

反应性血管病变

血管内乳头状内皮细胞增生[1-4]

定义和术语

血管内乳头状内皮细胞增生被认为是血栓机化的一种形式，内皮细胞沿透明化的乳头状结构排列。它通常原发于血栓形成的血管中(通常是静脉)[2-4]。偶可继发于其他血管肿瘤或痔疮等基础病变之上。在特殊情况下，在血肿中也可以看到[4]。

> **同义名**
> - Masson 假性血管肉瘤
> - Masson vegetant 血管内血管内皮瘤

流行病学

发病率和患病率

是一种较为常见的病变。

年龄

一般发病年龄范围较广泛，但该疾病的原发型在年轻人中更常见。

性别

原发型在女性中略多见。

病理生理学

所有类型的病变均为内皮细胞反应性增生，这是血栓机化的结果，通常但并不总是继发于创伤。

组织病理学

病理学方面，表现为真皮或皮下组织中明显扩张的血管，管腔内机化性血栓形成，单层扁平的内皮细胞沿管腔排列，形成以透明化的胶原为核心的乳头状突起。有丝分裂象很少见。由衬以内皮细胞排列的透明化胶原与血管肉瘤中描述的“胶原束分离”现象类似。本病与血管肉瘤相区分很容易，因为后者只是单纯位于血管内，还显示细胞学异型、多层和有丝分裂。在继发性 Masson 瘤，这种改变可见于血管肿瘤的一个或几个血管内，通常为海绵状血管瘤或血管畸形。

临床特征

病史和临床表现

原发型主要表现为缓慢生长的、孤立的、无症状或轻微疼痛的蓝色结节，直径<20mm。好发于头部和颈部，其次是手(特别是手指)。多发性病变少见[5]。

病程和预后

病变是良性的，没有局部复发的倾向。

鉴别诊断

临床表现需与血管肿瘤鉴别。

治疗

单纯手术切除即可。

反应性血管内皮瘤病[1-3]

定义

反应性血管增生通常是多灶性皮损，并且与许多全身系统性疾病相关。过去认为，有良性反应性和恶性两种类型。随着免疫组织化学的发展，已明确恶性是侵袭性血管内淋巴瘤的一种亚型(见第 140 章)。

流行病学

发病率和患病率

本病很少见。

年龄

发病年龄范围较广，多发于成人。

性别

无性别差异。

病理生理学

发病诱因

该病与全身系统性疾病相关，包括细菌性心内膜炎、外周血管动脉粥样硬化性疾病、冷球蛋白血症[2]、肝肾疾病、抗磷脂综合征[4]、淀粉样变性[5]和结节病[6]。但目前尚不清楚全身性疾病如何诱导血管增生。

组织病理学[7]

病变多局限于真皮内，偶有累及皮下组织，表现为毛细血管簇多灶性增生，管腔内衬饱满的内皮细胞，很少或无细胞异型性。每个毛细血管周围有一层周细胞。在某些区域，扩张的毛细血管腔内似乎含有更小的血管。患有冷球蛋白血症的患者，可见毛细血管腔内嗜酸性透明血栓。

临床特征

病史和临床表现

大多数患者在躯干和四肢上出现多发性红斑、和(或)出血性斑疹、丘疹和斑块。也有患者病变少，更局限性分布。在后一种情况下，通常不与全身性疾病伴发。患有抗磷脂综合征或冷球蛋白血症的患者，可能存在溃疡性病变。

病程和预后

自限性疾病，通常在数周之内会自行消退。

鉴别诊断

青斑样表现多出现在不常见的位置(近端而不是肢端)。本病难与血管炎病程区分，溃疡很少见，除了与抗磷脂综合征或冷球蛋白血症相关的非常罕见的病例之外。

治疗

无有效治疗方法，但属于自限性疾病，多在数周内自行消退。

肾小球样血管瘤[1,2]

定义

这是一种特殊的多灶性血管增生，其发生与 POEMS 综合征(多发性神经病，器官增大，内分泌病，M-蛋白和皮肤的病变；见第 148 章)或多中心性 Castleman 病有关。本病多被认为是 POEMS 综合征中反应性血管内皮瘤病的一种表现。但无 POEMS 综合征临床特征的特殊病例已有报道[3,4]。

流行病学

发病率和患病率

较为罕见，几乎全部出现在 POEMS 综合征和多中心性 Castleman 病中。

年龄

成年人发病。

性别

无性别差异。

病理生理学

组织病理学

典型病例的组织学表现特征性明显，多灶性真皮增生，由紧密排列的扩张的毛细血管簇组成，形态酷似肾小球。每根毛细血管都被一层周细胞所包绕。局部可见空泡化细胞，有些病例可见毛细血管腔内存在嗜酸性透明小体。这些小体代表免疫球蛋白的沉积。

临床特征

病史和临床表现

患者在躯干和四肢上出现多个血管性丘疹。这些病变中只有少数具有肾小球样血管瘤的组织学表现；大多数为樱桃样血管瘤的组织学表现。

治疗

病变不会自行消退。个别病变可以通过手术切除，但如果数量较多，选择手术可能不太符合实际。

良性血管肿瘤

丛状血管瘤

定义和术语[1-7]

丛状血管瘤是良性血管肿瘤，被认为是毛细血管瘤的一种特殊亚型。近年来有人提出，本病与 Kaposi 样血管内皮瘤密切相关[8](见 p. 137.30)。

同义名

- Nakagawa 血管网状细胞瘤
- 进行性毛细血管瘤

流行病学[1-13]

发病率和患病率

该病发病率低。与美国相比，日本报道的病例更多[9,10]。

年龄

本病主要发生于儿童和青年人。先天性和获得性病例均已有报道。

性别

无性别差异。

病理生理学

遗传学[14,15]

大多数病例是散发的。也有家族性发病的报道。

组织病理学(图 137.15)[1-13]

镜下在真皮层和皮下组织浅层可见“炮弹样”分布的多个界限清楚的血管小叶。小叶由紧密排列的腔隙较小的毛细血管组成，毛细血管内衬内皮细胞并被周细胞包绕。一些小叶突入到扩张的淋巴管管腔中，在小叶周边形成独特的半月形外观。在多数病例中，可以看到扩张的薄壁淋巴管样血管。

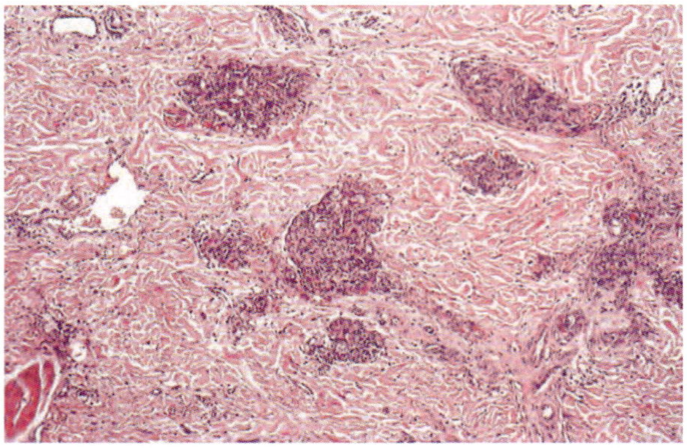

图 137.15 丛状血管瘤
真皮中"炮弹样"分布的多个界限清楚的血管小叶。

临床特征[1-13,16-19]

病史和临床表现

本病表现为进展缓慢的、界限不清的、疼痛不一的红斑、丘疹、斑块或结节。病变大小可达到10cm。多发病灶较少见。环形病变不常见。可伴多汗症和多毛症。病变好发于颈部或躯干，亦有报道发生于口腔黏膜等少见部位[16]。它可能与血管畸形或Kasabach-Merritt综合征有关[17,18]。见到瘀点和瘀斑应警惕本病。

病程和预后

肿瘤是良性的。偶可自行消退[19]。

治疗

鉴于病变范围，切除可能有困难或者不能切除，但完整切除是有效的。

乳头状血管瘤[1]

定义

一种特殊的皮肤肿瘤，其特征是具有乳头状突起的血管腔。

流行病学

发病率和患病率

此病非常罕见。

年龄

发病于成年人。

性别

好发于男性。

病理生理学

组织病理学

肿瘤相对界限清楚，由多发扩张的薄壁血管组成，血管内壁由扁平的内皮细胞排列而成，伴乳头状突起，由内皮细胞、周细胞和厚基底膜样物质组成。显著特征是内皮细胞胞质内含有的嗜酸性小体。

临床特征

病史和临床表现

大多数病变为发生于头颈部的单发无症状的丘疹。

病程和预后

病变是良性的。

治疗

手术切除即可。

小叶性毛细血管瘤(化脓性肉芽肿)[1,2]

定义和术语

是一种血管性结节，多在近期创伤部位发生，发展迅速，由水肿性基质中毛细血管小叶状增生组成。

> **同义名**
> • 毛细血管扩张性肉芽肿

流行病学

发病率和患病率

病变很常见。

年龄

发病年龄范围很广，但在20岁时存在一个发病高峰[3]。

性别

除了口腔病变更常见于女性外，更好发于男性[4]。

病理生理学

发病诱因

在少数病例中，在结节出现前几周通常发生过穿透性的轻微损伤。病变也可发生在烧伤部位[5]。

妊娠性肉芽肿是化脓性肉芽肿的一种亚型，发生于妊娠期患者口腔中。

组织病理学

小血管的小叶状增生，向表皮侧外生性生长，形成带蒂的球状肿物。表皮在病变的基底部呈领圈状，并以薄层覆盖部分或全部肿瘤。增生的血管位于黏液样基质中，在病变早期胶原较少，黏蛋白相对丰富。内皮细胞与新的肉芽组织中的一样，较为饱满，呈单层排列于血管壁。它们周围是混合细胞群，包括成纤维细胞、肥大细胞、淋巴细胞、浆细胞，表面被破坏时还会有多形核白细胞（图137.16）。有丝分裂象可能很明显。陈旧性病变易发生机化，部分纤维化，并可有局灶性骨形成。晚期病变可显示局灶性退行性非典型性变，恶变的可能性增加。在极少数情况下，尤其是儿童，有时候在治疗后，可在化脓性肉芽肿周围出现与原发病变病理表现相类似的卫星病灶，对单纯破坏性治疗的反应，可以排除恶性可能[6]。在特殊情况下，可能会出现髓外造血[7]。杆菌性血管瘤病组织学表现几乎与化脓性肉芽肿相同[8]。然而，在杆菌性血管瘤病中，苍白的上皮样内皮细胞较明显，中性粒细胞和核尘广泛存在于整个病变中，可见紫色无定形杆菌聚集体，通过 Giemsa 染色或 Warthin-Starry 染色阳性很容易识别杆菌。致病微生物也可以通过 PCR 方法进行鉴定。

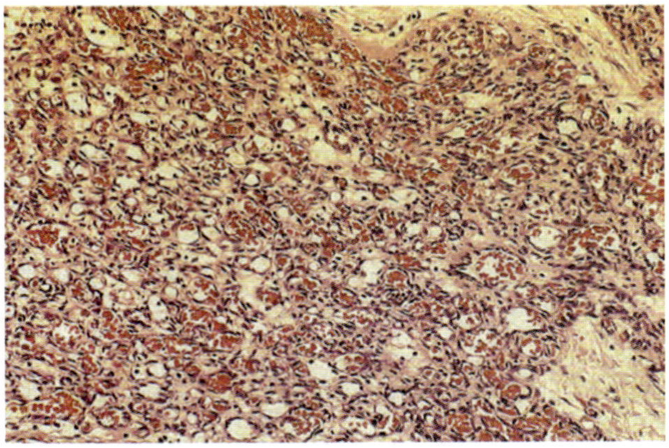

图 137.16 在化脓性肉芽肿病例中，典型的黏液样背景中毛细血管小叶状分布

临床特征

病史和临床表现

肿瘤为血管性，鲜红色至棕红色或蓝黑色外观。部分可被压缩，但不能完全褪色且不显示脉动。早期鲜红色病变的表面通常是薄的完整表皮。陈旧性和较深色的病变经常被破坏和结痂，容易出血。偶尔表面可能是覆盆子状的，甚至是疣状的。大小通常在 5～10mm，但可达到 50mm。外形圆形，基底通常带蒂，被棘层肥厚的表皮呈领圈状包绕；病变也可能是无蒂的。好发部位为手部，特别是手指（图 137.17）、足、唇部、头部和躯干上部，以及口腔和肛周区域的黏膜表面。最初病变进展很快，但几周后停止增长。自行性消退很少见。病变无明显疼痛感；患者常因病变外观或反复出血为主诉。化脓性肉芽肿偶可发生在葡萄酒样痣内[9]。已有患剥脱性皮炎后[10]和在 HAART 治疗之后的甲周部位[11]发生多发性化脓性肉芽肿的病例报道。在用吉非替尼[12]、氟尿嘧啶[13]和卡培他滨[14]治疗期间可能发生类似化脓性肉芽肿的病变。本病的发疹性病例少有报道[15]。在这种情况下，本病与杆菌性血管瘤病相鉴别是至关重要的，因为后者通常也为多发，临床和组织学上与化脓性肉芽肿难以区分。已有报道，在系统性使用维 A 酸[16]和局部外用维 A 酸[17]后发生与化脓性肉芽肿极其相似的多发性病变。皮下组织内[18,19]和血管内[20]亚型很少见，并且无临床特异性。但已有 2 例报道在抗磷脂抗体患者中发生皮下病变[21]。

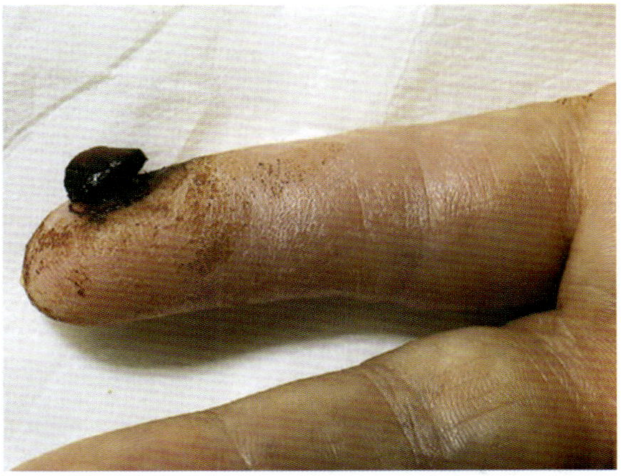

图 137.17 位于手指尖处的典型部位的化脓性肉芽肿的临床表现

鉴别诊断

在大多数情况下，凭病史和临床特征确诊不难，镜下也可直接确诊。但在一组病例中，38%的化脓性肉芽肿的临床诊断被证明是错误的[22]。误诊病种包括角化棘皮瘤和其他上皮性肿瘤、激惹型脂溢性角化病、黑素细胞痣、黑素瘤和 Spitz 痣、病毒性疣、传染性软疣、血管瘤、血管球瘤、外泌汗腺汗孔瘤、Kaposi 肉瘤和转移性癌。

病程和预后

应予以单纯性切除，因为病变不会自行消退。切除不完全后可出现局部复发。

治疗

带蒂的病变很容易通过基底部的烧灼或电凝进行刮除性治疗。但这种方法治疗后，相当一部分病例复发，因为基底部增生的血管会以锥形方式生长到更深的真皮层中。在某些区域，如在指甲褶皱或手指的掌面采用刮除术治疗效果较佳。在允许的情况下，最好行椭圆形皮肤切口，对病变进行窄而深的切除并用缝线缝合伤口。少数病变局部外用 5%咪喹莫特乳膏，可完全消退，包括儿童和成人[23,24]。其他可用治疗方式包括 Nd:YAG 激光[25]、冷冻手术[26]、局部类固醇封闭、脉冲染料激光、十四烷基硫酸钠硬化治疗[27]甚至注射无水乙醇[28]。

蔓状动脉瘤[1-4]

定义和术语

蔓状动脉瘤是一种具有中小动静脉为特征的小血管增生性病变。本病与具有相似特征的位于更深部的肿瘤不同，并不存在分流。

同义名
- 皮肤动静脉血管瘤
- 肢端动静脉肿瘤

流行病学

发病率和患病率

该病较常见。

年龄

大多数病例是青年人。

性别

无性别差异。

病理生理学

组织病理学

真皮内散在血管混合分布，血管壁厚，同时具有静脉和动脉的特征（图 137.18）。

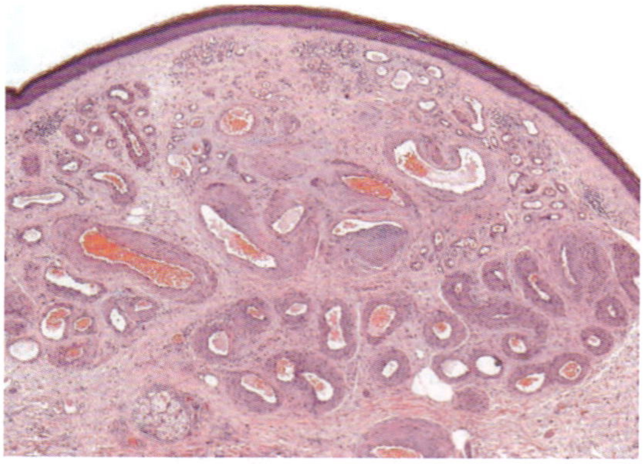

图 137.18　典型蔓状动脉瘤病例中，聚集于真皮的厚壁和薄壁血管

临床特征

病史和临床表现

病变多见于青年人头颈部，无性别差异，表现为蓝色或红色的无症状的小丘疹。

治疗

因为没有更深层病变及血管分流，可选择单纯手术切除。

上皮样血管瘤[1,2]

定义和术语

一种良性的血管增生性病变，血管内皮细胞胞质丰富呈强嗜酸性，胞核呈空泡化。有时候，在命名上存在困难，如 Kimura 病这个术语曾被应用，但目前认为与血管淋巴样增生伴嗜酸性粒细胞增多症是完全不同的疾病。Kimura 病好发于年轻患者，病变位置更深，常伴有淋巴结增大，早期皮损多不突出皮肤表面，并且缺乏上皮样内皮细胞[3,4]。此外，在 Kimura 病中，外周血嗜酸粒细胞增多更为常见。有时血管淋巴样增生伴嗜酸性粒细胞增多症也可与 Kimura 病共存[5]。

同义名
- 伴嗜酸性粒细胞增多的血管淋巴样增生
- 假性化脓性肉芽肿
- 组织细胞样血管瘤

流行病学

发病率和患病率

全世界许多地方都已经报道了这种病变。原因尚不清楚，但大多数研究表明，这是一个反应性过程[6]。

年龄

发病年龄范围很广，但最常见的是青壮年。

性别

无性别差异。

病理生理学

组织病理学[2,7]

可以看到边界不清晰的小叶样病变。它通常由增殖的毛细血管簇和厚壁血管组成，血管内皮由饱满的上皮样内皮细胞排列而成（图 137.19），细胞异型性和有丝分裂象均少见。在血管周围存在由淋巴细胞和大量嗜酸性粒细胞组成的炎性浸润。但实际上只有不到一半的病例可见到明显的浸润。时间较长的病变中可见基质的硬化，上皮样内皮细胞变得更加明显。尤其是在较大的病变中，常可见到较大的血管受累。少许病例是完全发生在血管内的[8,9]。内皮细胞的血管标志物染色阳性，包括 CD34、CD31 和 ERG（禽类成红细胞增多症病毒 E26 致癌基因同源物）。在皮肤型病变中，上皮样内皮细胞角蛋白染色通常呈阴性。

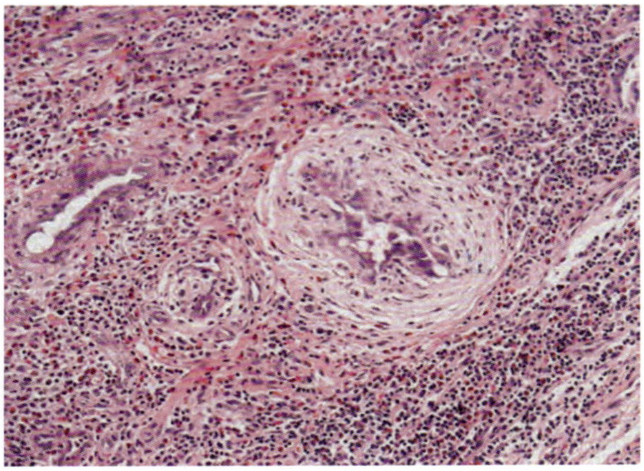

图 137.19 在上皮样血管瘤中，沿血管壁排列的上皮样内皮细胞具有丰富的粉红色胞质

临床特征[10-14]（图 137.20）

病史和临床表现

头部和颈部可见簇集、小的半透明结节，特别是在耳或发际线周围。病变还可能累及口腔黏膜[15]。病变不常见于躯干和四肢，但可以累及更深层的软组织和内脏器官，包括骨骼。单个结节的直径很少超过 2～3 cm，但有时会发生向更深部的扩展和更大的皮下病变。仅在不到 10％的患者中存在外周血嗜酸性粒细胞的增多。

病程和预后

有些病变在一段时间后可自行消退。

治疗

手术和放疗都是有效的，但局部复发很常见。应用 Nd:YAG 激光治疗同样有效[16]，还有一例应用咪喹莫特乳膏治疗满意的报道[17]。

皮肤上皮样血管瘤结节

定义

本病是以上皮样内皮细胞为特征的血管病变谱系内的一种肿瘤[1-3]。有人认为，它是上皮样血管瘤病谱中的一部分。

流行病学

发病率和患病率

病变很少见。

年龄

好发于成年人。

性别

无性别差异。

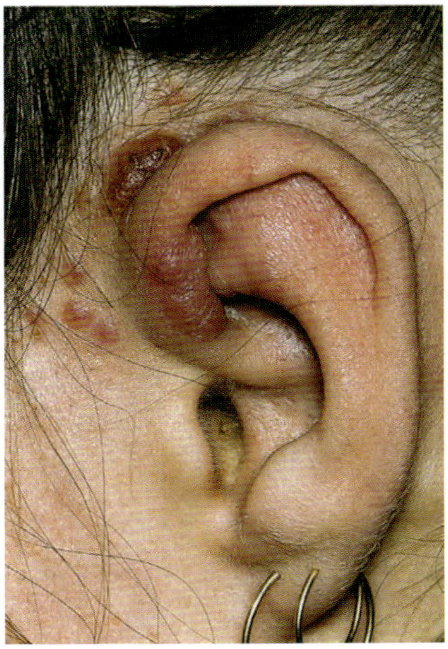

图 137.20 上皮样血管瘤，或血管淋巴样增生伴嗜酸性粒细胞增多

（由英国剑桥 Addenbrooke 医院 R. H. Champion 博士提供并拥有版权）

病理生理学

组织病理学

大多数病变位置表浅，界限清楚，并被上皮衣领样包绕。偶可见于更深部位。它由片状上皮样内皮细胞组成，具有丰富的粉红色胞质，泡状核和单个小核仁。细胞学异型性少或无，有丝分裂象多少不一。血管腔隙不明显，但单个内皮细胞内常可见胞质内空泡。背景中可以看到散在的单核炎症细胞和嗜酸性粒细胞。

临床特征

病史和临床表现

病变为发生于成人的丘疹或结节，好发于躯干和四肢，少见于面部。多发性病变少见[1,4,5]，有报道过，在毛细血管畸形基础上发生本病[6]。

病程和预后

手术后无复发倾向。

治疗

单纯切除即可。

获得性弹性血管瘤[1,2]

定义

获得性弹性血管瘤是一种发生在曝光部位，与日光性弹力纤维变性相关的特殊的血管性病变。可能与长期日晒有关。

流行病学

发病率和患病率

本病很少见。

年龄

常见于中老年人。

性别

好发于女性。

种族

患者多皮肤白皙。

病理生理学

发病诱因

病变的发展与阳光照射明确相关。

组织病理学

病变边界清楚，日光性弹性组织变性基础上浅层毛细血管带状增生。每个毛细血管由单层周细胞包绕。

临床特征

病史和临床表现

病变呈小的红色或蓝色局限性无症状斑块，主要发生于前臂或颈部。

病程和预后

病变是良性的，切除后没有局部复发的倾向。

治疗

切除即可，并且没有局部复发的倾向。

靴钉样血管瘤[1-4]

定义和术语

本病是一种良性真皮内血管增生，其特征是小的血管腔隙衬以明显暗色胞核、胞质少的内皮细胞（靴钉样细胞）。常可见小乳突的形成。其最初名称是基于由出血和含铁血黄素沉积产生的独特的靶样临床外观。然而，只有少数病例出现这种典型的外观，因此提出了用靴钉样血管瘤来重新命名。最近，也有人提出了浅表性含铁血黄素性淋巴血管畸形的命名[5-7]。

> 同义名
> - 靶样含铁血黄素性血管瘤
> - 浅表性含铁血黄素性淋巴血管畸形

流行病学

发病率和患病率

本病相对少见。

年龄

好发于年轻人和中年人。偶可发生于儿童。

性别

男性患者略多。

病理生理学

发病诱因

创伤可能在其发病机制中起作用[4]。病变偶尔会根据月经周期而有变化[8]。

组织病理学

病理检查显示，真皮乳头层和网状层上部血管管腔扩张，单层内皮细胞内衬于管腔内似乳头状突起，呈靴钉（火柴棒）样外观。有时这种细胞会很多，可以充满管腔。在真皮网状层中下部血管管腔逐渐减少，内皮细胞也变得不再突出且失去了靴钉样外观。含铁血黄素沉积较明显，可以用 Perl 染色加以显示。内皮细胞对淋巴标记物平足蛋白（D2-40）染色呈阳性，提示这些病变是淋巴管瘤性质而不是血管瘤[9]。由此提出本病可能是淋巴管畸形的一种表现[5]。这也基于内皮细胞通常对内皮细胞增殖标记物 Wilm Tumour1 基因的染色常呈阴性[6,7]。本病病理表现可能与卡波西肉瘤相似，但通常可以通过临床病理学对比来鉴别，因为靴钉样血管瘤是一个孤立的病变，而卡波西肉瘤通常由多发性病变组成。组织学上的鉴别诊断可以从病变的对称性、靴钉状内皮细胞的乳头状突起及靴钉样血管瘤中没有炎症，这几方面来考虑。此外，靴钉样血管瘤与 HHV8 无关，而所有 Kaposi 肉瘤均与此病毒有关。

临床特征

病史和临床表现

该肿瘤表现为快速发展的无症状孤立性红色或棕色病变，有些中央有凸起的紫红色丘疹，围绕浅棕色晕（靶样外观）[1]，具有靶样外观的病变易于诊断。可能发生于身体任何部位，但好发于下肢和躯干。口腔黏膜也可能受累[3]。

病程和预后

病变是良性的，无局部复发的倾向。

治疗

单纯手术切除即可；没有复发的倾向。

微静脉血管瘤[1-3]

定义

这是一种良性真皮内血管病变，其特征是具有微静脉特征的小血管增生。

第12部分

流行病学

发病率和患病率

本病相对少见。

年龄

主要发生于年轻人。儿童病例罕见[4]。

性别

没有性别差异。

病理生理学

组织病理学

真皮浅层和深层可见薄壁血管管腔增生，管腔均被单层周细胞包绕。这些管腔看起来像小静脉，内衬扁平的内皮细胞，并被一些稍呈透明变的胶原包绕，常浸润至立毛肌，炎症并不常见。HHV8 阴性。

临床特征

病史和临床表现

肿瘤表现为孤立的红棕色或蓝色丘疹、结节或斑块，好发于四肢。大多数病变的直径＜10mm。多发性病变少见[5]。

病程和预后

病变是良性的，切除后没有局部复发的倾向。

治疗

单纯手术切除即可。

窦状血管瘤[1]

定义

这是一种海绵状血管瘤的良性变异亚型，位于真皮和(或)皮下组织，由典型的筛状分布的薄壁扩张的血管腔组成。

流行病学

发病率和患病率

此种病变很少见。

年龄

主要发生于成年人。

性别

略好发于女性。

病理生理学

组织病理学

病变通常界限清楚，肿瘤常把局部皮下组织分隔成小叶状。显著特征是背靠背分布的扩张并充血的薄壁血管。这些血管腔相互贯通，横截面部分构成独特的正弦状外观。局部可见假乳头状突起，伴有营养不良性钙化的血栓形成。可能有继发于退行性改变的局灶性细胞异型性改变。应与血管肉瘤进行鉴别，特别是发生在乳房部位时，后者发生在乳房实质中，仅继发性侵入真皮和皮下组织。血管肉瘤中的肿瘤细胞可见异型性及有丝分裂象。

临床特征

病史和临床表现

窦状血管瘤表现为孤立的蓝色无症状结节，好发于躯干或上肢。累及乳房的真皮和皮下组织的病例并不罕见，提示可能为血管肉瘤(鉴别要点将在下面讨论)。

病程和预后

病变为良性，无局部复发倾向。

治疗

单纯手术切除即可。

梭形细胞血管瘤[1-5]

定义和术语

是一种良性血管肿瘤。虽然最初被描述为具有高度局部复发倾向和低度转移潜力的低度恶性病变，但进一步研究证明它是一种良性多病灶性过程[3-5]。肿瘤的良性本质已被证实，故将“血管内皮瘤”这一名称改变为“血管瘤”，因为前者意味着低级(中级)恶变潜能[6]。

> **同义名**
> - 梭形细胞血管内皮瘤

流行病学

发病率和患病率

梭形细胞血管瘤相对罕见。

年龄

年龄范围很广，但病变通常出现在儿童期或成年期。

性别

无性别差异。

病理生理学

组织病理学

低倍镜下可见单个或多个界限清楚的出血性结节。常可见到其起源血管，个别病变可以完全位于血管内。血管管壁菲薄，管腔扩张充血且与细胞成分较多的区域相互混合，细胞由淡染的短梭形细胞组成，并形成狭缝样裂隙。还可见较多的散在分布的上皮样细胞，具有粉红色的胞质和明显的空泡化。梭形细胞群是内皮细胞、周细胞和成纤维细胞混合而成。可见灶性退行性变的细胞异型性。免疫组化 CD31 和 CD34 的染色阳性及平滑肌肌动蛋白的局灶性染色阳性。

遗传学

在该病中发现了与 Maffucci 和 Ollier 综合征中的内生软骨瘤相同的 R132C、IDH1 和 IDH2 突变[7]，提示本病是一种真性肿瘤。

临床特征

病史和临床表现

本病常与淋巴水肿、Maffucci 综合征（多发性内生软骨瘤）[8]、早发性静脉曲张或 Klippel-Trenaunay 综合征伴发。大多数病变都发生于四肢远端，特别是手和足，表现为皮肤或皮下多发性的红色或蓝色结节。位置较深的肿瘤罕见。发生在包括颈部和口腔在内的其他部位的病变非常罕见[9,10]。病变可持续出现多年，提示其为多灶性而不是真正的复发。大多数结节直径都小于几个厘米；偶可会有疼痛。

病程和预后

肿瘤是良性的，但随着时间的推移会出现新的病变。

治疗

单个病灶很容易通过简单切除进行治疗。当存在多发性病变时，治疗更困难。

共质体性血管瘤

定义

这不是血管瘤的变异，而是表现为先前存在的血管瘤发生的广泛的退行性改变，与恶性肿瘤很相似[1-3]。只有极少数病例报道。根据少数病例的经验，先前存在的血管病变或不易确定，或为蔓状动脉瘤。

流行病学

发病率和患病率

本病很少见。

年龄

发病于成年人。

性别

无性别差异。

病理生理学

组织病理学

肿瘤通常是息肉状且界限清楚，通常不发生溃疡。典型的组织学像包括扩张和充血，薄壁到厚壁的血管腔，周围细胞性基质常伴有黏液样改变和出血。基质细胞和血管壁内的平滑肌细胞显示出或多或少的细胞学异型性，包括核增大和染色质深染。血管内衬的内皮细胞较饱满，但无异型性、多层分布或有丝分裂，可以与血管肉瘤相区分。细胞通常外观怪异，常见多核细胞。可能见到有丝分裂象，但往往很少见。偶可见极不典型的有丝分裂象。

临床特征

病史和临床表现

患者通常是成年人，一般表现为长期存在、增长迅速的病变。但为非特异性表现。

病程和预后

病变是良性的。

治疗

单纯切除即可。

交界恶性血管肿瘤

卡波西样血管内皮瘤[1-5]

定义和术语

卡波西样血管内皮瘤是一种具有局部侵袭性的血管肿瘤，通常与 Kasabach-Merritt 现象（KMP）伴发。发生于皮肤和深部软组织、腹腔和胸腔内[1]。有人提出，卡波西样血管内皮瘤和丛状血管瘤属于相同病谱[6,7]。

> **同义名**
> • 卡波西样婴儿血管内皮瘤

流行病学

发病率和患病率

这种肿瘤很罕见。美国马萨诸塞州的卡波西样血管内皮瘤患病率约为每 10 000 名儿童 0.91 例[8]。

年龄

本病主要发生在 2 岁以下的幼儿。高达 60% 的患者在新生儿期间发病[8]。在成人中的发病极为罕见[9]。

性别

无性别差异。

病理生理学

组织病理学

呈小叶性和浸润性生长。可见多发性结节伴出血和周围纤维化。肿瘤小叶由扁平的梭形细胞组成，界限不清的粉红色胞质。在梭形细胞之间常可见裂隙样管腔，与卡波西肉瘤非常相似。在肿瘤小叶中也可见大量的毛细血管，常伴有微血栓。同时可见灶性空泡化的上皮样内皮细胞。以上特征，以及显著的肿瘤小叶状结构和HHV8的染色阴性，可区别于卡波西肉瘤。平足蛋白(D2-40)是淋巴管内皮的标志物，在梭形细胞和肿瘤小叶周围的淋巴管中呈阳性[10]。这一发现提示了这种肿瘤具有淋巴系的分化。

临床特征

病史和临床表现

20%的病例与淋巴管瘤病伴发[3]。虽然在最初的报道中，最常见的临床表现是位于腹膜后巨大的浸润性肿块，但位于浅表部位的肿瘤似乎更常见[8]。胸腔内病变也有发生，但很少[8]。累及邻近器官及与Kasabach-Merritt综合征的并发可能导致死亡。这种并发症不太常见，但对于浅表性肿瘤仍不能忽视，特别是位于真皮和皮下组织的肿瘤[5,8]，71%的浅表处肿瘤与KMP有关[8]。仅骨骼受累和在婴儿期之后发生的肿瘤则通常与KMP无关[8]。皮肤肿瘤更常见于四肢，主要发生于关节上方皮肤[8,11]。多灶性病变少见[12,13]。

病程和预后

已明确该病是肿瘤性的。虽然不是恶性的，也会由于其位置原因和消耗性凝血病(KMP)的频繁发生而导致死亡。

治疗

完全切除是较理想的治疗方案，但局部复发较常见。尤其是病变范围较广泛时，不易完整切除。不会发生自行性消退。对于大面积和深部病变伴或不伴KMP的情况，手术并不适合，替代治疗包括栓塞，用长春新碱、皮质类固醇、吡罗莫司、普萘洛尔、干扰素α进行化疗，甚至低剂量放疗[7,14-19]。KMP病例可加用抗凝治疗[20]。

血管网状细胞瘤[1,2]

定义

这是一个非常罕见的病种，只有少数病例报道。尚不清楚它是否属于真正的血管性肿瘤，在被更清楚地描述和定义之前，它尚未被收录在最新的世界卫生组织(WHO)血管肿瘤分类中。

流行病学

发病率和患病率

此种肿瘤非常罕见。

年龄

病变是先天性的。

性别

没有性别差异。

病理生理学

组织病理学

肿瘤由浸润性的血管管腔组成，内衬单层淡染的内皮细胞，并夹杂着由梭形细胞、组织细胞样细胞和破骨细胞组成的实性结节。常为丛状生长模式。

临床特征

病史和临床表现

肿瘤是先天性的，发生于手、腭和头皮的病例已有报道。肿瘤弥散性浸润且生长缓慢。已有2例病例报道在不完全切除后病情未显示进一步发展。

治疗

有2例患者用干扰素α-2b成功治愈[3]。

网状血管内皮瘤[1-3]

定义和术语

网状血管内皮瘤是低度恶性血管肉瘤的一种罕见变异，具有局部侵袭性。其特征是树枝状分布的血管，内壁由具有靴钉形态的内皮细胞排列组成。

> **同义名**
> - 靴钉样血管内皮瘤

流行病学

发病率和患病率

此种肿瘤很少见。

年龄

主要发生于年轻人。

性别

没有性别差异。

病理生理学

组织病理学

镜下具有特征性，可见由树枝状分布的，薄壁、狭窄的血管组成的侵袭性肿瘤，与正常睾丸网十分相似。血管腔由扁平的靴钉样内皮细胞排列形成，细胞核明显，胞质稀少。有时会看到具有胶原核心的血管内乳头，与乳头状淋巴管内血管内皮瘤中所见的类似。周围的基质常透明样变；常见明显的单核炎症细胞浸润。血管内皮细胞标记物染色为阳性。本病可能为淋巴性疾病谱系，但淋巴管内皮细胞标记物如D2-40的阳性并未得到一致证实[4]。本病与HHV8无关。

临床特征[1-3,5]

病史和临床表现

网状血管内皮瘤是一种缓慢增长的无症状的皮

肤和皮下斑块或结节。病变偶尔表现为瘀伤样[6]。多发性病变少见[7]。极少数情况下与淋巴水肿或放射治疗伴发，有一例肿瘤是在囊性淋巴管瘤的情况下发生的[8]。

病程和预后

多达60%的病例发生局部复发。到目前为止，只有一例报道肿瘤转移到局部淋巴结，另有一例局部扩散到软组织[9]。尚未有报道与肿瘤相关的死亡病例。

治疗

广泛切除即可。

乳头状淋巴管内血管内皮瘤[1]

定义和术语

对这个肿瘤的定义比较困难，因为它的最初报道是在1969年，几乎再无公认确诊的病例[1-4]。此外，该类疾病原曾包括一些现在称为网状血管内皮瘤的病例。最近认为，该病用"乳头状淋巴管内血管内皮瘤"来命名更为恰当[5]。它属于具有靴钉样内皮细胞的肿瘤家族，其特征为扩张的具有较多乳头状突起的海绵状淋巴管腔。

同义名

- 血管内淋巴管血管内皮瘤
- Dabska瘤

流行病学

发病率和患病率

此种肿瘤非常罕见。

年龄

主要发生于婴儿和儿童中，25%的病例发生于成年人。

性别

没有性别差异。

病理生理学

组织病理学

该肿瘤由扩张的薄壁管腔组成，与海绵状淋巴管瘤类似。管壁内由扁平的靴钉样内皮细胞排列组成，有丝分裂罕见。其很显著的特征是具有透明核心的管腔内乳头状凸起。在血管管腔周围可以看到单核炎症细胞的聚集。

临床特征

病史和临床表现

病变表现为一种缓慢增长的无症状斑块或结节，好发于四肢。

病程和预后

在最初的6例病例中，局部复发和局部淋巴结转移均有报道[1]，但在一项12例病例报道中，8例随访中没有一例复发或局部转移[5]。由此可见，这种肿瘤的行为似乎是良性的。需要进一步的研究来确认它是否应被保留在交界性恶性的肿瘤组中。

治疗

在关于该肿瘤的生物学行为得到明确之前，建议予以完整切除。

混合性血管内皮瘤[1-3]

定义

这是一种兼有不同比例的良性、低度恶性和(或)恶性肿瘤组织学成分的血管肿瘤。

流行病学

发病率和患病率

这种肿瘤非常罕见。

年龄

大多数肿瘤发生于成人，儿童偶发。

性别

没有性别差异。

病理生理学

组织病理学

肿瘤是浸润性的且侵袭真皮和皮下组织。不同成分的比例各不相同，可能包括梭形细胞血管瘤、局限性淋巴管瘤、网状血管内皮瘤、乳头状淋巴管内血管内皮瘤、上皮样血管内皮瘤和经典的血管肉瘤。

临床特征

病史和临床表现

肿瘤主要发生于四肢，尤其是手部和足部，为长期存在的结节或斑块，呈红色或蓝色，常伴有出血。大多数病变的直径为几厘米，常见淋巴水肿。罕见病例可与Maffucci综合征伴发[2]。

病程和预后

可能由组成肿瘤成分的最高组织学分级决定。有结果表明，局部复发和淋巴结转移的趋势有所增加[3]。

治疗

完整切除。

假肌源性血管内皮瘤[1-5]

定义和术语

是一种低度恶性血管肿瘤，很少转移，多灶性发病，其缺乏血管形成的组织学特征，具有类似于上皮样肉瘤或肌源性肿瘤的特征[1-3]。

同义名
- 纤维瘤样上皮样肉瘤
- 上皮样肉瘤样血管内皮瘤

流行病学

发病率和患病率

此种肿瘤很少见。

年龄

好发于年轻人，但少数肿瘤发生于老年人。

性别

好发于男性。

病理生理学

组织病理学

肿瘤呈浸润性生长，由富含粉红色胞质的细胞呈带状分布组成，与横纹肌母细胞类似。有少量细胞是梭形或纯上皮样。细胞核呈空泡状，经常可见一小的核仁。在一小部分病例中可见到细胞学异型性。有丝分裂活跃度低，一半的肿瘤内含有大量的中性粒细胞[3]。肿瘤细胞的角蛋白标记物 AE1/AE3，以及血管内皮细胞标记物，主要是 FLI1 和 ERG，通常都是阳性的。CD31 仅在 50%的病例中为阳性。其他角蛋白，主要是 MNF116，通常是阴性的。

遗传学

有报道，t(7;19)(q22;q13)复发性易位导致了 *SERPINE-FOSB* 融合基因的形成[6,7]。

临床特征

病史和临床表现

发病时间通常很短，常少于 2 年。几乎 70%的患者表现为多发性结节，位于真皮和皮下组织、更深的软组织，包括骨骼肌（多达一半的患者）。20%的病例可见骨受累[3]。大多数肿瘤发生于下肢，其次为躯干和上肢，头部和颈部很少见。常有疼痛症状，肿瘤的直径通常<3cm。

病程和预后

大约 60%的患者在同一部位发生局部复发或发生类似的病变。1 例出现了区域淋巴结的转移，仅有 2 例患者死于该病[1,3]。

治疗

完全手术切除。

恶性血管肿瘤

血管肉瘤[1-4]

定义和术语

该病是发生于血管和淋巴管内皮的恶性血管肿瘤。除其单纯上皮样变异型（见后文）之外，皮肤血管肉瘤几乎全部发生于以下三种情况：面部，头皮和颈部的特发性血管肉瘤[2-4]，与慢性淋巴水肿相关的血管肉瘤（Stewart-Treves 综合征）[5-9]及放疗后血管肉瘤[10-12]。在本章中，术语“血管肉瘤”和“淋巴血管肉瘤”可互换使用。

同义名
- 恶性血管内皮瘤
- 淋巴管肉瘤

流行病学

发病率和患病率

老年人头面部的血管肉瘤非常罕见。

Stewart-Treves 综合征在乳房切除术术后存活超过 5 年的患者中发生率为 0.5%，乳房切除术与该病出现的平均间隔时间为 10.5 年[9]。并非所有患者都接受了手术相关的放射治疗，并且并非所有患者都切除了腋窝淋巴结。淋巴水肿发生的时间不是固定的，可能出现得较晚，也可能先于肿瘤出现。有综述研究了乳腺切除术后淋巴水肿的发生率及原因[13]。大多数病例的临床病程和尸检结果表明，乳腺癌的治疗是成功的，并且患者的腋窝淋巴结侵犯率低于一般值[9]。少数病例出现下肢淋巴水肿，或在无乳腺癌和乳房切除术的情况下出现上肢淋巴水肿[14]，这些患者大多数是女性。有报道 8%的 Stewart-Treves 综合征病例中发生了多种原发性恶性肿瘤[6]，可能和一种系统性的致癌因素有关[8,9]，但没有证据支持这一点。

放疗后血管肉瘤较为罕见，大多数病例发生于在乳腺癌放疗后的皮肤，其次是内脏癌症[10-12]。

其他类型的血管肉瘤非常罕见。血管肉瘤也可能偶发于包括血管畸形在内的良性血管肿瘤中[15]，同时与大血管[16]、神经纤维瘤病合并丛状神经纤维瘤[17]、神经鞘瘤[18]、恶性周围神经鞘膜瘤[19,20]、着色性干皮病[21]、痛风石[22]、氯乙烯暴露[23]、器官移植中的免疫抑制[24]及化生性癌中的间充质成分有关[25]。有一例产生粒细胞集落刺激因子并诱导类白血病反应的血管肉瘤的特殊病例报道[26]。

年龄

- 根据定义，老年人头面部血管肉瘤常发生于 70—90 岁，极少病例在 60 余岁发病。
- Stewart-Treves 综合征：血管肉瘤发病的平均年龄为 62 岁。
- 放疗后血管肉瘤主要发生在成人，多为老年患者。

- 其他类型的血管肉瘤主要是成人。儿童病例极为罕见[27]。

性别

- 老年人头面部血管肉瘤主要好发于男性。
- Stewart-Treves 综合征和放疗后血管肉瘤主要好发于女性。有 2 例男性在乳房切除术后患有 Stewart-Treves 综合征的病例曾被报道[28]。
- 其他类型的血管肉瘤没有性别差异。

病理生理学

组织病理学[4,29-31]

在分化良好的肿瘤中，血管管腔以无序的方式浸润正常结构，单层上皮细胞结构几乎穿插在每个组织间隙。胶原被肿瘤细胞以特征性的方式分离开，被称为“胶原分割”(图 137.21)。肿瘤细胞可能比正常更饱满，在某些地方呈双层分布，并形成血管内芽状结构。生长模式比起血管更像淋巴管，但两者都可能参与其中。常可见明显的出血。低分化的肿瘤显示更多非典型的多形性内皮细胞，细胞形态通常呈梭形，可以堆积成多层或变成合胞体。进展为恶性可能与血管模式的丧失和细胞团的增殖有关。部分罕见病例由颗粒细胞组成[32]。在某些病例中，肿瘤可被淋巴细胞或巨噬细胞广泛浸润。在这种情况下，很难与淋巴瘤区分[33,34]。

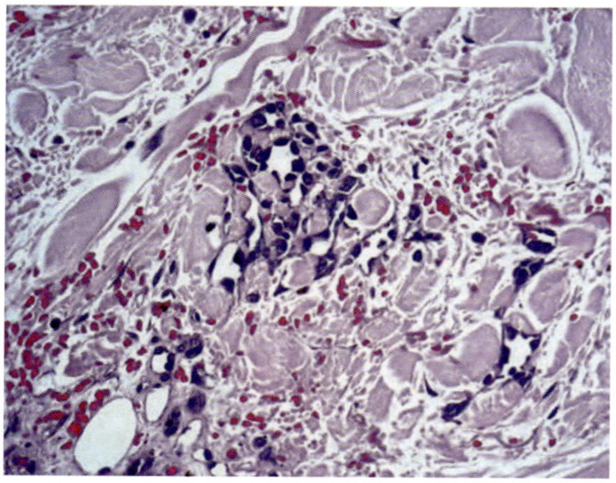

图 137.21 分化良好的血管肉瘤，薄壁不规则血管腔覆以非典型内皮细胞。注意胶原分割模式

免疫组织化学研究表明，与抗血管性血友病因子和 CD34 的抗体相比，CD31 抗体是最可靠的常用标记物[7]。然而，因为各种标记物的阳性表达不一，在鉴别困难的情况下推荐使用包括以上三种标记物的一组抗体。最近，一种针对 FLI-1 蛋白羧基末端的抗体，即 DNA 结合转录因子 ETS 家族的核转录因子成员，已被证明是内皮细胞的一种非常有特异性的标记物[35]。内皮细胞分化的更具特异性和敏感性的标志物是 ERG，其为最近报道的 ETS 家族的另一成员[36]。

遗传学

仅有少数病例报告进行了软组织和皮肤血管肉瘤的遗传学研究。其中大部分病例显示出复杂的细胞遗传学异常[37,38]。免疫组织化学显示，*MYC* 基因扩增和过表达主要发生在放疗后血管肉瘤[39]。但也可能发生在其他类型的皮肤血管肉瘤[40]。

临床特征

病史和临床表现[3,4,41,42]

在所有类型的血管肉瘤中，最初症状可能是瘀伤样皮损，患者通常认为这是创伤性的(图 137.22)。暗蓝色或红色结节发展迅速，附近出现新发的独立性结节。在某些情况下，出血性水疱是一个显著的特征。随着肿瘤的生长，水肿可能会加重，陈旧病变可能会发生溃疡。多灶性发病非常常见，这使得手术切除非常困难，特别是在病灶发生于面部和头皮的情况下。早期即可发生扩散，最早受累的内脏通常为肺和胸膜腔。

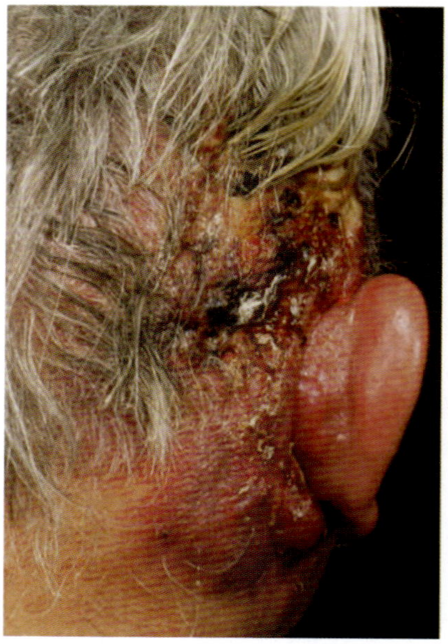

图 137.22 血管肉瘤的典型出血性外观

病程和预后

大多数研究结果的关注点都限于面部、颈部和头皮的特发性血管肉瘤，其中报道的 5 年生存率很低，在 12% 和 33%[3,43]。在慢性淋巴水肿和放疗后出现

第12部分

的血管肉瘤似乎具有同样的侵袭性。总结一系列面部和头皮特发性血管肉瘤、其他皮肤血管肉瘤和发生于内脏器官的血管肉瘤的研究报道中，5 年生存率在 24％和 34％之间浮动[1,44-46]。不同的研究发现影响预后的因素不同。肿瘤大小和切除的完整性似乎是预测结果的更可靠的因素[26]。有研究认为，高有丝分裂计数与预后不良有关，致密的单核炎症细胞浸润则与预后良好相关[3,5,26]。最近一项关于皮肤散发性血管肉瘤的研究（不包括与放疗或慢性淋巴水肿相关的血管肉瘤）通过单因素分析发现，与较高死亡率相关的因素包括年龄的增长、躯干和四肢的发病（与头颈部相比）、坏死及上皮样细胞形态[47]。具有坏死和上皮样形态的肿瘤被归类为高风险肿瘤，并且通过多变量分析证实与更高的死亡率相关。侵袭深度与局部复发风险较高相关。这项研究的警示意义在于，它同时总结了传统的头颈部血管肉瘤和那些通常出现在其他部位，并且通常被归类于不同类别的表现出更单纯的上皮样细胞形态的血管肉瘤。

治疗[3]

无论哪一种类型的血管肉瘤都预后不良。在恶性程度较低的类型中，广泛切除和移植手术可控制一些病例的进展。放疗的效果较差，通常只是作为姑息性治疗。在四肢血管肉瘤的早期阶段，根治性截肢有望治愈该病。在头颈部特发性血管肉瘤中，一小部分病变较小的患者（通常在发病时直径＜5～10cm）可以通过根治性广泛切除和放疗成功予以治疗[1,44-46]。这些患者存活下来的最好办法是广泛的手术切除，术后进行放疗[48]。已有研究显示，放疗和紫杉醇（紫杉醇和多西紫杉醇）的组合，后者用于诱导和维持治疗，与手术和放疗治疗相比可改善皮肤血管肉瘤患者的总体生存率[49]。也有报道，紫杉烷和蒽环类药物的组合对控制病情有一定作用[50]。治疗这些肿瘤的最佳方法是在多学科背景下对病例进行个体化治疗。

上皮样血管内皮细胞瘤[1-3]

定义

上皮样血管内皮细胞瘤是一种独特的肿瘤，其特征在于上皮样内皮细胞以束状或独立单位样排列在黏液样或透明样变基质中。它最初被描述为低度恶性肿瘤，但最近有人提出，考虑到其发病率和死亡率，应该被归类为完全性恶性肿瘤[3]。然而，小的原发性皮肤病变表现为惰性行为模式。

流行病学

发病率和患病率

这种肿瘤可发生在许多内脏器官中，更常见于深部软组织。皮肤的病变可能为原发或从深层原发病灶扩展而来。不到 10％的病例原发于皮肤[4]。

年龄

好发于中年人。

性别

没有性别差异。

病理生理学

肿瘤是浸润性的，由透明样变或黏液样基质及其中呈束状、条索状、巢状分布的内皮细胞组成。真皮内病变通常为一界限清楚的结节。肿瘤细胞具有上皮样形态，粉红色的胞质、泡状核、核仁不明显。血管中心性常见，肿瘤通常发源于中型静脉，甚至动脉。血管腔的形成不是很明显，但常见的是存在胞质内空泡，伴或不伴有红细胞。少数病例可能会有明显的细胞学异型性，且有丝分裂象很多。细胞学分级和行为之间没有明确的相关性。偶有该肿瘤与上皮样血管肉瘤并发。内皮细胞标志物（包括 ERG 和 CD31）染色通常是阳性的，20％～30％的病例角蛋白呈局灶阳性[3,5]。平足蛋白（D2-40）染色在肿瘤细胞中也常呈阳性。

遗传学

大多数肿瘤显示 t(1;3)(p36.3;q25)易位，导致 *WWTR*1 和 *CAMTA*1 基因的融合[6-9]。已在一组肿瘤中发现了一种新的基因融合，分别涉及 11 号染色体和 X 染色体上的 *YAP*1 和 *TFE*3 基因。

临床特征[1-3]

病史和表现

发生于皮肤的肿瘤通常较小，深部的病变直径常达几厘米。可能是由于血管中心性，患者常自觉疼痛。肿瘤在某些情况下可能会侵犯包括肺、肝和骨在内的其他器官，目前尚不清楚这是否代表多中心性或转移性扩散。

病程和预后

单纯皮肤肿瘤似乎为良性，但是有局部复发的倾向。深部的肿瘤复发率高达 15％，死亡率为 20％[1-3]。

治疗

完全切除，边缘切除干净是至关重要的。

上皮样血管肉瘤[1-4]

定义

为血管肉瘤的一种特殊变异型，几乎全部由上皮样形态的内皮细胞组成，常类似于癌症。该肿瘤是具有上皮样细胞形态的肿瘤谱系中恶性末端的肿瘤。

流行病学

发病率和患病率

这是一种主要发生在深部软组织中的罕见肿瘤，但也可能原发于皮肤或其他器官。

年龄

好发于年轻人和中年人。

性别

男性发病更多。

病理生理学

组织病理学[1-4]

真皮内和（或）皮下片状分布大量非典型上皮样细胞，含有丰富的粉红色胞质、泡状核和单个嗜酸性核仁。常可见出血和含铁血黄素沉积。血管腔隙的形成不是很明显，主要特征是在数量不一的肿瘤细胞中见胞质内空腔，红细胞可有可无。有丝分裂很常见。肿瘤细胞对血管标志物呈不同程度的阳性，包括ERG、CD31、CD34、FLI-1和血管性血友病因子。在50%的病例中，细胞角蛋白染色为阳性。在25%的病例中上皮膜抗原呈局灶性阳性[4]。常见的血管肉瘤，如发生在老年患者头颈部的血管肉瘤、与放疗相关的血管肉瘤，以及与慢性淋巴水肿相关的血管肉瘤，均可见到局灶性上皮样内皮细胞分布的区域，这些肿瘤不应被归类为上皮样血管肉瘤。

临床特征[1-4]

病史和临床表现

皮肤的肿瘤发生于年轻人和中年人，好发于四肢。典型的表现是孤立的（罕见多发性的）、无症状的丘疹或结节，通常是出血性的。目前尚不清楚多发性病变是否代表多灶性或转移性病变。据报道，极少数病例与异物[5]、放射疗法[1]或动静脉瘘[6]有关。其他器官的上皮样血管肉瘤可伴有皮肤转移[7]。

病程和预后

虽然最初认为皮肤上皮样血管肉瘤预后较好，但这只是基于极少数病例的有限随访[2]。总体而言，这些肿瘤的行为仍具有侵袭性，3年死亡率超过55%[4]。

治疗

建议完全切除和密切随访。

淋巴肿瘤

Kenneth Y. Tsai

Departments of Dermatology & Immunology, University of Texas MD Anderson Cancer Center, Houston, TX, USA

海绵状淋巴管瘤，囊性水囊瘤和局限性淋巴管瘤相关内容见第105章。

获得性进行性淋巴管瘤

定义和术语

这是一种良性皮肤肿瘤，由横切于胶原束之间的不规则淋巴管腔所组成。

> **同义名**
> • 良性淋巴管内皮瘤

流行病学

发病率和患病率

此种肿瘤非常罕见。

年龄

好发于中年人，也可儿童发病。

性别

男性发病率略高于女性。

组织病理学[1-4]

低倍镜检查显示，病变通常界限欠清，常累及真皮浅层，为真皮内不规则薄壁淋巴管腔增生，并分割胶原束。这些管腔往往平行于表皮，内衬单层扁平的内皮细胞。肿瘤很少侵犯到皮下组织。与卡波西肉瘤淋巴管瘤型变异的鉴别通常非常困难，卡波西肉瘤存在包括浆细胞在内的炎性细胞浸润，并且管腔内衬的细胞通常HHV8呈阳性。与分化良好的血管肉瘤的区别在于没有细胞异型性和有丝分裂象。

临床特征[1-4]

病变通常表现为缓慢增长的不明显的单发血管性或色素沉着性斑疹、斑丘疹，常位于头部和颈部，0.3～10cm大小，其次为口腔黏膜，四肢和躯干的病变较少见[4]。

少有多发性发病[3]。

治疗

切除病灶是首选治疗方案，切除后无局部复发倾向[1,4,5]。近年来，脉冲染料激光已成功应用于治疗本病[6]。

放疗后不典型性脉管增生[1-7]

定义和术语

放射治疗后不典型性脉管增生（AVPR）定义了放射治疗后数月或数年出现的一组脉管病变，主要但不仅仅发生于乳腺癌放疗后。卵巢和子宫内膜癌放疗后也可能出现病变。

同义名
- 非典型放射后脉管病变

流行病学

发病率和患病率

这类病变很少见。

年龄

大多数患者是中老年人。

性别

几乎所有病例都发生于女性。

相关疾病

已报道的 AVPR 几乎完全是在既往乳腺癌放疗的背景下发生的，尤其是辅助放疗的保乳治疗，但也有报道涉及多发性骨髓瘤、宫颈癌、霍奇金淋巴瘤、卵巢癌、子宫内膜癌和黑素瘤的放疗后的病例[4]。

病理生理学

放疗后血管肉瘤中 *MYC* 基因扩增和过表达已经在免疫组化得到证实，但在 AVPR 中没有表现，因此这是进行鉴别诊断的一项重要辅助手段[8]。

该病与放射治疗有明确的病因学联系[1-7]。内皮细胞的淋巴性标记物染色表明其为淋巴系分化。虽然 AVPR 与放疗后血管肉瘤之间的关系一直存在争议，但更为普遍接受的观点是，AVPR 是放疗后血管肉瘤病变谱系的一部分[4]。大多数 AVPR 是良性的，但偶尔会出现向血管肉瘤的进展。

组织病理学（图 137.23）

在真皮中可见不规则淋巴管样管腔，内衬单层内皮细胞，可以是多灶性的。内皮细胞扁平或具有钉突样外观，也可见到乳头状突起。应仔细检查多个切面。

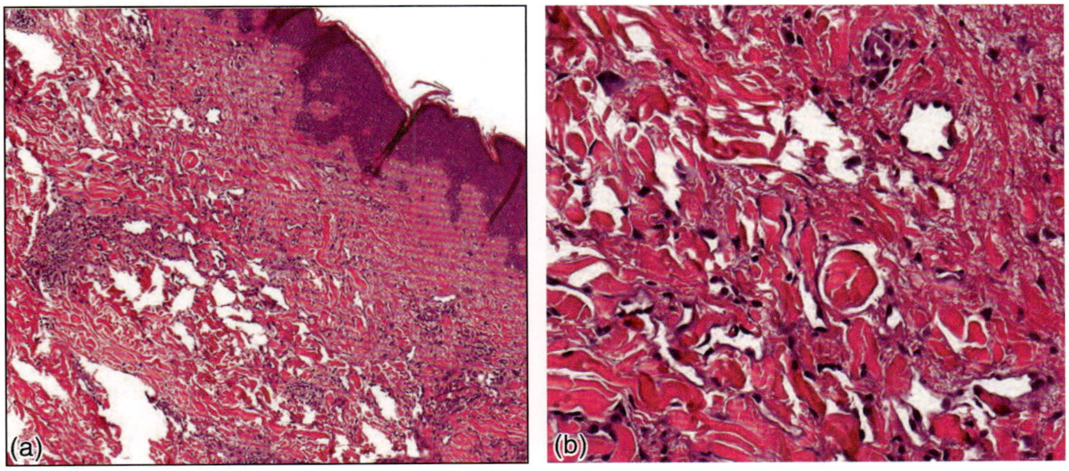

图 137.23 (a,b)放疗后非典型脉管增生的组织病理学表现

临床特征

病史

AVPR 在乳腺癌放疗后几年或几个月发生（相比之下，放疗后血管肉瘤通常但不总是在放疗多年后出现[1-3]）。由于急性和慢性放射性皮炎通常在 3 年内稳定，因此在此期之后出现的变化应怀疑 AVPR。辐射暴露后的潜伏期中位数为 5～6 年[4,6,7,9]。

临床表现

特征性病变是孤立的或成群出现的红色至紫红斑、丘疹、结节或水疱。大小可以在 0.3～20 cm 的范围内，周围伴有瘀斑、硬结或毛细血管扩张[1,4,6,9]。

疾病过程

该病尽管在临床过程中通常是呈良性的[1,7]，但是其预后可能是不确定的，因为它可能会表现为以下的一些情况：包括肿瘤的复发、进展为新的 AVPR、在多次手术的皮损上形成血管肉瘤（在一组研究中显示为 5/11 的比例），而在一些病例中也有报道从 AVPR 直接进展为血管肉瘤的例子[2,4,7,9]，这些都让此病的最终预后难以确定。

预后

大多数病变表现为良性。然而，如前所述，这些病变是否都是良性或是否与放疗诱导的血管肉瘤重叠是有争议的。

治疗

没有标准化的治疗方案，治疗实践上差异很大。鉴于已有多篇报道称 AVPR 在再次切除时被重新分类为血管肉瘤[6]，并且最早可在 2 年内转变为血管肉瘤[4,9]，广泛切除和密切临床随访是合适的方案。有报道尽管在一些病例切除边缘已经切净的情况下，复发也很常见。

弥散性淋巴管瘤病

定义和术语

这是一种罕见疾病，由淋巴管畸形引起的，广泛且不同程度的侵犯到内脏（特别是肺）、骨骼、软组织、偶尔侵及皮肤。

同义名

- 侵犯骨骼时，有时被称为 Gorham 综合征，Gorham-Stout 病或消失性/幻影性骨病

概述

弥散性淋巴管瘤病可累及骨肺、脾、肝、软组织和皮肤，以及胸腔内的其他结构[1]。虽然在组织学上是良性的，但病变的空间占位性和渗出物的产生会严重损害器官功能，导致死亡。该病被认为是先天性的，大多数临床症状出现在儿童时期。没有明显的性别差异或遗传模式[2-7]。

病理生理学

组织病理学

组织学特征与获得性进行性淋巴管瘤相似，但不局限于真皮，常深入皮下，累及软组织、筋膜、肌肉和器官实质[8,9]。在 Gorham-Stout 综合征[6,7,10]中，病变侵犯到皮肤相对罕见，但可以广泛累及骨骼[9]。血管瘤也有报道，侵犯到骨、软组织及其上覆皮肤[8]。扩张的血管腔内衬的内皮细胞表达 CD31、因子Ⅷ、UEA-1、LYVE-1、VEGFR3、VEGF-C 和 podoplanin，与淋巴起源一致[1,8,9,11]。

临床特征

临床特征反映了病变程度和侵犯部位。肺部受累表现为咳嗽或呼吸困难，骨受累表现为疼痛，病理性骨折和溶骨性病变。可累及骨骼的任何部分。弥散性肺部病变预后不良，可并发乳糜胸、胸膜腔和心包积液及感染。皮肤受累的典型表现为血管瘤或淋巴管瘤[1-3,5-7]，如果伴有骨骼或肺部受累症状，应考虑淋巴管瘤病。

治疗

一般来说，以支持性治疗为主，包括对渗出液的引流、分流和硬化治疗。放射治疗和外科手术治疗骨骼缺损可以在临床发病早期取得成功[1,10,12]。干扰素 α-2β 和双膦酸盐治疗骨受累有效已有报道[3,13]。也有应用西罗莫司、贝伐珠单抗[14]和普萘洛尔[15]治疗成功的报道（http://clinicaltrials.gov/ct2/show/NCT00975819，最后访问时间为 2015 年 8 月）。

Resources

Further information

http://lgdalliance.org (The Lymphangiomatosis & Gorham's Disease Alliance)

http://www.gorhams.org (Asociacion de Lucha Contra La Enfermedad de Gorham)

All last accessed August 2015.

血管周皮细胞肿瘤

婴儿肌纤维瘤病和成人肌纤维瘤[1-6]

定义和术语

该肿瘤由向血管周围收缩细胞分化的细胞组成，并且在过去已被描述为婴儿血管周皮细胞瘤[7]。婴儿肌纤维瘤病和成人肌纤维瘤/肌纤维瘤病被视为最近称为肌周皮细胞瘤的病变谱系的一部分是最合适的（见后文）[8,9]。

同义名

- 先天性泛发性纤维瘤病
- 婴儿血管周皮细胞瘤

流行病学

发病率和患病率

儿童和成人的孤立性病变相对罕见。多发性病灶也并不常见。

年龄

大多数婴儿肌纤维瘤病例在 2 岁之前出现，男性好发。约 1/3 的病例是先天性病例。单发的肌纤维瘤好发于成人，其解剖学分布与婴儿肌纤维瘤病中的皮肤和软组织病变相同[5,6]；成人发病者很少见到多发性浅表性肿瘤。在年轻患者中常见口腔内病变[10,11]。

性别

男性多见。

病理生理学

发病诱因

罕见的肌周皮细胞瘤而非经典的肌纤维瘤与

第12部分

Epstein-Barr 病毒有关，并且在 HIV/AIDS 患者中已有报道[12]（见第 31 章）。

组织病理学[1,2,5-8]

肿瘤具有独特的双相生长模式。

- 由成熟的梭形肌纤维母细胞束组成的区域，细胞具有嗜酸性的胞质和泡状核。
- 由未成熟的具有稀疏胞质的圆形细胞组成的区域，排列在小血管周围，通常呈现血管周皮细胞瘤样（“鹿角样”）模式。常见肿瘤细胞向血管腔内突出，常常类似于向血管侵袭。陈旧性病变常在较成熟的区域发生透明化改变。有丝分裂象和坏死相对常见。肿瘤细胞，特别是在成熟区域内的，肌动蛋白染色呈局灶性阳性。

遗传学

在婴儿肌纤维瘤病病例中，鲜有染色体异常的报道[13,14]。

临床特征[1-3]

病史和临床表现

病变通常为单个或孤立的结节，可以是肤色或蓝色/红色。25%的患者存在多发性病灶。皮损好发于头颈部，其次是躯干。家族性病例很少见。有些病例中其他器官亦可受累，包括胃肠道、肺和骨骼。多中心受累可能与死亡率相关。皮肤和软组织中的多发性病变表现为良性并且可以自行消退。现已有发生相关性血小板减少症的特殊病例的报道[15]。

病程和预后

病变往往会自行消退，但应注意到患有内脏肿瘤的患者可能会死于该病。单发病变少见局部复发。

治疗

对于单发病变，单纯切除是首选治疗方案。

肌周皮细胞瘤

定义

多年来，将向周皮细胞（血管周围肌样细胞）分化的肿瘤分为两大类：婴儿血管周皮细胞瘤和成人血管周皮细胞瘤。然而，除了组织学上鹿角状分布的细长的薄壁血管腔隙的周皮细胞瘤样模式外，这两种病几乎没有共同之处。结合免疫组化和电镜检查，大多数先前在光镜下被诊断为成人血管周皮细胞瘤的肿瘤显示向其他肿瘤分化，包括滑膜肉瘤、间质软骨肉瘤和孤立性纤维瘤[1]。只有少数分化界限尚不确定的肿瘤才是“真正的”成人血管周皮细胞瘤。它们更可能来自未分化的间质细胞而不是来自周皮细胞。这些“真正的”成人血管周皮细胞瘤通常不会发生于皮肤，这里不再进一步讨论。

肌周皮细胞瘤的概念被用于描述一组病变，其特征为短卵圆形至梭形的肌纤维母细胞和特征性的同心圆状血管周围生长模式[2]。肿瘤好发于真皮深部和皮下，包括过去被命名为球血管周皮细胞瘤、肌周皮细胞瘤、肌纤维瘤和成人肌纤维瘤病的病变。婴儿血管周皮细胞瘤和婴儿肌纤维瘤病代表同种疾病，前一种命名现已被弃用。

婴儿肌纤维瘤/肌纤维瘤病已经在关于肌纤维母细胞肿瘤的部分中进行了描述。

流行病学

发病率和患病率

此种肿瘤相对罕见。

年龄

大多数病变发生于中年人。

性别

没有性别差异。

病理生理学

组织病理学

肌周皮细胞瘤的组织学改变范围很广泛，从类似肌纤维瘤病的病变，到类似血管球瘤，甚至到血管平滑肌瘤样的肿瘤，变异很大。这些肿瘤都被认为属于同一谱系。病变界限清楚，由实质性细胞区域和数量不一的血管腔隙混合组成。血管腔隙通常是细长的，明显的分支状，呈现“鹿角状”外观（血管周皮细胞瘤样）。实体区细胞呈淡染、短、圆形或梭形，胞质嗜酸性或两染性，胞核呈泡状。有丝分裂象不常见。肿瘤的一个共同特征是肿瘤细胞在血管周围呈同心圆样排列呈典型的“洋葱皮样”外观（图 137.24）。局灶性黏液样变明显。偶尔可见透明样变、囊性变性和骨形成。肿瘤细胞的结节可以突出到血管腔中。罕见完

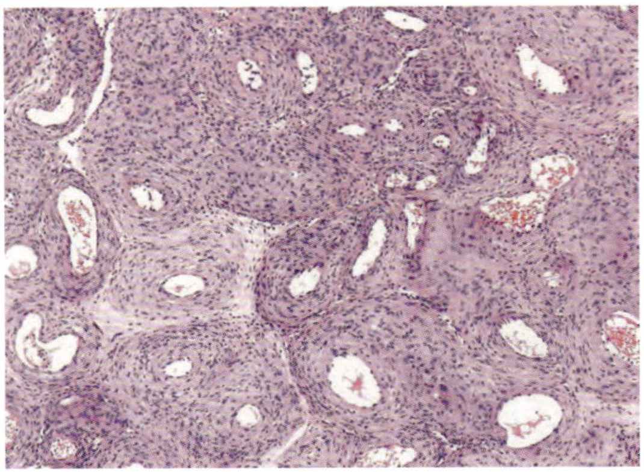

图 137.24 在肌周皮细胞瘤的病例中，周皮细胞呈洋葱皮样围绕排列在大量血管腔周围

全发生于血管内的病例[5]。某些病例中，肿瘤细胞非常类似于血管球细胞，核位于中央，圆形，呈钻孔状，胞质呈淡嗜酸性。这些病例被称为球血管周皮细胞瘤。肿瘤细胞平滑肌肌动蛋白染色呈阳性，在大多数情况下结蛋白呈阴性。

临床特征

病史和临床表现

肌周皮细胞瘤是相对少见的，主要见于中年人，好发于四肢，尤其是下肢远端。病变很小(直径不超过 2cm)，长期存在，通常无症状、单发，多发性的较少见[2-4]。少数病变可以疼痛。在多发性肌周皮细胞瘤时，通常好发于同一解剖部位。

病程和预后

即使发生于血管内，肿瘤行为也是良性的。很少有恶性肌周皮细胞瘤的报道[6]。

治疗

单纯切除。

血管球瘤[1-3]

定义和术语

这是肌动脉血管球来源的肿瘤，由增殖的血管球细胞所包绕的血管腔组成。肿瘤具有不同数量的血管球细胞、血管及平滑肌。根据这一发现，它们被分类为实性的血管球瘤、球血管瘤或球血管肌瘤。

同义名

- 球血管瘤
- 球血管肌瘤

流行病学

发病率和患病率

血管球瘤相对少见。

年龄

有些人于出生时即发病；病变很少在婴儿期出现，但从 7 岁开始，发病率逐渐升高。多发性肿瘤在儿童中的发生率是成人的 10 倍[3,4]。成人肿瘤主要好发于 30—40 岁。

性别

没有性别差异。

病理生理学

组织病理学

肿瘤呈分叶状，界限清楚并位于真皮中。血管球细胞与血管之间的比例各不相同。小的痛性病变往往主要是以细胞成分为主。较大的、多发且通常无痛的病变则是血管瘤样病变为主，仅在扩张的管腔周围有条状细胞带。血管球细胞呈立方形，有清晰的细胞膜，细胞核圆形，位于中央。这些细胞在血管腔的单层内皮细胞周围排列成行，并且以轻微无序的方式向外延伸。超过 50% 的肿瘤可分类为球血管瘤，少数(少于 15%)为球血管肌瘤(图 137.25)。电子显微镜[5-7]显示血管球细胞被平滑肌细胞分割，并且肿瘤周围有许多肥大细胞，但神经纤维与血管球细胞无关。肿瘤细胞平滑肌肌动蛋白通常呈阳性，结蛋白通常呈阴性。可见 CD34 呈阳性[8]。已有了肿瘤恶变的报道[9]，以及发生在皮神经内[10]和静脉内的变异的报道[11]。恶性血管球瘤(球血管肉瘤)非常罕见。虽然组织学呈恶性的皮肤肿瘤也很少转移，但它们有可能局部复发[12,13]。

遗传学

符合常染色体显性遗传的家族性病例[1,14,15]，以及同一肢体多发性肿瘤伴随畸形的病例的发生，表明该病有遗传因素的参与。这个理论已经被多发性遗传性球血管瘤(也称为血管球畸形[16])中 1p21-22[17-19]染色体上的 *glomulin* 基因所证实。

临床特征

病史和临床表现

孤立性血管球瘤呈粉红色或紫色的结节，大小从 1mm 到 20mm 不等；常伴剧烈疼痛(图 137.26)。疼痛可能由直接受压或皮肤温度变化引起，也可能是自发性的。最常见的发病部位是手，特别是手指，其次是肢体的其他部位，包括头部、颈部和阴茎[20]。位于指甲下方的肿瘤疼痛尤其剧烈，患者常在病变比较小时即寻求治疗。受累的指甲呈蓝红色。据报道，甲下血管球瘤可与 1 型神经纤维瘤病伴发[21,22]。血管球瘤也可能侵犯内脏器官。

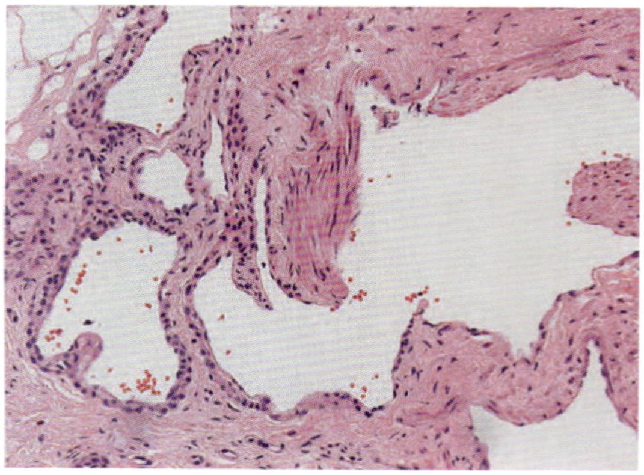

图 137.25 一个典型的球血管肌瘤，可见血管腔，平滑肌和薄层的血管球细胞

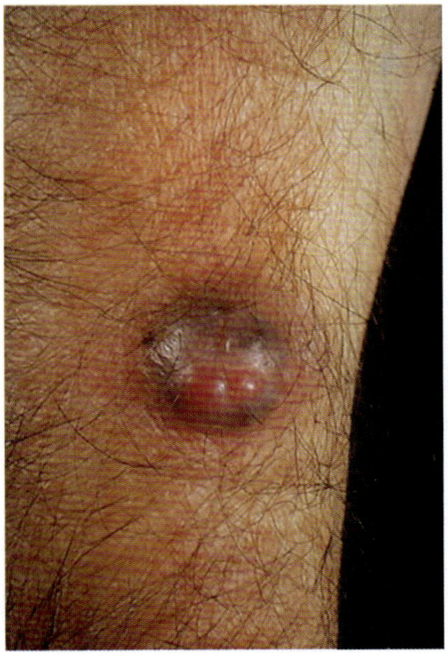

图 137.26 血管球瘤的临床表现

多发性血管球瘤肿瘤较大，通常为深蓝色，位于真皮深处。它们很少局限于四肢，可能分布广泛，通常无疼痛[23-26]。在某些病例中，群集的多发性肿瘤可以是疼痛的，而且在肿瘤可被触及之前，可能先出现疼痛，间歇性变色和肢体出汗。

鉴别诊断

孤立性肿瘤需与其他疼痛性肿瘤，如平滑肌瘤和小汗腺螺旋腺瘤相鉴别。通常只能通过组织学检查进行鉴别。多发性球血管瘤在临床上可能与海绵状血管瘤无法区分，并且可能与“蓝色橡皮疱样痣”相同[5]。

病程和预后

局部复发非常罕见，主要发生在不完全切除后。大多数复发见于具有浸润性生长模式的较深部病变。这些病变被描述为浸润性血管球瘤[25]。

治疗

手术切除通常可治愈。

周围神经外胚层肿瘤

神经肿瘤文献回顾请见文献[1]，[2]。

神经肌肉错构瘤[1,2]

神经肌肉错构瘤一般由肌肉组织和神经组织共同组成，临床表现为皮下肿块。骨骼肌的多结节性肿块通常包含有髓神经纤维和无髓神经纤维。以类神经鞘瘤成分和横纹肌肉瘤为表现的恶性神经肌肉错构瘤，比良性神经肌肉错构瘤更多见，通常需要手术切除。

同义名
- Triton 肿瘤

多发性黏膜神经瘤[1]

多发性黏膜神经瘤表现为口腔黏膜的多发性神经瘤，常伴发嗜铬细胞瘤、分泌降钙素的甲状腺旁囊肿、甲状腺髓样癌和角膜上不透明神经纤维（见第 147 章）。

同义名
- Sipple 综合征

截肢残端神经瘤[1]

定义与术语

它是神经组织对损伤的良性反应结果。

同义名
- 创伤性神经瘤

病理生理学

组织病理学

典型表现为瘢痕组织包围的增生性神经组织（图 137.27）。周围部分病灶可表现为与受累组织相似改变。

临床特征

病史与临床表现

在瘢痕部位可见到小的痛性结节。

治疗

通常需要外科手术切除，可以通过将受损神经末梢固定在受伤部位近处的手术方式来预防此类肿瘤发生。

Morton 神经瘤[1,2]

定义和术语

它是足底神经受损而发生纤维化的结果，可能与

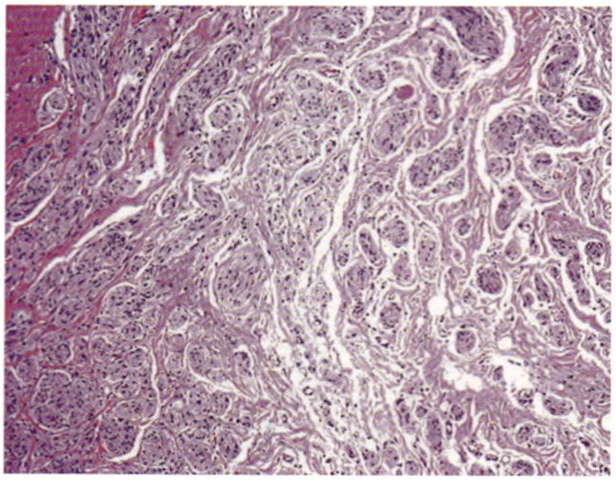

图 137.27 截肢神经瘤的组织学表现。在真皮层内纤维化背景中可见增殖的小神经纤维

穿高跟鞋相关。

> 同义名
> • Morton 跖痛症

流行病学

发病率和流行率

较罕见。

年龄

成年人多见。

性别

女性多见。

病理生理学

组织病理学

病理示神经束膜、神经内膜和神经外膜显著的纤维化，也可见血管周围纤维化及内膜增厚。

临床特征

病史与临床表现

患者主诉通常为第 3 至第 4 跖骨之间的剧烈疼痛，在行走时尤其明显。

治疗

手术切除是最有效的首选治疗方法。

孤立性局限性神经瘤

定义和术语

它是由不同比例的正常神经组织组成的皮肤神经瘤，是一种特殊变异型。

> 同义名
> • 包膜神经瘤

流行病学

发病率和流行率

病变相对常见。

年龄

大部分见于成年人。

性别

发病没有性别差异。

病理生理学

组织病理学[1-3]

肿瘤为真皮内境界清楚的结节，有不完整的包膜（图 137.28），常与真皮深处的神经相连。镜下可见肿瘤由胞质粉红的均一细胞、均质性的胶原蛋白和错综交叉的神经轴柱束组成，其胞膜由上皮膜抗原阳性的神经束膜构成。肿瘤内大部分细胞免疫组化染色呈 S100 蛋白阳性，特殊染色可显示轴突。

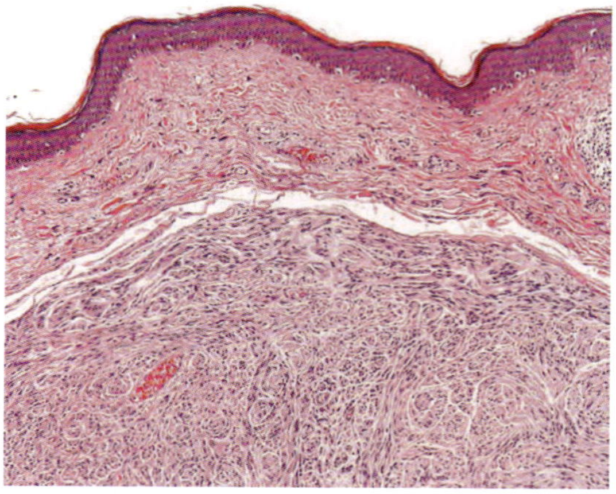

图 137.28 1 例孤立性局限性神经瘤。可见真皮内边界清楚结节

临床特征[1-3]

病史与临床表现

该肿瘤相当常见，主要表现为成人面部无症状的小丘疹丘疹，很可能被误认为是痣。

病程与预后

良性病变，预后较好。

治疗

首选直接切除。

神经鞘瘤

定义和术语

它是一种由雪旺（Schwann）细胞组成的神经鞘肿瘤。

第12部分

同义名
- 神经鞘膜瘤

流行病学

发病率和流行率

该肿瘤发生于皮肤相对罕见，而且包括软组织在内的其他部位也相对罕见。

年龄

可发生于任何年龄，40—50 岁最常见。

性别

女性较男性多见[1]。

病理生理学

组织病理学[2,3]

神经鞘瘤呈圆形，界限清楚并且有纤维包膜，起源于神经的一部分，通常位于皮下脂肪层中，肿瘤细胞呈梭形，胞质不清，胞核嗜碱性，呈细长波浪状，可以看到不同数量的胶原蛋白。肿瘤细胞带状排列，相互交织成丛。在嗜酸性胞质中细胞核平行排列成栅栏状，形成典型的 Verocay 小体（图 137.29）。富于细胞的 Antoni A 区和疏松黏液样改变的 Antoni B 区交替出现[4]，Antoni B 区可能为退化变性造成的。在一些肿瘤中，可出现黏液样物并形成液化性的基质，也可见散在分布的单核炎性细胞。某些病例中，神经的起源可能与外膜有关。电镜示肿瘤细胞具有典型的神经膜细胞特征[5]。免疫组化检查显示大部分肿瘤细胞 S100 蛋白染色明显且均匀[6]。多年来，研究表明神经鞘瘤缺乏轴突，这点可以用来与含有不同数量轴突的神经纤维瘤进行鉴别。神经纤维的免疫染色证实了后者的存在。然而，这一观点最近受到质疑，因为遗传性和散发性的神经鞘瘤都可能含有轴突，这意味着神经鞘瘤与神经纤维瘤比先前所认为的更不容易区分[7]。这就解释了神经纤维瘤和神经鞘瘤混合性病变的罕见发生[8]。

神经鞘瘤有多种类型，其中一些可能与其他良性肿瘤或恶性肿瘤容易产生组织学上的混淆。

混合型神经鞘瘤/神经束膜瘤包含两种比较明确的细胞群，即神经膜细胞和神经束膜细胞，其免疫组化染色 S100 蛋白和 EMA 分别呈阳性[9]。

古老型神经鞘瘤[10]常发生在深部，其特征是显著的退行性改变，这往往导致细胞学的非典型性。通常可见血管扩张、出血、含铁血黄素沉积和由淋巴细胞组成的局灶性炎症。Antoni A 区的丢失使得组织学诊断更加困难。

细胞型神经鞘瘤[11]好发于深部软组织，特点是富含肿瘤细胞，几乎完全没有 Antoni B 区，再加上核分裂象的存在，容易被误诊为恶性肿瘤[12]。儿童和一些先天性的个体可有多结节的丛状生长。

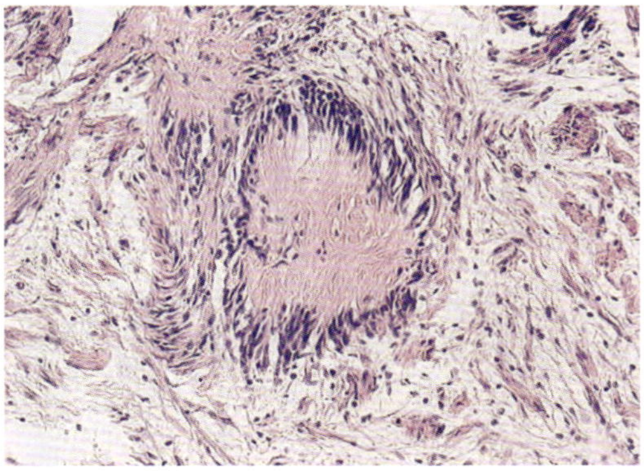

图 137.29　神经鞘瘤典型的 Verocay 小体

丛状神经鞘瘤[13,14]多见于较年轻的患者，偶有疼痛，好发于真皮。真皮可见由多个淡染神经膜细胞组成的结节。应注意与丛状神经纤维瘤的鉴别，虽然这些肿瘤通常不伴发 Ⅰ 型神经纤维瘤病，然而，多发性皮肤丛状神经鞘瘤常与 Ⅱ 型神经纤维瘤病伴发[1,15]。

黑素型神经鞘瘤[16]很少发生于皮肤，好发于脊神经根。肿瘤细胞为上皮样细胞，黑素明显。应高度注意该肿瘤可为恶性，同时该肿瘤可能提示 Carney 综合征的存在（第 147 章）[17]。

环层小体型神经鞘瘤是一种由类似于 Pacinian 小体的结构组成的少见病变。

神经母细胞瘤样神经鞘瘤非常罕见，其组织学特征是由圆形的蓝色小雪旺细胞组成，这些小的神经膜细胞可形成围绕血管的玫瑰花样结构或有胶原核的玫瑰花样结构[18]。其他部位的肿瘤表现为典型的神经鞘瘤，免疫组织化学表现为典型的神经鞘瘤。

上皮样神经鞘瘤是一种罕见类型的神经鞘瘤，主要由上皮样细胞组成[19]。然而，这些肿瘤虽然 S100 蛋白呈阳性，但界限不清楚，由均匀的肿瘤细胞组成，其中部分为 CD34 阳性的细胞。因此，有学者提出上皮样神经鞘瘤不代表典型的神经鞘瘤的观点[20]。

腺性神经鞘瘤[21,22]在大多数情况下表现为一个普通的神经鞘瘤，其包裹着正常的汗腺。

临床特征[23]

病史与临床表现

好发于听神经。双侧听神经鞘瘤是 Ⅱ 型神经纤维瘤病的特征，后者的进一步表现为多发性皮肤丛状神经鞘瘤的发生，但不伴发 Ⅰ 型神经纤维瘤病。在周围神经系统中，通常累及四肢的主干神经，如肘部、腕部或膝、手及头颈的屈侧[23]，也可以累及舌和其他部位如胃肠壁、后纵隔。表现为圆形或卵圆形、大小不一的小结节，有的可达 5 cm，大部分质硬（偶有质软或囊性），密度均一，偶有疼痛感。呈现为粉灰或淡黄色，较小的皮损仅存在于真皮内，但较大皮损可累及皮下，其生长较缓慢。

病程和预后

大多数肿瘤为良性病变，其恶性转化异常罕见，恶性神经鞘瘤可能含有上皮样血管肉瘤[24-26]。

治疗

手术切除可治愈。

孤立性神经纤维瘤[1-4]

定义

一种单发的病变，可能起源于神经内膜，由神经膜细胞、成纤维细胞和神经束膜周围成纤维细胞混合而成，不伴发Ⅰ型神经纤维瘤病。虽然它本质上是错构瘤，但克隆性分析技术显示它是肿瘤性的[5]。

流行病学

发病率和流行率

病变较常见。

年龄

成人多见。

性别

没有性别差异。

病理生理学

皮肤神经纤维瘤的发生可能是由于前体细胞的多能性，可能起源于毛根鞘，并且具有 NF1(＋/－)基因型[6]。

遗传学

对 1 例孤立性神经纤维瘤的细胞遗传学分析发现 t(4;9)(q31;p22)的相互易位[7]。

组织病理学

病变与神经鞘瘤不同点在于它们没有包膜，仅有 S100 蛋白染色局灶性阳性，没有 Antoni A 和 Antoni B 区。相反，它们是由梭形细胞组成，胞核呈波浪状，位于黏液性间质或胶原基质中，可见明显的肥大细胞，偶可见退行性改变，无核分裂象。散在非典型细胞的肿瘤（核大和深染）被归类为非典型，但其不具有侵袭特性[8]。在这些病变中，只有不到 50%的细胞呈 S-100 阳性，CD34 和 EMA 也呈现局灶性阳性。已报道了几种神经纤维瘤的组织学变异，包括上皮样神经纤维瘤、颗粒状细胞神经纤维瘤、色素样神经纤维瘤[9]和带有树突状细胞及假丝细胞的其他肿瘤[3,10]。

临床特征

病史与临床表现

可发生于身体任何部位，通常表现为缓慢生长的小息肉样病变，多发性神经纤维瘤除Ⅰ型神经纤维瘤病外少见（图 137.30）。

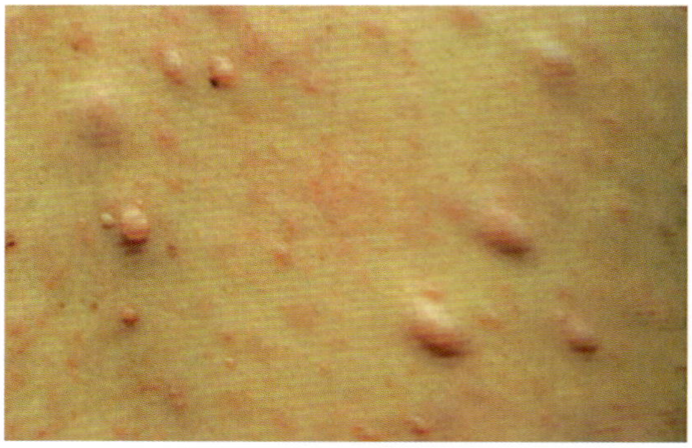

图 137.30 多发软丘疹，Ⅰ型神经纤维瘤患者的典型神经纤维瘤表现

病程和预后

除Ⅰ型神经纤维瘤病外的恶变少见。

治疗

单纯手术切除首选。

丛状神经纤维瘤

该肿瘤被认为是 1 型神经纤维瘤病的特殊病理类型（见第 80 章）。然而，在没有其他神经纤维瘤征象的情况下，单发的丛状神经纤维瘤的存在是否可以被认为是 1 型神经纤维瘤病的病理类型仍存在争议[1,2]。目前发现，对散发性丛状神经纤维瘤的细胞遗传学分析表明 NF1 具有双等位基因失活[3]。肿瘤发病没有性别、年龄差异，好发于下肢和头颈部，肿瘤体积较大，主要位于真皮、皮下组织，或更深的软组织。皮肤表层形成褶皱，并色素沉着，被形象地描述为“蠕虫样”外观（图 137.32）。下图反映了典型的组织学表现，不同大小的神经干随机分布在受累的组织中（图 137.31）。由于核分裂象提示病变的恶性转化，所以需要详细的组织学检查。

由于病变广泛，通过手术切除方式治疗非常困难。在外科医生制定手术切除方案时，应注意肿瘤内的出血会导致复发和死亡的可能。

弥散性神经纤维瘤

病变表现为儿童或青年患者皮肤和皮下弥漫性

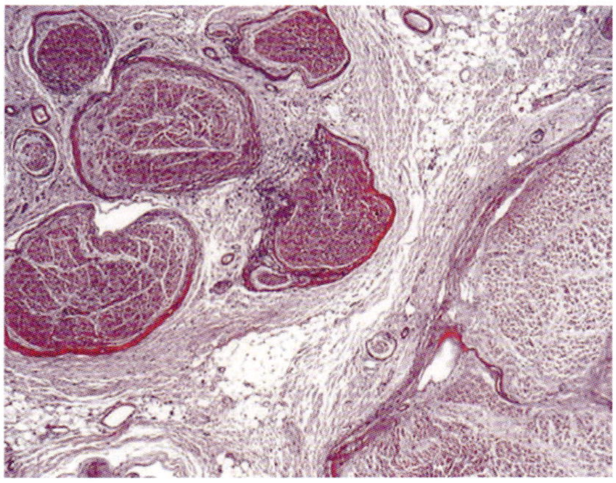

图 137.31 丛状神经纤维瘤不规则的神经组成

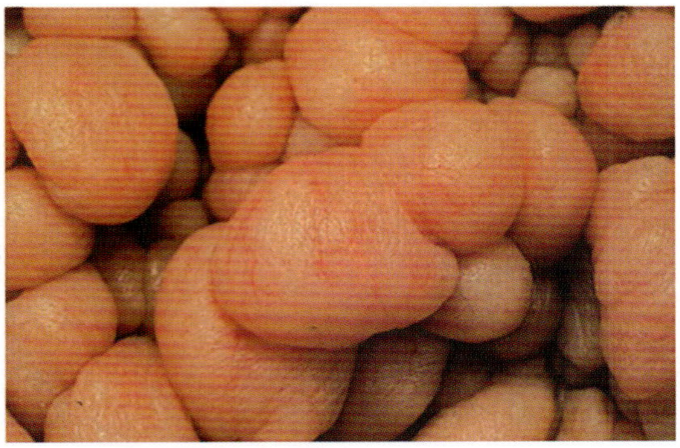

图 137.32 丛状神经纤维瘤临床表现

硬结或斑块样病变，好发于躯干和头颈部。部分病例伴发Ⅰ型神经纤维瘤病。其组织学特征与孤立性神经纤维瘤的组织学特征相同，不同的是该肿瘤呈弥散性浸润性生长。治疗需广泛切除病灶，否则局部易复发。极少数病例会反复复发并有恶变趋势[1]。

神经束膜瘤[1-4]

定义和术语

是一种起源于软组织的肿瘤。它在皮肤中相对比较常见，由向神经周围成纤维细胞分化的细胞组成。

> 同义名
> • 席纹状神经束膜纤维瘤

流行病学

发病率

病变罕见。

年龄

青年多见。

性别

女性多见。

病理生理学

组织病理学

肿瘤界限清楚，肿瘤细胞呈双极型细长淡染梭形，胞质稀少，胞核呈波浪状。肿瘤细胞通常排列成同心圆状（图 137.33）或席纹状，在以透明变性的胶原为主的硬化变异体中，细胞比例较低。在某些病例中，结构可能是丛状的[4]。肿瘤细胞呈现 EMA 强阳性，同时也对紧密连接相关蛋白 claudin-1 呈阳性反应[5]，CD34 的局灶性阳性也可见。神经内的皮肤肿瘤非常罕见[6]。

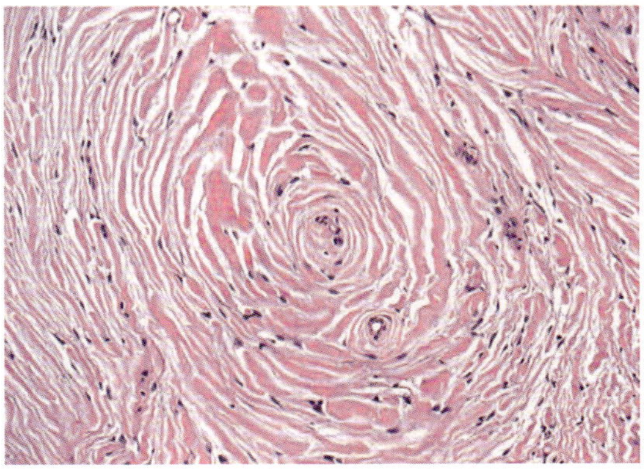

图 137.33 神经束膜瘤表现为典型的旋涡状生长，伴一定程度的硬化

临床特征

病史和临床表现

肿瘤好发于青年女性下肢。瘤体小且无症状，偶可见多发病变[7]。曾发现一例独特硬化性神经束膜瘤，手部易累及，但不常见[8,9]。

病程和预后

病变呈良性。

治疗

手术切除为其治疗方法。

皮肤神经鞘黏液瘤[1-4]

定义和术语

是一种黏液样肿瘤，被认为由神经鞘分化而来。

> 同义名
> • 神经鞘黏液瘤

流行病学

发病率

较罕见。

年龄

见于青年。

性别

男性多见。

病理生理学

组织病理学[1-3]

真皮可见界限清楚的肿瘤，由大小、形状不同的小叶组成，并被纤维胶原间质隔开。在丰富的黏液样基质中，每个小叶由纤细的星状或梭形的神经膜细胞组成，核淡染，胞质边缘不清晰，核分裂象少见。肿瘤细胞 S-100 一致阳性，胶质细胞原纤维酸性蛋白和 CD 57 也呈阳性[4]。肿瘤小叶周围可见 EMA 阳性细胞。这些肿瘤与所谓的细胞性神经鞘黏液瘤没有关系[5]。

临床特征[1,2,4]

病史和临床表现

病变最常见于上肢（特别是手指和手）和下肢（主要是膝盖、小腿或足）。很少累及躯干、头颈部。持续存在，病变小，通常<1 cm，呈肤色并无症状。

病程和预后

良性肿瘤，但有局部复发倾向[4]。

治疗

治疗选择单纯切除。

细胞型神经鞘黏液瘤[1-4]

定义

尽管叫这个名字，该肿瘤与皮肤神经鞘黏液瘤没有关系，其组织学发生尚不明确。其基因表达谱表明它们可能与纤维组织细胞瘤相关[5]。应注意不要与普通皮肤神经鞘黏液瘤混淆，后者显示局灶的细胞性区域[1-3]。

流行病学

发病率和患病率

肿瘤相对常见。

年龄

年龄范围很广，但最多见于儿童和青年。

性别

女性更常见。

病理生理学

组织病理学

肿瘤位于真皮，经常侵袭到皮下组织[6]，界限不清，由上皮样细胞或梭形细胞成巢状和成簇状构成（图 137.34），胞核呈空泡状，可见单个小的嗜酸性核仁。面部细胞型神经鞘黏液瘤可侵袭到深层的骨骼肌。核分裂象相对较常见，可见散在的多核巨细胞。黏液样改变见于部分病变中，并且可能是广泛的[7]。肿瘤细胞与黑素细胞相似，使其易与黑素瘤混淆，但没有交界活性，细胞 S-100、HMB 45 和 Melan-A 均为阴性。几乎不累及周围神经[7,8]，部分肿瘤体积较大，具有较高的细胞学异型性及更多的核分裂象，这些肿瘤被归为非典型的细胞型神经鞘黏液瘤[4,6,8]。然而，其并没有表现出侵袭行为。肿瘤细胞中平滑肌肌动蛋白（约占 57%）、NKI-C3、神经元特异性烯醇化酶、PGP 9.5 和微量邻苯二甲酸转录因子多为阳性[6,9]。有报道，具有神经束膜瘤和细胞型神经鞘黏液瘤混合特征的病例，倾向于发生于唇部[10]。

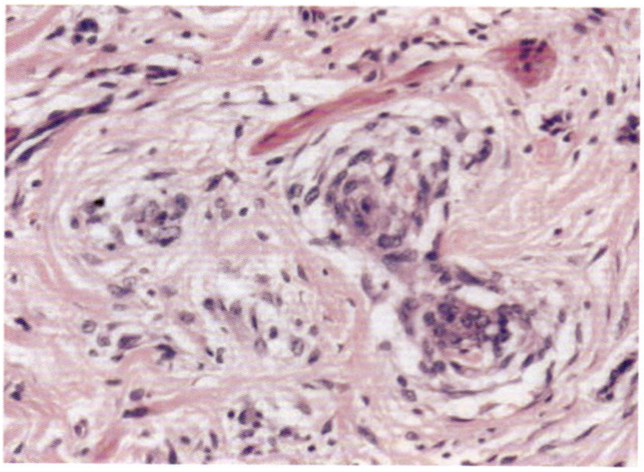

图 137.34 细胞型神经鞘黏液瘤

玻璃样变间质中的上皮样细胞巢，具有细胞学异型性和核分裂象，易与黑素瘤混淆。

临床特征

病史和临床表现

肿瘤表现为小的无症状丘疹，好发于上肢、面颈部[4,6]，偶可见多发性病变[11]。

病程和预后

局部复发的倾向很小，即使有些病例的组织学表现为非典型病变，其复发可能性也比较小。

治疗

手术切除有效。

颗粒细胞瘤[1-3]

定义

肿瘤由具有特征性颗粒细胞质的细胞组成。典型的颗粒细胞瘤组织学来源似乎是神经细胞[4,5]。然而，由于次级溶酶体在细胞质内的累积，许多不同组织来源的肿瘤均可显示出颗粒细胞样改变。

> **同义名**
> • Abrikossoff 肿瘤
> • 颗粒细胞成肌细胞瘤

流行病学

发病率和流行率

肿瘤比较罕见。

年龄

常见于 40—60 岁人群，也可见于儿童。

性别

男性更常见。

病理生理学

组织病理学

肿瘤由片状排列的大的合胞体状细胞构成，侵及真皮结缔组织和皮下脂肪。细胞质淡染，含有丰富的嗜酸性颗粒。肿瘤细胞内常可见到周围绕以清晰晕轮的大的嗜酸性颗粒，称为 pustulo-ovoid bodies of Milian[6]。细胞核小，圆或卵圆形，可有空泡变性。偶可见显著的透明样变[7]。肿瘤区域上皮可能表现为假性上皮瘤样增生，在小块组织活检中，其可能与鳞状细胞癌难以鉴别（图 137.35）。常见向神经周围侵袭，偶可看到血管侵犯，但与其特性无关[8]，偶尔可见肿瘤细胞累及表皮，使得其与黑素瘤难以鉴别[9]。然而，尽管在两种肿瘤中都可见到 S-100 阳性，但颗粒细胞瘤 HMB45 通常呈阴性，重要的是颗粒细胞肿瘤罕有对 melan-A 呈局灶性阳性，并且仅有 1% 的肿瘤中的小眼转录因子是阳性的[10]。先前的观点认为，通过对舌部肿瘤的病理检查可见横纹肌束的浸润，可能支持其起源于肌肉，颗粒细胞可能是成肌细胞，然而现在普遍认为是神经或神经鞘起源的。

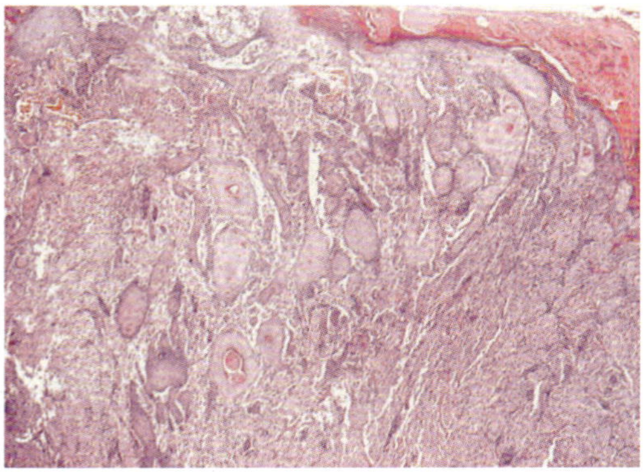

图 137.35　类似于鳞状细胞癌的假性上皮瘤样增生的颗粒细胞瘤

临床特征

病史和临床表现

肿瘤通常是单发的，位于皮肤、舌体的下方或深部软组织或内脏器官（主要是胃肠道）[2,3]。质地坚硬而圆润，境界不清、无柄、带蒂，直径在 5～20 mm，偶可见更大的肿瘤。由于表皮增生，可见疣状外观，颜色从皮色到粉红色或红棕色不同，多无痛感[3]。多发肿瘤可见于成人和儿童，据报道也见于 Noonan 综合征[11]。肿瘤生长缓慢，恶性肿瘤非常罕见。

病程和预后

不完全切除可有局部复发。

治疗

治疗选择手术切除。

脑（脊）膜异位[1-8]

定义和术语

脑（脊）膜异位为皮肤和软组织中出现脑膜上皮组织的病变，可能是原发性中枢神经系统肿瘤的异位或继发性侵袭的结果（见后文）。

> **同义名**
> • 皮肤脑膜瘤

流行病学

发病率和患病率

所有类型的脑（脊）膜异位都非常罕见。

年龄

见后文。

性别

无性别差异。

病理生理学

组织病理学[6-8]

低倍镜下观察发现，病变与淋巴管瘤有惊人的相似之处，在胶原束之间可以看到不规则的扩张间隙，间隙部分由丰满的上皮样细胞排列，这些细胞也在周围基质中成簇排列，局部可见砂粒体聚集，真皮胶原蛋白和血管增多。一些病变包含更多的密集区域。通过 EMA 的阳性染色可以证明脑膜内皮细胞的存在。肿瘤细胞 p63 染色也呈阳性，但角蛋白和 S-100 蛋白染色呈阴性[9]。

临床特征

病史和临床表现

Lopez 等将脑（脊）膜异位分为三种类型[4]。前

第 12 部分

两种类型病变代表脑膜内皮异位或错构瘤(异位脑膜内皮错构瘤)。这两者之间的主要区别在于第一种类型多累及儿童,第二种类型多累及成人。第三种类型由颅内脑膜瘤组成,其侵犯到皮肤或软组织,这一种类型在这里不再详细讨论。

少数脑(脊)膜异位病例与神经纤维瘤病有关[1]。肿瘤可累及儿童和成人的头皮或躯干的脊旁区域,偶可表现为家族性[6]。如发生在头皮,病变处通常无毛发生长,皮肤黏附于位于真皮或者皮下的肿瘤,可见表皮萎缩所致的中央凹陷或溃疡,病变通常不与颅腔相通。肿瘤大小 2～10 cm。

治疗

选择单纯切除。

神经胶质异位结节[1,2]

定义和术语

病变表现为真皮或皮下组织中异位的成熟神经胶质组织,主要累及面中部,可能是神经管闭合时的发育缺陷导致的。然而,还有发生在中线以外的罕见的病例,提示其发生有另一种无法解释的机制[3]。

> 同义名
> • 鼻神经胶质瘤

流行病学

发病率和患病率

非常罕见。

年龄

大多数病变发生在婴儿和儿童,偶可见于成人。

性别

没有性别差异。

病理生理学

组织病理学

病理特点表现为神经元纤维中的星形胶质细胞结节,少突胶质细胞不常见,偶可见神经元。

临床特征

病史和临床表现

大多数病灶表现为鼻梁部位的皮下肿块,约 20%病变与颅腔相通。

治疗

切除有效,但需判断是否有与颅腔相通,否则可能会导致一些并发症,如脑膜炎或脑脊液漏。

上皮鞘神经瘤[1]

定义

该肿瘤是罕见的真皮病变,由神经组织和上皮成分组成。一些特点表明其可能属于错构瘤,但仅成年人发病的事实推翻了这个理论。最近认为,病灶可能是神经增生的一种变异型[2]。

流行病学

发病率和患病率

病变非常罕见。

年龄

主要见于成年人。

性别

没有性别差别。

病理生理学

组织病理学

病变位于真皮浅层,由散在分布的神经束组成,被成熟的非角化不良的鳞状上皮包绕,伴局灶性角化过度和角化不良细胞。免疫组化表现为常见神经和表皮染色阳性。

临床特征

病史和临床表现

由于病例甚少,无法说明其具有哪些临床特点,临末表现没有特别之处,好发于背部。

治疗

手术切除是其治疗方法。

婴儿色素型神经外胚层肿瘤[1,2]

定义和术语

肿瘤为儿童期含有色素的肿瘤,由神经和黑素细胞组成。认为在视网膜上皮的早期发育阶段发生的变异,在一些病例中由于发现了在尿中香草扁桃酸(VMA)排泄率增加,提示该肿瘤是由神经嵴发育而来[3-6]。

> 同义名
> • 黑素错构瘤
> • 黑素突变瘤
> • 黑素神经外胚层肿瘤

流行病学

发病率和流行率

肿瘤很罕见。

年龄

大多数病例发生在 3－6 个月的婴儿,很少见于成年人。

性别

没有性别差别。

病理生理学[7,8]

组织病理学

可见由纤维基质包绕的不规则的泡状结构。包含两种易于识别的细胞:在纤维性基质中胞质含量少的小圆蓝细胞及具有胞质粉红色和泡状细胞核的较大的上皮样细胞,细胞通常含黑素。两种类型的肿瘤细胞均呈现突触素和神经特异性烯醇化酶染色阳性,S-100 染色是阴性,较大的细胞呈细胞角蛋白 HMB45 染色阳性。

临床特征

肿瘤大多数发生在上颌骨,常表现为一个色素沉着性口腔内肿块[9],在前囟、肩部、附睾、股骨、纵隔和足部也报道过。常伴有香草扁桃酸的排泄量增多[3]。这种肿瘤有时会被误认为是恶性黑素瘤,也易与细胞色素痣相混淆。其临床特点表现为下颌部迅速增大的肿块,可影响牙齿排列。

病程和预后

虽然归类为良性,但病变可能造成相当大的局部破坏,约 5%的病例可转移并可致死[10]。

治疗

首选完整的手术切除。

恶性外周神经鞘瘤[1,2]

定义和术语

恶性外周神经鞘瘤为源于神经鞘的恶性肿瘤。

> **同义名**
> - 神经纤维肉瘤
> - 恶性神经鞘瘤

流行病学

发病率和患病率

肿瘤非常罕见。

年龄

伴有 1 型神经纤维瘤病的青年人更常见,老年人可见散发病例。

性别

皮肤肿瘤源于Ⅰ型神经纤维瘤(NF1)的丛状神经纤维瘤[3]。少部分来源于普通神经纤维瘤或特发[4],深部病变为特发或伴发 NF1。30%~50%病例可发展为恶性肿瘤。

病理生理学

组织病理学

基本模式是束状的肿瘤细胞呈鱼骨状排列,类似于纤维肉瘤。肿瘤细胞倾向于集中在血管周围,常见黏液样变。多形性程度与核分裂象的数量各不相同。由于 S100 仅偶为局部阳性,通常完全是阴性的,所以免疫组织化学标记物通常无诊断意义。罕见的上皮样恶性神经鞘瘤的片状上皮样外观的细胞区域,常被误认为是黑素瘤。肿瘤细胞 S-100 广泛表达,但其他黑素瘤的免疫组化指标常呈阴性。

临床特征[5]

在Ⅰ型神经纤维瘤病患者出现肿瘤开始增大或出现疼痛时,应该考虑此病。随着病变的进展,疼痛可能会变为持续性。肿瘤几乎不累及神经干,常见病变部位是四肢屈侧,少数病例为放射治疗的并发症。

病程和预后

肿瘤侵袭性强,常见全身性转移,特别是肺转移,放疗后预后更差。

治疗

广泛的局部切除或截肢是必要的。

外周原始神经外胚层瘤[1-4]

定义和术语

一种由蓝染的小圆形细胞组成的肿瘤,由神经外胚层分化而来。

> **同义名**
> - 骨外 Ewing 肉瘤

流行病学

发病率和患病率

肿瘤非常罕见。

年龄

大多数肿瘤见于儿童,比传统的 Ewing 肉瘤出现的晚一些[4]。

性别

女性发病率稍高于男性。

病理生理学

组织病理学

肿瘤由片状分布的均一、胞质淡染、核明显的小圆蓝细胞组成,核分裂象常见。肿瘤细胞对 CD99 呈弥散性阳性(主要位于胞膜),并且对于 FLI-1 呈局部阳性,在多达 1/3 的病例中角蛋白呈阳性。

遗传学

这种肿瘤通常发生染色体相互易位 t(11;22)(q24;q12),这是诊断的重要依据,可通过荧光原位杂交确诊。

临床特征

病史和临床表现

肿瘤见于儿童,没有明显的临床特征,但经常与血管肿瘤混淆。

病程和预后

局限于皮肤的肿瘤预后好于发生在深部软组织中的肿瘤[4]。

治疗

手术后化疗,部分病例也需要放疗[4]。

肌肉肿瘤

平滑肌错构瘤

定义和术语[1]

平滑肌错构瘤是真皮内平滑肌增殖的结果。

> 同义名
> - 立毛肌错构瘤
> - 先天性毛发和平滑肌痣
> - 先天性平滑肌痣

流行病学[1-4]

发病率和患病率

病变较罕见。

年龄

通常是先天性的病变,亦有报道青春期和成年期发病的获得性病变。

性别

男性稍多见。

病理生理学

遗传学[5-10]

已报道有家族史病例[5-6],有人提出与 Xp 微缺失综合征相关[7]或家族性染色体 7q 异常及米其林轮胎综合征相关[8-10]。

组织病理学[1-4,11-13]

在显微镜下可见真皮或皮下组织中杂乱的平滑肌束,表皮内可见棘层增厚和色素沉着。毛囊明显但数量没有增多,与 Becker 痣的组织学类似。有人提出,两种病变可能是同一病谱的一部分[11]。有报道其与其他皮肤病变伴发,如鲜红斑痣和蓝痣[12,13]。

临床特征[1-14]

病史和临床表现

典型表现为大小不等的孤立性斑片或斑块,可伴有色素沉着、粗毛或两者均有。腰骶部、躯干和四肢近端是好发部位。然而,头颈部及口腔、阴囊和结膜等不常见部位也有报道。病变偶呈线状萎缩,另一个少见的表现是皮肤褶皱,包括米其林轮胎综合征,可有假性 Darier 征[15]。

预后

肿瘤为良性病变。

治疗

几乎所有病例都可完整切除。治疗主要是出于美观。

平滑肌瘤

定义

起源于竖毛肌(毛发平滑肌瘤)、血管中层(血管平滑肌瘤)或阴囊、大阴唇或乳头平滑肌(生殖器平滑肌瘤)的平滑肌良性肿瘤[1-8]。

流行病学[1-8]

发病率和患病率

肿瘤相对罕见,主要分三种类型,毛发平滑肌瘤最常见,其次是血管平滑肌瘤,最不常见是生殖器平滑肌瘤。毛发型发病率较生殖器类型高 6 倍[2]。

年龄

毛发平滑肌瘤可以在出生后的任何年龄发生,但通常出现在成年早期。生殖器平滑肌瘤可在任何年龄发生。血管平滑肌瘤主要见于中年人。

性别

毛发和生殖器平滑肌瘤无性别差异。血管平滑肌瘤女性中更常见。

病理生理学

组织病理学[1-8]

大量平滑肌细胞增殖产生略带波纹状的肌纤维束,细胞呈长梭形,胞质强嗜酸性(图 137.36),细胞核长而细。普通切片中,肿块的一般外观呈现增生性纤维反应。平滑肌细胞可以通过它们与三色染色剂的不同反应、肌原纤维的存在(用苏木精磷钨酸染色),以及它们的钝性核来区分胶原。肿瘤细胞对肌动蛋白和结蛋白呈阳性。

源于竖毛肌的肿瘤(皮肤平滑肌瘤,多发皮肤平滑肌瘤)通常由许多真皮结节组成,边缘模糊,混杂有胶原束,上界靠近真皮乳头层,常见表皮过度增生。

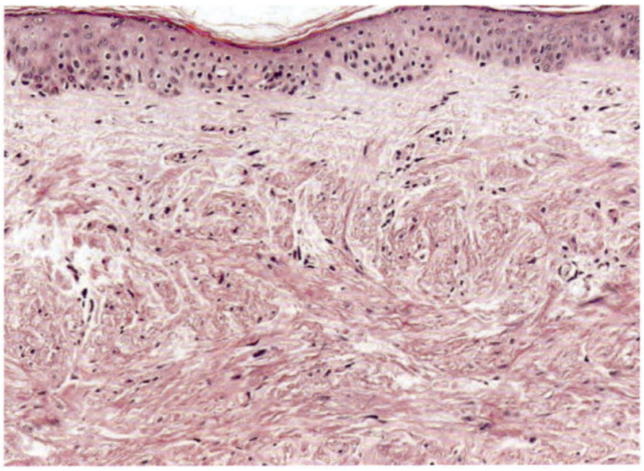

图 137.36　平滑肌瘤的病理，含嗜酸性胞质的梭形细胞排列成束，与竖毛肌非常相似

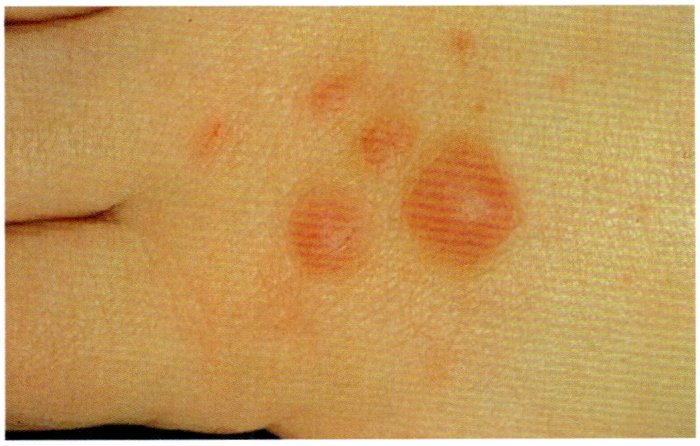

图 137.37　多发性肌瘤的临床表现

类似于细胞退变形成的核非典型及少见的核分裂（<1/10HPF）均不认为是恶性进展的依据。阴唇部的平滑肌瘤呈境界清楚的结节样生长方式，并具有类似的组织学形态。与大阴唇部肿瘤相比，阴囊部肿瘤结节更小、数量多发。血管平滑肌瘤常发生在皮下组织的静脉，呈球形且界清[3,4]。受累血管管腔变窄、管壁增厚，混杂有平滑肌纤维束。血管钙化、玻璃样变和血栓形成较常见。

遗传学

易患多发性平滑肌瘤的基因已被定位于染色体 1q 42.3-q43[9]。它还与易患子宫肌瘤[多发性皮肤和子宫平滑肌瘤病，Reed 综合征（MCUL）]和肾癌（主要是乳头状肾细胞癌）相关[10-13]。这是编码延胡索酸水合酸的基因突变的结果。在伴发肾癌的患者中，该综合征被称为遗传性平滑肌瘤病和肾癌（HLRCC）。

临床特征[1,2]

在同卵双胞胎、兄弟姐妹和几代家庭中都报道过有皮肤平滑肌瘤。具有家族史的病例都有多发性肿瘤并且伴发 MCUL 和肾癌综合征。肿瘤通常呈粉红色、红色或暗褐色，凸出皮面的结节，大小不一，直径通常<15 mm（图 137.37）。结节通常表现为阵发性疼痛、质软。触摸或冷却患处皮肤，或情绪波动均可引起疼痛。一些病变在疼痛时收缩并变得苍白。通常最开始出现小结节，并逐渐扩大，并且在附近或其他一些区域出现更多类似的皮损。相邻的肿瘤可能会聚集形成斑块。好发于四肢近心端，伸侧易累及，躯干比头部和颈部更常见，多个病变可以呈现区域性，也可以是单侧的，或者可以累及多个区域。除了弥散型之外，常见孤立性病变。

生殖器平滑肌瘤是一种孤立的真皮结节，最常见于阴囊，但也累及阴茎、阴唇和乳头区域[5-8]。阴囊肿瘤通常很大，疼痛较皮肤平滑肌瘤轻。在触摸或冷的刺激下可发生收缩。

血管平滑肌瘤通常是单个、肤色、圆形、皮下或深层真皮肿瘤，直径达 40 mm[3,4]，下肢比上肢更常见，也可见于躯干或面部。报道的病例中约有一半伴有疼痛。病变多见于 40—60 岁患者，温度、怀孕或月经等均可能引发疼痛。

鉴别诊断

多发性平滑肌瘤鉴别并不困难，即使没有疼痛感，也是非常典型的。孤立性疼痛病变会误诊为血管球瘤或小汗腺螺旋腺瘤，有收缩史有助于诊断。

病程和预后

良性病变，偶可见局部复发。

治疗

治疗孤立性肿瘤可手术切除。剧烈的疼痛患者需要治疗，广泛的病变切除后可能需要进行整形手术。缓解疼痛的药物治疗包括钙通道阻滞药和加巴喷丁，但是效果并不长久。

平滑肌肉瘤（真皮及皮下）[1-4]

定义和术语

表现为平滑肌分化的恶性肿瘤，可原发于皮下和真皮组织。单纯的真皮病变与源自皮下组织病变特性有很大不同，因此鉴别非常重要。由于真皮肿瘤的良性特性，最近有人提出将它们更名为非典型真皮内平滑肌肿瘤[5]。

同义名

- 非典型真皮内平滑肌肿瘤

流行病学

发病率和患病率

两种病变(真皮和皮下)都很少见。

年龄

非典型真皮内平滑肌瘤(皮肤平滑肌肉瘤)较常见于中年人。皮下平滑肌肉瘤多见于中老年患者。

性别

男性多见。

病理生理学

组织病理学[3,6-10]

发生于真皮的平滑肌肉瘤与其他真皮恶性肿瘤的区别在于:平滑肌肉瘤的肿瘤细胞常排列成席纹状/束状,细胞呈梭形,胞质嗜伊红染色,核呈雪茄样。肿瘤内可见核分裂象,原发于真皮的平滑肌肉瘤不易见到坏死及分化较低的肿瘤细胞,而在发生于深部的平滑肌肉瘤中可见到。大多数肿瘤呈肌动蛋白、钙调蛋白、结蛋白和 h-钙调结合蛋白阳性,但在低分化肿瘤中可能会丢失染色。真皮型往往对所有标记阳性。罕见病例可见结缔组织增生,这使组织学诊断困难[11,12]。大约 45%的平滑肌肉瘤具有角蛋白免疫组织化学局灶阳性。

临床特征[5,6,13,14]

病史和临床表现

两种类型的肿瘤均多见于躯干和下肢。皮肤病变通常表现为肤色或红色丘疹或结节,后者通常大于平滑肌瘤并且伴有疼痛。皮下肿瘤表现为结节性肿块、溃疡性斑块[15]或弥散性肿胀[16]。肿瘤可累及肌肉筋膜。阴茎或外阴来源的皮下肿瘤非常罕见[17]。据报道,极少数肿瘤起源于皮脂腺痣[18]。

病程和预后

非典型真皮内平滑肌肿瘤的复发率为 5%,但几乎不会转移[5,6]。皮下平滑肌肉瘤在多达 50%的病例中转移,死亡率约为 30%[9]。

治疗

需广泛手术切除,切除不充分时可有局部复发[5]。

骨骼肌肿瘤

先天性横纹肌间质错构瘤[1-8]

定义和术语[1-3]

横纹肌间质错构瘤是一种以骨骼肌为主要成分的皮肤病变。

> **同义名**
> • 横纹肌错构瘤
> • 先天性中线错构瘤
> • 皮肤附属器和间质的错构瘤

流行病学

发病率和患病率

是一种非常罕见的肿瘤。

年龄

通常是先天性。据报道,特殊情况下可见于成人[4,5]。

性别

女性多见。

病理生理学

遗传学[3,4]

中胚层的异常移行,或是基因缺陷导致错构瘤的形成,都可能是此病发生的原因。

组织病理学[1-7]

镜下可见垂直于表皮的成熟的横纹肌成束出现,周边可见成熟的脂肪细胞、胶原和附属器。

临床特征[1-8]

病史与临床表现

大多数病变表现为丘疹或息肉样改变,类似于皮赘。头部和颈部(尤其是面部中央)为好发部位。有报道称,此病与其他先天性异常疾病如 Delleman 综合征有关。

预后

肿瘤为良性病变。少数病例可自行消退。

治疗

完全切除有效。

横纹肌瘤

横纹肌瘤分为成人型、胎儿型和生殖器型。它们主要发生在软组织、外阴或阴道、上呼吸道和内脏器官中。几乎从未见过皮肤表现,本章不再进一步讨论。

皮肤横纹肌肉瘤

具有骨骼分化的恶性肿瘤被分为两大类,胚胎型和腺泡型。虽然横纹肌肉瘤占儿童肿瘤的 8%,但这种肿瘤累及皮肤是非常罕见的[1]。更常见的是通过从更深的软组织直接蔓延累及皮肤。到目前为止,文献中仅报道了 16 例原发性皮肤横纹肌肉瘤,其中只有 5 例发生在成人[2,3]。最常见的皮肤亚型是腺泡型病变。大部分病例都为面部发病。由于这些病例的罕见性和随访受限，预后很难估计。

脂肪细胞肿瘤

血管脂肪瘤[1-11]

定义

血管脂肪瘤是由成熟的脂肪组织与数量不等的薄壁血管混合组成的良性肿瘤，一些血管可能含有纤维蛋白微血栓。

流行病学[1-3]

发病率和患病率

它是一种相对常见的肿瘤。

年龄

病变常见于年轻人，儿童、中老年人和老年人中很少见。

性别

男性多见。

病理生理学

组织病理学[1-4]

肿瘤常具有明显包膜，由成熟的脂肪组织伴有较多的血管组成，血管成分在肿瘤小叶的周围更多见。部分血管含有血栓。具有突出的血管成分使脂肪细胞成分模糊的病变被称为“细胞血管脂肪瘤”[4]。

遗传学[5,6]

细胞遗传学研究没有核型异常表现，这是血管脂肪瘤和其他脂肪瘤不同的特点，同时也引起了关于其发病机制的争论。有观点表明，此病病变主要是血管瘤，并且应该将其更名为脂肪血管瘤。

临床特征[1-3,7-11]

病史和临床表现

典型的血管脂肪瘤表现为多发的不同程度疼痛的皮下结节。通常体积小且境界清楚，好发于上肢，然后是躯干和下肢。发生在骨内病例亦有报道[7]。

有报道发现，此病的发生具有一定的家族聚集性[8-11]。

预后

肿瘤呈良性，不会发生局部复发和恶变。

治疗

完全切除有效。

脂肪瘤[1-20]

定义

脂肪瘤是由数量不等的成熟脂肪细胞组成的良性肿瘤。

流行病学[1-3]

发病率和患病率

它是最常见的结缔细胞肿瘤，肥胖者中更常见。

年龄

肿瘤多见于成人（40－60 岁），也有报道先天性发病的病例，儿童中很少见。

性别

女性更常见。

病理生理学

遗传学[4-9]

在超过一半病例中检查发现了染色体核型畸变，目前发现了三种类型的染色体异常：12q13-15 重排（最常见）、6p21-23 重排和 13q 缺失的病变。

病理学[1-3,10-15]

肿瘤通常具有包膜，由成熟脂肪细胞组成，呈分叶状，由细小的隔膜隔开。脂肪细胞的大小和形状均匀，核异型性罕见。没有核分裂象，经常以脂肪坏死的形式发生退行性变。黏液样变并不罕见。

一些脂肪瘤可含有数量不等的纤维组织。有时可以见到骨化生、软骨或肌肉组织。

临床特征[1-3,10-20]

病史和临床表现

典型表现为生长缓慢的无痛性皮下包块。腹部和颈部、躯干多见，其他部位，如四肢近端、面部、头皮也可见，但手和脚均很少见。脊髓和胰腺脂肪瘤也有报道[19,20]。

脂肪瘤通常是孤立的，也有多发性，部分由常染色体显性疾病引起。

大小不等，部分病变体积较大。它们通常境界清楚，但是深层的病变，如肌内脂肪瘤，其境界可能不清。

真皮病变与纤维上皮息肉相似。

预后

肿瘤是良性的。局部复发不常见，罕见有进展为脂肪肉瘤的病例。

治疗

不管任何类型的脂肪瘤，完全切除均有效。

冬眠瘤[1-9]

定义[1,2]

冬眠瘤是一种良性肿瘤，由含有棕色颗粒状胞质的细胞（类似于正常棕色脂肪）与大量成熟的白色脂肪细胞混合而成。

流行病学[3]

发病率和患病率

这是一种罕见的肿瘤。

年龄

病变主要见于年轻人(30—40 岁)。大约 5%的肿瘤发生在儿童,7%发生在老年人。

性别

女性更常见。

病理生理学

组织病理学[3-6]

冬眠瘤通常具有包膜且分叶。典型表现为颗粒状嗜酸性胞质的脂肪细胞,核居中。成熟的白色脂肪细胞占不同比例。冬眠瘤组织学分型还包括了脂肪瘤型,黏液型和梭形细胞型瘤。

免疫组织化学显示脂肪细胞对 S100 蛋白呈阳性。

遗传学[7,8]

大多数病例中,细胞遗传学研究显示 11q13-21 区域的染色体重排,小部分病例显示 10q22 区域有异常。部分病例存在 MEN1 抑制基因的纯合性缺失。

临床特征[3-5,9]

病史和临床表现

冬眠瘤表现为无痛皮下肿块,病程长,好发于大腿,其次是躯干、上肢和头颈部,也可发生深部病变,内脏位置如腹膜后腔也有报道。

预后

肿瘤呈良性,一般无局部复发。

治疗

局部切除有效。

脂肪母细胞瘤和脂肪母细胞瘤病[1-3]

定义

脂肪母细胞瘤是一种几乎仅在婴儿和儿童中发生的肿瘤。它的特征是黏液性间质中的未成熟脂肪细胞增殖(可能类似于黏液样脂肪肉瘤),并与成熟脂肪细胞混合[1]。脂肪母细胞瘤是一种边界清晰的皮下肿瘤。脂肪母细胞瘤病是指较深的病变或具有浸润性生长模式的病变。

流行病学

发病率和患病率

该肿瘤罕见。

年龄

大多数病变发生在婴幼儿。

性别

男性居多。

病理生理学

组织病理学[1-3]

肿瘤具有特征性的小叶外观。每个肿瘤小叶由纤维间隔分开,由小的、单一的印戒细胞、纺锤形或星状细胞和散在的成熟脂肪细胞的混合物组成。有明显的黏液样变和许多小血管呈典型的"鱼尾纹"分布,模仿黏液样脂肪肉瘤,与后者的区别非常困难,特别是在小的活检组织中。因此,临床信息至关重要,因为黏液性脂肪肉瘤在儿童中极为罕见,几乎从未在 10 岁之前发生[4]。此外,脂肪母细胞瘤往往比黏液样脂肪肉瘤细胞少,并且具有小叶结构。随着时间的推移,肿瘤逐渐成熟,并且在一些情况下,大多数肿瘤由成熟的脂肪细胞组成。

遗传学

脂肪母细胞瘤的细胞遗传学研究显示染色体 8q 上有重排现象[5,6]。

临床特征[1-3]

大多数肿瘤见于四肢和躯干,表现为无症状肿块,直径不超过几厘米。脂肪母细胞瘤比脂肪母细胞瘤病更常见。

病程和预后

肿瘤表现良性,但由于切除不完全,深部病变可能局部复发。

治疗

肿瘤是良性的,简单的切除是治疗的首选。

梭形细胞与多形性脂肪瘤[1-5]

定义

梭形细胞脂肪瘤由成熟的脂肪细胞和数量不等短而淡染胞质不透明的梭形细胞组成。多形性脂肪瘤由成熟的脂肪细胞、多核巨细胞及胶原蛋白束组成。两种类型的肿瘤可能重叠,因此它们被认为是相同病谱的一部分。

流行病学

发病率和患病率

病变相对罕见。

年龄

好发于中老年,55 岁左右患者最多见。

性别

多见于男性。

病理生理学

组织病理学[1,2,4]

梭形细胞脂肪瘤界限清楚,由成熟的脂肪细胞与数量不等的有波状胞质的梭形短细胞混合而成。胶原纤维的透明变性、黏液样变常可见，在某些病例中可见假血管样间隙。梭形细胞染色 CD34 阳性，脂肪细胞 S100 阳性。多形性脂肪瘤界限亦清，由成熟的脂肪细胞与细胞核呈深染的单核或多核细胞组成。多核细胞中的细胞核通常排列成花瓣状（小花细胞）。在几乎没有成熟脂肪细胞的情况下，组织学诊断可能非常困难[6]。罕见病变可见突出的血管间隙[7]。

遗传学

两种肿瘤的细胞遗传学研究显示，异常最常见于染色体 16q 的缺失，少部分见于染色体 13q 和 6p[8,9]。

临床特征[1,2,4,5]

病史和临床表现

梭形细胞脂肪瘤/多形性脂肪瘤通常表现为颈后、上背或肩部的皮下小结节。偶见于真皮内[10]，多发性和家族性病例很少发生[3]。

病程和预后

切除后局部复发非常罕见。

治疗

治疗选择简单切除。

非典型性脂肪瘤性肿瘤[1-4]

定义和术语

是由成熟脂肪细胞的小叶组成的病变，为多核巨细胞，胞核深染。"非典型性脂肪瘤性肿瘤"通常用于描述发生在皮下组织或骨骼肌内的肿瘤。通常认为，在腹腔中发生的类似肿瘤是分化良好的脂肪肉瘤，但它们也有可能由于广泛生长而导致死亡。这里仅讨论发生在皮下组织的病变。

> 同义名
> • 分化良好的脂肪肉瘤

流行病学

发病率和患病率

肿瘤好发于皮下组织，真皮中少见。

年龄

多见于中老年人。

性别

无性别差异。

病理生理学

组织病理学

典型的肿瘤由成熟的脂肪小叶构成，可伴或者不伴纤维组织及黏液样改变。还可见局灶性的脂肪细胞出现增大和核染色加深的表现，并可见到空泡样核。在纤维组织中，可见到非典型细胞。一些肿瘤被归类为细胞性肿瘤，其原因是存在细胞数量增加且有丝分裂活性低的非脂区[5]。一些去分化肿瘤常可以发展为高分化肉瘤且预后不良[6]。但若肿瘤位置浅表通常不会出现上述改变。

遗传学

在大部分病例的肿瘤细胞遗传学研究发现了染色体异常，大约 1/3 的病例显示染色体 12q. 13-15[4] 为多余环状染色体，导致 *MDM2* 和 *CDK4* 基因的扩增[7]。可以通过 FISH、实时 PCR 和免疫组织化学检测这些基因的表达，使其成为有用的辅助诊断。在这些方法中，FISH 和实时 PCR，尤其是前者，比免疫组织化学检测这些扩增更敏感[8]。

临床特征[1-3]

病史和临床表现

肿瘤可以很大，也可以无症状且具有与脂肪瘤相同的临床表现。真皮肿瘤可与纤维上皮息肉完全相同[9]。

病程和预后

该病存在局部复发的可能，但除非肿瘤进一步去分化，否则一般不会发生转移，而且转移通常在浅表位置的肿瘤中不会发生，而在皮下组织中更常见[6]。

治疗

首选完全手术切除。

脂肪肉瘤[1]

黏液型、圆形细胞型及多形型脂肪肉瘤在皮肤中极为罕见。目前仅有少数原发性皮肤脂肪肉瘤病例的报道。虽然随访资料有限，但可预估发生在浅表部肿瘤预后较好，可能是早期病变接近皮肤，使其得到早期的诊治，脂肪肉瘤将不在本章进一步讨论。

来源未明肿瘤

肢端纤维黏液瘤[1-5]

定义和术语

肢端纤维黏液瘤是一种独特的良性真皮和（或）皮下成纤维细胞肿瘤，好发于手、足。

> 同义名
> • 指（趾）纤维黏液瘤
> • 指（趾）纤维瘤

流行病学

发病率和患病率

病变相对常见。

年龄

年龄范围广，但大多数患者是中年人。

性别

男性多见。

病理生理学

组织病理学

病损呈局限性，边界尚清。瘤细胞由淡染星状/梭形细胞组成，基质呈黏液性或胶原性，并含丰富的薄壁小血管。部分病变中，细胞极为丰富，并有病例报道发生于手指的富于细胞性的纤维黏液瘤[2,5]。在黏液样变性区，常可见肥大细胞。有时可见散在的多核细胞，核分裂象非常罕见。肿瘤细胞对于CD34呈弥漫性阳性，对于EMA、CD99和平滑肌肌动蛋白可以是局部阳性。

过去，由于肿瘤细胞的细胞形态和黏液性变性，以及常见的肥大细胞，该肿瘤易被归类为神经纤维瘤。然而，神经肿瘤在肢端部位很少见，且通常肿瘤细胞S100阳性，CD34仅为局部阳性。

临床特征

病史和临床表现

大多数肿瘤表现为单发的条状肿块，长度在1～2 cm，手、足部多见[绝大多数累及指(趾)，通常位于甲下][1-4]。

病程和预后

切除不完全可有局部复发。

治疗

局部切除是治疗方法。

浅表血管黏液瘤[1-2]

定义

浅表血管黏液瘤是发生于真皮和皮下组织的肿瘤，由黏液样基质中的小血管和少量梭形细胞的混合物组成。

流行病学

发病率和患病率

病变很罕见。

年龄

大多数患者为成年人。

性别

无性别差异。

病理生理学

组织病理学

肿瘤常为分叶状，被纤维组织分隔为小叶状或结节状，在大量的黏液基质中可见丰富的纤细的小血管和梭形、星状淡染细胞(可能是成纤维细胞)，常见炎症细胞(主要是中性粒细胞)浸润。在高达30%的病例中，可见上皮结构和附属器结构(特别是毛囊)。

临床特征[1,2]

大多数病例表现为无症状的孤立性丘疹或结节。病变通常<3 cm，具有广泛的解剖学分布，躯干、头颈部和生殖器多见。对于多发病变的患者，应考虑Carney综合征的可能(见第147章)[3]。

病程和预后

良性病变，但手术治疗后局部复发率高达30%[1,2]。

治疗

切除是治疗的首选。

指端黏液样囊肿[1]

指端黏液样囊肿主要表现为手指部孤立的小疼痛性结节。女性比男性多见，并且存在局部复发的倾向。病变范围很小，由丰富的黏液样基质组成，其间散在梭形细胞(见第59章)。

> **同义名**
> • 皮肤黏液样囊肿

真皮非神经颗粒细胞瘤

定义和术语

这是一种独特的真皮肿瘤，没有明确的分界线，最初在1991年描述为原发性息肉状颗粒细胞瘤[1]。肿瘤与神经颗粒细胞瘤无关，后者为S100阳性。真皮和皮下组织中均可见。

> **同义名**
> • 原始息肉样颗粒细胞瘤
> • 原始非神经颗粒细胞瘤

流行病学

发病率和患病率

病例很罕见。

年龄

年龄范围很广，但大多数患者都是成年人。

性别

病变无性别差异。

病理生理学

组织病理学

在组织学上，可见圆形或梭形细胞，具有明显的颗粒细胞变化（图 137.38）。息肉样肿瘤表面被覆上皮常呈假上皮瘤样增生。核多形性但不明显，核分裂象明显，有时可见多核细胞。NKI-C3 呈弥散阳性，这是溶酶体的非特异性标志物，CD68 和神经元特异性烯醇化酶（NSE）的局灶阳性。肿瘤细胞对角蛋白、EMA、肌动蛋白、结蛋白、h-钙调结合蛋白或 S100 呈阴性[3,4]。

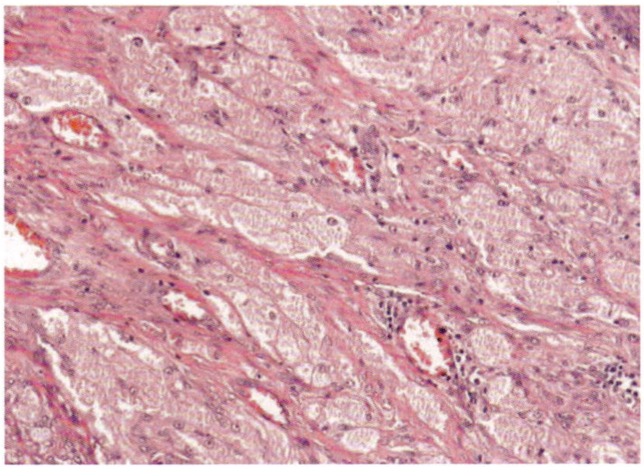

图 137.38　1 例真皮非神经颗粒细胞瘤中有明显的颗粒细胞改变的大细胞

临床特征

病史和临床表现

肿瘤通常表现为外生性小病变，累及部位广，发病年龄广泛，无性别差异。并非所有肿瘤都是息肉状。临床表现通常是良性的，局部复发罕见[2-4]。然而，已报道了一例转移到区域淋巴结的病例[3]。

治疗

完整的局部切除是治疗方法之一。

含铁血黄素沉着性纤维脂肪瘤性肿瘤[1,2]

定义和术语

这是一种罕见病变，几乎仅见于足部，特别是踝部，最初被认为可能为一种反应性疾病[1]。还有报道认为其发生可能与微循环障碍，特别是淤血有关[3]。然而，现在认为病变是肿瘤性的。已经提出了该病与多形性透明化血管扩张性肿瘤[4]及黏液性炎症性成纤维细胞肉瘤的相关性[5]。而且，与后者的关联不仅基于某些病例中两种肿瘤的共存，还基于细胞遗传学分析（见后文）。

> 同义名
> • 含铁血黄素沉着性的纤维组织细胞脂肪瘤性病变

流行病学

发病率和患病率

病例很罕见。

年龄

中年人到老年人多见。

性别

女性比男性更容易见。

病理生理学

病理学

肿瘤呈局限性，由成熟脂肪组织的小叶组成，其间散在少量梭形细胞，胞质内丰富的含铁血黄素并深染，常见组织细胞样细胞。细胞淡染，而且只有少数轻度不典型性变，伴有以淋巴细胞为主、少量的单核细胞的炎性浸润，有丝分裂罕见。梭形细胞对 calponin 和 CD34 呈阳性，CD68 可能呈阳性，但对其他标记物呈阴性，包括结蛋白和 h-钙调结合蛋白。

遗传学

有观点认为其与黏液性炎症性成纤维细胞肉瘤相关，这些肿瘤都可能显示 a t(1;10) 异位及 *TGF-BR3* 和 *MGEA5* 的重排[5]。

临床特征

病史和临床表现

病变呈缓慢增长的境界清楚的皮下肿瘤，通常无症状。肿瘤大小不一，直径可达几厘米以上。

病程和预后

病变通常为良性，偶有局部复发。然而，最近有报道复发为黏液性炎症性成纤维细胞肉瘤转移而导致患者死亡的病例[6]。

治疗

治疗方法是完整手术切除。

血管周围上皮样细胞肿瘤（PEComa）

定义

血管周围上皮样细胞肿瘤是一组肿瘤谱系性疾病，包括肺透明细胞肿瘤、血管平滑肌脂瘤、淋巴管平滑肌瘤症和发生在镰状韧带的透明细胞肌黑素细胞瘤[1-3]。发生在皮肤和软组织中很少见，但可能是由于对病变认识不足。肿瘤细胞通常对黑素细胞标志物如 HMB45 和 Melan-A 呈阳性，但尚未鉴定出细胞来源。

流行病学

发病率和患病率

皮肤肿瘤很少见[4]。

年龄

大多数患者是年轻人。

性别

女性多见。

病理生理学

病理学[3,4]

组织学表现独特，由淡染的上皮样细胞组成，通常在薄壁的血管腔周围呈放射状排列。小面积的梭形细胞群常见。肿瘤细胞胞质淡红，核呈空泡状。恶性病例已有报道，但累及皮肤者暂未发现。免疫表型独特，因为肿瘤细胞对黑素细胞标记物，包括 HMB45、MITF-1、Melan-A 和酪氨酸酶，以及肌肉标记物，包括 SMA、结蛋白和钙调蛋白均呈阳性，且通常对 S100 和角蛋白呈阴性。

遗传学

已经在内脏 PEComas 瘤中证实了 *TSC1* 或 *TSC2* 基因失活或 *TFE3* 重排而发生染色体改变。然而，后一种重排一般不见于皮肤肿瘤中[5]。

临床特征

病史和临床表现

肿瘤表现为小的不明显病变，下肢更常见。

病程和预后

表现为良性，恶性病变非常罕见。

治疗

治疗选择简单切除。

深部(侵袭性)血管黏液瘤[1-3]

定义

深部(侵袭性)血管黏液瘤是一种发生于生殖器区域和骨盆的特殊肿瘤，主要见于女性。其特征为在明显的黏液样基质和厚壁血管腔周围，可见淡染的梭形细胞。

流行病学

发病率和患病率

肿瘤很少见。

年龄

大多数病例出现在生育期女性，尤其在 40 岁以前[3]。更年期后和儿童期发病少见[4]。

性别

患者几乎均为女性，但也有少许男性发病的报道[5]。

病理生理学

组织病理学

病变呈浸润性，由梭形或星形细胞组成，胞质少，周围可见明显的黏液样基质。在整个肿瘤中可见厚壁小至中等血管。核分裂象非常少见。罕见病例中可见多核巨细胞[7]。肿瘤细胞对肌动蛋白和结蛋白表达呈阳性，对雌激素和(或)孕酮受体亦表达呈阳性[8]。HMGA2 蛋白的免疫组织化学染色具有重要诊断意义，因为它在大多数侵袭性血管黏液瘤中是阳性的，在其他类似肿瘤中是阴性或弱阳性[9]。

遗传学

细胞遗传学证明染色体区域 12q14-15 的易位及 *HMGA2* 的重排(结构转录因子)的存在[6]。

临床特征

病史和临床表现

肿瘤生长缓慢，往往在发现时肿瘤较大且境界不清，大小可达 10 cm 或更大。儿童病例中病变可累及精索[4]，但是，该病最常见的累及部位为外阴和会阴部。常浸润到更深的软组织中。

病程和预后

多达 1/3 的病例中观察到局部复发，转移病例已有报道[10,11]。

治疗

治疗可选择完整的手术切除，但由于周围组织的浸润，手术切除变得困难。然而，复发通常不具有破坏性，因此不需要进行根治性外科手术[12]。此外，病灶切缘阳性的患者的预后，与切缘阴性的患者相比似乎没有显著差异[2]。非手术治疗的一种选择是使用促性腺激素释放激素激动药，有个案病例报道疗效较好[13,14]。

血管瘤样纤维组织细胞瘤[1-5]

定义和术语

血管瘤样纤维组织细胞瘤最初被认为是恶性纤维组织细胞瘤的一种亚型[1]。它最近被重新分类为具有低度恶性的肿瘤，与恶性纤维组织细胞瘤无关。由于肿瘤细胞与组织细胞的细胞学相似性被认为是“纤维组织细胞”，但这些细胞对结蛋白的局部阳性可能提示了由肌肉分化的可能性。然而，病变现在被认为是不确定的组织来源。

同义名

- 血管瘤样恶性纤维组织细胞瘤

第12部分

流行病学

发病率和患病率

该肿瘤为罕见的肿瘤。

年龄

多见于儿童和青年，老年患者少见。

性别

无性别差异。

病理生理学

组织病理学[1-4]

低倍镜下，可见出血、假血管、海绵样腔隙，腔内含红细胞。在一些病例中可见单核炎细胞浸润(包括淋巴细胞、组织细胞及浆细胞)，有时可见生发中心和硬化[8]，偶见嗜酸性粒细胞浸润。肿瘤细胞排列成片状，由短梭形、圆形细胞组成，肿瘤细胞胞质粉染，核呈空泡状。一些病例中可见非典型性细胞，但核分裂不常见。在约一半的病例中，肿瘤细胞对结蛋白呈局灶性阳性[3,4]。可以看到其他标志物的阳性，包括EMA、肌肉特异性肌动蛋白、钙调蛋白、CD99和CD68。

遗传学

已有细胞遗传学研究证明了染色体16p11的*FUS*(*TLS*)基因的和染色体12q13的*ATF*1基因存在异位。除以上的异位，还可见t(12;22)(q13;q12)发生异位时，这种异位可能导致其产生的蛋白质(FUS/ATF1)与透明细胞肉瘤的蛋白质(EWS/ATF1)类似[6]，然而，与透明细胞肉瘤基因相关的病例中，*EWSR*1-*REB*1可能是这些肿瘤中最常见的融合基因[7]。

临床特征

病史和临床表现

表现为无症状的灰蓝色或肤色的皮下或更深部的肿块，原发于真皮的肿瘤非常少见。大多数病变发生在四肢，患者可能出现全身症状，包括发热、贫血和体重减轻，也可见全身淋巴结增大。

病程和预后

在约15%的患者中观察到局部复发，并且可发生向邻近软组织或区域淋巴结的转移。因此，根治性切除和随访很必要。具有浸润性生长模式的深部肿瘤和未完全切除的肿瘤更容易局部复发[2]。

治疗

大多数病例在充分切除后即可治愈。

上皮样肉瘤[1-4]

定义

由具有上皮分化的细胞组成的独特的恶性间质瘤。分为两种临床病理亚型：常规型(经典)主要包括远端肢体(肉芽肿样)和累及躯干和近端肢体的近端型(实体生长型)[5,6]。

流行病学

发病率和患病率

这是一种罕见的肿瘤，占所有软性肉瘤的不到1%[7]。近端型比常规型更少见。

年龄

肿瘤在青少年中更常见，近端型在老年患者中更常见，两种类型都可以见于任何年龄组。

性别

在两种类型中，男性比女性更多见。

病理生理学

肿瘤通常表现为直径5～50mm或更大的质硬结节，周围有纤维组织和脂肪包绕。它通常与筋膜、骨膜、肌腱或神经鞘密切相关。切面呈灰白色，有黄色或棕色斑点或杂色，提示有坏死区域。在显微镜下，存在大量具有嗜酸性胞质的大的、圆形、多角形或梭形细胞，梭形细胞常见并且可能占主导地位。较大的结节具有坏死中心并形成所谓的“地图样坏死”，使得在低倍镜下易被错认为肉芽肿。核分裂象很常见，并且会出现双核细胞，多变的细胞学异型性持续存在并能比较明显。细胞间透明样变胶原蛋白使其嗜酸性增加，而伴骨化或骨形成(约20%的病例)的钙化可能发生在坏死区域。肿瘤沿着致密的纤维结构扩散，并且可能在皮下脂肪稀少的区域出现溃疡。在切除后常有局部复发，并且可能发生转移，主要转移至淋巴结、肺和胸膜。超微结构和免疫组织化学证据提示肿瘤细胞显示出明显的上皮分化的组织学特性。

近端类型的上皮样肉瘤显示出多结节生长模式，但肿瘤细胞较大，并且具有横纹肌样外观，细胞由丰富的细胞质和大核组成，有或没有明显的嗜酸性细胞核仁[5,6]。

上皮样肉瘤的两种类型中的肿瘤细胞具有相同的免疫组织化学特征。它们对波形蛋白、角蛋白和EMA呈阳性，50%的病例CD34阳性[8]。两种肿瘤类型的大多数病例INI1核表达缺失[9]。

遗传学

肿瘤通常表现出涉及染色体22q11染色体异常。存在抑肿瘤基因*SMARCB*1(*INI*1,*hSNF*5)的缺失或突变。后者的核表达缺失可通过免疫组织化学证实，其对这些肿瘤的鉴别诊断非常有用[9](见后文)。

临床特征[1-4,8,12]

肿瘤呈现向外生长的真皮结节，早期可出现溃疡，在皮下组织呈结节或分叶状，一般无痛感，生长缓慢;若病变位于较深部位,通常边界不清,伴有触痛及感觉异常;当肿瘤沿着较大的躯干神经生长时,会出现相应的感觉异常或肌肉萎缩。由于肿瘤细胞沿神经周围和血管周围生长,呈现孢子丝菌样分布的多发结节。肿瘤多累及肢体远端,特别是手指和手掌的屈侧。它可能以一种看似缓慢的速度增长。

近端型上皮样肉瘤通常累及近端肢体,表现为生殖器、臀部、躯干(主要是腋窝)或头颈部较深的肿块[5,6]。

病程和预后

局部复发和转移可能在初诊后数年发生。5年存活率估计在60%~80%,10年存活率估计在42%~62%[8,14-18]。近端型预后较差。与预后差相关的因素包括男性、确诊时年龄较大、近端位置、深部受累、横纹肌样表型、肿瘤大小、核分裂象、坏死、血管侵犯、局部复发和淋巴结转移[3,12-18]。

治疗

如果要避免局部复发和最终转移,通过手术完整切除很必要,并且越早切除,其沿着筋膜平面扩散的可能性越小。通常建议进行手术切除,然后进行放射治疗。区域淋巴结的累及与远处转移(主要是肺部)及死亡相关[18]。

透明细胞肉瘤[1-5]

定义和术语

透明细胞肉瘤是一种独特的恶性软组织肿瘤,可见黑素细胞分化。

> **同义名**
> • 软组织的黑素瘤

流行病学

发病率和患病率

该肿瘤罕见,原发性真皮透明细胞肉瘤尤为罕见[6,7]。

年龄

肿瘤在年轻人中更常见。

性别

女性多见。

病理生理学

病理学

病变具有分叶状生长模式。肿瘤细胞相当均匀,胞质透明或淡红色,有明显嗜酸性核仁。核分裂象不明显,但可见胞核排列成花瓣状的多核巨细胞。肿瘤细胞周围散在稀疏的胶原束。真皮组织的继发受累相对常见。有时会出现坏死,有时可鉴定出黑素,S100、HMB45和Melan-A均为阳性。特殊类型的透明细胞肉瘤可能会表现出一种交界成分[8]。易被误诊为Spitz痣。通过电子显微镜检查可见肿瘤细胞存在黑素体。

遗传学

细胞遗传学分析提示易位在t(12;22)(q13;q12);这种易位在黑素瘤中未发现,黑素瘤通常存在*BRAF*基因突变(透明细胞肉瘤无此特征)[9-12]。透明细胞肉瘤易位导致*EWSR*1-*ATF*1融合基因的出现。罕见的透明细胞肉瘤也可能表现出*KIT*突变[12]。

临床特征

病变多见于下肢,足部最常见,其中约25%病例位于上肢。肿瘤常发生在肌腱周围,直径常<3 cm,伴有疼痛感。

病程和预后

在初诊后几年内,大约50%的患者出现转移。其预后与核分裂象、肿瘤大小和是否出现坏死相关[13,14]。5年和10年生存率分别为52%和25%[14]。肿瘤越大其预后可能越差[15]。目前尚不清楚真皮肿瘤是否比位于深处肿瘤具有更好的预后。

治疗[1-4,13-15]

治疗首选扩大切除,转移性病变化疗通常无效。

(**译者**:杨京润 单士军 朴永君 **一审**:李安琪 张悦 单士军 **二审**:陈爱军 潘芸 **三审**:焦婷 单士军 **润色**:陶冶)

参考文献

所有文献请查阅网址:www.rooksdermatology.com.
以下列出的是重要参考文献。

Introduction

[1] Goldblum JR Folpe Al,Weiss SW. *Enzinger and Weiss's Soft Tissue Tumors*,6th edn. St Louis:Mosby,2013.

[2] Fletcher CDM,Bridge JA,Hogendoorn PCW,Mertens F. *WHO Classification of Tumours of Bone and Soft Tissue*,4 th edn. Geneva,Switzerland:WHO,2013.

Fibrous and myofibroblastic tumours

Fibrous and myofibroblastic tumours

[4] de Cambourg G,Cribier B. Fibrous papules of the face:a retrospective anatomoclinical study of 238 cases. *Ann Dermatol Venereol* 2013;140:763-70.

Storiform collagenoma

[2] Metcalf JS,Maize JC,LeBoit PE. *Circumscribed storiform collagenoma (sclerosing fibroma). Am J Dermatopathol* 1991;13:122-9.

Pleomorphic fibroma

[1] Kamino H,Lee JY,Berke A. Pleomorphic fibroma of the skin:a benign neplasm with cytologic atypia—a clinicopathologic study of

第12部分

eight cases. *Am J Surg Pathol* 1989;13:107-13.

Acquired digital fibrokeratoma

[3] Kint A, Baran R, de Keyser H. Acquired(digital) fibrokeratoma. *J Am Acad Dermatol* 1985;12:816-21.

Nodular fasciitis

[3] Shimizu S, Hashimoto H, Enjoji M. Nodular fasciitis: an analysis of 250 patients. *Pathology* 1984;16:161-6.

[16] Erickson-Johnson MR, Chou MM, Evers BR, *et al*. Nodular fasciitis: a novel model of transient neoplasia induced by MYH9-USP6 gene fusion. *Lab Invest* 2011;91:1427-33.

Fibro-osseous pseudotumour of the digits

[3] Chaudhry IH, Kazakov DV, Michal M, *et al*. Fibro-osseus pseudotumor of the digit: a clinicopathological study of 17 cases. *J Cutan Pathol* 2010;37:323-9.

Ischaemic fasciitis

[1] Montgomery EA, Meis JM, Mitchell MS, *et al*. Atypical decubital fibroplasia: a distinctive fibroblastic pseudotumor occurring in debilitated patients. *Am J Surg Pathol* 1992;16:708-15.

[4] Liegl B, Fletcher CD. Ischemic fasciitis: analysis of 44 cases indicating an inconsistent association with immobility or debilitation. *Am J Surg Pathol* 2008;32:1546-52.

Fibrous hamartoma of infancy

[6] Saab ST, McClain CM, Coffin CM. Fibrous hamartoma of infancy: a clinicopathologic analysis of 60 cases. *Am J Surg Pathol* 2014;38:394-401.

Calcifying fibrous tumour/pseudotumour

[3] Nascimento AF, Ruiz R, Hornick JL, *et al*. Calcifying fibrous 'pseudotumor': clinicopathologic study of 15 cases and analysis of its relationship to inflammatory myofibroblastic tumor. *Int J Surg Pathol* 2002;10:189-96.

Calcifying aponeurotic fibroma

[2] Fetsch JF, Miettinen M. Calcifying aponeurotic fibroma: a clinicopathologic study of 22 cases arising in uncommon sites. *Hum Pathol* 1998;29:1504-10.

Dermatomyofibroma

[7] Mentzel T, Kutzner H. Dermatomyofibroma: clinicopathologic and immunohistochemical analysis of 56 cases and reappraisal of a rare and distinct cutaneous entity. *Am J Dermatopathol* 2009;31:44-9.

Plaque-like CD34-positive dermal fibroma

[3] Kutzner H, Mentzel T, Palmedo G, *et al*. Plaque-like CD34-positive dermal fibroma ('Medallion-like dermal dendrocyte hamartoma'). Clinicopathologic, immunohistochemical, and molecular analysis of 5 cases emphasizing its distinction from superficial, plaque-like dermatofibrosarcoma protuberans. *Am J Surg Pathol* 2010;34:190-201.

Angiomyofibroblastoma

[1] Fletcher CD, Tsang WY, Fisher C, *et al*. Angiomyofibroblastoma of the vulva. A benign neoplasm distinct from aggressive angiomyxoma. *Am J Surg Pathol* 1992;16:373-82.

Cellular angiofibroma

[5] Flucke U, van Krieken JHJM, Mentzel T. Cellular angiofibroma: analysis of 25 cases emphasizing its relationship to spindle cell lipoma and mammary-type myofibroblastoma. *Mod Pathol* 2011;24:82-9.

Elastofibroma

[2] Nagamine N, Nohara Y, Ito E. Elastofibroma in Okinawa: a clinicopathologic study of 170 cases. *Cancer* 1982; 50: 1794-805.

Inclusion body(digital) fibromatosis

[4] Laskin WB, Miettinen M, Fetsch JF. Infantile digital fibromatosis: a clinicopathological and immunohistochemical study of 69 tumors from 57 patients with long-term follow-up. *Am J Surg Pathol* 2009;33:1-13.

Fibroma of tendon sheath

[2] Pulitzer DR, Martin PC, Reed RJ. Fibroma of tendon sheath: a clinicopathologic study of 32 cases. *Am J Surg Pathol* 1989;13:472-9.

Desmoplastic fibroblastoma

[2] Mietinnen M, Fetsch JF. Collagenous fibroma(desmoplastic fibroblastoma): a clinicopathological analysis of 63 cases of a distinctive soft tissue lesion with stellate-shaped fibroblasts. *Hum Pathol* 1998;29:676-82.

Nuchal-type fibroma

[2] Michal M, Fetsch JF, Hes O, *et al*. Nuchal-type fibroma: a clinicopathologic study of 52 cases. *Cancer* 1999;85:156-63.

Palmar and plantar fibromatosis(superficial fibromatoses)

[1] Allen PW. The fibromatoses: a clinicopathologic classification based on 140 cases. *Am J Surg Pathol* 1977;1:255-70.

Penile fibromatosis

[1] Smith BH. Peyronie's disease. *Am J Clin Pathol* 1966;85: 670-8.

Lipofibromatosis

[1] Fetsch JF, Miettinen M, Laskin WB, *et al*. A clinicopathologic study of 45 soft tissue tumors with an admixture of adipose tissue and fibroblastic elements, and a proposal for classification as lipofibromatosis. *Am J Surg Pathol* 2000; 24: 1491-500.

Dermatofibrosarcoma protuberans

[18] Conelly JH, Evans HL. Dermatofibrosarcoma protuberans: a clinicopathologic review with emphasis on fibrosarcomatous areas. *Am J Surg Pathol* 1992;16:921-5.

[22] Rubin B, Fletcher J, Fletcher CD. The histologic, genetic and histological relationship between dermatofibrosarcoma protuberans and giant cell fibroblastoma: an unexpected story. *Adv Anat Pathol* 1997;4:336-41.

[30] Llombart B, Monteagudo C, Sanmartin O, *et al*. Dermatofibrosarcoma protuberans: a clinicopathological, immunohistochemical, genetic(COL1A1-PDGFB), and therapeutic study of low-grade versus high-grade(fibrosarcomatous) tumors. *J Am Acad Dermatol* 2011;65:564-75.

[31] Voth H, Landsberg J, Hinz T, *et al*. Management of dermatofibrosarcoma protuberans with fibrosarcomatous transformation: an evidence-based review of the literature. *J Eur Acad Dermatol Venereol* 2011;25:1385-91.

[39] Snow SN, Gordon EM, Larson PO, *et al*. Dermatofibrosarcoma protuberans: a report on 29 cases treated by Mohs micrographic surgery with long-term follow-up and review of the literature. *Cancer* 2004;101:28-38.

Giant cell fibroblastoma

[4] Jha P, Moosavi C, Fanburg-Smith JC. Giant cell fibroblastoma: an update and addition of 86 cases from the Armed Forces Institute of Pathology, in honor of Dr. Franz M. Enzinger. *Ann Diagn Pathol* 2007;11:81-8.

[9] Terrier-Lacombe MJ, Guillou L, Maire G, *et al*. Dermatofibrosarcoma protuberans, giant cell fibroblastoma and hybrid lesions in children: clinicopathologic comparative analysis of 28 cases with molecular data—a study of the French Federation of Cancer Centers Sarcoma Group. *Am J Surg Pathol* 2003;27:27-9.

Myxoinflammatory fibroblastic sarcoma

[4] Laskin WB, Fetsch JF, Miettinen M. Myxoinflammatory fi-

broblastic sarcoma: a clinicopathologic analysis of 104 cases with emphasis on predictors of outcome. *Am J Surg Pathol* 2014;38:1-12.

Malignant fibrous histiocytoma

[5] Fletcher CD. Pleomorphic malignant fibrous histiocytoma: fact or fiction? A critical reappraisal based on 159 tumors diagnosed as pleomorphic sarcoma. *Am J Surg Pathol* 1992;16:213-28.

Myxofibrosarcoma

[4] Mentzel T, Calonje E, Wadden C, *et al*. Myxofibrosarcoma: clinicopathologic analysis of 75 cases with emphasis on the low-grade variant. *Am J Surg Pathol* 1996;20:391-405.

Low-grade fibromyxoid sarcoma

[4] Folpe AL, Lane KL, Paull G, *et al*. Low-grade fibromyxoid sarcoma and hyalinizing spindle cell tumor with giant rosettes: a clinicopathologic study of 73 cases supporting their identity and assessing the impact of high-grade areas. *Am J Surg Pathol* 2000;24:1353-60.

Fibrohistiocytic tumours

Giant cell tumour of tendon sheath

[2] Ushjima M, Hashimoto H, Tsuneyoshi M, *et al*. Giant cell tumor of the tendon sheath (nodular tenosynovitis): a study of 207 cases to compare the large joint group with the common digit group. *Cancer* 1986;57:875-84.

Fibrous histiocytoma (dermatofibroma)

[9] Doyle LA, Fletcher CD. Metastasizing "benign" cutaneous fibrous histiocytoma: a clinicopathologic analysis of 16 cases. *Am J Surg Pathol* 2013;37:484-95.

[11] Calonje E, Mentzel T, Fletcher CDM. Cellular benign fibrous histiocytoma: clinicopathologic analysis of 74 cases of a distinctive variant of cutaneous fibrous histiocytoma with frequent recurrence. *Am J Surg Pathol* 1994;18:668-76.

[14] Calonje E, Fletcher CDM. Aneurysmal benign cutaneous fibrous histiocytoma: clinicopathologic analysis of a tumor frequently misdiagnosed as a vascular lesion. *Histopathology* 1995;26:323-31.

[16] Kaddu S, McMenamin M, Fletcher CD. Atypical fibrous histiocytoma of the skin: clinicopathologic analysis of 59 cases with evidence of infrequent metastasis. *Am J Surg Pathol* 2002;26:35-46.

[37] Charli-Joseph Y, Saggini A, Doyle LA, *et al*. DNA copy number changes in tumors within the spectrum of cellular, atypical, and metastasizing fibrous histiocytoma. *J Am Acad Dermatol* 2014;71:253-63. epub ahead of print.

Plexiform fibrohistiocytic tumour

[5] Moosavi C, Jha P, Fanburg-Smith JC. An update on plexiform fibrohistiocytic tumor and addition of 66 new cases from the Armed Forces Institute of Pathology, in honor of Franz M. Enzinger, MD. *Ann Diagn Pathol* 2007;11:313-19.

Atypical fibroxanthoma

[1] Beer TW, Drury P, Heenan PJ. Atypical fibroxanthoma: a histological and immunohistochemical review of 171 cases. *Am J Dermatopathol* 2010;32:533-40.

[2] \Fretzin DF, Helwig EB. Atypical fibroxanthoma of the skin: a clinicopathological study of 140 cases. *Cancer* 1973;31:1541-52.

[4] Mirza B, Weedon D. Atypical fibroxanthoma: a clinicopathological study of 89 cases. *Australas J Dermatol* 2005;46:235-8.

[5] Miller K, Goodlad JR, Brenn T. Pleomorphic dermal sarcoma: adverse histologic features predict aggressive behavior and allow distinction from atypical fibroxanthoma. *Am J Surg Pathol* 2012;36:1317-26.

[20] Luzar B, Calonje E. Morphological and immunohistochemical characteristics of atypical fibroxanthoma with a special emphasis on potential diagnostic pitfalls: a review. *J Cutan Pathol* 2010;37:301-9.

Vascular tumours

Reactive vascular lesions

Intravascular papillary endothelial hyperplasia

[3] Hashimoto H, Daimaru Y, Enjoji M. Intravascular papillary endothelial hyperplasia: a clinicopathologic study of 91 cases. *Am J Dermatopathol* 1983;5:539-45.

Reactive angioendotheliomatosis

[7] McMenamin ME, Fletcher CD. Reactive angioendotheliomatosis: a study of 15 cases demonstrating a wide clinicopathologic spectrum. *Am J Surg Pathol* 2002;26:685-97.

Glomeruloid haemangioma

[1] Chan JKC, Fletcher CDM, Hicklin GA, *et al*. Glomeruloid hemangioma: a distinctive cutaneous lesion of multicentric Castleman's disease associated with POEMS syndrome. *Am J Surg Pathol* 1990;14:1036-46.

Benign vascular tumours

Tufted angioma

[6] Wilson Jones E, Orkin M. Tufted angioma (angioblastoma). A benign progressive angioma, not to be confused with Kaposi's sarcoma or low-grade angiosarcoma. *J Am Acad Dermatol* 1989;20:214-25.

[8] Le Huu AR, Jokinen CH, Rubin BP, *et al*. Expression of prox1, lymphatic endothelial nuclear transcription factor, in kaposiform hemangioendothelioma and tufted angioma. *Am J Surg Pathol*. 2010;34:1563-73.

[9] Igarashi M, Oh-i T, Koga M. The relationship between angioblastoma (Nakagawa) and tufted angioma: report of four cases with angioblastoma and a literaturebased comparison of the two conditions. *J Dermatol* Aug 2000;27(8):537-42.

[11] Osio A, Fraitag S, Hadj-Rabia S, *et al*. Clinical spectrum of tufted angioma in childhood: a report of 13 cases and a review of the literature. *Arch Dermatol* 2010;146:758-63.

Papillary haemangioma

[1] Suurmeijer AJ, Fletcher CD. Papillary haemangioma. A distinctive cutaneous haemangioma of the head and neck area containing eosinophilic hyaline globules. *Histopathology* 2007;51:638-48.

Lobular capillary haemangioma (pyogenic granuloma)

[3] Harris MN, Desai R, Chuang TY, *et al*. Lobular capillary hemangioma: an epidemiologic report, with emphasis on cutaneous lesions. *J Am Acad Dermatol* 2000;42:1012-16.

Cirsoid aneurysm

[2] Connelly MG, Winkelmann RK. Acral arteriovenous tumor: a clinicopathologic review. *Am J Surg Pathol* 1985;9:15-21.

Epithelioid haemangioma

[1] Olsen TG, Helwig EB. Angiolymphoid hyperplasia with eosinophilia. *J Am Acad Dermatol* 1985;12:781-96.

[7] Kung ITM, Gibson JB, Bannatyne PM. Kimura's disease: a clinicopathological study of 21 cases and its distinction from angiolymphoid hyperplasia with eosinophilia. *Pathology* 1984;16:39-44.

Cutaneous epithelioid angiomatous nodule

[1] Brenn T, Fletcher CDM. Cutaneous epithelioid angiomatous

第
12
部
分

nodule: a distinct lesion in the morphologic spectrum of epithelioid vascular tumors. *Am J Dermatopathol* 2004; 26: 14-21.

Acquired elastotic haemangioma

[1] Requena L, Kutzner H, Mentzel T. Acquired elastotic hemangioma: a clinicopathologic variant of hemangioma. *J Am Acad Dermatol* 2002; 47: 371-6.

Hobnail haemangioma

[3] Guillou L, Calonje E, Speight P, *et al*. Hobnail hemangioma: a pseudomalignant vascular lesion with a reappraisal of targetoid hemosiderotic hemangioma. *Am J Surg Pathol* 1999; 23: 97-105.

Microvenular haemangioma

[1] Hunt SJ, Santa Cruz DJ, Barr RJ. Microvenular hemangioma. *J Cutan Pathol* 1991; 18: 235-40.

Sinusoidal haemangioma

[1] Calonje E, Fletcher CDM. Sinusoidal hemangioma. *Am J Surg Pathol* 1991; 15: 1130-5.

Spindle cell haemangioma

[6] Perkins P, Weiss SW. Spindle cell hemangioendothelioma: an analysis of 78 cases with reassessment of its pathogenesis and biologic behavior. *Am J Surg Pathol* 1996; 20: 1196-204.

Symplastic haemangioma

[3] Goh N, Dayrit J, Calonje E. Symplastic hemangioma. Report of two cases. *J Cutan Pathol* 2006; 33: 735-40.

Vascular tumours of intermediate malignancy

Kaposiform haemangioendothelioma

[3] Zukerberg LR, Nickoloff BJ, Weiss SW. Kaposiform hemangioendothelioma of infancy and childhood: an aggressive neoplasm associated with Kasabach-Merritt syndrome and lymphangiomatosis. *Am J Surg Pathol* 1993; 17: 321-8.

[8] Croteau SE, Liang MG, Kozakewich HP, *et al*. Kaposiform hemangioendothelioma: atypical features and risks of Kasabch-Merritt phenomenon in 107 referrals. *J Pediatr* 2013; 162: 142-7.

Giant cell angioblastoma

[2] Vargas SO, Perez-Atayde AR, Gonzalez-Crussi F, *et al*. Giant cell angioblastoma: three additional occurrences of a distinct pathologic entity. *Am J Surg Pathol* 2001; 25: 185-96.

Retiform haemangioendothelioma

[1] Calonje E, Fletcher CD, Wilson Jones E, *et al*. Retiform hemangioendothelioma: a distinctive form of low-grade angiosarcoma delineated in a series of 15 cases. *Am J Surg Pathol* 1994; 18: 115-25.

Papillary intralymphatic angioendothelioma

[5] Fanburgh-Smith JC, Michal M, *et al*. Papillary intralymphatic angioendothelioma (PILA): a report of twelve cases of a distinctive vascular tumor with phenotypic features of lymphatic vessels. *Am J Surg Pathol* 1999; 23: 1004-10.

Composite haemangioendothelioma

[1] Nayler SJ, Rubin BP, Calonje E, *et al*. Composite hemangioendothelioma: a complex, low-grade vascular lesion mimicking angiosarcoma. *Am J Surg Pathol* 2000; 24: 352-61.

Pseudomyogenic haemangioendothelioma

[3] Hornick JL, Fletcher CD. Pseudomyogenic hemangioendothelioma: a distinctive, often nulticentric tumor with indolent behavior. *Am J Surg Pathol* 2011; 35: 190-201.

Malignant vascular tumours

Angiosarcoma

[1] Mark RJ, Poen JC, Tran LM, *et al*. Angiosarcoma: a review of 67 patients and review of the literature. *Cancer* 1996; 77: 2400-6.

[26] Nake N, Ohsawa M, Tomita Y, *et al*. Prognostic factors in angiosarcoma: a multivariate analysis of 55 cases. *J Surg Oncol* 1996; 61: 170-6.

[45] Abraham JA, Hamicek FJ, Kaufman AM, *et al*. Treatment and outcome of 82 patients with angiosarcoma. *Ann Surg Oncol* 2007; 14: 1953-67.

[47] Deyrup AT, McKenney JK, Tighiouart M, *et al*. Sporadic cutaneous angiosarcomas: a proposal for risk stratification based on 69 cases. *Am J Surg Pathol* 2008; 32: 72-7.

Epithelioid haemangioendothelioma

[3] Mentzel T, Beham A, Calonje E, *et al*. Epithelioid hemangioendothelioma of skin and soft tissues: clinicopathologic and immunohistochemical study of 30 cases. *Am J Surg Pathol* 1997; 21: 363-74.

Epithelioid angiosarcoma

[4] Suchak R, Thway K, Zelger B, *et al*. Primary cutaneous epithelioid angiosarcoma: a clinicopathologic study of 13 cases of a rare neoplasm occurring outside the setting of conventional angiosarcomas and with predilection for the limbs. *Am J Surg Pathol* 2011; 35: 60-9.

Lymphatic tumours

Acquired progressive lymphangioma

[4] Guillou L, Flecher CDM. Benign lymphangioendothelioma (acquired progressive lymphangioma), a lesion not to be confused with well-differentiated angiosarcoma and patch stage Kaposi's sarcoma: clinicopathologic analysis of a series. *Am J Surg Pathol* 2000; 24: 1047-57.

Atypical vascular proliferation after radiotherapy

[4] Brenn T, Fletcher CD. Radiation-induced cutaneous atypical vascular lesions and angiosarcoma: clinicopathologic analysis of 42 cases. *Am J Surg Pathol* 2005; 29: 983-96.

[7] Gengler C, Coindre JM, Leroux A, *et al*. Vascular proliferations of the skin after radiation therapy for breast cancer: clinicopathologic analysis of a series in favour of a benign process: a study from the French Sarcoma Group. *Cancer* 2007; 109: 1584-98.

Diffuse lymphangiomatosis

[10] Bruch-Gerharz D, Gerharz CD, Stege H, *et al*. Cutaneous lymphatic malformations in disappearing bone (Gorham-Stout) disease: a novel clue to the pathogenesis of a rare syndrome. *J Am Acad Dermatol* 2007 Feb; 56 (2 Suppl.): S21-5.

Tumours of perivascular cells

Infantile myofibromatosis and adult myofibroma

[5] Beham A, Badve S, Suster S, *et al*. Solitary myofibroma in adults: clinicopathological analysis of a series. *Histopathology* 1993; 22: 335-41.

[7] Mentzel T, Calonje E, Nascimento AG, *et al*. Infantile hemangiopericytoma versus infantile myofibromatosis: study of a series suggesting a continuous spectrum of infantile myofibroblastic lesions. *Am J Surg Pathol* 1994; 18: 922-30.

Myopericytoma

[4] Mentzel T, Dei Tos AP, Sapi Z, *et al*. Myopericytoma of skin and soft tissues: clinicopathologic and immunohistochemical study of 54 cases. *Am J Surg Pathol* 2006; 30: 104-13.

Glomus tumour

[13] Folpe AL, Fanburgh-Smith JC, Miettinen M, *et al*. Atypical glomus tumors: analysis of 52 cases, with a proposal for the reclassification of glomus tumors. *Am J Surg Pathol* 2001;

25:1-12.

[17] Boon LM, Brouillard P, Irrthum A, *et al*. A gene for inherited cutaneous venous anomalies('glomangiomas') localizes to chromosome 1p21-22. *Am J Hum Genet* 1999;65:125-33.

[20] Schiefer TK, Parker WL, Anakwenze OA, *et al*. Extradigital glomus tumors: a 20-year experience. *Mayo Clin Proc* 2006;81:1337-44.

Peripheral neuroectodermal tumours

[1] Rodriguez-Peralto JL, Riveiro-Falkenbach E, Carrillo R. Bening cutaneous neural tumors. *Semin Diagn Pathol* 2013;30:45-57.

[2] Goldblum JR Folpe Al, Weiss SW. *Enzinger and Weiss's Soft Tissue Tumors*, 6th edn. St Louis: Mosby, 2013.

Peripheral neuroectodermal tumours

Neuromuscular hamartoma

[2] Markel SF, Enzinger FM. Neuromuscular hamartoma: a benign 'triton tumor' composed of mature neural and striated muscle elements. *Cancer* 1982;49:140-4.

Multiple mucosal neuromas

[1] Gorlin RJ, Sedano HO, Vickers RA, *et al*. Multiple mucosal neuromas, pheochromocytoma and medullary carcinoma of the thyroid: a syndrome. *Cancer* 1968;22:293-9.

Amputation stump neuroma

[1] Cieslak AK, Stout AP. Traumatic and amputation neuromas. *Arch Surg* 1946;53:646-51.

Morton neuroma

[1] Lassmann G, Lassmann H, Stockinger L. Morton's metatarsalgia: light and electron microscopic observations and their relation to entrapment neuropathies. *Virchows Arch (A)* 1976;370:307-21.

Solitary circumscribed neuroma

[2] Fletcher CDM. Solitary circumscribed neuroma of the skin (so-called palisaded, encapsulated neuroma): a clinicopathologic and immunohistochemical study. *Am J Surg Pathol* 1989;13:574-80.

Schwannoma

[1] Das Gupta TK, Brasfield RD, Strong EW, *et al*. Benign solitary schwannomas (neurilemmomas). *Cancer* 1969; 24:355-66.

[11] White WM, Shiu MH, Rosenblum MK, *et al*. Cellular schwannoma: a clinicopathologic study of 57 patients and 58 tumors. *Cancer* 1990;66:1266-75.

[20] Laskin WB, Fetsch JF, Lasota J, *et al*. Benign epithelioid peripheral nerve sheath tumors of the soft tissues: clinicopathologic spectrum of 33 cases. *Am J Surg Pathol* 2005; 29:39-51.

[24] Woodruff JM, Selig AM, Crowley K, *et al*. Schwannoma (neurilemmoma) with malignant transformation: a rare, distinctive peripheral nerve tumor. *Am J Surg Pathol* 1994;18:882-95.

Solitary neurofibroma

[3] Megahed M. Histopathological variants of neurofibroma: a study of 114 lesions. *Am J Dermatopathol* 1994;16:486-95.

Plexiform neurofibroma

[3] Beert E, Brems H, Renard M, *et al*. Biallelic inactivation of NF1 in a sporadic plexiform neurofibroma. *Genes Chromosomes Cancer* 2012;51:852-7.

Perineurioma

[3] Fetsch JF, Miettinen M. Sclerosing perineurioma: a clinicopathological study of 15 cases of a distinctive soft tissue lesion with a predilection for the fingers and palms of young adults. *Am J Surg Pathol* 1997;21:1433-42.

Dermal nerve sheath myxoma

[4] Fetsch JF, Laskin WB, Mietinen M. Nerve sheath myxoma: a clinicopathologic and immunohistochemical analysis of 57 morphologically distinctive, S-100 protein and GFAP positive myxoid peripheral nerve sheath tumors with a predilection for the extremities and a high local recurrence rate. *Am J Surg Pathol* 2005;29:1615-24.

Cellular neurothekeoma

[6] Hornick JL, Fletcher CD. Cellular neurothekeoma: detailed characterization in a series of 133 cases. *Am J Surg Pathol* 2007;31:329-40.

Granular cell tumour

[2] Lack EE, Worsham GF, Calliham MD, *et al*. Granular cell tumor: a clinicopathologic study of 100 patients. *J Surg Oncol* 1980;13:301-9.

Meningothelial heterotopias

[4] Lopez DA, Silvers DN, Helwig EB. Cutaneous meningiomas: a clinico-pathologic study. *Cancer* 1974;34:728-44.

Glial heterotopic nodules

[1] Fletcher CDM, Carpenter G, McKee PH. Nasal glioma: a rarity. *Am J Dermatopathol* 1986;8:341-6.

Epithelial sheath neuroma

[1] Requena L, Grosshans E, Kutzner H, *et al*. Epithelial sheath neuroma: a new entity. *Am J Surg Pathol* 2000;24:190-6.

Pigmented neuroectodermal tumour of infancy

[7] Johnson RE, Scheithauer BW, Dahlin DC. Melanotic neuroectodermal tumor of infancy: a review of seven cases. *Cancer* 1983;52:661-6.

Malignant peripheral nerve sheath tumour

[4] Allison KH, Patel RM, Goldblum JR, *et al*. Superficial malignant peripheral nerve sheath tumor: a rare and challenging diagnosis. *Am J Clin Pathol* 2005;124:685-92.

Peripheral primitive neuroectodermal tumour

[4] Delaplace M, Lhommet C, de Pinieux G, *et al*. Primary cutaneous Ewing sarcoma: a systematic review focused on treatment and outcome. *Br J Dermatol* 2012;166:721-6.

Tumours of muscle

Smooth muscle hamartoma

[1] Slifman NR, Harrist TJ, Rhodes AR. Congenital arrector pili hamartoma: a case report and review of the spectrum of Becker's melanosis and pilar smooth muscle hamartoma. *Arch Dermatol* 1985;12:1034-7.

[2] Zvulunov A, Rotem A, Merlob P, *et al*. Congenital smooth muscle hamartoma. Prevalence, clinical findings, and follow-up in 15 patients. *Am J Dis Child* 1990;144:782-4.

Leiomyoma

[1] Raj S, Calonje E, Kraus M, *et al*. Cutaneous pilar leiomyoma: clinicopathologic analysis of 53 lesions in 45 patients. *Am J Dermatopathol* 1997;19:2-9.

[4] Hachisuga T, Hashimoto H, Enjoji M. Angioleiomyoma: a clinical reappraisal of 562 cases. *Cancer* 1984;54:126-30.

[10] Alam NA, Barclay E, Rowan AJ, Tyrer JP, *et al*. Clinical features of multiple cutaneous and uterine leiomyomatosis: an underdiagnosed tumor syndrome. *Arch Dermatol* 2005;141:199-206.

Leiomyosarcoma

[5] Kraft S, Fletcher CD. Atypical intradermal smooth muscle neoplasms: clinicopathologic analysis of 84 cases and a reap-

第12部分

praisal of cutaneous "leiomyosarcoma". *Am J Surg Pathol* 2011;35:599-607.

[6] Kaddu S, Beham A, Cerroni L, *et al*. Cutaneous leiomyosarcoma. *Am J Surg Pathol* 1997;21:979-87.

Skeletal muscle tumours

[2] Schmidt D, Fletcher CD, Harms D. Rhabdomyosarcoma with primary presentation in skin. *Pathol Res Pract* 1993; 189: 422-7.

Tumours of fat cells

Lipoblastoma and lipoblastomatosis

[3] Collins MH, Chatten J. Lipoblastoma/lipoblastomatosis: a clinicopathologic study of 25 tumors. *Am J Surg Pathol* 1997;21:1131-7.

Spindle cell and pleomorphic lipoma

[10] Mentzel T. Cutaneous lipomatous neoplasms. *Semin Diagn Pathol* 2001;18:250-7.

Atypical lipomatous tumour

[5] Evans HL. Atypical lipomatous tumour, its variants, and its combined forms: a study of 61 cases, with a minimum follow-up of 10 years. *Am J Surg Pathol* 2007;31:1-14.

Liposarcoma

[1] Dei Tos AP, Mentzel T, Fletcher CD. Primary liposarcoma of the skin: a rare neoplasm with unusual high-grade features. *Am J Dermatopathol* 1998;20:332-8.

Tumours of uncertain histogenesis

Acral fibromyxoma

[4] Hollmann TJ, Bovee JVMG, Fletcher CDM. Digital fibromyxoma (superficial acral fibromyxoma): a detailed characterization of 124 cases. *Am J Surg Pathol* 2012;36:789-98.

Superficial angiomyxoma

[2] Calonje E, Guerin D, McCormick D, *et al*. Superficial angiomyxoma: clinicopathologic analysis of a series of distinctive but poorly recognized cutaneous tumors with a tendency for recurrence. *Am J Surg Pathol* 1999;23:910-17.

Digital myxoma

[1] Johnson WC, Graham JH, Helwig EB. Cutaneous myxoid cyst: a clinicopathologic and histochemical study. *JAMA* 1965;191:15-20.

Dermal non-neural granular cell tumour

[3] Lazar AJ, Fletcher CD. Primitive nonneural granular cell tumors of the skin: clinicopathologic analysis of 13 cases. *Am J Surg Pathol* 2005;29:927-34.

Haemosiderotic fibrolipomatous tumour

[2] Browne TJ, Fletcher CD. Haemosiderotic fibrolipomatous tumour (so-called haemosiderotic fibrohistiocytic lipomatous tumour): analysis of 13 new cases in support of a distinct entity. *Histopathology* 2006;48:453-61.

Perivascular epithelioid cell tumour

[3] Hornick JL, Fletcher CD. PEComa: what do we know so far? *Histopathology* 2006;48:75-82.

Deep ('aggressive') angiomyxoma

[2] Fetsch JF, Laskin WB, Lefkowitz M, *et al*. Aggressive angiomyxoma: a clinicopathologic study of 29 female patients. *Cancer* 1996;78:79-90.

Angiomatoid fibrous histiocytoma

[2] Costa MJ, Weiss SW. Angiomatoid malignant fibrous histiocytoma: a follow-up study of 108 cases with evaluation of possible predictors of outcome. *Am J Surg Pathol* 1990;14:1126-32.

Epithelioid sarcoma

[3] Fisher C. Epithelioid sarcoma of Enzinger. *Adv Anat Pathol* 2006;13:114-21.

[5] Guillou L, Wadden C, Coindre JM, *et al*. Proximal-type epithelioid sarcoma, a distinctive aggressive neoplasm showing rhabdoid features: clinicopathologic, immunohistochemical, and ultrastructural study of a series. *Am J Surg Pathol* 1997;21:130-46.

Clear cell sarcoma

[5] Meis-Kindblom JM. Clear cell sarcoma of tendon and aponeuroses: a historical perspective and tribute to the man behind the entity. *Adv Anat Pathol* 2006;13:286-92.

[14] Coindre JM, Hostein I, Terrier P, *et al*. Diagnosis of clear cell sarcoma by real-time reverse transcriptase-polymerase chain reaction analysis of paraffin embedded tissues: clinicopathological and molecular analysis of 44 patients from the French sarcoma group. *Cancer* 2005;107:1055-64.

138

第 138 章

皮肤附属器肿瘤

Eduardo Calonje

St John's Institute of Dermatology, Guy's and St Thomas' NHS Foundation Trust, London, UK

概述

第 3 章详细讨论了真皮和表皮的解剖关系，其中皮肤附属器的形态及功能也特别重要。本章讨论皮肤附属器肿瘤，包括向毛囊皮脂腺（包括顶泌汗腺）及小汗腺腺分化[1-7]的肿瘤。

毛囊皮脂腺单元包括毛囊、邻近的皮脂腺，在某些部位还包括大汗腺。立毛肌——纤细的条状平滑肌，也参与其结构。

毛囊皮脂腺结构在头面部和颈部区域较为密集，

其中毛发主要分布于头皮，皮脂腺主要分布在面部、胸部、上背部。因此，来源于毛囊皮脂腺的肿瘤主要分布在这些解剖部位。

小汗腺几乎分布于身体的所有部位，由分泌部和导管部组成，分泌部具有双层结构，位于真皮深部及皮下脂肪层，外分泌导管相对较为表浅，导管垂直向上穿过真皮螺旋通过表皮，开口于皮肤表面。

小汗腺和大汗腺的导管部形态学上无法分辨，除非可见大汗腺进入毛囊。有极少的大汗腺导管直接开口于表皮，而且组织化学或免疫组织化学染色无法区分小汗腺和大汗腺肿瘤。因此，除非伴有毛囊分化，否则导管分化的附属器肿瘤无法区分是小汗腺还是大汗腺来源的。有学者认为，附件肿瘤的分类更合乎逻辑[6]。传统上被认为是小汗腺分化的肿瘤，如圆柱瘤、螺旋腺瘤和混合瘤（所谓的软骨样汗管瘤），既可以是小汗腺分化，也可以来源于大汗腺，但最可能的是大汗腺分化而来。甚至经典的小汗腺肿瘤，如汗孔瘤，也偶有大汗腺分化而来的报道[7]。

分泌部、外分泌导管部、毛囊和皮脂腺由多种细胞构成。由于遗传物质的不适当转移和细胞分化，每种具有分化能力的细胞都可以分化导致肿瘤。因此，理论上会有与细胞类型相对应的相同数量的肿瘤。这些附属器来源的肿瘤大多是良性的，其生物学行为和预后与基底细胞癌相似。因此，除了恶性大汗腺和小汗腺来源的肿瘤及眼部皮脂腺癌外，其他附属器肿瘤虽然有复发的报道，但转移相对罕见。重要的是要考虑到，恶性附属器肿瘤的转移在文献中被过度报道，这导致了对其生物学行为的高估。

附属器肿瘤比较少见，并且其临床特征通常也是非特异的。绝大多数直到切除和病理检查后才被诊断出来。附属器肿瘤的分类颇有争议，但一般根据它们与正常附属器结构的形态相似性进行分类。

毛囊肿瘤

理论上，根据组成肿瘤的细胞确切类型和其在真皮内的位置，大量肿瘤来源于毛囊和其基质。这里描述了代表性的肿瘤，对于更全面的肿瘤列表可参考专业的书籍[1,2]。*Sonic hedgehog* 基因和相关蛋白在基底细胞癌中的作用的研究（见第 141 章）已经扩展到毛囊肿瘤[3]。该基因位于染色体 9q22.3 上，在散发的毛发上皮瘤中已经发现其杂合性缺失[4]。*Gli*-1，被认为是引起毛发上皮瘤不可或缺的基因，已在小鼠毛发上皮瘤中观察到 *Gli*-1 的过度表达[5]。

β-连环蛋白在信号转导和随后的组织建模中起着关键作用，并且在毛母细胞瘤中发现有 β-连环蛋白基因的突变[6,7]。

倒置性毛囊角化病[1-4]

定义和术语

毛囊皮脂腺开口部位角化过度，被认为是脂溢性角化病的变种（见第 133 章）。

> **同义名**
> • 内生性脂溢性角化病

流行病学

年龄

中老年人。

性别

男性比女性更容易受到影响。

病理生理学

常因人乳头瘤病毒（HPV）感染毛囊漏斗引起的。大多数病变被认为是毛囊漏斗部的最表浅肿瘤（见下文），由刺激引起。

组织病理学

病理特征为与毛囊漏斗相连的内生性病变。由刺激引起角质形成细胞旋涡，称为“鳞状涡”和角囊肿。需要与鳞状细胞癌鉴别，特别是在比较小的组织活检中。由于没有单个细胞侵入真皮，所以在低倍镜检查中比较容易区分。高倍镜下可见有丝分裂，但无异常有丝分裂。外观与刺激性脂溢性角化病相同，但后者是外生的。

临床特征

病史和临床表现

与本章描述的许多病变相同，该病变表现为头部和颈部的孤立丘疹。它可能会达到相当大的尺寸，并会有炎症和瘙痒。最近，已经尝试建立其皮肤镜特征[5]。

病程和预后

偶尔会复发[3]。

治疗

出于诊断和治疗目的，通常需要局部手术切除。

扩张孔[1,2]

定义和术语

毛囊漏斗部扩张，且向下延伸可至皮下脂肪层[2]。

> 同义名
> - Winer 孔
> - 漏斗瘤

流行病学

发病率和患病率

比较常见。

年龄

40—60 岁成人。

性别

男性多见。

病理生理学

组织病理学

毛囊漏斗部扩张，形成火山口状的囊腔，囊壁上皮呈放射状不规则增生。囊壁由外毛根鞘上皮组成，没有皮脂腺分化或发育良好的毛发。罕见病变可能与毛母细胞瘤[3]有关，特别是与基底细胞癌[4]或鳞状细胞癌[5]。

临床特征

病史和临床表现

扩张孔是主要见于头颈部的粉刺状病变。皮肤镜检查有其独特的表现[6]。

病程和预后

良性病变。

治疗

除非病变炎症持续存在或出于美容需要，一般不需要治疗。治疗选择包括乳酸铵乳液以排出角蛋白栓，化妆品及局部应用维 A 酸。激光治疗或手术切除可用于更顽固的病例。

毛囊漏斗部肿瘤[1]

定义和术语

认为这种毛囊来源皮损相当于小汗腺真皮管肿瘤。它是一种向毛囊漏斗或峡部分化的肿瘤。

> 同义名
> - 峡部肿瘤
> - 漏斗瘤
> - 漏斗瘤病（发疹型）

流行病学[2]

发病率和流行率

肿瘤很罕见。

年龄

发生于老年人（中位数年龄：66 岁）。罕见的发疹型往往发生在年轻患者。

性别

女性偏多。

病理生理学

组织病理学[3-5]

病变位于真皮浅层，细胞水平分布，体积小，染色较深，呈盘状，多处与其上表皮相连。细胞形态与毛鞘瘤相似，大量的小多角形细胞，具有透明胞质，周边成栅栏状排列。可见基底样细胞，与基底细胞癌的非常相似，但缺乏基底细胞癌的基质成分。偶尔可能会出现皮脂腺分化[6]。这种具有皮脂腺分化的皮损被称为具有皮脂分化的浅表上皮瘤[7]，棘皮瘤样、浅表性的皮脂性错构瘤[8]。

临床特征

病史和临床表现

这些病变通常见于面部皮肤，表现为较大的不规则结节。由于临床表现无特异性，通常要进行活检或切除以获得诊断。它们可分为四类：孤立性病变；与 Cowden 病有关的病变；多发性发疹性肿瘤[9]；表皮毛囊性漏斗样改变[1]。有时与其他皮肤肿瘤有关[10]，尤其是基底细胞癌和鳞状细胞癌[11,12]。在某些情况下，类似的变化偶然也可见于此肿瘤中[10]。

病程和预后

良性病变。

治疗

单发肿瘤，手术切除是有效的。发疹性病变由于数量较多，很难治疗。

毛鞘棘皮瘤[1]

定义和术语

向漏斗部和峡部分化的毛囊肿瘤。

> 同义名
> - 漏斗部-峡部肿瘤

流行病学[2,3]

发病率和患病率

非常罕见。

年龄

中老年。

性别

无性别差异。

病理生理学

组织病理学

不规则分支的囊腔，大的、分叶状外根鞘上皮由囊腔向外呈放射状分布。

临床特征

病史和临床表现

1978 年首次被描述[1]，最常见于上唇区域[2]。在其他部位如下唇，面颊和耳后区的病变也有描述[3]。表现为一种孤立单发的、无症状的皮色结节，中央毛孔开口 3～5 mm。通常需要进行病检，以获得明确的诊断。

病程和预后

病变表现良性。

治疗

通常病变需要完全切除以明确诊断。

毛发腺瘤[1,2]

定义

一种罕见的良性肿瘤，具有多个类似毛囊漏斗部的囊性结构。角蛋白谱表达支持这一肿瘤来源于毛囊漏斗和毛囊 bulge 区的理论[3]。

流行病学[4]

发病率和患病率

病变罕见。

年龄

成年人中更常见，先天性病变或发生于童年的很少见。

性别

无性别差异。

病理生理学

组织病理学

病变位于真皮上部，在显微镜低倍扫描下，呈簇集性囊肿。在高倍镜下，这些囊状结构类似于毛囊的漏斗部分，没有看到可识别的毛干。免疫组织化学可见毛发腺瘤保留了 CK20 阳性的 Merkel 细胞[5]。

临床特征

病史和临床表现

皮损为非特异性结节，通常位于面部，也有一些皮损位于臀部的报道。它可能发生在皮脂腺痣内[6]或与皮内痣共存[7]。

病程和预后

良性病变。

治疗

通常需要手术切除才能获得明确的诊断。

黑头粉刺痣[1-3]

定义和术语

为一组粉刺样病变，为罕见的毛囊漏斗异常。有观点认为是一种罕见的表皮痣。它是黑头粉刺痣综合征的一部分[2]。

同义名

- 粉刺痣
- 单侧痤疮痣
- 黑头粉刺样痣
- 毛囊性角化痣
- 带状痣

流行病学

发病率和患病率

据估计，患病率为 1/45 000～1/100 000[2]。

年龄

可能在出生时出现，或者发生于成年期。

性别

无性别差异。

病理生理学

组织病理学

一个初级毛囊皮脂腺单元，开口上覆有一个大的角蛋白。角质物质的表面氧化，形成类似粉刺的外观。病变很少发展成毛鞘囊肿[4]。

遗传学

已证实有酪氨酸激酶受体的信号传导途径和体细胞突变[2]。

临床特征

病史和临床表现

病变很少见，主要见于头颈部。也可能发生在其他部位，包括手掌和手腕[5]。手掌处无毛囊，这种不常见部位黑头粉刺痣，可能是汗腺导管痣的变种[6,7]。它们表现为群集性粉刺或单个巨大病变[3]。有 1 例粉刺痣的报道与口面部综合征 I 型相关[8]。

病程和预后

良性病变。

治疗

当病变影响美容的情况下可考虑选择治疗，方法包括局部治疗、激光和手术[2]。

第12部分

外毛根鞘肿瘤

毛根鞘囊肿

见第 134 章。

增生性毛鞘肿瘤[1,2]

定义和术语

外毛根鞘来源的肿瘤，通常发生于之前存在的毛鞘囊肿中。

> 同义名
> - 增生性毛外根鞘囊肿
> - 头皮毛鞘囊肿

流行病学[1-5]

发病率和患病率

病变不常见。

年龄

主要发生在老年人。

性别

明显好发于女性(6∶1)。

病理生理学

组织病理学

病变可能发生于原有的毛鞘囊肿，部分可见原有的、典型毛鞘囊肿[1-4]，小叶状和扩张的、无浸润性生长结构。肿瘤小叶呈囊状，由淡染的鳞状细胞组成，并伴轻度不典型。然而，小叶周边的肿瘤细胞可能表现出更明显的细胞异型性和有丝分裂象。这一特点在生长活跃的早期病变中尤其如此。周围基质纤维化，有淋巴细胞和浆细胞浸润，囊肿破裂的区域可见异物肉芽肿反应。也可见胆固醇裂隙和钙化区。少见皮脂腺、大汗腺和母质分化[5,6]。

也有少数含有恶性梭形细胞肿瘤的病例报道[7,8]。如果肿瘤坏死，有浸润性侵入邻近组织，出现细胞异型性和有丝分裂活性增加，应诊诊断为恶性增生性毛鞘瘤[9-12]。通常这种肿瘤临床上以生长迅速和体积大为特征[11]。在病理取材较小时，诊断通常非常困难，应将整个肿瘤组织送检行组织学检查，以避免与鳞状细胞癌混淆。与普通鳞状细胞癌相似，肿瘤细胞对 $p53$ 的表达增加，但相较毛根鞘囊肿表达明显较低，这表明增生性毛鞘瘤可能是低度恶性肿瘤[13]。

临床特征

病史和临床表现

肿瘤表现为一个快速生长的大结节，通常位于头部(头皮，不太常见于面部)和颈部，其次是躯干[1,3]。少数病例与皮脂腺痣有关。有些病变非常大，直径可超过 10 cm。瘤体迅速增大通常会考虑恶性肿瘤，但在这些病变中很少报道有恶变(参见下文)。肿瘤在皮脂腺痣[14]内偶有发生。多发性病变较少见[15]。

病程和预后

可能会局部复发。在恶性增生性毛鞘瘤中可能发生转移，导致死亡。

治疗

建议全切。放射治疗和(或)化疗可用于恶性肿瘤。建议进行临床随访，因为组织学可能与临床表现不一致[3]。

毛鞘瘤[1-3]

定义和术语

这种病变通常被认为是由于毛囊外毛根鞘的增生引起的[4,5]。不同毛囊组成成分通常表达不同分子量的角蛋白，免疫组织化学研究不仅证实了该观点，而且表明病变显示漏斗部过度角化[6]。

> 同义名
> - 外毛根鞘瘤

流行病学[7-14]

发病率和患病率

单发性毛鞘瘤是一种相对常见的病变。Cowden 综合征(见第 80 章)、多发性错构瘤及肿瘤综合征，与乳腺癌、甲状腺癌和胃肠道癌的高发病率相关[7-14]，这类患者易患多发性毛鞘瘤。该病发病率估计为 1∶200 000[15]。

年龄

病变多见于中青年。

性别

单发病变显示没有性别差异，但在合并有 Cowden 综合征患者中女性偏多。

病理生理学

组织病理学

病变为界限清楚的分叶状肿瘤，通常与毛囊相连，由表皮向下延伸。由于糖原沉积使得肿瘤细胞胞质透明。PAS 染色阳性可证实糖原的存在，用淀粉酶处理后 PAS 转呈阴性，PAS 染色可显示不规则耐淀粉酶的膜，且包绕肿瘤。在大量病例中，有明显表浅上皮的增生，颗粒层增厚、透明角质颗粒的团块，角化过度。这表明一些病变是由HPV感染引起的。在一些病例[16]中，聚合酶链反应证实HPV DNA的存在，病毒病原学也证实了这一点，但并非存在于所有的病例[17]中。毛鞘瘤通常发现位于皮脂腺痣内。

结缔组织增生性毛根鞘瘤是毛根鞘瘤的一变种，很少见[18]，这种病变的边缘组织学特征与普通毛根鞘瘤相同，但在中央有条状的鳞状细胞包埋在结缔组织增生性基质中。这种基质包括Ⅰ型胶原和黏合素，但不含层黏连蛋白或Ⅳ型胶原[19]。这种浸润方式导致了可能与鳞状细胞癌混淆，特别是在病理取材较小的时候。

遗传学

Cowden综合征患者染色体10q23的PTEN肿瘤抑制基因突变[14,20]。大量与该疾病相关的基因突变被发现并且其数量还在持续增加[21]。Cowden综合征的良性病变没有第二个PTEN等位基因丢失，而恶性肿瘤需要两个等位基因的失活和体细胞突变[22]。只有零星的毛鞘瘤显示PTEN丢失[23]。

临床特征

病史和临床表现

临床上，这些病变表现为面部的非特异性小丘疹，如果病变表现为多发性毛鞘瘤，应该积极寻找是否存在Cowden综合征的其他证据。这些证据包括口腔上皮的特征性"鹅卵石"外观，多发皮赘，鳞状乳头状瘤和硬化性纤维瘤(席纹状胶原瘤)。

病程和预后

尽管病变良性，但是如果只是刮除病检皮损可能复发。

治疗

可选择的治疗方法有限，包括单纯的外科手术切除，多发性皮损可使用二氧化碳激光治疗。

毛鞘癌[1-4]

定义

一种罕见的肿瘤，诊断有困难，转移可能低，通常发生于老年人的曝光部位。大多数病例由于没有进一步诊断条件，可能被诊断为鳞状细胞癌。

流行病学

发病率和患病率

相对不常见。

年龄

老年人。

性别

女性多见。

病理生理学

组织病理学

累及表皮的和邻近毛囊的原位病变并非罕见。由于肿瘤呈分叶状，累及深在的毛囊，往往被错误地认为肿瘤具有侵袭性。肿瘤团块为鳞状分叶状，小叶周围有PAS阳性膜，在中央出现毛鞘(突然)角化。大量有丝分裂和异常的有丝分裂。毛鞘癌的诊断必须具有明确的毛鞘分化的证据，透明细胞改变不足以做出诊断。大多数具有透明细胞改变的恶性皮肤肿瘤是鳞状细胞癌，常有至少有局部角化。有报道过一例特殊的具有神经内分泌分化的毛鞘癌[5]。在一例毛鞘癌的免疫组化研究表明，肿瘤向毛囊漏斗分化，而不是向常见的毛鞘瘤一样[6]向外毛根鞘分化。然而，表现为毛囊漏斗部分化这例病例，也可能是恶性肿瘤细胞失去了向外毛根鞘分化的标志物的表达。

临床特征

病史和临床表现

病变表现为面部的孤立性、扩张性、常伴有溃疡病灶。临床上可能误诊为基底细胞癌。另外，多发肿瘤也已被报道[7]。毛鞘癌可能发生于毛母细胞瘤或皮脂腺痣[8]。它也可能发生在实体器官移植的情况下[9,10]。

病程和预后

低度恶性肿瘤，很少复发，转移可能性极低[11]。自行消退的病例也有报道[12]。

治疗

治疗选择方法为手术切除，且切缘干净。

错构瘤、毛胚肿瘤及囊肿

毛囊痣[1-4]

定义和术语

毛囊痣是一种罕见的由毳毛组成的错构瘤[3]。现在被认为是一个独立的病种，而不是毛囊瘤的变种，尽管他们代表两种密切相关的毛囊错构瘤[2,4]。

> **同义名**
> • 先天性毳毛错构瘤

流行病学

发病率和患病率

病变非常罕见。

年龄

发生于儿童中，可能是先天性的。很少有成人病例报道。

性别

没有性别差异。

病理生理学

组织病理学

由正常的毳毛毛囊簇集形成。

临床特征

病史和临床表现

具有小簇毛发的斑块状病变。所谓的“羊尾痣”是骶骨皮肤上的毛囊痣。很少病例沿在 Blaschko 线分布[5]。有报道其与鼻窦发育不良有关[6]。目前尚不清楚是否为一些毛囊痣是副耳屏的亚型[7-9]。有 1 例发生在腹部的特殊病例报道[10]。

病程和预后

病变良性。

治疗

除了美容原因外，可不予任何治疗。

发疹性毳毛囊肿

定义和术语

毳毛毛囊闭塞及囊性扩张。

> **同义名**
> • 毳毛囊肿

流行病学

发病率和患病率

相对罕见。先天性厚甲患者中发病率更常见[1,2]。

年龄

20—30 岁常见[3]。在家族病例中，病变出现在出生时或婴儿早期[4]。

性别

没有性别差异。

病理生理学

组织病理学

囊肿位于真皮中部，内衬鳞状上皮。囊内含毳毛和角蛋白碎片。一些病例的活检显示，没有毳毛，其特征与脂囊瘤难以区分。这显示其组织病理上与多发性脂囊瘤存在重叠[5,6]。

临床特征

病史和临床表现

胸部的红色或棕色小丘疹[3]。通常多发，有报道家族聚集性的病例，一些皮损具有发疹性毳毛囊肿特点，一些有脂囊瘤的特征，还有一些显示出混合特征[7-9]。病变可能很少是单侧[10]或泛发全身[11]，已有病变发生在慢性肾衰竭患者中的报道[12]。也有与 Lowe 综合征、注意力减退多动症和汗管瘤有关的 1 例病例报道[13-15]。也可发生于外阴上的，类似痤疮皮损，还可类似太田痣表现[16-19]。皮肤镜检查有助于诊断，因为病变显示红斑褐色晕，周围偶尔有不规则的放射状毛细血管，并且可见毳毛开口于表皮[20,21]。

病程和预后

病变是良性的。据报道，25% 的病例可自行消退[4]。

治疗

如果需要治疗，局部应用维 A 酸[19]可清除皮损。刮除和激光治疗也可能有效，但很容易形成瘢痕。脉冲二氧化碳激光可用于面部病变，但如果用于躯干病变，这种治疗可能导致增生性瘢痕。据报道，用铒：YAG 激光[22]用于躯干病变的治疗已获成功。然而，当这种疗法用于面部病变时，为避免瘢痕和萎缩[23]，针对面部病变的消融深度较浅，虽然初期效果良好，但存在局部复发的趋势。

毛囊瘤[1]

定义

这种病变被认为是毛囊皮脂腺错构瘤，导致毛囊开口内形成若干毛发，均从毛囊皮脂腺开口突入表皮表面[2-6]。

流行病学

发病率和患病率

罕见。

年龄

大多数病例发生在年轻人[7]。

性别

有男性稍多的轻微倾向[7]。

病理生理学

组织病理学

异常扩张的且异常大的毛囊皮脂腺管腔，包含许多发育不良的毛发，伴有一些毛囊皮脂腺样结构开口于该管腔（图 138.1）。病变有着与正常毛囊类似的发育过程[8]。在一例恶性病变的报道中有侵犯神经改变[9]。一些作者认为，所谓的毛囊皮脂腺囊性错构瘤是发育晚期的毛囊瘤的亚型[10,11]。然而，这一理论并未得到其他作者的认同[12,13]。

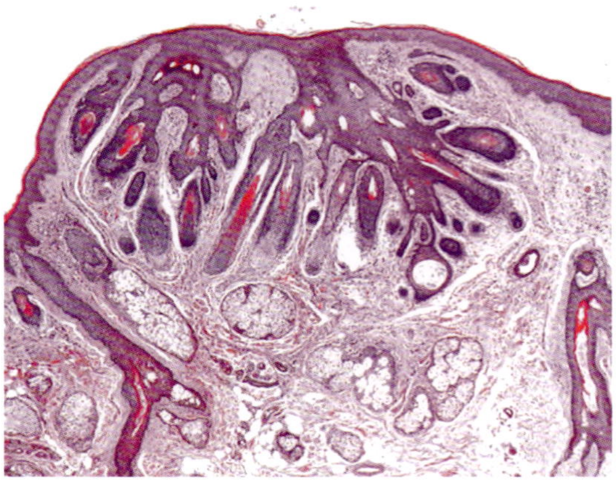

图 138.1 毛囊瘤未成熟毛囊样结构向外放射状分布，并围绕在一起形成一个大的囊样扩张毛囊

遗传学

研究表明，抑制骨形态发生蛋白(BMP)，在 P-钙粘蛋白阳性的毛发祖细胞中的信号传导中可能与毛囊瘤的发病有关[14,15]。

临床特征

病史和临床表现

毛囊瘤好发于头部、颈部，特别是面部。偶尔出现在外阴[16]，或其他不常见部位，包括上肢、外耳、阴茎和阴囊[17]。临床上，病变表现为小隆起性结节，两三根毛发形成小簇突出皮损表面(图 138.2)。

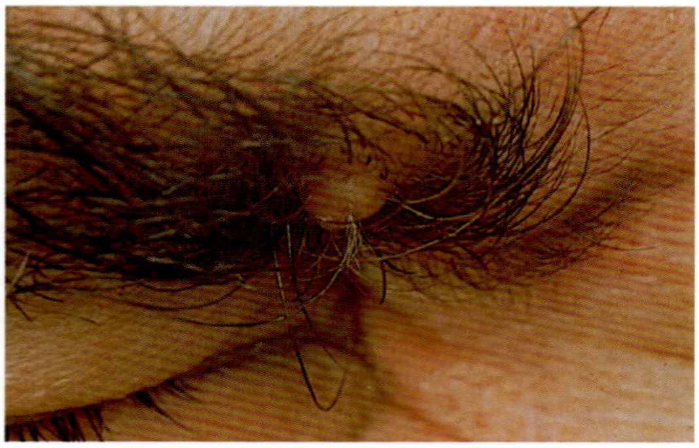

图 138.2 典型的毛囊瘤。在皮损中央有一小簇毛发

病程和预后

病变是良性的。特殊情况可能会复发。

治疗

可手术切除治疗。

毛发上皮瘤[1]

定义和术语

一种毛胚细胞的错构瘤，由未成熟的基底样细胞构成团块，具有灶性原始毛囊分化和诱导细胞基质的特征。毛发上皮瘤现在被认为是毛母细胞瘤的一种，并且在一些教科书中，这种观点逐渐占据主流位置。

> **同义名**
> - 腺样囊性上皮瘤
> - Brooke 肿瘤

流行病学

年龄

大多数患者是年轻人。

性别

多见于女性。

病理生理学

组织病理学[2,3]

单发或多发性病变的病理学相同，由小的深染的基底样细胞组成，通常在嗜酸性无定形物质外围呈栅栏样排列(图 138.3)。在中心区域可以看到毛干样结构。小叶周围有纤维样细胞性基质组织包绕。通常与基底细胞癌有很强的相似性，有时两者之间的鉴别非常困难。然而，毛发上皮瘤的间质是明显的，其间有裂隙，肿瘤细胞和周围间质之间没有收缩间隙。

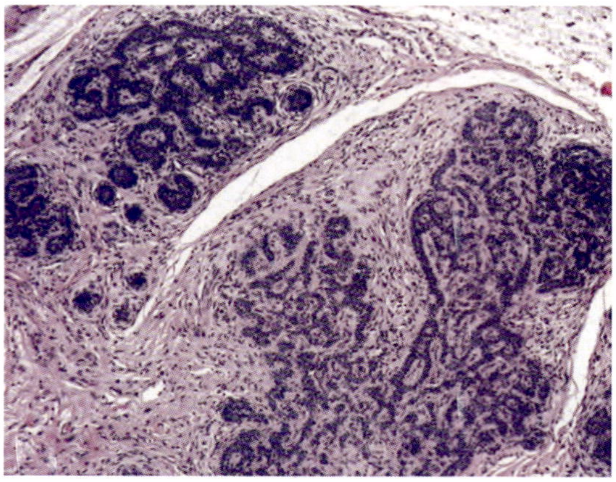

图 138.3 毛发上皮瘤

具有基质诱导和未成熟毛囊分化的分叶状基底细胞样肿瘤。

遗传学

与多发性毛发上皮瘤相关的基因位于 9p21 染色体上[4]。常见的散发性毛发上皮瘤病例存在一定比例的染色体 9q22.3 的缺失，即 *Drosophila patched* 基因的人类同源位点的缺失[5]。家族性基底细胞癌和一些散发性基底细胞癌也显示这种缺失。有人提出，在多发性毛发上皮瘤中，肿瘤是由毛囊皮脂腺大汗腺单元的未分化的毛胚芽细胞发展而来的[6]。这解释了为什么在某些情况下，肿瘤具有螺旋腺瘤和(或)圆柱瘤的特征，特别是在 Brooke-Spiegler 综合征中。常染色体显性遗传的 Brooke-Spiegler 综合征由多发性毛发上皮瘤、圆柱瘤和螺旋腺瘤组成，该综合征的基因位于 16q12-13 染色体[7-9]。*CYLD* 和 *PTCH* 肿瘤抑制基因的突变导致了疾病的发生，但是无 *CYLD* 和 *PTCH* 突变的病例也有报道[10]。

临床特征

病史和临床表现

单发性皮损，表现为光滑结节，通常在面部，临床上类似于非溃疡性基底细胞癌。由常染色体显性遗传介导的多发性病变，表现为多发性小的珍珠样皮损，主要见于面中部皮肤(图 138.4)。见于腺样囊肿上皮瘤的多发病变中[11-14]，较大的病变可能是黄色、粉红色或有时由于色素而呈蓝色，在表面上可能有扩张的血管。个别肿瘤长到一定程度后不再生长，但数量可能会随时间逐渐增加。

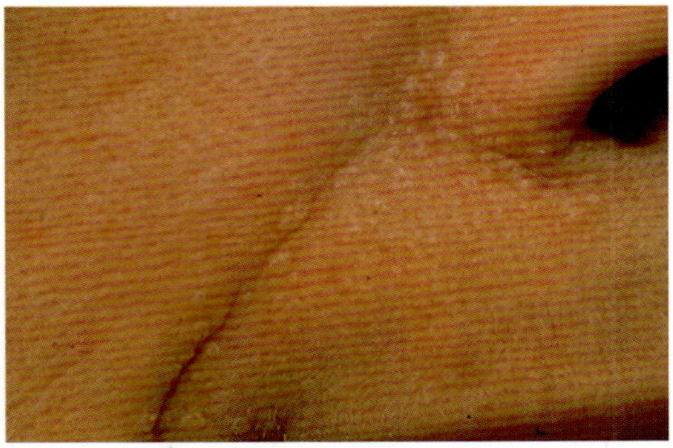

图 138.4 面中部多发性毛发上皮瘤

病程和预后

病变是良性的，尽管它可以复发，恶变转移极为罕见[15,16]。

治疗

任何怀疑恶变的都应当完全切除和组织学检查。患者寻求治疗的最大原因就是其病变影响美观。病变经过局部治疗之后通常会再生长。许多治疗方式可用于治疗，包括手术切除、刮除、冷冻治疗和磨削。高能脉冲二氧化碳激光器也被认为是一种有用的治疗方法[17,18]。

结缔组织增生性毛发上皮瘤[1,2]

定义和术语

缓慢增大的斑块，向毛囊上部分化，被认为是一种错构瘤。

同义名

- 硬化性上皮错构瘤

流行病学

年龄

主要见于青年人，也可见于中年人[3]。

性别

好发于女性。

病理生理学

组织病理学

显微镜扫描下，肿瘤呈对称性。病变有三个特征：大量的小的角质囊肿、深染的上皮样细胞呈线状或条状，二者周围致密的纤维化基质。累及神经可能是结缔组织增生性毛发上皮瘤的一个特征[4]。没有基底细胞癌那样明显的周边栅栏状结构。在结缔组织增生性毛发上皮瘤中囊肿的数量较多，和硬化性基底细胞癌有很大相似性。病理取材较小和表浅时，与微囊肿性附属器癌鉴别比较困难。但是，微囊肿附属器癌表现为弥散性浸润模式，具有明显的神经周围浸润。在结缔组织增生性毛发上皮瘤中可见 Merkel 细胞，而在微囊肿附属器癌和大多数硬化性基底细胞癌中均不可见[5]。因此，用 CK20 免疫染色，以识别 Merkel 细胞有助于鉴别这些肿瘤。电子显微镜和免疫组织化学研究不同角蛋白显示，该肿瘤来源于毛囊外毛根鞘中的基底细胞，它可分化为毛囊皮脂腺和大汗腺单元的不同成分[6]。偶尔，结缔组织增生性毛发上皮瘤会合并良性黑素细胞痣甚至蓝痣[7]。

临床特征

病史和临床表现

两个术语几乎是同时引入的：美国 Brownstein 和 Shapiro 组使用了"结缔组织增生性毛发上皮瘤"[1]，而英国的 Macdonald、Wilson jones 和 Marks 则使用了"硬化性上皮错构瘤"[2]。在许多情况下，病变主要在面部，中央凹陷，边缘突起。临床上容易与基底细胞癌相混淆。另外，有家族性[8]和先天性病例被报道[9]。曾有一个病例描述了皮肤镜下的特征，表现为一个明显的乳白色病变，伴有明显的树枝状毛细血管扩张[10]。

病程和预后

良性病变。

治疗

大多数情况下局部切除是有效的。替代方法包括刮除术和电切法。

单发巨大毛发上皮瘤[1,2]

定义和术语

这是一种罕见的毛母细胞瘤变异，生长迅速，临床容易被误认为是恶性肿瘤。毛发上皮瘤和巨大的毛发上皮瘤，位于毛母细胞瘤疾病谱中分化较为成熟的一端。单独描述这些肿瘤，是因为它们的临床病理各有特点。但组织学上经常重叠。

> 同义名
> - 巨大毛母细胞瘤
> - 毛母细胞纤维瘤

流行病学

发病率和患病率

罕见。

年龄

多发于老年人[3]。

性别

没有性别差别。

病理生理学

组织病理学

病理表现为典型的较小的毛发上皮瘤特征，但病变更大、更深，常位于皮下脂肪。基质黏液样水肿常见，也可看到不同阶段的灶性毛囊分化。巨大黑色毛母细胞瘤是一种亚型，可见树突状黑素细胞产生的色素颗粒[4]。有丝分裂象常见，但无异常有丝分裂。

临床特征

病史和临床表现[5-7]

临床表现是一个非常大的息肉样病变，位于躯干下部，常见肛门周围区域，近期生长迅速。报道有皮损位于不常见的部位包括头皮和耳[8,9]。由于病变较大，可能会引起较多不适。

病程和预后

病变是良性的，局部复发少见[10]。据报道，一位患有多发性毛发上皮瘤合并巨大毛发上皮瘤的患者，其较大的皮损恶变成了基底细胞癌[11]。

治疗

为了明确诊断及缓解病变引起的不适，切除是必需的。

毛母细胞瘤[1-4]

定义和术语

来源于毛囊生发细胞的肿瘤。

> 同义名
> - 毛源性纤维瘤
> - 毛母细胞性纤维瘤

流行病学[5,6]

发病率和患病率

罕见。

年龄

任何年龄都可发病，通常为50—70岁，但是儿童罕见。

性别

没有性别差异。

病理生理学

组织病理学

在真皮或皮下组织中，嗜碱性基底细胞样细胞形成的分叶状结构，并可见明显的基质诱导。可见灶性毛囊分化特征，但是与毛发上皮瘤相比，相对较不成熟。其特征为，致密的细胞性基质围绕在嗜碱性基底样细胞团块的周围，基质没有缩入至上皮成分内，通常不形成真正的毛乳头。可见不同程度的有丝分裂象，较常见。通常肿瘤不与表皮相连。根据毛囊分化程度和基质诱导的不同，病变被分为不同的亚类，包括毛源性和毛母细胞性纤维瘤。这些分类的肿瘤都属于毛母细胞瘤的变种。一些肿瘤中皮脂腺导管（大汗腺）分化，证实了毛母细胞瘤向毛囊皮脂腺和大汗腺分化的理论[7,8]。黑素沉积常见，与肿瘤内黑素细胞有关[9]，黑素细胞正常毛囊中可见的。在某些情况下，平行排列的肿瘤细胞呈波纹状被称为波纹状毛母细胞瘤[10]。偶尔肿瘤主要由透明细胞组成，显示向毛鞘分化[11]。组织学上经常与毛发上皮瘤重叠，并且有一种倾向，认为所有这些肿瘤属于同一病谱。鉴别结节性毛细胞瘤和毛囊性基底细胞癌非常困难，特别是在小的组织标本中[12]。区别通常是后者中存在深在的浸润。通过免疫组织化学标记物（CK20，嗜铬粒蛋白），可识别毛母细胞瘤的Merkel细胞，可与基底细胞癌鉴别[13]。然而，深部肿瘤通常很少或没有Merkel细胞。根据临床病理特征和肿瘤中Merkel细胞，有人提出Pinkus纤维上皮瘤是毛母细胞瘤的一种亚型，而不是基底细胞癌的一种亚型[14]。雄激素受体的应用有助于鉴别基底细胞癌和毛母细胞瘤。有报道称，雄激素受体通常在基底细胞癌中呈阳性，在良性毛囊肿瘤中呈阴性[15]。

临床特征

病史和临床表现

与常见毛发肿瘤一样，结节常位于头部或颈

部[16]，皮损位于真皮浅层或深层或皮下。罕见于外阴[17]。通常可发生在皮脂腺痣[18]内，毛母细胞瘤被认为是该错构瘤中最常见的肿瘤[19,20]。也与黑素细胞肿瘤相关，包括色素痣和黑素瘤相关并不常见[21,22]。像之前用于治疗癣菌病[23]，低剂量 X 射线脱毛治疗，可诱发此病。

病程和预后

通常是表现为良性，但偶尔会发生向上皮甚至间充质成分（毛母细胞癌/肉瘤）的恶性转化[24,25]。

治疗

小皮损难以排除基底细胞癌，有必要完全切除。

皮肤淋巴腺瘤[1-8]

定义和术语

该病于 1991 年首次报道[1]。肿瘤显示毛囊、皮脂腺和导管分化，因此该肿瘤被视为毛母细胞瘤的一种亚型，一种向毛囊皮脂腺和大汗腺分化的肿瘤[4,8]。

同义名

- 釉质细胞样毛母细胞瘤

流行病学

发病率和患病率

相对罕见。

年龄

发病年龄较广，通常发生于年轻人，已有 1 例先天性病例被报道[9]。

性别

没有性别差异。

病理生理学

组织病理学

肿瘤位于真皮网状层，由嗜碱性基底样细胞构成，呈巢状或分叶状，不与表皮相连。这些细胞团块包埋在纤维化基质中。细胞淡染，周围细胞局灶性栅栏状分布。一个显著特征，成巢及分叶状的肿瘤细胞团块内有明显的 T 淋巴细胞和组织细胞的浸润（图 138.5）。这些炎性细胞主要位于肿瘤小叶的中心，未见细胞异型性，有丝分裂象罕见。一些病例中可见灶性角化。

临床特征

病史和临床表现

1991 年 Santa Cruz 等首先报道了该病[1]。病变主要位于头部和颈部，表现为非特异性丘疹或结节。术前临床诊断多被误诊为基底细胞癌或皮内痣。

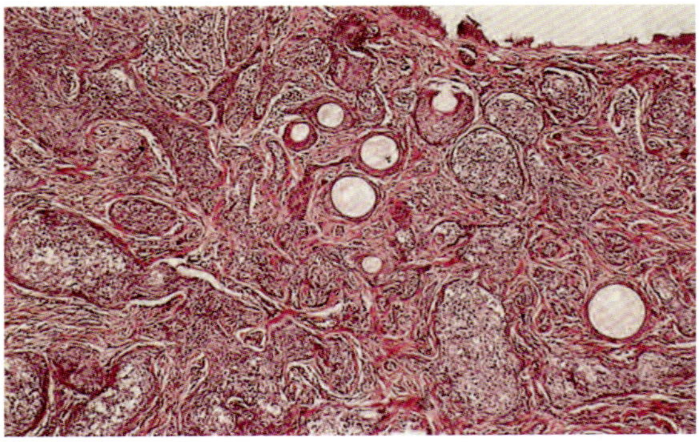

图 138.5　皮肤淋巴腺瘤
上皮细胞呈巢状和小叶状，有明显的淋巴细胞浸润。

病程和预后

良性。曾有 1 例恶性转移的病例报道[10]。

治疗

建议局部切除。Mohs 显微手术可作为一种选择，但对于没有浸润性生长模式的良性病变，似乎是一种过度治疗[11,12]。

基底细胞样毛囊错构瘤[1-4]

定义

由基底样细胞增生形成的一种错构瘤，常累及毛囊。常见到不成熟的毛囊。

流行病学[2]

发病率和患病率

非常罕见。

年龄

可以是先天性的或后天性获得的。年龄范围很广，但在中年和老年人中更常见。

性别

女性患者偏多。

病理生理学

组织病理学

多中心基底样细胞增生呈条索状、线状、巢状，常与表皮相连。基底细胞灶性代替邻近的毛囊。此外，还可见未成熟的毛囊球部。

遗传学

不同于基底细胞癌，该病与 *PTCH* 通路的异常调节有关[5]，PTCH mRNA 水平明显降低。

临床特征

病史和临床表现

病变通常表现为小的多发性丘疹，可融合形成斑块。常见面部受累，也可见于躯干。可泛发的或局灶，后者往往成线状排列[4,6]。皮损可单发，常染色体显性遗传[7-9]。有报道泛发性皮损与自身免疫性疾病和脱发相关[10]。自身免疫性疾病包括红斑狼疮[11]和重症肌无力[7]。其他罕见的相关疾病包括囊性纤维化[12]，粟丘疹和少汗症[13]。

病程和预后

病变是良性的。在特殊情况下，病变可发展为基底细胞癌[14]。

治疗

多因美观原因或考虑基底细胞癌而被切除。

毛母质肿瘤

毛母质瘤[1-4]

定义和术语

一种良性肿瘤，被认为是毛母质错构瘤，由类似于毛母质、皮质和内毛根鞘的细胞组成。细胞通常经历“木乃伊化”。

同义名

- 良性钙化上皮瘤
- 毛基质瘤
- 毛母质瘤

流行病学

发病率和患病率

在所有毛囊相关肿瘤里，该病变约占 20%，因此也是最常见的毛囊肿瘤[5]。有许多家族性病例被报道[6]。相关疾病包括肌强直性营养不良[6]，特纳综合征[7,8]及 Rubinstein-Taybi 综合征[9]。MYH 相关性息肉病是家族性腺瘤性息肉病的一种常染色体隐性变种且易患结直肠癌，并与多发性毛母质瘤相关[10]。

年龄

发病可始于婴儿的任何年龄，经常见于儿童[5,11]。大多数患者年龄在 20 岁以下。

性别

女性比男性多见。

病理生理学

组织病理学[12-17]

肿瘤位于真皮内，由边界清楚的圆形结节组成，形成分叶状轮廓。外围细胞很小，圆形的核聚集在一起，呈深染嗜碱性。可见正常的有丝分裂，通常较多。细胞质少，细胞边缘不清，但可见细胞间连接。病变中心部位，胞质变得丰富，嗜酸性。核轮廓依然存在，但染色质稀疏及团簇成深染颗粒；当所有嗜碱性成分消退，会留下一个“风干”的“鬼影细胞”（图 138.6）。这些细胞的超微结构和组织化学特征表明，毛母细胞不断成熟，向毛皮质或毛根鞘分化[3,22,23]。中心区常钙化，肿瘤嗜碱性区可见钙盐沉积。充分发展的毛母质瘤，嗜碱性细胞可能明显减少或完全消失。可能存在黑素，在肿瘤细胞之间可见树突状黑素细胞。间质包绕肿瘤团块，通常含有炎性和异物巨细胞，偶尔发生骨化。1 例罕见的浅表毛母质瘤病例被报道[18]，位于表皮内，临床呈皮角样。皮损淋巴管扩张后可能出现大疱[19]，肿瘤周围的真皮也可能出现松弛[20]。偶尔混合囊肿，可出现与毛母质瘤相同的毛母细胞分化区域[21]。黑素细胞毛母质瘤是一种罕见的肿瘤，由毛母质细胞形成的岛状或团块，其中有显著的树突状黑素细胞增生[22,23]。

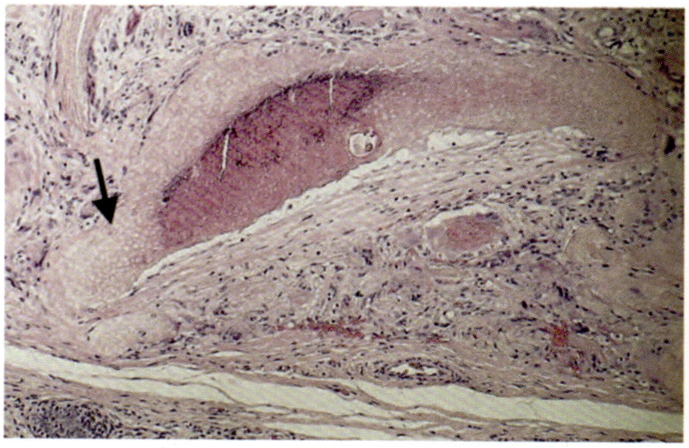

图 138.6 毛母质瘤

基底样细胞的小叶与淡粉色区域混合在一起，内含鬼影细胞（箭所示）。

遗传学

研究表明，75%的毛母质瘤具有 β-连环蛋白基因的突变[24-27]，其在毛母质瘤中的表达可能影响细胞间的黏附[27]。

临床特征

病史和临床表现[28-30]

单发的、深在的、位于真皮或皮下的肿瘤，直径 3～30 mm，位于头部、颈部或上肢（图 138.7）。偶见较大的肿瘤[31]。肿瘤上方的皮肤正常，皮损坚实至石头样硬度，触诊呈小叶状。成人发病，病史一般较短[4]，通常没有囊肿先兆。可能会有周期性炎症发作，出现肉芽肿性水肿。极少见溃疡性病变经表皮排出[32]。一例与高钙血症和高水平甲状旁腺激素相关的罕见病例报道[33]。恶变非常罕见（见下文）。如果皮下较硬结节且呈分叶状，则可考虑本病。在放射线片上可能看到明显的钙盐沉积，但钙盐沉积也可沉积于其他囊肿和肿瘤。

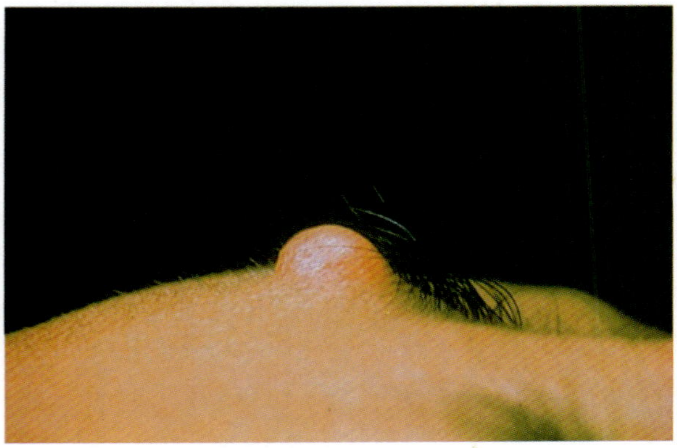

图 138.7 毛母质瘤
小的红色坚实丘疹。

病程和预后

病变是良性的，但有局部复发的趋势。一些病例中有恶变的报道，并且似乎主要发生在大的、存在多年的毛母质瘤中（见下文）[34]。

治疗

良性病变，局部切除。如果怀疑有恶变，则需要更广泛的切除。

毛母质癌[1-4]

定义和术语

恶性的毛母质瘤，具有转移潜能。

同义名

• 毛基质癌

流行病学[5-7]

发病率和患病率

文献报道的病例不足 90 例。

年龄

患者的平均年龄是 70 岁。

性别

男性比女性更多见。

病理生理学

组织病理学

从组织学的角度来看，恶性的诊断通常非常困难。恶性肿瘤通常以基底样成分为主、浸润性生长模式和广泛坏死。此外，还有许多有丝分裂，可能侵犯淋巴管和血管。

遗传学

与毛母质瘤一样，在毛母质癌中同样存在 β-连环蛋白的突变，尽管临床表现不同，但是两种肿瘤有共同的细胞通路的激活[8,9]。

临床特征

病史和临床表现

病变表现为快速增大的实性结节。大多数肿瘤发生在头部和颈部，其次是躯干[5]。可以是新发的或发生于长期存在的良性的毛母质瘤。

病程和预后

毛母质癌具有灶性的侵袭性，有复发的倾向[10]。可转移到远处器官，如肺、骨和淋巴结[11-15]。至少有 2 例引起死亡。

治疗

通常经局部广泛切除是可以治愈的，但由于有转移扩散的可能，需要随访。

毛囊间质病变

根据世界卫生组织（WHO）的说法，目前，毛盘瘤和纤维毛囊瘤被认为是向毛囊被膜分化的同一附属器肿瘤的晚期和早期，Pinkus 认为毛盘瘤是毛盘（Haarscheibe）的中胚层增生形成的错构瘤。毛盘被认为是一种毛囊的慢反应感受器。神经毛囊错构瘤被认为与毛盘瘤相同。纤维毛囊瘤是指毛囊周围纤维瘤，mantleoma 一词是纤维毛囊瘤和毛盘瘤的统称。

毛盘瘤[1]

流行病学

发病率和患病率

这是一种罕见病。

年龄

见于年轻人至中年人（30—40 岁）。

性别

无性别差异。

病理生理学

组织病理学

真皮内可见散在分布、无包膜的肿瘤，伴有黏液样、少细胞基质区，有局灶性胶原沉积、血管增生，其中一些为厚壁血管。增生细胞 CD34 阳性[2]。有报道可见梭形细胞成分[3]，可能代表是神经毛囊错构瘤。黏液样基质两侧常可见毛囊皮脂腺单位。毛盘瘤和毛囊瘤组织病理表现通常会有重叠。值得注意的是，Birt-Hogg-Dubé 综合征中的软纤维瘤样皮损有毛盘瘤或毛囊瘤的组织学特征[4]。

遗传学

多发性毛盘瘤、毛囊瘤、软纤维瘤样和毛囊周围纤维瘤被认为是 Birt-Hogg-Dubé 综合征的一部分[5]。该综合征是一种常染色体显性遗传性皮肤病，与肺囊肿、自发性气胸和肾肿瘤（肾嫌色细胞癌和嗜酸性细胞瘤）有关[6]。致病基因 *FLCN* 已被定位于染色体 17p12q11。

临床特征

病史和临床表现

毛盘瘤的临床表现是多个散在直径为 2～3 mm 的扁平丘疹。主要发生在面部中部。有家族性病例被报道[7,8]。

病程和预后

良性病变。

治疗

多因美容原因被切除。在 Birt-Hogg-Dubé 综合征中，皮肤损害可能是该病的最早表现[9]。随着年龄的增长，肾肿瘤的发生风险增加，因此建议筛查和随访。

毛囊周围纤维瘤[1-4]

定义

病因未知的一种皮肤错构瘤，显示毛囊结缔组织鞘分化。

流行病学

发病率和患病率

非常罕见。

年龄

病变可以单发（先天性的或者获得性），也可以多发（后天性的）。

性别

没有性别差异。

病理生理学

组织病理学

在相对正常的毛囊皮脂腺周围出现同心圆状纤维增生。

遗传学[5]

见毛盘瘤部分。

临床特征

病史和临床表现[1-9]

临床表现不是很明确，也无特异性。主要表现为面部和颈部小的坚实丘疹，为肉色或粉红色。其他部位也可能累及。与结肠息肉相关的病例也有报道，称为 Hornstein-Knickenberg 综合征[7]，该综合征似乎与 Birt-Hogg-Dubé 综合征是同一病变[8,9]。

病程和预后

病变为良性，但多发性毛囊周围纤维瘤与 Birt-Hogg-Dubé 综合征相关[5]。

治疗

见毛盘瘤部分。

纤维毛囊瘤

定义

毛囊周围结缔组织的纤维化病变[1]。也见于毛囊间质病变，见 p. 138.13。

流行病学

发病率和患病率

罕见。

年龄

病变通常中年发病（30—40 岁）[2]。

性别

没有性别差异。

病理生理学

组织病理

组织病理可见多发、小的、发育不良的毛囊皮脂腺单位，周围是明显纤维化的基质。外毛根鞘增生明显，类似于毛囊周围纤维瘤。

遗传学

多发性皮损常见于 Birt-Hogg-Dubé 综合征，这是一种常染色体显性遗传病，其基因位于染色体 17p11.2[3-6]。

临床特征

病史和临床表现

很少表现为单发性，常表现为多发性病变，或作为 Birt-Hogg-Dubé 综合征的部分表现[2]。也可能与其他疾病有关，如甲状腺癌[3]和结节性硬化（见第 80 章）[7]。往往累及上半身。

病程和预后

病变是良性的。在 Birt-Hogg-Dubé 综合征中，纤维毛囊瘤可与毛盘瘤、软纤维瘤样皮损、肾嫌色细胞肿瘤相关[8,9]。如前所述，在这种综合征中结肠肿瘤的发生似乎没有增加[8]。

治疗

见毛盘瘤部分。

皮脂腺肿瘤[1-6]

以下皮脂腺肿瘤或类肿瘤的疾病在其他章节介绍。

1. 皮脂腺痣(见第 35 章)。
2. 老年性皮脂腺增生(见第 93 章)。
3. 多发性脂囊瘤(见第 134 章)。

本节主要讨论皮脂腺腺瘤和皮脂腺瘤,以及皮脂腺癌。由于旧的术语"皮脂上皮瘤",与罕见伴有皮脂腺分化的基底细胞癌混淆,因此不再使用。

皮脂腺腺瘤和皮脂腺瘤[1-6]

定义

由没有完全分化,表现为不同成熟度的皮脂腺细胞组成的良性肿瘤。皮脂腺腺瘤和皮脂腺瘤在这里一起描述,是因为它们的临床特征没有区别,在大多数情况下组织学有一定差异,但也有一定程度的重叠。

流行病学

发病率和患病率

比较罕见的肿瘤[4]。

年龄

单发型病变多发生在老年人。

性别

单发型无性别差异。

病理生理学

组织病理学[3,6-8]

肿瘤呈分叶状,通常与表皮相连。小叶境界清,周围为数量不等的小的嗜碱性皮脂腺生发细胞和中央为胞质含有脂质小球、较大的细胞(成熟皮脂细胞)。未成熟、过渡和成熟皮脂腺细胞的比例在不同区域可能差异很大。在皮脂腺腺瘤中,小叶中央主要由成熟的皮脂腺细胞构成(图 138.8),而在皮脂腺瘤中,主要为不成熟的基底样皮脂腺细胞,占小叶的大部分。在这两种肿瘤中,都可以见到囊性改变,内衬一层嗜酸性物质,类似于皮脂腺导管。肿瘤轮廓较正常皮脂腺不规则,甚至是杂乱的。然而,有些皮脂腺腺瘤与正常的皮脂腺非常相似,只是未成熟的皮脂腺细胞数量增多了。在未成熟的皮脂腺细胞中,有丝分裂像很常见,这一特征不能作为恶性肿瘤的证据。大而深、有囊性变的肿瘤通常为皮脂腺瘤,但也可见于皮脂腺腺瘤。其中一些肿瘤具有非典型组织学特征[9]。囊腔含有丰富的全浆分泌(皮脂)物质。有人认为,这些囊性皮脂腺肿瘤是 Muir-Torre 综合征错配、缺陷修复亚型的一个标志,这一亚型具有很高的内脏恶性肿瘤风险[9]。然而,最近的一项研究证实,皮脂性角化棘皮瘤常与该综合征相关,但未能显示与囊性皮脂腺肿瘤的相关性[10]。在某些皮脂腺肿瘤中,偶有顶泌汗腺分化[11]。

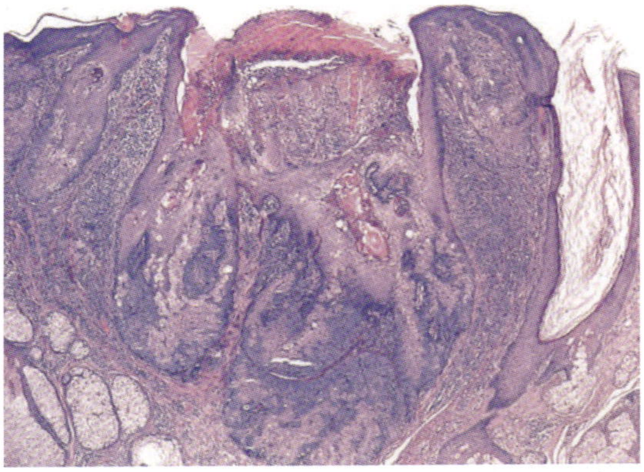

图 138.8 皮脂腺腺瘤。分叶状皮损,中心成熟明显,周围细胞未成熟

遗传学

患有多发良性皮脂腺肿瘤(皮脂腺增生除外)的患者怀疑患有 Muir-Torre 综合征(见第 142 章),与多种内脏恶性肿瘤相关[7,12-22]。值得注意的是,单发皮脂腺肿瘤和不常见皮脂腺癌尤其是发生非常少见部位的眼外的,可能也是该综合征的一个标志[23]。也有学者认为,头部和躯干外的单发皮脂腺肿瘤是该综合征的一个强有力的标志[10]。Muir-Torre 综合征是遗传性非息肉性结肠癌(Lynch 综合征)的一组罕见亚型,占后者的 1%～2%[24,25],其特征是皮肤皮脂腺肿瘤、胃肠道恶性肿瘤,尤其是结肠肿瘤,更罕见的是肾、子宫和乳腺肿瘤[5]。这些内脏恶性肿瘤往往是低级别的,但是往往比一般人群中的同种肿瘤更早发展,皮脂腺肿瘤往往发病较晚。Muir-Torre 综合征患者也可能进展为皮脂腺角化棘皮瘤[10]和普通角化棘皮瘤。有报道,Muir-Torre 综合征[26,27]中微卫星病灶的不稳定性,这导致大量错配修复蛋白的丢失,特别是 MLH1 和 MSH2,而 PMS2 和 MSH6 的丢失不太常见。在 Muir-Torre 综合征中,最常丢失的蛋白质是 MSH2,MSH2 的丢失频率是 MLH1 的 10 倍[24]。MLH1、MSH2、PMS2 和 MSH6 的表达缺失可通过免疫组化方法证实[28,29]。然而,通过免疫组化法检测错配修复蛋白的表达,不应被视为 Muir-Torre 综合征的诊断性试验。应结合个人和家庭病史及种系遗传检测来确认诊断[30]。梅奥诊所提出了一个基于多

个参数的临床评分系统，包括首次出现皮脂腺肿瘤的年龄、皮脂腺肿瘤的数量，以及相关肿瘤的家族史和个人史，以帮助识别有风险的患者[31]。

临床特征

病史和临床表现

肿瘤通常为圆形、隆起、带或不带蒂(图 138.9)。直径通常<10 mm，但时间较长的皮损可能形成斑块或溃疡。偶尔肿瘤位置较深，呈囊性，颜色呈皮色或蜡黄色，表面可能呈乳突状。好发于面部或头皮，也可发生在眼睑。通常生长缓慢，但可能出现突然快速生长。面部黄色结节可能具有提示性，但与其他上皮性肿瘤，特别是基底细胞癌不易区分。显微镜下的诊断更为确定。还可能与皮角相关[6]。没有证据表明光线辐射或其他的致癌物是其病因。

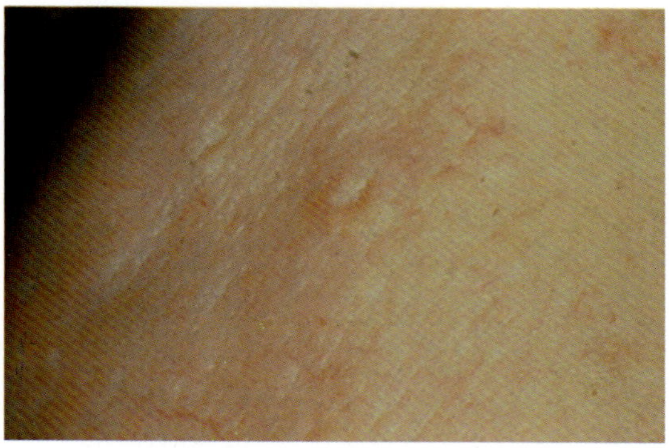

图 138.9 皮脂腺腺瘤。小的黄色丘疹

病程和预后

病变是良性的。局部复发的风险很低。

治疗

最好的治疗方法是手术切除。

向皮脂腺分化的浅表上皮瘤[1-4]

这是一种罕见的肿瘤，没有明确的临床特征，表现为成人面部或躯干的单发丘疹。偶尔，病变为多发。可能代表为毛囊漏斗部肿瘤，伴有皮脂腺分化。组织学特征包括多灶性呈盘状增生的基底样细胞，伴有局灶性皮脂腺分化，与表皮连接。除皮脂腺分化外，其组织学表现与毛囊漏斗部肿瘤相似。

皮脂腺癌[1-3]

定义

由向皮脂腺上皮分化的细胞组成的恶性肿瘤。

流行病学

发病率和患病率

据报道的该肿瘤的不同发病率，反映了不同病理医师对该病有不同的诊断标准。但是，该病仍然是罕见的，在所有皮肤恶性肿瘤中的比例不到 1%。有报道，该病发生于放射性皮炎[4]之后，或患者患有多种砷剂引起的皮肤癌。皮脂腺癌很少发生于皮脂腺痣[5]。过去曾报道多数皮脂腺瘤伴有高有丝分裂活性，被诊断为皮脂腺癌。

年龄

大多数病变发生在中老年人，尤其是老年人[6-14]。个别病例发生在儿童[15]。

性别

男性患病稍有偏多。

病理生理学

组织病理学

皮脂腺癌与皮脂腺瘤一样，存在命名的问题。基底细胞癌伴皮脂腺分化不包括在皮脂腺癌中。其基本特征是具有皮脂腺分化的细胞学证据。细胞中脂质球的比例及胞质空泡化的程度是不同的。未分化的细胞中等大小，核圆形、位于细胞中央，胞质嗜碱性，肿瘤细胞聚集在一起呈分叶状。分化皮脂腺细胞往往位于中央。此外，还有恶性肿瘤的细胞学特征和浸润生长模式的证据。不典型有丝分裂象常见。表皮的 Paget 样浸润很常见，尤其是发生于的眼部肿瘤[6]。组织化学可证实皮脂腺分化，如红油 O 染色，但它需要冰冻切片，这通常不易获得。通过免疫组化方法，用 EMA 标记可以证明皮脂腺细胞分化，但仅分化良好的皮脂腺细胞呈阳性。最近，亲脂蛋白和外周蛋白被用于免疫组化染色，有助于识别皮脂腺分化[16,17]。外周蛋白似乎比亲脂蛋白更具特异性，但是有透明细胞改变的原位癌除外，其肿瘤细胞通常外周蛋白呈阳性[17]。

遗传学

极少数的皮脂腺癌可能与 Muir-Torre 综合征相关(见第 142 章)[18,19]，后者主要与眼外皮脂腺癌相关，这些肿瘤发生在头颈部以外的部位[20]。

临床特征

病史和临床表现

肿瘤是单发的、坚实的，有时半透明，表面正常或轻微呈疣状。皮损呈是黄色或橙色。面部和头皮[21]是最常见的部位，尤其是眼睑(图 138.10)。病变过程非常缓慢，病变多年才能发展呈直径 5 cm 或更大肿瘤且一般不会发生转移。有些肿瘤生长迅速，早期有侵袭性，但转移不常见[22,23]。临床特征无特异，眼睑病变可能与睑板腺囊肿混淆。皮脂腺癌可发生在器官移植后的免疫抑制患者中，这些肿瘤与微卫星不稳定相关[18]。

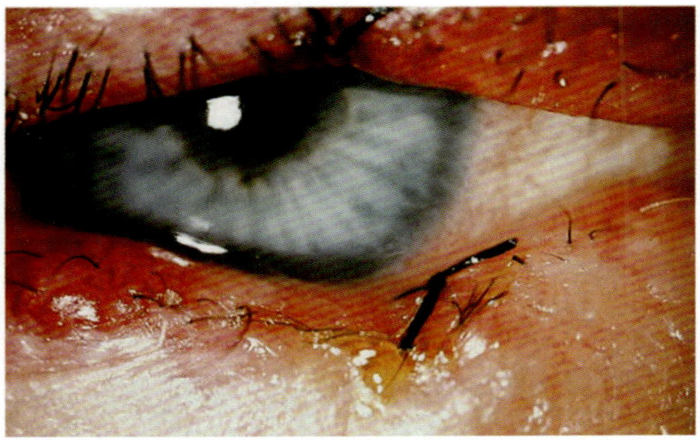

图 138.10 皮脂腺癌。眼睑溃疡性黄色病变

病程和预后

尽管眼睑部位肿瘤通常会有侵袭性[6-10,24]，但病变呈进行性侵袭性的情况并不常见。然而，有报道个别眼外病例有侵袭性改变，偶有转移扩散[25,26]。

治疗

需要完全手术切除[12,27]。有报道表明，Mohs 手术可取得良好效果，这可能是首选的治疗方法[28]。

大汗腺肿瘤[1]

大汗腺汗囊瘤[2]

定义和术语

大汗腺分泌部腺体囊性扩张引起的病变。尽管术语“大汗腺汗囊瘤”和“大汗腺囊腺瘤”已被用作同义词，并且两种病变的临床特征相同，但发现它们在组织学有许多不同(见下文)。

> 同义名
> • 大汗腺囊腺瘤

流行病学

发病率和患病率

皮肤病变并不少见，但最常见于眼科或外科诊所。

年龄

发生于成人，没有特定的年龄组。

性别

没有明显性别差异。

病理生理学

组织病理学[3-5]

真皮中大的囊腔。通常情况下，囊腔在固定之前被刺破并塌陷。囊腔内衬立方或高柱状大汗腺分泌细胞，具有断头分泌现象，外层为肌上皮细胞(图 138.11)。分泌细胞的乳头瘤样突起或实性的芽蕾状，使得囊肿内壁轮廓显得不光滑。分泌细胞可含有色素[6,7]，它既不是黑素也不是含铁血黄素。囊肿中的分泌物可以凝固，可用 PAS 染色。纤维间质分布有序。电子显微镜证实了细胞为大汗腺分泌部上皮[8]。被称为大汗腺囊腺瘤的病变，是增生性病变呈真正的乳头状突起(乳头内包括纤维性成分)。这些肿瘤可有局灶性细胞异型性和有丝分裂活性。基于大汗腺囊腺瘤的这些不典型特征，建议完全切除[9]，对肿瘤分类也基于此。

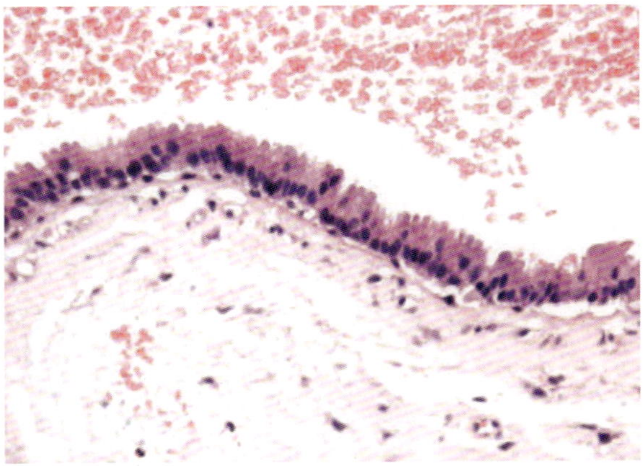

图 138.11 大汗腺汗囊瘤

囊腔由立方细胞排列而成，胞质呈粉红色，断头分泌。

临床特征

病史和临床表现[6,7,10,11]

病变是单发的，或偶尔多发，圆顶、境界清楚、半透明结节[12]。表面光滑，颜色从皮色到灰色或蓝黑色不等；囊肿部分可有色素改变[13]。最常见的部位是眼周，特别是眼角一侧(图 138.12)。在阴茎[1]、外阴[14]、嘴唇[15]、手指[16]和双侧腋窝多处病变[17]的病例也有报道。没有症状。囊肿体积逐渐增大，直径可能增大 10 mm 或更大。多发性皮损见于 Schöpf-Schulz-Passarge 综合征(一种外胚层发育不良综合征，以毛发稀少、牙发育不全、指甲营养不良、掌跖角化病和眼周大汗腺汗囊瘤为特征)[18]。病变必须与基底细胞癌相鉴别，基底细胞癌通常更坚实，表面更不规则，表面毛细血管扩张。皮损透明从而证实其囊性改变本质，当有色素存在时，囊性改变可用于该病与蓝痣及恶性黑素瘤的鉴别。

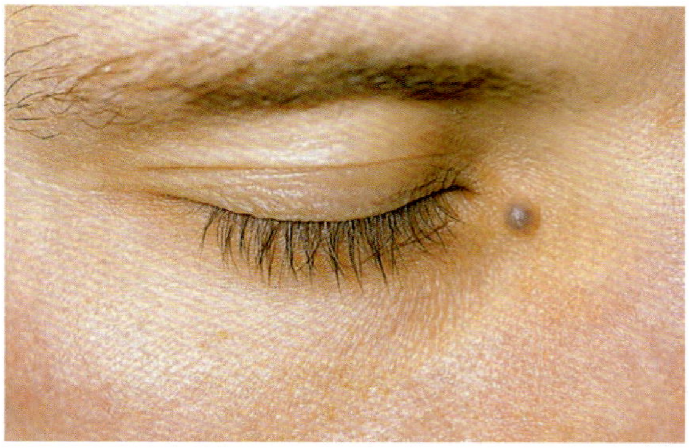

图 138.12 大汗腺汗囊瘤。右眼角内侧囊性半透明丘疹

病程和预后

良性病变。

治疗

通过手术切除可治愈，这通常也是诊断所需的。其他治疗与用于小汗腺汗囊瘤的治疗方式相同（见第 p. 138.21）。有报道用三氯乙酸成功治疗了多发性病变[19]。

乳头状汗管囊腺瘤[1,2]

定义和术语

一种显著增生性病变，常见于头皮上，与器官性痣（皮脂腺痣）有关，并向大汗腺分化[3]。

> **同义名**
> • 乳头状汗管囊腺瘤痣

流行病学[4-6]

发病率和患病率

此病并不少见。

年龄

这些病变可能在出生时或儿童时期出现[5]，但大多数都见于年轻人的面部和头皮上。

性别

没有性别差异。

病理生理学[7-9]

组织病理学

表皮表面乳头瘤样增生，并可看到囊性内陷。囊性结构内可见由双层柱状细胞排列于乳头状突起上，并且显示顶浆分泌（图 138.13）。其内的间质富含浆细胞[10]。偶尔可见皮脂腺分化[11]。大汗腺管状腺瘤的浅表病变（见下文），在组织学上可能与浅表的乳头状汗管囊腺瘤重叠[12]。

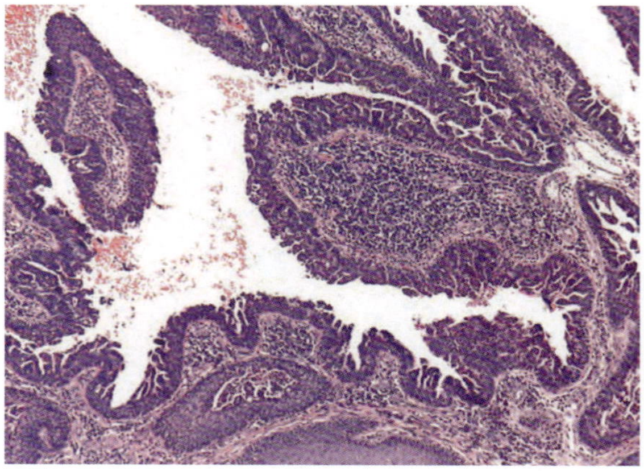

图 138.13 乳头状汗管囊腺瘤。有纤维血管间质的乳头状突起

遗传学

分子生物学研究已经确定了在染色体 9q22 上的杂合子丢失[13]，位于 *patched* 基因。

临床特征

病史和临床表现

青春期或其前后，在之前存在的器官样痣的基础上发生乳头瘤样增生。病变由多个疣状丘疹组成，有些皮损呈半透明且伴有色素沉着（图 138.14）。肿瘤可出现在其他部位[14]，包括外阴[15]、外耳[16]、小腿[17]、阴囊[18]和乳房[19]。

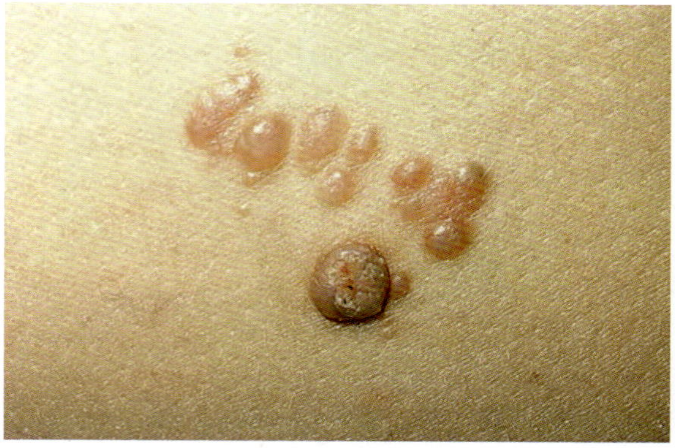

图 138.14 乳头状汗管囊腺瘤。丘疹性病变，表面糜烂

病程和预后

病变是良性的。偶尔，在先前存在的乳头状汗管囊腺瘤基础上，演变成基底细胞癌、鳞状细胞癌（包括疣状癌）[20]或导管癌[21]。原位癌[22]、侵袭性大汗腺癌[23,24]是罕见的。

第12部分

治疗

建议手术切除，以明确诊断和美容原因。

乳头状汗腺腺瘤

定义和术语

一种发生在成年女性肛门生殖器部位的皮肤肿瘤，似叶状乳头瘤，上覆大汗腺上皮。

> **同义名**
> - 乳头状汗腺瘤
> - 外阴乳腺腺瘤[1]

流行病学

发病率和患病率

这是一种不常见肿瘤，尽管它是最常见的良性外阴附属器肿瘤[2]。在一个大型受试者为白种人的研究中，75%的受试者年龄在 25—40 岁。外阴发生率是肛周发生率的 4 倍[3]。

年龄

中年人更常见。

性别

主要发生在女性。

病理生理学

组织病理学

肿瘤边界清楚，位于皮肤表面下方，通常是球形的，被周围的致密的结缔组织基质包绕。病变为呈细长叶状的结缔组织，上覆 1～2 层上皮样细胞，部分为腺体样结构（图 138.15）。上皮样细胞具有大汗腺来源的组化特征[4,5]。肿瘤起源于肛门生殖器乳腺样腺体[1,6]。偶尔可见皮脂腺分化[7]。有不同程度的有丝分裂，且有丝分裂较为常见。如果没有其他恶性肿瘤的特征，有丝分裂并不意味着恶性生物学行为[8]。罕见病例中，肿瘤与表皮相连，且组织病理与乳头状汗管囊腺瘤重叠[9]。

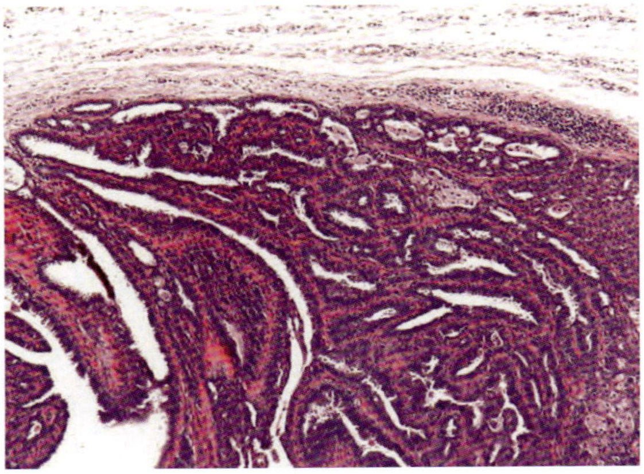

图 138.15 乳头状汗腺腺瘤。肿瘤境界清楚，腺体和乳头瘤样突起，显示大汗腺分化

临床特征

病史和临床表现[10-12]

患者通常因外阴或肛周区域肿块而就诊，皮损可能无症状，不常见的是皮损可能较为柔软或容易出血。肿瘤呈圆形，高出皮面，活动度好。触之坚实、柔软，甚至囊性。大小 1～40mm。最常见的发病部位是大阴唇，但也可能发生在外阴或肛周的任何部位，罕见地位于其他部位如眼睑[7,12]、鼻[13]、手臂[14]和胸部[15]。已有合并黑头粉刺痣的报道[16]。偶尔，上皮表面会溃烂，肿瘤外翻形成红棕色的乳头状肿块，这时可能被疑为恶性的表现[3]。肿瘤通常被误诊为囊肿、息肉、血管瘤或痔疮。较长病史和坚实的球形结构使得后三种诊断不太可能。

病程和预后

病变是良性的。恶性转化罕见[17,18]。

治疗

单纯手术切除可治愈。

乳头糜烂性腺瘤病[1-5]

定义和术语

是来源于乳头生乳导管的一种复杂良性肿瘤。

> **同义名**
> - 乳头良性乳头状瘤病
> - 乳头导管的红色乳头瘤病
> - 乳头部乳头腺瘤
> - 乳头下导管乳头状瘤病
> - 浅表乳头状腺瘤病

流行病学

这是一种罕见的肿瘤，主要发生在中年女性，也可以发生在任何年龄[6]，偶尔也可以发生于男性[7-9]。在报道的一个病例中，前列腺癌患者经过双侧睾丸切除术和并服用己烯雌酚治疗 10 年后出现的[10]。

病理生理学

组织病理学[1,4,11-14]

病变由管腺体组成，内层为柱状细胞，外层为立方肌上皮细胞。一个主要特征是浅层角质囊肿，内衬鳞状和柱状上皮，腔内充满角蛋白碎片和明确由柱状细胞分泌的嗜酸性物质。囊肿似乎复制乳头导管的末

第12部分

端部分。在一些表浅囊肿或导管内,可见异物巨细胞。

许多病例存在一定程度的管腔内生长(导管内乳头状瘤病)。从小乳头状上皮丛到充满实性上皮栓而几乎完全闭塞的管腔,可能有顶浆分泌。其上的表皮可出现棘层肥厚和角化过度。主要的组织病理学诊断是乳头糜烂性腺瘤病与汗腺肿瘤容易混淆,同样也很难与乳头状乳腺癌进行鉴别,免疫组织学技术可证实肌上皮细胞层[12,13]。

临床特征

病史和临床表现

临床表现多样。皮损初起为有血迹的或有浆液性分泌物,乳头可增大、糜烂、结痂或表现为湿疹样变。乳头上可有小结节,经前症状可能更严重。皮损常被误诊为 Paget 病或湿疹。通常是单侧发生,但也有双侧受累的报道[15,16],发生于副乳[17]也有报道。

治疗

手术切除是有疗效的,要么简单的局部切除,要么乳头部分或完全切除,这取决于肿瘤的大小[18]。有报道显示,冷冻手术[19]和 Mohs 手术[20]治疗可获成功。

大汗腺癌[1-3]

定义

恶性附属器癌显示出大汗腺分化的明显证据,大细胞具有丰富嗜伊红胞质和顶浆分泌。

流行病学

发病率和患病率

本病罕见。

年龄

患者中老年人。

性别

女性略多。

病理生理学

组织病理学

可见 3 种组织学模式:管状、管状乳头样和实性(图 138.16)。分化程度不同,在分化较差的肿瘤中,诊断往往较困难。有丝分裂象、局部浸润和核多形性均提示恶性病变。最明显的病理特征是顶浆分泌[1]。一些病例可见明显的 Paget 样播散,特别是那些生殖器皮损[4]。肿瘤细胞 GCDFP-15 呈阳性[5],且对雌激素、孕酮和雄激素受体阳性反应的比例高达 1/3[6]。最近有研究表明,由 adipophilin、ER、PR、HER2、细胞角蛋白 5/6 和 mammaglobin 的免疫组化可能有助于区分皮肤大汗腺癌和乳腺大汗腺癌,因为前者对这些标志物呈阳性反应,而后者则倾向于阴性[7]。一种组织学上独特的大汗腺癌类型被描述为筛状大汗腺癌[8]。该病被指定是恶性肿瘤令人惊讶,因为这种肿瘤很少显示细胞学异型性,有丝分裂少,且不容易复发,也没有转移的报道。

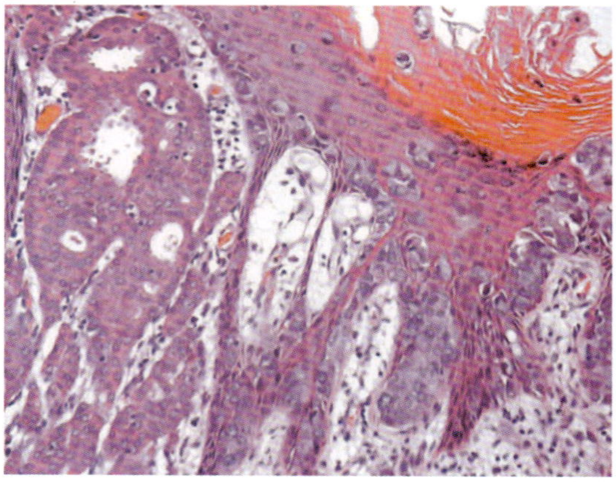

图 138.16 大汗腺癌
明显的顶浆分泌腺体,注意亲表皮性。

临床特征

病史和临床表现

病变主要来自头颈部,包括眼睑和外耳、外阴皮肤和腋窝[9]。基于形态学或免疫组化不可能将皮肤腋窝部位的大汗腺癌与直接扩散或侵入皮肤的乳腺浸润性大汗腺癌分开。因此,排除原发性乳腺肿瘤是很重要的。有些肿瘤发生在皮脂腺痣内[6,10]。肿瘤表现为结节,通常直径超过 1cm。极少的病例可能是双侧[11]。

病程和预后

已经发现,根据改良的乳腺癌 Bloom-Richardson 分级方法对肿瘤进行分级,对于预测预后非常有用[6]。3 级肿瘤患者的预后较差[6]。20%～30%的病例转移到区域淋巴结和内脏[6,12]。

治疗

需要广泛的切除和密切的随访。基于乳腺癌和大汗腺癌的相似之处,用药物如他莫昔芬[6]治疗这种高危肿瘤患者和类固醇受体阳性患者可能是有益的。

小汗腺错构瘤及小汗腺肿瘤

源自小汗腺的病变构成一大家族,是相对常见的一种附属器肿瘤。单纯性汗腺棘皮瘤、真皮导管瘤和小汗腺汗孔瘤形成一个相对同质的家族,均来源于小汗腺导管和汗孔。然而,有明确的大汗腺汗孔瘤的病例报道。小汗腺汗管纤维腺瘤可能也属于本小节。小汗腺腺瘤虽然密切相关,但具有分泌和导管分化的特征，这使得"acrospiroma 肢端汗管瘤"一词具有误导性，因此可能最好保留在一个单独的类别中。

汗腺的恶性肿瘤相对罕见，但重要的是要诊断。它们的形态学和生物学行为是可变的。

小汗腺血管瘤样痣[1-8]

定义和术语

小汗腺血管瘤样痣是一种罕见的疾病，常见于肢端皮肤。其典型的组织学特征是大量的小汗腺结构和毛细血管增生。

同义名

- 汗腺血管瘤

流行病学

在 77% 的病例中，这些病变出现在出生时或儿童时期，男女发病率相等[9]。

病理生理学

组织病理学

组织学上，病变表现在疏松纤维组织中，可见呈巢状结构的大的小汗腺腺体[2,3]和大量薄壁血管和淋巴管[4]。腺体和血管成分之间可能有非常密切的联系[5,6]。上覆的表皮可能为轻度棘层肥厚。其他成分，尤其是毛囊，也可能与小汗腺血管瘤复合物密切相关[7,8]。有些可见脂肪[9-11]或黏液沉积[3,12]。免疫组化染色与正常小汗腺结构[9]相似。

临床特征

大多数为孤立的，呈结节或斑块状，肉色或浅蓝色，呈血管瘤样外观。80% 发生在四肢[14]，尤其是手掌和足底，但也可以发生在足的其他部位、面部、颈部和躯干。偶尔会有多个病灶[1,14-17]。大多数在受压时会有疼痛[4,9,18]。已有报道指甲破坏伴有潜在骨溶解。有些人表现为多毛[15]和(或)多汗症[3]，但并非是全部的[19]。一般来说，它们是逐渐扩大的；有报道称，在怀孕和青春期期间有快速的增长[20]。一个非典型的 73 岁病例，臀部出现了疣状表现[21]。它们通常与其他异常无关，但在一个病例中伴有 Cowden 综合征[22]，另一个病例中伴有神经纤维瘤病。在另一份报道中报道了家族性的发病[17]。

治疗

疼痛的病灶需要切除，尤其是手掌或足底的病灶。通过深切除及全层移植[4]，或截肢[20]，已经取得了成功。脉冲染料激光仅对两例患者中的 1 例有帮助[24]。也有自行消退的报道[25]。

小汗腺汗囊瘤[1-7]

定义

一种由成熟变形的小汗腺单位产生的肿瘤，其分泌物使导管扩张。病变通常位于面部，通常是多发的。

流行病学

发病率和患病率

这是一个罕见的肿瘤。以前有报道称，在厨师等在高温下工作的人群中，这种情况更为常见。报道指出，病变通常是孤立的，位于眼睑附近，可鉴别小汗腺与大汗腺囊瘤[1]。目前根据病变数量，小汗腺汗囊瘤分为两类：Smith 型，较为常见，以单发为主；罕见的 Robinson 型，为多发[1,2]。

年龄

中年人通常会受到影响。可以发生在儿童[3]。

性别

主要发生在女性。

病理生理学

组织病理学[4-6]

一般特征是由 2 层细胞排列形成的单囊性结构或多囊性结构，病变位于真皮。内层细胞是柱状细胞，外层由细长的肌上皮细胞组成。在扩张明显的情况下，上皮细胞扁平。与大汗腺汗囊瘤的主要区别为大汗腺汗囊瘤的囊壁内层细胞中存在顶浆分泌。

临床特征

病史和临床表现[1]

病灶主要限于面颊和眼睑。它们是囊性的，通常是蓝色的，当皮肤暴露在高温下时，常常有增大的病史，在低温环境下，皮损可变平，甚至消退。阿托品也可引起囊肿消失[7]。病变可能是多发和色素沉着的[8]。另外，在 Graves 病治疗后出现多个小汗腺汗囊瘤[9]。

病程和预后

病变是良性的。

治疗

治疗可能包括外用阿托品或东莨菪碱，但通常由于不良反应而停止治疗[10]。电热干燥法、二氧化碳激光和脉冲染料激光已经取得很好的效果[11,12]。切除效果满意。

单纯性汗腺棘皮瘤[1-6]

定义

一种表皮内肿瘤，源自于小汗腺导管上皮，可认为是一种表皮内小汗腺汗孔瘤[2,3]。

流行病学

发病率和患病率

这是一种罕见的肿瘤。

年龄

主要发生在老年人。

性别

男女发病无差异。

病理生理学

组织病理学

正常表皮细胞内可见明显不连续的小圆形细胞形成的巢状结构。细胞比周围的角质形成细胞小，呈立方体，富含糖原和糖分解酶。病变可能与表皮内克隆性脂溢性角化病相混淆，证明了过去所谓的"Borst-Jadassohn 现象"[7]。这些病灶中的个别细胞较大，糖原含量较低。然而，必须观察到导管分化，才能做出诊断。在一项组织遗传学研究中，经典的汗孔瘤、单纯性汗腺棘皮瘤、真皮导管肿瘤和汗孔样汗腺腺瘤，这些肿瘤被证明来源于相同的组织起源。它们似乎起源于汗管棘的基底样角质形成细胞和表皮下部的末端汗管，因为这些肿瘤中的大多数为表达了K14 的汗孔样细胞、表达了 K10 阳性的细胞岛和 K77 阴性的大细胞。K77 的表达仅限于肿瘤内完整导管结构的管腔细胞[3]。

临床特征

病史和临床表现

单纯性汗腺棘皮瘤是一种疣状或环状斑块，具有角化过度，通常为褐色。它经常类似于扁平脂溢性角化病。溃疡或病灶升高提示真皮成分。从现有的少数报道来看，四肢似乎比头部或躯干更容易受累。

病程和预后

病变是良性的。据报道，单纯性汗腺棘皮瘤的恶性改变曾有报道为色素沉着和透明细胞变[8-12]。

治疗

为了明确诊断和治疗，建议切除。如果发生恶性病变，应扩大切除范围并进行随访。

小汗腺真皮导管瘤[1,2]

定义

一种位于真皮的小汗腺真皮导管的良性增生。

流行病学

发病率和患病率

这是一种非常罕见的肿瘤。

年龄

通常发生在老年人身上。

性别

好发于女性。

病理生理学

组织病理学

病理与单纯汗腺棘皮瘤相似，但肿瘤细胞巢位于真皮。细胞体积小，呈立方体，规则，PAS 染色明显。常见导管结构。在某些病例中可看到表皮内成分，明确此病变是小汗腺汗孔瘤谱的一部分。在某些情况下，存在明显的透明细胞变[3]。汗孔样小汗腺腺瘤被认为是汗孔瘤的变种，具有汗腺瘤（真皮实体和囊性巢），和汗孔瘤（汗孔样细胞和导管分化）重叠特征[4]。这种病变很可能是真皮导管肿瘤的一部分。与所有的汗孔样肿瘤一样，真皮导管肿瘤存在大汗腺和皮脂腺分化。

临床特征

病史和临床表现

临床表现为无明显特征的真皮结节，偶有疣状改变。

病程和预后

病变为良性的。

治疗

出于诊断和治疗目的，需要切除。

小汗腺汗孔瘤[1,2]

定义

来自表皮内小汗腺导管（终末导管）的肿瘤。传统上，所有的汗孔瘤都被认为是小汗腺来源。然而，许多病变可显示出大汗腺分化。

流行病学

发病率和患病率

肿瘤相对常见。

年龄

大多数患者为成人，儿童很少出现[3]。

性别

男女发病无差异。

病理生理学

组织病理学[4-6]

本病易诊断，一群较小的立方细胞，通常具有深染细胞核，与相邻的正常表皮角质形成细胞之间有明显的界线，向下延伸至真皮（图 138.17）。这些细胞与真皮导管肿瘤中的细胞相似[7]。然而，有报道强调，一些汗孔瘤可能表现为皮脂腺或大汗腺分化而来[8-10]，强调具有导管分化的附属器肿瘤，可能是小汗腺或大汗腺来源，因为这两种结构的导管是相同的。

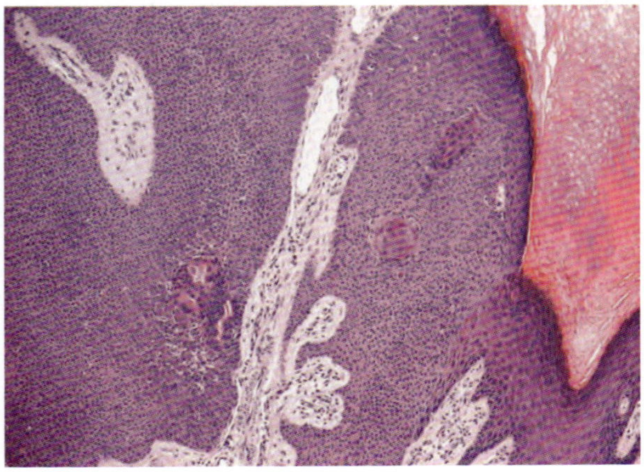

图 138.17 汗孔瘤

注意肿瘤与邻近表皮之间清晰的界限。

临床特征

病史和临床表现[1-19]

这种病变是临床上容易诊断的附件肿瘤之一。这些病变大部分发生在手掌和足底（图 138.18），而其他皮肤附属器肿瘤往往集中在头部和颈部。然而，其解剖学分布范围很广，而且已经得到证明。

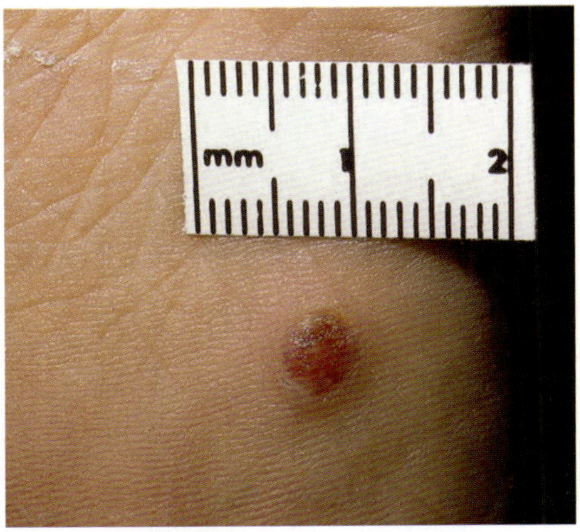

图 138.18 汗孔瘤

红色光泽的表面，经常误诊为化脓性肉芽肿。

颈部和躯干区域为常见部位。湿润的外生病变，呈粉红色或红色，直径可达 1～2cm。偶尔的病变色素沉着，在皮肤镜下看起来类似于色素沉着的基底细胞癌[20,21]。特殊的汗孔瘤可发生在皮脂腺痣[22]，在妊娠期[23]、蕈样肉芽肿的电子束治疗后[18]、放疗后[18]和烧伤部位[24]，呈快速生长。在多汗性外胚层发育不良及淋巴组织增生性疾病史患者中[25,26]，放疗后和妊娠期[27,28]，都报道过多发性汗孔瘤（汗孔瘤病）。

病程和预后

病变是良性的。多达 18%的病例有恶性变化（见汗孔癌）。

治疗

良性小汗腺汗孔瘤的治疗方法是手术切除。

小汗腺汗管纤维腺瘤[1]

定义和术语

这是一个不常见的小汗腺导管分化肿瘤。

> **同义名**
> • 顶端汗管痣

流行病学

发病率和患病率

这是一个非常罕见的肿瘤。到目前为止，英国文献的报道还不到 80 篇[2]。

年龄

虽然发病年龄因临床亚型不同而不同，但大多数情况下在老年人中出现。

性别

男女发病无差异。

病理生理学

组织病理学

目前尚不清楚该病本质是增生性改变、错构瘤还是肿瘤。该病可能是一系列临床病变，而不需在意本质上区分[3]。组织学上，上皮细胞呈网状从表皮向下延伸，在表皮下形成网状结构。条索上覆的表皮细胞小的细胞组成的护膜，可分化出导管结构。网状结构包被纤维血管间质中。与基底细胞癌不同，没有栅栏状排列[4,5]。透明细胞变有时占主导地位[6]。

临床特征

病史和临床表现

五个临床亚型。

- Ⅰ型：多发，伴外胚层发育不良。
- Ⅱ型：多发，无其他皮肤特征。
- Ⅲ型：单侧线状型（痣样）。
- Ⅳ型：孤立型肿瘤[7]。

第12部分

• Ⅴ型：反应型[8]。

可能表现为一个孤立的，在手臂或腿上的疣状的结节，特别是在远端。病变可能是反应性的，表现为多种刺激导致的增生，或者呈现为单个病变的肿瘤。不常见的表现包括斑块和多个病变[9]，偶尔也会出现线性分布[7]。与鳞状细胞癌和汗孔癌共存的情况很少被描述[10,11]，也很少出现在皮脂腺痣内[12]。小汗腺汗管纤维腺瘤样增生可见于其他肿瘤、溃疡愈合、血液淤滞、大疱病后的修复过程、麻风病患者皮肤、口周皮肤、烧伤瘢痕及与外胚层发育不良相关的皮肤[13-19]。在活检中，体积小的肿瘤增生可能与小汗腺汗管纤维腺瘤相混淆。

病程和预后

病变是良性的。但恶性转化已经有描述[4]。

治疗

单纯切除是治疗的首选。

汗管瘤[1-3]

定义和术语

一种良性皮肤肿瘤，由汗管构成，通常是多发的。

> 同义名
> • 发疹性汗腺瘤
> • 汗管囊腺瘤
> • 汗腺腺瘤

流行病学

发病率和患病率

这是一种比较常见的疾病。

年龄

最有可能出现在青春期，并且在成年期间可能会出现进一步的增大、增多。不具有遗传性。

性别

更常见于女性。

病理生理学

组织病理学[4,5]

病灶在光镜下具有典型的结构模式。真皮上半部分可见卷曲的囊状导管的集合。管壁是由双层似汗腺导管但更扁平细胞排列而成。腔内含无定形物质。一个典型的特征是像尾巴样状的细胞条索从导管的一侧突向基质，与蝌蚪或逗号相似（图 138.19）。偶有明显的透明细胞变[6,7]。导管可能被包被在与毛囊错构瘤相似的纤维化的基质中，但在大多数情况下，导管较窄，细胞较少。

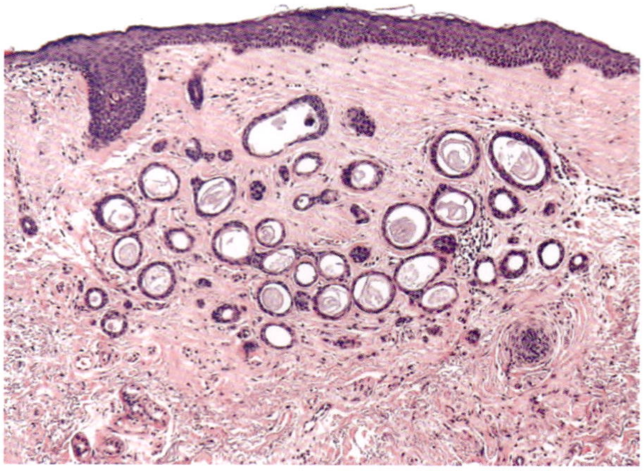

图 138.19 Syringoma。典型的导管结构，蝌蚪外观

临床特征

病史和临床表现

表现为独立的丘疹，呈皮肤颜色，淡黄色或淡紫色，但有时出现半透明和囊性。表面可能是圆的或扁平，外形可不规则。表面破损后有清澈液体流出。大小从 1mm 到 5mm 不等，但大多数<3mm。罕见的情况下，线性痣样分布[8]，特殊病变与脱发有关[9]。有时可表现为粟丘疹样，在这些病例中，组织学可见许多囊性扩张的结构[10,11]。在大多数情况下，肿瘤是多发的，而且它们的分布往往是对称的。胸部、面部和颈部是主要受累部位。当累及面颊时，可发生在眼睑上（图 138.20）。发疹性汗管瘤更容易发生在颈部、胸部、腹部、耻骨部位，而在臀部则比较少见[12,13]。好发于女性外阴和不太常见的阴茎汗管瘤也有被报道[14-17]。在唐氏综合征患者中，汗管瘤的发生率高[18,19]，而且可能会突然暴发（图 138.21）。家族病例很少发生[20]。发生于肢端多发的汗管瘤，可能是日晒引起的[21]。在乳腺癌放射治疗过程中也报道了多发性汗管瘤[22]。放射治疗结束后病灶消退。汗管瘤最容易与面部的毛发上皮

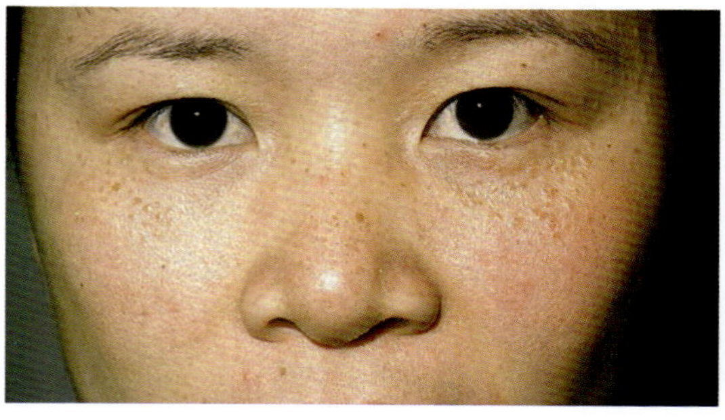

图 138.20 上面颊区域多发性汗管瘤

第12部分

瘤混淆。汗管瘤往往更小，相对不浅，表面更平，均匀地分布在面颊和眼睑上，不好发于鼻唇沟。没有家族史。眼睑上的皮损可能被误诊为睑黄瘤，但缺乏橙色改变。躯干部位上的发疹易被误诊为是播散性环状肉芽肿。

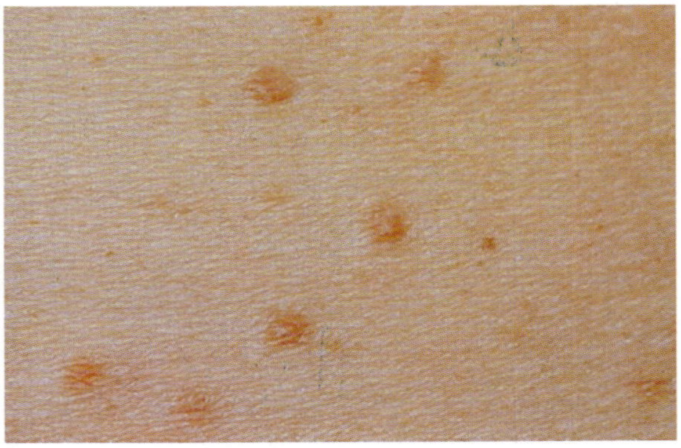

图 138.21　发疹性汗管瘤
躯干和四肢常可见多发的小的褐色或红色病变。

病程和预后

良性。

治疗

治疗的主要目的是为了美观。可运用电热疗法破坏病变以达到美容效果。用二氧化碳激光治疗可能导致复发。

管状乳头状腺瘤[1-4]

定义和术语

乳头状小汗腺腺瘤是否与管状大汗腺瘤为同一实体瘤仍存在争议[2]。这个问题还没有解决，但似乎大多数肿瘤可能是大汗腺的，这可以从毛囊和皮脂腺分化[3]的实例中得到证实。真正的小汗腺病变是不常见的，往往出现在那些在正常情况下没有大汗腺的部位，如四肢[4]。

> 同义名
> • 乳头状小汗腺腺瘤

流行病学[1]

发病率和患病率

这是一种罕见的病变。已报道的病例不足 50 例。

年龄

年龄范围很广。

性别

好发于女性。

病理生理学

组织病理学

病变位于真皮中下层，由导管结构组成，并呈乳头状突起。这些导管结构可能为小汗腺或大汗腺分化（断头分泌）。扩张的导管形成一个复杂的蜂窝状结构。腔内填充有嗜酸性无定形物质，其具有耐淀粉酶，PAS 阳性和阿尔辛蓝阳性。最主要与侵袭性肢端乳头状腺癌鉴别，而后者具有更具浸润性的生长模式，表现出细胞核和胞质多形性，以及大量的有丝分裂。

临床特征

病史和临床表现

这个罕见的疾病是 1977 年首次描述的[1]。通常以无明显特征，深色皮肤的四肢上[5]，一个缓慢生长的单发结节。

病程和预后

病变是良性的。一般不复发[1]。

治疗

单纯切除是治疗的首选。

小汗腺或大汗腺/毛囊肿瘤

近年来，许多附属器肿瘤，过去被认为是唯一由小汗腺导管分化的，却往往是由大汗腺导管分化而来。由于大汗腺和毛囊皮脂腺之间的密切关系，这些肿瘤也可能显示局灶性滤泡，甚至皮脂腺分化的证据[1,2]。有可能显示大汗腺导管分化的肿瘤种类数量继续增多，甚至包括罕见的由大汗腺分化的汗孔瘤。

汗腺瘤[1]

定义和术语

一种相对罕见的起源于汗腺的肿瘤。虽然传统上认为肿瘤表现出小汗腺的分化，但现在认为肿瘤可以表现出小汗腺或大汗腺分化[2]。事实上，现在认为大汗腺腺瘤更常见[3]。

> 同义名
> • 结节囊性汗腺腺瘤
> • 透明细胞汗腺瘤
> • 肢端螺旋瘤

流行病学

发病率和患病率[4]

这是一种相对少见的肿瘤。

年龄

主要见于成人。儿童病变是非常罕见的[5]。

性别

女性中比在男性中更常见。

病理生理学[6-9]

组织病理学[6-9]

肿瘤可能与表皮相连。形成小叶状的境界清楚的团块，由 2 种类型细胞组成——多角形细胞，其糖原含量可使细胞质呈淡染；另一种细胞，细长的，较暗和较小的细胞，分布在周边。通常情况下，肿瘤不含有胞质透明的细胞，因此“透明细胞汗腺瘤”这个名称具有误导性。在导管样腔内层或裂隙内衬立方体或柱状细胞。在与表皮相连的病例，部分显示汗孔瘤特征。可见局灶性鳞状细胞分化[10]，偶见黏液细胞。后者常见于伴有大汗腺分化的病变。这些病变被认为是不典型的汗腺瘤[11]。少数肿瘤具有令人担忧的特征，但不符合恶性肿瘤的标准。恶变非常罕见，诊断依赖于对之前存在的良性成分的识别[12-15]。这种肿瘤的特点是深部延伸，浸润性生长模式，坏死，大量的细胞学异型性和增加的有丝分裂活性[11]。

临床特征

病史和临床表现

肿瘤为质地坚硬的结节，大小 5～30mm，附着于表皮，可增厚或形成溃疡(图 138.22)。生长缓慢，可能有浆液样物质排出。病变通常是孤立的，最容易发生在头皮、面部、前躯干和四肢近端。当肿瘤附着在表皮上时，临床可考虑本病，特别是有分泌物排出物病史。溃疡表现可能与基底细胞癌相似。如皮损没有特异性，临床无法做出诊断。

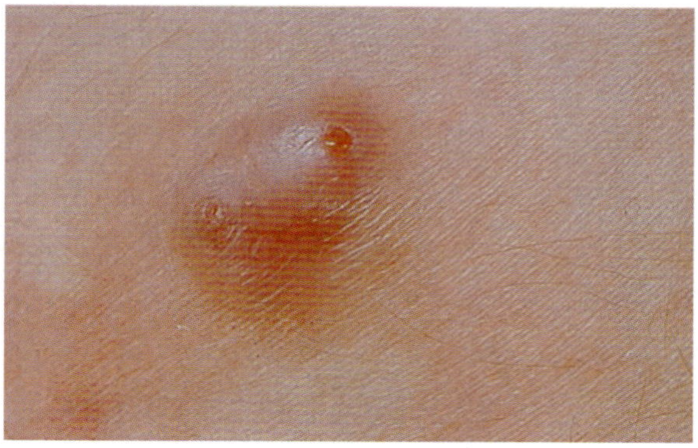

图 138.22 汗腺瘤。红棕色不规则丘疹

病程和预后

良性病变，局部复发较少见[16]。在组织学上良性的肿瘤中，可出现淋巴浸润和区域淋巴结转移。但报道的病例数太少，随访也较局限[17]，因此这些报道未提及预后。不典型的汗腺瘤有局部复发的趋势，但没有转移潜能[11]。恶性小汗腺腺瘤可发生转移。

治疗

手术切除可治愈良性病变。对于病理组织表现为良性但有淋巴浸润或淋巴结转移的病变，建议长期随访，并应该进行疾病分期。

圆柱瘤[1-3]

定义和术语

传统上被认为属于汗腺谱系，具有特征组织学的一种皮肤肿瘤(见后文)，通常表现为头皮的结节或肿瘤。

同义名

- 头巾瘤
- Spiegler 汗腺谱肿瘤

流行病学

发病率和患病率

这是一种罕见的肿瘤。通常具有家族性，常染色体显性基因遗传[4,5]。据报道，放疗后头部脱发部位也可能出现。

年龄

发病通常发生在成年早期，但可能发生在儿童或青少年时期。

性别

女性发生率高于男性。

病理生理学

遗传学

该病具有家族性，在染色体 16q12-13 上发现了抑制基因(cylindroma-tosis gene，圆柱瘤凋亡基因 *CYLD*)，其缺失与圆柱瘤的发生有关[6-8]。体细胞突变也在散发病例中被发现。这个基因的缺失导致坏死因子 β(NF-β)活化，这是一种具有抗细胞凋亡作用的转录因子[7]。通过对 Brooke-Spiegler 综合征、多家族性毛发上皮瘤和家族性圆柱瘤的基因突变的遗传研究和鉴定，认为这三种疾病具有相同的遗传基础，是同一疾病的不同表型[9]。最近有研究表明，良性多发性真皮圆柱状瘤表达 *MYB-NFIB* 基因融合[10]，该基因也在乳腺、头颈部腺样囊性癌中表达。在 *CYLD*

缺陷肿瘤中，从圆柱瘤向螺旋腺瘤的转变与 *DKK2* 表达的降低有关。

组织病理学[12-18]

肿瘤有一个圆形的轮廓，由紧密排列的马赛克状团块（“拼图”形状）和厚透明基底膜包裹的细胞柱组成。较薄条带状间质（图 138.23）将肿瘤小叶彼此分开。细胞分为两种类型：一种是大而淡染；另一种小而深染。小细胞往往位于团块周边，周围包绕着导管样结构或肿瘤小叶内的大量透明物质。圆柱瘤与螺旋腺瘤具有免疫组化相似性，二者可能有重叠[19,20]。恶变非常罕见，特殊情况下，可能出现肉瘤成分[21-23]。

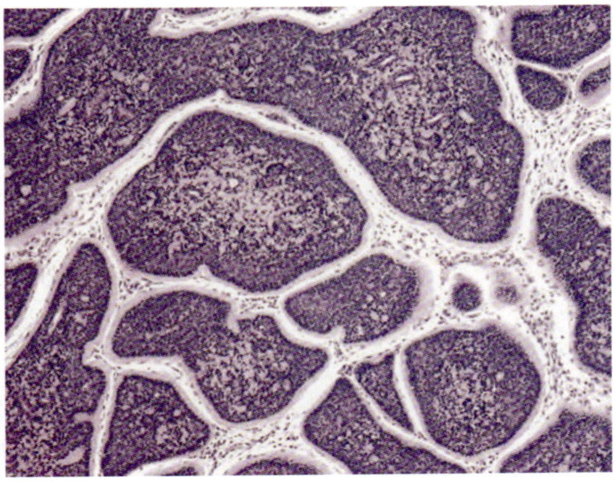

图 138.23 圆柱瘤

肿瘤小叶有厚的基底膜，并构成典型的拼图状结构。

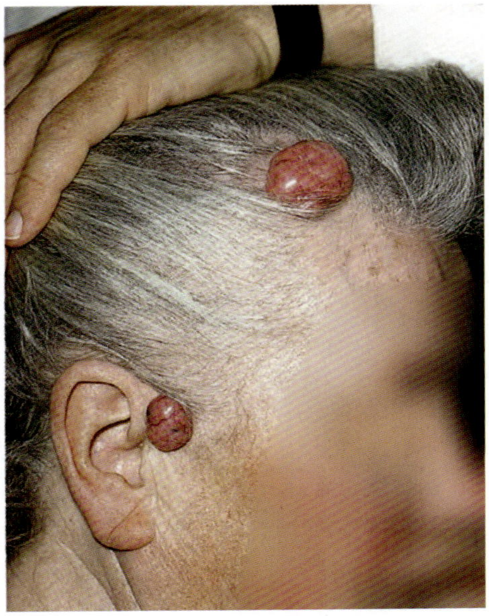

图 138.24 一位老年女性的头上的两个大圆柱瘤

临床特征

病史和临床表现

肿瘤可多发，表面光滑，质地坚硬，颜色从粉红色到红色，通常有蒂（图 138.24）。

圆柱状瘤的生长速度很慢，当达到一定的大小时，会停止生长。有些肿瘤直径可达 5cm 或更大，但大多数肿瘤较小。偶有疼痛。最常见的部位是头皮和邻近的皮肤。头皮上带蒂的肿瘤几乎没有毛发，但位于真皮的小结节，其上的毛发几乎没有脱落。多发性肿瘤在文献报道较多，但在外科活检中发现单发病灶并不少见。一部分病变发生在远离头皮边缘面部和颈部；在不到 10%的病例中，位于躯干和四肢。罕见的病灶可能发生在乳房或与 Brooke-Spiegler 综合征有关。多发的病例中，新生肿瘤会在数年内出现。在一些患者中，可能混合有毛发上皮瘤，可能是单独存在的肿瘤，可能混杂在同一肿瘤中。这可以从圆柱瘤和滤泡性肿瘤相关的综合征中得出明确的证据，即圆柱瘤更可能与大汗腺相关而不是与小汗腺相关。头皮上的类型会与多种肿瘤混淆，其中最容易与毛鞘囊肿相混淆，毛鞘囊肿相对更光滑、活动性更好。如果肿瘤体积较小很难诊断，如果是孤立的，必须与毛发上皮瘤、脂囊瘤或基底细胞癌区别。如果大的、带蒂的且为分叶性皮损，诊断比较容易。

病程和预后

病变表现为良性。恶性转化非常罕见。

治疗

治疗可以选择手术。头皮广泛受累可能需要扩大切除，甚至整个区域的移植。外用水杨酸治疗多发性圆柱瘤有一定疗效[24]。

螺旋腺瘤[1,2]

定义和术语

汗腺谱系的良性肿瘤，通常是单发的，并通过其组织学来区分（见后文）。

同义名

• 小汗腺螺旋腺瘤

流行病学

发病率和患病率

相对少见，家族性少见（见圆柱瘤）。

年龄

主要出现在年轻人中。

性别

男女发病率相同。

病理生理学

遗传学

具有螺旋腺瘤特征的病变可能是Brooke-Spiegler综合征的一部分[3]。螺旋腺瘤常与圆柱瘤重叠，这为它们属于同一谱系的理论提供了支持（见圆柱瘤）[4]。

组织病理学[5,6]

肿瘤呈小叶状，有2种细胞类型构成的小叶（图138.25）。核大淡染的细胞位于细胞团块中心，小的深染细胞分布在细胞团块周边。可见小管状结构或囊性腔隙和薄壁扩张的血管[7,8]。小叶被致密的结缔组织包围，其内包含透明小体。陈旧肿瘤的退行性改变通常很明显。出血和退行性变导致的缺血性坏死往往使组织学特征模糊不清，只有病灶区域显示典型的螺旋腺瘤特征（图138.26）。具有退行性改变的陈旧肿瘤往往很大。可发生恶变，通常出现在长期存在的肿瘤中[9-14]；但仍可见圆柱瘤和螺旋体瘤的特征[10]。通常观察到残留的螺旋腺瘤良性成分后，才能做出恶性螺旋腺瘤的诊断。罕见的肿瘤具有肉瘤成分[15]。四种常见的螺旋腺瘤模式已被报道[16]：先前存在的良性螺旋腺瘤导致的恶性肿瘤、圆柱瘤和螺旋腺-圆柱状瘤，p53高表达的螺旋腺瘤四种，但由于其在明显恶性肿瘤中的可能为阴性表达[17]，因此其应用受到限制。

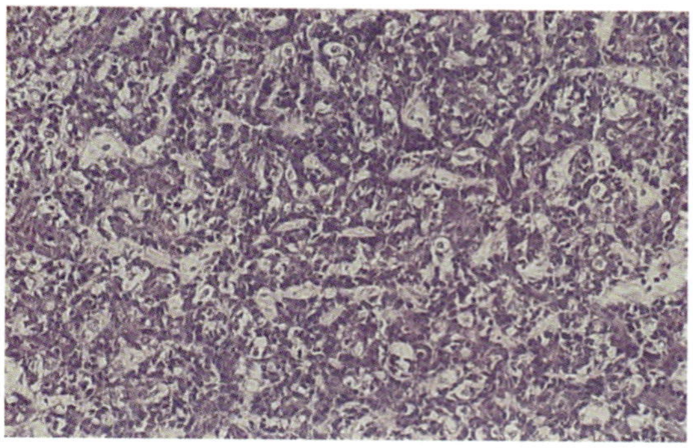

图138.25 小汗腺螺旋腺瘤。导管结构和混合的淡染和深染细胞

临床特征

病史和临床表现[18,19]

通常为单发，伴疼痛，一个直径3～50mm的圆形蓝色皮下结节[18]。位于躯干和近端肢体。罕见部位包括外阴、乳房和外耳。先天性肿瘤是罕见的，在一个病例中，病变沿着面部的Blaschko线[20]。也可以看到线性或带状分布的多发肿瘤[21,22]，很少肿瘤发生在皮脂腺痣[23]。此外，螺旋腺瘤与毛囊肿瘤有一定重叠，证明是一种大汗腺分化。如果肿瘤质地坚硬，深蓝色和半球形，临床上需要和其他皮下肿瘤和囊肿鉴别。

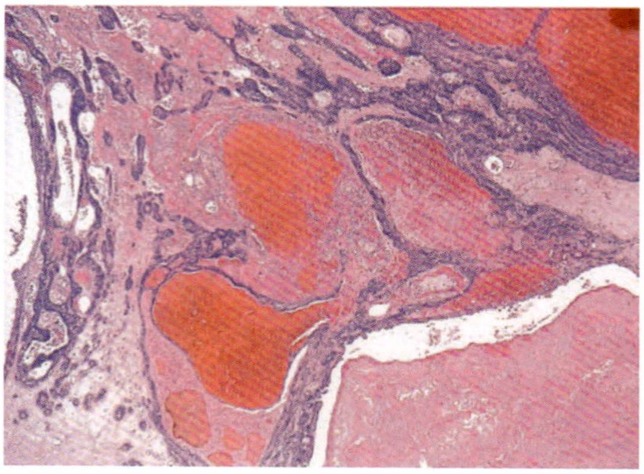

图138.26 小汗腺螺旋腺瘤

伴或不伴缺血性坏死的大量出血可能导致临床快速增长。只有很小区域的残留螺旋腺瘤存在。

病程和预后

良性病变，但局部很少复发。恶性肿瘤可能会转移，但因本病很少见，而且报道往往倾向于具有侵袭性行为的病例，因此很难确定这些肿瘤的侵袭性。

治疗

该病可能会复发，所以应彻底手术切除。

皮肤混合瘤[1]

定义和术语

虽然传统上认为该肿瘤来源于小汗腺，但大部分肿瘤有毛囊皮脂腺-大汗腺结构，只有少数肿瘤是真正的小汗腺来源[2]。

> 同义名
> • 软骨样汗管瘤

流行病学

年龄

多见于中年男性。儿童病变少见[3]。

性别

男女发病无差异。

病理生理学

组织病理学[4]

位于真皮/皮下组织的大的多叶状肿瘤。肿瘤小叶由纤维间隔分开。所有肿瘤均可见不同程度的黏液样、透明样变性或软骨样间质。上皮成分组成巢状或条索状结构，胞质呈粉红色，细胞核为泡状核，核仁不明显。无细胞异型性，有时可见有丝分裂。可见管状结构和导管分化。上皮细胞可表现出不同类型的上皮化生和分化，包括鳞状和黏液上皮化生、胞质透明变及柱状和嗜酸性变[2]。具有浆细胞样外观的较大肿瘤细胞提示肌上皮分化。肌上皮细胞可出现呈梭形细胞、玻璃样变、透明样变和胶原小球增生[2]。导管结构通常有外层的扁平肌上皮细胞。免疫组化研究显示，角蛋白阳性，S100 和平滑肌肌动蛋白局灶阳性，证实了肌上皮分化。大汗腺（图 138.27）和滤泡分化的区域常被鉴别出来[5,6]。具有滤泡分化的肿瘤常表现出大量角化囊肿，提示漏斗状分化。当存在细胞角蛋白 CK20 阳性有助于鉴定默克尔细胞，可证实毛囊分化[7]。胞质阿尔辛蓝呈阳性，提示硫酸软骨素和透明质酸的存在。还可看到局灶性钙化，成熟脂肪和骨形成[2,8]。从这一描述可以清楚地看出，混合肿瘤中所有不同的细胞成分，包括上皮、肌上皮和间质成分，可表现出广泛的分化和化生，这使组织学诊断困难，并可能导致误诊[2]。由肌上皮细胞组成的肿瘤被认为是肌上皮瘤[9]。在一些混合肿瘤的病例中，可见局灶性结构和细胞学异型性，但这似乎并不意味着具有很强的侵袭性[10]。

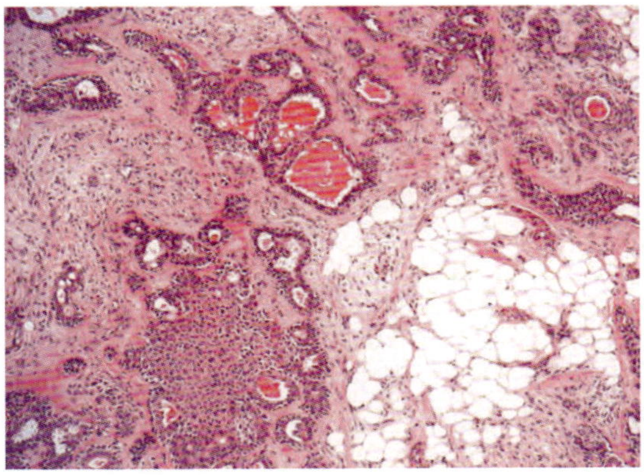

图 138.27　大汗腺混合瘤

注意大汗腺周围黏液样/透明样基质和脂肪化生。

临床特征

病史和临床表现[1]

这种肿瘤好发于头部和颈部，然后是躯干和四肢，一个孤立的结节。皮损常为大结节，有时直径可达 5～10cm。

病程和预后

病变为良性，少见局部复发。恶性软骨样汗孔瘤已被报道，包括罕见的转移病例[11-20]。

治疗

建议局部切除。如果怀疑有恶性肿瘤，需要扩大切除和随访。

皮肤肌上皮瘤

定义和术语

一种主要由肌上皮细胞组成的肿瘤。肌上皮肿瘤包括皮肤混合性肿瘤、皮肤肌上皮瘤和肌上皮癌。

同义名

- 外胚间充质软骨黏液样肿瘤
- 副脊索瘤

流行病学[1-11]

发病率和患病率

并不常见。

年龄

年龄范围很广。

性别

皮肤肌上皮瘤以男性为主。

病理生理学

遗传学

皮肤肌上皮瘤的一个亚群包含一个 *EWSR*-1 皮瘤基因重排[10]。最近也有报道，一个重要的上皮成分 *PLAG*1 在混合肿瘤中有基因重排[11]。

组织病理学[1-12]

皮肤肌上皮瘤具有广泛的组织学特征。局限真皮内。表皮增生，呈衣领样外观。合胞体皮肤肌上皮瘤是最常见的一种变异型，由上皮样细胞或核淡染的组织细胞样细胞构成，边界不清，伴有少量间质。可观察到局灶性的黏液样间质或脂肪细胞分化。只有少数皮肤肌上皮瘤表现出与软组织相同的外观，具有分叶状结构、巢状或小梁状，富含黏液样基质，梭状细胞或浆细胞样细胞。至少中度到重度异型性被认为是唯一可靠的恶性标准。免疫组化染色皮肤肌上皮瘤对 S100 蛋白和 EMA 均有免疫反应。胶质纤维酸性蛋白（GFAP）在大多数病例中呈阳性。钙调蛋白和平滑肌抗体（SMA）可能为阳性。角蛋白表达通常是不存在的，尽管有报道称 MNF116 呈点状阳性[12]。AE1/AE3 可能为阳性。

临床特征

病史和临床表现

虽然可累及任何位置，皮肤肌上皮瘤通常表现为长期存在、四肢无症状的结节。通常很小，大小为

0.5～3cm。

病程和预后

大约有20%的皮肤肌上皮瘤存在局部复发。有少见的区域淋巴结转移，但无不良的临床结果。相反，上皮癌具有很高的转移性疾病和高死亡率，临床病程为侵袭性。

治疗

建议完全切除。

汗腺癌，包括大汗腺导管癌/毛囊癌

这些病变可分为两大类。第一类为在先前存在的良性肿瘤，如汗腺瘤、混合瘤、螺旋腺瘤、圆柱瘤和小汗腺汗孔瘤中发生恶变的情况。小汗腺汗孔瘤是最常见的出现恶变的肿瘤[1,2]。在大多数附属器肿瘤中，除了恶性小汗腺汗孔瘤，诊断通常需要鉴别良性成分。尽管有明确的细胞学证据证实为恶性肿瘤，但皮肤附属器恶性肿瘤的生物学行为通常是相对良性的，局部复发反而比皮肤转移更常见。

第二种癌症是由一开始就发展为癌的病变组成的。原发性小汗腺癌包括微囊肿附属器癌、小汗腺管状上皮癌（许多人认为是微囊肿附属器癌的一部分）、侵袭性肢端乳头状腺癌、黏液癌和腺样囊性癌。皮肤淋巴上皮瘤样癌也包括在内。

小汗腺癌

恶性小汗腺汗孔瘤[1,2]

定义和术语

一种恶性肿瘤，起源于表皮内的小汗腺导管。在多达18%的病例中，肿瘤起源于先前存在的良性小汗腺汗孔瘤[3]。

> 同义名
> • 汗孔癌

流行病学

发病率和患病率[4-7]

相对常见的恶性肿瘤（占皮肤肿瘤的0.01%～0.005%）。

年龄

病变出现在老年患者中，平均年龄为73岁。

性别

好发于女性。

病理生理学

组织病理学[3,8-10]

肿瘤表现为不同程度的与表皮相连，可能存在先前的良性小汗腺汗孔瘤的结构。原位病变偶尔可见[3,11]。肿瘤以小细胞组成巢和小叶，而非基底样细胞，浸润真皮和皮下组织，没有栅栏状排列。导管分化是诊断的必要条件。使用免疫组化染色检测癌胚抗原（CEA）和EMA可以证明这一点。PAS染色也可以使用，但只能突出分化良好的肿瘤中护膜样结构的导管。粉刺样坏死是常见的。可见透明细胞变和鳞状细胞分化，在某些情况下，鳞状细胞分化明显，因此难以确定肿瘤是代表具有导管分化的鳞状细胞癌还是具有鳞状分化的汗孔癌[12]。在罕见的病例中可以看到肉瘤样改变[13]。

预后不良的因素有大量的有丝分裂象，淋巴血管侵犯，肿瘤深度＞7mm，明显浸润且边界不可推动[3]。

临床特征

病史和临床表现

皮损可为内生的溃疡，多见于下肢（44%）。肿瘤可生长巨大，并长期存在。少数患者表现为多发病灶，尚不清楚该现象是否是向表皮转移还是原发性多发损害[1,3,14]。一例特殊病例出现在瘢痕中[15]，另一例病灶转移与暴露于有毒气体中有关[16]。一儿童病例[17]是由汗孔瘤发展而来的肿瘤。色素变异型表现可以模仿黑素瘤[18]。

病程和预后

17%的病例出现局部复发，19%的患者发生局部淋巴结转移，11%的患者发生全身转移[3]。93例病例显示，该病的转移能力可能比以前认为的要低[3,19]。在小规模的12个案例中，一半转移至局部淋巴结[20]。淋巴结转移患者的死亡率为67%。远处转移罕见[21]。

治疗

需要扩大切除和随访。Mohs显微外科手术在明显的浸润性生长模式的患者中有效[22]。

鳞状小汗腺导管癌[1-3]

定义

一种非常罕见的恶性肿瘤，可能被低估，表现为双重分化，既有小汗腺导管性又有鳞状上皮性。

流行病学

发病率和患病率

一种罕见的肿瘤。

年龄

大多数患者都是老年人。

性别

男性好发。

病理生理学

组织病理学

肿瘤与表皮相连，巢状和条索状非典型细胞团分布在结缔组织增生的基质中。鳞状细胞分化常发生在接近表面的区域，而导管分化发生在肿瘤的深部。有丝分裂象多，对周围神经有一定的浸润。

临床特征

肿瘤表现为结节或斑块。

病程和预后

肿瘤有局部复发可能。转移性播散少见。

治疗

建议扩大切除和随访。

肢端乳头状汗腺癌

定义和术语

一种发生在手足的罕见肿瘤，局部复发和转移的风险很高。既往文献报道了良性、侵袭性肢端乳头状腺瘤和癌[1,2]，但由于缺乏病理诊断或预后鉴别特征，这类病变均应视为癌。

> 同义名
> • 侵袭性肢端乳头状腺癌

流行病学

发病率和患病率

罕见的肿瘤[3]。

年龄

年龄范围很广，平均年龄为 43 岁。年龄在 20 岁以下的患者很少[3,4]。

性别

男女都会发生。

病理生理学

组织病理学[1,2,5]

在低倍显微镜下可见明显的囊性病变，并有乳头状突起突向囊腔。有导管状和管泡状结构。有局灶性坏死，核深染，核分裂象多。在某些情况下，管状结构较多，乳头状突起可能不那么明显。组织学特征不能准确预测生物学行为，因为低分化的肿瘤也可能转移[2]。肿瘤可能侵袭周围的软组织和血管，破坏骨骼。

临床特征

病史和临床表现

病变表现为一个在手指、足趾、手掌或足底的无症状结节，临床表现无特征。延误诊断是常见的[1,2,5,6]。皮损与纤维角皮瘤[7]或甲沟炎相似[8]。

病程和预后

局部和经转移扩散的复发率都很高[1,2,9,10]。尽管有转移性疾病，但转移发生的延迟和病程延长[3]是肯定的。

治疗

建议进行扩大切除，甚至截肢并长期随访。可进行前哨淋巴结活检[11]。

小汗腺癌或大汗腺癌/毛囊癌

恶性圆柱瘤[1-5]

定义和术语

一种罕见的肿瘤，通常由之前存在的良性圆柱瘤发展而来。

> 同义名
> • 圆柱腺癌

流行病学

发病率和患病率

罕见的肿瘤[6]。到目前为止，报道的病例不到 40 例。

年龄

出现在 50—70 岁[7]。

性别

无明显差异，但是女性发病率稍高。

病理生理学

遗传学

已有恶性圆柱瘤的报道，主要发生在家族性的病例中[1,2]（见圆柱瘤）。

组织病理学

具有圆柱瘤的特征性结构，表现为较深的小的深嗜碱性细胞被嗜酸性基底膜包绕[3-6]。此外，还有明显的核异型性、不同细胞大小和浸润生长模式。有丝分裂象，包括正常和异常的。特殊情况下，可以看到肉瘤成分[8]。

临床特征

病史和临床表现

肿瘤生长为大结节，通常在头皮，很少在外耳[8]。可能是圆柱瘤或头巾瘤进展而来。

病程和预后

局部具有侵袭性并经常转移[5]。

治疗

需要扩大切除和随访。

汗腺癌

定义和术语

恶性肿瘤传统上被认为显示小汗腺分化和由之前存在的小汗腺腺瘤发展而来。

> 同义名
> • 恶性汗腺瘤
> • 恶性肢端汗腺瘤

流行病学

发病率和患病率

非常罕见的。

年龄

在老年人中最常见，但在儿童中也有报道[1-4]。

性别

男女发病无差异。

病理生理学

遗传学

罕见的汗腺癌表现为 t(11;19)易位。其次还有 *Her2/neu* 基因的扩增。尽管 p53 蛋白在免疫组化中高表达[5]，但 *TP*53 突变频率较低。

组织病理学

在某些病例中存在大量富含糖原的透明细胞，但其他病例的表现类似于基底细胞癌[6-10]。可能存在局灶性坏死，不同程度的有丝分裂象。鳞状分化明显[11]。肿瘤细胞通常 EMA、CEA、S100、GCDFP-15、角蛋白混合物 AE1/AE3 和 CK5/6[12] 呈阳性。肿瘤可以是小汗腺也可以是大汗腺。

临床特征

病史和临床表现

皮损通常为面部、手部或足部的红色溃疡性孤立结节。

病程和预后

该病可能局部复发或转移。具有侵袭性，可发生肺转移。预后很差[13]。

治疗

建议扩大切除。Mohs 手术已成功应用于足部病变[14]。随访是必不可少的[15]。前哨淋巴结活检可用于证实早期转移性疾病[16]。有一例淋巴结转移伴 *Her2/neu* 基因扩增[17] 的病例被报道采用曲妥珠单抗治疗。辅助放疗和化疗的治疗效果尚不明确[13]。

螺旋腺癌[1]

定义和术语

一种由之前的螺旋腺瘤发展而来的罕见的肿瘤。

> 同义名
> • 恶性螺旋腺瘤

流行病学

发病率和患病率

非常罕见。

年龄

通常发生在 70—80 岁，一例儿童罹患该病曾被报道[2]。

性别

男女发病相同。

病理生理学

遗传学

已报道存在 *TP*53 基因突变[3]。

组织病理学[4-6]

该病变通常出现在良性螺旋腺瘤中。坏死、高的核分裂计数、双细胞的缺失、无 T 淋巴细胞浸润，浸润性生长模式通常提示有恶变倾向。

临床特征

病史和临床表现

已存在的结节突然增大是最常见的临床表现[1]。一篇对 12 例患者的研究报告显示，最常见的部位是躯干、四肢，而头部和颈部较少见[4]。

病程和预后

据报道，高达 20%的肿瘤发生转移[4-7]。

治疗

需要切除和随访。辅助化疗对生存率没有影响[8]。

微囊肿附属器癌

> 同义名
> • 硬化性/汗腺导管癌
> • 恶性汗管瘤

流行病学[1-4]

发病率和患病率

相对少见。

年龄

年龄范围很广，但年轻和中年患者更容易受累。

性别

男女的发病率相同。

病理生理学

遗传学

对一例微囊肿附属器癌的细胞遗传学分析发现6q(23-25)染色体缺失[5]。

组织病理学[6,7]

在硬化的结缔组织增生的基质中可见灶性上皮细胞条索,可伴不同程度的导管分化[2-4]。许多病例中可见角囊肿,也可能发生毛囊和皮脂分化(图138.28)[6-9]。在浅表的区域可以出现类似于汗管瘤、结缔组织增生性毛发上皮瘤,甚至在某些病例中出现类似于侵袭性基底细胞癌的结构。因此,如果过于浅表的活检组织,不易诊断。因为明确的诊断线索是明显的浸润性生长模式及神经周浸润。免疫组化在微囊肿附属器癌的组织学诊断中应用价值有限。通常认为,微囊肿附属器癌中 BerEP4 呈阴性表达[10],这有助于区分浸润性基底细胞癌,后者呈阳性表达。但与最近的一项研究相矛盾,38%的微囊肿附属器癌中 BerEP4 呈阳性表达[11]。结缔组织增生性毛发上皮瘤和微囊肿附属器癌中 CK15 和 BerEP4 均呈阳性表达,而 CK15 在浸润性基底细胞癌中呈阴性,所以 CK15 可以用来鉴别微囊肿附属器癌和基底细胞癌[11,12]。

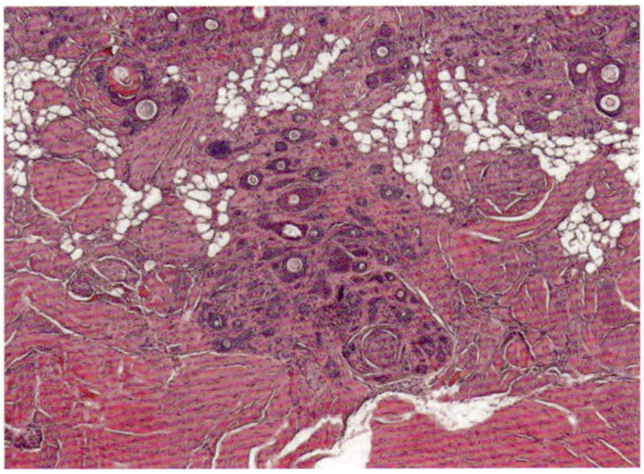

图 138.28 微囊肿附属器癌

具有浸润性生长模式的条状和巢状的上皮样细胞团。

临床特征

病史和临床表现

肿瘤好发于面中部,通常表现为不明显、略高或略低于皮肤的硬化斑块或上唇区结节[1-4]。躯干很少发生。如果病变没有得到及时治疗,或局部复发,可能导致神经侵犯,出现疼痛或烧灼感。在接受全身免疫抑制治疗和既往放疗的部位均有发生[13-15]。很少发生在皮脂腺痣的基础上[16]。多发肿瘤少见[17]。

病程和预后[18-20]

转移非常罕见,但广泛的局部复发是主要问题。局部复发率很高(高达 40%)。骨受累很少见。肿瘤很少会由于神经侵犯而扩散到大脑。

治疗

该肿瘤重要的问题是神经侵犯常见,因此建议在显微镜控制下手术切除。Mohs 手术被推荐为首选手术方法[21]。扩大切除联合辅助放射治疗可能效果更佳[22]。

管状小汗腺癌[1-4]

> **同义名**
> - 基底细胞癌伴小汗腺分化
> - 汗管样小汗腺癌

流行病学

发病率和患病率

Freeman 和 Winkelmann 于 1969 年首次提出该病是一种具有小汗腺分化的基底细胞肿瘤[3]。但不同的是,一些学者认为这是微囊肿附属器癌的一部分[1,2]。目前世界已报道的病例不到 50 例[5]。此病变与良性汗管瘤及真皮圆柱瘤有相似之处。汗管样小汗腺癌是文献中应用最多的一个术语。

年龄

好发于中年人。

性别

女性好发。

病理生理学

组织病理学

肿瘤由致密基质和线状或簇集状分布的小卵圆形深染嗜碱性细胞组成。细胞形态异常,核质比高,可见有丝分裂。常累及真皮下层延伸到皮下脂肪。细胞岛周围包绕有 PAS 阳性膜。除了蝌蚪样结构和腺体分化,还可以出现鳞状和筛状生长模式[6]。

临床特征

病史和临床表现

迄今已报道的病例中 2/3 发生于头皮,为非特异性大结节,有时表现为溃疡。因病变部位位于真皮深层,常伴有疼痛。

病程和预后

反复局部复发常见。有一例局部淋巴结转移的病例报道。

治疗

局部广泛切除。密切随访。

黏液癌

定义

是来源于大汗腺的分泌黏蛋白癌，非常罕见，90%以上发生于头颈部。此病与乳腺的黏液癌非常相似[1]。

流行病学[2-7]

发病率和患病率

罕见肿瘤。

年龄

老年人好发。偶发于年轻人。

性别

男性患病率较女性高。

病理生理学

组织病理学

病变位置较深，瘤体由不同程度异型性细胞簇集而成，胞质呈粉红。中央的细胞较苍白，被深染呈栅栏状排列的细胞包绕。肿瘤细胞之间可见较宽的纤维间隔，细胞和间隔均被黏蛋白隔开（图138.29）[8,9]。黏液可以被耐淀粉酶PAS和酸性阿辛蓝（pH 2.5）染色阳性。本病难与转移到乳腺的胃肠黏液癌相鉴别。许多原发性皮肤黏液癌，有证据表明相邻腺体有原位成分，这可以确认肿瘤原发于皮肤[1,10]。发生于躯干的肿瘤通常起源于乳腺，而伴有坏死常意味着由胃肠道转移而来[1]。

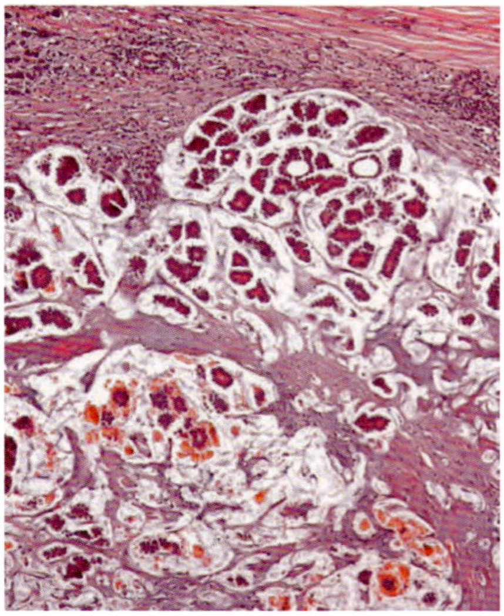

图 138.29 黏液癌
肿瘤细胞巢被黏蛋白湖包围。

临床特征

病史和临床表现

最常见的临床表现是发生于眶周的灰色结节[2-6]。肿瘤很少双侧分布[11]。与来源于胃和乳腺等更常见部位的黏液癌转移至皮肤所致的继发性黏液沉积相鉴别至关重要[12]。原发性皮肤肿瘤和转移肿瘤的鉴别非常困难，必须依据一些组织学特征（见后文），临床病理联系和其他检查来排除内脏肿瘤。在鉴别转移性黏液性乳腺癌时，对雌激素和黄体酮受体进行染色无鉴别意义，因为原发性皮肤黏液癌通常对这些标志物呈阳性表达[13]。

病程和预后

广泛转移和骨浸润非常罕见[14,15]。局部复发很常见，复发后转移到区域淋巴结的风险增加。

治疗

推荐 Mohs 显微外科手术，进行局部扩大切除术[16-18]。

产生内分泌黏蛋白的汗腺癌[1-8]

定义

产生内分泌黏蛋白的汗腺癌是一种罕见的低级别汗腺癌，被认为是黏液癌的早期病变。

流行病学

发病率和患病率

非常罕见。迄今已报道的病例不到30例。

年龄

多见于中老年患者。

性别

该病好发于女性。

病理生理学

组织病理学[1-8]

组织学上，这是一种边界清楚的多结节性肿瘤，实性或囊性结节，囊内常见乳头状或偶见筛状结构，由均匀一致伴轻度不典型的小上皮细胞组成，这些小上皮细胞胞质染色呈轻度嗜酸或嗜碱，核染色质呈点状，核仁不明显。通常在胞质和细胞外可见黏液存在。有丝分裂活性较低。免疫组化表达至少有一种神经内分泌标记物（突触素或嗜铬素）和其他非特异性神经内分泌分化标记物（如CD57和神经元特异性烯醇化酶）。肿瘤的上皮标志物呈阳性，低分子细胞角蛋白、上皮膜抗原和CK7，但CK20通常呈阴性。雌激素受体和孕激素受体均有表达。S100蛋白为阴性。p63或其他肌上皮标记物的免疫组化染色可以显示原位癌的区域，可以与转移癌进行鉴别诊断。

临床特征

病史和表现

肿瘤通常表现为缓慢生长的囊肿或结节，多位于下眼睑，很少出现在上眼睑。发生在面部的肿瘤也有报道[2]。临床上，肿瘤外观类似于囊肿、基底细胞癌或睑板腺囊肿。

病程和预后

一种低度恶性肿瘤，局部复发罕见，目前为止未见远处转移报道。

治疗

建议完全切除并密切随访。

腺样囊性癌[1-4]

定义和术语

1975 年，首次认识到本病是一种罕见的皮肤附属器肿瘤。腺样囊性癌常发生于唾液腺，在诊断为原发性腺样囊性癌之前，应该排除其他肿瘤直接蔓延或转移而来的[4]。

> 同义名
> • 原发性皮肤腺囊性癌

流行病学[5-9]

发病率和患病率

发病率低。

年龄

常发于在中年人及老年人。

性别

男女患病率相同。

病理生理学

组织病理学[6,10-12]

病理表现为大量轻度或无异型性细胞团块，排列呈明显的腺样或筛状结构。囊腔充满黏液，可用阿辛蓝(pH 2.5)染色。病变通常累及真皮深层，并可延伸至皮下组织。偶见实性变性。许多肿瘤在局部可见肌上皮分化。神经侵犯很常见，但比原发性涎腺腺样囊性癌少见[6]。

临床特征

病史与临床表现[1,2]

病变多为头颈部的非特异性结节，偶有疼痛。疼痛是由周围神经受累引起，疼痛罕见。肿瘤很少发生在阴囊等皮肤的其他部位[3]。腺样囊性癌患者发生淋巴造血肿瘤和甲状腺癌[9]的风险较高。

病程和预后

5 年生存率高达 96%[9]。局部复发很常见，转移到肺部和区域淋巴结的少见[9,13-16]。在切除原发肿瘤数年后，有转移到肺部的报道[17]。原位骨浸润也有报道。

治疗

进行病变组织的局部广泛切除及 Mohs 手术均是较好的治疗选择[18]。

其他肿瘤

肛门生殖器乳腺样腺体肿瘤

多年来，人们一直认为许多与女性乳腺肿瘤特征相同的生殖器肿瘤，也来源于沿乳线分布的异位乳腺组织。然而，van der Putte 否定了这个理论，因为乳腺组织不超出腋窝-胸肌区域[1]。他认为存在一组独特的乳腺样生殖腺，它们与真正的乳腺、小汗腺和大汗腺具有相同的特征，并且大多数生殖腺肿瘤都是起源于此[1,2]。包括汗腺囊瘤、乳头状汗腺腺瘤、乳房外 Paget 病及乳腺组织中的纤维腺瘤、叶状囊肉瘤和腺癌等肿瘤[3-7]。

乳房 Paget 病[1]

定义

由于肿瘤细胞侵入表皮引起乳头和乳晕出现进行性向周围扩大的鳞屑或痂壳，肿瘤细胞常源自乳腺导管内癌。目前有观点认为，Paget 病起源于大汗腺导管上皮细胞。

流行病学

发病率和患病率[2]

与乳腺癌发病率相比[3,4]，乳房 Paget 病是一种少见病。发生率不到乳腺癌的 3%。已发表的病例表明，该病在撒克逊人更为常见。虽然乳腺癌的发病率在上升，但是在过去的几十年里，美国 Paget 病的发病率下降了 45%[5]。同样，与原位导管浸润癌相关的 Paget 疾病发生率也降低了[5]。

年龄

40 岁前罕见发病，在 50—60 岁最常见。

性别

好发于女性，男性患者少见[6]。

病理生理学

遗传学

根据文献报道，在 Paget 病中 *NY-BY-1* 或 *pRb* 表达缺失。在乳房和乳房外 Paget 病中 *ras* p21 过表达[7,8]。

组织病理学[9-11]

表皮增厚伴有乳头瘤样增生,乳头间嵴增大,角化过度或角化不全(图 138.30)。在表皮内,特征性的 Paget 细胞分散在棘细胞之间。Paget 细胞数量多少不一,当数量较多时,表皮生发层可被破坏,表皮变硬。真皮上部有慢性炎症反应。在疾病发展后期阶段,表皮可发生萎缩或炎症细胞浸润。在扫描显微镜下,需与浅表扩散性恶性黑素瘤相鉴别。Paget 细胞胞质丰富而淡染,与相邻正常角质形成细胞无细胞间桥。细胞及胞核呈圆形,胞核呈囊泡状,深染,核质比高。胞质对耐淀粉酶的 PAS 染色阳性,提示有中性黏多糖存在,这支持 Paget 细胞来源于腺体的观点[12]。CEA 抗体染色也呈阳性[13,14]。这些细胞单个或成簇状分布于棘细胞之间,其模式类似于浅表播散型黑素瘤。Paget 细胞也可见于附属器导管中,因此无法确定这些细胞是从这些导管迁移到表皮,还是从表皮向下侵入导管。如果存在潜在的乳腺癌,并不总是出现在活组织检查中,因为它可能是深层次的。仔细检查切除后的乳房组织可能会发现导管内癌,有时瘤体非常小,常位于最远端,有时位于末端导管中。并且常常出现在导管的两层上皮细胞之间。细胞可在导管内聚集至导管扩张,并向两个方向扩散。常累及多个导管。晚期,癌变得具有侵袭性并出现典型乳腺癌的临床表现。病理诊断最困难的是如何区分 Paget 病和恶性黑素瘤,后者很少发生于乳头[15,16]。Paget 病细胞为 CEA 阳性,EMA 阳性,Cam 5.2 阳性,黑素瘤细胞为黑素细胞标记物阳性[15,16]。S100 虽然在绝大多数黑素瘤中是阳性的,但在 Paget 病中也有一定比例阳性,故 S100 蛋白抗体阳性无鉴别意义。肿瘤细胞中嗜黑素细胞的缺失,和中性黏多糖的存在(PAS 阳性)有助于鉴别。

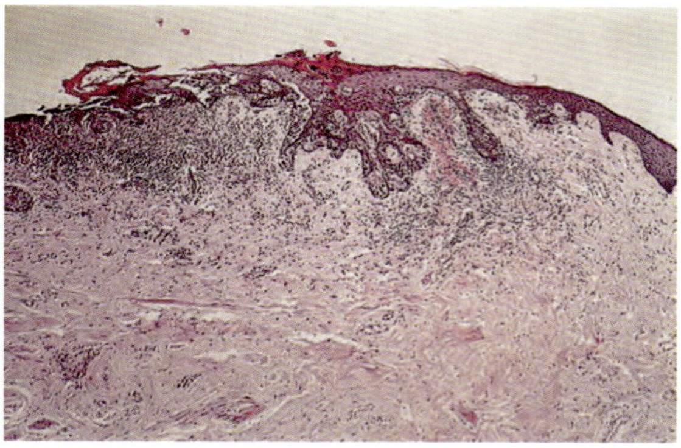

图 138.30 乳房 Paget 病病理
注意表皮有大的多形性细胞。

Paget 病的组织来源尚不清楚。目前的观点是,Paget 病的大多数病例是由侵袭性乳腺导管癌或深部乳腺原位导管癌引起的。在少数病例中也有发现无潜在原发或侵袭性癌发生的[17]。

临床特征

病史和临床表现[18,19]

早期变化可能很小,乳头上有一小块结痂的、间断性湿润的皮损,在衣服上常遗留褐色斑点,或有瘙痒、刺痛、灼烧感。少见的是,乳头有浆液性或血性分泌物,或乳房中发现肿块(图 138.31)。表面持续变化并逐渐扩散,形成湿疹样外观。乳头、乳晕和后期乳房皮肤呈红色潮湿斑片或痂(图 138.32)。皮损边界清,可以和乳晕分界非常清楚。皮损边缘略微隆起,形态不规则。如果去除痂皮,基底呈潮红、发亮或增生性外观。瘙痒为主要症状,在已有病灶中可能会出现表皮脱落。部分表皮破溃。乳头缩回,并且可扪及皮损远处乳房表面或深部的肿块。当触不到肿块时,皮损很少会增大,但在能检查到肿块的病例中,有一半以上会增大。有时不仅局限于乳房皮肤,还会扩散到胸壁。一例特殊报道患者乳头和乳晕出现同侧发疹性的脂溢性角化病(Leser-Trélat 征)[21]。

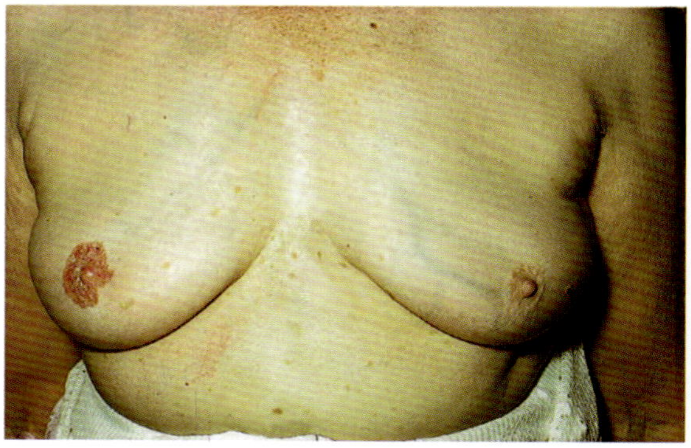

图 138.31 乳头 Paget 病
远观临床显示单侧病变。

主要与乳头湿疹相鉴别。湿疹通常是双侧的,病程反复,在局部治疗后得到改善,在有炎症时迅速发展。湿疹皮疹不会表现为圆形边境清楚的隆起,且缺乏 Paget 病的表面硬度。遇到可疑病例,需要活检。Bowen 病和浅表基底细胞癌也可能产生类似的临床表现。它们都不好发于乳头,组织学上进行鉴别。在临床鉴别诊断中银屑病和乳头糜烂性腺瘤病也需要考虑,再次活检以获得病理明确诊断。

病程和预后

皮肤变化的速度很慢,患者常在发病一年或更长时间后就诊。预后不良因素与侵袭性病变和查体时

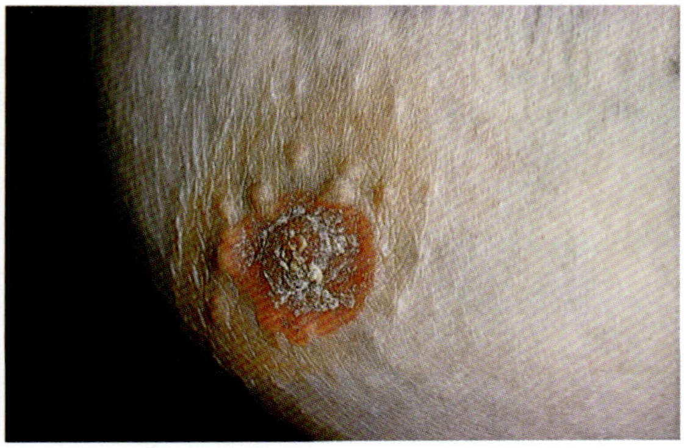

图 138.32 乳头 Paget 病
近看显示红斑和病灶边界清楚。

可触及明显肿块有关[22]。

治疗[23]

所有患者都应行乳房 X 线检查或超声波检查，以确定乳房深层是否存在病变，这有助于确定手术范围。对于乳腺癌应该进行手术。在没有潜在乳腺癌证据的患者，倾向于选择非手术治疗[24,25]。最近的一项研究证实了可根据是否存在侵入性成分，决定是否进行放疗的保乳治疗。在有侵袭性因素的情况下应进行前哨淋巴结活检[19]。手术范围应包括整个乳头-乳晕复合体[19]。

乳房外 Paget 病[1]（见第 112 章）

定义

在临床和组织学上类似于 Paget 病，表现为边界清楚的斑块，但发生于外阴、肛门、生殖器和腋窝等富含大汗腺的部位。目前有争议的是，这种疾病在存在其他恶性肿瘤的基础上发生的发病率，以及在原位表皮或大汗腺导管组织中的发病率，产生了原发性和继发性乳房外 Paget 病的两个不同概念[2]。

流行病学

发病率和患病率

这是一种罕见病。目前的观点认为，在约 75% 的病例中，乳房外 Paget 病呈原发性表皮内肿瘤，可能起源于大汗腺导管细胞或角质形成细胞干细胞。也有人认为这种疾病可能来自 Toker 细胞[3]。在剩下的 25% 的病例中，发现了潜在的皮肤腺癌。这些病例称为继发性 Paget 病。

年龄

常发生于 50 岁后。

性别

好发于女性。

病理生理学

遗传学

比较基因组杂交研究表明，在乳房外 Paget 病病例中，最常见的变化是染色体 Xcent-q21 和 19 处的扩增及染色体 10q24-qter 处的丢失[4]。

组织病理学

表皮的变化与 Paget 病基本相似。细胞对酸性和中性黏多糖染色呈阳性。它们可能含有黑素颗粒。免疫组化显示细胞对 CEA 和 Cam-5.2 及其他低分子量角蛋白如 CK7 和 CK8/18 呈阳性[5]。GCDFP-15 是大汗腺上皮的标记物[6]，常在原发性外阴或肛周 Paget 疾病中强阳性。细胞角蛋白 20 在原发性病例中通常为阴性，在与胃肠肿瘤相关的病变中往往为阳性。Apomucin 的表达可能有助于确定乳房外 Paget 病的起源[7]。外阴、阴茎及阴囊乳房外 Paget 病通常为 MUC1 阳性、MUC2 阴性和 MUC5AC 阳性。相比之下，乳房 Paget 病通常为 MUC5AC 阴性，而与直肠腺癌相关的肛周病变 MUC2 呈阳性，MUC1 和 MUC5AC 呈不同程度的阳性。具有大汗腺癌的外阴病变 MUC5AC 倾向于阴性。

临床特征

病史和临床表现

与乳房 Paget 病有许多共同特征。表现为边界清楚粉红或红色斑块，圆形，边缘稍隆起。表面附有鳞屑，可能会出现灰色结痂，去除痂壳后为糜烂面。瘙痒为主要临床表现，可存在表皮剥脱或苔藓样变。不同程度的色素改变，增加了乳房外 Paget 病和浅表扩散性黑素瘤之间的病理鉴别的难度。部分病例存在白斑。部位不同，皮损表现不同。最常见的部位是外阴[8-10]（图 138.33），其次是肛周区域，男性较女性好发，阴囊、阴茎和腋窝也可发生[11,12]。早期症状，特别是外阴病变，表现为瘙痒和灼热，因病变持续存在并扩散。常被误诊为湿疹，局部治疗后可能引起刺激。当两个因素都存在时，阴唇的黏膜表面通常比皮肤更鲜红，这种变化可能会扩散到大腿、耻骨和阴道口。有时表面呈乳头瘤状。肛门周围病变可向上延伸至肛管。阴囊的病变扩散到大腿或阴茎。偶有乳房外 Paget 病出现在眼睑或耳。尽管皮损边界清楚，予以局部治疗，但仍可不断地发展。最终，受累的区域增厚，并向下浸润形成溃疡。部分可能出现淋巴结或远处转移。虽然大多数原发性疾病是由汗腺腺癌引起，但仍需检查是否合并有其他腺癌，尤其是宫颈和直肠腺癌。与湿疹、间擦疹和外阴瘙痒症的鉴别诊断是依据病变逐渐发展，缺乏对局部抗感染药的反应，同时皮损边界清楚。Bowen 病通常较隆起和表面呈疣状，而浅表性基底细胞癌有一个线状边缘。与黏膜白斑或黏膜表面 Bowen 病鉴别困难，需活检加以鉴别。与乳房 Paget 病一样，浅表扩散性黑素瘤是一种重要的病理鉴别诊断。

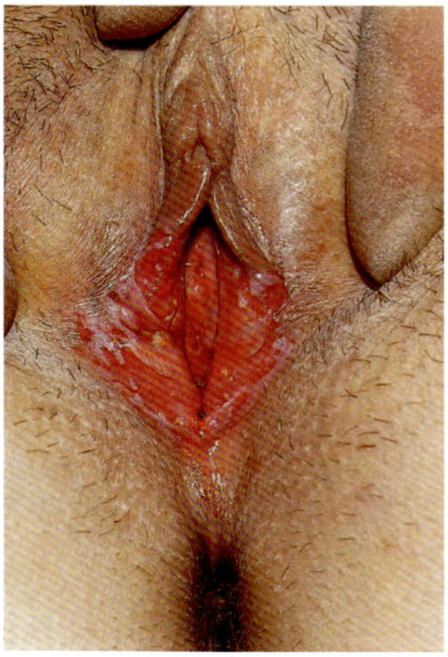

图 138.33 外阴的乳房外 Paget 病显示炎性的湿疹样表现

病程和预后

即使是在扩大切除的情况下，局部复发亦常见[13]。预后不良与侵袭深度和血清 CEA 水平升高有关[14]。

治疗

充分的组织取样和其他检查对于确定是否需要手术切除潜在的恶性肿瘤至关重要。如果存在潜在的恶性肿瘤，应与所有临床病变上皮一起切除。如果仔细检查后未发现潜在的恶性肿瘤，应切除整个受累上皮区域。有必要仔细检查切除边缘，因为复发的常见原因是病变切除不充分[15-17]。

光动力有很好的疗效，但需连续治疗和长时间随访[18-20]。目前病变局限情况下，局部使用咪喹莫特可得到很好的疗效[21,22]。提倡放疗作为外科治疗的辅助治疗[23]，或者作为手术困难的[24,25]的老年患者的替代治疗。

淋巴上皮瘤样皮肤癌

定义

淋巴上皮瘤是公认的鼻咽肿瘤，在皮肤中也观察到具有类似组织学特征的实体瘤[1]。然而，后者常与 Epstein-Barr 病毒（EBV）感染无关，其侵袭性不如上呼吸道病变严重[2,3]。还没有发现此病与 HPV 和猿猴病毒 40 在内的其他病毒有关[4]。

流行病学[5]

发病率和患病率

非常罕见的肿瘤。

年龄

好发于老年人。

性别

男女发病无差别。

病理生理学

组织病理学

病理特征是非典型上皮细胞呈条索和巢状排列，周围围绕着致密的单一核炎性细胞浸润，包括淋巴细胞和组织细胞。巢状和条索状的肿瘤细胞周围有广泛炎性细胞浸润，除非发现或多或少完整的上皮细胞巢，否则这些肿瘤细胞的上皮性质往往不明显。因容易与淋巴瘤混淆，因此需要对角蛋白和淋巴细胞进行免疫染色，以区分这两种细胞群。已报道一份与边缘区淋巴瘤相关的病例[6]。细胞异型性及有丝分裂象常见。可见局部附属器分化和神经内分泌分化[7-12]。部分肿瘤可能继发于鳞状细胞癌。可观察到肉瘤样成分[13]。因此有人提出，这不是独立的实体瘤，而是不同皮肤癌的形态学模式[14]。有人认为它是低分化鳞状细胞癌的一个亚型。已有与 EBV 相关的病例报道[15]。

临床特征

病史和临床表现

老年患者头颈部非特异性结节。偶发于眼睑[16]、躯干和外阴[17]。

病程和预后

该病呈低度恶性[18]，但已有局部复发和远处转移，肿瘤相关死亡的病例报道[8,10,19]。

治疗

建议先手术后放疗。部分病例 Mohs 手术治疗[20]。

（**译者**：王艳青 薛亚东 **一审**：王艳青 薛亚东 **二审**：陈爱军 潘芸 **三审**：李泓馨 **润色**：刘思萌）

参考文献

所有文献请查阅网址：www.rooksdermatology.com.
以下列出的是重要参考文献。

Introduction

[6] McCalmont TH. A call for logic in the classification of adnexal neoplasms. *Am J Dermatopathol* 1996;18:104-9.

Hair follicle tumours

[1] Ackermann AB. Neoplasms with Follicular Differentiation. New York:Lea & Febiger,1993.

[6] Kajino Y,Yamaguchi A,Hashimoto N,*et al*. Beta catenin gene mutation in human hair follicle related tumours. *Path Int* 2001;51:543-8.

Inverted follicular keratosis

[4] Sim-Davis D,Marks R,Wilson Jones E. The inverted follicular keratosis: a surprising variant of seborrheic wart. *Acta Derm Venereol* 1976;56:337-44.

[5] Armengot-Carbo M,Abrego A,Gonzalez T,*et al*. Inverted follicular keratosis:dermoscopic and reflectance confocal microscopic features. *Dermatology* 2013;227:62-6.

Dilated pore

[1] Winer L. The dilated pore,a trichoepithelioma. *J Invest Dermatol* 1954;23:181-8.

[6] Moreira A,Menezes N,Guedes R,*et al*. Dermoscopy of a dilated pore of Winer. *Eur J Dermatol* 2010;20:229.

Tumour of the follicular infundibulum

[1] Cribier B,Grosshans E. Tumours of the follicular infundibulum:a clinicopathological study. *J Am Acad Dermatol* 1995;33:979-84.

[6] Mahalingam M,Bhawan J,Finn R,*et al*. Tumor of the follicular infundibulum with sebaceous differentiation. *J Cutan Pathol* 2001;28:314-17.

Pilar sheath acanthoma

[1] Mehregan AH,Brownstein MH. Pilar sheath acanthoma. *Arch Dermatol* 1978;114:1495-7.

Trichoadenoma

[1] Rahbari H,Mehregan AM,Pinkus H. Trichoadenoma of Nikolowski. *J Cutan Pathol* 1977;4:90-8.

[5] Shimanovich I,Krahl D,Rose C. Trichoadenoma of Nikolowski is a distinct neoplasm within the spectrum of follicular tumors. *J Am Acad Dermatol* 2010;62:277-83.

Comedo naevus

[2] Tchernev G,Ananiev J,Semkova K,*et al*. Nevus comedonicus:an updated review. *Dermatol Ther (Heidelb)* 2013;3:33-40.

[8] Baker LA,Agim NG. Nevus comedonicus in oral-facial-digital syndrome type 1:a new finding or overlapping syndromes ? *Pediatr Dermatol* 2014;Feb 11. doi:10. 1111/pde. 12278.

External root sheath tumours

Proliferating trichilemmal tumour

[1] Wilson-Jones E. Proliferating epidermoid cysts. *Arch Dermatol* 1966;94:11-19.

[3] Satyaprakash AK,Sheehan DJ,Sangüeza OP. Proliferating trichilemmal tumors: a review of the literature. *Dermatol Surg* 2007;33:1102-8.

[11] Folpe AL,Reisenauer AK,Mentzel T,*et al*. Proliferating trichilemmal tumors:clinicopathologic evaluation is a guide to biologic behavior. *J Cutan Pathol* 2003;30:492-8.

Trichilemmoma

[1] Brownstein MH,Shapiro L. Trichilemmoma. *Arch Dermatol* 1973;107:866-9.

[8] Brownstein MH,Mehregan AH,Bikowski B,*et al*. The dermatopathology of Cowden's syndrome. *Br J Dermatol* 1979;100:667-73.

[11] Starink TM,Hausman R. The cutaneous pathology of extrafacial lesions in Cowden's disease. *J Cutan Pathol* 1984;11:338-44.

[18] Hunt SJ,Kilzer B,Santa Cruz DJ. Desmoplastic trichilemmoma: histologic variant resembling invasive carcinoma. *J Cutan Pathol* 1990;17:45-52.

[20] Liew D,Marsh DJ,Li J,*et al*. Germline mutations of the PTEN gene in Cowden's disease. *Nat Genet* 1997;16:64-7.

[23] Al-Zaid T,Ditelberg JS,Prieto VG,*et al*. Trichilemmomas show loss of PTEN in Cowden syndrome but only rarely in sporadic tumors. *J Cutan Pathol* 2012;39:493-9.

Trichilemmal carcinoma

[2] Wong TY,Suster S. Tricholemmal carcinoma. *Am J Dermatopathol* 1994;16:463-73.

[4] Reis JP,Tellechea O,Unha MF,*et al*. Trichilemmal carcinoma:a study of seven cases. *J Cutan Pathol* 1993;20:44-9.

Hamartomas and hair germ tumours and cysts

Hamartomas and hair germ tumours and cysts

[2] Labandeira J,Peteiro C,Toribio J. Hair follicle naevus: case report and review. *Am J Dermatopathol* 1996;18:90-3.

[3] Komura A,Tani M. Hair follicle nevus. *Dermatology* 1992;185:154-5.

Eruptive vellus hair cyst

[1] Takeshita T,Takeshita H,Irie K. Eruptive vellus hair cyst and epidermoid cyst in a patient with pachonychia congenita. *J Dermatol* 2000;27:655-7.

[6] Kiene P,Hauschild A,Christopher E. Eruptive vellus hair cysts and steatocystoma multiplex variants of one entity ? *Dermatology* 1996;134:365-7.

[9] Rodgers SA,Kitagawa K,Selim MA,*et al*. Familial eruptive vellus hair cysts. *Pediatr Dermatol* 2012;29:367-9.

[23] Coras B,Hohenleutner U,Landthaler M,*et al*. Early recurrence of eruptive vellus cysts after Er: YAG laser therapy: case report and review of the literature. *Dermatol Surg* 2005;31:1741-4.

Trichofolliculoma

[1] Gray HR,Helwig EB. Trichofolliculoma. *Arch Dermatol* 1962;86:619-25.

[11] Wu YH. Folliculosebaceous cystic hamartoma or trichofolliculoma? A spectrum of hamartomatous changes inducted by perifollicular stroma in the follicular epithelium. *J Cutan Pathol* 2008;35:843-8.

[14] Kan L,Liu Y,Kessler JA. Inhibition of BMP signaling in P-Cadherin positive hair progenitor cells leads to trichofolliculoma-like hair follicle neoplasias. *J Biomed Sci* 2011;18:92.

Trichoepithelioma

[3] Bettencourt MS,Prieto VG,Shea R. Trichoepithelioma:a 19-year clinicopathologic re-evaluation. *J Cutan Pathol* 1999;26:398-404.

[4] Harada H,Hashimoto KY,Ko MSH. The gene for multiple trichoepitheliomas maps to chromosome 9p21. *J Invest Dermatol* 1996;107:41-3.

[6] Clarke J,Ioffreda M,Helm KE. Multiple familial trichoepitheliomas:a folliculosebaceous-apocrine genodermatosis. *Am J Dermatopathol* 2002;24:402-5.

[10] Ponti G,Nasti S,Losi L,*et al*. Brooke-Spiegler syndrome:report of two cases not associated with a mutation in the CYLD and PTCH tumor-suppressor genes. *J Cutan Pathol* 2012;39:366-71.

[18] Retamar RA,Stengel F,Saadi ME,*et al*. Brooke-Spiegler syndrome-report of four families:treatment with CO_2 laser. *Int J Dermatol* 2007;46:583-6.

Desmoplastic trichoepithelioma

[1] Brownstein MH, Shapiro L. Desmoplastic trichoepithelioma. *Cancer* 1977;40:2979-86.

[4] Jedrych J, Leffell D, McNiff JM. Desmoplastic trichoepithelioma with perineural involvement: a series of seven cases. *J Cutan Pathol* 2012;39:317-23.

[10] Khelifa E, Masouyé I, Kaya G, *et al*. Dermoscopy of desmoplastic trichoepithelioma reveals other criteria to distinguish it from basal cell carcinoma. *Dermatology* 2013;226:101-4.

Solitary giant trichoepithelioma

[1] Tatnall FM, Wilson-Jones E. Giant solitary trichoepitheliomas located in the perianal area: a report of three cases. *Br J Dermatol* 1986;115:91-9.

Trichoblastoma

[2] Wong TY, Reed JA, Suster S. Benign trichogenic tumours: a report of two cases supporting a simplified nomenclature. *Histopathology* 1993;22:575-80.

[4] Altman DA, Mikhail GR, Johnson TM, *et al*. Trichoblastic fibroma. *Arch Dermatol* 1995;131:198-201.

[20] Idriss MH, Elston DM. Secondary neoplasms associated with nevus sebaceus of Jadassohn: a study of 707 cases. *J Am Acad Dermatol* 2014;70:332-7.

Cutaneous lymphadenoma

[1] Santa Cruz DJ, Barr RJ, Headington JT. Cutaneous lymphadenoma. *Am J Surg Pathol* 1991;15:101-10.

[4] Díaz-Cascajo C, Borghi S, Rey López A, *et al*. Cutaneous lymphadenoma: a peculiar variant of nodular trichoblastoma. *Am J Dermatopathol* 1996;18:186-92.

Basaloid follicular hamartoma

[2] Brownstein MH. Basaloid follicular hamartoma: solitary and multiple types. *J Am Acad Dermatol* 1992;22:237-40.

[3] Walsh N, Ackerman AB. Basaloid follicular hamartoma. *J Am Acad Dermatol* 1993;29:125-7.

[8] Wheeler CE, Carroll MA, Groben PA, *et al*. Autosomal dominantly inherited generalized basaloid follicular hamartoma syndrome: report of a new disease in a North Carolina family. *J Am Acad Dermatol* 2000;43:189-206.

Hair matrix tumours

Pilomatricoma

[1] Forbis R Jr, Helwig EB. Pilomatrixoma (calcifying epithelioma). *Arch Dermatol* 1961;83:606-18.

[6] Chiaramonti A, Gilgor RS. Pilomatricomas associated with myotonic dystrophy. *Arch Dermatol* 1978;114:1363-5.

[8] Handler MZ, Derrick KM, Lutz RE, *et al*. Prevalence of pilomatricoma in Turner syndrome: findings from a multicenter study. *JAMA Dermatol* 2013;149:559-64.

[13] Kaddu S, Soyer HP, Hodl S, *et al*. Morphological stages of pilomatricoma. *Am J Dermatopathol* 1996;18:333-8.

[26] Durand M, Moles JP. Beta catenin mutations in a common skin cancer: pilomatricoma. *Bull Cancer* 1999;86:725-6.

[27] Park SW, Suh KS, Wang HY, *et al*. Beta catenin expression in the transitional zone of pilomatricoma. *Br J Dermatol* 2001;145:624-9.

[30] Julian CG, Bowers PW. A clinical review of 209 pilomatricomas. *J Am Acad Dermatol* 1998;39:191-5.

Pilomatricarcinoma

[5] Hardisson D, Linares MD, Cuevas-Santos J, *et al*. Pilomatrix carcinoma: a clinicopathologic study of six cases and review of the literature. *Am J Dermatopathol* 2001;23:394-401.

[8] Lazar AJ, Calonje E, Grayson W, *et al*. Pilomatrix carcinoma contain mutations in CTNNB1, the gene encoding beta-catenin. *J Cutan Pathol* 2005;32:148-57.

[11] Cornejo KM, Deng A. Pilomatrix carcinoma: a case report and review of the literature. *Am J Dermatopathol* 2013; 35: 389-94.

Lesions of hair follicle mesenchyme

Trichodiscoma

[1] Pinkus H, Cosket R, Burgess GH. Trichodiscoma. *J Invest Dermatol* 1974;63:212-18.

[5] Schmidt L, Warren M, Nickerson M, *et al*. Birt-Hogg-Dubé syndrome, a genodermatosis associated with spontaneous pneumothorax and kidney neoplasia, maps to chromosome 17p11.2. *Am J Hum Genet* 2002;69:876-82.

[9] Menko FH, van Steensel MA, Giraud S, *et al*. European BHD Consortium. Birt-Hogg-Dubé syndrome: diagnosis and management. *Lancet Oncol* 2009;10:1199-206.

Perifollicular fibroma

[5] Shvartsbeyn M, Mason AR, Bosenberg MW, *et al*. Perifollicular fibroma in Birt-Hogg-Dubé syndrome: an association revisited. *J Cutan Pathol* 2012;39:675-9.

[9] Happle R. Hornstein-Birt-Hogg-Dubé syndrome: a renaming and reconsideration. *Am J Med Genet A* 2012; 158A: 1247-51.

Fibrofolliculoma

[2] Foucar K, Rosen T, Foucar E, *et al*. Fibrofolliculoma: a clinicopathologic study. *Cutis* 1981;28:429-32.

[8] Zbar B, Alvord WG, Glenn G, *et al*. Risk of renal and colonic neoplasms and spontaneous pneumothorax in the Birt-Hogg-Dubé syndrome. *Cancer Epidemiol Biomarkers Prev* 2002; 11:393-400.

Sebaceous gland tumours

[10] Singh RS, Grayson W, Redston M, *et al*. Site and tumor type predicts DNA mismatch repair status in cutaneous sebaceous neoplasia. *Am J Surg Pathol* 2008;32:936-42.

[19] Lynch HT, Fusaro RM, Roberts L, *et al*. Muir-Torre syndrome in several members of a family with a variant of the cancer family syndrome. *Br J Dermatol* 1985;113:295-301.

[20] Schwartz RA, Torre DP. The Muir-Torré syndrome: a 25-year retrospect. *J Am Acad Dermatol* 1995;33:90-104.

[27] Southey MC, Young MA, Whitty J, *et al*. Molecular pathologic analysis enhances diagnosis and management of the Muir-Torre syndrome and gives an insight into its underlying molecular pathogenesis. *Am J Surg Pathol* 2001;25:936-41.

[30] Everett JN, Raymond VM, Dandapani M, *et al*. Screening for germline mismatch repair mutations following diagnosis of sebaceous neoplasm. *JAMA Dermatol* 2014;1217.

[31] Roberts ME, Riegert-Johnson DL, Thomas BC, *et al*. A clinical scoring system to identify patients with sebaceous neoplasms at risk for the Muir-Torre variant of Lynch syndrome. *Genet Med* 2014;16:711-16.

Superficial epithelioma with sebaceous differentiation

[2] Kato N, Ueno H. Superficial epithelioma with sebaceous differentiation. *J Dermatol* 1992;19:190-4.

Sebaceous carcinoma

[1] Nelson BR, Hamlet KR, Gillard M, *et al*. Sebaceous carcinoma. *J Am Acad Dermatol* 1995;33:1-15.

[16] Ostler DA, Prieto VG, Reed JA, *et al*. Adipophilin expression in sebaceous tumors and other cutaneous lesions with clear cell histology: an immunohistochemical study of 117 cases. *Mod Pathol* 2010;23:567-73.

[24] Dasgupta T, Wilson LD, Yu JB. A retrospective review of 1349 cases of sebaceous carcinomas. *Cancer* 2009; 115: 158-65.

[28] Spencer JM, Nossa R, Tse DT, *et al*. Sebaceous carcinoma of the eyelid treated by Mohs micrographic surgery. *J Am Acad Dermatol* 2001;44:1004-9.

Apocrine gland tumours

[9] Sugiyama A, Sugiura M, Piris A, *et al*. Apocrine cystadenoma and apocrine hidrocystoma: examination of 21 cases with emphasis on nomenclature according to proliferative features. *J Cutan Pathol* 2007;34:912-17.

Syringocystadenoma papilliferum

[10] Kazakov DV, Bisceglia M, Calonje E, *et al*. Tubular adenoma and syringocystadenoma papilliferum: a reappraisal of their relationship. An interobserver study of a series, by a panel of dermatopathologists. *Am J Dermatopathol* 2007;29:256-63.

[14] Yap FB, Lee BR, Baba R. Syringocystadenoma papilliferum in an unusual location beyond the head and neck region: a case report and review of literature. *Dermatol Online J* 2010; 16:4.

[23] Kazakov DV, Requena L, Kutzner H, *et al*. Morphologic diversity of syringocystadenocarcinoma papilliferum based on a clinicopathologic study of 6 cases and review of the literature. *Am J Dermatopathol* 2010;32:340-7.

Hidradenoma papilliferum

[1] Scurry J, Van der Putte SC, Pyman J, *et al*. Mammary-like gland adenoma of the vulva: review of 46 cases. *Pathology* 2009;41:372-8.

[2] Baker GM, Selim MA, Hoang MP. Vulvar adnexal lesions: a 32-year, single-institution review from Massachusetts General Hospital. *Arch Pathol Lab Med* 2013;137:1237-46.

[17] Pelosi G, Martignoni G, Bonetti F. Intraductal carcinoma of mammary-type apocrine epithelium arising within a papillary hydradenoma of the vulva. Report of a case and review of the literature. *Arch Pathol Lab Med* 1991;115:1249-54.

Erosive adenomatosis of the nipple

[1] Brownstein MH, Phelps RG, Magnin PH. Papillary adenoma of the nipple: analysis of fifteen new cases. *J Am Acad Dermatol* 1985;12:707-15.

[5] Montemarano AD, Sau P, James WD. Superficial papillary adenomatosis of the nipple: a case report and review of the literature. *J Am Acad Dermatol* 1995;33:871-5.

[13] Diaz NM, Palmer JO, Wick MR. Erosive adenomatosis of the nipple: histology, immunohistology and differential diagnosis. *Mod Pathol* 1992;5:179-84.

Apocrine tubular adenoma

[3] Fox SB, Cotton D. Tubular apocrine adenoma and papillary eccrine adenoma: entities or unity? *Am J Dermatopathol* 1992;14:149-54.

[5] Kazakov DV, Bisceglia M, Calonje E, *et al*. Tubular adenoma and syringcystadenoma papilliferum: a reappraisal of their relationship. An interobserver study of a series, by a panel of dermatopathologists. *Am J Dermatopathol* 2007;29:256-63.

Apocrine carcinoma

[6] Robson A, Lazar AJF, Ben Nagi J, *et al*. Primary cutaneous apocrine carcinoma. A clinico-pathologic analysis of 24 cases. *Am J Surg Pathol* 2008;32:682-90.

[7] Piris A, Peng Y, Boussahmain C, *et al*. Cutaneous and mammary apocrine carcinomas have different immunoprofiles. *Hum Pathol* 2014;45:320-6.

Eccrine gland hamartomas and tumours

Eccrine angiomatous naevus

[2] Sulica RL, Kao GF, Sulica VI, Penneys NS. Eccrine angiomatous hamartoma (nevus): immunohistochemical findings and review of the literature. *J Cutan Pathol* 1994;21:71-5.

[9] Cebreiro C, Sanchez-Aguilar D, Gomez Centeno P, Fernandez-Redondo V, Toribio J. Eccrine angiomatous hamartoma: report of seven cases. *Clin Exp Dermatol* 1998;23:267-70.

[12] Smith VC, Montesinos E, Revert A, *et al*. Eccrine angiomatous hamartoma: report of three patients. *Pediatr Dermatol* 1996;13:139-42.

Eccrine hidrocystoma

[1] Smith JD, Chernosky ME. Hidrocystomas. *Arch Dermatol* 1973;108:676-9.

[11] Sarabi K, Khachemoune A. Hidrocystoma-a brief review. *Med Gen Med* 2006;8:57.

Hidroacanthoma simplex

[3] Battistella M, Langbein L, Peltre B, *et al*. From hidroacanthoma simplex to poroid hidradenoma: clinicopathologic and immunohistochemic study of poroid neoplasms and reappraisal of their histogenesis. *Am J Dermatopathol* 2010;32: 459-68.

[6] Anzai S, Arakawa S, Fujiwara S, *et al*. Hidroacanthoma simplex: a case report and analysis of 70 Japanese cases. *Dermatology* 2005;210:363-5.

Eccrine dermal duct tumour

[1] Winkelmann RK, McLeod WA. The dermal duct tumour. *Arch Dermatol* 1966;94:50-5.

Eccrine poroma

[2] Hyman AB, Brownstein MH. Eccrine poroma: an analysis of 45 new cases. *Dermatologica* 1969;138:29-38.

[10] Kazakov DV, Kutzner H, Spagnolo DV, *et al*. Sebaceous differentiation in poroid neoplasms: repoprt of 11 cases, including a case of metaplastic carcinoma associated with apocrine poroma (sarcomatoid apocrine porocarcinoma). *Am J Dermatopathol* 2008;30:21-6.

[19] Chen CC, Chang YT, Liu HN. Clinical and histological characteristics of poroid neoplasms: a study of 25 cases in Taiwan. *Int J Dermatol* 2006;45:722-7.

[21] Kuo HW, Ohara K. Pigmented eccrine poroma: a report of two cases and study with dermatoscopy. *Dermatol Surg* 2033;29:1076-9.

[26] Miura T, Yamamoto T. Navi D, *et al*. Poromatosis: the occurrence of multiple eccrine poromas. *Dermatol Online J* 2008; 14:3.

Eccrine syringofibroadenoma

[5] Ohnishi T, Suzuki T, Watanabe S. Eccrine syringofibradenoma. *Br J Dermatol* 1995;134:449-54.

[7] Starink TM. Eccrine syringofibroadenoma multiple lesions representing a new cutaneous marker of the Schopf syndrome, and solitary nonhereditary tumors. *J Am Acad Dermatol* 1997;36:569-76.

[15] Nomura K, Kogawa T, Hashimoto I, *et al*. Eccrine syringofibroadenomatous hyperplasia in a patient with bullous pemphigoid: a case report and review of the literature. *Dermatologica* 1991;182:59-62.

Syringoma

[3] Winkelmann RK, Muller SA. Sweat gland tumors. *Arch Dermatol* 1964;89:827-31.

[12] Soler-Carrillo J, Estrach T, Mascaró JM. Eruptive syringoma:

27 new cases and review of the literature. *J Eur Acad Dermatol Venereol* 2001;15:242-6.

[18] Urban CD, Cannon JR, Cole RD. Eruptive syringomas in Down's syndrome. *Arch Dermatol* 1985;117:374-9.

Tubular papillary adenoma

[1] Rulon DB, Helwig EB. Papillary eccrine adenoma. *Arch Dermatol* 1977;113:596-8.

[4] Mizuoka H, Senzaki H, Shikata N, *et al*. Papillary eccrine adenoma: immunohistochemical study and literature review. *J Cutan Pathol* 1998;25:59-64.

Eccrine or apocrine/follicular tumours

[2] Wong TY, Suster S, Cheek RF, Mihm MC Jr. Benign cutaneous adnexal tumours with combined folliculosebaceous, apocrine, and eccrine differentiation: study of eight cases. *Am J Dermatopathol* 1996;18:124-36.

Hidradenoma

[3] Nandeesh BN, Rajalakshmi T. A study of histopathologic spectrum of nodular hidradenoma. *Am J Dermatopathol* 2012;34:461-70.

[11] Nazarian RM, Kapur P, Rakheja D, *et al*. Atypical and malignant hidradenomas: a histologic and immunohistochemical study. *Mod Pathol* 2009;22:600-10.

[17] Stefanato CM, Ferrara G, Chaudhry IH, *et al*. Clear cell nodular hidradenoma involving the lymphatic system: a tumor of uncertain malignant potential or a novel example of "metastasizing" benign tumor? *Am J Surg Pathol* 2012;36:1835-40.

Cylindroma

[1] Crain RC, Helwig EB. Dermal cylindroma(dermal eccrine cylindroma). *Am J Clin Pathol* 1961;35:504-15.

[4] Biggs PJ, Chapman P, Lakhani SR, *et al*. The cylindromatosis gene on chromosome 16q may be the only tumour suppressor gene involved in the development of cylindromas. *Oncogene* 1996;12:1375-7.

[5] Takahashi M, Rapley E, Biggs PJ, *et al*. Linkage and LOH studies in 19 cylindromatosis families show no evidence of genetic heterogeneity and refine the CYLD locus on chromosome 16q12-q13. *Hum Genet* 2000;106:58-65.

[14] Gottschalk HR, Graham JH, Aston EEIV. Dermal eccrine cylindroma, epithelioma adenoides cysticum, and eccrine spiradenoma. *Arch Dermatol* 1974;110:473-4.

[23] Durani BK, Kurzen H, Jaeckel A, *et al*. Malignant transformation of multiple dermal cylindromas. *Br J Dermatol* 2001;145:653-6.

Spiradenoma

[1] Castro C, Winkelmann RK. Spiradenoma: histochemical and electron microscopic study. *Arch Dermatol* 1974;109:40-8.

[4] Michal M, Lamovec J, Mukensnabl P, *et al*. Spiradenocylindromas of the skin: tumors with morphological features of spiradenoma and cylindroma in the same lesion: report of 12 cases. *Pathol Int* 1999;49:419-25.

[14] Granter SR, Seeger K, Calonje E, *et al*. Malignant eccrine spiradenoma(spiradenocarcinoma): a clinicopathologic study of 12 cases. *Am J Dermatopathol* 2000;22:97-103.

[16] Kazakov DV, Zelger B, Rütten A, *et al*. Morphologic diversity of malignant neoplasms arising in preexisting spiradenoma, cylindroma, and spiradenocylindroma based on the study of 24 cases, sporadic or occurring in the setting of Brooke-Spiegler syndrome. *Am J Surg Pathol* 2009;33:705-19.

Mixed tumour of the skin

[2] Kazakov DV, Belousova IE, Bisceglia M, *et al*. Apocrine mixed tumor of the skin ('mixed tumor of the folliculosebaceous-apocrine complex'). Spectrum of differentiation and metaplastic changes in the epithelial, myoepithelial, and stromal components based on a histopathologic study of 244 cases. *J Am Acad Dermatol* 2007;57:467-83.

[4] Headington JT. Mixed tumors of the skin: eccrine and apocrine types. *Arch Dermatol* 1961;84:989-96.

[9] Mentzel T, Requena L, Kaddu S, *et al*. Cutaneous myoepithelial neoplasms: clinicopathologic and immunohistochemical study of 20 cases suggesting a continuous spectrum ranging from benign mixed tumor of the skin to cutaneous myoepithelioma and myoepithelial carcinoma. *J Cutan Pathol* 2003;30:293-302.

[10] Kazakov DV, Bisceglia M, Spagnolo DV, *et al*. Apocrine mixed tumors of the skin with architectural and/or cytologic atypia: a retrospective clinicopathologic study of 18 cases. *Am J Surg Pathol* 2007;31:1094-102.

[17] Metzler G, Schaumburg-Lever G, Hornstein O, *et al*. Malignant chondroid syringoma. *Am J Dermatopathol* 1996;18:83-9.

Cutaneous myoepithelioma

[1] Kilpatrick SE, Hitchcock MG, Kraus MD, *et al*. Mixed tumors and myoepitheliomas of soft tissue: a clinicopathologic study of 19 cases with a unifying concept. *Am J Surg Pathol* 1997;21:13-22.

[5] Hornick JL, Fletcher CD. Myoepithelial tumors of soft tissue: a clinicopathologic and immunohistochemical study of 101 cases with evaluation of prognostic parameters. *Am J Surg Pathol* 2003;27:1183-96.

[6] Hornick JL, Fletcher CD. Cutaneous myoepithelioma: a clinicopathologic and immunohistochemical study of 14 cases. *Hum Pathol* 2004;35:14-24.

[10] Jo VY, Antonescu CR, Zhang L, *et al*. Cutaneous syncytial myoepithelioma: clinicopathologic characterization in a series of 38 cases. *Am J Surg Pathol* 2013;37:710-18.

Sweat gland carcinomas, including ductal apocrine/follicular carcinomas

[1] Urso C, Bondi R, Paglierani M, *et al*. Carcinomas of sweat glands: report of 60 cases. *Arch Pathol Lab Med* 2001;125:498-505.

Eccrine gland carcinomas

Malignant eccrine poroma

[3] Robson A, Greene J, Ansari N, *et al*. Eccrine porocarcinoma: a clinicopathologic study of 69 cases. *Am J Surg Pathol* 2001;25:710-20.

[10] Shaw M, McKee PH, Lowe D, Black MM. Malignant eccrine poroma: a study of 27 cases. *Br J Dermatol* 1982;107:675-80.

[13] Mahomed F, Blok J, Grayson W. The squamous variant of eccrine porocarcinoma: a clinicopathological study of 21 cases. *J Clin Pathol* 2008;61:361-5.

[19] Goh SG, Dayrit JF, Calonje E. Sarcomatoid eccrine porocarcinoma: report of two cases and a review of the literature. *J Cutan Pathol* 2007;34:55-60.

Squamoid eccrine ductal carcinoma

[3] Terushkin E, Leffell DJ, Futoryan T, *et al*. Squamoid eccrine ductal carcinoma: a case report and review of the literature. *Am J Dermatopathol* 2010;32:287-92.

Digital papillary adenocarcinoma

[1] Kao GF, Helwig EB, Graham JH. Aggressive digital papillary adenoma and adenocarcinoma: a clinicopathological study of

57 cases. *J Cutan Pathol* 1987;14:129-46.

[2] Duke WH, Sherod TT, Lupton GP. Aggressive digital papillary adenocarcinoma (aggressive digital papillary adenoma and adenocarcinoma revisited). *Am J Surg Pathol* 2000; 24: 775-84.

[3] Suchak R, Wang WL, Prieto VG, *et al*. Cutaneous digital papillary adenocarcinoma: a clinicopathologic study of 31 cases of a rare neoplasm with new observations. *Am J Surg Pathol* 2012;36:1883-91.

[11] Malafa M, McKesey P, Stone S, *et al*. Sentinel node biopsy for staging of digital papillary adenocarcinoma. *Dermatol Surg* 2000;26:580-3.

Eccrine or apocrine/follicular carcinomas

Malignant cylindroma

[1] Pizinger K, Michal M. Malignant cylindroma in Brooke-Spiegler syndrome. *Dermatology* 2000;201:255-7.

[5] Iyer PV, Leong AS. Malignant dermal cylindromas: do they exist? A morphological and immunohistochemical study and review of the literature. *Pathology* 1989;21:269-74.

Hidradenocarcinoma

[5] Kazakov DV, Ivan D, Kutzner H, *et al*. Cutaneous hidradenocarcinoma: a clinicopathological, immunohistochemical, and molecular biologic study of 14 cases, including Her2/neu gene expression/amplification, TP53 gene mutation analysis, and t(11; 19) translocation. *Am J Dermatopathol* 2009; 31: 236-47.

[6] Mambo NC. The significance of atypical nuclear changes in benign eccrine acrospiromas: a clinical and pathological study of 18 cases. *J Cutan Pathol* 1984;11:35-44.

[13] Souvatzidis P, Sbano P, Mandato F, *et al*. Malignant nodular hidradenoma of the skin: report of seven cases. *J Eur Acad Dermatol Venereol* 2008;22:549-54.

[17] Nash JW, Barrett TL, Kies M, *et al*. Metastatic hidradenocarcinoma with demonstration of Her-2/neu gene amplification by fluorescence in-situ hybridization: potential treatment implications. *J Cutan Pathol* 2007;34:49-54.

Spiradenocarcinoma

[3] Kazakov DV, Grossmann P, Spagnolo DV, *et al*. Expression of p53 and TP53 mutational analysis in malignant neoplasms arising in preexisting spiradenoma, cylindroma, and spiradenocylindroma, sporadic or associated with Brooke-Spiegler syndrome. *Am J Dermatopathol* 2010;32:215-21.

[4] Granter SR, Seeger K, Calonje E, Busam K, McKee PH. Malignant eccrine spiradenoma: a study of 12 cases. *Am J Dermatopathol* 2000;22:97-103.

Microcystic adnexal carcinoma

[2] Chiller K, Passaro D, Scheuller M, *et al*. Microcystic adnexal carcinoma: forty-eight cases, their treatment, and their outcome. *Arch Dermatol* 2000;136:1355-9.

[5] Wohlfahrt C, Ternesten A, Sahlin P, *et al*. Cytogenetic and fluorescence in-situ hybridization analysis of a microcystic adnexal carcinoma with del(6)(q23 q25). *Cancer Genet Cytogenet* 1997;98:106-12.

[6] Goldstein D, Barr R, Santa Cruz D. Microcystic adnexal carcinoma: a distinct clinicopathologic entity. *Cancer* 1982; 50: 566-72.

[18] Nagatsuka H, Riveras RS, Gunduz M, *et al*. Microcystic adnexal carcinoma with mandibular bone marrow involvement: a case report with immunohistochemistry. *Am J Dermatopathol* 2006;28:518-22.

[19] Gabillot-Carré M, Weill F, Mamelle G, *et al*. Microcystic adnexal carcinoma: report of seven cases including one with lung metastasis. *Dermatology* 2006;212:221-8.

[22] Baxi S, Deb S, Weedon D, *et al*. Microcystic adnexal carcinoma of the skin: the role of adjuvant radiotherapy. *J Med Imaging Radiat Oncol* 2010;54:477-82.

Eccrine epithelioma

[3] Urso C, Bondi R. Eccrine epithelioma: an enigma or a chimera? *Am J Dermatopathol* 1992;14:179-80.

[6] Sidiropoulos M, Sade S, Al-Habeeb A, *et al*. Syringoid eccrine carcinoma: a clinicopathological and immunohistochemical study of four cases. *J Clin Pathol* 2011;64:788-92.

Mucinous carcinoma

[1] Kazakov DV, Suster S, LeBoit P, *et al*. Mucinous carcinoma of the skin, primary and secondary: a clinicopathologic study of 63 cases with emphasis on the morphologic spectrum of primary cutaneous forms: homologies with mucinous lesions in the breast. *Am J Surg Pathol* 2005;29:764-82.

[13] Hanby AM, McKee P, Jeffery M, *et al*. Primary mucinous carcinomas of the skin express TFF1, TFF3, estrogen receptor and progesterone receptors. *Am J Surg Pathol* 1998;22: 1125-31.

[15] Marra DE, Schanbacher CF, Torres A. Mohs micrographic surgery of primary cutaneous mucinous carcinoma using immunohistochemistry for margin control. *Dermatol Surg* 2004;30:799-802.

[18] Kamalpour L, Brindise RT, Nodzenski M, *et al*. Primary cutaneous mucinous carcinoma: a systematic review and meta-analysis of outcomes after surgery. *JAMA Dermatol* 2014; 150:380-4.

Endocrine mucin-producing sweat gland carcinoma

[1] Flieder A, Koerner FC, Pilch BZ, *et al*. Endocrine mucin-producing sweat gland carcinoma: a cutaneous neoplasm analogous to solid papillary carcinoma of breast. *Am J Surg Pathol* 1997:1501-6.

[2] Zembowicz A, Garcia CF, Tannous ZS, *et al*. Endocrine mucin-producing sweat gland carcinoma: twelve new cases suggest that it is a precursor of some invasive mucinous carcinomas. *Am J Surg Pathol* 2005;29:1330-9.

[7] Dhaliwal CA, Torgersen A, Ross JJ, *et al*. Endocrine mucin-producing sweat gland carcinoma: report of two cases of an under-recognized malignant neoplasm and review of the literature. *Am J Dermatopathol* 2013;3:117-24.

Adenoid cystic carcinoma

[5] Rocas D, Asvesti C, Tsega A, *et al*. Primary adenoid cystic carcinoma of the skin metastatic to the lymph nodes: immunohistochemical study of a new case and literature review. *Am J Dermatopathol* 2014;36:223-8.

[6] Ramakrishnan R, Chaudhry IH, Ramdial P, *et al*. Primary cutaneous adenoid cystic carcinoma: a clinicopathologic and immunohistochemical study of 27 cases. *Am J Surg Pathol* 2013;37:1603-11.

[9] Dores GM, Huycke MM, Devesa SS, *et al*. Primary cutaneous adenoid cystic carcinoma in the United States: incidence, survival, and associated cancers, 1976 to 2005. *J Am Acad Dermatol* 2010;63:71-8.

[17] Pappo O, Gez E, Craciun I, *et al*. Growth rate analysis of lung metastases appearing 18 years after resection of cutaneous adenoid cystic carcinoma: case report and review of the literature. *Arch Pathol Lab Med* 1992;116:76-9.

[18] Krunic AL, Kim S, Medenica M, *et al*. Recurrent adenoid cystic carcinoma of the scalp treated with Mohs micrographic

surgery. *Dermatol Surg* 2003;29:647-9.

Miscellaneous tumours

Tumours of ano-genital mammary-like glands

[1] van der Putte SC. Mammary-like glands of the vulva and their disorders. *Int J Gynecol Pathol* 1994;13:150-60.

[2] van der Putte SC, van Gorp LH. Adenocarcinoma of the mammary-like glands of the vulva: a concept unifying sweat gland carcinoma of the vulva, carcinoma of supranummerary mammary glands and extramammary Paget's disease. *J Cutan Pathol* 1994;21:157-63.

Paget disease of the nipple

[1] Lloyd J, Flanagan AM. Mammary and extramammary Paget's disease. *J Clin Pathol* 2000;53:742-9.

[2] Ordoñez NG, Awalt H, MacKay B. Mammary and extramammary Paget's disease. *Cancer* 1987;59:1173-83.

[5] Chen CY, Sun LM, Anderson BO. Paget disease of the breast: changing patterns of incidence, clinical presentation, and treatment in the U. S. *Cancer* 2006;107:1448-58.

[14] Reed W, Oppedal BR, Eeg Larsen T. Immunohistology is valuable in distinguishing between Paget's disease, Bowen's disease and superficial spreading melanoma. *Histopathology* 1990;16:583-8.

Extramammary Paget disease

[5] Liegl B, Liegl S, Gogg-Kamerer M, *et al*. Mammary and extramammary Paget's disease: an immunohistochemical study of 83 cases. *Histopathology* 2007;50:439-47.

[13] Black D, Tornos C, Soslow RA, *et al*. The outcomes of patients with positive margins after excision for intraepithelial Paget's disease of the vulva. *Gynecol Oncol* 2007; 104: 547-50.

[14] Hatta N, Yamada M, Hirano T, *et al*. Extramammary Paget's disease: treatment, prognostic factors and outcome in 76 patients. *Br J Dermatol* 2008;158:313-18.

[17] Thomas CJ, Wood GC, Marks VJ. Mohs micrographic surgery in the treatment of rare aggressive cutaneous tumours: the Geisinger experience. *Dermatol Surg* 2007;33:333-9.

[22] Sanderson P, Innamaa A, Palmer J, *et al*. Imiquimod therapy for extramammary Paget's disease of the vulva: a viable non-surgical alternative. *J Obstet Gynaecol* 2013;33:479-83.

[25] Hata M, Koike I, Wada H, *et al*. Definitive radiation therapy for extramammary Paget's disease. *Anticancer Res* 2012;32: 3315-20.

Lymphoepithelioma-like carcinoma

[1] Swanson SA, Cooper PH, Mills SE, *et al*. Lymphoepithelioma-like carcinoma of the skin. *Mod Pathol* 1988;1:359-65.

[18] Welch PQ, Williams SB, Foss RD, *et al*. Lymphoepithelioma-like carcinoma of head and neck skin: a systematic analysis of 11 cases and review of literature. *Oral Surg Oral Med Oral Pathol Oral Radiol Endod* 2011;111:78-86.

[19] Hall G, Duncan A, Azurdia R, *et al*. Lymphoepithelioma-like carcinoma of the skin: a case with lymph node metastasis at presentation. *Am J Dermatopathol* 2007;29:365-9.

[20] Glaich AS, Behroozan DS, Cohen JL, *et al*. Lymphoepithelioma-like carcinoma of the skin: a report of two cases treated with complete microscopic margin control and review of the literature. *Dermatol Surg* 2006;32:316-19.

第 139 章

卡波西肉瘤

Kenneth Y. Tsai

Departments of Dermatology and Translational Molecular Pathology, University of Texas MD Anderson Cancer Center, Houston, TX, USA

139

定义和术语

卡波西肉瘤(KS)是一种由人疱疹病毒 8 型(HHV-8)引起的多发性内皮细胞增殖性疾病,最常受累的部位是皮肤,内脏可不受累。共有四种临床病理亚型:经典型、(非洲)地方型、医源性(免疫抑制)型与 AIDS 相关型。

同义名

- 特发性出血性肉瘤
- 多发性色素肉瘤

概述

KS 由 Moritz Kaposi 于 1872 年首次报道,为一种多发的内皮细胞增殖性低度恶性肿瘤。虽疾病晚期呈单克隆性[2],但关于此疾病是肿瘤性还是反应性过程,仍然存在争议[1]。目前更多证据倾向于其来源于淋巴组织,但确切的组织来源仍然存在争议[3]。免疫功能不全的个体易患病,反映了其发病取决于宿主免疫状态。全球的年龄标准发病率差异很大,在欧洲西部和北美大部分地区为 1/100 000,而非洲中部 HIV 感染肆虐的地区可高达 22/100 000,且表现为地方型[1]。

流行病学

流行病学详见表 139.1。

病理生理学

发病诱因

尽管 HHV-8 被认为是致病病原体,其单独存在并不足以致病[1,36]。此病为多因素诱发,最关键的是合并 HIV 感染(见第 31 章),可使发病风险升高 20 000 倍[1,37,38]。免疫相关基因的多态性也参与发病[1]。

组织病理学

KS 组织病理学改变与临床斑片、斑块、肿瘤期的表现平行，不同亚型之间的临床病理学表现一致。斑片期 KS(图 139.1)表现为血管数目轻度增多，水平排列，将胶原束分隔，包绕附属器，围绕原有血管呈岬样征(图 139.2)。可能存在慢性淋巴细胞与浆细胞浸润、红细胞外渗及含铁血黄素沉着。斑块期可见更广泛的血管显著扩张，其肿胀的内皮细胞呈单层排列。围绕内皮细胞的为梭形细胞，这些细胞胞质嗜酸性，核深染(图 139.3)。有慢性炎症细胞浸润。肿瘤期或结节期 KS，由梭形细胞构成的局限性团块、裂隙样间隙与红细胞外渗(图 139.4)。有丝分裂活跃，表现为过碘酸-希夫(PAS)染色阳性、耐淀粉酶、无定形的嗜酸性小体，它在马洛里三色染色中呈红色，可能代表退化的红细胞[39]。

表 139.1 四种类型 KS 特征

亚型	发病率和患病率	年龄	性别	种族	伴随状态
经典型	意大利与希腊 0.47～8.8/100 000[4-10] 占美国肿瘤患者的 0.2%[11]	50－70 岁老年，极少累及儿童	男性为主，男女比例超过 10：1	欧洲南部(意大利、希腊)；欧洲东部犹太人	
非洲地方型	患者的 10% 发生在非洲中部[12-20]	儿童及成人	儿童期几乎无差异；青春期男性为主，男女比例约 15∶1	赤道非洲(刚果、乌干达、扎伊尔)	EB 病毒感染[21,22]
医源性免疫抑制型	0.3%～1.6%的患者为美国与欧洲器官移植患者[23-28]；占沙特阿拉伯肾移植患者的 5.3%[24,29]；比普通人群高 100～500 倍[30,31]	成人，通常较经典型或成人地方型少	男性为主，沙特阿拉伯男女比例约 1.5：1[32]	在经典型 KS 的基础上，种族地理因素可增加发病风险	器官移植，淋巴瘤治疗后，皮质激素及环孢素使用
AIDS 相关型	未接受治疗的 AIDS 患者多见[33]，每年 30/1000(HAART 前)至每年 0.3/1000[34](HAART 后)；同性恋 AIDS 患者中高达 40%(HAART 前)[35]	年轻男性，20－40 岁	男性为主(尤其是同性恋者)，高达 7∶1		HIV 感染，吸毒

AIDS，获得性免疫缺陷综合征；HAART，高效抗反转录酶病毒治疗。

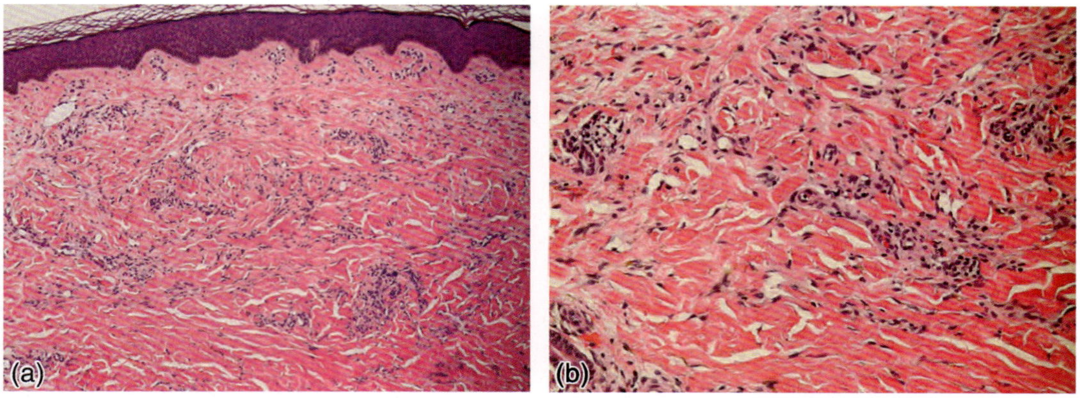

图 139.1 斑片期 KS

(a)病灶不明显，典型表现为水平排列的不规则血管，将胶原束分割，包绕附属器。(b)血管内衬肿胀深染的内皮细胞，可见红细胞外渗和含铁血黄素沉着。

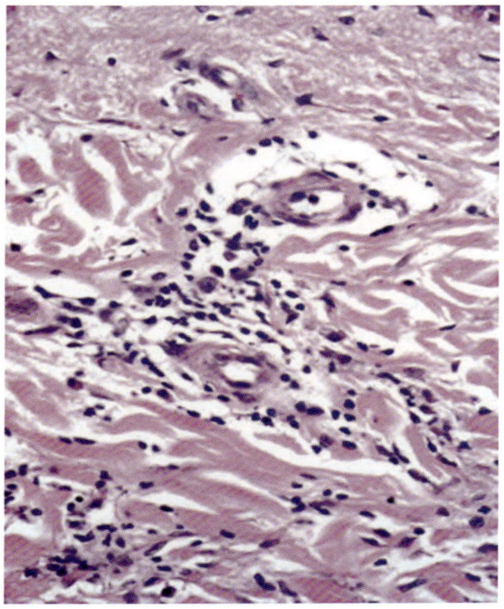

图 139.2　岬样征

正常血管和附属器被新生异常血管间隙分隔。

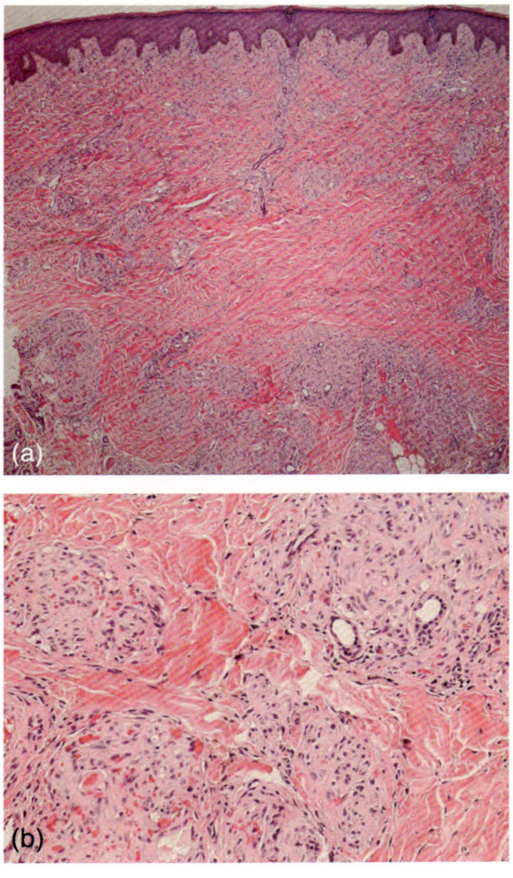

图 139.3　斑块期 KS

组织学可见(a)病灶较斑片期 KS 扩大，向深层浸润，梭形细胞沿血管周围显著扩张，可见红细胞外渗和含铁血黄素沉着(b)。

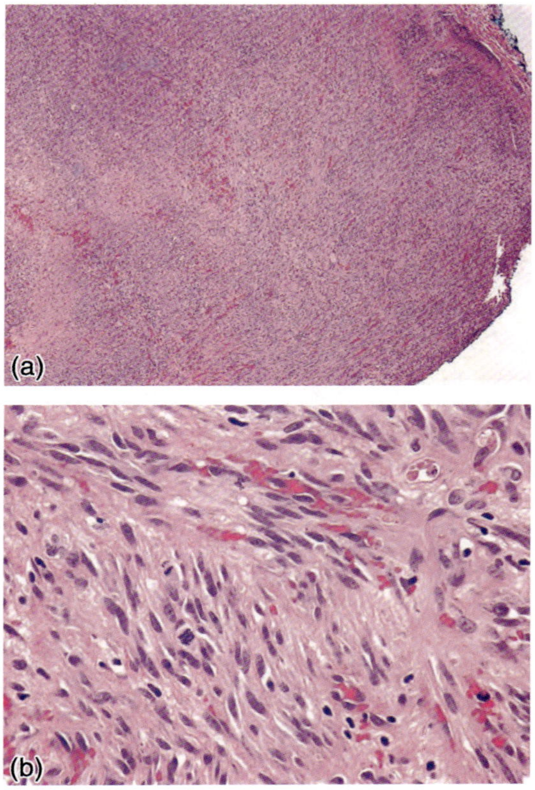

图 139.4　结节期 KS

(a)局限性的肿瘤团块位于真皮，密集旋涡状排列的梭形细胞。(b)间隙中外渗的红细胞显著可见，可见有丝分裂和嗜酸性小体。

免疫组化染色可见 CD31、CD34、Ⅷ因子相关抗原及平足蛋白(D2-40)有较强表达[40-43]。HHV-8 潜在核抗原-1 呈颗粒状表达于细胞核，为 KS 的特异表现(图 139.5)[44,45]。

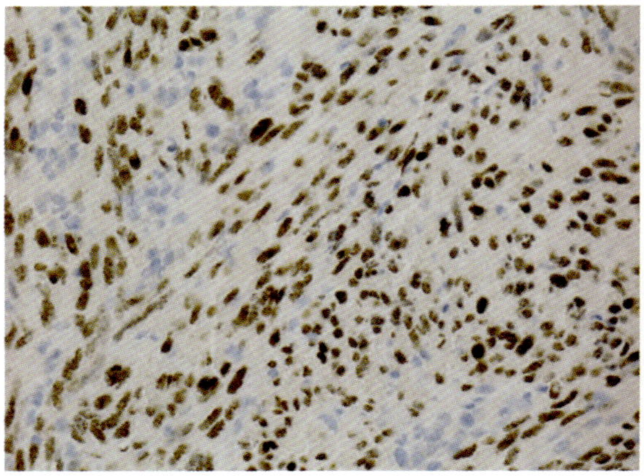

图 139.5　人疱疹病毒 8(HHV-8)染色

免疫组化染色 HHV-8 潜在核抗原-1 阳性，为 KS 所特异，梭形细胞核染色呈大量颗粒状物。

致病微生物

各种亚型的 KS 均由 HHV-8 感染引起，这种病毒最早发现于 1994 年，最初命名为卡波西肉瘤病毒[46]，这种 γ-疱疹病毒易通过唾液与血液制品传播[47-49]。虽然 HHV-8 血清学阳性亦可见于其他多种非 KS 疾病，但 HHV-8 血清流行病学与 KS 发病率高度相关[1]。KS 皮损中特征性的梭形细胞表达 HHV-8 潜在核抗原，细胞周期蛋白 v、病毒 FLIP 及病毒 microRNA 抑制了凋亡，促进增殖[1,50-57]。即使在发生细胞溶解的溶解期，*HHV*-8 基因亦诱导致瘤细胞因子合成[1,58]。近期关于基因表达的研究表明，KS 梭形细胞与淋巴管和血管内皮细胞有类似的特性，特别是淋巴管内皮细胞[59]。此外，HHV-8 通过诱导包括 PROX1 与平足蛋白在内的淋巴管标志物表达，诱导血管内皮细胞发生畸形分化[3,60-62]。

遗传学

尽管有报道表明常染色体隐性 OX40 缺陷的近亲所生育的孩子可发生经典型 KS[63]，KS 经典型及非洲地方型亚型人种发病诱因的遗传学基础目前尚不明确。OX40 功能丧失导致 $CD4^+$ T 细胞功能下降。

环境因素

过度暴露于某种环境可能参与致病，但是其致病机制迄今尚不明确。暴露因素包括奎宁（抗疟药，亦可用于加工提取海洛因），腈化物吸入剂（AIDS 流行前常见的毒品），血管紧张素转换酶抑制药及火山土硅酸盐（地方型 KS 发生区域）[58,64,65]。

临床特征

临床表现

皮损多发生于四肢，尤其是双足，偶见于双手、耳部或鼻部[36,66,67]。皮损常为深蓝色或紫色斑片，肿胀时可发白（图 139.6）。通常多发，可融合成斑块至数厘米大（图 139.7）[68]。随后发生患肢水肿，甚至有时为部分成人地方型 KS 患者的主要临床表现。局部侵袭性表现为溃疡、蕈样生长或遗留色素性瘢痕。病程进展过程中，淋巴结、黏膜、内脏可受累，亦可无皮肤表现。儿童地方型典型表现为淋巴结病型[36,69]。免疫抑制型 KS 患者可有类似擦伤或外伤样外观的细小潜在皮损。

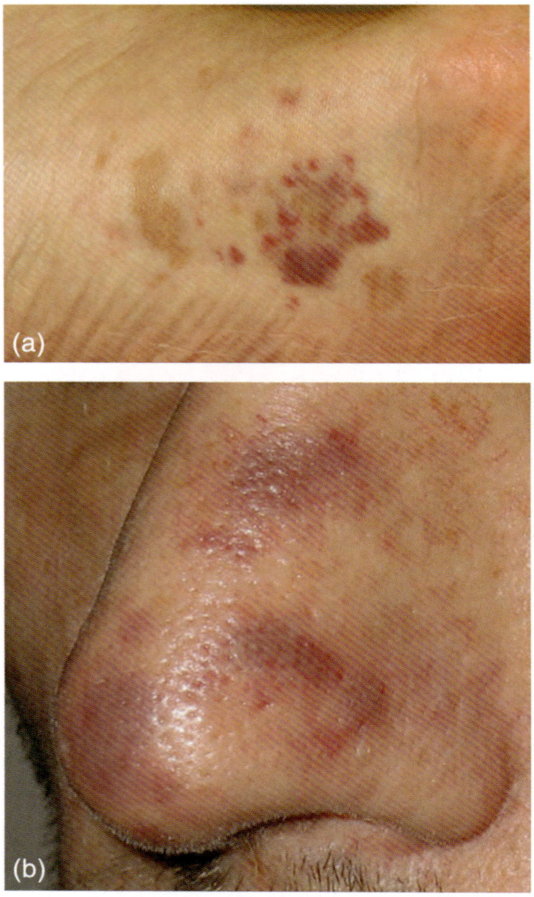

图 139.6 斑块期 KS

临床皮损为紫色至棕红色斑片或斑块，经典型 KS 足部通常可受累(a)，AIDS 相关型面部常受累(b)。

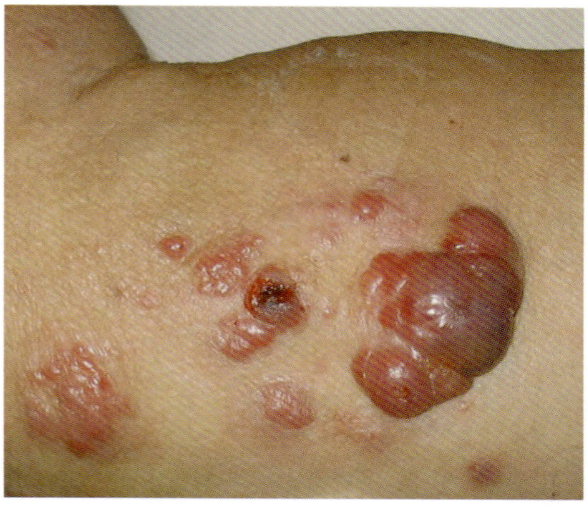

图 139.7 结节期 KS

临床表现为境界清楚的坚实的红色结节，通常伴淋巴水肿。

临床亚型

KS不同临床病理亚型中最有鉴别意义的临床特征为进展速度及皮肤受累程度。经典型KS通常从下肢皮肤开始，进展非常缓慢。医源性免疫抑制型KS与经典型KS表现类似，但可发生于更多部位，成人皮损表现更轻微，非洲地方型在皮肤上有局部侵袭性，极少发生系统转移。儿童非洲地方型典型表现为淋巴结病伴或不伴皮肤受累，2年内死亡率高[70]。AIDS相关型KS可快速进展，常累及头、颈、躯干及黏膜，疾病暴发表现为淋巴结扩散及内脏受累，尤其见于未接受抗反转录病毒治疗(HAART)者[36,71,72]。在此情况下，免疫重建炎症综合征者亦可出现皮损[73,74]。

鉴别诊断

需与血管瘤等血管性皮损及黑素细胞增生性疾病相鉴别。严重淤积性肢端血管皮炎好发部位可与KS重叠；杆菌性血管瘤病可与KS并存[36]，特别见于免疫抑制的情况下。

严重程度分级

KS分期最初由AIDS临床试验组(ACTG)根据AIDS患者分期制订(表139.2)[75,76]。起初，CD4 T细胞计数为评估预后的指标，然而最近改良的方法表明肿瘤分期及全身疾病状态更为重要[36,37]。T0与T1患者分级治疗，T0期采用抗反转录病毒治疗，T1期采用联合抗反转录病毒治疗与脂质体蒽环类药物治疗，有效地提高了T1期疾病的治疗疗效，避免T01期患者系统性使用蒽环类药物[78]。

其他分期体系亦被提出，如依据皮损范围及组织受累进展速度进行分期[79-82]。

表 139.2　KS 的 AIDS 临床试验组分级体系

	0	1
肿瘤(T)	仅见于皮肤或淋巴结，罕见口腔黏膜斑	水肿、溃疡，广泛多发的口腔KS斑块，皮肤以外及淋巴结结以外受累
免疫(I)	CD4 T细胞计数>150/mm^3	CD4 T细胞计数<150/mm^3
系统(S)	无机会感染史或鹅口疮；无B症状(不明原因发热，夜间盗汗，体重减轻>10%，腹泻)；卡氏行为状态评分>70	机会感染史或鹅口疮；一个或多个B症状(肿瘤症状，译者注)；卡氏行为状态评分<70；其他HIV相关疾病(如神经受累或淋巴瘤)

并发症和共病

Kaposi肉瘤与霍奇金和非霍奇金淋巴瘤相关[12,13,83-86]，HHV-8亦被认为是多中心淋巴结病(Castleman病)及原发性渗出性淋巴结病的致病病原体[87-89]。

病程和预后

疾病的预后取决于肿瘤的范围及系统受累情况。ACTG T1S1组3年生存率为53%，而其他分组大于80%[77]。胃肠道，尤其小肠为并发出血的最常见受累脏器。全身多个器官均可受累，以肺、心脏及肝常见[90-98]。内脏受累更常见于AIDS相关型KS，其最常见的受累器官依次为肺、胃肠道和淋巴结[90]。

检查

KS实验室检查通常表现正常，直接检查HHV-8并非常规项目[36]。考虑到HAART的疗效，HIV分期的检测非常重要。

治疗

KS的治疗方案依据临床分型，但目前并无确切治愈手段[99]。KS对放疗高度敏感，93%的患者可获得完全治愈[100]。局限于皮肤者，可手术切除或冷冻治疗。皮损内注射长春花碱、IFN-α2b及咪喹莫特均有效，但易复发[101-104]。AIDS相关型KS，HAART对于HIV感染的治疗往往使得KS病情缓解，但高达50%者并不能完全缓解[105]。与之类似，医源性免疫抑制型KS患者减少或中断免疫抑制药的使用亦可导致皮损消退。在此前提下，有报道称西罗莫司很有可能诱导KS转归[106-110]。由于缺乏大样本临床对照试验为依据，其明确的效果仍待观察，但播散性KS对治疗敏感。阿霉素脂质体、长春花碱、依托泊苷及紫杉烷治疗有效率超过 70%[99,111-122]。阿霉素脂质体与紫杉醇分别被美国 FDA 批准为进展期 KS 的一线与二线药物。关于伊马替尼和索拉非尼的疗效亦有相关报道[123-125]。

(译者:张斌 彭智鹏 一审:彭智鹏 二审:陈爱军 潘芸 三审:李泓馨 润色:刘思萌)

参考文献

所有文献请查阅网址:www. rooksdermatology. com.
以下列出的是重要参考文献。

[1] Mesri EA, Cesarman E, Boshoff C. Kaposi's sarcoma and its associated herpesvirus. *Nat Rev Cancer* 2010; 10(10): 707-19.

[11] Dourmishev LA, Dourmishev AL, Palmeri D, Schwartz RA, Lukac DM. Molecular genetics of Kaposi's sarcoma-associated herpesvirus(human herpesvirus-8) epidemiology and pathogenesis. *Microbiol Mol Biol Rev* 2003; 67(2): 175-212, table of contents.

[33] Goedert JJ. The epidemiology of acquired immunodeficiency syndrome malignancies. *Semin Oncol* 2000; 27(4): 390-401.

[36] Schwartz RA, Micali G, Nasca MR, Scuderi L. Kaposi sarcoma: a continuing conundrum. *J Am Acad Dermatol* 2008; 59(2): 179-206; quiz 7-8.

[46] Chang Y, Cesarman E, Pessin MS, *et al*. Identification of herpesvirus-like DNA sequences in AIDS-associated Kaposi's sarcoma. *Science* 1994; 266(5192): 1865-9.

[58] Ruocco E, Ruocco V, Tornesello ML, Gambardella A, Wolf R, Buonaguro FM. Kaposi's sarcoma: etiology and pathogenesis, inducing factors, causal associations, and treatments: facts and controversies. *Clin Dermatol* 2013; 31(4): 413-22.

[63] Byun M, Ma CS, Akcay A, *et al*. Inherited human OX40 deficiency underlying classic Kaposi sarcoma of childhood. *J Exp Med* 2013; 210(9): 1743-59.

[68] Buchbinder A, Friedman-Kien AE. Clinical aspects of Kaposi's sarcoma. *Curr Opin Oncol* 1992; 4(5): 867-74.

[75] Krown SE, Testa MA, Huang J. AIDS-related Kaposi's sarcoma: prospective validation of the AIDS Clinical Trials Group staging classification. AIDS Clinical Trials Group Oncology Committee. *J Clin Oncol* 1997; 15(9): 3085-92.

[77] Nasti G, Talamini R, Antinori A, *et al*. AIDS-related Kaposi's sarcoma: evaluation of potential new prognostic factors and assessment of the AIDS Clinical Trial Group Staging System in the HAART era-the Italian Cooperative Group on AIDS and Tumors and the Italian cohort of patients naive from antiretrovirals. *J Clin Oncol* 2003; 21(15): 2876-82.

[99] Regnier-Rosencher E, Guillot B, Dupin N. Treatments for classic Kaposi sarcoma: a systematic review of the literature. *J Am Acad Dermatol* 2013; 68(2): 313-31.

临床亚型

KS不同临床病理亚型中最有鉴别意义的临床特征为进展速度及皮肤受累程度。经典型KS通常从下肢皮肤开始,进展非常缓慢。医源性免疫抑制型KS与经典型KS表现类似,但可发生于更多部位,成人皮损表现更轻微,非洲地方型在皮肤上有局部侵袭性,极少发生系统转移。儿童非洲地方型典型表现为淋巴结病伴或不伴皮肤受累,2年内死亡率高[70]。AIDS相关型KS可快速进展,常累及头、颈、躯干及黏膜,疾病暴发表现为淋巴结扩散及内脏受累,尤其见于未接受抗反转录病毒治疗(HAART)者[36,71,72]。在此情况下,免疫重建炎症综合征者亦可出现皮损[73,74]。

鉴别诊断

需与血管瘤等血管性皮损及黑素细胞增生性疾病相鉴别。严重淤积性肢端血管皮炎好发部位可与KS重叠;杆菌性血管瘤病可与KS并存[36],特别见于免疫抑制的情况下。

严重程度分级

KS分期最初由AIDS临床试验组(ACTG)根据AIDS患者分期制订(表139.2)[75,76]。起初,CD4 T细胞计数为评估预后的指标,然而最近改良的方法表明肿瘤分期及全身疾病状态更为重要[36,37]。T0与T1患者分级治疗,T0期采用抗反转录病毒治疗,T1期采用联合抗反转录病毒治疗与脂质体蒽环类药物治疗,有效地提高了T1期疾病的治疗疗效,避免T01期患者系统性使用蒽环类药物[78]。

其他分期体系亦被提出,如依据皮损范围及组织受累进展速度进行分期[79-82]。

表 139.2 KS 的 AIDS 临床试验组分级体系

	0	1
肿瘤(T)	仅见于皮肤或淋巴结,罕见口腔黏膜斑	水肿、溃疡,广泛多发的口腔KS斑块,皮肤以外及淋巴结结以外受累
免疫(I)	CD4 T细胞计数>150/mm^3	CD4 T细胞计数<150/mm^3
系统(S)	无机会感染史或鹅口疮;无B症状(不明原因发热,夜间盗汗,体重减轻>10%,腹泻);卡氏行为状态评分>70	机会感染史或鹅口疮;一个或多个B症状(肿瘤症状,译者注);卡氏行为状态评分<70;其他HIV相关疾病(如神经受累或淋巴瘤)

并发症和共病

Kaposi肉瘤与霍奇金和非霍奇金淋巴瘤相关[12,13,83-86],HHV-8亦被认为是多中心淋巴结病(Castleman病)及原发性渗出性淋巴结病的致病病原体[87-89]。

病程和预后

疾病的预后取决于肿瘤的范围及系统受累情况。ACTG T1S1组3年生存率为53%,而其他分组大于80%[77]。胃肠道,尤其小肠为并发出血的最常见受累脏器。全身多个器官均可受累,以肺、心脏及肝常见[90-98]。内脏受累更常见于AIDS相关型KS,其最常见的受累器官依次为肺、胃肠道和淋巴结[90]。

检查

KS实验室检查通常表现正常,直接检查HHV-8并非常规项目[36]。考虑到HAART的疗效,HIV分期的检测非常重要。

治疗

KS的治疗方案依据临床分型,但目前并无确切治愈手段[99]。KS对放疗高度敏感,93%的患者可获得完全治愈[100]。局限于皮肤者,可手术切除或冷冻治疗。皮损内注射长春花碱、IFN-α2b及咪喹莫特均有效,但易复发[101-104]。AIDS相关型KS,HAART对于HIV感染的治疗往往使得KS病情缓解,但高达50%者并不能完全缓解[105]。与之类似,医源性免疫抑制型KS患者减少或中断免疫抑制药的使用亦可导致皮损消退。在此前提下,有报道称西罗莫司很有可能诱导KS转归[106-110]。由于缺乏大样本临床对照试验为依据,其明确的效果仍待观察,但播散性KS对治疗敏感。阿霉素脂质体、长春花碱、依托泊苷及紫杉烷治疗有效率超过 70%[99,111-122]。阿霉素脂质体与紫杉醇分别被美国 FDA 批准为进展期 KS 的一线与二线药物。关于伊马替尼和索拉非尼的疗效亦有相关报道[123-125]。

（译者：张斌 彭智鹏 一审：彭智鹏 二审：陈爱军 潘芸 三审：李泓馨 润色：刘思萌）

参考文献

所有文献请查阅网址：www. rooksdermatology. com.
以下列出的是重要参考文献。

[1] Mesri EA, Cesarman E, Boshoff C. Kaposi's sarcoma and its associated herpesvirus. *Nat Rev Cancer* 2010; 10 (10): 707-19.

[11] Dourmishev LA, Dourmishev AL, Palmeri D, Schwartz RA, Lukac DM. Molecular genetics of Kaposi's sarcoma-associated herpesvirus (human herpesvirus-8) epidemiology and pathogenesis. *Microbiol Mol Biol Rev* 2003; 67(2): 175-212, table of contents.

[33] Goedert JJ. The epidemiology of acquired immunodeficiency syndrome malignancies. *Semin Oncol* 2000; 27(4): 390-401.

[36] Schwartz RA, Micali G, Nasca MR, Scuderi L. Kaposi sarcoma: a continuing conundrum. *J Am Acad Dermatol* 2008; 59 (2): 179-206; quiz 7-8.

[46] Chang Y, Cesarman E, Pessin MS, *et al*. Identification of herpesvirus-like DNA sequences in AIDS-associated Kaposi's sarcoma. *Science* 1994; 266(5192): 1865-9.

[58] Ruocco E, Ruocco V, Tornesello ML, Gambardella A, Wolf R, Buonaguro FM. Kaposi's sarcoma: etiology and pathogenesis, inducing factors, causal associations, and treatments: facts and controversies. *Clin Dermatol* 2013; 31(4): 413-22.

[63] Byun M, Ma CS, Akcay A, *et al*. Inherited human OX40 deficiency underlying classic Kaposi sarcoma of childhood. *J Exp Med* 2013; 210(9): 1743-59.

[68] Buchbinder A, Friedman-Kien AE. Clinical aspects of Kaposi's sarcoma. *Curr Opin Oncol* 1992; 4(5): 867-74.

[75] Krown SE, Testa MA, Huang J. AIDS-related Kaposi's sarcoma: prospective validation of the AIDS Clinical Trials Group staging classification. AIDS Clinical Trials Group Oncology Committee. *J Clin Oncol* 1997; 15(9): 3085-92.

[77] Nasti G, Talamini R, Antinori A, *et al*. AIDS-related Kaposi's sarcoma: evaluation of potential new prognostic factors and assessment of the AIDS Clinical Trial Group Staging System in the HAART era-the Italian Cooperative Group on AIDS and Tumors and the Italian cohort of patients naive from antiretrovirals. *J Clin Oncol* 2003; 21(15): 2876-82.

[99] Regnier-Rosencher E, Guillot B, Dupin N. Treatments for classic Kaposi sarcoma: a systematic review of the literature. *J Am Acad Dermatol* 2013; 68(2): 313-31.

第 140 章

皮肤淋巴瘤

140

Sean J. Whittaker[1], Fiona Child[2]

[1] Division of Genetics and Molecular Medicine, Kings College London, London; and St John's Institute of Dermatology, Guy's and St Thomas' NHS Foundation Trust, London, UK

[2] St John's Institute of Dermatology, Guy's and St Thomas' NHS Foundation Trust, London, UK

概述

在过去的 20 年里，随着淋巴细胞生物学研究的进展，我们对原发性皮肤淋巴瘤的认识有了进一步的提高。1980 年提出的 Kiel 分类在 1988 年进行了更新[1]，包括 Kiel 分类在内的以往众多淋巴瘤分类只是基于病理学，而没有包括临床特征，因此对皮肤原发淋巴瘤分类的价值有限。而目前世界卫生组织/欧洲癌症治疗和研究组织（WHO-EORTC）的分类是基于临床、组织病理、免疫组织病理、分子和细胞基因[2]。它不但关注肿瘤细胞形态，而且关注细胞起源，以此确定肿瘤临床行为学，对治疗和预后有关键影响。

在 1975 年，Edelson 认为皮肤浸润的淋巴细胞主要为 T 细胞，因此定义为皮肤 T 细胞淋巴瘤（CTCL）[3]。在欧洲，荷兰皮肤淋巴瘤工作组（DCLWP）和格拉茨小组的工作提出了原发性皮肤 T 和 B 细胞淋巴瘤的不同亚群，因此才有了 EORTC 和最近 WHO-EORTC 关于原发性皮肤淋巴瘤的分类（表 140.1）[2,4]。在 2008 年，WHO 将血液恶性肿瘤和原发皮肤淋巴瘤定为性质不同的疾病[5]。

表 140.1 原发性皮肤淋巴瘤的 WHO-EORTC 分类(来源于荷兰和澳大利亚的关于发病率及预后数据)

WHO-EORTC 分类	例数	发病率(%)	疾病 5 年特异性生存率(%)
原发性皮肤 T 细胞淋巴瘤			
惰性			
蕈样肉芽肿	800	44	88
亲毛囊性蕈样肉芽肿	86	4	80
Paget 样网状细胞增多症	14	<1	100
肉芽肿性松弛皮肤病	4	<1	100
原发性皮肤间变性大细胞淋巴瘤	146	8	96
淋巴瘤样丘疹病	236	12	100
皮下脂膜炎样 T 细胞淋巴瘤	18	1	82
原发性皮肤 $CD4^+$ 中小细胞多形性 T 细胞淋巴瘤	39	2	75
侵袭性			
Sézary 综合征	52	3	24
原发性皮肤 NK/T 细胞淋巴瘤,鼻型	7	<1	NR
原发性皮肤侵袭性 $CD8^+$ T 细胞淋巴瘤	14	<1	18
原发性皮肤 γδT 细胞淋巴瘤	13	<1	NR
原发性皮肤外周 T 细胞淋巴瘤,未定类	47	2	16
皮肤 B 细胞淋巴瘤			
惰性	127	7	99
原发性皮肤边缘区 B 细胞淋巴瘤	207	11	95
原发性皮肤滤泡中心淋巴瘤			
中间类			
原发性皮肤弥漫性大 B 细胞淋巴瘤,腿型	85	4	55
原发性皮肤弥漫性大 B 细胞淋巴瘤,其他	4	<1	50
原发性皮肤血管内大 B 细胞淋巴瘤	6	<1	65

引用于 Willemze et al,2005[2]。

EORTC,欧洲癌症治疗和研究组织;NK,自然杀伤细胞; NR,未达到;WHO,世界卫生组织。

蕈样肉芽肿(MF)是最常见的原发性皮肤 T 细胞淋巴瘤,同时对皮肤 T 细胞淋巴瘤其他亚型的早期临床、病理特征及预后也进行了描述。目前认为,发生在不同组织器官的淋巴瘤有相似的组织病理表现,但是预后及分子机制截然不同。淋巴结内 $CD30^+$ 间变性大细胞淋巴瘤通常是 ALK 阳性间变性淋巴瘤,但也有 ALK 阴性变异型,一般预后较差。而原发性皮肤 $CD30^+$ 间变性大细胞淋巴瘤 ALK 阴性,通常预后良好[2]。原发性皮肤 B 细胞淋巴瘤占原发性皮肤淋巴瘤的 1/3[2]。现在认为,原发性皮肤滤泡中心淋巴瘤与淋巴结滤泡中心淋巴瘤发病机制明显不同,大多原发性皮肤 B 细胞淋巴瘤预后良好[2]。现认为,成熟 T 细胞淋巴瘤的组织部位反映了肿瘤来源的正常淋巴样细胞的特定亚群(图 140.1)。

原发性皮肤 T 细胞淋巴瘤

概述

蕈样肉芽肿(MF)是最常见的皮肤 T 细胞淋巴瘤,临床病理特征明显,但与其他皮肤 T 细胞淋巴瘤也有类似之处,尤其是 Sézary 综合征(SS)。事实上,由于蕈样肉芽肿和淋巴瘤样丘疹病均起源于 T 细胞克隆,所以蕈样肉芽肿患者经常会合并淋巴瘤样丘疹病。蕈样肉芽肿还有许多临床亚型,不易诊断,而且蕈样肉芽肿可以模仿大多T细胞介导的免疫性疾

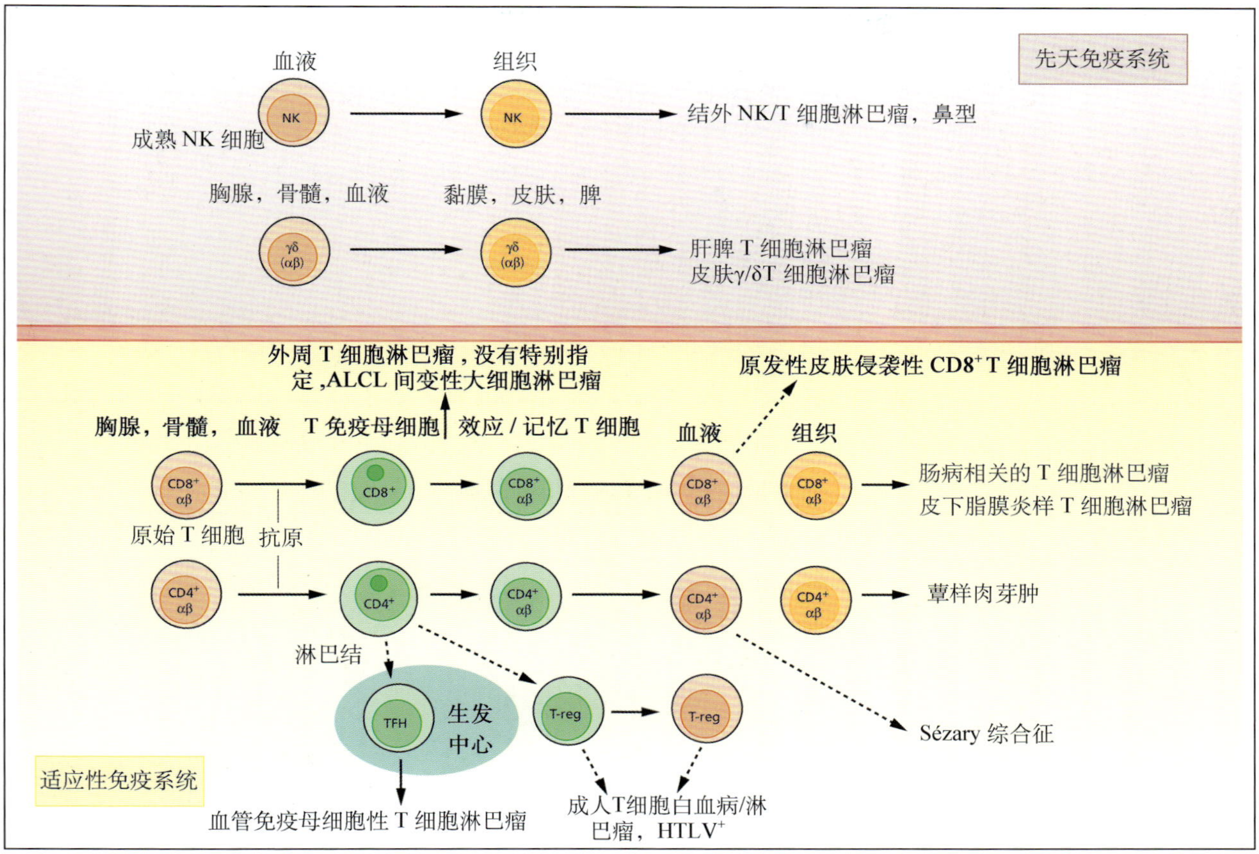

图 140.1　成熟 T 细胞白血病/淋巴瘤的细胞起源

病。鉴于其治疗和预后截然不同，一些少见的皮肤 T 细胞淋巴瘤类型必须要和经典的蕈样肉芽肿进行鉴别。原发性皮肤 T 细胞淋巴瘤与原发性皮肤外周 T 细胞淋巴瘤（PTCL）及成熟结/结外 T 细胞肿瘤包括 PTCL 之间发病机制的关联仍不明确。

循环中的淋巴细胞通过表达皮肤淋巴细胞抗原（HECA452），与真皮内皮细胞表达的相关配体 E 选择素结合后作用于皮肤[1]。这些皮肤淋巴细胞亚群（包括皮肤转运 T 细胞）及皮肤相关淋巴组织与皮肤免疫系统相关，与其他黏膜如肠黏膜相关淋巴组织（MALT）相似。在皮肤 T 细胞淋巴瘤中肿瘤细胞表达趋化因子受体 CCR4 和 CCR10，其与亲表皮性有关，SS 中肿瘤细胞表达的淋巴结趋化因子受体 CCR7 有利于肿瘤扩散[2]。目前有大量证据表明，成熟的 T 细胞恶性肿瘤是来自成熟外周 T 细胞的特定亚群。研究表明，蕈样肉芽肿来源于皮肤常驻效应记忆 T 细胞，而 Sézary 综合征来源于中央记忆 T 细胞（图 140.1）[3]。

用 TCR 基因重排技术鉴定皮肤 T 细胞克隆的类型已经应用于肿瘤性疾病和多种皮肤淋巴增殖性疾病中[4]。淋巴细胞克隆的存在并不意味着恶性肿瘤，其在良性皮肤淋巴细胞浸润中的意义目前尚不清楚。这些技术对预后的指导意义也不明确，但它们对现有的分期方法进行了补充，尤其是蕈样肉芽肿、Sézary 综合征患者的淋巴结及外周血分析。

长期以来，美国癌症联合委员会（AJCC）提出蕈样肉芽肿/Sézary 综合征的分期系统存在一定的问题，尤其是ⅡB 期，分期结果显示Ⅲ期患者的预后比ⅡB 期要好。此外，对于外周血肿瘤负荷的分期也缺乏共识。因此出现了一个新的用于蕈样肉芽肿/SS（表 140.2 和表 140.3）和非蕈样肉芽肿/SS 原发性皮肤淋巴瘤的 AJCC 分期系统（表 140.4）[5,6]。

表 140.2 蕈样肉芽肿 TNM 临床分期系统

分期	T(肿瘤)	N(淋巴结)	M(内脏)	B(血液)
ⅠA	T_{1a}/b	N_0	M_0	$B_{0\text{-}1}$
ⅠB	T_{2a}/b	N_0	M_0	$B_{0\text{-}1}$
ⅡA	$T_{1\text{-}2}$	N_1	M_0	$B_{0\text{-}1}$
ⅡB	T_3	$N_{0\text{-}2}$	M_0	$B_{0\text{-}1}$
ⅢA	T_4	$N_{0\text{-}2}$	M_0	B_0
ⅢB	T_4	$N_{0\text{-}2}$	M_0	B_1
ⅣA1	$T_{1\text{-}4}$	$N_{0\text{-}2}$	M_0	B_2
ⅣA2	$T_{1\text{-}4}$	N_3	M_0	$B_{0\text{-}2}$
ⅣB	$T_{1\text{-}4}$	$N_{0\text{-}3}$	M_1	$B_{0\text{-}2}$

引自 Olsen 等，2007[5]。

表 140.3 MF/SS 的 TNMB 分期

TNMB 分期	定义
皮肤	
T_1	少数斑片、丘疹和(或)斑块，<10%体表面积(T_1)，进一步分为斑片 T_{1a}(只有斑片)vs T_{1b}(斑块±斑片)
T_2	斑片、丘疹和斑块，>10%体表面积，进一步分为 T_{2a}(只有斑片)vs T_{2b}(斑块±斑片)
T_3	一个或多个肿瘤(直径≥1cm)
T_4	融合性红斑>80%体表面积
淋巴结	
N_0	无外周淋巴结增大，不需要活检
N_1	临床有外周淋巴结肿大；组织病理为 Dutch 1 级或 $NCILN_{0\text{-}2}$
N_{1a}	TCR 或 T 细胞受体 Southern blot 检测单克隆阴性
N_{1b}	TCR 或 T 细胞受体 Southern blot 检测单克隆阳性
N_2	有外周淋巴结增大；组织病理为 Dutch 2 级 或 $NCILN_3$
N_{2a}	TCR 或 T 细胞受体 Southern blot 检测单克隆阴性
N_{2b}	TCR 或 T 细胞受体 Southern blot 检测单克隆阳性
N_3	有外周淋巴结增大；组织病理为 Dutch 3～4 级或 $NCILN_4$ 克隆阳性或阴性
N_x	有外周淋巴结增大，未经组织病理证实
内脏	
M_0	无内脏器官受累
M_1	内脏受累(大多经组织病理证实，肝及脾需满足影像学诊断标准)
血液系统	
B_0	无明显的血液系统受累：非典型细胞(Sézary 细胞)占外周血淋巴细胞≤5%
B_{0a}	TCR 或 T 细胞受体 Southern blot 检测单克隆阴性
B_{0b}	TCR 或 T 细胞受体 Southern blot 检测单克隆阳性
B_1	血液系统少量肿瘤细胞浸润：非典型细胞(Sézary 细胞)≥5%，但是不满足 B_2 标准
B_{1a}	TCR 或 T 细胞受体 Southern blot 检测单克隆阴性
B_{1b}	TCR 或 T 细胞受体 Southern blot 检测单克隆阳性
B_2	血液系统大量肿瘤细胞浸润：≥1000/μl Sézary 细胞，同时克隆检测阳性

引自 Olsen 等，2007[5]。

表 140.4　非 MF/SS 的原发性皮肤淋巴瘤 TNM 分期

TNM 分期	定义
肿瘤	
T_1	孤立的皮损
T_{1a}	皮损直径<5 cm
T_{1b}	皮损直径>5 cm
T_2	局部皮肤受累，多发皮损累及一个身体区域或两个相邻身体区域
T_{2a}	所有皮损都局限在一个直径<15 cm 的圆形区域内
T_{2b}	所有皮损都局限在一个直径>15 cm 且<30 cm 的圆形区域内
T_{2c}	所有皮损都局限在一个直径>30 cm 的圆形区域内
T_3	泛发性皮损
T_{3a}	多发性皮损累及两个不相邻身体区域
T_{3b}	多发性皮损累及三个及以上不同身体区域
淋巴结	
N_0	无临床及病理上的淋巴结受累
N_1	一个引流当前或先前皮肤受累的外周淋巴结区域受累
N_2	两个或以上的外周淋巴结区域受累，或者累及任一不引流当前或以前的皮肤受累区域的淋巴结
N_3	中心淋巴结受累
转移内脏	
M_0	无皮肤外非淋巴结受累
M_1	皮肤外非淋巴结受累

皮肤 T 细胞淋巴瘤发病的潜在分子机制尚不清楚，已证实包括调控细胞周期和凋亡基因的失活在内的一些异常存在[7]。这些异常与疾病的发展及耐药性相关。此外，分子细胞遗传学技术已经检测到染色体异常，表明这些假定基因的位点在皮肤 T 细胞淋巴瘤的发病机制中可能起着根本作用[6]。

美国食品药品监督管理局（FDA）已经批准了几种用于治疗皮肤 T 细胞淋巴瘤的新药，包括瑞辛、贝沙罗汀（与维 A 酸 X 受体结合）、白细胞介素 2（IL-2）融合毒素地尼白介素（Onzar，Ontak）和两种组蛋白酶抑制剂：次丙基苯胺脱羟肟酸（SAHA；伏立康）和脱乙酰肽（罗美斯平）[8-12]。一些其他新的治疗方法也证明有效，并有望作为现有治疗方法的替代疗法[13]。这些研究也有利于促进蕈样肉芽肿和 Sézary 综合征治疗的发展[14]。

蕈样肉芽肿

定义

蕈样肉芽肿是最常见的皮肤 T 细胞淋巴瘤，常伴惰性临床病程，有显著的临床病理学特征。

流行病学

发病率（0.64/100 000）在逐年上升，但是具体原因不详。发病率上升可能意味着诊断水平的提高和对以往误诊的改进，也可能就像其他非霍奇金淋巴瘤一样，发病率确实也在上升[1]。

病理生理学

发病诱因

具体发病机制不详。人 T 细胞白血病反转录病毒 1（HTLV 1）先从皮肤 T 细胞淋巴瘤患者中分离出来，随后诊断该患者为成人 T 细胞白血病/淋巴瘤（ATLL）。由于累及皮肤后其临床及病理与 ATLL 相似，人们对蕈样肉芽肿中的 HTLV-1 和相关病毒进行了深入的研究。但是目前的研究并未确定 HTLV 1 病毒与蕈样肉芽肿发病相关[1-5]。在过去的 20 年，普遍认为蕈样肉芽肿是慢性淋巴细胞相关抗原持续刺激导致，是否由于良性淋巴细胞受刺激最终转化为低度恶性 T 细胞淋巴瘤[6]，这仍然是一个未经证实的理论。来自北美东海岸的一项研究发现[7]，与健康对照组相比，患有皮肤 T 细胞淋巴瘤的患者过敏和真菌及病毒感染的发生率明显增高，并且还发现皮肤 T 细胞淋巴瘤患者中有较高比例的人在石化、纺织、机器和金属工业工作。其他病例对照研究表明，职业暴露于玻璃、陶器和陶瓷[8]及暴露于太阳辐射的工人更易患皮肤 T 细胞淋巴瘤[9]。然而，大量流行病学研究关于紫外线照射与非霍奇金淋巴瘤发病率（NHL）之间的关系发现，包括蕈样肉芽肿/Sézary 综合征等皮肤 T 细胞淋巴瘤在内的 NHL 的发生率随着距离赤道距离的增加而增加，表明紫外线辐射具有保护作用[10]。

其他研究发现，蕈样肉芽肿患者特应性疾病的发病率更高[11]，有报道发现，重症特应性皮炎患者容易发生皮肤 T 细胞淋巴瘤[12]。而在另一项病例对照研究中并未证实特应性疾病与皮肤 T 细胞淋巴瘤的相关性[13]。北美最近的一项研究也未能证实任何明确的职业或环境暴露与皮肤 T 细胞淋巴瘤相关[14]，但其他研究发现，蕈样肉芽肿患者中罹患其他恶性肿瘤，包括非淋巴瘤皮肤恶性肿瘤的患病率高于预期[15]。进一步的研究发现，蕈样肉芽肿患者中非黑素瘤皮肤癌、黑素瘤及肺癌的发病率增加，但与此前相关治疗是否有关还有待进一步明确[16-18]。FDA 一项有关肿瘤坏死因子 α（TNF-α）抑制剂的不良事件的大型研究发现，不仅是 TNF-α 抑制剂，包括 TNF-α 抑制剂联合硫唑嘌呤治疗的患者中，T 细胞非霍奇金淋巴瘤发病率明显增高，特别是肝脾和皮肤 T 细胞淋巴瘤（蕈样肉芽肿/Sézary 综合征）的风险增加[19]。具体是药物作用还是潜在慢性炎症的特殊作用，目前尚不清楚。

组织病理学

蕈样肉芽肿的组织病理学表现与不同的临床分期有关[1-3]。早期组织病理表现为真皮乳头层的中度淋巴细胞浸润。许多深染的小淋巴细胞在真表皮交界处线状排列，表皮轻微或无海绵样水肿。随着疾病发展到斑块期，表现出显著的亲表皮性（图 140.2），特征性表现为异型淋巴细胞在表皮定殖，或单个异型淋巴细胞在基底层定殖，或者在表皮中非典型淋巴细胞聚集，称为 Pautrier 微脓疡。表皮中的恶性 T 细胞常常呈皱缩的脑回状外观（图 140.3），核不规则深染，周围有特征性的晕样外观。在高倍镜和薄切片下观察，细胞不规则脑回样特征更加明显。在早期蕈样肉芽肿中，T 细胞浸润可能与许多其他细胞有关，包括少量浆细胞或嗜酸性粒细胞，但在疾病晚期，T 细胞浸润变得密集、单一和单形。有时可见明显的组织细胞浸润，肉芽肿特征很少出现，因此称为间质性蕈样肉芽肿[4]。目前尚不清楚肉芽肿型蕈样肉芽肿是否预后更差[5]，但一些报告表明此类患者对外用药物治疗更抵抗[6]。

在疾病的更晚期阶段（ⅡB 至Ⅲ），亲表皮现象不明显，散在的较大肿瘤细胞不典型性更加明显。在单因素分析中大细胞转化意味着预后不良，尽管在多因素分析中提示大细胞转化不独立于年龄和疾病分期[7]。事实上，大细胞转化与疾病进展的风险增加相关，但经多变量分析[8]或与那些没有大细胞转化的晚期疾病患者相比[9]，总生存率并没有差异。大细胞转化（图 140.4）定义为：真皮浸润的大细胞超过 25%～50%（$CD30^{+/-}$）或者真皮大细胞形成微结节，细胞多形性，偶尔出现间变改变[7]。对于间变性大细胞需要和大的组织细胞鉴别，偶尔蕈样肉芽肿出现反应性生发中心时，病理诊断会有一定的困难。

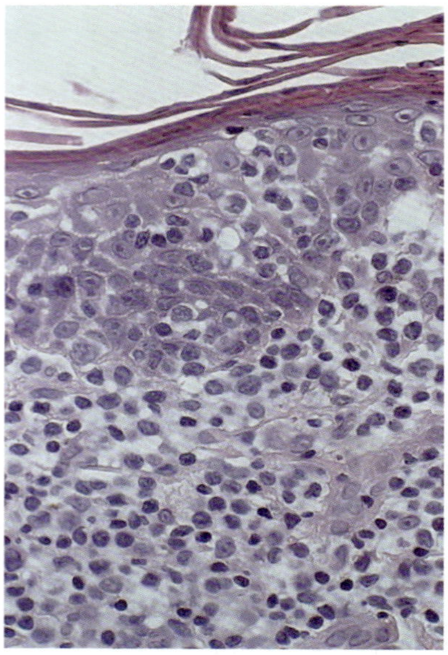

图 140.2 蕈样肉芽肿组织学

不典型小细胞亲表皮性，研究表明浸润的细胞主要是 $CD4^+$ 辅助性 T 淋巴细胞。

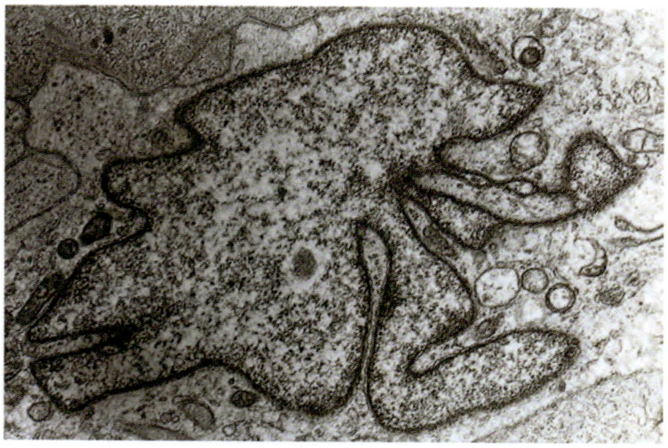

图 140.3 蕈样肉芽肿中表皮浸润的 T 细胞的电镜

显示典型的 Lutzner 细胞的明显细胞轮廓，具有典型的高核轮廓指数。

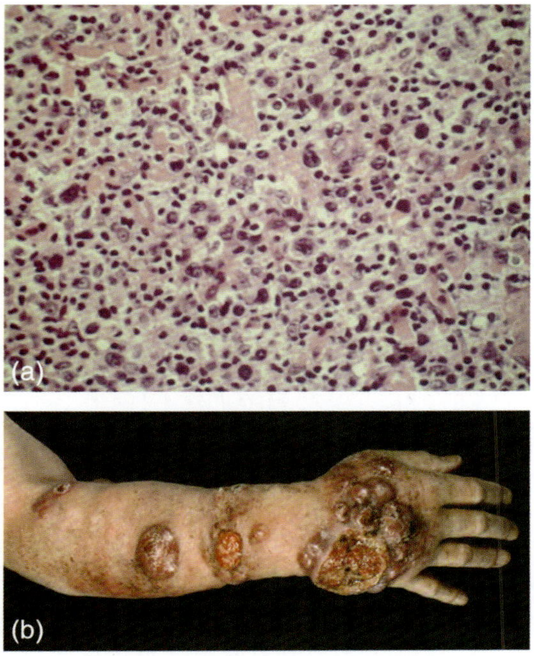

图 140.4　高倍(a,b)MF 大细胞转化

的表达可能与大细胞转化有关，也可能不相关，但对预后的影响仍不明确。肿瘤细胞通常表达 αβTCR，很少表达与疾病进展有关的细胞毒性蛋白[17]。已报道 MF/SS 病例具有滤泡辅助 T 细胞的免疫表型[19]。

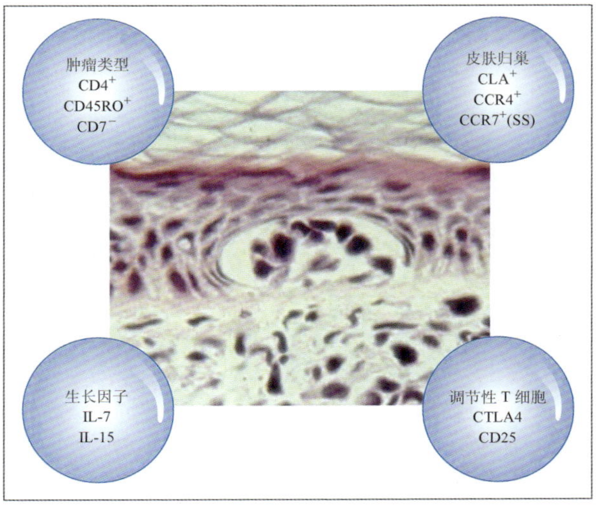

图 140.5　MF 和 SS 的免疫表型

对于蕈样肉芽肿大细胞转化和预后良好的原发性 $CD30^+$ 的淋巴细胞增殖性疾病如淋巴瘤样丘疹病，间变性大细胞淋巴瘤的鉴别诊断是非常重要的，主要依据临床特征。如果符合组织学标准，则具有典型的多形性斑片或斑块的 MF 患者出现大的肿瘤将提示 MF 的大细胞转化。相反，没有并发或既往 MF 临床证据的患者，在一个或几个孤立的肿瘤中出现大量 $CD30^+$ 大细胞（超过 75%）提示其患有原发性皮肤 $CD30^+$ 淋巴增生性疾病。

免疫病理（图 140.5）

蕈样肉芽肿的肿瘤细胞常为 $CD3^+$，$CD4^+$，$CD45RO^+$，一般 $CD7^-$ 的 T 细胞。这些细胞来源于记忆 T 细胞的成熟辅助 T 淋巴细胞亚型，肿瘤细胞表达 CLA，CCR4 和 CCR10，与皮肤常驻 T 细胞表达一致[11,12]。在个别病例中，$CD8^+$ 细胞多于 $CD4^+$ 细胞，但预后无明显差异[13]，$CD8^+$ 的病例多见于青少年及色素减退型蕈样肉芽肿[14]。$CD8^+$ 的蕈样肉芽肿需要与皮肤 T 细胞淋巴瘤的亲表皮性细胞毒性变异型（预后较差）进行鉴别诊断，偶尔可以出现肿瘤浸润反应性 $CD8^+$ T 细胞，提示预后较好[15-17]。真皮浸润的细胞包括 $CD1a^+$ 树突状细胞和 $CD68^+$ 组织细胞。在疾病晚期，肿瘤细胞可能表现出异常表型，如 T 细胞表面抗原的丧失，即"裸细胞表型"，或 CD30 抗原在分散的大肿瘤细胞或由大型多形性或间变性肿瘤细胞组成的明显的真皮结节中表达[7,18]。CD30

已经明确 $CD4^+$，$CD25^+$ T 细胞的亚型具有抑制功能。这些调节性 T 细胞（T-regs）是细胞毒性 T 淋巴细胞抗原 4^+（$CTLA4^+$）并表达转录因子 FoxP3。对 MF/SS 的研究分析了 FoxP3 的表达及 T-reg 功能，并且已经明确 MF 早期表皮和真皮内 T 细胞中有一定比例的 FoxP3 T 细胞，但随着疾病的进展，这一比率显著下降[20,21]。这表明在 MF 中 T-regs 的存在可能是预后良好的因素，并且 T-regs 实际上可以抑制肿瘤细胞的增殖。肿瘤细胞是否也起 T-regs 的作用仍未明确。CTLA 4 由一定比例的 Sézary 细胞表达，而具有免疫抑制性 T-reg 功能的 Sézary 细胞仅在少数 SS 患者中存在（图 140.6）[22-24]。

病理鉴别诊断

早期 MF 的主要鉴别诊断为皮炎样反应性疾病。MF 中浸润 T 细胞的亲表皮特性有助于鉴别。在 MF 中，表皮内淋巴细胞大于周围角质形成细胞，并且细胞不规则，核深染。在亲表皮性 T 细胞或 Pautrier 微脓肿中海绵水肿少见，而在皮炎中常见。亲表皮的 T 细胞在基底层定植，且表皮内 T 细胞大于真皮 T 细胞是 MF 的诊断线索[25]。

然而，早期 MF 的组织病理诊断仍然有一定的难度，需要和临床表现很好地结合。通常需要多处取活检，取材时要避开继发性皮损如剥脱或脓疱。由于临床表现有时需要经过数月甚至数年的演变，因此必要时需要重复活检。国际皮肤淋巴瘤协会（ISCL）提出

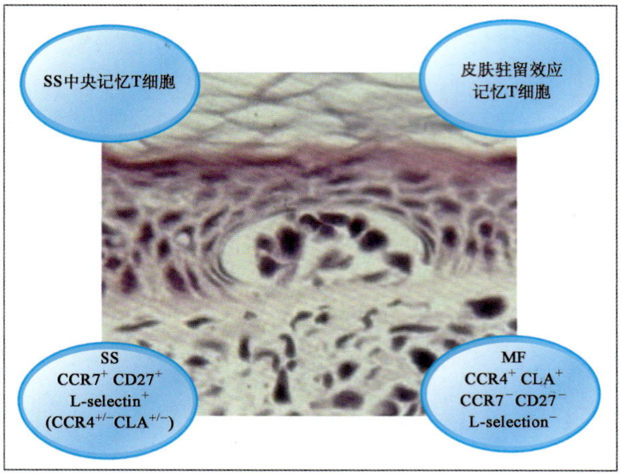

图 140.6 MF 和 SS 的亲表皮 T 细胞显示出皮肤归巢特征

了 MF 早期临床和组织学诊断的标准(表 140.5)[26]，并提出了分级系统[27]。

表 140.5 国际皮肤淋巴瘤学会早期蕈样肉芽肿诊断标准(总分 4 分及以上可以诊断为 MF)

标准	得分
临床	
主要标准	
持久和(或)进展的斑片以及斑块	主要标准+2 条及以上次要标准=2 分
次要标准	
1. 皮损位于非曝光部位	主要标准+1 条次要标准=1 分
2. 大小不等形状各异	
3. 皮肤异色征	
组织病理	主要标准+2 条次要标准=2 分
主要标准	
浅表的淋巴样浸润	主要标准+1 条次要标准=1 分
次要标准	
1. 不伴海绵水肿的亲表皮性	
2. 异型淋巴细胞	
分子生物学	
克隆性 TCR 基因重排	克隆阳性得 1 分
免疫病理	
1. CD2、CD3、CD5 阳性率<50%	
2. CD7T 阳性率<10%	满足 1 条或以上得 1 分
3. 真表皮 CD2、CD3、CD5 或 CD7 阳性率不一致	

免疫组化在早期 MF 的组织病理鉴别诊断中作用不是很大，因为这些疾病浸润的大多是 $CD3^+$ 和 $CD4^+$ 的 T 细胞。然而，与真皮内较小混合淋巴细胞相比，MF 表皮内较大的 $CD4^+$ T 细胞的表达有一定的鉴别价值[10,25]。

早期 MF 与节肢动物咬伤和淋巴细胞性药疹在组织病理上鉴别也很困难，需要临床结合病理。一般来说，节肢动物咬伤有更多的嗜酸性粒细胞浸润，并且在淋巴瘤样药疹中细胞是在血管周围浸润而不是亲表皮性。然而存在部分病例临床怀疑诊断，但组织学检查并不能确诊。在这些情况下，可能需要每隔 3~6 个月进行连续的活检。

皮肤外表现的病理学

通常的皮外扩散模式是从皮肤到引流区域周围淋巴结，很少到内脏部位，如肺部、鼻咽部、骨骼和中枢神经系统(CNS)部位。

美国国家癌症研究所(NCI)在 1985 年提出以皮肤病变为主的淋巴结分期系统[28]将淋巴结结构分类为 LN1-3。LN1 的特征是单个的、不常见的非典型细胞；LN2 显示小簇不典型淋巴细胞聚集；LN3 显示皮质旁较大非典型细胞的聚集。相反，LN4 的特征在于非典型细胞使淋巴结结构部分或完全消失[28]。Scheffer 等提出对周围淋巴结的进一步组织学评估[29]。那些没有异常的活检被记录为 LN0，而那些有皮肤病变的活检被命名为 LN1(皮肤病变性淋巴结病)，其特点是因为存在大量的巨噬细胞和苍白的树突状细胞(指间网)使淋巴结的皮层旁区域扩大，(等级 1=LN1-2)。巨噬细胞含有黑素和脂质物质的聚集，从而导致了一条较古旧的术语的提出："脂肪黑变性网状细胞增多症"。可能受累的组织学(等级 2=LN3)的特征表现为扩张的皮层旁区域内存在较大的非典型单核细胞簇状聚集(图 140.7)。相比之下，淋巴结结构的部分消失(等级 3=LN4)或完全消失(等级 4=LN4)与明确的淋巴瘤受累的表现是一致的(图 140.7)。通过对这些分期系统的比较发现，淋巴结部分或完全消失都预示着预后不良，而淋巴结完整时，两者生存率无差异[30]。在世界卫生组织分类系统中，提出了对这些分类的修改，其中，LN1 和 LN2 被归为Ⅰ级(组织病理学上淋巴结未受累)，LN3 被归为Ⅱ级，LN4 被归为Ⅲ级，两者都代表明确的组织学受累，尽管该系统尚未得到验证[31]。然而这个系统有一个微妙的差异，因为在世界卫生组织的建议中，Ⅰ级可由分散的而非簇状的非典型脑型细胞组成，而显示非典型脑型细胞簇的被分级为Ⅱ级(LN3)。

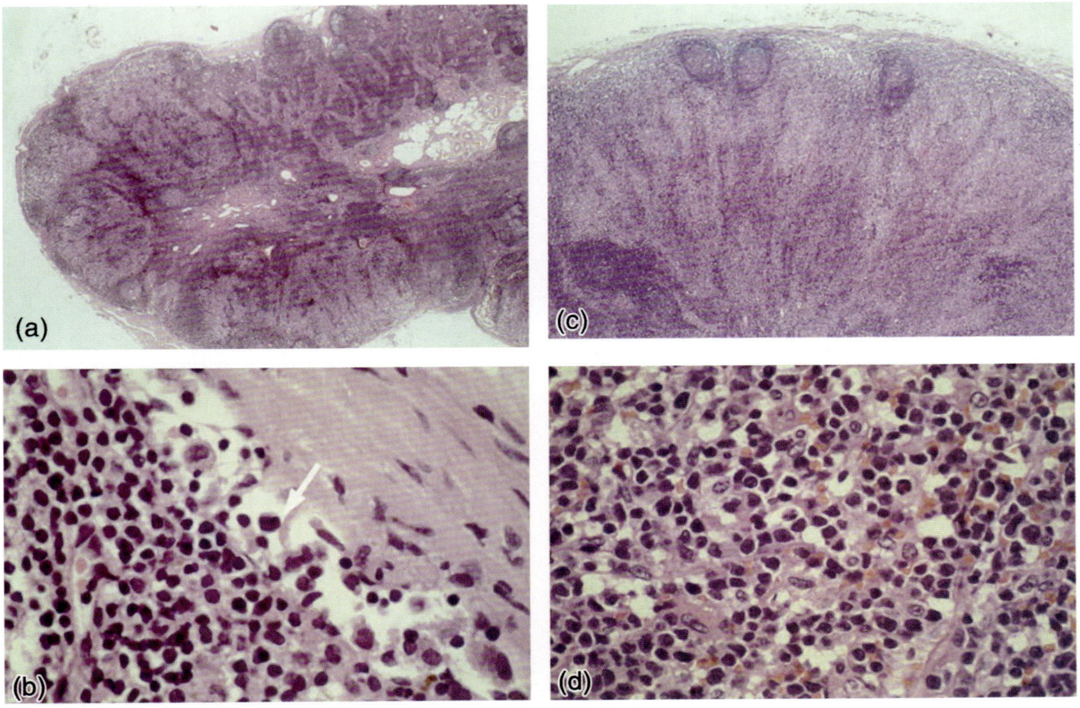

图 140.7　复合显微摄影下皮肤性淋巴结病变特征

(a)LN1 的特征是皮肤性病变伴黑素沉积偶伴不典型淋巴细胞。(b)LN2 显示皮质旁扩张的 T 细胞区域（箭头示非典型细胞）。(c,d)LN3-LN4 显示中小非典型卷曲细胞致使淋巴结结构消失(d 为高倍镜下)。

ISCL-EORTC 修订的分期分类(见表 140.2 和表 140.3)建议分组淋巴结活检 N1(无明确的组织学受累;1/LN1-2 级)、N2(可能受累;2/LN3 级)和 N3(明确受累;3-4/LN4 级),同时每组 TCR 基因分析结果分为无克隆或克隆(a/b)[32]。

T 细胞受体基因分析

T 细胞受体基因分析包括分析组织样本中的 DNA,以检测单克隆 T 细胞群标记的 TCR 基因的克隆重排。利用类似的方法也可用来检测免疫球蛋白基因分析鉴定 B 细胞克隆。克隆性淋巴群通常是肿瘤增殖的同义词,但这并不意味着恶性。相反,淋巴克隆的恶性潜能依赖于潜在的体细胞突变。TCR 基因分析对 MF 诊断、预后和治疗有重要意义,是目前常用的标准方法。

最初,对 βTCR 基因进行 Southern blot 分析,但这种方法耗时,需要大量高质量的 DNA,且相对不敏感[1,2]。因此,目前大多数研究都是采用敏感性更高的聚合酶链反应(PCR)技术,并采用几种不同的方法,包括变性梯度凝胶电泳(DGGE)、温度梯度凝胶电泳(TGGE)、单链构象凝胶电泳(SSCP)和基因扫描方法分析 γTCR 基因[3-8]。尽管 MF 肿瘤细胞通常表达 αβTCR,但在同时表达 γδ 和 αβTCR 的淋巴细胞中存在 γTCR 基因重排,该基因比 βTCR 基因更易于检测分析。目前尚未对这些不同的电泳方法进行对比研究,但大多数结果都是大致一致的,这项技术的标准化部分是通过使用用于 γ 和 βTCR 基因的 Biomed 2 引物实现的[9]。高通量测序平台已应用于 TCR 基因分析,为进行干细胞移植患者的微小残留病灶进行快速检测提供了一种实用的方法[10]。

早期 MF,皮损组织 T 细胞克隆阳性率为 70%,在晚期,基本是 100% 阳性[5,6]。早期 T 细胞检测克隆阴性,一般与检测技术敏感性低有关,与克隆阳性患者相比,克隆阴性的患者对皮肤直接治疗反应更好,有更高的完全缓解率[11]。这表明浸润中非肿瘤细胞的比例可能反映了宿主的免疫反应。相同的 T 细胞克隆可以在一部分患者的外周血中测得,并且对 B0b 期的患者具有独立的预后意义[7,12,13]。相反,外周血 T 细胞克隆也可能与皮肤中原始肿瘤克隆不相同,这些外周血 T 细胞克隆可能不是致病性的,所有样本的结果必须进行仔细比对[14]。在 MF 和淋巴瘤样丘疹病患者中,可以检测到相同的 T 细胞克隆,表明其发病机制相同,但表型不同[1,2,15]。在皮肤病淋巴结(LN1-LN2/N1b)中也可以检测到与皮肤中相同的 T 细胞克隆,这可能提供独立的预后信息,但需要更大样本的研究来最终证明这一观点[16-18]。在CTCL中，与切除淋巴结的TCR基因分析相比，细针抽吸的增大淋巴结T细胞克隆阳性率不一致，这表明存在采样误差[19]。因为PCR技术的敏感性，T细胞克隆在非肿瘤性炎症性疾病中很少被发现。因此，克隆TCR基因重排的阳性或阴性结合临床和病理特征来进行判断是至关重要的。最近基于PCR反应的研究也发现，在某些T细胞增殖性疾病中如急性苔藓样糠疹、小斑块和大斑块副银屑病及慢性苔藓样糠疹中T细胞克隆阳性[20-25]。尽管这些结果将支持大斑块副银屑病可能是早期MF，但这一发现的临床意义目前尚不清楚。在小斑块副银屑病中很少检测到T细胞克隆，通常认为是一种与MF无关的单独炎症性疾病，但患者需要长期认真的随访。这一发现支持急性苔藓样糠疹是淋巴瘤样丘疹病的一部分，有趣的是，慢性苔藓样糠疹可能与MF有关[25]。

分子特征

关于MF和SS分子特征的讨论将在本章后面的单独章节中介绍。

临床特征

临床表现

MF表现为多形性斑片或者斑块，好发于四肢、腰部、乳房部位，尤其是臀部。大约只有34%的患者从局限的斑片和斑块发展到泛发性的斑块或肿瘤，甚至红皮病，通常伴有严重的瘙痒[1]。MF的皮损特点是伴有细微的鳞屑且轻微萎缩（起皱）的红斑（图140.8），这可能与轻度瘙痒有关，但患者通常无症状。斑块更为明显、持久、多形性、与斑片分布相似（图140.9）。个别斑块可能变得非常大，并且可能有某种程度的退行性，导致异常的弯曲形状，并且在颜色、鳞屑程度和皮损边界上表现出相当大的变化。显著的银屑病样鳞屑有时是一个特征性表现。有证据表明，斑块的总厚度可能具有预后价值[2]。患者可伴有剧烈瘙痒或者无任何症状。

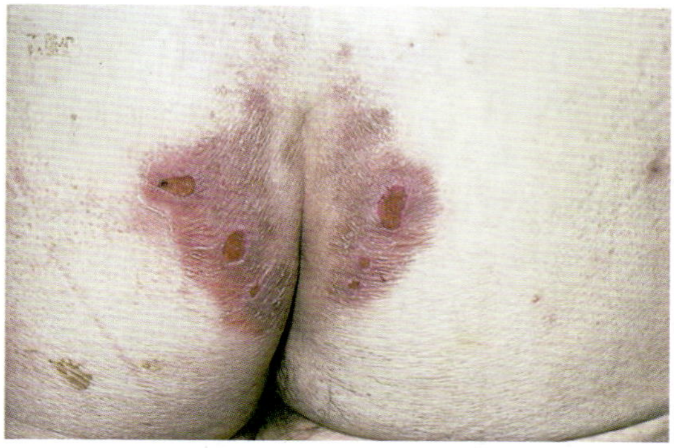

图 140.8 早期MF中的臀部斑片

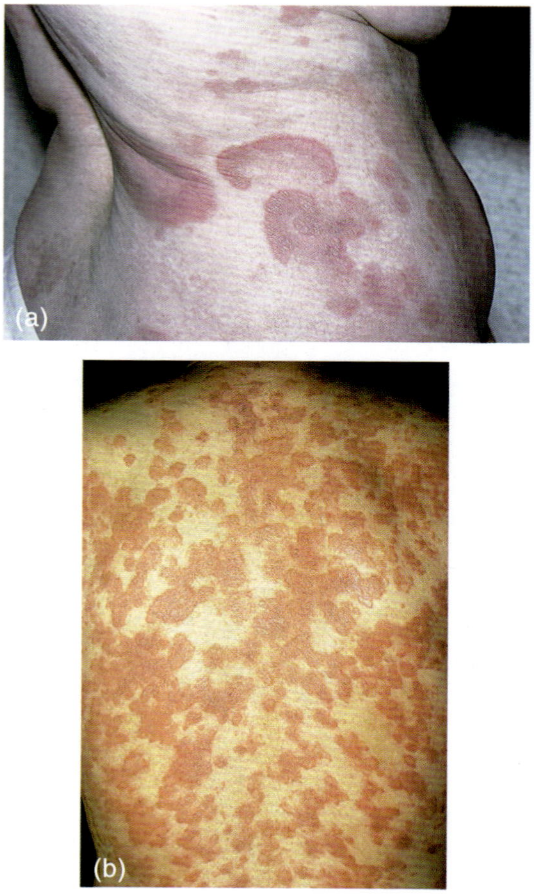

图 140.9 恶性程度更高的MF，(a)典型的多形性斑块。(b)斑块累及10%以上体表面积

个别斑块出现侵蚀、溃疡和疼痛，这通常与继发性细菌感染有关，预示这些患者将来的生活质量会更差，死亡率更高。肿瘤的大小会有很大的变化（图140.10）。既往曾报道一种tumeur d'emblée类型的MF，患者迅速发展为大结节和肿瘤而既往没有斑片和斑块病史[3]，但现在认为这些患者是其他的CTCL变异型，需要根据组织学和免疫表型特征进行仔细评估加以排除。患者也可能出现红皮病，需要和炎症性红皮病和Sézary综合征进行鉴别诊断。

MF外周淋巴结病可能与典型的"B"症状有关，伴有发热和体重减轻。中枢淋巴结和其他器官的组织学受累是预后很差的信号。全身任何器官都可以受累，但肺、骨骼、鼻咽和中枢神经系统最易受累。

临床亚型

MF有大量临床变异（框图140.1；图140.11）。有些斑块表现为疣状或角化过度外观[1]。单个斑块很少发展为大疱[2]。鱼鳞病样型罕见[3]。MF一个重要的亚型就是累及毛囊皮脂腺，称为亲毛囊性

第12部分

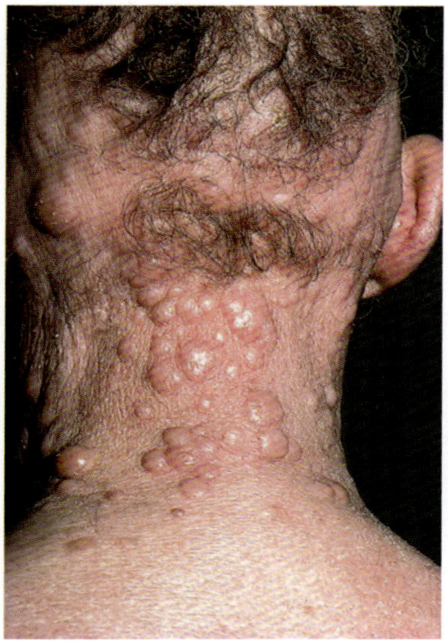

图 140.10 结节性 MF 表现为颈背部可见明显结节，四肢均出现类似皮损

MF，临床常伴有斑秃，这类患者对治疗抵抗，预后较差（与疾病分期无关）[4]。很少有年轻患者出现紫癜性皮疹，这种皮疹与伴有毛细血管炎的色素性紫癜性皮肤病相似，但具有 MF 的组织学特征[5]。年轻的非白人患者也可以出现色素减退型 MF[6,7]，表现为明显的色素减退性鳞屑性斑片，常累及躯干，尤其是骨盆腰带区，四肢少见。组织病理表现为显著的亲表皮性，$CD8^+$ 的毒性肿瘤细胞攻击黑素细胞，黑素细胞减少致使临床表现为色素减退[8]。皮肤异色型的 MF，患者可表现为泛发型或者局限型的皮肤异色，可伴或不伴 MF 典型的斑片或斑块皮损。好发于躯干，乳房及骨盆周围也易受累（图 140.12）。典型的皮肤异色症表现为萎缩、色素沉着和毛细血管扩张，需要通过适当的组织学与其他表现为皮肤异色的疾病进行鉴别。罕见情况下，患者表现为泛发性的皮肤异色，是红皮病的一个特征。除了亲毛囊性的 MF，其他的临床亚型没有明显的预后意义[4]。孤立性的 MF 是一有争议的亚型，因为有的患者随后可以发展为多发性多形性斑片或斑块，但预后较好[9]。

框图 140.1 MF 的临床亚型

- 亲毛囊型/嗜毛囊型
- 皮肤异色
- 色素减退
- 毛细血管炎样
- 疣状/角化过度
- 银屑病样
- 鱼鳞病样
- 大疱

鉴别诊断

在 MF 早期，鉴别诊断包括接触过敏性皮炎、特应性皮炎、玫瑰痤疮、银屑病和真菌感染性疾病。任何患者表现为多形性斑块，尤其是累及骨盆周围时，需要活检进行确诊。诊断 MF 需要临床结合病理。ISCL 已经发表了早期 MF 的临床组织病理诊断标准（见表 140.5）[1]。

严重程度分级

北美 MF 合作小组针对 MF 和 SS 的分期已被修订了的 ISCL 和 EORTC 分级标准代替[1-4]，对早期只有斑片的ⅠA/ⅠB 期和外周血、淋巴结及基因特征进行了分层（见表 140.2 和表 140.3）[3,4]。此分期系统的预后价值已经被证实（图 140.13）[5]。对患者＜10％体表面积的斑片（ⅠA）与＞10％体表面积的斑片（ⅠB）进行了区分，对仅有斑片（T1a/T2a）与斑片和斑块（T1b/T2b）也进行了区分，这种区分对预后有影响[5]。在原先的 AJCC 分期系统中，早期患者有外周淋巴结受累（ⅡA）和肿瘤（ⅡB）分期，但是没有对无外周血受累的红皮患者（ⅢA）与外周血 Sézary 细胞＞1000/μl（B1）患者进行区分（原先分为ⅢB 期）。SS 患者外周血受累（B2）再分为无（ⅣA1）或伴有淋巴结受累（ⅣA2），内脏受累分为ⅣB 期。

病程和预后

发病年龄（＞60 岁）、皮肤分期、淋巴结（ⅣA）和内脏（ⅣB）受累是 MF 独立的预后因素[1-8]。MF 在 5 年和 10 年的总生存率（OS）分别为 68％～80％和 53％～57％，疾病特异性生存率（DSS）分别为 81％～89％ 和 75％，进展总风险为 34％（表 140.6 和表 140.7）。在 MF 中，多样化的临床皮损（厚斑块），组织病理（肉芽肿性）和血液（嗜酸性粒细胞增多）指标有预后意义，但是由于这些结果是基于小样本研究得出，因此没有足够的统计学意义[1-8]。最近对 1502 例 MF/SS 患者进行多变量分析总结出了预后和生存相关因素（表 140.7 和图 140.13）[9]。男性及年龄＞60 岁是高危因素。皮损表现为斑块（T1b/T2b），组织病理有亲毛囊性表现，可触及或者组织病理证实的淋巴结受累（N1/Nx）也是早期 MF 的重要预后因素[9]。因此，早期ⅠA 期的 MF 不太可能导致患者死亡，ⅠB 期的患者预后不一（5 年总生存率为 84％），与年龄、性别、是否毛囊受累及外周血是否有和皮肤一致的 T 细胞阳性克隆（B0b）有关[9-11]。肿瘤患者（ⅡB）预后较差（5 年生存率为 40％～65％），但是目前发表的数据结果不一，可能从肿瘤负荷和生物学角度反映了 MF ⅡB 期的异质性[6-9]。无淋巴结或外周血受累的Ⅲ期红皮病MF患者的5年生存率（40％～47％）与

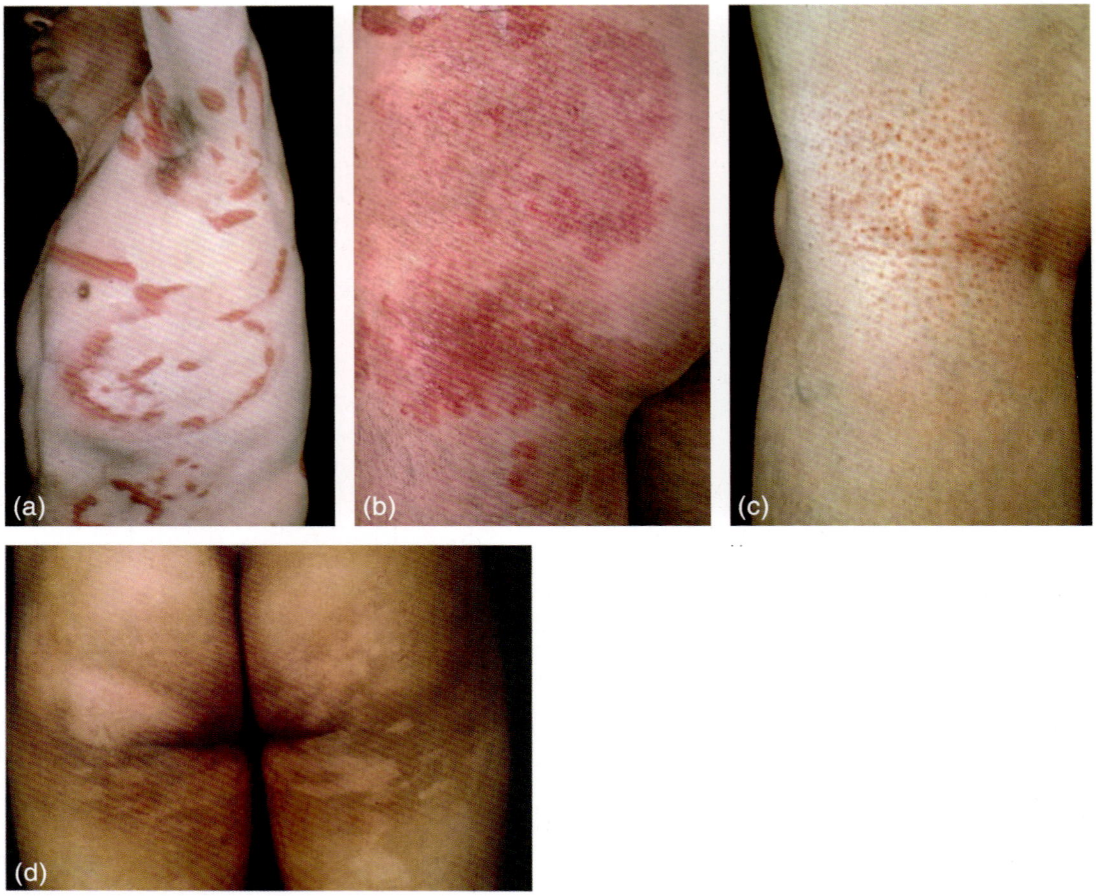

图 140.11 MF 的临床变异:(a)环状/多形;(b)皮肤异色症;(c)亲毛囊性;(d)色素减退

Ⅱb 期 MF 大体相似。相比之下,由于外周血(ⅣA1)、淋巴结(ⅣA2)或内脏受累(Ⅳb)的存在,Ⅳ期患者的预后较差(5 年总生存率为 18%~34%)[6-13]。最近,在这些独立的多变量预测因素的基础上提出了皮肤淋巴瘤预后指数(CLIPi)(表 140.8)。这为早期和晚期疾病定义了单独的模型,每组有 5 个危险因素,定义了明显不同的预后组(早期:男性、年龄、斑块存在、毛囊受累、可触及或皮肤淋巴结节病;晚期:男性、年龄、血液、淋巴结或内脏受累)[14]。这一前瞻性研究,对以后临床试验和治疗决策有重要意义(图 140.14)。

相比之下,SS 患者(T4、N1-3、M0、B1)预后更差,从诊断开始总生存期中位数为 32 个月[6-9]。

在 MF 患者中,第二恶性肿瘤的发病率很高,特别是非黑素瘤皮肤癌和肺小细胞肺癌(包括少量黑素瘤),以及患者亲属的恶性肿瘤,主要是淋巴瘤和白血病[15-17]。其他类型的淋巴瘤-白血病和霍奇金淋巴瘤也与 MF 和 SS 相关[18-21]。

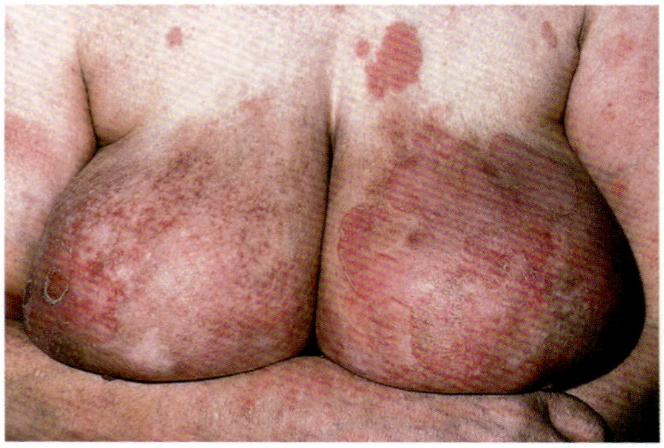

图 140.12 皮肤异色症型 MF,双侧乳房受累

检查(框图 140.2)

所有的 MF 患者都应进行全面的查体,选取合适的皮损行组织病理和免疫组化检查、基因检测,研究表明ⅠA 期的患者如果 T 细胞克隆检测阳性,患者对治疗的反应时间会缩短,治疗失败概率高[1]。通常需要多处取材及有经验的皮肤病理医师才能做出诊断。

表 140.6　已发表的关于 MF 预后数据

	临床分期								参考文献	数量	平均随访时间(年)
	ⅠA(%)	ⅠB(%)	ⅡA(%)	ⅡB(%)	Ⅲ(%)	ⅣA(%)	ⅣB(%)	总(%)			
5 年 OS	99	86	49	65		40	0	80	Doorn 等[7]	309	5.2
	100	84		52	57				Zackheim 等[8]	489	4.7
	97	72		40	41	27	27	68	Kim 等[6]	525	5.5
10 年 OS	84	61	49	27		20	0	57	Doorn 等[7]	309	5.2
	100	67		39	41				Zackheim 等[8]	489	4.7
	88	55		26	24			53	Kim 等[6]	525	5.5
5 年 DSS	100	96(81)	68	80		40	0	89	Doorn 等[7]	309	5.2
	100	95	84	56	65	30	30	81	Kim 等[6]	525	5.5
10 年 DSS	97	83(36)	68	42		20	0	75	Doorn 等[7]	309	5.2
15 年 DSS	98	85	71	32	49	14	14	74	Kim 等[6]	525	5.5
平均生存	NR	12.1 年		3.3 年	4 年	1.2	0.7		Kim 等[6]	556	9.8
5 年疾病进展	4	21	65	32		70	100		Doorn 等[7]	309	5.2
	10	22		56	48				Kim 等[6]	525	5.5
10 年疾病进展	10	39	65	60		70	100		Doorn 等[7]	309	5.2
	13	32		72	57				Kim 等[6]	525	5.5
20 年疾病进展	16	40		81	78				Kim 等[6]	525	5.5

1. 所有生存曲线均根据 Kaplan-Meier 方法计算,并基于诊断分期。

2. 在 Doorn 等[7]的研究中(以及随后发表的文章:van Doorn et al. Arch Dermatol,2002,138:191-8),毛囊黏蛋白病的存在是一种独立的预后不良因素,可能与ⅠB 期疾病患者的浸润深度有关(5 年和 10 年时 DSS 分别为 81%和 36%,OS 分别为 75%和 21%)。在多变量分析中,缺乏对初始治疗的完全反应也与不良预后($P<0.001$)及临床分期增加和皮肤外受累有关。本研究使用了不同的分级系统(基于 Hamminga 等[2])。但就本表而言,分期系统已更改一致。只有 3 名患者为ⅣB 期,18 名患者为ⅡA 和ⅣA 期。因此,对这几期的结果必须谨慎地解释。

3. 在 Zackheim 等[8]的研究中黑人患者的病情较白人患者更为严重。本研究采用 TNM 分类法。淋巴结分期对生存率有不利影响,但由于缺乏足够的样本(估计需要 1700 受试者)和未对ⅡA/ⅣA 患者进行分类,这种趋势对每个 T 分期都没有明显意义。类似的考虑也适用于外周血受累。Ⅱb(T3)和Ⅲ(T4)期患者的相似结果与其他研究一致,但这可能反映本研究中缺少淋巴结分期数据。

4. Kim 等[6]对 525 例患者的研究数据,显示大多数患者出现早期疾病,独立的多变量预后影响因素包括年龄、皮肤分期和有无皮外受累。除ⅠA 期外,MF 组的相对死亡风险高于对照组。人群:ⅠB/ⅡA 期 2.2;ⅡB/Ⅲ期 3.9;Ⅳ期 12.8。DSS,疾病特异性生存率;NR,未达到;OS,总生存率。

表 140.7　1502 例 MF 和 SS 患者的临床研究结果[9]

特征	数量	%	中位生存(年)	OS(%)			DSS(%)			RDP(%)		
				5 年	10 年	20 年	5 年	10 年	20 年	5 年	10 年	20 年
临床分期												
ⅠA	438	29.2	35.5	94	88	73	98	95	90	8	12	18
ⅠB	538	38.8	21.5	84	70	52	89	77	67	21	38	47
ⅡA	40	2.7	15.8	78	52	47	89	67	60	17	33	41

(续 表)

特征	数量	%	中位生存(年)	OS(%)			DSS(%)			RDP(%)		
				5 年	10 年	20 年	5 年	10 年	20 年	5 年	10 年	20 年
ⅡB	167	11.1	4.7	47	34	21	56	42	29	48	58	71
ⅢA	100	6.7	4.7	47	37	25	54	45	31	53	62	74
ⅢB	56	3.7	3.4	40	25	NR	48	45	NR	82	73	NR
ⅣA1	67	4.5	3.8	37	18	15	41	20	17	62	83	86
ⅣA2	37	2.5	2.1	18	15	3	23	20	6	77	80	94
ⅣB	14	0.9	1.4	18	NR	NR	18	NR	NR	82	NR	NR

来自 Agar 等，2010[9]。获得美国临床肿瘤学会的许可。DSS，疾病特异性生存率；OS，总生存率；RDP，疾病进展风险。

表 140.8 MF/SS 患者的独立预后因素(a)、5 年和 10 年生存率(b)

(a)

分期	危险因素
早期ⅠA-ⅡA	男性
	>60 岁
	斑块
	亲毛囊性
	N1/Nx
晚期ⅡB-ⅣB	男性
	>60 岁
	B1/B2
	N2/N3
	内脏(M1)

(b)

	危险组	危险因素数目	数量(%)	5 年总生存率(%)	10 年总生存率(%)
早期	Ⅰ低	0～1	482(45.6)	96.0	90.3
	Ⅱ中	2	330(31.2)	87.6	76.2
	Ⅲ高	3～5	245(23.2)	73.5	48.9
晚期	Ⅰ低	0～1	133(29.9)	63.2	53.2
	Ⅱ中	2	178(40.0)	37.8	19.8
	Ⅲ高	3～5	134(30.1)	22.1	15.0

来自 Benton 等，2013[14]。经 Elsevier 许可转载。

取外周血进行常规检查，生化、血清乳酸脱氢酶(LDH)、Sézary 细胞计数、淋巴细胞亚群的变化、CD4 和 CD8 比值、血清 HTLV-1，也可对外周血单核细胞进行 TCR 基因分析。这些检测可区别 ATLL 患者和外周血及皮肤 T 细胞克隆一致的患者，此类患者预后较差。任何可触及和增大的淋巴结需进行活检，没必要对不可触及的淋巴结进行盲目的活检，因为淋巴瘤的组织学证据很少能在没有明显淋巴结病变的情况下被发现。细针抽吸不适用于 MF/SS 淋巴结的组织学评估。穿刺活检适用于大体积淋巴结的患者，但理想情况下，需要切除淋巴结活检来正式评估淋巴结状态。对ⅡA、ⅡB、Ⅲ和Ⅳ期的 MF 患者行颈部，胸部，腹部和盆腔的 CT 检测，但ⅠA 和ⅠB 期患者不需要[2]。直径>1.5cm的外周淋巴结为异常淋巴

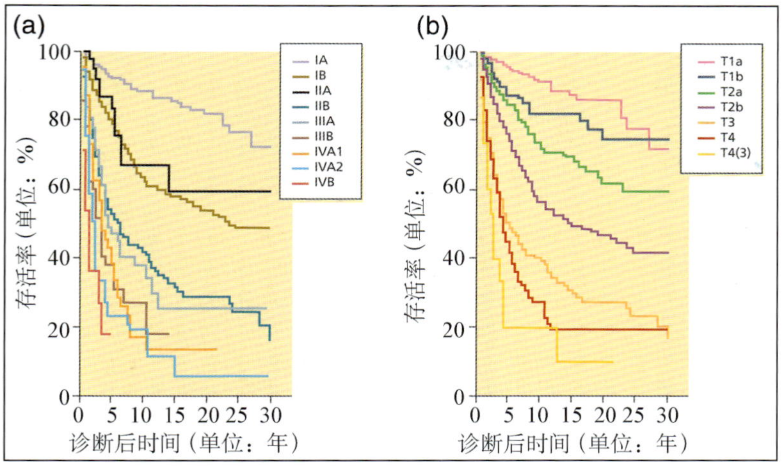

图 140.13 根据(a)临床分期和(b)T 分期的疾病特异性生存率

摘自 Agar 等，2010[9]，得到美国临床肿瘤学会的许可。

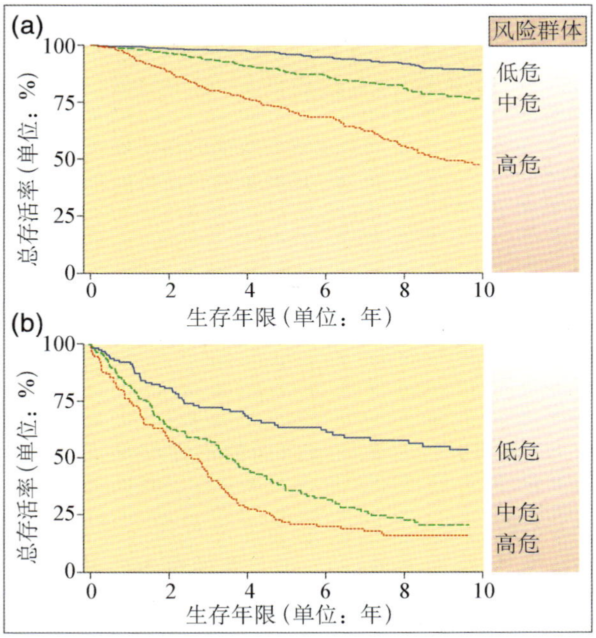

图 140.14 MF/SS 预后组的总生存率

(a)早期组，(b)晚期组[14]。

框图 140.2 MF/SS 患者检查

- 对典型的斑片、斑块和肿瘤皮损进行活检（通常需要多次活检）
- 常规血液检查；LDH；β2 微球蛋白；淋巴细胞亚群分析（流式细胞）；Sézary 细胞计数；血清 HTLV-1 检测
- 对皮损，外周血单核细胞及淋巴结组织进行 TCR 重排检查
- ⅡB 至Ⅳ期患者进行 PET/CT 扫描，对短轴可触及的直径＞1.5 cm 的淋巴结进行切除活检或穿刺活检

（续框图）

- 对无法解释的血液异常行骨髓环钻活检

CT，计算机断层扫描；HTLV，人 T 细胞白血病病毒；LDH，乳酸脱氢酶；PET，正电子发射断层扫描；TCR，T 细胞受体。

结，但中心淋巴结直径＞1 cm 上限。正电子发射断层扫描（PET/CT）在 MF 中的价值尚未确定，但这可能会提高全身疾病的检出率，PET 阳性率与组织学淋巴结分级相关[3]。骨髓穿刺和环钻检查不是必需的，除非外周血受累，但是对于外周血有 Sézary 细胞的患者，此检测总阳性率也很低[4,5]。MF/SS 患者骨髓浸润的意义目前不明，而且在分期系统中也未提及[6]。

治疗

见 MF/SS 治疗相关部分。

毛囊黏蛋白病

定义和术语

包括毛囊突起而成的皮肤斑块和毛囊黏液变性的组织学证据。常与伴有非典型嗜毛囊性 T 细胞浸润和 MF 的临床表现（嗜毛囊性或亲毛囊性 MF）[1-4]有关。

同义名

- 黏蛋白性脱发

病理生理学

尽管目前黏蛋白沉积的原因尚不明确，人们普遍认为毛囊黏蛋白病是毛发毛囊黏液变性的一种 MF

异型。患者伴有典型 MF 的临床和组织病理表现。由于异型 T 细胞浸润较深及目前未知的生物学差异，使得其对皮肤直接治疗反应较差，与不良预后有关。

病理学

表现为毛囊变性伴有显著的异型非典型 T 淋巴细胞浸润，在 MF 也可表现为毛囊上皮间的亲表皮性，虽然这些病理表现可以区分亲毛囊性 MF 和毛囊黏蛋白病，但是两者是同一病谱的不同疾病[5]。阿辛蓝染色可见大量黏蛋白沉积(图 140.15)，但是也可以无黏蛋白沉积。相反，炎症性毛囊黏蛋白病无显著的非典型性异型 T 淋巴细胞浸润，但是需要多次活检以排除 MF。虽然无法完全区分这两种疾病，目前大多认为，毛囊黏蛋白病是皮肤 T 细胞淋巴瘤的一种(亲毛囊性 MF)[6]。但是组织病理无异型性的毛囊黏蛋白病，也可见于多种炎症性皮肤病[7]。

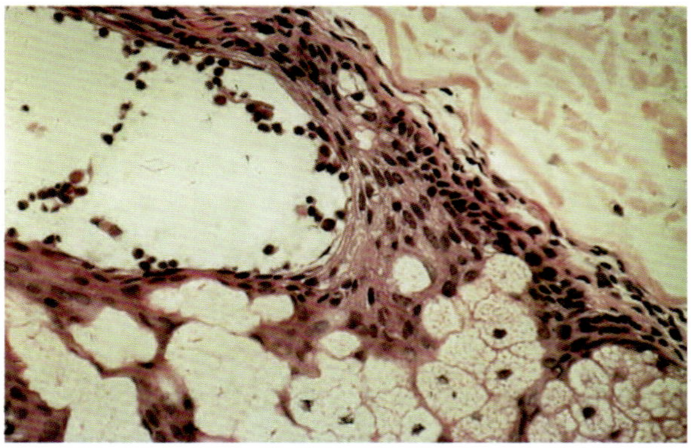

图 140.15　一例毛囊黏蛋白病变的组织学表现为毛囊退化

免疫表型

毛囊黏蛋白沉积和亲毛囊/促毛囊性的 MF 浸润的细胞一般对 CD3、CD4 染色阳性，CD8 阴性。显著的 $CD30^{+/-}$ 母细胞可能是大细胞转化的一个特征[5,6]。TCR 重排阳性可见于 MF 相关的毛囊黏蛋白沉积和所谓炎症性黏蛋白沉积症，这也支持两者都是 MF 的变异型[6,8]。

临床特征

毛囊黏蛋白病有两种不同的表现，一个与 MF 相关，另一个与炎症相关。两者临床都表现为毛囊性丘疹或斑块，伴有剧烈瘙痒，好发于面部和头部，躯干及四肢也可见，有时伴有经典 MF 的斑片和斑块皮损。炎症性毛囊黏蛋白病好发于年轻人，但是目前没有明确的鉴别诊断标准[9]。明显的巨大粉刺是痤疮样皮损的一个特征(图 140.16)，也可表现为明显的脱发，但是黏蛋白渗出罕见[5]。

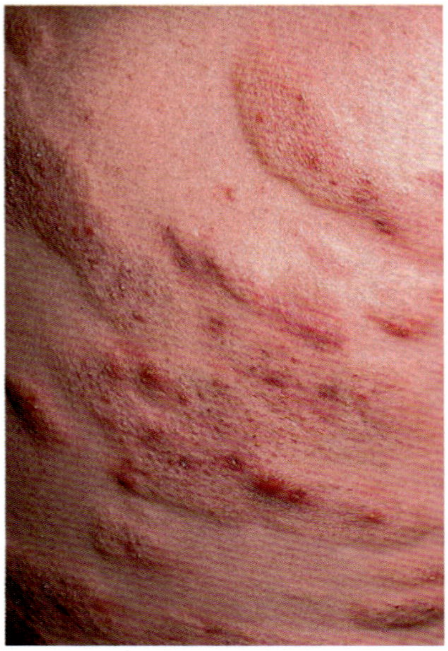

图 140.16　毛囊黏蛋白病变的临床表现为躯干伴有黏液分泌的肿胀性斑块

病程和预后

研究发现，亲毛囊性 MF 预后差，疾病特异性生存率 5 年为 81%，10 年为 36%[5,10,11]。

治疗

MF 相关的毛囊黏蛋白病的治疗与早期 MF 治疗一样，主要是针对皮肤的治疗(见后面治疗相关部分)，有时也需要系统治疗，如系统使用干扰素(IFN-α)或维 A 酸(贝扎罗汀)。孤立性的斑块放射治疗效果较好。对治疗抵抗的患者可选择全皮肤电子束照射。炎症性毛囊黏蛋白病选择氨苯砜，如果毛囊被破坏，可出现瘢痕性脱发和永久脱发。亲毛囊性 MF 也可转化为 SS[12]。

Paget 样网状细胞增生症

定义和术语

是局限性的 CTCL 变异型，组织病理学表现为致密的亲表皮性。

同义名

- Woringer-Kolopp 病

病理生理学

此病或类似局限性亲表皮性的 MF 变异型[1]或

与近期发现的 $CD8^+$ 的亲表皮性的 CTCL[2] 密切相关。在 MF 的基本生物学机制被阐明之前，本病潜在的发病机制亦不明确。

病理学

组织病理学显示显著的表皮棘层肥厚[3,4]，有大的、非典型单一核细胞浸润，细胞淡染，淋巴细胞标记一般染色为阴性，或者表达异常 T 细胞表型。初期认为这些细胞来源于组织细胞，Langerhans 细胞或者 Merkel 细胞。但是在一些病例研究中发现细胞表达异常 T 细胞表型（$CD4^-$ 和 $CD8^-$），一些病例 TCR 重排阳性，表明其是 CTCL 的一个变异型[5-7]。

临床特征

1939 年首次报道[8]，罕见，年轻人好发[9]，表现为孤立的、持久的、鳞屑性斑块，好发于肢端（图 140.17），皮损一般无自觉症状，进展缓慢，身体其他部位一般不受累。斑块一般有银屑病样或者鲍温病样特征。也有报道躯干泛发性多发性斑块（Ketron-Goodman 变异型），一般认为是 MF 的亲表皮变异型，或者 $CD8^+$ 的亲表皮性的 CTCL[2]。

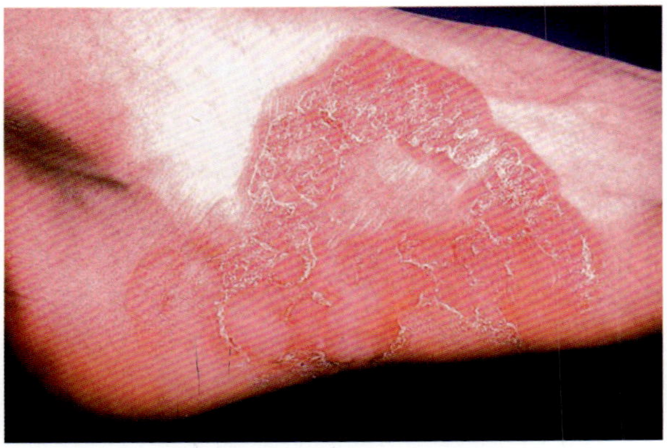

图 140.17　Paget 样网状细胞增生病
年轻男性患者足侧明显的孤立性鳞屑性皮损。

病程和预后

本病自然病程进展较慢，预后良好。

治疗

完全切除及低剂量的皮肤放射治疗可见完全缓解或治愈。

肉芽肿性皮肤松弛病

定义

是一罕见病，临床表现为皱褶部位缓慢进展的松弛性红皮性皮损伴组织病理肉芽肿形成和弹力纤维溶解。

病理生理

一些患者仅表现为肉芽肿性皮肤松弛，部分患者可有经典 MF 的特征，目前不清楚此病是否是 MF 的肉芽肿变异型或者 CTCL 变异型[1,2]，尤其是最近在肉芽肿性松弛皮肤中发现了一种新的基因平衡易位[3]。

病理

病理学表现为真皮致密的肉芽肿性浸润（图 140.18）伴有真皮弹力纤维组织的破坏（弹力纤维溶解）[4-6]，这种破坏似乎是由多核巨细胞介导的[7]。在脾和淋巴结也可见类似的肉芽肿性改变[8]。淋巴瘤表现为真皮浸润的淋巴细胞，部分有非典型表现，并且表达异常 T 细胞表型。TCR 重排检测阳性，表明大部分病例是 CTCL 的变异型[9]。

临床特征

皮损发展缓慢，中年人好发，病史一般数年[10]。皮损好发于躯体屈侧，由肥厚的、下垂的褶皱组成（图 140.19）。此病可能是由与潜在淋巴瘤相关的弹力纤维溶解导致的。有些患者死于霍奇金或者非霍奇金淋巴瘤[8,11,12]，未受累的表皮可出现类似 MF 的亲表皮性改变，需要与其他类型的皮肤松弛症鉴别诊断。

病程和预后

预后较好。

治疗

具体治疗方案不详，但是放射治疗、α-干扰素、维 A 酸和手术可能有效[13-15]。

Sézary 综合征[1-4]

定义

该综合征包括红皮病、外周淋巴结病变和非典型单核细胞（Sézary 细胞）的临床三联征，其中 Sézary 细胞超过总淋巴细胞计数的 20% 或其总计数超过 1000×10^9/L（外周血 B2 期）。外周血 T 细胞克隆的存在，如 CD4∶CD8＞10，泛 T 细胞抗原的异常表达，细胞遗传学或 TCR 基因分析，亦被用来诊断患者是否患有恶性疾病[5]。

流行病学

SS 患者多为老年男性，可直接发病，少数可能是从经典 MF 进展而来的。

病理生理学

组织病理学

皮肤活检示真皮中大量非典型单核细胞伴亲表皮性，但已证明非诊断性和淋巴瘤样组织学表现在已

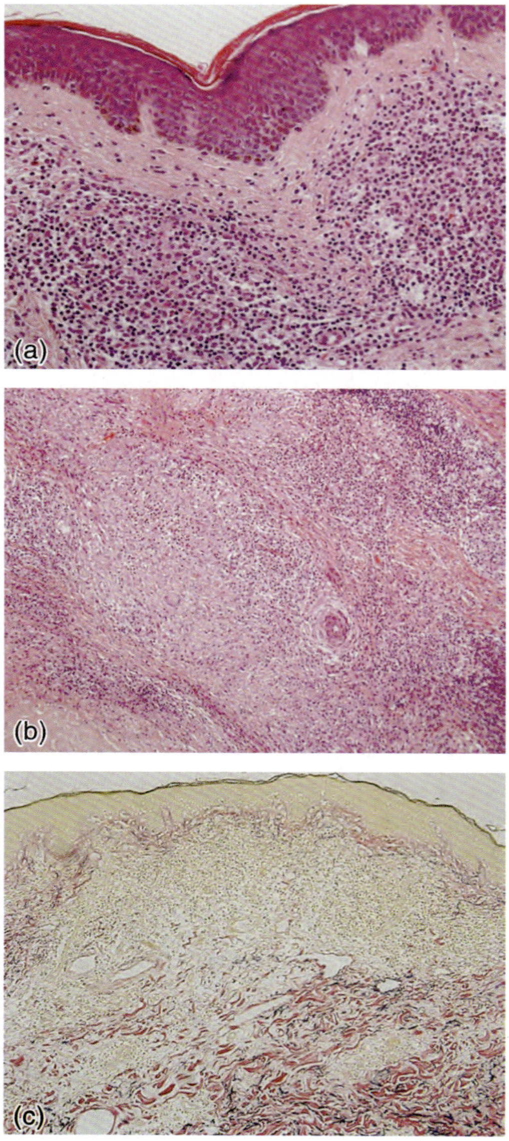

图 140.18 (a)显著的组织细胞和淋巴细胞浸润伴轻度细胞异型性,(b)可见多核巨细胞,(c)真皮浅层弹力纤维组织明显减少(弹力纤维溶解),弹力纤维 van-Gieson 染色

证实的 SS 病例中常见[6]。外周血中非典型(Sézary 样)、脑回状、单核细胞的存在也在多种炎症疾病中被报道,包括光化性网状细胞增多症、红皮性湿疹、银屑病和严重药物反应(图 140.20)。尽管在这种情况下,非典型细胞的百分比通常低于 SS[7,8]。此外,在正常健康人的外周血中还可以鉴定出具有 Sézary 细胞形态和超微结构特征的 T 细胞[9,10]。然而,重要的是要认识到,不必提高总淋巴细胞计数来做出诊断,如果不仔细检查血液涂片的"尾部"或血沉棕黄层,正

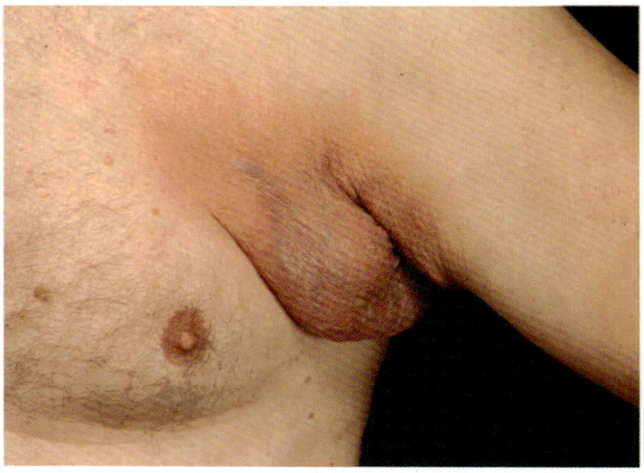

图 140.19 肉芽肿性皮肤松弛表现为腋窝明显的皮肤硬结、松弛的皱褶,表面有鳞屑和皱纹

常的总白细胞计数可能会掩盖 Sézary 细胞存在。因此,很难明确区分 T 细胞白血病-淋巴瘤和炎症性皮肤病。大的 Sézary 细胞变异(直径超过 16μm)更容易识别,但小的 Sézary 细胞变异(12～14μm)更常见,更难与活化的淋巴细胞区分[4]。

免疫组化

Sézary 细胞通常是 $CD3^+$、$CD4^+$、$CD7^-$ 和 $CD26^-$ T 细胞,但 $CD26^+$、$CD7^+$ 和 $CD8^+$ 变异已有报道,CD26 丢失可发生在对照组中,尽管处于较低水平[11-16]。CD4 绝对计数和 CD4∶CD8比值总是升高。CD4∶CD8>10 可区分大多数 T 细胞白血病性淋巴瘤与 Sézary 细胞相关的炎性皮肤病,通常反映外周血肿瘤负荷较大。因此,诊断标准目前已达成共识,认为应包括临床特征三联征加上通过表达异常的泛 T 细胞抗原、细胞遗传学或 TCR 基因分析检测到的外周血 T 细胞克隆的存在[5]。没有 T 细胞克隆证据的患者可能患有良性炎性皮肤病,预后良好[17]。SS 还应与其他 T 细胞恶性肿瘤区别开来,如 T 幼淋巴细胞性白血病,其很少出现包括红皮病在内的皮肤受累。基于临床病理学和免疫表型特征,包括外周血和骨髓中的特征性肿瘤细胞学及异常的 T 细胞表型($CD4^+/CD8^+$)[18],诊断通常明确。最近的研究表明 SS 来自中枢记忆 T 细胞,而 MF 来自皮肤常驻的外周记忆 T 细胞[19]。

分子特征

关于 MF 和 SS 的分子特征的讨论将在本章后面单独介绍。

临床特征

病史

许多患者描述了长期的"皮炎"病史,少数患者可

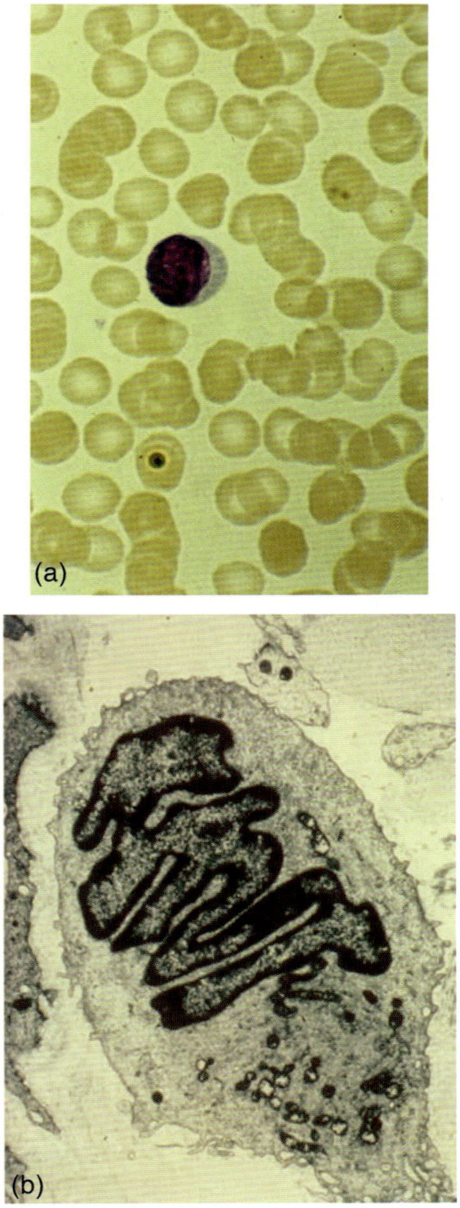

图 140.20　外周血中 Sézary 细胞的高倍视野显示(a)具有较大的细胞核和极小细胞质的大细胞和(b)典型脑回状核的超微结构特征

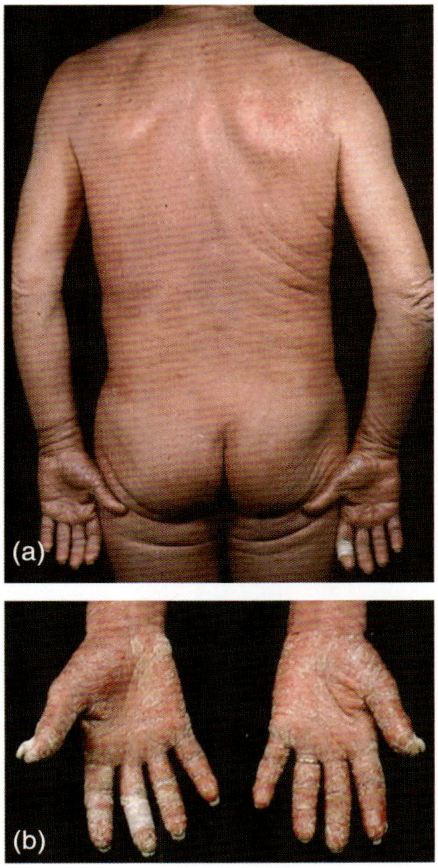

图 140.21　Sézary 综合征表现(a)背部红皮病,(b)掌跖角化症和明显的指甲营养不良

能有 MF 病史。

临床表现

患者表现为全身剥脱性红皮病,并可能合并系统性问题,由于血液通过严重扩张的皮肤血管分流,导致高输出量心力衰竭。可能伴有睑外翻、脱发、掌跖角化过度、皲裂、指甲常表现为甲下角化过度(图 140.21)。常有外周淋巴结病。

鉴别诊断

与红皮病型 MF(T4N0-3M0/Ⅲa 至ⅣA1 期)的区别在于外周血受累程度。SS 的先前定义(在最初的 NCI 分期系统中提出),是指血涂片上(外周血 B1 期)Sézary 细胞计数占外周血淋巴细胞的 5%或以上[20]。然而在健康人和炎症性皮肤病患者的外周血中亦可检测到少数 Sézary 细胞。1988 年,NCI 发布了一个修订的分期系统,将超过 20%的 Sézary 细胞数(每 100 个淋巴细胞)作为 B1 期[21],先前的研究表明它对 SS 预后有意义[22,23]。Sézary 细胞绝对计数超过 $1000/mm^3$,作为诊断 SS(外周血 B2 期)的标准,已列入 ISCL-EORTC 修订的分期分类中[24],但这个数字可能会排除那些肿瘤负荷较低的患者(Sézary 细胞计数超过淋巴细胞的 5%;B1),尽管如此,这些患者还是 SS,而不是红皮病型 MF[5,25]。

病程和预后

SS 患者预后差,5 年生存率为 11%,中位生存期为 32 个月[26]。淋巴结是否受累是一个独立的预后因素,外周血受累程度对预后有一定意义[27],年龄和性别也是主要的预后因素[26]。大多数患者死于机会性感染。SS 极少自发缓解[28]。

治疗

请参阅有关 MF/SS 治疗的单独部分。

MF 和 Sézary 综合征的分子学特征

MF 和 SS 发病机制的分子基础尚未完全阐明。图 140.22 概述了大致的分子致病途径。尚未发现疾病特异性易位基因[1]，持续异常的细胞周期（图 140.23）及 DNA 修复和凋亡途径导致了基因组的不稳定，无法激活诱导细胞凋亡，从而影响 T 细胞稳态（图 140.24）。

大量研究表明，在疾病的各个阶段都存在复杂但一致，复发的染色体数量和结构异常[1-9]。在 SS 中，异常的核型可能是预后不良的因素，尽管仍未在大队列研究中得到证实[10]。通过常规细胞遗传学，等位基因分型，细胞分裂中期和阵列比较基因组杂交（CGH）技术的研究，发现 MF 和 SS 中类似的染色体丢失（1p，13，19，17p和10q）、获得（4，8q和17q），以

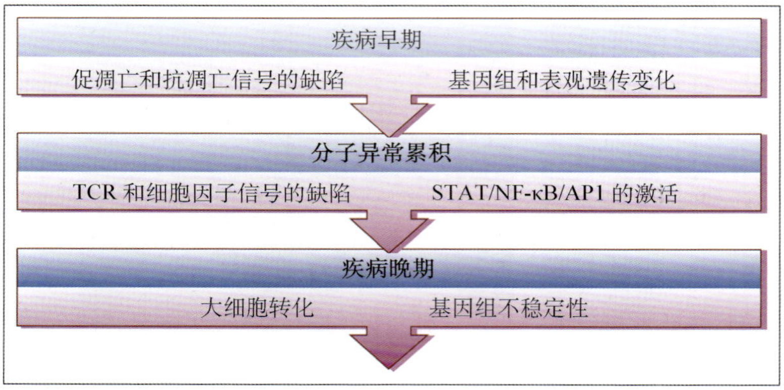

图 140.22 MF/Sézary 综合征的分子发病机制

NF-κB，核因子 κB；TCR，T 细胞受体。

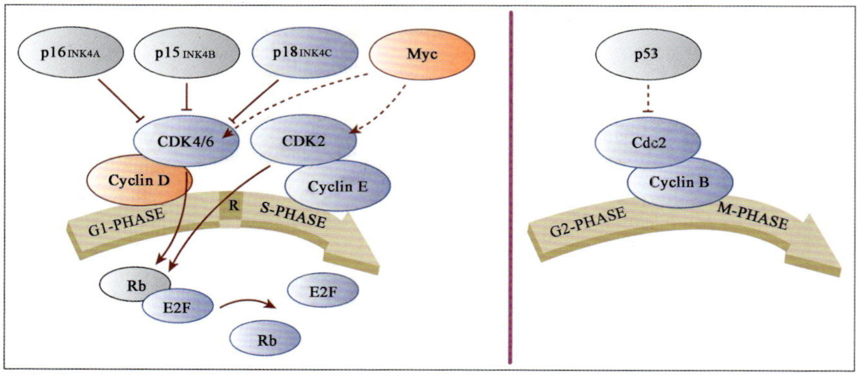

图 140.23 MF/Sézary 综合征控制细胞周期关点的基因异常（灰色，功能丧失；红色，功能增强）

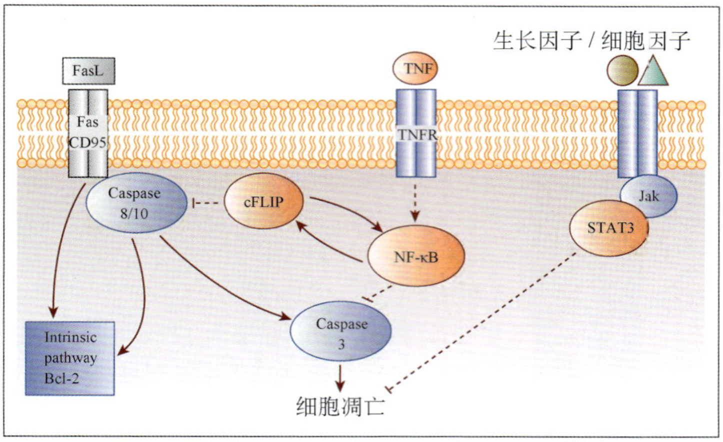

图 140.24 MF/Sézary 综合征中 T 细胞活化诱导细胞死亡的异常导致 T 细胞稳态缺陷（灰色，功能丧失；红色，功能增强）

及杂合性丢失(9p,10q 和 17p),提示了共同的发病机制,尽管一些特征似乎是 SS 独有的(8q 获得;17q 获得)[11]。最小缺失区域在 10q 被检测到,表明有许多潜在的候选基因[12,13]。高分辨阵列 CGH 研究证实了 SS 中的 10q 的发现,提示了候选基因异常的高频率(40%~75%),包括 *cMYC* 和 *STAT3/5* 的获得和 *MXI1*、*MNT*、*p53* 在内的 cMYC 拮抗剂的丢失[11]。使用原位荧光杂交技术(FISH)检测到一小部分 SS 患者中 17q 的 *Her 2/neu* 基因拷贝数增加[14]。MF 早期的高分辨阵列 CGH 研究也表明了肿瘤抑制基因 *BCL7a*,*SMAC/DIABLO* 和 *RHOF* 的反复性丢失(7p,7q,9q,12q,16q 和 19),获得(8q 和 21q)和特异性缺失[15]。

虽然目前疾病特异性的平衡易位尚未明确,1 例 SS 患者的 t(12;18)(q21;21.2)平衡易位已被描述,并且导致了大多数 MF 和 SS 患者在使用 FISH 检测期间发现染色体 12q21-22 上 *NAV3* 基因缺失[16]。然而随后的研究未发现其他 MF 和 SS 患者的特异性 *NAV3* 缺失;在少数情况下发现了 12q 丢失,但只有 2 例发现 12q 和 *NAV3* 缺失[17]。

在 MF 早期检测到特定的染色体异常,表明染色体不稳定性发生较早[18]。微卫星不稳定性(MSI)也在 MF 和 SS 的一些研究中被发现,并且归因于错配修复酶基因启动子 *MLH1* 的高度甲基化[19]。毫无疑问,MSI 也会导致 MF/SS 基因组的不稳定。端粒酶活性在 MF/SS 中增加[20],对防止肿瘤细胞衰老至关重要,但也可能导致基因组不稳定。

MF/SS 特异性基因异常包括 P53 在疾病晚期的过度表达和突变[21-24]。在 MF 的一项研究中,发现了 UVB 型 p53 突变[23]。额外的 17p 拷贝丢失也会导致 MF/SS 中 *p53* 功能的丧失[6]。在疾病的早期阶段没有发现 *p53* 异常,这表明 *p53* 的失活与疾病进展有关,类似于在其他淋巴结和结外淋巴瘤中的发现。目前尚不清楚 *p53* 异常是否同其他非霍奇金淋巴瘤一样,与治疗抵抗和预后不良有关,但 p53 的丢失将导致细胞凋亡缺陷和基因组不稳定。在 MF 中也检测到 *p14*,*p15* 和 *p16* 基因失活[25-27]。这是由于 9p 缺失涉及 *CDKN2A* 位点和表观遗传异常,其原因是基因启动子序列高度甲基化,并非突变(图 140.23)。目前尚不清楚它是否仅限于疾病晚期和转化期。其他通过表观遗传机制(如启动子高度甲基化)而失活的基因有抑癌基因 *BCL7a*、*PTPRG* 和 *p73*[28]。在 MF 的早期阶段也证实了 *BCL7a* 的缺失[15]。已发现 10q 的肿瘤抑制基因 *PTEN* 在一定比例的患者中完全缺失,提示促凋亡的 *AKT* 信号通路失调[11]。研究发现在 MF 的各个阶段,10q 上 *FAS* 基因的偶发突变和 *FAS* 基因启动子高甲基化率,为肿瘤细胞逃避细胞凋亡提供了另一种机制[29-31]。Fas 介导的凋亡也可能通过抑制外源性凋亡途径的 *cFLIP* 的过度表达来抑制肿瘤细胞的凋亡(图 140.24)[32]。在 MF/SS 中也检测到内源性细胞凋亡通路的失调[33]。在一小部分 MF/SS 病例中检测到癌基因(包括 *RAF1* 和 *CTSB*)的增加[34]。此外,在 MF/SS 中检测到 *JUNB* 在染色体 19p 上的增加,这似乎是由于某些肿瘤样本中存在过度表达的染色体扩增所致。*JUNB* 是 AP1 转录因子家族的成员,参与调控细胞的增殖和分化,也是 Th2 细胞因子表达的关键基因。因此,MF/SS 中的过度表达可以解释特征性 Th2 细胞因子的表达[36]。

MF 中的基因表达的研究显示出 TNF 信号传导途径和基因表达特征的异常,可将炎症性皮肤病与 MF 区分开来[37]。MF 的一项阵列 cDNA 研究已经使用共识集群法确定了三种特征谱,从而区分这些患者为:①对治疗有反应的早期疾病(ⅠA 至ⅡA);②对治疗有一定程度抵抗的中期(ⅠB 至Ⅲ期);③预后不良组(主要是ⅡB 期)[38]。这些发现均有待验证,可能反映了宿主免疫反应状态而非肿瘤基因表达谱。

在 SS 中,cDNA 阵列研究已经发现了一种与预后不良相关的基因信号,已经被报道可用于鉴别炎症性皮肤病的诊断基因信号[39,40]。使用不同阵列平台的进一步研究显示了酪氨酸激酶受体 *EphA4* 和转录因子 *Twist* 的异常表达[41]。这一发现的功能相关性和有效性需要进一步研究。目前已有研究证实 T-plastin(一种肌动蛋白成束蛋白)在 SS 中的过度表达。T-plastin 亚型通常仅在上皮组织中表达,是一种重要的生物标志物[39,41,42]。

仍然存在的基本问题包括:即使在早期就诊断的 MF/SS,其基因组不稳定的原因,以及定义区分 SS 和 MF 的特异性异常基因组的需要。然而,很明显,细胞凋亡的显著异常在 MF 和 SS 中都很普遍,这几乎肯定会影响 T 细胞的稳态。这些缺陷可能是导致 MF/SS 肿瘤细胞恶性表型的重要后天因素。其他关键发现进一步证明了 MF/SS 中诱导细胞死亡基因活化的缺陷(图 140.25)。STAT3 蛋白在细胞因子介导的 T 细胞活化和抑制 IL-2 介导的 STAT5 表达中是不可或缺的,已在疾病(如 SS 的晚期阶段)中明确阐述[43-45]。此外,MF 和 SS 均显示核因子 κB(NF-κB)和 NOTCH 传导信号的表达[46-48]。由 STAT,NOTCH 和 NF-κB 控制的多种信号通路的异常调控有助于预防 MF/SS 中的肿瘤细胞凋亡，并且这些途径也可能是潜在的治疗靶点。

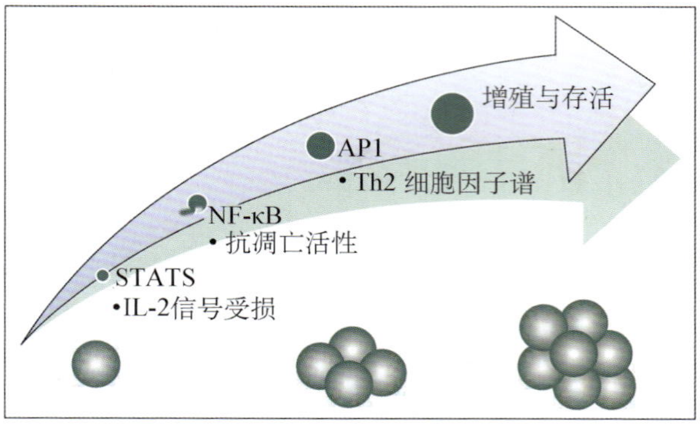

图 140.25 MF/Sézary 综合征 T 细胞信号通路失调

MF 和 Sézary 综合征的治疗

目前 MF 和 Sézary 综合征的治疗包括多种可能的治疗方法(表 140.9)。

1. 外用糖皮质激素。
2. 局部化疗-氮芥和卡莫司汀(BCNU)。
3. 光疗-UVB、补骨脂素联合 UVA(PUVA)和 UVA-1。
4. 放射治疗，包括全皮肤电子束治疗(TSEBT)。
5. 免疫治疗-IFN-α、IFN-γ 和 IL-12。
6. 维 A 酸类。
7. 联合治疗。
8. 全身单药、多药化疗。
9. 光分离置换法。
10. 毒素疗法。
11. 单克隆抗体治疗。
12. 组蛋白去乙酰化酶抑制剂。
13. 其他新疗法。

MF 患者最初治疗的选择取决于疾病的分期和患者的临床状况。由于本病罕见及在疾病模式和进展方面的个体差异，目前几乎没有已发表的研究可以形成循证治疗的基础。很大一部分 MF 患者年老体弱，且可能受制于其他一般性医疗问题或过度治疗的不良反应。此外，在选择治疗方案时，应始终考虑患者的生活质量。MF 中为数不多的随机试验之一报道了 103 名接受了 TSEBT(3000 cGy 全皮肤电子束照射)及环磷酰胺、柔红霉素、依托泊苷和长春新碱(严格的"治愈"方案)或由氮芥、浅表放疗和 TSEBT 组成，必要时进行 PUVA 的局部序贯治疗("温和姑息"方案)的患者。在 75 个月的中位随访期后，接受 TSEBT 加化疗的 52 名患者和接受序贯姑息性局部治疗的 51 名患者在无病生存率或总生存率上无差异[1]。这项研究建立了一种共识，即 MF 的治疗应该基于疾病的分期，目的在于缓解疾病而非治愈。因此，目前的共识是疾病早期患者应接受皮肤外用治疗[2]。对于那些对皮肤外用治疗抵抗的早期患者及晚期患者，应采用系统治疗(表 140.9)[2]。各种新的治疗方法已经被 FDA 批准[3,4]。对有关所有肿瘤的疾病反应评估及确定适当的临床终点的共识，这些研究意义重大[5-7]。

表 140.9 MF/Sézary 综合征的推荐治疗方案

分期	一线治疗	二线治疗	试验中
低风险(ⅠA 至ⅡA)	"期待疗法"或 SDT	SDT	
中等风险(ⅠA 至ⅡA)	SDT	HDACi	
	PUVA+IFN-α	Ontak	
	PUVA+Bex	试验中	
	TSEBT		
红皮病(Ⅲ)	MTX	阿仑单抗	RicAlloSCT
	ECP、IFN-α、Bex 联合	化学治疗	
		TSEBT	
	试验中	HDACi	
		Ontak	
		试验中	

（续　表）

分期	一线治疗	二线治疗	试验中
高风险（ⅡB/Ⅳ）	放射治疗（包括 TSEBT） 化学治疗 试验中	HDACi Ontak 试验中 姑息治疗	RicAlloSCT

Bex，贝沙罗汀；ECP，体外光化学治疗；HDACi，组蛋白去乙酰化酶抑制药（伏立诺他/罗咪酯肽）；IFN-α，干扰素 α；MTX，甲氨蝶呤；Ontak，地尼白介素；PUVA，补骨脂素和 UVA；RicAlloSCT，低强度条件下同种异体干细胞移植；SDT，皮肤定向治疗［局部治疗、光疗（TLO1/PUVA）或放射治疗］；TSEBT，全皮肤电子束照射。

皮肤外用治疗

外用糖皮质激素

对于早期皮损局限的 MF 患者，预期寿命可能不会受到不利影响，仅局部使用含或不含中效糖皮质激素的润肤剂即可。外用强效糖皮质激素可以达到临床缓解，尽管疗效通常是短暂的[1]。

局部化疗：氮芥和卡莫司汀（BCNU）

外用 0.01％或 0.02％氮芥，无论是作为溶液（生理盐水）还是软膏基质（乳化软膏），治疗早期 MF 均有效，ⅠA 期缓解率为 51％～80％，ⅠB 期为 26％～68％，ⅡA 期为 61％[1-5]。溶液相对不稳定，两者疗效相似，但软膏比溶液更容易对敏感个体产生刺激性或过敏性皮炎（35％～58％）。妊娠期禁用，有罕见的局部外用氮芥治疗的患者中出现非黑素瘤皮肤癌的报道。对于氮芥应该用于皮损处还是全身，每周 2 次还是每日使用，以及在已经产生临床缓解后局部治疗的持续时间尚未达成共识。维持治疗期可能需要持续很长时间。

外用卡莫司汀是一种可供选择的治疗 MF 的局部化疗药物，其疗效与氮芥相似，在ⅠA 期缓解率为 86％，ⅠB 期为 47％，ⅡA 期为 55％[6]。用 95％的乙醇稀释（10 mg/60 ml）的卡莫司汀溶液，或 20％～40％的卡莫司汀软膏，可隔日或每日使用。过敏反应发生率比氮芥低 5％～10％。所有使用卡莫司汀局部治疗的患者均应定期监测其全血细胞计数。为避免骨髓抑制，治疗通常只持续 2～4 周，禁用于维持治疗。

外用维 A 酸类

1％的贝沙罗汀凝胶已被 FDA 批准用于对其他局部治疗抵抗或不耐受的Ⅰ期 MF 患者的局部治疗中[1]。在开放性非对照研究中，67 例早期（ⅠA 至ⅡA）患者的缓解率为 63％，完全缓解率为 21％。起效的中位时间和持续时间分别为 20 周和 99 周。

其他局部疗法

只有一项关于 MF 局部治疗的随机安慰剂对照试验。外用培得星乳膏（BCX-34，嘌呤核苷磷酸化酶抑制剂）与载体/安慰剂相比无明显优势，缓解率分别为 28％和 24％，这很难解释 MF 早期局部治疗的非对照研究结果[2]。有小型队列研究报道称其他局部治疗，包括咪喹莫特[3,4]和氟尿嘧啶乳膏[5]对早期 MF 有效。

光疗与光化学疗法

PUVA（光化疗）的临床效益在 25 年前就已被关注到，有报道ⅠA 期和ⅠB 期的完全缓解率分别为 79％～88％和 52％～59％[1-5]。褶皱部位（“避光部位”）通常不能完全缓解，缓解期亦各不相同。ⅡB 期无明显缓解。一项研究表明，在没有维持治疗的情况下，56％的ⅠA 期和 39％的ⅠB 期经 PUVA 治疗完全缓解的患者，随访 44 个月未复发[6]。最近一项关于 PUVA 治疗 MF 患者的长期预后的回顾性研究报道称：50％接受 UVA 累积剂量更高的患者，其缓解期亦越长，不过与此同时他们也得到了维持治疗，而那些早期复发的患者则没有[7]。此外，从临床进展和生存率来看，两组的临床结局无差异。少数获得完全缓解（CR）的患者可能有较长的缓解期（5 年无复发率为 25％～30％）[8]。维持治疗在预防复发方面见效甚微，因此应尽可能避免，以限制总累积剂量。因为患者通常需要多年来反复重复治疗。

PUVA 是局部治疗，如氮芥不耐受或抵抗的ⅠB 至ⅡA 期患者的一种理想疗法，尽管这两种疗法对一些患者来说是相辅相成的。每周照射 2～4 次，加量方案亦有不同，一般为每周照射 2～3 次，直到皮损消失或部分得到缓解。许多患者不可避免地达到较高的 UVA 累积剂量，这些患者患非黑素瘤皮肤癌、罕见黑素瘤、Merkel 细胞癌的风险亦增加。应努力将总 PUVA 剂量限制在 200 个疗程或总累积剂量在 1200J/cm^2 之内。在某些临床证明合理，并征得其同意的情况下患者可以接受更大的总剂量。PUVA 仍然是疾病早期最有效的治疗方法之一，但令人惊讶的是，没有数据证实 PUVA 可以改善ⅠB 期患者的总生存率或降低疾病进展率。红皮病患者（Ⅲ期）很少能耐受 PUVA 疗法，但偶尔患者会有缓解。

广谱和窄谱 UVB 和高剂量 UVA-1 光疗也已成功用于治疗 MF[9-11]。目前尚未对 CTCL 中不同的光疗方案进行充分的对比研究，但对于仅有斑片而没有斑块的患者，窄谱 UVB 疗法可能是一种有效的选择。小型队列研究表明，皮损局限的患者可能对光动力疗法[12,13]和 308 nm 准分子激光治疗有效[14]。

放射治疗与电子束治疗

MF 和其他 CTCL 亚型是对放射治疗非常敏感的恶性肿瘤。表面低剂量放射疗法（正压或电子）可以成功地治疗单个厚斑块或肿瘤，通常分次进行（如在 80～120kV 下，400cGy 的剂量分 2～3 次）。大的肿瘤可能需要不同的能量来源。放射疗法通常与其他治疗方式如 PUVA 一起使用，并且由于使用的剂量较低，紧密相邻和重叠的区域常常会被重复治疗[1]。

全身 TSEBT 已在 CTCL 的治疗中得到广泛认可[2,3]。已经尝试将各期皮损均匀照射至 1cm 深，给予各种不同总剂量的治疗，同时对屏蔽部位进行额外的放射治疗。952 例以 TSEBT 单项治疗 CTCL 患者的开放性非对照和主要为回顾性研究的荟萃分析表明临床反应是分期依赖性的，ⅠA、ⅠB 和ⅡA 期的完全缓解率为 96%。然而疾病复发率很高，即使在疾病早期这种方法也不能治愈[4]。在ⅡB 期，完全缓解较少（36%），但Ⅲ期（红皮病）完全缓解率为 60%。较大的皮肤表面剂量（32～36Gy）和较高的能量（4～6MeV 电子）与更高的完全缓解率相关，并且 5 年无复发的生存率为 10%～23%[4]。最近的一项将 mSWAT 作为评估疾病缓解的严格方法的研究表明，总缓解率为 95%，完全缓解率为 51%，中位复发时间和疾病进程分别为 12 个和 44 个月[5]。一项关于红皮病的回顾性研究也显示，完全缓解率为 60%，26%的患者在 5 年内无进展[6]。在这项研究中，总中位生存期为 3.4 年，中位剂量为 32 Gy（每周 5 次，持续 6～9 周）。与有显著淋巴结或血液改变（ⅣA 至 B）的患者相比，Ⅲ期患者疗效更好。在 4～9 MeV 的能量下，总剂量超过 20 Gy 的患者的缓解期也更长[6]。TSEBT 与局部外用氮芥治疗早期 MF 的比较研究显示了相似的缓解率和缓解期，提示 TSEBT 应仅局限于一线和二线治疗失败的患者[7,8]。TSEBT 的不良反应包括暂时性脱发、毛细血管扩张和引发皮肤恶性肿瘤，TSEBT 只能在有限的几个中心进行[9]。虽然 TSEBT 通常一生只进行一次治疗，仍有少数报告记录了接受过 2～3 个疗程的患者，后续疗程的总耐受剂量和缓解期较低[10,11]。EORTC 已制定了 TSEBT 治疗的共识指南[12]。最近对低剂量（10～30 Gy）TSEBT 的研究表明，虽然其缓解期可能较短，但也可以实现同样的缓解率[13,14]。

系统治疗

免疫疗法

不同形式的免疫疗法在 CTCL 治疗中的价值已被证实，其通过促进细胞毒性 T 细胞和 Th1 细胞因子反应的产生来增强宿主抗肿瘤免疫反应。对 IFN-α 的研究表明，总缓解率为 45%～74%，完全缓解率为 10%～27%[1-3]。从 3 MU 每周 3 次到每天 36 MU 的各种方案表明了较大剂量方案的缓解率较高（总缓解率为 78%，而较低剂量为 37%）[2]。疾病早期的总缓解率（ⅠB 至ⅡA：88%）也高于晚期（Ⅲ至Ⅳ：63%）[2]。聚乙二醇化 INF-α 可能更有效、耐受性更好[4]。

其他小型试验研究表明，IL-12 和 IFN-γ 均可在 CTCL 治疗中产生临床缓解，但其治疗价值仍有待确定[5,6]。环孢素已被用于治疗 CTCL，尤其是红皮病型，用来缓解严重的瘙痒，但有一些证据显示它实际上可能会加快疾病进展，遂不建议使用环孢素治疗 CTCL[7]。

维 A 酸和维 A 酸类药物

口服维 A 酸治疗 MF 时既可作为单一药物，也可与干扰素和 PUVA 联合使用。在比较阿维 A 和异维 A 酸在 MF 和 SS 治疗中作用时，一项非随机的小型研究显示两组没有明显的差异，完全缓解率均为 21%[1]。

贝沙罗汀（一种维 A 酸类药物）的Ⅱ期和Ⅲ期研究促成了其被批准用于 MF/SS 的治疗[2,3]。贝沙罗汀选择性地结合并激活维 A 酸 X 受体，并已被证明能促进细胞凋亡和抑制细胞增殖。它有相对选择性，因此对参与细胞分化的维 A 酸受体影响不大。在 152 例Ⅱ、Ⅲ期 CTCL 患者的研究中，其缓解率为 20%～67%[2,3]。最有效的可耐受口服剂量为每天 300 mg/m^2，但随着剂量的增加，反应亦有所改善。不良反应是暂时的，通常很轻微，但是根据建议的治疗流程图，治疗期间大多数患者需要治疗高脂血症和中枢性（下丘脑）甲状腺功能减退症（图 140.26）[4,5]。在疾病早期（ⅠA，ⅠB，ⅡA），剂量为每天 300 mg/m^2 时，总缓解率为 54%[2]，而晚期 MF 患者（ⅡB 至ⅣB）总体缓解率 45%，且Ⅲ期瘙痒明显减少[3]。

联合治疗

IFN-α 和维 A 酸类联合治疗的疗效与单独使用 IFN-α 相当，因此不推荐使用[1]。比较PUVA联合

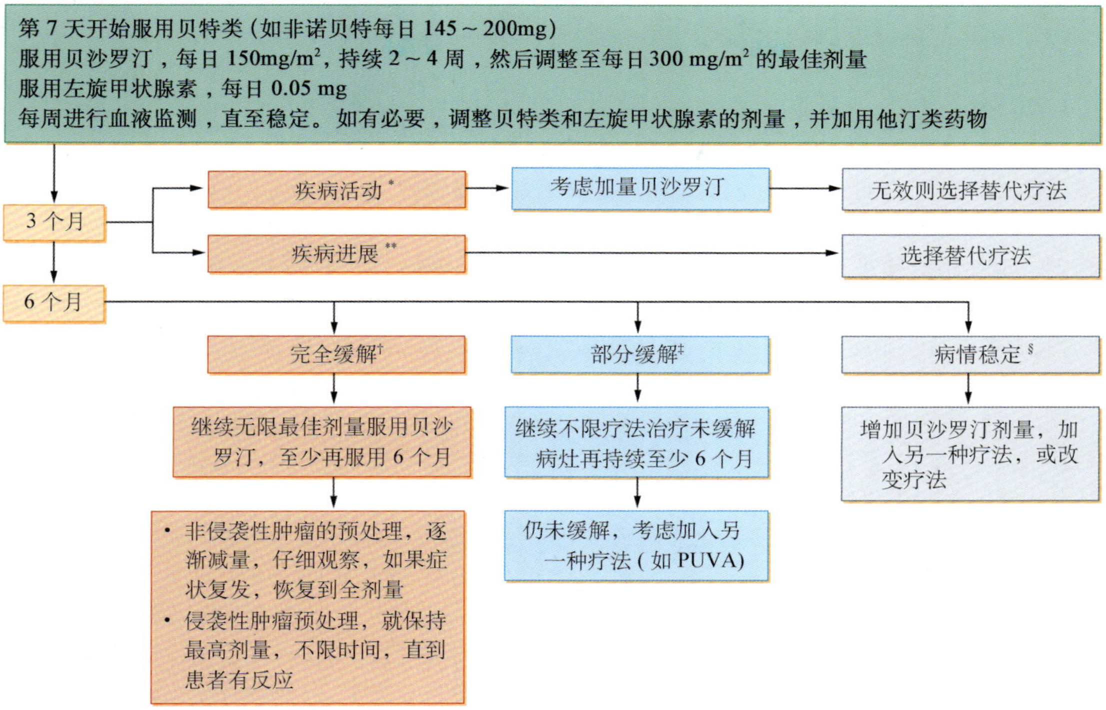

图 140.26 皮肤 T 细胞淋巴瘤中贝沙罗汀的建议管理程序

PUVA，UVA 加补骨脂素治疗；疾病活动 * ＝皮损程度轻度增加，如＜25％；疾病进展 ** ＝临床分期增加或仍处同一期，肿瘤增多；完全缓解† ＝所有皮损完全消失；部分缓解‡ ＝与基线相比至少缓解 50％；病情稳定§ ＝无新皮损，分期无进展，亦无明显缓解。(Gniadecki 等，2007[4])

IFN-α 与 IFN-α 联合阿维 A 在疾病早期的疗效的研究显示其完全缓解率分别为 70％和 38％，但没有关于缓解期的数据[2]。在 PUVA 和 IFN-α(每周 3 次最大耐受剂量 12MU/m²)联合治疗 MF 和 SS 的非对照研究显示，总体缓解率为 100％，完全缓解率为 62％[3]。这种联合疗法也可能对早期耐药的患者有用，如有厚斑块和毛囊改变的患者。开放性研究显示出 PUVA 和阿维 A 联合治疗与单用 PUVA 的完全缓解率相当(分别为 73％和 72％)，但接受联合治疗的患者的产生最佳疗效的累积剂量较低[4]。贝沙罗汀与 PUVA 联合使用是安全的[5,6]，但是一项前瞻性随机研究比较发现 PUVA 和 PUVA 联合贝沙罗汀在早期 MF 中的疗效没有显著性差异[7]。目前几乎没有关于对无病生存和总存活率的影响的数据。

全身化疗

MF 和 SS 对化疗有抵抗性，仅短期内有效[1]。这在一定程度上反映了肿瘤细胞增殖率低、*p*53 灭活突变率高，从而相对对肿瘤细胞的凋亡产生抵抗。一项已发表的基于不同疗法的综述显示：526 名单药化疗患者的完全缓解率为 33％，中位缓解期为 3～22 个月[2]。331 例联合化疗[包括环磷酰胺、阿霉素、长春新碱、泼尼松龙(CHOP)]的总缓解率为 38％，中位缓解期为 5～41 个月[2]。CTCL 患者容易发生感染，败血症是最常见的临终事件。

ⅠA、ⅠB 或ⅡA 期等早期患者可不使用化疗。对于ⅡB 至ⅣB 期患者，单个肿瘤和受累的外周淋巴结对浅表放疗有反应，对于状态良好的患者应考虑进行额外的化疗(WHO 0～2)。但缓解期可能是短暂的，患者应进入正在进行的临床试验。单剂化疗已被证明对ⅡB 至ⅣB 期，特别是红皮病型患者有临床疗效，包括口服苯丁酸氮芥[0.15～0.2mg/(kg · d)，每 28 天用 2 周，共 4 到 6 个周期]、甲氨蝶呤和依托泊苷及静脉注射嘌呤类似物 2-脱氧肋间型霉素、2-氯脱氧腺苷和氟达拉滨[2]。关于 2-脱氧肋间型霉素治疗 MF 和 SS 的开放研究报道其缓解率为 35％～71％，完全缓解率为 10％～33％[3,4]。在一项针对 29 名红皮病型(Ⅲ/T4 期)患者的非对照研究中报道每周单用 5～125mg 甲氨蝶呤的完全缓解率为 41％，中位生存期为 8.4 年[5]。相比之下，阿霉素脂质体[6,7]和吉西他滨[8,9]在Ⅱb 和Ⅳa 期非红皮病型 MF 中反应良好，总缓解率分别为 88％(44％CR)和 70％～85％(10％～22％CR)。对于使用吉西他滨达到完全缓解的患者来说，其缓解期通常也是短暂的，中位缓解期为 10 个月[9]。在其他研究中，脂质体多柔比星在异型 MF 和红皮病型 SS 患者中表现出相似的疗效（总缓解率为 56%，CR 为 20%）[10]，而采用严格的疾病评估工具 EORTC 前瞻性研究所显示的反应率较低[11]。普拉曲沙属于一种叶酸类似物，并且正在成为治疗包括 CTCL 在内的 T 细胞淋巴瘤的一种有前景的新药。一项使用低剂量普拉曲沙治疗 MF 的研究报道了药物的合理耐受性和中等缓解率[12]。在对晚期 MF/SS 患者进行小型多中心研究时，替莫唑胺也被报道对少数患者有效[13]。英国一项关于吉西他滨和贝沙罗汀联合用药的研究显示这种组合没有产生更好的疗效[14]。

评估ⅡB 至ⅣA 期患者在自体干细胞移植前使用 TSEBT 和（或）全身放疗联合高剂量化疗的研究显示出良好的临床缓解[15,16]，但复发率很高。这种方法似乎不会影响无病生存和总生存率。同种异体干细胞或骨髓移植仅在少数患者中使用，结果令人鼓舞[17,18]，但相关死亡率表明这种方法难以合法化。然而，低强度的同种异体干细胞移植已显示出有希望的结果[19-24]，有明确的证据表明移植物抗淋巴瘤效应可能对某些 CTCL 患者有持久的影响[21-24]。目前尚未就最有效的处理方案达成共识，但不推荐使用阿仑单抗，由于其较高的早期复发率[21]。对于晚期和状态良好的患者，低强度的同种异体干细胞移植可能是最合适的治疗选择，尽管仍需要更多的随访和移植相关死亡率的数据来帮助进行选择。

光分离置换法

体外光化学疗法（ECP）包括口服补骨脂素，然后利用细胞分离器离体采集浓缩的白细胞制剂。再将这些白细胞通过薄的聚乙烯管暴露于 UVA，随后再回输至患者体内。每月 1 次，一次 2 天，或者加速疗法每两周 1 次。有证据表明，一部分暴露于 UVA 的白细胞，包括一些肿瘤淋巴细胞，发生细胞凋亡，树突状细胞在体外循环过程中被激活，处理过的细胞返回患者体内后会诱导宿主产生抗肿瘤免疫应答。不同的自身免疫性疾病模型支持这一观点[1,2]，最近的证据也证实了经历较长期（过夜）体外培养的树突状细胞可以被激活（免疫接种）[3]。

ECP 被 FDA 批准用于治疗 CTCL，但没有随机研究来阐明 ECP 对总生存率是否有影响。早期的 29 例 ECP 治疗红皮病型 CTCL 患者的开放性研究报道其缓解率为 73%，而早期 MF 患者的缓解率则低得多（38%）[4]。随后，早期队列研究的 29 例红皮病患者的中位生存期为 62 个月，而对照组仅 30 个月，差异显著[5]。一项针对 33 例接受 ECP 治疗的 SS 患者的研究显示，中位生存期为 39 个月，这与同一机构的既往对照相似[6]。其他研究已经显示了更长的中位生存期[7]。加速疗法（每个周期 9 组，而非 6 组，每 2 周增加 1 次治疗）在红皮病中的总体缓解率为 50%，完全缓解率为 18%[8]。一项关于 ECP 治疗红皮病（Ⅲ至ⅣA 期）的综述显示，总缓解率为 35%～71%，完全缓解率为 14%～26%[9]。其他研究更难以解释，因为包含的样本量太小或患者尚处于疾病早期，并且在大多数研究中，许多患者已经同时进行了其他治疗[10,11]。初步的试验研究表明，IFN-α 联合 ECP 比单用 ECP 更有效，但尚未在随机研究中得到证实[12,13]。有独立的个案报告称联合使用 ECP 和 IFN-α 和（或）贝沙罗汀能诱导完全的临床和分子水平的缓解[14-16]。有研究认为，CD8 细胞计数对于预测患者是否会对 ECP 有反应至关重要[5]，尽管已有证据表明 Sézary 细胞计数基线是唯一的预测反应指标[17]。

毒素疗法

地尼白介素，一种 DAB_{389} IL-2 融合毒素（美国为 Ontak；欧洲为 Onzar），在完成几个开放试验、Ⅱ期研究和前瞻性随机安慰剂对照研究后，被 FDA 批准用于治疗耐药或复发性 CTCL。Onzar 是一种重组融合蛋白，由白喉毒素的酶活性结构域（389）和 IL-2 的膜易位结构域的肽序列组成，能够在表达高水平 IL-2 受体的肿瘤细胞中抑制蛋白质合成，导致细胞凋亡。一项针对 71 名超过 20% 的 $CD25^+$ T 细胞且接受过预治疗的ⅠB-ⅣA 期患者的研究显示总缓解率为 30%，完全缓解率为 10%[1]。中位缓解期为 6.9 个月（2.7～46.1 个月）。最佳可耐受的静脉化疗方案为 18μg/(kg · d)，持续 5 天，每 21 天重复 1 次，共 4～8 个周期。不良反应包括发热、发冷、肌肉痛、恶心和呕吐，以及转氨酶水平轻微升高。急性超敏反应率为 60%，通常在 24 小时内和输注初始阶段出现，但可通过糖皮质激素预处理进行预防[2]。25% 的患者在给药后的前 14 天内可能出现血管渗漏综合征，表现为低血压、低白蛋白血症和水肿。骨髓抑制少见。5% 的患者会发生严重甚至危及生命的不良反应。地尼白介素-毒素连接物的抗体反应的临床相关性目前还不清楚。一项比较两种不同剂量（9μg/kg 和 18μg/kg）和安慰剂的前瞻性随机Ⅲ期研究显示总体缓解率为 44%（18μg/kg 剂量组更高），完全缓解率为 10%，相比之下，接受安慰剂的患者的总缓解率仅为 16%[3]。对比安慰剂组，积极治疗的患者无进展生存期显著延长（中位 2 年）。在个别安慰剂组发现患者手臂上的皮损明显消退，即使是疾病晚期的患者，自发缓解也可以发生[3]。

单克隆抗体治疗

最早的抗体治疗是将人源化嵌合的抗 CD4 单克隆抗体用于治疗 8 例 CTCL 患者，尽管持续时间较短，其中 7 例得到了临床缓解[1]。放射性标记的抗 CD5 抗体也已用于治疗 MF，得到一些客观结果[2]；Campath(抗-CD52/阿仑单抗)在Ⅲ期患者的应用显示其总缓解率为 55%～85%，中位缓解期/治疗失败时间为 12 个月[3]。据报道，低剂量 Campath 方案在 SS 中表现出较高的缓解率[4-6]。一种全人源化的抗 CD4 抗体(zanolimumab 赞利姆单抗)治疗对贝沙罗汀抵抗的 MF/SS 患者的研究表明总体缓解率为 56%，中位缓解期为 81 周[7]。

组蛋白去乙酰化酶抑制剂

这类新药在 MF 和 SS 中的疗效通过了一系列的开放试验研究的评估。组蛋白去乙酰化酶(HDAC)抑制剂通过抑制组蛋白去乙酰化而影响基因表达，导致染色质采用开放构型，从而允许转录因子与启动子区域结合进行基因转录。虽然这些药物对染色质内组蛋白的作用最为明显，但几乎可以肯定的是，它们对非组蛋白也有广泛的作用，这在治疗上可能很重要。四类 HDAC 抑制剂，包括 SAHA 和缩酚酸肽在内的几种，已经被 FDA 批准用于 MF 和 SS 的二线治疗[1-3]。伏立诺他的Ⅰ/Ⅱ期研究显示总体缓解率为 30%，中位进展时间为 5 个月，罗咪酯肽的总缓解率为 34%，完全缓解率为 6%[1-3]。不良反应包括嗜睡、血小板减少、胃肠道症状和 QT 间期延长。HDAC 抑制剂是否最适合用作维持治疗或联合用于晚期治疗仍不清楚，但 STAT3 的本构表达可能提示 MF/SS 对 HDAC 抑制剂的抵抗[4]。

其他新疗法

目前正在评估的处于开放性Ⅱ期研究的几种新疗法显示其对 MF 和 SS 具有显著的疗效[1]，包括蛋白酶抑制剂，硼替佐米(Velcade)[2]。目前尚不清楚是否会有更多的研究证实这一观点。一项开放的单中心研究表明，恩扎妥林对 MF/SS 无明显疗效[3]。对来那度胺治疗难治性 MF/SS 的开放性Ⅱ期研究显示，少数有暴发肿瘤的患者可以得到部分缓解[4]。

原发性皮肤 CD30$^+$ 淋巴增生性疾病

概述

原发性皮肤 CD30$^+$ 淋巴增生性疾病由一系列疾病组成。淋巴瘤样丘疹病和 CD30$^+$ 间变性大细胞淋巴瘤是根据临床和病理特征确定的。如果无法准确区分，则将其定义为“交界性肿瘤”。这一组约占所有原发性皮肤淋巴瘤的 30%。

在皮肤中，CD30$^+$ 淋巴增生性疾病总是来源于 T 细胞，尽管淋巴结 CD30$^+$ 淋巴瘤可以来源于 B、T 或裸细胞。根据定义，原发性皮肤 CD30$^+$ 疾病在诊断时不累及任何其他系统或淋巴结[1-3]。CD30 阳性最初发现于霍奇金病中 Reed-Sternberg 细胞上，但在一定比例的活化 T 淋巴细胞和 B 淋巴细胞中表达。一般来说，原发于皮肤的 CD30$^+$ 淋巴瘤预后良好。相反在其他解剖结构中，CD30$^+$ 淋巴瘤通常预后不良，如淋巴结。淋巴结中的 CD30$^+$ 总是与疾病特异性 t(2;5)(p23;q35)易位相关，而在原发性皮肤 CD30$^+$ 淋巴增生性疾病中未发现[4]。在 MF 中，疾病过程中出现 CD30 表达，应区别于原发性皮肤 CD30$^+$ 淋巴增生性疾病。MF 中 CD30 的表达可能与大细胞转化有关，但并非总是如此[5]。

分子研究表明，在霍奇金病中，Epstein-Barr 基因在一定比例的 CD30$^+$ 浸润细胞中存在，但在淋巴瘤样丘疹病患者中未发现这一点[6]。CD30 是一种 TNF-α 样细胞因子的细胞表面受体[7]，已证实 Epstein-Barr 病毒(EBV)可以上调 CD30 的表达。原发性皮肤 CD30$^+$ 淋巴增生性疾病的发病机制尚不清楚，但研究表明可能存在外周血中正常 T 细胞库受限[8]及 Notch 信号异常[9]。

EORTC、ISCL 和美国皮肤淋巴瘤联合会(USCLC)已发表了治疗原发性皮肤 CD30$^+$ 淋巴增生性疾病的共识指南(表 140.10)[10]。

表 140.10 皮肤 CD30$^+$ 淋巴增生性疾病的治疗方案

疾病	一线治疗	二线治疗	试验
淋巴瘤样丘疹病	临床随访 SDT 放疗	MTX IFN-α	
间变性大细胞淋巴瘤	外科切除(孤立性皮损) 放疗 MTX	CHOP	本妥昔单抗

CHOP，环磷酰胺、阿霉素、长春新碱、泼尼松龙；IFN-α：干扰素-α；MTX，环磷酰胺；SDT，皮肤定向治疗[局部治疗，光疗(TLO1/PUVA)或放疗]。

淋巴瘤样丘疹病

定义

Macaulay 于 1968 年首次使用这个术语来描述一种具有“自愈性、规律性、反常出现的丘疹”，组织学上是恶性的，但临床经过是良性的[1-6]。它是一种慢性、复发、自愈性、坏死性或结节性丘疹，具有 $CD30^+$ 皮肤淋巴瘤的组织学特征。

病理生理学

最近的研究表明，*MUM*1 是一种表达于骨髓瘤和具有浆细胞样分化的淋巴瘤及活化的 T 细胞和霍奇金淋巴瘤的转录因子。其在大多数淋巴瘤样丘疹病病例中由 $CD30^+$ 细胞表达，但在原发性皮肤 $CD30^+$ 间变性大细胞淋巴瘤（ALCL）中很少表达[7]。此外，由活化 T 细胞和霍奇金淋巴瘤表达的 *TRAF*1 在原发性皮肤 $CD30^+$ 淋巴增生性疾病中也有不同的表达。与原发性皮肤 ALCL 不同，其主要表达于淋巴瘤样丘疹病[8]。*MUM*1 和 *TRAF*1 在淋巴瘤样丘疹病中差异表达的意义尚待进一步明确。

克隆性 TCR 基因重排可在同一患者的不同皮损中被识别，但一些活检组织可能不显示克隆模式，原因可能是缺乏敏感性而无法检测到小的克隆性 T 细胞群，也可能是由于 A 型皮损中的非 T 细胞系[4,9]。在 MF 和淋巴瘤样丘疹病患者的皮肤活检中可以检测到相同的 T 细胞克隆[9]。利用激光捕获 $CD30^+$ 细胞和 TCR 基因序列的研究显示了不一致的结果。一项研究表明，$CD30^+$ 大细胞表现出克隆性 TCR 基因重排，而其他研究表明，这些 $CD30^+$ 大细胞是多克隆的，单克隆细胞群存在于 $CD30^-$ 小细胞群中[10,11]。淋巴结 $CD30^+$ 淋巴瘤的特征性 t(2;5) 在淋巴瘤样丘疹病中未发现[12]。

病理学

组织学特征是相对缺乏亲表皮性和 Pautrier 微脓肿，但在真皮中的存在，由不典型淋巴细胞（细胞核大及常见的异常核分裂）、嗜酸性粒细胞、中性粒细胞、渗出的红细胞和大的组织细胞组成的混合炎性浸润[13]。其中一些细胞可能表现出明显的细胞异型性（图 140.27）。表皮可出现溃疡，浸润可深入真皮网状层，但很少见到血管炎。

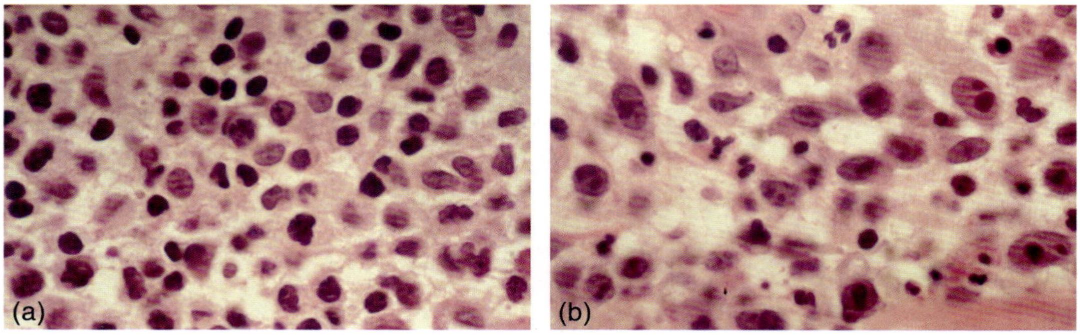

图 140.27 (a)高倍镜下 B 型淋巴瘤样丘疹病中的脑回状的非典型细胞；(b)A 型淋巴瘤样丘疹病中的类似“Reed-Sternberg”($CD30^+$)细胞

淋巴瘤样丘疹病组织学上可分为 A、B、C 和 D 型[14]。在 A 亚群中，分散的大而不典型的 $CD30^+$ 细胞占优势，类似于霍奇金病[15]。在 B 亚群中，与 MF 相似，具有脑回状核的较小的非典型 T 淋巴细胞为主，免疫表型为 $CD3^+$ 和 $CD4^+$ 但是 $CD30^-$。C 组亚群中，可见簇集的 $CD30^+$ 细胞，整体模式提示间变性 $CD30^+$ 大细胞淋巴瘤。D 组亚群中，非典型的 $CD30^+$ 淋巴细胞表达 CD8，具有细胞毒性[16-18]。然而，许多病例同时存在所有类型的病变，或者 A 和 B 的混合型。一些临床病变类似于急性痘疮样苔藓样糠疹的患者表现为淋巴瘤样组织学，这可能是淋巴瘤样丘疹病（B 型）的一种形式[19,20]。最近还发现了一种淋巴瘤样丘疹病的血管侵袭性变异[21]。

临床特征

患者反复出现群集的丘疹或丘疹样坏死或结节性病变，全身均可受累，但主要累及躯干，也可见仅局部受累（图 140.28）[22]。皮损在几天内迅速发展，中央坏死形成溃疡，3～12 周缓慢愈合，留有细小的圆形或多形性的萎缩性瘢痕。每隔几个月复发一次，无明显诱因。本病多见于成人，并可反复发作长达 40 年。随着病程延长，皮损逐渐消退，最终痊愈。儿童发病者较少[23,24]。

淋巴瘤样丘疹病的原始描述表明该病是良性和非进展性的慢性疾病，但也有淋巴瘤样丘疹病患者发

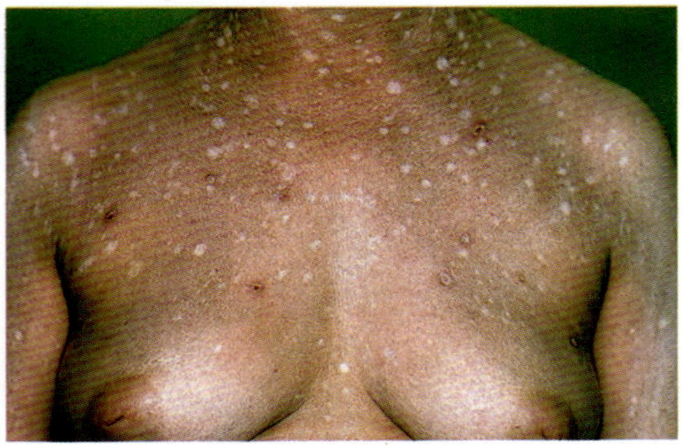

图 140.28 淋巴瘤样丘疹病
注意患者上胸部多处瘢痕及少数新发丘疹。

展为原发性皮肤间变性（CD30⁺）大细胞淋巴瘤和霍奇金病的少量报道。同样，部分患有霍奇金病的患者可出现淋巴瘤样丘疹样病变[25-27]。比较而言，患者更常见的是合并 MF。事实上，患有 MF 的患者可能会出现与淋巴瘤样丘疹病不可区分的皮损[28,29]。这种情况在滤泡型淋巴瘤中也有报道[30]。

病程和预后

所有病例都需要长期随访，因为有不到 5%的病例可能发展为更具侵袭性的淋巴瘤，如原发性皮肤间变性（CD30⁺）大细胞淋巴瘤、MF 或霍奇金病。同时患有 MF 和淋巴瘤样丘疹病的患者预后较好[28,31]。最近一篇对 118 例淋巴瘤样丘疹病患者多年随访的综述表明，只有约 4%的患者会在 10 年内发生皮外疾病[32]，5 年总生存率为 100%。目前还没有可靠的预后指标来评估患者发展为相关淋巴瘤的可能性[33]。

治疗（见表 140.10）

目前还没有方法能改变该疾病自然病程，但一些治疗方法可以加速愈合，并能减少或预防皮损复发的频率和严重程度。没有证据表明强化联合化疗是有效的，而且确有个别病例报道表明高剂量强化化疗可能导致该病向更具侵略性的 CD30⁺ 淋巴增生性疾病演化。

局部外用或病灶内注射类固醇和局部外用氮芥有助于进展期皮损的清除，但对稳定期皮损几乎没有作用。窄波 UVB 治疗和 PUVA 治疗对个别患者在短时间内有效。低剂量口服甲氨蝶呤似乎是最有效的全身治疗方法，有报道称口服氨苯砜有效[34-36]。

原发性皮肤间变性（CD30⁺）大细胞淋巴瘤

定义

本病是一种原发性皮肤 CD30⁺ 间变性（或罕见的多形性或母细胞性）大细胞淋巴瘤，浸润细胞中 CD30⁺ 肿瘤细胞占大多数。没有 MF 的临床特征。

病理生理学

与 MF/SS 一样，原发性皮肤 CD30⁺ 间变性大细胞淋巴瘤表达 CCR3 和 Th2 细胞因子[1]及 CCR4。没有证据表明 t(2;5)染色体易位出现在高比例的淋巴结 CD30⁺ 间变性淋巴瘤（核磷蛋白 ALK）[2]中，但分子研究显示，原发性皮肤 CD30⁺ 间变性大细胞淋巴瘤存在 9p21-22 等位基因丢失，尽管 p16 缺失/失活的频率尚未确定[3]。阵列 CGH 研究也显示了染色体失衡，1p 和 5 号染色体增加，几个不同的癌基因及 AP1 转录家族成员 *JUNB* 扩增[4]。最近的研究也显示了 AP1 蛋白在原发性皮肤 CD30⁺ 间变性大细胞淋巴瘤中过度表达，这可能解释了特征性的 Th2 细胞因子谱[5]。干扰素调节因子 4（*IRF*4，也被称为多发性骨髓瘤癌基因-1 或 *MUM*1）的染色体重排也有报道，这可解释 *MUM*1 的表达[6]。

病理学

活检显示密集的淋巴细胞浸润，由大量具有间变性及有丝分裂的非典型细胞组成，但通常没有 MF 的亲表皮性（图 140.29）。肿瘤细胞表达不同的 T 细胞抗原，绝大多数是 CD30⁺。一些肿瘤细胞表现出多

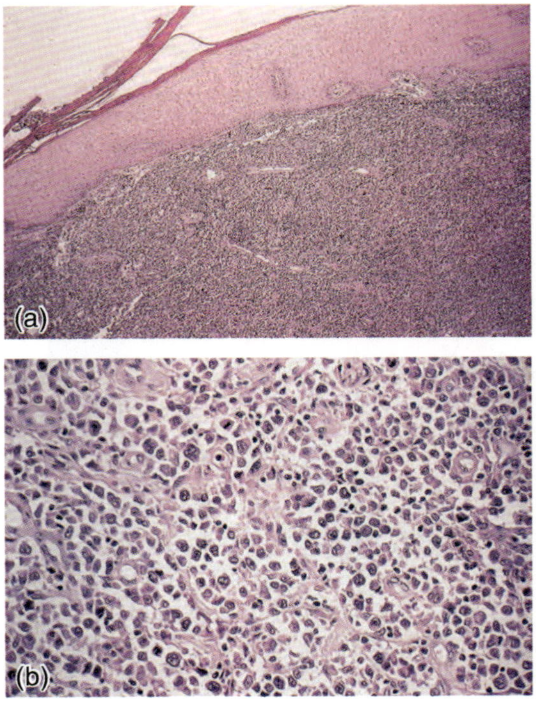

图 140.29 （a）低倍视野下 CD30⁺ 浸润细胞显示缺乏亲表皮性，但在皮下有密集浸润；（b）CD30⁺ 淋巴细胞浸润显示明显的大而非典型细胞

第12部分

形性或胚细胞的形态[7-10]。可见假上皮瘤样增生。几乎所有 T 细胞来源的病例都检测到了克隆性 TCR 基因重排[11]。

免疫表型

肿瘤细胞通常为 $CD4^+$ 和 $CD30^+$，并表达细胞毒性蛋白，如穿孔蛋白、颗粒酶 B 和 T 细胞内抗原 Ⅰ（TIA-Ⅰ）[9,10]。而缺乏其他 T 细胞抗原（如 CD2、CD5 和 CD3）。部分病例 $CD8^+$[12]。肿瘤细胞缺乏上皮细胞膜抗原，且 CD15 阴性。与继发性皮肤受累的系统性 $CD30^+$ 淋巴瘤相比，ALK 不表达，但 CD56 偶有表达。不存在 t(2;5) 易位[2]。虽然其形态和表型与淋巴瘤样丘疹病相似[13]，但主要的区别特征是在原发性皮肤间变性大细胞淋巴瘤中存在黏性结节和间变细胞。最近的研究也表明，在原发性皮肤间变性大细胞淋巴瘤中，肿瘤细胞通常不表达 *MUM*1 和 *TRAF*1，以区别于淋巴瘤样丘疹病[14,15]。

临床特征

本病常见于成人，表现为大的单发或多发的溃疡性结节，最常见于躯干（图 140.30）[1]，其他部位无 MF 的斑疹或斑块，一些孤立的病变可自行消退。部分可累及单个肢体。部分患者表现为间变性大细胞淋巴瘤的持久性大结节，并伴有淋巴瘤样丘疹样病。罕有进展到皮外部位，据报道大约占 10%[7,8]。最近的证据表明广泛的病变提示疾病进展的风险[16,17]。

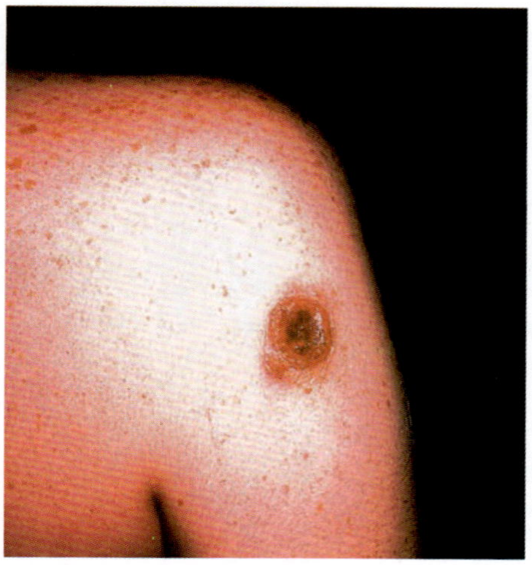

图 140.30 肩部 $CD30^+$ 皮肤淋巴瘤典型的溃疡病变

临床亚型

Flynn 等曾报道了患者具有大的溃疡性结节，常发生在大腿和臀部，且部分患者皮损可自行性消退，该类患者被标记为“复发性非典型组织细胞增多症”[18]。这些“边界性案例”通过 T 细胞表型检测及确认 T 细胞起源的 TCR 基因克隆重排后，被认为与淋巴瘤样丘疹病和原发性皮肤 $CD30^+$ 大细胞淋巴瘤密切相关[8,19,20]。

另有一种罕见的变异表现为可触及且具有病理特征改变所累及的区域淋巴结，但没有证据显示区域引流淋巴结池以外有淋巴瘤[7]。迄今为止治疗和预后的有限证据表明，该淋巴瘤与原发性皮肤 $CD30^+$ 间变性大细胞淋巴瘤相似，如不能确诊，其预后也可能相似。

鉴别诊断

需进行骨髓检查和 CT 扫描以排除系统性 $CD30^+$ 间变性大细胞淋巴瘤所致的继发性皮肤受累。

病程和预后

已报道的本病的 5 年生存率达 90%，但肿瘤泛发者低于 50%[7,16,17,21]。

治疗（见表 140.10）

对于孤立性皮损，可采用手术切除和局部放疗[22,23]。治疗后的复发率很低，但随着时间的推移，其他部位的皮肤可出现新的皮损。有报道称，较大的皮损也可自行消退，因此可以在诊断后进行一段时间的观察。全身化疗，包括 CHOP，可能有效，但也有可能复发，因此化疗仅适用于广泛性皮损患者。低剂量甲氨蝶呤也可能有效。具有区域性淋巴结病变的罕见变异对放疗敏感，并不需要全身化疗。苯妥昔单抗的有效性尚未确定，但二期试验的结果令人鼓舞[24]。

皮下脂膜炎样 T 细胞淋巴瘤

定义

本病是一种罕见的细胞毒性 T 细胞淋巴瘤，占所有非霍奇金淋巴瘤不到 1%，通常见于青年人，发病率没有性别差异[1,2]。分为两个亚型，包括来源于 αβ T 细胞的低度恶性肿瘤和来源于 γδ T 细胞的肿瘤[3]。皮下脂膜炎样 T 细胞淋巴瘤（SPTL）一词现在仅限于源自 αβ T 细胞的淋巴瘤[1]。

病理生理学

目前还没有证据表明其与 EBV 有关，潜在的分子发病机制仍有待确定。然而，最近的研究使用 CGH、杂合性丢失（LOH）和 FISH 技术揭示了一种染色体异常的特殊模式，即与 MF/SS 相似的 10q、17p 和 19 的丢失，另外还有不同于 MF/SS 的 5q 和 13q 的增加[4]。

病理学

弥散性浸润局限于并延伸至整个皮下组织，无亲表皮性[1,3,5,6]。不同的是，原发性皮肤 γδ T 细胞淋巴瘤可能出现明显的皮下组织浸润，并始终伴有真皮和（或）表皮受累[1]。细胞异型性的程度很小，但偶可见中等和大的多形性细胞（图 140.31）。肿瘤细胞围绕脂肪细胞是一个特征性表现，但不限于 SPTL[7]。常见明显的炎性浸润，可见以血管为中心的肿瘤细胞浸润，伴有血管坏死和红细胞吞噬。低度恶性的病例曾被诊断为良性吞噬性组织细胞增多症（Weber-Christian 病）[8,9]。

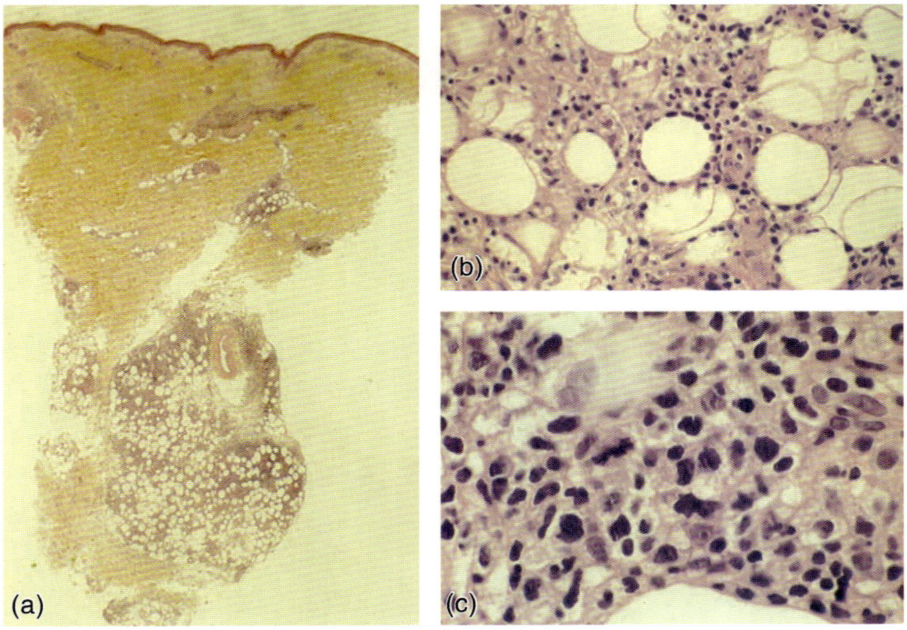

图 140.31 皮下脂膜炎样 T 细胞淋巴瘤

(a)低倍镜下示皮下组织浸润；(b)高倍镜下示脂肪细胞周围异型性单一核细胞浸润；(c)高倍镜下示中/大多形性细胞。

免疫表型

肿瘤细胞具有成熟的 T 细胞表型，通常为 $\beta F1^+$、$CD3^+$、$CD8^+$ 和 $CD4^-$[1,3,10]。CD30 和 CD56 通常为阴性。肿瘤细胞可能表达细胞毒性分子，包括颗粒酶 B、穿孔素和 TIA-Ⅰ[11]。存在 TCR 基因的克隆重排[3,12]。

临床特征

本病进展缓慢，皮下结节通常累及四肢，初期易被误诊为脂膜炎（图 140.32）[5,13,14]。偶有类似蜂窝织炎的弥散性红斑硬结。溃疡很少见。无淋巴结病表现。在确定诊断之前，常有一个长期的缓慢进展期[15]。可有系统性症状，尤其是在那些出现嗜血综合征的患者中，患者出现发热、全血细胞减少和肝脾肿大，该综合征在 γδ T 细胞淋巴瘤患者中更常见[6,16]。

鉴别诊断

需与狼疮性脂膜炎相鉴别，因二者有相似的临床和病理特征[10,17]。

病程和预后

本病预后较好，5 年生存率为 80%。与原发性皮肤 γδ T 细胞淋巴瘤相比，较少扩散到皮外部位，后者预后差[1]。

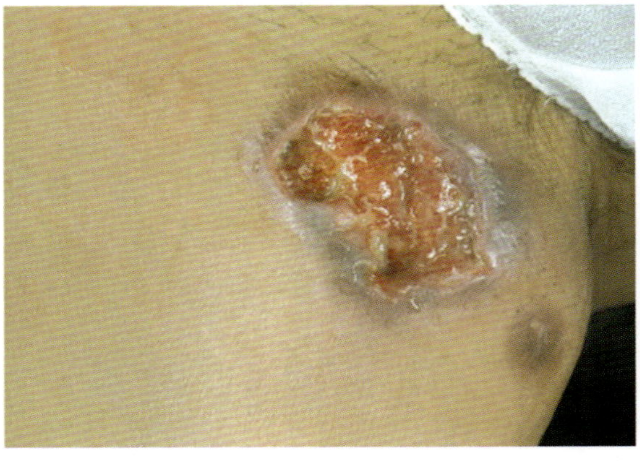

图 140.32 皮下脂膜炎样 T 细胞淋巴瘤：大腿上质硬和表面破溃的深在性斑块

治疗（表 140.11）

αβ SPTL 患者可以通过系统应用激素达到完全缓解[18]，另有报道环孢素有效[1,19]。浅层放疗可用于孤立皮损。地尼白介素、贝沙罗汀和罗米地新也可治疗 SPTL[20-22]。联合化疗适用于累及皮外的患者，但可改善临床症状及缓解嗜血综合征[1]。难治性患者可采用高剂量联合化疗及自体/异基因干细胞移植[23-25]。

表 140.11 不同皮肤 T 细胞淋巴瘤的治疗方案

疾病	一线治疗	二线治疗
皮下脂膜炎样 T 细胞淋巴瘤	泼尼松 放疗	CHOP
亲表皮性 CD8$^+$ 皮肤 T 细胞淋巴瘤	化疗 TSEBT	RicAlloSCT
小/中型多形性皮肤 T 细胞淋巴瘤	外科手术切除 放疗	

CHOP，环磷酰胺、阿霉素、长春新碱、泼尼松龙。
RicAlloSCT，低密度同种异体干细胞移植。
TSEBT，全皮肤电子束疗法。

原发性皮肤外周 T 细胞淋巴瘤（未定类）

概述

这些淋巴瘤代表一组不同类型的 T 细胞恶性肿瘤，这些肿瘤没有被任何公认的临床病理亚群所定义。根据临床特点，所有病例均应首先排除蕈样肉芽肿。根据临床、病理和免疫表型特征，目前有几种亚型（如下所列）被暂定义[1]。对于不满足以上特征的患者，应使用原发性皮肤外周 T 细胞淋巴瘤（非特指）的名称，系统性受累的可能性较高，预后较差。所有患者都需要进行完整的分期检查，以排除系统性淋巴结/淋巴结外外周性 T 细胞淋巴瘤（非特指）。

原发性皮肤侵袭性亲表皮性 CD8$^+$ T 细胞淋巴瘤

定义

本病为皮肤原发性 CD8$^+$ T 细胞淋巴瘤，表达细胞毒性蛋白，并表现出明显的亲表皮性[1,2]。尽管目前很少有关于这种肿瘤的报道，但其独特的病理和免疫表型特征及不良的预后表明它代表了皮肤 T 细胞淋巴瘤的一个独特亚型[1-3]。

病理生理学

该皮肤 T 细胞淋巴瘤亚型最初表现为播散性 Paget 样网状组织细胞增生症（Ketron-Goodman 变种）。可检测到克隆 TCR 基因的重排，但其机制仍未知。尽管已报道的病例数量很少，但这些病例应与来源于 γδ T 细胞（βF1 阴性）的外周 T 细胞淋巴瘤区分开来。后者显示 γTCR 基因与 βTCR 基因在种系结构中的克隆重排[1]。

病理学

这些淋巴瘤表现为明显的亲表皮样带状浸润（Paget 样），呈大细胞结节状或小/中多形性或原始 T 细胞浸润，常伴有真皮上部红细胞外溢（图 140.33）。血管中心性和侵血管性是其特征。这些皮肤淋巴瘤必须与 MF、原发性皮肤 γδ T 细胞淋巴瘤[1,4,5]及少见的惰性病程的 CD8$^+$ 皮肤淋巴瘤相鉴别，后者以孤立结节性病变为特征，常发在耳部或肢端部位[6-8]。

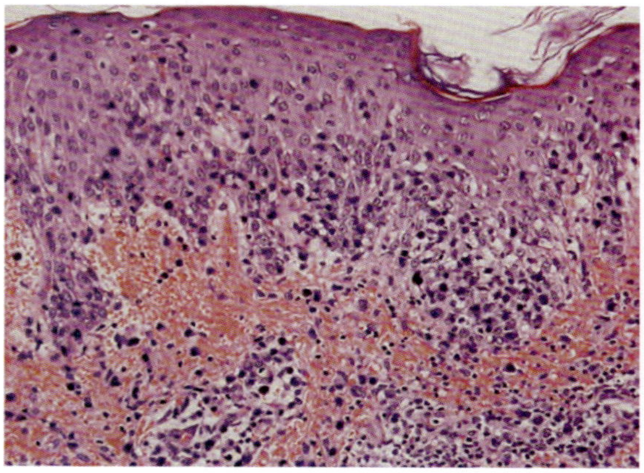

图 140.33 具有亲表皮性的多形性大细胞淋巴瘤和显著的真皮乳头处红细胞外溢

免疫表型

肿瘤细胞为 CD8$^+$，通常还有 βF1$^+$、CD45RA$^+$ 和 CD3$^+$[1-3]。肿瘤细胞也分泌细胞毒性蛋白，如 TIA-Ⅰ、颗粒酶 B 和穿孔素。CD4、CD45RO、CD56 和 CD30 为阴性。与鼻型 NK/T 细胞淋巴瘤相比，EBV 阴性[1,4]。

临床特征

本病患者迅速出现全身性丘疹、斑块、结节和（或）肿块（图 140.34），可伴有溃疡和坏死[1,2]。可累及黏膜。缺乏 MF 的临床特征和分布，即多形性斑片和斑块累及肢体-腰带区域。还应与原发性皮肤型 CD30$^+$ 淋巴增生性疾病中 CD8$^+$ 亚型相鉴别。

病程和预后

预后极差，5 年生存率为 18%[1]。

第12部分

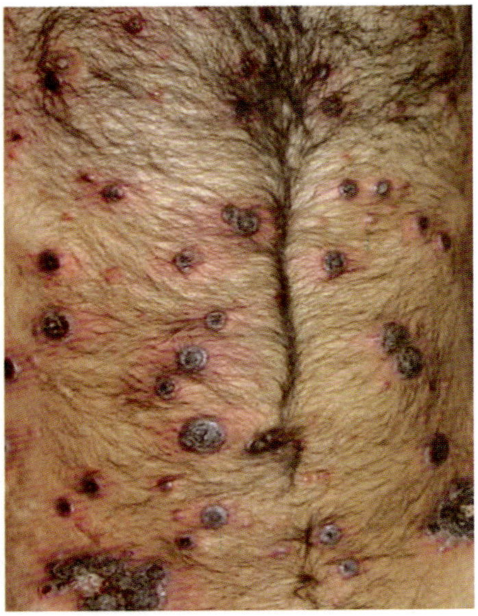

图 140.34　原发性皮肤侵袭性亲表皮性 CD8$^+$ 皮肤 T 细胞淋巴瘤出现坏死出血性斑块

治疗(见表 140.11)

这些患者预后很差，而且播散到内脏部位，如中枢神经系统、睾丸和肺，比淋巴结部位更常见。对放疗和化疗的反应有限。对处于较好状态的患者可以选择低密度同种异体细胞移植治疗，能够获得良好的治疗效果。

原发性皮肤 γδ T 细胞淋巴瘤

定义

本病是一种 T 细胞淋巴瘤，由具有细胞毒性的 γδ T 细胞组成，初期可能表现为皮肤受累。另一亚型为来源于 γδ T 细胞的皮下脂膜炎样 T 细胞淋巴瘤包括在这一类别中[1-3]。

病理生理学

本病须与 MF、成人 T 细胞白血病/淋巴瘤、原发性皮肤侵袭性亲表皮性 CD8$^+$ T 细胞淋巴瘤和 NK 母细胞或结外 NK/T 细胞淋巴瘤(鼻型)相鉴别。

病理学

显著特征为以中/大的多形性或类母细胞性 T 细胞为标志的结节状或弥漫性浸润。可有亲表皮性，但浸润的范围较广，达真皮和皮下组织。可见以血管和脂肪细胞为中心的浸润[1]。

免疫表型

肿瘤细胞通常为 CD2$^+$、CD3$^+$、CD5$^-$、CD7$^{+/-}$ 和 CD56$^+$，但 CD4、CD8 和 βF1 阴性。EBV 为阴性。可见 TCR 基因克隆重排。

临床特征

其特征性表现为皮肤突然出现的多发性斑块、结节或肿块，这些斑块、结节或肿块可能溃烂，没有 MF 的典型多形性斑疹或斑块。临床表现可能与原发性皮肤 CD8$^+$ 侵袭性亲表皮性淋巴瘤相似，但有些患者仅皮下受累。常可见黏膜和淋巴结外受累。一些 Paget 样网状组织细胞增生症(Ketron-Goodman 变种)可能是皮肤 γδ T 细胞淋巴瘤[4-6]。嗜血综合征可使病情更复杂。

病程和预后

预后极差[1-3]。

治疗

通常需要浅层放疗和联合化疗，但总的预后很差。低密度同种异体移植物适用于特定疾病状态的患者，能够取得良好临床效果。

原发性皮肤 CD4$^+$ 小中多形性 T 细胞淋巴瘤

定义

皮肤 T 细胞淋巴瘤的这种亚型在临床上必须与 MF 区别开来，其特征是中小型多形性 CD4$^+$ 肿瘤细胞[1]。

病理生理学

目前，对这组罕见的原发性皮肤淋巴瘤的病因和发病机制知之甚少，但免疫表型表明肿瘤细胞可能来源于滤泡辅助性 T 细胞[2-4]。必须与 MF 和假性 T 细胞淋巴瘤及外周 T 细胞淋巴瘤(非特指)区分开来，以避免采用激进的治疗。据报道，一种慢性 CD8$^+$ 变异具有类似的良好预后，这些患者仅有局限于耳或其他肢端部位的结节或丘疹，并且肿瘤细胞表达细胞毒性表型[5,6]。

病理学

真皮内有致密结节状或弥漫性的中小型多形性 T 细胞浸润，常延伸至皮下组织[1,7,8]。偶尔可能存在较大的多形性细胞，但罕见。可能存在亲表皮性。

免疫表型

肿瘤细胞通常是 CD4$^+$ 和 CD3$^+$，常见 T 细胞抗原的丢失[1,7-9]。CD30 和 CD8 为阴性，不表达细胞毒性蛋白。肿瘤细胞总是表达与滤泡辅助性 T 细胞起源一致的 CXCL-13、ICOS 和 PD1[2-4]。存在 TCR 基因克隆重排[10]。

临床特征

表现为孤立或少数小斑块、结节或肿块，通常位于躯干上部或头部和头颈部，无典型的 MF 斑疹或斑块。患者为 HTLV-1 阴性。系统受累非常罕见。

病程和预后

估计 5 年生存率为 62%～80%，但这仅基于少量病例[1,7-9]。

治疗（见表 140.11）

鉴于预后良好，浅层放射治疗适合作为孤立性皮损的一线治疗或手术切除后续治疗。据报道，单剂化疗和干扰素 α 有效[8,9]。

成人 T 细胞白血病-淋巴瘤（HTLV-1 相关性）

定义

成人 T 细胞白血病-淋巴瘤（ATLL）是由人反转录病毒 HTLV-1 引起的外周性 T 细胞白血病-淋巴瘤。

流行病学

HTLV-1 感染在世界某些地区很普遍，包括日本、中非、加勒比和美国东南部各州，因此 ATLL 在这些地区呈地方性流行。世界各地都有散发病例。该病潜伏期较长（15～20 年），估计 HTLV-1 携带者中 ATLL 的发病率为 2.5%[1]。病毒可以通过母乳和血液制品传播。男性患者居多，发病年龄中位数为 55 岁[1]。儿童病例很少见，但也不是没有，推测为围产期感染[2]。免疫抑制状态，如器官移植后，可迅速发展为 ATLL[3]。

病理生理学

HTLV-1 是 ATLL 的根本原因。病毒反转录酶表达后，病毒随机整合到宿主基因组中，病毒 tax 蛋白是一种有效的转录激活物，诱导多种宿主基因伴随额外的分子异常表达，产生恶性表型[4]。HTLV-1 前体 DNA 是克隆整合的，确保病毒在个别病例中的致病作用[11]。肿瘤载量可通过监测病毒 RNA 表达水平来评估[5]。

病理学

在皮肤中，可见显著的由多形性核的大/中型细胞组成的亲表皮性浸润，特别是在急性和淋巴瘤变异中（图 140.35）[6-10]。可能类似母细胞样。可见与 MF 相似的 Pautrier 微脓肿和脑回状核形。然而，细胞异型性的程度可以是轻微的，导致诊断困难。常见嗜酸性粒细胞增多。罕见肉芽肿样表现[9]。在外周血中，肿瘤细胞具有分叶核（"花样细胞"）。淋巴结通常表现为白血病样浸润，伴含有肿瘤细胞的淋巴结窦持续扩张。极少情况出现类似霍奇金病的特征，在扩张的淋巴结副皮质区内，出现混合细胞浸润，包含由小的、轻度不典型的淋巴细胞和由 T 细胞免疫缺陷导致的 EBV 阳性细胞扩增引起的散在 $CD30^+$、$CD15^+$ 和 Reed-Sternberg 样 EBV 阳性细胞浸润[11]。

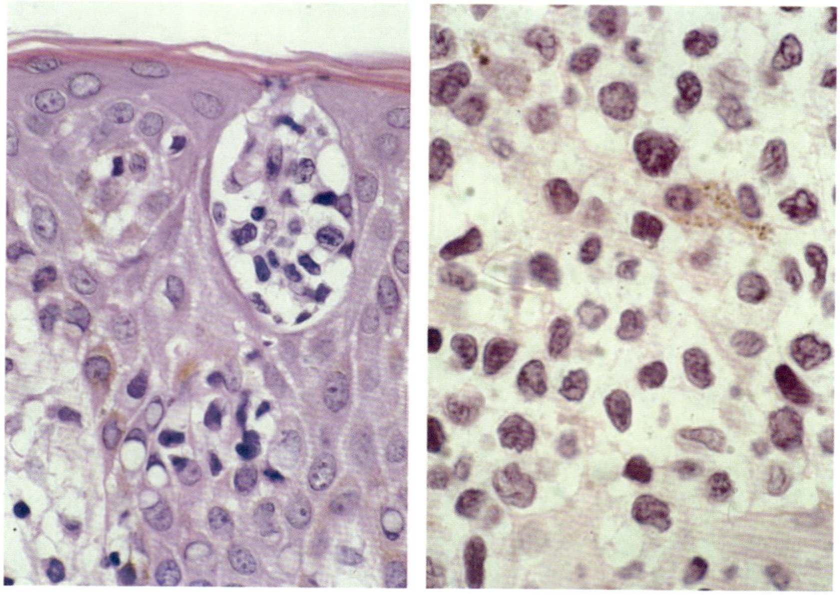

图 140.35 成人 T 细胞白血病-淋巴瘤
显著的真皮内由非典型细胞形成的 Pautrier 微脓肿和大的多形性细胞。

免疫表型

肿瘤细胞 $CD2^+$、$CD3^+$、$CD5^+$ 和 $CD7^-$。绝大多数肿瘤细胞是 $CD4^+$，但也有 $CD8^+$ 和 $CD4^-$，$CD8^-$ 的变异型[12]。白血病细胞具有相似的免疫表型。CD25 的表达几乎是普遍存在的。大的母细胞样细胞可表达 $CD30^+$，但是 ALK^-。不表达细胞毒性蛋白。TCR 基因的分析显示 TCR 基因的克隆重排。

临床特征

ATLL 患者常有广泛的淋巴结和外周血受累，但皮肤是最常见的淋巴结外受累部位(50%的患者)，可原发于皮肤[6,13]。其他淋巴结外病变部位包括骨、肺、肝、胃肠道和中枢神经系统。皮肤受累的特点是广泛或孤立的丘疹，结节、肿块或红皮病，常伴有严重瘙痒(图 140.36)[7,8]。患者可出现临床上与 MF 难以区分的斑疹和斑块[9]。

临床亚型

一些临床分型已被定义[10]。急性型的特征是白血病期伴全身性淋巴结病和肝脾大，常伴有皮肤受累和伴溶骨性病变的高钙血症。机会性感染很常见。淋巴瘤型与之相似，但没有外周血改变。慢性型的典型特征是皮肤受累和外周血淋巴细胞增多，无高钙血症。隐匿型也以显著的皮肤病变为特征，没有明显的外周血改变。可出现肺损伤。从慢性和隐匿型发展为急性型的概率为 25%，但通常病程较长[9]。皮肤 ATLL 患者表现出明显的光敏性，类似于光化性类网状组织细胞增多症[14,15]。

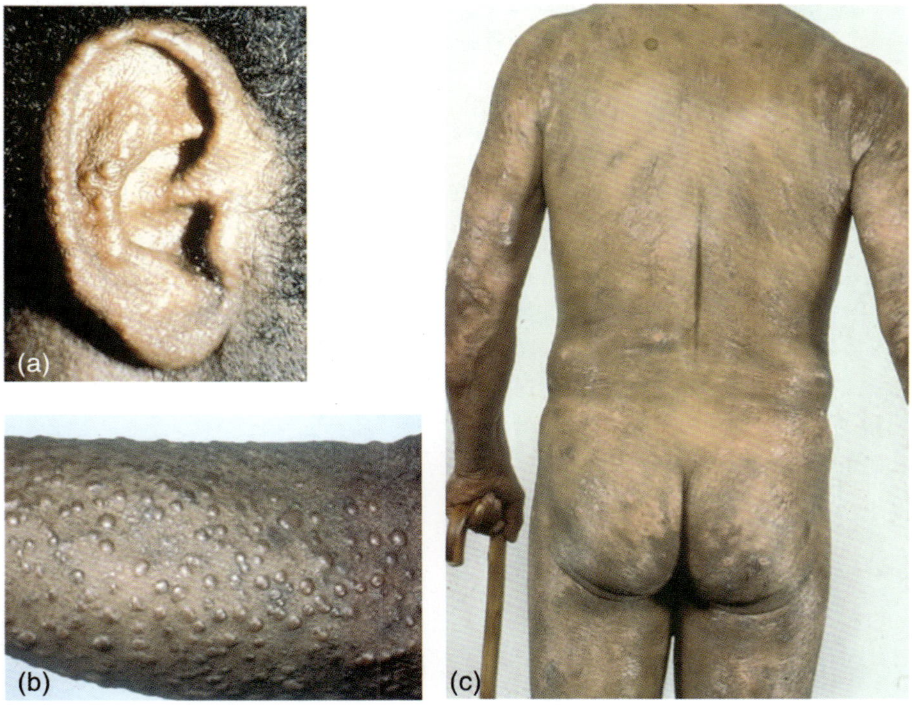

图 140.36　皮肤成人 T 细胞白血病-淋巴瘤的三种临床表现

(a)局限于耳郭的瘙痒性丘疹；(b)前臂广泛结节性皮疹；(c)与 MF 相似的四肢-腰带区的浅表斑疹和斑块。

HTLV-1 感染也与炎症性肌病有关，其特征可能提示皮肌炎[16]。然而，这种炎症性肌病对全身皮质类固醇或其他免疫抑制药物的反应很差。其他与 HTLV-1 感染相关的皮肤疾病包括干燥症[17]和获得性鱼鳞病[18]、脂溢性皮炎[18]和非感染性皮炎。感染性皮炎常见于儿童(见第 25 章)。还可继发于免疫力下降的疾病，包括疥疮和结痂性疥疮[19,20]、皮肤癣[18]、甲真菌病[21]，细菌性皮肤感染，包括麻风[22]、疣和类圆线虫病[23,24]。

并发症和共病

机会性感染在 ATLL 中很常见，包括皮肤的复发性浅部真菌感染、皮肤金黄色葡萄球菌感染、疥疮、粪类圆线虫重叠感染[24]和结核病。

病程和预后

急性和淋巴瘤型预后不良，5 年生存率低于 10%。相比之下，慢性(5 年生存率 30%)和隐匿(5 年生存率 65%)型有较长的病程，但大多数最终会发生疾病转化[10]。

检查

患者需要完整的分期检查，包括 PET/CT 扫描和骨髓环钻活检及外周血病毒载量分析。HTLV-1 血清学阳性[10]，通过检测血清样本中的病毒抗体确定（先用酶联免疫吸附试验，然后用免疫印迹法区分 HTLV-1 和 2）。病毒的培养和检测只能在专业实验室进行，但使用 PCR 方法可以确认病毒感染[25]。高钙血症是急性型常见的特征性表现。

治疗

皮肤定向治疗对皮肤病变有效，但急性和淋巴瘤型的患者预后较差，需要联合化疗。氮胞苷和干扰素联合治疗是治疗慢性和隐匿型 ATLL 患者的标准治疗方法[26,27]。最近的试验正在评估抗 CCR4 在 ATLL 及其他成熟的 T 细胞恶性肿瘤中的应用，这在日本已经获得了在 ATLL 治疗许可[28]。年轻患者可能适于干细胞移植，低密度同种异体移植已被证实可产生移植物抗淋巴瘤效应[29]。

结外 NK/T 细胞淋巴瘤（鼻型）

定义

这种罕见的淋巴结外 EBV 阳性血管中心性淋巴瘤最先累及鼻腔和鼻咽部，但也好发于皮肤，曾被称为多形性网状细胞增多症或血管中心性免疫增生病[1-4]。大多数病例来源于 NK 细胞，但罕见病例具有细胞毒性 T 细胞表型。有些病例表现为种痘样淋巴瘤（HVLL），或出现于对蚊虫叮咬过敏者[5]。

流行病学

本病在亚洲、中美洲和南美洲较流行。

病理生理学

EBV 存在于几乎所有的结外 NK/T 细胞淋巴瘤病例中，无论是 $CD56^+$ 还是 $CD56^-$[3]。EBV 以克隆游离形式存在，提示该病毒具有重要的致病作用。没有发现疾病特异性染色体畸形，但 6q 和等臂染色体 6q 缺失很常见，基因组异常与 NK 细胞白血病[6,7]中发现的异常不同。

据报道，在亚洲和南美患者中，EBV 感染的细胞毒性 T 细胞参与了光敏性种痘样水疱病和对蚊虫叮咬的过敏反应的发病机制[5,8]。此外，目前有大量证据表明，这些患者有患结外 NK/T 细胞淋巴瘤的风险，并且结果是致命的[9-12]，如 HVLL[5]。这表明，可能在遗传易感性个体中，EBV 诱发的 NK/T 细胞淋巴增生性炎症性疾病有可能转化为侵袭性 EBV 相关的 NK/T 细胞淋巴增生性疾病[8]，但经典种痘样皮肤淋巴瘤与 NK/T 细胞淋巴瘤之间的关系有待明确。

病理学

真皮和皮下组织有弥漫性浸润，常伴有显著的血管中心性和血管破坏[1-4,13]。常见广泛坏死。肿瘤细胞为多种形态，可为小/中和大的多形性/间变性细胞。常见相关的重度混合炎性浸润，可伴有假上皮瘤样增生，给诊断带来困难。

免疫表型

肿瘤细胞来源于 NK 细胞，为 $CD56^+$、$CD2^+$、胞膜 $CD3^-$ 和胞质 $CD3^+$。大多数情况下表达细胞毒性蛋白，即颗粒酶 B、穿孔蛋白和 TIA-1[1-4,13]。罕见 $CD30^+$，预示较好的预后[14]。TCR 基因的种系结构与 NK 细胞起源一致。然而，罕见的结外 NK/T 细胞淋巴瘤具有 $CD56^-$，$CD3^+$ 细胞毒性表型，并显示与细胞毒性 T 细胞的起源一致的克隆性 TCR 基因重排[4,15-17]。

临床特征

鼻腔、鼻咽部、鼻旁窦、眼眶和口咽的受累与组织破坏（"致命中线肉芽肿"）有关。其他结外部位包括皮肤和胃肠道的继发性受累，但原发于皮肤较罕见。皮肤斑块、结节和肿块可能溃烂并坏死。紫癜、大疱性皮损、蜂窝织炎样皮疹和弥散性斑丘疹已有报道[13-15,18,19]。嗜血综合征很少发生，全身症状也很常见。骨髓和外周血受累罕见，这种情况与侵略性 NK 细胞白血病不易区分。

病程和预后

尽管仅有皮肤受累者的预后可能更好（27 个月），但多重耐药表型常在皮肤受累者中出现，伴有皮肤受累者的中位生存期为 12～15 个月[14-19]。

治疗

对于鼻腔外受累的患者，尽管进行积极的化疗，但预后仍然很差[4]。

原发性皮肤 B 细胞淋巴瘤

概述

原发性皮肤 B 细胞淋巴瘤占全部原发性皮肤淋巴瘤的 1/4 左右[1]。对这组原发性皮肤淋巴瘤的认识日益加深，引起了对最初发表的原发性皮肤淋巴瘤的 EORTC 分类的争议，该分类包括几乎完全位于腿上的弥散性大 B 细胞淋巴瘤亚组[2]。此外，对与淋巴结滤泡性淋巴瘤和原发性皮肤弥散性大 B 细胞淋巴瘤不同的，源自滤泡中心细胞的低分化原发性皮肤淋巴瘤的描述，也引起了争议，尽管该病目前已被列为WHO分类[3]。但是，现在有一种共识，即对皮肤B细胞淋巴瘤的分类，由最近的WHO-EORTC分类提出，其中所述的主要三种特殊类型的原发性皮肤B细胞淋巴瘤：边缘区淋巴瘤（MZL）、滤泡中心细胞淋巴瘤（FCL）和弥散性大B细胞淋巴瘤（LBCL）[4]。对于患有皮肤B细胞淋巴瘤的患者来说，完整的分期是必不可少的，以排除伴有淋巴结淋巴瘤的继发性皮肤受累，尽管MZL和FCL中很少有骨髓受累[5,6]。大多数原发性皮肤B细胞淋巴瘤进展缓慢，长期预后良好，但原发性皮肤LBCL除外[4,7]。

ISCL-EORTC TNM分类法的提出，用于除MF和SS以外的原发性皮肤淋巴瘤分期（见表140.4）[8]。这种分期分类显示了原发性皮肤LBCL的预后相关性，多发性皮损可能是不良预后的因素。但是，原发性皮肤MZL（PCMZL）和原发性皮肤FCL（PCFCL）的皮肤肿瘤负荷分期的价值尚未被证明对预后有影响[9,10]。最近发表了有关原发性皮肤B细胞淋巴瘤治疗的ISCL-EORTC共识建议，非手术治疗适用于PCMZL和PCFCL，但原发性皮肤LBCL可能需要更积极的治疗（表140.12）[11]。皮肤B细胞假性淋巴瘤和MZLs之间的鉴别特别困难。系统性非霍奇金B细胞淋巴瘤，如小细胞淋巴瘤和套细胞淋巴瘤可表现为皮肤继发性受累[12,13]，尽管很少的套细胞淋巴瘤仅局限于皮肤[14]。

原发性皮肤B细胞淋巴瘤与其对应的淋巴结内淋巴瘤之间的致病关系尚不明确（表140.13）。在少数PCMZLs患者中发现了淋巴结和淋巴结外来源边缘MALT淋巴瘤的特征性基因易位。对淋巴结弥散性LBCLs的异常基因检测已在一例原发性皮肤LBCL确定，提示了类似的发病机制[4]。然而，PCFCLs与淋巴结滤泡性淋巴瘤的发病机制不同[4]。

1982年，Burgdorf等提示莱姆病是由蓖麻蜱引起的。随后，伯氏疏螺旋体被认为是将感染从蜱传播给人类的媒介[15]。在Burgdorf等发表之前，人们已经认识到慢性萎缩性肢端皮炎，现在已知属于莱姆病的皮肤病谱，可能发展成低分化的皮肤B细胞淋巴瘤[16-18]。这些患者出现多个斑块和结节叠加在慢性肢端皮炎萎缩病变上。在少数已报道的病例中，使用抗生素治疗可使慢性萎缩性肢端皮炎病灶消除，但B细胞淋巴瘤结节常持续存在[19]。尽管如此，这提示了疏螺旋体可能在PCMZL的发病机制中发挥作用[20]。对于那些没有肢端皮炎临床证据的患者来说，因果关系更具争议性，一些研究发现，螺旋体血清学阳性，并采用PCR方法在肿瘤DNA中发现螺旋体的存在[21,22]，但还有一些病例报道了阴性结果[23-25]。这表明皮肤中的慢性抗原刺激，如伯氏杆菌感染，可能非常罕见地促使反应性B淋巴细胞增殖成为肿瘤性的B细胞克隆。

表 140.12 皮肤 B 细胞淋巴瘤治疗方案

预后组（期）	一线治疗	二线治疗
原发性皮 FCL/MZL		
局部 T1-T2b	手术切除 期待疗法 RT	RT 病灶内利妥昔单抗
广泛的 T2c-T3	氯胺嘧啶	利妥昔单抗 CVP-R 或 CHOP-R
高分化 N1-N3 或 M1	CVP-R 或 CHOP-R	RT 高剂量化疗/自体干细胞移植
原发性皮肤弥漫型 LBCL-腿型	CHOP-R 3～6 个循环±RT	二线化疗 RT 大剂量化疗/自体干细胞移植
原发性皮肤弥漫型 LBCL-其他（包括间变性/多形性 T 细胞/富含组织细胞和血管内大 B 细胞淋巴瘤）	CHOP-R RT 作为姑息治疗	大剂量化疗/自体干细胞移植

CHOP-R，环磷酰胺、阿霉素、长春新碱、泼尼松龙、利妥昔单抗；CVP-R，环磷酰胺、长春新碱、泼尼松龙、利妥昔单抗；FCL，滤泡中心细胞淋巴瘤；LBCL，大B细胞淋巴瘤；MZL，边缘区淋巴瘤；RT，局部皮肤放射治疗。

表 140.13 原发性皮肤 B 细胞淋巴瘤的染色体畸变发现汇总

染色体畸变	PCMZL	PCFCL	PCLBCL
t(14;18)*IgH*:*MALT1*	22%(21/95)	0(0/6)	0(0/14)
t(14;18)*IgH*:*BCL2*	11%(9/80)	17%(24/143)	7%(4/54)
t(11;18)*AP12*:*MALT1*	4%(4/96)	0(0/1)	0(0/6)
t(1;14)*BCL10*:*IgH*	0(0/63)	ND	ND
t(8;14)*MYC*:*IgH*	0(0/9)	0(0/6)	36%(5/14)
t(3;14)*BCL6*:*IgH*	0(0/9)	6%(2/33)	14%(2/14)
三体性 3	17%(11/63)	ND	ND
三体性 18	6%(4/63)	ND	ND
BCL2/*MALT1* 扩增	0(0/11)	8%(2/25)	60%(12/20)
BCL10 突变	3%(1/33)	50%(2/4)	ND
BCL6 突变	0(0/9)	37%(7/19)	47%(15/32)
cMYC 扩增	0(0/9)	0(0/6)	17%(3/18)
cREL 扩增	ND	25%(3/12)	63%(12/19)
9p21.3(p16/p14ARF)缺失	ND	0%(0/19)	62%(43/64)

ND,未确定;PCFCL,原发性皮肤滤泡中心细胞淋巴瘤;PCLBCL,原发性皮肤弥散性大 B 细胞淋巴瘤;PCMZL,原发性皮肤边缘区淋巴瘤。

边缘区淋巴瘤

定义

这是一种来源于生发中心后细胞的生长缓慢的皮肤 B 细胞淋巴瘤,以小淋巴细胞、边缘区 B 细胞(小中心细胞样)、淋巴浆细胞样细胞和单型胞质免疫球蛋白的浆细胞增殖为特征[1-3]。PCMZL 被认为是淋巴结外边缘区 B 细胞淋巴瘤谱的一部分,后者常累及黏膜部位(MALT 淋巴瘤)。

这类疾病还包括原发性皮肤免疫细胞瘤[4]和罕见的无明显的潜在骨髓瘤或局限性骨或其他髓外受累的原发性皮肤浆细胞瘤[5,6]。多发性骨髓瘤的骨外病变是常见的,大约 10%的病例有皮肤浸润[7],但没有骨受累的原发性皮肤受累是极为罕见的。

流行病学

男性患者略居多,年轻人更易受累。

病理生理学

原发性皮肤 MZL 被认为是淋巴结外边缘区 B 细胞淋巴瘤谱的一部分,最初在胃部发现,即所谓的 MALT 淋巴瘤,后来在甲状腺、唾液腺、眼眶、肺及皮肤中出现。

正如预期的那样,PCMZL 在一组病例中显示了浆细胞的特征[8]。PCMZL 中未发现疾病特异性染色体畸变,尽管 CGH 技术已显示 *BCL2* 基因位点在 18 号染色体上的扩增[9]。Fas 突变很少被报道[10]。研究还清楚地表明,大约 50%的 PCMZL 与其他节外 MALT 淋巴瘤中发现的易位相同,包括涉及 *IgH* 基因位点和 *MALT*-1 基因的 t(14;18)易位,这主要见于单核细胞样变种(见表 140.13)[11-13]。在 40%的病例中发现了三体 3 和 18[13,14]。t(11;18)易位,产生涉及 AP12 的融合蛋白和 *MALT* 基因,见于 PCMZL[14,15],尽管其他研究未能检测到这种易位[10,13,16]。在结外边缘区 B 细胞淋巴瘤发现的其他易位,如 1q 上涉及 *Bcl*-10 基因的 t(1;14),尚未在 PCMZL 中确定[10,13,14,16]。涉及 Bcl-2 的 t(14;18)也没有在 PCMZL[13,17]中被一致检测到,除了个别报道,但这对生存率没有任何特殊的影响[11,18]。

据报道,慢性萎缩性肢端皮炎患者出现免疫细胞瘤,并推测伯氏疏螺旋体产生慢性抗原刺激,导致肿瘤转化。用 PCR 可检测到部分 PCMZL 皮肤病变中有螺旋体 DNA,为此理论提供支持。在不同的地理区域,阳性率差异很大,中欧和苏格兰[19,20]可检测到,但在美国没有相关性的证据[21,22]。迄今为止,大多数与疏螺旋体相关的 PCMZL 病例均为 κ 链阳性。

病理学

组织学表现为结节状浸润或由中小淋巴细胞、边缘 B 细胞(中心细胞样)、淋巴浆细胞和浆细胞构成的弥漫性真皮浸润，通常伴有反应性 T 细胞浸润[1-4]。无亲表皮性。常可见反应性滤泡结构，肿瘤细胞出现在扩大的边缘区域和滤泡间区域，并可能位于这些滤泡结构区域（图 140.37）。这种模式必须从免疫表型上与罕见的 PCFCL 的滤泡模式相鉴别[23,24]。偶有散在的中心细胞、成纤维细胞和免疫母细胞。以单一型 κ 或 λ 阳性为特征的肿瘤细胞，大而淡染的淋巴浆细胞样细胞集中在细胞聚集区或残余滤泡结构的边缘。可见细胞核内或胞质内包涵体过碘酸雪夫染色（PAS 染色）阳性[1-3]。还有浆细胞（免疫细胞瘤样）单形态浸润的病例[4]。皮肤浆细胞瘤较罕见，须通过识别单一型轻链表达来与良性反应性浆细胞浸润（浆细胞病）相鉴别。

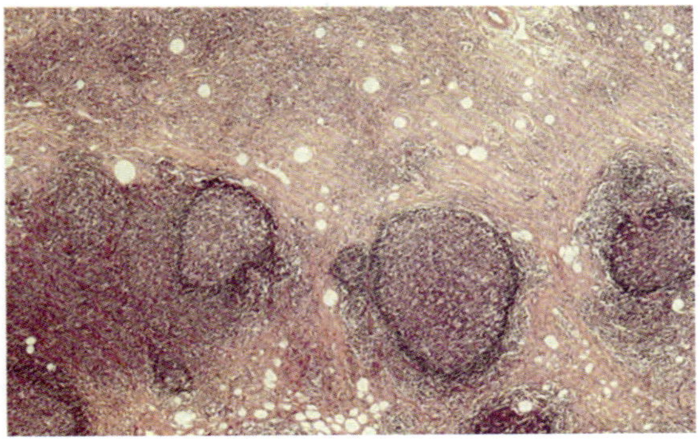

图 140.37 原发性皮肤边缘区 B 细胞淋巴瘤：淋巴浆细胞和成熟浆细胞的非亲表皮性单一核细胞浸润构成反应性生发中心

免疫表型

肿瘤细胞表达 CD20、CD79a 和 Bcl-2，但 Bcl-6、CD5 和 CD10 阴性[3,25]。皮肤 PCMZL 应与慢性 B 淋巴细胞白血病（$CD5^+$）的皮肤浸润相鉴别。浆细胞是 $CD138^+$ 和 $CD79a^+$（但 $CD19^-$ 和 $CD20^-$），浸润通常表现为 κ 或 λ 轻链限制（尽管由于胶原的非特异性染色，这通常很难在皮肤切片中检测到）。反应性滤泡为 $Bcl\text{-}6^+$ 和 $CD10^+$，而 $Bcl\text{-}2^-$。

克隆免疫球蛋白基因重排在大多数病例中可被检测到[26]。由于体细胞过度突变，会干扰滤泡中心细胞淋巴瘤免疫球蛋白基因分析中的引物退火，因此可能出现假阴性结果，尽管这种情况在目前使用标准化引物后并不常见[27]。能够证明轻链限制和（或）克隆免疫球蛋白基因重排是鉴别这些低分化皮肤淋巴瘤与反应性皮肤 B 细胞浸润（假淋巴瘤）的关键。

临床特征

本型淋巴瘤表现为无症状的单发或多发性皮肤丘疹、斑块或结节，可见于身体任何部位，但躯干最常受累（图 140.38）[1-4]。可自行消退。个别病例伴有皮肤松弛症[28]。

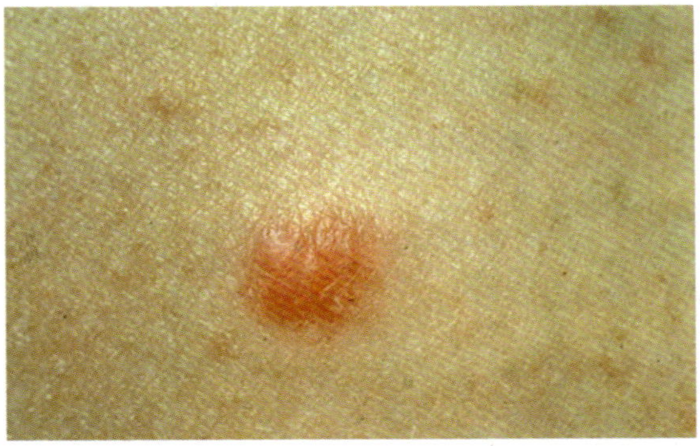

图 140.38 原发性皮肤边缘区 B 细胞淋巴瘤：主要位于躯干的典型荨麻疹样红斑、丘疹和斑块

病程和预后

5 年生存率为 98%～100%[3,4,29]。

检查

需要完成分期检查。良性单克隆副蛋白血症可能存在。对于浆细胞瘤需要骨骼检查以排除潜在的骨髓瘤。

治疗（见表 140.12）

放射治疗（低剂量）是标准治疗方案，但考虑到良好的长期预后，一些患者可以通过简单的临床随访观察[30-32]。外科切除术可用于孤立的小皮损。IFN-α 的作用尚未确定，但其可能对系统性病例有效[32]。在与伯氏疏螺旋体相关的病例中，相关的抗生素治疗是恰当的[33]，但目前缺乏在伯氏疏螺旋体阳性 PCMZL 中使用抗生素的证据[34]。对于具有多病灶的患者，可试用苯丁酸氮芥[31,32]。皮损复发常见，可以采用之前类似方法继续治疗。

滤泡中心细胞淋巴瘤

定义和术语

这是一种来源于滤泡中心细胞的惰性原发性皮肤 B 细胞淋巴瘤，由中心细胞（小/大分裂细胞）和中心母细胞（大的非分裂细胞）共同组成。

> 同义名
> • Crosti 淋巴瘤

病理生理学

原发性皮肤滤泡中心性淋巴瘤（PCFCL）与淋巴结系统性滤泡性淋巴瘤和弥漫性大 B 细胞淋巴瘤之

间的关系尚不清楚。尽管存在形态学相似性，但 PCFCL 临床进展缓慢，免疫表型特征不同(CD10 在 PCFCL 表达主要局限于滤泡生长模式，Bcl-2 通常为阴性或罕见弱阳性)。肿瘤细胞的显微解剖也证实了 PCFCL Bcl-2 阴性肿瘤细胞的起源与生发中心细胞，没有 t(14;18)易位的证据，也提示了与淋巴结滤泡性淋巴瘤的不同发病机制[1]。基因表达研究检测到 PCFCL 中 B 细胞生发中心标记[2]，不同于原发性皮肤弥散性 LBCL 中检测到的活化的 B 细胞标记[3]。t(14;18)作为淋巴结系统性滤泡性淋巴瘤和大量弥散性 LBCL 的特征，然而在大多数 PCFCL 研究中始终未被检测到[4-7]，但在其他研究，特别是来自美国的研究在一定比例的有滤泡生长模式的 $CD10^+$ 和 Bcl-2 阳性的 PCFCL 中有被检测到[8,9]。这表明尽管没有明显的预后差异，仍可能存在一些无法解释的地域性或组织学亚群差异。一项基于 FISH 技术的研究发现，27 例患者中有 41% 的患者 t(14;18)易位包括 Bcl-2，而 PCR 技术未能识别任何 Bcl-2 重排[10]。然而，该研究仅限于有滤泡生长模式的 PCFCL 病例。其他研究采用 FISH 技术也发现了 PCFCL 中罕见的包括 Bcl-2 和 Malt-1 共同的 t(14;18)易位[11]。

CGH 研究还发现了与 PCFCL 特异性癌基因异常相关的染色体增长和丢失模式，包括 c-REL 扩增，但尚未出现一致的模式[12,13]。尽管一项研究显示，33 例 PCFCL 中出现 2 例包括 Bcl-2 和 IgH 的 t(3;14)易位(见表 140.13)[10]，但 FISH 研究尚未发现涉及 IgH，myc 或 bcl-6 位点的染色体断点[14]。在一部分病例中检测到细胞周期蛋白依赖激酶抑制剂(即 p15 和 p16 基因)被启动子超甲基化灭活，但其临床意义尚不清楚[15]。最近的一项研究发现异常的体细胞超突变会影响 PCFCL 中的某些癌基因，包括 *BCL6*、*PAX5*、*MYC* 和 *RhoH/TTF*，类似于在淋巴结和原发性皮肤 LBCL 中的发现[16]。

目前，需要对 PCFCL 的分子异常进行详细的描述，以阐明 PCFCL 与淋巴结系统性滤泡性淋巴瘤和弥漫性大 B 细胞淋巴瘤发病机制的关系。

病理学

PCFCL 的组织学是多样的，但无亲表皮性浸润，真皮乳头层有清晰的境界带。在真皮网状层和皮下脂肪中，有一个“底部加重”结节状或弥散性浸润，由中心细胞(小/大的分裂细胞)、中心母细胞(大的、核仁突出的未分裂细胞)和生发中心残留的反应性 T 细胞组成[17-19]。一些肿瘤细胞呈现“线状”或“成纤维细胞样”形态。生长模式可以是滤泡型、滤泡合并弥漫型，也可以只是弥漫型。同一患者同一组病变的组织活检可发现不同的组织学模式。PCFCL 须与伴有反应性生发中心滤泡定植的边缘区淋巴瘤相区别。突出的较大的肿瘤往往表现出更大的中心细胞和中心母细胞，偶见免疫母细胞，其反应性 T 细胞较少，且无滤泡结构。这种淋巴瘤应与原发性皮肤 LBCL 相鉴别，尽管中心母细胞和免疫母细胞的单一浸润应归类为后者[19]。尽管表型和分子特征不同，PCFCL 的一个亚型可见肿瘤性滤泡结构，具有浸润性的生长模式和薄的、成形不良的套区，但没有类似于淋巴结滤泡性淋巴瘤的含着色小体(星空现象)的巨噬细胞[20]。

免疫表型

肿瘤细胞表达 B 细胞相关标记物，如 CD19、CD20、CD22 和 CD79a，但 $CD5^-$[19,21]。在肿瘤细胞中，CD10 在胞质和(或)胞膜上有不同程度的表达[22]。通过识别 $CD21^+$ 和 $CD23^+$ 滤泡树突状细胞网可以更清楚地显示滤泡结构。PCFCL 肿瘤细胞大多为 Bcl-2 阴性，相比而言，淋巴结系统性滤泡性淋巴瘤和弥漫性 LBCL 中大部分肿瘤细胞为 CD10 和 Bcl-2 阳性[4]。在那些有滤泡生长模式的病例中，可有 CD10 表达，Bcl-2 可能弱阳性。Bcl-6 通常由 PCFCL 肿瘤细胞表达，并提示体细胞突变，也可见于淋巴结滤泡性淋巴瘤和弥漫性 LBCL[23]。MUM-1 和 FOXP1 通常为阴性，但也偶有表达[24,25]。克隆免疫球蛋白基因重排见于大多数病例。但是，假阴性病例常见，由体细胞超突变影响 PCR 免疫球蛋白基因分析时引物结合引起[26]。已确认存在变异区域基因的广泛体细胞突变，这也符合生发中心细胞的起源[1,27]。

临床特征

患者临床表现为非特异性孤立或成组的丘疹、结节或肿瘤，可累及身体任何部位[17-19]，好发于头颈部或躯干(图 140.39)。在没有治疗的情况下，原有病变在数年内逐渐增大并出现新结节[17-19]。很少会发生多灶性病变。

病程和预后

PCFCL 的 5 年生存率估计为 94%～97%[19,23]。

检查

分期检查，包括胸部、腹部和骨盆的 CT 扫描、骨髓穿刺和骨髓病理活检在诊断时均为阴性。

治疗(见表 140.12)

浅层放疗是治疗孤立性、复发性和多灶性皮肤病的首选疗法，除外极为广泛的皮肤病或全身性受累的罕见病例，可能需要单剂苯丁酸氮芥或联合化疗[28-32]。孤立的皮损可以手术切除，但仍建议随后放疗以降低局部复发风险[29]。复发率约 30%，通常局

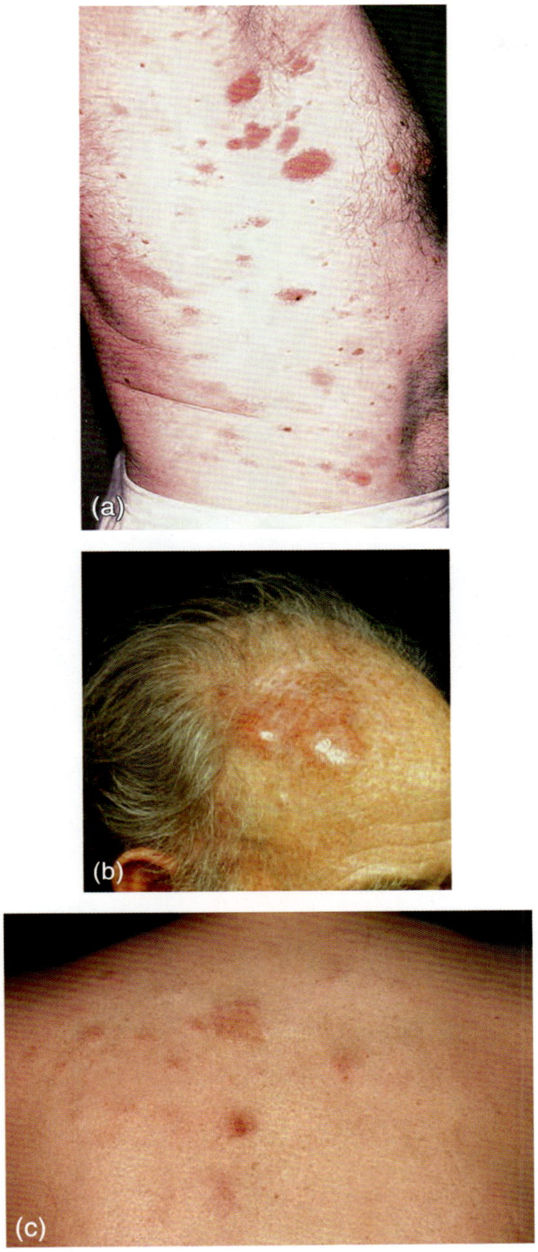

图 140.39 原发性皮肤滤泡中心细胞淋巴瘤
(a)下背部广泛的红斑、斑块和结节性病变。(b)头皮典型的临床表现。(c)躯干部位系统性滤泡性 t(14;18)淋巴瘤的皮肤表现,可见轻微丘疹和斑块。

限于皮肤,并不意味着预后更差[31]。因此,治疗方案均相似。

弥漫性大 B 细胞淋巴瘤

定义

原发性皮肤弥漫性大 B 细胞淋巴瘤是一种罕见的原发性皮肤淋巴瘤,其特征是由中心母细胞和免疫母细胞组成的大 B 细胞弥漫性增殖,最常见于腿部[1]。它与系统性淋巴结弥漫性大 B 细胞淋巴瘤密切相关,后者是非霍奇金淋巴瘤的最常见形式。

流行病学

原发性皮肤 LBCL 主要累及以老年女性为主的人群。

病理生理学

尽管原发性皮肤 LBCL 定义为初起于皮肤,但有一些低分化的肿瘤,可能由原发性皮肤 B 细胞淋巴瘤的高级别转化而来的[2],如 PCFCL。目前尚不清楚原发性皮肤 LBCL 是否与原发性淋巴结弥漫性 LBCL 有相同的发病机制。当原发性皮肤 LBCL 出现在腿部以外的部位时,其与弥漫性 PCFCL 相鉴别是很重要的,因为 PCFCL 预后良好[2]。

免疫球蛋白基因的克隆重排在大多数情况下都存在,是由体细胞超突变引起的假阴性结果[3]。未发现疾病特异性细胞遗传学异常。在 Bcl-2 阳性皮肤病例中未发现 t(14;18)易位[4-7],除了一些罕见病例外[8],t(14;18)是淋巴结弥漫性 LBCL 的一个常见特征,说明淋巴结弥漫性 LBCL 可能由淋巴结弥漫性淋巴瘤转变而来,t(14;18)同样见于伴有继发性皮肤受累的淋巴结弥漫型 LBCL[5]。

不同于 PCFCL 和 PCMZL,6q 缺失和 2p、12 和 18q 增加是原发性皮肤 LBCL 的特征性表现,*bcl*-2 基因的染色体扩增可能解释了 Bcl-2 在原发性皮肤 LBCL 中的过度表达[8-10]。此外,还检查到启动子超甲基化使 *p*15 和 *p*16 基因失活和包含 *p*14/16 基因的 9p21.3 位点缺失[10,11]。CGH 研究还发现了特定的癌基因异常,包括 *c-REL* 和 *MALT*1 基因扩增[9,10]。最近的研究表明,*p*16 缺失可能对预后具有重要意义[12]。研究还显示,与 PCFCL 相比,原发性皮肤 LBCL 中涉及 *myc* 和 IgH 的罕见易位(见表 140.13)[7,8]。在原发性皮肤 LBCL 中未检测到 *BCL*6 重排[8],但检测到 *BCL*6 基因突变[13],这为 Bcl-6 的过度表达提供了另一种解释。

最近使用微阵列技术对淋巴结弥漫性 LBCL 的研究证实,这些肿瘤的起源是异质的。已检测到三种不同的基因表达谱,它们对预后也具有意义:一种具有生发中心细胞的特征;一种具有与活化的外周血 B 细胞一致的表达谱;另一种具有不确定的表达谱[14,15]。研究表明,原发性皮肤 LBCL 起源于活化的 B 细胞,与之相比较,PCFCL 显示生发中心 B 细胞基因表达谱[16]。

病理学

形态与中心母细胞和免疫母细胞相似的大细胞

的弥散性非亲表皮性浸润，可延伸至皮下组织（图 140.40），伴有少数相关炎症细胞或反应性 T 细胞的单一的浸润。生发中心不明显，有丝分裂显著。皮损中发现的形态学变异包括分裂和圆形细胞类型，但这种区别的重现性较差[17]。最初有报道称，圆形细胞形态的存在是一个不利的预后特征。然而，随着认识的进展，这也解释了弥漫性 PCFCL（Crosti 淋巴瘤）大多主要表现为大的中心细胞和多叶细胞的分裂的细胞类型[18]。

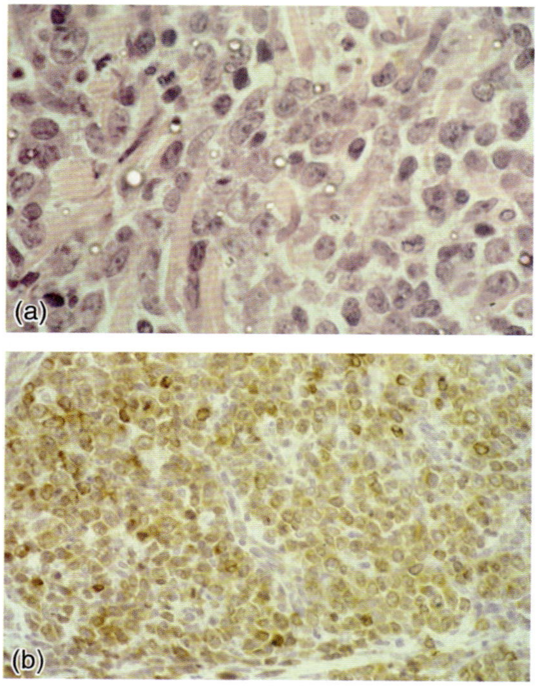

图 140.40 原发性皮肤大 B 细胞淋巴瘤(a)显示弥漫性大单核细胞(b)Bcl-2 强阳性模式

免疫表型

肿瘤细胞为 $CD19^+$、$CD20^+$、$CD22^+$ 和 $CD79a^+$，在某些情况下伴有细胞表面和（或）细胞质免疫球蛋白单型表达[18,19]。肿瘤细胞通常是 Bcl-2 强阳性[19,20]，在大多数情况下 Bcl-6 也表达[5,7]，且有 *Bcl-6* 基因突变的证据。CD10 表达仅在少数原发性皮肤 LBCL 中被检测到[19]。与 PCFCL 相比，*MUM*-1 和 *FOX-P*1 在原发性皮肤 LBCL 中总是由肿瘤细胞表达[21]。老年人的 EBV^+ 弥漫性 LBCL 很少表现为原发性皮肤 B 细胞淋巴瘤，可通过 EBV（ICD-11：407807101）的表达来鉴别。

临床特征

这些淋巴瘤倾好发于下肢，主要表现为大的皮肤结节或肿瘤，可以是孤立的多灶性的，并且可以迅速增大（图 140.41）[1]。原发性皮肤 LBCL 也可发生在其他部位，但较罕见[18]。

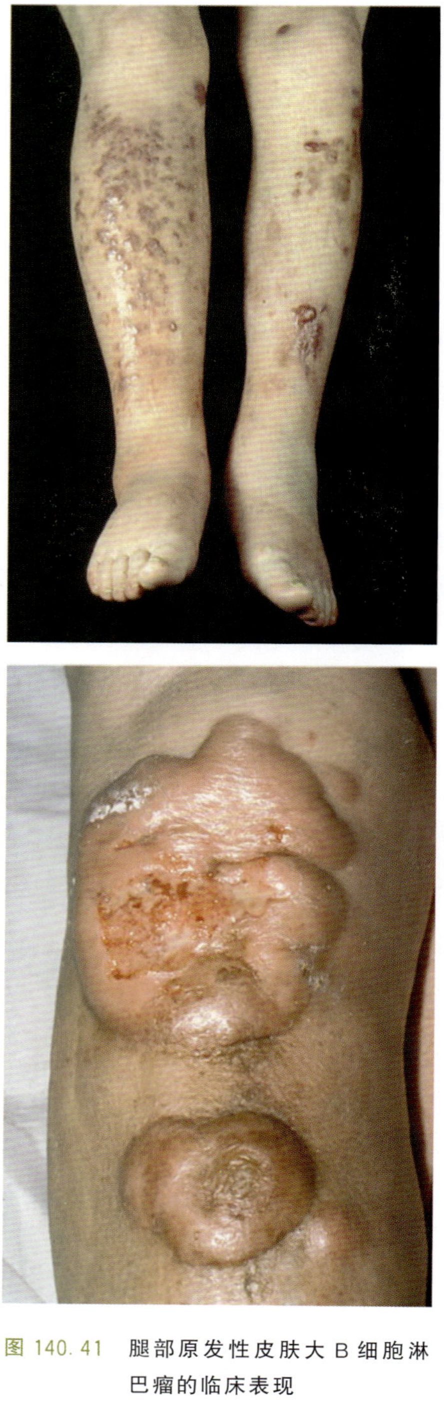

图 140.41 腿部原发性皮肤大 B 细胞淋巴瘤的临床表现

病程和预后

原发性皮肤 LBCL 预后差，5 年生存率 41%～58%，但比淋巴结弥散性 LBCL 好[1,17,18,22]。尽管最初研究表明 *Bcl*-2 表达与部位相关（下肢和多灶性病变 Bcl-2 阳性更常见），且与预后较差相关[17]，但

Bcl-2 表达对预后的意义一直存在争议[23]。最近的研究表明，通过多变量分析发现多灶性和腿部病变与预后较差相关[18,21,22]。

检查

完整分期检查包括 PET/CT 扫描和骨髓穿刺活检，对于排除系统性受累至关重要。

治疗(见表 140.12)

对于仅有单发性肿瘤的老年患者，适用放射治疗，但通常还需要联合多药化疗，尤其是多灶性病变[24-26]。利妥昔单抗(一种诱导抗体依赖性细胞毒性的嵌合体小鼠/人抗 CD20 抗体)作为单一药物在皮肤病变中的作用尚未确定[27,28]。CHOP 化疗(CHOP-R)配合后续放疗现在是淋巴结弥漫性 LBCL 的标准治疗，也适用于原发性皮肤 LBCL 患者。对于不能进行放射治疗或 CHOP-R 治疗的患者，病灶内注射利妥昔单抗已证实可能有效[29]。

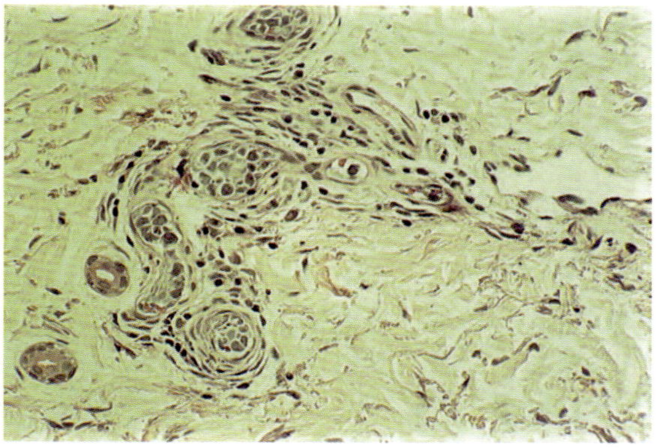

图 140.42　血管中心性 B 细胞淋巴瘤组织学显示真皮小血管腔内 B 细胞

这些细胞被 B 细胞的膜标记物染色，而不是内皮细胞的膜标记物。

继发性皮肤 B 细胞淋巴瘤

血管内大 B 细胞淋巴瘤

定义和术语

这是一种罕见的淋巴结外 B 细胞淋巴瘤，特征是大 B 细胞在小血管内积聚[1-4]。这种肿瘤通常涉及多个淋巴结外部位，包括中枢神经系统、肺和皮肤，这些部位的症状和(或)体征具有特征性[5]。

同义名

- 恶性血管内皮瘤
- 嗜血管性淋巴瘤

病理生理学

病理学

肿瘤细胞较大，呈显著的非典型性，偶见间变形态。细胞完全位于真皮和皮下组织扩张的血管管腔内(图 140.42)。血管可被肿瘤细胞和纤维蛋白血栓堵塞。

免疫表型

肿瘤细胞的 B 细胞相关抗原呈阳性，与来源于外周生发中心 B 细胞的抗原一致。存在克隆免疫球蛋白基因重排[4]。罕见病例来源于 T 细胞，表现为 TCR 基因克隆重排。

临床特征

患者表现为弥漫性、疼痛、坚硬、浸润性斑块，常见于大腿(图 140.43)。临床表现类似硬化性结缔组织疾病或脂膜炎[5]，临床表现还包括小血管阻塞导致的毛细血管扩张性皮肤病变等多种临床特征。据报道在良性血管瘤中有发现肿瘤细胞定植[6,7]。

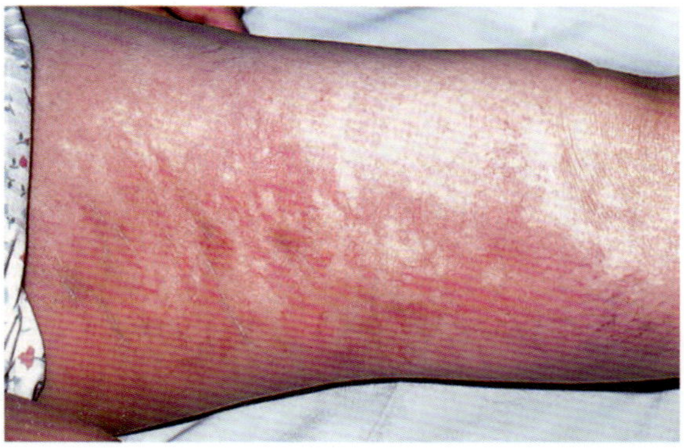

图 140.43　图 140.42 所示组织学的临床图片

注意大腿内侧有大理石纹，触诊时木质硬度。

病程和预后

少数局限于皮肤的病例预后较好，3 年生存率为 56%。皮外播散型预后较差，3 年生存率为 22%[5,8]。

治疗

有报道称，联合化疗对部分病例有效，但是本病预后较差，通常是致死性的[5,8]。

淋巴瘤样肉芽肿

定义

这是一种血管中心性和血管破坏性的结外 EBV 阳性 B 细胞淋巴瘤，总是累及肺部，还可累及皮肤和中枢神经系统[1-3]。

病理生理学

淋巴瘤样肉芽肿是一种由 EBV 诱发的淋巴增生性疾病，与免疫功能低下有关，包括移植后淋巴组织增生性疾病和比如应用甲氨蝶呤治疗风湿关节炎的长期疗法导致淋巴组织增生性疾病[4,5]。该淋巴瘤应与结外 NK/T 细胞淋巴瘤（鼻型）相鉴别，后者也是 EBV^+，并以血管破坏性组织学为特征[6]。

病理学

其显著特征是血管中心性浸润和严重的血管破坏，有时伴有纤维蛋白样坏死（血管破坏）[7]。浸润是多形态的，包含淋巴细胞和组织细胞，具有多形性或大的（免疫母细胞样）肿瘤细胞，以及显著的反应性 T 细胞浸润。多核细胞可见，成熟的肉芽肿罕见。大的转化细胞与较差的预后有关。

免疫表型

肿瘤细胞为 EBV^+，表达 CD20 及可变的 $CD79a^+$。细胞可表达 CD30，但 $CD15^-$。反应性 T 细胞为 $CD3^+$ 和 $CD4^+$。克隆免疫球蛋白基因重排在大多数情况下都可以检测到，而 Southern blot 分析通常可证实克隆游离性 EBV 的存在[6]。

临床特征

肺部症状最常见，伴有全身不适、关节痛、体重减轻和发热。皮肤（50%的病例）、中枢神经系统和肾也经常直接受累。皮肤病变是多样的，包括皮下结节和斑块，多发浅表的斑块和弥散性红色斑丘疹（图 140.44），伴有表皮萎缩和紫癜[4-10]，也可能发生坏死和溃疡[8]。

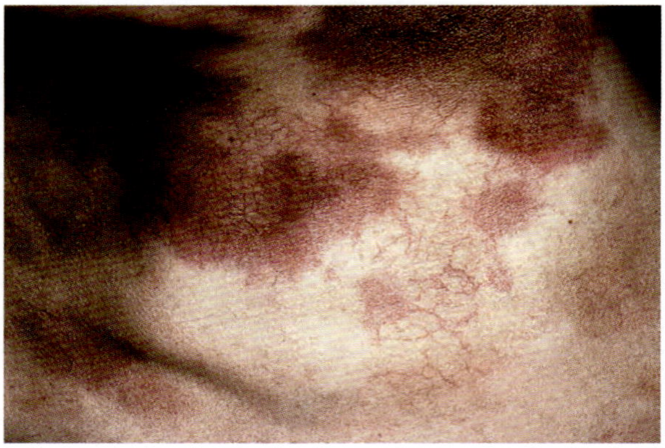

图 140.44 淋巴瘤样肉芽肿的临床特征，躯干有泛发的紫癜，挫伤样的皮损

病程和预后

部分患者病程波动，可自行缓解，但最终会呈进行性进展。长期服用甲氨蝶呤治疗风湿关节炎等疾病所致本病的患者预后可能更好，甲氨蝶呤停用后病情可缓解[11]。

治疗

尽管一些患者有自行性缓解，但高危型的中位生存期不到 2 年。已报道大剂量化疗可以产生短期缓解。有报道称环磷酰胺和 IFN-α 有效[12]。

继发性皮肤 T 细胞淋巴瘤

血管免疫母细胞性 T 细胞淋巴瘤

定义和术语

这是一种来源于滤泡辅助性 T 细胞的淋巴结 T 细胞淋巴瘤，与复杂的 B 细胞失调有关[1]。包括皮肤在内的淋巴结外受累已被公认[2]。

> **同义名**
> • 血管免疫母细胞性淋巴结病

病理生理学

在大多数情况下，可检测到 TCR 基因的克隆重排，但常发现额外的单克隆或寡克隆 IgH 重排，这与血管免疫母细胞性 T 细胞淋巴瘤（AILT）患者淋巴结中的特征性 EBV^+ B 细胞增殖一致[1]。最近在 AILT 肿瘤细胞中发现了 *CXCL13* 和 *ICOS/PD1* 的表达，这证实了该肿瘤来自滤泡辅助性 T 细胞[1]。染色体异常的特定模式已被报道，包括 7 号染色体缺失，但没有疾病特异性易位[1]。

病理学

AILT 淋巴结病理特征为增生性滤泡和伴滤泡树突状细胞增多的树枝状血管显著增生。AILT 多形浸润与大的透明细胞群相关[1]。浸润由 $CD10^+$ T 细胞和 EBV 感染的 B 细胞（EBER 阳性）组成。皮肤病理特征包括在一些活检中可以发现非特异性血管周淋巴细胞浸润伴轻度非典型性和毛细血管增生，或更明显的真皮血管周围浸润，可见不典型的多形性细胞，偶有密集的不典型淋巴细胞浸润[3]。肉芽肿浸润和血管炎已有报道[3]。无亲表皮性。在 AILT 的一些皮肤浸润中发现了大量组织细胞和嗜酸性粒细胞的坏死性肉芽肿[4]。非典型细胞表达 T 细胞抗原且 $CD10^+$[5]。

临床特征

患者可能出现全身和（或）周围淋巴结病，通常伴有“B”症状[2]。脾大发生在超过 50%的病例中，许多患者在诊断时已处于疾病晚期，骨髓受累[2]。自身免疫现象常见，包括神经异常、关节炎、高丙种球蛋白血症、溶血性贫血和血小板减少性紫癜[2]。皮肤淋巴结外受累常见(45%的病例)，但并不是显著的特征[2]。皮肤表现是非常多变的，可以很轻微，包括斑丘疹和丘疹结节。红皮病、出血性和荨麻疹样发疹及皮肤斑块已有报道[5]。偶尔 AILD 的皮肤受累可类似药疹和感染[4,6]。

治疗

本病进展缓慢，但转化与预后不良有关，需要联合化疗。已成功应用免疫调节疗法治疗本病，包括环孢素、类固醇、沙利度胺和血管生成抑制剂，如贝伐珠单抗[1]。

其他疾病

母细胞性浆细胞样树突细胞瘤($CD4^+$/$CD56^+$ 血液皮肤肿瘤)

定义

这是一种罕见的血液肿瘤，现在被认为是来源于浆细胞样树突状细胞，可受累淋巴结外部位，尤其是皮肤，并有白血病播散的倾向[1]。之前因为肿瘤细胞表达 CD56，人们错误地认为本病肿瘤细胞来源于 NK 细胞。

流行病学

没有种族倾向，主要累及老年男性患者。

病理生理学

在肿瘤细胞中未检测到 EBV，也未检测到疾病特异性细胞遗传学异常[2,3]。CGH 技术和基因表达研究显示了一种独特的染色体异常模式和癌基因 *FLT3* 过度表达及 *Rb1* 基因表达缺失[4-7]。这些研究还表明，其与 $CD4^+$、$CD56^+$ 血液肿瘤和髓性白血病的皮肤浸润具有不同的染色体和基因表达谱[6]。然而最近的报道表明，这些肿瘤和其他骨髓恶性肿瘤一样，与已报道的脊髓发育不良相关[7]。

病理学

真皮全层可见中等大小的单一形态肿瘤细胞密集浸润，具有类似淋巴母细胞的清晰染色质，有明显的境界带(图 140.45)[2,8]。肿瘤细胞有时呈玫瑰花结样。通常无坏死和血管中心性。

免疫表型

肿瘤细胞为 $CD56^+$，伴有不同的 CD4、CD45RA 和 CD43 表达，但不表达 CD3。CD2、CD7 和细胞质 CD3 通常为阴性[2,8,9]。细胞毒性蛋白罕有表达。罕见病例为 $CD34^+$、$CD68^+$ 和 TdT^+。由于与表达 CD56 的骨髓母细胞和前体 T 淋巴细胞白血病的形态学相似，因此必须确认肿瘤细胞表面 CD3、CD33 和骨髓过氧化物酶/溶菌酶呈阴性。TCR 基因分析显示所有 TCR 基因的种系模式与非淋巴起源一致[2,3,8]。肿瘤细胞 $CD123^+$ 和 $TCL1a^+$，证实了其来源于罕见的外周血浆细胞样树突状细胞[10,11]。肿瘤细胞可表达 CXCL12，提示了进展为白血病的可能性[12]。

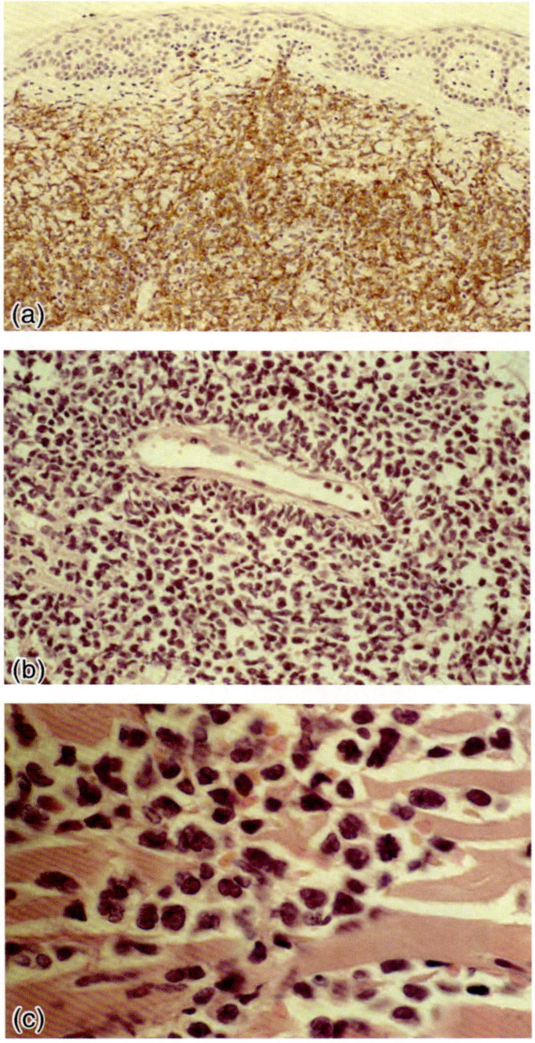

图 140.45 皮肤母细胞性浆细胞样树突细胞瘤
(a)CD56 阳性；(b)血管内玫瑰花样细胞；(c)大的非典型单核细胞。

临床特征

患者通常表现为多发的、罕有孤立的、大的、灰暗的、淡紫色皮肤肿瘤，这些肿瘤可形成溃疡(图

140.46)。没有特定的好发部位，但常累及躯干上部。原发性皮肤损害很常见，但在整个病程中常发生淋巴结肿大和外周血/骨髓受累[2,8,9,13]。这种肿瘤必须与骨髓单核细胞白血病相鉴别，与皮肤白血病“假性白血病”密切相关。

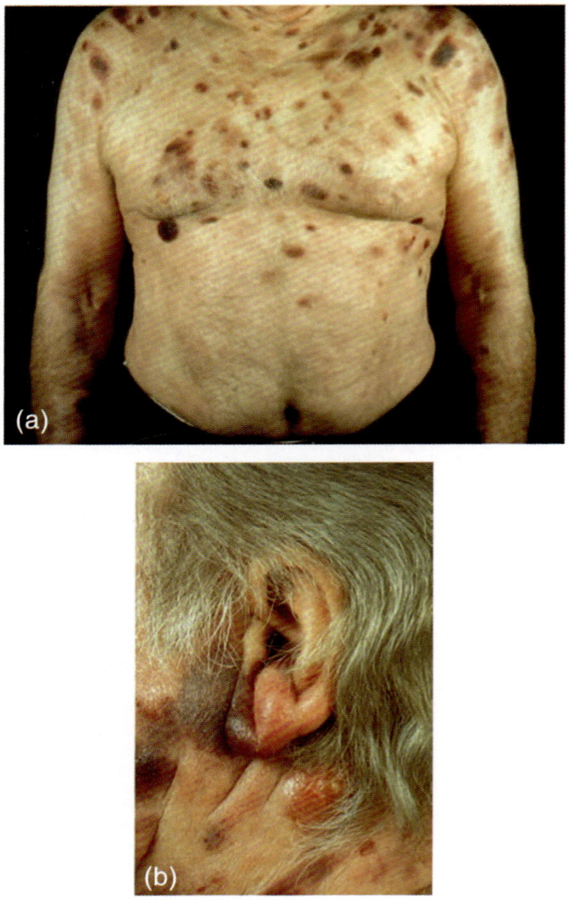

图 140.46 皮肤母细胞性浆细胞样树突细胞瘤的典型临床表现，大的淡紫色和色素性斑块累及躯干(a)和头/颈部(b)

病程和预后

预后差，中位生存期为 14 个月。40 岁以下和 TdT 高表达的患者预后较佳。

治疗

化疗和放疗联合使用可产生局部缓解，但这种缓解往往是短暂的。髓系白血病化疗方案及移植治疗也可考虑[14,15]。

移植后淋巴增生性疾病

定义

这些淋巴瘤发生在接受免疫抑制治疗的实体器官移植受者身上。

流行病学

根据移植器官的不同(肾移植率为 10%)，发病率也有所不同，尽管淋巴结外淋巴瘤在移植后淋巴增生性疾病(PTLD)中的发病率过高，但原发性皮肤受累非常罕见。目前已报道的原发性皮肤 B 细胞 PTLD 不到 20 例，原发性皮肤 T 细胞 PTLD 的发病率更低[1,2]。

病理生理学

B 细胞 PTLD 与 EBV 感染相关，可确定由早期反应阶段进展而来。已发现三种不同类型的 PTLD：①浆细胞增生是与多个 EBV 拷贝相关的多克隆增殖，并在移植后早期发生；②通常在移植后数年发生的多形性淋巴增生性疾病是一种单克隆 EBV 增殖，有一个 EBV 拷贝，但无继发性基因组异常；③恶性淋巴瘤是一种单克隆的 EBV 感染，具有单拷贝的 EBV 和相关的继发性基因组异常，以及泛发的病变。罕见的原发性皮肤 B 细胞 PTLD 病例与人类疱疹病毒 8 感染有关[3]。虽然已有罕见的 EBV^+ T 细胞淋巴瘤的报道，但没有关于全身或皮肤 T 细胞 PTLD 的病毒相关描述。原发性皮肤表现也可发生在非器官移植受者，如 HIV^+ 患者或其他严重免疫缺陷患者。同样的，在接受大剂量化疗的原发性淋巴瘤患者中可发生 EBV^+ 淋巴增生性疾病，但这种情况还没有皮肤受累的报道。

病理学

由大的多形性淋巴细胞或中心细胞组成的弥漫性浸润从真皮延伸到皮下。类浆细胞分化和浆母细胞可能是其特征。可出现坏死。对于原发性皮肤 B 细胞 PTLD，肿瘤细胞表达 B 细胞抗原，而原发性皮肤 T 细胞 PTLD 可以表达 $CD30^+$，但已有模拟所有类型 CTCL 组织学特征的报道[2,4]。

临床特征

已报道的临床特征是多样的；孤立或多发斑块、结节或肿瘤，伴或不伴溃疡，全身部位受累都有报道。原发性皮肤 PTLD 必须排除系统受累，特别是移植器官受累。有自行消退的报道。对于原发性皮肤 T 细胞 PTLD，红皮病是最常见的临床表现，但所有类型的 CTCL 均有报道[4]。

治疗

虽然可以使用手术和放射治疗，但减少免疫抑制的作用通常是有效的[5]。据报道，化疗和利妥昔单抗均有效。B 细胞 PTLD 的预后总体良好[6]，但原发性皮肤性和系统性 T 细胞 PTLD 的预后都很差。

皮肤白血病

定义

皮肤白血病的特征是由白血病细胞的皮肤浸润引起的孤立或多发皮损[1-3]。

概述

特定类型白血病的诊断取决于对血液和骨髓的详细检查。皮肤浸润很少能提示白血病的类型。特异性皮肤病变最常见于慢性淋巴细胞性白血病、骨髓单核细胞性白血病、毛细胞性白血病和 T 细胞恶性肿瘤，如 T 细胞前淋巴细胞白血病和 T 细胞急性淋巴细胞性白血病(T-ALL)(框图 140.3)[4]。白血病皮肤受累的其他形式不是寻常的特征表现，通常出现在确诊后。仅在少数病例中，通过对皮损的分析，首次确定了白血病的诊断[5]。

框图 140.3 引起皮肤白血病的白血病类型

- 慢性淋巴细胞白血病
- 骨髓单核细胞白血病
- 毛细胞白血病
- T 细胞前淋巴细胞白血病
- T 细胞急性淋巴细胞白血病

流行病学

Beek 记录了 289 例有皮损的淋巴白血病病例，其中皮肤肿瘤占 50%，头部是最常累及的部位[6]。红皮病占 25%，带状疱疹占 26%，瘙痒样丘疹占 21%，大疱占 10%，水痘状疱疹和荨麻疹占 3%。皮肤出血性坏疽也有报道。淋巴性白血病患者的发病年龄通常是 45－54 岁，但那些有皮损的患者往往年龄更大。骨髓性白血病的皮损发生率要低得多，只有 72 例记录在案。当皮肤受累时，预后不良。

病理生理学

病理学

皮肤白血病的诊断是基于血液、骨髓、淋巴结和皮肤的病理检查[7-10]。皮肤浸润倾向于真皮深层和皮下脂肪，明显累及浅丛和深丛的附件结构、神经和血管。细胞异型性是显著的，有丝分裂象是可变的。免疫组化研究可显示骨髓单核细胞白血病皮肤浸润中特异性白血病抗原的可变表达，如髓系标记物(CD13、CD33、CD117 和 MPO)和单核细胞分化标记物(CD11b、CD11c、CD14、CD64、CD68 和溶菌酶)[11]。相反，在慢性淋巴白血病和毛细胞白血病中可检测到 B 细胞标记物的表达，而 T 细胞标记物则在 T 细胞增生性白血病和 T-ALL 中表达。

临床特征

皮损通常无症状，由小的、淡红色或紫红色/灰蓝色斑点、丘疹或结节组成，这些皮损可短暂或持续存在。约 20%的急性单核细胞白血病患者出现皮肤白血病和髓外受累，这往往是不良预后的特征[12]。25%～50%的患者发生牙龈受累[13]。皮肤受累通常发生在诊断潜在的血液恶性肿瘤后，但很少出现。

非特异性皮损很常见，但很少由皮肤科医师报道。全身性瘙痒可能是一种症状，在某些病例中出现痒疹样丘疹。弥散性或异常严重的带状疱疹常见于各种恶性疾病。在多发性骨髓瘤中，泛发性和局部淀粉样变都很常见。

Sweet 病和大疱性脓皮病可能是潜在白血病的非特异性表现(见第 49 章)。血小板减少性紫癜是急性白血病的特征性症状，可发生于皮肤或黏膜，通常作为首发症状(图 140.47)。

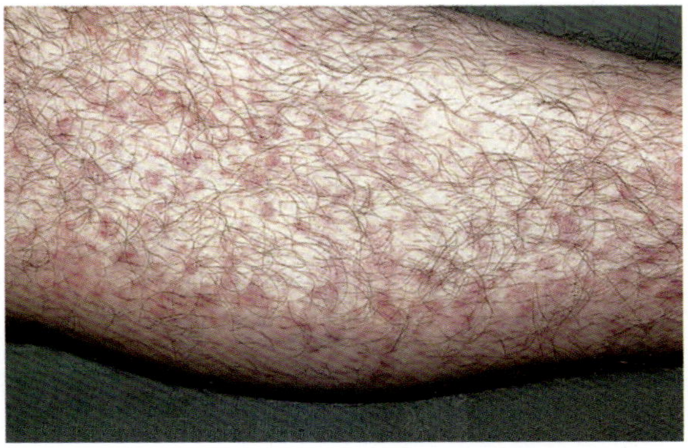

图 140.47 成人骨髓细胞白血病患者的紫癜皮损

鉴别诊断

临床上，皮肤病变可能类似 Sweet 综合征、结节病、脂膜炎、其他肉芽肿或皮肤淋巴瘤(图 140.48)。溃疡，特别是脚踝周围，类似重力性溃疡，在慢性淋巴性白血病中有报道，可能反映低血管阻力区域的白血病的发展。红皮病与潜在的 T 细胞白血病有关，包括 T 细胞前淋巴细胞白血病和慢性 T 细胞淋巴白血病[6]，必须与 Sézary 综合征相鉴别。通常有明显的脱屑，皮肤可明显增厚，尤其是面部。特异的白血病可浸润到疱疹性瘢痕，并且在大疱性皮损已有报道[7]。

治疗

皮肤白血病的治疗是对潜在疾病的处理，必要时对皮损采取对症处理[14]。浅层放射治疗可有效缓解皮损。一些皮损可自行消退。

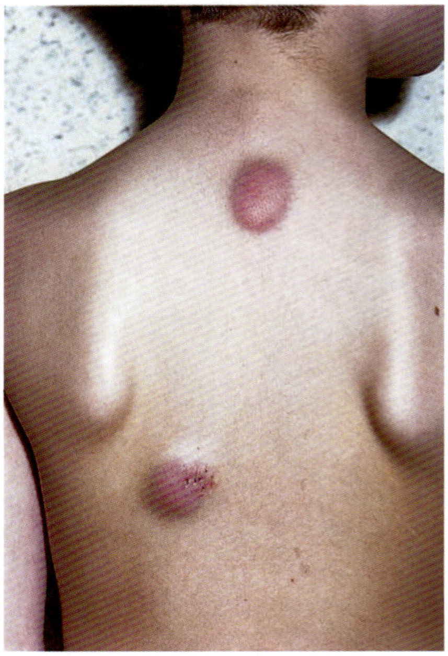

图 140.48 白血病患儿体内特异性沉积物，注意背部 2 个大的结节性病变

霍奇金病的皮肤表现

霍奇金病并非起源于皮肤，但偶以直接播散方式从潜在的累及区域淋巴结直接扩散到皮肤[1]。皮肤病变包括可发生溃烂的孤立斑块或肿瘤。应进行适当的分期检查，包括 CT 扫描和淋巴结活检。鉴于原发性皮肤 $CD30^{+}$ 淋巴增生性疾病和霍奇金病的细胞学相似性，必须根据临床和病理评估进行鉴别诊断，包括浸润组织的免疫表型（只有霍奇金细胞是 CD15 阳性）[2,3]。

与霍奇金病相关的非特异性皮肤症状非常常见[4]，发生在 3%～50% 的病例中。包括色素沉着、瘙痒、痒疹、萎缩、脱发、剥脱性皮炎和带状疱疹。

色素沉着：非常常见的黑素沉着。它类似于 Addison 病的色素沉着，常见于腋窝，腹股沟和乳头周围）尤为明显。广泛分布不常见，偶尔会出现奇形怪状的色素沉着。通常不累及黏膜。

瘙痒：通常与色素沉着一起发生。瘙痒并非罕见疾病的特征表现，可能先于可触及的淋巴结数月或数年发生。它往往从腿部开始。在伴有其他系统症状的患者中更为严重，如发热和体重减轻。色素沉着和瘙痒都与纵隔或腹膜后腺体增大有关，瘙痒严重时应怀疑是否与本病有关。

痒疹：由瘙痒发展而来的。除了泛发的痒感，还有过度发痒的丘疹，这些丘疹会被搔抓，直到皮肤表面被刮除，覆以血痂。丘疹和结痂通常见于躯干。当与扩大的浅表腺体结合时，形成了一个非常典型的皮损，通常被称为霍奇金痒疹。

鱼鳞病样萎缩：在慢性消耗性疾病过程中发生的获得性鱼鳞病相当常见。霍奇金病可能是与其最相关的疾病。它通常从腿部开始，并局限于腿部，但在严重的情况下，它会继续发展直到遍及全身。它类似于寻常性鱼鳞病，鳞屑薄而干燥，附着相当牢固。它并非静止不变的，可能会消退一段时间，之后复发。鳞状皮屑之间常可见红色条纹。患者通常虚弱，病情严重。在某些情况下，肠道吸收不良也可能会导致鱼鳞病样皮损。

脱发：脱发在霍奇金病中很常见。它可能是由为减轻瘙痒而摩擦或刮伤引起的。

当垂体或肾上腺等器官发生特异性浸润时，脱发可能是鱼鳞病样萎缩的一部分，或由内分泌功能障碍引起。

剥脱性皮炎：红皮病和剥脱性皮炎可发生在霍奇金病。大多数报道的病例包括在鱼鳞状萎缩内。

带状疱疹。在霍奇金病的病程中很常见，但与白血病相比，霍奇金病更不容易发生弥散性带状疱疹。

（**译者**：张燕飞　王颖　**一审**：王晓露　李泓馨　**二审**：陈爱军　方圣　**三审**：张萍　**润色**：刘思萌）

参考文献

所有文献请查阅网址：www.rooksdermatology.com.
以下列出的是重要参考文献。

Introduction

[2] Willemze R, Jaffe E, Burg G, *et al*. WHO-EORTC classification for cutaneous lymphomas. *Blood* 2005;105:3768-85.

[5] Jaffe E, Ralfkiaer E. Mycosis fungoides and Sézary syndrome. In: Swerdlow SH, Campo E, Harris NL, *et al*., eds. *World Health Organization Classification of Tumours: Pathology and Genetics of Tumours of Haematopoietic and Lymphoid Tissues*, 4th edn. Lyon: International Agency for Research on Cancer, 2008.

Primary cutaneous T-cell lymphomas

Introduction and general description

[3] Campbell J, Clark R, Watnabe R, Kupper T. Sézary syndrome and mycosis fungoides arise from distinct T-cell subsets: a biologic rational for their distinct clinical behaviours. *Blood* 2010;116:767-71.

[5] Olsen E, Vonderheid E, Pimpinelli N, *et al*. Revisions to the staging and classification of mycosis fungoides and Sézary syndrome: a proposal of the International Society for Cutaneous Lymphomas (ISCL) and the cutaneous lymphoma task force of the European Organisation of Research and Treatment of Cancer (EORTC). *Blood* 2007;110:1713-22.

[6] Kim Y, Willemze R, Pimpinelli N, *et al*. TNM classification

system for primary cutaneous lymphomas other than mycosis fungoides and Sézary syndrome: a proposal of the International Society for Cutaneous Lymphoma (ISCL) and the Cutaneous Lymphoma Task Force of the European Organisation for Research and Treatment of Cancer (EORTC). *Blood* 2007;110:479-84.

[8] Duvic M, Martin A, Kim Y, *et al*. Phase 2 and 3 clinical trial of oral bexarotene (targretin capsules) for the treatment of refractory or persistent early stage cutaneous T-cell lymphoma. *Arch Dermatol* 2001;137:581-93.

[9] Duvic M, Hymes K, Heald P, *et al*. Bexarotene is effective and safe for treatment of refractory advanced-stage cutaneous T-cell lymphoma: multinational phase II-III trial results. *J Clin Oncol* 2001;19:2456-71.

[11] Olsen E, Kim Y, Kuzel T, *et al*. Phase IIB multicenter trial of vorinostat in patients with persistent, progressive or treatment refractory cutaneous T-cell lymphoma. *J Clin Oncol* 2007;25:1-9.

[12] Whittaker S, Demierre M-F, Kim E, *et al*. Final results from a multicentre, international pivotal study of romidepsin in refractory cutaneous T-cell lymphoma. *J Clin Oncol* 2010;28:4485-91.

[14] Olsen E, Whittaker S, Kim Y, *et al*. International Society for Cutaneous Lymphomas; United States Cutaneous Lymphoma Consortium; Cutaneous Lymphoma Task Force of the European Organisation for Research and Treatment of Cancer. Clinical end points and response criteria in mycosis fungoides and Sézary syndrome: a consensus statement of the International Society for Cutaneous Lymphomas, the United States Cutaneous Lymphoma Consortium, and the Cutaneous Lymphoma Task Force of the European Organisation for Research and Treatment of Cancer. *J Clin Oncol*. 2011; 29 (18):2598-607.

Mycosis fungoides

Definition

[1] Criscione V, Weinstock M. Incidence of cutaneous T-cell lymphoma in the United States, 1973-2002. *Arch Dermatol* 2007;143:854-9.

Pathophysiology

Predisposing factors

[12] Fletcher C, Orchard G, Hubbard V, *et al*. $CD30^+$ cutaneous lymphoma in association with atopic eczema. *Arch Dermatol* 2004;140:449-54.

[13] Morales M, Olsen J, Johansen P, *et al*. Viral infection, atopy and mycosis fungoides: a European multicentre case-control study. *Eur J Cancer* 2003;39:511-16.

[15] Huang K, Weinstock M, Clarke C, *et al*. Second lymphomas and other malignant neoplasms in patients with mycosis fungoides and Sézary syndrome. *Arch Dermatol* 2007; 143:45-50.

[19] Deepak P, Sifuentes H, Sherid M, *et al*. T-cell non-Hodgkin's lymphomas reported to the FDA AERS with tumour necrosis factor alpha (TNFα) inhibitors: results of the REFURBISH study. *Am J Gastroeneterol* 2013;108:99-105.

Pathology

[1] Nickoloff B. Light microscopic assessment of 100 patients with patch/plaque stage mycosis fungoides. *Am J Dermatopathol* 1988;10:469-77.

[2] Shapiro PE, Pinto FJ. The histologic spectrum of mycosis fungoides/Sézary syndrome. *Am J Surg Pathol* 1994; 18:645-67.

[5] Kempf W, Ostheeren-Michaelis S, Paulli M, *et al*. Granulomatous mycosis fungoides and granulomatous slack skin. *Arch Dermatol* 2008;144:1609-17.

[7] Vergier B, Muret A, Beylot-Barry M, *et al*. Transformation of mycosis fungoides: clinicopathological and prognostic features. *Blood* 2000;95:2212-18.

[8] Agar N, Wedeworth E, Crichton S, *et al*. Survival outcomes and prognostic factors in mycosis fungoides/Sézary syndrome: validation of the revised International Society for Cutaneous Lymphomas/European Organisation for Research and Treatment of Cancer staging proposal. *J Clin Oncol* 2010;28:4730-9.

[14] Wain M, Orchard G, Whittaker S, *et al*. Outcome in 34 patients with juvenileonset mycosis fungoides. *Cancer* 2003; 98:2282-90.

[18] Edinger J, Clark B, Pucevich B, *et al*. CD30 expression and proliferative fraction in non-transformed mycosis fungoides. *Am J Surg Pathol* 2009;33:1860-8.

[19] Meyerson HJ, Awadallah A, Pavlidakey P, Cooper K, Honda K, Miedler J. Follicular center helper T-cell (TFH) marker positive mycosis fungoides/Sézary syndrome. *Mod Pathol* 2013;26(1):32-43.

[26] Pimipinelli N, Olsen E, Santucci M, *et al*. Defining early mycosis fungoides. *J Am Acad Dermatol* 2005;53:1053-63.

[27] Guitart J, Kennedy J, Ronan S, *et al*. Histologic criteria for the diagnosis of mycosis fungoides: proposal for a grading system to standardise pathology reporting. *J Cutan Pathol* 2001;28:174-83.

[28] Sausville E, Worsham G, Matthews M, *et al*. Histologic assessment of lymph nodes in mycosis fungoides/Sézary syndrome (cutaneous T-cell lymphoma). *Hum Pathol* 1985;16:1098-109.

[29] Scheffer E, Meijer C, Van Vloten W. Dermatopathic lymphadenopathy and lymph node involvement in mycosis fungoides. *Cancer* 1980;45:137-48.

[30] Vonderheid E, Diamond L, Van Vloten W, *et al*. Lymph node classification systems in cutaneous T-cell lymphoma. *Cancer* 1994;73:207-18.

[31] Jaffe E, Ralfkiaer E. Mycosis fungoides and Sézary syndrome. In: Swerdlow SH, Campo E, Harris NL, *et al*., eds. *World Health Organization Classification of Tumours: Pathology and Genetics of Tumours of Haematopoietic and Lymphoid Tissues*, 4th edn. Lyon: International Agency for Research on Cancer, 2008.

[32] Olsen E, Vonderheid E, Pimpinelli N, *et al*. Revisions to the staging and classification of mycosis fungoides and Sézary syndrome: a proposal of the International Society for Cutaneous Lymphomas (ISCL) and the cutaneous lymphoma task force of the European Organisation of Research and Treatment of Cancer (EORTC). *Blood* 2007;110:1713-22.

T-cell receptor gene analysis

[1] Whittaker S, Smith N, Russell Jones R, Luzatto L. Analysis of β, γ and δ T-cell receptor genes in mycosis fungoides and Sézary syndrome. *Cancer* 1991;68:1572-82.

[2] Zelickson B, Peters M, Muller S, *et al*. T-cell receptor gene rearrangement analysis: cutaneous T-cell lymphoma, peripheral T-cell lymphoma and premalignant and benign cutaneous lymphoproliferative disorders. *J Am Acad Dermatol* 1991; 25:787-96.

[5] Theodorou I, Delfau-Larue M, Bigorgne C, *et al*. Cutaneous T-cell infiltrates: analysis of T-cell receptor γ gene rearrange-

ment by polymerase chain reaction and denaturing gradient gel elctrophoresis. *Blood* 1995;86:305-10.

[7] Fraser Andrews E, Woolford A, Russell Jones R, *et al*. Detection of a peripheral blood T-cell clone is an independent prognostic marker in mycosis fungoides. *J Invest Dermatol* 2000;114:117-21.

[9] Van Dongen J, Langerek A, Bruggemann M, *et al*. Design and standardisation of PCR primers and protocols for detection of clonal immunoglobulin and T-cell receptor gene recombinations in suspect lymphoproliferations: report of the BIOMED-2 Concerted Action BMH4-CT98-3936. *Leukaemia* 2003;17:2257-317.

[10] Wen W-K, Armstrong R, Arai S, *et al*. Minimal residual disease monitoring with high throughput sequencing of T-cell receptors in cutaneous T-cell lymphomas. *Sci Transl Med* 2013;5:214.

[11] Delfau-Larue M, Dalac S, Lepage E, *et al*. Prognostic significance of a polymerase chain reaction-detectable dominant T-lymphocyte clone in cutaneous lesions of patients with mycosis fungoides. *Blood* 1998;92:3376-80.

[18] Fraser-Andrews E, Mitchell T, Ferreira S, *et al*. Molecular staging of lymph nodes from 60 patients with mycosis fungoides and Sézary syndrome: correlation with histopathology and outcome suggests prognostic relevance in mycosis fungoides. *Br J Dermatol* 2006;155:756-62.

[24] Weinberg J, Kristal L, Chooback L, *et al*. The clonal nature of pityriasis lichenoides. *Arch Dermatol* 2002;138:1063-7.

[25] Magro C, Crowson A, Morrison C, Jingwei L. Pityriasis lichenoides chronica: stratification by molecular and phenotypic profile. *Hum Pathol* 2007;38:479-90.

Clinical features

Presentation

[1] Willemze R, Jaffe E, Burg G, *et al*. WHO-EORTC classification for cutaneous lymphomas. *Blood* 2005;105:3768-85.

[3] Sausville E, Worsham G, Matthews M, *et al*. Histologic assessment of lymph nodes in mycosis fungoides/Sézary syndrome(cutaneous T-cell lymphoma): clinical correlation and prognostic import of a new classification system. *Hum Pathol* 1985;16:1098-109.

Clinical variants

[4] Van Doorn R, Scheffer E, Willemze R. Follicular mycosis fungoides, a distinct disease entity with or without associated follicular mucinosis. *Arch Dermatol* 2002;138:191-8.

[8] Furlan FC, de Paula Pereira BA, da Silva LF, Sanches JA. Loss of melanocytes in hypopigmented mycosis fungoides: a study of 18 patients. *J Cutan Pathol* 2014;41(2):101-7.

Differential diagnosis

[1] Pimipinelli N, Olsen E, Santucci M, *et al*. Defining early mycosis fungoides. *J Am Acad Dermatol* 2005;53:1053-63.

Classification of severity

[4] Olsen E, Vonderheid E, Pimpinelli N, *et al*. Revisions to the staging and classification of mycosis fungoides and Sézary syndrome: a proposal of the International Society for Cutaneous Lymphomas (ISCL) and the cutaneous lymphoma task force of the European Organisation of Research and Treatment of Cancer (EORTC). *Blood* 2007;110:1713-22.

[5] Agar N, Wedeworth E, Crichton S, *et al*. Survival outcomes and prognostic factors in mycosis fungoides/Sézary syndrome: validation of the revised International Society for Cutaneous Lymphomas/European Organisation for Research and Treatment of Cancer staging proposal. *J Clin Oncol*. 2010;28:4730-9.

Disease course and prognosis

[6] Kim Y, Liu H, Mraz-Gernhard S, *et al*. Long term outcome of 525 patients with mycosis fungoides and Sézary syndrome. *Arch Dermatol* 2003;139:857-66.

[7] Doorn R, Van Haselan C, Voorst Vader P, *et al*. Mycosis fungoides: disease evolution and prognosis of 309 Dutch patients. *Arch Dermatol* 2000;136:504-10.

[8] Zackheim H, Amin S, Kashani-Sabet M, McMillan A. Prognosis in cutaneous T-cell lymphoma by skin stage: long term survival in 489 patients. *J Am Acad Dermatol* 1999;40:418-25.

[9] Agar N, Wedeworth E, Crichton S, *et al*. Survival outcomes and prognostic factors in mycosis fungoides/Sézary syndrome: validation of the revised International Society for Cutaneous Lymphomas/European Organisation for Research and Treatment of Cancer staging proposal. *J Clin Oncol*. 2010;28:4730-9.

[11] Sausville E, Worsham G, Matthews M, *et al*. Histologic assessment of lymph nodes in mycosis fungoides/Sézary syndrome(cutaneous T-cell lymphoma): clinical correlation and prognostic import of a new classification system. *Hum Pathol* 1985;16:1098-109.

[13] Scarisbrick J, Whittaker S, Evans A, *et al*. Prognostic significance of tumour burden in the blood of patients with erythrodermic primary cutaneous T-cell lymphoma. *Blood* 2001;97:624-30.

[21] Hallerman C, Kaune M, Tiemann M, *et al*. High frequency of primary cutaneous lymphomas associated with lymphoproliferative disorders of different lineage. *Ann Haematol* 2007;86:509-15.

Investigations

[3] Tsai E, Taur A, Espinosa L, *et al*. Staging accuracy in mycosis fungoides and Sézary syndrome using positron emission tomography and computed tomography. *Arch Dermatol* 2006;142:577-84.

Follicular mucinosis

[5] Van Doorn R, Scheffer E, Willemze R. Follicular mycosis fungoides, a distinct disease entity with or without associated follicular mucinosis. *Arch Dermatol* 2002;138:191-8.

[6] Cerroni L, Fink-Puches R, Back B, Kerl H. Follicular mucinosis. *Arch Dermatol* 2002;138:182-9.

[9] Zvulinov A, Shkalm V, Ben-Amitai D, *et al*. Clinical and histologic of alopecia mucinosa/follicular mucinosis and its natural history in children. *J Am Acad Dermatol* 2012;67(6):1174-81.

[10] Gerami P, Rosen S, Kuzel T, *et al*. Follicolotropic mycosis fungoides. An aggressive variant of cutaneous T-cell lymphoma. *Arch Dermatol* 2008;144:738-46.

[11] Agar N, Wedeworth E, Crichton S, *et al*. Survival outcomes and prognostic factors in mycosis fungoides/Sézary syndrome: validation of the revised International Society for Cutaneous Lymphomas/European Organisation for Research and Treatment of Cancer staging proposal. *J Clin Oncol*. 2010;28:4730-9.

[12] Agar N, Whittaker SJ. Folliculotropic mycosis fungoides (stage IIA) progressing to Sézary syndrome: a case report. *Br J Dermatol*. 2008;159(5):1197-9.

Pagetoid reticulosis

[1] Burns MK, Chan LS, Cooper KD. Woringer-Kolopp disease or unilesional mycosis fungoides? *Arch Dermatol* 1995;131:325-9.

第12部分

[2] Berti E, Tomasini D, Vermeer M, *et al*. Primary cutaneous CD8-positive epidermotropic cytotoxic T-cell lymphomas: a distinct clinicopathological entity with an aggressive clinical behaviour. *Am J Pathol* 1999;155:483-92.

[8] Woringer F, Kolopp P. Lesion erythematosquameuse polycyclique de l'avant bras evoluant depuis 6 ans chez un garcon de 13 ans: histologiquement infiltrat intraepidermique d'apparence tumorale. *Ann Dermatol Vénéréol* 1939;10:945-58.

Granulomatous slack skin disease

[1] Kempf W, Ostheeren-Michaelis S, Paulli M, *et al*. Granulomatous mycosis fungoides and granulomatous slack skin. *Arch Dermatol* 2008;144:1069-617.

[2] Li J, Pulitzer M, Myskowski P, *et al*. A case control study of of clinicopathologic features, prognosis and therapeutic responses in patients with granulomatous mycosis fungoides. *J Am Acad Dermatol* 2013;69:366-74.

[3] Ikonomou I, Aamot V, Heim S, *et al*. Granulomatous slack skin with a translocation t(3;9)(q12;24). *Am J Surg Pathol* 2007;31:803-6.

[5] Convit J, Kerdel F, Goihman M, *et al*. Progressive atrophying chronic granulomatous dermohypodermatitis. *Arch Dermatol* 1973;107:371-4.

[7] Helm KF, Cerio R, Winkelmann RK. Granulomatous slack skin: a clinicopathological and immunohistochemical study of three cases. *Br J Dermatol* 1992;126:142-7.

[9] Le Boit PE, Beckstead K, Atkin E, *et al*. Granulomatous slack skin: clonal rearrangement of the T-cell receptor β gene is evidence for the lymphoproliferative nature of the cutaneous elastolytic disorder. *J Invest Dermatol* 1987;89:183-6.

[10] Schot JDL. Granulomatous slack skin. *Br J Dermatol* 1989; 120:807.

[13] Wollina U, Greafe T, Fuller J. Granulomatous slack skin or granulomatous mycosis fungoides: a case report. Complete response to percutaneous radiation and interferon alpha. *J Cancer Res Clin Oncol* 2002;128:50-4.

[14] Balus L, Manente L, Remotti D. Granulomatous slack skin: report of a case and review of the literature. *Am J Dermatopathol* 1996;18:199-206.

[15] Benton E, Morris S, Robson A, Whittaker S. An unusual case of granulomatous slack skin with necrobiosis. *Am J Dermatopathol* 2008;30:462-5.

Sézary syndrome

[1] Sézary A, Bouvrain Y. Erythrodermie avec presence de cellules monstreuses dans derme et sang circulant. *Bull Soc Fr Dermatol Syphilol* 1938;45:254-60.

[4] Lutzner M, Emerit I, Durepaire R, *et al*. Cytogenetic, cytophotometric and ultrastructural study of large cerebriform cells of the Sézary syndrome and description of the small-cell variant. *J Natl Cancer Inst* 1973;50:1145-62.

[5] Vonderheid E, Bernengo M, Burg G *et al*. Update on erythrodermic cutaneous T-cell lymphoma: report of the International Society for Cutaneous Lymphomas. *J Am Acad Dermatol* 2002;46:95-106.

[6] Trotter M, Whittaker S, Orchard G, Smith N. Cutaneous histopathology of Sézary syndrome: a study of 41 cases with a proven circulating T-cell clone. *J Cutan Pathol* 1997;24:286-91.

[10] Matutes E, Robinson D, O'Brien M, *et al*. Candiate counterparts of Sézary cells and adult T-cell lymphoma-leukaemia cells in normal peripheral blood: an ultrastructural study with immunogold method and monoclonal antibodies. *Leuk Res* 1983;7:787-801.

[19] Campbell J, Clark R, Watnabe R, Kupper T. Sézary syndrome and mycosis fungoides arise from distinct T-cell subsets: a biologic rational for their distinct clinical behaviours. *Blood* 2010;116:767-71.

[21] Sausville E, Eddy J, Makuch R, *et al*. Histopathologic staging at initial diagnosis of mycosis fungoides and the Sézary syndrome: definition of three distinctive prognostic groups. *Ann Intern Med* 1988;109:372-82.

[26] Agar N, Wedeworth E, Crichton S, *et al*. Survival outcomes and prognostic factors in mycosis fungoides/Sézary syndrome: validation of the revised International Society for Cutaneous Lymphomas/European Organisation for Research and Treatment of Cancer staging proposal. *J Clin Oncol*. 2010;28:4730-9.

[28] Prince M, Duvic M, Martin A, *et al*. Incidence of spontaneous remission in patients with CD25 positive mycosis fungoides/Sézary syndrome receiving placebo. *J Am Acad Dermatol* 2012;67:867-75.

Molecular features of mycosis fungoides and Sézary syndrome

[2] Karenko L, Kahkonen M, Hyytinen E, *et al*. Notable losses at specific regions of chromosome 10q and 13q in the Sézary syndrome detected by comparative genomic hybridization. *J Invest Dermatol* 1999;112:392.

[6] Mao X, Lillington D, Czepulkowski B, *et al*. Molecular cytogenetic characterization of Sézary syndrome. *Genes Chrom Cancer* 2003;36:250-60.

[7] Batista D, Vonderheid E, Hawkins A, *et al*. Multicolor fluoresecence in situ hybridization(SKY) in mycosis fungoides and Sézary syndrome: search for recurrent chromosome abnormalities. *Genes Chrom Cancer* 2006;45:383-91.

[11] Vermeer M, van Doorn R, Dijkman R, *et al*. Novel and highly recurrent chromosomal alterations in Sézary syndrome. *Cancer Res* 2008;68:2689-98.

[13] Wain M, Mitchell T, Russell Jones R, Whittaker S. Fine mapping of chromosome 10q deletions in mycosis fungoides and Sézary syndrome: identification of two discrete regions of deletion at 10q23. 33-24. 1 and 10q24. 33-25. 1. *Genes Chrom Cancer* 2005;42:184-92.

[15] Carbone A, Bernardini L, Valenzano F, *et al*. Array-based comparative genomic hybridization in early-stage mycosis fungoides: recurrent deletion of tumour suppressor genes*BCL7A*, *SMAC/DIABLO* and *RHOF*. *Genes Chrom Cancer* 2008;47:1067-75.

[23] MacGregor J, Crook T, Fraser-Andrews E, *et al*. Spectrum of *p53* gene mutations suggests a possible role for ultraviolet radiation in the pathogenesis of advanced cutaneous lymphomas. *J Invest Dermatol* 1999;112:317-21.

[24] Marrogi A, Khan M, Vonderheid E, *et al*. P53 tumour suppressor gene mutations in transformed cutaneous T-cell lymphoma: a study of 12 cases. *J Cutan Pathol* 1999;26:369-78.

[27] Scarisbrick JJ, Woolford AJ, Calonje E, *et al*. Frequent abnormalities of the p15 and p16 genes in mycosis fungoides and Sézary syndrome. *J Invest Dermatol* 2002;118:493-9.

[28] Van Doorn R, Zoutman W, Dijkman R, *et al*. Epigenetic profiling of cutaneous T-cell lymphoma: promoter hypermethylation of multiple tumour suppressor genes including *BCL7a*, *PTPRG* and *p73*. *J Clin Oncol* 2005;23:3886-96.

[31] Jones CL, Wain EM, Chu CC, *et al*. Downregulation of Fas gene expression in Sézary syndrome is associated with promoter hypermethylation. *J Invest Dermatol*. 2010;130(4):

1116-25.
[32] Contassot E, Kerl K, Roques S, *et al*. Resistance to FasL and tumour necrosis factor-related apoptosis-inducing ligand-mediated apoptosis in Sézary syndrome T-cells associated with impaired death receptor and FLICE-inhibitory protein expression. *Blood* 2006;111:4780-7.
[36] Tracey L, Villuendas R, Dotor A, *et al*. Mycosis fungoides shows concurrent deregulation of multiple genes involved in the TNF signaling pathway: an expression profile study. *Blood* 2003;102:1042-50.
[37] Shin J, Monti S, Aires D, *et al*. Lesional gene expression profiling in cutaneous T cell lymphoma reveals natural clusters associated with disease outcome. *Blood* 2007;110:3015-27.
[38] Kari L, Loboda A, Nebozhyn M, *et al*. Classification and prediction of survival in patients with the leukemic phase of cutaneous T cell lymphoma. *J Exp Med* 2003;197:1477-88.
[39] Nebozhyn M, Loboda A, Kari L, *et al*. Quantitative PCR on 5 genes reliably identifies CTCL patients with 5% to 99% circulating tumour cells with 90% accuracy. *Blood* 2006;107:3189-96.
[40] Van Doorn R, Dijkman R, Vermeer M, *et al*. Aberrant expression of the tyrosine kinase receptor EphA4 and the transcription factor Twist in Sézary syndrome identified by gene expression analysis. *Cancer Res* 2004;64:5578-86.
[41] Su M, Dorocicz I, Dragowska W, *et al*. Aberrant expression of T-plastin in Sézary cells. *Cancer Res* 2003;63:7122-7.
[42] Jones CL, Ferreira S, McKenzie RC, *et al*. Regulation of T-plastin expression by promoter hypomethylation in primary cutaneous T-cell lymphoma. *J Invest Dermatol* 2012;132(8):2042-9.
[43] Zhang Q, Nowak I, Vonderheid E, *et al*. Activation of Jak/STAT proteins involved in signal transduction pathway mediated by receptor for interleukin 2 in malignant T lymphocytes derived from cutaneous anaplastic large T-cell lymphoma and Sézary syndrome. *Proc Natl Acad Sci USA* 1996;93:9148-53.
[47] Sors A, Jean-Loius F, Pellet C, *et al*. Down-regulating constitutive activation of the NFkB canonical pathway overcomes the resistance of cutaneous T-cell lymphoma to apoptosis. *Blood* 2006;107:2354-63.
[48] Van der Fits L, Qin Y, Out-Luiting J, *et al*. Notch signaling as a therapeutic target in Sézary syndrome. *J Invest Dermatol* 2012;132:2810-17.

Management of mycosis fungoides and Sézary syndrome

[1] Kaye FJ, Bunn PA, Jr, Steinberg SM, *et al*. A randomized trial comparing combination electron-beam radiation and chemotherapy with topical therapy in the initial treatment of mycosis fungoides. *N Engl J Med* 1989;321:1784-90.
[2] Trautinger F, Knobler R, Willemze R, *et al*. EORTC consensus recommendations for the treatment of mycosis fungoides/Sézary syndrome. *Eur J Cancer* 2006;42:1014-30.
[3] Olsen E, Kim Y, Kuzel T, *et al*. Phase IIB multicenter trial of vorinostat in patients with persistent, progressive or treatment refractory cutaneous T-cell lymphoma. *J Clin Oncol* 2007;25:1-9.
[4] Whittaker S, Demierre M-F, Kim E, *et al*. Final results from a multicentre, international pivotal study of romidepsin in refractory cutaneous T-cell lymphoma. *J Clin Oncol* 2010;28:4485-91.
[5] Schmid M, Bird P, Dummer R, *et al*. Tumour burden index as a prognostic tool for cutaneous T-cell lymphoma. *Arch Dermatol* 1999;135:1204-8.
[6] Stevens S, Ke M, Parry E, *et al*. Quantifying skin disease burden in mycosis fun-goides-type cutaneous T-cell lymphomas. *Arch Dermatol* 2002;138:42-8.
[7] Olsen E, Whittaker S, Kim Y, *et al*. International Society for Cutaneous Lymphomas; United States Cutaneous Lymphoma Consortium; Cutaneous Lymphoma Task Force of the European Organisation for Research and Treatment of Cancer. Clinical end points and response criteria in mycosis fungoides and Sézary syndrome: a consensus statement of the International Society for Cutaneous Lymphomas, the United States Cutaneous Lymphoma Consortium, and the Cutaneous Lymphoma Task Force of the European Organisation for Research and Treatment of Cancer. *J Clin Oncol*. 2011;29(18):2598-607.

Skin-directed therapy

Topical steroids

[1] Zackheim H, Kashani-Sabet M, Amin S. Topical corticosteroids for mycosis fungoides. *Arch Dermatol* 1998;134:949-54.

Topical chemotherapy: nitrogen mustard (mechlorethamine) and carmustine (BCNU)

[2] Hoppe R, Abel E, Deneau D, Price N. Mycosis fungoides: management with topical nitrogen mustard. *J Clin Oncol* 1987;5:1796-803.
[4] Vonderheid E, Tan E, Kantor AF, *et al*. Long-term efficacy, curative potential and carcinogenicity of mechlorethamine chemotherapy in cutaneous T-cell lymphoma. *J Am Acad Dermatol* 1989;20:416-28.

Topical rexinoids, Other topical therapies

[1] Breneman D, Duvic M, Kuzel T, *et al*. Phase I and II trial of bexarotene gel for skin-directed treatment of patients with cutaneous T-cell lymphoma. *Arch Dermatol* 2002;138:325-32.
[2] Duvic M, Olsen E, Omura G, *et al*. A phase III, randomized, double-blind, placebo-controlled study of peldesine (BCX-34) cream as topical therapy for cutaneous T-cell lymphoma. *J Am Acad Dermatol* 2001;44:940-7.

Phototherapy and photochemotherapy

[1] Vella Briffa D, Warin AP. Photochemotherapy in mycosis fungoides: a study of 73 patients. *Lancet* 1980;ii:49-53.
[3] Gilchrest BA, Parrish JA, Tannenbaum L, *et al*. Oral methoxsalen photochemotherapy of mycosis fungoides. *Cancer* 1976;38:683-9.
[5] Honigsmann Brenner W, Rauschmeier W, Konrad K, Wolff K. Photochemotherapy for cutaneous T cell lymphoma. *J Am Acad Dermatol* 1984;10:238-45.
[6] Hermann J, Roenigk H, Hurria A, *et al*. Treatment of mycosis fungoides with photochemotherapy (PUVA): long-term follow-up. *J Am Acad Dermatol* 1995;33:234-42.
[8] Whittaker S, Ortiz P, Dummer R, *et al*. Efficacy and safety of bexarotene combined with psoralen-ultraviolet A (PUVA) compared with PUVA treatment alone in stage IB-IIA mycosis fungoides: final results from the EORTC Cutaneous Lymphoma Task Force phase Ⅲ randomized clinical trial (NCT00056056). *Br J Dermatol* 2012;167(3):678-87.
[9] Ramsey D, Lish K, Yalowitz C, Soter N. Ultraviolet-B phototherapy for early stage cutaneous T-cell lymphoma. *Arch Dermatol* 1992;128:931-3.
[10] Clark C, Dawe R, Evans A, *et al*. Narrow-band TL-01 phototherapy for patch stage mycosis fungoides. *Arch Dermatol*

2000;136:748-52.

Radiotherapy and electron beam therapy

[1] Cotter G, Baglan R, Wasserman T, Mill W. Palliative radiation treatment of cutaneous mycosis fungoides: a dose-response. *Int J Radiat Oncol Biol Phys* 1983;9:1477-80.

[2] Hoppe RT, Cox RS, Fuks ZY, *et al*. Electron-beam therapy for mycosis fungoides: the Stanford University experience. *Cancer Treat Rep* 1979;63:691-700.

[4] Jones G, Hoppe R, Glatstein E. Electron beam treatment for cutaneous T-cell lymphoma. *Haematol Oncol Clin North Am* 1995;9:1057-76.

[5] Morrs S, McGovern M, Bayne S, *et al*. Results of a 5 week schedule of modern total skin electron beam radiation therapy. *Int J Rad Oncol Biol Phys* 2013;86:936-41.

[7] Hamminga B, Noordijk EM, van Vloten WA. Treatment of mycosis fungoides: total-skin electron-beam irradiation versus topical mechlorethamine therapy. *Arch Dermatol* 1982;118:150-3.

[8] Chinn D, Chow S, Kim Y, Hoppe R. Total skin electron beam therapy with or without adjuvant topical nitrogen mustard or nitrogen mustard alone as initial treatment of T2 and T3 mycosis fungoides. *Int J Rad Onc Biol Phys* 1999;43:951-8.

[9] Price NM. Radiation dermatitis following electron beam therapy: an evaluation of patients 10 years after total skin irradiation for mycosis fungoides. *Arch Dermatol* 1978;114:63-6.

[11] Wilson L, Quiros P, Kolenik S, *et al*. Additional courses of total skin electron beam therapy in the treatment of patients with recurrent cutaneous T-cell lymphoma. *J Am Acad Dermatol* 1996;35:69-73.

[12] Jones G, Kacinski B, Wilson L, *et al*. Total skin electron beam radiation in the management of mycosis fungoides: consensus of the European Organisation for Research and Treatment of Cancer (EORTC) Cutaneous Lymphoma Project Group. *J Am Acad Dermatol* 2002;47:364-70.

[13] Kamstrup M, Lindahl L, Gniadecki R, *et al*. Low-dose total skin electron beam therapy as a debulking agent for cutaneous T-cell lymphoma: an open label prospective phase Ⅱ study. *Br J Dermatol* 2012;166:399-404.

Systemic therapy

Immunotherapy

[2] Olsen E, Rosen S, Vollmer R, *et al*. Interferon-α2a in the treatment of cutaneous T-cell lymphoma. *J Am Acad Dermatol* 1989;20:395-407.

[3] Papa G, Tura S, Mandelli F, *et al*. Is interferon-α in cutaneous T-cell lymphoma a treatment of choice? *Br J Haematol* 1991;79:48-51.

[4] Husken A, Tsianakas A, Hensen P, *et al*. Comparison of pegylated interferon alpha plus psoralen PUVA versus standard interferon alpha plus PUVA in patients with cutaneous T-cell lymphoma. *J Eur Acad Dermatol Venereol* 2012;26:71-8.

Retinoids and rexinoids

[2] Duvic M, Martin A, Kim Y, *et al*. Phase 2 and 3 clinical trial of oral bexarotene (targretin capsules) for the treatment of refractory or persistent early stage cutaneous T-cell lymphoma. *Arch Dermatol* 2001;137:581-93.

[3] Duvic M, Hymes K, Heald P, *et al*. Bexarotene is effective and safe for treatment of refractory advanced-stage cutaneous T-cell lymphoma: multinational phase Ⅱ-Ⅲ trial results. *J Clin Oncol* 2001;19:2456-71.

[4] Gniadecki R, Assaf C, Bagot M, *et al*. The optimal use of bexarotene in cutaneous T-cell lymphoma. *Br J Dermatol* 2007;157:433-40.

[5] Assaf C, Bagot M, Dummer R, *et al*. Minimizing adverse side-effects of oral bexarotene in cutaneous T-cell lymphoma: an expert opinion. *Br J Dermatol* 2006;155:261-6.

Combination therapy

[1] Dreno B, Claudy A, Meynadier J, *et al*. The treatment of 45 patients with cutaneous T-cell lymphoma with low doses of interferon-α2a and etretinate. *Br J Dermatol* 1991; 125:456-9.

[2] Stadler R, Otte H, Luger T, *et al*. Prospective randomized multicentre clinical trial on the use of interferon-α2a plus acitretin versus interferon-α2a plus PUVA in patients with cutaneous T-cell lymphoma stages Ⅰ and Ⅱ. *Blood* 1998; 10:3578-81.

[3] Kuzel T, Roenigk H, Samuelson E, *et al*. Effectiveness of interferon-α2a combined with phototherapy for mycosis fungoides and the Sézary syndrome. *J Clin Oncol* 1995; 13:257-63.

[4] Thomson K, Hammar H, Holin L, *et al*. Retinoids plus PUVA (RePUVA) and PUVA in mycosis fungoides, plaque stage: a report from the Scandinavian Mycosis Fungoides Group. *Acta Derm Venereol (Stockh)* 1989;69:536-8.

[5] Singh F, Lebwohl MG. Cutaneous T-cell lymphoma treatment using bexarotene and PUVA: a case series. *J Am Acad Dermatol* 2004;51:570-3.

[6] Talpur R, Ward S, Apisarnthanarax N, Breuer-Mcham J, Duvic M. Optimizing bexarotene therapy for cutaneous T-cell lymphoma. *J Am Acad Dermatol* 2002;47:672-84.

[7] Whittaker S, Ortiz P, Dummer R, Ranki A, *et al*. Efficacy and safety of bexarotene combined with psoralen ultraviolet A (PUVA) compared to PUVA treatment alone in patients with stage ⅠB-ⅡA mycosis fungoides: final results from the EORTC Cutaneous Lymphoma Task Force phase Ⅲ randomised clinical trial 21011 (NCT00056056). *Br J Dermatol* 2012;167:678-87.

Systemic chemotherapy

[1] Kaye FJ, Bunn PA, Jr, Steinberg SM, *et al*. A randomized trial comparing combination electron-beam radiation and chemotherapy with topical therapy in the initial treatment of mycosis fungoides. *N Engl J Med* 1989;321:1784-90.

[2] Bunn P, Hoffman S, Norris D, Golitz L, Aeling J. Systemic therapy of cutaneous T-cell lymphomas (mycosis fungoides and the Sézary syndrome). *Ann Intern Med* 1994; 121:592-602.

[3] Kurzrock R, Pilat S, Duvic M. Pentostatin therapy of T-cell lymphomas with cutaneous manifestations. *J Clin Oncol* 1999;17:3117-21.

[5] Zackheim H, Kashani Sabet M, Hwang ST. Low dose methotrexate to treat erythrodermic cutaneous T cell lymphoma. *J Am Acad Dermatol* 1996;34:626-31.

[11] Dummer R, Quaglino P, Becker JC, *et al*. Prospective international multicenter phase Ⅱ trial of intravenous pegylated liposomal doxorubicin monochemotherapy in patients with stage ⅡB, ⅣA, or ⅣB advanced mycosis fungoides: final results from EORTC 21012. *J Clin Oncol* 2012; 30 (33):4091-7.

[12] Horwitz S, Kim Y, Foss F, Zain J, *et al*. Identification of an active, well tolerated dose of pralatrexate in patients with refractory or relapsed cutaneous T-cell lymphoma (CTCL). *Blood* 2012;119(18):4115-22.

[13] Querfield C, Rosen S, Guitart J, *et al*. Multicentre phase Ⅱ trial of temozolomide in mycosis fungoides/Sézary syndrome: correlation with O6-methylguanine-DNA methytransferase and mismatch repair proteins. *Clin Cancer Res* 2011; 17: 5748-54.

[14] Illidge T, Chan C, Counsell N, *et al*. Phase Ⅱ study of gemcitabine and bexarotene (GEMBEX) in the treatment of cutaneous T-cell lymphoma. *Br J Cancer* 2013; 109: 2566-73.

[15] Olavarria E, Child F, Woolford A, *et al*. T-cell depletion and autologous stem cell transplantation in the management of tumour stage mycosis fungoides with peripheral blood involvement. *Br J Haematol* 2001; 114: 624-31.

[19] Guitart J, Wickless S, Oyama Y, *et al*. Long term remission after allogeneic hematopoietic stem cell transplantation for refractory cutaneous T-cell lymphoma. *Arch Dermatol* 2002; 138: 1359-65.

[20] Molina A, Zain J, Arber D, *et al*. Durable clinical, cytogenetic and molecular remissions after allogeneic hematopoietic cell transplantation for refractory Sézary syndrome and mycosis fungoides. *J Clin Oncol* 2005; 23: 6163-71.

[21] Duarte R, Schmitz N, Servitje O, Sureda A. Haematopoietic stem cell transplantation for patients with primary cutaneous T-cell lymphoma. *Bone Marrow Transplant* 2008; 41: 597-604.

[22] Duvic M, Donata M, Dabaja B, *et al*. Total skin electron beam and non-myeloablative allogeneic haematopoietic stem-cell transplantation in advanced mycosis fungoides and Sézary syndrone. *J Clin Oncol* 2010; 28: 2365-72.

Photopheresis

[4] Edelson R, Berger C, Gasparro F, *et al*. Treatment of cutaneous T cell lymphoma by extracorporeal photochemotherapy. *N Engl J Med* 1987; 316: 297-303.

[7] Zic J, Stricklin G, Greer J, *et al*. Long-term follow-up of patients with cutaneous T-cell lymphoma treated with extracorporeal photochemotherapy. *J Am Acad Dermatol* 1996; 35: 935-45.

[12] Wollina U, Looks A, Meyer J, *et al*. Treatment of stage Ⅱ cutaneous T-cell lymphoma with interferon-α2a and extracorporeal photochemotherapy: a prospective controlled trial. *J Am Acad Dermatol* 2001; 44: 253-60.

[13] Dippel E, Schrag H, Goerdt S, Orfanos C. Extracorporeal photophoresis and interferon-α in advanced cutaneous T-cell lymphoma. *Lancet* 1997; 350: 32-3.

[14] Haley H, Davis D, Sams M. Durable loss of a malignant T-cell clone in a stage Ⅳ cutaneous T-cell lymphoma patient treated with high-dose interferon and photophoresis. *J Am Acad Dermatol* 1999; 41: 880-3.

[17] Evans A, Wood B, Scarisbrick J, *et al*. Extracorporeal photophoresis in Sézary syndrome: haematologic parameters as predictors of response. *Blood* 2001; 98: 1298-301.

Toxin therapies

[1] Olsen E, Duvic M, Frankel A, *et al*. Pivotal phase Ⅲ trial of two dose levels of denileukin diftitox for the treatment of cutaneous T-cell lymphoma. *J Clin Oncol* 2001; 19: 376-88.

[2] Foss F, Bacha P, Osann K, *et al*. Biological correlates of acute hypersensitivity events with DAB(389)IL-2(denileukin diftitox, ONTAK) in cutaneous T-cell lymphoma: decreased frequency and severity with steroid premedication. *Clin Lymphoma* 2001; 1: 298-302.

[3] Prince M, Duvic M, Martin A, *et al*. Incidence of spontaneous remission in patients with CD25 positive mycosis fungoides/Sézary syndrome receiving placebo. *J Am Acad Dermatol* 2012; 67: 867-75.

Monoclonal antibody therapy

[3] Lundin J, Hagberg H, Repp R, *et al*. Phase 2 study of alemtuzumab(anti-CD52 monoclonal antibody) in patients with advanced mycosis fungoides/Sézary syndrome. *Blood* 2003; 101: 4267-72.

[4] Bernengo M, Quaglino P, Comessantti A, *et al*. Low-dose intermittent alemtuzumab in the treatment of Sézary syndrome: clinical and immunologic findings in 14 patients. *Haematologica* 2007; 92: 784-94.

[5] Alinari L, Geskin L, Grady T, Baiocchi RA, Bechtel MA, Porcu P. Subcutaneous alemtuzumab for Sézary syndrome in the very elderly. *Leuk Res* 2008; 32: 1299-303.

[6] Querfeld C, Mehta N, Rosen ST, *et al*. Alemtuzumab for relapsed and refractory erythrodermic cutaneous T-cell lymphoma: a single institution experience from the Robert H. Lurie Comprehensive Cancer Center. *Leuk Lymphoma* 2009; 50(12): 1969-76.

[7] Kim Y, Duvic M, Obitz E, *et al*. Clinical efficacy of zanolimimab(HuMax-CD4): two phase 2 studies in refractory cutaneous T-cell lymphoma. *Blood* 2007; 109: 4655-62.

Histone deacetylase inhibitors

[1] Duvic M, Talpur R, Ni X, *et al*. Phase 2 trial of oral vorinostat(suberoylanilide hydroxamic acid, SAHA) for refractory cutaneous T-cell lymphoma(CTCL). *Blood* 2007; 109: 31-9.

[2] Olsen E, Kim Y, Kuzel T, *et al*. Phase ⅡB multicenter trial of vorinostat in patients with persistent, progressive or treatment refractory cutaneous T-cell lymphoma. *J Clin Oncol* 2007; 25: 1-9.

[3] Whittaker S, Demierre M-F, Kim E, *et al*. Final results from a multicentre, international pivotal study of romidepsin in refractory cutaneous T-cell lymphoma. *J Clin Oncol* 2010; 28: 4485-914.

Other novel therapies

[1] Whittaker S, Foss F. Efficacy and tolerability of currently available therapies for the mycosis fungoides and Sézary syndrome variants of cutaneous T-cell lymphoma variants. *Cancer Treat Rev* 2007; 33: 146-60.

[2] Zinzani P, Musuraca G, Tani M, *et al*. Phase Ⅱ trial of proteasome inhibitor bortezomib in patients with relapsed or refractory cutaneous T-cell lymphoma. *J Clin Oncol* 2007; 25: 4293-7.

[3] Querfeld C, Kuzel T, Kim Y, *et al*. Multicenter phase Ⅱ trial of enzaustaurin in refractory or advanced cutaneous T-cell lymphomas. *Leuk Lymphoma* 2011; 52: 1474-80.

[4] Querfeld C, Rosen ST, Guitart J, *et al*. Results of an open-label multicenter phase 2 trial of lenalidomide monotherapy in refractory mycosis fungoides and Sézary syndrome. *Blood* 2014; 123(8): 1159-66.

Primary cutaneous $CD30^+$ lymphoproliferative disorders

[3] Bekkenk MW, Geelen FAMJ, van Voorst Vader PC, *et al*. Primary and secondary cutaneous CD30 positive lymphoproliferative disorders: a report from the Dutch Cutaneous Lymphoma Group. *Blood* 2000; 95: 3653-61.

[4] DeCoteau J, Butmarc J, Kinney M, Kadin M. The t(2; 5) chromosomal translocation is not a common feature of primary cutaneous $CD30^+$ lymphoproliferative disorders: comparison with anaplastic large cell lymphoma of nodal origin. *Blood* 1996; 87: 3437-41.

[9] Kamstrup M, Ralfikiaer E, Skovgaard G, Gniadecki R. Potential involvement of Notch signalling in the pathogenesis of primary cutaneous CD30$^-$ positive lymphoproliferative disorders. *Br J Dermatol* 2008;158:747-53.

[10] Kempf W, Pfaltz K, Vermeer MH, *et al*. EORTC, ISCL, and USCLC consensus recommendations for the treatment of primary cutaneous CD30$^-$ positive lymphoproliferative disorders: lymphomatoid papulosis and primary cutaneous anaplastic large-cell lymphoma. *Blood* 2011;118(15):4024-35.

Lymphomatoid papulosis

[4] Weiss LM, Wood GS, Trela M, *et al*. Clonal T cell populations in lymphomatoid papulosis: evidence of a lymphoproliferative origin for a clinically benign disease. *N Engl J Med* 1986;315:475-9.

[5] Macaulay WL. Lymphomatoid papulosis. *Arch Dermatol* 1986;97:23-30.

[6] Macaulay WL. Lymphomatoid papulosis update: a historical perspective. *Arch Dermatol* 1989;125:1387-9.

[7] Kempf W, Kutzner H, Cozzio A, *et al*. MUM1 expression in cutaneous CD30$^+$ lymphoproliferative disorders: a valuable tool for the distinction between lymphomatoid papulosis and primary cutaneous anaplastic large-cell lymphoma. *Br J Dermatol* 2008;158:1280-7.

[8] Assaf C, Hirsch B, Wagner F, *et al*. Differential expression of TRAF1 aids in the distinction of cutaneous CD30$^-$ positive lymphoproliferations. *J Invest Dermatol* 2007; 127: 1898-904.

[9] Whittaker S, Smith N, Jones RR, Luzzatto L. Analysis of β, γ, and δ T-cell receptor genes in lymphomatoid papulosis: cellular basis of two distinct histologic subsets. *J Invest Dermatol* 1991;96:786-91.

[10] Steinhof M, Hummel M, Anagnostopoulos I, *et al*. Single cell analysis of CD30$^+$ cells in lymphomatoid papulosis demonstrates a common clonal T-cell origin. *Blood* 2002; 100: 578-84.

[15] Shabrawi-Caelen L, Kerl H, Cerroni L. Lymphomatoid papulosis. Reaapraisal of clinicopathologic presentation and classification into subtypes A, B and C. *Arch Dermatol* 2004;140: 441-7.

[17] Saggini A, Gulia A, Argenyi Z, *et al*. A variant of lymphomatoid papulosis simulating primary cutaneous aggressive epidermotropic CD8$^+$ cytotoxic T-cell lymphoma. Description of 9 cases. *Am J Surg Pathol* 2010;34(8):1168-75.

[28] Basarab T, Fraser-Andrews EA, Orchard G, *et al*. Lymphomatoid papulosis in association with mycosis fungoides: a study of 15 cases. *Br J Dermatol* 1998;139:630-8.

[31] Agar N, Wedeworth E, Crichton S, *et al*. Survival outcomes and prognostic factors in mycosis fungoides/Sézary syndrome: validation of the revised International Society for Cutaneous Lymphomas/European Organisation for Research and Treatment of Cancer staging proposal. *J Clin Oncol* 2010;28:4730-9.

[34] Vonderheid EC, Sajjadian A, Kadin M. Methotrexate is effective therapy for lymphomatoid papulosis and other primary cutaneous CD30$^-$ positive lymphoproliferative disorders. *J Am Acad Dermatol* 1996;34:470-81.

[35] Wantzin GL, Thomsen K. Methotrexate in lymphomatoid papulosis. *Br J Dermatol* 1984;111:93-5.

[36] Kempf W, Pfaltz K, Vermeer MH, *et al*. EORTC, ISCL, and USCLC consensus recommendations for the treatment of primary cutaneous CD30$^-$ positive lymphoproliferative disorders: lymphomatoid papulosis and primary cutaneous anaplastic large-cell lymphoma. *Blood* 2011;118(15):4024-35.

Primary cutaneous anaplastic (CD30$^+$) large-cell lymphoma

[2] DeCoteau J, Butmarc J, Kinney M, Kadin M. The t(2;5) chromosomal translocation is not a common feature of primary cutaneous CD30$^+$ lymphoproliferative disorders: comparison with anaplastic large cell lymphoma of nodal origin. *Blood* 1996;87:3437-41.

[4] Mao X, Orchard G, Lillington D, *et al*. Genetic alterations in primary cutaneous CD30$^+$ anaplastic large cell lymphoma. *Genes Chrom Cancer* 2003;37:176-85.

[6] Wada D, Law M, His E, *et al*. Specificity of IRF4 translocations for primary cutaneous anplastic large cell lymphoma: a multicentre study of 204 skin biopsies. *Mod Pathol* 2011; 24:596-605.

[7] Bekkenk MW, Geelen FAMJ, van Voorst Vader PC, *et al*. Primary and secondary cutaneous CD30$^-$ positive lymphoproliferative disorders. *Blood* 2000;95:3653-61.

[13] Tomaszewski MM, Lupton G, Krishnan J, May DI. A comparison of clinical morphological and immunohistochemical features of lymphomatoid papulosis and primary cutaneous CD30$^-$ positive anaplastic large cell lymphoma. *J Cutan Pathol* 1995;22:310-15.

[14] Kempf W, Kutzner H, Cozzio A, *et al*. MUM1 expression in cutaneous CD30$^+$ lymphoproliferative disorders: a valuable tool for the distinction between lymphomatoid papulosis and primary cutaneous anaplastic large-cell lymphoma. *Br J Dermatol* 2008;158:1280-7.

[23] Kempf W, Pfaltz K, Vermeer MH, *et al*. EORTC, ISCL, and USCLC consensus recommendations for the treatment of primary cutaneous CD30$^-$ positive lymphoproliferative disorders: lymphomatoid papulosis and primary cutaneous anaplastic large-cell lymphoma. *Blood* 2011;118(15):4024-35.

[24] Duvic M, Pinter L, Reddy S, *et al*. A phase Ⅱ study of SGN-30 in cutaneous anaplastic large cell lymphomas and related lymphomoproliferative disorders. *Clin Cancer Res* 2009;15: 6217-24.

Subcutaneous panniculitis-like T-cell lymphoma

[1] Willemze R, Jansen P, Cerroni L, *et al*. Subcutaneous panniculitis-like T-cell lymphoma: definition, classification and prognostic factors: an EORTC cutanoeus lymphoma group study of 83 cases. *Blood* 2008;111:838-45.

[3] Salhany K, Macon W, Choi J, *et al*. Subcutaneous panniculitis-like T-cell lymphoma: clinicopathologic, immunophenotypic and genotypic analysis of α/β and γ/δ subtypes. *Am J Surg Pathol* 1998;22:881-93.

[4] Hahtola S, Burghart E, Jeskanen L, *et al*. Clinicopathological characterisation and genomic aberrations in subcutaneous panniculitis-like T-cell lymphoma. *J Invest Dermatol* 2008; 128:2304-9.

[8] Winkelmann R, Bowie E. Haemophagic diathesis associated with benign histiocytic, cytophagic panniculitis and systemic histiocytosis. *Arch Dermatol* 1980;140:1460-3.

[9] Perniciaro C, Winkelmann R, Herhardt D. Fatal systemic cytophagic histiocytic panniculitis: a histopathologic and immunohistochemical study of multiple organ sites. *J Am Acad Dermatol* 1994;31:901-5.

[12] Hoque S, Child F, Whittaker S, *et al*. Subcutaneous panniculitis-like T-cell lymphoma: a clinicopathological, immunophenotypic and molecular analysis of six patients. *Br J Dermatol* 2003;148:516-25.

[17] Gonzalez E, Selvi E, Lorenzini S, *et al*. Subcutaneous panniculitis-like T-cell lymphoma misdiagnosed as lupus erythematosus panniculitis. *Clin Rheumatol* 2007;26:244-6.

[18] Guenova E, Schanz S, Hoetzenecker W, *et al*. Systemic corticosteroids for subcutaneous panniculitis-like T-cell lymphoma. *Br J Dermatol* 2014;171(4):891-4.

[19] Rojnuckarin P, Nakoprn T, Assanasen T, *et al*. Cyclosporin in subcutaneous pan-niculitis-like T-cell lymphoma. *Leuk Lymphoma* 2007;48:560-3.

[20] Hathaway T, Subtil A, Kuo P, Foss F. Efficacy of denileukin diftitox in subcutaneous panniculitis-like T-cell lymphoma. *Clin Lymphoma Myeloma* 2007;7:541-5.

[21] Mehta N, Wayne AS, Kim YH, *et al*. Bexarotene is active against subcutaneous panniculitis-like T-cell lymphoma in adult and pediatric populations. *Clin Lymphoma Myeloma Leuk* 2012;12(1):20-5.

[22] Bashey S, Krathen M, Abdulla F, Sundram U, Kim YH. Romidepsin is effective in subcutaneous panniculitis-like T-cell lymphoma. *J Clin Oncol* 2012;30(24):e221-5.

[23] Alaibac M, Berti E, Pigozzi B, *et al*. High-dose chemotherapy with autologous blood stem cell transplantation for aggressive subcutaneous panniculitis-like T-cell lymphoma. *J Am Acad Dermatol* 2005;52:S121-3.

[24] Ichii M, Hatanaka K, Imakita M, *et al*. Successful treatment of refractory subcutaneous panniculitis-like T-cell lymphoma with allogeneic peripheral blood stem cell transplantation from HLA-mismatched sibling donor. *Leuk Lymphoma* 2006;47:2250-2.

[25] Sakurai E, Satoh T, Akiko YA, *et al*. Subcutaneous panniculitis-like T-cell lymphoma (SPTCL) with hemophagocytosis (HPS): successful treatment using highdose chemo*therapy* (BFM-NHL and ALL-90) and autologous peripheral blood stem cell transplantation. *J Clin Exp Hematopathol* 2013;53(2):135-40.

Primary cutaneous peripheral T-cell lymphomas(unspecified)

Introduction and general introduction

[1] Willemze R, Jaffe E, Burg G, *et al*. WHO-EORTC classification for cutaneous lymphomas. *Blood* 2005;105:3768-85.

Primary cutaneous aggressive epidermotropic CD8$^+$ T-cell lymphoma

[1] Willemze R, Jaffe E, Burg G, *et al*. WHO-EORTC classification for cutaneous lymphomas. *Blood* 2005;105:3768-85.

[2] Berti E, Tomasini D, Vermeer M, *et al*. Primary cutaneous CD8-positive epidermotropic cytotoxic T-cell lymphomas: a distinct clinicopathological entity with an aggressive clinical behaviour. *Am J Pathol* 1999;155:483-92.

[5] Robson A, Assaf C, Bagot M, *et al*. Aggressive epidermotropic cutaneous CD8$^+$ lymphoma: a cutaneous lymphoma with distinct clinical and pathological features. Report of an EORTC Cutaneous Lymphoma Task Force Workshop. *Histopathology* 2015, doi: 10.1111/his.12371.

[6] Petrella T, Maubec E, Cornillet-Lefebvre P, *et al*. Indolent CD8-positive lymphoid proliferation of the ear: a distinct primary cutaneous T-cell lymphoma? *Am J Surg Pathol* 2007;31:1887-92.

[7] Greenblatt D, Ally M, Child F, *et al*. Indolent CD8(+) lymphoid proliferation of acral sites: a clinicopathologic study of six patients with some atypical features. *J Cutan Pathol* 2013;40(2):248-58.

[8] Géraud C, Goerdt S, Klemke CD. Primary cutaneous CD8$^+$ small/medium-sized pleomorphic T-cell lymphoma, ear-type: a unique cutaneous T-cell lymphoma with a favourable prognosis. *Br J Dermatol* 2011;164(2):456-8.

Primary cutaneous γδ T-cell lymphoma

[2] Willemze R, Jaffe E, Burg G, *et al*. WHO-EORTC classification for cutaneous lymphomas. *Blood* 2005;105:3768-85.

[3] Toro J, Liewehr D, Pabby N, *et al*. Gamma-delta T-cell phenotype is associated with significantly decreased survival in cutaneous T-cell lymphoma. *Blood* 2003;101:3407-12.

[4] Berti E, Cerri A, Cavicchini S, *et al*. Primary cutaneous gamma/delta lymphoma presenting as disseminated pagetoid reticulosis. *J Invest Dermatol* 1991;96:718-23.

[5] Munn SE, McGregor JM, Jones A, *et al*. Clinical and pathological heterogeneity in cutaneousγδ T-cell lymphoma: a report of three cases and a review of the literature. *Br J Dermatol* 1996;135:976-81.

[6] Guitart J, Weisenburger DD, Subtil A, *et al*. Cutaneous γδ T-cell lymphomas: a spectrum of presentations with overlap with other cytotoxic lymphomas. *Am J Surg Pathol* 2012;36(11):1656-65.

Primary cutaneous CD4$^+$ small/medium-sized pleomorphic T-cell lymphoma

[1] Willemze R, Jaffe E, Burg G, *et al*. WHO-EORTC classification for cutaneous lymphomas. *Blood* 2005;105:3768-85.

[2] Battistella M, Beylot Barry M, Bacheloz H, *et al*. Primary cutaneous follicular helper T-cell lymphoma. *Arch Dermatol* 2012;148:832-9.

[3] Ally MS, Prasad Hunasehally RY, Rodriguez-Justo M, *et al*. Evaluation of follicular T-helper cells in primary cutaneous CD4$^+$ small/medium pleomorphic T-cell lymphoma and dermatitis. *J Cutan Pathol* 2013;40(12):1006-13.

[4] Cetinözman F, Jansen PM, Willemze R. Expression of programmed death-1 in primary cutaneous CD4-positive small/medium-sized pleomorphic T-cell lymphoma, cutaneous pseudo-T-cell lymphoma, and other types of cutaneous T-cell lymphoma. *Am J Surg Pathol* 2012;36(1):109-16.

[5] Beltraminelli H, Mulleger R, Cerroni L. Indolent CD8$^+$ lymphoid proliferation of the ear: a phenotypic variant of the small-medium pleomorphic cutaneous T-cell lymphoma? *J Cutan Pathol* 2010;37(1):81-4.

[6] Wobser M, Petrella T, Kneitz H, *et al*. Extrafacial CD8 positive cutanoeus lymphoid proliferation with unusual symmetrical presentation involving both feet. *J Cutan Pathol* 2013;40(11):955-61.

[9] Garcia-Nerrera A, Colmo L, Camos M, *et al*. Primary cutaneous small/medium CD4$^+$ T-cell lymphomas: a heterogenous group of tumours with different clinicopathologic features and outcome. *J Clin Oncol* 2008;26:3364-71.

[10] Grogg K, Jung S, Erickson L, *et al*. Primary cutaneous CD4-positive small/medium-sized pleomorphic T-cell lymphoma: a clonal T-cell lymphoproliferative disorder with indolent behaviour. *Mod Pathol* 2008;21:708-15.

Adult T-cell leukaemia-lymphoma(HTLV-1 associated)

[1] Yamaguchi K. Human T-lymphotropic virus type 1 in Japan. *Lancet* 1994;343:213-16.

[4] Taylor G. Molecular aspects of HTLV-1 infection and adult T-cell leukaemia/lymphoma. *J Clin Pathol* 2007;60:1392-6.

[5] Amano M, Kurokawa M, Ogata K, *et al*. New entity, definition and diagnostic criteria of cutaneous adult T-cell leukaemia/lymphoma: human T-lymphotropic virus type 1 proviral DNA load can distinguish between cutaneous and smoulde-

第12部分

ring types. *J Dermatol* 2008;35:270-5.

[6] Yamaguchi T, Ohshima K, Karube K, *et al*. Clinicopathological features of cutaneous lesions of adult T-cell leukaemia/lymphoma. *Br J Dermatol* 2005;152:76-81.

[9] Whittaker S, Ng Y, Rustin M, *et al*. HTLV-1 associated cutaneous disease: a clinicopathological and molecular study of patients from the UK. *Br J Dermatol* 1993;128:483-92.

[10] Shimoyama M. Diagnostic criteria and classification of clinical subtypes of adult T-cell leukaemia-lymphoma: a report from the Lymphoma Study Group (1984-87). *Br J Haematol* 1991;79:428-37.

[11] Agar N, Morris S, Russell Jones R, *et al*. Case report of four patients with erythrodermic cutaneous T-cell lymphoma and severe photosensitivity mimicking chronic actinic dermatitis. *Br J Dermatol* 2009;160:698-703.

[12] Ohshima K, Suzumiya J, Sato K, *et al*. Nodal T-cell lymphoma in an HTLV-1 endemic area: proviral HTLV-1 DNA, histological classification and clinical evaluation. *Br J Haematol* 1998;101:444-50.

[13] Bunn P, Schechter G, Jaffe E, *et al*. Clinical course of retrovirus-associated adult T-cell lymphoma in the United States. *N Engl J Med* 1983;309:257-64.

[14] Ohshima K, Suzumiya J, Kato A, *et al*. Clonal HTLV-1 infected $CD4^+$ T-lymphocytes and non-clonal non-HTLV-1-infected giant cells in incipient ATLL with Hodgkin-like histologic features. *Int J Cancer* 1997;72:592-8.

[26] Ishitsuka K, Tamura K. T reatment of adult T-cell leukemia/lymphoma: past, present and future. *Eur J Haematol* 2008;80:185-96.

[27] Bazarbachi A, Lepelletier Y, Nasr R, *et al*. New therapeutic approaches for adult T-cell leukaemia. *Lancet Oncol* 2004;5:664-72.

[28] Ishida T, Joh T, Uike N, *et al*. Defucosylated anti-CCR4 monoclonal antibody (KW-0761) for relapsed adult T-cell leukemia-lymphoma: a multicenter phase Ⅱ study. *J Clin Oncol* 2012;30(8):837-42.

[29] Shiratori S, Yasumoto A, Tanaka J, *et al*. A retrospective anyalsis of allogeneic hematopoietic stem cell transplantation for adult T cell leukemia/lymphoma (ATL): clinical impact of graft-versus-leukemia/lymphoma effect. *Biol Blood Marrow Transplant* 2008;14:817-23.

Extranodal NK/T-cell lymphoma (nasal type)

[3] Kanavaros P, Lescs M, Briere J, *et al*. Nasal T-cell lymphoma: a clinicopathologic entity associated with peculiar phenotype and with Epstein-Barr virus. *Blood* 1993;81:2688-95.

[4] Chan J, Sin V, Wong K, *et al*. Non-nasal lymphoma expressing the natural killer cell marker CD56: a clinicopathologic study of 49 cases of an uncommon aggressive neoplasm. *Blood* 1997;89:4501-13.

[5] Rodriguez-Pinella S, Barrionuevo C, Garcia J, *et al*. EBV associated cutaneous NK/T-cell lymphoma. *Am J Surg Pathol*. 2010;34:1773-82.

[6] Siu L, Wong K, Chan J, Kwong Y. Comparative genomic hybridization analysis of natural killer cell lymphoma-leukaemia: recognition of consistent patterns of genetic alterations. *Am J Pathol* 1999;155:1419-25.

[7] Nakashima Y, Tagawa H, Suzuki R, *et al*. Genome-wide array-based comparative genomic hybridization of natural killer cell lymphoma/leukemia: different genomic patterns of aggressive NK-cell leukemia and extranodal NK/T-cell lymphoma, nasal type. *Genes Chrom Cancer* 2005;44:247-55.

[8] Iwatsuki K, Satoh M, Yamamoto T, *et al*. Pathogenic link between hydroa vacciniforme and Epstein-Barr virus-associated hematologic disorders. *Arch Dermatol* 2006;142:587-95.

[9] Chen H, Hsiao C, Chiu H. Hydroa vacciniforme-like primary cutaneous CD8-positive lymphoma. *Br J Dermatol* 2002;147:587-91.

[10] Iwatsuki K, Ohtsuka M, Akiba H, Kaneko F. Atypical hydroa vacciniforme in childhood: from a smoldering stage to Epsein-Barr virus-associated lymphoid malignancy. *J Am Acad Dermatol* 1999;40:283-4.

[11] Barrionuevo C, Anderson V, Zevallos-Giamietri E, *et al*. Hydroa-like cutaneous T-cell lymphoma: a clinicopathologic and molecular genetic study of 16 pediatric cases from Peru. *Appl Immunohistochem Mol Morphol* 2002;10:7-14.

[12] Tomita N, Kanamori H, Fujimaki K, *et al*. Epstein-Barr virus-associated extranodal NK/T-cell lymphoma following mosquito bites in an elderly patient without prior hypersensitivity. *Leuk Lymphoma* 2004;45:2153-5.

[16] Massone C, Chott A, Metze D, *et al*. Subcutaneous, blastic natural killer (NK), NK/T-cell and other cytotoxic lymphomas of the skin: a morphologic, immunophenotypic and molecular study of 50 patients. *Am J Surg Pathol* 2004;28:719-35.

[17] Child F, Mitchell T, Whittaker S, *et al*. Blastic natural killer cell and extranodal natural killer cell-like T-cell lymphoma presenting in the skin: report of six cases from the UK. *Br J Dermatol* 2003;148:507-15.

Primary cutaneous B-cell lymphomas

[3] Swerdlow SH, Campo E, Harris NL, *et al*., eds. *World Health Organization Classification of Tumours: Pathology and Genetics of Tumours of Haematopoietic and Lymphoid Tissues*, 4th edn. Lyon: International Agency for Research on Cancer, 2008.

[4] Willemze R, Jaffe E, Burg G, *et al*. WHO-EORTC classification for cutaneous lymphomas. *Blood* 2005;105:3768-85.

[5] Queruex G, Frot AS, Brocard A, Leux C, Renaut JJ, Dreno B. Routine bone marrow biopsy in the initial evaluation of pirmay cutaneous B-cell lymphoma does not appear justified. *Eur J Dermatol* 2009;19:216-20.

[6] Senff N, Kluin-Nelemens H, Willemze R. Results of bone marrow examination in 275 patients with histological features that suggest an indolent type of cutaneous B-cell lymphoma. *Br J Dermatol* 2008;142:52-6.

[7] Pandolfino T, Siegel R, Kuzel T, *et al*. Primary cutaneous B-cell lymphoma: review and current concepts. *J Clin Oncol* 2000;18:2152-68.

[8] Kim Y, Willemze R, Pimpinelli N, *et al*. TNM classification system for primary cutaneous lymphomas other than mycosis fungoides and Sézary syndrome: a proposal of the International Society for Cutaneous Lymphoma (ISCL) and the Cutaneous Lymphoma Task Force of the European Organisation for Research and Treatment of Cancer (EORTC). *Blood* 2007;110:479-84.

[9] Senff N, Willemze R. The applicability and prognostic value of the new TNM classification system for primary cutaneous lymphomas other than mycosis fungoides and Sézary syndrome: results on a large cohort of primary cutaneous Bcell lymphomas and comparison with the system used by the Dutch Cutaneous Lymphoma Group. *Br J Dermatol* 2007;157:1205-11.

[11] Senff N, Noordijk E, Kim Y, *et al*. European Organization for Research and Treatment of Cancer and International Society for Cutaneous Lymphoma consensus recommendations for the management of cutaneous B-cell lymphomas. *Blood* 2008;112:1600-9.

[21] Cerroni L, Zochling N, Putz B, *et al*. Infection by Borrelia burgdorferi and cutaneous B-cell lymphoma. *J Cutan Pathol* 1997;24:457-61.

[22] Goodlad J, Davidson M, Hollowood K, *et al*. Primary cutaneous B-cell lymphoma and Borrelia burgdorferi infection in patients from the highlands of Scotland. *Am J Surg Pathol* 2000;245:1279-85.

[23] LeBoit P, McNutt N, Reed J, *et al*. Primary cutaneous immunocytoma: a B-cell lymphoma that can easily be mistaken for cutaneous lymphoid hyperplasia. *Am J Surg Pathol* 1994;18:969-78.

Marginal zone lymphoma

[1] Sander C, Kaudewitz P, Schirren C, *et al*. Immunocytoma and marginal zone B-cell lymphoma (MALT lymphoma), presenting in skin: different entities or a spectrum of disease? *J Cutan Pathol* 1996;23:59.

[2] Cerroni L, Signoretti S, Hofler G, *et al*. Primary cutaneous marginal zone B-cell lymphoma: a recently described entity of low-grade malignant cutaneous B-cell lymphoma. *Am J Surg Pathol* 1997;21:1307-15.

[3] Willemze R, Jaffe E, Burg G, *et al*. WHO-EORTC classification for cutaneous lymphomas. *Blood* 2005;105:3768-85.

[4] Rijlaarsdam JU, van Der Putte SCJ, Berti E, *et al*. Cutaneous immunocytomas: a clinicopathologic study of 26 cases. *Histopathology* 1993;23:117-25.

[8] Storz M, van de Rijn M, Kim Y, *et al*. Gene expression profiles of cutaneous B-cell lymphoma. *J Invest Dermatol* 2003;120:865-70.

[9] Mao X, Lillington D, Child F, *et al*. Comparative genomic hybridization analysis of primary cutaneous B-cell lymphoma: identification of common genetic alterations in disease pathogenesis. *Genes Chromosomes Cancer* 2002;35:144-55.

[10] Gronbaek K, Ralfkiaer E, Kalla J, *et al*. Infrequent somatic FAS mutations but no evidence of Bcl10 mutations or t(11;18) in primary cutaneous MALT-type lymphoma. *J Pathol* 2003;201:134-40.

[11] Palmedo G, Hautschke M, Rutten A, *et al*. Primary cutaneous marginal zone B-cell lymphoma may exhibit both the t(14;18)(q32;21) IGH/BCL2 and the t(14;18)(q32;21) IGH/MALT1 translocation: an indicator for clonal transformation towards higher grade B-cell lymphoma. *Am J Dermatopathol* 2007;29:231-6.

[12] Streubel B, Lamprecht A, Dierlamm J, *et al*. T(14;18)(q32;q21) involving IGH and MALT-1 is a frequent chromosomal aberration in MALT lymphoma. *Blood* 2003;101:2335-9.

[13] Schreuder M, Hoefnagel J, Jansen P, *et al*. FISH analysis of MALT lymphomaspecific translocations and aneuploidy in primary cutaneous marginal zone lymphoma. *J Pathol* 2005;205:302-10.

[14] Streubel B, Simonitsch-Klupp I, Mullauer L, *et al*. Variable frequency of MALT lymphoma-associated genetic aberrations in MALT lymphomas of different sites. *Leukemia* 2004;18:1722-6.

[15] Remstein E, James C, Kurtin P. Incidence and subtype specificity of AP12 MALT-1 fusion translocations in extranodal, nodal and splenic marginal zone lymphomas. *Am J Pathol* 2000;156:1183-8.

[28] Child F, Woolons A, Price M, *et al*. Multiple cutaneous immunocytoma with secondary anetoderma: a report of two cases. *Br J Dermatol* 2000;143:165-70.

[29] Senff N, Hoefnagel J, Jansen P, *et al*. Reclassification of 300 primary cutaneous B-cell lymphomas according to the new WHO-EORTC classification for cutaneous lymphomas: comparison with previous classifications and identification of prognostic markers. *J Clin Oncol* 2007;25:1581-7.

[32] Senff N, Noordijk E, Kim Y, *et al*. European Organization for Research and Treatment of Cancer and International Society for Cutaneous Lymphoma consensus recommendations for the management of cutaneous B-cell lymphomas. *Blood* 2008;112:1600-9.

[34] Kiesewetter B, Raderer M. Antibiotic therapy in non-gastrointestinal MALT lymphoma: a review of the literature. *Blood* 2013;122:1350-7.

Follicle centre cell lymphoma

[2] Storz M, van de Rijn M, Kim Y, *et al*. Gene expression profiles of cutaneous B-cell lymphoma. *J Invest Dermatol* 2003;120:865-70.

[3] Hoefnagel J, Dijkman R, Basso K, *et al*. Distinct types of primary cutaneous large B-cell lymphoma identified by gene expression profiling. *Blood* 2005;105:3671-8.

[10] Streubel B, Scheucher B, Valencak J, *et al*. Molecular cytogenetic evidence of t(14;18)(IGH;BCL2) in a substantial proportion of primary cutaneous follicle center lymphomas. *Am J Surg Pathol* 2006;30:529-36.

[11] Abdul-Wahab A, Tang SY, Robson A, *et al*. Chromosomal anomalies in primary cutaneous follicle center cell lymphoma do not portend a poor prognosis. *J Am Acad Dermatol* 2014;70(6):1010-20.

[12] Mao X, Lillington D, Child F, *et al*. Comparative genomic hybridization analysis of primary cutaneous B-cell lymphoma: identification of common genetic alterations in disease pathogenesis. *Genes Chrom Cancer* 2002;35:144-55.

[13] Dijkman R, Tensen C, Jordanova E, *et al*. Array based comparative hybridization analysis reveals recurrent chromosomal alterations and prognostic parameters in primary cutaneous large B-cell lymphomas. *J Clin Oncol* 2006;24:296-305.

[17] Willemze R, Meijer CJLM, Scheffer E. Diffuse large cell lymphomas of follicular centre origin presenting in the skin. *Am J Pathol* 1987;126:325-33.

[18] Garcia C, Weiss L, Warnke R, Wood G. Cutaneous follicular lymphoma. *Am J Surg Pathol* 1986;10:454-63.

[19] Willemze R, Meijer CJLM, Sentis HJ, *et al*. Primary cutaneous large cell lymphomas of follicular center cell origin. *J Am Acad Dermatol* 1987;16:518-26.

[20] Cerroni L, Arzberger E, Putz B, *et al*. Primary cutaneous follicle center cell lymphoma with follicular growth pattern. *Blood* 2000;95:3922-8.

[23] Willemze R, Jaffe E, Burg G, *et al*. WHO-EORTC classification for cutaneous lymphomas. *Blood* 2005;105:3768-85.

[24] Kodama K, Massone C, Chott A, *et al*. Primary cutaneous large B-cell lymphomas: clinicopathologic features, classification, and prognostic factors in a large series of patients. *Blood* 2005;106:2491-7.

[25] Senff N, Hoefnagel J, Jansen P, *et al*. Reclassification of 300 primary cutaneous B-cell lymphomas according to the new WHO-EORTC classification for cutaneous lymphomas: comparison with previous classifications and identification of

prognostic markers. *J Clin Oncol* 2007;25:1581-7.

[31] Senff N, Hoefnagel J, Nelis K, *et al*. Results of radiotherapy in 153 primary cutaneous B-cell lymphomas classified according to the WHO-EORTC classification. *Arch Dermatol* 2007;143:1520-6.

[32] Senff N, Noordijk E, Kim Y, *et al*. European Organization for Research and Treatment of Cancer and International Society for Cutaneous Lymphoma consensus recommendations for the management of cutaneous B-cell lymphomas. *Blood* 2008;112:1600-9.

Diffuse large B-cell lymphoma

[1] Vermeer MH, Geelen FAMJ, van Haselen CW, *et al*. Primary cutaneous large Bcell lymphomas of the legs. *Arch Dermatol* 1996;132:1304-8.

[8] Wiesner T, Streubel B, Huber D, Kerl H, Chott A, Cerroni L. Genetic aberrations in primary cutaneous large B-cell lymphoma. *Am J Surg Pathol* 2005;29:666-73.

[9] Mao X, Lillington D, Child F, *et al*. Comparative genomic hybridization analysis of primary cutaneous B-cell lymphoma: identification of common genetic alterations in disease pathogenesis. *Genes Chrom Cancer* 2002;35:144-55.

[10] Dijkman R, Tensen C, Jordanova E, *et al*. Array based comparative genomic hybridisation analysis reveals recurrent chromosomal alterations and prognostic parameters in primary cutaneous large B-cell lymphoma. *J Clin Oncol* 2006;24:296-305.

[11] Child F, Scarisbrick J, Calonje E, *et al*. Inactivation of tumour suppressor genes *p*15 and *p*16 in primary cutaneous B-cell lymphoma. *J Invest Dermatol* 2002;118:941-8.

[12] Senff NJ, Zoutman WH, Vermeer MH, *et al*. Fine-mapping chromosomal loss at 9p21: correlation with prognosis in primary cutaneous diffuse large B-cell lymphoma, leg type. *J Invest Dermatol* 2009;129:1149-55.

[17] Grange F, Bekkenk M, Wechsler J, *et al*. Prognostic factors in primary cutaneous large B-cell lymphomas: a European multicenter study. *J Clin Oncol* 2001;19:3602-10.

[18] Willemze R, Jaffe E, Burg G, *et al*. WHO-EORTC classification for cutaneous lymphomas. *Blood* 2005;105:3768-85.

[26] Senff N, Noordijk E, Kim Y, *et al*. European Organization for Research and Treatment of Cancer and International Society for Cutaneous Lymphoma consensus recommendations for the management of cutaneous B-cell lymphomas. *Blood* 2008;112:1600-9.

Secondary cutaneous B-cell lymphomas

Intravascular large B-cell lymphoma

[1] Perniciaro C, Winkelmann RK, Daoud MS, Su WPD. Malignant angioendotheliomatosis is an angiotropic intravascular lymphoma. *Am J Dermatol* 1995;17:242-8.

[5] Ferreri A, Campo E, Seymour J, *et al*. Intravascular lymphoma: clinical presentation, natural history and prognostic factors in a series of 38 cases with special emphasis on the 'cutaneous variant'. *Br J Haematol* 2004;127:173-83.

Lymphomatoid granulomatosis

[1] Liebow AA, Carrington CRB, Friedman PJ. Lymphomatoid granulomatosis. *Hum Pathol* 1972;3:457-558.

[2] Katzenstein A-LA, Carrington CB, Liebow AA. Lymphomatoid granulomatosis: a clinicopathologic study of 152 cases. *Cancer* 1979;43:360-73.

[4] Kwon E, Katz K, Draft K, *et al*. Posttransplantation lymphoproliferative disease with features of lymphomatoid granulomatosis in a lung transplant patient. *J Am Acad Dermatol* 2006;54:657-63.

[5] Beaty M, Toro J, Sorbara L, *et al*. Cutaneous lymphomatoid granulomatosis: correlation of clinical and biologic features. *Am J Surg Pathol* 2001;25:111-20.

[11] Rizzi R, Curci P, Delia M, *et al*. Spontaneous remission of "methotrexate associated lymphoproliferative disorders" after discontinuation of immunosuppressive treatment for autoimmune disease: review of the literature. *Med Oncol* 2009;26:1-9.

Secondary cutaneous T-cell lymphomas

Angioimmunoblastic T-cell lymphoma

[1] Dunleavy K, Wilson W, Jaffe E. Angioimmunoblastic T-cell lymphoma: pathobiological insights and clinical implications. *Curr Opin Haematol* 2007;14:348-53.

[2] Lachenal F, Berger F, Ghesquieres H, *et al*. Angioimmunoblastic T-cell lymphoma. Clinical and laboratory features at diagnosis in 77 patients. *Medicine* 2007;86:282-92.

[3] Martel P, Laroche L, Courville P, *et al*. Cutaneous involvement in patients with angioimmunoblastic lymphadenopathy with dysproteinemia: a clinical, immunohistological and molecular analysis. *Arch Dermatol* 2000;136:881-6.

Other disorders

Blastic plasmacytoid dendritic cell neoplasm (blastic plasmacytoid CD4$^+$/CD56$^+$ haematodermic neoplasm)

[2] Chan J, Sin V, Wong K, *et al*. Non-nasal lymphoma expressing the natural killer cell marker CD56: a clinicopathologic study of 49 cases of an uncommon aggressive neoplasm. *Blood* 1997;89:4501-13.

[3] Child F, Mitchell T, Whittaker S, *et al*. Blastic natural killer cell and extranodal natural killer cell-like T-cell lymphoma presenting in the skin: report of six cases in the UK. *Br J Dermatol* 2003;148:507-15.

[5] Mao X, Onadim Z, Price E, *et al*. Genomic alterations in blastic natural killer/extranodal natural killer like T-cell lymphoma with cutaneous involvement. *J Invest Dermatol* 2003;121:618-27.

[6] Dijkman R, van Doorn R, Szuhai K, *et al*. Gene expression profiling and array based CGH classify CD4$^+$ CD56$^+$ haematodermic neoplasm and cutaneous myelomonocytic leukaemia as distinct disease entities. *Blood* 2007;109:1720-7.

[7] Petrella T, Bagot M, Willemze R, *et al*. Blastic NK-cell lymphomas (agranular CD4$^+$ CD56$^+$ hematodermic neoplasms): a review. *Am J Clin Pathol* 2005;123(5):662-75.

[10] Petrella T, Comeau M, Maynadie M, *et al*. 'Agranular CD4$^+$ CD56$^+$ haematodermic neoplasm' (blastic NK-cell lymphoma) originates from a population of CD56$^+$ precursor cells related to plasmacytoid monocytes. *Am J Surg Pathol* 2002;26:852-62.

[11] Petrella T, Meijer C, Dalac S, *et al*. TCL1 and CLA expression in agranular CD4/CD56 hematodermic neoplasms (blastic NK-cell lymphomas) and leukaemia cutis. *Am J Clin Pathol* 2004;122:307-13.

[13] Petrella T, Dalac S, Maynadie M, *et al*. CD4$^+$ CD56$^+$ cutaneous neoplasms: a distinct haematological entity? *Am J Surg Pathol* 1999;23:137-46.

[14] Bekkenk M, Jansen P, Meijer C, Willemze R. CD56$^+$ hematological neoplasms presenting in the skin: a retrospective analysis of 23 new cases and 130 cases from the literature. *Ann Oncol* 2004;15:1097-108.

[15] Gilis L, Lebras L, Bouafia-Sauvy F, *et al*. Sequential combination of high dose methotrexate and L-asparaginase followed by allogeneic transplant: a first-line strategy for $CD4^+$/$CD56^+$ hematodermic neoplasm. *Leuk Lymphoma* 2012; 53(8): 1633-7.

Post-transplant lymphoproliferative disorder

[1] Blokx W, Andriessen M, Hamersvelt H, van Krieken J. Initial spontaneous regression of posttransplantation Epstein Barr virus-related B-cell lymphoproliferative disorder of the skin in a renal transplant recipient. *Am J Dermatopathol* 2002; 24: 414-22.

[2] Lok C, Viseux V, Denoeux J, Bagot M. Post-transplant cutaneous T-cell lymphomas. *Crit Rev Oncol/Haematol* 2005; 56: 137-45.

[3] Verma S, Nuovo J, Porcu P, *et al*. Epstein-Barr virus and human herpesvirus 8-associated primary cutaneous plasmablastic lymphoma in the setting of renal transplantation. *J Cutan Pathol* 2005; 32: 35-9.

[4] Ravat F, Spittle M, Russell Jones R. Primary cutaneous T-cell lymphoma occuring after organ transplantation. *J Am Acad Dermatol* 2006; 54: 668-75.

[5] Mohsin N, Budruddin M, Kamble P, *et al*. Complete regression of cutaneous Bcell lymphoma in a renal transplant patient after conversion from cyclosporin to sirolimus. *Transplant Proc* 2007; 39: 1267-71.

[6] McGregor J, Carmen C, Lu Q, *et al*. Post-transplant cutaneous lymphoma. *J Am Acad Dermatol* 1993; 29: 549-54.

Leukaemia cutis

[3] Su WPD, Buechner SA, Li CY. Clinicopathologic correlations in leukaemia cutis. *J Am Acad Dermatol* 1984; 11: 121-18.

[6] Beek CH. Skin manifestations associated with lymphomas and leukaemias. *Dermatologica* 1948; 96: 350-6.

[11] Creutzig U, van den Heuvel-Eibrink MM, Gibson B, *et al*. Diagnosis and management of acute myeloid leukemia in children and adolescents: recommendations from an international expert panel. *Blood* 2012; 120(16): 3187-205.

[12] Ratnam KV, Khor CJ, Su WP. Leukemia cutis. *Dermatol Clin* 1994; 12(2): 419-31.

[14] Bakst RL, Tallman MS, Douer D, Yahalom J. How I treat extramedullary acute myeloid leukemia. *Blood* 2011; 118(14): 3785-93.

Cutaneous manifestations of Hodgkin disease

[1] White RM, Patterson JW. Cutaneous involvement in Hodgkin's disease. *Cancer* 1985; 55: 1136-45.

[2] Jaffe ES. The elusive Reed-Sternberg cell. *N Engl J Med* 1989; 320: 529-31.

[3] Kadin ME. Histogenesis of Hodgkin's disease. *Hum Pathol* 1987; 18: 1085-8.

[4] Kaplan HS. Hodgkin's disease: unfolding concepts concerning its nature, management and prognosis. *Cancer* 1980; 45: 2439-74.

第 141 章

141

基底细胞癌

Vishal Madan[1], *John T. Lear*[2]

[1] Dermatology Centre, Salford Royal NHS Foundation Trust, Salford, UK

[2] Department of Dermatology, Manchester Royal Infirmary, Manchester, UK

基底细胞癌

定义和术语

基底细胞癌（BCC）是一种最常见的人类恶性肿瘤。尽管 BCC 和鳞状细胞癌（SCC）（见第 142 章）在临床表现和发病机制方面存在明显的差异，但由于两者均具有较低的恶性程度，使其可归类为非黑素瘤皮肤癌（NMSC），从而将它们与黑素瘤区别，后者为第三常见的皮肤恶性肿瘤，而恶性程度却要高得多。BCC 大约占 NMSC 的 74%，而 SCC 则少于 23%。

同义名
- 侵蚀性溃疡
- 基底样细胞瘤

概述

基底细胞癌(BCC)几乎与人类其他的癌症一样常见[1]。尽管在获取和登记相关资料方面存在困难,导致 BCC 漏报,但肯定的是,全世界范围内 BCC 发病率每年以 10%的速度增长。根据欧洲国家的既往研究来估算,BCC 漏报水平为 30%~50%,这表明 BCC 的患病率在不久的将来会等于其他所有皮肤恶性肿瘤的总和[2]。另外,估计 40%~50%的原发性 BCC 患者将在 5 年内发展出至少一种或多种 BCC。在美国,NMSC 年发病率超过 1 000 000 例,其中 70%~80%为 BCC[3]。尽管 BCC 呈缓慢、惰性生长,但对西方国家的健康经济学有着重要影响[4]。

流行病学

发病率和患病率

在英国,各个皮肤恶性肿瘤注册数据库在获取、记录和处理 BCC 相关资料方面存在差异,某些恶性肿瘤注册数据库根本就不记录 BCC 相关资料[5]。在 2010 年,英国登记有 99 549 例 NMSC,其中约 73%为 BCC[6]。在 2000—2002 年与 2008—2010 年期间,英格兰、苏格兰、北爱尔兰和爱尔兰记录的 BCC 发病率增加了约 1/3(男性 36%,女性 32%)[7]。BCC 发病率的增加可能部分归功于更好的数据库记录,然而,由于 30%~50%(不同数据库之间存在差异)的 BCC 未被记录,BCC 发病率仍被认为是低估的[8]。

在其他欧洲国家,BCC 发病率也在上升。一项来自荷兰的观察研究显示,在 1973—2009 年这 37 年间,BCC 发病率增加至原来的 4 倍[9]。2002—2009 年间增加更为显著,估计男性每年增加 6.8%,女性每年增加 7.9%。紫外线暴露发挥了直接作用的同时,筛查方法改进也可能使得 BCC 发病率增加[10]。

在世界范围内,BCC 发病率差异很大,澳大利亚最高(年发病率>1000/100 000),非洲部分地区最低(年发病率<1/100 000)。在各个国家,BCC 平均发病率亦有区域性差异。在英国,BCC 每年发病率为 76.21/100 000,其中西南部发病率最高(每年 121.29/100 000),伦敦发病率最低(每年 0.24/100 000)[11]。

当 BCC 发病率随着年龄增长而增加时,人口老龄化也导致皮肤恶性肿瘤病例总数全面上升。实际上,80%的病例发生于 60 岁及以上的人群[12]。然而,已经观察到,在 30—49 岁的人群中,BCC 年增长数量是最大的[11]。

与女性相比,男性 BCC 发病率更高。被诊断为 BCC 的患者随后再患 BCC 的风险更高,再发生一个或多个部位 BCC 的 5 年累计风险为 29.2%[13,14]。在首次诊断 BCC 最初 6 个月内,这种风险最高。同样与女性相比,男性发生多个 BCC 的风险要高出 30%。而与 50 岁以下的患者相比,65—79 岁患者再患 BCC 的风险要高 80%以上[13]。

个体发生 BCC 的风险取决于基因、表型和环境因素。居住于太阳辐射强的环境及具有紫外线易感标记诸如白皮肤、红发和不易晒黑的居民风险更高[14]。

慢性光损伤标志物与 BCC 呈正相关[14]。发生 10 个以上光线性角化病皮损可使 BCC 的风险增加 5 倍。其他因素,包括日光性弹性纤维变性、日光性黑子和毛细血管扩张,与 BCC 呈正相关,但相关性弱于光线性角化病[15]。

NMSC 发病率的区域性差异与环境中太阳辐射量和皮肤类型有关。据报道,美国白人 NMSC 发病率是欧洲的 5~7 倍,澳大利亚白人则是欧洲的 50~100 倍[16]。已知邻近赤道是皮肤恶性肿瘤风险的强烈预测指标,在这些国家,NMSC 发病率越邻近赤道越高。地理纬度与 BCC 患病风险之间有显著的负相关性[17]。

在 NMSC 发病机制中,紫外线照射是最重要的风险因素,而且,增加光暴露对 SCC 发生风险的影响明显要比 BCC 更大[18]。SCC 与终身累积光暴露量显示很强的剂量-效应关系;与 SCC 不同,对 BCC 而言,间歇的光暴露和童年时期的光暴露可能更重要[19,20]。

病理生理学

发病诱因

发生 BCC 的危险因素列于框图 141.1。BCC 的主要危险因素是紫外光暴露和遗传易感性。其他的重要危险因素包括 Fitzpatrick Ⅰ型和Ⅱ型皮肤、免疫抑制、年龄增长、男性、既往 BCC 病史和慢性砷暴露[21]。

环境因素

紫外线照射诱导突变发生的机制已经被广泛研

究。中波紫外线(UVB)和长波紫外线(UVA)照射均可致突变，而且，中波紫外线照射可通过诱导相邻嘧啶之间形成共价键而直接引起 DNA 和 RNA 损伤，从而生成致突变光产物，如环氧嘧啶二聚体(TT)和嘧啶-嘧啶(6-4)加合物[22]。

框图 141.1　基底细胞癌危险因素

Fitzpatrick Ⅰ型和Ⅱ型皮肤

- 日光紫外线照射
- 人乳头瘤病毒
- 医源性免疫抑制
- 获得性免疫缺陷综合征和非霍奇金淋巴瘤
- 补骨脂素长波紫外线(PUVA)疗法
- 光敏性药物
- UVB 光疗
- 电离辐射
- 职业因素
- 砷暴露
- 既往基底细胞癌病史

UVA 通过"光氧化应激"调节机制形成活性氧簇(ROS)，从而间接诱导 DNA 损伤。ROS 与脂质、蛋白质和 DNA 相互作用，产生的中间产物与 DNA 结合形成加合物[23]。需要一些复杂的 DNA 修复系统阻止这些前致突变加合物发生有害作用[24]。紫外线诱导的 DNA 损伤通常会导致 DNA 修复或凋亡，而导致肿瘤发生的情况则非常罕见。着色性干皮病患者存在 DNA 修复机制受损的情况，因此发生皮肤恶性肿瘤的风险增加至 2000 倍[25]。

BCC 已被证明是高度突变负荷的人类癌症，大多数为紫外线相关的突变。与间歇性紫外线暴露部位相比，发生于长期紫外线暴露部位的 BCC 具有更高的突变率。较高的突变负荷促使抗肿瘤的免疫反应增强，从而导致侵袭性较低的 BCC 表型[26]。

遗传学

痣样基底细胞癌综合征(NBCCS;Gorlin 综合征，MIM 109400)是一种常染色体显性遗传疾病，其特征性临床表现包括掌跖点状凹陷、牙源性囊肿、大脑镰钙化、骨骼畸形、髓母细胞瘤和多发性 BCC。对 BCC 分子发病机制的深入理解，来源于对 NBCCS 患者的研究，该病发生由于 *PTCH1* 胚系突变，*PTCH1* 是具有肿瘤抑制功能的体节极性基因(9q22.3)[26]。*PTCH1* 最初是在果蝇(*Drosophila melanogaster*)中被识别，已知在脊椎动物发育中发挥重要作用。*PTCH1* 编码一种具有 12 个跨膜结构域的跨膜蛋白 Pacthed-1(Ptch-1)，Ptch1 可作为受体与弥散的音猬因子(Shh，一种形态生成素)相结合[27]。

Ptch-1 作为肿瘤抑制因子，可抑制 G 蛋白偶联受体 Smoothened(Smo)。*PTCH1* 失功能性突变导致对 Smo 的抑制作用减轻，从而激活转录因子 Gli 家族，促进其进入细胞核，导致靶基因的持续激活。非激活状态下，Gli 蛋白与 Sufu 蛋白结合，后者的丢失可引起 Gli 的组成性活化(图 141.1)。

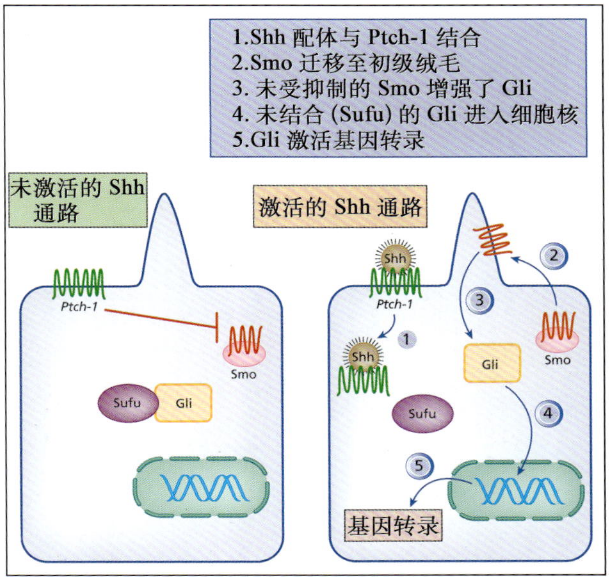

图 141.1　音猬因子通路(Shh)在 BCC 发病机制中的作用

非典型蛋白激酶 Cι/λ(aPKC-ι/λ)是一种新发现的 Gli 调节子，可与其极性信号通路配体在中心体共区域化，并和肿瘤转移消失蛋白(MIM)形成复合体，MIM 为一种支架蛋白，能增强 Hh 信号传导。在耐 SMO 抑制剂的肿瘤中，可检测到活化 aPKC-ι/λ 的上调，因此靶向 aPKC-ι/λ 可抑制耐药 BCC 细胞系的信号传导和生长。

在家族性 BCC 中，体细胞 *PTCH1* 突变频率很高[29]。在散发的 BCC 中，也显示有 80%～90%的病例存在 *PTCH1* 功能缺失，10%～20%的病例存在 SMO 功能缺失[30]。

黑素皮质素-1 受体(*MC1R*)的基因变种 *ASIP* 和 *TYR* 与白皮肤、红发及黑素瘤风险相关。近来的证据表明，这些基因变种也可能是 BCC 的独立危险因素[31]。同样，通过检测 P53 肿瘤抑制基因的作用，发现 50%的 BCC 具有 P53 突变[10,32]。

细胞色素 P450(CYP)和谷胱甘肽 S-转移酶(GST)可催化解毒氧化应激产物(如脂质和 DNA 氢

过氧化物)。GST 和 *CYP2D6*(该基因编码 CYP)多态性与 BCC 易感性(*CYP2D6*、*GSTT1*)相关,一些 *CYP2D6* 等位基因变种与 BCC 多表型有关[33,34]。

不同于正常细胞,大多数永生化细胞和肿瘤细胞端粒酶活性水平显著升高,在增殖期间端粒酶长度没有净损失,在 BCC 中亦观察到此现象[35]。

在高危 BCC 肿瘤细胞中,发现 β-连环蛋白和膜型基质金属蛋白酶 1(MT1-MMP)水平增加,可能表明它们在高危 BCC 局部侵袭性和高度破坏性生长行为中发挥重要作用[36]。

免疫抑制

在总人群中,BCC 是 SCC 的 3～6 倍。在免疫抑制的患者中该比例倒置,正如在器官移植患者中 SCC 更常见一样[37,38]。高加索人中,器官移植受体发生 BCC 的风险是非移植人群的 10～16 倍。HIV 感染患者和慢性淋巴细胞白血病患者发生侵袭性 NMSC 亦更为常见[39]。慢性淋巴细胞白血病患者 BCC 在 Mohs 手术后,复发的可能性是一般人群的 14 倍[40]。

其他危险因素

饮水所致的无机砷暴露与 BCC 的发生有关[41]。发生 BCC 的其他危险因素还包括 UVB 光疗[42]和电离辐射[43]。除了痣样基底细胞癌综合征(NBCCS)外,多发性早发性 BCC 还可见于其他的综合征[44](表 141.1 和表 141.2)。

表 141.1　以基底细胞癌作为主要表现的遗传性综合征

状况	遗传	基因	其他主要的皮肤表现	其他主要的皮肤外表现	其他主要的肿瘤	发表的诊断标准	可用的诊断试验
痣样基底细胞癌综合征	AD	*PTCH1*	表皮样囊肿,粟丘疹,掌跖点状凹陷	大脑镰钙化,面容粗糙,下颌角囊肿,大头畸形,脊柱、四肢和口面畸形	髓母细胞瘤,横纹肌肉瘤	有	有(DNA 检测)[a]
Bazex-Dupré-Christol 综合征	XL	未知	皱褶部色素过度沉着症,毛囊性皮肤萎缩,少汗症,稀毛症,粟丘疹	无	毛发上皮瘤	无	无
Rombo 综合征	AD	未知	虫蚀状皮肤萎缩,红斑性皮损,稀毛症,粟丘疹,毛细血管扩张	无	毛发上皮瘤	无	无
着色性干皮病(见第 78 章)	AR	*XPA-XPG*, *POLH*	光线性角化病,雀斑样痣,萎缩,光敏感,毛细血管扩张,斑驳性色素减退/色素过度沉着	DD/MR,眼异常,运动障碍,周围神经病,畏光	黑素瘤,鳞状细胞癌,脑及内脏肿瘤	无	有
泛发性毛囊基底细胞样错构瘤综合征	AD	未知	黑头粉刺,少汗症,稀毛症,粟丘疹	无	无	无	无
Happle-Tinschert 综合征(见第 75 章)	散发	未知	沿 Blaschko 线分布的皮损,萎缩,色素过度沉着症,牙齿畸形	身体不对称,DD/MR,脊柱和四肢畸形	脑部肿瘤	无	无

改编于 Castori 等,2012[44]. 获得版权所有者 John Libbey Eurotext 许可。

在患有发育迟缓、颅缝早闭、脑积水、过度发育和癫痫的情况下,考虑 9q22.3 微缺失综合征。

AD,常染色体显性遗传;AR,常染色体隐性遗传;DD/MR,发育迟缓/智能障碍;XL,X 性连锁。

表 141.2 以基底细胞癌作为次要表现的遗传性综合征

状况	遗传	基因	其他主要的皮肤表现	其他主要的皮肤外表现	其他主要的肿瘤	发表的诊断标准	可用的诊断试验
基因组不稳定性综合征							
Bloom 综合征（见第 79 章）	AR	*RECQL3*	咖啡斑，光敏感，毛细血管扩张	糖尿病，胃-食管反流，生长迟缓，骨髓增生异常，复发性/慢性感染	白血病，淋巴瘤，上皮来源恶性肿瘤	无	有
Werner 综合征（见第 72 章）	AD（非典型性），AR	*LMNA*（非典型性），*RECQL2*	萎缩，钙化，疼痛性胼胝，早老性白发，硬皮病	白内障，糖尿病，性腺功能减退症，周围神经病变，过早动脉粥样硬化和骨质疏松，典型面容	黑素瘤，（骨）肉瘤	无	有（DNA 检测）
Rothmund-Thomson 综合征（见第 77 章）	AR	*RECQL4*	稀毛症，甲营养不良，掌跖角皮病，光敏感，皮肤异色症，牙齿异常	白内障，生长迟缓，骨髓增生异常，骨质疏松，髌骨发育不良，射线缺陷	鲍温病，骨肉瘤，鳞状细胞癌	有	有（DNA 检测）
Muir-Torre 综合征（见第 142 章）	AD	*MSH2*，*MLH1*	无	无	角化棘皮瘤，胃肠道、泌尿系和子宫内膜肿瘤	无	有
毛囊皮脂腺单位疾病							
CYLD 相关性综合征（见第 138 章）	AD	*CYLD*	无	无	圆柱瘤，毛发上皮瘤，螺旋腺瘤，唾液腺腺瘤	无	有（DNA 检测）
Schöpf-Schulz-Passarge 综合征（见第 138 章）	AR	*WNT10A*	眼睑囊肿，少汗症，稀毛症，甲营养不良，粟丘疹，掌跖角皮症，牙齿异常，毛细血管扩张	无	顶泌汗腺囊腺瘤，小汗腺汗管纤维腺瘤，小汗腺汗孔瘤，鳞状细胞癌	无	有（DNA 检测）
Cowden 综合征（见第 138 章）	AD	*PTEN*	肢端假疣样皮损，软纤维瘤，纤维瘤，脂肪瘤，口腔及口唇乳头瘤，血管畸形	纤维囊性乳腺病，Lhermitte-Duclos 病，大头畸形，甲状腺功能异常	乳腺癌，胃肠息肉，卵巢癌，甲状腺癌，毛鞘瘤，子宫癌	有	有（DNA 检测）

（续 表）

状况	遗传	基因	其他主要的皮肤表现	其他主要的皮肤外表现	其他主要的肿瘤	发表的诊断标准	可用的诊断试验
伴免疫缺陷的综合征							
软骨-毛发发育不良综合征（见第 67、68、72 章）	AR	*RMRP*	稀毛症/脱发	比例失调性身材矮小，干骺端发育不良，外周关节松弛，四肢短粗	非霍奇金淋巴瘤	无	有（DNA 检测）
疣状表皮发育不良（见第 25 章）	AR	*EVER*1，*EVER*2	多形性、红斑性皮损，疣状/扁平丘疹	无	鲍温病，鳞状细胞癌	无	有（DNA 检测）
黑素生物合成异常性疾病							
眼皮肤白化病（见第 65、70 章）	AR	*MATP*，*P*，*TYR*，*TYRP*1	毛发、皮肤及虹膜色素减退	畏光，色觉异常，斜视，视力丧失	黑素瘤，鳞状细胞癌	无	有
Hermansky-Pudlak 综合征（见第 70 章）	AR	*HPS*1-*HPS*8	毛发、皮肤及虹膜色素减退	出血性素质，肉芽肿性结肠炎，畏光，肺纤维化，色觉异常，斜视，视力丧失	黑素瘤，鳞状细胞癌	无	有

改编于 Castori 等，2012[44]. 获得版权所有者 John Libbey Eurotext 许可。

AD，常染色体显性遗传；AR，常染色体隐性遗传。

病理学

肿瘤细胞类似于表皮基底层细胞和附属器基质细胞，细胞质相对少量，与相邻的真皮有相互作用的能力。细胞核致密，深染，排列紧密。细胞质淡染，细胞边界不清。相邻细胞通过细胞间桥连接。角蛋白原纤维稀少使得细胞间连接的表现不同于马尔皮基层的棘突，但电镜显示存在细胞桥粒和张力原纤维。肿瘤细胞与真皮相互作用（正常表皮基底细胞的主要功能之一），使得肿瘤细胞边缘呈特征性的栅栏状，周围绕以结构清晰的基质。通过迁移实验表明，肿瘤依赖于周围的基质[45]。在栅栏状排列中的细胞通常罕有显示组织形成或细胞分化的证据。核分裂象可以常见，据推测，核分裂大量但生长缓慢，是由凋亡率高所导致。细胞动力学资料表明，相当一部分肿瘤细胞较快地死亡[46]。在一些肿瘤中，细胞可呈棘层松解，可见淀粉样物质[47]。

在早期皮损中，可见肿瘤芽起源于表皮。在非常小的皮损中，可见多个芽。这些芽很快融合，浅表型 BCC 三维显像提示，肿瘤边缘相连，沿着真皮乳头间表皮突呈网状生长方式，中央的肿瘤团块则显得更大、更离散[48]。随着肿瘤进展，肿瘤团块伸入到真皮，可以彼此分离，也可以与其起源处分离。某一区域肿瘤的生长可以伴随邻近区域肿瘤的退化，导致表皮萎缩。在人类及荷瘤实验鼠中，肿瘤起源的共同位点是毛囊皮脂腺导管与表皮连接处。从这里，肿瘤可以沿着表皮延伸、沿着导管向下生长。虽然难以证明 BCC 单纯是从附属器起源的，但是一些皮损表现得好像确实如此。在所有关于 BCC 起源的说法当中，必须记得的是，BCC 既能断开其与上皮结构的连接，也能与其生长区域邻近的结构建立二次连接。

BCC 自然病程的差异性体现在生长方式上。大多数肿瘤由圆形的、膨胀的细胞岛组成。它们伸出小的蕾芽，以相同的方式生长，产生多个小叶状团块，伴有纤细细胞条索或者纤维组织间隔伸入其中[48,49]。在一些区域，肿瘤围绕邻近结缔组织生长的能力有限，可能与其网状或囊性生长模式有关。纤细条索状 BCC 侵袭的同时常常伴随着过度的、几乎独有的成纤维细胞反应，与此相反，增大的肿瘤细胞团块周围则是淋巴细胞反应。侵袭性肿瘤条索可以沿着神经鞘长距离延伸。仅仅有一小部分 BCC 病例真正呈侵袭性。在这些病例中，肿瘤并不倾向于呈圆形团块生长，没有栅栏状排列或间质组织，且穿透真皮及更深的组织，一路生长并破坏组织。这样的肿瘤几乎总是溃疡性的，而且常常从早期阶段开始即是如此。在侵袭性差的肿瘤中，当表皮被肿瘤替代时会出现溃疡。侵蚀生长类型 BCC 是非常罕见的。

大多数 BCC 可激起某种程度上的圆形细胞炎症反应。该炎症反应随着溃疡程度的增加而增加，在真皮乳头常常很明显，BCC 呈浅表型生长模式。基质的成纤维细胞间常常存在一定数量的肥大细胞，亦证明朗格汉斯细胞可存在于肿瘤内及其附近。近来，已将炎症浸润与肿瘤的侵袭性联系起来[50]。

BCC 组织学模式具有多样性，部分是由那些与肿瘤的临床进程没有直接关系的特征引起的。BCC 瘤体内黑素细胞的增殖并不多见。黑素细胞产生的黑素使得肿瘤呈色素性，大量的噬黑素细胞聚集在基质中，有时聚集在囊性空腔中。在基质中常可发现黏蛋白，尤其是在肿瘤边缘，也可被包裹在肿瘤内。肿瘤中心的细胞发生凋亡可致囊性空腔形成。没有证据表明这些空腔是腺样分化。有证据表明，存在真正的皮脂腺或汗腺分化，但非常罕见。在一些肿瘤中，有梭形细胞条索，胞质更加丰富并呈嗜酸性，可形成涡状或角囊肿，可能代表着向毛根初始分化。这种病例可用瓜氨酸组织化学法证实，但对于难以和毛发上皮瘤相鉴别的病例来说，并无帮助。组织化学法和电镜检查显示，几乎没有肿瘤细胞分化的证据。然而，结节性肿瘤细胞在体外培养，30 天后出现角化迹象，表明这些细胞拥有角化的生化机制，但可能受到来自真皮的某种因素的抑制。

BCC 和毛发上皮瘤（见第 138 章）在临床和组织学上难以鉴别。然而，利用免疫组化鉴别这两种肿瘤已取得进展，某些标志物的表达可能是有用的，如平足蛋白（D2-40，淋巴管内皮细胞表面标志物）。95% 的毛发上皮瘤显示 D2-40 灶状弱阳性，与之相反，仅仅 22% 的 BCC 呈灶状弱阳性[51]。其他可用于鉴别 BCC 和毛发上皮瘤的标志物包括 CD-10、Bcl-2、角蛋白 20 和角蛋白 15[52]。

BCC 的组织病理学模式包括浅表型、结节型、浸润型、微结节型和色素型（图 141.2）[53]。

浅表型基底细胞癌

增生的不典型基底细胞形成和表皮平行的轴。典型的特征包括：栅栏状排列的基底细胞，形成的裂隙含阿辛蓝染色阳性的间充质黏液样物质——推测是间质细胞的产物。不典型基底细胞很少表现出核分裂象或凋亡，但可在毛囊处增殖，罕见于外泌汗腺附属器处增殖。

可有带状淋巴细胞浸润，这提示对于疑为浅表型 BCC 的活检组织来说，应当仔细查遍多个切面，以寻找灶状的不典型基底样细胞。

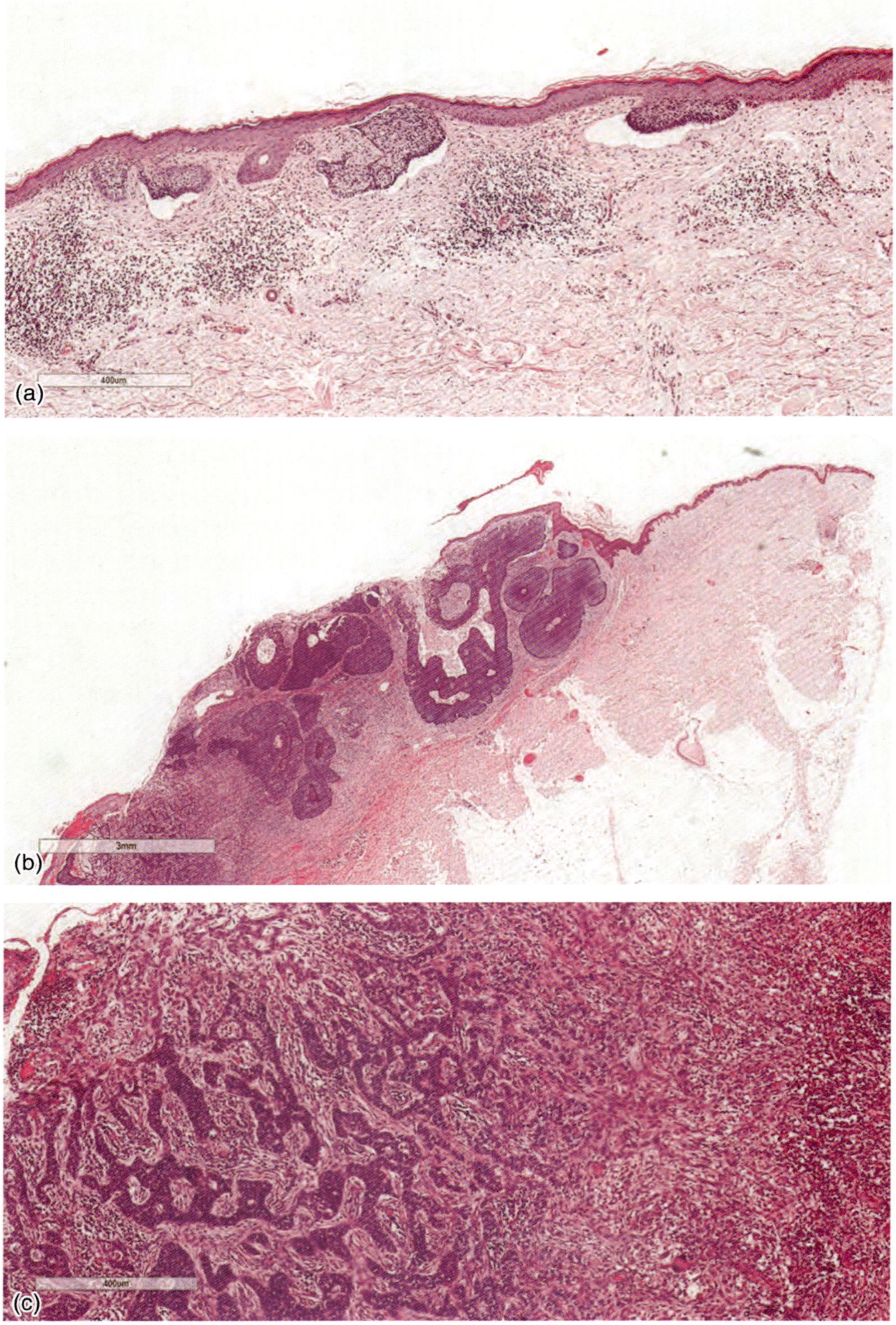
400um
(a)
3mm
(b)
400um
(c)

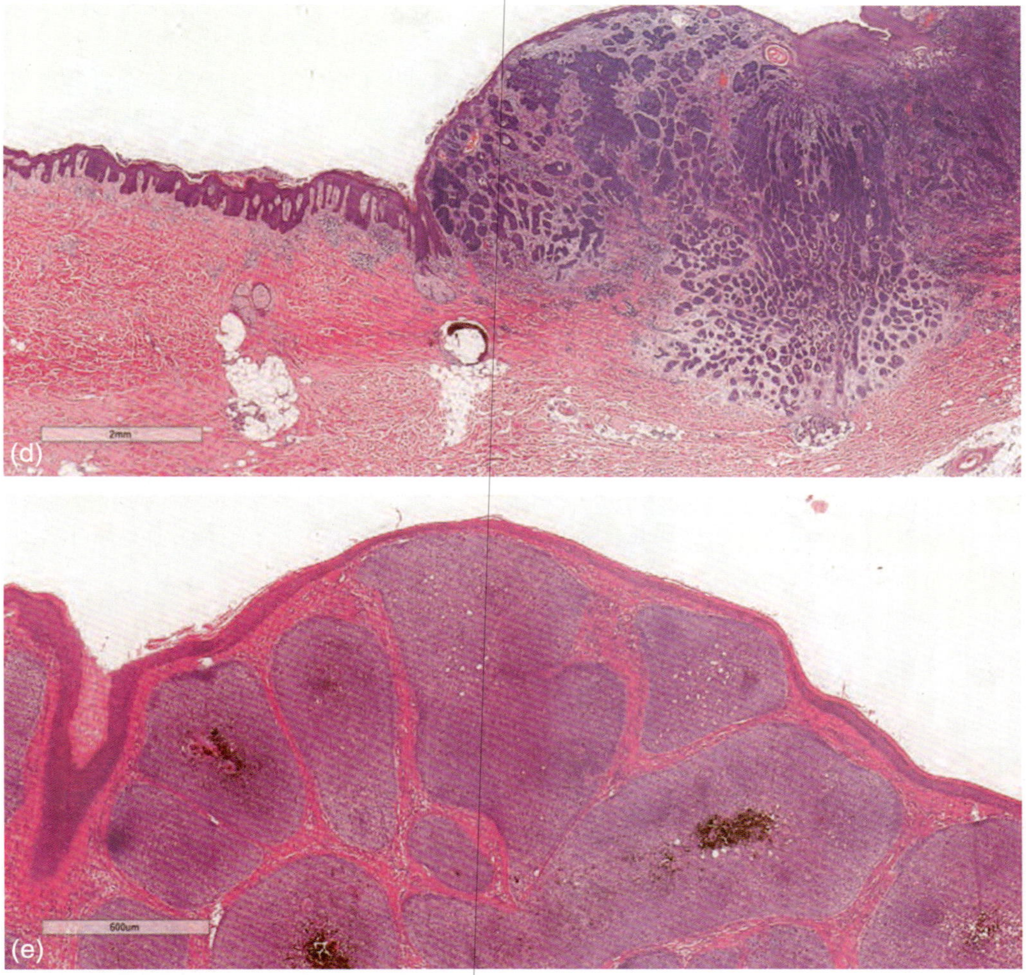

图 141.2　基底细胞癌组织病理学模式

(a)浅表型：可见由表皮多处向下生长的基底样细胞小岛，伴有人工裂隙，浅表型基底细胞癌通常局限于真皮乳头；(b)结节型：皮肤溃疡形成，有大的实性基底样细胞岛，部分表现出中央囊性变性，周围呈栅栏样，局部有人工裂隙；(c)浸润型：不规则延长的细胞条索和真皮内基底样细胞岛，包埋于疏松的伴慢性炎症的结缔组织增生性基质中；(d)微结节型：与真皮上部呈现结节状实性模式的较大瘤细胞巢相比，本型在深部真皮中表现为大量的小结节状的基底样瘤细胞团，在边缘处显示一定程度的浸润；(e)色素型：大的实性基底样细胞岛中央色素沉着，周围栅栏状排列是其明显特征，这种损害临床上可能会被误诊为黑色细胞增生。

结节型基底细胞癌

组织学表现为基底样细胞巢，可以存在于真皮乳头层或网状层，此处可以有明显的日光弹性纤维变性。细胞巢与基质通过裂隙样收缩而分离。围绕细胞巢的基质显示黏液样改变，在离散的肿瘤岛或相邻的基质中可见钙化。1/3 病例同时合并浅表型 BCC，与浅表型 BCC 类似，本型有丝分裂和单个细胞坏死是罕见的。标本的处理可能使得瘤细胞巢从基质中脱落，导致“收缩假象”。

微结节型基底细胞癌

与结节型 BCC 相比，瘤细胞巢更小，在真皮和(或)皮下组织中分布更广泛而不对称。相应的基质增生与浸润型 BCC 相似。微结节型 BCC 的另一个显著特征是：收缩间隙罕见，周围的基质形态学上表现为黏液样或胶原化。

硬斑病样型基底细胞癌

也称为硬化型 BCC，表现为 1～2 个细胞厚度的基底样细胞条索陷入致密的胶原样基质中。这种锐利角状的基底样细胞条索表现出明显的细胞凋亡和有丝分裂活性。常可见基质纤维增生和肿瘤条索纤维化。硬斑病样型 BCC 的另一个特征是向真皮深层和皮下组织侵袭。

浸润型基底细胞癌

典型表现为拉长的肿瘤细胞条索，厚度为 5～8 个细胞，组织学表现为大小、形状不规则的细胞巢，境界不清，可以侵袭皮下组织和相邻的肌肉及其他结构。像硬斑病样型一样，这些瘤细胞巢周围轮廓呈锐利角状，偶有灶状的收缩间隙，常见有丝分裂活性和单个细胞坏死。基质常常是纤维化的，伴有肥大的成纤维细胞增生。

基底鳞状细胞癌或异型基底细胞癌

病理学研究显示，该肿瘤既有 BCC 又有 SCC 的特征。生物学意义是，这种病理学特征与转移播散发生率的显著增加有关[53,54]。这种病灶的生长模式是，细胞聚集成小团，缺乏典型的栅栏状排列，包埋于致密而丰富的纤维基质中。这些瘤细胞与经典 BCC 相比，体积更大，细胞核更大更淡染，胞质具有更强的嗜酸性。

临床特征

与 SCC 不同，BCC 没有公认的癌前期病变。典型的 BCC 向周围扩大的进程缓慢，产生线状边缘，结节中央凹陷或呈扩张的侵蚀性溃疡。有些肿瘤生长速度太慢，以至于它们实际上是良性的。对于许多浅表型病灶及一些结节囊肿型病灶来说，的确如此。肿瘤大小可以有自发性波动，在许多浅表型肿瘤中可以发现瘢痕化区域。快速生长是罕见的。

在所有的 BCC 中，大约 80％发生于头颈部，临床诊断相对明确[55]。早期 BCC 病灶常常是小的、半透明的或珍珠样的，伴有隆起的毛细血管扩张的边缘。然而，表现也可以是多样的，小的病灶可以是苔藓样或角化性的，糜烂性或溃疡性的。

晚期病灶可以表现为经典的侵蚀性溃疡，边缘硬化而中央溃疡。其他常见的 BCC 亚型为结节囊肿型、浅表型、硬斑病样型和色素型。若病灶有色素，色素的分布常是不均匀的。

某些特征可以将 BCC 分为高危型和低危型，这将影响治疗方案的选择（表 141.4）。

临床亚型

结节型基底细胞癌（图 141.3）

此型是 BCC 最常见的亚型，常发生于头颈部。当皮损生长时，其表面轮廓常常变得更加不规则。血管分布程度不一。可以是肤色肿块而表面毛细血管扩张，或者肿瘤呈粉色或红色。结节性损害的部分或全部可以有囊性中心，使得半透明表现更加明显；囊性部分比周围部分色素沉着更明显。色素型及结节型 BCC 可致误诊为黑素瘤（图 141.4）。

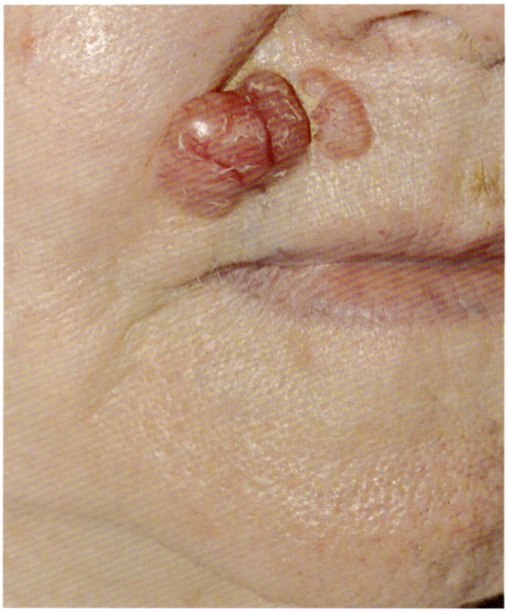

图 141.3 结节型基底细胞癌

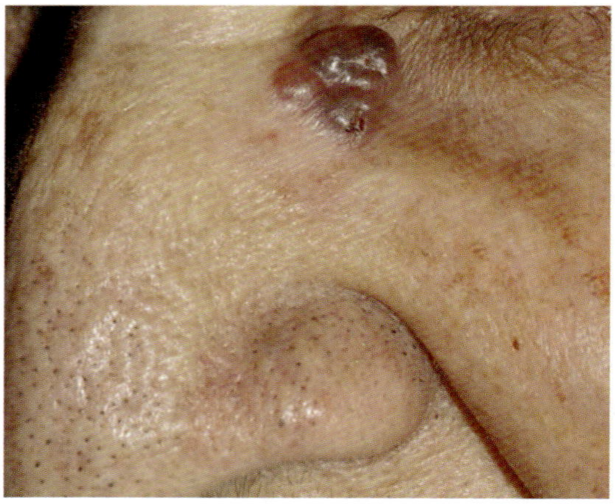

图 141.4 色素型基底细胞癌

浅表型基底细胞癌（图 141.5）

此型相对更为少见，主要位于躯干。它们被轻度隆起的线状或鞭绳样边缘环绕，边缘轮廓不规则，部分边界是不清楚的。皮损中央表皮常常是萎缩的，可有鳞屑。这种特征加上增生的血管，很像乳头 Paget 病。在边缘内可以有一串增厚的丘疹性生长岛，还可有结痂或溃烂。已证实，初发于躯干的、组织学表现为浅表型的 BCC 患者，BCC 数目增加速度最快[56]。浅表型 BCC 常常伴有色素，有时难与银屑病、钱币状湿疹或鲍温病相鉴别（见第 142 章）。

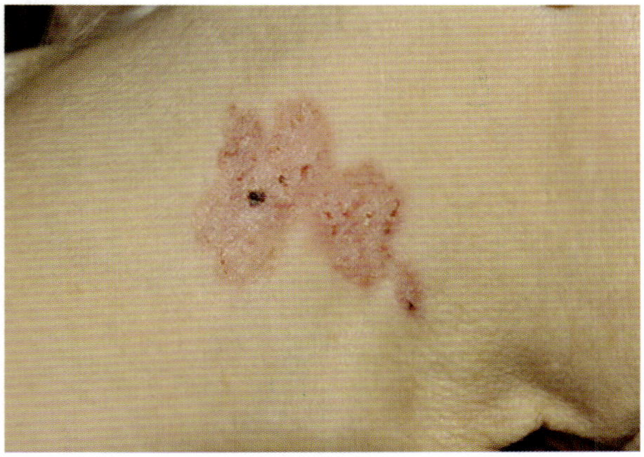

图 141.5　浅表型基底细胞癌

硬斑病样型基底细胞癌（图 141.6）

此型亦称为硬皮病样型 BCC，如此命名是因为基质致密的纤维化所致增厚的斑块更甚于瘤样外形。硬斑病样型 BCC 占所有 BCC 的 5%，境界不清楚，依据临床表现来诊断是困难的，且发现相对较晚。不易明确皮损的确切边界，但触诊可发现皮损质地坚硬，不规则向外延伸，超出肉眼可见的范围。表面光滑，可以轻度隆起，高于正常皮肤水平，有时或轻度凹陷，低于正常皮肤水平。颜色淡黄，一直被比作陈旧的象牙色。溃疡罕见，即使发生也非常浅表。许多患者，甚至医师，很少察觉到此型 BCC，直到其缓慢延伸形成相当大的皮损。

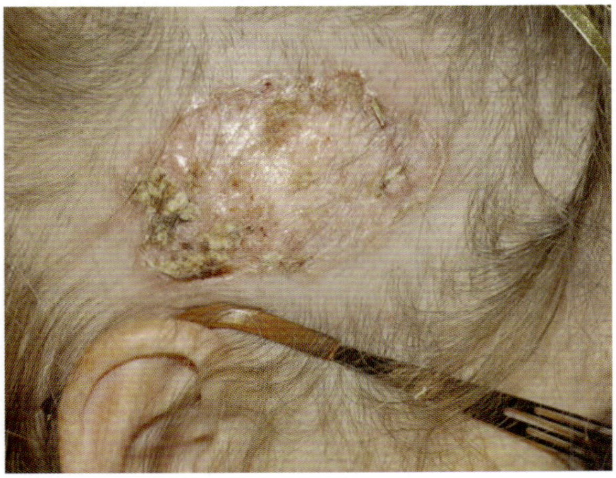

图 141.6　硬斑病样型基底细胞癌

溃疡样型基底细胞癌（图 141.7）

开始可以是小的斑疹或丘疹，但随着线状边缘的扩大，表面形成溃疡。边缘常常质硬，局部使用抗生素治疗是无效的。不典型的溃疡型 BCC 亦可有质硬的边缘和基底，但没有线状边缘。边缘常常隆起，高于正常皮肤水平，但在某些部位，尤其是鼻唇沟，可能与皮肤表面齐平。溃疡底部凹陷，低于皮肤表面，呈肉质感，并不富于血管。这样的溃疡性皮损可能始于结节，但更常见的是，发病早期即为结痂或溃烂。如果恶化，肿瘤及其随之而来的溃疡可以向深部扩展，引起较大的破坏性，尤其在眼部、鼻部或耳部周围。在眶周组织，扩大范围可能较宽；面部的骨、颅骨，甚至脑膜可被侵犯，晚期病例足以符合所谓"穿通性溃疡"。10%～40%的 BCC 包含两种或更多种亚型的混合特征，强调需要进行临床组织学诊断。

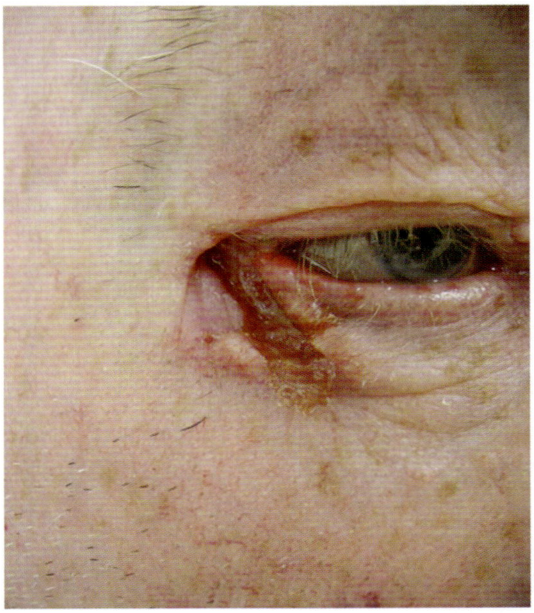

图 141.7　溃疡型基底细胞癌

纤维上皮瘤型基底细胞癌（癌前病变纤维上皮性肿瘤）

目前已归类为 BCC 的一种亚型（见后文）。

晚期和转移基底细胞癌（图 141.8）

此型是一种被长期忽视的表型，发生率 1%～2%[59]。面部或头皮发生毁损，鼻部或眼部被破坏，而鼻窦或颅骨、硬膜或脑部的暴露最终导致死亡[60]。晚期 BCC 进展至转移是非常罕见的（BCC 中占比 0.0028%～0.55%）[61]。有报道，真正发生随血液系统转移的病例，如转移的肿瘤细胞沉积于内脏或脊柱，引起疾病晚期的主要症状。其他病例则在播散前已通过淋巴管进入区域淋巴结。罕见的是，肿瘤细胞和基质的碎片可以被吸入、种植入肺部[62]。转移性 BCC 常常有基底鳞状（异型）细胞癌的组织学表型[54]。

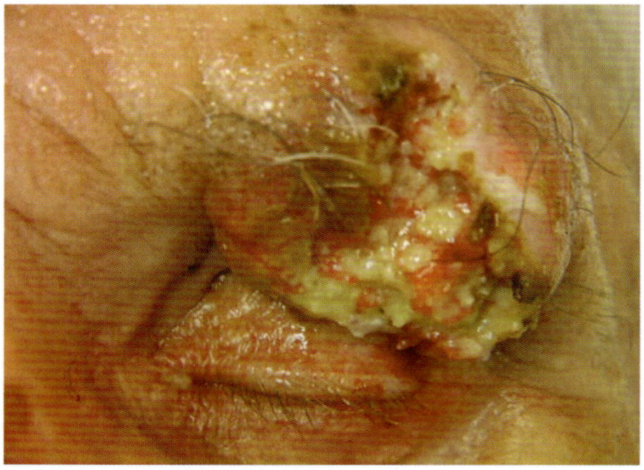

图 141.8　晚期基底细胞癌

鉴别诊断（表 141.3）

通过临床评估是难以鉴别结节型 BCC 与黑素细胞痣（尤其是色素性 BCC）、传染性软疣或皮脂腺增生。如果表面有毛发生长可判别为痣，而传染性软疣和皮脂腺增生的中央则有充满角蛋白的凹陷。

BCC 表面存在的鳞屑和痂使其难以和疣、角化棘皮瘤、SCC 或传染性软疣相鉴别。所有的病例应先清除表面的碎屑，在 BCC 皮损上这是很容易做到的。若其下可见质脆的、相对少血管的组织，则具有特征性，如果将碎片组织移走并涂于切片上，可通过细胞学检查证实诊断。

具有色素沉着的溃疡型 BCC 有时会与恶性黑素瘤混淆。BCC 边缘通常是滚边的，有毛细血管扩张和多发小结节，没有色晕。与恶性黑素瘤的暗灰棕色相比，这种颜色更倾向于偏棕色。皮肤镜可能有利于鉴别。如果诊断存在混淆，则尽可能将皮损切净。

浅表型 BCC 在形态学上类似于湿疹、银屑病或鲍温病的斑片性皮损（见第 142 章中表 142.1）。延展的线状边缘将显示真正的诊断。仔细检查几乎总能排除湿疹或银屑病的可能性，结合患者的病史也将除外这些疾病的可能性。然而，有一些病例，只有在活检后才能与鲍温病鉴别开来。硬斑病样型 BCC 可与硬斑病类似；轮廓通常不那么清晰，病情进展更加平缓而持久。

结节性耳轮软骨皮炎（见第 108 章）通常触之柔软。一些 BCC 可能并不表现典型的临床特征。表面

表 141.3　基底细胞癌鉴别诊断

诊断	临床特征	图片
痣	缺乏卷起的毛细血管扩张边缘，可以是有毛的	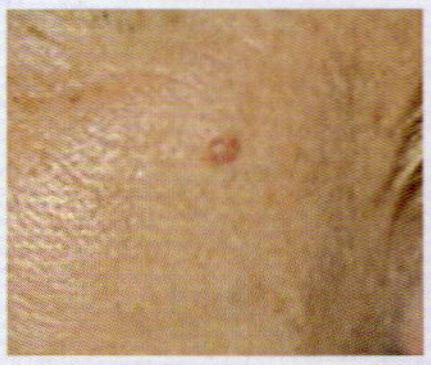
皮脂腺增生	中央凹陷，常常在脂溢性皮肤基础上有多发皮损	
传染性软疣	中央凹陷具有特征性	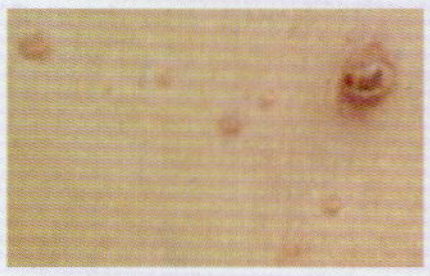
角化棘皮瘤	中央有典型角栓，病史中，进展期后接着是退行期	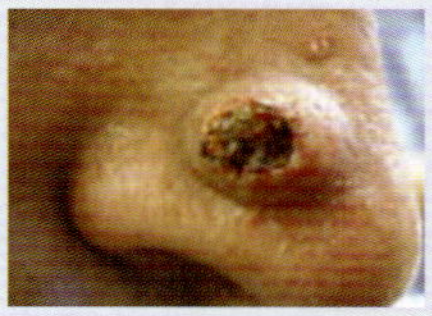
鳞状细胞癌	病史更短，基底质硬（触诊感觉更好）	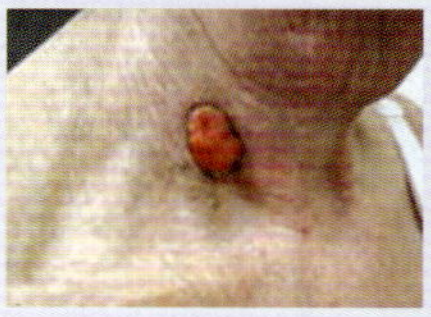
鲍温病	鳞屑性边缘，缺乏线状边缘	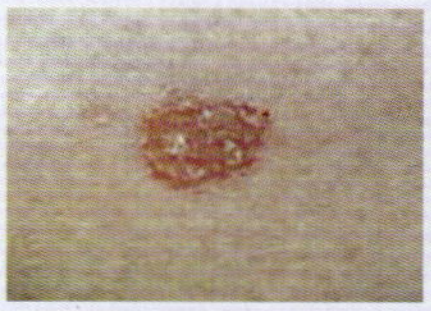
银屑病	银白色鳞屑，局部抗银屑病治疗有效	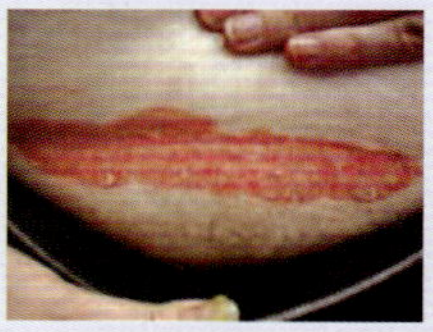
湿疹	湿疹病史，局部按湿疹治疗有效	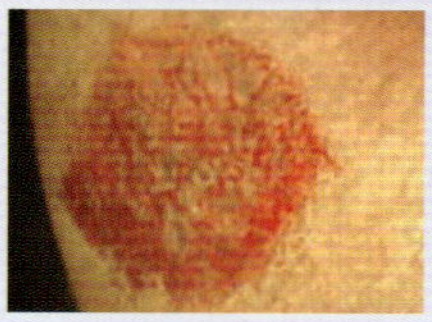
黑素瘤	灰黑色变色，色素溢出，病史更短	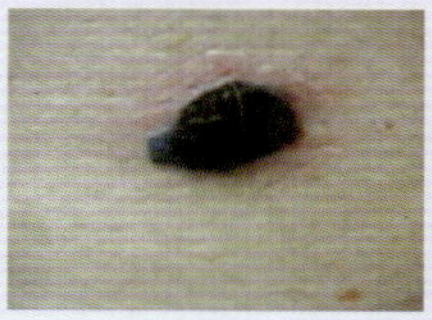
结节性耳轮软骨皮炎	常常质地较软	
病毒疣	角化性疣状表面	

溃疡或擦伤可能有碍准确诊断。BCC 临床诊断的准确率低得惊人。一项研究报告显示，医学院皮肤科医师诊断准确率为 70%，私人执业皮肤科医师为 65%，住院医师为 64%[63]。

检查

BCC 的诊断首先是依靠临床表现。临床上具有诊断难度的病例则需要活检。在结节型 BCC 中，如果目的是进行临床诊断，可以进行削切法活检。钻取法活检可能更适合于判断为硬斑病样型 BCC 的皮损。在鉴别混合型肿瘤中 BCC 亚型方面，钻取法活检的准确性较差[64]。

带交叉偏振光的皮肤镜是一种有用的临床辅助手段，识别以下特征：白色和灰棕色无结构区域，蓝灰色卵圆形巢，蓝灰色的小球，枫叶状区域，辐轮区域，同心结构，溃疡和蓝灰色的点，可能有助于区分 BCC 和鲍温病、黑素瘤，也有助于区分 BCC 各亚型[65]（图 141.9）。最常见的血管表现包括非典型红色血管、分枝状血管、逗号血管、毛细血管扩张性血管、短而细的毛细血管扩张和血管性红色。

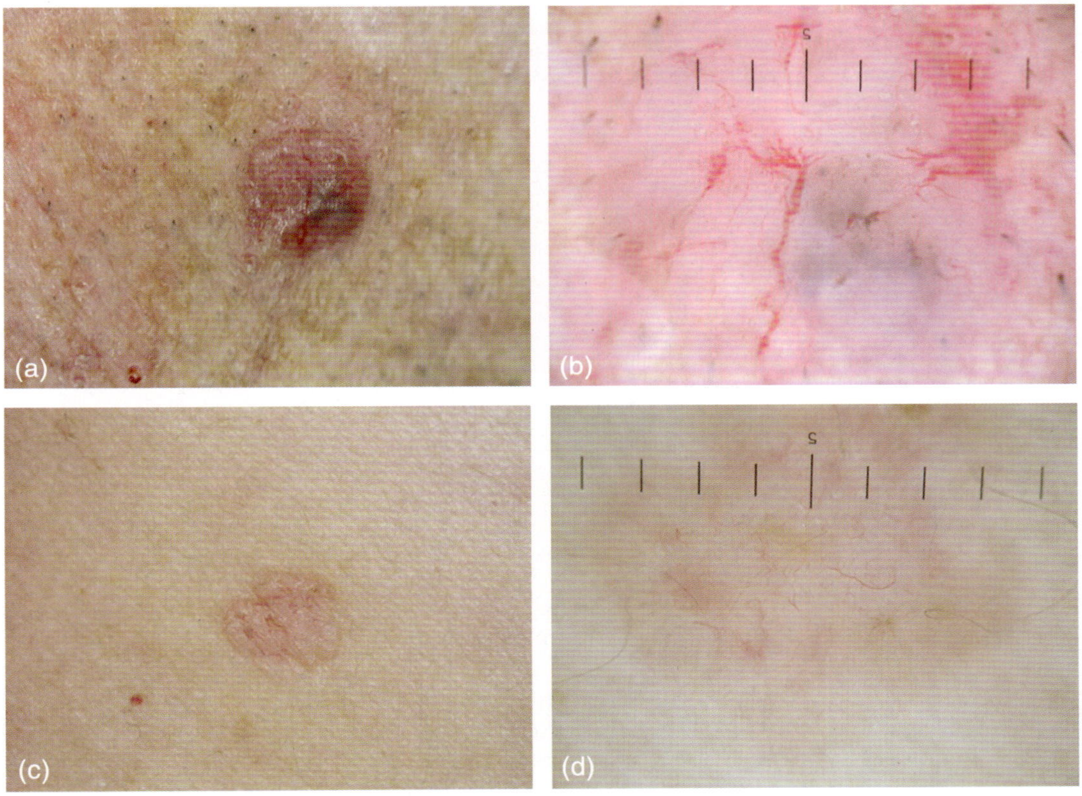

图 141.9　基底细胞癌皮肤镜图像

(a)结节型基底细胞癌；(b)相应皮肤镜图像显示白色、灰棕色无结构区域、蓝灰色小球和毛细血管扩张；(c)浅表型基底细胞癌；(d)相应的皮肤镜图像：辐轮区域、同心结构、分枝状血管、逗号样血管和毛细血管扩张性血管。

其他无创性 BCC 诊断技术包括高频超声、使用红外光的光学相干断层扫描和体内共聚焦显微镜[66]。

高清光学相干断层扫描（HD-OTC）是一种高分辨率成像工具，在横向和轴向上均具有微米级分辨率，使可视化单个细胞深度能达到 570μm 左右[67]。以下，从横向和轴向两方面描述了四种不同亚型 BCC 的特征。表皮下或真皮内细胞聚集形成细胞岛，周围绕以较低折射率的边界。这与组织学上栅栏状和肿瘤周围黏液环绕相一致（图 141.10）。虽然还在实验阶段，还没有广泛应用于临床，光学相干断层扫描和共聚焦显微镜可能分别在 BCC 术前边缘评估和非组织学检查评估中具有潜在作用[66-68]。

在共聚焦显微镜下，可以实时观察细胞形态，将薄的光学切片和高分辨率的单个图像拼接在一起，形成马赛克，可显示Mohs手术所需的大面积组织的低

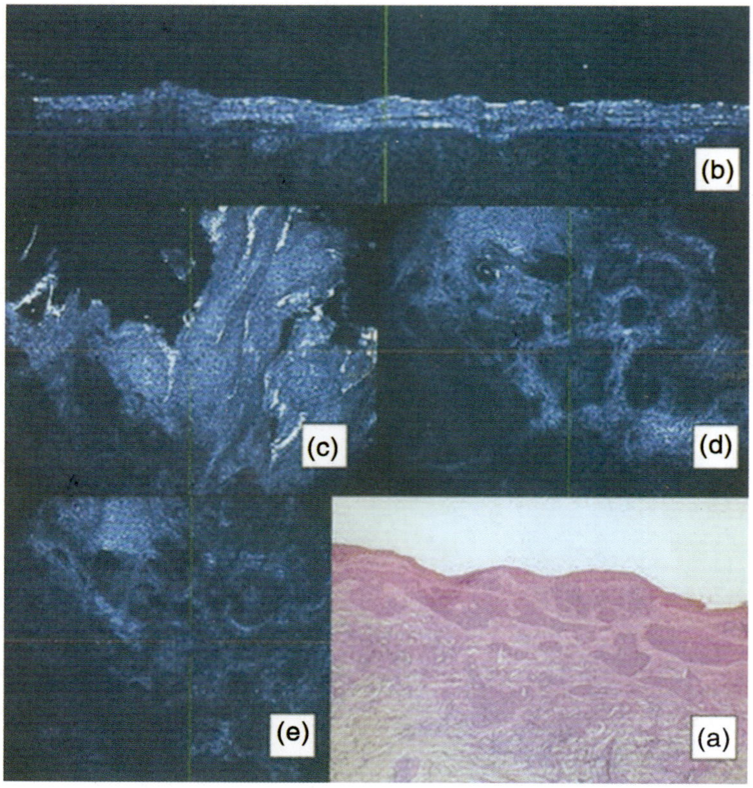

图 141.10 结节型基底细胞癌(BCC)

(a)HE 染色组织学切片显示，上覆表皮呈光化性改变，基底样细胞岛周围细胞呈栅栏状排列，这些细胞岛绕以丰富的黏液基质，将瘤细胞与周围的基质分离(裂隙)，明显的周围肿瘤基质反应；(b)在高清光学相干断层扫描(HD-OTC)切片模式下，可见异常结构的小叶模式，伴有血管扩张和高反射边缘；(c)在 HD-OTC 正面模式下，上覆表皮构架紊乱，角化不全，多形性，基底层某种程度的角质形成细胞异型性伴细胞核大小不一；(d)在 HD-OTC 影像断面模式下，可见结节型 BCC 肿瘤细胞岛有着低折射性的中间区域，在这个低折射区内，肿瘤细胞折射性更强，丰富的血管与瘤细胞岛并列；(e)在 HD-OTC 正面模式下，影像显示伴有炎细胞浸润的可变性、折射性基质。(转载自 Boone 等，2012[67]，版权所有：John Wiley)

倍放大图像(图 141.11)[68]。荧光中的吖啶橙和醋酸等造影剂，用于共焦反射显微镜的体外成像，以增强核对比。

疾病管理

肿瘤(临床和组织学性质、大小及部位)和患者因素决定了治疗 BCC 方案的选择。决定治疗方案选择的其他因素包括当地经验和治疗可行性，这可能间接取决于费用。各国和国际机构已对 BCC 的治疗方案系统地进行了评价并发布了 BCC 的治疗管理指南[69-71]。治疗 BCC 患者的方法如图 141.12 所示。

与任何恶性肿瘤一样，治疗的主要目的是完全切除或破坏 BCC。一个重要的次要目标是获得良好和可接受的美容效果。对于低危的浅表型和小结节型 BCC，诸如局部治疗和光动力治疗等非破坏性治疗成功率高，通常也可获得良好的美容效果。相反，高危和复发性 BCC 则需要对切除边缘进行组织学检查，所有可行的外科手术都无法确保其美容效果。

治疗

咪喹莫特

咪喹莫特刺激树突状细胞和单核细胞 Toll 样受体 7 和 8 表达上调，导致细胞因子和趋化因子生成增加。这些因子反过来又促进 Th1 先天性免疫反应和细胞介导的获得性免疫反应，这在肿瘤细胞的识别和破坏中是至关重要的[72]。

局部外用 5%咪喹莫特乳膏，每周使用 5 次，持续 6 周以上，可有效清除 69%～100%的浅表型 BCC 和 42%～76%的结节型 BCC[21,73]。结节型 BCC 和较厚的浅表型 BCC 有效率低一些[74,75]。一项研究表明，<0.4 mm 的浅表型 BCC 可能更适合用咪喹莫特治疗，因为这种皮损最有可能显效[75]。与光动力治疗相比，咪喹莫特治疗浅表型 BCC 可能更有效[76]。

咪喹莫特被许可用于免疫功能良好的成人浅表型 BCC，肿瘤直径最大可达 2.0cm。

患者用药后可能会出现类似流感样症状，如发热、寒战、全身疼痛和淋巴结增大。这可能足以严重到需要停止治疗。

局部咪喹莫特治疗常见的不良反应有红斑、瘙痒、糜烂、溃疡、色素脱失和结痂(图 141.13)。

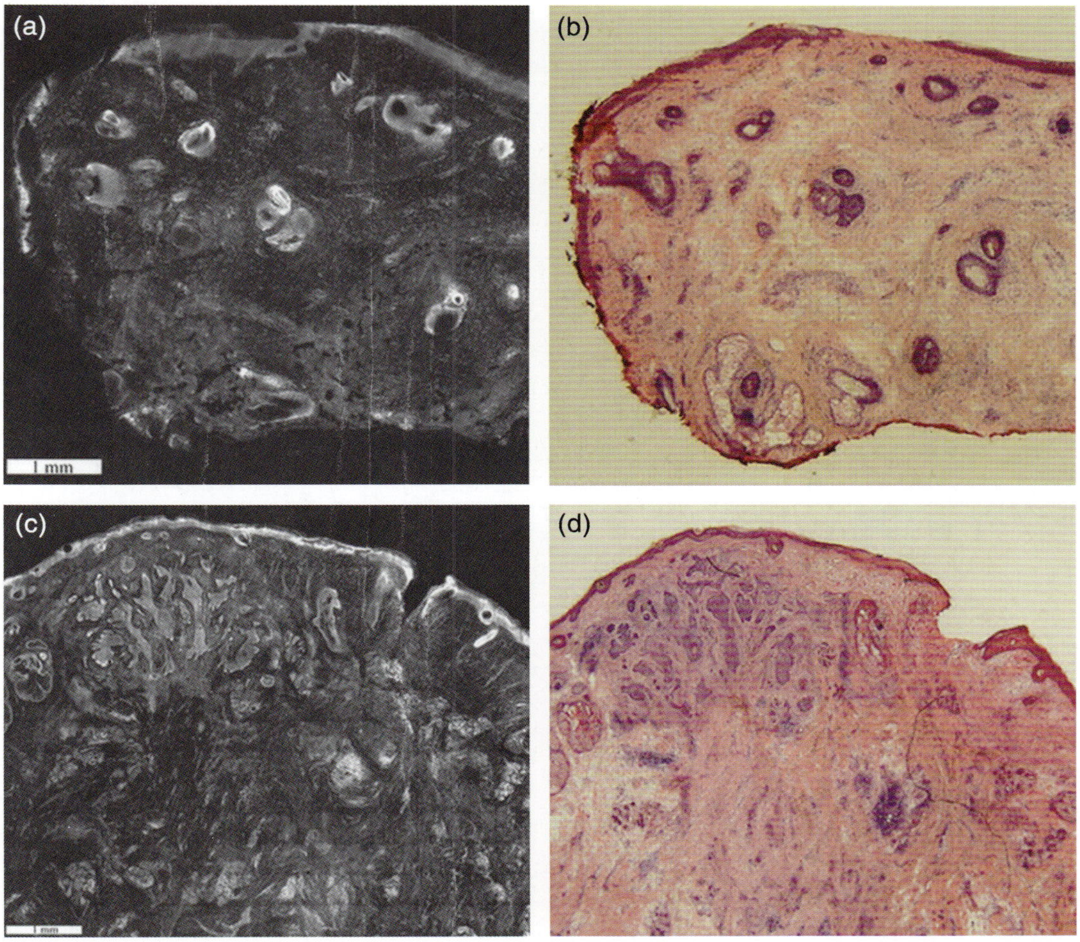

图 141.11 荧光共聚焦亚图像(a,c)和相应的 HE 染色 Mohs 冰冻切片(b,d),4×放大倍数。1 例荧光共聚焦亚图像和 Mohs 冰冻切片呈阴性的病例,显示无残余基底细胞癌(BCC)(a,b);1 例荧光共聚焦亚图像和 Mohs 冰冻切片呈阳性的病例,显示在真皮上部有残余 BCC(c,d)。就良恶性皮肤结构大小、形状、部位和形态学而言,荧光共聚焦亚图像与相应的 Mohs 冰冻切片之间有良好的关联性(转载自 Karen 等,2009[98],版权所有:John Wiley)

氟尿嘧啶

外用氟尿嘧啶(5-FU)通过抑制胸苷酸合成酶干扰 DNA 和 RNA 合成,其可阻止嘌呤和嘧啶在细胞周期的 S 期合成 DNA[77]。对于小的浅表型 BCC 而言,尽管局部外用 5-FU 组织学治愈率高,美容效果好,但很少用[78]。与咪喹莫特一样,5-FU 不推荐用于治疗大的、结节型和高危的 BCC,常见的治疗后不良反应包括局部刺激和皮肤反应,可致红斑、肿胀、脱屑和刺痛。

光动力疗法

光动力疗法依赖于活性氧(ROS)的产生,会导致肿瘤细胞坏死或凋亡。光动力疗法在 BCC 治疗中的作用在第 22 章讨论。

皮损内注射 α-2b 干扰素

需多次治疗,相关费用高,限制了在 BCC 皮损周围和皮损内注射 α-2b 干扰素疗法的应用;尽管报道显示该疗法 12 年来治愈率高达近 98%,美容效果也好[79]。

Hedgehog 通路抑制剂

大约 90% 的人类 BCC 存在 *PTCH*1 功能缺失,其余 10% 的病例存在 *SMO* 突变。这些突变导致 hedgehog 通路未被抑制而致激活,从而导致基底细胞不受调控地增殖,引起 BCC 的发生(见图 141.1)[80]。

Vismodegib(GDC-0449)是一种 SMO 的小分子抑制剂,用于治疗转移性和局限性晚期BCC(即不适

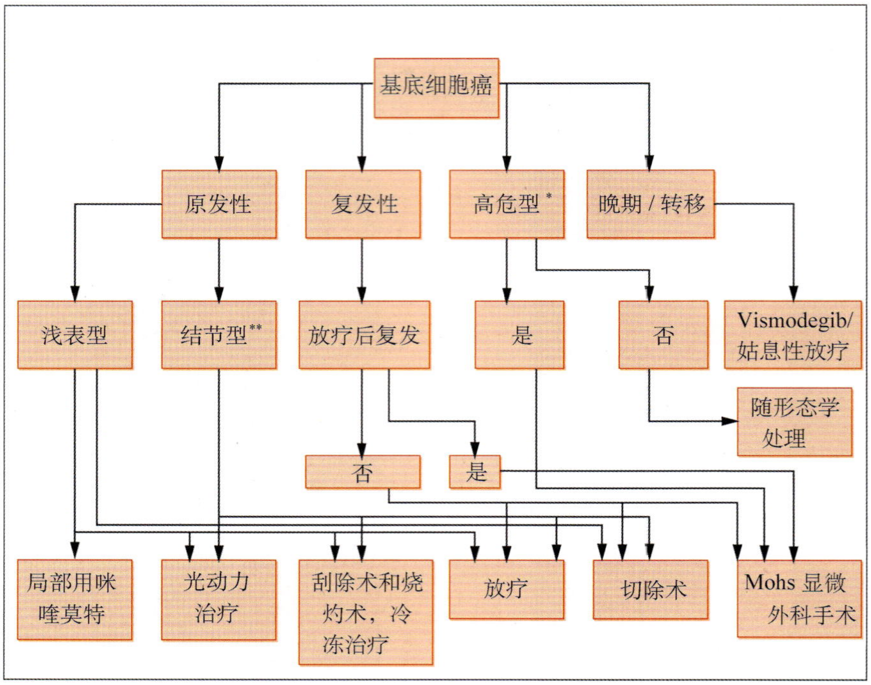

图 141.12 基底细胞癌(BCC)治疗流程图

*高危 BCC 包括硬斑病样皮损/浸润性和微结节生长模式/直径>5cm/面中部和耳部/组织学上神经周围和血管周围侵袭/宿主免疫抑制。** 只有小结节性 BCC 可用光动力治疗方法治疗。

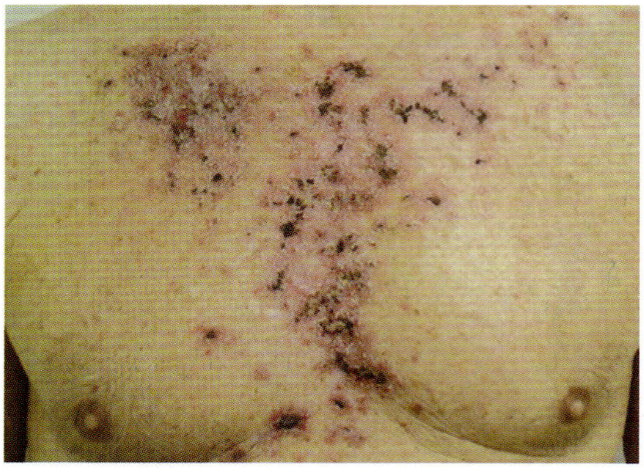

图 141.13 局部外用咪喹莫特治疗浅表型基底细胞癌所致的皮肤反应

合现有治疗方法诸如手术和放疗的 BCC 病例)。Vismodegib 的用法为每天口服 150mg，直到疾病停止进展(除外不良反应或退出研究)，结果显示对 43%晚期 BCC 患者和 30%转移性 BCC 患者具有明显疗效[81]。Vismodegib 对 NBCCS 患者来说也是一种有前景的治疗方法[82]。Vismodegib 的不良反应包括疲劳、低钠血症、体重减轻和呼吸困难、肌肉痉挛、房颤、误吸、背痛、角膜受损、脱水、角膜炎、淋巴细胞减少、肺炎、尿道感染及 QT 间期延长[80]。

其他口服和外用 SMO 抑制剂目前正在试验评估中。

外科治疗

预先决定边缘的手术切除

对于境界清楚的 BCC 来说，手术切除是最有效的治疗方法之一，因为它不仅可以对被切除组织进行组织学检查，准确评估切除边缘，而且在确保 4～5mm 手术切缘的情况下，大约 95%境界清楚的小 BCC 可获得完整的清除[83]。

此外，组织学上完全切除的 BCC 复发率低(5 年内<2%)，手术切除后的美容效果也好[21,84]。

手术切除可能不适用于复发的、硬斑病样型或大的 BCC，这些 BCC 往往需要 3～15mm 切缘以获得相似的清除率；因此，如果可能，Mohs 显微外科手术在这种情况下更合适。

对于高风险、面中部、未完全切净的 BCC，建议立即重新切除，无论是否在术中行冰冻切片检查或术后行评估切缘的组织学检查[69]。某些不可手术的病例，或患者的情况不允许再次行切除手术者，可以选择辅助放疗。

Mohs 显微手术

这部分内容在第 20 章讨论。

刮除术和电干燥术(亦称刮除术和烧灼术，C&C)

由于 BCC 有易碎的特性，可以使用传统的可重复使用的 Volkmann 刮匙选择性地去除异常组织(减瘤手术)。利用肿瘤组织这种差异效应可有效勾勒出某些肿瘤范围，并且在标准或 Mohs 手术切除某些 BCC 前，可用于更准确地界定表皮内肿瘤横向扩散的范围。一次性的环式刮匙有更锋利的边缘，所以温和些的手法即可初步勾画出肿瘤的轮廓。当用于治疗时，重要的是，在初步的刮除术之后，要用电热术或烧灼术将基质和周围的真皮炭化至 1mm 的深度，随后将刮除并炭化肿瘤基底重复 2 次。由于该方法并不分割真皮上部的结缔组织网，所以可以预见病损通常是可以愈合的，大多数病例仅有轻度瘢痕。然而，仍可能会发生色素减退或形成肥厚性瘢痕，后者在躯干上部很明显，尤其是使用强有力的烧灼后。

在英国，刮除术和烧灼术被广泛应用于 BCC 的治疗，纳入的原发性 BCC5 年治愈率可达 92.3%[85]。低危的非面部皮损最适合刮除术和烧灼术。对于复发的，或界限不清的，或高危组织学亚型的 BCC 来说，不应采用刮除术和烧灼术。据报道，使用刮除术和烧灼术治疗具有组织学侵袭性表现的 BCC，平均随访 6.5 年，其复发率为 27%[86]。

冷冻治疗

应用液氮治疗皮损时，需要使皮损温度降至 −50～−60℃，从而破坏皮损及其边缘周围组织。与刮除术和烧灼术一样，液氮冷冻治疗被认为适合于低危、原发性 BCC（表 141.4）。建议采用单次 30 秒冻融循环治疗躯干部浅表型 BCC。对于低危、原发性 BCC 而言，冷冻治疗与手术切除的复发率相似，但其代价是美容效果较差，因为冷冻治疗常导致色素减退[87]。虽然液氮冷冻是一种快速且相对可耐受的治疗方式，且不需要局部麻醉，但与发病率呈明显相关性，尤其是当纳入那些需要延长冷冻时间以确保充分治疗的 BCC 时。

表 141.4 高危基底细胞癌特征

特征	高危基底细胞癌
临床亚型	硬斑病样型
肿瘤大小	>5cm 的巨大基底细胞癌
肿瘤部位	面中部，包括眼周和耳部
组织学亚型	浸润型和微结节型
侵袭性组织学特征	神经周围和（或）血管周围受累
宿主特征	免疫抑制
皮损类型	复发性
淋巴结/其他器官受累	淋巴结受累或远处转移

放疗（见第 24 章）

对于不愿或无法耐受手术治疗的患者，浅表放疗、电子束放疗或近距离放疗是治疗原发性或术后复发性 BCC 及高危 BCC 的有效方法[88,89]。放疗可作为一种姑息性治疗方式，以改善晚期和（或）不可治愈患者的生活质量[90]。和手术切除相比，放疗后 BCC 的不完全清除和复发更常见，美容效果更差[91]。

放疗不应用于放疗后复发的 BCC 或 NBCCS 患者，因为他们对放射的敏感性增加，且照射野内有发生多发性 BCC 的倾向[92]。考虑到放疗部位发生潜在肿瘤的风险，年轻患者（<65 岁）应谨慎使用放疗[93]。最好避免放疗的 BCC 还包括发生于下肢、耳和眼睑、复发者、既往接受过放疗者及临床上边界不清者。虽然放疗常被认为最适合于老年患者，但在考虑将其作为传统外科手术的替代方法时，需要想到全分割放疗过程所需的频繁门诊预约带来的不便和实际困难。

激光（见第 23 章）

利用二氧化碳激光的组织加热特性，可以确保 BCC 的精确消融。虽然已报道其临床治愈率高，但缺乏二氧化碳激光消融治愈的组织学证据，这意味着其应用应局限于低危型 BCC[94,95]。激光消融治疗后复发的 BCC，由于需要更长的时间才能明确诊断，故而治疗难度更大，与原发性 BCC 相比，其组织学类型亦更具侵袭性[96]。

脉冲染料激光也可用于浅表型 BCC 的治疗，但其不完全清除率高，阻碍了该技术在 BCC 治疗中的应用[97]。

纤维上皮瘤型基底细胞癌

定义和术语

纤维上皮瘤型 BCC 是一种良性外观、有蒂的、粉红色癌前病变，类似于软垂疣或皮赘。它是由排列成薄蜂巢状的基底样细胞组成，围绕在明显增生的乳头间质周围。本病目前被认为是 BCC 的一种亚型。

同义名

- 癌前纤维上皮性肿瘤
- Pinkus 纤维上皮瘤
- 筛孔状毛母细胞瘤

概述

此类外观良性的肿瘤组织学表现类似于网状脂溢性角化病和 BCC。它被认为是 BCC 的一种亚型。

流行病学

发病率和患病率

流行病学上此肿瘤类似于 BCC。

年龄

除一些例外情况，发生于 31—60 岁。

性别

女性较男性发病率更高。

种族

主要见于白人。

病理生理学

发病诱因

可能与紫外线暴露有关。

病理学

组织学特征具有 BCC 的特征，为薄的、吻合状的基底样细胞肿瘤条索包埋于疏松的纤维血管间质中，部分与表皮相连。小的细胞芽可能从细胞条索伸出并扩大形成 BCC，取代部分或全部肿瘤。据报道，Pinkus 纤维上皮瘤中默克尔细胞的出现，提示本病与毛母细胞瘤的关系比与 BCC 的关系更为密切[1]。

薄的吻合网由 *PHLDA*1（血小板-白细胞 C 激酶底物同源样结构域 A 家族 1 号成员）表达阳性的细胞组成；*PHLDA*1 也称为 *TDAG*51（T 淋巴细胞死亡相关基因 51），可作为毛囊球部标志物，用于区分毛发上皮瘤和 BCC。然而，从这个吻合网发展而来的多灶性 BCC 则显示 *PHLDA*1 阴性，支持 Pinkus 纤维上皮瘤是 BCC 亚型的观点[2]。网状结构提示脂溢性角化病，但缺乏角质物和假性角珠是其鉴别特征。

临床特征

临床表现

为生长缓慢、粉红色或红色、肉质状乳头状瘤。然而，与 BCC 不同的是，本病最常见于躯干，尤其是下背部和四肢。

鉴别诊断

- 纤维瘤。
- 乳头瘤样痣。
- 软纤维瘤。
- 无色素性黑素瘤。

检查

通过活检明确诊断。皮肤镜检查可能是有用的，因为其可显示带白色条纹的树枝状血管或点状血管[3]。亦可看到灰褐色色素沉着的无结构区和数量不定的灰蓝色点。

治疗

治疗选择参照结节性 BCC。

阶梯治疗

一线治疗
- 外科手术切除

二线治疗
- 刮除法和电烧灼法

三线治疗
- 放疗

痣样基底细胞癌综合征

定义和术语

作为常染色体显性遗传家族性癌症综合征（NB-

第 12 部分

CCS)，受累个体倾向于在早期发生多发 BCC，不同程度地合并其他表型异常，包括很具特征性的面容（前额宽大）、开裂或畸形的肋骨、脊椎和其他骨骼异常、掌跖部皮肤凹陷、胼胝体发育不全、大脑镰钙化（与非 NBCCS 患者相比，发病年龄更小）和巨头畸形。

同义名

- Gorlin 综合征
- Gorlin-Goltz 综合征

流行病学

发病率和患病率

以人口为基础的研究表明，在英国本病患病率大约为 1/56 000[1]。据报道，NBCCS 患病率在英格兰是 1/30 827，在意大利是 1/256 000[2,3]。然而，新突变率高，条件可变表达率高，使得确诊该病非常困难，特别是在没有该病家族史的轻度患者中。

年龄

包括 BCC 在内的皮损可能会在婴儿期出现，但更常见的是发生于青春期到 35 岁之间，平均发病年龄为 25 岁[4]。

病理生理学

病理学

NBCCS 患者 BCC 皮损的组织病理学表现与散发性 BCC 皮损无明显区别。肿瘤细胞诱导纤维性间质生成，正如毛发上皮瘤或结节型 BCC 那样，皮损可为丘疹或有蒂。可以发生更深部的穿透、溃疡和侵袭，并伴随淋巴细胞浸润。肿瘤团块内及周围可能有色素沉着。钙化情况和大体结构类似于毛发上皮瘤。掌跖凹陷处可见角质层局灶性缺失和棘层空泡化改变。在超微结构水平上，凹陷处显示脱皮过早伴桥粒和张力原纤维减少的证据，这是由于表皮基底细胞成熟延迟所致[5,6]。BCC 发生于掌部凹陷处[5-8]。

遗传学

NBCCS 基因定位于染色体 9q22.3-3.1，与其他肿瘤抑制基因一样，在散发性和家族性 BCC 中常常缺失[9]。1996 年，在 NBCCS 患者的生殖细胞和散发性 BCC 肿瘤样本中发现了 *PATCHED*（*PTCH1*）基因的突变，从而鉴定出 *NBCCS* 基因[10]。*PTCH1* 是蛋白补丁同源物的人类同源物，在果蝇胚胎细胞分裂和成虫盘（又称器官芽）特化的精妙遗传学研究中，*PTCH1* 首次被确认为进化保守的 Hedgehog（Hh）信号通路的关键调控因子。该发现被首次报道，作为例子表明，在正常发育和癌症中具有重要作用的基因之间存在关联性，并为理解 BCC 发生发展过程中重要的分子信号通路提供了全新的视角。Hedgehog 信号通路在正常发育过程中的重要性，解释了 NBCCS 患者中出现的许多其他异常表型，这些特征与杂合性 *PTCH1* 基因敲除小鼠的研究结果具有一致性[11]。在已发表的研究中，NBCCS 中 *PTCH1* 的突变率在 40%～80% 波动。这些研究中描述了多种突变，包括无义突变、框内缺失（整码突变）、缺失和插入导致的移码突变及剪接位点突变[12]。除了点突变，通过比较基因组杂交方法检测到少数患者有更多的基因缺失。这些患者往往表现出其他的临床特征，这可能是 *PTCH1* 以外其他基因的共同缺失所致[13,14]。

临床特征

临床表现

该综合征的皮肤表现多种多样，包括 BCC、皮赘、掌跖凹陷（图 141.14）、粟丘疹、表皮样囊肿和临床上

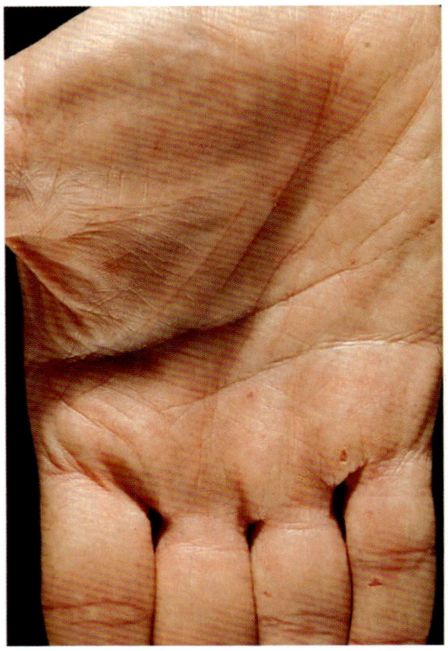

图 141.14 Gorlin 综合征患者掌部凹陷

类似皮内痣的损害。皮损的数量和类型在家族内和家族之间都明显不同，在 BCC 的数量上，白人和非裔美国人有显著的差异[15]。与散发性 BCC 相比，NBCCS 的 BCC 皮损通常更小，数量也更多（从几个到几千个）[16]。它们可以分布于曝光和非曝光部位，最常见的部位是面部、背部和胸部。如果不进行治疗，BCC 会引起严重的组织破坏甚至毁容，尤其是面部。除了凹陷性皮损仅局限于掌跖外，其余皮损可发生于任何部位。眼睑、鼻、面颊和前额是最常受累部位，但颈部、躯干和腋窝也很常见。头皮和四肢通常不受累。Gorlin 综合征患者也可能面临心理上的压力，尤其是在早期瘢痕和毁容方面。

单个皮损为表面光滑、圆形、隆起的丘疹，肤色或色素性，直径 1～15mm 大小。直到青春期后期，皮损的大小和数量仍有增加的趋势。皮损表面下可能有细的毛细血管扩张和粟丘疹样小体。腋窝、颈部和眼睑的肿瘤往往是有蒂的。大多数皮损行为相对良性，几乎看不到明显的生长和（或）临床进展的证据。和散发性 BCC 患者一样，一些 NBCCS 患者会发展成更具侵袭性的肿瘤，这可能更难治疗，并可能导致严重的并发症；或在治疗后因广泛侵袭和（或）复发而死亡，这种情况很罕见。NBCCS 患者中发生极具侵袭性肿瘤的比例及其危险因素尚未确定。侵袭性肿瘤似乎更常发生于眼睑或鼻，并可造成严重破坏。一项研究显示，在 36 例接受了放疗作为初始治疗的 NBCCS 患者中，有 4/5 具有侵袭性 BCC 皮损，这表明放疗可能是一些 NBCCS 患者发生肿瘤侵袭性的一个促成因素[17]。多种其他的皮肤表现，包括多发性表皮样囊肿，粟丘疹和掌跖凹陷也已被报道。掌跖凹陷是一种有价值的诊断特征，发生于约 65% 的成人 NBCCS 患者中，但在儿童中相对罕见。它们的特点是小的、或多或少的圆形凹陷，可能呈红色基底，通常为 1～2mm 深。在最新研究中，根据毛囊生物学中与 Hh 信号通路相关的资料，对皮肤表型进行复审，从而识别了 3 例 NBCCS 患者，其皮肤散在斑片上长有异常长的色素性毛发，这些患者来自两个已证实有 *PTCH* 基因杂合突变的不相关家庭[18]。

鉴别诊断

在许多病例中，类似于黑素细胞痣、von Recklinghausen 神经纤维瘤病或皮赘等皮损，而非 BCC，可能仅仅因为相关临床特征或家族史而怀疑到其本质。NBCCS 患者中所见皮损临床特征与病理特征之间的相关性尚不清楚，因此很难对这些患者不同皮损的自然病程得出确切的结论。

并发症和共病

NBCCS 患者诊断上其他有用的异常表型包括颌骨囊肿、特征性的面容（鼻根宽阔、眶距增宽、前额突出）、肋骨开裂或畸形、脊椎和其他骨骼异常、胼胝体发育不全、大脑镰钙化（图 141.15）（比非 NBCCS 患者发病年龄要小）及巨头畸形[19]。牙囊肿通常是多发的，可发生于一侧或双侧下颌，为牙源性角囊肿[20]。骨骼异常包括隐性脊柱裂、肋骨开裂或张开、脊柱侧弯或后凸，发生率为囊肿或基底细胞痣的 1/3[21]。不太常见的相关异常表现包括并指（趾）畸形、掌骨缩短、唇腭裂、双角子宫、男性性腺功能减退、肠系膜淋巴囊肿、眼部异常（包括眼角变位、白内障和先天性失明）及各种神经系统疾病[21-26]。除了 BCC，该综合征还与其他肿瘤易感性增加有关，包括横纹肌肉瘤、卵巢和心脏纤维瘤，特别是髓母细胞瘤。约 3% 的 NBCCS 患者发生髓母细胞瘤，约 3% 的髓母细胞瘤患者发生 NBCCS[27]。非典型的临床特征，如短指、肺动脉瓣狭窄和智力低下，要想到邻近基因缺失综合征可能。

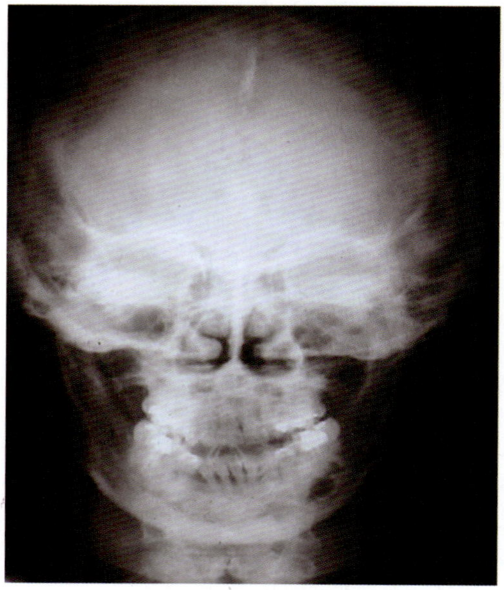

图 141.15 头颅 X 线显示大脑镰钙化和颌骨囊肿

检查

对于怀疑患有 NBCCS 的患者，需要进行头颅 X 线检查并进一步对 *PTCH*（Patched）、*SMO*（Smoothened）和 *Shh*（音猬因子）进行基因检测。确诊病例的相关检查及建议列于框图 141.2。

框图 141.2 痣样基底细胞癌综合征患者评估

- 详细的临床和牙科病史
- 多系统临床查体
  - 牙科
  - 皮肤科查体：从青春期开始每年一次，成人患者每 2～3 个月一次并还应接受自我皮肤科自行查体培训[a]
  - 神经系统评估：脑部 MRI 检查，3 岁前，每 6 个月一次，3－8 岁每年一次[a]
  - 头围测量
  - 眼科[a]
  - 心脏[a]
  - 骨科[a]
  - 妇科和泌尿科[a]
- 基因检测：*PTCH*（Patched）、*SMO*（Smoothened）、*Shh*（Sonic hedgehog）
- 放射学检查
  - 8－40 岁每年全景曲面断层检查：女性患者胸部、头颅、颈椎、胸椎、手和骨盆[a]
  - 面部骨骼的 CT 扫描[a]
  - 腹腔和小骨盆的超声波检查（主要用于发现卵巢和肠系膜纤维瘤和囊肿）[a]
  - 超声波心动图和心电图[a]

改编自 Kiwilsza 和 Sporniak-Tutak，2012[35]

[a]一旦确诊即开始

治疗

NBCCS 是一种复杂的多系统疾病，通过多学科诊疗对这些患者进行疾病管理尤为重要。这样的多学科团队需要牙科小组（颌面外科医师、肿瘤学家、放射肿瘤学家、口腔修复医师）、皮肤科医师、遗传学家和精神病医师的加入[28]。

NBCCS 患者存在大量的皮损，意味着首次即切除所有病灶并不总是可行的。放疗是禁忌的，因为许多患者照射野内新的 BCC 病灶生成加速，并且当复发出现后，这样的皮损更具侵袭性，比最初的原发性肿瘤更难处理。对已发生 BCC 皮损的 NBCCS 患者进行监控，有助于早期发现和治疗新的皮损。虽然没有进行对照试验以证实减少光暴露能降低 NBCCS 患者 BCC 的发生率，但患有这种综合征的非裔美国人 BCC 患病率低，这表明减少光暴露的建议是重要的[16]。

个体皮损的治疗应根据解剖部位、肿瘤大小、临床表现和组织学而定，邻近重要结构的面中部的 BCC，在治疗上选择一次性切除。对于躯干的浅表型 BCC，可选择电干燥、刮除术或冷冻治疗等方法。这些疗法复发率可能更高，但对于有着大量皮损的患者而言，对远离危险部位的、小的或浅表的 BCC 来说，是有效而便捷的治疗方案。大量的浅表性皮损限制了常规疗法的选择时，利用全身或局部光敏剂和适当激光或非激光光源进行光动力治疗有效，是一个有用且有效的治疗方法。对于非危险部位浅表性皮损的治疗，其他有用的非手术方法还包括局部 5-FU 和咪喹莫特制剂。已有研究表明，这些治疗方法可以诱导一些 BCC 的组织学清除，对于有着大量皮损的患者来说，这些方法可以减少但不能取代对常规治疗方法的需求[29-32]。因为 Gorlin 综合征患者常常出现大量的皮损，所以可取的治疗方案是全身性治疗而不是局灶性治疗。系统性化疗策略在 NBCCS 患者疾病管理中的价值尚不清楚。一些研究表明，系统用维 A 酸（异维 A 酸＞4mg/kg 和阿维 A 酯 0.7～1mg/kg）可降低新发 BCC 的速度[32]。然而，与多发性皮肤鳞状细胞癌的患者相比，其临床获益似乎较小。

在一项随机双盲安慰剂对照试验中，检测了 vismodegib 对 NBCCS 患者的疗效[33,34]。应用 vismodegib 对比安慰剂治疗 3 个月后，主要目标是降低符合手术切除的新发 BCC 的发病率；次要目标包括缩小既有 BCC 的大小。

41 例患者接受了平均 8 个月的 vismodegib 治疗，结果显示新发 BCC 减少，BCC 明显缩小。部分病例中所有的 BCC 消退。在治疗期间肿瘤没有进展。患者通常有 1 级或 2 级药物不良反应，包括味觉丧失、肌肉痉挛、脱发及体重下降。总的来说，接受 vismodegib 治疗的患者有 54%（14 例/26 例）因不良反应而停止药物治疗。本研究表明，该药物对 NBCCS 患者具有双重疗效，既减少新病损的发生，又缩小原有皮损并减少其数量。然而，由于不良反应，50% 的患者不得不停止治疗。需要进一步的研究来评估其他治疗方案，使更多的患者能够接受更长时间的药物治疗并有望获得持久的疗效。特别指出的是，正在对多种间歇给药计划和其他给药方式进行临床评估当中。NBCCS 患者也接受过 sonidegib 治疗，但是这些试验结果尚未公布。

Bazex-Dupré-Christol 综合征

定义和术语

一种罕见的遗传性皮肤病，受累患者易发生多发性 BCC。使之能与 NBCCS 其他临床特征包括毛囊性皮肤萎缩、稀毛症和少汗症相鉴别。

同义名
- 毛囊性皮肤萎缩和基底细胞癌综合征（Bazex）

概述

Bazex-Dupré-Christol 综合征的特点是稀毛症、面颊毛囊性皮肤萎缩、粟丘疹性囊肿和 BCC。

流行病学

年龄

基底细胞癌通常在 10 岁后发生。

性别

仅女性受累。

病理生理学

遗传学

X 连锁显性遗传病。

1995 年，Vabres 等报道了 3 个患病家庭的连锁位点，为染色体 Xq24-27.1 上 23.3-Mb 大小的区间[1]。本结果后来得到 Parren 等的支持，进一步在同一染色体上将关键区域缩小至 11.4-Mb 大小的区间[2]。

临床特征

临床表现

毛囊性皮肤萎缩、稀毛症和少汗症为主要特征。毛囊性皮肤萎缩出现于出生时或儿童早期，表现为手背、肘背、足背和面部的“冰凿状”瘢痕，毛囊口扩大。毛囊的改变并非由外伤或炎症所致，但出生后不久可能会有面部湿疹。面部和头部可能会无汗，毛发稀少。在十几、二十几岁时，面部出现 BCC，类似于痣细胞痣[3]。最早 5 岁时即可能见到色素型 BCC[4]。已报道粟丘疹为常见的特征[4]。

BCC 与毛囊临床表现异常之间的关系值得关注，因为 BCC 和毛囊角质形成细胞亚群具有相同的细胞角蛋白谱[5]。

治疗

与 NBCCS 相同。

（译者：冉立伟　一审：冉立伟　二审：陈爱军　穆溽　三审：高方铭　润色：刘思萌）

参考文献

所有文献请查阅网址：www.rooksdermatology.com.
以下列出的是重要参考文献。

Basal cell carcinoma

[4] Cakir BÖ, Adamson P, Cingi C. Epidemiology and economic burden of nonmelanoma skin cancer. *Facial Plast Surg Clin North Am* 2012;20:419-22.

[11] Lomas A, Leonardi-Bee J, Bath-Hextall F. A systematic review of worldwide incidence of nonmelanoma skin cancer. *Br J Dermatol* 2012;166:1069-80.

[19] Kricker A, Armstrong BK, English DR, Heenan PJ. Does intermittent sun exposure cause basal cell carcinoma? A case-control study in Western Australia. *Int J Cancer* 1995;60:489-94.

[21] Madan V, Lear JT, Szeimies RM. Non-melanoma skin cancer. *Lancet* 2010;375:673-85.

[26] Jayaraman SS, Rayhan DJ, Hazany S, Kolodney MS. Mutational landscape of basal cell carcinomas by whole-exome sequencing. *J Invest Dermatol* 2014;134:213-20.

[27] Stone DM, Hynes M, Armanini M, *et al*. The tumour-suppressor gene patched encodes a candidate receptor for Sonic hedgehog. *Nature* 1996;384:129-34.

[38] Moloney FJ, Comber H, O'Lorcain P, O'Kelly P, Conlon PJ, Murphy GM. A population-based study of skin cancer incidence and prevalence in renal transplant recipients. *Br J Dermatol* 2006;154:498-504.

[68] Bennàssar A, Vilata A, Puig S, Malvehy. Validation of fluorescent confocal microscopy criteria and histopathological correlation for the diagnosis of basal cell carcinoma and most common subtypes. *Br J Dermatol* 2014;170:360-5.

[69] Telfer NR, Colver GB, Morton CA; British Association of Dermatologists. Guidelines for the management of basal cell carcinoma. *Br J Dermatol* 2008;159:35-48.

[91] Avril M, Auperin A, Margulis A, *et al*. Basal cell carcinoma of the face: surgery or radiotherapy? Results of a randomized study. *Br J Cancer* 1997;76:100-6.

Fibroepithelial basal cell carcinoma

[1] Bowen AR, LeBoit PE. Fibroepithelioma of Pinkus is a fenestrated trichoblastoma. *Am J Dermatopathol* 2005; 27: 149-54.

[2] Sellheyer K, Nelson P, Kutzner H. Fibroepithelioma of Pinkus is a true basal cell carcinoma developing in association with a newly identified tumour-specific type of epidermal hyperplasia. *Br J Dermatol* 2012;166:88-97.

[3] Zalaudek I, Ferrara G, Broganelli P, *et al*. Dermoscopy patterns of fibroepithelioma of pinkus. *Arch Dermatol* 2006; 142:1318-22.

Naevoid basal cell carcinoma syndrome

[1] Evans DG, Ladusans EJ, Rimmer S, *et al*. Complications of the naevoid basal cell carcinoma syndrome: results of a population-based study. *J Med Genet* 1993;30:460-4.

[2] Lo Muzio L. Nevoid basal cell carcinoma syndrome (Gorlin syndrome). *Orphanet J Rare Dis* 2008;3:32.

[4] Gorlin RJ. Nevoid basal cell carcinoma syndrome. *Dermatol Clin* 1995;13(1):113-25.

[9] Quinn AG. Molecular genetics of human non-melanoma skin cancer. *Cancer Surv* 1996;26:89-114.

[12] Soufir N, Gerard B, Portela M, *et al*. PTCH mutations and deletions in patients with typical nevoid basal cell carcinoma syndrome and in patients with a suspected genetic predisposition to basal cell carcinoma: a French study. *Br J Cancer* 2006;95:548-53.

[15] Kimonis VE, Goldstein AM, Pastakia B, *et al*. Clinical manifestations in 105 persons with nevoid basal cell carcinoma syndrome. *Am J Med Genet* 1997;69:299-308.

[17] Wilson LC, Ajayi-Obe E, Bernhard B, *et al*. Patched mutations and hairy skin patches: a new sign in Gorlin syndrome. *Am J Med Genet A* 2006;140:2625-30.

[20] Anderson DE, Taylor WB, Falls MF, *et al*. The naevoid basal cell carcinoma syndrome. *Am J Hum Genet* 1967;19:12-22.

[27] Evans DG, Farndon PA, Burnell LD, *et al*. The incidence of Gorlin syndrome in 173 consecutive cases of medulloblastoma. *Br J Cancer* 1991;64:959-61.

Bazex-Dupré-Christol syndrome

[1] Vabres P, Lacombe D, Rabinowitz LG, *et al*. The gene for Bazex-Dupré-Christol syndrome maps to chromosome Xq. *J Invest Dermatol* 1995;105:87-91.

[2] Parren LJ, Abuzahra F, Wagenvoort T, *et al*. Linkage refinement of Bazex-Dupré-Christol syndrome to an 11 • 4-Mb interval on chromosome Xq25-27. 1. *Br J Dermatol* 2011; 165:201-3.

[3] Bazex A, Dupré A, Christol B. Atrophodermie folliculaire proliférations basocellulaires et hypotrichose. *Ann Dermatol Syphiligr* 1966;93:241-54.

[4] Abuzahra F1, Parren LJ, Frank J. Multiple familial and pigmented basal cell carcinomas in early childhood-Bazex-Dupré-Christol syndrome. *J Eur Acad Dermatol Venereol* 2012;26:117-21.

[5] Vabres P, Lacombe D, Rabinowitz LG, *et al*. The gene for Bazex-Dupré-Christol syndrome maps to chromosome Xq. *J Invest Dermatol* 1995;105:87-91.

142

第 142 章
鳞状细胞癌及癌前病变

Girish Gupta[1], Vishal Madan[2], John T. Lear[3]

[1] Department of Dermatology, Monklands Hospital, Airdrie, UK

[2] Dermatology Centre, Salford Royal NHS Foundation Trust, Salford, UK

[3] Department of Dermatology, Manchester Royal Infirmary, Manchester, UK

概述

非黑素瘤皮肤癌(NMSC)是人类最常见的恶性肿瘤。该术语包括皮肤基底细胞癌(BCC)(第141章)和鳞状细胞癌(SCC),它们均来源于表皮角质形成细胞。虽然这些肿瘤在临床和病理表现不同,但它们仍具有一些共同特征,在用于制定医疗保健规划、癌症登记报告和流行病学研究目的时,常被归类为 NMSC。与其他常见上皮性癌相比,NMSCs 很少发生转移,这意味着其病死率很低。NMSC 显著低的死亡率使得许多国家登记报告的 NMSC 普遍不足,这为精确量化与该病相关的发病率和医疗费用带来很大挑战。然而,鉴于 NMSC 高患病率和受累个体频繁发生多发性原发肿瘤,皮肤科医师基本认同 NMSC 是一个重要且常被低估的公共卫生问题。

有发生 NMSC 风险的患者也容易患光线性角化病(AK)和鲍温病,这是一些具有 SCC 组织学特征的恶性肿瘤癌前病变。AK 患病率和个体内皮损多样性显著高于 NMSC。虽然关于 AK 和鲍温病致癌潜力及其与 SCC 关系存在一些争议,但是这些病变本身就是一个重要的临床问题,基于以下 3 方面原因:首先,需要与 SCC 鉴别开来;其次,它们可引起患者的担忧和焦虑,尤其是那些既往有 NMSC 病史的患者;第三,与皮损相关的鳞屑和炎症是导致光老化相关疾病总体发病率升高的一个重要因素。

具有不确定或不可预测的潜在恶性病变

光线性角化病

定义和术语

光线性角化病是发生在长期暴露于光照下的成人皮肤上的角化过度性病变，角质形成细胞呈现异常增殖和分化，发展为侵袭性SCC风险较低。

同义名

- 日光性角化病
- 老年性角化病

概述

光线性角化病比较常见，多见于曝光部位皮肤[1]。其主要特征是角质形成细胞局限于基底层的异型增生，但也可累及表皮全层，称为鲍温病样光线性角化病。这导致其在一些分组中被归类为原位SCC或角质形成细胞上皮内瘤变(KIN)，类似于宫颈不典型增生的宫颈上皮内瘤变(CIN)分级系统。和AK不同，由于它的诊断依赖于病理分期，因此尚未获得广泛的认识。最近，有学者在AK的背景下提出"区域性癌化"的概念，而且有证据表明光损伤皮肤区域存在亚临床病变，因此治疗应针对整个癌化区域而不是单独AK病变[2]。

流行病学

发病率和患病率

许多国家AK患病率都很高，受紫外线辐射(UVR)量、易感人群在人口中的比例、人口的年龄结构及户外作业和娱乐时间的影响。英国和爱尔兰的流行病学研究表明，在60岁以上的人群中，至少发生1处AK皮损的患病率为19%～24%。AK的年发病率估计为149/1000。在年轻群体中，40－49岁的男性发生AK的概率为3.6%[3-5]。

日本的研究显示出较低的患病率，为0.4%(组织学诊断)，全球患病率存在明显差异，可能是由于环境和遗传因素的影响。因此毫不奇怪，在澳大利亚的一些研究中，该病的患病率可高达60%[6]。

年龄

光线性角化病在老年人中更为常见。在英国的一项研究中，40岁以上AK的总患病率男性为15.4%，女性为5.9%；70岁以上男性为34%，女性为18%。男性的患病率从60岁到80岁呈直线上升，而女性则不然[4]。

性别

光线性角化病在两性中都很常见，但男性更为多见。

种族

这种疾病在白种人中更为常见，尤其是那些生活在高日光照射地区的人。这些地区比如澳大利亚，患病率43%，其中18%(共197例)的AKs皮损超过10个[6]。

相关疾病

患者可能出现其他UVR诱发的皮肤癌，因此应进行全面皮肤检查。一项大型的欧洲病例对照研究表明，AK患者合并SCC、BCC、原位黑素瘤、侵袭性黑素瘤的比例分别为58%、30%、12%和6%[7]。

病理生理学

肿瘤蛋白53(*TP*53)位于17p13.1染色体，是肿瘤抑制基因，当DNA被UVR损伤时，*TP*53能修复细胞，如损伤不能修复，*TP*53可引起细胞凋亡。*TP*53基因突变在AK中较为常见[8]。

p16是9p21区*CDKN2A*基因编码的肿瘤抑制蛋白，可阻滞细胞周期于G_1期，抑制其进入S期。UVR也能引起p16突变[9]。p16失活导致细胞周期持续循环，因此学界认为p16失活可促进AK向SCC发展[10]。

全基因组表达谱和单核苷酸多态性(SNP)分析表明，AKs与SCCs之间存在共同的染色体异常，包括染色体3p、8q、9p、11p、13q、17p和18p的缺失。然而，它们之间存在分子学差异，SCCs具有更复杂的染色体核型[11,12]。

发病诱因

绝大多数AK发生在皮肤白皙人群过度暴露于UVR的部位。这在户外工作者中比较常见，与户外爱好者1.3倍的高风险相比，户外工作者的风险要增加4倍[7]。AK在红头发和蓝眼睛的人群中比较常见，而棕色眼睛和(或)黑头发的人群患AK的风险最低。在接受器官移植(OTR)导致慢性免疫抑制的患者中患病率更高(另见第146章)。在欧洲一项大型的研究中，即使校正了年龄因素，一些光敏药物(如噻嗪类药物、胺碘酮和地尔硫䓬)也会增加患病风险[7]。

具有类似临床和组织学特征的病变可由电离辐射或热辐射引起，也可见于暴露于沥青和其他从事煤蒸馏产业的工人。

病理学

光线性角化病的病理特征包括日光性弹力纤维

变性，表皮角质形成细胞排列紊乱，成熟障碍伴细胞不典型增生。典型病变表现为角化过度、角化不全和颗粒层减少（图 142.1）。病变角质形成细胞显示极性消失、核拥挤、深染、多形性和核仁突出。表皮有丝分裂活性增加，偶可见角化不良细胞。通常不累及汗管，局部形成漏斗样正角化柱。表皮嵴数量可能减少，并且比正常情况更宽。受累区域倾向于在正常表皮下和导管上皮的周围生长，并可能通过裂隙与其分离。基底膜完整，但基底样细胞在真表皮连接处可形成多个芽蕾状突起。由于胞质内糖原过多，有时可见明显的透明细胞改变，过碘酸-雪夫（PAS）染色阳性。

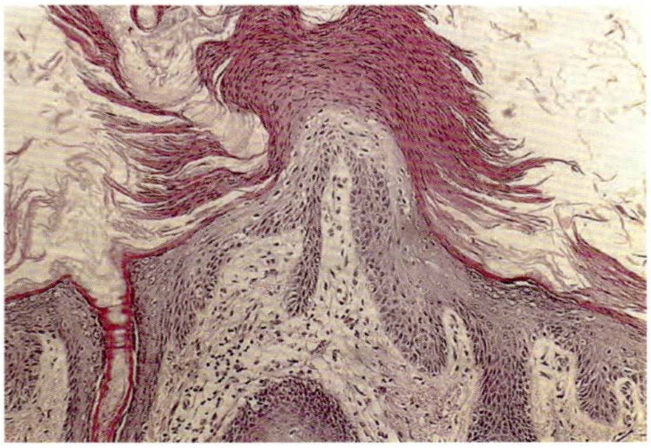

图 142.1　光线性角化病病理特征表现为交替性角化过度和角化不全

真皮上部日光性弹力纤维变性。乳头层血管不规则增生，病变下方有不同程度淋巴细胞浸润。大量浆细胞可形成炎症细胞浸润的一部分，特别是在头皮、唇部（光化性唇炎）和溃疡性病变中更为明显。

光线性角化病组织学亚型包括萎缩型、肥厚型、苔藓样型、棘层松解型、色素型和鲍温病样型。鲍温病样光线性角化病是指表皮全层不典型增生。一般来说，鲍温病样光线性角化病与鲍温病在组织学上有所不同，前者为角化不全和正常角化交替出现，很少累及末端汗管和毛囊。而且日光性弹力纤维变性在鲍温病中并不常见。有趣的是，在鲍温病样光线性角化病和鲍温病中，表皮基底层细胞在免疫组化和电镜水平上看似乎均未受累[13]。光线性角化病表现出结构的复杂性，因此进行早期真皮浸润的评估可能比较困难。需要仔细检查多个切片以明确仅存在于表皮内的角质形成细胞不典型增生。

致病微生物

人乳头瘤病毒（HPV）在 AK 中大量存在，但 HPV 感染导致 AK 发生的确切机制尚不完全清楚。皮肤 HPV 的 E6 蛋白可通过减少 *BCL2* 拮抗剂/杀伤蛋白，使 *TP53* 失活并抑制 UV 诱导的细胞凋亡，*BCL2* 拮抗剂/杀伤蛋白通常具有促凋亡作用。这可能继而导致 DNA 修复异常，引起 UV 诱导的突变和致癌转化的累积。E7 蛋白可使 p16 失活，尽管着在 HPV 的致癌毒株中更为典型。AKs 可以在没有 HPV 感染的情况下发生，而 HPV 现在被认为是一种共同致癌物[14]。

环境因素

AK 与慢性日光照射有直接关系[7]。医源性光疗、电离辐射和日光浴使 AKs 更为常见。从病史上来说，煤蒸馏产生的砷和化学物质可增加 AK 发生的风险。

临床特征

病史

患者以中老年人常见，在曝光部位出现粗糙的鳞屑样皮损区域，通常无症状。许多患者有皮损复发和（或）缓解的病史，病灶常自行消退，或在避光和使用防晒霜后消失。

临床表现

光线性角化病通常出现在面部、头皮和手背等曝光部位。男女均可累及颈部两侧，但耳部病变主要见于男性。朱红色下唇可能出现受累，但该表现不常见于上唇，而且男性发病率明显高于女性。皮损通常是多发斑疹或丘疹，表面粗糙，覆有鳞屑，这通常由无序的角化作用和不同程度的炎症引起。病变大小从＜1mm 到＞2cm 不等，通常无症状。在多数患者中，通过皮肤触诊可以更好地了解病变数量，这是检查与较小病变相关的特征性粗糙感的敏感方法。许多这样的小皮损可能会被大多数患者忽视，并且常常是在表面出现干燥、粗糙的黏着物（常为黄色或棕色鳞屑）后才得以诊断（图 142.2）。黏着性鳞屑不易剥除，剥除后在充血的基底部可见点状出血。某些情况下，鳞屑可能很明显，并且随着时间推移逐渐变厚，形成皮角。

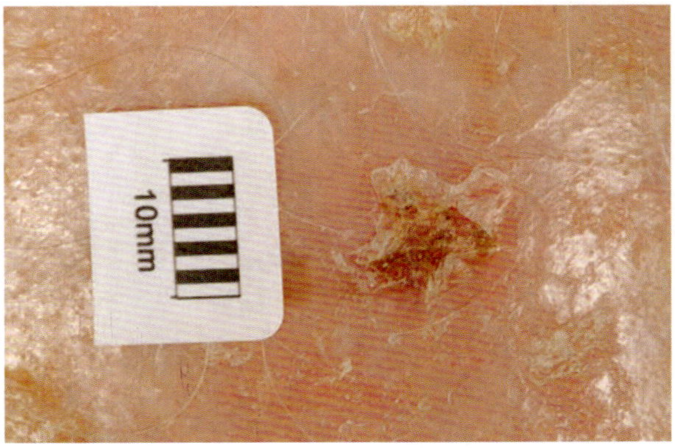

图 142.2　光线性角化病

AK 通常边界清晰，并且变红区域通常局限在异常鳞屑皮损的正下方。在光损伤的范围，通常存在相关的“区域性癌化”；皮肤萎缩、毛细血管扩张和色素变化，这些改变围绕并超出临床所见 AK 皮损之外。这种“区域性癌化”的组织学显示了伴 *TP53* 突变的上皮不典型增生与“亚临床疾病”一致性的证据[2]。

临床亚型

扁平型、萎缩型或苔藓样型最常见于面部。色素型 AK 可见于任何曝光部位皮肤。

鉴别诊断（表 142.1）

诊断通常基于临床表现，这些临床表现要考虑到单个皮损的形态学和临床背景。对于＜3mm 的皮损，临床上很难与早期 SCC 鉴别。这种诊断的不确定性，尤其是对于小的病灶，是难以确定 AK 向 SCC 进展的准确发生率的原因之一。有助于诊断早期侵袭性 SCC 的临床指标包括有压痛、硬结或两翼隆起超出不规则鳞屑的范围。其他需要考虑的鉴别诊断，尤其是合并大面积红斑和鳞屑患者，包括盘状红斑狼疮。苔藓样型 AK 呈粉红色/棕色，特别是当这些皮损鳞屑很少时，有时会误认为扁平苔藓（图 142.3）。当 AK 发生色素沉着时，可能类似于浅表的脂溢性角化病，但通常可以通过组织学缺乏角化过度特征和皮肤镜检查来与此类病变鉴别（图 142.4 和图 142.5）。鲍温病和浅表型 BCC 通常具有更不规则的轮廓和红斑基底。

表 142.1 光线性角化病（AK）的常见临床鉴别诊断

诊断	鉴别诊断	图片
脂溢性角化病	可模拟色素型 AK 通常较大、颜色更黑、多发皮损 凸起的“油腻”性疣状表面	图 142.4 和图 142.5
鳞状细胞癌	扩大的皮损 硬结 两翼隆起或结节 压痛	图 142.6
鲍温病	通常较大且单发 不规则红斑基底 主要发生于女性下肢	图 142.7
角化棘皮瘤	扩大的皮损 一般来说比较大而且单发 通常比 AK 更严重的角化过度	图 142.8
基底细胞癌	常单发 角化过度通常比 AK 轻 不规则的红斑基底	图 142.9

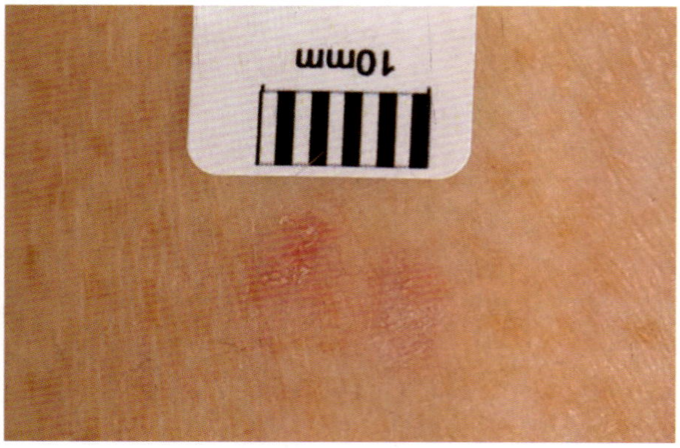

图 142.3 苔藓样型光线性角化病

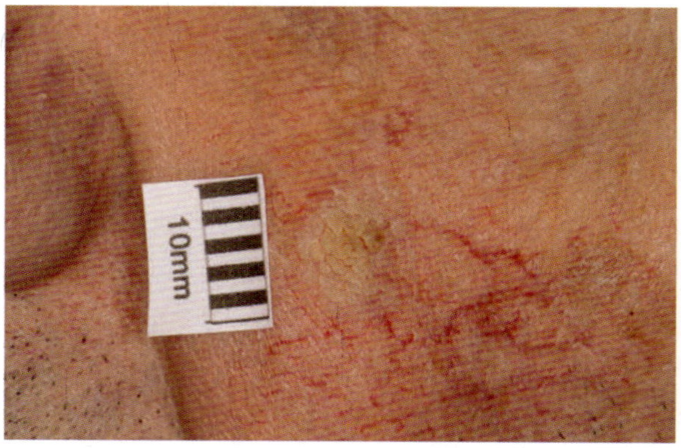

图 142.4 脂溢性角化病

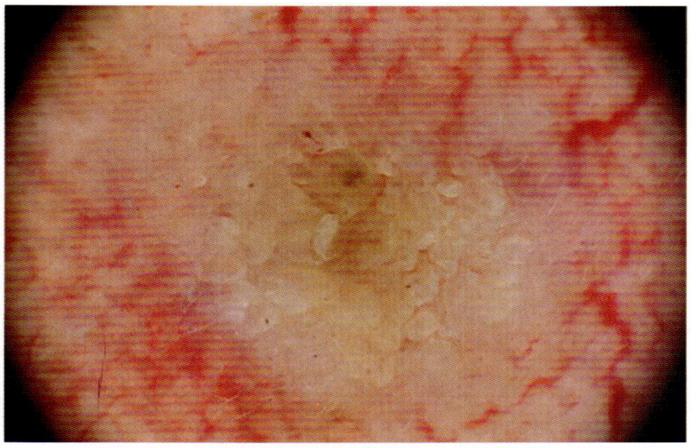

图 142.5　皮肤镜显示脂溢性角化病疣状增厚外观

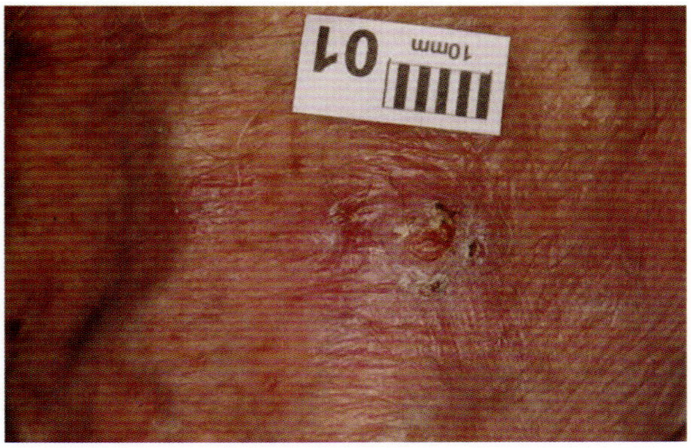

图 142.6　鳞状细胞癌表现为角化过度，结节隆起

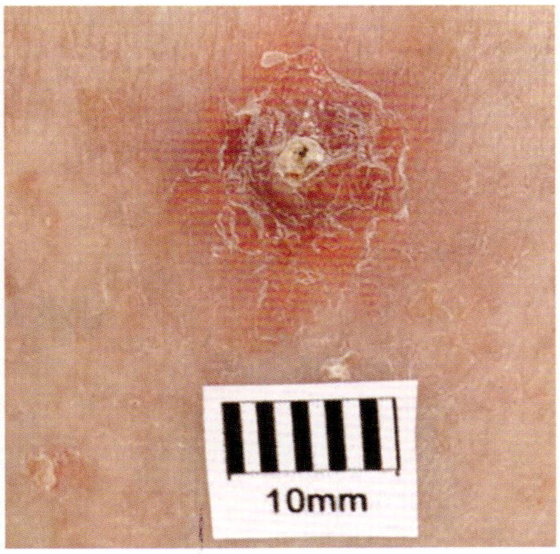

图 142.7　鲍温病皮损通常较光线性角化病大，且具有不规则红斑基底

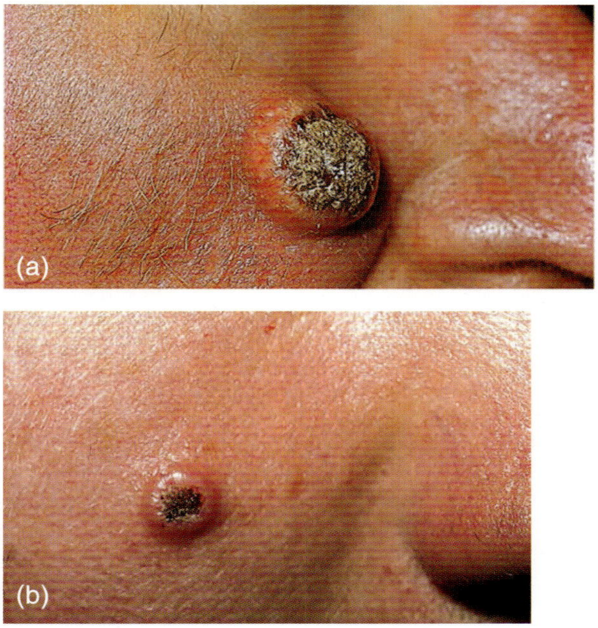

图 142.8　(a,b)角化棘皮瘤，皮损通常比光线性角化病更大、角化过度更明显

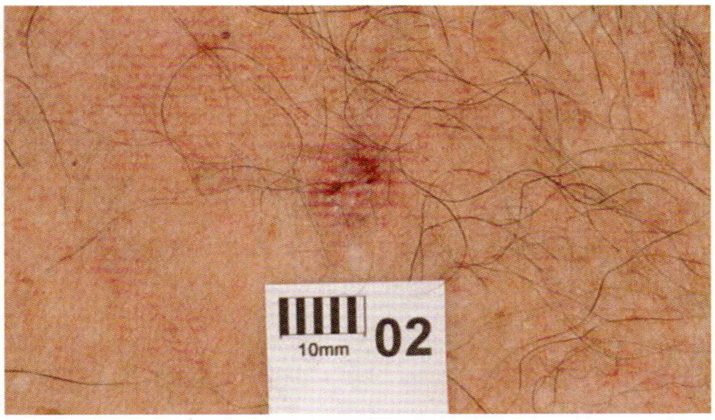

图 142.9　单发基底细胞癌，珍珠状丘疹边缘，伴轻度角化过度

严重程度分级

目前学界已经提出了许多分级，但都不能体现出准确的临床病理相关性。KIN 分级用来描述从基底层有微小上皮细胞不典型增生(KIN1)至表皮全层不典型增生(KIN3)。然而，病理上的 KIN 分级与病理分期的临床相关性较差。

皮肤科医师用一些术语来描述疾病的临床厚度，"轻微"至"中度"范围的皮损较薄、稍可触及；"中度"至"较厚"范围的皮损容易被看见和触摸到；但这不涉及任何病理上的改变。

尽管疾病严重程度的分级可以确定发生 SCC 的风险，但这仍缺乏证据。然而，据报道，肥厚型 AK 的数量、既往患 NMSC 和免疫抑制应用病史将增加 SCC 的风险。将 AK 分为免疫功能正常且 AK 皮损很少和无 NMSC 病史的"低风险"组(图 142.10)和有较多肥厚 AK 皮损、伴或不伴免疫抑制使用和既往有

第12部分

NMSC 病史的“高风险”组是合理的(图 142.11 和图 142.12,框图 142.1)。

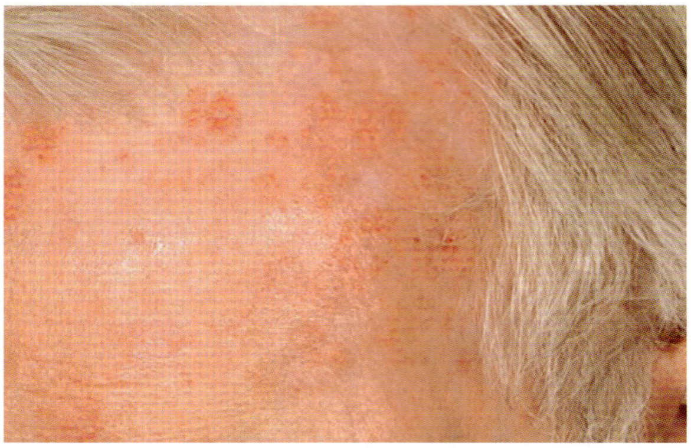

图 142.10　“低风险”组光线性角化病以散在较薄皮损为特征

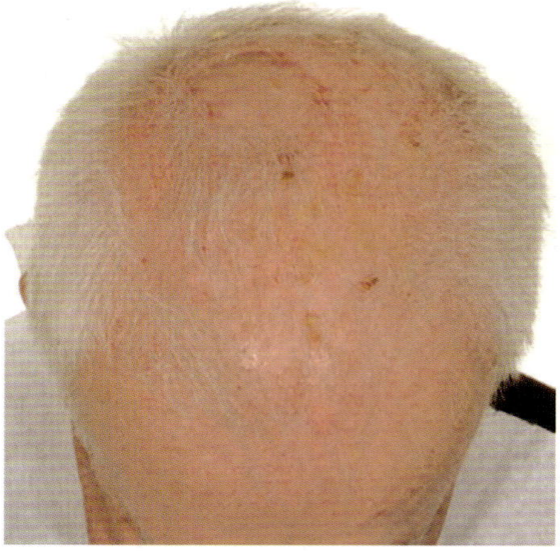

图 142.11　“高风险”组光线性角化病,皮疹多发肥厚和既往 NMSC 切除病史

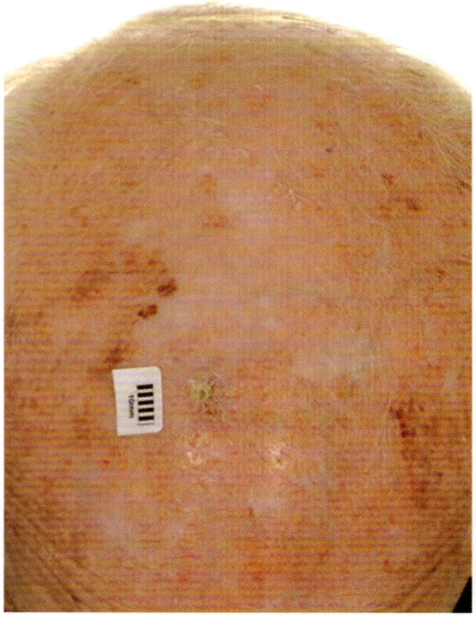

图 142.12　“高风险”组光线性角化病,患者应用环孢素造成免疫抑制后,以多发肥厚皮损为特征

框图 142.1　光线性角化病(AK)的高风险临床特征

尽管出现下面 1 个或多个特征可能增加鳞状细胞癌的风险,但是缺乏一些个体因素的证据(如广泛的光线性损伤),尽管这是合理的

- 多个肥厚 AKs
- 既往 NMSC 病史
- 广泛的光损伤
- 患者免疫抑制
- 较大的疼痛皮损

并发症和共病

光线性角化病通常是无症状的,但患者可能会主诉局部瘙痒和不适。大多数患者认为其影响美观。AK 患者并发 SCC、BCC、原位和侵袭性黑素瘤的风险较高[7]。患者的生活质量(QoL)可能受到影响,可以通过 AKQoL 问卷调查来进行评估[15]。

病程和预后

对 AK 患者的纵向研究已经证实,发生新皮损的可能性很大;许多病变可自行消退[16]。据报道,1 年后单个皮损消退率在 15%~63%。现有数据表明,单个皮损消退后 1 年的再复发率为 15%~53%[17]。尽管单个 AK 发展为侵袭性 SCC 的概率很低(低于每年 1/1000),但平均带有 7.7 个 AK 皮损的患者其中 1 个 AK 皮损在 10 年内向 SCC 转化的概率约为 10%[18]。因此,AK 的出现是过度暴露 UV 和增加皮肤癌风险的重要生物学标志。

检查

AK 的诊断基于临床,但为了与 SCC、BCC 或鲍温病鉴别,可能需要进行皮肤活检。最近,非侵入性技术,如反射共聚焦显微镜(皮肤 CT)和高清晰光学相干断层成像术(OCT),已经用来明确 AK 的光学特征,并与 SCC 相鉴别[19]。

治疗

AK 患者的治疗需要从彻底了解其病变的性质、自然病史和风险开始。由于 AKs 是一种高度敏感的 UV 暴露标志物，UV 照射可引起恶变，因此应该对患者进行皮肤恶性肿瘤相关症状和体征的健康知识教育，并以书面和图像形式提供信息，以帮助他们识别皮肤癌。患有“低风险”和少量轻微无症状的 AK 患者可能认为不治疗是合理的选择。其他患者可能希望简单使用一些润肤剂，但应建议所有患者使用防晒霜。定期使用防晒霜可降低新 AK 的发病率，表明持续 UVR 暴露在促进临床病变的发展中发挥重要作用[20]。

当决定治疗时，特别是在“高风险”组中，可选择多种治疗方案，目标是控制和减少 AK 的数量，并减缓 AK 向 SCC 的进展速度（图 142.13）。

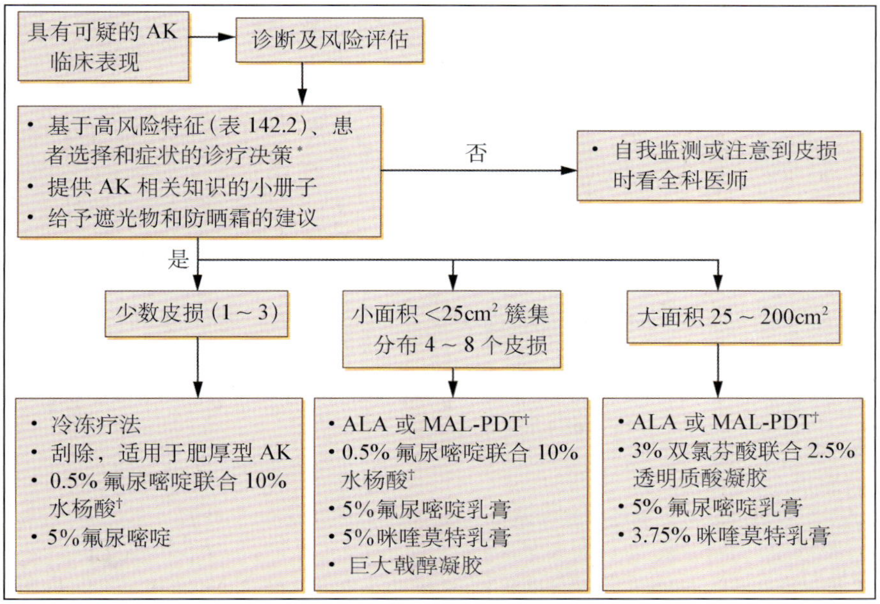

图 142.13　光化性角化病（AK）疾病管理流程图

*应在与患者讨论，评估治疗可行性和当地专长之后决定治疗方案，以优化患者依从性。† 尚无明确规定可用于治疗躯干和四肢 AK 的局部疗法。ALA，氨基酮戊酸；MAL-PDT，氨基乙酰丙酸甲酯光动力疗法。

最近的一项 Cochrane 系统评价发现，没有证据表明有任何治疗措施可以降低恶性转化的风险，因此需要对免疫正常和免疫抑制组进行大规模、长期的研究来解决这个问题[21]。

文献中大多数试验都是安慰剂对照的，而且设计较差，只有少数是直接比较（head-to-head，“头对头”）研究。同样 Cochrane 综述发现，当主要目的为完全清除皮损时，4 种区域定向治疗明显优于安慰剂或空载剂。对于个别皮损，光动力疗法（PDT）优于安慰剂-PDT。因此，这篇综述的结论是，高质量的对照研究很少，并且缺乏最佳治疗方法的证据[21]。

一线治疗

多种乳膏/凝胶、破坏性治疗方法包括选择性治疗如 PDT 和非选择性治疗如冷冻治疗，以及外科技术如刮除和烧灼，均可用于治疗 AKs。治疗方案取决于当地的专长、特定治疗的可行性、患者的选择和要治疗的 AK 皮损面积。一种实用的方法是将治疗区域划分为少数皮损（1～3 个 AK）、小面积（<25cm²）和大面积（25～200cm²），并进一步按部位细分：面部/头皮和躯干/四肢（表 142.2）[22]。

表 142.3[22] 列出了目前在英国可用的所有局部治疗方案（包括 PDT）、预防措施和区域使用方法。

冷冻疗法

液氮治疗对皮损较少的患者有效，除色素减退外，一般都能获得较好的美容效果。这种治疗需要患者亲自就诊，而且只处理治疗区域内皮损。

刮除术和烧灼术

是一种破坏性治疗，适用于较大角化过度皮损。它的优势在于为组织病理学检查提供标本。

3%双氯芬酸联合 2.5%透明质酸凝胶

这种非甾体抗炎药在 AK 中作用机制尚不清楚，但可能与抑制环氧化酶途径导致前列腺素 E_2（PGE_2）合成减少有关。

表 142.2 治疗光线性角化病(AK)的实用方法,反映了英国当前的获准方式和惯例(经许可转载:Morton C,Mowbray M,Clark C,Gupta G,Herd R,Fleming C. Update on the treatment of actinic keratosis. *Dermatology in Practice* 2013;19:14-17. © Hayward Medical Communications.)

	面部/头皮 AK	躯干/四肢 AK
少数皮损(1~3 个非簇集分布)	• 冷冻疗法(刮除适用于肥厚型 AK)[a] • 0.5%氟尿嘧啶/10%水杨酸(Actikerall®) • 5%氟尿嘧啶(Efudix®)	• 冷冻疗法(刮除适用于肥厚型 AK)[a] • 0.5%氟尿嘧啶/10%水杨酸(Actikerall®)[b] • 5%氟尿嘧啶(Efudix®)
小面积(簇集分布:4~8 个皮损且单个面积<25 cm²)	• 0.5%氟尿嘧啶/10%水杨酸(Actikerall®) • 5%咪喹莫特(Aldara®) • 巨大戟醇(Picato®,0.015%) • PDT(Ameluz®/Metvix®)[c]	• 0.5%氟尿嘧啶/10%水杨酸(actikerall®)[b] • 5%咪喹莫特(Aldara®)[b] • 巨大戟醇(Picato®,0.05%) • ALA 或 MAL-PDT[b]
大面积(25~200cm²)	• 3%双氯芬酸(Solaraze®) • 5%氟尿嘧啶(Efudix®) • 3.75%咪喹莫特(Zyclara®) • PDT[c]	• 3%双氯芬酸(Solaraze®) • 5%氟尿嘧啶(Efudix®) • 3.75%咪喹莫特(Zyclara®)[b] • PDT[b]

[a] 由经验丰富的医师提供。
[b] 局部外用药物治疗,无需特定执照许可。
[c] 通常由皮肤科专业医师开始使用。
ALA,5-氨基酮戊酸;MAL-PDT,甲基氨基酮戊酸盐光动力疗法;PDT,光动力疗法。

表 142.3 光线性角化病(AK)的局部治疗(经许可转载:Morton C,Mowbray M,Clark C,Gupta G,Herd R,Fleming C. Update on the treatment of actinic keratosis. *Dermatology in Practice* 2013;19:14-17. © Hayward Medical Communications.)

疗法	方案	注意事项	区域限制
3%双氯芬酸(Solaraze®,Almirall)	每日 2 次,持续 60~90 天	通常耐受性良好,偶尔会引起皮疹	最大量每次 4g(0.5g 可用于 5cm × 5cm,最大面积 200cm²)
5%氟尿嘧啶(Efudix®,Meda)	每日 1 次或 2 次,持续 3~4 周。面部皮损通常比躯干/腿部皮损起效更快。手/前臂皮损起效更慢	早期的严重炎症(通常在用药的第 2 周)属于正常反应,然后是坏死期,随后是愈合期	1 次治疗的皮肤总面积不应超过 500 cm²
0.5%氟尿嘧啶/10%水杨酸(Actikerall®,Almirall)	每日 1 次,可轻微触及和(或)中度厚角化过度 AK 皮损。6 周后即可看到起效。停药后 8 周内效果可能不明显	在重新涂抹之前,去除现有涂层,用刷子涂抹	1 次治疗的皮肤总面积不应超过 25cm²
5%咪喹莫特(Aldara®,Meda))	每周 3 次,涂抹于面部或头皮上的 AK,持续 4 周。每隔 4 周评估 1 次,必要时重复 1 次	在正常睡眠前涂抹,约 8 小时后冲洗。局部炎症反应很常见。皮损清除程度和与炎症反应强度之间有关。如果炎症反应严重,建议休息几天。流感样症状不常见	建议的最大值为 1 袋,不超过 25 cm²

（续 表）

疗法	方案	注意事项	区域限制
3.75%咪喹莫特(Zyclara®,Meda)	每天睡前涂抹 1 次持续 2 周为 1 个疗程,共 2 个疗程,疗程间隔 2 周	局部炎症反应常见。必要时休息。流感样症状不常见	最多 2 袋,约 200 cm^2(整个面部或头皮)
巨大戟醇(Picato®,LEO Pharma)150μg/g 凝胶	每天 1 次,连续 3 天用于面部和头皮 AK(储存在 2～8℃的冰箱中)	局部皮肤反应很常见。红斑、剥落/鳞屑和结痂通常在治疗开始后 1 天内发生,在治疗结束后 1 天内达到强度峰值,在 2 周内消退	1 管可用于 25 cm^2
巨大戟醇(Picato®,LEO Pharma)500μg/g 凝胶	每天 1 次,连续 2 天用于躯干和肢端 AK(储存在 2～8℃的冰箱中)	局部皮肤反应很常见,与使用 150μg/g 浓度时类似,但可能需要 4 周才能消退	1 管可用于 25 cm^2
PDT(Ameluz®,Biofrontera or Metvix®,Galderma)	Ameluz 是 5-ALA 的新型纳米乳液,Metvix 是 5-ALA 甲酯	单次治疗面部/头皮上的 AK(在红光照射前避光封包 3 小时)。必要时第 3 个月重复治疗。仅仅由接受过 PDT 培训的医疗专业人员进行操作。PDT 期间疼痛/灼热感常见。治疗后常见红斑和结痂形成	适用于病变及周围皮肤 5～10mm 处

5-ALA,5-氨基酮戊酸;PDT,光动力疗法。

在随机安慰剂对照双盲研究中,在治疗后 90 天并随访 30 天,皮损完全清除率为 47%,而安慰剂为 19%[23]。

5%氟尿嘧啶乳膏和 0.5%氟尿嘧啶与 10%水杨酸配伍

其作用机制尚不清楚,目前认为可通过抑制 DNA 合成,且可能抑制 RNA 功能,导致细胞凋亡。在 0.5%氟尿嘧啶乳膏的配方中加入水杨酸可使角质溶解,减少与 AK 相关的角化过度。

5%氟尿嘧啶乳膏显示出良好疗效,尽管来自大样本对比研究的证据仍然不足。它的优点是可以应用于大面积皮损,但常引起炎症反应伴结痂形成(图 142.14)。

在随机双盲对照研究中,将 0.5%氟尿嘧啶联合 10%水杨酸、3%双氯芬酸联合 2.5%的透明质酸凝胶及安慰剂进行比较,在治疗后 12 周后随访 8 周,皮损完全清除率分别为 55.4%、32%和 15.1%。

3.75%和 5%咪喹莫特乳膏

咪喹莫特是一种 Toll-like 受体 7(TLR7)和 TLR8 激动剂,可上调促炎基因的表达。具体来说,它可诱导几个转录因子向核内转移,最重要的是核因子(NF)-κB,以激活许多促炎基因的表达。最终产生肿瘤坏死因子(TNF)α、干扰素(IFN)α、白细胞介素和趋化因子。它还上调促凋亡的 CD95 受体,而该受体在 AKs 和 SCCs 中表达下调。

在随机双盲研究中,3.75%的咪喹莫特乳膏与安慰剂相比较,在进行 2 个周期(每个循环内用药 2 周,休息 2 周)治疗后,随访 8 周,大面积治疗区域内皮损清除率分别为 35.6%和 6.3%[25]。

而另一项随机双盲对照研究显示,用 5%咪喹莫特乳膏与安慰剂相比,经过 1 或 2 个治疗周期(每周 3 次,共 4 周)治疗后,随访 8 周,皮损完全清除率分别为 55%和 2.3%[26]。

两种治疗方法均可引起明显的炎症反应,并在几周内消退(图 142.15)。

巨大戟醇甲基丁烯酸酯 150μg/g 和 500μg/g 凝胶

其作用方式尚不清楚,但似乎具有双重作用机制:引起皮损快速坏死和特异性中性粒细胞介导的抗体依赖的细胞毒作用。

4 项随机双盲安慰剂对照研究的汇总分析显示,对于面部和头皮病变来说,治疗 3 天后第 57 天,用 0.015%巨大戟醇甲基丁烯酸酯和安慰剂治疗(2 项研究),皮损完全清除率分别为 42.2%和 3.7%;对于躯干和肢端的病变来说,治疗 2 天后第 57 天,0.05%巨大戟醇甲基丁烯酸酯和安慰剂(2 项研究),皮损完

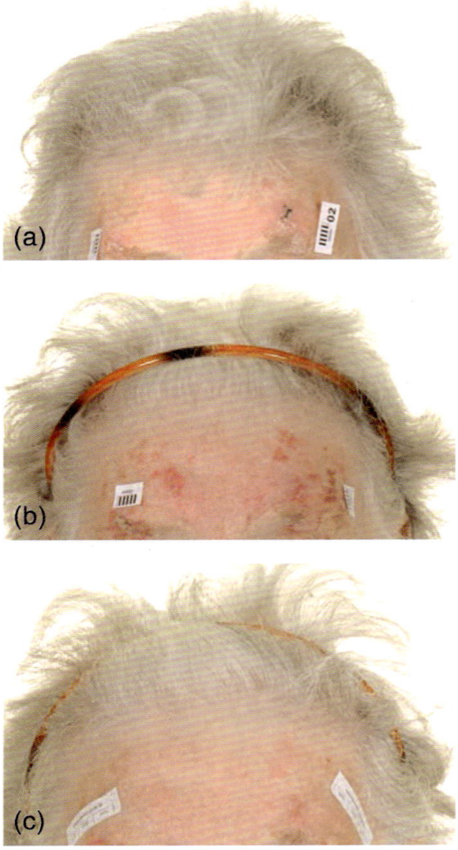

图 142.14 (a)用 5%氟尿嘧啶霜治疗前的光线性角化病。(b)每天 5%的氟尿嘧啶霜治疗 3 周。(c)治疗后

全清除率分别为 34.1%和 4.7%[27]。

光动力疗法

这是一种给予光敏化合物的治疗方法，该化合物选择性地积聚在高度增殖的靶细胞中，然后局部用可见光照射，通过坏死和凋亡对靶组织造成选择性损伤。

5-氨基酮戊酸(ALA)-PDT 及其甲酯 MAL-PDT 已获许可并被批准用于治疗 AK。在一项比较 ALA-PDT 与安慰剂-PDT 的大型随机双盲研究中，皮损完全清除率分别为 64%和 11%[28]。在一项大型随机双盲研究中，将 ALA-PDT、MAL-PDT 与安慰剂-PDT 进行比较，皮损完全缓解率分别为 78.2%、64.2%和 17.1%[29]。一项开放式非资助的随机对照试验表明，治疗多发面部和头皮 AK 3 个月时，MAL-PDT 与 3%双氯芬酸联合 2.5%透明质酸凝胶比较，完全缓解率分别为 68%和 27%。治疗 12 个月时，在完全缓解的患者中分别有 37/67(55%)和 7/25(28%)仍保持皮损清除状态。MAL-PDT 在疗效、美容效果及患者总体满意度方面均表现佳。作者的结论是，虽然 MALD-PDT 更昂贵，但它比 3%双氯芬酸联合 2.5%透明质酸凝胶更具有成本-效益比[30]。

二线治疗

在一些较小的病例系列研究中，局部应用维 A 酸治疗 AKs 疗效有限。口服维 A 酸(阿维 A 酸)在减少 OTRs 中的 AK 数量方面优势明显，但是证据仍然不足[31]。

据报道，当单一药物无效时，序贯疗法可减少 AK 皮损，但需要进一步研究以确定选择哪种治疗及给药顺序，以最大限度地减少或清除皮损。

三线治疗

皮肤磨削和用三氯乙酸进行化学剥脱在一些国家已广泛用于 AK 和严重光损伤。有证据表明，这种方法可更长期有效地预防 AK 发生。在小样本研究中，非剥脱性点阵换肤也可以减少 AK 数量和改善皮肤质地[32]。一项随机对照研究对比了二氧化碳剥脱激光与冷冻治疗在针对病灶治疗中的作用，结果显示在 3 个月时，病灶清除率分别为 78.2%和 72.4%。然而，在 3 个月时病灶清除后再随访 12 个月，二氧化碳组和冷冻治疗组的病灶清除率分别为 37%和 66.8%，差异显著。作者认为冷冻治疗对肥厚型 AK 更有效[33]。

皮角[1]

定义

皮角是坚硬的圆锥形皮肤突起，由致密的角蛋白构成。它来源于良性、癌前或恶性皮肤病变。

概述

皮角是临床诊断而不是病理诊断。角质栓或外生物可由各种表皮病变引起，如表皮痣、病毒疣、传染性软疣、角化棘皮瘤(KA)、脂溢性角化病，或袋状毛根鞘囊肿或表皮样囊肿。在大多数情况下，最初的诊断主要依据皮损外观和临床病程，而且皮角质地易碎。皮角通常很小，常局限于面部或手部，但也可以出现在身体的任何部位(图 142.16)。

流行病学

发病率和患病率

目前还没有公开发表的流行病学研究，除了一个大样本研究表明每年有 32 例新发病例[2]。

年龄

皮角在老年人中常见，在 60—70 岁发病率最高。

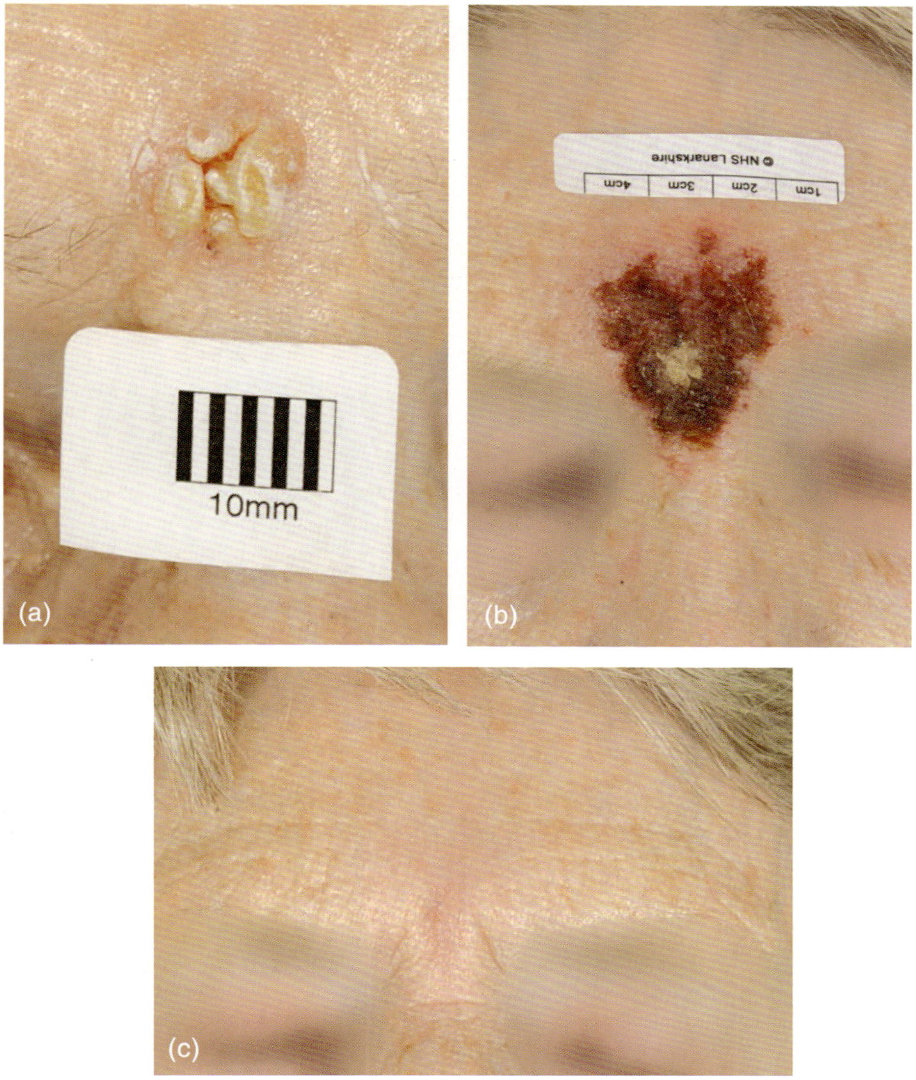

图 142.15 (a)角化过度型光线性角化病用 5% 咪喹莫特乳膏治疗前。(b)5% 咪喹莫特乳膏治疗 4 周。(c)治疗后

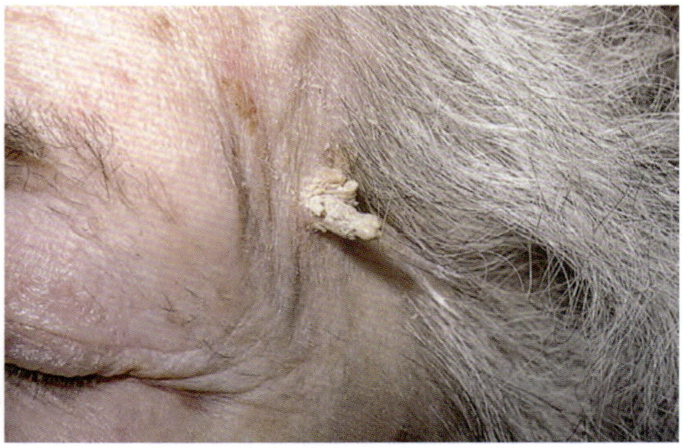

图 142.16 **典型皮角**
皮角基底部活检明确为一处皮肤原位癌病变。

随着年龄的增长，基底部发生癌前或恶性病变的概率增加[2]。

性别

在一个大样本研究中，皮角在女性中比较常见[2]，尽管其他报道没有证实这一结果[3]。然而，基底部伴发癌前或恶性病变的皮角在男性中常见[2]。

种族

皮角在 Fitzpatrick Ⅰ型和Ⅱ型皮肤中更常见。

病理生理学

病理学

从外观相对正常的皮肤逐渐发展为类似小型动物犄角的硬性角化性突起，是与光线性角化病相似的表皮不典型增生。在组织学上，表皮细胞通常不出现

非典型性或极性丧失，但颗粒层可能减少或缺失。基底部组织学检查可确定皮角的成因。在长期存在的病变中，基底层向下出现芽蕾状突起，提示发生 SCC 早期病变。

致病微生物

可能与 HPV 家族有关，特别是 HPV-2 亚型[4]。

环境因素

暴露于 UVR 可能会引发疾病。有证据显示，光照部位的病变发生率较高。

临床特征

皮角被定义为高度至少为基底最宽直径一半的角化性病变[3]。大多数皮角基底部病理表现为良性病变，如脂溢性角化病、病毒疣或毛根鞘囊肿。然而，只有不到 40% 的患者发生癌前或恶性改变，通常是 SCC 发生在皮角的基底部[2]。在伴癌前或恶性病变的皮角中，皮损以曝光部位和老年男性中比较常见[2]。

病史

皮角通常孤立，无症状。

临床表现

皮角通常呈弯曲、坚硬、黄色至棕色的角化性外生肿物，有环形隆起，由正常外观的表皮或棘状领圈包绕。复发性皮损可导致基底部炎症反应；皮角下同时出现炎症反应和硬结提示发生恶性转化。病变最常见于暴露部位，尤其是面部和耳上部。通常单发，但也可能多发；常能发现一些比较典型的光线性角化病或其他 UVR 损伤的证据。据报道，具有宽基底部或较小高/基底比的皮角，其基底部易出现癌前或恶性病变（图 142.17）。其他癌前或恶性皮肤病变的共存增加了发现与皮角基底部病理学类似表现的可能性[2]。

皮角的尺寸几毫米到几厘米不等。它们通常无症状，但出现疼痛和红斑、基部硬结、尺寸增大和基部宽或较小高/基底比提示恶性改变。

鉴别诊断

常见鉴别诊断应考虑病毒疣和光线性角化病，其他如脂溢性角化病、角化棘皮瘤和侵袭性 SCC 有时也与皮角类似。

病程和预后

大多数皮角具有良性基底病变，但在一个大样本的病例系列研究中，约 9% 皮角基底部显示 SCC 病变特征[2]。

治疗

皮角诊断依赖于临床表现。皮角基底部组织学检查对于排除恶性肿瘤至关重要，因为没有诊断性的

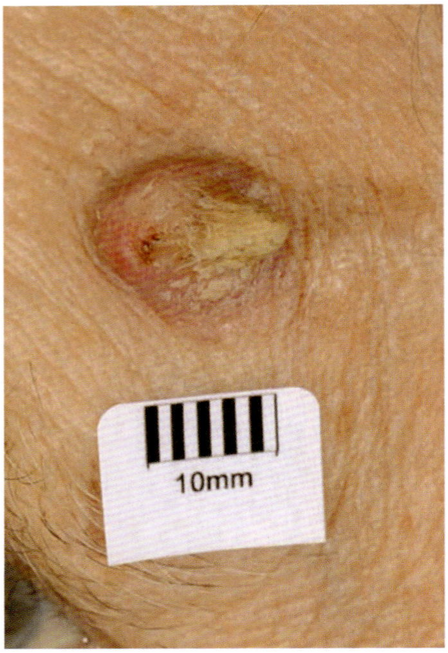

图 142.17 **皮角伴较小高/基底比**
病理学显示基底部鳞状细胞癌。

临床特征可以明确区分良性病变和皮肤癌。通常建议手术切除以获得病理学结果和排除恶性病变。

砷角化病

定义

一种由砷引起的鸡眼样点状角化病，主要发生掌跖部位，可能发展为 SCC。

概述

国际癌症研究机构（IARC）已将无机砷列为Ⅰ类致癌物。砷主要通过污染的饮用水吸收到血液中，与多种不良健康后果有关，包括皮肤癌、肺癌、膀胱癌、肝癌和肾癌[1-3]。

流行病学

发病率和患病率

据报道，世界各地的人群中，包括中国台湾，以及墨西哥、智利、阿根廷、泰国、美国、加拿大、匈牙利、日本、孟加拉国和印度，都受到地下水砷污染及其对健康的严重影响。孟加拉国、西孟加拉邦和中国台湾的部分地区井水污染问题最严重[4]。长期慢性砷中毒的人群中，相当一部分都会发生皮肤角化，发病率随着中毒程度及其持续时间的增加而增加[5]。据报道，皮肤病变（包括色素变化和角化病）与砷暴露量[6]，以及皮肤癌患病率和慢性砷暴露之间均呈剂量依赖性

增加的趋势[7]。

年龄

皮肤因接触砷而发生的病变可发生在任何年龄阶段。据报道，老年人的皮肤病变（包括皮肤角化病）发病率较高[6]。

性别

慢性砷暴露后，男性皮肤病变（包括皮肤角化病）的发生率有所增加[6,8]，但砷暴露与病变之间的剂量依赖性在女性中更为明显[6]。

种族

孟加拉国、印度和中国台湾部分地区的患病率最高。

病理生理学

几项体外和体内研究表明，砷暴露会使 DNA 修复系统受损。最近，已观察到具有肿瘤蛋白 53（*TP*53）精氨酸纯合基因型（Arg/Arg）的个体表现出更多的 DNA 损伤，而且其修复速度不如其他基因型迅速[9]。

发病诱因

据报道，视黄醇、钙、维生素 B、叶酸、铁、核黄素、硫胺素和维生素 A、维生素 C 和维生素 E 等营养缺乏见于角化性皮肤病变患者，而非角化性皮肤病变患者未见报道，这一观察结果在女性患者中更为明显[8]。最有力的证据是患有严重角化病的女性中视黄醇同类物、钙、维生素 A 和核黄素的摄入量普遍较低[8]。这些物质缺乏可能对砷的代谢产生不利影响。

据报道，慢性肝病[7]和吸烟[10]也会增加发生皮肤角化病和皮肤癌的风险。UVR 和亚砷酸盐可以协同作用以增强突变[11]，但砷角化病不同于 UVR 诱导的角化病变，因为它们往往发生在光保护区域，如掌跖部位。

中草药和印度草药可能很少含有的砷，可导致类似的临床表现[12,13]。

病理学

从良性增生或角化不良，到轻度或中度异型性，直至鲍温病可能见到一个系列的病理改变[14,15]。以砷为病因的疾病在显微镜下没有任何特征性的改变能支持该病诊断。在大多数病变中，真皮上部缺乏弹力纤维变性。

临床特征

病史

皮肤病变在砷暴露几年后出现，通常会经过几个阶段。典型疾病进程始于皮肤色素沉着（黑变病），呈“雨滴”状。随后可出现多个色素减退区域（黑白斑混杂）。掌跖部位发生角化并可进展为弥散性掌跖增厚。

临床表现

砷角化通常开始于掌跖，小面积类似于鸡眼的角化过度。病灶逐渐增大，变厚，数量增加。可能累及手指、手背和四肢近心端。当病变发展成恶性时，会出现硬结、炎症和溃疡。其他部位可出现鲍温病并多发 BCC（主要在躯干部）。

鉴别诊断

点状角化病，如播散性点状角化病，通常在较早的年龄段出现。Darier 病和扁平苔藓，通常在其他部位有特征性皮损。而跖疣为乳头瘤病毒感染。

并发症和共病

砷暴露使机体易患多器官的肿瘤，包括皮肤癌、肺癌和膀胱癌。缺乏手掌角化过度的个体后续发生内脏恶性肿瘤的风险较低[16]。然而，在患角化病的个体，尤其是那些吸烟者，与患膀胱癌和肺癌的风险是显著相关的[10]。除肿瘤外，长期砷暴露还会导致砷在肝、肾、心脏、肺、肌肉、神经系统和胃肠道中的蓄积。

病程和预后

角化病变通常随着时间的推移而发展，并可以融合。个别皮损可能发生恶性病变，并有较高发展成鲍温病、BCC 和 SCC 的风险。中国台湾地区的一项研究报告显示，皮肤癌的总患病率为 6.1%，这与肝功能不全和营养不良有关[7]。

检查

在地方病流行地区，饮用水取样将有助于确定污染水平。也可以通过人群的血液和点尿液检测量化砷暴露水平。头发和指甲样本可用来检测慢性砷暴露导致的砷蓄积水平。必要时行皮肤活检，以明确诊断或是否有恶性改变。

治疗

许多公共健康运动有助于减少流行地区的砷暴露。由于其与吸烟和营养不良有关，因此建议个人戒烟和平衡膳食，然而这在经济不发达地区可能很难做到。

角化病的多样性使治疗变得困难。所有患者应定期检查是否有恶性病变和内脏恶性肿瘤的迹象。

一线治疗

单个或几个砷角化病的患者通常对冷冻治疗或刮除和烧灼疗法有效。对于有多处砷角化病的患者，已报道口服维 A 酸类药物（如阿维 A）可改善角化症状和相关的鲍温病[17]。口服维 A 酸也可与角质溶解剂结合使用[18]。

二线治疗

据报道，5% 咪喹莫特乳膏每日 1 次，持续 6 周；

或每日 1 次，每周 3～5 次，持续 8 周，可改善砷角化病和相关的鲍温病和 BCC 的症状[19,20]。

电离辐射后角化病

定义

此类疾病可能发生在意外暴露于电离辐射或放射治疗后。

概述

疾病可能发生在放射治疗或过度荧光检查后出现明显真皮损伤形成瘢痕的区域。也可能出现在放射科医师、外科医师、牙医和其他经常将皮肤暴露在小剂量 X 线的人群中，尽管这种情况现在很少见。

流行病学

发病率和患病率

意外暴露于电离辐射或常规临床放疗后出现对皮肤的辐射影响是常见的，但放射性角化病并不常见[1,2]。

年龄

所有年龄段都会受到影响。

性别

两性都会累及。

相关疾病

在那些意外暴露于大剂量电离辐射的患者中，骨髓抑制和内脏恶性肿瘤发生率增加。

病理生理学

体外研究表明，皮肤细胞暴露在电离辐射会引起急性炎症反应，这种反应是由诸如 β1 整合素(CD29)和细胞间黏附分子 1(ICAM-1)等炎症标志物的上调介导的[3-6]。

病理学

表皮变化类似于光线性角化病。组织学上，真皮显示更广泛地被瘢痕组织和弹性纤维物质样的胶原所替代和血管闭塞的特征，有时出现异常增大和不规则的成纤维细胞(图 142.18)。

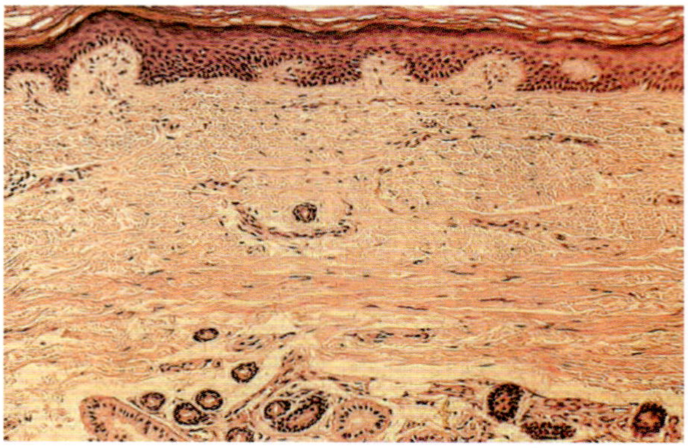

图 142.18 电离辐射后角化病病理学表现

环境因素

意外暴露于电离辐射或放射性治疗后。

临床特征

病史

角化病变是电离辐射的后期效应。通常在暴露后数月至数年发生。它们常见于四肢，但也可能出现在意外电离辐射暴露后被衣物遮盖的身体部位[1]。

临床表现

电离辐射的皮肤体征包括皮肤角化、毛细血管扩张、血管炎、放射性溃疡、血肿、淋巴网破坏、区域淋巴水肿和结缔组织的皮下硬化。常出现色素改变和疼痛。

鉴别诊断

电离辐射后角化病可能与 AK 相似，但会出现其他辐射损伤迹象。

病程和预后

角化性皮损的数量可能会增加，未来几年可能会发生皮肤癌。

检查

必要时行皮肤活检以明确诊断和排除恶性病变。

治疗

必须立即减少电离辐射的暴露。体外研究表明，1α,25-二羟维生素 D_3 可调节人角质形成细胞对电离辐射的反应，可能有助于减少放射治疗后的不良反应[7]。

个别病灶可使用冷冻治疗。

播散性浅表型光线性汗孔角化症

定义

播散性浅表型光线性汗孔角化病(DSAP)是汗孔角化病最常见的临床类型(另见第 87 章)，其特征是角化过度的丘疹周围有线状隆起边缘。它易出现在曝光区域，夏季明显，冬季可能会有所改善。

概述

DSAP 在得克萨斯州首次被发现[1,2]，在澳大利亚很常见[3]。DSAP 是一种常染色体显性家族性遗传病，在生命早期具有不完全外显率[4-6]。最近在中国有学者在家族性和散发性 DSAP 患者中报道了甲羟戊酸激酶基因(mevalonate kinase gene，*MVK*)的突变[6,7]。

第12部分

流行病学

发病率和患病率

这是一种罕见的表皮角化异常性疾病。

年龄

据报道，DSAP 在儿童期很少见，最早发病年龄为 10 岁[8]。患者首次注意到 DSAP 的平均年龄约为 40 岁，家族成员中受累的频率随年龄增加而增加。

性别

男女都可受影响，但女性略占优势。在一项对 248 名中国家庭成员进行的研究中，患 DSAP 41 例，其中男性 26 例，女性 15 例，这表明存在地理和性别差异[4]。

种族

这种疾病在那些曾经或现在生活于高日照地区（如美国和澳大利亚）的人中更为常见。最近，在中国一直有家族性和散发性 DSAP 患者的报道。

相关疾病

据报道，它可与其他类型的汗孔角化病共存，如线性角化过度型和疣状变异型[9-11]。这种共存形成了常染色体显性疾病的Ⅱ型节段性表现[12]。

病理生理学

发病诱因

发生 DSAP 的危险因素包括遗传因素、UVR 和免疫抑制[13]。DSAP 通常发生在曝光部位，据报道也发生在窄谱中波紫外线（NB-UVB）和补骨脂素长波紫外线（PUVA）治疗后[14-16]。

病理学

组织学上无法将这种疾病与 Mibelli 汗孔角化症区分开来，因为两者都被认为是异常表皮细胞局限性的克隆增生的结果[17]，这一观点也得到播散性浅表性亚型的自体移植成功的证据的支持[18]。

汗孔角化症独特的病理表现是皮损边缘出现鸡眼样板层状角化不全（图 142.19）。这表现为一个狭窄的异常或过度角化的角蛋白柱，位于表皮凹陷处，某些情况下斜向内生长。它可能累及毛囊口和汗管。凹陷处表皮颗粒层通常缺失，可能存在角化不良细胞。两侧的嵴包裹的表皮通常变薄，表皮突和真皮乳头层变平，基底细胞液化变性。除日光性弹力纤维变性、胶原减少和毛细血管扩张外，真皮上部可出现非特异性炎症反应，伴有血管增生、水肿和纤维化。

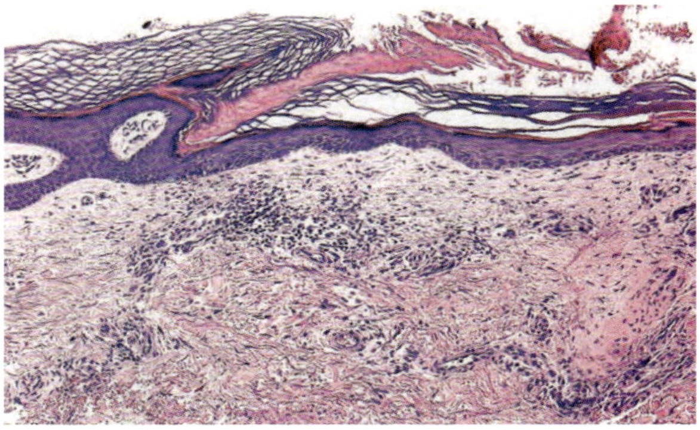

图 142.19　表皮角化不良细胞和空泡细胞上方出现圆锥形板层角化不全柱，表现为 DSAP 临床可见的隆起边缘

遗传学

发病机制尚不清楚，在中国家族性和散发性 DSAP 患者的大型家系调查中，已报道几个 DSAP 基因位点。其中包括 12q23.2-24.1[4]、12q24-24.2[19]、15q25.1-26.1[5]、1p31.3-31.1[20] 和 16q24.1-24.3[21]。*MVK* 基因定位于 12q24.11 号染色体，DNA 测序已鉴定出 33% 的家族性和 16% 的散发性病例存在 *MVK* 突变[7]。所有这些突变均为杂合型的，不影响种族匹配的正常对照组、5 例 Mibelli 汗孔角化症、2 例线状汗孔角化症和 4 例播散性浅表型汗孔角化症[7]。到目前为止，在家族性和散发性 DSAP 中已发现 18 个新 *MVK* 基因突变[6,22]。

MVK 在包括皮肤表皮细胞在内的许多组织中表达，参与胆固醇和异戊二烯的生物合成。甲羟戊酸通路在多种细胞生物学进程中发挥重要作用，为细胞提供必需的生物活性分子。在对培养的角质形成细胞进行的功能性研究表明，*MVK* 可能在调节钙诱导的角质形成细胞分化中起作用，并能保护角质形成细胞免受 UVA 辐射诱导的凋亡[7]，其突变可能对蛋白质功能产生不利影响[6]。

环境因素

通常发生在皮肤曝光部位。

临床特征

病史

DSAP 主要出现在四肢远端曝光部位。颧部和面颊可能会受到影响，但通常不累及被衣服覆盖的区域或掌跖部位。患者经常注意到皮损多处增大的粗糙病变。皮损无症状，可能伴轻度瘙痒，尤其是在日光照射后症状更为明显，患者经常抱怨病变影响美观。

临床表现

病变开始时为 1～3mm 圆锥形丘疹，棕红色或棕色，常包含毛囊角栓。它逐渐扩大，形成一个境界清楚、轻微隆起的角质环，厚度不足 1mm，发展并扩大到直径 10mm 或更大。环内皮肤轻度萎缩，发红或色素沉着，但仅在隆起边缘内可见色素减退环。边缘隆起有时色素加深。中央增厚部分常消失，鳞屑、毛囊角栓或中心凹陷可能持续存在。皮损内无汗。在日光照射充足的地区，病变可能大量出现，并可能从圆形变为多环形轮廓。在日光照射不太充足的条件下，如英国地区，患者的皮损较少，往往呈圆形（图 142.20）。在少数情况下，病变的中心伴明显炎症、其上为角化过度所覆盖，或者可能出现溃疡、结痂。

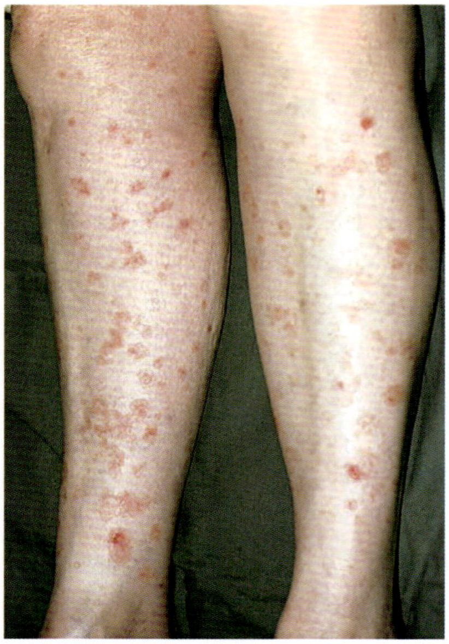

图 142.20 下肢播散性浅表性光线性汗孔角化症

临床亚型

汗孔角化症变异（另见第 87 章）包括 Mibelli 汗孔角化症、线状汗孔角化症、DSAP、弥散型掌跖汗孔角化症和点状汗孔角化症。

DSAP 的环比 Mibelli 汗孔角化症的环小得多，而且缺乏裂隙。Mibelli 汗孔角化症起病多在儿童期，病变单发或散发，不一定影响曝光部位。

鉴别诊断

DSAP 可能需要与 AK 鉴别，特别是对于皮损出现在面部的情况，但 AK 可能出现在其他曝光部位，如手背，不具有 DSAP 皮损的隆起边缘。腿部的 DSAP 可能与鲍温病相似，同样也没有边缘隆起，鲍温病样的皮损随着整个病变表面变化而趋于增大。浅表型 BCC（sBCC）可能与 DSAP 相似，但 sBCC 缺少隆起边缘，皮损数量较少。

病程和预后

随着时间的推移，病变数量通常会增加，但恶变风险仍然很低。在对 281 例各种类型的汗孔角化症的回顾分析中，DSAP 型中鲍温病和 SCC 的发病率为 3.4%[9]，但其他型中侵袭性恶性肿瘤的发生率并没有增加[23]。

检查

DSAP 的诊断通常依赖于临床，无须进一步的检查，但可能需要皮肤活检以明确诊断。

治疗

患者不必过分担心，建议使用润肤剂和广谱防晒霜。到目前为止，还没有公开发表的对照试验数据，证据也主要来自病例报告和系列病例研究[24]。

液氮冷冻治疗可能有效，但往往会出现新的病变[2,3]。对于多发皮损，已经报道外用双氯芬酸凝胶[25,26]、维生素 D_3 类似物[27,28]、5% 氟尿嘧啶乳膏[29]、5% 咪喹莫特乳膏[30] 和 PDT[31,33] 治疗，显示出不同程度的疗效。

也有一些使用如铒激光[33]、二氧化碳激光[34]、调 Q 红宝石激光（QSRL）[35] 和钕：钇铝石榴石激光（Nd：YAG）[36] 治疗成功的个案报道。

皮肤原位癌

鲍温病

定义和术语

鲍温病是一种表皮内（原位）鳞状细胞癌，其特征是持久、非隆起的红色斑块伴鳞屑或结痂，发展为侵袭性恶性肿瘤的可能性很小。皮损呈进行性生长，但偶尔也会发生自发的不完全性消退。

> **同义名**
> - 鲍温病样角化病
> - 上皮内癌
> - 皮肤原位鳞癌

概述

1912 年，2 名患者在非曝光部位皮肤上出现多发红的斑块，由此学界首次命名了鲍温病[1]。1915 年，又相继报道非曝光部位皮肤上出现多个斑块的病例[2]。该疾病生长缓慢，6 例中有 3 例出现局部淋巴结转移。最近，鲍温病一词也被用来描述曝光部位皮肤的类似临床特征，其恶性转化的风险很低[3,4]。

流行病学

发病率和患病率

据估计，在英国每年鲍温病的发病率约为 15/100 000，但这是基于美国的研究数据，因此可能反映出由于日光照射量增加而发病率也更高[5,6]。据报道，在北美白种人中，这一比例为 14.9/100 000～

27.8/100 000[6,7]。

年龄

在成年人群中，鲍温病可以发生在任何年龄阶段，但 30 岁以下很少见，而在 60 岁以上较为常见。在英国，据报道其发病高峰期为 60—70 岁[8,9]。

性别

鲍温病在女性中更常见，女性占 70%～85%[8,10,11]。

种族

该病在白种人中常见，尤其是那些一直生活或正生活在高日光辐射地区的人群[6,7]。

相关疾病

患者可能患有其他 UVR 诱发的皮肤癌，应进行全面的皮肤检查。研究发现，30%～50%的病例，发病之前或之后有其他的皮肤癌病史；主要是 BCC[12,13]。随后发生的 NMSC 和唇癌的标准化发病率分别为 4.3 和 8.2[14]。

早期报道是在 1959 年，随后的一系列病例研究表明鲍温病和内脏恶性肿瘤之间存在关联[6,15,16]。然而，大样本研究和 meta 分析并未证实这些结论，因此有学者认为对内脏恶性肿瘤患者行常规排查并不合理[17-21]。

病理生理学

发病诱因

几项大样本研究已经确定鲍温病与砷摄入之间存在一定关联，砷摄入可使发病提前几十年[22,23]。历史上，砷被加入 Fowler 和 Gay 溶液中分别用于治疗银屑病和哮喘。农业工人可能会接触含有砷盐的杀菌剂、除草剂或杀虫剂。在一些国家，尤其是阿根廷、孟加拉国及中国台湾的部分地区，供水在过去曾受到污染[24]。目前砷的使用已经减少，在西方国家已经并不那么备受关注。

实体器官移植后、血液恶性肿瘤，特别是慢性淋巴细胞白血病或 HIV 造成的免疫抑制，增加了发生 SCC 和癌前疾病的风险，但是发生鲍温病的确切风险尚未确定。然而，有报道称，在接受实体器官移植后免疫抑制治疗的年轻人群中，出现多发鲍温病[25,26]。

也有报道在接受治疗和其他电离辐射后、皮肤损伤或慢性炎症后发生鲍温病，如寻常狼疮和慢性红斑狼疮[27]。

病理学

鲍温病的特点是全层表皮不典型增生、分化紊乱和表皮缺失。通常会累及表皮内的皮肤附属器。角化不全和棘层肥厚常见，角质细胞表现出不同程度的异型性、核大深染。细胞提前角化。由于胞质内糖原增加，可以观察到细胞透明化改变，用 PAS 染色会更加明显。可见巨型细胞和多核细胞，有丝分裂象常见（图 142.21）。真表皮连接处基底膜带仍清晰可见。HPV 相关的病毒感染引起细胞病理改变尤其常见，特别是(但并不限于)生殖器皮肤病变中。

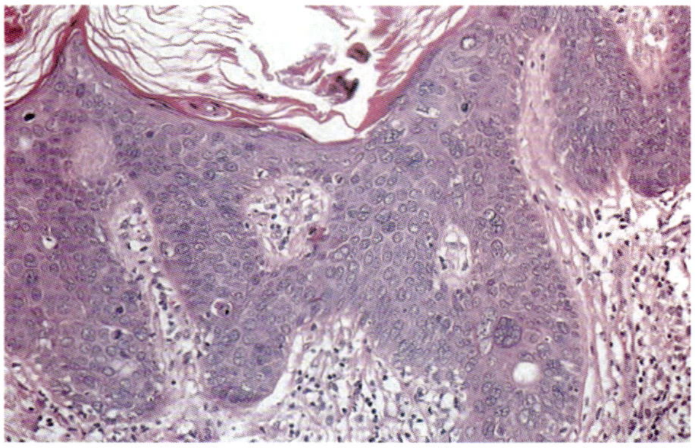

图 142.21 鲍温病的病理学显示表皮极性丧失，出现非典型有丝分裂和巨细胞

真皮乳头层常见密集炎细胞浸润和明显毛细血管扩张。真皮炎症细胞浸润可呈带状分布，类似于苔藓样皮肤病。

根据皮损形态及是否存在内、外生长成分，将鲍温病分为以下几种变异类型：银屑病样、萎缩型、疣状、乳头状和不规则型。这些模式可以经常混合出现在单一的皮损中。

鲍温病样丘疹病的组织病理学包括不同程度的表皮不典型增生(从轻度到全层异型性)。可见 HPV 相关的细胞病理改变，尽管可能比较轻微。这些变化包括颗粒层肥厚和周围有晕的粗糙透明角质颗粒。挖空细胞不常见。

致病微生物

病毒感染与鲍温病发病有关。人们对 HPV 的兴趣主要集中在多种不同类型 HPV 感染的报告中。在生殖器外鲍温病，也可以检测出人乳头状瘤病毒 DNA 4.8%～60%[28-31]。但较大样本的研究未能证实这些发现，除了 HPV16 和 HPV18 两种在肛门生殖器鲍温病中很常见，以及 HPV16 也与 60%的掌跖和甲周病变有关[32-34]。

环境因素

鲍温病在光照部位(如小腿)更为常见，这表明与日光或医源性 UV 慢性损伤有关[11,12]。

临床特征

病史

患者通常出现单一的斑块，但 10%～20%的患者可能有多处皮损。白种人最典型鲍温病皮损常见于老年妇女的小腿。然而，鲍温病可以发生在身体任何部位，最近的报道显示头颈部发病率增加[9,35]。可以发生在肛周皮肤、甲周，而掌跖少见，口腔黏膜等黏膜表面罕见。本书中分别描述了发生在黏膜生殖器皮肤［肛门上皮内瘤样病变（AIN）、阴茎上皮内瘤样病变（PIN）和外阴上皮内瘤样病变（VIN）］的鲍温病（见第 111、112 和 113 章）。

临床表现

最初的变化是一个小的、红色伴轻微鳞屑的皮损，无症状，逐渐以某种不规则的方式扩展。白色或黄色鳞屑脱落后容易形成红润的、有时表面呈颗粒状，但不易出血。边缘清楚，病变轻微隆起；表面通常为扁平，但可能会形成角化过度或结痂（图 142.22）。溃疡通常是发展为侵袭性癌的征象，并且可能在表皮内发生变化后延迟多年出现。病变可能有数个，可广泛蔓延，也有时紧密结合，并随着扩展逐渐融合（图 142.23）。

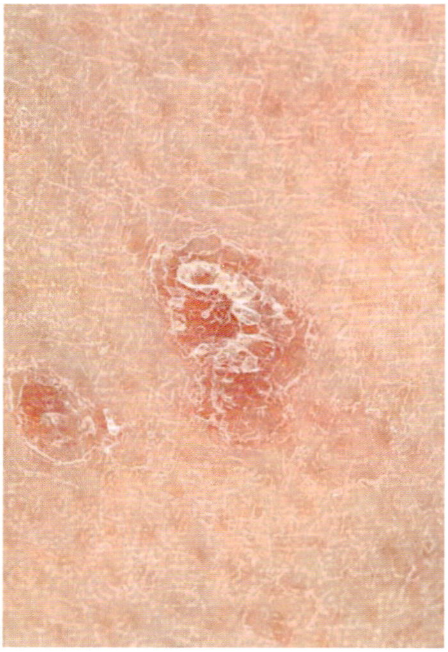

图 142.22 鲍温病

临床亚型

肛周皮肤鲍温病具有较高的侵袭、复发风险，并与宫颈和外阴发育不良有关。甲单位的鲍温病（甲下、甲周）通常影响年轻女性，并与高危型人乳头瘤病毒（HPV16）有关[33]，其侵袭和复发的风险较高（图 142.24）。

色素性鲍温病是少见（一项研究显示占 1.7%），通常发现在身体屈侧、肛周或甲下部位。疣状鲍温病

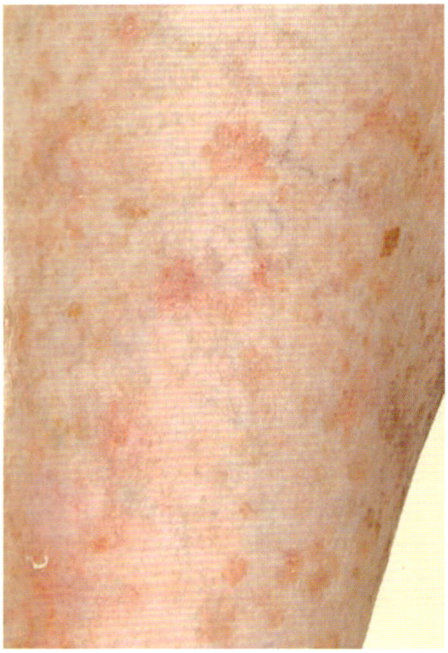

图 142.23 小腿多发鲍温病皮损

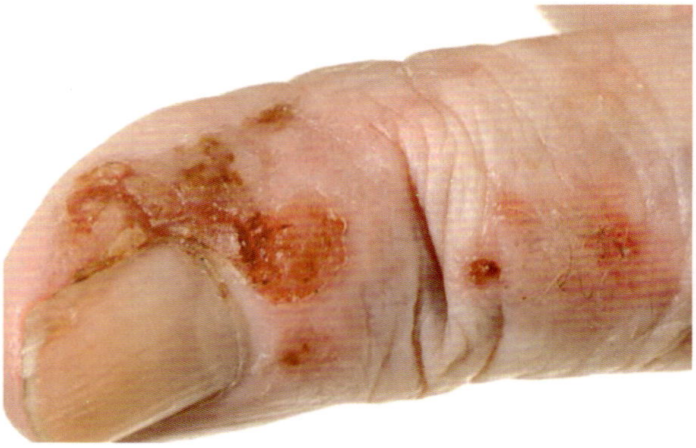

图 142.24 甲周鲍温病

罕见，应警惕可能发生侵袭性癌。

鉴别诊断（表 142.4）

鲍温病必须与 NMSC，特别是与 sBCC（图 142.25）和早期 SCC 相鉴别。sBCC 表现为孤立，或多发鳞屑性斑块，通常具有珍珠状丘疹边缘。早期侵袭性鳞状细胞癌诊断可能具有挑战性，但一般来说，患者会有病史的变化，斑块可能发展成小结节或溃疡。小的鲍温样病丘疹/斑块可能与 AKs 相似，但 AKs 通常伴鳞屑、角化过度且皮损多发。鲍温病，尤其是临床伴瘙痒时，需要与炎症性皮炎，如银屑病、慢性单纯性苔藓和盘状皮炎相鉴别。甲鲍温病可能与病毒疣相似，但病毒疣往往多发。

表 142.4　鲍温病的常见临床鉴别诊断

诊断	鉴别要点	图片
脂溢性角化病	通常更大、颜色更黑和多发隆起的“油腻”性疣状表面	图 142.4
基底细胞癌	浅表型可能与鲍温病相似 通常角化过度较少 常单发	图 142.25
鳞状细胞癌	扩大的病变 硬结 两侧隆起或结节 压痛	图 142.26
盘状皮炎	通常是较大的多发斑块 瘙痒是主要症状	图 142.27
银屑病	肥厚斑块伴明显鳞屑 通常是多发，较大和见于身体其他部位	图 142.28

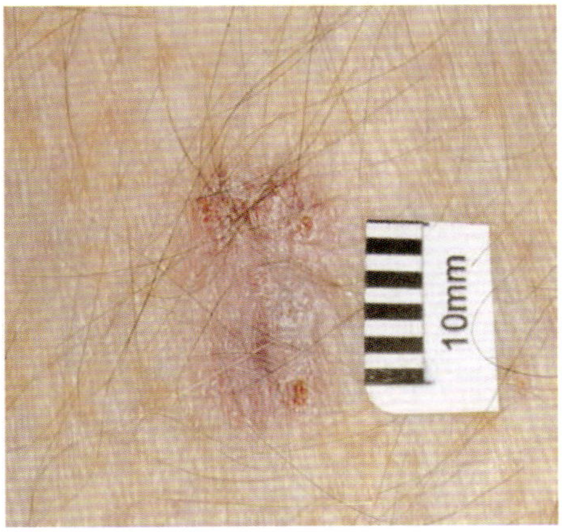

图 142.25　浅表基底细胞癌酷似鲍温病

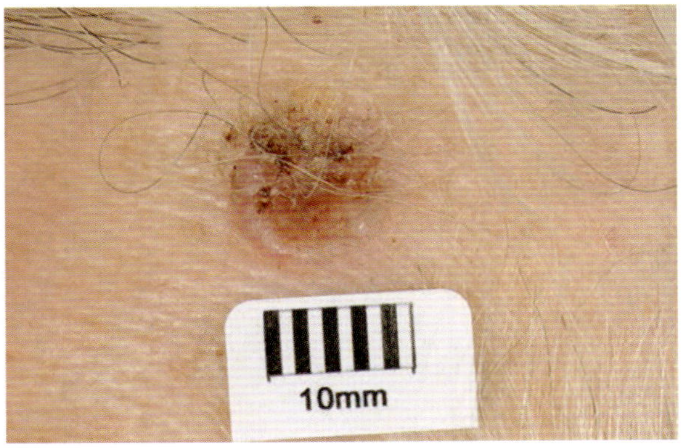

图 142.26　鳞状细胞癌伴角化过度和隆起增厚边缘

鲍温病样丘疹病可能与鲍温病相似，通常发生在年轻性活跃人群的生殖器部位。虽然复发并不罕见，但鲍温病样丘疹病常在数月内自行消退，并呈良性经

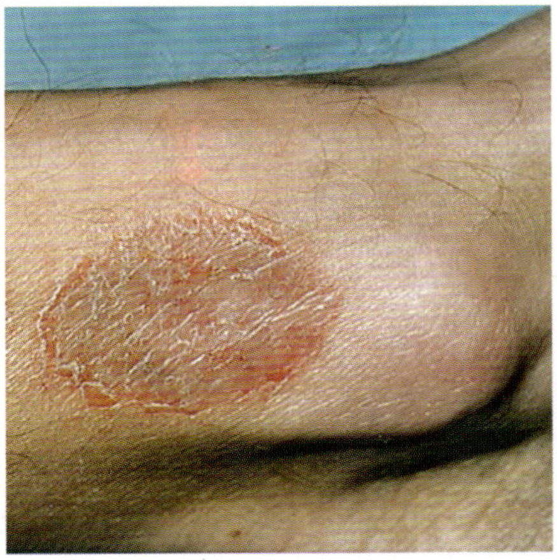

图 142.27　小腿盘状皮炎

由英国萨里爱普生医院 W. A. D. Griffiths 医师提供。

过[36]。老年患者的病程可能会延长 5 年或更长。病变无症状，可以出现炎性、瘙痒或疼痛。鲍温病样丘疹病为孤立或多发、较小、色素性(红色，棕色或肉色)丘疹伴扁平到疣状外观。鲍温病样丘疹病可以融合成较大的斑块(图 142.29)。病变最常见于阴茎体或女性外生殖器，尽管它们可以发生在生殖器的任何地方和肛周区域，偶尔也发生在非生殖器部位[37,38]。许多类型人乳头状瘤病毒，特别是 HPV16 型和 HPV18 型，与鲍温病样丘疹病密切相关。因此，获得性鲍温病样丘疹病的风险，与通过性接触或可能通过母婴垂直传播而发生其他生殖器 HPV 相关疾病的风险相同[39,40]。

并发症和共病

鲍温病倾向于持续存在，终身恶性转化的风险较

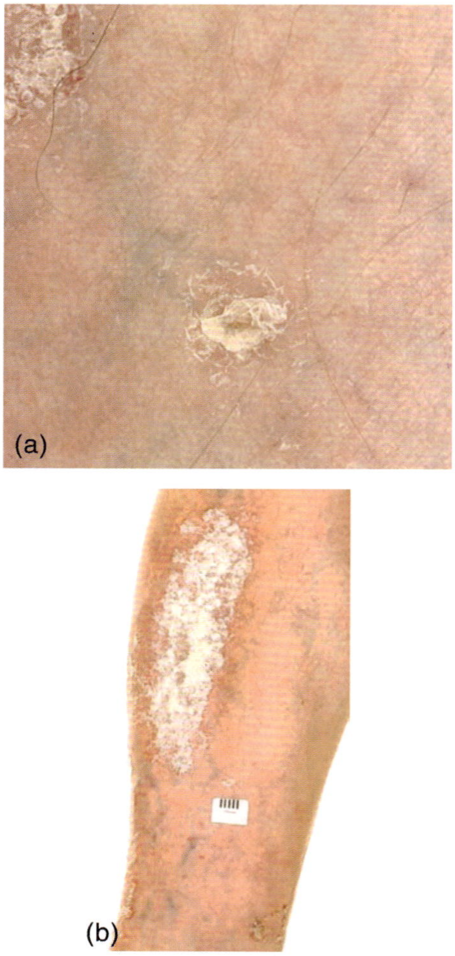

图 142.28 (a,b)较厚鳞屑性斑块
其他部位的检查显示典型的鳞状斑块见于银屑病。

低(3%～5%),但这些研究通常是回顾性的,证据相对不足[3,4]。如果发生恶性转化,会导致侵袭性 SCC,如果不治疗可能转移。

由于肛周和甲下鲍温病容易复发,可能需要对肛周病变进行广泛切除,对甲单位病变进行截肢或行 Mohs 显微外科(MMS)手术[41]。

病程和预后

大多数鲍温病呈慢性病程,随着时间的推移,会出现单一或多发皮损。除发生 SCC 转化外,并发症少,预后良好。鲍温病是 UV 诱发皮肤损伤的标志,因此患者发生其他 UV 诱导的癌前病变和恶性病变的风险更高。

关于持续随访时间的资料缺乏,但在病情不复杂的病例中,患者可在治疗后出院。

检查

这种情况必须与慢性炎症性皮肤病相鉴别,如果初次检查时未明确诊断,使用类固醇激素治疗无明显改善则提示鲍温病。如果诊断仍有疑问,必须进行皮肤活检以明确诊断。已描述鲍温病皮肤镜检查的特征,特别是血管结构的存在,如果局部治疗后仍持续存在,表明存在疾病残留。这些结构的清除与临床清除和复发相关,常提示疾病复发[42](图 142.30)。

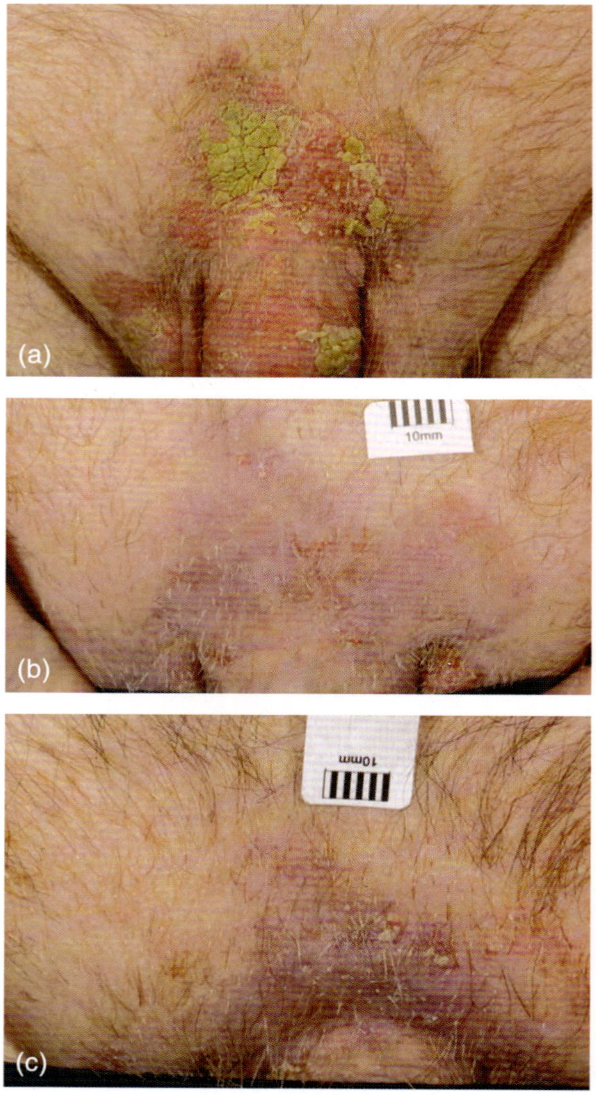

图 142.29 (a)鲍温病样丘疹病较大融合病变;(b)5%咪喹莫特乳膏治疗 6 周后;(c)随访后发现明显改善

治疗

在大多数患者中,诊断主要依据于临床,如存在疑问,病理学检查有助于诊断。建议选用高日光防护指数的广谱防晒霜。鲍温病可选择的治疗方法有多种(表 142.5)[43]。首选治疗方案取决于多种因素,包括病变的大小、部位、既往治疗、各种治疗的经验和皮

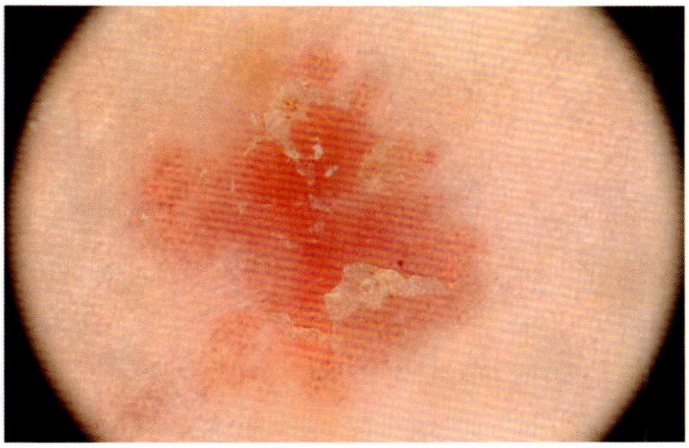

图 142.30 鲍温病的皮肤镜检查显示不规则的红斑基底，轻度角化过度，整个病变可见血管结构

损数量。破坏性疗法，如刮除和烧灼，或冷冻疗法广泛应用于临床。不同疗法和方案的相对有效性难以比较，因为已发表的研究未能完全控制诸如部位和大小等影响因素，而且不同中心使用的治疗方案也不一致。最近一项 Cochrane 系统评价对鲍温病的治疗结果进行了评估，但发现文献中缺乏良好的随机对照研究。最终认为，目前的证据无法提供治疗的具体建议[44]。在某些情况下，特别是对于较薄斑块且合并多种疾病的患者，“不治疗”可能是一个适合的选择[43]。

一线治疗

对于孤立或处于愈合良好部位的少数皮损，可选择冷冻、刮除、局部 5%氟尿嘧啶、5%咪喹莫特乳膏或PDT疗法（表142.5）[43]。处于愈合不良部位的小

表 142.5 鲍温病主要治疗方案汇总

病灶特征（较小，<2 cm）	外用氟尿嘧啶	外用咪喹莫特[b]	冷冻治疗	刮除	切除	PDT	放疗	激光
较小，单个或很少，愈合良好部位[a]	3	3	2	1	3	3	5	4
较大，单个，良好愈合的部位[a]	3	3	3	4	5	2	4	—
多发、愈合良好部位[a]	2	3	2	3	5	3	4	4
较小，单个或很少，愈合不良部位[a]	2	2	3	2	2	2	5	—
较大，单个，愈合不良部位[a]	3	2	5	4	5	1	6	—
面部	3	3	4	2	4	3	4	—
手指	3	3	4	5	2	3	3	3
甲床	—	4	—	—	2[c]	3	4	4
阴茎	3	3	4	5	4[c]	3	3	3
免疫功能不全患者的皮损	5	4	3	3	4	3	—	—

治疗列表的建议评分考虑到疗效证据、使用便捷性或手术所需时间、伤口愈合、美容效果及所选方法或设备的效益可行性/价格比。不包括基于单一研究或无对照病例系列研究的干预证据。[源自 Morton CA，Birnie AJ，Eedy DJ. British Association of Dermatologists' guidelines for the management of squamous cell carcinoma in situ(Bowen's disease)2014. *Br J Dermatol* 2014;170:245-60. © John Wiley & Sons，Inc.]

[a]临床医师对皮损累及部位的愈合能力的判断。

[b]尚无原位鳞状细胞癌的药品应用许可。

[c]如果定义不清或复发，需保留组织时，可考虑显微外科手术。

关键：

1. 可能是治疗的选择。
2. 通常是较好的选择。
3. 通常是合理的选择。
4. 合理，但通常不需要。
5. 通常是较差的选择。
6. 可能不应该使用。

—. 可用证据不足。

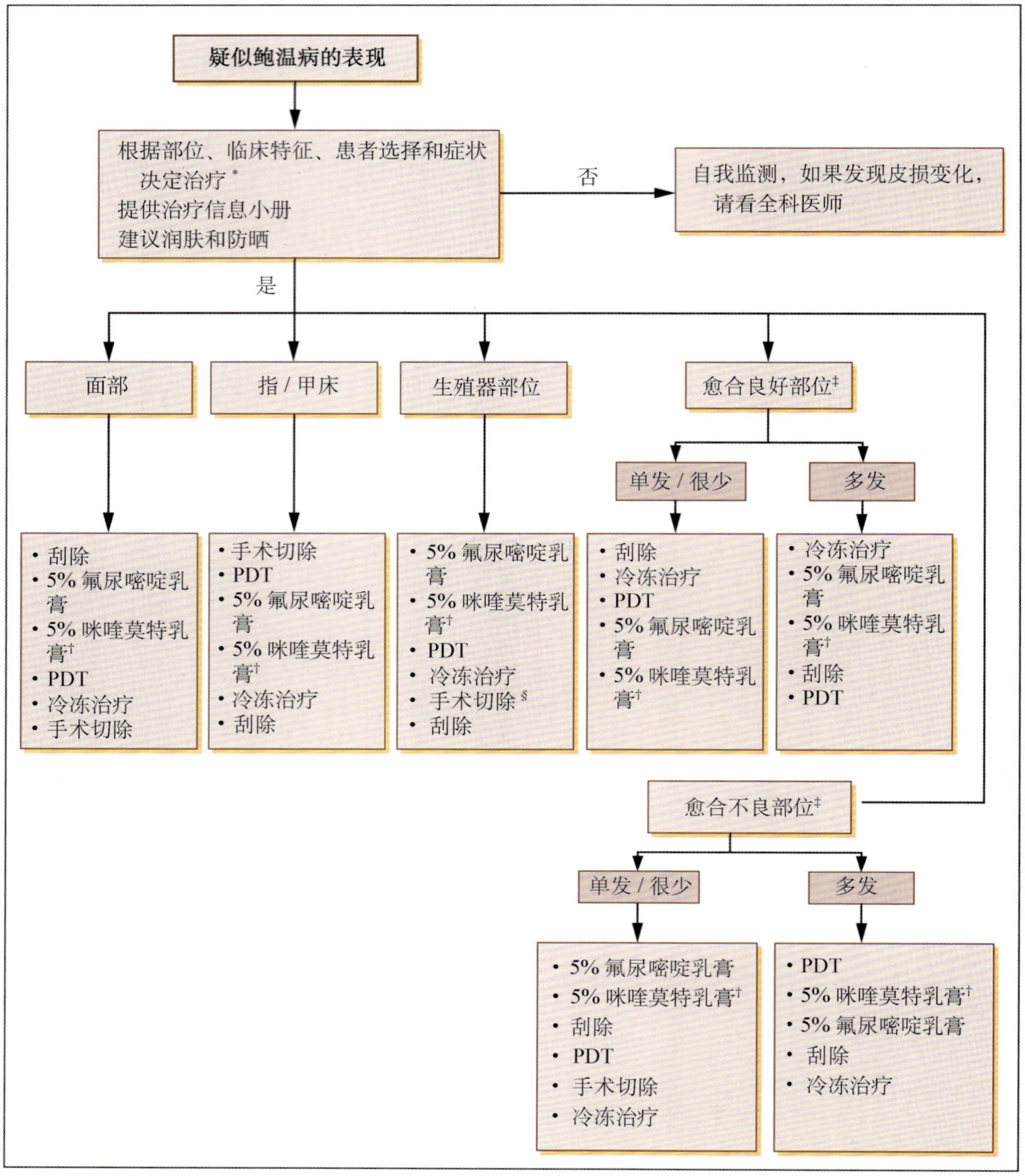

图 142.31 鲍温病管理流程图

*应根据与患者讨论的意见、治疗可行性和本地专长后决定是否治疗，以优化合患者的依从性。† 尚无明确规定可用于鲍温病的局部治疗。‡ 临床医师对受累部位愈合能力的判断。§ 考虑手术或 Mohs 显微外科手术（MMS）治疗黏膜生殖器鲍温病。PDT，光动力治疗。

皮损也可以用这些方法，如果皮损孤立，可手术切除。PDT、局部 5% 氟尿嘧啶或 5%咪喹莫特乳膏是愈合不良部位大面积病变的合适选择（见表 142.5）（图 142.31）[43]。

冷冻疗法

液氮冷冻治疗是一种简单、廉价、快速的治疗鲍温病的方法（图 142.32 a-c）。皮损清除率变化很大，可反映所用技术和治疗方案的差异，较大样本研究显示治疗失败率为 5%～10%。已报道采用单次 30 秒冻融周期（freeze-thaw cycle，FTC）、2 次 20 秒 FTCs 并间隔解冻期，或最多 3 次单次 20 秒治疗并间隔几周进行冷冻治疗[45-48]。然而，这种剂量会引起严重的不适，并可能导致溃疡。

在目前最大的前瞻性开放性研究中，单次 30 秒

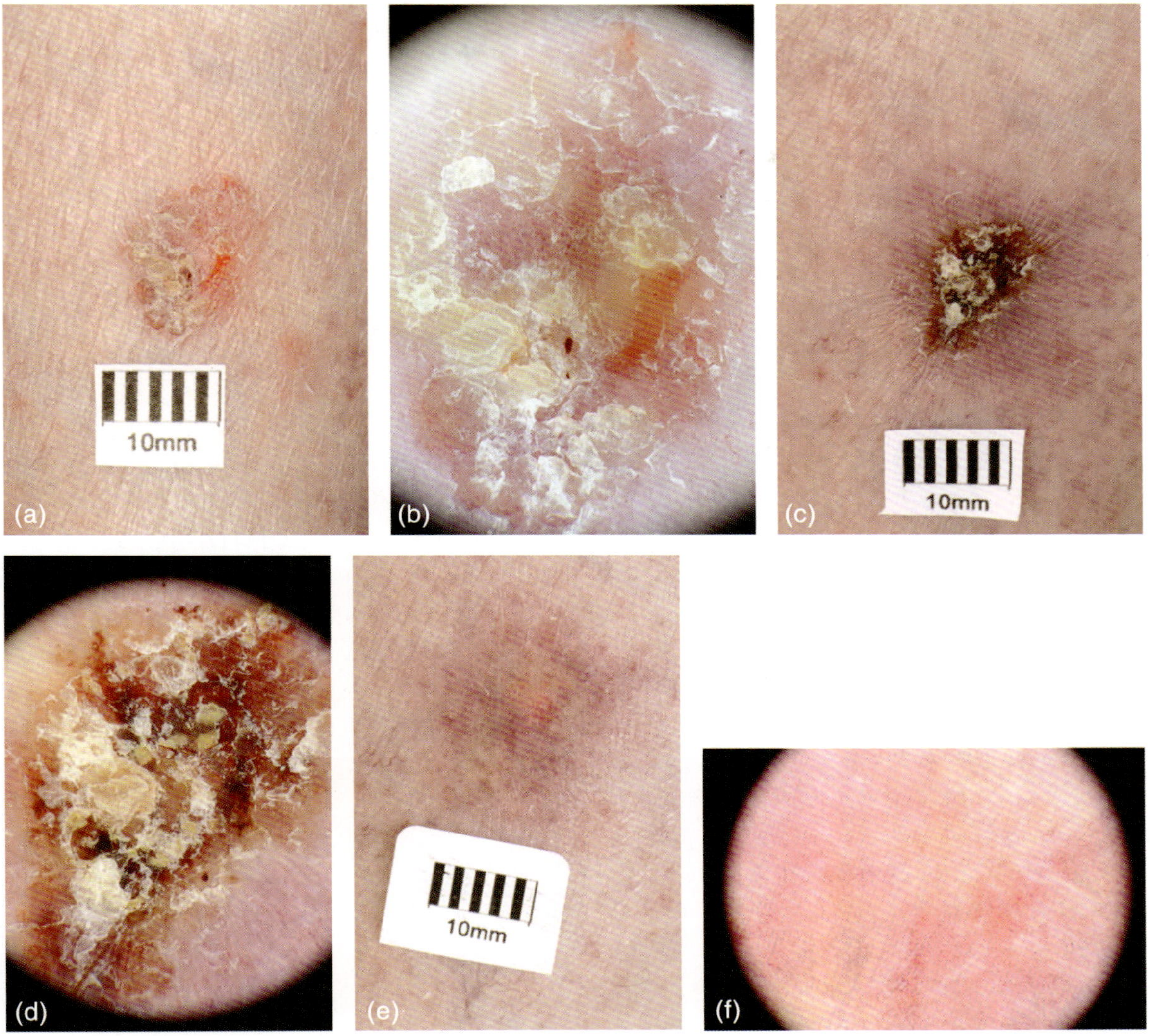

图 142.32　(a)鲍温病在液氮冷冻治疗前；(b)治疗前皮肤镜检查显示结痂伴中央血管结构(红点)；(c)冷冻治疗后炎症反应；(d)皮肤镜检查显示冷冻治疗后明显结痂；(e)治疗后皮损清除；(f)皮肤镜检查显示皮损清除和中央血管结构(红点)

的 FTC 治疗 1～8 处皮损，其中一半以上在小腿部位，治疗后随访 6 个月到 5 年，皮损清除率达到 100%和复发率为 0.8%[46]。然而，在一项回顾性比较研究中发现，91 处皮损使用单次 20 秒 FTC 可导致一次治疗后清除率低至 68%，而皮损再治疗后清除率为 86%。现有文献表明，更积极的方法包括至少冷冻 30 秒 1 次，或至少冷冻 20 秒 2 次，会产生更好的结果，但最佳冷冻时间、1 个治疗周期内冷冻次数和再次治疗后复诊的作用尚不清楚。其他并发症包括愈合不良，尤其是小腿溃疡和色素减退性瘢痕。

刮除术

刮除和烧灼是一种治疗鲍温病简单而廉价的方法，尤其是那些较大角化过度、不能耐受冷冻治疗的皮损和由于腿部水肿，发生溃疡的风险高，或者那些不能长期应用局部治疗的患者。在一项前瞻性非随机的试验中，对比了刮除和烧灼(44 处皮损)与冷冻疗法(36 处皮损)，纳入 67 例患者且 74%皮损位于下肢，刮除术在疼痛、愈合和复发方面优势明显[49]。冷冻疗法治愈的中位时间是 46 天(小腿部位 90 天)，相比之下，刮除术中位时间是 35 天(小腿 39 天)，冷冻疗法报道的疼痛更加明显。平均随访 2 年，尽管冷冻治疗比其他大多数疗法损伤性小，但是冷冻治疗(36%，13/36)与刮除术(9%，4/44)相比，复发率可能更高。

5%氟尿嘧啶乳膏

是一种广泛用于治疗多发鲍温病的方法，但治疗的次数和持续时间各不相同。目前临床使用的典型方案是每日 1 次或 2 次，应用 3～4 周，必要时重复使用。在欧洲一项大型多中心随机对照试验中，外用氟尿嘧啶乳膏每日 1 次、连续 1 周，然后每日 2 次连续 3 周，与 MAL-PDT 和冷冻疗法进行比较[50]。在最后 1 次治疗后 3 个月，氟尿嘧啶组皮损完全有效率为 83%，PDT 组和冷冻治疗组分别为 93% 和 86%。如果患者不能定期使用氟尿嘧啶乳膏，治疗可能比较困难，而且治疗可能引起明显的炎症反应和增加溃疡的风险。

5%咪喹莫特乳膏

有许多小样本的应用 5% 咪喹莫特乳膏治疗鲍温病的病例系列研究，但最好的证据来自一个小样本的随机对照试验，每天使用 1 次，持续 16 周，组织学证实显示 73%的清除率，而安慰剂组治疗无反应[51]。咪喹莫特乳膏可以引起明显的炎症反应，但可能有助于下肢多发性皮损的治疗。

光动力疗法

光动力疗法可用于治疗愈合不良部位的大面积多发性病变，除疼痛外，不良反应风险小。一项多中心随机研究比较了 225 名患者（共 275 处鲍温病皮损）接受 MAL-PDT、冷冻疗法和氟尿嘧啶乳膏治疗的疗效，显示 MAL-PDT 的完全有效率为 93%，冷冻疗法为 86%，氟尿嘧啶乳膏为 83%。与冷冻疗法或氟尿嘧啶相比，PDT 具有较好的美容效果[50]。

然而，PDT 是一种门诊治疗，需要患者亲自到医院就诊、皮损前期准备和治疗的时间，对某些患者来说可能比较困难。

不治疗

由于鲍温病恶性转化的终身风险较低，在一些进展缓慢的较薄皮损患者，尤其是在愈合较差的老年患者的下肢，主张密切观察而不是干预治疗。建议患者常规使用润肤剂，这有助于减少鳞屑的产生。

二线治疗

据报道，采用大剂量和小剂量的放射治疗具有相同的疗效[52]，但实验中的证据仍然不充分，而且在一项大型回顾性研究中观察到下肢愈合能力减弱[47]。已报道使用联合治疗，纳入的患者例数少，且选择联合治疗通常缺乏动力[43]。治疗甲部及肛周鲍温病的证据不足，但由于恶性转化风险较高，建议采用切除等手术方法。

三线治疗

有病例报告或病例系列研究称，使用 3%双氯芬酸联合 2.5%透明质酸凝胶、苯酚剥脱、0.1%他扎罗汀凝胶和口服维 A 酸治疗鲍温病可获得不同程度有效性[43]。

Resources

Further information

Bath-Hextall FJ, Matin RN, Wilkinson D, Leonardi-Bee J. Interventions for cutaneous Bowen's disease. Cochrane Database Syst Rev 2013; 6:CD007281.

Morton CA, Birnie AJ, Eedy DJ. British Association of Dermatologists' guidelines for the management of squamous cell carcinoma in situ (Bowen's disease) 2014. Br J Dermatol 2014;170:245-60.

Riddel C, Rashid R, Thomas V. Ungual and periungual human papillomavirusassociated squamous cell carcinoma: a review. J Am Acad Dermatol 2011; 64:1147-53.

肛门、外阴、阴茎和肛周上皮内癌（见第 111、112 和 113 章）

定义和术语

这些疾病是由于皮肤或黏膜上皮内部分细胞不典型增生所致。分类取决于不典型增生细胞的数量和严重程度，严重的不典型增生疾病中存在更高的恶变风险。近来，这些疾病被重新分类为非 HPV 相关或 HPV 相关的鳞状上皮内病变（SIL），具有部位特异性[1]。

同义名

- 鳞状上皮内病变
- 肛门上皮内瘤变
- 外阴上皮内瘤变
- 阴茎上皮内瘤变
- 鲍温病
- Queyrat 增殖性红斑
- 原位 SCC

概述

肛门上皮内不典型增生（anal SIL）可以累及肛周皮肤和肛管。anal SIL 一直被分为低级别 SILs（肛门 LSIL；AIN-1）和高级别 SILs（肛门 HSIL；AIN-2，AIN-3）。肛门 LSIL 现在并不被认为是肛门癌的前兆，但可能发展成肛门 HSIL。肛门 LSIL 患者可能需要多次活检以明确诊断，然后观察是否无临床症状[2]。肛门 HSIL 患者恶性转化的长期风险估计在 8.5%～13%。

外阴上皮内瘤变也被分为低风险（Vulval LSIL；VIN-1）和高风险（vulval HSIL；VIN-2，VIN-3）[1]。VIN-1 已从分类中删除，因为很少发生侵袭性改变。大多数外阴 HSIL 是“常见”类型，未治疗病例进展为 SCC 的概率为 9%～16%，经治疗的病例为 3%。非 HPV 相关的 VIN 被称为“分化的”，见于老年妇女，通常与硬化性苔藓有关。其发展为非 HPV 相关 SCC 的风险更高[3]。

阴茎上皮内不典型增生（PeIN）与 VIN 相似，分为“分化”和“未分化”。分化的 PeIN 通常与硬化性苔藓有关，并容易累及包皮的黏膜表面。在未经治疗的病例中，恶性转化率估计为 10%～30%，SCC 在分化疾病中更常见[4]。

总的来说，生殖器上皮内瘤变与 HPV 感染密切相关，主要是 HPV-16 和 HPV-18 型。其他危险因素包括免疫抑制、慢性皮肤病，即生殖器硬化性苔藓、吸烟和性伴侣数量增加，尤其是与 HPV 相关人群[2,5]。

低风险疾病的治疗可以单纯观察，但在风险较高的情况下，根据疾病的严重程度和并发症，可选择多种治疗方案。手术通常是为了切除组织以防止局部侵袭。其他选择包括外用 5% 氟尿嘧啶乳膏、5% 咪喹莫特乳膏、冷冻疗法、PDT 和激光剥脱或热疗。

用 HPV 疫苗进行免疫已经降低了患生殖器疣和 VIN 的风险[6]。在男性同性恋中，针对 6、11、16 和 18 型人乳头瘤病毒使用四价疫苗，在接种疫苗 2 年后，高级别肛门上皮内瘤变（HGAIN）和人乳头瘤病毒感染均减少[7]。

皮肤鳞状细胞癌

定义和术语

鳞状细胞癌（SCC）是一种起源于表皮或附属器的角质形成细胞的恶性肿瘤。

本节仅介绍原发性皮肤 SCC。一般而言，SCC 的局部、区域和远处扩散率较低。然而，由于“高危”SCC 具有更大的风险，因此危险分层非常重要。本节旨在描述 SCC 的“高危”特征及其治疗和预后。由表皮内不典型增生引起的生殖器 SCC 另行描述。

同义名

- 鳞状细胞上皮瘤

概述

皮肤 SCC 是一种在病因和临床上都具有异质性的疾病，不同人群中该疾病的发生涉及不同的危险因素。近 50 年来，该疾病的流行病学发生了变化，化学致癌物职业暴露的重要性降低，休闲性光暴露和人口老龄化导致的病例比例增加。此外，HIV 感染等疾病，以及 PUVA 疗法和为防止移植器官排斥反应而采用的高效免疫抑制疗法等治疗的开展，已导致新的 SCC 高度易感人群的出现。

流行病学

发病率和患病率

SCC 是仅次于 BCC 的第二常见皮肤癌，自 1960 年以来，其发病率在全球范围内呈上升趋势[1]。国家癌症登记数据库一般不纳入 NMSC 的登记或只记录首发的肿瘤，因此无法获得 SCC 的准确数据。来自英国的汇总数据显示，SCC 的平均年发病率为 22.65/100 000，其中伦敦发病率最低（14.98/100 000），英国西南部发病率最高（33.02/100 000），这可能反映了种族的差异[1]。据报道，威尔士的年发病率在 15.1～19/100 000[2,3]，且苏格兰的年发病率从 1979 年的 16.1/100 000/上升至 2003 年的 36.9/100 000[4]。在欧洲大陆，瑞士的年发病率最高，增长最快，从 1978 年的 14.2/100 000 上升至 1997 年的 28.9/100 000[5,6]。美国和澳大利亚的年发病率更高，分别为 290/100 000 和 387/100 000[7,8]。随着人口老龄化的加剧，预计到 2030 年，英国 NMSC 的疾病管理负担将增加 50%[9]。此外，由于免疫抑制，OTRs 的风险增加，与普通人群相比，发生 SCC 和死于 SCC 的风险增加了 153 倍[10]。

年龄

SCC 的发病率随年龄增长而增加。瑞典国家癌症登记数据库的数据表明，年龄调整后发病率显示，在 85 岁及以上的男性和女性中最高（26.9/100 000），而在 64 岁及以下和 65—84 岁的人群中，年龄调整后年发病率分别为 4.02/100 000 和 9.0/100 000，光暴露和非光暴露部位均可发生 SCC[11]。

性别

男性比女性更容易患 SCC，这可能是由于户外工作和防晒习惯的差异所致[11,12]。其发病率在男性和女性中均有所增加，包括光暴露和非光暴露部位，但总体而言，女性的发病率增幅更大[11,12]。男性较女性，更易于头颈部发生 SCC[13]。

种族

SCC 主要见于白人人群，尤其常见暴露于高日照环境地区的白人[13,14]。尽管非白人人群中的发病率较低，但 SCC 仍是这些人群中最常见的皮肤癌，但在肿瘤的解剖位置、公认的病因和预后方面存在差异[15]。非洲人和非裔美国人皮肤恶性肿瘤的发病机制所涉及的因素包括创伤、白化病、烧伤瘢痕、电离辐射、慢性炎症和慢性盘状红斑狼疮[15]。尼日利亚白化病患者的 SCC 发病率很高，但没有证据表明黑人人群患白癜风的皮肤上 SCC 发病率有所增加[16]。

相关疾病

患者可能出现紫外线诱发的其他皮肤癌，应进行全面的皮肤检查。AK 或 Bowen 病等前期损害可常出现，且这类患者更易发生紫外线诱发的其他皮肤癌。

病理生理学（图 142.33）

位于染色体 17p13.1 上的抑癌基因相关肿瘤蛋白 53（*TP*53），有助于修复 DNA 受到紫外线损伤的细胞，如果损伤无法修复则诱导细胞凋亡。AK 和大约 90%的 SCCs 中可见到由紫外线暴露形成嘧啶二聚体引起的 *TP*53 突变[17,18]。绝大多数 *TP*53 突变是 C→T 和 CC→TT 串联双转换突变，这被认为是紫外线暴露后的“突变信号”[19]。这些突变很容易发生在甲基化的胞嘧啶上。研究表明，这种甲基化过程使 UVB 诱导的环丁烷嘧啶二聚体形成的频率增加了 1.7 倍，证实了甲基化本身会影响细胞损伤的可能性[20]。

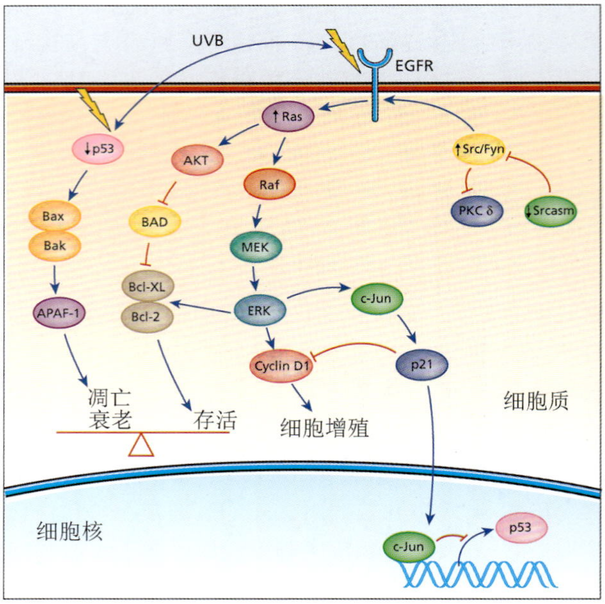

图 142.33 鳞状细胞癌（SCC）形成中的主要信号通路 UVB 暴露诱发的突变可干扰多种细胞通路，从而导致或促进 SCC 形成。黑色箭标注了 SCC 中信号传导的增加或减少。红色 T 条表示抑制关系。EGFR，表皮生长因子受体。（经许可，图片源自 Ratushny V，Gober MD，Hick R，Ridky TW，Seykora JT. 从角质形成细胞到癌：皮肤鳞状细胞癌的发病机制和模型. J Clin Invest，2012，122：464-72[33]. © American Society for Clinical Investigation.）

调控人 SCC 中 *TP*53 功能的另一种机制是通过表皮生长因子受体（EGFR）和 Fyn 的异常激活，Fyn 一种为 Src-家族酪氨酸酶激酶（SFK）。这些激酶通过 C-Jun 依赖性机制下调 *TP*53 的 mRNA 和蛋白质水平[21,22]。

全基因组表达和 SNP 分析显示 AK 和 SCC 之间存在一些共有的染色体异常，包括染色体 3p、8q、9p、11p、13q、17p 和 18p 的缺失。然而，二者之间存在分子学差异，且 SCCs 的核型更为复杂[23,24]。

位于染色体 9p21 的 *CDKN2A* 基因编码肿瘤抑制蛋白 p16，p16 参与调控细胞周期，将细胞阻滞于 G_1 期，抑制其进入 S 期。p16 突变也可由紫外线引起[25]。p16 失活将导致细胞进入无休止的增殖周期，并且认为失活的 p16 会使 AK 向 SCC 演变[26]。

动物模型也已经发现了许多信号通路，包括 *HRAS*[27]、Wnt/β-catenin/TCF[28]、丝裂原活化蛋白激酶（MAPK）[29] 和 STAT3[30]，这些通路要么突变要么异常活化，进而导致 SCC 的发生。*HRAS* 突变在人 SCC 中并不常见，发生率为 3%～30%，但在人皮肤中发现了 *HRAS* 突变的干细胞；用 BRAF（V-

第12部分

raf 鼠类肉瘤滤过性病毒致癌基因同源体 B1)抑制剂维罗非尼(Vemurafenib)治疗的黑素瘤患者在开始治疗后几周内出现了 *Ras* 突变(主要是 *HRAS* 密码子 61)的角化棘皮瘤(KA)和 SCC 的事实证明这一点[27]。

体细胞的 NOTCH 受体(NOTCH1 和 NOTCH2)突变与大约 75%的 SCCs 有关。大多数 SCC 中的 NOTCH 突变是由纯合 *TP*53 缺失后紫外线诱导的 G→A 转换突变引起的,这与它在肿瘤进展中所起作用的证据相符[31,32]。

因此,SCC 可能是一种"通路激活"疾病[33],包括 MAPK、EGFR 和哺乳动物西罗莫司靶蛋白(mTOR)在内的许多信号通路都与之有关[34]。

发病诱因

在 OTRs 或服用硫唑嘌呤或环孢素的患者中,免疫抑制会增加发生 SCC 的风险[10,35](见第 146 章)。OTRs 发生 SCC 的风险由移植时的年龄、移植后持续时间、免疫抑制水平和既往的日光损伤所决定。BCC∶SCC 正常比例颠倒,SCC 更常见。病变最常见于光暴露部位,而且往往是多发的。它们可能在临床上看起来很平常,类似 KA 或 AK。但在 OTRs 中,所有此类病变均应视为可疑,并行活检以确定其真实性质。免疫功能低下的患者,如血液恶性肿瘤、慢性淋巴细胞白血病或 HIV 感染等,也更容易出现多发性肿瘤,这些肿瘤表现出现更具侵袭性的生物学行为[36]。

SCC 并不是长期慢性溃疡和放射治疗后常见的并发症[37]。SCC 也可能与其他疾病有关,如化脓性汗腺炎[38]、硬斑病[39]、淋巴水肿[40]、Hailey-Hailey 病[41]和营养不良性大疱性表皮松解症[42]。

病理学

不典型角质形成细胞突破表皮基底膜并侵入真皮称为侵袭性 SCC(图 142.34)。因此,与前期损害的鉴别在于结构模式上而非细胞学上,基于如下情况的存在:恶性形态的或单个非典型的角质形成细胞形成垂直向下排列的细胞索,已不能称之为扭曲变形的表皮突。假上皮瘤样增生可出现在溃疡边缘或真皮的某些炎症或肿瘤的情况,这一现象可能使这种区分进一步复杂化。

SCC 的组织学亚型包括:典型/非特殊类型、棘层松解型、梭形细胞型、促结缔组织增生型、基底样型、疣状、假血管和滤泡型。

其中以典型/非特殊类型最为常见。SCC 的细胞

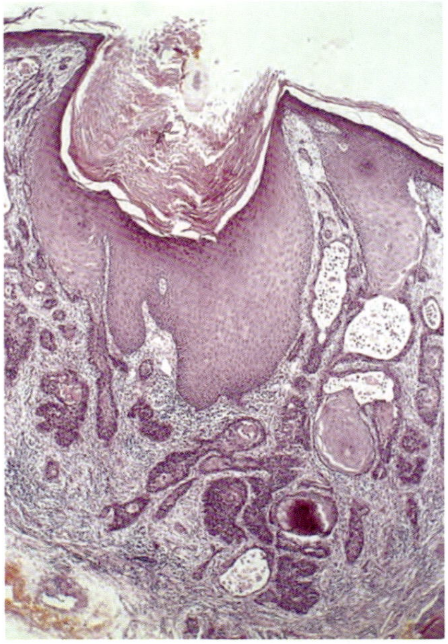

图 142.34 分化良好的早期侵袭性 SCC 的组织病理学特征,表现为分化的角质形成细胞侵入真皮

表现不尽相同,从具有泡状核、核仁明显和胞质丰富的多角形大细胞、明显的角化及发达的细胞间桥(分化良好的病变)到没有明确的细胞学证据表明其来源的多形性细胞(分化不良的病变)。需要对肿瘤分化进行组织学分级,因为它指导病理分期、预后和治疗方案。英国皇家病理学家学院(RCPath UK)推荐单个肿瘤的分化程度应根据病变中最恶性的成分来记录,而不管具有哪些特征的肿瘤细胞所占比例如何[43]。

不能确定原位证据时,应考虑转移性 SCC(未必是皮肤的)的可能性。

一些分化不良的 SCCs 和那些亚型(尤其是梭形细胞型)的组织学诊断有赖于原位肿瘤的识别和肿瘤细胞免疫组织化学上细胞角蛋白标记的表达。

KA 在皮肤病理学上具有一定争议性。对某些人而言,它是 SCC 的一个亚型。但还没有可靠的组织学特征来区分 KA 和早期侵袭性分化良好的具有火山口样结构的 SCC。RCPath UK 目前推荐将具有 KA 样形态的病变记录为 KA 样 SCC,并通过多学科会诊来讨论这些病例,根据具体情况来决定最终诊断、制定治疗计划[43]。

SCC 切除标本的组织病理学报告应包括肿瘤类型、分化程度、肿瘤厚度、浸润水平、神经周侵袭(PNI)、淋巴血管浸润、切除边缘及病理分期。

致病微生物

SCC 中发现了大量的人乳头瘤病毒(HPV),但 HPV 感染促进 SCC 发生的确切机制尚未完全清楚。所有 β 属 HPV 类型都与额外的 SCC 风险相关,并且这种风险随着感染的 β 属 HPV 类型数量的增加而增加。皮肤 HPV 的 E6 蛋白能够通过减少 BCL2-拮抗剂/杀伤蛋白(通常具有促凋亡作用)来抑制紫外线诱导的细胞凋亡。这可能反过来引起异常的 DNA 修复,并且导致紫外线诱导的突变和致癌转化的加剧[44]。

遗传学

Fitzpatrick Ⅰ型和Ⅱ型皮肤的患者,尤其是那些有雀斑和高紫外线辐射暴露的患者,风险最大[45]。

环境因素

大多数 SCC 发生在头颈部的光暴露区域,而且暴露于日光和人工日光浴的紫外线辐射的累积时间与 SCC 的发生密切相关[46,47]。

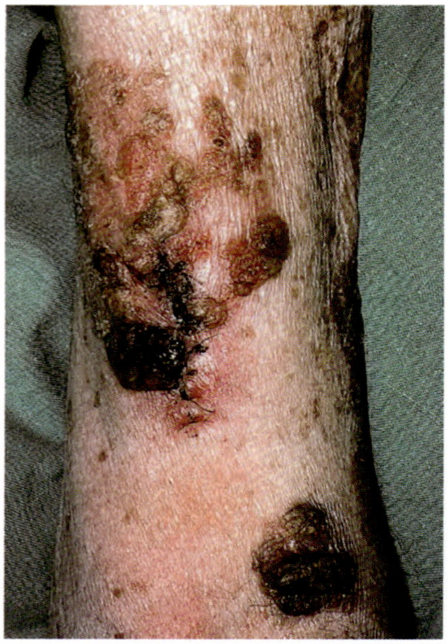

图 142.35 一位砷暴露史患者的多发性侵袭性 SCC

临床特征

病史

SCC 最常见于日光暴露最多的部位,如手背和前臂,上半面部,尤其是男性的下唇和耳郭。

SCC 的演变通常比 BCC 快,但明显慢于 KA,后者可在数周内达到与 SCC 在数月内相同的大小。通常这些是单发的结节,触诊时可有疼痛。

临床表现

SCC 通常出现在光损伤皮肤中(图 142.35 和图 142.36)。恶性的第一临床证据便是硬结。其病变可以是斑块状、疣状、肿块或溃疡,但在所有的病例中,用示指和拇指挤压病变时都会有坚实感。硬结的界限并不明显,常超出病变的可见边缘,且抗压能力较炎性病变或良性上皮增生大得多。

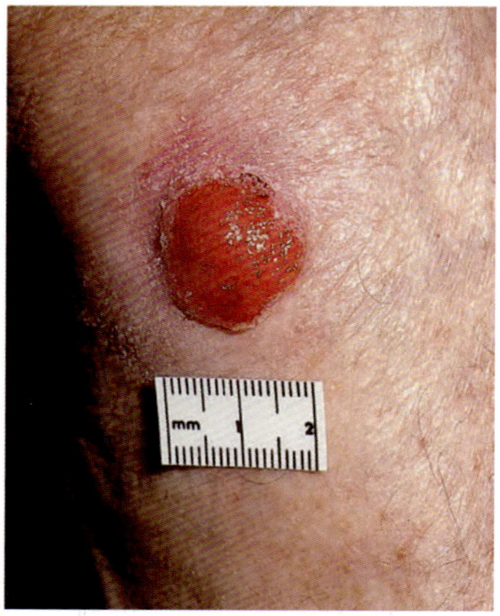

图 142.36 在一位老年患者的光暴露位出现的红斑样侵袭性 SCC

肿瘤周围组织发炎,边缘呈不透明的淡黄红色。分化较好的肿瘤通常是乳头状的,并且早期被角化性痂皮覆盖。痂皮可能在之后脱落,进而露出溃疡或边缘硬化且表面有脓性渗出的侵蚀性肿瘤,非常容易出血。其轮廓可能是圆的,但通常是不规则的,并且癌前病变的硬结和隆起最初通常是不对称的。在嘴唇或生殖器等可活动的部位,皮损可能表现为裂隙或小的糜烂或溃疡,无法愈合并反复出血。

临床亚型

足部疣状癌,又称穿掘性上皮瘤。这是一种生长缓慢、分化良好的 SCC,很少发生转移[48]。肿瘤以外生性疣状外观为特征,但也可出现角化过度、溃疡或恶臭的分泌物[48]。疣状癌的病因尚不清楚,但可以

第12部分

在慢性炎症区域发生。HPV 感染与之发生相关,尤其是 HPV11 型和 16 型已在足底病变中有所描述[49,50]。

鉴别诊断

发生在光损伤皮肤中的硬结样分化良好的 SCC 通常容易诊断(图 142.37)。典型的 KA 生长速度更快,而且可自行消退并遗留瘢痕。AK 往往是多发性的,且触诊时缺乏真皮成分。BCC、无色素性黑素瘤及来自内脏恶性肿瘤的皮肤转移癌可能类似于 SCC。疣状病变,如病毒性疣或脂溢性角化病(图 142.38)不是硬结样的,而且通常是多发性的。

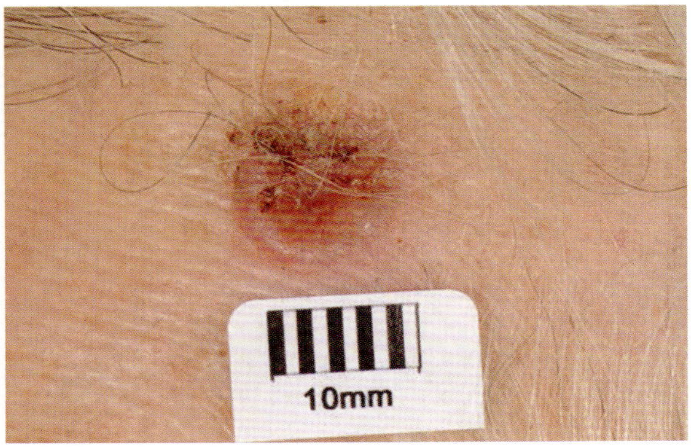

图 142.37 分化良好的 SCC,边缘平整局限并且中央结痂

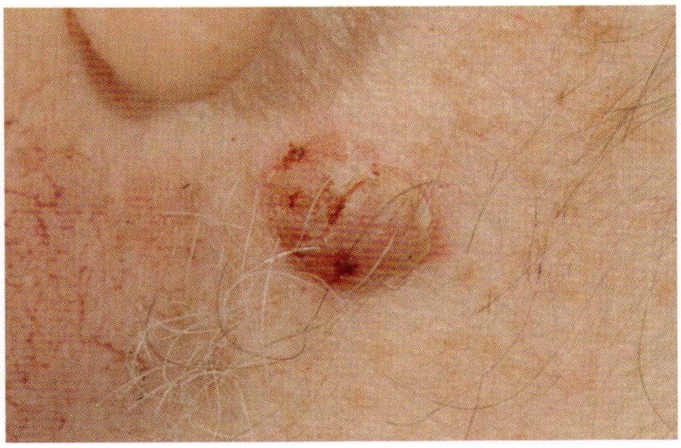

图 142.38 类似于 SCC 的脂溢性角化病

严重程度分级

SCC 的转移率较低,约为 5%[51]。低级别肿瘤预后良好,但具有“高危”特征时,SCCs 的转移风险显著增加[52]。分期系统应根据患者发生局部和(或)远距离播散的风险对其进行可靠的分层。美国癌症联合会(AJCC)[53]和国际抗癌联盟(UICC)[52]发布了旨在改善预后的分期系统,但二者均不能准确预测关于局部 SCC 的转移风险[35,54,55]。表 142.6 描述了“高危”的特征(图 142.39 和图 142.40),基于苏格兰大学校际间指南合作网络(SIGN)所审核的现有证据[35]。此外,与 AJCC 和 UICC 分期系统相比,有四种“高危”特征已经被证实在预测肿瘤扩散方面更为准确(表 142.7)[54]。同一实验团队的进一步比较工作已经证实了这些发现,且神经周侵袭(PNI)的测量直径≥0.1mm[56]。现在则需要基于人群的研究来进一步证实这些发现。

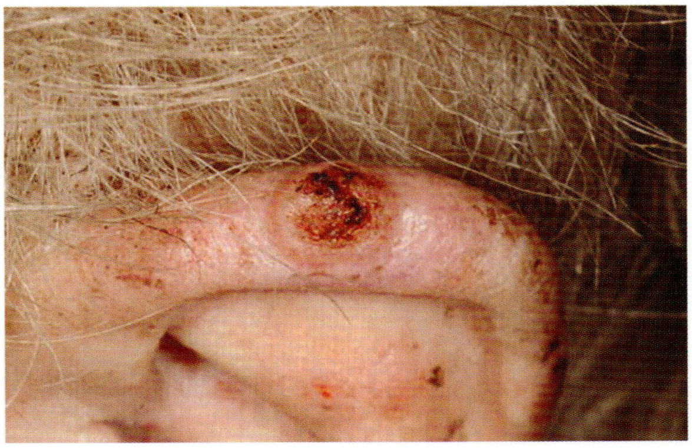

图 142.39 耳轮(高危部位)上分化良好的 SCC

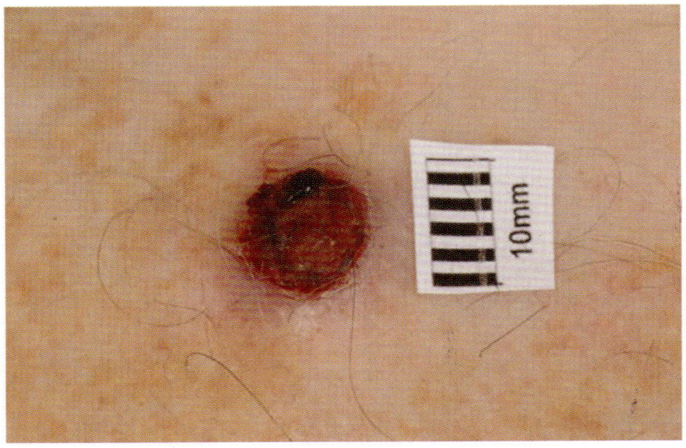

图 142.40 分化不良的 SCC 呈结节状,并且缺少典型的角质蛋白中心

并发症和共病

不同于 KA,SCC 不会自行消退,而且未经治疗的 SCC 通常会因局部侵袭而继续发展,进而转移。肿瘤切除可能会遗留较大的瘢痕或需要在可视美容部位进行皮肤移植,而多发性或大的肿瘤患者则可能需要更加广泛的手术切除。

表 142.6 原发性皮肤 SCC 的"高危"特征

"高危"特征(证据充分)	"高危"特征(证据有限)
临床特征	
肿瘤直径>20mm	鼻、外唇、眼睑、头皮部的 SCC
耳部的 SCC	临床特殊情况[a]
免疫抑制	
复发的 SCC	
病理学特征	
肿瘤厚度>4mm	腺样鳞状亚型
肿瘤浸润超过真皮,进入或穿通皮下脂肪	梭形细胞亚型
神经周侵袭	棘层松解亚型
分化不良	假血管肉瘤亚型
促结缔组织增生亚型	淋巴血管侵袭
	周边或深部切缘有累及

经苏格兰校际间指南合作网络(SIGN)许可,引用并改编。原发性皮肤鳞状细胞癌的治疗．爱丁堡:SIGN,2014,SIGN publication no. 140[35]. 引用自 16 June 2014© SIGN。

[a]临床特殊情况包括发生于损伤部位(烧伤、瘢痕组织或辐射部位)或先前存在皮肤病(静脉性腿部溃疡或非光暴露部位的 Bowen 病)部位的 SCC。

表 142.7 识别预后因素及不同"高危"因素数目下的局部复发、淋巴结转移或疾病特异性死亡风险

"高危"特征[a]		
病变直径>2cm		
神经周浸润		
肿瘤分化不良或未分化		
浸润透过脂肪		
分期	不同"高危"特征数目下的局部复发、淋巴结转移或疾病特异性死亡风险(%)[a]	
T1	无"高危"特征	4/134(3%)
T2A	1 个"高危"特征	9/67(13%)
T2B	2～3 个"高危"特征	37/49(76%)
T3	4/4 个"高危"特征	8/8(100%)

[a] 数据来源于一项 256 例皮肤 SCC 的队列研究。

病程和预后

缺乏"高危"特征的 SCC 通常预后良好,经明确治疗的患者,出院后仅需随访一次,即可解除常规的随访[35,52]。具有"高危"特征的 SCC 更容易局部侵袭和发生转移,在一项对 615 例原发性 SCCs 的前瞻性研究中,中位随访时间 43 个月(1～165 个月),3%的"高危"SCCs 呈局部侵袭并且其中 65%会在第一年内复发[52]。回顾 200 例经 Mohs 显微手术(MMS)治疗的病例,有 25 例(12.5%)发生转移,1 年发生率 14/25(56%),2 年发生率 18/25(72%),3 年发生率 20/25(80%)[57]。一项文献综述,纳入了 1940－1990 年的 10 项研究,结果表明在 2 年内发生了 75%的局部复发和 84%的转移,在 3 年内发生了 83%的局部复发和 91%的转移[51]。"高危"因素越多,风险越高(见表 142.7)[54]。根据现有证据,对"高危"SCC 的随访建议持续 2 年,免疫抑制或多发性肿瘤的患者随访时间更长[35]。

检查

诊断有疑问时,可行皮肤活检确诊。目前正在评估许多新型检查技术,如反射共焦显微镜和高清光学

相干断层扫描，但因 SCC 中的角化过度、肿瘤的厚度及光源不能充分到达较深的结构所引起的图像质量不稳定，使得图像并不可靠[58]。没有证据表明应对原发性 SCC 患者进行前哨淋巴结活检(SNLB)，而应将 SNLB 作为临床试验的一部分进行[35]。

一篇关于影像学在“高危”SCC 治疗中的作用的综述，从横断面影像学在头颈部癌症治疗中应用的证据进行了推论，磁共振成像(MRI)作为检测 PNI 的首选影像学方法被广泛接受，其在头颈部癌症的 PNI 检测中敏感度为 95%，但当用于检测整个范围的 PNI 时，敏感度降低到 63%。当考虑到颅底神经可能受累时，MRI 可辅以计算机断层扫描(CT)，因为 CT 在显示骨的解剖方面优于 MRI[59]。传统上，CT、MRI 和超声扫描是评价皮肤癌的主要成像方式。其他成像技术，如高分辨率微线圈 MRI[60]、单光子发射 CT 和正电子发射断层扫描(PET)，在未来可能会发挥越来越大的作用[61]。

目前还没有明确的指征表明何时有必要通过放射影像学寻找淋巴结转移。传统的 CT 和 MRI 扫描对淋巴结阴性区域的临床检查几乎没有帮助。然而，对于很“高危”的 SCC，尤其是引流至腮腺淋巴结者，超声已经被证实是一种评估淋巴结的敏感且可及的检查，特别是在结合引导性细针穿刺吸引(FNA)或核心活检时[59]。

治疗

应向患者详细解释诊断和相关体征以发现将来可能出现的肿瘤。理想情况下，应由临床专业护士对患者进行检查，该护士可以指导患者如何防晒、如何进行皮肤和淋巴结的自我检查，以及提供有关患者自身肿瘤的详细情况。任何经选择用于 SCC 的治疗方法，其目的都是确保原发肿瘤完全清除并防止发生转移。2010 年的一项 Cochrane 系统评价发现，仅通过一项随机对照试验来制定最佳治疗方案显得证据不足，这项随机对照试验对初次手术后接受 13-顺式维 A 酸和干扰素-α 辅助治疗或不接受辅助治疗的组间复发率进行了比较[62]。英国 SCC 治疗指南推荐外科切除，如果合适使用，MMS 则作为主要治疗方式[63]。但是，指南作者强调，临床医师在选择治疗方式时，还需要了解可能影响治疗成功的其他因素[63]。在缺乏随机对照试验的情况下，最近一项对观察性研究的系统评价和汇总分析报告了 118 篇涉及 7 种不同治疗方式的文献：外科标准切除、MMS、体外照射治疗、近距离放射治疗、辅助放射治疗、刮除术和电干燥术、冷冻治疗和光动力治疗(PDT)[64]。荟萃分析数据显示，经冷冻治疗[0.8%(95%可信区间 0.1%～2%)]，刮除术和电干燥术治疗[1.7%(0.5%～3.4%)]的 SCC，汇总估计的复发率最低，但大多数治疗的 SCC 是小的“低危”肿瘤，因此对于这些数据仍要谨慎。经 MMS 治疗的 SCC，局部复发率的汇总估计值为 3%(2.2%～3.9%)，与标准切除[5.4%(2.5%～9.1%)]和外照射治疗[6.4%(3%～11%)]后的局部复发汇总估计值相比无显著性差异。PDT 局部复发的汇总估计值明显较高[26.4%(12.3%～43.7%)]，而局部外用药物及激光治疗的证据则非常有限[64]。

尽管外科手术可能是最佳的治疗选择，但基于现有的文献和证据，根据有或无“高危”特征对 SCC 进行危险分层，并对病变做适当处置是很重要的(见表 142.6)[35]。总之，对于“高危”肿瘤，外科切除应是首选治疗方法，而刮除术和烧灼术则是“低危”肿瘤的治疗方法(图 142.41)[35]。

一线治疗

高危鳞状细胞癌

由于肿瘤扩散风险较高，推荐采用标准切除或 MMS[35]。在缺乏前瞻性随机对照试验的情况下，两种治疗方案的选择应依据肿瘤的数量、大小和位置及当地专长和患者的意愿。因为在途转移的概率较高，可能存在跳跃性病灶及组织学切片阅片难度，一些医疗中心不愿意采用 MMS。而治疗的目标在于完全切除肿瘤，需要在周围与深度上切除一定距离边缘的正常皮肤。表 142.8 汇总了标准切除和 MMS 后的复发率[64]。虽然数据显示，MMS 组局部复发率和死亡率较低，但应谨慎解释，由于汇总分析中所评估的大多数研究都是回顾性的，在质量或随访上具有可变性，所以需要进行基于 SCC 危险分层及长时间随访的前瞻性随机对照试验来对比 MMS 和标准切除手术[64]。

在一项纳入 111 例患者共 141 处 SCCs 的 MMS 前瞻性研究中，采用初始 2 mm 切缘，然后以 2 mm 递增至 6 mm。2 mm、4 mm 和 6 mm 边缘的清除率分别为 78%、96%和 99%。分别分析“高危”特征与清除率，结果显示 2 mm 切缘与“高危”肿瘤的低清除率相关。4 mm 切缘外周清除较好，但当皮下受累时，深部清除率只有 90%[65]。根据现有证据，对于可行手术切除且临床适用的“高危”SCC 时，推荐采用 6mm的周围切缘[35]。有关深度边缘的证据尚不足，

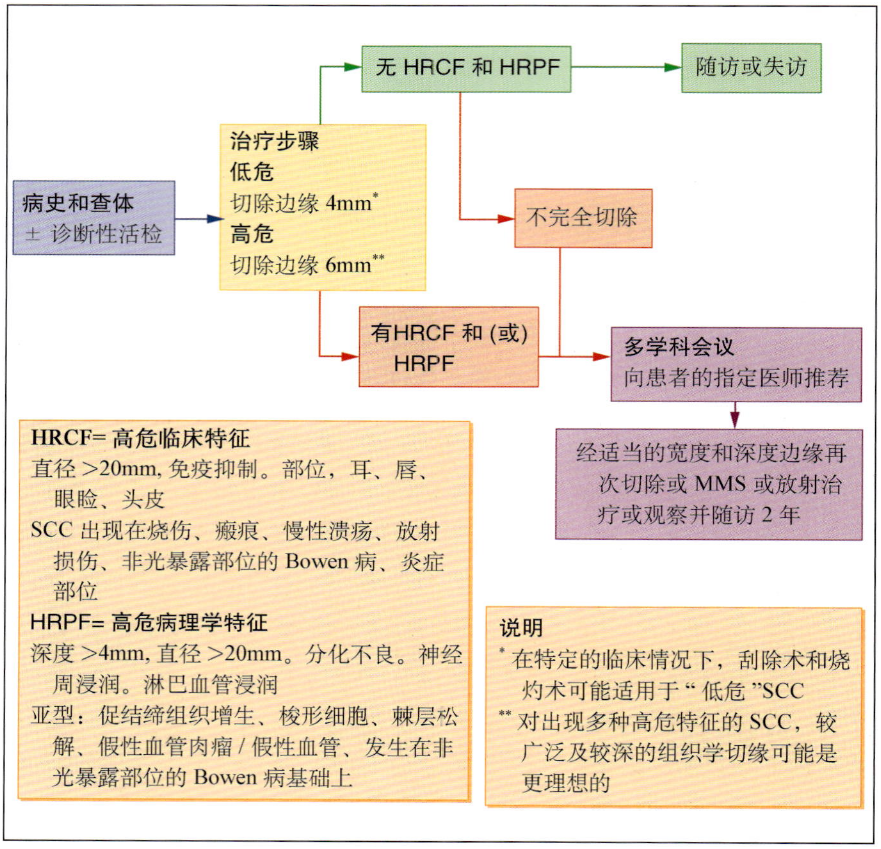

图 142.41 SCC 的治疗流程图

经苏格兰校际间指南网络(SIGN)许可，附件 3 引用并改编。原发性皮肤鳞状细胞癌的治疗．爱丁堡：SIGN，2014，SIGN publication no. 140[35]．引用自 16 June 2014© SIGN。

表 142.8 SCC 经标准外科切除和 MMS 治疗后的汇总复发率

	复发的汇总估计值			
	局部(95% CI)	区域(95% CI)	远隔/未指明[a](95% CI)	死亡(95% CI)
标准外科切除	5.4%(2.5%～9.1%)	4.4%(2.4%～6.9%)	5.4%(0.7%～27.6%)	4.1%(1.7%～7.6%)
相关研究数量(患者总数)	12 项研究(1144 例患者)	8 项研究(786 例患者)	4 项研究(146 例患者)	8 项研究(485 例患者)
MMS	3.0%(2.2%～3.9%)	4.2%(2.3%～6.6%)	4.7%(0.7%～11.7%)	1.1%(0.2%～2.6%)
相关研究数量(患者总数)	10 项研究(1572 例患者)	6 项研究(1162 例患者)	5 项研究(766 例患者)	4 项研究(941 例患者)

源自 Lansbury，2013[64]。

[a]数据代表未指明的部位的复发。

CI，置信区间。

但肿瘤切除的解剖平面应低于临床可见的肿瘤浸润水平[35]。

低危鳞状细胞癌

文献中关于刮除术和烧灼术的大多数研究都是小规模且回顾性的，并且使用的是钝性刮匙。目前还没有使用一次性锋利的环形刮匙的相关研究发表[35]。而且大多数研究也没有说明治疗周期问题[64]。然而，根据有限的证据，刮除术和烧灼可能是一种易于接受且适用于“低危”肿瘤的治疗选择[35,64]。

冷冻疗法尤其多见于“低危”肿瘤的治疗[64]。在8项病例系列研究中，1项研究使用过氧化氮治疗，4项研究使用刮除术加冷冻治疗，只有3项研究使用液氮喷射法，但治疗的持续时间和循环次数未详细说明[35,64]。目前还没有足够的证据推荐将冷冻疗法作为SCC的一种治疗选择[35]。

有14项研究报道了局部或全身应用光敏剂的光动力疗法，但证据仍然不充分。一项对119处肿瘤的研究汇总估计6～38个月的复发率为26.4%(95% CI 12.3%～43.7%)。在进一步研究证实之前，PDT并不是一种适合SCC的治疗方法[35]。

目前也还没有足够的证据来支持激光治疗、病灶内注射氟尿嘧啶或干扰素-α及局部外用5%咪喹莫特乳膏或5%、10%或20%浓度的氟尿嘧啶乳膏[35]。

二线治疗

一项前瞻性研究和13项回顾性研究报道了初级放射治疗在SCC治疗中的应用，但放射源、放射剂量、放射分次、射野大小和随访时间并不统一。对这些研究的荟萃分析显示，局部复发率的汇总估计为6.4%(95%CI 3%～11%)[64]。放射治疗禁用于既往的辐照部位和易患皮肤癌的遗传性皮肤病[63]，但对手术禁忌的患者或患有多种疾病的老年患者应考虑放射治疗[35]。

当SCC的切缘很近或受累时，或有PNI等特殊“高危”特征时，辅助放射治疗可能是降低肿瘤进展风险的有效治疗方法[35]。有9项研究报道了辅助放射治疗在SCC治疗中的应用，其中5项研究的SCC有PNI特征，其余4项研究则没有。具有PNI特征的5项研究的汇总复发率为18.2%(95% CI 3.9%～39.8%)，其余4项无PNI但有其他“高危”特征的研究，汇总复发率为11.1%(95%CI 2.4%～25%)[64]。还需要进行比较研究，评估神经周受累的情况，受累神经的大小、程度和部位。一项对167例头颈部淋巴结转移的皮肤SCC经外科手术或手术联合放射治疗的患者进行的回顾性研究显示，联合治疗组的患者局部复发率较低(20% vs. 43%)，并且5年无病生存率显著提高(73% vs. 54%，P=0.004)[66]。

二级预防

一项系统评价对2003年前有关口服维A酸类药物(阿维A)在OTRs皮肤癌二级预防中作用的研究进行了回顾，纳入了3项研究，但这3项研究所使用的剂量和效果却不一致。与安慰剂相比，服用阿维A每日25mg可降低SCC的发生率。所有研究均显示，阿维A耐受性差，具有口服维A酸类药物的不良反应[67]。

两项大型研究显示，对于患有“高危”SCC的OTRs，减少或替换免疫抑制剂是有益的[68,69]。其中一项纳入155例有SCC病史的肾移植患者的研究显示，1年内新发SCC的风险显著降低(HR 0.50，95%CI 0.28%～0.9%，P=0.021)，但2年的风险却无显著性差异(HR 0.76，95%CI 0.48%～1.2%，P=0.255)[68]。另一项多中心随机对照试验中，120例有SCC病史的OTRs分为继续使用环孢素组和替换为西罗莫司(Sirolimus)组，西罗莫司组显示的无瘤生存期明显延长(15个月 vs. 7个月，P=0.02)，其新发SCC的相对风险为0.56(95% CI 0.32%～0.98%)[69]。

Resources

Further information

www.cellsignal.com (last accessed April 2015).

Lansbury L, Bath-Hextall F, Perkins W, Stanton W, Leonardi-Bee J. Interventions for non-metastatic squamous cell carcinoma of the skin: systematic review and pooled analysis of observational studies. BMJ J 2013;347:f6153.

Lansbury L, Leonardi-Bee J, Perkins W, Goodacre T, Tweed JA, Bath-Hextall FJ. Interventions for non-metastatic squamous cell carcinoma of the skin. Cochrane Database Syst Rev 2010; 4:CD007869.

Scottish Intercollegiate Guidelines Network (SIGN). Management of primary cutaneous squamous cell carcinoma. Edinburgh: SIGN, 2014, SIGN publication no. 140. Cited 16 June 2014.

角化棘皮瘤及相关综合征

角化棘皮瘤

定义和术语

角化棘皮瘤(KA)是一种快速演变的皮肤肿瘤，起源于毛囊皮脂腺的角化鳞状细胞，未经治疗可自行消退。最近，世界卫生组织(WHO)[1]和PCRath UK[2]将KA重新分类为分化良好的SCC(角化棘皮瘤型）。

同义名

- 分化良好的 SCC（角化棘皮瘤型）[1,2]
- 皮脂性软疣

概述

角化棘皮瘤以前被归类为可自行消退的良性肿瘤。在大多数情况下，可根据临床特征做出诊断，但在某些情况下，它又与侵袭性 SCC 不易区分。关于 KA 到底是良性肿瘤还是 SCC 的亚型，特别是文献中曾报道过发生转移的情况，一直存在相当大的争议[3]。

流行病学

发病率和患病率

KA 在白人人群中相对常见。免疫抑制患者的发病率更高，在澳大利亚和北美等 UVR 水平较高的地区发病率也增加。

年龄

调整后的年龄分布表明，与 BCC 和 SCC 不同，KA 最常见于中年人群，而老年人群的发病率并没有增加。

性别

男性患病率大约是女性的 3 倍。

种族

白种人相对常见，无论环境 UVR 水平如何，其发生率约为 SCC 发生率的 1/3[4]，但很少见于黑人人群和日本人[5]。

相关疾病

患者可能出现其他紫外线诱发的皮肤癌，应进行全面的皮肤检查。

病理生理学

发病诱因

流行病学数据表明，KA 的发病率与日光暴露有关，病变主要发生在头部和上肢，也支持了这一观点。接触焦油和矿物油也被证实会导致发病率增加[6]，而且在实验动物身上涂抹致癌烃类后也产生了非常相似的病变。在某些情况下，病变出现于皮肤损伤之后，这表明感染或外伤可能在其发生中起到一定作用；接受皮肤移植患者的植皮部位[7]、供皮部位[8]或二者[9]中出现多发性 KA 的情况，支持这一观点。而且 KA 更常见于免疫抑制患者，有报告称 KA 与喉癌[10]、多发性内脏恶性肿瘤[11]、白血病[12]、细胞介导的免疫缺陷[13]相关及发生于器官移植受者[14]。实体肿瘤多激酶抑制剂索拉非尼（Sorafenib）也已经被报道会引起 KA，停药后 KA 随之消退或不再进展。最近，有报道称，用 *BRAF* 抑制剂维罗非尼[15]和达拉菲尼（Dabrafenib）治疗转移性恶性黑素瘤后出现了 KA，并且在应用 Hedgehog 信号通路抑制剂维莫德吉（Vismodegib）治疗局部侵袭性 BCC 中也发生了 KA[16]。

病理学

KA 的诊断与临床病理联系密切。为准确地观察其结构，最好取整个完整病变进行相关检查[17]。不同时期的 KA，其组织学特征也不同，早期呈外生内生生长模式，逐渐演变成一个中央包含角质的匀称结构，其外周表皮呈唇状颇具特征。向内生长的部分由表皮呈迂曲状或钝性向下生长。不典型细胞明显地向真皮层内侵袭或呈实性生长并非 KA 的特征（图 142.42a）。增生的角质形成细胞表现为较轻的细胞核异型性，位于表皮下层，并逐渐向病灶中心方向分化为更成熟的角质形成细胞（图 142.42b）。这些成熟细胞具有丰富的嗜酸性玻璃样细胞质，没有明显的核异常（图 142.42c）。成熟细胞和增生细胞之间的转变可能是突然的，会出现角化现象。而且病变不会延伸超过汗腺水平或进入皮下组织。细胞的有丝分裂活动可能很活跃，但应谨慎观察是否存在异型的有丝分裂象。

镜下可以观察到上皮内微脓肿和表皮内弹性纤维，但必须强调这些并不是 KA 的特征性改变。其下的真皮组织常显示出苔藓样特征的炎症反应，但不应出现基质结缔组织增生。

消退期病变的火山口样低度恶性的形态仍存在，但表皮萎缩变薄，真皮组织出现纤维化、苔藓样炎症改变及游离角蛋白的异物肉芽肿性炎症病灶。

已有 KA 中出现周围神经侵袭的相关报道，特别是发生在面部的病变，但这一特征似乎与发生转移无关[18]。

多发性和发疹型 KA 具有更易识别的毛囊起源，且毛囊间表皮是正常的。

致病微生物

已经在电子显微镜下观察到了病毒样颗粒，然而，到目前为止还没有相关证据表明存在人类多型瘤病毒感染[19]，尽管已经证实有 HPV 感染[20]，但还没有发现主要的 HPV 亚型[21]。

遗传学

KA 的临床表现与侵袭性 SCC 不同，对于 KA 是一种独立疾病还是 SCC 的一种亚型一直存在相当大的争议。鉴别二者的分子标记已经被证明是无定论或不敏感的。然而，最近利用微阵列比较基因组杂交

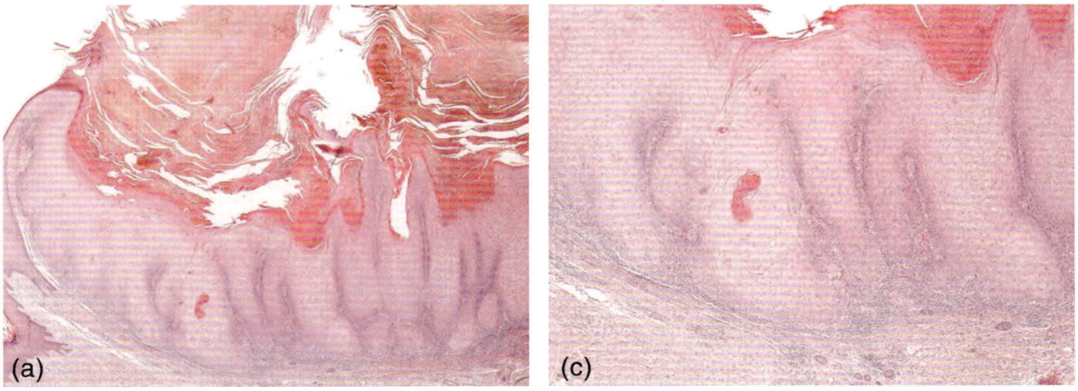

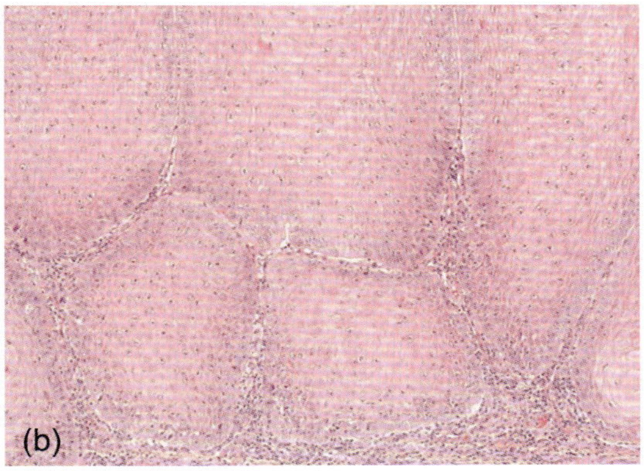

图 142.42　(a)角化棘皮瘤的病理学表现为内生模式，唇样表皮，无真皮侵袭的迹象(×20)。(英国拉纳克郡蒙克兰医院 M. Agarwal 医师提供)(b)病变中心可见成熟的角质形成细胞，具有轻微的细胞核异型性(×20)。(英国拉纳克郡蒙克兰医院 M. Agarwal 医师提供)。(c)细胞含有丰富的嗜酸性玻璃样细胞质，无明显的核异常(×100)(英国拉纳克郡蒙克兰医院 M. Agarwal 医师提供)

技术分析 KA 和 SCC，发现二者在一定程度的遗传学异常，在变异性细胞系和重现性异常方面存在明显的差异。与 KA 发展阶段相关的肿瘤大小、纤维化和炎症情况与所选基因组区域的畸变显著相关，这表明 KA 发展周期内其染色体是不稳定的[20]。通过体外 DNA 扩增和寡核苷酸错配杂交技术研究 KA 和 SCC 中的 *HRAS* 突变频率发现，KA 的 *HRAS* 突变率相对较高(30%)，而 SCC 的 *HRAS* 突变率为 13%。最常见的突变是 61 密码子的第二位 A-T 向 T-A 颠换突变。研究结果表明，*HRAS* 癌基因参与了人类良性肿瘤的发生，但激活的 *HRAS* 基因不足以维持肿瘤表型而且其在皮肤肿瘤进展中的作用也受到驳斥[22]。

环境因素

KA 更常见于光暴露部位，如头部、前臂伸侧和手背。UV 暴露会增加发生风险，尤其是免疫抑制人群。接触焦油和矿物油的患者，其发生风险也增加。

临床特征

病史

KA 没有前期损害，不像 SCC 出现前可能会有 AK。KA 一般分为三个临床阶段：增殖期、成熟期和消退期。开始时，是一坚实圆顶形的肉色的小丘疹，可能类似于传染性软疣，或者如果有角化，则类似病毒疣[4]。在这个阶段，患者很少就诊。然后是一个快速增生阶段，通常数周内可达到 10～20mm 直径。基底无浸润。结节表面光滑发亮；病变呈肤色到红色，因表面下有毛细血管扩张。病灶中心有角栓，或者覆盖着一层痂皮，掩盖着充满角质的火山口样结构(见图 142.8)。成熟期，不断积聚的角蛋白向最外层扩张，从而使边缘从基底突起，但径向对称通常保持完好。角蛋白可以像角一样突出，也可软化和分解。自行消退时，表皮覆盖物后退到基底部并且角蛋白核脱落。基底呈不规则皱褶状，边缘可保持柔软但表皮增厚，呈连续的边缘或一连串的乳头瘤状皮赘。自愈过程通常需要 3 个月左右。

临床表现

KA 最常见于面部中央：鼻、面颊、眼睑和嘴唇。手背、手腕的背侧和前臂的伸侧常会受累；而大腿、胸部、肩部和头皮的发生率较低；除暴露于职业危害外，肛门生殖器部位罕见。病变也可发生在甲下[23]、唇红和颊黏膜。

大多数情况下，肿瘤是单发的。多发性或复发性肿瘤更有倾向于发生在免疫抑制或暴露于沥青或焦油的患者身上。

刮除或切除术后有可能复发，这更常见于口唇和手指的病变及治疗早期病变时。自行消退后也有可能复发[24]。

临床亚型

少数 KA 可以长至较大的直径，发生在前臂的直径 5 cm 或更大的 KA 也并非特例。文献中很少有描述 15cm 的巨型 KA[25]。某些情况下，可能会在 1～2 月内便达到最大直径；其他的可能会在几个月内逐渐增大。增生停止后，消退可能在几个月内都不会发生，或者可能发生在边缘的一部分，而其他地方则继续生长。

鉴别诊断

传染性软疣和病毒疣可能类似于早期的 KA。皮角和肥厚性 AK 与增殖期的 KA 表现相似。侵袭性 SCC 是成熟期 KA 最常见的鉴别诊断，但 KA 一般在消退期便开始自然退化。

对多发性 KA 的患者，应询问家族史以排除多发性自愈性鳞状上皮瘤（MSSE）。缺乏瘙痒及多发性 KA 的临床症状，仅出现在暴露部位，有助于排除发疹型 KA（Grzybowski 综合征）。

Muir-Torre 综合征也与 KA 相关，但具有其他特征包括家族史、皮脂腺肿瘤和内脏恶性肿瘤，最常见的是结肠癌。非皮肤恶性肿瘤的继发病灶（副肿瘤综合征）偶尔也能模仿 KA。

并发症和共病

消退后的 KA 会遗留凹陷性或较难看的瘢痕。罕有报道称 KA 转移。

病程和预后

KA 通常会自行消退，但在遗留的瘢痕内偶有复发。通常，患者可能会进一步发展成 KA，尤其是那些免疫抑制的患者。

检查

通常不需要进行检查，但如果诊断有疑问，可以进行皮肤活检或切除病变。据报道，KA 在皮肤镜下可观察到发夹状血管、线状-不规则血管、靶样毛囊、白色无结构区、中央大量角蛋白和溃疡，但这些特征也存在于侵袭性 SCC 中，因此不能据此诊断为 KA[26]。

治疗

大多数肿瘤会自行消退并遗留瘢痕。应告知患者出现新病变时的体征和注意事项：红色或肉色的结痂病变，通常位于光暴露部位，建议使用高防晒系数的广谱防晒霜。

一线治疗

大多数病变是单发的，手术切除或刮除术和烧灼术是那些无法完全自行消退的病变的最佳治疗选择。尽管它被重归类为分化良好的 SCC（角化棘皮瘤型），小的病变存在较低的侵袭风险，因此可以通过刮除术和烧灼术来治疗，尤其是直径＜2 cm 的病变。对于直径＞2 cm 的较大病变、甲下病变及诊断不明确的病变，推荐外科切除[2]。

二线治疗

放射治疗可缩短病程，改善愈后，可以用于拒绝手术的患者。

每天 2 次外用 5％氟尿嘧啶乳膏，可缩短自然消退时间，并减少瘢痕[27]。有报道称，局部应用 5％浓度的咪喹莫特乳膏可以清除 KA。

三线治疗

据报道，1 例因维罗非尼引起的多发性 KA 患者，隔日 1 次系统应用 25mg 维 A 酸类药物（阿维 A）联合病灶内氟尿嘧啶注射可清除并减少新的 KA 发生[15]。PDT 治疗也曾在一个类似的病例中报道过，KA 临床消退显著[28]。

Resources

Further information

LeBoit PE, Burg G, Weedon D, Sarasain A, eds. World Health Organization Classification of Tumours. Pathology and Genetics of Skin Tumours. Lyon: IARC Press, 2008: 1-47.

Slater D, Walsh M. Royal College of Pathologists: Dataset for the histological reporting of primary cutaneous squamous cell carcinoma and regional lymph nodes, 2nd edn, 2012, updated December 2012; cited 7 November 2013. http://www.rcpath.org/publications-media/publications/datasets/cutaneous-squamous.htm (last accessed April 2015).

多发性自愈型鳞状上皮瘤

定义和术语

多发性自愈型鳞状上皮瘤（MSSE）是一种常染色体显性遗传病，其特征是间歇性发生且可自行消退的皮肤肿瘤，组织学特征与分化良好的 SCC 相同。*TGFBR*1 基因的杂合性功能缺失突变赋予 MSSE 易感性。

同义名

- 家族性多发 KAs
- Ferguson-Smith 病

概述

1934 年，Ferguson-Smith 首次在个案报道中描述了这种常染色体显性遗传病。多发性肿瘤主要发生在光暴露部位，几周后便自然消退。

流行病学

发病率和患病率

发病率尚不清楚，但这种疾病确实极为罕见。有文献曾对苏格兰进行过详细的描述，准确的遗传谱系分析表明，这两个家族可能在 1790 年左右发生了一次基因突变，从而导致疾病的发生。对苏格兰和非苏格兰家族中患有 MSSE 的多态性标记分离的单倍体基因型分析显示存在差异，这表明 MSSE 可能不是由第一患者突变引起的，并且该综合征可能比最初认为的更常见[4]。

年龄

发病年龄跨度很大，包括儿童到 90 岁的老人，但第一个肿瘤通常出现在 20 岁。女性平均发病年龄为 25.5 岁，男性平均发病年龄为 26.9 岁[3]。

性别

男性和女性发病率相同。

种族

MSSE 最早在苏格兰人群中被发现，但在非苏格兰家族中也有关于 MSSE 的报道。MSSE 主要发生在白人人群，苏格兰地区的病例多于其他地区[3]。

病理生理学

病理学

参见前述 KA 的病理学章节。

遗传学

最初的连锁研究已经初步将 MSSE 定位到染色体 9q22.3，位于 D9S197 和 D9S1809 标记之间小于 4 Mb 的区域[5-7]。进一步的组织分子学分析表明，MSSE 区域杂合性缺失，正常等位基因的丢失，提示 *MSSE* 基因可能是肿瘤抑制基因[5]。最近，连锁分析证实了 MSSE 和 *TGFBR*1 基因突变之间高度特异性相关，LOD(最大 $\log_{10}$ 优势比)值为 16.9。研究了 18 个不同的家族，共 67 例受累患者，发现所有病例都有 *TGFBR*1 突变[8]。相关研究发现了 11 个不同的杂合性突变，这些突变要么发生在细胞外配体结合域，要么发生在蛋白质的丝氨酸/苏氨酸激酶域，所有这些突变都被预测或证实会导致受体功能丧失。MSSE 与 *TGFBR*1 的功能缺失突变相关，而 *TGF-BR*1 的错义突变会导致马凡氏表型。

在 MSSE 中，野生型 *TGFBR*1 等位基因作为肿瘤抑制因子发挥作用，且推测经典的"第二次打击"所导致的体系缺失将导致癌变发生。分子遗传学尚不能充分解释肿瘤的自行消退。

最近，已经发现 *TGFBR*1 基因突变的染色体 9q22.3 邻近区域的变异，这表明 MSSE 存在双基因或多位点的病因[9]。

环境因素

病变最常发生在光暴露的皮肤上，并推测 UVR 是这些肿瘤发生的重要协同因素。

临床特征

病史

第一个皮损通常出现在 20 岁，而且每位患者往往有一个相当具体的关于皮损出现、持续时间和演变的模式。了解患者的"普通"模式对疾病的治疗管理具有重要意义。

临床表现

病变主要发生在日光暴露的皮肤上，可成簇出现在鼻或耳周围。在大多数报道的病例中，会在头皮上出现一个或多个病灶，但头皮很少出现 KA。病灶最早的征象为一个小的突起的红色结节，然后会在 2～4 周长到直径 2～3cm 大小，并且可能出现结痂或溃疡。以后病变可能会在 1～2 个月保持不变，然后逐渐缩小，最后遗留一个特征性的、不美观的锯齿状瘢痕(图 142.43)。病灶可单独或成群出现。

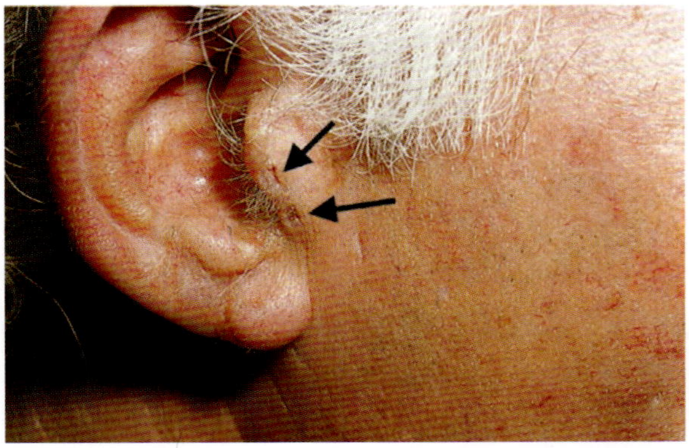

图 142.43　多发性自愈性鳞状上皮瘤患者的瘢痕

临床亚型

曾报道过一个病例，其病变明显局限于身体的一侧[10]。

鉴别诊断

MSSE 的鉴别诊断包括泛发性发疹型 KA(Grzybowski 综合征)，但 MSSE 一般有家族史并且发病年龄较早。Witten 和 Zac 也报道过一个案例，该病例在光暴露和非光暴露部位出现多发的发疹性 KA，同时伴有严重的瘙痒、口腔黏膜白色条纹改变及声音嘶哑。该病例的许多特征与 Grzybowski 综合征中描述

第12部分

的特征相似[11]。此外，多发性 KAs 也见于 Muir-Torre 综合征，但这一综合征与内脏恶性肿瘤（结肠癌最常见）有关。

并发症和共病

肿瘤消退后会遗留难看的瘢痕。

病程和预后

该病属慢性疾病，患者一生中会出现多发性肿瘤。文献中偶有报道放射治疗可能会加剧新肿瘤的发生，因此应避免放疗[12]。

检查

一般来说，不需要通过其他检查来确诊，尤其是有 MSSE 家族史时。

治疗

大多数肿瘤会自行消退并遗留瘢痕。应告知患者有关新发肿瘤的体征和注意事项：红色或肤色结节，通常位于光暴露部位。同时应建议使用高防晒系数的广谱防晒霜。应避免放射治疗。

如果肿瘤是单发的，考虑到最佳的美容效果，适合手术切除或刮除术。

少数文献报道口服维 A 酸类（阿维 A）可以成功预防和控制新肿瘤的发生。用于控制疾病的剂量为 10～20mg[12]。

泛发性发疹型角化棘皮瘤

定义和术语

Grzybowski 泛发性发疹型 KA 是一种罕见的疾病，自 1950 年首次记录以来，文献中报道了大约 30 例[1]。数量众多的小的 KAs 突然出现，并可能持续几个月。可自行消退，遗留萎缩性瘢痕。此外，黏膜表面也可以受累。其他相关症状包括严重的瘙痒、Koebner 反应、面具脸、眼睑外翻和喉部结节引起的声音嘶哑。

同义名

- Grzybowski 综合征

概述

1950 年，首次描述这一罕见的疾病。患者出现数百个小的 KA，常常有黏膜受累，同时伴有瘙痒。疾病原因不明。

流行病学

发病率和患病率

发病率未知，但这种疾病确实极为罕见，文献中报道了大约 30 例。

年龄

该病主要发生在 50—70 岁的成年人。

性别

男性和女性同样受累。

种族

该病主要见于白人人群。

病理生理学

病理学

参见前述 KA 病理学的章节。

致病微生物

由于一些病变呈疣状并且临床表现类似于病毒疣，对其进行 HPV 感染分析，但尚未发现有关病毒感染的证据。

环境因素

UVR 可能是这类肿瘤发生的一个协同因素。

临床特征

病史

第一次发病通常出现 50—70 岁，在光暴露部位和非光暴露部位出现数百个的 KA。

临床表现

KA 通常突然出现，常伴黏膜受累，并可出现 Koebner 现象。患者常诉瘙痒剧烈，并可出现面具脸、眼睑外翻及喉部结节导致的声音嘶哑。病变生长迅速，持续数周后便自行消退，遗留萎缩性瘢痕。

临床亚型

多个已发表的个案报道显示，患者的 KA 累及局限的皮肤，而且主要发生在下肢。在这些病例中，有证据表明在伴有肥厚性扁平苔藓的情况下发生了漏斗囊性增生[2,3]。

鉴别诊断

泛发性发疹型 KA（Grzybowski 综合征）的鉴别诊断包括 MSSE，MSSE 一般有家族史及发病年龄较早。尽管 Witten 和 Zac 报道了一例与 Grzybowski 综合征相似的多发性发疹性 KA 个案[4]，但还有一篇关于家族性发疹性 KA 的报道，其患者具有 Witten 和 Zac 的研究及 MSSE 中所描述的重叠性特征[5]。Muir-Torre 综合征也与多发性 KAs 相关，但同时具有其他特征包括皮脂腺肿瘤和内脏恶性肿瘤，最常见的是结肠癌。

并发症和共病

患者通常因肿瘤数量较多，而遗留大量明显的瘢痕。

病程和预后

这是一种慢性疾病，随着时间的推移，患者会复发。但本病通常是良性的，并不会播散到淋巴结。

检查

通常不需要进行普通检查，但淋巴活检可能有助于确诊。

治疗

大多数肿瘤会自行消退并遗留瘢痕。应告知患者有关新发肿瘤的体征和注意事项：红色或肉色结节，通常位于光暴露部位。同时应建议使用高防晒系数的广谱防晒霜。眼睑外翻可能需要手术矫正。

如果肿瘤数量较少，考虑到最佳美容效果，适合手术切除或刮除术。

口服维 A 酸类（阿维 A）10～25mg 可用于控制多发性新肿瘤的发生[3]。

其他治疗选择包括异维 A 酸、甲氨蝶呤、皮损内应用糖皮质激素[6]及环磷酰胺每天 100～200mg[7]。

Muir-Torre 综合征

定义和术语

Muir-Torre 综合征是一种常染色体显性遗传疾病，目前被认为是 Lynch 综合征Ⅱ型（Lynch Ⅱ cancer family syndrome）的一部分[1]。以出现一个或多个皮脂腺肿瘤（皮脂腺腺瘤、皮脂腺上皮瘤或皮脂腺癌）和（或）伴有一个或多个内脏恶性肿瘤的 KA 为特征[2,3]。

同义名

- 遗传性非息肉性结直肠癌
- Lynch 综合征Ⅱ型

概述

1967 年，这种常染色体显性综合征最早被 Muir 等在个案报道中描述，患者面部出现 KA 并且有原发性结肠癌、十二指肠和喉癌[4]。但并未观察到有内脏恶性肿瘤家族史。Torre 在 1968 年报道了一例多发性皮脂腺腺瘤合并多种原发性内脏肿瘤的患者[5]。

流行病学

发病率和患病率

Muir-Torre 综合征罕见，文献中仅报道有几百例。大多数病例为家族性，但也有散发病例。

年龄

尽管有 20 岁发病者，但大多数患者都是在 50 岁以后才出现皮肤和（或）内脏肿瘤[6]。

性别

无性别偏差相关报道。

种族

白人人群的报道更多。

病理生理学

病理学

参见第 138 章皮脂腺肿瘤病理学的章节。

遗传学

家族性发病是因为 DNA 错配修复（*MMR*）基因存在缺陷。大约 90％的病例，染色体 2p 的 MutS 同源体 2（*MSH2*）基因发生突变；这与 Lynch 综合征中的发现类似[7]。不到 10％的病例，染色体 3p 的 MUTL 同源体 1（*MLH1*）基因发生突变[8]。而 MutS 同源体 6（*MSH6*）基因[8]和 *PMS2* 基因[6]很少发生突变。这些蛋白之间相互作用密切，每个 *MMR* 基因会有几种不同的突变，但结果是相似的，都是蛋白表达缺失。这导致了相应的第二错配修复等位基因经“第二次打击”（而非杂合性丢失）发生体系失活后，肿瘤组织中的微卫星不稳定性（MSI）。曾有研究报道过 *MSH2* 基因的外显子 1-6 发生了大的缺失[9]。此外，有研究发现 46％～100％的 Muir-Torre 综合征相关性肿瘤中存在 MSI[6]。

MSH6 胚系突变通常和结肠癌发病率较低及发病时间较晚有关，但其结肠外恶性肿瘤的发病率较高，主要是子宫内膜癌，且发病年龄要比结肠癌早[10]。

BRAF 基因突变可能与 *MMR* 基因的体系突变有关，并且已经在 mutY 同源体（*MYH*）相关息肉病患者的皮脂腺增生中发现了 *BRAF* 基因突变[11]。目前还需要对 Muir-Torre 患者的肿瘤做进一步的研究。

临床特征

病史

大多数患者有皮肤肿瘤和（或）内脏恶性肿瘤家族史。在 50％以上的病例中，患者经常出现多发性皮脂腺肿瘤和多发性原发内脏恶性肿瘤，主要是结直肠癌[12]。据报道，肾移植后的免疫抑制会加快肿瘤的进展[13]，而将他克莫司替换为西罗莫司的治疗方案则阻止了新的皮脂腺肿瘤的进展[14]。

临床表现

皮肤肿瘤

大多数患者在 20/30 岁以后才会发病，而皮肤肿瘤可能在先于内脏恶性肿瘤出现（病例中的 22％～32％）、同时出现（6％～12％）或迟于内脏恶性肿瘤出现（56％～59％）。25％～68％的患者有皮脂腺腺瘤，31％～86％有皮脂腺上皮瘤，而 66％～100％的患者会出现皮脂腺癌[6]。

大约 20%的 Muir-Torre 综合征患者会出现角化棘皮瘤，KA 可能是多发性的，位于非光暴露部位，而且也可发生于较年轻的人群[6,8]。单发的 KA 曾经在本综合征中出现过。还有许多其他皮肤肿瘤，包括 SCC、BCC 和 AK，在 Miri-Torre 综合征患者中也有过相关描述。

内脏恶性肿瘤

大多数患者会出现结直肠癌，近 50%的患者有 2 个或 2 个以上的内脏恶性肿瘤。10%的患者有 4 个以上的内脏原发性恶性肿瘤，文献中曾报道过多达九个内脏恶性肿瘤的患者。其他内脏恶性肿瘤包括子宫内膜癌、胃癌、小肠癌、泌尿生殖道癌、乳腺癌、卵巢癌、胰腺癌、肝癌和肾癌[6]。有个案报道与非小细胞肺癌有关。

Muir-Torre 综合征的内脏肿瘤通常是低级别的恶性肿瘤，其生存期延长。本综合征中的皮脂腺癌，类似于内脏恶性肿瘤，比独立发生的皮脂腺癌侵袭性低。

鉴别诊断

对于单发的或少数皮脂腺肿瘤或 KAs 的患者，如果没有家族史或内脏恶性肿瘤病史，可能不易诊断 Muir-Torre 综合征。

曾有文献报道过少数 Muir-Torre 综合征合并 Turcot 综合征的病例，患者会出现结肠癌、皮脂腺癌和恶性胶质细胞瘤。由于均有 *MLH1* 和 *PMS2* 基因突变，但这两种综合征有重叠之处，Turcot 综合征发生脑部肿瘤的风险更高[15]。

在家族性腺瘤性息肉病中，患者会发生 Muir-Torre 综合征中不常见的结肠癌、结肠息肉及其他特征，包括肝母细胞瘤及甲状腺、胰腺、肾上腺和胆管肿瘤，以及骨肿瘤、未萌齿或多齿、先天性视网膜色素上皮增生、硬纤维瘤和良性皮肤病变，表皮样囊肿和纤维瘤，但这些并不常见于 Muir-Torre 综合征。

Gardner 综合征是家族性腺瘤性息肉病的一个亚型，患结肠癌和多发性结肠息肉的风险较高。然而，患者也可出现皮脂囊肿、表皮样囊肿、纤维瘤、硬纤维瘤和骨肿瘤，这些并不是 Muir-Torre 综合征的特征。

并发症和共病

主要的并发症是内脏恶性肿瘤，尤其是在那些有多个原发性肿瘤的患者中。

病程和预后

大多数患者在五十几岁或以后开始发病，随着年龄的增长，出现皮肤病变和内脏恶性肿瘤的频率逐渐增加[6]。尽管患者可能会出现多发性肿瘤，但其预后通常要好于没有 Muri-Torre 综合征的患者[16]。

患者及其家庭成员应进行基因检测筛查和相关咨询。

检查

诊断通常基于临床表现，但进行 *MLH1* 和 *MSH2* 基因突变的基因检测筛查可能也有所帮助。

治疗

应采用多学科协作的方法管理患者及其家庭成员，主要涉及胃肠科医师和皮肤科医师，如果身体其他部位发生肿瘤，相应的专科医师也应参与管理。尽管筛查的证据相对缺乏，但一般建议患者每年进行临床体检、胸部放射学检查和尿液细胞学检查。结肠镜检查从每 3 年一次到每 1～2 年一次不等，尤其是高危患者[17]。女性患者需要每年进行一次宫颈涂片和癌胚抗原检查，并每隔 1～2 年进行一次乳腺 X 线摄影直到 50 岁，此后每年检查一次。同时建议每隔 3～5 年进行一次子宫内膜活检[3]。

必要的时候，应外科手术切除内脏肿瘤和皮脂腺癌。单发或少量的皮肤病灶，则适合手术切除或刮除术和烧灼术。

对于多发良性皮肤病灶的患者，异维 A 酸可用于预防新肿瘤的发生[18]。

Resources

Further information

Fernandez-Flores A. Considerations on the performance of immunohistochemistry for mismatch repair gene proteins in cases of sebaceous neoplasms and keratoacanthomas with reference to Muir-Torre syndrome. Am J Dermatopathol 2012;34:416-22.

Lynch HT, Lynch PM, Pester J, Fusaro RM. The cancer family syndrome. Rare cutaneous phenotypic linkage of Torre's syndrome. A rch Intern Med 1981;141:607-11.

Vasen HF, Blanco I, Aktan-Collan K, et al. Revised guidelines for the clinical management of Lynch syndrome (HNPCC): recommendations by a group of European experts. Gut 2013;62:812-23.

Acknowledgement

The authors are grateful to Dr Luisa Motta, Con-

第12部分

sultant Dermatopathologist, Salford Royal NHS Trust, for her help in critically appraising the pathology section.

（译者：郑力强　栾兴宝　一审：汤自洁　高艳青　二审：陈爱军　穆潺　三审：高方铭　润色：刘思萌）

参考文献

所有文献请查阅网址：www. rooksdermatology. com.
以下列出的是重要参考文献。

Lesions with uncertain or unpredictable malignant potential

Actinic keratosis

[2] Vatve M, Ortonne J-P, Birch-Machin MA, Gupta G. Management of field change in actinic keratosis. *Br J Dermatol* 2007;157:21-4.

[7] Traianou A, Ulrich M, Apalla Z, *et al*. Risk factors for actinic keratosis in eight European centres: a case-control study. *Br J Dermatol* 2012;167:36-42.

[8] Kim KH, Park EJ, Seo YJ, *et al*. Immunohistochemical study of cyclooxygenase-2 and p53 expression in skin tumors. *J Dermatol* 2006;33:319-25.

[10] Mortier L, Marchetti P, Delaporte E, *et al*. Progression of actinic keratosis to squamous cell carcinoma of the skin correlates with deletion of the 9p21 region encoding the p16 (INK4a) tumor suppressor. *Cancer Lett* 2002;176:205-14.

[11] Hameetman L, Commandeur S, Bouwes Bavinck JN, *et al*. Molecular profiling of cutaneous squamous cell carcinomas and actinic keratoses from organ transplant recipients. *BMC Cancer* 2013;13:58.

[14] Lebwohl MG, Rosen T, Stockfleth E. The role of human papillomavirus in common skin conditions: current viewpoints and therapeutic options. *Cutis* 2010;86:1-11.

[19] Maier T, Braun-Falco M, Laubender RP, Ruzicka T, Berking C. Actinic keratosis in the en-face and slice imaging mode of high-definition optical coherence tomography and comparison with histology. *Br J Dermatol* 2013;168:120-8.

[20] de Berker D, McGregor JM, Hughes BR, British Association of Dermatologists Therapy Guidelines and Audit Subcommittee. Guidelines for the management of actinic keratoses. *Br J Dermatol* 2007;156:222-30.

[21] Gupta AK, Paquet M, Villanueva E, Brintnell W. Interventions for actinic keratoses. *Cochrane Database Syst Rev* 2012;12:CD004415.

[22] Morton C, Mowbray M, Clark C, Gupta G, Herd R, Fleming C. Update on the treatment of actinic keratosis. *Dermatol Pract* 2013;19:14-17.

Cutaneous horn

[1] Bondeson J. Everard Home, John Hunter and cutaneous horns: a historical review. *Am J Dermatopathol* 2001;23:362-9.

[2] Yu RC, Pryce DW, MacFarlane AW, Stewart TW. A histopathological study of 643 cutaneous horns. *Br J Dermatol* 1991;124:449-52.

[3] Bart RS, Andrade R, Kopf AW. Cutaneous horns. A clinical and histopathologic study. *A cta Derm Venereol* 1968;48:507-15.

[4] Wang W, Wang C, Xu S, *et al*. Detection of HPV-2 and identification of novel mutations by whole genome sequencing from biopsies of two patients with multiple cutaneous horns. *J Clin Virol* 2007;39:34-42.

Arsenical keratosis

[2] Wu MM, Kuo TL, Hwang YH, Chen CJ. Dose-response relation between arsenic concentration in well water and mortality from cancers and vascular diseases. *Am J Epidemiol* 1989;130:1123-32.

[3] Chen CJ, Chen CW, Wu MM, Kuo TL. Cancer potential in liver, lung, bladder and kidney due to ingested inorganic arsenic in drinking water. *Br J Cancer* 1992;66:888-92.

[4] Rahman MM, Chowdury UK, Mukherjee SC, *et al*. Chronic arsenic toxicity in Bangladesh and West Bengal, India: a review and commentary. *J Toxicol Clin Toxicol* 2001;39:683-700.

[6] Argos M, Kalra T, Pierce BL, *et al*. A prospective study of arsenic exposure from drinking water and incidence of skin lesions in Bangladesh. *Am J Epidemiol* 2011;174:185-94.

[7] Hsueh YM, Cheng GS, Wu MM, Yu HS, Kuo TL, Chen CJ. Multiple risk factors associated with arsenic-induced skin cancer: effects of chronic liver disease and malnutritional status. *Br J Cancer* 1995;71:109-14.

[8] Melkonian S, Argos M, Chen Y, *et al*. Intakes of several nutrients are associated with incidence of arsenic-related keratotic skin lesions in Bangladesh. *J Nutr* 2012;142:2128-34.

[9] Chaudhuri SD, Kundu M, Banerjee M, *et al*. Arsenic-induced health effects and genetic damage in keratotic individuals: involvement of p53 arginine variant and chromosomal aberrations in arsenic susceptibility. *M utat Res* 2008;6 59:118-25.

[10] Hsu LI, Chen GS, Lee CH, *et al*. Use of arsenic-induced palmoplantar hyperkeratosis and skin cancers to predict risk of subsequent internal malignancy. *Am J Epidemiol* 2013;177:202-12.

[16] Cuzick J, Evans S, Gillman M, Price Evans DA. Medicinal arsenic and internal malignancies. *Br J Cancer* 1982;45:904-11.

[17] Yerebakan O, Ermis O, Yilmaz E, Basaran E. Treatment of arsenical keratoses and Bowen's disease with acitretin. *Int J Dermatol* 2002;41:84-7.

Post-ionizing radiation keratosis

[1] Peter RU, Braun-Falco O, Birioukov A, *et al*. Chronic cutaneous damage after accidental exposure to ionizing radiation: the Chernobyl experience. *J Am Acad Dermatol* 1994;30:719-23.

[2] Porock D, Nikoletti S, Kristjanson L. Management of radiation skin reactions: literature review and clinical application. *Plast Surg Nurs* 1999;19:185-92.

[3] Heckmann M, Douwes K, Peter R, Degitz K. Vascular activation of adhesion molecule mRNA and cell surface expression by ionizing radiation. *Exp Cell Res* 1998;238:148-54.

[4] Baeuml H, Behrends U, Peter RU, *et al*. Ionizing radiation induces, via generation of reactive oxygen intermediates, intercellular adhesion molecule-1 (ICAM-1) gene transcription and NF kappa B-like binding activity in the ICAM-1 transcriptional regulatory region. *Free Radic Res* 1997;27:127-42.

[5] Behrends U, Peter RU, Hintermeier-Knabe R, *et al*. Ionizing radiation induces human intercellular adhesion molecule-1 in vitro. *J Invest Dermatol* 1994;103:726-30.

[6] Meineke V, Muller K, Ridi R, *et al*. Development and evaluation of a skin organ model for the analysis of radiation effects. *Strahlenther Onkol* 2004;180:102-8.

[7] Muller K, Schinn M, Reichrath J, Meineke V. 1-alpha, 25-Dihydroxyvitamin D3 modulates the response of human keratinocytes to ionizing radiation exposure. *Anticancer Res* 2006; 26: 2735-41.

Disseminated superficial actinic porokeratosis

[2] Chernosky ME, Freeman RG. Disseminated superficial actinic porokeratosis (DSAP). *Arch Dermatol* 1967; 96: 611-24.

[4] Xia JH, Yang YF, Deng H, *et al*. Identification of a locus for disseminated superficial actinic porokeratosis at chromosome 12q23. 2-24. 1. *J Invest Dermatol* 2000; 114: 1071-4.

[5] Xia K, Deng H, Xia JH, *et al*. A novel locus (DSAP2) for disseminated superficial actinic porokeratosis maps to chromosome 15q25. 1-26. 1. *Br J Dermatol* 2002; 147: 650-4.

[6] Zhou MS, Xie HF, Chen ML, *et al*. A novel mutation for disseminated superficial actinic porokeratosis in the MVK gene. *Br J Dermatol* 2014; 171: 427-9.

[7] Zhang SQ, Jiang T, Li M, *et al*. Exome sequencing identifies MVK mutations in disseminated superficial actinic porokeratosis. *Nat Genet* 2012; 44: 1156-60.

[8] Wu LQ, Yang YF, Zheng D, *et al*. Confirmation and refinement of a genetic locus for disseminated superficial actinic porokeratosis (DSAP1) at 12q23. 2-24. 1. *Br J Dermatol* 2004; 150: 999-1004.

[10] Freyschmidt-Paul P, Hoffmann R, Konig A, Happle R. Linear porokeratosis superimposed on disseminated superficial actinic porokeratosis: report of two cases exemplifying the concept of type 2 segmental manifestation of autosomal dominant skin disorders. *J Am Acad Dermatol* 1999; 41: 644-7.

[12] Happle R. Somatic recombination may explain linear porokeratosis associated with disseminated superficial actinic porokeratosis. *Am J Med Genet* 1991; 39: 237.

[18] Chernosky ME, Anderson DE. Disseminated superficial actinic porokeratosis. *Clinical studies and experimental production of lesions*. *Arch Dermatol* 1969; 99: 401-7.

[24] Skupsky H, Skupsky J, Goldenberg G. Disseminated superficial actinic porokeratosis: a treatment review. *J Dermatol Treat* 2012; 23: 52-6.

***In situ* carcinoma of the skin**

Bowen disease

[7] Arlette JP, Trotter MJ. Squamous cell carcinoma in situ of the skin: history, presentation, biology and treatment. *Australas J Dermatol* 2004; 45: 1-9, quiz 10.

[9] Hansen JP. Drake AL, Walling HW. Bowen's disease: a four-year retrospective review of epidemiology and treatment at a university center. *Dermatol Surg* 2008; 34: 878-83.

[10] Cox NH. Body site distribution of Bowen's disease. *Br J Dermatol* 1994; 130: 714-16.

[14] Jaeger AB, Gramkow A, Hjalgrim H, Melbye M, Frisch M. Bowen disease and risk of subsequent malignant neoplasms: a population-based cohort study of 1147 patients. *Arch Dermatol* 1999; 135: 790-3.

[19] Lycka BA. Bowen's disease and internal malignancy. A meta-analysis. *Int J Dermatol* 1989; 28: 531-3.

[26] Moloney FJ, Comber H, O'Lorcain P, O'Kelly P, Conlon PJ, Murphy GM. A population-based study of skin cancer incidence and prevalence in renal transplant recipients. *Br J Dermatol* 2006; 154: 498-504.

[34] Riddel C, Rashid R, Thomas V. Ungual and periungual human papilloma-virus-associated squamous cell carcinoma: a review. *J Am Acad Dermatol* 2011; 64: 1147-53.

[42] Mun JH, Park JM, Song M, *et al*. The use of dermatoscopy to monitor therapeutic response of Bowen disease: a dermatoscopic pathological study. *Br J Dermatol* 2012; 167: 1382-5.

[43] Morton CA, Birnie AJ, Eedy DJ. British Association of Dermatologists' guidelines for the management of squamous cell carcinoma in situ (Bowen's disease) 2014. *Br J Dermatol* 2014; 170: 245-60.

[44] Bath-Hextall FJ, Matin RN, Wilkinson D, Leonardi-Bee J. Interventions for cutaneous Bowen's disease. *Cochrane Database Syst Rev* 2013; 6: CD007281.

Anal, vulval, penile and perianal intraepithelial carcinoma

[1] Darragh TM, Colgan TJ, Thomas C, *et al*. The lower anogenital squamous terminology standardization project for HPV-associated lesions: background and consensus recommendations from the College of American Pathologists and the American Society for Colposcopy and Cervical Pathology. *Int J Gynecol Pathol* 2013; 32: 76-115.

[2] Simpson JAD, Scholefield JH. Diagnosis and management of anal intraepithelial neoplasia and anal cancer. *BMJ* 2011; 343: d6818.

[3] McCluggage WG. Premalignant lesions of the lower female genital tract: cervix, vagina and vulva. *Pathology* 2013; 45: 214-28.

[4] Velazquez EF, Chaux A, Cubilla AL. Histologic classification of penile intraepithelial neoplasia. *Semin Diagn Pathol* 2012; 29: 96-102.

[5] Daling JR, Madeleine MM, Johnson LG, *et al*. Human papillomavirus, smoking, and sexual practices in the etiology of anal cancer. *Cancer* 2004; 101: 270-80.

[6] FUTURE I/II Study Group. Dillner J, Kjaer SK, Wheeler CM, *et al*. Four year efficacy of prophylactic human papillomavirus quadrivalent vaccine against low grade cervical, vulvar, and vaginal intraepithelial neoplasia and anogenital warts: randomised controlled trial. *BMJ* 2010; 341: c3493.

[7] Swedish KA, Factor SH, Goldstone SE. Prevention of recurrent high-grade anal neoplasia with quadrivalent human papillomavirus vaccination of men who have sex with men: a nonconcurrent cohort study. *Clin Infect Dis* 2012; 54: 891-8.

Squamous cell carcinoma of the skin

[27] Su F, Viros A, Milagre C, *et al*. RAS mutations in cutaneous squamous-cell carcinomas in patients treated with BRAF inhibitors. *N Engl J Med* 2012; 366: 207-15.

[33] Ratushny V, Gober MD, Hick R, Ridky TW, Seykora JT. From keratinocyte to cancer: the pathogenesis and modeling of cutaneous squamous cell carcinoma. *J Clin Invest* 2012; 122: 464-72.

[34] Einspahr JG, Calvert V, Alberts DS, *et al*. Functional protein pathway activation mapping of the progression of normal skin to squamous cell carcinoma. *Cancer Prev Res (Phila Pa)* 2012; 5: 403-13.

[35] Scottish Intercollegiate Guidelines Network (SIGN). *Management of primary cutaneous squamous cell carcinoma*. Edinburgh: SIGN, 2014, SIGN publication no. 140. Cited 16 June 2014.

[43] Slater D, Walsh M. *Dataset for the histological reporting of primary invasive cutaneous squamous cell carcinoma and regional lymph nodes*, 3rd edn. Royal College of Pathologists UK, May 2014. http://www.rcpath.org/Resources/RCPath/Migrated%20Resources/Documents/G/G124_DatasetSquamous_May14.pdf (last accessed April 2015).

[52] Breuninger H, Brantsch K, Eigentler T, Hafner HM. Com-

parison and evaluation of the current staging of cutaneous carcinomas. *J Deutschen Dermatol Gesellschaft* 2012; 10: 579-86.

[56] Karia PS, Jambusaria-Pahlajani A, Harington DP, Murphy G, Qureshi AA, Schmults CD. Evaluation of AJCC, UICC, and Brigham and Women's Hospital Tumor Staging for Cutaneous Squamous Cell Carcinoma. *J Clin Oncol* 2014; 32: 327-34.

[62] Lansbury L, Leonardi-Bee J, Perkins W, Goodacre T, Tweed JA, Bath-Hextall FJ. Interventions for non-metastatic squamous cell carcinoma of the skin. *Cochrane Database Syst Rev* 2010;4:CD007869.

[63] Motley R, Kersey P, Lawrence C, British Association of Dermatologists, British Association of Plastic Surgeons, Royal College of Radiologists, *et al*. Multiprofessional guidelines for the management of the patient with primary cutaneous squamous cell carcinoma. *Br J Dermatol* 2002;146:18-25.

[64] Lansbury L, Bath-Hextall F, Perkins W, Stanton W, Leonardi-Bee J. Interventions for non-metastatic squamous cell carcinoma of the skin: systematic review and pooled analysis of observational studies. *BMJ J* 2013;347:f6153.

Keratoacanthomas and associated syndromes

Keratoacanthoma

[1] LeBoit PE, Burg G, Weedon D, Sarasain A, eds. *World Health Organization Classification of Tumours. Pathology and Genetics of Skin Tumours*. Lyon: IARC Press, 2008: 1-47.

[2] Slater D, Walsh M. *Royal College of Pathologists: Dataset for the histological reporting of primary cutaneous squamous cell carcinoma and regional lymph nodes*, 2nd edn, 2012(updated December 2012; cited 7 November 2013). http://www.rcpath.org/publications-media/publications/datasets/cutaneous-squamous.htm (last accessed April 2015).

[3] Hodak E, Jones RE, Ackerman AB. Solitary keratoacanthoma is a squamous-cell carcinoma: three examples with metastases. *A m J Dermatopathol* 1993;15:332-42.

[6] Ghadially FN, Barton BW, Kerridge DF. The etiology of keratoacanthoma. *Cancer* 1963;16:603-11.

[14] Bordea C, Wojnarowska F, Millard PR, Doll H, Welsh K, Morris PJ. Skin cancers in renal-transplant recipients occur more frequently than previously recognized in a temperate climate. *Transplantation* 2004;77:574-9.

[15] LaPresto L, Cranmer L, Morrison L, Erickson CP, Curiel-Lewandrowski C. A novel therapeutic combination approach for treating multiple vemurafenibinduced keratoacanthomas: systemic acitretin and intralesional fluorouracil. *JAMA Dermatol* 2013;149:279-81.

[19] Scola N, Wieland U, Silling S, Altmeyer P, Stucker M, Kreuter A. Prevalence of human polyomaviruses in common and rare types of non-Merkel cell carcinoma skin cancer. *Br J Dermatol* 2012;167:1315-20.

[20] Li J, Wang K, Gao F, *et al*. Array comparative genomic hybridization of keratoacanthomas and squamous cell carcinomas: different patterns of genetic aberrations suggest two distinct entities. *J Invest Dermatol* 2012;132:2060-6.

[21] Forslund O, DeAngelis PM, Beigi M, Schjolberg AR, Clausen OP. Identification of human papillomavirus in keratoacanthomas. *J Cutan Pathol* 2003;30:423-9.

[26] Zalaudek I, Giacomel J, Schmid K, *et al*. Dermatoscopy of facial actinic keratosis, intraepidermal carcinoma, and invasive squamous cell carcinoma: a progression model. *J Am Acad Dermatol* 2012;66:589-97.

Multiple self-healing squamous epithelioma

[2] Currie AR, Smith JF. Multiple primary spontaneous-healing squamous-cell carcinomata of the skin. *J Pathol Bacteriol* 1952;64:827-39.

[3] Ferguson-Smith MA, Wallace DC, James ZH, Renwick JH. Multiple self-healing squamous epithelioma. *Birth Defects* 1971;7:157-63.

[4] D'Alessandro M, Coats SE, Morley SM, *et al*. Multiple self-healing squamous epithelioma in different ethnic groups: more than a founder mutation disorder? *J Invest Dermatol* 2007;127:2336-44.

[5] Bose S, Morgan LJ, Booth DR, *et al*. The elusive multiple self-healing squamous epithelioma (MSSE) gene: further mapping, analysis of candidates, and loss of heterozygosity. *Oncogene* 2006;25:806-12.

[6] Goudie DR, Yuille MA, Leversha MA, *et al*. Multiple self-healing squamous epitheliomata (ESS1) mapped to chromosome 9q22-q31 in families with common ancestry. *Nat Genet* 1993;3:165-9.

[7] Richards FM, Goudie DR, Cooper WN, *et al*. Mapping the multiple self-healing squamous epithelioma(MSSE) gene and investigation of xeroderma pigmentosum group A(XPA) and PATCHED(PTCH) as candidate genes. *Hum Genet* 1997; 101:317-22.

[8] Goudie DR, D'Alessandro M, Merriman B, *et al*. Multiple self-healing squamous epithelioma is caused by a disease-specific spectrum of mutations in TGFBR1. *Nat Genet* 2011;43: 365-9.

[9] Kang HC, Quigley DA, Kim IJ, *et al*. Multiple self-healing squamous epithelioma (MSSE): rare variants in an adjacent region of chromosome 9q22.3 to known TGFBR1 mutations. *J Invest Dermatol* 2013;133:1907-10.

[11] Witten VH, Zak FG. Multiple, primary, self-healing prickle-cell epithelioma of the skin. *Cancer* 1952;5:539-50.

[12] Robertson SJ, Bashir SJ, Pichert G, Robson A, Whittaker S. Severe exacerbation of multiple self-healing squamous epithelioma (Ferguson-Smith disease) with radiotherapy, which was successfully treated with acitretin. *Clin Exp Dermatol* 2010;35:e100-e102.

Generalized eruptive keratoacanthoma

[1] Schwartz RA, Blaszczyk M, Jablonska S. Generalized eruptive keratoacanthoma of Grzybowski: follow-up of the original description and 50-year retrospect. *Dermatology* 2002; 205: 348-52.

[2] Badell A, Marcoval J, Gallego I, Moreno A, Peyri J. Keratoacanthoma arising in hypertrophic lichen planus. *Br J Dermatol* 2000;142:380-2.

[3] Kossard S, Thompson C, Duncan GM. Hypertrophic lichen planus-like reactions combined with infundibulocystic hyperplasia: pathway to neoplasia. *Arch Dermatol* 2004;140:1262-7.

[4] Witten VH, Zak FG. Multiple, primary, self-healing prickle-cell epithelioma of the skin. *Cancer* 1952;5:539-50.

[5] Agarwal M, Chander R, Karmakar S. Walia R. Multiple familial keratoacanthoma of Witten and Zak-a report of three siblings. *Dermatology* 1999;198:396-9.

[6] Sanders S, Busam KJ, Halpern AC, Nehal KS. Intralesional corticosteroid treatment of multiple eruptive keratoacantho-

mas: case report and review of a controversial therapy. *Dermatol Surg* 2002;28:954-8.

[7] Oakley A, Ng S. Grzybowski's generalized eruptive keratoacanthoma: remission with cyclophosphamide. *Australas J Dermatol* 2005;46:118-23.

Muir-Torre syndrome

[1] Lynch HT, Lynch PM, Pester J, Fusaro RM. The cancer family syndrome. Rare cutaneous phenotypic linkage of Torre's syndrome. *Arch Intern Med* 1981;141:607-11.

[2] Finan MC, Connolly SM. Sebaceous gland tumors and systemic disease: a clinicopathologic analysis. *Medicine (Baltimore)* 1984;63:232-42.

[3] Cohen PR, Kohn SR, Kurzrock R. Association of sebaceous gland tumors and internal malignancy: the Muir-Torre syndrome. *Am J Med* 1991;90:606-13.

[6] Fernandez-Flores A. Considerations on the performance of immunohistochemistry for mismatch repair gene proteins in cases of sebaceous neoplasms and keratoacanthomas with reference to Muir-Torre syndrome. *Am J Dermatopathol* 2012;34:416-22.

[7] Hall NR, Murday VA, Chapman P, *et al*. Genetic linkage in Muir-Torre syndrome to the same chromosomal region as cancer family syndrome. *Eur J Cancer* 1994;30A:180-2.

[8] Kacerovska D, Cerna K, Martinek P, *et al*. MSH6 mutation in a family affected by Muir-Torre syndrome. *Am J Dermatopathol* 2012;34:648-52.

[10] Plaschke J, Engel C, Kruger S, *et al*. Lower incidence of colorectal cancer and later age of disease onset in 27 families with pathogenic MSH6 germline mutations compared with families with MLH1 or MSH2 mutations: the German Hereditary Nonpolyposis Colorectal Cancer Consortium. *J Clin Oncol* 2004;22:4486-94.

[16] Ponti G, Ponz de Leon M. Muir-Torre syndrome. *Lancet Oncol* 2005;6:980-7.

[17] Vasen HF, Blanco I, Aktan-Collan K, *et al*. Revised guidelines for the clinical management of Lynch syndrome (HNPCC): recommendations by a group of European experts. *Gut* 2013;62:812-23.

[18] Spielvogel RL, DeVillez RL, Roberts LC. Oral isotretinoin therapy for familial Muir-Torre syndrome. *J Am Acad Dermatol* 1985;12:475-80.

第12部分

143

第 143 章
黑素瘤

黑素瘤的临床病理学

Jean Jacques Grob, Caroline Gaudy-Marqueste
Service de Dermatologie et Cancérologie Cutanée, Hôpital de la Timone, Aix-Marseille Université, Marseille, France

黑素瘤的外科手术

Kelly B. Cha, Timothy M. Johnson, Alison B. Durham
Department of Dermatology, University of Michigan Health System, Ann Arbor, MI, USA

黑素瘤的系统治疗

Reinhard Dummer, Simone M. Goldinger
Department of Dermatology, University Hospital Zurich, Zurich, Switzerland

黑素瘤的临床病理学

Jean Jacques Grob, Caroline Gaudy-Marqueste

定义

黑素瘤是起源于黑素细胞的一种恶性肿瘤。

流行病学

描述性流行病学

黑素瘤只占皮肤癌的 4%，却占皮肤癌死亡人数的 80%。白种人是主要发病人群，而黑种人的发病率较低。全球每年大约有 16 万新发侵袭性黑素瘤病例，死亡病例为 48 000 人[1]。澳大利亚和新西兰的发病率较高，每年 10 万居民中达到 60 例黑素瘤患者[2]，亚洲和非洲的发病率最低[3]。日照强度和肤色导致黑素瘤的发病率存在差异，阳光充足地区的白种人发病率最高。一些欧洲北部国家黑素瘤的发病率(19/10 万)要高于南部国家(10/10 万)[4,5]，这可能与北部人口的经济水平高有关，与南部地中海人口相比，北部人口有更多的休闲旅游机会，而且肤色较浅。

尽管环境危险因素和表型特征相同，相邻的国家(波兰与德国或匈牙利与罗马尼亚)之间也存在很大的差异。这些可以用数据收集及经济因素的差异来解释[6,7]。

任何年龄都可以出现黑素瘤，20 岁以下的黑素瘤患者占黑素瘤患者总数的 0.6%。美国的黑素瘤平均发病年龄为 60 岁左右[8]，85 岁以上的黑素瘤患者占 7.0%。在高发病率国家及中欧、东欧和南欧国家，男性发病率高，而在西欧和北欧国家，女性发病率高[9-11]。

发病率和死亡率的流行病学趋势

在过去的五十年里，旅游休闲时阳光照射的增加使得全球发达国家的黑素瘤发病率普遍升高[7]。黑素瘤发病率每年增加幅度为 3%～7%，因而每 10～20 年其发病率增加 1 倍[12]。尽管有报道称，有些国家低龄人群发病率稳定，但是美国最近的数据显示年轻女性(峰值位于 20—24 岁年龄组)的黑素瘤发病率上升[13,14]，这些表明早期发病的黑素瘤与性别相关，与环境、内源性因素无关[15]。同时发现 60 岁以上年龄组的黑素瘤发病率也在上升，特别是男性[7,16]。近几十年来，中欧、美国和澳大利亚都报道了黑素瘤中位肿瘤厚度出现变薄的趋势[17,18]。然而，大多数国家的厚黑素瘤(>4mm)发病率也趋于稳定或增加[19-22]。

黑素瘤的死亡率自 20 世纪 80 年代以来一直相对稳定。黑素瘤目前是男性第五大癌症，女性第七大癌症[8,23]。2006—2010 年，美国白人男性和女性的黑素瘤患者死亡率分别为 4.6/10 万和 2/10 万，平均年龄为 69 岁[8]；2010 年澳大利亚男性和女性的黑素瘤患者死亡率分别约为 9/10 万和 3.5/10 万[24]；2012 年，欧洲男性和女性的黑素瘤患者估计死亡率分别为 2.8/10 万和 1.8/10 万[4]。

现状与公共卫生状况

虽然有些国家已开展预防和早期发现、干预等措施，但形势并不尽如人意，除了在非常有限的地理、性别和年龄亚群中，黑素瘤是唯一一种发病率和死亡率都没有下降的癌症。我们需要改进预防和早期发现措施，寻找新的方法来影响这个肿瘤的自然病程(见下文)。厚黑素瘤的皮损与死亡率的相对稳定[8]和肿瘤厚度中位数的减少趋势[18]表明可能存在一个侵袭性黑素瘤亚型，即使皮损厚度薄，早期发现并采取措施仍可致死。

病理生理学

发病诱因

黑素瘤的前体

75%～80%的皮肤黑素瘤(CMs)看起来起源于正常皮肤，而 20%～25%的黑素瘤则被认为从皮肤黑素细胞痣进展而来。有些黑素细胞痣是否被认为是癌前病变还有待确定，或者更确切地说原有皮损的任何一个黑素细胞出现黑素瘤变只是一个统计学事件[25]。

先天性痣

对于先天性黑素细胞痣(CMN)(见第 75 章)的恶变风险仍然存在争议，恶变与否似乎取决于病变的大小[27]。据估计，直径大的(最大直径>20cm)黑素瘤恶变风险为 5%～10%[28,29]，但也有可能更低(2.5%～2.8%)[26,30]。黑素瘤相关的大 CMN 通常位于躯干，伴有卫星灶，且最大直径>40cm[31](图

143.1)，有时可累及中枢神经系统，类似于先天性畸形，而不是普通的黑素细胞痣。分子水平研究表明，CMN 是基因突变导致，与成人常见的黑素细胞痣不同[32]。皮肤到中枢神经系统出现黑素细胞痣恶变大多发生在儿童时期[26,28,31]，儿童期后则较少见[33]。小 CMN 的恶变风险更具争议性：据估计，直径<4.5 cm 的 CMN 终身恶变风险在 2.6%～4.9%[34]，与普通黑素细胞痣恶变风险相似。

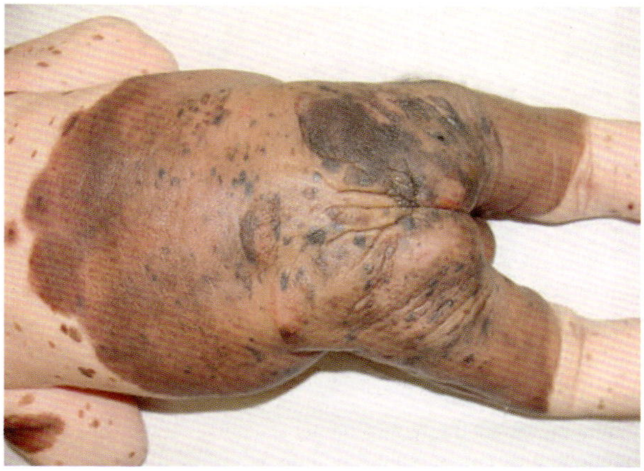

图 143.1 先天性巨痣

常见的黑素细胞痣

黑素细胞痣恶变为黑素瘤的风险非常低，据估计 40 岁以下人群为 1/20 万，60 岁以上男性为 1/30 000[35]。对于一个 20 岁的个体来说，黑素细胞痣的终身恶变风险预计男性为 1/3000，女性为 1/10 000。

不典型性/发育不良痣

不典型性/发育不良痣(AN/DN)(见第 132 章)是一种获得性色素性皮损，通过病理(发育不良痣的概念)或临床特征(不典型痣的概念)区别于常见的获得性痣，但我们知道并非所有 DN 都是 AN，反之亦然[36]。AN/DN 在临床上较为常见，DN 在皮肤病理报道中约占 5%[37]。AN 的特点是通常直径较大(>5 mm)，色素分布不规则(图 143.2)，甚至倾向于年轻时就发病，这些临床特征可能导致 AN 被怀疑是黑素瘤，从而接受手术切除。从病理角度看，DN 具有一些独特的模式，这些模式或被解释为黑素细胞痣生长模式，或被解释为癌前状态[38,39]。虽然 AN/DN 的数量是黑素瘤的一个危险因素(风险随着同一患者 DN 的数量增加而增加)[40,41]，但是 AN/DN 恶变为黑素瘤的风险非常低，与异型性等级相关[42]。据估计，男性和女性每年 AN/DN 的恶化率分别为 1/30 000 和 1/40 000[35]。

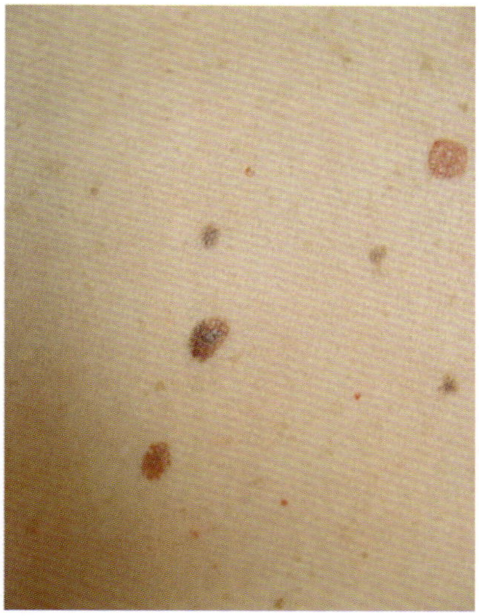

图 143.2 非典型性/发育不良痣

实际后果

目前，没必要手术切除黑素细胞痣以预防黑素瘤，因为我们所认识的黑素细胞痣亚型中，没有一个亚型我们能够确定其转化为黑素瘤的比率。先天性巨痣面积较大，且一旦恶变可转移至神经系统，手术治疗困难，因而预防性地切除先天性巨痣是为了降低风险和美容的需要。

遗传学

家族性黑素瘤

据报道，北欧黑素瘤家族史的发生率为 1.3%，而澳大利亚为 15.8%。大数据分析[43]，黑素瘤家族史可以使得黑素瘤发病风险增加 2 倍。

表型特征

皮肤色素沉着和晒黑能力

皮肤色素沉着和晒黑能力反映皮肤对阳光照射的敏感性，这也是众所周知的黑素瘤发病的危险因素。大数据分析表明，根据 Fitzpatrick 分类的Ⅰ型皮肤患黑素瘤综合评估风险大约是Ⅳ型皮肤的 2 倍[44]，白皮肤患黑素瘤风险大约是深色皮肤的 2 倍，蓝眼睛患黑素瘤风险大约是深色眼睛的 1.5 倍，红发患黑素瘤风险大约是深色头发的 3.5 倍，雀斑密集者患黑素瘤风险大约是正常人的 2 倍[45]。

黑素细胞痣的表型

黑素细胞痣的表型可以通过痣的数量和特征来定义，这些取决于个体的遗传背景，也取决于出生后的日照量[46,47]。黑素细胞痣的表型具有连续性，从几乎没有痣到 10～30 个小痣，再到以大量非典型/发育不良痣为特征的非典型/发育不良痣综合征（DNS）（图 143.3）。DNS 综合征在 1978 年首次报道[48]，随后被以不同的名称进行描述，如不典型痣综合征[36,49,50]，可伴有或不伴有黑素瘤家族史[51]。

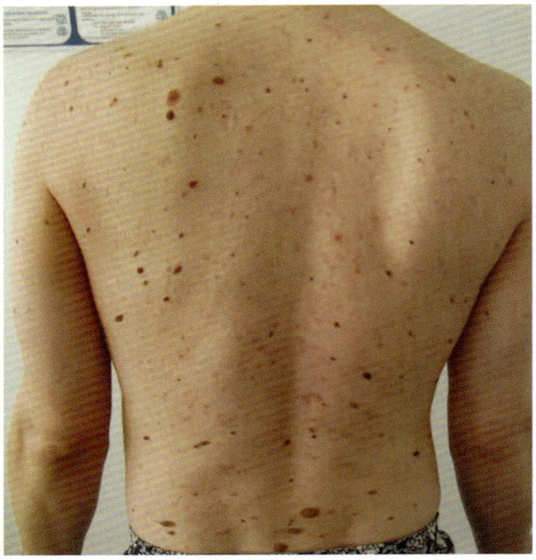

图 143.3 非典型/发育不良痣综合征

在白人中，相当多的证据表明根据黑素细胞痣临床表型（数量、大小和黑素细胞痣的特征）可以预测皮肤黑素瘤风险。黑素瘤的风险随着黑素细胞痣数目和临床异型性的增加而增加。例如，具有大量黑素细胞痣（100～120 个普通痣）者黑素瘤患病风险大约是少于 15 个黑素细胞痣者的 7 倍。任何临床不典型痣的存在都会使黑素瘤的发病风险提高 4 倍，具有 5 个以上不典型痣患者黑素瘤的发病风险是无不典型痣者的 6 倍[52]。家族性 AN/DN 综合征家庭成员患黑素瘤的累积风险在 10—50 岁人群中为 49%，在 72 岁人群中为 82%[53]。

黑素瘤风险相关基因

遗传风险因素的一般认识

少数几个主要的高外显率基因使黑素瘤发病风险非常高，并通过单纯的基因传递导致黑素瘤呈家族性聚集，但它们只占黑素瘤的小部分。大多数明显的散发性病例可能在一定程度上是由特定个体中不同低外显率基因的等位基因聚合所驱使，这些等位基因促进黑素瘤的发展。这种遗传背景会被环境因素干扰。

黑素瘤主要易感基因（高外显率基因）

高外显率种系的易感基因突变比较罕见，但可以使得每个携带者以高概率出现一个，甚至多个黑素瘤。

细胞周期蛋白依赖性激酶（CDK）抑制剂 2A 基因（*CDKN2A*）位于 9p21 染色体上，是公认的黑素瘤易感性的高危位点。*CDKN2A* 基因通过选择性剪接对参与细胞周期调控的两种蛋白质进行编码：p16/Ink4a 和 p14/Arf 分别通过 Rb 和 p53 通路发挥抑癌作用[54]。大约 40%的家族性黑素瘤患者被发现 *CDKN2A* 基因突变[55]。随着家族性黑素瘤病例的增加、年轻患者（<50 岁）案例的增多和多发性黑素瘤发病率的增加，发现基因突变的可能也因此增加。有报道同时伴发胰腺癌较多[57]，伴发乳腺癌比较少[58]。除了多发病例的黑素瘤家族外，在约为 10%的无家族病史黑素瘤患者中发现 *CDKN2A* 基因突变[59,60]。*CDKN2A* 基因突变的外显率在 50 岁时为 30%，80 岁时为 67%，受黑素细胞痣表型（数量和类型）及黑素瘤高发病率地区的地理位置影响[61]。与地理位置差异类似，其他因素如日照程度或其他共遗传基因修饰因子也会导致整体风险增加[62]。

位于染色体 12q13 上的 *CDK4* 基因编码 p16/Ink4a 靶向的激酶，该基因的任何突变都会破坏 p16/Ink4a 的结合域。*CDK4* 基因中的单个激活突变是肿瘤发生所必需的[63]。*CDK4* 生殖细胞系突变很罕见[64-66]，在黑素瘤遗传学联盟（GenoMel）对家族性黑素瘤进行最广泛的研究中，只有 2%的家族出现了这些突变[63]。

其他易感基因

黑素皮质激素-1 受体（*MC1R*）基因是位于染色体 16q24 上的皮肤色素沉着的关键调节因子，被认为是黑素瘤的中度危险基因。*MC1R* 编码黑素细胞刺激激素（MSH）受体蛋白，其功能丧失导致生成伪黑素。*MC1R* 基因位点具有高度多态性。大数据分析表明，变异的 *MC1R* 等位基因可以使得黑素瘤患病风险增加 2 倍[67]。在 20 个等位基因变异中[68]，一些与表型“红头发/白皮肤/棕褐色障碍”相关[69]，有些具有非皮肤类型黑素瘤风险[70]。一些 *MC1R* 变异型也可作为 *CDKN2A* 基因上的修饰等位基因[71,72]：在 *MC1R* 变异型患者中，*CDKN2A* 突变的外显率从 50%增加到 80%以上，黑素瘤发病年龄显著降低（20 岁）[73]。

在欧洲[73,74]和澳大利亚[75]人群中都发现了编码 agouti 基因信号传输蛋白的 *ASIP* 错义突变，其 OR 系数从 1.45[76]到 1.7[77]不等。据报道，编码酪氨酸酶蛋白的 *TYR* 变异也会轻微增加黑素瘤患病风险[67]。在其他几个与色素沉着和黑素细胞痣数量有关的低外显率基因中（见参考文献[63]），其中一些具有预防黑素瘤的作用：*SLC45A2B*（*MATP*）[67,73,77]，*TYRP1*[67,73]；而其他一些则会增加黑素瘤患病风险：*OCA2*[78,79] 和 *MYO7A*[79]。单核苷酸具有5个位点（*MC1R*、*SLC45A2*、*OCA2*、*TYR* 和 *ASIP*），通过观察色素沉着表型证实单核苷酸多态性（SNPs）导致其黑素瘤患病风险性为1/3～1/2[80]。

其他几个与黑素的产生或运输、头发颜色、晒黑能力、黑素细胞痣数量或黑素细胞增殖、分化和存活有关的基因目前正在进行研究[77]，有必要进行更多的研究，以评估它们对黑素瘤易感性的影响。

MITF 或小眼球相关转录因子是黑素细胞发育和分化的主调控基因。已知有几个 *MITF* 靶基因可以调节细胞周期和生存[81]，*MITF* 似乎可以防止氧化应激[82]。*E318K* 变异与黑素瘤风险相关，评估OR系数为2.2[83,84]。这种突变也可以在许多原发性黑素瘤或同时患黑素瘤和肾细胞癌的患者中检测到[84,85]。*MITF* 可能是黑素瘤和肾癌之间缺失的一环，也是这两种癌症之间的第一个共同遗传因素[84]。

BAP1 是一种肿瘤抑制基因，属于去泛素酶亚科，参与从蛋白质中去除泛素，可能参与调节转录、细胞周期和生长、对DNA损伤的反应和染色质动力学。在遗传性癌症家族中，已经鉴定出 *BAP1* 基因的生殖系突变[86]。*BAP1* 遗传性癌症易感性综合征的临床表型包括葡萄膜黑素瘤、间皮瘤、CM、肾细胞癌和非典型黑素细胞瘤/痣。在这些家族中也发现了其他几个肿瘤，在转移性疾病患者中高频率的生殖系 *BAP1* 突变提示在这些患者中葡萄膜黑素瘤的侵袭性更强[87]。

DNA修复基因 *XPF* 和 *ERCC1* 的变异型已被证实可增加黑素瘤患病风险[88,89]，而 *XRCC3* 的变异型似乎具有保护作用[90]，*XRCC1* 和 *ERCC1* 变异型与黑素瘤患者生存率增加的相关性也得到了证实。

研究表明，参与新陈代谢和氧自由基解毒的基因[*CYP2D6*、谷胱甘肽s转移酶（GSTs）]及免疫应答基因（*IL10*、*IL1α*、*TNFβ*、*IL6R*、*HLA* Ⅱ类等位基因和 *ICAM1*）可能是黑素瘤的易感基因，但这是个矛盾的结果[63]。维生素D受体的多态性数据也是相互矛盾的[92,93]。

环境因素

紫外线和阳光照射在黑素瘤发病中的作用

根据流行病学数据，长期以来日晒被认为是黑素瘤的环境风险因素。到目前为止，这是我们知道的唯一环境因素，然而阳光照射是一个相当低的风险因素[94]。

日晒与黑素瘤的关系似乎很复杂，关于日晒易受伤时间、持续紫外线照射与间歇性紫外线照射各自的病原学作用、日晒与皮肤表型（如肤色，头发和眼睛颜色等）的相互作用等方面仍存在不确定性[76,95,96]。此外，因为受到不同程度的阳光照射而可能出现不同类型的黑素瘤[97-101]。

生物学数据

与内脏肿瘤相比，黑素瘤的紫外线辐射突变特征明显增多[102]。一系列的研究已经证实，相比于非曝光部位的肢端雀斑样、黏膜和葡萄膜黑素瘤，曝光部位的黑素瘤具有明显的类似于紫外线辐射的C>T体细胞突变，并在驱动突变中发现了紫外线辐射特征[103-105]。由于DNA基础修复能力较低，导致"受损"细胞堆积[106]，儿童期和青春期间歇性太阳照射造成的基因组损伤对黑素细胞的影响似乎大于角质形成细胞[95,106]。动物模型倾向于证实这一假说[107]。

流行病学资料

人口统计数据表明，在很多国家，白人黑素瘤的发病率和死亡率与居住纬度和紫外线辐射剂量成反比，发病率最高的在赤道附近[108]。多项病例对照研究表明，肤色白皙（浅色皮肤）患者患黑素瘤的风险更大[45]。环境暴露研究表明，在低太阳辐射环境中出生和长大的皮肤白皙的人患CM的风险明显低于在阳光环境中出生和长大的肤色相似的人[109]。许多病例对照研究一致表明太阳照射会增加患黑素瘤的风险，尽管这一风险相对较低[94]，RR值在1.2～2。

日照类型

多项病例对照研究数据分析表明，黑素瘤风险主要与间歇性日晒和晒伤史有关[94]。不同解剖位置的黑素瘤日晒模式各不相同：躯干黑素瘤倾向与间歇性日晒模式有关，而头颈部黑素瘤如恶性雀斑样痣倾向于与慢性日晒模式有关[103]。此外，还统计了长期和（或）累积日晒的影响。如果存在或有癌前病变和恶性病变（日光角化病、鳞状细胞癌和基底细胞癌）病史，则黑素瘤的患病风险为4.28；如果存在光老化性损伤如日光性黑子及弹力纤维变性，则黑素瘤的患病风险系数为2.02[45,94]。然而，将间歇性日晒与长期日晒区分开来，多少有些人为地过于简单化了。例如，老年人面部恶性雀斑样痣也可能是受到累积的间歇性日晒导致[110]。

儿童时期日晒

儿童时期反复的间歇性日晒被认为是黑素瘤发病的一个重要危险因素[95,109]。移民研究提供的证据表明，儿童期和青少年期是决定未来黑素瘤发病的关键时期。10岁前移民到阳光充足的澳大利亚的年轻移民者患黑素瘤的风险比晚移民者（>15岁或以上）

高[111,112]。在欧洲患者[113]和以色列男性患者[114]中也有类似的发现。对居住地的相关研究提供了进一步的证据：居住在纬度更接近赤道的 15－20 岁[115]或 15 岁之前居住在沿海地区的女性患黑素瘤的风险增加[116]。综合分析 51 个“曾经”被晒伤的独立研究人群患 CM 的风险，结果显示 OR 值最高的是儿童(1.9 倍)，其次是青少年(1.6 倍)和成年(1.4 倍)[117]。有各种证据表明，将儿童与成人日晒作用区分开来是人为的，但是人们往往在童年时期就养成了晒太阳的习惯，而较早暴露在阳光下也意味着在任何年龄累积日晒量都是增加的。

人工紫外线：日光浴床和紫外线治疗

在大多数发达国家，尤其是在北欧和美国，室内晒黑是一种普遍的做法。尽管最初的研究[118-120]并没有明确的证据表明使用日光浴床有风险，但在调整了潜在的混杂变量后，已证实使用日光灯或去日晒沙龙与黑素瘤有显著的联系，且年轻人群的风险更高[121-123]。对截至 2012 年 5 月发表的文献研究进行综合分析表明，使用人工紫外线后患黑素瘤的相对风险约为 1.2[124]。每年每增加一次日光浴床的使用，这一风险就会增加 1.8%，在密集使用的情况下，这一风险可达到 42%。首次使用日光浴床的年龄在 35 岁之前，则患黑素瘤的风险较高。澳大利亚和其他一些国家最近禁止了室内晒黑，许多国家加强了对青少年日光浴的限制。在美国，食品和药物管理局(FDA)最近制定了一项规定，要求太阳灯产品在所有设备上都要带有一个可见的黑框警告，说明太阳灯产品不应用于 18 岁以下的人群。

治疗性紫外线也可能与黑素瘤风险有关。接受补骨脂和紫外线(PUVA)治疗的患者经常出现雀斑[125]，并且已证实 PUVA 可以诱导小鼠出现 CM[126]，因为它刺激体内黑素瘤细胞的生长[127]，因而有理由相信 PUVA 治疗会导致恶性黑素瘤[128]。Stern 等首次报道在一项 16 个中心参与的前瞻性研究中，1380 例接受累积高剂量 PUVA 治疗的患者患黑素瘤风险增加[129]。首次接触 PUVA 15 年后风险开始增加，患者患黑素瘤风险明显高于美国年龄性别匹配的人群。大量接触 PUVA(至少 250 次)与黑素瘤之间也存在显著联系。在同一个 PUVA 随访队列的最新评估中，调整了年龄和性别之后发现接受至少 200 次 PUVA 治疗的患者患侵袭性和原位黑素瘤的发病率比接受低剂量 PUVA 治疗的患者增加了一倍以上。距离第一次治疗时间＞15 年，与＜15 年相比，接受高剂量 PUVA 治疗的患者患黑素瘤的风险增加了约 5 倍[130]。这些结果未在欧洲人群中得到证实[128,131,132]，然而短期随访可能影响了风险增加的评估[133]。尽管现有研究在样本量、随访时间和暴露分类方面存在局限性，但窄谱(NB)UVB 治疗并没有增加黑素瘤的风险[134-137]。

预防

高危基因

寻找黑素瘤突变基因仍然不是日常工作的一部分。*CDKN2A* 突变罕见，在非选择群体中发生的概率较低。Leachman 等提出根据黑素瘤的发病率和每个区域突变的流行程度选择患者进行基因检测[138]。在黑素瘤中度到高度发病地区(如美国和北欧)，家族中同侧(父系或母系)亲属患有三个及以上原发性黑素瘤、至少有一个侵袭性黑素瘤或者两个及以上的其他类型黑素瘤和(或)胰腺癌的为高危人群。在黑素瘤发病率较低的地区(如南欧)，家族中同侧(父系或母系)亲属患有两个原发性黑素瘤和(或)至少有一个侵袭性黑素瘤，一个或多个其他黑素瘤和(或)胰腺癌的为高危人群。

根据目前的数据显示，对没有黑素瘤家族史的 DNS 患者中进行 *CDKN2A* 基因检测是不合适的。目前，家族性黑素瘤的基因检测既不能为非携带者提供心理安全，也不能为已经确认其表型有风险的个体提供额外的信息，也不能对普通人群中有风险的患者进行更具鉴别性的检测。事实上，在携带 *CDKN2A* 突变的大家族中，一些没有携带 *CDKN2A* 突变的个体黑素瘤发病率可能会增加(可能是由于其他低风险易感基因的共同遗传和环境危险因素的存在)，而有些携带 *CDKN2A* 突变的个体可能终身未患黑素瘤[139]。中低外显率基因检测只是一个研究领域，迄今为止未用于临床实践。

一级预防

黑素瘤一级预防是减少日晒，可以根据表型危险因素定制个人防晒措施。通过防晒来影响黑素瘤的发病率是一个难题。值得注意的是，防晒措施已经抑制了黑素瘤发病率的急剧上升，但迄今为止并没有真正降低黑素瘤的发病率[140]。这可能与社会趋势难以改变有关，在过去 60 年里，阳光作为一种快乐的来源，与时尚、运动、健康和其他积极的价值观有关，因而不断地促进人们接受日晒。人们对日晒风险的认识已大大提高，但改变人群的行为是困难和缓慢的。防晒霜的作用很难界定。目前防晒霜的保护范围可能包括辐射导致黑素瘤风险，同期的队列研究表明使用防晒霜可以预防黑素瘤[141]。然而，大多数人并没有使用防晒霜作为保护措施[142,143]。到目前为止，还没有药物能够预防黑素瘤[144]。

二级预防

许多算法都是基于头发和皮肤的颜色，太阳敏感性和黑素细胞痣的数量而提出的，这些算法有助于区分哪些是黑素瘤高风险人群[145-149]。然而，到目前为止还不能确定哪个人群最容易患有黑素瘤。也就是说，即使不是大多数也有很多黑素瘤不是发生在我们所定义的高危人群中。将来基因检测可能有助于发现临床标准无法识别的危险人群。

病理学

黑素瘤的分类

组织临床亚型

1973 年，Mc Govern 等提出了第一个黑素瘤分类系统[150]，主要分为四种类型：结节型黑素瘤（NM）、浅表播散型黑素瘤（SSM）、恶性雀斑样黑素瘤（LMM）和肢端雀斑样黑素瘤（ALM）。这种分类是基于肿瘤生长模式的假设。所有黑素瘤首先沿基底膜（放射生长期）扩散[151]，然后进入真皮（垂直生长期），这就导致了潜在的转移可能。NM、SSM、LMM 和 ALM 现在可以理解为黑素瘤连续谱系中的四个点。在谱系的一端是水平延伸期较长的黑素瘤（LMM 和 ALM），因此在它们发展成垂直期之前我们有足够的时间来检测。在谱系的另一端，NM 几乎没有水平延伸期，并立即进入垂直生长期。在这方面，许多研究已经证实 NMs 比其他组织临床亚型预后更差。在谱系两端之间，SSM 代表的是最常见的中间状态，水平期之后或快或慢进入垂直增长期。虽然在日常实践中使用这种分类方法，但它并不能很好地说明黑素瘤的生物侵袭性，对评估预后也没有多少实际的帮助。它有望被一种具有更可靠预后价值和治疗适应证的分类所取代。

原发性黑素瘤分类的新方法

有以下三种类型。

1. *流行病学分型* 为了解释复杂的流行病学数据，提出了“双途径”假说[152]，并进行了分类。对于黑素细胞痣多的人（据推测，他们体内的黑素细胞在遗传上具有高增殖潜能），只需要暴露在阳光下就能激发黑素瘤，之后其他宿主因素会导致癌症的进展。相比之下，在黑素细胞痣发病率较低的人群中，必需大量的阳光照射才能将黑素细胞转化为黑素瘤[153,154]。

2. *基于肿瘤动力学和侵袭性的分类* 很明显，所有原发性黑素瘤并不具有相同的生物侵袭性，有些表现为高侵袭性，有些表现为慢性惰性肿瘤。这种侵袭性可以通过肿瘤的动力学来评估，该观点已得到证实。生长速度的计算是基于 Breslow 厚度和患者自述的黑素瘤发生时间[155]，是一种独立于肿瘤厚度的侵袭性预后标志物[155]。因此，可以将生长迅速的恶性黑素瘤亚型化分类。这些黑素瘤相关的临床特征与 ABCD 法则所描述的有所不同，它们常位于躯干部位，具有特异危险因素（老年男性很少有黑素细胞痣和雀斑，儿童期没有明显的过度日晒，既往非黑素瘤皮肤癌的发病率较高），呈结节性进展[156-159]。在这些快速生长的黑素瘤中也发现了侵袭性生物学特征，如有丝分裂率高、增殖标志物的高表达[160]和更高的 *NRAS* 突变频率[161]。现在的挑战是找到这些侵袭性黑素瘤的分子标记，即使在早期发现它们也可能是危险的，应该早期药物干预。

3. *分子分型* 在过去的 10 年里，分子研究为黑素瘤的不同分子通路的存在提供了强有力的遗传学支持[103,162,163]。RAS-RAF-MEK-ERK 通路上的蛋白突变导致有丝分裂原-活化蛋白激酶（MAPK）通路异常激活，80％以上的原发性黑素瘤中可以见到这一现象[162,163]。黑素瘤中最常激活的三个致癌基因是 *B-RAF*（约 40％）、*N-Ras*（15％～18％）和 *c-KIT*（CM 为 7％，黏膜黑素瘤为 20％）[164-166]。葡萄膜黑素瘤表现出不同的驱动突变模式。多达 50％的肿瘤中发现了异三聚体 G 蛋白（GNAQ）或 GNA11 的改变，这两种蛋白具有偶联 7-跨膜结构域受体和胞内信号转导机制的作用[167,168]。这些分子分类从理论上告诉我们原发性黑素瘤的内在侵袭性。到目前为止，黑素瘤的基因分析还不能用于真正的黑素瘤分类。然而，一些突变谱与以下因素有一定相关性，临床组织亚型（SSM 中多见 *B-RAF* 突变，NM 中多见 *N-Ras* 突变，ALM、LMM 和黏膜黑素瘤中多见 *c-KIT* 突变），年龄（年轻人 *B-RAF* 突变较多，老年人 *N-Ras* 突变较多），位置（躯干、四肢、肢端或黏膜部位的原发性黑素瘤 *c-KIT*、*B-RAF* 突变率更高），光损（间歇性太阳照射部位黑素瘤中 *B-RAF* 和 *N-Ras* 突变增多，慢性太阳照射部位黑素瘤中 *c-kit* 突变增多）[164-166,169,170]，这表明通过新的测序技术进行分子谱分析可能有助于对黑素瘤亚型进行鉴定，并在未来具有治疗和判断预后的价值。

临床特征

早期临床诊断的一般原则

早期诊断即使不是挽救患者生命的唯一方法，也是最简单的方法。早期黑素瘤通常是不连续的，很难与良性色素性病变区分开来。我们面临的挑战是针对黑素瘤的诊断要兼具较高的敏感性和灵敏的特异性，以避免切除过多的良性病变，因为良性病变的发病率明显高于恶性病变。医师通过分析色素性皮损的颜色分布和形状来判断其是否为黑素瘤，他们的依据是黑素瘤比良性黑素细胞痣更有可能表现出颜色的无序和变化。有意识或无意识地应用以下四个一般原则：分析检查、模式识别、对比分析和动态分析。

分析检查和法则

这是最常见的诊断线索，称为 ABCDE 法则[171]（框图 143.1），假设黑素细胞痣出现以下情况：A-不对称，B-边界不规则，C-颜色不均一，D-直径>6mm，可认为是潜在的黑素瘤。更复杂的算法，如已经开发出来七点检查表[172]有助于临床医师诊断，也方便大众筛查黑素瘤。然而，也有大量脂溢性角化病和非典型黑素细胞痣符合 ABCD 标准，而许多黑素瘤（尤其是 NMs）则不符合 ABCD 标准。此外，组合判断标准也并非人们思考和识别事物最直接和的自然方式。

框图 143.1 ABCDE 法则

- A 不对称
- B 边界不规则
- C 颜色不均一
- D 直径>6 mm
- E 进展

模式识别

人类大脑通过对图像整体识别的认知策略来识别任何物体。当一个人看到一个新事物时，这个物体的认知模式是在无意识中建立起来的，当再次面对这个物体时，这个认知模式就会被用来识别它。换句话说，那些看到更多黑素瘤的人更容易识别出新的黑素瘤。事实上，皮肤科医师对色素性皮损的诊断准确性更多地依赖于整体模式识别，而不是应用 ABCD 等组合标准[173-176]。

个体对比分析（丑小鸭迹象）

这种认知过程是基于人脑识别任何不适合其环境物体的能力。某一特定个体的黑素细胞痣往往具有相同的形态特征[176]，当与另一个体的黑素细胞痣不同，这是人脑能够感知的[173]。如果一个黑素细胞痣不属于一个既定个体黑素细胞痣的几种主要模式中的任何一种，那它值得引起注意，虽然在单个个体分析中它可能不会显得突兀。这种丑小鸭（UD）迹象[175]可能已经不知不觉地被皮肤科医师使用了几十年，现在被广泛认为是疑似黑素瘤的一个主要迹象。相反地，即使在单独分析中可能被认为是黑素瘤，但如果符合一个既定个体黑素细胞痣几种主要模式中的任何一种，也不太可能是黑素瘤。

动态分析

黑素细胞痣在生长和改变，但很缓慢（多年），且主要在头几十年里，而大多数黑素瘤往往生长和变化更快或出现新生物。因此，动态评估先前存在色素性病变的大小、颜色或形状的变化，或任何新生皮损都是疑似黑素瘤的重要标准。这也就在 ABCD 规则中增加了最初的 E（Evolution）。尽管患者和他们的家属可以感知黑素细胞痣的变化，但如果有像“全身照片”这样的文件可以参考时，动态评估就变得非常方便，以确定任何皮肤病变的真实情况、变化速度及新病变的外观。由于对于患有许多非典型痣的人进行分析甚至模式识别不适用，动态分析就显得尤其重要了。

诊断工具

为了提高目视检查的准确性，开发了几种工具。

皮肤镜（见第 144 章）

这是一种简单的非侵入性检查方法，允许在机体上放大观察皮肤。皮肤镜检查与裸眼检查相比，可以提高黑素瘤的诊断准确性，敏感性增加 10%～27%[177]。主要作用之一是通过增加特异性来减少不必要的良性病变切除。尽管有这些优点，但我们必须记住皮肤镜和目视检查有同样的局限性，因为它主要是基于对颜色分布的分析，这并不能完全反映恶性肿瘤的特征。皮肤镜诊断的四项原则与临床诊断完全相同。皮肤镜专家制定了许多分析性检查标准，但模式识别、比较分析（UD）和动态分析在不知不觉中对皮肤镜诊断有很大帮助。与临床检查一样，成功与否取决于临床医师的培训和经验。

电脑皮肤镜设备

通过存储图像，可以对病变进行连续的数字皮肤镜监测，从而改善动态分析，这在多发性非典型性痣患者中尤其实用。

反射共聚焦显微镜

它使用近红外激光获得皮肤表层的活体成像，提供的水平切片几乎达到组织病理学的分辨率。观察到特殊的形态模式，可以区分良性和恶性，也可以区分黑素细胞病变和非黑素细胞病变，如色素性基底细胞癌。针对黑素瘤的检测已经提出了特定的算

第12部分

法[178,179]，主要的限制因素是一个病灶检查的时间和皮肤内的低穿透。

其他非侵入性技术

其他广泛概念的非侵入性技术目前正在研究中。多光谱分析使用特定的软件来处理不同波长的图像。电阻抗图谱认为癌细胞具有与健康细胞不同的电化学特性。基因组测序分析使用胶带从角质层取样细胞，分析目标基因的表达。质谱分析是基于对蛋白质表达谱的分析。

计算机辅助诊断系统

计算机辅助诊断系统应用皮肤镜图像并结合不同来源的肿瘤相关信息来观察分析色素性皮损，并试图在实际结论中充分利用这些图像。这种装置在实验环境中表现良好，在临床应用中的优势仍待研究。

临床表现

情况 1："非典型痣"（浅表播散型黑素瘤，SMM）

在大多数情况下（60%～70%的黑素瘤），SMM 临床上表现为非典型痣，也就是色素性斑片（图 143.4），形状和颜色逐渐变得越来越不规则（图 143.5），经过数月或者几年后颜色变为棕色、黑色、灰色和红色及色素脱失（退化），这种情况下最好应用皮肤镜进行检查，主要的鉴别诊断是 AN/DN。AN/DN 很常见，在某种程度上大部分形态特征（ABCD）与 SMM 相似。有多个非典型痣的人具有发展成 SMM 的风险。在这种情况下，用数字皮肤镜监测是最有效的技术。早期"非典型痣样病变"实际上可能与原位黑素瘤（黑素瘤细胞仅在表皮内迁移）相对应，也可能与现有黑素细胞痣中部或边缘的局部恶化相对应。随着病变持续生长，更容易诊断；随着结节出现，病变更明显，进入垂直生长阶段，可出现出血（图 143.5 b），就不再是早期病变了。

情况 2："色素性或红色结节"（结节型黑素瘤）

10%～20%的黑素瘤表现为规则的、对称的、隆起的、圆顶状的或更少见的息肉状或伪足状病变（图 143.6）。颜色从黑色、深棕色到红色不等。它们或多或少对应于 NM 组织临床亚型，且常倾向于黑素瘤生长最快的亚型，因此在诊断时通常是厚肿瘤。溃疡和出血很常见。基底细胞癌、血管瘤、组织细胞瘤和皮肤纤维瘤的鉴别诊断中要考虑 NM，尤其当病变是无色素时。任何快速生长的结节都应进行活检。皮肤

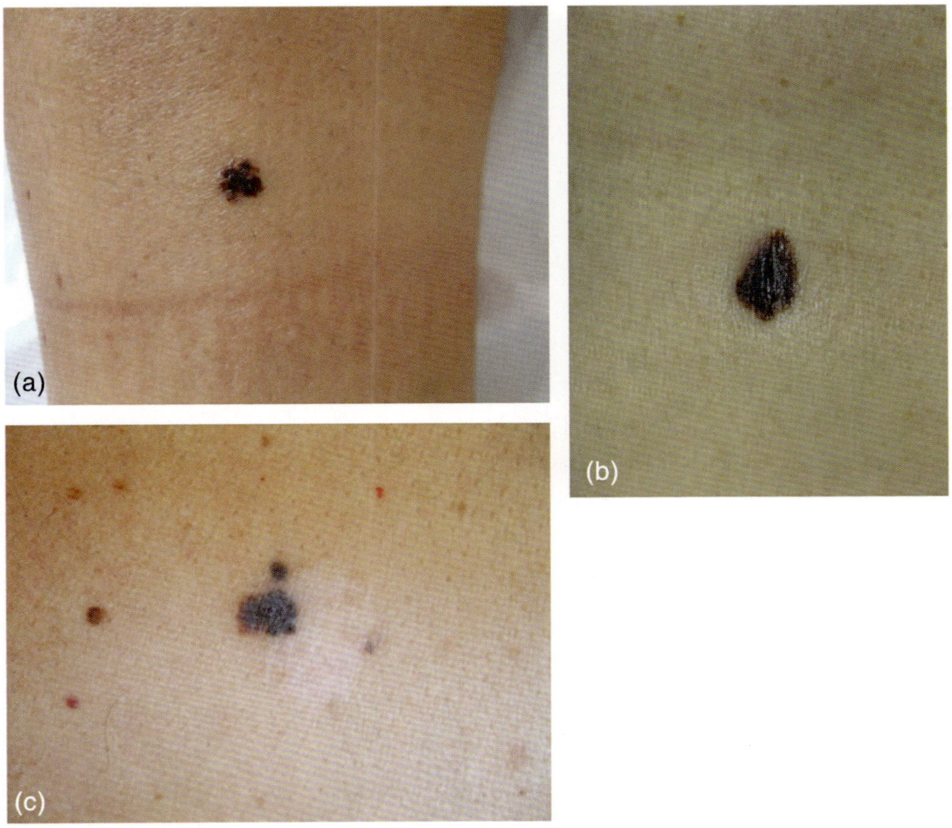

图 143.4 （a-c）浅表播散型黑素瘤（早期表现）

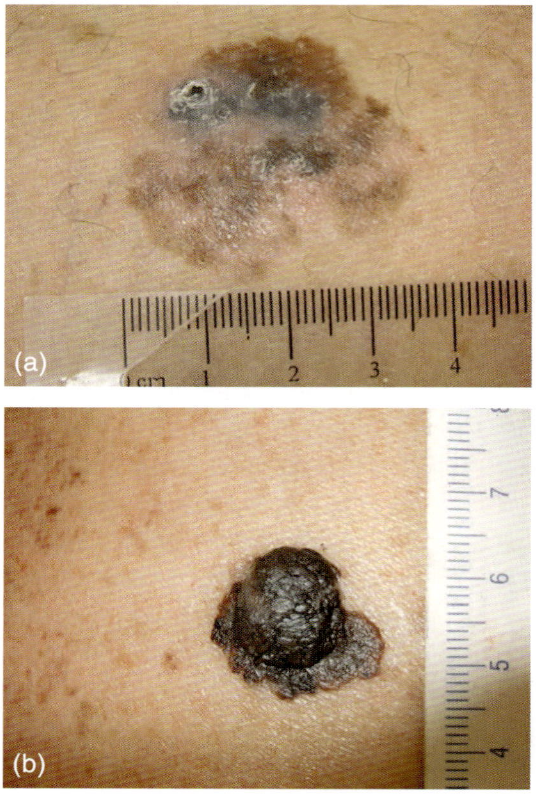

图 143.5　(a,b)浅表播散型黑素瘤(晚期表现)

镜检查对结节性病变的帮助较小,尤其是对那些几乎或没有色素的病变。

情况 3:"老年人面部雀斑"(恶性雀斑样痣黑素瘤)

这种类型的黑素瘤表现为扁平、棕色或黑色、形状不规则的病变,发生于老年人长期曝光的皮肤(如面部、颈部、前臂),在数月或数年内缓慢生长(图 143.7)。它在大多数情况下与 LMM 组织临床亚型相对应,是生长缓慢的黑素瘤亚型的一部分,通常具有很长的放射状生长期。这种情况诊断困难,因为黑素瘤在早期的表皮内阶段被称为恶性雀斑样痣(Hutchinson 黑变病样雀斑;局限性色素沉着性 Dubreuilh 癌前病变)可以被误认为是日光性黑子、色素性日光角化病或平坦的脂溢性角化病。随着时间的推移,可能会出现结节,从而黑素瘤的诊断变得容易,但为时已晚。

情况 4:"足底色素斑"(肢端雀斑样黑素瘤)

最初表现为离散的浅棕色或黑色斑疹,边缘模糊,常被描述为"脏污",通常患者年龄超过 60 岁。不同种族的人患黑素瘤的发病率不同,白人黑素瘤发病率为 2%~10%,黑人黑素瘤发病率为 60%~72%。大多数病例表现为 ALM 亚型(图 143.8),并在很大

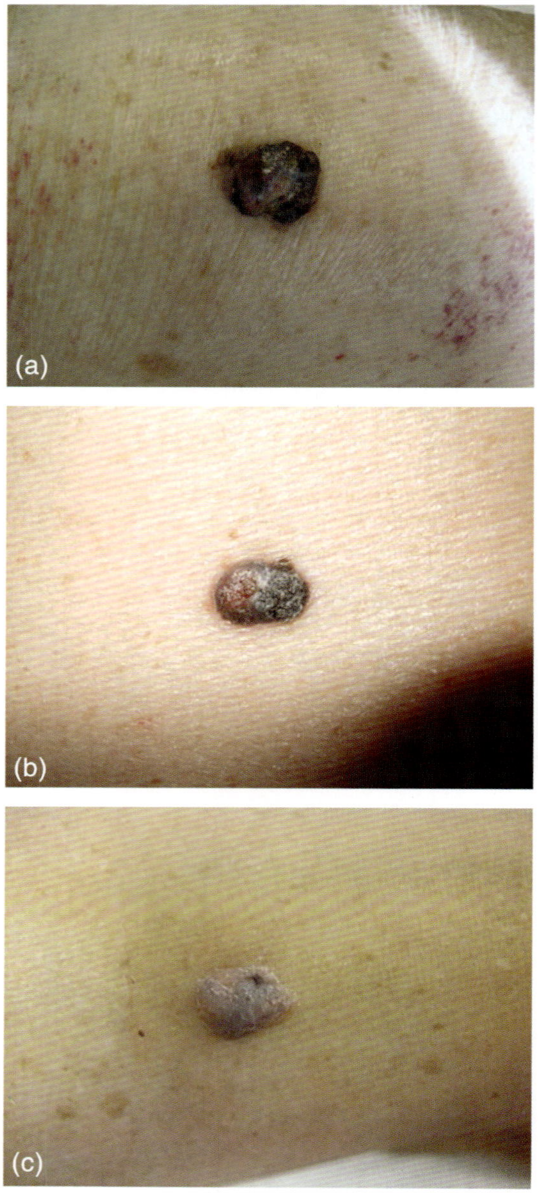

图 143.6　(a-c)结节型黑素瘤

程度上为 *c-KIT* 突变。由于位置离散,往往数年后才明确诊断。在肤色较深的人群中,足底良性色素沉着常见,容易混淆。此型黑素瘤病变在后期会出现结节或溃疡(图 143.9),这使得诊断更容易,但它仍然经常与疣或营养性溃疡混淆。在这一点上,应该谨慎地活检病变周围组织,用以揭示整个病变的大小。病理检查显示的病变大小通常比实体肿瘤大得多,但这并不是肉眼能看见的。

情况 5:"甲色素沉着"(甲下黑素瘤)

这种类型的黑素瘤占白人黑素瘤的 2%~3%,但在黑人黑素瘤中比例较高。首发症状是甲床棕色

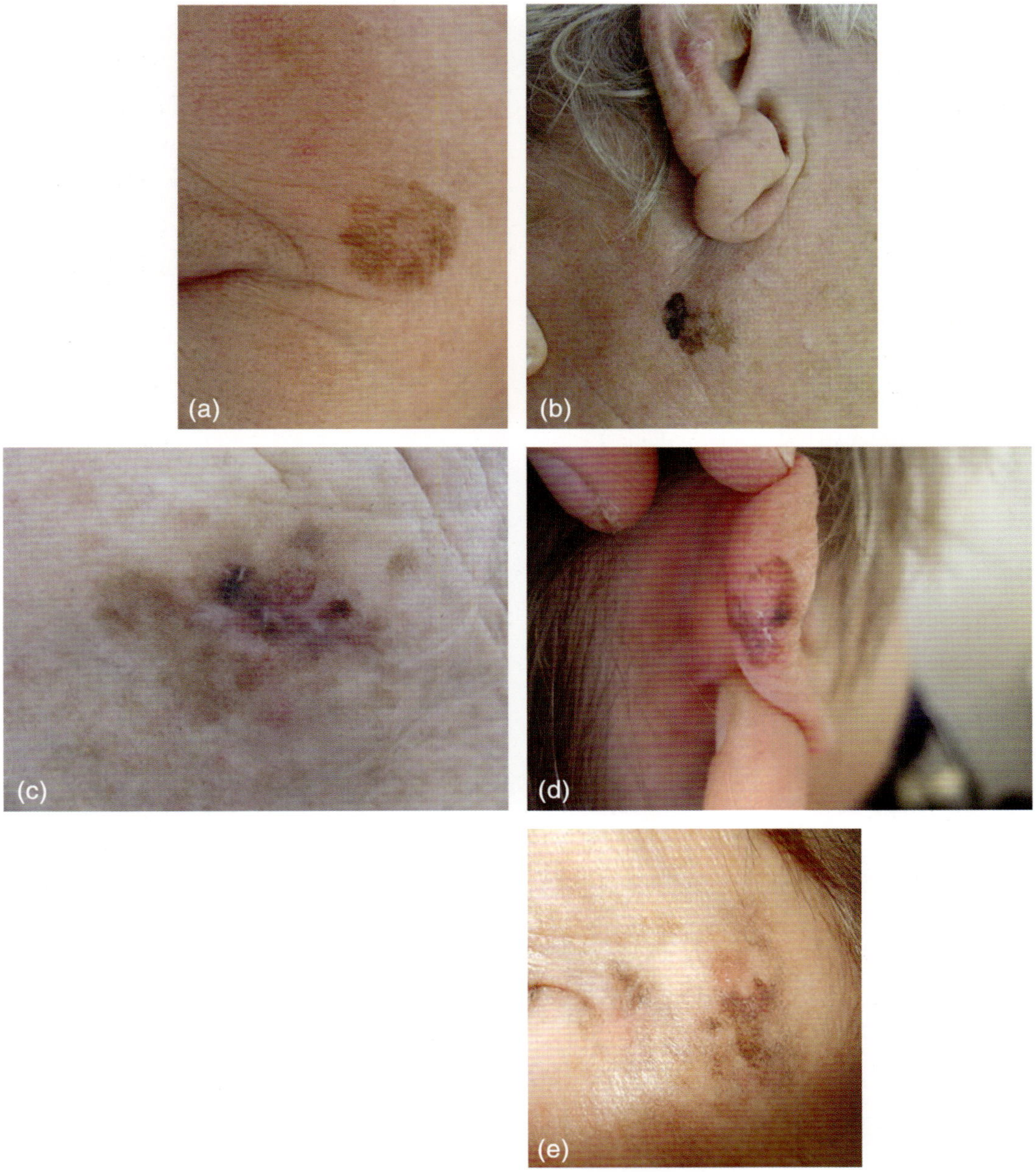

图 143.7　(a-e)　恶性雀斑样痣黑素瘤

到黑色的线性变色，很难与常见的良性黑甲鉴别（图 143.10）。大多数 ALM 亚型黑素瘤只能从甲床上的间接图像中推断，黑素瘤的不规则性特征则表现为不规则色素带。诊断上的困难是既不能漏诊黑素瘤，还要避免过度活检甲床而导致指甲畸形。皮肤镜可能有一定的作用，指甲色素带宽度和颜色的改变则可疑为黑素瘤。后期，随着哈钦森征（邻近皮肤的色素沉着）和炎症性或色素性甲沟炎出现，症状变得更明显（见图 143.11）。然而与其他疾病如甲癣、甲沟炎、甲母痣、化脓性肉芽肿等难以区分。

其他临床情况

外阴或口腔的色素性病变

呼吸道、消化道和泌尿道黏膜上皮的原发性黑素瘤非常少见（＜5％），口腔和外阴黑素瘤是最常见的，表现为不规则的色素斑（图 143.12）。诊断很容易，但需要定期进行妇科或口腔检查。晚期溃疡和出血很常见。明确诊断晚则预后较差，应建议医师完善系统的黏膜检查。

先天性痣内黑素瘤

在巨大的先天性痣内发现黑素瘤通常是困难的，

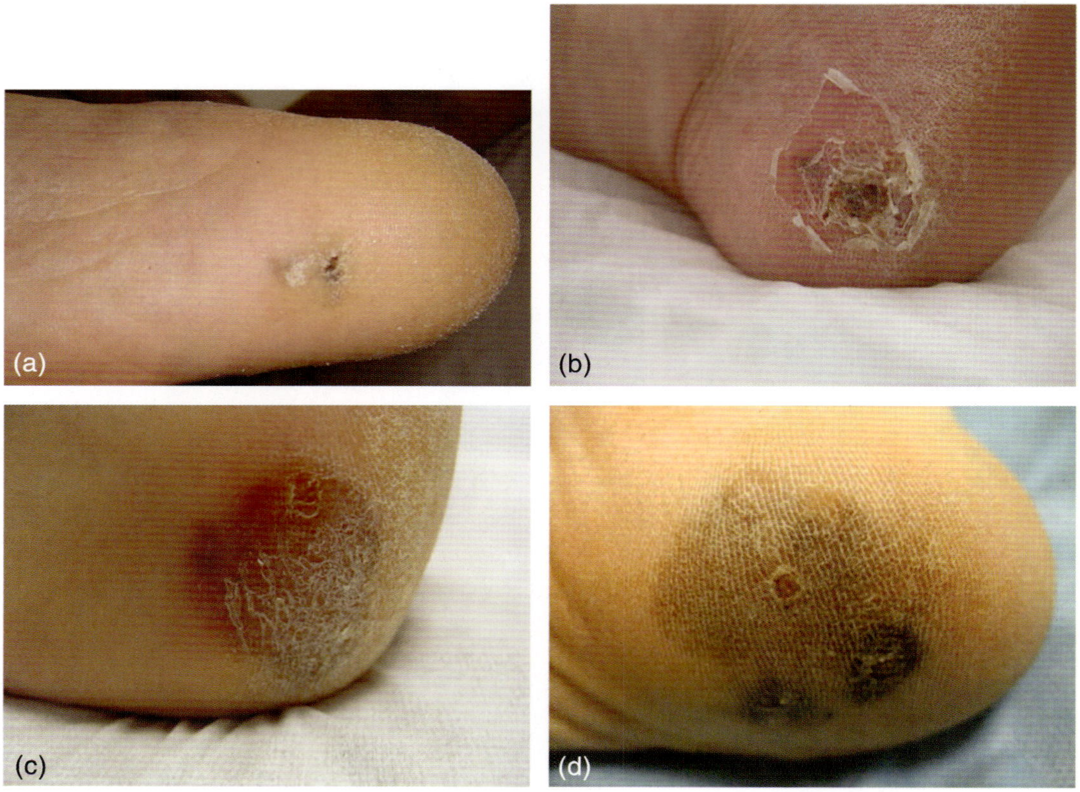

图 143.8 (a-d) 肢端雀斑样黑素瘤

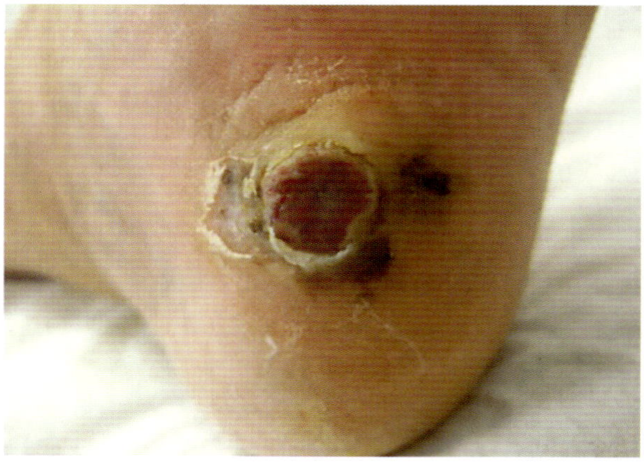

图 143.9 足底肢端雀斑样黑素瘤(晚期)

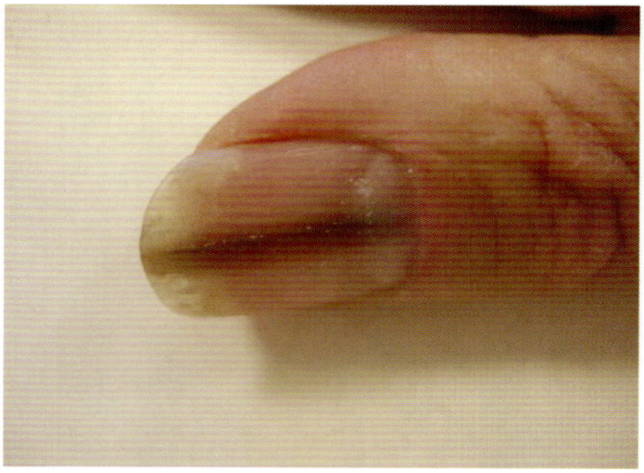

图 143.10 甲床肢端雀斑样黑素瘤,早期表现类似纵向黑甲

因为这些痣表面经常呈疣状和分叶状,而且有时还会观察到暴发性良性结节。先天性痣深部(真皮和皮下脂肪)进展为黑素瘤使得诊断非常具有挑战性。

眼黑素瘤

眼黑素瘤是仅次于皮肤黑素瘤的第二种黑素瘤,由位于眼结膜和葡萄膜通道的黑素细胞引起。葡萄膜黑素瘤可以影响葡萄膜通道的任何部分,但是脉络膜黑素瘤占多数(86.3%),而虹膜和睫状体黑素瘤少见[180]。葡萄膜黑素瘤的表现主要取决于肿瘤的大小和位置,可以从无症状的、偶然在眼检查中发现的,到各种视觉障碍,再到受累眼视力损失。结膜黑素瘤非常罕见[181],它通常表现为一种隆起的色素病变,常被明显的供血血管包围。其中近 1/3

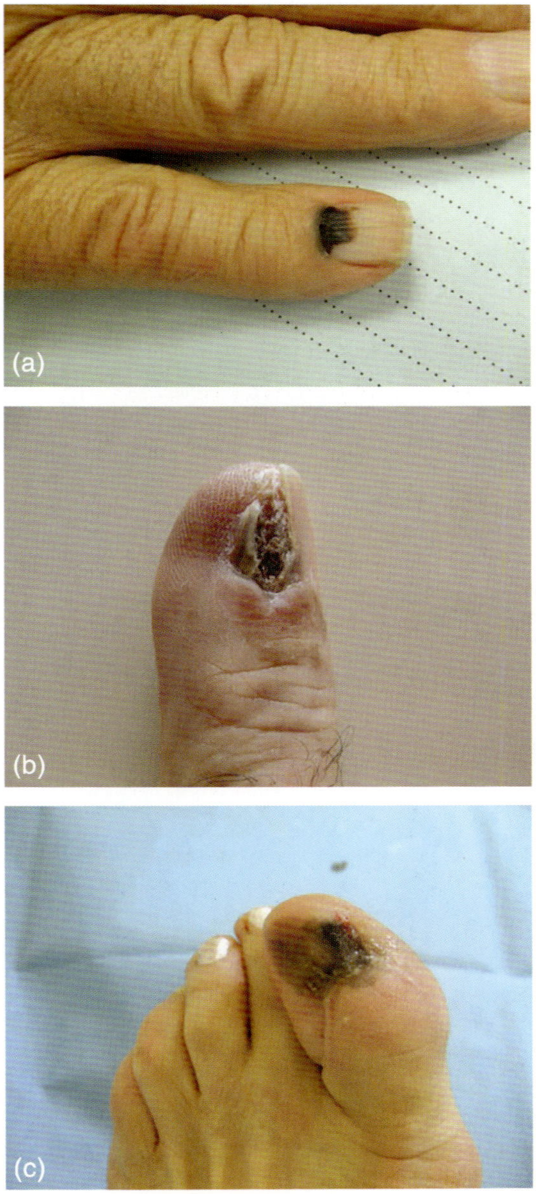

图 143.11 (a-c) 甲床肢端雀斑样黑素瘤(晚期)

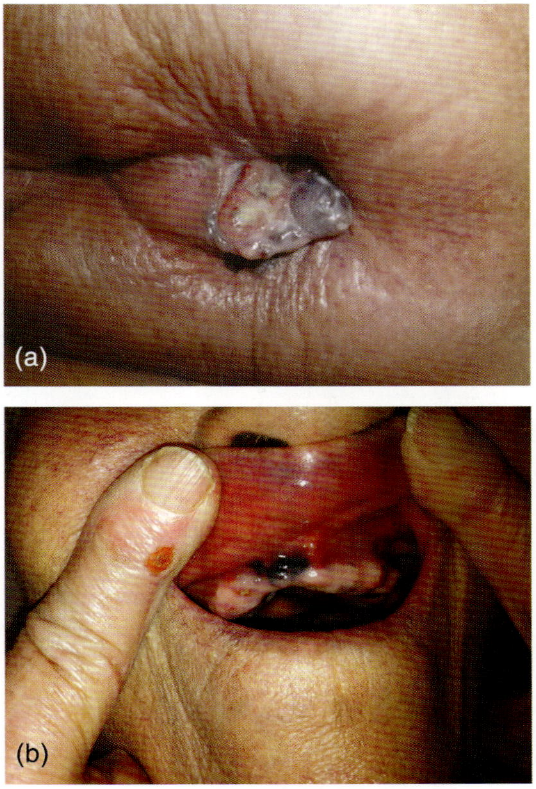

图 143.12 黏膜黑素瘤
(a)肛门;(b)口腔。

的患者存在多发性病变[182],无色素性病变则是非常具有挑战性的。

误诊的临床情况

这些黑素瘤要么不易被发现,要么临床表现并无可疑,要么类似于其他良性病变。因此,它们要么没有被怀疑是黑素瘤,但组织病理学意外的诊断黑素瘤;要么更糟的是皮损被认为是良性的,甚至没有进行病理活检。

无色素性黑素瘤(图 143.13 和图 143.14)

黑素瘤的诊断通常是以色素沉着为依据,临床医师很容易忽略无色素性黑素瘤。他们可以模拟炎性病变、血管瘤、肉瘤、鳞状细胞癌、基底细胞癌或其他。它们可能很难被看到,尤其是在足底,直到出现疣状或结节状病变,这时通常晚了。

退行性黑素瘤

炎症可导致黑素瘤的局灶性退行性改变,通常表现为不规则的色素减退灶(图 143.15)。然而,当退行性变严重时,黑素瘤可能不再可见。高达 8%的黑素瘤表现为找不到原发灶的转移性疾病[183,184]。一些患者既往有色素沉着病灶清除史,而其他一些病例则未能找到黑素瘤原发灶。淋巴结包膜下区域可以见到痣细胞,因此认为黑素瘤起源于淋巴结[185]。

恶性蓝痣(见第 132 章)

过多的真皮色素使恶性蓝痣的临床和皮肤镜分析非常困难,但重点关注即常见蓝痣出现快速发展或变化。

鼻腔鼻窦黑素瘤

鼻出血和鼻塞是最常见的症状,最初怀疑炎性鼻窦疾病。当患者出现出血或病变侵犯邻近结构如眼眶、大脑或颅神经,才会诊断黑素瘤。因此,预后通常较差。

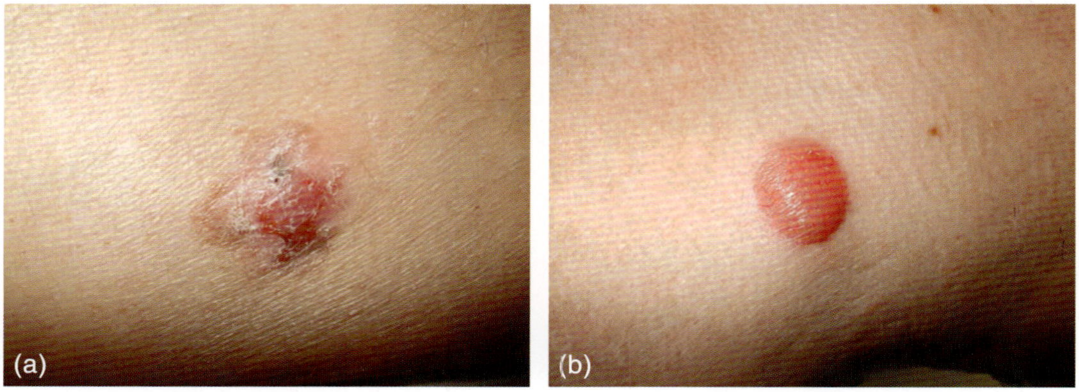

图 143.13 无色素性黑素瘤
(a)无色素性浅表播散性黑素瘤;(b)无色素性结节型黑素瘤。

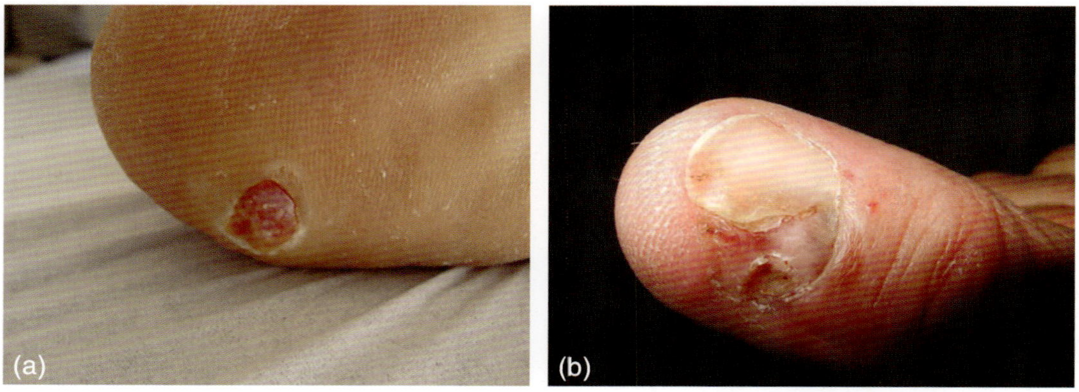

图 143.14 (a,b) 无色素性肢端雀斑样黑素瘤

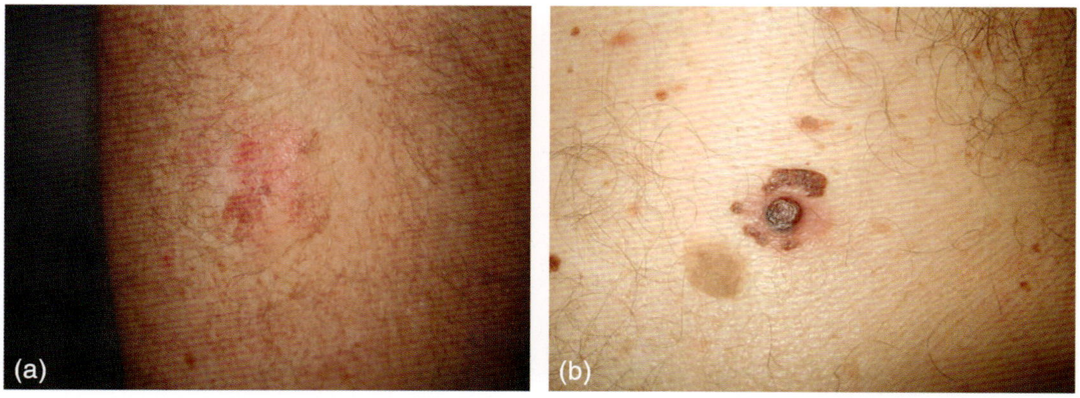

图 143.15 退行性黑素瘤
(a)部分退行;(b)全部退行。

早期发现策略

一般原则

早期发现黑素瘤是至关重要的，因为可以明显改善预后。皮肤癌很容易被发现，我们应该能够通过临床监测高危人群来降低死亡率。然而，死亡率并没有降低，是由于两个重要的因素往往被低估：不同黑素瘤的生物侵袭性不同，高危人群中黑素瘤发病比例有限。

早期筛查局限性

Breslow 厚度与诊断延迟无关[186-189]。在部分原发性黑素瘤中，其预后是否与早期的筛查有关，实际上两者之间关系并不明确。最具侵袭性的黑素瘤肿瘤生长速度快，呈现出较高的 Breslow 厚度。即使早期发现，也没有证据表明早期手术可以改变预后[155]。相反，侵袭性较低的黑素瘤即使没有及早发现，死亡率也较低，而且由于它们往往生长缓慢，被发现的时间也越来越早。因此，筛查选择的范围往往并非是侵袭亚型的黑素瘤而是更温和生物学行为的黑素瘤，所以对死亡率没有重大影响。

瞄准合适的人群是困难的

一个成功的策略必须解决由表型标准定义的高危人群，如浅色皮肤类型、多黑素细胞痣等，但不仅限于此，因为大多数黑素瘤不会出现在这一高危人群中，尤其是最具侵袭性的黑素瘤。也就是说，“有患黑素瘤风险”的人群目前并不是“死于黑素瘤风险”的人群，如果我们想通过筛查降低死亡率，那么后一组更为重要。

不同国家的医疗系统加上社会和心理因素解释了为什么一些人群（如老年男性）的预后较差，就是因为他们就诊不及时[190,191]。这些群体可能成为特定的目标[192]。

筛查高危人群

筛查高危人群中的黑素瘤是一种性价比高的干预措施，然而并没能筛出大部分侵袭性更强的肿瘤。

定期皮肤病监测

这可以通过全身临床检查，参考全身照片进行比较，也可以通过计算机皮肤镜对黑素细胞痣进行跟踪。这种监测非常有效，但也非常耗时。关于这种监测的频率及限于哪些人口，目前还没有达成协议。高风险患者即有个人或家族黑素瘤病史、黑素细胞痣多或非典型痣综合征的患者，必须每年接受一次以上的全身皮肤系统检查。

自我检测和皮肤自检教育

这也是至关重要的，因为对皮肤科医师来说，频繁监测所有高风险人群的性价比并不高，而且两次连续检查之间可以通过自我检查来弥补，这已被证明是有效的[193,194]。

在普通人群中进行筛查

黑素瘤并不局限于高危人群，因此对普通人群进行筛查是合理的。然而，没有证据表明每年对全体人群进行一次皮肤检查是有效的，甚至也不可行。鉴于缺乏前瞻性试验证据，美国预防服务工作组（US Preventive Services Task Force）尚未就内科医师广泛筛查皮肤癌提出任何正式建议。

偶尔的筛查

在过去几十年里，大多数发达国家都开展了黑素瘤日或类似的服务。它们几乎没有直接的影响，只检测到少数黑素瘤，主要作用是提高公众和医师对黑素瘤的认识。

机会性筛查

由全科医师、其他医师或辅助医疗专业人员（如护士、理疗师）进行随机检测是重要的，但这取决于他们的一般技能和查体的频率。这两个条件在日常实践中不一定能满足。

系统性定期检查

在整个人群中进行定期筛查是一种高成本的干预措施，对医疗干预方面有很高的要求。Schleswig-Holstein[195]最近的一项实验显示了令人鼓舞的数据，包括死亡率的降低。这需要进一步证实归功于系统性筛查，而不仅仅是以低成本密集筛查而提高认识。

公共卫生教育

提高患者对黑素瘤的识别能力和对可疑病变寻求医学建议的能力，对于早期发现和改善一般人群的黑素瘤预后至关重要[196,197]。首先，黑素瘤诊断延误的主要原因是患者[198]。其次，2/3 的黑素瘤是自我发现的，只有 1/3 的黑素瘤是由医师发现的[199]。第三，最危险的黑素瘤[155,156]可能生长得太快，只有患者才能及早发现。因此，这种社区教育策略在成本效益方面可能是合理的，并且对死亡率有较高的影响。世界上的大多数筛查都使用了分析算法，如 ABCD 规则[172,200]。然而，向人群展示黑素瘤图片已经被证明比使用 ABCD 标准教育要好[174]，并且可以在真正的筛查中使用[200]。互联网为在普通人群中促进这种认知训练提供了一个简单的机会。

检查

组织病理学诊断[202-206]

病理学检查仍然是黑素瘤诊断的金标准，尽管许多人试图用分子方法来替代它。任何可疑黑素瘤的病灶必须完全切除并进行病理检查。病理分析的目的是确认肿瘤的恶性程度和增殖的黑素细胞来源，同时收集主要的预后信息（见下文）。良性黑素细胞痣和黑素瘤在形态和模式上有很大的差异，这就导致了对大量黑素细胞痣和黑素瘤病理亚型的描述。

良性和恶性黑素细胞肿瘤之间仍然存在着不确定的情况，有些肿瘤的名称并不总是能够阐明其良恶性。在这种复杂的情况下，应该制定几个标准用于鉴别诊断黑素细胞痣和黑素瘤，但这些标准均不是非常特异。

恶性肿瘤的病理标准

结构

最重要的可能是结构。在黑素细胞痣和黑素瘤中，黑素细胞沿真皮-表皮交界处和真皮内分布，通常聚集成巢。黑素瘤不具有黑素细胞痣的整体对称（排列良好）结构，其特征是总体不对称，结构缺失，巢的大小、形状和位置的异质性，以及巢汇合或融合。真皮内黑素瘤的结构与黑素细胞痣不同，缺乏所谓的成熟梯度，即从上皮样痣细胞到神经样痣细胞的自上而下的形态梯度。

Paget 样播散

恶性的另一个标准是表皮内不典型黑素细胞向上迁移（Paget 样播散），这在大多数良性黑素细胞痣中是不常见的。恶性黑素细胞不像正常黑素细胞那样局限于基底层，而是无序向上扩散进入表皮。

细胞学

细胞改变是多样的，通常的恶性标准如核多形性、肿大和染色深，核仁明显和有丝分裂活跃是重要的诊断特征。黑素瘤细胞类型的突然改变与黑素细胞痣的逐渐成熟的细胞学改变形成对比，也是诊断的重要线索。

活跃和不对称的宿主炎症反应

黑素瘤常出现这种情况。局部黑素细胞消失被色素替代、真皮纤维化、血管垂直化、淋巴细胞炎症等退行性改变在黑素瘤中经常可见，可被理解为宿主针对黑素瘤的免疫反应。

诊断难点

这些“恶性标准”并不总是存在，且在某些情况下真正良性的黑素细胞痣中也可以看到，因为黑素瘤也可以由痣恶变而来，这就造成了诊断困难。

人们提出了许多新词来命名这一灰色区域的病变，如“类痣黑素瘤”[207]、“MELTUMP”（恶性潜能不确定的黑素细胞肿瘤）[208]和“MANIAC”（表皮内黑素细胞上升的肢端黑素细胞痣）[209]。他们没有简化模糊病变的实际处理，这些病变必须按照最坏的假设即黑素瘤来处理。

黑素瘤诊断的主要病理类型

这是一种形态谱系，一端黑素瘤表现为肿瘤性真皮增生导致表皮突起，而另一端黑素瘤表现出优先的水平方向的表皮内雀斑样生长模式。

大多数黑素瘤由真表皮结合部巢状结构和 Paget 样播散组成，并通常伴有真皮浸润。这些是黑素瘤放射状生长期和垂直生长期（见前面）的特征。

表现为真皮内显著增生的黑素瘤

它们有一些共同的特点。它们往往形成结节状肿块，表皮凸起，几乎或甚至没有真表皮交界区/Paget 样扩散（这可能是瘤体真皮浸润快速生长的结果），从而将表皮向上推，这是典型的“结节型黑素瘤”临床亚型（图 143.16）。与非色素病变的鉴别诊断包括非黑素瘤性间变性肿瘤，如淋巴瘤和默克尔细胞癌。在这些情况下，组织化学标记是非常有用的。皮肤转移性黑素瘤也可以是结节状的。皮肤转移性黑素瘤通常是不太可能推动表皮，而是在表皮下方或者真皮深部形成一个结节，但病理检查不能完全排除转移，尤其是之前有黑素瘤病史的，需要进行广泛的放射学检查来寻找其他转移灶。

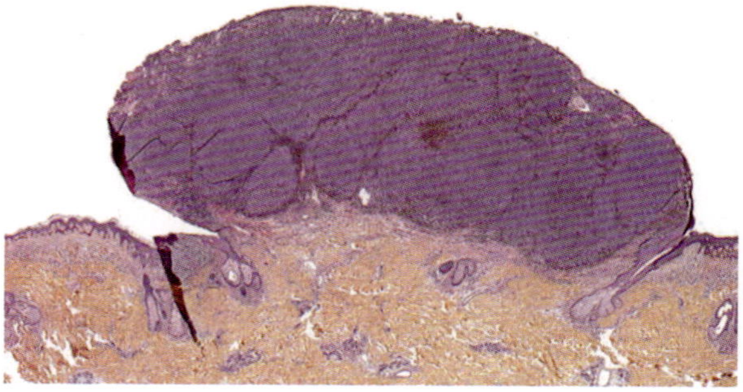

图 143.16 结节型黑素瘤

黑素细胞水平增殖呈典型雀斑样痣模式的黑素瘤

其特征是恶性黑素细胞沿着真皮-表皮交界处扩散，然后出现拥挤，有浸润附件结构并形成树突状或梭形细胞巢的倾向。真皮浸润只在晚期切除的肿瘤中可见，通常也以树突状或梭形细胞为特征。这种模式主要见于两种非常不同的情况，足底黑素瘤和长期暴露在阳光下的老年人黑素瘤。这两种情况包含全部雀斑样痣模式。足底和甲下黑素瘤称为 ALM（图 143.17），表现为表皮内黑素细胞孤立迁移、表皮棘层增厚和表皮突延长。长期暴露在阳光下的老年人黑素瘤，只局限于表皮内称为 LM，有真皮浸润时称为 LMM（图 143.18），理论上与弹力组织变性和表皮萎缩有关。早期阶段的 LM 可能很难与一些日光性黑子进行区分。

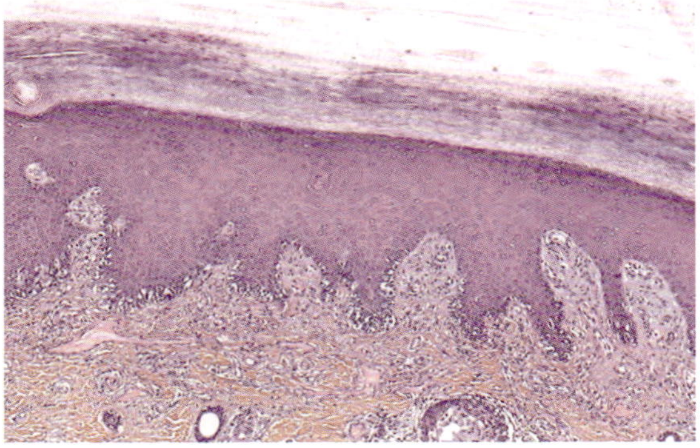

图 143.17 具有典型雀斑样模式的肢端雀斑样黑素瘤

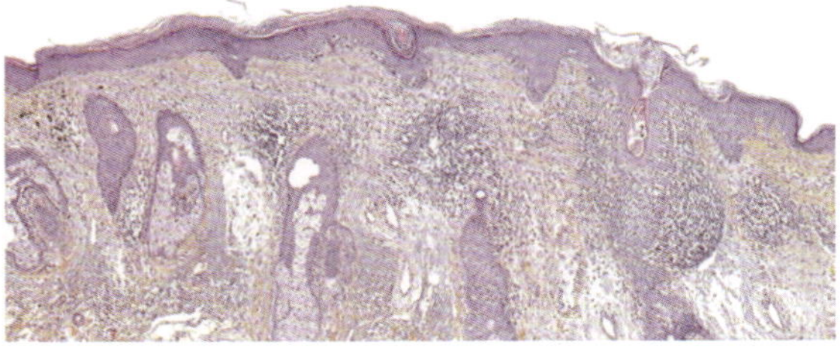

图 143.18 恶性雀斑样黑素瘤

黑素瘤表现为真表皮交界区和表皮内不典型增生模式

局限于表皮内黑素细胞增殖成巢和 Paget 样播散的孤立性皮损通常称为原位黑素瘤，但后期往往与黑素瘤临床病理亚型 SSM 类似，在经过水平生长期和垂直生长期之后，真皮内出现上皮样细胞（图 143.19）。最初，整体外观类似于不典型/发育不良交界性痣，两者均表现出一定程度的细胞异型性，导致诊断困难。对称性、层状纤维化和连接处细胞巢提示更可能是一种不典型痣，而黑素细胞的上皮内 Paget 样迁移、不对称性、溃疡、有丝分裂和真皮细胞成熟现象消失等提示更可能是黑素瘤。

少见易误诊的黑素瘤模式

促结缔组织增生型黑素瘤（图 143.20）

纺锤状黑素细胞增生，无色素沉着或色素沉着很少，真皮瘢痕样纤维化，伴有明显的炎性浸润，可同时表现为黑素细胞、成纤维细胞和施万细胞的分化特征，常呈混杂分布[210]。鉴别诊断包括皮肤肉瘤或未

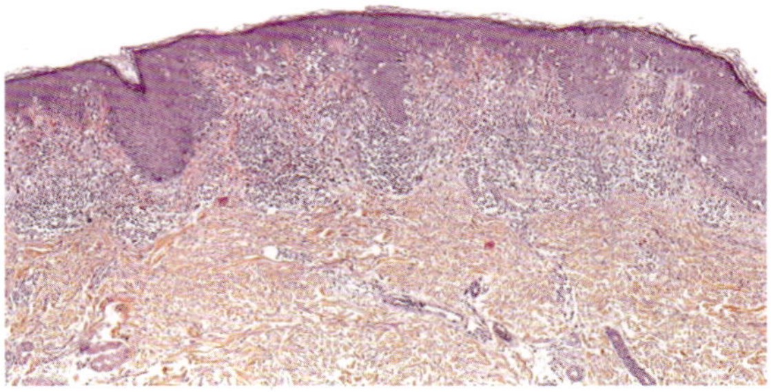

图 143.19 浅表播散型黑素瘤

分化的鳞状细胞癌。S100 蛋白染色通常标记梭形细胞，而 HMB-45 抗原染色通常为阴性。

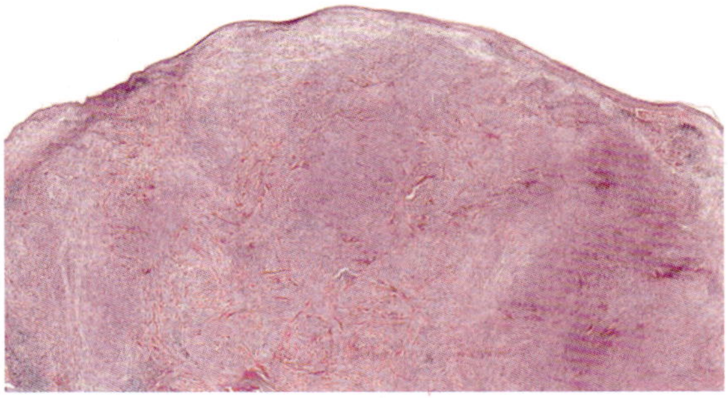

图 143.20 促结缔组织增生型黑素瘤

Spitz 样黑素瘤

在 Spitz 样黑素瘤中，肿瘤类似于良性 Spitz 痣，特征是大的上皮样细胞或梭形痣细胞，常无色素，伴有表皮增生，甚至有丝分裂[211,212]。黑素细胞痣和黑素瘤之间的鉴别诊断是困难，甚至难以分辨。用免疫组织化学和分子生物学技术也不能完全区分和鉴别两者。

退行性黑素瘤

当残余肿瘤有淋巴细胞浸润，而不再具有黑素瘤特征时，诊断往往具有挑战性。可能被误认为是一种退行性 Sutton 痣，完全或部分退化而无法得出特征性诊断。

恶性蓝痣（图 143.21）

恶性蓝痣相对于蓝痣非常罕见，与黑素瘤在组织学上有很多共同的特点，并且色素沉积模糊了细胞学特点，所以诊断困难。

动物型黑素瘤

这是一种罕见的肿瘤，大量色素性梭形或上皮样黑素细胞，酷似灰马黑素瘤。

免疫组化

免疫组化最常用于无色素或低分化黑素瘤，99%

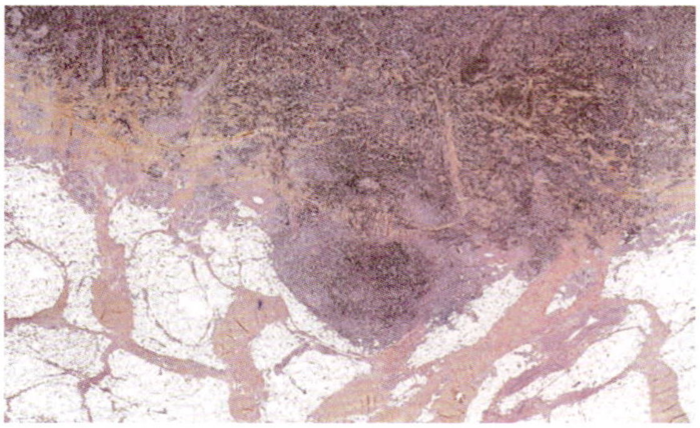

图 143.21 恶性蓝痣

的黑素瘤和黑素细胞痣表达 S100 蛋白[213]，但有一些隐匿性软骨、神经或肌上皮分化的肿瘤也表达 S100 蛋白。HMB-45 特异性高，但敏感性不够[214]，在促结缔组织增生性黑素瘤和梭形细胞黑素瘤中均阴性。包括 Melan-A（MART-1）和 MITF 在内的许多其他标志物都可用于黑素瘤的诊断。它们比 HMB-45 更敏感，因此在诊断罕见的 S100 阴性黑素瘤或鉴别诊断包括 S100 阳性非黑素细胞肿瘤时很有帮助。

新技术

近年来，对疑难病例的病理诊断技术进行了广泛的研究。

荧光原位杂交

荧光原位杂交（FISH）可以检测拷贝数的变化及染色体易位[215]，并可以直接显示组织学特征[216,217]。当使用 4 个探针时，FISH 似乎是诊断非明确的黑素细胞病变的敏感分子工具[218]，然而在非明确黑素细胞肿瘤的背景下，结果仍然存在争议[219]。

比较基因组杂交（CGH）

它可以检测拷贝数的变化，包括靶组织上整个基因组的染色体增减[216]。其精准度与分析样本的纯度和染色体畸变的细胞数量密切相关。FISH 似乎比 CGH 更能评估黑素细胞增殖过程中是否存在基因突变，因为黑素细胞病变通常较小，而且在一些样本中肿瘤增殖同时出现大量非肿瘤细胞[219]。这些技术可用于诊断困难的情况，但目前并不应用于常规诊断。

预后评估指标

原发性黑素瘤几乎可以转移到任何器官或组织[220]。最初的转移部位通常是皮肤或皮下组织，但 18%～27%的转移发生在远处的器官[220-222]。肺、脑、肝和骨是最常见的转移部位。原发性黑素瘤的许多病理特征在统计学上与复发风险及总体生存率相关。临床上用前哨淋巴结技术检测第一个引流淋巴结中未增大的淋巴结与预后有关（参见 p. 143. 24）。

病理标志物（框图 143. 2）

判断原发性黑素瘤预后的最佳指标是肿瘤厚度，即肿瘤上覆表皮颗粒层与原发病灶浸润最深处距离测量值（单位为 mm）的 Breslow 指数（图 143. 22）[223-226]。病理学家使用目镜测微器进行测量，并系统地列在病理报告中。较厚的肿瘤具有较高的转移潜能，早在原发性黑素瘤确诊后即达到峰值，而较薄的肿瘤转移的可能性较小，但在 10 年或 20 年无病间隔后可能发生晚期复发[227]。

框图 143. 2 原发性黑素瘤的主要预后因素

- 厚度（Breslow 指数）***
- 前哨淋巴结状态***
- 溃疡**
- 有丝分裂率**（负值，尤其是在薄型肿瘤中）
- 退化*（Breslow 低估）
- 年龄*（老年人负值）
- 性别*（男性负值）
- 位置*（头颈部负值）

预测值从***高到*低

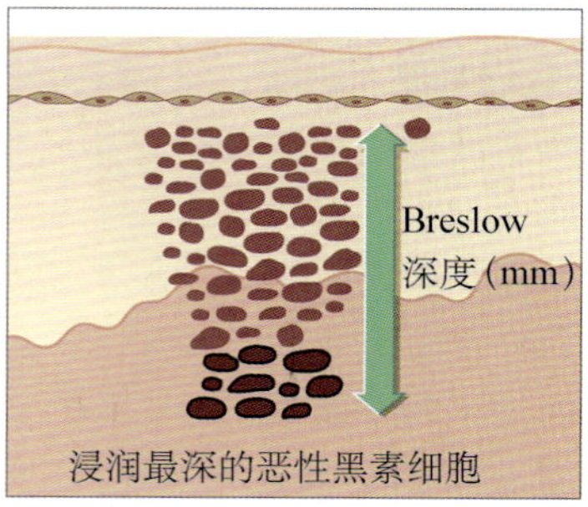

图 143. 22 Breslow 深度

其他重要的标志物还有有丝分裂率，是 Breslow 薄肿瘤中一个特别相关的指标[226,228-233]，溃疡不仅是一个无关肿瘤厚度的阴性标志物，而且还决定了原发性黑素瘤的生物学亚型。事实上，干扰素辅助治疗溃疡性黑素瘤似乎更有效[234]。与预后相关的其他属性包括淋巴血管浸润、神经周围浸润、退化和 Clark 浸润水平[235,236]，然而后者在病理学家中的可重复性较差，与肿瘤厚度相比，在提供预后信息方面准确性较低[237]。其他预后因素包括性别、年龄和解剖位置[236,238-242](老年男性头颈部黑素瘤预后最差),但这些与厚度相关,因此不太受关注。

前哨淋巴结阳性是预后的主要指标,与复发率、无病生存和总生存时间相关[243-245]。核素显示时间的延迟可能是预测前哨淋巴结的相关因素(核素显示时间长表示前哨淋巴结参与的概率低)[246,247]。

新个体预测标记

没有一种病理标记可以预测个体风险,预测预后良好的肿瘤仍然可以转移,而预测预后不良的肿瘤可能永远不会复发。需要用新的预后标志物来指导辅助治疗,并进行针对性监测。原发肿瘤的分子图谱在未来可能会有所帮助,但目前用处不大。其他利用循环肿瘤细胞检测、循环游离 DNA 检测、患者免疫图谱检测等方法可能在未来得到发展。

治疗

原发灶切除后黑素瘤的治疗

参见黑素瘤手术。

原发性黑素瘤分期

目前美国癌症联合委员会(AJCC)2009 年发表的第 7 版黑素瘤分期研究报告对 30 946 名Ⅰ、Ⅱ、Ⅲ期黑素瘤患者和 7972 名Ⅳ期黑素瘤患者进行了分析[248](表 143.1 和表 143.2)。局部黑素瘤患者(Ⅰ期和Ⅱ期),肿瘤厚度、有丝分裂率(组织学检查定义为有丝分裂/mm^2)和溃疡是最主要的预后因素,关系到 5 年和 10 年生存率。ⅠA 黑素瘤患者(Breslow<1mm,没有溃疡)5 年和 10 年生存率分别为 97% 和 93%;ⅡC 黑素瘤患者(Breslow>4mm,有溃疡)5 年和 10 年生存率分别为 53% 和 39%。所有淋巴结转移患者,包括免疫组化检测到的微转移(即前哨淋巴结累及)均为Ⅲ期。在这些患者中,最能预测生存率的因素包括肿瘤结节的数量、分期时肿瘤负荷(即显微镜和宏观)、原发性肿瘤溃疡的存在与否及原发性黑素瘤的厚度。ⅢA 期、ⅢB 期和ⅢC 期黑素瘤患者的 5 年生存率分别为 78%、59% 和 40%(表 143.3)。后续随访主要参考 CT 扫描记录。

随访

随访的主要目的是监测切除的黑素瘤瘢痕周围是否有局部复发,触诊引流淋巴结以寻找任何临床可发现的淋巴结扩散证据,并检查皮肤其余部分是否存在第二原发性黑素瘤。据报道,已确诊的黑素瘤患者中有 1.0%~4.4% 的人出现了第二个原发性黑素瘤[249]。所有患者都应该进行自我检查,以便发现早期复发,以及如何触诊淋巴结,如何发现第二个原发性黑素瘤。患者应该有一个切入点,以便在怀疑复发的情况下尽早复查。

表 143.1 皮肤黑素瘤的 TNM 分期

分期	厚度(mm)	溃疡位置/有丝分裂
T		
Tis	N/A	N/A
T1	≤1.00	a:无溃疡,有丝分裂<1/mm^2
		b:有溃疡或有丝分裂≥1/mm^2
T2	1.01~2.00	a:无溃疡
		b:有溃疡
T3	2.01~4.00	a:无溃疡
		b:有溃疡
T4	>4.00	a:无溃疡
		b:有溃疡
N	**淋巴结转移数目**	**淋巴结转移负荷**
N0	0	N/A
N1	1	a:微转移*
		b:巨大转移瘤+
N2	2~3	a:微转移*
		b:巨大转移瘤+
		c:转移中/无淋巴结转移的卫星灶
N3	4+淋巴结转移,或淋巴结暗区,或转移中/有淋巴结转移的卫星灶	
M	**位置**	**血清 LDH**
M0	无远处转移	N/A
M1a	远处皮肤、皮下或淋巴结转移	正常
M1b	肺转移	正常
M1c	所有其他内脏转移	正常
	所有远处转移	升高

来自 Balch 等,2009[248]。

* 前哨淋巴结活检诊断为微转移。

+巨大转移瘤是临床上可检测到并经病理证实的淋巴结转移瘤。

LDH,乳酸脱氢酶;N/A,不适用。

第12部分

表 143.2 皮肤黑素瘤的解剖分期

临床分期				病理分期			
	T	N	M		T	N	M
0	Tis	N0	M0	0	Tis	N0	M0
ⅠA	T1a	N0	M0	ⅠA	T1a	N0	M0
ⅠB	T1b	N0	M0	ⅠB	T1b	N0	M0
	T2a	N0	M0		T2a	N0	M0
ⅡA	T2b	N0	M0	ⅡA	T2b	N0	M0
	T3a	N0	M0		T3a	N0	M0
ⅡB	T3b	N0	M0	ⅡB	T3b	N0	M0
	T4a	N0	M0		T4a	N0	M0
ⅡC	T4b	N0	M0	ⅡC	T4b	N0	M0
Ⅲ	Any T	N>N0	M0	ⅢA	T1～4a	N1a	M0
					T1～4a	N2a	M0
				ⅢB	T1～4b	N1a	M0
					T1～4b	N2a	M0
					T1～4a	N1b	M0
					T1～4a	N2b	M0
					T1～4a	N2c	M0
				ⅢC	T1～4b	N1b	M0
					T1～4b	N2b	M0
					T1～4b	N2c	M0
					Any T	N3	M0
Ⅳ	Any T	Any N	M1	Ⅳ	Any T	Any N	M1

来自 Balch 等，2009[248]。

由于没有明确证据表明常规随访检查或定期 CT 扫描对死亡率有影响，各国对术后随访的指导不尽相同。大多数患者在就诊期间发现复发，因此随访间隔和持续时间通常根据预后标志物（Breslow 厚度和前哨淋巴结过程）及原发性黑素瘤切除术后规定期间的实际转移风险来制定[250]。在明确诊断后的前3～5年，通常建议每 3～6 个月进行一次医学监测，然后间隔可以拉长。与表 143.4[251] 中随访指南比较表明，在缺乏对照试验的情况下，存在不同的观点。

表 143.3 根据美国联合癌症分期委员会（AJCC）评估 5 年和 10 年生存率

	5 年生存率（%）	10 年生存率（%）
Stage ⅠA	97	95
Stage ⅠB	92	86
Stage ⅡA	81	67
Stage ⅡB	70	57
Stage ⅡC	53	40
Stage ⅢA	78	68
Stage ⅢB	59	43
Stage ⅢC	40	24
Stage Ⅳ	15～20	10～15

来自 Balch 等，2009[248]。

虽然在许多国家进行无症状患者的定期放射检查，但大多认为这种检查没有用处。然而，最近分子学（靶向治疗和免疫治疗）发展非常活跃，可能会改变这种模式，因为早期诊断转移可能会给早期治疗的患者带来优势，并且提示需要定期进行放射检查。

原位黑素瘤患者的随访（0 期）不那么严格，一些患者在接受适当的手术、自我检查和防晒教育后可以出院。然而，原位黑素瘤也有不同的情况值得特别注意。首先，许多原位黑素瘤患者有大量临床不典型痣，应继续监测其他继发性黑素瘤。其次，在一些原位雀斑样黑素瘤的特殊病例中，其危险主要是生长在黑素瘤原发灶边缘或在同一解剖野的发育不良黑素细胞，皮肤镜甚至共聚焦显微镜都能有所帮助。

表 143.4 根据美国癌症联合委员会（AJCC）进行原发性病变分期的黑素瘤患者推荐随访指南

黑素瘤 AJCC 分期	随访间隔			
	NCCN	ACN	ESMO	CCO/CMA
0 期	每年皮肤检查	每年皮肤检查	建议前 3 年每 3 个月一次，之后每 6～12 个月一次皮肤检查，主要用于心理支持。建议患者终身自我检查皮肤和周围淋巴结	每年皮肤检查
Ⅰa 期	前5 年每 3～12 个月进行一次全面 H&P，此后每年一次	前5 年每 6 个月进行一次全面 H&P，此后每年一次		第1 年每 6～12 个月进行一次全面 H&P，之后每年一次

（续 表）

黑素瘤 AJCC 分期	随访间隔			
	NCCN	ACN	ESMO	CCO/CMA
Ⅰb 期				前3 年每 6 个月、后 2 年每年进行一次全面 H&P，此后根据临床情况安排
Ⅱa 期		前5 年每 3～4 个月进行一次全面 H&P，此后每年一次		
Ⅱb 期	前2 年每 3～6 个月、后 3 年每 3～12 个月进行一次 H&P，此后每年一次			
Ⅱc 期				
Ⅲ期				前3 年每 3～6 个月、后 2 年每 4～12 个月进行一次 H&P，此后每年一次
Ⅳ期				

转载自 Fong 和 Tanabe[251]。

ACN，澳大利亚癌症网；CCO，安省癌症护理协会；CMA，加拿大医学会；ESMO，欧洲临床肿瘤学会；NCCN，美国国家综合癌症网；H&P，病史和身体检查。

放射检查不作为常规检查项目，由医师酌情决定，或在临床提示时进行。血液测试（S100B，乳酸脱氢酶）通常也不建议作为常规随访项目。

参考文献

所有文献请查阅网址：www. rooksdermatology. com.
以下列出的是重要参考文献。

[3] de Vries E，Coebergh JW. Cutaneous malignant melanoma in Europe. *Eur J Cancer* 2004；40(16)：2355-66.

[38] Clark WH，Elder DE，Guerry D，*et al*. A study of tumor progression：the precursor lesions of superficial spreading and nodular melanoma. *Hum Pathol* 1984；15：1147-65.

[57] Goldstein AM，Chan M，Harland M，*et al*. Features associated with germline CDKN2A mutations：a GenoMEL study of melanoma-prone families from three continents. *J Med Genet* 2007；44(2)：99-106.

[94] Gandini S，Sera F，Cattaruzza MS，*et al*. Meta-analysis of risk factors for cutaneous melanoma：II. Sun exposure. *Eur J Cancer* 2005；41(1)：45-60.

[106] Gilchrest BA，Eller MS，Geller AC，Yaar M. The pathogenesis of melanoma induced by ultraviolet radiation. *N Engl J Med* 1999；340(17)：1341-8.

[141] Green AC，Williams GM，Logan V，Strutton GM. Reduced melanoma risk after regular sunscreen use：randomized trial follow-up. *J Clin Oncol* 2011；29(3)：257-63.

[153] Whiteman DC，Watt P，Purdie DM，*et al*. Melanocytic nevi，solar keratoses，and divergent pathways to cutaneous melanoma. *J Natl Cancer Inst* 2003；95：806-12.

[155] Grob JJ，Richard MA，Gouvernet J，*et al*. The kinetics of the visible growth of a primary melanoma reflects the tumor aggressiveness and is an independent prognostic marker：a prospective study. *Int J Cancer* 2002；102(1)：34-8.

[162] Curtin JA，Fridlyand J，Kageshita T，Patel HN. Distinct sets of genetic alterations in melanoma. *N Engl J Med* 2005；353(20)：2135-47.

[248] Balch CM，Gershenwald JE，Soong SJ，*et al*. Final version of 2009 AJCC melanoma staging and classification. *J Clin Oncol* 2009；27(36)：6199-206.

黑素瘤的外科手术

Kelly B. Cha, Timothy M. Johnson, Alison B. Durham

活组织检查

较薄和早期发现的黑素瘤预后和结果更好。黑素瘤最常由患者自己或其他人发现，医师通常会发现早期较薄的病变[1]。易引起怀疑的病变特征包括大小、形状或颜色的改变，或病变出现瘙痒[1,2]。溃疡、压痛和出血是晚期症状。在体检时，ABCD检查表等标准可以帮助识别可疑病变[3]。E代表进展，是病变变化的重要提示[4]。此外，患者皮肤上出现与众不同的独特病变[丑小鸭(UD)征]时，则要小心是否为黑素瘤[5]。

任何根据病史或临床检查可疑的黑素瘤病变都需要活组织检查以明确诊断和指导治疗。理想的活组织检查是对整个临床可见的病灶进行及时的、沿边缘2mm全部切除。通常为椭圆缝合或穿刺活检，但也可以选择至少到真皮-脂肪交界处的近似深碟形活组织检查。这可以确定诊断、黑素瘤关键参数和准确的微分期，同时保持前哨淋巴结活检(SLNB)的准确性。活组织检查应广泛切除，胳膊和腿需要平行于肢体，以方便SLNB。最初的活组织检查可采取广泛的局部切除(WLE)或皮瓣闭合，可能防止后续的SLNB或严重过度治疗良性的类似黑素瘤病变。活检当天需要触诊局部淋巴结。

由于许多病变的大小，位置或其他实际考虑如时间、手术经验或可疑度低等因素可能导致不能完全切除活组织检查。在这种情况下，切口活组织检查通常是在病变最厚颜色最深部分进行穿刺，呈椭圆或深碟形。皮肤镜或共聚焦显微镜也可帮助确定活组织检查最可疑的部位。切口活组织检查与转移风险增加无关[6]。然而，部分切口活组织检查在诊断中容易出现采样错误、Breslow深度等微分期因素。通过临床检查或切口活组织检查准确预测最深部分并不总是可靠的。在一项样本量为1783名患者的研究中，其中250人切口活组织检查后残留的临床病变≥50%，21%的患者切除其余病变后改变了分期和预后，只有10%的患者在切除残余病变后进行SLNB[7]。因为完整采样获得充分信息可能影响治疗建议，因此建议在确定治疗方案之前，先进行窄缘切除，以清除病灶的其余部分，以便进行精确的微分期。

皮肤病理学家对黑素瘤和色素病变活检资料的回顾对于患者的最佳治疗方案至关重要[8-10]。一旦确诊为黑素瘤，许多组织病理学特征对于分期和治疗建议是必要的[11]。包括Breslow深度、溃疡状况、有丝分裂率，周围状况和边缘深度，Clark等级(病变≤1mm，有丝分裂率不确定)和微小卫星灶。其他应考虑纳入的特征包括解剖位置、退化、肿瘤浸润淋巴细胞、垂直或径向生长阶段、血管淋巴浸润、亲神经性、组织学亚型分类和共存痣的状态[11]。

扩大切除(WLE)

黑素瘤

任何新确诊的黑素瘤患者在接受WLE之前都需要提供病史并进行体检。病史应包括影响手术方法的术前并发症因素和以黑素瘤为中心的转移性疾病的系统回顾。全身皮肤检查是必要的，因为患者有其他原发性黑素瘤的危险，可能发生在皮肤表面的任何地方。区域引流淋巴结需要触诊以检测是否有转移，如果发现淋巴结增大，则通常在WLE之前通过细针穿刺活组织检查。

大多数新诊断的黑素瘤在临床上局限于原发部位。手术切除原发肿瘤或诊断性活组织检查局部皮损及其边缘正常皮肤用于黑素瘤的确诊。切除的目的是防止持续的微小病变导致的局部复发。切缘过宽会导致发病率及治疗成本显著提高。相反，边缘过窄可能与局部高复发率和潜在的致命后果有关。在5个前瞻性随机试验中对合适的切除边缘进行了研究(表143.5)。

世界卫生组织进行了一项前瞻性随机研究，以评估窄(1 cm)切除薄黑素瘤的疗效[12-14]。在这个试验中，612例患者躯干、胳膊或腿部的黑素瘤病变厚度≤2 mm，被随机分配接受窄(1 cm)或宽(至少3 cm)切除病变。值得注意的是，在本试验中，皮下脂肪和肌筋膜的切除边缘比皮肤表面大1～2 cm。患者随访时间中位数为12年。对瘢痕周边1 cm内的局部复发进行了分析。11例患者出现局部复发，窄切除组占8例，其中5例病变深度为1.1～2 mm。窄、宽切除组局部复发率无统计学意义的差异。

瑞典黑素瘤研究小组对989名躯干和四肢黑素瘤患者进行了前瞻性随机研究，肿瘤厚度>0.8 mm和≤2 mm，对边缘扩大2 cm和5 cm切除的有效性进行评估[15]。复发的中位随访时间为8年，切除2 cm边缘的患者和切除5cm边缘的患者情况一样。

表 143.5　切除黑素瘤病变合适边界相关的前瞻性随机试验

试验	参与人数	肿瘤厚度(mm)	手术边界(cm)		随访时间中位数(年)
			窄	宽	
WHO 黑素瘤试验组[12-14]	612	≤2	1	≥3	12
瑞典黑素瘤试验组[15]	989	0.8<厚度≤2	2	5	11(存活);8(复发)
组间黑素瘤手术试验组[16]	468	1～4	2	4	10
法国恶性黑素瘤研究试验组[17]	337	<2.1	2	5	16
英国黑素瘤研究试验组[18]	900	≥2	1	3	5

本试验的局部复发定义为瘢痕内或皮瓣内复发。在 5 例首次出现局部复发的患者中，4 例在宽切除组，1 例在窄切除组。在 8 例出现局部复发的患者中，宽切除组 5 例，窄切除组 3 例。

组间黑素瘤手术试验组进行了一项前瞻性随机试验，以检验厚黑素瘤患者肿瘤边缘扩大 2cm 与 4cm 切除的预后差异[16]。在本试验中，468 例位于躯干或四肢近端、肿瘤深度为 1～4mm 的黑素瘤患者被随机分为扩大边缘 2 cm 或 4 cm 切除病变。本试验的局部复发定义为手术瘢痕 2 cm 内的黑素瘤复发。中位随访 10 年后，11 例患者出现局部复发，与切除边缘无关(边缘 2 cm 局部复发 2.1%，边缘 4cm 局部复发 2.6%)。

法国恶性黑素瘤研究小组前瞻性随机研究 337 例肿瘤深度≤2 mm 的黑素瘤患者，分别接受扩大边缘 2 cm 或 5 cm 的切除术[17]。排除 LMM、ALM、年龄>70 岁、趾、甲、指黑素瘤患者。发布了 16 年的随访数据。局部复发定义为肿瘤发生在切除部位 2 cm 以内，其中 5 例患者复发(窄切除 1 例，宽切除 4 例)。

最后，英国黑素瘤研究小组进行的第五个多中心试验，对 900 例肿瘤深度≥2mm 的躯干和四肢近端不包括手掌和脚底的黑素瘤患者进行前瞻性随机试验，在病变边缘 1 cm 和 3cm 切除[18]。局部复发定义为原发切除部位 2 cm 以内的复发，过境复发定义为离原发切除部位 2 cm 以上的复发。"限于局部的复发"的定义是将局部、过境和区域淋巴结的复发率合并为一个类别。当这三种不同类型的复发合并成一类时，与边缘 3 cm 组相比，边缘 1 cm 组的"限于局部的"复发显著增加($P=0.05$)，这可能是受到边缘 1 cm 组淋巴结复发数量增加的影响。单独考虑局部、过境或淋巴结复发率时，未发现差异具有统计学意义(边缘 1 cm 有 15 例局部复发，边缘 3 cm 有 13 例局部复发)。

Cochrane 协作组对这些随机前瞻性试验数据进行 meta 分析，发现局部复发、总生存率和无复发生存率之间无显著差异[19]。尽管这些单独的试验都没有统计学上的差异，但这五个试验代表了关于黑素瘤的 WLE 边缘的最佳证据。根据这些数据，目前对于厚度<1.0 mm 的黑素瘤的手术建议是在病变边缘 1cm 的临床正常皮肤和软组织处切除；黑素瘤厚度 1.01～2.0 mm，边缘 1～2 cm；黑素瘤厚度>2 mm，边缘 2 cm(表 143.6)[11,20,21]。

表 143.6　建议局部广泛切除黑素瘤的临床边界

黑素瘤厚度	建议临床边界*
原位黑素瘤	0.5～1cm
Breslow 深度≤1.00mm	1cm
Breslow 深度 1.01～2.00mm	1～2cm
Breslow 深度>2.00mm	2cm

来自 Coit et al，2012[11]，Coit et al，2013[20]，Bichakjian 等，2011[21].

* 对于恶性雀斑样黑素瘤，尤其是头部和颈部的黑素瘤，可能需要更宽的边缘来进行组织学肿瘤清除。

对于黑素瘤切除的合适深度也存在争议，但对于薄层黑素瘤和原位黑素瘤，通常建议扩大到深部脂肪组织，中厚黑素瘤要达到肌筋膜层面。由于解剖学不同，面部、手和足等特殊部位黑素瘤手术切除时可能需要修正推荐的边缘。然而，肿瘤清除是最重要的，其次是美容。在考虑治愈率时，不应忽视复发率。多个专业协调治疗可能是最佳选择。

值得注意的是，到目前为止，所有关于黑素瘤边缘的研究都使用了临床测量的边缘，而不是组织学测量的边缘。因此，关于边缘大小的建议是基于临床边缘。需要对切除标本进行组织病理学评估以证明边缘阴性。如果边缘是阳性，需要再次切除。

原位黑素瘤

目前的操作指南建议原位黑素瘤的临床边缘为

0.5～1cm[11,20,21]。病理发现原位黑素瘤退化，可能代表侵袭性黑素瘤已被宿主免疫反应所掩盖或消灭，同时提示局部或远处转移可能。因此，当原位黑素瘤发生退化时，可以考虑切除边界为病变外1cm[22]。

恶性雀斑样黑素瘤和原位恶性雀斑样黑素瘤

恶性雀斑样浸润性黑素瘤(LMM)和原位黑素瘤(LM)值得特别关注，尤其是在头部和颈部。这种情况最常见于头部和颈部的慢性日晒损伤。LM/LMM病灶的特点是亚临床扩展和局部复发。在许多情况下，原位LM 0.5 cm的标准边缘是不够的。一项对68名患者使用Mohs术控制边缘的研究表明，原位LM清除所需的平均边缘为0.8 cm，清除96%所需的平均边缘为1.5 cm。清除浸润性LMM所需的平均边缘为1.1 cm，清除95%所需的平均边缘为2.6 cm[23]。另一项研究对40例眶周皮肤黑素瘤患者进行了研究，该研究采用分期切除(每个阶段0.5 cm的边缘)，并对永久性切除的总边缘进行了控制，平均边缘为1.3 cm(中位1.2 cm；范围0.5～2.5 cm)至原位LM清除，1.6 cm(中位1.5 cm；范围，0.5～3.0 cm)用于侵袭性LMM[24]。

据报道，几种治疗LM/LMM的技术一方面可以缓解亚临床延伸，另一方面可以改善美容敏感性。选择包括标准切除和延迟重建，以允许永久切片边缘分析、免疫染色Mohs手术，以及永久切片映射(即“慢Mohs”)或分段映射(即“square”)技术。区分黑素瘤的后缘和阳光损伤的背景需要高水平的皮肤病理学知识和临床病理相关性。迄今为止，皮肤病理学专家分析固定切片是分析黑素瘤边缘的黄金标准[25]。

前哨淋巴结活组织检查

黑素瘤的最佳治疗包括具有适当边缘的WLE，以及在适当患者中考虑和完成前哨淋巴结活组织检查(SLNB)。黑素瘤可向皮肤以外扩散，最常见的首次转移部位是区域淋巴结群[26]。

历史上，黑素瘤患者采用WLE和选择性淋巴结清扫联合治疗(ELND)。黑素瘤淋巴结转移的总发生率在15%～20%，一些随机对照试验并没有显示ELND组的总生存率有所提高。虽然这些试验可能动力不足，考虑到大多数接受ELND的患者不会从手术中获益，也没有发现其整体生存优势，虽然ELND与显著发病率有关，但不建议常规用于黑素瘤[27-31]。有趣的是，对世界卫生组织黑素瘤试验中仅淋巴结阳性患者进行子集分析，结果显示与延迟的LND[30]相比，ELND改善了5年生存率，这表明有进一步研究的必要[27]。

SLNB由Morton等于1992年首次提出，作为一种微创的黑素瘤侵入性手术，用于鉴别隐匿性淋巴结疾病患者，这些患者可能受益于淋巴结清扫(CLND)，在不考虑淋巴结疾病的情况下，减少了淋巴结清扫率[32]。当转移细胞进入淋巴系统时，它们通常首先只涉及区域淋巴结群内的一个淋巴结(或者可能是少量的淋巴结)。临床医师可以通过在原发病灶处使用经皮内注射的示踪剂来识别第一个可能受累的淋巴结，即前哨淋巴结(图143.23)。这些示踪剂通常是放射性胶体和重要的蓝色染料，聚集在前哨淋巴结，以确定最可能的微观转移部位。通过连续切片和苏木精、嗜酸性粒细胞和免疫组化染色对该淋巴结(或多个)进行彻底清除和评估[27]。自该技术引进以来，世界各地的多项研究证实了该方法的准确性。即使在头颈部区域，复杂的淋巴引流可能会使SLNB更加困难，但由经验丰富的外科医师和中心进行SLNB治疗也具有较高的准确性[33-36]。特别是在头部和颈部，使用单光子发射计算机断层扫描/计算机断层扫描(SPECT/CT)，一种三维、精确的成像模式提高了前哨淋巴结的识别率[37]。需要注意的是，如果在WLE或皮瓣闭合后在任何部位进行SLNB检查，准确性可能会降低，但在头部、颈部或中央躯干等模糊的引流区域尤其如此。因此，SLNB最好在WLE时进行，以便在初始病变的真实位置附近注射示踪剂[38]。

SLNB已被几乎所有实践指南和分期委员会在全球范围内认可，并已被常规使用了20多年。然而，它的使用价值和局限性方面也存在争议[38]。一般来说，在美国、欧洲、澳大利亚、新西兰和世界的大部分地区，原发性黑素瘤≥1.0mm无转移的相对健康患者考虑接受SLNB[20,21,39-42]。虽然许多出版物详细介绍了SLNB已知和潜在的好处，但目前只有一项前瞻性随机对照试验对阳性前哨淋巴结进行WLE+SLNB与直接CLND进行比较；相对于WLE+观察，CLND随着区域疾病的发展。该试验名为多中心选择性淋巴结切除术试验-Ⅰ(MSLT-Ⅰ)，于1994年在全球18个中心开展，由国家癌症研究所、国家卫生研究院和澳大利亚和新西兰黑素瘤试验小组提供资金(ClinicalTrials.gov编号NCT00275496；最后访问日期:2015年6月)[43]。主要目的是确定SLNB是否可用于亚临床区域淋巴结受累患者的鉴别，以及隐匿性

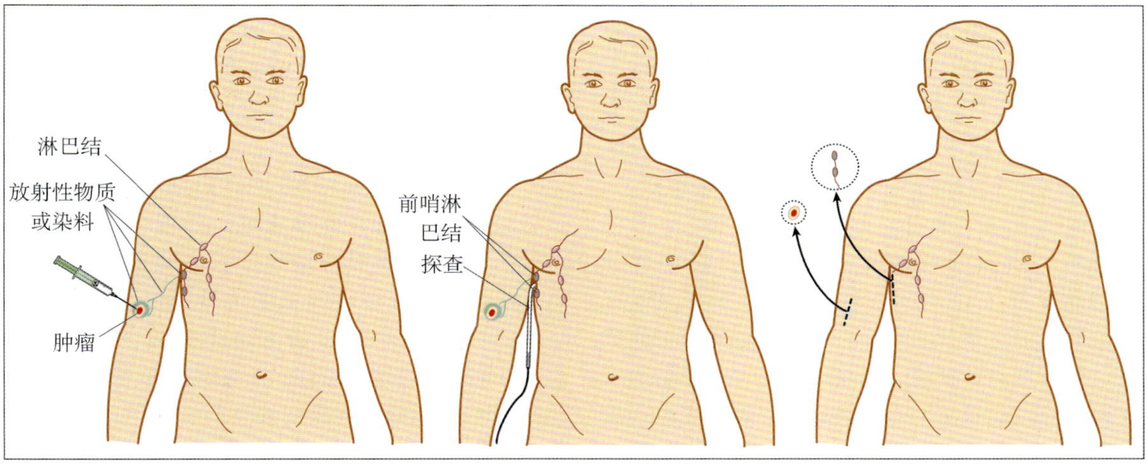

图 143.23 前哨淋巴结活检可检测局部淋巴结黑素瘤微转移

放射性示踪剂和染料在黑素瘤原发部位皮下注射，沿着淋巴引流途径进入第一个或前哨淋巴结。术中使用探针检测目标淋巴结，手术切除后进行病理评估。由美国马萨诸塞州波士顿市皮肤癌遗传学实验室/威尔曼光度计中心 Hensin Tsao 提供。

黑素瘤患者在临床上发生明显的区域病变后，与观测到继发的 CLND 相比，隐匿性黑素瘤患者的即刻 CLND 是否能改善预后。中期结果数据发表于 2006 年[44]。2014 年，MSLT-I结果数据的最终分析结果发表[43]。研究中淋巴结累及的总发生率为 20.8%，这意味着大多数随机参与者不能从 SLNB 获益。因此，两组患者 10 年黑素瘤特异性生存率总体上没有差异，这既不令人惊讶，也不令人意外。中期分析中记录的无病生存率改善与 SLNB 记录的 10 年无病生存率的改善保持一致：中等厚度黑素瘤患者为 71% 对 65%（1.2～3.5 mm Breslow 深度）（$P=0.01$）；厚的黑素瘤患者为 51% vs. 41%（≥3.5 mm Breslow 深度）（$P=0.03$）。

最终分析中等厚度黑素瘤 10 年特异性生存率，前哨淋巴结阴性的患者为 85%，而前哨淋巴结阳性的患者为 62%（危险比为 3.09；$P<0.001$），证实前哨淋巴结状态具有判断预后价值。厚黑素瘤患者前哨淋巴结阴性患者 10 年生存率为 65%，而前哨淋巴结阳性患者为 48%（危险比为 1.75；$P=0.03$）。在多变量分析中，前哨淋巴结状态是最有效的预后因素。

两组患者中等厚黑素瘤 10 年累积淋巴结转移的估计发生率比较相似：观察组为 19.5%，SLNB 组为 21.9%。对于中期分析淋巴结转移患者，使用 SLNB 可减少完成淋巴结切除术后发现的肿瘤阳性淋巴结总数（1.4 vs. 3.3，$P<0.001$）[44]。通过观察，这些发现支持疾病进展和更大的肿瘤负担。此外，有证据表明与 SLNB 发现的隐匿性黑素瘤相比，可触及的淋巴结群区域复发率和包括淋巴水肿在内的并发症发生率更高[38,42,45,46]。

在 MSLT-Ⅰ中，使用亚组分析来确定淋巴结转移患者早期 CLND 是否具有生存优势。这项分析比较了 SLNB 发现隐匿性淋巴结转移后使用 CLND 治疗的患者与在密切观察中发现临床明显转移后使用 CLND 治疗的患者之间的结果。尽管亚组分析的有效性存在争议，但在中等厚度黑素瘤和淋巴结转移患者的亚组中，早期发现和干预前哨淋巴结阳性与提高黑素瘤 10 年生存率有关。中等厚度黑素瘤患者 SLNB 组 CLND 患者（包括假阴性 SLNB 患者）的生存率为 56%，而观察组为 42%（黑素瘤死亡的危险比为 0.56；$P=0.04$）。厚黑素瘤患者的治疗相关差异未被证实：SLNB 组黑素瘤 10 年生存率为 48%，而观察组为 46%（$P=0.78$）。

黑素瘤患者皮损厚度<1.0 mm，隐蔽的淋巴结转移风险很低，总体上感觉≤5%[47]。许多小的回顾性研究已经评估了薄病变的危险因素，并预测淋巴结的累及情况[38,48]。目前正在研究支持 SLNB 用于原发薄病灶患者。目前，如果存在其他不良因素，许多临床医师会考虑对 Breslow 深度为 0.75～0.99 mm 的病变行 SLNB，如年龄为 40－45 岁；存在血管淋巴浸润、溃疡或有丝分裂率增加超过 1 个/mm^2；通常在刮除活检呈阳性的边缘深，真正的 Breslow 深度未知；真皮萎缩退化到<1 mm 厚度[21,38,42,49-51]。

值得庆幸的是，世界上大多数黑素瘤都是早期诊断出来的，且不需要 WLE 以外的治疗。然而，鉴于现有的证据，管理黑素瘤患者的医疗服务提供者应该识别出可能受益于 SLNB 的患者，并与他们讨论 SLNB 的好处、风险和局限性。一般而言，相对健康的局部病变 Breslow 深度≥1.0mm 的患者，以及那些厚度在 0.75～0.99mm 的薄病变，具有其他不良特性的病变应考虑 SLNB。

综上所述，SLNB 作为一种分期检测手段，能有效地在合适的候选淋巴结中识别隐匿性黑素瘤。SLNB 分期的患者可通过获得相关预后信息获益，这些信息通常具有临床意义。对于 SLNB 阳性患者直接 CLND 组和观察到可触及转移 CLND 组患者比较，SLNB 组受益于 CLND 后局部病情控制和复发率的降低。尽管仍有争议，但有关中等厚度病变黑素瘤的亚组生存率提高的研究已发表。此外，对Ⅲ期患者的准确识别可以提供更好的辅助治疗、咨询或进入临床试验。2011 年黑素瘤最新进展，两种四期患者的新疗法获得 FDA 批准，易普利姆玛（Yervoy®；布里斯托尔高迈尔斯施贵宝公司，纽约）和维莫非尼（Zelboraf®；基因泰克，加州）。这些药物及其他新型药物正在进行临床试验，以评估它们对Ⅲ期患者的疗效。在进入临床使用之前，这些试验的结果通过最精确的分期进行优化，最好需要 SLNB 完成[52]。

淋巴结清扫

治疗性全淋巴结清扫（TLND）转移区域淋巴结，尽管仍有一定发病率，但是一种潜在的治疗方法。目前的治疗标准是在 SLNB 发现淋巴结转移后进行 TLND。

随机前瞻性超声监测淋巴结群的 MSLT-Ⅱ，与 SLNB 阳性的情况下进行淋巴结清除术进行比较，其结果可能进一步表明 TLND 改变疾病进程的能力[53,54]。

可触及淋巴结增大，但在进一步分期随访中无远处转移迹象的患者应行 TLND。TLND 后可以选择观察、辅助大剂量干扰素 α-2b（干扰素 α）及一些新的试验性药物的临床试验。在某些情况下，TLND 也可用于已证实有转移的患者，因为 TLND 可降低未加控制的区域性转移的发病率。患者术后可考虑选择性对淋巴结群进行辅助放射治疗。这可能改善淋巴结转移伴腺体外扩张或淋巴结高负荷时的病情控制[20]。

未来的工作

黑素瘤治疗领域包括外科治疗正在不断发展。本章介绍了当前治疗指南；然而指导方针是不固定的，并将继续变化。未来的研究将扩大我们对黑素瘤生物学的理解，使我们能够确定患者和原发性病变的其他特征，从而指导选择合适的患者进行活检、局部切除和 SLNB。

在未来，SLNB 可能能够识别隐匿性淋巴结转移的患者，这些患者可以通过一种侵入性更小、靶向性更低、个性化的辅助治疗方法进行治疗，或不需要进一步治疗。在即将到来的个性化医疗和全球研究时代，治疗方案和治疗指南毫无疑问会不断完善和拓展。实践指南是动态的，不断的探索研究将推进指南完善发展以促进临床实践。

参考文献

所有文献请查阅网址：www.rooksdermatology.com.
以下列出的是重要参考文献。

[5] Gachon J, Beaulieu P, Sei JF, *et al*. First prospective study of the recognition process of melanoma in dermatological practice. *Arch Dermatol* 2005 Apr;141(4):434-8.

[14] Cascinelli N. Margin of resection in the management of primary melanoma. *Semin Surg Oncol* 1998 Jun;14(4):272-5.

[15] Cohn-Cedermark G, Rutqvist LE, Andersson R, *et al*. Long term results of a randomized study by the Swedish Melanoma Study Group on 2 cm versus 5 cm resection margins for patients with cutaneous melanoma with a tumor thickness of 0.8～2.0 mm. *Cancer* 2000 Oct 1;89(7):1495-501.

[16] Balch CM, Soong SJ, Smith T, *et al*. Long-term results of a prospective surgical trial comparing 2 cm vs. 4 cm excision margins for 740 patients with 1～4 mm melanomas. *Ann Surg Oncol* 2001 Mar;8(2):101-8.

[17] Khayat D, Rixe O, Martin G, *et al*. Surgical margins in cutaneous melanoma (2 cm versus 5 cm for lesions measuring less than 2.1 mm thick). *Cancer* 2003 Apr 15;97(8):1941-6.

[18] Thomas JM, Newton-Bishop J, A'Hern R, *et al*. Excision margins in high-risk malignant melanoma. *New Engl J Med* 2004 Feb 19;350(8):757-66.

[20] Coit DG, Andtbacka R, Anker CJ, *et al*. Melanoma, version 2.2013: featured updates to the NCCN guidelines. *J Natl Comp Cancer Network* 2013 Apr 1;11(4):395-407.

[21] Bichakjian CK, Halpern AC, Johnson TM, *et al*. Guidelines of care for the management of primary cutaneous melanoma. American Academy of Dermatology. *J Am Acad Dermatol* 2011 Nov;65(5):1032-47.

[42] Wong SL, Balch CM, Hurley P, *et al*. Sentinel lymph node biopsy for melanoma: American Society of Clinical Oncology and Society of Surgical Oncology joint clinical practice guideline. *J Clin Oncol* 2012 Aug 10;30(23):2912-18.

[43] Morton DL, Thompson JF, Cochran AJ, *et al*. Final trial report of sentinelnode biopsy versus nodal observation in melanoma. *N Engl J Med* 2014 Feb 13;370(7):599-609.

黑素瘤的系统治疗

Reinhard Dummer, Simone M. Goldinger

一般治疗原则

过去十年来,系统性治疗方案的前景迅速发展,目前仍然在不断完善和探索中。为支持这一发展,晚期疾病患者应转入可参与临床试验的三级皮肤癌中心(图 143.24)。

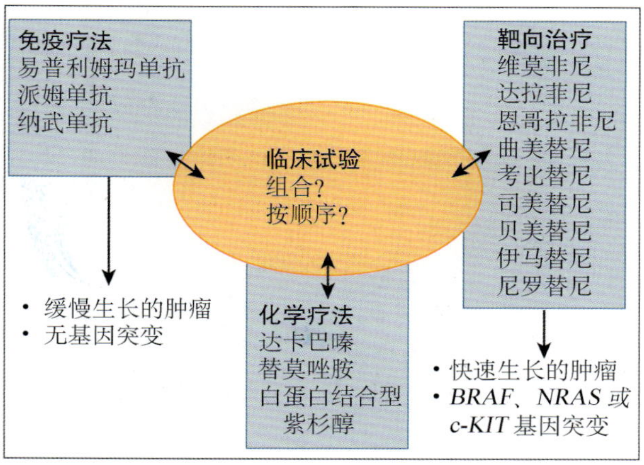

图 143.24 三级转诊中心晚期黑素瘤的治疗方案

在过去的几十年里,转移性黑素瘤的系统治疗方案的发展迅速,并且仍在不断变化。为了支持这一发展,晚期疾病患者应该转到能够提供临床试验的三级皮肤癌中心。目前晚期黑素瘤有三种主要的全身治疗方案:免疫治疗、激酶抑制剂和常规化疗。

黑素瘤是一种恶性肿瘤,经过多年的停滞不前,现在基于分子生物学和肿瘤免疫学的重大进展,它已经发展成为精准医学的典范。多项精心设计的国际临床试验令人印象深刻地证明,使用抗检查点抗体的免疫治疗和靶向治疗都能改善黑素瘤患者的预后。

黑素瘤患者的治疗是基于基本预后参数,如肿瘤厚度,区域淋巴结受累,内脏受累程度,尤其要注意脑转移,生长动力学,以及分子评估肿瘤有关突变,促进选择性小激酶抑制剂如维莫非尼或达拉非尼联合 MEK 抑制剂使用。

系统性治疗黑素瘤被分为三大类。

1. 辅助全身治疗　Ⅲ期手术切除后局部病灶的治疗。

2. 辅助全身治疗　Ⅲ-N2-3 期疾病的具体治疗方法。

3. 转移性黑素瘤的全身治疗　晚期 b/ⅢC 和Ⅳ期。

辅助全身治疗:Ⅲ期手术切除后局部病灶的治疗

干扰素

黑素瘤患者切除原发肿瘤或淋巴结转移后有很高的风险发生新的转移,特别是在完全切除后 3～5 年临床可发现肿瘤。因此,对这些患者进行了许多研究(辅助治疗)。目前,干扰素-α(IFN-α)是唯一的辅助治疗,有利于延长疾病无进展生存期(PFS)和总生存期(OS)。

干扰素是一种多效细胞因子,可分为Ⅰ型和Ⅱ型干扰素[1]。IFN-α,干扰素Ⅰ亚型由 13 个成员组成,包括 165～166 个氨基酸,由淋巴细胞以外的白细胞产生。干扰素 α 适用于静脉注射、肌内注射和皮下注射。它抑制宿主细胞内的病毒复制,通过激活自然杀伤(NK)细胞和巨噬细胞干扰免疫功能,增加对淋巴细胞的抗原呈递。IFN 除了具有抗病毒和免疫调节作用外,还可以抗血管生成。

关于 IFN-α 用于治疗黑素瘤的最佳剂量和治疗时间尚无普遍共识。合理的策略包括 4 周静脉注射治疗,每周 5 天,然后皮下注射,每周 3 次,持续 1 年,以及使用新的干扰素配方,每周使用一次,持续 2～5 年的长期皮下注射治疗(聚乙二醇干扰素)。聚乙二醇化这一术语描述了分子与聚乙二醇(peg)的结合,聚乙二醇用于改变分子的物理和化学结构。聚乙二醇化增加了药物的稳定性和溶解度。目前,聚乙二醇干扰素 α(peg-IFN-α)相关研究数据最有说服力。Peg-IFN-α 可用于显微镜下诊断的淋巴结转移,并且似乎对溃疡性原发性黑素瘤患者特别有效。几个使用不同药物的大规模临床试验已经招募了数千名患者,其结果将很快公布。这些安慰剂对照试验有可能彻底重塑目前的辅助治疗格局。许多精心设计的临床试验研究了辅助治疗对高危原发性黑素瘤(Ⅱ期 B/C)或完全切除淋巴结转移(Ⅲ期)患者的影响[2]。大量的前瞻性随机试验研究了应用低剂量、中等剂量及大剂量的 IFN-α 进行辅助治疗[3,4]。

东方合作肿瘤组(ECOG)1684 试验[5]随机选择 287 例明显淋巴结转移的黑素瘤患者用大剂量 IFN-α 治疗 1 年,观察发现 IFN-α 有利于延长 OS。5 年无病生存期(DFS)为 37% vs. 26%,OS 为 46% vs. 37%[5]。基于这些数据,美国 FDA 批准辅助大剂量

IFN-α 用于治疗黑素瘤。对 14 项随机对照试验的数据分析显示，8122 名患者接受辅助干扰素治疗后，DFS 和 OS 均有显著改善[6]。因为 peg-IFN-α 适合于长期治疗，欧洲癌症研究和治疗组织（EORTC）发起的一个大型前瞻性随机试验，1256 个切除Ⅲ期黑素瘤患者被随机分配接受观察或者 peg-IFN-α 治疗（前 8 周 6 μg/kg，然后每周 3 μg/kg，5 年）[7]。在中期随访的第 3.8 年，与观察组对比，peg-IFN-α 治疗组无复发存活（RFS）显著提高 18%；4 年 RFS 比率为 45.6% vs. 38.9%。两组的 OS 没有变化。peg-IFN-α 治疗Ⅲ-N1a（前哨淋巴结微转移）后 RFS（HR 0.72，57.7% vs. 45.4%，$P = 0.01$）和无远处转移存活（DMFS）（HR 0.73，60.5% vs. 52.6%，$P = 0.01$）都出现延长，而对Ⅲ-N1b 期（淋巴结明显转移）则无明显疗效[7]。这个试验表明，长时间 peg-IFN-α 辅助治疗可以改善低肿瘤负荷患者 RFS 期和 DMFS[7]。这个试验中期随访第 7.6 年的最新进展表明，在微转移和原发性溃疡性黑素瘤患者亚群中，干扰素治疗对 RFS、DMFS 和 OS 有显著影响（HR 0.59 = 0.006[3]）。因此，当个体患者耐受良好时，可推荐在该人群中使用 peg-IFN-α。在专业中心的随机临床试验中，对于切除了明显受累淋巴结的患者，辅助治疗是首选的。虽然大剂量 IFN-α 被批准用于该治疗，但最近的一项关于干扰素辅助治疗黑素瘤的数据分析显示，与低剂量或中剂量相比，高剂量干扰素方案并没有提高疗效[6]。

其他

辅助化疗，槲寄生提取物和激素疗法是无效，因此不推荐[8]。其他细胞因子包括白细胞介素 2、肿瘤接种疫苗、免疫化疗、BRAF 和有丝分裂原激活蛋白激酶（MEK）抑制剂的辅助治疗仍处于试验阶段，尚未在对照临床试验之外使用[9-11]。

辅助全身治疗：Ⅲ-N2-3 期黑素瘤的特殊治疗方法

四肢不可切除的转移性或不能手术的无另外转移的原发性黑素瘤（图 143.25 和图 143.26）可使用美法仑和（或）肿瘤坏死因子 α（TNF-α）进行单独的肢体灌注治疗。尽管有证据表明单独肢体灌注对生存影响微弱，但它主要用于缓解疾病；在一项对 1038 名患者的四项试验数据分析中证实了其中两项试验中生存率增加，但这两项试验都不足以检测灌注的显著益处[12]。在大多数研究中，与治疗相关的肢体损失率为 1%[13]。这种治疗需要大的外科手术，而且应限于经验丰富的治疗中心。虽然没有数据显示放疗对任何测量结果有积极影响，但放疗也可以作为替代方法使用[14,15]。电化学治疗是控制肿瘤溃疡性皮肤转移的一种新方法，可提高患者的生活质量[16]。然而，其确切价值还需在临床试验中进一步确定。

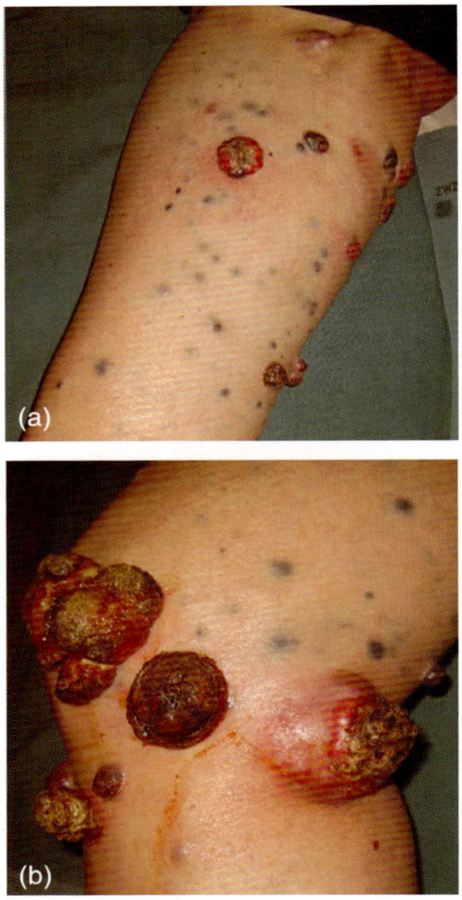

图 143.25 (a,b)黑素瘤皮肤转移

在黑素瘤患者的一个亚群中，下肢原发性黑素瘤转移大多发生在局部（ⅢC 期：不可切除的转移性黑素瘤）。皮肤黑素瘤转移可表现为色素沉着或无色素。

转移性黑素瘤的系统性治疗（晚期ⅢB/ⅢC 期及Ⅳ期）

黑素瘤可以根据包括突变在内的基因改变分为不同的分子亚群。这些亚群包括 *BRAF*（快速纤维肉瘤同源蛋白 B）（50%）、*NRAS*（神经母细胞瘤大鼠肉瘤）（20%）、*KIT*（v-KIT Hardy-Zuckerman 4 猫肉瘤病毒致癌基因同源蛋白）（10%）和 GNA11/GNAQ［鸟嘌呤核苷酸结合蛋白（G 蛋白）、q 多肽］（1%或更少）突变的黑素瘤。这种肿瘤分类对于治疗策略的选择是至关重要的（图 143.27）。

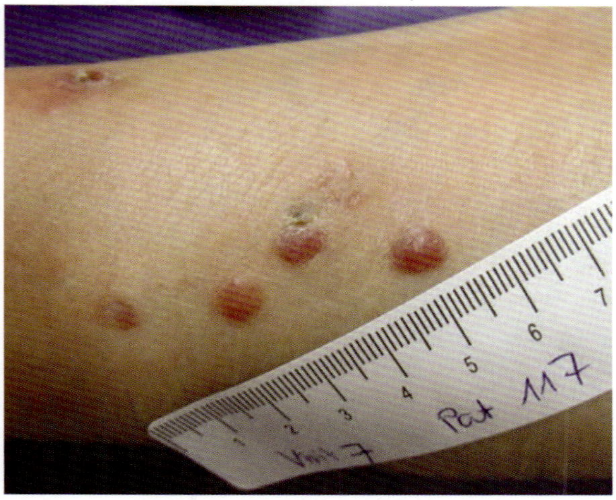

图 143.26 无色素黑素瘤皮肤转移

无色素黑素瘤的皮肤转移需要进行非常仔细的皮肤检查，因为它们很容易被忽略。

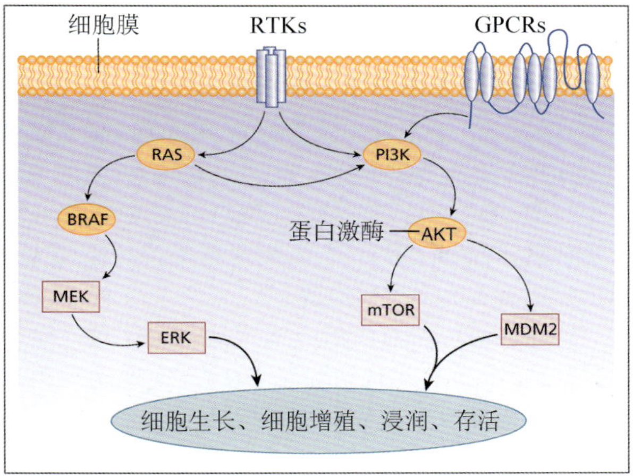

图 143.27 黑素瘤靶向信号通路

丝裂原激活蛋白激酶（MAPK）通路是黑素瘤最重要的信号通路之一。它由丝氨酸/苏氨酸-特异性激酶组成，包括 RAS（大鼠肉瘤）、RAF（快速进展纤维肉瘤）、MEK（丝裂原-活化蛋白激酶）和 ERK（细胞外信号相关激酶）。此外，PI3K/AKT/mTOR 通路对细胞凋亡和寿命有重要影响。它包括 PI3K（磷酸肌苷 3 激酶）、AKT（蛋白激酶 B）和 mTOR（哺乳动物西罗莫司靶蛋白）。这两种信号通路都是新药开发的一个非常重要的平台，与这种信号级联的相互作用。GPCR，G 蛋白偶联受体；RTK，受体酪氨酸激酶。

晚期黑素瘤患者有三种主要的系统性治疗方案（见图 143.24）：免疫疗法，激酶抑制剂和常规化疗。

第一种选择是免疫治疗方案，单独使用两种抗程序性死亡 1（抗 PD-1）单抗中的一种，即纳武单抗和派姆单抗，或与抗细胞毒性 T-淋巴细胞相关蛋白 4（抗 CTLA-4）抗体易普利姆玛联合使用。免疫治疗似乎是最有吸引力的选择之一，尤其是对于无症状患者。

其次，使用选择性小激酶抑制剂干扰 *BRAF*（*BRAF*，*NRAS* 或其他受体）重要信号通路的靶向治疗可用于 *BRAF* 突变黑素瘤。这些分子能够在几天内阻止肿瘤的扩散，因此被推荐用于侵袭性患者的一线治疗，该类患者临床特点是肿瘤高负荷，如乳酸脱氢酶（LDH）升高，生长迅速，内脏受累严重，包括肝和脑转移等。

第三种治疗方案包括常规化疗药物，如达卡巴嗪、替莫唑胺等。这些分子应答率有限，目前还没有证据证明它们可以影响晚期黑素瘤患者的生存期。

免疫疗法

数十年来，黑素瘤被认为是一种恶性肿瘤，可以利用免疫反应进行靶向治疗。已经研究许多治疗方法，包括树突状细胞[17]和其他疫苗。白细胞介素 2 的使用和 T 细胞或肿瘤浸润淋巴细胞的移植对黑素瘤的治疗带来一定的希望。然而，从未在前瞻性随机试验中研究过 T 细胞移植和白细胞介素 2。因此，这些治疗方案的益处仍不清楚。最后，体外研究和小鼠实验为抗 CTLA-4 抗体易普利姆玛用于晚期黑素瘤患者的临床试验铺平了道路。在一项前瞻性随机临床试验中，黑素 A（Melan-A）肽联合易普利姆玛与单用易普利姆玛治疗相比较，其Ⅱ期临床试验数据结果令人鼓舞[63]。这项临床试验是首次证实使用系统疗法可以提高生存率。目前，这项试验不仅被认为是黑素瘤免疫治疗的一个突破，也被认为是免疫治疗的一个突破。与抗 CTLA-4 治疗对比，抗 PD1 抗体治疗可产生更高的应答率并改善 PFS。

肿瘤抗原是由肿瘤细胞产生的蛋白质，可触发宿主体内的免疫反应，可用于鉴定肿瘤细胞，被认为是癌症治疗的潜在候选者。疫苗可以定义为使用抗原物质来刺激患者的免疫系统。到目前为止，疫苗治疗还处于试验阶段。它们包括以质粒 DNA 为基础的传递编码抗原基因的疫苗；重组病毒和细菌疫苗；将抗原与佐剂混合的肽基或蛋白基疫苗和抗原脉冲树突状细胞疫苗。

疫苗治疗的案例包括癌症/睾丸抗原 NY-ESO-1 肽治疗和注射 MelQbG10。MelQbG10 是一种包含免疫原性病毒样纳米颗粒（VLP）的疫苗，其中抗原肽（Melan-a/MART-1）以共价偶联，以及触发 Toll 样受体 9 的免疫刺激寡核苷酸[18,19]。易普利姆玛是一种阻断 CTLA-4，从而激活 T 淋巴细胞对肿瘤细胞产生免疫应答的药物，是推荐的一线或二线治疗方案。

阻断 CTLA-4 可以特异性诱导免疫相关不良反应(irAEs),明显不同于细胞毒性药物的不良事件,可能是破坏对自身抗原的免疫耐受的直接结果所致。随着时间的推移,它们遵循特定的模式,在早期发现并按特定的治疗指南干预是可逆和可控制的。irAEs 主要包括皮炎、结肠炎/腹泻、自身免疫内分泌疾病,如垂体炎和肝炎;葡萄膜炎、肾炎、肺炎和炎性肌病也偶有报道。

PD-1 抑制剂针对的是与易普利姆玛不同的免疫调节机制,其功能侧重于效应期而非免疫应答的激活期。PD-1 是 T 细胞上的一种抑制受体,与肿瘤细胞上的 PD-1 配体相互作用后,可阻止 T 细胞活化。肿瘤细胞可过表达 PD-1 配体以逃避免疫监测。除巨噬细胞系细胞外,正常组织的细胞表面几乎不表达 PD-1 配体[20]。

这种组织-特异性表达表明,消除 PD-1 与 PD-1 配体的相互作用,其自身免疫的不良反应要少于阻断 CTLA-4 的不良反应,CTLA-4 在 20%~30% 的患者中具有自身免疫毒性作用[21]。PD-1 和 PD-1 配体之间的相互作用可以通过使用抗 PD-1 抗体或抗 PD-1 配体抗体来抑制。包括与易普利姆玛结合的两种抗体均已在Ⅰ至Ⅲ期试验中进行试验[22-25]。纳武单抗和派姆单抗是 FDA 批准用于治疗无法切除或转移性且对其他药物无反应的黑素瘤。

大剂量白细胞介素 2 静脉治疗于 1998 年获得 FDA 批准,在美国得到广泛应用[26]。三个随机对照试验的系统回顾数据显示,5%~27%的患者有客观应答率,0~4%的患者有完全应答率[27]。然而,还没有进行验证性Ⅲ期试验,目前也没有可预测的生物标志物来预测哪些患者可能对这种治疗有反应。尝试改善这种治疗效果的方法包括移植细胞治疗、多激酶抑制剂、化疗、疫苗接种治疗和放疗。应谨慎选择患者进行这种治疗,因为其毒性虽然在治疗结束后可逆,但可能是严重的。

激酶抑制剂

有丝分裂原活化蛋白激酶(MAPK)通路是基因表达的关键调控因子,通过抑制凋亡通路驱动黑素细胞基因分化,如 MITF、增殖和细胞存活。它在大多数黑素瘤患者的致癌信号中起主要作用。MAPK 通路由丝氨酸/苏氨酸-特异性激酶组成,包括 RAS(大鼠肉瘤)、RAF(迅速进展的纤维肉瘤)、MEK 和 ERK(细胞外信号相关激酶)(图 143.28)。

这些激酶特别是 RAF 和 MEK,受到了重大关注。黑素瘤中约有 50%的 *BRAF* 和 20%的 *NRAS* 中存在激活突变,这为治疗黑素瘤提供了新的重要机会,使得人们开发针对黑素瘤患者的 RAF 和 MEK 选择性激酶抑制剂。

BRAF 和 *NRAS* 突变黑素瘤

治疗黑素瘤的最佳靶向药物是选择性 BRAF 抑制剂维莫非尼和达拉菲尼。恩哥拉非尼(LGX818)是另一种选择性 BRAF 抑制剂,与激酶活性区分离时间较长。一期临床试验中所有患者都是根据 $BRAF^{V600E}$ 或 $BRAF^{V600K}$ 突变而选择性纳入。接受维莫非尼和达拉菲尼治疗的大部分患者在治疗后几周内出现肿瘤迅速消退[28-30]。随后的Ⅱ期和Ⅲ期试验旨在与标准化疗相比,评估总体疾病控制和生存率,这些试验记录了在更大的样本中应答的持久性,并获得了 FDA 的批准。

此外,选择性 MEK 抑制剂在 *BRAF* 突变黑素瘤患者中也显示出了疗效。多项体外研究表明,突变的 *BRAF* 信号由 MEK 和 ERK 介导[31]。与 *BRAF* 突变黑素瘤的化疗相比,曲美替尼是一个口服的选择性 MEK1 和 MEK2 抑制药,具有合理的客观反应率(25%)和较高的生存率(以前没有接受过 BRAF 抑制剂治疗患者的曲美替尼 OS 中位数 14.2 个月)[32]。司美替尼、考比替尼和双美替尼(MEK162)是临床试验中使用的其他 MEK 抑制剂,在 *BRAF* 突变的黑素瘤中也显示出了良好的效果(*BRAF* 突变患者,6 名司美替尼治疗患者中有 5 名出现应答,41 名双美替尼治疗患者有 8 名出现应答)[33,34]。

这些激酶抑制剂的组合清楚地显示了进一步令人鼓舞的数据,现在被认为是 *BRAF* 突变晚期黑素瘤患者的标准治疗。对 247 例 $BRAF^{V600}$ 突变黑素瘤患者在Ⅱ期和Ⅲ期临床试验中不同剂量联合应用达拉菲尼和曲米替尼进行治疗分析。联合应用 150 mg 达拉菲尼,每日 2 次和 2 mg 曲米替尼治疗的患者中位 PFS 明显改善,分别为 9.4 个月和 9.3 个月,而单独应用达拉菲尼治疗的患者中位 PFS 分别为 5.8 个月和 8.8 个月(进展和死亡的 HR 分别为 0.39,95%置信区间,0.25~0.62,$P<0.001$;0.63,95%置信区间,0.42~0.94,$P=0.02$)[35]。此外,在另一项比较达拉菲尼、曲米替尼与维莫非尼的试验中,纳入了 700 多名患者。主要终点为 OS,次要终点为 PFS。两个终点都达到了。维莫非尼的中位 OS 为 70.2 个月,未达到联合治疗的目的。这换算成 HR 为 0.68。联合组的 PFS 也有所改善,联合组的中位 PFS 为 11.4 个月,而维莫非尼单药治疗的中位 PFS 为 7.3 个月。联合组 64%的应答率(完全应答率为 13%,单药应答率为 51%)显著高于对照组[36]。此外,综合比较维莫非尼联合选择性MEK抑制剂考比替尼与维

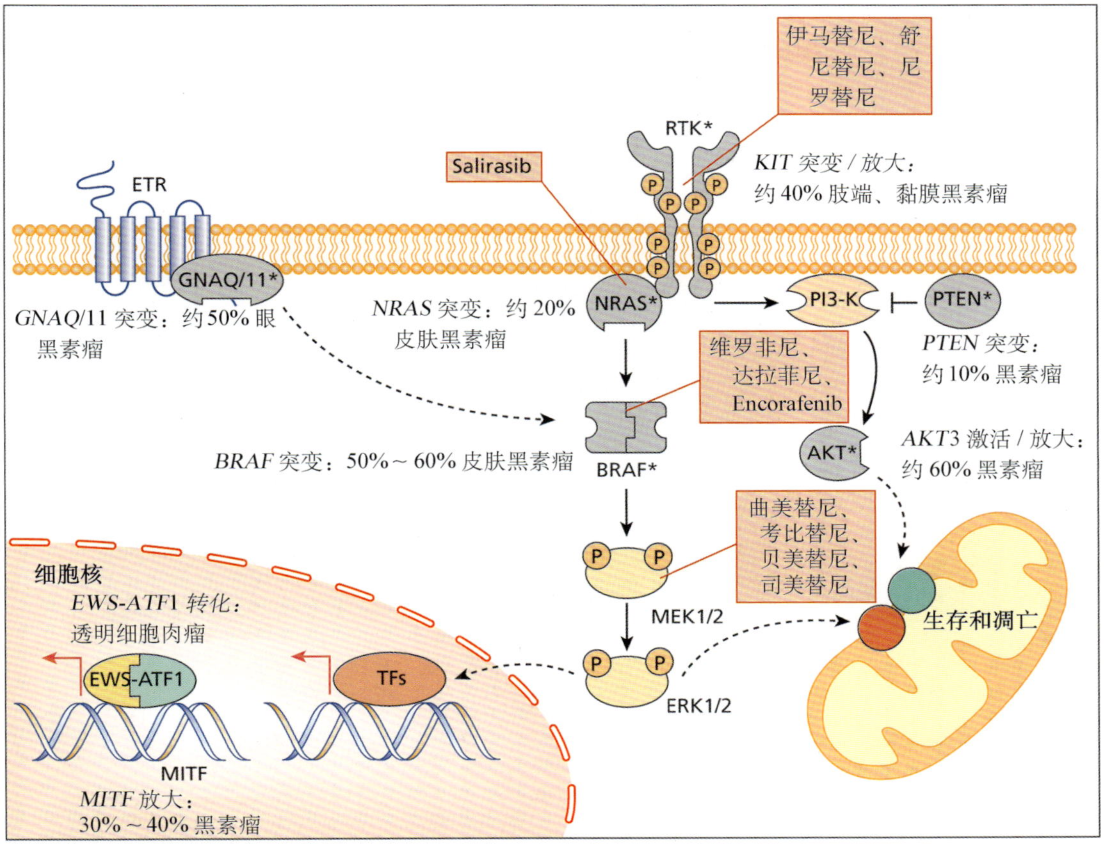

图 143.28　有丝分裂原-活化蛋白激酶(MAPK)通路

该通路是基因表达的关键调控因子，通过抑制凋亡通路，驱动 *MITF* 等黑素细胞基因分化、增殖和细胞存活。它在大多数黑素瘤患者的致癌信号中起主要作用，由丝氨酸/苏氨酸-特异性激酶组成，包括 RAS(大鼠肉瘤)、RAF(生长迅速纤维肉瘤)、MEK(丝裂原-活化蛋白激酶)和 ERK(细胞外信号相关激酶)。

*，突变。AKT，蛋白激酶 B；ATF，循环 AMP 依赖性转录因子；ETR，内皮素受体；EWS，Ewing 肉瘤断点区域 1；P，磷酸化，典型的酪氨酸激酶；PI3-K：磷酸肌醇-3-激酶；PTEN，磷酸盐和张力蛋白同源物；RTK，受体酪氨酸激酶；TF，转录因子。(改编自 Ji Z，Flaherty KT，Tsao H. Targeting the RAS pathway in melanoma. Trends Mol Med 2012 Jan；18(1)：27-35[62]. 由美国马萨诸塞州黑素瘤及色素病变中心 Hensin Tsao 博士提供)

莫非尼单药治疗晚期 *BRAF* 突变黑素瘤的疗效，联合治疗的疗效明显提高，其有效率为 68%，PFS 为 6.2，而单药治疗的有效率为 45%，PFS 为 9.9，即 HR 为 0.51。有趣的是，联合治疗的总体耐受性与单用治疗类似，但有发热，胃肠道和肝毒性增强及肌酸激酶(CK)升高，这可能是 MEK 抑制剂导致的。然而，联合治疗的患者出现鳞状细胞癌/角化棘皮瘤(继发性皮肤癌)和肌痛较少[37]。

MEK 抑制剂在 *NRAS* 突变黑素瘤的遗传背景中可能是有用的，正如细胞系在体外中所表现的那样[38]。最近一项使用 MEK1/2 抑制剂双美替尼(MEK162)进行的Ⅱ期临床试验表明，MEK 抑制剂可以诱导一些晚期 *NRAS* 突变转移性黑素瘤患者的肿瘤消退。与 *BRAF* 突变转移性疾病中使用 MEK 抑制剂观察到的 PFS 相似，PFS 的应答率约为 25%[34]。其他 MEK 抑制剂，如曲米替尼或曲马替尼，已经在 *NRAS* 突变的黑素瘤中进行了研究，并取得了一些有希望的结果。

BRAF 和 MEK 抑制剂的不良反应比较特殊。如最近的报道，BRAF 抑制剂与 *RAS* 的生殖系突变患者可有类似的皮肤改变，因此最近被称为皮疹[39]。这些变化可发生在表皮和附件，包括炎性疾病，如斑丘疹、疱疹或瘙痒(图 143.29)；头发和指甲改变；以及角质形成细胞增生，如毛发角化病、掌跖角化过度、

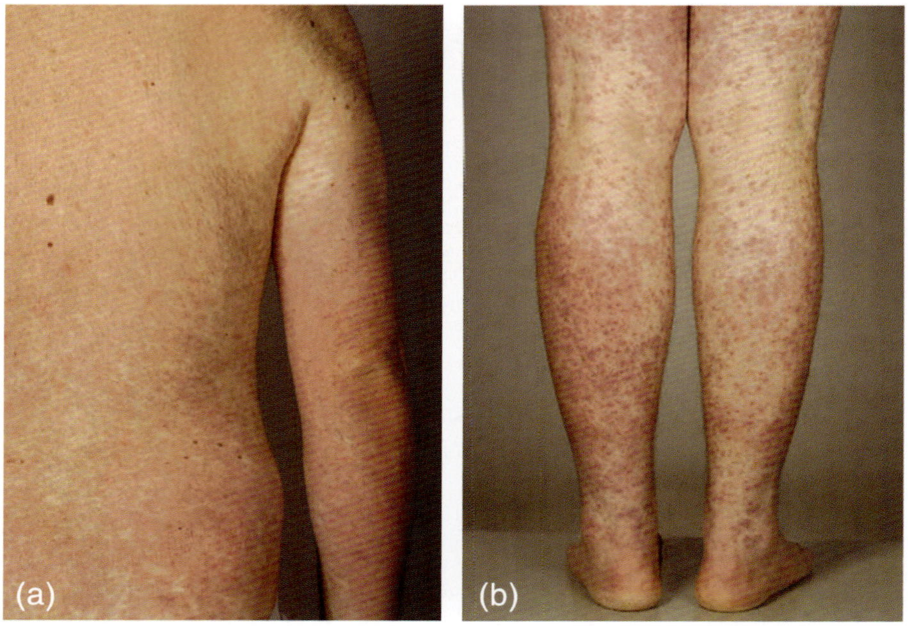

图 143.29 (a,b)BRAF 抑制剂继发皮疹

一名接受选择性 BRAF 抑制剂维莫非尼治疗的患者(治疗 2 周后)在躯干和四肢出现斑疹而无明显瘙痒。

棘皮瘤、角化棘皮瘤、鳞状细胞癌[40]。还可以观察到黑素细胞紊乱和增生,包括 BRAF(野生型)黑素瘤。皮肤反应主要出现在开始治疗的第一周,并在 BRAF 抑制期间持续。因此,建议定期(每 4 周)进行皮肤科检查。

与其他 BRAF 抑制剂相比,维莫非尼可引起 UVA 依赖性光毒性[41],需要适当防紫外线照射。相反地,达拉菲尼似乎不会引起[40]光毒性反应,其最常见的不良事件包括皮肤相关毒性反应、发热、疲劳、关节痛和头痛[42]。

MEK 抑制剂通常在治疗第 2～6 周引起丘疹。在这种情况下,应评估是否予以局部类固醇和系统性给予多西环素治疗。不应该局部给药治疗痤疮(即过氧化苯甲酰)[43],因为可能导致临床情况恶化。此外,皮肤干燥(常伴有指尖裂开)、腹泻、恶心、呕吐、疲劳和视物模糊是相当常见的不良反应。此外,还可导致起病较早的自限性视网膜病样剂量依赖性视网膜疾病[44]。在描述的 7 名患者中,只有一人有症状。视网膜疾病是暂时的,即使在 MEK 继续治疗期间也能得到解决。然而,强烈建议密切监测视网膜,特别注意视网膜下渗出物。MEK 抑制过程中的皮肤不良反应与表皮生长因子受体(EGFR)抑制剂的皮肤不良反应相似[45]。在最近的一项试验中,超过 85%的患者出现皮肤不良事件[46]。这强调了定期皮肤科随访及使用 UVA 防晒霜进行预防性光保护的重要性[41]。有趣的是,BRAF 和 MEK 抑制剂的联合使用似乎可以减少常见的皮肤不良反应[47]。晚期黑素瘤使用激酶抑制剂尤其是 BRAF 抑制剂,可以出现令人印象深刻的疗效。但不幸的是,在平均使用 BRAF 抑制剂单药治疗 6 个月、BRAF-MEK 抑制剂联合治疗 9～10 个月后出现耐药性。为了解这一临床现象背后的机制,目前正在进行深入的研究。大多数研究都是在体外进行的[48],目前尚不清楚人体内哪种耐药机制最相关。最近一项在裸鼠模型中使用人类黑素瘤异种移植的研究表明,黑素瘤细胞可以转录上调 BRAF 分子,以补偿维莫非尼的抑制作用。如果把维莫非尼从系统中移除,则该通路受到过度刺激,导致细胞增殖减少,这可能与致癌基因驱动的衰老有关。因此,与持续给药相比,维莫非尼脉冲治疗可以延迟耐药性[49]。这一有趣现象,在将来还需要在临床环境中进一步研究。

KIT 和 *GNAQ* 突变的黑素瘤

与 *BRAF* 突变黑素瘤相比,激酶抑制剂伊马替尼已证实对伴有 *KIT* 突变的晚期黑素瘤患者有效[19]。*KIT* 突变在黏膜或肢端雀斑样黑素瘤中出现的频率较低(10%或更低)[50]。在 51 例 *KIT* 突变或扩增的黑素瘤患者中，有 16% 的患者出现了持久的应答[51]。在一项纳入 43 例 *KIT* 突变或扩增黑素瘤患者的Ⅱ期试验中，23% 的患者有客观反应[52]。在这两项研究中，*c-KIT* 的 11 和 13 外显子的某些突变（特别是 11 外显子的 *L576P* 突变）与最高的应答率相关。因此，转移性黑素瘤中对 *KIT* 抑制敏感[33]，但它只局限于这个小样本患者亚群。

近来，与化疗相比使用 MEK 抑制剂塞鲁米替尼治疗葡萄膜黑素瘤的 80 例患者的疗效数据有所改善，且前景良好[53]。

在数十年的停滞不前之后，人们对黑素瘤生物学的理解取得了进展，产生了影响 PFS 和 OS 的强大靶向治疗。正在进行的研究集中在克服抵抗机制的策略[48]。为了进一步改善不良预后，应鼓励患者参与设计良好的临床试验。

直到最近，大多数研究免疫调节、化疗或靶向治疗的临床试验都排除了脑转移患者，原因是担心药物穿透血脑屏障，以及颅内出血等症状会导致危及生命的后果。近年来，这一人群迫切的医疗需求导致了一种趋势的改变。最近的数据[54]显示黑素瘤脑转移患者使用抗 CTLA-4 抗体易普利姆玛，剂量为每 3 周 10 mg/kg，持续 4 个周期，无症状患者的应答率为 16%，有症状患者的应答率为 5%。最近报道的一项试验[30]，对无症状 *BRAF* 突变且至少有一个直径在 5～40mm 脑转移黑素瘤患者应用达拉菲尼治疗进一步证明了其临床活性。此外，在一项针对 24 例伴有 $BRAF^{V600}$ 突变脑转移症状非常严重的黑素瘤患者的初步研究中[55]，使用维莫非尼治疗安全有效，改善了患者的工作状态和生活质量（图 143.30）。还需要在不久的将来进行进一步的临床试验，包括与其他抑制剂联合治疗、免疫治疗和立体定向放射手术。

化疗

如果无法获得临床试验用药或已批准的新靶向药物，可以考虑使用细胞毒性药物，如达卡巴嗪（DTIC）、替莫唑胺、紫杉烷类、佛泰莫司汀、铂衍生物或其他药物、细胞因子（干扰素、白细胞介素 2），或者组合使用。在这种情况下，DTIC 仍被认为是一种参考药物。在大型随机试验中，DTIC 的反应率在 6%～15%。几乎所有应答均为部分应答，中位应答时间仅为7～8个月[56]。目前认为DTIC相对无毒，可

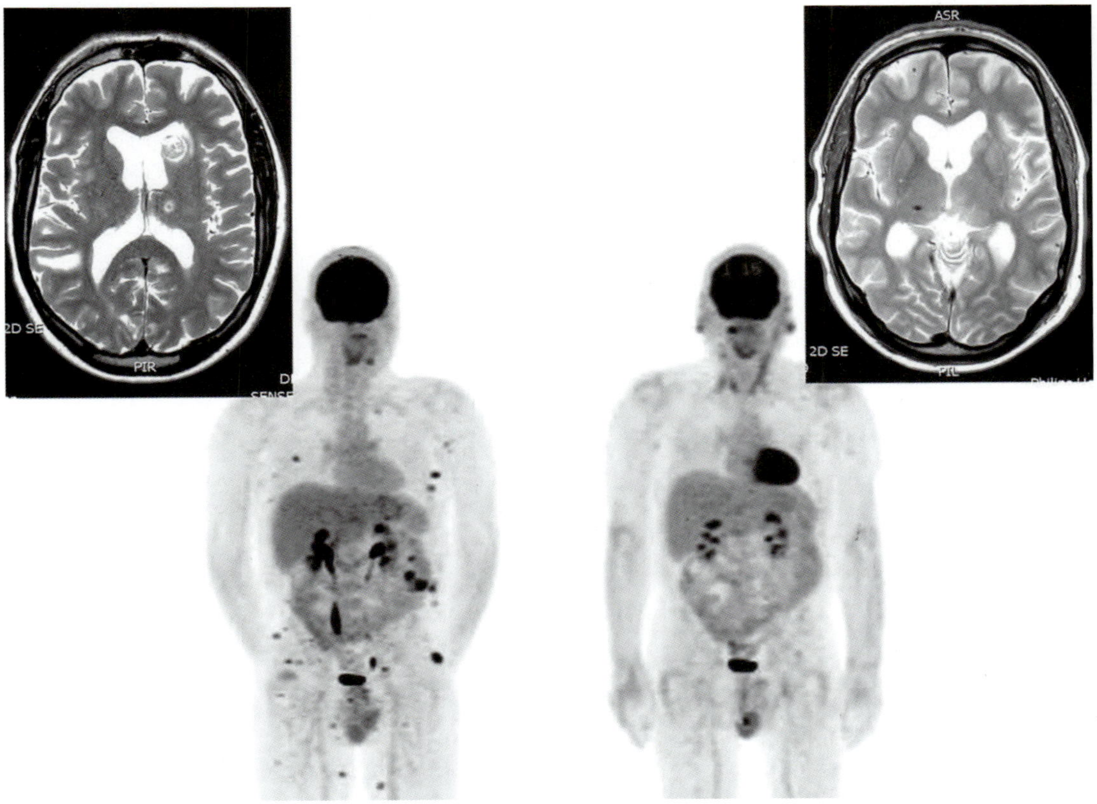

图 143.30　晚期 *BRAF* 突变黑素瘤患者在 BRAF 抑制剂维莫非尼治疗 8 周前后正电子发射断层扫描-计算机断层扫描（PET-CT）检查，显示非常短的时间间隔内无论身体器官的转移病灶，还是脑转移病灶都可以观察到肿瘤的缩小

作为门诊患者服用，通常间隔 3 周。患者应在 4～6 个疗程后评估其反应。没有证据表明 DTIC 与其他化疗药物[57]联合治疗，或与生物制剂[58]联合治疗，比单独使用 DTIC 获得更长的生存或应答持续时间。

在侵袭性转移性黑素瘤的含紫杉醇和卡铂或顺铂的多药联合化疗中，长春地辛和 DTIC 在相当数量的患者中产生部分应答率和稳定性。尽管初始控制率较好，但与单药相比，多药治疗并没有显示出生存获益，因此多药治疗并不被认为是一种确定的一线治疗[59]。尽管 PFS 略有增加，贝伐珠单抗治疗在转移性黑素瘤中也很少使用[60,61]。

在随机Ⅲ期试验中，替莫唑胺的疗效与 DTIC 相当。然而，与 DTIC 不同的是，替莫唑胺是一种方便的口服治疗药物，可以穿透血脑屏障，对脑转移仍具有药物活性。

(译者：杨军 丁薇 **一审：**夏汝山 侯麦花 **二审：**陈爱军 方圣 **三审：**李菲 **润色：**刘思萌**)**

参考文献

所有文献请查阅网址：www. rooksdermatology. com.
以下列出的是重要参考文献。

[3] Eggermont AM, Suciu S, Testori A, *et al*. Long-term results of the randomized phase III trial EORTC 18991 of adjuvant therapy with pegylated interferon alfa-2b versus observation in resected stage III melanoma. *J Clin Oncol* 2012 Nov 1;30(31):3810-18.

[11] Zimmer L, Hillen U, Livingstone E, *et al*. Atypical melanocytic proliferations and new primary melanomas in patients with advanced melanoma undergoing selective BRAF inhibition. *J Clin Oncol* 2012 Jul 1;30(19):2375-83.

[25] Larkin J, Chiarion-Sileni V, Gonzalez R, *et al*. Combined nivolumab and ipilimumab or monotherapy in untreated melanoma. *N Engl J Med* 2015;373:23-34.

[28] Chapman PB, Hauschild A, Robert C, *et al*. Improved survival with vemurafenib in melanoma with BRAF V600E mutation. *N Engl J Med* 2011 Jun 30;364(26):2507-16.

[34] Ascierto PA, Schadendorf D, Berking C, *et al*. MEK162 for patients with advanced melanoma harbouring NRAS or Val600 BRAF mutations: a nonrandomised, open-label phase 2 study. *Lancet Oncol* 2013 Mar;14(3):249-56.

[35] Flaherty KT, Infante JR, Daud A, *et al*. Combined BRAF and MEK inhibition in melanoma with BRAF V600 mutations. *N Engl J Med* 2012 Nov;367(18):1694-703.

[38] Solit DB, Garraway LA, Pratilas CA, *et al*. BRAF mutation predicts sensitivity to MEK inhibition. *Nature* 2006 Jan 19;439(7074):358-62.

[42] Hauschild A, Grob JJ, Demidov LV, *et al*. Dabrafenib in BRAF-mutated metastatic melanoma: a multicentre, open-label, phase 3 randomised controlled trial. *Lancet* 2012 Jul 28;380(9839):358-65.

[45] Belloni B, Schonewolf N, Rozati S, Goldinger SM, Dummer R. Cutaneous drug eruptions associated with the use of new oncological drugs. *Chem Immunol Allergy* 2012; 97: 191-202.

[49] Das Thakur M, Salangsang F, Landman AS, *et al*. Modelling vemurafenib resistance in melanoma reveals a strategy to forestall drug resistance. *Nature* 2013 Feb 14;494(7436):251-5.

第 144 章

黑素瘤与痣的皮肤镜检查

Natalia Jaimes[1], *Ashfaq A. Marghoob*[2]

[1] Dermatology Service, Universidad Pontificia Bolivariana and Aurora Skin Cancer Center, Medellín, Colombia

[2] Dermatology Service, Memorial Sloan-Kettering Cancer Center, New York, NY, USA

概述

临床 ABCD 法在识别早期黑素瘤及鉴别痣与黑素瘤中发挥了重要作用。然而,许多临床表现为不对称、边界不规则、颜色不均匀或直径＞5mm 的痣是“不必要”进行活检的。更重要的是,一些黑素瘤缺乏 ABCD 特征,可能无法被识别。例如,无色素性黑素瘤和儿童时期出现的黑素瘤往往不具有典型的 ABCD 特征[1,2]。事实上,一些人提出 ABCD 法应该有二重性:A 代表不对称或无黑素,B 代表边界不规则或凹凸不平(或出血性凹凸不平),C 代表颜色不均匀或均质颜色(粉红色或蓝色),D 代表直径＞6mm 或新生皮损[2]。此外,由于大多数痣(至少在成人中)处于衰老状态,观察到黑素细胞相关肿瘤性改变被视为该皮损可能为恶性病变的一个重要征象。因此,这使得 ABCD 后引出了 E,E 代表进展[3]。

然而,尽管痣和黑素瘤可通过临床形态鉴别,但很显然,我们的诊断准确性仍远未达理想水平。幸运的是,皮肤镜已被证明其是“诊断黑暗”中的“灯塔”[4]。目前皮肤镜被认为是评估皮损的一种有效工具,能使诊断准确性较肉眼检查提高 30%,尽管这一水平的提高取决于对其专业知识的掌握[5-8]。目前已证实皮肤镜可以提高对皮肤癌,特别是黑素瘤诊断的敏感度和特异度,可以发现更多的早期黑素瘤,同时减少不必要的痣活检,从而提高恶性与良性活检的比例[6,8-15]。

本章对皮肤镜检查方法和痣的评估进行了概述,特别是通常需要进行活检以排除黑素瘤的痣。此外,本章将根据黑素瘤的组织学亚型和解剖部位对其皮肤镜特征进行概述。

痣的良性皮肤镜模式

黑素细胞痣有多种类型:先天性色痣、雀斑样痣、斑痣、蓝痣、混合痣、非典型/发育不良痣(Clark)、皮内痣(Unna 和 Miescher)、梭形细胞和上皮样细胞痣(Spitz/Reed)、靶样痣(Cockarde)、气球细胞痣、晕痣、炎性痣(Meyerson)、复发痣、大疱性表皮松解样痣、硬化性苔藓样痣和结缔组织痣等。虽然讨论以上不同类型的痣的皮肤镜模式超出了本章的范围,但我们将对临床中常遇到的痣的模式进行概述,这些痣可能具有与黑素瘤相似的形态学特征。这些痣包括非典型或发育不良痣、先天性小痣、蓝痣和 Spitz 痣。也就是说,皮肤镜检查的主要目的之一是将痣,尤其是非典型或发育不良痣与黑素瘤区分开[16]。为了达成这个目标,有必要确定病变是否表现为 10 种明确定义的良性痣模式之一(图 144.1)。这些良性痣模式在皮肤镜下表现为颜色和结构分布上的对称性。

1. 弥散性网状模式　由颜色和结构均一的色素沉着线与色素减退孔组成。色素网线条在颜色、粗细和大小上相对均匀,并且其在边缘逐渐淡褪。这种模

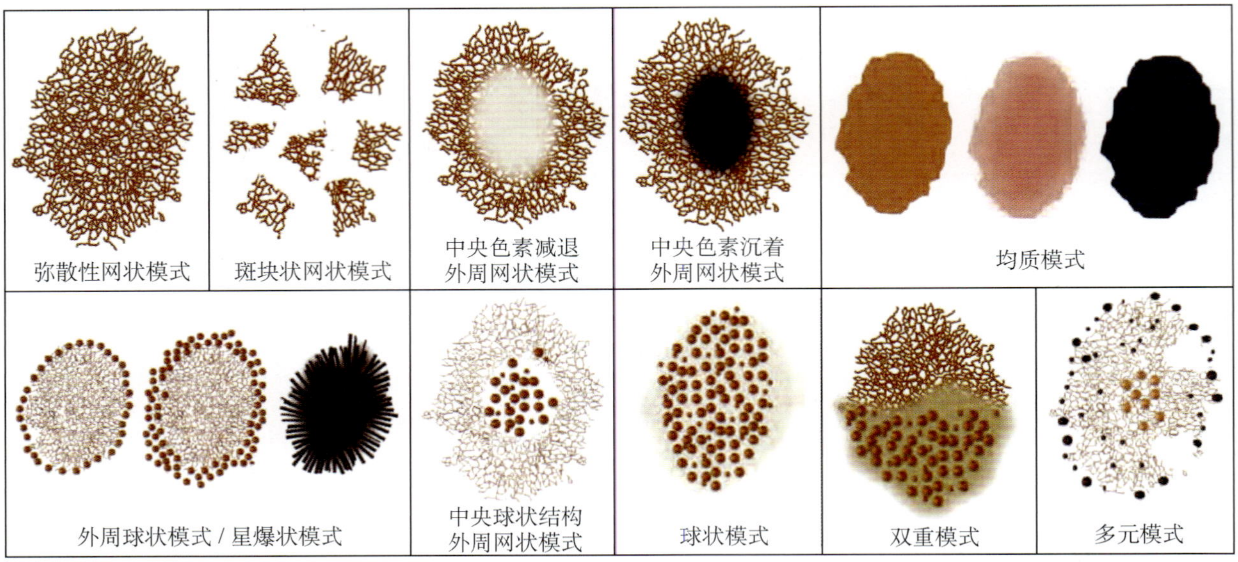

图 144.1 皮肤镜下痣的模式

式常见于黑素细胞痣，具有明显的交界成分（图 144.2a）。

2. 斑块状网状模式　与上述模式类似；然而，网状结构并没有扩散到整个皮损，而是以局灶斑块模式对称分布于痣内。这些局灶斑块被与周围皮肤颜色相同或稍暗的均质无结构区隔开（图 144.2b）。

3. 中央色素减退外周网状模式　这种模式在病灶周围呈均匀的典型网状结构，中心为均质的、色素减退的无结构区。无结构区与周围皮肤颜色相同或稍暗。这种模式常见于获得性黑素细胞痣，尤其是皮肤白皙的个体（图 144.2c）。

4. 中央色素沉着外周网状模式　病灶周围呈均匀的典型网状结构，中心呈均质的、色素沉着的无结构区或斑点。这种模式常见于获得性黑素细胞痣，尤其是皮肤较暗的个体（图 144.2d）。

5. 均质模式　这种模式表现为弥散的均质无结构模式。在皮肤白皙的个体中，它可能表现为蓝痣的灰蓝色（注意，这种模式也可以在亲表皮的转移性黑素瘤中看到），先天性色痣的棕色，或者获得性痣的棕褐色（图 144.3）。

6. 中央为网状结构或均质结构的外周球状模式，包括星爆状模式　这种模式与某些痣活跃的放射状径向生长相关。在这些病变中，中心部分由网状或均质结构组成。外周成分可表现为以下三种方式之一：①单排球状结构，如某些发育不良痣中可见；②多排球状结构（层叠的球状结构），形成一种星爆状模式，如常见的 Spitz 痣或具有类似特征的发育不良痣；③与恒星爆炸相似的条纹（经典的星爆状模式），如 Spitz/Reed 痣（图 144.4）。

7. 中央球状结构外周网状模式　这一模式表现为病变周围呈均一典型的网状结构，中心为球状结构。这种模式组织学上常见于先天性色痣（图 144.2e）。

8. 球状模式　在这个模式中，整个病变内分布着形态、大小和颜色相似的点和球。部分可能较大或者有棱角，呈鹅卵石状，见于某些先天性色痣（图 144.2f）。

9. 双重模式　在这些病变中有两种模式的组合，病变的一半表现为一种模式，另一半表现为另一种模式。最常见的双重模式是网状-球状模式（图 144.2g）

10. 多元模式　存在三个或更多个模式组合，和（或）结构至少在一个轴上对称分布（图 144.2h）。

值得注意的是，大多数患者倾向于表现出显著的痣的模式，在大多痣中出现上述 1～2 种模式[17,18]。这一认识有助于在众多痣中发现黑素瘤。皮肤镜模式表现为不同于显著痣模式的异常病变可能值得进一步的仔细检查甚至活检。病变表现与显著痣模式相同的，可以小心检测[19]。另一值得注意的是，痣的模式和可观测到的痣动态变化很大程度上取决于患者自身风险因素，包括年龄、解剖学位置、Fitzpatrick 皮肤类型、黑素瘤病史、紫外线照射和妊娠[20]。

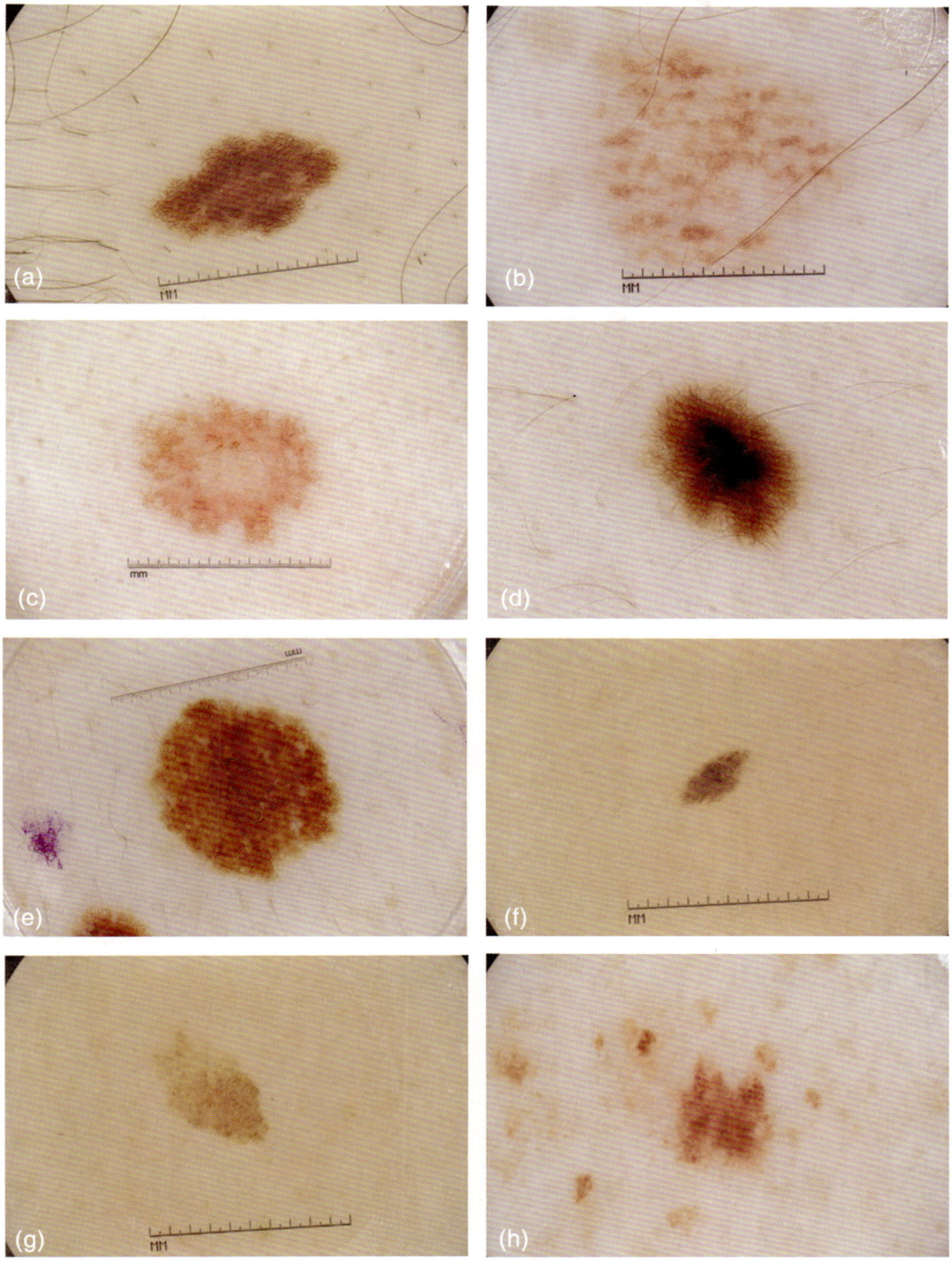

图 144.2　皮肤镜下痣的模式

(a)弥散性网状模式;(b)斑块状网状模式;(c)中央色素减退外周网状模式;(d)中央色素沉着外周网状模式;(e)中央球状结构外周网状模式;(f)球状模式;(g)双重模式;(h)多元模式。

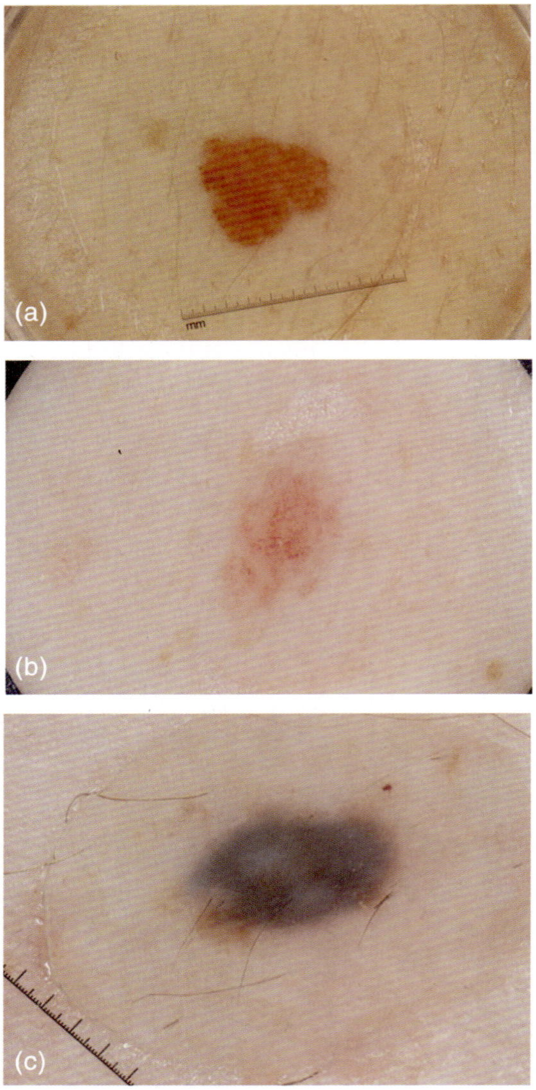

图 144.3　均质结构的痣

(a)均质棕色；(b)均质粉色；(c)均质蓝灰色。

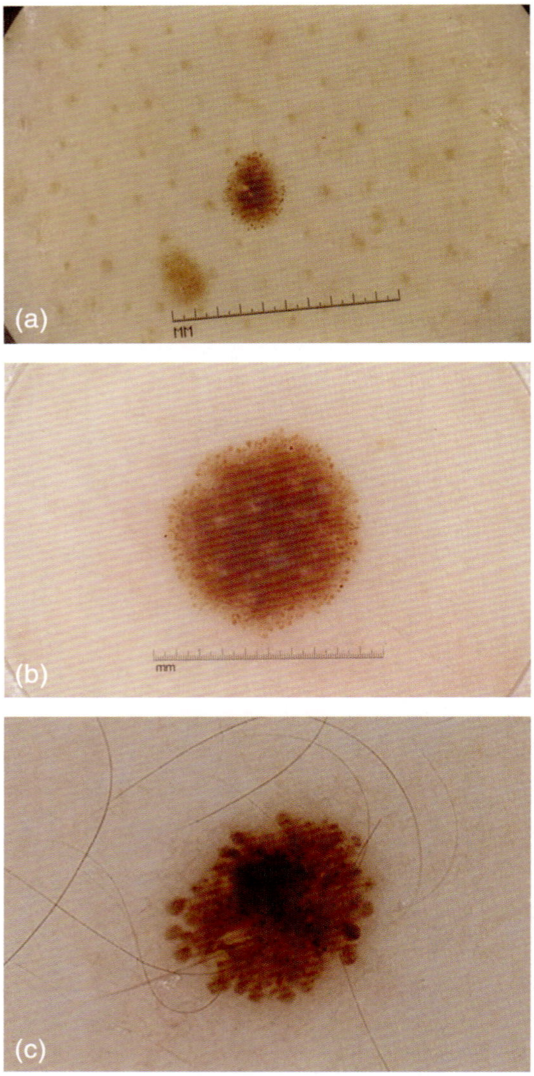

图 144.4　外周球状模式的痣

(a)单排球状结构的痣；(b)多排球状结构的 Spitz 痣；(c)呈星星爆状模式的 Spitz 痣。

黑素瘤的皮肤镜检查

尽管痣倾向于表现为上述 10 种良性模式中的一种，但黑素瘤几乎总是表现出与图 144.1 中不同的模式[21-23]。事实上，黑素瘤可以表现出各种各样的皮肤镜特点，这可能取决于解剖部位、组织病理学亚型、生长阶段和肿瘤厚度等因素，甚至可能取决于肿瘤的特定基因突变。也就是说，大部分有毛皮肤上的黑素瘤都属于浅表扩散型(SSM)，并倾向于显示三种或三种以上的颜色[即棕色、黑色、红色、白色和(或)蓝灰色]，以及至少一种于表 144.1 中列出的 10 种黑素瘤特异性结构(图 144.5)。

1. 不典型色素网(包括形成多边形的折断线条)。
2. 非网状结构。
3. 条纹。
4. 透明结构。
5. 不规则点/球结构。
6. 不规则污斑(色素脱失)。
7. 退行性结构。
8. 凸起处蓝白幕结构。
9. 非典型血管结构。
10. 外周棕褐色无结构区域。

黑素瘤特异性结构是指已证实的具有更高比例

表 144.1　黑素瘤特异性结构

皮肤镜结构	定义	示意图
不典型色素网	色素网线的宽度、颜色和分布的差异性增加 孔径大小差异性也增加。网线可能出现中断(非连续的),表现为分枝状条纹,网线可能会在边缘突然终止[54]	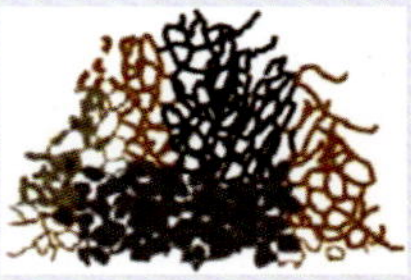
折断线条	折断线条形成锯齿状图案或合并成多边形结构,如菱形[55]	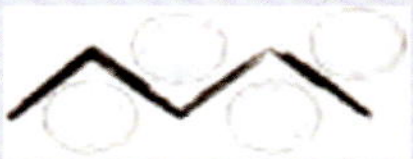
非色素性网状结构	锯齿状相互连接的色素减退波浪线,不规则地相互环绕形成色素性结构,类似被拉长的毛线球。它可以在皮损内弥散性分布,也可以在皮损内呈局限且不对称的分布	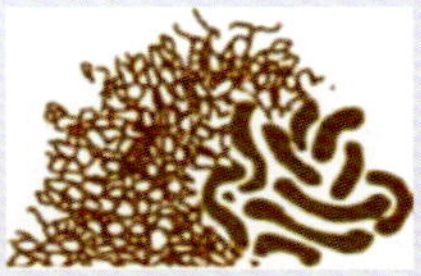
条纹(即伪足和放射纹)	放射纹位于病变周围,从肿瘤向周围正常皮肤延伸。不规则、不对称和局限性分布的条纹高度提示黑素瘤[56] 伪足是手指状的顶端有凸起的条纹,而放射纹有相同的结构,却无凸起。由于这两种结构都代表了黑素细胞的连接巢,所以现在它们都被归类为条纹	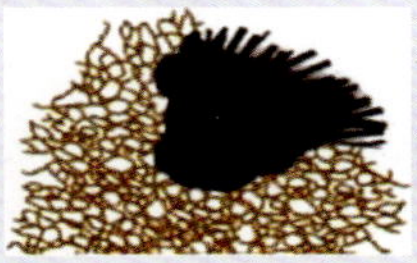
透明结构	有光泽的白色线状条纹,通常彼此平行或相互垂直交叉[57]。也被称为发光的白色条纹或线条	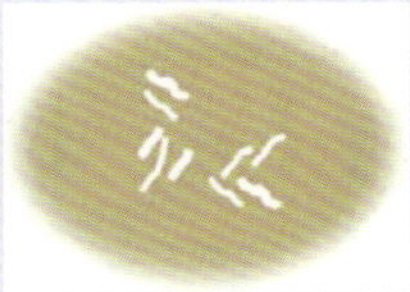
不规则点/球结构	点是小而圆的结构,颜色可以是黑色、棕色和(或)蓝灰色。在黑素瘤中,点的大小、颜色和分布各不相同,往往位于病变的边缘,与色素网线无关 球由边界清晰的圆形至椭圆形结构组成,颜色可以是棕色、黑色、蓝色和(或)白色。球比点大。在黑素瘤中,它们通常是多种多样的,大小、形状和颜色各异。它们通常在皮损内呈不对称或局灶性的分布	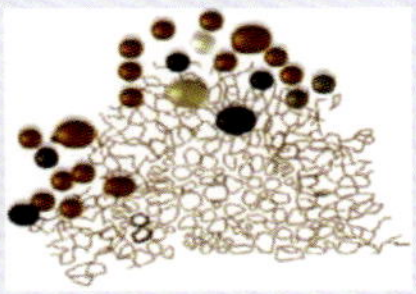
离心性或不对称性污斑	深褐色至黑色,通常为具有不同颜色的均质结构,其他结构模糊。在黑素瘤中,污斑可以表现为不对称和(或)局灶性地位于病变的周围,或表现为多个污斑。在黑素瘤中,离心性外周色素沉着常见[58]	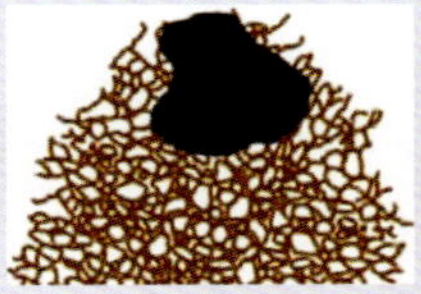
退行性结构[白色瘢痕样色素脱失,和(或)蓝灰色颗粒或撒胡椒粉样的斑点区,与血管不相关]	退行性结构包括颗粒(也称为胡椒粉样)和瘢痕样区域。当两者同时出现时,斑片区上会出现蓝白幕[59]。在黑素瘤中,退行性结构往往是不对称的,通常占皮损面积的 50%以上	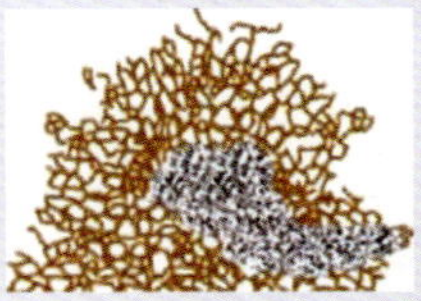
凸起处蓝白幕结构	融合的不同色调的蓝色色素沉着与其上的白色“磨玻璃样”雾状物,往往是不对称的或弥散性分布于整个病变中	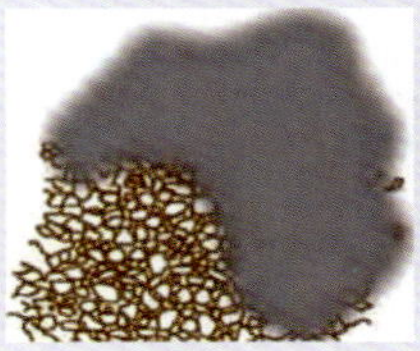

（续　表）

皮肤镜结构	定义	示意图
非典型血管结构	点状血管：在乳红色背景上的 迂曲的血管：线形血管和不规则血管 多形性血管：同一病变内存在两种或两种以上血管形态 螺旋状血管：通常见于结节型黑素瘤、促结缔组织增生型黑素瘤或黑素瘤转移	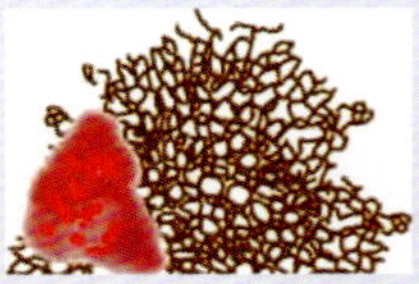
外周棕褐色无结构区域	位于病灶边缘的无结构的浅棕色区域（单个或多个），占皮损面积的 10%以上[48]	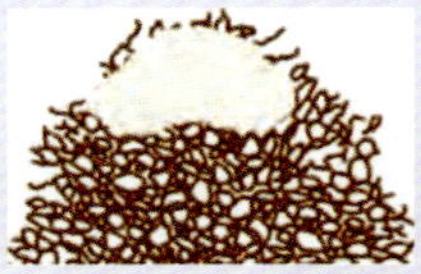

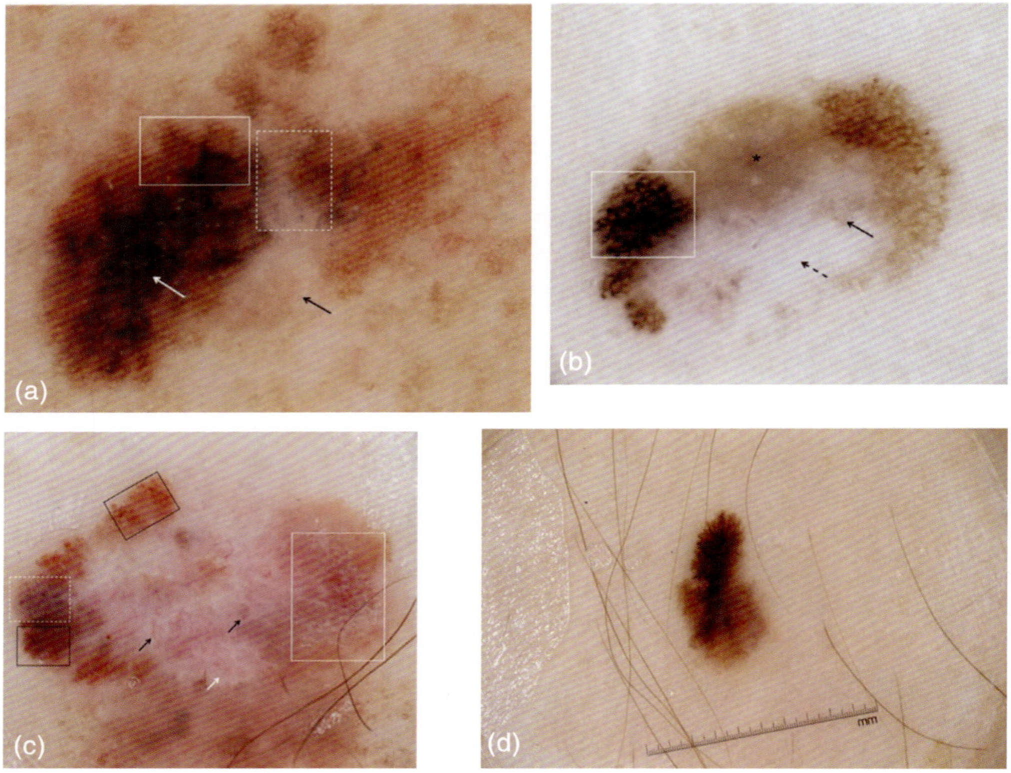

图 144.5　(a)背部下侧黑素瘤的皮肤镜图像显示一个非典型网状结构（实线框），退行性结构包括颗粒样和瘢痕样色素减退（虚线框），周围无结构的棕褐色区域（黑色箭）和非典型污斑（白色箭）。(b)腿部黑素瘤的皮肤镜图像，具有非典型网状结构（实线框）和退行性结构（箭），实心箭指向颗粒/胡椒粉样区域，虚线箭指向瘢痕样色素减退。病灶周围也有一个无结构的褐色区域（星号）。(c)腹部黑素瘤的皮肤镜图像，具有非典型网状结构（黑色实线框）、不规则小球（白色虚线框）、非网状结构（白色实线框）、瘢痕样区域（白色箭）和非典型血管，包括迂曲、点状和不规则的发夹样血管（黑色箭）。(d)大腿黑素瘤的皮肤镜图像，周围有不规则条纹（即放射纹）

黑素瘤可能性的皮肤镜结构。

SSM 是无毛发皮肤上最常见的黑素瘤亚型，而恶性雀斑样痣是面部和慢性日晒伤皮肤上最常见的黑素瘤亚型。尽管在面部和慢性日晒伤皮肤上的黑素瘤可以表现为上述黑素瘤特异性结构中的任何一种。它们常表现为一组不同的皮肤镜结构，包括附属器开口周围的灰色点/球结构、毛囊开口周围不对称的灰色色素沉着、形成菱形结构的折断线条和不对称分布的污斑(表 144.2;图 144.6)[24,25]。以同心圆形式排列的色素环相互环绕(同心等压线图形或圆环状)也可见于恶性雀斑样痣[26]。

表 144.2 面部和日晒伤位置的皮肤黑素瘤结构

皮肤镜结构	定义	示意图
毛囊周围颗粒	呈点状聚集在附属器开口周围[24]	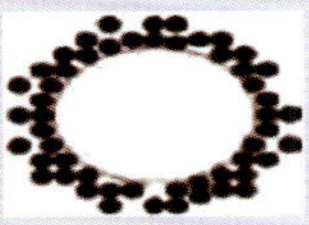
不对称的灰色毛囊开口	小点或灰色色素以不对称的方式聚集在毛囊周围[24]。这种不对称的分布常常在毛囊周围形成新月形	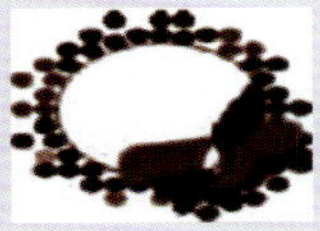
折断线条	棕色到蓝灰色的点和(或)线排列成折断线条模式,形成锯齿状图案或合并成多边形结构,如菱形[55]	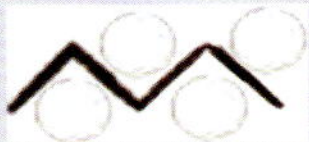
菱形结构	棕色和灰色色素沉着线条围绕毛囊形成类似菱形的结构[24]	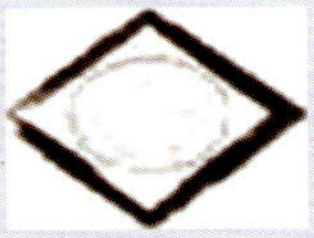
掩盖毛囊	菱形结构变宽,掩盖毛囊[24]	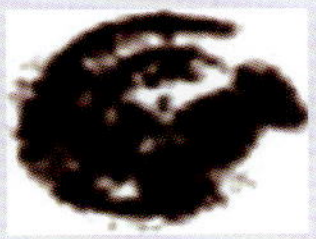
同心圆(等压线图)	同心圆形式排列的色素环相互环绕[26]	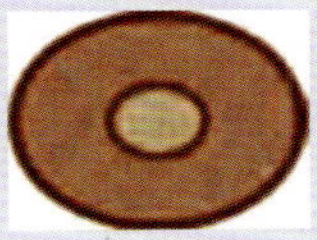

虽然大多数黑素瘤表现出至少一种以上提及的黑素瘤特异性结构(表 144.1 和表 144.2),但一些黑素瘤表现出非特异性模式,包括无结构或无特征的病变,这些黑素瘤尤其在初诊时可能会被忽略[27-30]。这些皮肤镜下无法诊断的病变,尤其是临床或皮肤镜下有异常(丑小鸭效应),应该怀疑黑素瘤。对这些非特异性病变(包括无特征或无结构的病变)的处理包括进行活检,利用体内共聚焦显微镜进一步分析病变并确定是否为恶性,或如果病变为斑疹,应对其进行数字化监测[31]。通过短期数字皮肤镜监测(STM),可以有效地实现数字化监测比较同一病变每 3~4 个月的皮肤镜图像[28,30,32-35]。STM 应仅用于斑疹病变(结节性病变不应行 STM),并由有技术经验的人使用这项技术[34]。数字化监测斑疹病变的基本原理是,稳定的病灶被认为在生物学上是惰性的,因此是良性的;而不断变化的病变在生物学上是动态的,且这类病变中高达 18%被证明是黑素瘤[30,34,35]。扁平的病变也可利用 STM 监测,因为即使证实为早期黑素瘤,其生长速度通常也足够缓慢,以至于即使延迟 3~4 个月也不会对预后产生不利的影响[28,30,36]。在 STM 上发现任何形态学改变的病变,除了整体颜色的改变或粟丘疹样囊肿的数量改变外,都应进行活检以排除黑素瘤[30]。有毛皮肤上的黑素瘤(通常为 SSM 亚型)最常在监测的 3 个月内出现变化。相比之下,高达 25%的面部和慢性日晒伤皮肤上的恶性雀斑样痣的进展非常缓慢,因此建议对这些皮损的监测间隔延长至 6~12 个月[35]。

特殊部位的黑素瘤

肢端黑素瘤(手掌和脚掌掌侧面)

位于掌侧面的黑素瘤可能具有表 144.1 所列的黑素瘤特异性结构。然而,大多数却没有显示这些结构,而是显示表 144.3 中列出的特征。掌侧表面最常见的黑素瘤亚型是肢端雀斑样痣型。在对手掌和足底的病变进行皮肤镜下评估时,必须确定皮沟和皮嵴,因为位于病变内皮嵴任何位置的色素(即皮嵴平行模式)高度提示黑素瘤(表 144.3;图 144.7a,b)。帮助识别皮嵴的线索包括以下几点。

- 外分泌腺导管开口于皮嵴,看起来像珍珠串样白点。

表 144.3 肢端黑素瘤的黑素瘤结构(掌跖皮肤黑素瘤)

皮肤镜结构	定义	示意图
皮嵴平行模式	色素沉着位于手掌和足底皮嵴处[39]	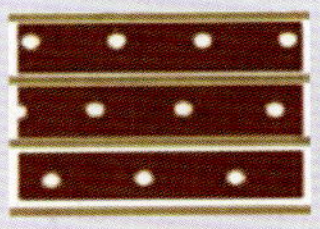
不规则的弥散性色素沉着	深浅不一的褐色、棕色、黑色和(或)灰色形成不规则的、弥散性的色素沉着[39]	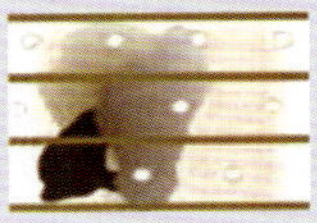
不规则的纤维样模式	手掌或足底上存在线条的粗细或颜色变异的任何纤维样图案。除棕色外,其他线条颜色也被视为不典型的	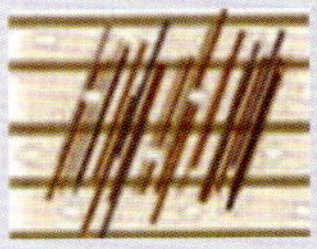
大直径皮损	新发皮损直径为 7~10mm,特别是 50 岁以上的人	

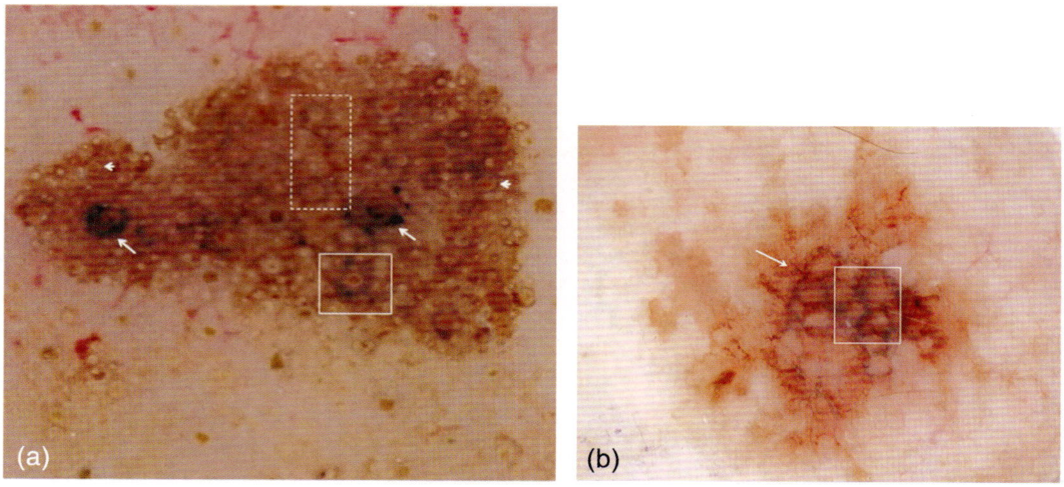

图 144.6 (a)位于鼻部的恶性雀斑样痣皮肤镜图像，毛囊周围颗粒和不对称的灰色毛囊开口(实线框)，多边形结构(虚线框)，菱形结构(长箭)，圆环结构(短箭)。(b)位于肩部慢性日晒伤皮肤的黑素瘤皮肤镜图像，显示毛囊周围颗粒和不对称的灰色毛囊开口(实线框)和多边形结构(白色箭)

• 皮嵴比皮沟宽。
• 墨水测试，由 Braun 等[37]和 Uhara 等[38]描述为涂在皮肤上的墨水会显示出皮沟和皮嵴，甚至是外分泌腺开口。

皮嵴平行模式对黑素瘤的诊断准确率为 82%，敏感度为 86%，特异度为 99%，阳性预测值为 94%，阴性预测值为 98%[39,40]。应除外一些平行于皮嵴的良性病变，如先天性痣、Peutz-Jeghers 综合征、Laugier-Hunziker 综合征、角层下出血和种族色素沉着。与黑素瘤相比，大多数痣的色素主要位于皮沟(即皮沟平行模式和网格样模式)。

除皮嵴平行模式外，掌跖部位皮肤的黑素瘤还可以表现为均质模式，即多种深浅不一的棕色和(或)其他颜色，如黑色、红色、白色、灰色和蓝色[39,41]。此外，手掌上的任何表现为纤维样模式的病变都应怀疑黑素瘤(见表 144.3)。与此相反，在足底的黑素细胞肿瘤中，纤维样模式很常见；足底黑素细胞痣的纤维样结构呈棕色、细而规则的线条，而在黑素瘤中，这些线的粗细、间距和颜色差异性较大[42]。

最后，如果掌跖部位皮损没有显示上述任何诊断相关特征，则需要根据病变的最大直径来处理。直径>7~10mm 的病灶应考虑活检，尤其是年龄>50 岁的患者；而直径<7~10mm 的病灶可以进行活检，也可以如之前描述的那样进行数字化监测[43]。

累及甲单位的黑素瘤

评估甲黑线不仅需要检查甲板，还需要检查甲小皮、甲周和甲下皮。后三个部位中任意一个部位的色素都与获得性甲黑线有关，高度提示黑素瘤(表 144.4；图 144.7c)。对甲小皮进行皮肤镜检查可以显示肉眼无法见到的甲小皮处皮肤内的色素，这被称为 micro-Hutchinson 征。micro-Hutchinson 征应与伪 Hutchinson 征相鉴别，伪 Hutchinson 征是通过相对透明的甲小皮的皮肤可见的甲母质色素的投影，没有诊断意义。甲下皮色素的评估方法应与肢端/掌跖黑素瘤的评估方法相同。例如，皮嵴平行模式的甲下皮色素对黑素瘤具有高度的提示作用(见表 144.3；图 144.7)。

有些人建议在指甲撕脱后直接用皮肤镜观察甲母质和甲床[44]。虽然这可能有助于识别甲母质黑素瘤，但它不是常规评价甲黑线的实用方法。相反，皮肤镜对甲板的检查可以评估形成甲黑线病变的甲色素条带情况，虽然是间接的，仍可提供关于甲母质皮损的性质的宝贵线索。甲黑线的检查应包括以下内容(表 144.4)。

• 测量甲板近端和远端色素沉着的宽度，包括黑素瘤在内的快速生长的肿瘤中，可以看到近端直径变大并形成一个三角形的甲黑线[41]。
• 评估甲黑线内的单个条纹/条带，良性病变的特征是色素带呈规则的平行模式，由规则间隔隔开的平行线组成，颜色及粗细变化极小，其颜色倾向于朝侧面边缘变浅。相反，黑素瘤与不规则模式相关，有多条纵向线组成，具有不同的颜色和厚度(即棕色、黑色、灰色)，已经不规则的间距和平行度的破坏[41]。

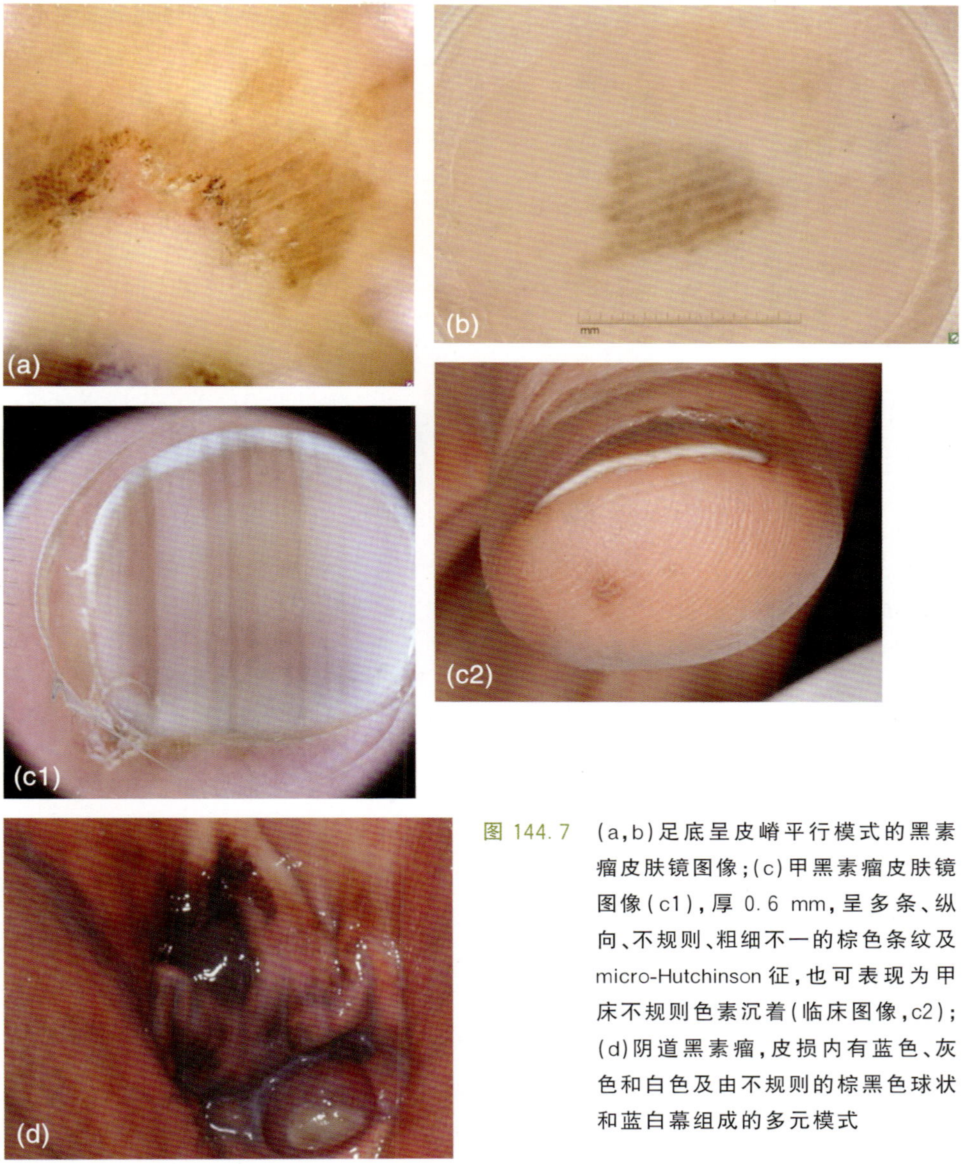

图 144.7　(a,b)足底呈皮嵴平行模式的黑素瘤皮肤镜图像;(c)甲黑素瘤皮肤镜图像(c1),厚 0.6 mm,呈多条、纵向、不规则、粗细不一的棕色条纹及 micro-Hutchinson 征,也可表现为甲床不规则色素沉着(临床图像,c2);(d)阴道黑素瘤,皮损内有蓝色、灰色和白色及由不规则的棕黑色球状和蓝白幕组成的多元模式

晚期黑素瘤可导致甲板营养不良或破坏[41]。表 144.4 列出了甲黑素瘤的特异性结构。

黏膜黑素瘤

黏膜黑素瘤包括位于唇、口腔和肛门与生殖器这些无毛部位的黑素瘤。虽然临床上可能无法区分黑变病和黑素瘤,但皮肤镜检查可以提供一些帮助[45]。已有研究表明,黏膜黑素瘤往往具有多重模式,由不规则的棕黑色点、蓝白幕、非典型血管和(或)负性网状结构组成[46]。黏膜黑素瘤中的其他镜下结构包括局部色素网、点球结构、平行结构(色素线性条纹,也称为"菌丝"结构)或环状结构(拱状结构或不完整的圆圈,也称为"鱼鳞状"结构)(见图 144.7d)。多种模式和颜色的出现与更晚期的黑素瘤相关;而无结构区和灰色在早期黑素瘤中更为常见[47]。在一项关于黏膜黑素瘤的皮肤镜下形态的大数据研究中,作者的结论是有助于区分黑素瘤和非黑素瘤最敏感、最特别的特征是病变呈现的颜色,具有蓝色、灰色或白色是有助于鉴别良、恶性病变最有力的因素(黑素瘤的敏感度为 100%,特异性为 64%)[47]。此外,无结构区与恶性病变也有显著相关性。事实上,发现上述三种颜色(即蓝色、灰色、白色)之一加上无结构区可高度提示黑素,敏感度 100%,特异度 82%(见图 144.7e)[47]。

表 144.4 甲黑素瘤的特异性结构

皮肤镜结构	定义	示意图说明
具有表 144.3 中描述特征的甲下色素	末端甲周皮肤不规则色素沉着，与肢端皮肤黑素瘤任意特征相似	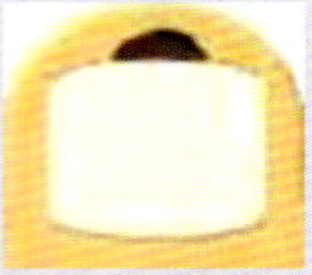
Hutchinson 征和 micro-Hutchinson 征	近端甲皱襞色素沉着，肉眼可见(Hutchinson)或在甲板近端仅用皮肤镜可见(micro-Hutchinson)	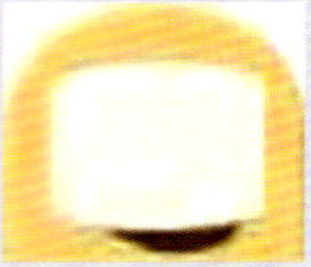
三角形	黑甲条纹在甲板近端直径变大	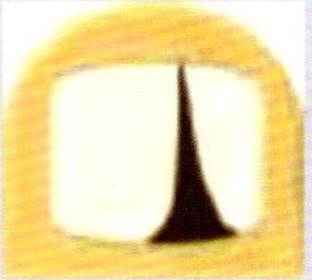
不规则条带模式	多条纵向不规则条带，具有颜色多样(黑色、棕色、灰色)，不规则间距和平行度的破坏	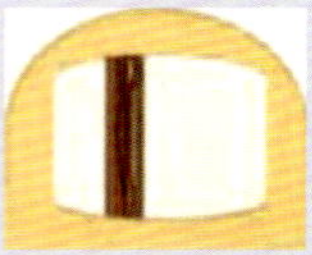
甲营养不良	指甲完全或部分损坏，和(或)甲板缺失	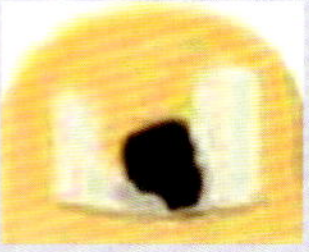

其他黑素瘤亚型

无色素性黑素瘤

无色素性黑素瘤(AMs)占所有黑素瘤的 2%～8%，被定义为缺乏明显色素沉着临床表现的黑素瘤。临床上无色素性黑素瘤可能在皮肤镜下显示出微小的棕色到棕褐色的灶性聚集。因此，这些临床上无色素的恶性肿瘤可以通过皮肤镜检查进一步分为没有显示出任何色素的黑素瘤(即单纯型无色素性黑素瘤)和低水平的真黑素(即低色素性黑素瘤)[1]。

任何黑素瘤亚型都可以表现为无黑素的变异型亚型，然而结节性黑素瘤是最常见的无色素亚型(图 144.8b)。这些无色素性结节性黑素瘤往往表现为对称的、快速生长的粉红色丘疹。非结节性无色素性黑素瘤往往表现为呈对称性的圆形至椭圆形的红色斑块。在大多数病例中，鳞屑和皮肤纹理破坏等表皮变化也很明显。在皮肤镜检查中，血管结构是最主要和最常见的特征，特别是蛇形或线状不规则血管、乳红色区域和点状血管。事实上，这些血管结构可能是诊断无色素性黑素瘤的唯一线索(图 144.8a)[1]。其他可以用带偏振光的皮肤镜观察到的结构是晶体状结构(见表 144.1)。此外，在低色素性黑素瘤中可观察到周边淡褐色无结构区。这些无结构区与薄型黑素瘤相关，对黑素瘤阳性预测值为 93.8%[48]。在一项与无色素和低色素性黑素瘤相关的研究中，最能预测黑素瘤的结构是明显位于中心的血管、乳红色-粉红色区域，至少存在粉红色区域和多形态的血管模式中的一项，特别是一个皮损内同时有点状或线状不规则血管(蛇形)[49]。

结节性黑素瘤

结节性黑素瘤(NMs)占所有黑素瘤的 30%。这些黑素瘤以缺乏明显的表皮内成分和肿瘤快速生长的特征[50]。临床上，结节性黑素瘤表现为坚实的丘疹或结节，具有相对对称的形态和色素模式，无色素性结节也较常见(高达 37%的病例)[50]。在皮肤镜上，单纯型结节性黑素瘤没有色素网格、假网格或回归结构(图 144.8b)[50,51]。色素性结节性黑素瘤倾向于表现为均质性蓝色色素沉着、蓝白幕、晶态结构、粉色或黑色及不规则污斑。结节性黑素瘤还可以表现为不典型的点或球，特别是外周的黑色点球结构(优势比 28)。

此外，非典型性血管结构，包括乳红色区域和较大直径的非典型性血管(大多数呈线性不规则/蛇形的血管和粉红色背景下的发夹血管)，是结节性黑素瘤的重要线索，尤其是无色素性结节性黑素瘤。当用带偏振光的皮肤镜观察时，无色素性结节性黑素瘤通常也表现为晶态结构。对于色素性结节性病灶，若蓝黑色色素沉着区域>10%的皮损面积，则黑素瘤的敏感度为 78%，特异性为 80.5%[52]。有些结节性黑素瘤可能存在伪湖，其特征是红色的腔隙状结构，彼此之间没有间隔，这通常见于血管瘤。此外，有一些部分腔隙状结构内有小血管蜿蜒通过(图 144.8b)[51]。一项分析薄型结节性黑素瘤特征的研究发现，薄型结节性黑素瘤往往呈现色素分布紊乱而不对称的均质或无特征性模式[51]。

结缔组织增生性黑素瘤

结缔组织增生性黑素瘤(DM)是一种黑素瘤的罕见亚型，占所有黑素瘤的比例<4%。根据浸润性成分中结缔组织增生程度的不同，结缔组织增生性黑素瘤可分为单纯型和混合型。这种分类可能具有预后和治疗的提示作用。例如，单纯型结缔组织增生性黑素瘤(pDM)很少累及局部淋巴结，且预后较好。相反，混合型结缔组织增生性黑素瘤(mDM)经常于局部复发。临床上，单纯型结缔组织增生性黑素瘤和

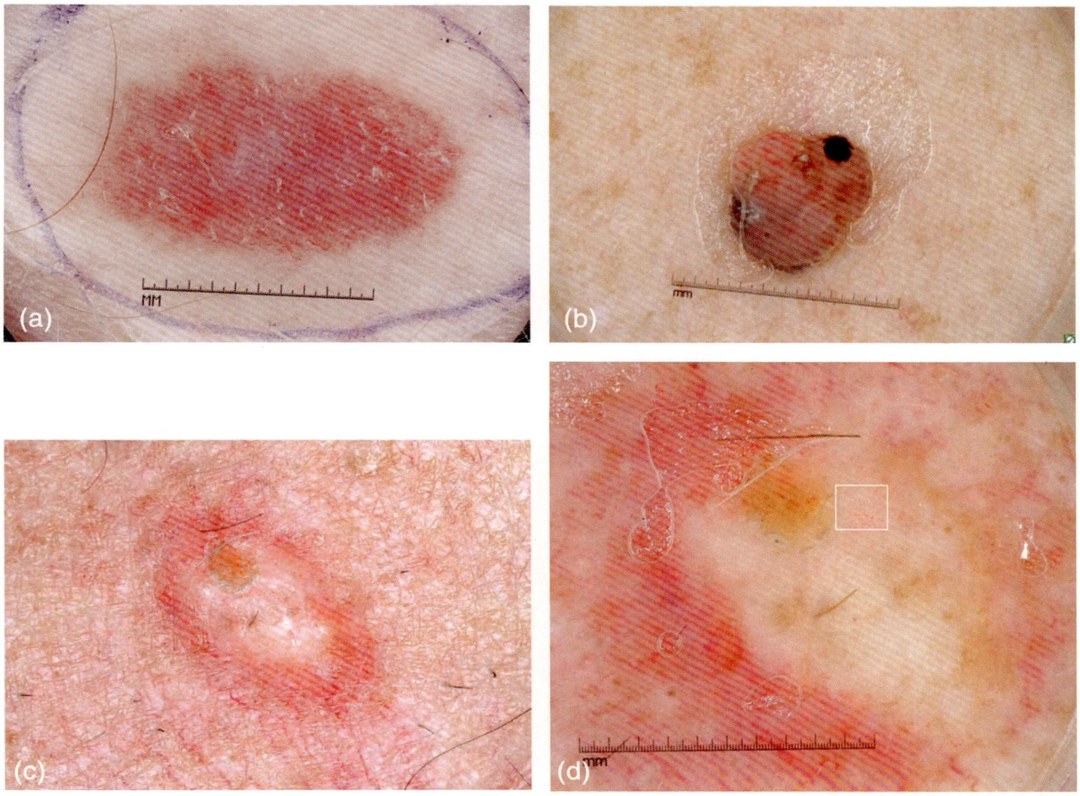

图 144.8 (a)非结节性黑素瘤的皮肤镜图像，显示病变处有蛇形血管、点状血管和红色血管贯穿皮损；(b)皮肤镜下结节性无色素性黑素瘤图像，显示伪湖内的不典型血管(即蛇形和发夹状血管)，其特征为粉红色的腔隙状结构，彼此之间没有间隔；(c)单纯型结缔组织增生性黑素瘤的临床图像，Breslow 厚度 6.1 mm；(d)同一黑素瘤的皮肤镜图像，显示细微的点状血管(框内)；活检结果显示 6.1mm 单纯型结缔组织增生性黑素瘤，无表皮相关成分

混合型结缔组织增生性黑素瘤可能无法区分；在老年男性曝光部位，通常表现为可触性或硬化的病灶，并常常显示出与陈旧性病变相关的特征。因此，结缔组织增生性黑素瘤的确诊被延误并不罕见(图 144.8c)。

皮肤镜提供的线索和信息对于这些临床上表现为陈旧性的病变，可能有助于辨别结缔组织增生性黑素瘤或至少提示进行活检。通常，结缔组织增生性黑素瘤的皮肤镜检查结果至少显示一种黑素瘤特异性结构，最常见的是不典型血管结构和退行性结构(即颗粒和瘢痕样区域)，蓝白幕，不典型小球，不典型网状和晶态结构(图 144.8d)[53]。颗粒(也称为胡椒粉样)是最常见的结构，在单纯型结缔组织增生性黑素瘤中比混合型结缔组织增生性黑素瘤中更常见。由于单纯型结缔组织增生性黑素瘤缺乏相关的表皮非结缔组织增生性黑素瘤成分，当皮损薄时极难发现。另一方面，基于混合型结缔组织增生性黑素瘤与非结缔组织增生性黑素瘤的相关性，混合型结缔组织增生性黑素瘤可能更容易被发现。与混合型结缔组织增生性黑素瘤相关最常见的非结缔组织增生性黑素瘤是恶性雀斑样痣。正因为这种相关性，作者建议所有怀疑恶性雀斑样痣的皮损都应触诊，以确保没有与之相关的皮下硬结[53]。

(**译者**：李安琪　**一审**：杨京润　**二审**：陈爱军　穆潺　**三审**：孟如松　孟晓　**润色**：刘思萌)

参考文献

所有文献请查阅网址：www.rooksdermatology.com.
以下列出的是重要参考文献。

[16] Argenziano G, Soyer HP, Chimenti S, *et al*. Dermoscopy of pigmented skin lesions: results of a consensus meeting via the Internet. *J Am Acad Dermatol* 2003;48:679-93.
[17] Scope A, Burroni M, Agero AL, *et al*. Predominant dermoscopic patterns observed among nevi. *J Cutan Med Surg* 2006;10:170-4.
[19] Argenziano G, Catricala C, Ardigo M, *et al*. Dermoscopy of

patients with multiple nevi: improved management recommendations using a comparative diagnostic approach. *Arch Dermatol* 2011;147:46-9.

[21] Marghoob AA, Korzenko AJ, Changchien L, Scope A, Braun RP, Rabinovitz H. The beauty and the beast sign in dermoscopy. *Dermatol Surg* 2007;33:1388-91.

[25] Schiffner R, Perusquia AM, Stolz W. One-year follow-up of a lentigo maligna: first dermoscopic signs of growth. *Br J Dermatol* 2004;151:1087-9.

[39] Saida T, Miyazaki A, Oguchi S, *et al*. Significance of dermoscopic patterns in detecting malignant melanoma on acral volar skin: results of a multicenter study in Japan. *Arch Dermatol* 2004;140:1233-8.

[47] Blum A, Simionescu O, Argenziano G, *et al*. Dermoscopy of pigmented lesions of the mucosa and the mucocutaneous junction: results of a multicenter study by the International Dermoscopy Society (IDS). *Arch Dermatol* 2011; 147: 1181-7.

[49] Menzies SW, Kreusch J, Byth K, *et al*. Dermoscopic evaluation of amelanotic and hypomelanotic melanoma. *Arch Dermatol* 2008;144:1120-7.

[50] Menzies SW, Moloney FJ, Byth K, *et al*. Dermoscopic evaluation of nodular melanoma. *JAMA Dermatol* 2013;149:699-709.

[53] Jaimes N, Chen L, Dusza SW, *et al*. Clinical and dermoscopic characteristics of desmoplastic melanomas. *JAMA Dermatol* 2013;149:413-21.

145

第 145 章 默克尔细胞癌

Jürgen C. Becker[1], David Schrama[2], Axel zur Hausen[3]

[1] Translational Skin Cancer Research (TSCR), German Cancer Consortium (DKTK), University Clinic of Essen, Essen, Germany

[2] General Dermatology Department, University Clinic of Würzburg, Würzburg, Germany

[3] Department of Pathology, Maastricht University Medical Center, Maastricht, the Netherlands

定义和术语

默克尔细胞癌(MCC)是一种高度侵袭性的神经内分泌皮肤癌，以早期和频繁转移为特征，其 5 年病死率超过 40%。发病诱因包括免疫抑制、日晒和高龄。大多数 MCCs 以默克尔细胞多瘤病毒(MCPyV)克隆整合到宿主基因组中为特征，且病毒编码的蛋白质似乎是维持肿瘤细胞生长所必需的。尽管 MCC 仍然是一种罕见的癌症，但发病率正在迅速上升。原发性肿瘤的治疗包括广泛的局部切除、前哨淋巴结活检和辅助放疗。然而，系统性疾病的治疗仍具有挑战性。事实上，虽然肿瘤对化疗有很高的敏感性，但这些反应大多是短期的，而且没有任何治疗方案已证明有生存益处。免疫疗法似乎前景很好，但仍需要临床研究来确认其价值。

同义名

- 皮肤神经内分泌癌
- 皮肤原发性神经内分泌癌
- 皮肤小梁癌

概述

MCC 是一种高度侵袭性的皮肤神经内分泌癌，具有很高复发率和转移率。MCC 特定的 5 年生存率仅约 60%。MCC 的临床表现是淡红色、球形的肿瘤，生长迅速，表面光滑有光泽和坚实的质地。尽管 MCC 的发病率自首次描述以来迅速增加，但仍然是一种非常罕见的肿瘤。1972 年，Toker 报道了 5 例以组织学吻合的小柱梁和细胞巢为特征的异常皮肤肿瘤患者；因此，他将这些肿瘤命名为“皮肤小梁癌”[1]。这种组织学特征已经表明为神经内分泌的起源，这一观点通过肿瘤细胞中发现的致密电子的神经分泌颗粒所证实。1982 年，Rywlin 建议将这种肿瘤命名为默克尔细胞癌，以最有可能的细胞来源——默克尔细胞[2]命名。

默克尔细胞被认为是表皮的基底层中的机械受体，属于胺前体摄取和脱羧系统。有观点认为，默克尔细胞是 MCC 的起源细胞，其论据包括这些 Merkel 细胞是唯一含有致密电子的神经分泌颗粒的皮肤细胞，MCC 中也存在的那些颗粒。默克尔细胞和 MCCs 也具有相似的免疫表型特征。然而，有报道称在一些 MCCs 细胞中发现了上皮细胞和肉瘤细胞。这表明 MCC 可能起源于原始的、全能的表皮干细胞，能够分化为不同的细胞系[3]。2009 年，当证明哺乳动物的默克尔细胞不是从神经嵴祖细胞发育而来而是从表皮干细胞发育而来时，使两种假设关联起来[4]。然而，最近的研究表明，原 B/前 B 细胞或前 B 细胞可能是 MCC 的细胞起源[5]。

流行病学

目前，只有一小部分皮肤恶性肿瘤是 MCCs；在美国和欧洲，经年龄调整后的年发病率为 0.18～0.41/100 000 人，在澳大利亚几乎是每 100 000 人就有 1 人[6,7]。

然而，更重要的是，从 1986－2001 年，年龄适应性发病率似乎翻了 3 倍，从统计上看每年的增长率达 8%。例如，在荷兰，每百万人的年龄标准化年发病率从 1993－1997 年的 1.7 上升到 2003－2007 年的 3.5[8]。这种发病率的增加可能与发病率的真正内在上升有关，也可能是由外部因素引起的，如人口的老龄化，日照增加，免疫组化诊断工具的改进和疾病登记数据库的进步。值得注意的是，来自美国和丹麦的研究证实了 20 世纪 90 年代 MCC 发病率的增加，但也表明最近的比率趋于稳定[9]。

MCCs 最常见于 50 岁以上高加索人群曝光部位皮肤。事实上，在美国，MCC 在高加索人中比撒哈拉以南的非洲人更常见，即每 10 万人中分别有 0.31 人和 0.01 人患有 MCC[10]。虽然没有详细的报道，但可以假定拉丁美洲和亚洲人群的发病率是中等的。

初次诊断时，患者的平均年龄为女性 76 岁，男性 73 岁。事实上，71.6% 的患者年龄在 70 岁以上。MCC 多见于男性(61.5%)。

MCC 在严重免疫抑制人群中更为常见，如器官移植患者、血液淋巴系统疾病患者或获得性免疫缺损综合征(AIDS)患者。与具有免疫能力的人相比，器官移植患者的平均诊断年龄降低了近 20 岁[11,12]。在器官移植患者中，MCCs 往往在移植后 7～8 年内发生，累及头颈部区域，通常存在其他紫外线诱发的皮肤癌。

与普通人群相比，MCC 患者被诊断患有第二种原发癌的风险更高。这些癌症包括基底细胞癌、慢性淋巴细胞白血病，也可能包括其他类型的恶性肿瘤[13]。罹患第二种原发癌的风险增加，部分原因可能是癌症之间有共同的病因因素。尽管如此，治疗 MCC 患者的临床医师应该意识到这些关联。

病理生理学

如前所述，基于两者表达模式的相似性，默克尔细胞被认为是 MCC 的起源细胞。默克尔细胞位于表皮与真皮交界处，被认为是皮肤的触觉相关受体。基于未能检测到在默克尔细胞中的 MCPyV 是由于其有丝分裂后阶段，这一理论受到严重质疑[3]。另一种观点认为，表皮或真皮中的多能干细胞是 MCC 的起源细胞。然而，这仍然需要进一步证实。最近，有人提出 MCC 来自于原 B/前 B 细胞。这一观点是基于在 MCCs 中早期 B 细胞抗原表达的高度可重复性发现[5]。已有多个研究组报道，MCCs 表达 B 细胞特异性活化蛋白(BSAP 或 PAX5)和末端脱氧核苷酸转移酶(TdT)。MCC 细胞在转录和翻译水平上高表达免疫球蛋白的额外证据证实了这一假说[5,14,15]。此外，在少数 MCCs 中，已证实免疫球蛋白(Ig)重链可变区和 Ig-κ 基因座中的克隆重排[5]。进一步的研究是有必要的，因为对 MCC 细胞起源的了解将影响 MCC 患者的治疗。

发病诱因、致病微生物和环境因素

在澳大利亚西部地区 MCC 的发病率最高，而且 MCC 最常出现在高加索人曝光部位皮肤，这一结果表明紫外线暴露是主要的环境危险因素之一。在一项对 1380 名接受 UVA 光疗的银屑病患者的研究中，有 3 名患者出现了 MCC，其发病率远高于一般人群的预期[16]。紫外光是否直接或间接地通过免疫抑制促进 MCC 的发展仍存在争论。事实上，人们普遍认为紫外线照射会导致免疫反应的下调。这是一个重要的概念，因为 MCC 在严重免疫抑制的人群中更常见，如器官移植患者、血液淋巴组织疾病患者或 HIV 感染者[17]。值得注意的是，即使是亚红斑量剂量的紫外线辐射的组合也会增加免疫抑制患者发生 MCC 的风险。MCC 自行消退的大量病例报道提供了关于免疫抑制相关性的其他证据，甚至在转移阶段的 MCC，特别是当免疫抑制治疗停止时，也出现了自行消退[18]。因此，MCC 在免疫抑制患者中的预后更差；这一概念与诊断阶段不相关。患者初诊时平均年龄在 70 岁以上[10]。值得注意的是，65 岁以后的发病率增加了 5～10 倍。与年龄有关的免疫功能下降和紫外线剂量累积可能是造成这一增长的原因。

2008 年，在大多数 MCC 病例中鉴定出一种迄今未知的克隆性整合的多瘤病毒，这是近期对 MCC 发病机制最重要的贡献[19]。在几项研究[20]中证实，约 80%的 MCC 病例中存在 MCPyV。MCPyV 是第一个与人类癌症直接相关的多瘤病毒。MCC 病毒致癌假说解释了 MCC 的几个特征，包括其突出的免疫原性。MCPyV 克隆地整合到 MCC 肿瘤细胞的 DNA 中；此外，肿瘤细胞需要持续的 MCPyV 癌蛋白表达才能存活（图 145.1）[21]。整合的病毒基因组的特征是个体的大 T 抗原基因突变（即肿瘤特异性）模式，其使病毒 DNA 复制失效[22,23]。体液免疫和细胞免疫已证实可以对抗病毒编码的蛋白。值得注意的是，尽管在一般人群中可以很容易地检测到针对 MCPyV 衣壳蛋白的免疫应答，但针对转化早期基因的应答仅限于 MCC 患者[24,25]。

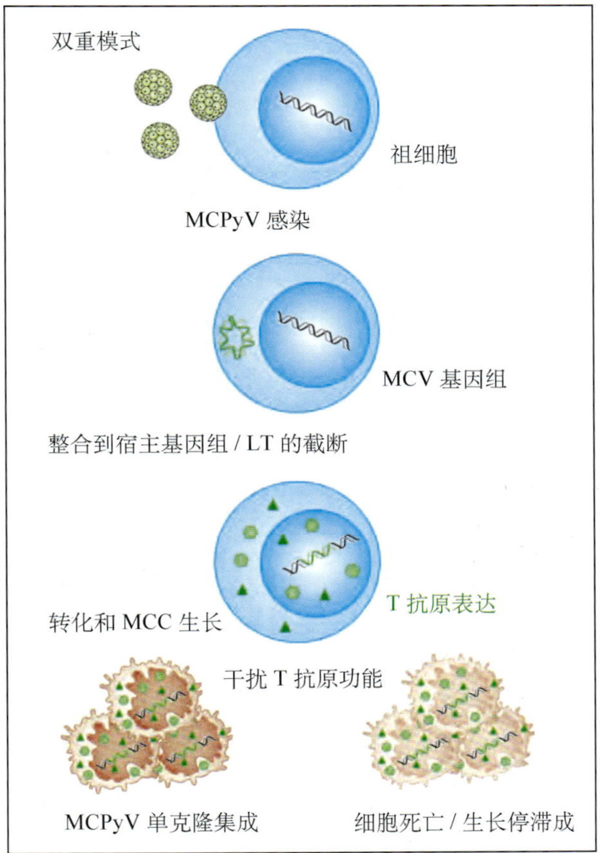

图 145.1　Merkel 细胞癌（MCC）的病毒致癌机制

默克尔细胞多瘤病毒（MCPyV）必须通过内吞作用进入宿主细胞，并通过不同的胞内组分，在那里经历了连续的构象变化，这使得它们能够脱壳并将 DNA 基因组信息传递至细胞核中。由于发现 MCPyV 基因组已克隆性的整合在一名患者的所有 MCC 皮损中，所以我们假定整合发生在转化之前。在 MCV 阳性的 MCC 细胞系中，对病毒编码的早期基因（即小和大 T 抗原）的功能的干扰引起生长停滞和细胞凋亡；因此，这种干扰可能显示了一种治疗 MCC 的方法。

病理学

基于组织病理学，MCC 可分为小梁型、中间型和小细胞型三种类型，每一种类型都具有典型的生长模式[26]。最常见的 MCC 类型（90%）是 MCC 的中间型，在没有抑或甚至在使用免疫组织化学（IHC）的情况下很容易被误认为是血液系统恶性肿瘤（图 145.2 a-d）[27,28]。中间型 MCC 的核是中等大小的，其内包含多个小的核仁和典型的囊泡（“盐和胡椒粉”样）染色质。MCC 的小细胞型更为少见（5%），组织学上基本上与小细胞肺癌的转移无法区分（图 145.2e）。只有细胞角蛋白（CK）20（图 145.2 g），NK2 同源框 1（NKX2-1；也称为甲状腺转录因子 1 或 TTF-1）和 MCPyV（图 145.2i）的免疫组化染色有助于区分它们（表 145.1）[29]。第三种类型是 MCC 的小梁型（5%），其显示上皮生长模式并且易于识别（图 145.2f）。

表 145.1　默克尔细胞癌（MCC）的免疫组化标志物

抗原	Merkel 细胞癌	淋巴瘤	黑素瘤	SCLC
CK20	+	−	−	−
MCPyV T-抗原	+	−	−	−
突触素	+	−	−	+/−
嗜铬粒蛋白 A (CgA)	+/−	−	−	+/−
波形蛋白	−	+	+	−
Melan-A/MART-1	−	−	+	−
淋巴细胞共同抗原	−	+	−	−
NK2 同源框 1	−	−	−	+

CK，细胞角蛋白；SCLC，小细胞肺癌。

MCC 倾向于发生在真皮中部并且显示出实性、片状或结节状生长模式或弥漫性生长模式。有丝分裂和凋亡征象通常很多，易识别。只有在极少数的情况下 MCCs 才与表皮相连，而例外的情况则仅限于表皮内，即原位癌[30]。大多数 MCC 在第一次组织病理学诊断时已经显示淋巴管和血管浸润（图 145.2d）。

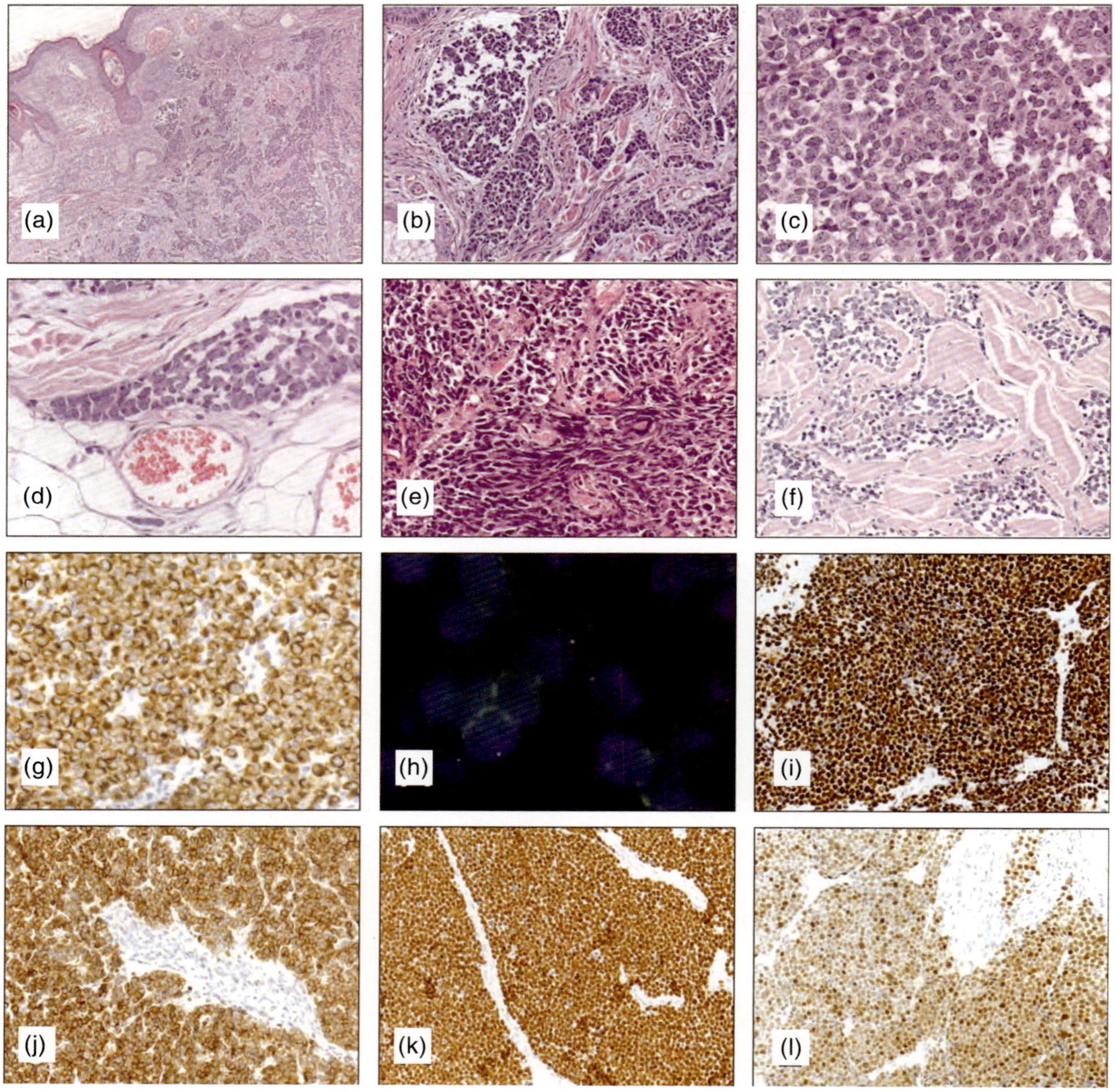

图 145.2　Merkel 细胞癌(MCC)的组织学和免疫组织化学

(a-f)中间型(a-d)、小细胞型(e)和小梁型(f)原发性 MCC 的 H&E 染色。淋巴管浸润较常见(d)。放大倍数 10×(a);20×(b,e,f);40×(c,d)。(g,i-l)细胞角蛋白 20(g),MCPyV 大 T 抗原(i),B 细胞淋巴瘤 2 蛋白(j),配对框蛋白 5(k)和末端脱氧核苷酸转移酶(l)的免疫组织化学染色。放大 20×。(h)荧光原位杂交(FISH),使用 MCPyV 探针显示 MCPyV-特异性核杂交信号(点状绿点)。放大 100×。

电子显微镜已被用于鉴定被包裹在 MCC 细胞的细胞质内的多个圆形分泌颗粒。然而,利用免疫组化技术来检测 MCC 细胞的神经内分泌分化远比电子显微镜技术优越和快捷。

免疫组化不仅用于诊断且对于准确地诊断是绝对必要的。MCCs 需要与小细胞肺癌、血液系统恶性肿瘤的转移及少数具有神经内分泌分化的原发性皮肤癌相鉴别。嗜铬颗粒蛋白 A,突触素或 CD56 染色可用于评估神经内分泌分化。尽管低分子量角蛋白抗体(如 CK20)的核内"点样"反应在 MCC 细胞中非常典型,但对 MCC 细胞来说并没有病理学诊断特征。

预后不良的组织学特征包括肿瘤大小(≥5mm)、向皮下组织扩展、弥散性生长模式、瘤内 T 细胞浸润缺失和高有丝分裂率[31,32]。肿瘤厚度似乎影响淋巴结受累和总体预后[33,34]。MCPyV 的存在对预后的影响目前存在争议[35-37]。一些研究小组发现,MCPyV 的存在或病毒载量的增加与更好的存活率有关;然而,其他研究小组却没有发现两组之间的显著差异。

临床特征

病史和临床表现

MCC 是一种生长迅速、无症状、孤立、坚实、非敏感的肉色到红色到紫罗兰色结节,表面光滑、有光泽(图 145.3)。在慢性日光损伤的皮肤中,MCC 会在数周到数月的时间里迅速发育并生长。主要累及头部和颈部(超过一半的病例)和四肢(1/3 的病例);而累及躯干及口腔和生殖器黏膜的病例仅占不到 10%[38]。MCC 的临床表现是由于肿瘤通常以半球形的方式向外生长,从而使完整的表皮被拉伸。除了最常见的结节型 MCC,也能见到少有的斑块样亚型,特别在躯干上。MCC 原发灶的溃疡很少被观察到,主要发生在晚期肿瘤中。相比之下,卫星转移可经常见到的(图 145.4)。它们常表现为上覆毛细血管扩张,使 MCC 病灶容易与基底细胞癌混淆。总之,MCC 的临床表现常常与许多良性疾病(囊肿或痤疮样皮损、脂肪瘤、皮肤纤维瘤和血管病变)或恶性疾病(基底细胞癌、淋巴瘤、肉瘤和皮肤转移癌)混淆。因此,MCC 的临床诊断具有挑战性。为了辅助临床诊断,AEIOU 这个缩写词被提出用来描述 MCC 最常见的临床特征:无症状性(A)、迅速扩大(E)、免疫抑制(I)、年龄超过 50 岁(O)、紫外线照射皮肤白皙部位(U)。几乎 90% 的 MCC 至少表现出这五个特性中的三个(表 145.2)[39]。

表 145.2　Merkel 细胞癌(MCC)最常见临床特征的总结

AEIOU 参数	
无症状的(A)	88%
迅速扩张(E)	63%
免疫抑制(I)	7.8%
50 岁以上(O)	90%
紫外线照射(U)	81%
符合原发性 MCC 的标准条数[a]	
≥3 条/≥4 条/5 条标准	89%/32%/7%

改编自 Heath 等,2008[39]。经 Elsevier 许可转载。

[a] 对于那些已知所有五个标准的人。

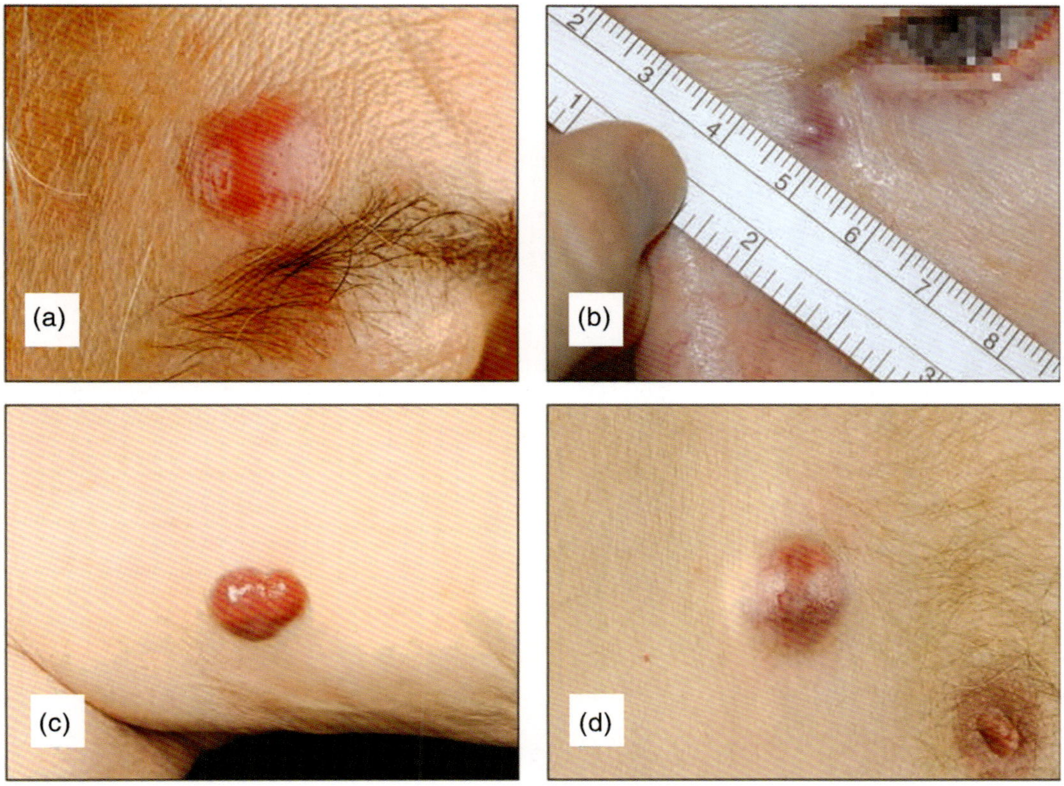

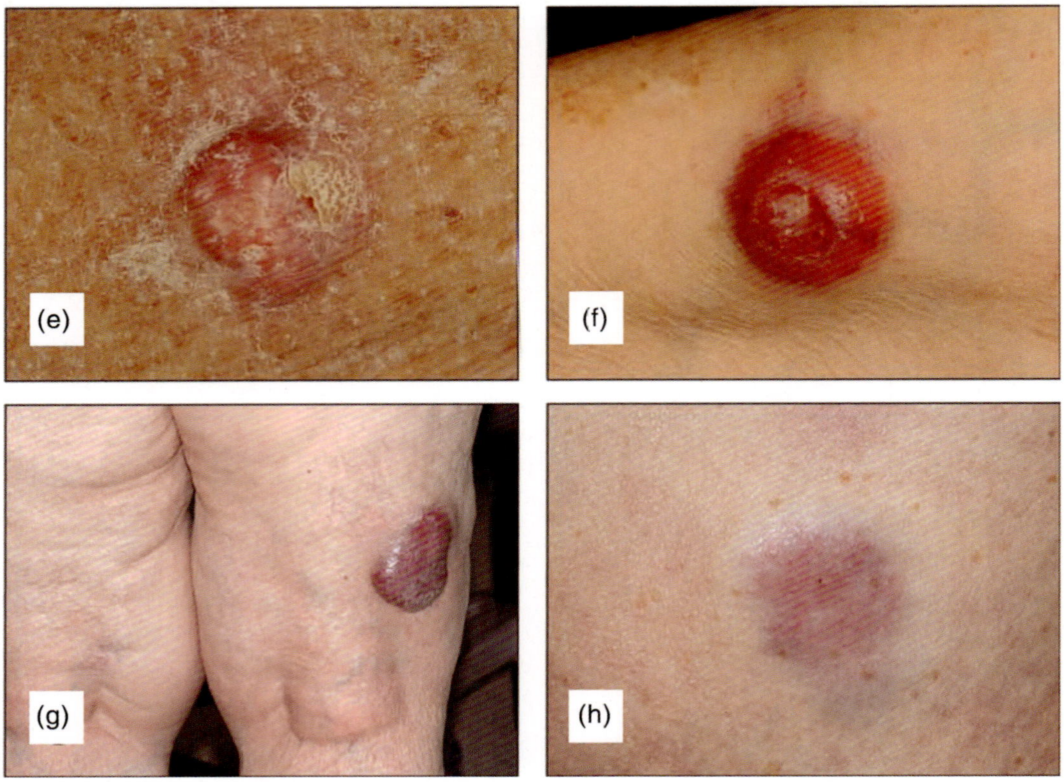

图 145.3　(a-d)原发性 Merkel 细胞癌(MCC)表现为典型的孤立,坚硬,红/粉色结节。(e,f)很少观察到 MCC 原发性溃疡,主要见于晚期肿瘤。(g,h)除了更常见的结节型 MCC 外,斑块样亚型也会发生,尤其是在躯干和下肢

病程和预后

除了以上讨论的预后相关组织病理学标志物外,已确定了另外几个有利的预后因素,包括原发肿瘤大小(≤2cm)、局部病变、女性、原发肿瘤位于上肢[32]。此外,最近的研究证实了免疫抑制的对预测具有统计学意义[40]。然而,淋巴结状况是最重要的独立预测因素,包括 1/3 的患者存在隐匿性微小淋巴结受累[10,31,41]。

分期

2010 年,美国癌症联合委员会(AJCC)推出了 MCC 现行的分期系统,取代了许多未获准的旧系统[42]。AJCC 分期系统以国家癌症数据库 4700 个 MCC 病例为基础,根据临床和病理特征分为Ⅰ至Ⅳ期;Ⅰ期和Ⅲ期再进一步细分。这个阶段是根据最初诊断时的原发肿瘤(T)、区域淋巴结(N)和转移(M)的信息确定的,将预后相似的病例分组。通过测量原发肿瘤的最大尺寸将 T 分类:2 cm 或以下＝T1,＞2 cm 但＜5 cm＝T2,5 cm 以上＝T3。骨、肌肉、筋膜或软骨的皮肤外侵犯为 T4。肿瘤增大与预后较差有关。N 分类与淋巴结肿瘤负荷有关。由于临床上不明显的淋巴结转移的高倾向性,与仅通过临床或超声检查(cN0)评估淋巴结的患者相比,病理评估的真实淋巴结阴性(pN0)提示有更好的预后。N1a 为显微镜下淋巴结转移,N1b 为肉眼(即临床可见)淋巴结转移。N2 是指正在转移的存在。M 类远处转移疾病包括三组:M1a 包括远处皮肤、皮下组织或淋巴结、M1b 肺和 M1c 所有其他内脏器官部位或脑转移。表 145.3 总结了按这些类别划分的预后组,并给出了相应的 3 年和 5 年生存率[43]。

检查

在原发性 MCC 确诊后,影像学检查可能有助于鉴别远处转移,因为临床上已证实该肿瘤有转移潜能。一般来说,目前建议至少对引流淋巴结和腹部进行超声检查及进行胸部 X 线检查[44]。值得注意的是,X 线胸片在诊断时的主要价值是为将来的诊断提

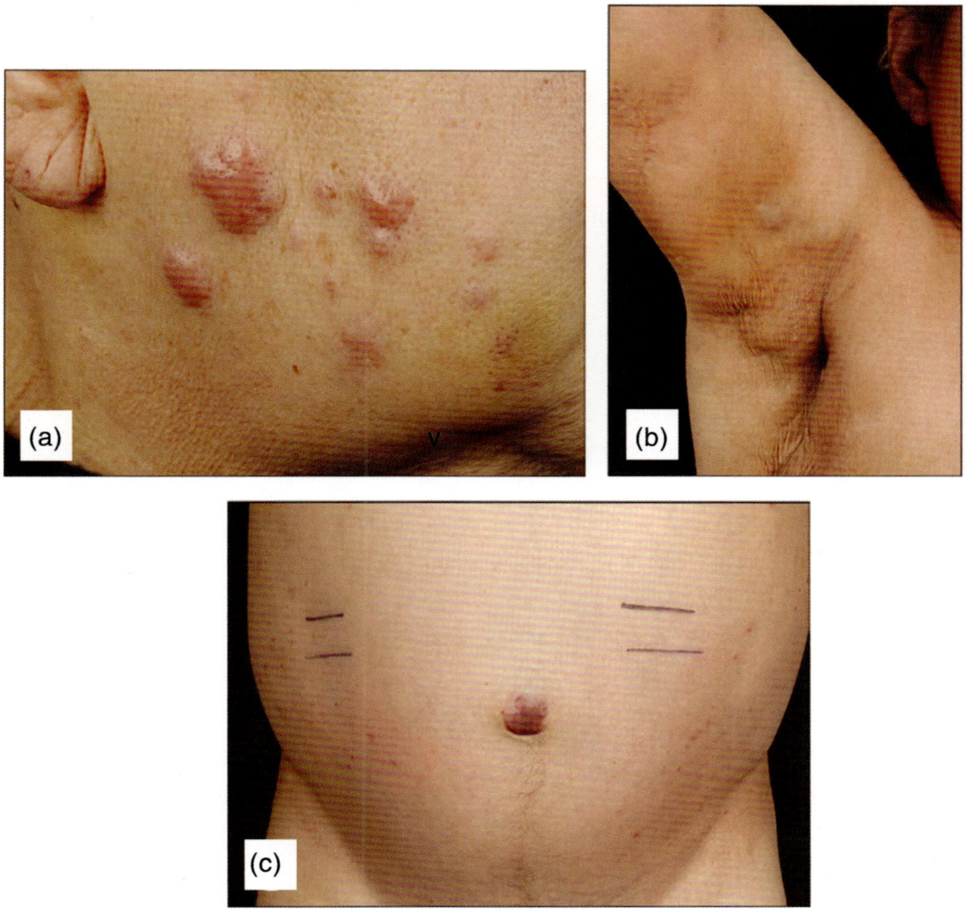

图 145.4 转移性 Merkel 细胞癌

(a)卫星灶。(b)淋巴结和远处皮肤转移(c)。后者在患有腹膜癌的患者的肚脐中表现为“玛丽约瑟夫结节，即脐转移”，导致严重的腹水。

表 145.3 默克尔细胞癌(MCC)分期及预测 3 年和 5 年生存率

分期		原发性肿瘤	淋巴结	远处转移	3 年生存率	5 年生存率
Ⅰ	A	≤2cm(T1)	病理阴性(pN0)	无(M0)	86%	79%
	B	≤2cm(T1)	临床阴性(cN0)	无(M0)	70%	60%
Ⅱ	A	≥2cm(T2/T3)	病理阴性(pN0)	无(M0)	64%	58%
	B	≥2cm(T1/T3)	临床阴性(cN0)	无(M0)	58%	49%
	C	皮外侵袭性(T4)	阴性(N0)	无(M0)	55%	47%
Ⅲ	A	任何类型 T	微转移(N1a)	无(M0)	50%	42%
	B	任何类型 T	肉眼可见转移(N1b)或在途转移(N2)	无(M0)	34%	26%
Ⅳ		任何类型 T	任何类型 N	超过区域淋巴结(M1)	20%	18%
	A	任何类型 T	任何类型 N	皮肤、软组织及附近淋巴结(M1a)		
	B	任何类型 T	任何类型 N	肺部(M1b)		
	C	任何类型 T	任何类型 N	所有其他内脏部位(M1c)		

来自 Lemos 等，2010[43]。经 Elsevier 许可转载。

第12部分

供比较的基础。正电子发射断层扫描/计算机断层摄影(PET/CT)在 MCC 的诊断成像中越来越重要,甚至可能在初诊时也是首选。由于发生淋巴结转移的高频率,前哨淋巴结活检(SLNB)通常被建议可对前哨淋巴结进行病理学评估,特别是微转移似乎提示了预后较差[43]。当预期有远处转移时,应对适当的器官进行成像。最常累及的器官系统是皮肤、淋巴管和肝;然而,包括中枢神经系统在内的所有器官系统都可能受到潜在的影响。生长抑素受体显像并不适用于确定疾病播散范围。DOTA(0)-Phe(1)-Tyr(3)奥曲肽(DOTATOC)和氟脱氧葡萄糖(FDG)显像的 PET/CT 的有效性尚未得到最终证明,尽管最近的研究表明它们在检测器官转移方面具有很高的敏感性[44-46]。

治疗

一般原则

一直认为,对于新诊断的原发性 MCC 患者,主要治疗方法是手术[47]。除此之外,对于 MCC 的最佳治疗管理策略也存在争议,且对于Ⅳ期的切除边缘、辅助放疗和姑息性系统治疗等方面尚没有广泛的共识。由于 MCC 的罕见性,在疾病各阶段仍然缺乏随机试验来确定最合适的治疗方法。因此,对 MCC 的治疗采用多学科诊疗方法对优化结果至关重要。

原发肿瘤和局部转移

对于没有器官转移迹象的原发性肿瘤,完全切除被认为是基本的治疗方法。美国国家综合癌症网络推荐在临床可见的原发肿瘤周围切除至少 1~2cm 的边缘。考虑到局部复发率高,通常由亚临床卫星转移引起,在不导致功能损害的条件下,可选择 2cm 的安全边缘。最近关于 MCC 治疗的文献综述认为,1 cm 的切缘不会导致局部复发率增加,并且只要可行,而 2cm 的边缘可适用于最大尺寸超过 2 cm 的较大病灶[47,48]。此外,没有数据表明,极广泛的切除范围可以提高整体生存率。

在某些部位,可以应用很小的安全切缘,应对切除组织的边缘进行完整的组织学检查(如用 3D 组织学检查),包括免疫组织化学检查。不幸的是,关于这种情况的前瞻性研究仍然缺乏。此外,应该指出的是,大多数复发是由于卫星灶或转移癌,而不是原发肿瘤的不完全切除。对于局部复发,手术切除也是治疗的选择,此处治疗目的也是治愈[47,48]。

由于淋巴转移的高频率,SLNB 通常用于评估预后。是否需要 SLNB 应基于肿瘤大小或其他特征仍在讨论中。大多数文献报道即使是小肿瘤也会累及淋巴结,因此行 SLNB 通常推荐用于所有的患者[49-51]。考虑到头颈部 MCC 淋巴转移率很高,不应行 SLNB,而应考虑行功能性颈淋巴清扫术[52]。如果 SLNB 呈阳性,则需要对受影响区域进行治疗性淋巴结切除术,尽管目前还没有前瞻性研究表明该手术有益。头颈部中线肿瘤伴单侧淋巴结转移与对侧淋巴结转移的高风险相关,可考虑预防性、功能性、对侧颈淋巴结清扫术[52]。

MCCs 通常对电离辐射治疗(RT)高度敏感(图 145.5)。回顾性分析表明,在原发性肿瘤 R0 切除后的高复发率可以通过联合局部区域辅助 RT 治疗(照射切除瘢痕周围皮肤区域 3 cm 安全边缘及下一个区域淋巴结组)显著降低[53-55]。事实上,对 1254 例患者的文献回顾表明,辅助放疗可将病灶局部复发率从 39%降低到 12%,将区域性复发率从 56%降低到 23%。同样,多因素分析表明术后 RT 是无复发生存率的唯一显著预测因素。因此,对于原发性 MCCs 和局部复发,推荐肿瘤区域和局部淋巴引流区域的辅助放射治疗(取决于解剖上的临近程度,可以同时进行,也可以分开进行)。在唯一在淋巴引流区加 RT 的随机研究中,放疗显著降低了局部复发率[57]。目前由于前哨淋巴结在组织学上呈阴性,尚不确定是否可以放弃局部淋巴引流区域的治疗。因此,在许多医院和诊所中,采取预期的方法对腋窝和腹股沟病灶采用观望性治疗,同时对头颈部区域采取积极的方法。

如果不能在局部肿瘤中进行 R0 切除,可以考虑放疗[53,56,58]。辅助治疗总剂量≥50Gy,单剂量为 2Gy,每周 5 次[59]。目前的文献倾向于报道更高的剂量水平,而没有证实在局部肿瘤控制方面有显著的额外改善。在预防淋巴结转移方面,目前还没有充分的资料显示在淋巴引流区辅助放疗的优越性。但是,如果临床可检测到的转移,且无法进行完整的淋巴结清扫,则≥55 Gy 的总剂量可达到良好的局部控制(图 145.5)[59]。一些研究也提倡对于原发性肿瘤使用 RT 治疗而非手术[60,61]。事实上,当 RT 被用作不可切除疾病的唯一治疗方法时,RT 的控制率与常规治疗(结合广泛性切除和 RT 治疗)的控制率相当,只有少数关于辅助治疗(原发性和淋巴结的)或姑息治疗[大体的原发性和(或)淋巴结疾病]中 RT 剂量和体积对 MCC 治疗效果的影响报道发表。在对 112 例患者的回顾性分析中,作者发现亚临床和大体MCC的不

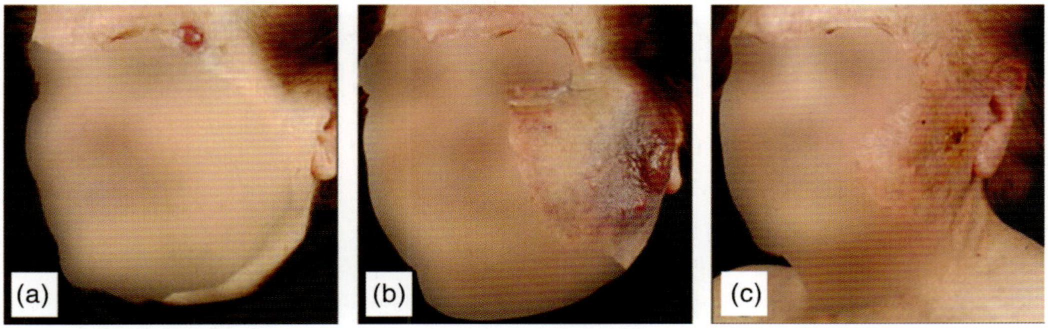

图 145.5 (a-c)Merkel 细胞癌放射治疗后的反应，显示原发肿瘤(a)和随后的局部转移经放射治疗之前(b)和之后(c)

同剂量-反应的相关性：亚临床疾病的剂量为 50 Gy 或更高，总疾病的剂量为 55 Gy 或更高，提供了最佳的疾病控制率[59]。辅助化疗的治疗作用尚未得到证实。

因此，在对照研究之外，无法提出这方面的建议。

远处转移：Ⅳ期

与其他神经内分泌肿瘤(如小细胞肺癌，SCLC)类似，MCCs 是一种起初对化疗药物敏感的肿瘤，具有快速发展耐药性的趋势。因此，姑息性系统化疗通常适用于远处转移的患者。但是，尤其是考虑到大多数化疗药物的毒性，老年患者应调整剂量和方案(肝肾功能受限，造血功能受限)。必须考虑老年肿瘤学的基本原则[62]。MCC 的标准化疗方案尚未建立。过去，人们常选择各种主要用于治疗 SCLC 的方案。蒽环类药物、抗代谢物、紫杉烷类药物、博来霉素、环磷酰胺、依托泊苷和铂衍生物，无论是作为单一疗法，还是联合使用两种或三种(较少使用)药物，都是目前最有效的全身治疗方法[63-65]。虽然联合治疗可以达到相对较高的应答率，但缓解期较短，生存率并没有显著改善(中位生存期为 8 个月)。在疾病的这个阶段，无法实现长期的治愈。到目前为止，治疗强度和疾病缓解之间还没有明显的相关性且缺少来自前瞻性研究的数据。联合治疗的另一种选择是序贯单药化疗。临床耐受性好的单药治疗选择有紫杉烷类、依托泊苷类和蒽环类[63-65]。对于有远处转移的 MCCs，可以采用放射治疗作为多模式治疗方法的一部分，同时采用手术切除和(或)全身化疗[66]。然而，这一过程应根据具体情况进行考虑，而且通常是出于姑息治疗的目的。

实验性治疗

目前，在 MCC 中使用免疫疗法的病例报道很少。考虑到肿瘤的病毒致癌作用和免疫系统在疾病进程中的重要影响，免疫调节方法似乎非常有吸引力。虽然目前有几项临床试验正在探讨 MCC 在辅助治疗和姑息治疗环境中免疫调节的优点，但这些前瞻性研究的结果仍需等待[67-69]。

关于生长抑素类似物(奥曲肽、帕西奥肽)单独或作为放射性肽治疗的有效性的小案例系列和病例研究得出了相互矛盾的结果。其他实验性治疗针对的是 MCC 的异常信号转导。然而，这些方法的价值很难评估，因为到目前为止，它们的成功使用仅在案例研究中报道过[70-73]。

http://clinicaltrials. gov and https://eudract. ema. europa. eu 上可搜索到正积极招募受试者的临床试验(最后一次访问于 2014 年 5 月)。

随访

目前，对 MCC 患者的后续治疗还没有科学有效的研究[9,29,74,75]。一般来说，考虑到原发肿瘤切除后头 2 年内局部复发或局部淋巴结转移的高风险，通常每 3 个月进行一次临床随访。但是，对于高风险患者，甚至可以考虑每 6 周进行一次临床随访。2 年后，建议每 6 个月进行一次随访，以后可延长至每半年一次。隔次就诊时，除临床检查(包括淋巴结触诊)外，还应对区域淋巴结组进行影像学检查。每年一次，可以考虑进行上腹部超声检查和胸部 X 线检查或断层成像检查。FDG 或 DOTATOC PET 研究是否可作为随访的一部分，其有效性尚未确定[76]。鉴于大多数复发发生在这段时间，随访期一般限制为 5 年。

Resources

Guidelines

Arbeitsgemeinschaft der Wissenschaftlichen Medizinischen Fachgesellschaften e. V.: http://www.awmf.org.

National Cancer Institute: http://www.cancer.gov/cancertopics/pdq/treatment/merkelcell/National Comprehensive Cancer Network: https://www.nccn.org. (All last accessed May 2014.)

Clinical trials

ClinicalTrials.gov: http://clinicaltrials.gov.

European Clinical Trials Database: https://eudract.ema.europa.eu. (Both last accessed May 2014.)

Patient resources

Merkel cell carcinoma: http://www.merkelcell.org.

National Cancer Institute, Merkel cell carcinoma treatment: http://www.cancer.gov/cancertopics/pdq/treatment/merkelcell/patient. (Both last accessed May 2014.)

(译者:秦思 一审:李强 二审:陈爱军 穆瀞 三审:孟如松 润色:刘思萌)

参考文献

所有文献请查阅网址:www.rooksdermatology.com.
以下列出的是重要参考文献。

[1] Toker C. Trabecular carcinoma of the skin. *Arch Dermatol* 1972;105(1):107-10.

[5] Zur Hausen A, Rennspiess D, Winnepenninckx V, Speel E-JM, Kurz AK. Early B-cell differentiation in Merkel cell carcinomas: clues to cellular ancestry. *Cancer Res* 2013;73(16):4982-7.

[15] Paulson KG, Iyer JG, Tegeder AR, *et al*. Transcriptome-wide studies of Merkel cell carcinoma and validation of intratumoral CD8^{+} lymphocyte invasion as an independent predictor of survival. *J Clin Oncol* 2011;29(12):1539-46.

[19] Feng H, Shuda M, Chang Y, Moore PS. Clonal integration of a polyomavirus in human Merkel cell carcinoma. *Science* 2008;319(5866):1096-100.

[21] Houben R, Shuda M, Weinkam R, *et al*. Merkel cell polyomavirus-infected Merkel cell carcinoma cells require expression of viral T antigens. *J Virol* 2010;84(14):7064-72.

[32] Zager JS, Rollison DE, Messina J. Prognostication in Merkel cell carcinoma. *Expert Rev Anticancer Ther* 2011;11(5):665-7.

[39] Heath M, Jaimes N, Lemos B, *et al*. Clinical characteristics of Merkel cell carcinoma at diagnosis in 195 patients: the AEIOU features es. *J Am Acad Dermatol* 2008;58(3):375-81.

[43] Lemos B, Storer BE, Iyer JG, *et al*. Pathologic nodal evaluation improves prognostic accuracy in Merkel cell carcinoma: analysis of 5823 cases as the basis of the first consensus staging system. *J Am Acad Dermatol* 2010;63(5):751-61.

[59] Foote M, Harvey J, Porceddu S, *et al*. Effect of radiotherapy dose and volume on relapse in Merkel cell cancer of the skin. *Radiat Oncol Biol* 2010;77(3):677-84.

[73] Hughes MP, Hardee ME, Cornelius LA, Hutchins LF, Becker JC, Gao L. Merkel cell carcinoma: epidemiology, target, and therapy. *Curr Derm Rep* 2014;22(3):46-53.

第 146 章

免疫功能低下患者的皮肤癌

Catherine A. Harwood[1], Jane M. McGregor[1], Charlotte M. Proby[2]

[1] Department of Dermatology, The Royal London Hospital, London; Centre for Cutaneous Research, Blizard Institute, Barts and the London School of Medicine and Dentistry, Queen Mary University of London, London, UK

[2] Skin Tumour Laboratory, Division of Cancer Research, Medical Research Institute, Jacqui Wood Cancer Centre, Dundee, UK

概述

免疫系统在皮肤癌的发生、发展和消亡中都有着非常重要的作用。在免疫系统受损的个体中,皮肤癌因其频发性、多样性及非典型性、侵袭性的特征导致治疗上的挑战日益增加。在这种临床背景下,皮肤肿瘤相关疾病的死亡率和发病率往往相当高,其发病机制是多因素的,在许多关键领域缺乏指导治疗的证据基础。

流行病学

某些原发性免疫缺陷易患皮肤肿瘤,但疾病的最大负担与获得性免疫缺陷更相关,包括免疫抑制药物治疗(如实体器官和造血干细胞移植后,以及免疫介导的炎症性疾病),非霍奇金淋巴瘤/慢性淋巴细胞白血病(NHL/CLL)和 HIV 感染(表 146.1)。

原发性免疫缺陷

与皮肤癌相关的原发性免疫缺陷涵盖面广,突出显示了免疫系统这一整体与皮肤癌的发展密切相关且具有复杂性,这一认识可能为深入理解皮肤癌在普通人群的发病机制提供重要的参考[1]。例如,以下疾病说明了这种潜在的谱系性免疫异常。

疣状表皮发育不良(EV,见第 25 章):是一种皮肤癌与原发性免疫缺陷相关性最显著的疾病。这种罕见的常染色体隐性遗传性皮肤病的特点是容易持续感染一种人乳头瘤病毒(HPV)的特定属,即 EV 型或 β-HPV 型[2]。播散性扁平疣、多种寻常疣和花斑糠疹样皮疹在儿童早期开始出现,有 60% 的患者在二十几岁开始在紫外线暴露部位出现皮肤鳞状细胞癌病灶(cSCCs)，大部分人没有其他的异常[2]。侵袭性 cSCCs 主要位于前额部，与光暴露相关，但辐射可加重其起病；其发展缓慢，可能造成局部破坏，但很少有转移。EV 在大多数情况下是由 *EVER*1(*TMC* 6)和 *EVER*2(*TMC* 8)的突变引起的，这是位于 17q25 上的相邻基因，它们参与调节细胞内锌的分布，锌依赖性转录因子的活性和增殖[2]。*EVER* 缺失可能会减轻对角质形成细胞中 HPVs 整个基因组表达的抑制，和(或)损害 T 细胞对 HPVs 的免疫力[3,4]。*EV-ER*2-缺陷患者也表现出轻度 T 细胞功能异常[5]。由于 RHOH(ras 同源基因家族成员 H)和 MST1(蛋白激酶 MST1)的缺陷可引起原发性 T 细胞疾病，可能导致 EV 表型[6]，类似在 HIV 患者可见到的继发性 T 细胞缺陷[7-10]。

表 146.1　原发性和获得性免疫缺陷病症及相关的皮肤癌

免疫缺陷	疾病	cSCC/CIS	BCC	黑素瘤	MCC	PCL	KS	附属器肿瘤	DFSP	AFX
原发性免疫缺陷	EV	++	+							
	SCID	+								
	WHIM	+	+			+				
	DOCK8	+				+		+		
	CVID	+								
	WAS	+					+			
	DC	+								
	Netherton 综合征	+	+							
获得性免疫缺陷	HIV	++	+++	+	++	++	+++	+	+	+
	NHL/CLL	++	+	+	+	+	+			
	实体器官移植者	++++	++	+	+	+	++	+	+	+
	HCT	+	+	+		+				
	IMID(IBD，RA)	+	+	+	+	+	+			

符号：+至++++，显示了文献中报道的近似频率。

AFX，非典型性纤维黄瘤；BCC，基底细胞癌；cSCC/CIS，皮肤鳞状细胞癌/原位癌；CVID，常见变异性免疫缺陷；DC，先天性角化不良；DFSP，隆突性皮肤纤维肉瘤；DOCK8，胞质分裂作用因子 8；EV，疣状表皮发育不良；HCT，造血干细胞移植；HIV，人类免疫缺陷病毒；IMID，免疫介导的炎症性疾病(IBD，炎症性肠病；RA，类风湿关节炎)；KS，卡波西肉瘤；MCC，默克尔细胞癌；NHL/CLL，非霍奇金淋巴瘤/慢性淋巴细胞白血病；PCL，原发性皮肤淋巴瘤；SCID，严重联合免疫缺陷；WAS，Wiskott-Aldrich 综合征；WHIM，疣、低丙种球蛋白血症、感染和骨髓增生异常。

重度联合免疫缺陷(SCID)：是由 T 细胞的缺陷和功能受损，以及某些形式的自然杀伤(NK)细胞和(或)B 细胞的额外减少或功能障碍引起的；是多分子缺陷的结果，如 IL-7R，CD45，IL-2Rγ，JAK3，RAG1，RAG2，ARTEMIS 和 ADA[1]。皮肤病毒感染增加是其常见的特征，包括 HPV 感染[11]。在骨髓移植后，JAK 3 和 IL-2-Rγ 缺陷患者出现 EV 样皮损[12,13]。据报道，在其他类似的 SCID 免疫缺陷征中也有相似的联系，如由 CXCR4 趋化因子受体突变而引起的 WHIM 综合征(疣、低丙种球蛋白血症、感染及骨髓粒细胞缺乏症)、外阴鳞癌、基底细胞癌(BCC)和皮肤 T 细胞淋巴瘤(CTCL)[14]。*DOCK*8(胞质分裂作用因子 8)基因常染色体隐性突变，导致一种具有 T、B 和 NK 细胞降低、血清免疫球蛋白 E(IgE)水平升高、IgM 水平降低、嗜酸性粒细胞增多、窦肺感染、皮肤病毒感染(HPV、单纯疱疹病毒和传染性软疣)和恶性肿瘤(尤其是 SCC)的联合免疫缺陷综合征[15]。皮肤黏膜 SCCs 发生率为 19%，发病年龄较小，常与病毒疣有关。侵袭性 CTCL、弥散性大 B 细胞淋巴瘤和皮肤微囊性附属器癌也有报道[15,16]。

常见变异型免疫缺陷(CVID)：是成人最常见的原发性免疫缺陷病。CVID 是一组以 B 细胞成熟失败为特征的遗传病；主要缺陷是抗体形成方面，但体液免疫和细胞免疫反应方面都存在相关缺陷。其特征包括低丙种球蛋白血症，反复细菌感染，自身免疫性疾病和恶性肿瘤，特别是淋巴瘤和胃癌，cSCC 的报道很少[18,19]。

Wiskott-Aldrich 综合征：是由一种 *WASP* 基因

第12部分

突变引起重度 X-连锁免疫缺陷，该基因编码造血细胞信号传导通路的关键调节因子。临床表现有免疫缺陷、湿疹、自身免疫和肿瘤易感性，易患肿瘤包括头颈部 SCC 和卡波西肉瘤(KS)[20]。

先天性角化不良：是一种遗传性骨髓衰竭综合征，大约 60%的患者因 1/9 的基因发生了胚系突变而导致的端粒维持异常，其特征是指甲营养不良、皮肤色素沉着异常和口腔白斑，患者易发生骨髓衰竭、肺纤维化、肝病和皮肤黏膜 SCC[21]。

Netherton 综合征：是 *SPINK* 5 突变引起的一种常染色体隐性遗传病，其特征是先天性鱼鳞病样红皮病、套叠性脆发和特应性皮炎、食物过敏和哮喘[11]。β-HPV 型 HPV 感染也会发生，在某些病例中与角质形成细胞皮肤癌(KC)有关[11,22]。

获得性免疫缺陷

与获得性免疫缺陷相关的皮肤癌的总负担远远大于原发性免疫缺陷，且预测未来所占皮肤癌总负担的比例将越来越显著[23]。尽管这一风险毋庸置疑，但确切的增长幅度却难以量化，因为与大多数其他肿瘤类型相比，在普通人群中关于诸多皮肤癌的发病率的准确数据是不完整的，尤其是非黑素瘤皮肤癌(NMSC)[24](表 146.2)。

表 146.2 已报道免疫缺陷引起的皮肤癌风险范围

皮肤癌	OTR	NHL/CLL	HIV	IBD	RA
SCC	65～480	5～8	2.6～4	1.23～5.4	1.6～1.72
BCC	4.5～10	5～8	2.1	1.2	—
黑素瘤	1.35～4	1.92～7.74	0.81～12.6	1.09	1.16～2.3
卡波西肉瘤	40～208	3.37～5	449～3640	2.89	2.52
默克尔细胞癌	24～182	3.4～10.4	11.95～13.4	4.02	1.39～2.42
附属器	20～100	—	3.26～8.1	—	—
外阴/阴道	6.9～23.91	—	4.41～6.79	—	—
阴茎	4.5～25	—	3.9～8	—	—
肛门	2.7～14	2.44	19.63～50	—	—
口腔	2.75～7.5	0.9～2.33	1.1～2.93	—	—

图表显示的是出版物中引用的风险范围，数据引用自下列文献：Harwood 等，2013[50]；Brewer 等，2013[33]；Deeken 等，2012[27]；Long 等，2010[106]；Grulich 等，2007[25]；Mercer 等，2012[123]；Krynitz 等，2013[47]；Jensen 等，2010[79]；Lanoy 等，2009[26]；Hisada 等，2001[43]；Royle 等，2011[36]；Shiels 等，2012[397]；Clarke 等，2015[375]；Hemminki 等，2012[373]；Olsen 等，2014[518]；Morton 等，2010[35]；Mansfield 等，2014[399]；Singh 等，2011[110]；Crum-Cianflone 等，2009[31]；Silverberg 等，2013[32]。

BCC，基底细胞癌；IBD，炎症性肠病；NHL/CLL，非霍奇金淋巴瘤/慢性淋巴细胞白血病；OTR，器官移植受者；RA，类风湿关节炎；SCC，鳞状细胞癌。

HIV 感染(见第 31 章)

艾滋病病毒感染者/艾滋病患者发生恶性肿瘤的风险增加 1.5～2 倍[25-27]。与免疫正常的人群相比，艾滋病患者患 KS 增加了 3000 倍以上，并且与 NHL 和宫颈癌一起，是艾滋病相关的恶性肿瘤[27]。随着高效抗反转录病毒疗法(HAART)的应用，艾滋病相关恶性肿瘤的发生率下降了 3 倍，而非艾滋病相关恶性肿瘤的发生率上升了 3 倍；cSCC/BCC 和黑素瘤是最常见的非艾滋病相关恶性肿瘤，据报道其标准化发病比(SIR)分别为 2.1～4 和 0.81～12.6[7,28-30]，且目前在白种人中 BCC 比 KS 更常见[31]。在普通人中发生 BCC 及 cSCC 的比率大约为 4∶1，在器官移植患者中则相反，在 CD4 细胞计数＞500 个/μl 的 HIV 病毒感染者中该比率保持不变，但是当 CD4 细胞计数＜200 个/μl 时，cSCC 占主导地位[32]。在 EV 样表型背景下，cSCC 的发生与免疫重建综合征有关[9]。与艾滋病相关恶性肿瘤不同，HIV 感染持续时间是皮肤恶性肿瘤的主要危险因素而非免疫抑制的程度(可通过 CD4 细胞数量评估)[27,31]。HIV 可能具有促进皮肤癌发展的直接细胞和分子效应，包括激活原癌基因、改变细胞周期调控、抑制抑癌基因、诱导微卫星基因的不稳定性和促进促血管生成信号通路传导[7]。

HIV 感染的患者暴露于其他与皮肤肿瘤相关病毒［包括 HHV-8 和 EB 病毒(EBV)］后继发感染这些病毒的风险也增加[25]。

非霍奇金淋巴瘤/慢性淋巴细胞性白血病

非霍奇金淋巴瘤是一种日益常见的淋巴增生性恶性淋巴瘤，其中包括慢性淋巴细胞白血病(CLL，一种 B 细胞克隆性疾病)，CLL 占所有淋巴瘤的 25%[33]。这些恶性肿瘤与先天性免疫抑制及细胞免疫和体液免疫缺陷相关且可能因治疗而恶化[33,34]。与普通人群相比，NHL/CLL 患者患第二种恶性肿瘤的风险增加了 1 倍以上；与非 CLL 的 NHL 患者相比，CLL 患者患皮肤癌的风险增加了 5～8 倍[35-38]。这种风险相关性是对等的：黑素瘤患者随后发生 NHL/CLL 的风险增加了 2.7 倍，之前患有 cSCC 的患者发生 CLL 的风险也有类似的增加(SIR 2.3；95% CI 1.9%～2.7%)[28,39]。美国一项 20 年的队列研究显示，在 CLL 患者中 cSCC 的累积发病率为 43.2%，BCC 的累积发病率为 30.6%[38]。这些皮肤肿瘤也表现为更有侵袭性[40,41,45]。最近的一项研究表明，皮肤癌的死亡率与 CLL 的死亡率相当，越晚期的 CLL 往往预示着更差的皮肤癌预后[42]。这一点在澳大利亚尤为明显，该国的 CLL 患者因皮肤癌死亡的标准化死亡率(SMR)最高[36]。KS 的发生率增加 5 倍，黑素瘤的发生率增加 3～6 倍，在美国 CLL 患者的黑素瘤标准化死亡率为 2.8，这一数值在澳大利亚接近 5，并且澳大利亚的 KC 的标准化死亡率为 17[36,43,44]。患 Merkel 细胞癌的 CLL 患者发生转移的可能性几乎高出 4 倍[44]。

免疫抑制药物治疗

皮肤癌是免疫抑制药物治疗的常见并发症。实体器官移植受者是最大、最全面的研究对象，这些患者需要长期免疫抑制疗法来预防同种异体移植排斥反应。然而，最近的研究重点集中在与免疫抑制相关的免疫介导的炎症性疾病及异体造血细胞移植后的风险，使用免疫抑制剂预防移植物抗宿主病(GVHD)。

实体器官移植

2012 年，全球共完成了 11.4 万例器官移植(来自 www.transplant-observatory.org 网站的数据)，器官移植是治疗终末期器官衰竭的一种非常成功的方法。器官移植术后生存率继续稳步增加的同时，恶性肿瘤的风险也在增加[25]。任何癌症的总体风险都比普通人群高 2～6 倍[25,46-49]，其中 4 种肿瘤类型增加了：KC，移植后淋巴增生性疾病(PTLD)，肛门生殖器恶性肿瘤和 KS；肝细胞和肾癌还有一些肉瘤的增加较小但也呈显著增加[25,46,49]。

移植后皮肤癌病谱：KC 占所有移植后皮肤癌的 95% 以上；cSCC 占主导地位，总的标准化发病比(SIR)范围为 45～480[47,50,51](见表 146.2)，50 岁以下的患者明显高于此[23,50]，并且随着移植后时间的延长而增加，移植后 10～20 年，肾和心脏的器官移植患者 cSCC 的 OTRs 分别达到 200 和 300 以上[47]。BCC 是第二大最常见的皮肤癌，移植后患者的 BCC 发病率为普通人 5～10 倍，普通人群中 BCC：cSCC 常见比率为(3～4)：1，而移植后患者的比率与一般人群的比率相比有逆转。移植后 BCC 发生频率的区域特异性差异改变了这种逆转的程度，在一些研究中，西班牙和意大利报告的 SCC：BCC 比率较低[52-58]，但并非全部[59]。BCC：cSCC 比率也受移植时间的影响，因为与 SCC 发病率指数上升相比，BCC 发病率呈线性上升[57,60-61]。高达 50% 的 OTR 发生 cSCC 也发生 BCC[62] 并且发生内脏恶性肿瘤的风险增加 3 倍[63]。黑素瘤发病率增加 2.1～8 倍[28,47]，KS 增加 40～200 倍[47]，附属器肿瘤增加 20～100 倍[47,395]，Merkel 细胞癌(MCC)增加高达 60 倍[50,54,62,377,384]，皮肤淋巴瘤(PCL)和肉瘤(如皮肤纤维肉瘤 DFSP 和非典型性纤维黄瘤 AFX)也明显增加，尽管基于人群的量化此风险的研究很少[64,66,387,395,403]。

肿瘤负荷和自然增长：OTRs 中皮肤癌的高发病率因其多重性而加重癌且其发生率随移植后的时间延长而增长[50,68-71]。英国一项有关 OTR 的队列研究显示，在接受器官移植后超过 6 个月(中位时间 10 年)的患者中，约 30% 发生皮肤恶性肿瘤；5 年时皮肤恶性肿瘤发病率为 10%，到 30 年时其发病率增长到 75%。这些患者中有 2/3 罹患 2 种或 2 种以上的皮肤恶性肿瘤，人均罹患皮肤恶性肿瘤数目为 6 个(数量范围，2～106 个)；其中一小部分器官移植受者的肿瘤负荷在整个队列中占据着显著不协调的比例：即 3.4% 的器官移植受者罹患的鳞癌超过全部鳞癌的 50%[50]。器官移植受者一旦罹患第一个 KC，1 年以后患另一个 KC 的概率超过 30%，5 年以后约为 75%[50,69,71]，而在普通人群中该比例分别为 14.5% 和 40.7%[72]。澳大利亚的一项队列研究显示，器官移植受者在移植后 20 年时，年均罹患肿瘤数目为 3.35±4.29[73]。英国的一项队列研究显示，罹患一种 KC 后，发生第二个 KC 肿瘤的时间间隔为 24 个月，而发生第三、第四个肿瘤的时间将分别缩短至 14.7 个月和 8.4 个月；罹患 10 个或以上 KC 肿瘤的患者每 3 个月即可新发一种肿瘤，而且这类患者发生转移的风险更高。若接受移植前有 KC 肿瘤病史，则其在移植后首次癌变的时间从 104.9 个月减少到 71 个月[50]。皮肤恶性肿瘤对器官移植患者生活质量的影响尚不明确：美国的一项研究显示，皮肤恶性肿瘤的数目与患者的焦虑程度相关，但并无统计学意义[74]；同时，爱尔兰的一项队列研究提示，皮肤恶性肿瘤对患者生活质量的影响要小于某些移植相关的良性皮肤病[75]。

地理和民族影响：因为人口特征（特别是皮肤光照类型）及环境因素（包括纬度和日晒水平）的多样性，不同地理区域的研究比较起来存在其复杂性[76]。生活在澳大利亚的白人移植后 KC 的发病率最高，影响了超过 80％的 20 年移植者[73,77,78]，尽管在温带国家间，KC 的 SIR 可能相当，因为普通人群的发病率都偏低[68,79]。KS 最常见于地中海等 HHV-8 流行区，如与意大利北部相比，KS 更常见于意大利南部，这也反映了 HHV-8 的流行[49]。它在撒哈拉以南的非洲地区更为常见[82]，是沙特阿拉伯最常见的移植后恶性肿瘤[81,82]。在南非，KC 仅见于欧洲裔患者[80]，同时 KS 是非白人中最常见的癌症[83]。日本和中国台湾报道的 KC 和 KS 的发病率较低[84,85]，尽管在韩国也很低，但 KC 的发病率仍明显高于普通人群[86]。

儿科移植：儿童器官移植后发生的恶性肿瘤与成人 OTR 人群所见到不同；皮肤癌很少见[87]，但可在成年早期发生[88]。KC 是肾移植后最常见的恶性肿瘤，而在其他器官移植中，KC 是继 PTLD 之后第二常见的恶性肿瘤[89]。黑素瘤在儿科 OTR 中比例更高，占所有皮肤癌的 15％[28]。

实体器官移植类型：在一项基于超过 10 000 OTR 人群 20 余年的研究中，发生 cSCC 风险似乎在心脏和（或）肺移植后最大，其次是肾移植受者，风险最低的是肝移植受者[47]。大多数其他研究（尽管不是全部）也证实，与肾移植受者相比，肝移植后发生 cSCC 的风险明显降低[60,90-91]。据报道，在同时进行胰腺和肾移植后 cSCC 的发病率特别高，比年龄和性别匹配的肾移植受者高 6.2 倍[92]。然而，移植的次数并不增加患皮肤癌的风险[92]。不同类型器官移植的皮肤癌发生率差异的原因并不完全清楚，但可能部分与免疫抑制强度有关[93]。

终末期器官疾病的原因：终末期器官衰竭本身与癌症风险的轻微增加有关：在一项研究中，恶性肿瘤的 SIR 在肾移植后为 3.27，在透析期间为 1.35，在肾替代治疗前为 1.16[46]。丹麦的一项研究也报道了肾衰竭患者 cSCC 的 SIR 为 4.8，而心脏、肺或肝衰竭患者 cSCC 的 SIR 与之不同[79]。有证据表明，终末期肾疾病的病因可能对皮肤癌风险有影响，如多囊肾比糖尿病肾病具有更高的风险[94]，但在法国的一系列研究中没有发现终末期肝病的病因与此相关[60]。肾和肝移植可能会增加与 HIV 相关的器官衰竭的风险，但早期证据表明，KS 和皮肤癌的发生率相对较低，尽管 HPV 相关的肛门肿瘤患病风险可能会增加[95]。在澳大利亚的一项研究中，移植前免疫抑制并未增加黑素瘤或 KS 的风险，然而 KC 不包括在该分析中[96]。

造血细胞移植

过去二十年来，血液系统恶性肿瘤患者经造血细胞移植（HCT）后的存活率稳步上升，包括皮肤癌在内的继发性实体癌是传统清髓和非清髓移植术后越来越重要的晚期并发症[97-103]。在一项大型研究中，BCC 和 SCC 在造血细胞移植术后 20 年时的累积发病率分别为 6.5％和 3.4％[101]，并且成人和儿童人群中都发生皮肤癌[104]。

免疫介导的炎症性疾病

炎症性肠病（IBD：克罗恩病和溃疡性结肠炎），类风湿关节炎（RA），银屑病和系统性红斑狼疮均与皮肤癌风险增加有关[105]。虽然这可能部分归因于内在的免疫失调，但大多数研究都集中在医源性免疫抑制的作用上，主要是非生物免疫调节药物（如硫唑嘌呤、环孢素）和生物反应调节剂（BRMs），特别是抗肿瘤坏死因子（TNF）制剂（阿达木单抗，赛妥珠单抗聚乙二醇、依那西普、戈利木单抗和英夫利昔单抗）。

一些观察性研究记录了 IBD 患者患皮肤癌的风险增加。一项针对 IBD 患者发生 KC 的大型回顾性巢式病例对照研究显示，与对照组相比，其患病风险增加了 60％；硫嘌呤的使用所致调整比值比（OR）为 3.56，使用超过 1 年时上升至 4.27，对克罗恩病持续使用 BRM 时 OR 值为 2.18[106]。一项 meta 分析还证实，在 IBD 患者中使用硫嘌呤发生 KC 风险增加，危险比（HR）为 2.28[107]，一项针对 14 000 多名 IBD 患者的回顾性队列研究显示了相似的结果，使用硫嘌呤发生 KC 的 HR 值为 2.1，但黑素瘤的 HR 没有增加；随着硫嘌呤暴露的持续时间延长，KC 风险增加，且停用硫嘌呤后，KC 风险恢复到暴露前水平[110]。一项在法国进行的前瞻性观察性队列研究证实，正在进行的硫嘌呤治疗患者发生 KC 风险的 HR 为 5.9，对于年龄＞65 岁的患者其硫嘌呤暴露风险几乎较 65 岁以下的患者翻了 1 倍，但在这项研究中，即使在停止硫嘌呤后，风险仍持续增加[109]。一项较小的队列研究显示，接受硫嘌呤治疗时患 cSCC 的风险同等高

(HR 5.4);而不使用硫嘌呤治疗时,患 BCC 的风险增加(HR 1.2)[110,111]。来自南非的一项研究发现,白人患者的 KC 风险最高[112]。并非所有研究都证实了 IBD 与皮肤癌的相关性,IBD 患者比 OTR 患者发生 KC 风险较小,可能反映出 IBD 使用间歇性单药治疗,而预防移植排斥则使用了两种或三种药物疗法[113]。在一项观察性研究中,IBD 使用 BRM 治疗时,黑素瘤风险过高,特别是在克罗恩病中,OR 为 1.88[114]。相比之下,一项纳入 22 个随机对照试验(RCT)的 meta 分析,则未能提供使用 BRMs 治疗的 IBD 患者皮肤癌风险增加的确凿证据,尽管由于这些试验未超过 12 个月,因此不能排除长期风险[115]。

观察性队列研究还显示,在 RA 患者中使用硫唑嘌呤治疗 1 年以上的患者 cSCC 风险增加[116],且使用 BRM 会显著增加 KC 和黑素瘤的发生率(OR 分别为 1.5 和 2.3)[117],但与其他疗法相比,BRMs 发生皮肤癌的风险并没有增加[118]。然而,与 BRM 相关的皮肤癌风险的系统评价和 meta 分析提供了相互矛盾的结果。已发现使用阿达木单抗、英夫利昔单抗和依那西普使患 KC 风险增加 2 倍[119];在一项单独的研究[120]中也发现了类似的风险升高,包括 KC(OR,1.45)和黑素瘤(OR 1.79);在另一项 meta 分析中发现了 KC 风险升高的趋势[121];但新的药物赛妥珠单抗和戈利木单抗没有增加患病风险[122]。来自英国风湿病学会生物制剂登记数据库的数据表明,与一般人群相比,应用改善疾病的抗风湿药和 BRM 的患者的 KC 风险增加分别约为 1.72 和 1.83,但没有证据表明这些药物组之间存在的风险增加有所不同[123];另一项关于纳入 63 项 RCTs,涵盖 9 种 BRMs 的 meta 分析也证实了这一观察结果[124]。同样,在银屑病试验的 meta 分析中也未发现与抗 TNF 治疗有统计学意义的关联[125]。研究之间的差异可能是由于方法学差异造成的,随访的持续时间可能是一个重要的混杂因素;在一些大型试验中缺乏统计学的关联性,与此相反的是,在一些病例报告和队列研究中则描述了 KC 的快速进展和黑素瘤的复发[126]。

病理生理学

免疫抑制背景下出现的皮肤癌的发病机制很可能是多因素的,目前的证据表明,紫外线辐射(UVR)、免疫监视改变、药物和致癌病毒之间存在复杂的相互作用。此外,宿主遗传易感因子、慢性炎症和供体来源的细胞可能具有额外的作用。

紫外线辐射和遗传变化

与一般人群一样,UVR 是一个重要的风险因素(见第 9 章);大多数免疫抑制相关 KC 在高太阳辐射环境区域更为普遍,75%发生在光暴露的身体部位,更常见于皮肤白皙和慢性紫外线照射史,尤其是儿童期晒伤的人群[127-129]。UVR 通过局部减少肿瘤免疫监视来增加皮肤癌风险,并具有致突变性;发生 SCC 的 OTR 患者中 p53 的靶向基因测序,以及发生 BCC 的 OTR 患者中的 *PTCH* 的靶向基因测序和发生 cSCC 的 OTR 患者全外显子组测序研究显示出特征性 UV 诱导突变的普遍存在[130-132]。尽管免疫功能低下的个体与普通人群相比其肿瘤遗传变化没有明显差异[133,134],但这些患者使用的一些药物,如环孢素、硫唑嘌呤和伏立康唑也可能与 UVR 相互作用并直接或间接地增强其致癌作用,正如 HPV 一样(见下文)。

减少肿瘤免疫监视

OTRs 中的恶性肿瘤和 HIV/AIDS 患者之间的相似之处支持了免疫抑制的重要性和肿瘤免疫监视减弱或"免疫编辑"本身可能是皮肤癌风险增加的重要因素这一观点[25,126,135]。一般来说,OTR 患者 KC 的发生率与免疫抑制水平成正比[136,137],并与外周 CD4 计数降低相关[138]。免疫抑制的强度也会影响移植后黑素瘤和 KS 的风险[46,139]。减少 OTRs 中免疫抑制可降低皮肤癌随后累积的发生率[140,141],尤其是与病毒相关的皮肤癌,如 KS[142]。病毒致癌作用和免疫调节异常之间有协同作用,如通过增强病毒复制或整合,可提供免疫抑制相关皮肤癌变中的额外或替代机制[143]。免疫表型在 OTR 所患 cSCC 中也有所不同,循环系统中调节性 T 细胞较高可预测 cSCC 的新发[144]。与一项研究中,在 HIV 患者发生 KS(而非 KC)的风险与 CD4 计数绝对值成正比[31],尽管发生 cSCC(而非 BCC)的风险可能随着 CD4 计数的降低而增加[32]。NHL/CLL 与先天性免疫失调有关,涉及体液和细胞免疫的复杂缺陷,这与治疗相关的危险因素无关,可能足以解释皮肤癌风险的增加[33,38]。

除了系统性免疫失调外,局部肿瘤微环境在致癌作用中也起着关键作用[145],并且有证据表明 OTR 所患 cSCC 具有独特的免疫微环境。炎性浸润的密度降低[146,147],且 $CD4^+$ T 细胞浸润的减少[148],细胞毒性 $CD8^+$ T 细胞减少[144,147,149]及某些[144,149](而非全部[147,148])文献中调节性 T 细胞增加这些情况综合在一起,预示着一种免疫监视减弱"宽松的"肿瘤微环境。此外，CD123$^+$浆细胞样树突状细胞的减少[147]和暴露于 IL-22 的增加，使得抗原呈递受损，可能加速肿瘤生长[149]，并可能促成某些 OTR 患者 cSCC 的侵袭性属性。

药物

非生物免疫抑制药物

目前的免疫抑制药物方案通常在 T 细胞活化级联反应的特定位点使用具有不同作用模式的药物组合[150]。在移植中，免疫抑制方案包括两个阶段：围术期诱导期（使用如 OKT3、抗胸腺细胞球蛋白、巴利昔单抗、达克珠单抗），然后是长期维持期[如环孢素、他克莫司、硫唑嘌呤、霉酚酸酯（MMF）、西罗莫司、依维莫司][51]。免疫抑制方案的特征，包括持续时间、诱导治疗的使用和维持治疗的类型都可能是皮肤癌的重要危险因素。但是，鉴于存在大量潜在的混杂因素，包括根据移植类型和耐受性而定的个体剂量和方案的变化，确定个体药物赋予的风险程度具有挑战性[50,150,151]。有证据表明，硫唑嘌呤可能较环孢素和皮质类固醇带来的风险增加[152,153]，但这并未在所有研究中得到证实[58,154]。类似地，一些研究[59,155-157]但并非所有研究[158]显示与硫唑嘌呤相比 MMF 的风险降低。然而，MMF 与心脏移植受者的 BCC 发生风险相关[159]。在一些研究中，他克莫司与环孢素相比具有相对保护作用[58]，另一些研究则未证实[5,9,155,158]。然而，有明确证据表明，哺乳动物西罗莫司靶蛋白（mTOR）抑制药（雷帕霉素/西罗莫司、依维莫司）可降低皮肤癌风险[160]，后面将对此进行更详细的讨论。

免疫抑制的总体水平可能比特定药物的影响更重要。免疫抑制药物治疗的持续时间和剂量强度似乎都相关：三联疗法、双联疗法与单药疗法及较大剂量与较低剂量的环孢素治疗方案相关的风险均增加[136,137,161,162]，而相比其他 OTRs，肝移植受者的免疫抑制程度较低可能是皮肤癌发生率显著降低的原因[91]。同样，与 OTRs 相比，HCT 受者的皮肤癌风险较低是由于移植后免疫抑制药物使用的持续时间通常较短[163]。然而，即使长期使用单一药物口服皮质类固醇和硫唑嘌呤也会导致患 KC 风险增加 2～4 倍[30,106,164,165]。

除了诱导免疫监视减弱外，某些免疫抑制药对癌变和肿瘤进展有直接影响[150]。硫嘌呤（如硫唑嘌呤）和钙调神经磷酸酶抑制药（CNIs，如环孢素、他克莫司）显示出与 UVB 和 UVA 的协同相互作用，如可以促进 UV 诱导的 DNA 损伤和（或）抑制 DNA 修复。相反，mTOR 抑制药具有直接的抗癌特性，包括抑制血管生成、自噬介导的 DNA 修复和促进记忆 T 细胞功能[150,166-171]。表 146.3 总结了直接的致癌和抗癌机制的实例[150,166,169,172-197]。

表 146.3 免疫抑制药物的直接促肿瘤和抗肿瘤作用

药物	作用机制	文献
环孢素	减少紫外线诱导的 DNA 损伤的修复	Heman 等[172]
		Sugie 等[173]
		Yarosh 等[174]
		Thoms 等[175]
	TGF-β 生成增加	Hojo 等[176]
		Maluccio 等[177]
	增强的 UVB 诱导的炎症和血管生成	Duncan 等[178]
	原癌基因 *ATF3* 的诱导与 p53 依赖性衰老的抑制	Wu 等[179]
	抑制 MPTP 降低紫外线所致的凋亡反应	Norman 等[180]
	抑制 *PTEN* 激活 AKT	Han 等[181]
	TAK1/TAB1 信号通路的激活	Xu 等[182]
	TGF-β1 信号增强 EMT	Walsh 等[183]
	下调 *XPA* 和 *XPG* 降低 NER	Kuschal 等[184]
	UVA 对致癌性 ATF3 的增强作用	Dziunycz 等[185]

（续 表）

药物	作用机制	文献
硫唑嘌呤	减少紫外线 DNA 损伤的修复	Kelly 等[186] de Graaf 等[187]
	将代谢物 6-硫鸟嘌呤整合 DNA 中并产生 UVA 致突变性氧化 DNA 损伤	O'Donovan 等[188]
	在体内使皮肤对 UVA 敏感，NER 受损的 6-硫鸟嘌呤和 UVA 对蛋白质的氧化和对 DNA 修复蛋白质组的损害	Perrett 等[189] Hofbauer[190] Gueranger 等[191]
mTOR 抑制药	抑制而不是促进癌症	Campistol 等[192] Kauffman et al.[193] Mathew 等[194]
	减少 VEGF，抑制血管生成	Guba 等[166]
	抗增殖	Aissat 等[195]
	增加自噬介导的 DNA 修复	Saha 等[196]
	增加 AKT1 和减少 AKT2	Sully[169]
	降低 EGFR 表达	Liu 等[197]
	促进记忆 T 细胞功能	Jung 等[150]

AKT，Ak 菌株转化；ATF3，激活转录因子 3；EGFR，表皮生长因子受体；EMT，上皮-间质转化；MPTP，线粒体通透性转换孔；NER，核苷酸切除修复；PTEN，磷酸酶和张力蛋白同源染色体；TAK1/TAB1，转化生长因子 β-激活激酶 1/TAK1 结合蛋白 1；TGF，转化生长因子；VEGF，血管内皮生长因子；NER XPA/XPG，核苷酸切除修复基因，着色性干皮病-A/-G。

生物反应调节剂

BRMs 的作用，包括抗 TNF 药物，已在前面讨论过。

抗反转录病毒药物

关于抗反转录病毒药物是否会影响包括皮肤癌在内的非艾滋病诱发癌症风险，存在相互矛盾的数据，还未显示出明确的模式[27,198]。

常用化疗药物

关于 CLL/NHL 的化疗是否会影响皮肤癌的发病率的数据是存在争议的[38]。尽管在 CLL 中已经提出细胞毒性化疗可增加 CLL 患皮肤癌的风险[199]，但最近的研究表明，化疗方案可能不会影响继发性恶性肿瘤的发展，这表明与皮肤癌的关系不太可能主要是医源性[35,200,201]。

其他药物

免疫功能低下的个体中常用的某些药物也可能影响皮肤癌的风险。伏立康唑是一种三唑类抗真菌药，常用于治疗和预防侵袭性真菌感染，如实体器官（特别是肺）和 HCT 受者的曲霉菌病。有许多病例报告伏立康唑与 cSCC 的发生的一系列关联[202,203]，而这些 cSCC 可能是多发的、侵袭性的。回顾性研究已将其确定为肺移植受者 cSCC 的独立危险因素[204-207]。在法国一项纳入 19 例患者的系列病例研究中，大多数受影响发生免疫抑制的患者平均在 35 个月后发生 cSCC[208]。在大多数病例中，观察到多步骤的光诱导过程，第一年有急性光毒性，第二年/第三年有光线性角化病（AK），第三年开始有 cSCC，这表明伏立康唑的光毒性，可能由于免疫缺陷而增强，成为致癌的原因[203,208]。他汀类药物具有免疫调节作用，这使人们担心它们可能会增加患 KC 的风险[209]。然而，最近的一项 Mata 分析没有发现它对风险的影响[210]。在一项基于人群的病例对照研究中，噻嗪类利尿药与 KC 风险的适度增加有关[211]。非甾体类抗炎药被认为可能对皮肤癌有保护作用，在最近的一项系统评价中被证实[212]，但在一项大型 meta 分析中没有发现[213]。

致癌病毒

最常见的免疫抑制相关恶性肿瘤是已知或可疑的致癌病毒所致[25]。在皮肤中，这些恶性肿瘤包括 KS（HHV-8）（见第 139 章）、移植后淋巴增生性疾病（EBV）及最近发现的 Merkel 细胞癌（默克尔多元癌细胞病毒，MCPyV；见第 145 章）[252]。这些病原体及其病毒致癌的多种机制途径在其他地方讨论得更为详细,是在免疫功能低下的情况下,这些机制可能会变得更加复杂,如与免疫抑制药物的相互作用[143]。本节重点介绍 HPV 在免疫抑制相关皮肤恶性肿瘤中起到的作用(见第 25 章)。

HPV 一直被认为是 cSCC 的致病因素之一,但其作用仍存在争议[215,216]。HPV 是一种双链 DNA 病毒,目前已知 170 多种亚型[216,217]。高危险黏膜 HPV 亚型(主要是 α-HPV16、18 型)是造成肛门生殖器 SCC 的主要致癌物质[218],且基于这一认识,最终导致预防性接种针对 HPV-16 和-18 疫苗[219]。α-HPVs 也会导致一定比例的头颈部 SCC(HNSCC)[220] 和[221] 甲周 SCC。在长期免疫抑制的患者中,肛门生殖系统发育不良、头颈部 SCC 和甲周 SCC 均较常见。在 EV 中,超过 90% 的 cSCC 检测到 β-HPVs,似乎与 UVR 共同作用而致癌[3]。与高风险的 α-HPVs 相比,β-HPVs 很少整合到宿主基因组,且大多数 βE6、E7 蛋白不靶向 p53 或 Rb[222]。然而,许多研究小组的研究提供了替代机制的证据,即皮肤中 β-HPVs 与 UVR 协同具有促致癌作用(表 146.4)[223-247]。特别是功能研究表明特定的 β-HPVs 癌蛋白可消除紫外线诱导的细胞凋亡,延缓 DNA 修复并克服细胞周期停滞[248],干扰 *NOTCH* 肿瘤抑制[242],增强皮肤侵袭性[241],且 β-HPV8 型和 38 型 E2、E6 和 E7 蛋白在转基因小鼠中具有致癌性[245-247]。

表 146.4 β 乳头状瘤病毒在皮肤致癌作用的可能角色

作用机制	分子靶标	β 乳头瘤病毒亚型
取消细胞周期检查点	pRB	HPV-38[223]
	p16	HPV-5,-8[224]
	p53	HPV-38[225]
	p53,pRb	HPV-49[226]
延长细胞寿命	Telomerase	MHPV-38[227]
抑制 DNA 修复	XRCC1	HPV-8[228]
	Unknown	HPV-5[229]
	P300,ATR	HPV-5,-8[230]
基因组失稳(有丝分裂异常和中心体复制失调)	P300,p53	HPV-5,-8,-38[231]
抑制细胞凋亡	Bak	HPV-5,-8,-20,-38,-76,-92,-96[232,233]
		HPV-8,-20[234]
	Bax	HPV-5,-8,-38[235,236]
	P300,p53	HPV-38[237]
		HPV-8[238]
	NF-κB	HPV-23[239]
	TIP60	
	HIPK2,p53	
逃避宿主免疫监视	TAP-1	HPV-8[240]
	IL-8	HPV-5,-8[241]
干扰 NOTCH 肿瘤抑制	在表皮和间质中的 NOTCH 信号通路	β-HPV[242]
抑制 TGF-β 信号通路	SMAD3	HPV-5[243]
增强皮肤侵袭性	MMP-1,MMP-8,MT-1-MMP	HPV-8 E7 蛋白[244]
在转基因小鼠中的致癌性	—	从角蛋白启动子表达的 HPV-8 E2、E6 和 E7 蛋白[245-247]

HPV,人乳头瘤病毒;IL,白细胞介素;MMP,基质金属蛋白酶;NF-κB,核因子 κB;TGF,转化生长因子。

HPV 在非 EV 免疫抑制相关 cSCC 中的作用是可信的,可参考免疫抑制个体中最常见恶性肿瘤的致癌病毒,在许多免疫缺陷疾病中可见广泛的皮肤 HPV 感染及某些 cSCCs 中 HPV 相关的组织学特征这一系列的关联[146]。然而,HPV 的致癌作用尚未得到证实[215,216,249-253]。超过 100 项研究调查了 HPV 和

cSCC 之间的流行病学关系，尤其是在 OTRs 人群中，大多数研究表明病毒的存在与 cSCC 的发展之间存在显著相关性。然而，由于研究人群、样本和 HPV 检测方法的异质性（检测大量和多样的潜在相关 HPV 类型的敏感性和能力上存在显著差异），使得对这些文献的解释变得复杂[215,216,249-253]。此外，β-HPVs 在正常皮肤普遍存在，在毛囊中可能存在蓄积；个体在生命早期就具有多种 β-HPV 类型的特定且持久的分布特征[254]，且 β-HPV 的血清阳性率随年龄而增长[255]，而非紫外线照射的影响[256]。在此背景下，流行病学研究证实，在≥90%的 OTR 的 SCC 中存在 β-HPV 的 DNA，其存在率高于具有免疫功能的肿瘤，并且显著高于正常皮肤[257]。原位杂交也证实了病毒基因在肿瘤中的表达[258]，尽管病毒载量通常<1 个病毒拷贝/细胞且 AK 中的病毒载量较 cSCC 更高[259]。尽管血清学并不总是与皮肤中 HPV DNA 的存在相关联[263]，但在 OTR 和免疫能力较高的人群中，cSCC 与 β-HPV 的亚型的血清阳性率之间存在关联[260-262]。毛囊中的 HPV DNA 和相同病毒亚型抗体的一致检测可能更相关，在一项大型研究中 SCC 的总 OR 值为 1.6[262]。此外，移植时 β-HPVs 的血清反应阳性可预测随后的 KC 风险，危险比为 2.9[264]。与肛门生殖器癌相比，在 EV 中尚未确定特定 HPV 亚型的明确等级，但存在 β-HPV 亚型的明确致癌趋势，特别是 HPV-5，HPV-8，HPV-36 和 HPV-38，这与功能研究的结果相吻合[262]。

最近，全转录组测序显示 HPV 在肿瘤中的转录活性较低，这表明 HPV 可能不参与皮肤癌的发生，而仅仅是免疫抑制的一个标记[214,265]。另一种可能是，HPV 可能通过一种“肇事逃逸”的机制起作用，参与肿瘤发生的启动而不是促进或维持，HPV 诱导而产生的对细胞 DNA 修复或细胞凋亡的干扰，使角质形成干细胞易于受到紫外线诱导的损伤[215,216,248,253]。阐明 HPV 所起的作用可能为今后更靶向的治疗提供方向。HPV 疫苗接种就是这样一个战略，且被建议作为一种可能的方法来预防移植后 HPV 相关的上皮恶性肿瘤，尽管当前疫苗保护只针对黏膜 HPV 亚型，与肛门-生殖器和 HNSCC 相比，在预防 cSCC 中使用 HPV 疫苗接种缺乏说服力[267,268]。然而，来自小鼠模型的初步实验数据表明，即使在免疫抑制的情况下，接种皮肤 HPV 亚型的疫苗也是预防 cSCC 的一种可行方法[267,268]，尽管在免疫力低下的患者中 HPV 疫苗的免疫原性可能不是最佳的[269]。

宿主遗传易感性

生殖细胞单核苷酸多态性（SNPs）可能与皮肤癌风险增加有关。在与免疫抑制相关的皮肤癌有关的研究中，色素沉着基因是得到最广泛研究的。在挪威的 OTRs 中，关键信号调节因子 *MC1R* 的变异而非其他色素沉着相关基因（MC1R 拮抗剂 *ASIP* 和下游黑素化调节基因 *TγR* 和 *TγRP1*）的变异对 cSCC 风险具有显著影响，与传统风险表型无关，包括头发颜色和皮肤光型[271]。p53 的常见多态性导致在外显子 4 的残基 72 处产生脯氨酸或精氨酸，并且这些多态性等位基因具有独特的生物化学和功能特性，包括在 DNA 损伤后发出凋亡信号的能力。在 OTR 的 cSCC 中的 p53 密码子 72 精氨酸纯合性之间鉴定出显著的关联，而在免疫正常的个体中无相关性[272]。已发现解毒酶谷胱甘肽-S-转移酶多态性[273,274]和 IL-10 多态性与 OTR 中的 cSCC 风险之间存在相关性[275]。*COX2* 基因调控区变异似乎与 OTR 的患 KC 风险相关，尽管在 cSCC 与 BCC 间有所不同[276]。已经观察到叶酸通路相关的亚甲基四氢叶酸还原酶 MTHFR：C677T 基因多态性与 OTR 的患 cSCC 风险的相关性[277]，并且 MTHFR 多态性也与 OTR 的 cSCC 甲基化异常相关[278]。在 *PTCH1* 基因的 5′近端调节区中含有非多态性的 T(1686)-T(3944)等位基因单倍体显示与意大利 OTR 中患 BCC 风险增加有关[279]。维生素 D 受体（Intron8G/T[280]）、EGFR＋61A-G[281] 和 Toll 样受体 4、7 和 8 多态性[280]与移植 KC 无关。已经研究了 DNA 修复基因的多态性，特别是与硫唑嘌呤暴露有关的多态性；在 OTR cSCC 中 MSH2 和 MLH1 蛋白表达没有改变，并且来自 OTR 和免疫功能正常患者的 cSCC 之间的表达没有差异，并且 MSH2 多态性的基因型频率与 OTR 皮肤癌状态之间没有关联[282]。尽管有这些数据，但已知的生物标志物还没有足够强大的用作 OTRs 中皮肤癌预测算法的一部分。

电离辐射

放射疗法可能导致免疫功能低下个体的皮肤癌发生。在霍奇金淋巴瘤的放射治疗后黑素瘤风险增加持续超过 20 年，且由于并非所有肿瘤都在照射区域内出现，因此辐射可能具有额外的全身效应[283]。在 HCT 中，全身照射预处理方案增加了 BCC 风险；暴露于辐射的年龄<10 岁的人显示出比年长者更大的风险[101]。

移植物抗宿主病

HCT 后发生急性 GVHD 是 cSCC 的独立危险因素，而且慢性 GVHD 增加了 SCC 和 BCC 的风险[101-103,163]，一项研究的 RR（风险比）为 5.8[103]。一

第12部分

项大型病例对照分析表明，慢性 GVHD 的严重程度和持续时间是重要危险因素，因为使用了硫唑嘌呤，尤其是与环孢素和泼尼松龙联合使用[163]。

供体来源细胞

据报道，在 HCT 相关的口腔恶性肿瘤[284]和 OTR 患 KC[285,286]、KS[287]中，供体来源细胞的存在有潜在的致病性，尽管所涉及的机制仍不清楚。

特定皮肤癌的临床病理特征

在免疫抑制状态中的皮肤肿瘤可能具有非典型表现和改变的临床病程[33,50,128,288]。

临床危险因素

包括前瞻性队列研究在内的流行病学研究，已经确定了预测 OTRs 最高风险患皮肤癌的临床特征，这些特征在临床上是稳定的，从而允许对未来皮肤恶性肿瘤风险最高的患者进行分层(表 146.5)[50,51,127,262,289-291]。

- 免疫抑制持续时间是一个主要的风险因素；在英国 50%的 OTR，于移植后 20 年会发生皮肤癌，在澳大利亚上升到 80%以上[50,292]。同样，在美国 CLL 中，cSCC 的 20 年累积发病率为 43.2%，BCC 则为 30.6%。
- 移植时的年龄是首次皮肤癌发生时间和累积皮肤癌数量的重要预测指标；如果对 55 岁以上的人进行移植，则患病风险会比 34 岁以下的人增加 12 倍，移植时分别为 55 岁，45－54 岁和 35－44 岁的中位诊断时间分别为 8、12 年和 19 年[50]。
- 在一项英国的队列研究中，皮肤光型和移植前晒伤，特别是儿童时期的晒伤，与首次皮肤癌的发生时间有关；这些因素加上性别为男性和慢性紫外线照射与累积的皮肤癌数量有关[50,289]。

表 146.5 实体器官移植患者发生皮肤癌的危险因素

初次患皮肤癌的危险因素	皮肤癌总数的危险因素	其他与患者有关的危险因素	移植相关危险因素
免疫抑制的持续时间	免疫抑制的持续时间	吸烟与否	同种异体移植类型
移植时年龄	移植时年龄	饮酒与否	终末期器官疾病的病因
移植前晒伤情况	移植前晒伤情况	遗传多态性	
种族(白人与非白人)	慢性紫外线暴露	CD4 计数	
	皮肤光型		
移植前皮肤肿瘤	男性	β-人乳头瘤病毒 DNA/血清学一致性	
	角化病灶数目(光线性角化病和疣状角化病灶)		

基于本章引用的参考文献，包括以下研究：Bouwes Bavinck 等[127]，Casabonne 等[289]，Joly 等[290]，Bouwes Bavinck 等[291]，Harwood 等[50] and Proby 等[262]。

- AKs 是皮肤癌风险的重要标志：在一项研究中，AK 的存在使患 cSCC 风险增加了 30 倍以上[289]。在临床上疣和 AK 可能难以在非掌跖位置区分，因此在欧洲大型多中心研究中被归类为“角化性病变”；角化性病灶总数与 cSCC 之间的关联显著，50 个或更多病灶的 cSCC 风险增加 12 倍，BCC 风险增加 4 倍。在同一项研究中，常见的掌跖疣与 cSCC 相关，其比值比为 1.6，但与 BCC 无关[127]。在法国的一项研究中，cSCC 与疣状角化病变而非寻常疣相关[290]。
- 吸烟和酗酒等其他因素的影响并非始终显著[127]。

鳞状细胞癌

皮肤 SCC 在 OTRs 中更常见，与其他风险较低(范围从 1.5～8)的免疫功能低下组相比，高 150 倍以上(见表 146.2)。它们主要位于紫外线暴露部位[50]，但与免疫功能正常的个体相比，在免疫功能低下组中于非头颈部更常见[146,293]。虽然通常诊断依靠临床表现，但外观可能是非典型[40,146,294]，准确性可能相对较低且需要高度怀疑的指标[294]。在这种情况下，疼痛是侵袭性恶性肿瘤的有意义症状[67,295]。鉴别诊断包括 Bowen 病、AK 和其他罕见皮肤肿瘤，如附属器恶性肿瘤。感染也可以和 cSCC 症状相似，特别是病毒疣（临床和组织学可能是非典型的）、慢性单纯疱疹和非结核性杆菌感染。角化棘皮瘤（见第 142 章）被认为是自行消退的、高度分化的 cSCC 样病变[296]。它们在核型上比 cSCC 更简单[297,298]，并且具有其他遗传差异[299-302]。然而，角化棘皮瘤与 cSCC 的临床病理学区别并不是直截了当的，在免疫抑制的情况下，它们往往倾向于被当做作为分化良好的 cSCC 进行处置。

在组织学方面，大多数研究中 OTR 的 cSCC 的分化状态与免疫正常人群没有显著差异[146,303]，但有报道称梭形细胞形态频率增加、炎症浸润减少、HPV 感染证据增加[146]、神经周围和淋巴管侵犯增加[303]、棘层松解和浸润深度增加[293]。然而，这些特征在所有研究中并不一致，虽然它们可能解释了观察到的局部复发和转移增加[303]，但有可能的是，总体预后的差异可能反而反映出个体 OTRs 中肿瘤总体负荷明显增加，而不是大多数个体肿瘤的侵袭性增加[146]。在一项回顾性研究中，T1 期 SCC 在 5 年时局部复发累积发生率为 19%，而 T2 期在 3 年时 SCC 累积发生率为 54%[304]。据估计，OTRs 中 cSCC 的转移风险高达 7%，是一般人群的 2 倍以上[50,62,303-305]；免疫功能低下的个体，转移性疾病预后较差[306]，OTRs 的总体 5 年生存率为 14%～39%且 3 年中位生存率为 56%[307]。转移在 OTRs 中更常见[308]，头皮是一个特别高风险的部位[309]。与来自温带气候的受者相比，来自澳大利亚等 KC 高发国家的 OTRs 有更高的总体发病率和死亡率[310]。然而，尽管在澳大利亚肝和心脏/肺移植受者的一项研究中，KC 的 SMR 几乎为 50[311]，但英国报道的 cSCC 的 SMR 甚至更高[50]。

HIV 和 CLL 患者的皮肤 SCC 侵袭性更高；Mohs 显微外科手术后局部复发率高于预期，部分原因可能是密集淋巴细胞浸润掩盖肿瘤边缘和区域性癌化[312,313]。局部复发比一般人群多 7 倍，转移发生率为 18%[33,38,314-316]。

光线性角化病，鲍温病，区域性癌变和汗孔角化病

在免疫功能低下的个体 OTR 中 AKs 和 Bowen 病的真实 SIR 尚不清楚，尽管一项法国 OTR 系列研究显示患病率约为 50%[317]。与一般人群相比，单个不典型增生性病变是否更频繁或更快地进展为 cSCC 尚不清楚，尽管“区域性癌化”是 OTRs 和其他免疫功能低下者的常见问题[296,318]（图 146.1），即暴露于致癌物质（对皮肤而言，即 UVR）后的组织中存在多种遗传异常。它临床上表现为融合的 AK 和 Bowen 疾病的区域，也是 cSCC 优先发生的位置[318]。在一项研究中，伴有 AK 和区域性癌化的 OTR 中 cSCC 风险显著增加，并且高于伴有 AK 但没有区域性癌化的 OTR 中的 cSCC 风险[319]。

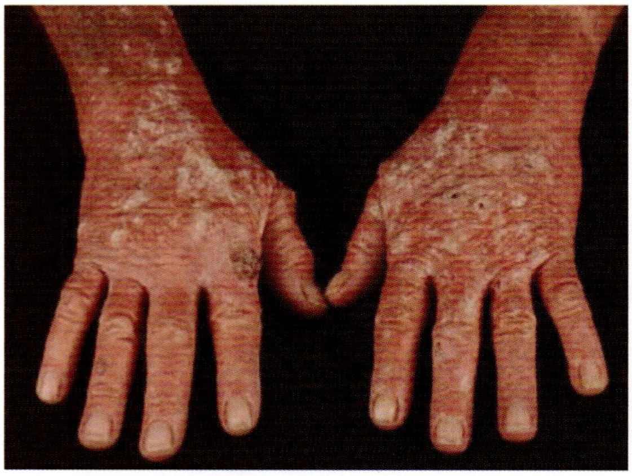

图 146.1　**服用硫唑嘌呤多年的克罗恩病患者的区域性癌化**

存在融合的光线性角化病和 Bowen 病（区域性癌化/区域性改变），右手背已出现鳞状细胞癌。

发生在手背和前额等区域的 AK 可能与多个扁平疣相邻，如果没有诊断性活检，可能难以区分病毒和不典型增生性病变（图 146.2）。与免疫功能正常的 AK 相比，OTR 的某些组织学特征更为常见，包括活跃的有丝分裂、角化不全和疣状改变[320]。

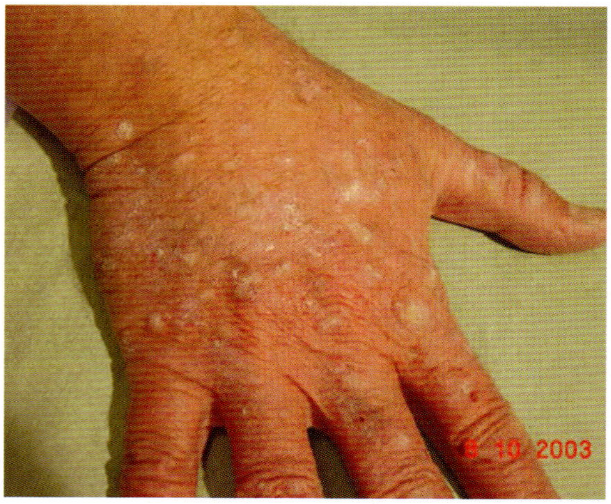

图 146.2　**在器官移植受者的手上有多个光线性角化病、病毒疣和疣状角化性丘疹："移植手"**

汗孔角化病被认为具有癌前病变潜能，且被文献充分记录与免疫抑制密切相关[321]。高达 10% 的 OTRs 受累[322,323]。它可能导致诊断混淆[296]，并且极少数进展为 cSCC，甚至包括转移性疾病[324,325]。

基底细胞癌（另请参阅第 141 章）

机体免疫功能低下时，BCC 的发病率可高达 10 倍。OTRs 中，BCC 和 cSCC 的解剖学位置有所不同：一项英国队列研究显示，22.2% BCC、8.5% cSCC 发生于躯干部位，而 5.2% BCC、36.3% cSCC 发生于手/前臂上[50]。在 OTRs 和 HIV 中浅表 BCCs 更好发于上躯干部[146,326]，虽然这可能提示发病机制的差异，但也可能部分归因于这些患者较一般人群进行了更密切的疾病监视访查[327]。高危 BCC（浸润性/局限性硬皮病样、微小结节性和基底鳞状 BCC）在 OTRs 中似乎并不常见[146]，但在 HIV 中更常见[328]。在组织学上，ORTs 中的 BCCs 更常见具有浅表形态过度呈现、炎症浸润减少、鳞状分化增加、HPV 改变更频繁的特点，而肿瘤浸润深度、神经周围和血管侵犯则与对照的肿瘤表现相似[146,326]。常见的鉴别诊断包括传染性软疣（特别是在 HIV 中）、皮脂腺增生（在 OTRs 中更常见），通常与 CNI 药物（免疫抑制药）的使用有关[329]。在 HIV 和 CLL 患者中，常规手术和 Mohs 手术后的 BCC 的复发率显著增加，尽管在 OTRs 中没有这样的报道[38,146,303,315,316,330,331]。

黑素瘤（另请参阅第 143 章）

鉴于免疫系统对黑素瘤发病机制和进展的强大影响，预计免疫功能低下者的黑素瘤发病率很高；虽然报道称其风险高达一般人群的 12 倍，但大多数研究报道的 SIRs 为 2～5，明显低于 cSCC[28,51,128,332,333]。黑素瘤在 OTRs 中出现三种临床情况：移植前黑素瘤的复发、通过器官供体的传播、移植后*新发*（最常见）[28]。在一项纳入 100 名患者的欧洲多中心研究中，与美国黑素瘤癌症联合委员会数据库对照组相比，仅移植后>2 mm（T3 和 T4）Breslow 厚度的黑素瘤显著预后更差[334]。然而，一项来自北美的研究比较了 638 例 OTRs 与对照组患者的预后结果，提示无论 Breslow 厚度如何，OTRs 总体生存率都较差[335]，澳大利亚的一项研究[336]也是如此。尽管有历史数据表明移植前黑素瘤患者的复发率接近 20%[337]，但最近的研究结果并未提示更差的结果，尽管（样本）数量较少[334,335,338]。黑素瘤是继肾癌之后第二常见的供体来源恶性肿瘤[339]，预后更差。迄今为止，将近 80% 的黑素瘤会快速进展，66% 的个案报道数病例死亡，包括 32 年前已对黑素瘤进行切除者[340-346]。因此，在大多数情况下，黑素瘤的既往病史通常被视为器官捐献的绝对禁忌证[342]。在 HIV 中，黑素瘤发病大约是一般人群的 2.6 倍[25,29]，并且临床进程更具侵袭性[348]。CLL 患者的黑素瘤发生风险增加 2～7 倍，总体生存率更差，澳大利亚的 SMR 超过 7[28,35,36,201,335,349]。

OTRs 移植后黑素瘤的危险因素似乎与普通人群相似[62,334]。一个特别重要的危险因素可能是黑素细胞痣的数量增加。在小儿器官移植受者[350,351]和 HIV 感染者[352]中都观察到了这一点。还报道了暴发性黑素细胞痣（EMN）的存在，EMN 描述了在非曝光部位皮肤上快速同时出现多个黑素细胞痣（通常数以百计）。尽管在其他健康个体中也有报道，但它最常与大疱性皮肤病、BRAF 抑制剂、α-促黑素细胞激素（MSH）激动剂有关，特别是与免疫抑制有关。在 OTRs[353,354]、HIV 病毒感染者[355,356]、免疫抑制的患者（如因 IBD、银屑病和重症肌无力使用硫嘌呤或诸如英夫利昔单抗、依那西普和阿莱法西普等生物制剂）和化疗后患者[360]中，已有描述。在解除免疫抑制后，可见到 EMN 消退[361]；在类似的患者组中也报告了发疹性雀斑样痣病，尽管发生频率较低[358,519]。在免疫抑制背景下，已在 EMN 中检测到 *BRAF*^{V600E} 基因突变[362]。但是，尚未有关于 EMN 向黑素瘤进展的明确报道[363]。

卡波西肉瘤（另请参阅第 139 章）

卡波西肉瘤（KS）是 HIV 病毒感染患者的一种艾滋病相关疾病表现，是高效抗反转录病毒疗法（HAART）应用前最常见的皮肤恶性肿瘤，尽管其发病率现已大大降低，但在 HAART 使用受限的地区仍然是一个重大问题[364,365]。KS 也可见于医源性免疫抑制，尤其是在 HHV-8 血清阳性率高发的地区[366]。在 OTRs 中，通常认为是由于潜伏病毒的再激活[367,368]，尽管存在移植后获得，如通过输血或通过供体器官（特别是在肝移植后）的情况[369]。非洲患者的疾病表现可能会类似于非洲地方性 KS，在出现典型的紫色/红色丘疹、斑块和皮肤结节之前，出现腿部水肿（通常是单侧）。可能需要上消化道内镜检查和肺成像/支气管镜检查来排除内脏疾病。一项英国的系列研究显示，约 15% 的非洲 OTRs 受累[50]。尚未明确在受体和供体中进行 HHV-8 血清学筛查的作用[370]。然而，一项法国的大型前瞻性系列研究中，在移植前被发现 HHV-8 阳性的受体者中有 13% 在后续继发了 KS，同样在接受了 HHV-8 阳性供体器官的受体中有 3.1% 继发了 KS，其存活率、同种异体移植物损伤与 HHV-8 阴性的供体和受者相比并无差异[367,369]。

Merkel 细胞癌(另请参阅第 145 章)

免疫功能低下个体在所有 Merkel 细胞癌(MCC)患者中约占 10%[371],且具有发病年龄早、侵袭性更高的特点[44,143,372-377];在一项大型病例系列研究中,免疫功能低下个体的 MCC 3 年存活率为 40%,而一般人群者为 74%[371]。在 OTRs 中,SIR 高达 60,发病率随年龄和移植后的时间增加,大多数肿瘤好发于紫外线暴露部位,且受累者常患有多种其他皮肤癌[128,375]。一项基于美国注册数据库的队列研究的流行病学数据表明,环孢素或硫唑嘌呤与紫外线照射可能具有协同作用[375],且较差的预后与疾病阶段无关[378,379]。另一项美国的注册中心关联研究显示,HIV 患者的 SIR 为 11.95;发病年龄明显较一般人群更早,发病率随年龄及紫外线照射增加[380],平均存活期为 18 个月[381]。与健康对照组相比,OTR 和 HIV 感染者的 MCPyV 患病率和病毒载量均增加,这可部分解释了 MCC 发病风险的增加[382]。很难预测 HAART 如何影响 MCC 的发病率;延长预期寿命可能导致 MCC 发病率上升,而对 HIV 的抑制所致的免疫系统恢复有助于控制皮肤 MCPyV 复制,从而降低 MCC 发展的风险[382]。在一项斯堪的纳维亚注册中心研究中,CLL/NHL 患者中 MCC 的 SIR 为 17.9,相对的,在诊断 MCC 后,CLL 的 SIR 为 15.7[377],一项以色列的队列研究中也观察到这种联系[383]。在一项基于人群的研究显示,CLL 患者的发生 MMC 的预后似乎更差,SMR 为 3.8[44]。虽然 MCPyV 具有一些亲淋巴细胞性,但它不太可能直接参与 CLL 的发生,如之前推测的那样[384]。

原发性皮肤淋巴瘤(另请参阅 140 章)

系统性淋巴瘤在免疫功能低下的个体中更常见,并且可能表现为皮肤受累,但原发性皮肤淋巴瘤(PCL)很少见。在 OTRs 中,无皮损结节和内脏受累的原发性皮肤 T 细胞淋巴瘤(CTCLs)和皮肤 B 细胞淋巴瘤(CBCL)是移植后淋巴细胞增生性疾病(PTLD)的罕见表现,但其发病率较普通人群增加[62,385-388]。欧洲的一项多中心研究,纳入了 35 名 ORTs 发生 PCL 病例;其数据显示,PCL 疾病谱与在一般人群中观察到的相似,69% 为 T 细胞淋巴瘤,31% 为 B 细胞淋巴瘤,后者大多数是 EBV 阳性[387]。而早期研究报道则认为 B 细胞淋巴瘤更常见[388]。CD30 阳性的 CTCL 预后比移植后蕈样肉芽肿及对应的免疫正常人群中差[387]。淋巴瘤是 HIV 中最常见的恶性肿瘤[365],PCLs 在 HIV 中也更常见,通常来自 T 细胞,包括 CD30 阳性的间变性 T 细胞淋巴瘤,其预后可能比一般人群更差[25,45,389,390]。CTCL 在 HIV 中很少见,但似乎有常规的临床病理学表现。但是,也认识到一种非常类似 CTCL 的非克隆性淋巴增生疾病,通常为 CD8 阳性,但很少进展为真正的淋巴瘤(假性 CTCL 或非典型皮肤淋巴组织增生性疾病)[390-392]。PCLs 在 NHL/CLL 中也过度发生[35,393]。

罕见皮肤癌

皮肤附属器肿瘤(另请参阅第 138 章)

小汗腺、大汗腺、毛囊滤泡和皮脂腺附属器肿瘤,尤其是皮脂腺癌和小汗腺汗孔癌在 OTRs 中的发病率较一般人群高出 100 倍[378,394,395],并且在 HIV[396,397] 和 NHL/CLL[398,399] 中也有报道。皮脂腺癌的发病与 DNA 错配修复失调有关,Muir-Torre 综合征(MTS)中也有类似改变;这可能是 OTRs 中硫唑嘌呤长期应用所致的结果[395],在已知的 MTS 病例中,HIV 感染会加剧皮肤肿瘤的发展[400]。早期明确附属器肿瘤的诊断可能具有挑战性:这些肿瘤通常出现在患有许多其他皮肤癌的个体中,并可能模拟其他更常见的皮肤癌[395]。

皮肤肉瘤

除 KS 以外的肉瘤也似乎过多发生[401];考虑到这些肿瘤在一般人群中的罕见性,发病率增加的真实程度难以评估[378]。在 OTRs、HIV 和 NHL/CLL 中,已有报道发生非典型性纤维黄色瘤(AFX)及其深度变异型——未分化多形性肉瘤,部分研究提示了其较高的复发率和转移率[66,113,402-407]。隆突性皮肤纤维肉瘤(DFSP)在 OTRs 中已有报道[64,378,408,409]。HIV 和 OTRs 中可发生皮肤平滑肌肉瘤,且 EBV 常阳性[401]。血管肉瘤也发生在 HIV 和 OTRs 中,在后者中特别易发于动静脉瘘部位[378,401]。

治疗

目前,指导免疫功能低下者皮肤癌治疗决策的随机对照试验或非随机的前瞻性和回顾性研究很少。在器官移植的背景下,在特别重要的皮肤癌治疗领域[141,410,411]中已努力获得专家共识意见,皮肤科医师、移植临床医师、肿瘤学家、外科医师和其他相关卫生保健专业人员之间的多学科交流在提供全面治疗中发挥了关键作用。许多相同的原则适用于其他免疫功能低下患者的皮肤癌管理，包括 CLL[399] 和 HIV[288]。

低危原发性肿瘤（表 146.6）[50]

没有证据表明低风险侵袭性皮肤肿瘤和癌前病变（如浅表型和结节型 BCC、Bowen 病、低风险 SCC）需与一般人群有显著不同的治疗方法，尽管恶性可疑度较高且活检门槛较低，尤其是在区域性癌化的部位。[128,414,415]。

表 146.6　根据文中总结的已发表文献，对器官移植受者原发性皮肤癌的建议治疗方案

分期	治疗方面的考虑	监测
移植前	风险评估 患者教育 光保护 癌前病变的治疗	
移植后	基线风险评估 患者教育 光保护	移植后 6～12 个月（根据移植时年龄，皮肤光型，晒伤次数的分层化风险，见图 146.3）
无皮损	患者教育、光保护	根据风险等级 1～5 进行监视（见图 146.3）
AK/Bowen 病/FC	光保护 皮损导向治疗（如冷冻疗法、手术） 区域导向疗法（如局部用 5-FU、咪喹莫特、双氯芬酸凝胶、巨大戟醇甲基丁烯酸酯、PDT）	12 个月
早期皮肤癌		
cSCC	低风险：手术（切除，刮除/烧灼） 治疗 AK/Bowen 病/FC 高风险：手术（切除，Mohs 显微外科手术）；适当情况下考虑前哨淋巴结活检，辅助放疗，改用免疫抑制剂（证据表明 mTOR 抑制剂在发生首个 cSCC 后使用更有效）	4 个月（见图 146.3）
BCC	浸润型，结节型：手术（切除，Mohs 显微外科手术） 浅表型：手术（切除，刮除/烧灼）；非手术（冷冻疗法；5-FU；咪喹莫特；PDT）	6 个月（见图 146.3）
中度风险皮肤癌（3～5 个 KC；早期 KS）	如上所述治疗单个病变 严格治疗 AK/Bowen 病/FC 与临床移植医师商议改用免疫抑制剂（减少免疫抑制或改用 mTOR 抑制剂） 考虑系统性维 A 酸类	3 个月（见图 146.3）
高危皮肤癌（>10 个 SCC；黑素瘤；广泛的 KS；Merkel 细胞癌；某些附属器肿瘤）	如上所述对单个病变积极治疗 有效证据表明，临床移植医师需减弱免疫抑制状态（减少免疫抑制剂或改用 mTOR 抑制剂） 强烈建议系统性维 A 酸类药物	2 个月（见图 146.3）

改编自 Harwood 等[50]。

AK，光线性角化病；BCC，基底细胞癌；PDT，光动力疗法；FC，区域性癌化；KC，角质形成细胞癌；KS，卡波西肉瘤；cSCC，皮肤鳞状细胞癌；5-FU，氟尿嘧啶。

外科手术

对于大多数肿瘤，手术切除是最合适的选择，尽管即使是在 Mohs 显微外科手术后[33,410]复发率也可能更高，并且尚无最佳切除范围。刮除术和电灼术可为选择性低风险肿瘤提供令人满意的清除率(如分化良好的 SCC)，并且可在某些临床情况下出于美观和方便的考虑时使用[416]。

非手术方式

非手术方式包括冷冻疗法、光动力疗法(PDT)、咪喹莫特乳膏和氟尿嘧啶乳膏(见后文)，可能在特定病例中具有治疗作用，特别是在多发低危恶性肿瘤患者中，否则这些患者需要反复手术来去除多发性病灶。尽管有效率可能较低，如 PDT[417,418]，没有证据表明这些药物具有额外重大风险。

高危原发性肿瘤(见表 146.6)

对于免疫功能低下个体而言，黑素瘤、MCC、某些附属器肿瘤和高危 SCC 和 BCC 的疾病治疗具有挑战性，但几乎没有相关证据来指导最佳的治疗方式，目前治疗与一般人群基本相似。

分期

诸如前哨淋巴结活检等检查在肿瘤分期中的作用研究较为有限[419,420]。目前已有报道指出，前哨淋巴结活检可用于对部分 OTR 发生黑色瘤的患者进行疾病分期[411]，并且还可能为 OTR 的其他皮肤癌病情预后提供指导，包括高危 cSCC 和 MCC[410]，目前，如何选择合适患者进行前哨淋巴结活检的指导研究较少[421]。一些数据表明，正电子发射计算机体层显像仪(PET-CT)可能有望用于 CLL 患者的 cSCC 淋巴结分期[41]。

外科手术

通常建议高风险 OTR 肿瘤需要“更积极”的手术[410]，但这一点尚未被明确界定。例如，高风险 cSCC，最佳切除边缘尚未确定，显微外科手术是否优于传统外科手术也未经严格评估[410,421]。在一般人群中，许多研究已建议了黑素瘤的手术切除边缘，然而在 OTRs 中并未得到确切验证[411]。

放疗

有限的证据表明，在一般人群中，放疗可选择性用于部分不可手术的原发性 cSCC 和 BCC，以及不适于进一步手术的切缘阳性的 SCC，或作为辅助治疗用于 cSCC 发生广泛神经旁侵犯者和 MCC[422]。放疗在 OTRs 中可能有类似作用，但鉴于多发性原发性肿瘤的高发病率和继发皮肤癌的长期风险，大多数原发性肿瘤并不将其作为首选[410,423]。

减弱免疫抑制状态

专家共识建议，对于 OTRs 中的高风险肿瘤，应考虑减少使用免疫抑制药，但何时及如何进行这种治疗仍然存在不确定性。国际移植皮肤癌合作组-欧洲器官移植患者皮肤护理(ITSCC-SCOPE)合作发布根据高危肿瘤类型和供体器官类型发表了减少免疫抑制药使用的建议[141,411]。在 KS 中，通过减少(或停止)免疫抑制可以实现长期肿瘤缓解[150]。此外，据报道，从钙调磷酸酶抑制药(CNIs)转换为 mTOR 抑制药可诱导 KS 的显著消退、促进 HHV-8 特异性 T 细胞的恢复，目前已被提议作为 KS 患者的一线干预措施[368,424]。然而，这可能并不总是成功的，一些患者在部分缓解后可能会转变为难治性或出现病情进展，这表明在诱导 KS 消退过程中，除了 mTOR 抑制药的抗肿瘤作用外，整体的免疫抑制减轻也很重要[425,426]。

局部晚期肿瘤和转移性疾病

在缺乏具体临床研究的情况下，目前在免疫抑制方面对晚期和转移性皮肤肿瘤的治疗与一般人群相似，其他策略包括减少或(某些情况下)完全停止使用免疫抑制药、转换为 mTOR 抑制药[141,411,427,428]。考量每一种方法及其顺序的阈值尚未得到验证，且往往视具体情况而定。

鳞状细胞癌

目前，OTRs 中尚无用于治疗晚期和转移性 cSCC 的标准[428,429]。目前，外科手术和放疗方法与一般人群中使用的方法大致相似[423,427]。化疗包括系统性氟尿嘧啶(卡培他滨)、顺铂、紫杉醇和维 A 酸类。同时，需根据移植情况调整具体化疗剂量，并密切监测同种异体移植物的功能[427,428,430]。表皮生长因子受体(EGFR)在 SCC 中过表达或扩增；EGFR 抑制药在头颈部转移性 SCC 中具有一定前景[431]，有个案报道介绍了在 OTR 患 cSCC[432]中使用西妥昔单抗(一种嵌合的人-鼠单克隆 IgG1 抗 EGFR 抗体)[432]，但在肺移植受者中发生了致命的肺损伤[433]。EGFR 酪氨酸激酶抑制药，如吉非替尼和厄洛替尼也已被应用[434,435]。目前，在免疫功能低下个体中使用这些靶向疗法尚未在临床试验中进行具体的评估，但一些正在进行的研究允许其募集，如具有侵袭性和(或)转移性 cSCC 的 OTRs 有资格纳入手术或放疗前厄洛替尼的Ⅱ期试验和达沙替尼的Ⅱ期研究，达沙替尼是一种靶向 BCR/Abl 和 Src 家族酪氨酸激酶的多激酶抑制药(www. clinicaltrial. gov)。系统性维 A 酸类也可能在晚期 cSCC 的治疗中发挥作用，可能会减弱免疫

第12部分

抑制状态和(或)转换为 mTOR 抑制药治疗(见后文)。

其他晚期皮肤癌

近年来,BRAF 和 MEK 靶向抑制剂及使用免疫检查点抑制剂(抗 CTLA4 单抗和抗 PD-1/PD-L1 单抗)的免疫调节疗法对一般人群黑素瘤的疗效显著,但尚未在免疫功能低下个体中进行专门的评估。检查点抑制剂在理论上存在诱发器官排斥或 GVHD 的风险,但伊匹木单抗(ipilimumab)已被安全地用于治疗实体器官和造血细胞移植后的黑素瘤治疗[437-439],并且也已用于 HIV 的治疗[440]。使用 BRAF 抑制剂需要存在可靶向的 *BRAF* 突变,一项研究表明,它们在 OTR 黑素瘤中的发生率低于其对照的病变[441]。就晚期皮肤癌的常规化疗而言,当 HAART 用于 OTRs 时需引起关注,因为可能存在叠加的毒性、化疗对免疫状态的影响以及潜在的药物间相互作用[427,428]。

移植前皮肤癌

过去有皮肤癌病史者正考虑进行移植或使用其他医源性免疫抑制治疗,是一种越来越常见的临床情况。对于大多数人来说,其收益将超过皮肤癌复发、进展和转移的风险,但具体情况应与临床移植医师协商后做出决策[94,442]。移植前患有 KC 的患者在移植后首发 KC 的时间间隔与移植前无 KC 的患者在移植后发生第一个和第二个癌灶的时间间隔是相同的[50]。mTOR 免疫抑制和系统性维 A 酸类药物在延缓这种疾病进展中的作用尚未确定,仍需密切监测[50]。原发性黑素瘤的既往病史可能是最具挑战性的,而指导决策的依据基础是有限的[28,33,335];专家一致认为原位黑素瘤不应被视为移植的禁忌证;对于 Breslow<2 mm 的黑素瘤的移植通常被认为随访 2 年后再移植的风险是可接受的,而对于 Breslow>2 mm 的黑素瘤 5 年随访后再移植的风险是可接受的[411]。转移性 KC 或晚期原发性黑素瘤是移植的禁忌证[411]。

皮肤癌的预防

预防免疫抑制相关皮肤癌的可能方法包括新发恶性肿瘤的一级预防、预防癌前病变进展及预防第二个病灶或随后的原发性肿瘤的发生。

新发的浸润前及侵袭性恶性肿瘤的一级预防

欧洲、北美及其他专家共识指南建议需在移植术后进行严格的光保护,包括避免晒伤、日光浴及非必要的 UVR 暴露,特别是在英国 4－10 月的 1100～1500 小时。建议使用广谱、高效的 UVB 及 UVA 的防晒霜,同时使用宽檐帽、太阳镜和防晒服[410,443,444]。有可信证据表明,使用防晒霜可减少一般人群中光线性角化病、皮肤鳞癌、黑素瘤的发病,但对预防基底细胞癌并无作用[436,445-447],但在移植术后使用是否具有相同的效果仍不清楚。一项关于 OTRs 使用脂质体防晒霜的前瞻性开放性非随机试验显示,光线性角化病及皮肤鳞癌的发病在使用 24 个月时显著减少,但基底细胞癌并未减少[448]。我们尚在等待欧洲一项随机对照试验的结果(www.clinicaltrials.gov;标识号 NCT01532453),但这些数据确实为在高风险发生皮肤癌的 OTRs 中采取光保护措施提供了支持。应用光保护措施的一个可能不利影响是维生素 D 水平下降,而维生素 D 的含量可能已经在 OTRs 中受到损害[450]。在脂质体防晒霜的研究中,使用防晒霜组 25-羟基维生素 D 的含量水平较低[448],在进行严格光保护时,建议监测 OTRs 的维生素 D 水平[450]。

防止癌前病变进展为侵袭性肿瘤

假设光线性角化病和 Bowen 病是皮肤鳞癌的癌前病变,尽管尚无证据,但这也为通过治疗光线性角化病来预防皮肤鳞癌的发生提供了理论依据。在一般人群中,每病灶每年的病情发展速度估计高达 0.075%,而过去有皮肤癌病史则上升至 0.53%[451],65%的鳞癌是由光线性角化病进展而来的[452],并且每 7.7 个 AK 就可预测将有 10%的可能在 10 年内转变为 cSCC[453]。对于免疫功能低下的个体,虽然没有等效数据,但与正常人群相比,特别是在区域性癌化部位,癌肿进展的速度可能有所加快。

冷冻疗法和手术可作为光线性角化病及 Bowen 病的针对单个病灶的治疗方法。在一项研究中,对发生 cSCC 的严重区域性癌化部位进行切除和植皮,被证实为是预防 OTR 患 cSCC 的成功方法[454]。更为常见的是,对区域性癌变进行局部定向性治疗,包括局部外用药物(氟尿嘧啶软膏、咪喹莫特软膏、双氯芬酸凝胶、巨大戟醇甲基丁烯酸酯)和光动力疗法。但尚不清楚局部治疗该使用怎样的频率为维持临床清除及治疗是否有降低 cSCC 的发病风险。局部治疗通常和病灶定性治疗相结合,同时,对于存在时间较长的病变,我们应降低活检的门槛,来除外侵袭性恶性肿瘤[128,415]。

氟尿嘧啶(5%和 0.5%):是胸苷酸合酶的抑制药,具有抑制增殖细胞生长的作用。浓度为 5%的软膏已经被广泛使用多年,尽管很少有学者对其在一般人群或 OTRs 中治疗 AK 的疗效进行对照试验研究[455]。通常每天使用1～2次，持续使用3～4周。在两项针对一般人群的研究中显示，连续使用6个月对AK的治愈率达70%[456]，连续使用12个月治愈率达78%[457]。但据相关研究报道，OTRs的治愈率较低[458]。

咪喹莫特(5%和3.75%)：是一种属于咪唑喹啉类的免疫抑制剂，并且是Toll样受体7的激动剂，可激活先天性免疫系统并产生Th1细胞毒性T细胞反应。针对一般人群的随机对照试验表明，其对于光线性角化病的治愈率为64%～84%[459,460]。在一项纳入了43个OTRs的共6个国家参与的多中心随机对照试验中，完全缓解占为62.1%，部分缓解占为80%[461]。在较小型的纳入20个OTRs的随机对照试验中，皮肤cSCC治疗后获得了50%的临床和37%的组织学改善，在12个月后，虽然未达到显著的统计学意义[462]。虽然理论上存在免疫刺激和同种异体移植相互排斥的风险[415]，但在OTRs中有限的使用是安全的，大多数临床医师在OTRs中咪喹莫特的使用量限制在25～50mg/d[461,462]。

3%双氯芬酸(以2.5%透明质酸为基质的凝胶)：可抑制环氧合酶-2的信号通路。一项纳入32名患有多发性光线性角化病的OTR患者的随机对照试验中，每天外用2次，持续使用16周，完全清除率为41%，但24个月时，复发率为55%[448]。

巨大戟醇甲基丁烯酸酯：是一种从大戟属植物的汁液中提取的具有生物活性的大环二萜酯类物质。它最近已被许可用于光线性角化病的治疗，并且优势在于仅需要治疗2～3个疗程。目前尚无其用于免疫功能低下个体的临床试验。

光动力疗法：已在许多的OTRs中研究中被评估。在一项实用氨基乙酰丙酸(ALA)+红光照射的光动力疗法的随机对照试验中，88%的免疫缺陷患者在治疗4周时有治疗反应，在48周时降至48%；而免疫功能正常的患者，治疗响应率则从94%降至72%($P<0.05$)。这种差异反映了要么是在OTRs中皮损的持续时间更长，要么是复发的风险更高。在使用外用药时我们也注意到，手及手臂部位的皮损治疗反应是最差的[463]。在使用甲基氨基乙酰丙酸(MAL)光动力治疗17名OTRs的独立随机对照试验中，在16周时观察到的治愈率为76%[464]，另外一项针对面部光线性角化病的研究报道治愈率大致相同，但是肢端部位的治愈率却显著下降(面部72%，肢端仅40%)[465]。在一项小型住院患者随机对照试验中，研究者对比了MAL-光动力和局部外用氟尿嘧啶的疗效，发现光动力疗法的疗效更显著、患者具有更好的美容效果和更高的患者满意度，但同时也更疼痛[458]。几项直接研究光动力疗法作为预防cSCC手段的随机对照试验[417,418,466]，包括一项对OTRs患者的研究[467]。虽然所有患者的AK都有所减少，但疗效并不能持续，只有一位患者在预防cSCC显示出有效[466]。

预防随后的原发性肿瘤

已经报道了几种二级预防方法，包括修订免疫抑制剂的使用策略(减少用量或转换为mTOR抑制剂)和系统性使用维A酸类药物。但是，启用这些方法的门槛为何，以及使用的先后顺序为何，尚缺乏证据，并且目前仅根据具体情况进行了研究。

修订免疫抑制状态：在移植失败后，免疫抑制剂的减弱或停止，可使大多数皮肤癌的发生率明显下降[139]，但何时、何种程度的减少免疫抑制状态，同时确保同种异体移植物存活，证据尚有限。ITSCC和SCOPE的专家共识调查提出了鉴于肿瘤的数量和移植器官类型的不同，需考虑改变免疫抑制状态的阈值指南[141]。可能的方法包括减少免疫抑制药物的剂量或在药物联合使用治疗方案中停用某种药物，通常情况下是硫唑嘌呤[128]。在没有对照试验的情况下，这最终是根据具体情况做出的多学科决策。

转换为mTOR抑制剂：改变免疫抑制的另一策略为从使用钙调磷酸酶抑制剂(CNIs)转变为mTOR抑制剂，因其同时具有免疫抑制和抗肿瘤特性。对免疫抑制RCTs的回顾性数据分析、观察性病例系列研究及事后分析表明，接受mTOR抑制剂为治疗方案组成部分的OTRs的恶性肿瘤发生率降低[193,194,468,469]。mTOR抑制剂用于治疗或预防皮肤癌最早报道于卡波西肉瘤患者[192,424,470,471]，随后也用于其他皮肤癌患者[472]，报道称cSCC的厚度和肿瘤周围血管形成都有所减少[473]。四项随机对照实验和一项回顾性病例研究已证实，该治疗方法显著降低了移植后cSCC的发生率[474-478]，且一项心脏移植受者使用依维莫司的随机对照实验正在进行中(www.clinicaltrials.gov，标识号NCT0079918)。已公布的数据表明，应尽早换为使用mTOR抑制剂：在转换为西罗莫司之前，只患有一处cSCC的ORTs，减少肢端cSCC具有显著意义；而对于患有多处cSCC的患者来说，其后cSCC的减少无统计学意义[475,477,480]。一项Ⅱ期随机试验正在进行中，用以评估从钙调磷酸酶抑制剂转换为西罗莫司治疗OTRs中已存在cSCC的有效性(www.clinicaltrials.gov；标识号NCT01764607)。mTOR抑制剂降低BCC的发病率的作用并不显著，可能是因为与cSCC相比，BCC

中 phosph-mTOR（磷酸化的 mTOR）的差异性表达[482]，且一项大型注册中心的研究报道称 Merkel 细胞癌的发病率实际上在治疗后增加了[375]。这些药物不良反应事件意味着该治疗方法并不适用于所有 OTRs[475]。最近，一项纳入 21 个随机对照试验的系统评价证实，转换为使用 mTOR 抑制剂的患者，角质形成细胞癌的患病率降低了 56%，恶性肿瘤总体发生率减少了 40%，但研究者也发现了死亡风险的增加（HR 1.4），且恶性肿瘤相关性死亡率并没有下降，所以也有人质疑其在减少或预防恶性肿瘤中的作用[483]。

维 A 酸：实验数据表明，系统性应用维 A 酸在癌症的发生和进展阶段有化学性的预防作用[484,485]。机制尚不完全明确，但维 A 酸可以通过其对细胞类视黄醇受体的作用而改变基因转录的过程，并且具有抗细胞增殖、抗细胞凋亡、免疫调节、促进角质形成细胞分化并阻止 HPV 生长和复制作用[486]。局部外用维 A 酸或许对 OTRs 有部分作用[487]。在一些病例系列研究中，系统性应用维 A 酸可减少 OTRs 中 cSCC 的发生[65,488-491]，三项随机对照试验证实可明显减少光线性角化病或 cSCC 的发生[492-494]。大多数研究中，主要的不良反应为唇炎、干燥症和高脂血症，并且与使用剂量是相关的[65,492,493,495]。由于停药可能会导致病情反弹，因此系统性应用维 A 酸需要长期观察[65,485,492,494,495]。目前，美国 FDA 和欧洲 EMA 尚未批准其用于皮肤癌的化学预防，因此没有正式的处方指南。鉴于其具有调节免疫作用，故理论上存在同种异体移植物排斥的风险[485]，专家共识建议从低剂量（如阿维 A 每日 10mg）开始使用逐步增加至有效维持剂量（如阿维 A 最大剂量为每日 30mg）[65]。尚需进一步研究阐明其启动治疗的适应证，以及针对耐受性和有效性的最佳的给药方案[485]。

预防的未来展望

T4 核酸内切酶 V（T4N5）：是一种在 UVR 暴露后参与 DNA 损伤修复的酶。已经有报道证实，局部应用其脂质体制剂可以在着色性干皮病患者中有效减少光线性角化病的发病[496]。我们正在期待 T4N5 洗剂的Ⅱ期研究结果，以研究预防在 OTRs 中预防 KC 的有效性及安全性（www.clinicaltrials.gov；标识号 NCT00089180）。

卡培他滨：是氟尿嘧啶的前体药物，在两项临床观察性病例系列研究中，以低剂量使用治疗患有多发和进展期 KC 的 OTRs，结果显示 cSCC、BCC 及 AK 的发病率均显著降低，尽管导致 60%的患者无法继续用药，但仍被认定许可使用[497,498]。

阿非糖苷：是 α-MSH 的化学类似物，α-MSH 是由角质形成细胞和黑素细胞在 UVB 作用下产生的肽类激素，作为晒黑反应的一部分，可诱导黑素细胞中黑素的合成。阿非糖苷比自身分泌的 α-MSH 更有效且作用时间更长，可通过皮下给药。一项多中心随机双盲安慰剂对照Ⅱ期试验正在进行中，以研究其在 OTRs 中降低 AKs 和 SCC 的疗效（www.clinicaltrials.gov；标识号 NCT00829192）。

筛查和监测

我们可以得到在一般人群中进行皮肤癌筛查获益情况的初步数据[499]，但对于免疫受损人群暂时没有相关的信息[500]。尽管如此，针对免疫功能低下患者的常规皮肤癌监测越来越多：2006 年，66%的英国研究中心和 97%的澳大利亚研究中心是至少每年进行监测的，而在英国，大多数检查是由非皮肤科医师进行的[501]。鉴于有限的基础研究数据，以下是建议免疫缺陷患者进行皮肤癌监测的方法，其中借鉴了专家共识指南及前瞻性队列研究的数据[50,70,308,410,414,444,502-504]。

移植术后基线评估及患者的教育

在移植术后，基于现有的研究数据[51,502]，所有患者均可根据个人情况来进行个体皮肤癌风险的基线评估，重点是光保护、自我皮肤检查和可疑病变的早期监测[51,502]，尽管初次开始筛查时间是根据风险分级而定的[504]。如果在皮肤专科诊所提供此类健康促进建议[505]，则可以更好地记忆或实施这些促进健康的建议，也可以通过书面材料和视听材料的方式来进一步优化[449,506,507]。随后对患教信息的反复强化既提高了患者的记忆又提高了依从性[479,508,509]。向患者进行教育的最佳时机现在尚不清楚，在一项研究中，患者表示更愿意在恶性肿瘤移植手术前接受相关信息，并在手术后定期重复[510]，而在另外一项研究中，更倾向于在移植术后[344,520]。

随后的移植术后监测

多个专家共识指南建议免疫缺陷患者每 12 个月应由专科医师进行一次全面的皮肤检查[410,444,502,503,511]。但是，美国有超过 140 000 例 OTRs[128]，英国有超过 21 000 例，澳大利亚超过有 7000 例，如果再扩展到其他免疫功能低下的患者群体，医疗保健资源将面临巨大的挑战。最近有研究数据表明，如果针对风险分层为目标，可以更好地做到优化和部署此类监测，而预测患病风险的最重要因素是接受移植术时的年龄、皮肤类型及既往的晒伤史（图 146.3）[73,504,512]。根据英国在队列研究中积累的相关数据，定义了皮肤癌五个风险级别，并指定了随访间隔以确保 KC 累积发生率低于 5%（图 146.3）[50]。而一旦出现癌前病变或皮肤癌，应进行更严格的监测[50,69,70,481]。在英国，国家卫生与医疗保健研究院（NICE）建议，患有癌前病变或侵袭性皮肤癌的免疫抑制个体需在专科门诊进行诊治，以达到密切监测的目的[513]，其他国家也采用了这样的方法[128,502]。那些患有低风险病变（如光线性角化病、鲍温病）的患者可以从至少每年一次的检查中获益。而且，在第一次患皮肤癌之后，监测应该更加频繁：为了确保患 KC 的累积风险低于 15%，合理的监测间隔应为 4～6 个月（具体时间取决于皮肤癌的类型）[50]，多发性的或患有极高风险肿瘤的患者应每月检查 3～4 次，或更频繁[50,69,70,308,410,414,415,502v,503]。

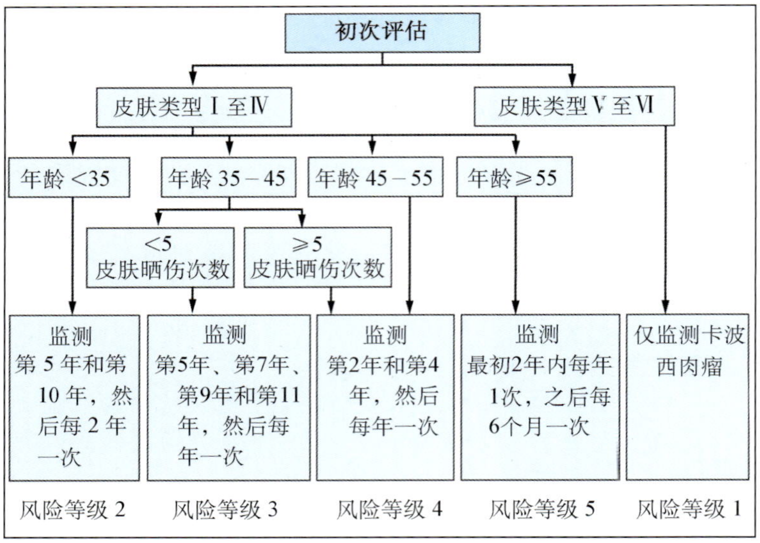

图 146.3　移植后直至第一次发生皮肤癌的筛查和监测

表 146.7　建议患皮肤癌的器官移植受者的监测方案

风险等级	监测间隔
第一次鳞状细胞癌	4、8、12 个月，若癌症未进展可每年一次
第一次基底细胞癌	6、12 个月，若癌症未进展可每年一次
第二/三次患癌	3、6、9、12 个月，若癌症未进展可每年一次
第十次患癌	每 2 个月

参考 Harwood 等在 2013 年发表的文献[50]。

移植术前筛查

如果在移植术前启动光保护和治疗 AK 等可能降低患病风险的策略可能是更有效的，但尚未得到验证[410,442,503]。包括风险分层，如明确 HHV-8 的活动性，可能会为移植免疫抑制药物方案的适当调整提供信息。

在其他免疫功能低下患者队列监测

建议慢性淋巴细胞性白血病（CLL）患者在确诊 6 个月内转诊到专科进行全身皮肤检查，但对于 OTRs，暂无证据证实这种筛查方法的临床实用性。尽管如此，在一项队列研究中，筛查出有 22% 的患者在确诊 CLL 后 6 个月患上皮肤癌。作者认为，此乃支持常规筛查的有力证据[399]。无论在 CLL 或其他患者群体（如炎症性肠病）中常规监测是否合理[109,111,514]，通过针对性教育计划，提高患者和医务人员对皮肤癌风险的认识，可能最终促进皮肤癌的早期发现及免疫抑制相关皮肤癌的治疗。

患者和医疗卫生保健专业人员的组织机构

近年成立了几个特殊盈利组织，重点关注在教育（针对患者、护理人员和医疗卫生保健服务提供者）、预防和治疗上。在欧洲，SCOPE[515]协调了多个研究计划，并与 ITSCC[516]共同制定了移植术后皮肤癌的疾病管理专家共识指南。在英国，隶属于英国皮肤科医师协会的组织 BSSCII（英国免疫抑制个体皮肤护理协会）[517]，也扮演了类似的角色，旨在所有免疫功能低下的病患群体中发挥广泛作用。AT-RISC 联盟（移植术后降低皮肤癌发病率联盟）[516]与 ITSCC 联合，为患者和医疗卫生保健工作者开发了教育资源。

结论

免疫功能低下患者的皮肤癌，对受累个体来说是沉重的疾病负担，对医疗卫生保健资源和工作者来说也是日益严峻的挑战。对患病风险进行分级，以及适当的会诊、监测、快速诊断、治疗和预防策略的应用，可能会在未来降低皮肤癌的发病率和影响。然而，在这些关键领域的证据基础有限且迫切地需要进一步研究。这些高风险患者给我们呈现了一个加速皮肤癌进展的模型；可针对这一人群，进一步研究发病机制、治疗和预防方法。事实上，未来很多改善皮肤癌（特别是 cSCC）患者预后的进展，可能都来自于对免疫功能低下人群的研究。

(译者：党林　**一审：**郑锦芬　江智茂　**二审：**陈爱军　穆溽　**三审：**王清玉　**润色：**刘思萌**)**

参考文献

所有文献请查阅网址：www. rooksdermatology. com.
以下列出的是重要参考文献。

[32] Silverberg MJ, Leyden W, Warton EM, Quesenberry CP Jr, Engels EA, Asgari MM. HIV infection status, immunodeficiency, and the incidence of nonmelanoma skin cancer. *J Natl Cancer Inst* 2013 Mar 6;105(5):350-60.

[33] Brewer JD, Habermann TM, Shanafelt TD. Lymphoma-associated skin cancer: incidence, natural history, and clinical management. *Int J Dermatol* 2014 Mar;53(3):267-74.

[50] Harwood CA, Mesher D, McGregor JM, *et al*. A surveillance model for skin cancer in organ transplant recipients: a 22-year prospective study in an ethnically diverse population. *Am J Transplant* 2013 Jan;13(1):119-29.

[62] Euvrard S, Kanitakis J, Claudy A. Skin cancers after organ transplantation. *N Engl J Med* 2003 Apr 24;348(17):1681-91.

[127] Bouwes Bavinck JN, Euvrard S, Naldi L, *et al*. Keratotic skin lesions and other risk factors are associated with skin cancer in organ-transplant recipients: a case-control study in The Netherlands, United Kingdom, Germany, France, and Italy. *J Invest Dermatol* 2007 Jul;127(7):1647-56.

[179] Wu X, Nguyen BC, Dziunycz P, *et al*. Opposing roles for calcineurin and ATF3 in squamous skin cancer. *Nature* 2010 May 20;465(7296):368-72.

[188] O'Donovan P, Perrett CM, Zhang X, *et al*. Azathioprine and UVA light generate mutagenic oxidative DNA damage. *Science* 2005 Sep 16;309(5742):1871-4.

[415] Bangash HK, Colegio OR. Management of non-melanoma skin cancer in immunocompromised solid organ transplant recipients. *Curr Treatment Options Oncol* 2012 Sep;13(3):354-76(review).

[424] Stallone G, Schena A, Infante B, *et al*. Sirolimus for Kaposi's sarcoma in renaltransplant recipients. *N Engl J Med* 2005 Mar 31;352(13):1317-23.

[475] Euvrard S, Morelon E, Rostaing L, *et al*. Sirolimus and secondary skin-cancer prevention in kidney transplantation. *N Engl J Med* 2012 Jul 26;367(4):329-39.

第13部分　系统性疾病与皮肤病

147

第 147 章

内脏恶性肿瘤的皮肤表现

Lennart Emtestam[1], Karin Sartorius[2]

[1] Department of Medicine Huddinge, Karolinska Institutet, Stockholm; and Department of Dermatology, Karolinska University Hospital, Stockholm, Sweden

[2] Department of Clinical Sciences and Education, Karolinska Institutet, Stockholm; and Department of Dermatology, Södersjukhuset, Stockholm, Sweden

概述

与内脏恶性肿瘤相关的不同类型的皮肤变化，以及与系统性肿瘤相关的皮肤变化种类繁多，在此全面阐述是不切实际的。本书主要摘取以下类别以阐述此类疾病，内容已包含了大部分皮肤和体内恶性肿瘤之间的关联性。

1. 累及皮肤的多系统及造血系统肿瘤。

2. 肿瘤直接侵犯皮肤。

3. 有公认的体内恶性肿瘤发生倾向的且具有皮肤表现的遗传性综合征（也称为“具有恶性潜能的遗传性皮肤病”）。这一类别还包括错构瘤综合征。

4. 副肿瘤性疾病，与肿瘤相关的皮肤反应模式，涉及各种内部器官系统。

5. 体内恶性肿瘤的间接皮肤标志物（如暴露于致癌物质的皮肤病学特征）。

潜在的恶性肿瘤皮肤标志物在预测潜在瘤变方面的可靠性存在差异。因此，恶性肿瘤的筛查范围和深度应通过对患者的全面评估后再加以判断。用于治疗恶性肿瘤的药物的皮肤不良反应见第 120 章。

累及皮肤的多系统及造血系统肿瘤

这类肿瘤涉及多个系统，而皮肤肿瘤只是其中一部分。对于皮肤科医师来说，重要的是，可根据皮损形态或皮肤病理来提供诊断依据。众所周知，皮肤可能是最容易进行组织学诊断的部位。在这类疾病中可能发生的皮肤受累表现从非特异性体征，如反应性血小板减少的紫癜到特异性体征，如恶性肿瘤的皮肤受累等。皮肤作为多系统肿瘤一部分，与实体肿瘤转移到皮肤的情况在病理机制和病灶分布上都有不同。例如，皮肤受累是造血系统恶性肿瘤的重要组成部分，包括淋巴瘤和朗格汉斯细胞组织细胞增多症[1-3]；骨髓增生性疾病，如淋巴瘤和白血病则可能发生特异性皮肤浸润（图 147.1）[4]。

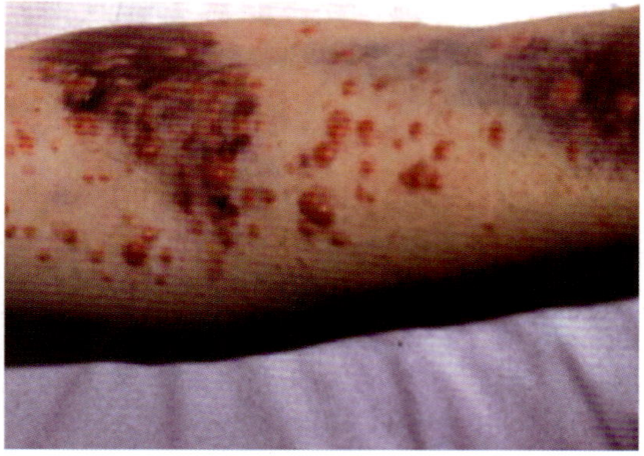

图 147.1 皮肤白血病（急性髓系白血病）和紫癜

邻近或远处组织转移性肿瘤

肿瘤直接扩散和侵袭

除原发性皮肤肿瘤外，皮肤可能通过直接侵袭、局部转移或内部肿瘤的皮肤转移而受累。

体内深在的肿瘤直接侵入皮肤可引起结节浸润、溃疡或炎症，但也可能表现形式不甚典型：如真皮浸润引起硬化（铠甲状癌），血管改变（毛细血管扩张性癌），皮肤为橙皮样外观（橘皮样变），更少见的有丹毒样癌（炎性转移癌）（图 147.2 和图 147.3）。虽然这些模式可能作为远端转移发生，但它们最常见的发生部位即是原发肿瘤附近的皮肤——所有这些通常都与乳腺癌有关，因此被认为是一种非常不同于转移到远处的肿瘤模式。以上这些情况，在临床怀疑产生之前是很难被准确诊断的。

铠甲状癌：这可能伴有肿瘤发生转移的早期炎症，并可能出现一些结节（图 147.2b），但在后期表现为硬皮病样（图 147.2c）。当乳腺癌接受放射治疗时，会出现一个特殊的鉴别诊断，因为放疗本身可引起局部放射后硬皮病。后者有较多文献记载，但在一些患者中，发生照射后硬皮病的早期炎症阶段并不为人所知，这可能在临床上需要特别警惕。此外，肺癌、胃肠道癌、肾癌和其他恶性肿瘤也可发生铠甲状癌。

丹毒样癌：类似丹毒，表现为广泛、皮温高、水肿性、柔软的斑块，但无发热或毒血症（图 147.2d）。这种皮肤表现最常见于乳腺癌[2]，占其皮肤转移病例的近 1/3[3]，因此乳腺癌是与之最为相关的恶性肿瘤。在黑素瘤、间质瘤和肺癌、前列腺癌、食管癌、膀胱癌、结肠癌、喉癌、直肠癌、胃癌、皮肤鳞癌和胰腺癌中也有类似的报道[3-23]。最近的研究表明，该疾病的临床表现主要是肿瘤细胞栓子堵塞真皮淋巴管，而不是瘤腔内淋巴管浸润所致[2,24]。在组织学上，可见各级真皮淋巴管内被癌细胞的聚集物所堵塞（图 147.4）。

毛细血管扩张型转移性癌：通常与乳腺癌相关，由于肿瘤细胞数量稀少，且毛细血管扩张非常细微，因此很难诊断。病变皮肤的颜色可能更鲜红，类似血管肉瘤。

少见的肿瘤直接侵犯模式包括乳腺癌表现为乳房下间擦疹样，以及盆腔肿瘤或淋巴结病引起的淋巴管堵塞，可能伴有淋巴管内广泛的肿瘤细胞，表现为皮肤结节。口腔肿瘤，通常是鳞状细胞癌，可直接累及面部皮肤。

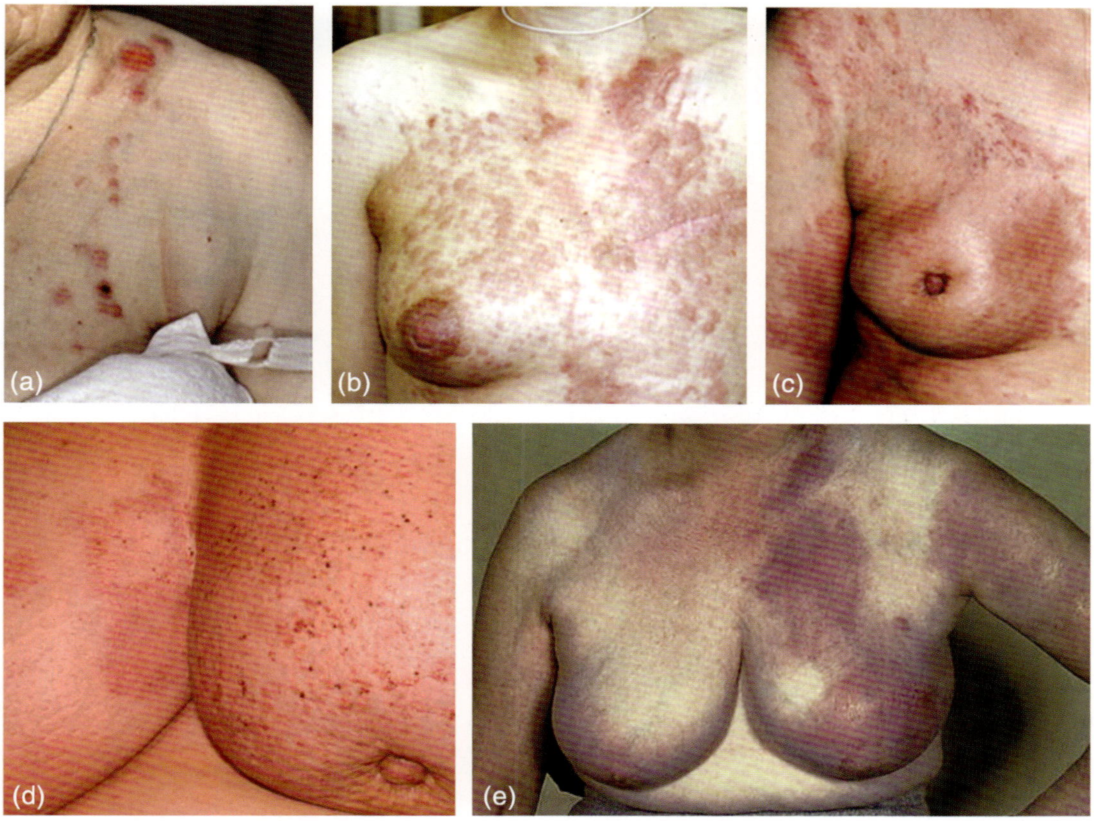

图 147.2 乳腺癌皮肤浸润形态

(a,b)局限(a)和广泛(b)结节浸润。(c)乳房皮肤硬化浸润(铠甲状癌)和乳房以外皮肤的毛细血管扩张浸润(毛细血管扩张性癌)。(d)左乳房浸润性癌的皮肤呈橘皮样外观。(d,e)丹毒样改变(丹毒样癌)早期累及右侧乳房(d),晚期累及左侧上肢及乳房(e)。要需注意(c)和(d)的乳头回缩。(a-c,由俄罗斯莫斯科区域肿瘤药房 Olga Mikheeva 博士提供;d 由 Ken Tsai 博士提供;e 由英国雷丁皇家伯克郡医院 R. Emmerson 博士提供)

本书的相关章节讨论了原发性表皮肿瘤的发生和局部转移情况;其中以黑素瘤为最重要。恶性淋巴结转移(如乳腺癌、黑素瘤)是一个具有特征性的现象,偶尔在诊断或治疗干预后出现,如针刺活检、胸膜活检,恶性腹水引流或肿瘤附近放置其他引流管。"肿瘤溢出"是指在腹腔镜或外科手术过程中,肿瘤细胞直接污染伤口。这在过去是很常见的,但现在腹腔镜下端口部位转移率和腹腔镜手术切口肿瘤接种转移率均在 0.8%[25]左右。

皮肤转移

皮肤转移的发生率

皮肤转移不像肝、肺或骨转移那么常见。尸检研究表明,高达 9%的体内癌症患者有皮肤转移;大量的分析提示 5%是常见的[1],占到内脏肿瘤转移的 0.5%~1%[2,3]。在转移癌患者中,10%的患者有皮肤转移[4]。皮肤转移的研究被引用的频率各不相同,部分原因是一些包括皮肤黑素瘤的转移,而另一些排除这一因素,只涉及内部起源的肿瘤。此外,有时很难知道皮肤受累是否来自与其他器官的原发性肿瘤的近距离接触,即直接侵犯而不是转移[5]。皮肤转移最常见的来源一般公认的频率顺序:乳房(黑素瘤),肺,结肠,胃,上呼吸道,消化道,子宫和肾。之前未知起源的原发性肿瘤最常见的皮肤转移来源于肾、肺、甲状腺或卵巢[3,6,7]。

皮肤转移的表现

皮肤转移通常表现为无痛、坚实的结节,可能是皮肤颜色、蓝棕色或红紫色。最常见的模式是单发结节(图 147.5),这种情况是多发结节的 2 倍(图 147.6)。触诊更容易发现真皮或皮下结节,因为最初可能不明显或无症状(图 147.7)[6]。结节破溃是可能发生的,但通常早期不会出现。其他类型包括硬斑病样硬化斑块、瘢痕浸润、丹毒样皮肤弥散性浸润、浸润区斑秃样改变(肿瘤性斑秃)和栓子转移至肢端(图 147.8)。

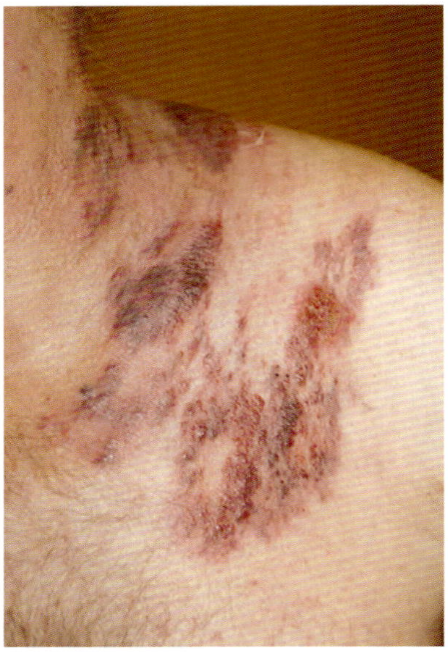

图 147.3 类似皮肤血管肉瘤的转移性支气管癌

（由俄罗斯莫斯科地区肿瘤药房 Olga Mikheeva 博士提供）

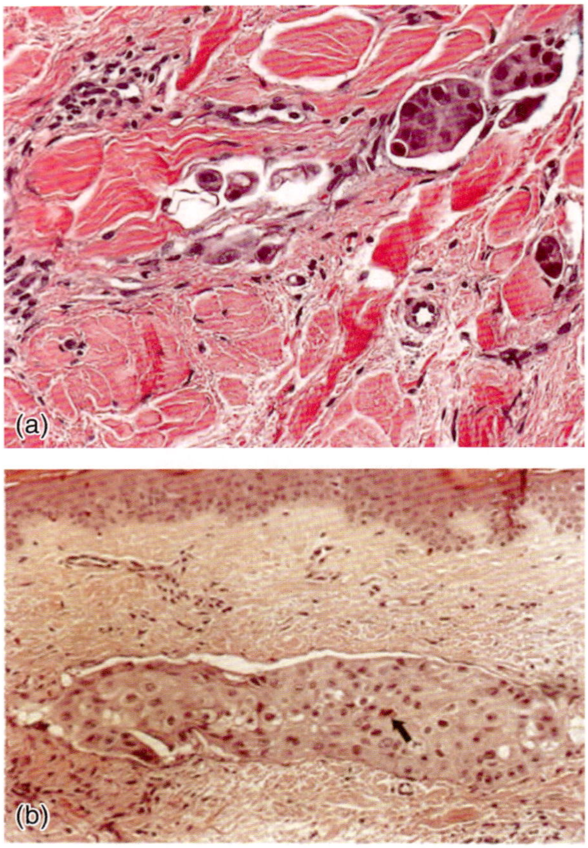

图 147.4 丹毒样癌

（a）大的上皮样癌细胞在扩张的淋巴管内的小聚集。（b）真皮淋巴管完全被低分化的上皮样细胞所阻断。肿瘤细胞坏死（箭）。（a 图由 K. Tsai 博士提供；b 图来自 Finkel and Griffiths 1993[26]，经 John Wiley 的许可）

机制和分布

皮肤转移是由于肿瘤通过淋巴管或血管播散的结果。皮肤上的分布模式不是随机的[3,5]。事实上，75%的转移发生在头部、颈部和躯干上部，这些部位加在一起只占体表面积的 25%[3]。临床转移模式可能为转移途径提供线索。例如，四肢的转移提示动脉内栓塞的扩散，广泛的皮肤转移提示肿瘤细胞存在于循环中，而受累器官附近的皮肤转移则更提示由淋巴管或静脉而来（图 147.9）。盆腔肿瘤可发生逆行性淋巴管扩散，引起会阴区或腿部转移。一般来说，头部、颈部和躯干上部分更容易受到影响[3,6-8]，这可能是因为该区域的血管密度较高。参考文献[9-13]综述了与转移有关的一些肿瘤和宿主因素，包括共有的和器官特异性的；特别是肿瘤细胞上的趋化因子受体可能影响参与转移扩散的器官[14,15]。除头皮外，值得注意的皮肤转移部位包括脐（Mary Joseph 结节，最常见于肠肿瘤）[7,16,17]和近期手术瘢痕。瘢痕转移通常与原发肿瘤的手术有关，鉴于“肿瘤溢出”的发生率较低，可能是由局部淋巴管或静脉引流所致。然而，最近但较远的瘢痕（如皮肤移植物供体部位[18,19]）可能是转移的部位，提示其可能与黏附分子、金属蛋白酶或血管生成和组织修复细胞因子有关。也有报道称，转移灶位于皮肤[20]的放疗部位。另一个不寻常的现象是“肿瘤间转移”，即这个肿瘤转移到另一个（通常是良性的）肿瘤[21]。一个假设的机制是纤维蛋白在受体肿瘤血管中的捕获作用；大多数转移发生在富含血管的肿瘤，如甲状腺或肾上腺腺瘤，也有皮肤科医师报道的转移到脂肪瘤和基底细胞癌的案例[22]。

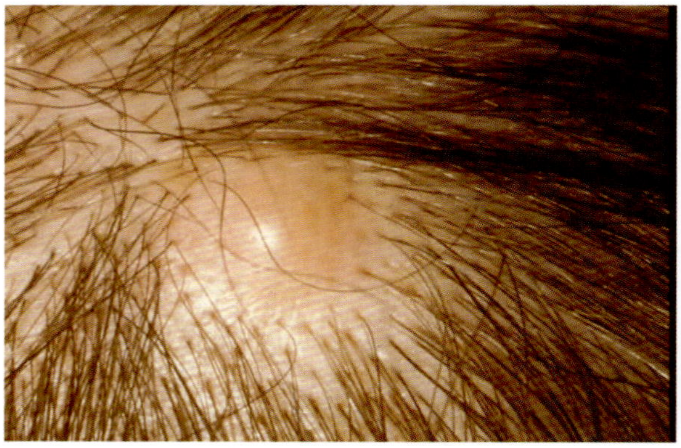

图 147.5 不明来源头皮鳞癌的单发转移灶

第13部分

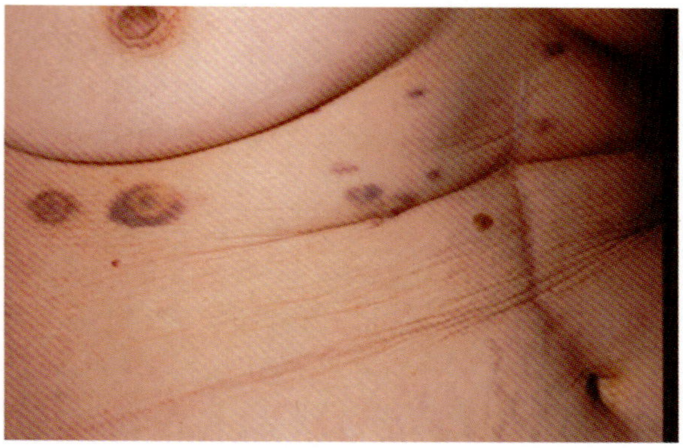

图 147.6 转移性胰腺癌表现为皮肤出血性结节

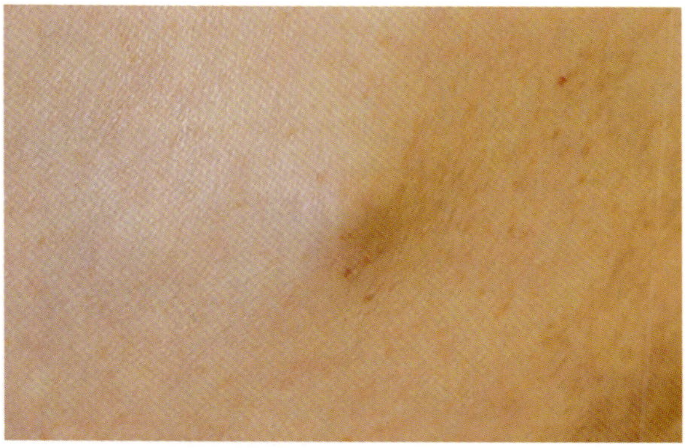

图 147.7 肺癌皮下转移

这种转移通常是多发的，如果仔细检查，通常可以触诊到更多的更加坚实的结节。

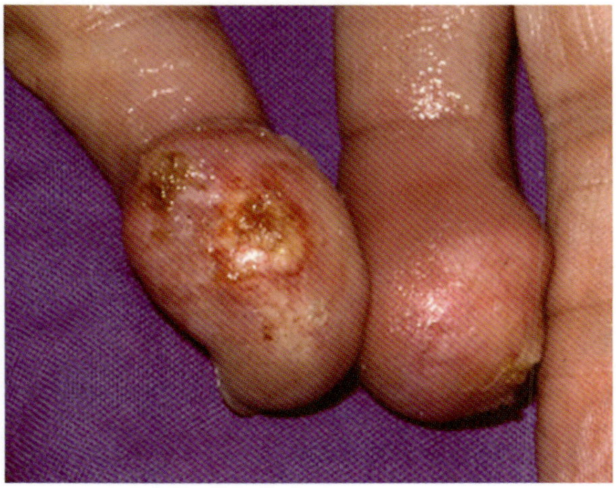

图 147.8 食管癌的双手小指栓塞性转移

转移到头皮可引起局灶性脱发，通常由乳腺癌、肺癌或肾癌引起。肾、甲状腺癌转移灶在临床上和病理上均可表现为血管性，偶尔误诊为良性血管瘤或化

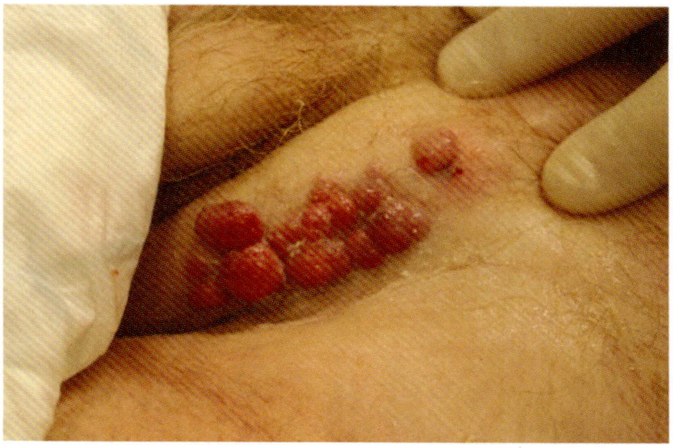

图 147.9 广泛的盆腔前列腺癌腹股沟转移

脓性肉芽肿；肾细胞癌的转移甚至可能是搏动的。皮肤转移可能被误认为囊肿或炎性病变；头皮"囊肿"上的秃发应提醒医师有恶性肿瘤的可能性。

组织病理学

对可疑的皮肤转移进行活检通常可以成功地确认或排除恶性肿瘤。然而，如果肿瘤细胞分化不良，在确定起源器官时并不总是有用。参考文献[7,24]讨论了特定转移肿瘤的病理诊断和免疫组织化学标志物。有时，即使使用免疫组织化学肿瘤标志物，也很难可靠地区分原发性皮肤肿瘤和转移性疾病，转移的细胞通常与原发肿瘤细胞相似，导致难以诊断。梭形细胞瘤和由"小蓝色细胞"组成的肿瘤诊断特别困难，可能需要一组免疫组化标志物来帮助鉴别原发性和转移性皮肤肿瘤，或内部肿瘤的不同起源。

在某些情况下，可能有明显的水肿或淋巴管扩张，这可能使诊断困难。在某些特定的肿瘤，如肾细胞癌；或在某些临床模式，如毛细血管扩张性癌，肿瘤细胞因为数量少或血管增生可能主导组织病理学外观。在某些情况下，肿瘤细胞的淋巴扩散可能导致"单行排列"的外观，有时伴有纤维化。

预后

皮肤转移通常发生在已知的癌症，但也有可能是内部肿瘤的第一个迹象，特别是在肺癌。它们通常提示疾病的播散性，并提示预后较差：播散性皮肤转移瘤[4]患者的生存期通常仅为 3 个月左右。无其他播散证据的单发转移患者可能有更好的生存率[25]。原发性肿瘤切除后转移瘤消退的病例虽然罕见但也有报道[26]。值得注意的是，皮肤转移不一定与以前记录的肿瘤有关；组织学模式、定位和时间关系可能偶尔指向第二个原发肿瘤[27]。根据原发肿瘤的不同，治疗方案可能包括对有限数量的病灶进行切除或其他破坏性治疗（如激光、放疗、光动力疗法），以及对播散性病灶进行化疗或其他系统性治疗。

Paget 病

Paget 病发生在乳房和乳房外。乳房 Paget 病由乳腺导管肿瘤[1]引起。乳房外 Paget 病可能在无潜在肿瘤的情况下发生或离肿瘤较远，因此与肿瘤直接扩散的乳腺模式[2]没有密切联系。

乳房 Paget 病

这种情况表现为乳头或乳头周围的红斑和鳞屑，有时伴有渗出和结痂（图 147.10）。通常被认为是下面的导管腺癌的直接表皮延伸，由于下导管腺癌通常是小而浅表的肿瘤，因此早期识别对于治疗方法的制定很重要。然而，在 30%～50%可触及的潜在病灶患者中，有一半会累及腋窝淋巴结。肿瘤细胞的亲表皮的原因是不确定的，但可能涉及被称为调节蛋白 α 的佩吉特细胞表皮趋化因子[2]。对于那些没有潜在癌的病例，主要的致病假说是由乳头和乳晕[2]表皮内的 Toker 细胞衍生而来。

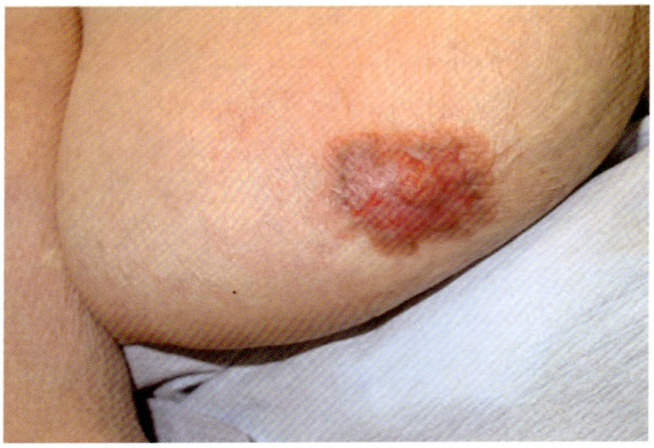

图 147.10 乳房 Paget 病造成右乳头破坏

临床上，乳腺 Paget 病需与湿疹、银屑病、角化过度和糜烂性腺瘤病鉴别，组织学上可能还有其他疾病的分布类似 Paget 模式，如一些黑素瘤或鲍恩病，良性的 Toker 细胞增殖称为透明细胞丘疹病。乳房 Paget 病的有诊断价值的组织病理学标志物包括上皮膜抗原（EMA）、癌胚抗原（CEA）、细胞角蛋白 CK7 和 CK8/18，以及黏蛋白如 MUC1[3,4]。CD23 是一种淋巴和大汗液/外泌腺标志物，在乳房或乳房外 Paget 外疾病中均呈阳性[1,2]。

乳房外 Paget 病

乳房外 Paget 病（EMPD）发生在大汗腺发育区域，如肛门生殖器和腋窝部位（见第 111 和 112 章），约 60%为外阴，20%为肛周，15%为阴茎或阴囊；女性易感性（虽然一些种群，如日本人[3]，则是男性易感）。其组织发生尚不确定，只有大约 25%的患者出现相关的侵袭性恶性肿瘤。与外阴 Paget 病相关的恶性肿瘤，略低于一半来源于局部的大汗腺或 Bartholin 腺；其余来自阴道、子宫颈、膀胱、卵巢、结肠或直肠，偶尔也来自较远的部位，如乳腺或胆囊[4]。肛周 Paget 病 10%左右与附件肿瘤相关，25%左右与远处肿瘤（直肠、胃、输尿管、乳房）[4]有关（图 147.11a）。男性生殖器 Paget 疾病约 10%的病例与前列腺癌、膀胱癌、输尿管癌、肾癌或睾丸癌有关（图 147.11b）[4]。其余的则是原发于皮肤的乳房外 Paget 病。

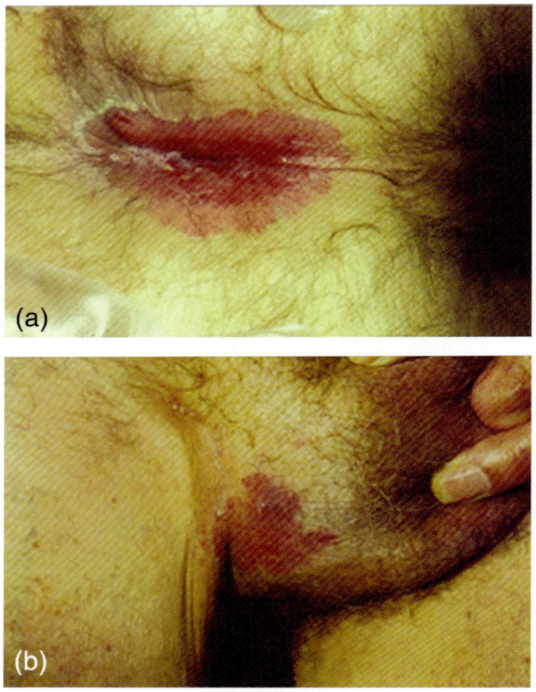

图 147.11 乳房外 Paget 病变

肛周（a）、阴囊境界清楚的红色斑块（b）。（引自 Wagner 和 Sachse，2011[6]，经 John Wiley 许可）

大多数患者都在 60 岁以上。临床特征包括瘙痒、灼烧感、水肿、出血和红褐色（有时色素减退）斑块，通常边界清楚。然而，继发性感染可能使边缘模糊，同样在阴道黏膜中边缘也难以确定。生殖器 EMPD 常被误认为是湿疹、银屑病或癣。组织学和免疫组化特征与乳房 Paget 病相似；RCAS1 抗原[5]特别敏感。预后由潜在肿瘤决定，也决定了治疗的效果。对于起源于局部表皮的恶性肿瘤，侵袭的深度和淋巴扩散决定预后，血清 CEA 是判断生存率[3]的有价值指标。

内脏恶性肿瘤相关的遗传皮肤病

许多遗传性皮肤病增加了内脏恶性肿瘤的发生风险（表 147.1）[1-10]。其中涉及许多机制：包括染色体不稳定、DNA 修复机制缺陷、淋巴细胞功能和免疫监视功能异常，或者多种原因共同致病。

表 147.1　与内部恶性肿瘤相关的遗传性皮肤病实例

多系统受累的主要器官及表现	遗传性皮肤病	主要肿瘤（可能仅限于某些疾病的某些家族）
胃肠道	Gardner 综合征	胃肠道息肉病和肿瘤，中枢神经系统肿瘤
	Bannayan-Riley-Ruvalcaba 综合征	
	Turcot 综合征（错配修复癌综合征）	
	色素沉着息肉综合征	胃肠道息肉病和癌，胰腺癌，生殖器肿瘤（特别是滋养细胞，性索和宫颈），乳腺癌，肺癌
神经系统	共济失调毛细血管扩张	淋巴瘤，白血病
	神经纤维瘤病	神经肿瘤，肉瘤，嗜铬细胞瘤
皮肤	着色性干皮病	皮肤肿瘤，肉瘤，中枢神经系统肿瘤，白血病，各种实体瘤
	痣样基底细胞癌综合征（Gorlin）	皮肤基底细胞癌，成神经管细胞瘤
	Bazex-Dupré-Christol 综合征	皮肤基底细胞癌，白血病不除外
	皮肤卟啉症	肝细胞癌
	胼胝症	食管癌
	硬化性胼胝症（Huriez 综合征）	皮肤鳞状细胞癌；口腔癌和肠癌也有报道
	Muir-Torre 综合征	结直肠癌，皮脂腺癌
	Birt-Hogg-Dubé 综合征和 Hornstein-Knickenberg 综合征	甲状腺髓样癌，肾细胞癌
	家族性平滑肌瘤（子宫）	肾癌，其他（见正文）
	色素失禁症	肾母细胞瘤、横纹肌肉瘤（肾、睾丸旁）、视网膜母细胞瘤、白血病
	家族性非典型痣和黑素瘤	胰腺癌，皮肤和眼黑素瘤
	黑素瘤-星形细胞瘤综合征	黑素瘤、星形细胞瘤和其他中枢神经系统肿瘤
	多乳头	泌尿生殖器肿瘤：肾细胞癌、肾母细胞瘤、膀胱、睾丸、前列腺
	鱼鳞病（常染色体显性和 X-连锁）	睾丸癌
内分泌	多发性内分泌瘤综合征	甲状腺髓样癌、嗜铬细胞瘤
生长/骨骼	Werner 综合征	多见，尤其是肉瘤
	Rothmund-Thomson 综合征	皮肤，骨肉瘤
	Bloom 综合征	与普通人发病无差异，但发病较早
	Maffucci 综合征	软骨肉瘤，胶质瘤，卵巢癌
	Goltz 综合征	软骨肉瘤，骨巨细胞瘤
	Fanconi 贫血（通常由先天性贫血引起畸形）	骨髓增生异常综合征，急性骨髓性白血病，肝癌
造血系统	先天性角化不良	黏膜鳞状细胞癌、造血恶性肿瘤等

（续 表）

多系统受累的主要器官及表现	遗传性皮肤病	主要肿瘤（可能仅限于某些疾病的某些家族）
免疫系统	Wiskott-Aldrich 综合征	淋巴系统恶性肿瘤
	Chediak-Higashi 综合征	淋巴系统恶性肿瘤
	Cowden（多发性错构瘤和瘤变）综合征	乳腺、甲状腺、胃肠道、小脑、子宫内膜和肾癌
多系统	Carney 综合征	黏液瘤，神经鞘瘤，睾丸支持细胞瘤，垂体腺瘤，甲状腺
	von Hippel-Lindau 病	嗜铬细胞瘤，肾癌，血管网状细胞瘤，胰腺癌
	Beckwith-Wiedemann 综合征（脐膨出-巨舌-巨人症综合征）	肾母细胞瘤、肾上腺癌、肝母细胞瘤、胰脏母细胞瘤等（尤其对于半肥大患者）

Howel-Evans 综合征

该综合征是常染色体显性遗传的局灶性掌跖角化病（胼胝症）与最终食管癌的发展相关（见第 65 章）。口腔黏膜白斑也经常发生在 Howel-Evans 综合征[1-8]。

痣样基底细胞癌综合征

同义名
• Gorlin 综合征

痣样基底细胞癌综合征包括基底细胞癌、下颌牙源性角化囊肿、骨骼异常、异常钙化和掌跖异常角化凹陷（见第 141 章）。患有这种综合征的患者有罹患成神经管细胞瘤和卵巢肿瘤的危险。其他罕见的中枢神经系统（CNS）肿瘤在痣样基底细胞癌综合征中也有报道[1-10]。

家族性黑素瘤综合征

通常有以下一种或多种情况：黑素瘤家族史、多种非典型黑素细胞痣个人史或多种非典型黑素细胞痣家族史（见第 143 章）。大的多发性和不规则的痣最常见，可早期发生黑素瘤，也可能发生多个原发性黑素瘤。在一些家系，非皮肤恶性肿瘤发生率增加。

遗传方式可能是多基因的。9p21 基因区域的 *CDKN2A* 遗传突变在大多数病例中都有涉及[1,2]。p16 损伤或突变与胰腺癌风险增加（22 倍）有关，在某些人群中，特定突变与乳腺癌有关。也有与胰腺癌、胃癌、肺癌、乳腺癌和喉癌相关的病例报道。

黑素瘤-星形细胞瘤综合征

该综合征包括黑素瘤与星形细胞瘤或其他中枢神经系统肿瘤、脑膜瘤、室管膜瘤和周围神经肿瘤（如恶性神经鞘瘤）的关系（见第 143 章）[1-4]。染色体 9p21 的缺失，包括肿瘤抑制基因和细胞周期调控基因的缺失。多个基因位点涉及不同的家族，包括 p16、p19 和 p15 基因簇（INK4 位点）的全部或部分，其中包括 *CDKN2A* 和 *CDKN2B*（提示邻近抑制基因缺失）[1-3]，以及 p14（ARF）[4] 的特异性缺失。

着色性干皮病

着色性干皮病（XP）早期表现为严重的光敏性（见第 78 章）。患者表现出先天性明显降低的太阳晒伤阈值和呈现出大量的雀斑，主要在阳光暴露部位。在婴儿中发现光老化的早期出现，随后是日光引起的发育不良、基底细胞癌和鳞状细胞癌及恶性黑素瘤，在出生后的前 10 年就已经开始[1]。

遗传方式为常染色体隐性遗传。引发 XP 的基因突变导致成纤维细胞对紫外线的敏感性异常，在大多数情况下（a-g 替换）是由于核苷酸切除修复过程的缺陷造成的。第八种形式，称为 XP 变体，编码复制后修复聚合酶。由于这些突变，肿瘤抑制因子失活和癌基因活化导致多种肿瘤的发生[2]。

眼部肿瘤，包括黑素瘤和非黑素瘤，在 XP 患者中占 10%～20%。同时 XP 的内脏恶性肿瘤发生率也增加了 10～20 倍，包括中枢神经肉瘤、白血病和肺癌、乳腺癌、胰腺癌、胃癌和睾丸癌[3]。

von Hippel-Lindau 病

von Hippel-Lindau 病是一种常染色体显性遗传疾病，具有较高的内脏恶性肿瘤风险，并伴有非特异性皮肤表现，如血管瘤和咖啡斑[1,2]。它可伴发各系统的良恶性肿瘤，尤其是中枢神经系统的血管网状细胞瘤、视网膜血管瘤、嗜铬细胞瘤(可能为双侧)[1]、肾癌[3]、胰腺腺瘤、癌及囊肿[4]、附睾囊腺瘤。

VHL 基因位于 3p26-p25 染色体上，但也发现了多种致病性突变。该基因是一个肿瘤抑制基因遵循 Knudson-2 次打击模型。家族的特征可能有嗜铬细胞瘤(1 型，缺失/蛋白-截断突变)或无嗜铬细胞瘤(2 型，错义突变)[5,6]。

神经纤维瘤病 1 型和 2 型

同义名
• 神经纤维瘤病 1 型

神经纤维瘤病有两种主要类型：1 型(NF1)和 2 型(NF2)。两者都是常染色体显性遗传；也有一定比例的患者来源于新发突变。

神经嵴细胞在 NF1 中的功能异常导致多种周围神经纤维瘤和中枢神经系统肿瘤的发生，尤其是视神经胶质瘤(NF1 的诊断标准之一)和咖啡斑[1-5]。NF1 和 NF2 的临床重叠现象在儿童中尤其常见，他们可能有咖啡斑和周围神经肿瘤；褶皱部位雀斑是 NF1 的表现。NF2 表现为咖啡斑，但只有一半患者出现，而且通常少于 6 个(6 个或 6 个以上是 NF1 的诊断标准之一)。Lisch 结节(色素虹膜错构瘤)在 90%的 NF1 成年患者中可通过裂隙灯检查发现，并且是 NF1 的特异性表现。约 80%的 NF2 患者有后囊膜下白内障，其中约 1/3 为儿童。这一疾病中良性肿瘤、恶性肿瘤和全身表现的相关性各不相同，但 NF1 患者发生恶性肿瘤[4]的风险增加 2.5 倍。NF2 患者出现前庭神经和周围神经鞘瘤(前庭神经鞘瘤的特征为双侧)，并伴有脑膜瘤等中枢神经系统肿瘤[3,4]。脊柱神经鞘瘤、星形细胞瘤或室管膜瘤最终发生在约 3/4 的 NF2 患者中。如果儿童发生脑膜瘤，应怀疑为 NF2。神经纤维瘤病最常见的肿瘤可能是恶性神经纤维瘤[6]。大多数浅表神经纤维瘤的恶变率较低，恶变常发生于深部的丛状神经纤维瘤和邻近周围神经的神经鞘瘤良性肿瘤，如听神经瘤、哑铃瘤和视神经胶质瘤，当发生在局限性压力敏感的位置可导致灾难性的后遗症。最常见的中枢神经系统恶性肿瘤是星形细胞瘤。其他恶性肿瘤包括肾母细胞瘤(Wilms tumour)、纤维肉瘤、横纹肌肉瘤和白血病，尤其是儿童[3-8]。NF1 与幼年型粒单核细胞白血病、幼年黄色肉芽肿[9]之间存在相关性。单染色体 7 型骨髓增生异常综合征也可能发生[10]。嗜铬细胞瘤和类癌[4]的发生频率增加，眼部黑素瘤也有报道[11]。

结节性硬化症

同义名
• Bourneville 病

结节性硬化症(TSC)包括血管角化瘤、癫痫和学习困难。它可能与多系统肿瘤的累及有关，主要是错构瘤。TSC 是一种常染色体显性疾病，但自发性突变率高，约占总突变率的一半以上。有两个已知的致病基因-编码错构瘤蛋白的 9q34 染色体上的 *TSC1* 和编码马铃薯球蛋白的 16p13.3 染色体上的 *TSC2*；这两种基因都具有抑癌基因的功能。不同的突变有很多，*TSC2* 突变比 *TSC1* 突变更常见，导致的疾病也更严重。

除皮损外，中枢神经系统、肾系统和心肺系统受影响最大[1-3]。血管平滑肌脂肪瘤(血管、脂肪和平滑肌)在 *TSC1* 或 *TSC2* 位点均表现出相同的杂合性丧失。恶性肉瘤也可发生，尤其是伴发血管平滑肌脂肪瘤和横纹肌瘤，但并不常见，转移灶不常见[4]。肾细胞癌是一种公认的、罕见的并发症[3-6]。

多发性内分泌瘤综合征

多发性内分泌瘤 1 型

同义名
• Werner 综合征

这是一种家族性癌症综合征，伴有甲状旁腺、胰腺和脑垂体肿瘤，以及皮肤表现。MEN1 的皮肤病变是典型的多发面部血管纤维瘤(22%～88%)和胶原瘤(0～72%)。超过 33%的 MEN1 患者可能发生脂肪瘤，也可出现咖啡牛奶斑[1-3]。

它是由位于染色体 11q13 上的 *MEN1* 基因突变

引起的，该基因编码一种名为menin的蛋白质。

MEN1的特征是易出现甲状旁腺、垂体前叶、胰岛细胞、神经内分泌来源细胞、前肠类癌和肾上腺皮质肿瘤。它与20%～25%的Zollinger-Ellison综合征(ZES)病例有关。在MEN1中，60%～100%的病例有胃肠胰腺病变，尤其是胰岛肿瘤，也称为胰腺神经内分泌肿瘤(NETs)。肿瘤发生率为：ZES 54%，胰岛素瘤21%，胰高血糖素瘤3%，血管活性肠肽瘤(血管活性肠肽)1%。在MEN1中，相关内分泌疾病包括95%以上的甲状旁腺增生，15%～50%的垂体前叶腺瘤，30%的肾上腺腺瘤和超过3%的类癌瘤(类癌肿瘤位于支气管、胃肠道、胰腺或胸腺)。垂体腺瘤60%分泌催乳素，<25%分泌生长激素，5%分泌促肾上腺皮质激素(ACTH)。MEN1中最常见的肿瘤会分泌甲状旁腺激素或胃泌素。

恶性神经内分泌肿瘤，尤其是恶性胰腺NET和胸腺类癌的转移是MEN1患者死亡的最常见原因之一[1-6]。

多发性内分泌瘤2A型

> **同义名**
> • Sipple综合征

MEN2A和MEN2B主要涉及甲状腺、甲状旁腺、肾上腺髓质，与家族性甲状腺髓样癌有关[7,8]。MEN2A缺乏MEN1和MEN2B的黏膜神经瘤和皮肤脂肪瘤。咖啡牛奶斑只存在于结合了MEN2A和NF1表型的患者中。MEN2A患者肩胛区可出现双侧对称性瘙痒的皮损，临床表现为淀粉样变样的色素沉着和角化过度；通常可以在组织学上发现典型的角蛋白来源的淀粉样蛋白沉积[4,6,9]。

MEN2A和MEN2B是由*RET*原癌基因位点突变(10q11.2)引起的[10-12]。两者都是常染色体显性遗传性疾病，但有50%的MEN2B病例来自自发突变。

RET检测已经取代降钙素筛查来诊断MEN2携带者状态。特有的RET密码子突变将预测疾病的病程和进展程度[4,5,11-13]。应对所有一级亲属进行筛查，以识别RET突变基因的携带者。

MEN2A的主要内脏病变是髓样甲状腺癌(MTC)、嗜铬细胞瘤和甲状旁腺功能亢进(由增生或腺瘤引起)。其他错构瘤和肿瘤包括小脑血管瘤、颈神经母细胞瘤、垂体腺瘤和松果体瘤[9]。

多发性内分泌瘤2B型

其特征是黏膜神经瘤，在出生时或出生后第一年发病。神经瘤表现为无症状、柔软、肉色丘疹或结节。患者具有一些典型的面部特征，即柔软、肉嘟嘟的("肿大的")、突起的嘴唇；外翻、变厚、凹凸不平的眼睑和突出的眉毛。神经瘤通常影响黏膜表面，尤其是舌前缘和靠近嘴唇的颊黏膜；牙龈、腭部和咽部表面有时会受到影响。偶有报道皮肤结节或斑块，通常呈线状，偶尔伴有表面色素沉着，组织病理学表现为真皮神经肥大，临床表现的色素沉着为慢性抓伤和外伤所致。约75%的患者表现为马方综合征样外观；肌肉无力和肌肉骨骼异常(尤其是脊柱后凸、高弓足和双侧股上骨骺滑脱)也可能出现[10]。

由甲状旁腺增生或腺瘤病引起的甲状旁腺功能亢进发生率远低于MEN1和MEN2A。肠神经节瘤病在2B型比2A型更常见，发生率为30%，常在生命早期因便秘或腹痛而发现。

75%的病例中，MEN2B与甲状腺髓样癌有关，近50%的病例中，与嗜铬细胞瘤有关。2B型的甲状腺髓样癌比2A型出现得更早、更侵袭。甲状腺髓样癌通常是多中心和双侧的，发生在产生降钙素的细胞增生的背景下。可能发生早期淋巴扩散，75%在发现[10]时已经有转移。嗜铬细胞瘤通常是双侧的，但甲状腺髓样癌的死亡率高于嗜铬细胞瘤。

黏液瘤

> **同义名**
> • 黏液瘤综合征
> • Carney综合征/黏液瘤综合征

这是一组疾病，其中有皮肤色素病变与皮肤、皮下和内脏黏液瘤，以及相关的内分泌病(主要是肿瘤)，包括一个或多个肾上腺皮质、甲状腺、垂体和性腺的受累[1]。NAME综合征由先天性黑素细胞痣、心房黏液瘤、黏液性神经纤维瘤和雀斑组成。LAMB综合征包括雀斑样痣、心房黏液瘤、黏膜皮肤黏液瘤和蓝痣。与黏液瘤相关的疾病已经出现了许多其他的命名；因此有些人更喜欢使用黏液瘤综合征，或者Carney综合征/黏液瘤综合征的组合术语[2]。

涉及皮肤的三个主要诊断标准：斑点皮肤色素沉着(嘴唇，结膜，眼睑，生殖器黏膜)、黏膜黏液瘤和多发蓝痣[3]。心脏黏液瘤的发生率为61%。Carney综合征肾上腺肿瘤通常是典型的原发性色素性结节。其他各种性腺和内分泌激素分泌肿瘤，包括产生生长激素、催乳素或促肾上腺皮质激素的垂体肿瘤、卵巢肿瘤也是相关的，良性和恶性甲状腺肿瘤（通常为滤泡型）[5,6]。睾丸肿瘤，多表现为大细胞钙化的滋养细胞肿瘤，见于 30% 的男性，常呈双侧和多中心发生。通常发生于上消化道或椎旁交感神经的砂粒体型伴黑变神经鞘瘤，是这种综合征的典型表现。乳腺黏液样纤维腺瘤和乳腺导管腺瘤[2]及黏液样平滑肌瘤和子宫肿瘤均有报道。在 Carney 综合征患者中，70%～75% 的患者发生雀斑样痣，约 50% 的患者出现蓝痣[2,3]。皮肤黏液瘤发生在超过 1/3 的病例[4]。多发性黏膜皮肤黏液瘤是 Carney 综合征最特异的皮肤标志物，但这些病变在临床上难以识别[3]。

PTEN 错构瘤综合征

同义名

- Cowden 病

这种罕见的，癌症相关的遗传性皮肤病最初由 Lloyd 和 Dennis 描述，并以他们的患者 Rachel Cowden 命名[1,2]。

PTEN（磷酸酶和张力蛋白同源物）错构瘤综合征的具有诊断价值的特征包括黏膜皮肤损害、面部毛鞘瘤（至少 3 个）、肢端角化病（至少 6 处皮损）、乳头瘤样皮损和黏膜损害。发生率超过 90%。黏膜病变包括黏膜表面的疣状"鹅卵石样"增生，尤其影响舌和颊黏膜（图 147.12）。特征性表现为面部腔口周围丘疹、肢端疣状角化、掌跖半透明点状角化。这些病变，尤其是在口、鼻、耳周围簇集分布，具有高度角化、平顶、疣状外观，其他部位也有类似病变；多为毛鞘瘤或与毛囊漏斗相关的良性肿瘤[3-7]。外胚层、内胚层和中胚层来源的多发错构瘤。其他皮肤病变包括神经节神经瘤、脂肪瘤、纤维瘤、血管瘤、血管脂肪瘤、表皮样囊肿等多种色素改变。巨大头颅很常见；可能有腺样体面容、后凸和高弓腭。可有癫痫发作和学习困难（后者是一个次要的诊断标准），可能与存在脑膜瘤有关。

最近出现了一种新的肿瘤命名，称为软组织的 PTEN 错构瘤[8]。通常位于小腿，由间充质起源的组织组成，其组织学病理特征有别于其他 PTEN 相关的血管和结缔组织错构瘤[9]。

内脏的良性病变多发，最常见的是累及乳房（大多数女性可以出现严重的纤维囊性疾病）和甲状腺（主要是多结节性甲状腺肿和腺瘤）。胃肠道息肉病和女性泌尿系统的囊肿或息肉也很常见。

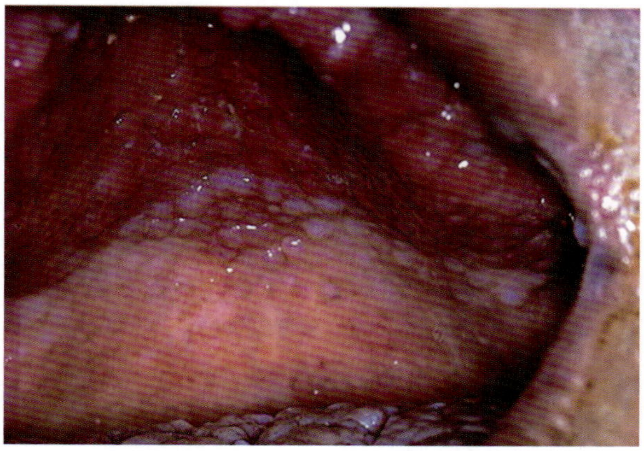

图 147.12　PTEN 错构瘤综合征中硬腭疣状乳头状瘤病（由英国雷丁皇家伯克郡医院 R. Emmerson 博士提供）

PTEN 错构瘤综合征患者罹患癌症的累积风险升高（70 岁时为 85%），尤其是女性[9]。最常报道的癌症是女性乳腺癌（几乎一半病例为双侧）和甲状腺癌[9]。纤维囊性乳腺疾病和癌症的发病可能较早，因此建议筛查高危家庭成员。乳腺癌、子宫内膜癌和甲状腺癌都是女性死亡率较高的原因。此外，肾癌也与这种综合征有关，同时也增加了黑素瘤的患病风险。

皮脂腺肿瘤，角化棘皮瘤，内脏恶性肿瘤综合征

同义名

- Muir-Torre 综合征

这是一种与癌症相关的遗传性皮肤病，此病患者的皮脂腺病变、程度较轻的角化棘皮瘤与内脏恶性肿瘤（见第 138 章）之间有一定的联系。该综合征遗传为常染色体显性遗传伴可变表达，男性比女性更易受影响[1-3]。

皮脂腺肿瘤通常多发，但偶尔也可以单发。虽然皮脂腺腺瘤最常见，但皮脂腺癌和上皮瘤也经常发生，在同一患者可能出现多种不同的来源于毛囊皮脂腺的皮损，包括角化棘皮瘤。大多数皮肤肿瘤发生在中年，1/4 的患者会出现角化棘皮病。多发或早期发病的角化棘皮瘤提示该诊断，多发（尤其是眼睑）皮脂腺肿瘤也有提示意义。

多达 60%的患者在内脏恶性肿瘤[4]之前发生皮脂腺肿瘤。有人建议,患者出现皮脂腺肿瘤时,应筛查个体内脏恶性肿瘤[4]。诊断标准(Amsterdam 和 Bethesda 标准)和筛选患者和亲属的建议已被综述[5]。

最重要的内脏恶性肿瘤是结肠腺癌,发病率接近 50%,通常发生在相对年轻的人群——比正常人群早 10 年左右——最常见的是左半结肠;直肠腺癌也可发生,但仅约 5%[6,7]。泌尿生殖系统恶性肿瘤也很常见,发生率为 25%[6];膀胱癌、肾癌、盆腔肿瘤和子宫内膜癌各占该综合征癌症的 5%左右。将近一半的患者有两种或两种以上的内脏恶性肿瘤[8,9]。其他值得注意的恶性肿瘤有乳腺癌、血液系统恶性肿瘤[6]、小肠腺癌、头颈部鳞癌和肺癌[7]。恶性皮肤皮脂腺肿瘤和结肠肿瘤虽然具有较高的恶性风险,但进展均较缓慢(结肠肿瘤中位生存期约为 12 年[2]),转移发生率较低。

最近,Roberts 等发表了一项临床评分系统,用于识别是 Lynch 综合征 Muir-Torre 亚型的皮脂腺肿瘤患者。

遗传性平滑肌瘤病和肾细胞癌综合征

> **同义名**
> • 多发性皮肤和子宫肌瘤综合征

遗传性平滑肌瘤病和肾细胞癌(HLRCC)是由杂合性富马酸水合酶(fumarate hydratase,FH)基因突变引起的常染色体显性肿瘤综合征[1,2]。

本综合征包括多个皮肤平滑肌瘤合并子宫平滑肌瘤;在某些病例中也与侵袭性肾细胞癌有关,主要是乳头状细胞型。对于皮肤平滑肌瘤,治疗的指征是为了美容的需要和减轻疼痛相关的并发症。对于单发肿瘤,通常采用手术切除。多发的疼痛性皮损需要通过药物治疗改善[3]。

FH 突变携带者罹患肾癌的终身风险估计为 15%[4]。大多数 HLRCC 综合征的女性都会出现早期发病的子宫肌瘤(纤维瘤)。一项针对 35 名 FH 突变携带者的研究发现,40 岁以上的所有受试者均存在皮肤平滑肌瘤。在 21 名女性突变携带者中,有 11 名接受了有症状的子宫肌瘤手术治疗,平均治疗年龄为 35 岁。其中 2 例 FH 突变携带者为肾癌[1]。

FH 突变携带者中还报道了其他几种肿瘤,包括良性卵巢黏液性囊腺瘤、肾囊肿、肾上腺腺瘤、甲状腺病变、子宫平滑肌肉瘤、乳腺、膀胱和脑肿瘤、恶性淋巴增殖性疾病和基底细胞癌。然而,其意义尚不清楚,因为 FH 突变携带者患这些肿瘤的风险增加尚未被证明[3,5]。

HLRCC 的处理原则是阻止疾病进展和因肾癌造成的死亡。已经有相关的管理指南[4]。

Bloom、Rothmund-Thomson 和 Werner 综合征

Bloom、Rothmund-Thomson 和 Werner 综合征是罕见(≤1/50 000 新生儿)的常染色体遗传性疾病。这几个疾病一起介绍,是因为它们都是由 RecQ 螺旋酶基因突变引起的,而且它们都易导致异常生长、过早衰老和位点特异性恶性肿瘤发病率的增加(见第 77、78 章和 79 章)[1,2]。

Bloom 综合征

受影响的个体身材矮小,体格瘦弱,面部出现日光敏感的毛细血管扩张和牛奶咖啡斑。小的先天性发育畸形经常发生。细胞和体液免疫缺陷很常见。

染色体 15q26.1 上 *BLM* 基因突变导致该蛋白产物(一种 DNA 解旋酶)功能受到抑制。这种功能的丧失使得基因组不稳定,导致在有丝分裂过程中,DNA 链之间交换的显著增加,包括姐妹染色单体交换的增加,从而导致整个基因组容易发生突变。

淋巴组织肿瘤(白血病和淋巴瘤)和上皮组织癌,特别是上呼吸道、上消化道和下消化道肿瘤的发生率很高;它们通常发生在较早的年龄,平均死亡年龄为 23 岁[1]。宫颈癌和 Wilms 肿瘤也有发生。其他靶基因[2]的突变也是恶性肿瘤发生的风险点。

Rothmund-Thomson 综合征

这种常染色体隐性遗传疾病的特点是皮肤和骨骼系统发育异常,具有光敏感、皮肤异色症、矮小、过早衰老和青少年白内障症状。存在某些恶性肿瘤的易感性,包括 30%的骨肉瘤发病率。纤维肉瘤、骨髓增生异常和非黑素瘤皮肤癌也可能发生[1-4]。

Werner 综合征

> **同义名**
> • 成人早衰症

第13部分

这是一种过早老化的情况，发病于 20－30 岁。主要临床表现包括身材矮小、少白头和脱发、双眼白内障和硬皮病样皮肤改变。Werner 综合征是一种染色体不稳定综合征，与 XP、共济失调-毛细血管扩张、Bloom 综合征和范科尼贫血一样，肿瘤发生率均显著增高[1,2]。尽管最常见的死亡原因是动脉硬化，但大约 10％的病例中会出现肿瘤。肉瘤、黑素瘤、白血病、脑膜瘤和各种上皮源性癌均有报道[1-7]。

免疫缺陷和肿瘤综合征(另见第 82 章)

Wiskott-Aldrich 综合征

Wiskott-Aldrich 综合征是位于 Xp11.23-p11.22 位点突变导致的 X 连锁隐性遗传的免疫缺陷综合征。Wiskott-Aldrich 综合征蛋白（WASp）在所有造血细胞中均有表达，突变可导致 T 细胞功能缺陷和血小板减少。除了出血和易受感染外，还可能发生严重湿疹；老年患者罹患自身免疫性疾病和淋巴系统恶性肿瘤[1]的风险增加。非霍奇金淋巴瘤通常发生于 30 岁前，几乎发生在所有存活下来的患者中。淋巴瘤（尤其是大细胞或免疫母细胞）和白血病也会发生；小肠是淋巴瘤累及的特殊部位。脑肿瘤如星形细胞瘤和各种肉瘤也有报道[2-4]。近年来，有造血干细胞移植治疗效果良好的报道[1,5]。

Chediak-Higashi 综合征

这是一种致命的常染色体隐性遗传疾病，具有眼皮肤白化病、银发、畏光、神经异常和严重的反复细菌感染的特征。淋巴细胞和组织细胞广泛浸润器官。患者出现发热、黄疸、肝脾大、淋巴结增大、白血病样牙龈病变、口腔黏膜脱落、全血细胞减少和神经功能退化。虽然很像淋巴瘤，但据报道，受累器官的浸润为反应性、弥散性、单核细胞型，而非肿瘤性细胞[1]。约 85％的患者出现加速的“淋巴瘤”期，这可能是由病毒感染，尤其是 EB 病毒[2]引发的。

共济失调毛细血管扩张症

常染色体隐性遗传，以进行性小脑共济失调和眼睑皮肤毛细血管扩张为特征。近 90％的人皮肤和头发过早老化。常见非传染性皮肤肉芽肿，有溃疡的倾向[2]。皮肤表现通常在 3－6 岁时才出现，而共济失调发生往往更早[3]。外周血淋巴细胞异常，可以出现不同程度但渐进的免疫缺陷，包括细胞免疫、体液免疫[2,4]。慢性和复发性肺感染发生在大多数共济失调-毛细血管扩张患者中，是最常见的死亡原因[2]。

在 11q22.3 号染色体的 *ATM* 基因中，大多数家族都有许多不同的种系突变。该产物 ATM 蛋白参与了染色体链断裂的处理和多个靶基因的激活，其中包括 *p*53 致癌基因[2,3]，被认为是基因组的“看护者”和肿瘤抑制因子。这些突变类型主要是失活性突变，但可能是错义突变[5]；它们允许不受控制的 DNA 合成，其中的 DNA 不稳定并对电离辐射[3]高度敏感。

瘤变的发病率很高——一生的风险约为 30％——通常发生在青少年时期或之前，是 15％的患者死亡的原因[3,4,6-9]。大多数（约 80％）肿瘤是淋巴增生性疾病或白血病，尽管也可能发生其他多种部位的肿瘤但通常见于老年患者中[7-9]。大多数血液学恶性肿瘤是 B 细胞淋巴瘤，但 25％是白血病，尤其是老年患者可以发生染色体 14 易位的慢性 T 细胞白血病。然而，T 细胞白血病也可发生在年轻患者中，T 细胞淋巴瘤和 B 细胞白血病也可能同时发生。大多数肿瘤发病早甚至在皮肤特征性诊断共济失调毛细血管扩张症之前，这是相当重要的，因为标准放射治疗是禁忌的。杂合子（携带者）患肿瘤的风险增加了 5～10 倍，通常不是淋巴细胞，其中女性患乳腺癌的风险增加了 5 倍[3,6]。

先天性角化不良

先天性角化不良（DC）是一种多系统遗传症候群，具有临床及遗传异质性，以黏膜皮肤异常、骨髓衰竭及肿瘤易感性为特征。大多数病例是 X 连锁隐性遗传，但常染色体隐性遗传和常染色体显性遗传也有[10]报道。

黏膜皮肤三联征是这一疾病最常见和具有诊断价值的特征，包括皮肤的网状色素沉着斑，甲营养不良和黏膜白斑。牙齿、骨骼、眼睛和肠胃的异常是常见的；学习困难、身材矮小和过早衰老也会发生。再生障碍性贫血发生在 50％的患者，通常发生在青少年早期，是死亡的主要原因。

目前已鉴定出 8 个 DC 基因，其中大部分在端粒的维持中起重要作用，但 DC 患者端粒的维持存在缺陷，因此这类患者通常端粒很短。过去几十年的遗传进展发现了与其他几种严重的多系统疾病的认识的统一，包括 Hoyeraal-Hreidarsson 和 Revesz 综合征，以及部分再生障碍性贫血、骨髓发育不良、白血病和特发性肺纤维化患者[11]。

继发于黏膜病变的鼻咽癌是最常见的恶性肿瘤。内脏恶性肿瘤的发生率也在增加，尤其是胃肠道恶性肿瘤，包括胰腺腺癌和其他血液病，类似于范科尼贫血[12,13]。

Fanconi 贫血

这是一种遗传性和表型异质性隐性遗传病，其特点是多种先天性畸形，进行性全血细胞减少，易患血液恶性肿瘤和实体肿瘤[14]。Fanconi 贫血的潜在缺陷是 DNA 交联（尤其是辐射诱导的）增加和 DNA 修复缺陷。Fanconi 贫血蛋白的主要作用是修复 DNA 链间交联，维持基因组的稳定性。到目前为止，在这些患者中已经发现了 16 个基因突变，并且发现了更多相互作用的基因[15,16]。

在皮肤方面，Fanconi 贫血的特征是色素异常，可能是弥散性的（在颈部和关节上方加重），斑驳样，常伴有散在暗色斑，有时仅表现为局限性—咖啡牛奶斑。散在的色素减退也是一个常见的表现。

主要的异常是进行性全血细胞减少，这可能最终导致白血病的发生。可发生多种骨骼异常，包括手指发育不全、脊柱侧弯和矮小。与普通人群[16]的预期发病率相比，Fanconi 贫血的相对癌症发生风险极高。急性髓系白血病和实体瘤很常见，尤其是头颈部或妇科鳞状细胞癌。

累及皮肤的副肿瘤表现

副肿瘤性皮肤病是一种与内脏恶性肿瘤相关但本身并非恶性皮肤病。为了将皮肤病与潜在的恶性肿瘤联系起来，至少应具备下列定义特征之一。

1. 恶性肿瘤和皮肤疾病应同时发生。
2. 这两种疾病应该遵循一个平行的发展过程。
3. 皮肤疾病应该与特定的肿瘤部位或细胞类型相关。
4. 这两个过程之间应该有统计上的联系。
5. 两者之间应该有遗传学联系。

副肿瘤性皮肤病有多种分类方法。一些作者将遗传性皮肤病纳入副肿瘤性疾病[1]的范围，而其他人将其视为一个单独的分类[2,3]，或区分副肿瘤性皮肤病[4]，遗传性副肿瘤性综合征[5]和激素介导的副肿瘤性综合征[6]。根据其与恶性肿瘤的关系程度、与特定类型恶性肿瘤[7]的关系、皮疹的类型（丘疹鳞屑性、血管性等）或明显的机制（激素分泌、自身免疫、细胞因子/生长因子等）可将其分类。

在一些充分认识的副肿瘤性疾病中发现肿瘤的可能性分为高、中或低三级（表 147.2）。尽管如此，支持副肿瘤现象的证据是高度可变的。大多数文献基于病例报道或病例系列：大多数数据是假设产生的，很少有流行病学或致病途径的研究支持[7-14]。

表 147.2 一些潜在的副肿瘤性皮肤病与内脏恶性肿瘤的相关性强度

相关性强度	反应类型	举例
强	丘疹状鳞状皮损等	Bazex 综合征
		匍行性回状红斑
		坏死松解游走性红斑
	表皮变化	掌跖厚皮征（牛肚掌）
		Florid 皮肤乳头瘤病
	沉积物疾病	原发性淀粉样变
		硬化性黏液水肿
		渐进性坏死性黄色肉芽肿
		POEMS 综合征
	其他	获得性多毛症
		副肿瘤天疱疮
		类癌综合征
		Trousseau 综合征
中	乳头瘤样鳞状细胞增生及嗜中性粒细胞性皮肤病	Sweet 综合征

（续 表）

相关性强度	反应类型	举例
		坏疽性脓皮病
		皮肌炎
	其他	多中心网状组织细胞增生症
		环形糠疹
弱	表皮变化	孤立的黑棘皮病
		后天性鱼鳞病（除广泛、深度皲裂、躯干型）
		发疹性脂溢性角化病（Leser-Trélat 征）
	沉积物疾病	硬肿病
		皮肤钙质沉积
	其他	血管炎，雷诺现象，指端缺血
		红斑肢痛症
		复发性多软骨炎
		红皮病/剥脱性皮炎
		杵状指（肥厚性骨关节病除外）
		瘙痒
		离心性环形红斑
		库欣综合征

POEMS，多神经病，器官肥大，内分泌失调，m 蛋白，皮肤变化。

黑棘皮病和鱼鳞病样表皮疾病

黑棘皮病

黑棘皮病可分为两大类，良性和恶性，尽管 Schwartz[1] 描述了八种类型：良性、肥胖相关、综合征、恶性、肢端、单侧、药物诱导（尤其是烟酸）和混合类型。

良性黑棘皮病通常与肥胖或胰岛素抵抗有关，比较常见且较轻（见第 87 章）。据记载，有多达 7% 的儿童患有这种疾病，主要是在青少年时期；几乎所有的儿童期病例都是良性的，尽管有一例儿童患恶性黑棘皮病（功能性肾上腺皮质肿瘤）的报道[2]。

恶性黑棘皮病并不常见。它可能会有一个快速的开始和进展，产生对称的、色素过多的、皱褶状的、天鹅绒般的斑块（图 147.13）[1-6]。腋窝和其他褶皱部位特别易受影响，还有颈背部，以及较少见的黏膜表面。斑块上可出现明显的疣状乳头瘤样增生；Leser-Trélat 和掌跖厚皮征（牛肚掌）可能共存[6]。成人新出现的黑棘皮症，特别是如果进展迅速伴随有体重下降（大多数患者胰岛素抵抗，且体格健硕），应怀疑可能有潜在的肿瘤，尽管有病例报道发现黑棘皮症可以在恶性肿瘤之前 10 年或更早出现[3]。如果伴随有全身性瘙痒或手掌皮肤变化，则更有可能发生恶性肿瘤。肿瘤细胞产生的转化生长因子 α 或能够激活胰岛素样生长因子的细胞因子或其皮肤受体，可能是这一疾病的发病机制。

到目前为止，胃肠道肿瘤最常见（70%～90%）；以胃腺癌好发[1-7]。许多不同的恶性肿瘤已经被报道，几乎都是腺癌，部位包括肠、肝或胆管的其他部分。其他肿瘤包括肺、乳腺、子宫内膜、肾、膀胱、前列腺、睾丸、子宫颈、甲状腺和肾上腺。大多数是实体器官肿瘤，但淋巴瘤也有报道。肉瘤发生很少。恶性黑棘皮病的预后与肿瘤的生存率有关。然而，随着癌症的消除，皮肤的变化可能会改善或消退[7,8]。恶性黑棘皮病很少与其他副肿瘤性疾病伴发，包括骨膜增生性厚皮症、副肿瘤性天疱疮和获得性毳毛增多症。

掌棘皮病

同义名
- 牛肚掌
- 厚皮纹症

掌棘皮病描述为手掌皮肤增厚，有时会累及足底，皮纹明显，可以出现柔软的（图147.13）或不太常

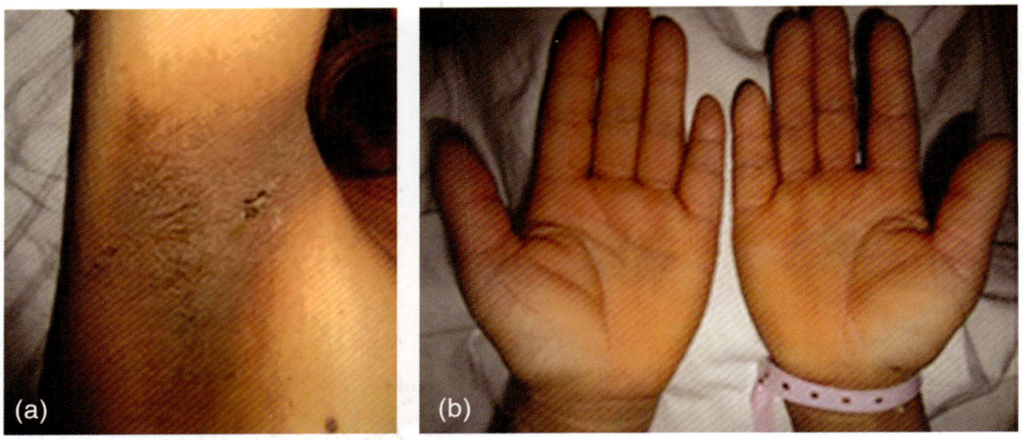

图 147.13 (a,b)副肿瘤性黑棘皮病
这名妇女手掌、足底和褶皱部位天鹅绒样增厚1年,检查发现胃腺癌。

见的点状的蜂窝状掌纹。大约90%的病例与肿瘤有关;在30%~40%患者中它可能是唯一的副肿瘤性表现,也可能与一种或两种恶性黑棘皮病或Leser-Trélat征象同时发生[1-3]。好发于男性,特别是当潜在的肿瘤是肺癌时[2]。然而,它也可以单独发生而不伴发肿瘤,或作为一种剥脱性银屑病或湿疹的表现[1,2],并有伴发大疱类天疱疮的报道。

由于这种情况通常与内脏实体瘤有关,因此需要适当的评估和检查。在大多数病例中,牛肚掌的出现先于或与以前未怀疑的恶性肿瘤[3]同时发生。最常见的潜在肿瘤来自支气管或胃,占相关恶性肿瘤的一半以上。其他报道的部位包括泌尿生殖道肿瘤(20%),以及乳腺和其他器官的癌[2,3]。单发掌棘皮病更常合并支气管癌,掌棘皮病和黑棘皮病并发者以胃癌更常见[3]。如果同时有杵状甲(18%的患者),则很可能发生支气管癌。因此,单独的牛肚掌,特别是如果患者是男性,并且也有杵状指,强烈提示可能存在肺癌,而黑棘皮病的牛肚掌多提示潜在的胃癌。在已知的癌症患者中出现或恶化的牛肚掌可能是恶性肿瘤[3]复发的标志。

Leser-Trélat 症

这是以一种发疹的方式突然出现大量的脂溢性角化病的表现,有或没有瘙痒,是一种内脏恶性肿瘤的表现。然而,发疹性脂溢性角化病的意义尚不清楚,其重要性有支持者也有反对者,还存在争议[1-4]。多发脂溢性角化病非常常见,尤其是在老年人中,可能出现瘙痒或迅速爆发,没有任何明显的原因。它们也可能发生在其他情况[4,5],如艾滋病毒感染、肢端肥大症和红皮病[6]的消退期。

在报道的肿瘤病例中,一半是腺癌,其中大多数(1/3的相关肿瘤)发生在胃肠道;这类似于黑棘皮病中肿瘤的分布,两者可能共存。乳腺癌也很常见,虽然这可能只是反映了这些肿瘤在一个脂溢性角化病好发年龄组的发病率。已被证明与多种其他肿瘤也存在少见的相关性,包括恶性血管外皮细胞瘤[7],恶性黑素瘤[8]、肾癌[5]和膀胱移行细胞癌[9]。淋巴增生性疾病很少与黑棘皮病相关,但更常见的报道是伴有Leser-Trélat征象,约占相关肿瘤[5]的20%。上半身脂溢性角化病的暴发发生在一名年轻患者身上,发现该患者经过治疗后的前B细胞急性淋巴细胞白血病复发[10]。据报道,一名存在Leser-Trélat体征的患者患有6种多发的异时癌。

真正突然发生的多发脂溢性角化病,特别是在年轻患者中,如果与瘙痒或黑棘皮病有关,需要进行系统查体。然而,仅仅存在多发脂溢性角化病不太可能与恶性肿瘤有关,而且这种迹象作为内脏恶性肿瘤的标志仍具有不确定性。

菜花样皮肤乳头瘤病

这种罕见的副肿瘤性皮肤病的特点是分布广泛,伴有瘙痒的疣状丘疹,与潜在的恶性肿瘤,特别是胃腺癌相关[1]。临床表现与播散性人类乳头状瘤病毒感染非常相似(图147.14),但组织学或超微结构检查未发现乳头瘤病毒感染。它可能与其他副肿瘤现象同时出现,尤其是副肿瘤AN(见上文),其潜在机

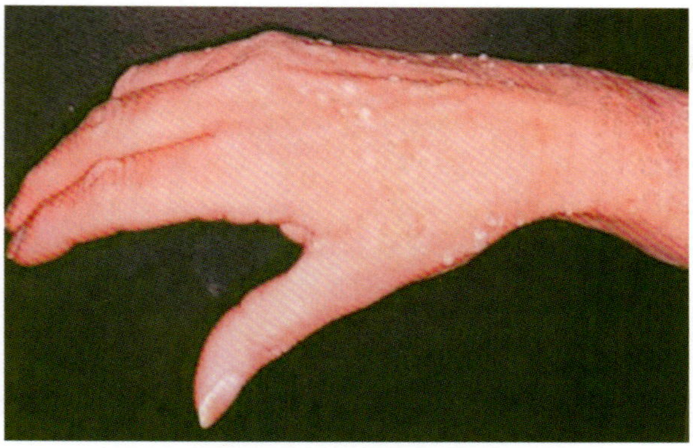

图 147.14　**菜花样皮肤乳头状瘤病**

（来自 Janniger 和 Schwartz，2010[1]。经 Wiley 允许转载）

制被认为是相似的。

获得性鱼鳞病

许多全身性疾病可能与后天性鱼鳞病有关，包括营养缺乏、结节病、麻风病、艾滋病病毒感染、甲状腺功能减退、红斑狼疮、移植物抗宿主病和药物反应（见第 87 章）[1]。

然而，成人突然出现的类似寻常型鱼鳞病样表现或广泛分布的乏脂性湿疹样皮肤表现提示内部恶性肿瘤的可能性，特别是如果发生在一个较年轻患者。副肿瘤性鱼鳞病分布广泛、累及躯干并伴明显的皲裂。其他副肿瘤性体征也被报道与后天性鱼鳞病有关，包括匍行性回状红斑、Bazex 综合征和皮肌炎[2,3]。其中与霍奇金病（占 70%以上）和其他淋巴组织肿瘤（包括 T 细胞淋巴瘤、白血病、骨髓增生异常综合征、多发性骨髓瘤和真性红细胞增多症）的相关性最强[1-3]。与实体瘤相关的病例也有文献记载，包括卵巢癌、肾癌、肝癌、乳腺癌及平滑肌肉瘤[1-3]。这一皮肤表现常与潜在的淋巴瘤的病程平行（包括与治疗相关的症状缓解）[4,5]。

其他表皮疾病

正圆形糠疹是一种固定的、环状的、有鳞屑的皮肤病，与恶性肿瘤有关，尤其是肝细胞癌。当然也可见于其他系统性疾病和麻风病（另见第 87 章）[3]。

暂时性棘层松解性皮病（Grover 病；第 87 章）被认为与内脏恶性肿瘤有关，特别是与粒细胞性白血病[6,7]和泌尿生殖道肿瘤有关。然而，这可能部分与治疗有关，或者仅仅因为它可能不被识别，除非它被特别考虑到[6]。

在 50 岁以上的健康人群中，手掌和足底的获得性点状角化症是一种常见的正常现象（36%），但在膀胱癌（87%）或支气管癌（71%）[8]患者中更为常见。发生在 Cowden 综合征患者中的点状角化病和砷摄入相关的点状角化病，也可能与内脏恶性肿瘤有关。

副肿瘤相关的色素沉着

异位 ACTH 综合征（皮肤外神经内分泌黑皮病）是由于肿瘤产生类似 ACTH 的激素所致；50%以上的病例为小细胞支气管癌（表 147.3）。其他报道也描述了由胃癌、胰腺癌、食管癌和卵巢癌及胸腺瘤、嗜酸性细胞瘤、类癌综合征和各种 APUD（胺前体摄取和脱羧化）肿瘤引起的相同情况。异位 ACTH 综合征色素沉着呈阿狄森病样分布，弥散性，光敏感，且在受压处、褶皱、生殖器部位、瘢痕和口腔黏膜更突出[1]。

在 Carney 综合征患者，雀斑样痣主要分布于面中部，但可广泛分布于几乎任何身体部位；只有 5%的病例影响颊黏膜。比较少见的部位包括结膜和小阴唇；手掌、脚底和阴茎很少受到影响。常有少量蓝痣发生在面部，躯干或四肢，但发生于肢端罕见[2]。

头发、指甲和皮肤附属器

获得性副肿瘤性多毛症

副肿瘤性多毛症的发生最初从面部开始，随着时间的推移而向下延伸。头发是细的、绒毛状的。其机制尚不清楚，但已提出生长期延长的假说。多毛的消退发生在肿瘤治疗后，其再生可能与肿瘤的复发有关。可能伴有黑棘皮病、舌乳头肥大、舌炎[1]；味觉或嗅觉的紊乱也可能发生[2]。然而，至少在一些患者中舌炎可能是维生素缺乏的表现，而不一定与恶性肿瘤有关[3]。

约 70%的病例发生在女性，年龄通常在 40—70 岁，大多数患者出现转移性肿瘤，预后相应较差。男性最常见的肿瘤部位是肺，其次是结直肠；女性最常见的肿瘤部位是结直肠，其次是肺和乳腺。其他报道的肿瘤发生部位包括子宫内膜（7%～8%）、卵巢、子宫颈、肾、前列腺、膀胱、肾上腺、胃、胆囊、皮肤（包括黑素瘤）、腮腺、肉瘤、淋巴瘤和白血病[2,4-6]。

杵状甲

杵状甲，指甲的横向和纵向弯曲度增加伴随有指

表 147.3 与内脏恶性肿瘤相关的色素异常

色素变化类型	分布范围	举例
色素沉着	弥散性，或局部加重弥散性（阿狄森病型色素沉着）	黑素瘤（很少引起弥散性石板灰色素沉着） 嗜铬细胞瘤（阿狄森病型） 异位 ACTH 综合征（阿狄森病型） POEMS 综合征（弥散或半融合斑点状） 色素沉着伴硬化性黏液水肿及丙种球蛋白病 弥散性肥大细胞增多症 淋巴瘤（罕见） 室管膜瘤（色素沉着轻度增加） Werner 综合征（局限性或弥散性色素沉着） 瘤变引起的恶病质
	斑片或网状	Fanconi 贫血（各种色素改变） 先天性角化不良（网状色素沉着）
	其他分布形式	类癌综合征（光暴露分布） 胰腺、胃和肾肿瘤（局部受热引起的火激红斑）
	雀斑样痣和雀斑	Peutz-Jeghers 综合征（雀斑） Carney 综合征（色素斑是特征性的，也会出现雀斑） 着色性干皮病（雀斑） 神经纤维瘤病（褶皱部位雀斑样斑）（见第 80 章） Cowden 病与 Bannayan-Riley-Ruvalcaba 综合征（生殖器雀斑） Gardner 综合征（雀斑） 副肿瘤性肢端雀斑样痣病
	牛奶咖啡斑	神经纤维瘤病 Bloom 综合征 多发内分泌肿瘤 1 型和 2B 型 Fanconi 贫血 von Hippel-Lindau 病
	伴有表皮增生	黑棘皮病
	黑素细胞痣及黑素瘤	与胰腺肿瘤、星形细胞瘤等脑组织肿瘤有关的家系 出现在 Carney 综合征的蓝痣和普通痣
色素沉着合并色素减退	皮肤异色症	皮肌炎（色素减退背景上的斑点色素沉着） Rothmund-Thomson 综合征（光敏感分布的皮肤异色症）
色素减退	泛发/局部/复合	Chediak-Higashi 综合征 结节硬化综合征（灰叶斑） 蕈样肉芽肿（色素减退型）
	黑素瘤相关（除外原发病灶内消退）	原发性肿瘤或转移灶周围的晕状脱色 远处皮肤白斑，通常以离心播散开始于躯干

腹软组织肥大（第 95 章）。杵状指和相关的肥大性骨关节病都有许多肿瘤相关性的报道，最常见的是支气管癌。据报道，在肺癌患者中，29％的人会出现杵状指，尤其是女性；大多数肺癌是鳞状细胞癌或腺癌[1]。有肿瘤切除后杵状指会随着缓解的报道[2]。杵状指也与胃肠道肿瘤和肺部转移性肿瘤有关[3]。

肥厚性骨关节病的发生率较高，尤其是间皮瘤，但也可能发生在肺、心血管、胃肠道和肝胆系统的恶性肿瘤[4]；但比杵状指要少见得多。

多汗（另见第 94 章）

广义多汗症很少与恶性疾病相关。但几乎所有嗜铬细胞瘤均表现为多汗，可能局限于夜间或任何时间发生。夜间多汗症（"盗汗"）也可能发生在淋巴瘤和类癌综合征及非肿瘤性疾病，如甲状腺毒症、慢性感染和其他[1]。局部多汗症可发生于 POEMS 综合征。

局部多汗症的具体分布位置也很重要。多汗症伴自主神经反射障碍与 T_6 以上脊髓病变相关。其特征是面部、颈部和上躯干的间歇性出汗及同部位的血管舒张，伴有头痛、高血压和毛发直立。大多数病例是由于损伤或脊髓压迫，但颅内后窝肿瘤可产生类似症状[1]。1 例 16 岁胸椎髓内神经节神经胶质瘤，表现为右侧颈、胸、右臂出汗异常 6 年[2]。

面部和颈部的突发性单侧多汗症，通常严重，与进食等刺激无关，可能是由于同侧胸廓肿瘤（腺癌、鳞状细胞癌或间皮瘤）压迫或浸润交感神经干所致。相关特征可能包括霍纳综合征、面肌无力、感觉障碍和原发性肿瘤[1]的其他特征。

与内脏恶性肿瘤有关的皮肤疾病

多种皮肤病与内脏恶性肿瘤密切相关。

副肿瘤性肢端角化症

同义名

• Bazex 综合征

副肿瘤性肢端角化症罕见，男性较女性常见，与上呼吸道或胃肠道的鳞状细胞癌有关，尤其是当颈部淋巴结有转移时。

皮肤的变化是逐渐发展的，通常分几个阶段，最初是在身体末端部位出现紫斑和鳞屑，尤其是耳轮、鼻尖、手和脚（尤其是手指的远端）。然后，病情迅速进展，出现显著角化过度，手和脚均可受累。随后，病情可持续进展，皮疹更加广泛。甲营养不良和甲沟炎常发生。面部皮疹可表现为湿疹或红斑狼疮样，而肢端变化常为银屑病样。鉴别诊断可包括皮炎，尤其是脂溢性皮炎或接触性皮炎，肢端银屑病或反应性关节炎（Reiter 综合征）。组织学改变不具有诊断价值，但本质上反映了角化过度、角化不全、海绵水肿和混合性炎性细胞浸润的临床表现[1-5]。

60%以上的肿瘤发生在口咽或喉部，或为颈部鳞状细胞癌转移，原发部位不详；其余的[5]主要分布在横膈以上的肺、食管及其他原发性或转移性病变。前列腺转移性腺癌和膀胱移行细胞癌等虽然罕见但也有报道[6,7]。皮损往往出现在癌症诊断前[8]，但其病程与肿瘤基本相似。成功的肿瘤切除可使皮疹消退，恶性肿瘤复发皮疹也可再发。如果不能切除，系统使用维 A 酸可以减轻皮肤症状[9]。

游走性红斑

这个描述性术语是各种环形红斑和有固定形状红斑的统称。主要包括两种变异，匍行性回状红斑和坏死松解性游走性红斑，与内脏新发肿物有明显的联系。其他移行性红斑与癌变关系不明显，离心性环形红斑通常与癌变无关[1,2]。有报道称，如果发现潜在的恶性肿瘤，多为骨髓增生性疾病，特别是淋巴瘤或白血病。也有亚急性皮肤红斑狼疮样环状和花纹状皮疹的报道，个别病例与骨髓增生性疾病和肺癌、肝癌、乳腺癌、喉癌和食管癌有关[2]。

匍行性回状红斑是一种罕见的、奇怪的皮疹，由可移动的、同心的、常可触及的、呈波浪形的红斑组成，皮肤呈现"木纹"状（图 147.15）。可伴有外围领圈样分布的鳞屑。

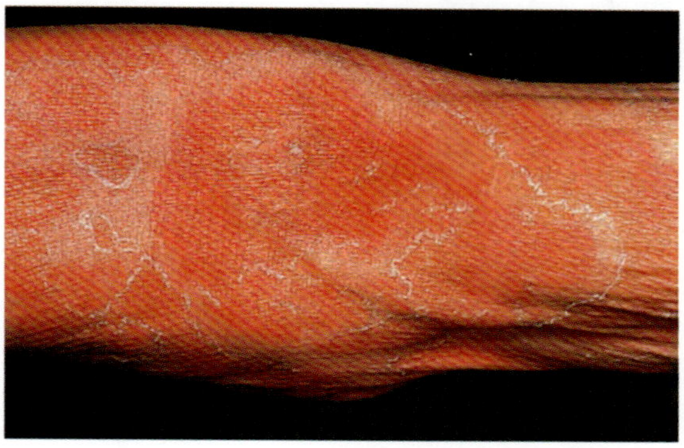

图 147.15 继发于支气管癌的臂部匍行性回状红斑

皮疹通常累及整个躯干，多伴有严重瘙痒，有时伴有鱼鳞病样皮疹，有时红斑上可出现大疱。病灶日复一日地移动，通常每天改变 1cm 左右的位置。与内脏恶性肿瘤（超过 80%的病例）有很强的相关性，特别是肺癌[3,4]，占 1/3。其他癌症部位包括食管、乳腺、肠、子宫、子宫颈、肾、胰腺和血液肿瘤[4]。偶尔也有报道不伴恶性肿瘤的病例[5,6]，但重要的是，6%的患者被发现有不明来源的肿瘤[4]。鉴定肿瘤并切除常常可以使皮损消退。

坏死松解性游走性红斑（NME）密切相关的是分泌胰高血糖素的胰腺 A 细胞肿瘤[7]。表现为广泛疼痛的移行性皮疹，反复暴发不规则、多环性、剧烈炎症性红斑斑块，鳞屑、皮疹边缘扩大；形成水疱并随着表皮坏死溶解破裂结痂。可能发生于任何皮肤部位，但更常见于肛门生殖器区域和躯干。NME 与分泌胰高血糖素的胰岛细胞腺瘤的存在密切相关，尽管也有一些例外。NME 与体重减轻、糖尿病、口腔炎和腹泻[9]等一起组成了胰高血糖综合征。如果通过手术或长效生长抑素类似物奥曲肽能使胰高血糖素水平恢复正常，皮疹通常会迅速缓解[10]。

结缔组织病和风湿病

据报道，恶性肿瘤与许多皮肤病和风湿病重叠的疾病有关。那些属于结缔组织疾病在这里讨论。

皮肌炎

皮肌炎(图 147.16)和多肌炎可能与成人的内脏恶性肿瘤有关(见第 53 章)。

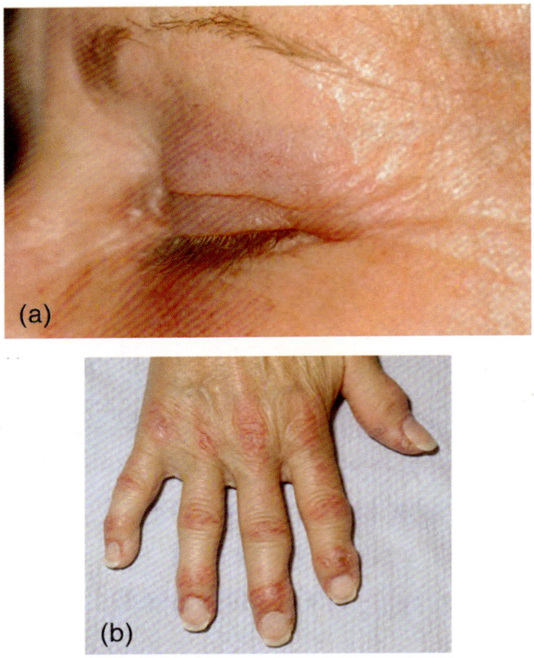

图 147.16 典型皮肌炎的眼睑(a)和手(b)

报道发现皮肌炎伴发肿瘤的发生率差异较大，但各种研究报道发现该比例为 25%～30%，这说明皮肌炎与恶性肿瘤有显著关联[1-6]。相比多肌炎或皮肌炎/自身免疫性疾病重叠情况[7]，肿瘤发生与皮肌炎的相关性更强。传统的教学认为，恶性肿瘤在 40 岁以下皮肌炎患者中很罕见；但是并发肿瘤的儿科病例已有报道[8]。由于较年轻年龄组的恶性肿瘤发生率较低，且没有与对照组儿童进行年龄匹配的比较研究，因此很难判断该年龄组的相关性有多大[3]。

皮肌炎与癌变的时间相关性各不相同。在一份报道中，以下三种情况所占比例大致相同：①皮肌炎诊断时已知有恶性肿瘤；②诊断为皮肌炎时经检查发现恶性肿瘤的；③在随访中发现恶性肿瘤(通常在诊断为皮肌炎后的前 6 个月)[4]。

对特定恶性肿瘤关联的认知可能会受到罕见病例报道的影响而产生偏差，在更大样本量的报道中，已确定的恶性肿瘤通常反映了普通人群中的肿瘤流行情况：男性肺癌、女性乳腺癌和妇科肿瘤，以及男性和女性的结直肠癌。在东南亚，鼻咽癌的发病率较高，这可能也反映了这类肿瘤的背景风险。唯一的例外是卵巢癌，似乎被明显地高估，并可能被忽视了[2,4,5]。

广泛筛查皮肌炎患者伴发肿瘤的价值还存在争议。有几位作者强调，如参考文献[1,4]所示，重点应放在通过系统的临床评价给出简单或者具体的检查。在诊断时或随访期间，如果既往有肿瘤，治疗反应差，或出现新症状，应该积极进行进一步或重复检查。在女性患者[2]的整个随访过程中，是否持续筛查卵巢癌也存在争论。

一般来说，患有无肌病性皮肌炎(无肌炎性皮肌炎)或结缔组织重叠综合征的患者不太可能有潜在的恶性肿瘤。然而，一些一开始患有无肌病皮肌炎疾病的患者最终会发展成肌炎和肿瘤，这种情况也有报道，因此筛查也是必要的[9]。在一项研究中发现，恶性肿瘤患者与未发生恶性肿瘤的患者相比，皮肌炎的发病速度更快，平均肌酸激酶和红细胞沉降率更高，雷诺现象发生的频率更低[10]。临床上或组织病理学标本显示的血管炎或坏死也与相关肿瘤的风险增加有关[11,12]。最近的一项荟萃分析发现，一些可能影响皮肌炎和多肌炎患者癌症发生的特征：确诊年龄大、男性、皮肤坏死和吞咽困难使恶性肿瘤的患病风险增加，而关节炎和肺间质改变则降低了这种风险[13]。

最近的研究确定了新的皮肌炎特异性抗体：黑素瘤分化相关蛋白 5(MDA5)、转录中介因素 1γ(TIF-1γ)和核基质蛋白(NXP-2)[14]。已经表明，抗 NXP-2 和抗 TIF-1γ 抗体是皮肌炎患者常见的自身抗体(在皮肌炎患者中占 55%)，他们中的任何一个存在于大多数(83%)与癌症相关的皮肌炎患者中，特别是在男性[14]。抗 MDA-5 抗体在 10%～20%的皮肌炎患者中发现，并与肺间质改变相关[14,15]。血清型-表型相关性的研究进展可能有助于确定哪些患者需要对恶性肿瘤[16]进行更广泛的调查。

红斑狼疮

系统性红斑狼疮（SLE）[1-3]和亚急性皮肤红斑狼疮（SCLE）[4,5]发生内脏恶性肿瘤风险增加的可能性多年来一直存在争议。在个别病例中，证实其与肿瘤发生关系密切[4]，大型队列和人群研究的结果支持风险增加。支持与恶性肿瘤相关的研究表明，淋巴瘤、单克隆丙种球蛋白病在宫颈癌、肺癌、肝胆癌和乳腺癌发生率增加[3,6-8]，近期研究显示乳腺癌患病风险是降低的[6]。大多数大型研究表明，非霍奇金淋巴瘤增加[3,6]，尤其是弥散性大 B 细胞淋巴瘤（DLBCL）[7]。其机制可能是 SLE 中的 T 细胞缺陷，也可能是治疗中使用免疫抑制药物的结果（尤其是与增加血液恶性肿瘤[9]的风险有关）。一项对 3055 名非霍奇金淋巴瘤患者和对照组进行的大规模研究支持了自身免疫疾病与淋巴瘤之间存在关联的证据；包括类风湿关节炎、原发干燥综合征和 SLE，再次证明了这些自身免疫病与 DLBCL 之间特殊的关联性[10]。干燥综合征患者肿瘤风险的增加已经在[11]其他的综述中涉及。抗疟药物治疗被认为可以阻止 SLE[12]患者癌症的发生。

红斑狼疮的罕见模式，如匍行性回状红斑狼疮，可能具有较高的内部恶性肿瘤发生[13]的风险，虽然这种情况一般为病例报道，所以结论并不是很肯定。个别报道表明，SCLE 样皮损发生与各种器官的肿瘤有关，包括骨髓增生性疾病引起的嗜中性狼疮样花纹状红斑及与肺、肝、喉、乳腺和食管肿瘤相关的 SCLE 样皮疹[14,15]。这种联系的潜在线索是男性发病，年龄较大组和对治疗抵抗的患者。

系统性硬化及其他真皮或皮下炎性纤维化疾病

与 SLE 一样，系统性硬化也与内脏恶性肿瘤的发生有关[1,2]（见第 56 章）。一项基于流行病学研究的荟萃分析显示，系统性硬化患者发生肺癌、肝癌、血液癌和膀胱癌的风险增加，尽管绝对风险相对较低[3]。同样，嗜酸性筋膜炎有时也与肿瘤有关[4]。所描述的许多病例并不完全是典型的"常见"系统性硬化症，有些病例的纤维化过程比预期的更为严重，分布异常，皮下脂肪广泛纤维化，或进行性关节炎。为了反映这些特征，最近的病例被描述为手掌纤维化/关节炎[5,6]或癌症相关筋膜炎/关节炎[5,6]或癌症相关筋膜炎-脂膜炎综合征[7,8]。文献记载的最常见的肿瘤类型是卵巢和肺；乳腺、前列腺和胰腺肿瘤也有报道。

胰腺腺泡细胞癌患者可发生脂膜炎、脂膜炎综合征、多发性关节炎和嗜酸性粒细胞增多症。嗜酸性脂膜炎也被报道与其他实体肿瘤或白血病前期相关[9,10]。

硬皮病样皮肤变化也可能是类癌综合征的皮肤表现，与系统性硬化症的鉴别诊断是存在面部潮红且缺乏雷诺现象。放疗后硬斑病是乳腺癌治疗后出现的一种现象[11]。它的重要性不在于作为潜在恶性肿瘤的标志，而在于对铠甲状癌（或偶尔为丹毒样癌）的鉴别诊断。

合并内脏恶性肿瘤的大疱性疾病

副肿瘤性天疱疮

副肿瘤性天疱疮是一种异质性多器官自身免疫综合征，患者表现出一系列黏膜皮肤表现，包括天疱疮样、类天疱疮样、多形红斑样、移植物抗宿主病样或扁平苔藓样，典型表现为口腔受累（见第 50 章）[1]。此外，小气道阻塞[2]与不同器官自身抗体复合物的沉积有关。黏膜疾病通常严重且呈进行性。

在一个大的综述系列中，相关肿瘤主要包括 B 细胞增殖和胸腺瘤或胸腺瘤样肿瘤；特异性肿瘤包括霍奇金淋巴瘤（42%）、慢性淋巴细胞白血病（29%）、Castleman 肿瘤（10%）、胸腺瘤（6%）、梭形细胞瘤（6%）和巨球蛋白血症（6%）[3]。副肿瘤性天疱疮与天疱疮的区别在于其临床特征及血清中针对 250、230、210、190 和 170 kDa 抗原（大疱性天疱疮抗原和一系列的桥粒和半桥粒蛋白，包括桥粒蛋白 1、桥粒蛋白 3、包斑蛋白和周斑蛋白）的自身抗体。皮肤活检直接免疫荧光检查通常显示免疫球蛋白 G（IgG）和 C3 阳性，但在某些病例可能是阴性的。考虑到与淋巴增生性疾病的相关性，通过使用大鼠膀胱尿路上皮进行间接免疫荧光发现桥粒斑蛋白抗体，或者行免疫印迹发现包斑蛋白和（或）周斑蛋白带[4]，最近报道了这种鉴别诊断的高敏感性和特异性。

大疱性类天疱疮

个别报道提示，大疱类天疱疮与潜在癌变有关[1-3]。然而，更大的样本研究并不支持该病与恶性疾病有显著关联[4,5]。尽管如此，这一问题仍存在争议，更多的选择性研究表明，当免疫荧光结果为阴性，黏膜受累时，可能存在相关性[4,6]。既往报道很难准确评估，因为有些病例实际上可能是获得性大疱性表皮松解症，甚至是类似于大疱性类天疱疮的副肿瘤性天疱疮，目前的免疫学技术可以将其从大疱性天疱疮中分离出来。恶性肿瘤已报道来源于乳房、肺、甲状腺、喉、皮肤、软组织、胃、结肠、淋巴系统、前列腺、子宫颈、膀胱、肾和子宫。

天疱疮

既往认为，天疱疮与多种肿瘤有关。有些病例，如胸腺瘤和 Castleman 肿瘤，现在发现可能是副肿瘤性天疱疮的特征。落叶型天疱疮与黑棘皮病样皮损和肝细胞癌[7]有关，日本患者的天疱疮与肺癌有关。内脏恶性肿瘤和天疱疮的同时发生，与大疱性类天疱疮一样，可能是[8]一种真正的联系，也有人认为这是巧合[9]。

其他类型疱病

疱疹样皮炎（dermatitis herpetiformis，DH）：在一些研究中被证明与各种类型的内脏恶性肿瘤，尤其是与淋巴瘤有关[1-5]。与淋巴瘤有间接联系是有据可循的；DH 总是与某种程度的谷蛋白敏感性肠病相关，后者与小肠淋巴瘤相关有很多文献报道。有学者最初在 DH[4] 中发现淋巴瘤的风险增加，后来在一项更大的研究中，他们证明 DH 的总体死亡率低于普通人群[6]，但非霍奇金淋巴瘤的风险是增加的，标准化发生率为 6.0。在这项研究中，每 7 个 DH 淋巴瘤中就有 1 个是肠病相关 T 细胞淋巴瘤，与饮食依从性不足有关[6]，这支持了早期的文献，即无谷蛋白饮食可降低 DH 患者小肠淋巴瘤的风险[7]。因此，在 DH 中淋巴瘤的风险似乎增加了，但总体风险很小；此外，通过坚持无谷蛋白饮食，淋巴瘤风险，特别是肠淋巴瘤的风险降低。

线状 IgA 疾病：尽管文献报道较少，但该疾病普遍认为与淋巴增生性恶性肿瘤的相关性高于预期[8]。

获得性大疱性表皮松解症：通常与自身免疫性疾病有关，但也有报道称其与肿瘤发生有关，尤其是骨髓瘤和淋巴瘤[9-11]。

迟发性皮肤卟啉症和多样性卟啉病：这些疾病与肝细胞癌[12]有关。骨髓瘤和内脏癌也有报道[13]。

沉积物性疾病

真皮沉积疾病，如黏液沉积、黄瘤病、淀粉样变和钙化，可能与内脏恶性肿瘤有关[1,2]。表 147.4 列出了一些最重要的沉积疾病及其可能相关的内脏恶性肿瘤。

表 147.4 与内脏肿瘤相关的沉积疾病

沉积物种类	疾病名称	相关恶性肿瘤	备注
淀粉样蛋白（详见第 58 章）[1]	原发性和与骨髓瘤相关全身性淀粉样变性（AL 蛋白沉积）	异常蛋白血症，多发性骨髓瘤	15%多发性骨髓瘤患者合并淀粉样蛋白沉积
	继发性淀粉样变性（AA 蛋白沉积）	淋巴瘤，尤其是霍奇金淋巴瘤 肾上腺肿瘤 其他实体瘤	
黏蛋白/蛋白聚糖和纤维黏蛋白（详见 59 章）	硬化性黏液水肿/黏液水肿性苔藓	异常蛋白血症，典型表现为“惰性 γ 链”	异常蛋白在很多病例中均存在
	丘疹性黏蛋白沉积症	异常蛋白血症	不常见
	硬肿病	异常蛋白血症	常与糖尿病及链球菌感染相关
	POEMS 综合征	异常蛋白血症	特征是多发性神经病，器官肿大，内分泌病，M-蛋白质，皮肤变化（POEMS）
脂质（如泡沫巨噬细胞）	坏死性黄色肉芽肿	异常蛋白血症，在 70%的病例中表现为单克隆 IgG-κ	也可伴发冷球蛋白血症，骨髓瘤，骨髓增生不良，罕见白血病；另有一些散发病例

（续 表）

沉积物种类	疾病名称	相关恶性肿瘤	备注
	血脂正常的扁平黄瘤	多发性骨髓瘤	通常 IgG 水平异常
	播散性黄瘤	丙种球蛋白病；骨髓恶病质	通常 IgG 水平异常
钙质	转移性钙化	肺及其他鳞状细胞癌，可能与多种内分泌肿瘤综合征有关	原发性甲状旁腺功能亢进
	营养不良的钙化	胰腺癌的钙化	脂肪钙化

表皮钙化是一种罕见的内脏肿瘤并发症。然而，值得注意的是，许多癌症引起高钙血症，转移性钙化可能发生在其他器官，如肺或肾。最常见的潜在恶性肿瘤是食管癌、骨髓瘤、乳腺癌、淋巴瘤或任何其他导致骨溶解性转移的肿瘤。

其他类型皮肤病

扁平苔藓：很少与癌变相关（见第 37 章）[1]，而口腔鳞状细胞癌的风险有所增加，尤其是男性；这可能是由于吸烟[2]等直接影响和共同因素联合作用的结果。然而，一些报道收集了口腔鳞状细胞癌患者寻找扁平苔藓的组织学证据，发现这种联系的强度可能被高估了。

荨麻疹：除了由循环冷球蛋白引起的寒冷性荨麻疹和末梢坏疽外，与骨髓瘤和淋巴瘤[3]可能存在但不常见的联系，荨麻疹和癌变的关系很难评估（见第 42 章）。当然它不能被视为一种已经明确的副肿瘤现象除了 Schnitzler 综合征（见 45 章），一个独特的自述炎症性疾病，具有慢性荨麻疹性的皮疹、骨骼疼痛、骨肥大，红细胞沉降率高、单克隆 IgM 丙种球蛋白病（通常 IgM-κ）和淀粉样变的风险增大的特征。虽然总体预后良好，但 10%～15%的患者发展为 B 细胞淋巴增生性疾病[4]。

红皮病和剥脱性皮炎：剥脱性皮炎与恶性肿瘤有关[5,6]。在大多数此类病例中（在大多数报道的病例中约占 10%），肿瘤是蕈样肉芽肿或其白血病变体 Sézary 综合征。这些病例实际上是原发性肿瘤的表现，而不是真正的副肿瘤性疾病。然而，也有少数患者两种情况都没有，但出现红皮病，并最终发展为淋巴瘤或白血病[7]。免疫表型研究似乎不能帮助区分良性和恶性病例[8]。另外还有报道红皮病合并肝癌、肺癌、结肠癌、胃癌、胰腺癌、甲状腺癌、前列腺癌和宫颈癌的病例[5,6,9]。Ofuji 丘疹性红皮病也与外周 T 细胞亲表皮性皮肤淋巴瘤[10]有关。

环状肉芽肿：有报道称，环状肉芽肿和与淋巴瘤、其他血液恶性肿瘤及罕见的实体瘤[11]有关。但这种因果关系并不确定。有人认为，环状肉芽肿的皮下型可能具有更大的恶性风险，因此需要更广泛的检查来确定诊断。

昆虫咬伤类反应：鲜红的昆虫叮咬反应在血液恶性肿瘤，通常慢性淋巴细胞白血病被报道[12]。

回状头皮：偶尔作为副肿瘤性现象出现[13]。

精神神经病变：精神神经病或“麻木下巴综合征”有几个良性原因，但也可能是转移性肿瘤的特征，预后不良[14]。相关肿瘤包括乳腺、甲状腺、肾、肺、前列腺、淋巴瘤和黑素瘤。

皮肤非黑素细胞肿瘤：与非霍奇金淋巴瘤的风险增加和预后不良有关[15]。

坏疽性脓皮病和嗜中性粒细胞性皮肤病：坏疽性脓皮病，尤其是浅表型和大疱型，与骨髓增生性疾病有关，包括急性和慢性白血病、急性淋巴细胞白血病、骨髓化生、真性红细胞增多症、多发性骨髓瘤、淋巴瘤和骨髓纤维化（图 147.17）（见第 49 章）[16]。坏疽性脓皮病与单克隆丙种球蛋白病的相关性尚不明确，但在普通人群中发生的频率确实高于预期，通常为 IgA 型，而 IgG 型丙种球蛋白病是最常见的一种。报道的实体肿瘤包括类癌、结肠癌、膀胱癌、前列腺癌、乳腺癌、支气管癌、卵巢癌和肾上腺皮质癌。Sweet 综合

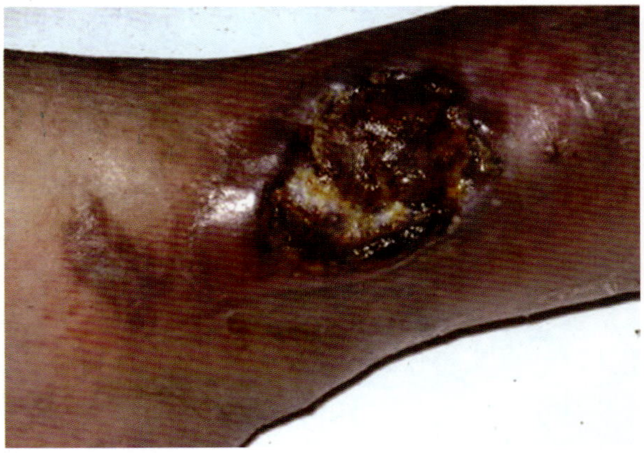

图 147.17 骨髓增生异常综合征患者小腿坏疽性脓皮病

征也与一些恶性肿瘤有关，尤其是造血肿瘤（见第 148 章）。慢性复发性 Sweet 综合征似乎与骨髓增生异常障碍[17]有特别密切的联系。

多中心网状组织细胞增多症：罕见，通常发生在成年人，特点是手指或其他四肢，面部，有时黏膜的丘疹结节病变。它的同义词包括类脂性皮肤关节炎和表皮网状细胞瘤。指甲褶皱周围的丘疹被称为“珊瑚珠状标记”（见第 136 章）。表现为主要累及手的严重多关节炎[18]。大约 25％的病例与内脏瘤变有关，几乎都是实体瘤，如乳腺、肺、结肠、胰腺、胃、卵巢或子宫颈的肿瘤[18-20]，尽管也有报道血液恶性肿瘤的[21]。

与内脏恶性肿瘤相关的血管性疾病

雷诺现象与肢端缺血

同义名

- 副肿瘤性肢端血管综合征

持续而疼痛的肢端缺血，伴有非典型雷诺综合征且常进展为坏疽的情况，常被认为与多种实体肿瘤和网状内皮肿瘤有关[1-3]。血管炎可能参与了病变过程[4]。

高血黏综合征如真性红细胞增多症、白血病或骨髓瘤相关冷球蛋白血症可通过微血管闭塞引起皮肤缺血和静脉炎。癌症相关凝血病变也可能导致血管闭塞[5]。

嗜酸性粒细胞增多综合征是一种恶性克隆增殖的证据越来越多，也与肢端青紫、皮肤微血栓、肢端梗死和坏疽有关[6-8]。

红斑肢痛症

这种情况与骨髓增生性疾病有关，最常见的是真性红细胞增多症或 1/3 以上的成人原发性血小板增多症（见第 103 章）。在大量与血液恶性肿瘤相关的红斑肢痛症患者中，以足部最为常见，伴有严重的烧灼痛和红斑；症状可能发生在血液病确诊之前 2 年或更早[9]。其机制包括微血管闭塞（通常伴有血小板聚集，称为“白色血栓”）；也可发生雷诺现象。

掌红斑

掌红斑很少与恶性肿瘤相关，但在一系列脑恶性肿瘤患者中观察到与该症状相关，其中近 20％的患者有手掌红斑和（程度较轻的）足底红斑，或弥散性红斑，或斑驳性红斑。这种情况似乎与肿瘤的血管密度有关，尤其见于高分化的星形细胞瘤和胶质母细胞瘤。有观点认为，该现象与血管内皮生长因子的作用有关[10]。

血管炎

皮肤血管炎似乎与癌变有关，尤其是骨髓增生性疾病[11-13]和骨髓瘤[14,15]，同时也有报道称实体瘤与血管炎发生亦存在相关性[4,16-18]（见第 102 章）。毛细胞白血病与血管炎相关性更为密切，其病理类型可能是白细胞碎裂性或结节性多动脉炎。在报道的恶性实体肿瘤中，最常见肿瘤类型包括乳腺、肺、结肠、食管、肾、前列腺和头颈部肿瘤。与副肿瘤性肢端缺血可有重叠。2004 年发表的一项对 200 名抗中性粒细胞胞质抗体阳性血管炎（多发血管炎或显微镜下多血管炎的肉芽肿病）患者的研究显示，血管炎与恶性肿瘤发生过程并存的相对风险是当地普通人群的 6 倍。过敏性紫癜患者（$n=129$）并发恶心肿瘤的相对风险为 5 倍，但在 333 名 SLE 患者中，只有 5 人出现恶性肿瘤[18]。而在最近一项对 535 名患者的研究中发现，血管炎与肿瘤的并发风险低至 1.5(1.54)。作者推测，这可能与目前治疗中减少了对环磷酰胺的使用相关[19]。

皮肤科临床表现包括可触及的紫癜、斑丘疹、荨麻疹和瘀点；说明小血管存在血管炎，甚至溃疡发生，或出现坏死性血管炎[4,11]。血管炎与血液系统恶性肿瘤相关时，往往可早于骨髓受累，而非血小板减少所引起的常见紫癜，后者可反映骨髓增生性疾病或肿瘤细胞浸润至骨髓。在一些报道中，很难区分微血管闭塞（如单克隆Ⅰ型冷球蛋白）原发性血管炎或治疗相关的血管损伤。

冻疮样病变

类似于冻疮的皮损可能是白血病或骨髓外增生性疾病的表现（图 147.18）[20,21]。这种情况常常持续存在而非间歇发作，往往难以用药物（如钙通道阻滞药）治疗，活检可能显示幼稚细胞和血管改变。乳腺癌转移也被证明类似于冻疮表现[22]。

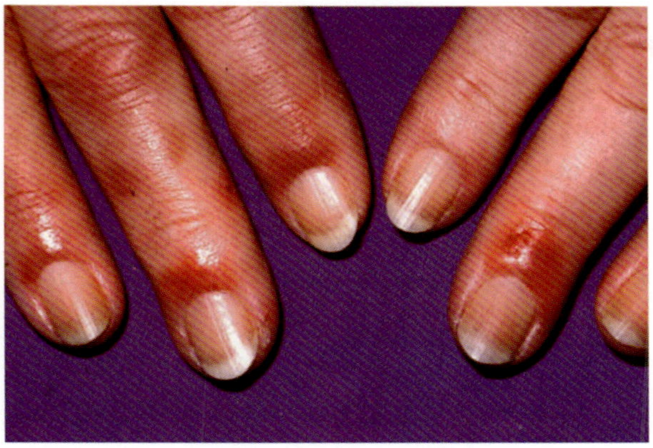

图 147.18 急性髓系白血病的冻疮样表现

潮红

潮红是一种正常的生理反应，也可能是更年期症状。然而，它可能是类癌综合征、肥大细胞增多症、嗜铬细胞瘤、甲状腺髓样癌、男性性腺功能减退、胰腺肿瘤产生血管活性肠肽（VIP 瘤）、嗜碱性白血病、马蹄肾（Rovsing 综合征）和肾细胞癌的特征[1,2]，也可能是 POEMS 综合征合并骨髓瘤的特征之一（多种神经病，器官增大，内分泌疾病，M 蛋白，皮肤改变）。在真性红细胞增多症中，可能会出现多血症，但不会出现潮红反应。

类癌综合征：早期难以诊断，因为面部潮红通常是生理性的，如情绪紧张或饮酒（见第 149 章）。大约 10%的类癌患者表现为恶性类癌综合征，这些患者几乎都会出现阵发性面部潮红；发作通常持续几分钟，受累面积可能比情绪激动更大，有时可涉及全身。近 75%的类癌是胃肠道肿瘤（尤其是阑尾和回肠），25%是支气管肿瘤，少数发生在其他部位，包括喉部、胰腺、胆囊和卵巢[3]。根据肿瘤部位的不同，面部潮红的程度也不同。最常见的肠道肿瘤（阑尾和回肠）与潮红分布范围一致的固定性紫红色表现相关，而肠外肿瘤（胃、胰腺、肺）与鲜艳的粉红色表现有关。这可能反映了潮红是由不同递质产生的。胃癌通常因产生组胺引起面部潮红，而肠道类癌则产生血清素、缓激肽和前列腺素。其他症状，如腹泻、腹痛、呼吸困难、气喘和偶尔晕厥，可随着肿瘤的进展而发生，通常在肝转移发生后才出现。最终出现持续性红斑，伴或不伴毛细血管扩张、硬皮病样改变、色素异常和糙皮样皮炎。

肥大细胞增多症：通常局限于皮肤，也可能是系统性的，系统性表现分四种类型：①惰性；②与克隆增生、血液系统、非肥大细胞谱系疾病（骨髓增生性或骨髓增生异常疾病）相关；③侵袭性（淋巴结病变伴嗜酸性粒细胞增多）；④肥大细胞白血病（见第 46 章）[4]。可能与 *c-kit* 基因突变有关。侵袭性更强的类型往往与皮损无关，但与面部潮红、呼吸困难、肥大细胞脱颗粒引起的胸痛、腹痛、心悸、晕厥等全身反应相关。血清胰蛋白酶是一种有用的筛查方法，可提示全身疾病。然而，骨髓肥大细胞比例、嗜酸性粒细胞（尤其是骨髓）和碱性磷酸酶水平比肥大细胞递质水平对预后的影响更大[5]。

嗜铬细胞瘤：可引起苍白和反跳性潮红，但更典型的皮肤病特征是多汗症[1,2]。

甲状腺髓样癌：与嗜铬细胞瘤一样，可作为 MEN 综合征的一部分，但也可单独发生。它们可能产生其他几种激素，如 ACTH，以及前列腺素和胺，这些激素可能导致腹泻等其他症状。

肿瘤相关血栓形成

主要包括三种类型：游走性血栓性静脉炎、深静脉血栓形成和胸壁浅表血栓性静脉炎（血栓性静脉炎的一种特殊模式，但有足够的独特性，需要单独描述）。动脉血栓形成也可能作为一种副肿瘤表现，但并不常见。癌症相关血栓形成的病因是多因素的。巨噬细胞与癌细胞的相互作用导致肿瘤坏死因子和白细胞介素 6 的释放，破坏内皮细胞，形成有利于血栓形成的情况。同样的相互作用导致血小板和凝血因子Ⅹ和Ⅻ的活化[1]。一些肿瘤前引物也是促凝剂，特别是激活因子Ⅶ的"组织因子"和激活因子Ⅹ[1]的唾液酸部分（从腺癌中释放）。

游走性血栓性静脉炎

血栓性静脉炎与局限于下肢的浅表血栓性静脉炎不同，癌变相关的血栓性静脉炎通常是复发和游走的（Trousseau 征）。可累及多种部位，尤其是上肢和躯干，病变通常是多发的。50%的游走性血栓性静脉炎伴有恶性肿瘤。大多数情况下的机制是血管内低级别的高凝状态，抗凝治疗效果差；肝素通常比华法林[2]更有效。凝血和血栓形成过程可能涉及肿瘤分泌的细胞因子、血管生成因子或黏液素，以及凝血前蛋白和抗凝蛋白水平或功能的改变。血液黏度的改变、血管内皮的改变和小肿瘤栓子的产生也可能是原因之一。游走性血栓性静脉炎可与任何癌症有关，但更多见于胰腺、胃、结肠和肺肿瘤；胰腺癌约占所有病例的一半。白血病和淋巴瘤很少与游走性血栓性静脉炎相关。致病性肿瘤通常高度恶性且易发生转移，预后不良。

深静脉血栓

这通常不是恶性肿瘤的特征[3,4]，但癌症具有引起血栓形成的显著风险。与预期人群比率相比，小腿深静脉血栓(DVT)患者发现恶性肿瘤的可能性增加了约 4 倍；这种关联的总体风险约为 10%。相比之下，上肢 DVT 更容易与癌变联系在一起(在某些情况下，可能是肺尖肿瘤引起的梗阻)，而死于癌症的患者中，有一半在尸检后才被发现。与 DVT 相关的肿瘤通常有胃肠道、泌尿生殖道、乳腺或肺部的腺癌。如前所述，黏液素的分泌会引起因子Ⅹ到因子Ⅹa 的非酶激活，从而引发血栓级联。年龄较大的 DVT 患者已被建议更积极地进行恶性肿瘤筛查。

胸壁浅表血栓性静脉炎

这是一种罕见的情况，表现为前或外侧胸壁可触及的皮下组织，有时在腹部的条索样皮损。潜在的病变是胸廓或腹壁静脉血栓性静脉炎，通常是单侧的，但偶尔是双侧的，可能是外伤、炎症或手术后的结果。然而，10%～15%的患者可能有相关的乳腺癌[3-5]，因此除非有其他明显的原因，否则需要仔细检查和乳腺造影。

静脉或淋巴阻塞

除了早期描述的血管炎和血栓性血管内阻塞外，不同类型的血管可能被血管内肿瘤细胞阻塞，或被邻近肿瘤压迫。上腔静脉阻塞的面部及上肢积液是众所周知的。良性胸骨后甲状腺肿大也可能导致头部和颈部静脉血流受阻，通常双臂抬高更明显(Pemberton 征)。淋巴梗阻通常发生在淋巴结比较集中的部位，如乳腺癌、淋巴瘤或肢体黑素瘤引起的腋窝淋巴结转移。肺尖部肺癌也可引起交感神经损伤，导致无汗症，有时还会对侧的多汗和充血潮红。虽然肿瘤栓子可能发生，但肿瘤引起的动脉阻塞并不常见。

副肿瘤性瘙痒症

副肿瘤性瘙痒症罕见却是瘙痒的重要原因，涉及的内脏肿瘤为非特异性的见第 83 章[1]。可能涉及许多机制，包括继发性代谢异常，如尿毒症或胆汁淤积，或与缺铁性贫血，获得性鱼鳞病或干燥症相关的瘙痒。其他的机制，如脑肿瘤与瘙痒的关系，还不太为人所知。不幸的是，老年性瘙痒和脂肪变性在老年患者中并不少见，这是一个更容易患恶性肿瘤的群体。因此，很难将偶然性与真正的关联区分，这可能导致在决定筛查是否合理时出现困难[2]。

全身性瘙痒

在一项对 125 名全身瘙痒患者进行的 6 年研究中，Paul 等发现恶性疾病没有显著增加，尽管在 8 名被检测到的恶性瘙痒患者中，有 2 人患有淋巴瘤——这一发病率高于预期。其他研究支持血液病和淋巴瘤与全身瘙痒之间存在真正联系的可能性；瘙痒可能是霍奇金淋巴瘤患者的一个严重症状，可能预示着较差的预后[3]。超过 25%的霍奇金淋巴瘤患者可能出现全身瘙痒。其他血液系统疾病，包括 Sézary 综合征、蕈样霉菌病、骨髓瘤和白血病，也可引起全身性瘙痒[1,4,5]；但机制还不是很清楚。在真性红细胞增多症和淋巴增生性疾病(T 细胞淋巴瘤，骨髓增生异常)[1]中可能会出现水源性瘙痒。许多内脏肿瘤可引起瘙痒，包括乳腺癌和胃肠道癌，以及类癌综合征[4]；同样，人们对这些机制知之甚少。颅内瘤变[6]有时也会发生全身瘙痒。

恶性瘙痒症的治疗往往是困难的；而检验治疗效果的研究较少[1,4]。除标准外用制剂如保湿剂外，目前减少瘙痒的全身治疗策略包括通过外周和中枢神经机制阻断神经冲动传入[1,4]。阿片类拮抗药、抗抑郁药和神经调节药有时候被选用[1,4]。

局部瘙痒

肿瘤对任何部位的神经损伤都可能引起神经性疼痛或瘙痒。皮肤科医师最常见到的模式是上肢桡侧瘙痒和局部面部或鼻腔瘙痒[6]。发生于脊髓肿瘤后的颈肩臂部瘙痒已有报道，治疗后症状迅速缓解[7]；在已报道的一个儿童病例中，局部瘙痒是其髓内肿瘤的唯一临床表现[8]。

脑瘤引起面部局部瘙痒并不常见[6]。已报道的表现为单侧面部瘙痒和局限于鼻孔的瘙痒。尤其是后者可能与侵入第四脑室底部的肿瘤有关，但大脑其他部位的肿瘤，以及三叉神经痛，也会引起类似的瘙痒分布模式。

(**译者**：杨怡　**一审**：晋亮　**二审**：牟宽厚　**三审**：侯麦花　杨枫　胡莉芳　**润色**：鲍丽)

参考文献

所有文献请查阅网址：www. rooksdermatology. com.
以下列出的是重要参考文献。

Introduction

Tumour spread from adjacent and distant tissues

Cutaneous metastasis

[4] Lookingbill DP, Spangler N, Helm KF. Cutaneous metastases in patients with metastatic carcinoma: a retrospective study of 4020 patients. *J Am Acad Dermatol* 1993;29:228-36.

[9] Cao Y, Zhong W. Tumor-derived lymphangiogenic factors and lymphatic metastasis. *Biomed Pharmacother* 2007; 61: 534-9.

[10] Dittmar T, Heyder C, Gloria-Maercker E, *et al*. Adhesion molecules and chemokines: the navigation system for circulating tumor (stem) cells to metastasize in an organ-specific manner. *Clin Exp Metastasis* 2008;25:11-32.

[12] Ramsay AG, Marshall JF, Hart IR. Integrin trafficking and its role in cancer metastasis. *Cancer Metastasis Rev* 2007;26:567-78.

[24] Sariya D, Ruth K, Adams-McDonnell R, *et al*. Clinicopathologic correlation of cutaneous metastases. Experience from a cancer center. *Arch Dermatol* 2007;143:613-20.

Paget disease

[3] Hatta N, Yamada M, Hirano T, *et al*. Extramammary Paget's disease: treatment, prognostic factors and outcome in 76 patients. *Br J Dermatol* 2008;158:313-18.

[5] Liegl B, Liebl S, Gogg-Kamerer M, *et al*. Mammary and extramammary Paget's disease: an immunohistochemical study of 83 cases. *Histopathology* 2007;50:439-47.

Paraneoplastic phenomena involving the skin

Acanthotic, epidermal and ichthyotic disorders

Acanthosis nigricans

[1] Schwartz RA. Acanthosis nigricans. *J Am Acad Dermatol* 1994;31:1-19.

[3] Thomas I, Schwartz RA. Cutaneous paraneoplastic syndromes: uncommon presentations. *Clin Dermatol* 2005;23:593-600.

Hair, nails and skin appendages

Paraneoplastic hypertrichosis lanuginosa acquisita

[4] Slee PHTJ, van der Waal RIF, Schagen van Leeuwen JH, *et al*. Paraneoplastic hypertrichosis lanuginosa acquisita: uncommon or overlooked? *Br J Dermatol* 2007;157:1087-92.

Dermatoses associated with internal malignancies

Migratory erythemas

[3] De La Torre-Lugo EM, Sanchez JL. Erythema gyratum repens. *J Am Acad Dermatol* 2011;64:e89-90.

Connective tissue and rheumatological disorders

Dermatomyositis

[4] Cox NH, Lawrence CM, Langtry JA, *et al*. Dermatomyositis: disease associations and evaluation of screening investigations for malignancy. *Arch Dermatol* 1990;126:61-5.

[9] Callen JP. When and how should the patient with dermatomyositis or amyopathic dermatomyositis be assessed for possible cancer? *Arch Dermatol* 2002;138:969-71.

[14] Fiorentino DF, Chung LS, Christopher-Stine L, *et al*. Most patients with cancerassociated dermatomyositis have antibodies to nuclear matrix protein NXP-2 or transcription intermediary factor 1γ. *Arthritis Rheum* 2013;65:2954-62.

[15] Hamaguchi Y, Kuwana M, Hoshino K, *et al*. Clinical correlations with dermato-myositis-specific autoantibodies in adult Japanese patients with dermatomyositis: a multicenter cross-sectional study. *Arch Dermatol* 2011;147:391-8.

Lupus erythematosus

[6] Bernatsky S, Ramsey-Goldman R, Labrecque J, *et al*. Cancer risk in systemic lupus: an updated international multi-centre cohort study. *J Autoimmun* 2013;42:130-5.

[10] Smedby KE, Hjalgrim H, Askling J, *et al*. Autoimmune and chronic inflammatory disorders and risk of non-Hodgkin lymphoma by subtype. *J Natl Cancer Inst* 2006;98:51-60.

Scleroderma, fasciitis, panniculitis and similar sclerodermoid conditions

[3] Onishi A, Sugiyama D, Kumagai S, Morinobu A. Cancer incidence in systemic sclerosis. Meta-analysis of population-based studies. *Arthritis Rheum* 2013;65:1913-21.

Bullous disorders associated with internal malignancy

Paraneoplastic pemphigus

[4] Joly P, Richard C, Gilbert D, *et al*. Sensitivity and specificity of clinical, histologic, and immunologic features in the diagnosis of paraneoplastic pemphigus. *J Am Acad Dermatol* 2000;43:619-26.

Other dermatological disorders

[6] Thomas I, Schwartz RA. Cutaneous paraneoplastic syndromes: uncommon presentations. *Clin Dermatol* 2005;23:593-600.

Vascular disorders associated with internal malignancy

Raynaud phenomenon and digital ischaemia, Erythromelalgia, Palmar erythema, Vasculitis, Chilblain-like lesions

[1] El Tal AK, Tannous Z. Cutaneous vascular disorders associated with internal malignancy. *Dermatol Clin* 2008; 26: 45-57.

[18] Pankhurst T, Savage COS, Gordon C, Harper L. Malignancy is increased in ANCA-associated vasculitis. *Rheumatology (Oxford)* 2004;43:1532-5.

[20] Yazawa H, Saga K, Omori F, *et al*. The chilblain-like eruption as a diagnostic clue to the blast crisis of chronic myelocytic leukaemia. *J Am Acad Dermatol* 2004;50(2 Suppl.):S42-4.

Venous and lymphatic obstruction

[1] Yosipovitch G. Chronic pruritus: a paraneoplastic sign. *Dermatol Ther* 2010;23:590-6.

[2] Paul R, Paul R, Jansen CT. Itch and malignancy prognosis in generalized pruritus: a 6-year follow-up of 125 patients. *J Am Acad Dermatol* 1987;16:1179-82.

第 148 章

148

皮肤与血液免疫系统疾病

Robert Gniadecki

Department of Dermatology, Bispebjerg Hospital and University of Copenhagen, Copenhagen, Denmark; and Division of Dermatology, University of Alberta, Alberta, Canada

概述

本章回顾了继发于造血系统潜在恶性或良性疾病的皮肤病和皮肤症状（表 148.1）。其他相关疾病都包含在以下单独的章节：原发性皮肤淋巴瘤（第 140 章），肥大细胞增生病（第 46 章），凝血障碍（第 101 章），抗磷脂综合征（第 52 章），移植物抗宿主病的皮肤表现（第 38 章）及对治疗血液病药物发生的皮肤反应（第 118、119 和 120 章）。

血液系统恶性肿瘤的皮肤表现

血液系统恶性肿瘤是起源于骨髓、淋巴结或胸腺的造血组织细胞的肿瘤。淋巴组织增生性恶性肿瘤起源于淋巴细胞或其前体细胞，而髓系恶性肿瘤是一组异质性疾病，表现为向一种或多种非淋巴细胞类型分化。

血液系统肿瘤有三大类皮肤表现。第一类的皮损是由恶性细胞或其产物（如副蛋白）直接浸润皮肤

表 148.1　造血系统疾病的主要皮肤表现

造血系统疾病	血液系统疾病
皮肤的恶性浸润	**相关疾病**
皮肤白血病	急性髓系白血病
	骨髓增殖性肿瘤
	骨髓增生异常综合征
	慢性淋巴细胞白血病
	成人 T 细胞白血病/淋巴瘤
	T 幼淋巴细胞白血病
淋巴瘤细胞浸润	套细胞淋巴瘤
	滤泡淋巴瘤
	血管内淋巴瘤
	淋巴瘤样肉芽肿病
	霍奇金淋巴瘤
浆细胞浸润	多发性骨髓瘤
	Waldenström 巨球蛋白血症
恶性髓外造血	骨髓增生异常综合征
沉积物疾病	**相关疾病**
AL 淀粉样变病	意义未明的单克隆丙种球蛋白血症(MGUS)
Ⅰ型冷球蛋白血症	
皮肤巨球蛋白血症	多发性骨髓瘤
	Waldenström 巨球蛋白血症
	浆细胞瘤
副肿瘤性疾病	**相关疾病**
Sweet 综合征	髓系肿瘤
坏疽性脓皮病	淋巴样白血病
中性粒细胞性小汗腺炎	淋巴瘤
副肿瘤性天疱疮	浆细胞肿瘤
昆虫叮咬后的过度反应	MGUS
硬肿病	
渐进性坏死性黄色肉芽肿	
副肿瘤性瘙痒	
自身免疫性副肿瘤性疾病	
与单克隆丙种球蛋白血症或血液系统恶性肿瘤相关皮肤表现的综合征	**相关疾病**
	意义未明的单克隆丙种球蛋白血症(MGUS)
	多发性骨髓瘤
Schnitzler 综合征	Waldenström 巨球蛋白血症
POEMS 综合征	浆细胞瘤
AESOP 综合征	
TEMPI 综合征	
有白血病倾向的综合征	**相关疾病**
神经纤维瘤病,幼年黄色肉芽肿和幼年髓系白血病	幼年型粒-单核细胞白血病

（续　表）

造血系统疾病	血液系统疾病
有皮肤受累的特发性淋巴结病	**相关疾病**
	菊池-藤本疾病
	木村病
	Rosai-Dorfmann 病
	IgG4 相关性疾病
原发性和获得性免疫缺陷病的皮肤受累	**相关疾病**
感染：细菌、真菌和病毒	遗传性免疫缺陷综合征
湿疹	获得性免疫缺陷
血管炎	
色素的变化	
自身免疫状况	
与贫血相关的皮肤和黏膜变化	**相关疾病**
	缺铁性贫血
	巨幼细胞性贫血
血红蛋白病相关的皮肤溃疡	**相关疾病**
	地中海贫血
	镰状细胞贫血
输血反应	**相关疾病**
急性过敏性输血反应	输入血液制品
输血相关移植物抗宿主病	
输血后紫癜	

所致。第二类是由潜在的恶性肿瘤间接引起，如副肿瘤性疾病或皮肤病综合征。治疗血液系统疾病时引发的皮肤表现[如同种异体骨髓移植后移植物抗宿主病(GVHD)、免疫抑制后的感染或抗癌治疗的不良反应]属于第三类。

由肿瘤细胞浸润皮肤引起的皮肤疾病

这类疾病包括四大类：皮肤白血病、淋巴瘤皮肤浸润、恶性浆细胞浸润和恶性髓外造血。

皮肤白血病

定义

皮肤白血病是一种由骨髓或淋巴样肿瘤白细胞浸润皮肤引起的临床上可辨识的皮肤损害[1]。由恶性粒细胞前体细胞浸润引起者，又称为髓样肉瘤、粒细胞性肉瘤或绿色瘤。

流行病学

皮肤病变大多是在骨髓疾病诊断之后或同时发

生(分别为 60%和 25%),只有大约 5%的病例在诊断时还没有检测到骨髓或外周血受累,因而被称为非白血病的皮肤白血病[2,3]。在慢性淋巴细胞白血病(CLL)中,16%的患者首发表现为皮肤白血病[4]。在慢性疾病患者中,如慢性粒-单核细胞白血病(CMML),皮肤受累可能是疾病进展和母细胞转化的一个征象[5]。发生皮肤白血病的可能性取决于潜在的血液系统肿瘤类型(表 148.2)。皮肤白血病最常见于髓系肿瘤患者(10%~15%)[5],尤其是急性髓系白血病(AML)患者(2.5%~9.1%)[6,7]和有单核细胞分化的白血病患者,如 CMML[2,8]。AML 相关的皮肤白血病占所有病例的 60%~70%[2]。在 AML 中,带有染色体易位 t(8,21)肿瘤细胞的患者发生皮肤白血病的风险更高[9]。在淋巴细胞肿瘤中,成熟 T 细胞肿瘤发生皮肤白血病的风险相对较高,如成人 T 细胞白血病/淋巴瘤、T 幼淋巴细胞白血病(20%~70%)[10-12]和 CLL(4%~20%)[3,12]。在其他淋巴细胞白血病中,如急性 B 和 T 淋巴细胞白血病(ALL),皮肤白血病的发病率要低得多(<3%)[3,12]。

皮肤白血病的发病率在儿童白血病和先天性白血病中较高,可能高达 30%[13]。在异基因骨髓移植后复发的患者中,孤立性皮肤白血病似乎更为常见,据报道其发生率为 8%~20%[14]。

病理生理学

皮肤白血病中白血病细胞向皮肤迁移的分子基础尚不完全清楚。恶性细胞向皮肤的归巢可能依赖于特异性趋化因子受体,如趋化因子受体 4(CCR4)与特异性细胞间黏附分子的相互作用,如细胞间黏附分子 1(ICAM-1)[15]。

临床特征

典型的皮肤白血病表现为单个或多个单一形态的紫罗兰色、暗红色或出血性皮肤结节,尤其是在下肢、手臂和面部(图 148.1 和图 148.2)[12]。这些病变倾向于发生在创伤部位(导管或针插入处)或以前的炎症部位(如带状疱疹)(图 148.3),但也可能出现在皮肤的任何地方。其他表现可以为无症状的小丘疹或斑丘疹、弥散性皮肤浸润、溃疡,甚至红皮病。可以模拟多种良性疾病,如静脉性下肢溃疡、出汗不良性湿疹、皮肤血管炎、Jessner 淋巴细胞浸润、环状肉芽肿或玫瑰痤疮[2,12,16,17]。皮疹对于特定的白血病亚型并不是特异性的。

病理学

在与髓系肿瘤相关的皮肤白血病中,典型的皮肤浸润可以同时累及浅层和深层,浸润细胞由增生的未成熟髓系细胞(原始粒细胞、原始单核细胞、前体单核细胞或早幼粒细胞)组成[18]。也可能是非常轻微的非特异性皮炎[17]、环状肉芽肿、组织细胞样 Sweet 综合征[2]、血管炎[19]或多中心网状组织细胞增生症[20]。因此,免疫组织学检查是诊断的重要组成部分。最敏感的标志物是 CD43、CD68 和溶菌酶。其他有帮助的标志物有髓过氧化物酶、CD33、CD34、CD117 和 CD68[2,17,18],但 CD117 和髓过氧化物酶免疫染色在原始单核细胞的皮肤浸润中通常为阴性。值得注意的是,循环中的白血病细胞的免疫谱可能与皮肤浸润细胞的免疫谱不同,这可能反映了恶性细胞在不同解

表 148.2 血液系统肿瘤背景下的皮肤白血病和淋巴瘤样细胞浸润

血液系统肿瘤	临床上明显皮肤受累的概率[a]
髓系肿瘤	++(10%~15%) 先天性白血病和儿童白血病风险较高
AML(急性髓系白血病)	++(2.5%~9.1%) AML 中 t(8,21)易位的发生率较高
其他髓系肿瘤[b]	+
淋巴性白血病	
CLL(慢性淋巴细胞白血病)	+++(4%~20%)
成人 T-细胞白血病/淋巴瘤	+++(20%~70%)
T 幼淋巴细胞白血病	+++
其他淋巴细胞白血病	+
淋巴瘤	
霍奇金淋巴瘤	+(0.5%~3.4%)
淋巴母细胞淋巴瘤	+
套细胞淋巴瘤	+++
滤泡淋巴瘤	++
弥散性大 B 细胞淋巴瘤-血管内型	+++
淋巴瘤样肉芽肿病	+++(40%~50%)

[a] 关联强度:+,偶有<4%;++,常见 5%~14%;+++,非常常见>15%。

[b] 髓系肿瘤包括 30 多种临床病理界定清楚的疾病,可分为 5 个主要类别:骨髓增生性肿瘤(慢性髓系白血病、真性多细胞性白血病、原发性骨髓纤维化、原发性血小板增多症、肥大细胞增多症)、伴有嗜酸性粒细胞增多的髓系肿瘤、骨髓增生异常性肿瘤(如幼年型粒-单核细胞白血病)和骨髓增生异常综合征(MDS)[21]。

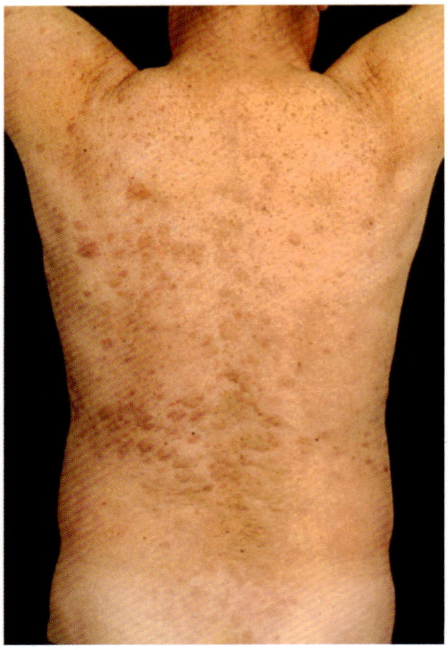

图 148.1 急性髓系白血病(AML)的皮肤白血病

背部广泛的浸润性丘疹结节性病变。(由奥地利格拉茨大学 Lorenzo Cerroni 教授提供)

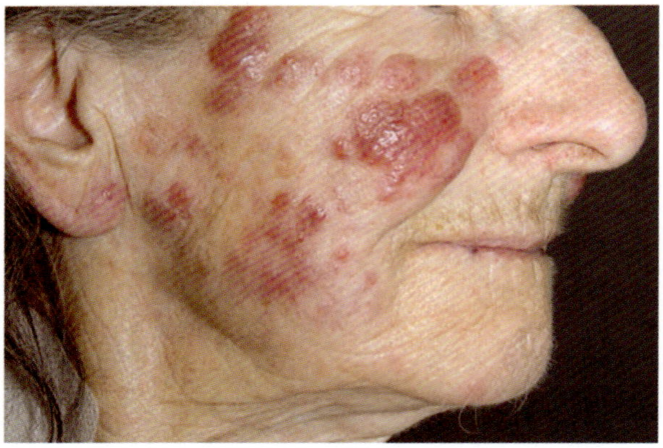

图 148.2 慢性淋巴细胞白血病(CLL)的皮肤白血病

面颊上浸润性的结节和斑块。(由奥地利格拉茨大学 Lorenzo Cerroni 教授提供)

剖部位有不同的克隆分化[21]。髓系皮肤白血病应与可能存在于皮肤中的母细胞性浆细胞样树突细胞肿瘤区分开来,这种肿瘤被认为起源于前体树突状细胞的浆细胞样 $CD4^+$ $CD56^+$ 细胞(见第 140 章)。其他鉴别诊断包括一些分化较差的实体肿瘤,如转移性恶性黑素瘤、尤因肉瘤或髓母细胞瘤及组织细胞肉瘤,这些肿瘤可能表现 CD68 和溶菌酶阳性,但 CD33 和 CD13 阴性。

慢性淋巴细胞白血病的皮肤浸润是由具有异常

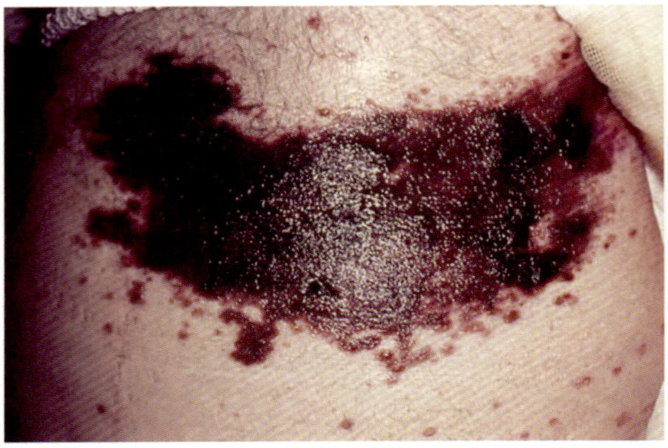

图 148.3 老年慢性淋巴细胞白血病(CLL)

胸部带状疱疹部位的出血性白血病细胞浸润。

标记的小单核样淋巴细胞($CD20^+$ 5^+ 43^+)呈苔藓样、血管周围或结节状的浸润模式[4]。单克隆免疫球蛋白重链(IgH)基因排列分析可能有助于诊断。

预后和治疗

皮肤白血病对于预后的意义尚不十分明确。在一些研究中,皮肤白血病的存在似乎没有影响 AML 患者的 5 年生存率[5,16],但其他研究显示它在 AML (1 年死亡率 75%)[18] 和 CMML[20] 中和生存率显著降低相关。除大细胞转化 CLL(Richter 综合征)之外,皮肤白血病不影响 CLL 的预后,浸润中有大的母细胞时预后较差[4,22]。

皮肤白血病是一种潜在的系统性疾病的皮肤表现。因此,治疗应以潜在的白血病治疗为主导,并辅以对皮损的支持性治疗。然而,皮损对化疗的反应可能不如骨髓和血液的反应好[16]。用光子或电子束放射治疗对皮肤损害有用。

淋巴瘤的皮肤浸润

在霍奇金病中,特征性皮肤受累少见,估计患病率为 0.5%~3.4%[23]。淋巴瘤皮肤累及在非霍奇金淋巴瘤更为常见,尤其是套细胞淋巴瘤和淋巴瘤样肉芽肿病[由 EB 病毒(EBV)引起的淋巴瘤样恶病质][24-26]。在霍奇金淋巴瘤中,皮肤浸润并不总是忠实地复制淋巴结疾病。皮肤中的 Reed-Sternberg 细胞为 $CD30^+$ $CD45^-$。在少数病例中,即使在淋巴结 CD15 阳性的患者中,皮肤中的肿瘤细胞 CD15 也可能阴性[27]。主要与原发性皮肤 $CD30^+$ 淋巴瘤和蕈样肉芽肿的 $CD30^+$ 转化进行鉴别。

大多数霍奇金淋巴瘤患者在皮损出现后的几个月内死亡[23]。因此,皮肤受累被认为是Ⅳ期疾病的一个标志。

浆细胞疾病的皮肤恶性浸润

最常见的浆细胞恶性肿瘤是多发性骨髓瘤和 Waldenström 巨球蛋白血症。这两者共同的特征是骨髓中存在超过 10% 的恶性浆细胞和相关的单克隆丙种球蛋白血症。目前认为，在这些恶性肿瘤的发生之前有一个恶性前阶段，表现为骨髓中的异常浆细胞浸润低于检测阈值（<10%），并且可识别的特征是单克隆丙种球蛋白血症，即 MGUS（意义未明的单克隆丙种球蛋白血症）。在 50 岁或 50 岁以上的人群中，大约 3% 的人检测到了 MGUS，这些人每年有 1% 的风险发展为多发性骨髓瘤或 Waldenström 巨球蛋白血症[28,29]。根据丙种球蛋白血症的类型，MGUS 被分为三类：免疫球蛋白 M（IgM）型（进展为 Waldenström 巨球蛋白血症）、非 IgM 型（IgG 或 IgA）和可能进展为多发性骨髓瘤轻链的 MGUS[28]。

除骨髓外，肿瘤性浆细胞也可在髓外发育成孤立的浆细胞瘤，最常见于骨骼或上呼吸道。在特殊情况下，浆细胞瘤可局限于皮肤（图 148.4）。浆细胞瘤可导致 MGUS，如果不治疗可进展为多发性骨髓瘤。在已经患多发性骨髓瘤和 Waldenström 巨球蛋白血症患者中出现皮肤浆细胞浸润是一种非常罕见的现象，文献报道约 100 例[30,31]。皮肤受累的风险与肿瘤浆细胞产生的免疫球蛋白亚型无关[31]。皮损为质硬的紫色丘疹和结节，有时伴继发性溃疡。最常累及躯干，其次是头皮和面部。

组织病理学表现为淋巴样浆细胞性淋巴瘤细胞的弥散性或结节性浸润，对 CD79a 和 CD138 的强免疫反应和 CD43 和 CD56 的异常表达。在多发性骨髓瘤的皮肤浸润细胞中，pan-B 细胞标记如 CD19 和 CD20 通常为阴性。这与 Waldenström 巨球蛋白血症形成对照，后者的肿瘤细胞通常是 $CD19^{+}$、$CD20^{+}$。鉴别诊断包括原发性皮肤浆细胞瘤和 EBV 相关浆细胞样增生，后者发生在免疫抑制的移植患者[32]。只有在特殊情况下才会有皮肤损害[33]。在大多数情况下，皮损出现在多发性骨髓瘤或 Waldenström 巨球蛋白血症的较晚期，并提示预后不良。

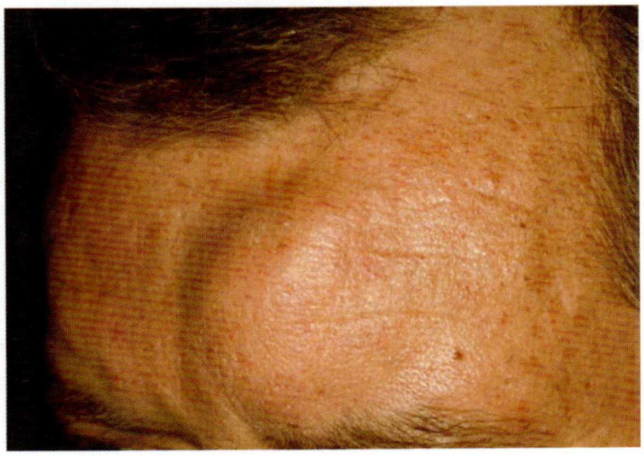

图 148.4 皮肤浆细胞瘤
（由奥地利格拉茨大学 Lorenzo Cerroni 教授提供）

髓外造血

髓外造血是在骨髓外生成血细胞成分的现象，可能是慢性骨髓增生综合征（如原发性骨髓纤维化）的病理特征[34]；通常发生在脾，在极少数情况下发生于皮肤[35]。这一过程可能是由骨髓外的异常造血干细胞的接种和随后的异常增殖引起。皮肤表现包括红或紫色的（类似血管瘤）丘疹、结节、肿块和溃疡，通常发生在躯干，可能在诊断为骨髓纤维化后不久（有时在脾切除术后）出现。皮损可能类似于皮肤白血病[35]，应进行鉴别。组织学特征是骨髓细胞和红细胞前体在真皮内的多形性浸润，常伴有异常增生的巨核细胞，偶有少量原始粒细胞[36,37]。

持续的真皮髓外造血也可以发生在没有血液肿瘤的新生儿，是一种对在子宫内感染的反应现象，如感染了 TORCH 中的某一种[弓形虫，其他（如梅毒、水痘-带状疱疹、细小病毒 B19）风疹、巨细胞病毒和疱疹感染]的反应。随后发生的广泛性出血、紫癜性皮疹导致了“蓝莓松饼样婴儿”一词的诞生。在儿童和成人中，反应性髓外造血也可能发生于地中海贫血、镰状细胞贫血或血小板减少性紫癜，但在成人中累及皮肤异常罕见[36]。

免疫球蛋白的皮肤沉积性疾病

MGUS、多发性骨髓瘤或 Waldenström 巨球蛋白血症的肿瘤性浆细胞产生的异常循环免疫球蛋白可在皮肤中沉积。这种现象有三种主要表现：皮肤巨球蛋白血症、淀粉样蛋白轻链（AL）淀粉样变病和Ⅰ型冷球蛋白血症。

皮肤巨球蛋白血症

皮肤的 IgM 副蛋白沉积有两种不同的疾病模式：IgM 贮积性丘疹和免疫大疱性皮肤巨球蛋白血症。这两种表现都非常罕见。IgM 贮积性丘疹是半透明的肉色丘疹，通常位于四肢伸侧。沉积物过碘酸雪夫(PAS)阳性，IgM 直接免疫荧光染色呈阳性，但是淀粉样蛋白染色呈阴性[38-40]。在极少数情况下，IgM 副蛋白结合于细胞膜并导致水疱形成(免疫大疱性皮肤巨球蛋白血症)[41-43]。沉积在真皮-表皮交界处的病理性副球蛋白可以通过直接免疫荧光检测。利妥昔单抗或多药联合化疗已能成功治疗免疫大疱性皮肤巨球蛋白血症[41]。

原发性系统性或淀粉样蛋白轻链引起的淀粉样变病

AL 淀粉样变病是一种致命的疾病，是单克隆轻链可变部分异常加工和降解的结果(见第 58 章)。超过 90%的患者有单克隆丙种球蛋白血症，最常见的是 MGUS 或多发性骨髓瘤；偶有 Waldenström 巨球蛋白血症或孤立的浆细胞瘤。未经治疗的中位生存期为 12～18 个月。AL 淀粉样病变可累及多个器官，并可导致肾病综合征、肾衰竭、充血性心力衰竭和周围神经病变。皮肤症状常见(40%的患者)，以紫癜和瘀斑为特征性表现，多见于口腔周围和眶周蜡样丘疹和斑块，伴有硬皮病或大疱性皮疹。另一典型表现为巨舌[38,39]，伴斑状脱发和全身性水肿。一个多学科小组的标准治疗方法包括先期给予大剂量马法仑，继之以自体造血干细胞移植或口服马法仑与地塞米松(MDex)[44]。

Ⅰ型冷球蛋白血症

Ⅰ型冷球蛋白血症可在伴有副蛋白血症的浆细胞紊乱的情况下发生。它是由可在低温下析出的异常单克隆免疫球蛋白(通常为 IgM，较少为 IgG 和 IgA)沉积在微血管所致。这进而导致皮肤和其他组织的微血管闭塞。在多发性骨髓瘤中的发生率为 5%，而 Waldenström 巨球蛋白血症为 37%。典型临床表现为紫癜、皮肤溃疡、梗死(常发生于小腿或面部)、寒冷性荨麻疹、雷诺现象、网状青斑及炎症性斑疹和丘疹。面部，尤其是鼻部的毛囊口刺样角化(称作鼻部毛囊刺)，是骨髓瘤相关冷球蛋白血症的征象[45]。全身性表现包括神经病变、肾病及罕见的胃肠道紊乱。部分患者出现高黏滞综合征，伴有神经系统(头痛、神志不清)、眼(视物模糊、视力丧失)、耳鼻喉(鼻出血、听力丧失)和肾脏受累[46]。它可能导致多器官衰竭，因此需要紧急治疗。

Ⅰ型冷球蛋白血症的诊断通常根据检测血清冷球蛋白、结合典型临床表现和皮肤活检显示血管内 PAS 阳性玻璃样物质明确[38,39]。Ⅰ型冷球蛋白血症应与其他类型的冷球蛋白血症相鉴别(见第 125 章)。

与血液恶性肿瘤密切相关的副肿瘤性疾病

副肿瘤综合征(详见第 147 章)可能与血液系统恶性肿瘤相关。本节讨论与血液系统关系最密切的疾病。诊断这些副肿瘤性疾病时需要积极寻找潜在的血液系统恶性肿瘤。副肿瘤性疾病可能先于血液系统肿瘤数月或数年，因此病史是将皮肤症状与潜在恶性肿瘤联系起来的重要第一步。应确定发病时的药物摄入，因为一些药物反应可能模仿副肿瘤情况。

诊断性筛查包括临床检查周围淋巴结、外周全血计数分析、血涂片和乳糖脱氢酶、检测单克隆副蛋白、骨髓活检(如果怀疑白血病)，并联合^{18}F 氟脱氧葡萄糖正电子发射和 X 线计算机断层扫描(FDG-PET/CT)。后者被认为是一种很好的筛查工具，尤其是对淋巴瘤和白血病[47,48]。然而，这项技术并不能检测到所有的血液系统肿瘤(尤其是低分化淋巴瘤)[49]。许多副肿瘤性皮肤病在潜在的血液系统恶性肿瘤得到治疗前对治疗抵抗[50]。

Sweet 综合征

Sweet 综合征是一种嗜中性粒细胞性皮肤病，又称急性发热性嗜中性粒细胞性皮肤病(详见第 49 章)；它可能是特发性的、药物诱导的或副肿瘤性的。其中副肿瘤性约占 20%[51]，并主要与血液系统肿瘤有关，尤其是髓系白血病和骨髓增生异常。Sweet 综合征可能先于血液系统恶性肿瘤发病十余年[52]。副肿瘤性 Sweet 综合征的发病机制尚未阐明，但是对肿瘤抗原的超敏反应或自身炎症因子、白细胞介素 1(IL-1)介导的过程已被认为是可能的机制[53-56]。目前已经报道了 2 名同时患有 Sweet 和骨髓增生异常综合征的患者携带导致家族性地中海热的杂合突变 MEFV 基因[57]。

副肿瘤性 Sweet 综合征的临床特征多种多样。经典表现为急性发热、关节痛、疼痛性发疹、红斑或紫罗兰色丘疹及假水疱性结节。副肿瘤性 Sweet 综合征比特发性更容易累及皮外部位。黏膜病变、神经系统(帕金森症)和眼科并发症(视神经炎、脉络膜视网膜炎)在骨髓增生性疾病患者中比在特发性 Sweet 综合征中更

第13部分

为常见[52]。其他临床变异包括急性坏死型、同形反应型和皮下变异型及双手背部的嗜中性粒细胞性皮肤病。急性坏死型表现为暴发性起病的水肿性红色斑块伴皮肤和软组织坏死[58]。同形反应型 Sweet 综合征发生在创伤部位,如放射损伤或手术瘢痕处。皮下型 Sweet 综合征是一种与坏疽性脓皮病重叠的变型,似乎与骨髓增生性疾病相关性更高:表现为痛性结节,多见于臀部和下肢,无组织坏死,并有自发缓解的倾向[59]。手背部嗜中性粒细胞性皮肤病是 Sweet 综合征的一种局部变异型,被描述为发生在包括血液病在内的多种恶性肿瘤的背景下(图 148.5)[60,61]。

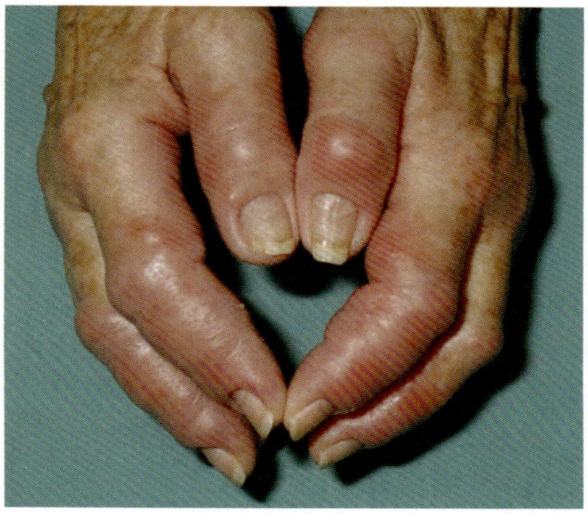

图 148.5 一名 80 岁患者的双手背出现嗜中性粒细胞性皮肤病,随后发现其患胃黏膜相关淋巴组织(MALT)淋巴瘤

副肿瘤性 Sweet 综合征应与其他嗜中性副肿瘤性疾病(中性粒细胞性小汗腺炎,坏疽性脓皮病)、血管炎、持久隆起性红斑、感染性嗜中性脂膜炎、脂膜炎性反应、早期结节性红斑和皮肤白血病相鉴别。鉴别诊断可能具有挑战性,因为副肿瘤性 Sweet 综合征往往与同一患者的其他嗜中性副肿瘤性疾病共存[52]。此外,由于许多用于治疗血液系统恶性肿瘤的药物有可能诱发 Sweet 综合征,因此鉴别诊断还应考虑药物诱导的 Sweet 综合征(表 148.3)。

坏疽性脓皮病

坏疽性脓皮病(见第 49 章)是另一种嗜中性粒细胞性皮肤病,可分为四种临床类型:经典溃疡型、大疱型、脓疱型和增殖型。据估计,20%～60%的坏疽性脓皮病病例与某种血液系统恶性肿瘤有关[62,63]。在副肿瘤性脓皮病中,非经典的表现更多见[63]。70%以上的大疱型病例与血液系统肿瘤有关(图 148.6)[64,65]。

表 148.3 已知与 Sweet 综合征相关的治疗血液系统恶性肿瘤药物

细胞毒性抗癌药物	蛋白酶体抑制剂(硼替佐米)
	米托蒽醌
	阿糖胞苷
其他抗癌药物和生物反应调节剂	酪氨酸激酶抑制药(甲磺酸伊马替尼)
	来那度胺
	粒细胞集落刺激因子
	全反式维 A 酸
	干扰素 α
抗生素	克林霉素
	四环素类
	喹诺酮类
	甲氧苄啶和磺胺甲噁唑
抗病毒药物	阿巴卡韦
	阿昔洛韦

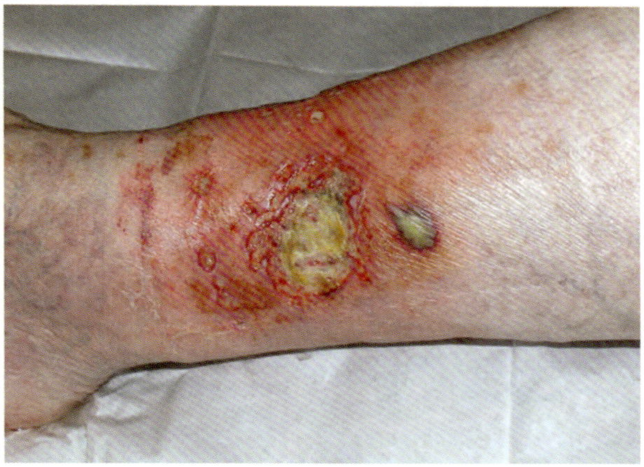

图 148.6 IgA 副蛋白血症患者的大疱性坏疽性脓皮病
(由英国伯恩利总医院 Ian Coulson 医生提供)

MGUS、骨髓增生异常综合征和髓系白血病是最常见的潜在疾病。坏疽性脓皮病和 Sweet 综合征可能共存于同一位骨髓增殖性疾病患者中。有人提出,这些疾病和中性粒细胞性小汗腺炎构成了一个疾病谱系(见前)[66]。

骨髓增殖性疾病患者坏疽性脓皮病的进展可能对预后有不良影响。例如,AML 和坏疽性脓皮病患者在皮损出现后的 1 年死亡率为 75%[67]。

中性粒细胞性小汗腺炎

该病是包括 Sweet 综合征和坏疽性脓皮病在内

的副肿瘤性嗜中性粒细胞性皮肤病家族中最罕见的成员，其特征是中性粒细胞围绕小汗腺浸润[68]。此病与潜在的癌症有很强的相关性，因为90%的中性粒细胞性小汗腺炎患者存在潜在的血液恶性肿瘤，尤其是AML。也被报道其与CLL、霍奇金淋巴瘤和各种非霍奇金淋巴瘤相关。中性粒细胞性小汗腺炎是药物诱发还是副肿瘤性疾病一直存在争议。然而，在20%的病例中，中性粒细胞性小汗腺炎发生在治疗开始之前，甚至可能在血液系统恶性肿瘤出现之前，这表明某些病例肯定属于副肿瘤性。

在大约80%的患者中，中性粒细胞性小汗腺炎的发生可能与药物暴露有关。这些诱发的药物与涉及Sweet综合征的药物类似（见表148.3）。最常见的药物是阿糖胞苷，其次是地西他滨[69]、长春新碱、甲磺酸伊马替尼、拓扑替康[70]、粒细胞集落刺激因子（G-CSF）及抗生素和抗病毒药物[68]。从药物暴露到出现症状的中位时间为9天[68]。

中性粒细胞性小汗腺炎可由其他因素引起，尤其是感染（金黄色葡萄球菌、沙雷菌、肠杆菌等），并已有报道与HIV感染有关（见第31章）。

典型的临床特征是浸润性红斑丘疹和斑块，以面部为主，但其临床表现存在很大的异质性。病变还可累及躯干上部、手臂、大腿和掌跖皮肤（图148.7）。皮疹可能呈环状或线状，与多形红斑或Sweet综合征类似，应加以区分。鉴别诊断时还应排除感染因素。

最佳的治疗方法尚不清楚。有时疾病会自行缓解，特别是在停用了诱发的药物后。已有应用非甾体抗炎药（NSAIDs）、系统应用类固醇激素或氨苯砜治疗的个案报道。

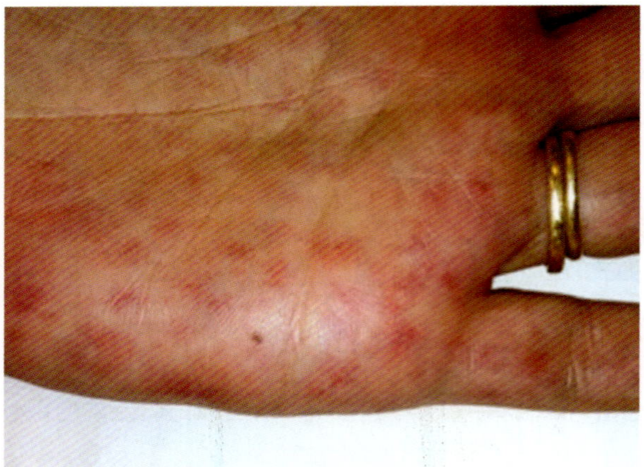

图148.7 手掌的中性粒细胞性小汗腺炎
（由奥地利格拉茨大学Lorenzo Cerroni教授提供）

副肿瘤性天疱疮

该疾病已在第50章中进行了全面阐述，与血液系统恶性肿瘤密切相关，尤其是淋巴细胞来源的恶性肿瘤。非霍奇金淋巴瘤（约40%）相关性最强，其次是CLL（20%）、Castleman病和胸腺瘤（20%）[71]。发病机制尚不清楚，但可能的机制包括表位扩散、抗原模拟或肿瘤细胞IL-6失调[72]。未经治疗的副肿瘤性天疱疮在确诊后2年的死亡率接近90%。本病可能因为潜在疾病的治疗而得到缓解；在一些病例中用利妥昔单抗（一种抗CD20单克隆抗体）治疗获得了部分和完全缓解。

昆虫叮咬样反应或昆虫叮咬后的过度反应

昆虫叮咬样反应被描述为一种与淋巴增生性肿瘤相关的副肿瘤现象。这种现象也被报道为昆虫叮咬后的过度反应，但实际上似乎并不是由真正的节肢动物叮咬引起的，而是在临床和组织学上自发地模仿昆虫叮咬的反应。发病机制尚不清楚，但皮肤反应可能与某些情况下（如CLL）的免疫失调相关，癌症相关免疫抑制和化脓性感染等外部因素加剧了该反应。在少数患者中，这种反应先于恶性肿瘤，但在大多数病例中，昆虫叮咬样反应发生在潜在恶性疾病确诊后2年内。这种反应也可能发生在免疫抑制的患者中（如HIV感染、先天性无丙种球蛋白血症，自然杀伤细胞增多症或者EBV感染）。

患者出现红色浸润性斑块，随着病情进展，出现小水疱、大疱和皮肤溃疡（图148.8）。CLL是最常见的相关疾病，其次是套细胞淋巴瘤、ALL、急性单核白

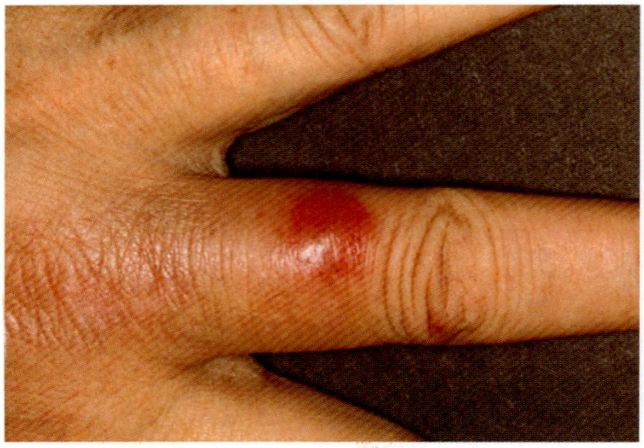

图148.8 慢性淋巴细胞白血病（CLL）放大的虫咬样反应
（由奥地利格拉茨大学Lorenzo Cerroni教授提供）

血病、Burkitt 淋巴瘤和骨髓增生异常综合征[22,73]。治疗反应往往令人不满意；口服糖皮质激素可能产生部分反应，而外用糖皮质激素和光疗法作用有限[69]。昆虫叮咬样反应对预后影响的意义尚不明确；在 CLL 患者中，皮疹的进程与 CLL 活动或血液病的进程无关[74,75]。

硬化性黏液水肿

硬化性黏液水肿是一种罕见的全身皮肤黏蛋白沉积病，是由成纤维细胞增殖引起黏蛋白（成纤维细胞产生的大量糖基化蛋白）合成增多和沉积所致（见第 59 章）。在没有甲状腺疾病的情况下，单克隆丙种球蛋白血症患者几乎无一例外地发生硬化性黏液水肿，后者也与 MGUS、多发性骨髓瘤或浆细胞瘤相关[76,77]。超过 80%的患者有 IgG-λ 副蛋白血症[39,78]。成纤维细胞激活的副肿瘤机制及副蛋白合成黏蛋白的机制仍然未知。黏蛋白基因如 *MUC*1 的过表达与许多癌症相关[79]。

临床上表现为泛发的丘疹和硬皮病样皮疹，特别好发于面部、耳和手背。丘疹坚实、轻微半透明状，有蜡样光泽（图 148.9）。无表皮改变，炎症轻微或无。组织学上，真皮胶原纤维因为黏蛋白沉积而被广泛分离；成纤维细胞数量增加并有纤维化。

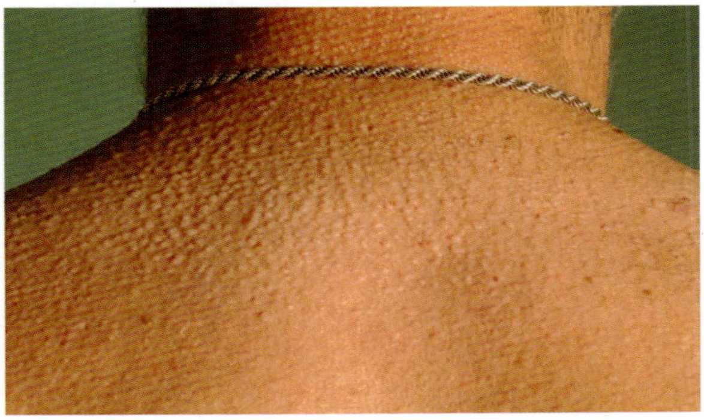

图 148.9　MGUS（意义未明的单克隆丙种球蛋白血症）患者的硬化性黏液水肿

皮肤外的表现多种多样，是导致硬化性黏液水肿死亡的重要因素。最常见的是咽喉受累引起的吞咽困难、声音嘶哑和误吸、近端或全身性肌病、多关节炎、中枢神经系统受累（脑病、癫痫、眩晕、精神病）、心肌受累（心律失常或心肌梗死），以及肺受累引起的呼吸困难。

病程呈进行性，死亡率在 15%～50%[78,80]。主要死因是血液病的进展或中枢神经系统受累[80]。由于静脉注射免疫球蛋白能在至少 50%的患者中快速起效，可被作为一线治疗。其他的选择有马法仑、系统用皮质类固醇、沙利度胺和血浆置换[76,80]。用硼替佐米等药物和自体造血干细胞移植治疗潜在的副蛋白血症是有益的[81]。

硬肿病

硬肿病是一种罕见的皮肤增厚性疾病，以木板样硬化和非凹陷性水肿为特征，典型皮损先局限于面部和颈部，随后发展到头皮和躯干上部（图 148.10）。通常不累及手足（见第 59 章）。目前认为硬肿病有三种临床类型：由发热性疾病诱发的经典型（55%）、糖尿病相关型和副肿瘤性硬肿病（25%）。后者在单克隆丙种球蛋白血症或 B-细胞淋巴瘤的背景下发生[82,83]。与硬化性黏液水肿相比，硬肿病可能在 IgG2-κ，IgG3-κ 或者 IgA-κ 副蛋白背景下出现（而不是 IgG1-λ）[82,83]。副肿瘤型的发病机制尚不清楚，但由于增多的黏多糖分隔胶原纤维而使真皮和皮下组织增厚。硬肿病中未见黏蛋白沉积。副肿瘤性硬肿病不像该疾病的经典型那样可以自行消退。可能累及内脏，特别是心脏、关节和眼睛[84,85]。与 POEMS 综合征（多神经病、器官肿大、内分泌病、M 蛋白和皮肤变化）的相关性也有报道[86]。治疗具有挑战性，但已有个例从补骨脂素联合 UVA（PUVA）[87]、电子束辐射[83]、静脉注射免疫球蛋白[88]、长波紫外线（UVA1）光疗[89]和体外光置换[90]的治疗中获益。用于治疗潜在副蛋白血症的基于硼替佐米方案已经有成功治疗硬肿病的报道[91]。

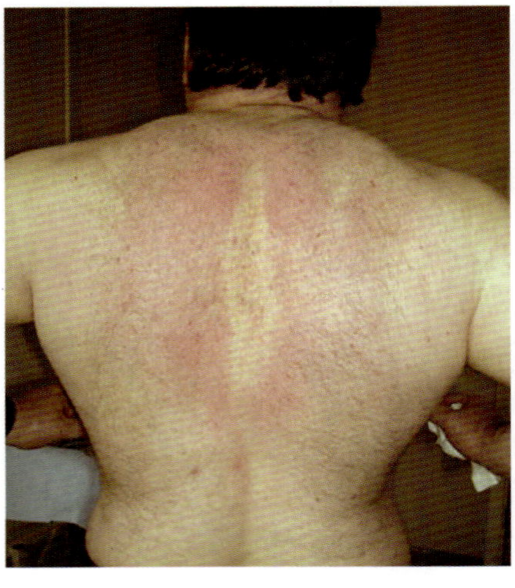

图 148.10　MGUS 患者的硬肿病（意义未明的单克隆丙种球蛋白血症）

（由英国伯恩利总医院 Ian Coulson 医师提供）

渐进性坏死性黄色肉芽肿和血脂正常的黄瘤

弥散性血脂正常性黄瘤和渐进性坏死性黄色肉芽肿可表现为不伴有高脂血症的副肿瘤性疾病（见第 136 章）[92]。渐进性坏死性黄色肉芽肿占副肿瘤性黄瘤的 2/3。血脂正常黄瘤的临床表现与经典的高脂血症黄瘤类似，而渐进性坏死性黄色肉芽肿为眶周区域的硬结节、丘疹或斑块，常伴有溃疡、结痂或毛细血管扩张[93]；半数以下病例累及上肢和躯干上部。例外情况下，口腔黏膜、眼、骨、肝、肺等皮外部位会被累及[92]。正常血脂性黄色肉芽肿的组织病理学特征与高脂血症亚型的相似，而渐进性坏死性黄色肉芽肿表现为肉芽肿性炎症，伴有淋巴细胞、异物巨细胞、Touton 巨细胞和灶状胶原坏死[93]。

在 80%～90% 的病例中，渐进性坏死性黄色肉芽肿和血脂正常的黄瘤与单克隆丙种球蛋白血症有关。其中大部分（80%）为 IgG 副蛋白血症，特别是 MGUS（约 50%）、多发性骨髓瘤（约 40%）；其余与 Waldenström 巨球蛋白血症、CMML、慢性淋巴白血病或非霍奇金淋巴瘤相关[92]。在几乎所有的病例中，黄瘤是血液病的首发表现。

可通过临床表现和组织学将副肿瘤性渐进性坏死性黄色肉芽肿与其他类型黄瘤成功鉴别开来。由于重叠的临床病理特征和单克隆丙种球蛋白血症患者常伴发高脂血症，正常血脂性黄瘤和高血脂性黄瘤之间的鉴别存在困难。有人提出低水平的补体 C4 和 C1 抑制剂是副肿瘤存在的基础因素[92]。

治疗基础疾病之外的选择是有限的。手术切除可减轻部分患者的症状。系统应用类固醇激素和静脉注射免疫球蛋白对个别患者有效[93,94]。

副肿瘤性瘙痒

长期以来，慢性瘙痒（被定义为持续超过 6 周的皮肤瘙痒）与血液系统肿瘤尤其是恶性淋巴瘤有关（见第 85 和 140 章）[95]。副肿瘤性瘙痒可先于淋巴瘤临床症状数周或数月出现。其强度从轻微到严重不等，夜间加重具有特征性。瘙痒可能伴有四肢鱼鳞疾样皮肤改变。最常见的相关血液系统恶性肿瘤是霍奇金淋巴瘤（副肿瘤性瘙痒的发生率为 30%）、非霍奇金淋巴瘤（10%～20%）、多发性骨髓瘤和淋巴细胞性白血病。水源性瘙痒与骨髓增生异常综合征（最突出的是真性红细胞增多症）和 T 细胞淋巴瘤密切相关。

副肿瘤性瘙痒的机制大多不明确。抗组胺药和外用类固醇在很大程度上是无效的。最近有证据表明，阿瑞吡坦[96]、纳呋拉啡[97]和布托啡诺[98]可改善副肿瘤性瘙痒。短期口服类固醇、UVB 光疗、沙利度胺、加巴喷丁和 5 羟色胺-去甲肾上腺素再摄取抑制剂（SNRI）对个别患者有效[95]。

与血液系统肿瘤相关的偶发性副肿瘤疾病

大多数已知的副肿瘤性疾病已被报道与血液系统肿瘤相关。典型的副肿瘤性疾病，如匍行性回状红斑或副肿瘤性黑棘皮病，只是偶尔与血液系统肿瘤有关。

许多自身免疫性疾病与血液系统肿瘤相关。骨髓增生异常综合征、髓系白血病和慢性淋巴细胞白血病与自身免疫性疾病的相关性可能接近 10%～15%[99-104]。Waldenström 巨球蛋白血症与皮肤血管炎相关[105]。有时候自身免疫现象可能先于血液病而发生，最常见的是非皮肤病变，尤其是全血细胞减少、自身免疫性溶血性贫血和血小板减少。累及皮肤的情况如表 148.4 所示。自身免疫现象的进展与调节性 T 细胞功能障碍有关[106]。

表 148.4　与血液系统肿瘤相关的自身免疫副肿瘤现象

血液系统肿瘤	皮肤的自身免疫状况	其他组织和器官的自身免疫现象
髓系肿瘤	血管炎 复发多软骨炎 白癜风 皮肌炎 线性 IgA 皮病 获得性血管性水肿 Behçet 病（白塞病）	慢性炎症性脱髓鞘性多神经病（CIDP） 溶血性贫血（Coombs 阴性） 自身免疫性血小板减少症 关节炎 肌炎 结肠炎 Episcleritis 巩膜炎 肾小球肾炎 冷凝集素病
慢性淋巴白血病	白细胞碎裂性血管炎 副肿瘤性淋巴细胞性血管病	自身免疫性细胞减少：自身免疫性溶血性贫血、自身免疫性血小板减少、纯红细胞再障、自身免疫性粒细胞减少

（续 表）

血液系统肿瘤	皮肤的自身免疫状况	其他组织和器官的自身免疫现象
Waldenström 巨球蛋白血症	血管炎	重症肌无力，溶血性贫血，周围神经病变

其他与髓系或淋巴系肿瘤相关的皮肤表现有红斑、红皮病和剥脱性皮炎、鱼鳞样皮肤改变、环状肉芽肿、幼年黄色肉芽肿、红斑肢痛症、雷诺现象、皮肤松弛、"颏麻木"综合征和混合冷球蛋白血症[46]。

与血液系统恶性肿瘤相关并累及皮肤的综合征

Schnitzler 综合征[107]

这是一种发生在单克隆副蛋白血症（通常为 IgM，很少为 IgG）背景下的自身炎症性皮肤病（见第 45 章）。患者通常为 40—60 岁的成年人，出现复发性荨麻疹伴全身症状（发热、关节痛、肌痛、淋巴结增大和肝脾大）（图 148.11）。实验室检测通常显示白细胞增多、血沉（ESR）增快和 C-反应蛋白（CRP）升高。

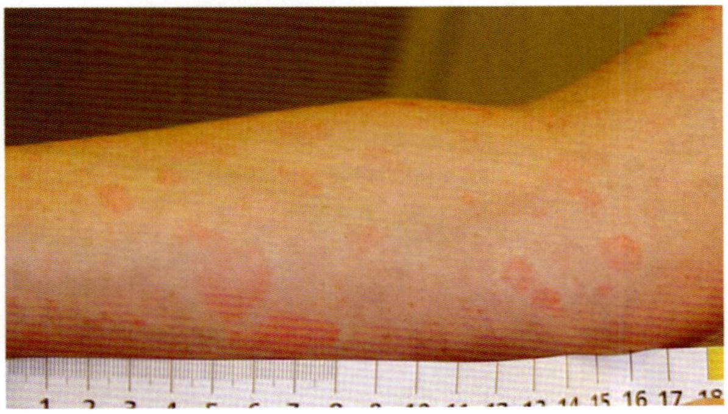

图 148.11 MGUS 患者 Schnitzler 综合征的荨麻疹（意义未明的单克隆丙种球蛋白血症）

鉴别诊断包括荨麻疹、荨麻疹性血管炎、成人 Still 病和一些罕见的自身炎症性皮肤病，特别是 Muckle-Wells 综合征和甲羟戊酸激酶缺乏症（高 IgD 综合征）。秋水仙碱、非甾体抗炎药或羟氯喹可治疗轻症患者，对治疗无应答或病情严重的患者应考虑使用 IL-1 受体拮抗药，如阿那白滞素或卡纳单抗。抗 IL-6 抗体托珠单抗在某些病例中也有效。治疗是必须的，因为不治疗可能导致相关淀粉样蛋白沉积引起的淀粉样变病，这是一种血清淀粉样蛋白（SAA）沉积病。患者应定期监测 SAA 蛋白和单克隆副蛋白水平。

POEMS 综合征

POEMS 综合征发生在单克隆浆细胞疾病背景下（几乎总是 λ 轻链型）。其他未包括在该缩写词中的常见特征包括水肿、腹水、胸腔积液、骨硬化性骨病变、Castleman 病和血小板增多[108]。皮肤病变包括色素沉着、发疹性血管瘤、多毛症、肢端青紫症、白甲、硬皮病样改变、杵状指和面部潮红。POEMS 综合征的病因尚不清楚，但血管内分泌生长因子（VEGF）和前炎症细胞因子的过度分泌是其主要特征[109]。已知的 POEMS 综合征症状及诊断标准见表 148.5[110]。POEMS 综合征的诊断需要多学科协作（表 148.6）。该病的病程慢性，据报道中位生存期近 14 年。POEMS 特征的数量多少不影响生存，但杵状甲、积液、水肿、腹水和呼吸系统症状均与总生存期显著缩短相关[110]。治疗潜在的副蛋白血症和浆细胞疾病是必要的。孤立的浆细胞瘤病灶可用放射治疗。其他治疗方案包括 MDex、硼替佐米、来那度胺和自体造血干细胞移植。自体干细胞移植已成为器官功能正常的年轻患者的一线治疗方案[108,110]。

表 148.5 POEMS 综合征症状出现的频率

	发生率（%）
多发性神经病	100
单克隆浆细胞病	100
器官肿大（肝大、脾大或其他）	45～85
淋巴结病	26～74
Castleman 病	11～25
内分泌病	67～84
视盘水肿	29～64
血管外容量过载	29～87
骨骼病变	27～97
血小板增多	54～88
皮肤病变	68～89
色素沉着	46～93
手足发绀，肢端青紫症	19
多毛症	26～74
皮肤增厚	5～43

来自 Dispenzieri，2011[110]。

第13部分

表 148.6 POEMS 综合征的诊断标准

主要标准	次要标准
必备条件 • 多发性神经病 • 单克隆丙种球蛋白血症（限定为 λ 链） **其他** • Castleman 病 • 骨硬化性损害 • 血清或血浆血管内皮生长因子水平升高	• 器官肿大 • 血管外容积过载（水肿、腹水、胸腔积液） • 内分泌病 • 皮肤病变 • 视盘水肿 • 血小板增多或红细胞增多症

来自 Dispenzieri，2011[110]。

诊断：两个主要的必备标准和另外任一项主要标准和一个次要标准。

AESOP 综合征[111]

AESOP 综合征是 adenopathy and extensive skin patch overlying a plasmacytoma，腺病和浆细胞瘤上的大面积皮肤斑片的首字母缩写。很少有病例被描述。主要特征是皮肤紫斑或斑块缓慢增大，伴局部淋巴结增大（图 148.12）。取浆细胞瘤上的皮损活检显示真皮黏蛋白增多和血管增生。在所有描述的病例中，皮肤损害是发生在一个孤立的骨浆细胞瘤表面。患者可能与 POEMS 有共同的特点，尤其是在多神经病方面。在早期发现 AESOP 综合征时，便可发现可治愈的单发骨浆细胞瘤。

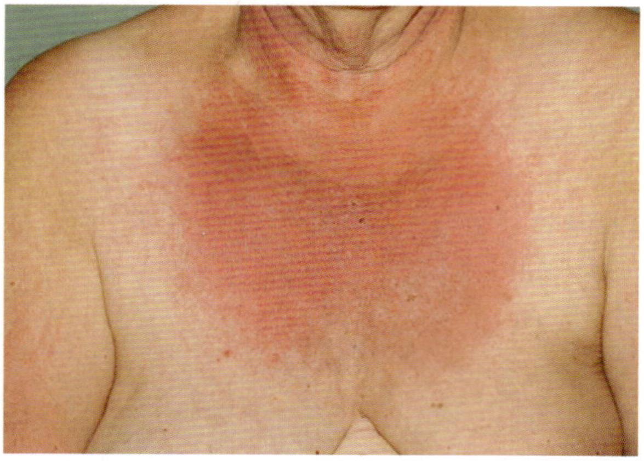

图 148.12 AESOP 综合征

腺病和覆盖在浆细胞瘤上的大面积皮肤斑片，胸骨浆细胞瘤表面皮肤红棕色斑片。

TEMPI 综合征

该综合征与单克隆丙种球蛋白血症相关。该首字母缩略词描述了以下症状群：毛细血管扩张、红细胞生成素和红细胞增多、单克隆肾病、肾周积液和肺内分流[112]。35—56 岁的男女性均可发病。皮肤表现为面部、颈部和躯干上部毛细血管扩张。TEMPI 综合征患者存在脑血栓和静脉血栓形成的风险。本病的原因不明，未经治疗可持续进展，硼替佐米治疗有效[112-114]。

1 型神经纤维瘤病，幼年黄色肉芽肿和幼年慢性髓系白血病

超过 10%的青少年粒单核细胞白血病伴临床诊断的 1 型神经纤维瘤病（NF1），NF1 患儿患白血病的风险是正常人的 200～500 倍[115,116]。同时患有 NF1 和幼年黄色肉芽肿的儿童与慢性髓系白血病的关系更为明显（额外增加 20～30 倍）[117]。该患儿有多个（>6）咖啡斑和至少一个幼年黄色肉芽肿（图 148.13）。这种神经皮肤综合征是由缺陷的神经纤维瘤蛋白（*NF1* 抑癌基因的产物）激活 Ras 蛋白导致的，能使血液和神经嵴来源细胞的恶性转化风险增加[115]。

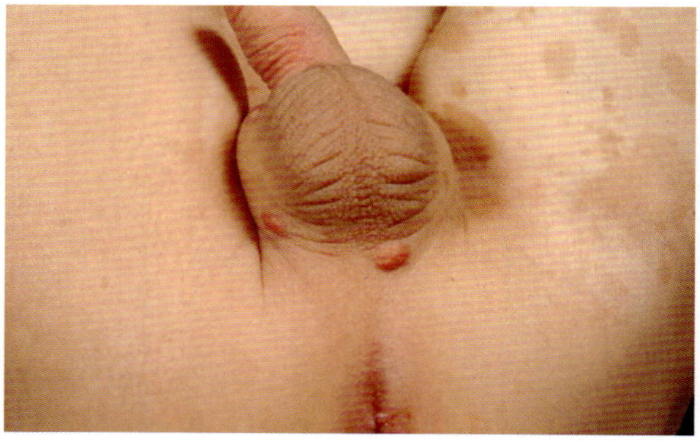

图 148.13 神经纤维瘤病、幼年黄色肉芽肿和幼年髓系白血病综合征

（由德国基尔大学 Regina Fölster-Holst 教授提供）

与血液系统肿瘤相关并累及皮肤的其他罕见综合征

许多罕见的有发生血液系统肿瘤易感性的遗传综合征已被描述。相当比例的患者会出现皮肤病变。其中许多综合征中已经确定了基因缺陷[118,119]。其

第 13 部分

主要机制是 DNA 双链断裂修复缺陷(Fanconi 贫血、共济失调毛细血管扩张、Bloom 综合征、Nijmegen 断裂综合征)或调节细胞信号和细胞分化的蛋白缺陷(NF1 和 Legius 综合征)。值得注意的是,咖啡斑在所有这些综合征中都很常见,其主要特征如表 148.7 所示。

表 148.7　与血液系统肿瘤相关并累及皮肤的罕见综合征[118,119]

疾病	皮肤表现	其他临床特征	相关的血液系统肿瘤	遗传方式与基因缺陷
Bloom 综合征[a]	紫外线敏感、曝光区皮肤红斑和斑丘疹、咖啡斑、色素异常	颅面先天性畸形 低出生体重 生长迟缓 50%患癌症风险	15%白血病风险(骨髓增生异常综合征、急性髓系白血病、急性淋巴母细胞白血病);15%患淋巴瘤的风险	常染色体隐性。*BLM* 基因编码解旋酶
Nijmegen 断裂综合征[b]	咖啡斑	小头畸形,面中部突出,反复感染,骨髓衰竭	30%患淋巴瘤,5%患白血病	常染色体隐性 *NBS1* 基因
共济失调毛细血管扩张症[c]	咖啡斑,黏膜毛细血管扩张,皮肤异色症,早熟灰发,皮肤老化	小脑变性、免疫缺陷、性腺功能减退、胰岛素抵抗、易患癌症(20 岁前发病率 35%)	白血病和非霍奇金淋巴瘤的高风险	常染色体隐性 *ATM* 基因
Fanconi 贫血[c]	色素变化和咖啡斑	身材矮小,眼畸形,聋,心脏、泌尿生殖系统和中枢神经系统畸形,造血异常	45 岁时血液系统恶性肿瘤累积风险为 25%(急性髓系白血病、骨髓增生异常综合征)	常染色体隐性遗传(*FANC* 基因:*A*,*D1*,*D2*,*E*,*F*,*G*,*I*,*J*,*L*,*M*,*N*,*RAD51C*)或 X 连锁(*FANCB*)
1 型神经纤维瘤病[d]	神经纤维瘤,咖啡斑,腋窝雀斑	脊柱侧弯,癫痫,神经胶质瘤,学习障碍,眼错构瘤	幼年粒-单核细胞白血病	常染色体显性(50%为后天突变) *NF-1* 基因
Legius 综合征[d]	腋窝和腹股沟有雀斑,咖啡斑,神经纤维瘤,神经鞘瘤	脑肿瘤	幼年粒-单核细胞白血病	常染色体显性 *SPRED1* 基因

[a] 第 79 章,[b] 第 82 章,[c] 第 78 章,[d] 第 80 章。

累及皮肤的特发性淋巴结病

这组疾病包括四种不同的疾病:菊池-藤本病、木村病、伴有巨大淋巴结病的窦性组织细胞增生症和 IgG4-相关性疾病(IgG4-RD)。临床上表现为类似淋巴瘤或组织细胞增生症的淋巴结病,并在病理上与包括皮肤在内的其他组织和器官有关。这些疾病的潜在病因尚未阐明,但有些似乎是发生在恶性病变之前。

菊池-藤本病

也被称为菊池病或菊池组织细胞坏死性淋巴结炎,是一种罕见的良性疾病,病因不明,主要见于东亚。虽然最初描述的发生于年轻女性,但也见于男性、成年女性及幼儿。临床过程和组织学改变提示是组织细胞和 T 细胞对感染原(如 EBV)的应答[120]。临床上常表现为一个先前健康的患者出现颈部疼痛性淋巴结增大、发热和白细胞增多。25%的患者皮肤受累。皮肤表现多样,包括丘疹、斑块、痤疮样或多形红斑样皮疹,常局限于面部和躯干上部(图 148.14)[121]。诊断基于对受累淋巴结的切除活检,根据疾病的不同阶段,活检可能显示增生、坏死或黄色肉芽肿改变[122]。本病可在 3~4 个月自行缓解[123]。目前尚无有效的治疗方法,但对于有严重或难治性症状的患者,可使用大剂量皮质类固醇和静脉注射免疫球蛋白。

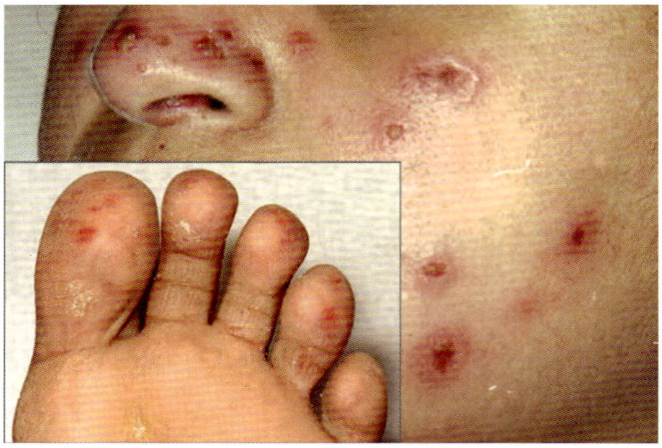

图 148.14 Kikuchi-Fujimoto 综合征

患者为一名37岁南亚女性，不适、出汗、发热和左侧颈部淋巴结肿大疼痛6天，伴有面部溃疡性丘疹和足趾类似于细菌性心内膜炎的斑疹(Janeway 皮损，插图)。

木村病

这是一种罕见良性慢性炎症，主要见于东亚血统的年轻男性。男性是女性的3～6倍，平均发病年龄为32岁[124]。典型的临床表现为双侧颈部淋巴结增大，偶尔有发热，伴有外周血嗜酸性粒细胞增多和IgE升高。皮肤受累常见，可以是具有特征性组织学特异性浸润的皮下肿块(特别是在头部和颈部周围)，也可以是包括瘙痒、荨麻疹和慢性湿疹在内的各种非特异性表现[124]。其他受累部位有眼眶、口腔和鼻窦。由于12%～16%的木村病患者出现肾病综合征，肾受累具有预后意义[125]。

木村病的组织学上通常表现为嗜酸性粒细胞浸润、滤泡增生、纤维化和毛细血管后微静脉的树枝状血管增生[124]。最重要的鉴别诊断是有嗜酸性粒细胞浸润的其他疾病，包括寄生虫感染、药物反应、血管淋巴样增生伴嗜酸性粒细胞增多、Castleman 病和嗜酸性肉芽肿性多血管炎(Churg-Strauss 综合征)。

木村病的病程呈慢性复发性特点。目前尚无有效的治疗方法，可选择的治疗方法有局部放疗(20～45Gy)、病变切除、皮质类固醇治疗、环孢素和低剂量甲磺酸伊马替尼[126]。

伴有巨大淋巴结病的窦性组织细胞增生症

又称 Rosai-Dorfmann 病，主要累及儿童，并多见于男性(见第136章)。临床表现以无痛性淋巴结显著增大(主要为颈部、纵隔和腋窝)、发热、贫血、嗜中性粒细胞增多和多克隆性高丙种球蛋白血症为特征[127,128]。皮肤是常见的结外受累部位，约10%的病例有皮肤损害[126]，为褐色斑块、丘疹和结节，可能类似黄瘤。病变较深在时，可能模仿硬斑病或脂膜炎。诊断的关键是对受累淋巴结进行组织病理学检查，显示窦腔扩张，窦内含有中性粒细胞、淋巴细胞、浆细胞和大的 $S100^+$ $CD11c^+$ $CD68^+$ 组织细胞[127]。主要与淋巴瘤、Kikuchi-Fujimoto 病和 IgG4-RD 鉴别。

本病惰性，慢性病程，也可能自行消退。系统应用皮质类固醇激素、放疗和沙利度胺等治疗方法都得到了推荐[127,129,130]。

IgG 4 相关性疾病

IgG-RD 是一种日益被认识的多器官受累的疾病，主要累及中老年男性[131-133]。其发病机制尚不明确，其特点与自身免疫性疾病和过敏性疾病一致。目前尚不清楚 IgG4 本身是否致病[131]。临床特征是硬化、自身免疫性胰腺炎、淋巴结增大和 IgG4 水平升高。不到一半的病例有皮肤受累，表现为头颈部出现结节或斑块。皮损在组织学上类似假性淋巴瘤；但有间质纤维化并伴有真皮和皮下淋巴细胞、IgG4 阳性浆细胞和嗜酸性粒细胞浸润。其他常见受累部位有肝胆管、眼眶、泪腺和唾液腺。事实上，包括中枢神经系统在内的任何器官都可能被累及。

主要与多中心 Castleman 病鉴别，此病发病突然，有全身症状且死亡率高。多中心 Castleman 病的血清和组织 IgG4 水平也可能升高(该疾病本身并不累及皮肤)。另一种需要鉴别的疾病是伴有巨大淋巴结病的窦性组织细胞增生症(真皮浸润中的 IgG4 阳性细胞比例也可能增加)。IgG4-RD 的主要治疗方法是使用皮质类固醇激素。利妥昔单抗治疗也有报道。IgG-RD 的自然病程不明确。它与霍奇金淋巴瘤和非霍奇金淋巴瘤都有关联。

原发性免疫缺陷病的皮肤表现

原发性免疫缺陷病是一组由编码免疫细胞功能蛋白的基因突变引起的异质性疾病，已在第82章中详细讨论。皮肤常受累，最常见的表现是顽固性、复发性细菌或真菌感染。这些感染对抗生素和抗真菌药物反应不佳，有复发的趋势。皮肤感染伴随着其他器官的感染。多次发作的中耳炎、肺炎、深部脓肿或其他复发的严重感染被认为是预警信号，可能预示着原发性免疫缺陷病(表148.8)。

表 148.8 原发性免疫缺陷病的预警信号

感染	感染不典型或机会性病原体，复发或持续感染 每年中耳炎＞6 次 抗生素耐药（抗感染治疗＞2 个月后无效果） 每年肺炎＞2 次 深部感染和脓肿
其他	原发性免疫缺陷病家族史 腹泻 发育停滞

来自 Sillevis Smitt 等[134]。

免疫缺陷病患者最常见的皮肤感染是由念珠菌、金黄色葡萄球菌、传染性软疣和人乳头瘤病毒（HPV）引起（表 148.9）。

表 148.9 原发性免疫缺陷病伴随的皮肤病及症状

真菌感染	念珠菌：口腔念珠菌病、皮肤黏膜念珠菌病、念珠菌性甲沟炎、念珠菌性肉芽肿病 其他：播散性皮肤真菌病、曲霉菌病、芽生菌病、球孢子菌病、隐球菌病、组织胞质菌病、副球孢子菌病、毛霉菌病、孢子丝菌病
细菌感染	金黄色葡萄球菌：脓疱疮，持续性毛囊炎，疖病，蜂窝织炎 坏死性臁疮（假单胞菌），链球菌蜂窝织炎和皮肤深部感染，非典型蜂窝织炎（螺杆菌，弯曲杆菌，流感嗜血杆菌） 非结核性杆菌感染，播散性海鱼分枝杆菌，广泛的卡介苗（BCG）反应
病毒感染	传染性软疣，严重水痘-带状疱疹病毒（及其他疱疹病毒）感染 人乳头瘤病毒感染（广泛疣）
湿疹	类似特应性湿疹的皮炎 红皮病型皮炎
血管炎	类似 IgA 血管炎（Henoch-Schönlein）的小血管炎
自身免疫性疾病	系统性红斑狼疮样疾病 白癜风

皮肤黏膜念珠菌病

慢性皮肤黏膜念珠菌病是最典型和常见的表型，但顽固性念珠菌病也可能为其他形式的免疫缺陷提供重要线索（图 148.15）。皮肤念珠菌感染是 T 细胞缺陷的一个非常敏感的信号，尤其是那些影响 Th17 和 Th22 细胞的 T 细胞缺陷。因此，任何全身性的 T 细胞缺乏症，如 Di George 综合征、Omenn 综合征或严重的联合免疫缺陷病，都与慢性或复发性念珠菌病相关。

常染色体显性高 IgE 综合征中 Th17 细胞受到抑制，80％的患者有黏膜皮肤念珠菌病。高 IgE 综合征的原因是转录因子 *STAT3* 的突变。在生理情况

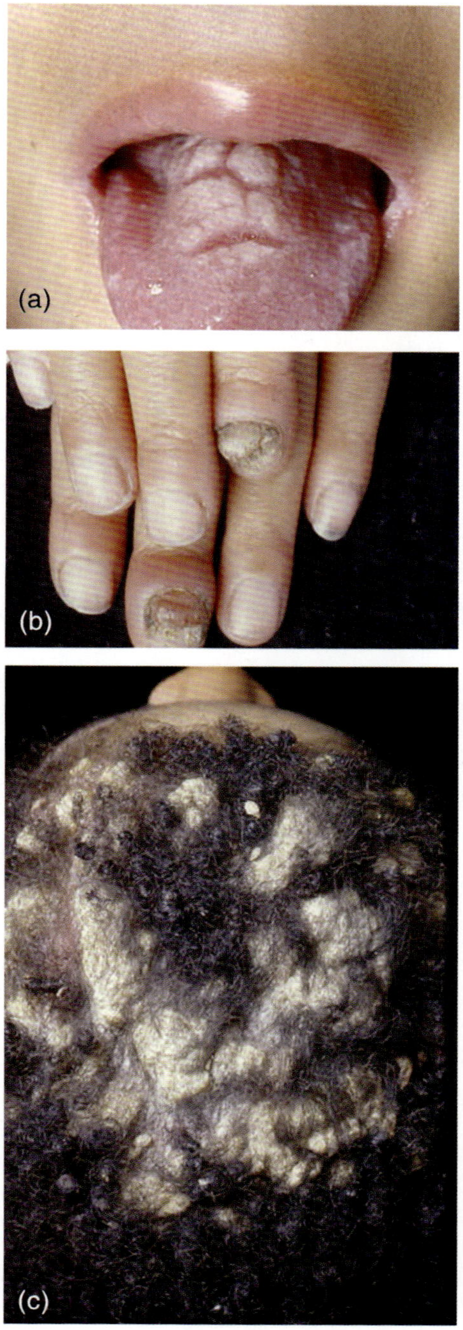

图 148.15 6 岁男童慢性黏膜皮肤念珠菌病，累及舌（a）、指甲（b）、头皮（c），严重角化过度

下，STAT3 调节 RORγt 的表达，进而导致 Th17 细胞分化。在高 IgE 综合征中，这种分化途径受损。这些患者的循环 Th17 细胞（$CD4^+$ $CCR6^+$）数量和抗菌蛋白（如 β-防御素 2 和富组蛋白）减少，它们的表达需要 IL-17 的刺激[135]。

甘露聚糖结合凝集素（MBL）的缺乏与复发性阴道念珠菌病相关，但其是否也与皮肤念珠菌病相关尚未得到确认[136]。

非综合征性皮肤黏膜念珠菌病可能由编码 IL-17 受体的基因突变或编码捕获念珠菌抗原的模式识别受体的基因突变引起，如 dectin-1 和 CARD9（见表 148.11）。另一个有趣的机制是获得性 STAT1 功能突变，造成对 Th17 抑制剂[干扰素（IFN）-γ，IL 27 和 IFN-α]的反应增强，Th17 随之减少[137,138]。

细菌感染

化脓性皮肤感染在免疫缺陷病中很常见。顽固性葡萄球菌脓疱疮、毛囊炎和脓肿是最常见的表现。细菌感染是以粒细胞和细胞毒性 T 细胞为靶点的先天性免疫系统免疫缺陷病（Chediak-Higashi 综合征、Hermansky-Pudlak 综合征、Griscelli 综合征、Wiskott-Aldrich 综合征、慢性肉芽肿病或循环造血）的敏感标记。

分枝杆菌感染与细胞免疫功能受损有关，特别是由 IL-12 和干扰素介导的细胞免疫功能受损。IL-12 受体突变和 IFN-γ 受体与皮肤非结核性杆菌感染密切相关，包括溃疡分枝杆菌、鸟分枝杆菌和海洋分枝杆菌。

持续的 HPV 感染

持续性病毒疣与 T 细胞反应受抑制有关，如在先天性 CD4 缺乏症和 WHIM 综合征（疣、低丙种球蛋白血症、感染和先天性骨髓粒细胞缺乏症）中，主要表现为顽固性病毒疣（图 148.16）。

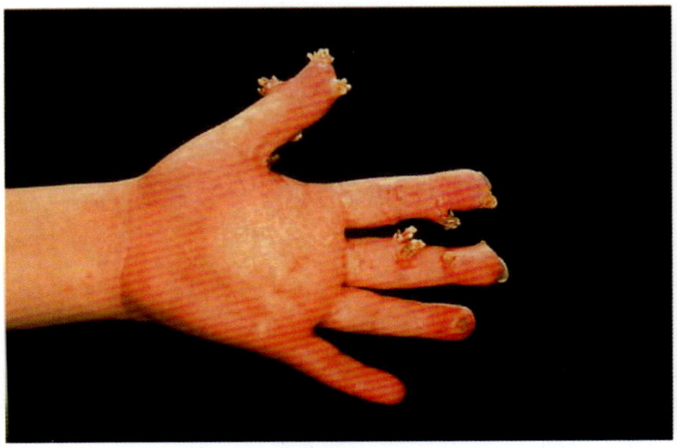

图 148.16 CD4 缺乏症患儿通常巨大且快速增殖的病毒疣

与免疫缺陷病相关的其他皮肤表现

一些免疫缺陷病伴随湿疹性皮肤病变，尤其是高 IgE 综合征、Omenn 综合征、Wiskott-Aldrich 综合征、普通变异型免疫缺陷病、选择性 IgA 缺乏病和 X-连锁无丙种球蛋白血症（表 148.10）。多达 30% 的儿童红皮病性湿疹可由原发性免疫缺陷病引起[139]，并且是 Omenn 综合征的常见皮肤特征。

表 148.10 原发性免疫缺陷综合征的皮肤表现

综合征	皮肤表现	其他症状	发病机制
Chediak-Higashi 综合征	皮肤色素减退，银发（部分白化病） 化脓性和真菌感染	神经病变 中性粒细胞减少	*CHS1* 基因（也称为 *LYST*）突变，导致囊泡运输、黑素小体和吞噬溶酶体形成及细胞毒性颗粒分泌缺陷
Hermansky-Pudlak 综合征	眼睑白化病	血小板凝血障碍、出血 肺纤维化 肉芽肿性结肠炎	常染色体隐性 *HPS1-7* 基因突变在溶酶体和黑素小体生物合成中发挥作用
Griscelli 综合征	白化病 皮肤化脓性感染	肝脾大 中性粒细胞减少 血小板减少	常染色体隐性 *MYO5*（1 型）、*RAB27A*（2 型）和 *MLPH*（3 型）突变 T 细胞毒性颗粒分泌缺陷

第13部分

（续　表）

综合征	皮肤表现	其他症状	发病机制
Wiskott-Aldrich 综合征	湿疹 反复发生的葡萄球菌皮肤感染	血小板减少引起的凝血障碍 白血病、淋巴瘤 IgM 水平降低	X-连锁，隐性 *WAS* 基因 肌动蛋白聚合障碍、细胞骨架重排、免疫性突触破坏
Omenn 综合征	移植物抗宿主病样症状 湿疹皮损 角化过度和脱屑 红皮病 顽固性细菌性皮肤感染	腹泻 肝脾大 白细胞增多 淋巴结病 IgE 升高	常染色体隐性 重组活化基因 *RAG*1 和 *RAG*2；B 和 T 细胞功能障碍
DiGeorge 综合征	皮肤黏膜念珠菌病 皮肤钙化	胸腺发育不全 T 细胞缺失 先天性心脏病 癫痫发作和低钙性手足搐搦 面部特征（人中短，耳位低，眼距过宽）	22 q11.2 缺失综合征 Tbx1 单倍剂量不足
高 IgE 综合征	湿疹的皮损 葡萄球菌毛囊炎和脓肿 皮肤黏膜念珠菌病	乳牙滞留 特征性面容（前额突出，眼窝深陷，宽鼻梁） 脊柱侧弯 IgE 升高和嗜酸粒细胞增多	常染色体显性（*STST*3 突变） 常染色体隐性（*DOCK* 8） 细胞因子信号缺陷
慢性肉芽肿病	化脓性和真菌性皮肤感染 口周皮炎 肉芽肿性唇炎	淋巴结病	可变突变（X-连锁隐性 gp91phax，常染色体隐性 p47phax）导致中性粒细胞呼吸暴发缺陷
先天性 CD4 缺乏症	顽固性病毒疣	淋巴瘤风险增加（原发性渗出性淋巴瘤、MALT 淋巴瘤、Burkitt 淋巴瘤、弥散性大细胞淋巴瘤） 至少在 6 周以上、2 次或 2 次以上检测到低数量的 $CD4^+$ 细胞（<300 细胞/μl） $CD4^+$ T 淋巴细胞不到 20%	不明
WHIM（疣、低丙种球蛋白血症、感染和先天性骨髓粒细胞缺乏症）	多发性，大的病毒疣 反复发生的皮肤细菌感染	B 细胞功能障碍 中性粒细胞减少	*CXCR*4 基因
循环造血	复发性阿弗他口炎 葡萄球菌皮肤感染 牙周炎	造血前体细胞周期性衰竭导致中性粒细胞、单核细胞、嗜酸性粒细胞、血小板和网织红细胞计数常在 20 天内出现剧烈振荡 发热	常染色体显性中性粒细胞弹性蛋白酶基因 *ELA*2

（续 表）

综合征	皮肤表现	其他症状	发病机制
普通变异型免疫缺陷病	复发性化脓性皮肤感染 湿疹	不同器官的反复感染 支气管扩张和哮喘 病毒感染，淋巴结和脾大 低丙种球蛋白血症：低水平 IgG、IgA 和 IgM	多种病因：六种不同类型疾病有不同的突变
X-连锁无丙种球蛋白血症	复发性化脓性皮肤感染	各种感染，如同普通变异型免疫缺陷病的感染	X-连锁 Btk 激酶突变 缺乏成熟的 B 细胞和低水平的免疫球蛋白

原发性免疫缺陷病相关性血管炎常为小血管炎，表现为类似 Henoch-Schönlein 病（IgA 血管炎）的紫癜，是 Wiskott-Aldrich 综合征最典型特征。

自相矛盾的是，自身免疫性疾病在免疫缺陷病患者中比例较高。系统性红斑狼疮（SLE）与高 IgE 综合征和慢性肉芽肿病相关。

获得性免疫缺陷病的皮肤表现

HIV 感染、糖尿病、癌症和医源性免疫抑制是成年人获得性免疫缺陷病的主要原因，其他章节已经详细描述了它们的皮肤病学表现（见第 31 章、64 章和 146 章）。针对细胞因子及其受体的抗体也可使成人发生免疫缺陷病（表 148.12）。其临床症状与因为细胞因子受体基因遗传错误而发病的儿童患者相似（表 148.11）。胸腺瘤患者可能偶尔产生针对 IL-12 p35 和 p40 亚基、Ⅰ型干扰素的抗体，但很少针对 IL-1α、IL-17A 和 IL-22 产生抗体[148]。5%～10%胸腺瘤的免疫缺陷表现为一种综合征（Good 综合征），包括低丙种球蛋白血症和可变性淋巴细胞减少[149]。临床表现比单独使用抗细胞因子抗体的患者更为严重，类似于 X-连锁无丙种球蛋白血症（XLA）和普通变异型免疫缺陷病（CVID）。其突出的临床特征是皮肤黏膜念珠菌病[149]。

表 148.11 细胞因子和信号蛋白突变引起的免疫缺陷

靶蛋白	症状	备注
IL-17 受体缺陷[138,140]	皮肤黏膜念珠菌病 葡萄球菌性毛囊炎和脓肿	IL-17R 突变，对 IL-17A 和 IL-17F 应答的消失
Dectin-1 缺陷[141]	皮肤黏膜念珠菌病	模式识别受体 dectin-1（识别念珠菌抗原）的终止密码子突变。对假丝酵母反应所产生的 IL-17、TNF-α 和 IL-6 减少
CARD9[142,143]	皮肤黏膜念珠菌病	CARD9 介导 dectin-1 信号，该疾病是 dectin-1 缺陷的表型模拟
IFN-γ 受体 1 缺陷[144]	分枝杆菌性皮肤肉芽肿（牛分枝杆菌、胞内鸟分枝杆菌、偶发分枝杆菌、溃疡分枝杆菌） 淋巴水肿	IFN-γR1 突变
IL-12 p40 和 IL-12 受体 β1 缺陷[145]	包括皮肤在内的分枝杆菌感染 黏膜念珠菌病（25%） 沙门菌病	—
STAT1 功能获得性突变[137,146,147]	黏膜念珠菌病，葡萄球菌感染，易受病毒感染	由于对 Th17 抑制剂（IFN-γ、IL-27 和 IFN-α）的 STAT1 依赖的细胞反应增强，抑制了 Th17 细胞

表 148.12 免疫抑制抗体所致获得性免疫缺陷

疾病	针对的抗体	临床表现
胸腺瘤[148]	IL-12(p35 和 p40)亚基，I 型干扰素，IL-1α，IL-17，IL-22	皮肤黏膜念珠菌病 分枝杆菌感染
Good 综合征[149]	IL-12，IL-22，IL-17A	皮肤念珠菌病 反复发生细菌和真菌感染 低丙种球蛋白血症 淋巴细胞减少
APECED 综合征[150-152]（图 148.17）	IL-17A，IL-17F 或抗 IL-22	自身免疫性多内分泌腺病 皮肤念珠菌病 外胚层营养不良（APECED）
免疫抑制抗体的自发出现[138,150,153,154]	IFN-γ	分枝杆菌感染 球孢子菌病
	IL-6	葡萄球菌性蜂窝织炎 脓肿
	IL-17，IL-22	皮肤黏膜念珠菌病 皮肤癣菌感染

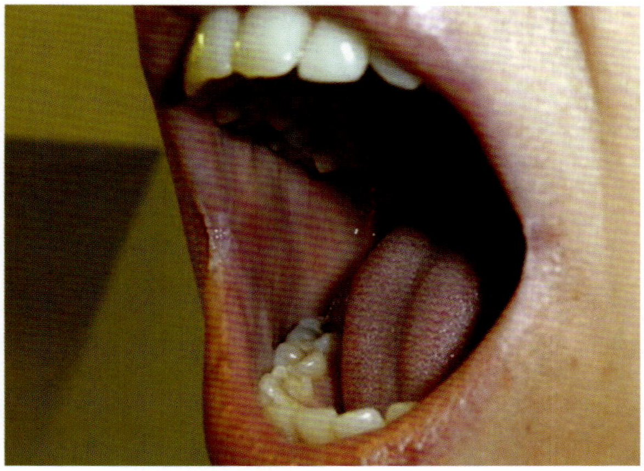

图 148.17 APECED 综合征（自身免疫性多内分泌腺病、念珠菌病和外胚层营养不良）患者的皮肤黏膜念珠菌病

（由芬兰赫尔辛基大学的 Nicolas Kluger 博士和美国明尼苏达大学的 Walter Liszewski 博士提供）

皮肤黏膜念珠菌病患者的抗 IL-17A、抗 IL-17F 或抗 IL-22 自身抗体也可在自身免疫性多内分泌腺病、念珠菌病和外胚层营养不良综合征（APECED）背景下产生[150-152]。

免疫缺陷病患者可产生不同的抗细胞因子抗体[150]，包括抗 GM-CSF、干扰素-γ[155]、抗 IL-17[152]、IL-22[150]和抗 IL-6[154]。天然抗干扰素 γ 自身抗体与皮肤分枝杆菌感染和球孢子菌病相关[156,157]，可以预测儿科表型的遗传性免疫缺陷病。抗 IL-6 自身抗体与葡萄球菌蜂窝织炎和皮下脓肿相关。

贫血和血红蛋白病

贫血

皮肤和黏膜苍白是贫血众所周知的症状，是由皮肤供氧减少引起的外周血管收缩所致。手掌苍白在初级医疗保健上特别有助于识别 5 岁以下的儿童贫血[158,159]。血红蛋白＜70 g/L 时，手掌皱褶呈苍白色。15％的女性和 5％的男性缺铁性贫血患者出现瘙痒[160]。舌炎和溃疡性口炎与巨幼细胞性贫血和维生素 B_{12} 缺乏相关[159,161]。巨幼细胞性贫血患者口腔黏膜病变可高达 65％[159]。舌炎和溃疡性口炎与其他类型的贫血无关，口腔念珠菌病在缺铁性贫血中更为常见[162]。

指甲异常，如甲粗糙脆裂和匙状甲，传统上被认为与缺铁性贫血有关，但这种关联尚未被证实[159]。

血红蛋白病

在 5％～10％的患者中，镰刀细胞贫血和地中海贫血与皮肤溃疡有关[163]。皮肤溃疡类似于静脉性溃疡，特征性地局限在下肢的绑腿区域[164]。溃疡的发病机制可能是皱缩、致密和无弹性的异常红细胞引起微血管阻塞和缺氧。使用含有精氨酸-甘氨酸-天门冬氨酸(RGD)肽的生物材料敷料进行加压治疗似乎有效[164,165]。

输血反应

有皮肤病变的输血反应非常罕见,可表现为以下分类中的一种:急性过敏反应、输血相关 GVHD 和输血后紫癜(PTP)(表 148.13)[166]。

表 148.13 伴有皮肤受累的输血反应

反应	皮肤损害
急性过敏性输血反应	罕见。输血过程中或输血后立即出现的荨麻疹、血管性水肿和红斑
输血相关移植物抗宿主病	输血 2～30 天后出现红斑、斑丘疹
输血后紫癜	输血后 2 周内发生血小板减少性紫癜

过敏性输血反应

输注血小板和红细胞的过敏反应发生率分别是 3.7%和 0.15%,仅有少数出现急性荨麻疹或红斑等皮肤表现。血浆蛋白(尤其是 IgA 和触珠蛋白)是最常见的过敏原,这些反应在 IgA 缺乏症患者中更为常见(IgA<0.5 mg/L)。触珠蛋白缺乏症在东南亚更为普遍,可能导致该地区人群的输血反应。已有报道化学性和食物过敏原为过敏性输血反应的原因[166],如用于使新鲜血浆病毒失活的亚甲基蓝,以及花生过敏原的被动转移。

输血相关移植物抗宿主病

输血相关 GVHD 是由输血制品中存在的同种异体供体白细胞引起的。输血后 2～30 天出现红色的斑丘疹,常伴有肝酶升高、黄疸、腹泻或呕吐等全身症状[167,168]。皮肤活检和人类白细胞抗原(HLA)分型可帮助诊断。输血相关 GVHD 预后严重且往往是致命的,特别是在发生胃肠 GVHD 时。免疫抑制患者和接受相关献血者的血液制品者存在更高风险。不同国家采用了多种方法去消除输血相关 GVHD,包括 γ-射线照射、X-射线照射和输注去除白细胞血液制品。第 38 章更详细地讨论了 GVHD。

输血后紫癜

PTP 是输注任何含血小板产品(如浓缩红细胞、血小板或粒细胞)后发生的罕见不良反应。它是因为对输入的血小板同种异体抗原产生抗体所致,通常发生在先前因怀孕而致敏的妇女[169]。患者产生的抗血小板抗体可在输血后 4～11 天同时破坏输入的血小板和自身的血小板(机制尚不清楚),导致突发性血小板减少和血小板减少性紫癜[170]。静脉注射免疫球蛋白和系统应用类固醇激素治疗在发病后 2 个月内可获得满意疗效[170,171]。

(译者:周春丽 **一审:**游弋 **二审:**牟宽厚 **三审:**侯麦花 杨枫 胡莉芳 **润色:**鲍丽**)**

参考文献

所有文献请查阅网址:www.rooksdermatology.com.
以下列出的是重要参考文献。

[2] Benet C,Gomez A,Aguilar C,*et al*. Histologic and immunohistologic characterization of skin localization of myeloid disorders:a study of 173 cases. *Am J Clin Pathol* 2011;135:278-90.

[12] Cho-Vega JH,Medeiros LJ,Prieto VG,Vega F. Leukemia cutis. *Am J Clin Pathol* 2008;129:130-42.

[38] Rongioletti F,Patterson JW,Rebora A. The histological and pathogenetic spectrum of cutaneous disease in monoclonal gammopathies. *J Cutan Pathol* 2008;35:705-21.

[50] Fogo A,du Vivier A. The cutaneous manifestations of haematological malignancy. *Clin Med* 2009;9:366-70.

[99] Saif MW,Hopkins JL,Gore SD. Autoimmune phenomena in patients with myelodysplastic syndromes and chronic myelomonocytic leukemia. *Leuk Lymphoma* 2002;43:2083-92.

[118] Karalis A,Tischkowitz M,Millington GW. Dermatological manifestations of inherited cancer syndromes in children. *Br J Dermatol* 2011;164:245-56.

[126] O'Malley DP,Grimm KE. Reactive lymphadenopathies that mimic lymphoma:entities of unknown etiology. *Semin Diagn Pathol* 2013;30:137-45.

[134] Sillevis Smitt JH,Wulffraat NM,Kuijpers TW. The skin in primary immunodeficiency disorders. *Eur J Dermatol* 2005;15:425-32.

[150] Browne SK,Holland SM. Immunodeficiency secondary to anticytokine autoantibodies. *Curr Opin Allergy Clin Immunol* 2010;10:534-41.

[168] Six CK,Haught JM,Safyan EL,Patton T,Stahlfeld K. Transfusion-associated graft-versus-host disease:a case report and review of literature. *J Am Acad Dermatol* 2012;66:e141-3.

第 149 章

149

皮肤与内分泌失调

Ralf Paus

Centre for Dermatology Research, Institute of Inflammation and Repair, University of Manchester, Manchester, UK; and Department of Dermatology, University of Münster, Münster, Germany

简介和概述

当经典的内分泌系统及其分泌物(激素)最初被认识时,人们并没有意识到这些激素在血液循环中水平过多或不足会影响皮肤。直到这些激素及激素的特异性受体的确定,了解了激素配体及其受体相互作用的分子基础,人们才意识到皮肤对内分泌异常的反应。组成人类皮肤的细胞群对这些激素及很多神经递质都表达多种同源性受体。尽管涉及的机制了解尚不充分,但异常的配体受体相互作用对皮肤的影响,无疑为潜在的内分泌疾病提供了重要的诊断线索。而且,激素在皮肤科的重要性还远不止于此。

在过去的二十年里,皮肤内分泌学领域经历了一场重大的变革:人类皮肤及其附属器官不仅是现在认为的重要的激素靶组织,而其本身也是主要的内分泌器官。人类的头皮毛囊为探索这一相对较新的皮肤病学研究前沿和发现经典神经激素的"新"功能提供了一个模型,尤其是它们代表了激素敏感的小器官[1-3]。因此,在适当的条件下,头皮毛囊可作为说明和探索的模型。

本章概述了皮肤内分泌学生物学基础的关键要素,以帮助临床医师了解一般皮肤症状和体征,如瘙痒、皮肤干燥、脱发、多毛症、多汗症和(或)色素沉着,是如何由内分泌失调引起的。还讨论了潜在内分泌疾病的皮肤表现特征及如何识别皮肤疾病是否具有潜在的激素异常的实用方法。特别强调了甲状腺、脑垂体功能失调,并提到可能导致内分泌异常引发的皮肤问题的相关药物,还对糖尿病(见第 64 章)、激素活性维生素(维生素 A 或 D 过多或缺乏)(见第 63 章)进行了讨论。

通过本章得出结论:皮肤是一个复杂的(神经)内分泌器官,对未来的皮肤病治疗具有重要的临床实际意义,其生物医学魅力远远超出了仅仅作为识别潜在的内分泌疾病的提供诊断线索本身。

皮肤内分泌学的生物学基础

内分泌学原理

“激素”是 Bayliss 和 Starling 在著名“Croonian 讲座”中提到的一个的概念[4]，通常被认为是相对稳定的分泌物质，当其被释放到血液中时，可以到达远处的靶器官并发挥调节功能。这种“内分泌腺”的分泌活动既不同于“旁分泌”，因为旁分泌的目标是邻近细胞；也不同于“自分泌”，“自分泌”信号是指细胞通过自身分泌的激素和胞内信号传导来表达细胞功能的自我刺激，即该激素不会离开产生它的细胞，而是在细胞内起作用[5]。

经典的内分泌信号是沿着几个中枢轴上运行，通过这些中枢轴，大脑控制着“职业”内分泌腺的主要功能。最常见的是下丘脑-垂体-肾上腺（HPA）和下丘脑-垂体-甲状腺（HPT）轴；还有大家熟知的以催乳素、儿茶酚胺或乙酰胆碱为主的中枢神经系统（CNS）控制信号轴（图 149.1）。如果这些中枢轴内的激素失衡导致激素的血清水平过多或缺乏时，表达同源激素受体的外周组织如皮肤就会受到影响。这种失衡的原因多种多样，包括能分泌激素的肿瘤、内分泌腺体出现自身免疫性攻击导致激素分泌过量或缺乏，生化异常，环境或营养因素、药物、精神和情感压力，青春期、更年期或衰老对激素水平的影响等。

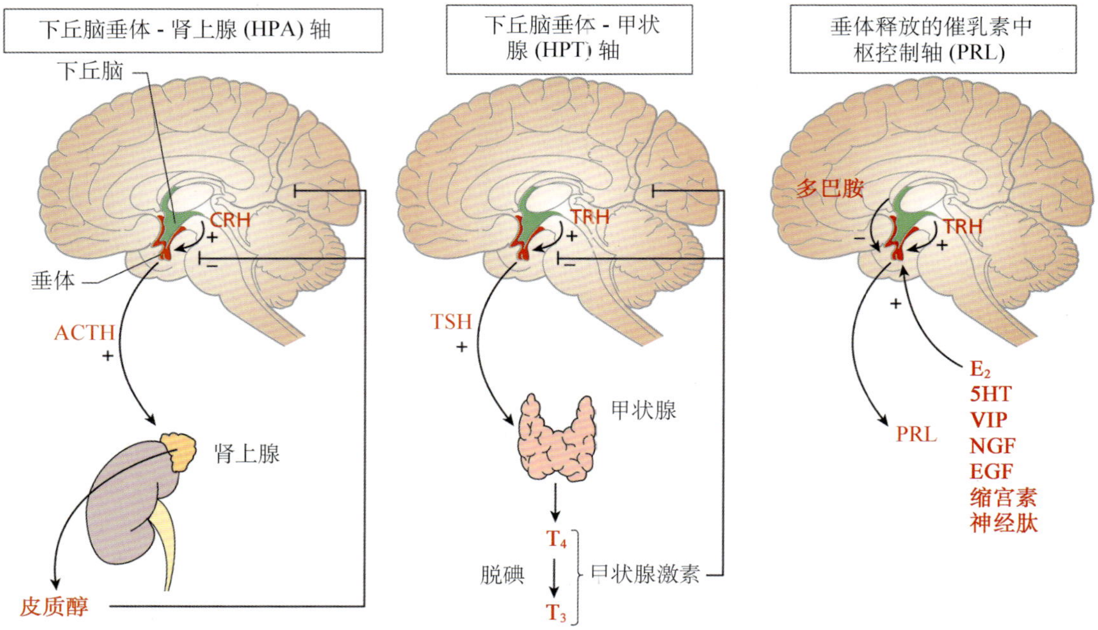

图 149.1　影响人体皮肤的三个下丘脑轴示意图

下丘脑垂体-肾上腺（HPA）轴；下丘脑垂体-甲状腺（HPT）轴；垂体释放的催乳素中枢控制轴（PRL）。ACTH，促肾上腺皮质激素；CRH，促肾上腺皮质激素释放激素；E_2，雌激素；EGF，表皮生长因子；TSH，甲状腺刺激激素；TRH，促甲状腺素释放激素；VIP，血管活性肠肽。

（引自 Paus 等. Trends Mol Med 2014[3]. 经 Elsevier 允许复制）

“内分泌”一词最早是为了区分由通过分泌激素控制的器官功能和由神经系统直接控制的器官功能。随着认识的不断深入，内分泌学、神经内分泌学、神经药理学和其他神经科学的学科界限都变得模糊。激素既可在局部，也可在身体的远处，还可通过神经系统发挥作用，高亲和力的激素受体分布远比此前认识的更加广泛。因此，所有的激素和神经递质发挥的生物活性都比发现它们后的最初几年的认识要深刻得多。例如，经典的类固醇激素产生于中枢神经系统之外，药物治疗（如糖皮质激素、维 A 酸、雄激素、雌激素）对大脑产生深远的神经化学影响，经典的神经激素、神经肽和神经递质不仅可以影响上皮组织和间充质组织的生长、再生等特殊功能，上皮组织和间充质组织亦能产生激素。从本质上说，所有的组织和器官，包括人类的皮肤及其附属器，都能产生多种激素和神经递质。

人类表皮、毛囊角质形成细胞、皮脂腺细胞及皮下脂肪细胞被认为是类固醇激素和肽激素的有效来源，并且能使神经递质稳定增长（表 149.1，见下文）。其中许多神经递质是在人类头皮毛囊中首次发现[3]（图 149.2）。

表 149.1 人类皮肤（神经）内分泌信号机制中的关键成分和其他相关配体和受体的全面回顾[3,8,9,15]

配体	皮内受体	活性	参考文献
在人体皮肤和（或）其附属器内产生			
CRH	CRHR1，CRHR2	应激反应调节器，控制皮肤 HPA 轴和肥大细胞活化和局部成熟	[8,9,26]
ACTH	MC2R（MC1R）	刺激体内皮质醇合成，激活肥大细胞	[9,26]
α-MSH	MC1R	刺激色素沉着，维持毛囊免疫监视，多重免疫抑制、抗过敏、致免疫耐受和氧化损伤保护功能，调节胶原蛋白合成；可能还具有抗菌活性	[42-46]
β-内啡肽	μ-阿片受体	主要调节瘙痒，肥大细胞促分泌剂，刺激色素沉着	[6,8,47,125]
皮质醇	GR	调节细胞代谢、表皮屏障功能、皮肤和毛囊皮脂腺免疫稳态（维持相对免疫抑制）	[3,8,9,26,57]
雄激素（睾酮）	AR	由5α-还原酶调控，AR：由 TGFβ 或 IGF 1 分泌从而刺激毛囊（具有位置依赖性）；刺激皮脂腺分泌	[40,50-52]
雌激素（17β 雌二醇）	ER	17-βER 由芳香化酶控制，对 ER 刺激存在较大的差异反应，促进伤口愈合；抑制皮脂腺分泌	[53-56]
维生素 D_3 及其代谢产物	VDR	基因多重效应（如抑制角质形成细胞增殖，刺激角蛋白表达，抗炎）	[39,41,57]
维 A 酸类	RAR，RXR	基因多重效应	
PPARγ 配体（小脂质）	PPARγ	抑制角质形成细胞增殖和头发的生长，维持上皮干细胞活性 ；抗炎 ；促进黑素生成	[59,60,85]
内源性大麻素（如大麻素 2-AG）	CB1、CB2	CB1 抑制毛发生长和肥大细胞过度脱颗粒/成熟，但刺激皮脂生成	[61-65]
儿茶酚胺（也来源于皮内神经纤维）	α/β 肾上腺素能受体	调节皮肤灌注及排汗；抑制肥大细胞脱颗粒，延缓角质形成细胞迁移和伤口愈合；调节黑素细胞功能	[30,33,34,36,66-71]
乙酰胆碱受体配体（也来源于皮内神经纤维）	烟碱受体和毒蕈碱受体	调节角质形成细胞的增殖、分化、迁移、黏附和凋亡；激活/吸收神经营养；刺激出汗；调节脂质分泌	[29-32,72,73]
褪黑素	MT-1，MT-2	氧化应激损伤控制，DNA 损伤修复	[74-80]
TRH	TRH-R	促进头发生长和角质形成细胞线粒体功能，刺激毛囊色素沉着；调节角蛋白表达；刺激表皮 TSH 表达；调节皮内催乳素的表达	[81-84,87,88]
TSH	TSH-R	刺激角质形成细胞、线粒体活动和生物发生；调节角蛋白表达	[3,27,28,84,366]
催乳素	PRL-R	抑制或促进毛发生长（种类和性别依赖），刺激皮脂分泌；免疫调节；调节角蛋白表达	[3,87-91]
甲状旁腺激素/甲状旁腺激素相关肽	PTH/PTHrp 受体	调节角质形成细胞的增殖和分化；调节毛发生长（小鼠）；调节皮肤血管生成	[92-96]
（主要）在皮肤外产生（经神经纤维或血管输送）			

（续 表）

配体	皮内受体	活性	参考文献
P 物质	NK1	激活肥大细胞；促炎；诱导毛囊免疫赦免机制的崩溃	[18,97,98]
CGRP	CGRP-R	抗炎、镇痛；毛囊免疫监视的守护者	[99,100]
多巴胺	DR 1	抑制毛发生长	[101]
甲状腺激素（T3、T4）	TRα、TRβ	调节角蛋白的表达；延长毛发生长期；促进伤口愈合；刺激角质形成细胞、线粒体活动和产热；调节上皮干细胞功能	[84,102-104,195]

关于人类皮肤中其他相关（神经）内分泌配体及其受体，请参阅其中引用的论文和参考文献：脑啡肽原[105]；强啡肽[106]，神经节肽[107]，生长抑素[108-110]，缩宫素[111]，神经肽 Y[112,113]，血清素[74,114]，瘦素[22,115]，辣椒素[49,116-120]，促红细胞生成素[121-123]和生长激素（GH）[124]。

ACTH，促肾上腺皮质激素；AR，雄激素受体；CB1/2，大麻素受体 1/2；CGRP/CGRP-R，降钙素基因相关蛋白/CGRP 受体；CRH，促肾上腺皮质激素释放激素（同义词 CRF）；CRHR1/R2，CRH 受体 1/2；DR1，多巴胺受体 1 型；ER，雌激素受体；GR，糖皮质激素受体；MC1R/2R，肾上腺皮质受体 1/2；α-MSH，α 促黑素细胞激素（同义词：促黑素），MT1/2，褪黑素受体的 1/2；NK1，神经激肽受体 1；PPAR-γ，过氧化物酶体增殖激活受体；PRL-R，催乳素受体；RAR/ROR-γ/RXR，视黄素受体；PTH，甲状旁腺素；TRs，甲状腺激素受体；TRPV1/3/4，香草酸瞬时型受体电位离子通道 1/3/4；VDR，维生素 D 受体。

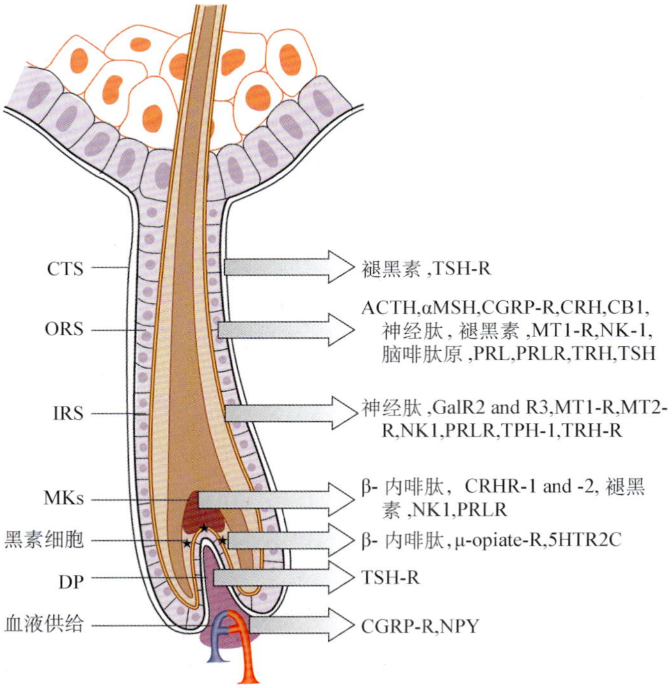

图 149.2 人类的毛囊就是一个（神经）内分泌系统的缩影

这是人类生长期Ⅵ头皮毛囊的示意图，显示了一些选定的神经内分泌介质及其受体的主要毛囊内表达位点。值得注意的是，它们都位于毛囊上皮内，即外毛根鞘（ORS）。正如我们在下丘脑、垂体，以及肾上腺之间的相互作用中看到的那样，ORS 产生并分泌 CRH，CRH 刺激 ACTH 的产生，从而促进局部皮质醇的合成；皮质醇反过来抑制卵泡内 CRH 的产生。这种复杂的神经内分泌活动，完成了正、负反馈循环，经常发生在同一个毛囊组织腔室及代谢和（或）合成类固醇激素，如维 A 酸、雄激素、雌激素、黄体酮和维生素 D 衍生物。这些激素调节大量其他信号分子的合成，如细胞因子、生长因子、白三烯和抗菌肽，并反过来被从毛囊血管和神经支配接收的额外信号调节。所有这些信号活动是如何在一个微型器官中协调和控制的，这仍然是皮肤生物学的一大谜团。

CB1，大麻素受体-1；CGRP-R，降钙素基因相关肽受体；CRHR-1 和 CRHR-2，促肾上腺皮质激素释放激素受体-1 和促肾上腺皮质激素释放激素受体-2；CTS，结缔组织鞘；DP，真皮乳突；GalR-2 和 GalR-3，神经节肽受体-2 和神经节肽受体-3；IRS，内生根鞘；MKs，角质细胞基质；MT1-R 和 MT2-R，褪黑素受体-1 和褪黑素受体-2；NK-1，神经激肽受体-1；NPY，神经肽-Y；ORS，外毛根鞘；PRL，催乳素；PRLR，催乳素受体；TPH-1，色氨酸羟化酶；TRH，促甲状腺激素释放激素；TRH-R，促甲状腺素释放激素受体；TSH-R，促甲状腺激素受体。（经 Elsevier 许可，自 Trends Mol Med 2014[3] 转载，Paus 等重绘）

目前的证据表明，炎症、氧化应激和精神-情绪压力、紫外线照射、微生物、某些营养物质、感官刺激，以及一些药物都可以影响内皮激素和神经递质的产生。通常是以相似但又不完全相同的方式调节中枢激素的产生[3,6-19]。因此，内分泌器官、中枢神经系统、外周神经系统和外周组织（如皮肤）共享并产生一个可比较的激素和神经递质配体谱，并表达一个非常相似的同源受体库，这些受体共同促进了系统间的交流，即使细胞内信号转导通路可能不同（如脑和皮肤）。催乳素和瘦素等激素除了具有典型的内分泌活性外，还能发挥强有力的细胞因子样作用[20-24]，而调节神经系统外多个非神经元细胞功能的类固醇激素，同时也是重要的神经调节剂和神经递质[25]。

三种主要的中枢内分泌信号轴的主要作用是调节人体的整体代谢，以及对环境压力的反应和具体器官功能等许多方面。例如，垂体泌乳素释放的 HPA 轴、HPT 轴和调节系统在其他外周组织中已被发现，并伴有负反馈和正反馈回路。总而言之，激素、神经肽、神经递质和细胞因子之间的传统区别已经不再有意义。

皮肤是（神经）内分泌器官

目前已知，包括中枢下丘脑-肾上腺轴（HPA 轴）（CRH→ACTH→皮质醇）[3,6,8,9,26]和中枢下丘脑-甲状腺轴（HPT 轴）（TRH→TSH）[3,27,28]，就明确地包括皮肤。此外，人体皮肤显示完整的胆碱能和肾上腺素能信号系统[29-33]，在控制伤口愈合方面[34-36]，以及皮肤免疫[37]和皮肤肿瘤[38]都具有潜在的重要功能。皮肤也代谢了大量的激素和神经递质，包括糖皮质激素、雄激素、雌激素、神经肽（如 P 物质）和脂质神经递质如内源性大麻素[3,8-10,39]。

人类皮肤及其毛囊皮脂腺单位和汗腺也产生多种多样的类固醇激素和肽类激素，如维生素 D、雄激素、雌激素、维 A 酸类及促红细胞生成素；经典的神经激素如促肾上腺皮质激素释放激素（CRH）、促甲状腺素释放激素（TRH）、促甲状腺激素（TSH）、促肾上腺皮质激素（ACTH）、α-MSH、β-内啡肽和其他阿片类物质、褪黑素和催乳素，以及其他多种神经递质。这些如内源性大麻素和辣椒素脂质递质作为补充，加强其他神经递质作用及发挥许多其他功能（详见表 149.1 和表 149.2）和（参见[3,8,10,11,40,41]）。有趣的是，人类头皮毛囊已被证明是人类皮肤神经内分泌生物学的重要组成部分，表现出显著的表达/产生和（或）对大量神经递质的敏感性（表 149.3），其中一些见图 149.2。

表 149.2 举例说明（神经）内分泌对皮肤发病的影响

媒介物	条件	作用	参考文献
雄激素＋，胰岛素－	创伤修复	身体功能的损伤	[55,104,158-160,207-209]
T3/T4－	创伤修复	身体功能的损伤	[104]
T3/T4＋	休止期脱发	促进	[50,210,327]
雌激素＋	黄褐斑	促进	[211,212]
	化疗引起的脱发	促进毛发再生？	[213]
DHT＋	雄激素源性脱发	必不可少的发病机制	[207]
	脂溢性皮炎	促进	[50,52]
	寻常痤疮	促进	[214]
催乳素＋	银屑病	加重（参见文本）	[215]
	银屑病性关节炎		[20,216-218]
	脂溢性皮炎	促进	
	系统性红斑狼疮	加重（参见文本）	[219,220]
	女性型雄激素性脱发	加重（参见文本）	[221]
P 物质＋	特应性皮炎	引起/加重神经源性炎症	[16]
	银屑病		[3,97]
	荨麻疹		[172]
	压力引起的休止期脱发		[49]

第13部分

（续 表）

媒介物	条件	作用	参考文献
	斑秃		[169]
	结节性痒疹		[174]
	慢性瘙痒症		[98,222]
	酒渣鼻		[222,223]
皮质醇+	Cushing 综合征	诱导	[211]
	痤疮	诱导，加重	
ACTH+	色素沉着	诱导	[211]
	多毛症		
α-MSH−	色素沉着	诱导	[211]
	黑素瘤	抑制抗肿瘤免疫	[42]
		自分泌作为 MM 细胞的生存因子	[224]
		黑素治疗后风险增加	[225-227]
	银屑病	潜在诱导致耐受性树突状细胞和抑制性 T 细胞	[193]
	化疗所致脱发	保护作用	[44]
	发育不良的黑素细胞痣	美拉诺坦或 α-MSH 治疗后生长加快	[228,229]
α-MSH−	斑秃	不能有效维持毛囊球部处免疫赦免	[46,189]
	毛发扁平苔藓	不能有效维持毛囊隆凸处免疫赦免	[190]
	寻常痤疮	α-MSH 类似物可能对治疗有益	[230]
	硬皮病	α-MSH 介导信号和治疗效果不足	[192]
MC1R 变异	恶性黑素瘤	风险增加	[231-234]
		对抗 MC1 信号通路作为抗肿瘤策略	[233]
	白癜风	（有关联）	[235,236]
CRH+	特应性皮炎	压力介导的诱发/加重的神经源性炎症（见正文）	[9,237]
	斑秃		[238]
	寻常痤疮	促进（见文本）	[99,239]
CGRP+	特应性皮炎	增加 IL-13 的分泌（见正文）	[99]
	获得性免疫缺乏综合征	抑制艾滋病毒从朗格汉斯到 T 细胞传播	
	紫外线相关的免疫抑制	CGRP 介导（小鼠）	[241]
	变应性接触性皮炎	诱导特异性半抗原耐受（小鼠）	[240,241]
GH+	肢端肥大症	诱导	[243]
	脂溢性皮炎	促进	[244,245]
	黑素细胞痣	加速生长	[246]

（续　表）

媒介物	条件	作用	参考文献
生长抑素	默克尔细胞癌	生长抑素治疗引发生长抑制	[247]
	斑秃	对毛囊免疫赦免很重要	[110]
β-内啡肽	特应性皮炎	血清水平升高	[248,249]
	银屑病		[250]
缓激肽	遗传性血管水肿	受体拮抗药可能对治疗有益	[251]
β2 肾上腺素能受体(BAR)	特应性皮炎	由于 BAR 点突变导致信号减少	[69]
		特异性表皮中儿茶酚胺合成减少，降解增加	[68]
	白癜风、银屑病	BAR 信号不足（见正文）	
TRPVs	酒渣鼻	TRPVs 过度表达	[252]
		公认能被酒渣鼻的触发因素所激发	[222]
	瘙痒症	刺激会引起瘙痒	[49,118,253,254]

+，增加；-，减少。缩写，见表 149.1。

表 149.3　何时怀疑是以激素为基础造成的皮肤病：一般体征和症状

体征/症状	潜在的（神经）内分泌原因
贫血症	促红细胞生成素肾产生不足引起的贫血（肿瘤贫血、糖尿病肾病和其他肾疾病）
腋臭（难闻）	肢端肥大症（由于顶泌汗腺）
干燥	甲状腺功能障碍（以甲状腺功能减退为主）
眼球突出	甲状腺功能亢进（Graves 病）
肢端肥大（像铁锹一样的手，特别是手指和脚趾）	肢端肥大症
面部特征（整体变化）	大致特征：肢端肥大症[也可查肢端肥大症的其他征象（见表 149.4、表 149.5）]和骨、软骨异常（如下颌前突、额部隆起、手/脚肥大） 满月脸：肾上腺皮质功能亢进症（Cushing 综合征）
多汗症（见第 94 章）	甲状腺功能亢进症，肢端肥大症（小汗腺增大）
头发干/脆（见第 89 章）	甲状腺功能减退症
脱发、多毛症（脱发、多汗症、遗传性多毛症）（见第 89 章）	男性化肿瘤、肾上腺-生殖器综合征、多囊卵巢综合征、血清雌激素水平不足 甲状腺功能减退或亢进、高泌乳素血症、促肾上腺皮质激素分泌肿瘤（如垂体瘤或小细胞支气管癌）
关节肿胀	有时伴有肢端肥大症（指趾骨关节增厚）、甲状旁腺功能亢进或减退
性功能丧失或阳痿	垂体功能减退症
闭经	高泌乳素血症、性腺功能减退
色素异常（见第 88 章）	色素减退或沉着，肾上腺皮质功能减退症（艾迪生病），ACTH 分泌肿瘤，垂体功能减退症，皮肤发黄：与甲状腺功能减退或糖尿病相关的高胡萝卜素血症；垂体功能减退症
瘙痒（见第 83 章）	糖尿病、甲状腺功能失调、EPO 分泌不足引起的贫血（见后文）
精神和神经精神障碍（见第 86 章）	甲状腺功能亢进症、皮质醇增多症

（续 表）

体征/症状	潜在的（神经）内分泌原因
皮肤纹理增厚	肢端肥大症
皮肤变薄/萎缩（增加皮肤脆弱性，甚至有轻微创伤）	Cushing 病
体重减轻或增加	甲状腺功能失调，Cushing 综合征
伤口愈合延迟	雄激素过多或雌激素相对缺乏，糖尿病，甲状腺功能减退，皮质醇增多症

人角质形成细胞不仅表达肾上腺素能受体和胆碱能受体，还合成和代谢相应的配体（儿茶酚胺、乙酰胆碱）。此外，皮肤显示出一种复杂的内源性大麻素和辣椒素样神经内分泌信号系统，合成内源性大麻素和辣椒素受体，局部生成（典型的脂基）配体和用于合成和降解配体的精确的酶装置，这一机制能调控功能性神经递质的皮内水平。已知的，由这些系统调节人体皮肤的功能列表正在稳步增长：例如，目前包括角质形成细胞和皮脂腺细胞增殖、迁移、凋亡、分化的调节；调控细胞因子分泌和脂质的产生；从常驻前体细胞到肥大细胞分化、肥大细胞脱颗粒；控制表皮和（或）毛发的色素调节；以及调节免疫反应等（见表 149.1 和表 149.2）。这个功能列表一直在增加。

作用广泛的神经递质是对上皮内产生的一系列经典（神经）激素补充，如褪黑素的生成[75,77]，前促黑激素（POMC）的产生，α-MSH、ACTH、β-内啡肽[46,76,125]及 CRH[26,45,48,126,127]，促红细胞生成素[121-123]，感觉神经纤维释放的神经肽（主要是 P 物质）、降钙素基因相关肽（CGRP）和血管活性肠肽（VIP）[18,128]、皮肤细胞释放的细胞因子样激素（脂肪细胞分泌因子，如瘦素）[22]等，这些产物与现在所说的来自真皮脂肪组织和皮下脂肪细胞的分泌物有着明显不同[129,130]。这些神经递质都能产生远距离效应（如调节下丘脑对进食行为的控制），调节生理功能，通过在局部刺激表达特异性受体，经过旁分泌和自分泌机制发挥修复功能。

此外，人类皮肤及其附属器能合成阿片类物质（如产生 β-内啡肽，镇静、镇痛，刺激 POMC 引起色素沉着）、脑啡肽并表达相应的受体。这些神经递质能调节瘙痒和疼痛的作用外（通过刺激皮内感觉神经纤维和背根神经节相应的神经所表达的大麻素、辣椒素、阿片或脑啡肽受体），现在还认为它们能调节皮肤的许多其他生理学功能。表 149.1 列出了一些示例，以及相应的参考资料。

因为 Merkel 细胞从事大量的神经内分泌活动（如降钙素基因相关肽、血管活性肠肽、神经肽 Y、神经肽 A、神经节肽、P 物质、生长抑素）[109,113,131,132]，它们在皮肤的上皮细胞内的局部功能远超过作为"机械性感觉细胞"的功能[133-135]。

这种基于激素和神经递质为基础的复杂的皮肤细胞信号转导机制，与其专属的（神经）内分泌腺体密切联系，使神经系统和外周组织生理功能更加复杂，同样也对免疫反应发挥调节功能。

这些物质中许多是由肥大细胞、T 细胞和巨噬细胞等免疫细胞分泌和产生[136,137]。反过来，这些免疫细胞也可改变皮肤和其他外周组织的功能，时刻发挥作用，而不是局限在感染、炎症或肿瘤生长的情况从而大大促进了皮肤的内稳态[8,13,18,138]。

为了说明这一点，皮肤肥大细胞对神经内分泌刺激高度敏感（如 CRH、ACTH、内源性大麻素、P 物质和儿茶酚胺），常与释放神经肽的感觉神经纤维密切接触，如 P 物质或 CGRP[16,18,64,97,127,139,140]。至少在小鼠中，肥大细胞具有调节 T 细胞[141,142]、血管生成[143,144]、结缔组织转化（包括"肥大细胞定向胶原溶解"）[145]、创伤修复[146]及毛发生长等功能，而且还能解毒[147,148]。因此，肥大细胞受到神经内分泌机制调节，必然会对皮肤的免疫反应及皮肤其他方面的功能产生很大的影响。我们可以假设，在人类的皮肤中的每个常驻细胞和暂住细胞都可以对多种不同的激素和神经递质做出反应，可以产生、分泌和（或）代谢其中的许多物质，可以参与非常复杂的神经内分泌和神经免疫学相关的信号转导，其中一些信号可以通过血液到达远处的器官，甚至是中枢神经系统，这可以通过调节触发感觉的皮肤神经纤维产生动作电位来实现。

皮肤作为激素的靶目标

深入了解皮肤的内分泌和神经内分泌通路的复杂性，可以为皮肤科执业医师提供帮助。不仅对糖皮质激素、维 A 酸和骨化三醇等激素如何发挥治疗作用有更好的理解，而且认识到经典的内分泌及神经内分泌疾病可以对皮肤产生影响具有巨大的帮助(见后)。

经典的信号传递方式包括刺激特定的细胞表面受体(如肽类激素、神经肽、神经递质或脂质神经递质),引起细胞快速反应或与核激素受体结合产生较前者稍慢的反应(与所有类固醇激素相同)[5,149,150],而激素和其他递质的作用,通常归因于其同源表达的胞内受体相互作用(或相互作用不足)。某些特定激素或神经递质引起的特征性皮肤表现的机制目前还不清楚。表 149.1 和表 149.2 列举了一些重要受体的例子,这些例子在临床上或实验室中已经证实,对人体皮肤的生理或病理作用有重大影响。对基因突变的小鼠研究也证实,这些受体介导的信号在哺乳动物体内调节皮肤的重要功能。

当把皮肤作为激素靶的目标时,需要考虑激素或神经递质传递信号时会有许多不同的方式。一些类固醇激素(如糖皮质激素、骨化三醇和雌二醇)既能通过细胞表面受体产生非常迅速和短暂的信号效应,也能通过与位于细胞核 DNA 中经典激素反应单元相互作用而产生较慢反应。类固醇激素通常表现出剂量依赖性混杂效应,因为它们也可以与其他次要的受体结合,然后可以影响这些受体与其主要配体的结合特性[5,25]。这种受体混杂和交叉调节也出现在一些肽类激素和脂质神经递质中[25,149-151]。

激素的许多生物学效应取决于由特定激素刺激细胞产生次级递质的程度,如通过胰岛素和生长激素(GH)[同义词:生长激素(STH)]产生胰岛素样生长因子-1(IGF-1),以及用雄激素——双氢睾酮(DTH)刺激毛囊,可明显促进毛发生长抑制因子(TGFβ-1,TGFβ-2)的产生,或者毛发生长促进因子(IGF-1)的产生[50]。因此,研究生长激素在人体表皮中的生理作用[152]及雄激素在头皮毛囊中的生物效应[150,153],有必要将其直接作用与间接作用进行区分,或许在临床上更重要的是这些激素对生长因子的介导作用。

另一个需要考虑的因素是,皮肤中特定的目标组织能够将激素原转化(通常是酶促的)为活性代谢物的程度[156]。这可能对激素刺激特定皮肤细胞群或皮肤结构的生物学结果产生重大影响,已被广泛用于对皮内类固醇激素代谢的研究。例如,皮肤内低活性的雄激素——睾酮在 5α-还原酶作用下转化为高活性雄激素－双氢睾酮(DTH);又如,雄激素转化为雌激素(如睾酮在芳香酶催化下转化为 17-β-雌二醇)及维生素 D 的代谢[10,41,154,155]。皮内神经激素代谢的典型例子是 POMC 通过激素原转化酶生成为 ACTH、α-MSH 或 β-脑啡肽[8,10]。此外,在皮肤中产生的配体(如性激素、糖皮质激素、维 A 酸类和 β-脑啡肽)可以通过血脑屏障进入中枢神经系统,在那里可能被进一步代谢,产生复杂的神经精神和神经内分泌反应,并对皮肤产生潜在的影响。

其他配体还可发挥与受体无关的作用,如褪黑素对活性氧的直接清除、胞内清除和胞外清除[75],或通过 α-MSH 调节酪氨酸酶活性[156]等。最后,在一个特定的皮肤区域内,大多数激素或神经递质的作用所产生的特定生物活动还取决于它们被局部酶降解的速度[如中性肽链内切酶和血管紧张素转换酶对 P 物质的快速降解,或脂肪酸酰胺水解酶对内源性大麻素的快速降解(FAAH 脂肪酸酰胺水解酶)],其活性可能因不同的皮肤区域而不同。所有这些信号的变化还受到同时存在的其他配体的影响,如辅助因子,诱饵受体,结合蛋白,整体细胞因子信号环境(如所涉及的皮肤区域是否感染)及许多其他变量。

由于人类皮肤对某种激素或神经递质的反应,与年龄、性别、皮肤部位、附属器等存在显著差异,使问题变得更加复杂。例如,雄激素对胡须和头皮颞额部毛囊表现出相反的作用[50,153]。其他关键激素如 17-β-雌二醇[53,157]和催乳素也有类似作用[20]。另一个例子是,性激素主要功能是调节性别差异,但已经证明雌激素具有促进创伤愈合的作用,而雄激素则相反[158-161]。

这一级别神经内分泌信号的复杂性,解释了我们观察到个别患者在特定的激素或神经递质引起人体皮肤表现时很难机械地去精确定位。同理,它也解释了在使用相同剂量、相同剂型的激素治疗(如治疗痤疮或银屑病)相同的性别和年龄群体,有着相似的医学背景的患者时,在不同的个体身上会产生不同的临床结果。因此,作为皮肤科医师,在日常的诊疗工作需要意识到这些潜在的(神经)内分泌因素。

皮肤内分泌学在日常皮肤病学实践中必须加以考虑如下原因。

- 重要的皮肤病学症状和体征,如瘙痒、潮红、红斑、渗出、抓痕,以及重要的皮肤功能,如皮肤屏障功能、创伤愈合、毛发生长、色素沉着和皮肤免疫状态,都受到了皮肤(神经)内分泌机制的影响。
- 在人体皮肤和毛囊的生理环境下产生的上皮内内分泌和神经内分泌信号可能主要表现为免疫抑制[3,8,9,57],这可能是皮肤内环境稳定的基本前提:越来越多的证据表明,维持这种信号状态在抑制皮肤炎症过度反应中起着关键作用。否则,由于微生物病原体等环境压力因素的不断冲击，如皮肤微生物过度定植，紫外照射，物理和化学皮肤损伤，新陈代谢，氧化应激和精神压力等，就会引起过度的炎症反应和瘙痒。这种神经内分泌信号系统的失衡可能会影响皮肤而致病，神经源性皮肤炎症反应在由环境压力引发和加剧的疾病（如银屑病、特应性皮炎、斑秃、荨麻疹、瘙痒）方面发挥着重要作用。

- 皮肤对系统激素水平过多或缺乏的反应会受到潜在的系统和局部因素的很大影响，包括紫外线照射、湿度、炎症、屏障功能、皮肤微生物定植、药物治疗及伴随的化学或物理皮肤损伤等，进而对患者的精神心理造成影响。而这些因素都会影响人体皮肤的神经、内分泌信号的调节。
- 最近的实验证据表明，重要的应激相关神经肽，如 P 物质甚至可以影响皮肤微生物的组成[162]。
- 人体器官的衰老与系统激素水平显著关联，特别是血液循环中的雄激素和雌激素。例如，在绝经期及绝经期后由于 17-β-雌二醇水平下降，对人类皮肤的影响程度比我们之前认识到的要大得多；从影响整体皮肤结构的变化、皮肤的免疫反应，到通过改变皮肤屏障功能影响皮肤的微生物、皮肤对药物的吸收；从激素代谢对毛发生长的影响、皮脂产生，到影响创伤的愈合等[163-168]。

人体皮肤和脑-皮肤轴的神经内分泌应激反应系统

在常见皮肤病中，当精神、情绪压力作为触发或加重因素时，激素在皮肤病学中的重要性也可能被大大低估了，精神压力是诱发或加重这些常见皮肤病的重要因素，如银屑病、特应性皮炎、荨麻疹、结节性痒疹、扁平苔藓及斑秃等（见相关章节和第 86 章）。现在，有可靠的实验和临床数据可以解释主要的神经内分泌压力递质，如 CRH、ACTH、催乳素和 P 物质如何诱发或加重皮肤疾病的机制[9,13,17,18,49,151,169-171]，而不是依赖可疑的精神分析。精神、情绪压力诱发神经内分泌失调引起神经源性皮肤炎症，解释了精神、情绪压力影响皮肤病的机制，如银屑病、特应性皮炎或荨麻疹等[13,16,18,172-175]。

在神经源性皮肤炎症性疾病中，肥大细胞发挥着皮肤促炎活动的“总开关”作用。应激相关递质［如 CRH、ACTH、P 物质和神经生长因子（NGF）］的血清和组织水平增加后可直接刺激肥大细胞，使其发生强烈的脱颗粒作用。上述递质都是肥大细胞的促分泌因子，它们通常在感觉神经纤维附近被发现。研究表明，神经生长因子可刺激释放神经肽的感觉神经元合成 P 物质，通过感觉神经纤维输送到皮肤，诱发或加剧皮肤炎症[13,49,98]。同时，精神、情绪的应激反应可上调应激激素如 CRH 和 ACTH 在胞内合成[16,18,49,169,175,176]。

某些与压力相关的激素是被称为“胎儿程序控制”的重要元素，母体的应激会影响子代以后的应激反应[177,178]。例如，母体血清孕激素水平高低与女孩们随后患特应性皮炎的风险呈负相关。由于孕激素被认为是母胎内的一种内分泌“压力前哨”，可促进胎儿的耐受性。因此，可以设想母体的孕激素水平降低可能会使胎儿更易于发展为特应性皮炎[179]。

这些激素沿着脑-皮肤轴[13,17,98,140,176,180-182]相互作用会引发一系列继发性炎症事件，从而诱发或加重炎症性、瘙痒性和（或）过度增殖性皮肤病。与之相对应，最近的神经影像学证据表明，皮肤的慢性炎症可以对人类大脑产生深远的逆行促炎作用，如银屑病患者[183]。这甚至可能对他们的认知能力产生负面影响[184]。如果在后续的研究中证实，存在与中枢神经炎症和慢性炎症性皮肤病相关的认知障碍，将会给这些患者的诊断和治疗带来更多新的挑战。

人类皮肤和头发的研究模型可作为研究一般神经内分泌学的工具

应该强调的是，一种严格的（神经）内分泌学研究方法用于皮肤疾病的研究，已经为一般内分泌和神经内分泌研究的主要转化及相关进展做出了重大贡献，例如，通过器官培养完整的人类皮肤和头皮毛囊，通过培养人类角质细胞和皮脂腺细胞等。

皮肤及其毛囊皮脂腺单位不仅是人体内分泌功能最活跃的器官之一，而且其调节神经、内分泌信号通路的复杂程度与 HPA 和 HPT 轴等同[3,6-9,39,57]。这一研究还发现了引起色素沉着的神经、内分泌调控的新方式[15]，如发现 β-内啡肽可作为促黑激素[125]，还发现 TRH 不仅能促进人类头发色素沉着[82]，还能促进创伤后的表皮再生[161]，提示 TRH 参与了对伤口愈合的调节。

对人类皮肤和毛发的研究显示，α-MSH 除了所熟知的能刺激黑皮质素产生色素沉着这一关键作用外，还具有多种抗炎作用[185]，并在人类皮肤中扮演强大的免疫赦免防护者角色[46,186-190]。老鼠的实验研究提示，α-MSH 也可作为一种潜在的抗纤维化神经激素，这可能与系统性硬化的发病机制有关[191,192]。有

关 α-MSH 对人体皮肤局部作用正在研究，以期判断 α-MSH 是否影响表达耐受性的树突状细胞和(或)调节性 T 细胞[193]。临床证据已经表明，α-MSH 可通过抑制嗜碱性粒细胞在体内外发挥局部抗过敏作用[43]，还可发挥系统性影响以限制紫外线对人体皮肤的氧化性损伤[194]。

催乳素和甲状腺激素也有未熟知的重要作用，在体内发挥着刺激毛囊上皮干细胞的功能[91,103,195]。通过最近对人体皮肤和毛囊器官培养研究发现，TRH、TSH、催乳素及大麻素系统都是角蛋白基因和核心蛋白基因表达的强大的新型神经内分泌调节因子(如 TRH、TSH、催乳素和内源性大麻素可有效地调节所选角蛋白在表皮内和毛囊乳头内表达，包括原位干细胞和毛干相关角蛋白[58,87,196,197])，这揭示了一个全新水平的角蛋白表达调节。

对人体皮肤中维生素 D 和角质细胞代谢系统的研究还发现了一种全新的开环甾体化合物[41,198]，它具有诱人的治疗潜力[39,57]。分析 PPAR-γ 介导信号对人类皮肤健康和疾病作用时发现，这些核激素受体及其受体激动剂对人类上皮(毛囊)干细胞[59,85,199]起着重要的监护作用，是抑制皮肤产生过度炎症的重要分子[59,200]，PPAR-γ 还可以帮助降低由光氧化损伤引起的皮肤老化[201]。

最后，目前对健康人类的表皮和毛囊器官培养的研究显示，TRH 和 TSH 作为已知的人类线粒体强大的神经内分泌刺激物，甚至参与了线粒体的原位生物的起源[83,84,86]。这一重要而新颖的观点——线粒体神经内分泌调节，被主流的线粒体和神经、内分泌学研究所忽视。传统上，线粒体和神经、内分泌学的主流，是把甲状腺和类固醇激素作为线粒体功能刺激物在皮肤以外组织中的作用作为研究重点，考虑到线粒体功能障碍在衰老和许多退行性疾病(包括母亲遗传的线粒体 DNA 疾病)中的核心作用[202-205]，这一发现为临床研究开辟了有趣的新途径(见下文)。

这几个例子说明，从神经、内分泌学角度研究皮肤的好处远远超过仅仅研究皮肤本身。它们还表明，在人类生物学中以人类皮肤和毛囊皮脂腺为研究模型，为探索新激素和其他神经递质在生理活动中的作用提供了极好的研发工具[3,8,87]。在这方面，可以从进化上更为古老的脊椎动物的皮肤研究中得到重要的线索，如青蛙的皮肤，产生了种类和数量惊人的神经激素和神经肽。了解以上事实，可以帮助人们揭示青蛙和人类进化在皮肤上存在的但尚未被认知的共有功能[166,206]。

(神经)内分泌对皮肤发病机制的贡献

以应激性神经源性皮肤炎症为例(见前)，已经阐明了神经、内分泌和神经免疫学机制，压力影响如何诱发或加重人类皮肤病的发病机制和疾病进程。表 149.2 已列出了假定神经内分泌机制对疾病发病机制产生影响的一部分皮肤病。例如，有越来越多的证据表明，多种神经激素、神经肽和神经递质通过对免疫的影响可能促进银屑病、特应性皮炎、荨麻疹、瘙痒、斑秃、系统性红斑狼疮、系统性硬化症、伤口愈合迟缓及黑素瘤的发生和(或)临床病程(详见表 149.3)。

然而，关于神经、内分泌机制在特应性皮炎、银屑病等最常见的人类皮肤病的发病机制中是否起决定性作用(而不是触发或加重这些疾病)仍然缺乏确凿的证据。遗憾的是，严格的神经内分泌方法很少被用于治疗人类皮肤病。主流的神经内分泌学研究在认识和采用人体皮肤及其附属器作为指导研究对象和实验模型方面进展缓慢。

第一个例子是，在长期研究中发现特应性皮炎存在 β-肾上腺素能信号缺陷，这就是 Szentivanyi 的特应性皮炎 β-肾上腺素能理论[255]，它可能是最接近特应性皮炎的发病机制和神经药理学治疗的理论[68,69,256-258]。β-肾上腺素能受体在血管瘤发病中发挥的作用仍不清楚，但是 β-阻滞药治疗血管瘤时的效果令人印象深刻[259]。当然，这也额外激励我们对儿茶酚胺及其受体在人体皮肤生理学功能和病理学中的作用进行系统的重新探索[30,33,66-71,260-265]。肾上腺素能受体激动药和拮抗药已经在临床医学中使用了几十年，在以后的皮肤病治疗中可能会发现它的新的药理学作用。

第二个例子是，黑皮质素受体 1 型(MC1R)，是 α-MSH 的主要受体，其功能多态性的缺失(于晒不黑的红发个体中发现)与患黑素瘤的风险显著增加有关[231-234,266](见第 143 章)。α-MSH 在人类皮肤具有强大的免疫赦免功能[46,186,189]。相对不足的 α-MSH/MC1R 的信号介导可能引起生长期毛囊免疫赦免机制的崩溃，这可能是斑秃发生的主要原因[46,189,267]。同样，可推测毛囊干细胞在毛囊隆凸部位 α-MSH/MC1R 的信号介导缺乏也引起了该部位免疫赦免机制的崩溃，进而参与了扁平苔藓的发生[190]。

第三个例子是，这些内分泌的研究帮助认清了内源性或外源性的维生素 D 和维生素 A 衍生物被广泛地用于治疗皮肤病的作用机制，也就能理解皮内骨化三醇和维生素 A 衍生物合成及代谢异常会增加皮肤肿瘤、脱发、痤疮等的易感性，减慢创伤愈合及个体对类固醇激素治疗的反应。关于皮肤内分泌学新维度的研究在皮肤病学中的潜在重要性，这就是一个有趣的例子[19,41,268-273]。

正是在这种背景下，传统的临床皮肤内分泌学仍需不断发展。

临床皮肤内分泌基础

如何评估疑似(神经)内分泌紊乱的患者

激素可控制或影响人体一般特征，如身高、体重、体态和姿势、情绪、敏捷度、紧张度、毛发表型，以及食物和液体的摄入量。因此，关注这些一般特征的变化，可极大地帮助医师了解皮肤病患者潜在的内分泌问题。至少，当患者出现表 149.3 所示的主要症状或体征时，应考虑引起皮肤问题背后的激素因素，并进行系统诊断或排除。一些特征性的皮肤体征为特定的内分泌疾病提供了特别有价值的线索(表 149.4)。另外，表 149.5 总结的"诊断要点"，将极大地帮助医师识别皮肤体征背后存在的潜在内分泌病理学基础。

将患者目前的面部外观与旧照片(如驾照或手机上的照片)进行对比，可以提供重要的、可快速收集的关于整体面部特征变化的信息，如可能发生的肢端肥大症或 Cushing 病。

鉴于大多数社会中糖尿病的发病率和患病率不断上升，将其作为一个独立因素加以考虑非常重要。糖尿病的皮肤特征表现见框图 149.1，在其他章节也有讨论(见第 64 章)。

表 149.4 皮肤特征性体征提示有特异性内分泌疾病

症状及体征	图	相关的内分泌疾病/问题
黑棘皮病(见第 87 章)	图 149.3	青春期，糖尿病，其他原因的胰岛素抵抗、包括黑棘皮病综合征(高雄激素，胰岛素抵抗，黑子；常伴有多囊卵巢综合征、多毛症等雄激素过剩的征象)，肢端肥大症
痤疮(见第 91 章)	图 149.4	Cushing 综合征，糖皮质激素治疗，促肾上腺皮质激素分泌肿瘤(如小细胞支气管癌、肢端肥大症)
回状颅皮(见第 107 章)	图 149.5	肢端肥大症
面部潮红(见第 106 章)	图 149.6	与更年期相关的面部潮红；嗜铬细胞瘤
产后溢乳		高催乳素血症(如催乳素瘤、肿瘤相关的异位泌乳素产生或服用抗精神病药物、口服避孕药、三环类抗抑郁药)
环状肉芽肿(见第 97 章)		糖尿病(见第 64 章)
男性乳腺发育症(通常对称，但不总是对称的)	图149.7 和图 149.8	青春期，性腺功能减退(如 Klinefelter 综合征)，垂体和性腺肿瘤(如泌乳素瘤)，睾丸癌，内源性雌激素过多(如雌激素量分泌肿瘤)，雌激素代谢不足(如肝硬化)，药物(如雌激素、螺内酯、异烟肼、恢复正常垂体促性腺激素分泌经过长时间的饥饿，极端的饮食，或重要的消耗性疾病)，垂体功能减退
色素沉着	图 149.9	肾上腺皮质功能减退症(艾迪生病)
多毛症(见第 89 章)		ACTH 分泌过多(肿瘤，Cushing 病)，甲状腺功能亢进(Graves 病常伴有黏液性水肿)
黄褐斑(见第 88 章)	图 149.10	怀孕，口服避孕药，分泌雌激素的肿瘤
"满月脸"		Cushing 综合征
胫前黏液性水肿(见第 59 章)	图 149.11	甲状腺功能亢进症或甲状腺功能减退症(尤其是 Graves 病)
渐进性脂质坏死(见第 97 章)		糖尿病(见框图 149.1 和第 64 章中查找糖尿病的其他皮肤并发症)
坏死游走红斑(见第 147 章)	图 149.12	胰高血糖素瘤
掌红斑		甲状腺功能亢进症
硬肿病(见第 59 章)		糖尿病
妊娠纹(萎缩纹)(见第 96 章)	图 149.13	Cushing 病，糖皮质激素治疗，ACTH 分泌肿瘤(如小细胞支气管癌)；怀孕，避孕，青春期(生长剧增，即肥胖个体)

改编自 Braverman，1998[211]，Du Vivier，2002[274] 和 Luger and Böhm[275]© John Wiley。

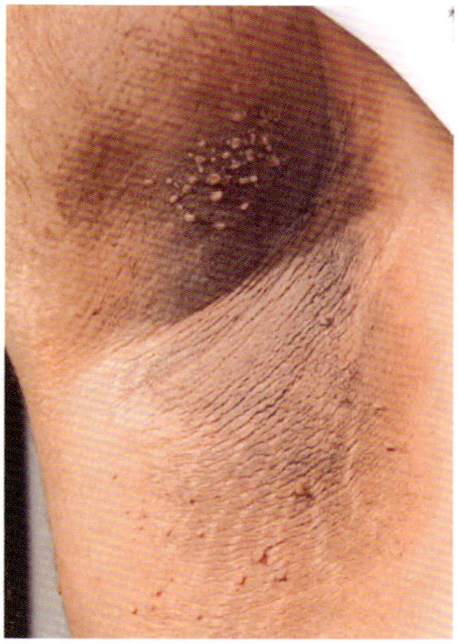

图 149.3 一位患有 2 型糖尿病的 41 岁肥胖男性的黑棘皮病、皮赘和皮纹

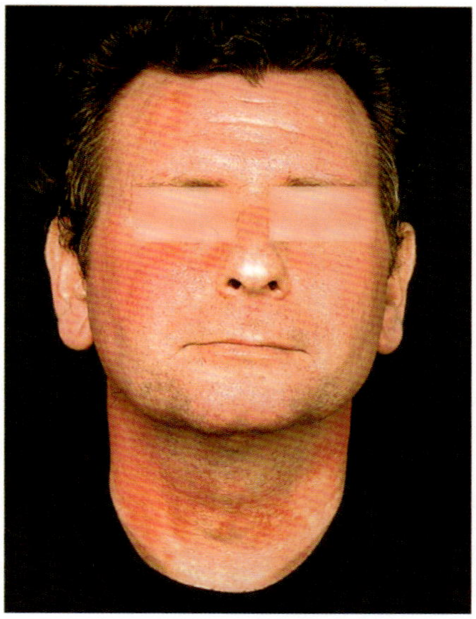

图 149.6 组胺诱发食管肿瘤所致的面部潮红（由 M. Greaves 教授提供，伦敦，英国）

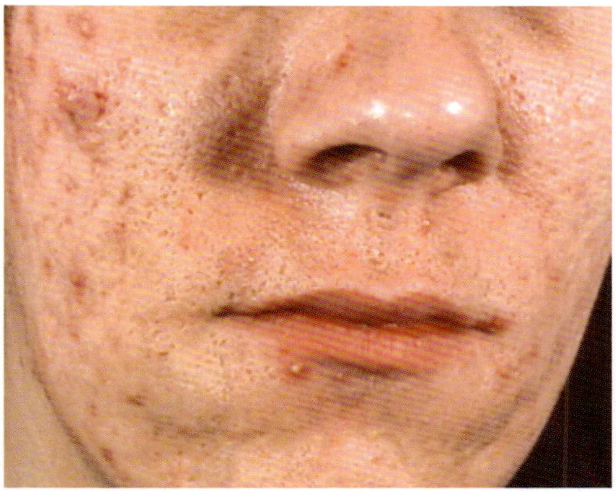

图 149.4 肢端肥大症：毛孔粗大、重度痤疮、皮脂腺炎

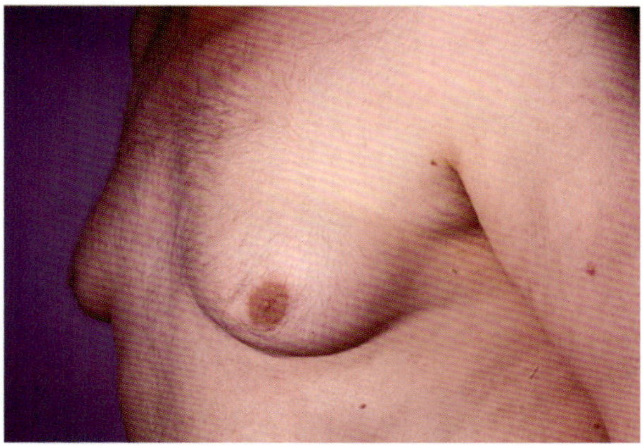

图 149.7 长期应用螺内酯治疗高血压所致的男性乳腺发育

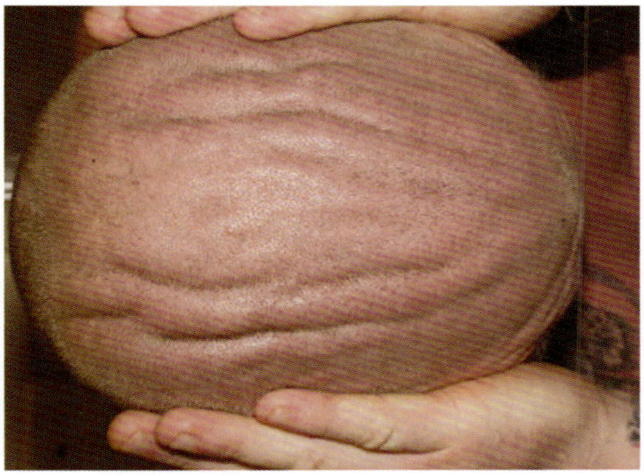

图 149.5 回状颅皮

框图 149.1 糖尿病的皮肤表现(见第 64 章)

- 感染(特别是口腔和生殖器念珠菌病，念珠菌性擦烂，复发性毛囊炎，脓肿和丹毒)
- 溃疡和坏疽(糖尿病微血管病变和神经病变引起的继发性皮肤改变)
- 类脂质渐进性坏死
- 糖尿病性皮肤发红
- 脂肪萎缩/脂肪肥大(包括胰岛素注射后)
- 糖尿病性皮病(Binkley 斑)
- 关节活动受限和硬皮病样综合征(蜡样皮肤、糖尿病手综合征)

第13部分

（续框图）

- 糖尿病性硬肿病
- 糖尿病性水疱（糖尿病性大疱病）
- 黑棘皮病（包括局限型和播散型，鹅卵石指）[278]
- 胡萝卜素色皮病（由于 β-胡萝卜素在皮肤的角质层累积导致皮肤变为金黄色，与糖尿病高胡萝卜素血症有关，特别是在指关节、肘关节、膝盖和掌跖皮肤）
- 反应性穿通性胶原病
- 皮肤发疹性黄瘤
- 播散性环状肉芽肿
- 白癜风
- 抗糖尿病药物引起的皮肤不良反应（包括光毒性反应和光过敏反应）

改编自 DuVivier，2002[274] 和 Luger and Böhm[275] © John Wiley。

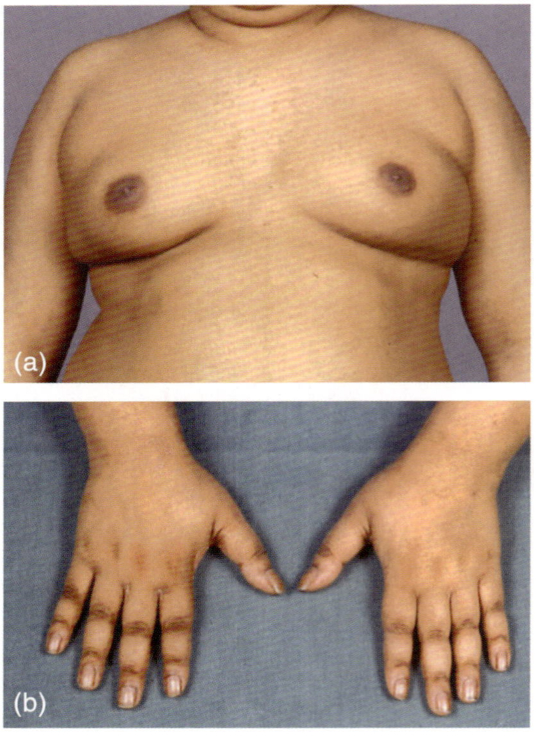

图 149.8 1 例 18 岁男性垂体功能减退继发的库欣病 （a）向心性肥胖和男性乳腺发育；（b）由于胰岛素抵抗所致的指关节黑棘皮病，与传统的黑棘皮病明显不同。

甲状腺功能亢进或减退所致的皮肤问题也需要考虑。最后，考虑到许多肿瘤可能分泌激素，如果在诊断上有疑问，应仔细观察哪些皮肤表现可能是由肿瘤分泌的激素引起的，如皮肤色素过度沉着等症状；

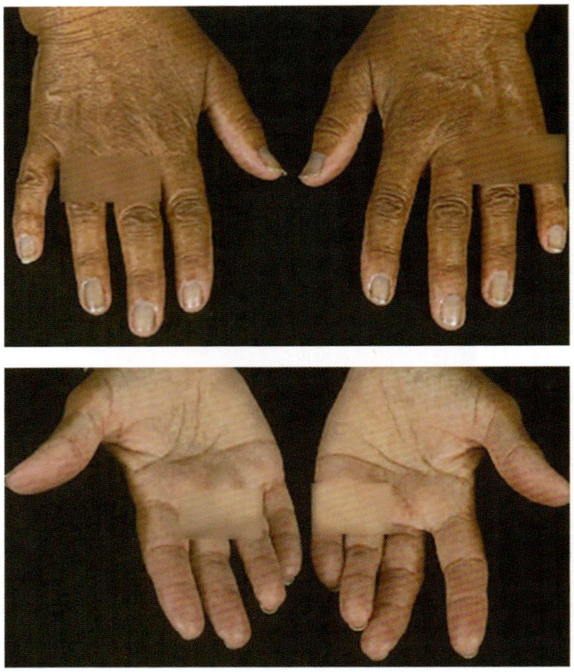

图 149.9 ACTH 所致的垂体腺瘤引起的库欣病患者双侧肾上腺切除术后 37 年，掌纹部色素沉着（Nelson 综合征）

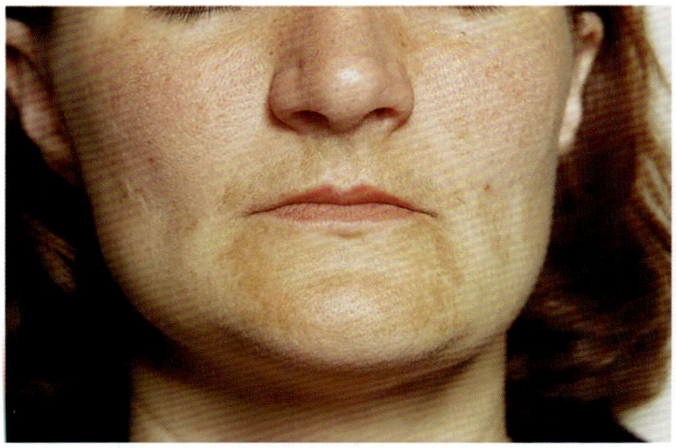

图 149.10 黄褐斑

例如，在小细胞支气管癌患者中，其分泌的 ACTH 会造成痤疮样皮损和（或）库欣病样皮肤特征[279]；在嗜铬细胞瘤患者中，因分泌过多的儿茶酚胺会引起突发的多汗症（通常伴有头痛、心动过速和高血压）；在胰高血糖素瘤综合征患者中会出现的坏死性游走性红斑等症状[280,281]（见表 149.4 和表 149.5）。关于副肿瘤性皮肤病的详细信息，参见文献[277]、[282]和第 147 章。

皮肤病治疗中的内分泌因素

一旦诊断或怀疑有内分泌异常，患者应转到相应

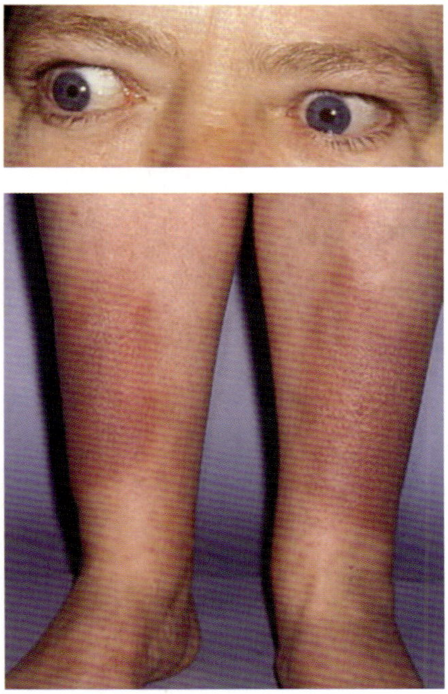

图 149.11 Graves 病伴胫骨前黏液性水肿、眼球突出 1 例

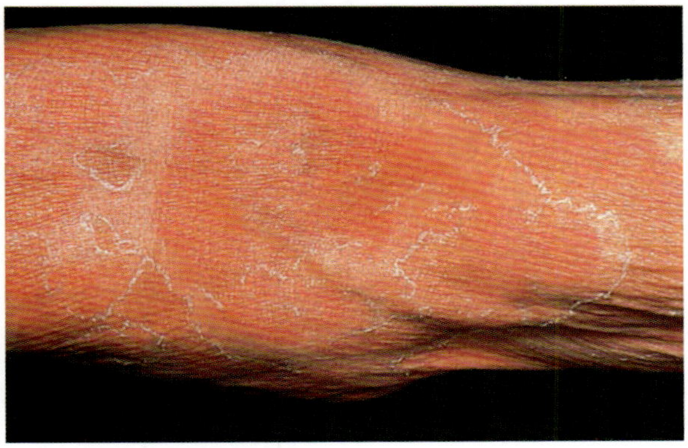

图 149.12 游走性坏死性松解性红斑

（由丹麦哥本哈根芬森研究所 Kristian Thomsen 博士提供）

领域的专家就诊，如内分泌科专家或神经外科医师，进一步诊断和处理。而且，即使是应用替代疗法或抑制疗法（视情况而定）也不一定能使皮肤迅速恢复到发病前的状态。对矫正治疗的反应，如服用甲状腺素片、切除垂体肿瘤、对糖尿病的治疗等，皮损仍可能会持续很久或改善非常缓慢，甚至可能无效。

与内分泌疾病相关的一些皮肤变化（如类脂质坏死、脂肪萎缩、萎缩纹、皮肤溃疡、坏疽；见表 149.4 和表 149.5）通常会导致不可逆的皮肤损伤，如果积极

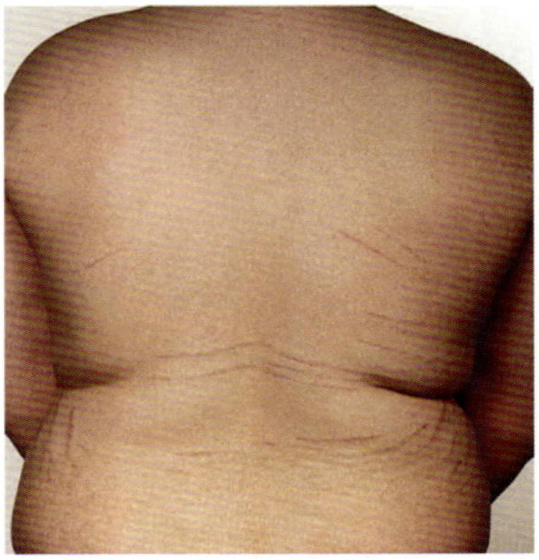

图 149.13 年轻男子因肥胖而产生的条纹

寻找并清除潜在的内分泌异常，渐进性的功能丧失才会被终止。

如果已知患者存在内分泌功能紊乱，无论是否有皮肤表现，一定切记，这种内分泌异常可能加重或者增加患其他皮肤疾病的风险，或者改变其对治疗的反应，如银屑病、特应性皮炎、斑秃、痤疮等，还可能影响伤口愈合（见表 149.3）。皮肤加速老化也可能是内分泌失调的结果。与精神、情绪压力相关的神经内分泌异常可能通过诱发神经源性皮肤炎症而产生或加重皮肤病（见前），应该仔细考虑并与患者讨论。

外源性糖皮质激素应用于人体皮肤，不仅可能对人体皮肤内源性类固醇激素的代谢和合成产生重要影响，还可对皮内神经内分泌信号轴产生重要影响；它会影响强效生长因子/细胞因子的分泌或受体信号传递，而这些受体并非激素作用的经典靶目标；应用糖皮质激素还可以同步或重置人类皮肤及其附属器生物钟基因的活动，鉴于对皮肤生理学的各种不同方面的调节更深入的了解，如毛发的生长和色素沉着都是由生物钟基因活动的变化引起的[283-287]，糖皮质激素治疗对生物钟基因活动方面的作用可能比以前认识到的更重要。

虽然皮肤内分泌学这一领域尚处于起步阶段，其在临床疾病治疗的实际意义也不清楚，但皮肤科医师仍然应该了解激素和皮肤之间复杂的相互作用。例如，已知皮质醇可降低体外人类头皮毛囊乳头内的 CRH 的表达[26]，尽管这还有待于在体内的证明，显然长期使用糖皮质激素降低了皮肤的 CRH 依赖的皮质醇及肾上腺素的合成[9,26]。这种脑-皮肤轴的医源性破坏，可引起糖皮质激素停止治疗后常出现的典型的反弹现象[3,7,9]。此外，全反式维A酸能调节毛囊

表 149.5 临床皮肤内分泌学的其他诊断线索

症状及体征	图	可能存在的疾病
斑秃(见第 89 章)		甲状腺自身免疫病
快速进展的雄激素性脱发(尤其是女性)		分泌雄激素的肿瘤、肾上腺性征异常症、怀孕或停用口服避孕药、甲状腺功能异常、高泌乳素血症
腋毛发育不全		全垂体功能减退症
“水牛背”		Cushing 综合征
杵状指(见第 95 章)		甲状腺功能亢进(甲状腺性肢端病变)、甲状旁腺功能亢进或减退症(新生骨)
表皮样囊肿		肢端肥大症
眼睑增厚或水肿		肢端肥大症
牙龈或口腔黏膜色素沉着	图 149.14	肾上腺皮质功能减退症(牙龈色素沉着:也考虑甲状腺功能亢进或库欣病;与 Peutz-Jeghers 综合征的上皮样色素沉着鉴别)
毛发、白发变黑		分泌 ACTH 的肿瘤(如垂体或小细胞支气管癌产生异位促肾上腺皮质激素)
巨舌(舌头经常裂纹)	图 149.15	肢端肥大症;甲状腺功能减退(通常不如肢端肥大症明显)
新生儿感染性乳腺炎		由母体激素引起的对乳腺的暂时刺激
甲变厚、变硬		肢端肥大症
皮脂腺过度增大(见第 93 章)		肢端肥大症
脂溢性皮炎		分泌雄激素的肿瘤、高泌乳素血症、帕金森病(→多巴胺产生不足,与高泌乳素血症相关)
皮赘(软纤维瘤)		肢端肥大症
休止期脱发(见第 89 章)		甲状腺功能异常,高泌乳素血症,分泌雄激素的肿瘤,肾上腺性征综合征,多囊卵巢综合征,怀孕或停用口服避孕药
溃疡、坏疽		糖尿病
荨麻疹(见第 42 章)		与甲状腺激素异常相关的慢性荨麻疹(由于桥本甲状腺炎或毒性弥散性甲状腺肿)
白癜风(见第 88 章)	图 149.16	是否与甲状腺自身免疫性疾病和肾上腺皮质功能减退症有关

改编自 Braverman,1998[211], Du Vivier,2002[274],Luger 和 Böhm[275], Jabbour,2003[276] 和 Jabbour,2010[277] © John Wiley。

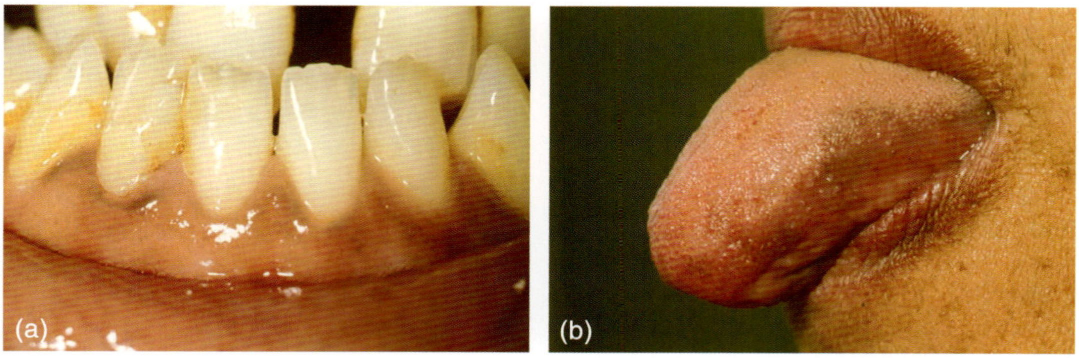

图 149.14 因 Addison 病所致的女性皮肤变黑
牙龈(a)和舌头(b)的色素沉着。

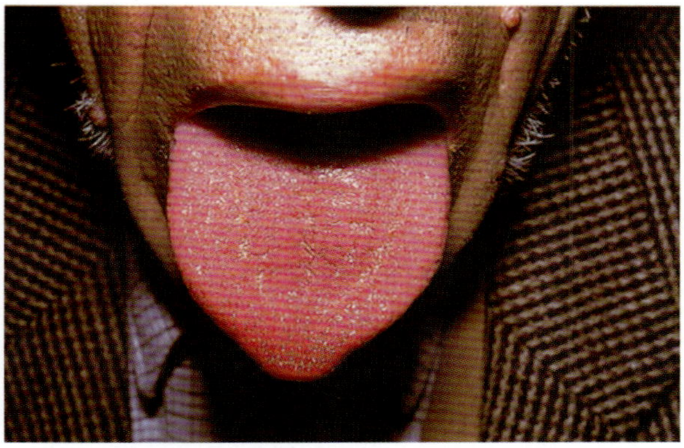

图 149.15 肢端肥大性巨舌症

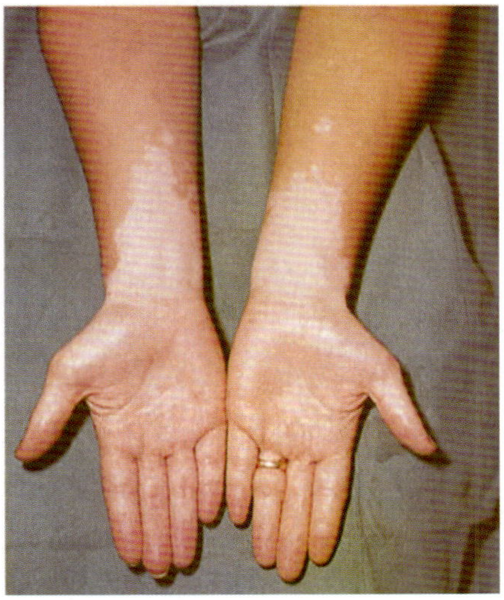

图 149.16 白癜风

乳头内生长因子的表达。也就是说，通过上调 TGFβ1 和 TGFβ2 的表达，可使头皮毛囊从生长期向退行期进行转换。这就解释了经过维 A 酸治疗的患者会产生一个休止期脱发的原因[288]。而临床常见使用维 A 酸导致的皮肤刺激反应，是其在某种程度上激活了一种称为辣椒素样受体（TRPV1）引起的感觉过敏反应[289]。皮肤科医师应该牢记，误用或滥用激素活性物质（如合成代谢的激素或糖皮质激素）可能会出现相应的皮肤症状。患者的药物治疗也可能导致激素介导的皮肤不良反应。由系统或局部使用强效糖皮质激素，或系统使用维 A 酸治疗引起的不良反应可能非常明显；但运用合成代谢药物或避孕类激素药时就不明显。当患者服用新的神经内分泌药物时，也可能出现一些不良的皮肤反应，如合成的 α-MSH 类似物——美拉诺坦，被越来越多的西方人用于美黑目的。该制剂可能刺激多发性黑素细胞痣的出现和（或）原有痣的发育不良改变（见表 149.3）。

其他药物对皮肤的神经内分泌影响不太明显。例如，多巴胺对人类毛发生长有直接的抑制作用[101]。这就解释了溴隐亭，垂体泌乳素分泌的多巴胺受体激动药，用于治疗催乳素瘤能引起女性患者出现脱发的原因[290]。精神安定药和其他抗精神病药物经常引起高催乳素血症[291]。因此，我们有理由考虑是否有可能是此类药物导致催乳素信号过度表达而引起的皮肤异常（见表 149.3），或者在使用这些药物治疗的患者中，标准疗法的效果可能比预期的要差。因此，在医学上，有合理的理由情况下，暂停或减少此类药物的使用，以观察这些药物对改善皮肤症状是否有价值。

长期使用环孢素治疗会导致多毛症，在少数合并有高泌乳素血症患者还可引起可逆性的男性乳腺发育[292]。在小鼠皮肤中，环孢素通过依赖泌乳素受体的方式控制毛囊干细胞的激活和毛发的生长[293]，同时延长人头皮毛囊生长期[294]。有一种颇有争议的观点认为，联合使用溴隐亭可降低血清催乳素水平，从而提高环孢素的疗效[295]，但是高泌乳素血症的神经抑制药也可能降低环孢素的免疫抑制作用[296]。

血管紧张素转换酶抑制药是药物引起血管性水肿的主要原因，占急诊血管性水肿病例的 1/3[297,298]。这些药物能抑制皮内 P 物质、缓激肽等前炎症因子、血管活性和肥大细胞活性神经肽的降解，从而加重神经源性皮肤的炎症、血管扩张和血浆外渗[16,25,49,299,300]。

这些思考，说明了从（神经）内分泌学角度去处理皮肤病患者时的价值。传统上，也正是这种诊断观点的益处确保了激素在皮肤科医师心中地位。

临床皮肤内分泌学系统综述

所有中枢内分泌信号轴（见图 149.1）及前面描述的（神经）内分泌系统都可以显示因激素水平过高或不足而造成的异常。在下面的章节中，我们将简要讨论表 149.4 和表 149.5 中列出的皮肤症状。进一步的临床信息可以从相关的综述文献[98,207,276,277,282,301,302]和 Braverman 的经典专著[211]中获得。临床插图参照表 149.4 和表 149.5。

由于内分泌疾病的确诊和治疗掌握在内分泌专家、儿科专家、妇科医师或神经外科医师手中，这里就不讨论诊断和治疗，疾病有关的诊断和治疗的详细信息，请参见文献[5]，[150]，[151]，[311]。

垂体功能减退症

遗传性或获得性垂体激素分泌不足可由多种原因引起。这些缺陷包括 POMC 合成的先天性缺陷[303]或加工过程中的先天性缺陷，以及通过创伤性脑损伤、电离辐射、肿瘤（如转移瘤、颅咽管瘤、腺瘤、朗格汉斯组织细胞增生症）和感染（如结核、梅毒）、结节病和产后垂体坏死（Sheehan 综合征）所致[211,276,301,304,308]。所有这些都可能削弱垂体激素的分泌，相关的皮肤表现主要取决于神经激素分泌量不足的程度。

考虑到垂体功能减退的性质通常是非激素选择性的，几种垂体神经激素水平同时降低，受其调节的血清中其他关键激素水平通常也会降低（如甲状腺素、皮质醇）和生长因子（如 IGF-1）。因此，要准确地分辨出是哪一种激素失衡导致了某一特定患者的皮肤表现通常是不可能的。在临床上一旦被怀疑垂体功能低下，那么确定哪些垂体激素有缺陷就变得非常重要[276,304]。典型的，如促黑素缺乏（如 ACTH，α-MSH）引起皮肤黑素减少而苍白，常见肤色发黄。相反，GH（STH）和（或）催乳激素的缺乏会引起皮肤结构的改变，如皮肤整体变薄，皮脂和汗液分泌减少。比较罕见的情况是由继发性垂体功能减退引起的男性乳腺发育[305]，图 149.17 所示的结节病患者。

在一个小的患有孤立性生长激素缺乏症或多发性垂体激素缺乏症的儿童和青少年队列研究中，发现弹性蛋白异常，除了弹性纤维蛋白数量减少外，弹性纤维蛋白也更短、更纤细，提示 GH 等垂体激素调节皮肤弹性纤维蛋白的形成[306]。在垂体功能低下患者中也发现了胶原蛋白合成的减少[307]。在 Sheehan 综合征患者中 GH 分泌不足，与对照组相比，皮肤容量和皮脂含量降低[308]。先天性 POMC 缺乏症患者多为红发、皮肤苍白、幼年肥胖[303]。

垂体功能亢进症

由垂体功能亢进（即肢端肥大症、高催乳素血症和 Cushing 病）引起的疾病，临床表现均具有非常典型的皮肤体征可以帮助诊断。

在肢端肥大症中，垂体前叶腺瘤分泌过多的 GH，导致 IGF-1 血清和组织水平的继发性升高。临床结果取决于这种情况出现于童年、青春期或成年期等不同时期。其特征为软骨和骨凸部位的皮肤过度生长，表皮增生明显，真皮中黏多糖积聚（因此得名）。外部表现为耳垂和手指逐渐增大（感觉手套变小了），面部特征突出，下颌增大前凸（图 149.4），额部皮肤

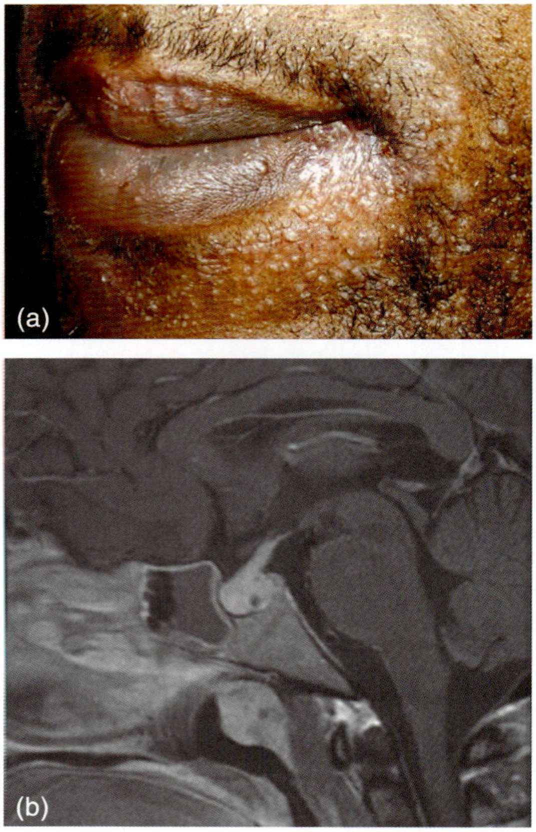

图 149.17 神经系统结节病伴垂体功能减退症的皮疹表现

（a）一位 35 岁男子被诊断为皮肤和肺结节病，出现广泛的无明确特征的丘疹合并易疲劳与气短。经进一步询问发现，其有男性乳腺发育及性欲减退。（b）内分泌评估和垂体磁共振成像分别显示：促性腺功能减退、垂体增大与结节样浸润相平行。（由英国伦敦国王学院医院 S. Walsh 博士提供）

皱褶增大（思想者的皱褶），类似脑回状颅皮（图 149.5）。其他特征性改变包括色素沉着过度、多毛症、脂溢性皮炎、指趾甲增厚、黑棘皮病、多汗症和巨舌症（图 149.15；表 149.4 和表 149.5）[5,309]。在肢端肥大症患者还有皮肤经皮失水减少，皮肤表面温度降低，皮肤 pH 和弹性增加等报道[242,310]。

用神经外科手术、放疗、生长激素拮抗药（如培维索孟）、生长抑素类似物（如奥曲肽）或多巴胺能药（如溴隐亭、卡麦角林）治疗肢端肥大症可部分逆转长期暴露于过高的生长激素血清水平所引起的皮肤表现。遗憾的是，这些外科及药物疗法是如何影响人类皮肤的机制研究在很大程度上被忽视，而有关机制方面的研究可能为 GH 受体介导的信号在人类皮肤生理学中的作用带来新的曙光。最近的研究表明，多巴胺实

际上在体外抑制了人类头皮毛发的生长[101]。因此，根据它对毛发生长的抑制推测多巴胺可能是生长激素的功能拮抗剂。

相反，生长激素治疗（如 Turner 综合征患者）可促进黑素细胞痣的生长，其能增加 HMB-45 和 Ki-67 免疫反应活性，激活黑素细胞[243,244]。事实上，在小鼠创面愈合的研究中，使用生长激素释放激素（GH-RH）或生长激素激动剂治疗可在创面愈合的早期增加成纤维细胞的密度，并在随后加速上皮再生。因此，肢端肥大症患者的皮肤表现，可能为促进皮肤创面愈合提供了新的策略[152]。有人提出，GH 或其刺激的关键生长因子（IGF-1）替代治疗是一种潜在的抗皮肤衰老的策略，值得系统研究[166]。

虽然长时间的高催乳素血症可能有许多原因，最常见的原因可能是垂体前叶泌乳素微腺瘤或大腺瘤分泌，也可能是药物（如吩噻嗪、多巴胺拮抗药、雌激素、吗啡衍生物、H-2 拮抗药和神经抑制药）所致[5,311]。

与生长激素一样，血清催乳素水平持续升高导致血清和组织 IGF-1 水平升高[20]。因此，在肢端肥大症和高催乳素血症（如脂溢性皮炎）的患者有少许重叠的皮肤表现，如果 IGF-1 的分泌增加是人类皮肤催乳素作用的主要模式，那么重叠的情况会比预期的少。相反，女性高催乳素血症通常与脂溢性皮炎、痤疮、多毛症和雄激素源性秃发有关，也就是 SAHA 综合征。SAHA 综合征还可能与卵巢和肾上腺功能障碍有关（见第 90 章）。几乎所有确诊的高催乳素血症均可诱发男性和女性与分娩无关的溢乳，以及男性乳腺发育。

然而，最近的研究表明，高泌乳素血症对皮脂腺和乳腺的显著影响只是催乳素对人类皮肤健康和疾病的全部作用中的一小部分。从调节角质形成细胞和皮脂腺细胞的增殖、分化、凋亡，到调节细胞因子的分泌和角蛋白的表达，包括促进角蛋白-15 的表达；角蛋白-15 是上皮干细胞的一种关键标记物，表明催乳素在上皮干细胞生物学中发挥更广泛的作用；此外，催乳素的作用在不同性别之间可能存在差异[3,88,89,91,312]。如果确认了催乳激素能调节外周雄激素代谢[313]，在皮肤的自身免疫中起着重要作用[314]，这就可作为充分探究脑垂体分泌的催乳激素过多或不足对人类皮肤及其附属器生理和功能的影响的额外动机[88,90,312]。

大多数受 Cushing 病影响的患者都患有产生 ACTH 的肿瘤，可能在垂体前叶，也可能是在垂体外的肿瘤（最常见的是小细胞支气管癌）异位分泌 ACTH。相关的皮肤表现决定于促肾上腺皮质激素的色素效应和由长期升高的血清皮质醇水平引起的高皮质醇血症[275]（皮肤表现见下文）。如果见到患者以前灰白的头发变黑，或掌纹过度色素沉着（在白种人中），提示应立即筛查 ACTH 分泌肿瘤或 Addison 病（见后章节）。

肾上腺功能亢进症

肾上腺功能亢进有三种形式。

高皮质醇血症（Cushing 综合征）：这是最常见的医源性疾病，常由系统性或局部广泛使用糖皮质激素治疗的结果。产生促肾上腺皮质激素的肿瘤（Cushing 病）较少见，而产生 CRH 的下丘脑肿瘤、对肾上腺皮质激素的自身免疫反应[277]和自身抗体对肾上腺促肾上腺皮质激素受体（MC2R）的自身免疫刺激（Carney 综合征）[315]都非常罕见，Carney 综合征有别于黏液瘤综合征的显性遗传综合征，极其罕见，与多种内分泌肿瘤、内分泌过度活动及发疹性皮肤色素过度沉着有关，也表现出 ACTH 依赖的 Cushing 病的特征，这是由 *PRKAR1A* 基因突变引起的[316-318]（见第 150 章）。

尽管 Cushing 病和 Cushing 综合征非色素性皮肤表现通常认为是因肾上腺皮质醇的过度分泌（高皮质醇血症）引起的，但是现在有充分的文献证明促肾上腺皮质激素也能刺激人体皮肤及其附属器产生皮质醇[26,57]。因此可以推测，Cushing 病中某些依赖皮质醇激素的皮肤表现，至少有小部分是由皮肤自身产生的皮质醇补偿所引起，但仍有待探讨。

高皮质醇血症（包括 Cushing 病）的皮肤表现，包括面部、颈部因皮下脂肪重新分布而发生的改变（如满月脸、水牛背）（见表 149.4 和表 149.5），全身性多毛症，痤疮，以及因胶原蛋白分解增加导致的皮肤变薄、脆性增加、萎缩纹和因血管脆性增加导致紫癜、创伤修复能力下降等。高皮质醇血症还可诱发糖尿病，引起具有糖尿病相关的皮肤表现（见框图 149.1）。

醛固酮增多症：从实验（在盐皮质激素受体过度表达的小鼠皮肤中）文献中显示一些迹象，醛固酮增多症（Conn 综合征）也会影响人类皮肤，因在人类皮肤中也有醛固酮受体的表达[319,320]。但是，目前尚未在醛固酮增多症患者中发现与之相关的比较突出的皮肤症状或体征。

先天性肾上腺皮质增生症：（CAH，以前称为肾上腺-生殖器综合征，MIM201910）是肾上腺功能亢进的第三种表现形式，在大多数情况下是由于 *CYP*21 基因突变引起的 21-羟化酶的缺失所致。这意味着，皮质醇前体 17-羟孕酮不能代谢为皮质醇，从而导致雄激素水平上升。这会引起不同程度的男性化及与之相关的皮肤表现，如痤疮、多毛症等。由于机体代偿弥补皮质醇分泌的不足导致 ACTH 水平升高，而出现色素过度沉着，尤其是口腔黏膜、嘴唇及外阴部位。在女性中，CAH 的临床表现可能很难与多囊卵巢综合征、特发性多毛、高胰岛素血症等的临床表现鉴别，具有这些临床表现女性提示需要注意 CAH 的可能，另外身材矮小可能也是一个线索[321]。

肾上腺功能减退症（Addison 病）

肾上腺皮质醇分泌不足通常是由自身免疫性疾病（如自身免疫性肾上腺炎）或长期使用糖皮质激素治疗后导致 ACTH 分泌受到抑制引起。感染性疾病（如肺结核、系统性真菌感染）也是重要原因。想要了解更多更完整的病因清单，可以查询内分泌学教材[5]。对于皮肤科医师来说，要牢记，在长期接受外源性糖皮质激素的治疗后，内源性促肾上腺皮质激素的产生可能会延迟，从而引发类似的临床表现。

缺乏维生素 B_{12} 可能很少会导致类似于 Addison 病样的表皮色素沉着，即使有也很容易通过血液检查异常进行鉴别（如巨幼细胞贫血）[322,323]。没有明确原因的早发性肥胖，肾上腺功能不全应被认为是一个潜在的病因[324]，这可能暗示发生于 POMC 的一种罕见功能缺失性突变，激素前体通过酶促反应合成 ACTH[303]。

除了一般症状（见表 149.1），垂体代偿性过度分泌促肾上腺皮质激素或促肾上腺皮质激素酶解产物 α-MSH 引起的色素沉着过度，是肾上腺皮质功能减退症一个重要的组成部分。通常最早和最明显的色素沉着在掌纹部位，也会影响到其他皱褶部位的皮肤、外生殖器、甲床、口腔黏膜和口唇[325]。这种明显不依赖于紫外线，特征性分布于特殊部位的色素沉着的生物学病因尚不清楚。但是，易受影响的部位的皮肤的黑素细胞对 ACTH 或 α-MSH 刺激特别敏感，可能是由于 MC1R 或 MC2R 表达水平升高所致。

如果 Addison 病样色素沉着合并白癜风（见第 88 章），或斑秃（见第 89 章），这种罕见情况，那么有理由相信，这可能是自身免疫性肾上腺炎所致，需由专家确诊后，指导随后的治疗。对于原因不明的全身性色素沉着患者，应及时检查血清促肾上腺皮质激素和盐皮质激素的功能，以确定是否存在未确诊的原发性肾上腺功能不全[326]。

雄激素过多症

虽然睾丸（及卵巢）是睾酮合成的主要部位，但肾上腺也会产生雄激素。肾上腺分泌的主要是脱氢表雄酮（DHEA）和雄烯酮。雄激素在它们的靶组织中被进一步代谢。最重要的生物酶促反应是睾酮在 5-α 还原酶的作用下转换为脱氢表雄酮（DHEA），以及雄激素代谢为 17-β-雌二醇[50,52]。所有相关活性酶和雄激素受体都存在于人体皮肤中，绝大部分是在其毛囊皮脂腺单位。一般认为男性皮肤中雄激素含量较高，这也部分解释了男性皮肤要比女性皮肤更厚、毛发更多、肤色更深的原因[275,327]。这也与雄激素过多症的皮肤表现一致。

除了使用或滥用外源性雄激素（如合成代谢类固醇）CAH 和多囊卵巢综合征的卵巢卵泡膜细胞能够产生过多的雄激素，这也是女性高雄激素血症最常见的原因[328-330]。其他少见的原因如肢端肥大症、Cushing 病、卵巢或肾上腺肿瘤分泌过多的雄激素（使男性化）和高催乳素血症等，在上述这些疾病中，高催乳素血症可能更常见。

雄激素增多症的皮肤特征表现为脂溢性皮炎、重度痤疮、多毛症、休止期脱发和女性或男性雄激素源性脱发[214,331,332]。雄激素增多症也被认为是导致成年女性迟发性痤疮一个重要因素。其他男性化征象（如男性体态、声音低沉、阴蒂肥大等）可使诊断雄激素增多症更简单。

多囊卵巢综合征常伴有高催乳素血症和（或）促黄体激素水平升高[328,329]。它有一个重要的变异（HAIR-AN 型：高雄激素血症、胰岛素抵抗、黑棘皮病；见第 90 章），临床表现为胰岛素抵抗、糖尿病和黑棘皮病，但黄体生成激素水平正常。因此，应及时的进行全面的内分泌系统的评估。

抗雄激素治疗是否适用于雄激素增多症患者需要慎重考虑，各国现有的药物选择差异很大[333]。抑制雄性激素，如给予促性腺激素释放激素拮抗剂，通过内皮素受体反馈机制，可以提高多囊卵巢综合征的微血管扩张[51]。

雄激素缺乏症

无论是由阉割、肿瘤、抗雄激素治疗、遗传性雄激素分泌不足（如 Klinefelter 综合征）或雄激素受体介导的信号传导缺陷都可引起雄激素缺乏症，其皮肤表现主要是由雄激素缺乏的时机决定。如果在青春期前发生未纠正的雄激素缺乏症，则表现为像阉割后的体态，男性第二性征不发育，继发性少或无毛发，青春期无痤疮；如果发生在青春期之后，男性第二性征就会缓慢地逐渐丧失，雄激素源性脱发也不会发生[5,52,150,275]。

由于在男性患者中的雄激素缺乏症通常得到纠

正，在皮肤病学上一个重要的问题是，替代治疗过于激进，由此可导致雄激素过多症的皮肤表现，如脂溢性皮炎、痤疮和快速进展的雄激素源性秃发。

雄激素缺乏是导致男性不育的一个原因，雄激素受体功能减弱也会导致胡须和体毛减少[334]。

雌激素过多症

除了口服避孕药和过度摄入植物雌激素（在当前的健康食品热潮中不应忽视的一种可能性）外，能产生雌激素的肿瘤是引起雌激素增多症最常见和最严重的原因。典型的皮肤症状是黄褐斑、蜘蛛痣和念珠菌性外阴阴道炎易感性增加；女孩出现性早熟，而男孩出现乳腺发育。引起结节性红斑、迟发性皮肤卟啉症、妊娠性类天疱疮和系统性红斑狼疮等疾病较罕见[211,275,276]。

雌激素缺乏症

雌激素分泌过少是绝经或卵巢切除的自然结果，可导致女性型秃发。在女性中也可出现雄激素源性秃发，这种秃发遵循男性型模式，但有时也可能表现出混合模式，即同时具有男性型和女性型秃发的特征（见第 89 章）。混合模式是很常见的秃发类型，与绝经后的雌激素分泌过少有关[54]，部分学者认为，与男性雄激素源性秃发的相比，相对缺乏 17-β-雌二醇对头皮毛囊的刺激是女性型秃发的主要因素；二氢睾酮在女性型秃发模式中发挥着头发生长抑制作用，这也可能是一个重要的病因[53,221,335-339]。

充足的雌激素对女性头皮毛囊的刺激具有重要意义。在对医源性雌激素分泌过少患者的观察结果中得到反证：如用于乳腺癌治疗的芳香化酶抑制药，如阿那司唑和来曲唑，常引起休止期脱发[340]，有时也可引起男性型脱发[338]。

据报道，高芳香化酶表达的皮肤（可能与局部雌激素水平升高有关）比低芳香化酶表达的皮肤表现出更厚的弹性纤维[40]。

鉴于 17-β-雌二醇在促进伤口愈合方面发挥着的公认的关键作用[54,159,160,161,167]，受损伤口愈合障碍可能与雌激素减少症有关[158]。17-β-雌二醇可能减缓甚至部分逆转皮肤老化[54,55,164,167,245]。雌激素缺乏症是否采用激素替代疗法，由皮肤科医师决定。这种雌激素替代疗法产生的益处很好地平衡了对其潜在不良反应的长期争议[341]。

与雄激素相反，17-β-雌二醇抑制皮脂腺细胞的增殖和皮脂的产生[56]。因此，除了外阴瘙痒症和口灼口烧综合征，脂溢性皮炎是另一种雌激素分泌不足的皮肤病表现。如果这些症状与骨质疏松症、典型的更年期情绪波动、阵发性多汗症和面部潮红等同时发生，那就很容易诊断出雌激素缺乏症，并可通过测量血清激素水平来确诊。

嗜铬细胞瘤

嗜铬细胞瘤是一种可危及生命的、能分泌儿茶酚胺的肾上腺髓质内分泌肿瘤。它可以在双侧肾上腺发生，也可能是异位的，恶性病例占 10%～15%。与其主要临床表现（如高血压、高血压危象、头痛、震颤、心悸、焦虑）相比，其皮肤表现可能不明显：如多汗症、阵发性面色苍白、有时加重原有雷诺现象[211,276,277,342]。但是，当具有以上皮肤特征的患者同时具有以上的系统性体征时，皮肤科医师需要特别注意其重要意义，特别是当他们患有Ⅰ型神经纤维瘤病，这意味着发生嗜铬细胞瘤的风险增加[276,342,343]。

类癌

类癌是一种小肠上皮细胞发生的、特殊的、低度恶性、能产生 5-羟色胺的肿瘤，特征性皮肤表现为面部及躯干上部阵发性潮红。这种潮红可由精神压力、情绪、热饮、辛辣刺激的食物等所诱发，通常会有一种快速发热的感觉，也可伴有喘息和（或）腹泻等症状[277,302,342,344]。据推测，出现上述症状不仅只有 5-羟色胺，还有相关的神经肽如 P 物质、缓激肽等也参与发病。但据报道，大约只有不到 25% 的类癌患者会出现这种皮肤潮红[275]。所以必须牢记这一点，没有相关的皮肤病表现，如面部及躯干上部的潮红症状并不能排除类癌。这是因为在过去的 30 年里，胃肠道类癌的发病率一直在上升，上升速度比任何类型癌症更快，而患者的 5 年生存率只有 28.5%[345]。极其罕见的一种情况下，人类皮肤也可能产生原发性类癌[346]，而且内脏神经内分泌肿瘤也可能转移至皮肤[347]。

胰高血糖素和胰高血糖素瘤

游走性坏死松解性红斑（见第 147 章）是胰高血糖素瘤特征性皮肤表现[280,281,348,349]，尽管胰高血糖素瘤综合征患者的血清锌水平正常[211]，其来自胰腺 A 细胞的肿瘤会引起胰高血糖素分泌增多。皮肤组织病理学表现（表皮细胞间水肿和表皮角质形成细胞水肿样变性）与糙皮病、锌缺乏及肠病性肢端皮炎等疾病的皮肤病理表现相同。

除了手术外，生长抑素类似物通常也能改善皮疹[350]。至于生长抑素或胰高血糖素本身如何影响皮肤的正常生理功能、导致过高的胰高血糖素水平及如何诱发特征性的皮肤临床表现，我们知之甚少。有趣的是，某些种类的青蛙的皮肤中存在大量的胰高血糖素和许多其他神经肽[206]。生长抑素在维持毛囊免疫赦免方面发挥着重要作用[110]。据推测，它可能不是胰高血糖素本身，而是另一种尚未被识别的肿瘤分泌肽，这种肽导致了游走坏死松解性红斑的发生[211]。而且，有报道称，仅用胰高血糖素治疗也可诱发坏死性松解性游走性红斑的发生[351]，这表明肿瘤来源的胰高血糖素很可能诱发了这种特征性的皮肤红斑表现症状。

胰高血糖素样肽-1（GLP-1）是一种来源于胰高血糖素的肠内激素，与胰腺和大脑中存在的特殊的 GLP-1 受体有亲和力。还能抑制胰高血糖素的分泌，增强葡萄糖依赖性胰岛素的分泌，并产生饱腹感。合成的 GLP-1 受体激动剂现在用于治疗 2 型糖尿病。据观察，即便是在代谢获得明显改善之前[352,353]，这些药物似乎对患有胰岛素抵抗的糖尿病患者的银屑病皮损有一定的疗效。这为 GLP-1 在人类皮肤中的应用提供了有趣的新线索，特别是银屑病皮损处的 GLP-1 受体表达增加[352,354]。

多发性内分泌腺瘤病

多发性内分泌腺瘤病（MEN1 和 MEN2）和自身免疫性多腺体综合征（如由于 *AIRE* 基因缺陷导致的 APS 1）可导致本章所述的几种皮肤损害和症状[211,355-359]。在第 147 章中有更详细的讨论。

糖尿病

糖尿病的皮肤病学表征在第 64 章进行了描述，并在框图 149.1 中进行了总结。

甲状腺功能亢进症及甲状腺功能减退症

与糖尿病一样，甲状腺功能亢进症和甲状腺功能减退症是最常引起皮肤异常表现的内分泌系统疾病[210,360]。如胫骨前黏液水肿、体重减轻、多汗、精神高度紧张等表现同时出现，表明为甲状腺功能亢进。与之相反，同时出现皮肤干燥、休止期脱发、毛发干枯、脸色苍白、体重增加、易疲倦和注意力下降等综合表现提示甲状腺功能减退[211,275]。因此，在教材上甲状腺功能亢进症及甲状腺功能减退症经常分章节来讨论，重新审视一下传统上处理皮肤方面的问题，把两种疾病一起讨论，就像我们现在所做的一样，可能会更有帮助。

皮肤科医师应当根据皮肤的症状和体征（见表 149.3、表 149.4、表 149.5），来确定是否存在甲状腺功能障碍的可能性；皮肤科医师可常规进行甲状腺功能检查[TSH，游离三碘甲状腺素（T3）和甲状腺素（T4）]，并将详细的信息留给内分泌专家处理。

甲状腺激素受体在人体皮肤和毛囊中大量表达。体外对人体皮肤和毛囊器官的培养显示，其对甲状腺激素的刺激有多种直接反应：如会影响角质形成细胞的增殖和角蛋白的表达；影响皮内神经激素的调节及毛囊上皮干细胞的功能，能刺激毛囊产生色素；影响角质细胞能量代谢及创面的愈合[28,84,102,104,195,361-363]等。最近，人们还发现甲状腺素能强力上调人体皮肤核心生物钟基因的表达[364]。

随着人们越来越多地认识到外周生物钟活动在皮肤生理的许多不同方面的重要性，如细胞周期调控、通过色素细胞代谢调控毛发生长等[283-287]。新发现的在皮肤内分泌学和生物钟学之间的联系，只是从皮肤病学的角度强调了甲状腺功能亢进或减退的重要性。因此，血清中 T3 或 T4 水平过高或不足都会引起许多皮肤病的症状和体征。但是，产生这些症状和体征的机制还不完全清楚。

出现甲状腺功能亢进最常见的疾病是 Graves 病，这是继糖尿病之后第二常见的内分泌失调。它主要影响女性或在自身免疫性甲状腺炎（桥本型）的初始阶段发生[5,150]。后者最终导致甲状腺功能减退，但其最初的皮肤表现是由于甲状腺功能亢进引起的。产后甲状腺炎一开始也表现为甲状腺功能亢进，随后出现甲状腺功能减退，现在至少有两个理由支持把所有与甲状腺疾病相关的皮肤和毛发表现视为一个整体。过量服用 T4 药物或接触碘（尤其是新生儿或表皮屏障功能受损的患者）、分泌甲状腺激素的腺瘤、多结节性甲状腺肿，以及极少情况下分泌 TSH 的垂体腺瘤等是引起甲状腺功能亢进的重要原因，所有这些都可诱发上面总结的皮肤表现。另一种与甲状腺自身免疫相关的皮肤表现可能是慢性荨麻疹，因为被认为是由针对甲状腺过氧化物酶自身抗体 IgE 诱导的[365]。

抗 TSH 受体刺激性的自身抗体是如何在 Graves 病中产生的，至今仍有争议：一种假说认为，皮内 TSH 受体可能是主要的自身抗原[14,366]。无论如何，TSH 受体刺激皮肤成纤维细胞表达可能会导致黏多糖的产生和沉积，从而引起胫骨前、眼睑黏液性水肿和眼球突出。有趣的是，过多的皮肤黏多糖还可同时诱发多毛症或脱发，这主要取决于这些细胞外基质复合物的沉积是作用于相对静止的休止期毛囊还是大量繁殖的生长期毛囊[215]。同样地，甲状腺激素血清水平过高或缺乏都可能与休止期脱发、毛干结构、毛发的弹性或光泽的改变有关[14,102,210]。Graves 病患者的皮肤微循环也受到影响[367]。

除了饮食缺碘以外，桥本甲状腺炎是引起甲状腺功能减退的主要原因，它可具有一些其他特殊体征，如外侧眉毛稀疏（Hertoghe 征：主要鉴别诊断包括特应性皮炎、拔毛癖和眉部瘢痕性红斑）和由于 β-胡萝卜素积累导致的皮肤发黄（柑皮症）[368]。如果合并有腕管综合征、上睑下垂和指甲脆弱、生长缓慢，这可进一步表明存在甲状腺功能减退[21,276]。除了胫骨前黏液性水肿（见表 149.4），更广泛的黏液性水肿也可能存在，通常最显著的表现在面部，如面部呈蜡样外观。有了上述这些特征性的体征，甲状腺功能减退症的诊断就不难了。医源性甲状腺功能减退过去主要局限于甲状腺手术、甲状腺放疗或甲状腺药物治疗后，但是，最近还必须考虑另一种医源性甲状腺功能减退症：贝扎罗汀是皮肤 T 细胞淋巴瘤的二线治疗药物，它可诱发明显甲状腺功能减退[369,370]，可伴有相应的皮肤症状和体征（见第 19 章）。

甲状旁腺功能亢进症

通常，与甲状旁腺功能亢进相关的典型高钙血症仅引起轻度瘙痒和（或）皮肤干燥，或根本没有皮肤症状和体征。因此，它很容易被皮肤科医师所忽视。原发性甲状旁腺功能亢进最常见的原因是自主分泌腺瘤；继发性甲状旁腺功能亢进可能源于维生素 D 缺乏或钙磷平衡紊乱，特别是慢性肾病患者。这种钙化（钙化性尿毒症性小动脉病）通常是致命的，但并非所有患者都合并有甲状旁腺激素水平异常或高钙磷酸盐产物[5,120,211]。以血管广泛钙化和皮肤血管栓塞为特征的血管钙化，可导致组织的广泛坏死。钙化性尿毒症性小动脉病是终末期肾功能不全的常见并发症[371,372]。考虑到钙化性尿毒症性小动脉病的高死亡率，需早期诊断，确定病因及治疗的可行性[373]。

甲状旁腺功能亢进可能导致皮肤及皮下组织转移性钙化的情况比较罕见，如果及时治疗，不会影响到血管，而且是可逆的。皮肤病变在肾功能不全患者中也很常见，典型表现是出现硬丘疹、结节或斑块，特别是在大关节附近和身体屈侧。与钙化性尿毒症性小动脉病不同，它不会导致组织坏死[374,375]。这种情况在第 61 章中有更详细的描述。

原发性甲状旁腺功能亢进也可作为 MEN-1 综合征的一个组成部分发生（见早期）[376]。

有趣的是，最近发现儿童常染色体隐性遗传性先天性鱼鳞病和表皮松解性鱼鳞病与甲状旁腺素（PTH）血清水平显著升高有关，并且与普通鱼鳞病相比，放射性佝偻病的甲状旁腺素（PTH）血清水平更高[377]。这就提出了一个有趣的问题，即一些慢性皮肤病，即以角化异常为特征的皮肤病，是否与皮肤内 PTH/PTH 相关肽（PTHrp）的增加有关。由于相关的内分泌异常（即甲状旁腺功能亢进和高钙血症）可能对骨骼和胃肠道等外周器官产生重要的临床影响，这种可能性值得系统研究。

甲状旁腺功能减退症

甲状旁腺功能减退症过去主要是甲状腺切除术后的一种外科并发症。临床上最明显的表现是特征性的强直性肌肉痉挛。然而，甲状旁腺功能低下也可在多腺体自身免疫性内分泌疾病或罕见的遗传缺陷性疾病中发现，其发病和进展可能表现得更为隐蔽。在假性甲状旁腺功能减退症患者中，靶组织对甲状旁腺刺激的敏感性明显降低。

在这两种情况下，毛发和指甲生长障碍，以及皮肤干燥是最常见的表现。皮肤干燥、粗糙，毛发干枯、指趾甲失去光泽，远端开裂等[378]是特发性甲状旁腺功能减退症患者经常出现的皮肤表现。在少数几例患此病的印度患者中，最常见的皮肤症状是腋毛和阴毛脱落、体毛粗糙、指（趾）甲变脆而且凹凸不平、皮肤干燥[379]。另一项研究是涉及切尔诺贝利核反应堆事故中暴露于电离辐射的患者，他们不得不接受甲状腺切除术，作为手术并发症，发展为永久性甲状旁腺功能减退症。除了反复出现的感觉异常和关节痛外，脱发和皮肤逐渐干燥是主要的表现异常[380]。一项针对巴西女性的研究发现，甲状旁腺功能低下与毛干中钙和磷酸盐含量显著降低有关，而甲状旁腺功能亢进或甲状腺功能亢进患者的这些矿物质含量增加[381]。

这种毛发表现与 PTH/PTHrp 受体激动剂和拮抗剂在调节啮齿类动物毛囊的循环，以及化疗引起的毛囊损伤的反应一致[92-94,382]。有研究认为，其中原因至少一部分与 PTH/PTHrp 介导的信号通路对小鼠皮肤血管生成的影响有关[95]。虽然这些小鼠研究的真实细节与我们无关，但从临床皮肤内分泌学角度来看，真正重要的是三个概念。

1. PTH/PTHrp 与其受体之间的相互作用构成了一个功能重要的皮内激素信号系统，其上皮间质相互作用对啮齿动物毛囊生长和皮肤血管系统有着深远的影响。

2. 甲状旁腺功能减退症患者也表现出毛发生长异常，这强烈提示该信号系统在人类皮肤中也起作用，而这在临床实践上很重要，很可能是治疗的靶目标（如在治疗休止期脱发和化疗后脱发）[92,383]。

3. 任何激素信号系统，在调节整个的微型器官（这里指毛囊）的活动是一个复杂的过程，如血管生成几乎肯定会影响到皮肤生理、病理的许多方面，还有待发现。PTHrp 在体外调节人角质形成细胞系增殖和分化的研究发现[384]支持了这一观点。

因此，甲状旁腺功能减退症阐明了这样一个原则，即在明确的激素缺乏症患者中所见的皮肤表现，如果结合实验文献一起解释，可以突出临床相关的新研究领域，即皮肤内分泌学研究。

未来展望

目前，通过识别皮肤的症状和体征，来揭示潜在的内分泌异常或内分泌问题，对皮肤科医师仍然是一个核心挑战。但是，由于人类皮肤是主要的内分泌器官，代谢着大量的激素和神经递质，皮肤内分泌学的适用范围及由此带来的临床实践在未来将会得到改变。面对常见皮肤病的（神经）内分泌因素深入研究后新发现的这些重大进展（见表 149.2），那些以前从未被质疑的标准治疗方案是否需要修正，是现代临床皮肤病学无法回避的问题。

下面的几个例子是对皮肤内分泌学的未来展望，似乎也特别强调了这一点。

- 所有用于治疗皮肤病的常规激素类药物（糖皮质激素、维 A 酸类、维生素 D 衍生物）都可能对特定患者皮肤的生理（神经）内分泌信号环境产生重大影响，更好地理解它们的相互作用，将有助于减少治疗的不良反应，提高临床治疗效果。
- 在所有影响皮肤的内分泌疾病中，相关（神经）内分泌激素和神经递质在皮肤中表达或代谢的方式可能会发生变化，受体介导的信号转导变化只作为系统内分泌异常的一个次要后果加以考虑。
- 继发性皮肤（神经）内分泌激素异常所引起的特征性皮肤表现，与经典内分泌疾病有多大程度上相关仍是一个猜测（见表 149.4、表 149.5 和框图 149.1），这也值得进一步的系统研究。
- 更好的理解，体内的（神经）内分泌激素与皮肤中神经递质之间极其复杂的信号转导功能及相互作用，应有助于开发新的治疗策略来改善皮肤功能，减缓皮肤衰老，甚至部分逆转皮肤老化[3,54,166]。
- 更详细地了解与炎症性、增生性和（或）纤维化性皮肤病相关的具体（神经）内分泌异常，对常见皮肤病的诱发、加重或发病机制的研究有重要的启示作用，将有助于确定新的治疗靶点和策略。
- 过敏性疾病在整个西方社会中的流行[385]，需要开发创新有效的抗过敏治疗策略。（神经）内分泌治疗策略在这方面特别有前途，如对人类皮肤和毛囊器官培养的研究表明：①内源性和外源性大麻素受体-1 激动剂对人类皮肤和气道黏膜常驻的肥大细胞脱颗粒及从肥大细胞前体到肥大细胞的成熟过程有较强的抑制作用[64,139]，而 CRH 对两者均有促进作用[3,127,169]；②SP 刺激人类皮肤导致肥大细胞脱颗粒和神经源性炎症反应[13,18,97]；③α-MSH 衍生肽 K(D)PT 可抑制人类肥大细胞原位脱颗粒[187]。因此，除了神经肽外，CB1 激动剂和 CRH 和 SP 受体（NK1）拮抗剂也有望成为抗过敏治疗的候选药物。
- 拮抗 CRH[127,237]或 P 物质[98,143,169,386]，或刺激 CGRP 受体[99]，通过对抗 SP 和（或）CRH 驱动的神经性皮肤炎症，有望在未来用于治疗炎性皮肤疾病，如特应性皮炎。虽然 P 物质或 CRH 的拮抗剂已在动物实验中被证明可以清除或显著减轻神经源性皮肤炎症及其后遗症（如毛发生长抑制、瘙痒、湿疹），但这在人类皮肤中作用仍需要充分探索。

最后，长期以来人们一直怀疑这一点：尽管现代宣传日晒有导致皮肤衰老和皮肤癌的风险深入人心，但在现代西方社会，对日晒的偏好即使不上瘾，也已形成了一种习惯，这其中可能会有神经内分泌因素的影响。最近的一项动物实验也支持以上观点：紫外线的照射诱导了内源性阿片类物质在皮内的合成，引起小鼠对紫外线的成瘾增加，甚至在低剂量紫外线照射也会升高体内血浆 β-内啡肽水平[387]。这样的实验结果无疑是令人兴奋的，因为它表明有 7 种内啡肽能在哺乳动物皮肤外周合成，理论上这些内啡肽可循环至大脑，引起复杂的行为变化。更有趣的是，在接受 UVA 光疗的患者中，也有脑啡肽血浆水平升高的报道[388]。因此，至少可以想象，未来皮肤病的治疗将通过调节大脑-皮肤轴的方式来帮助那些主要因心理因素参与引发的皮肤病患者[389]。

除了对潜在内分泌疾病的识别至关重要之外，正是由于上述原因，皮肤内分泌学必将是现代皮肤病学实践的核心。

（**译者**：江维　**一审**：刘仲荣　**二审**：牟宽厚　**三审**：侯麦花　胡莉芳　杨枫　**润色**：鲍丽）

参考文献

所有文献请查阅网址：www. rooksdermatology. com.
以下列出的是重要参考文献。

[3] Paus R, Langan EA, Vidali S, Ramot Y, Andersen B. Neuroendocrinology of the hair follicle: principles and clinical perspectives. *Trends Mol Med* 2014 20(10):559-70.

[41] Bikle DD. Vitamin D metabolism, mechanism of action, and clinical applications. *Chem Biol* 2014 Mar 20;21(3):319-29.

[50] Inui S, Itami S. Androgen actions on the human hair follicle: perspectives. *Exp Dermatol* 2013 Mar;22(3):168-71.

[57] Slominski A, Zbytek B, Nikolakis G, *et al*. Steroidogenesis in the skin: implications for local immune functions. *J Steroid Biochem Mol Biol* 2013 Sep;137:107-23.

[59] Ramot Y, Mastrofrancesco A, Camera E, Desreumaux P, Paus R, Picardo M. The role of PPARγ-mediated signalling in skin biology and pathology: New targets and opportunities for clinical dermatology. *Exp Dermatol* 2015;24(4):245-51.

[61] Bíró T, Tóth BI, Haskó G, Paus R, Pacher P. The endocannabinoid system of the skin in health and disease: novel perspectives and therapeutic opportunities. *Trends Pharmacol Sci* 2009 Aug;30(8):411-20.

[62] Oláh A, Tóth BI, Borbíró I, *et al*. Cannabidiol exerts sebostatic and antiinflammatory effects on human sebocytes. *J Clin Invest* 2014 Jul 25;pii:64628.

[64] Sugawara K, Bíró T, Tsuruta D, *et al*. Endocannabinoids limit excessive mast cell maturation and activation in human skin. *J Allergy Clin Immunol* 2012 Mar;129(3):726-738. e8.

[69] Schallreuter KU, Wei Y, Pittelkow MR, Swanson NN, Gibbons NC, Wood JM. Structural and functional alterations in the beta2-adrenoceptor are caused by a point mutation in patients with atopic eczema. *Exp Dermatol* 2007 Oct;16(10):807-13.

[83] Knuever J, Poeggeler B, Gáspár E, *et al*. Thyrotropin-releasing hormone controls mitochondrial biology in human epidermis. *J Clin Endocrinol Metab* 2012 Mar;97(3):978-86.

[84] Vidali S, Knuever J, Lerchner J, *et al*. Hypothalamic-pituitary-thyroid axis hormones stimulate mitochondrial function and biogenesis in human hair follicles. *J Invest Dermatol* 2014 Jan;134(1):33-42.

[87] Ramot Y, Paus R. Harnessing neuroendocrine controls of keratin expression: a new therapeutic strategy for skin diseases? *Bioessays* 2014 Jul;36(7):672-86.

[98] Steinhoff MS, von Mentzer B, Geppetti P, Pothoulakis C, Bunnett NW. Tachykinins and their receptors: contributions to physiological control and the mechanisms of disease. *Physiol Rev* 2014 Jan;94(1):265-301.

[99] Granstein RD, Wagner JA, Stohl LL, Ding W. Calcitonin gene-related peptide: key regulator of cutaneous immunity. *Acta Physiol (Oxf)* 2015 Mar;213(3):586-94.

[160] Campbell L, Emmerson E, Williams H, *et al*. Estrogen receptor-alpha promotes alternative macrophage activation during cutaneous repair. *J Invest Dermatol* 2014 Sep;134(9):2447-57.

[205] Boulton SJ, Bowman A, Koohgoli R, Birch-Machin MA. Skin manifestations of mitochondrial dysfunction: more important than previously thought. *Exp Dermatol* 2015 Jan;24(1):12-13.

[211] Braverman IM. *Skin Signs of Systemic Disease*, 3rd edn. Philadelphia: Saunders, 1998.

[233] Abdel-Malek ZA, Swope VB, Starner RJ, Koikov L, Cassidy P, Leachman S. Melanocortins and the melanocortin 1 receptor, moving translationally towards melanoma prevention. *Arch Biochem Biophys* 2014 Dec 1;563:4-12.

[275] Luger TA, Böhm M. Endokrinologische Erkrankungen. In: Plewig G, *et al*., eds. *Braun Falco's Dermatologie, Venerologie und Allergologie*, 6th edn. Berlin: Springer/Heidelberg, 2012:1591-605.

[277] Jabbour SA. Skin manifestations of hormone-secreting tumors. *Dermatol Ther* 2010 Nov-Dec;23(6):643-50.

[289] Yin S, Luo J, Qian A, *et al*. Retinoids activate the irritant receptor TRPV1 and produce sensory hypersensitivity. *J Clin Invest* 2013 Sep 3;123(9):3941-51.

[293] Goldstein J, Fletcher S, Roth E, Wu C, Chun A, Horsley V. Calcineurin/Nfatc1 signalling links skin stem cell quiescence to hormonal signalling during pregnancy and lactation. *Genes Dev* 2014;28(9):983-94.

[320] Farman N, Maubec E, Poeggeler B, Klatte JE, Jaisser F, Paus R. The mineralocorticoid receptor as a novel player in skin biology: beyond the renal horizon? *Exp Dermatol* 2010 Feb;19(2):100-7.

[363] Safer JD. Thyroid hormone action on skin. *Curr Opin Endocrinol Diabetes Obes* 2012 Oct;19(5):388-93.

[387] Fell GL, Robinson KC, Mao J, Woolf CJ, Fisher DE. Skin β-endorphin mediates addiction to UV light. *Cell* 2014 Jun 19;157(7):1527-34.

第 150 章

皮肤与心脏疾病

Sonja Molin, Thomas Ruzicka

Department of Dermatology and Allergology, Ludwig Maximilian University, Munich, Germany

概述

一些疾病可能会同时累及心脏和皮肤(表 150. 1)。这些疾病大多数为一种综合征的部分表现或者为累及其他脏器的系统性疾病[1,2],大部分疾病已经在其他章节介绍,但有些疾病要在本章中简要阐明。本章不涉及血管疾病,同时皮肤病对心脏的直接损害(如红皮病引起的心衰)和间接影响(如应用免疫抑制药治疗时导致的贫血等)亦不在此赘述。大多数感染性疾病可能会引发心肌疾病并出现皮疹(如细小病毒 B19),这里也不单独进行讨论。心脏疾病治疗中出现的药物反应在第 118 章及 119 章进行介绍。

表 150. 1 累及心脏及皮肤的疾病

疾病	心脏主要临床表现特点
先天性/遗传性	
Ehlers-Danlos 综合征	大血管扩张、二尖瓣或三尖瓣关闭不全、心血管破裂(Ⅳ型)
皮肤松弛症	早期冠状动脉疾病、主动脉瘤、二尖瓣脱垂
Marfan 综合征	主动脉瘤、主动脉反流、二尖瓣脱垂或反流
弹力纤维假黄瘤	动脉钙化、冠状动脉疾病、二尖瓣脱垂
Werner 病	早期冠状动脉疾病
儿童早衰症	早期冠状动脉疾病
Cockayne 综合征	早期冠状动脉疾病
Cornelia de Lange 综合征	房/室间隔缺损、持续性动脉导管未闭、肺动脉狭窄
Fabry 病	传导阻滞、心律失常、高血压、左心室肥大、二尖瓣脱垂;见正文
RAS-MAPK 通路相关疾病:	见正文
Noonan 综合征	肺动脉狭窄、房/室间隔缺损、肥厚型心肌病、主动脉异常、其他表现

（续 表）

疾病	心脏主要临床表现特点
Noonan综合征合并多发黑子（LEOPARD综合征）	心电图异常（各种类型的传导阻滞）、肺动脉狭窄、主动脉狭窄及肥厚型心肌病
神经纤维瘤病	高血压（肾性或嗜铬细胞瘤）
Rubinstein-Taybi综合征	主动脉狭窄，持续性动脉导管未闭、肺动脉狭窄、房/室间隔缺损
结节性硬化症	心脏横纹肌瘤
色素失禁症	婴幼儿期动脉导管未闭、三尖瓣关闭不全
Alagille综合征	肺动脉发育不全或狭窄
Di George综合征	法洛四联症、主动脉弓缺陷
淋巴水肿-双行睫毛综合征	法洛四联症、动脉导管未闭
Naxos病	致心律失常性右室心肌病
常染色体综合征群	多种疾病，包括Down综合征、Turer综合征、13-三体综合征、18-三体综合征
Carney综合征	见正文
炎症性疾病，结缔组织病，血管炎	
系统性红斑狼疮	赘生物（特别在二尖瓣、Libman-Sacks心内膜炎）、心包炎、心肌病、主动脉/二尖瓣反流
新生儿红斑狼疮	新生儿各种类型的传导阻滞、房/室间隔缺损、持续性动脉导管未闭、三尖瓣/二尖瓣关闭不全
系统性硬化症	心包炎及心包积液、传导阻滞、心肌纤维化、心肌病、肺心病
局限性系统性硬化症（CREST）	肺动脉高压
结节性多动脉炎	冠状动脉炎、心电图异常、高血压
白塞病	心包炎、肺动脉及冠状动脉瘤
抗磷脂综合征	赘生物、瓣膜病、冠状动脉栓塞、心包积液、充血性心力衰竭
Degos病	心包炎、心包积液
嗜酸性肉芽肿性多血管炎（EGPA，曾命名Churg-Strauss综合征）	心包炎、心脏纤维化、心包积液
肉芽肿性多血管炎（GPA）	心肌病
胆固醇栓子	冠状动脉闭塞
其他血管炎	冠状动脉炎
皮肌炎	传导阻滞、心律失常、心肌病、充血性心力衰竭，肺动脉高压（少见）
复发性多软骨炎	二尖瓣或主动脉关闭不全、主动脉夹层、心包炎、心肌缺血、传导阻滞、主动脉炎
风湿热	二尖瓣和主动脉瓣疾病
川崎病	传导阻滞、冠状动脉瘤、心包积液、心脏肥大
多中心网状组织细胞增生症	心包炎、心脏肥大、冠状动脉疾病、充血性心力衰竭
嗜酸性粒细胞增多症	嗜酸性心肌膜炎、瓣膜瘢痕、充血性心力衰竭、限制性心肌病
结节病	传导阻滞、心律失常、充血性心力衰竭
反应性关节炎	传导阻滞、主动脉反流
沉积物、代谢及内分泌疾病	
淀粉样变病	传导阻滞、心脏肥大、充血性心力衰竭
血色素沉着症	心律失常、心肌病、充血性心力衰竭
Wilson病	心律失常、心肌病
黏蛋白病：硬化性黏液性水肿	心肌病、充血性心力衰竭
高脂血症	冠状动脉疾病

（续 表）

疾病	心脏主要临床表现特点
糖尿病	冠状动脉疾病、心肌病
甲状腺功能亢进	心动过速、心房颤动、二尖瓣反流
甲状腺功能减退	心动过缓、冠状动脉疾病、心包积液
肢端肥大症	左心室肥大、充血性心力衰竭
类癌综合征	三尖瓣或肺动脉狭窄、右心衰竭
嗜铬细胞瘤	不稳定性心率、高血压/低血压
肥大细胞增多症	心动过速、低血压、心律失常、心绞痛
栓塞性疾病	
感染性心内膜炎	赘生物、瓣膜功能不全
胆固醇栓子	通常来自近端动脉而不是心脏
心房黏液瘤	见正文
感染性疾病	
莱姆病	心肌炎、传导阻滞
梅毒	主动脉炎、主动脉瘤、主动脉和二尖瓣反流、冠状动脉阻塞
水痘	心肌炎
败血症	脓疱、梗死、弥散性血管内凝血(DIC)
先天性风疹	肺动脉及肺动脉瓣狭窄、婴幼儿动脉导管未闭
Whipple 病	心包炎、心肌炎、瓣膜畸形(特别是二尖瓣心内膜炎)
药物	
心血管系统用药引起皮疹	如胺碘酮(光敏性、色素沉着)
具有心脏毒性并引起皮疹	如多柔比星(心脏毒性、生长期脱发、色素沉着)
用于皮肤病治疗出现心血管系统不良反应	如环孢素(高血压)
致畸作用,同时引起心脏、皮肤系统损害	如乙醇、苯妥英钠、维 A 酸
其他	
耳垂折痕	冠状动脉疾病
POEMS 综合征	心力衰竭
蕈样肉芽肿病/Sézary 综合征	晚期患者心脏浸润
卡波西肉瘤	通常累及心脏
弥散性新生儿血管瘤病	高输出量心力衰竭
各种原因引起的红皮病	高输出量心力衰竭
起搏器反应	感染、接触性皮炎、机械性损伤
杵状指	发绀型先天性心脏病
红色甲半月	见于充血性心力衰竭

CREST 综合征:钙质沉积(calcinosis)、雷诺现象(Raynaud 现象)、食管疾病(esophageal disease)、指端硬化(sclerodactyly)、毛细血管扩张(telangiectasia);LEOPARD 综合征,黑子(lentigines)、心电图异常(ECG abnormalities)、眼距过宽(ocular hypertelorism)、肺动脉狭窄(pulmonary stenosis)、生殖器异常(abnormalities of genitalia)、生长发育迟缓(retardation of growth)和聋(deafness);POEMS 综合征:多发性周围神经病(polyneuropathy)、脏器肥大(organomegaly)、内分泌紊乱(endocrinopathy)、M 蛋白血症(M-protein)、皮肤病变(skin change)。

心脏疾病的皮肤表现

心脏疾病的皮肤表现包括皮肤颜色改变，如发绀、继发性红细胞增多性红斑及在先天性心脏病合并出现（现已定义为红细胞增多症）。发绀型先天性心脏病及其他疾病可出现杵状指（图 150.1）。该病因脉压增大出现主动脉反流时可见与脉搏同步的甲床搏动（Quincke 脉）[1,2]。

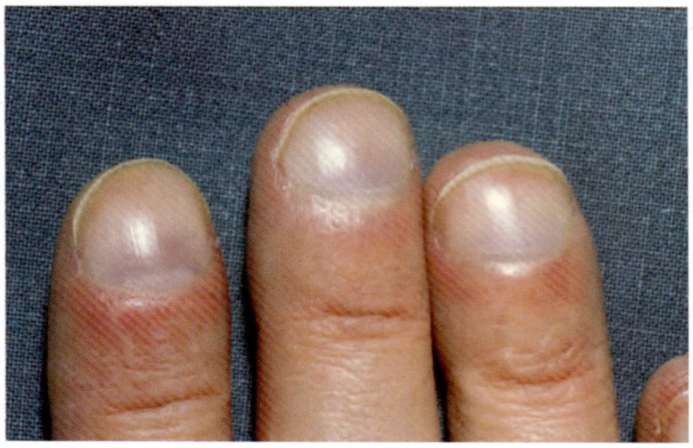

图 150.1 发绀型先天性心脏病及 Eisenmenger 综合征杵状指表现

遗传性综合征

部分先天遗传性疾病会出现心脏损害，例如 RAS-MARK 通路相关疾病、Carney 综合征、Fabry 病、Alagille 综合征[1,3]，Turner 综合征及 13 或 18 三体等染色体异常疾病亦有表现[1]。

淋巴水肿-双行睫毛综合征

淋巴水肿-双行睫毛综合征是由 *FOXC2* 基因突变引起的常染色体显性遗传性疾病。除下肢淋巴水肿和双行睫毛（睫毛在眼睑异常部位生长）表现外，该病已有心脏异常损害[4]。

有报道结节性硬化症患者可见心肌横纹肌瘤、心肌病和室上性心动过速（见第 80 章）[1]。

Fabry 病

同义名
- 弥散性躯体血管角皮瘤
- Anderson-Fabry 病

该病为罕见的遗传性神经鞘脂病，心脏损害可出现心律失常、肥厚型心肌病、瓣膜异常和冠状动脉疾病（见第 81 章）[1,2]。皮肤表现为播散性血管角皮瘤、少汗或无汗症（图 150.2）[3]。

RAS-MAPK 通路相关疾病

RAS-MAPK 通路相关疾病为一组遗传综合征的

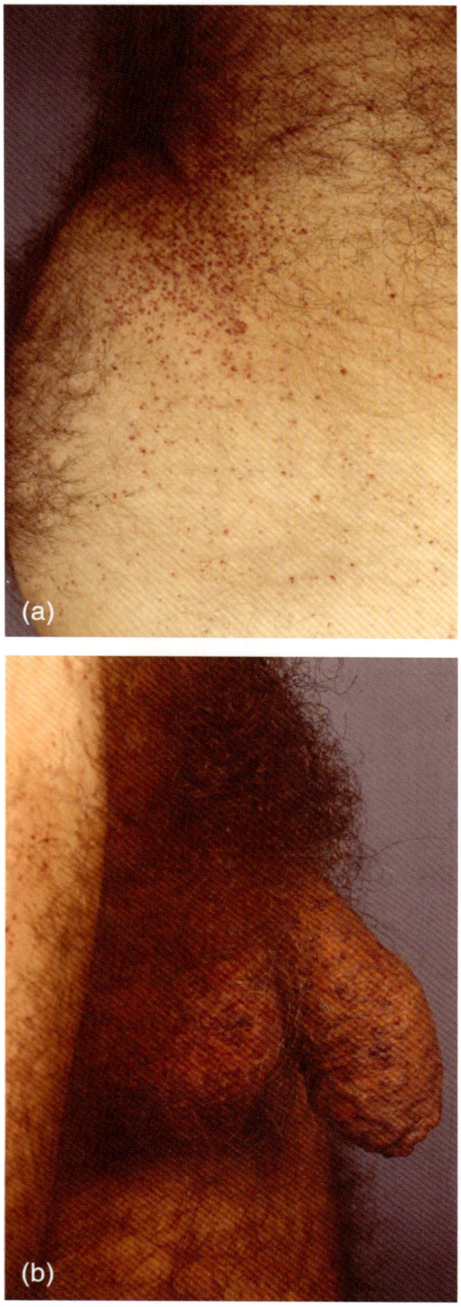

图 150.2 46 岁男性 Fabry 病患者
臀部（a）和外阴（b）泛发性皮损表现。

统称，包括 Noonan 综合征（小儿先天性侏儒痴呆综合征）、Noonan 综合征合并多发黑子病（亦称 LEOPARD/豹纹综合征或多发性黑斑综合征）、Costello 综合征、心-面-皮肤综合征和神经纤维瘤病-Ⅰ型。它们具有共同的特征，即 RAS-MARK 信号转导通路异常导致心脏和皮肤发育畸形。前者包括肥厚型心肌病、肺动脉硬化和房间隔缺损。

Noonan 综合征合并多发黑子病的临床特征包括泛发性黑子、心电图异常、眼距过宽、肺动脉硬化、生殖器异常、生长发育迟缓和聋（因此叫 LEOPARD 综合征）。心脏损害包括心电图电轴左偏、心室肥大和心律失常。

Carney 综合征

Carney 综合征即为以前我们所熟知的 LAMB 综合征（黑子、心房黏液瘤、黏膜黏液瘤、蓝痣）或者 NAME 综合征（蓝痣、心房黏液瘤、黏液性神经纤维瘤、雀斑）。是由于 *PRKAR1A* 基因（cAMP 介导调节性Ⅰ型蛋白激酶-α）突变引起[3,5]，为常染色体不完全外显性遗传。其临床特点为反复发作的黏液瘤、色素性皮损、内分泌过度活跃及肿瘤发生（如肢端肥大症合并生长激素分泌腺瘤、支持细胞瘤和 Cushing 综合征）[5]。近 70%的患者会出现心脏部位的黏液瘤。1/3 患者在眼睑、外耳、胸部和口咽部等黏膜部位出现黏液瘤（图 150.3）。约 75%病例中可见蓝痣、咖啡斑和黑子等色素性异常[5]。

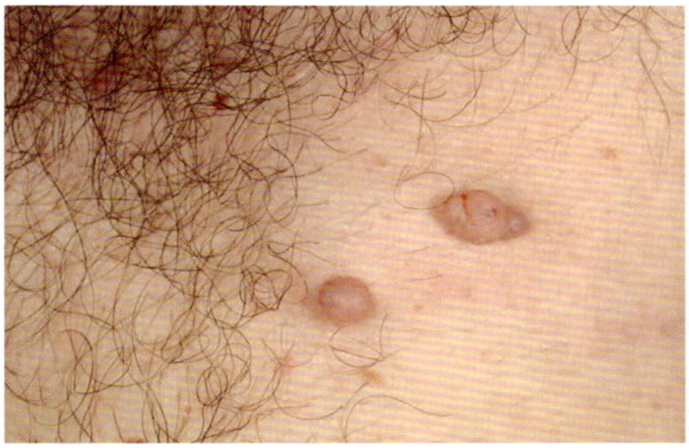

图 150.3　Carney 综合征患者皮肤黏液瘤表现

皮肤病心脏损害或系统性疾病皮肤表现

炎症性疾病

结节病（见第 98 章）[6]、混合型结缔组织病（见第 54 章）[7]、皮肌炎（见第 53 章）[7]、红斑狼疮（见第 51 章）[8,9]、系统性硬化症（见第 56 章）[10]和血管炎（见第 102 章）[12,13]等系统性疾病常见心脏损害，若症状不明显时容易被忽视。

结节病：25%以上的结节病患者会心脏受损，普遍认为该病最常见的并发症为传导阻滞和室性心律失常诱发的猝死。心肌病亦有发生[6]。

混合性结缔组织病：该病典型的临床心脏损害表现为心包炎、心肌炎和肺动脉高压，但都很少见[7]。

皮肌炎：皮肌炎或多发性肌炎心脏受损表现为充血性心脏衰竭、冠状动脉疾病或传导异常[7]。

系统性红斑狼疮：累及心血管系统非常常见[8]，会出现一系列并发症，特别是心包炎，动脉粥样硬化患病率很高，心肌梗死的风险也逐渐增长。

新生儿红斑狼疮：最常见的心血管症状为先天性房室传导阻滞（AVB）。即使没有红斑狼疮的其他表现，患儿的母亲通常表达 52～60kDa 的抗-SSA（Ro）[9]。除 AVB 外，新生儿红斑狼疮心脏受累的范围多变，不仅有瓣膜损害，还有心肌病、心肌炎表现。

系统性硬化症：出现心脏损害通常临床表现并不是很常见，但是一旦发生则预后不佳。心包炎、心包积液、心律失常、心肌纤维化、传导系统疾病、冠状动脉内皮损害及肺动脉高压引起的心力衰竭均可发生[10]。临床表现为心力衰竭、心悸和心肌梗死。

抗磷脂综合征：约 50%的抗磷脂综合征患者会出现心脏瓣膜赘生物或增厚等疾病[11]（见第 52 章）。最常见的是二尖瓣受损。动脉粥样硬化、冠心病和心肌梗死的发病概率也会增高。

血管炎：累及心脏的血管炎可归为以下几类：①小血管炎[肉芽肿性多血管炎（GPA），嗜酸性肉芽肿性多血管炎（EGPA）]；②中血管炎（结节性多动脉炎，川崎病）；③大血管炎（颞动脉炎，多发性大动脉炎）[12]。EGPA 较 GPA 心脏损害更为常见[13]。

淀粉样变病：原发性淀粉样变病常见心脏损害[2,14]，引发心肌病的临床表现为充血性心力衰竭、心电图低电压和传导异常。典型皮损、巨舌症和皮肤组织病理显示有淀粉样物质沉积支持该诊断（见第 58 章）。

川崎病（黏膜淋巴结综合征）：是以婴幼儿为主、侵及冠状动脉的免疫介导的中动脉炎为表现的急性发热性疾病(图 150.4)(见第 26 章)。临床表现为持续性发热和急性炎症表现[2]。近 25%的患者会发展为冠状动脉瘤，其他心脏后遗症包括心肌梗死、传导异常、心包积液和心脏肥大。

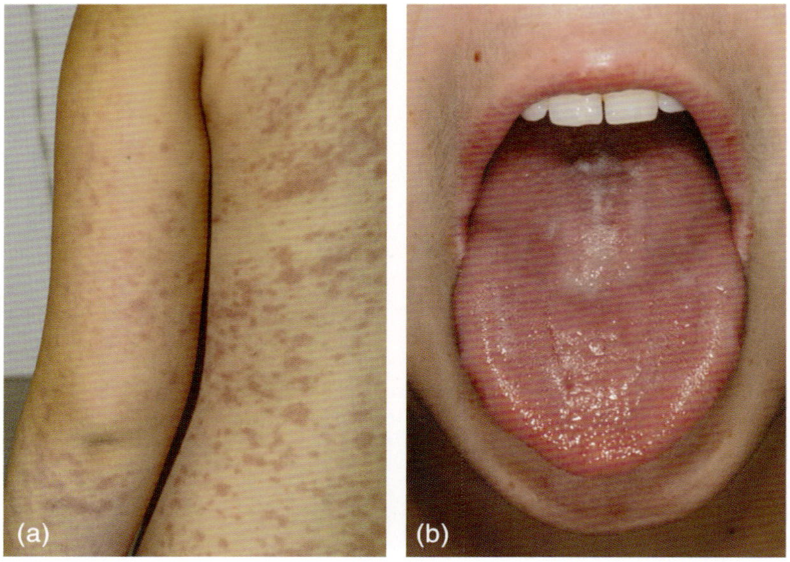

图 150.4 16 岁女性川崎病患者
躯干皮疹(a)和特征性草莓舌(b)表现。

感染性疾病

感染性心内膜炎：典型的感染性心内膜炎患者[2]通常伴有心脏疾病史(如风湿热、先天性心脏病、退行性瓣膜病、心脏瓣膜手术史)、静脉用药史或近期接受过牙科手术。大约 50%的感染性心内膜炎患者并没有瓣膜疾病史[15]。80%的患者是由于葡萄球菌或链球菌感染所致。脓毒性血栓或血液中循环的细菌抗原引起免疫综合征可表现为皮肤损害[2]。皮损可为紫癜、脓疱或者红斑及其他多种表现。甲皱襞或甲床出现点状出血同时可出现结膜、上腭瘀点。Osler 结节是主要在手指远端或足趾跖面出现的小而软的红色丘疹。Janeway 损害是手掌大、小鱼际隆起部位出现模糊的红斑样皮损。

风湿热：是链球菌感染出现的一系列疾病[2]，包括动脉炎、心脏炎、神经肌肉系统疾病(如小舞蹈病、肌无力)和皮肤黏膜损害。皮损包括环形红斑、四肢伸侧特别是近关节处皮下结节。环形红斑主要表现为躯干、四肢近端短暂的旋涡状红斑(图 150.5)。心脏损害包括瓣膜病、心包炎、心肌炎和充血性心力衰竭。

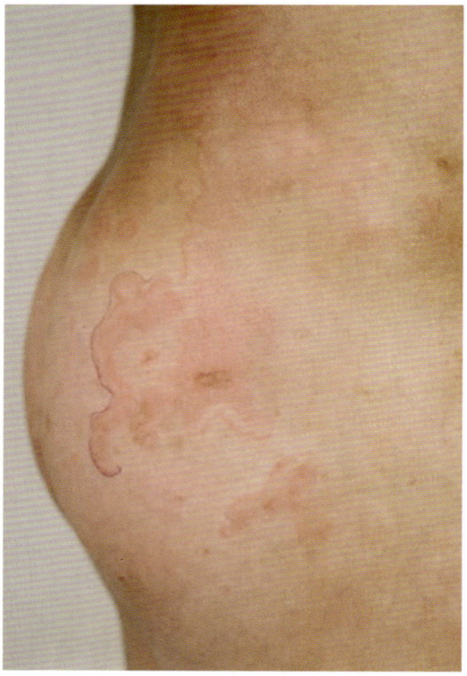

图 150.5 环形红斑(风湿热)
(摘自 DermNet New Zealand Trust. http://www.dermnetnz.org/bacterial/rheumatic-fever.html. 2015 年 4 月最新收录)

其他疾病

冠状动脉疾病：儿童早衰症和 Werner 综合征等早衰退行性综合征可能会出现冠状动脉疾病和缺血性心脏病，亦有报道弹性纤维弹力纤维假黄瘤合并退行性动脉粥样硬化血管疾病发生[3]。冠状动脉疾病可能与高脂血症引起的黄瘤病或睑黄瘤相关[2]。耳垂皮肤对角折痕（Frank 征）与冠状动脉疾病发病有联系，这一问题尽管长期以来有争议但最近的研究证明二者呈高度正相关[16]。在川崎病中冠状动脉通常也会受累。

心脏起搏器和植入性除颤器相关的皮肤疾病：心脏起搏器部位上出现的皮肤反应已见报道。大多数或为感染表现，或为物理性改变（如糜烂、挤压、纤维包膜挛缩、发生器或电极暴露，支气管胸膜-皮肤瘘），抗生素治疗或改变起搏器位置对其有效[17,18]。植入性心律装置引起的接触性皮炎少见，但对钴、环氧树脂、汞、镍和钛元素过敏均有报道[19]。

（译者：李鸣　一审：周澜华　二审：牟宽厚　三审：杨枫　侯麦花　润色：鲍丽）

参考文献

所有文献请查阅网址：www.rooksdermatology.com.
以下列出的是重要参考文献。

[1] Abdelmalek NF, Gerber TL, Menter A. Cardiocutaneous syndromes and associations. J Am Acad Dermatol 2002;46:161-83.

[2] Uliasz A, Lebwohl M. Cutaneous manifestations of cardiovascular diseases. *Clin Dermatol* 2008;26:243-54.

[3] O'Neill JL, Narahari S, Sane DC, *et al*. Cardiac manifestations of cutaneous disorders. *J Am Acad Dermatol* 2013;68:156-66.

[5] Shetty Roy AN, Radin M, Sarabi D, *et al*. Familial recurrent atrial myxoma: Carney's complex. *Clin Cardiol* 2011;34:83-6.

[8] Frostegård J. Systemic lupus erythematosus and cardiovascular disease. *Lupus* 2008;17:364-7.

[12] Jennette JC. Overview of the 2012 revised International Chapel Hill Consensus Conference nomenclature of vasculitides. *Clin Exp Nephrol* 2013;17:603-6.

[13] Millet A, Pederzoli-Ribeil M, Guillevin L, *et al*. Antineutrophil cytoplasmic antibody-associated vasculitides: is it time to split up the group? *Ann Rheum Dis* 2013;72:1273-9.

[15] Hoen B, Duval X. Clinical practice. Infective endocarditis. *N Engl J Med* 2013;368:1425-33.

[16] Shmilovich H, Cheng VY, Rajani R, *et al*. Relation of diagonal ear lobe crease to the presence, extent, and severity of coronary artery disease determined by coronary computed tomography angiography. *Am J Cardiol* 2012;109:1283-7.

[19] Kang J, Simpson CS, Campbell D, *et al*. Cardiac rhythm device contact dermatitis. *Ann Noninvasive Electrocardiol* 2013;18:79-83.

第13部分

第 151 章

皮肤与呼吸系统疾病

151

Sonja Molin, Thomas Ruzicka

Department of Dermatology and Allergology, Ludwig Maximilian University, Munich, Germany

概述

从普通感染、过敏性疾病到复杂的多系统病，很多疾病会同时累及皮肤和呼吸系统。本章主要认真分析这两大组织系统之间的关系，并从皮肤、呼吸系统同时受累的多组疾病中(表 151.1)选出部分疾病进行阐述。在简要讨论累及上呼吸道的变态反应性疾病后，我们将重点介绍自身免疫性疾病、血管炎、感染性疾病和遗传性疾病中肺部损害表现。很多常见的综合性疾病在本书其他章节已有详细介绍。

表 151.1 累及呼吸系统及皮肤的疾病

疾病	呼吸系统临床表现特点
炎症性	
结节病	肺纤维化、肺门淋巴结增大、咽部损害、坏死性结节病样肉芽肿
肺部血管炎	见正文
系统性硬化症	肺间质纤维化、气胸、肺动脉高压
Sjögren 综合征	腺体分泌减少、鼻窦炎、支气管肺泡炎、肺间质性疾病
红斑狼疮	胸膜炎、胸腔积液、肺萎缩综合征
混合性结缔组织病	纤维化性肺泡炎(特别为 U_1 核糖核蛋白抗体阳性)
抗磷脂综合征	肺栓塞、肺梗死、肺血栓和肺出血
皮肌炎	肌无力、咽部功能障碍(吸入性肺炎)、肺间质性疾病、闭塞性细支气管炎
复发性多软骨炎	气道塌陷
多中心网状组织细胞增多症	可能与支气管肿瘤、肺部浸润有关，胸腔积液
大疱性疾病(大疱性表皮松解症、天疱疮、Stevens-Johnson 综合征、中毒性表皮坏死松解症)	上呼吸道症状，副肿瘤性天疱疮与胸腔内疾病特别是 Castleman 病有关，胸腺瘤
移植物抗宿主疾病	限制性通气障碍、纤维化

（续 表）

疾病	呼吸系统临床表现特点
坏疽性脓皮病	肺部嗜中性粒细胞结节、气道受累
家族性地中海热	胸膜炎
感染性	
结核病	特征性皮损、结节性红斑
鸟分枝杆菌胞内感染	可能播散至皮肤（通常见于 HIV 感染）
麻风病	喉部损害
支原体感染	通常在黏膜部位引起多形红斑
播散性肺部真菌感染	芽生菌病、球孢子菌病、隐球菌病、曲霉菌病、组织胞质菌病、类鼻疽
恙虫病	肺炎（常见）
水痘	肺炎
麻疹	肺炎
匍行疹	哮喘/支气管炎伴嗜酸性粒细胞增多
慢性皮肤黏膜念珠菌病	支气管扩张
Whipple 病	咳嗽、胸腔积液、肺部浸润、肺门淋巴结炎
先天/遗传性	
特应性疾病	哮喘、花粉症
皮肤松弛症	肺气肿、肺心病
结节性硬化症	横纹肌瘤
神经纤维瘤病	脊柱侧后凸、胸腔内神经瘤、肺纤维化、肺大疱
共济失调-毛细血管扩张症	肺炎、支气管扩张、肺纤维化
遗传性出血性毛细血管扩张症	咯血、呼吸困难、动静脉分流出现发绀
α_1-抗胰蛋白酶缺乏症	肺气肿
Darier 病	肺下叶纤维化、喉部损害
先天性角化不良	间质性肺炎、纤维化
类脂蛋白沉积症	喉部受累
Riley-Day 综合征	肺部浸润、肺炎
Birt-Hogg-Dubé 综合征	肺囊肿、气胸
高 IgE 综合征	脓肿、肺炎
浸润性及代谢性	
组织细胞增多症（朗格汉斯细胞增多症、Rosai-Dorfman 病、噬血细胞综合征、渐进性坏死性黄色肉芽肿、海蓝组织细胞增多症、其他）	肺部结节和纤维化、上呼吸道浸润性疾病、播散性黄瘤
淀粉样变病	黏膜淀粉样物质沉积仅次于慢性肺部疾病、原发性淀粉样变病肺部浸润
POEMS 综合征	胸腔积液、支气管痉挛
类癌综合征	支气管痉挛
甲状腺功能减退	喉部受累
黏液瘤	胸膜炎

（续　表）

疾病	呼吸系统临床表现特点
药物	
出现皮疹、光毒性反应的呼吸系统用药	如磺胺甲噁唑(复方新诺明)(药疹)、吡非尼酮
可引起皮疹和呼吸道疾病	如抗生素诱发的中毒性表皮坏死松解症、顺铂(支气管痉挛、色素沉着)
出现呼吸系统不良反应的皮肤病用药	如异维 A 酸(支气管痉挛)
其他	
血管性水肿	上气道阻塞
过敏性反应	支气管痉挛
胰腺炎	基底胸膜反应、皮肤脂肪坏死
黄甲综合征	胸腔积液、支气管扩张
肥大细胞增多症	流涕、喉头水肿、支气管痉挛
肿瘤	肿瘤转移、卡波西肉瘤、淋巴瘤样肉芽肿病、泛发性蕈样肉芽肿/Sézary 综合征、其他

HIV，人免疫缺陷病毒；POEMS，多发性周围神经病(polyneuropathy)、脏器肥大(organomegaly)、内分泌紊乱(endocrinopathy)、M 蛋白血症(M-protein)、皮肤病变(skin change)。

在一系列感染性、变态反应性疾病中，上呼吸道黏膜的受累过程可能与皮肤一致。除了原发性皮肤肿瘤(如黑素瘤)转移的情况，某种原发性皮肤病很少能直接引发肺部疾病。同样，呼吸系统疾病直接导致某种皮肤病的情况也相对少见。例如，严重肺部疾病出现发绀或由右向左的肺内分流，慢性发绀性肺病或肿瘤出现杵状指表现。

部分用于肺部疾病治疗的药物可能会引起皮肤的不良反应，反之亦然。同时引起皮肤和呼吸道症状表现的药物亦很少见。

变态反应性疾病

变态反应性疾病常伴呼吸系统受累，特别是Ⅰ型变态反应。在特应性疾病中，过敏性鼻/结膜炎和过敏性哮喘成为使很多特应性皮炎患者呼吸道受累、疾病加重的显著因素。血管性水肿为荨麻疹的一种临床表现(图 151.1)，通常见于 IgE 介导的过敏反应，出现咽喉部水肿可危及生命。第 41、42、43 章对此类疾病有详细的阐述。

自身免疫性疾病

自身免疫性疾病中，结缔组织病最常累及这两大系统。

呼吸系统受累是系统性硬化症第二大临床常见症状，占 25%～90%[1](见第 56 章)，主要为肺间质性疾病和引起肺动脉高压的肺部血管疾病。除此之外，68%的患者行 HRCT 检查时可发现支气管扩张。气胸、胸腔积液、呼吸肌受损和胸壁皮肤硬化出现的“夹板征”均可发生。

系统性红斑狼疮患者出现肺部疾病的比例与文献报道类似(占 20%～90%)[2](见第 51 章)。全呼吸系统的各个部分(胸膜、肺实质、血管及气道)在各种急慢性因素诱导下均可受累出现相应的临床症状。混合性结缔组织病可表现为胸膜炎、肺动脉高压，或肺间质性疾病[3]。呼吸肌受累会出现膈肌抬高和“肺萎缩综合征”[4]。抗磷脂综合征患者可出现肺栓塞、肺出血、肺梗死、肺动脉高压及肺部血管血栓[5](见第 52 章)。

复发性多软骨炎(见第 154 章)[6]是由于出现针对Ⅱ型胶原的自身抗体，具有潜在的致死性。超过 50%的患者由于呼吸道黏膜水肿和咽部、气道支持性软骨塌陷出现呼吸困难和吸气性喘鸣音。大多数患者可出现鼻、耳软骨炎，表现为鼻腔阻塞、关节病和血沉增快。1/3 的患者伴有肋软骨受累。非软骨性的耳垂通常不受累。

皮肌炎(见第 53 章)主要有三种发病机制与呼吸系统受累相关[7]。①支气管肿瘤可导致皮肌炎发生。②肌炎导致的肌无力可表现在肋间、胸部或咽喉部肌群，累及咽喉部时可并发吸入性肺炎。③皮肌炎可伴发肺间质性疾病或闭塞性细支气管炎。肺部疾病通常与体内出现抗氨基酰-tRNA 合成酶抗体，如组氨

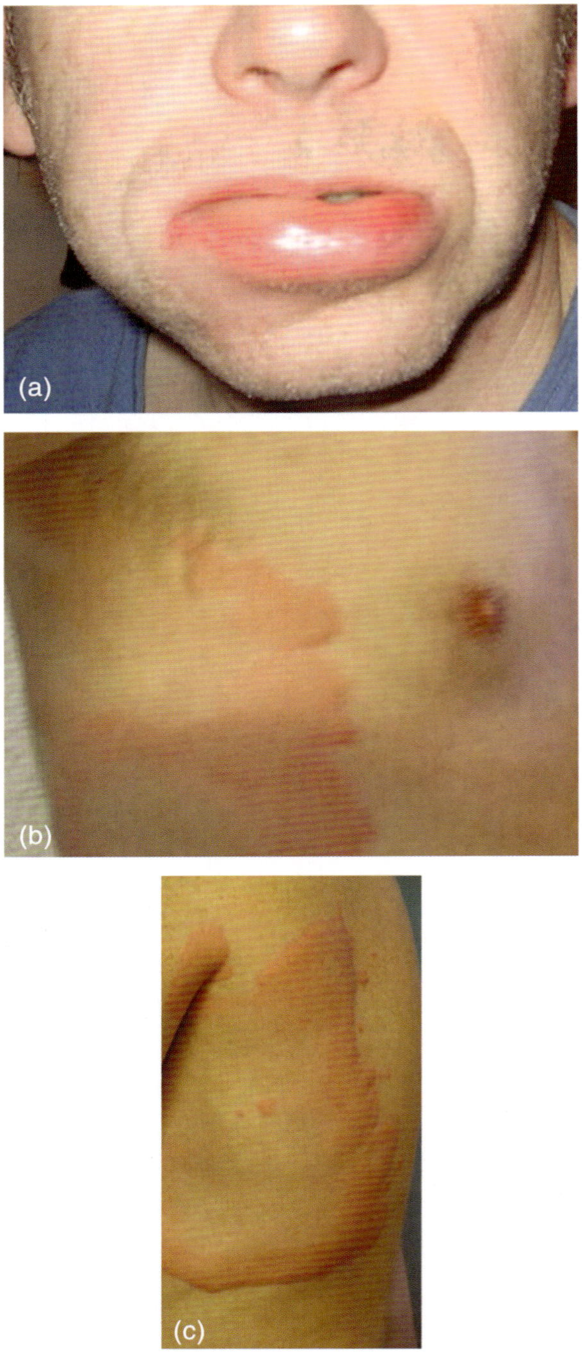

图 151.1 急性血管性水肿和巨大荨麻疹表现

酰 tRNA 合成酶抗体(抗 Jo-1)相关。抗合成酶综合征即为皮肌炎(或多发性肌炎)伴有肺间质性疾病、关节炎和雷诺现象发生[8]。抗合成酶抗体亦与皮肌炎患者临床出现手指侧面皮肤角化过度为特征的"技工手"的本质相关。皮肌炎患者在治疗时可间接导致肺部疾病,如机体免疫抑制出现感染或药物性肺炎(如甲氨蝶呤),这一点在诊断上需要与皮肌炎本身导致的肺部疾病相鉴别。

Sjögren 综合征患者出现肺部损害的比例为 9%~75%(见第 55 章)。可表现为小气道受累或出现肺间质性疾病[9]。50%的患者可出现肺泡炎但却没有临床症状。

血管炎

许多类型血管炎均可累及肺部(见第 102 章)。肺部血管炎主要属于小血管性血管炎或混合性血管炎[10]。

小血管性血管炎

系统性小血管炎(SVV)的任一类型都可累及肺部。根据最新的分类标准[10],SVV 可归于抗中性粒细胞质抗体(ANCA)相关血管炎和免疫复合物型小血管炎。ANCA 相关血管炎包括:肉芽肿性多血管炎(GPA)、嗜酸性肉芽肿性多血管炎(EGPA,之前称 Churg-Strauss 综合征)和显微镜下多血管炎(MPA)。

肉芽肿性多血管炎[11-13]:这一罕见疾病以上、下呼吸道坏死性肉芽肿性血管炎、坏死性肾小球肾炎和多器官弥散性血管炎为特征。40%~95%的患者可出现 ANCA 靶向结合的蛋白水解酶 3(PR3)。30%~60%的患者皮损表现为紫癜样血管炎、皮下结节和溃疡(见第 102 章)。上呼吸道疾病可出现流鼻涕、鼻部溃疡及鼻衄,也可伴有口腔溃疡。典型的肺部改变包括双肺渗出、结节或空洞。声门下、气管支气管狭窄也可发生。出现肺部和肾损害的患者一般预后不佳。GPA 患者较健康状况下鼻部葡萄球菌慢性感染率高,这也与该病预后不良、复发率高相关[11]。泛发性肺部毛细血管炎引起的弥散性肺泡出血是 GPA 中仅次于药物如 D-青霉素引起的危及生命的并发症之一,MPA 患者亦可发生,在 SLE、抗磷脂综合征、白塞病中相对少见[14]。

嗜酸性肉芽肿性多血管炎(Churg-Strauss 综合征)[12,13]:该病罕见,可出现鼻炎、哮喘、肺炎、发热、疲倦、嗜酸性粒细胞血症(通常超过 10%)、大面积血管炎出现相应皮损、周围神经病变和心脏疾病,肾疾病少见。70%患者皮损表现为明显的紫癜、结节样改变(图 151.2)。不是所有的 EGPA 患者都出现 ANCA。根据这一点可将该病分为两种亚型:一种为以血管炎表现为主,另一种以嗜酸性粒细胞增多临床表现为主。文献报道,ANCA 阴性亚型可引起心肌内膜损害并常见肺部渗出[15]。32%~92%的 EGPA 患者产生的 ANCA 主要是以髓过氧化物酶为靶抗原的[11]。

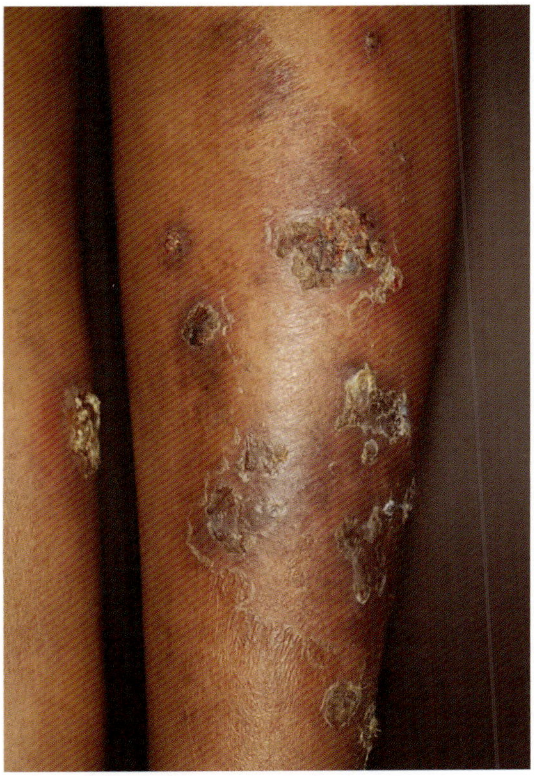

图 151.2 嗜酸性肉芽肿性多血管炎

显微镜下多血管炎：80％的显微镜下多血管炎患者可检测到针对髓过氧化物酶的 ANCA（MPO-ANCA）[11]。该病为主要累及小血管的坏死性血管炎，微动脉、微静脉及毛细血管均可受累。20％～60％的患者可出现肺部损害，40％～70％的患者皮肤受累[11]。常见的呼吸系统临床表现为呼吸困难、咳嗽和咯血。1/3 的 MPA 患者可出现肺泡出血[16]。

免疫复合物型小血管炎：该类疾病特征性病理改变为主要累及小血管壁的免疫球蛋白和补体沉积。这一亚型包括荨麻疹性血管炎、冷球蛋白血症性血管炎和过敏性紫癜（IgA 型血管炎）[10]。荨麻疹性血管炎常见肺部损害为胸膜炎和阻塞性肺病[17]。一个大型队列研究显示，超过 20％的荨麻疹性血管炎患者出现慢性阻塞性肺病或哮喘等肺部损害。伴有低补体血症患者更易患阻塞性肺病，50％的肺病患者伴有肺部血管炎[18]，但尚不明确这些疾病与血管炎之间的因果关系。

混合性血管炎

白塞病：尽管白塞病具备很多自身免疫性疾病特点[10]，但其已被归于混合性血管炎类型[19]（图151.3）。白塞病中肺部受损的概率差别较大，从＜1％到 18％不等。肺部疾病可分为三种类型：肺动脉瘤、肺实质改变和包括胸腔积液的多种肺部疾病。近 80％出现肺动脉瘤的患者同时伴有血栓性静脉炎[20]，因此血栓性静脉炎可能是出现肺动脉瘤风险增高的标志。

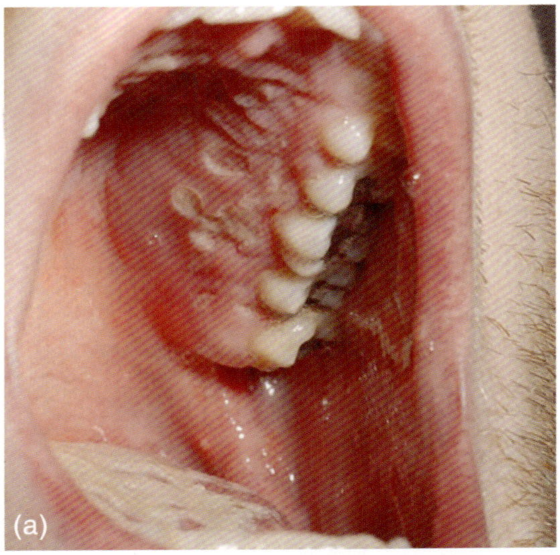

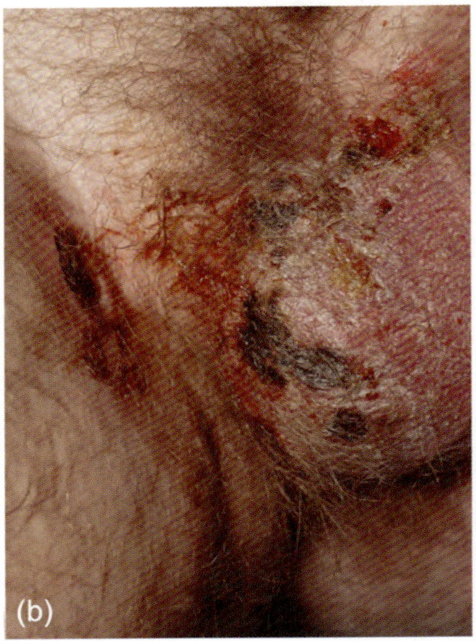

图 151.3 白塞病
硬腭（a）及阴囊及生殖器周围（b）溃疡。

感染性疾病

很多感染性疾病都可能累及呼吸系统和皮肤，表 151.1 中已列出这一类疾病。例如，许多病毒感染在引起上呼吸道，有时为下呼吸道的症状时伴有不典型皮疹或多形红斑表现。特别是支原体感染与 Ste-

第 13 部分

vens-Johnson 综合征发病相关。鹦鹉热则会伴发结节性红斑和多形红斑。

结核病相关的皮肤疾病包括结节性红斑或多形红斑等非特异性改变及瘰疬性苔藓、硬红斑,以及丘疹坏死性结核疹等特异性皮损表现(见第 27 章)。部分系统性真菌病(见第 32 章)源于吸入性感染,但随后会出现皮肤损害,非特异性表现为多形红斑或结节性红斑,或血行播散引起特异性表现。其他真菌病则由原发的皮损诱发包括肺的内脏器官机会性感染(如孢子丝菌病)。

先天遗传性疾病/遗传性综合征

相关疾病已在表 151.1 中列出。

神经纤维瘤病-1(见第 80 章):由于脊柱侧后凸畸形,引起肺部疾病并不常见。胸腔、腹腔或腹膜后弥散性丛状神经纤维瘤也会危害呼吸系统功能。肺下叶主要为纤维化改变而上叶会出现肺大疱[21]。

结节性硬化症:该病出现胸腔积液已有文献报道[22](见第 80 章)。呼吸系统疾病并不常见,但成年女性患者常出现多发小囊肿为淋巴管血管平滑肌瘤的表现[23],影像学可能会误诊为肺结核或结节病。

α_1-抗胰蛋白酶缺乏症:α_1-抗胰蛋白酶缺乏症,特别是 ZZ 基因型,其皮肤脂膜炎常与肺气肿和肝硬化关联[24]。

家族性自主神经失调综合征(Riley-Day 综合征):该病可出现急性支气管肺炎表现,大量痰液分泌可引发呼吸困难。皮肤系统改变包括大量表皮脱落,发热、出汗时出现颜色不均匀红斑[25]。肺部影像学表现[26]常伴有腹部胀气称为“胸腹征”[27]。

共济失调-毛细血管扩张症(Louis-Bar 综合征):常出现复发性肺炎、支气管扩张和肺纤维化等呼吸系统疾病[28]。

Birt-Hog-Dubé 综合征:该病可出现肺囊肿和气胸(见第 80、153 章)。

嗜中性粒细胞性皮肤病

脓皮病和嗜中性粒细胞性皮肤病均有肺部及大气道的损害[29,30],通常为局灶性大量中性粒细胞密集浸润,影像表现呈散在的实性阴影。Sweet 综合征肺部最重要的临床症状为呼吸困难、咳嗽和全身不适。嗜酸性粒细胞增多症等体内嗜酸性粒细胞增高的状态下,尽管心脏受累更重要但支气管内膜同时也会受累。见第 49 章。

其他系统性疾病

结节病(见第 98 章):急性结节病出现结节性红斑时可伴发肺门淋巴结增大(亦称 Löfgren 综合征)。慢性结节病主要为肺部受累[31]。

坏死性结节病样肉芽肿:该病极为罕见,病因尚不明确[32]。呼吸系统典型表现为肺部结节样浸润,同时伴有局部胸膜增厚或胸腔积液。肺外主要累及眼部(葡萄膜炎),皮肤等其他器官亦可受累[33],特征性表现为动脉闭塞引起的结节性红斑或坏死。

多中心网状组织细胞增多症(见第 136 章):该病合并有胸腔积液[34],也属于一种副肿瘤综合征。

硬化性黏液水肿(见第 59 章):该病呼吸系统表现主要引起呼吸困难(图 151.4)[35]。

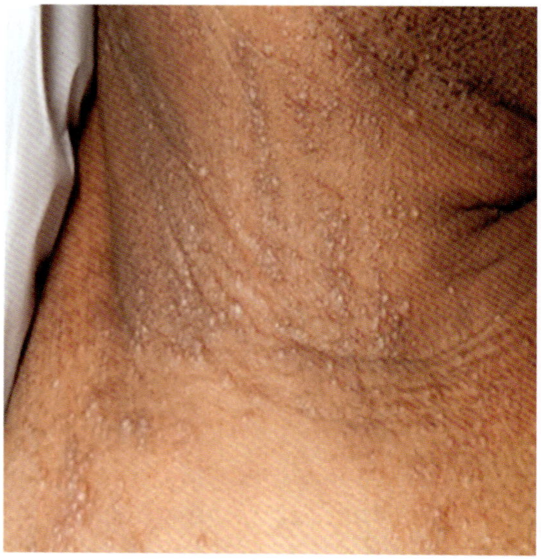

图 151.4 硬化性黏液水肿颈部典型线状排列丘疹

淀粉样变病(见第 58 章):原发性淀粉样变病常见呼吸道受累,通常无明显症状但可能会出现呼吸困难。

淋巴瘤样肉芽肿病(见第 140 章):该病为罕见的 EB 病毒感染诱发的淋巴细胞增生性疾病,超过 90% 的患者可出现肺部受累[36]。影像学改变主要为中下肺外周多发小结节。25%～50%病例可出现皮肤症状,主要表现为四肢扁平或结节样浸润性皮损,可发生坏死或形成溃疡。

黄甲综合征(见第 95 章;图 151.5):可出现多种呼吸系统异常,如咳嗽或呼吸困难、胸腔积液、支气管扩张及慢性窦房结和肺部感染[37]。

第13部分

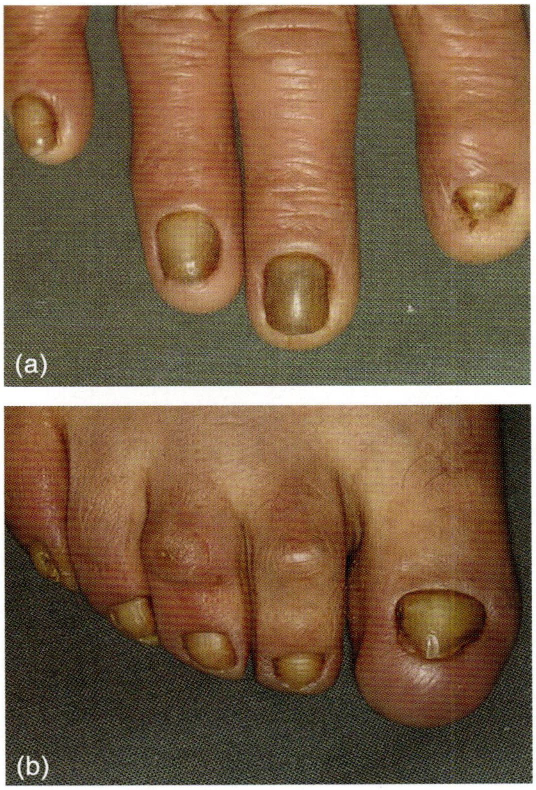

图 151.5 黄甲综合征
手指(a)和足趾(b)甲改变。

其他疾病

副肿瘤性天疱疮(见第 147 章;PNP):出现呼吸衰竭是一种重要事件,因为患者可因此而死亡。病理改变为细支气管弥散性节段性挛缩,出现闭塞性细支气管炎的临床表现。发病机制可能为自身抗体介导的损害,活检支气管黏膜直接免疫荧光检查可示固有层 IgG 和补体的线状沉积[38]。$CD8^+$ T 淋巴细胞在致病过程中也发挥着重要作用[39]。桥粒芯糖蛋白-3 和其他表皮抗原的异常表达可说明 PNP 肺部损害缘由[40]。潜在肿瘤、免疫抑制治疗的毒性反应及继发感染均可导致呼吸系统发病增高。

声音嘶哑——系统性疾病标志:某些合并皮肤损害的系统性疾病累及喉部和气管时,声音嘶哑为可闻及的重要临床标志(框图 151.1)[41]。特别是一系列遗传或获得性大疱性疾病可使咽喉部黏膜受累,如黏膜类天疱疮,该病慢性炎症改变可有发生喉癌的倾向。

框图 151.1 合并皮肤和系统临床表现可引起声嘶的疾病举例

- 先天性厚甲
- Cornelia de Lange 综合征
- Farber 病(播散性脂肪肉芽肿病)
- 类脂蛋白沉积症
- 结节病
- 二期梅毒
- 流行性斑疹伤寒
- 甲状腺功能减退
- 复发性多软骨炎
- 系统性红斑狼疮
- 皮肌炎
- 黏膜类天疱疮
- 大疱性表皮松解症

(译者:李鸣 一审:周澜华 二审:牟宽厚 三审:杨枫 侯麦花 润色:鲍丽)

参考文献

所有文献请查阅网址:www. rooksdermatology. com.
以下列出的是重要参考文献。

[1] Gómez Carrera L, Bonilla Hernan G. Pulmonary manifestations of collagen diseases. *Arch ch Bronconeumol* 2013;49:249-60.

[2] Carmier D, Marchand-Adam S, Diot P, *et al*. Respiratory involvement in systemic lupus erythematosus. *Rev Mal Respir* 2010;27:e66-78.

[3] Gunnarsson R, Aaløkken TM, Molberg Ø, *et al*. Prevalence and severity of interstitial lung disease in mixed connective tissue disease: a nationwide, cross-sectional study. *A nn Rheum Dis* 2012;71:1966-72.

[8] Vij R, Strek ME. Diagnosis and treatment of connective tissue disease-associated interstitial lung disease. *Chest* 2013;143:814-24.

[10] Jennette JC. Overview of the 2012 revised International Chapel Hill Consensus Conference nomenclature of vasculitides. *Clin Exp Nephrol* 2013;17:603-6.

[11] Millet A, Pederzoli-Ribeil M, Guillevin L, *et al*. Antineutrophil cytoplasmic antibody-associated vasculitides: is it time to split up the group? *Ann Rheum Dis* 2013;72:1273-9.

[15] Vaglio A, Buzio C, Zwerina J. Eosinophilic granulomatosis with polyangiitis (Churg-Strauss): state of the art. *Allergy* 2013;68:261-73.

[20] Uzun O, Akpolat T, Erkan L. Pulmonary vasculitis in Behcet disease: a cumulative analysis. Chest 2005;12:2243-53.

第13部分

第 152 章

皮肤与消化系统疾病

152

Sonja Molin, Thomas Ruzicka

Department of Dermatology and Allergology, Ludwig Maximilian University, Munich, Germany

概述

本章集中讨论胃肠道、肝和胰腺疾病所致的有突出特征的皮肤症状及体征，还讨论皮肤和消化系统受同一疾病影响的情况[1-3]，以及皮肤疾病本身对胃肠道的影响。更多胃肠道的影响因素，如营养缺陷对皮肤病后续发展的影响在本书其他章节讨论。

食管及胃肠道疾病

胃肠道出血造成的铁缺乏可能与皮肤和指甲改变有相关性，包括反甲、光滑舌和口角炎（见第 63 章）。与吞咽困难、食管具有关联性的长期缺铁性贫血被称为 Plummer-Vinson 或 Paterson-Brown-Kelly 综合征[1]，患者可能易患食管鳞状细胞癌。

食管或胃部肿瘤可转移至皮肤，在极少数情况下可转移至脐部，呈坚硬、可移动的结节。这种现象被称为恶性肿瘤脐转移（也称作“玛丽约瑟夫结节”）。最常转移至脐部的肿瘤包括胃、胰腺、结肠和卵巢的癌症[4]。

上消化道恶性肿瘤所致的副肿瘤性皮疹已在第 147 章讨论，其中包括掌跖角化病-口腔白斑角化症-食管癌（Howel-Evans 综合征）、副肿瘤性肢端角化症（Bazex 综合征）和副肿瘤性黑棘皮病。

必需矿物质和维生素的缺乏可能以各种方式在皮肤上表现出来。主要原因是由于特定的运输缺陷（如维生素 B_{12}、锌）、手术（如胃切除术、胃肠道旁路）或疾病（如克罗恩病）[1] 导致的胃肠道吸收障碍，这些已在第 63 章中详细讨论。

据报道，幽门螺杆菌感染与多种皮肤病有关，包括慢性荨麻疹、酒渣鼻、IgA 血管炎、Sweet 综合征、多形红斑、斑秃、瘙痒、结节性痒疹和特应性皮炎[5]。

炎症性肠病

克罗恩病（CD）（见第 97 章）和溃疡性结肠炎（UC）是炎症性肠病（IBD）的主要原因。尽管二者在诸如年龄分布和发病率等方面有相似之处，但这两种疾病在其他方面是截然不同的[2]：

1. 炎症特征 CD 由 Th1 细胞介导，而 UC 由 Th2 细胞介导。

2. 临床表现 CD 可影响整个胃肠道，而 UC 则仅对结肠造成影响。

3. 遗传易感性 HLA-B27 与 UC 相关，而其他基因如半胱天冬酶募集域 15 基因（*CARD*15）与 CD 发病相关。

4. 危险因素 CD 与吸烟有关，UC 则不然。根据目前的分类，IBD 中皮肤受累可分为四类[2,6]：①特异性皮损；②反应性皮损；③相关皮损；④IBD 的并发症或治疗不良反应。IBD 直接导致的特异性皮肤病变仅见于 CD，而 IBD 间接诱导的反应性皮肤病变则在 UC 和 CD 中均可发现。皮肤和肠道之间的免疫交叉反应似乎在两者的发展中均起重要作用；某些皮肤病与 IBD 中的 HLA 基因易感性或慢性炎性环境有关。最后，IBD 并发症或 IBD 治疗的不良反应也可能在皮肤中表现出来。

特异性皮肤病变

直接皮肤和黏膜受累

克罗恩病可发生于消化道附近部位，如口腔或生殖器部位，肛门受累很常见。20%～60%的 CD 患者发生会阴脓肿、皲裂和瘘管形成，可能会导致严重的后果（喷壶外阴），这在 UC 中很少发生。大约 9%的 CD 患者出现口腔 CD，表现为唇部肿胀（图 152.1）或牙龈和口腔黏膜“鹅卵石”样结节性水肿，可能会出现疼痛性溃疡[2,6]。

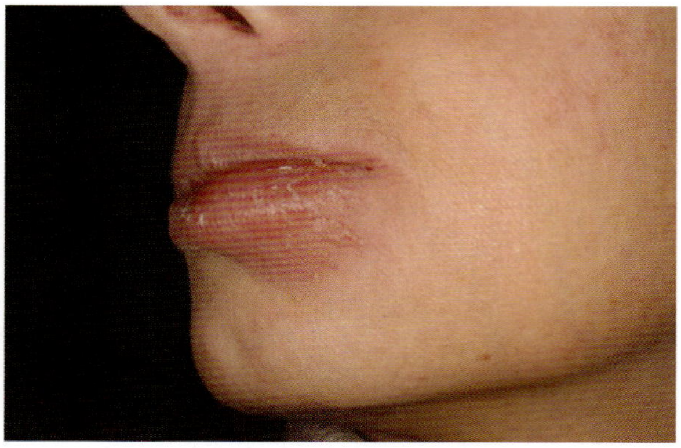

图 152.1 口腔克罗恩病

其他部位的克罗恩病皮肤病变

CD 的皮肤病变也可能发生在远离肠的部位[2]，病变处组织病理学特点与胃肠道相同[6]。CD 的皮肤病变可以是单发的或多发的，可以具有不同的形态，包括完整或侵蚀性的斑块和结节。下肢常会受累，但 CD 皮肤病变也可能会影响腹部、生殖器、面部和其他部位。

反应性病变

UC 或 CD 可能发生各种反应性病变，通常与其病情活动平行。这些表现都在本书的其他章节中详细讨论过。其中最常见的是结节性红斑和坏疽性脓皮病[6]。

结节性红斑（见第 99 章）：3%～10%UC 患者、4%～15%CD 患者可出现结节性红斑，其中女性偏多[6]。

坏疽性脓皮病（见第 47 章）：可并发于 IBD 等多种疾病（图 152.2），包括血液系统疾病、炎症性关节炎和其他疾病。5%～12%的 UC 患者可出现坏疽性脓皮病，明显多于 CD 患者（1%～2%）。同样女性发病偏多[6]。

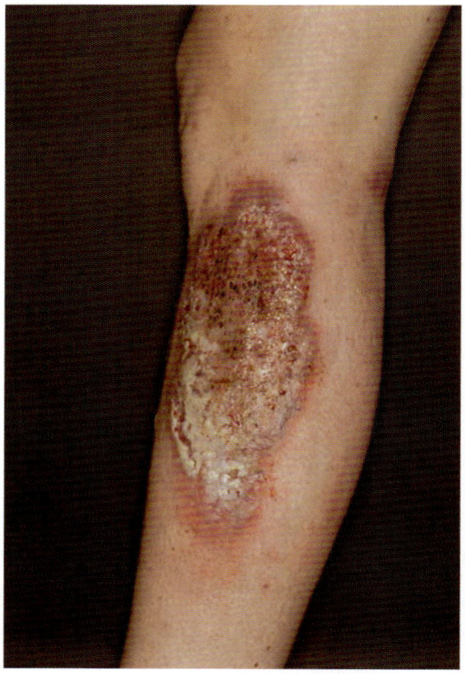

图 152.2 克罗恩病患者出现的坏疽性脓皮病皮损

急性发热性嗜中性粒细胞皮肤病（见第 49 章）：据报道，急性发热性嗜中性粒细胞皮肤病/Sweet 综合征与 IBD，尤其是 UC 有关[6]。

增殖性脓皮病-脓性口炎（或称 Hallopeau 增殖性脓皮病[2,6]）：是一种 IBD 罕见的口腔黏膜及皮肤表现。大多数增殖性化脓性口炎病例与 IBD 有关，尤其是 UC。口腔病变为多个脓疱、斑块和糜烂，可具有类似“蜗牛行迹”外观。皮肤病变是结痂性丘疹和周围有浓疱的增殖性斑块，主要见于屈侧和头皮（见第

147 章)。

皮肤结节性多动脉炎：是位于真皮和皮下组织的中小血管的白细胞碎裂性血管炎，约 10% 的病例与 IBD 有关[2]。

白细胞碎裂性血管炎：可以伴随 UC 或 CD 发生，但在前者中更常见。临床表现为可触及性紫癜，有时出现结节或溃疡，通常累及小腿。在 CD 缓解或恶化期均可发生；在 UC 中则通常在肠疾病发作之前[6]出现。胃肠道症状是 IgA 血管炎(Henoch-Schönlein 紫癜)的第三常见表现，发生于 50%～75% 的患者[2]。

血栓形成：IBD 患者血栓形成的风险升高，其发病与肠道疾病活动度直接相关。血栓可出现在非典型部位，如心脏、大脑、腋窝及锁骨下静脉系统[2]。

口腔阿弗他溃疡：通常位于颊黏膜和口唇。它们在 CD(10%)中比在 UC 中更常见(4%)(图 152.3)。在 CD 中，阿弗他溃疡被认为代表特异性而非反应性病变，但它们在 UC 中的发病机制仍不清楚。据推测，有时可归因于 IBD 继发的营养不良，而不是 IBD 疾病本身所致的病变[6]。

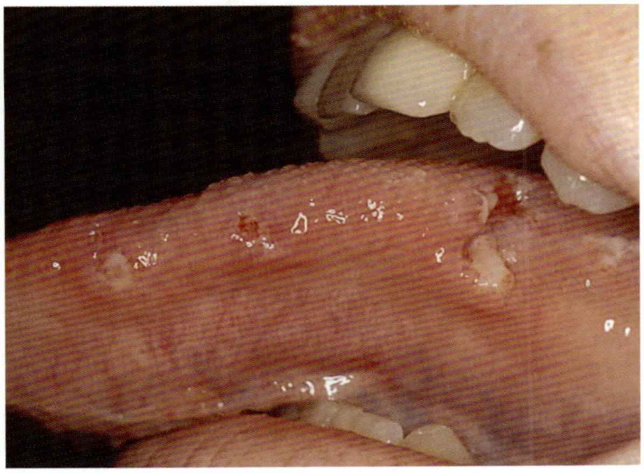

图 152.3　口腔阿弗他溃疡

相关病变

还有几种皮肤病被报道可于 IBD 背景下出现，包括获得性大疱性表皮松解症、银屑病、白癜风、化脓性汗腺炎、静脉炎、多形红斑、荨麻疹、扁平苔藓、继发性淀粉样变性、大疱性类天疱疮和线状 IgA 大疱性皮病。皮肤癌如鳞状细胞癌的风险似乎也会增加[6]。

获得性大疱性表皮松解症：这种疾病与 CD 和 UC 有关；像白癜风一样，它在 CD 中非常罕见，在 UC 中更常见。

银屑病：较之 UC(5.7%)，银屑病与 CD(11.2%)相关性更大[6]。

胶原性结肠炎

这是一种使用显微镜可观察到的结肠炎，临床表现为腹泻，组织学上可见带状胶原沉积[7]。已有报道其演变成其他形式 IBD 的病例，如 CD 和 UC。另外还有其伴发乳糜泻的报道。胶原性结肠炎与多种药物有关，包括非甾体抗炎药或质子泵抑制剂，也与坏疽性脓皮病有关。

乳糜泻

乳糜泻是一种免疫介导的麸质依赖性肠病[8]，其发病机制是遗传异常所致的 T 细胞介导针对谷蛋白的免疫反应。乳糜泻可导致吸收不良和腹泻，但诊断通常会延误，可能在患者出现疱疹样皮炎后才诊断。该疾病显示出强烈的 HLA 相关性：超过 90% 的患者表达 HLA-DQ(α1 * 501,β1 * 02)异二聚体(HLA-DQ2)，并且几乎所有患者都表达 HLA-DQ8 基因。乳糜泻的诊断主要基于抗麦醇溶蛋白、抗内毒素抗体和组织转谷氨酰胺酶抗体的血清学检查。必须严格进行无麸质饮食。

乳糜泻最常见的皮肤表现是疱疹样皮炎，在第 50 章中更详细地描述了该关联。患有严重乳糜泻的患者可能存在吸收不良所致皮肤表现；自身免疫性疾病的发病率增加，包括银屑病、斑秃、线性 IgA 大疱性皮肤病和白癜风。其他皮肤病也被报道在乳糜泻的背景下发病，包括口疮性口炎、荨麻疹、遗传性血管性水肿、皮肤血管炎、结节性红斑和持久隆起性红斑[3]。

肠相关性皮肤病-关节炎综合征

肠相关性皮肤病-关节炎综合征(BADAS)表现为流感样症状、多关节痛、丘疹和脓疱[2]。BADAS 病程缓慢且反复，每 4～6 周复发一次。最初认为该疾病与治疗肥胖的肠道旁路手术(空肠-回肠旁路)有关，但目前也报道了使用现代减肥方法后及 IBD 患者和患有憩室炎伴发乙状结肠狭窄或急性阑尾炎的患者中出现 BADAS，丘疹和脓疱发生于红斑基础之上，主要分布于四肢和躯干。

发病机制尚未完全了解，但肠道病变部分中的细菌过度生长和针对细菌细胞壁中肽聚糖产生的抗体起重要作用，已经在患有 BADAS 的患者中观察到针对肽聚糖的免疫复合物沉积。治疗主要旨在通过长期使用抗生素降低细菌负荷或修正空回肠盲端通路。

据报道，类似的症状可发生于重度贲门失弛缓症，其中食物残留物长期保留在食管中，推测两者有相似的发病机制[9,10]。

惠普尔病

惠普尔病是由惠普尔养障体感染引起的小肠疾病。这种疾病通常表现为关节痛和全身不适。在大多数晚期患者中可发生由于吸收不良引起的腹痛、腹泻和体重减轻；心脏、胸膜、眼部或神经系统症状也会出现[11]；皮肤受累的最常见表现是发生于 45%～54%的患者的日晒区域弥散性色素沉着，其他皮肤表现相当罕见且非特异性，包括皮下结节、红皮病、紫癜、血管炎、脂膜炎、角化过度、荨麻疹、皮肌炎和湿疹[3]。

诊断基于小肠活组织检查中发现大量过碘酸-雪夫染色阳性颗粒，以及滑膜液或组织的聚合酶链反应检查或免疫组织化学检查[11]。

肠息肉病

许多遗传性胃肠道息肉病也具有皮肤表现，这些内容已在本书的其他章节详细讨论。其中比较重要的包括以下几点。

- Peutz-Jeghers 综合征。
- 加德纳综合征。
- Cowden 病（多发性错构瘤综合征）。
- Bannayan-Riley-Ruvalcaba 综合征。
- Cronkhite-Canada 综合征（非遗传）。
- Birt-Hogg-Dubé 综合征。
- 痣样基底细胞癌综合征。
- 多发性神经纤维瘤。

肝和胆囊疾病

肝胆疾病通常与皮肤、指甲和毛发的异常有关[12,13]。这些表现大多数是非特异性的，可发生于其他疾病中，也并不存在于晚期肝功能障碍的患者中。另外，许多疾病可能具有相同的皮肤特征（如不同原因所致肝硬化具有临床症状的共同性），且皮肤变化程度与肝功能障碍的严重程度无明确相关性。然而，存在可提示诊断的特征性改变（如原发性胆汁性肝硬化中的色素沉着、黄疸和黄瘤）。因此，患者的整体情况与皮肤改变同样对疾病认识具有重要作用。框图 152.1 列出了慢性肝病的皮肤病变。本节将讨论一些主要的肝胆疾病，下一节中将讨论一些重要的症状和体征。

框图 152.1 与慢性肝病相关的皮肤病变

- 蜘蛛痣和毛细血管扩张
- 肝掌
- 腹部膨隆/胸部静脉（包括脐周水母头状静脉曲张）
- 黄疸
- 加重的黑素沉着
- 皱纹纸样皮肤变薄
- 表皮脱落
- 失去男性第二性征的毛发特征
- 瘀伤、紫癜
- 指甲变化：杵状指、苍白、Muehrcke 条带、Terry 甲
- 营养不良的特征（见第 63 章）
- 相关病变
  - 黄色瘤
  - 迟发性皮肤卟啉症
  - 血管炎/毛细血管炎/坏疽性脓皮病
  - 扁平苔藓

肝炎和急性肝病

急性肝损伤最常见的原因是病毒性肝炎、乙醇或药物。可无皮肤病变，或黄疸产生。本节将讨论皮肤病变与感染性肝炎的关系。

甲型肝炎病毒感染：通常是无症状和短暂的。如果出现皮肤病变一般是黄疸、荨麻疹（<2%）和出疹[14]。甲型肝炎病毒通常不会导致慢性肝病，但可出现复发，伴有皮肤瘙痒、紫癜和荨麻疹病变[15]，组织学表现为小血管炎。更严重的血管炎或脂膜炎罕见。

乙型肝炎病毒（HBV）感染：HBV 感染与卫生保健工作者密切相关，因为它可能通过胃肠外传播。HBV 可通过性传播，其感染可能与其他性传播疾病有关。建议所有医护人员进行 HBV 筛查和疫苗接种。疫苗接种可致皮肤病变，包括环状肉芽肿、扁平苔藓、丘疹性肢端皮炎和荨麻疹，以及对防腐剂的接触性过敏均有报道[16-18]。20%～30%的急性 HBV 感染者可出现血清病样改变，通常发生于临床肝病发作前几周。高达 8%的急性 HBV 感染患者会发生结节性多动脉炎。与急性 HBV 感染有关的其他皮肤病包括荨麻疹、多形红斑、丘疹性肢端皮炎、混合性冷球蛋白血症、扁平苔藓和皮肌炎[12]。

丙型肝炎病毒（HCV）感染：丙型肝炎通常为胃肠外传染病。坏死松解性肢端红斑是急性 HCV 感染的特异性皮肤病变[12]，表现为边界清楚、伴有外周水疱形成的红斑角皮病样慢性炎症（图 152.4），主要累及肢端（主要是足背）。组织学和临床表现与其他坏死性红斑相似。可使用干扰素进行治疗，常与利巴韦林联合使用，或加用锌和氨基酸/锌补充剂[12]。

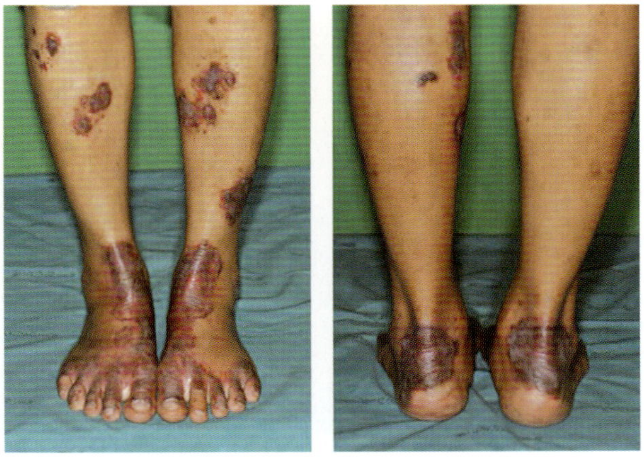

图 152.4 长期丙型肝炎患者的坏死性红斑
（由曼谷皮肤病研究所 Vesarat Wessagowit 博士提供）

高达 75%的 HCV 患者在初次感染后无法根除病毒[12]，可表现在皮肤上。多达一半的 HCV 感染患者可以检出混合冷球蛋白，但只有一小部分患者出现明显的冷球蛋白血管炎（见第 102 章）[19]。与持续性感染有关的其他皮肤病变包括结节性多动脉炎、迟发性皮肤卟啉症、扁平苔藓、干燥综合征，以及慢性肝病的临床表现，如瘙痒、痒疹，以及对抗病毒药物的反应。与 HCV 感染相关性较低皮肤病包括坏疽性脓皮病、抗磷脂综合征、Behçet 病、白癜风、淀粉样变性、结节病和干燥综合征。

肝硬化

肝硬化的皮肤表现与慢性肝病的一般情况类似，反映了多种肝功能损伤，在“肝疾病和皮肤”一节中讨论。

血色素沉着症[14]：血色素沉着症（青铜色糖尿病）是一种铁过量导致各种器官（包括肝和皮肤）铁沉积的疾病（见第 88 章）。典型的特发性血色素沉着症通常出现在 40 岁以上的男性中。继发性血色素沉着症常继发于含铁血黄素沉着症或乙醇滥用。高达 90%的血色素沉着症患者出现皮肤色素沉着，通常呈青铜色或灰色，在非曝光部位更明显；这种色素沉着似乎是黑素合成增加的结果。慢性肝衰竭所致的皮肤红斑、皮肤干燥所致鱼鳞样鳞屑、反甲和体毛脱落也可出现。

原发性胆汁性肝硬化和胆管疾病：从皮肤病学的角度来看，原发性胆汁性肝硬化（PBC）是最重要的胆管疾病，近 40%的 PBC 患者首先出现皮肤体征或症状[12]。显著皮肤表现是明显的瘙痒（本章后面将详细讨论）、表皮剥脱、色素过度沉着和继发性高脂血症引起的各种黄色瘤病变[12]，如黄斑瘤、掌黄色瘤和结节性黄瘤都可能出现。PBC 主要发生于中年女性，是一种自身免疫性疾病，与抗线粒体抗体阳性密切相关。PBC 可能与许多其他自身免疫疾病有关，其中包括雷诺病、干燥性角膜结膜炎和系统性硬化症[20]。系统性硬化症伴发于 PBC 也被称为雷诺综合征[21]。

胆汁淤积和胆管结石可能引起急性或慢性黄疸及肝疾病的其他皮肤表现。红细胞生成性原卟啉病可能会导致色素性胆汁结石，这种疾病也可能在极少数情况下引起暴发性肝衰竭[22]。

先天性胆管发育不全伴持续性胆汁淤积是显性遗传病 Alagille 综合征（肝动脉发育不良）的一个特征[12]。患者可出现特征性面貌、黄疸、严重的瘙痒、广泛的黄瘤、生长迟缓及智力发育低下。同时也可能发生各种骨骼、眼和血管缺陷。

胰腺疾病

除了黄疸和脂膜炎外，与胰腺疾病相关的皮肤变化并不常见。胰高血糖素瘤综合征虽然罕见，但却具有高度特异性皮肤损害，在坏死性游走性红斑的章节中对此进行讨论。第 64 章讨论了与糖尿病相关的皮肤病。

急性胰腺炎

黄疸和脂肪坏死可能都很明显；急性胰腺炎患者可能出现紫癜或瘀伤，但这些都不是胰腺炎的特异性改变[23]。它们也可由腹膜后出血或其他部位出血，如脾破裂、异位妊娠、转移性肿瘤或主动脉瘤等因素引起。腹膜后出血或血性液体的轨迹表现为四个特点。

1. Gray Turner 征 从肾上腺周围到腰方肌间隙的血液，可通过筋膜不完整处流出至腹侧的皮下组织（如为胰腺炎所致则出现在左侧）。

2. Cullen 征 镰状韧带处的血液经由圆韧带的结缔组织流出至脐周皮下组织。

3. Fox 征 沿着腰肌和髂肌筋膜流出至股部上部皮下组织。

4. Bryant 征 流出至阴囊产生“蓝色阴囊”[24]。

还可能存在与胰腺炎的病因相关的特征，如乙醇滥用或肝硬化的迹象，或高三酰甘油血症引起的黄瘤。

脂膜炎/皮下脂肪坏死

2%～3%的胰腺疾病患者可发生小叶性脂膜炎（见第 99 章）[25,26]，可能与急性或慢性胰腺炎、胰腺癌或其他胰腺疾病相关[23]。组织病理学上皮下脂肪坏死与无核的影细胞同时出现具有诊断意义[23]。伴有骨髓腔内脂肪坏死的关节炎且伴发胰腺炎和脂膜炎，称为 PPP 综合征[22]。结节性病变的直径通常为 1～3cm，一般柔软而无症状，好发于下肢，但亦可累及其他任何部位；病变一般持续 2～3 周，随后可消退，消退后可留下萎缩、色素沉着瘢痕。

游走性血栓静脉炎

发生浅表游走性血栓静脉炎的风险似乎与胰腺腺癌有关[27]。

坏死性游走性红斑

坏死性游走性红斑是胰高血糖素瘤综合征的皮肤表现，即由分泌胰高血糖素的胰腺 A 细胞肿瘤引起（见第 147 章）。坏死性游走性红斑也可在无胰高血糖素的情况下发生，这种情况被称为假性胰高血糖素瘤综合征，文献报道其与锌和蛋白质缺乏、肝硬化、IBD、胰腺炎和非胰腺恶性肿瘤有关[1]。

坏死性游走性红斑皮损呈环状红斑，伴有糜烂、结痂、脱屑和色素沉着，其范围和严重程度不同。皮疹常伴有瘙痒或疼痛，尤其是摩擦受力部位，如下腹部、腹股沟、臀部和大腿等部位。

除血清胰高血糖素水平升高外，临床表现还包括腹泻、体重减轻、虚弱、血栓形成和精神障碍。

胰腺炎的其他皮肤表现

本章已经描述了急性和慢性胰腺炎的主要皮肤特征，或者是由于胰腺衰竭引起的吸收不良所致的皮肤表现（参见本章中的胃肠道吸收不良和皮肤）。网状青斑在胰腺炎中也被描述为 Walzel 征[23]。

其他可累及消化系统的疾病的皮肤表现

大疱性疾病可能会影响咽部、食管或胃部。大疱性表皮松解症尤其相关，因为部分可出现全消化道受累[28]。

免疫性疾病，特别是基底膜区出现 IgA 免疫复合物的疾病，可引起黏膜出现大疱和糜烂，包括黏膜类天疱疮、线性 IgA 疾病和 IgA 变异型获得性大疱性表皮松解症。黏膜类天疱疮也可能引起食管瘢痕和狭窄。

硬皮病的发展也可以影响食管，尤其是局限型系统性硬化症[以前称为 CREST（表现为钙质沉着症、雷诺现象、食管运动障碍和硬化、毛细血管扩张）]，这种疾病已经在第 56 章进行了详细讨论。多达 90%的弥散性系统性硬化患者出现胃肠道受累[29]，并可影响胃肠道的所有部分，肠道蠕动减少，导致吸收不良、便秘和憩室。干燥综合征及咽部肌肉组织受累的皮肌炎均可引起吞咽困难。几种类型的皮肤血管炎可能与肠系膜血管炎和（或）血栓形成有关，导致出血或溃疡。已经报道，与系统性红斑狼疮相关的各种胃肠道症状包括胃食管反流、吞咽困难、腹痛、消化功能受损、穿孔和出血[30]。

其他一些炎症性疾病，如扁平苔藓可能会累及口腔、咽部或食管[31]。

与胃肠道出血相关的皮肤病

所有相关疾病已在本书其他章节进行了讨论，并列于表 152.1 中。

胃肠道吸收不良和皮肤病变

吸收不良与皮肤病变有多种关系：①吸收不良可导致皮肤病；②皮肤病可引起吸收不良；③皮肤异常和吸收不良可能有共同的原因；④皮肤病和吸收不良可间接相关[32]。第一类皮肤病变可能是由于必需营养素的缺乏，如蛋白质、脂肪和糖类；或微量营养素缺乏，包括矿物质、微量元素和脂溶性维生素[33]。框图 152.2 列出了吸收不良的一些原因，框图 152.3 列出了吸收不良的非特异性皮肤表现。第 63 章讨论了特定维生素和矿物质缺乏的皮肤表现。应对皮肤病变提示吸收不良的患者进行彻底检查，以确定病因。

表 152.1 与胃肠道出血相关的皮肤病

疾病	胃肠道病变	皮肤改变
血管缺陷及遗传病		
遗传性出血性毛细血管扩张症	毛细血管扩张	毛细血管扩张
蓝色橡皮大疱性痣综合征	血管瘤	血管瘤
弹性纤维假黄瘤	内脏动脉受累	黄色丘疹和斑块
先天性结缔组织发育不良综合征(Ⅳ型)	内脏血管脆性增加	皮肤、关节弹性增强
息肉病		
神经纤维瘤病	神经纤维瘤	咖啡斑、神经纤维瘤
Cronkhite-Canada 综合征	胃肠道息肉	弥散性色素沉着、秃发、甲缺陷
家族性腺瘤性息肉病	肠息肉(肠癌)	脂肪瘤、表皮样囊肿
黑斑息肉综合征	息肉,尤其小肠多发	唇部、口周、指尖色素沉着
多发性错构瘤综合征	息肉	丘疹、脂肪瘤、血管瘤
炎症性肠病		
克罗恩病,溃疡性结肠炎	肠壁炎症性改变	结节性红斑 坏疽性脓皮病及其他嗜中性粒细胞性皮肤病 坏死性血管炎 获得性大疱性表皮松解症 多形红斑
血管炎及系统性疾病		
IgA 血管炎(过敏性紫癜)和其他血管炎	肠系膜血管炎、胃溃疡(结节性多动脉炎)	紫癜、网状青斑、结节、坏死
胆固醇栓塞	肠动脉栓塞	血管炎、坏死、网状青斑
恶性萎缩性丘疹病	肠穿孔	白色萎缩性丘疹
淀粉样变	血管脆性增加	紫癜样皮损
肿瘤		
原发性胃肠道肿瘤	肿瘤	转移、副肿瘤性皮损、肠息肉综合征的表现
卡波西肉瘤	肠卡波西肉瘤	皮肤卡波西肉瘤

框图 152.2 吸收不良的一些原因

肠道中的螯合物质(植酸盐)

消化酶活性不足(胰腺炎、黏稠物阻塞症)

微粒形成缺陷(阻塞性黄疸、肝硬化)

肠襻淤滞综合征和细菌过度生长(肠道狭窄、手术盲环、系统性硬化)

胃切除术(盐酸产生不足)

减肥手术

肠黏膜酶活性缺陷或黏膜转运功能下降

- 二糖酶缺乏症
- 乳糜泻
- 肠病性肢端皮炎(锌缺乏症)
- Hartnup 病(糙皮病)

吸收能力丧失

- 肠瘘、肠切除和旁路手术后
- 克罗恩病
- 肠淋巴瘤

肠淋巴管受累

- 肠淋巴管扩张症
- 结核性肠系膜淋巴结炎

慢性肠系膜缺血(动脉粥样硬化)

其他

- Cronkhite-Canada 综合征
- Whipple 病
- 环境性肠病(热带口炎性腹泻)
- 淀粉样变性
- 肥大细胞增多症
- 导致蛋白质流失的肠病
- 甲状腺疾病(甲状腺功能亢进、甲状腺功能减退)

框图 152.3 胃肠吸收不良的非特异性皮肤表现

- 干燥症和获得性鱼鳞病
- 皮肤和皮下脂肪萎缩
- 瘙痒症和痒疹
- 黑变病(皮肤对称色素沉着)
- 脆甲症
- 脱发

造口相关皮肤并发症

胃肠道疾病的治疗常需造口,例 IBD、肠癌、憩室病或肠梗阻(例肠扭转或肠套叠)。IBD 患者的银屑病患病率增加,造口周围的银屑病可能影响患者的造口管理[34]。造口周坏疽性脓皮病与克罗恩病密切相关。造口相关的皮肤问题已经在第 114 章进行充分讨论。

肝病和皮肤

全身性疾病和肝

很多全身性疾病可能影响肝,并引发皮肤改变,其中大多数已在本书的其他章节中讨论。例如,超过 50%的结节病患者可出现亚临床肝受累,可引起明显的肝大或肝功能异常并引发相应的皮疹。

卟啉症(见第 60 章),特别是迟发性皮肤卟啉症可由肝病所致,严重肝病也是一些红细胞生成性原卟啉病患者的特征。

早先提到的遗传性出血性毛细血管扩张症是胃肠道出血的原因,且因门体分流而与门静脉高压相关,因此这些患者的出血可能来自静脉曲张[35]。

瘙痒症

瘙痒症是与肝病相关的最常见的皮肤症状,可先于肝病确诊前出现。瘙痒显著的肝疾病包括原发性胆汁性胆管炎、硬化性胆管炎和任何其他胆管梗阻,以及引起胆汁淤积的疾病。在血色素沉着症、酒精性肝硬化和自身免疫性慢性活动性肝炎中,常无明显瘙痒[36]。瘙痒通常在肢端部位和紧身衣物压迫区域最严重,且夜间更明显。

胆汁淤积性肝病引发瘙痒的机制尚不明确,胆汁盐是否引发瘙痒存在争议。已有学说提出,存在胆汁淤积的情况下从肝释放出目前未知的致痒源。内源性阿片类物质和类固醇代谢物似乎也是导致胆汁淤积性瘙痒发生的复杂机制中的一部分[37]。

在可能的情况下目标是治疗原发病,如停用药物诱导的胆汁淤积中的药物、手术治疗机械性胆管梗阻、干扰素和利巴韦林治疗慢性 HCV 感染等。已经提出了针对胆汁淤积性瘙痒的多种治疗方案,包括逐步递增计划,从胆汁盐螯合树脂开始,到利福平,再到阿片类拮抗药(如纳曲酮),而后是舍曲林,最后考虑其他更多的方法[36]。UVB 光疗可能有效[12],但通常需要持续治疗。已成功使用的其他疗法包括白蛋白透析和血浆滤过治疗。如果有指征,肝移植可对此产生较好的疗效。

肝疾病中的皮肤色素变化[12]

高胆红素血症导致的巩膜、黏膜和皮肤黄染被称为黄疸。黄疸也可能伴随绿色汗液[38]和绿色牙龈。过量的表皮黑素可导致黑变病发生,任何原因的慢性肝病均可出现模糊的灰色色素沉着症,可能是斑点状或弥散性的,且在乳晕以及口周和眶周区域(类似黄褐斑)明显;在其他部位可类似于雀斑,也可只局限于手掌皱褶处斑。斑点性色素减退可发生于背部、臀部和四肢,通常与蜘蛛痣相关。

血管变化[12,13]

蜘蛛痣:这是严重慢性肝病患者的一个特征(图 152.5),可在 1/3 的肝硬化患者中发现。高雌激素血症(也导致继发性男性型脱发、男子女性型乳房和睾丸萎缩)似乎是这些血管变化的直接证据。

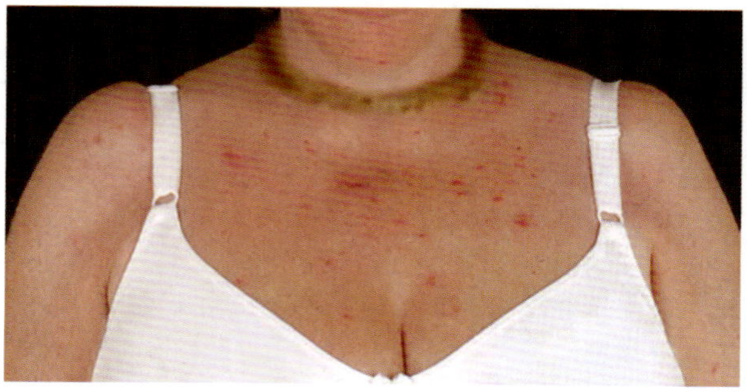

图 152.5 53 岁女性酒精性肝病患者的多发蜘蛛痣

掌红斑:是指手掌鲜红斑,在小鱼际最明显,也可能出现于足跖。这些血管特征都不是肝疾病所特有的。弥散分散的微小毛细血管扩张被称为“纸币”皮肤。指腹动静脉吻合支扩张所致的血流量增加被认为是杵状指的原因。

出血:由于肝病患者存在凝血障碍,可能会出现

第13部分

紫癜、瘀点、瘀斑和黏膜出血(鼻出血、牙龈出血)。在伴有门静脉高压的肝病中,侧支血流在腹壁上产生可见的静脉曲张。若曲张的静脉于脐部呈辐射状,外观被称为“水母头”(脐周静脉曲张)。

毛发、指甲的改变[12,13]

体毛通常变细或部分脱落,男性倾向于形成女性阴毛模式,其可能与男子女性型乳房和睾丸萎缩有关。

已经报道了多种慢性肝病相关指甲变化(见第 95 章),包括指甲呈弥散性白色,或远端甲粉红色或棕色而近端白色(Terry 甲);或出现成对的白色条带的指甲(Muehrke 带)。手指血流的改变、软组织过度生长和低白蛋白血症都可能对指甲有影响。指甲板的变化包括杵状指及其轻型病变,即“watch-glass”畸形;也可出现扁平甲或反甲及脆甲。这些都是非特异性表现,其他器官的疾病中也可伴发。

迟发性皮肤卟啉症

慢性肝病与皮肤卟啉症的皮肤表现有关(图 152.6)。病变包括大疱、瘢痕和暴露于阳光的皮肤区域的过度色素沉着和面部多毛症。这已在第 60 章中详细讨论。

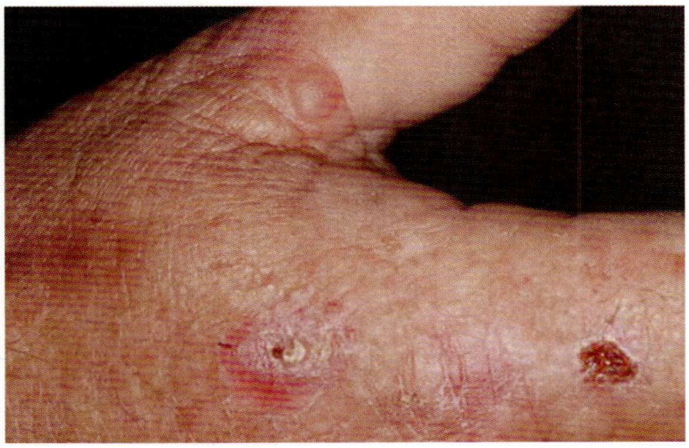

图 152.6 手部迟发性皮肤卟啉症

其他与肝疾病相关的皮肤病变

据报道,扁平苔藓与许多免疫功能异常的疾病相关。原发性胆汁性胆管炎和慢性活动性肝炎中糜烂性口腔皮损可能与常见的免疫发病机制有关。HCV 感染与扁平苔藓之间是否存在关联目前不确定[39]。

据报道,慢性活动性肝炎患者也会出现坏疽性脓皮病[40]。Gianotti-Crosti 综合征与肝炎有关。在肝硬化中已经报道了类似胰高血糖素综合征的皮肤变化,并称为假性胰高血糖瘤综合征[1]。

获得性锌缺乏可能发生于慢性肝病,尤其是酒精性肝病,被认为是由于尿液排泄增加和饮食摄入减少共同作用所致[41]。

药物和肝

表 152.2 中列出了药物相关的肝病及皮肤之间的关系。

表 152.2 药物相关的肝病及皮肤之间的关系

机制	举例
肝病或其他通过肝代谢的药物影响了目标药物的肝代谢	环孢素
可导致肝炎或其他肝损害的药物	硫唑嘌呤、甲氨蝶呤
治疗或预防肝病的药物导致皮肤不良反应	青霉胺、硫汞撒或肝炎疫苗防腐剂
导致肝病变继而引发皮肤问题	雌激素
同时导致肝炎和皮疹的药物	苯妥英钠及其他抗癫痫药物

(译者:郑智心 吴良才 一审:吴良才 二审:牟宽厚 三审:杨枫 侯麦花 润色:鲍丽)

参考文献

所有文献请查阅网址:www.rooksdermatology.com.
以下列出的是重要参考文献。

[1] Shah KR, Boland CR, Patel M, *et al*. Cutaneous manifestations of gastrointestinal disease: part Ⅰ. *J Am Acad Dermatol* 2013;68:189. e1-21; quiz 210.

[2] Thrash B, Patel M, Shah KR, *et al*. Cutaneous manifestations of gastrointestinal disease: part Ⅱ. *J Am Acad Dermatol* 2013;68:211. e1-33; quiz 244-6.

[8] Abenavoli L, Proietti I, Leggio L, *et al*. Cutaneous manifestations in celiac disease. *World J Gastroenterol* 2006;12:843-52.

[12] Ghosn SH, Kibbi AG. Cutaneous manifestations of liver diseases. *Clin Dermatol* 2008;26:274-82.

[13] Hazin R, Abu-Rajab Tamimi TI, *et al*. Recognizing and treating cutaneous signs of liver disease. *Cleve Clin J Med* 2009;76:599-606.

[20] Rashtak S, Pittelkow MR. Skin involvement in systemic autoimmune diseases. *Curr Dir Autoimmun* 2008;10:344-58.

[31] Fox LP, Lightdale CJ, Grossman ME. Lichen planus of the esophagus: what dermatologists need to know. *J Am Acad*

第13部分

Dermatol 2011;65:175-83.
[32] Marks J, Shuster S. Intestinal malabsorption and the skin. *Gut* 1971;12:938-47.
[33] Jen M, Yan AC. Syndromes associated with nutritional deficiency and excess. *Clin Dermatol* 2010;28:669-85.
[41] Mohammad MK, Zhou Z, Cave M, *et al*. Zinc and liver disease. *Nutr Clin Pract* 2012;27:8-20.

第 153 章

皮肤与肾和泌尿系统疾病

153

Sonja Molin, Thomas Ruzicka

Department of Dermatology and Allergology, Ludwig Maximilian University, Munich, Germany

概述

皮肤疾病可能与肾疾病有关，偶尔也与其他泌尿系统疾病有关。本章将探讨：同时累及皮肤和肾的遗传性综合征或后天性疾病，肾衰竭对皮肤的影响及皮肤病对肾和尿路的影响[1-5,6]。框图 153.1 列出了一系列肾皮肤综合征。

框图 153.1　肾皮肤综合征

遗传综合征

- 弥散性体部血管角皮瘤
- 神经纤维瘤病
- 结节性硬化
- 指甲-髌骨综合征
- Birt-Hogg-Dubé 综合征
- 镰状细胞病
- 弹性假黄瘤
- 口-面-指(趾)综合征
- von Hippel-Lindau 病
- 遗传性出血性毛细血管扩张

代谢紊乱

- 原发性系统性淀粉样变性
- 钙质沉着

（续框图）

炎症和其他

- 系统性血管炎
- 系统性红斑狼疮
- 结节性多动脉炎
- 系统性硬化
- 肾源性系统性纤维化
- 肉芽肿伴多血管炎
- 多形红斑
- IgA 血管炎（过敏性紫癜）
- 药物引起的中毒性表皮坏死松解症

皮肤和肾受累的遗传性综合征

Fabry 肾病（弥散性血管角化瘤，见第 81 章）：可在儿童早期发病，男女均可累及，发病起初一般无临床症状[7]。临床表现差异较大，患者通常会有蛋白尿、微量白蛋白尿、显微镜下血尿和脂肪尿。患者常因肾衰竭而过早死亡。对已出现明显蛋白尿或伴有肾功能损害者使用 α-半乳糖苷酶 A 的酶替代疗法，效果欠佳。因此，法布里肾病的早期诊断非常重要。

神经纤维瘤病（von Recklinghausen 病，见第 80 章）：尿液排泄受阻可能继发于神经纤维瘤的压迫[8,9]。血管病变可造成肾动脉血栓和继发性高血压，也可发展为相关的嗜铬细胞瘤或肾动脉狭窄。

甲-髌骨综合征（见第 69 章）：多达 40%的甲-髌骨综合征（方氏综合征或遗传性骨甲发育不良）患者出现肾受累[10]。多数患者伴有早期肾功能损害，但出现症状性肾衰竭者极少。只有 5%～10%的甲-髌骨综合征患者出现严重的肾损害，进展到终末期肾衰竭[10]。

结节性硬化（伯恩维尔病，见第 81 章）：肾受累包括血管平滑肌脂肪瘤、肾囊肿及肾恶性肿瘤，如透明细胞癌[11]。

Birt-Hogg-Dubé 综合征（见第 80 章）：使肾癌发病率增高了 7 倍，主要是各种类型的肾细胞癌。该综合征的皮肤特征包括毛囊瘤、毛盘瘤和皮肤赘生物。

遗传性平滑肌瘤病和肾细胞癌综合征（见第 80 章）：多发性皮肤平滑肌瘤具有遗传易感性，与子宫平滑肌瘤（Reed 综合征）相关，而且似乎与肾细胞癌（通常为乳头状细胞型）的发病率增加相关[11]。

冯・希佩尔・林道病（家族性视网膜血管瘤病）：肾病灶为单纯性囊肿或肾细胞癌；而且出现较晚[11]。

多发性错构瘤和肿瘤综合征（Cowden 病，见第 80 章）：与肾细胞癌或膀胱移行细胞癌发病率增加有关[12]。

家族性地中海热伴荨麻疹、Muckle-Wells 综合征和肿瘤坏死因子受体相关周期性发热综合征（见第 45 章）：这些遗传性自身炎症综合征均可合并系统性淀粉样蛋白 A 淀粉样变，并有肾功能衰竭的风险[13]。

口-面-指（趾）综合征 1 型（OFD1，见第 67 章）：表现为以下异常。

- 口腔：舌裂、错构瘤或脂肪瘤、软腭或硬腭裂、副牙龈系带、牙齿发育不全及其他牙齿畸形。
- 面部：眼距过宽或内眦距过宽，鼻翼发育不全，唇裂和小颌畸形。
- 指：不同程度的短指、并指及第 5 指屈曲；倍数增粗的第 1 足趾（蹞趾）；手部多指畸形，可发生于中轴前或后。
- 大脑：脑内囊肿、胼胝体小脑发育不全伴或不伴 Dandy-Walker 畸形。

肾和肝的多囊性疾病在该病中很常见。多达 50%的 OFD1 患者有一定程度的智力迟钝，通常是轻微的。几乎所有受影响的个体都是女性。已经报道的患有 OFD1 的男性，主要来自患有 OFD1 的女性患者所生的畸形胎儿。

与肾疾病相关的皮肤症状和体征

代谢和系统性疾病

获得性部分脂肪营养不良（见第 100 章）：在获得性部分脂肪营养不良（Barraquer-Simons 综合征）中，身体上部的脂肪萎缩与大腿的脂肪肥大有关，约 1/4 的病例伴有肾病，通常是系膜增生性肾小球肾炎。循环中有 C3 肾炎因子和补体（C3）水平降低[15]。早期肾衰竭较常见。

淀粉样变病（AA）[16,17]：导致肾病综合征或肾功能不全的蛋白尿往往是慢性炎性疾病患者 AA 型淀粉样变的首发临床表现。继发性 AA 型淀粉样变病与多种潜在疾病相关，如慢性感染、风湿性疾病（类风湿关节炎、强直性脊柱炎、慢性青少年关节炎）、炎症性肠病及许多自身炎症综合征，包括周期性综合征（如 Muckle-Wells 综合征）和家族性地中海热（见第 45 章）。上述疾病常伴皮肤表现，并可能出现特定的皮肤症状。AA 型淀粉样变病也被报道为静脉吸毒者肾脏疾病的常见原因。

转移性皮肤钙沉着症（皮肤转移性钙质沉着症、钙化性脂膜炎、良性结节钙化）（见第 61 章）：转移性钙化是一种罕见的现象，主要累及真皮和皮下组织，主要发生在合并高磷血症和高钙血症的尿毒症患者，这些患者通常有甲状旁腺功能亢进。典型表现为真皮或皮下的硬丘疹、结节或斑块，尤其是大关节周围或身体屈侧。与钙化性尿毒症性小动脉病不同，它不会导致组织坏死[5]。

钙化防御（见第 61 章）：钙化防御（钙化性尿毒症性动脉病）中的小血管壁钙化导致皮肤坏死和溃疡，常伴剧烈疼痛（图 153.1）[18]。有 4%的长期血液透析

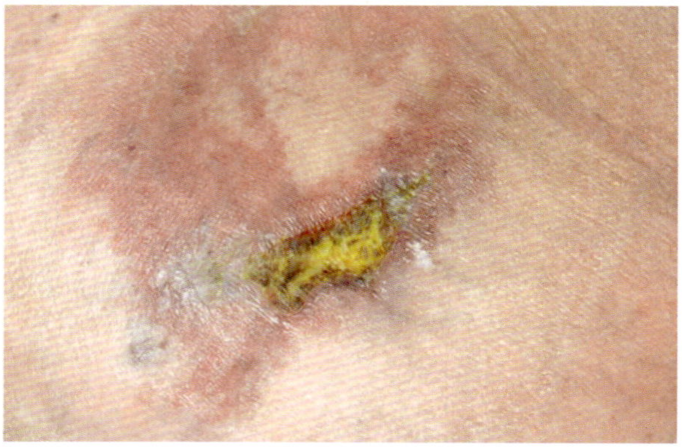

图 153.1 钙化性尿毒症性小动脉病的早期症状，伴有浅表皮肤坏死和溃疡

患者会出现这种情况，但也可能与甲状旁腺功能亢进、肝病、系统性类固醇使用、恶性肿瘤或不伴肾损害的结缔组织病有关。预后差，死亡率高达 80%，主要是脓毒症的风险。仔细的伤口处理对于防止感染尤为重要；其包括坏死组织的外科清创、水胶体敷料和系统性抗生素的应用。降低钙化防御风险的治疗方案包括低磷酸盐饮食、低钙透析液、非钙磷酸盐黏合剂、甲状旁腺切除术，以及改变钙代谢的药物，如硫代硫酸钠或拟钙剂。

肾衰竭和透析

肾衰竭的皮肤症状主要与疾病的慢性病程有关。尿毒症结霜[5]是一种沉积在皮肤上的结晶性尿素，由于血液透析的广泛应用，现已非常罕见，但皮肤干燥，色素沉着，伴有抓痕依旧是肾衰竭的典型皮肤表现。

干燥症：尿毒症患者往往有皮肤干燥，有时还伴细小的鳞屑。尿毒症患者汗腺变小可能会导致这种症状的原因[5]。

色素沉着[5]：伴贫血的皮肤苍白是肾衰竭的早期和常见症状，由红细胞减少和溶血增加引起（图 153.2）。色素沉着是终末期肾病患者常见的临床症状。多达 21%的血液透析患者中有“对半”甲表现，其病理机制尚不明确，其特征是指甲远端呈棕色或淡红色，近端呈白色（图 153.3）。

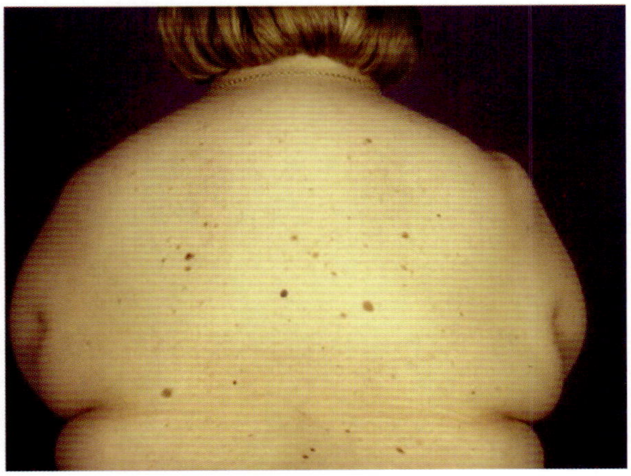

图 153.2 27 岁女性糖尿病肾病终末期肾衰（肌酐 497μmol/L，血红蛋白 77g/L）患者皮肤呈现柠檬黄色苍白外观

瘙痒[5,6]：局部（躯干、头部）或全身性瘙痒在终末期肾病患者中占很大比例（图 153.4）。可导致继发性皮肤损伤，包括表皮脱落、慢性痒疹、获得性穿通性皮肤病。瘙痒在肾衰竭中的发病机制尚不清楚。高

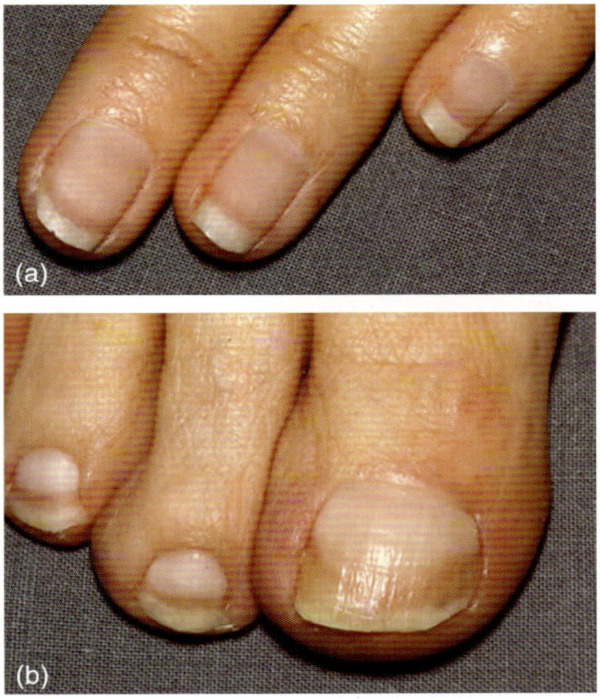

图 153.3 尿毒症患者手指（a）和足趾（b）明显可见的对半甲

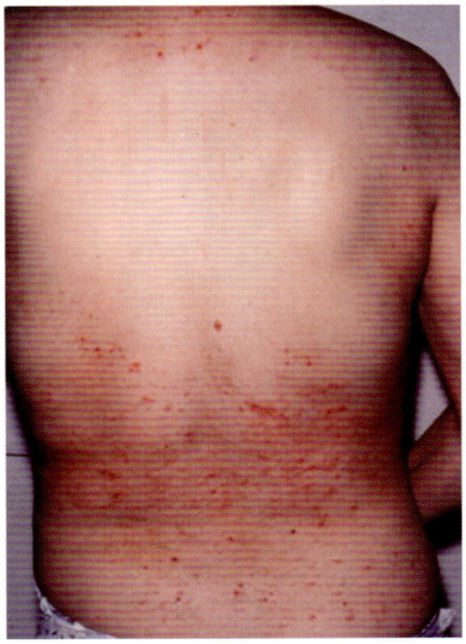

图 153.4 一名 57 岁的女性患者，在大手术 1 年后发生严重的尿毒症性痒疹，并伴有肾损伤。注意触及不到的皮肤表现正常

达 90%的血液透析患者都有瘙痒的症状。每个患者都应排除引起瘙痒的其他原因。尿毒症瘙痒有多种治疗方法。其中，局部外用辣椒素乳膏和 UVB 光疗

已被证明同样有效。甲状旁腺切除术可能对甲状旁腺功能亢进患者有帮助。

获得性穿通性皮肤病[5]：根据其确切的临床病理表现，获得性穿通性皮肤病可分为反应性穿通性胶原病、穿通性毛囊炎、Kyrle 病和匍行性穿通性弹力纤维病(见第 96 章)。前三种密切相关的疾病主要发生在终末期肾病患者，特别是在伴有长期糖尿病的情况下(见第 96 章)。它们的特征是变性的真皮胶原蛋白和弹性蛋白的清除与退化的角蛋白穿过毛囊壁混合存在。皮肤病变包括色素沉着性丘疹、斑块和结节，直径可达 1cm，中央有角栓。四肢的伸肌表面更容易受到影响，但躯干和面部也可能受累(图 153.5)。

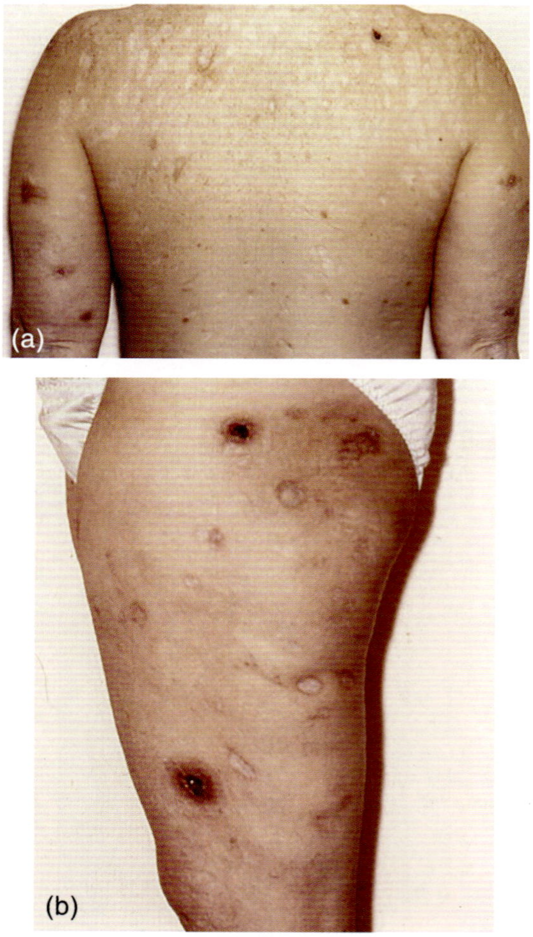

图 153.5 一名 48 岁的长期糖尿病合并糖尿病肾病需要肾移植的妇女

背部(a)和股(b)可见大面积获得性穿通性皮肤病。她有 12 年的压疮的病史，在萎缩性瘢痕愈合之前就已经溃烂。

大疱性疾病[5,6]：假性卟啉病是一种以皮肤暴发性大疱性为表现的疾病，类似于迟发性皮肤卟啉症(PCT)，在终末期肾病(慢性肾衰竭，血液透析)患者中有报道，发病率在 1%～18%(图 153.6)。因缺乏尿卟啉原脱羧酶也有报道，但并不常见。由于许多血液透析患者的血卟啉水平略高于正常范围，因此很难区分假性卟啉病与 PCT。然而，假性卟啉病患者与 PCT 患者的卟啉谱并不相同，一些药物如呋塞米、雌激素和非甾体类抗炎药已被报道可能是假性卟啉病的诱因，紫外线治疗也是。患者的紫外线防护很重要。n-乙酰半胱氨酸作为一种抗氧化剂，可能对血液透析的假性卟啉患者有益。详见第 60 章。

与治疗相关的表现：过度应用紫外线治疗瘙痒可能导致皮肤的过早老化和光化性角化已被报道。这种表现应该与免疫抑制的同种异体肾移植受者中可能发生的大量病毒、发育不良和(早期)恶性皮肤病相区别。动静脉短路术后的血液透析患者皮肤的并发症包括感染、静脉炎及血肿。刺激性和过敏性接触性湿疹也可能发生[19]，也可能发生假性卡波西肉瘤。吻合分流术相关的窃血现象可导致患肢远端溃疡和坏死。

肾源性系统性纤维化：肾源性系统性纤维化与肾功能不全有关。2000 年，首先在接受血液透析或有血液透析病史的患者中发现，被报道为“肾源性纤维化皮肤病”[5,20]。90%以上的病例与使用含有钆的放射造影剂有关，钆用于增强血管的磁共振成像检查。然而，还有一些其他的危险因素被怀疑在该病的发展过程中起作用，特别是前致炎状态，包括大手术。

临床特征包括系统性纤维化，皮肤纤维化伴硬化性斑块，有时伴有指状突起，可能为红色、淡黄色或肤色。结节和挛缩多见于疾病晚期。可能涉及的内脏器官包括心脏、肾和肺。组织病理检查要深至筋膜层。诊断的组织学标准，包括梭形细胞和致密胶原束增多[20]。没有特殊的治疗方法，肾功能明显受损的患者应避免使用钆。

肾移植

为预防肾移植术后移植排斥反应，需要免疫抑制治疗。免疫抑制的短期和长期预后资料主要来自肾移植受者。感染和皮肤肿瘤的发展是最重要的皮肤病后果。关于肾移植受者免疫抑制的近期和远期皮肤不良反应的文献报道主要为感染和皮肤肿瘤。

感染[21,22]：真菌、细菌和病毒都是肾移植术后皮肤感染的重要原因。感染在肾移植患者中很常见。这

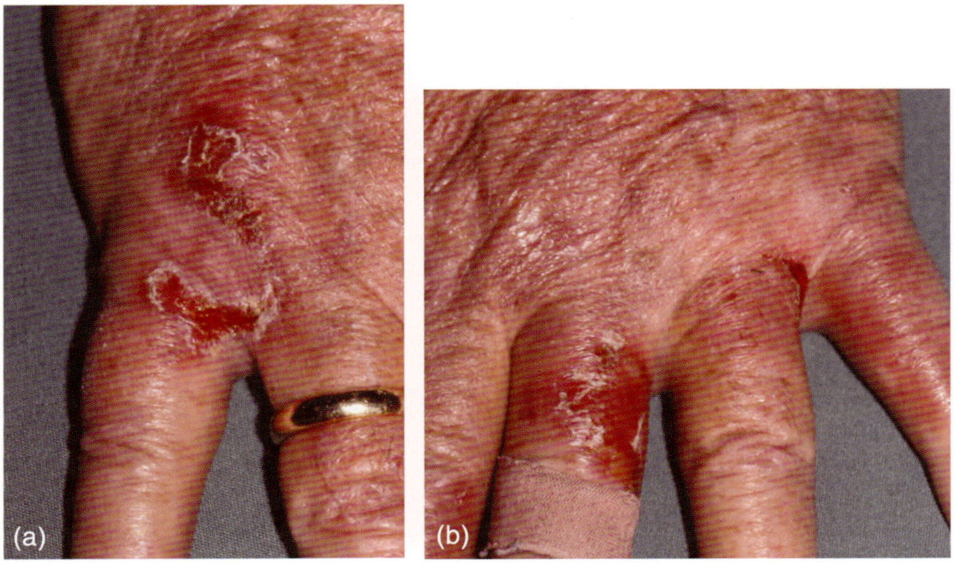

图 153.6 64 岁男性慢性肾疾病终末期接受肾透析时手背面的假性卟啉病。没有发现卟啉升高的迹象

些感染在移植后遵循一个可预测的时间进程：在第一个月内，这些感染主要是供者源性感染、手术相关感染（如伤口感染）或医院感染。在接下来的几个月里，机会感染开始占主导地位，病毒或细菌感染变得更加突出。在移植后 6 个月，许多患者开始有慢性和进行性感染，如人乳头瘤病毒（图 153.7）。其他常见的病毒感染包括单纯疱疹、带状疱疹和传染性软疣。肾移植受者的主要细菌感染是脓疱疮、毛囊炎和丹毒。其皮肤真菌感染主要包括念珠菌病、皮肤真菌病（包括甲真菌病和花斑糠疹）[22]。肾移植术后可发生免疫抑制引起的外来感染，但相对少见。

皮肤肿瘤[23-26]：肾移植患者的恶性肿瘤发生率特别高，其中以皮肤癌最常见（详见 146 章）。

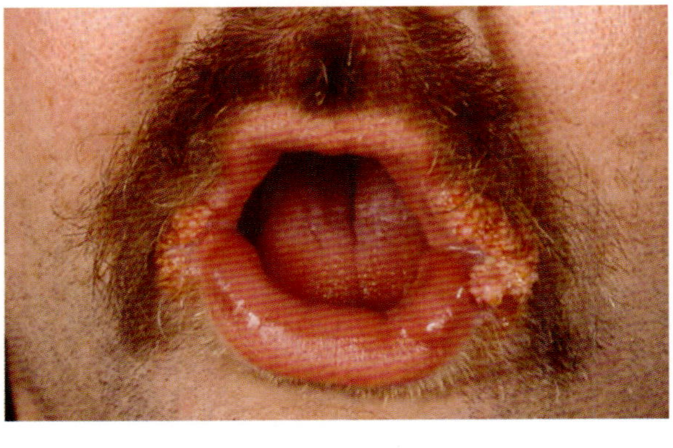

图 153.7 肾移植后接受免疫抑制治疗的 37 岁男性患者，口腔连接处大量活跃的病毒疣

获得性皮肤和肾疾病

系统性自身免疫性（结缔组织）疾病：肾受累是许多此类疾病的重要特征（见第 54、55 和 56 章）。尽管大多数系统性红斑狼疮患者伴有肾受累，但临床上可不明显。补体 C3 和 C4 的水平有助于区分活动性和非活动性狼疮性肾炎：活动性狼疮性肾炎的补体因子水平较低[27]。有 5%的系统性硬化症患者发生硬皮病肾危象[27]。其特点是严重的高血压，肾功能的进行性下降和微血管血栓形成。

结节病[28]：患者可发生肾结石和肾钙化。高钙血症还可引起肾损害，甚至可引起急性肾衰竭。由于免疫复合物沉积，肾结节病可引起肉芽肿性间质性肾炎。然而，临床上，许多病例的肾受累是隐匿的。结节病输尿管阻塞、排尿障碍、膀胱受累和尿道结节病等病例少见。

血管炎（见第 102 章）：由于对不同疾病的深入了解，血管炎最近被重新分类[29]。新命名法包括小、中、大和混合性血管炎、单器官血管炎和与系统性疾病相关或可能的病因相关的血管炎。小血管炎（SVV）可进一步分为抗中性粒细胞抗体（ANCA）相关性血管炎或免疫复合物沉积性 SVV。肉芽肿性多血管炎（GPA），显微镜下多血管炎（MPA）和嗜酸性粒细胞 GPA（原 Churg-Strauss 综合征）属于 ANCA 相关 SVV；而抗肾小球基底膜（抗 GBM）病和 IgA 血管炎(原 Henoch-Schönlein 紫癜)属于免疫复合SVV。白塞病被认为是一种可累及多种类型血管的血管炎[29]。

肾受累在多种伴有皮肤损害的血管炎中很常见，也是许多血管炎死亡的主要原因。IgA 血管炎是一种小血管白细胞碎裂性血管炎，主要影响皮肤、关节、胃肠道和肾，尤其是 3－12 岁的儿童[30]。肾症状包括血尿、蛋白尿、肾病综合征、肾功能损害和高血压[31]。肾受累(主要是急进型肾小球肾炎)常见于 ANCA 相关性 SVV，主要见于 GPA(50%～80%)和 MPA(90%～100%)。在嗜酸性 GPA 中，肾受累的发生率较低(4%～51%)[32]。受累的肾可能发生包括肾小球肾炎、肾血管病变、间质性肾炎或肾功能衰竭[33]。

可能影响肾和尿道的皮肤疾病

大疱性类天疱疮：类天疱疮患者较少累及肾，可发生膜性肾小球病、膜性肾小球肾炎和系膜增生性肾小球肾炎[34]。

中毒性表皮坏死症[35]：肾功能恶化是本病的一个不良预后因素，是采用 SCORTEN 评分评估预后所使用的参数之一。

大疱性表皮松解症：12%患有全身性严重隐性营养不良性大疱性表皮松解(Hallopeau-Siemens 综合征)的成人患有肾衰竭，并且为其第二大常见死亡原因(平均年龄 35 岁)[36]。在大疱性表皮松解症中，黏膜受累可能与泌尿生殖道黏膜上皮溃疡有关。泌尿-生殖系统受累比较少见且通常无症状，也可表现为血尿、尿道狭窄、败血症、排尿困难和肾积水[37]。

皮肤感染：链球菌性脓疱疮，链球菌性皮肤感染(如脓疱疮)后 1～4 周可能发生链球菌感染后肾小球肾炎[38]。二期梅毒是肾病综合征的罕见病因[39]。带状疱疹如果发生于相关的皮肤部位，可能导致神经源性膀胱功能障碍，导致急性尿潴留[40]。

(译者：崔丽霞　**一审：**罗杨　**二审：**牟宽厚　**三审：**杨枫　侯麦花　**润色：**鲍丽**)**

参考文献

所有文献请查阅网址：www. rooksdermatology. com.
以下列出的是重要参考文献。

[6] Kurban MS, Boueiz A, Kibbi AG. Cutaneous manifestations of chronic kidney disease. *Clin Dermatol* 2008;26:255-64.

[11] Ferzli PG, Millett CR, Newman MD, *et al*. The dermatologist's guide to hereditary syndromes with renal tumors. *Cutis* 2008;81:41-8.

[20] Weller A, Barber JL, Olsen OE. Gadolinium and nephrogenic systemic fibrosis: an update. *Pediatr Nephrol* 2014;29:1927-37.

[21] Karuthu S, Blumberg EA. Common infections in kidney transplant recipients. *Clin J Am Soc Nephrol* 2012; 7: 2058-70.

[23] Bottomley MJ, Harden PN. Update on the long-term complications of renal transplantation. *Br Med Bull* 2013;106:117-34.

[24] Zwald FO, Brown M. Skin cancer in solid organ transplant recipients: advances in therapy and management: part I. Epidemiology of skin cancer in solid organ transplant recipients ecipients. *J Am Acad Dermatol* 2011;65:253-61; quiz 262.

[27] Kronbichler A, Mayer G. Renal involvement in autoimmune connective tissue diseases. *BMC Med* 2013;11:95.

[28] La Rochelle JC, Coogan CL. Urological manifestations of sarcoidosis. *J Urol* 2012;187:18-24.

[31] Tizard EJ, Hamilton-Ayres MJ. Henoch Schonlein purpura. *Arch Dis Child Educ Pract Ed* 2008;93:1-8.

[33] Akpolat T, Dilek M, Aksu K, *et al*. Renal Behçet's disease: an update. *Semin Arthritis Rheum* 2008;38: 241-8.

154

第 154 章

皮肤与骨骼肌系统疾病

Christopher R. Lovell

Department of Dermatology, Royal United Hospital and Royal National Hospital for Rheumatic Diseases, Bath, UK

概述

给予病情复杂的患者与风湿科联合诊治并提供有价值的三级转诊服务，能够提高皮肤科医师的工作质量。皮肤科医师和风湿科医师在治疗自身免疫性结缔组织疾病，如红斑狼疮、皮肌炎、系统性硬化和血管炎方面可以相互学习。有些患有先天组织细胞发育不全，如 Ehlers-Danlos 综合征（先天性结缔组织发育不全综合征），可能会就诊于这两个科室。这些疾病在其他章节中有详细讨论。本章探讨了皮肤病和关节病占主要地位的其他一些疾病。包括感染、痛风等代谢性疾病、炎症性疾病和多中心网状组织增生等浸润性疾病。此外，本章还将探讨类风湿疾病、复发性多软骨炎等相关疾病的皮肤表现及抗风湿治疗的一些皮肤不良反应。

病史和体格检查

除了皮肤病史和职业暴露史外，对肌肉骨骼系统的询问也有助于风湿病的诊断。是疼痛还是僵硬？局限性在哪里（如特定的肌肉、关节）？加重及减轻因素是什么？是何种疼痛（如神经疾病的灼痛或类风湿关节炎的持续疼痛）？尽管种族和文化因素可能会影响患者对疼痛的描述[1]，但“痛苦”或“难以忍受”等情感词汇可能表明慢性疼痛综合征或纤维肌痛症。早晨或一段时间不活动后的关节僵硬是炎性关节疾病的特征。有时很难问出准确的关节肿胀史。其他问题包括提示浆液炎的病史，如胸膜炎性胸痛、发热及发热的类型、循环系统问题，如雷诺现象，眼痛、发红及疲劳等。

当患者进入诊室时，即开始检查肌肉骨骼系统。姿势或步态是否异常？痛点定位，如特定关节、肌肉或腱鞘；在纤维肌痛病中可以看到触痛的“触发点”。

检查是否有关节肿胀、滑膜增厚或积液，并确定哪些关节受累。例如，单关节炎是痛风的典型表现。银屑病关节炎常累及远端指间关节，伴有甲营养不良，但也可累及大关节，如肩部或脊柱等。观察受累关节附近皮肤是否有红斑或温度变化（通常骨关节炎的皮肤温度正常）。四肢血管舒缩不良和皮肤营养不良，可能与神经损伤有关（可见于创伤后骨萎缩）。是否有关节畸形，褶皱异常或活动受限？有肌肉萎缩或无力吗？在看诊结束时评估患者如何离开椅子。实验室和放射学检查可以协助诊断，但应结合临床。

感染性关节病

这里主要讨论几种感染因素引起的特异性皮肤和关节受累的疾病[1]（“感染相关关节炎”）。

反应性关节炎

反应性关节炎是一种发生于某些特定部位（如肠道和泌尿生殖系统）感染之后而出现的脊柱关节炎，与 HLA-B27 单倍型密切相关[1,2]。一系列感染微生物与该病有关（表 154.1）典型的临床表现包括不对称大关节或单关节炎，可伴或不伴指（趾）炎、尿道炎和眼炎（结膜炎和前葡萄膜炎），可发生在急性性传播衣原体感染后 1～6 周。可有发热或不适等全身症状。皮肤上最典型的病变是掌跖脓疱病和银屑病样角化过度（黏膜过度角化伴大量分泌物），约有 15% 的男性患者出现这种症状。口腔糜烂、地图舌和环状龟头炎是常见特征（图 154.1 和 154.2）。反应性关节炎通常是自限性疾病，但有 15%～20% 的患者可发展为慢性关节炎[3]。有高危性行为者常合并艾滋病[4]，艾滋病病毒可能导致关节炎[5]，可能与艾滋病病毒上存在某种分子结构与 HLA-B27α-Ⅰ螺旋区域相似有关[6]。

表 154.1 与反应性关节炎相关的常见和不常见的病原体类型

胃肠道感染相关	耶尔森菌
	沙门菌
	志贺菌
	空肠弯曲杆菌
泌尿-生殖系统感染相关	沙眼衣原体
	淋病奈瑟菌
	生殖支原体
	解脲支原体
少见菌	艰难梭菌
	弯曲杆菌、
	鹦鹉热衣原体
	肺炎衣原体

引自 Selmi 和 Gershwin，2014[2].

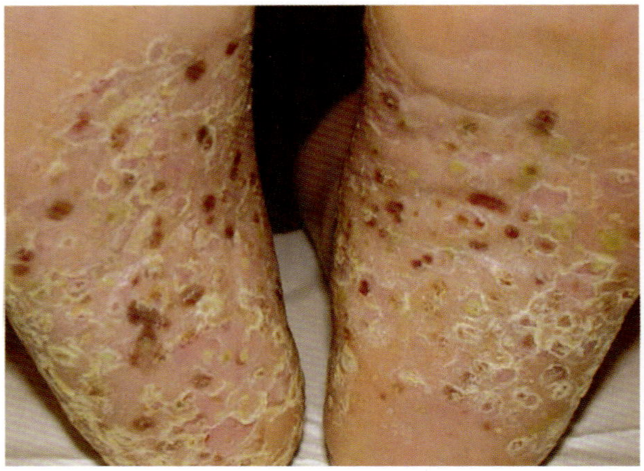

图 154.1 反应性关节炎的患者的角化过度样皮疹

病毒性关节病（见第 25 和 31 章）

发达国家中自限性关节炎中最常见的致病病毒是风疹和细小病毒 B19。在风疹中，斑丘疹性皮损在头颈部扩散，高达 50% 患者可伴有枕部淋巴结增大和关节痛。少数患者可出现对称性多关节炎，影响掌骨和近端指间关节，随后累及较大关节[1]。

细小病毒 B19 与传染性红斑（第五种病）有关，其特征是面部（或臀部）“掌掴”样红斑，躯干和四肢网状红斑（图 154.3）；此红斑可于病情好转几周后复发。患者可伴有后颈部淋巴结增大，或肌痛和对称性关节炎等全身症状，其中全身症状，成人较儿童更为常见，常发生于病毒感染 2 周后[2]。虽然细小病毒 B19 感染可能与类风湿疾病相似的慢性多关节炎有关[3]，但对于持续 6 周以上的多关节炎患者，病毒感染筛查已无明显价值[4]。

关节痛在许多病毒感染的急性期很常见。游走性多关节炎是急性乙型或丙型肝炎感染的一个特征，通常出现在黄疸期之前。一些风湿病的表现与 HIV 感染有关，大约有 10% 的患者在急性血清转换阶段出现严重的游走性关节疼痛，主要影响肩、肘部和膝

第13部分

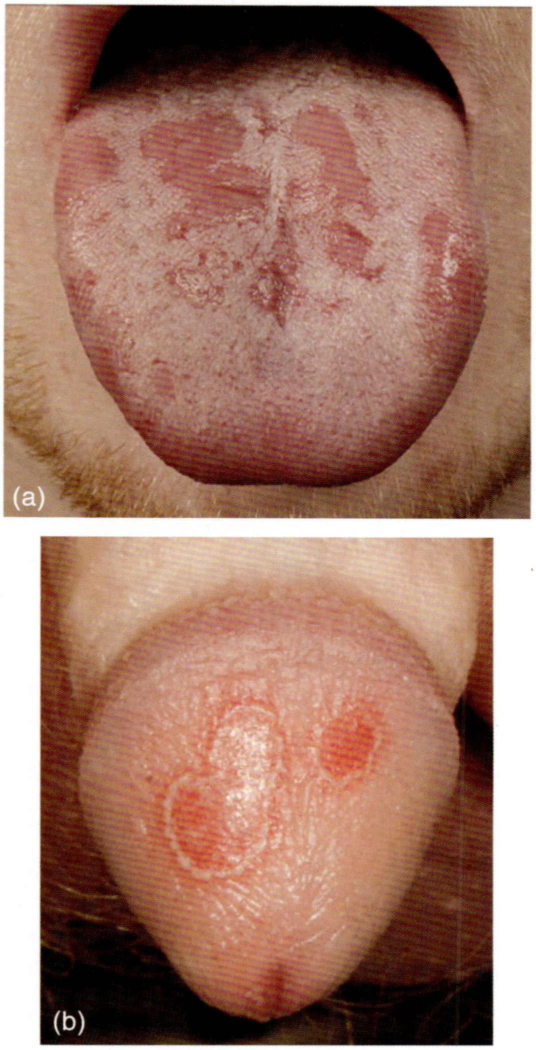

图 154.2 HLA-B27 阳性青少年的地图舌(a)和环状龟头炎(b)

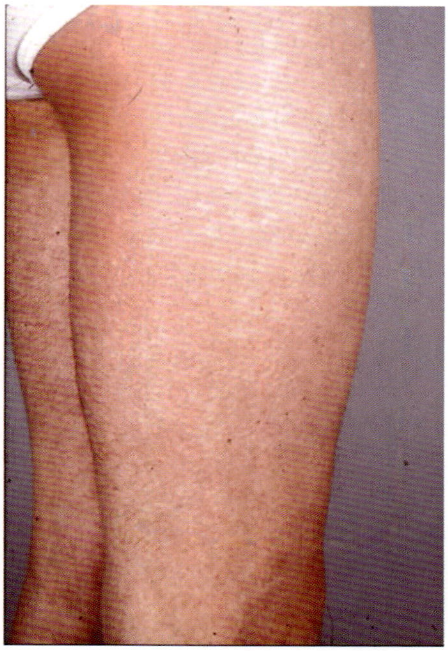

图 154.3 传染性红斑的网状红斑

关节，每个关节疼痛常持续不到 24 小时[5]。其中反应性关节炎发生率为 2%～3%，化脓性关节炎发生率为 1%[6]。模仿干燥综合征的弥散性浸润性淋巴细胞增多症(DILS)，可能是 HIV 感染的表现[6]。DILS 与干燥综合征不同，男性患者较多，抗 ENA 抗体(Ro/SSA 和 La/SSB)多阴性[7]。自从高效抗反转录病毒疗法(HAART)出现以来，DILS 现已少见。免疫重建综合征是指在开始 HAART 后 3～24 个月发生的全身炎症过程，与自身免疫性结缔组织疾病(如系统性红斑狼疮和皮肌炎)的患病率较高有关[8-10]。可有 CD4 细胞升高，循环中细胞因子(如白细胞介素-6 和干扰素-γ)增加[8-10]。

甲病毒属通过蚊子传播，主要是伊蚊。具体包括基孔肯亚热病毒和阿尼昂-尼昂热病毒(主要见于热带非洲)、辛德毕斯病毒(主要见于瑞典、芬兰和波罗的海国家)、马雅罗病毒(热带南美洲)及罗斯河病毒(流行性多关节炎，主要见于澳大利亚昆士兰)[11]。上述病毒感染均可出现斑丘疹、严重的关节痛及典型的轻度滑膜炎，可在数周或数月后消退，但可能会发展为类风湿关节炎样综合征[12]。基孔肯亚热在发热出现 1～5 天出现面部或颈部潮红，随后斑丘疹泛发至全身。

细菌性关节病(见第 26 和 30 章)

感染性关节炎通常是由金黄色葡萄球菌引起的，滑膜炎的鉴别诊断应考虑到感染性关节炎，尤其是如果患者近期有外伤史或关节穿刺史，或患者免疫功能受到抑制(如 HIV 感染或大剂量系统应用糖皮质激素)。在使用免疫抑制药物的患者中，关节感染可能是由机会致病菌引起的。关节痛是关节急性细菌感染的一个特征，可能为布鲁菌病的最主要特征。莱姆病的特征性游走性红斑可能伴发间歇性游走性关节炎，或者可能发展为无痛性单关节炎，以膝关节多见[1]。梅毒伴发关节疼痛很常见，但滑膜炎少见。

淋病奈瑟菌和脑膜炎奈瑟菌都与炎症性关节炎有关。任何一种微生物的急性感染都可能在 2～3 周发生急性多关节炎[2]。慢性脑膜炎球菌性关节炎在发达国家已很少见。可有广泛的红斑及压痛性丘疹、结节性或脓疱性皮损(图 154.4),可并发紫癜;组织学改变从血管周围炎到白细胞碎裂性血管炎不等[3]。慢性淋球菌血症也会出现丘疹和水疱样皮损,通常是发生于关节周围,可能被误诊为红斑狼疮[4]。淋球菌性关节炎具有破坏性,伴有或不伴有腱鞘炎[5]。男性患淋球菌性关节炎的风险较高,可能同时感染艾滋病病毒。一般可从血液培养或滑膜液中分离出来淋球菌;如果查不出淋球菌,可通过 PCR 进行鉴定[6](见第 30 章)。

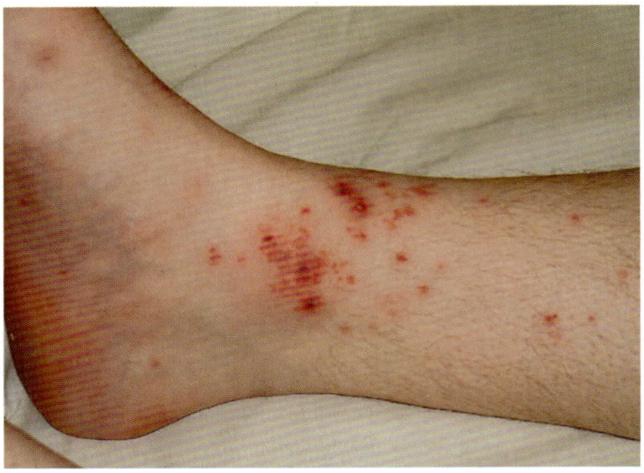

图 154.4 一名 19 岁男性,发病前出现短暂的头痛、恶心、呕吐和虚弱;随后在踝关节上出现脓疱性血管炎性皮疹,早前临床怀疑脑膜炎球菌败血症,最后得到确诊

分枝杆菌也是关节疾病的病因,常被忽略(见第 27 和 28 章)界限类麻风病中,可见起病隐匿的一种对称的周围性多关节炎,时重时轻[7],类似结缔组织疾病,可有血清学检测如类风湿因子和抗核抗体阳性[8]。手指和足趾皮肤损伤的加重可导致指(趾)炎和麻风性骨膜炎,甚至骨髓炎[9]。滑膜炎、指(趾)炎可与麻风病结节性红斑反应同时出现。慢性神经损伤导致肌肉畸形和关节挛缩,最终导致关节破坏。结核杆菌可累及脊柱,可发现椎旁脓肿。结核杆菌累及外周关节通常是单关节炎症,可致关节骨性强直[10]。化脓性关节炎、滑囊炎、腱鞘炎,甚至骨髓炎都可能是皮下接种所致[11,12],或者做关节注射时污染非结核性杆菌如海分枝杆菌或鸟分枝杆菌所致[13]。

风湿热是一种与 A 组 β-溶血性链球菌感染有关的,以发热、游走性多关节炎和心肌炎为主要临床表现的感染性疾病[14],多累及贫困地区 5—15 岁的儿童。早期可以有猩红热病史,由 A 组链球菌引起的脓疱病患者易患风湿性心肌炎[15]。脓疥是风湿热和链球菌感染后肾小球肾炎的主要危险因素[16]。

具有荨麻疹样环形特征的环形红斑皮损好发于躯干和四肢近端,是风湿热诊断的主要标准之一(图 150.5)[17],然而它们存在时间短,且仅在 10% 的患儿中可见。有 20% 的患者会出现皮下结节,常成批出现,特征性分布于肢体伸侧,也会出现在肩胛骨和前额。结节一般持续数周;这种皮下结节有时与心脏瓣膜上赘生物的形成有关。在风湿性心脏病 Lewis 大鼠模型中,链球菌 M 蛋白多肽特异性诱导 T-细胞分化,致大鼠瓣膜炎,$CD4^+$ T 细胞表达增加,上调新生大鼠心脏瓣膜血管细胞黏附分子 1 型(VCAM-1);此外,抗链球菌抗体攻击瓣膜内皮,导致 T 细胞浸润。这些抗体也与神经、精神症状和小舞蹈病的发生有关[18]。

在发达国家,川崎病已经取代风湿热成为儿童心血管疾病的主要病因[19],并且已有成人患川崎病的报道。可能是由一种尚未被鉴定出的病原体所引起的全身性血管炎。临床特征包括弛张热、结膜充血、口腔黏膜红斑伴"草莓舌"和唇裂。皮肤变化包括弥散性红斑,手掌和足底红斑,可伴有四肢脱皮(见图 150.4)。高达 30% 的患者出现大关节的自限性单关节炎或多关节炎[20]。

惠普尔病通常表现为体重减轻、腹泻、局部感染(如心内膜炎、脑炎)和关节症状,以中年男性多见。放线菌类的惠普尔养障体被鉴定为该病致病病原体,可能通过口-口或粪-口途径传播,该病原体可以通过滑膜液培养[21],也可通过 PCR 技术检测滑膜液、淋巴结或皮损中的病原体[22]。关节症状通常是慢性间歇性的,可累及单个或多个大关节,血清学检查通常阴性。也可能会发生脊柱关节病[23]。皮肤损害可有多发性皮下结节和脂膜炎,但不常见。也可发生浸润性皮肤肉芽肿,其发生与 PAS 染色阳性的巨噬细胞有关[24]。治疗上与进展性麻风性结节性红斑类似[25]。若不治疗,神经系统损害可能致命,因为有复发的风险,建议终身服用多西环素[22]。

其他感染相关性关节病

播散性真菌感染(如球孢子菌病[1]):可导致一个或多个关节滑膜炎,常见于免疫抑制患者。

足分支菌病:是一种进展性肿瘤样肿块,常累及足部。可能是由放线菌(足菌肿;见第 26 章)或真菌引起的(真菌性足菌肿;见第 32 章),尤其以足肿分支菌多见。可通过组织学和病变部位微生物培养诊断。肿块可侵犯骨组织,可能需要截肢治疗[2,3]。

黑热病后皮肤利什曼病(见第 33 章):是一种炎症过程,可能与关节痛和关节挛缩有关(图 154.5)。

利什曼原虫滑膜炎主要流行于犬中，但在免疫抑制的人类中已有其导致的多关节炎的报道[4]。

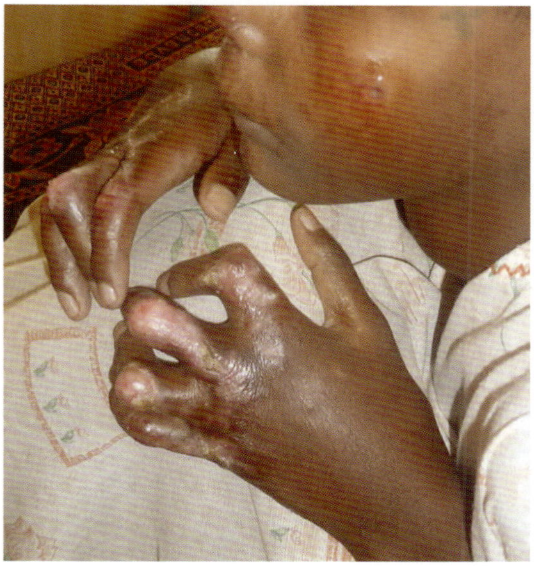

图 154.5　患有黑热病后皮肤利什曼病的儿童严重关节挛缩

炎症性关节病

血清阴性关节炎和脊柱炎

血清阴性关节炎和脊椎关节病与炎症性肠病（见第 152 章）和银屑病（见第 35 章）有关，特别是在 HLA-B27 单倍型阳性的人群中。HLA-B27 单倍型阳性的人群中的化脓性汗腺炎的患病率增加[1]。坏疽性脓皮病也与溃疡性结肠炎和脊柱炎有关；在一项对 103 例坏疽性脓皮病患者的调查中，34％的患者患有炎症性肠病，19％的患者患有脊柱炎[2]。

类风湿关节炎

皮肤发红和灼烧感有时是类风湿疾病的最初表现，可发生在关节病变之前[1]。类风湿关节炎与几种皮肤异常有关，包括非节段性白癜风[2]（框图 154.1）。

框图 154.1　类风湿关节炎的皮肤表现

一般表现

• 红斑、烧灼感（可能在关节改变之前）
• 结节（包括快速进展的类风湿结节）
• 萎缩（与骨质疏松症有关）

（续框图）

• 皮肤感染
• 白癜风（非节段型）
• 可能与弹性假黄瘤有关

血管炎

• 裂片状出血和甲周组织坏死
• 可触及紫癜
• 网状青斑
• 白色萎缩

中性粒细胞相关疾病

• 坏疽性脓皮病（通常不典型）
• 类风湿性中性粒细胞性皮肤病

腿部溃疡，通常是多因素的

• 血管炎
• 静脉功能不全
• 淋巴水肿
• 不活动
• 皮肤萎缩
• 伤口延迟愈合
• 神经病变（足溃疡）

其他

• 间质肉芽肿性皮炎
• 淋巴管内组织细胞增多症
• 抗风湿药物的不良反应

类风湿关节炎与皮肤萎缩

60 岁以上类风湿患者，尤其是女性，手背部皮肤可发生变薄、松弛、光滑、无弹性、透光性增强等变化，使静脉和肌腱看起来更清晰。皮肤的这些变化可累及全身，一般只有手和前臂容易引起医师注意。组织学上，可见真皮变薄无明显其他变化。

皮肤透光性增强与类风湿关节炎和骨质疏松症之间有显著关联，被认为是结缔组织缺损性疾病的一个类型[1]。没有证据表明类固醇是其致病因素，但可能是其加重因素[2,3]。皮肤胶原蛋白结构可有异常[4]。有报道，该病与弹性假黄瘤相关可能是偶然[5]。

类风湿结节

20％以上的类风湿关节炎患者，尤其是男性患者和血清阳性的患者，可出现多发性肤色皮下结节[1]。这些结节通常没有症状，多见于伸肌表面，如肘部和膝部（图 154.6）及反复受伤部位。组织学具有特征性，纤维蛋白样坏死的中心区域周围有栅栏状的肉芽肿（图 154.7）。渐进性坏死与类风湿疾病的发病机制密切相关，包括胶原变性、活化中性粒细胞的募集、促炎细胞因子的产生和血管损伤[2]。

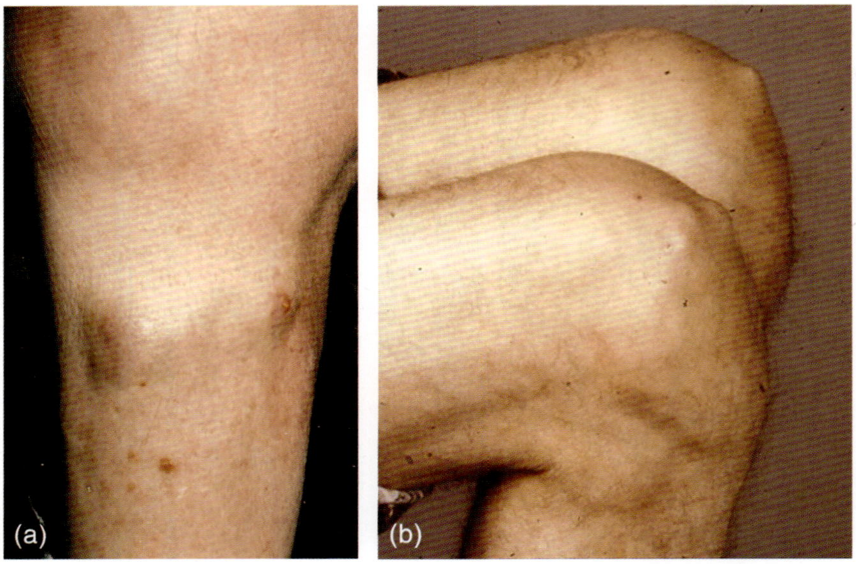

图 154.6 (a,b)小腿及膝关节多发性类风湿结节

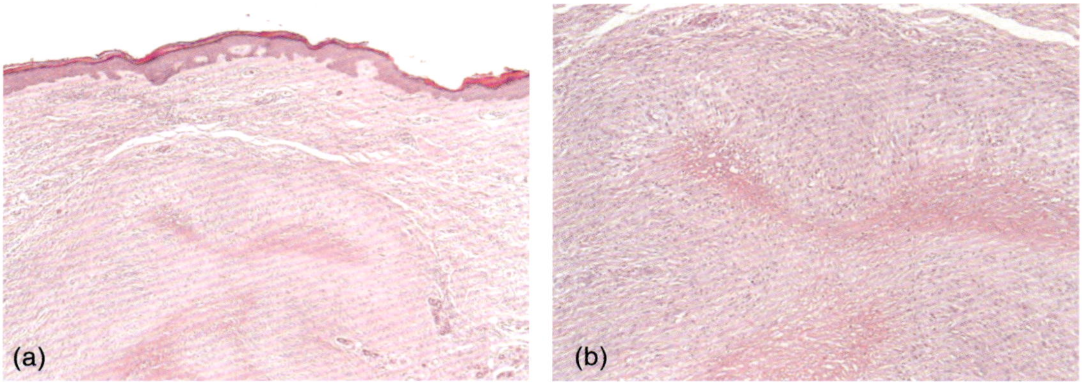

图 154.7 低倍镜下(a)及高倍镜下(b)类风湿结节组织学表现为栅栏状肉芽肿

鉴别诊断包括指节垫、皮下结节和皮下环状肉芽肿。实际上,皮下环状肉芽肿(尤其在儿童中)可能与类风湿因子阳性有关,从而导致误诊为类风湿关节炎(见第 99 章)。抗环瓜氨酸肽抗体检测是目前诊断类风湿关节炎的常用实验室检查。比类风湿因子更特异,有助于预测疾病的进展[3]。肺实质也可发生结节(Kaplan 综合征)。皮肤结节可伴随关节炎治疗好转而好转;利妥昔单抗已被证明是有效的[4]。但是,诸如甲氨蝶呤、抗肿瘤坏死因子(TNF)和来氟米特可能会加重类风湿结节[1]。术语"类风湿结节加重"是指主要发生在耳、手和足等部位的发展迅速的疼痛的类风湿结节[5],这些部位通常以前未受到累及,是甲氨蝶呤治疗的代表性表现,当药物停止使用时[6],结节往往会消退。病理发病机制尚不明确;HLA-DR4[7]和 2756GG 基因型蛋氨酸合成酶还原酶在患者[8]中的检出率增加(见第 99 章)。

类风湿血管炎与皮肤溃疡

手指血管炎(图 154.8)表现为裂片状出血和甲周坏死、可触及紫癜、网状青斑和白色萎缩,在高滴度的类风湿因子或瓜氨酸肽(CCP)患者中多见。血管炎可能与皮肤和肺结节病、巩膜外层炎和胸膜或心包积液有关。坏疽脓皮病可能是与类风湿关节炎有关的一种皮肤非典型表现[1]。秋水仙碱、环孢素或氨苯砜可能有效,有些患者需要大剂量的皮质类固醇或抗 TNF-α 药物(如英夫利昔单抗或赛妥珠单抗)[2-4]。接受免疫抑制治疗的类风湿患者存在模仿血管炎的感染风险[5,6]。

第13部分

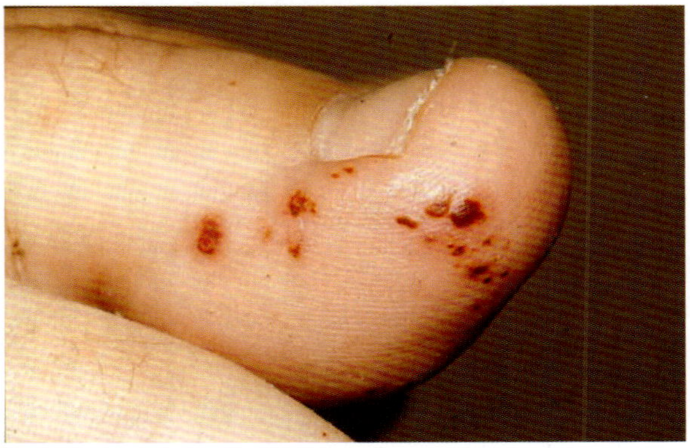

图 154.8　类风湿关节炎指血管炎

类风湿患者的慢性下肢溃疡通常难以控制，原因很多，包括由于血管炎引起的动脉闭塞，静脉功能不全，淋巴管水肿，活动减少，伤口愈合不良和皮肤变薄[7-9]。甲氨蝶呤和 TNF 抑制剂治疗在某些病例中可能加重血管溃疡[10,11]，但在另一些病例中可能是有效的。类风湿患者足部溃疡的发生与感觉丧失和足前端畸形有关[12]。

类风湿嗜中性粒细胞性皮肤病

嗜中性粒细胞性皮肤病是一个疾病谱，包括坏疽性脓皮病（见前面）和 Sweet 综合征；事实上，两种疾病可以发生于同一个患者。经典表现常与系统性疾病有关，如血细胞性恶病质、炎症性肠病和类风湿关节炎[1]及系统性红斑狼疮有关[2]。

类风湿性嗜中性粒细胞性皮肤表现为荨麻疹样丘疹和斑块，常对称分布于躯干和四肢，常与 Sweet 综合征重叠，尽管后者典型的紫红色病变一般不常见。组织学上，中性粒细胞大量渗入真皮，但没有明显的血管炎表现（图 154.9）[3]。下肢可能出现紧张性大疱；这种变异型对氨苯砜有反应，但对皮质类固醇没有反应[4,5]。中性粒细胞性皮肤病可出现在血清学阳性或血清学阴性的类风湿疾病患者中。一些患者可出现结节性病变，可发展为类风湿结节[6]。

其他

与类风湿关节炎相关的其他疾病包括间质肉芽肿性皮肤病和淋巴管内的组织细胞增生症（见下文）。

成纤维细胞性风湿病

成纤维细胞性风湿病少见但却散发于世界各地，多见于白人，男女发病率相似。可表现为急性对称性多关节炎、四肢多发肤色丘疹、结节、直径 5～20mm。部分患者有雷诺现象，可有指硬化和手掌增厚[1-3]，提示存在不完全性结缔组织疾病，如系统性硬化症。皮肤病变的组织学显示成纤维细胞数量增加伴随肌成纤维细胞的分化，地衣红染色显示弹性蛋白缺乏[4,5]。在滑膜胶原基质内也可见肌成纤维细胞样细胞[1]。骨 X 线检查可见关节周围破坏[1,6]。临床上，该病类似于多中心网状组织细胞增生症，且有人认为，与多中心网状组织细胞增生症一样，成纤维细胞性风湿病表现为非朗格汉斯细胞组织细胞增生症[7]。但更适合炎性纤维瘤病的分类[1,4,6,8]。与多中心网状组织细胞增生症不同，成纤维细胞性风湿病与系统性疾病或恶性肿瘤无关[9]，常呈自限性[10]，尽管应用免疫抑制药包括甲氨蝶呤[2,5]、干扰素 α[6] 和英夫利昔单抗[11]可取得较好的效果。但甲氨蝶呤似乎不能缓解关节周围破坏[6]。

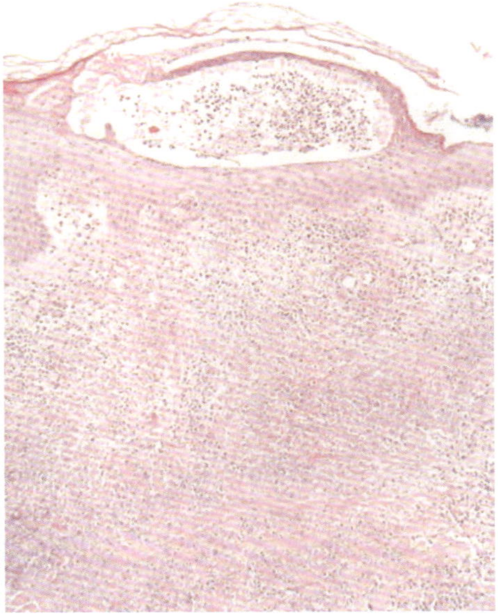

图 154.9　类风湿性嗜中性粒细胞性皮肤病的组织学特征

结节病（见第 98 章）

Löfgren 综合征，结节病的一种，可发生结节性红斑、双侧肺门淋巴结增大、急性滑膜炎和多关节炎。关节炎多累及踝关节和膝关节，往往在 3～6 个月消退。慢性结节性趾炎通常发生在年轻人，手指和足趾呈腊肠状改变（图 154.10；参见图 98.15）。X 线可见指骨有花边式的小梁结构即囊性改变[1]。手指肌肉受累表现为屈曲畸形。约 0.2%的患者可发生慢性单一或多关节炎，多为非洲裔患者[1,3]。骶髂关节炎和脊柱炎较一般人群更常见[4]。甲氨蝶呤对皮肤病变和关节炎症有用[5]。尽管抗肿瘤坏死因子药物在影像学上有改善[6],但对临床症状改善基本无用[7]。

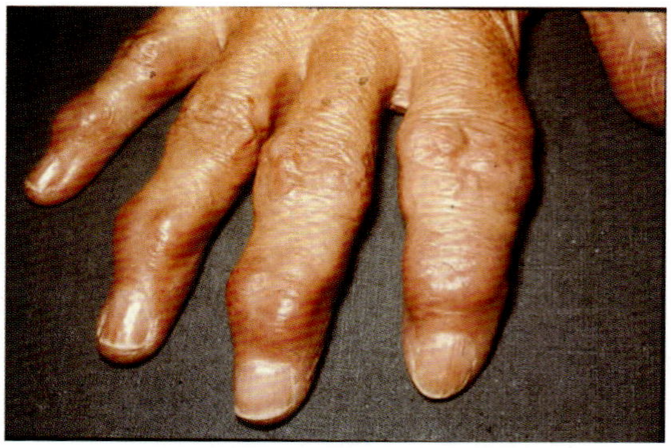

图 154.10 结节病性指炎

早发结节病,与慢性肉芽肿性多关节炎有关,已被证明是儿童自身炎性肉芽肿病(Blau 综合征)的散发变异型[8]。第 45 章已对其进行了更详细的讨论。

骨性关节炎

患有骨性关节炎的患者可能会向皮肤科医师诉说有关赫伯登结节的问题。此外,血色素沉着症和黑酸尿症,都与骨性关节炎有关(见下文)。

赫伯登结节和布夏尔结节

赫伯登结节是累及一个或多个远端指间关节的后外侧骨赘[1]。类似的改变,累及近端指间关节,称为布夏尔结节。赫伯登和布夏尔结节都与骨关节炎密切相关,也可因常染色体显性遗传独立存在[2,3]。特征性表现为起病隐匿,无明显症状,但急性发作伴关节红肿而发展为剧痛性结节。以优势手多见,与骨关节炎的关节间隙狭窄等影像学特征相关[4]。多个对称结节伴远端指间关节炎被称为"原发性全身性骨关节炎"。由于这与 HLA-A1 和 B8 的基因型有关,多见于女性患者,因此已被推测是一种自身免疫疾病:在软骨和滑膜中可检测到免疫复合物增加[5]。

代谢紊乱相关的肌肉骨骼与皮肤病

血色病(见第 88 章)

典型的三联症,包括糖尿病、皮肤色素沉着(青铜色糖尿病)、肝硬化,现在很少见,但肌肉骨骼症状很常见,放血疗法对肌肉骨骼症状效果不佳。第 2、3 掌指关节通常受累,可有关节退行性改变造成骨赘形成而出现假性痛风样发作。X 线检查显示有 50%的病例患有软骨钙化。大多数患者的 *HFE* 基因表现为 C282Y 纯合子突变[1]。

尿黑酸尿症(见第 81 章)

是一种常染色体隐性遗传的代谢性疾病,尿黑酸氧化酶缺乏造成尿黑酸在结缔组织中沉积(褐黄病),出现灰褐色色素沉着,以耳鼻软骨为主。尿黑酸同聚氧化产物与胶原蛋白结合,导致炎症和退行性改变,进而造成椎间盘钙化和骨关节炎的发生,主要累及膝关节[1,2]。

痛风

痛风可发生于任何年龄的成年人,尤其老年人多见,可由应用利尿药而引发。急性痛风在男性中更多见。尽管其临床特征是由单钠尿酸盐在组织中沉积引起的,但英国只有不到 5%的高尿酸血症患者出现临床痛风。单钠尿酸盐晶体的沉积通常与最近血清尿酸的突然上升有关。急性痛风表现为单关节炎,多累及踇趾的跖趾关节。未经治疗的高尿酸血症可能导致严重痛风的反复发作,累及多个关节。

沙粒状痛风:(ICD-11:847186333)曾是急性症状性痛风的常见表现[1,2]。肌酐清除率<30ml/min 与痛风石的发生密切相关[3]。自从引入别嘌醇治疗高尿酸血症和痛风以来,痛风石发生频率大大降低。痛风石是单钠尿酸盐晶体的致密集合体,皮肤表现为丘疹或结节[1](图 154.11 和图 154.12)。痛风石好发于耳郭、肘部和跟腱(应与腱黄瘤鉴别),可形成溃疡而易继发感染,痛风石可不伴关节炎存在[4]。结膜中的痛风石可导致急性红眼;痛风石也可发生在内脏,如心脏。痛风石鉴别诊断包括类风湿结节、神经纤维瘤和黄瘤。诊断可以利用偏光显微镜检查穿刺抽吸物;镜下痛风结节尿酸盐结晶呈双折光性[2](图 154.13)。痛风的组织病理学在第 99 章进行了讨论。

单钠尿酸盐晶体通过冷炎素刺激 IL-β 分泌,引起急性炎症反应[5]。别嘌醇是治疗高尿酸血症的首选药物。不幸的是该药可能发生皮肤不良反应,包括药物超敏反应综合征(见第 119 章)、Stevens-Johnson 综合征和中毒性表皮坏死松解症(见第 119 章)。最近的药物遗传学研究表明,严重的药物不良反应与(HLA)B*等位基因有关,为将来的基因检测提供了可能性[6]。

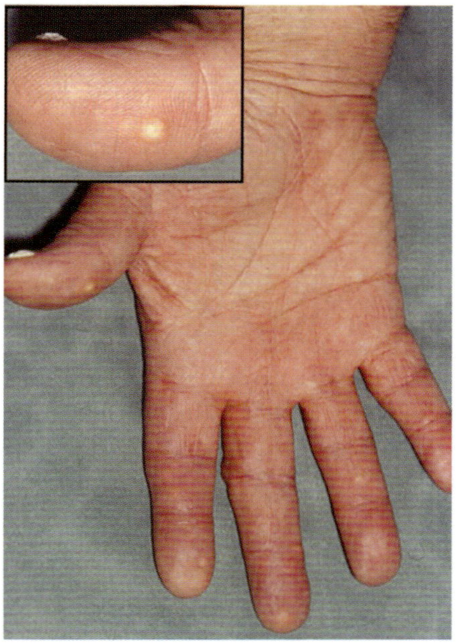

图 154.11 沙粒状痛风

显示手指掌面有多个奶油色丘疹(插图:拇指近景)。

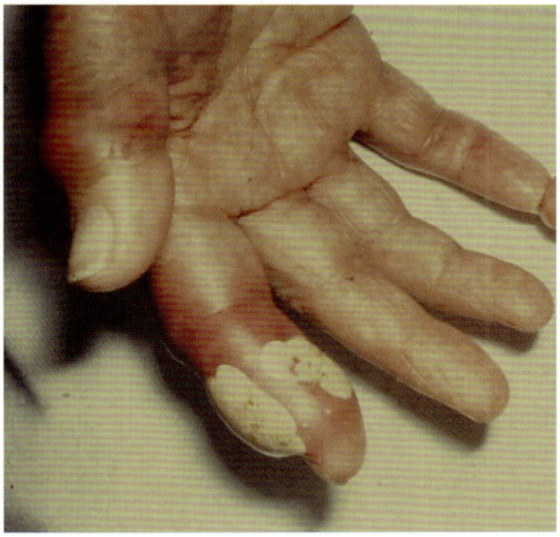

图 154.12 影响示指和拇指的严重痛风和急性痛风性炎症

自身炎症性疾病

遗传性自身炎症性疾病

一些单基因遗传性自身炎症性疾病已经被描述,导致 ILβ 途径的自激活。大多数都能引起关节痛或关节炎。这些疾病较罕见,多发生在儿童早期。它们

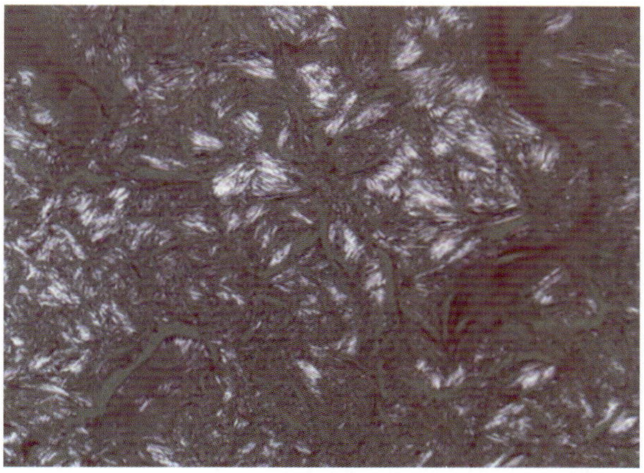

图 154.13 痛风结节尿酸盐结晶呈双折光性(偏光显微镜下观察)

可以分为许多大类(框图 154.2)。

框图 154.2 单基因自身炎症综合征(见第 45 章)

遗传性周期性发热

- 冷炎素相关周期性综合征(CAPS)
  - 家族性寒冷性自身炎症综合征(FCAS)
  - Muckle-Wells 综合征(MWS)
  - 慢性婴儿神经和关节综合征(CINCA)
- 肿瘤坏死因子相关周期性综合征(TRAPS)
- 家族性地中海热(FMF)
  - 甲戊酸激酶(MVK)缺乏和高 IgD 综合征(HIDS)

儿童自身炎症性肉芽肿(Blau 综合征)

自身炎症综合征伴脓疱病

- 缺乏 IL-1 受体拮抗剂(DIRA)
- 化脓性无菌性关节炎、坏疽性脓皮病和痤疮综合征(PAPA)
- 缺乏 IL-36 受体拮抗剂(DITRA)

其他单基因自身炎症综合征

- 慢性非典型中性粒细胞性皮肤病,伴有脂肪代谢障碍和体温升高(CANDLE)
- Majeed 综合征

在第 45 章中有更详细的讨论。

获得性自身炎症性疾病

Schnitzler 综合征、成人 Still 病、系统性发病的青少年特发性关节炎和 SAPHO 综合征(滑膜炎、痤疮、脓疱病、骨质增生和骨炎)都影响肌肉骨骼系统,在第 45 章中讨论。

痤疮（见第90章）

严重的痤疮与关节症状和关节炎有关。

聚合性痤疮：与骶髂关节炎有关，尤其是黑种人的年轻男性[1]。合并的临床症状包括头皮解剖学上的蜂窝织炎和化脓性汗腺炎。除了骶髂关节炎和脊椎中轴关节炎，还可能发生非对称性周围关节炎，一般比皮肤症状发生晚，与其他脊椎关节病不同，该病与HLA-B27无关[2]。

暴发性痤疮：是一种典型的系统性疾病，多累及青春期的男性白种人。除了伴有脓肿和溃疡的严重痤疮外，该综合征还包括发热、体重减轻和关节痛。X线可显示锁骨、胸骨、长骨或髂骨的溶骨病变[1]。异维A酸治疗与两性的关节痛和肌痛均有关，但通常不严重，可继续应用。长时间的异维A酸治疗与脊柱增生症有关，一般无特殊症状[1]。对于严重痤疮的患者，异维A酸治疗可能会导致急性骶髂关节炎，甚至致残[3,4]。同时使用甲泼尼龙和初始低剂量异维A酸可能有助于预防这种情况。

重度痤疮是几个综合征的特征，有一些具有肌肉骨骼特征。这些包括单基因遗传综合征，如PAPA（化脓性关节炎、坏疽性脓皮病和痤疮）、DIRA（IL-1受体拮抗剂缺乏）和SAPHO综合征，所有这些都在第45章中描述。

化脓性汗腺炎（见第92章）

其与前面描述的几种综合征及炎症性肠病有关[1]。最近对化脓性汗腺炎患者的一项调查发现，与关节痛、背痛和附着点炎及SAPHO综合征有关（见第45章）[2]。

炎症性软骨病

复发性多软骨炎

定义和术语

在这种非感染性疾病中，软骨的局灶性炎症破坏伴随着成纤维细胞再生。其特点如下。

- 双侧耳郭复发性软骨炎。
- 鼻软骨炎。
- 呼吸道软骨炎。
- 眼部炎症，包括结膜炎、巩膜炎、巩膜外层炎或葡萄膜炎。
- 耳蜗或前庭损伤。
- 血清阴性非侵蚀性炎性关节炎。

诊断需要三个或更多这些特征[1]。

> **同义名**
> - 萎缩性多软骨炎
> - 系统性软骨软化症

病因

复发性多软骨炎早先被认为是罕见病，现在则发现并不罕见，但容易被忽略。病因不明，可能为Th1介导的疾病。血清中的细胞因子水平，如干扰素γ、IL-12和IL-2与病情活动程度相平行，而Th2细胞因子则没有变化[2]。

急性多软骨炎患者血清中检测到Ⅱ型胶原抗体，在纤维软骨连接处发现免疫球蛋白G（IgG）、IgA、IgM和C3颗粒沉积，提示免疫复合物沉积可能起作用[3-7]。抗体的产生受T细胞依赖性和主要组织相容性复合体（MHC）的限制；实验动物模型中的关节炎可被合成的Ⅱ型胶原肽抑制[8]。家兔静脉注射木瓜蛋白酶会导致软骨硬度下降，表现为耳松软[9]。有人认为，局部蛋白酶活性增强可能在引起复发性多软骨炎中起一定作用[10]，可有软骨寡聚基质蛋白（COMP）减少，软骨基质蛋白（matrilin-1）增加，在治疗成功病例中均恢复到正常水平[11]；然而，临床上这二者不能作为疗效评估指标[12]。最近的一项研究表明，以往主要与细菌感染如脑膜炎相关联，由骨髓细胞表达存在于血清的可溶性触发因子受体水平，更能反映疾病的活动，可能是该病一种有用的生物标志物[13]。

相关情况：可能与自身免疫机制有关（参见Magic综合征，请稍后参阅）。包括类风湿关节炎、红斑狼疮、血管炎、白塞病、桥本病、溃疡性结肠炎、克罗恩病、银屑病、肾小球肾炎、干燥综合征、胸腺瘤、强直性脊柱炎、骨髓增生性疾病及静脉注射后[14-19]。有报道，前列腺腺癌患者使用戈替利林，一种促黄体激素释放类似物治疗产生了类似的皮肤表现[20]。

复发性多软骨炎可能与肉芽肿性多血管炎（GPA）伴随发生。一些患有GPA的患者被记载患有耳部软骨炎[21]，而cANCA，一种曾被认为是GPA特异性的抗体，在复发性多软骨炎患者中也有报道[22]。

病理学[23]

软骨损伤区失去正常的嗜碱性染色，被淋巴细胞浸润区域隔开；之后，软骨碎片被大量肉芽组织包围，甚至被新生软骨取代；同时伴有血管炎[24]。

临床特征[1,25-28]（框图 154.3）

复发性多软骨炎男女均可发病，发病年龄在 30—50 岁。软骨炎可以长期局限于一个或两个关节，但终末期可累及三个或三个以上部位，按受累频次多少排列如下：以耳、关节、鼻、眼、呼吸道、心脏瓣膜和皮肤[29,30]。急性期，受累部位可有肿胀、发红、变软，易被误诊为蜂窝织炎（图 154.14）。耳郭变薄变软可作为鉴别的标志，软骨的变薄使得耳下的血管组织更清晰可见，出现“蓝耳”[31]。可发生浆液性中耳炎，即使软骨炎没有累及中耳，也可导致听力丧失[32]。累及鼻软骨可致鼻塞，继而导致鞍鼻畸形，甚至鼻梁塌陷[33]（图154.15）。皮肤和系统性血管炎、脑动脉瘤、浅表血栓性静脉炎和中毒性红斑均有过报道[1,24,27,34]。有少数患者会在软骨炎出现前，发生环形类似荨麻疹样皮疹；组织学显示淋巴细胞性血管炎；这样的患者都有血液学异常，如骨髓发育不良。尽管开始对糖皮质激素反应良好，但这些变异类型患者预后很差[35]。

框图 154.3 复发性多软骨炎的临床特征

软骨
- 耳
  - “蜂窝织炎”通常耳垂不受累
  - 耳郭软塌：前向听力
  - 软骨变薄：“蓝耳”
  - 浆液性中耳炎
- 鼻
  - 阻塞
  - 畸形，如鼻梁突然塌陷
- 喉/气管/支气管
  - 气道阻塞
  - 感染

血管炎
- 皮肤
  - 浅表血栓性静脉炎
  - 中毒性红斑
  - 环形荨麻疹样皮疹
- 系统
  - 脑动脉瘤
  - 肉芽肿性肺病
  - 巨细胞性心肌炎
  - 心脏瓣膜破裂

血液学，如骨髓发育不良

关节、周围小关节炎（类风湿关节炎样关节炎）

眼
- 巩膜外层炎
- 结膜炎
- 虹膜炎
- 巩膜软化
- 眼球突出
- 罕见：眼干燥眼症或脉络膜视网膜炎

口腔-生殖器溃疡（MAGIC 综合征）

相关系统性自身免疫性疾病，如系统性红斑狼疮

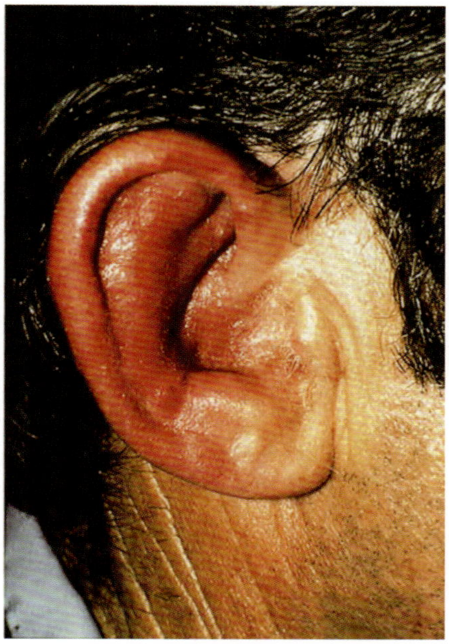

图 154.14 复发性多软骨炎，耳郭炎症

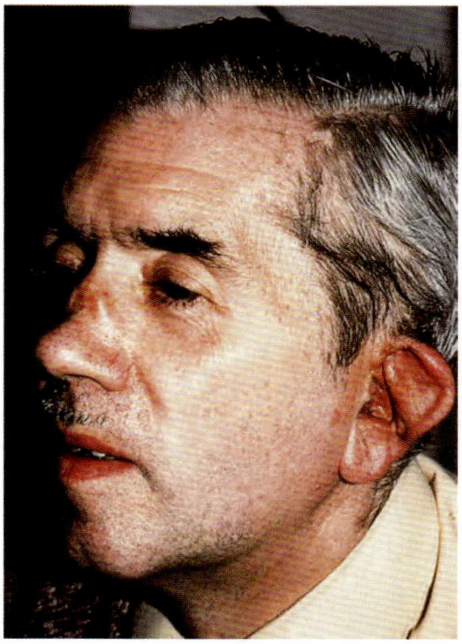

图 154.15 复发性多软骨炎：晚期耳和鼻软骨受损

关节的变化，通常影响较小的外周关节，可以模拟类风湿关节炎[36]。喉、气管或支气管受累会导致呼吸窘迫和反复感染。可能需要永久性气管切开术[23,32]。肺可以发生肉芽肿性改变。在一些病例中发现眼部异常，如巩膜外层炎、结膜炎和虹膜炎（图154.16）、巩膜软化、更罕见的角膜炎、干燥性结膜炎或脉络膜视网膜炎。有 3% 的病例发生了眼球突出[37,38]。巨细胞性心肌炎也有报道，累及心脏瓣膜时可引起严重的并发症，如瓣膜破裂，即使是在病情缓解的患者中也可发生[1,39,40]。

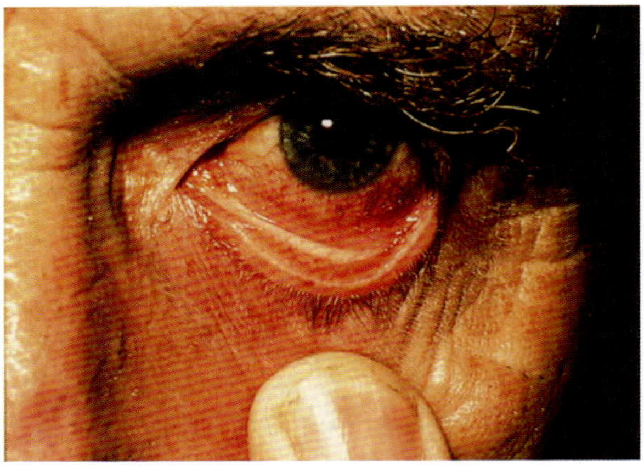

图 154.16 复发性多软骨炎，眼部受累

该病的病程极其多变[19,28]。已有人尝试设计“疾病活动”的评分[41]。复发是该病的特征，但频率和严重程度各不相同。有些病例连续复发超过 20 年，但其他病例在短时间内即可变得稳定。怀孕一般不会影响疾病的进程，但并发症会更常见[42]。耳鼻畸形常见，这种情况可致毁容，但不危及生命。血浆黏度或红细胞沉降率升高，贫血常见。类风湿因子和抗核抗体常呈阳性。白细胞计数可有升高，在 40% 的病例中发现嗜酸性粒细胞增多。一个特征性的生化发现是每次复发期间尿酸性黏多糖排泄增加。

放射线检查不具有诊断意义，可在 X 线平片上提示关节软骨广泛破坏而邻近骨未发生改变。在某些情况下，放射线检查结果与类风湿关节炎不能区分。PET/CT 显示受影响软骨氟-18 脱氧葡萄糖摄取增加；这项检查可以用来确定软骨的受累程度[43]。多普勒超声心动图、MRI 和动态呼气计算机断层扫描可用来检测心肺受累程度[12]。支气管镜检查有加重呼吸功能障碍的风险[12]。

诊断

皮肤科医师容易将该病误诊为“慢性外耳炎伴耳郭蜂窝织炎”。诊断建立在活检、其他关联的改变和适当的放射线检查。GPA 和致命的中线肉芽肿（也是鞍鼻畸形的原因[33]）可以有类似的组织学改变，但是这两种疾病对组织的破坏性更大。

治疗

急性复发的进展可用糖皮质激素控制。每日 30mg 甲泼尼龙可作为初始剂量，逐渐减量，最终随着复发的停止而停用。也可应用吲哚美辛和氨苯砜[5]。秋水仙碱对一些患者也有帮助[44]。免疫抑制药如甲氨蝶呤和环孢素可能对该疾病有作用[7,12]。间歇性静脉注射环磷酰胺可用于有肾疾病患者[12,45]。在一些病例中静脉注射免疫球蛋白[46]和抗 TNF 拮抗药如阿达木单抗已被报道可以持续缓解病情[47,48]。也有报道使用其他细胞因子调节药包括利妥昔单抗和托珠单抗成功的病例[2]。自体干细胞移植也可能缓解病情[49]。必要时可行外科手术重建鼻和喉。

MAGIC 综合征

一些患者被报道同时具有复发性多软骨炎和白塞病[1]。术语 MAGIC 综合征（口腔和生殖器溃疡伴软骨炎）已被用于描述这种重叠综合征。潜在的免疫缺陷机制仍不清楚，但循环免疫复合物和弹性组织自身抗体已被认为是可能的致病因素[1,2]。耳郭上的结节会累及耳轮，如在多软骨炎中一样，会有耳垂变薄[3]。

主动脉瓣疾病和动脉瘤性主动脉炎已被报道与该综合征相关[4,5]，HIV 阳性个体中也有报道 MAGIC 综合征的病例[6]。

几种治疗方法已经被尝试过，包括氨苯砜、糖皮质激素和己酮可可碱。英夫利昔单抗在一个严重的病例中获得成功[7]。

其他涉及皮肤和肌肉骨骼系统的疾病

肥大细胞增多症（见第 46 章）

一些皮肤肥大细胞增多症患者（如持久斑疹性毛细管扩张）会因骨质疏松症而出现骨痛，这与肥大细胞递质如肝素、胰蛋白酶和 IL-6 的释放有关。放射线检查可见局限性骨溶解或骨硬化和广泛性骨减少或骨硬化[1]。脊柱受累尤其严重，病理性骨折在男性中更为常见；骨质疏松症的严重程度与肥大细胞胰蛋白酶[1]和 IL-6[2]水平升高有关。脊柱关节炎在肥大细胞增多症患者中比在普通人群中更为常见[3]。

第13部分

多中心网状组织细胞增多症

这种情况的特点是破坏性多关节炎，主要影响远端指间关节。它可能被误诊为类风湿或银屑病关节炎。它是关节炎最具破坏性的形式之一(残毁性关节炎)，近 50%的患者会发生，在 X 线片上会出现“杯中铅笔”的变化，在第 136 章中有详细描述。

厚皮性骨膜病

同义名
- 原发性(特发性)肥厚性肺部骨关节病
- Touraine-Solente-Golé 综合征

概述

该病少见，是一种常染色体显性遗传病[1-3]，但常染色体隐性家族也可能发生[4]，至少涉及两个基因突变：*HPGD* 和 *SLCO2A1*[5]。可有杵状指伴下肢和前臂的圆柱形增厚(可能表现为肢端肥大症[6])(图 154.17)、少汗症、皮脂溢出、皮脂腺增生和毛囊炎的表现。关节炎可能很严重，膝关节新鲜积液。其他临床特征包括前额皮肤增厚，腕和跗骨隧道综合征，慢性下肢溃疡和跟腱钙化[7]。培养真皮成纤维细胞，可见胶原和 α1 原胶原 mRNA 合成量增加[8]，并表现出 α1(Ⅰ)原胶原基因启动子的转录活性的上调[9]。蛋白多糖的合成也受到影响[10]。

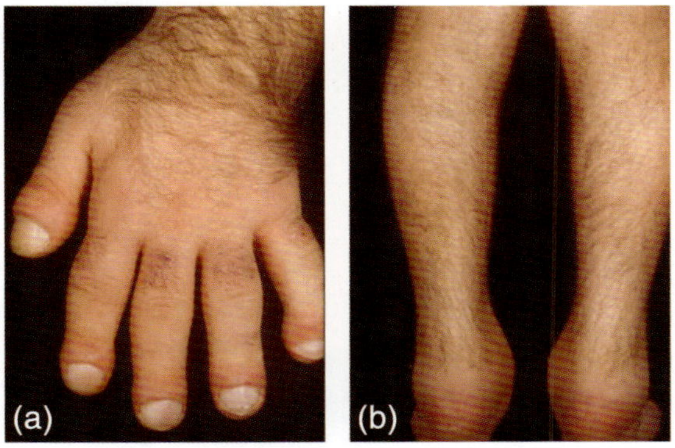

图 154.17 (a,b)厚皮性骨膜病手部损害(a)、小腿和踝部损害(b)

X 线显示对称、不规则骨膜骨化，主要影响长骨远端[1]。组织学表现为皮肤硬化和透明变性，真皮围管性淋巴细胞浸润[2]。

当常规治疗[包括非甾体抗炎药(NSAIDs)和皮质类固醇]失败时，双膦酸盐，如静脉注射帕米膦酸盐，可能有助于风湿病的症状改善[11]。如面部提升术和肉毒素注射可改善面部外观[12]。

间质肉芽肿性皮肤病(见第 102 章)

本病与桥本甲状腺炎、糖尿病等多种自身免疫性疾病及自身免疫性结缔组织疾病有关。一些病例会伴有类风湿关节炎，本病关节炎通常是血清阴性和非侵蚀性的；在超过 50%的患者中，关节炎是进行性和破坏性的，类似于银屑病关节炎[1,2]。一般累及成年人。

该病临床表现为躯干、下肢近端或腋窝外侧红斑、紫罗兰色丘疹或斑块，呈线状排列，对称分布。病变可伴疼痛或瘙痒[1,2]。栅栏状嗜中性粒细胞和肉芽肿性皮炎[3]可能是一种变异类型，它的丘疹和结节分布于四肢远端。

皮肤组织学具有特征性：真皮中至深部网状组织中可见间质性肉芽肿和栅栏状 $CD68^+$ 组织细胞浸润。胶原束增厚，伴零星的胶原和弹性纤维碎裂[2,4,5]。

该病与免疫复合物沉积于皮肤有关，皮肤和关节病变可在数周内自行消退，可复发或进展数月或数年[1,2]。一些药物已经被尝试，包括非甾体抗炎药、糖皮质激素、氨苯砜、秋水仙碱和他克莫司[6]。抗肿瘤坏死因子抗体，如依那西普可收获较好效果[5]，但这些药物也被报道可能引发该病[6]。也有应用乌司奴单抗治疗有效的报道[7]。

淋巴组织细胞增多症[1-4]

在一些类风湿关节炎和其他炎症性疾病(如克罗恩病)患者的肘关节或膝关节周围出现肿胀和类似蜂窝织炎的红斑；也可能发生在没有系统性疾病的情况下[4]；有些病例报道了本病累及部位为骨科金属植入物附近的组织[5-7]，可能与感染或排斥反应有关。典型特征为无症状的，界限不清的红斑、斑块或网状红斑，多累及肘部或膝关节附近，表面可呈疣状。组织学显示网状真皮血管结构扩张，内皮标志物显示淋巴管起源。可见一些血管含有 $CD68^+$ 单核组织细胞[1,4,7]。有人提出该病与反应性血管内皮瘤病有关，是皮肤反应性血管瘤病谱的一部分[4,7,8]。皮损为良性，尽管有使用英夫利昔单抗等药物的报告[9]，但简单的压迫包扎即可有效，表明它可能与局部淋巴性水肿有关[10]。

抗风湿治疗的皮肤不良反应(另见第 120 和 121 章)

在接受抗风湿治疗的患者中,皮肤损害是常见的。严重程度不一,有些微不足道,有些则需要停止当前抗风湿治疗。

非甾体抗炎药和别嘌醇:是严重药物不良反应最常见的原因,包括 DRESS、Stevens-Johnson 综合征和中毒性表皮坏死松解症[1]。病毒血症可能为免疫抑制患者皮肤药物不良反应的加重因素[2]。对药物基因组学的进一步研究可能使未来筛查高危患者成为可能[2,3]。这项技术已可应用于即将使用别嘌醇的患者[4]。非甾体抗炎药具有光敏作用,可诱导光致甲剥离。在服用萘普生的患者中可发生类似于迟发性皮肤卟啉症的假性卟啉症。固定型药疹与一些非甾体抗炎药有关,包括吡罗昔康、甲芬那酸和羟基保泰松。荨麻疹性皮疹可能由免疫或药理机制引起[3]。局部的非甾体抗炎药也可发生光敏作用。特别是酮洛芬,可与奥克立林等防晒产品成分发生交叉过敏反应,从而引发光敏[5]。

抗疟药物:不应应用于银屑病患者,如羟氯喹,可能加重银屑病患者病情[6]。抗疟药物也会产生苔藓样药物反应、急性泛发性发疹性脓疱病[7]和 DRESS 综合征[8]。奥克立林可引起皮肤和巩膜的黄色色素沉着(图 154.18),也可诱发皮肤褐黄病(图 154.19)。

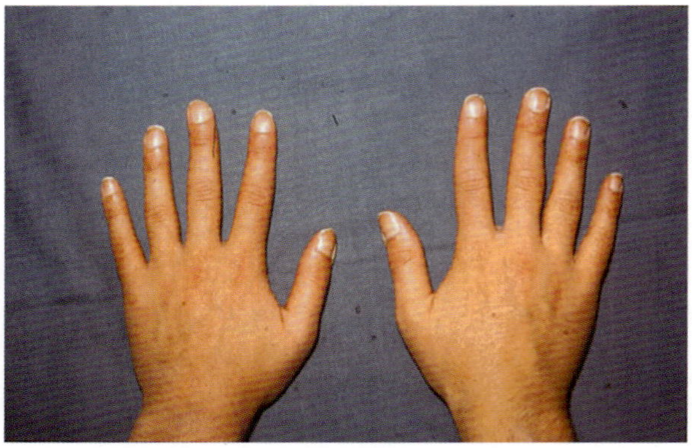

图 154.18 奥克立林引起的皮肤黄色色素沉着

柳氮磺胺吡啶:也可引发 DRESS 综合征[9];它是一种光敏剂,可以诱发或加重红斑狼疮[10]。

糖皮质激素:系统使用糖皮质激素可致皮肤萎缩已被广泛认识[11],即使皮损内注射也可能导致库欣综合征及痤疮样皮疹[12],以及局部皮肤萎缩的风险。

青霉胺:可引起狼疮或苔藓样皮疹,应用于 Wilson 病患者可出现弹性假黄瘤样综合征表现。

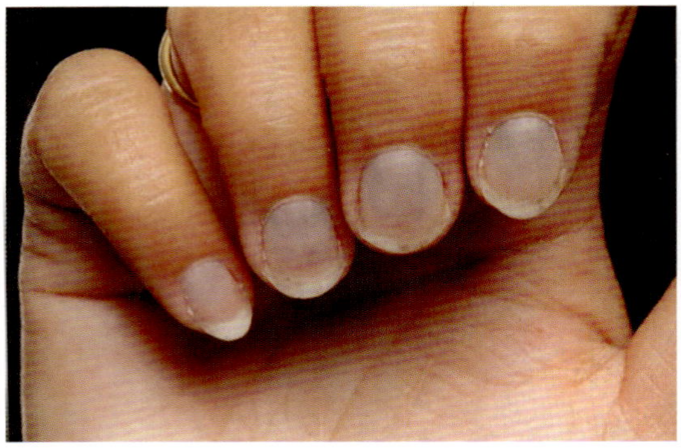

图 154.19 奥克立林引起的甲床褐黄病

肿瘤坏死因子抑制药:可致银屑病样皮疹暴发。如类风湿关节炎患者应用阿达木单抗最可能引起银屑病样皮疹[13,14]。幸运的是这些皮疹,往往局部药物治疗有效。若是局部治疗无效,通常可以选择另一种生物制剂治疗。使用肿瘤坏死因子 α 拮抗剂治疗的类风湿患者发生严重皮肤和软组织感染的风险并没有增加[15]。

促发皮肤癌:非黑素瘤皮肤癌在类风湿患者中比普通人群更常见,可能与甲氨蝶呤和抗肿瘤坏死因子药物使用有关[16]。一名因类风湿关节炎服用阿巴塔克普的患者出现多发性暴发性皮肤鳞状细胞癌[17]。多发性暴发性角化棘皮瘤与来氟米特有关,停药后会退化[18]。青少年特发性关节炎患者应用阿达木单抗可引起淋巴瘤样丘疹病[19]。幸运的是,类风湿关节炎中黑素瘤的患病率没有增加[20]。以往的强直性脊柱炎患者在做放射治疗部位如脊柱和骶髂关节,可在治疗多年后,该部位出现多发性基底细胞癌[21,22]。

Acknowledgement

The author is grateful to Dr Leigh Biddlestone for providing the histological images.

(译者:崔丽霞 一审:罗杨 二审:牟宽厚 三审:胡莉芳 侯麦花 润色:鲍丽)

参考文献

所有文献请查阅网址:www. rooksdermatology. com.
以下列出的是重要参考文献。

Infective arthropathies

[1] Espinoza LR, Garcia-Valladares I. Of bugs and joints: the relationship between infection and joints. *Rheumatol Clin*

2013;9:229-38.

Reactive arthritis

[2] Selmi C, Gershwin ME. Diagnosis and classification of reactive arthritis. *Autoimmune Rev* 2014;13:546-9.

Inflammatory arthropathies

Rheumatoid arthritis

Rheumatoid nodules

[1] Clarke JT, Werth VP. Rheumatic manifestations of skin disease. *Curr Opin Rheumatol* 2010;22:78-84.

Rheumatoid vasculitis and cutaneous ulceration

[9] Hasegawa M, Nagai Y, Sogabe Y, *et al*. Clinical analysis of leg ulcers and gangrene in rheumatoid arthritis. *J Dermatol* 2013;40:949-54.

Rheumatoid neutrophilic dermatosis

[6] Yamamoto T. Cutaneous manifestations associated with rheumatoid arthritis. *Rheumatol Int* 2009;29:979-88.

Metabolic disorders with musculoskeletal and cutaneous involvement

Gout

[1] Sapkota K, Kolade VO, Boit ML. Gouty tophi. *J Community Hosp Intern Med Perspect* 2014;4:10.3402.

Autoinflammatory disorders

Acne

[1] Knitzer RH, Needleman BW. Musculoskeletal syndromes associated with acne. *Semin Arthritis Rheum* 1991;20:247-55.

Inflammatory chondropathies

Relapsing polychondritis

[1] McAdam LP, O'Hanlan MA, Bluestone R, *et al*. Relapsing polychondritis: prospective review of 23 patients and review of the literature. *Medicine* (*Baltimore*) 1976;55:193-215.

[2] Arnaud L, Mathian A, Haroche J, *et al*. Pathogenesis of relapsing polychondritis: a 2013 update. *Autoimmune Rev* 2014;13:90-50.

MAGIC syndrome

[1] Orme RL, Nordlund JJ, Barich L, *et al*. The MAGIC syndrome(mouth and genital ulcers with inflamed cartilage). *Arch Dermatol* 1990;126:940-4.

Miscellaneous disorders involving the skin and musculoskeletal system

Pachydermoperiostosis

[8] Cantatore FP, Mancini L, Ingrosso AM, *et al*. Pachydermoperiostosis. Dermatological, neurological and radiological observations. *Clin Rheumatol* 1995;14:705-7.

Interstitial granulomatous dermatosis

[2] Peroni A, Colato C, Schena D, *et al*. Interstitial granulomatous dermatitis: a distinct entity with characteristic histological and clinical pattern. *Br J Dermatol* 2012;166:775-83.

Intralymphatic histiocytosis

[7] Requena L, El-Shabrawi-Caelen L, Walsh SN, *et al*. Intralymphatic histiocytosis. A clinicopathologic study of 16 cases. *Am J Dermatopathol* 2009;31:140-51.

Cutaneous adverse reactions to antirheumatic therapies

[1] Jeung YJ, Lee JY, Oh MJ, *et al*. Comparison of the causes and clinical features of drug rash with eosinophilia and systemic symptoms and Stevens-Johnson syndrome. *Allerg Asth Immunol Res* 2010;2:123-6.

第14部分　皮肤美容

第 155 章

皮肤衰老

Dana L. Sachs, Gary Fisher, John J. Voorhees

University of Michigan Medical Center, Ann Arbor, MI, USA

概述

人体各器官均会衰老，但有别于机体其他器官，皮肤会向外界呈现衰老的外观。皮肤衰老的影响是广泛的，除美容方面外，还涉及医学意义及社会意义。衰老的外观，尤其面部衰老，是由骨骼、肌肉、脂肪和皮肤共同衰老所导致。虽然随着时间推移皮肤衰老会导致容貌衰老，但不能将这种变化完全归因于皮肤的病理改变。重要的是认识到，伴随着皮肤衰老，其他重要器官系统同样发生着变化并共同导致了衰老外观的发生。骨衰老的特点是过度吸收导致的体积减小和支撑功能降低；肌肉衰老可表现为特定肌群肥大或萎缩；脂肪垫，尤其是面部脂肪垫，由于衰老速度不同，会导致容貌衰老。本章描述的是：内源性及外源性皮肤衰老的临床特点；皮肤衰老的测量工具和量表；这两种皮肤衰老的分子机制；以及皮肤衰老对美容、医疗和社会的影响。

临床特征

内源性衰老

内源性皮肤衰老又称为时序衰老、自然衰老或皮肤衰老。在一个人的一生中，这种不可避免的、持续的、逐渐发展的衰老过程出现在所有皮肤类型中。上臂内侧、髋部及臀部未受紫外线辐射，因而被用来观察单一的内源性皮肤衰老。内源性衰老突出的临床特征包括：皮肤干燥、肤色均一、萎缩和细小皱纹（图155.1）。

外源性衰老

外源性衰老通常又称为光老化，是由紫外线辐射的损伤效应导致的皮肤过早衰老的现象。外源性衰老的主要临床特征是皮肤质地粗糙、干燥、色素异常、细小及粗大皱纹和毛细血管扩张。色素异常表现为色素沉着或色素减退。色素沉着包括但不限于日光性雀斑样痣和散在不规则的棕褐色斑片。色素异常

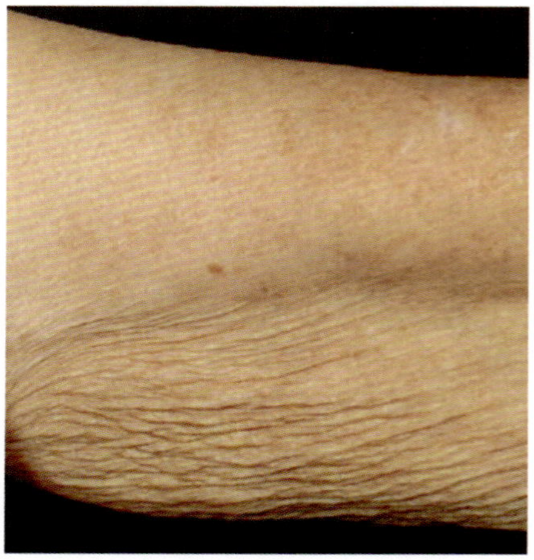

图 155.1 上臂内侧皮肤显示出内源性皮肤衰老的特征 表现为细小皱纹，但肤色均一，未见毛细血管扩张及色素异常，因重力作用表现出显著的衰老外观。

还包括皮肤色素减少导致的色素减退和色素脱失。外源性衰老在面部、上胸部（décolleté）、前臂伸侧、手背部和颈部等反复受到紫外线照射的部位表现明显。

不对称性皮肤衰老的报道及关于左右脸进行的对比研究进一步证实了紫外线照射在皮肤衰老病理生理中的作用。在驾驶过程中暴露在太阳紫外线照射下的一侧脸表现出更为广泛且严重的光老化问题[1]。

外源性衰老的变异

几种外源性衰老的临床变异已被认识和描述。Gilchrest 等首先描述外源性衰老独特的临床变异[2]。萎缩性外源性衰老是最为常见一种，其特征是大量细小的面部皱纹、表皮萎缩、毛细血管扩张和（或）红斑、局部色素脱失和色素沉着［雀斑样痣和（或）片状色素沉着］（图 155.2a）。这种变异有发展为癌前病变和皮肤肿瘤的倾向。Yaar 和 Gilchrest 最初将这种变异的特点描述为“增殖性衰竭”，可见于菲茨帕特里克Ⅰ至Ⅱ皮肤类型患者的表皮萎缩、局灶性色素脱失、假性瘢痕、雀斑、痣、恶性雀斑样痣、黑素瘤、光线性角化病、基底细胞癌和鳞状细胞癌[2]。支持这种萎缩性光老化定性描述的是一项对基底细胞癌患者及其皱纹的研究。这项研究指出，面部皱纹与基底细胞癌的存在并无一致性，进一步证实了面部细小皱纹患者比粗大皱纹患者患基底细胞癌的风险更高[3]。

肥厚性光老化是少见变异，其特征是肤色均一、粗大皱纹和少见的皮肤癌倾向（图 155.2b）。Yaar 和 Gilchrest 最初描述该变异的特点为“保护性增生”、晒黑、雀斑样痣和表皮增厚，主要见于菲茨帕特里克皮肤类型Ⅲ至Ⅳ者[2]。

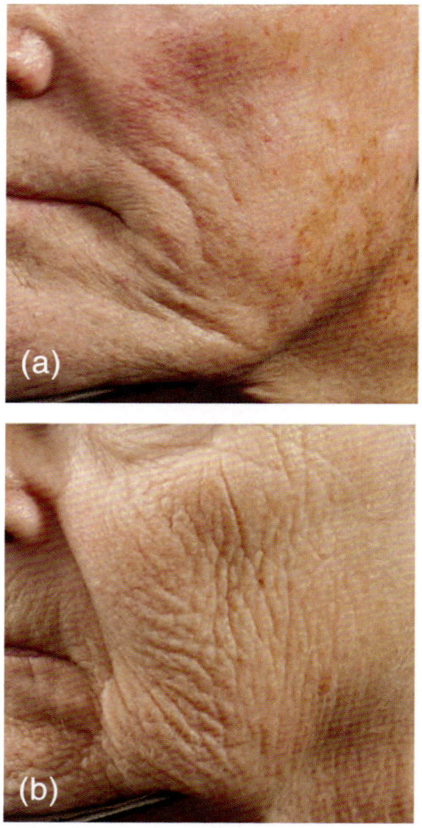

图 155.2 (a)萎缩性外源性衰老表现为细小皱纹、毛细血管扩张、界限不清楚的斑片状色素沉着为主的色素异常；(b)肥厚性变异表现为粗大皱纹，肤色相对均匀，呈蜡黄色或古铜色，无色素异常和毛细血管扩张

尽管萎缩性和肥厚性变异早已被认识，但相关文献却很少。在一项年龄配对的对照试验中，萎缩性和肥厚性光老化的临床和分子特征检查及定量分析表明，两种临床变异体胶原纤维损伤程度相同。然而，与萎缩性光老化和对照组相比，肥厚性光老化中观察到更多的弹力纤维损伤，且肥厚性光老化一般发生在较年轻的受试者中。日光性弹力组织变性和光线性角化之间存在负相关，可能是皮肤对紫外线照射反应存在根本差异，从而造成增生性或萎缩性光老化（未出版）。毫无疑问，在萎缩性和肥厚性变异之间有大量的临床疾病谱，但事实上大多数患者会同时表现出萎缩性和增生性光老化的特征。外源性衰老总是叠加在渐进而持续的内源性衰老之上，其某些临床表现仍值得单独讨论。

吸烟和皮肤衰老

除太阳辐射外，导致皮肤过早衰老的外部因素还包括烟草和其他形式的非电离辐射。长期使用烟草者易通过其特殊的临床特征辨认出来。吸烟者暴露身份的特征包括皮肤和衣服的烟味，手指和指甲的烟草染色，以及于 1971 年首次描述的“吸烟者面容”。“吸烟者面容”所描述的面部特征包括自嘴唇和眼呈 90°辐射的皱纹、憔悴面容、肤色不均、灰色肤色[4]。一项基于人群 55 岁之前光老化相关因素的研究发现，以包年计量的中重度吸烟与过早衰老关系密切[5]。一项关于一对吸烟习惯有显著差异的同卵双胞胎（其中一人有每年 52 包的吸烟史）的研究进一步说明了吸烟对皮肤衰老的影响[6]。烟草烟雾导致面部皱纹的机理尚不清楚，但被认为与烟草对弹力纤维的损害作用，特别是弹力纤维面积增加有关，这是由于弹力纤维降解而非新合成弹力纤维导致[7]。烟草烟雾对胶原合成和基质金属蛋白酶的诱导有类似于紫外线照射的效果[8]。这些发现提示了一个类似于衰老皮肤中胶原纤维断裂和降解的过程。

颈部皮肤衰老

多数情况下，即使是同一人，颈部的光老化与面部的光老化也是截然不同的。根据不同解剖部位将其分为多种不同的表型。西瓦特皮肤异色病是一个用来描述颈外侧外源性光老化的术语（见第 88 章）。其特征是网状红斑和颈外侧色素异常，但可呈环状累及颈前部。红斑和色素异常较为常见；然而，有时西瓦特皮肤异色病仅以较多红斑或较多色素异常为主。由于颏下区相对较少暴露在日光下，故这一区域通常不会出现病变。西瓦特皮肤异色病的特点与外源性光老化造成的萎缩性变异相似（本章已讨论）。激光和光疗可用于治疗这一损容性疾病。

值得注意的是，项部皮肤衰老的方式不同于颈侧部。与颈侧部相比，粗大皱纹、古铜或蜡黄色肤色、毛细血管扩张很少等类似于光老化增生性变异特征在项部更为突出（图 155.3）。这些表现通常出现在男性身上，这可能是由于短发发型使项部皮肤受到了更长时间的紫外线照射。皮肤癌很少发生在该解剖部位，这与增生性光老化患者的观察结果一致。

特发性点状色素减少症

特发性点状色素减少症是一个术语，曾用来描述一种表现为单发或多发的小白斑点的色素减退，通常在四肢伸侧最为明显（图 155.4）。在夏季，当周围皮肤因光照晒黑时，皮损会更为明显。这种病变可能由于紫外线照射对黑素细胞的不可逆损伤所致，但目前尚无相关正式研究发表。

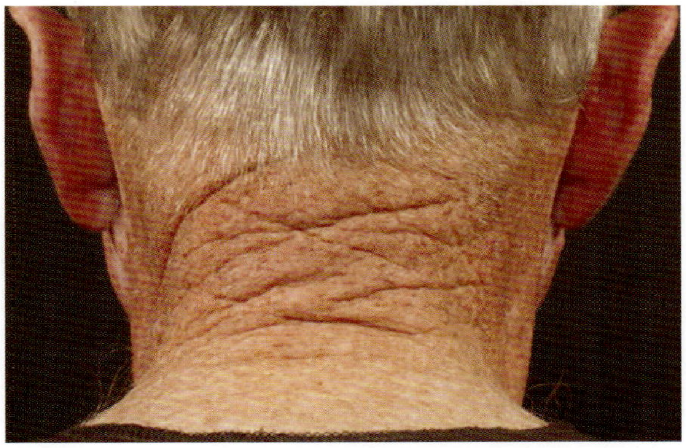

图 155.3 颈后部皮肤衰老，表现为交叉阴影线样的粗大皱纹和古铜色肤色改变

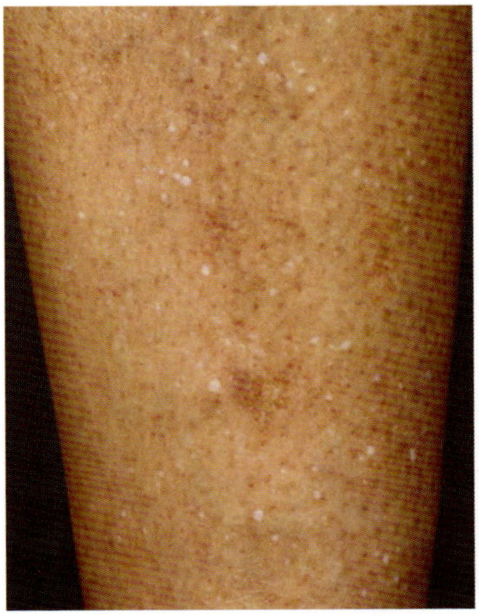

图 155.4 下肢伸侧是特发性点状色素减少症的好发部位

贝特曼紫癜

贝特曼紫癜（又称老年性紫癜）是指在手臂伸侧和手背出现的瘀斑，之前可有或无创伤史（图 155.5）。临床表现上皮损可较小，也可泛发，可缓慢自行消退。值得注意的是，该病变既不会出现在手臂屈侧，也不会出现在非曝光部位。这进一步证实了该病是由内源性和外源性衰老叠加造成的一种典型损害。贝特曼紫癜除了内源性和外源性衰老因素外，还可能与创伤、抗凝药物（如阿司匹林、肝素、华法林和

其他新型抗血小板药物)、口服和外用糖皮质激素有关。该病恢复常缓慢,易复发。瘀斑对患者造成困扰,但尚无理想治疗方法。早年即合理防晒可减少本病发生。

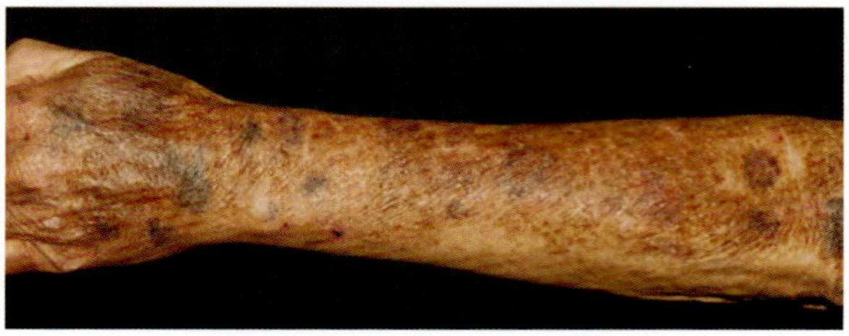

图 155.5 前臂伸侧瘀斑,又称贝特曼紫癜,是内外源性衰老叠加的极端例子

有色皮肤的外源性衰老

以上对皮肤内外衰老的临床描述是基于对浅色皮肤类型的研究和观察。有色皮肤的衰老表现与浅色皮肤不同。深色皮肤中,黑素增加使其内在保护作用显著增强,从而减轻紫外线损伤所致的外源性衰老。一般来说,深色皮肤,包括远东亚裔皮肤类型,其衰老的特点往往是色素异常,而不是出现皱纹。皱纹往往在 50 岁后才会明显,而且相较于浅色皮肤类型,其程度要轻得多[9]。一项关于远东亚洲人光老化的综述系统探讨了该人群,并发现在韩国人中严重的色素异常与更为严重的皱纹相关,但后者与白种人相比并不是个问题[10]。对不同种族的皮肤衰老问题开展更多研究,将加深我们对含更多黑素皮肤类型的衰老生物学的理解。在医疗与美容方向,进一步推动年轻化领域的发展。针对在各种皮肤类型中观察到的特定皮肤衰老变化,可设计出针对性更强、更为精准的治疗和皮肤护理方案。

更年期的皮肤衰老

关于更年期人群皮肤衰老的研究和观察揭示了激素在皮肤衰老中的作用。已知雌激素通过与雌激素受体结合在皮肤上发挥作用。雌激素对皮肤的影响来源于对绝经后妇女的研究。雌激素已被报道对表皮和真皮都有影响。在表皮中,雌激素与厚度增加、水合过程和皮脂含量增加有关。在真皮中,雌激素可通过增加黏多糖和胶原蛋白含量提高其水合程度[11]。绝经与皮肤干燥、皮肤弹性下降和皮肤厚度减少相关[12,13]。以雌激素为基础的治疗被认为对改善光老化皮肤的临床表现有益,但科学证据尚不充分。使用雌激素替代治疗的女性,其皮肤水合度和弹性更好,且细纹更少[14,15]。然而,另有研究证明雌激素疗法对光老化皮肤并无益处[12]。

外用雌二醇应用于光老化皮肤(面部和前臂)和非曝光部位皮肤(髋部)的研究显示,在男性和女性受试者的非曝光部位皮肤中,Ⅰ型和Ⅲ型胶原均有所增加,但在光老化皮肤中的胶原蛋白并无变化[16]。

皮肤衰老的遗传学

即使在一个家系中,皮肤衰老也有很大的差异。然而,关于基因对皮肤衰老的影响我们知之甚少。皮肤暴露于紫外线照射所调节的基因及那些特定表型(如浅肤色、蓝或绿眼睛、浅色头发)相关基因似乎最为关键。

MCR1(黑皮质素受体 1)基因定位于染色体 16q24.3,表达于黑素细胞表面,*MCR1* 在皮肤色素中起关键作用。当受体被激活时,黑素细胞会产生真黑素(黑色素)来防御紫外线辐射。相反,当受体被阻断时,会产生褐黑素(红色素),其对紫外线辐射的保护作用不如真黑素。*MCR1* 基因多态性导致了人群中毛发和肤色的生理性差异[17]。

在一项对 500 多名法国中年女性的研究中,运用逻辑回归分析评估 *MCR1* 基因多态性对重度光老化的影响[18]。与具有两种野生型等位基因的受试者相比,具有两种常见主要功能减弱变异的受试者发生重度光老化的风险最高可达其 5.61 倍。鉴于真黑素较褐黑素更具保护作用,本研究结果符合对紫外线照射与皮肤衰老机制的认识。然而,即使调整皮肤颜色和终身光暴露量后,*MCR1* 多态性仍然是导致严重光老化重要的显著危险因素。作者推测与真黑素清除可以导致皱纹产生的活性氧(ROS)相反,褐黑素是活性氧的潜在来源[18]。

皮肤衰老的分级和测量

光老化皮肤的组织病理学表现出典型的日光弹力变性特征,可根据胶原纤维的断裂和杂乱程度进行量化。皮肤衰老,尤其是光老化,可在组织学水平通过测量日光弹力变性来定量。光老化的定量测量是必要的,因为它可以提供关于光线性角化病和皮肤癌进展风险的重要临床信息。然而,皮肤衰老的组织学定量检测在临床上并未开展。目前已提出并研发非侵入性工具,可在患者护理和临床研究中用于量化皮肤衰老(包括内源性及外源性衰老)。

一种用于描述和量化光老化临床程度的照片数字化量表已被广泛应用。这个量表包含 9 个等级(0～8),每个等级都配有一张说明性照片,此量表比没有照片的描述性量表更具优势[19]。此照片数字化量表专用于评估皱纹和色素异常的临床改变,其中 0 级表示无光损伤,8 表示严重光损伤。与纯描述性量表相比,照片数字化量表是对光老化全貌的整体评估。在有关面部光老化的临床研究中,照片数字化量表既适用且实用,同时由于具有清晰的说明性示例和简单的数字分级使得其更易使用。然而,此量表并不能区分光老化的增生性和萎缩性变异。在这个九级量表基础上,有必要开发出专用于评估光老化的萎缩性和增生性变异的新版本。针对不同性别制定皮肤衰老的量表具有实际意义,因为更年期和激素等因素可能会对女性皮肤衰老的速度及程度的影响比男性更多。口周皱纹等皮肤衰老的特殊临床表现在女性中更为突出[20],这是性别区分光老化量表可能更有助于描述光老化的另一原因。

照片数字化光老化量表的另一个局限性是它不涉及肤色,主要针对的是浅色皮肤类型的外源性衰老。通过访问受试者的累积光照量、吸烟史,并测定肤色,已建立一项韩国人皱纹和色素异常分级量表[21]。鉴于这项研究评估了 407 名受试者,其结果可能与其他的亚洲皮肤类型相关。评估非洲、中东和混合种族的量表尚缺乏。这些量表对临床研究会很有意义,但因世界各地肤色的广泛差异尚需大量量表与之相对应,仍需付出很大努力。而在试图量化混合种族的皮肤衰老时,这一问题会更加复杂。

已开发出用于评估非曝光部位皮肤(内源性衰老皮肤)的照片数字化量表,并显示其与患者年龄和吸烟史有显著相关性[22]。该量表采用 9 分评分系统和上臂内侧的临床图片进行说明;0 分代表没有细纹,8 分代表重度细纹。

SCINEXA 评分是一种有效的、非侵入性的临床评分系统,可同时评估并区分皮肤内源性及外源性衰老。在这一评分中,对 18 种皮肤外源性衰老特征和 5 种内源性衰老特征进行评估,从而建立了这一能区分两种皮肤衰老类型的评分表[23]。

皮肤年龄评分(SAS)基于对 361 名白人女性的 24 种皮肤特征(如细小皱纹和粗大皱纹、鱼尾纹、额纹、睑下垂等)分析而建立。其明确指出在 31－71 岁,SAS 和实际年龄呈线性关系。通过进一步分析来明确已知对皮肤衰老有影响的环境和生活习惯因素是否与 SAS 与实际年龄之间观察到的差异有关,但这些因素仅能解释差异中的 10%。研究表明,过早或过晚出现皮肤衰老的个体可能存在其他对 SAS 有影响的因素[24]。虽然在临床医疗或研究中使用详细的 SAS 可能是不切实际的,但它强调了一个事实,即人们对皮肤衰老知之甚少的影响因素(如遗传学因素)可能起非常重要的作用。

上述光老化测定工具主要用于面部评估,但评估其他解剖部位的工具同样具有一定价值。皮肤衰老的速度或多或少取决于特定的解剖部位。对于某些人来说,可能由于对某些部位(如面部和颈部)进行了更为全面的防晒保护,手背和前臂伸侧的光老化可能更为明显。随着美容治疗范围扩大至除面部以外越来越多的部位(如颈部、前胸部、手和前臂),测量和描述这些部位光老化的工具变得越来越有实际意义。这类量表包括对前臂光照损伤的摄影整体评估[25]和用于美容诊所的五级动态颈阔肌纹照片数字化评估量表[26]。

其他在分子和组织学水平上测量皮肤衰老的非侵入性方法将增强和改进现有的临床检测工具。反射共聚焦显微镜(RCM)是一种通过对组织结构折射率的自然变化进行对比,提供与常规组织学相媲美的成像技术[27]。它已被用来评估表皮和真皮的改变。由于激光穿透深度有限,RCM 技术仅限于表皮和真皮乳头层的评估[28]。最近发现光老化皮肤在 RCM 的镜下特征包括:小皮沟消失,表皮蜂窝状图案的不规则,斑驳的色素沉着,胶原纤维变细和胶原团块[29]。一项关于应用五种非侵入性研究工具[SCINEXA、分光光度法、皮肤表面形貌分析、RCM 和荧光寿命成像显微镜(FIML)]来测定较年轻、较年长和光老化的皮肤衰老程度的研究表明三种皮肤状态中显示出了一致性(没有统计学意义可能是由于样本容量过小)。这一研究结果预示未来无创皮肤成像技术在量化皮肤衰老方面将有很大前景[30]。

超声、超声弹性成像、磁共振成像、光学成像模式、激光多普勒成像、漫射多光谱成像和光学相干断层成像是目前正在研究的其他的非侵入性皮肤成像方式,但它们在评价日光弹力纤维变性中的作用尚不清楚[31]。

病理生理学

皮肤衰老在表皮和真皮均较明显,但细胞外基质的变化,特别是真皮胶原纤维和弹力纤维的改变,是皮肤衰老的特征性标志并被认为是皮肤出现皱纹的原因。Ⅰ型胶原是真皮中含量最多的蛋白质,占真皮干重的近 80%。胶原蛋白降解和新生胶原蛋白合成减少导致了皱纹的临床表型[32]。数十年间关于维 A 酸在皮肤衰老中机制的研究，有助于阐明皮肤衰老的病理生理学过程，特别是在光老化方面，我们目前所知的多来源于此。此外，近年来在对内源性衰老的病理生理学认识上也取得了很大进展。虽然内源性衰老和外源性衰老在病理生理过程上有差异，但这两个过程最终都以共同的途径终止。外源性衰老总是叠加在内源性衰老之上。与内源性衰老相比，外源性衰老的改变更为明显。

活性氧(ROS)是驱动和催化皮肤衰老过程中复杂信号级联反应的分子，可导致：①成熟胶原蛋白断裂；②新胶原蛋白合成减少[33]。ROS 会对细胞壁、脂质膜、线粒体和 DNA 造成直接的细胞损伤，但更重要的是，活性氧在催化成纤维细胞和角质形成细胞复杂的细胞信号通路中起着关键作用，这些信号通路均与新胶原的合成和成熟胶原的降解有关。

紫外线照射损伤/间歇性照射

研究维 A 酸类在光老化治疗中的作用机制，有助于阐明光照所导致的过早皮肤衰老的分子学基础。一系列具有里程碑意义的文章报道了紫外线照射导致胶原纤维断裂和胶原蛋白合成抑制等过程[34-36]，这是光老化临床表现的主要前期改变。在皮肤细胞中，紫外线照射的内在能量被转化为 ROS，从而引发一系列生物化学反应[37-40]。1/10 最小红斑剂量(MED)的 UVB(280～320 nm)就会导致统计学上显著的细胞和分子反应，从而损害真皮胶原纤维的细胞外基质。当紫外线强度增加到 2 倍最小红斑量，即会导致皮肤轻度红肿的剂量时，这些反应也会相应增加[35]。据推测，在人的一生中，因紫外线间断照射致使这些反应反复发生，导致真皮损伤不断累积从而引发光老化现象[41,42]。

活性氧由直接暴露在紫外线照射下的皮肤细胞产生。活性氧最初是氧分子在皮肤细胞中的光化学反应产物。这种初始氧化应激引起细胞反应，通过信号转导和代谢途径产生额外的活性氧。活性氧直接抑制蛋白酪氨酸磷酸酶(PTPs)[43-48]，后者具有限制蛋白酪氨酸激酶(PTKs)活性及其下游信号通路的功能[49-53]。生长因子和细胞因子受体家族的激活依赖于 PTK 的作用[54-56]。经紫外线照射后，PTPs 发生氧化抑制，随后生长因子和细胞因子受体被迅速激活[57,58]。

研究发现，受体 PTPκ 氧化抑制导致表皮生长因子受体 PTK 激活，这是启动多个与紫外线照射相关的破坏性细胞及分子反应信号通路的关键[58,59]。这些通路包括丝裂原激活蛋白(MAP)激酶 ERK、p38 和 JNK，它们调控皮肤细胞的生长、分化和应激反应[50-62]。MAP 激酶途径诱导由 Jun 和 Fos 蛋白组成的转录因子 AP-1 产生。c-Jun 是人类皮肤中经紫外线辐射诱导产生的 AP-1 主要组成蛋白[36,63,64]，可通过 JNK 的直接磷酸化激活。

AP-1 在光老化过程中至关重要，因为它是一个基质金属蛋白酶(MMPs)家族基因子集表达的主要调控因子。该酶家族可降解构成真皮细胞外基质的结构蛋白。皮肤经紫外线照射可产生 AP-1，从而调控 MMP-1、MMP-3、MMP-9 的基因表达[34-36,63,65]。MMPs 主要由表皮产生，这些酶转移至真皮后作用于皎原纤维和真皮细胞外基质的其他成分[34,65]。MMP1 是一种关键酶，因为它能特异性地启动胶原纤维的降解[66]。胶原纤维一旦断裂，MMP 3 和 MMP 9 可进一步将其降解。这三种基质金属蛋白酶组合在一起，能够降解真皮细胞外基质中的大部分蛋白质，从而降低皮肤的强度和弹性。胶原纤维经 MMP-1、-3 和-9 降解，加上其修复欠佳，以及人一生中间歇性紫外线照射被认为是导致皱纹临床表型产生的关键机制[41,67,68]。

紫外线照射诱导产生的 AP-1 除了刺激 MMPs 的产生外，对新胶原蛋白的合成也有明显抑制作用[53,69]。该抑制作用通过拮抗转化生长因子 β(TGF-β)通路这一胶原蛋白产生的主要调控因子实现[70-72]。TGF-β 通过激活 Smad 转录因子促进胶原蛋白合成[73-75]。AP-1 与 Smad3 作用，干扰 Smad3 刺激胶原蛋白基因转录[76,77]。紫外线照射通过下调 TGF-β2 型受体(TβR Ⅱ)也会导致 Smad3 功能受损，因为 Smad3 的激活需要 TGF-β2 型受体参与[78-80]。AP-1 的激活和 TβR Ⅱ 的下调共同作用，抑制胶原蛋白基因的表达。胶原纤维降解增加和新胶原合成减少联合效应是断裂胶原纤维的累积[41,81,82]。这种累积随着不断地间歇性紫外线照射而日益增加。

胶原纤维断裂

如前所述，胶原纤维断裂破坏真皮结构的完整性，同时可损害真皮成纤维细胞的功能。后者源于它破坏了成纤维细胞与其周围完整的胶原纤维间正常的交互作用。由于这一机制，胶原纤维断裂成为光老化和自然皮肤衰老持续存在的驱动力，在皮肤衰老中占据最核心地位。

Ⅰ型胶原是真皮中最为丰富的蛋白。它与一些其他的细胞外基质蛋白(包括其他类型的胶原和蛋白多糖)结合共同构成了胶原纤维[83,84]。年轻人的皮肤切片经苏木精-伊红染色，可见嗜酸性致密束状物占据真皮全层，这些嗜酸性物质大部分是胶原纤维。这些纤维是皮肤的支持结构，也是真皮细胞黏附和相互作用的动态支架。成纤维细胞合成、分泌胶原纤维并促进胶原纤维各种成分的组装[85]。

胶原纤维的正常组装涉及纤维内和纤维间交联结构的形成，这些交联结构由赖氨酰氧化酶催化[86]。交联结构对于胶原纤维的机械稳定性是绝对必要的。同时交联结构对蛋白水解也有很强的抵抗力。皮肤中胶原蛋白的生理性更替极其缓慢，其半衰期平均为 15 年[87]。然而，由于胶原蛋白的交联区域对蛋白水解有较强的抵抗作用，使其在纤维性网状结构中终身积累。这种残留胶原交联结构在一生中的不断积累，本质上代表了光老化和自然衰老对皮肤细胞外基质的永久性破坏。

成纤维细胞不仅产生真皮胶原性细胞外基质，而且还通过整合素受体与胶原纤维连接，并嵌入细胞外基质中[88-91]。这种连接方式使成纤维细胞构成的机械骨架能够对周围胶原纤维施加机械拉力[89,90]。由于其固有的力学特性，完整的胶原纤维具有抵抗性的机械力，从而在真皮微环境中建立了一种动态的力学平衡。所产生的机械负荷可驱动细胞内支架的组装，包括细胞骨架的主要成分、肌动蛋白丝、中间丝和微管。细胞骨架的组装又导致成纤维细胞进一步延伸、扩大其胞质的面积。因此，成纤维细胞与胶原纤维的相互作用决定了真皮机械微环境及成纤维细胞的形态。尤为重要的是，细胞的结构和形态对成纤维细胞的功能有根本的影响。这种细胞大小/形态与功能之间的联系并非成纤维细胞所独有，而是适用于所有类型细胞。通过细胞形态调控细胞功能是细胞生物学的一个基本特点，而将形态与功能联系起来的机制需要进行更深入的研究[92,93]。

在年轻人非曝光部位皮肤中，成纤维细胞连接到完整胶原纤维上，对细胞外基质施加张力得以伸展。在这种伸展的状态下，成纤维细胞表现出一种生物合成表型，能够维持胶原纤维的最佳稳态。相反，在老年人的皮肤中，MMP 介导的胶原纤维断裂破坏成纤维细胞连接位点。随着胶原纤维结合位点的丧失，成纤维细胞无法对周围的细胞外基质施加张力，也无法得到伸展。在这种坍缩状态下，成纤维细胞呈分解代谢表型。

年轻人非曝光部位皮肤在电子显微照片中成纤维细胞呈伸展状态，说明成纤维细胞与周围完整的胶原纤维间具有密切联系（图 155.6）。而在老年人皮肤中，坍缩的成纤维细胞占据着含有断裂胶原纤维的无定形空间。

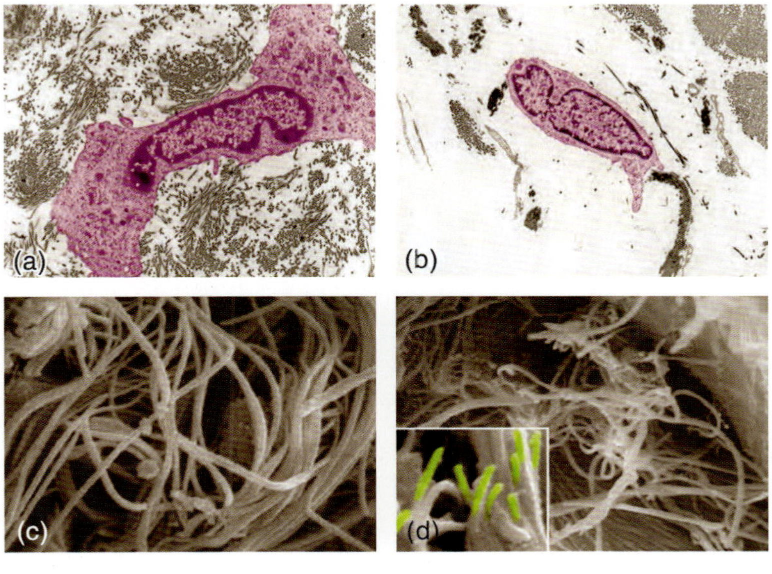

图 155.6 (a)透射电镜(TEM)下年轻成人非曝光部位皮肤真皮内成纤维细胞(为清楚起见，计算机将其染成紫色)。可见成纤维细胞形态细长，胞核外胞质延伸，靠近丰富的胶原纤维(原始放大 2000 倍)。(b)TEM 下光老化皮肤真皮内成纤维细胞胞质向内萎陷贴近胞核，邻近胶原纤维缺失。成纤维细胞被无定形物质包围(原始放大 2000 倍)。(c)扫描电镜(SEM)下年轻人皮肤的胶原纤维。可见细长的纤维紧密地排列在一起填满整个空间，而无明显断裂(原始放大 10 000 倍)。(d)SEM 下光老化皮肤的胶原纤维，可见大间隙和大量断裂胶原纤维(原始放大 12500 倍)。插图突出了断裂的胶原纤维(计算机将其染成绿色)。(来自 Fisher 等[81]。2008 年美国医学会；版权所有)

成纤维细胞的坍缩激活了许多细胞应激通路，这些应激通路与直接暴露于紫外线照射后细胞中观察到的应激通路相同。这会导致活性氧的产生增加，激活 AP-1，并通过影响 TGF-β/Smad 通路信号下调 TβRⅡ[94-96]。在经紫外线照射的细胞中可以观察到，这些反应导致 MMPs 表达增加，胶原蛋白合成减少。然而，与急性紫外线照射不同的是，胶原断裂主要在真皮细胞而不是表皮细胞中引起应激反应。因此，断裂的胶原是一种共同的驱动力，介导了皮肤内源性及外源性衰老中诸多分子和细胞反应特征。

光老化和自然衰老

成纤维细胞形态与功能之间的联系在人类皮肤的衰老过程中至关重要，并形成了光老化与自然衰老病理生理学相统一的概念基础。这两种皮肤衰老间联系的关键是交联的胶原纤维片段的积累。无论是因紫外线照射还是时间推移，光老化和自然衰老都会导致断裂胶原纤维的堆积。这种积累不仅会导致真皮的机械性能受损，还会使成纤维细胞伸展受限。伸展受限导致的细胞应激反应类似于经受直接的紫外线照射所致反应。应激的成纤维细胞功能发生改变，可以概括为胶原蛋白的合成减少及促使胶原蛋白降解的 MMPs 合成增多。因为 MMPs 水平升高和胶原纤维生成减少会导致更多的断裂胶原纤维积累，后者会进一步促进 MMPs 的过剩和胶原纤维合成减少，故这种胶原稳态的失衡会一直持续下去(图 155.7)。这一过程可自身持续，最终将导致胶原蛋白的永久丧失，临床表现为曝光部位皮肤的光老化或非曝光部位皮肤的自然衰老。

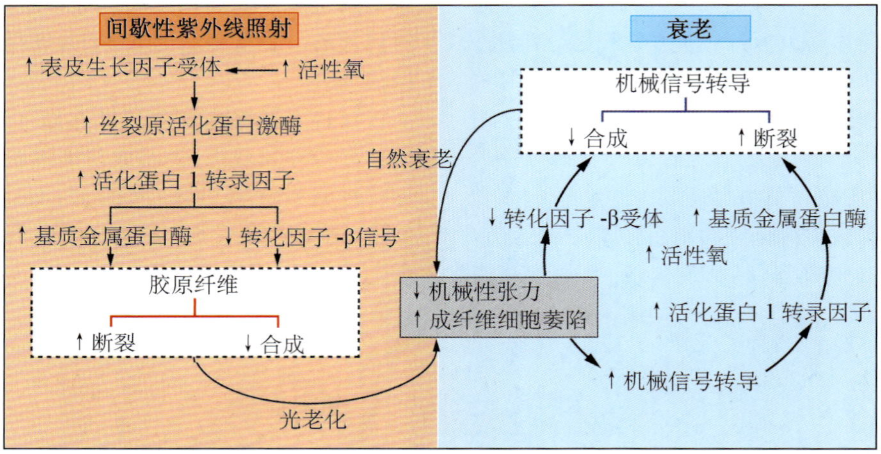

图 155.7 **皮肤衰老的分子机制**

胶原纤维断裂是一种关键的递质，它将人类皮肤的间歇性紫外线照射、光老化和自然衰老联系起来。间歇性紫外照射诱导活性氧(ROS)介导的信号级联反应，主要发生在表皮(红色部分所示)，导致真皮中胶原纤维断裂和合成减少。在光老化过程中，间歇性紫外线照射对胶原纤维造成的损伤累积会导致其机械性不稳定，从而致使成纤维细胞萎陷。这种萎陷将分别通过上调基质金属蛋白酶(MMPs)和下调 TGF-β 受体(TβRⅡ)信号导致胶原纤维进一步的断裂和合成减少。在自然衰老过程中，正常的胶原纤维在多年更替的过程中会积累大量的胶原碎片，导致其机械不稳定性和成纤维细胞塌陷，与光老化的改变相同。因此，胶原纤维的损伤将会自我永久循环(蓝色部分所示)，这是光老化和自然衰老所共有的。

皮肤衰老的意义

人们易将皮肤衰老视为纯粹的美容问题；然而，这恐怕是种肤浅的想法。虽然每年用于皮肤年轻化治疗和操作上的资金都在不断增加，但皮肤衰老实际上有着更为广泛的意义，如皮肤衰老可能预示的疾病及衰老外观的社会影响。

医学意义

一项关于皮肤外观在预测疾病风险中是否有作用的研究表明，长寿家系(至少有两个兄弟姐妹活到 90 岁)非曝光部位的皮肤皱纹的比同龄对照组少。研究还发现，面部表象年龄可以作为男性长寿和女性心血管疾病的标志，与吸烟、光损害和体重指数等其他因素无关[97]。这项研究表明，皮肤衰老的意义远不止在美容领域，它很可能预示着某些疾病状态。

屏障功能障碍

多种疾病和皮损，如大疱性天疱疮和脂溢性角化症均可见于衰老的皮肤，但这类实例的探讨超出了本章范围，可在其他章节中查阅。然而另一方面，衰老皮肤的干燥、瘙痒和皮脂缺乏的情况值得特别关注。随着年龄增长，这类情况变得相当普遍且造成困扰。表皮的屏障功能在衰老过程中出现缺陷，这可能是许多临床症状的原因。经酶处理的脂质在弱酸性环境中构成了表皮的水屏障。在衰老皮肤中，皮肤表面的 pH 逐渐升高，导致脂质合成下降，以至于无法维持与年轻时相当的屏障功能[98]。此外，维持表皮屏障功能的神经酰胺也在衰老皮肤中减少[99]。水通道蛋白 3 是调控水和甘油通过从而维持皮肤水合的通道。在衰老皮肤中，水通道蛋白基因表达减少，导致皮肤水合不良[100]。这些衰老相关的脂质、神经酰胺和水通道蛋白基因表达改变导致了屏障功能受损，这可能是皮肤干燥、皮脂缺乏和瘙痒的原因。此外，在衰老皮肤中，屏障功能改变可能会增加刺激性和接触性皮炎的发病率[101]。

皮肤疏松症

皮肤疏松症是一种慢性皮肤综合征，是随着年龄增长和光照累积而出现的重度皮肤完整性损伤[102]。此病表现为皮肤萎缩、易裂伤、瘀伤及出血。虽然这些表现会对外观造成影响，但在本综合征中，提供保护功能的皮肤完整性遭到了破坏仍值得注意。皮肤疏松症是一种与年龄相关的功能性皮肤损害，这与骨质疏松症的骨质变脆相似，后者显著影响疾病的发生率和死亡率。

皮肤疏松症可分为四期。Ⅰ期，皮肤明显变薄，出现紫癜和星形假性瘢痕。Ⅱ期，除Ⅰ期表现外，还可见由于表皮与真皮间分裂造成的裂伤。Ⅲ期中，裂伤数量更多、范围更广，有时可累及整个肢体，伤口愈合延迟是一个特异性表现。Ⅳ期，由于严重的皮肤损伤可出现夹层血肿。与年轻皮肤相比，皮肤疏松症皮肤中主要的糖胺聚糖即透明质酸及其细胞表面受体 CD44 减少[102-104]。有人认为贝特曼紫癜代表了Ⅰ期皮肤疏松症。

美容影响

皮肤衰老对容貌有显著影响。许多患者在因美容问题就诊时特别关注细小及粗大皱纹、皮肤松弛、色素异常、红斑、毛细血管扩张，以及诸如暗沉和粗糙等皮肤纹理异常。这些问题多数由内源性和外源性衰老导致。可用于改善甚至逆转皮肤损伤的治疗手段，包括外用药物、神经毒素注射、软组织注射剂、多种非剥脱和剥脱性激光治疗。光老化的预防是通过严格防晒措施来实现，包括但不限于通过物理和化学手段进行避光和防晒。

外用药物治疗内源性和外源性衰老的主要方法是外用维 A 酸，可经自然提取或人工合成。天然分子形式的维 A 酸（全反式维 A 酸）是治疗皮肤衰老的金标准，其作用机制已有大量研究。维 A 酸及其代谢前体视黄醇，可通过增加自然衰老及光老化皮肤中的 TGF-β，促进新生胶原蛋白合成，在临床和组织学上改善皮肤衰老所形成的皱纹。此外，维 A 酸和视黄醇可阻断胶原酶，从而阻止皮肤胶原蛋白的进一步降解。新胶原蛋白的合成增加和现存胶原蛋白进一步分解的减少共同作用，从而改善皱纹。维 A 酸的使用也可以改善色素异常和雀斑样痣，但其机制尚未完全阐明。维 A 酸治疗的早期，表皮会有明显的海绵样变和糖胺聚糖积聚，使皮肤变得光滑。关于维 A 酸的讨论详见第 156 章和 159 章。

防止皮肤衰老最有效的预防措施是避免紫外线照射和烟草烟雾等产生活性氧的因素。而皮肤的自然衰老是我们无法避免的。

社交影响

健康的皮肤向外界传递着吸引力和朝气，是美丽的关键标准之一。衰老过程中出现的皱纹、色素沉着和纹理不规则等特征，明显影响了年轻的面容。一项针对 170 名 11—76 岁女性面部照片的盲评研究中，350 多名评分者对这些照片面部的吸引力、健康程度、年轻程度和生理年龄进行了打分。研究发现，肤色均匀性显著影响人们对年龄、吸引力、健康和年轻态的感知[105]。众所周知，年轻迷人的外表与获得更为优质的工作机会、更多的交往机会和整体幸福感有关[106,107]。有关皮肤衰老的新知识在不断增加。随着分子机制方面的不断突破、更先进的皮肤衰老量化工具研发，在美容和医学方面，有效预防和改善皮肤衰老的方法有望取得实质性进展。

（译者：王月　一审：甘钊炎　二审：李强　刘毅　焦彬　三审：李晓欣　润色：鲍丽）

参考文献

所有文献请查阅网址：www.rooksdermatology.com.
以下列出的是重要参考文献。

[2] Yaar M, Gilchrest BA. Photoageing: mechanism, prevention and therapy. *Br J Dermatol* 2007;157(5):874-87.

[34] Fisher G, Wang Z, Datta S, Varani J, Kang S, Voorhees J.

Pathophysiology of premature skin aging induced by ultraviolet light. *N Engl J Med* 1997;337:1419-29.
[35] Fisher GJ, Datta SC, Talwar HS, *et al*. Molecular basis of sun-induced premature skin ageing and retinoid antagonism. *Nature* 1996;379(6563):335-9.
[36] Fisher GJ, Talwar HS, Lin J, *et al*. Retinoic acid inhibits induction of c-Jun protein by ultraviolet radiation that occurs subsequent to activation of mitogen-activated protein kinase pathways in human skin in vivo. *J Clin Invest* 1998;101(6):1432-40.
[41] Fisher GJ, Kang S, Varani J, *et al*. Mechanisms of photoaging and chronological skin aging. *Arch Dermatol* 2002;138(11):1462-70.
[42] Fisher GJ, Wang ZQ, Datta SC, Varani J, Kang S, Voorhees JJ. Pathophysiology of premature skin aging induced by ultraviolet light. *N Engl J Med* 1997;337(20):1419-28.
[60] Chung JH, Kang S, Varani J, Lin J, Fisher GJ, Voorhees JJ. Decreased extracellular-signal-regulated kinase and increased stress-activated MAP kinase activities in aged human skin in vivo. *J Invest Dermatol* 2000;115(2):177-82.
[63] Fisher GJ, Datta S, Wang Z, *et al*. c-Jun-dependent inhibition of cutaneous procollagen transcription following ultraviolet irradiation is reversed by all-trans retinoic acid. *J Clin Invest* 2000;106(5):663-70.
[81] Fisher GJ, Varani J, Voorhees JJ. Looking older: fibroblast collapse and therapeutic implications. *Arch Dermatol* 2008;144(5):666-72.
[92] Ingber DE. Cellular mechanotransduction: putting all the pieces together again. *FASEB J* 2006;20(7):811-27.

第 156 章

药 妆 品

Eubee Koo, Alexandra B. Kimball, Molly Wanner

Department of Dermatology, Massachusetts General Hospital, Boston, MA, USA

概述

20 世纪 70 年代末，Albert Kligman 博士推广普及了“药妆品”(cosmeceutical)这一术语，其指的是一类兼具药物和化妆品特性的护肤品。如今，药妆品这一词主要应用于化妆品行业，用于描述使用过后能够影响皮肤外观并且具有治疗作用的产品[1]。然而，美国食品和药物管理局(FDA)并不认可“药妆品”这一术语，认为药妆品既不是化妆品，也不是药物，因为化妆品的定义中包括其不能改变皮肤的结构或功能。在欧盟国家，药妆品被认为是化妆品的一种亚型。因此，药妆品不受与药物相关的严格审查和批准程序的约束，这样使公众更容易得到药妆品。对于追求驻颜有术的人而言，药妆品成为更具吸引力的替代选择，可以代替昂贵的美容治疗、整形手术，并且省去了医师预约的麻烦及处方药和侵入性治疗带来的风险和不良反应。

这类产品虽然需求很大，但许多消费者并不清楚药妆品的监管制度及支持相关学说的有限的科学证据。此外，或许由于目前的法规，产品说明通常由体外实验或“外观”研究支持，由于担心对皮肤结构和功能起作用的证据将导致药物标签化及不可逾越的监管障碍，因此体内研究受到限制[2]。换句话说，虽然市场营销暗示其治疗性的效果，但针对药妆品真正的效果的证据通常很有限。另外，对不良反应的低耐受性通常使其活性成分无法保持在有效浓度，进一步掩盖了产品的真实效果。

随着市场上不同药妆品配方的数量不断增加，对医师们来讲越来越难逐一证实每一种成分的有效性和安全性。本章尝试总结药妆品中经常添加的成分，并着重于其作用机制、效果及相关不良反应。在此章节，虽然有些成分具有多种治疗效果以致其在分类上有所交叉，我们还是按其主要作用分为抗氧化剂或“抗衰老”剂两大类。本章还收录了具有更强抗炎性的草药和植物化学物质。

抗氧化剂

α-硫辛酸

α-硫辛酸(ALA)是一种活性氧的清除剂，是内源性抗氧化剂再生的关键一环，如维生素 C 和维生素 E、谷胱甘肽和泛醇[3]。这些特性赋予了 ALA 强效抗氧化的作用。在体外研究中，通过一项离体研究可以证实的是，局部涂抹适量的 ALA 于猪皮肤，在 UVB 照射之后显示辐射诱导的细胞毒性降低及细胞凋亡减少[4]。然而，另外一项类似的体内研究报道称，用 5%ALA 预先处理的猪皮肤中紫外线诱导的红斑或细胞损伤没有显著减少[5]。这一相互矛盾的证据对局部应用 ALA 是否能够保持其在生化检测中显示的抗氧化特性提出了疑问，特别是在商业配方中ALA通常不超过2%。

尽管关于ALA的通过抗氧化活性发挥抗氧化作用的证据确凿，但研究人员仍在研究其抗老化的潜力。在一项针对12名女性的双盲安慰剂对照研究中，相比于安慰剂组，局部应用一定量的ALA凝胶3个月后可使皮肤厚度增加8.84%，有关面部线条改善、皮肤颜色及质地的主观测量也有进步[6]。在另一项由33名女性组成的安慰剂对照分裂面研究显示，使用3个月的ALA乳膏后，实验组的皮肤粗糙度降低了51%，相比于对照组的41%（$P<0.001$），它还可以减少了斑点和细纹的出现[7]。体外研究表明，ALA可能的作用机制是诱导人类皮肤成纤维细胞中的胶原物质合成[8]。

此外，临床研究表明ALA刺激性小且耐受良好，但是某些添加ALA的抗皱霜导致接触性皮炎的病例也有报道[9]。然而，更令人担忧的是，ALA氧化的副产物之一，二氢硫辛酸实际上可能是一种促氧化剂，能够导致相比于ALA正作用的严重的自由基损伤[10]。这一发现的临床意义尚未完全阐明。

辅酶 Q10

辅酶Q10（也称为泛醌）是一种天然存在的维生素类物质，也是众所周知的抗氧化剂[11]。各种体外试验一致表明，辅酶Q10及其更有效的合成衍生物艾地苯醌，能够有效清除自由基，抑制脂质过氧化，并防止紫外线诱导的DNA损伤[12,13]。然而，含有其他常见抗氧化剂的配方可以更有效地保护皮肤免受UV辐射。在一项比较辅酶Q10与含有维生素C和E及阿魏酸的成分的体内研究中，研究结果显示后者在减少紫外线暴露皮肤的红斑反应方面更有效[14]。

除了抗氧化和光保护活性外，辅酶Q10也通过其他机制对皮肤产生有益的作用。用辅酶Q10处理过的细胞中成纤维细胞增殖活跃，Ⅳ型胶原蛋白和弹性蛋白基因的表达增高，以及抑制酪氨酸酶活性的能力增强[11,13,15,16]。虽然体外证据看起来很确凿，但支持辅酶Q10在化妆品中使用的体内证据尚未公布。此外，辅酶Q10的渗透作用和在皮肤中发挥其作用的能力仍有待确定；然而，体外试验证明，当其与纳米结构脂质载体结合时，辅酶Q10的生物利用度会增强[17]。

目前有含艾地苯醌的非处方药膏造成过敏性皮炎的病例报道，但使用辅酶Q10时严重的不良反应却未见报道[18,19]。

维生素 B

虽然其作用机制仍不明确，但人们认为B族维生素是有效的抗氧化剂。烟酰胺是维生素B_3的酰胺形式，也是体内的两种天然抗氧化剂烟酰胺腺嘌呤二核苷酸磷酸（NADH）及其还原形式NADPH的前体[20]。

烟酰胺和其他B族维生素衍生物，如泛醇（维生素B_5），也被发现可能通过促进脂质、脂肪酸、胆固醇、神经酰胺和神经鞘磷脂的合成，刺激成纤维细胞增殖和表皮再上皮化，这对维持皮肤屏障功能和完整性至关重要[21]。众所周知的是烟酰胺和维生素A有一些共性，包括刺激胶原蛋白合成和抑制黑素体转移的能力[22]。关于烟酰胺的研究比较充分，许多研究在临床上证实了体外研究结果，证明除了减少细纹和皱纹之外，使用烟酰胺可以改善肤色、质地和色素沉着的问题[23]。总的来说，维生素B是一种耐受性良好且化学性质稳定的成分，这使其在药妆产品中广受欢迎。

维生素 C

维生素C是皮肤中含量最丰富的抗氧化剂，可以减轻阳光的损伤。在有关猪皮肤的体内研究表明，使用15%L-抗坏血酸和1%生育酚的猪皮肤在照射后，光防护效果提高了4倍，表现为光照后的晒伤细胞和胸腺嘧啶二聚体的减少[24]。维生素C也是某些胶原蛋白合成和伤口愈合的必要成分。作为胶原蛋白合成的促进者和关键参与者及必需羟化酶的辅助因子，这些都可能有助于维生素C的抗衰老作用。一项通过对人体前臂皮肤的活组织进行研究检查表明，与对照组相比，5%的L-抗坏血酸可使皮肤里的Ⅰ、Ⅱ型胶原蛋白的mRNA水平显著增加[25]。另一项双盲分裂研究显示，治疗组的皱纹改善率为8%～18.6%，而安慰剂组为2.5%～14.5%，并且治疗组的活检标本胶原蛋白相应轻微增加[26]。

维生素C抑制弹性蛋白的合成，并且体外研究发现维生素C可以抑制酪氨酸酶，中断葡萄糖生成并减少色素沉着[27]。这些机制可能与其预防光老化和减少光损伤的能力有关[28]。在一项对19名患者进行的随机双盲载体对照研究中，与安慰剂相比，实验组的光老化迹象改善了58%[29]。对20名女性进行的另一项研究显示，与安慰剂相比，使用含5%维生素C的乳膏的实验组，在全球光老化评分方面有显著改善。然而，电子显微镜和活组织检查未发现胶原蛋白量的任何差异[30]。

然而，尽管有这些所谓的效果，维生素C在皮肤中的作用可能受到渗透性和稳定性弱的限制。研究人员发现，必须在pH<3.5下配制L-抗坏血酸才能渗透皮肤[31]。另外一项研究发现，存放2个月后溶液和局部制剂中L-抗坏血酸的浓度为零[32]；然而，另

一组指出，当用阿魏酸配制时，2 个月后溶液内存在超过 90％的 L-抗坏血酸[33]。因此，维生素 C 配制得当时，可以用于具有一些有功效的药妆制剂中。

维生素 E

维生素 E 天然存在于细胞膜和细胞器内，其光保护、抗氧化和抗炎特性引起了广泛关注。迄今为止，大量的证据表明维生素 E 可以作为光保护剂使用。多项动物研究及人体研究已证明，维生素 E 可以通过减少紫外线照射下红斑的产生而发挥保护作用[34]。关于其预防光老化效应的研究也已开展。值得注意的是，小鼠研究表明，维生素 E 可以减轻皮肤的皱纹和松弛，这不包括它的所有衍生物[35,36]。尽管这些发现在动物模型中得到了很好的证实，但人类研究仍主要集中在其减少红斑的作用而不是抗衰老作用。

其他研究证实了维生素 E 最具市场前景的特性——抗氧化能力。例如，在鼠和猪体外皮肤模型的实验中，通过对脂质过氧化程度进行评估显示，皮肤经局部维生素 E 处理后有较低程度的氧化损伤，证实了维生素 E 在体外抗氧化潜力[37]。含有维生素 C 的复合配方可使氧化的维生素 E 再生从而增强上述各种功效。当复合配方中含有维生素 E、C 及其他抗氧化剂如阿魏酸和根皮素时，可稳定维生素并提升其皮肤中的浓度，光保护、抗氧化和抗炎效果更加明显[38]。

最后，维生素 E 还因其有效的保湿能力而闻名，它的亲脂性使其可以作为密封水分的有效封闭物[39]。因此，维生素 E 通常存在于在各种护肤配方中。然而，仍有少数病例报道了使用含有维生素 E 的外用药物造成局部或全身接触性皮炎、接触性荨麻疹和多形性红斑样皮疹[40]，这可能会影响其使用。

抗衰老：美白

对苯二酚

对苯二酚（HQ）是最为人熟知的且最常用于美白的成分，但严格来说，它不会使皮肤变白。大量研究表明，这种美白效果至少有双重作用机制。首先，HQ 干扰酪氨酸酶的活性位点，而酪氨酸酶是黑素生成的关键酶。其次，它抑制 RNA 和 DNA 合成，进一步促进黑素细胞的破坏及其形成黑素体的能力[41]。一些临床研究已经证明了它在色素失调中的应用，如黄褐斑[42,43]和与光损伤有关的色素变化[44]。

HQ 是最古老、最有效的化学脱色剂之一，已经过严格审查[45]。动物研究和病例报告针对其安全性已经列举了详尽的短期和潜在的长期破坏性不良影响，包括刺激性接触性皮炎、白癜风、外源性褐黄斑、肝肾毒性和致癌作用[46]。出于安全考虑，HQ 的使用受到最大允许浓度的监管与限制，甚至在一些国家，明令禁止产品中添加对苯二酚。例如，在美国，规定非处方和处方 HQ 的浓度分别为 2％和 4％[47]。颁有禁令的国家包括日本、澳大利亚和欧盟国家。然而，HQ 仍然是一种很重要美白成分，并且经常应用于有关亮肤剂临床试验的对照中。

抗衰老：减少皱纹

羟基酸

尽管羟基酸最早被用于治疗病理性皮肤病如鱼鳞病、干燥症和角化类疾病，但如今它们已成为药妆产业中受欢迎的主要产品。这是因为大量的体外研究表明，羟基酸能够增加糖胺聚糖和胶原蛋白，从而增加皮肤表皮和真皮的厚度[48,49]。体内研究也表明它们可以改善弹性纤维的性质[27]。此外，它们可能通过加速角质层的剥落来改善皮肤表面纹理和色泽[21]。羟基酸具体的作用机制尚不清楚，但推测其是通过增加皮肤中钙离子的螯合，破坏细胞间粘连，从而导致脱屑[50,51]。羟基酸与其他增白剂如对苯二酚相结合，也可有效减少色素沉着[48,52]。药妆配方中经常添加的三类主要羟基酸是 AHA、β-羟基酸（BHA）和多羟基酸（PHA）。

最常见的羟基酸是 AHAs 乙醇酸和乳酸，它们是 AHA 类羟基酸中分子体积最小的，皮肤渗透性更好，并且理论上效果更好。相比于商业产品中常见的 12％浓度，对 8％浓度 AHA 进行的研究证据更为充足。在一项研究乙醇酸、乳酸、酒石酸和葡萄糖酸内酯的人体实验中，结果发现不同种类的酸可以改变皮肤角质层，增强皮肤对化学和机械的刺激的耐受性[53]。

在一项为期 22 周针对 74 名女性的单中心双盲变量控制随机临床试验中，通过自我和研究者评估发现，乙醇酸和 L-乳酸乳膏在降低光损伤和改善面部暗沉方面优于对照组[54]。其他有关较高浓度的研究也有很多，如使用 6 个月 25％AHA 的产品后，表皮和真皮乳头状皮肤厚度增加，并且伴有光老化的临床逆转[27,49]，但这种关于对真皮的作用的证据还是不足。

一般来讲，其耐受性良好，但与其他羟基酸相比，AHA 的皮肤刺激性更大。常见不良反应包括泛红、肿胀、起疱、灼热、瘙痒、色素异常和光敏性增加[48,50]。

药妆品中发现的 BHA 通常含有可以归类为 AHA 的元素，而 AHA 是化妆品中添加的主要羟基酸类。柠檬酸已被证明具有抗老化作用，可能源于其抗氧化特性。水杨酸是另一种众所周知的 BHA，尽管一些研究人员并不认为它是一种有独特作用机制的羟基酸[48]。水杨酸在非处方痤疮治疗中非常常见，但在抗衰老制剂中比较罕见。

在所有 PHA 类物质中，葡萄糖酸内酯是药妆品里商业化程度最高的，因为其除了具有典型的羟基酸的抗衰老作用外，还可以增强皮肤屏障功能，同时相对温和且无刺激性。一项临床研究发现，通过硅胶复制品和临床分级测量，葡萄糖酸内酯与 AHA 作用相当，但皮肤弹性及暗黄程度的改善不如 AHA[55]。这是由于葡萄糖酸内酯分子量过大，无法很好地渗透进皮肤。

多不饱和脂肪酸

ω-6 和 ω-3 脂肪酸是多不饱和脂肪酸(PUFA)中的两大类。ω-6 存在于许多食物中，包括家禽、鸡蛋、牛油果、坚果和大多数植物油，而 ω-3 主要存在于鱼类中。两种脂肪酸都经过充足研究，其作用涵盖了从肿瘤学到精神病学的所有医学领域。在皮肤病学中，PUFA 被认为可以促进皮肤角质层的成熟和分化，参与板层体的形成和分泌，并通过抑制类二十烷酸、细胞因子和脂氧合酶来阻止炎症反应[56]。

可惜的是，目前没有体内实验来证明局部外用 PUFA 的效果及其在化妆品中的作用。相反的，有关 PUFA 的调查集中在其作为膳食补充剂的影响，这是人们接触到 PUFA 最常见的途径。一项对 24 名女性进行的单盲随机试验显示，补充含有天然鱼油的产品 3 个月后，皮肤弹性可增加 10%；与对照组相比，皮肤粗糙度或经皮水分流失没有统计学上的显著改善[57]。

肽

药妆品中的肽可分为三大类，分别为信号肽、神经递质影响肽和载体肽。它们在肽功能上会有部分明显的重叠。

信号肽

药妆品中常见的信号肽是由生物活性氨基酸链组成，可直接刺激人体皮肤成纤维细胞，增加皮肤重塑，降低胶原酶的作用，从而增加基质的生成[58]。

研究最广泛并且最具商业价值的信号肽序列是在Ⅰ型胶原上发现的：赖氨酸-苏氨酸-苏氨酸-赖氨酸-丝氨酸(KTTKS)。在药妆品中，当它与棕榈酸连接时，可以更好地渗透进表皮，并以棕榈酰五肽 3 或 Matrixyl® (Sederma SA，France)的名义进行销售。在真皮内，这种肽刺激新胶原蛋白合成的反馈调节，导致细胞外基质蛋白(如Ⅰ型和Ⅱ型胶原蛋白和纤连蛋白)的产生浓度依赖性增加，并且在浓度＞2.8 ppm 时效果最明显[59]。一项针对 16 名女性的小型双盲分割面研究显示，pal-KTTKS 对皱纹的改善有统计学意义，与 0.07%视黄醇作用相当[60]。对 60 名女性进行的双盲安慰剂对照随机分割面的研究也证明了随着老化外观的整体改善，皱纹及皮肤纹理也有改善的趋势，但是这些发现没有统计学意义[58,61]。综合考虑目前不同的结果研究及经济因素，化妆品 KTTKS 配方的浓度在 2～8 ppm 为最佳[62]。

最近，研究发现了另一种肽序列，甘氨酸-谷氨酸-赖氨酸-甘氨酸(GEKG)可以逆转衰老。Farwick 等用 GEKG 处理人成纤维细胞后发现，其胶原前体、透明质酸合成酶 1 和纤连蛋白的产生显著增加，并且 mRNA 表达相应增加。对 60 名志愿者进行的体内随访研究表明，局部应用 10ppm 和 100ppm 的 GEKG 可以改善皮肤的厚度和细腻度，增加皮肤弹性，并呈现出剂量依赖性[63]，但其商业用途仍然有限。

其他信号肽仍处于研究阶段，表 156.1 总结了一些较常研究的信号肽。迄今为止，只有体外证据支持其在化妆品制剂中的使用。

影响神经递质的肽

肉毒杆菌神经毒素，是治疗细纹和皱纹的最有效也是最众所周知的产品之一。它是一种影响神经递质的肽，经 FDA 批准可用于皮下、皮内和肌内注射。该多肽可以抑制神经肌肉接头处的乙酰胆碱释放，随后引起可逆性肌肉麻痹，当在适当区域注射时，便可减少皱纹的出现[74]。鉴于其有效性，药妆公司争相生产出更易使用的产品，如肉毒杆菌毒素，可以作用于神经元传递，以减少面部肌肉收缩。

尽管这几种产品均有理论支持，在市场上占有一席之地，但这些化合物能否渗透到组织深部到达其作用部位仍待商榷。而大多数的专利配方缺乏公开研究数据证明其效果[58]。

只有一种肽，即含有序列 AC-甘氨酸-谷氨酸-甲硫氨酸-谷氨酰胺-精氨酸-精氨酸-NH2(也称为 argireline)的乙酰六肽 3，研究数据证实了其抑制神经递质释放的能力。它通过干扰负责囊泡融合的 SNARE(可溶性 N-乙基马来酰亚胺敏感因子附着受体)复合物的形成和(或)稳定性来发挥作用[75]，相关体内研究尚未进行。

表 156.1 共性信号肽的作用机制

肽	提出的机制
棕榈酰缬氨酸-甘氨酸-缬氨酸-丙氨酸-脯氨酸-甘氨酸(棕榈酰-VGVAPG)	通过刺激弹性蛋白结合蛋白受体上调Ⅰ型和Ⅲ型胶原蛋白和原弹性蛋白的生成[64]
	刺激人皮肤内成纤维细胞生长[65,66]
	刺激前基质金属蛋白酶1的表达,该蛋白酶在胶原重塑中发挥作用[67]
酪氨酸-酪氨酸-精氨酸-丙氨酸-阿斯巴甜-阿斯巴甜-丙氨酸	抑制前胶原C蛋白酶,导致胶原蛋白分解减少[68]
棕榈酰甘氨酰-L-组氨酰-L-赖氨酸(GHK)(生物肽-CL)	与铜结合,刺激成纤维细胞生成胶原蛋白和糖胺聚糖[69,70]
	促进成纤维细胞和角质形成细胞的生长和分化[71]
	清除自由基并抑制炎性细胞因子[71]
反十八-赖氨酸-苯丙氨酸-赖氨酸(elaidyl-KFK)	下调基质金属蛋白酶mRNA[72]
苯丙氨酸-缬氨酸-丙氨酸-脯氨酸-苯丙氨酸-脯氨酸(肽胺6)	延迟内在和外在老化的成纤维细胞的衰老[73]

载体肽

载体肽最常用于稳定并向皮肤输送重要的微量元素,在皮肤中可用于各种酶促反应。其中一种载体肽是甘氨酰-L-组氨酰-L-赖氨酸(GHK),可以与铜络合并促进铜转运到细胞中;Cu-GHK 也被认为是信号肽的一种,对皮肤的影响总结在表 156.1 中。

关于载体肽其他用途的研究仍在进行中。最初的体外研究表明 Pep-1(一种短两亲性载体肽)与弹性蛋白结合后能够通过细胞膜[76]。理论上,将不同的细胞成分如弹性蛋白转导到细胞内可以减弱衰老的迹象。然而,关于这些肽是否能够穿透角质层以将其内容物递送至靶细胞进而产生临床上显著的结果仍有待实验证明。

其他肽

体外研究表明,某些肽具有抗炎症特性[77,78]。一项有关短肽序列亮氨酸/谷氨酸和蛋氨酸/酪氨酸的体内研究显示其可以减轻人体皮肤上 UVB 诱导的红斑[79]。

维生素 A(类维生素 A)

维生素 A 的衍生物类维生素 A 是在体内自然合成的。在肠道内,视黄酯和类胡萝卜素分别被水解和氧化成视黄醇。视黄醇首先被氧化成视黄醛,最终被氧化成视黄酸,视黄酸就是皮肤中维生素 A 的生物活性形式[80-83]。这些亲脂性分子通过细胞和其他磷脂膜扩散,与细胞内的核受体结合,最终诱导基因表达的增强或抑制。这些变化导致表皮增殖和分化的增加及表皮糖胺聚糖和真皮细胞外基质成分的产生[80,84-87]。类维生素 A 还可以抑制胶原酶和基质金属蛋白酶(MMP)的产生,导致胶原蛋白和弹性蛋白降解减少。普遍认为这种刺激和抑制作用的结合可以减轻细纹和皱纹[21]。

类维 A 酸还可以通过吸收 UV 辐射产生光保护作用。基于无毛小鼠的动物实验表明,类维 A 酸可以阻止 UVB 诱导的细胞凋亡和 DNA 光损伤[88]。在人体研究中,局部应用类维 A 酸的效果相当于防晒系数 20 的防晒剂[89]。综上所述,类维 A 酸已成为医学界和非医学界公认的光老化局部治疗的金标准。

在所有类维 A 酸中,维 A 酸是迄今为止研究最为广泛的。它仍经常被用于多种皮肤病的局部治疗及老化皮肤的美容。然而,鉴于其强大的效力和干燥、脱屑和红斑等不良反应,维 A 酸及其合成衍生物阿达帕林、他扎罗汀和贝沙罗汀均被列为注册药物,仅可通过医师处方获得。需要注意的是,药妆类的类维 A 酸,如视黄醛、视黄醇和视黄基,可能会产生不良反应,而这种不良反应通常在某种程度上与效力成反比。

视黄醛

视黄醛的活性在于其可以转化为视黄酸。但它比视黄酸的耐受性更好,这是因为它仅由角质形成细胞代谢成视黄酸,能够更有效地控制视黄酸的输送[88,90-92]。尽管理论上视黄醛活性不如视黄酸,但一项研究中发现视黄醛的抗衰老作用与视黄酸相当。这项针对 125 名患者的研究通过硅胶复制品的光学折射率测定,发现 0.05%视黄醛乳膏和 0.05%视黄酸乳膏在改善皮肤粗糙度和减少皱纹的作用相当。

视黄醇

视黄醇是合成内源性视黄醛和视黄酸的前体,已被证明具有和视黄酸一样的多种有益作用,包括诱寻表皮增厚和抑制紫外线诱导的 MMP 产生[93,94],同时没有明显的经皮水分流失、红斑或鳞屑。然而,体内研究显示,与外用视黄醇和视黄酸相比，外用视黄醇只有适度的类维 A 酸样活性[80,94]。通过临床评估测量发现，作用仅限于皱纹的轻度改善[87,95,96]。

然而，值得注意的是，各种研究表明当视黄醇浓度在 0.3%或者更高时才会发挥其作用，而药妆品中添加的视黄醇浓度往往较低（大约 0.08%），甚至更低[22]。

视黄基酯

研究显示，视黄基酯类如视黄基-棕榈酸酯和视黄基-丙酸酯，在临床、组织学和计量参数方面无法显现其抗衰老特性[97,98]。因此，视黄基酯一般不单独作为药妆品中唯一的抗老化活性成分；所以，它们通常与其他化合物一起添加，如羟基酸和防晒剂[99]。

草药和植物化学物质

迄今已经发现了数以千计的植物和真菌衍生化合物，并且它们继续发展成数百种不同的药妆产品。这些产品的吸引力在于其天然的抗炎、抗紫外线、抗癌和抗衰老特性，以及消费者们对“天然”产品的追求[100]。虽然这些成分的确含有各种生物活性化合物，但是它们缺乏设计缜密的研究数据，从而掩盖了有关这些成分效果的真实性。表 156.2 提供了其他常见但研究较少的成分的摘要。

表 156.2　少见的草药和植物化学成分的总结

产物（活性成分）	重要发现
紫草	体外：无抗胶原酶和抗弹性蛋白酶活性[215]；与其他植物提取物相比，抗氧化能力较弱[215] 体内和临床：迄今没有发现
小白菊（小白菊内酯）	体外：抑制核因子 κB（NF-κB）炎性通路[216]；自由基清除活性[217] 临床：减少紫外线引起的红斑，表皮增生，DNA 损伤和细胞凋亡[217]
乳香	临床：可改善皮肤光老化、粗糙感、细纹且增加弹性[218]
荷荷巴油	临床：加入甘油配方中可加强保湿效果[219]
薰衣草（图 156.1）	体外：可能会损伤成纤维细胞的细胞膜[220]；乙酸芳樟酯是薰衣草油的主要成分，可形成强烈的接触性过敏原[221] 临床：治疗炎性皮肤病的效用有限
甘草	体外：甘草光定抑制酪氨酸酶活性[222]；甘草查尔酮 A 抑制环氧化酶（COX）和脂氧化酶，以减少炎症[223]
牛奶蓟（水飞蓟素）（图 156.2）	体外：通过抑制 COX-2 和 IL-1 来减少炎症[224] 体内：动物研究显示减少了紫外线引起的晒伤、DNA 损伤和细胞凋亡[224]
松树皮提取物（碧萝芷）	体外：抑制 NF-κB 炎性通路[225]；抗氧化剂[226] 临床：人体研究表明，口服补充剂可改善皮肤的水合作用和弹性[227,228]；减少紫外线引起红斑和色素沉着[229]
玫瑰	体外：抗氧化剂[230]；抑制抗胶原酶和抗弹性蛋白酶活性[230]；发现玫瑰果可抑制酪氨酸酶活性[231]
姜黄（姜黄素）（图 156.3）	体外：抗氧化剂[232]；抑制炎症级联反应[233]；抑制胶原酶、弹性蛋白酶和透明质酸酶[233]

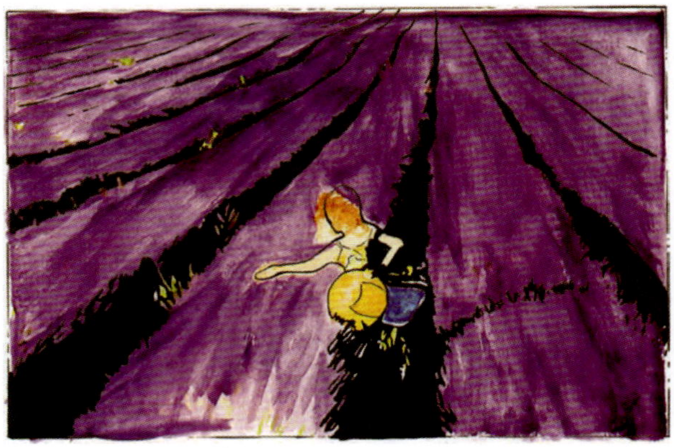

图 156.1　薰衣草（由 Ryan Denman 提供）

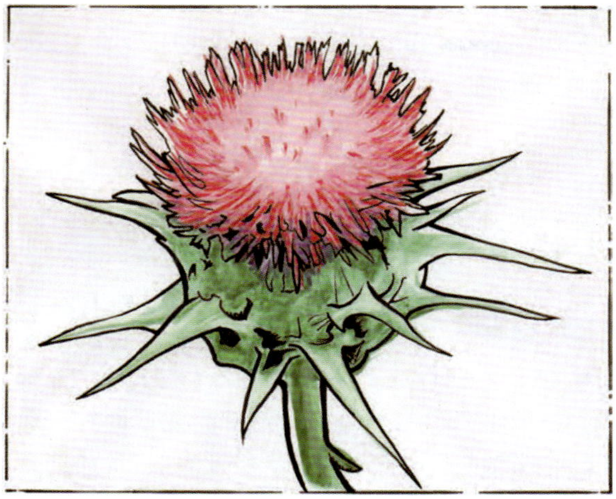

图 156.2　水飞蓟(由 Ryan Denman 提供)

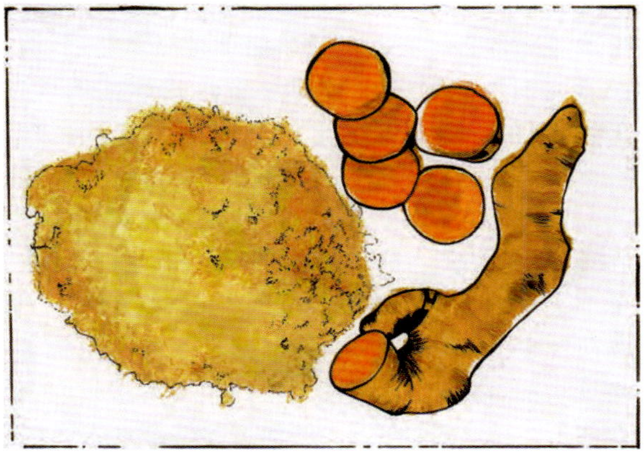

图 156.3　姜黄(由 Ryan Denman 提供)

抗氧化剂

肌肽

肌肽,又称 β-丙氨酰组氨酸,是一种在肌肉和脑组织中含量丰富的天然二肽[101]。迄今为止,大多数关于肌肽的研究都是关于其抗氧化能力的。研究表明,肌肽是一种有效的亲水性抗氧化剂,可以中和超氧阴离子和氢氧根[102,103]。同时,它也是一种离子螯合剂,可以通过与重金属离子如 Cu^{2+} 结合来防止羟基自由基的产生[104-107]。这些抗氧化特性也已在动物体内模型[108,109]和一项临床研究中得到证实,该研究针对敏感肌肤,使用了红景天和左旋肌肽组合剂[110]。

肌肽也因其抗衰老潜力而闻名,一项体外研究表明其作用原理可能是,它能够将衰老细胞恢复为可以继续分裂的"年轻"形式[111]。其他可能的抗衰老机制包括减少与衰老相关的非酶糖化蛋白、蛋白质羰基和交联[112]。然而,临床研究仍然滞后。大多数现有的研究是基于复合产品展开的,其中添加了尿素、多肽和维生素等常用成分,而这些成分均已被证明具有其自身的治疗效果。因此,尽管能够证明的是肌肽能够改善纤维皱纹和整体皮肤外观,但肌肽是否是产生这些作用的活性成分尚未可知[113,114]。

葡萄籽

源自植物(Vitis vinifera)的葡萄籽提取物(GSE)作为保湿剂在护肤品中名声大噪。在科学界,其抗氧化特性及其在抗氧化应激中的作用是人们关注的重点[115]。

GSE 是类黄酮的最重要的天然来源之一,而类黄酮是一种多酚,在化妆品中非常常见,具有很强的抗氧化活性。特别是原花青素,具有强大的自由基清除活性,能够强烈抑制产生氧自由基的黄嘌呤氧化酶[116]。事实上,体外研究表明,原花青素和其他多酚的抗氧化特性使 GSE 作为抗氧化剂的效果甚至比维生素 C 和 E 更好[117]。小鼠模型的体内研究证实了通过口服补充葡萄籽可以减轻与衰老、紫外线辐射和化学、缺血和缺氧损伤相关的氧化损伤[117-119]。GSE 对人皮肤的局部研究正在进行中。一组研究聚焦于 GSE 对于紫外线的光保护作用,通过对活检组织进行组织学和免疫组织化学检测发现,GSE 预处理后的实验组皮肤的晒伤细胞减少[120]。

其他研究人员研究了 GSE 滋润皮肤和逆转衰老的能力。体外研究显示,GSE 通过抑制 MMP 来稳定胶原蛋白和弹性蛋白[121],但只有一项临床研究试图在临床水平上证实其抗衰老特性。在这项研究中,对 50 名光老化皮肤的女性进行了含有 GSE、番茄红素、西印度草提取物和各种海洋蛋白的专利化合物配方的测试。尽管在水合作用、皮肤厚度、皮肤纤维密度和整体外观方面都有明显改善,但鉴于其他几种成分也与抗氧化和抗老化性能相关,因此难以确定 GSE 对这些特性的具体作用[122]。

绿茶

绿茶(Camellia sinensis)由古至今都深受人们喜爱,大量研究表明,绿茶对各种疾病均有益处,包括帕金森病、阿尔茨海默病、糖尿病和肥胖症。被称为儿茶素的多酚是绿茶发挥益处的主要成分。并且在绿茶中发现了多种儿茶素,包括表没食子儿茶素没食子酸酯(EGCG),表儿茶素-3-没食子酸酯(ECG),表没食子儿茶素和表儿茶素,这些成分已经被分别验证了其作用。在上述提到的儿茶素中,EGCG 是绿茶中多酚的主要形式,在 200～300mg 冲泡过后的绿茶中占

50%～80%[123]。其他成分如蛋白质、氨基酸、脂类、维生素和咖啡因也在绿茶的治疗效果中发挥作用[124]。因为其抗氧化、抗炎和潜在的抗衰老特性(绿茶被证实可有效防止光损伤)，在药妆行业中，绿茶被添加到各类配方中[125]。

人类细胞系的多项体外研究揭示了绿茶成分作为抗氧化剂发挥作用的不同机制。例如，绿茶提取物抑制了 UVB 诱导的脂质过氧化和细胞内过氧化氢的释放，剂量依赖性地减少了 UVB 诱导的细胞死亡，清除了活性氧并抑制蛋白质氧化[126-129]。小鼠和豚鼠的皮肤表皮研究证实了相似结论，此外，还发现绿茶能够抑制有害白细胞的积累[130,131]。最终，一项体内人体研究证实了上述保护机制，研究方法是在 UVB 暴露之前局部应用 EGCG[132-134]。

在人成纤维细胞的培养物中，EGCG 被证明可以使阻止紫外线诱导的胶原酶 mRNA 水平和胶原酶分泌的增加，并抑制炎性核转录因子如 NF-κB 和 AP-1 的诱导[135]。进一步的体内人体研究表明，局部应用绿茶可以抑制红斑并减少晒伤细胞和 DNA 损伤的数量，这种作用呈剂量依赖性。其中，多酚 EGCG 和 ECG 的作用最为突出[133]。

鉴于体内研究结果，科学家们进一步研究了绿茶的抗衰老潜力。在一项针对 10 例健康男性的临床研究中，应用 2 个月的绿茶霜对皮肤的弹性或生物学特性没有显著影响，但研究发现绿茶对于皮肤黏弹性有所改善，且有统计学意义[136]。在另一项针对 40 名女性的随机双盲对照研究中，研究者们的关注集中在绿茶补充剂和 10%绿茶霜的抗老化潜力上。研究人员根据皱纹、粗糙度、粗糙皱纹、皮肤松弛度和色素沉着对皮肤进行分级，并且在基线与 8 周随访时对比。虽然组织学评测显示治疗组的弹性组织含量有所改善，但治疗组和对照组之间在临床上没有发现显著的差异[137]。总之，关于绿茶可用于治疗光老化的证据仍不充足，需要继续深入探究。

最后，一项体外研究表明，绿茶成分可能对酪氨酸酶具有抑制作用[138]，从而表明其可能对皮肤有美白效果。虽然许多皮肤美白产品已经添加了绿茶提取物，但证明其功效的证据少之又少。

番茄红素

番茄红素是一种常见的天然类胡萝卜素，西红柿中含量最丰富，也存在于很多的农作物中，包括红胡萝卜、西瓜和木瓜[139]。无论在非专业还是专业领域，番茄红素均以其强效抗氧化活性而闻名，科学研究表明番茄红素是最有效的生物单线态氧还原生物类胡萝卜素[140]。当番茄红素以微乳液形式局部用于皮肤时，其作用可能使皮肤中的抗氧化活性增加 10 倍[141]。但关于局部番茄红素的研究十分有限，因为番茄红素在加工过程中的不稳定性限制了它的后续研究[142]。

一项关于 UVA 对人角质形成细胞影响的体外研究表明，从 MMP-1 mRNA 表达的抑制程度来看，番茄红素本身并不具有光保护作用。然而，与维生素 E 结合以后，番茄红素对 MMP-1 mRNA 的抑制程度大大升高[143]。在一项针对 10 名患者的小型临床试验中，研究人员测量了分别应用番茄红素、含维生素 E 和 C 的配方、对照组后紫外线照射皮肤的红斑反应和屏障功能的变化。这项初步研究表明，番茄红素可以最大限度地减少红斑和经表皮水分流失，从而提供光保护作用[144]。

鉴于番茄红素的抗氧化和提出的光保护作用，其抗老化性能也在进一步研究中。然而，这些研究是针对口服番茄红素补充剂的效果而不是局部外用，而且这类补充剂添加了包含番茄红素的几种其他成分。例如，在一项研究中，研究者向 50 名女性提供了含番茄红素、西印度草提取物、葡萄籽和专有生物海洋复合物的混合补充剂。结果显示，使用补充剂后皮肤水合作用增加，皮肤 pH 降低，皮肤密度增加，并且在组织学上表现出胶原蛋白和弹性纤维相应增加[122]。另一项研究也有类似的发现，番茄红素可以使皮肤密度和厚度增加，以及在粗糙度、鳞屑、光滑度和皱纹方面也有相应的临床改善[145]。然而有关番茄红素在局部应用中的作用的研究文献仍缺乏。

石榴

石榴(Punica granatum)在不同的文化和历史时期都应用广泛。在现代，它以其强大的抗氧化能力而闻名，但许多体外和动物研究仍然表明其能够防止光损伤并使肤色变亮。因此，许多药妆品中经常添加这一成分，尽管有关这方面的明确证据方面仍然不足。

石榴由花青素[146]、EGCG 多酚[147]、类黄酮[148]、矿物质、维生素和有机酸[149]组成。鞣花酸是一种多酚，在果实的果汁和种子油脂中含量最高，通常被认为是石榴提取物的关键活性成分[150,151]，主要发挥抗氧化特性。体外和动物研究均表明，石榴提取物可抑制脂质过氧化反应，促进天然皮肤抗氧化剂的合成[152]。另一项研究将石榴与其他众所周知的抗氧化剂，如绿茶和红葡萄酒进行对比，研究表明，当用四种不同的分析法测定时，石榴的抗氧化能力始终更胜一筹[153]。

石榴提取物也因其光保护作用而被广泛研究。体外研究表明，这种水果提取物减弱了人类表皮角质形成细胞中 UVA 介导的损伤[154]。在无毛小鼠的体外和体内模型中，研究人员在 UVB 光照之前应用了鞣花酸，结果显示细胞死亡呈剂量依赖性减少，并且显著降低了皮肤促炎细胞因子和紫外线辐射相关蛋白的数量[155,156]。关于人类重组皮肤的另一项研究显示，与未照射的阴性对照相比，试验组的环嘧啶二聚体的数量或强度没有显著增加[157]。

虽然支持石榴的抗氧化和光保护特性的证据确凿，但有关治疗皮肤老化的临床变化研究仍处于初步阶段。到目前为止，体外研究已经证明，鞣花酸对 UVB 介导的 MMP 产生具有抑制作用，并且这些胶原酶的 mRNA 转录水平相应降低[152]。一项小鼠研究表明，在紫外线照射前应用鞣花酸预处理的皮肤皱纹明显减少。研究终止时皮肤的相应组织学评估显示试验组的皮肤中Ⅰ型胶原蛋白水平升高[155]。有关临床试验还在进行中。

抗衰老:美白

熊果苷

熊果苷是一种天然存在的对苯二酚植物衍生物，存在于各种浆果树的干叶中。熊果苷及其合成衍生物脱氧熊果苷以剂量依赖的方式竞争性地抑制酪氨酸酶，并且在大剂量下具有与氢醌相似的美白作用[158]。它们比对苯二酚的细胞毒性低得多，但在其发挥疗效所需的高剂量下却存在发生色素沉着的风险。尚无体内对照试验，但某些研究表明，熊果苷的效果不如其他植物化合物，如曲酸[159]。

曲酸

曲酸衍生自各类真菌菌属的菌株，即曲霉属和青霉属，多年来一直应用于各领域。在护肤产品中，曲酸已经成为皮肤美白的热门产品，包括肥皂、乳液和面霜，特别是在许多国家禁止使用氢醌之后。在化妆品中，2%浓度下曲酸通常被认为是安全的[160]。

体外研究证明了曲酸抑制酪氨酸酶的能力，而酪氨酸酶是黑素生成中的一种关键酶[161,162]。许多研究人员通常将其作为检测酪氨酸酶抑制剂的阳性标准品[163]。针对黑豚鼠曲酸的研究表明，4%的浓度(而非 1%的浓度)的曲酸可使皮肤脱色。将曲酸作为单一疗法的临床研究一直受限[164]。然而，结合其他化合物，临床研究已经证明其在治疗诸如黄褐斑等色素沉着症中的疗效[164]。在一项针对 40 名患有黄褐斑的中国女性的研究中，通过临床评估，摄影和自我评估问卷测量，应用 10%乙醇酸和 2%氢醌配合 2%曲酸对黄褐斑明显改善[165]。包含 39 名患有色素性疾病受试者的另一项临床研究发现，2%曲酸配合 5%乙醇酸与 2%氢醌和 5%乙醇酸制剂相当[166]。最后，在一项针对 80 名面部色素异常的异族患者进行的为期 3 个月的双盲研究发现曲酸、恩灰草提取物与乙醇酸联合使用，其效果与 4%对苯二酚相当，表明这些外用药物联合使用可成为氢醌的有效替代品[167]。

总体上，曲酸的其他性质一直没有那么广为人知，所以其亮肤效果受到的关注较少。曲酸也是一种能够清除自由基的抗氧化剂[168]，无毛小鼠的体内研究中已证明其能够防止光损伤和相关光老化[161,169]。

抗衰老:减少皱纹

大豆

大豆中最有效的成分是异黄酮类植物雌激素、染料木黄酮和大豆苷元，它们与皮肤厚度增加和胶原蛋白合成有关[170]。使用含有 10%双歧杆菌发酵大豆乳提取物与染料木黄酮和大豆苷元的凝胶配方研究表明，小鼠皮肤的弹性和黏弹性有显著改善。该研究组也在人类前臂皮肤中证实了上述发现，这为大豆成分在抗衰老配方中发挥的作用提供了依据[171]。

体外研究和裸鼠体内研究也表明，大豆提取物中的植物雌激素含有抗氧化特性，可减弱化学物质和紫外线对皮肤细胞的致癌作用[172-175]。针对人类皮肤再造的研究也表明，大豆对 UVB 诱导的损伤也具有剂量依赖性抑制作用[176]。

异黄酮还具有美白皮肤的作用。这种作用是通过大豆胰蛋白酶和 Bowman-Birk 抑制剂分别抑制黑素小体向角质形成细胞的转移及抑制鸟氨酸脱羧酶实现的[177]。一项针对 30 名女性的小型试验表明，大豆对雀斑的改善不明显[178]。一项双盲安慰剂对照临床研究表明，在使用含大豆的保湿剂后，试验组的皮肤肤色有所提亮[179]。相对于研究口服补充剂系统治疗的临床研究数量，研究大豆提取物局部应用的人体内实验少之又少。此外，目前已知的最有效成分仅占大豆成分的一小部分。因此，大豆在药妆品中的应用仍有待探索。

抗感染

芦荟

芦荟提取物中的一些成分已被鉴定有抗感染作用。体外研究表明，生物活性化合物芦荟大黄素和芦荟苷可抑制环氧化酶 2(COX-2)mRNA 和 COX-2、前列腺素 E_2(PGE$_2$)和一氧化氮的产生[180]。在一个小鼠模型中，研究发现另一种化合物 C-葡萄糖基色酮，可减轻水肿，其程度与氢化可的松相当[181]。

对整体芦荟提取物的体外研究表明，其能够呈剂量依赖式降低白细胞介素8(IL-8)、肿瘤坏死因子α(TNF-α)、IL-6和IL-1β细胞因子的产生[182]。其他研究也阐述了血栓素芦荟糖蛋白的抗缓激肽活性及抑制作用[183]。而动物模型证实了芦荟作为抗感染的有效性[184-186]。

然而，目前仍然缺乏支持芦荟作为药妆应用的临床研究。只有一项临床研究直接指出芦荟可以减少最常见的晒伤后炎症。该研究表明，芦荟明显减少了紫外线照射48小时后引起的红斑，但其效果不如1%氢化可的松乳膏[170]。其他研究调查了芦荟对急性放射性皮炎的作用，但这些都对减少辐射引起的不良反应几乎没有作用[187-190]。尽管芦荟具有抗感染作用的证据确凿，但芦荟作为局部抗感染药的作用仍有待确定。总的来说，芦荟已被证明是一种相当安全的局部外用制剂成分，只有少数接触性皮炎和过敏症的病例报告，可能是因为蒽醌芦荟素诱导造成的[191,192]。

洋甘菊

洋甘菊的抗感染作用机制已在多项体外研究中进行了研究[193,194]，并通过临床研究得到了证实。这些研究表明，洋甘菊与0.25%氢化可的松同效，但在治疗湿疹等炎症性疾病时，相比1%氢化可的松(一种外用软膏中常见的浓度)效果较差[195,196]。另一项研究表明，洋甘菊乳膏对紫外线辐射和表皮剥离引起的炎症中，其作用效果在减少红斑方面不如1%氢化可的松乳膏[197]。因此，洋甘菊可能在非常轻微的刺激中有一些功效，但其真正效果似乎不大。

洋甘菊提取物中还有很多众所周知的植物化学化合物，具有抗氧化特性，包括萜烯、类黄酮、芹菜素、α-比索洛尔和槲皮素，这些化合物都可以在洋甘菊提取物中找到[198-200]。特别是萜类，是一种非常强的抗氧化剂，可以通过抑制脂氧合酶和环加氧酶来抑制白三烯B4的合成[201]。某些体外试验也检测了洋甘菊提取物。这些研究证明洋甘菊提取物可以抑制过氧化物自由基的形成并抑制脂质过氧化，尽管其作用强度低于其他平行试验的药物提取物[202-204]。目前还没有相关体内实验来证实这些发现。洋甘菊的吸引力还是掩盖了其相对轻微的不良反应。有关洋甘菊引起的接触性皮炎[205-207]和严重过敏反应，即伴接触性荨麻疹和过敏性结膜炎的血管性水肿，均有报道[208,209]。此外，特别是口服洋甘菊时，可能与华法林和环孢素代谢相互作用，从而增加后者的血药浓度[210]。有关其皮肤吸收的研究尚未完成。

咖啡因

咖啡因是一种非常常见并且具有兴奋作用的药物，在各种社会和文化中几乎无处不在，通常被添加在饮料中。目前研究已经开始揭示外用咖啡因的其他潜在益处。

目前为止，大量研究已经证实了咖啡因具有防止紫外线辐射损伤的能力。在一项研究中，用UV照射SKH-1无毛小鼠，随后局部使用咖啡因进行处理。当通过治疗双盲评估皮肤粗糙度和横向皱纹时，相比安慰组这些小鼠受到紫外线辐射的影响明显减弱。皮肤组织学检查显示局部应用咖啡因可以促进DNA损伤的角质形成细胞凋亡，表明咖啡因除了具有防止光老化的能力外，还可能具有预防光致癌作用[211]。

其他研究人员发现，咖啡因通过抑制细胞内的磷酸二酯酶，促进脂肪分解，导致3′,5′-环磷酸腺苷(cAMP)在细胞内积聚，从而影响脂肪团[212]。研究表明，咖啡因对脂肪团的影响很小，没有统计学意义[111,213]。研究通常很难解释清楚有关原因，这是因为研究评估了周长变化而不是脂肪团的改善，尽管它对脂肪组织有影响，但没有测量体重减轻与否。即便所有指标均进行了测量，真正的效果可能是轻度的。

由于咖啡因的血管收缩作用源自竞争性抑制血管中的腺苷受体[214]，咖啡因也被认为有助于治疗眶下黑眼圈。因此，眼霜中都添加了咖啡因，不仅用于缓解黑眼圈，还用于抚平眼纹。然而，相关证据有限。临床研究已经证实了咖啡因与其他活性成分的结合会掩盖咖啡因在产品中发挥功效。

结论

由于越来越多的消费者寻求真正具有治疗潜力的产品(表156.3)，使得药妆品市场的需求较高且持续增长。相关行业迅速做出反应，创造了数以千计的药妆产品，这些产品通常由初步的科学数据支持。目前的监管结构对进一步研究只提供了很小的动力，尤其是那些精心设计的人体研究，这样下去很可能会使一种产品归类于药物类别，从而受到监管机构的审查。大众对化妆品制剂中不良反应的低耐受性使得公司不得不使用非常安全、小剂量的，可能是亚治疗量的活性成分，但更重要的是，皮肤科医师应该理解并向有迫切愿望的患者解释如何正确使用此类产品。

表 156.3 药妆成分及其潜在作用的总结

活性成分	体外研究	动物研究	人体研究	随机对照实验	潜在作用
α-硫辛酸	√	√	√	Beitner，2003[7]	抗氧化 抗衰老
氢醌	√	√	√	Mauricio 等，2011[234]	美白
羟基酸	√	√	√	Stiller 等，1996[54]；Thibault，等，1998[235]	抗衰老
肽					
信号	√		√	Kaczvinsky 等，2009[114]；Farwick 等，2011[63]	抗衰老
神经递质影响	√	√	√	Wang 等，2013[236]	抗衰老
载体	√			Miller 等，2006[237]	抗衰老
多不饱和脂肪酸	√	√			抗衰老
维生素					
视黄醛	√	√	√	Creidi 等，1998[92]	抗衰老
视黄醇	√	√	√	Pierard-Franchimont 2000[95]	抗衰老
视黄基酯	√	√	√	Green 等，1998[97]	抗衰老
B	√	√	√	Christman 等，2012[238]	抗氧化 抗衰老 美白
C	√	√	√	Humbert 等，2003[30]；Inui，2007[239]	抗氧化 美白
E	√	√	√		抗氧化 抗炎 抗衰老
自然					
芦荟	√	√	√	Reuter 等，2008[170]	抗氧化 抗炎
熊果苷	√	√	√		美白
咖啡因	√	√			抗衰老
肌肽	√	√			抗氧化 抗衰老
洋甘菊	√	√	√		抗氧化 抗炎
紫草	√				抗氧化 抗炎 抗衰老
辅酶 Q10	√	√	√	McDaniel 等，2005[12]	抗氧化 抗衰老 美白
小甘菊	√	√	√	Martin 等，2008[217]	抗氧化 抗炎
乳香	√	√	√	Calzavara-Pinton 等，2010[218]	抗衰老
葡萄籽	√	√		-	抗氧化 抗衰老

（续　表）

活性成分	体外研究	动物研究	人体研究	随机对照实验	潜在作用
绿茶	√	√	√	Chiu 等，2005[137]；Camouse 等，2009[134]	抗氧化 抗炎 抗衰老 美白
荷荷巴油	√	√	√	Meyer 等，2008[219]	抗衰老
曲酸	√	√	√	Hermanns 等，2002[178]；Draelos 等，2010[167]	抗氧化 美白
薰衣草	√	√			抗炎
甘草	√	√	√	Kclbe 等，2006[223]	抗炎 美白
番茄红素	√		√		抗氧化 抗衰老
牛奶蓟	√	√			抗炎
松树皮提取物	√	√			抗氧化 抗炎 抗衰老
石榴	√	√			抗氧化 抗炎 抗衰老
玫瑰	√				抗氧化 抗衰老
大豆	√	√	√	Hermanns 等，2002[178]	抗氧化 美白
姜黄	√	√			抗氧化 抗炎

（译者：魏萌　一审：王月　二审：李强　池佼妮　三审：李晓欣　润色：鲍丽）

参考文献

所有文献请查阅网址：www. rooksdermatology. com.
以下列出的是重要参考文献。

[1] Newburger AE. Cosmeceuticals: myths and misconceptions. *Clin Dermatol* 2009;27:446-52.

[20] Chiu A, Kimball AB. Topical vitamins, minerals and botanical ingredients as modulators of environmental and chronological skin damage. *Br J Dermatol* 2003;149:681-91.

[21] Bissett DL. Common cosmeceuticals. *Clin Dermatol* 2009;27:435-45.

[22] Manela-Azulay M, Bagatin E. Cosmeceuticals vitamins. *Clin Dermatol* 2009;27:469-74.

[38] Chen L, Hu JY, Wang SQ. The role of antioxidants in photoprotection: a critical revieww. *J Am Acad Dermatol* 2012;67:1013-24.

[48] Green BA, Yu RJ, Van Scott EJ. Clinical and cosmeceutical uses of hydroxyacids. *Clin Dermatol* 2009;27:495-501.

[80] Sorg O, Antille C, Kaya G, Saurat J-H. Retinoids in cosmeceuticals. *Dermatol Ther* 2006;19:289-96.

[98] Lupo MP. Antioxidants and vitamins in cosmetics. *Clin Dermatol* 2001;19(4):467-73.

[100] Baumann LS. Less-known botanical cosmeceuticals. *Dermatol Ther* 2007;20(5):330-42.

[164] Leyden JJ, Shergill B, Micali G, Downie J, Wallo W. Natural options for the management of hyperpigmentation. *J Eur Acad Dermatol Venereol* 2011;25:1140-5.

157

第 157 章

软组织增容物（填充剂）

Berthold Rzany

RZANY & HUND, Private Practice for Dermatology and Aesthetic Medicine, Berlin, Germany

概述

虽然肉毒杆菌毒素在美容市场上的普及程度从开始似乎超越了真皮的填充注射，但模拟肌肉的减少往往不足以很好地使衰老的面部恢复活力。注射填充物通过减少皱纹和褶皱，以及增加深层组织容量，为皮肤修复提供了一个有效的和多元化的选择。在美国以外的国际市场上，有很多种注射用填充剂。而在美国，由于严格的监管准则的限制，只有很少真皮注射填充剂获得了美国食品药物管理局(FDA)批准。

适应证

最初，真皮填充剂用于减少和消除皮肤皱纹和褶皱。随着专为超浅表使用及为更深层扩容而设计的填充剂的出现，填充剂使用的适应证已经得到了很大的扩展。

改善皮肤肤质：当皮肤老化时，尤其是Ⅰ至Ⅲ型白皙皮肤的人，皮肤会萎缩出现细小的皱纹。注射填充剂的适应证之一就是改善皮肤的肤质[1]。

皱纹和褶皱：皮肤填充剂的最初适应证就是解决皱纹和褶皱，这仍然是注射填充剂的主要适应证(图157.1)。鼻唇沟纹的消除是证据支持最多的适应证，因为FDA要求每个主要的注射型填充剂都要对此适应证进行测试[2-10]。

增容：面部老化会导致面部脂肪垫的尺寸减小，从而导致其位置偏移和排列错乱，从而导致衰老的面部表现，即使是那些体重指数(BMI)较高的人也是如此。让增容做得自然且安全是一项技术，这需要对患者准确的评估和前瞻性的审美判断。患者往往伴有严重的容积损失体征，如果对缺陷仅仅进行简单的填充，由于所需产品的费用，将会给患者带来难以接受的高成本。这一挑战的答案是“聪明”填充，即对视觉效果最突出的区域进行填充。对容量的过度修正看起来失真，应该避免。填充的目标是减少凹陷，而不是一张过分夸张的脸。面颊的容积损失应该逐渐纠正(图157.2)，这点在男性中尤其重要。容积增加也可以用来补充基线的缺陷，这一点在美学上是需要的。一个很好的适应证是上唇和下唇。这里，小嘴唇可以增加到一个更丰满的状态(图157.3)，记住，下唇的朱红色部分应该保持比上唇更丰满些。

技术

填充物可以使用锐针和套管针注射。关于哪种产品最好的讨论有时很教条，而非科学性，因为产品

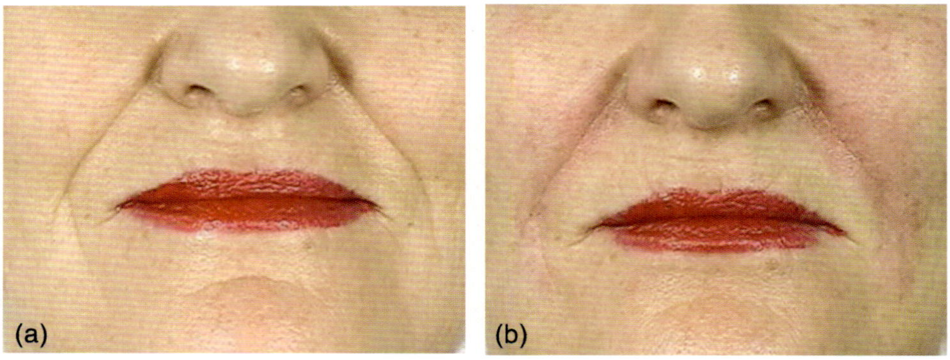

图 157.1 **鼻唇沟治疗前(a)治疗后即刻(b)**
1.5ml 透明质酸填充。注意注射后的红斑。

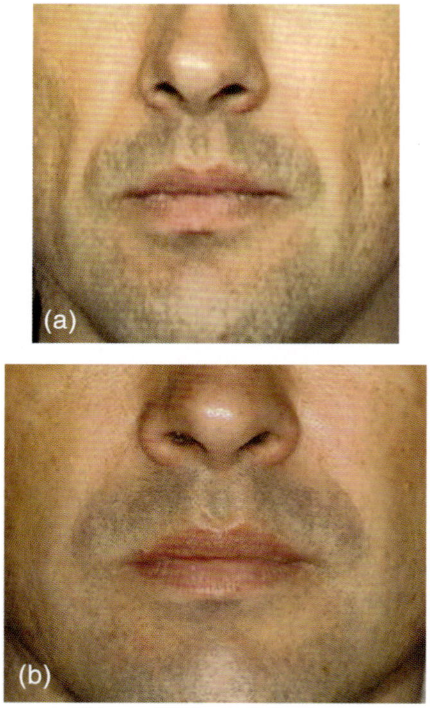

图 157.2 **面颊治疗前**
(a)治疗后 1 日;(b)注射 1.8ml 透明质酸。

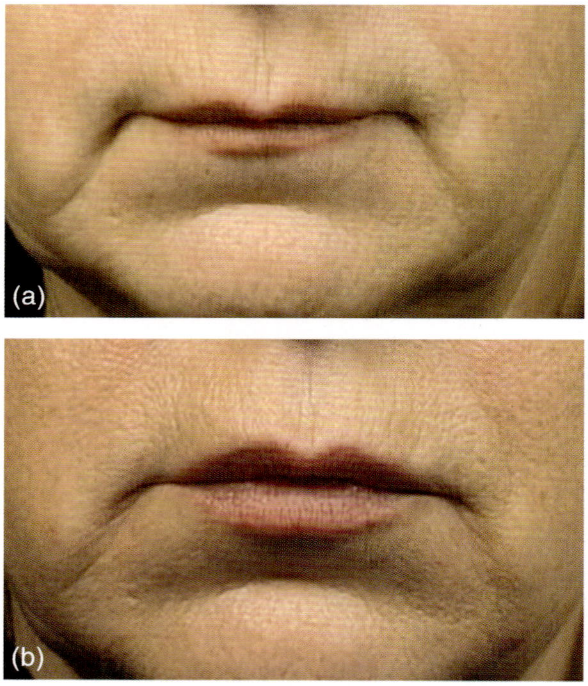

图 157.3 **上下唇治疗前(a)和治疗后(b)**
1.4ml 透明质酸填充修复。注意木偶纹也得到了治疗而且改善很自然。

放入的合适位置比放入的方式更重要。

锐针和套管针

在治疗双颊时,根据具体的适应证,锐针和套管针都可以使用。锐针的一个明确适应证是用于浅层皮肤的注射(图 157.4 a),因为这种输送方法可以有效地靶向真皮皮内层,而套管针则靶向真皮皮下平面(图 157.4 b)。套管针也可能不适用于某些类型的填充剂。例如,聚乳酸(PLLA)最好使用锐针,因为 PLLA 和蒸馏水的混合物容易堵塞套管,在继续手术前需要从患者体内取出(图 157.5;表 157.1)。

表 157.1 **锐针和(或)套管针使用的适应证**

适应证	套管针	锐针
容量缺失	是	是
褶皱和深皱纹	是	是
细纹	否	是
皮肤修复	否	是

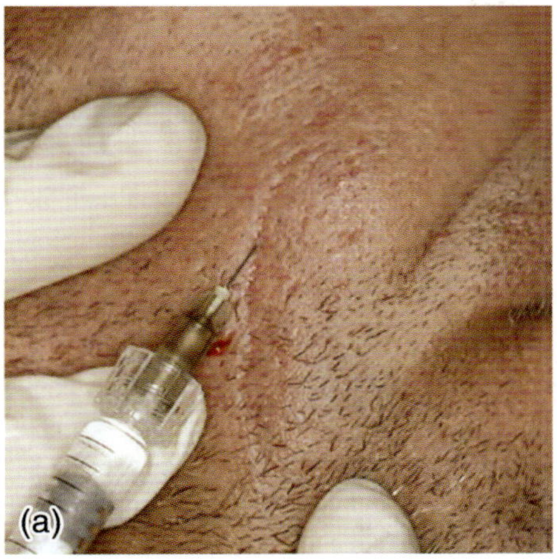

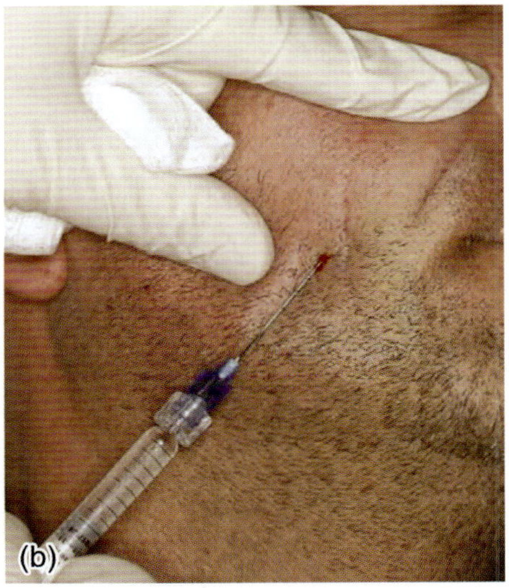

图 157.4　丰面颊

(a)给之前的厚皮肤的痤疮患者用锐针针头浅层注射更多的流质透明质酸以减少面颊部的褶皱;(b)用套管针注射透明质酸丰面颊。

尽管理论上使用钝头套管比使用锋利的针头更能降低因栓塞和血管损害而导致的血管穿刺风险,但很少有证据表明套管技术优于锐针的使用。有系列案例支持套管针[11],但只有一项小型随机对照试验将新设计的套管针与标准的 30 号针头在治疗鼻唇沟纹时进行了比较[12]。在这种情况下,套管针治疗组报告有较少的血肿和红肿出现,同时疼痛也较少。然而,在本研究中使用了一种不含利多卡因的透明质酸。对于其他适应证或使用其他产品没有进一步的研究。

积存和扇形注射技术

皮肤填充剂注射有两种基本的注射技术。一种是积存注射技术,在需要的区域注入不同大小的气泡(如塔技术[13]),另一种是扇形技术,用锐针或套管针在皮下区域分离操作产生疗效。作者认为,积存注射技术可以使材料的定位更加精确,也可能更加经济。

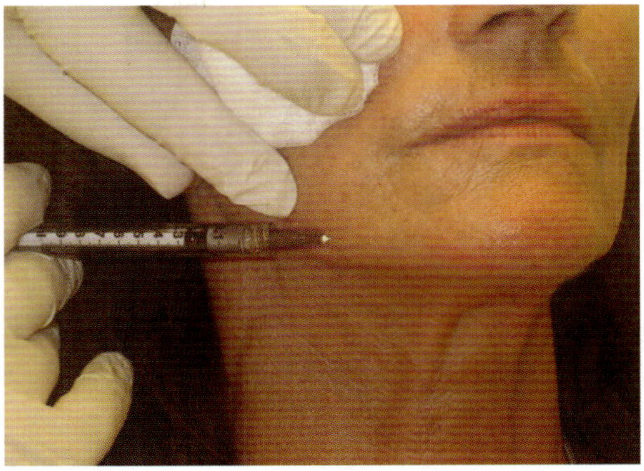

图 157.5　用锐针注射聚乳酸给下颌塑形

填充剂

市场上有大量可注射的填充剂产品,尤其是在欧洲。其中大部分是可生物降解的。本综述的目的是总结各种材料,回顾有良好疗效和(或)安全数据的特定填充剂,并强调指出那些可能会增加不良反应风险的填充剂。

可生物降解填充剂

可生物降解的填充剂目前主要由透明质酸(HA)产品主导。胶原蛋白目前在大多数市场上都无法购买。至少在欧洲,羟基磷灰石不是主要的治疗方法。可生物降解的填充剂可以分为刺激胶原蛋白增生为疗效主要特点的填充剂(如聚乳酸,临床试验数据见下文)和胶原蛋白刺激可能发生,但没有被证实确有临床相关性,如耐用性能也没有延长(所有的其他可生物降解的产品),即"惰性"填充剂。

胶原刺激型填充剂——聚乳酸

聚乳酸是唯一一种具有明显胶原刺激性的注射用填充剂。聚乳酸的起效时间滞后,所以必须告知患者使用聚乳酸不会产生立竿见影的效果。但是,经过多次的治疗,其长期的疗效和耐用性是相对于一些其他产品的主要优势。制造商建议进行三次初始治疗,每次间隔 6～8 周。在这些初始治疗后,疗效可能持续 2 年以上或更长时间。本品为粉末状，注射前约 24 小时需用无菌水稀释。目前的建议是基于最近的欧洲共识，稀释容量为 9ml 或更多，包括 2ml 的局部麻醉药。即使使用正确的注射技术和更高的稀释倍数，在某些情况下，注射过程中针头也会阻塞，此时必须拔出注射器，并将柱塞回抽，直到 PLLA 再次流通。

2010 年以前，PLLA 的疗效和安全性研究主要基于对 HIV 患者药物性由于治疗药物诱导的脂肪萎缩的治疗[14-16]。2010 年发表的一项大型临床试验将 PLLA 与人胶原蛋白（$n=233$）[17]进行了比较，结果显示，3 个月时，PLLA 在 5 ml 稀释液时具有优势。注射 PLLA 组平均每个受试者需要治疗的疗程数为 3.2 次，胶原蛋白组为 2.6 次。两侧两种鼻唇沟每次注射 PLLA 的平均（标准差）体积如下：第 1 次注射 4.1 ml；第 2 次 3.5(1.2)ml；第 3 次 3.3(1.2)ml；第 4 次 3.5(1.1)ml。对于人胶原蛋白，每一个疗程的平均（标准差）体积为：第 1 次 3.1(1.1)ml；第 2 次 2.1(1.1)ml；第 3 次 1.9(1.1)ml；第 4 次 1.7(1.0)ml。重要的是，注射 PLLA 的效果持续了 13～25 个月以上，这也是为什么大多数患者更喜欢使用本产品[18]的原因。然而，与 HA 相比，PLLA 可达到的矫正等级较低（在 6 分制评价量表内 PLLA 的矫正等级约为 0.66～0.85，而在 HA 试验中，在 5 分制评价量表内的校正等级约为 1.0）[17]。

丘疹/结节形成是 PLLA 的主要不良反应，其发生率似乎与稀释用量有关。有间接证据表明，使用更大体积的稀释剂可以减少丘疹/结节的形成[19,20]。原因之一可能是 PLLA 的分布更加均匀，降低了 PLLA 沉积周围胶原形成灶区引起的丘疹的风险。在少数患者中，已有报告大结节的形成，这可能表明他们对该产品的免疫反应过度。在颞区[21]有大的孤立结节肿块及脓肿形成[22]的病例报告。在大多数患者中，结节的形成是暂时的，随着时间的推移会逐渐减小[23]，因此不需要积极的治疗。

“惰性”填充剂

透明质酸产品

透明质酸填充剂是最受欢迎的注射用容积增强剂。它们具有较长的维持时间、较低的潜在致敏性和其他相关风险，并且由于使用透明质酸酶能够逆转效果，与非透明质酸填充剂相比，它们具有更好的安全性。2013 年底，经 FDA 批准在美国上市的 HA 真皮填充剂产品范围包括：Restylane®/Perlane®，Juvederm Ultra®，Juvederm UltraPlus® 和 Belotero®。然而，在美国以外，由于在制造和市场监管方面相对宽松，有无数基于透明质酸的填充剂可供选择。产品多种多样，在 HA 浓度、粒径、交联程度、凝胶稠度和硬度方面各不相同。

使用 HAs 的证据基础可以分为至少有一项良好临床试验（随机、盲法、有对照、充足的样本和持续研究时间）和没有良好临床数据的两类。但即使在临床数据良好的 HA 填充剂患者中，大多数数据也仅限于鼻唇沟褶皱，不能准确反映其他面部和非面部（如手背侧和低胸部）部位的广泛应用。表 157.2 汇总了目前拥有随机、盲法的临床数据和客观结果标准的透明质酸填充剂。

表 157.2 2013 年底进行随机、盲法、客观结果标准试验的透明质酸填充剂

参考文献	产品	随机/盲法	区域评估	研究持续时间	患者例数	客观评价标准	结论
Narins 等，2003[6]	Restylane® vs. Zyplast®（牛胶原蛋白，已不可供）	是/是	鼻唇沟褶皱（NLF）	6 个月	138	皱纹严重程度评定量表（WSRS）和全球美容改善量表（GAIS）	Restylane 比 Zyplast 有效率更高，持续时间更长
Lindqvist 等，2005[24]	Restylane®/Perlane® vs. Zyplast®	是/是	NLF	9 个月	68	WSRS 和 GAIS	Restylane/Perlane 比 Zyplast 有效率更高，持续时间更长
Ascher 等，2011[2]	Emervel Deep® vs. Perlane®	是/是	NLF	6 个月	60	WSRS	Emervel Deep 比 Perlane 有效率更高，耐受率相似

（续 表）

参考文献	产品	随机/盲法	区域评估	研究持续时间	患者例数	客观评价标准	结论
Rzany 等，2011[25]	Emervel Classic® vs. Restylane®	是/是	NLF	18 个月	52	WSRS	Emervel Classic 比 Restylane 有效率相似，整体耐受率更高
Baumann 等，2007[3]	Juvederm 30®，Juvederm Ultra® and Juvederm UltraPlus® vs. Zyplast®	是/是	NLF	6 个月	439	5 点皱纹评估量表(WAS)	Juvederm Ultra 和 Juvederm UltraPlus 比 Zyplast 有效率和耐受率更优
Lupo 等，2008[27]	Juvederm Ultra® or Juvederm UltraPlus® vs. Zyplast®	是/是	NLF	9 个月	87	WAS	Juvederm UltraPlus 比 Zyplast 的有效率更高，持续时间更长
Pinsky 等，2008[28]	Juvederm® vs. Zyplast®	是/是	NLF	12 个月	292	WAS	Juvederm Ultra 和 Juvederm UltraPlus 比 Zyplast 的有效率更高，持续时间更长
Jones 等，2013[5]	Voluma® treatment vs. 空白对照	是/是	面中部容量缺失(MVD)	24 个月	235	6 点面中部容积缺失评估量表(MFVDS)	Voluma 治疗年龄相关的 MVD 是安全有效的，持续时间在 24 个月以上
Narins 等，2010[7]	Belotero® 和小牛胶原蛋白的比较	是/是	NLF	6 个月	118	WSRS	Belotero 在 6 个月内的安全性和有效性优于小牛胶原蛋白
Nast 等，2011[31]	TeosyalDeep® vs. Perlane®	是/是	NLF	7 个月	60	WSRS 和 GAIS	TeosyalDeep 是安全和高效的

历史上使用时间最长的 HA 产品是 Restylane 系列。它是拥有最多高质量证据的透明质酸产品系列。其中两种产品在美国 FDA 批准的几项试验中都是参照物对比产品。第一项公开发表的良好的临床试验是一项对 Restylane 和 Zyplast® 的临床有效性率和安全性进行率的随机对照比较研究。后者是一种现在已经不再使用的牛胶原蛋白。试验共纳入 137 例患者。6 个月后，作者通过对皱纹严重程度评分量表(WSRS)[6] 的评估，得出 Restylane 优于 Zyplast 的结论。56.9%的患者认为 Restylane 优于对照组，而 9.5%的患者认为 Zyplast 优于对照组($P<0.0001$)。认为这些产品之间无差异的患者(33.6%)未纳入简单单变量统计[6]。这些发现得到了另一项随机对照研究[24] 的进一步数据支持。

有两个比较 Restylane/Perlane 和 Emervel® 有效性和安全性的很好的临床试验已发表[2,25]。这是一个独特的病例系列，患者们通过使用一系列的 Emervel 产品治疗不同的适应证，这个反映了真实的情况[26]。

Juvederm 家族很庞大，包括新的 Voluma® 和 Volbella® 系列，并提供产品治疗不同类型的线条和皱纹及需要增加容量的适应证。与 Restylane 和 Perlane 的产品一样，有强有力的证据支持 Juvederm 家族中某些产品的安全性和有效性[3,27,28]。与 Juvederm 系列相比，较新的 Voluma/Volbella 填充剂系列具有较短的交联链。一项随机临床试验表明，Voluma 对面中部增容的效果更好[5]，还有一系列病例也支持了这一结论[29]。Volbella 病例系列涉及丰唇[30]，效果持续时间长（12 个月）。由于这是一种新设计的 HA 填充剂组，因此无法对其总体耐受性和安全性做出准确的结论。

其他 HA 填充剂应至少开展一项严谨的临床研究，至少涉及 Belotero 家族[7] 和 Teosyal® 家族[31] 中的一款产品。

由于透明质酸酶的可用性，提高了透明质酸的使用安全性。这是一种可降解的蛋白酶，能够降解透明质酸。透明质酸酶用于治疗、逆转与透明质酸相关的放置不当、过度纠正或不良事件（如结节和感染[32]）的影响，从而提高了透明质酸的安全性。在紧急情况下，如血管阻塞或透明质酸处栓塞时，它的使用是必不可少的[33]。透明质酸酶可引起局部注射部位反应，包括红斑、水肿、瘙痒、疼痛及速发型和迟发型过敏反应。

羟基磷灰石

羟基磷灰石（CaHa）非常受欢迎，尤其是在美国。它是一种由合成磷酸钙珍珠制成的白色物质，通常与利多卡因混合以减轻注射的疼痛。早期研究集中在艾滋病患者由药物诱导的脂肪萎缩[34,35]。然而，也有三项随机对照临床试验，一项是将 CaHa 与胶原蛋白[10]进行比较，另两项是与 HA 产品进行比较[36,37]，目的是纠正鼻唇沟褶皱。在 6 个月的[10]研究中，CaHa 被认为优于人类胶原蛋白，但与 HAs 填充剂法的比较结果尚不明了。两项研究都进行了 12 个月，较大的一项研究未能显示 WSRS 的差异[36,37]。患者的偏好和对治疗的满意度有利于 CaHa。然而，这两项研究都不是双盲的，因此结果有可能会偏向正在研究的治疗。

与其他的填充剂相比，CaHa 用 X 线照射是可见的。它还导致计算机断层扫描的过度衰减，在 FDG-PET 成像表现为高代谢影像，磁共振成像表现为中等信号强度，增加了扫描研究[38]中的假阳性。

关于这种药物的常见不良反应，现有的证据很少。Sklar、White[39] 和 Tzikas[40] 分别报道了 64 例和 90 例 CaHa 面部软组织填充术患者的临床病例。除了轻微的瘀伤和肿胀外，没有观察到即刻出现的不良反应。Sklar 和 White[39] 报道了 CaHa 治疗后患者的并发症。3 名患者可触及肿块，1 名下眼睑水肿，另 1 名出现粉白色斑块。后两种不良事件发生在治疗泪沟区填充治疗 6 个月时。一项 CaHa 与人胶原蛋白治疗鼻唇沟纹的对比试验发现，在 6 个月的治疗[10]期间，接受 CaHa 治疗的患者出现更多水肿（73.9% vs. 56.4%）和淤血（63.2% vs. 43.6%）。尽管如此，相比人类胶原蛋白，患者更喜欢 CaHa 治疗。最初报告不良反应的常见部位是嘴唇。在一项为期 6 个月的[40]研究中，90 名患者中有 7 人出现持续性、可见的黏膜唇结节，其中 4 人需要进行干预治疗。此外，也有 CaHa 导致动脉闭塞从而出现局部坏死甚至失明的报道[41,42]。如果 CaHa 发生不良事件或矫治过度，则没有解药。

海藻酸盐

2009 年底，从褐藻中提取的一种叫作 Novabel® 的填充剂被引入欧洲市场。根据在各种会议上报告的原始大型案例系列的结果，该产品有望在市面上普及。与 HA 产品相比，红斑、肿胀，甚至血肿似乎不那么普遍（IMCAS Paris，2010 年未发表的数据），而且注射非常容易。然而，随后的不良事件报告，如结节形成，特别是眶下凹陷，并且没有可用的纠正解药，使其被从市场移除[43]。

牛胶原蛋白

牛胶原蛋白是一种早期应用于美学领域的注射用胶原蛋白。牛酶消化胶原蛋白（95% Ⅰ型，5% Ⅲ型）可用于多种制剂中，其特点是胶原蛋白的含量及添加了用于稳定剂的戊二醛[44]。根据胶原蛋白含量和交联程度的不同，研发企业生产出了不同产品。Zyderm 1® 和 Zyderm 2®，基于非交联胶原蛋白，专为表浅真皮设计。交联的牛胶原蛋白被用于深部皮下注射，并于 1981 年被 FDA 批准上市。批准是基于 9427 例受试者和 5109 例治疗患者的大样本的临床病例系统数据[45,46]。

胶原过敏反应的风险意味着皮内预测试是强制性的。这包括向前臂掌侧皮内注射 Zyderm 1 胶原，28 天后进行评估。牛胶原蛋白（Zyderm 1）的不良反应发生率约为 3%。这些反应大多在试验后很快发生，但阴性结果并不排除后续发生反应的可能性。尽管皮试[45]阴性，仍另有 1.3% 的患者报告了不良反应。现在欧洲和美国已经不再用牛胶原蛋白了，主要原因是与 HA 制剂相比，点刺试验的要求不方便，疗效维持期短。

猪胶原蛋白

唯一被广泛使用的猪胶原蛋白是 Evolence®，2004 年引入欧洲市场，于 2009 年退出。有两个可用的前期产品，Evolence 和 Evolence Breeze®，都用 d-核糖作为交联剂完成糖化作用从而保持稳定性。Evolence 用于鼻唇沟褶皱的填充，而 Evolence Breeze 适用于表浅的真皮注射和隆唇。它们的临床试验支持了这种疗效性[8,47,48]。猪胶原蛋白过敏反应的风险与临床无相关性[49],因此不需要皮肤试验。然而,也有一些关于引起类似脓肿的反应的异物的报道[50]。与牛胶原蛋白相比,猪胶原蛋白注射更加困难,尽管在产品注射器中混入利多卡因(0.2 ml)能减轻患者的不适且便于注射。猪的胶原蛋白呈淡黄色,在黏膜表面下注射过多时可见。具有开创性的德国填充剂使用指南中确立了猪胶原蛋白的使用[32]。

人胶原蛋白

美容注射用的人胶原蛋白来源于在可控实验室条件下生长的天然人体胶原蛋白,不需要皮试[51]。现已推出两种产品均包含 0.3%利多卡因:CosmoDerm®是一个非交联配方用于治疗面部表浅的皱纹,而交联的 CosmoPlast®主要用于治疗更明显的皱纹。有些临床试验使用 CosmoDerm 作为对照组治疗剂,如 PLLA 的试验。根据这些试验,CosmoDerm 的持久性要低于其他产品[17],结果导致这些产品随后撤出欧洲和美国市场。

非生物降解填充剂

在欧洲和美国,目前只有几种不可生物降解的或永久性的填充物可供选择。由于严重的急性和迟发性不良反应,一些产品被撤出市场,这使得任何潜在的优势都无法发挥出来。虽然它们的受欢迎程度已经下降,但对于医师来说,因为仍有患者植入有这些永久性填充物,所以了解这类产品并处理其可能发生的不良反应十分重要。此外,这些或类似的产品也有可能会重新出现在国际市场上。

单一物质的产品

硅树脂

硅胶在欧洲和美国应用并不广泛。医用级硅胶是一种透明、油性、无色的液体,由聚二甲基硅氧烷的长链组成。该产品有多种注射方法,包括微滴技术[52,53]。将液体硅胶以 0.01 ml 的微滴间隔 1mm 注射入真皮,优选欠矫。硅胶,尤其是来源可疑的硅胶,导致了灾难性的局部和系统性影响。一般情况下,注射硅胶引起的炎症反应是自限的;然而,反应的程度是不可预测的,在某些情况下可能相当严重。局部不良反应包括慢性感染、感染、移位、挤压、溃疡和硅胶肉芽肿形成[54-57]。一旦这些并发症发生,取出注射的硅胶是相当困难的,需要广泛的组织切除和复杂的组织重建[44]。在过去的几十年里,产品纯度有了显著的提高,在对 916 名使用 1000-centistoke 硅油的患者的病历回顾中,只有很少的不良事件被随访到[58]。进一步的病例分析中作者在两个 $3cm^3$ 注射器[59]之间增加了 1 个 Luer-Lok 连接以混合 HA 与硅胶填充剂,结果证明 HA 和硅胶混合物具有良好的安全性。然而,由于这些研究规模相对较小,而且不是对照试验,因此关于风险的任何结论都是有限的。

聚丙烯酰胺类

在市场上有几种聚丙烯酰胺产品,但只有 Aquamid® 在欧洲和美国有售。它由 97.5%的水和 2.5%的交联的聚丙烯酰胺组成,用于容积校正和深层注射,通常使用皮下隧道技术[60,61]。Narins 等[62]进行了一项大型试验($N=315$),将 Aquamid 与 HA 填充剂进行比较,以校正鼻唇沟褶皱。两种产品在 6 个月和 12 个月的矫正程度相当,不良反应少见。2004 年,Breiting 报道了 104 例回顾性病例的结果,其中 49 例患者行聚丙烯酰胺凝胶注射隆胸,65 例患者行面部治疗[60]。3 名接受鼻唇沟治疗的女性显示了凝胶的移位。本研究未观察到长期不良反应,平均观察时间为 3.9 年[60]。

然而,当不良反应确实出现时,它们可能是严重的,很难治疗。2003 年,Wang 等对 15 名患者进行了 2 年多的不良反应评估,并发表了一组病例报道,报道如下:结节(80%)、疼痛(60%)、继发性畸形(20%)、不适(13%)和长期肿胀(6.6%)[63]。病理检查显示巨噬细胞聚集(60%)、包膜形成(53.3%)、肉芽肿反应(20%)。Bjarnsholt 及其同事猜想这些不良反应的原因是生物膜的形成,并推荐使用抗生素治疗而不是免疫调节治疗[64]。然而,正如 Alijotas-Reig 等[65]所指出的,没有临床证据表明单纯的抗生素治疗对聚丙烯酰胺引起的结节形成有好处。

聚烷基酰胺

商品名称为 Bio-alcamid® 的聚烷基酰胺由烷基酰亚胺连接网(约占 4%)和水(约占 96%)组成,两种不同黏度的制剂用于唇部和面部的填充。这种材料需要皮下注射,根据制造商的信息,当注射量较大时,应该很容易取出[66]。关于该产品的数据非常少,尽管 Protopapa 等[66]的一项最初的病例系列报道了 73 例患者在长达 3 年的随访期内未发生不良事件。然而,荷兰对 3194 名患者进行的独立回顾性研究中,报道了 154 例并发症,其中最常见的是炎症、硬化及迁移[67]。作者的结论是:这些反应的发生率高得令人无法接受,不推荐使用该产品。类似的结论来自一组英国外科医师,他们回顾了 67 名接受过多烷基酰胺治疗的 HIV 药物相关性脂肪萎缩患者,其中 50%的患者经历过至少一种并发症(迁移、硬化、变形)[68]。加拿大的一组报道也支持这些结论,他们的一项研究中 267 例患者中被发现有 19%的患者出现了感染性并发症[69]。目前该产品在欧洲还没有上市。

多物质复合产品(复合填充剂)

聚甲基丙烯酸甲酯和胶原蛋白

聚甲基丙烯酸甲酯(PMMA)和牛胶原蛋白(ArteFill®,前身为 Artecoll®)的复合物质于 20 世纪 80 年代末被推出,是现存使用的最古老的复合胶黏剂。PMMA 微珠悬浮于 3.5%的牛胶原蛋白和 0.3%的利多卡因的溶液中用以麻醉。当胶原蛋白在 2～3 个月的时间内被吸收时,PMMA 小球被纤维物质包裹并永久留在组织中。ArteFill 通过 26-27 号针头,使用隧道技术,被注射到真皮的下 1/3。不应注射太过表浅,针头也不应透过皮肤表面可见。使用后用指尖轻轻按摩,可使材料分布更均匀。矫枉过正是不可取的。然而,3 个月后可能需要再次植入[70]。尽管这种制剂含有胶原蛋白,但在欧洲,皮试并不是强制性的。这是唯一开展过大型临床试验的永久性填充药[4]。本临床研究中,251 例患者进行了为期 1 年的随访,用以评估不良反应的风险[4]。即使继续随访 4～5 年,风险仍然较低[71]。然而,由于该产品是永久性的,多年后可能会出现肉芽肿形成等不良反应[72]。进一步的观察将决定该产品在市场上是否仍然可行。

羟甲基丙烯酸乙酯和甲基丙烯酸乙酯微球的透明质酸悬浮液

DermaLive® 成分为羟甲基丙烯酸乙酯(HEMA)和甲基丙烯酸乙酯微球透明质酸悬浮液。从 20 世纪 90 年代末到 2007 年在欧洲可以使用。本产品由 40%细菌 HA 和 60%丙烯酸水凝胶粒子(直径 45～65μm)组成。透明质酸含量是 DermaDeep® 的主打宣传点,旨在做深层注射。DermaLive 用 27.5 号粗针注射至真皮深层,用更粗的 26.5 号针头注射至真皮下层或骨膜下层[73]。该产品的不光彩之处在于,它可能是与最高的不良反应风险(主要是结节形成)相关的真皮填充药[74]。在其上市初期,就有 HEMA 导致结节形成的病例报道[57,75]。其他不良反应包括脓肿和溃疡,有时可能发生于首次注射数年甚至数十年后[72,74]。2001 年,Begeret-Galley 等发表了一份综述,根据制造商提供的数据,注射后 6 个月的晚期不良反应和并发症(结节、肿胀和红斑)的总发生率＜1.2/1000[73]。虽然该产品已停产,但在使用多年后,对该永久产品的不良反应极有可能继续存在。

常见的注射错误和如何避免

注射填充治疗总体来说是非常安全的。然而,可能会发生不良反应或注射错误。

使用永久性材料而无解毒剂:永久性产品可能非常安全,但它们是被永久性地植入患者体内。随着时间的推移,患者的免疫反应可能发生变化,导致大肉芽肿形成等不良事件。虽然这些反应是可以解决的,但是它们比治疗可生物降解的填充物引起的肉芽肿反应更具挑战性[23]。目前没有治疗方法或解毒剂降解永久性填充剂。

使用无良好临床资料的产品:在缺乏良好临床资料的情况下使用产品会增加早期不良反应如脓肿形成的风险。因此,使用具有临床试验的产品才是正确的。然而,大多数临床试验仅限于鼻唇沟褶皱。其他部位如嘴唇、眉间、太阳穴、前额和眶下凹可能不太合适[43,50]。人们应该非常谨慎,尤其是对新产品和新适用证。

使用产品前没有局部麻醉:局部麻醉在注射器中预混合(如现在的大多数 HA 产品)或在注射前添加(如 PLLA)可减轻疼痛。我们的目标之一应该是尽可能无痛地治疗患者,预混或新鲜混合的产品应该比不含局部麻醉药的产品更受欢迎,并且发生对利多卡因过敏的 1 型反应很少见。

深层注射填充剂注射过于表浅:把专为深层注射而设计的填充剂注射得非常表浅是一个常见的操作失误。用于深度注射的 HA 填充剂具有高 G-prime 等级[76],这是 HA 凝胶硬度或提升能力的标志。高 G-prime 等级填充剂用于增容,但如果注入过于表浅将导致难看的隆起或香肠状线条。在注射透明质酸的情况下,透明质酸酶可以很容易地纠正这些问题。

注射前消毒不合格:早期感染、感染和脓肿的形成可能是非无菌治疗的结果。应在注射前进行彻底的局部消毒。

无视解剖学:填充剂越来越多地用于增大容积。为了避免美学上令人不快的结果或甚至不良事件(如动脉闭塞),需要对面部解剖学有良好的了解。这不仅包括皮肤和皮下组织,还包括肌肉、脂肪、韧带、神经、血管和下面的骨结构。在面部,真皮通常很薄,因此即使使用合适的透明质酸填充物,皮内注射也不总是可行的。

不良反应及其治疗

任何可注射填充物都有可能引起不良反应。需要考虑的关键问题是风险有多高,能否降低这种风险?

评估和降低风险

为了准确评估某种特定的注射填充剂的风险,需要以下数据:不良反应的数量;接受治疗的患者总数。对于大多数注射填充剂,这些信息缺失。关于不良反应数量的数据依赖于不良事件报告,需要很好地认识到在临床报道存在严重的缺陷。通常情况下,处理并发症的临床医师并不是最初的注射者,患者可能不知道使用了哪一种产品,或者可能在一段时间内注射了许多不同的产品。治疗的总人数只能根据产品销售量来估计,但与药品市场相比,治疗的确切人数并没有可靠的统计来源。此外,该产品可以从许多非法和黑市来源购买[77]。

目前已经进行了 2 次评估不良反应的风险的尝试性研究。Friedman 等[78]回顾了 1999—2000 年间全球(欧洲、澳大利亚、南美、亚洲)报告给制造商的 Restylane 系列 HA 产品所有不良影响的数据。1999 年,144 000 例治疗研究表明,不良反应发生率为 0.15%;2000 年,大约 262 000 例治疗研究表明,不良反应发生率为 0.06%。这些事件之间的差异可以通过产品生产过程的改良来解释。

2012 年,荷兰进行了另一次评估不良反应风险的尝试。有几例患者在 HyaCorp HS® 和 H1000® 适用证范围内使用产品后出现了问题,产品被暂时停止使用。根据这些病例,不良反应的风险发生率评估为 1.4%[79]。荷兰当局随后进行了调查,该公司于 2013 年 8 月选择将 HyaCorp HS500、H1000 及 HyaCorp® L 从欧洲市场召回。由此可见,通过改良生产工艺或从市场上召回填充剂都可以降低产品风险。

潜在的不良反应

一般来说,不良反应可根据从注射到发病的时间分为急性、亚急性和迟发性。亚急性定义有点模糊:通常包括注射后几周内发生的反应。反应也可以根据临床诊断进行分组。最严重的不良反应是脓肿、结节形成、动脉梗死,其次是免疫反应[65]。

任何不良事件的管理计划取决于填充剂的类型和反应的类型。如果确定不了填充剂的类型和反应的类型,建议活检。活检可以鉴别广泛类型的产品(如生物可降解或永久性产品),也可以鉴别具有特征性组织学外观(如 PLLA)的特定产品。重要的是,要把这些标本送到熟悉这些反应的皮肤病理学家那里,以避免给出模糊的“异物不良反应”的结论。Dadzie 等描述了不同填充剂者的几种典型反应,这些反应可能有助于组织病理学家进行鉴别[80]。

脓肿通常为急性或亚急性(图 157.6a),但也有报道发生于数个月或数年后(图 157.6b)。如果脓肿呈波动感,应将其引流,并进行细菌显微镜检查和培养,并添加适当的抗生素。

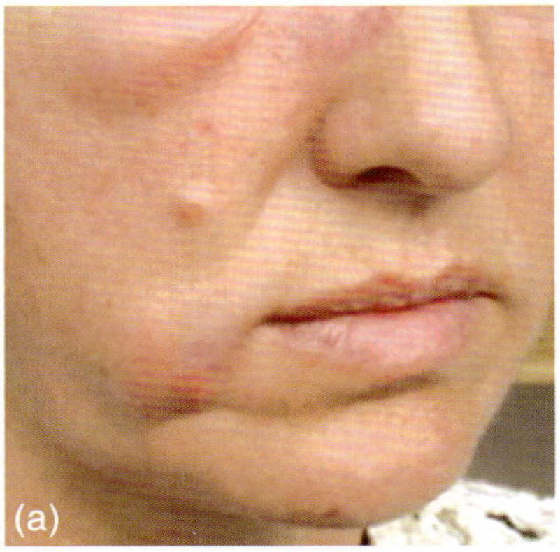

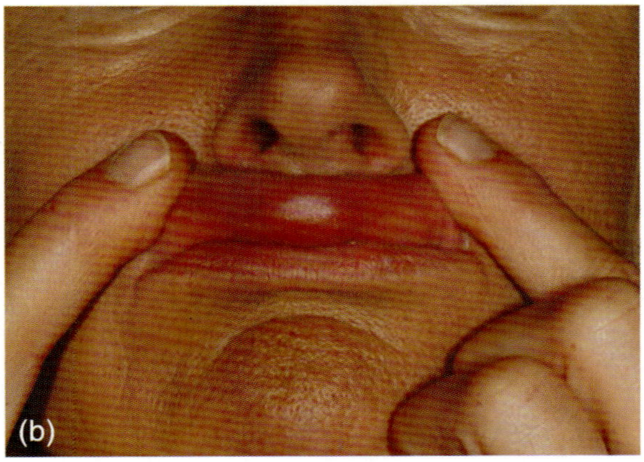

图 157.6 (a)透明质酸(Matridur®)注射 19 日后评估;(b)猪胶原蛋白(Evolence Breeze)注射数月后评估

结节形成是所有填充剂患者最常见的不良反应(图 157.7),是免疫反应过度的标志。一些研究人员认为,生物膜是一种低级别的细菌聚集作用,可能通过触发免疫反应在结节形成中发挥重要作用[64]。运用抗生素是有益的,但不确定是用其杀菌作用还是抗炎或免疫调节作用,或两者都有作用(图 157.8)[65]。此类结节的治疗方案见表 157.3。

由直接栓塞或压迫导致的动脉闭塞是最严重的不良反应。通常情况下,这是一种急症,伴有突发的疼痛和闭塞区域的白色血管反应。这些反应最常见于注射眉间/前额区域或鼻唇沟褶皱时。在这些区域有少数因注射填充剂后动脉闭塞导致失明的病例报道[81-84]。如果透明质酸是罪魁祸首,应立即在积存的透明质酸周围和动脉血液流动的沿线注射透明质酸

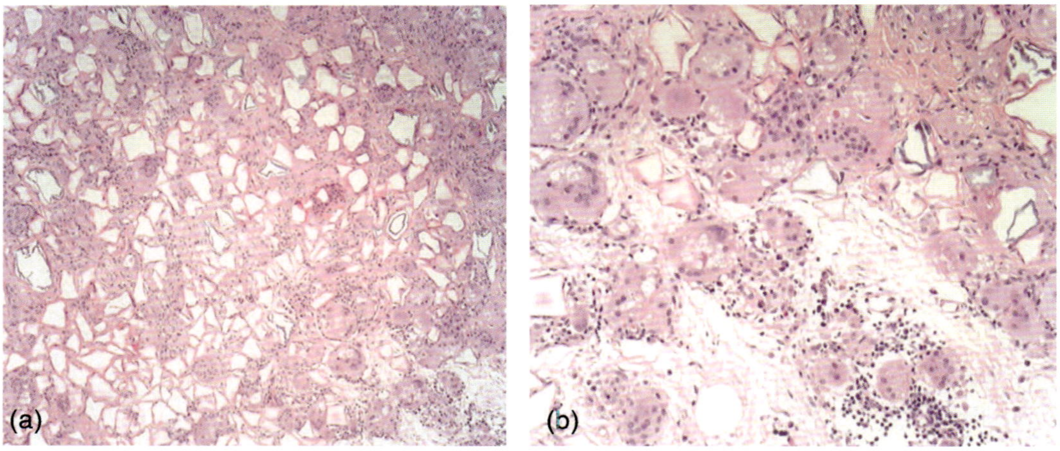

图 157.7 (a,b)透明质酸和甲基丙烯酸甲酯(DermaLive)填充植入剂的苏木素和伊红染色后显示肉芽肿反应中浸没的典型多边形结构(由 T. Griffiths 和 L. Motta 提供)

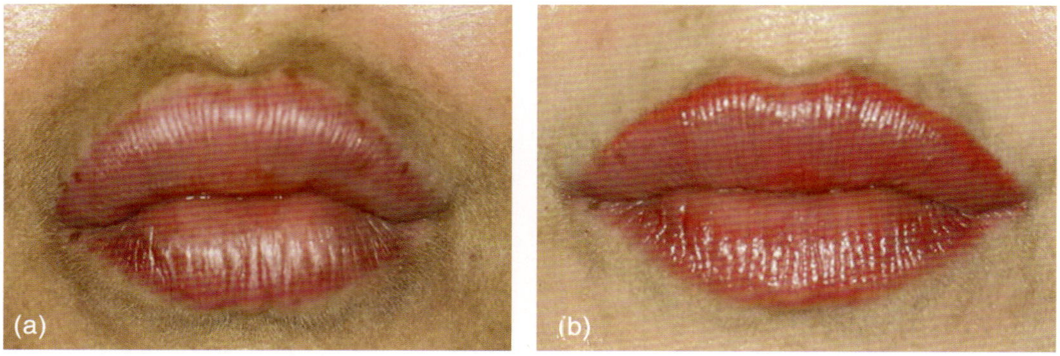

图 157.8 (a)5 年前注射聚丙烯酰胺(Aquamid)周围形成大量结节状肿块;(b)抗生素和类固醇及富马酸的联合治疗 4 个月后的结果

表 157.3 免疫应答结节的治疗方法

步骤	治疗	常识
第1 步:透明质酸酶注射	如果使用的是 HA 填充剂,在结节周围(如果可能在结节内)注射透明质酸酶	不要忘记牛透明质酸酶可能引起过敏反应
第 2 步:免疫调节治疗	注射类固醇激素和(或)氟尿嘧啶	注意类固醇激素易引起皮肤萎缩
	或者口服类固醇激素冲击治疗(如甲泼尼龙)	给甲泼尼龙 60mg,2 天; 40mg,2 天; 20mg,2 天;然后休息 1 周。必要时延长剂量
	和(或)多西环素 100mg,每日 2 次,口服 3 周以上[a]	
	和(或)富马酸片(见表 157.8)	这是一种治疗银屑病的药物,对结节肉芽肿有一定疗效
第 3 步:外科治疗	切除	注意瘢痕形成
	激光	二极管和 CO_2 激光器用于在肉芽肿中钻孔,挤压出填充剂

[a] 低剂量多西环素 40mg,每天 1 次,因为它用于玫瑰痤疮,可作为一种替代疗法。

酶[32]。然而，注射透明质酸酶，将只在注射后的第一个小时内有效。动物研究表明，闭塞仅在[41] 4 小时内是可逆的。24 小时后，出现红斑和脓疱性改变，损害进一步发展，透明质酸酶将无法发挥作用(表 157.4)。在这种情况下，建议仅进行对症治疗。如果在 HA 注射后出现急性失明，患者应立即在球后注射透明质酸酶，并转诊给眼科医师[81]。

表 157.4　动脉闭塞不同情况的治疗方法

情况类型	治疗方法	结论
皮肤发白，严重疼痛或失明	立即停止填充物的注射	
失明	如发生于透明质酸，应立即注射透明质酸酶并联系眼科医师	
HA 填充后出现急性闭塞的迹象	在注射区域和所影响的动脉区域注射透明质酸酶	透明质酸酶仅在注射后 4 小时内有效[b]
非-HA 填充物注射后出现急性闭塞的迹象	外用硝酸甘油增强真皮血流[a]	

[a] 尽管最近的一项动物研究对局部硝酸甘油的使用提出了质疑。

[b] 有一位同行建议 4 小时后注射(C. DeLorenzi，个人交流)。

HA，透明质酸。

综上所述，皮肤填充物注射不良反应的治疗仍是一个重大挑战。支持建议的证据仅基于专家意见和(或)案例系列。然而，这些年来，不良反应似乎在减少，尤其是随着可生物降解产品的日益普及，其发生永久性后遗症的风险非常低[23]。

填充剂和不同的皮肤类型

大多数关于填充剂的研究都是针对Ⅰ至Ⅲ型皮肤进行的。这可能是由于深色皮肤在早期老化时有光保护作用，随后才出现面部老化的迹象。不同皮肤类型之间的免疫反应没有已知的差异，不良反应的发生率也是相当高，与皮肤类型无关。皮肤越黑，色素沉着越多；一些较小型的研究及一项对Ⅳ至Ⅵ型皮肤患者进行的数据亚分析项目正在进行。Marmur 等发现[85]，在接受 CaHa 治疗的Ⅳ至Ⅵ型皮肤患者中没有显示任何不良反应风险的增加。Downie 等[86]对 HA(Belotero Balance®)的研究和 Grimes 等[87]对 Juvederrm 范围的研究都得出了类似的结果。后者是对已有实验数据的子分析。此外，印度有一项研究检查了 30 名皮肤类型Ⅳ至Ⅵ的患者，他们接受了 HA(Restylane 或 Perlane)治疗。疗效和安全性与皮肤白皙的患者相似[88]。然而，由于炎症性色素沉着在炎症性不良反应(如脓肿形成)中具有较高的发生风险，因此在这些选定的病例中色素沉着的频率可能更高。

Acknowledgements

Parts of this chapter are based on the second edition of Injectable Fillers in Aesthetic Medicine by de Maio and this author, published in 2014[89]. The text has been adjusted to this book's format but some passages describing the evidence for different fillers might show some similarities. This chapter would not have been possible without the help of the patients who suffered from adverse reactions to the injectable fillers and shared their experiences with us in the Injectable Filler Safety Study, a Berlin-based registry on adverse reactions to injectable fillers (www.derma-filler.de; last accessed March 2015). I would like to thank Tamara Griffiths for her thorough review and the provision of the two histological photos.

(译者：周澜华　**一审**：李强　**二审**：李强　池佼妮　**三审**：李晓欣　**润色**：鲍丽)

参考文献

所有文献请查阅网址：www.rooksdermatology.com.
以下列出的是重要参考文献。

[6] Narins RS, Brandt F, Leyden J, *et al*. A randomized, double-blind, multicenter comparison of the efficacy and tolerability

of Restylane versus Zyplast for the correction of nasolabial folds. *Dermatol Surg* 2003;29(6):588-95.

[17] Narins RS, Baumann L, Brandt FS, *et al*. A randomized study of the efficacy and safety of injectable poly-L-lactic acid versus human-based collagen implant in the treatment of nasolabial fold wrinkles. *J Am Acad Dermatol* 2010;62(3):448-62.

[23] Sperling B, Bachmann F, Hartmann V, Erdmann R, Wiest L, Rzany B. The current state of treatment of adverse reactions to injectable fillers. *Dermatol Surg* 2010;36(Suppl. 3):1895-904.

[26] Rzany B, Cartier H, Kestemont P, *et al*. Full-face rejuvenation using a range of hyaluronic acid fillers: efficacy, safety, and patient satisfaction over 6 months. *Dermatol Surg* 2012;38(7 Pt 2):1153-61.

[65] Alijotas-Reig J, Fernández-Figueras MT, Puig L. Late-onset inflammatory adverse reactions related to soft tissue filler injections. *Clin Rev Allergy Immunol* 2013;45(1):97-108.

[72] Zielke H, Wölber L, Wiest L, Rzany B. Risk profiles of different injectable fillers: results from the Injectable Filler Safety Study(IFS Study). *Dermatol Surg* 2008;34(3):326-35; discussion 335.

[74] Roßner M, Roßner F, Bachmann F, Wiest L, Rzany B. Increased risk of severe adverse reactions to-wards an injectable filler composed of a fixed combination of methacrylate particles and hyaluronic acid(Dermalive). *Derm Surgery* 2009;35(Suppl. 1):367-74.

[89] De Maio M, Rzany B. *Injectable Fillers in Aesthetic Medicine*. Heidelberg: Springer, 2006.

第 158 章

肉毒杆菌毒素的美容应用

158

Nicholas J. Lowe

The Cranley Clinic, London, UK

概述

肉毒杆菌毒素也称神经调节因子，肉毒杆菌毒素对神经肌肉高反应性及乙酰胆碱（ACh）释放引起的临床症状有效。其被批准的临床适应证包括肉毒杆菌毒素的美容应用，即减轻由面部肌肉功能亢进引起的面部皱纹及局部多汗症的治疗。

1992 年，首次报道了 A 型肉毒杆菌毒素（BTX-A）能减轻因肌肉产生的额纹[1]。随后，一项双盲、对照、循证研究证实 BTX-A 能够减少动态性皱纹[2-5]。BOTOX™ 特指 onabotulinumtoxinA（BTX-A Ona），即美国第一个用于美容治疗的产品。21 世纪 90 年代及 21 世纪早期[1-5]，肉毒杆菌毒素注射作为面部年轻化的新选择迅速流行。在英国，另一种 BTX-A 是 Dysport™，现在特指 abobotulinumtoxinA（BTX-A Abo），适应证与 BTX-A 相同，其临床对照试验发表于 2004 年及 2006 年[6,7]。

BTX-A Ona 被批准的另一适应证是治疗严重腋下多汗。Naumann 等[8]报道了 BOTOX-A 治疗味觉性多汗，随后有研究用 BTX-A Ona 治疗严重腋下多汗[9]。BTX-A 是公认的治疗严重局部多汗症的方法，相关细节在第 94 章已经有所阐述。

目前三种类型 BTX-A 已经被欧洲和美国批准用于美容治疗（表 158.1）。此外，研发成功的 BTX-B 具有独特的药理学机制，但却具有与 BTX-A 相似的临床适应证。

表 158.1 神经毒素药品专业术语

商品名称	药品名称
Botox	BTX-A Ona
Dysport	BTX-A Abo
Xeomin	BTX-A Inco
Myobloc/NeuroBloc	BTX-B Rima

历史及早期研究

19 世纪早期，德国医师 Justinus Kerner 在由食用污染的香肠所导致的暴发性食物中毒中，发现了肉毒杆菌毒素[10]。他注意到肉毒杆菌毒素的神经效应会导致肌肉麻痹，继而引发呼吸肌麻痹导致死亡。19 世纪晚期，van Ermengem 分离鉴定了引起肉毒中毒的细菌并将其命名为肉毒杆菌，后来这一名称被改为肉毒梭状芽孢杆菌[10]。

20 世纪 40 年代，美国和英国发明了肉毒杆菌毒素，当时被当作潜在生物制剂用于第二次世界大战。为防止军队战败于敌人生物战争，肉毒杆菌毒素疫苗应运而生。Edward J. Schantz 于马里兰州德特里堡美国生物战争中心提纯并开发出了 BTX-A 毒素[1]，该类型肉毒素就是后来为人们所熟知的 Occulinum™ 及后来的 Botox™ 或 Ona-BTX-A。英国索尔斯堡平原的波顿邓恩生化战争中心发现的另一种血清型 BTX-A 与马里兰州德特里堡毒素具有相似的特征，也就是后来为人们所熟知的 Porton 及 Dysport，现在被称为 Abo BTX-A。

眼科医师 Dr Alan Scott 寻求非手术治疗斜视的方法，他首次将 BTX-A 应用于临床。Scott 从马里兰州德特里堡获得毒素并开始在猴子身上研究毒素对眼部肌肉的作用[11]。

20 世纪 80 年代，Scott 及同事证实在适当的部位对眼周肌肉进行 BTX-A 注射可改善斜视，该注射型肉毒素的商品名变更为 Occulinum，用于治疗斜视、睑痉挛及偏侧面肌痉挛[12,13]。随后另一家药物公司收购了 Occulinum，并将其重命名为 Botox。

历史及临床应用

使用 BTX-A 治疗斜视时，人们发现面部眉间区皱纹得以减轻，1992 年，眼科医师和皮肤科医师首次报道了这些具有重大意义的发现[1]。其他研究者也用双盲对照实验证实了这些发现，论证了 BTX-A 能够减轻因肌肉功能亢进产生的面部皱纹[2-5]，即动态性皱纹。2002 年，美国监管机构，食品药品监督管理局(FDA)批准 Ona BTX-A 用于治疗眉间纹，随后包括英国在内的其他国家的监管机构也迅速批准了该适应证。BTX-A 被批准的另一适应证是严重的腋下多汗，且治疗腋下多汗的安全性及有效性已经被多中心循证医学研究证实[9]。

除减轻面部皱纹和治疗多汗症外，肉毒杆菌毒素还被应用于其他多种被批准或未被批准的医学适应证，这些适应证与肌肉功能亢进有关：如局部肌张力障碍、眼睑痉挛、痉挛性斜颈、痉挛性发音障碍、书写痉挛、职业性痉挛、面肌痉挛、成人及儿童四肢痉挛、斜视、眼球震颤、眉下垂、面部抽搐、僵硬综合征及磨牙症；与自主神经系统有关的适应证如局灶性多汗症、味觉性多汗症、溢泪、流涎；其他学科范围的适应证包括泌尿系适应证如膀胱过度活动症、阴道痉挛、尿道痉挛；胃肠道适应证如肛裂、出口梗阻性便秘、Oddi 括约肌功能障碍；在神经病学范围中用来治疗特发性震颤、帕金森震颤及痉挛状态、偏头痛和控制局部肌肉疼痛[14]。

神经毒素的药理作用

BTX-A 和 BTX-B 阻断神经肌肉接头处神经终板 ACh 的释放[15,16]，从而抑制肌肉收缩(图 158.1)来发挥临床作用。肉毒杆菌毒素其核心分子为具有三个不同结构域的 150kDa 蛋白，不同血清型肉毒杆菌毒素具有不同的结合蛋白或神经毒素相关蛋白(NAPs)。

核心分子的三个结构域包括结合域、转位域和催化域。结合域与神经元表面特异性受体相结合，转位域使催化域进入细胞内。催化域一旦进入神经元细胞内，与细胞内特异蛋白结合阻断神经递质释放。BTX-A 的催化域与细胞内 SNAP-25[15]蛋白相结合，SNAP-25 阻止突触小泡向细胞外释放 ACh，从而抑制肌肉收缩。BTX-B 结合细胞内的突触小泡蛋白[16]，也被称为囊泡相关膜蛋白(VAMP)，阻止神经元细胞内的 ACh 穿过神经细胞膜进入神经肌肉接头并阻止肌肉收缩。肉毒素临床作用的持续时间有限，与突触蛋白重新合成、ACh 重新释放及肌肉活动恢复有关。

变异和等价

肉毒毒素制造商利用相似的厌氧发酵技术生产肉毒梭状芽孢杆菌，然后使用不同的方法分离纯化细胞产生的毒素。所有 BTX-A 专利产品活性轻链毒素是相同的。不同的制造过程使终产品具有不同的分子量及结构，从而使其具有不同的药理学作用(表 158.2)。

美国 FDA 于 2013 年 10 月批准[a]Botox 也可用于治疗鱼尾纹。

肉毒杆菌毒素的效价用活性单位来表示。不同类型肉毒杆菌素 A 的效价不同，关于其效价的差异已经有很多对比研究[5,6,17-19]。根据这些研究及业内公认的个人经验，将不同类型肉毒杆菌毒素每一单位相对治疗效价总结如下：

1 单位 Ona BTX-A 等价于 1～1.25U Inco BTX-A 等价于 2.5～3U Abo BTX-A

必须强调的是：实践中最好把每种类型肉毒杆菌毒素当成不同的药物，用药剂量需要个体化。

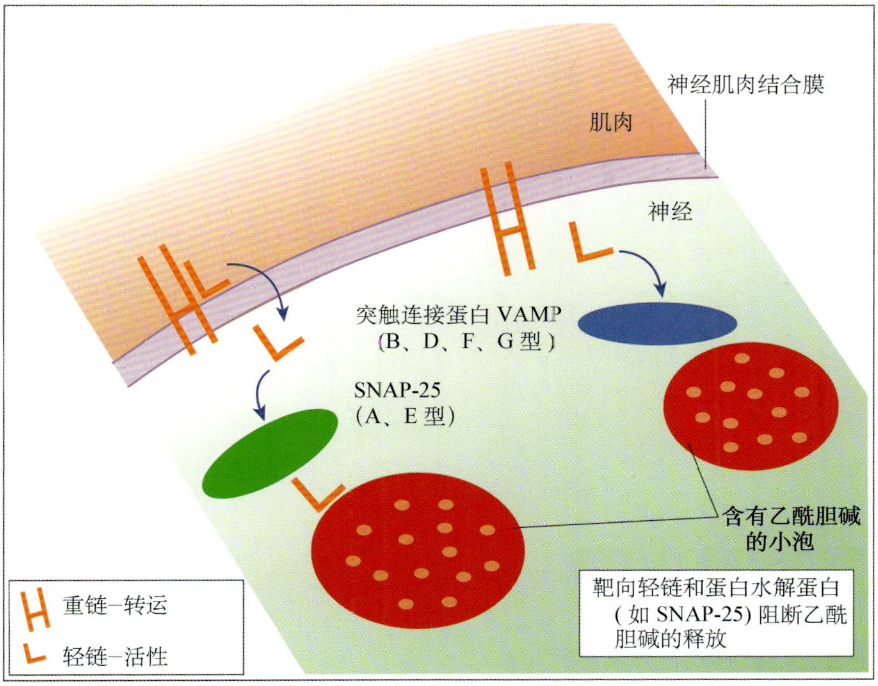

图 158.1　不同类型肉毒素通过不同突触蛋白阻止乙酰胆碱释放，这些突触蛋白分别为 BTA-A-SNAP25，BTX-B 突触蛋白，VAMP(囊泡相关膜蛋白)

表 158.2　肉毒杆菌毒素特征

产品	毒素类型	分子量(kDa)	pH	批准治疗额纹	批准治疗多汗症	批准治疗适应证，如斜颈，睑痉挛
Botox[a]	A	900	7	是	是	是
Dysport	A	500～900	7	是	否	是
Xeomin	A	150	7	是	否	是
Myobloc/NeuroBloc	B	300～500	5.6	否	否	是

[a] Botox also approved for crow's feet by the US FDA，October 2013.

肉毒杆菌毒素在皮肤美容中的临床应用

上面部

过去二十年里有很多关于肉毒杆菌毒素用于皮肤美容的记载。肉毒杆菌毒素的面部主要靶肌肉如图 158.2 所示。

可选择的注射部位有很多，需根据患者的肌肉动力学来制定个体化的治疗方案，而且患者的最佳注射部位也会随着时间推移不断发生变化。为获得相关监管批准，行业赞助的研究项目是经不同部位将肉毒杆菌毒素注射进入前额下部(图 158.2)[4,5,6,18]。模式化的操作有助于注射，但由于面部不对称程度及肌肉活动基线不平衡，对于个体来说模式化的操作不一定是最佳的选择。

事实上，在肉毒杆菌毒素注射用于面部美容时，最关键的是学习如何准确地检查患者。应在患者肌肉处于静息状态和最大限度收缩状态时进行评估。笔者的经验是在肌肉放松状态和最大限度收缩状态时拍照，常会发现患者存在面部不对称情况，因此需对很多文章中推荐的标准肉毒杆菌毒素注射模式进行调整。

很多关于肉毒素美容应用的临床研究，其关注点在于将 BTX-A 分成不同剂量由 5～7 个部位进行注射[1-5]。通常，降眉间肌进行1个或2个位点注射，皱

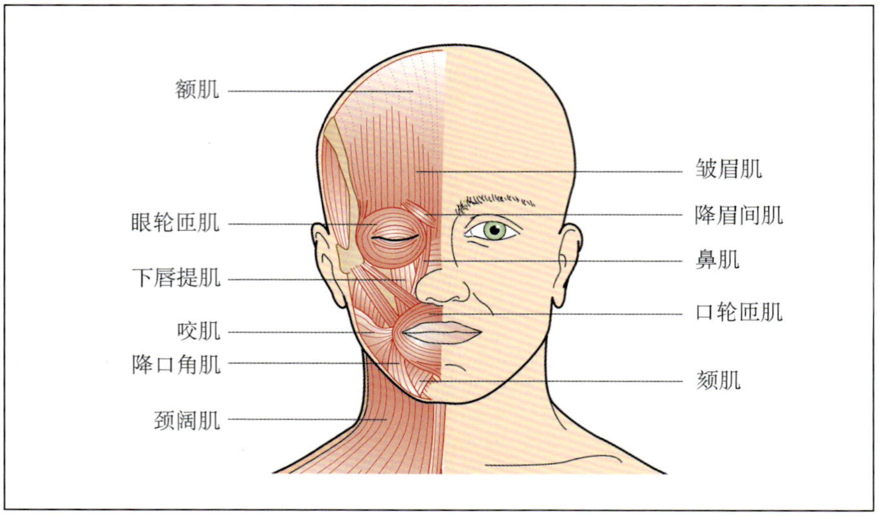

图 158.2 引起面部皱纹且可用于美容肉毒素注射的肌肉

眉肌进行 2 位点注射是肉毒杆菌毒素的理想注射部位，这些被用来进行肉毒杆菌毒素美容应用的教学。熟知面部解剖才能确定相关注射部位及不同血清型 BTX-A 的使用剂量。为了得到预期的美容效果，需要适当地进行以循证研究和文献为支撑的基础知识培训和实践[1-5]。

为使监管部门批准将 BTX-A 用于美容治疗，将引起皱眉的肌肉作为首个美容治疗的研究对象。三个商业 BTX-A 产品第一个被批准的注射部位是眉间区。图 158.3 表示 Ona BTX-A 早期研究的注射部位[3]。皱眉肌和降眉间肌是引起前额下部及前额中央纵行皱纹最重要的肌肉，这两块肌肉可使眉压低及下垂(图 158.3，图 158.4 和图 158.5)。值得注意的是，额肌是主要的提眉肌，可使额部皮肤及眉上抬，并引起水平额纹。理解降眉肌和提眉肌的平衡是肉毒杆菌毒素对上面部重塑成功的关键。

眉间

眉间区引起纵向额纹并使眉毛下降的肌肉如下所示。

- 皱眉肌(图 158.3a)。
- 降眉间肌。

抬眉主要由额肌负责(图 158.3b)。皱眉肌和降眉间肌收缩时，面部呈现生气和担忧的表情。皱眉肌收缩可引起“眯眼”，降眉间肌收缩会导致眉中部下降并在眉和鼻根间产生水平皱纹[20]。

前额

额肌可抬高眉毛并防止眉下垂，也可产生水平额纹表示惊讶或恐惧。肉毒素治疗额中部和额外侧皱纹时用量低于眉间区注射量，且注射深度更为表浅。过量的肉毒杆菌毒素会弥散至整个额肌，导致眉下垂。

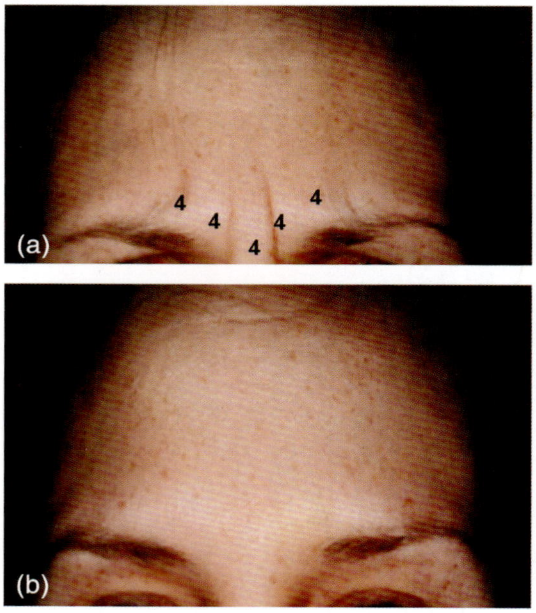

图 158.3 (a)矫正眉间对称性纵行皱纹及眉下垂的常用注射位点，每部位 4U Ona BTX-A；(b)注射 BTX-A 7 天后，患者皱眉时再次拍照

不同专利品牌的肉毒素，单个注射部位剂量及注射部位数目都不相同。额部注射肉毒杆菌毒素很少发生并发症，但是注射不当会引起以下并发症：如 BTX-A 注射剂量过大会引起上睑下垂或眉下垂；如

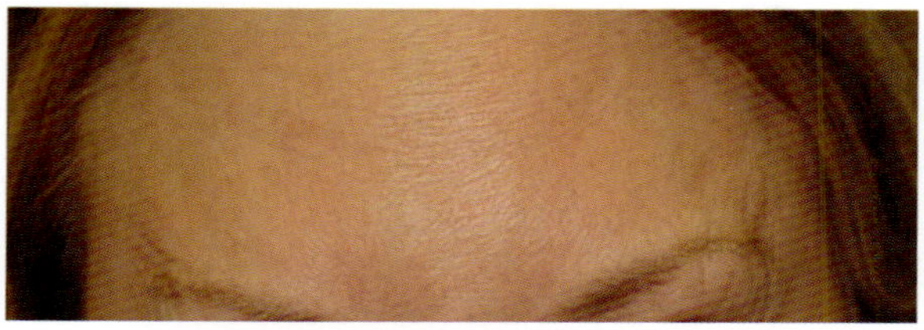

图 158.4 前额不对称皱纹

右侧皱眉肌及降眉间肌力量较强，使右侧眉较左侧眉低。

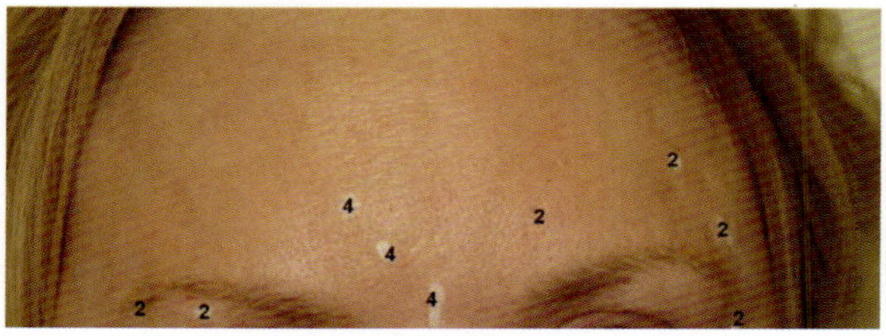

图 158.5 前额不对称皱纹

2U BTX-A 或 4U Ona BTX-A 或与之等价的其他类型肉毒素。美容目标：①抬高右侧眉并减轻其下垂；②维持左侧眉的高度及形状。

果在额肌外侧注射肉毒素会引起上睑下垂或眉下垂或二者同时出现。有些患者一侧眉毛低于另一侧，因此需要调整标准注射部位及注射剂量使较低侧眉毛得以提升。“对称”前额的理想注射部位如图 158.3 所示。额面部不对称患者的注射部位如图 158.4 和图 158.5 所示。

注射时，还要注意到男性和女性眉毛形状的差异。男性通常喜欢较平的更具男子气概的眉毛，而理想的女性眉毛是微微呈拱形。在为男性患者进行注射时，为了呈现更具男子气概的眉毛，需要在侧前额增加注射位点及剂量。性别不同其面部肌肉结构也不同，男性的面部肌肉力量更强、体积更大。因此，对于男性患者，在其面部区域进行肉毒素注射时，均需增加注射位点及剂量(图 158.6)。

肉毒杆菌毒素升眉

皱眉肌及降眉间肌是使眉下降的主要肌肉，上外侧眼轮匝肌收缩会使眉进一步下降。用肉毒杆菌毒素选择性降低这些肌肉的活性可以使眉外侧抬高，眉中部轻微抬升，这常常是女性患者所期望的美容效果。眉过度抬高会出现不自然的拱眉或尖眉，可在额肌下外侧注射少量 BTX-A 来矫正。

鱼尾纹或眼周外侧皱纹

鱼尾纹，即眼周外侧皱纹由眼外侧区域放射向外(图 158.7、图 158.8 及图 158.9)，系眼轮匝肌收缩引起，眯眼和微笑可加重鱼尾纹。此外，内源性及外源性皮肤老化也会加重鱼尾纹的持续时间和严重程度[21]。

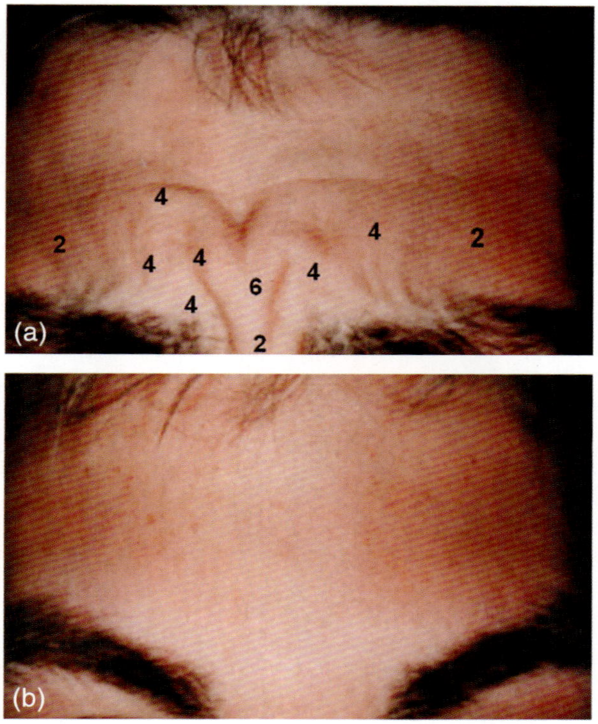

图 158.6 男性前额常需要较大剂量的 BTX-A：共 36U Ona-BTX-A

(a)肉毒素注射前，男性前额可见较多由皱眉肌和降眉间肌引起的纵行、水平皱纹及断眉。(b)注射肉毒素七天后：皱眉时，前额光滑且眉毛抬高。

肉毒杆菌毒素用于减轻鱼尾纹时，其靶向肌肉是眼轮匝肌外侧部。评估患者微笑及静息时皱纹状态可确定理想注射部位。每侧外眦区域周围有 2～4 个经典注射部位，距眶骨缘外侧 1～2cm[21](图 158.7 及图 158.8)。如鱼尾纹区域同时存在皮肤光老化，则可联合激光磨削治疗[22](图 158.9)。仔细注射极少量肉毒杆菌毒素也可减轻眶下部皱纹(图 158.10)。

中面部

肉毒杆菌素注射美容也可应用于中面部。鼻外侧皱纹也称为“兔纹”，鼻肌处注射肉毒杆菌毒素可减轻兔纹[20]。鼻尖随年龄增长出现下垂，在鼻中隔降肌注射极少量肉毒杆菌毒素可使鼻尖轻微提升。有些患者不希望微笑时露出夸张的牙龈，也被称为“露龈笑”，是微笑时上唇中央系带向上过度牵拉所致，在提上唇鼻翼肌注射肉毒杆菌毒素可改善“露龈笑”。

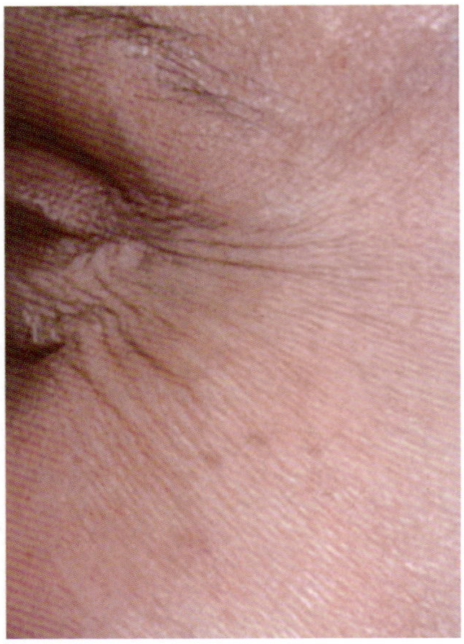

图 158.7 **鱼尾纹**

眼轮匝肌收缩引起的皱纹由眼周区向外水平伸展。

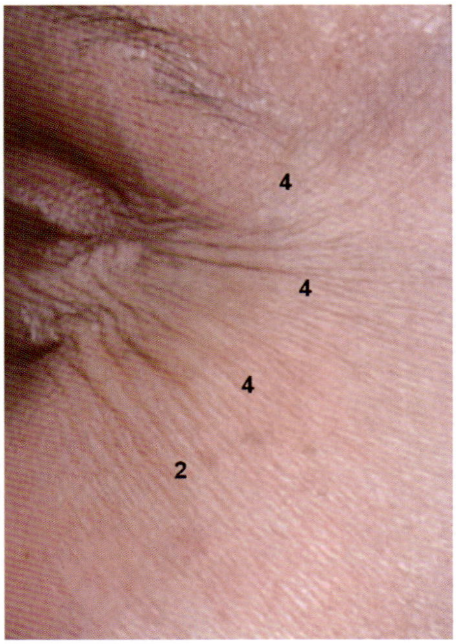

图 158.8 **鱼尾纹 BTX-A 注射部位**

眼轮匝肌收缩引起的皱纹由眼周区向外水平伸展。Ona BTX-A 2U;4U。

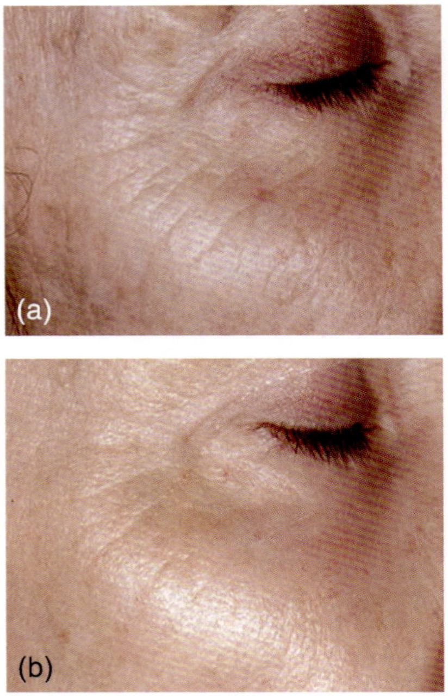

图 158.9 **鱼尾纹:BTX-A 联合超脉冲 CO_2 激光**

(a)治疗前:鱼尾纹及多发雀斑;(b)治疗后 6 个月。

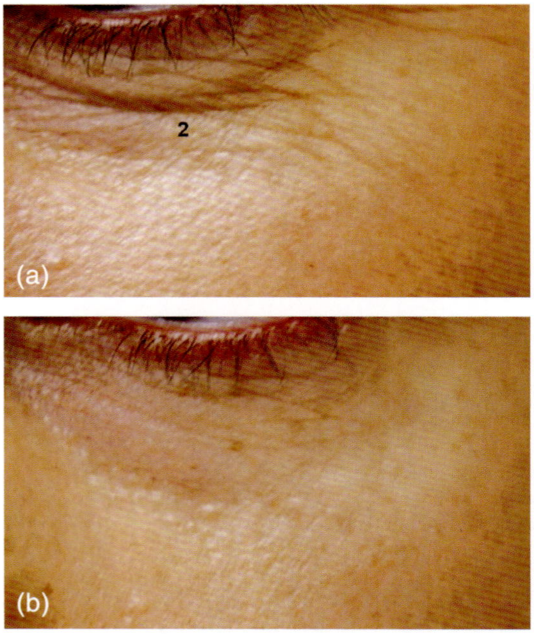

图 158.10 **BTX-A:眶下皱纹**

(a)BTX-A 注射前;(b)2U BTX-A 注射后 7 天。

下面部

下面部有数块肌肉是肉毒杆菌毒素于下面部美容的靶向肌肉,其中包括使口角下降呈现"悲伤"表情的降口角肌。该肌肉如图 158.2 所示。降口角肌下部插入到下颌部,该部位是肉毒素的注射部位。紧闭牙齿时可以发现该注射部位,紧贴下颌骨咬肌前缘进行注射(图 158.11)。

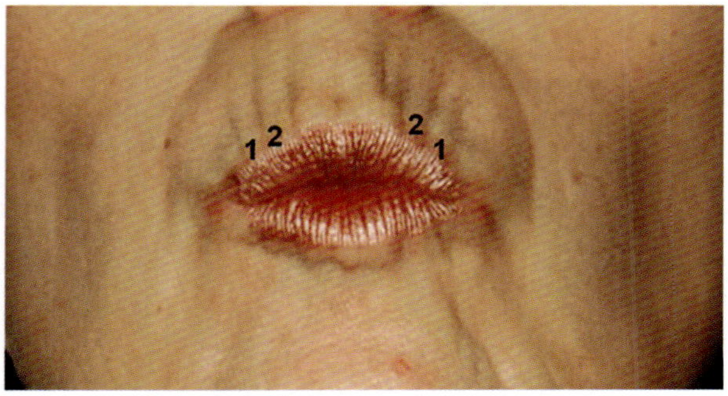

图 158.11　口轮匝肌收缩及真皮弹力纤维断裂引起的口周皱纹

每皱纹处 1U ona BTX-A，唇 1/4 位点处单次最多可注射 2U ona BTX-A。

口轮匝肌可引起唇及鼻中央区之间区域的皱纹，即“吸烟者”线。噘嘴和口轮匝肌收缩可引起唇纹，唇纹随时间逐渐加深，最终形成静态唇纹。上唇相关部位注射极少量肉毒素可减轻唇纹（图 158.11）。如果合并上唇萎缩则需要结合前文描述的唇部填充[23]。

下颌或颏部的主要肌肉是颏肌。颏肌活动使下颏部皱起呈“橘皮样”外观，颏肌运动时还可牵拉口角下垂。颏肌中心部位单点注射少量 BTX 可以改善鹅卵石样下颏或下颏皱纹（图 158.12）。

颈部

颈阔肌是可用来进行肉毒杆菌毒素注射的主要颈部肌肉。随年龄增长，脂肪流失、颈阔肌暴露，使得颈阔肌垂直带更加明显[23]。颈阔肌可拉紧颈部皮肤，还可使侧面部下降。有些患者，颈阔肌运动可向下牵拉口周外侧区以及颊中、外侧部。颈阔肌内注射少量肉毒杆菌毒素可减轻由颈阔肌产生的“条带”，同时减轻颈阔肌向下牵拉侧面部[23]。

坊间宣称肉毒杆菌毒素可减轻颈部浅表水平皱纹。虽然肉毒杆菌毒素通过减少颈阔肌收缩可以达到某些作用，但对颈部浅表水平皱纹影响很小。

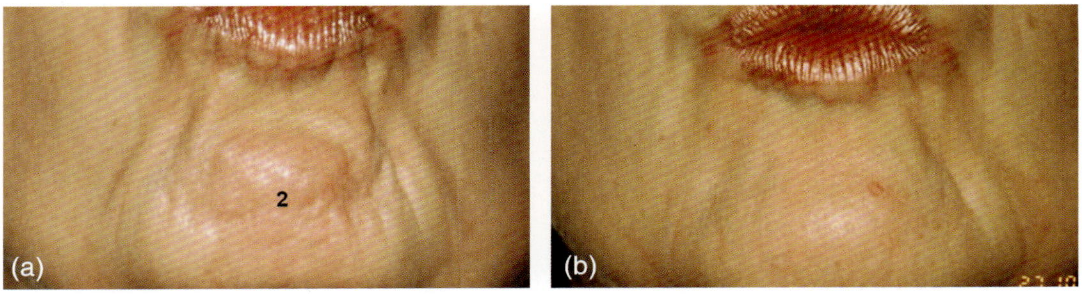

图 158.12　BTX-A 注射治疗颏肌皱纹

（a）BTX-A 注射前；（b）注射 2U BTX-A 后 7 天。

每个患者的注射位点不尽相同，仔细评估患者后，针对不同患者制定相应的治疗方案是获得最佳治疗效果的关键（见图 158.2）。

不良反应

肉毒杆菌毒素用于美容适应证时，因总用量很低，所以很少出现严重的不良反应。产生不良反应的主要原因是注射技术不佳、注射剂量及注射部位选择不当。框图 158.1 列出了不良反应的表现。非预期的结果及并发症通常比较轻微短暂，再次注射可减轻不良反应，如对代偿肌肉进行肉毒素注射可矫正令人不满意的结果或降低其影响。操作者需理解相关肌肉收缩方向的复杂性，才能得到更自然、更加令人满意的效果。

注射部位瘀青是最常见的不良反应，最常发生于眼眶周围区域，如眼周外侧鱼尾纹区，其次是前额。仔细检查患者皮肤血管网可避免瘀青的发生。服用某些药物或补充剂，如阿司匹林、非甾体抗炎药、抗凝药、ω-3 和 ω-6 鱼油补充剂、大量进食多脂鱼或摄入乙醇的患者出血风险较高，因此避免为这些患者注射肉毒杆菌毒素可以进一步降低瘀青的风险。注射部位局部组织水肿常见于额头，常在 1 小时内消失。

注射部位疼痛是另一常见的不良反应。但是患者出现持续性头痛及持续几天的疼痛极为罕见。尚不清楚持续性头痛出现的原因，可能是注射部位邻近皮肤神经所致。肉毒杆菌毒素引起头痛似乎与肉毒素的适应证自相矛盾，因为肉毒杆菌毒素的适应证之一就是降低偏头痛的发作频率并减轻疼痛程度。

肉毒杆菌毒素美容治疗相关的其他部位特异性不良反应是眉下垂及睑下垂。通常由肉毒杆菌毒素注射不当引起，即在前额外下部或中下部注射了大剂量的肉毒杆菌毒素后，肉毒素弥散至眼部提肌或额肌下部肌纤维所致。在眼周外下侧进行眶下部注射时，注射部位过低靠近颧骨区也可使下面部及唇外侧部下垂。肉毒素对下面部提肌起作用从而引起眼睑及唇外侧部下垂。肉毒素作用不均衡导致面部不对称是另一个需要引起注意的不良反应。

不常见不良反应包括感觉异常、复视、眼干燥症、吞咽困难和构音困难。这些不良反应均因肉毒素注射剂量过大弥散至眼周或咽喉部肌肉所致。操作者必须牢记为美容患者进行治疗安全窗很窄，安全范围甚至比接药物治疗的安全范围还要小，操作时最好采取谨慎保守的方法，这对无经验的注射者尤为重要。

框图 158.1 美容用 BTX-A 不良反应总结

经常出现
- 瘀青
- 下睑水肿
- 眉及下面部不对称及下垂

很少发生
- 头痛
- 流感样症状

极少发生
- 复视
- 远处肌肉肌力减弱（构音障碍），如颈部大剂量注射肉毒素
- 超敏反应
- 口干，眼干燥症

特殊注意事项

老年患者不良反应发生率较高，其原因可能是肉毒素较容易扩散进入萎缩的肌肉，且老年患者面部肌肉系统基础较为薄弱。而且，内源性及外源性老化较为明显的老年患者，单独应用肉毒素不足以取得令人满意的效果，因为这样并未解决解剖结构如皮下脂肪及潜在骨和牙齿改变所致的老化。

为专业管乐演奏家或轻微改变口周肌肉的灵活度就会对其产生重要影响的人进行口周肉毒杆菌毒素注射时需要特别小心。为需要极度精细控制手部肌肉的人（如珠宝设计师）进行肉毒素注射治疗手部多汗症时也应同样小心。

肉毒杆菌毒素注射的禁忌证包括重症肌无力或其他神经肌肉疾病。怀孕及哺乳也是禁忌（生产商建议除必需的医学治疗外，应避免孕期及哺乳期使用肉毒素）。口服红霉素及锌补充剂也会增加 BTX 的治疗反应。肉毒素注射前必须详细询问用药史并进行仔细的体格检查。

获得性肉毒素抵抗

获得性 BTX-A 抵抗很少发生。所有出现肉毒素抵抗的病例似乎与抗体的存在并无相关性，因为出现肉毒素抵抗的患者并未检测到抗体的存在。此外，研究已经证实即使存在 BTX-A 抗体，肉毒素的治疗反应仍然持续存在。通过不同突触蛋白发挥作用的 BTX-B 对 BTX-A 抵抗的患者仍是有效的[15,16]。

联合治疗及发展趋势

针对不同患者美容适应证所选择的治疗方法，可选择不同血清型的肉毒杆菌毒素与之相结合[20]。可与肉毒杆菌毒素联合使用来提高疗效的方法包括改善面部皱纹及容量缺失的真皮填充剂[20]、射频紧肤及激光皮肤磨削术[22]。

外用 BTX-A 有望研发成功。初步研究显示，局部应用肉毒素对多汗症及面部浅表皱纹有效[24]。关于新型注射用肉毒素的研究仍在继续，对现有肉毒素分子进行修饰改造可提高其治疗的有效性。

（**译者**：马慧敏 冯仁洋 **一审**：陈晶晶 **二审**：李强 王涛 **三审**：尹利莎 **润色**：鲍丽）

参考文献

所有文献请查阅网址：www. rooksdermatology. com.
以下列出的是重要参考文献。

[4] Carruthers JD, Lowe NJ, Menter MA, *et al*. for the BOTOX Glabellar Lines I Study Group. A multicenter, double-blind, randomized, placebo-controlled study of the efficacy and safety of Botulinum toxin type A in the treatment of glabellar lines. *J Am Acad Dermatol* 2002; 46: 840-9.

[6] Ascher B, Zakine B, Kestemont P, *et al*. A multicenter, randomized, double-blind, placebo-controlled study of efficacy and safety of 3 doses of Botulinum toxin A in the treatment of glabellar lines. *J Am Acad Dermatol* 2004; 51: 223-33.

[7] Lowe P, Patnaik R, Lowe N. Comparison of two formulations of Botulinum type A for the treatment of glabellar lines: a double-blind randomized study. *J Am Acad Dermatol* 2006; 55: 975-80.

[9] Naumann M, Lowe NJ. Botulinum toxin type A in treatment of bilateral primary axillary hyperhydrosis; randomised parallel group, double blind, placebo controlled trial. *BMJ* 2001; 323: 1-4.

第14部分

第 159 章

化学剥脱术

Chee-Leok Goh, Joyce Teng Ee Lim

National Skin Centre, National University of Singapore, Singapore

概述

几个世纪以来，人们一直在寻求改善皮肤外观和质地的治疗方法，如古埃及人使用动物油、盐和雪花石膏改善皮肤外观和质地[1]。据报道，Cleopatra用牛奶浴保持皮肤年轻化。19 世纪中期，皮肤科医师开始探索各种促使皮肤剥脱和年轻化的方法。此后，化学剥脱剂被应用到皮肤表面，通过破坏表皮和(或)真皮的结构，刺激细胞再生，达到重塑面部皮肤的作用。Ferdinand Hebra、Tilbury Foc 和 Henry Piffard 是最早使用化学剥脱剂的皮肤科医师[2]。20 世纪 70 年代，人们开始用三氯乙酸(TCA)和苯酚进行整个面部的剥脱治疗；20 世纪 70 年代末 Van Scoot 和 Yu 将 α-羟基酸(AHA)用于剥脱治疗[3]；20 世纪 90 年代，水杨酸被用于剥脱治疗。随后的几年中，机械磨削、激光和光疗仪等更为新颖和有效的皮肤年轻化技术应用于临床。然而，由于化学剥脱术的有效性、低成本和恢复快的特性，并可单独或与其他治疗联合应用于皮肤年轻化的治疗，其目前仍然很受青睐。

基础化学

化学剥脱剂是利用化学溶液去除受损的皮肤外层，因此可以改善皮肤纹理和平滑度。同时，化学剥脱还可用于去除一些面部瑕疵，如光化性雀斑和细纹，也可用于治疗日光性角化病和痤疮。常用的化学剥脱剂不仅包括含有羧基和羟基基团的醇类化合物，还包括常规酸。常见的化学剥脱剂有 α-羟基酸(AHAs)、三氯乙酸(TCA)、Jessner 溶液、水杨酸、丙酮酸和苯酚类化合物。

依据化学作用及特性可将用于皮肤剥脱治疗的化学制剂分为有代谢作用的制剂(如 α-羟基酸、壬二酸和维 A 酸)，有腐蚀作用的制剂(如三氯乙酸)及有毒性作用的制剂(如苯酚、间苯二酚、水杨酸)[4]。

剥脱的代谢作用

α-羟基酸

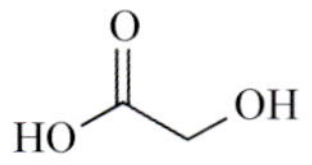

α-羟基酸(如羟基乙酸、乳酸、苹果酸、草酸、酒石酸和柠檬酸)是一种来源于水果和蔬菜的羧酸,几个世纪以来一直被用于化妆品和整形美容行业。α-羟基酸是一种弱酸,通过促进新陈代谢或腐蚀作用,促使皮肤年轻化。

低浓度(<30%)时,α-羟基酸(AHAs)可通过减少角质质细胞表面的硫酸盐和磷酸盐基团,降低角质质细胞间的内聚力,导致角质层剥脱。高浓度时则会损伤皮肤。

最常用的 α-羟基酸(AHA)是羟基乙酸,其分子量小,容易渗入皮肤,羟基乙酸对皮肤的剥脱作用非常表浅,其刺激性强于破坏性。AHA 可导致相对 pH 变化,从而起到调节细胞角化的作用,这种作用可加快角质质细胞脱落和细胞更替。AHA 还可破坏那些将硫酸盐和磷酸盐基团固定在角质层细胞表面的酶(硫转移酶、磷酸转移酶及激酶),导致角质层细胞之间的黏附性降低,从而使其剥脱和脱落。

局部外用 α-羟基酸(AHAs)(浓度高达 25%的羟基乙酸、乳酸或柠檬酸)可立即降低颗粒层上方角质层细胞间的黏附,并减少桥粒的数量和张力细丝的聚集,治疗后 24 小时角质层就会发生剥离和脱落。当局部外用高浓度酸(水溶液中游离酸浓度达到 30%~70%)时则会对表皮产生破坏作用,最高浓度为 70%的 α-羟基酸在室温下无沉淀,pH 为 0.5。根据酸的生物利用度、浓度和 pH 所配置的不同配方,α-羟基酸(AHAs)的化学效应有所不同。由于只有游离酸具有生物活性,因此浓度越高、pH 越低会产生相对更强的生物学效应,中性羟基乙酸作为酯类成分的化妆品必须通过酯酶分解或水解才得以被活化。

由于 α-羟基酸(AHAs)的酸度较低,不能充分诱导皮肤中蛋白质凝固,因此无法自身中和,在其达到所需的治疗深度后需要用水或弱碱性的缓冲液(如碳酸氢钠)进行中和。

壬二酸

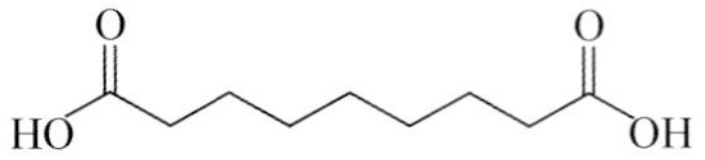

壬二酸是一种由糠秕马拉色菌产生的饱和二羧酸,天然存在于小麦、黑麦和大麦中。外用制剂中浓度达到 20%才具有活性,可用于治疗痤疮和黄褐斑等多种皮肤疾病。在体外,壬二酸可作为自由基的清除剂(捕获剂),还可促进正常角化,并导致皮肤表面脂质中游离脂肪酸含量减少。

维 A 酸

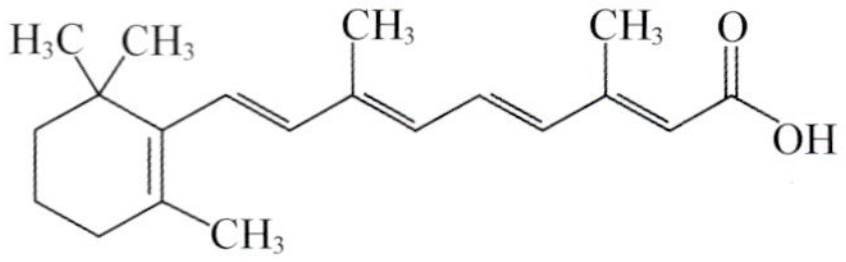

维 A 酸是维生素 A(视黄醇)的氧化形式,视黄醇存在于食物中(β-胡萝卜素),在皮肤中完全转化为视黄醛,随后,95%视黄醛转化为视黄酯,5%转化为全反式和 9-顺式维 A 酸。维 A 酸通过将维 A 酸受体(RAR)和维 A 酸 X 受体(RXR)结合为异二聚体而发挥作用,这些二聚体与直接靶向调控区(包括 hox 基因)的维 A 酸反应元件(RAREs)结合,从而激活基因的转录,维 A 酸受体介导了与细胞分化相关的不同基因组转录。

剥脱的腐蚀作用

三氯乙酸

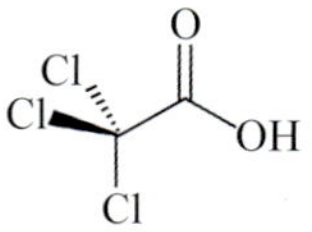

三氯乙酸(三氯乙烷酸)是乙酸的类似物,其甲基上的三个氢原子都被氯原子取代。虽然其分子结构接近于羟基乙酸,但其酸性更强,pKa 为 0.26,与羟基乙酸(pKa=3.83)比较,更接近于零。三氯乙酸(TCA)是一种天然存在的具有吸湿性和溶解性的结晶体,可溶解于蒸馏水形成水溶液。配置用于化学剥脱的三氯乙酸(TCA)溶液的标准方法是重量/体积(w/v)法,应配置出无色透明、无沉淀物或颗粒的液体。几十年来,三氯乙酸(TCA)一直是化学剥脱的金标准。

通过改变三氯乙酸(TCA)的浓度可以控制其剥脱深度。10%~25%浓度的三氯乙酸(TCA)可用于浅层剥脱,35%浓度的三氯乙酸(TCA)用于中层剥脱,由于其可能导致瘢痕形成及其他不可预测的结果,因此不建议使用浓度超过 35%的三氯乙酸(TCA)。三氯乙酸(TCA)经常作为中层剥脱剂用于色素异常疾病及早期面部细纹的治疗。

组织学上,三氯乙酸(TCA)可使皮肤中的蛋白质表面凝固,破坏表皮和真皮乳头浅层,随着新的胶原沉积和弹力组织正常化,表皮和真皮再生。与羟基乙酸一样,即使将三氯乙酸(TCA)厚涂在皮肤上也不会产生全身毒性。

三氯乙酸(TCA)溶于水后使溶液具有酸性,从而对皮肤产生破坏性。在剥脱过程中,当酸渗透至不同的皮肤层次时,会被迅速中和,导致皮肤中蛋白质凝固。它不仅价格低廉,而且不会引起过敏反应或全身毒性。

在短时间内,皮肤可出现红斑和白霜,这表明表皮中的蛋白质已发生凝固。由于三氯乙酸(TCA)的渗透深度与其白霜反应具有明显相关性,因此可以预测其剥脱程度。用于浅层剥脱的三氯乙酸(TCA)仅出现红斑或伴有不规则薄霜的红斑(结霜 0 级或 1 级),更高浓度的 TCA 将渗透到皮肤的更深层,酸在深层皮肤中与水结合后发生中和。三氯乙酸(TCA)溶液的用量越大,其破坏作用也越强烈。

三氯乙酸(TCA)不需要中和,用水稀释可降低其浓度并终止其作用,结霜多在 10～30 分钟后消失,之后为持续 1～2 天的红斑。应告知患者治疗后可能出现的皮肤变化,如红斑、轻度水肿、短暂色素沉着和偶尔出现的瘙痒和紧绷症状。

Jessner 溶液

Jessner 溶液(JS)是由 14%乳酸、14%水杨酸和 14%间苯二酚溶解于乙醇中制备而成的呈清澈淡琥珀色的溶液。该溶液仅引起角质层剥离,同时可导致表皮浅层上皮及细胞间水肿,因此无论是单独使用 Jessner 溶液或与三氯乙酸(TCA)联合使用,都非常容易操作。剥离深度主要取决于涂抹的层数。单独使用 Jessner 溶液可用于浅层剥脱,或用于三氯乙酸(TCA)剥脱治疗前的准备。

一般在皮肤上刷 2～3 层 Jessner 溶液,刷子应均匀地将溶液刷于整个皮肤表面。使用时其烧灼感强于羟基乙酸,最开始出现轻微的红斑,随后在皮肤上出现白色粉状物质,这是由于溶液中的化合物沉淀所致,这种白色粉状物质很容易用水或通过擦拭去除,后续观察到的表皮剥落可能会持续 8～10 天。

过度剥脱或是由于操作不当导致的皮肤受损及其他并发症发生的概率也较小,因此可以每月进行一次剥脱治疗。

剥脱的毒性

苯酚

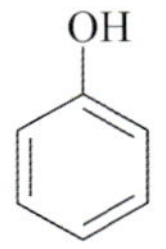

苯酚,C_6H_5OH,既是一种芳香醇,又是一种弱酸,又称石炭酸、羟基苯。它是一种有毒的白色结晶体,闻起来有甜焦油味,就像医院的味道。它与强碱反应形成酚盐,其 pKa 较高,可达 9.9。

苯酚对皮肤的作用源于对细胞蛋白和细胞膜的直接毒性及使酶失活。它是一种原生质毒性物质,可通过使酶失活、蛋白质变性产生不溶性蛋白发挥作用。在 88%的浓度下,苯酚会导致表皮角蛋白快速凝固,渗透深度达真皮网状层上部。当浓度稀释到 45%～55%时,苯酚则具有角质剥脱作用,可破坏硫键,医而可渗透到真皮网状层中部。

深层化学剥脱主要用于改善皮肤老化、深在性皱褶、色素异常、日光性弹力纤维变性及角化性皮损。

苯酚通过肝代谢部分失活,并由肾排出。它还具有心脏毒性作用,因此如果进行全面部剥脱治疗,应备有心脏监测和复苏设备。

水杨酸

水杨酸(SA),$C_6H_4(OH)COOH$,是一种 β-羟基酸,天然存在于某些植物(榆绣线菊、杜鹃花科植物),尤其是水果中。由于具有角质剥脱作用,水杨酸(SA)可以单独局部外用治疗或用于剥脱治疗。水杨酸(SA)对脂类有高亲和力,因此在毛孔内发挥其去角质作用,是治疗痤疮的有效方法。此外,还具有抗炎作用。过去将 50% SA 用于剥脱手臂和手部的角质,取得了良好的效果。

最近,一种用乙醇或聚乙二醇为载体配制出的浓度在 20%～30%的水杨酸(SA)制剂也用于浅层剥脱治疗。水杨酸(SA)剥脱治疗的适应证包括:轻到中度光损伤、伴有毛孔粗大的油性皮肤、以粉刺和炎症反应为主的痤疮、玫瑰痤疮、炎症后色素沉着、表皮型黄褐斑。

水杨酸(SA)治疗后不需要中和,只需用自来水冲洗。与羟基乙酸比较,红斑和水肿较轻,脱屑会更为明显,一般会在治疗后 2～3 天开始出现脱屑,持续 1 周左右。重复治疗需间隔 4 周。水杨酸(SA)用于化学剥脱的显著优势是可预测性,不需要担心超过预定时间或剥脱过度,因为当活性成分沉淀后,其渗透性会很小。水杨酸(SA)适用于 Fitzpatrick 皮肤光分型中Ⅴ型和Ⅵ型皮肤的人群。此外,水杨酸(SA)可使治疗部位产生轻微麻木的感觉,因此不适感也很轻微。水杨酸(SA)很少引起全身中毒(水杨酸中毒)。

剥脱的深度

依据化学剥脱所致的创伤深度可将其分为不同类型[5],多种因素可决定剥脱的深度,如所使用化学试剂类型、浓度、使用的方式、皮肤类型及其状况。

通常情况下，剥脱深度决定了患者在治疗过程中及治疗后的误工期、总的愈合时间、不良反应的风险、严重程度及治疗结果(表 159.1)。

表 159.1 剥离深度和化学剥脱剂

剥脱深度	剥脱制剂
极浅层	30%～50%羟基乙酸，使用 2～3 分钟
	Jessner 溶液，刷 1～3 层
	10%三氯乙酸(TCA)，刷 1 层
浅层	50%～70%羟基乙酸，使用时间 2～20 分钟
	Jessner 溶液，刷 4～10 层
	10%～30%三氯乙酸(TCA)
中层	70%羟基乙酸，使用时间 3～30 分钟
	35%～50%三氯乙酸(TCA)
	增强作用的三氯乙酸(TCA)35%的 TCA/Jessner 溶液/70%羟基乙酸
深层	88%苯酚
	Baker-Gordon 苯酚配方

化学剥脱可依据其引起的组织坏死程度进行分类[6]。

1. *极浅层(脱屑)* 破坏角质层，但在颗粒层以下没有损伤。

2. *浅层(表皮)* 表皮从颗粒层到基底层部分或全部坏死。

3. *中层(真皮乳头层)* 表皮坏死，真皮乳头层部分或全部坏死。

4. *深部(真皮网状层)* 表皮和真皮乳头层坏死，延伸至真皮网状层。

剥脱后的病理进程决定了剥脱的效果。浅层剥脱所导致的角质层脱落可改善皮肤外观，中层剥脱(真皮网状层上部)可以解决浅表皱纹和色素改变，深层剥脱(真皮网状层中层)可以治疗较深的皱纹和皱褶，但治疗后有较长时间的恢复期。

目前，最常用的化学剥脱剂是 20%～70%羟基乙酸、10%～35%三氯乙酸(TCA)和 Jessner 溶液。

浅层剥脱

浅层化学剥脱(SCPs)是将剥脱剂用于皮肤，导致部分或全部表皮损伤，可以改善皮肤纹理，治疗活动期粉刺、轻度日光性角化病和表浅的色素异常。浅层剥脱适用于所有类型的 Fitzpatrick 光分型皮肤，不需要镇静药，脱屑较少，易被患者接受，过度剥脱及其他并发症发生率较少。

最常用于浅层化学剥脱的制剂是 20%～70%羟基乙酸、10%～25%三氯乙酸(TCA)、Jessner's 溶液、水杨酸、丙酮酸和 30%～50%间苯二酚。

针对患者仔细选择剥脱剂对保证浅层剥脱的治疗效果尤为重要，同时还需考虑禁忌证。了解每种剥脱剂的具体特性对于患者选择最佳治疗方案至关重要。浅层剥脱的不足之处是治疗效果有时可能达不到患者的预期，可能需要重复多次剥脱治疗才能达到令患者满意的治疗效果。

中层剥脱

中层化学剥脱(MDCPs)是将一种或多种混合的化学剥脱剂用于皮肤，导致表皮全层坏死和部分真皮坏死。中层剥脱可导致真皮乳头层和网状层上层组织不可逆坏死。单独使用三氯乙酸(TCA)或联合其他剥脱剂是常用的中层剥脱制剂。

中层化学剥脱可用于纠正色素异常、光损伤、皮肤年轻化、晒斑、日光性角化病，改善皮肤纹理[7]。对于治疗皮损较为广泛的日光性角化病患者，与单个皮损治疗所采用的局部冷冻或电干燥法、刮除术不同，三氯乙酸(TCA)可用于整个面部的治疗。中层化学剥脱还可用于炎症后色素沉着和黄褐斑治疗，但术后色素沉着发生率较高。

三氯乙酸(TCA)的应用可引起广泛的蛋白质变性和细胞结构消失，使细胞发生凝固性坏死，组织坏死的深度与其浓度相关。用于中层化学剥脱的 35%～50%三氯乙酸(TCA)，渗透深度可至真皮乳头层浅层和网状层中层之间，保留下来的毛囊下部可维持表皮再生。因此，中层化学剥脱既可诱导皮肤坏死来产生年轻化的效果，又同时避免了全层坏死和由此产生的瘢痕形成。

中层化学剥脱治疗后 5～7 天，表皮和真皮浅层脱落，去除了异常增生的角质形成细胞和结构受损的真皮结缔组织。当创面发生二期愈合时，皮肤由深层毛囊上皮和新生结缔组织重新填充，使皮肤得以新生。虽然上皮细胞再生通常在 7 天内完成，但皮肤胶原重塑可能持续 6 个月以上。重量/体积比达到 18%的三氯乙酸(TCA)溶液会导致表皮脱落，而重量/体积比在 30%～40%的三氯乙酸(TCA)溶液则会导致皮肤发生深度达 0.3～0.5mm 的坏死，适合光损伤皮肤的再生。重量/体积为 65%～70%三氯乙酸(TCA)可导致深度达 0.8～0.9mm 的皮肤坏死，可能会导致瘢痕形成。

深层剥脱

由于深层化学剥脱(DCPs)术后恢复期长,感染、瘢痕形成、色素沉着或减退、体液失衡、心脏毒性等不良反应发生率较高,因此其使用率已逐渐减少。深层化学剥脱可用于色素异常、皱纹、皮肤癌前病变、痤疮后瘢痕的治疗。

用于深层化学剥脱的制剂主要是含苯酚或苯酚(C_6H_5OH)的复合制剂,可使真皮网状层中层产生可控性损伤。苯酚是人们研究和了解最多的剥脱剂,可通过肝代谢部分失活,并由肾排出,但它具有心脏毒性,进行全面部苯酚剥脱治疗时,应备有心脏监测和复苏设备。

深层化学剥脱主要用于改善面部老化和相关皮肤变化,可以消除或改善皱纹,也可以根除色素异常、日光性弹力纤维变性和角化性皮损。深层化学剥脱很少用于肤色较深的人群,因为目前已有更安全、有效的激光设备应用于临床。

适应证和禁忌证

适应证

表皮由复层鳞状上皮组成,通过基底层干细胞的有丝分裂不断更新。最上层角质层的细胞每天都会脱落,然后由基底层新生的细胞向上迁移到皮肤表面,并完成形态及生化的分化。化学剥脱加速了这种脱落过程,用于极浅层剥脱的剥脱剂可使角质层的细胞脱落,而用于深层剥脱的剥脱剂会导致表皮、真皮乳头层或网状层坏死。

化学剥脱主要用于面部年轻化及光老化、色素异常和寻常痤疮的治疗,也可用于治疗日光性角化病、皱纹和瘢痕。

皮肤年轻化

浅层和中层剥脱治疗可改善皮肤纹理、细纹、皮肤异色和油性皮肤。浅层剥脱可加快表皮脱落,使皮肤外观看起来"暂时性更新",中层剥脱可改善细纹、皱纹和色素沉着。通常情况下,为了达到最佳治疗效果,需要进行一系列的治疗。

皮肤光损伤

皮肤光损伤主要表现为皮肤表面粗糙、斑驳的色素沉着、皮肤失去弹性、皱纹增加。与光损伤相关的组织学变化包括角质层增厚、表皮变薄,表皮不典型增生、表皮黑素分布不规则、真皮中黏多糖减少、弹性纤维和胶原束异常增生。

皮肤光损伤是化学剥脱治疗的主要适应证之一,尤其是白种人[8]。化学剥脱治疗后行皮肤活检可见增厚、再生的真皮乳头层及新生的胶原纤维、弹性纤维[9]。三种类型的化学剥脱都可治疗皮肤光损伤,由于中层剥脱较深层剥脱有更高的安全性和易操作性,因此已取代深层剥脱,成为皮肤光损伤最常用的剥脱治疗方式。单独使用 35%~50% TCA、35% TCA 联合 70% 羟基乙酸[10]或者 Jessner 溶液[11]都可用于皮肤光损伤的治疗。与单独使用高浓度的三氯乙酸(TCA)相比较,使用复合酸治疗在达到同样治疗深度时,所引起的不良反应较少。浅层剥脱对皱纹及日光性角化病没有治疗效果。与深层剥脱比较,激光磨削由于其治疗结果更可预测、更精确、并发症较少,在治疗严重的皮肤光损伤方面已取代了深层剥脱。

寻常痤疮

浅层剥脱对痤疮(尤其是以粉刺为主的痤疮)、痤疮相关的色素沉着及轻度痤疮瘢痕有效,通常与痤疮药物联合使用。水杨酸是亲脂性剥脱剂,具有抗炎和抗菌作用,是治疗寻常痤疮的首选剥脱剂[12]。其他的剥脱剂,如乳酸、羟基乙酸、扁桃酸、Jessner 溶液对痤疮治疗也有效。

色素沉着

色素异常表现为皮肤色素改变,通常与光损伤相关,在亚洲人群中多见。常见的色素沉着皮损表现为:雀斑(雀斑斑点)、单发的痣、晒斑(图 159.1)、扁平的脂溢性角化症、黄褐斑及炎症后色素沉着[12]。有报道表明,水杨酸具有美白作用,可用于亚洲人群痤疮后色素沉着的治疗[12]。

浅层剥脱(如羟基乙酸、乳酸、水杨酸、扁桃酸和壬二酸)可用于治疗黄褐斑、炎症后色素沉着,通常每隔 2~3 周治疗一次,连续治疗 5~6 次。有报道,浅层剥脱联合局部外用提亮肤色的制剂或维 A 酸类产品可以明显改善黄褐斑、炎症后色素沉着(图 159.2)[13-15]。术后应注意严格防晒,以避免治疗后皮损复发。

皱纹和瘢痕

浅层剥脱对改善皱纹和深在性瘢痕不及中层及深层剥脱有效(图 159.3)。但是,对这一类型的皮肤年轻化治疗,深层化学剥脱及中层化学剥脱已经被更安全、有效的激光技术所取代。

禁忌证

化学剥脱几乎没有禁忌证,治疗前进行详细的病史询问,可确定患者是否容易出现并发症,从而不适

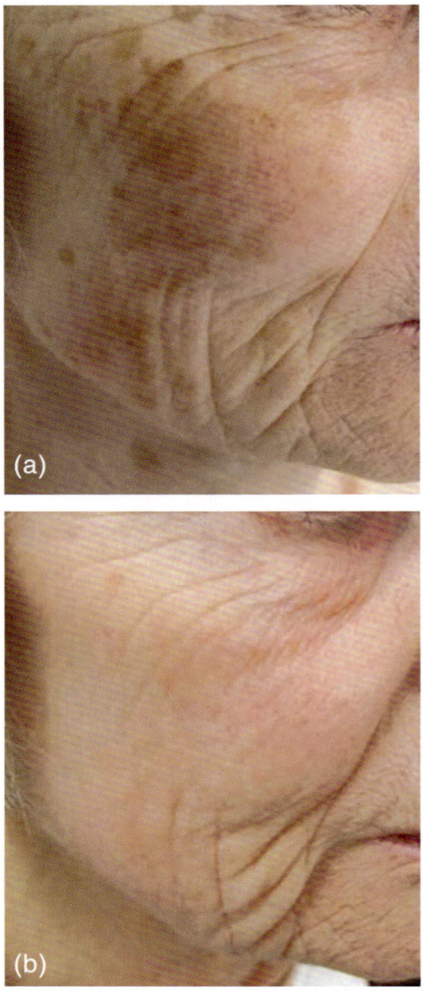

图 159.1 晒斑(a)Jessner 溶液治疗前;(b)Jessner 溶液治疗后(由 Richard Barlow 提供)

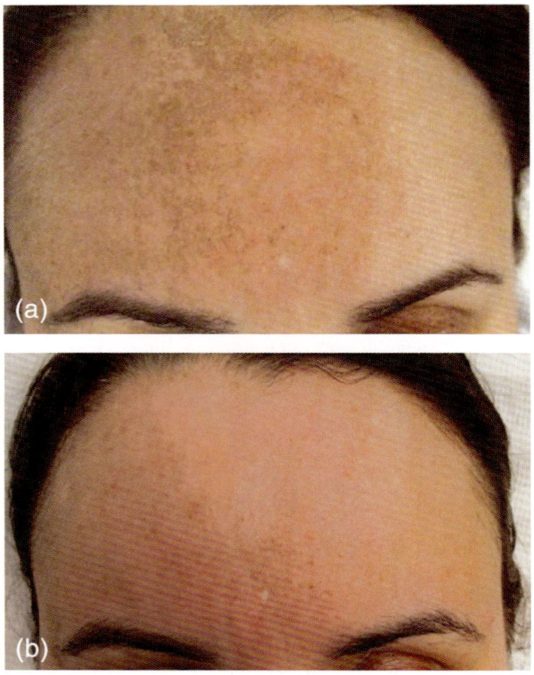

图 159.2 黄褐斑 (a)Jessner 溶液治疗前;(b)Jessner 溶液治疗后(由 Richard Barlow 提供)

宜化学剥脱治疗。

化学剥脱的相对禁忌证多与药物使用相关,如口服避孕药、四环素及其他可能引起色素沉着的药物。应避免同时口服异维 A 酸,因其会导致上皮附属器数量减少,从而影响表皮再生。建议停止口服异维 A 酸 6 个月后再开始化学剥脱治疗。同样的,皮肤放射治疗可能导致上皮附属器数量减少、愈合不佳及瘢痕形成的风险增加,因此也是一个相对禁忌证。

其他相对禁忌证包括户外工作的人群及那些由于日光性皮炎或炎症后色素沉着风险而患有光敏症的人群。有瘢痕疙瘩倾向的患者应避免中度和深度剥脱治疗。尽管没有化学剥脱导致胎儿畸形的报道,但怀孕和哺乳也被列为化学剥脱的相对禁忌证。免疫抑制、合并其他疾病、最近曾接受过头颈部手术、最近曾接受过面部脱毛(上蜡、脱毛、电解)、唇部疱疹活动期、扁平疣和皮炎都是化学剥脱治疗的相对禁忌证,需待上述疾病或症状得到控制后才可接受化学剥脱治疗。

化学剥脱几乎没有绝对禁忌证,其主要绝对禁忌证包括对剥脱剂或中和剂过敏及一些期望值过高的患者。

剥脱前的准备

咨询

第一次接诊时,应充分了解患者对化学剥脱治疗所关心的事宜及不良反应和误工期长短的接受程度。应告知患者可供选择的剥脱治疗方案种类、潜在的好处、恢复时间及并发症。依据皮肤的病理状态、患者对术后恢复时间及治疗后的期望值选择合适的剥脱剂。通常浅层剥脱用于寻常痤疮、皮肤年轻化和色素沉着,是肤色较深患者的首选治疗方案。中层剥脱可用于光损伤、皱纹和一些痤疮瘢痕的治疗。由于浅层剥脱恢复时间短或根本没有恢复期,

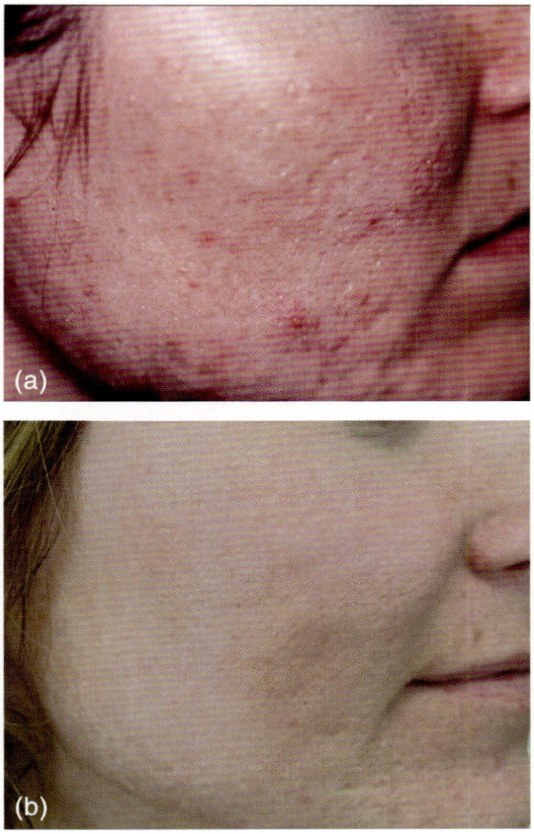

图 159.3　痤疮和痤疮后瘢痕
(a)中层剥脱治疗前；(b)中层剥脱治疗后。
(由 Richard Barlow 提供)

并可缓慢渐进性改善皮肤状况，因此患者可能更喜欢浅层剥脱制剂（如羟基乙酸、Jessner 溶液）。然而，虽然深层剥脱需要有近一周的误工期，但有些人可能更喜欢作用强烈的中层剥脱治疗，因为有更显著的效果。

在体检时，记录患者的皮肤类型、光损伤或瘢痕的程度及皮肤的皮脂量尤为重要。一般情况下，萎缩、干燥的皮肤对化学剥脱剂较为敏感，而那些较厚、皮脂分泌旺盛的皮肤对化学剥脱剂更为耐受。由于皮肤炎症反应可增加剥脱剂的吸收和超敏综合征的发生概率，因此需仔细检查患者的皮肤，避免任何潜在的皮肤炎症，还需排除一些与同形反应相关的皮肤病。

皮肤预处理

在进行化学剥脱治疗前，需要依据患者皮肤基础状态和皮肤类型对治疗区域的皮肤进行 2～4 周预处理。预处理的目的是使剥脱剂更均匀地渗入皮肤、缩短创面愈合的时间及减少炎症后色素沉着的风险[16]。局部外用维 A 酸可使角质层变薄，增加了剥脱剂渗透深度[17]，促进表皮更替和上皮形成，减少表皮黑素合成。因此，通常需要在化学剥脱治疗前 1～2 天停用维 A 酸，在剥离后恢复使用。当治疗色素异常的患者时，在治疗初期或剥脱治疗前 1 周最好不要外用维 A 酸，以减轻过度剥脱、延迟性红斑和炎症后色素沉着发生的风险。将 α-羟基酸（AHA）用于剥脱治疗的皮肤预处理可使角质层变薄，因而剥脱剂可更均匀地渗透并提高表皮愈合程度，也有助于提高皮肤对羟基乙酸的耐受性。

当治疗色素异常或深肤色的患者时，局部外用对苯二酚或其他提亮肤色的制剂（含曲酸、壬二酸、熊果苷和甘草）来预处理皮肤可降低炎症后色素沉着风险。研究表明，与外用维 A 酸比较，局部外用对苯二酚能更好地增加羟基乙酸剥脱治疗黄褐斑的疗效及降低炎症后色素沉着的风险[18,19]。除了备皮外，治疗前还需让患者学会化学剥脱治疗后皮肤护理的方法。

知情同意和拍照的文件签署

一旦皮肤准备好了，在获得患者知情同意后就可以进行化学剥脱治疗。应向患者详细说明治疗整个的过程，包括化学剥脱过程和之后的护理，治疗可能存在的潜在并发症及何时可以恢复局部用药。那些不遵守指导意见的患者发生并发症的风险更高。对于中层剥脱治疗的患者，需被告知可能会产生红斑、肿胀和脱屑及需要 7～10 天的误工期。建议在剥脱治疗后至少 14 天内严格防晒，且病历中需提供剥脱治疗前后的照片。

剥脱的过程

需配置的物品

标准剥脱治疗盘中应准备：一个小风扇、用于皮肤脱脂的乙醇或丙酮、纱布片、棉签、喷壶、温和的清洁剂、温和的保湿霜及在羟基乙酸剥脱治疗中所需的计时器和中和剂。

剥脱技术

化学剥脱治疗通常在门诊进行。患者卸妆后用肥皂和水洗脸，仰卧在治疗床上，头抬起 45°。浅层剥脱治疗不需要任何麻醉，中层剥脱治疗时，在不影响临床和组织病理治疗结果时可给予患者局部麻醉[20]，深层剥脱治疗通常需要镇静和镇痛。皮肤用乙醇或丙酮或两者同时使用脱脂，三氯乙酸（TCA）剥脱治疗首选丙酮脱脂，脱脂的目的是促进剥脱剂均匀地渗透入皮肤。

用凡士林遮住敏感区域（如嘴角、鼻和眼睑），将剥脱液倒入玻璃或金属杯，可用棉头涂抹器、海绵涂抹器、4 cm×4 cm 纱布垫或貂毛刷涂抹剥脱液。对于面颊和前额等较宽治疗区域，可以使用 2～3 个涂抹器一起涂抹，也可以使用纱布垫或刷子。对于非常敏感的区域，如鼻周和眶周区域，使用半干式涂抹器。治疗时，医师应该有足够的耐心，以避免溶液意外溢出。不能将棉质涂抹器或貂毛刷直接覆盖在眼部区域，应该准备着 1 支含生理盐水的注射器，当剥脱剂不慎进入眼时立刻进行冲洗稀释。

按顺时针或逆时针方向将剥脱剂刷在治疗区域，从前额到面颊和下颌，然后再刷另一侧的面颊和前额，眼睑和眼周区放在最后治疗，因为这个区域的皮肤很薄，对疼痛更敏感，容易出现水肿。眼泪稀释剥脱溶液可能导致色素条纹，因此应使用干的棉质涂抹器迅速擦掉眼泪。患者睁开眼看起来无明显异常时，用棉头涂抹器将剥脱溶液轻轻涂抹在距睫状缘 1 mm 处的下眼睑上，注意溶液不能进入眼内。治疗上眼睑时，需将眼闭上，向上轻轻刷入眉毛。治疗眼周皱纹时，绷紧皮肤，小心刷剥脱溶液，以避免溶液通过毛细作用进入眼。对于不需要整个面部治疗的患者，可将剥脱剂单独涂于治疗区域。当治疗皮肤光损伤时，剥脱剂还需轻轻刷在发际线和颈部，以促使其与未经治疗的皮肤相互融合。

在剥脱治疗过程中，持续用风扇冷却皮肤，以减少刺痛或灼烧的感觉。

剥脱剂

羟基乙酸

羟基乙酸主要用于浅层剥脱，可用于皮肤年轻化，治疗轻度光损伤、寻常痤疮、色素异常等疾病。常用的游离酸溶液浓度为 15%～70%，而其缓冲溶液和凝胶制剂通常会引起较少的灼伤、刺痛和红斑，且降低了渗透不均的风险。在使用羟基乙酸时，游离酸浓度及与治疗区域接触时间决定了治疗效果和并发症产生的风险。治疗时，一般从低浓度羟基乙酸溶液（15%～30%）开始，首次接触 3～5 分钟，随后的治疗中，可逐渐增加酸的浓度和接触时间。

一旦皮肤预处理完毕并用乙醇脱脂后，就可以涂抹上羟基乙酸溶液，并开始计时，患者会有刺痛和灼热感，在治疗过程中，一定要非常仔细地观察治疗区域红斑和表皮松解的变化，如果观察到某些治疗区域出现有红斑和表皮松解的现象，必须立即中和，剩余部位依然维持剥脱治疗，直到达到所需的接触时间。治疗终止时间的判定取决于皮肤的异常状态和所期望达到的治疗效果，如果是浅层表皮剥脱，终止时间为治疗区域出现轻度红斑（图 159.4）。如果是表皮松解（或表皮全层剥脱），则终止时间为治疗区域出现水疱或变为红色或白色（图 159.5），治疗后的皮肤会出现结痂，炎症后色素沉着的发生率也较高。

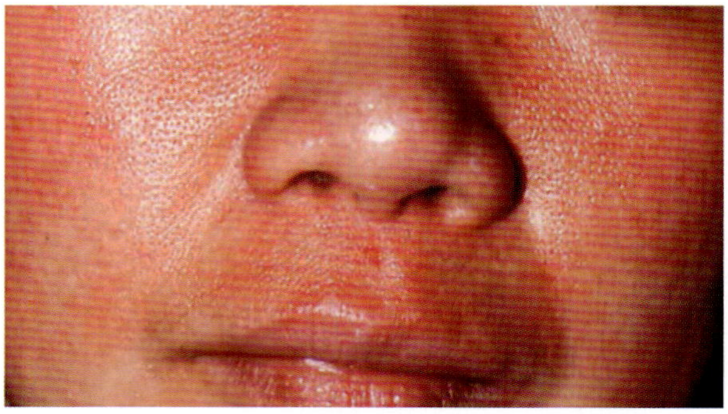

图 159.4 羟基乙酸剥脱治疗过程中出现的红斑

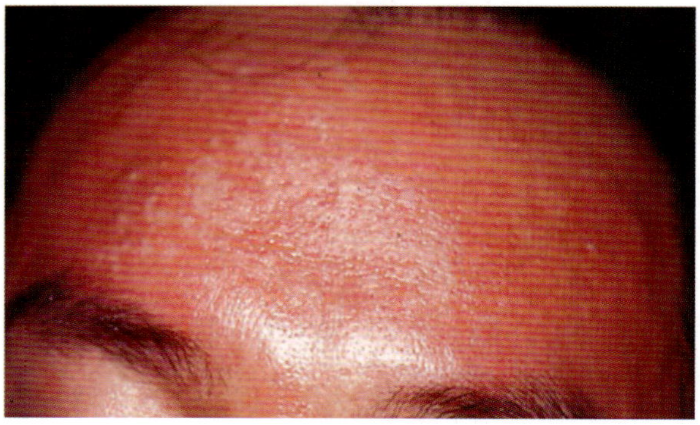

图 159.5 羟基乙酸剥脱治疗后所引起的表皮松解以表皮全层剥脱为主，可出现白色的水疱类似物

一旦达到终止时间，必须用碳酸氢钠溶液或碱性试剂中和羟基乙酸溶液，终止剥脱剂的作用。重要的是，中和酸的顺序与剥脱治疗时涂抹的顺序应一致。碳酸氢钠引起的发热反应可导致患者有不适感，中和前在皮肤上喷洒冷水可减少这种不适。在中和过程中，起疱或发出嘶嘶的声音是由于中和时产生二氧化碳气体所致。一旦羟基乙酸溶液全部被中和后就表示治疗已经完成。这时可以终止剥脱治疗，用清水清洁治疗区域的皮肤，待皮肤干燥后涂抹上温和的保湿

霜和防晒剂。

每 3～4 周进行 1 次羟基乙酸溶液的浅层剥脱治疗，剥脱剂浓度或接触时间可在后续的治疗中逐渐增加。对于易发生炎症后色素沉着的患者，从低浓度酸、短时间接触开始，并延长 2 次治疗的间隔时间。浅层剥脱时可单独使用羟基乙酸溶液，在中层剥脱时，可将羟基乙酸溶液与 35％的三氯乙酸（TCA）溶液联合使用。

Jessner 溶液

Jessner 溶液常用于寻常痤疮、轻度光损伤、黄褐斑和色素异常的治疗。皮肤清洁和脱脂后，将溶液完全涂抹在治疗区域的皮肤，先出现轻微的红斑，然后出现轻微的白色粉末（图 159.6），这是由于化学制剂沉淀所致，并不是真正的组织凝固。如果需要更深层的剥脱治疗，可以再涂上一层 Jessner 溶液。多层次重复刷酸后，皮肤变红，可能还因组织凝固出现白霜，患者会感到刺痛或灼热感。与羟基乙酸溶液不同，Jessner 溶液不需要中和，粉末状的白霜可用水冲洗掉，冲洗后可再涂一层温和的保湿霜。

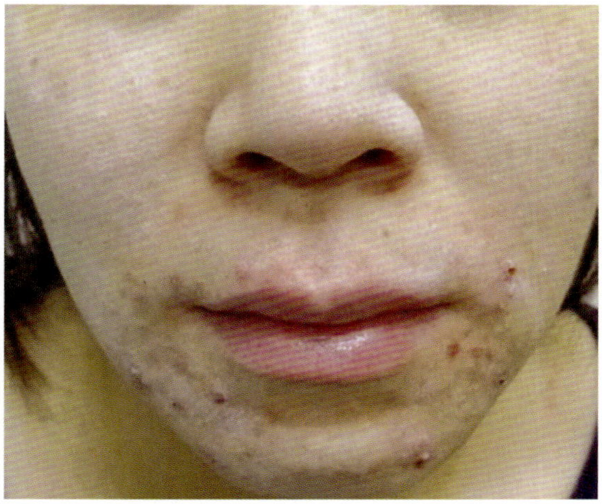

图 159.6 Jessner 溶液治疗后皮肤出现亮白色粉末

水杨酸

由于水杨酸具有抗炎作用及亲脂性，可用于寻常型痤疮的治疗及油性皮肤护理，先在面部刷上 20％～30％水杨酸，然后在丘疹、脓疱处再刷一层，在治疗最初几分钟内，患者会有刺痛和灼热感；3～5 分钟后，可以看到水杨酸结晶沉淀形成的白霜、丘疹和脓疱上会出现脱皮；结霜形成后，可用清水清洁面部，之后涂抹温和的保湿霜。每隔 2～3 周重复治疗一次，治疗次数取决于痤疮的严重程度。

三氯乙酸

15％～25％三氯乙酸作为浅层剥脱剂，用于皮肤年轻化、色素异常及轻度光损伤的治疗。35％～50％ TCA 作为中层剥脱剂用于中度光损伤、黄褐斑及其他色素异常疾病的治疗。剥脱深度取决于所用三氯乙酸（TCA）的浓度、使用方法、涂抹次数及酸的使用量。用 4cm×4cm 大小纱布将三氯乙酸（TCA）涂抹在皮肤上，可以看到皮肤发红和白霜的现象。三氯乙酸（TCA）经皮渗透深度与其结霜强度相关。应注意在 2 次涂抹三氯乙酸（TCA）之间留出足够的时间（约 60 秒），以确保凝固过程在下一次涂抹前已经完成。浅层剥脱可出现少量结霜（1 级 TCA 剥脱），白霜伴有红斑表示整个表皮的剥脱（2 级 TCA 剥脱），出现固体白霜（“冰箱白霜”）表示剥脱深度达真皮乳头层（3 级 TCA 剥脱）（图 159.7）。在涂抹三氯乙酸（TCA）1 分钟内患者会有烧灼感，当达到所需的治疗时间后，用水清洗治疗区域，并涂抹润肤剂。

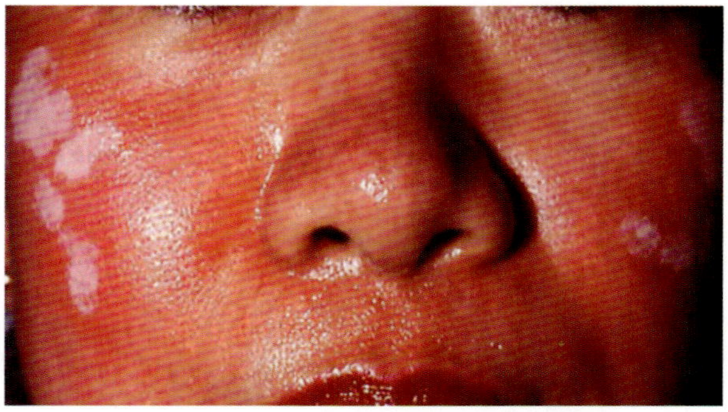

图 159.7 用三氯乙酸（TCA）涂抹后出现类似“冰箱白霜”，表示 3 级剥脱羟基乙酸和三氯乙酸（TCA）联合使用

先涂抹 70％羟基乙酸非缓冲溶液，然后再涂抹 35％三氯乙酸（TCA），这样联合使用可达到连续性中层剥脱效果，这种组合比单独使用三氯乙酸（TCA）达到中等剥脱深度更安全。70％羟基乙酸涂抹在面部 2 分钟后用水冲洗，35％三氯乙酸（TCA）溶液按常规方式使用。患者涂抹三氯乙酸（TCA）后 1 分钟内会有烧灼感，一旦结霜形成后，用清水冲洗面部，并使用润肤剂。

Jessner 溶液和三氯乙酸（TCA）联合使用

Jessner 溶液和三氯乙酸（TCA）联合使用（都是中层剥脱剂）的目的是产生中层剥脱效果，但避免了使用高浓度三氯乙酸（TCA）所带来的风险。Jessner 溶液涂在面部（1～4 层），直到形成均匀的红斑和轻微的粉末状结霜，然后再涂上 35％三氯乙酸（TCA），当出现明显的白霜（组织凝固）（图 159.8），用水清洗。

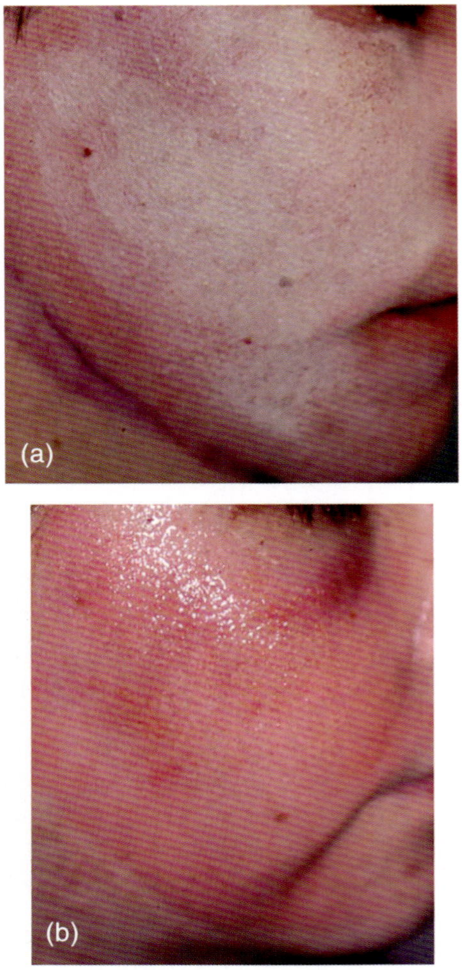

图 159.8 (a)Jessner 溶液和 35% TCA 联合使用后出现浓密的白霜;(b)剥脱治疗 6 天后出现红斑,可持续 14 天(由 Richard Barlow 提供)

剥脱后的护理

剥脱治疗后的皮肤护理取决于所用的剥脱剂。浅层剥脱(如羟基乙酸、水杨酸或 Jessner 溶液)治疗后不需要特殊护理,剥脱后 1～2 天可用温和的润肤剂进行每天 2～4 次皮肤护理,浅层剥脱后 3～4 天内上皮组织再生。当皮肤的外观和感觉正常后,患者可以使用自己的皮肤护理产品。

中层剥脱后可见坏死脱落的皮肤、红斑、水肿,皮肤护理时需将坏死的皮肤作为保护层尽可能长时间保持在原位,并最大限度地提高患者的舒适度。涂抹温和的润肤剂或软膏可保持治疗部位皮肤湿润,也可以使用温和的肥皂进行清洁。应提醒患者不要搔抓、摩擦或刮伤皮肤,因为这会导致过早脱屑及创面愈合延迟。此外,淋浴时,应注意避免水直接喷在脸上。如果有渗出,可以用醋酸溶液湿敷或外用抗生素软膏。中层剥脱后 5～7 天上皮组织再生。

不良反应和并发症

有经验的医师为患者进行化学剥脱治疗后并发症并不常见,化学剥脱是在可控制皮肤损伤的情况下,使用最佳剥脱剂治疗有适应证的疾病。但是,中层剥脱和深层剥脱治疗不良反应和并发症发生的风险较高(框图 159.1)[21]。为了减少并发症,合适的患者、剥脱剂的选择及良好的技术、恰当的患者期望值、剥脱后皮肤护理都是非常重要的。

框图 159.1 化学剥脱的并发症

- 红斑
- 感染
- 化学灼伤
- 过早剥脱
- 粟丘疹
- 暴发痤疮样皮疹
- 变态反应性接触性皮炎
- 全身毒性
- 炎症后色素沉着
- 炎症后色素减退
- 瘢痕形成

肤色较深的患者炎症后色素沉着风险较高,可以在治疗前局部外用对苯二酚或维 A 酸,多次浅层剥脱治疗优于单次中层剥脱治疗,肤色较深的患者最好避免深层剥脱。

红斑

大多数剥脱治疗后都可出现红斑,皮肤发红一般在 1 周内消退。若浅层剥脱治疗后 30 天、中层剥脱治疗后 60 天红斑一直持续存在,则为异常。持续性红斑(图 159.9)并不常见,多出现在玫瑰痤疮或是在剥脱治疗前和剥脱治疗后都局部使用过维 A 酸的患者中,但并不是一成不变的。局部皮肤持续发红可能是即将出现瘢痕的一个标志。

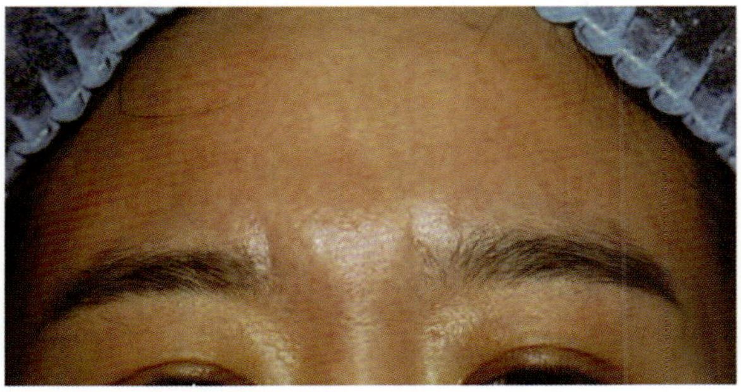

图 159.9　三氯乙酸(TCA)剥脱治疗 2 个月后的持续性红斑,可随时间消退

感染

化学剥脱后的感染并不常见,但可看作术后早期并发症。皮肤的菌群,如葡萄球菌和链球菌属,偶尔还有假单胞菌、肠杆菌和念珠菌属,都会过度生长导致感染。预防性使用抗生素可降低感染风险。

潜伏期的单纯疱疹感染可因剥脱治疗而激活,可伴有疼痛和糜烂,水疱通常不可见。一般来说,浅层剥脱治疗不需要预防性抗病毒治疗。对于中层剥脱治疗,如果患者有单纯疱疹的阳性病史,则应在剥脱前 24 小时和剥脱后 5 天内给予阿昔洛韦或伐昔洛韦预防性抗病毒治疗。发生在剥脱治疗后的活动期单纯疱疹也需要治疗[22]。

随着剥脱深度的增加,感染的风险也会增加,深层剥脱治疗将导致广泛的硬痂形成,容易引起细菌定植。由于感染可能导致瘢痕形成,因此必须及早治疗。如果有坏死性结痂(浅层剥脱和中层剥脱不易形成较重的结痂),皮肤持续性发红或疼痛,或者有糜烂,必须高度警惕存在感染的可能。如果怀疑存在感染则应完善革兰染色和培养检测。所有感染均应采用适当的外用和口服抗生素、抗真菌或抗病毒治疗,还应清除结痂,并用醋酸湿敷或其他杀菌方法处理创面。

化学灼伤

化学剥脱是一种可控的针对皮肤的剥脱治疗,浅层剥脱所致广泛的化学灼伤(图 159.10)并不常见,但如果羟基乙酸在皮肤上的停留时间较长则可引起化学灼伤,如果发生灼伤,一般较为局限(图 159.11),并随着炎症后色素沉着的产生而愈合。

过早剥脱

过早剥脱发生于中层和深层剥脱治疗(图 159.12),可以是意外也可以是人为。随着深层组织的修复,坏死层可以起到表面敷料的作用,如果清除了保护性坏死层,会导致皮肤愈合延迟,上皮组织不能正常再生,这可能导致持续性红斑、剥脱后色素沉着,甚至瘢痕形成,皮肤看起来潮湿就像发炎一样。开放性创面必须局部外用抗生素软膏治疗或用凡士林覆盖,以防止感染,直到上皮再生修复完成。应提醒患者不要再次损伤或撕去正在愈合的皮肤。

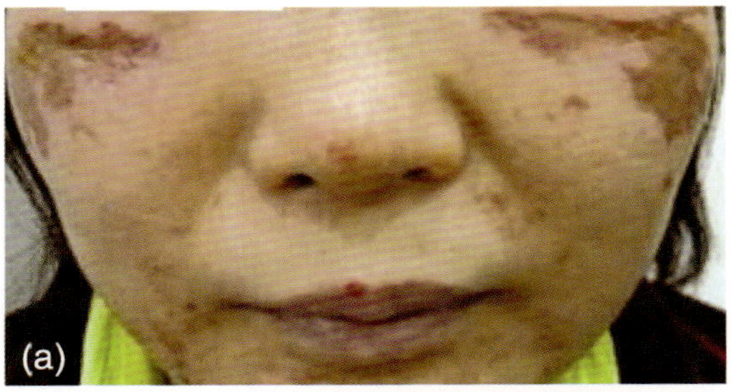

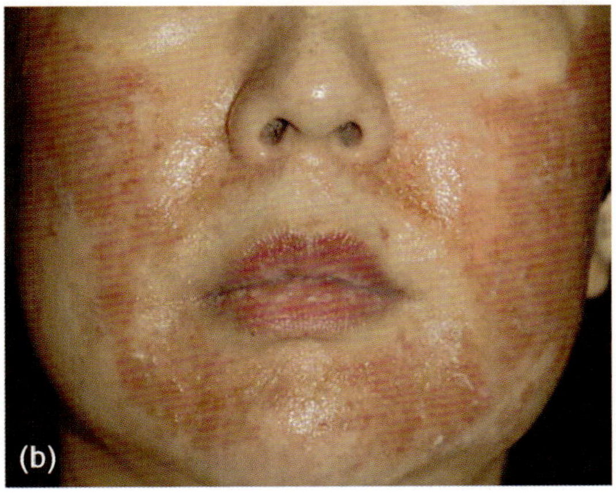

图 159.10　化学灼伤
(a)眶周皮肤;(b)面颊。

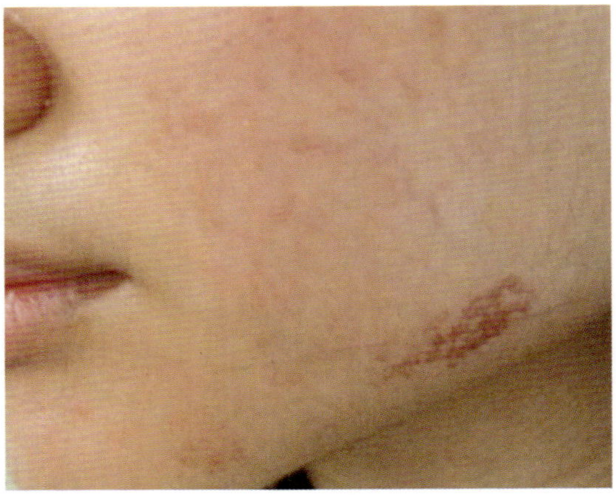

图 159.11　伴有炎症后色素沉着的局部化学灼伤

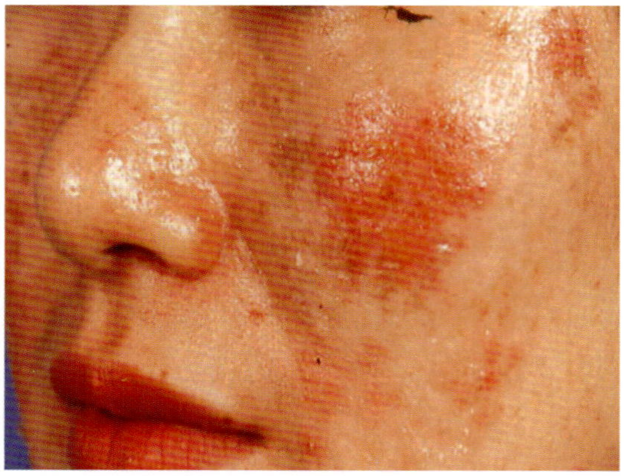

图 159.12 使用三氯乙酸剥脱后引起皮肤过早剥离，失去保护层，导致坏死、红肿

粟丘疹

化学剥脱后的愈合阶段可以看到粟丘疹，这可能是由于治疗后使用软膏所引起的毛孔闭塞。一般发生在剥脱治疗 3 周后，多见于眼眶周围，可以轻轻擦拭或使用维 A 酸乳膏去除。

痤疮样皮疹

剥脱治疗后愈合过程中偶尔会暴发痤疮样皮疹，皮疹看上去就像炎性红色毛囊性丘疹，局部外用抗痤疮治疗有效，皮损一般 1～2 周可消退。

变态反应性接触性皮炎

化学剥脱剂很少引起变态反应性接触性皮炎，羟基乙酸(GA)和三氯乙酸(TCA)一般不容易致敏，而用于 Jessner 溶液的间苯二酚则容易致敏。高度怀疑时需要检测接触性过敏原。

全身毒性

间苯二酚、水杨酸和苯酚外用于皮肤会被机体吸收引起全身毒性反应，毒性反应发生的风险取决于经皮肤吸收的剂量。即使多次应用于面部、颈部和胸部的大面积皮肤表面，Jessner 溶液中间苯二酚的毒性反应也很罕见。当面部、胸部、手臂和腿部大面积同时接受水杨酸治疗时，会发生水杨酸毒性反应(水杨酸中毒)。

炎症后色素沉着

如果化学剥脱后没有进行防晒，炎症后色素沉着将是一个常见的并发症(图 159.13)[9]。炎症后色素沉着可见于任何类型的化学剥脱，肤色较深的患者多见。其一般在剥脱治疗后 1～4 周出现，有时也可延迟至治疗后 8 周出现，炎症后色素沉着可逐渐改善，但完全消退可能需要几个月时间。因此，高危人群(如有炎症后色素沉着病史)应在手术前局部外用氢醌，治疗后严格防晒。可联合使用广谱防晒霜、外用酪氨酸酶抑制剂(对苯二酚、曲酸和熊果苷)、抗氧化剂、维 A 酸或 AHA 治疗炎症后色素沉着。对于炎症后色素沉着而言，如果局部治疗效果缓慢，可以用非常表浅的不产生炎症反应的剥脱剂治疗[如 10%三氯乙酸(TCA)、Jessner 溶液或 50%羟基乙酸]，以剥脱表浅的表皮和其中的黑素。

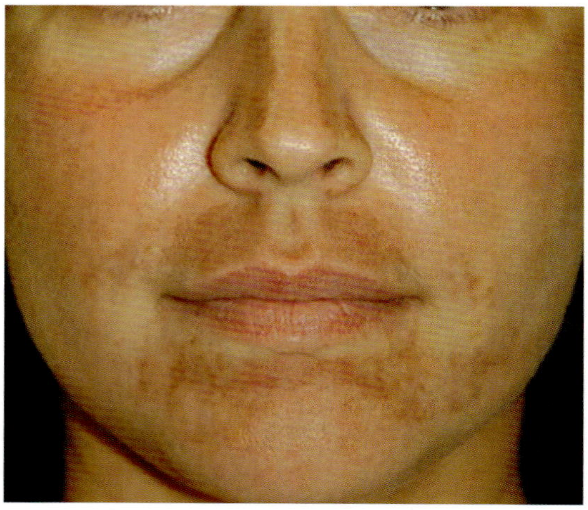

图 159.13 浅层剥脱后日光照射使口周区域炎症后色素沉着更为明显

炎症后色素减退

炎症后色素减退一般发生于深层剥脱，是由于毛囊和真皮网状层内黑素细胞被破坏所致，深层剥脱后可能出现永久性的色素减退。众所周知，苯酚是引起色素减退的主要剥脱剂，色素减退程度与其用量呈正比。中层剥脱时，包括基底层在内的整个表皮都被破坏，黑素细胞再填充和表皮重新着色都需要时间。色素减退可能持续 2～3 个月。然而，任何化学剥脱都可造成永久性的色素减退。如果出现了这种情况，患者通常不满意治疗效果，可能需要使用化妆品遮盖色素减退部位。

瘢痕形成

瘢痕形成是化学剥脱后最令人担忧的并发症，其在浅层剥脱治疗后很少出现。瘢痕形成风险较高的患者包括炎症反应较重、创面愈合不佳/延迟的患者及有增生性瘢痕或瘢痕疙瘩倾向的患者。深层渗透性剥脱剂是一个危险因素，2 次剥脱治疗间隔不足也是危险因素，因为缩短时间间隔使皮肤无法充分愈合并增加瘢痕形成的风险。

大多数瘢痕是继发产生的，多由于感染或过早进行下一次治疗所致。剥脱后创面愈合阶段应仔细监测皮肤的变化，及早发现感染并及时治疗，可以防止瘢痕形成。中层或深层剥脱治疗前 6 个月内口服异维 A 酸的患者有瘢痕形成的风险。

在早期，瘢痕首先表现为较硬的红色斑片和斑块，一般出现在剥脱后的前 3 个月内，好发于上唇和下颌下的皮肤及眉弓。局灶性持续性红斑可能是将要发生瘢痕的迹象，早期局部用类固醇或脉冲染料激光治疗可防止瘢痕形成。

一旦发现有瘢痕形成的倾向，密切随访是必要的。增生性瘢痕和瘢痕疙瘩可分别用低能量激光磨平表面及皮损内类固醇注射治疗，脉冲染料激光可以改善瘢痕的外观。

化学剥脱治疗用于不同肤色的患者

与白种人相比，化学剥脱的适应证对于肤色较深的患者通常不同。亚洲人常见的皮肤问题包括：色素异常（如黄褐斑、雀斑和色素沉着过度）、寻常痤疮、痤疮后印记和瘢痕、皮肤纹理的改变、油性皮肤、细小皱纹和假性毛囊炎。对有上述问题且肤色较深的患者而言，浅层剥脱是安全、有效的[23]。皱纹、褶皱和日光性角化症在深色皮肤人群中不常见，多次浅层剥脱治疗比更具侵袭性的中层剥脱治疗有优势，由于炎症后色素沉着的高风险，深色皮肤患者必须谨慎使用中层剥脱治疗。

痤疮瘢痕最好用能量较小的激光或射频治疗，而不选用化学剥脱。不应在肤色较深的人群皮肤上进行深层剥脱治疗，因为并发症（如剥脱后色素沉着、色素减退、不均匀色素沉着和瘢痕形成）的风险远大于益处。

羟基乙酸、Jessner 溶液、乳酸、水杨酸和水杨酸-扁桃酸是用于浅层剥脱的制剂，有报道称，这些剥脱剂在治疗肤色较深且患有寻常痤疮、黄褐斑（图 159.14）和炎症后色素沉着的患者时安全有效[9]。使用 Jessner 溶液的一个优点是，含有间苯二酚，具有提亮肤色的作用。与 25% 和 30% 的三氯乙酸（TCA）比较，羟基乙酸、水杨酸和 Jessner 溶液联合用于肤色较深人群化学剥脱治疗的并发症发生率较低。

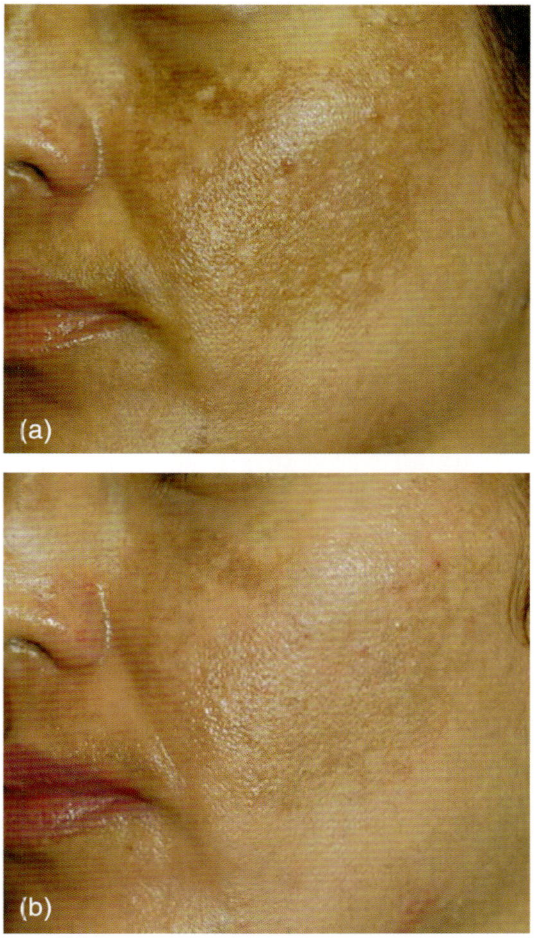

图 159.14 黄褐斑
（a）治疗前；（b）Jessner 溶液多次治疗后。

在对有色人种患者进行化学剥脱治疗时，应特别考虑剥脱前的预处理、剥脱的适应证、化学剥脱剂的选择和剥脱后皮肤护理。由于剥脱后色素沉着的发生率高，所有患者在手术前 2～4 周应严格避光、适当的防晒和预先使用皮肤美白剂。由于维 A 酸和 AHA 可以减少表皮黑素，促进表皮愈合，提高剥脱剂的渗透性，因此局部外用维 A 酸和 AHA 常被用于剥脱前预处理。在治疗色素异常疾病时，应在剥脱治疗前 1 周停止局部外用维 A 酸，以降低过度红斑反应、剥脱和剥脱后色素沉着的风险。

剥脱后皮肤护理对于降低并发症的发生率尤为重要。建议患者避免日光照射，使用适当的防晒霜进行防晒，并在剥脱后 1 周使用维 A 酸，同时继续局部外用美白剂直到皮肤愈合。

（译者：涂颖　一审：顾华　二审：李强　王涛　三审：尹利莎　润色：鲍丽）

参考文献

所有文献请查阅网址:www. rooksdermatology. com.
以下列出的是重要参考文献。

[2] Brody HJ, Monheit GD, Resnik SS, Alt TH. A history of chemical peeling. *Dermatol Surg* 2000;26(5):405-9.

[3] Van Scott EJ, Yu RJ. Hyperkeratinization, corneocyte cohesion and alpha hydroxy acids. *J Am Acad Dermatol* 1984; 11:867-79.

[4] Dewandre L, Tenenbaum A. Chemistry of peels: a hypothesis of action mechanisms and a proposal of a new classification of chemical peels. In: Tung RC, Rubin MG, eds. *Chemical Peels*, 2nd edn. London: Elsevier Saunders, 2011:1-16.

[5] Clark E, Scerri L. Superficial and medium-depth chemical peels. *Clin Dermatol* 2008;26(2):209-18.

[6] Ditre CM, Griffin TD, Murphy GF, *et al*. Effects of α-hydroxy acids on photoaged skin: a pilot clinical, histologic, and ultrastructural study y. *J Am Acad Dermatol* 1996; 34(2): 187-95.

[9] Stegman SJ. A comparative histologic study of the effects of three peeling agents and dermabrasion on normal and sun-damaged skin. *Aesth Plast Surg* 1982;6:123-5.

[12] Lee HS, Kim IH. Salicylic acid peels for the treatment of acne vulgaris in Asian patients. *Dermatol Surg* 2003;29:1196-9.

[14] Khalifa ES, Al-Tikreety MM, Al-Mashhadani SA. Lactic acid chemical peels as a new therapeutic modality in melasma in comparison to Jessner's solution chemical peels. *Dermatol Surg* 2006;32:1429-36.

[16] Rubin MG. Basic concepts in skin peeling. In: Rubin MG. ed. *Manual of Chemical Peels: Superficial and Medium Depth*. Philadelphia: JB Lippincott, 1995:44-59.

[18] Garg VK, Sarkar R, Agarwal R. Comparative evaluation of beneficiary effects of priming agents (2% hydroquinone and 0.025% retinoic acid) in the treatment of melasma with glycolic acid peels. *Dermatol Surg* 2008;34:1032-40.

第 160 章

光电设备

Nazanin Saedi[1], Christopher B. Zachary[2]

[1] Department of Dermatology and Cutaneous Biology, Thomas Jefferson University, Philadelphia, PA, USA

[2] Department of Dermatology, University of California, Irvine, Irvine, CA, USA

概述

在过去几十年里，激光和光疗法在皮肤病治疗中取得了重大的进展，从 1960[1] 年首次使用红宝石激光时多少有些灾难性，到现在，这种技术已成为许多内外科疾病的主要治疗手段。本章讨论了激光、光和其他能量设备及其在美容上的应用。现有设备数量众多，激光外科医师必须了解它们的功能性和局限性。为给患者提供最佳的治疗，激光外科医师须准确分辨治疗靶区的结构，选择合适的激光或光设备，然后调至特定参数。

血管性病变

皮肤科医师最早使用的激光是用于治疗血管性病变，这种激光由可发射恒定光束的连续或准连续波激光器组成。此类激光包括氩激光（488nm，514nm）、氩泵可调染料激光（488～638nm）、铜蒸汽和溴化亚铜激光（511nm，578nm）、钾钛磷酸盐激光（532nm）及氪激光（568nm）。虽然这些激光的波长与血红蛋白吸收光谱相对应，但连续波能量也会对周围组织产生非特异性热损伤。由于激光脉宽和靶组织的热弛豫时间（靶组织吸收光能后所产生的热能释放 50%所需要的时间）的差异，非特异性热损伤会导致瘢痕和皮肤异色。Anderson 和 Parish 提出的选择性光热作用概念解决了这个问题，并认识到激光脉宽应接近靶组织的热弛豫时间[2]。

使用的激光类型

脉冲染料激光

脉冲染料激光（PDL）最早是用于治疗毛细血管畸形和鲜红斑痣，现仍然是这类血管性病变的主要治疗方式[3]。此外，PDL 的应用已拓宽到包括婴幼儿血管瘤（见第 117 章）、西瓦特皮肤异色病（见第 88 章）、面部毛细血管扩张症和酒渣鼻（见第 91 章）在内的治疗。最早的 PDL 系统可以发射波长为 577nm 的黄光，随后采用的 585nm 和 595nm PDL 激光的组织穿透深度可高达 1.2mm。

改变 PDL 激光参数会影响组织的反应，包括疗效和外观。短脉宽（0.45～3 毫秒）会引起与血管内凝血相关的紫癜反应。虽然这对治疗毛细血管扩张非常有效，但患者往往难以接受局部出现瘀斑。较长脉宽（6～10 毫秒）可实现“零紫癜”治疗效果，并且留痕不明显、疗效相当，尤其是在使用“脉冲叠加”技术[4]时。据了解，最新一代 PDL 通过将每个脉冲分为 8 个 0.45 微秒的脉冲来模拟脉冲叠加。据推测，这能够高选择性和均匀地加热血管，从而减少紫癜并提高患者的舒适度。

钾钛磷酸盐激光

钾钛磷酸盐（KTP）激光的光波是通过将 1064nm 钕钇铝石榴石（Nd:YAG）激光的近红外光穿过 KTP 晶体后而产生的，该晶体将频率加倍、波长减半后发射出 532nm 的绿光[5]。黑素、氧合血红蛋白和文身颜料可竞争性吸收绿光[6]。由于 532nm 波长对于黑素的吸收率很高，因此与波长较长的激光相比，KTP 激光治疗后出现色素异常的风险增加，特别是在皮肤分型为Ⅳ-Ⅵ型的患者中。许多长脉冲（毫秒单位）KTP 系统添加了一块冷却蓝宝石板或玻璃窗，后者通过循环水冷却至 5～15℃ 的温度。冷却板必须始终与皮肤紧贴，否则会发生表皮损伤。

1064nm Nd:YAG 激光

Nd:YAG 是一种用作固态激光器的激光递质的晶体，穿透性强的 1064nm Nd:YAG 激光与 PDL 或 KTP 激光相比，前者的血红蛋白吸收明显更少。而且表皮黑素吸收该长波光也非常有限，这种特性也提高了对深色皮肤型患者治疗的安全性。该激光也可用于治疗更深层的血管性病变和直径达 3mm 的蜘蛛痣[7]，但由于其血红蛋白吸收系数低，治疗时需要更大的能量。结合该波长所需的较长脉宽，这明显缩小了安全范围，增加了容积式加热和周围热损伤的可能性。因此，冷却对于保护表皮、减轻疼痛及降低非特异性热损伤造成瘢痕的风险至关重要。

激光和光治疗的各类血管性病变

毛细血管扩张症

临床特征

面部毛细血管扩张常与酒渣鼻和慢性光损伤有关。这常影响外观，特别是那些皮肤白皙的人，血管会更加明显。毛细血管扩张主要发生在鼻、面颊和下巴，直径为 0.1～1.0mm。

激光治疗

通常使用 PDL、KTP 激光和强脉冲光（IPL）治疗毛细血管扩张症。

PDL 激光可有效治疗面部血管扩张，不留瘀斑。该设备采用多通道和（或）脉冲叠加技术来提高疗效，同时须告知患者可能需要多次治疗。

长脉冲 KTP 激光已广泛用于治疗面部毛细血管扩张。小光斑（0.7～2mm）的不良反应更少，几乎没有瘀伤，激光术后肿胀、疼痛及红斑也比 PDL 激光轻。West 和 Alster 研究发现，虽然长脉冲 PDL 激光的血管清除率要优于 KTP 激光，但患者常更倾向于选择 KTP 激光进行多次治疗，因为治疗后红斑最少、无瘀斑且疼痛更轻[8]。另一研究中，90%患者在单次治疗后，面部的毛细血管扩张清除率达 75%～100%，没有明显不良反应或并发症[9]。

940nm 半导体激光和 1064nm Nd:YAG 激光可有效治疗直径更大、颜色更深、更深层的面部血管，特别是肤色深的患者。为了弥补血红蛋白对 1064nm 光波的吸收减少（比 595nm 光波的吸收减少了近 10 倍），需提高能量，同时也需要快速冷却来保护表皮及减轻患者的不适感。

IPL 还可采用 550 或 560nm 截止滤光片来实现零紫癜治疗面部毛细血管扩张，其治疗终点是血管痉挛或血管颜色变淡。

西瓦特皮肤异色病

临床特征

西瓦特皮肤异色病是慢性光损伤的一种表现，常发生在面颊外侧、颈和上胸部（见第 88 章）。皮损主要成分是血管，但同时也需要考虑表皮萎缩和光老化引起的色素改变。

激光治疗

治疗方法包括 IPL、PDL 和 KTP 激光及非剥脱点阵设备。

当相邻的 PDL 脉冲叠加不足时，会出现持续性“印迹”（图 160.1）或蜂窝状外观，表现为未治疗的皮肤围绕着颜色、纹理和色调已改善的治疗区域。这样斑驳的皮肤可能需要多次治疗才能消除，这对患者来说并不理想。

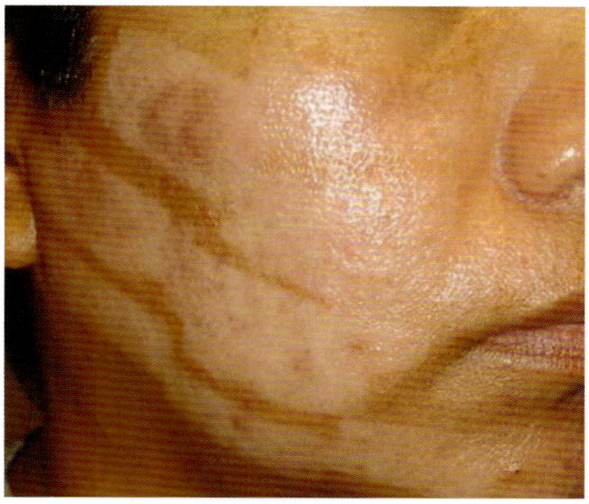

图 160.1 印迹

由于 IPL 可以改善皮肤异色和毛细血管扩张，该系统可能更适于治疗皮肤异色病。多项研究报道，50%～75%的血管性病变和光老化引起的色素改变得到了改善，且不良反应少[10]。短期不良反应是暂时性红斑和色斑颜色加深，大约 1 周内可消退。图 160.2 说明了 IPL 治疗后的反应。使用 IPL 的单通道技术时，印迹很常见。研究者们通常采用多通道技术，每一通道朝向不同角度，以便减少治疗头留下的模板印。须告知患者要经过多次治疗才能获得理想的疗效。

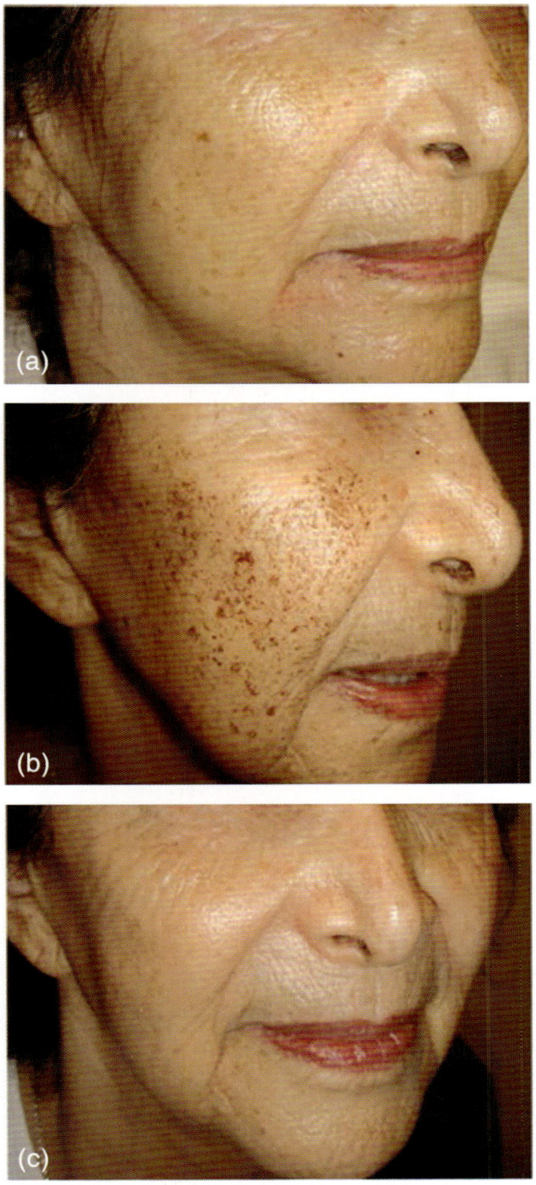

图 160.2 强脉冲光治疗
(a)治疗前；(b)治疗后 5 天；(c)治疗后 1 个月。

根据治疗时所选择的模式，治疗后可能会发生伴有不规则色素减退的瘢痕、炎症后色素沉着、紫癜、斑驳样外观、结痂和红斑等不良反应，特别是当经验不足或没有经过足够培训的治疗师操作时。在美国和英国，这是美容行业中最常见的起诉原因。

下肢静脉

临床特征

毛细血管扩张和静脉曲张通常表现为红色或蓝色，直径为 0.2～2mm，发生在特定部位，主要是在下肢。

激光治疗

虽然硬化疗法是这些所谓"蜘蛛静脉"的一线治疗方案，激光治疗也是大多数患者治疗的可行方案。对于有针头恐惧症、对硬化疗法不耐受或无反应或先前伴有明显不良反应及硬化疗法治疗后易出现毛细血管扩张的患者，可选择激光治疗。

下肢静脉对激光的反应不如面部血管，这是因为下肢静脉静水压较高、解剖结构不同和氧合血红蛋白数量较少。此外，PDL 和 KTP 激光可以用于治疗那些口径太小而不能插入硬化剂针头的粉红色和红色血管。下肢静脉的靶色基是血红蛋白，虽然 532nm KTP 激光、PDL 和 IPL 的光波可被血红蛋白很好的吸收，但其有限的穿透深度也不适于对直径>1mm 和深度>1.0mm 的血管进行一致的治疗[11]。20%～40%的患者会在 PDL 激光治疗后出现色素沉着，这种情况会持续 3 个月或者更长时间。

许多激光外科医师使用长脉冲 Nd:YAG 激光治疗更大、更深的下肢静脉，治疗过程会有疼痛，但适当冷却后也可耐受。虽然经验丰富的医师可预估达到一定程度的疗效，但也需仔细考虑风险-效益比。即使是医技高超的医师也无法避免一些明显的失误，如下肢静脉曲张持续存在、溃疡、瘢痕和炎症后色素沉着。加上需要谨慎管理的疼痛风险，这些治疗的风险因素也会困扰许多临床医师。所以，治疗前后都需要认真处理好患者的治疗期望值。治疗终点是靶血管颜色变淡或消失。皮肤迅速变白表明皮肤被快速加热，临床治疗过程中应避免发生这种情况。治疗后色素沉着也常见于肤色浅的患者，但通常会随着时间而消退。

色素性病变

使用的激光类型

调 Q 激光

20 世纪 80 年代，调 Q(quality-switching，QS)激

光的出现给文身的治疗带来了革命性的进展，并成为治疗文身的金标准[12]。要实现选择性光热作用，需要有足够大的能量去破坏靶组织，且脉宽要低于或等于靶组织的热弛豫时间，该热弛豫时间由靶组织的大小和形态决定[2]。靶组织越小，热弛豫时间越短，则需要更短的脉宽。

调 Q 激光通过使用光开关在光腔内储存大量的能量[13]，光开关打开后，在极短的时间内释放出脉宽为纳秒级（十亿分之一秒，10^{-9} 秒）的高能量脉冲。靶组织将吸收的能量转化成热量，导致靶组织快速膨胀/收缩和色素颗粒机械性碎裂[14,15]。这种靶向的、可听见的、"光声的"能量爆破，使温度在纳秒内呈指数级升高至 200～300℃，导致细胞器急剧膨胀。紧接着细胞器内发生剧烈地收缩/塌陷，最后导致含色素的溶酶体空化。在临床上，激光组织反应表现为即刻的皮肤白霜反应，这是因为表皮内形成氮气泡（类似于水肺潜水中发生的减压病）。细胞膜破裂将外源性色素释放至细胞外，然后主要通过淋巴循环排出[16]。

皮秒激光

文身颜料颗粒和黑素小体的热弛豫时间均低于 10 纳秒，这表示皮秒级（一万亿分之一秒，10^{-12} 秒）的能量传导比传统的调 Q 激光要更快[17,18]。皮秒激光仍处在发展的早期，但已经逐渐展现出一定的优势。市场上第一台"皮秒"激光的脉冲约为 800 皮秒，但最新的皮秒激光可释放出短至 50 皮秒的脉冲。

最近，Bauer 等证实了皮秒 755nm 翠绿宝石激光去除蓝色和（或）绿色文身的疗效，而传统的治疗方法对去除蓝色和绿色文身的效果不明显[19]。他们表示，经过 1～2 次治疗后，蓝色和绿色文身的清除率至少达到 75%，同时超过 2/3 的文身达到基本 100% 清除。Saedi 等研究了使用皮秒 755nm 翠绿宝石激光去除深色文身的安全性和疗效[20]。清除率达 75% 以上的平均治疗次数为 4.25。不良反应包括出现疼痛、肿胀和水疱。目前的研究认为，使用皮秒激光去除文身需要的治疗次数相对较少。

超短脉冲这一概念非常有趣，其破坏颜料或色素颗粒的效果更好，而且理论上使周围组织受热更少。然而，超短脉冲激光设备十分昂贵，这限制了推广使用。

激光治疗的各类色素性病变

文身

临床特征

文身是外源性色素性物质沉积在皮肤内而形成的。虽然最常见的文身原因是为了艺术和美容，但在医学领域中也用于辐射标记。创伤性文身相当常见，从儿童时期教室内的铅笔文身到战场上皮肤接触爆炸性火药粉粒、马路上跌倒擦伤后接触沥青和井矿爆炸后煤尘颗粒嵌入皮肤（后者常见，尤其常见于长期居住在煤矿的工人的胸部）。外源性色素嵌入皮肤后被成纤维细胞、巨噬细胞和肥大细胞中的溶酶体吞噬。虽然文身受到越来越多人的欢迎，而且近年来不少人受明星的影响后也纷纷选择文身，但去除文身的需求也同样越来越多。

激光治疗

Q 开关技术开发以前，多种非特异性治疗方法用于文身去除，这些方法主要是通过去除或破坏色素沉积区域的组织来达到去除文身的效果[21]。局部单外用弱酸或联合皮肤磨削术或盐磨削术[22-24]、冷冻[25]和手术切除[26]均可有效去除文身；然而，无论如何文身处都会形成瘢痕。在 20 世纪 80 年代，使用汽化二氧化碳和铒（Er：YAG）激光及氩激光去除文身，也会导致瘢痕形成[27,28]。

调 Q 红宝石激光是第一种可有效去除文身的调 Q 激光，且具有很好的美容效果[29]。因为调 Q 激光治疗形成瘢痕的风险大大降低，所以患者也能接受需要多次治疗才能去除文身的方案了。大多数患者需要进行多次治疗，每次治疗间隔大约为 6 周，而专业文身的去除则需要 6～18 次或更多次数的治疗。表 160.1 列出了各种文身颜色的最佳激光选择。

表 160.1 文身颜色和调 Q 激光的选择

激光	文身颜色			
	黑色	蓝色	绿色	红/黄色
KTP(532nm)				√
红宝石(694nm)	√	√	√	
翠绿宝石(755nm)	√	√	√	
Nd：YAG(1064nm)	√	√		

文身去除过程中出现的并发症有色素沉着和色素减退。红宝石和翠绿宝石激光可引起色素减退，而色素沉着常见于文身颜色更深的患者。虽然声称调 Q 激光去除文身不会形成瘢痕，但经过高能量激光的多次治疗后，可能会有明显的"质地"变化（瘢痕形成的委婉说法）。文身去除中的一个干扰因素是皮肤可能对靶目标文身油墨产生过敏反应，这很常见。这种情况可发生在激光治疗前或治疗后，表现为湿疹样、肉芽肿样或苔藓样的反应。罪魁祸首包括红色颜料（通常是汞和偶氮化合物）、黄色颜料，偶尔还有白色

颜料。值得注意的是,光机械性爆破创伤性文身颜料可能会引起全身过敏反应,因为治疗过程会引起体内释放大量抗原。

肉色文身治疗后出现的一种常见现象是文身颜色反常性加深,这是由于文身色素由氧化态变为还原态,通常在激光输出单脉冲后立即发生。因此,红色“唇线”会变成深棕色或黑色是由于氧化铁还原成了氧化亚铁。二氧化钛也会发生类似的颜色变化,这对患者来说非常痛苦。

黑子

临床特征

黑子是色素沉着性斑点,在没有紫外线照射下也不会消失(见第 132 章)。

激光治疗

普通模式和调 Q 的 KTP 激光(532nm)均可以治疗黑子。调 Q 红宝石激光(695nm)和紫翠玉激光(755nm)对治疗黑子也相当有效。靶目标黑素小体的直径是 0.5～1.0μm,其热弛豫时间大概为 250～500 纳秒。对于 Fitzpatrick 皮肤类型为Ⅲ和Ⅳ型的患者,使用的能量密度应该更低,以降低发生炎症后色素沉着的风险[30]。对于肤色深于 Fitzpatrick Ⅳ 型的患者,可用调 Q 1064nm Nd:YAG 激光治疗。其治疗终点类似于激光去文身,表现为即刻变白,这是由于靶色基被快速加热后形成气泡的缘故。黑子的颜色会明显加深 5～7 天,随后会逐渐消退。使用任何波长调 Q 激光治疗的绝对禁忌证是曾有金制剂治疗史,因为这会引起激光后金质沉着症。

牛奶咖啡斑

临床特征

牛奶咖啡斑表现为棕褐色斑片,其组织学特点是基底黑素细胞和角质形成细胞内黑素过多(见第 80 章)。

激光治疗

牛奶咖啡斑可以通过调 Q 红宝石激光[31]、调 Q Nd:YAG 激光[32]和调 Q 翠绿宝石激光[33]进行治疗。治疗效果好坏参半:大约 1/3 患者的皮损在激光术后会消退,1/3 患者的皮损会消退后又复现,另外 1/3 患者的皮损无改善。出现炎症后色素沉着时,建议等其消退后再进行激光治疗。

黄褐斑

临床特征

黄褐斑一直是治疗上极具挑战性的一种色素性疾病(见第 88 章),激光治疗也不例外。黄褐斑常发生在面部,表现为棕褐色至黑褐色斑片,不累及避光部位。通过目前的治疗方法,黄褐斑可以得到不同程度的改善,但尽管采取了严格防晒等预防措施,黄褐斑仍可能会复发。

激光治疗

早期有报道使用非剥脱点阵激光治疗黄褐斑,效果可观。一篇初步病例报道称难治性面部黄褐斑经两次治疗后得到了临床改善[34],随后的一项研究发现 60% 皮肤光型为Ⅲ至Ⅳ型的黄褐斑患者获得了 75%～100% 的改善[35]。临床改善与一定的组织学表现相关,即在表皮和真皮的坏死碎片中可见黑素[36]。此外,在电子显微镜下观察治疗前和治疗后的标本,发现后者的黑素细胞和周围角质形成细胞内黑素更少[37]。虽然这些早期研究表明,点阵激光治疗黄褐斑的效果可观,但最近许多报道表示其疗效有限,且治疗后复发率高,特别是那些肤色深的患者。除激光治疗外,应结合其他药物如氢醌等进行治疗。点阵激光联合外用“美白”药物如氢醌,可促进药物吸收,这有助于治疗黄褐斑。然而,像所有黄褐斑治疗方法一样,联合治疗后复发也很常见,除非患者坚持严格防晒。

鉴于黄褐斑是一种伴有表皮黑素细胞和真皮嗜黑素细胞内黑素增加的色素沉着过度性疾病,所以应用调 Q 激光来治疗黄褐斑也是有道理的。目前推荐将低能量调 Q 1064nm Nd:YAG 激光作为黄褐斑的主要治疗方法,是基于“亚细胞选择性光热解作用”原理,通过反复多次输出能量脉冲将黑素颗粒爆破并促其清除,但不破坏细胞[38]。

Choi 等研究了低能量调 Q 1064nm Nd:YAG 激光治疗黄褐斑的疗效[39]。20 名黄褐斑患者治疗时采用的能量密度为 2.0～3.5J/cm^2,治疗间隔为 1 周。五次治疗后,色斑面积明显减小、颜色明显变淡,研究员还注意到患者的皱纹变浅了。Goldberg 等使用调 Q Nd:YAG 激光治疗了 20 名黄褐斑患者,选择的光斑为 6mm、能量密度为 2J/cm^2[40]。经过 8 次治疗,治疗间隔为 1～2 周,所有患者的黄褐斑得到了改善。Kauvar 联合皮肤微磨削术治疗 27 名女性黄褐斑患者,术后立即使用低能量调 Q 1064nm Nd:YAG 激光治疗[41],间隔 4 周后再次治疗,并且在激光治疗后 2 天开始使用氢醌、维 A 酸和防晒剂。经过平均 2.6 次治疗后,81% 患者的黄褐斑清除率达到 75% 以上。一般来说,建议谨慎使用激光治疗,因为已有一些关于调 Q Nd:YAG 激光治疗黄褐斑和光子嫩肤后出现色素脱失及亚临床黄褐斑加重的报道[42]。

激光脱毛

多毛是影响美观的常见问题。多毛可能是某种潜在内分泌疾病或药物不良反应的表现。在激光脱毛前,应评估患者的潜在病因。通过剃毛、蜡脱、拔毛、化学制剂脱毛和电解的方法来脱毛可改善人的生活质量,但这些方法中很多只能实现暂时性脱毛。虽然电解法可实现永久性脱毛,但是治疗过程烦琐且疗效不一,而治疗效果又高度取决于操作者的水平。

激光脱毛已成为一种可靠、有效的脱毛方法,并且是一项备受欢迎的美容项目,这是因为相比其他脱毛方法,激光脱毛的效果更持久。1996 年,694nm 红宝石激光正式成为第一台用于脱毛的激光设备[43]。

激光脱毛是通过选择性光热作用原理将能量传导至毛囊,尤其是隆突区,从而破坏毛囊干细胞,同时最大限度地减少对周围组织的非选择性热损伤。其余的黑素靶点位于毛干、漏斗部的外毛根鞘及毛球基质中。毛母质细胞中的黑素吸收的波长范围在 600～1100nm。因此,长脉冲红宝石(694nm)激光、长脉冲翠绿宝石(755nm)激光、长脉冲半导体(810nm)激光、长脉冲 Nd:YAG(1064nm)激光和强脉冲光(IPL,590～1200nm)都可以通过选择性光热作用破坏毛囊。能量被转化为热量,热能从毛囊向外弥散至生物"靶点",即隆突区的毛囊干细胞。

激光脱毛的安全性和疗效取决于操作者对激光-组织反应在实际应用中的认识。选择合适的脉宽对于有效的激光脱毛至关重要。由于毛囊的热弛豫时间为 10～50 毫秒,应将脉宽调至与之相匹配的参数[44]。脉宽大于毛囊的热弛豫时间时会加大对周围无色素毛囊干细胞的热损伤,并且可能会持续破坏毛囊[45]。

不同的皮肤类型应选用不同的激光设备。较浅皮肤光型者(Ⅰ至Ⅲ型)使用 755nm 翠绿宝石激光或 810nm 半导体激光脱毛的效果更好,而较深皮肤光型者(Ⅳ至Ⅵ型)使用 1064nm Nd:YAG 激光治疗的效果更好。理想的激光脱毛对象是那些肤色较浅(Ⅰ至Ⅲ型)且毛发为深棕至黑色的人。大多数的研究发现,使用足够的能量密度进行多次治疗后,激光脱毛的效果十分可观。必要时每次治疗应该调整能量密度。通常,建议进行 3～8 次治疗,每次治疗间隔为 6～10 周。据报道,治疗后 6 个月随访时发现毛发减少了 70%～90%[46]。

表皮冷却在激光脱毛设备中至关重要,可以在激光脉冲发射前(预冷却)、期间(平行冷却)或者后(后冷却)立即应用。冷却装置不仅可以保护表皮,避免皮肤过度受热,而且冷却的治疗头直接接触皮肤时可以压薄皮肤表皮层,从而促进激光能量传导至毛囊深部。

治疗后出现多毛症是非常常见的不良反应,在使用半导体和翠绿宝石激光及 IPL 脱毛的患者中,有 0.6%～10%的患者会出现这种情况[47-49]。虽然具体的机制尚不清楚,但有人提出是激光或光源使休眠毛囊同步进入毛发生长期,从而刺激新的毛发生长。总体而言,毛发密度比先前非同步毛发生长时要更高。另一种假说是能量密度设置欠佳可能会诱导毫毛发展成终毛。发生这种不良反应的危险因素包括肤色较深即皮肤类型为Ⅲ至Ⅵ型,如地中海、中东、亚洲和南亚血统的患者;毛发颜色深且浓密;以及潜在的激素水平紊乱。尽管最初会出现多毛现象,但对多毛区域继续进行激光治疗,最终会减少毛发生长,所以也应该给予患者适当的安抚。

肤色深的患者进行激光脱毛时会更困难,因为表皮黑素与毛囊黑素竞争性吸收能量。对于深肤色患者来说,1064nm Nd:YAG 激光是最佳的选择,因为在这一波长下表皮黑素的吸收大大减少了[50]。相反,黑素的吸收减少了,所需要的能量要提高,这会导致疼痛增加和疗效降低。

为了使效果最大化和避免发生并发症,激光脱毛前需要问诊和皮肤准备。皮肤晒黑的患者不能进行激光脱毛,以降低发生灼伤、瘢痕形成和永久性色素改变的风险。患者在激光脱毛前应避免拔毛、蜡脱、挽面和电解法脱毛,因为这些操作会破坏毛囊和靶色基,但是可以剃毛和使用脱毛膏,而这不会影响到毛囊和靶色基。激光脱毛的过程会有不适感,因此在脱毛前外用麻醉膏可以降低不适感,但要合理使用麻醉膏,以避免发生中毒。

预期的急性期治疗反应是毛囊周围的反应,即毛囊周围出现红斑和局部水肿,这表明毛囊对激光/光的能量吸收好。激光治疗医师应保持警惕,观察皮肤是否有变白、起疱或结痂的迹象。皮肤变灰或变白是一种不好的征兆,因为这表示皮肤发生非特异性热损伤,同时也提示所使用的能量密度过高了。这可能会继发水疱和表皮坏死,而严重者可能会出现皮肤坏死和明显的瘢痕形成。

皮肤重建

使用的激光类型

剥脱性设备:二氧化碳和 Er:YAG

经典的剥脱性重建术备受欢迎,并在 20 世纪 90 年代成为面部年轻化的金标准。二氧化碳(CO_2)激光起初是作为手术切除工具，后来用于面部皮肤重建术。CO_2 激光的波长为 10 600nm，其靶目标是水，当高能量、短脉冲 CO_2 激光器发射的脉冲的能量密度大于汽化阈值 $5J/cm^2$ 且脉宽等于或小于 1 毫秒时，可将皮肤等软组织汽化。汽化效果取决于时间和温度，还与滞留热损伤有关，热损伤延伸范围为 50～150μm，这一范围又取决于脉宽和发射的脉冲数。热凝固的周围区域会出现胶原新生和皮肤紧致。如果发射低能量、亚汽化阈值脉冲，反而会发生组织凝固和脱水。

铒：钇铝石榴石（Er：YAG）激光器发射波长为 2940nm 的光，位于电磁波谱的中红外部分。相较 CO_2 激光，Er：YAG 激光输出的能量被含水组织吸收的效率提高了 12～18 倍，组织剥脱的能量密度阈值约为 $1.5J/cm^2$。因此，汽化组织的周围区域热损伤更少，进而促进愈合，同时减少红斑和永久性色素减退的发生。但这些优势被 Er：YAG 激光所谓的“冷”汽化所抵消，其必然结果是其同步凝血的能力相对较差。这会导致未汽化的皮肤表面立即出血，随后会影响组织的视野和进一步汽化。低能量 Er：YAG 激光一般需要扫射 3 次才能使表皮完全剥脱[51]。然而，高能量激光可有效地深度剥脱组织，同时还能在亚汽化阈值时使组织凝固，减少出血[52]。

汽化剥脱一直是嫩肤、去皱和紧肤的金标准。尽管一开始人们对剥脱性重建术热情满满，但传统的剥脱性重建术带来的不良反应降低了人们的热情。治疗后皮肤恢复需要完整的上皮组织再生，期间发生细菌、病毒和真菌感染的风险增加。长期后遗症包括治疗后明显的红斑反应，可持续 6 个月。最令人不安的是晒伤的古铜色皮肤发生色素减退的概率相对较高，表现为一条在治疗区和未治疗区之间的永久分界线，这是传统的剥脱性重建术不良反应的标志。此外，治疗区内出现永久性色素减退的问题，非常微妙但很常见，见于 15%～20%的受试者。

非剥脱性点阵设备

由于非剥脱点阵激光实现临床疗效最大化的同时减少了并发症及缩短了术后愈合时间，因此已迅速、广泛应用于皮肤年轻化。非剥脱点阵激光可直接穿透至真皮层，热刺激真皮层胶原新生，但不破坏表皮功能。然而，非剥脱点阵激光的治疗效果有限，当调高能量参数时，有时会出现瘢痕形成，这说明治疗窗窄。

局灶性光热作用的概念最早于 2004 年提出，点阵激光以这种作用原理为基础，大大地提高了疗效和安全性[53]。点阵激光的发展改变了激光外科医师操作的方式。传统的重建术是作用在整块皮肤，但局灶性光热作用仅需作用于一小部分的皮肤。微小热损伤区被定义为微治疗区（MTZs，也称为微热损伤区）。MTZs 可以人为校准，以便控制治疗部位的深度、宽度和密度。每一个微点或圆柱状微热损伤区周围的皮肤是完好的，未受损伤，为皮肤愈合再生提供源泉，有助于微热损伤区快速修复，最大限度地降低不适感。组织学上，正在愈合的微热损伤区表现为显微镜下的表皮坏死碎屑，由破碎和受损的皮肤成分组成，包括表皮、真皮、黑素和弹性蛋白。坏死的碎屑经皮肤排出后，热损伤的皮肤在 7 天内可愈合。

免疫组化研究发现剥脱性点阵激光皮肤重建术后治疗区内有胶原新生和标志物的表达，如热休克蛋白（47，70 和 72）、Ⅲ型胶原蛋白、增生细胞核抗原和 α-平滑肌肌动蛋白[54]。胶原蛋白重塑和成熟所需的热休克蛋白 47 在治疗后持续存在约 3 个月，这表明紧急修复期后很长一段时间里胶原蛋白可以不断地合成。

剥脱性点阵设备：二氧化碳和 Er：YAG

继非剥脱性点阵激光在皮肤年轻化中的成功应用之后，迎来了剥脱性点阵激光应用于皮肤年轻化的发展。三种波长：10 600nm（CO_2 激光）、2940nm（Er：YAG 激光）和 2790nm 钇钪镓石榴石（YSGG）激光入选，因为这些波长可以被组织水吸收。Fraxel re：pair®［美国加利福尼亚州海沃德市索塔（Solta）医疗有限公司］是首台剥脱性点阵激光设备。该设备采用 10 600nm CO_2 激光器，使用扫描手具技术，能够每秒产生 2000 个微剥脱 MTZ。

Active/Deep FX™ 系统［美国加利福尼亚州圣克拉拉市科医人（Lumenis）公司］是另一台经充分研究试用的剥脱性点阵激光设备。Active FX 利用原始电脑图形生成器手具并结合最新技术来输出随机损伤模式，同时避免了过度加热皮肤。第二种技术称为 Deep FX，使用更小的光斑直径，但穿透深度更大，直至真皮层。当两者联合使用时，第一遍使用 Deep FX，第二遍使用 Active FX，称为“Total FX”模式。不同于 Fraxel re：pair 的扫描传导方法，Deep FX 系统使用的是冲压方法。需要注意的是这两种设备的能量和密度参数不可相互转换。

采用 Er：YAG 激光器的剥脱性点阵技术也发展起来了，其中包括 ProFractional™（美国加利福尼亚州帕洛阿尔托市 Sciton 有限公司）、Pixel®［美国伊利诺伊州布法罗格罗夫市飞顿激光（Alma Lasers）公司］和 StarLux2940™［美国马萨诸塞州伯灵顿市帕罗玛(Palomar)医疗科技公司]。这些设备各不相同,但都同样发射波长为 2940nm 的光。

Pearl®(美国加利福尼亚州布里斯班 Cutera 有限公司)使用的是 2790nm Er:YSGG 激光。YSGG 激光波长的水吸收系数处于 Er:YAG 激光和 CO_2 激光之间。这使得 YSSG 激光治疗对周围组织产生的热损伤多于 Er:YAG 激光,而少于 CO_2 点阵激光。表 160.2 列出了所有的点阵激光设备。

表 160.2 剥脱性和非剥脱性点阵

设备	公司	类型	波长(nm)
剥脱性点阵激光			
Pearl	Cutera	YSGG	2790
Harmony	飞顿激光(Alma Lasers)	Er:YAG	2940
Lux2940	帕罗玛(Palomar)	Er:YAG	2940
ProFractional	Sciton	Er:YAG	2940
Active FX	科医人(Lumenis)	CO_2	10 600
Affirm CO_2	赛诺秀(Cynosure)	CO_2	10 600
Deep FX	科医人(Lumenis)	CO_2	10 600
Fraxel re:pair SST	索塔(Solta)	CO_2	10 600
Juvia CO_2 Fractional	Ellipse	CO_2	10 600
Mixto SX	Lasering USA	CO_2	10 600
Mosaic	路创丽(Lutronic)	CO_2	10 600
Pixel CO_2	飞顿激光(Alma Lasers)	CO_2	10 600
SmartXide DOT	DEKA	CO_2	10 600
非剥脱性点阵激光			
LuxIR Fractional	帕罗玛(Palomar)	IPL-powered 红外光	825～1350
Emerge	帕罗玛(Palomar)	铒纤维	1410
Fraxel re:fine	索塔(Solta)	铒纤维	1410
Affirm	赛诺秀(Cynosure)	Nd:YAG	1440
Clear+Brilliant	索塔(Solta)	Nd:YAG	1440
Lux1540	帕罗玛(Palomar)	IPL-powered 激光	1540
Fraxel Dual	索塔(Solta)	铒纤维/铥	1550/1927
Sellas1550	贝妮芙(Benev)	铒纤维	1550

CO_2,二氧化碳;Er:YAG,铒:钇铝石榴石;IPL,强脉冲光;Nd:YAG,钕钇铝石榴石;YSGG,钇钪镓石榴石。

众所周知,有些解剖学部位难以通过传统的剥脱性重建术来达到皮肤年轻化效果,剥脱性点阵激光却可以给这些解剖学部位提供相对安全的治疗。现已证明剥脱性点阵激光可有效治疗光老化(图 160.3)和痤疮瘢痕(图 160.4)。

非剥脱性设备:1550、1540 和 1927nm

非剥脱性点阵皮肤重建技术(NAFR)以组织水为目标,在不同波长下提供微小面积的高能光束。每个点阵式排列的柱状微小光束有足够能量来引起局灶性热损伤,但不传导至周围组织。根据该技术设备的性能,光束的穿透深度可达 1.5mm。在组织学上,治疗后即刻的皮肤组织表现为在 MTZ 内出现明显的表皮和真皮坏死。经乳酸脱氢酶染色后,发现在 MTZ 周围有明显的活组织[54]。显微镜下可见 MTZ 上覆有表皮坏死碎屑,其中有细胞成分和黑素,这些在 2 周内可逐渐清除。没有组织学或临床证据证明微热区可持续存在 3 个月。尽管在 MTZ 内可见表皮和真皮坏死,但角质层的组织结构和功能保持正常。因此,使用这种能保持角质层完好的激光设备来实现皮肤年轻化被称为非剥脱性年轻化[54]。

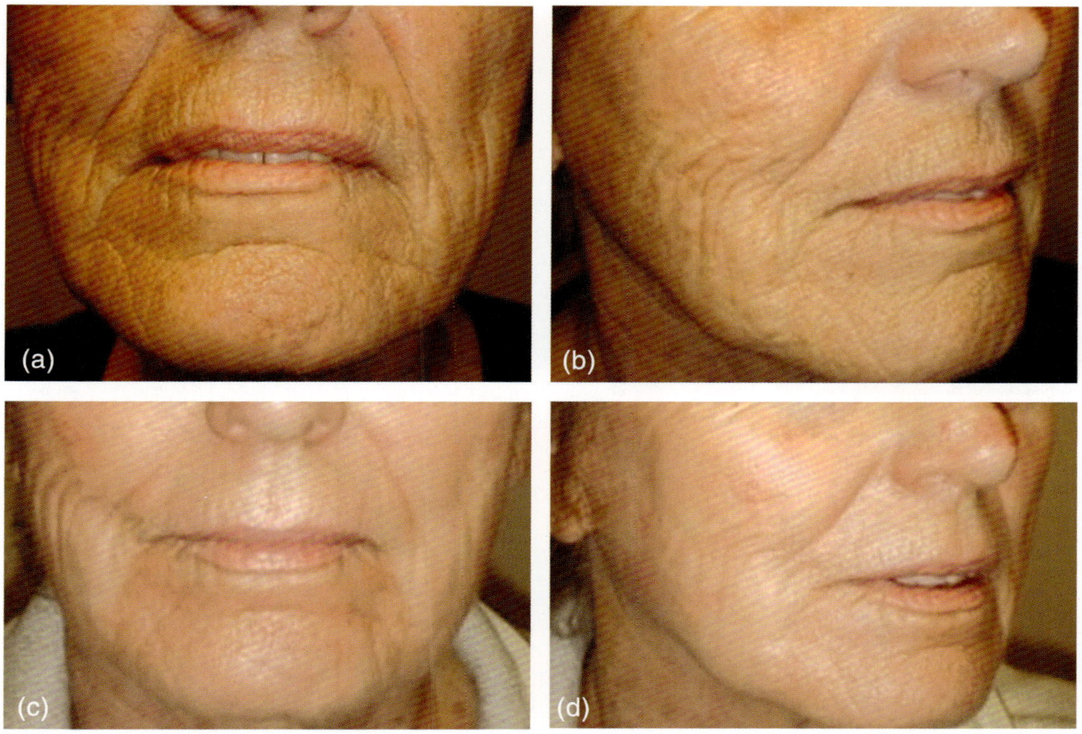

图 160.3 剥脱性点阵激光治疗光老化

治疗前(a,b)和治疗后 3 个月(c,d)。

1550nm 非剥脱性点阵设备[Fraxel re:store®,美国加利福尼亚州海沃德市索塔(Solta)医疗公司]是市场上第一台利用局灶性光热作用原理的医学激光设备。所以,它也是迄今为止研究最全面的非剥脱点阵激光设备。该设备使用铒纤维激光器来发射波长为 1550nm 的非剥脱性激光束。手具采用一种基于智能光能追踪系统的扫描模式。最初需要使用蓝色光学染料来提高追踪性能,但随着技术的发展,现已不再需要。Fraxel re:store 设备产生多个宽为 100～200μm、深为 500～1400μm 的 MTZ,每个 MTZ 的能量可调整范围为 4～70mJ。后来又出现了其他类型的非剥脱性点阵激光(见表 160.2)。

1927nm 铥激光[Fraxel Dual®,美国加利福尼亚州海沃德市索塔(Solta)医疗公司]的出现提高了点阵激光设备的通用性。由于 1927nm 激光能被水高度吸收,所以不同于 1550nm 非剥脱性激光,铥激光的穿透深度与能量呈非线性相关。因此,每个脉冲能量约为 20mJ 时,最大的穿透深度是 202μm[55]。在该能量下,铥激光形成的真皮热损伤效应类似于浅表剥脱性 CO_2 激光;铥激光的主要优点是保持表皮完整,所以不会导致渗出或出血。凭借这一最小的穿透深度,医师可以针对表皮进行靶向、有效的浅表治疗。除了可用于治疗光老化和皮肤异色外,还可有效地治疗常见的日光性角化病[56]。因其治疗有效且风险较低,铥激光被认为是激光治疗模式上的一项重大进步。

现已证实非剥脱性点阵激光可改善面部或非面部皮肤光老化。皮肤光老化改变如纹理粗糙、皱纹、色素沉着异常和毛细血管扩张等在治疗后均得到改善。2006 年,Geronemus 及其同事报道称,非剥脱点阵激光可以改善上唇部细纹[57]。后来,研究发现,非剥脱点阵激光对手部[58]和其他非面部皮肤光老化的治疗效果也很好[59]。NAFR 已被证实,可有效改善痤疮瘢痕[60]、萎缩性痤疮瘢痕[61]、创伤性瘢痕[62]、膨胀纹[63]、米诺环素相关性色素沉着[64]、残留血管瘤[65]和日光性角化病[66]。随着非剥脱点阵激光的不断使用,发现了越来越多的潜在适应证。

激光治疗

患者选择

对那些有伤口延迟愈合史(即继发于过度吸烟或酗酒、糖尿病或其他系统性疾病)、结缔组织病史或处于免疫功能低下状态的患者,应谨慎治疗。在过去 6～12 个月服用过异维 A 酸也可能会影响伤口愈合。对任何有活动性局部或全身感染及有瘢痕疙瘩史的患者,也要慎重。有白癜风个人史或家族史(一级亲

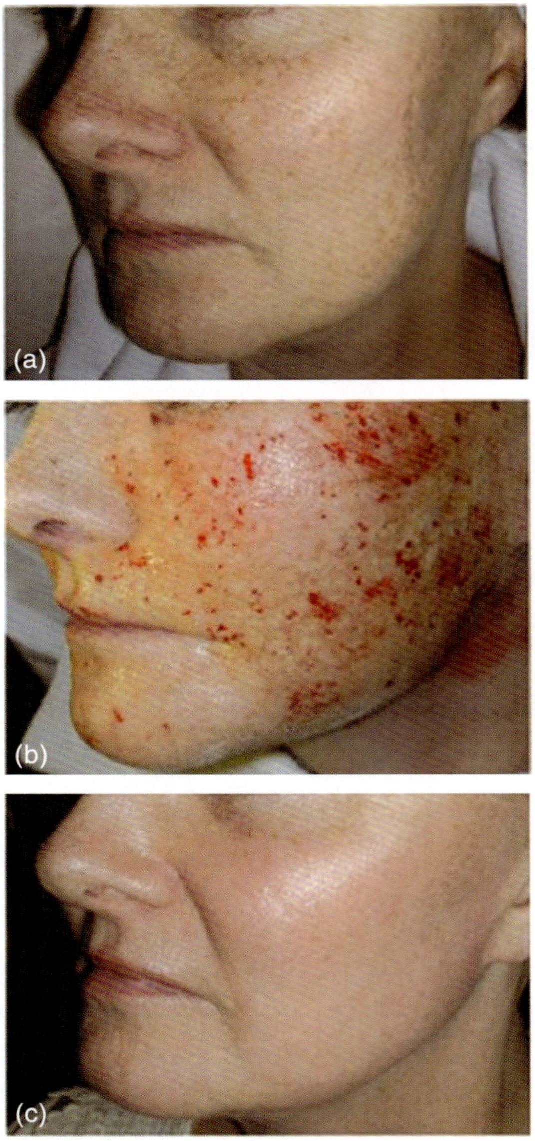

图 160.4 剥脱性点阵激光治疗痤疮瘢痕
治疗前(a)、治疗后即刻(b)和治疗后 3 个月(c)。

属)的患者应避免任何激光美容治疗,因为这可能会诱发潜在白癜风。

术前处置和麻醉

未经适当麻醉进行剥脱性和非剥脱性点阵激光治疗,患者会感到非常疼痛,尤其是使用高能量密度时。外敷麻醉膏约 1 小时的方法简单有效,可提高患者舒适度、减低疼痛感。通过强制冷空气或接触冷却等方法来对皮肤进行冷却也可以提高患者的耐受程度。进行更具侵入性的剥脱性治疗时,通常还需要额外的麻醉,如神经阻断、肿胀麻醉、全身使用麻醉药或抗焦虑药。

常推荐口服抗病毒药预防单纯疱疹。通常在治疗前 1 天到治疗后 5～14 天给予口服阿昔洛韦或伐昔洛韦。对于进行剥脱性治疗的患者,会预防性同时给予抗病毒和抗生素治疗,通常是使用青霉素或大环内酯类抗生素。

术后病程

剥脱性点阵皮肤重建的预期不良反应是出现点状出血和渗液,在 24～48 小时血和渗出液会干涸并形成一层薄薄的痂。剥脱性和非剥脱性点阵激光治疗后均会出现明显的水肿和红斑,但非剥脱性治疗后的症状相对较轻且恢复快。治疗后立即外用强效糖皮质激素可减轻这些不良反应。剥脱性点阵激光治疗产生的红斑在 1 周内会明显改善,但中度红斑、水肿可持续 3～6 周。根据治疗时设置的深度和密度参数,大多数患者接受剥脱性点阵激光治疗后可以正常活动,包括工作,且大约 7 天后可以化妆。可以通过设置最小的能量和密度,将治疗区边缘进行羽化处理,可以轻松避免在治疗和未经治疗的皮肤之间留下难看的分界线。

非剥脱性点阵激光治疗后通常不需要“停工期”,水肿和红斑可在 24～48 小时消退。

由于剥脱性点阵激光汽化的组织面积小、术后愈合快,相较于传统的剥脱性激光,剥脱性点阵激光提供了更高的安全保障。高达 50%的面部皮肤可以接受剥脱性点阵激光治疗,皮肤可在 5 天内愈合且没有明显的瘢痕形成。然而,感染仍然是一种严重的并发症,若没有及时发现和早期治疗,最终会导致永久性瘢痕形成。此外,激光外科医师应该谨慎处理“弱势”区域如颈部和胸部[67]。虽然具有较厚真皮层和大量附属器的颊部皮肤可耐受高能量和高密度的治疗,但更薄嫩的部位应该采用更小的能量和点阵密度。激光外科医师应该全面掌握面部各个部位的皮肤厚度,还要了解这些部位的皮肤结构成分。

降低瘢痕形成风险的另一重要策略是避免皮肤过度受热。点阵式激光设备产生不连续的热损伤区,每个热损伤区周围的保持完好。在同一区域反复进行扫描或压迫会引起皮肤过度受热,这可能会导致全层皮肤剥脱,随后形成瘢痕。非重叠技术的应用使同一部位皮肤在下一遍治疗前有足够时间冷却。

皮肤紧致

使用的射频设备类型

消费者对无创紧致皮肤的需求不断增长,所以研究重点在于探索射频(RF)紧肤设备的科学性。通过改变电极的频率和结构及其他设计特征,射频可以加热特定深度和不同体积的组织。射频加热过程中的靶目标是水而不是特定的色基。穿透深度与频率成反比,所用的频率在 3kHz～24GHz。射频的电极结构可以是有回路的单极、双极或无回路的单极。在特定深度产生的聚焦热损伤会引起炎症反应,机体修复过程中会刺激胶原和弹性纤维新生,从而达到去皱和紧肤的效果。当靶目标是脂肪时,射频可以大面积加热脂肪组织,从而导致脂肪细胞发生程序化细胞死亡,也被称为"塑身"。

射频传导的方式

单极射频设备采用了接地板,所以射频能量可通过患者的皮肤传导至身体,最后从身体流向接地板。在操作者将手具移向附近区域之前,手具向皮肤传导了 1～2 秒循环的射频能量。其他受欢迎的射频设备采用的是连续性(动态)传导技术,操作者在脉冲连续发射时不断地旋转移动手具。在使用冷却喷雾时,可以配合使用表面温度测量仪,以避免皮肤过热。

美国食物药物管理局(FDA)批准的第一台单极射频设备是 Thermage®[美国加利福尼亚州海沃德市索塔(Solta)医疗公司]。2004 年,它被批准用于治疗口周皱纹,而最初推广的适应证是紧致前额皮肤、提升眉毛。不久之后,射频开始用于改善下颌皮肤松弛和紧致身体其他部位的皮肤如腹部和大腿。通过电容耦合的过程,射频可以将真皮层加热到 65～75℃,作用深度可达 3～6mm,同时使表皮温度维持在 35～45℃。新一代的射频设备是 ThermaCool NXT,具有针对躯干和眼部的治疗头,同时也有针对脂肪团的手具。Comfort Plus 技术通过皮肤冷/热刺激及振动来实现射频能量传导中断,类似于经皮神经电刺激疗法(TENS)(根据疼痛闸门控制理论),同时还具有调制射频谱和能量分布更均匀的电极头。

电子显微镜下可见治疗后的活检组织的胶原纤维直径相较于治疗前的有所增大[68]。多项非随机性、非双盲研究发现受试者接受单极射频治疗后下面部皮肤更紧致了,颏下松弛和脸颊松弛也得到了改善[69]。

双极射频设备使用 2 个电极头,通常安装在手具上,使得射频能量在交替的正负极之间传导。电极头的间距决定了穿透深度。研究发现,经双极射频治疗后皱纹、皮肤光滑度和质地的改善率达 25%～50%[70]。最近,市场上出现了将射频技术和光技术结合起来的新技术设备[如 Polaris™ 和 ReFirme™,均出自美国加利福尼亚州尔湾市赛诺龙 Candela (Syneron/Candela)公司]。这些新技术设备能够实现更有效的组织加热。协同作用可能会提高这两种技术的疗效,但尚未有研究证明使用这种协同技术设备比单用射频更有效。

点阵射频[eMetrix™,美国马萨诸塞州韦兰市赛诺龙 Candela(Syneron/Candela)医疗有限公司]采用大量专门设计的双极微型电极头来创建不损伤周围组织的选择性微热损伤模式。研究发现,点阵射频应用于皮肤年轻化,受试者的皮肤紧致度、光滑度和皱纹均得到改善。射频治疗前 30～60 分钟要外敷麻醉膏。目前还需要进行更多的研究来验证点阵射频的疗效。

安全性和不良反应

射频设备具有极好的安全性,这主要是因为可以实时监控组织阻抗。操作者根据阻抗来调节射频功率,从而可以避免皮肤组织过度加热和起水疱的情况发生。射频通过控制能量和自动调节加热功率,可以对高阻抗可变区域进行精确、均匀的加热。

一项关于 600 例单极射频治疗的回顾性研究发现,最常见的不良反应是不超过 24 小时的红斑和水肿[71]。表面结痂、面颊轻微凹陷、红斑丘疹和颈部压痛等不良反应仅在使用第一代射频设备治疗时出现过,而使用新一代多通道低能量射频设备治疗时不会发生。

必须牢记,射频设备适用于轻度到中度的皮肤松弛、橘皮组织和皮下脂肪组织堆积。治疗前必须合理管理患者的期望值。在合适情况下,应该跟患者分析说明手术等侵入性更大的治疗方法的利与弊。

溶脂/塑形

随着人们对塑形的需求不断增长,无创式溶脂设备越来越受欢迎,并且在过去十年里迅速发展。塑形是指优化身体曲线和改善体型[72]。历史上,塑形的方法主要有创性手术,如吸脂术和腹部整形术。在美国,吸脂术是最受欢迎的美容外科手术之一,但它是一种有创手术,术后有误工期,还有出现麻醉并发症、感染等少见、严重不良反应的风险,甚至可能导致死亡。

使用的设备类型

近年来,越来越多非肥胖型患者在寻找误工期短、风险小或零风险的治疗方法,尽管这些方法的治疗效果不如传统的外科手术,而且可能还需要重复多次治疗。目前非手术塑形设备包括冷冻溶脂仪[73]、低强度激光[74]、低能量非热性超声[75]、高强度聚焦超声(HIFU)[76]和射频,已成为热门的无创溶脂塑形设备。在本节中,我们将重点讨论冷冻溶脂和 HIFU。

冷冻溶脂

冷冻溶脂的概念于 2007 年被提出,并且于 2010 年被 FDA 批准使用。冷冻溶脂是一种通过控制脂肪细胞冷却来减少局部皮下脂肪的新技术。该技术是以"冰棒脂膜炎"作为理论基础,冰棒脂膜炎长期以来被认为是寒冷性脂膜炎中的一种,表现为局部皮肤受冷后发生脂肪流失[77]。通过控制和调整冷却温度,可以选择性损伤脂肪细胞,同时避免损伤表皮和真皮。治疗后 3 个月内会发现脂肪层厚度逐渐减小,并且在伴局部脂肪堆积的患者中效果最明显。

多项临床试验已证实冷冻溶脂术可有效减少局部脂肪。一项研究通过拍照、医师评估和患者满意度评价的方法证明 35 名腹部两侧脂肪堆积("游泳圈")的患者临床上得到了改善。其中有 10 名患者接受超声检查治疗部位,发现脂肪层厚度平均减少了 22.4%[78]。

冷冻溶脂术的风险包括治疗过程中出现不适感、治疗部位出现皮肤红斑、挫伤和暂时性麻痹。图 160.5 展示了治疗后皮肤的即刻表现。Coleman 等报道,冷冻溶脂术不会对周围神经功能造成长期影响[79]。至今,尚未有冷冻溶脂术后出现瘢痕形成、溃疡或者血脂和肝功能改变的报道[80]。需要注意的是,在进一步完善相关研究之前,医师应该小心谨慎处理那些伴有寒冷性皮肤病的患者,包括冷球蛋白血症、寒冷性荨麻疹、雷诺综合征及阵发性寒冷性血红蛋白尿[81]。最近有罕见病例报道称,治疗部位出现严重疼痛和反常性脂肪增生,但这需要更多的研究数据来更好地认识这些罕见不良反应的病因。

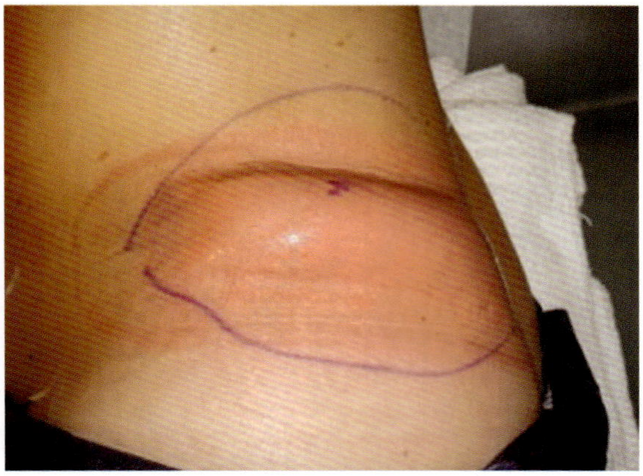

图 160.5　冷冻溶脂后皮肤的即刻反应

高强度聚焦超声

Liposonic®[美国加利福尼亚州海沃德市索塔(Solta)医疗公司]采用 HIFU 技术,通过诱发稳定空化效应并破坏脂肪细胞[82,83]。HIFU 用于无创治疗各种器官肿瘤已有近半个世纪,但最近才开始用于选择性破坏脂肪组织。HIFU 通过消融脂肪组织和引起分子震动来增加局部组织温度,进而诱导脂肪细胞快速死亡。温度快速上升到 56℃ 以上后,可导致脂肪细胞发生凝固性坏死,从而使脂肪层变薄。聚焦区域上方和下方的强度相对较低。在高频率下(2MHz),超声波能量被高度压缩,这样组织损伤就局限于小聚焦体积内[84]。在脂肪组织发生热凝固和破坏后,趋化信号激活机体的正常炎性反应机制。巨噬细胞移动至治疗部位,然后吞噬和转运脂质和细胞碎片[84]。被破坏的脂肪组织释放的脂质最终被完全代谢,随后受损部位以正常方式逐渐愈合。最终致使治疗部位的组织发生塌陷及局部脂肪组织的体积总体减小[84]。

最近多项研究已揭示,HIFU 在减少腹部和侧腹部脂肪治疗中的安全性和有效性[85,86]。这些研究发现,经单次治疗后腹部腰围持续减小了 2cm 以上。其不良反应是大多数患者出现一过性的轻度腹部压痛及瘀斑。尚未有报道出现瘢痕形成或灼伤。血脂、炎症标志物,或肝肾功能均未见明显异常[86]。

超声溶脂的主要问题是出现明显的疼痛。另外,对一些人来说,脂肪减少的效果非常微弱。比较新型的射频设备如 truSculpt™(美国加利福尼亚州布里斯班 Cutera 有限公司)具有很好的应用前景,因为它具有独特设计的电极头和诱导局部精准溶脂的性能,这些都是溶脂设备中必不可少的。

总结

激光、光和其他能量设备的快速发展证明了几个因素,包括设计这些技术的工程师、医师为患者寻找更好治疗设备的钻研精神、消费者的需求和不稳定的研发资金来源。本书的下一版会全面讲述关于光电设备的最新发展,包括 TRSER(自发辐射的全反射扩大)技术及平行蓝光、绿光、1726nm 激光、1927nm 激光的使用和其他正在开发的设备,这些设备大多用于治疗痤疮等临床疾病。

消费者的需求会不断增长,同时用于美容手术的资金投入也会增加。随着新型医疗服务模式的出现,许多医疗机构也想要提供这些美容治疗。虽然现在这些设备的适应证本质上是美容,但许多设备是为了用于治疗临床疾病而开发的。适应证的改变并不会降低治疗本身固有的风险,而且治疗后的不良反应可能会造成毁容或者影响身体健康。所以,通过充分的操作培训和学习相关理论知识对于安全有效使用激光和其他设备是至关重要的,同时可避免诊断错误和不恰当的治疗。我们应该赞美那些有着探索精神并努力寻找更好的、先进的光电设备的人,就像我们应该批判和拒绝那些技艺不佳和夸夸其谈的人。

(译者:甘钊炎 **一审:**魏萌 **二审:**蔡宏 **三审:**尹利莎 **润色:**鲍丽**)**

参考文献

所有文献请查阅网址:www. rooksdermatology. com.
以下列出的是重要参考文献。

[2] Anderson RR, Parrish JA. Selective photothermolysis: precise microsurgery by selective absorption of pulsed radiation. *Science* 1983;220(4596):524-7.

[4] Rohrer TE, Chatrath V, Iyengar V. Does pulse stacking improve the results of treatment with variable-pulse pulsed-dye lasers? *Dermatol Surg* 2004;30:163-7.

[8] West TB, Alster TS. Comparison of the long-pulse dye(590～595 nm) and KTP (532 nm) lasers in the treatment of facial and leg telangiectasias. *Dermatol Surg* 1998;24(2):221-6.

[9] Adrian RM, Tanghetti EA. Long pulse 532-nm laser treatment of facial telangiectasia. *Dermatol Surg* 1998;24(1):71-4.

[20] Saedi N, Metelitsa A, Petrell K, *et al*. Treatment of tattoos with a picosecond alexandrite laser: a prospective trial. *Arch Dermatol* 2012;148(12):1360-3.

[46] Lepselter J, Elman M. Biological and clinical aspects in laser hair removal. *J Dermatolog Treat* 2004;15:72-83.

[49] Desai S, Mahmoud BH, Bhatia AC, Hamzavi IH. Paradoxical hypertrichosis after laser therapy: a review. *Dermatol Surg* 2010;36:291-8.

[53] Manstein D, Herron GS, Sink RK, *et al*. Fractional photothermolysis: a new concept for cutaneous remodeling using microscopic patterns of thermal injury. *Lasers Surg Med* 2004;34:426-38.

[71] Weiss RA, Weiss MA, Munavalli G, *et al*. Monopolar radiofrequency facial tightening: a retrospective analysis of efficacy and safety in over 600 treatments. *J Drugs Dermatol* 2006;5(8):707-12.

[81] Avram MM, Harry RS. Cryolipolysis for subcutaneous fat layer reduction. *Lasers Surg Med* 2009;41(10):703-8.

索　引

G

H

K

M

N

O

P

Q

R

S

U

V

W

X

扫一扫,查阅英文版索引